藏医药传世经典丛书

༄༅། །གསོ་རིག་རྒྱུད་བཞིའི་སྨན་ཐང་འགྲེལ་པ་པོ།།

四部医典曼唐图解

（第一卷）

青海省藏医药研究院 编译

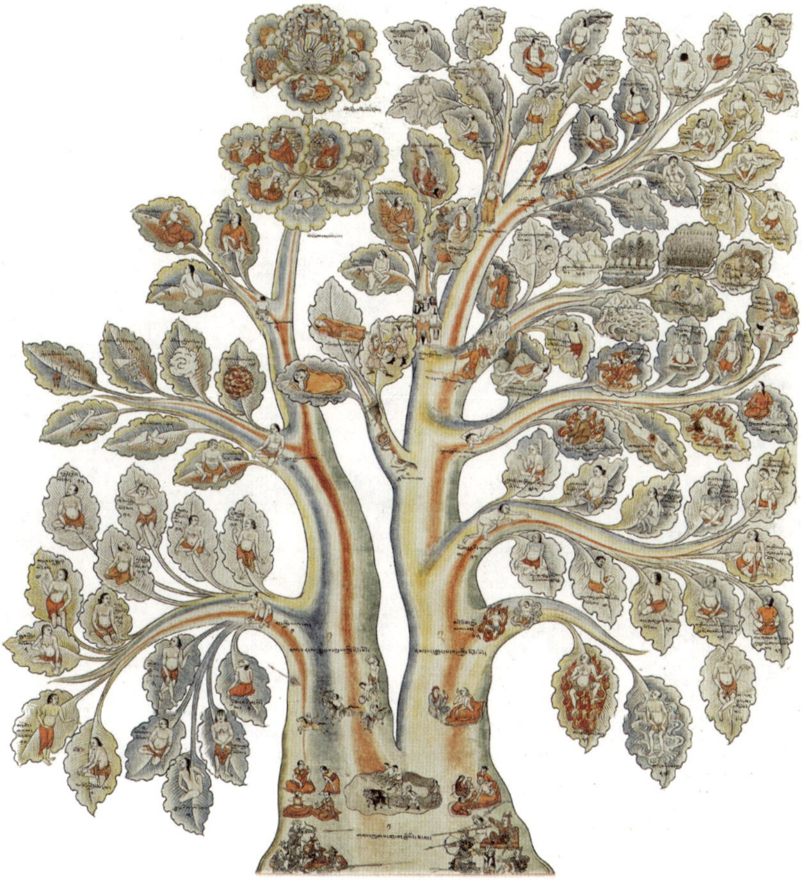

青海人民出版社

图书在版编目（CIP）数据

四部医典曼唐图解：全三册 / 青海省藏医药研究院编译 . -- 西宁 : 青海人民出版社 , 2023.3
（藏医药传世经典丛书）
ISBN 978-7-225-06334-8

Ⅰ . ①四… Ⅱ . ①青… Ⅲ . ①藏医 – 古籍 – 图解
Ⅳ . ① R291.4-64

中国版本图书馆 CIP 数据核字（2022）第 230997 号

藏医药传世经典丛书
四部医典曼唐图解（全三册）
青海省藏医药研究院　编译

出 版 人　樊原成
出版发行　青海人民出版社有限责任公司
西宁市五四西路 71 号　邮政编码：810023　电话：（0971）6143426（总编室）
发行热线　（0971）6143516 / 6137730
网　　址　http://www.qhrmcbs.com
印　　刷　深圳华新彩印制版有限公司
经　　销　新华书店
开　　本　787mm × 1092mm 1/16
印　　张　153.25
字　　数　2500 千
版　　次　2023 年 3 月第 1 版　2023 年 3 月第 1 次印刷
书　　号　ISBN 978-7-225-06334-8
定　　价　980.00 元（全三册）

《四部医典曼唐图解》编委会

顾　问　艾措千

主　编　多　杰　卡着杰

副主编　多杰拉旦　昂青才旦

编　委　艾措千　多　杰　卡着杰　多杰拉旦　昂青才旦　星全章
尕藏多杰　端智才让　格桑扎西　拉青才让　多杰才让
娘本先　卓玛草　扎　西　才旦加　彭措旺姆　斗本加
香多·李先加　端　智　贡却坚赞　仁青东主　于建仓
赛桑杰　扎　巴　周毛吉　拉毛才让　吉太加　夏吾杨本
仁青措　我杰吉　尼玛才让　多杰拉旦(小)　张　燕

出版说明

曼唐，也称藏医学唐卡，是将藏医学基础理论和临床实践内容以绘图形式加以表现的一种卷轴画作。藏民族用曼唐形式传承藏医学的历史非常久远，这一点可以从公元8世纪著名藏医药学家宇妥·云丹贡布编著的《四部医典》根本部树喻中得到证实。曼唐在17世纪达到发展顶峰，五世达赖喇嘛授意摄政王第司·桑杰嘉措为主的众多名医和名画家，在强巴和宿喀巴两大藏医学派绘制的草药、脉络及人体脉络定位等曼唐基础上，以《四部医典大疏·蓝琉璃》为绘图素材，首次系统完整地绘制完成了《四部医典系列曼唐》。该曼唐有反映《四部医典》根本部内容的"达那斗"药城及人体生理病理各1幅，诊断1幅，治疗树喻图1幅，共4幅;反映论述部内容的人体生理图16幅，病理图1幅，起居图1幅，饮食图2幅，药物图8幅，补充药物图3幅，外治器械图1幅，保健和诊断图1幅，治法图1幅，医德图1幅，共计35幅；反映秘诀部内容的火灸、穿刺、放血穴位简述图2幅，隆病至妇科病（73章）病因图7幅，创伤原因图4幅，毒物图1幅，养老滋补和嗣后求子图2幅，共计16幅;反映后续部内容的脉经图9幅，尿经图4幅半，平息方剂图半幅，排泄疗法经图2幅，放血、火灸经图6幅，共计22幅;还有《四部医典》总结和传承嘱咐图2幅,《四部医典系列曼唐》传承上师名医（12位）和护法神画像1幅，共计3幅。总计80幅曼唐。

为充分发挥"曼唐"这一藏医学独有记载形式的特色和优势，传承和弘扬民族优秀文化，推动藏医学发展与创新，从2006年开始，青海省藏医药研究院启动了《四部医典曼唐图解》编撰工程。在青海、西藏、四川、甘肃等省（区）众多学者的指导和支持下，编撰人员以《四部医典大疏·蓝琉璃》为基础，参考《月王药诊》《医学八支》等大量古籍文献和当代藏医药学家强巴赤列先生编译的《四部医典曼唐》《藏医四部医典八十幅曼唐释难·蓝琉璃之光》，对80幅《四部医典系列曼唐》和所含的6487个小图进行全面深入、通俗易懂、言简意赅的诠释，由藏医药基础理论研究专家星全章译为汉文，经相关藏医药专家多次校订和审订，历经6年不懈努力，于2012年正式出版了藏汉对照版《四部医典曼唐详解》（六卷本），该书出版后，受到社会各界广泛关注和好评。2019年，应青海人民出版社邀约，我院组织专家对该书汉译文进行了全面校订，首次推出汉译版图书《四部医典曼唐图解》。

为便于广大读者阅读，就本书编撰特点和翻译原则作以下说明：

1. 诠释曼唐各图内容时避免使用方言和古文，采用藏医术语和常用语言叙述，尽量做到言简意赅、通俗易懂。

2. 诠释各图内容以《四部医典大疏·蓝琉璃》为据，对存在疑问、争论之处，考证有关古籍文献，由藏医药专家予以定夺。

3. 曼唐第 1 幅至第 17 幅图上端所绘药师八如来佛、药师四侍从像和强巴、宿喀巴等 218 位传承师像，集中置于首篇“传承师”图中，以便查阅。所列传承师中，由于成列顿尧、大持明娘甫巴等 21 位名医在史书中无详细记载，健在的许多学者也不甚了解，仅对这些名医的师徒关系作了介绍。

4. 对曼唐各图下方一些注文出现位置错乱或错别字的，编纂人员在各图的标题中加以更正和修改。

5. 曼唐第 31 幅至第 33 幅单味药材补充图中，“居才”“协玛利”“阿布卡”等少数药材由于在《四部医典大疏·蓝琉璃》等书中也无记载，仅根据曼唐图片对这些药材的植株形状及其颜色加以描述。

6. 曼唐第 47 幅儿科疾病病因图中，对一些同名鬼魔不能做出明确判定，只做概述。第 52 幅躯干创伤原因图中，《轮经》和《律经》所述“脉气明点划线测量法”诊察化脓点较为深奥难懂，未作诠释。

7. 藏汉翻译方面，参考《藏汉对照藏医药学名词》，坚持“原汁原味”直译的翻译原则。对不能直译的“隆”“赤巴”“培根”等基本名词术语和地名、人名、书名、手术器械名及某些特殊药材进行了译音；对药材及方剂名称依照《中华人民共和国药典》和《卫生部药物标准》进行了翻译，对未录入或有争议的，按有关翻译原则进行翻译。

值本书出版之际，谨向自始至终关心和支持编译工作的有识之士，向给予指导垂询的专家学者致以衷心的谢意！虽然我们竭尽全力，但由于学识浅薄，错误在所难免，敬请广大读者不吝赐教。

本书编委会

2022 年 9 月

总目录

第一卷目录

传承师

根本部

论述部

第二卷目录

秘诀部

第三卷目录

后续部

第一卷目录

传承师

根本部

论述部

传承师

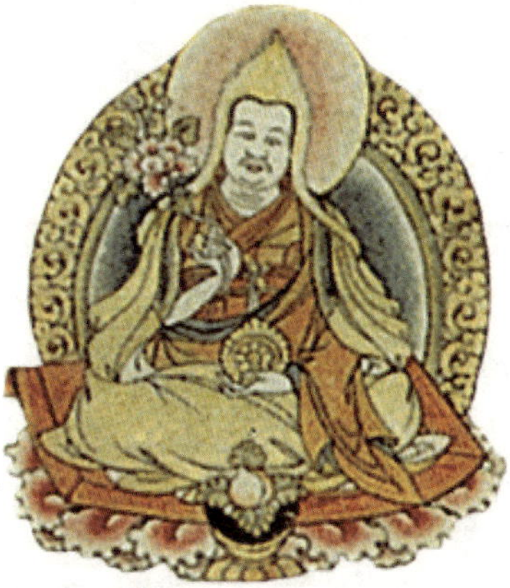

ཀུན་མཁྱེན་ཕྱག་ན་པད་དཀར་འཆང་།།

一、遍智手持白莲佛（五世达赖喇嘛）

生父为霍杜热旦，生母为查坚更嘎拉泽，火蛇年（公元 1617 年）生于西藏琼结县羌巴日达孜，拜恰斗·查仓巴和宿钦·却央让卓等大师学习《四部医典》《宇妥心精》等医典，创建药王山医学利众院，制定规章制度，翻译印度、汉地经书并刻版付梓等，为藏医学发展创造了重要条件。

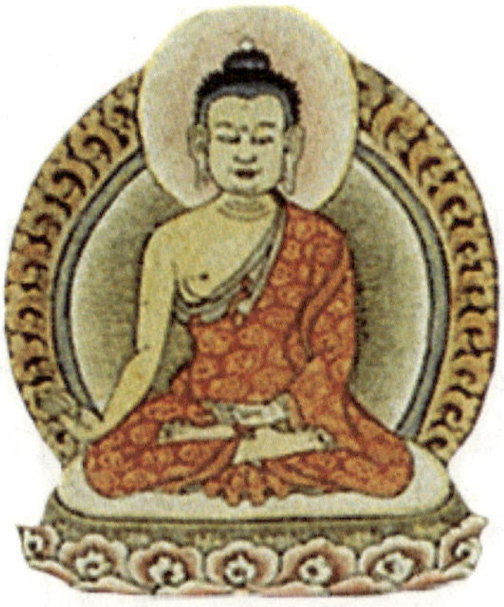

བདེ་གཤེགས་མཚན་ལེགས་ཡོངས་གྲགས་དཔལ།།

二、药师八如来

1　善名称如来

肤色金黄，结救施手印，驻锡于无敌净土，圆满成就八大誓愿，成为浊世怙主，为八药师佛之一。仅闻其名号，或信仰供奉，将会从疾病、魔障和饥饿等一切灾难中解脱出来。

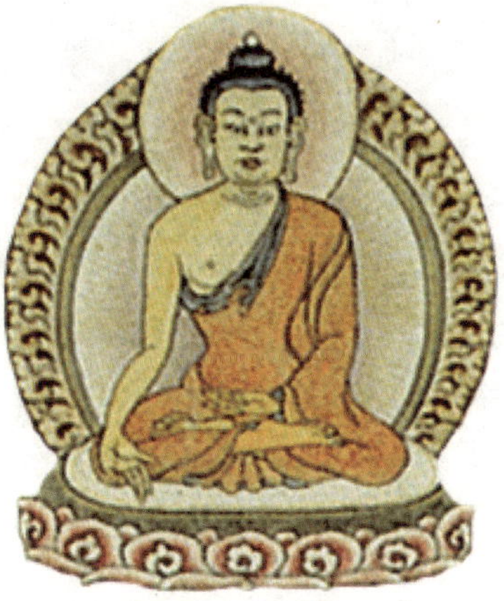

བདེ་གཤེགས་རིན་ཆེན་ཟླ་བ་རྒྱལ།།

2　珍宝如来

肤色金黄，结供施手印，驻锡于具宝净土，圆满成就八大誓愿，成为浊世怙主，为八药师佛之一。仅闻其名号，或信仰供奉，将会从分娩痛苦、魔鬼夺命、心神不宁中解脱出来。

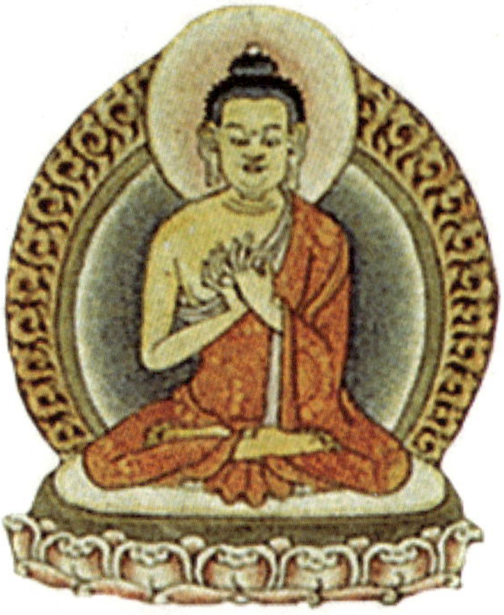

གསེར་བཟང་དྲི་མེད་པའི་དཔལ།།

3　金色如来

肤色金红，结法施手印，驻锡于香气弥漫净土，圆满成就四大誓愿，成为浊世怙主，为八药师佛之一。仅闻其名号，或信仰供奉，将会从短寿、战争、戒律衰败等灾难中解脱出来。

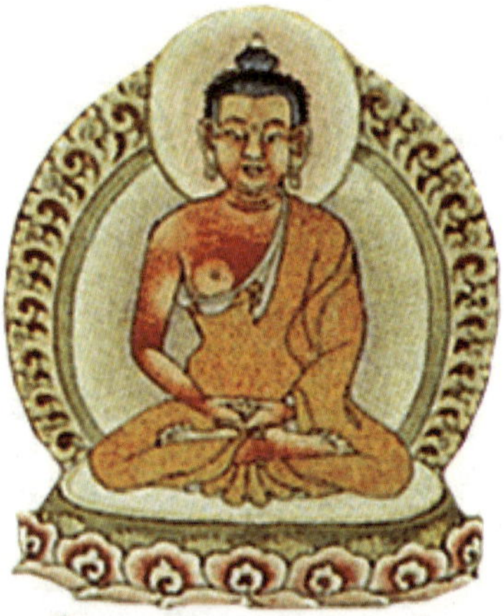

དེ་བཞིན་གཤེགས་པ་མྱ་ངན་མེད།།

4　无忧如来

肤色淡红，结法施手印，驻锡于无忧净土，圆满成就四大誓愿，为八药师佛之一。仅闻其名号，或信仰供奉，将会从忧愁、五行魔侵害等痛苦中解脱出来。

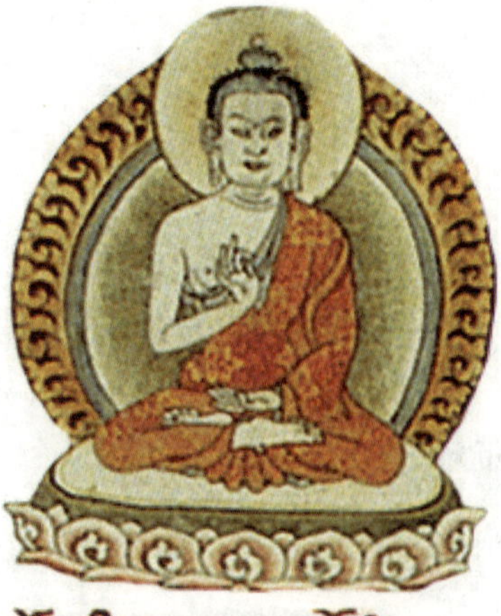

ཆོས་ཀྱི་གྲགས་པ་རྒྱ་མཚོའི་དབྱངས།།

5　法赞如来

肤色浅红，结法施手印，驻锡于法幢净土，圆满成就四大誓愿，为八药师佛之一。仅闻其名号，或信仰供奉，将会投生于具正见、菩提心、慈悲等族系。

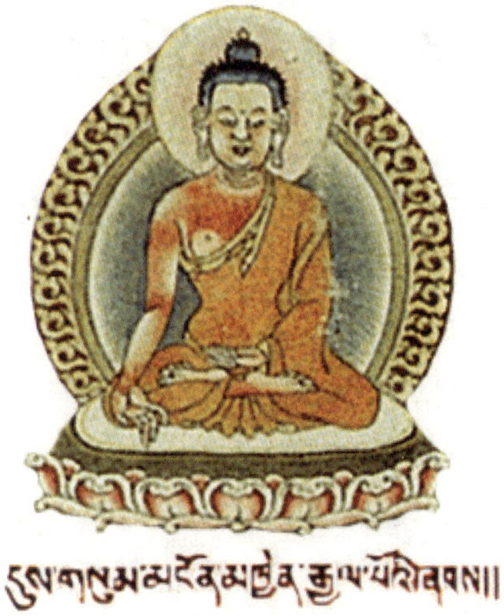

6 现智如来

肤色珊瑚红，结法施手印，驻锡于宝海净土，圆满成就四大誓愿，为八药师佛之一。仅闻其名号，或信仰供奉，将会自然富贵、延年益寿。

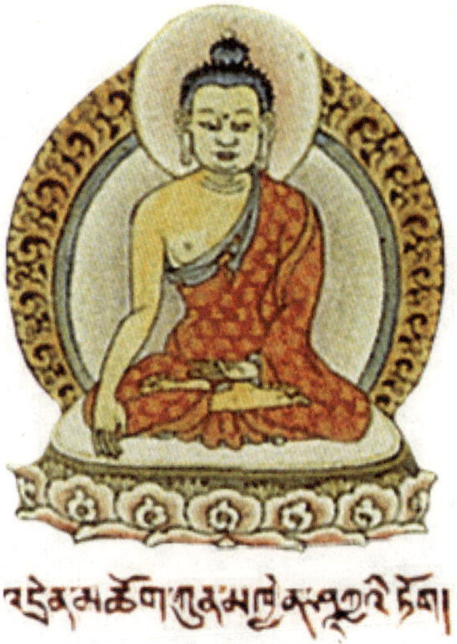

7 释迦牟尼如来

肤色金黄，结镇地手印，驻锡于娑婆世界（南瞻部洲），行十二宏化，终于证觉成佛。

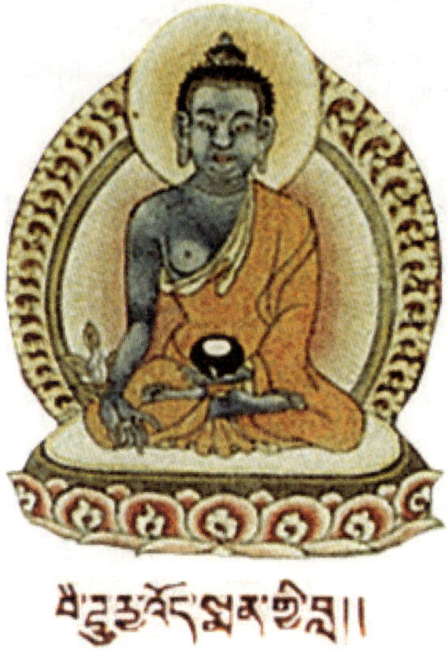

8 蓝琉璃光药师佛

依据肤色和特殊光泽而命名为药师佛，身体如蓝琉璃宝石，内外光洁无垢，肢体丰满，光亮璀璨，正襟危坐，全身饰有胜过日月的光辉璎珞，故得此称号。

三、明智圣人四兄弟和意生圣人

1　心之化身明智圣人

药师佛化身明智圣人，从智慧本色和智慧种类之不同分为四种，其中心之化身明智不动圣人，肤色天蓝，右手拿金刚杵，左手捧盛满甘露的钵盂，相好庄严，跏趺而坐，讲述了《四部医典》中的根本心部。

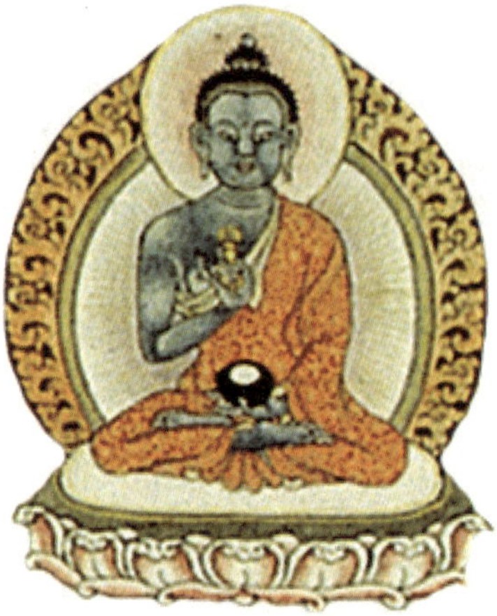

ཐུགས་སྤྲུལ་དྲང་སྲོང་རིག་པ་ཡེ་ཤེས།།

2　身之化身明智圣人

药师佛化身明智圣人，从智慧本色和智慧种类之不同分为四种，其中身之化身大日明智圣人，肤色乳白，右手拿法轮，左手捧盛满甘露的钵盂，跏趺而坐，讲述了《四部医典》中的论述身部。

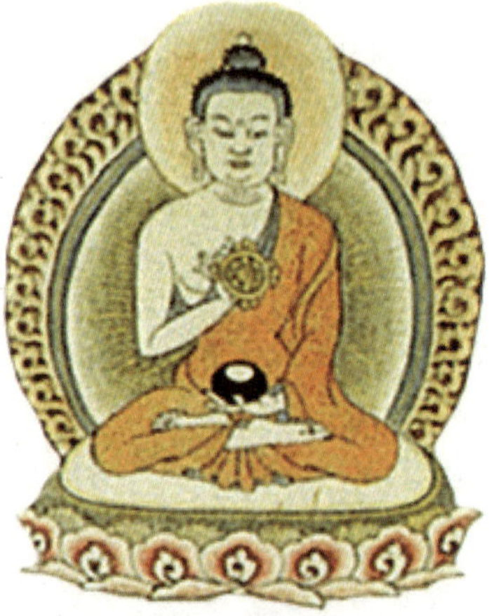

སྐུ་སྤྲུལ་དྲང་སྲོང་རིག་པ་ཡེ་ཤེས།།

3　功德之化身明智圣人

药师佛化身明智圣人，从智慧本色和智慧种类之不同分为四种，其中功德之化身生明智圣人，肤色金黄，右手拿宝，左手捧盛满甘露的钵盂，跏趺而坐，讲述了《四部医典》中的秘诀功德部。

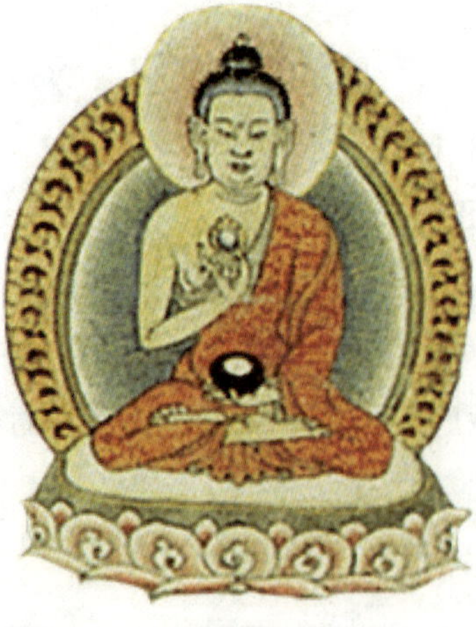

ཡོནྟ་སྤྲུལ་དྲང་སྲོང་རིག་པ་ཡེ་ཤེས།།

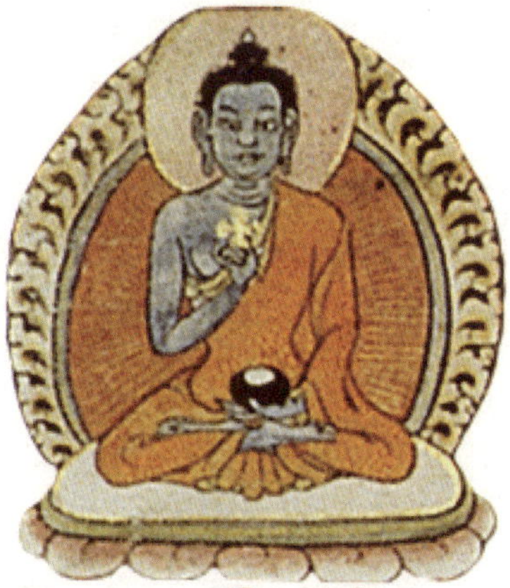

ཕྲིན་ལས་སྤྲུལ་པ་རིག་པ་ཡེ་ཤེས།།

4 事业之化身明智圣人

药师佛化身明智圣人，从智慧本色和智慧种类之不同分为四种，其中事业之化身大日明智圣人，肤色草绿，右手拿十字金刚杵，左手捧盛满甘露的钵盂，跏趺而坐，讲述了《四部医典》中的后续事业部。

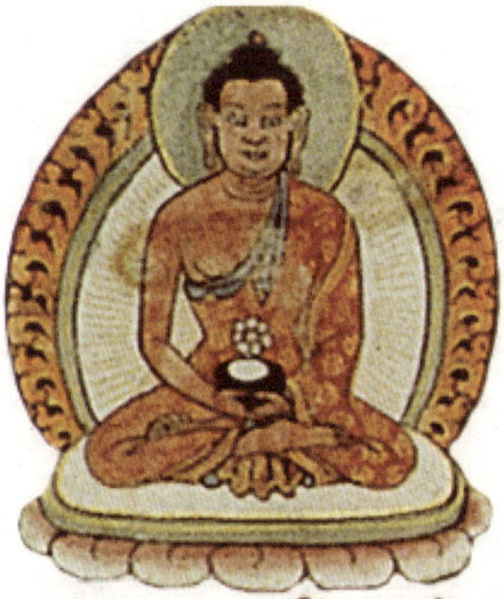

ཞུ་བྱེད་གསུང་སྤྲུལ་ཡིད་ལས་སྐྱེས།།

5 请教者语之化身意生圣人

《四部医典》请教者，药师佛之语言化身意生圣人，肤色朱红，右手拿莲花，左手捧盛满甘露的钵盂，向药师佛顶礼膜拜，礼绕一周之后，恭敬请教《四部医典》医理。

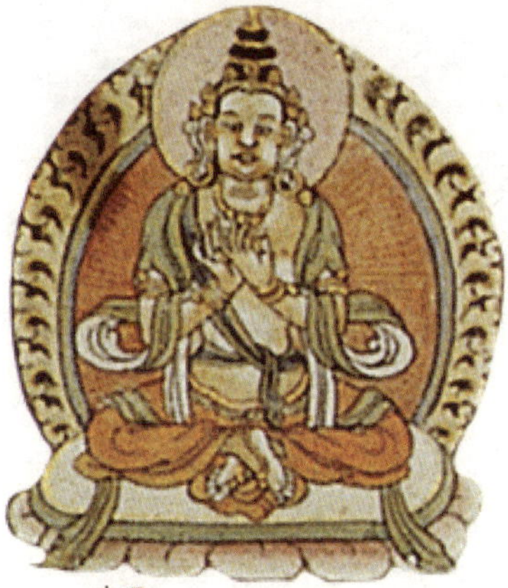

ལྷ་འཁོར་སྐྱེ་དགུའི་བདག་པོ་ཚ།།

四、药师四大徒众

1 天神系学徒众生之主

药师佛学徒四众中的天神系学徒之一，为色界神医众生之主纽日瓦。众生之主者，以为自己创造了众生而得名；神医者，即众天神公认的医生，意为“神医众生之主迅速”。

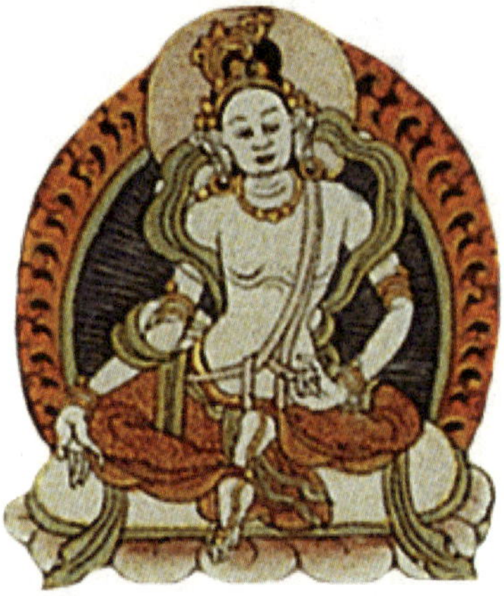

ལྷ་འཁོར་སྨན་པ་ཐ་སྐར་བུ།།

2　天神系学徒医生娄宿子

药师佛学徒四众中的天神系学徒之一，为神医娄宿子，是欲界一星，娄宿和月亮同现于天空时出现，故名娄宿子，驻在三十三天，属欢喜天神。

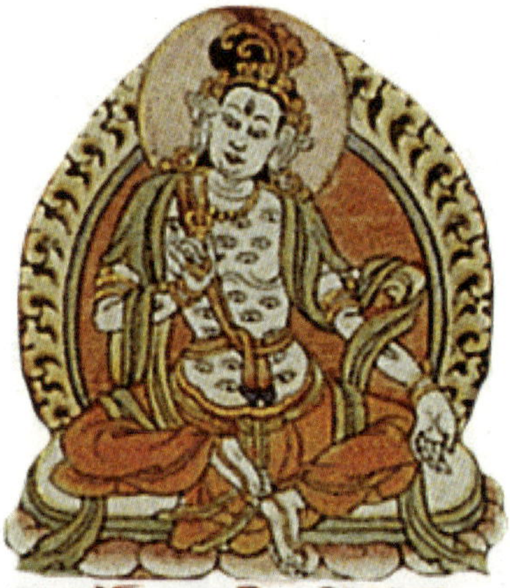

ལྷ་འཁོར་བརྒྱ་བྱིན་མིག་སྟོང་ཅན།།

3　天神系学徒医生千目帝释

药师佛学徒四众中的天神系学徒之一，为神医帝释，驻在三十三天，又名天神之王帝释，或千目者，属欢喜天神。

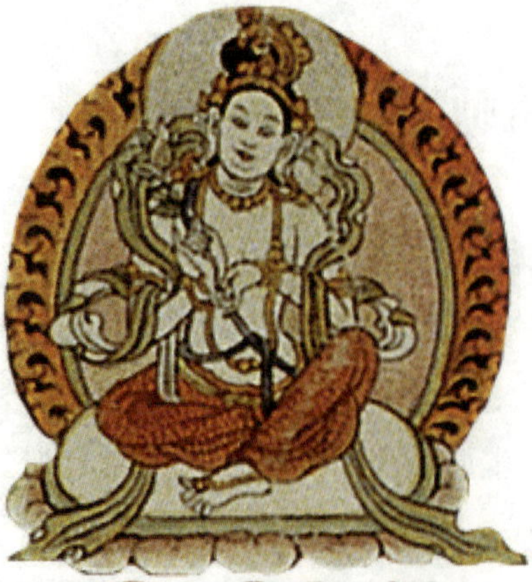

ལྷ་འཁོར་བདུད་རྩི་ཡིད་འཕྲོག་མ།།

4　天神系学徒医生夺魂甘露女

药师佛学徒四众中的天神系学徒之一，药师佛站立之时，奉献诃子果的夺魂甘露女，属奉献供品的天女，二八青春，容貌美丽，情欲旺盛，佩戴珍贵首饰，显手捧诃子果恭敬奉献之姿。

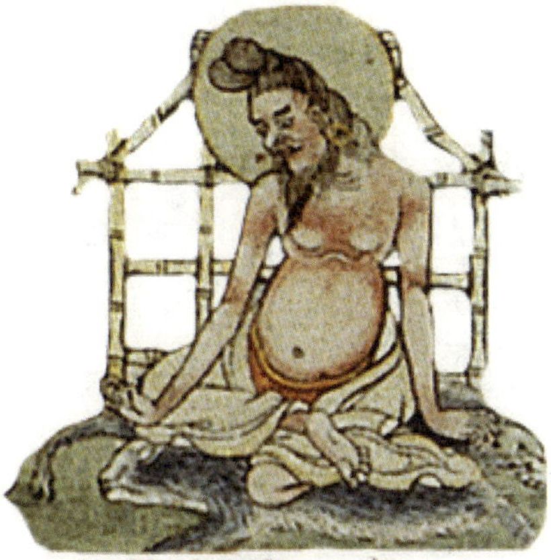

དྲང་སྲོང་འཁོར་གྱི་རྟག་ཤེས་བུ།

5　圣人系学徒恒知子

药师佛学徒四众中的圣人系学徒之一，为恒知子，了知众生道理的圣人之子，是一修持苦行的圣人。

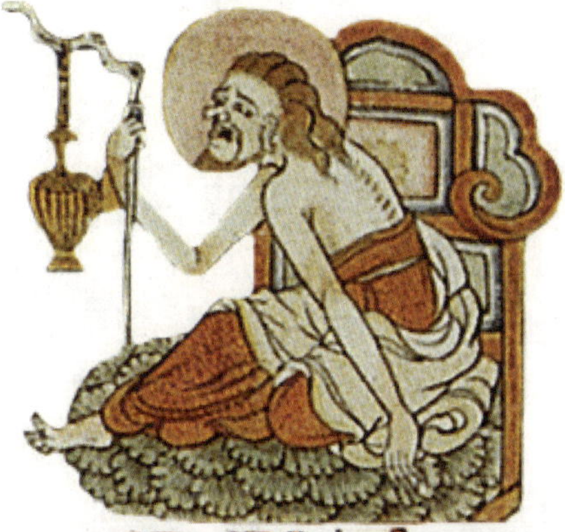

དྲང་སྲོང་འཁོར་གྱི་མེ་བཞིན་འཇུག།

6　圣人系学徒如火行

药师佛学徒四众中的圣人系学徒之一，为如火行，智力敏锐，如火遍行，故名，是一修持苦行的圣人。

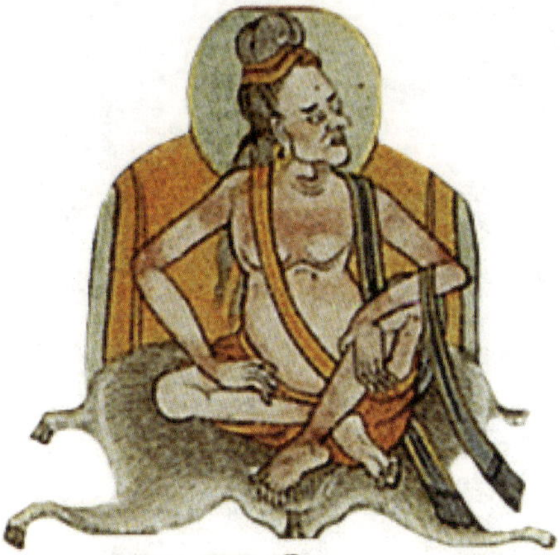

དྲང་སྲོང་འཁོར་གྱི་མུ་ཁྱུད་འཛིན།

7　圣人系学徒持边山

药师佛学徒四众中的圣人系学徒之一，手持七金山之一的持边山，故名，是一僻静处修持苦行的圣人。

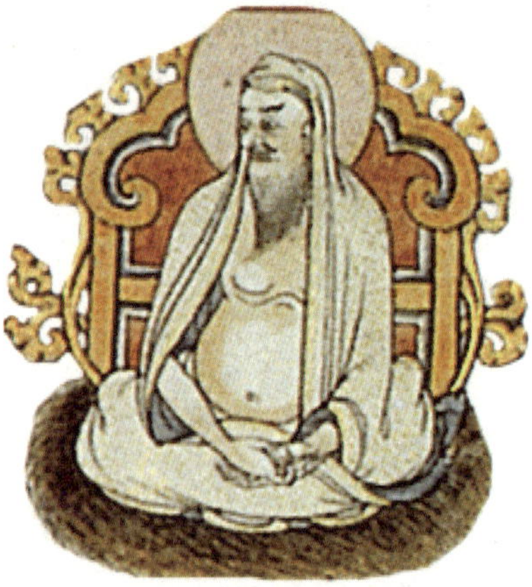

དྲང་སྲོང་འཁོར་གྱི་འགྲོ་སྐྱོང་ཁ།།

8 圣人系学徒教养子

药师佛学徒四众中的圣人系学徒之一，孩童时行为非常粗暴，需要用鞭子等抽打才能教育好，故名教养子，是一修持苦行的圣人。

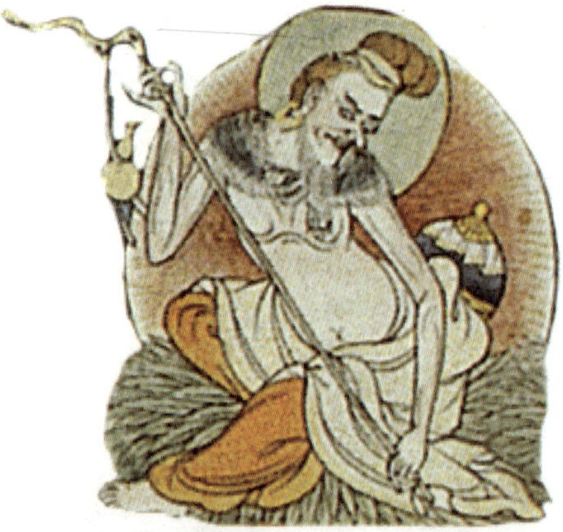

དྲང་སྲོང་འཁོར་གྱི་གཤོལ་འགྲོ་སྐྱེས།།

9 圣人系学徒掌犁生

药师佛学徒四众中的圣人系学徒之一，出身于掌犁种地平民家，故名掌犁生，是一僻静处修持苦行的圣人。

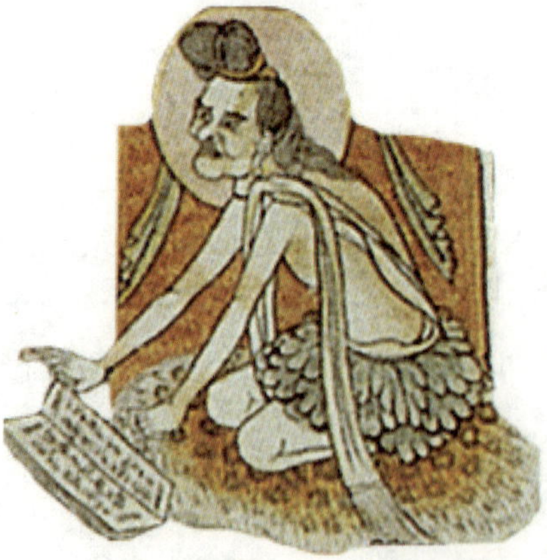

དྲང་སྲོང་འཁོར་གྱི་དཀའ་གཉིས་སྤྱོད།།

10 圣人系学徒二苦行

药师佛学徒四众中圣人系学徒之一，身心均能忍受苦难，故名二苦行，具五先知，精通十八种上乘文化，是一僻静处修持苦行的圣人。

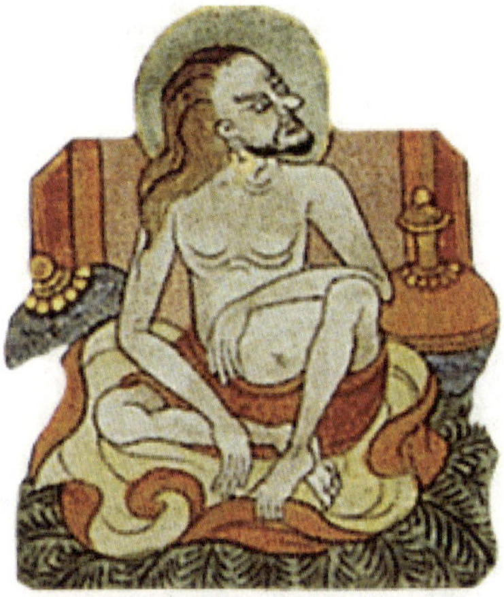

དྲང་སྲོང་འཁོར་གྱི་ཐང་ལྷ་འབར།།

11 圣人系学徒原上燃

药师佛学徒四众中的圣人系学徒之一，名曰原上燃，具五先知，精通十八种上乘文化，是一僻静处修持苦行的圣人。

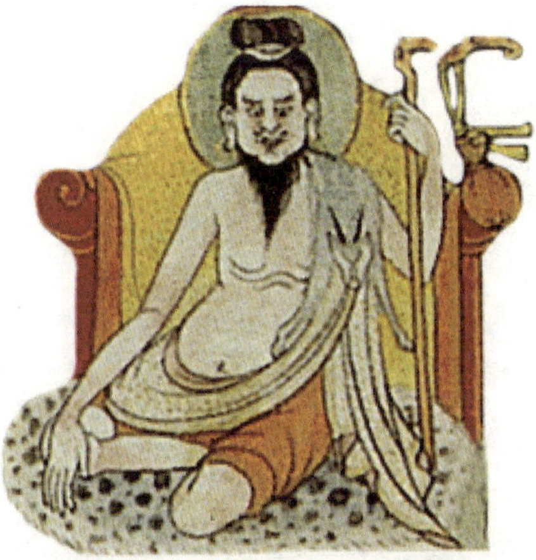

དྲང་སྲོང་འཁོར་གྱི་ནངས་སོ་སྐྱེས།།

12 圣人系学徒井宿生

药师佛学徒四众中的圣人系学徒之一，名曰井宿生，具五先知，精通十八种上乘文化，是一僻静处修持苦行的圣人。

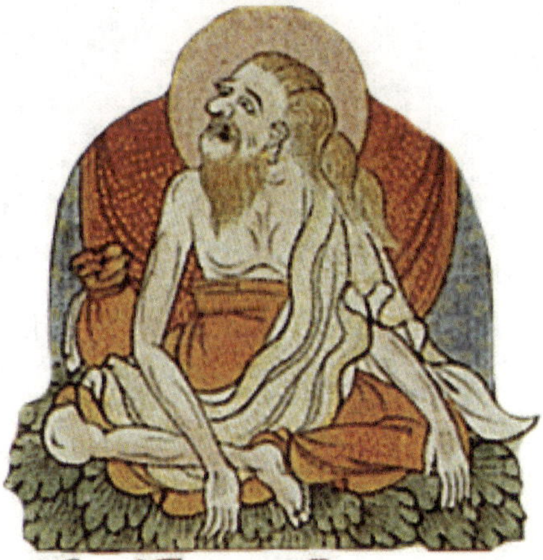

སོགས་འཁོརས་དྲང་སྲོང་ལུག་ནག་པ།།

13 圣人系学徒黑羊

药师佛学徒四众中的圣人系学徒之一，名曰黑羊，具五先知，精通十八种上乘文化，是一僻静处修持苦行的圣人。

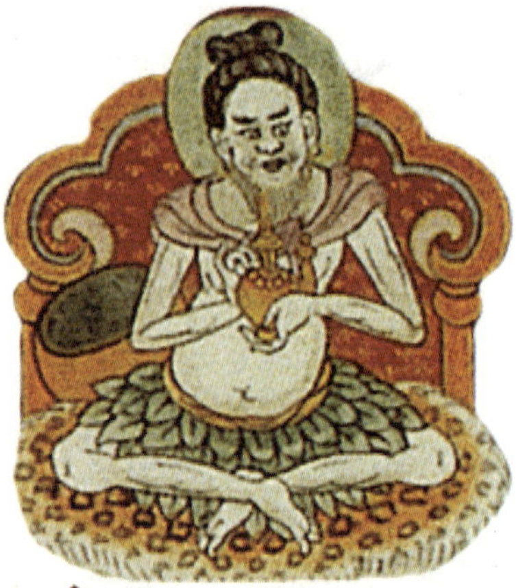

སོགས་འཁོར་དྲང་སྲོང་རྩྭ་སྨུག་སྣ།།

14　圣人系学徒紫草鼻

药师佛学徒四众中的圣人系学徒之一，名曰紫草鼻，具五先知，精通十八种上乘文化，是一僻静处修持苦行的圣人。

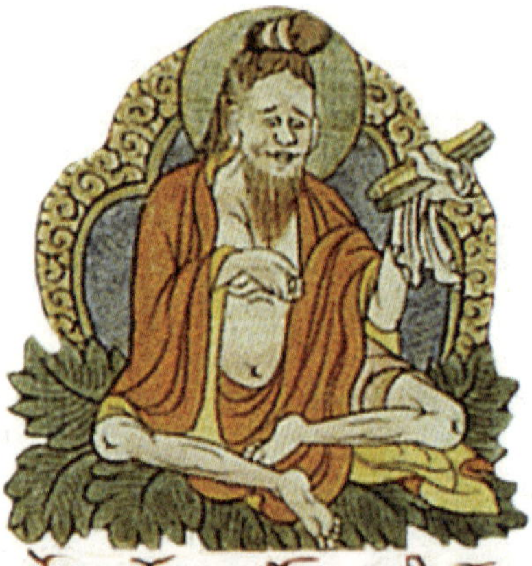

སོགས་འཁོར་དྲང་སྲོང་མདའ་ཡི་མཆོག།

15　圣人系学徒上乘箭

药师佛学徒四众中的圣人系学徒之一，名曰上乘箭，具五先知，精通十八种上乘文化，是一僻静处修持苦行的圣人。

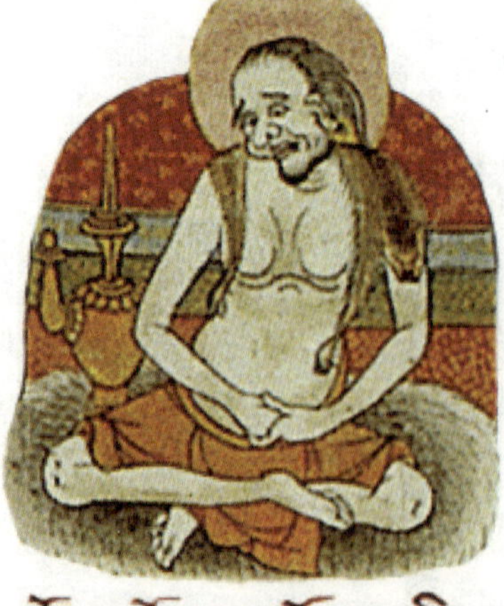

སོགས་འཁོར་དྲང་སྲོང་ལ་ཛྙ་ཧི་ལག།

16　圣人系学徒兰札手

药师佛学徒四众中的圣人系学徒之一，名曰兰札手，具五先知，精通十八种上乘文化，是一僻静处修持苦行的圣人。

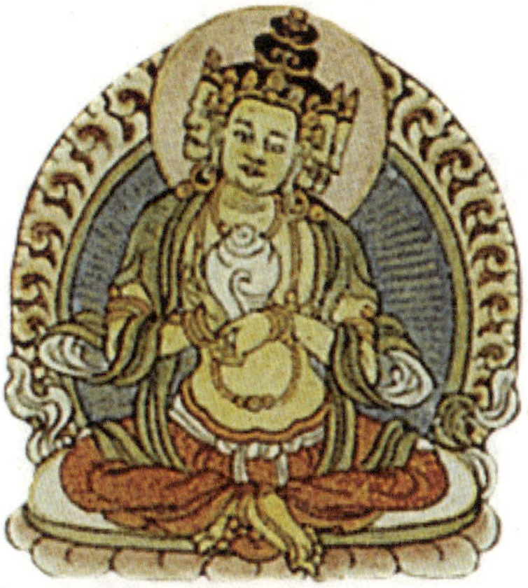

ཕྱི་འཁོར་སྐལ་པ་པོ་གསེར་མངལ་ཅན།།

17 外道系学徒梵天

药师佛学徒四众中的外道系学徒之一，为外道之祖始金藏，或名娑婆世界之主——梵天，是外道教或吠陀教之始祖，是与正理（佛教）背道而驰的外道之辈。

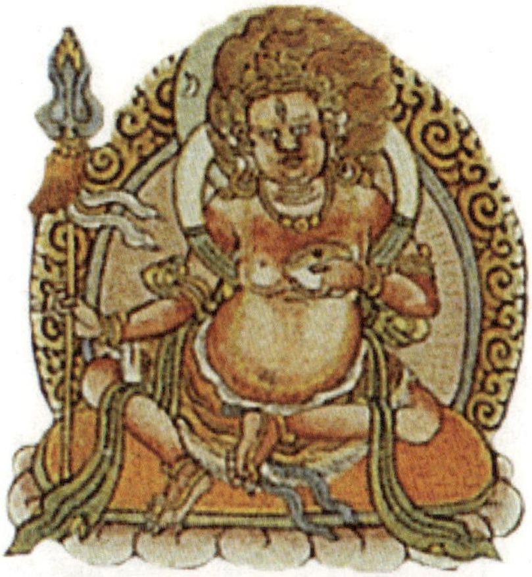

ཕྱི་འཁོར་མཧཱ་དེ་བའི་མཚན།།

18 外道系学徒大天

药师佛学徒四众中的外道系学徒之一，为大天吉祥螺髻者，或称大自在天，是外道淡黄派或数论派的始祖，是与正理（佛教）背道而驰的外道之辈。

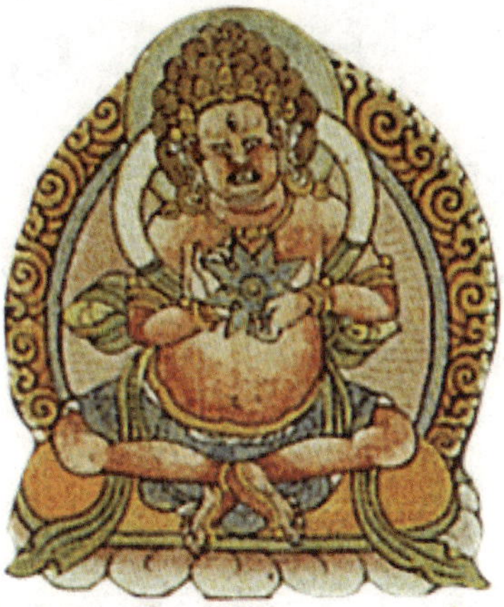

ཕྱི་འཁོར་གཅེར་སྐྱེས་ཁྱབ་འཇུག་ཆེ།།

19 外道系学徒遍入天

药师佛学徒四众中的外道系学徒之一，名遍入天，是外道裸行派的始祖，是与正理（佛教）背道而驰的外道之辈。

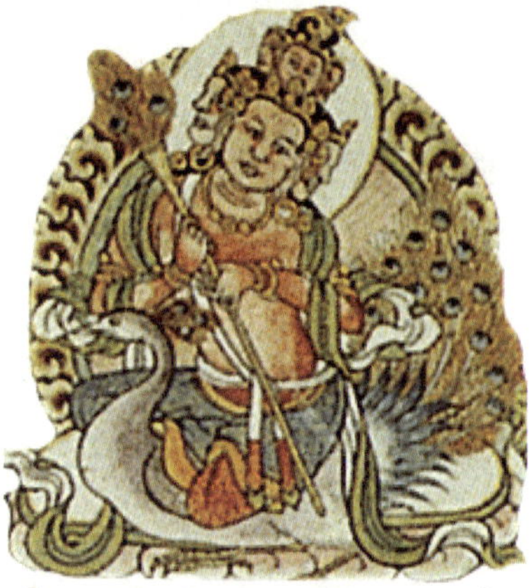

ཕྱི་འཁོར་གཞོན་ནུ་གདོང་དྲུག་པ།།

20　外道系学徒六面童子

药师佛学徒四众中的外道系学徒之一，为六面童子，是外道顺世派的始祖，主张无来世，是与正理（佛教）背道而驰的外道之辈。

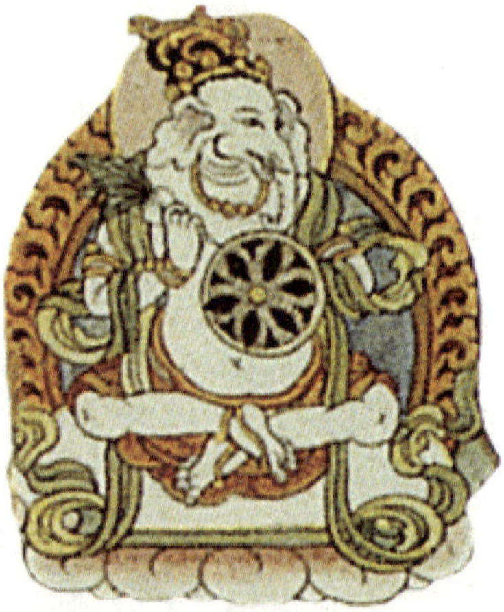

སོགས་པ་ཁོང་ཕྱི་འཁོར་ཚོགས་ཀྱི་བདག།

21　外道系学徒群主

药师佛学徒四众中的外道系学徒之一，为群主，即象鼻天，是与正理（佛教）背道而驰的外道之辈。

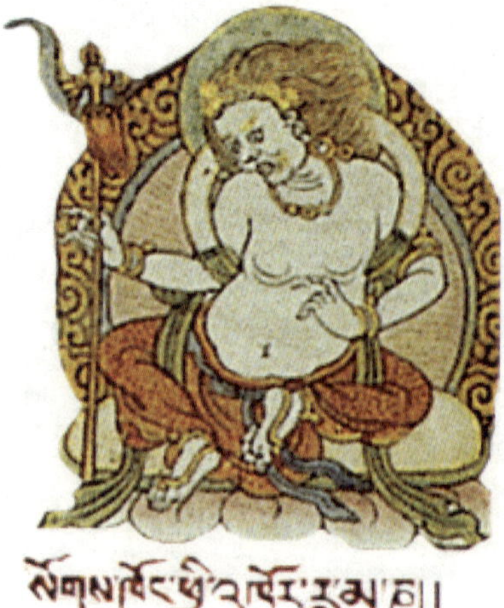

སོགས་ཁོང་ཕྱི་འཁོར་རྣམ་ཁ།།

22　外道系学徒热玛那

药师佛学徒四众中的外道系学徒之一，名热玛那，即“赞达格那吾”，是与正理（佛教）背道而驰的外道之辈。

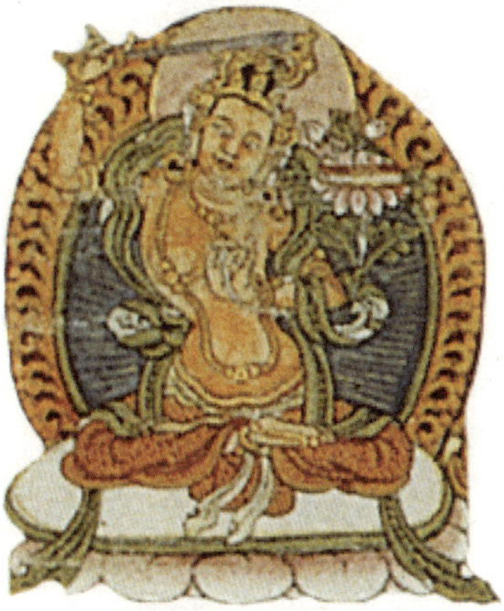

ནང་འཁོར་འཇམ་དཔལ་གཞོན་ནུར་གྱུར་པ།

23 佛教系学徒文殊菩萨

一切如来之身化金刚躯——妙吉祥童子（文殊菩萨），肤色红黄，显示菩提童子身貌，五髻高挽，一面二臂，右手挥剑，左手拿一枝头有经函的绿绒蒿，身上披绫戴宝，双腿结金刚，跏趺而坐。

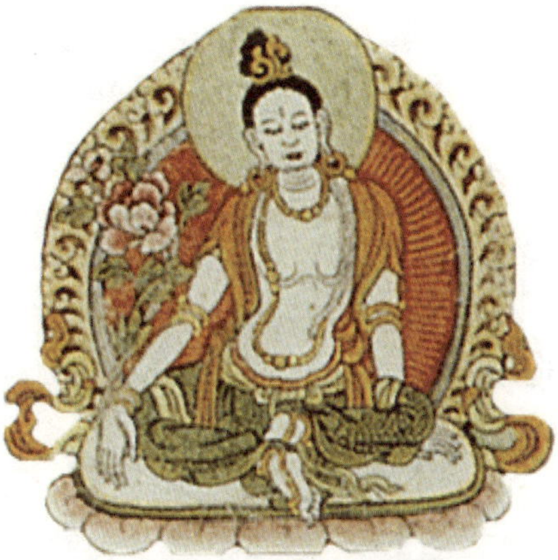

ནང་འཁོར་སྤྱན་རས་གཟིགས་དབང་ཕྱུག།

24 佛教系学徒观世音菩萨

一切如来之语化金刚躯——观世音菩萨，具本尊特性，集十方所有如来慈悲于一身，显示菩提心和梵行相貌，肤色白皙，发髻高挽，身穿绸绫，左乳侧披斑羚皮，手持白莲蒂。

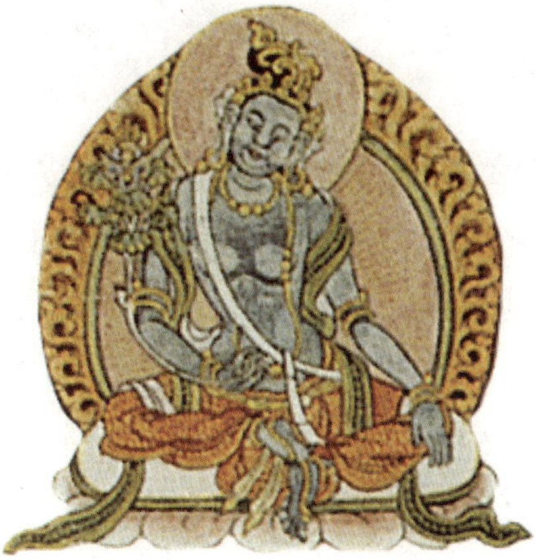

ནང་འཁོར་གཏུམ་པོ་ཕྱག་ན་རྡོར།།

25 佛教系学徒金刚手

一切如来之意化金刚躯——念怒金刚手菩萨，体如琉璃须弥山，显示慈心、温静，右手持一枝饰有金刚杵的绿绒蒿，象征摧灭一切群魔。

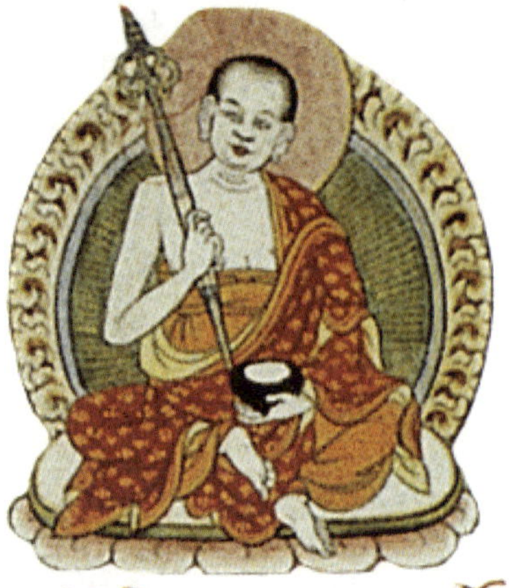

ནང་འཁོར་ཁྲིམས་ལྡན་ཀུན་དགའ་བོ།།

26 佛教系学徒阿难

为佛祖之父净饭王三兄弟中的甘露饭王之子，从饮光尊者受戒出家。佛祖圆寂时将饮光尊者任命为自己的继任者，掌管佛教，饮光尊者传于阿难。阿难为佛教第二代传承人，心中铭记佛祖一切教诲。在第一集结时，任诵经师，也是《般若经》的传承弟子。

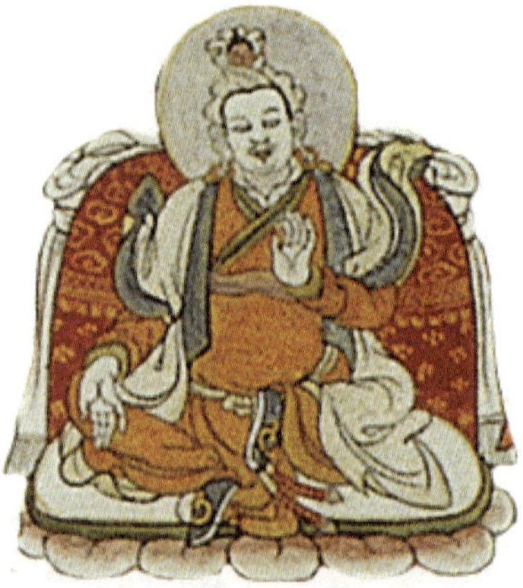

ནང་འཁོར་འཚོ་བྱེད་གཞོན་ནུའི་ཞབས།།

27 佛教系学徒耆婆

天竺摩揭陀国叟坚娘布王之子，由兄雄奴久美抚育长大，拜恒知子圣人学医，通达医理，封为国王御医，曾任第四佛释迦牟尼的首席医生。

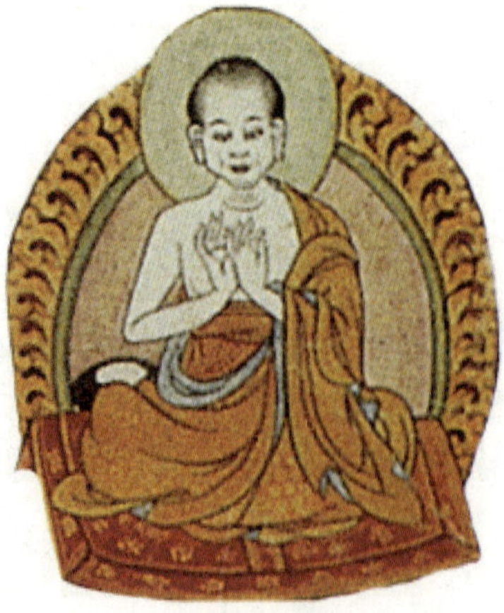

ཤཱཀ་ཐུབ་ནང་འཁོར་འོད་སྲུང་ཆེ།།

28 佛教系学徒饮光（迦叶波）

饮光尊者生于古印度摩揭陀国一婆罗门家族，来到佛祖尊前，三次请求“您做我的佛，我做您的弟子”，被允诺后授以近圆戒，学富十二功德，成就慈悲心。佛祖圆寂时将佛教教务交付于他，成为三藏结集者之一。

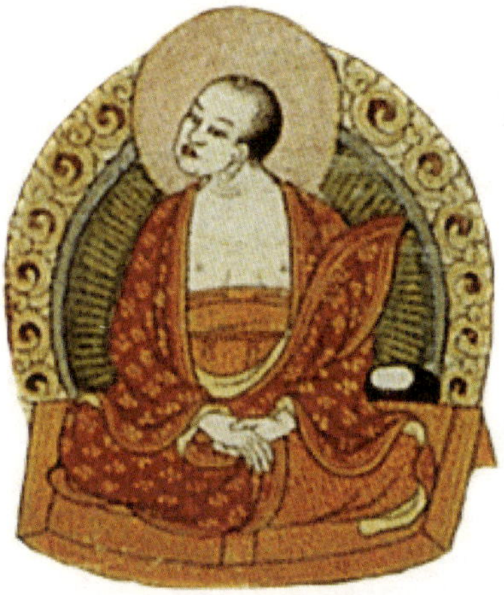

སོགས་ཁོངས་ངང་འཁོར་ཉེ་བར་འཁོར།།

29　佛教系学徒优婆离

佛祖释迦牟尼十大弟子之一，为优婆离，从戌陀罗族出家，任众敬部堪布，成为持戒第一人。

五、宇妥等十九位名医

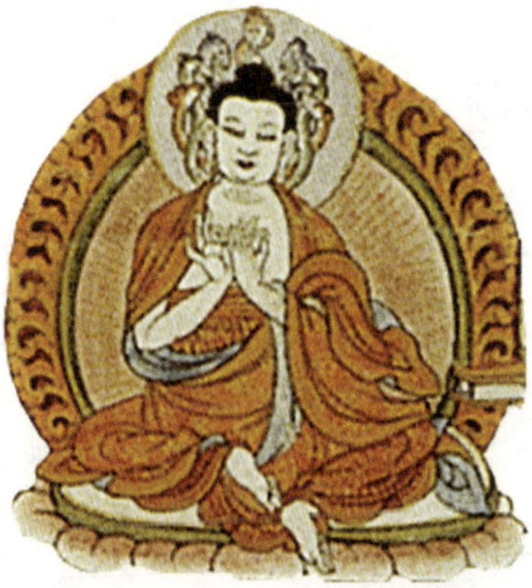

དཔལ་མགོན་ཀླུ་སྒྲུབ་ཞབས།།

1　“椤伽孜那”菩萨

规范师“椤伽孜那”，出生于古印度南方卫达日巴地区一婆罗门家族，从堪布罗怙罗受近圆戒，未修大孔雀佛母与吠陀经论，便获如意妙果，击败外道500多人的攻击，消除大乘教发展的阻力，著有《中观六论》，开创无边中论，还著有《人世经》《札阿哇药物炮制法》等许多医药学著作。

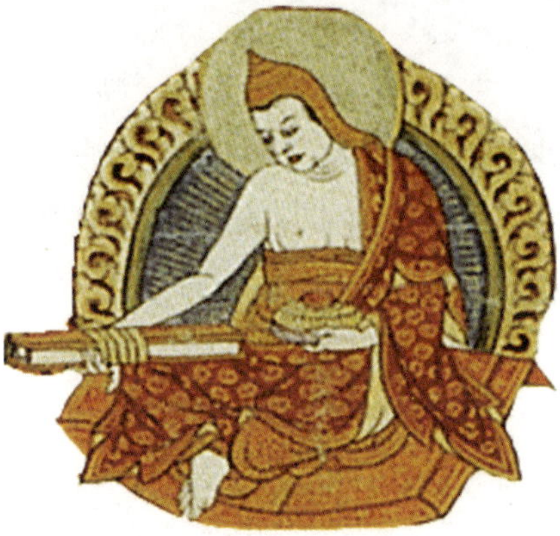

གནས་ལྔ་པཎ་ཆེན་ཡུལ་ཁོལ་འདས།།

2　大学者马鸣

公元7世纪出生于古印度东方，父名狮子密，母名宝成之子，年轻时精通外道宗轮，后来到那烂陀寺与学者阿亚德哇辩论失败，改信佛教，著《佛本生行传一百零八赞》等佛学著作，医学著作有《八支》等多部。

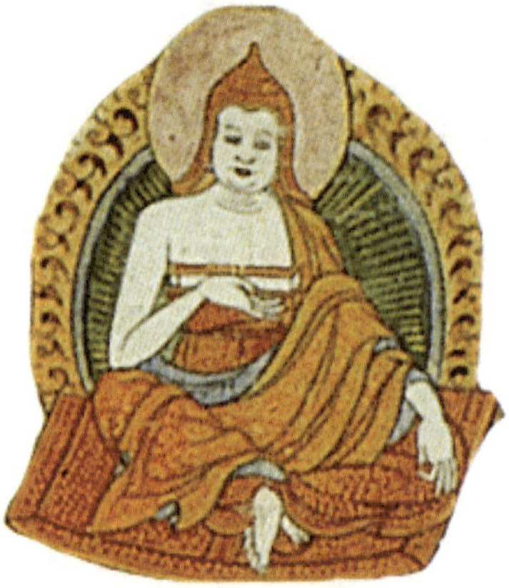

ཁ་ཆེའི་མཁས་དབང་ཟླ་ངམ་ངོན།།

3　学者达瓦宛噶

公元 8 世纪出生于古印度西方迦湿弥罗（克什米尔）地区大学者马鸣家族，修习《札热嘎十万部》等医经，编纂《词义月光》《掌握词义声明》等医书，并向老宇妥·云丹贡布和毗卢遮那等许多学者传授大量医典理论、秘诀，为藏医学做出了巨大贡献。

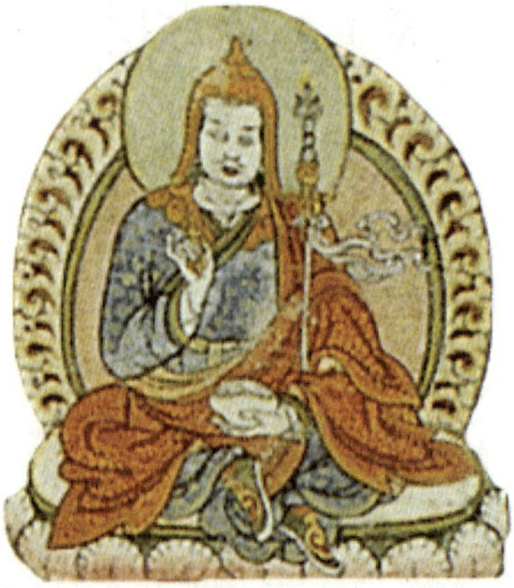

བཀའ་དྲིན་འཁོར་མེད་པདྨ་འབྱུང་།།

4　莲花生大师

出生于西方乌仗那，拜降贝大师和“椤伽孜那”等为师，学习《密宗四续部》和许多秘诀，获得上乘如意妙果，证得不死金刚之躯。公元 8 世纪中叶，来到西藏开讲密乘八法，创建如来聚坛城，使国王赤松德赞等多人成熟解脱。医学著作有《防病经·金刚长铠》《甘露瓶》等多部。

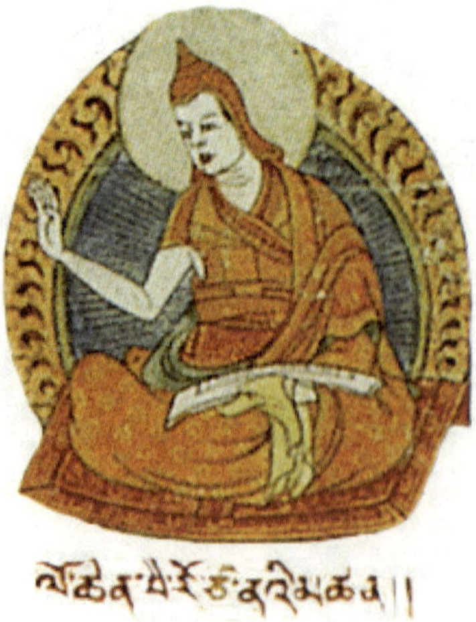

ལོ་ཆེན་བཻ་རོ་ཙ་ན་རིམ་ཆེན།།

5　大译师毗卢遮那

公元 727 年出生于前藏年楚河下游的桑噶日，父名巴果·多吉杰布，母名仲萨仲吉。8 岁至 15 岁在莲花生和静命等师座前学习语言学等，之后奉藏王之命赴印度拜 25 位学者苦学深奥佛法。返藏后著译《四部医典注疏·除暗明灯》《名义语法五种》等无数医学和历算学著作。

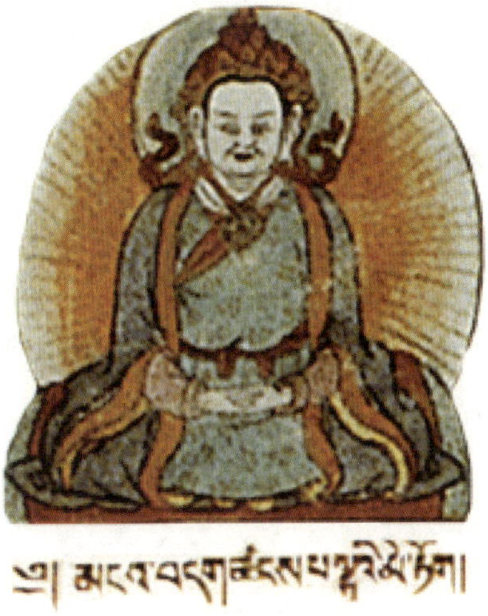

6　国王赤松德赞

生于公元 742 年，父赤德祖赞，母纳南氏玉当，15 岁即火猴年（公元 756 年）继王位，政教国势非常强盛，特别是外派毗卢遮那等知识渊博藏医，内邀外国医生莲花生等来藏交流学术和新著及翻译的医书，促进了藏医学的繁荣。

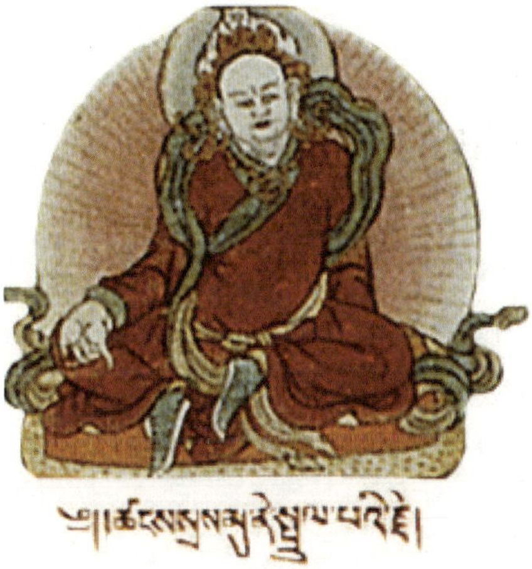

7　王子木聂赞普

父赤松德赞和母才邦氏美朵仲之子，生于藏历水虎年（公元 822 年），吐蕃第三十九代国王，他崇尚佛教，于桑耶、拉萨、昌珠等寺中创立大三藏四大供奉仪轨，曾三度平均贫富，陈雄兵戍边北方等做出巨大功绩。

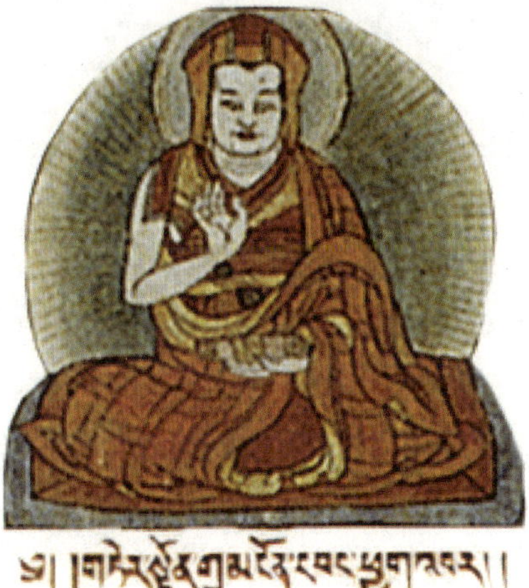

8　伏藏师扎巴恩西

水鼠年（公元 1012 年）出生于札塘地区，从叔父项敦·却巴尔和色等名师，学习许多显密佛经和藏医学，成为学者，著《四部医典总义》等医书，特别是从桑耶寺正殿顶部发掘伏藏《四部医典》，将医典秘诀等传给伏藏师贡却加等，弟子有札敦·本列巴尔、段琼端巴等。

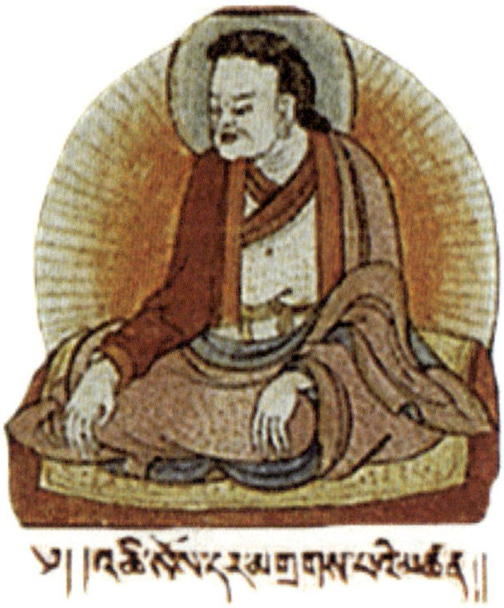

9 起死回生者达玛札巴

公元11世纪出生，从伏藏师扎巴恩西学习藏医学理论及秘诀，将《四部医典》传给堆敦·贡却加及新宇妥·云丹贡布等，使藏医学传承不绝。

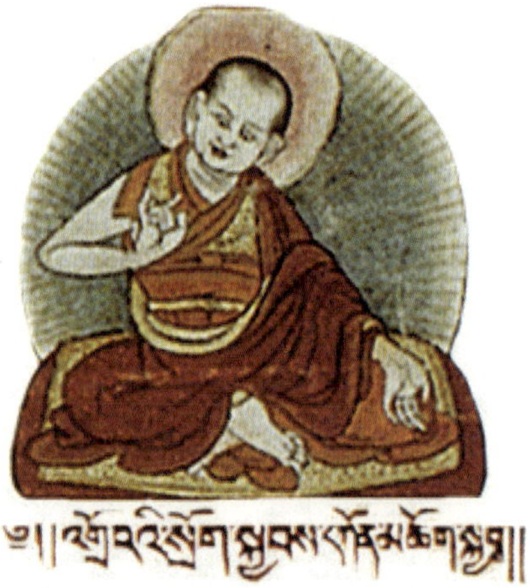

10 众生救命者贡却加

公元11世纪出生于堆隆（拉萨河上游）拉孜地区的芒卡查朗，赴印度拜谒遍智辛达巴习学《八支》，精通该书，从卫巴达札学习全部《四部医典》，著有《八支总义·宝璎珞》《医典旁注·驳辩除障》等许多医书。

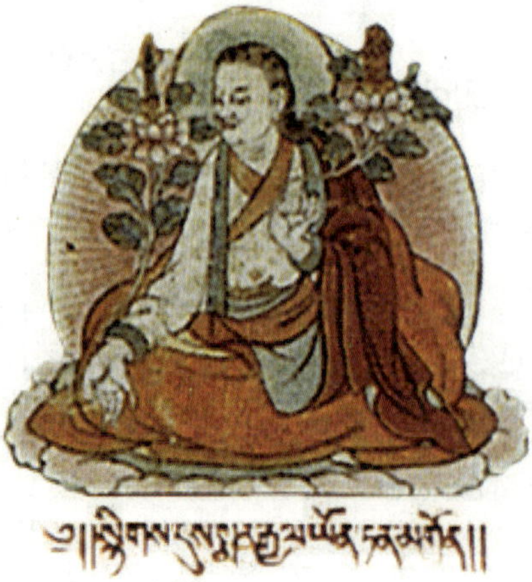

11 浊世医王新宇妥

父宇妥·琼布多杰，母具光莲花之子，从若敦·贡却加学习全部《四部医典》，曾六赴印度学习所有文化，精通十明，著有《小四部医典·甘露精华》等许多医书，解开了《四部医典》玄机，使其成为公众读物，有得意弟子松敦·益西颂等无数弟子，点亮了医学之灯。

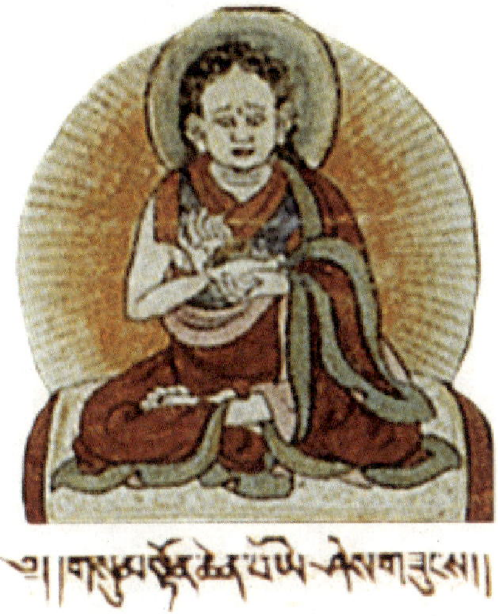

12　大家松敦·益西颂

公元 11 世纪出生于尼木的达松巴地方，拜师新宇妥 12 年博通医学，成为其亲传弟子，著有《医学关隘·神奇钥匙》《秘诀黑卷·明灯》等多部医著，主要弟子有云努益西等，光大了藏医学事业。

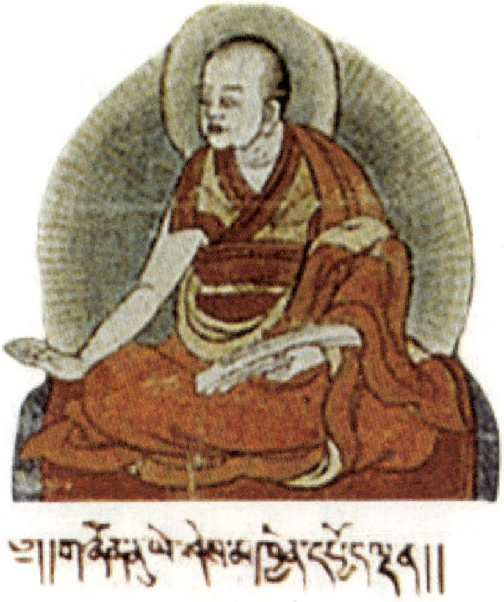

13　大智慧云努益西

出生于公元 11 世纪，拜松敦·益西颂等学习医学和历算学等，继承了《四部医典》的真传，并将医典授予宇妥·本桑。

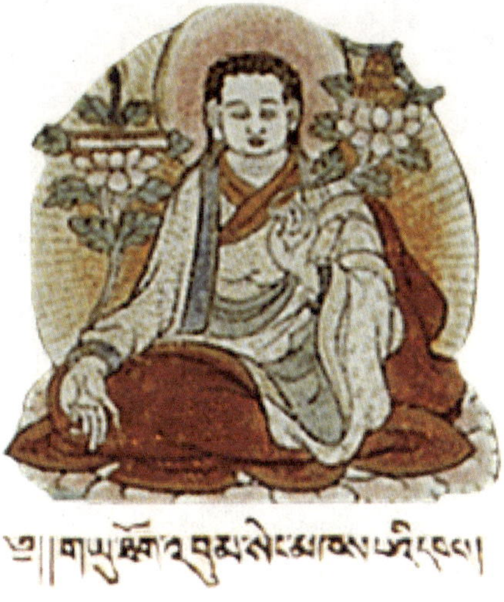

14　智王宇妥·本桑

父宇妥·琼布多杰和母具光莲花之子，年少时从父学习大小五明文化，特别是医学，继承了《四部医典》的纯洁传承并加以光大，成为父亲三得意弟子之首。

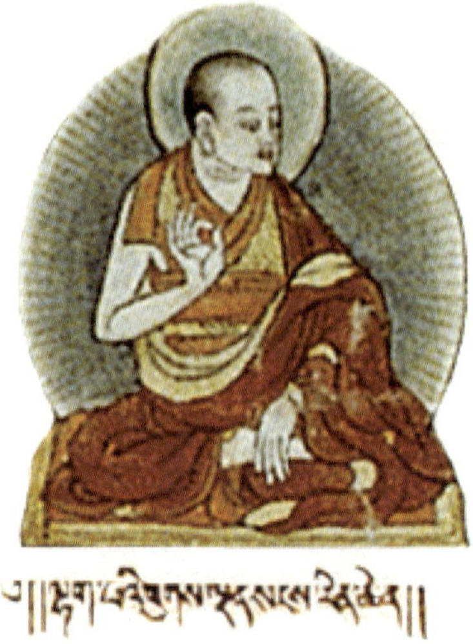

15　忠心者桑杰仁钦

藏敦·桑杰仁钦大约出生于公元11世纪，拜宇妥·本桑学习全部《四部医典》理论及秘诀，后传给学生顿珠仁钦等人，广弘藏医学。

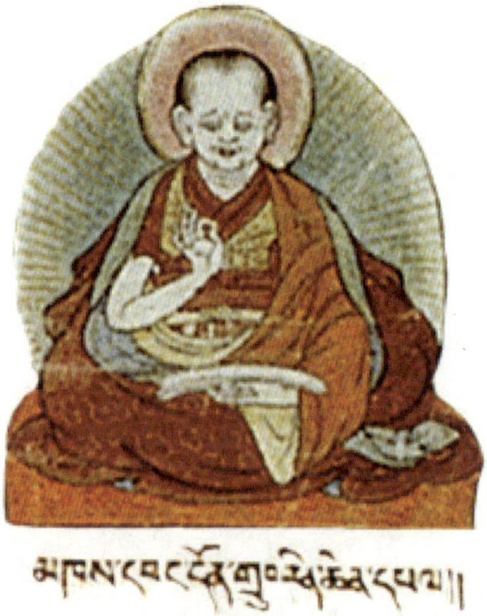

16　权威学者顿珠仁钦

他是自伏藏师扎巴恩西发掘出《四部医典》之后，次第传承中一博学医生。从藏敦·桑杰仁钦学习《四部医典》理论及秘诀，后传给坚赞巴桑。

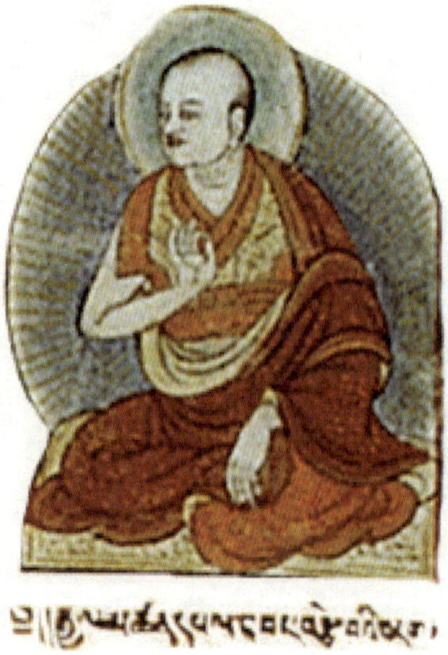

17　慈爱者坚赞巴桑

为新宇妥医学传承系统中的一名医生，从学者顿珠仁钦学习《四部医典》理论及秘诀，传给学生昌迪·贡却坚赞，著有《金刚杵秘诀》，第司·桑杰嘉措将其秘诀收录于《蓝琉璃母子本》中。

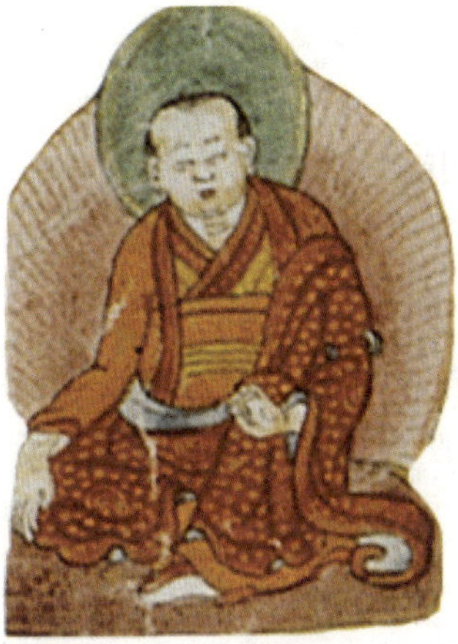

དཀོན་མཆོག་རྒྱལ་མཚན་འཆི་གསོས་ཅེ།།

18　大救星贡却坚赞

出生于公元13世纪的一位学者，从权威学者坚赞巴桑学习《四部医典》理论和完整临床经验，传给昌迪·班旦措西，使《四部医典》传承不断。

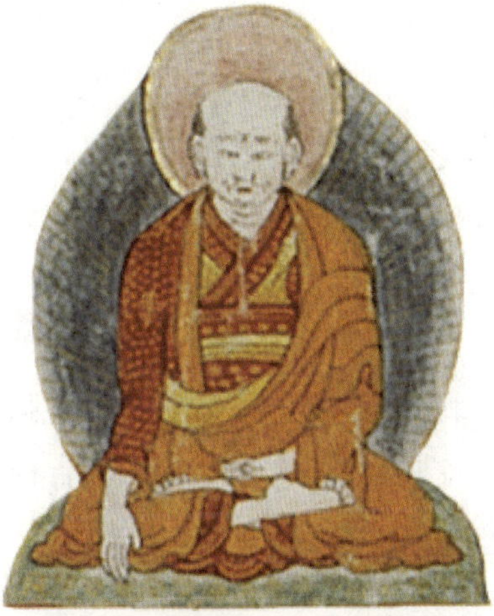

དཔལ་ལྡན་འཚོ་བྱེད་མཁས་པ་བཞི་དབང༌།།

19　学者班旦措西

出生于公元13世纪，昌迪·降贝桑布之子，少时从兄昌迪·杰瓦桑布和普敦·释迦贡布两人学习医学，掌握了理论和秘诀，曾任众生怙主法王八思巴御医，著有《医学知识概论》《医典知识更明》《玛拉雅释难》和《八支概论》等大小18部医学著作。

六、宿喀派传承序列

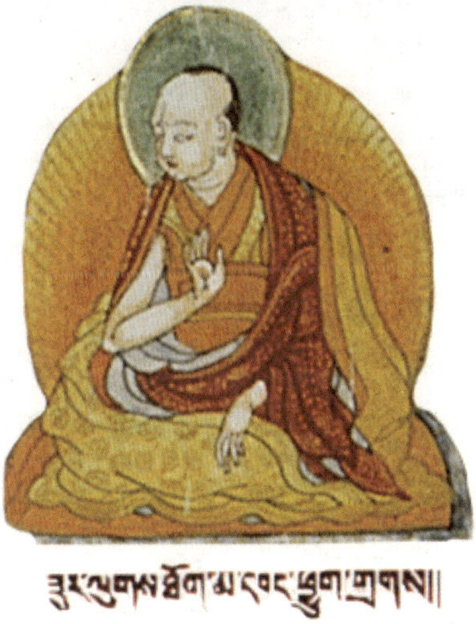

ཟུར་ལུགས་ཐོག་མ་དབང་ཕྱུག་གྲགས།།

1　宿喀派先祖旺秀札巴

出生于公元13世纪的一位通晓大小乘经义和医学的著名学者，索南仁钦等许多学生在他座前学习过佛学和医学，之后逐步形成阿吾却吉等拉妥宿喀巴医派（也称南派），他被尊为宿喀派祖师。

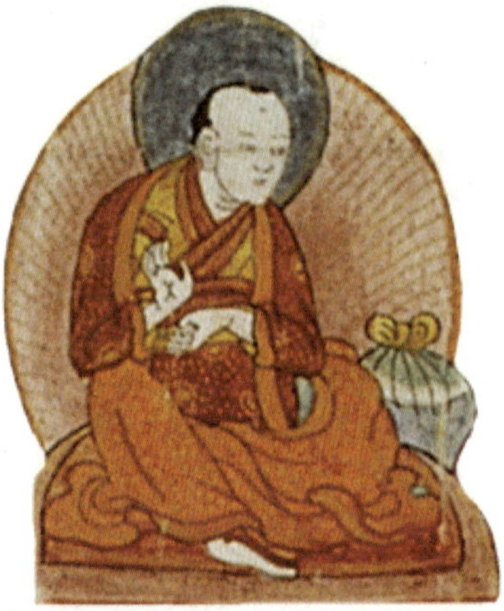
རིག་འཛིན་ཕུན་ཚོགས་བཟང་པོའི་མཚན།།

2　仁增彭措

出生于公元 14 世纪，从上师嘎甫巴·元丹彭措学习《大圆满经》等，从父亲学习医学，终成大学者。之后，向自己的儿子阿吾却吉传授全部医学教诫，使宿喀医派得以不断发展。

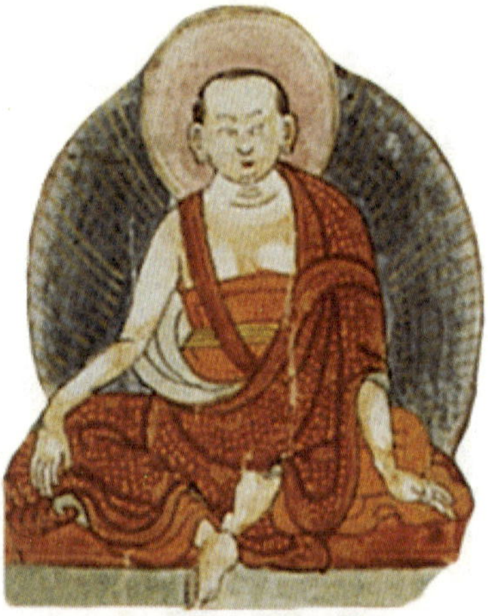
མཉམ་ཉིད་རྡོ་རྗེ་གསོ་རིག་མིག།

3　医学之目年尼多杰

出生于第七胜生土羊年（公元 1439 年），拜父亲和夏拉热尖巴、曼敦·旺秀桑布等人为师，学习十明文化，特别是医学，学识渊博。著有《秘诀·千万舍利子》等许多著作。学生包括出师生（4 人）、受加持生（8 人）等，使吉祥宿喀医派传承不绝。

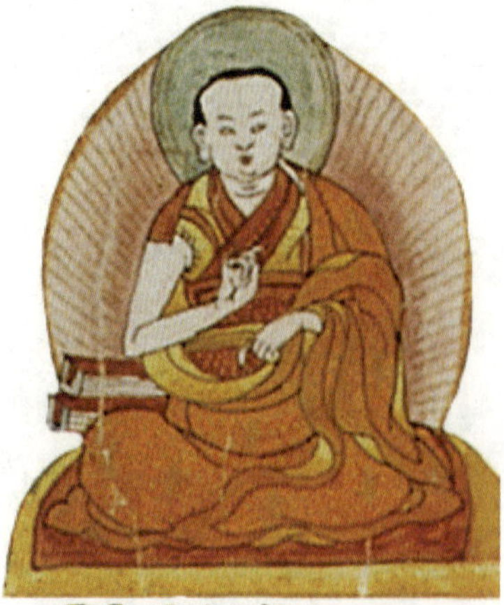
འགྲོ་བའི་སྲོག་འཛིན་ཚེ་འབུམ་ཞབས།།

4　掌握生命的才本

出生于公元 15 世纪，是宿喀医派顶饰人物阿吾却吉的四大出师生中的实践出师生，其得意弟子有金巴·才昂、甲波班钦等人，使宿喀医派不断光大，救活了许多必死的病人，被誉为救死医生才本。

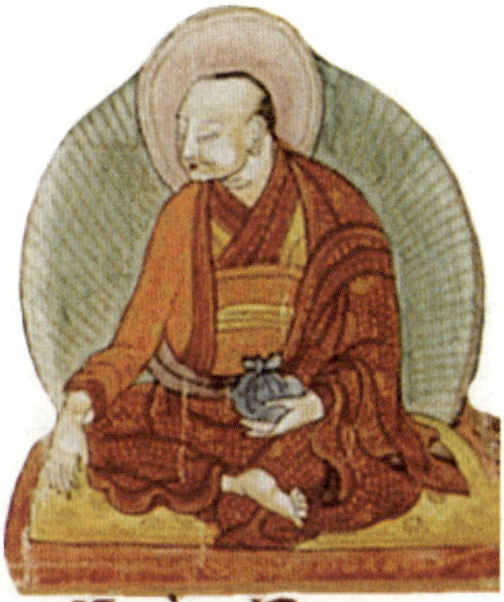

5 医圣甲波班钦

第八胜生出生于圣地杂日扎西部的果仲甲域，拜学于金巴·才本门下，精通宿喀派医理，著有《四部医典注释》《医学概论·善言金穗》等。学生有琼结医生更多日等人，致力于讲闻一切实践与秘诀，推动了南派医学的繁荣发展。

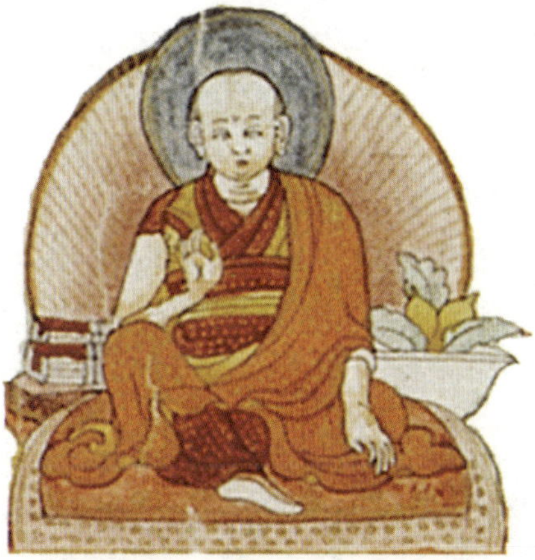

6 博闻者达瓦昂布

出生于第八胜生晚期，拜甲波班钦等多位贤人为师，学习宿喀派医理秘诀并实践，培养了仁丁·洛桑嘉措等学生，使宿喀派医学得到传承。

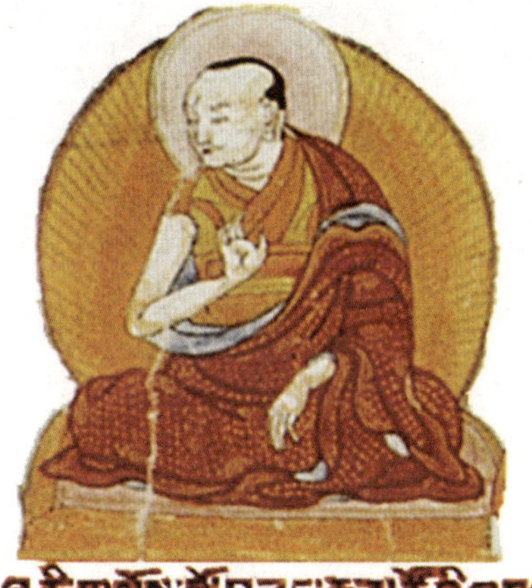

7 救死者洛桑嘉措

为宿喀派博闻者达瓦昂布之弟子，在尊师座前学习医学，之后任吉雪巴的保健医生。因住于仁丁地方念修《菩提道次第广论》，故称仁丁菩萨，著有《后续部医典释难·明鉴》《医史·圣人意严》等。

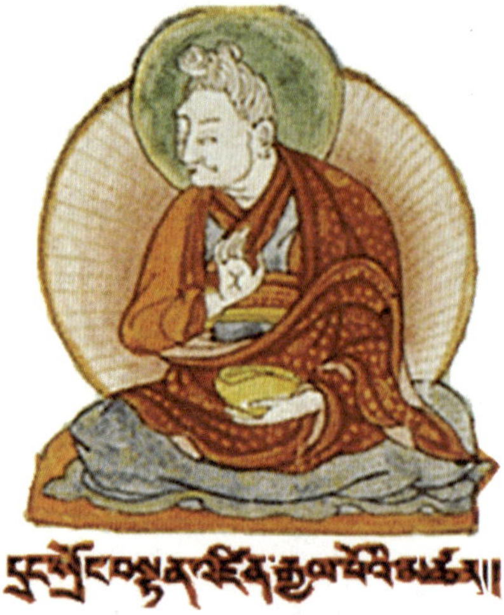

8 圣人丹增杰布

生于第十胜生，在仁丁·洛桑嘉措座前学习医术7年，从强巴法王扎西道杰学习《宇妥心精》医理和教证，逝世年代也与新宇妥相同，得意弟子有自己的儿子强欧·朗索达杰、弟贤盘昂布，以及朗朵·洛桑嘉措法王等博学医生，师承不绝。

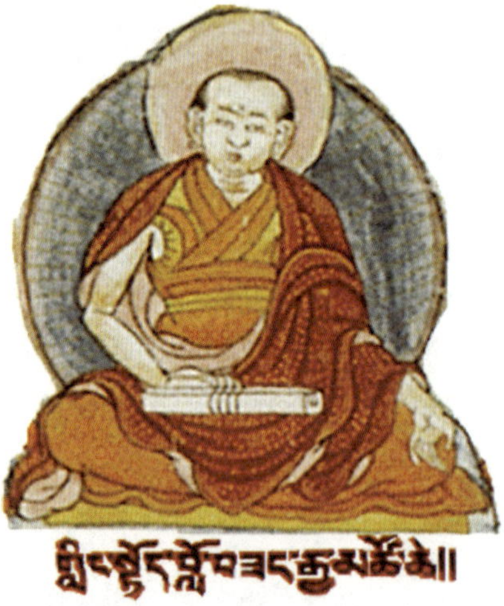

9 朗朵·洛桑嘉措

出生于第十胜生，为圣人丹增杰布的大弟子，通晓包括《宇妥心精》医理和教证等医学秘诀及实践，在吉曲河下游拉萨地区为众生治病，广行善事。

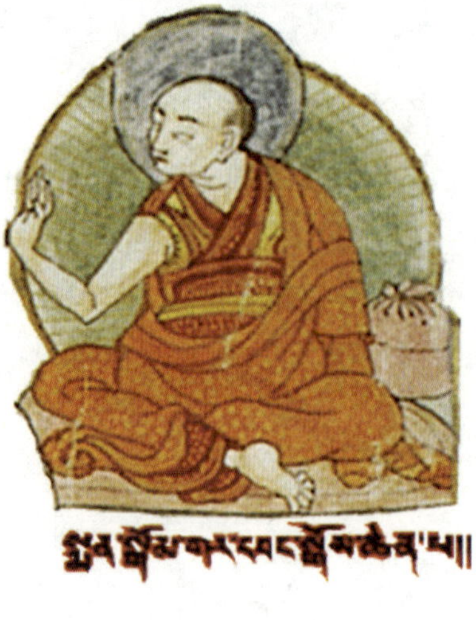

10 噶日昂大禅师

出生于第十胜生，是一位宿喀派名医，从强欧·朗索达杰学习完整《四部医典》灌顶和经教，之后授予无垢友化身查仓巴活佛《四部医典》灌顶，使宿喀医派得以繁衍不息。

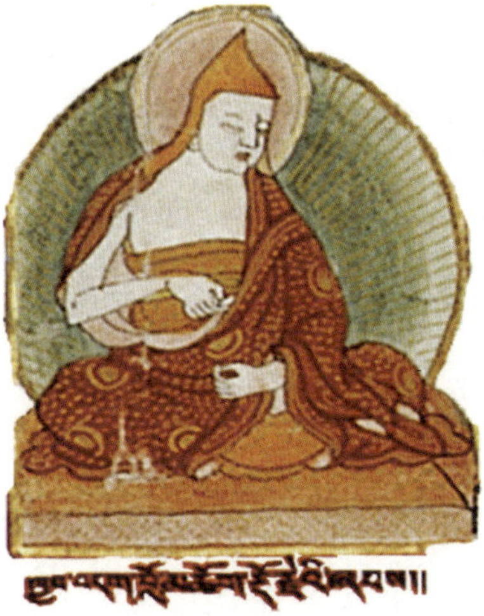

11　遍主洛却多杰

又名查仓巴，出生于第十胜生，从曼贡·噶日昂学习完整宿喀医派理论、灌顶和教诫，曾任五世达赖经师，授予达赖总文化及《四部医典》《宇妥心精》《甘露瓶》系列医著，光大了藏医学事业。

七、据五世达赖耳传录所述的宿喀派传承序列

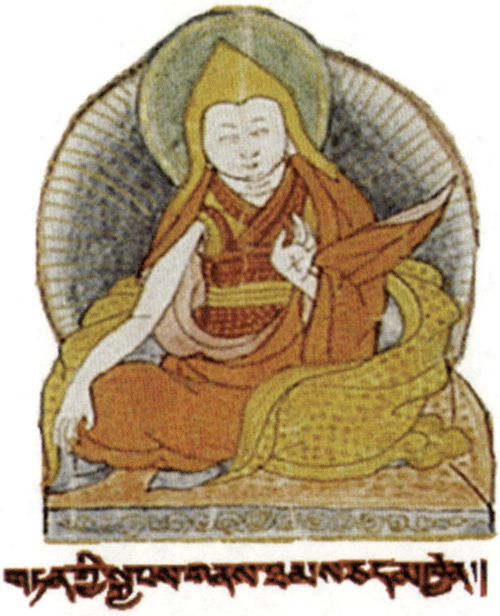

1　永久救主·遍智佛（五世达赖喇嘛）

公元 1617 年出生于西藏山南琼结地方的达孜，从班禅洛桑却吉坚赞和甘丹大法台贡却曲佩等学习格鲁派教义、仪轨，从宿钦·却央让卓和伏藏师达德林巴学习许多宁玛派经文、医学灌顶、教诲，荣登学者尊位。仰赖他的菩提心，特意修建了医学学校，刻印了《四部医典》等医学经典，使藏医如日中天、蓬勃发展。

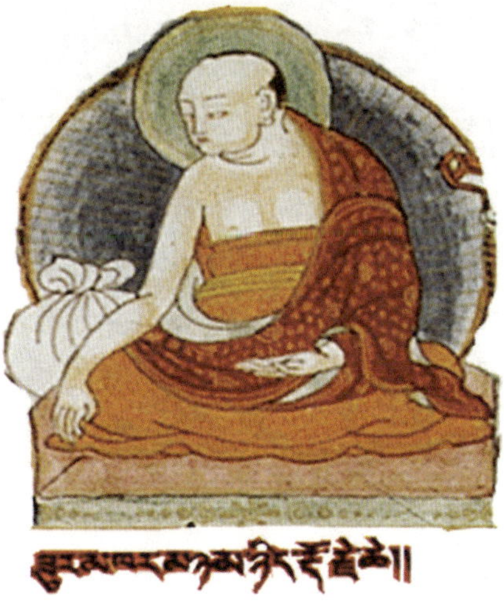

2　宿喀·年尼多杰

公元 1439 年生于藏东塔波拉妥宿喀，从父亲仁增彭措和夏拉热尖巴、曼敦·旺秀桑布等多位权威学者学习共通和非共通文化，对医学情有独钟，著有《秘诀·千万舍利子》《四部医典注疏·晶珠详卷》等，促进了藏医学的蓬勃发展。

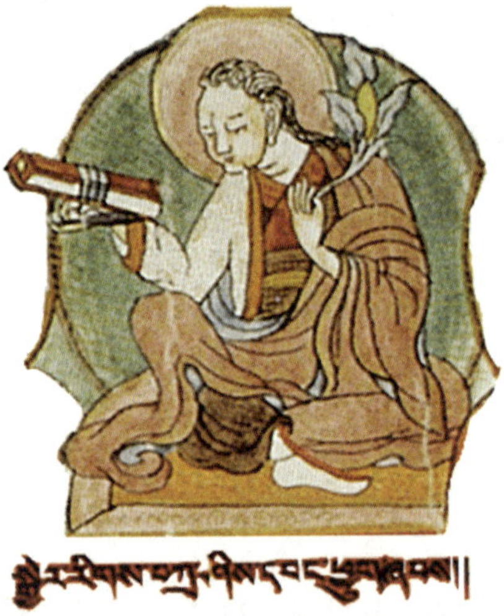

3 吉日·扎西旺秀

大约生于第七胜生，有灌顶和秘诀聆受于宿喀·年尼多杰之说法，可见医学大约拜学于此，学生有索南桑布等，给他们悉授灌顶、医理及秘诀，使宿喀医派发扬光大。

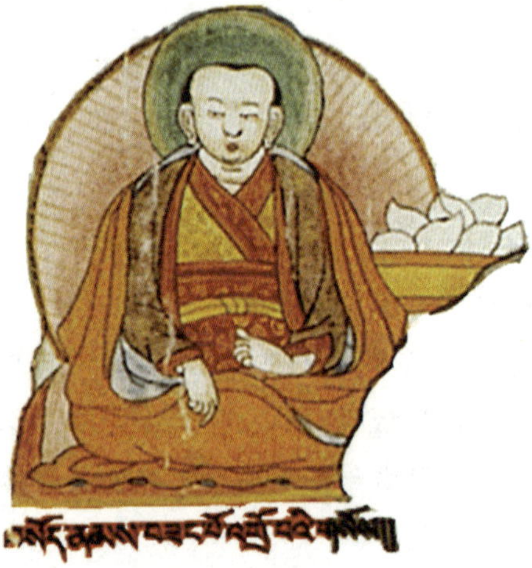

4 育众生者索南桑布

第司·桑杰嘉措说："他是宿喀·年尼多杰的学生吉日氏扎西旺秀的学徒。"《宇妥心精》灌顶和《四部医典》医理、秘诀等主要受教于吉日氏扎西旺秀，之后传授给大圆满者索南仁钦等人，归属于宿喀医派。

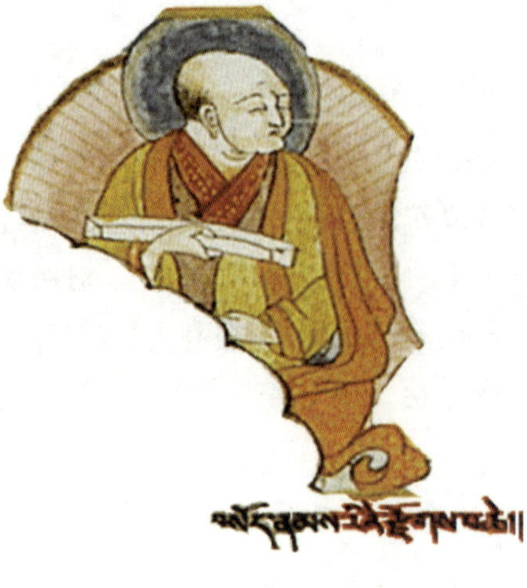

5 大圆满者索南仁钦

为宿喀·年尼多杰的徒孙索南桑布的学生，公元13世纪出生于多康下部先狄山附近，后来到康区，主要管辖塔波、工布地区。从比丘采巴悉受大小乘教义和医学理论、秘诀等。与噶玛巴·让迥多杰同时代，听说学习过噶玛巴的大量秘诀。

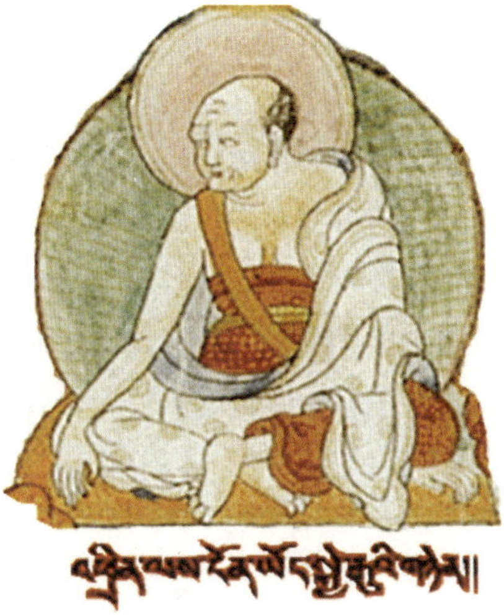

6　众生亲人成列顿尧

《第司藏医史》说："据历代宿喀派师承序列观之，他应是索南仁钦之学生。"《四部医典》理论、秘诀皆受教于索南仁钦，后来传给娘甫巴等人，使宿喀医派连续相传。

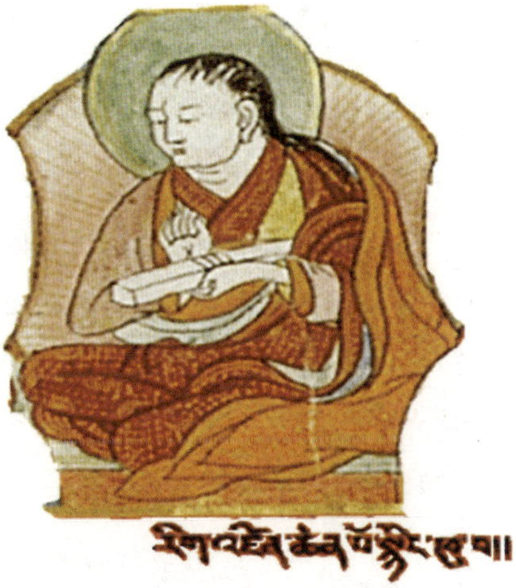

7　大持明娘甫巴

为宿喀医派传人成列顿尧的学生，在成列顿尧座前悉受《四部医典》灌顶、医理和秘诀等，之后将医术秘诀传给佛语化身次成多杰等人，繁荣了宿喀医派医术。

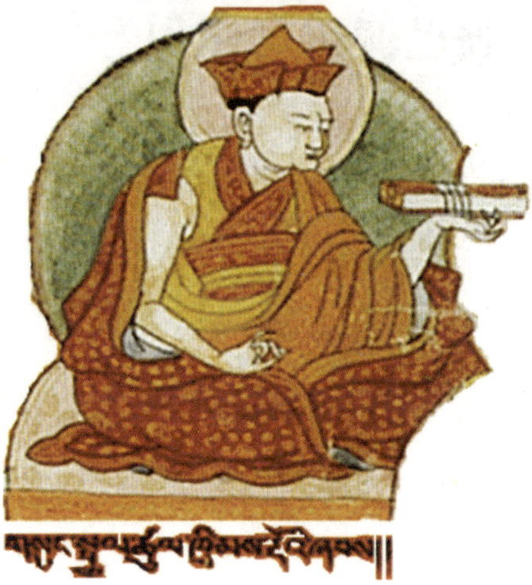

8　佛语化身次成多杰

为出生于第十胜生的一位著名密宗宁玛派博学得道者，与五世达赖喇嘛同时代，通晓《宝性论》和《深奥教义》等显密的深奥教义，向持明成列隆珠和伏藏师达德林巴等许多有缘学生传授过显密灌顶、教义、秘诀和丰富的医学知识。

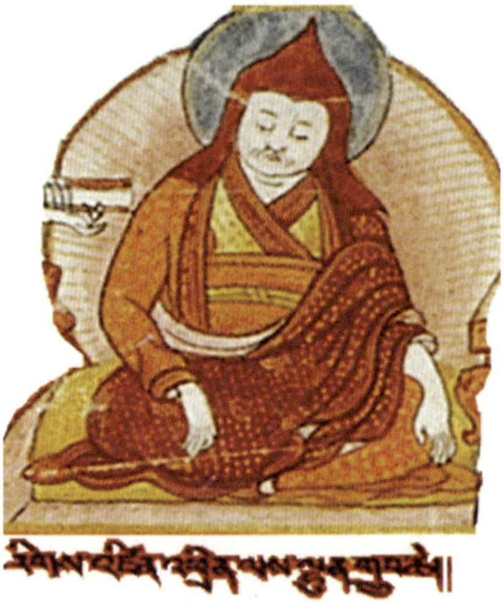

9　持明成列隆珠

第十胜生金猪年（公元 1611 年）生于山南洛扎相曲林地方，从父完整学习《宝性、大圆满、大悲经及四对心精》和《静猛八佛语》等诸多大密佛语、伏藏灌顶、教诫及秘诀，通达显密宗所有深奥教义。学生有持明伏藏师达德林巴等多人，曾新发掘佛语和伏藏经文数百卷。

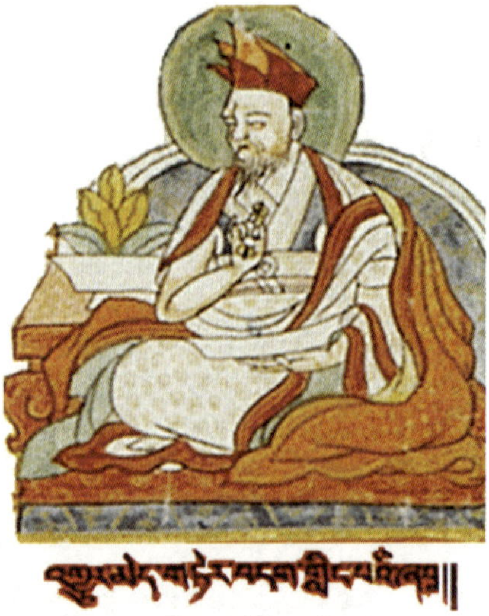

10　伏藏师达德林巴

公元 1646 年生于扎囊达杰地区，在舅父东布 · 顿珠昂杰等数十名博学得道者座前学习所有文化，金狗年创建乌坚敏珠林寺，曾向第司·桑杰嘉措讲授过宿喀医派医理，向胞弟却贝嘉措大译师讲授过医学和历算学，培养了许多学者，著有经论著作约 15 卷。

八、强巴派传承序列

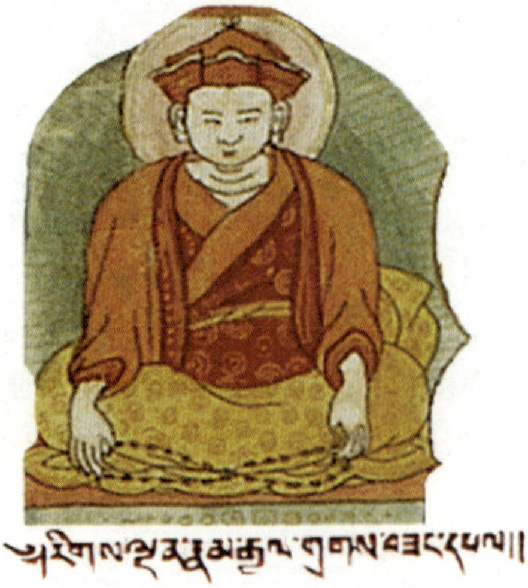

1　高贵种姓南杰札桑

生于公元 1395 年，父名勾光 · 却札巴桑，母名本江杰莫，少时拜布敦巴等几位博学得道者，精通总文化，特别是医学，著有《八支精要 · 如意宝》《甘露水流》等医学和历算学著作 80 余部，开创了强巴医派（也称北派），学生主要有木尼玛通瓦顿旦等多人。

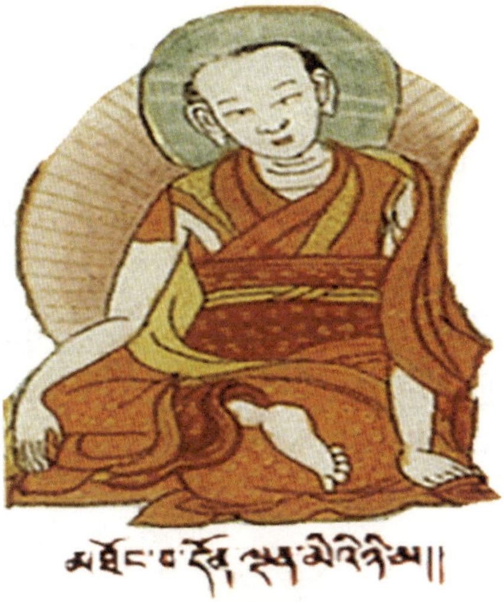

2　木尼玛通瓦顿旦

木尼玛通瓦顿旦为索南多杰之子，拜师于大班智达那吉仁钦和强巴·南杰札桑等博学得道者多人，学得以六边四法传授的总文化，特别是《八支本疏》《内外密三疏》《广论二十五章》等医经，著有《医典四论》《四部医典佛语成就》《珍宝选集串》等医著，丰富了医学理论、秘诀，尤其是强巴派医学学术。

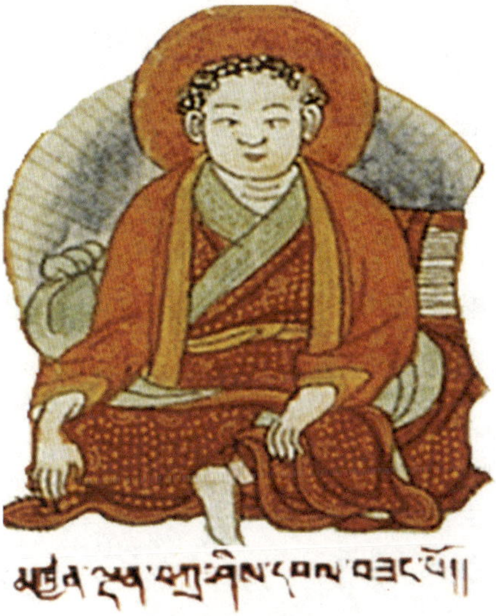

3　具智者扎西巴桑

为木尼玛通瓦顿旦之子，拜父亲和祖父索南多杰、大班智达那吉仁钦等博学得道者多人为师，博闻广思，大量闻思医学为主的显密宗文化，著有《论述部注释·善说宝》《后续部注释·读后尽知》《四部医典决论》等。

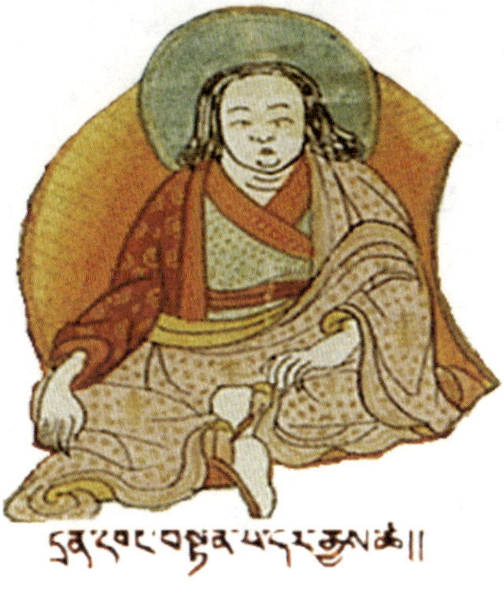

4　忆念之主旦巴达杰

为伦丁·格玛之子，生于公元15世纪，从北派创始人南杰札桑学习《四部医典注释》《八支精要》，之后拜尊者扎西巴桑为师，倾囊传于他显密宗文化，特别是医学理论及未能付梓的耳传秘诀。

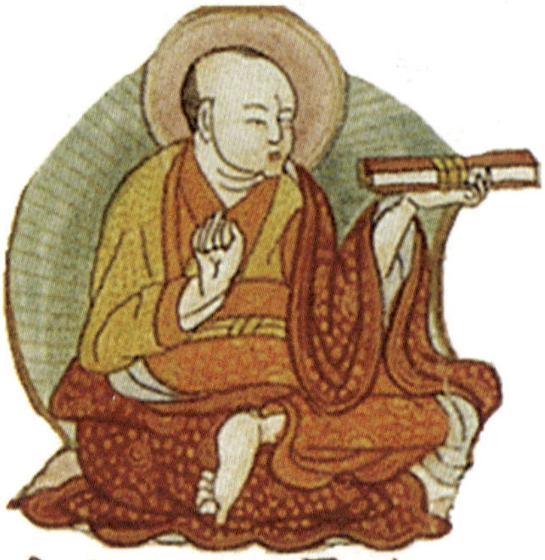

5　救死者索南却佩

出生于公元15世纪末，为强巴医派医生伦丁·旦巴达杰之子，从父学习总文化，特别是医学，成为耳传亲训秘诀的拥有者，尤其精通七奇脉的诊断，切脉即知诸病。

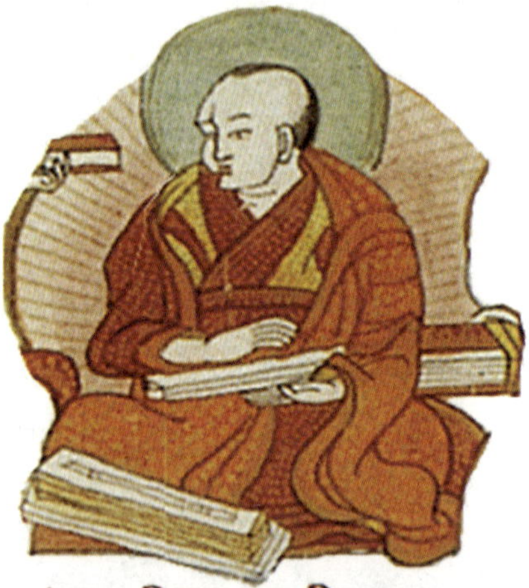

6　聂氏杜孜居美

父为出身于聂族后裔耳传亲训秘诀拥有者的索南却佩，仰仗父亲恩惠成为精通医学的学者，曾任觉囊派活佛更嘎娘布的保健医生，担任达旦版《四部医典》首席校勘，著有《医术实践·如愿以偿》，是一部诊断与治疗方法无所不全的神奇医书。

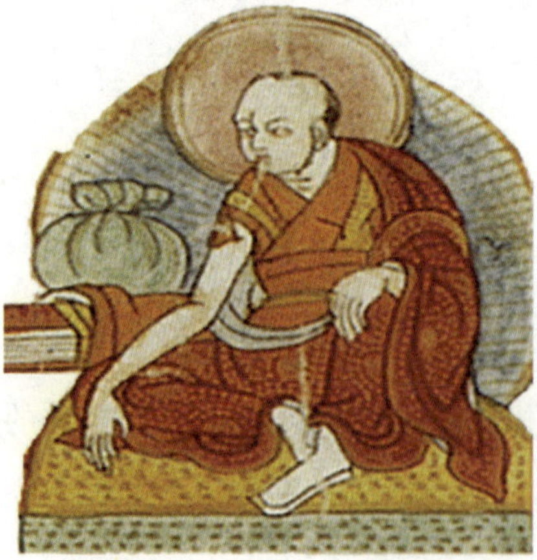

7　理论大家南杰多吉

为伦丁·杜孜居美之子，通达一切知识，特别是《四部医典》注释及秘诀，人主第司·桑杰嘉措曾向他请教过体腔投影和树喻等许多单传亲训知识。他年近60岁时，仍能日背医偈一首，具圣者风度，医术无与伦比，是举世公认、闻名遐迩的医生。

九、《宇妥心精》传承序列

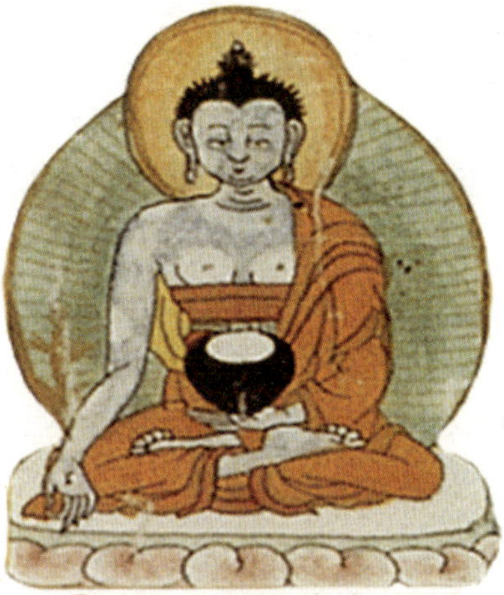

༄ སྨན་གྱི་བླ་མ་འགྲོ་བའི་མགོན།།

1　药师佛众生怙主

以特殊肤色和容光而命名的药师佛，通体似蓝琉璃宝石，内外纯净毫无瑕疵，光照灿烂，四肢丰满，容光焕发，跏趺而坐。因具备胜似日月光辉的特点，故而得名。

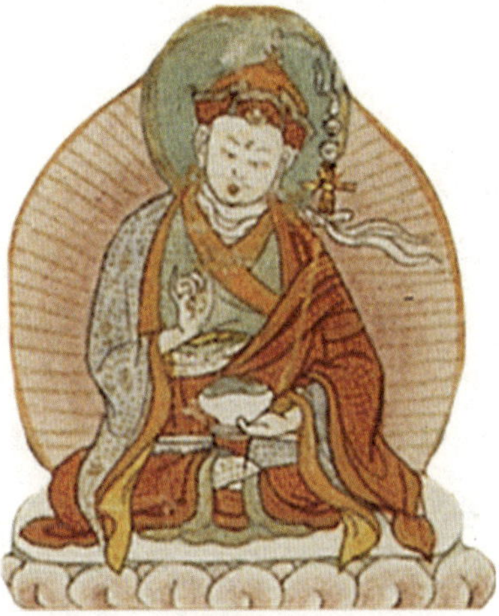

རྒྱལ་ཀུན་ངོ་བོ་པདྨ་འབྱུང་།།

2　众佛本体莲花生

出生于西方乌仗那，拜降贝大师和“椤伽孜那”等人学习《密宗四续部》和许多秘诀，证得上乘悉地，修成不死金刚身。公元8世纪中叶来到西藏，开讲密乘八法，开创如来聚坛城，授灌顶，为君民25人讲授密法，使藏地首次有了25位得道者。医著有《防病经·金刚长铠》和《甘露瓶》等多部。

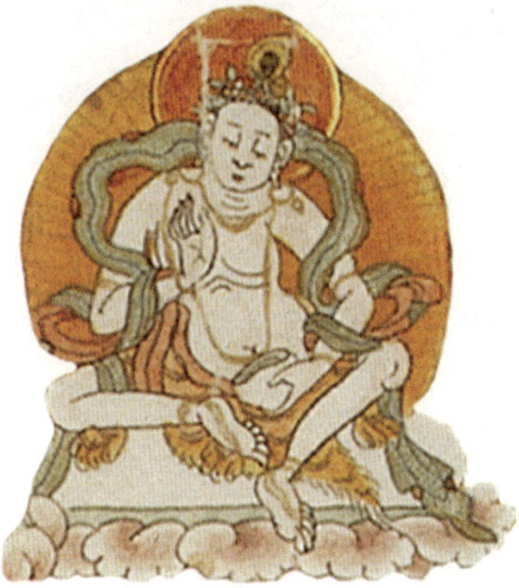

མཁའ་འགྲོའི་གཙོ་མོ་དཔལ་ལྡན་འཕྲེང་།།

3　空行母之首班旦昌瓦

来自乌仗那的一空行母，宇妥大师在乌仗那求学时，班旦昌瓦曾授以《八支》《黑柳叶续》等许多教诫密库。《秘诀部补遗》中所述一些密药也是从空行母传承而来，经许多博学得道者传至西藏，从法王“吾达索热”（赤松德赞）至医生阿旺巴桑，一直加印秘藏传承。

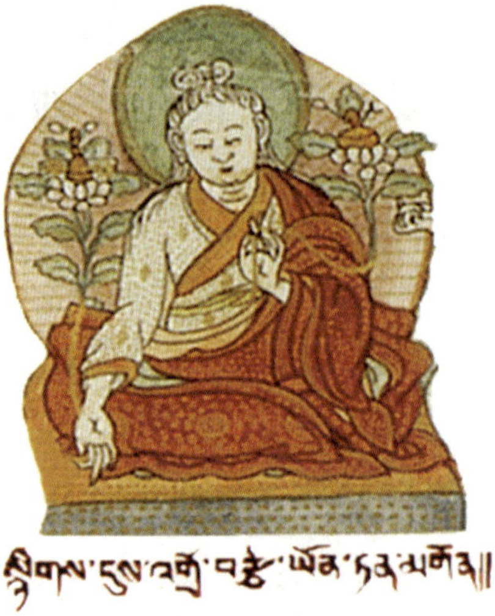

4　浊世大悲云丹贡布

公元708年出生于拉萨堆龙吉地区，3岁后从父学习医学，20岁时在桑耶寺与四方九名医辩论，成为无敌手的渊博学者。曾赴天竺、汉地多次，拜谒大班智达咎札德瓦等101位上师学习显密教义和许多医学教理，曾任藏王赤松德赞的御医，45岁时著《四部医典》，55岁在贡布曼朗修建藏医学堂“达那斗药城”，一生大力弘扬藏医学。

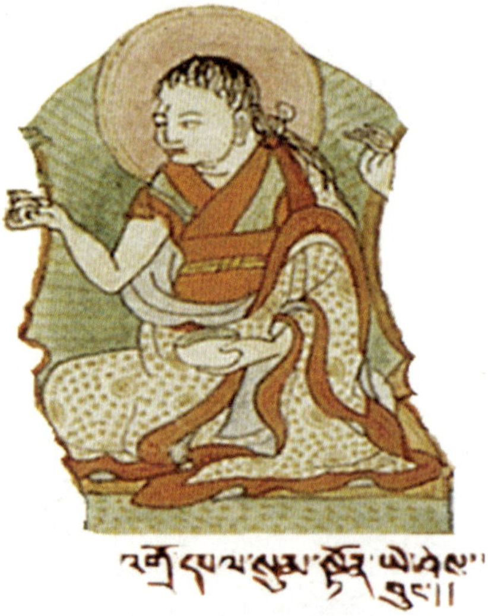

5　众生荣耀松敦·益西颂

公元11世纪出生于尼木的达松巴地方，拜师新宇妥达12年，学习医学和《宇妥心精》灌顶,成为得意弟子。著有《医学关隘·神奇钥匙》《秘诀黑卷·明灯》等医著，主要弟子有云努益西等，光大了藏医学事业。

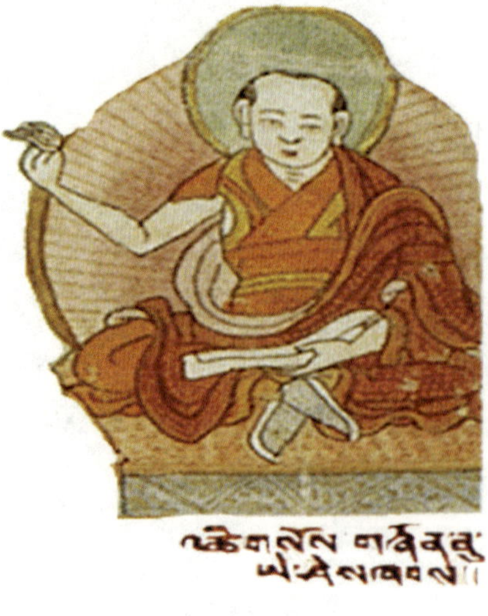

6　救死者云努益西

出生于公元11世纪，拜松敦·益西颂为师学习医学理论、秘诀及《宇妥心精》灌顶等，成为学者，继承师业，培养了藏敦·桑杰仁钦等众多弟子，为藏医学做出了重大贡献。

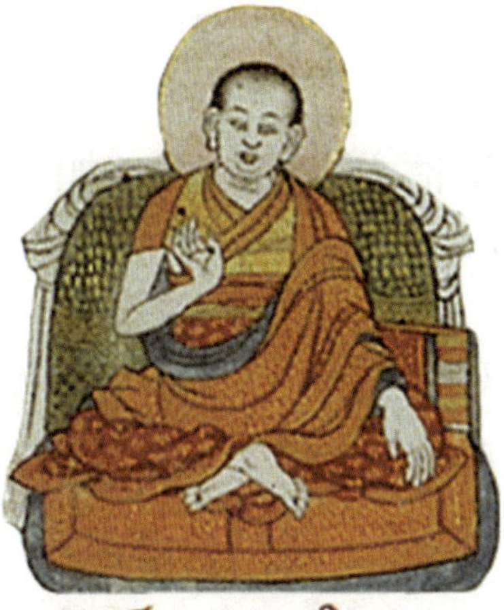

གཙང་སྟོན་སངས་རྒྱས་རིན་ཆེན་དཔལ།།

7 藏敦·桑杰仁钦

大约为公元11世纪人，从宇妥·本桑学习全部《四部医典》理论、秘诀和《宇妥心精》教理，后传授给弟子顿珠仁钦等人，致力于藏医学事业。

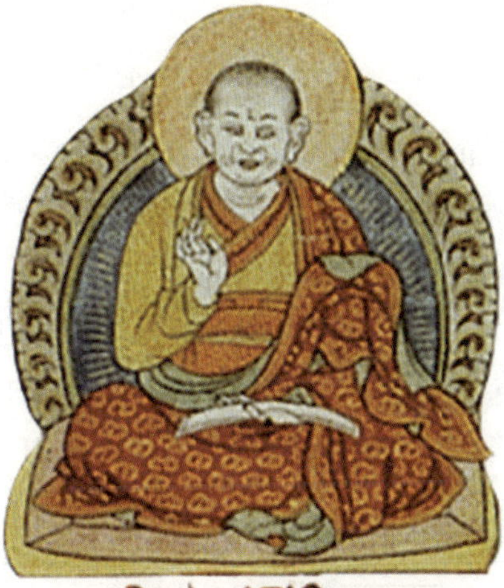

བླ་མ་རིན་ཆེན་རྡོ་རྗེའི་ཞབས།།

8 上师仁钦多杰

根据《宇妥心精》传承祝词所示上师次第，上师仁钦多杰从藏敦·桑杰仁钦学习包括《宇妥心精》灌顶等医理，后传授给博闻者顿珠坚赞，光大了《宇妥心精》。

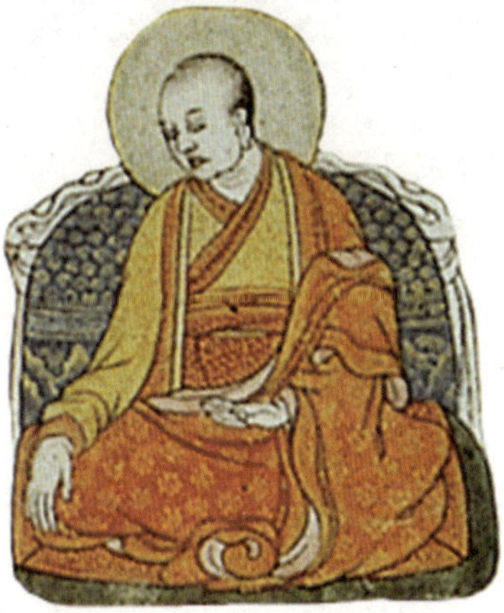

མང་ཐོས་དོན་གྲུབ་རྒྱལ་མཚན་དཔལ།།

9 博闻者顿珠坚赞

根据《宇妥心精》传承祝词所示上师序列观之，聆受了《宇妥心精》灌顶，主要师承可追溯到上师仁钦多杰，之后传给弟子昌迪·贡却加，延续了《宇妥心精》传承。

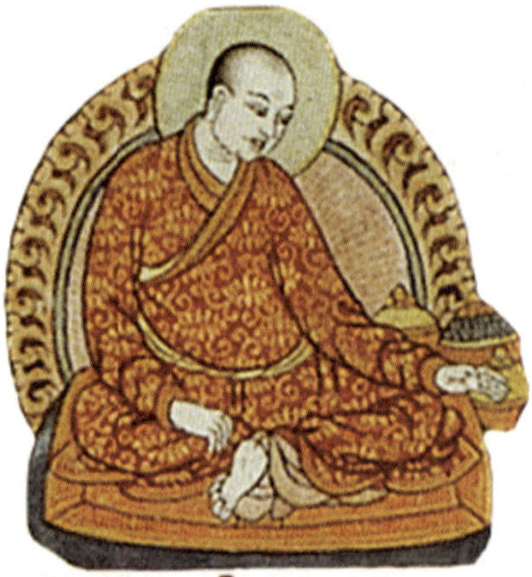

འགྲོ་མགོན་བྱང་དི་དཀོན་མཆོག་སྐྱབས།

10　众生怙主昌迪·贡却加

出生于吉曲（拉萨河）下游采工塘地方。黄教教主宗喀巴·洛桑札巴曾向他学习过《八支》和几位博学得道者对一些医理和实践的不同说法。

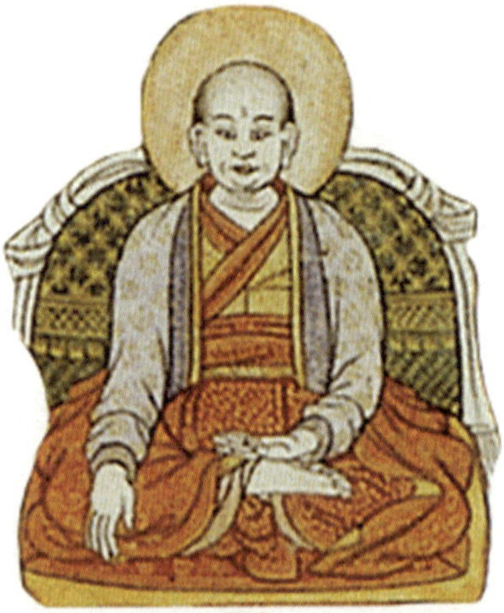

དཔལ་ལྡན་འཚོ་བྱེད་ཀུན་ལ་བརྩེ།

11　爱悯一切的班丹措西

出生于公元 13 世纪，为昌迪·降贝桑布之子，少时从兄昌迪·杰瓦桑布和普敦·释迦贡布两人学习医学，掌握了理论及秘诀。曾任法王八思巴御医，著有《医学知识概论》《医学知识更明》《玛拉雅释难》和《脉经注解·太阳光辉》等大小 18 部医著。

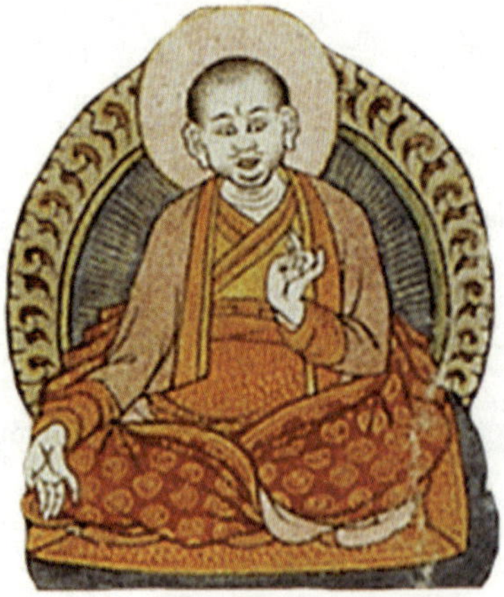

ཟུལ་ཕུ་སྨན་ཆེན་རིན་ཆེན་མཆོག

12　琐普·圣医仁钦

大约出生于公元 13 世纪，根据《宇妥心精》传承及其祝词所示师承次第，其从昌迪·班丹措西学习《宇妥心精》传承医理和誓愿，之后传给弟子救死者索南昂布。

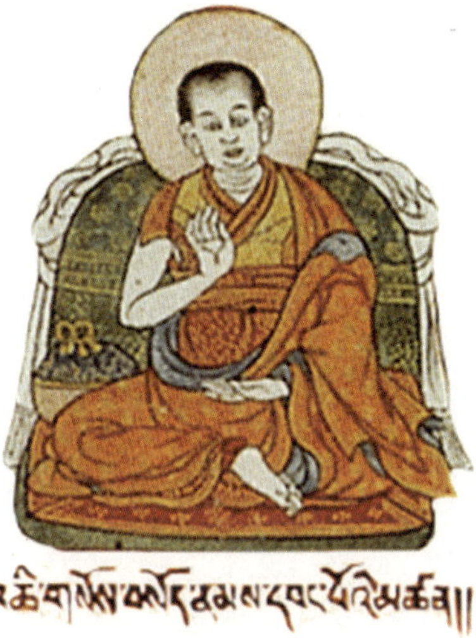

13　救死者索南昂布

《宇妥心精》传承及其祝词中说：“证悟之主索南昂布”，可知他是一位悟性非常高的学者。曾拜琐普·圣医仁钦学习《宇妥心精》传承医理，之后传给大瑜伽师旦巴。

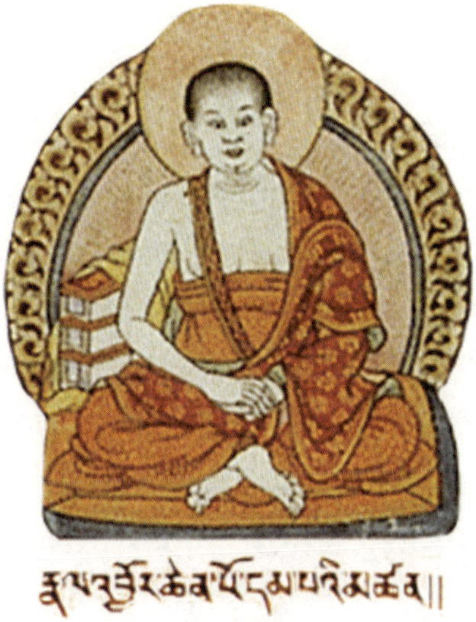

14　大瑜伽师旦巴

《宇妥心精》传承及其祝词中说：“无与伦比的大瑜伽师旦巴”，可知他一定是位无以匹敌的大瑜伽师，曾拜救死者索南昂布学习《宇妥心精》传承医理等，之后传给隐士秀巴布。

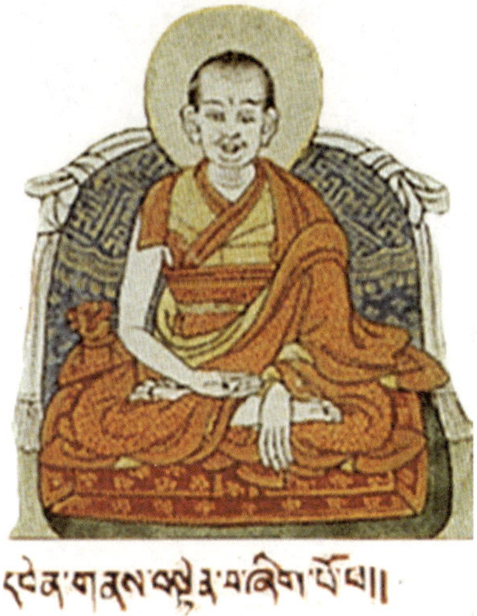

15　隐士秀巴布

公元1404年生于堆龙囊孜地区，父名南夸昂钦彭措，母名才昂旦玛。以后成为大密宁玛派佛语伏藏师，一生致力讲闻事业，亲传弟子不计其数，主要有遍智贡却严勒和萨迦教主更噶仁钦等。

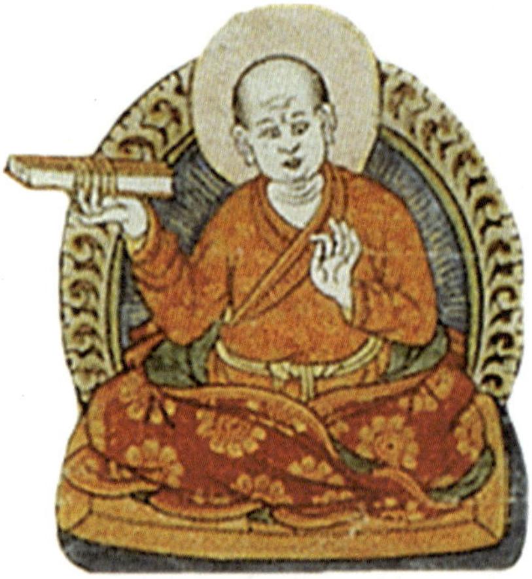

དྲན་དབང་དཀོན་མཆོག་ཆོས་ཀྱི་རྗེ།།

16　记忆王贡却曲吉

出生于第七胜生中期，为隐士秀巴布的主要亲传弟子之一，聆受过所有大密宁玛派佛语伏藏经和全部《宇妥心精》灌顶、医理等，后传授给弟子贡钦南夸。

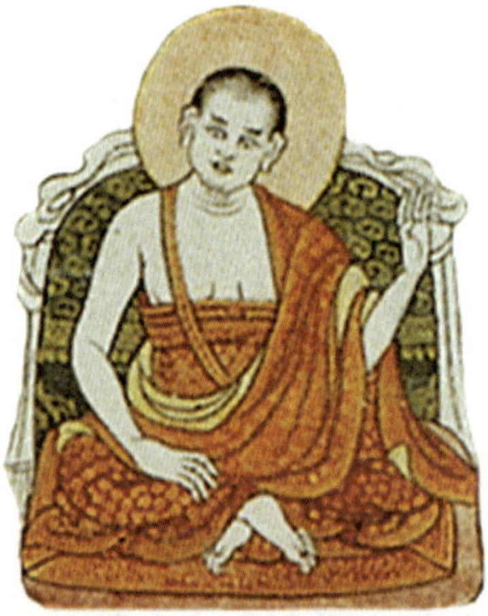

ཟུར་མཁར་མཉམ་ཉིད་རྡོ་རྗེའི་མཚན།།

17　宿喀·年尼多杰

公元 1439 年出生于藏东塔波的拉妥宿喀，拜父仁增彭措和夏拉热尖巴、曼敦·旺秀桑布等多位学者为师，精通共通文化和非共通文化，特别是医学。著有《秘诀·千万舍利子》《四部医典注疏·晶珠详卷》等，使藏医学如日中天、蓬勃发展。

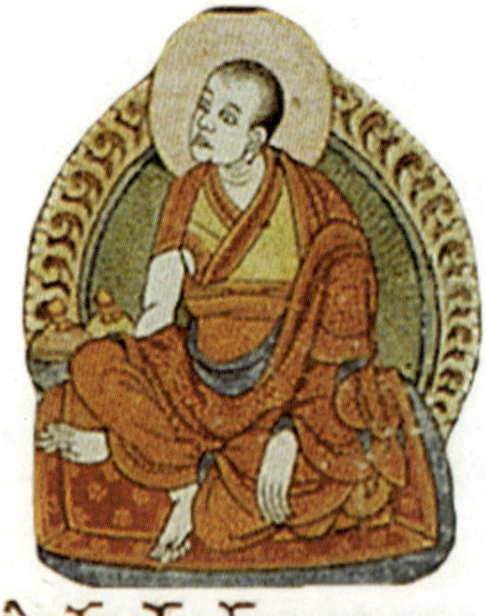

འཆི་གསོལ་དཀོན་མཆོག་དཔལ་བཟང་གྲགས།།

18　救死者贡却白桑

大约出生于公元 1447 年，在措美堪钦座前学习《秘诀·千万舍利子》灌顶及临床；从宿喀·年尼多杰学习《宇妥心精》医理，后传给自己的学生贡钦·南夸贝丹。

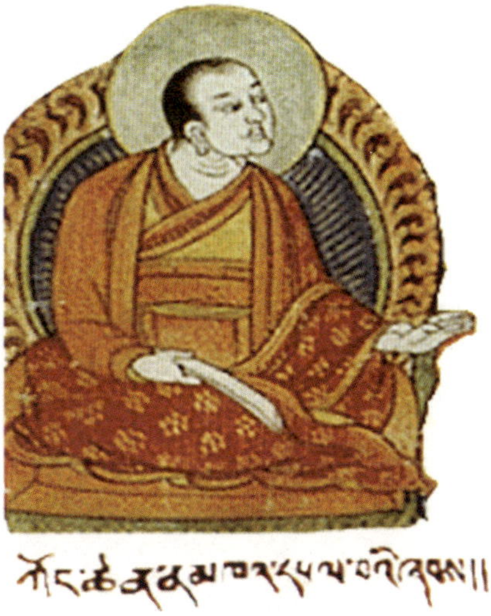

19　贡钦·南夸贝丹

出生于第八胜生，是居住在阿里洛吾玛塘地方的一位密乘宁玛派博学得道者，曾任具善杜君多杰的老师，倾囊授之重要伏藏经典和《宇妥心精》灌顶、医理等，成为藏地无以匹敌的大学者。

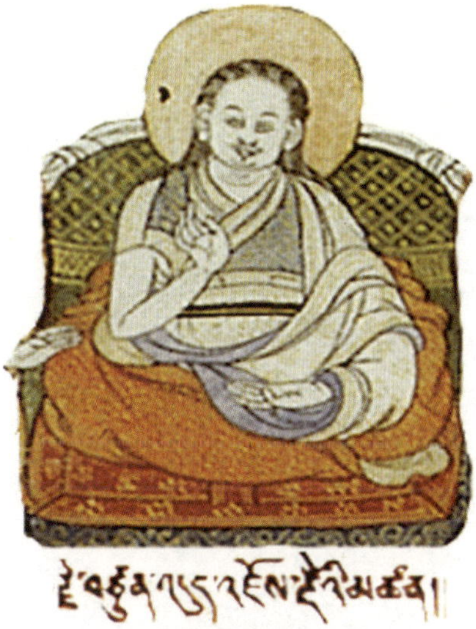

20　具善杜君多杰

水蛇年（公元 1512 年）出生于阿里洛吾玛塘地方，从父降央仁钦坚赞和贡钦·南夸贝丹等，通达浩瀚佛语伏藏，成为一切隐密秘诀的拥有者，亲传弟子中出现了竹巴·班玛嘎布和项达·扎西道杰等几位博学得道者。

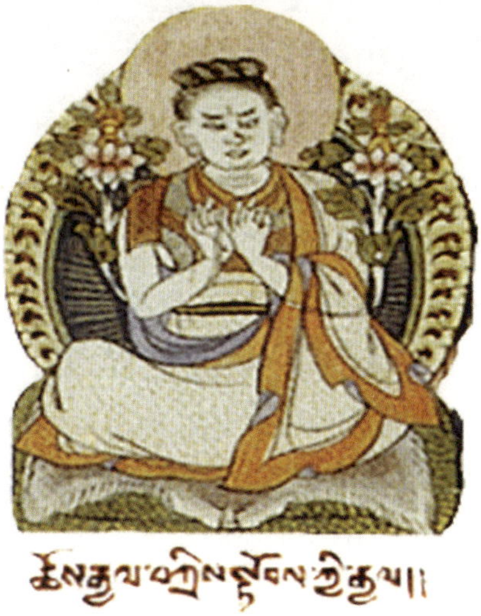

21　法王扎西道杰

第九胜生（公元 1550 年）出生于阿里王室，从阿里大持明具善杜君多杰聆受《甘露瓶》灌顶和医理，其长子为项达·却杰昂布，又名项巴·仁增阿旺，传授给医生洛哲旦巴（又名仁丁·洛桑嘉措）等人《宇妥心精》灌顶及医理。

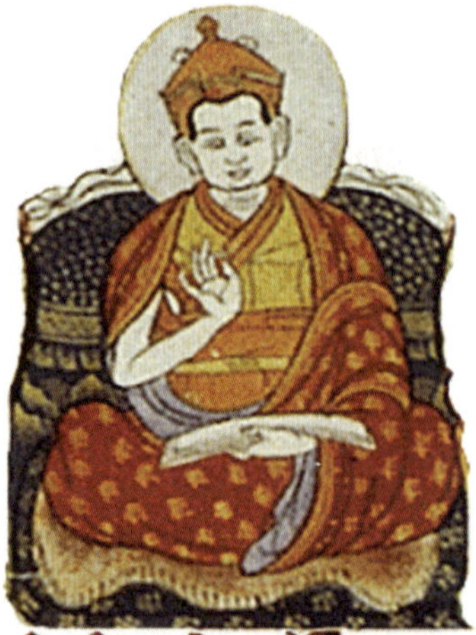

རིག་འཛིན་ངག་གི་དབང་པོ་ཞབས།།

22 羌巴·仁增阿旺

为法王扎西道杰与母意增昂莫之子，出生于金龙年（公元 1580 年），从父聆受持明勒旦多杰的深奥医经等，著有《麻风治疗教诫》《蛔虫治法》等医书。晚年定居在多杰哲寺，向弟子大持明更桑昂布和宿钦·却央让卓等人传授了《甘露瓶》等无数佛语伏藏、灌顶及医理。

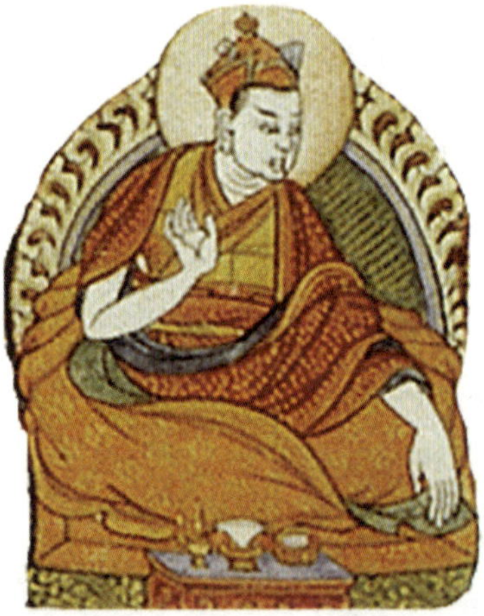

ཁྱབ་བདག་ཆོས་དབྱིངས་རང་གྲོལ་ཞབས།།

23 遍主宿钦·却央让卓

为父宿钦·云努顿珠与母参丹意增之子，木龙年（公元 1604 年）出生于仲托勒仓，向汉、藏、蒙古三民族的上师、活佛、宗教徒传授新旧佛语伏藏，大行解脱苦难之善业，曾为五世达赖等讲授过《宇妥心精》灌顶。

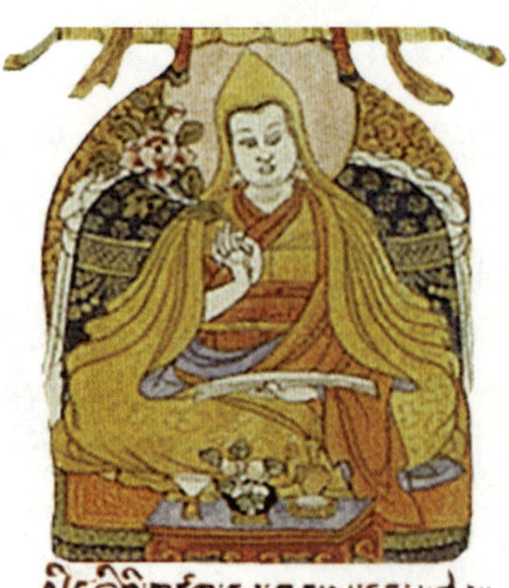

སྲིད་ཞིའི་གཙུག་རྒྱན་ཐམས་ཅད་མཁྱེན།།

24 有寂顶饰遍智五世达赖

公元 1617 年出生于山南琼结地方的羌吾达孜，从班禅洛桑却吉坚赞和甘丹大法台贡却曲佩等习学格鲁派经典，从宿钦·却央让卓和伏藏师达德林巴聆受许多宁玛派经典和医学方面的灌顶、医理，荣登学者高位。他发菩提心，特意修建了藏医学校，刻印了《四部医典》等医著，使藏医学如日中天、蓬勃发展。

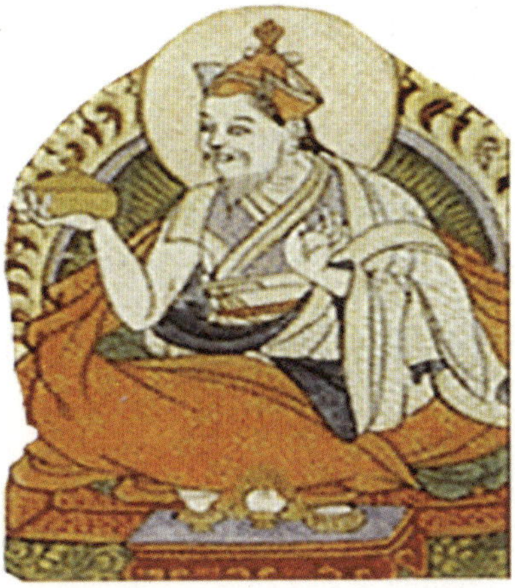

བཻ་རོའི་ཡང་སྲིད་གཏེར་བདག་གླིང་པ།།

25　毗卢佛的转世伏藏师达德林巴

公元1646年出生于扎囊达杰地区，在舅父东布·顿珠昂杰等数十名博学得道者座前学习所有文化，金狗年创建乌坚敏珠林寺，曾向第司·桑杰嘉措传授过宿喀派医理，向胞弟却贝嘉措大译师讲授过医学和历算学，培养了许多学者，著有经论著作约15卷。

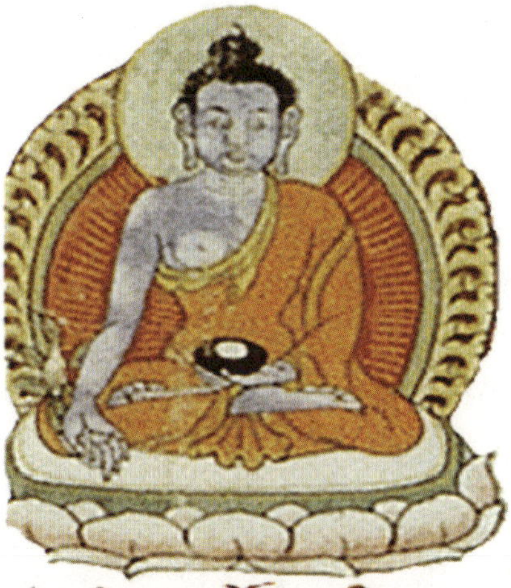

བདེ་གཤེགས་ཀུན་གཙོ་སྨན་གྱི་བླ།།

十、《甘露瓶》传承序列

1　如来之首药师佛

药师佛通体如蓝琉璃宝石，内外明净无垢、光芒璀璨，肢体丰满，相好庄严，身饰胜过日月的光辉璎珞，能消除一切疾病折磨。

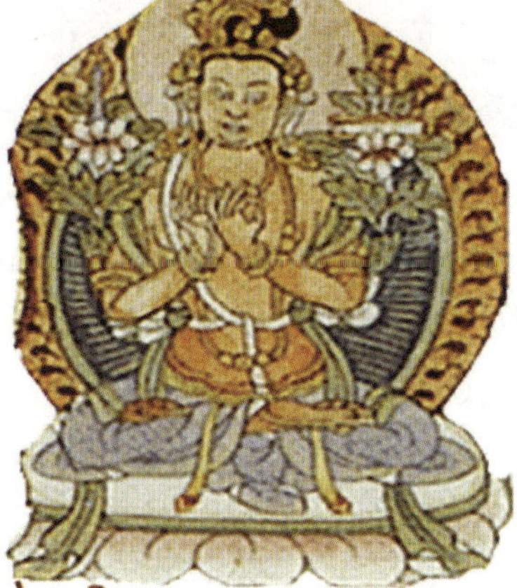

མཁྱེན་པའི་དཔལ་མངའ་འཇམ་དཔལ་དབྱངས།

2　主宰智慧的文殊菩萨

一切如来之身化为金刚之躯的妙吉祥童子（文殊菩萨），肤色红黄，显出菩提童子身相，五髻高盘，一面二臂，右手挥剑，左手拿一枝饰有经函的绿绒蒿，身佩绫宝，双腿结金刚，跏趺而坐。

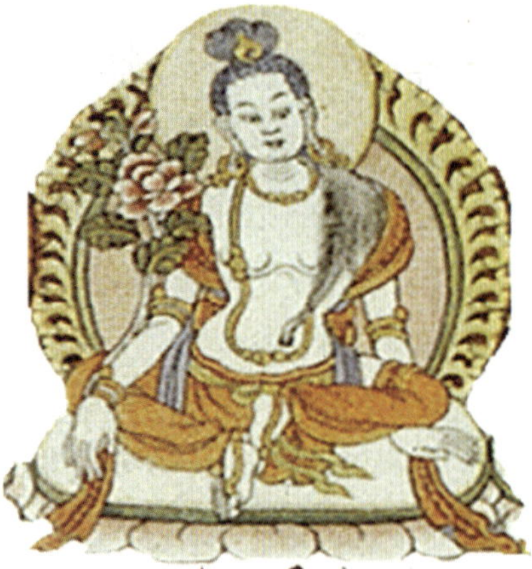

ཀུན་ལ་བརྩེ་བ་འཇིག་རྟེན་དབང་ཕྱུག།

3 爱悯众生的观世音

一切如来之语化为金刚之躯的观世音菩萨是具本尊神本能，集十方所有如来慈悲心于一身，显示出菩提心趋向梵行的形象的菩萨，他肤色白皙，发髻高束，穿绸着绫，左乳侧披斑羚皮，手持白莲蒂。

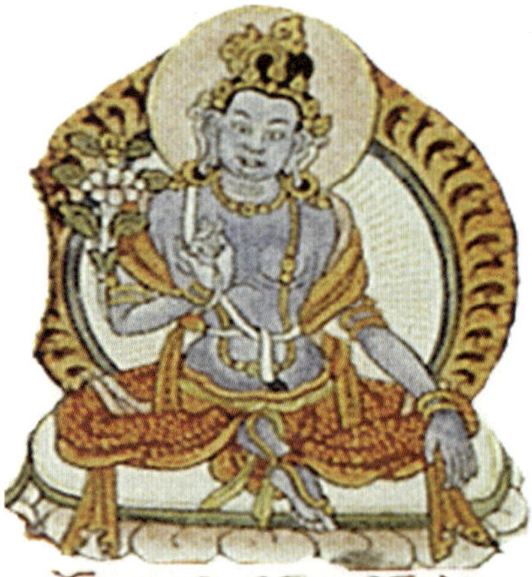

ལོག་འདྲེན་ཚར་གཅོད་ཕྱག་རྡོར་ཆེ།

4 消灭忤逆的金刚手

一切如来之意化为金刚之躯的念怒金刚手菩萨，体如琉璃须弥山，显示出菩提形象，通常温静，右手持一枝饰有金刚杵的绿绒蒿，称之为摧灭一切魔障的菩萨。

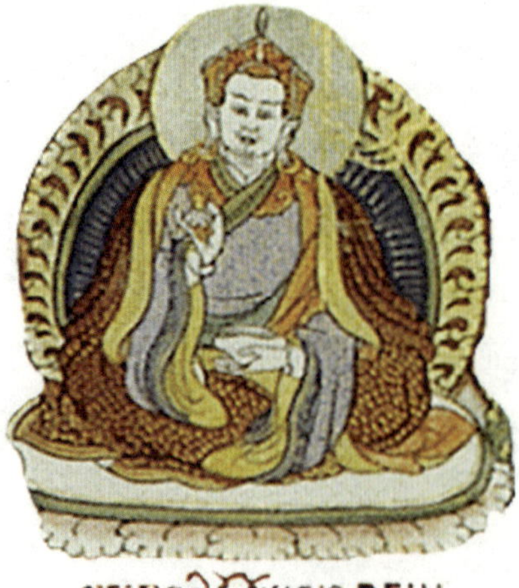

སྣང་མཐའ་ཡས་ཀྱི་ངོ་བོ་པདྨ་འབྱུང་།

5 具无量光本性的莲花生

出生于西方乌仗那，拜降贝大师和“椤伽孜那”等为师，学习《密宗四续部》和众多秘诀，证得上乘如意妙果，修成不死金刚之躯。公元8世纪中叶来到西藏，开讲密乘八法、开创如来聚坛城，授灌顶，为君民25人讲授密法，使藏地首次有了25位得道者。医学著作有《防病经·金刚长铠》《甘露瓶》等多部。

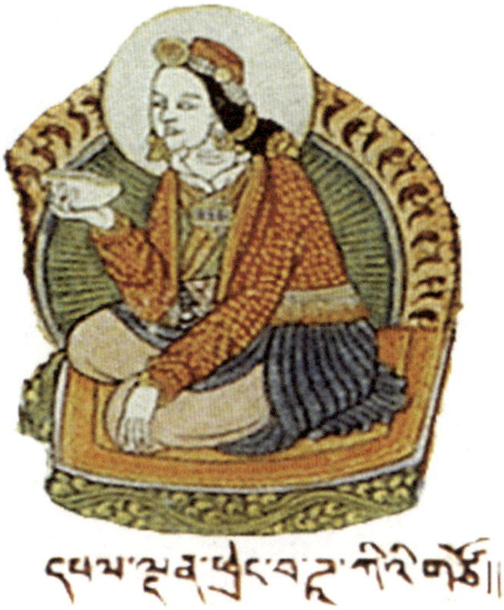

6　空行母之首班旦昌瓦

来自乌仗那的一空行母，宇妥大师在乌仗那求学时，空行母之首班旦昌瓦授以《八支》《黑柳叶续》等许多教诫密库。《秘诀部补遗》中所述一些密药也是从空行母之首班旦昌瓦处得来的，经许多博学得道者传至西藏，从法王“吾达索热”（赤松德赞）至医生阿旺巴桑，一直加印秘而传承。

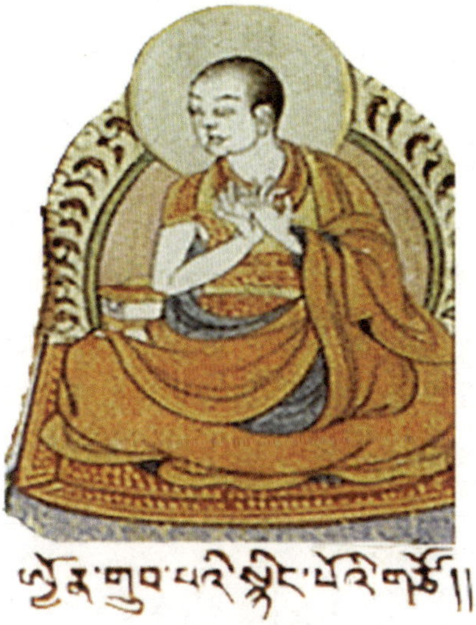

7　乌仗那·珠贝娘布

大约公元8世纪出生于乌仗那，从莲花生大师和空行母之首班旦昌瓦聆受《医术之王·甘露大瓶》等方面的医理，其灌顶和教理的传承久传不衰，这在《赤松德赞大事记》和《五世达赖常用文集》中有记载。

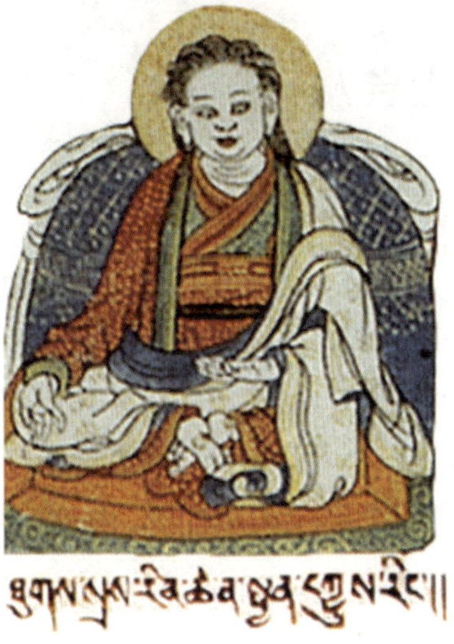

8　心传弟子仁钦

据《甘露瓶》传承上师序列观之，大约出生于公元11世纪，从乌仗那·珠贝娘布聆受《甘露瓶》灌顶、教诫和讲解，后传给弟子多杰贡布，延续了《甘露瓶》派核心传承。

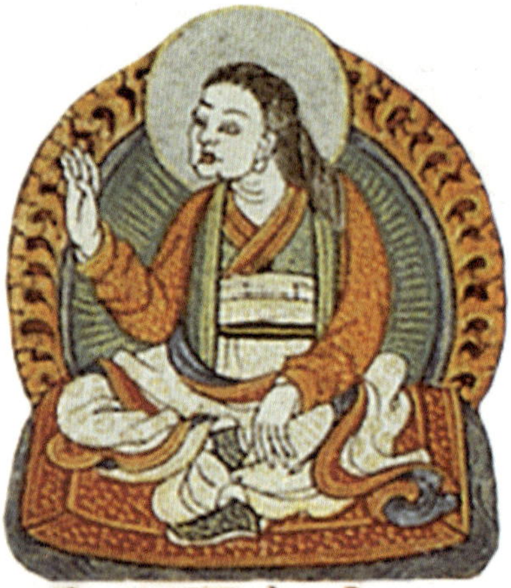

རྡོ་རྗེ་མགོན་པོ་མཁྱེན་པའི་དཔལ།།

9　大德多杰贡布

大约为公元11世纪人，与大学者查隆巴和新宇妥等人同时代，从仁钦聆受《甘露瓶》灌顶、教诫及秘诀，之后传给查隆巴。

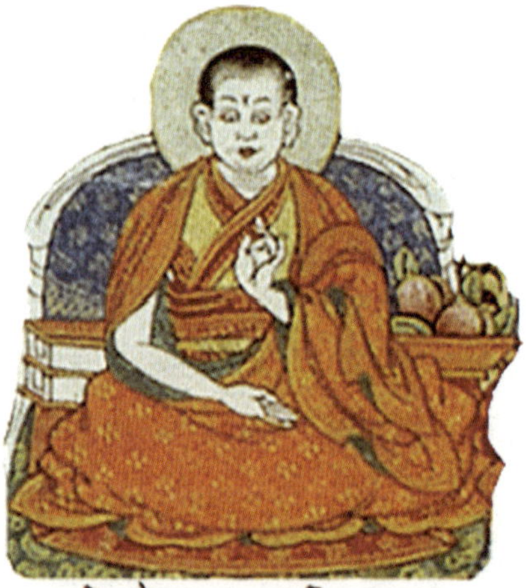

བརྩེ་ཆེན་ལྡན་པ་ཚ་ལུང་པ།།

10　具大爱者查隆巴

公元11世纪出生于堆龙拉孜的芒喀查隆，曾赴印度拜谒遍智辛达巴通晓《八支》，从卫巴·达札学习全套《四部医典》，著有《八支概义·宝珞》《医典旁注·驳辩除障》等著作多部。

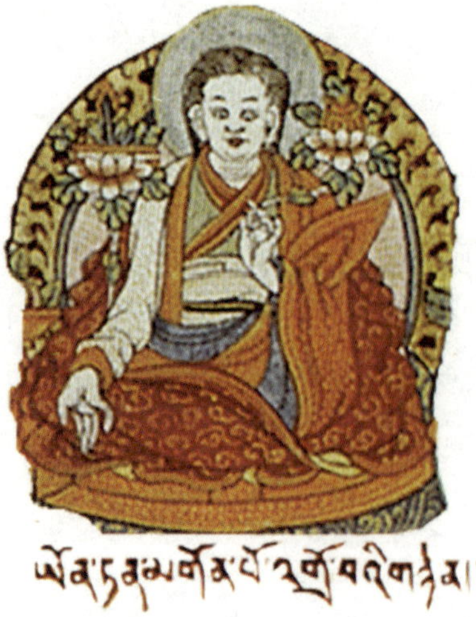

ཡོན་ཏན་མགོན་པོ་འགྲོ་བའི་གཉེན།།

11　众生亲人云丹贡布

公元708年出生于拉萨堆龙吉地区，3岁后从父学习医学，20岁时在桑耶寺与四方九名医辩论，智慧无匹敌。曾赴天竺、汉地多次，拜谒大班智达昝札德瓦等101位上师，学习显密教义和许多医学教诫，曾任藏王赤松德赞的御医。45岁时著《四部医典》，55岁在贡布曼朗修建藏医学校“达那斗药城”，大力弘扬藏医学。

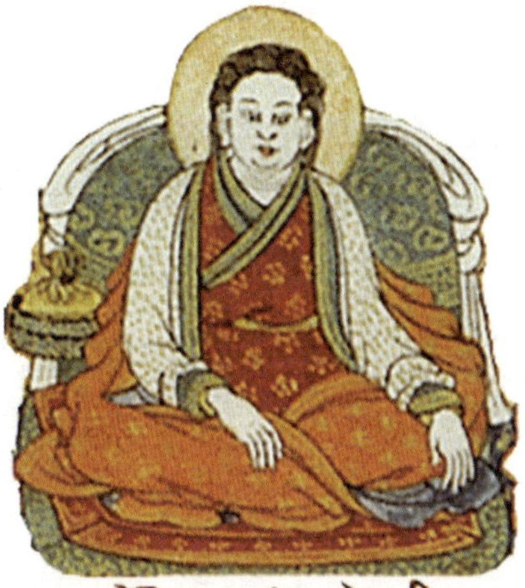

གཡུ་ཐོག་འབུམ་སེང་བརྩེ་བའི་བདག།

12　爱悯之主宇妥·本桑

父为宇妥·琼布多杰，母为班玛奥旦，少时从父学习大小五明文化，特别是医学，得到了《四部医典》真传并继承下来，成为其父三个儿子中的主要承业者。

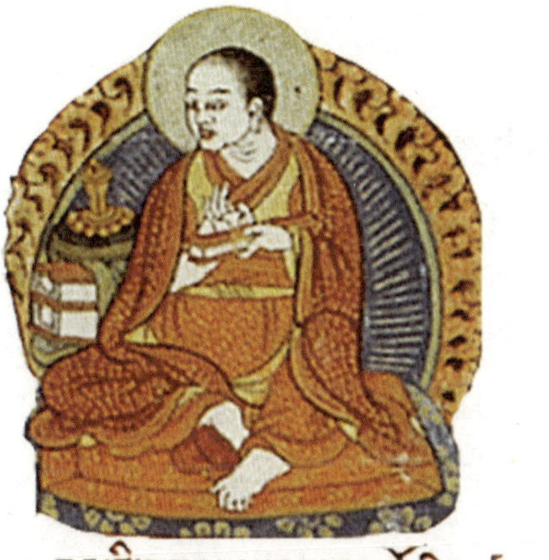

བྲང་ཏི་འཇམ་དཔལ་བཟང་པོ་ཞེས་མཚན།།

13　昌迪·降贝桑布

大约为公元13世纪人，少时从父聆受《八支本疏》《预言札记本疏》和《阿札热医术》等医理、秘诀与实践；在果玉热塘拜见宇妥·降贝求得《四部医典》全套，掌握了宇妥巴的实践秘诀等；在孜甫夏莫库地方，长期拜姜曼巴益西桑布为师学习《八支》，精通其书，世称医生之医生。

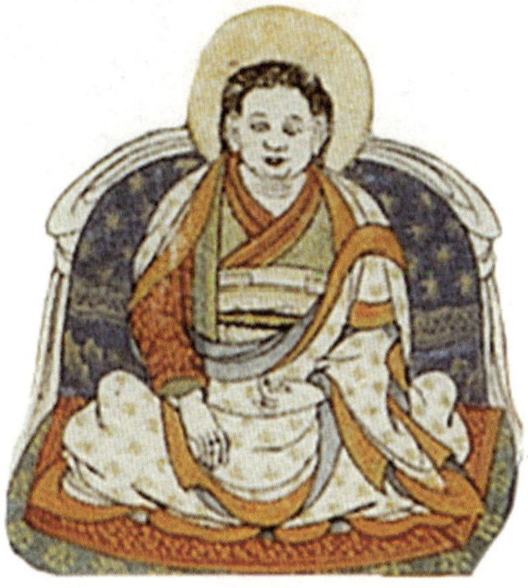

མཁྱེན་པ་ལྡན་པ་ཆོས་མཛད་དཀར།།

14　先知却则嘎日

据《甘露瓶》传承上师序列观之，大约是公元13世纪中叶人，师从昌迪·降贝桑布聆受《甘露瓶》灌顶及其医理等，传给弟子贤巴仁钦，使《甘露瓶》传承永久不息。

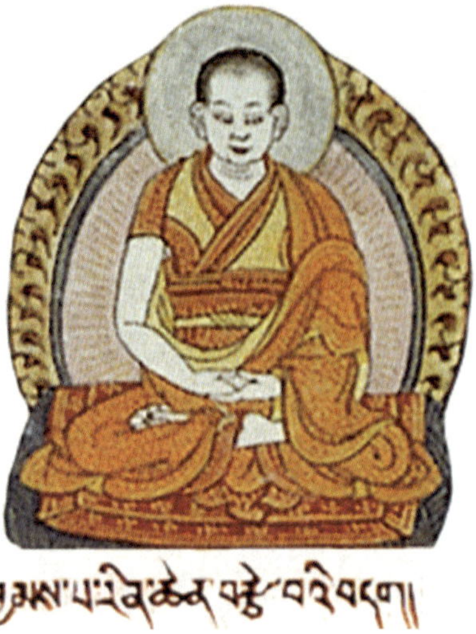

15　爱悯之王贤巴仁钦

大约为公元13世纪末人，拜师却则嘎日聆受《甘露瓶》灌顶及其医理，曾任阿里·班玛昂杰的经师，倾囊授其显密新旧派一切经义，特别是延续了《甘露瓶》派核心传承。

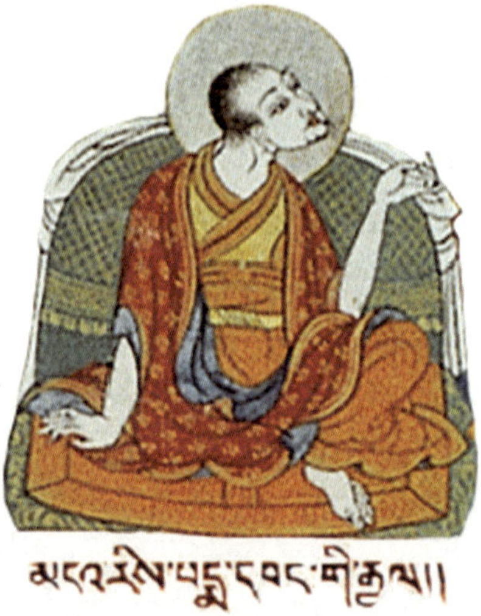

16　阿里·班玛昂杰

出生于1547年，父为降央仁钦，母为卓金·川巴坚，曾拜父和尼泊尔所有博学得道者学习显密新旧派一切经文仪轨，以闻、讲、修弘扬佛教，修炼甘露药，为各地带来了吉祥福祉。

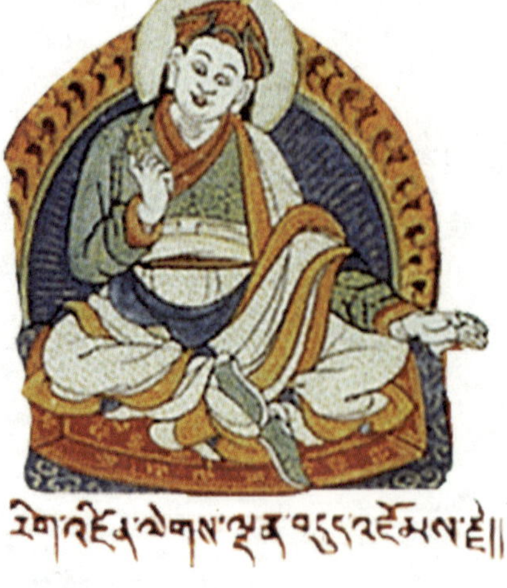

17　具善杜君多杰

大约公元16世纪出生于阿里洛吾玛塘，修习宁玛派经义，获得大持明成就。从其兄阿里·班玛昂杰聆受《甘露瓶》灌顶及其医理，后传给法王扎西道杰等人，光大了藏医学。

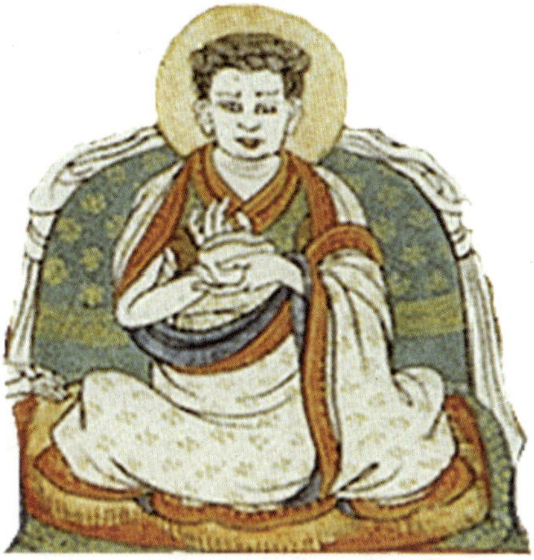

ཆོས་རྒྱལ་བཀྲིས་སྟོབས་ཀྱི་རྒྱལ།

18　法王扎西道杰

第九胜生金狗年（公元1550年）出生于阿里王室，从阿里具善杜君多杰聆受《甘露瓶》灌顶及其医理。其长子为项达·却杰昂布，向洛哲旦巴等人传授了《宇妥心精》的灌顶及医理。

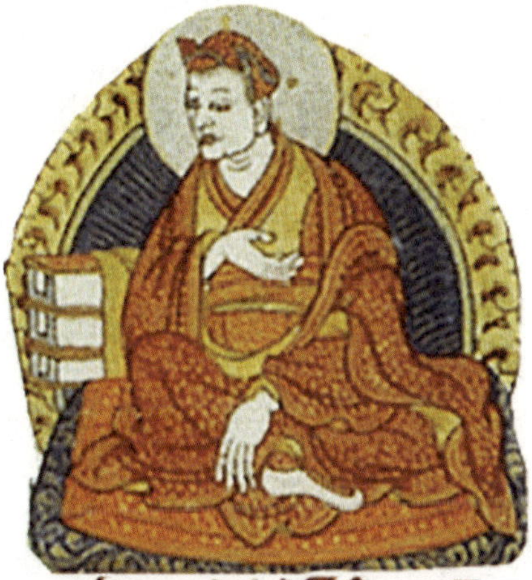

ངག་གི་དབང་པོ་འགྲོ་བའི་མགོན།

19　众生怙主仁增阿旺

是法王扎西道杰和母意增昂莫之子，出生于1580年，从父学习持明勒旦多杰的深奥医经，著有《麻风治疗教诫》《蛔虫治法》等医书，晚年定居在多杰哲寺，向弟子大持明更桑昂布和宿钦·却央让卓等人传授了《甘露瓶》等无数佛语伏藏、灌顶及医理。

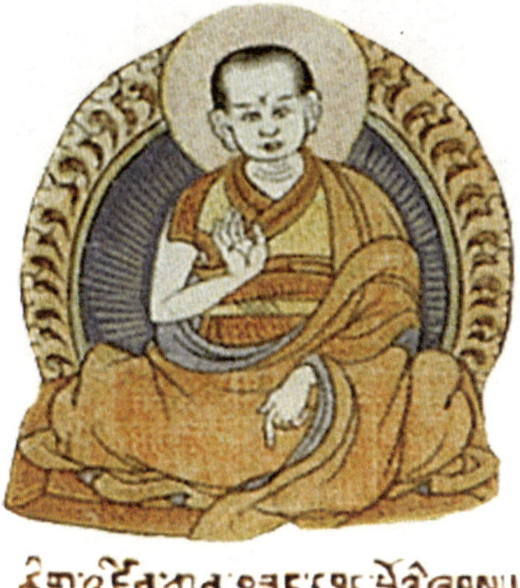

རིག་འཛིན་ཀུན་བཟང་དབང་པོའི་ཞབས།

20　更桑昂布

多杰哲活佛更桑昂布是由五世达赖剃发出家并赐名大持明更桑昂布，认定为大持明阿格昂布的传世活佛，并精心关照培养。学习了显宗理论及其总知识，特别精通历算学、医学，成为当时的权威学者。

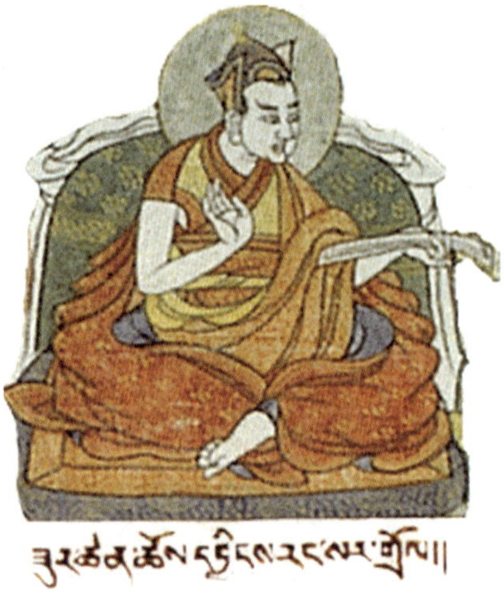

21 宿钦·却央让卓

父为宿钦·云努顿珠，母为参旦意增，公元1604年出生于仲托勒仓，向汉、藏、蒙古三民族多名上师、活佛和宗教徒传授佛语新旧佛语伏藏，解脱苦难，也曾为五世达赖等人讲授过《宇妥心精》灌顶。

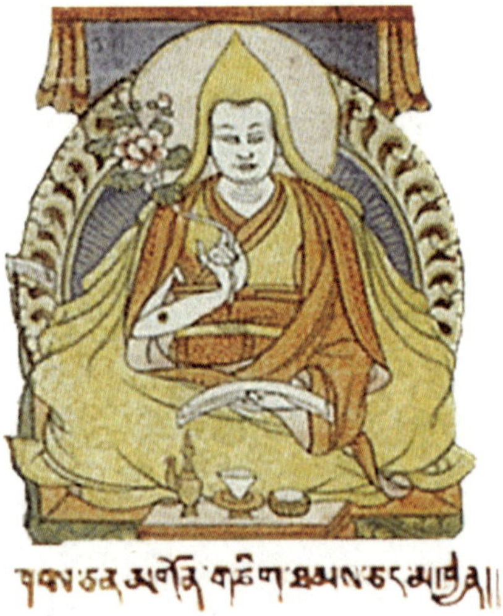

22 雪域唯一怙主遍智五世达赖

公元1617年生于山南琼结的羌巴日达孜地方，从班禅洛桑却吉坚赞和甘丹大法台贡却曲佩等人学习格鲁派经典，从宿钦·却央让卓和伏藏师达德林巴多次聆受宁玛派经典和医学方面的灌顶及教义，荣登学者高位。仰赖他的菩提心，修建了藏医学校，刻印了《四部医典》等医著，使藏医学如日中天、蓬勃发展。

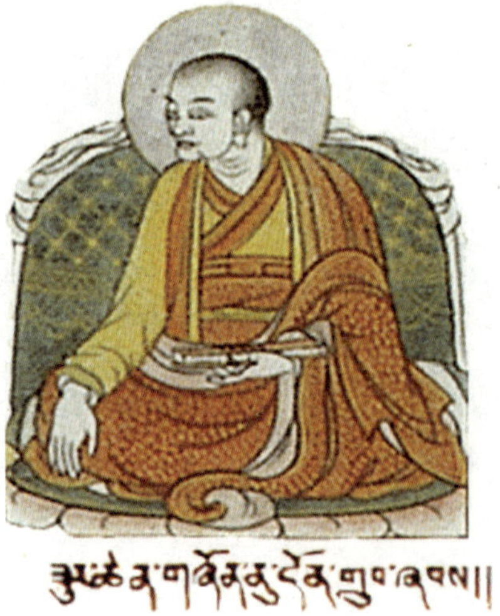

23 宿钦·云努顿珠

公元17世纪出生于仲托勒仓，是宿钦·却央让卓之父。非常精通一切新旧密宗经义，传授给其子却央让卓等人常用修行方面的许多知识，光大了事业。

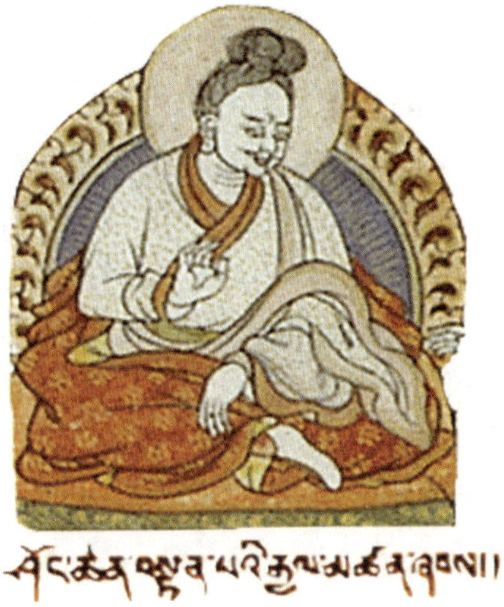

十一、《天花咒治验方》传承序列

1 相钦·丹贝坚赞

为《天花咒治验方》传承创始人，他用咒符疗法开创了天花治疗先河，抢救了无数被天花折磨的病人，亲传弟子有持咒索南坚赞等多人。

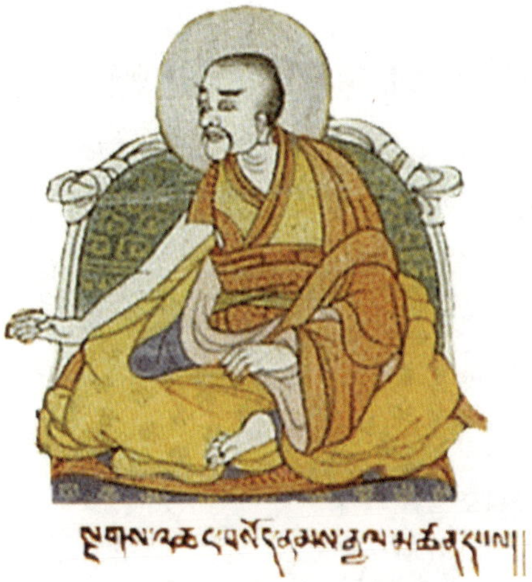

2 持咒索南坚赞

从相钦·丹贝坚赞求得《天花咒治验方》，用咒符疗法使无数被天花折磨的病人脱离苦难，并将此法传授给亲传弟子宿族·阿旺彭措，使临床秘诀传承不断。

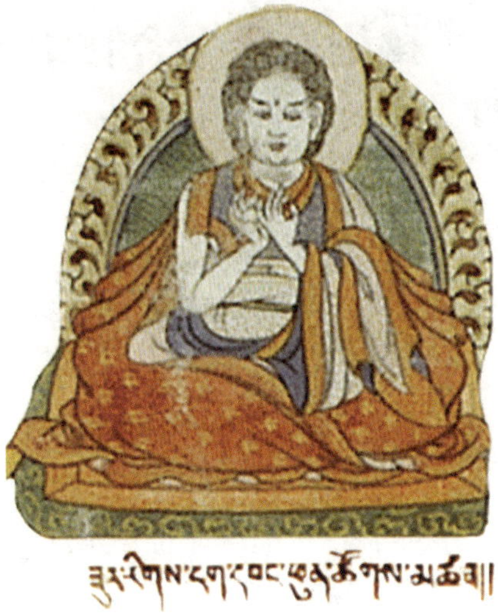

3 宿族·阿旺彭措

大约为公元17世纪人，天花咒治的教诫和秘诀等均传自持咒索南坚赞，之后将该疗法灌顶、教诫和秘诀等传授给伏藏师达德林巴等人，延续了该法的传承。

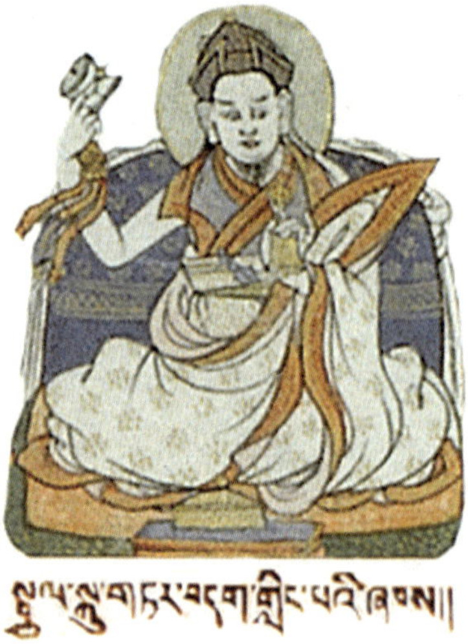

4 伏藏师达德林巴

1646年出生于扎囊县达杰却屯寨，自幼在舅父东布·顿珠昂杰等十多位博学得道者座前学习一切文化，金狗年创建乌坚敏珠林寺，曾向第司·桑杰嘉措传授过宿喀派医理，向弟弟却贝嘉措大译师讲授过医学、历算学，培养了众著名学者，经论方面的著作近15部。

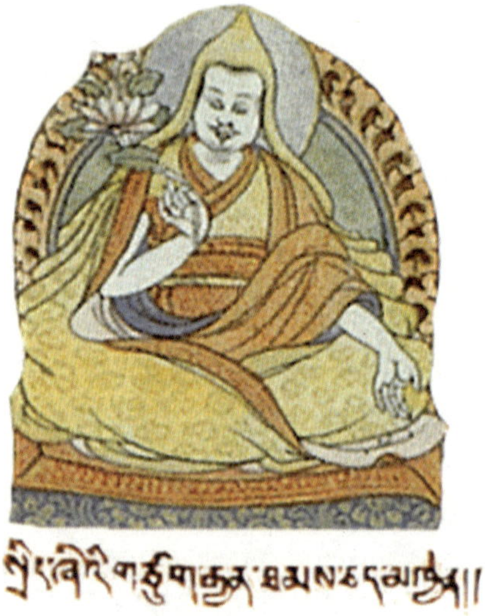

5 有寂顶饰遍智五世达赖

1617年出生于山南琼结的羌巴日达孜地方，从班禅洛桑却吉坚赞和甘丹大法台贡却曲佩等人学习格鲁派经典，从宿钦·却央让卓和伏藏师达德林巴多次学习宁玛派经典和医学方面的灌顶、医理，荣登学者高位，仰赖他的菩提心，特意修建了藏医学校，刻印了《四部医典》等医著，使藏医学如日中天、蓬勃发展。

十二、《秘诀·千万舍利子》传承序列

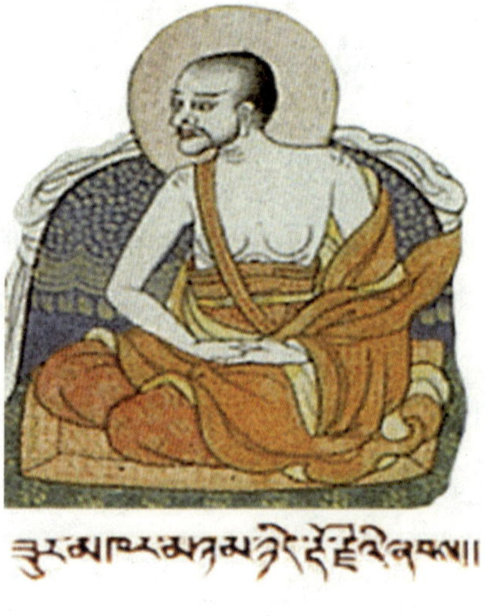

1 宿喀·年尼多杰

1439年出生于藏东塔波的拉托宿喀地方，拜父仁增彭措和夏拉热尖巴、曼敦·旺秀桑布等几位权威学者为师，学习共通和非共通文化，特别是藏医学，学识渊博，著有《秘诀·千万舍利子》《四部医典注疏·晶珠详卷》等医书，使藏医学如日中天、光辉灿烂。

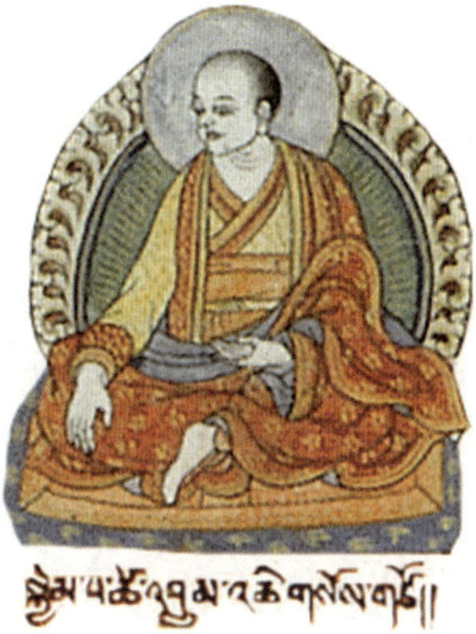

2 救死者金巴·才本

出生于公元15世纪，为宿喀医派的顶饰阿吾却吉（年尼多杰）的四大出师生之实践出师生之一，首要弟子有金巴·才昂和甲波班钦等，使宿喀医派传承延续不绝，救活了许多必死的病人，被誉为救死医生才本。

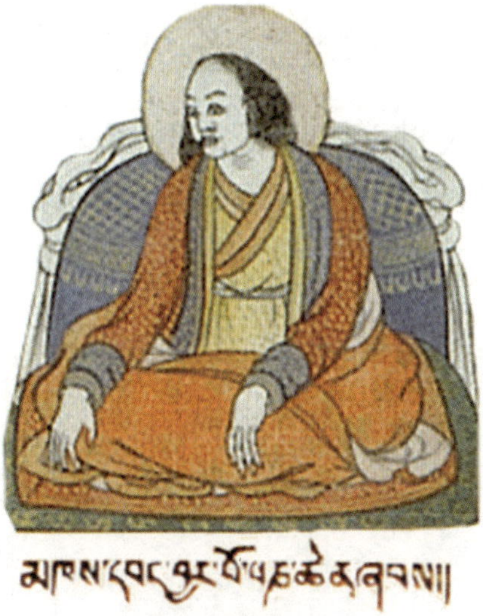

3 权威学者甲波班钦

1447年出生于圣地杂日扎西部的果仲甲域，拜金巴·才本门下学习总文化，特别是宿喀派医理，成为学者。嘎玛·却智嘉措赐名“甲波班钦”（大班智达），著作有《四部医典注释》《医学概论·善言金穗》等多部，推动了南派医学的繁荣。

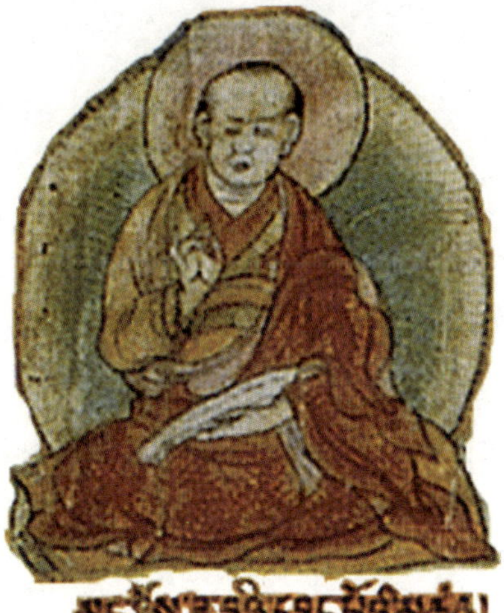

4 博闻者达瓦昂布

出生于第八胜生晚期，拜甲波班钦等几位真善贤人学习宿喀派医理及秘诀并实践，培养了仁丁·洛桑嘉措等弟子，使宿喀派的一切实践和师承接续不绝。

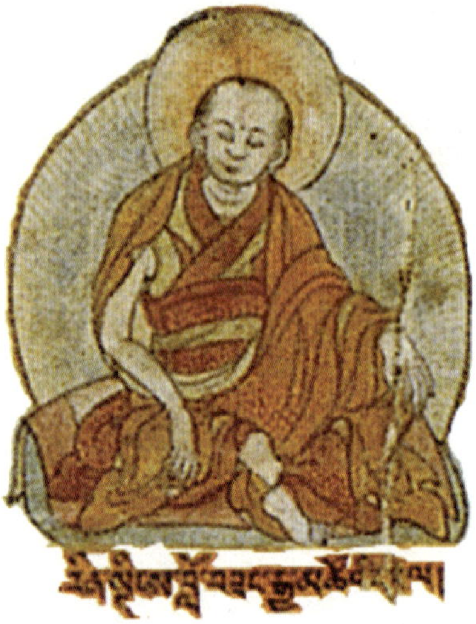

5　仁丁·洛桑嘉措

为宿喀派医生博闻者达瓦昂布的学生，在尊师座前学习医术，之后任吉雪巴的保健医生，修习《菩提道次第广论》，客居在仁丁地方，故被誉为仁丁菩萨，著作有《后续部医典释难·明鉴》《医史·圣人意严》等。

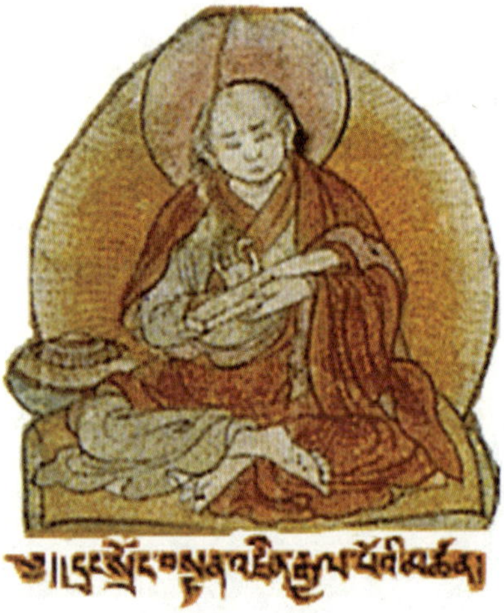

6　圣人丹增杰布

为第十胜生人，在仁丁·洛桑嘉措座前学习医术7年，从强巴法王扎西道杰聆受《宇妥心精》灌顶及医理，逝世时间与新宇妥相同，主要弟子有自己的儿子强欧·朗索达杰和胞兄贤盘昂布及朗朵·法王洛桑嘉措等博学医生，师承不绝。

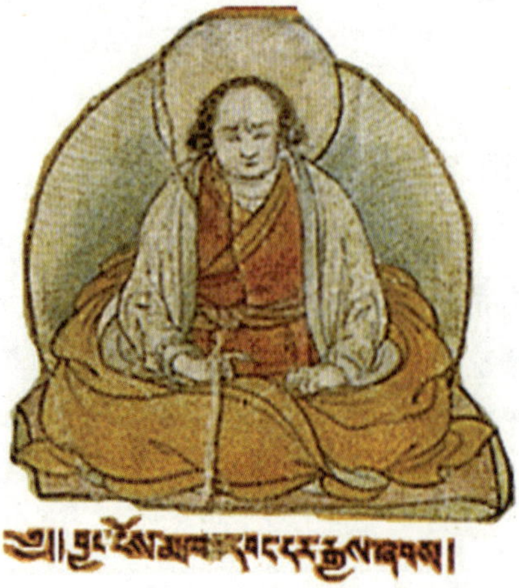

7　强欧·朗索达杰

为第十胜生人，是宿喀医派的真传医生，从父丹增杰布学习宿喀医派的主要临床实践，曾任五世达赖御医，任夏日钦觉藏医学校教长，1662年校订扎塘版《四部医典》并付诸木版刻印，功绩巨大。

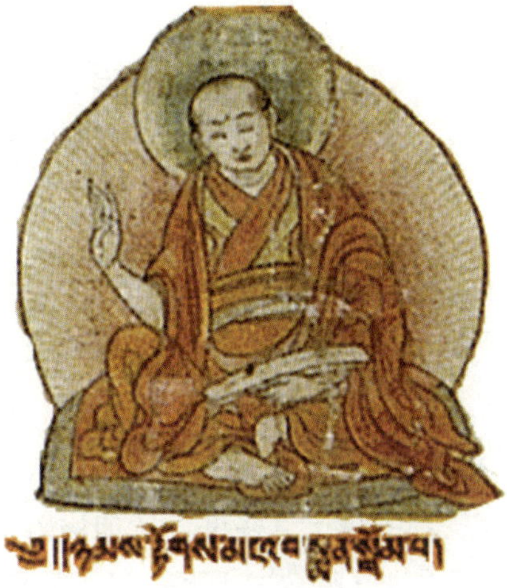

8　证悟者曼贡巴

为第十胜生时宿喀医派一位学者，从强欧·朗索达杰学习完整《四部医典》灌顶和医理，之后向布玛活佛查仓巴传授《四部医典》灌顶等，使宿喀医派延续不绝。

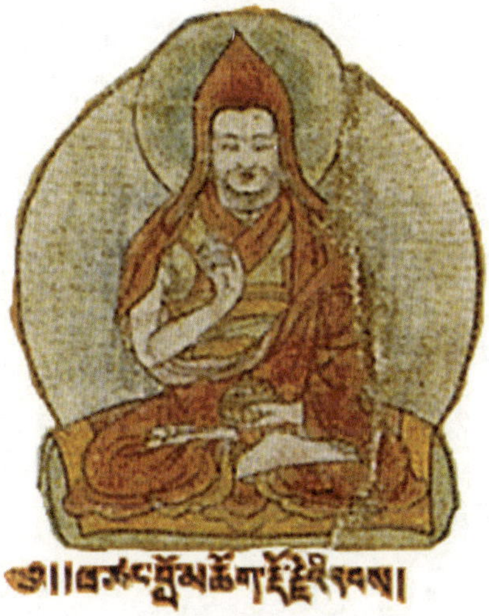

9　查仓巴·洛却多杰

出生于第十胜生，从曼贡·嘎日昂学习完整宿喀派医学理论和灌顶教诫，曾任五世达赖经师，授予达赖总文化和《四部医典》《宇妥心精》《甘露瓶》系列医著，光大了藏医学事业。

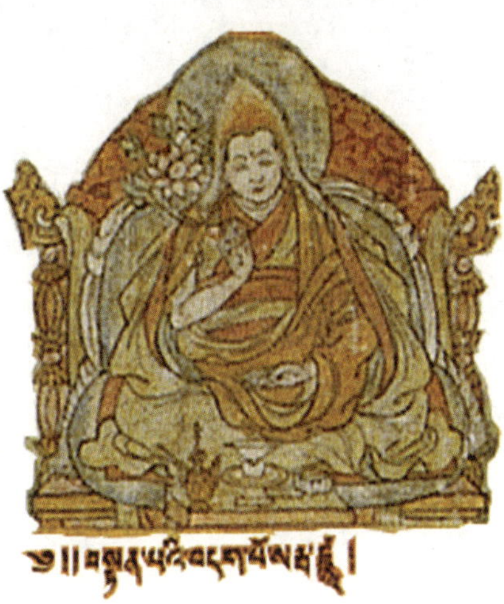

10　教主遍智五世达赖

1617 年出生于山南琼结的羌巴日达孜地方，从班禅洛桑却吉坚赞和甘丹大法台贡却曲佩等学习格鲁派教义、仪轨，从宿钦·却央让卓和伏藏师达德林巴学习许多宁玛派经文和医学灌顶、教诫，荣登学者尊位。仰赖他的菩提心，特意修建了医学学校，刻印了《四部医典》等经典，使藏医学如日中天、蓬勃发展。

十三、《八支精要》传承序列

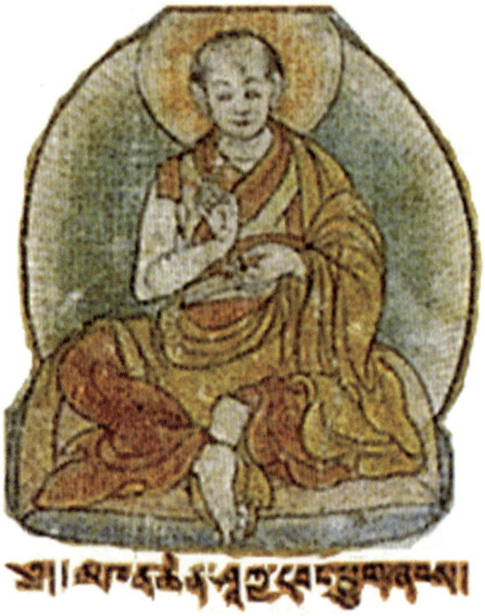

1 堪钦·释迦旺秀

又名措曼堪钦，出生于堆龙朗庄的嘎氏家族，擅长一切文化，特别博通医学，著有《根本医典疏·菩提树》《医学概论·善言银鉴》《后续部医典疏·疑难明灯》等多部，从加玛医生旺秀洛哲处获得全套《秘诀·千万舍利子》。

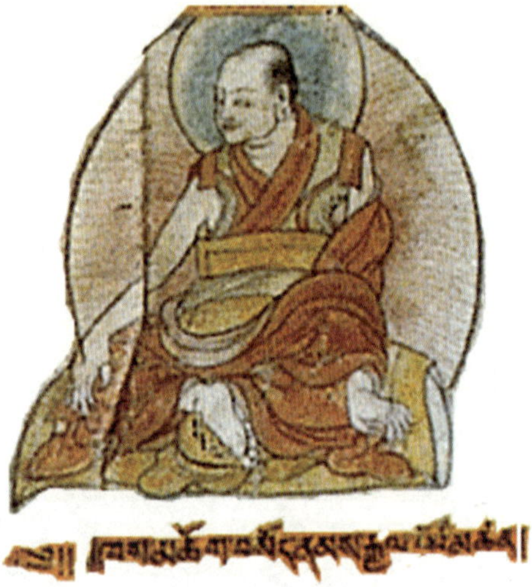

2 博学者索南杰布

为第九胜生左右时期的一位博学医生，从措曼堪钦聆受到一切秘诀之精粹等。

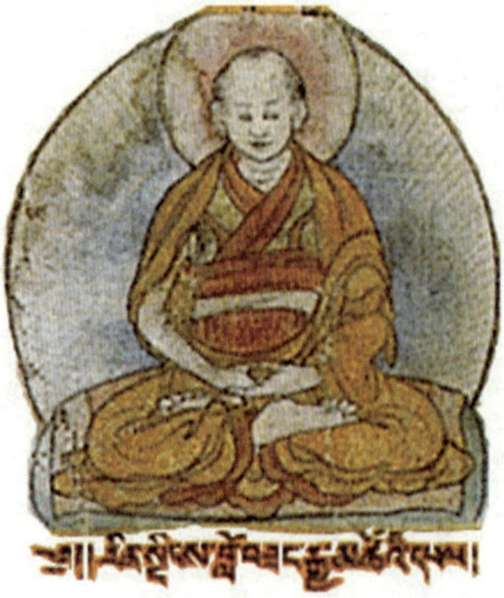

3 仁丁·洛桑嘉措

是宿喀医派博闻者达瓦昂布之弟子，在师父座前学习医术，后任吉雪巴的保健医生，修习《菩提道次第广论》，之后客居仁丁地方，故被誉为仁丁菩萨。著作有《后续部医典释难·明鉴》《医史·圣人意严》等。

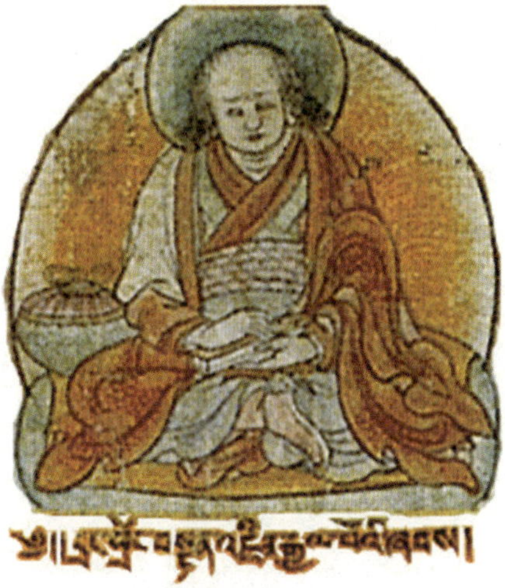

4 圣人丹增杰布

第十胜生人，在仁丁·洛桑嘉措座前学习医术7年，从强巴法王扎西道杰聆受《宇妥心精》灌顶及医理，逝世时间与新宇妥相同，主要弟子有自己的儿子强欧·朗索达杰和胞兄贤盘昂布及朗朵·洛桑嘉措法王等博学医生，师承不绝。

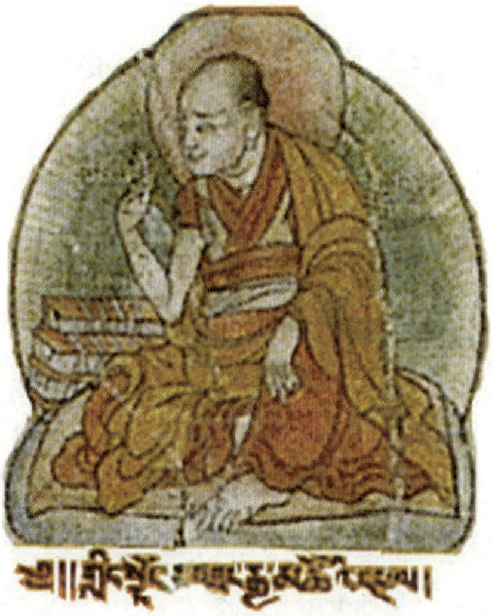

5 朗朵·洛桑嘉措

大约为公元11世纪人，拜圣人丹增杰布等几位师父学习宿喀医派的秘诀和实践等，令宿喀医派传承连绵不断。

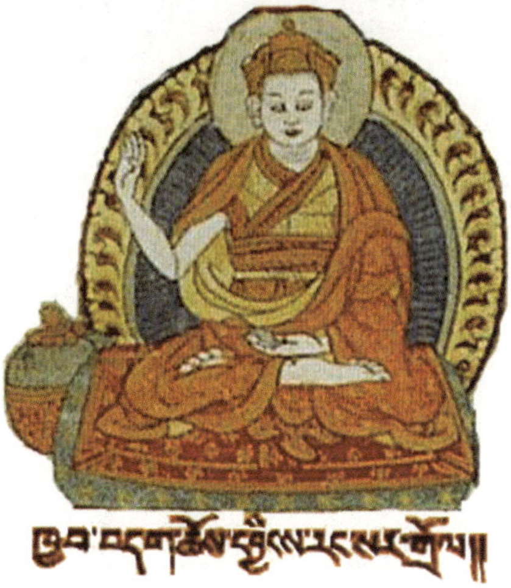

6 遍主却央让卓

父为宿钦·云努顿株，母为参丹意增，于木龙年（公元1604年）生于仲托勒仓，一生向众多上师、活佛、宗教徒传授新旧佛语伏藏，做解脱苦难之善业，曾为五世达赖等人讲授过《宇妥心精》灌顶。

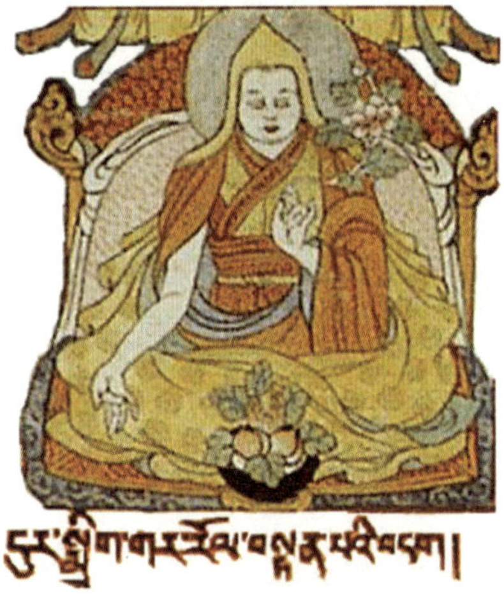

7　黄教教主五世达赖

1617年出生于山南琼结的羌巴日达孜地方，从班禅洛桑却吉坚赞和甘丹大法台贡却曲佩等学习格鲁派经典，从宿钦·却央让卓和伏藏师达德林巴学习许多宁玛派经典和医学灌顶、医理，荣登学者尊位。仰赖他的菩提心，特意修建了藏医学校，刻印了《四部医典》等医著，使藏医学如日中天、蓬勃发展。

十四、《验方百集》传承序列

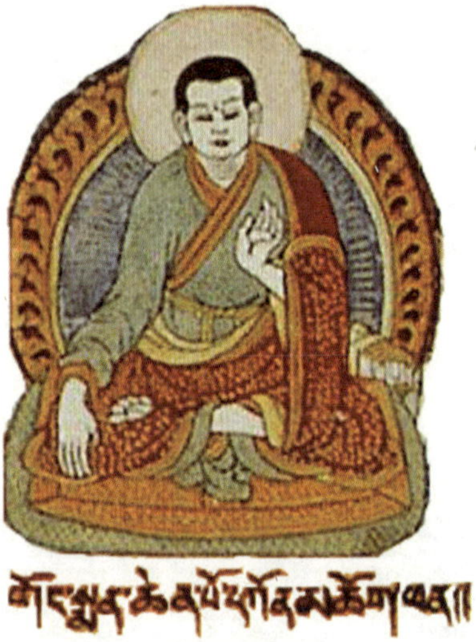

1　贡曼·贡却盘

第九胜生金羊年（公元1511年）出生于后藏萨迦地方，父为却吉坚赞，母为觉宗却江桑莫。在贡曼·贡却德勒和昌迪·扎西道杰法王座前主要学习强巴派医理，学业有成，著有《验方百条》和《医学·如意宝鬘》等，弟子有阿里·阿巴典钦和芒卡日·德朗等400余人。

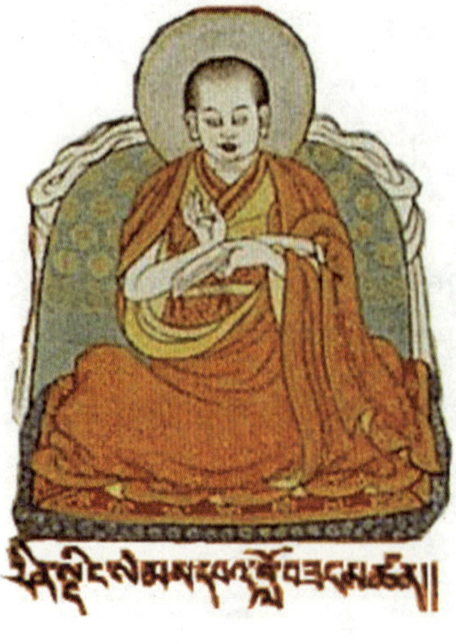

2　仁丁·洛桑嘉措

为宿喀派博闻者达瓦昂布之弟子，在师父座前学习医术，后任吉雪巴的保健医生，修习《菩提道次第广论》，客居仁丁地方，故被誉为仁丁菩萨，著作有《后续部医典释难·明鉴》《医史·圣人意严》等。

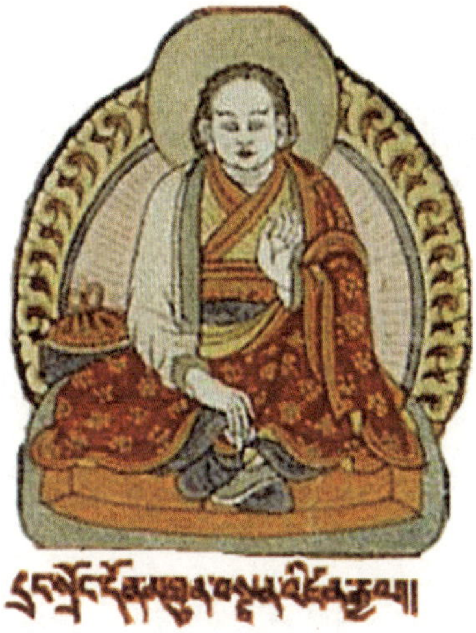

3　真正圣人丹增杰布

第十胜生人，在仁丁·洛桑嘉措座前学习医术 7 年，从强巴·扎西道杰法王聆受《宇妥心精》灌顶及医理，逝世时间与新宇妥相同，主要弟子有自己的儿子强欧·朗索达杰和胞兄贤盘昂布及朗朵·洛桑嘉措法王等博学医生，师承不绝。

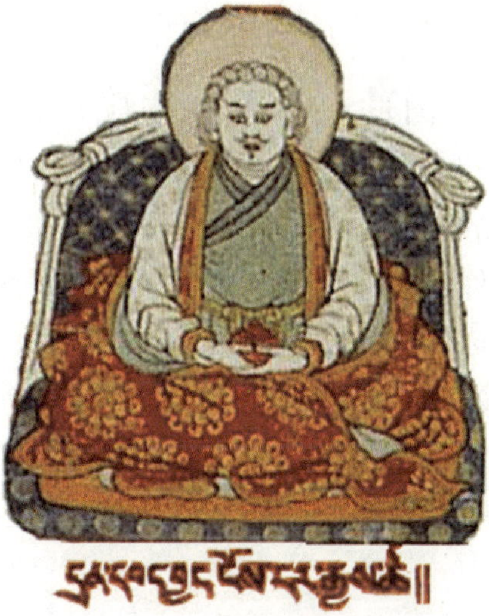

4　忆王强欧·朗索达杰

为第十胜生时宿喀医派的一名真传医生，从父丹增杰布学习宿喀医派《验方百集》等为主的医术，曾任五世达赖御医，任夏日钦觉藏医学校教长，木虎年（公元 1662 年）校订扎塘版《四部医典》并付梓出版，功绩巨大。

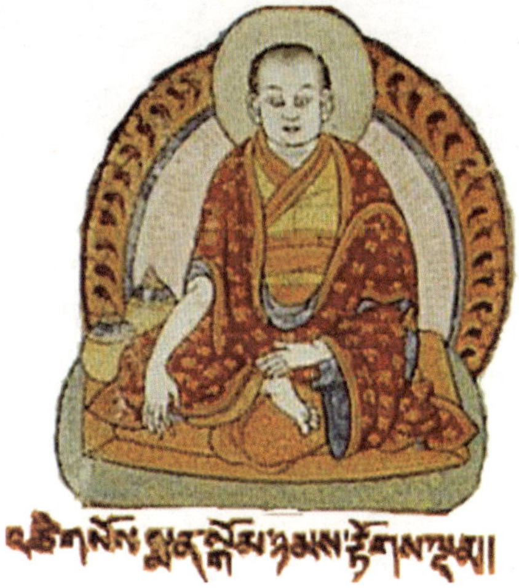

5　证悟者曼贡巴

为第十胜生时宿喀医派一学者，从强欧·朗索达杰学习完整《四部医典》灌顶和医理，之后向布玛的再次化身查仓巴传授《四部医典》灌顶等，使宿喀医派延续不绝。

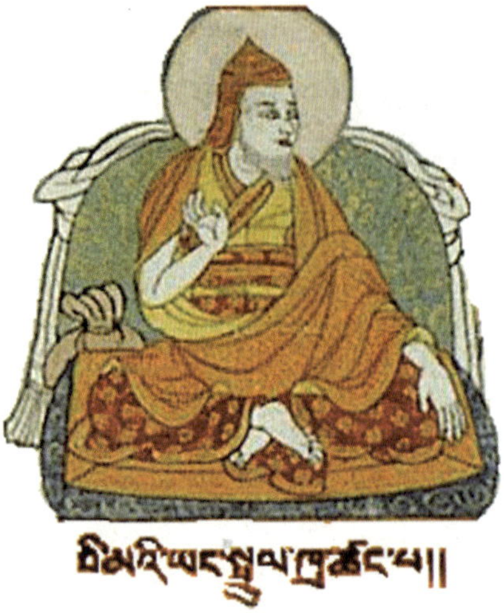

6 布玛活佛查仓巴

查仓巴·洛却多杰为第十胜生人，从曼贡·嘎日昂完整学习宿喀派医学理论和灌顶、教诫，曾任五世达赖经师，授予达赖总文化及《四部医典》《甘露瓶》系列医著，光大了藏医学事业。

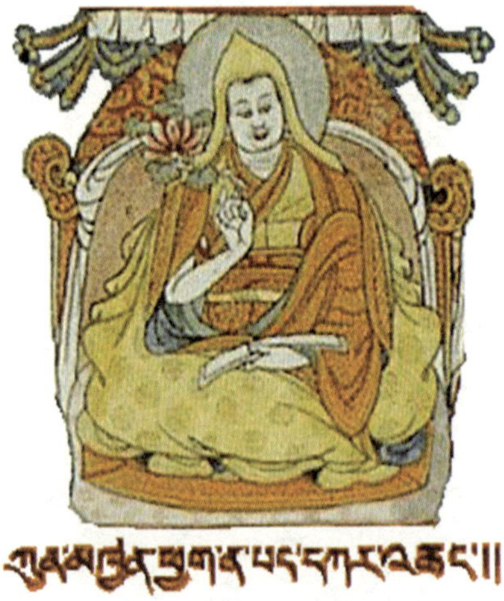

7 手持白莲遍智五世达赖

1617年出生于山南琼结的羌巴日达孜地方，从班禅洛桑却吉坚赞和甘丹大法台贡却曲佩等学习格鲁派教义、仪轨，从宿钦·却央让卓和伏藏师达德林巴学习许多宁玛派经文和医学灌顶、教诫，荣登学者尊位。仰赖他的菩提心，特意修建了医学学校，刻印了《四部医典》等经典，使藏医学如日中天、蓬勃发展。

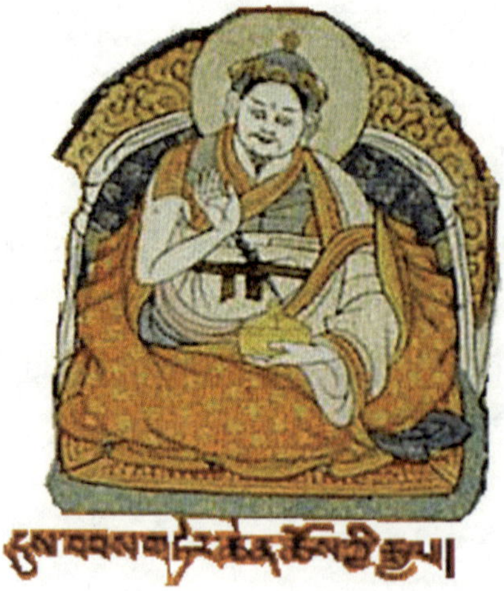

8 伏藏师达德林巴

伏藏师达德林巴于1646年生于扎囊县达杰却屯，在舅父东布·顿珠昂杰等十多位博学得道者座前学习一切文化，金狗年创建乌坚敏珠林寺，曾向第司·桑杰嘉措传授宿喀派医理，向弟弟却贝嘉措大译师讲授过医学、历算学，培养了众多著名学者，经藏著作近15部。

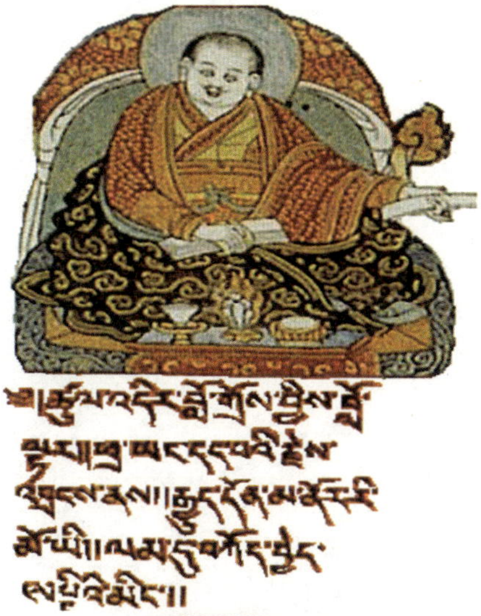

9　第司·桑杰嘉措

公元 1653 年出生于拉萨市北郊娘占下庄庄园，8 岁时在五世达赖座前做侍从，先后拜伦丁·南加多杰和伏藏师达德林巴等为师学习藏族总文化，特别是藏医学，精通所学，著作有《四部医典注疏·蓝琉璃》《历算·白琉璃》等 20 部。

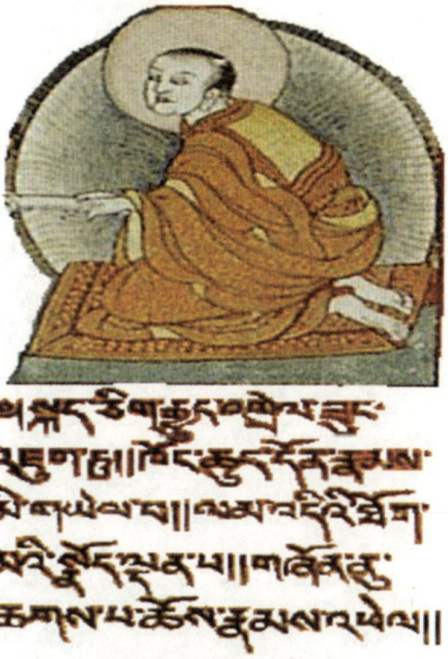

10　云努恰巴却佩

第十一胜生出生于后藏彭措林寺附近的扎西宗，13 岁入彭措林寺学经，仅一年熟背《入中论》和《俱舍论本经》，考试通过。之后被第司·桑杰嘉措领到拉萨传授《四部医典》的医理及注解，5 个月时间悉能背诵，以后任命为昂仁寺堪布（亲教师），到过内地中原，取得巨大成就。

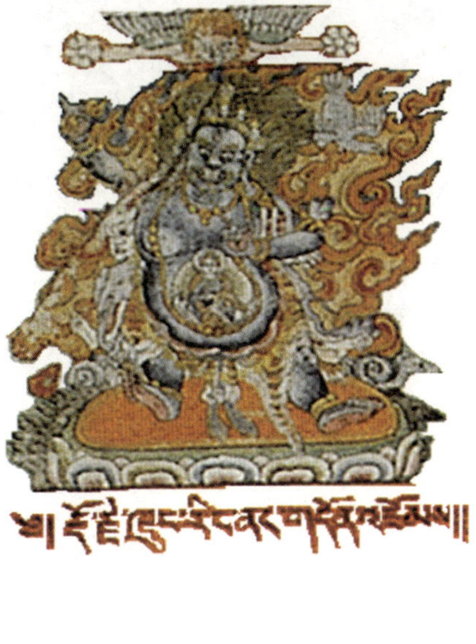

十五、《宇妥心精》所示诸护法神

1　除病魔的金刚长铠

一面二臂，右手执五头金刚杵，左手结期克印，三目怒睁，须眉头发褐黄、上卷，右足屈，左足伸，立于熊熊烈火之中。

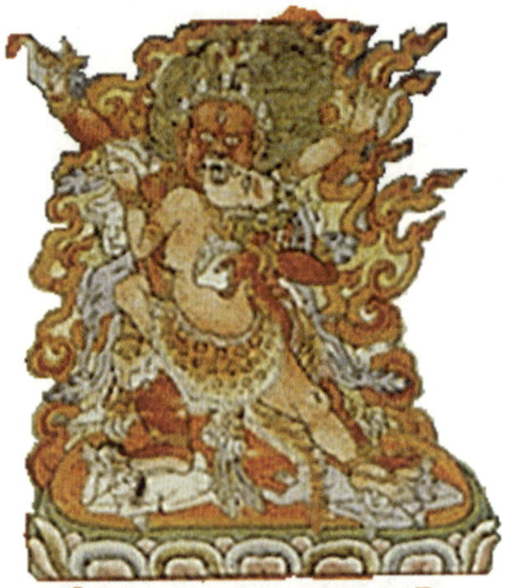

2 忿怒马头明王

马头明王右手持金刚杵，左手拿头盖骨，拥抱天母，立于莲日座上，左脚外伸表示镇压一切孽障，头带蓝色马头，装饰和姿态极显盛怒之相。

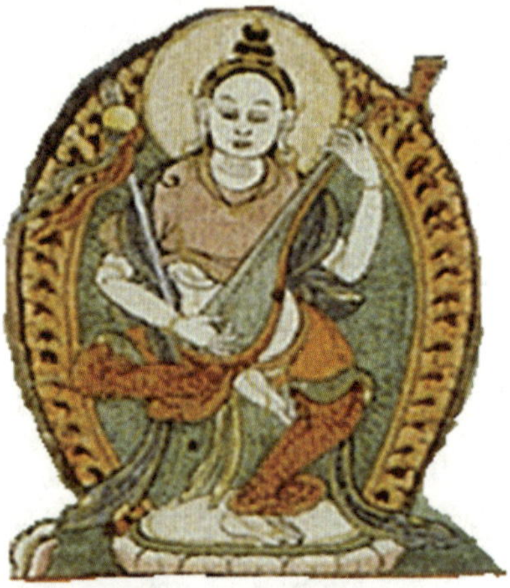

ལྷ་མོ་དཀར་མོ་པི་ཝཾ་འཛིན།།

3 琵琶白天女

肤白色，顶髻高束，佩戴漂亮，右怀插有箭绫，双手弹奏琵琶，右脚外伸，结半跏趺舞姿，婀娜可意，立于莲日座上。

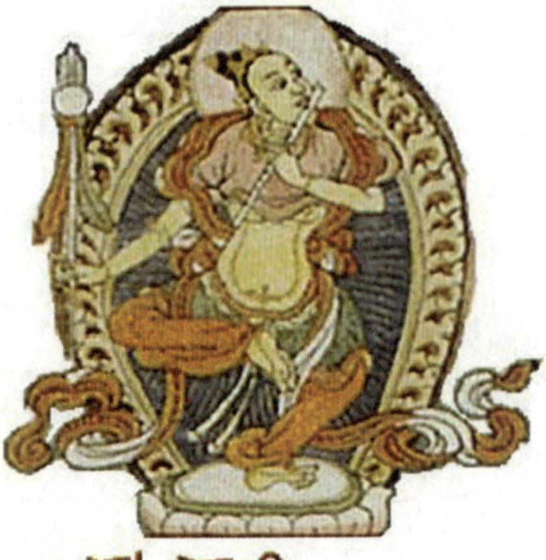

4 吹笛黄天女

肤色黄，右手持箭绫，左手握竹笛吹奏，左脚外伸，结半跏趺舞姿，婀娜可意，立于莲日座上。

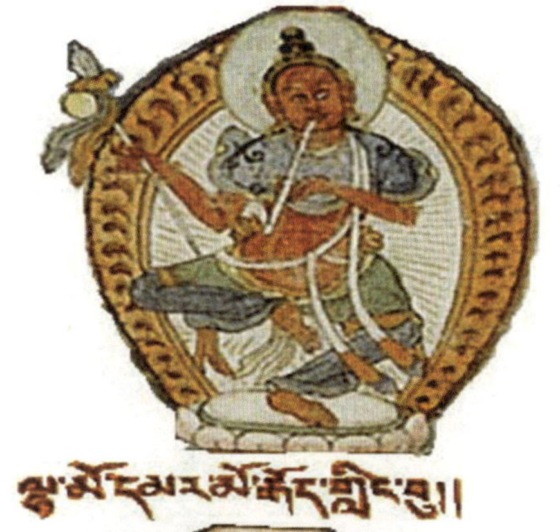

5　鹰笛红天女

肤色红，右手持箭绫，左手握鹰翅骨笛吹奏，左脚外伸，结半跏趺舞姿，婀娜可意，立于莲日座上。

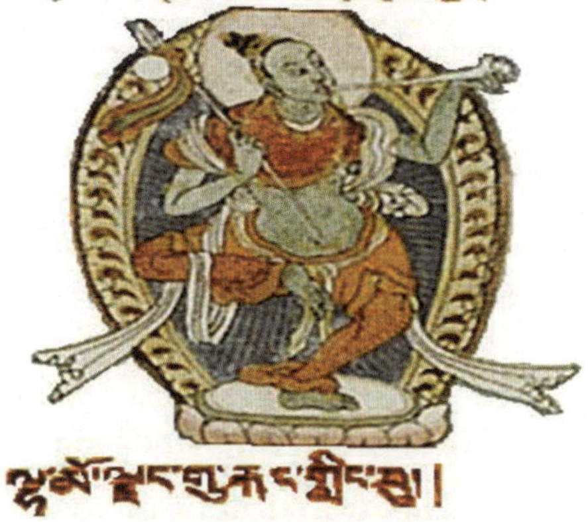

6　骨笛绿天女

肤色绿，右手持箭绫，左手握胫骨笛吹奏，左脚外伸，结半跏趺舞姿，婀娜可意，立于莲日座上。

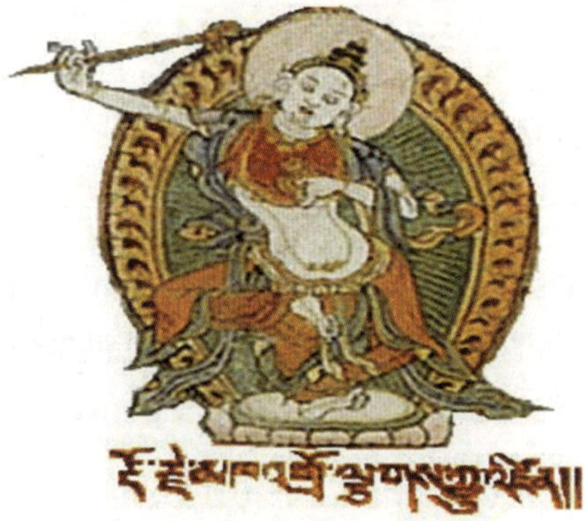

7　持铁钩金刚空行母

肤色白，右手持铁钩，左手握宝瓶，左脚外伸，结半跏趺舞姿，婀娜可意，立于莲日座上。

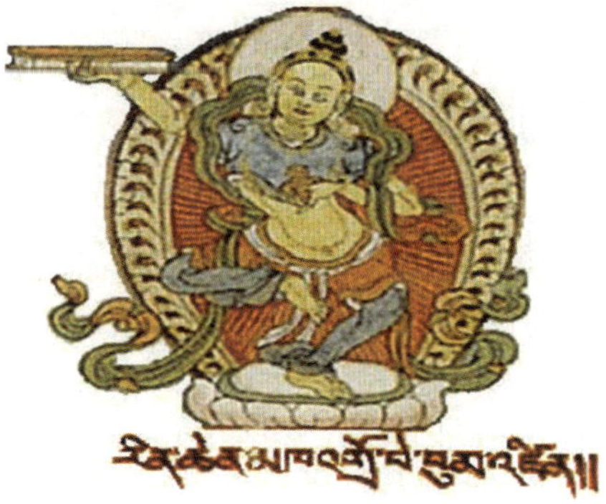

8　持经宝空行母

肤色黄，右手执经函，左手拿宝瓶，左脚外伸，结半跏趺舞姿，婀娜可意，立于莲日座上。

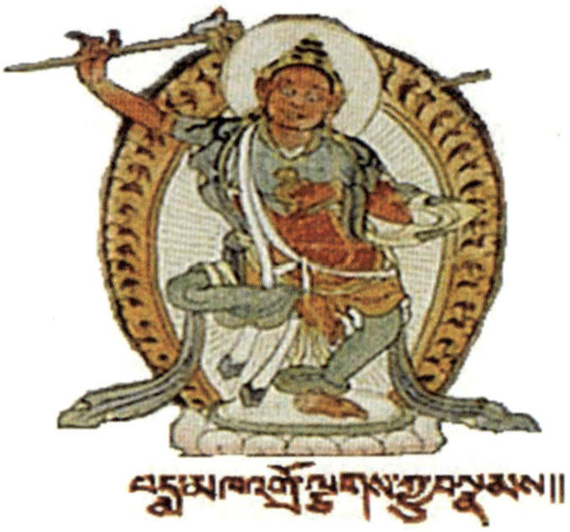

9　持铁钩莲花空行母

肤色红，右手持铁钩，左手拿宝瓶，左脚外伸，结半跏趺舞姿，婀娜可意，立于莲日座上。

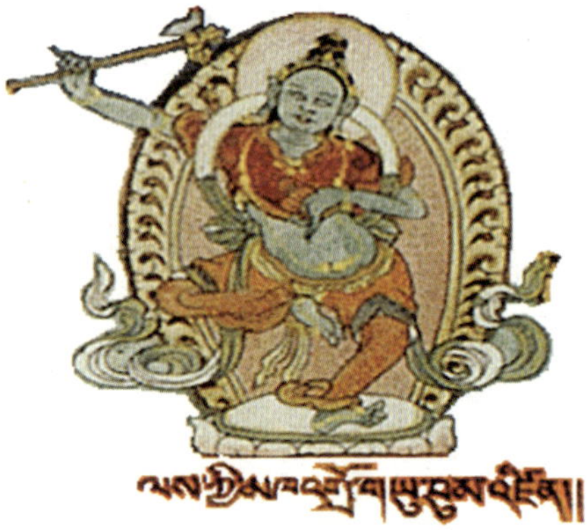

10　持松石瓶司命空行母

肤色蓝，右手持铁钩，左手拿绿松石瓶，左脚外伸，结半跏趺舞姿，婀娜可意，立于莲日座上。

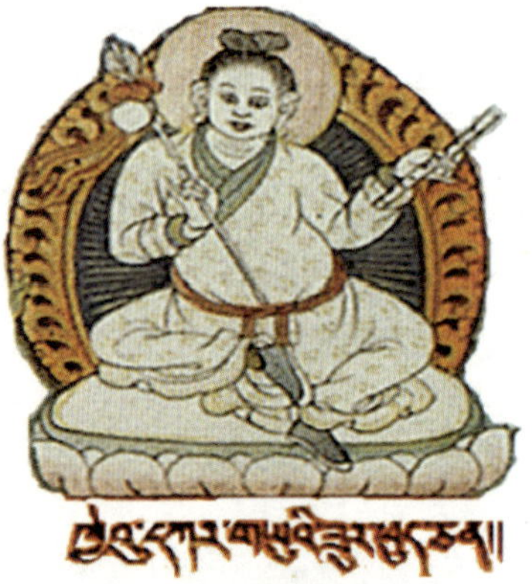

11　松石髻白面童子

色如白螺，用松石挽髻，身穿缟衣，右手执箭绫和明镜，左手持竹笛奏出婉转音乐，妩媚含笑。据说是一位能降服天神、明见世上万物的天女。

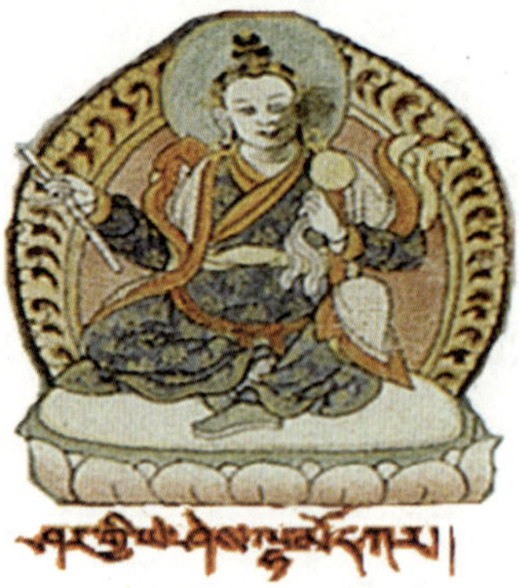

12　东方智慧白天女

青春年少，美丽非常，饰有珍珠的发辫在飘动，发辫下缀有青蓝色辫套，金质衣领，上镶有绿松石环纹。据说是一位能明示世上万物的天女。

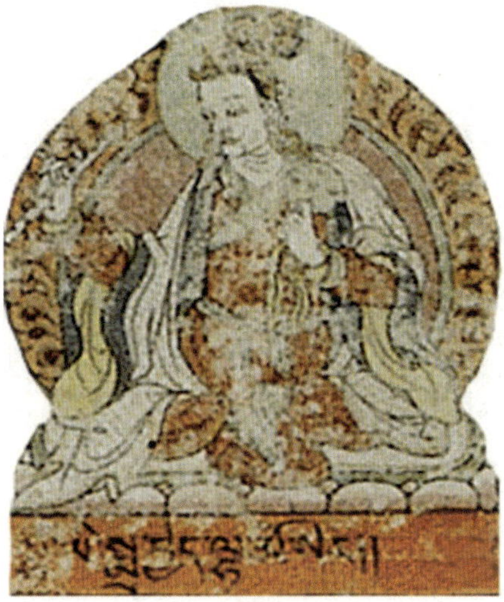

13　南方善言黄天女

青春年少，美丽非常，饰有珍珠的发辫在飘动，发辫下缀有青蓝色辫套，金质衣领，上镶有绿松石环纹。据说是一位能明示世上万物的天女。

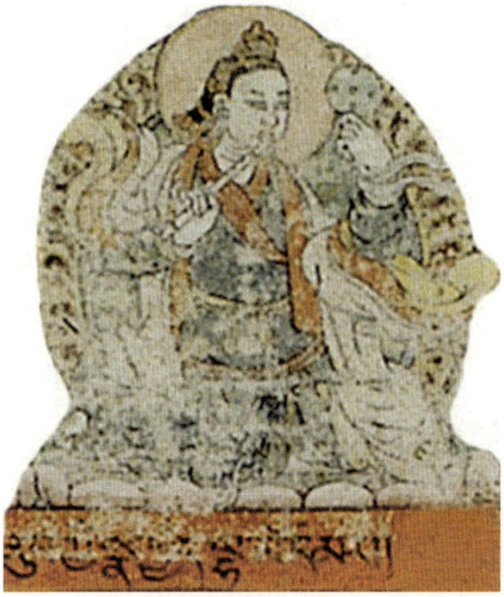

14　西方光明红天女

青春年少，美丽非常，饰有珍珠的发辫在飘动，发辫下缀有青蓝色辫套，金质衣领，上镶有绿松石环纹。据说是一位能明示世上万物的天女。

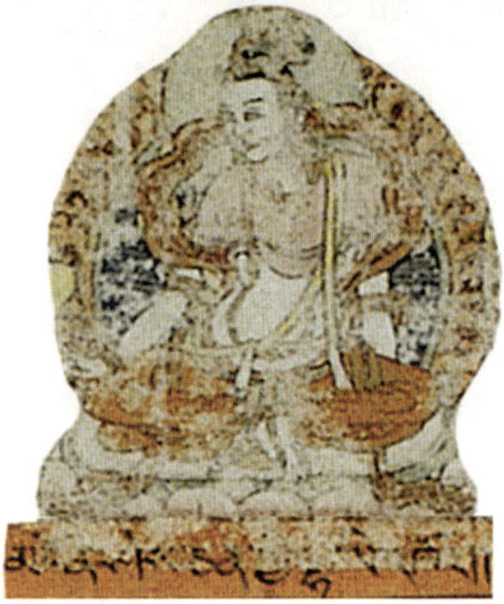

15　先知天神侍从

他是供有药和珍宝的无量宫中央的一位含笑俊美的恒定童子，他心悟空性，祈祷药师佛之光将一切众生从疾病中拯救出来，意想降服其他天神和天女，据说是一位能明示世上万物的先知天神侍从。

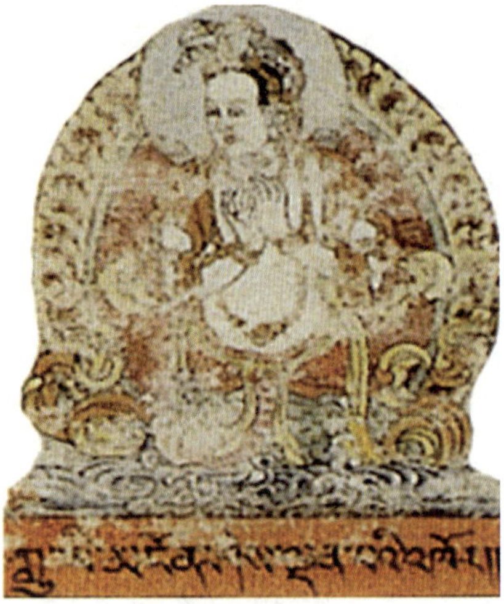

16 先知龙王侍从

他是供有药和珍宝的无量宫中央的一位含笑俊美的恒定童子，他心悟空性，祈祷药师佛之光将一切众生从疾病中拯救出来，意想降服其他天神和天女，据说是一位能明示世上万物的先知龙王侍从。

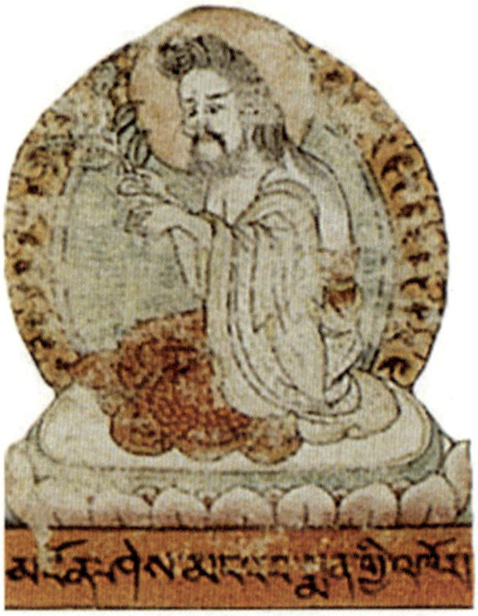

17 先知海女侍从

他是供有药和珍宝的无量宫中央的一位含笑俊美的恒定童子，他心悟空性，祈祷药师佛之光将一切众生从疾病中拯救出来，意想降服天神和天女，据说是一位能明示世上万物的先知海中三姐妹等神女的侍从。

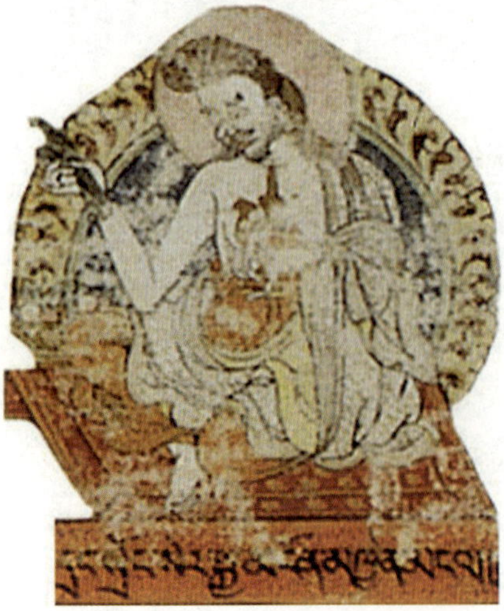

18 先知淡黄圣人

不论医典理论，还是秘诀，皆能用圣人的先知念修的一位重要天神。据说他右手拿穿刺针，左手执甘露瓶而坐。

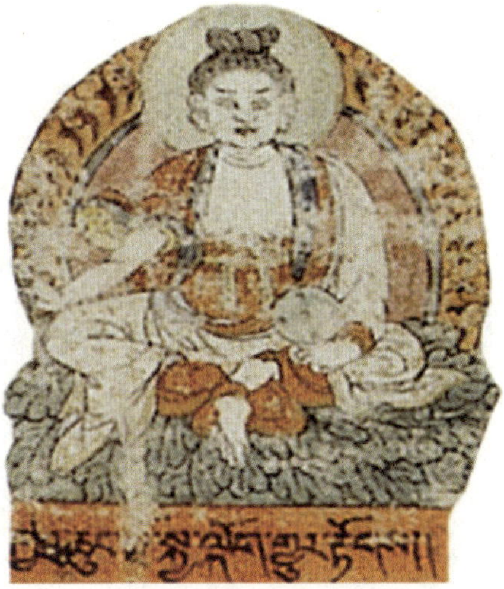

19　知隐义灰青童子

淡黄圣人左边为其弟能知隐义的灰青色童子。据说他右手持钳子，左手拿万物镜，屈腿而坐。

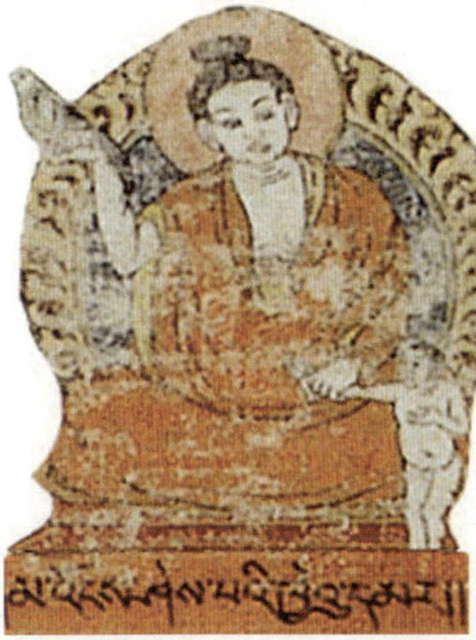

20　知未来红面童子

淡黄圣人右边为红面童子。据说他右手执会说话的鹦鹉，左手携能言善辩的小童，跏趺而坐。

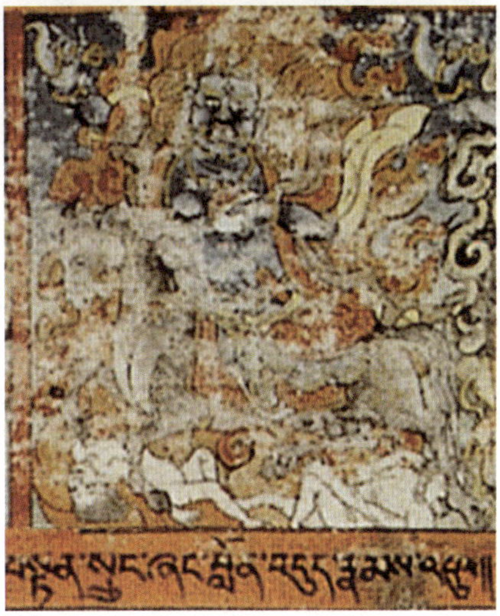

十六、《宇妥心精》所示九护法本尊

1　护法神祥隆杜堆

大夜叉多杰杜堆，肤色青黑，一面二臂，盛怒可怖，右手挥一镶有宝石把子的弯刀，左手端盛满甘露的头盖骨，身披黑绸帔风，项戴骷髅念珠，腰插檀木大梃，骑挟风白蹄黑马，立于熊熊烈火之中。

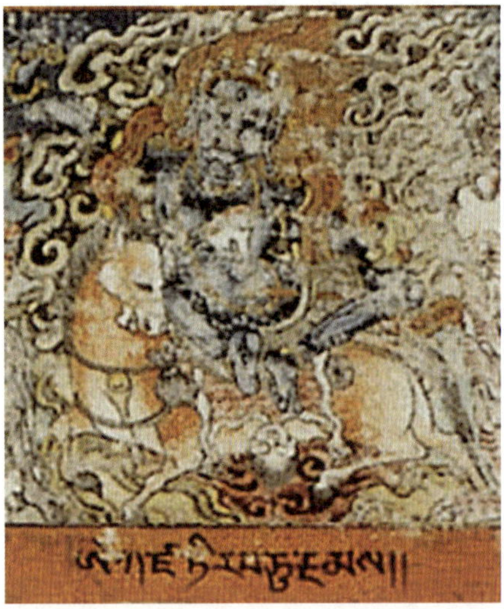

2　极威神艾嘎杂狄

东方有艾嘎杂狄，肤色青黑，一面二臂，三目，燎牙龇咧，状似忿怒天母，右手拿弯刀，左手执盛血头盖骨，骑一白额骡子，鞍前挂彩球，鞍后挂病袋，头顶饰残月，脐部饰日，被女魔空行母簇拥，立于火焰风暴之中。

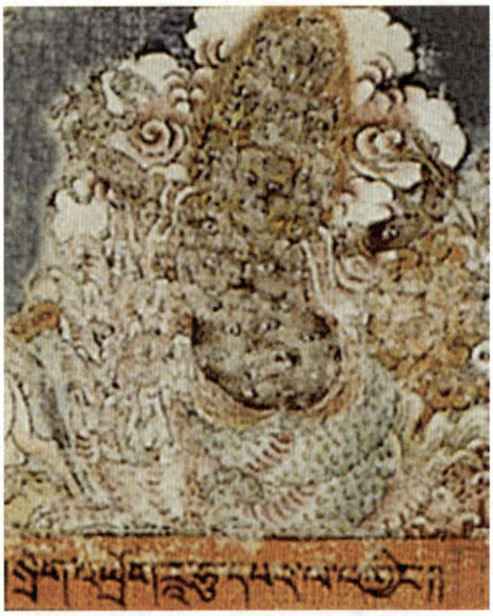

3　夺命神热胡贝拉

南方有罗睺热胡拉，肤色青黑，怒容可怖，下体为蛇身盘踡，头顶饰鸹头，右手拿蛇索，左手持弓箭，满身长满凶目，骑九头黑云摩羯，役使八部众魔。

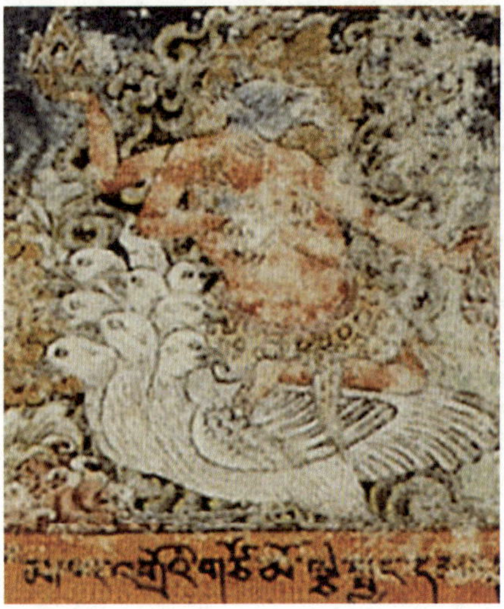

4　豺头红面空行母

西方有红面豺头首席空行母，面容盛怒，赤发纷乱，对敌降下病雨，赤身垂乳，上手拿盛血头盖骨，下两手中的右手拿咒器，左手拿神变绳、挥人头，骑九头鹫。她是所有坟地野鬼的女主人。

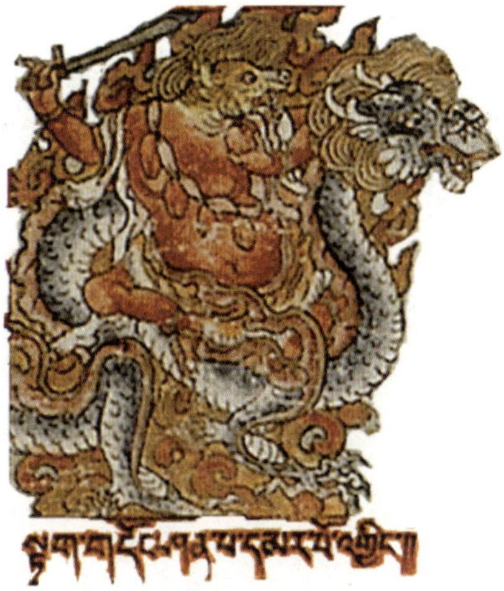

5　虎头红面屠夫

北方有夜叉虎头红面屠夫，肤色珊瑚红，面容盛怒，右手执燃烧的铜刀斩敌头颅，左手拿冒热气的敌人心、小肠，身戴人心念珠，骑青龙，无数与之同类的鬼神相随。此为三千世界地狱的主人。

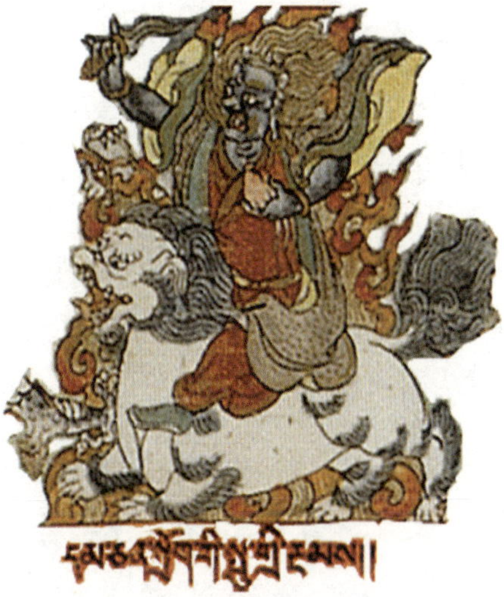

6　护法神生夺命利刀

东南方有护法神夺命利刀，肤色青黑，盛怒可怖，面似罗刹，威严凶狠，右手挥利刀，左手拿背盟者心肺，穿无袖黑长衫，戴骷髅珠，骑狮子。此为众生生命主宰者。

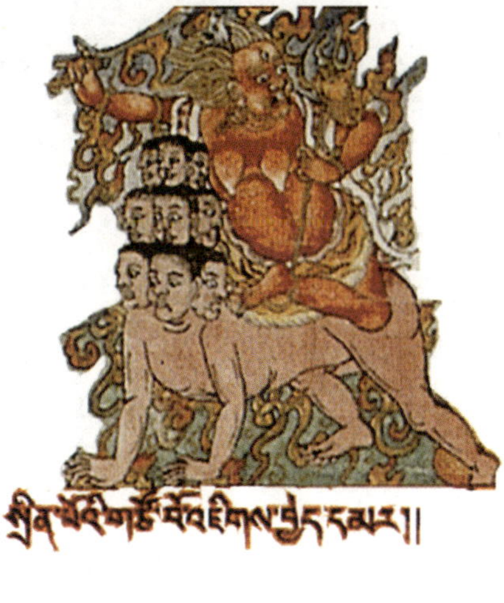

7　罗刹之首红面大威德

西南方有罗刹降敌大威德神，肤色黑红，盛怒可怖，一面二臂，下颌獠牙到达胸口，上颌獠牙长至额头，吃人尸铿锵作响，头为狼首，张口嚎叫，右手拿剑挥舞，左手拿三叉矛和人肠，身穿人皮，骑九头起尸，无数骷髅群舞簇拥。此为十方仇敌的刽子手。

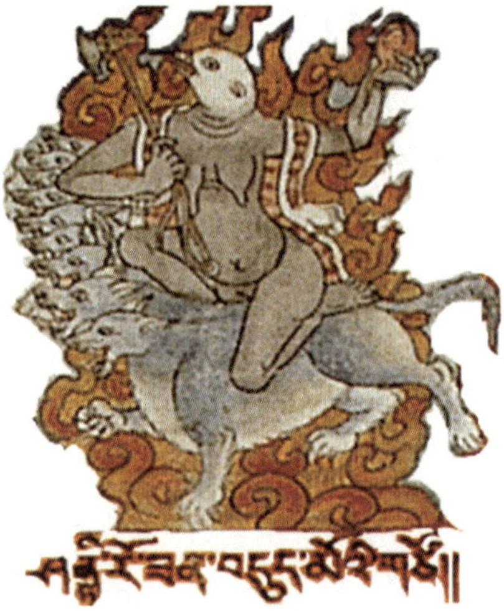

8　女魔之首食尸魔先狄

西北方有女魔之首食尸魔先狄，肤色烟灰，盛怒可怖，鸟头人身，獠牙赤目，赤发乱抖，乳头下垂，右手挥人肠和利斧，左手拿人心，骑九头豺狼，显吞噬怨敌之态。

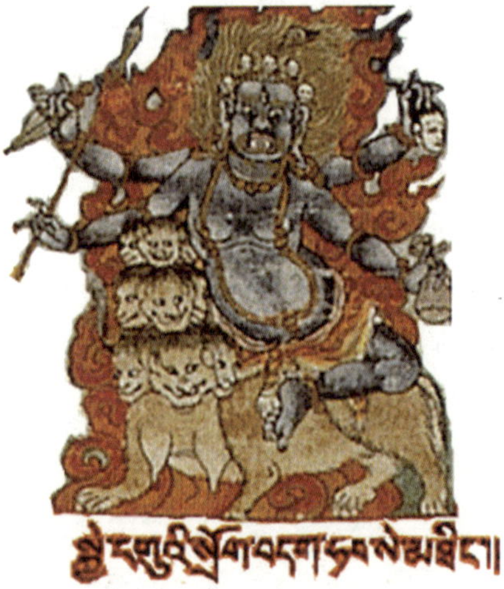

9　众生主宰赫色哈拉

东北方有生命主宰者毒魔赫色哈拉，肤色黑绿，盛怒可怖，一面四臂，首为凶恶鹞头，两手拿矛和盛毒皮袋，两手拿人头和铁橛，骑九头马熊。此为一切背盟徒的镇压者。

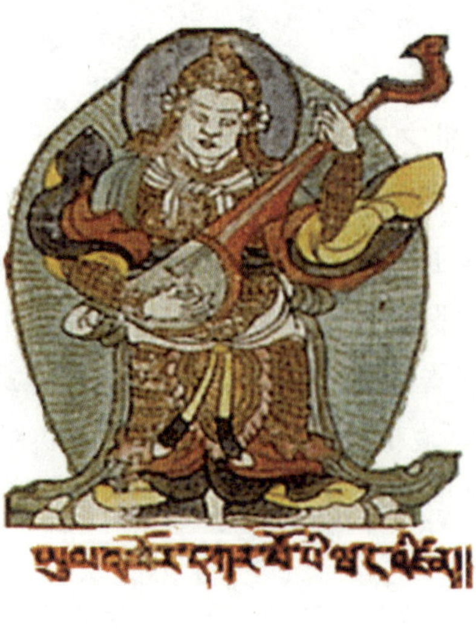

十七、《金刚长铠》所示护法四大天王和大夜叉

1　琵琶白面护国天王

此为佛教护法神中所说的守护东方的护国天王，肤色白中泛绿，手弹琵琶，温和慈祥，穿绸佩宝，光灿夺人，呈大力转动法轮之姿态，立在宝座象皮垫上。

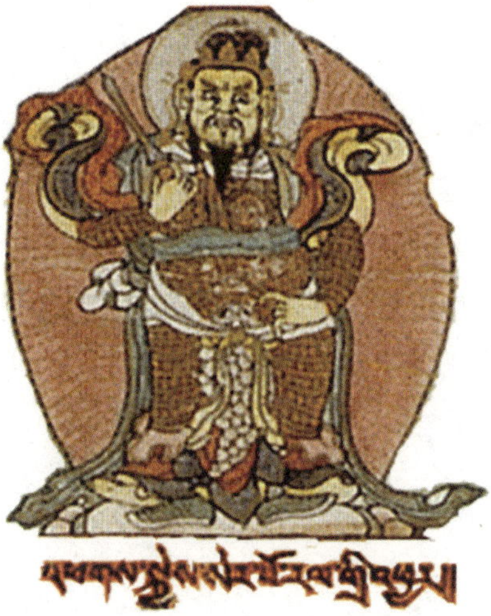

2　宝剑黄面增长天王

此为佛教护法神中所说的守护南方的增长天王，肤色黄中泛青，挥火焰宝剑，略显怒相，穿绸佩宝，英勇威武，光灿夺人，身披坚胄，头戴宝冠，呈大力转动法轮之姿态，立于宝座水牛皮垫上。

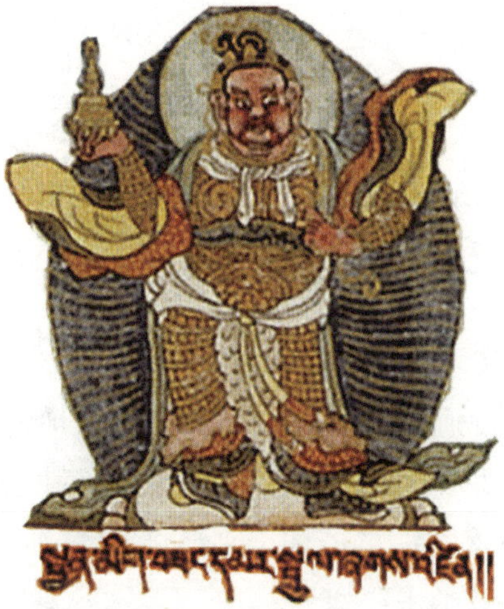

3　握蛇索红面广目天王

此为佛教护法神中所说的守护西方的广目天王，肤色赤红，笑容可掬，右手握蛇索，左手掌宝塔，目视宝塔，黄发燃烧，如昂头七蛇，身佩珍宝，英勇威严，光灿夺人，圆目大睁，身披宝胄，头戴如意宝冠，呈大力转动法轮之姿态，立在宝座龙垫上。

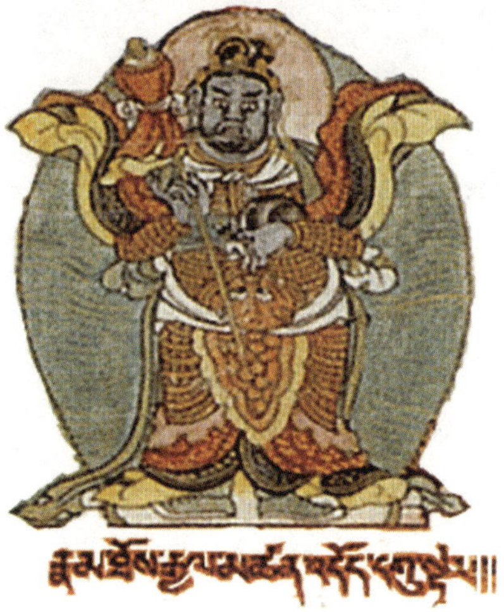

4　满足百欲的多闻天王

此为佛教护法神中所说的守护北方的多闻天王，肤色杏黄，右手拿镶有宝石的木棒和吐宝兽，左手拿宝瓶和宝河，佩戴珍宝，身穿宝胄，头戴宝冠，呈大力转动法轮之姿态，立在宝座狮皮垫上。

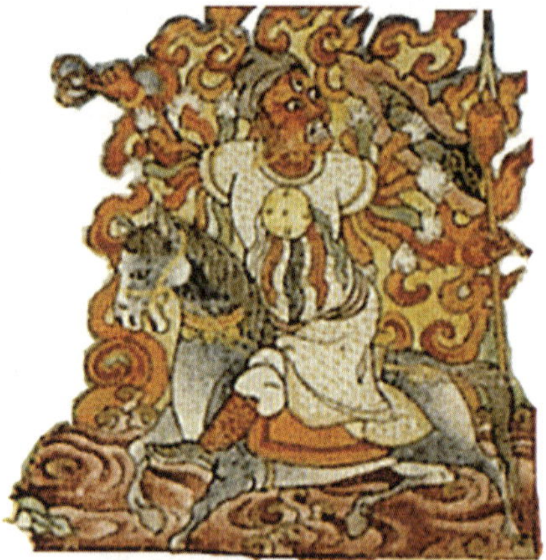

5 大夜叉央列拜尔

莲花骷髅鬘和苏、宿、奴、娘等密宗大师们授予饮血坛城灌顶，并立下亲近誓言，任命为释教护法的大药叉“央列拜尔”，是一位右手拿绳，左手持长矛，怒容可怖，骑宝马，神通广大的护法神。

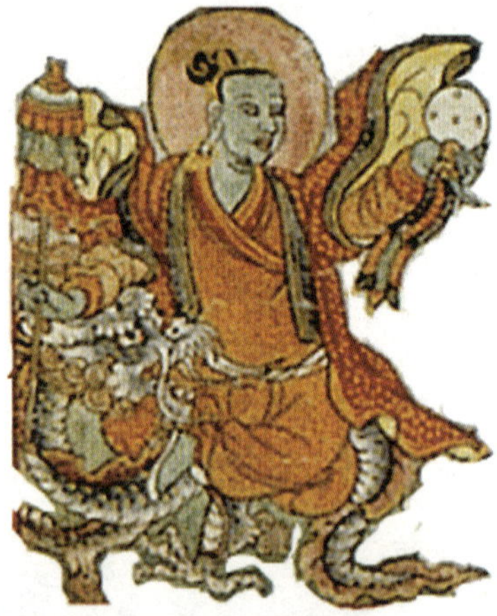

十八、《金刚长铠》所示永宁地母十二尊

1 骑青龙遍闻金刚地母

被莲花生大师任命后，立誓要守护藏地的智慧空行母，形如守誓天女，实际上则是胜乐金刚中四大女魔之一的遍闻金刚地母，骑一青龙，据说居住在纳木错湖。

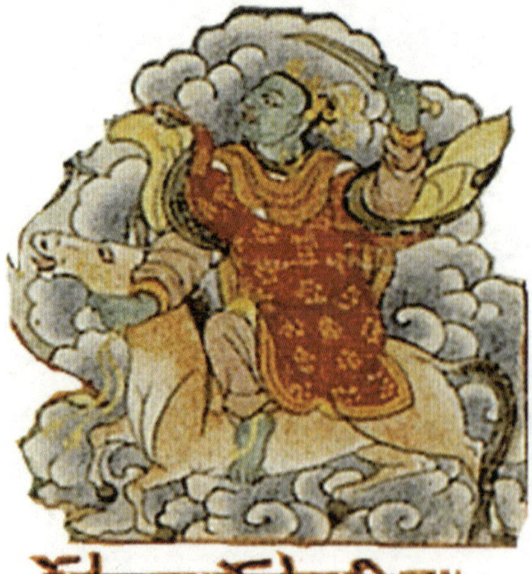

2 骑骡金刚页岩孚佑地母

被莲花生大师任命后，立誓要守护藏地的智慧空行母，形如守誓天女，实际上则是胜乐金刚中四大女魔之一的金刚页岩孚佑地母，骑一骡子，据说居住在角沃拉神山。

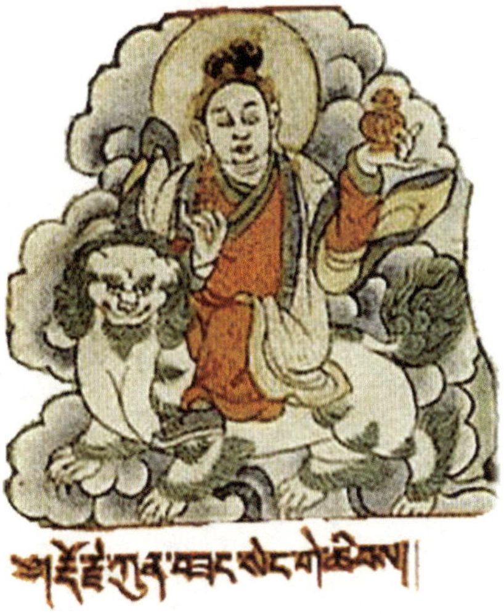

3 骑狮金刚普贤地母

被莲花生大师任命后，立誓要守护藏地的智慧空行母，形如守誓天女，实际上则是胜乐金刚中四大女魔之一的金刚普贤地母，骑一雄狮，据说居住在外雪山。

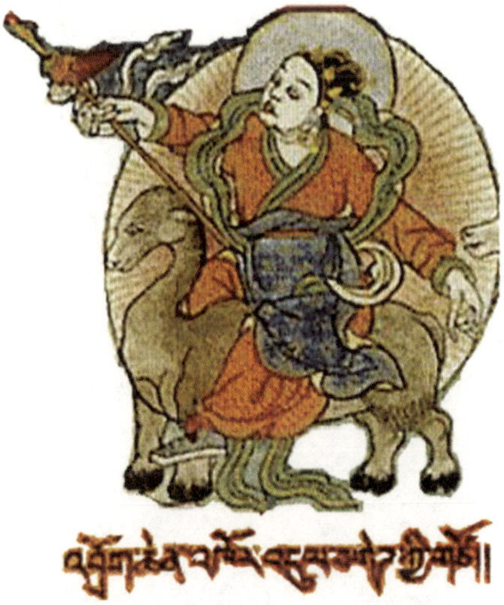

4 卓钦考日杜首魔地母

被莲花生大师任命后，立誓要守护藏地的智慧空行母，形如守誓天女，实际上则是胜乐金刚中四大女魔之一的金刚首魔地母，骑一大鹏，据说居住在羊卓雍措湖。

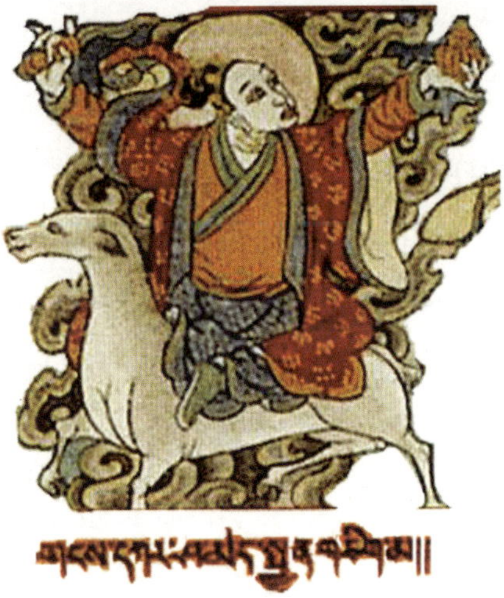

5 雪白无肉独眼地母

被莲花生大师任命后，立誓要守护藏地的智慧空行母，形如守誓天女，实际上则是胜乐金刚中四大女魔之中的四大药叉之一的雪白无肉独眼地母，骑一母鹿，据说居住在拉甫雪山。

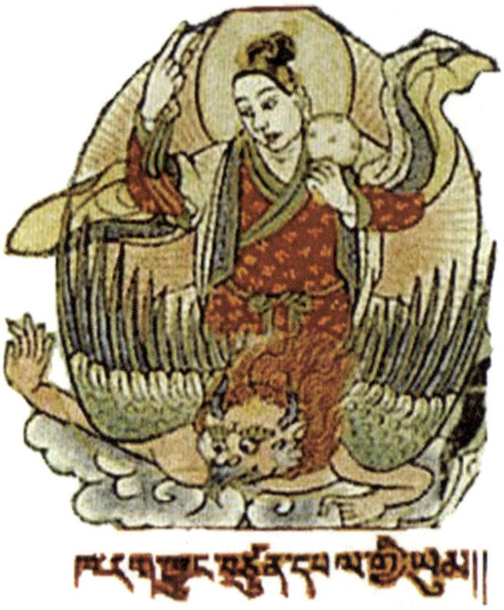

6　卡热琼宗金刚贤妃地母

被莲花生大师任命后，立誓要守护藏地的智慧空行母，形如守誓天女，实际上则是胜乐金刚中四大药叉之一的卡热琼宗金刚贤妃地母，骑一鹏鸟，据说居住在珠穆卡热地方。

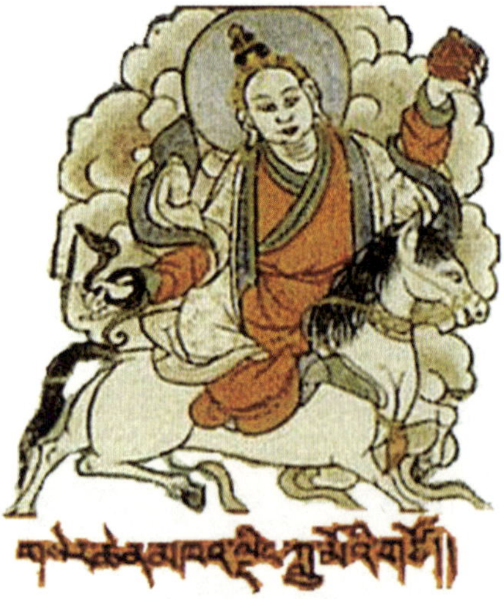

7　色钦飞天龙后地母

被莲花生大师任命后，立誓要守护藏地的智慧空行母，形如守誓天女，实际上则是胜乐金刚中四大药叉之一的色钦飞天龙后地母，或名白龙地母，据说居住在羌塘上部多玛外湖。

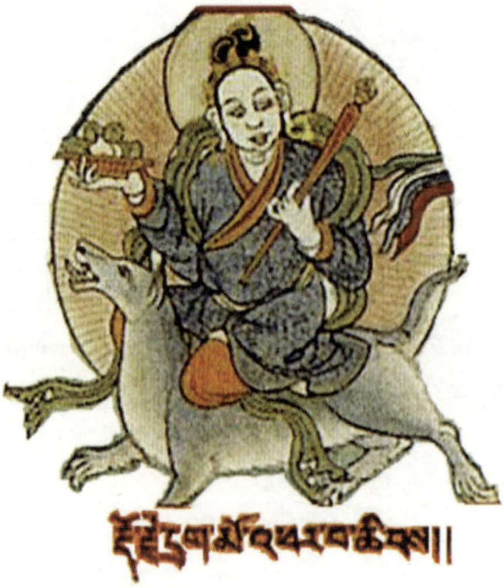

8　骑豺刚烈金刚地母

被莲花生大师任命后，立誓要守护藏地的智慧空行母，形如守誓天女，实际上则是胜乐金刚中四大药叉之一的刚烈金刚地母，骑一豺，据说居住在玛卿雪山。

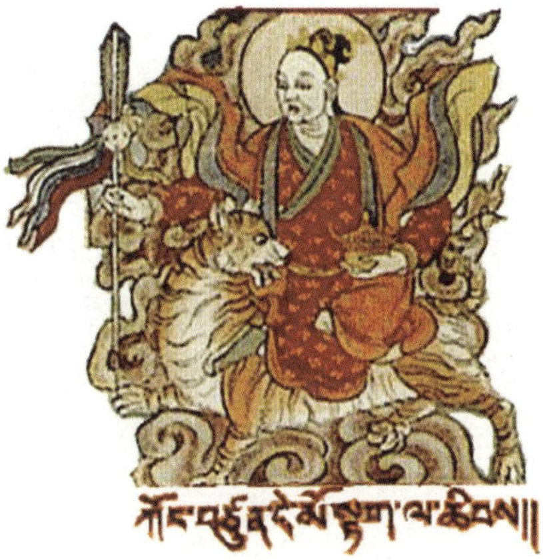

9　骑虎贡宗德莫藏地佑地母

被莲花生大师任命后，立誓要守护藏地的智慧空行母，形如守誓天女，实际上则是胜乐金刚中四大海龙女之一的贡宗德莫藏地佑地母，骑一猛虎，据说居住在工布地区的智那东。

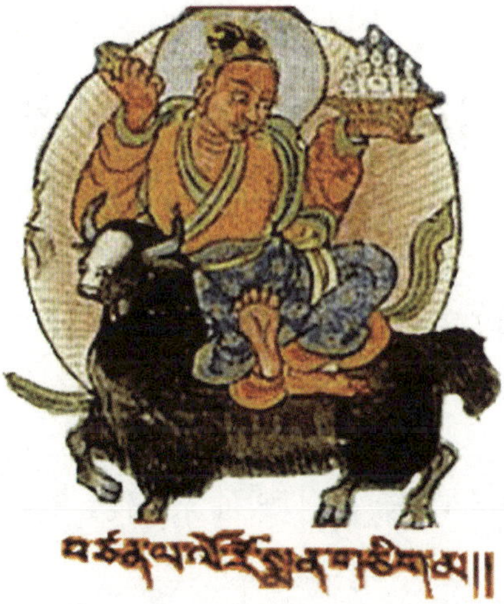

10　赞拉洛茹唯一济世地母

被莲花生大师任命后，立誓要守护藏地的智慧空行母，形如守誓天女，实际上则是胜乐金刚中四大海龙女之一的赞拉洛茹唯一济世地母，骑一牦牛，据说居住在艾尼洛茹山顶。

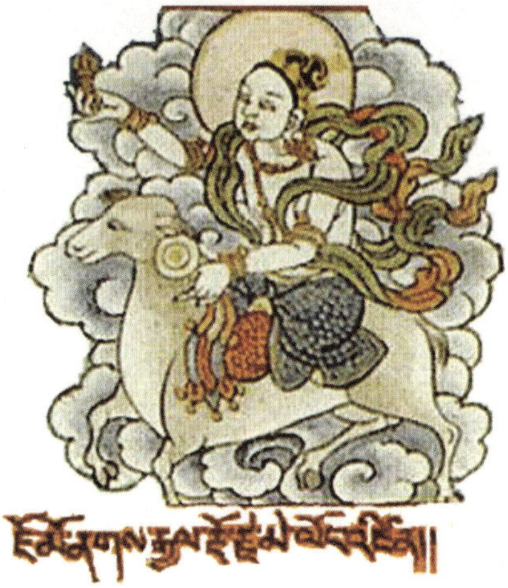

11　珠穆那结金刚持镜地母

被莲花生大师任命后，立誓要守护藏地的智慧空行母，形如守誓天女，实际上则是胜乐金刚中四大海龙女之一的珠穆那结金刚持镜地母，骑一母羊，据说居住在雅鲁藏布江上游的珠穆那结地方。

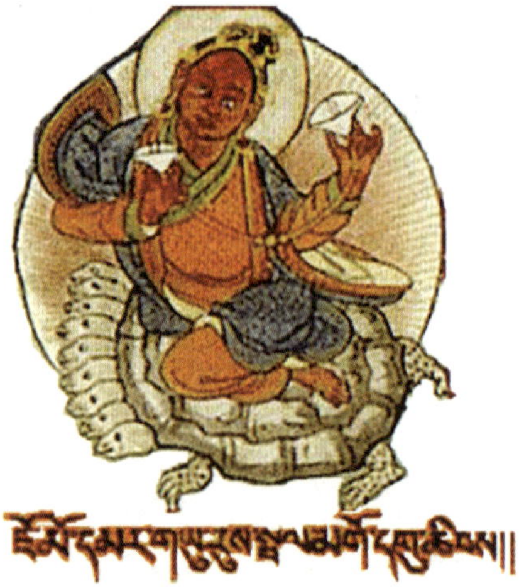

12 骑九头龟珠穆红松石地母

被莲花生大师任命后，立誓要守护藏地的智慧空行母，形如守誓天女，实际上则是胜乐金刚中四大海龙女之一的珠穆红松石地母，骑一九头龟，据说居住在珠穆红松石山。

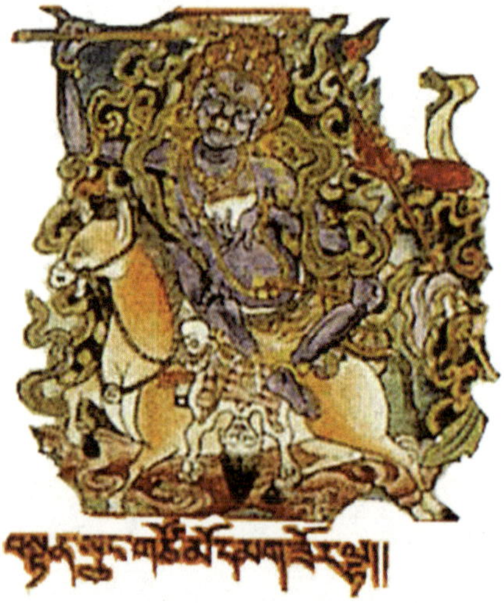

十九、医学唐卡等的两位新护法神

1 护教主母咒敌神

立于翻滚的血海中央，骑一骡驹，肤色青黑，一面二臂，右手挥金刚杵，左手端盛满血的头盖骨，龇牙咧嘴，三只眼红赤怒视，戴人头冠冕，披全人皮，众女魔罗刹簇拥。

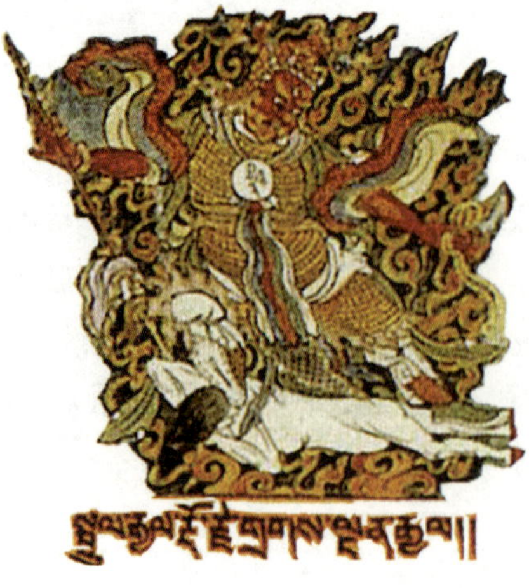

2 化身王盛誉金刚

立誓守护佛教的佛化身——誉满金刚王，右手握矛，左手拿索，全身黑红，三只眼怒目而视，心口有白色“什”字，右足屈，左足伸，立在燃烧的劫火炬当中。

根本部

图一 "达那斗" 药城

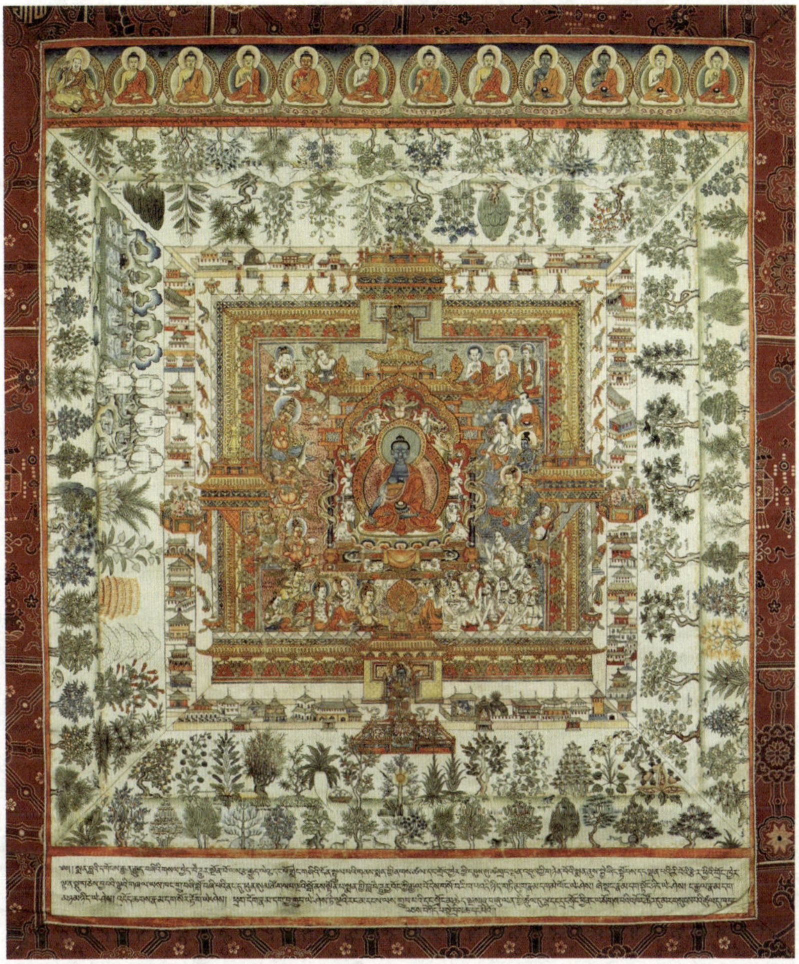

圣人居所"达那斗"药城由5种珍宝建成，中央蓝琉璃宝座上端坐着世尊药师佛蓝琉璃光王；城南有座山名叫"频陀耶"，具有太阳威力，生长着石榴、荜拨等治疗寒证的药物；城北有座山称雪山，具有月亮威力，生长着檀香、冰片等治疗热证的药物；城东有座山称芳香山，生长着诃子林，能治一切疾病；城西有座山称"玛拉雅"山，生长着六良药（竹黄、红花、丁香、肉豆蔻、草果、小豆蔻）。药师佛有四大徒众——众生之主"涅日巴"等天神徒众、恒知之子等圣人徒众、祖师梵天等外道徒众和大圣文殊等内道徒众等弟子次第围坐。

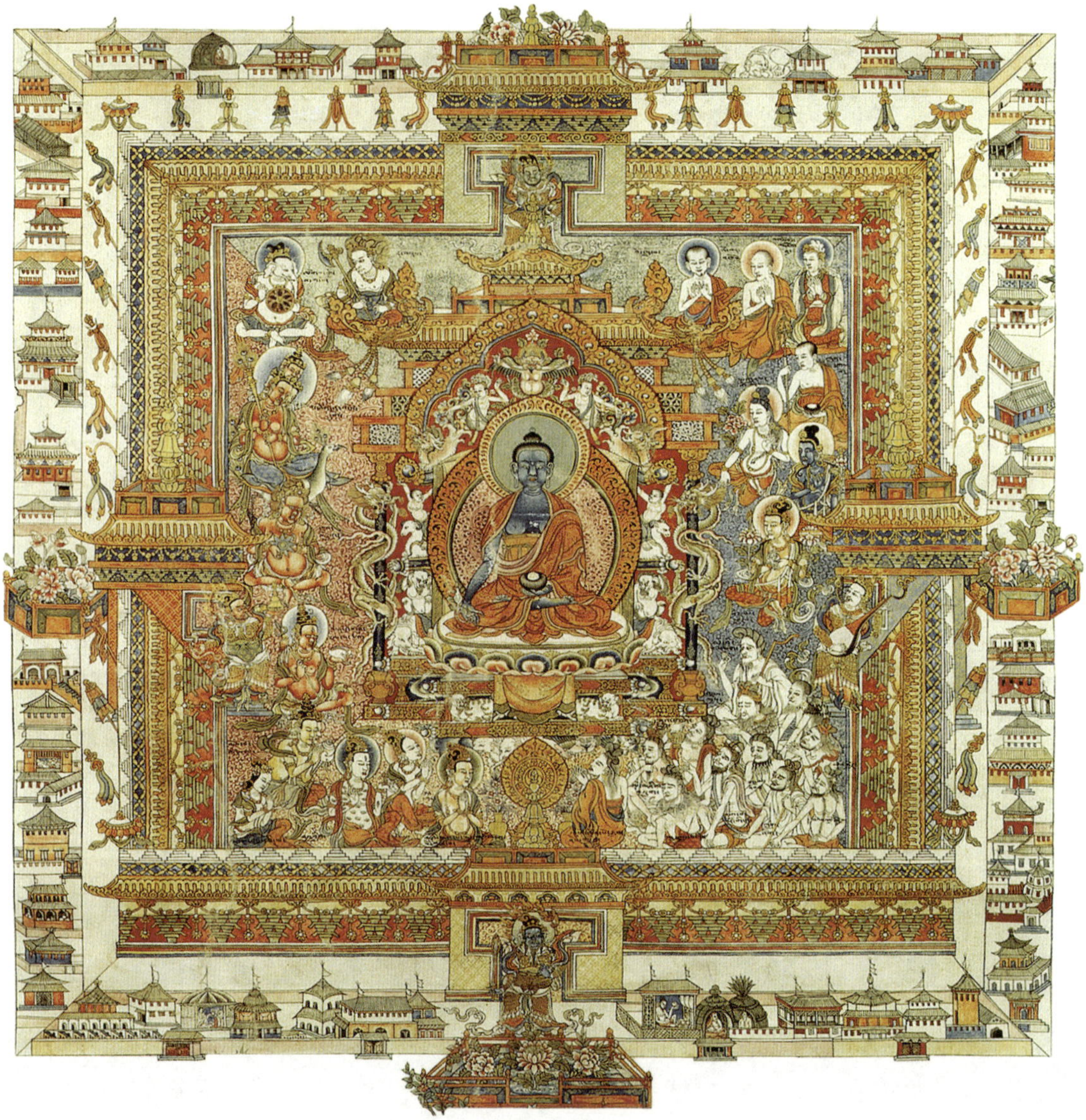

第一章 序 言

一、“达那斗”药城

“达那斗”药城中有以5种珍宝建成的无量宫，中央蓝琉璃宝座上端坐着世尊药师佛蓝琉璃光王。无量宫内镶嵌有各种珍宝药，这些珍宝药可治疗404种疾病，热证凉治，寒证热治；可灭除八万鬼魔作祟；可使人们心想事成、万事如意。

二、四大徒众

1 天神徒众

药师佛被天神、圣人、外道、内道四大徒众簇拥，其中天神徒系有神医众生之主“涅日巴”、神医娄宿、天王帝释、甘露天女等众弟子围坐一起。药师佛讲的只是佛道医学，但各派系弟子却领悟为各自佛祖所传的医学，天神徒众领悟为《“苯巴”续医》并守持之。

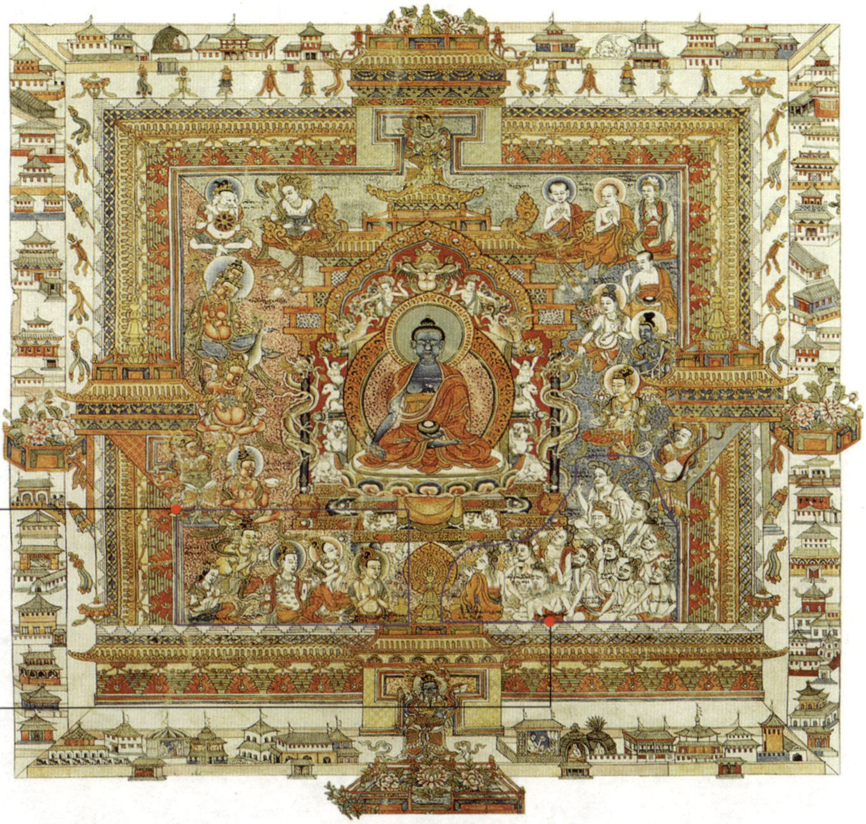

2 圣人徒众

药师佛被天神、圣人、外道、内道四大徒众簇拥，其中圣人徒众有大圣“均协吉吾”（恒知之子）、“美云久”（大圣入火）、“木曲争”（大圣持边山）、“卓哇钧勾吾”（护众生之子）、“肖卓吉”（犁行生）、“乃索吉”（井宿生）等众弟子围坐一起。佛讲的只是佛道医学，但各派系弟子却领悟为各自佛祖所传的医学，圣人徒众领悟为《“扎拉嘎”八部医续》并守持之。

3 外道徒众

药师佛被天神、圣人、外道、内道四大徒众簇拥，其中外道徒众有外道祖师梵天、“马哈代哇什热巴尖”（螺髻大天）、“恰木久”（遍入天）、“云奴党周”（六面童子）等外道众弟子围坐一起。佛讲的只是佛道医学，但各派系弟子却领悟为各自佛祖所传的医学，外道徒众领悟为《自在天“那布”医续》并守持之。

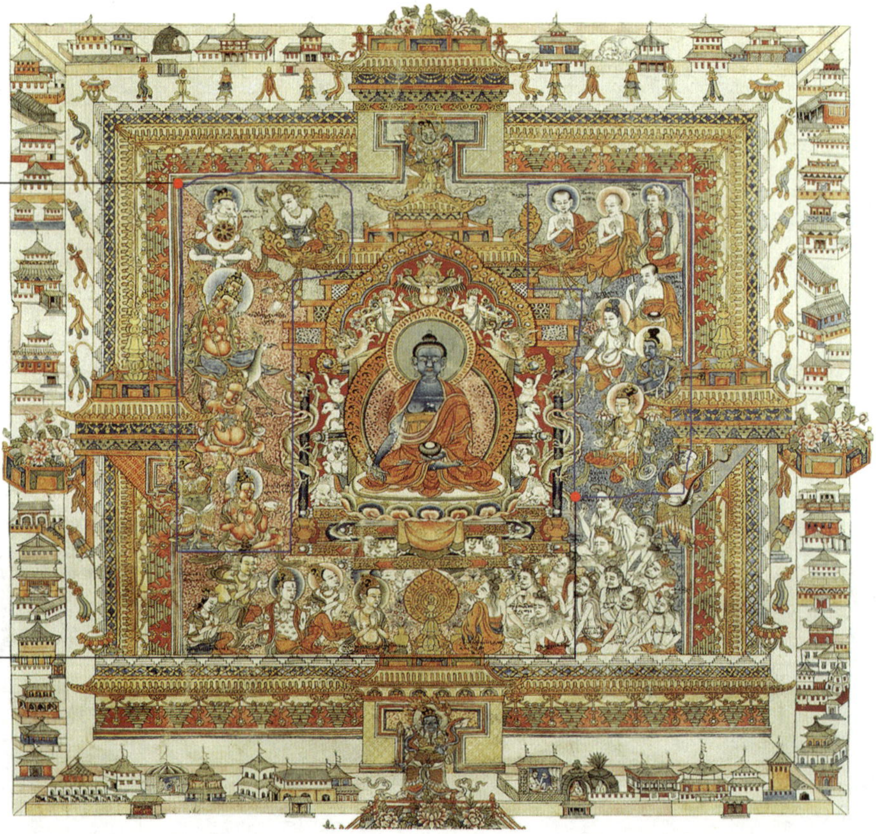

4 内道徒众

药师佛被天神、圣人、外道、内道等四大徒众簇拥，其中内道徒众有大圣文殊、观世音自在、金刚手菩萨、阿难陀尊、“措协云奴”（耆婆）等内道众弟子围坐一起。佛讲的只是佛道医学，但各派系弟子却立足于各自佛祖所传的医学，内道徒众领悟为《密宗事部三怙主医续》（即佛教续部）并守持之。

三、四座山

1 频陀耶山

药城南面有座山称频陀耶山，具有太阳威力，生长着石榴、胡椒、荜拨、小米辣等可治寒证，药味辛、酸、咸，药性热、锐的药林，其根、干、枝、叶、花及果实气味芳香、形状美观、赏心悦目，芳香所及之地不生寒性疾病。

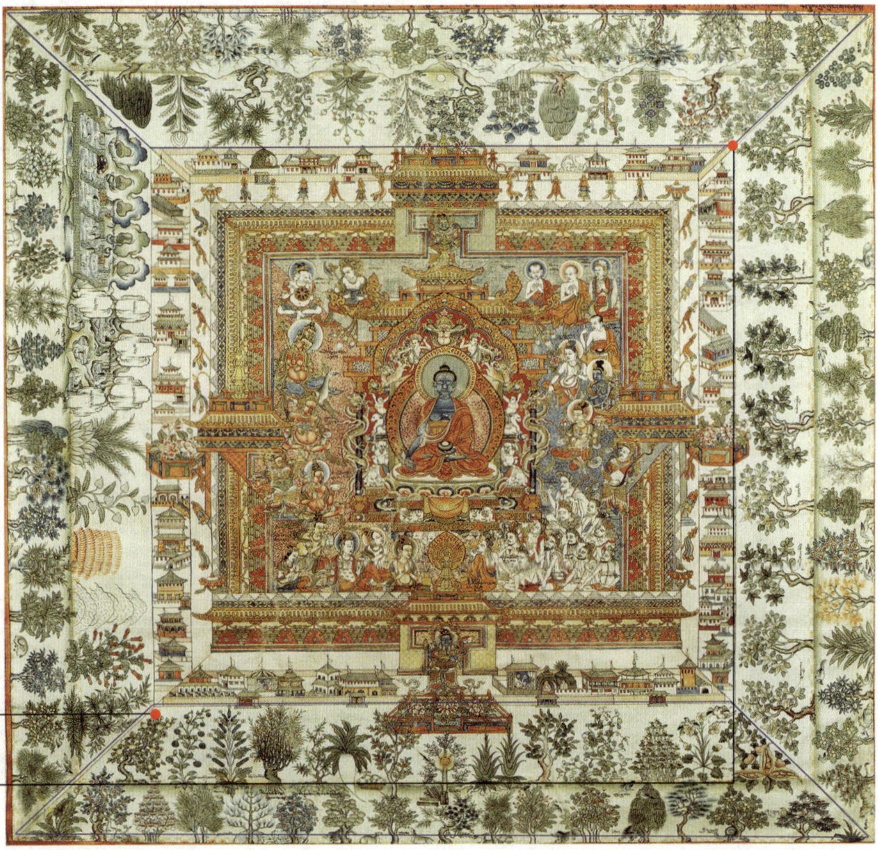

2 雪山

药城北面有座山称雪山，具有月亮威力，生长着檀香、冰片、沉香、山豆根等可治热证，药味苦、甘、涩，药性凉、钝的药林，其根、干、枝、叶、花及果实气味芳香，形状美观、赏心悦目，芳香所及之地不生热性疾病。

3 芳香山

药城东面有座山称芳香山，生长着诃子林，其根治骨病，干治肌肉病，枝治筋脉病，皮治皮肤病，叶治六腑病，花治官窍病，果实治五脏病。树梢结有五种诃子果，具有六味、八性、三化味、十七效，可治疗一切疾病，气味芳香，形状美观，赏心悦目，芳香所及之地不生 404 种疾病。

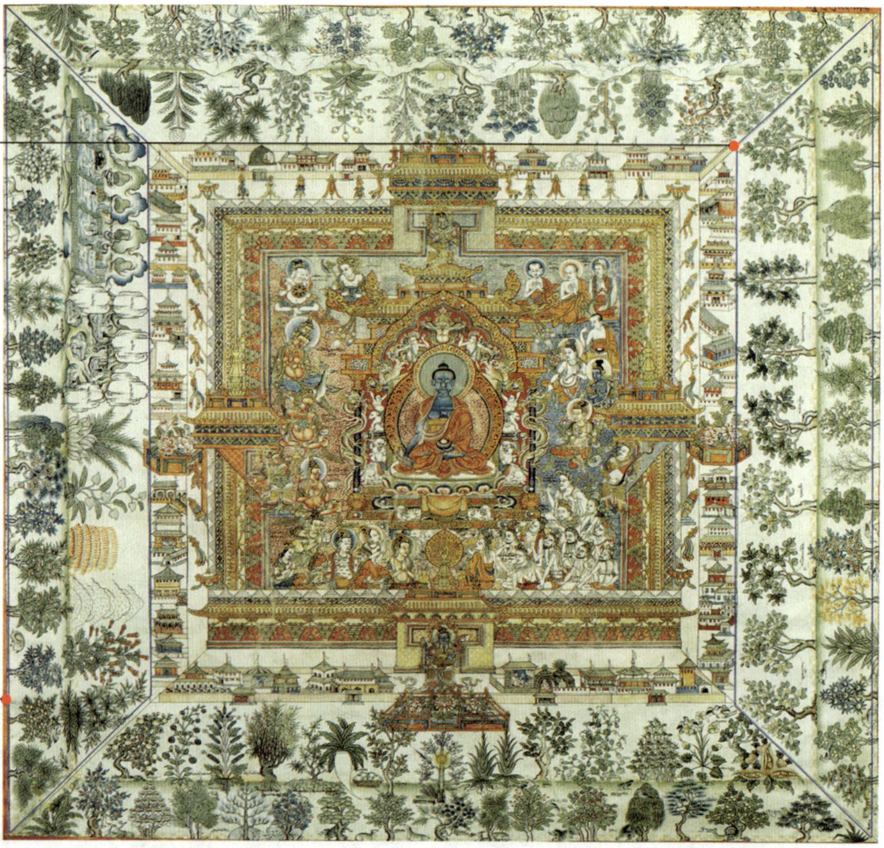

4 “玛拉雅”山

药城西面有座山称“玛拉雅”山，产有六良药，有平息一切疾病的五种寒水石药、五种岩精药、五种药水、五种温泉。到处有长满红花的平川和丘陵，芳香弥漫。所有山岩盛产石类药和盐类药，药林树梢上孔雀、共命鸟、鹦鹉等婉转鸣叫，树下大象、熊、麝等身有良药的动物栖息，漫山无药不产、无药不全。

图二 生理病理

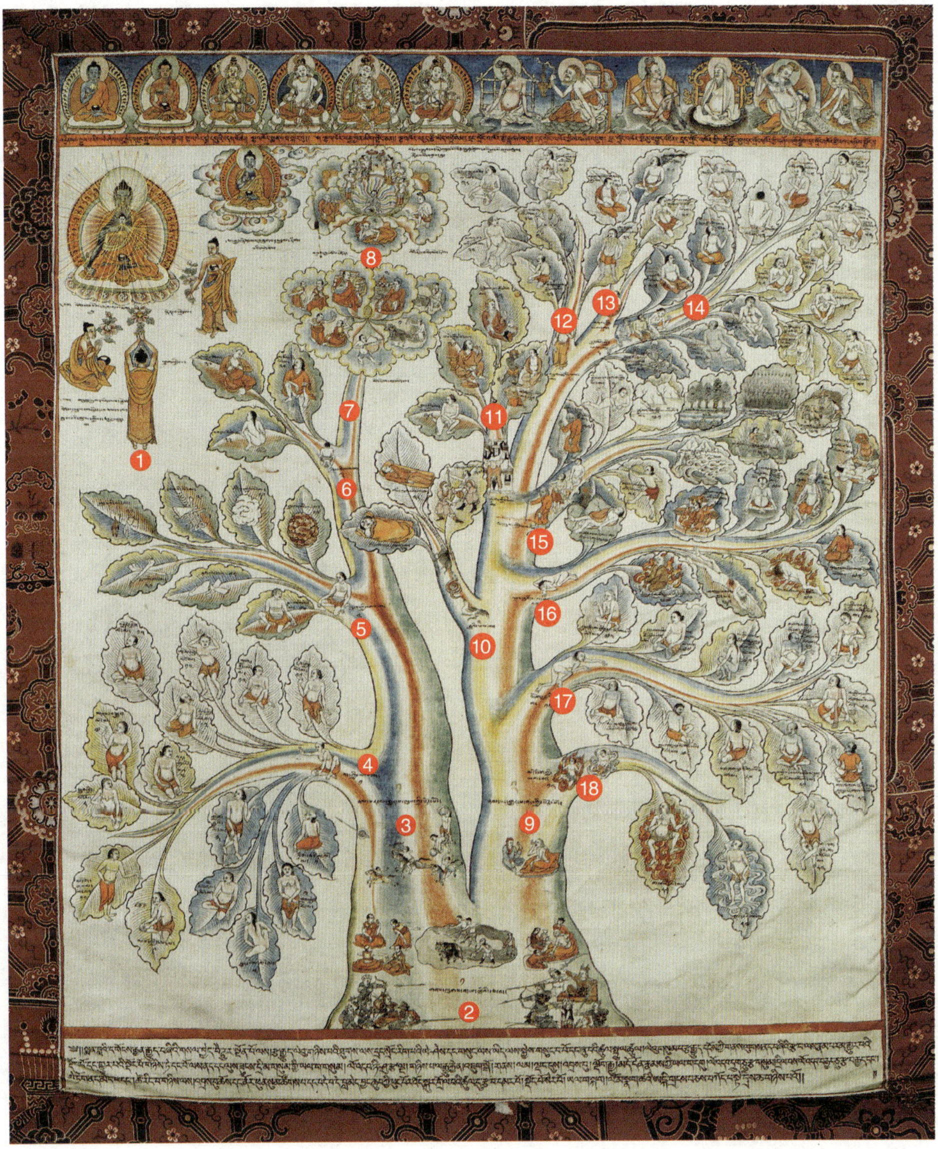

从人体树根长出生理和病理 2 树干。生理干有 3 枝 25 叶、病理干有 9 枝 63 叶。由于三邪各自的本质和性相不同，隆色呈青，赤巴色呈黄，培根色呈白，二合和聚合所呈颜色为所合物所示之色。

1. 佛祖化身和请教《根本部》；2. 人体根；3. 生理干；4. 生理枝；5. 精华物质枝；6. 秽物枝；7. 花；8. 果实；9. 病理树干；10. 内因枝；11. 外因枝；12. 病入途径枝；13. 病位枝；14. 运行通道枝；15. 发病时间枝；16. 后果枝；17. 逆转枝；18. 总义枝。

第二章 引 论

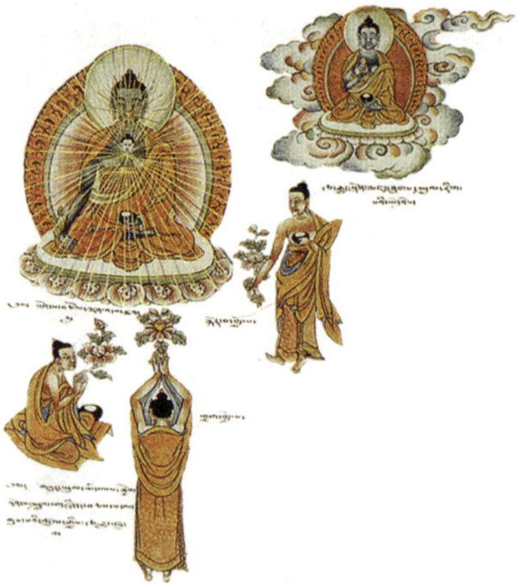

①

佛祖化身和请教《根本部》

从佛祖薄伽梵的心与舌放射出千百万道彩光普照十方，消除众生心语方面的罪孽之后，又从心、舌分别幻化出明智圣人和意生圣人，继而意生圣人恭敬地向佛祖膜拜和礼绕一周，开始请教《根本部》内容。

第三章 生理病理

一、人体根

②

隆、赤巴、培根保持自己的常量处于平衡，谓之形态未变，是潜在的致病因素，一旦发生增、损、紊乱，谓之形态已变（病变），便成为疾病。同一因素，有不同的表现形式，正如水有液态和冰状那样。

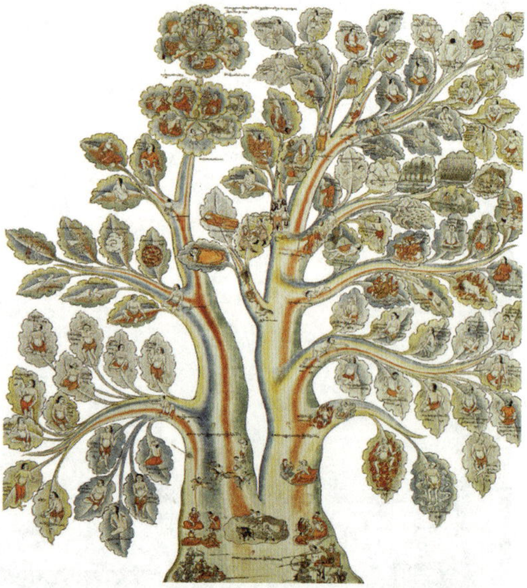

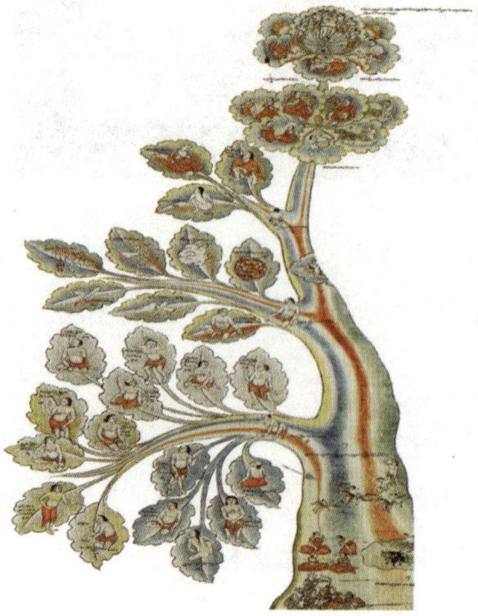

③

1 生理树干

隆、赤巴、培根三基因、七精华物质和三秽物都相对安于自己的常量，不发生增、损、紊乱等现象，正常发挥各自的本性或法相相同的功能，不受制于他因者，称之为形态未变，属于生理范畴，对人体有益。

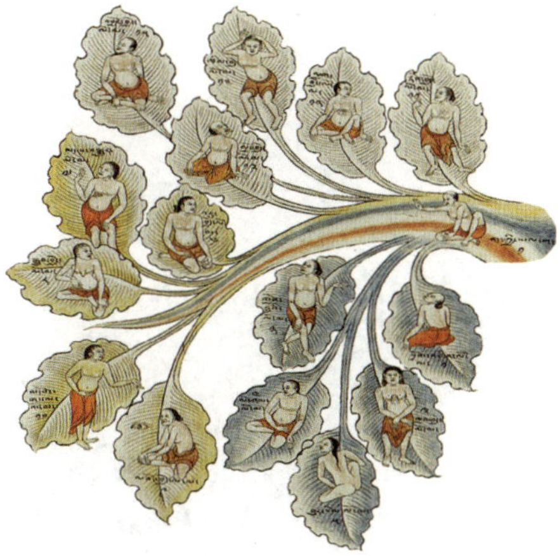

1.1 生理枝

伴火隆、能消赤巴和能糜培根等 15 种分支作害物，在未发生增、损、紊乱等变化之时，正常发挥自己的功能，虽为潜在的致病因素，但对人体起着有益作用，不能认为是一种疾病。

1.1.1 维命隆叶

维命隆是一种以居位和功能而命名的分支隆，主居于大脑、白脉部位，运行于咽喉和胸腔，主司吞咽饮食、呼吸、吐唾液、明智、增强记忆。

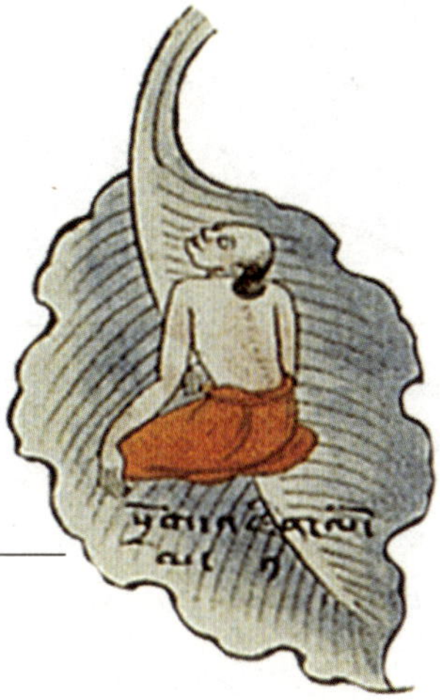

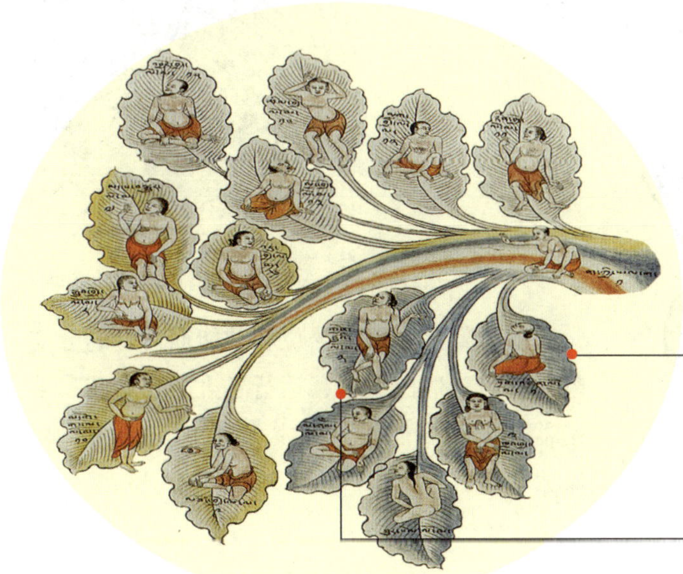

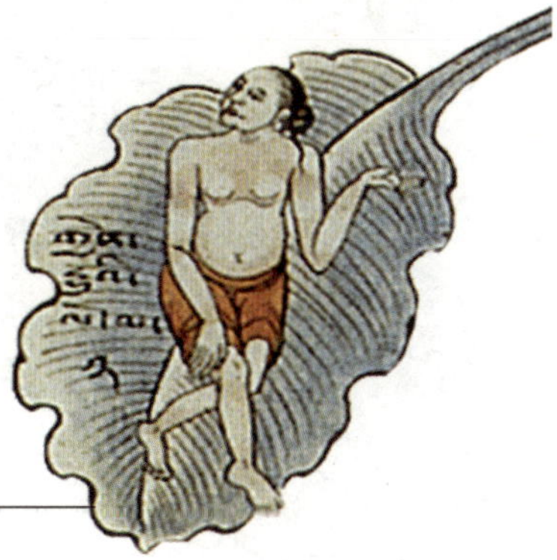

1.1.2 上行隆叶

上行隆是一种以居位和功能而命名的分支隆，主居于胸腔，运行于鼻腔、舌、喉头等部位，主司发音、增强体力和精气、激发勤奋、清明意识。

1.1.3 遍布隆叶

遍布隆是一种以居位和功能而命名的分支隆，主居于心脏，遍布全身，主司手足的举止伸屈、口目开合。

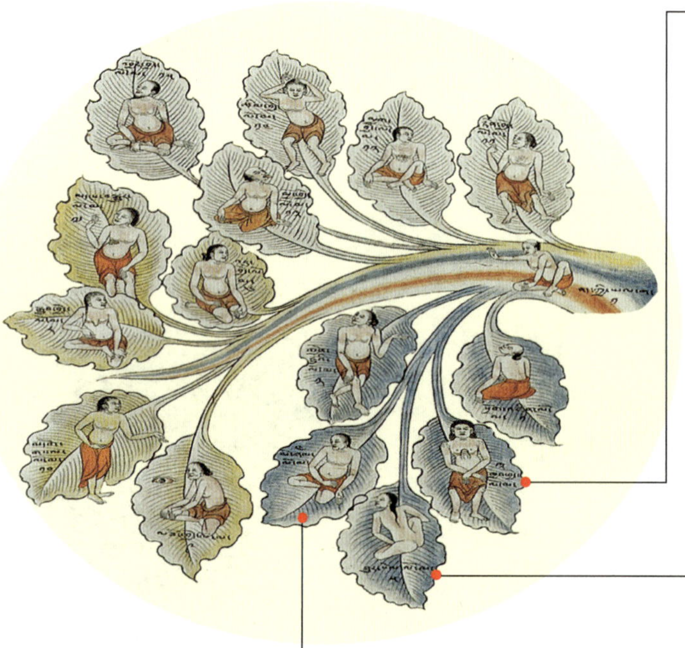

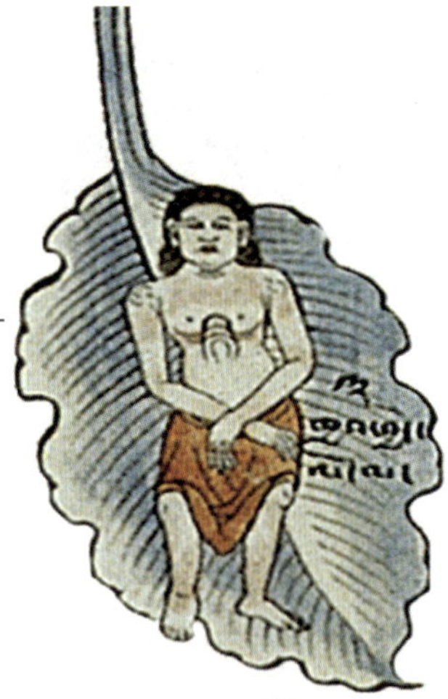

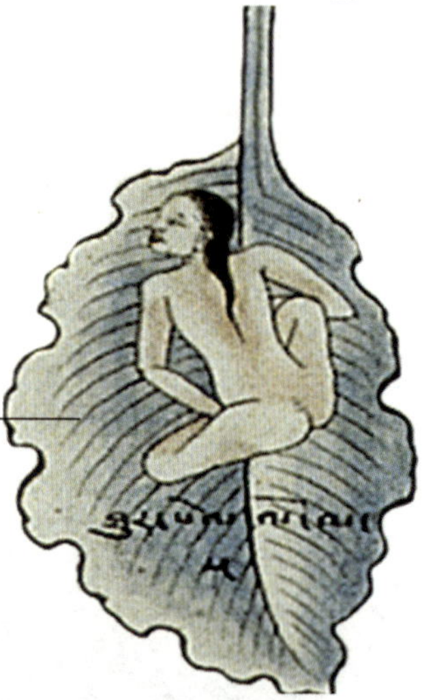

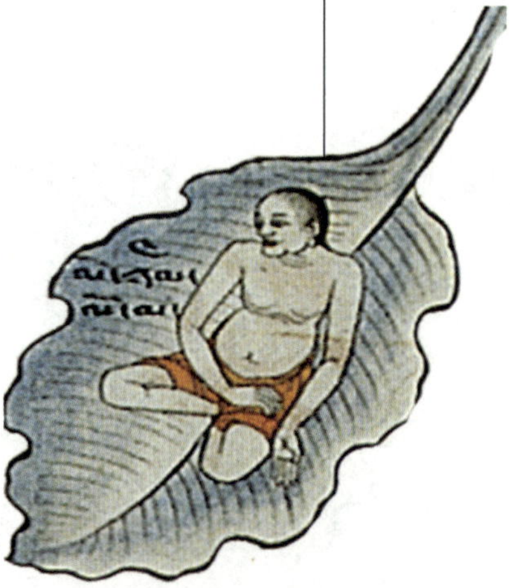

1.1.5 下泄隆叶

下泄隆是一种以居位和功能而命名的分支隆，主居于肛门部位，运行于大肠、膀胱、生殖器及大腿内侧等处，主司排控精液、经血、屎尿等。

1.1.4 伴火隆叶

伴火隆是一种以居位和功能而命名的分支隆，主居于胃脘，与胃火、能消赤巴一起运行于各脏腑，主司消化食物，分解清浊，促进十所害物质——食糜、肌肉、血液等的化生成熟。

1.1.6 能消赤巴叶

能消赤巴是一种以居位和功能而命名的分支赤巴，主居于消化和未消化之间的部位，即小肠上端，主司消化食物，与伴火隆一起分解精华与糟粕，增生体热，特别是有协助增强变色赤巴等其余 4 个分支赤巴的作用。

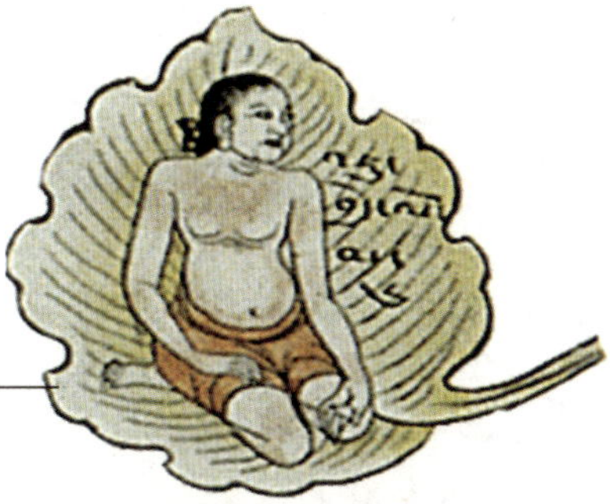

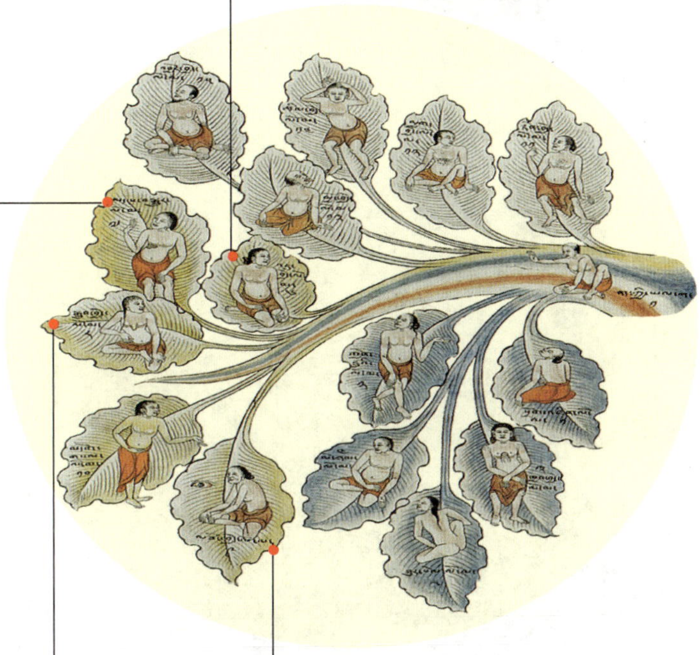

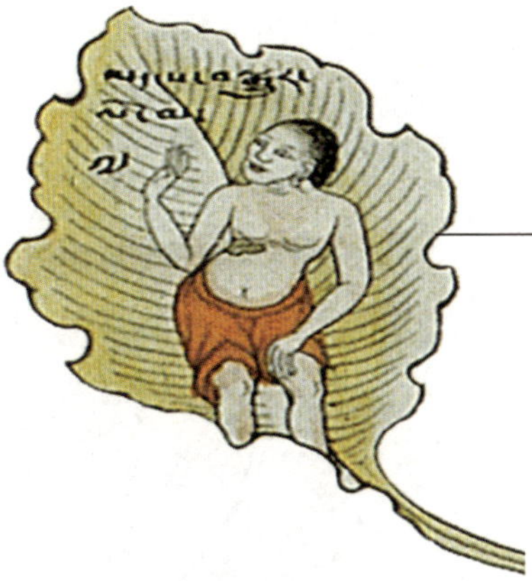

1.1.7 变色赤巴叶

变色赤巴是一种以功能命名的分支赤巴，主居于肝脏，主司食糜生化的血液颜色等各精华物质颜色。

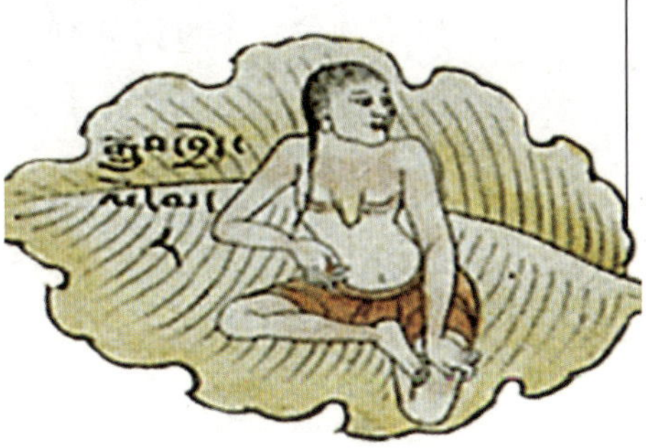

1.1.8 能作赤巴叶

能作赤巴是一种以功能命名的分支赤巴，主居于心脏，主司心识聪颖，增长勇气，有助善于取舍的智慧，实现愿望的作用。

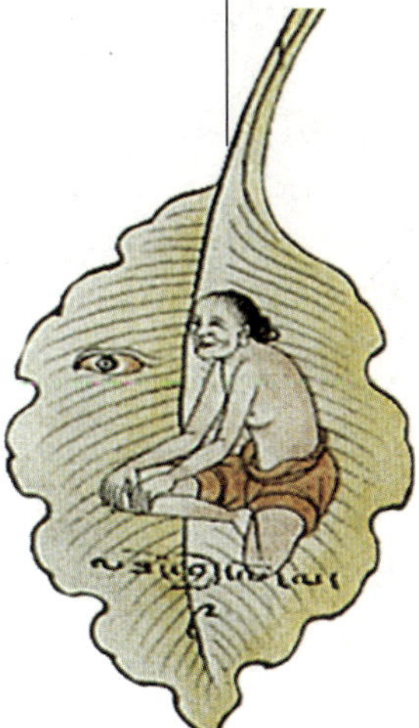

1.1.9 能视赤巴叶

能视赤巴是一种以功能命名的分支赤巴，主居于目，主司识别外界具体实物颜色及形状等。

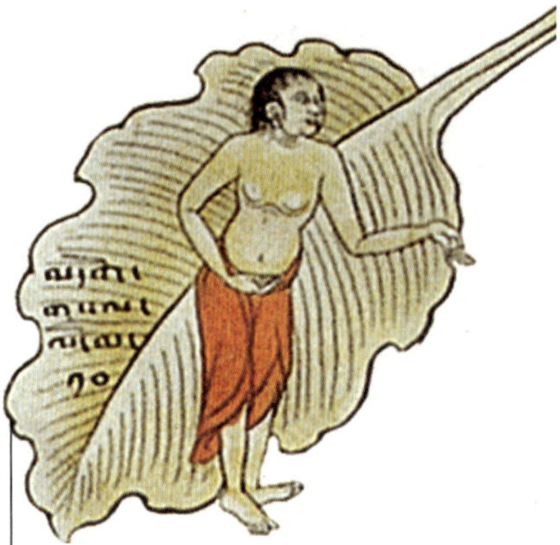

1.1.10 明色赤巴叶

明色赤巴是一种以功能命名的分支赤巴，主居于具有七层的皮肤部位，主司皮肤颜色鲜亮、光滑。

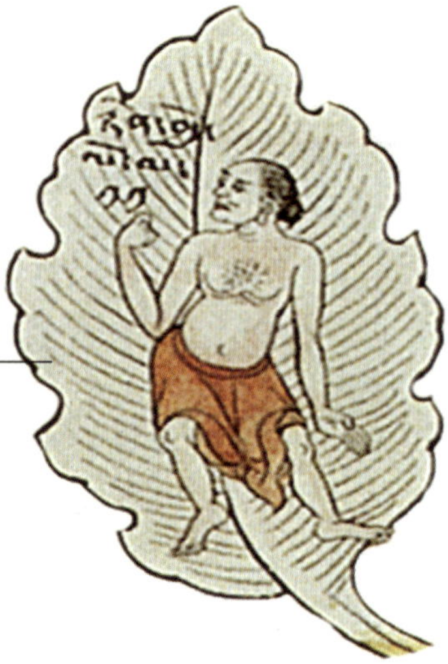

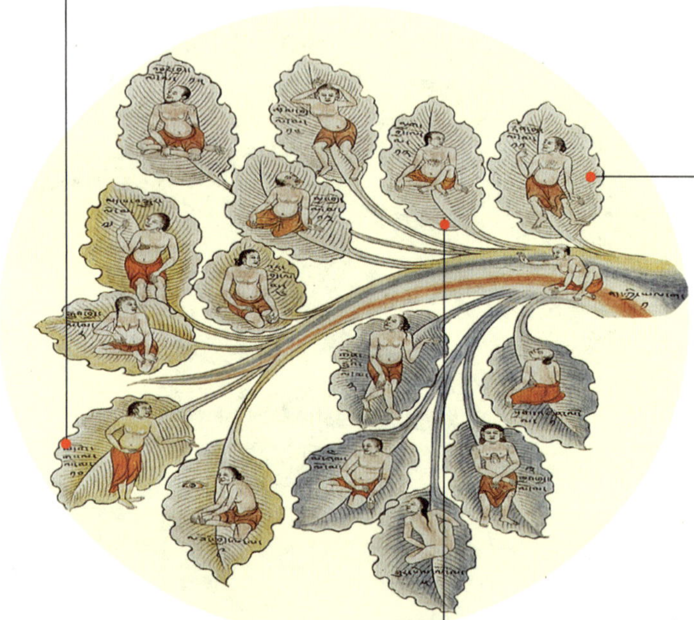

1.1.11 能依培根叶

能依培根是一种以功能命名的分支培根，主居于前身胸腔部位，功能是作能糜培根等其余4个分支培根的依所，特别是行使与水相同的润湿功能。

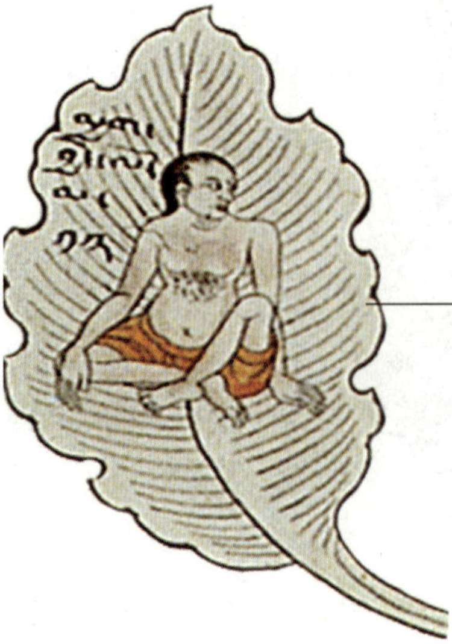

1.1.12 能糜培根叶

能糜培根是一种以功能命名的分支培根，主居于胃上部食物尚未消化的部位，主司磨碎腐熟入胃的饮食。

1.1.13 能尝培根叶

能尝培根是一种以功能命名的分支培根，主居于舌，主司辨别六味饮食。

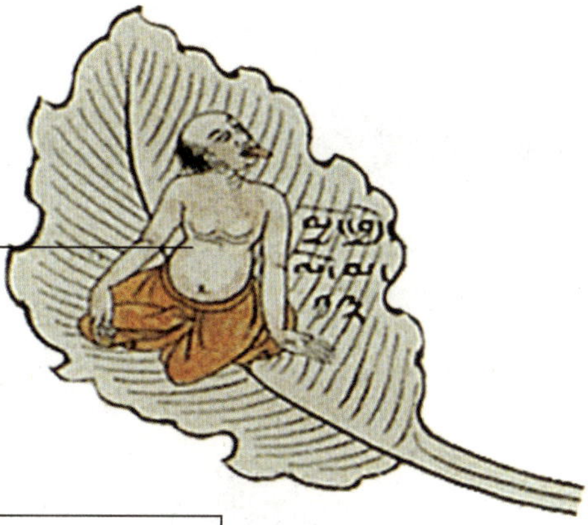

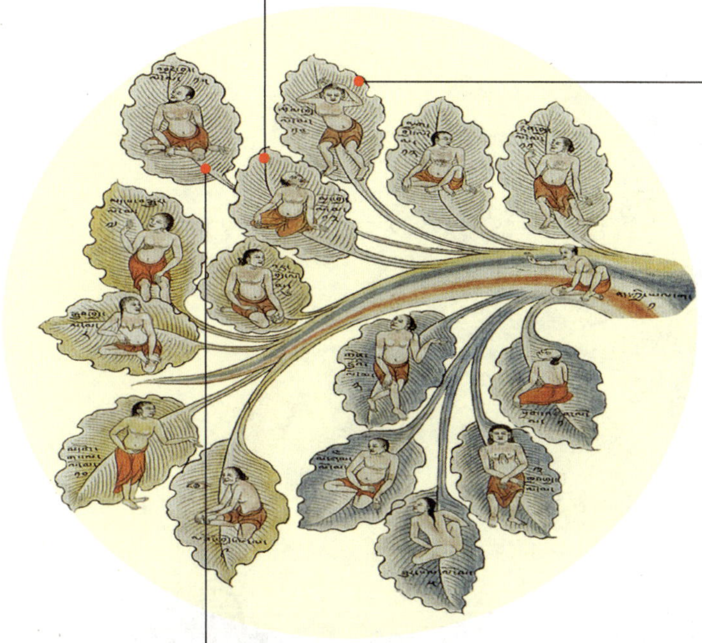

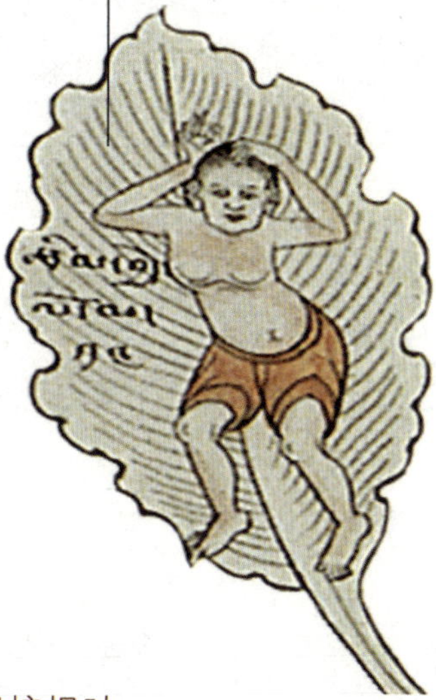

1.1.14 能足培根叶

能足培根是一种以功能命名的分支培根，主居于大脑，行使增强感觉器官的功能，使享用境蕴等产生知足感。

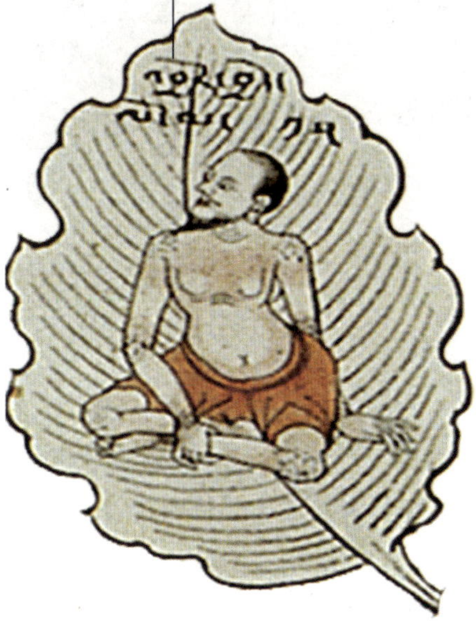

1.1.15 能合培根叶

能合培根是一种以功能命名的分支培根，主居于关节，主司连接关节，伸屈四肢活动。

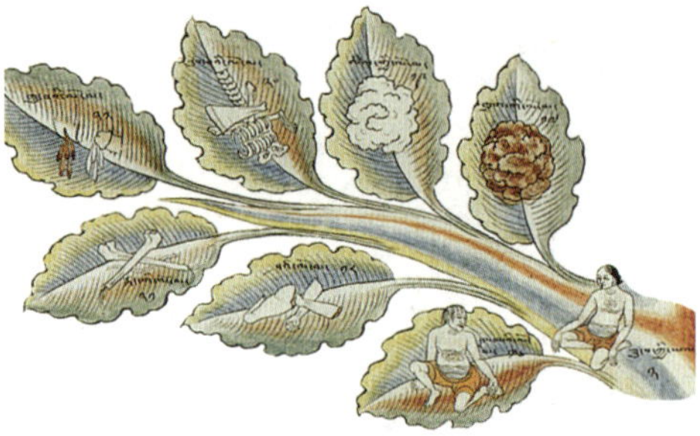

5

1.2 精华物质枝

饮食入胃后分解成精华和糟粕两类，精华生成血液，血液生成肌肉，肌肉生成脂肪，脂肪生成骨骼，骨骼生成骨髓，骨髓生成精液，其周期需 7 昼夜。

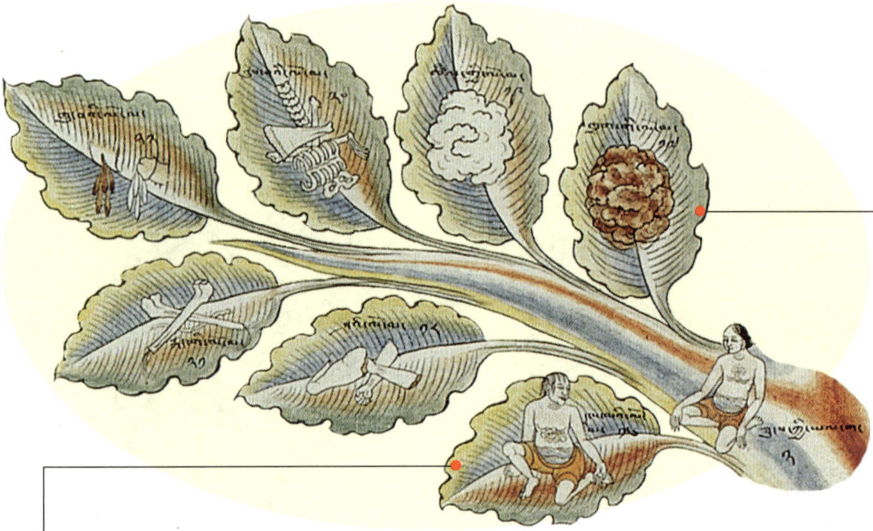

1.2.2 血液叶

饮食精华进入肝脏，由变色赤巴变为红色液体后，依靠主居于心脏的遍布隆的能量，使心窍有节律地开合，把精华源源不断地输入所有血管，成为湿润和维持生命的主要物质，称之为血液，正常量为本人手的 7 捧。

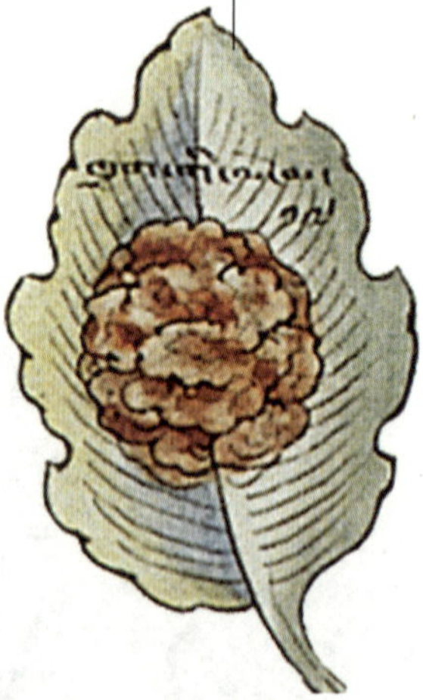

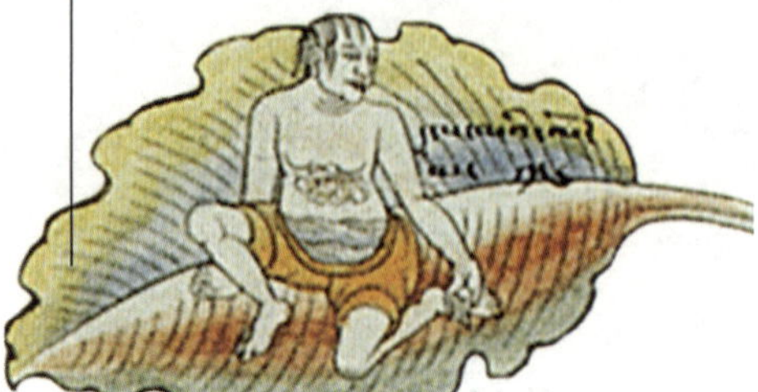

1.2.1 饮食精华叶

饮用的饮食由能糜培根弄糊，由能消赤巴消化，再由伴火隆分解清浊，清者便生成为血液、肌肉等各精华物质，正常量为本人手的 9 捧。

1.2.3 肌肉叶

血液被分解为清浊两物，其清物生成为肌肉，像墙泥覆盖人体内外，正常量为本人手的500握，女人乳房组织和臀肌比男子量多。

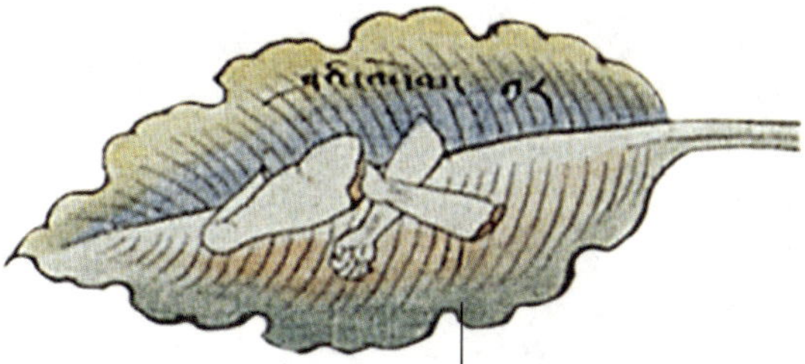

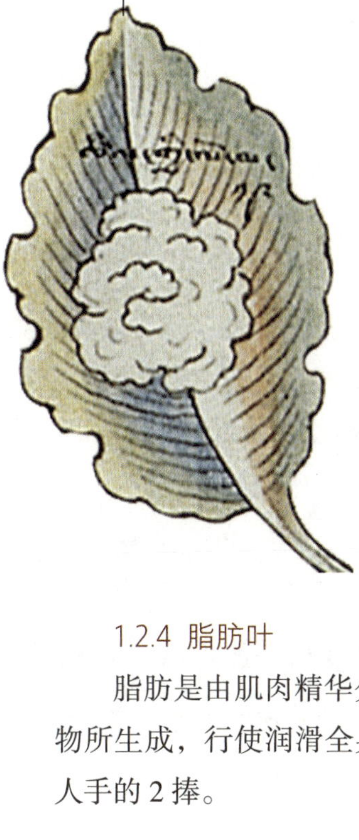

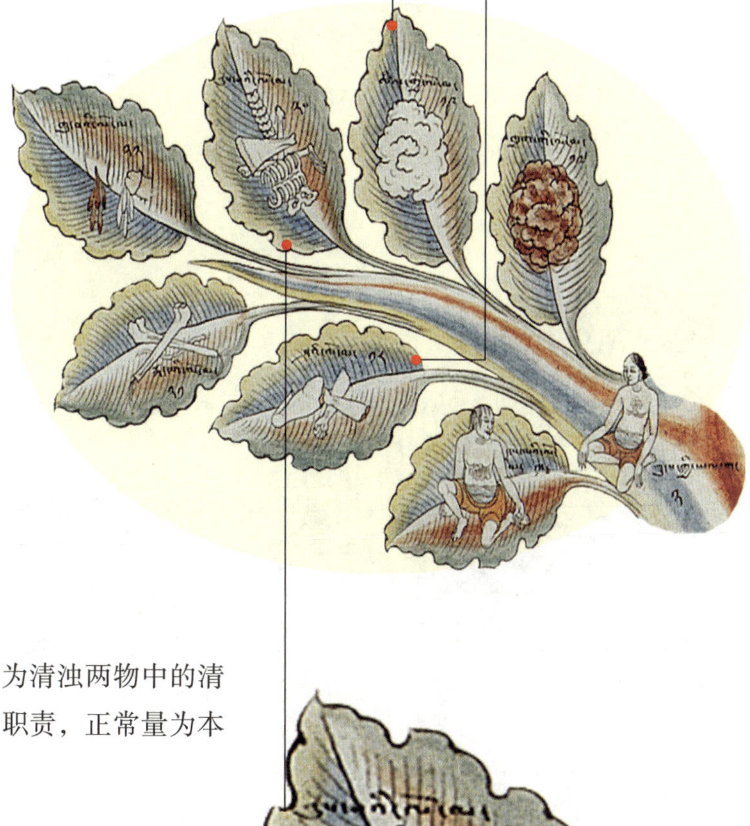

1.2.4 脂肪叶

脂肪是由肌肉精华分解为清浊两物中的清物所生成，行使润滑全身的职责，正常量为本人手的2捧。

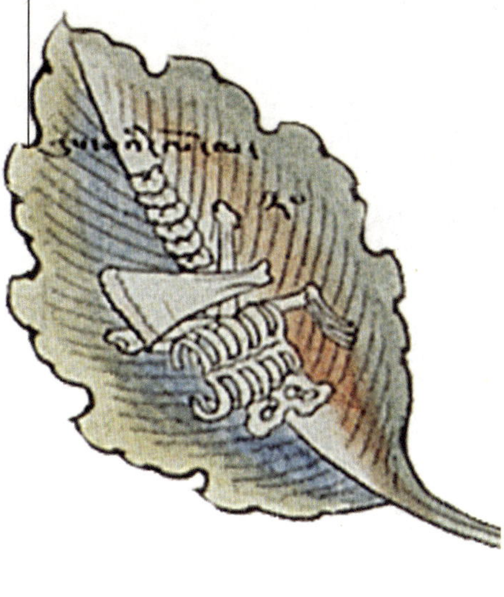

1.2.5 骨骼叶

脂肪的清物生成骨骼，骨骼性质坚硬而白，支撑人体，保护脏腑，是人体的主要支撑物，骨骼有360块。

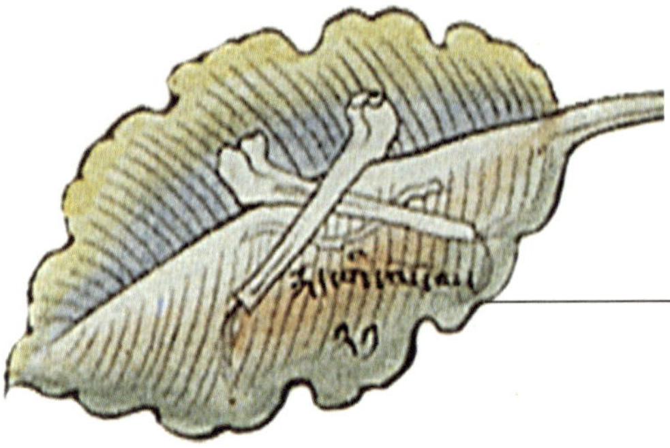

1.2.6 髓叶

骨髓由骨骼的清物生成，存在于肱骨、股骨、肋骨等所有骨腔之中，成为养分，正常量为本人手的1捧。

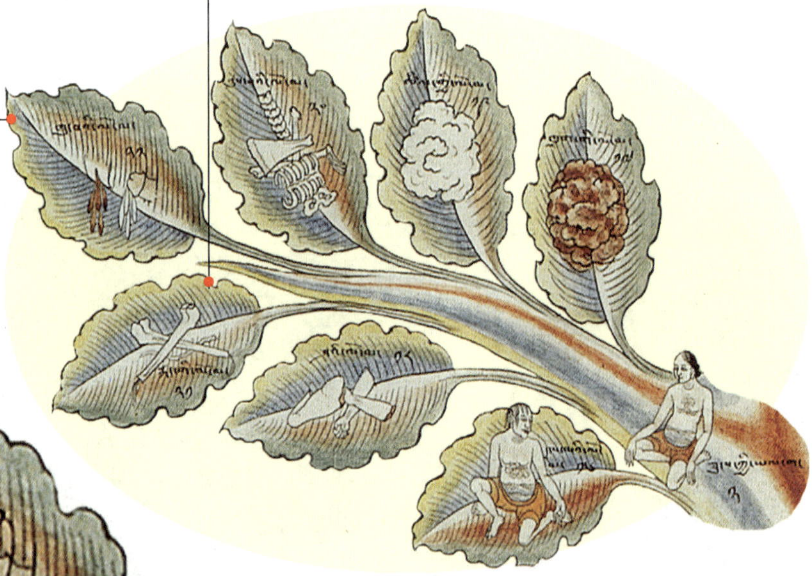

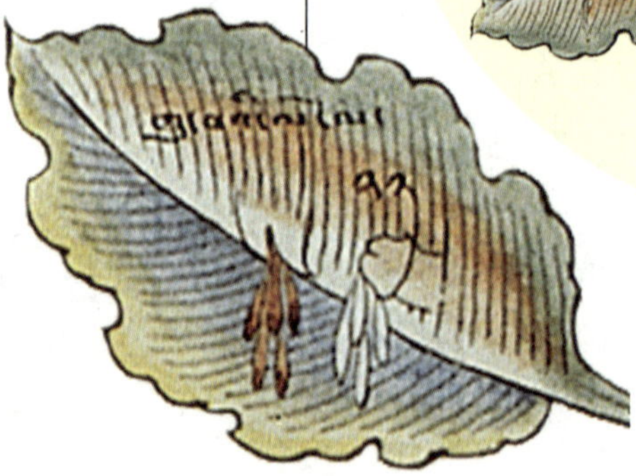

1.2.7 精液叶

精液由髓的清物生成，是滋生全身精气和维持生命的助手。其特点为妇女的经血如紫草茸汁或兔子鲜血样，男子的精液色白、质重、味甘。

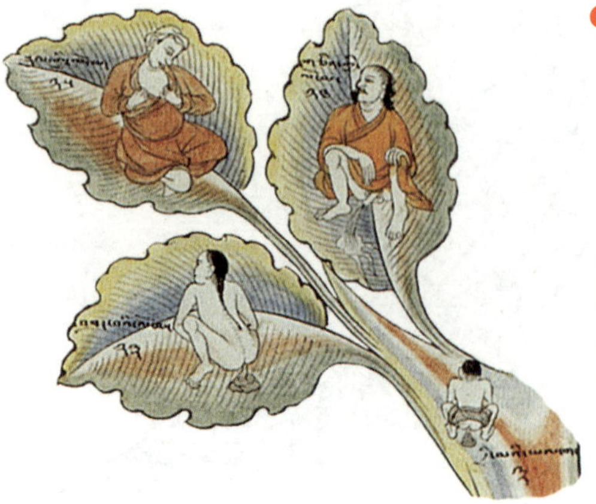

1.3 秽物枝

入胃的饮食被分解为清浊两物，其中的浊物即为秽物，秽物有屎、尿和汗液3种，它们是人体七精华物质最后生成的3种主要秽物。

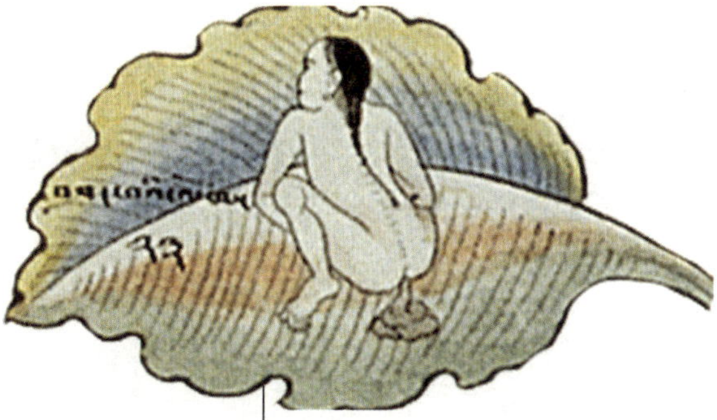

1.3.1 屎叶

入胃的饮食在三胃火的糜腐、消化、分解下变为清浊两物，其浊物落入肠内，其中黏稠的部分就是屎，正常量为本人手的 7 捧。

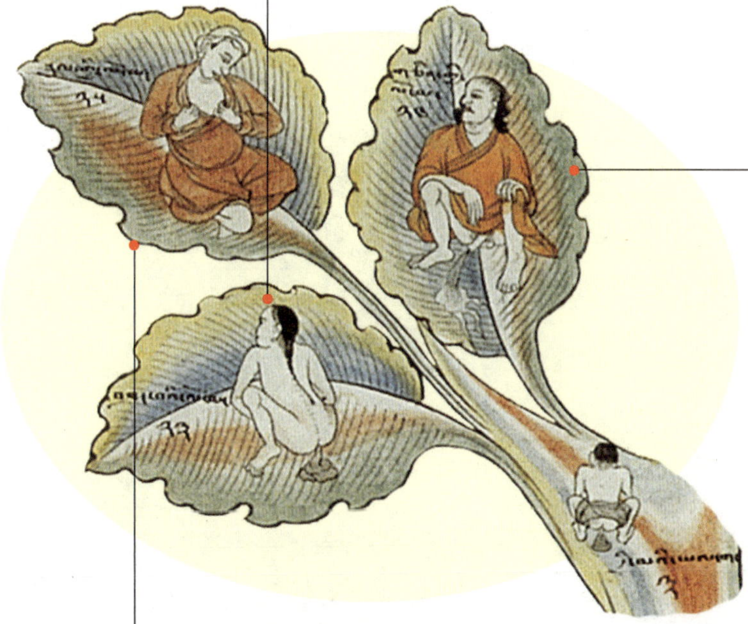

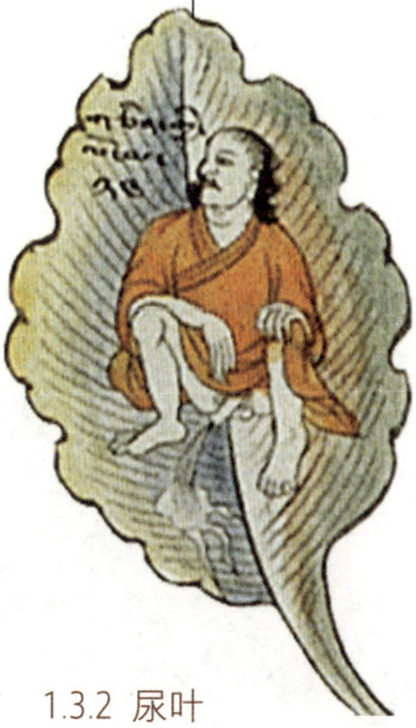

1.3.2 尿叶

尿是饮食被消化后变成的浊物，又被分解为稠稀两物中的稀者，通过输尿管注入膀胱，微带臊味，由尿道排出体外，正常量为本人手的 4 捧。

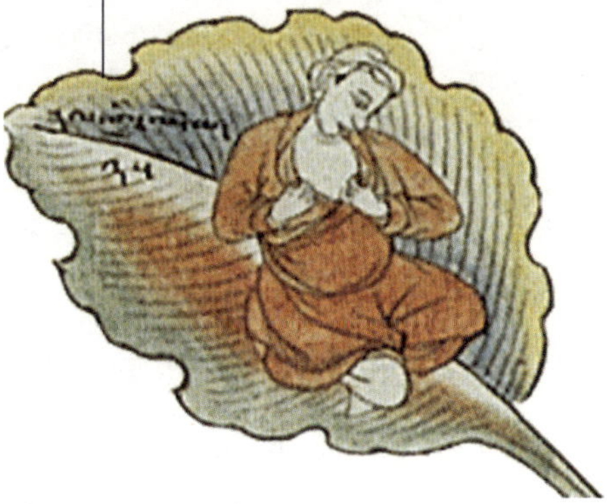

1.3.3 汗液叶

汗液是人体发热、血液变热时，产生于汗腺中的热气所结成的水分，从毛孔排出体外的水液，它的功能是软润皮肤和疏通毛孔。

1.4 花

具有六元（土、水、火、风、空、识）的人体未发生病变时，机体健康，如新鲜的花朵，长久存活，这样可以安然地多做正法和世俗事业。

7

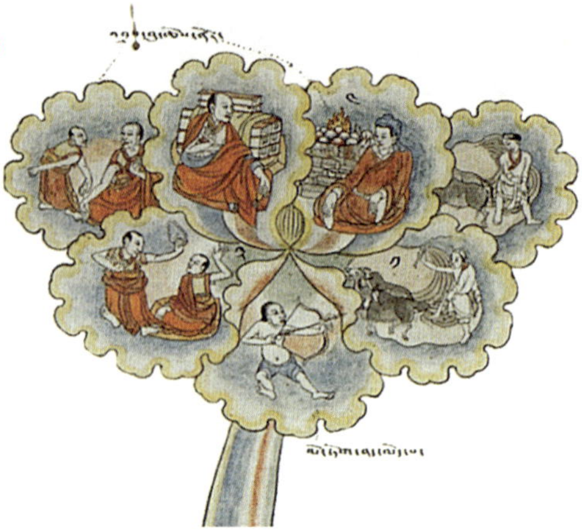

1.5 果实

花朵结成的果实。是任何人一生知晓的道理。充分享受生活，安乐幸福，最终身体幻化为光体，脱离轮回，证得正果。

8

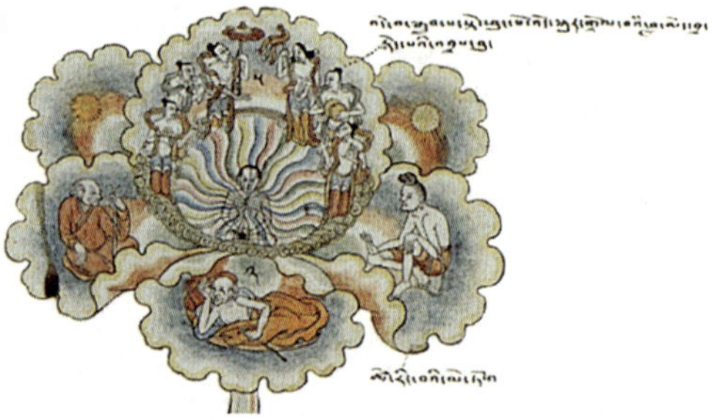

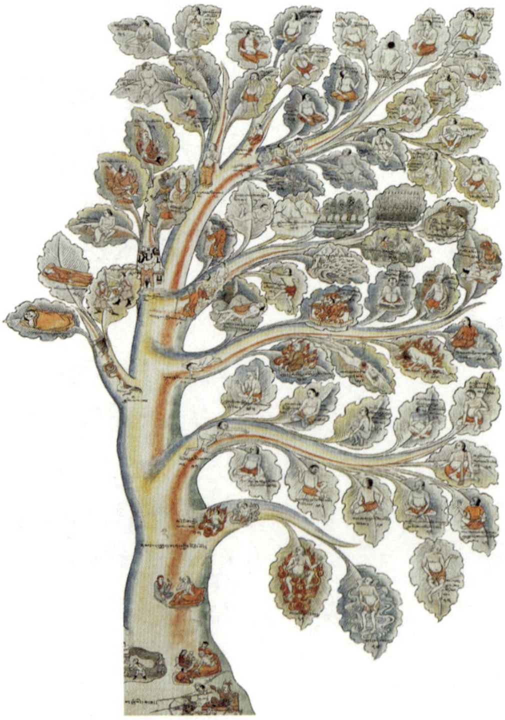

9

2 病理树干

作为三基因依所的七精华、三秽物和所依的隆、赤巴、培根均为人体生理物质，然而当它们发生增、损、紊乱之后，便引起身心不安和疼痛，谓之形态已变，属于病理范畴。

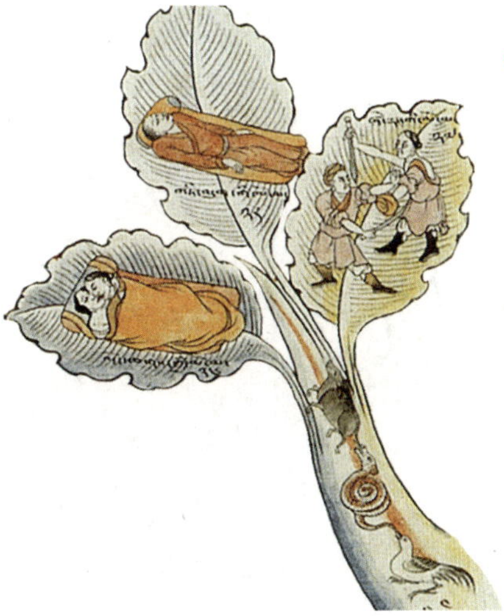

2.1 内因枝

我执俱生无明，无明产生贪、嗔、痴三毒。贪即贪欲，喜爱为欲，心动为贪；嗔即嗔怒，对他人产生仇恨发怒；痴即愚痴，不善于取舍。无明和贪、嗔、痴三毒是一切疾病发生的内因。图中以鸡表示贪，以蛇表示嗔，以猪表示痴。

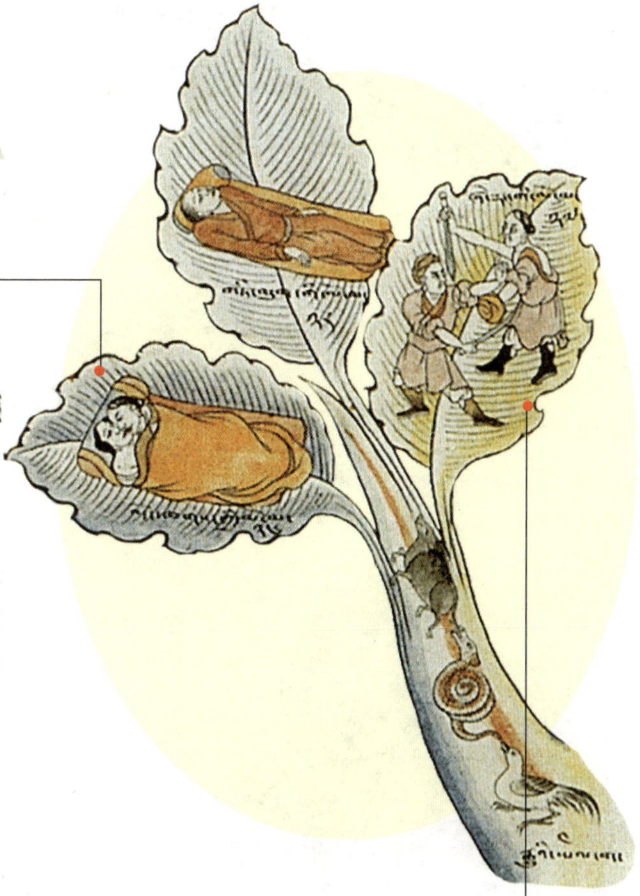

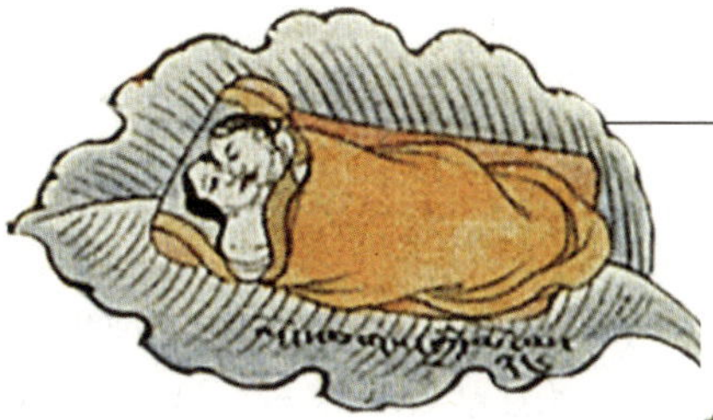

2.1.1 贪叶

贪色、声、香、味、触等美妙东西，便会心动不安。贪欲的动性与隆的动性是一致的，故引发隆病的主要因素为贪欲。

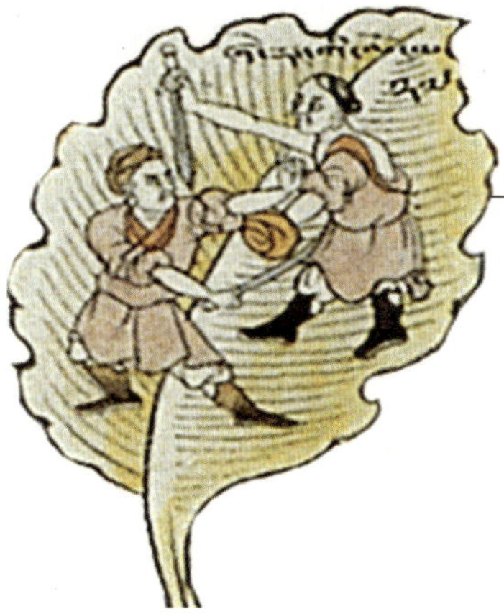

2.1.2 嗔叶

对他人产生仇恨发怒，血液便会紊乱，引发全身各处赤巴物质的锐、热特性增长，从而引发各种赤巴病，故引发赤巴病的主要因素为嗔怒。

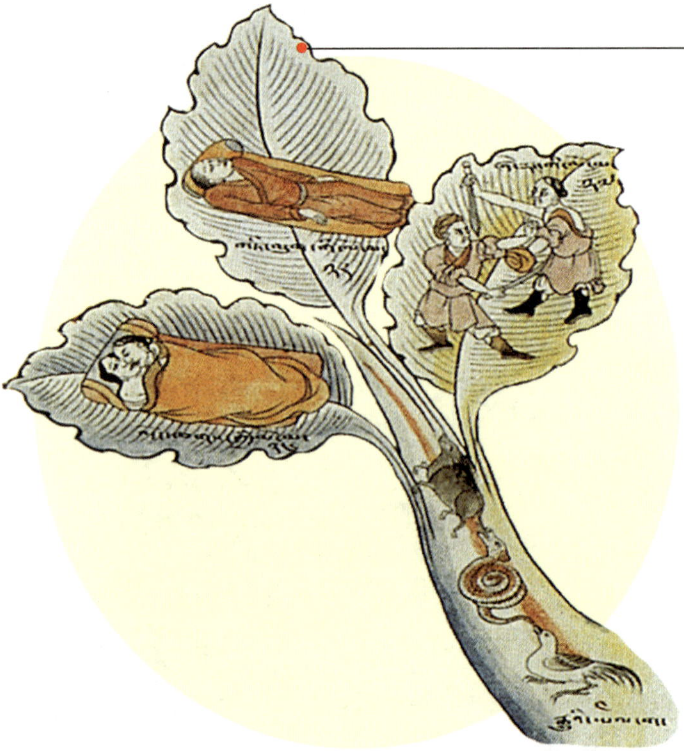

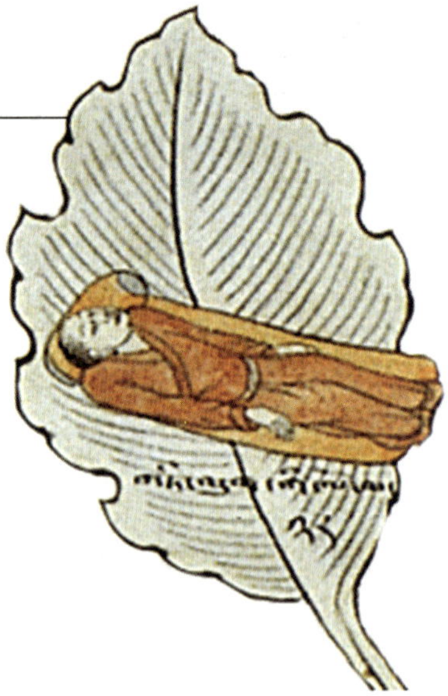

2.1.3 痴叶

不善取舍为痴，痴本性为浑浊不明，与正常培根的重钝特性相一致，故引发各种培根病的因素为愚痴。

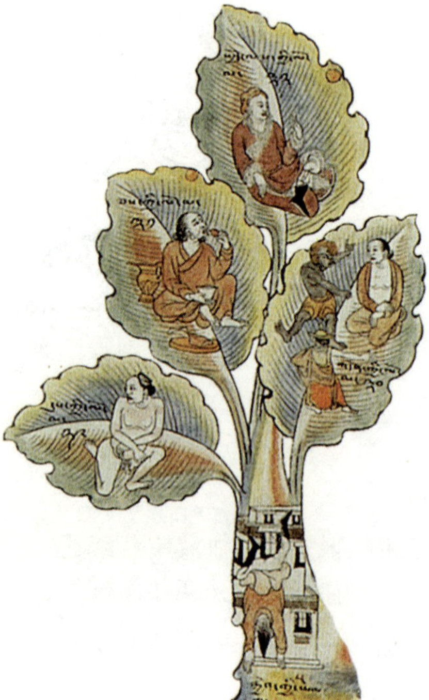

11

2.2 外因枝

引起隆、赤巴、培根三基因发生增、损、紊乱的外因有时令的不足、太过、相反和鬼邪作祟，饮食异常，身语的起居行为反常等4种。

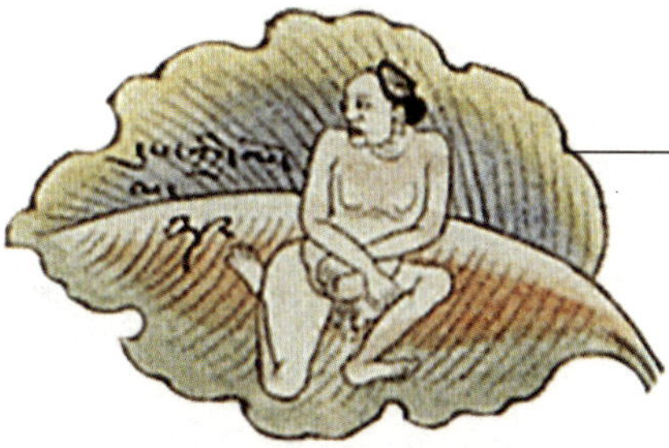

2.2.1 时令叶

春季，温度反而低即为不足，太热即为太过，寒冷即为相反；冬季寒冷时，天气寒度不够即为不足，过分寒冷即为太过，热即为相反。如此，病人如果在冬天寒冷季节反而赤身裸体则会使疾病加重。

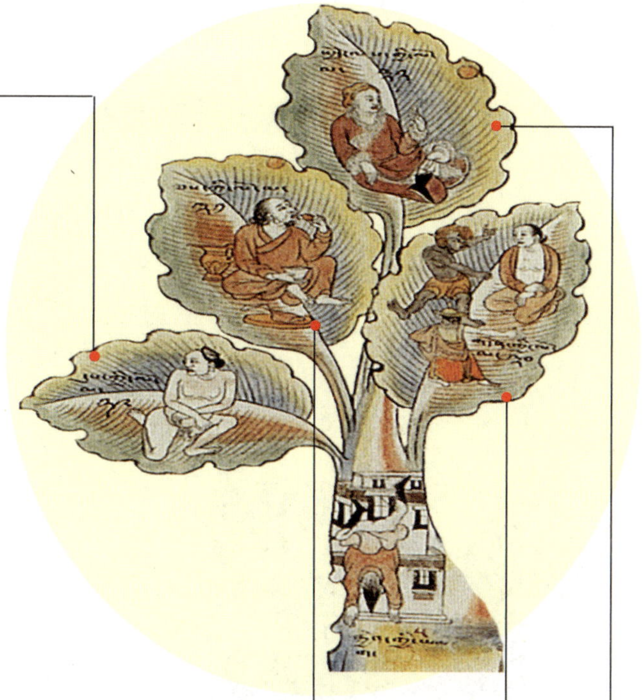

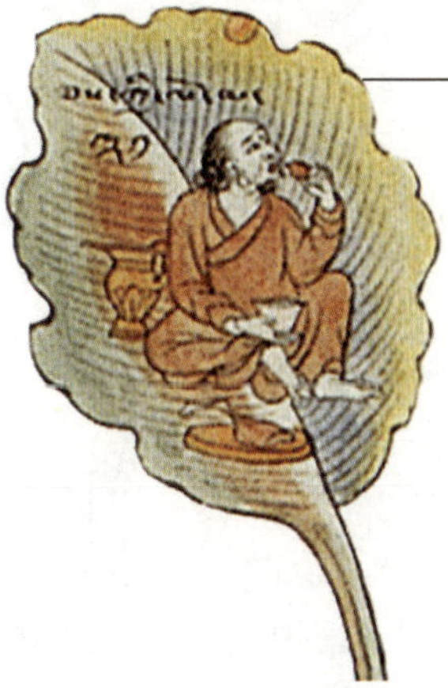

2.2.2 鬼祟叶

不仅仅因为体内五元增、损、紊乱而发病，而又有依赖的非人即鬼神作祟，扰乱体内隆、赤巴、培根三基因平衡引发疾病的，谓之鬼邪作祟外因。

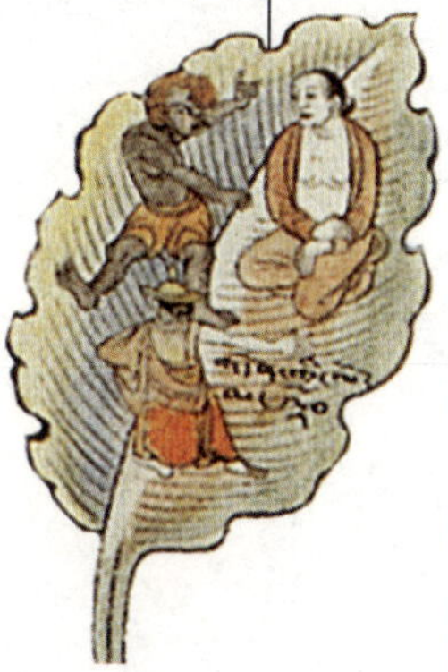

2.2.3 饮食叶

不懂饮食的性味和食用方法，则会引发疾病。比如夏季炎热时或中午高热时分，过度饮用酒、肉、油脂等甘肥食物，便会成为引发疾病的外因。

2.2.4 起居叶

不遵守日常起居、六时起居、临时起居等任何起居规律，则会引发疾病。比如在春季和盛夏，身穿皮衣坐在阳光下暴晒等反常或有害起居，便会成为引发疾病的外因。

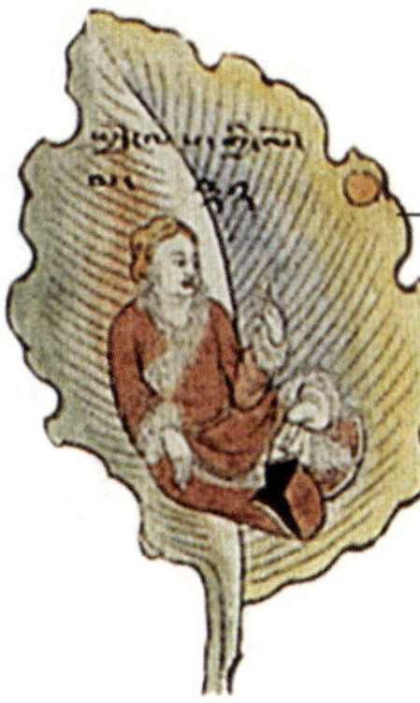

2.3 病人途径枝

潜在疾病隆、赤巴、培根，在时令、鬼祟、饮食、起居等 4 种外因中的任何一种作用下发病后，疾病侵入途径依次为散于皮、扩于肉、窜于脉、沉于骨等 6 种途径。

12

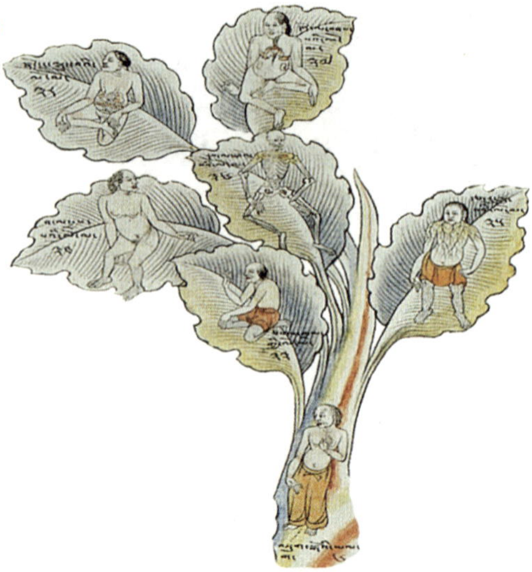

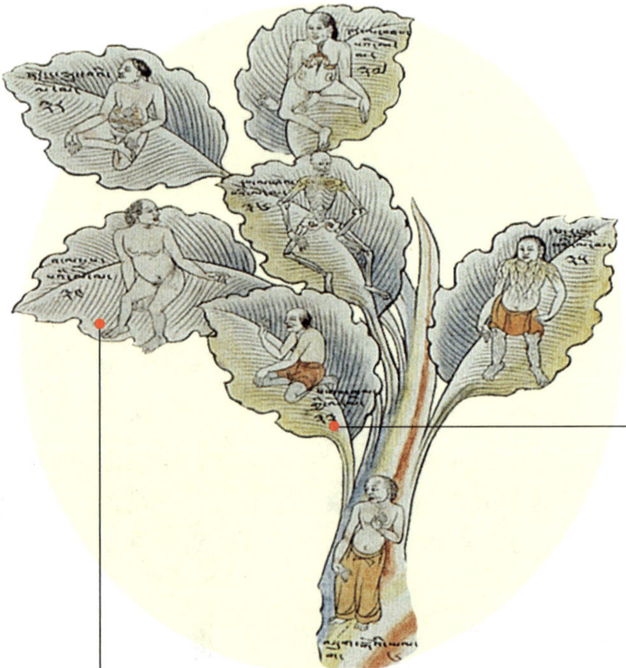

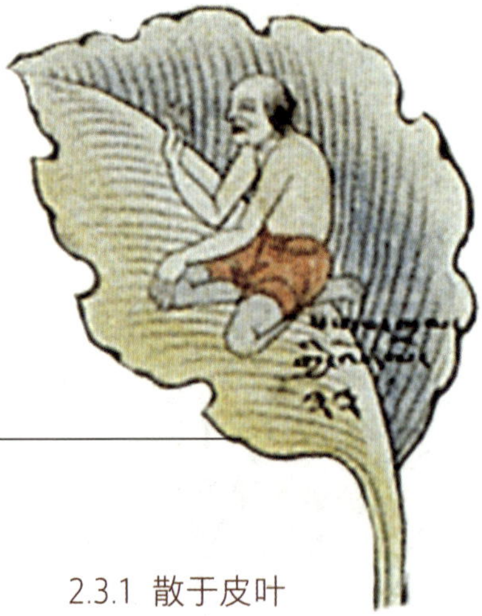

2.3.1 散于皮叶

在四外因作用下，人体生理物质发生增、损、紊乱变成病邪，病邪起先散于皮肤。比如隆邪散于皮肤则使皮肤发噤；黄水散于皮肤则出现肉斑和牛皮癣、轮形疮等。

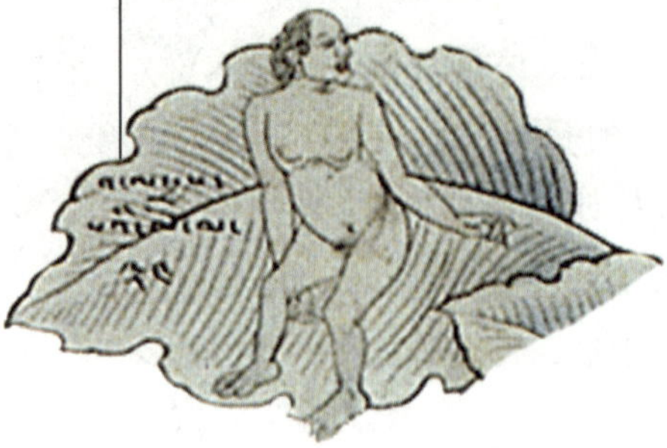

2.3.2 扩于肉叶

在四外因作用下，生理物质被扰乱变成病邪，然后病邪扩于肌肉。比如赤巴扩于肌肉则引起肌肉红肿，出现炭疽炎症；黄水扩于肌肉则出现炭疽病。

2.3.3 窜于脉叶

在四外因作用下，赤巴发生增、损、紊乱变成病邪，窜于脉道妄行。比如瘟疫胆窜于脉道症、毒微虫，以胆汁为媒介窜行于所有脉管。

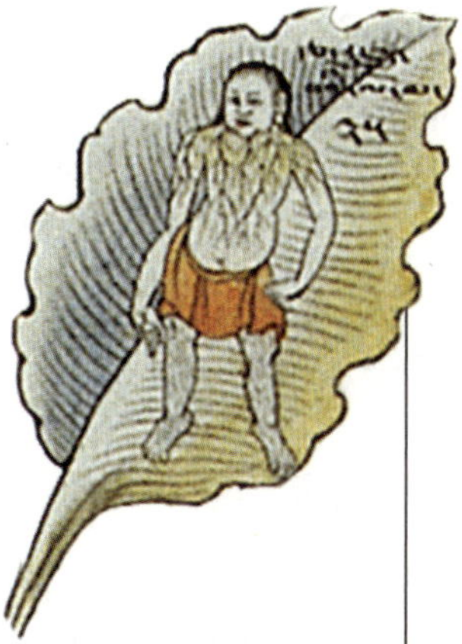

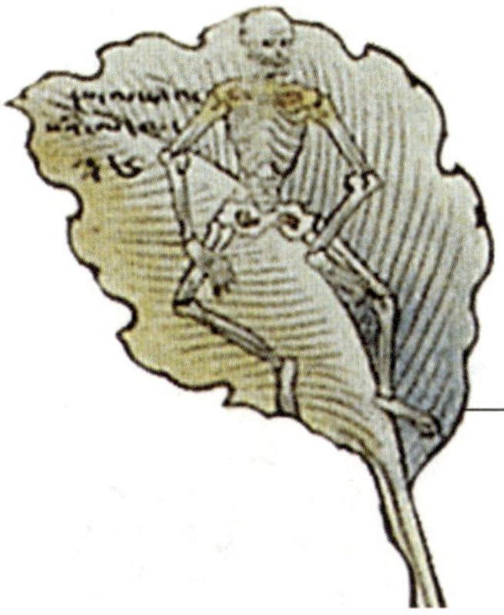

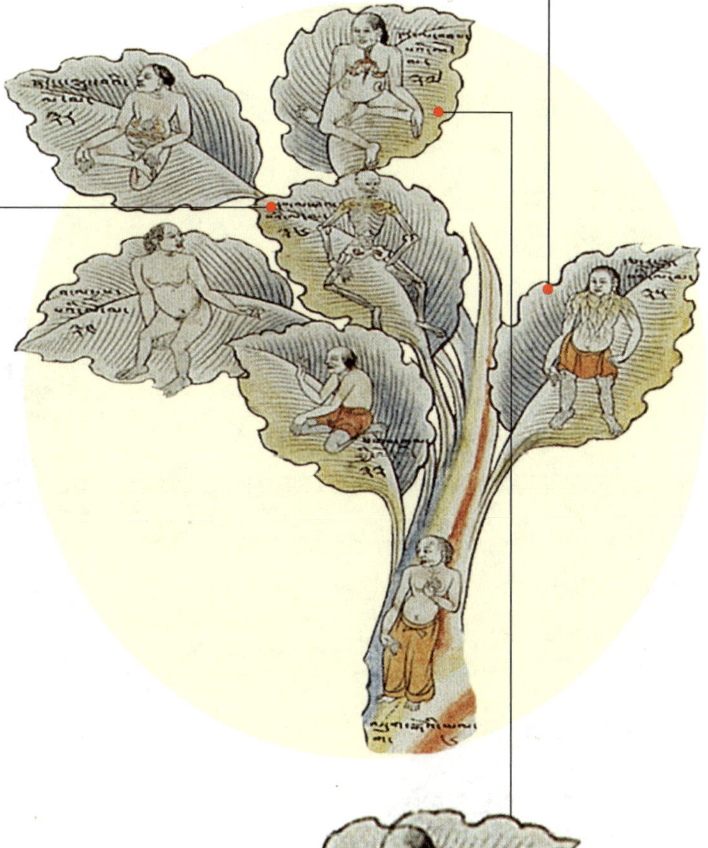

2.3.4 沉于骨叶

在四外因作用下，三基因发生增、损、紊乱变成病邪，后沉于骨骼。比如骨痈的脓液侵蚀骨头，使骨质失色；渗出的黄水中出现虮子状脓水，这就是沉入骨症状。

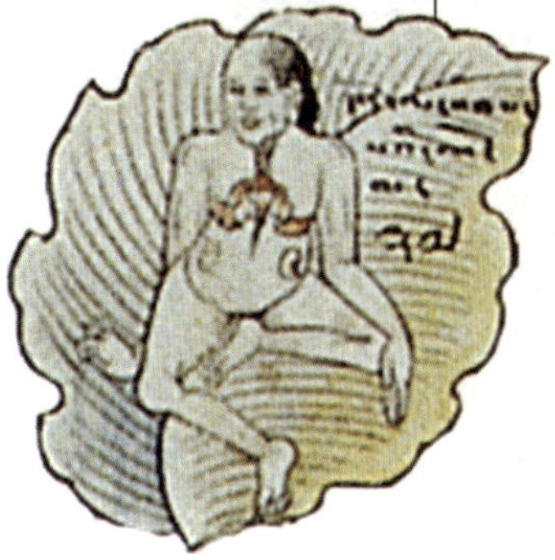

2.3.5 侵入脏器叶

在四外因作用下，三基因等物质发生增、损、紊乱变成病邪，进而侵入肺、心、肝、脾、肾等脏器。比如黄水侵入心脏，则出现意识不清、胸胁胀满、心烦、胸部出现虫疹和肉斑等症状。

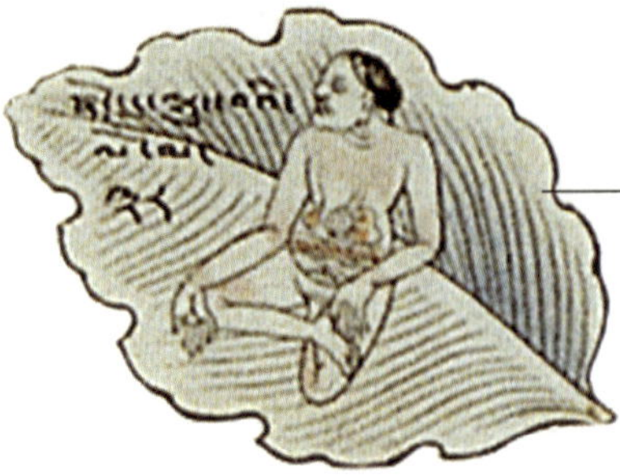

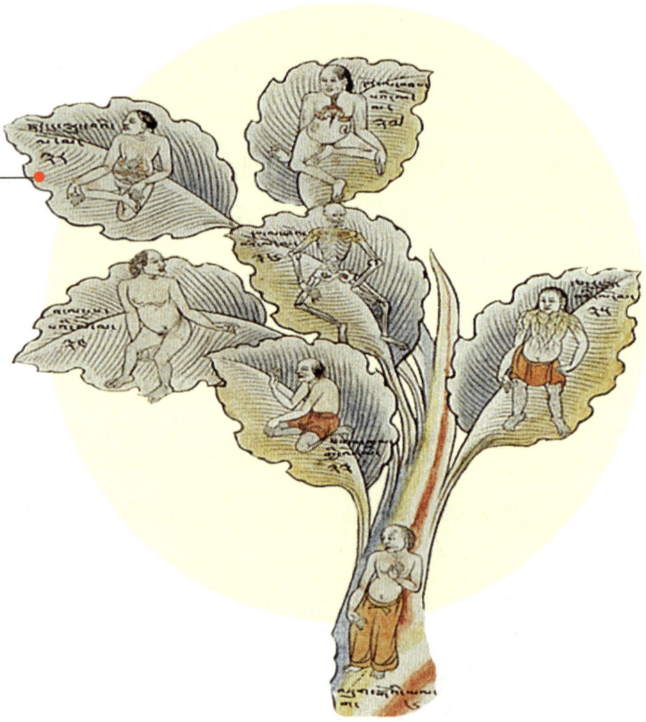

2.3.6 窜于腑叶

在四外因作用下，三基因等物质发生增、损、紊乱变成病邪，继而窜入腑府。比如胆汁窜入腑则出现下泻；黄水窜入腑则出现目黄、灼痛，起先腹绞痛，然后出现有时尿闭不通，有时下泻黄紫色便等症状。

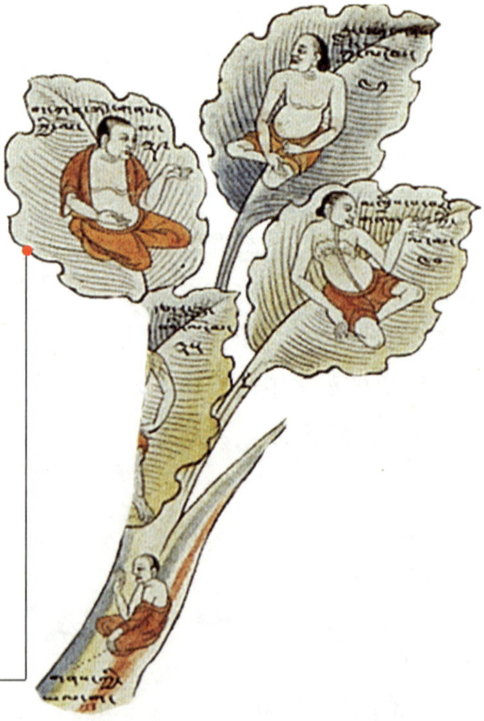

2.4 病位枝

病邪通过 6 种入侵途径出入身体内外，在与本病性质相一致的身体某部位潜伏下来，培根病居于上体，赤巴病居于中体，隆病居于下体。

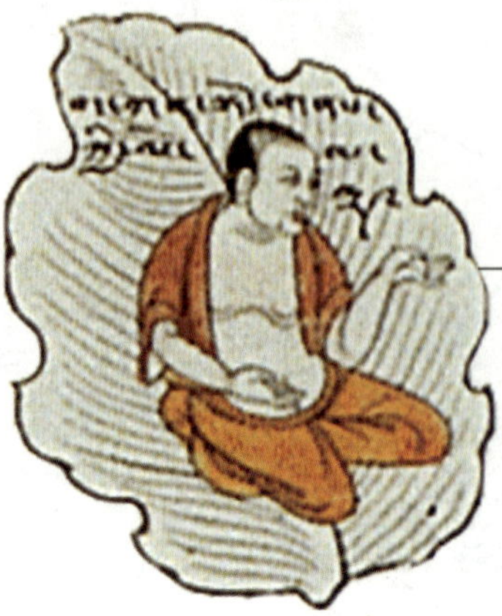

2.4.1 培根病居上体叶

培根属土、水性，具有 7 种特性，培根病主居于与痴性相一致的白脉（神经）之源上体脑部。

2.4.2 赤巴病居中体叶

赤巴具有锐、热等 7 种特性，赤巴病主居于与嗔性相一致的肝胆两器官所在位置中体。

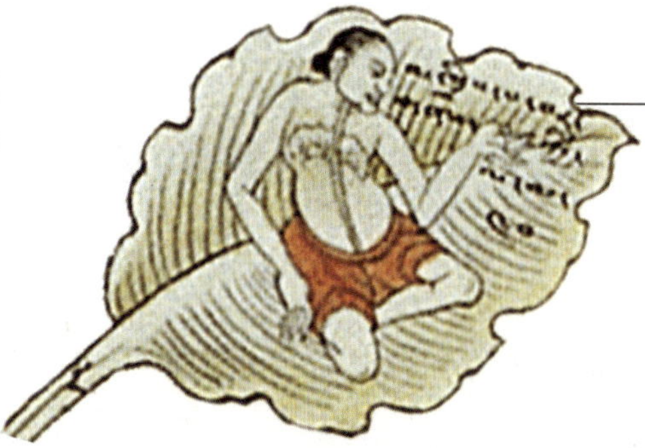

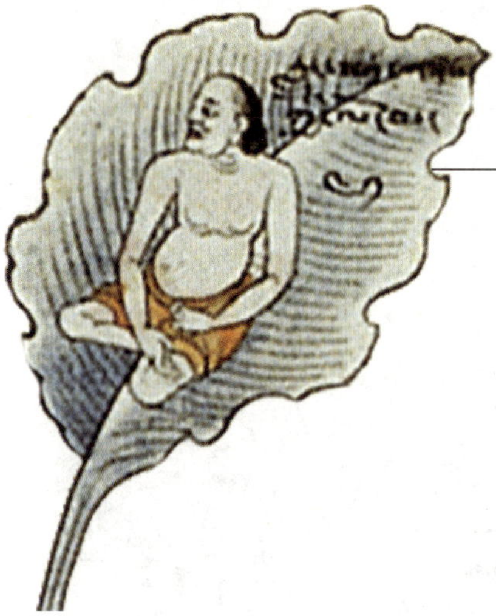

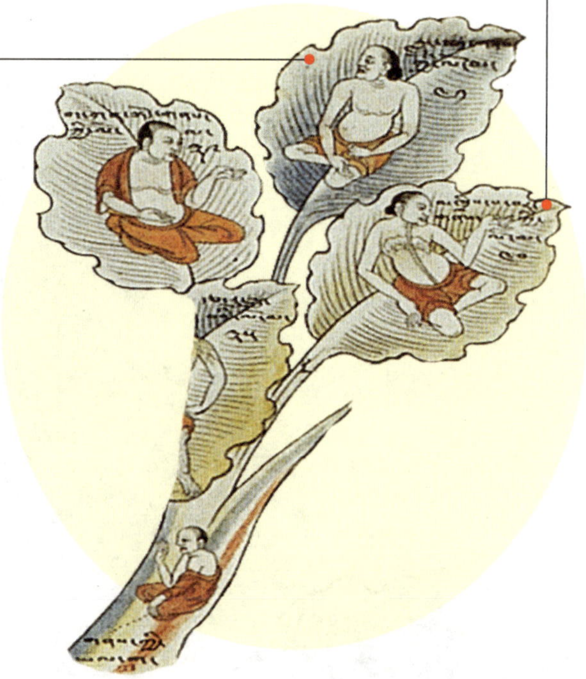

2.4.3 隆病居下体叶

隆具有轻、动等 6 种特性，隆病主居于与贪性相一致的阴部和胯部等下体。

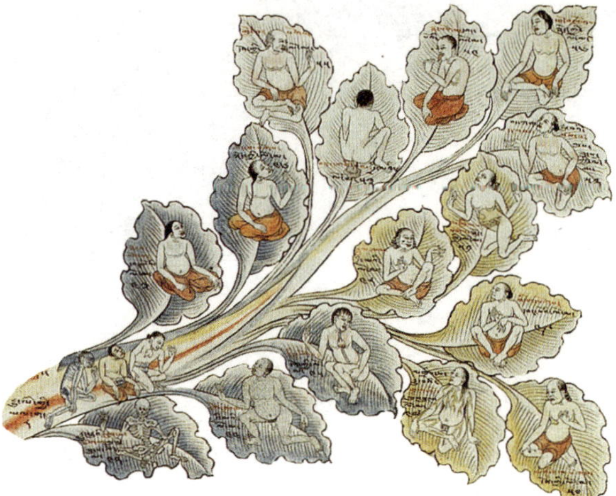

14

2.5 运行通道枝

隆、赤巴、培根三基因主居于上、中、下三部位，凭借七精华物质、三秽物及五官、五脏六腑等器官，运行于骨、耳等 15 个通道。

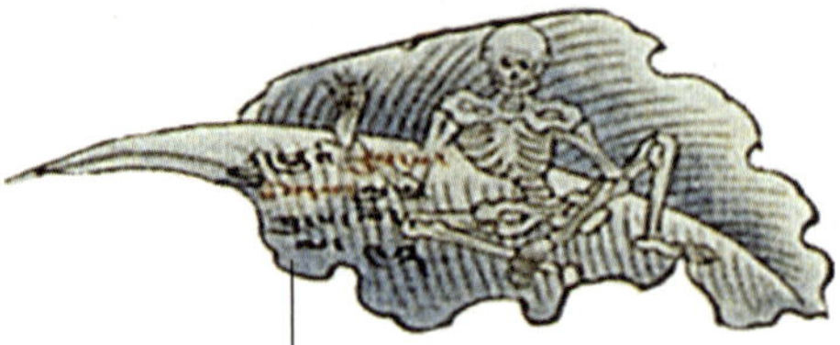

2.5.1 行于骨叶

具有六特性的隆主要运行于七精华物质中的骨髓，当它发生病变后，便出现疼痛、肌肉干瘦、体力衰弱等症状。

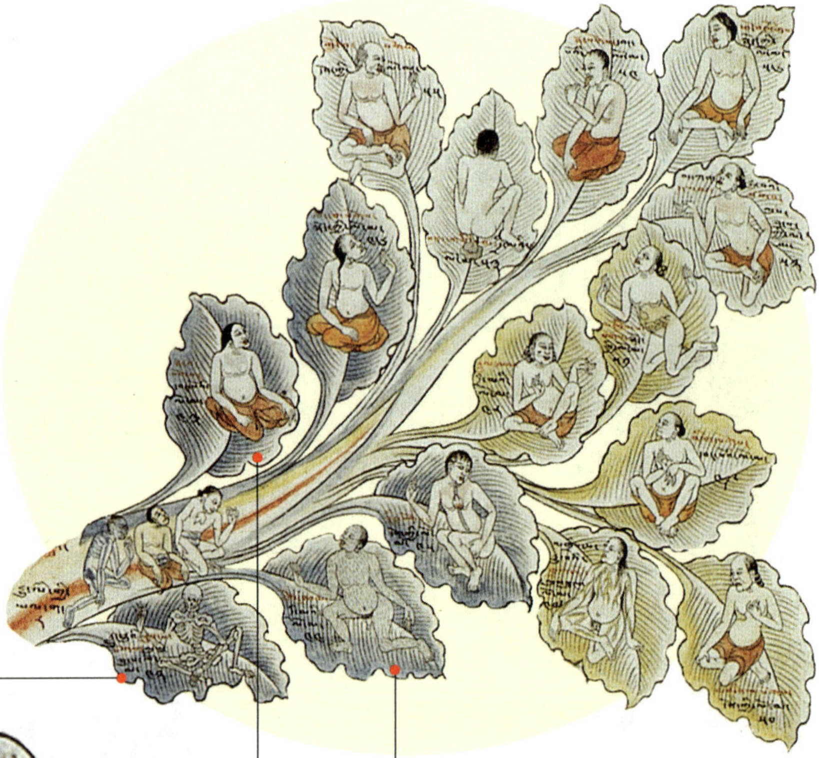

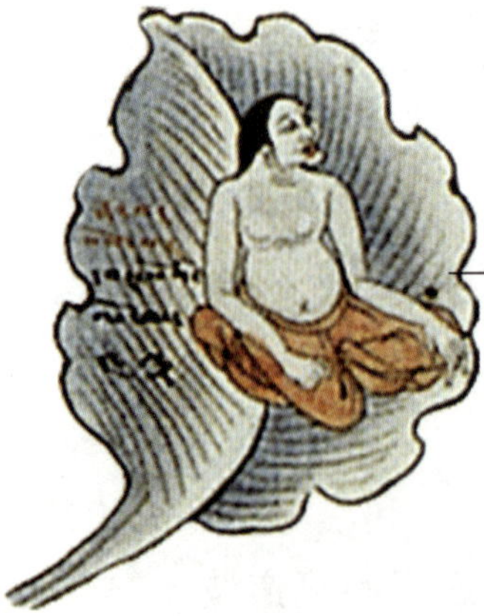

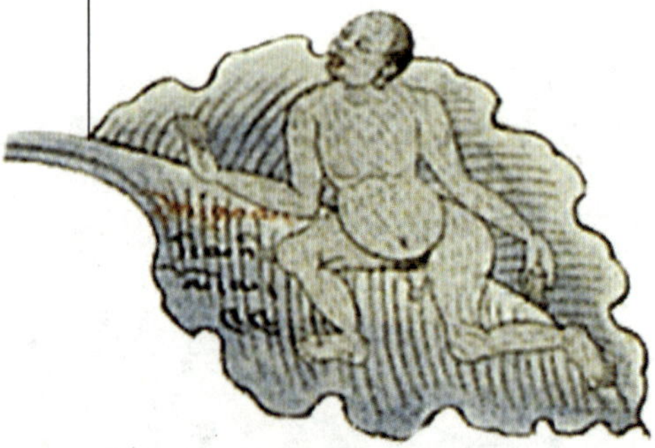

2.5.2 行于耳叶

具有六特性的隆主要运行于五官中的耳，当它发生病变后，便出现耳鸣、耳内有空旷感、耳刺痛等症状。

2.5.3 行于触觉叶

具有六特性的隆主要运行于三秽物中的皮肤膜和汗毛等触觉灵敏处，当它发生病变后，便出现皮肤干裂、粗糙、发噤等症状。

2.5.4 行于心叶

具有六特性的隆主要运行于五脏中的心脏和命脉（主动脉），当它发生病变后，出现上体胀满、嘘气、意识不清等症状。

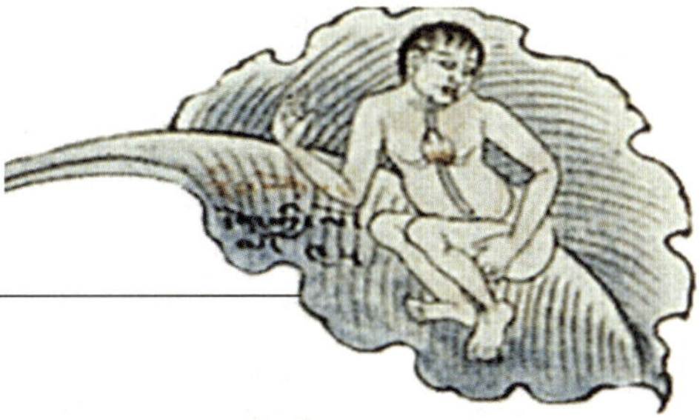

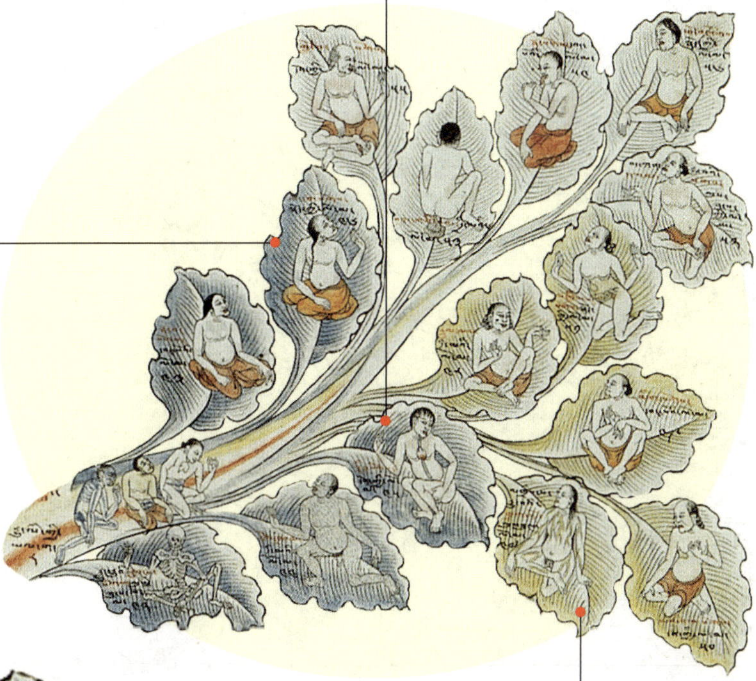

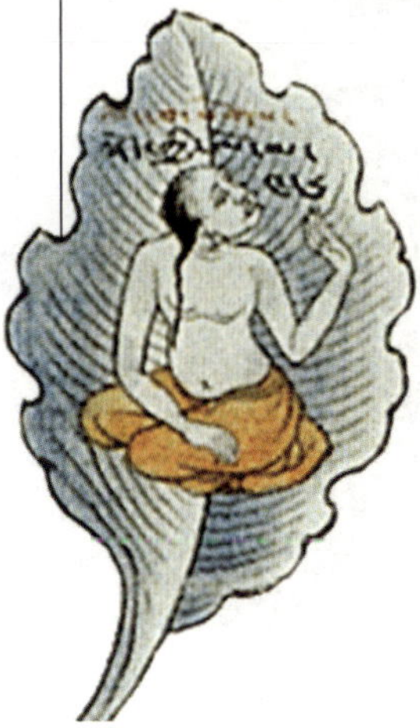

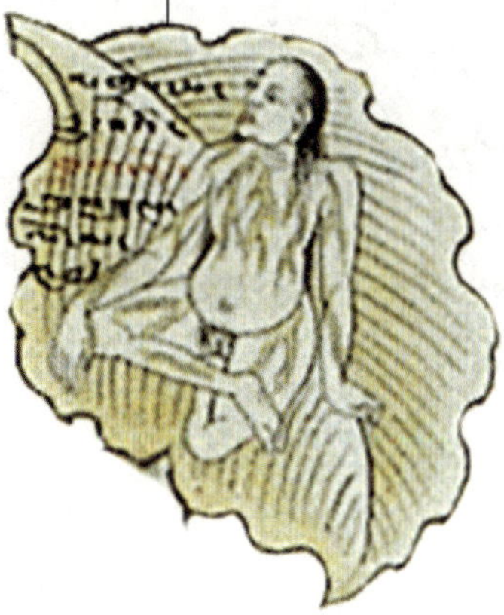

2.5.5 行于大肠叶

具有六特性的隆主要运行于六腑中的大肠，当它发生病变后，出现腹胀、肠鸣、下泻、矢气乖多等症状。

2.5.6 行于血液叶

具有七特性的赤巴主要运行于七精华物质中的血液，当它发生病变后，引发“木布”病、肝病和皮肤病等。

2.5.7 行于汗腺叶

具有七特性的赤巴主要运行于三秽物中的汗腺，当它发生病变后，引发皮肤瘙痒。

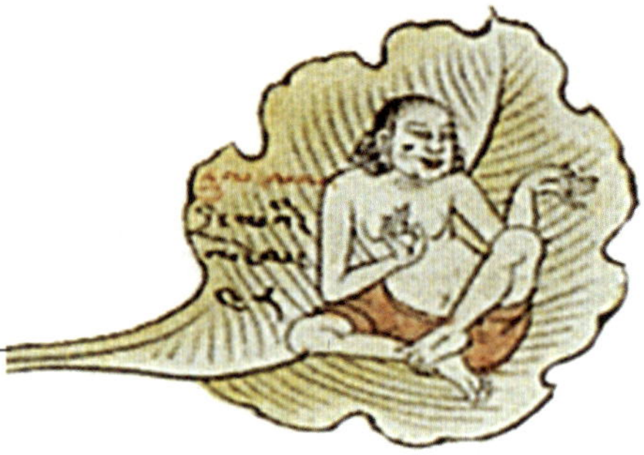

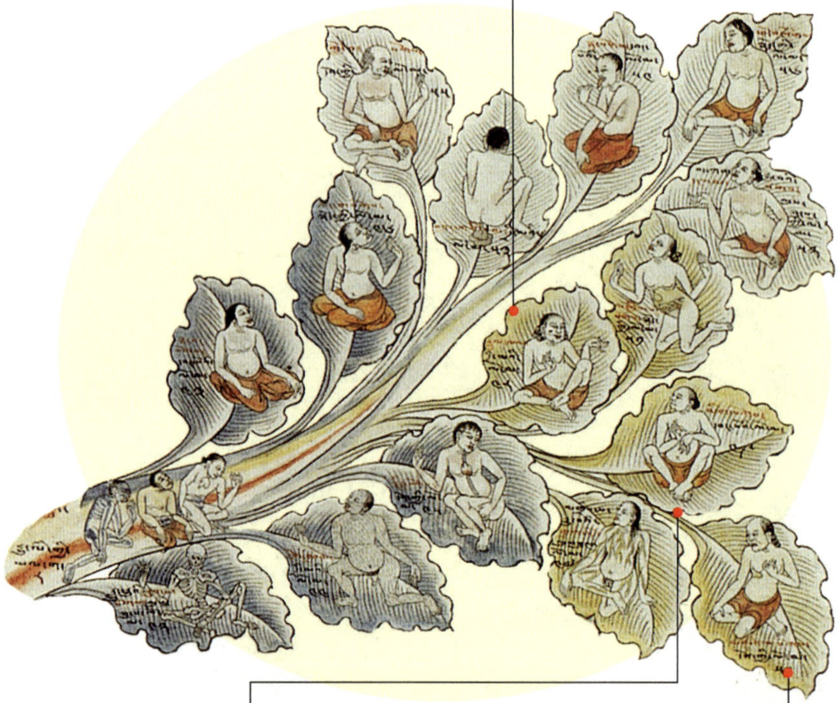

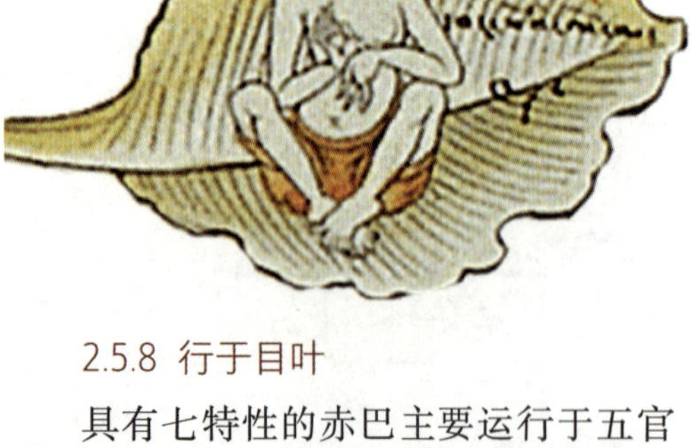

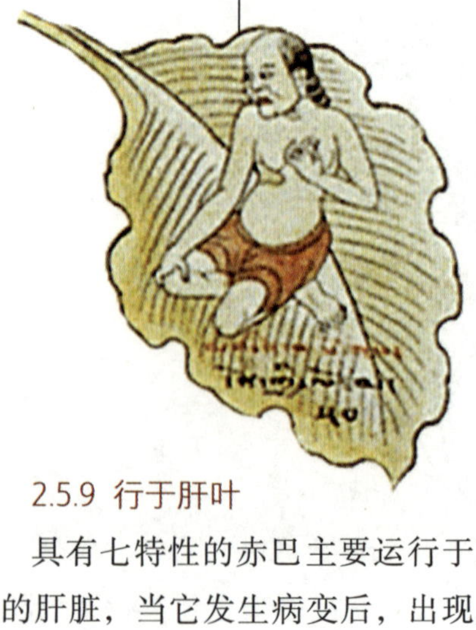

2.5.8 行于目叶

具有七特性的赤巴主要运行于五官中的目，当它发生病变后，出现目黄、肤黄、目灼痛、多泪等症状。

2.5.9 行于肝叶

具有七特性的赤巴主要运行于五脏中的肝脏，当它发生病变后，出现皮肤发青、肝部疼痛、头痛目灼、唾液变稠成团等症状。

2.5.10 行于胆和小肠叶

具有七特性的赤巴主要运行于六腑中的胆腑和小肠，当它发生病变后，出现肤黄、无力、身沉、易汗，正午疼痛加重，下泻黄便，久病出现瘙痒，有的皮肤呈青黑色。

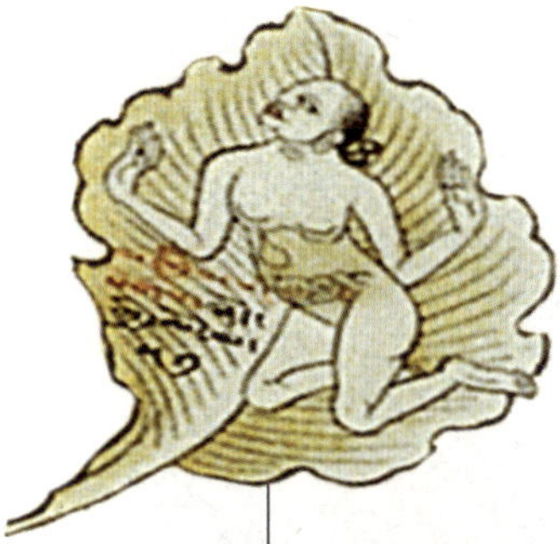

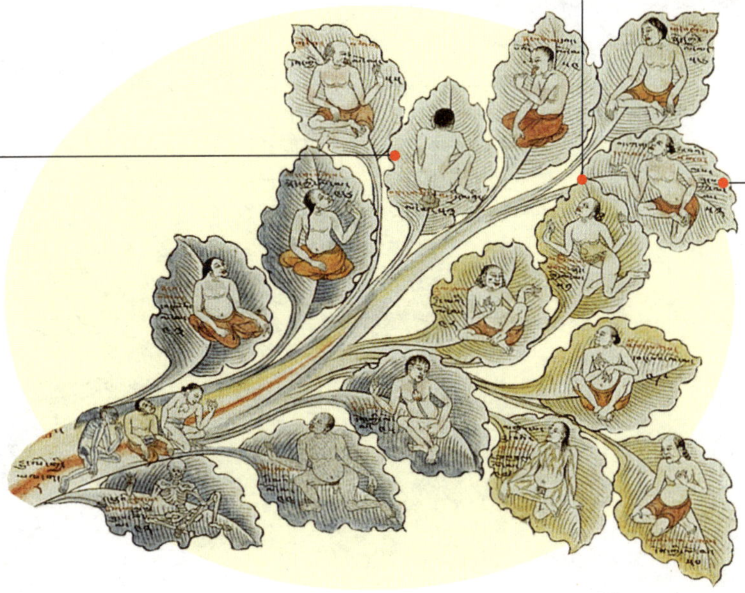

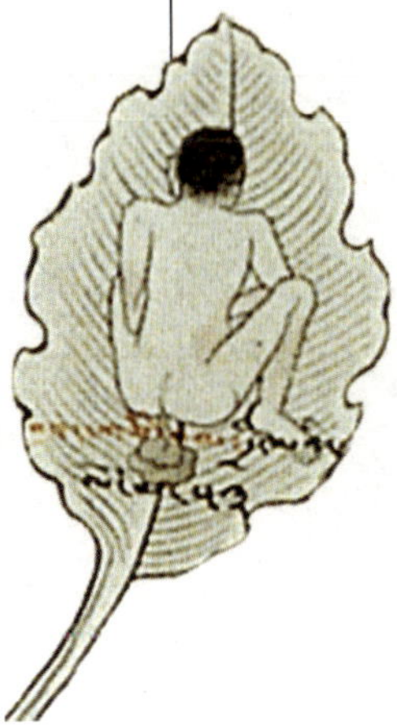

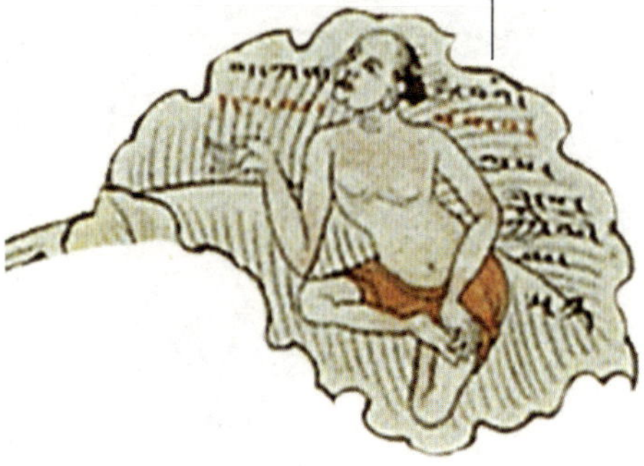

2.5.11 行于肌肉、脂肪、髓、精液等精华叶

具有七特性的培根主要运行于七精华物质中的肌肉、脂肪、骨髓、精液之中，当它发生病变后，出现肥胖、肌肉松弛、嗜睡、身沉、懒惰、淋巴肿大等症状。

2.5.12 行于屎尿叶

具有七特性的培根运行于三秽物中的屎、尿之中，当它发生病变后，引发培根性“沙扣”病，妇女黏尿、月经不止。

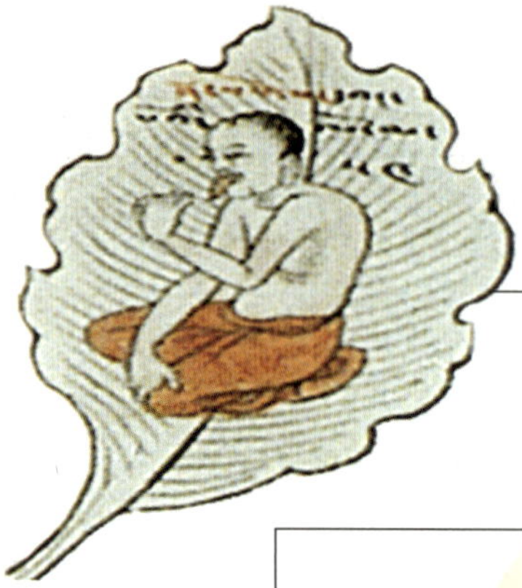

2.5.13 行于鼻、舌叶

具有七特性的培根运行于五官中的鼻和舌，当它发生病变后，引发鼻塞、鼻窦沉重、舌僵不利、食不甘味。

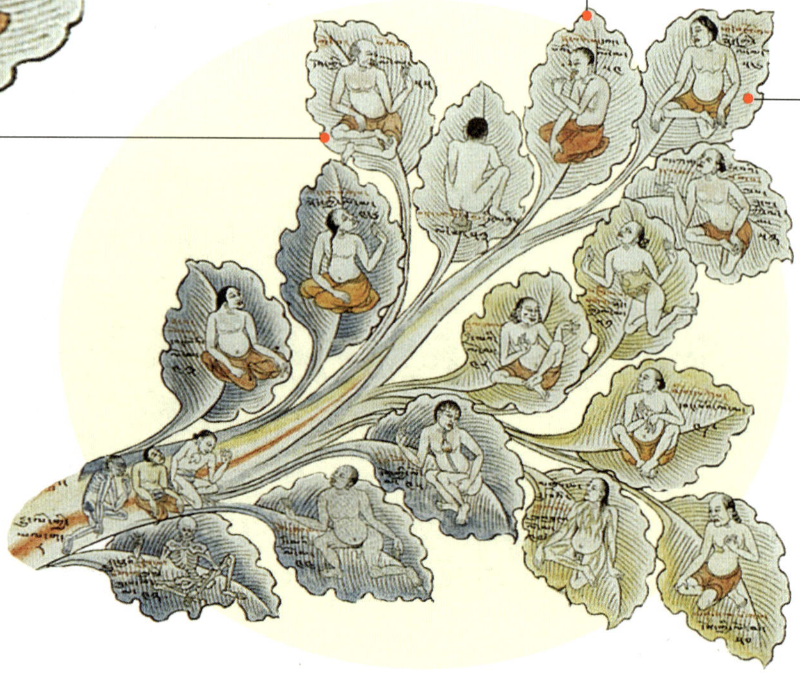

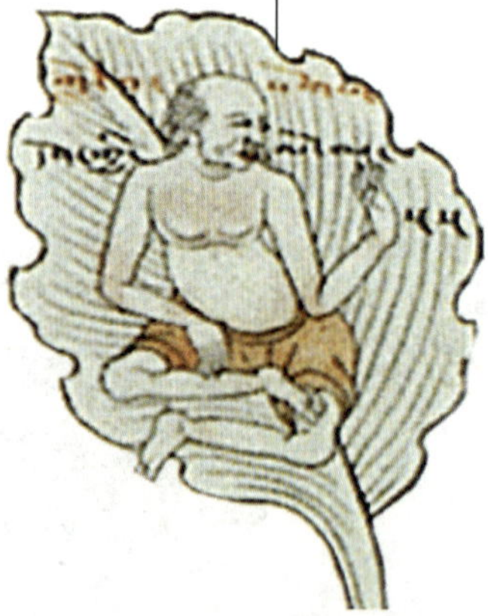

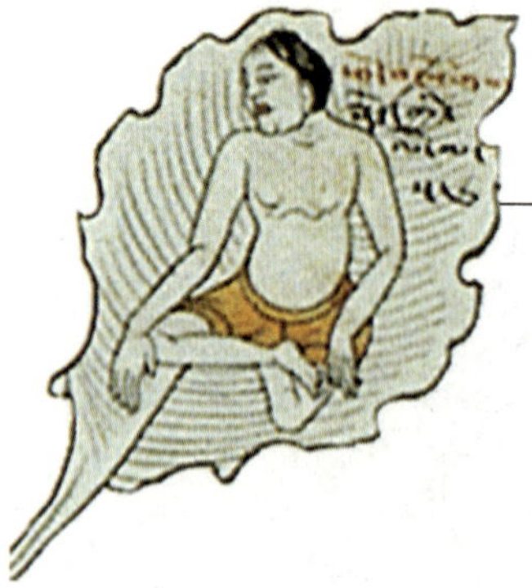

2.5.14 行于肺、脾、肾叶

具有七特性的培根运行于五脏中的肺、脾和肾脏，当它发生病变后，引发上体胀满、头晕、食欲不佳、咯吐大量青色黏腻痰液、嗜睡、气喘、腹胀、懒惰、下泻、肾腰疼痛、尿涩、耳不聪等，湿冷性食物和起居不当更加有害。

2.5.15 行于胃、膀胱叶

具有七特性的培根运行于六腑中的胃与膀胱，当它发生病变后，引发胃脘沉重不适、纳差吐酸水、不消化，出现培根性“沙扣”病。

2.6 发病时间枝

隆、赤巴、培根三邪发生形态变化即病变后发病时间，一般是针对人的年龄大小、居地的干湿等差异，他们的多发疾病或易发疾病的发病时间而言的。

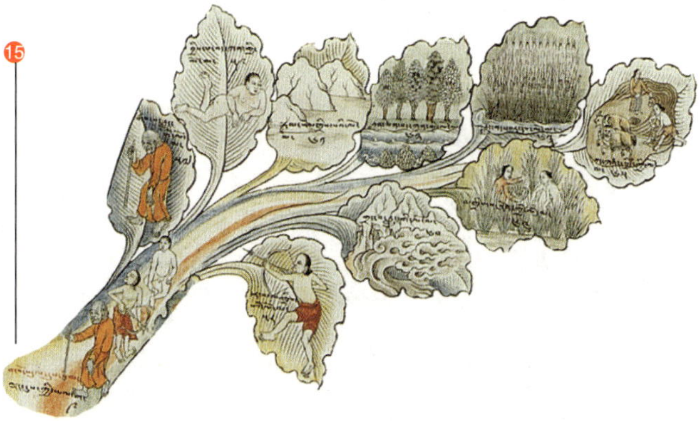

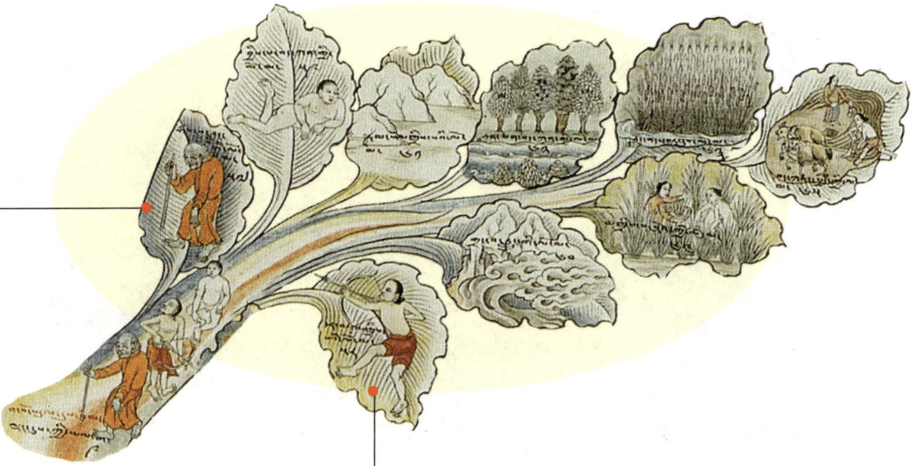

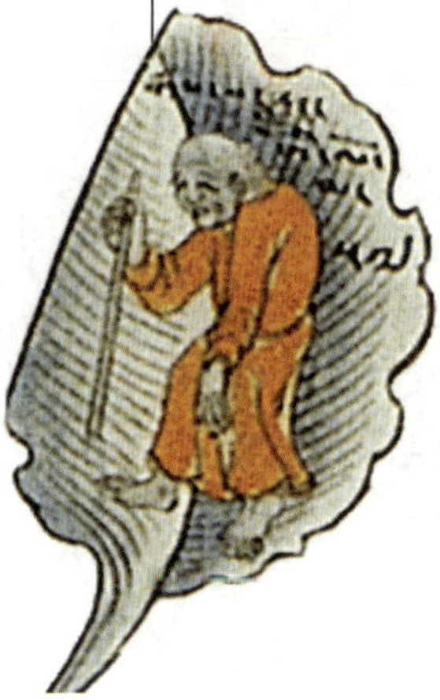

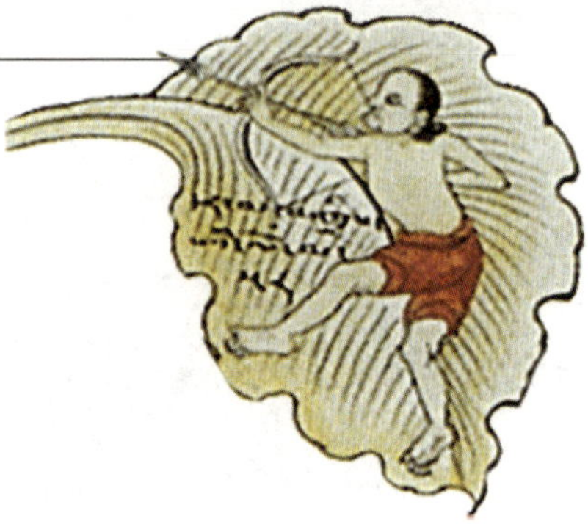

2.6.1 老年为隆型人叶

跨过成年年龄段或体内五元老弱，体质逐渐衰退，隆的特性增盛的人称为老年人，老年人多患隆病，属隆病型人。

2.6.2 成年为赤巴型人叶

年岁正处壮年，即 16~70 岁，体质、五官、精气、体力等充盈旺盛，血、赤巴的特性增盛的人谓之成年人，成年人多患赤巴病，属赤巴病型人。

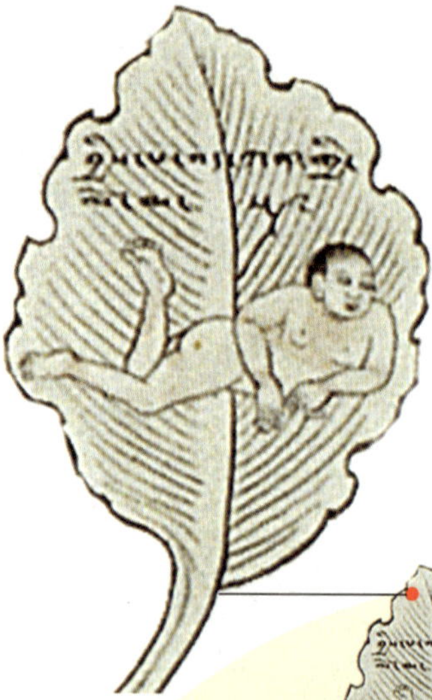

2.6.3 儿童为培根型人叶

16 岁之前身心发育不全、体力不足、培根的特性增盛的人即为儿童，儿童多患培根病，属培根型人。

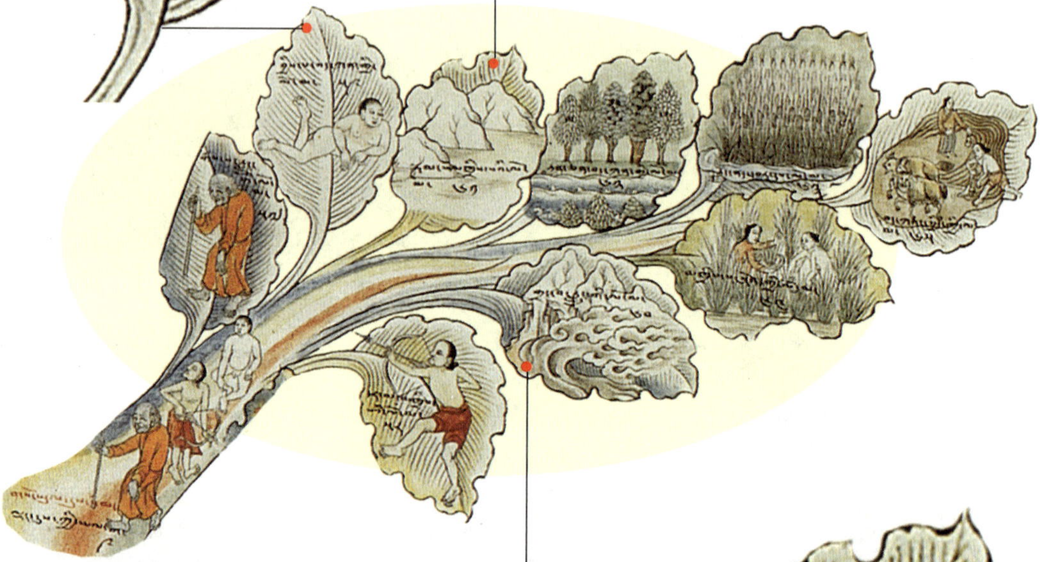

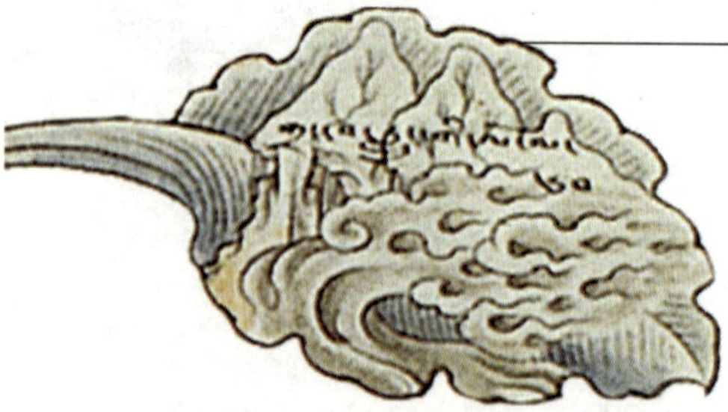

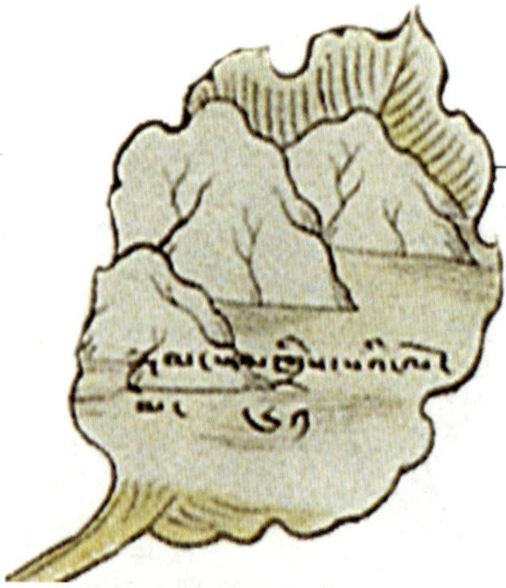

2.6.4 寒地为隆病区叶

寒冷地区的凉性与体内隆的凉性性质相同，因此寒冷地区是隆病的多发区。

2.6.5 旱热地为赤巴病区叶

干旱、炎热地区的热性与体内赤巴的锐、热性性质相同，因此旱、热地区是赤巴病的多发区。

2.6.6 湿腻地为培根病区叶

潮湿、润腻地区的湿腻性与体内培根的重、钝、腻性性质相同，因此湿腻地区是培根病的多发区。

2.6.7 隆病易发于夏、下午、黎明叶

三邪中的隆病易发时间为夏季多雨季节、每天下午和黎明时分。

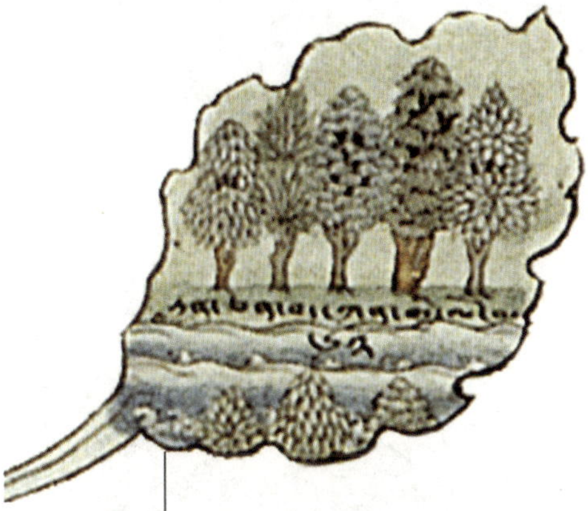

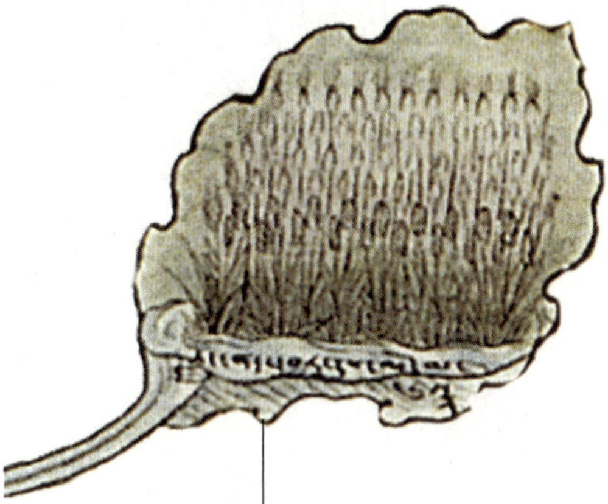

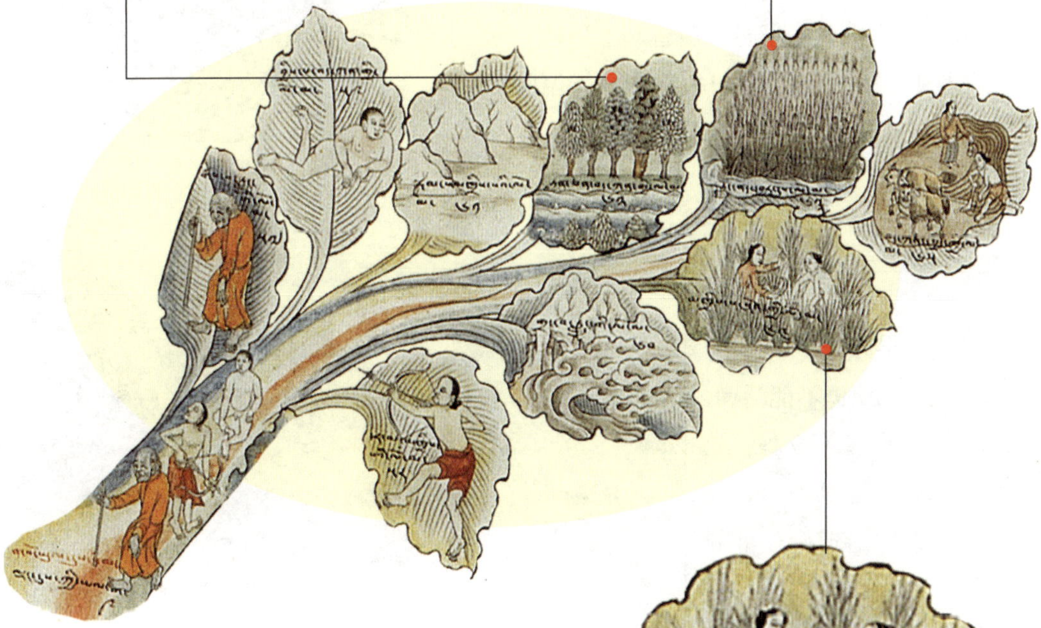

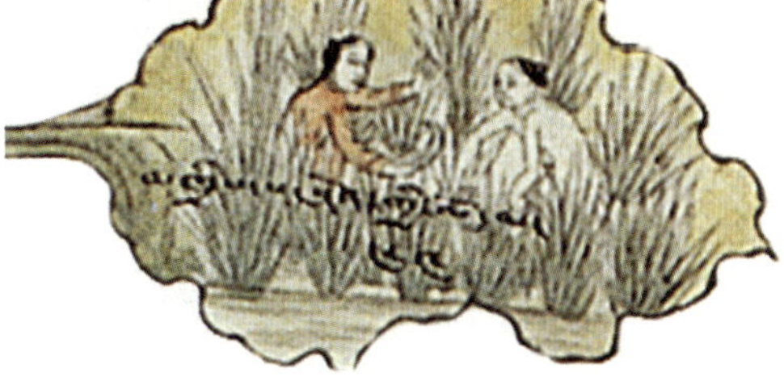

2.6.8 赤巴病易发于秋、中午、午夜叶

三邪中的赤巴病易发时间为秋季炎热季节、每天中午和午夜时分。

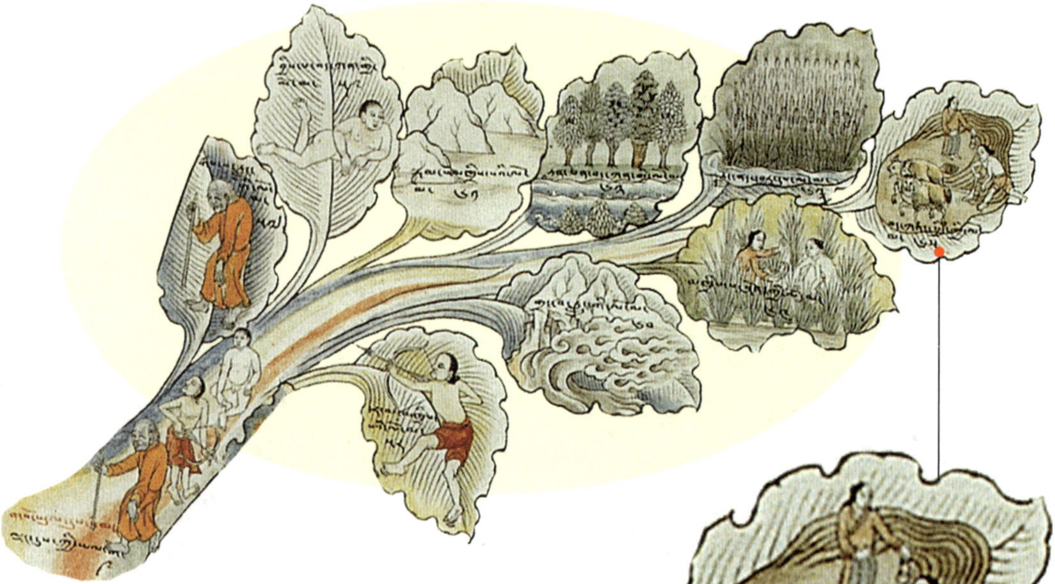

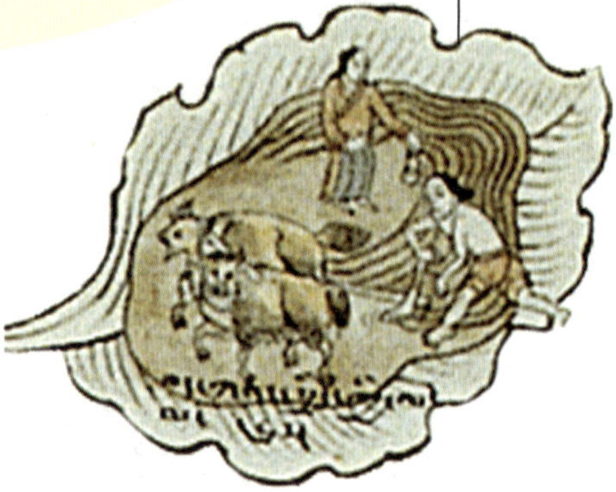

2.6.9 培根病易发于春、黄昏、上午叶

三邪中的培根易发时间为春季阳光温暖和胃火衰弱季节及每天黄昏、上午时分。

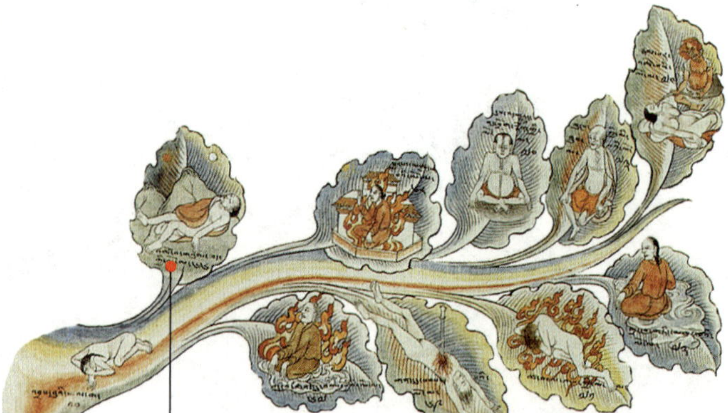

16

2.7 后果枝

经医生治疗仍不能活命、注定死亡的疾病有9种，这些疾病的病势逐渐发展，结果完全成熟，造成众生非正常死亡。

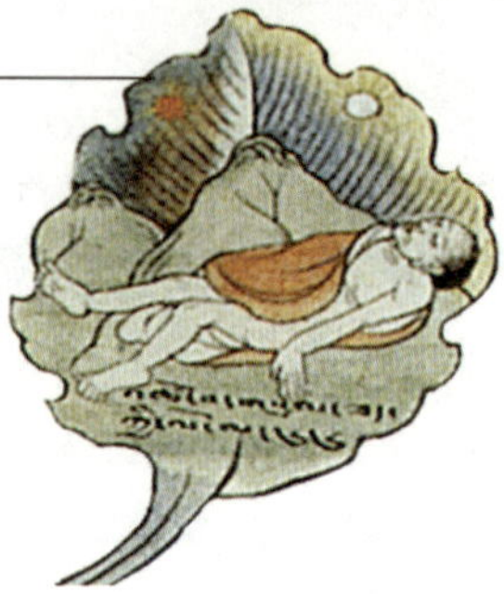

2.7.1 生命三因素耗尽叶

维持人生存的寿命、前世修得的福分和运气三因素消尽，虽然脱离了病痛，但病入膏肓，五元运行通道被阻塞，病人似秋末的雨行将结束，必定死亡。

2.7.2 和合相克叶

寒热疾病同时发生，治一而激一，不认药物，谓之体内和合（三基因）相克，此时犹如与决策人商量，改变其决策那样，死亡不可逆转。

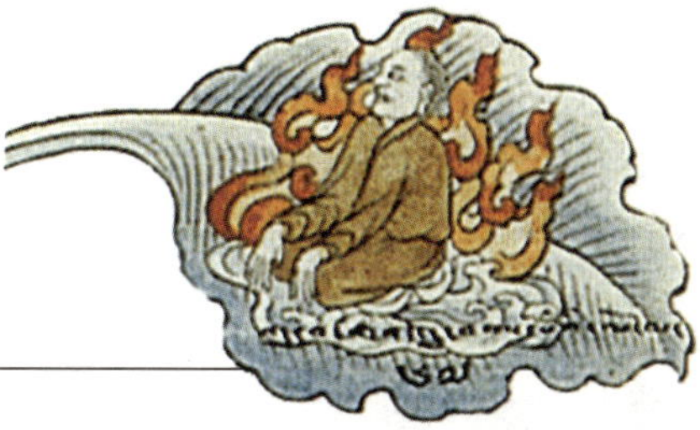

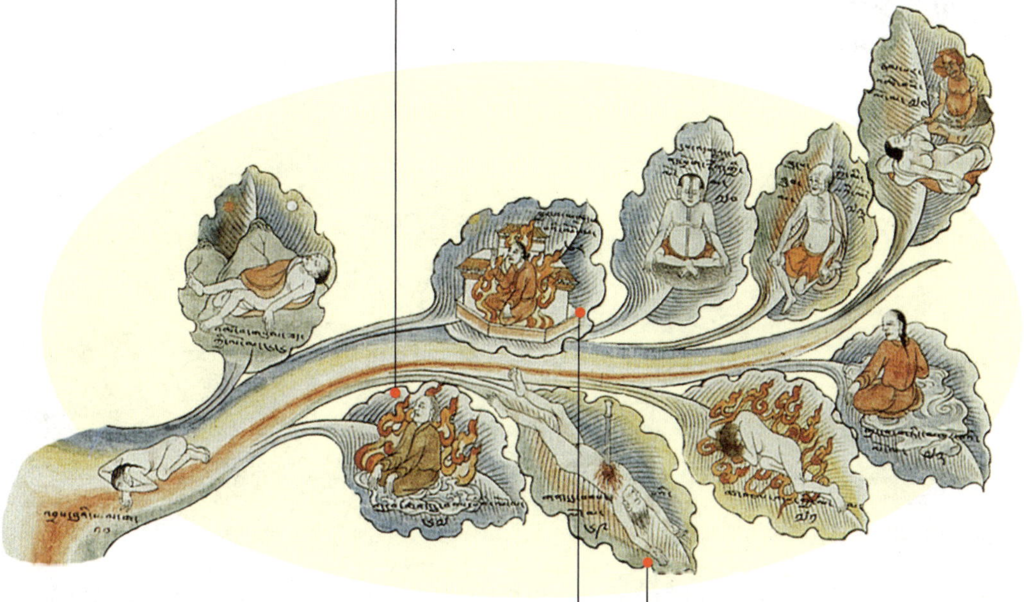

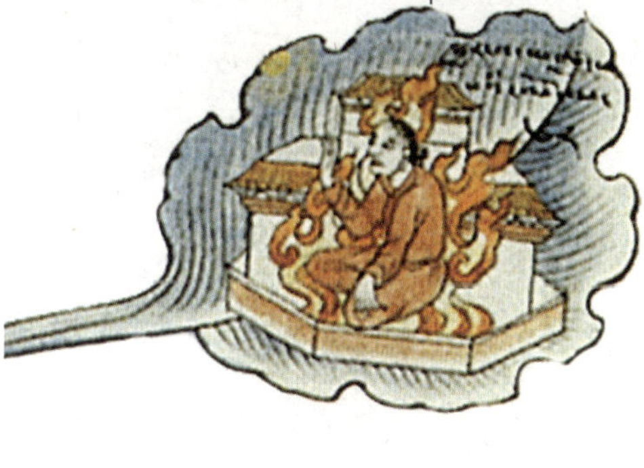

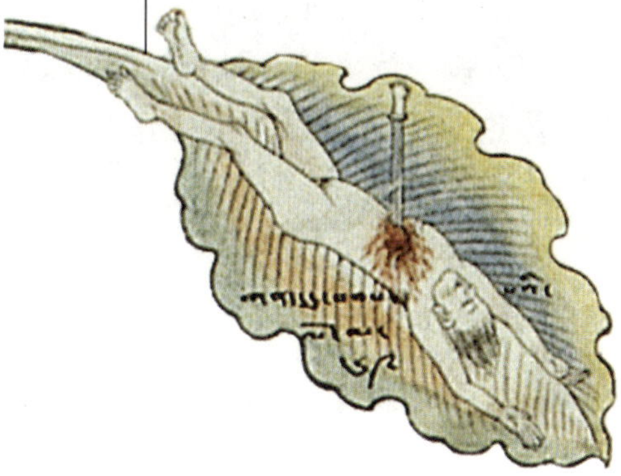

2.7.3 病药同性叶

热病用热药治，寒病用凉药治，病性与药性相同，造成病药治反则必死无疑，恰如给中毒者灌乌头那样。

2.7.4 中伤要害叶

疾病或武器伤到非常要害的部位，如心脏和极其要害的脑部等 96 处要害部位，则无可救药，犹如险关失于敌手那样。

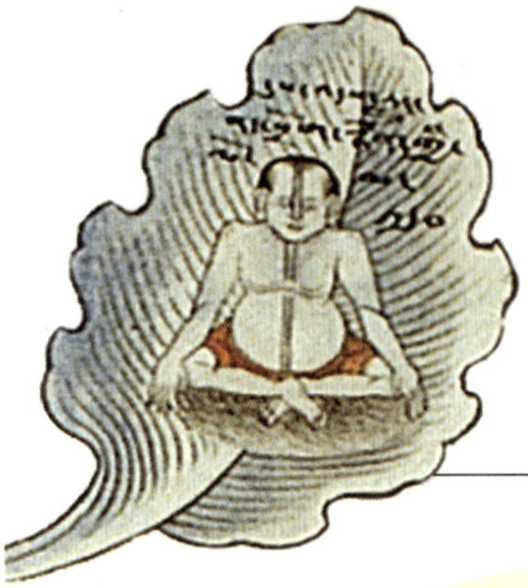

2.7.5 命脉中断叶

引发寒热病的隆病被延治，维持生命的中脉隆的依所中断，则无可救药，犹如笼中之鸟，在笼内可捉到，脱笼则无法捉到。

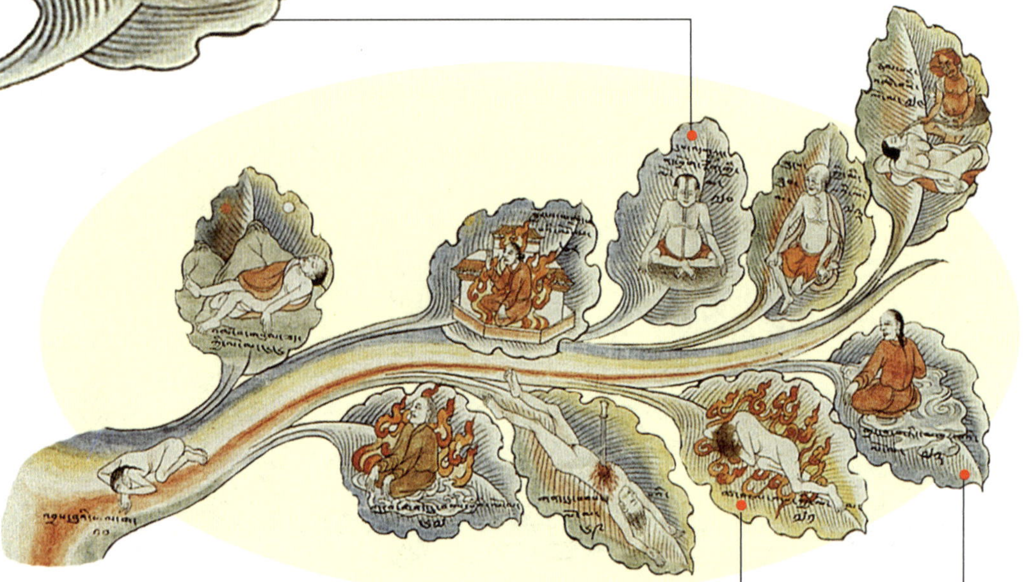

2.7.6 热病越位叶

赤巴或热邪越过自己的居位或运行的通道，侵占隆和培根的居位或通道，激发体热大增，脉搏一息九至或十至，称为热病越位，此无可救药，犹如铜镜投入炉熔化不可复原那样。

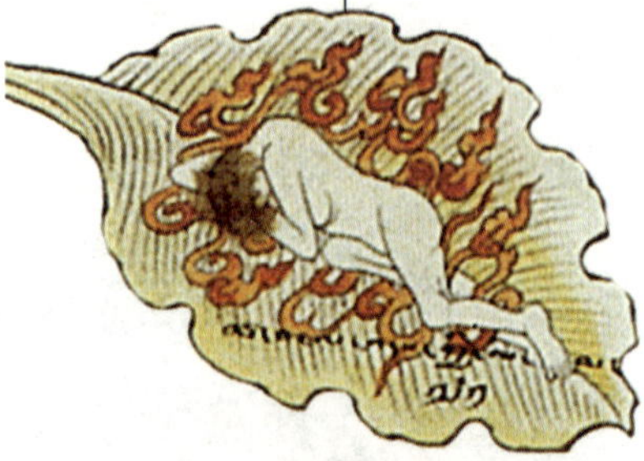

2.7.7 寒症陷底叶

培根越过自己的居位或运行的通道，也就是水元偏盛，长期占据火元居位，导致胃火式微，人体所有精华物质变成寒冷的基地，脉搏一息二至或一至，称为寒症陷底，此为绝症。

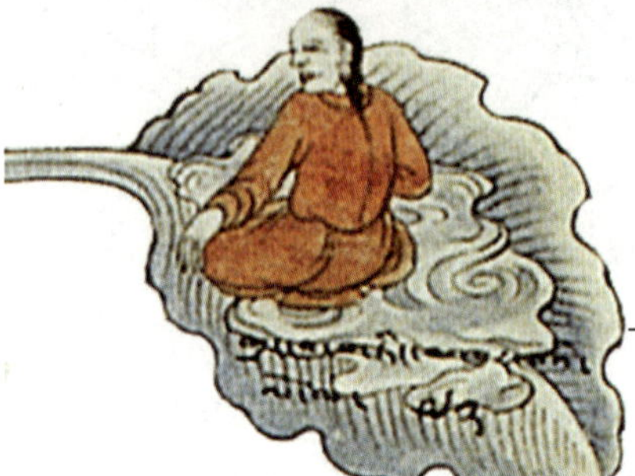

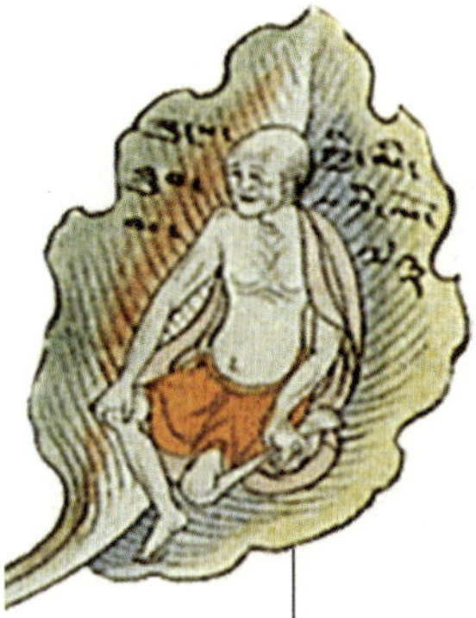

2.7.8 体力不支叶

身体非常虚弱，不能承受药物医治，外则肌肉消瘦，内则胃火和体热式微，秘则维持生命的物质——隆、血精华消失，如此内外秘三物质消失的病人必死无疑。

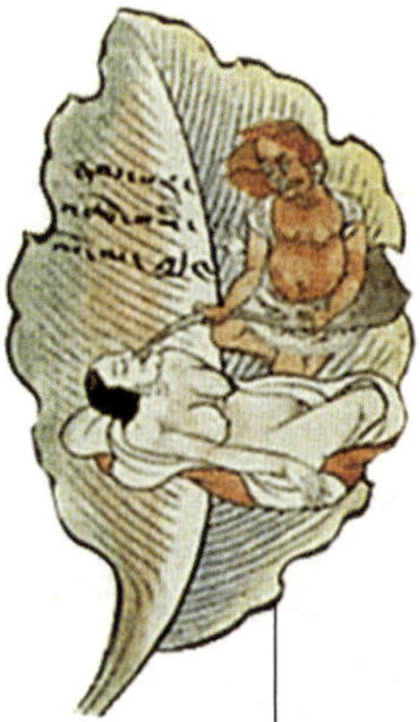

2.7.9 鬼魔加害叶

恶魔对众生毫无仁慈心，当它凶残加害，夺去人的魂、寿、命三物者，犹如小肠穿破的人难以活命那样。

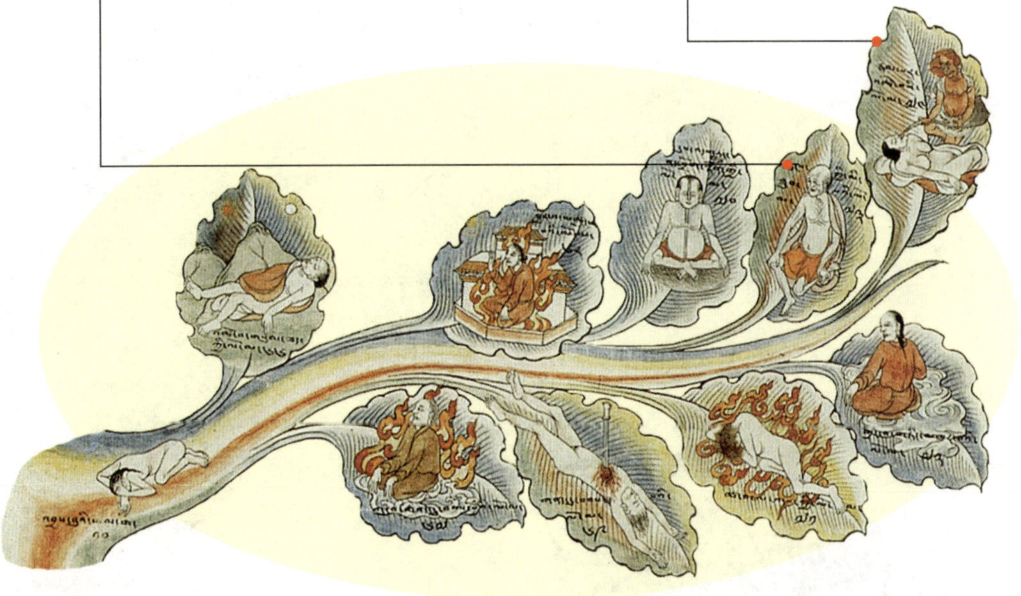

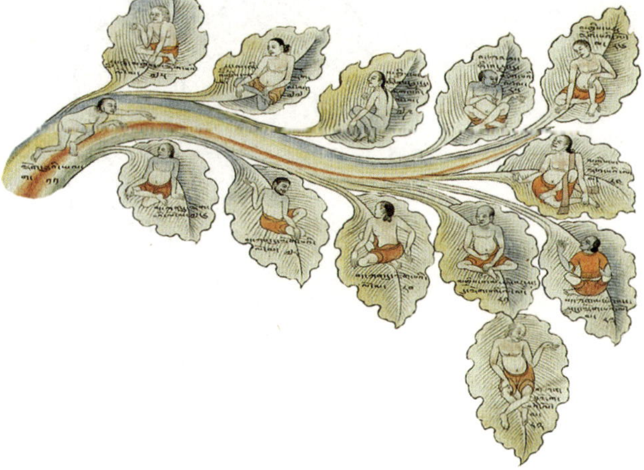

17

2.8 逆转枝

单纯性隆、赤巴、培根各病的治疗，何病发作则治何病，不能激发其他疾病。不懂这种治法，则会引起 12 种逆转发生，比如治之相反则造成该病未平息反激起他病；治之过度则造成该病虽被平息，反倒激起他病。

2.8.1 隆病未息逆转为培根病叶

单纯隆病如果食用性味苦的食药，不但隆病不能平息，反而逆转为培根病。

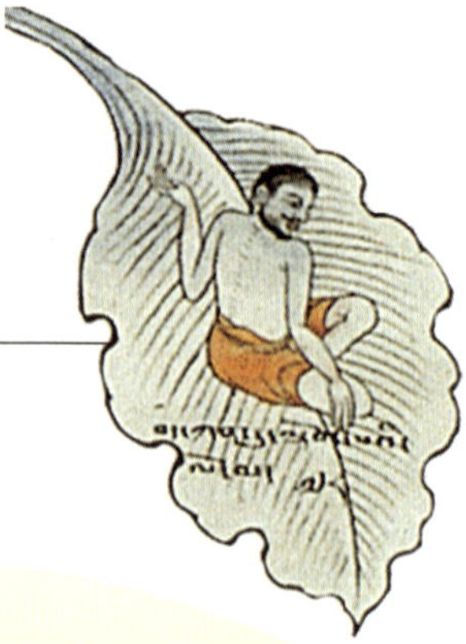

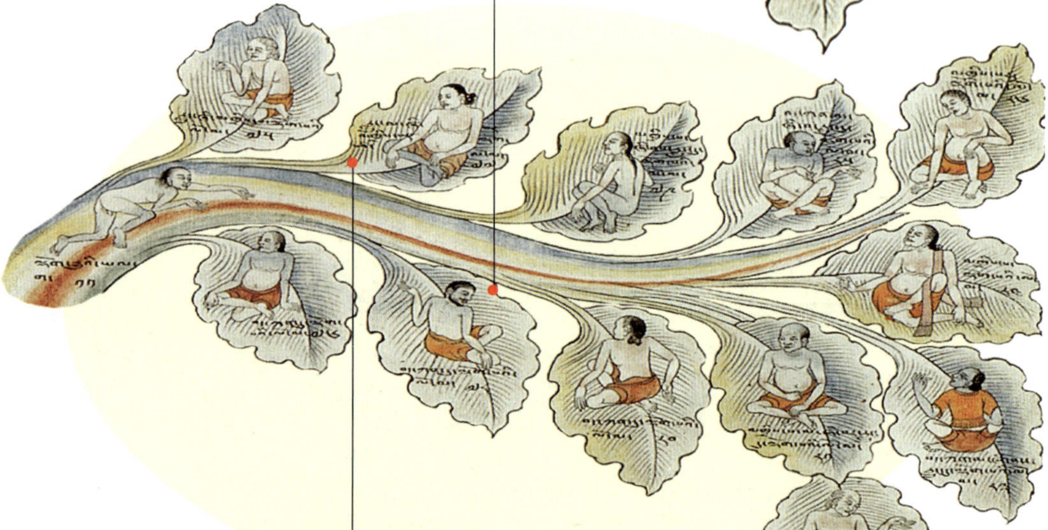

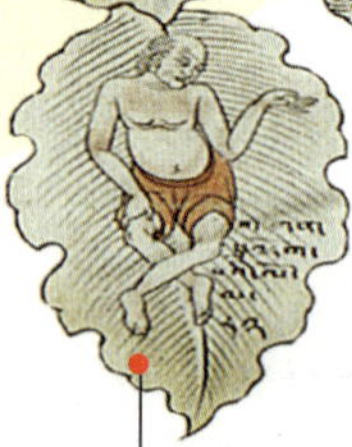

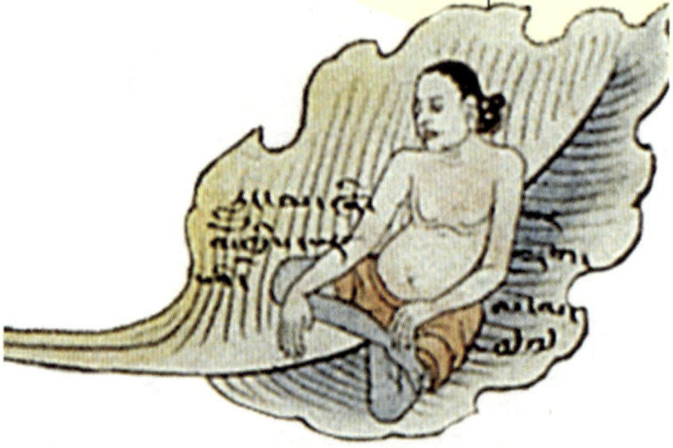

2.8.2 隆病未息逆转为赤巴病叶

单纯隆病如果食用性味热的食药，不但隆病不能平息，反而逆转为赤巴病。

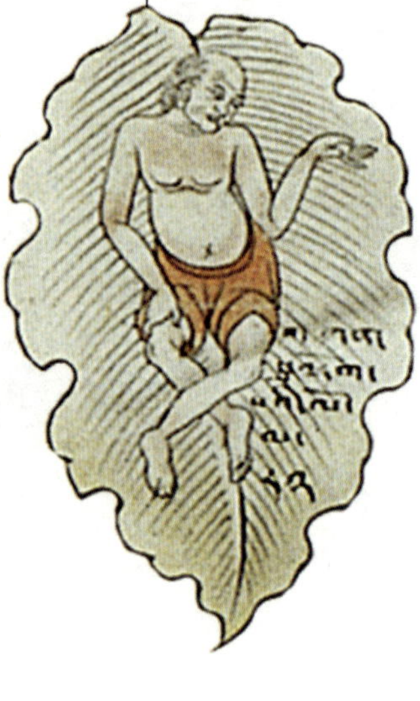

2.8.3 赤巴病未息逆转为培根病叶

单纯赤巴病如果食用性味咸的食药，不但赤巴病不能平息，反而逆转为培根病。

2.8.4 赤巴病未息逆转为隆病叶

单纯赤巴病如果食用性味热的食药，不但赤巴病不能平息，反而逆转为隆病。

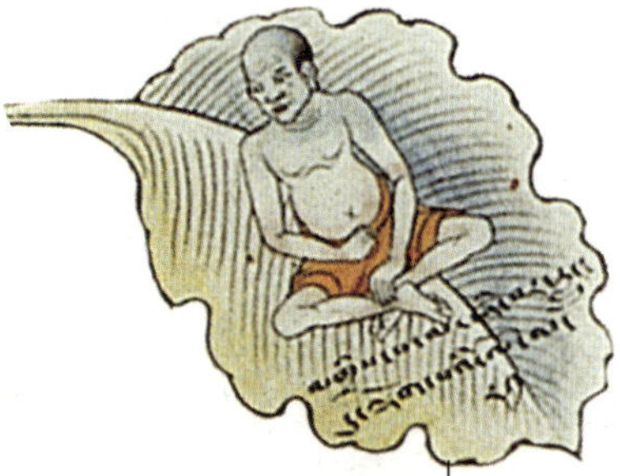

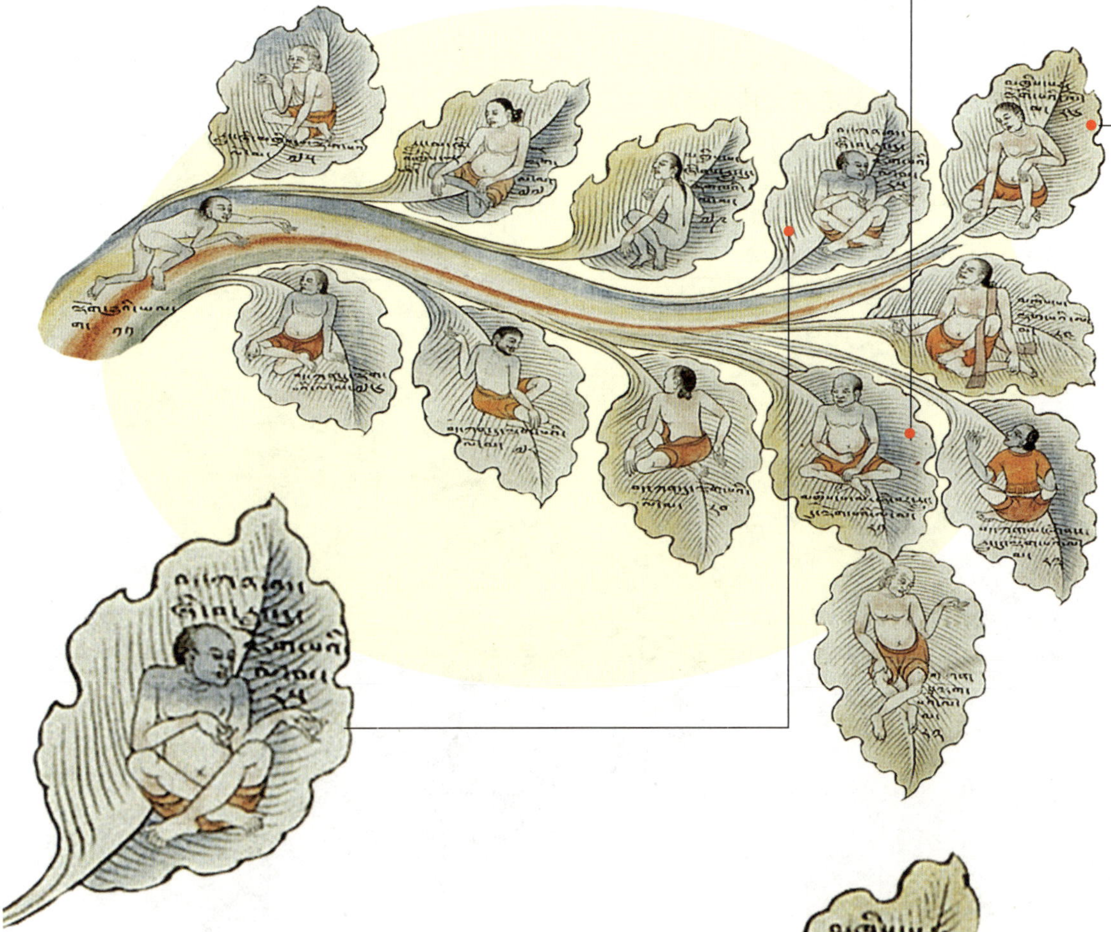

2.8.5 培根病未息逆转为隆病叶

单纯培根病如果食用性味苦的食药，不但培根病不能平息，反而逆转为隆病。

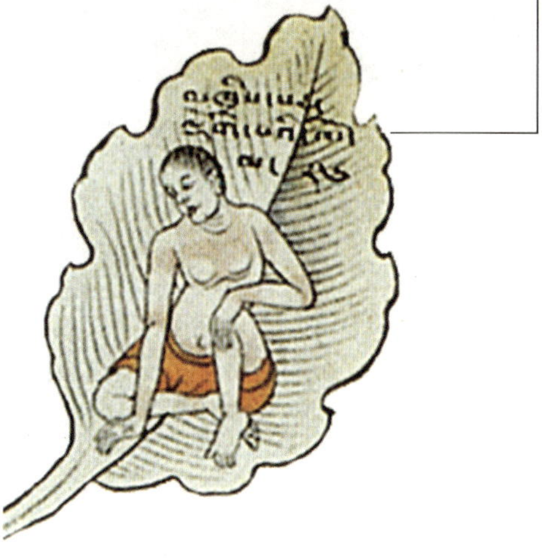

2.8.6 培根病未息逆转为赤巴病叶

单纯培根病如果食用性味咸的食药，不但培根病不能平息，反而逆转为赤巴病。

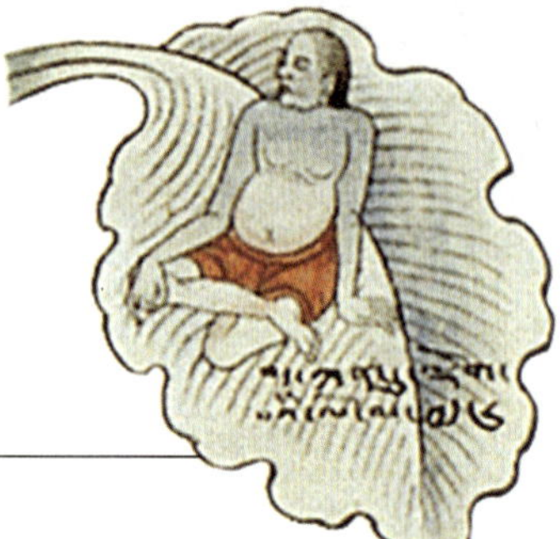

2.8.8 隆病平息又逆转为赤巴病叶

单纯隆病如果食用性味咸的食药，隆病虽被平息，但又逆转为赤巴病。

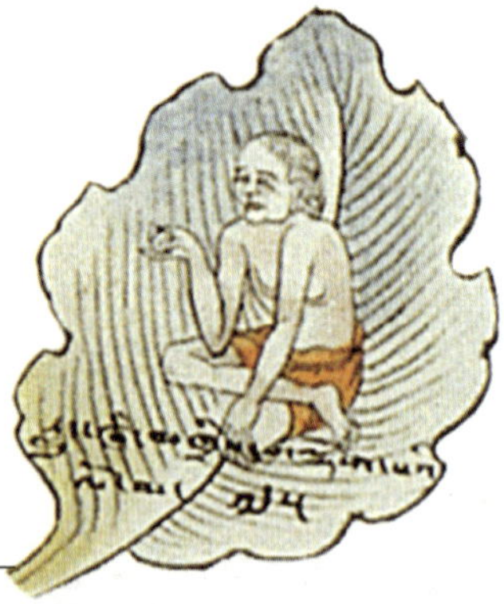

2.8.7 隆病平息又逆转为培根病叶

单纯隆病如果食用性味甘的食药，隆病虽被平息，但又逆转为培根病。

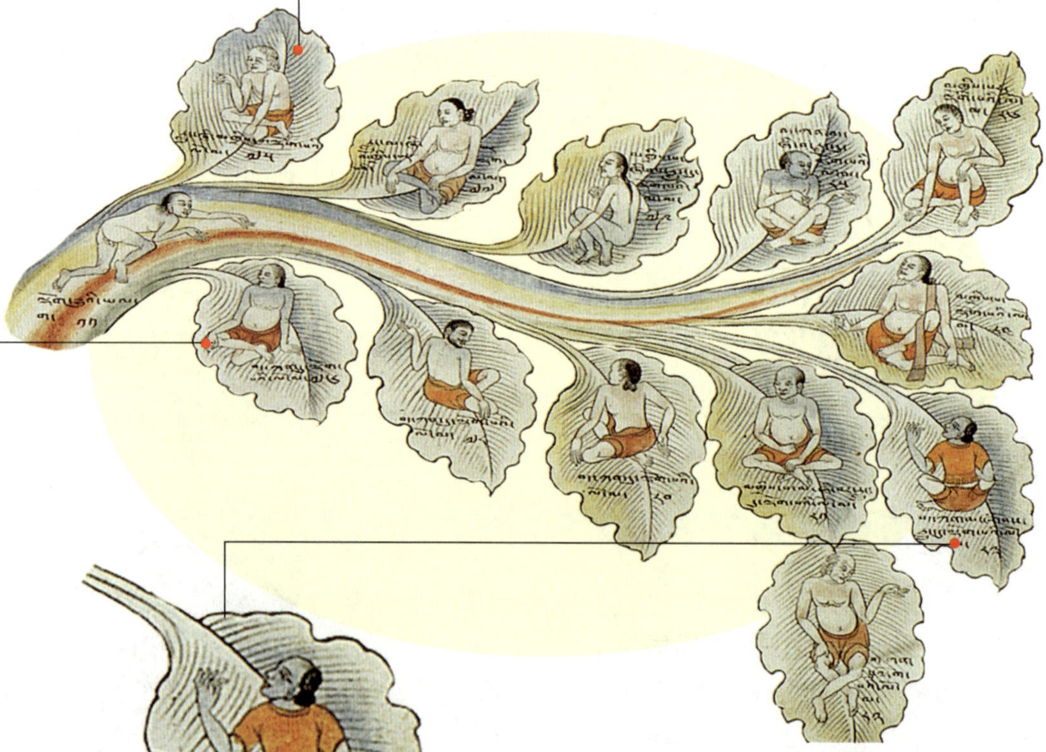

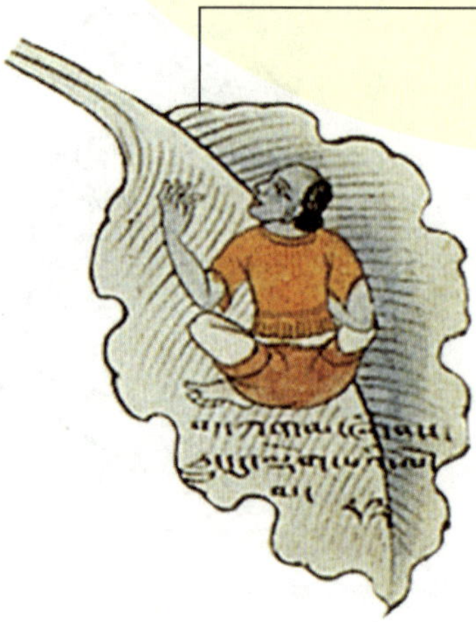

2.8.9 培根病平息又逆转为隆病叶

单纯培根病如果食用性味酸的食药，培根病虽被平息，但又逆转为隆病。

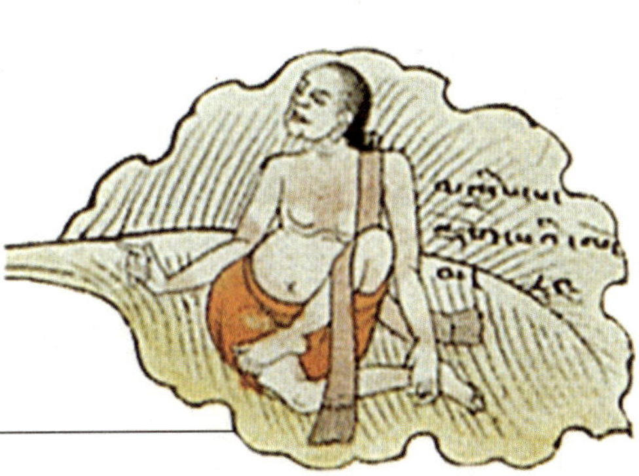

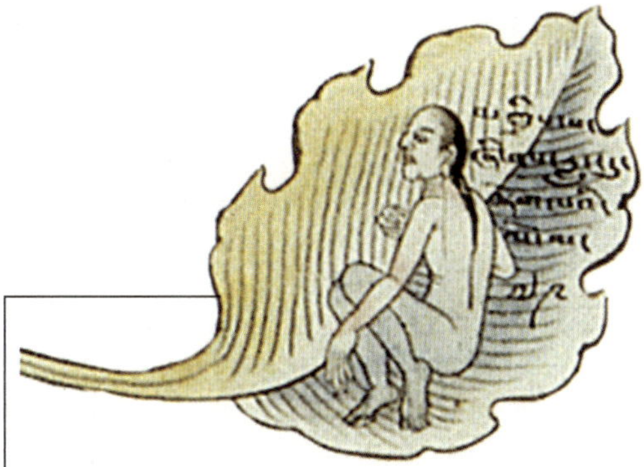

2.8.10 培根病平息又逆转为赤巴病叶

单纯培根病如果食用性味辛的食药，培根病虽被平息，但又逆转为赤巴病。

2.8.11 赤巴病平息又逆转为培根病叶

单纯赤巴病如果食用性味苦的食药，赤巴病虽被平息，但又逆转为培根病。

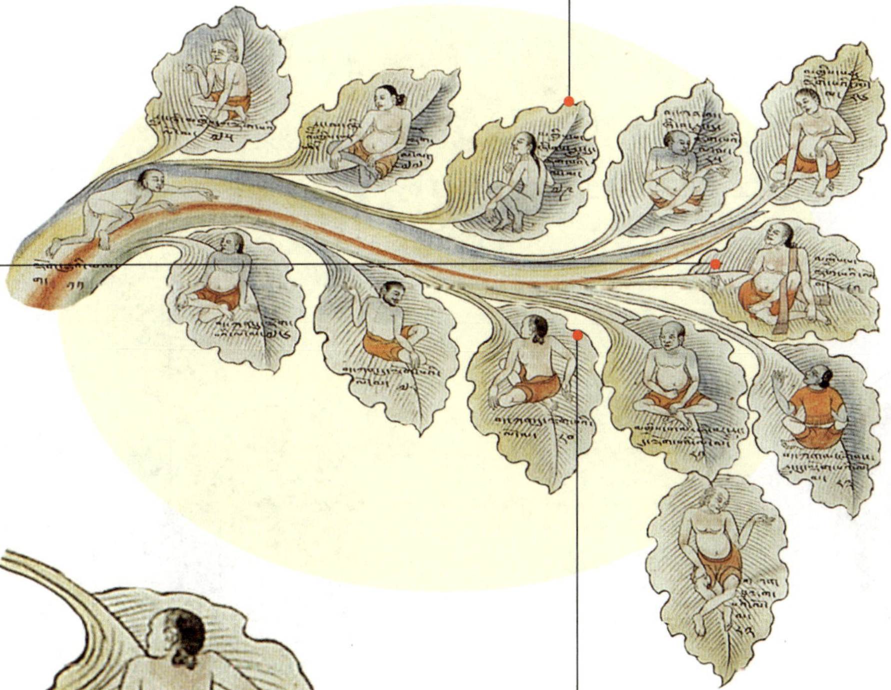

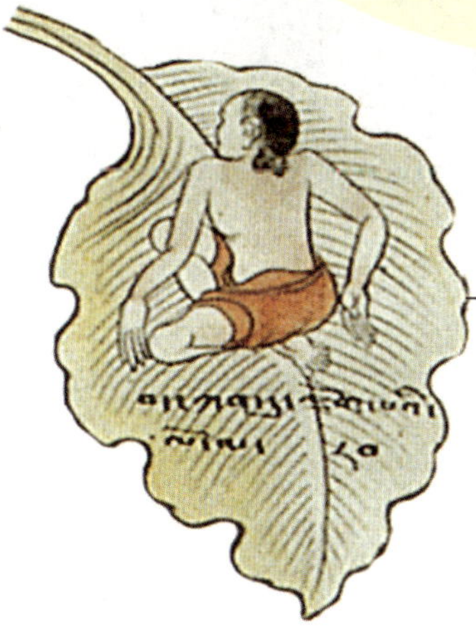

2.8.12 赤巴病平息又逆转为隆病叶

单纯赤巴病如果食用性味甘的食药，赤巴病虽被平息，但又逆转为隆病。

2.9 总义枝

一切疾病可以归结为体内热性火元被激发而引起的热证和寒性水元被激发而引起的寒证两类。

18

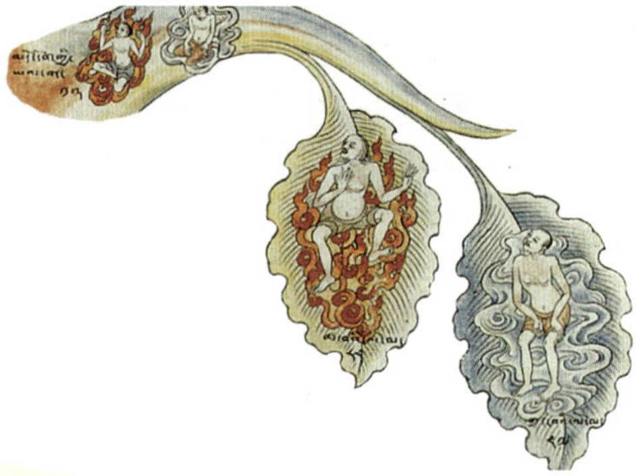

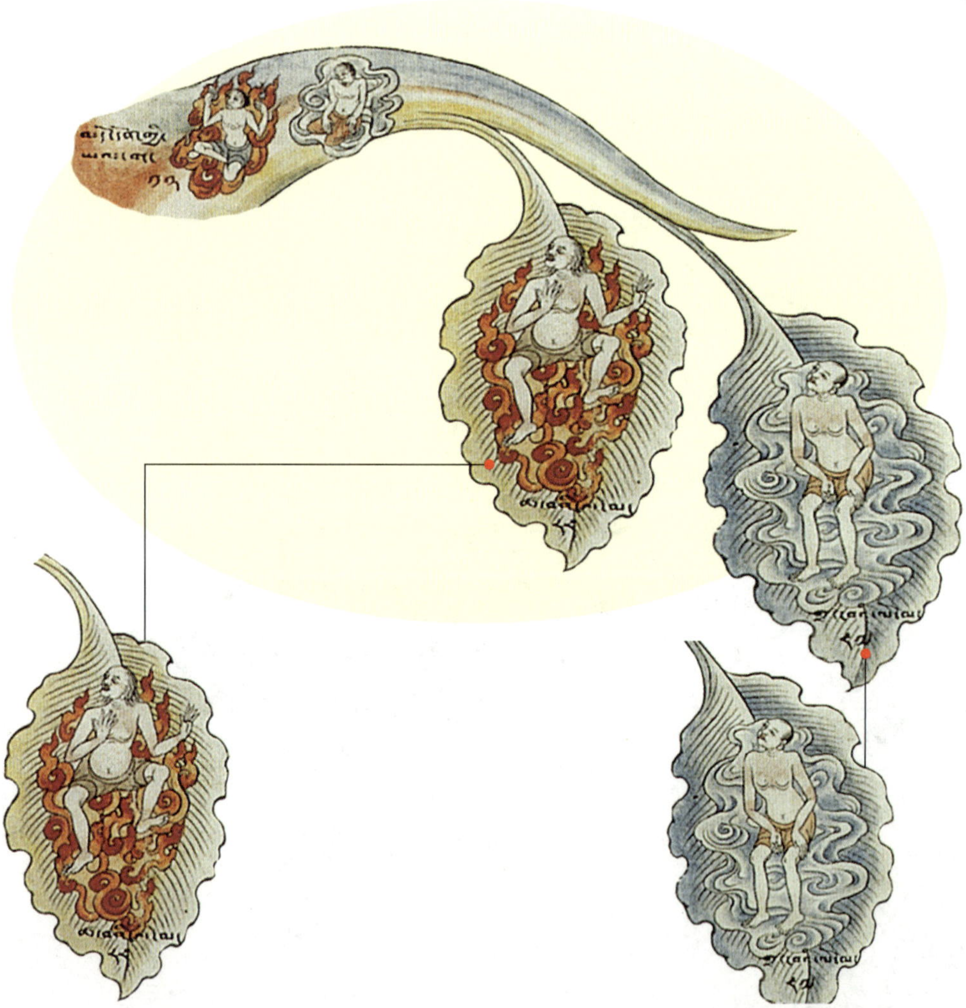

2.9.1 热证叶

体内火元超过自己的常量，发生偏盛，被害物——七精华物质和三秽被燔烧而腐化，导致生命危险者，谓之热证。

2.9.2 寒证叶

体内土、水元均超过自己的常量，发生偏盛，扰乱机体平衡，摧毁胃火。因土、水元性重，虽处于上体也会侵入下体，这种疾病谓之寒证。

图三 诊 断

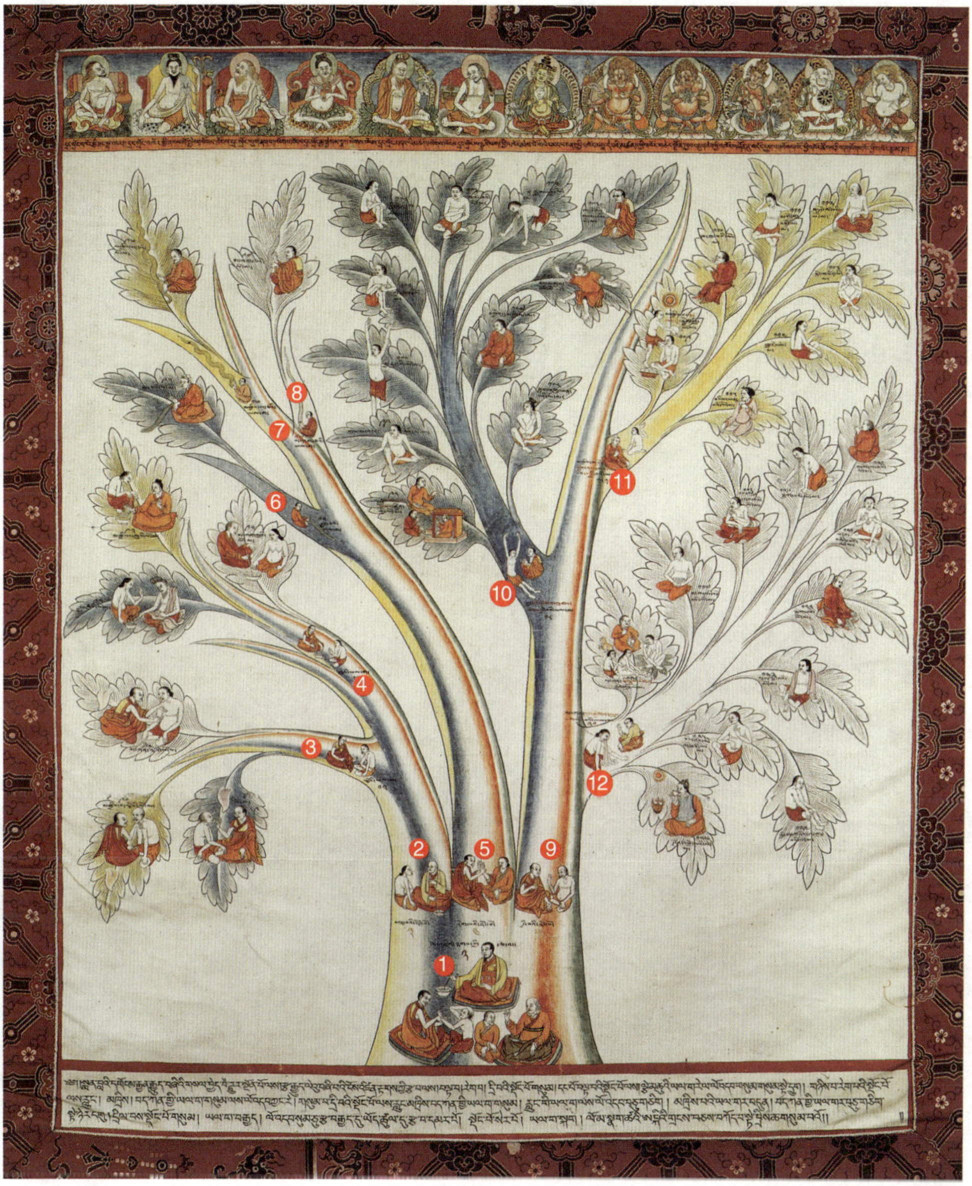

诊断树根有望、问、切 3 树干。其中望诊干 3 枝 6 叶、切诊干 3 枝 3 叶、问诊干 3 枝 29 叶。由于三邪各自的本质和性相不同，隆色呈青灰，赤巴色呈黄，培根色呈白，二合和聚合所呈颜色为所合物所示之色。

1. 诊断树根；2. 望诊树干；3. 望舌枝；4. 察尿枝；5. 切诊树干；6. 隆病脉象枝；7. 赤巴病脉象枝；8. 培根病脉象枝；9. 问诊树干；10. 隆病问诊枝；11. 赤巴病问诊枝；12. 培根病问诊枝。

第四章 诊 断

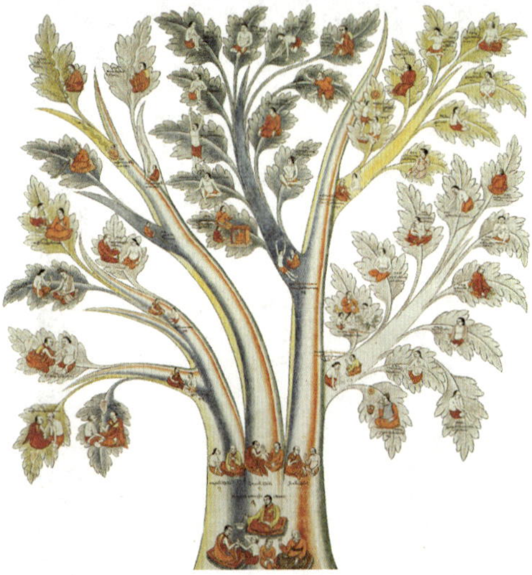

❶

二、诊断树根

隆、赤巴、培根疾病及其衍生的疾病，用脉诊、尿诊、问诊三诊分门别类地认识清楚，谓之诊断，犹如见到烟便知有火那样。

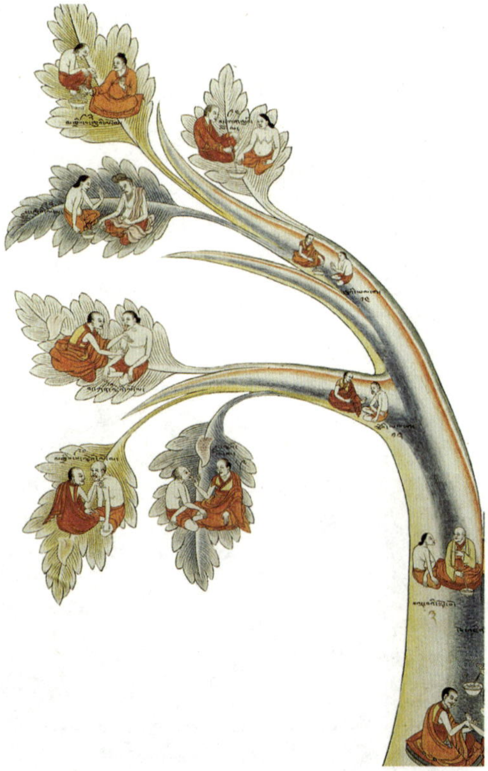

❷

3 望诊树干

医生以目观察舌苔的薄厚、颜色和尿液的浮皮、尿色、浑悬物多寡等来认识疾病的本质和诊断疾病的方法为望诊，望诊有望舌、察尿 2 种。

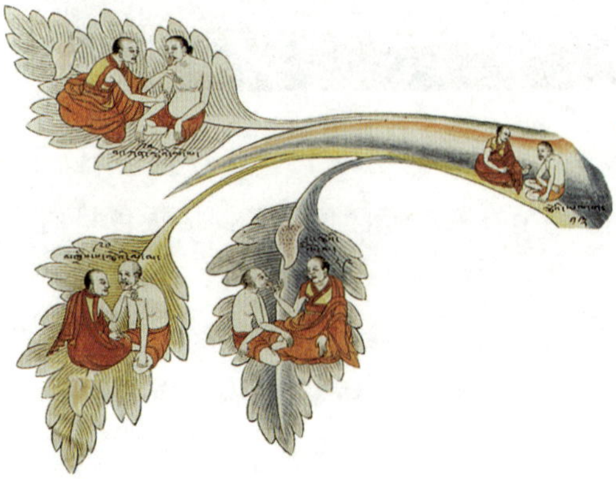

❸

3.1 望舌枝

舌是尝识饮食味道的器官，也有帮助咀嚼食物和发音的功能，医生通过察看舌的颜色、形状、舌苔等来正确辨识体内疾病的性质及发病原因，望舌是一种不可缺少的诊断方法。

3.1.1 隆病舌象叶

作为味觉器官的舌，一般无病情况下，色红、光滑、湿润而柔软。在外因作用下，隆的特性轻而动等发生紊乱而生隆病，其舌象为舌色偏红，舌苔非常粗糙。

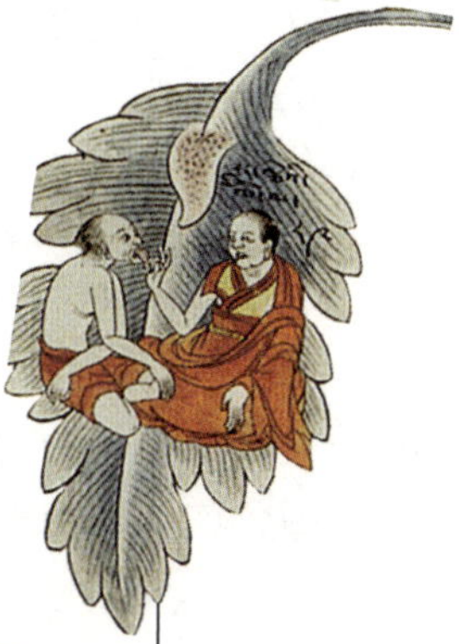

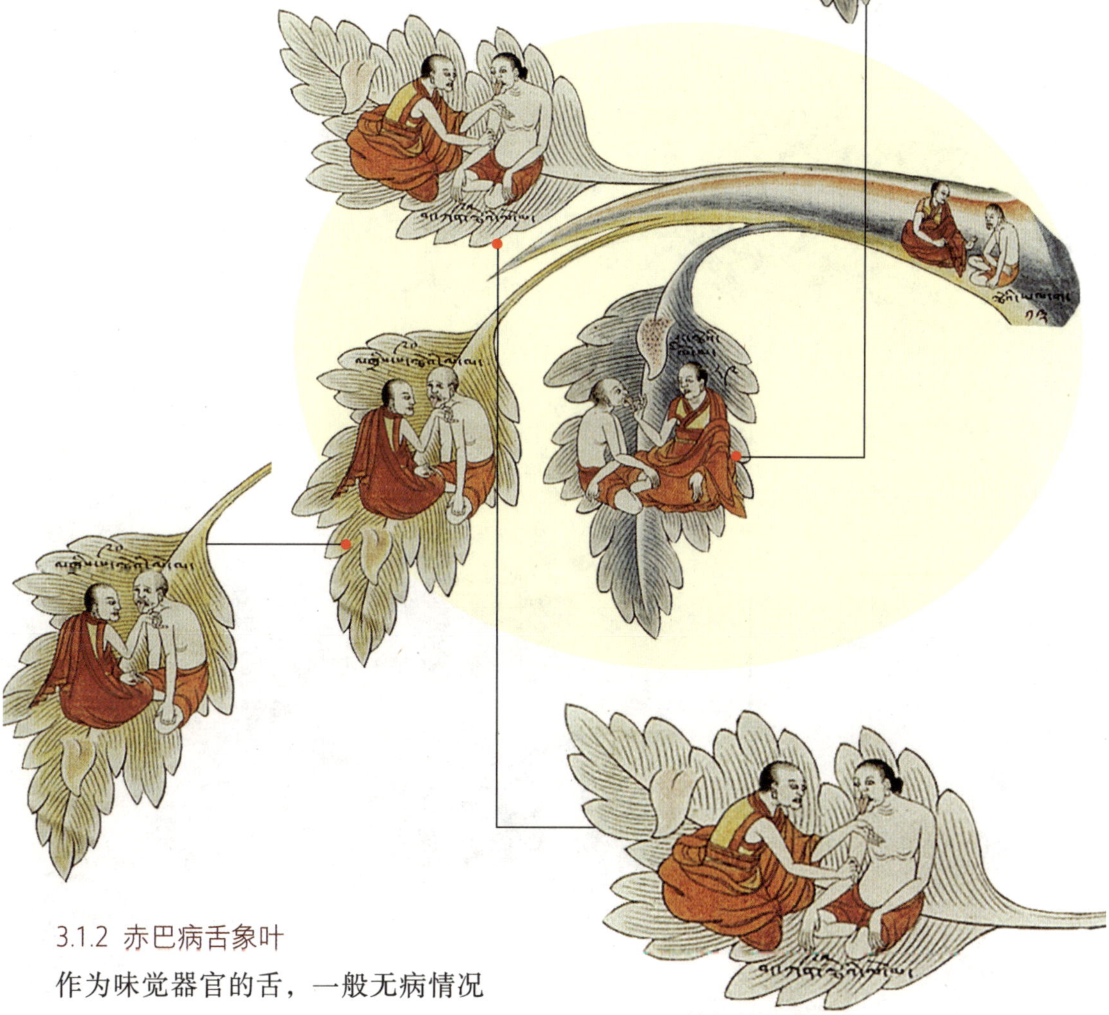

3.1.2 赤巴病舌象叶

作为味觉器官的舌，一般无病情况下，色淡红而润滑。在外因作用下，赤巴的特性锐、热等发生偏盛、紊乱而生赤巴病，其舌象为舌面覆盖厚厚的灰黄苔。

3.1.3 培根病舌象叶

作为味觉器官的舌，一般无病情况下，色红润、光滑、柔软。在外因作用下，培根特性重、钝等发生偏盛、紊乱而生培根病，其舌象为舌苔灰而无华，舌质较湿。

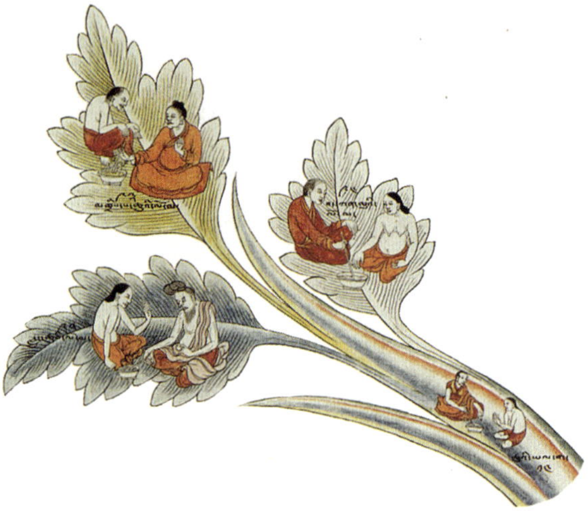

3.2 察尿枝

尿为三秽物之一，察尿主要察尿颜色、蒸气、浑悬物多寡、浮皮薄厚、泡沫、响声等，用以明确诊断体内疾病本质和发病原因，这就是尿诊。

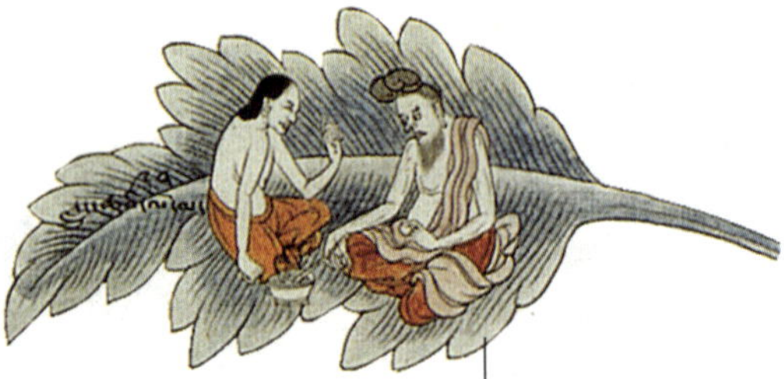

3.2.1 隆病尿象叶

隆的特性发生偏盛所致的隆病尿象为尿液如草滩积水，特别是泡沫大。这是隆性寒导致其尿色发青而清澈，隆性轻而动导致其尿泡沫大。

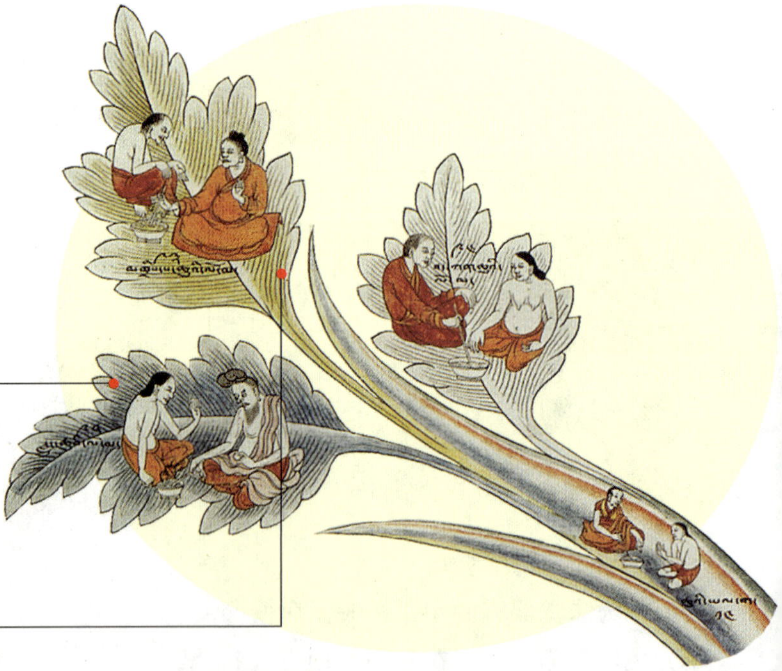

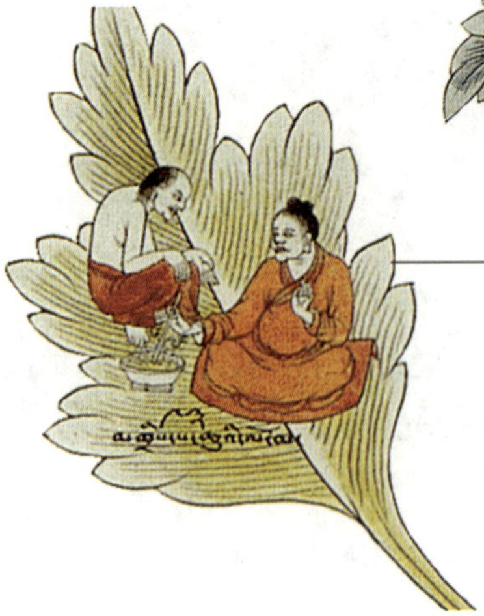

3.2.2 赤巴病尿象叶

赤巴的特性发生偏盛所致的赤巴病尿象为尿色红黄、气味浓、蒸气大。因为赤巴的特性锐、热等，烧腐了体内精华物质，导致尿色变红黄、蒸气大、嗅之非常臊。

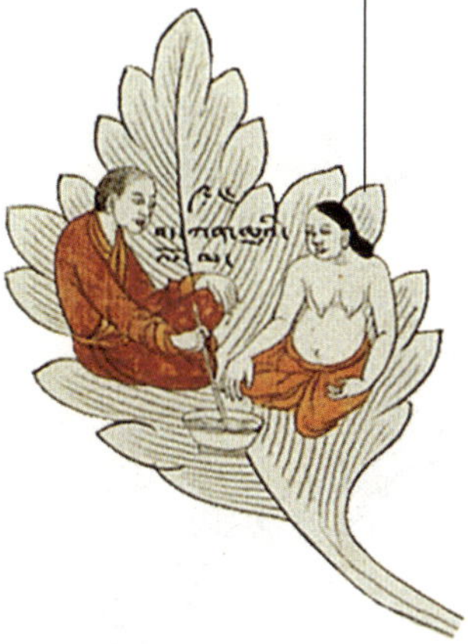

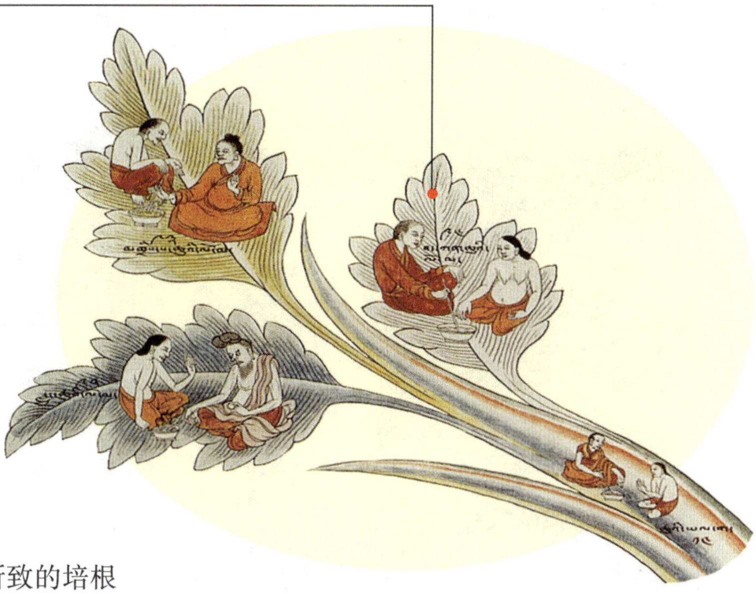

3.2.3 培根病尿象叶

培根的特性发生偏盛所致的培根病尿象为尿色白清、蒸气小。因为培根特性重、钝、凉偏盛，故导致尿液变白、蒸气变小。

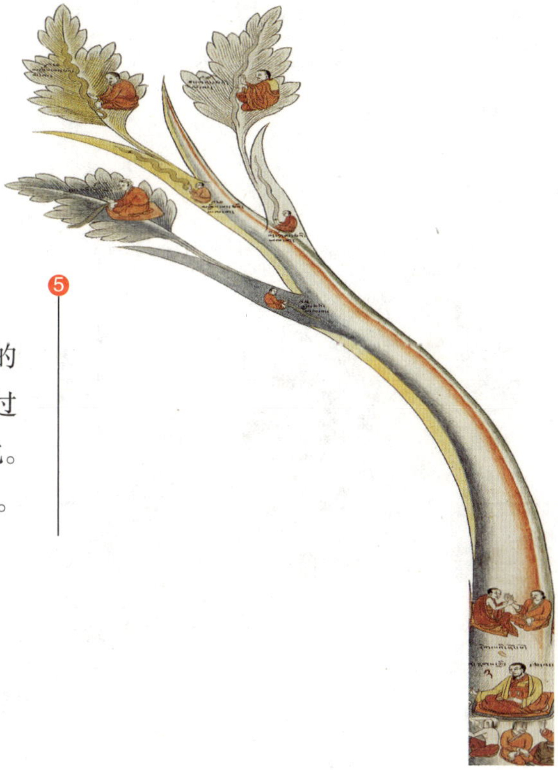

4 切诊树干

切诊是医生用手指切按病人手腕的脉搏，观察隆和血液的流动情况，通过用心分析，掌握隐蔽在体内的病理变化。脉诊是一种主要而不可缺少的诊断方法。

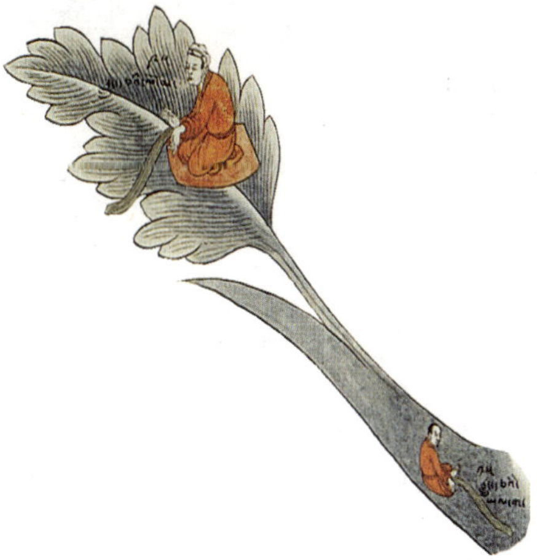

4.1 隆病脉象枝

医生切病人脉，要弄清隆病脉象是否耐按，有无间歇、扯拉等现象，隆病脉象如水中皮袋空虚而上浮，要准确分辨这类脉象。

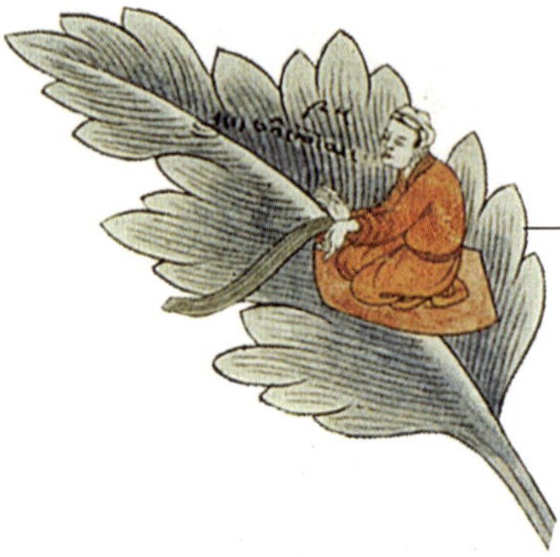

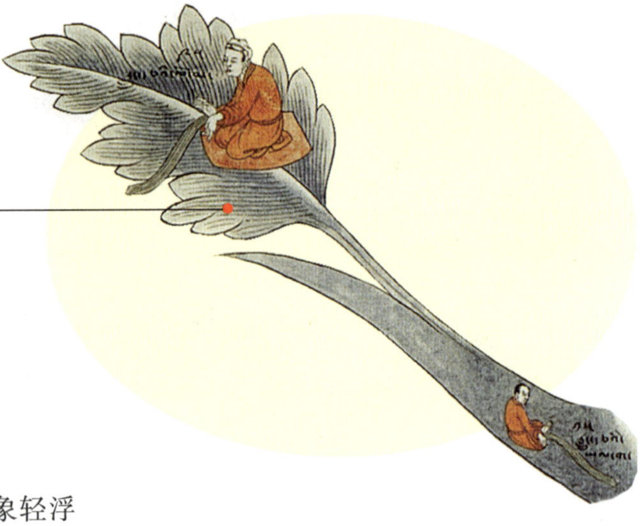

4.1.1 隆病脉象叶

医生切病人脉，单纯隆病脉象轻浮上飘，这是因为七精华物质衰损所致，其脉搏如充气的皮袋，微按则停搏，指下空虚。

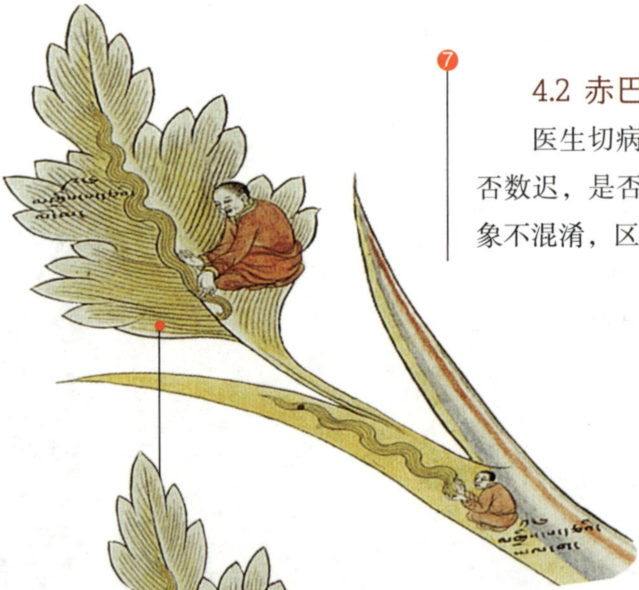

4.2 赤巴病脉象枝

医生切病人脉，赤巴病脉象要弄清搏数是否数迟，是否洪于肤表，还要与血病和隆病脉象不混淆，区分开来。

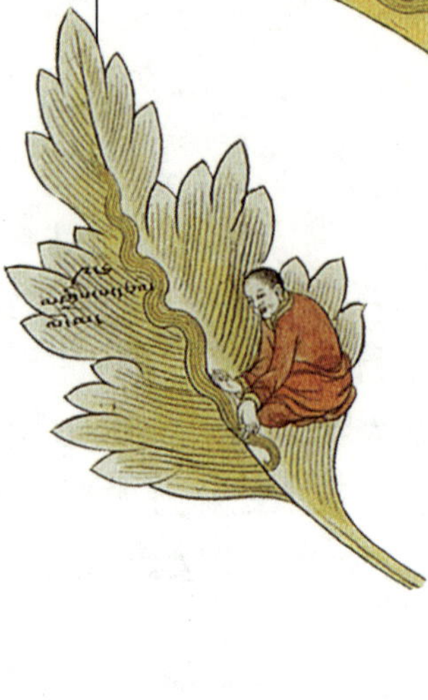

4.2.1 赤巴病脉象叶

医生切病人脉，单纯赤巴病脉象是由于火元熰升而致，脉搏轻取数而于肤表洪搏，力按则深处弦紧。

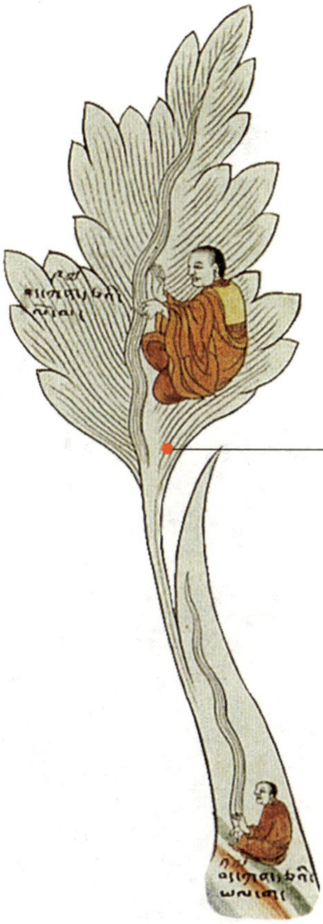

⑧

4.3 培根病脉象枝

医生切病人脉，单纯培根病脉象要弄清搏数是否快慢，是否深沉，还要和陈旧血病脉象明确区分开来。

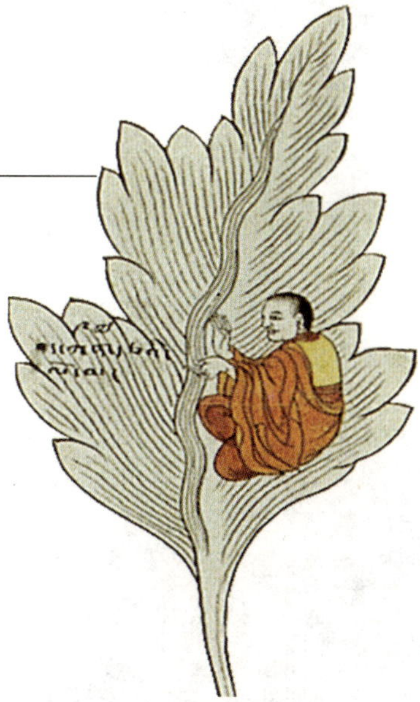

4.3.1 培根病脉象叶

医生切病人脉，单纯培根病是由土、水元决定的，土、水元性重、钝、绵、坚，故其脉象不显于外而沉于深处，表现为沉而少力、弱而绵长、搏动慢。

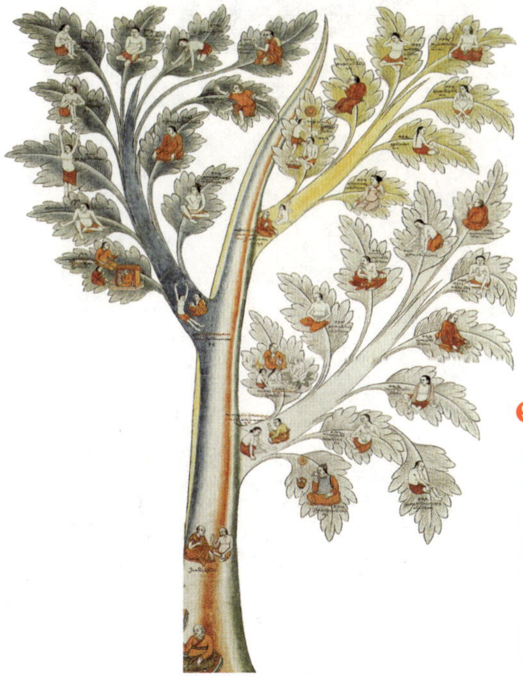

⑨

5 问诊树干

问诊是医生询问病人的病情，如先问发病原因，再问疼痛如何，后问习惯和饮食起居，也就是询问病因、症状、饮食起居三情况。问诊是通过语言探知疾病的一种主要诊断方法。

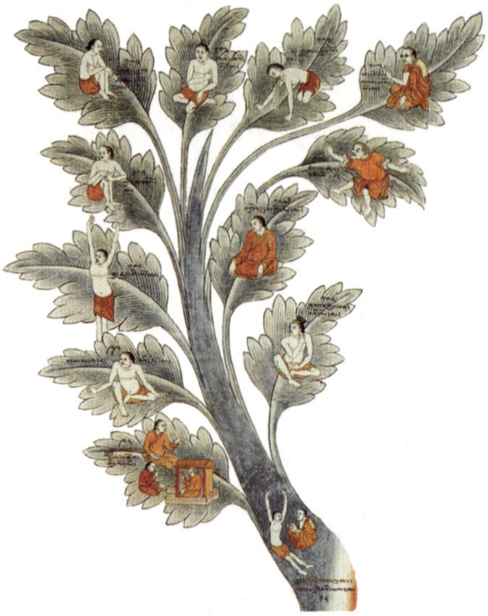

⑩

5.1 隆病问诊枝

先问隆病的外因，再问疼痛症状，后问饮食利弊，这便是隆病的问诊。

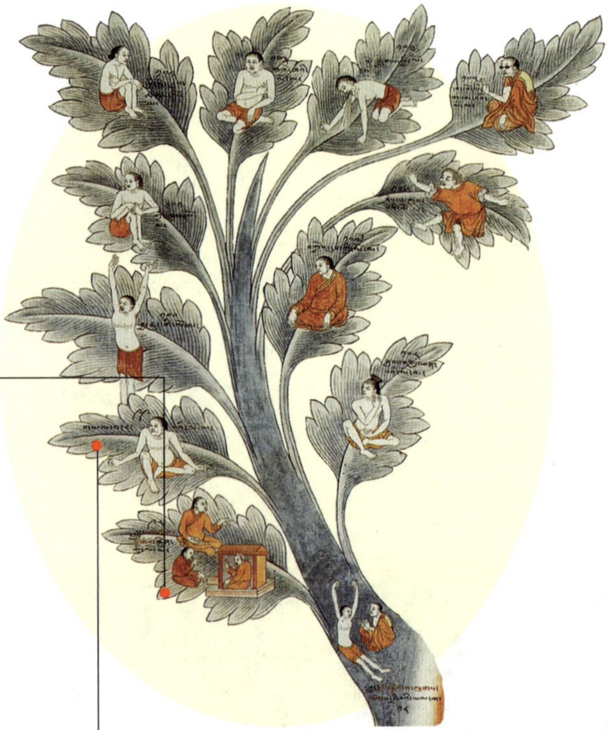

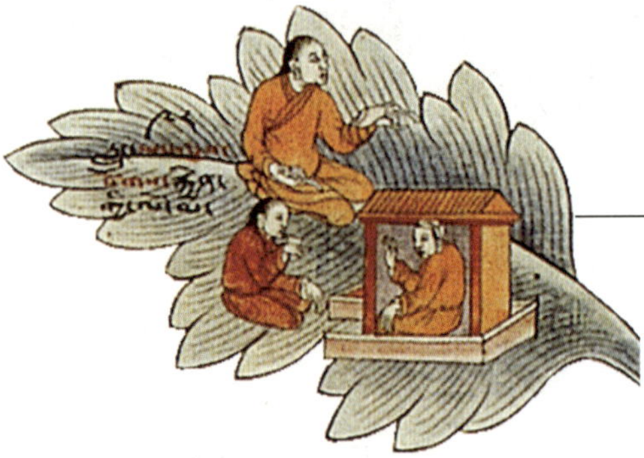

5.1.1 轻、糙等性为隆病外因叶

山羊肉和茶等性轻而糙的饮食，禁食和久住寒凉地区等性轻、糙的起居，此两种外因的性质与隆的轻、糙特性相一致，则可引发各种隆病。

5.1.2 打哈欠、打战叶

轻、糙等性的饮食起居所引发的隆病，常出现打哈欠，伸懒腰；由轻、动性所促使，出现身体坐卧不安、不停打战等症状。

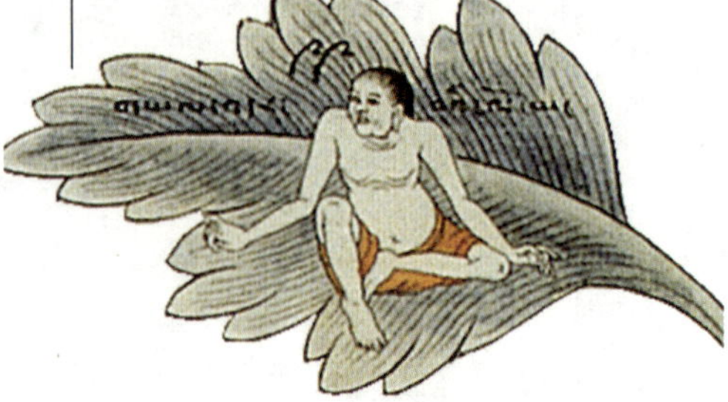

5.1.3 伸懒腰叶

轻、糙等性的饮食起居所引发的隆病，常伸懒腰，即做什么事无故想伸伸手足的现象，这是隆的轻、动性所引发的单纯性隆病的一种症状。

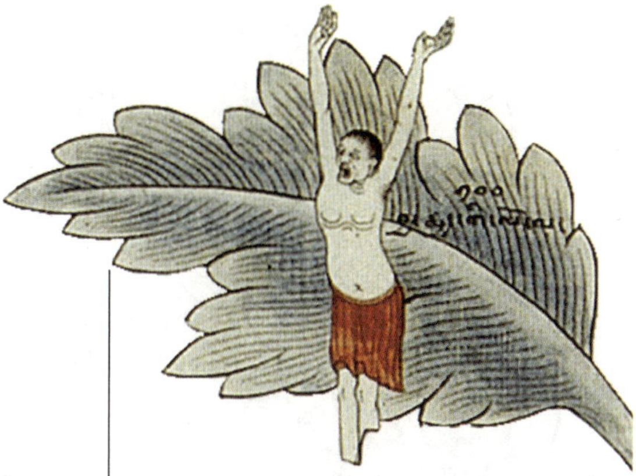

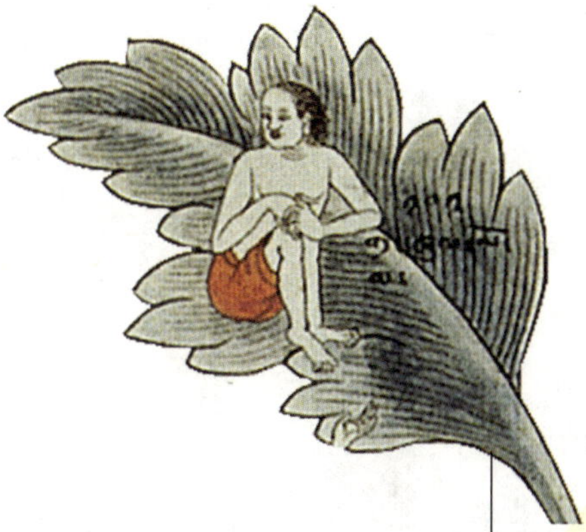

5.1.4 打寒战叶

轻、糙等性的饮食起居所引发的隆病，常打寒战即犹如站立在寒风中被风猛吹，觉得身体发冷，这是隆的寒性所引起的单纯性隆病的一种症状。

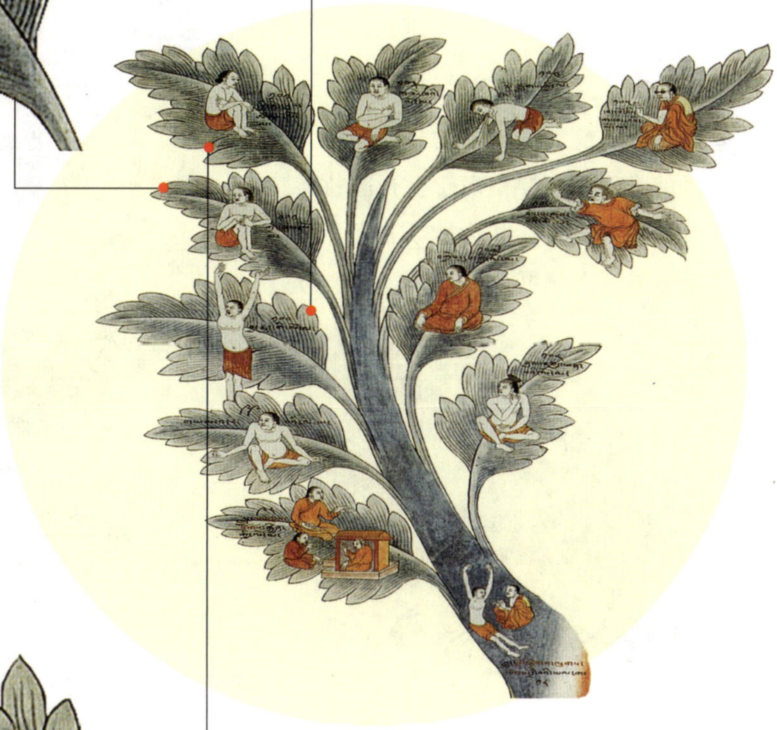

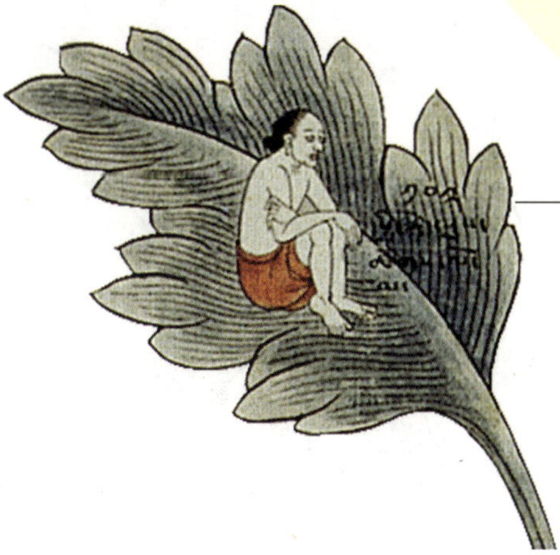

5.1.5 腰胯关节疼痛叶

轻、动等性的饮食起居所引发的隆病，常有腰胯等关节疼痛症状，腰胯关节是隆邪运行的主要部位，如果是疼痛的首发部位，便可确诊为单纯性隆病。

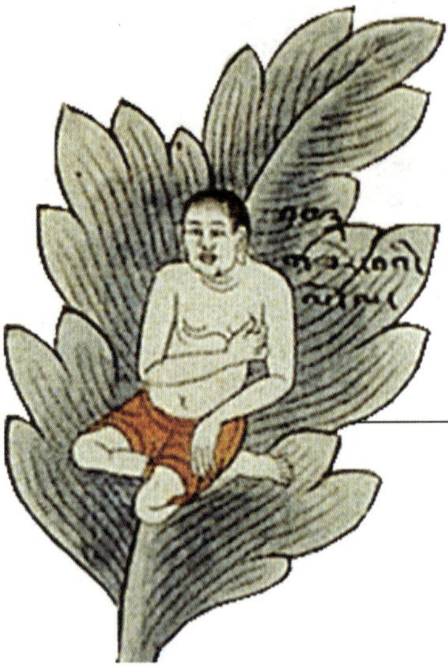

5.1.6 痛无定处叶

隆病症状为痛无定处，疼痛变化不定。一般言之，人体右边疼痛一般为血病，左边疼痛为瘟病，痛无定处者为隆病。这是因为隆病的疼痛是由隆的动性所决定，因此隆病症状是疼痛无定，到处游走变化。

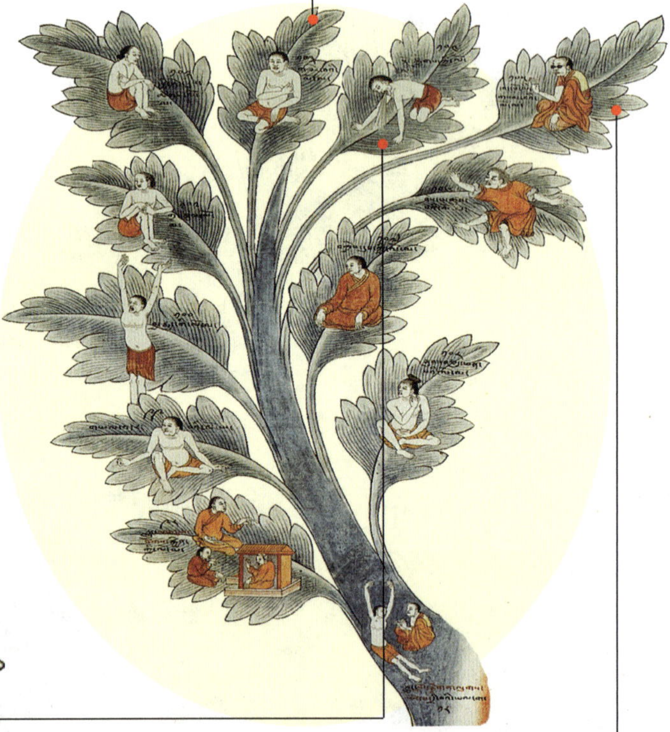

5.1.7 空呕叶

轻、糙等性的饮食起居所引发的隆病，主要是由于上行隆扰乱而发病的，症状为欲吐，但只是空呕，无物可吐。

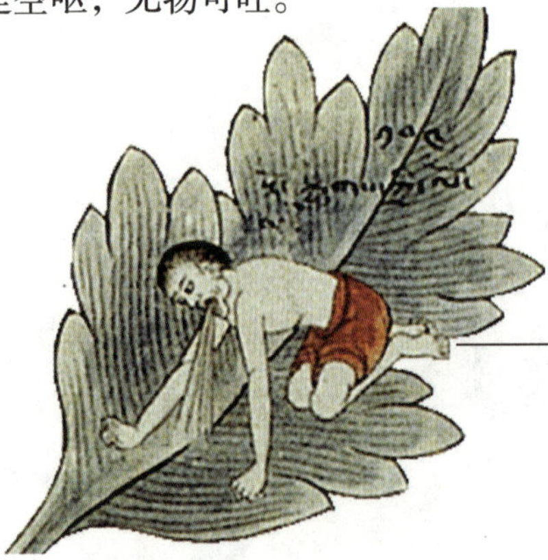

5.1.8 五官不聪叶

轻、糙等性的饮食起居所引发的隆病，常出现目等五官不聪症状，也就是目等五官不能发挥各自的功能，这是隆病表现症状之一。

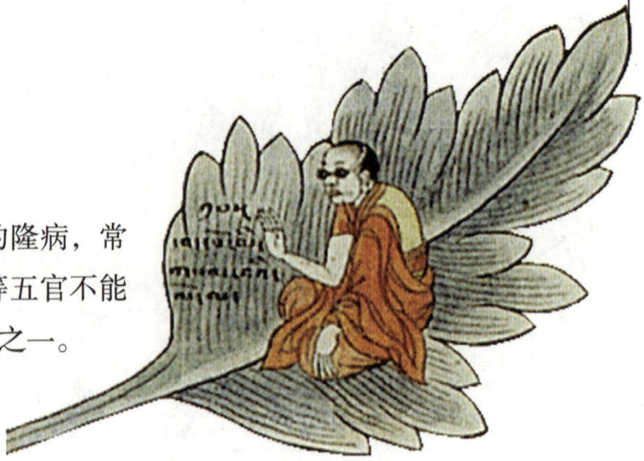

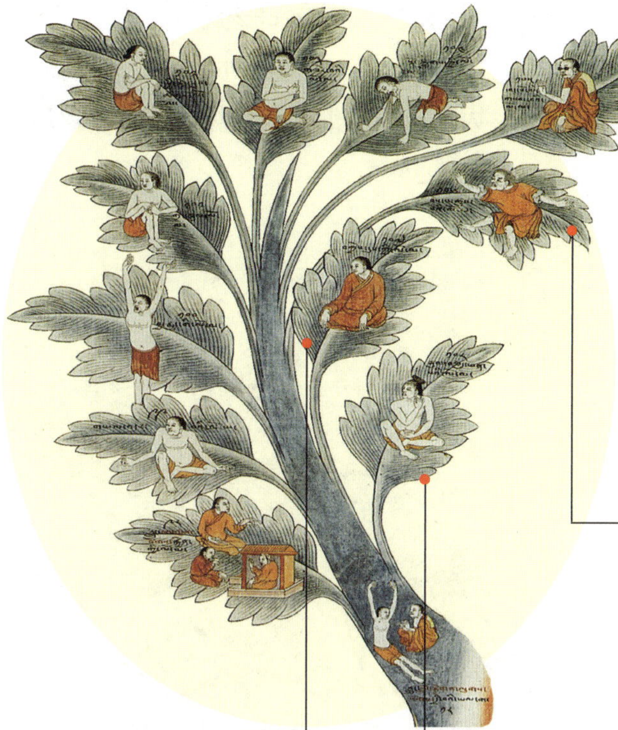

5.1.9 意识模糊叶

轻、糙等性的饮食起居所引发的隆病症状为意识模糊。隆的特性轻而动，它伤害意识所依的脉络，导致意识飘忽不定、出现模糊，这是隆病表现症状之一。

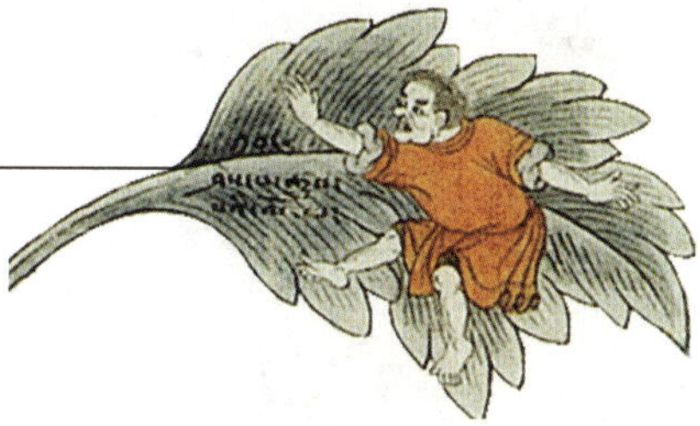

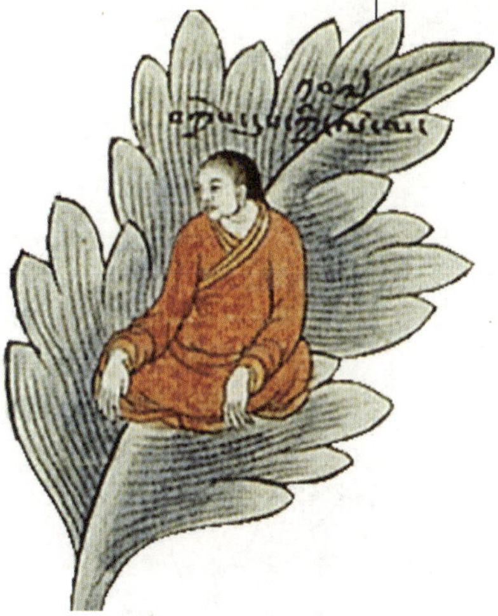

5.1.11 营养品有利叶

轻、糙等性的饮食起居所引发的隆病症状无论是打哈欠、发颤，还是痛无定处，均需食用油腻性、有营养的药物和食物，用之则立即见效。

5.1.10 饥饿时更易发病叶

轻、糙等性的饮食起居所引发的隆病症状，在饥饿时更容易发病，这是因为胃中无食物，被饥饿折磨时，隆邪更容易被激发。

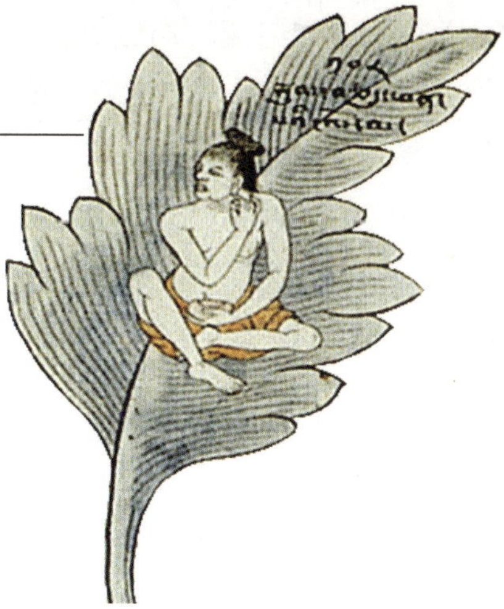

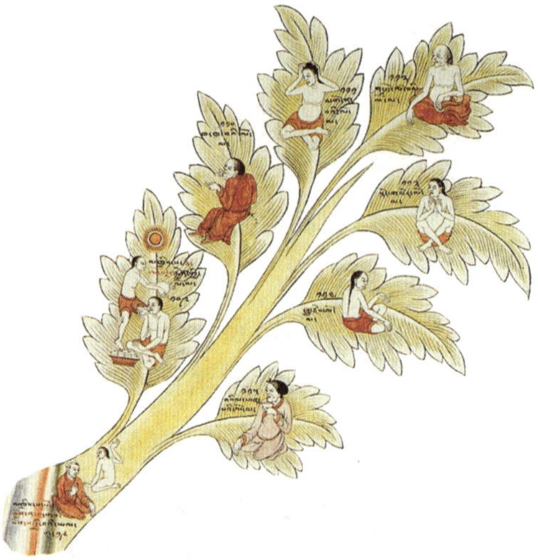

5.2 赤巴病问诊枝

先问赤巴病发病外因，其次问疼痛症状，最后问利弊即问何种饮食起居对病有利或有害。

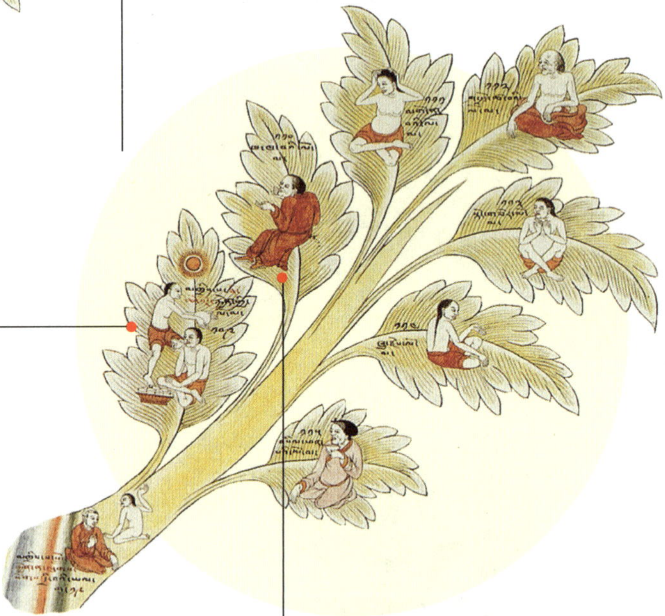

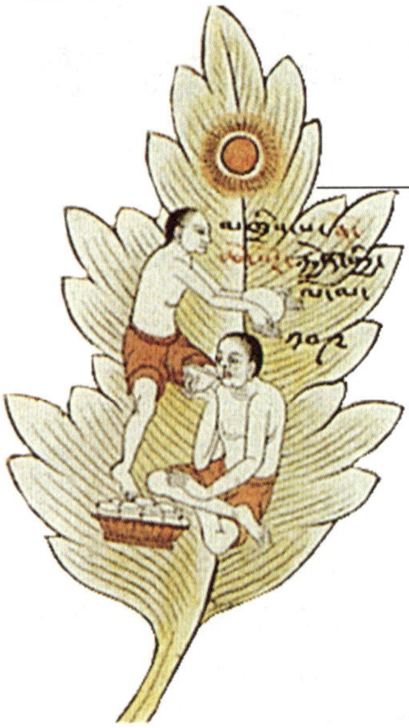

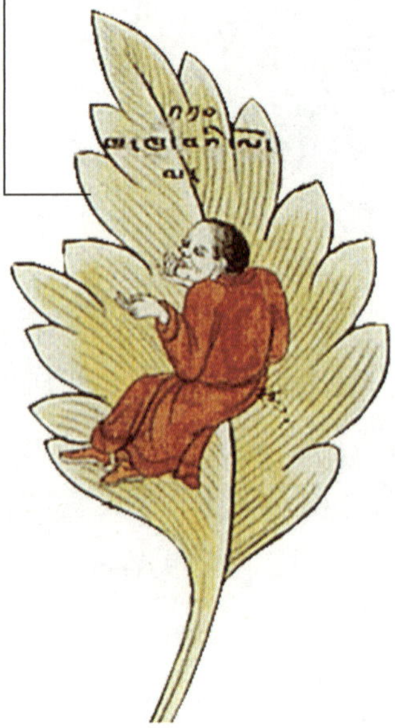

5.2.1 锐、热等性为赤巴病外因叶

植物油和浓酒等锐、热性饮食，或长时向阳烤火等锐、热性起居，与赤巴的特性锐、热性相一致，引发各种赤巴病。

5.2.2 口苦叶

锐、热等性的饮食起居所引发的赤巴病症状是口苦，这是由于扰乱了血与赤巴的平衡，特别是扰乱了作为火、血、赤巴依处的胆汁，使它们发生偏盛导致口中有藏茵陈的苦味。

5.2.3 头痛叶

赤巴病的症状为头痛，这是因为赤巴的锐、热性能发生偏盛，扰乱了血、赤巴的平衡，热气逸于人体上部引起头和眶框骨疼痛。

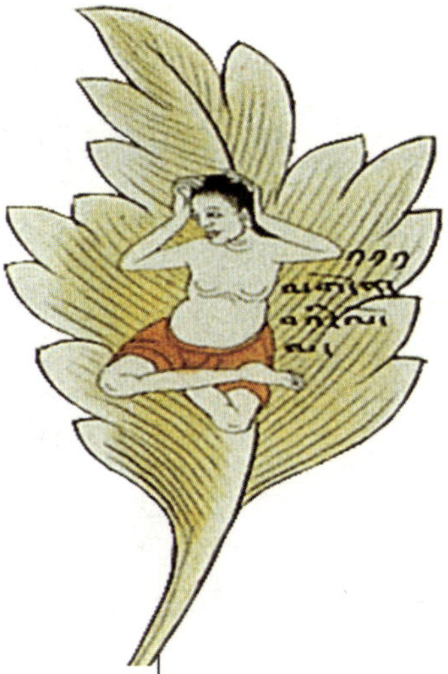

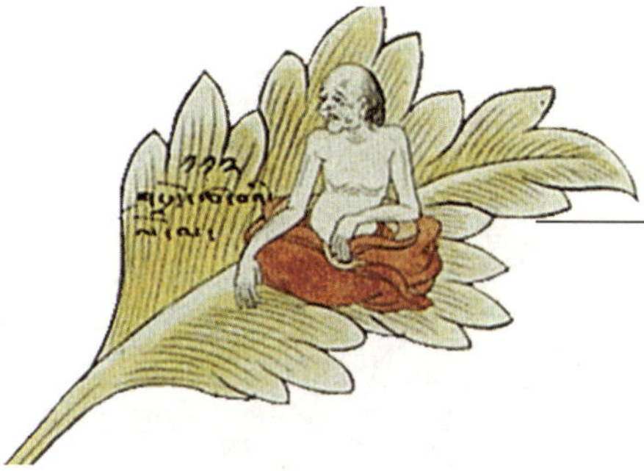

5.2.4 发烧叶

赤巴病的症状为肌肤发烧，这是因为赤巴的锐、热性能发生偏盛，导致人体各部的火热增盛，定会产生发烧症状。

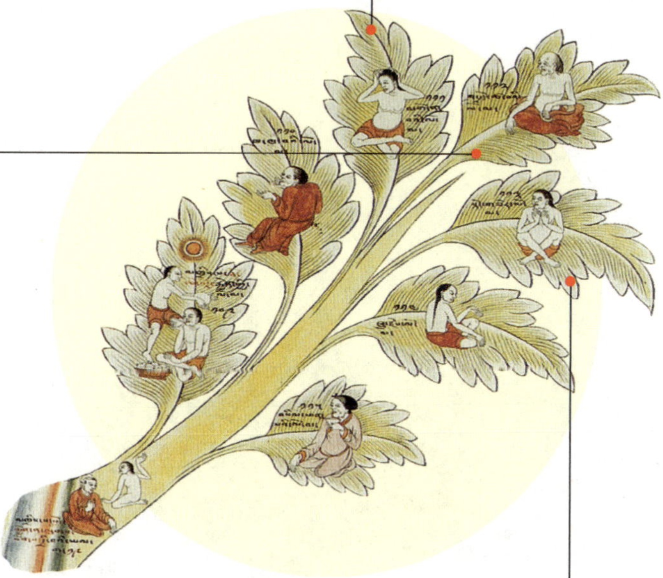

5.2.5 上体刺痛叶

赤巴病的症状为上体刺痛，这是因为赤巴的锐、热性能发生偏盛，扰乱了血、赤巴的平衡，赤巴邪从下而上燔烧的功能，导致了上体刺痛。

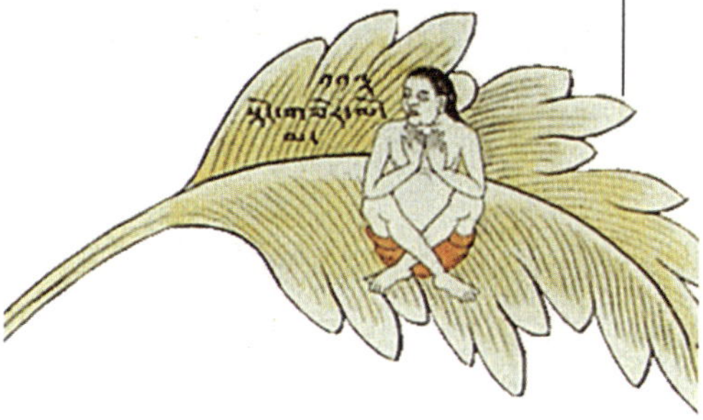

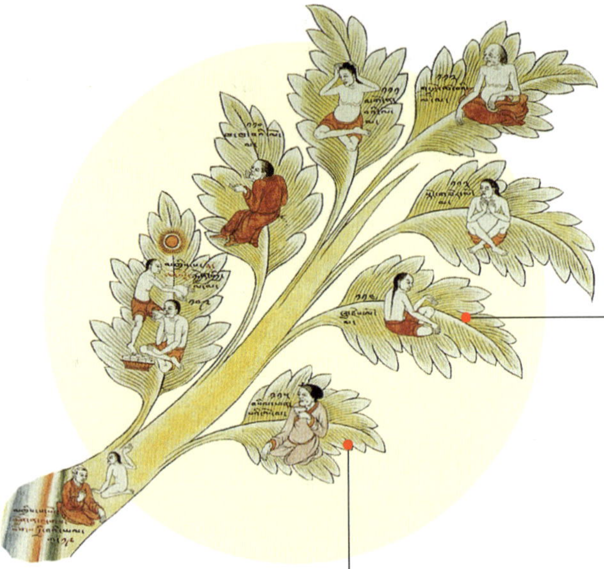

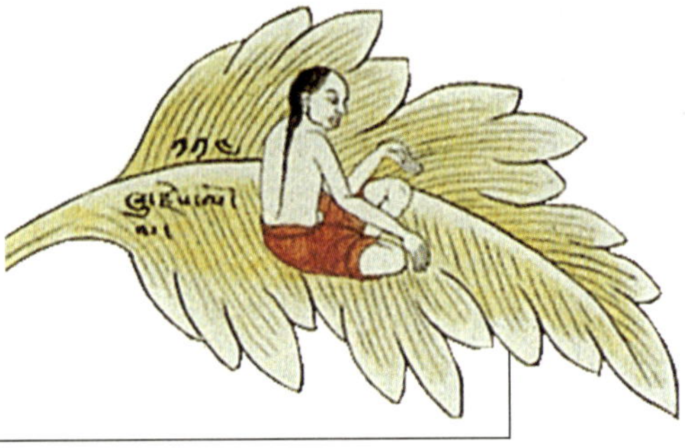

5.2.6 消化后疼痛叶

赤巴病症状是消化后疼痛，即入胃食物被消化完后特别疼痛，这是由于赤巴性能发生偏盛所致。

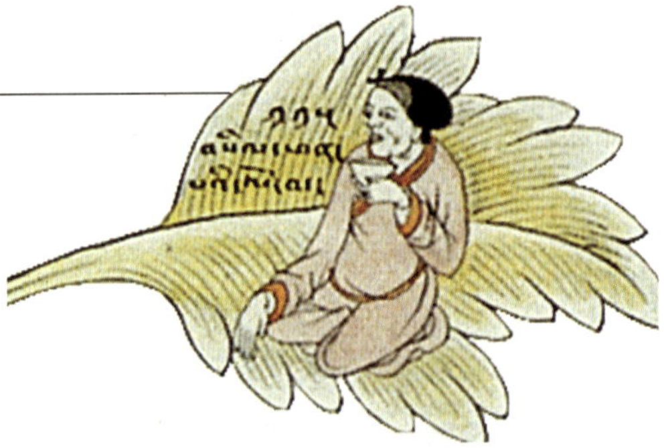

5.2.7 凉性有益叶

凉性的食物、药物对赤巴病有益，这是因为赤巴的热、锐等性能偏盛而引发赤巴病的，其治疗必须用凉性的药食。

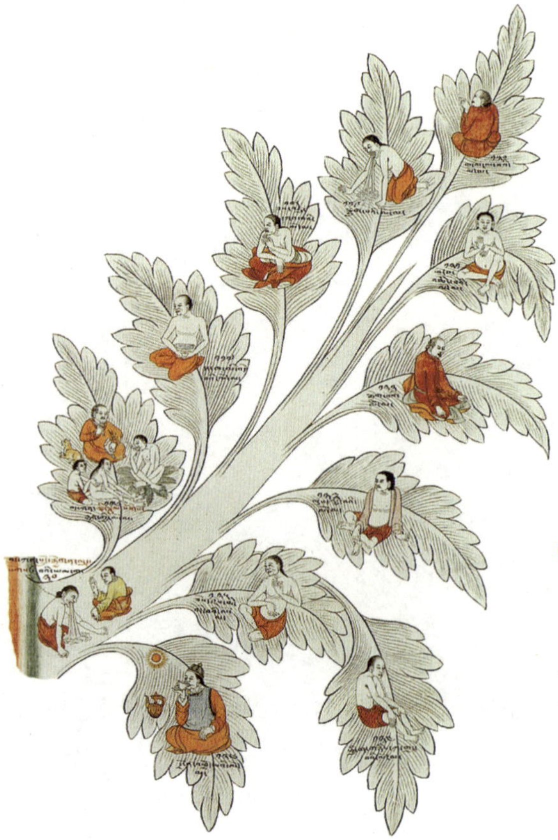

12

5.3 培根病问诊枝

先问培根病发病外因，其次问疼痛症状，最后问利弊即何种饮食起居对病有利或有害。

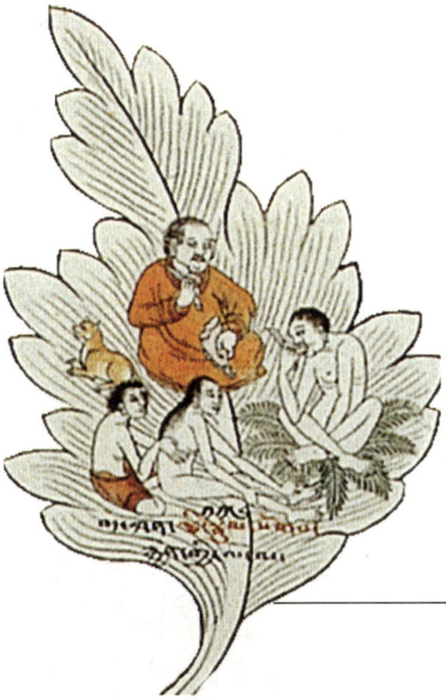

5.3.2 食欲不振叶

重、腻性的饮食起居所引发的培根病症状为食欲不佳。胃是引起食欲的器官，胃中培根的重、腻特性发生偏盛，伤害能糜培根功能，从而会引起食欲不振。

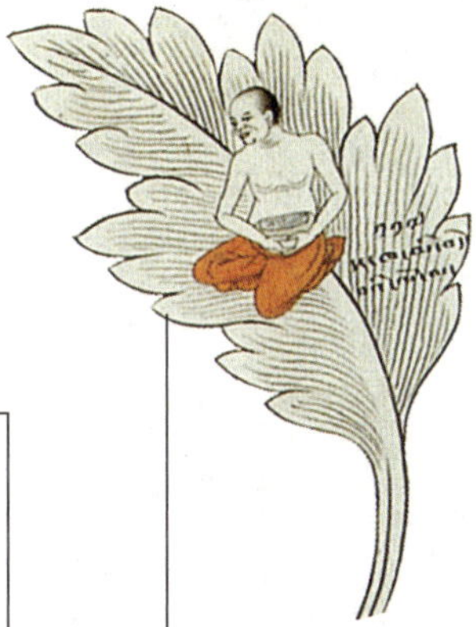

5.3.1 性重、腻等外因叶

旱獭肉和枯萎菜叶等重、腻性的饮食，久卧湿地、过分涂油按摩等重、腻性的起居行为与培根的重、腻特性相一致，容易引发培根病。

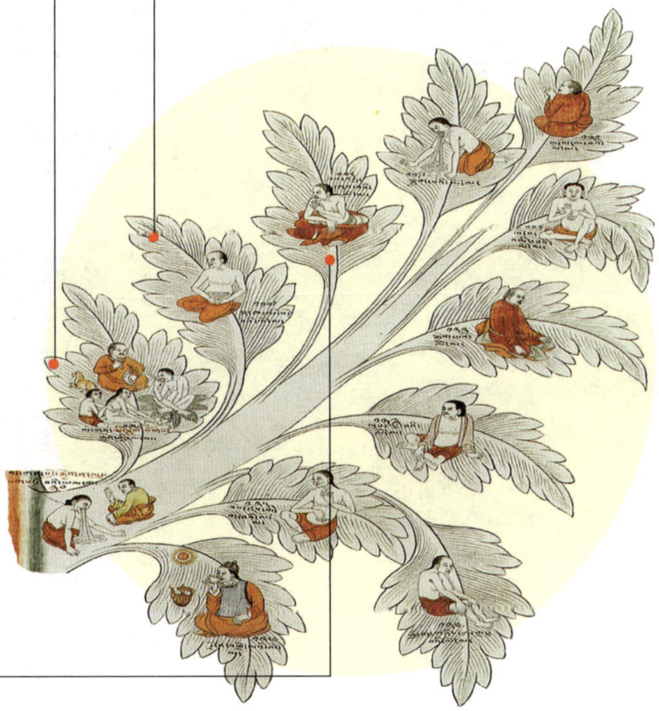

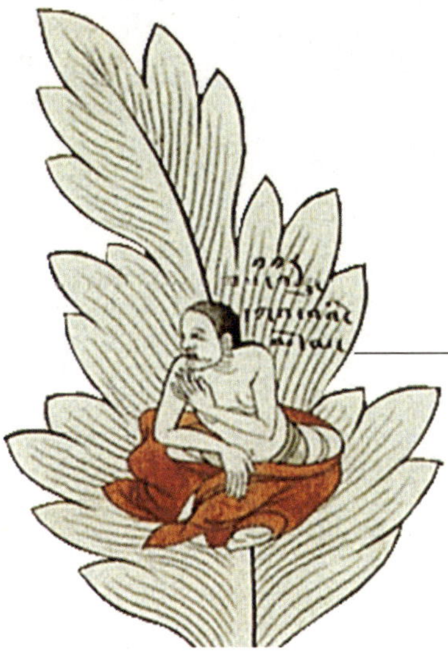

5.3.3 消化不良叶

培根病症状是消化不良，胃部培根的重、腻特性发生偏盛，导致消化力衰败，任何食物难以消化。

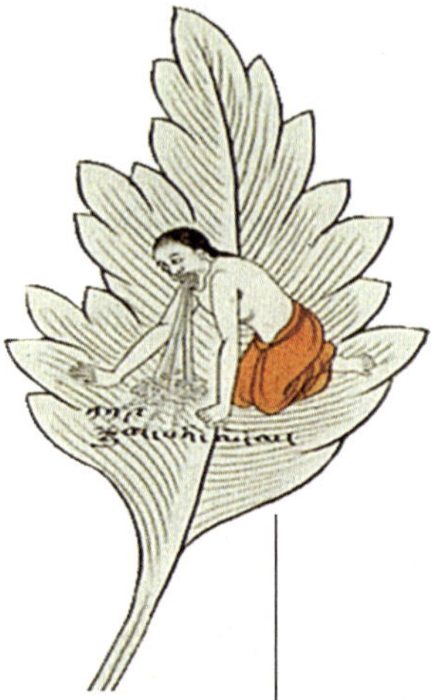

5.3.4 呕吐叶

培根病症状是呕吐，胃部培根的重、凉、腻等特性发生偏盛，导致食物不能消化而呕吐。

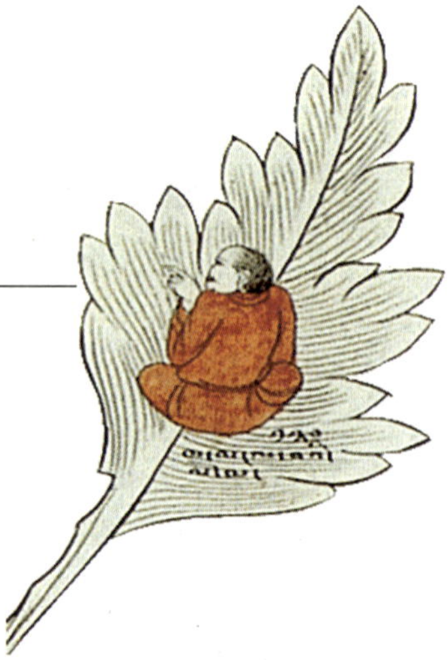

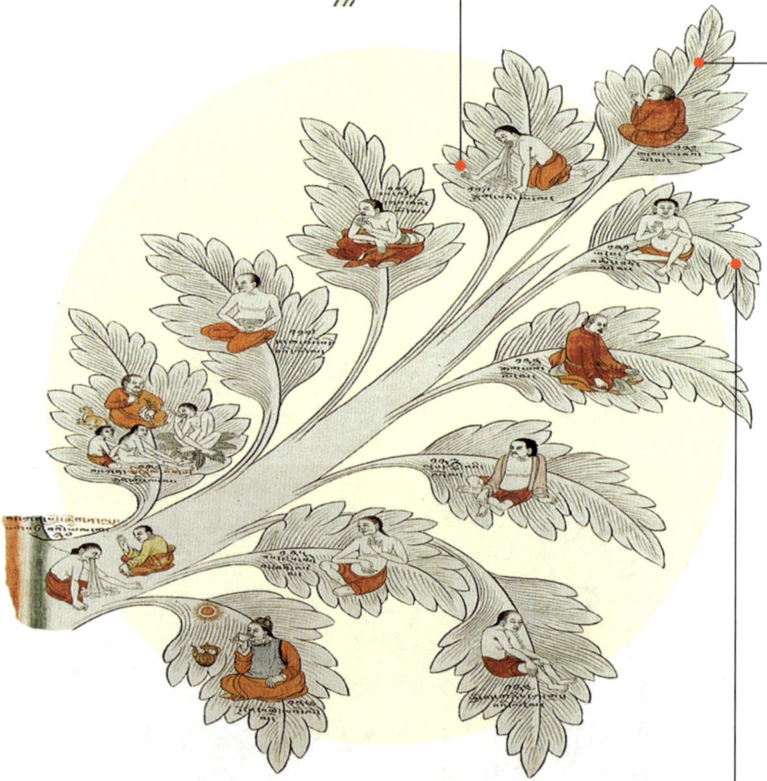

5.3.5 食不甘味叶

培根病症状是口不知味，舌面上黏性液体发生偏盛，妨碍了能尝培根的功能正常发挥，引起味觉不灵、食不甘味。

5.3.6 胃胀满叶

培根病症状是胃胀满，由于胃部培根黏液偏盛，虽然未进食物，但因消化功能衰弱，胃出现胀满症状。

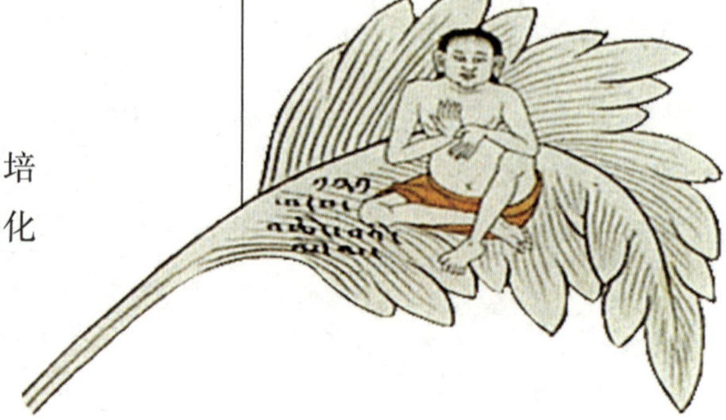

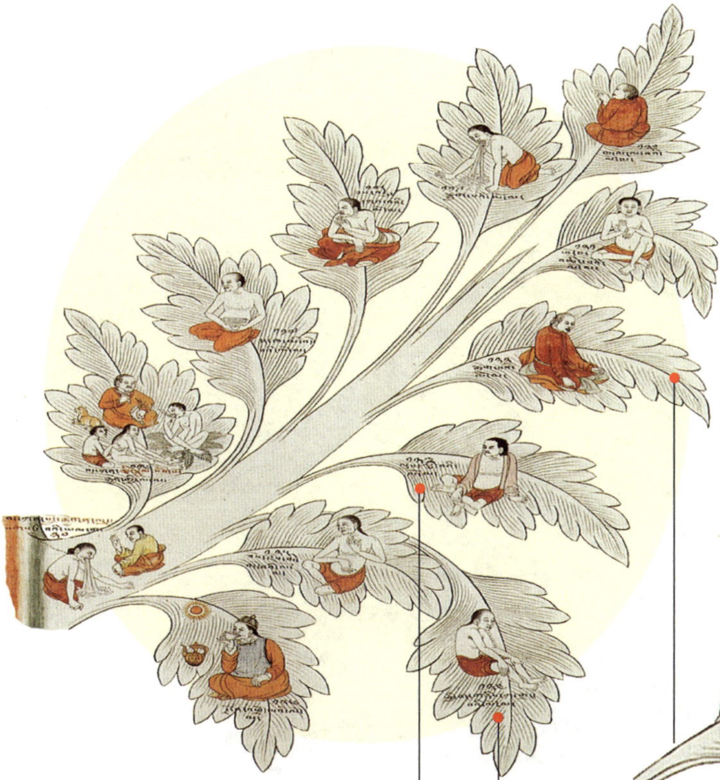

5.3.7 呃逆叶

呃逆是培根病症状之一，由于胃部培根黏液偏盛，食物未能消化，胃内的食物腐气上涌到嗓子发出声响而导致呃逆连发。

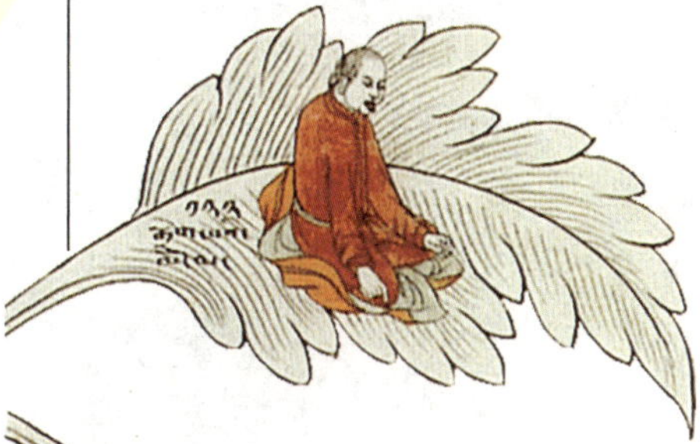

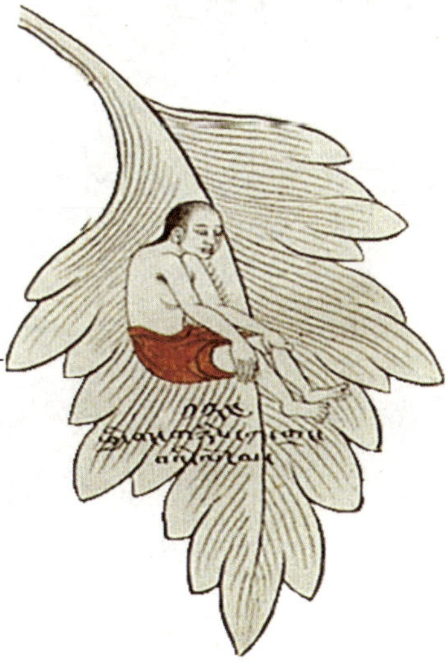

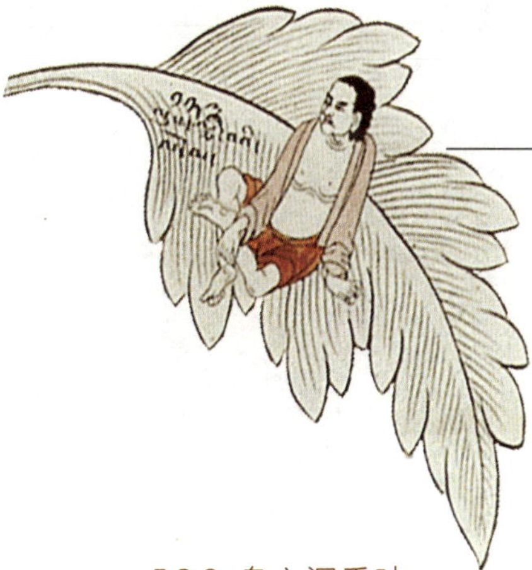

5.3.8 身心沉重叶

培根病症状之一为身心沉重，培根特性重、钝发生偏盛，引起消化不良，导致身心一起沉重，行为懒惰。

5.3.9 体内外皆寒叶

培根病症状之一为体内外皆寒，培根的土、水性相或五元中的寒性水元超过自己的常量，导致寒凉功能偏盛，使身体内外皆出现寒象。

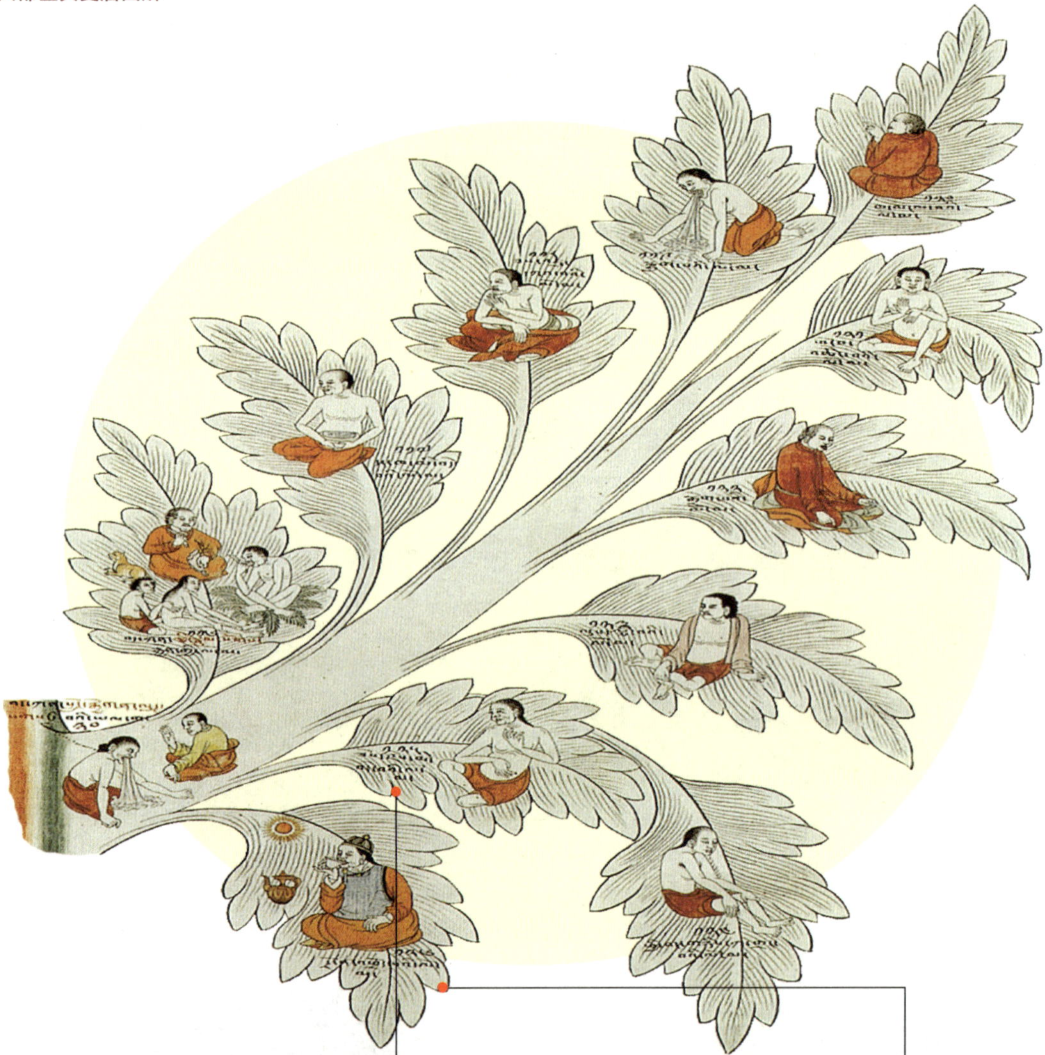

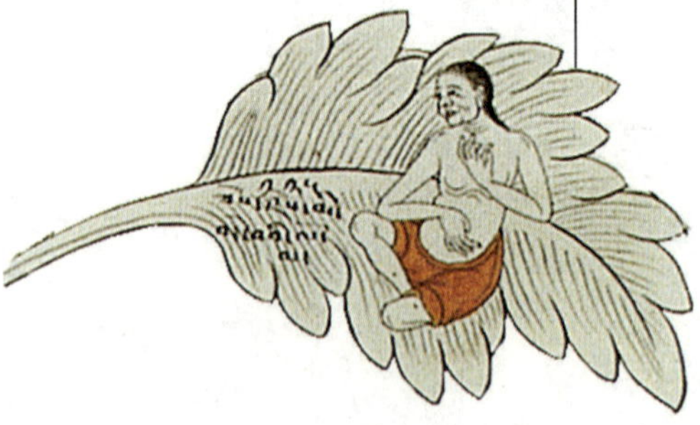

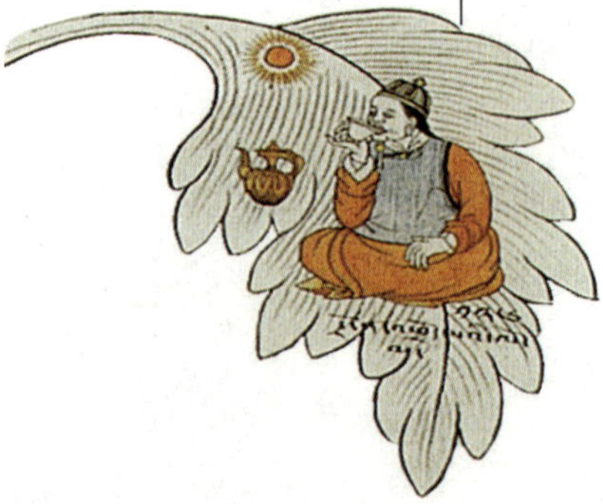

5.3.10 饭后不适叶

培根病症状之一为饭后不适，培根特性重、钝、凉，由于培根常量发生偏盛，能糜培根的碎食功能不足，致进食后出现不适现象。

5.3.11 热性食行宜于病叶

培根病症状之一为热性饮食起居有益于病，培根特性或五元中的水元特性为寒凉，因此热性的饮食、起居行为等必定适宜于该病。

图四　治疗法

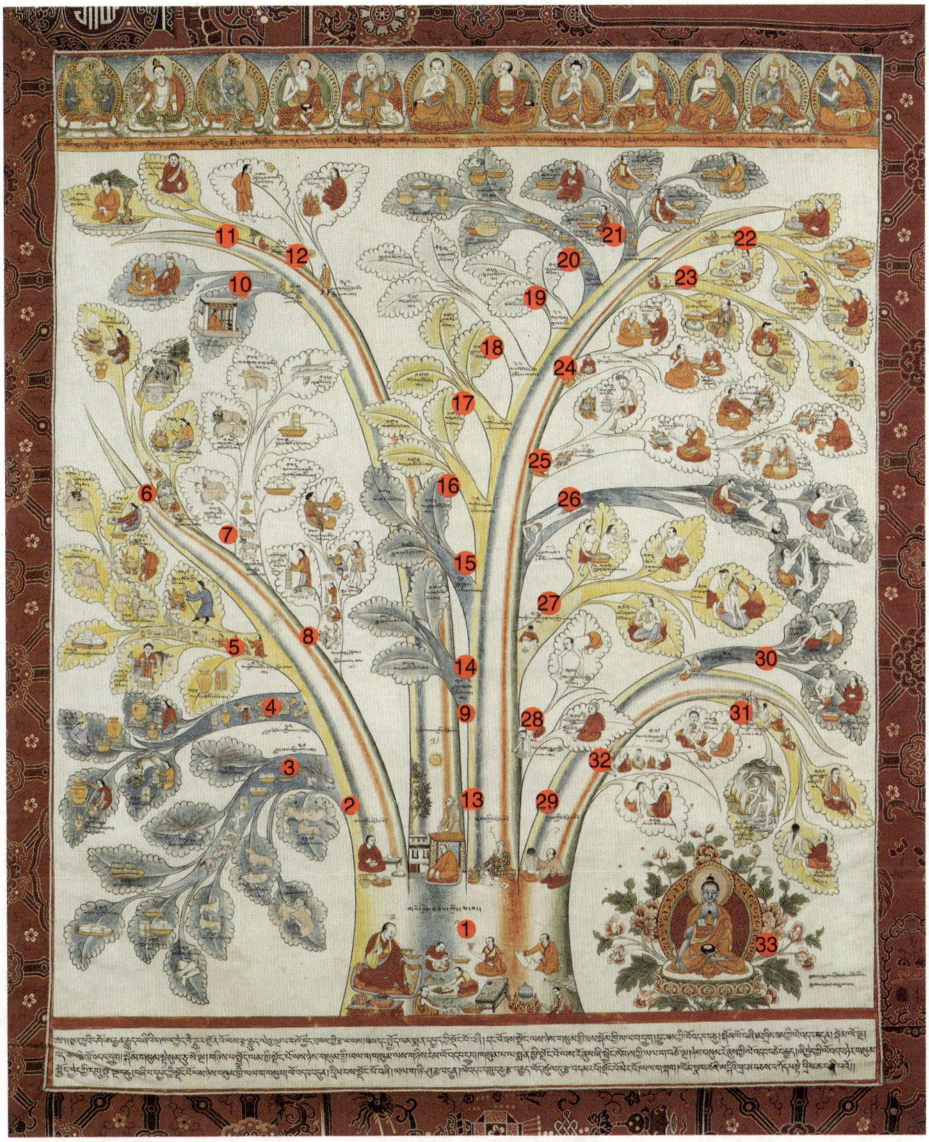

治疗树根有食、行、药、外治 4 树干。其中食物治疗干 6 枝 35 叶、起居行为治疗干 3 枝 6 叶、药物治疗干 15 枝 57 叶、外治干 3 枝 7 叶。由于三邪各自的本质和性相不同，隆色呈青，赤巴色呈黄，培根色呈白，二合和聚合所呈颜色为所合物所示之色。

1. 治疗根；2. 饮食树干；3. 隆病食物枝；4. 隆病饮料枝；5. 赤巴病食物枝；6. 赤巴病饮料枝；7. 培根病食物枝；8. 培根病饮料枝；9. 行为起居树干；10. 隆病行为起居

枝；11. 赤巴病行为起居枝；12. 培根病行为起居枝；13. 药物树干；14. 治隆病药物味枝；15. 治隆病药物性枝；16. 治赤巴病药味枝；17. 治赤巴病药性枝；18. 治培根病药味枝；19. 治培根病药性枝；20. 隆病汤剂枝；21. 隆病药油剂枝；22. 赤巴病汤剂枝；23. 赤巴病散剂枝；24. 培根病丸剂枝；25. 培根病散剂枝；26. 隆病灌肠枝；27. 赤巴病泻下枝；28. 培根病引吐枝；29. 外治树干；30. 隆病外治枝；31. 赤巴病外治枝；32. 培根病外治枝；33. 明智圣人融入佛祖心中。

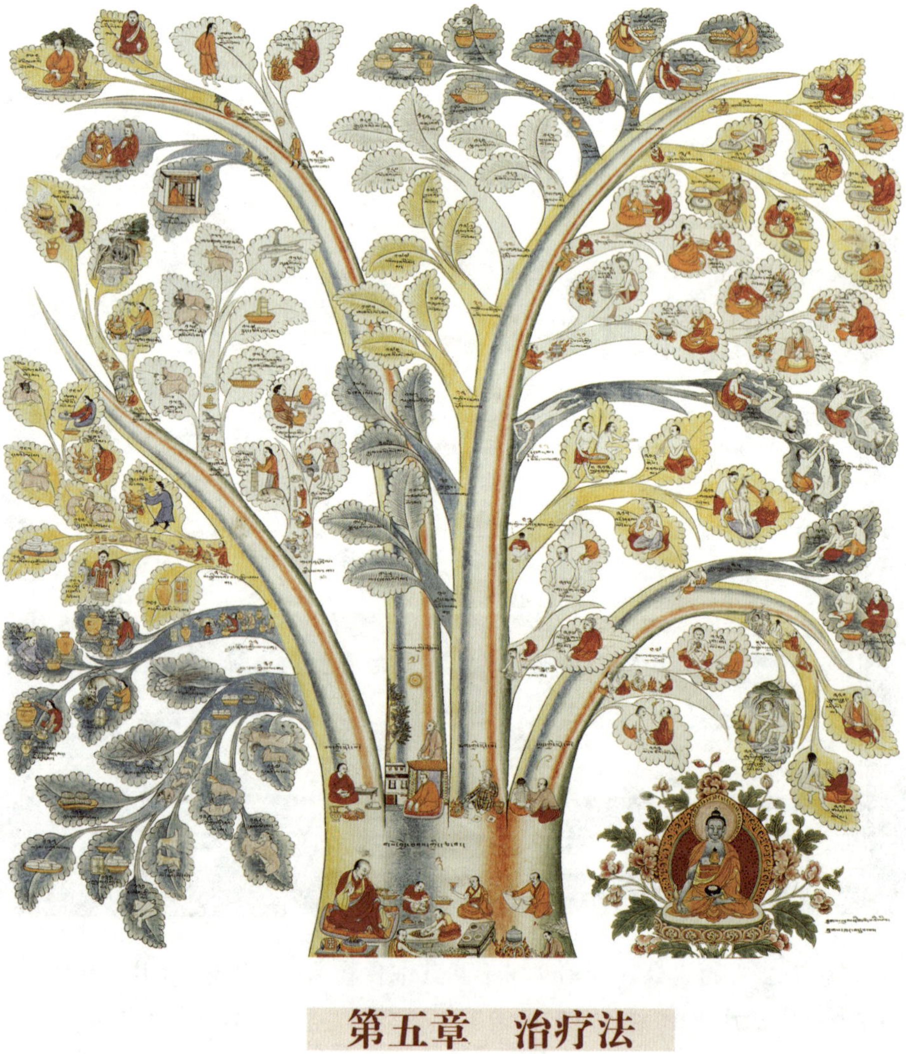

❶

第五章　治疗法

三、治疗根

各疾病诊断清楚后，治疗的方法有饮食、起居行为、药物和外治法 4 种。药病关系犹如阳光与霜之关系，有了这些对治，定可消除疾病。治疗疾病所采取的方法谓之治疗法。

2

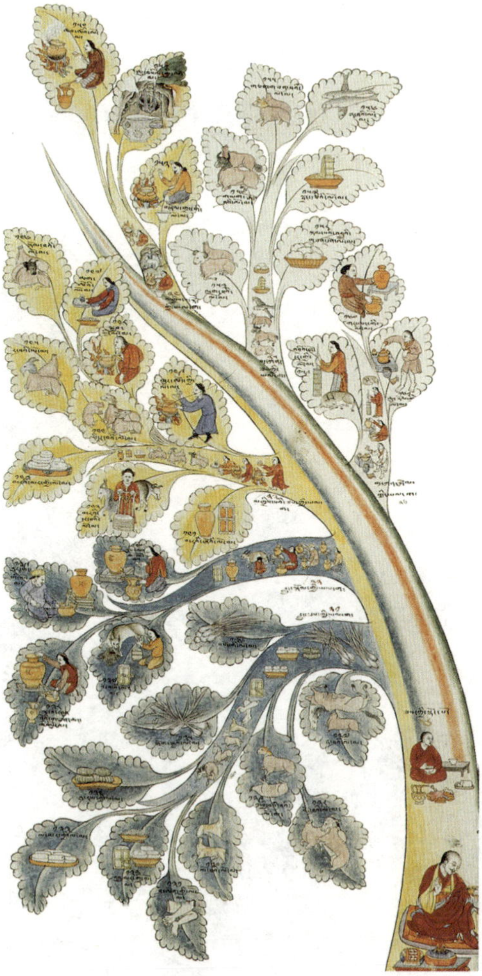

6　饮食树干

疾病对治办法有食、行、药、外治 4 种，其中食疗法是纳入饮食，可消除饥渴，增强体质。饮食的种类可分为隆病食物、隆病饮料；赤巴病食物、赤巴病饮料；培根病食物、培根病饮料等。

3

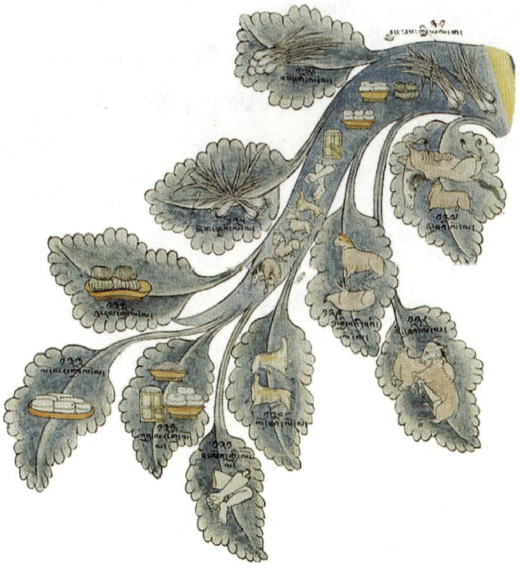

6.1 隆病食物枝

隆病分为头隆病、心隆病、木僵症等 61 种，其中对于一些病势小的隆病进食陈年肉等 10 余种食物治疗效佳。

6.1.1 马肉叶

马肉味甘，消化后性热，功能消除寒性隆病、增强体质、增大气力。其性能不但能祛隆病和寒证，还能干脓，除肾腰寒证和黄水。

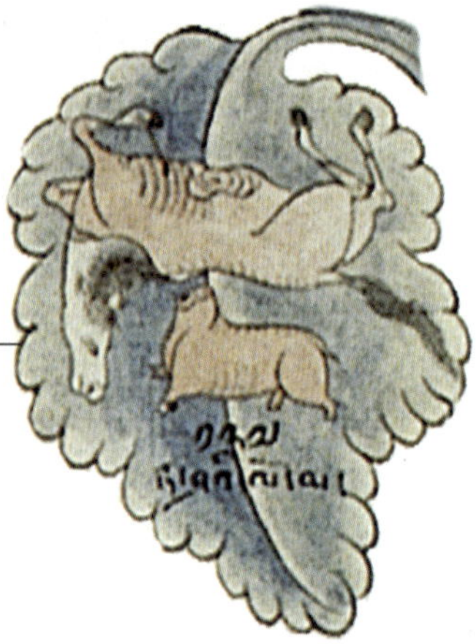

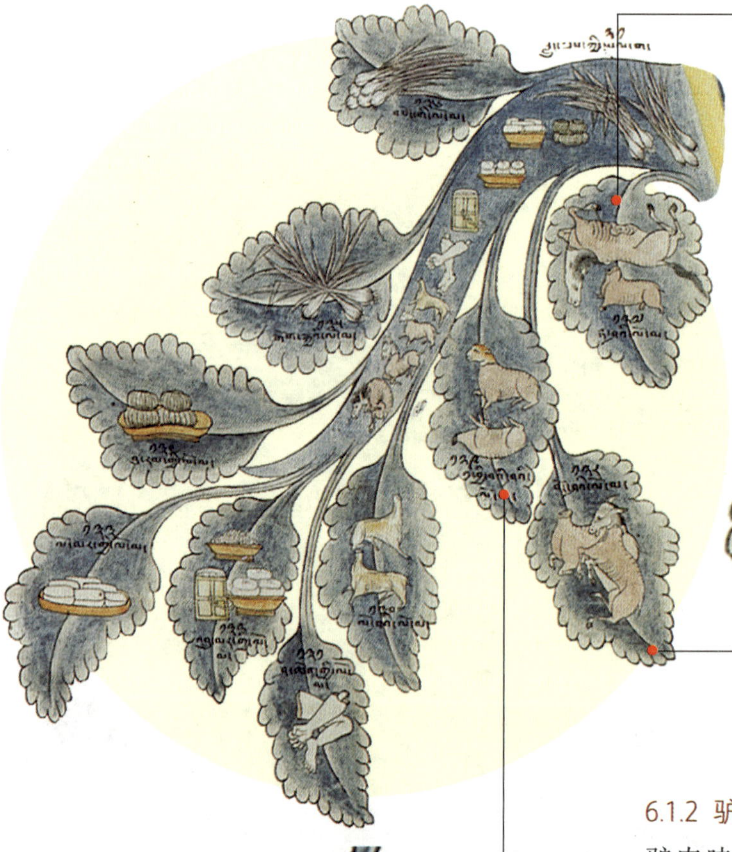

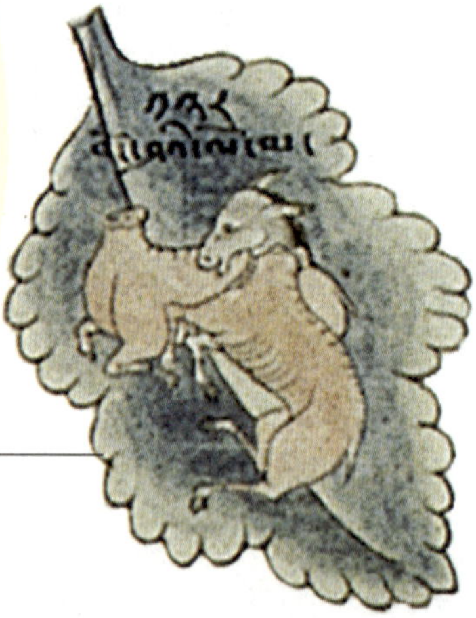

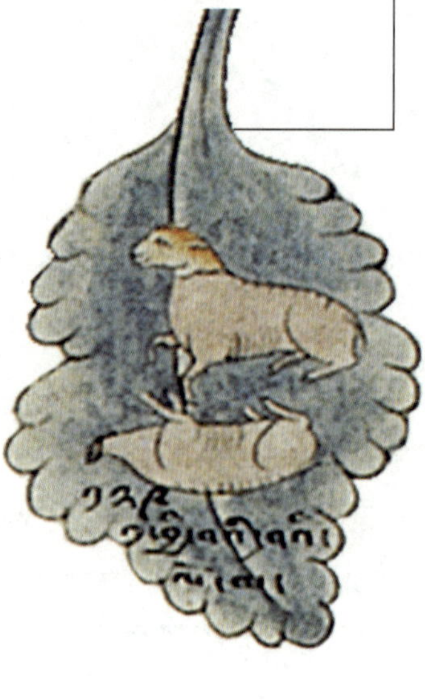

6.1.2 驴肉叶

驴肉味和消化后的味皆甘，性凉，功能增体热、强体质、干脓、除肾腰寒证和黄水；驴脂肪能止皮肤瘙痒；驴蹄性热而锐，可通尿利水。

6.1.3 旱獭肉叶

旱獭肉味与消化后的味皆甘，性腻、重、热，有益于寒性隆病、痈疖、胃病、肾腰病、头病及妇科病；旱獭肝能接骨折；胆汁能疗合成毒、醒酒；心能治心热病和心绞病等。

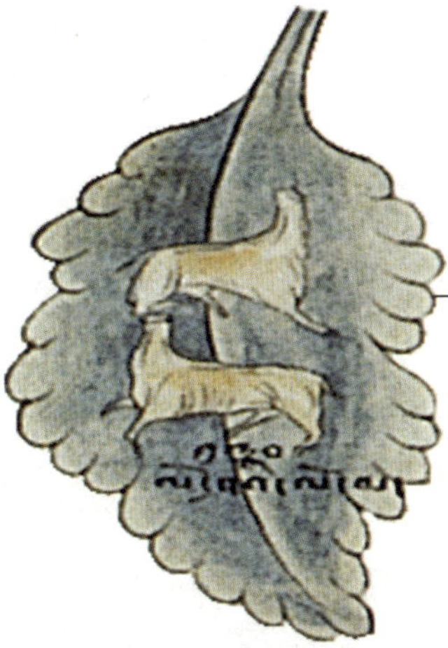

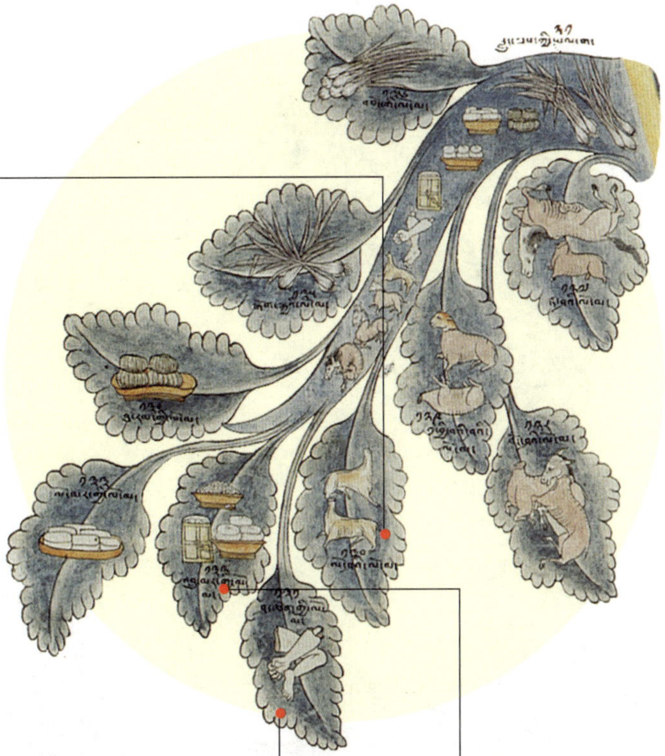

6.1.4 陈年肉叶

陈年肉即不论什么肉，放置一年但未腐变的肉，其味甘，性热，功能祛风，能摧毁一切隆病。

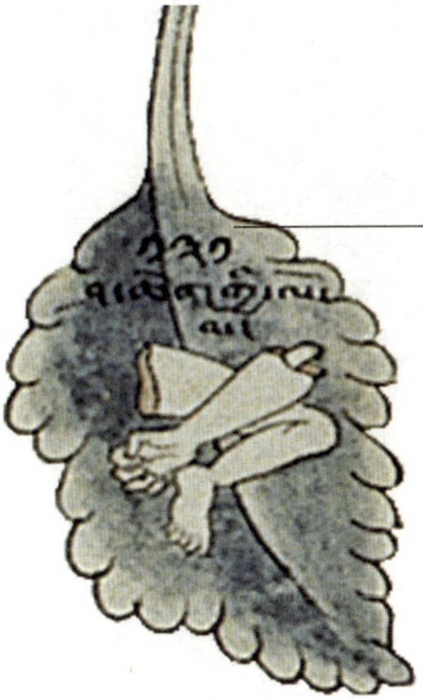

6.1.5 “暇欠”叶

“暇欠”味甘，消化后性热，可治瘟病、隆病，破痞瘤，益于目。

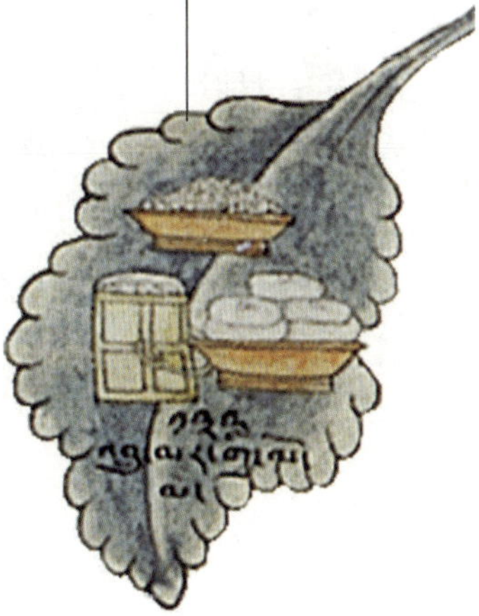

6.1.6 植物油叶

用芝麻、芥子等籽榨的油，味和消化后味甘，性热、腻，功能祛风、增体力、增体温、滋生精液、长头发。

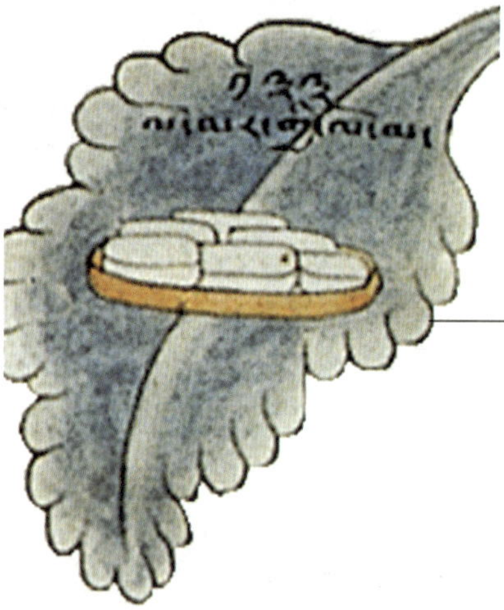

6.1.7 陈年酥油叶

牦牛等牲畜的酥油，放置一年陈旧后，味和消化后味甘，功能祛风、增体力、滋精气、增寿。

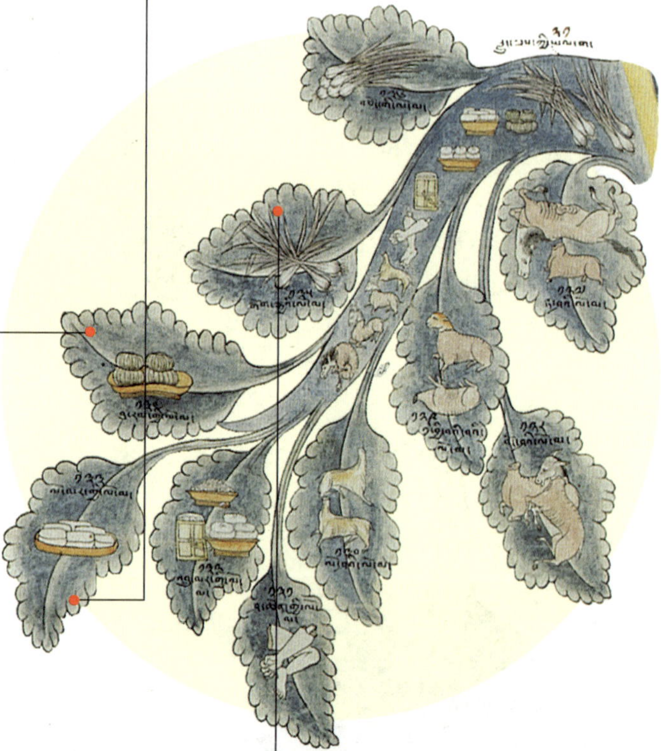

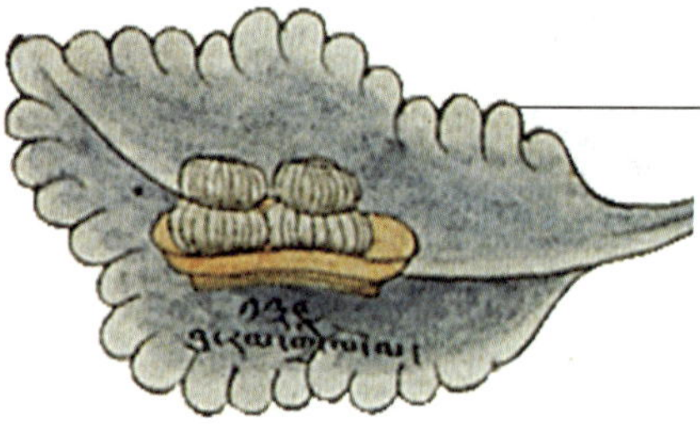

6.1.8 红糖叶

甘蔗汁熬膏而成的红糖，味甘，消化后性热，功能祛风、增热、增体力。做隆病药引效果非常好。

6.1.9 大蒜叶

大蒜味辛，消化后性热、锐、重、腻，功能祛风、增体热、开胃、杀虫，治疗黄水、麻风、肉斑，对肿瘤、痔疮、尿涩、培根病等疾病有益。

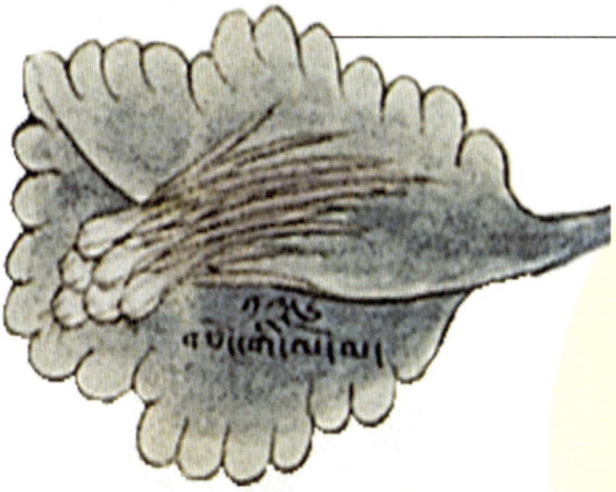

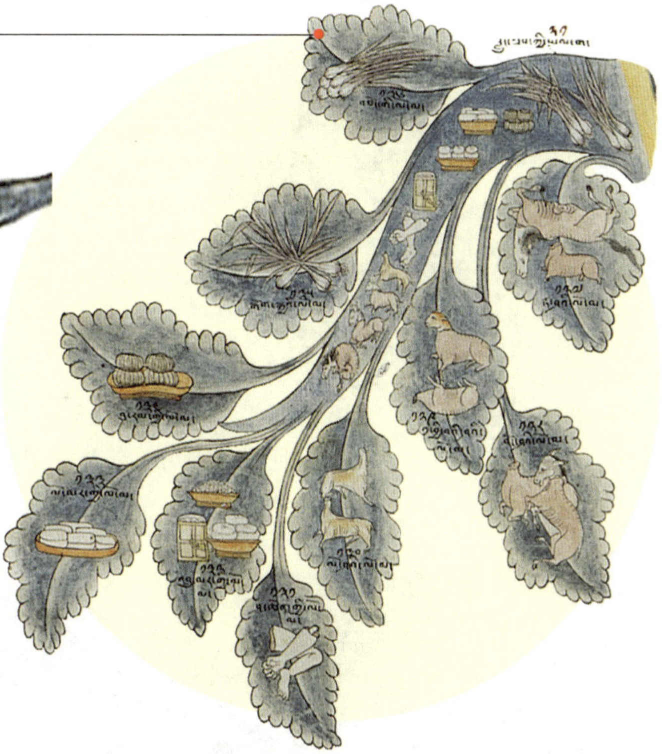

6.1.10 葱叶

野生和种植的葱相同，叶绿中空，有一壮鳞茎根，功能增热、祛风、消食、开胃、助睡眠，治培根病效果最佳。

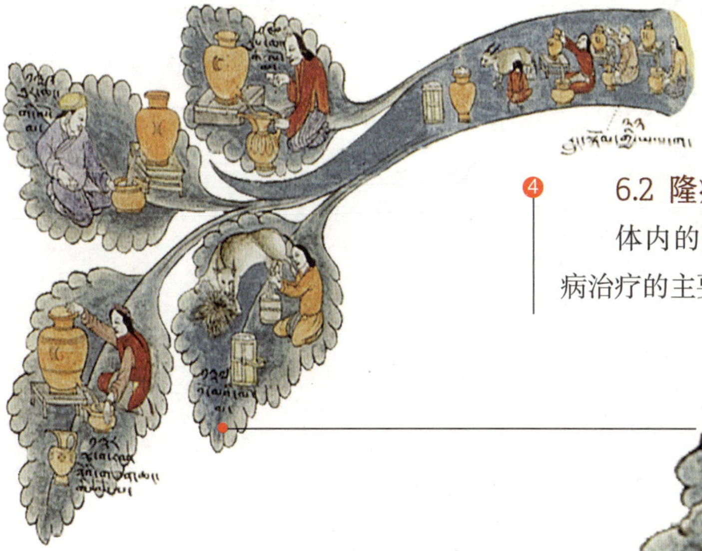

6.2 隆病饮料枝

体内的隆基因增盛、紊乱而引发隆病治疗的主要饮料有奶乳、酒等 4 种。

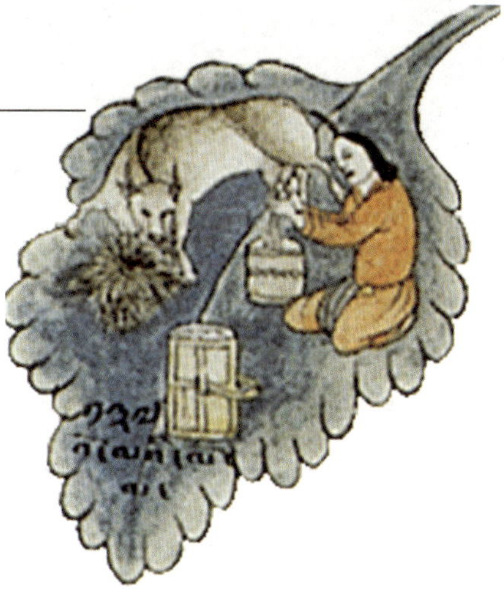

6.2.1 牛奶叶

黄牛等奶子，味和消化后味甘，功能增精气、生精液、下奶、解饥渴、消脓肿，益于肺痨等痼疾，为隆病饮料之上品。

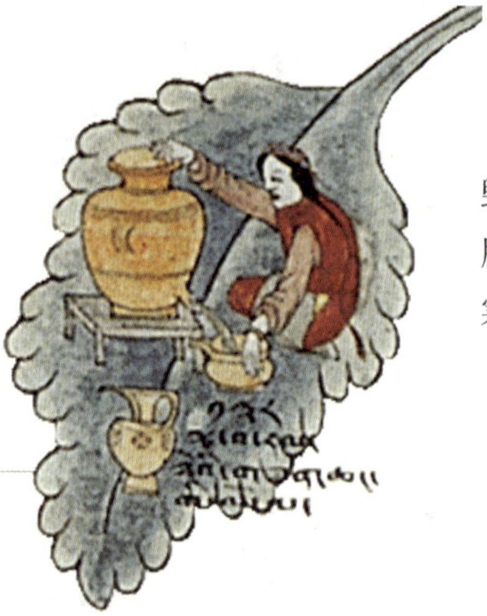

6.2.2 药酒

用黄精、迷果芹泡制的药酒，可摧毁一切隆病，特别能治肾腰刺痛、关节肿胀、“达干”隆病（颈胸仰曲症）、耳聋、寒性尿闭、下体发凉，除下体寒胀不止。

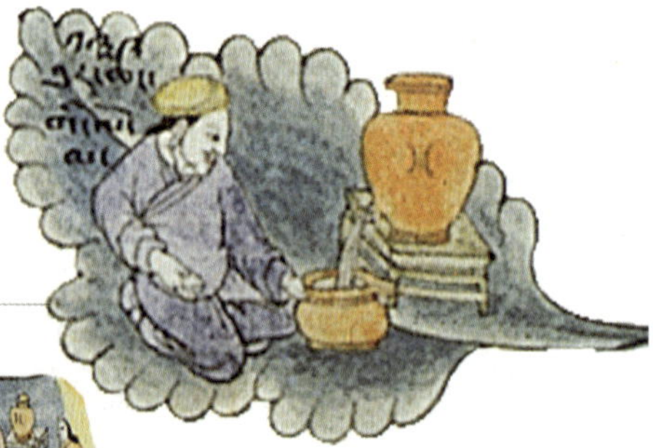

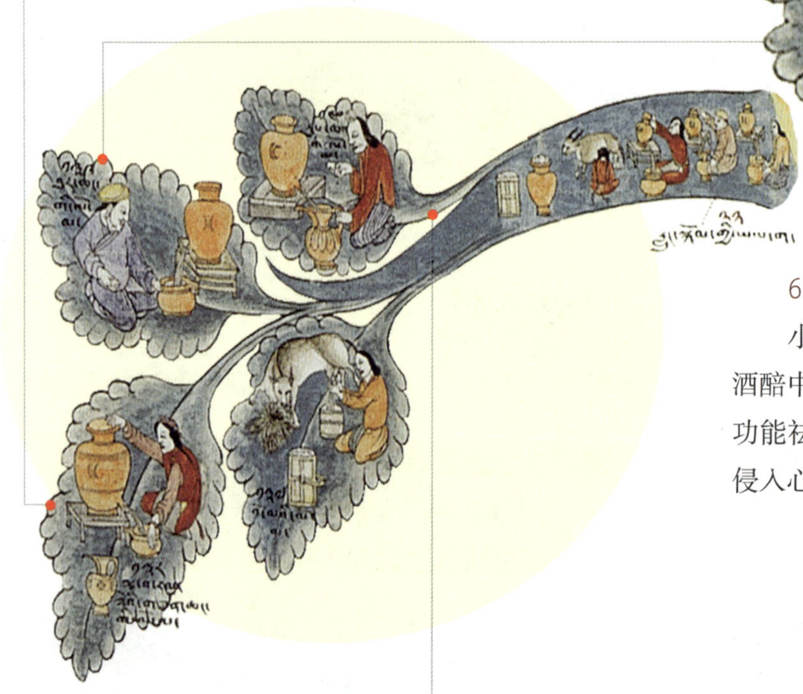

6.2.3 红糖酒叶

小麦、青稞、蒺藜等混煮酿成的酒醅中，掺入红糖水过滤成的红糖酒，功能祛风，消除一切隆病，特别能治侵入心、肾、骨内的妇风症。

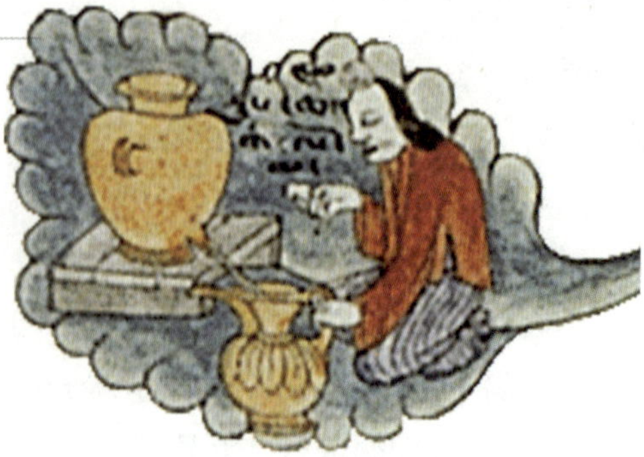

6.2.4 骨酒叶

粉碎三岁公或母绵羊的全骨，掺入酒糟发酵后酿成的酒醅中，加入红糖水过滤而成的骨酒，能消除一切隆病，特别能治侵入骨内的妇风症。

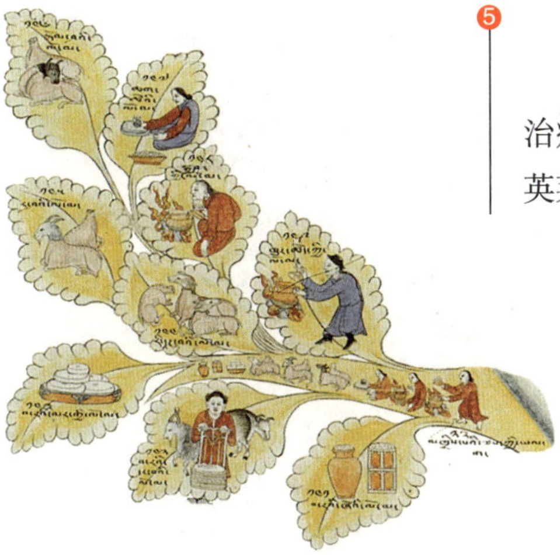

6.3 赤巴病食物枝

赤巴基因发生增、损、紊乱而引发赤巴病，治疗的食物主要有黄牛、山羊奶酪和白花蒲公英菜、蒲公英菜等7种。

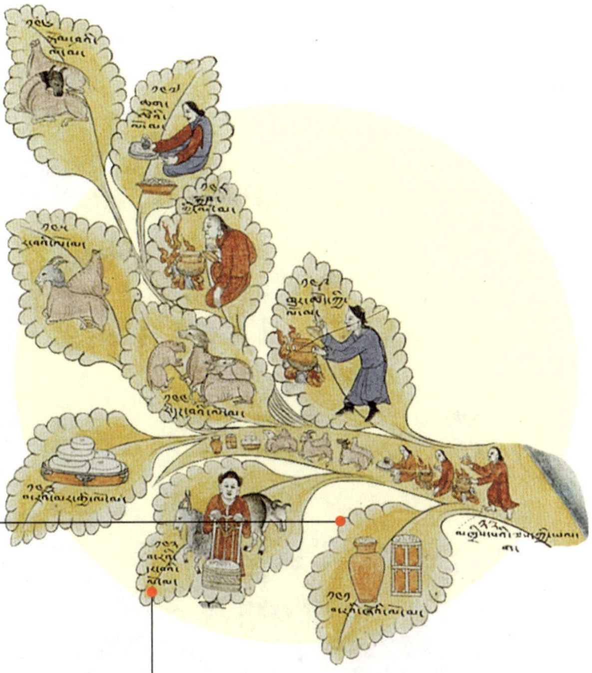

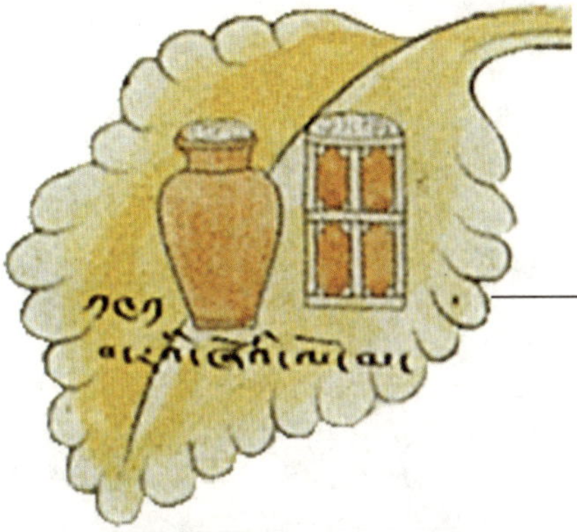

6.3.1 黄牛、山羊奶酪叶

黄牛和山羊奶发酵而成的奶酪，其味微甘酸，消化后性凉。功能清热止渴，对口渴、瘟病、哮喘、血病和胆热症等有益。

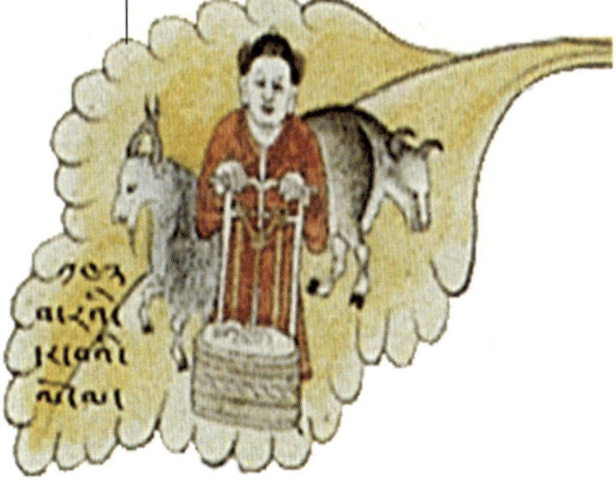

6.3.2 黄牛、山羊奶清叶

提取黄牛奶和山羊奶中的酥油后剩下的清水称为奶清，其性和消化后性平，能治痔疮、瘟病，对血紊乱病和胆热增盛症等有益。

6.3.3 黄牛、山羊酥油叶

从黄牛和山羊奶中提取的精华油脂称为酥油，冬季的酥油色微白，夏季的酥油色微黄。酥油味甘性凉，消化后性平。功能除血、赤巴性的热病，滋养体质。

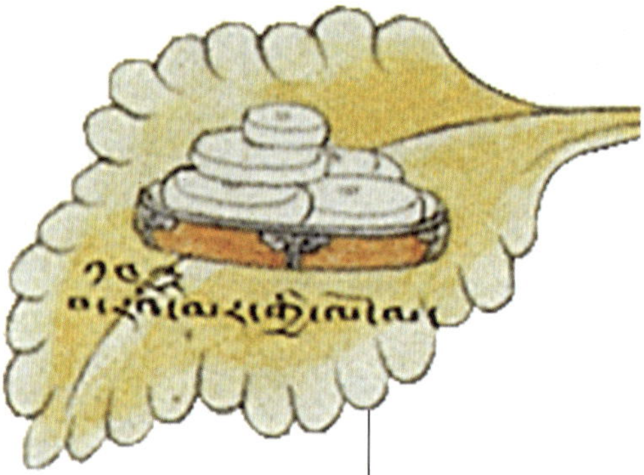

6.3.4 野生动物肉叶

野生食草动物的新鲜肉，其中獐子等的肉味甘，消化后味亦甘，性平、轻，功能清热，能治二合热症等病。

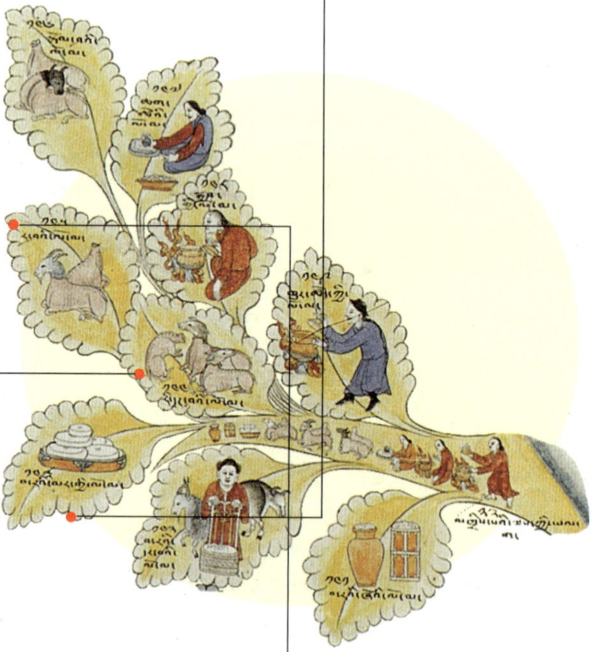

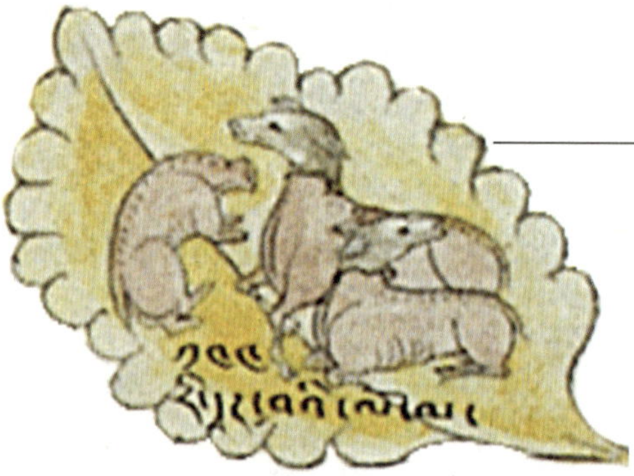

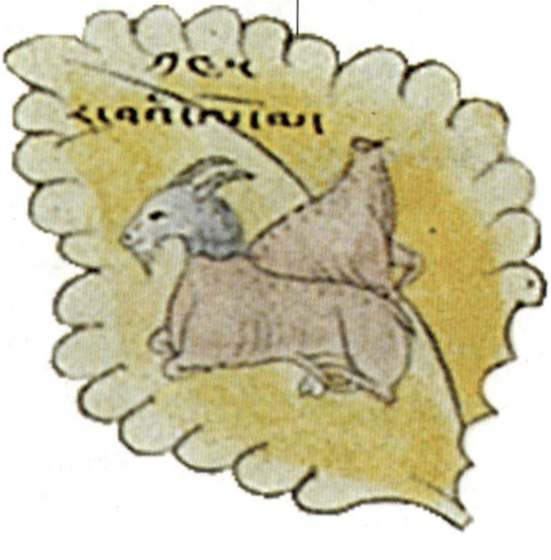

6.3.5 山羊肉叶

山羊肉味甘，消化后性平，功能清热，治赤巴病和热病，对治疗坏血增盛窜入脉道被隆卷结而成的痈疖、轮形疮等有益。

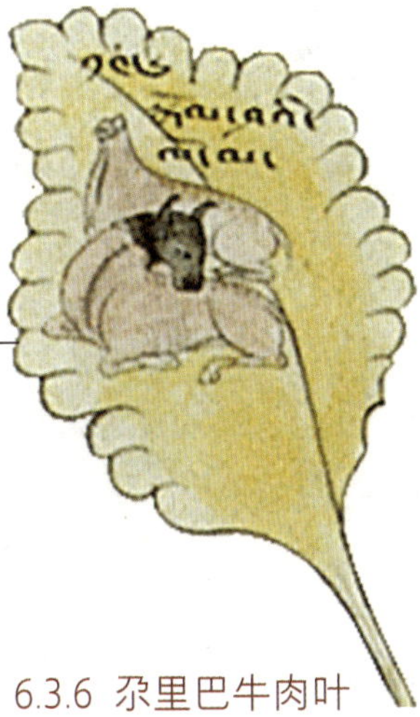

6.3.7 麦片粥叶

收割后未过一年的青稞捣碎熬粥，谓之麦片粥。其味和消化后味甘，性重、凉，对治疗赤巴病、感冒发烧、炭疽、疮、疱疹、肺炎、痢疾等有益。

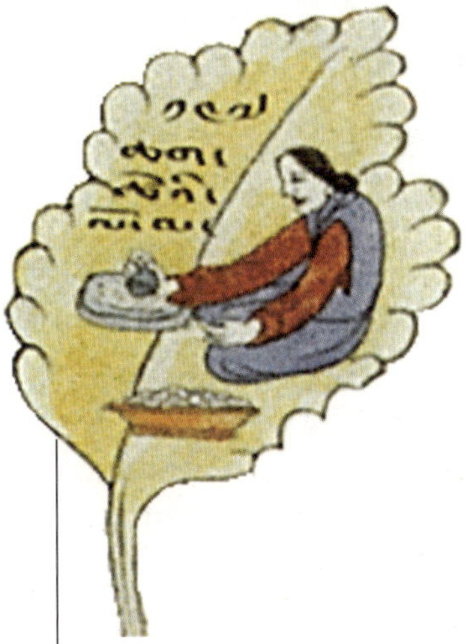

6.3.6 犏里巴牛肉叶

黄牛与犏牛杂交的犏里巴牛的肉，味甘，消化后性平，功能清胆热，是治赤巴病的上品食物。

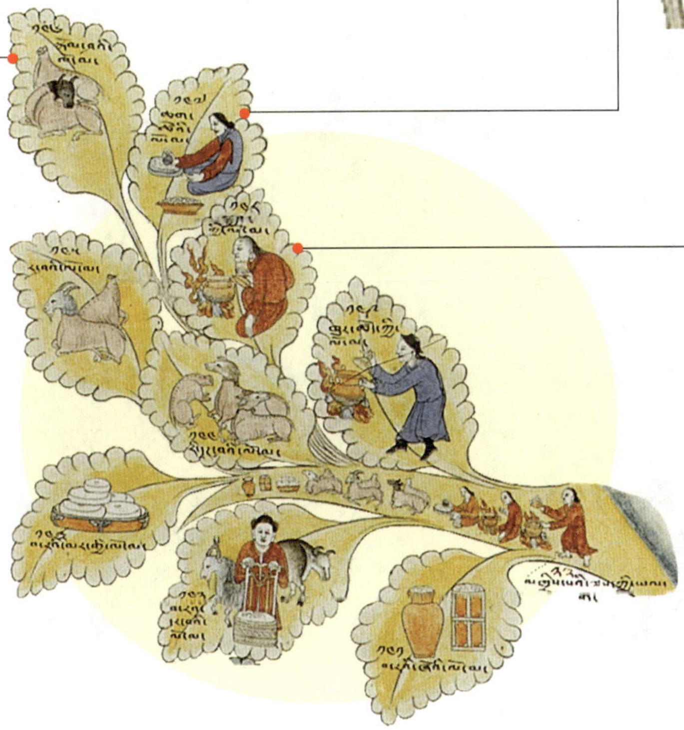

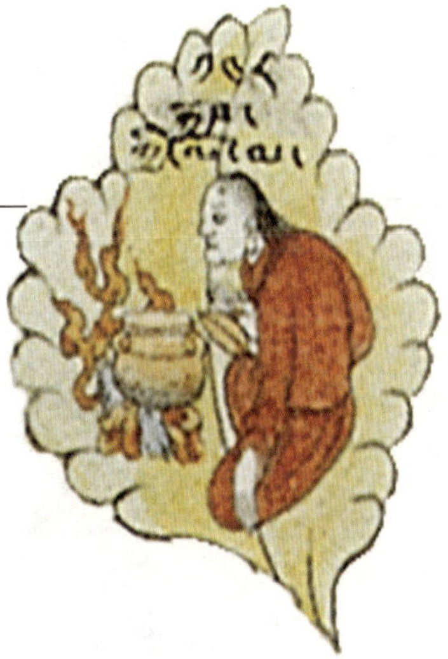

6.3.8 白花蒲公英菜叶

一年生植物白花蒲公英的菜汤味苦、辛，消化后性凉，功能清热除瘟，能消除血、赤巴病，对胃炎、咽炎非常有益。

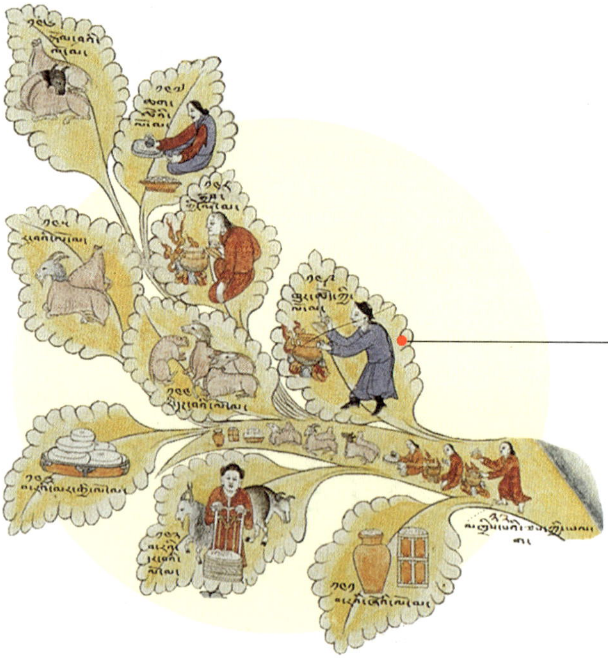

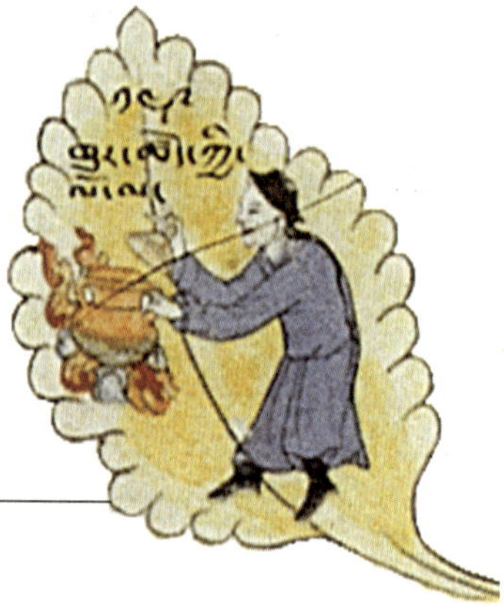

6.3.9 蒲公英菜叶

蒲公英菜汤味甘而苦，消化后性凉，功能清热止痛，治“木布”胃热症（胃溃疡）、陈热病、胆囊炎，止腹绞痛。

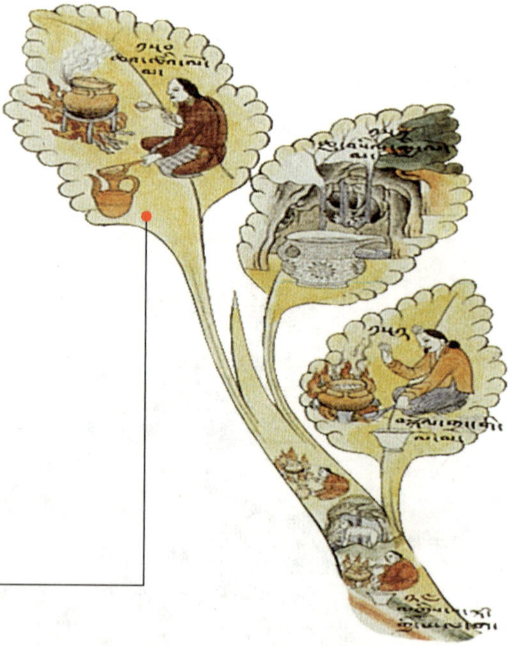

6.4 赤巴病饮料枝

赤巴基因发生偏盛、紊乱而引起全身任何疾病发作，治疗的饮料主要是淡味稀粥、凉水等 3 种。

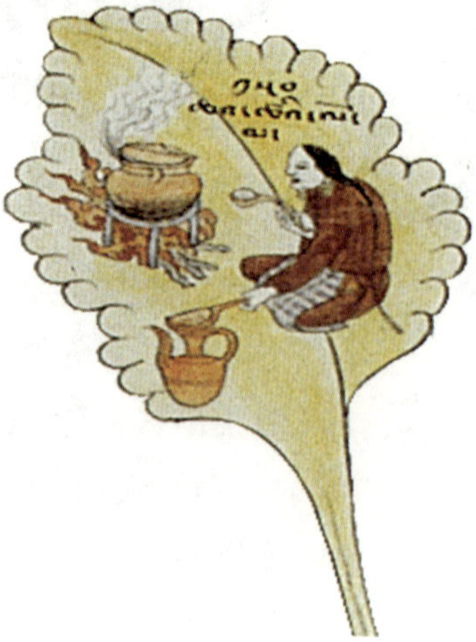

6.4.1 淡味稀粥叶

未下调料的稀粥或未下盐的清茶，其味甘、涩，消化后味甘，性凉而糙，能清赤巴热症，治隆（风），疏明五官，解渴。

6.4.2 凉水叶

从雪山和高山岩石中流出的凉水，其性非常凉，能清胆热，但老人和胃火式微的人过饮对身体非常有害，应禁止。

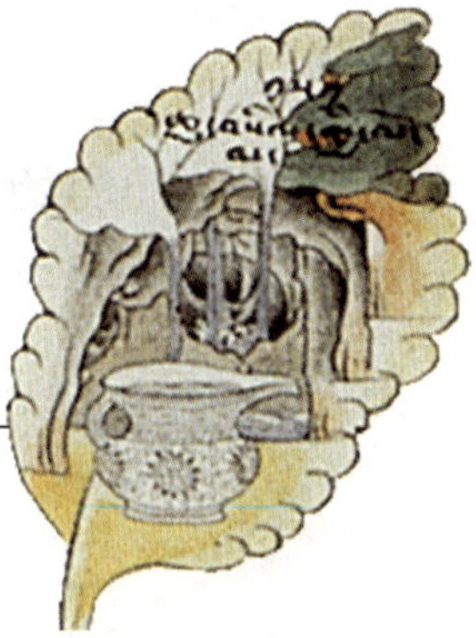

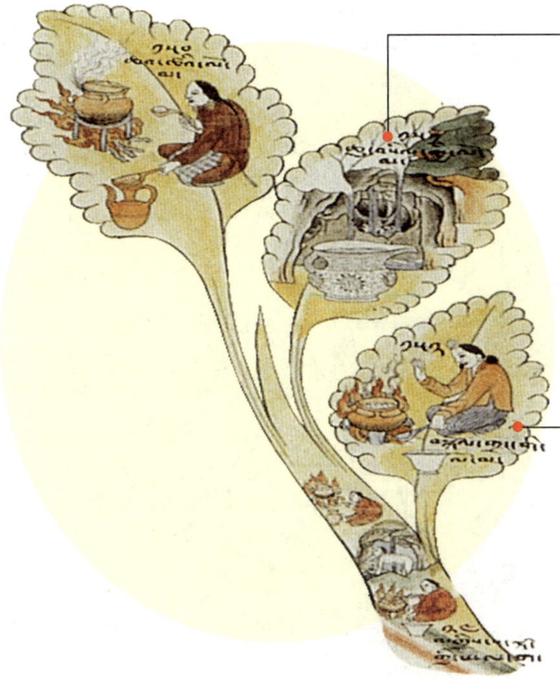

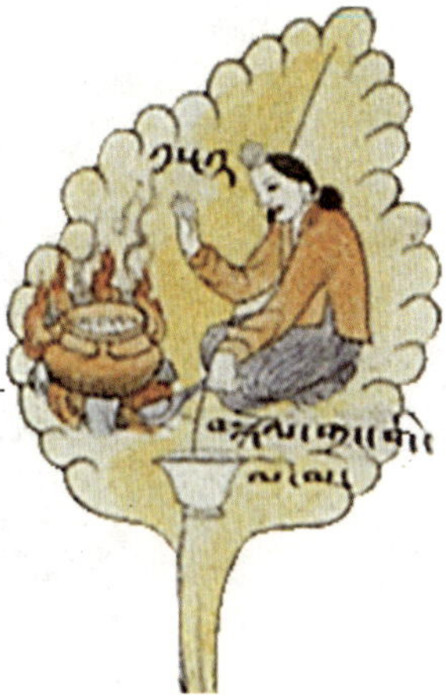

6.4.3 凉开水叶

未过夜的凉开水，由于居地和季节不同其性轻重也有不同，烧煮蒸发四分之一、三分之一或一半的无泡沫凉开水依次可治赤巴病、疫热和干渴等。

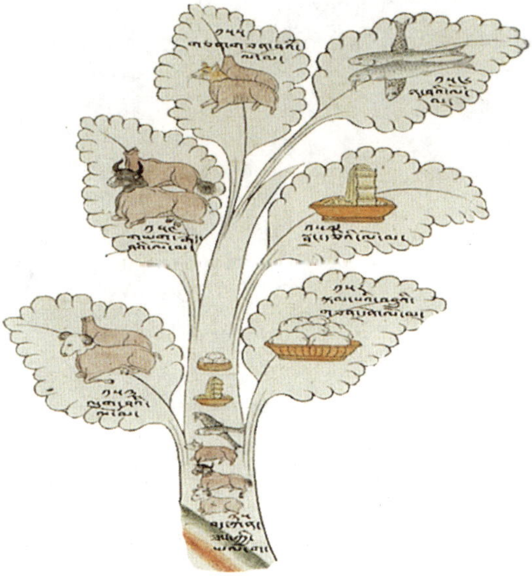

7

6.5 培根病食物枝

培根基因发生偏盛、紊乱而引起全身疾病发生，治疗的食物主要是绵羊肉、旱地产谷物等 6 种。

6.5.1 绵羊肉叶

绵羊肉味和消化后味甘，性平而腻，功能增气力和体质，特别能治隆病和培根病，开胃。

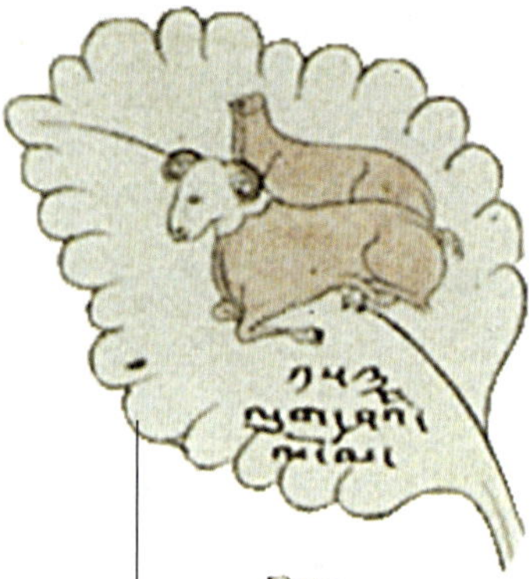

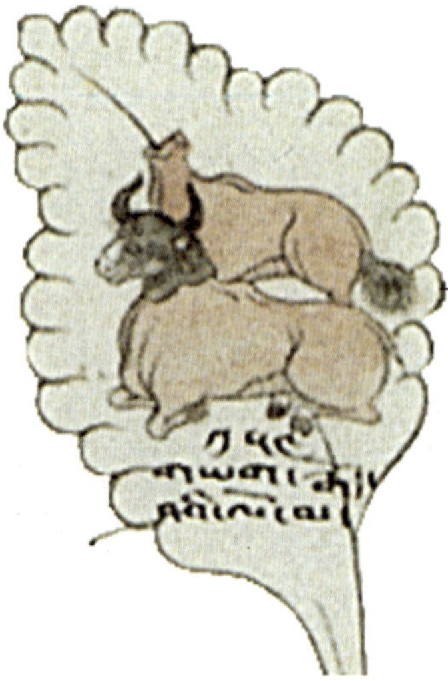

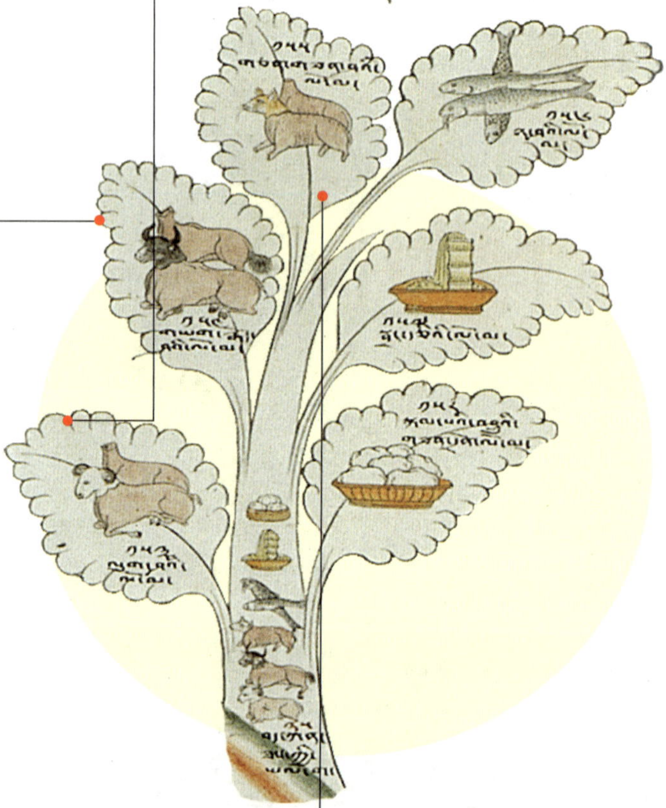

6.5.2 野牛肉叶

野牛肉味甘，消化后性热而重，治培根病、隆病，增强体质和力气，但对一些热症有一定危害。

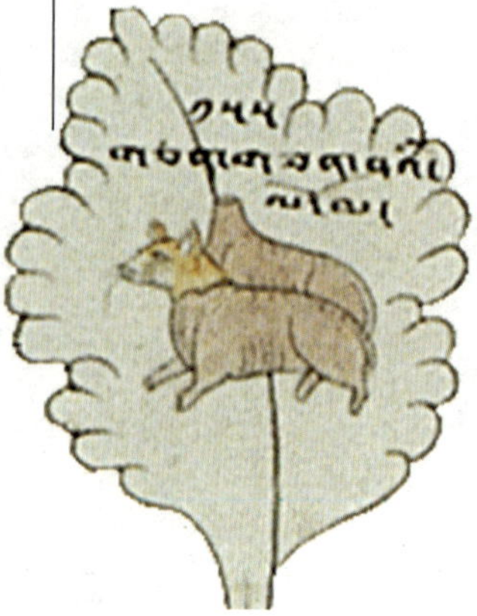

6.5.3 猛兽肉叶

具犬齿、利爪、食肉为生的猛兽，如虎、豹、狼等的肉，多数味甘，消化后性温、平，特别能增升胃火和体温，消食，滋补。

6.5.4 鱼肉叶

鱼肉味甘，消化后性温。功能增胃火、开胃、治肾寒、增精液。与阿魏配食可破痈，愈陈疮，治妇科病。

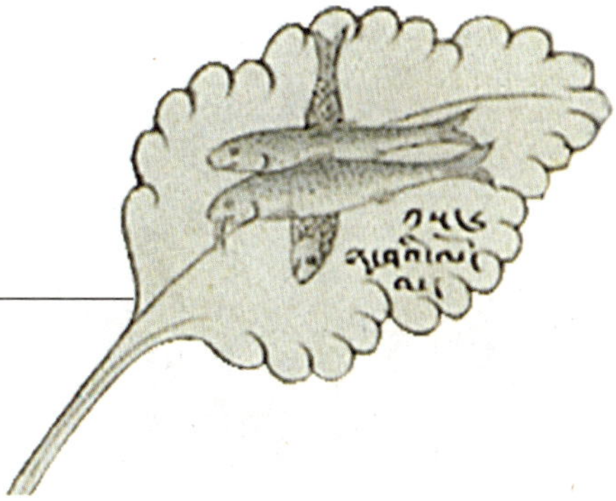

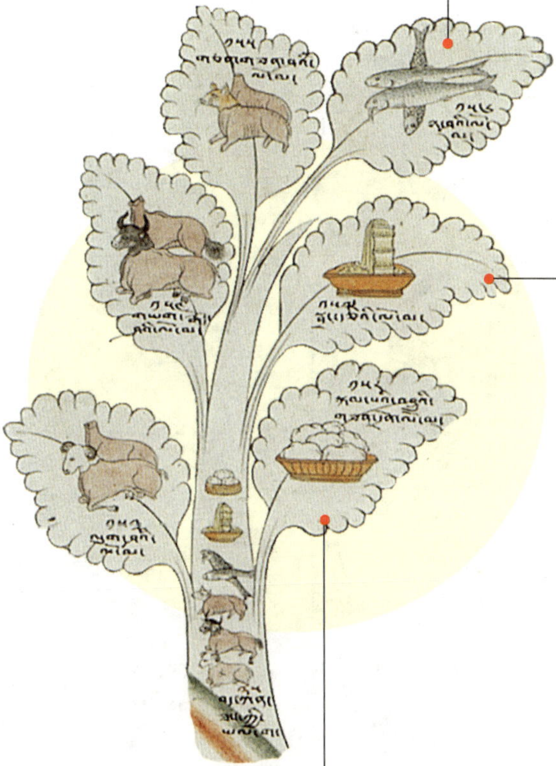

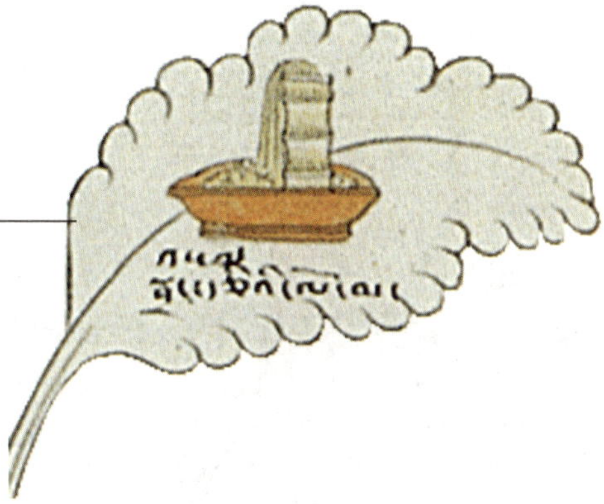

6.5.5 蜂蜜叶

蜜蜂等采酿的花之精华蜂蜜味甘，消化后性温，功能滋补、明五官、去眼翳，能治白脉病、培根病和黄水病，是一种主要的引药。

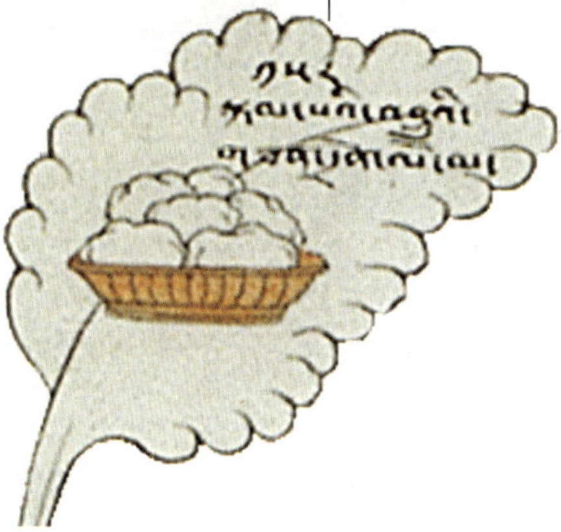

6.5.6 旱地谷物热面团叶

干旱地区生产的谷物或不浇水土地上生长的谷物所制陈旧面粉加调料制成的热面团，味甘，性温，能治所有培根病。

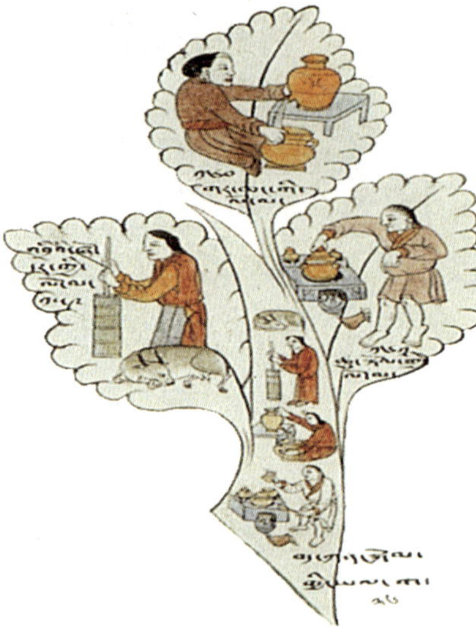

6.6 培根病饮料枝

培根基因发生偏盛、紊乱所引起的伤害人体的培根病，其对治药物有 4 类，其中主要的饮料有浓酒、开水等 3 种。

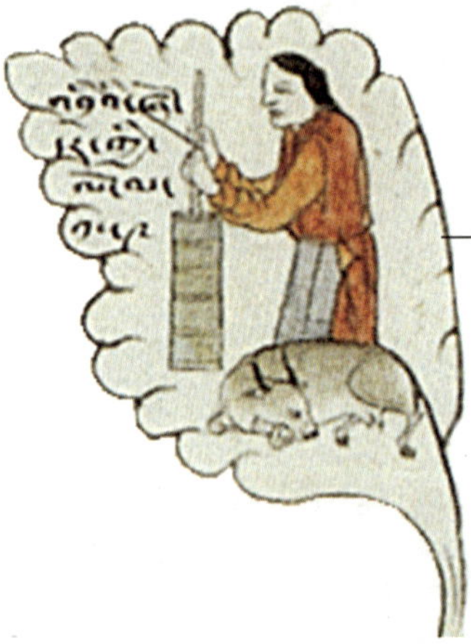

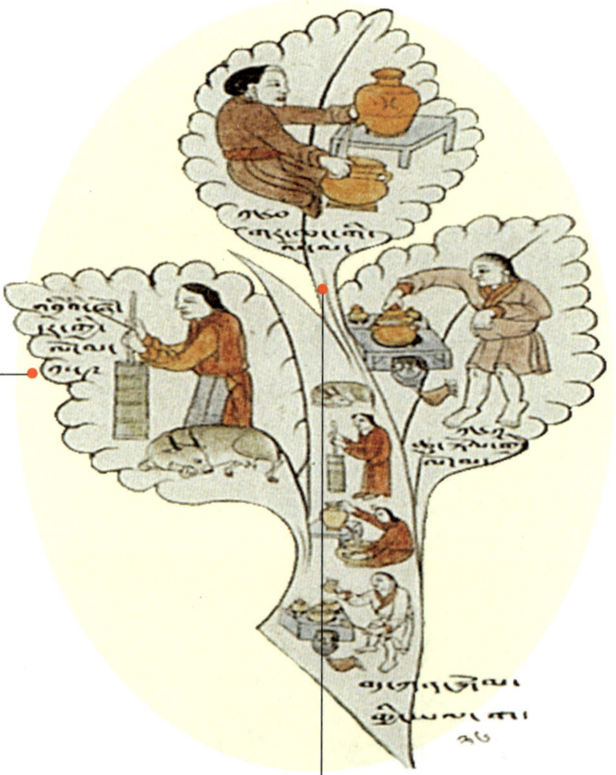

6.6.1 牦牛奶酪、奶清叶

牦牛奶发酵而成的奶酪和提取酥油后的奶清，新鲜时味甘，性温，功能滋补、增体力、祛风，能治隆病。但饮之过量对赤巴病较为不利。

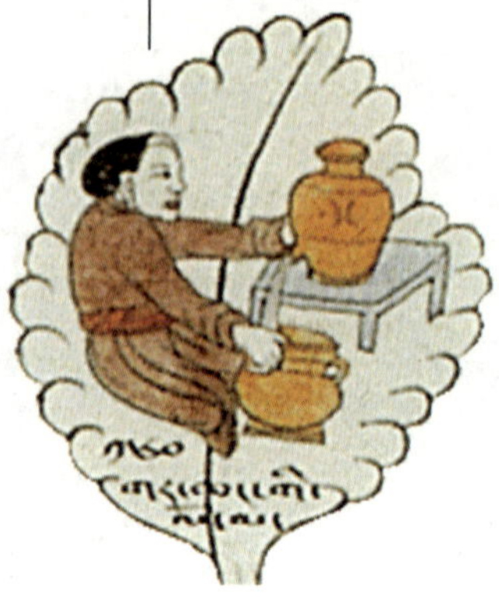

6.6.2 浓酒叶

酒醅酿成后未掺水流出的浓酒，味微酸，性温，饮之对培根病非常有益。

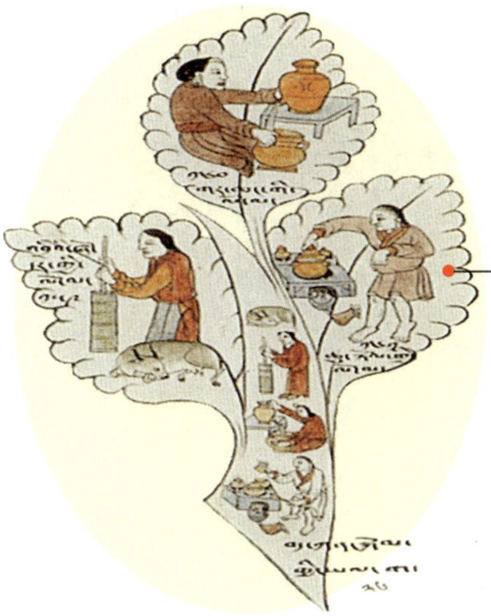

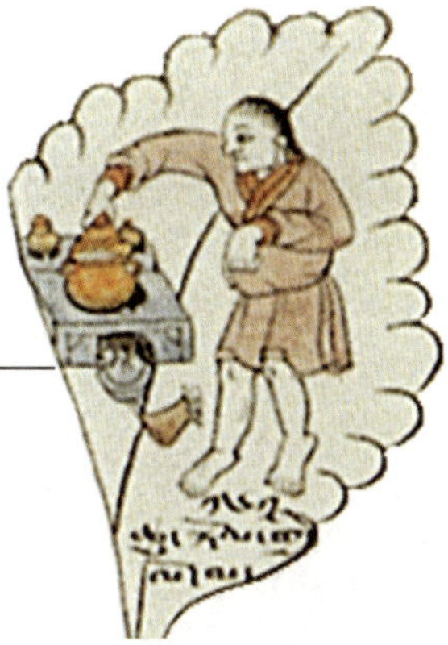

6.6.3 开水叶

《八支》等经典中说，水由于居地、季节的区别，其性有轻、有重，依次烧而蒸发四分之一、三分之一、一半无泡沫的热开水，增长胃火，治培根寒症。

9

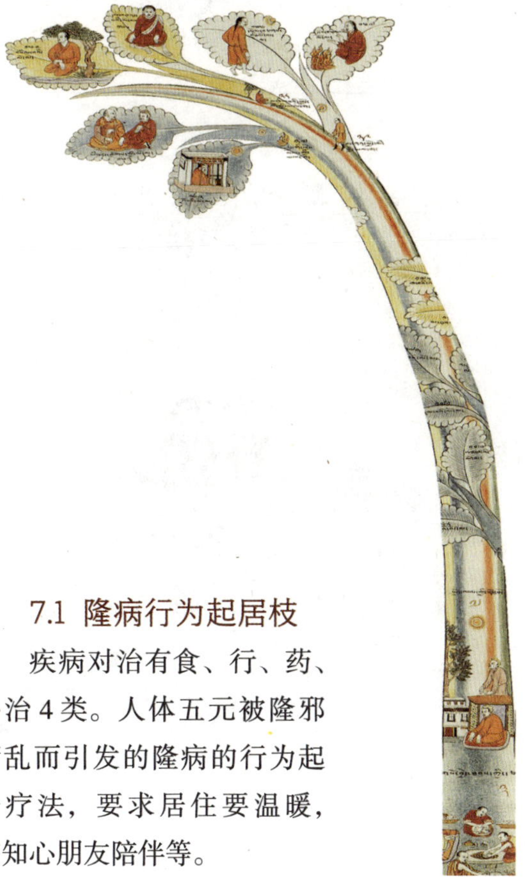

7 行为起居树干

病人身、语、意方面注意的行为起居有隆病行为起居、赤巴病行为起居、培根病行为起居。

10

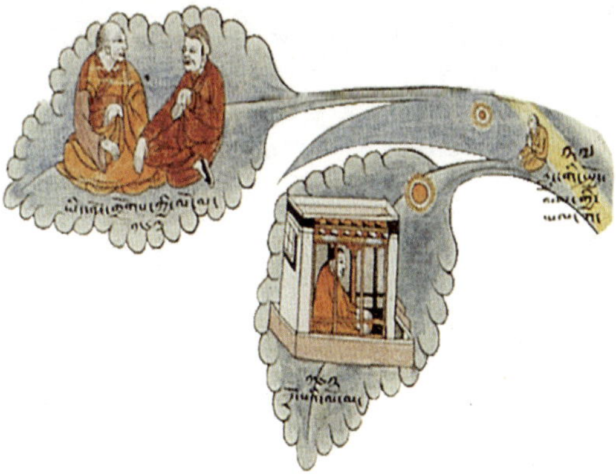

7.1 隆病行为起居枝

疾病对治有食、行、药、外治 4 类。人体五元被隆邪紊乱而引发的隆病的行为起居疗法，要求居住要温暖，有知心朋友陪伴等。

7.1.1 暖居叶

性轻而寒的隆邪发生偏盛、紊乱而引发的隆病，其行为起居疗法要求居住、衣被等要温暖。

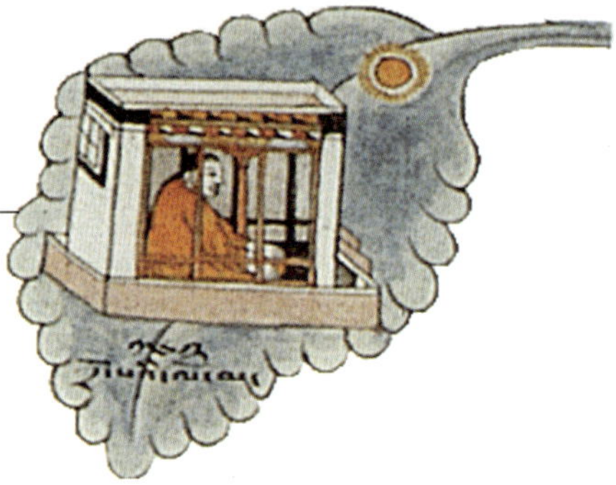

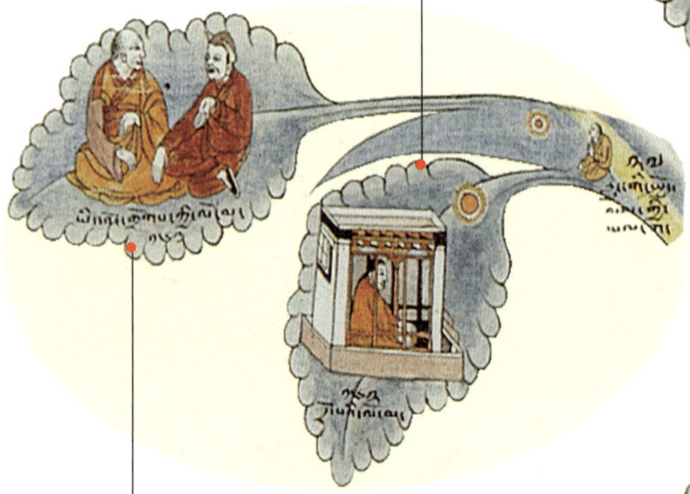

7.1.2 知心朋友叶

性轻、动、糙等的隆邪发生偏盛、紊乱而引发的隆病，其行为起居疗法要求有知心、乐己的亲朋好友陪伴，保持心情舒畅。

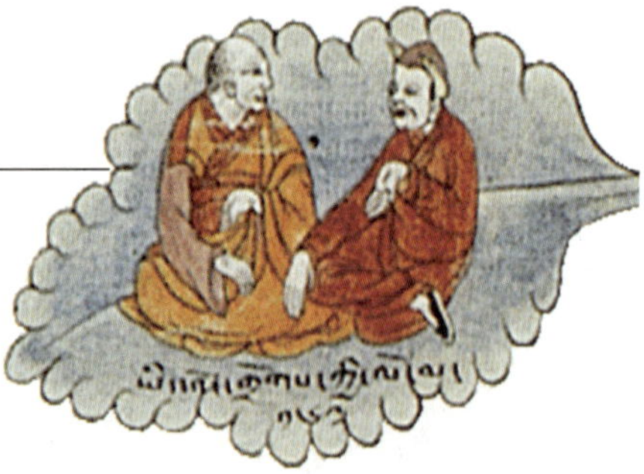

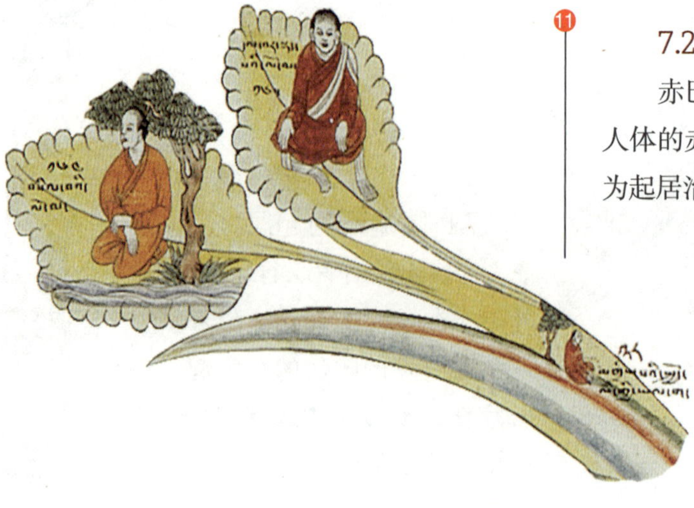

11

7.2 赤巴病行为起居枝

赤巴邪偏盛、紊乱而引发的危害人体的赤巴病，对治有4类，其中行为起居治疗有居住凉爽、静养2种。

7.2.1 凉居叶

赤巴邪的锐、热性偏盛、紊乱而引发的赤巴病，其行为起居疗法要求居住在水边树荫等凉爽的地方。

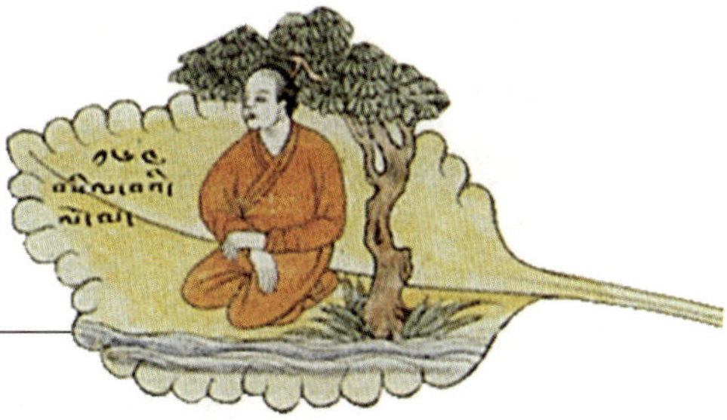

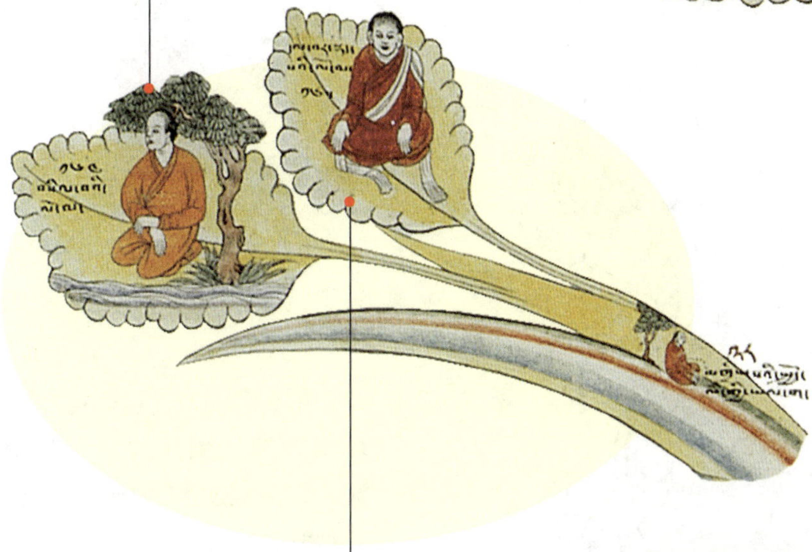

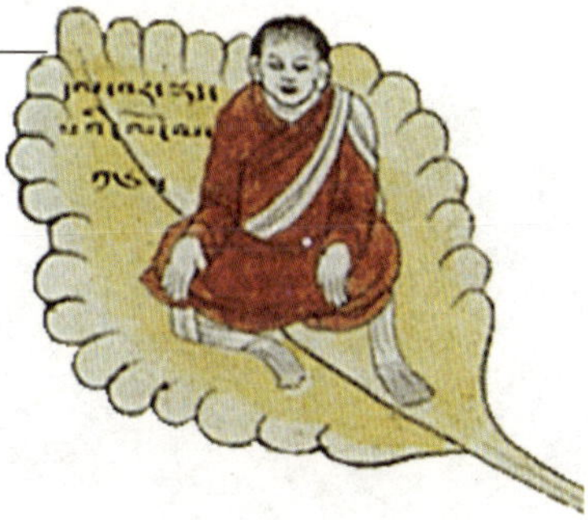

7.2.2 静养叶

赤巴邪的锐、热、轻等性偏盛紊乱而引发的赤巴病，其行为起居疗法要求静养，禁止身、语剧烈劳作，以防引起血等物质的紊乱。

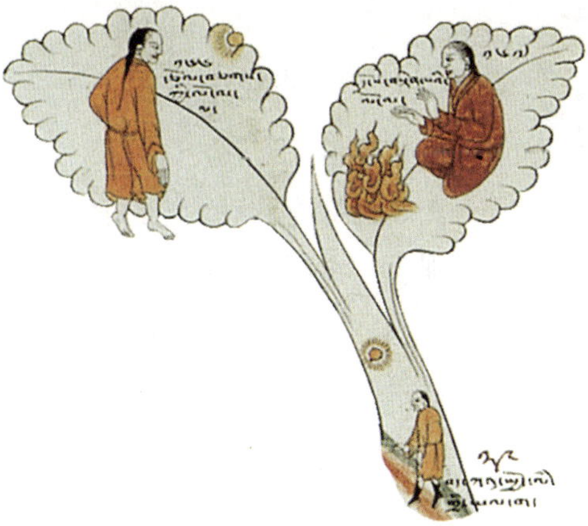

12

7.3 培根病行为起居枝

培根邪发生偏盛、紊乱而引发的培根病，对治有 4 类，其中行为起居疗法有 2 种。

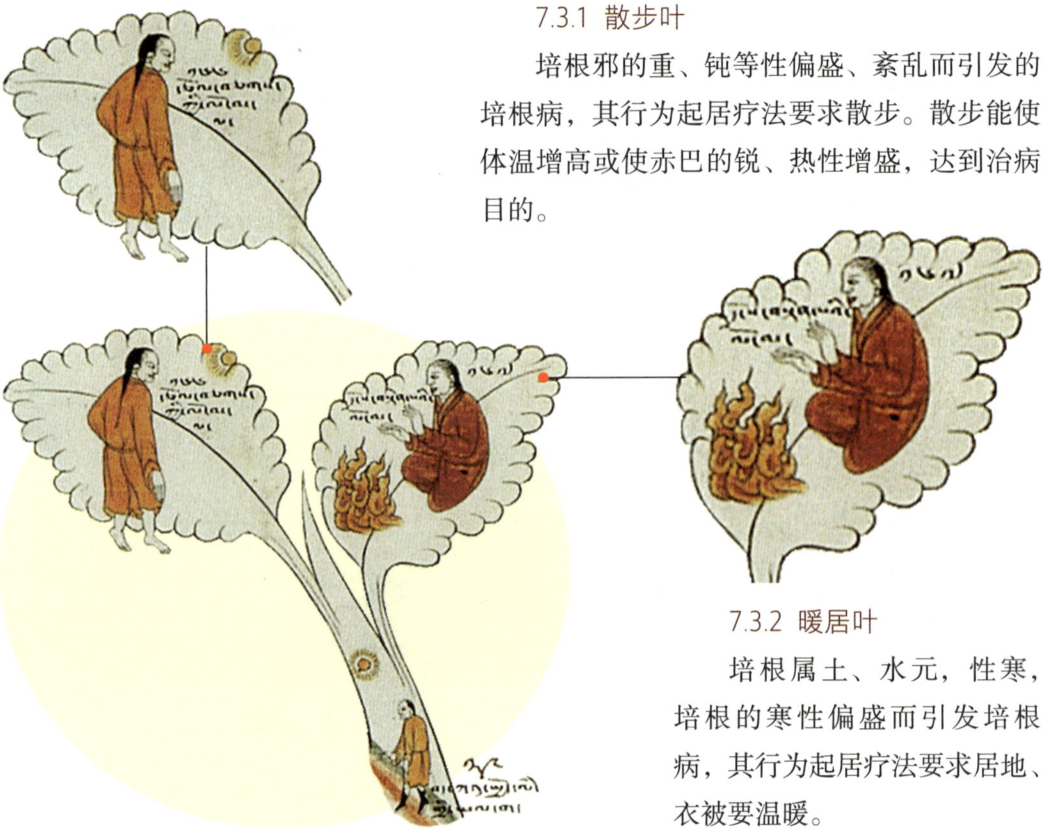

7.3.1 散步叶

培根邪的重、钝等性偏盛、紊乱而引发的培根病，其行为起居疗法要求散步。散步能使体温增高或使赤巴的锐、热性增盛，达到治病目的。

7.3.2 暖居叶

培根属土、水元，性寒，培根的寒性偏盛而引发培根病，其行为起居疗法要求居地、衣被要温暖。

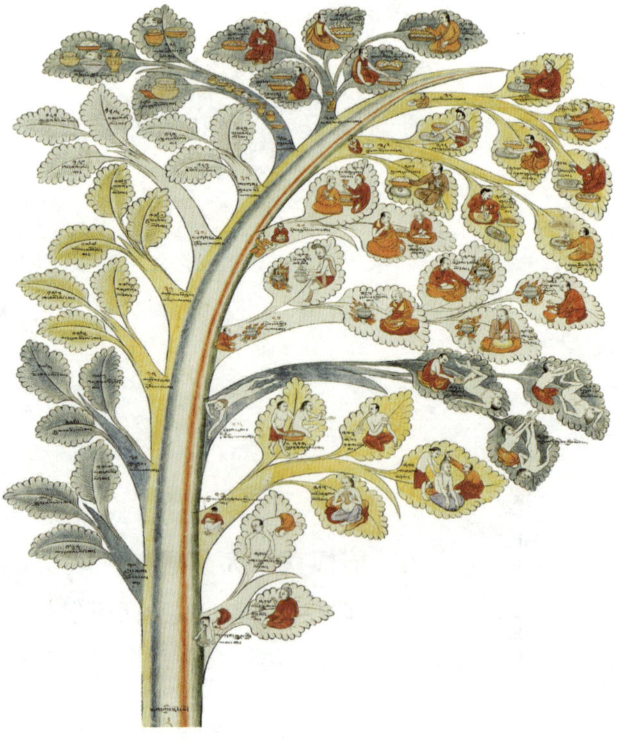

13

8 药物树干

治疗隆、赤巴、培根病的药物药味有 6 种，平息法 6 种，泄下法 3 种，计 15 种。

8.1 治隆病药物味枝

甘、酸、咸、苦、辛、涩六味中，治隆病的药味有甘、酸、咸三味。

14

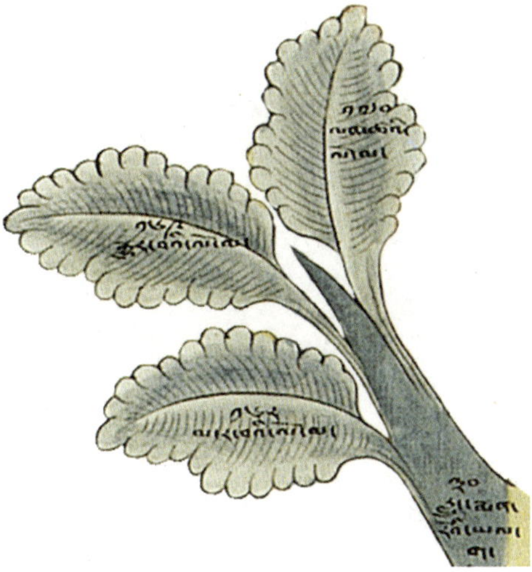

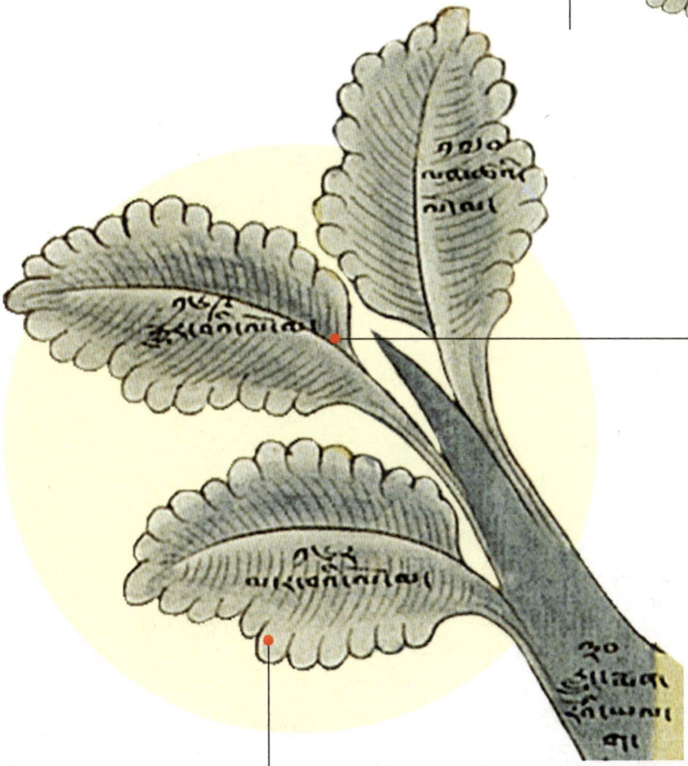

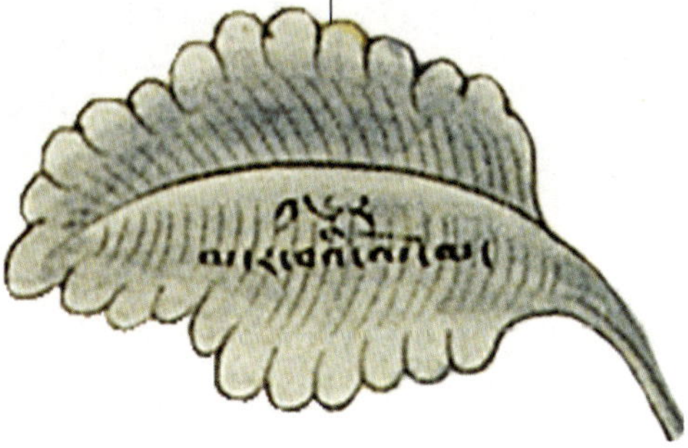

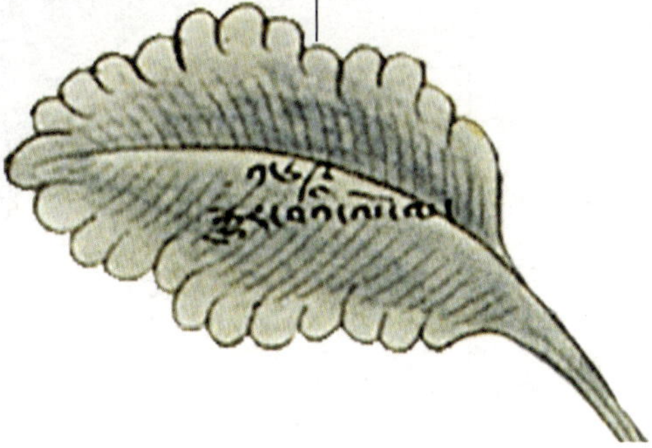

8.1.1 甘味叶

治隆病的药有三味，其中甘味是土、水元偏多而生成的味，此味能消除三邪中具有轻、动特性的隆病。

8.1.2 酸味叶

治隆病的药有三味，其中酸味是火、土元偏多而生成的味，此味能消除三邪中具有轻、寒特性的隆病。

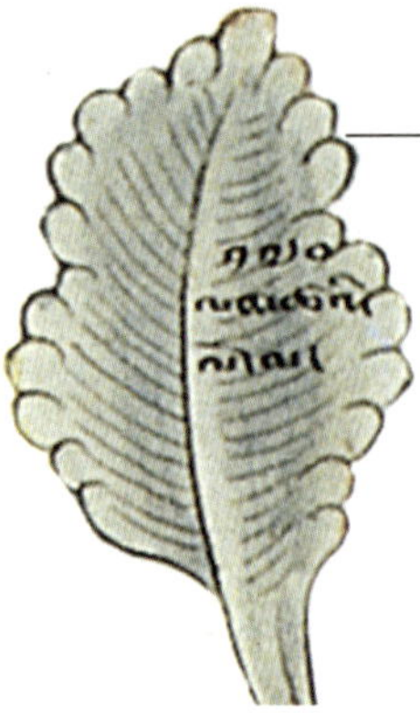

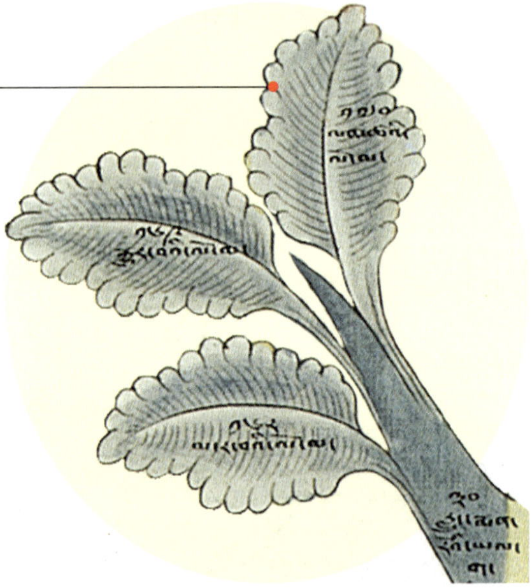

8.1.3 咸味叶

治隆病的药有三味，其中咸味是水、火元偏多而生成的味，此味能消除三邪中具有寒、糙特性的隆病。

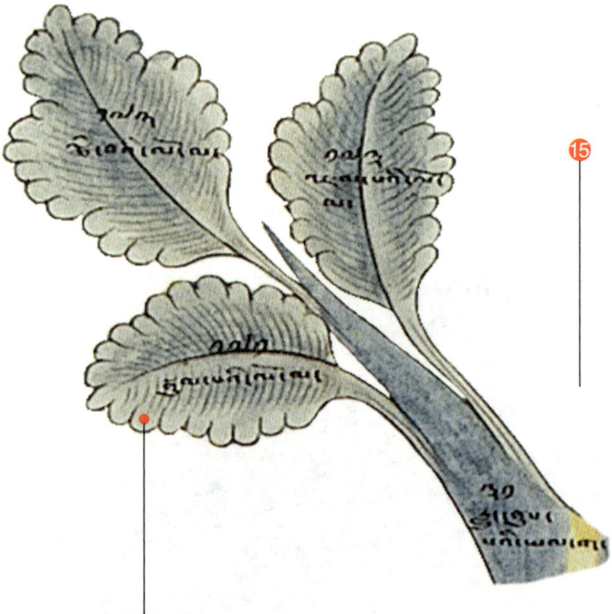

8.2 治隆病药物性枝

药物具重、腻、凉、钝、糙、热、锐等八性，治隆病的药具有腻、重、绵三性。

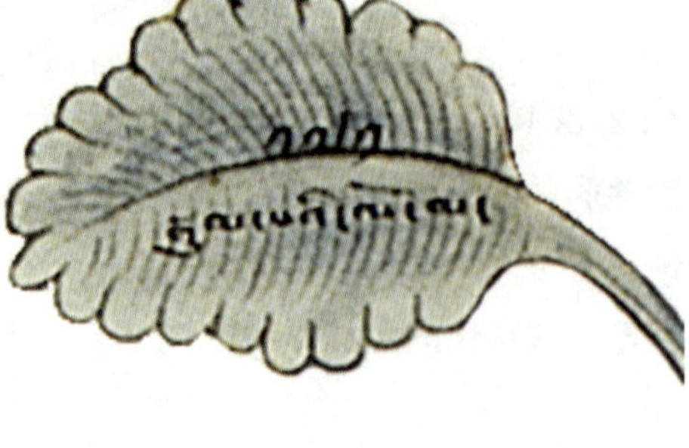

8.2.1 腻性叶

药物具八性，其中能消除隆邪的微、硬两特性的是药性中的腻性。

8.2.2 重性叶

药物具八性，其中消除隆邪的轻特性的是药性中的重性。

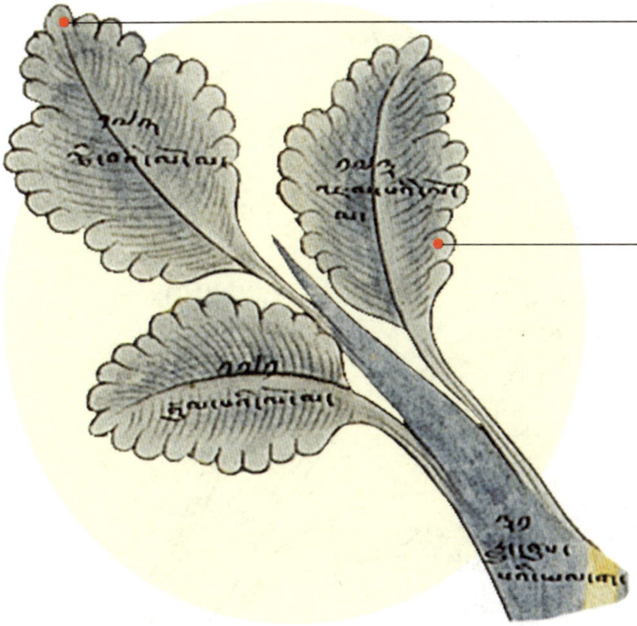

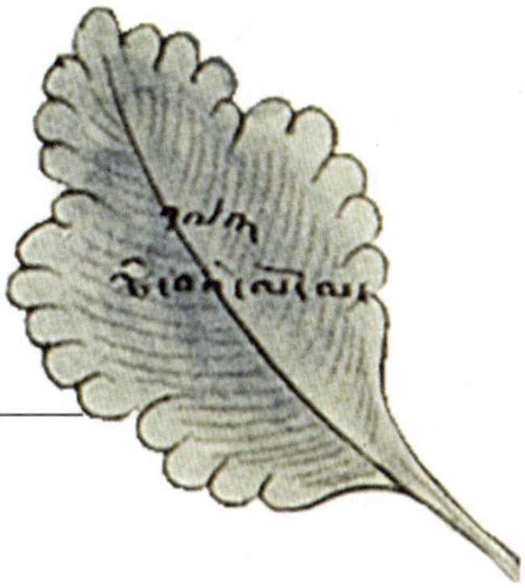

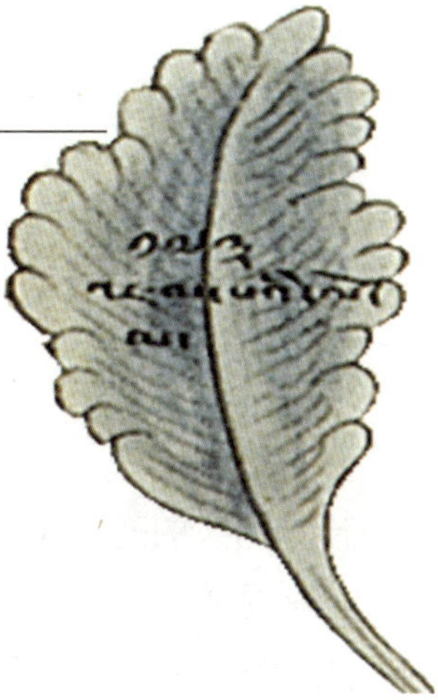

8.2.3 绵性叶

药物具八性，其中能消除隆邪的糙特性的是药性中的绵性。

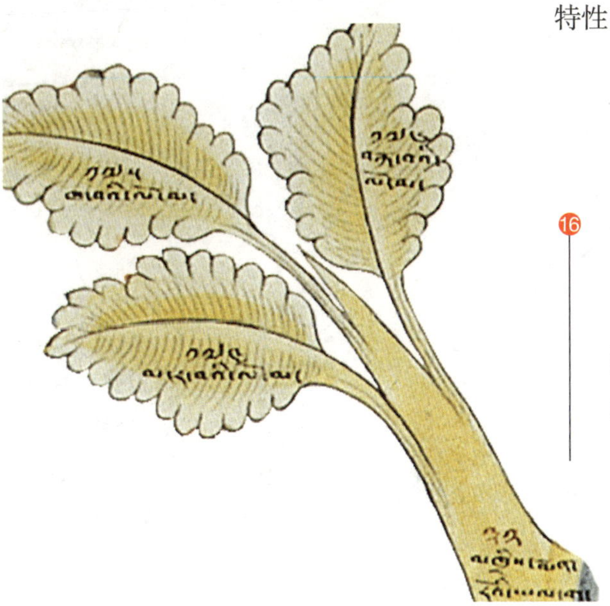

16

8.3 治赤巴病药味枝

药味有甘、酸、咸、苦、辛、涩等六味，其中能消除赤巴病的药味有甘、苦、涩三味。

8.3.1 甘味叶

对治赤巴病的药味为甘味，甘味是土、水元偏多而生成的味，能消除三邪中的赤巴病。

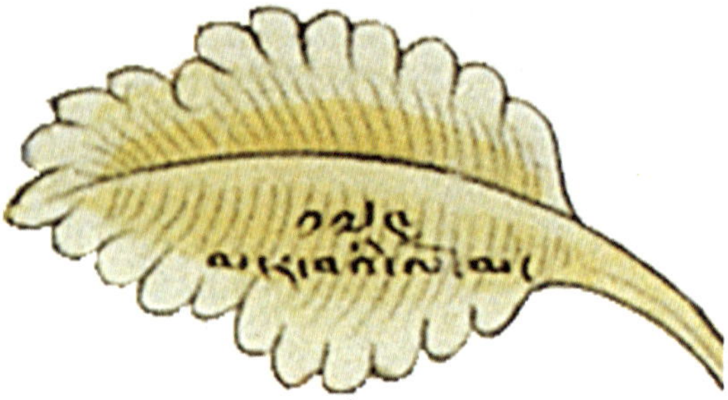

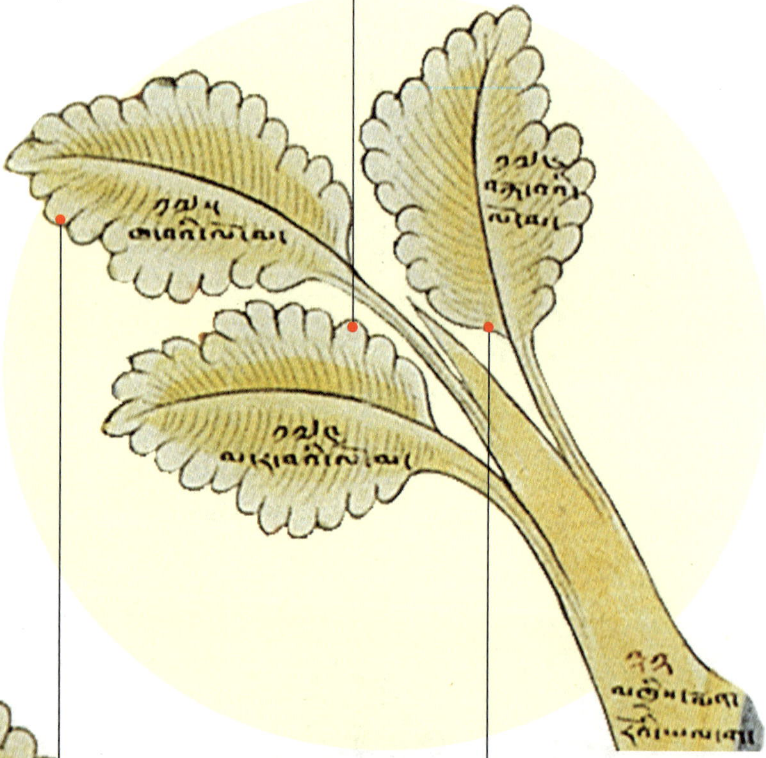

8.3.2 苦味叶

治赤巴病的药味为苦味，苦味是水、风元偏多而生成的味，能消除三邪中的赤巴病。

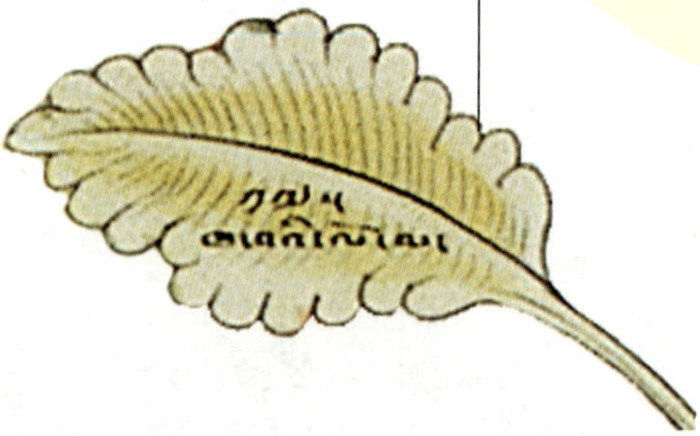

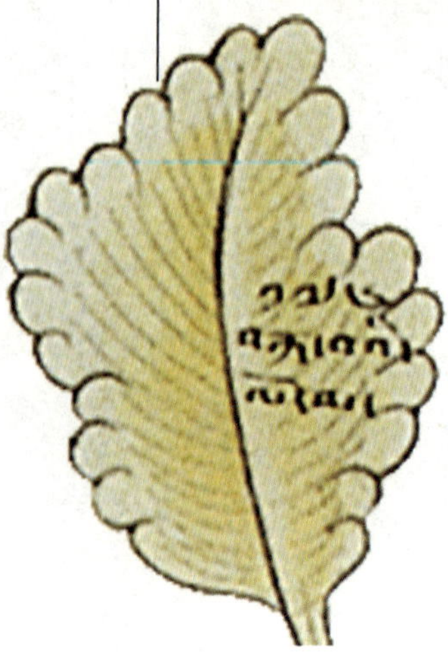

8.3.3 涩味叶

治赤巴病的药味为涩味，涩味是土、风元偏多而生成的味，能消除三邪中的赤巴病。

8.4 赤巴病药性枝

药物具有重、腻、凉、钝、轻、糙、热、锐八性，能消除赤巴病的药性有凉、糙、钝三性。

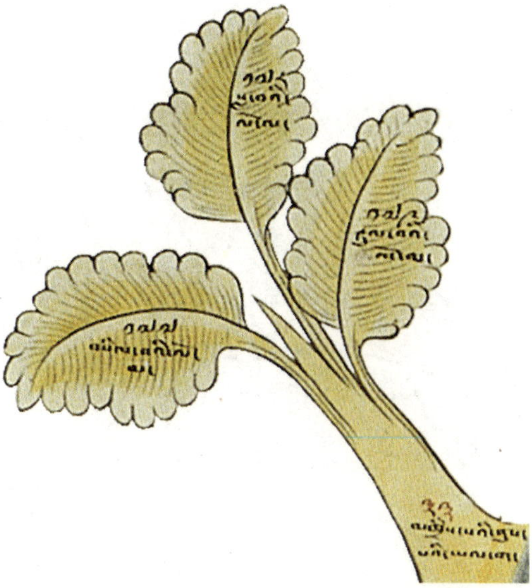

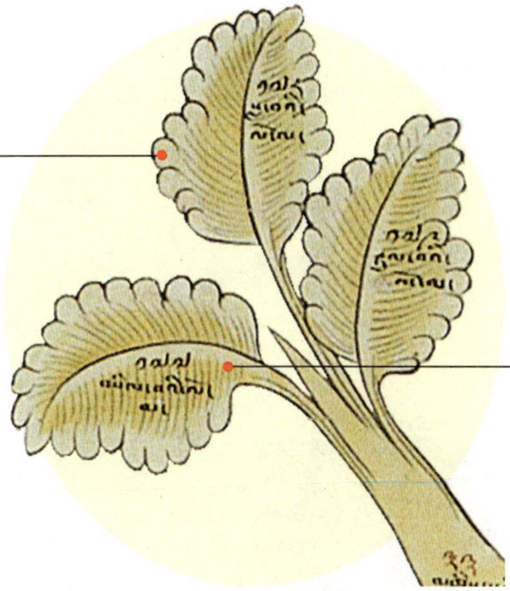

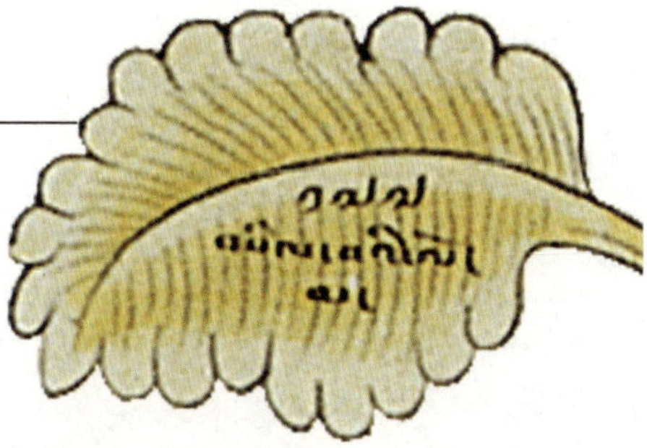

8.4.1 凉性叶

药物具八性，能消除赤巴邪热性能的药性为凉性。

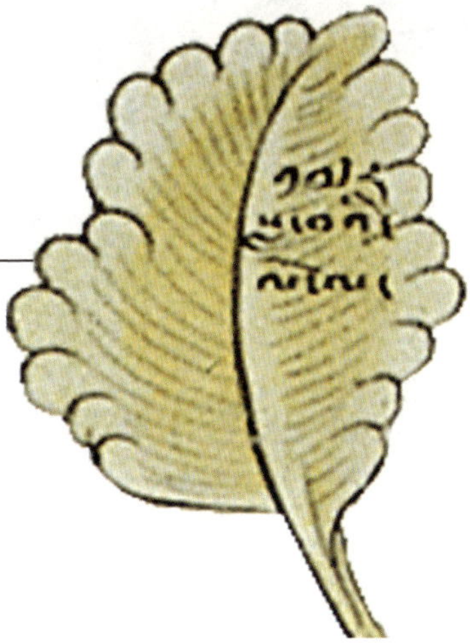

8.4.2 糙性叶

药物具八性，能消除赤巴邪腻性能的药性为糙性。

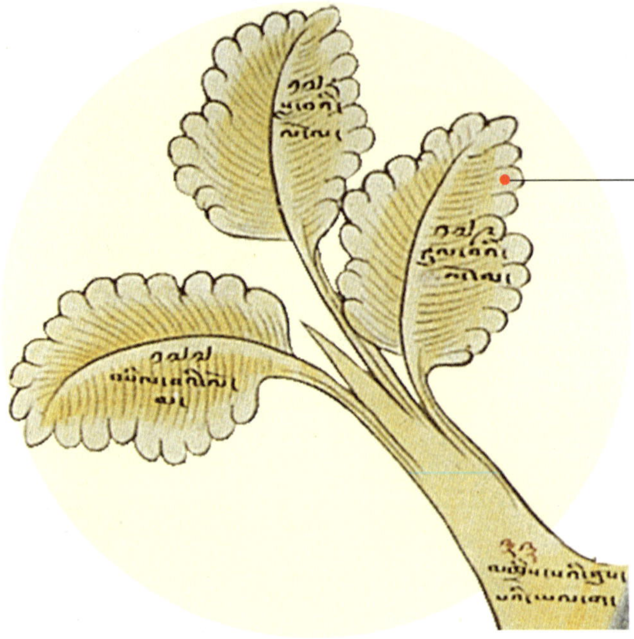

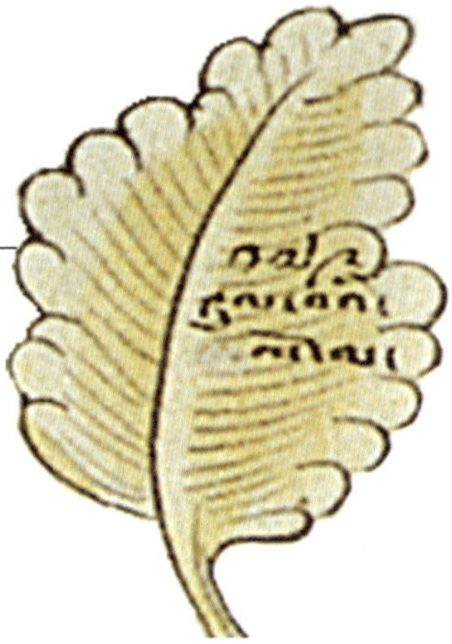

8.4.3 钝性叶

药物具八性，能消除赤巴邪锐性能的药性为钝性。

8.5 治培根病药味枝

药味有甘、酸、咸、苦、辛、涩六味，能消除培根病的药味有辛、酸、涩三味。

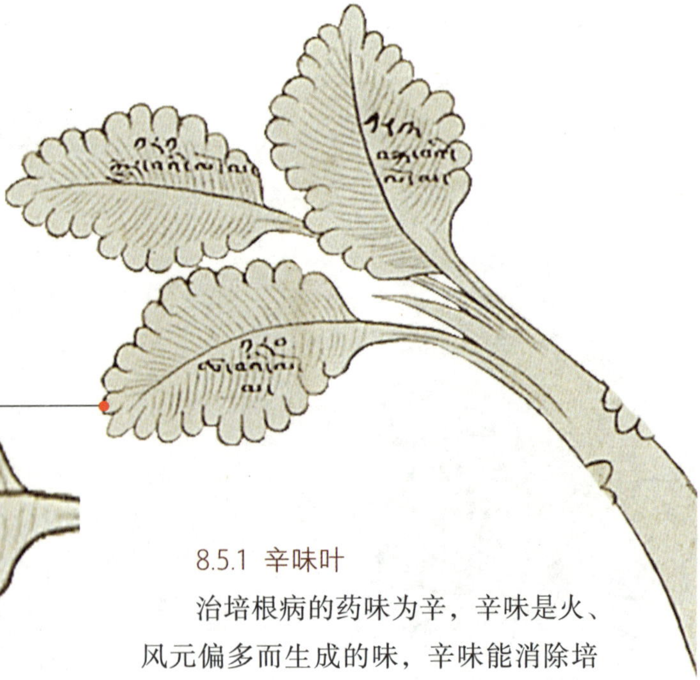

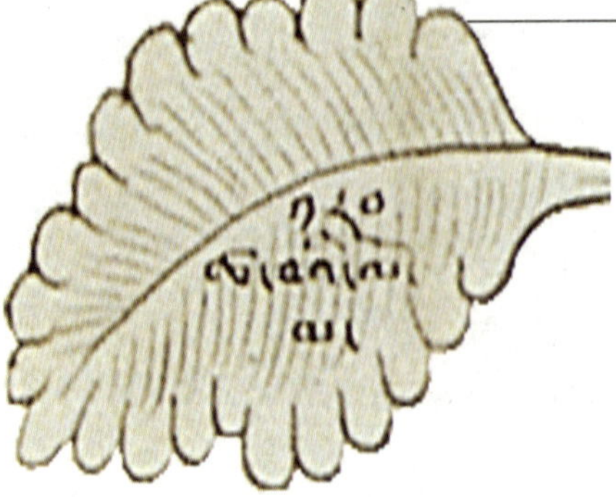

8.5.1 辛味叶

治培根病的药味为辛，辛味是火、风元偏多而生成的味，辛味能消除培根病。

8.5.2 酸味叶

治培根病的药味为酸，酸味是火、土元偏多而生成的味，酸味主要能消除三邪中的培根病。

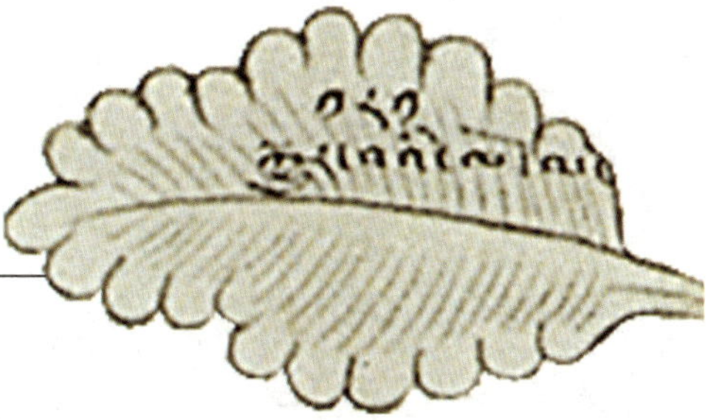

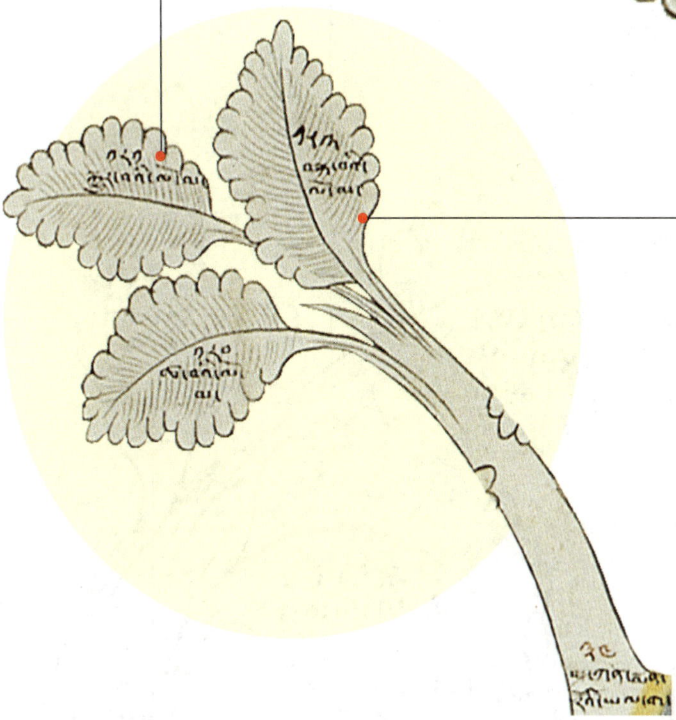

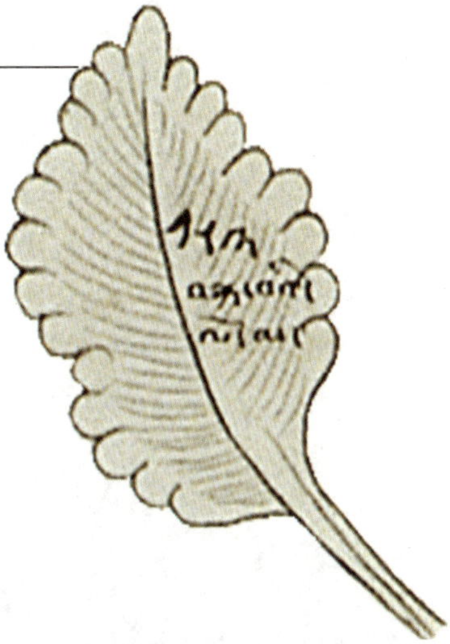

8.5.3 涩味叶

治培根病的药味为涩，涩味是土、风元偏多而生成的味，涩味主要能消除三邪中的培根病。

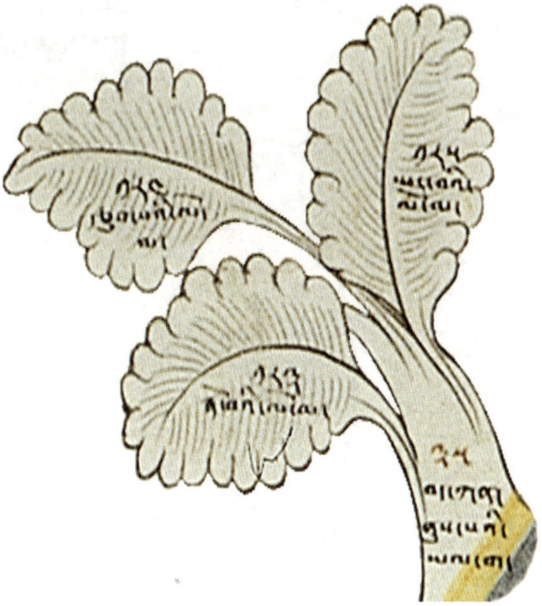

8.6 培根病药性枝

药物具糙、锐等八性，其中能治培根病的药性为锐、糙、轻。

8.6.1 锐性叶

药物有锐、重、腻等八性，消除培根邪钝特性的药性为锐。

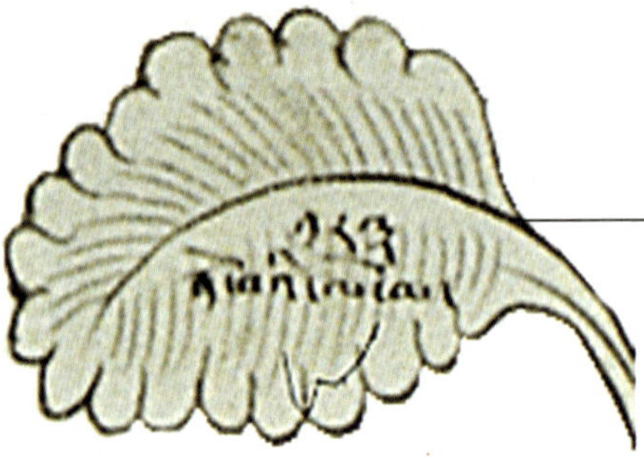

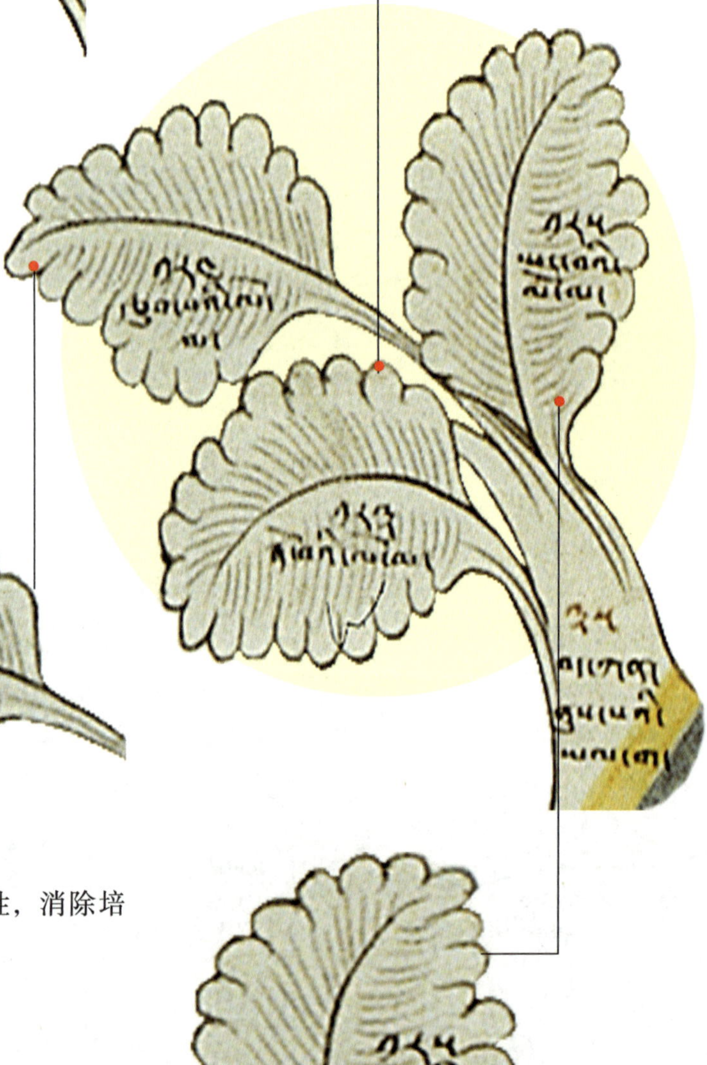

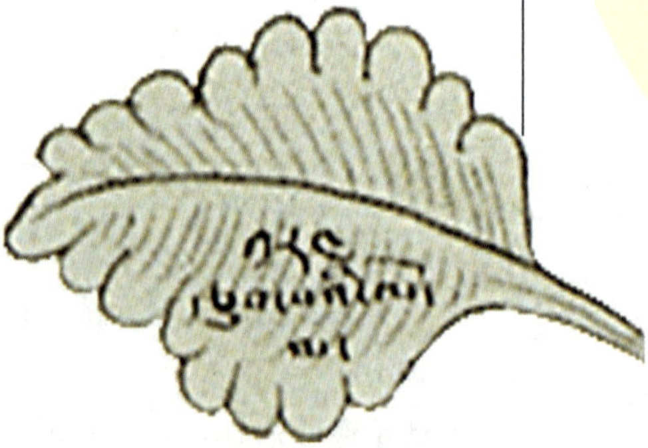

8.6.2 糙性叶

药物有糙、轻、钝等八性，消除培根邪绵粘特征的药性为糙。

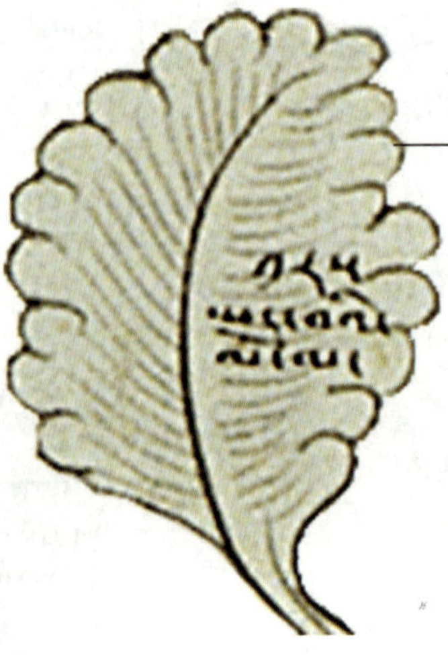

8.6.3 轻性叶

药物有腻、凉、轻等八性，消除培根邪重特性的药性为轻。

8.7 隆病汤剂枝

治疗隆病的各单味药或多味药配方后捣碎加水熬汁即为汤剂，隆病汤剂有 3 种。

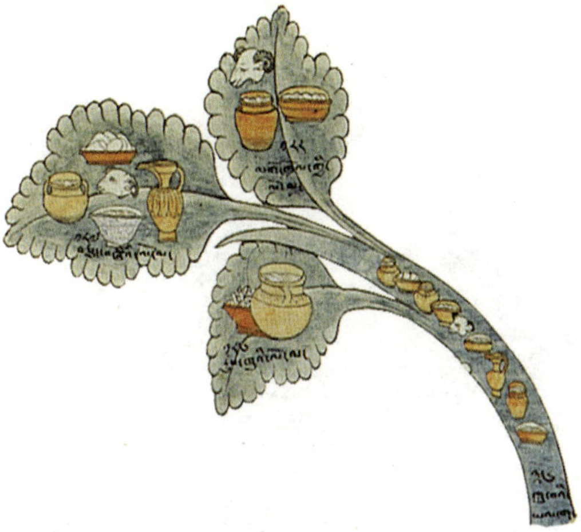

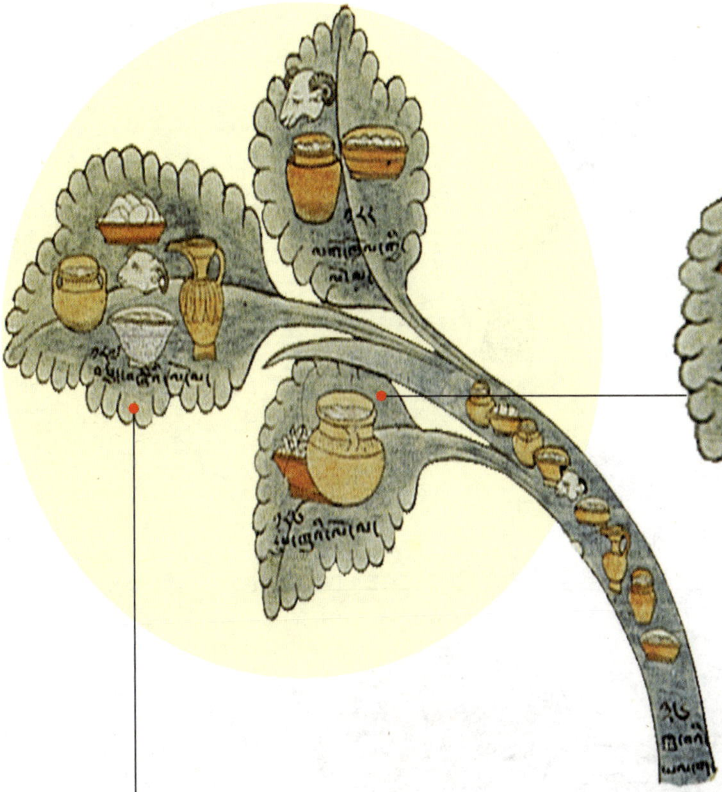

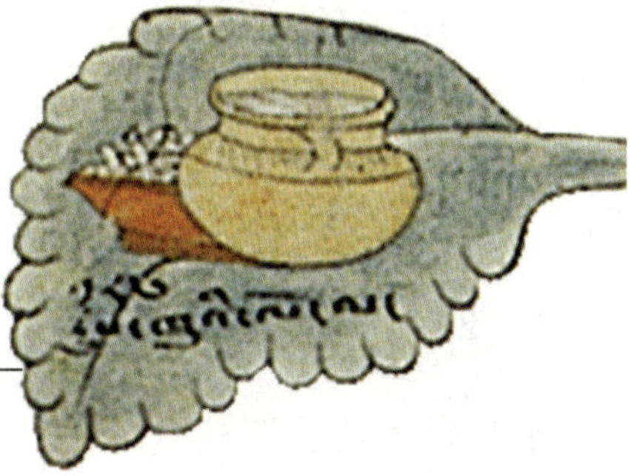

8.7.1 隆病骨汤叶

骨汤营养丰富，熬制骨汤的骨头下体骨有跗骨，上体骨有肩胛骨，中体骨有尾骨 3 种，这 3 种骨的骨汤是平息隆病的对治汤剂。

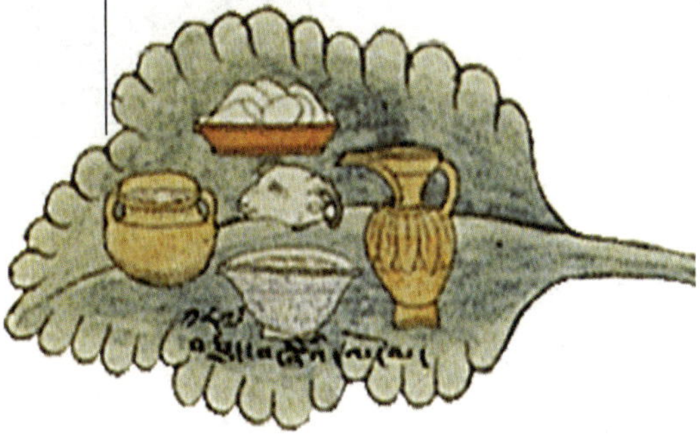

8.7.2 隆病四精汤叶

四精包括动物之精肉类、草之精酥油、木之精蔗糖、谷之精酒类，四精制作的汤是平息隆病的对治汤剂。

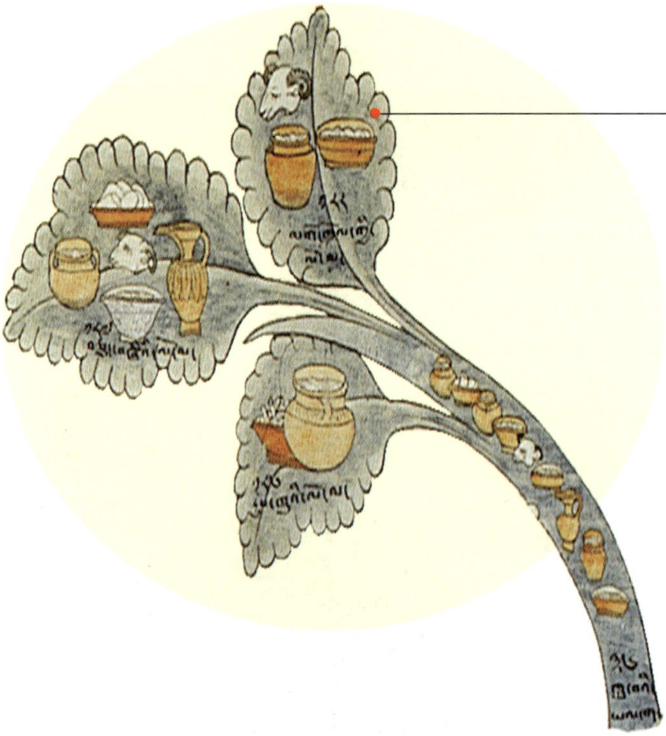

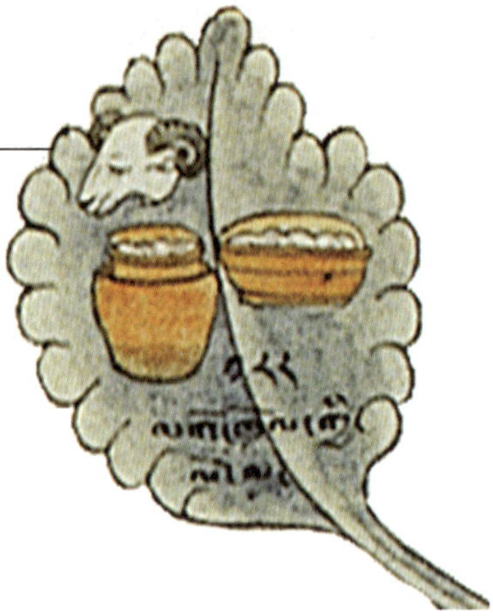

8.7.3 隆病头骨汤叶

3 岁绵羊的全头骨熬制的头骨汤，是平息隆病的对治汤剂。

8.8 隆病药油剂枝

药物熬汁与融酥油混合冷凝谓之药油剂，平息三邪中的隆病的对治药油剂主要有 5 种。

21

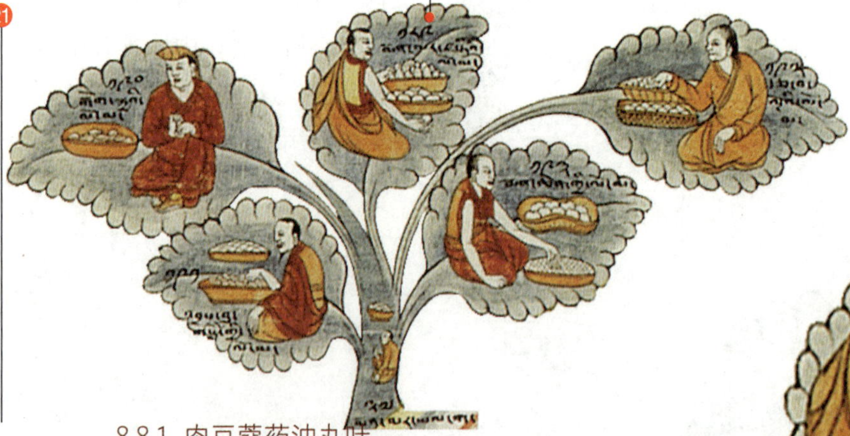

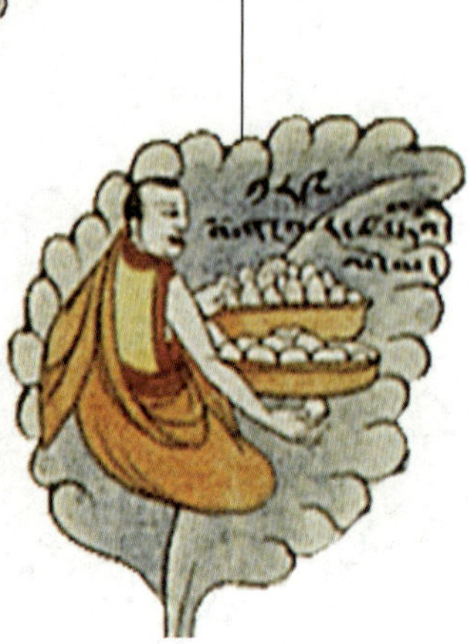

8.8.1 肉豆蔻药油丸叶

肉豆蔻药效渗入酥油中制成的药油丸，味甘、辛，消化后性温，功能增热、消食，是平息心隆（心风）病等隆病的对治药油剂。

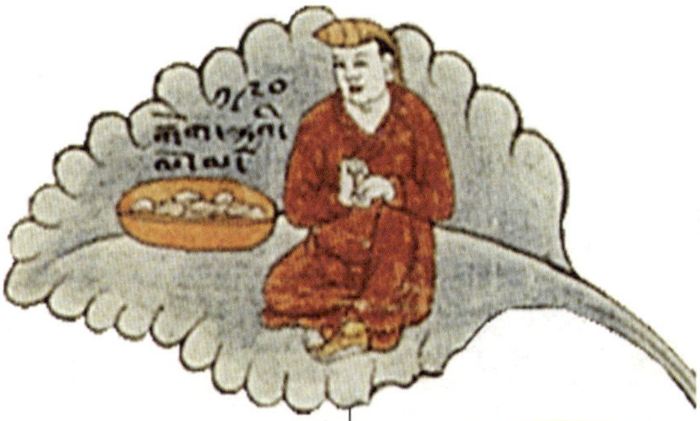

8.8.2 大蒜药油丸叶

大蒜药效渗入酥油中制成的药油丸，味辛，消化后性温，功效锐、重、腻，功能祛风、增热、开胃，是平息隆病的对治药油剂。

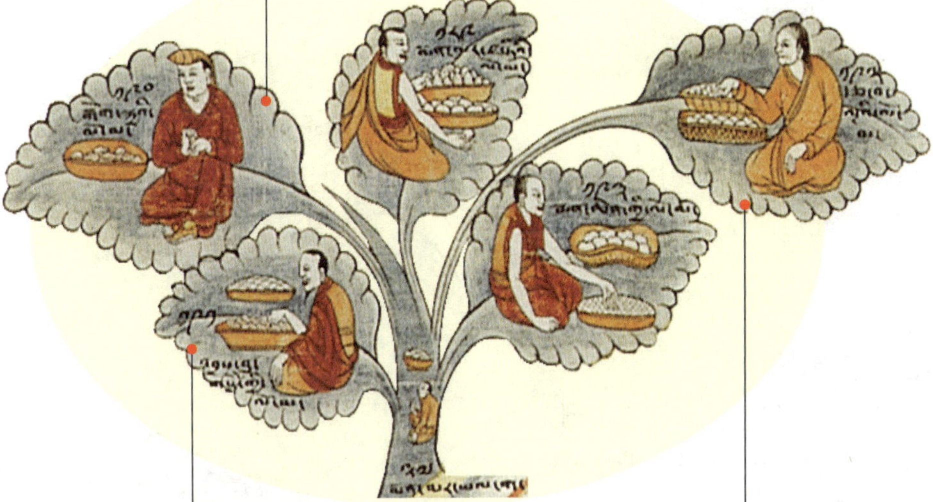

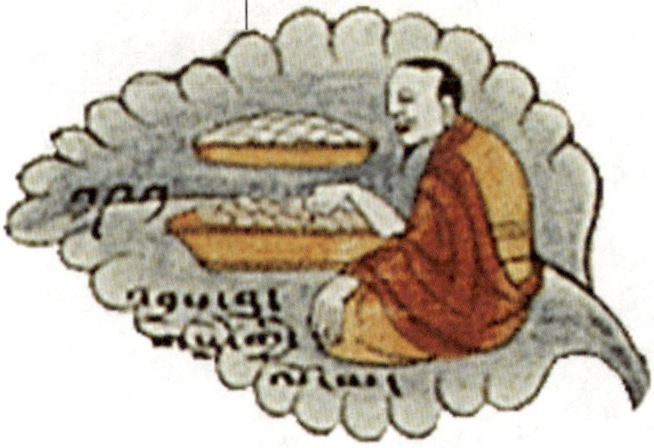

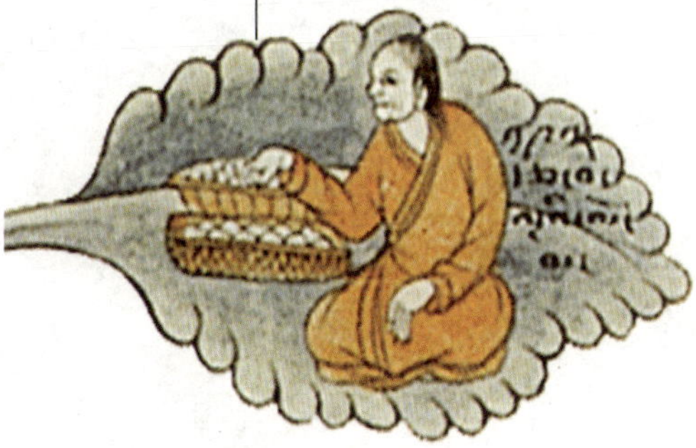

8.8.3 三果药油丸叶

诃子、毛诃子、余甘子称为三果，三果熬汁与酥油混熬冷却而成的三果药油丸，是平息隆病的对治药油剂。

8.8.4 五根药油丸叶

黄精、天冬、迷果芹、喜马拉雅紫茉莉根和蒺藜称为五根，五根粉碎后与酥油混熬，五根药效渗入酥油而制成的药油丸，味甘、辛，消化后性温，是平息隆病的对治药油剂。

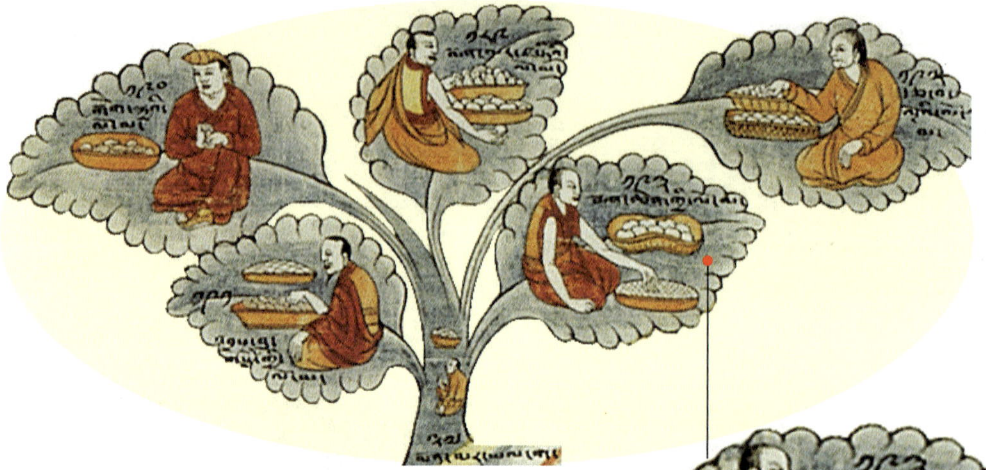

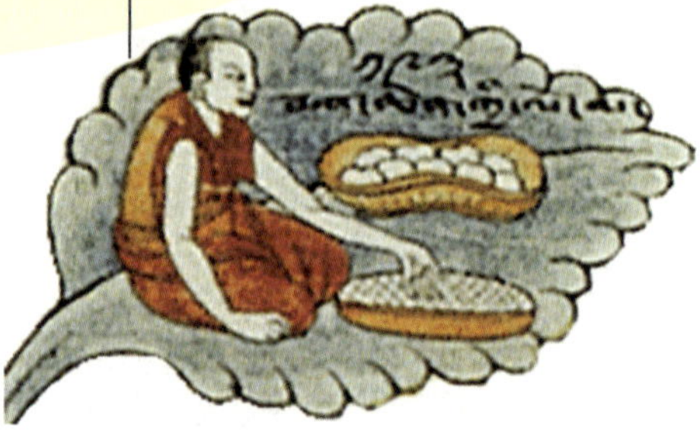

8.8.5 乌头药油丸叶

乌头炮制粉碎后掺入酥油中制成的药油，味甘、辛，消化后性温，是平息隆病的对治药油剂。

8.9 赤巴病汤剂枝

将治疗赤巴病的药捣碎加水，煎水剩三分之二，取汁，其汤药效锐、腻，平息赤巴病的对治汤剂有 4 种。

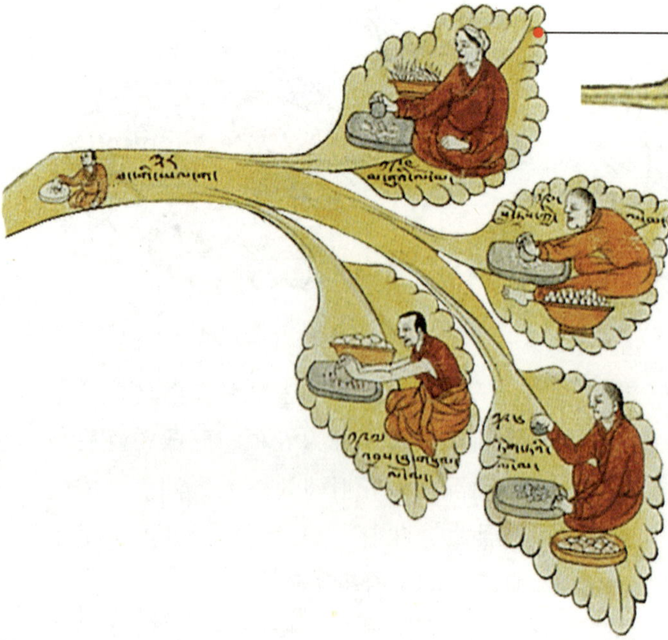

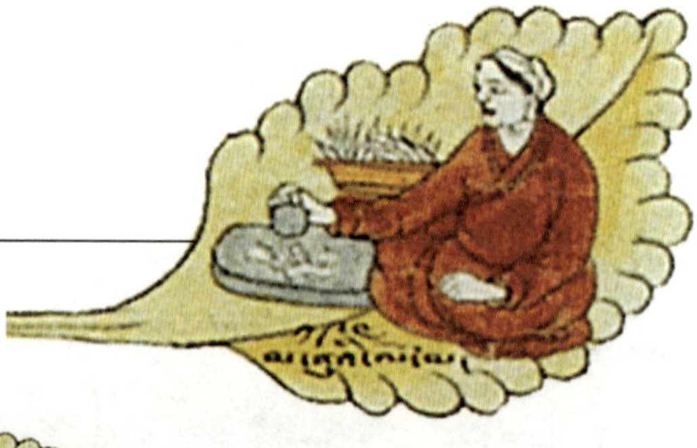

22

8.9.1 藏木香汤叶

藏木香味甘、苦、辛，消化后性平，熬汤服之可治坏血增盛、胃溃疡，除风刺痛、培赤合症，促使瘟热成熟，是平息赤巴病的对治汤剂。

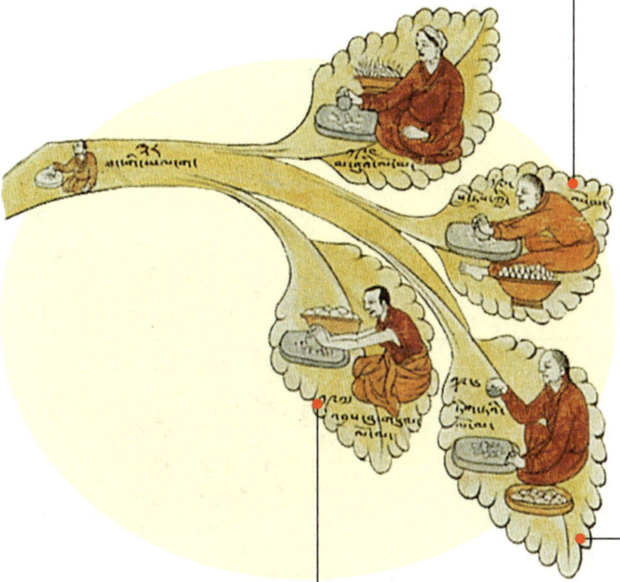

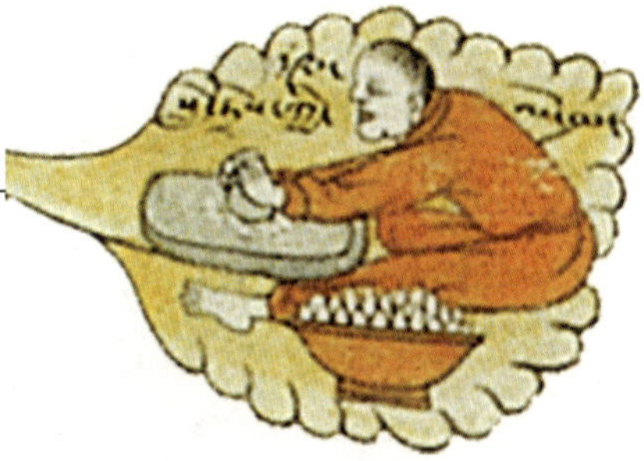

8.9.2 宽筋藤汤叶

宽筋藤味甘、苦、涩、辛，消化后性平，熬汤服之可解隆热、瘟热，治痹症、痛风、陈旧热、未成熟热等，是平息赤巴病的对治汤剂。

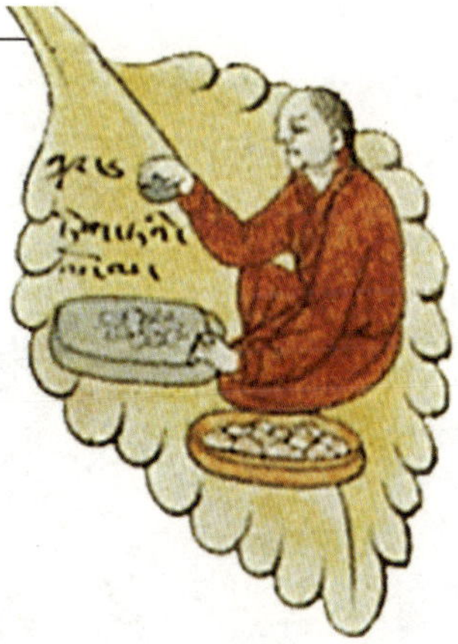

8.9.3 獐牙菜汤叶

獐牙菜味苦，消化后性凉，熬汤服之能治所有血热、赤巴类热病，特别能治胆囊炎等，是平息赤巴病的对治汤剂。

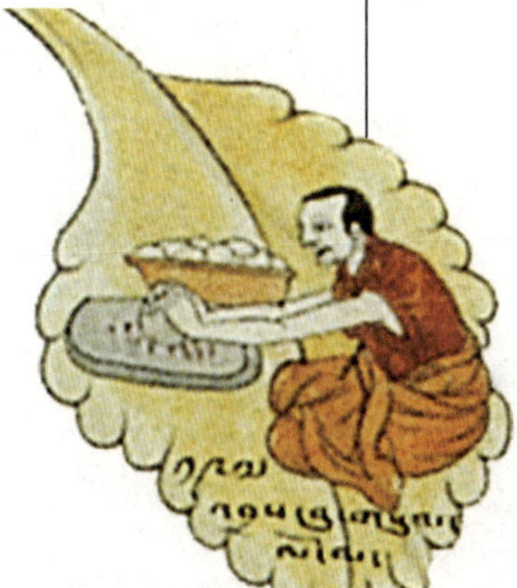

8.9.4 三果汤叶

诃子、毛诃子、余甘子三果熬汤服之，可治培赤合症和血病，能防赤巴邪侵入各腑和肝病新发等，是平息赤巴病的对治汤剂。

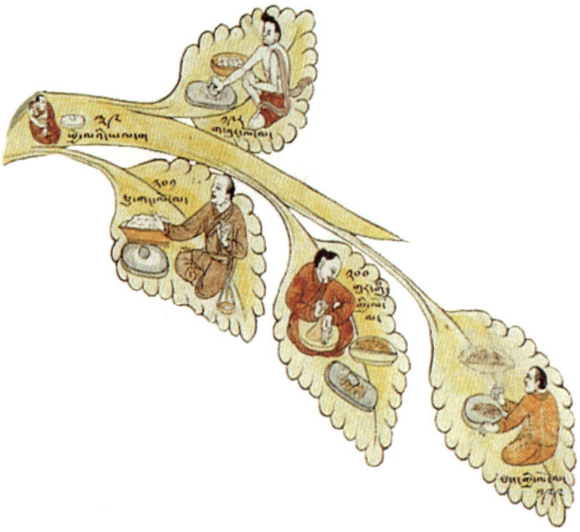

23

8.10 赤巴病散剂枝

将治疗赤巴病的药物磨成粉末称为散剂，散剂的药效可以就地摧毁病邪本质，平息赤巴病的对治散剂有 4 种。

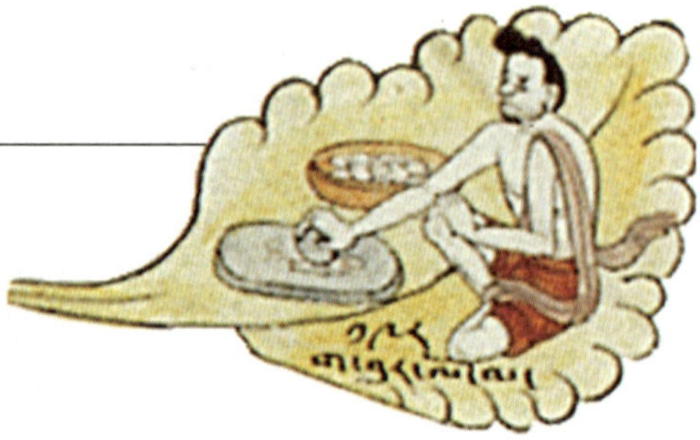

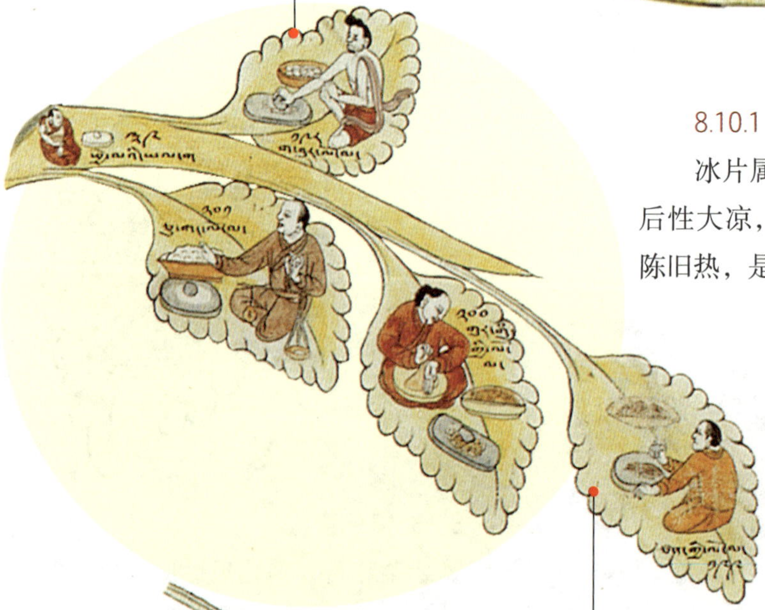

8.10.1 冰片散叶

冰片属精药类，味涩、辛，消化后性大凉，研成粉末服之能解高热、陈旧热，是平息赤巴病的对治散剂。

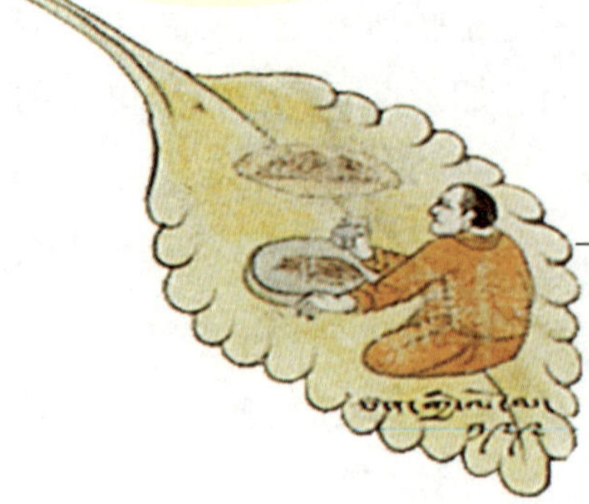

8.10.2 檀香散叶

檀香味涩、辛，消化后性凉，研成粉末服之治肺热、心热、紊乱热，对空虚热也有益，涂身可消除皮肤热症，是平息赤巴病的对治散剂。

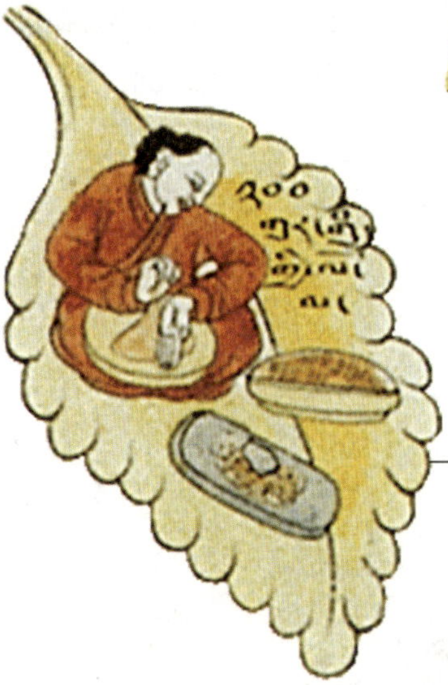

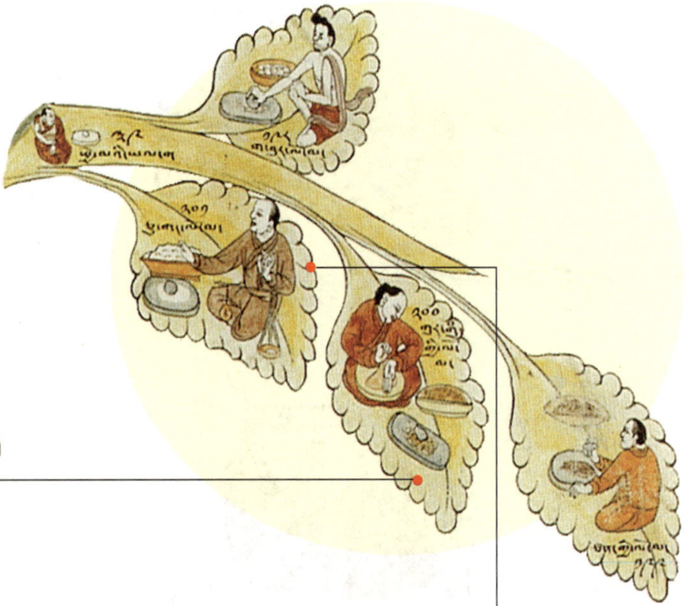

8.10.3 红花散叶

红花属精药类，味甘、涩，消化后性凉，研成粉末服之可治各种肝病，补血，除血热，止血，是平息赤巴病的对治散剂。

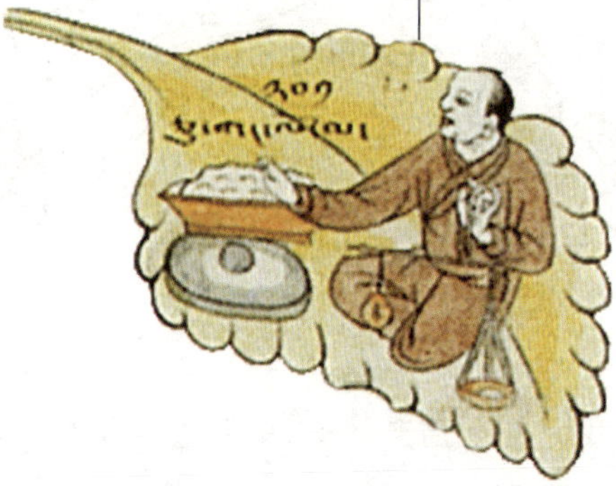

8.10.4 天竺黄散叶

天竺黄属精药类，味甘，消化后性凉，研成粉末服之可治肺炎、疮热等各种热病，尤其可治小儿肺炎、胆囊炎，是平息赤巴病的对治散剂。

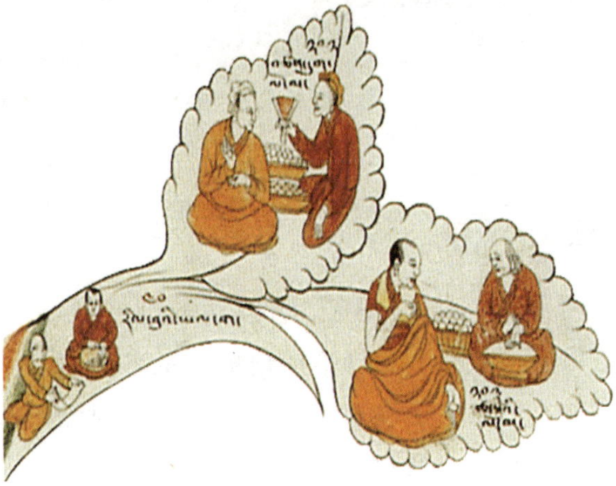

24

8.11 培根病丸剂枝

将治培根病的各味药研磨制成丸，功能除沉深的培根病，平息培根病的对治丸剂有 2 种。

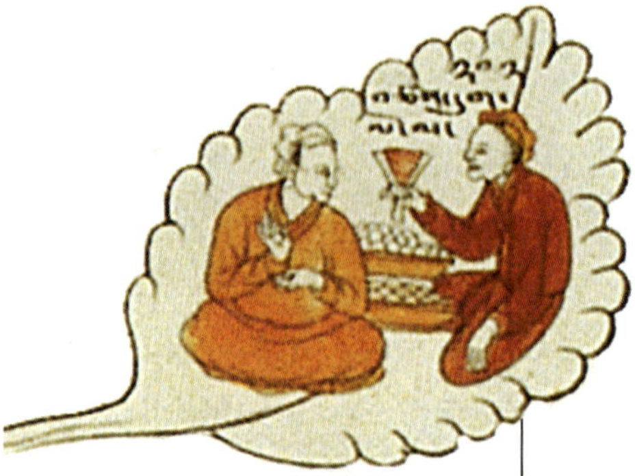

8.11.1 乌头丸叶

乌头如法炮制泛丸，可治沉深的培根病，是平息培根病的对治丸剂。

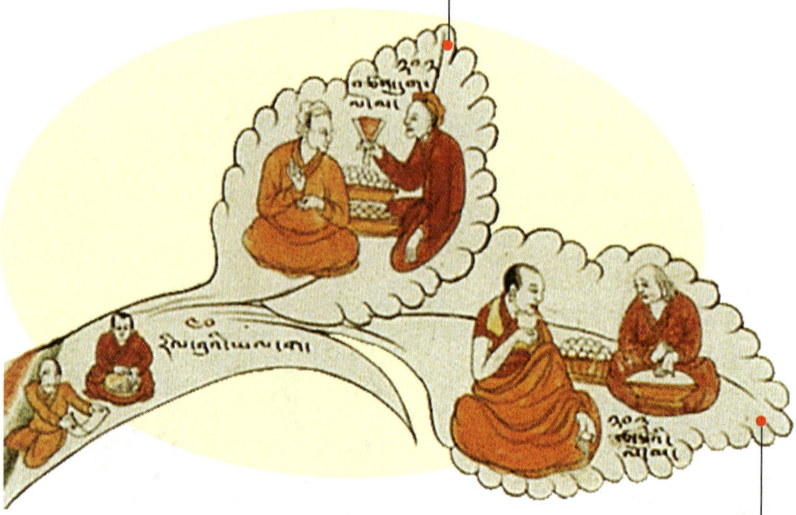

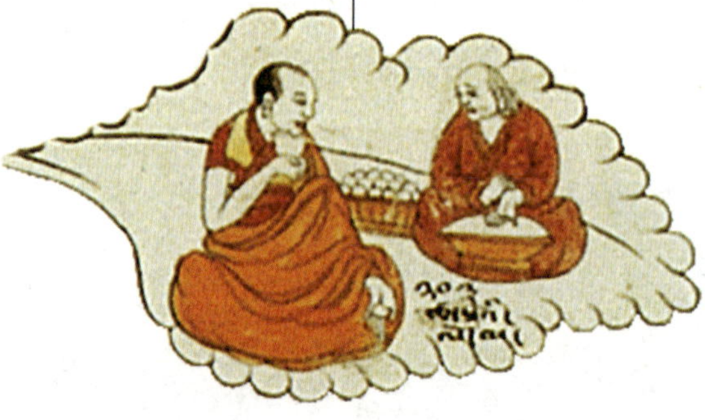

8.11.2 多盐丸叶

将紫硇砂等各种盐如法炮制泛丸，性温，可治沉深的培根病，是平息培根病的对治丸剂。

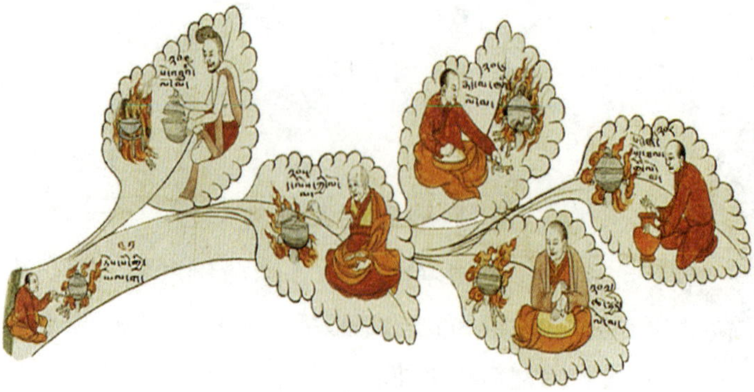

25

8.12 培根病散剂枝

将治疗培根病的各药磨成粉末，平息培根病的对治散剂有 5 种。

8.12.1 石榴散叶

石榴味和消化后味酸，煅烧研末制成粉药，性温而腻，服之治胃火衰弱，开胃，消除一切培根寒症，是平息培根病的对治散剂。

8.12.2 杜鹃散叶

杜鹃味甘，消化后性温、平，煅烧研末制成粉药，性温，可治培根寒症，开胃，提升胃火，滋补长寿，增体力，治寒性隆病，是平息培根病的对治散剂。

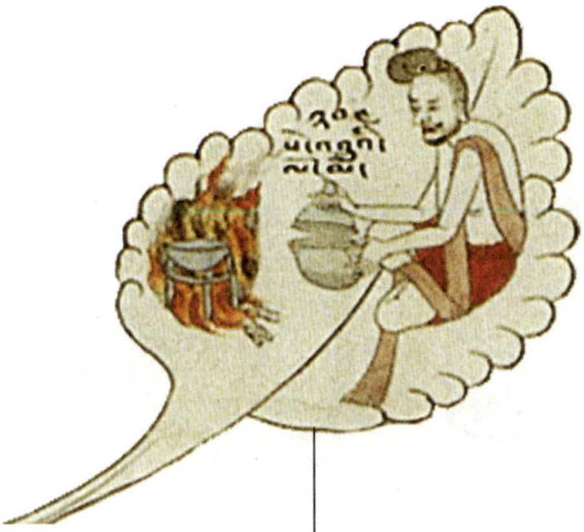

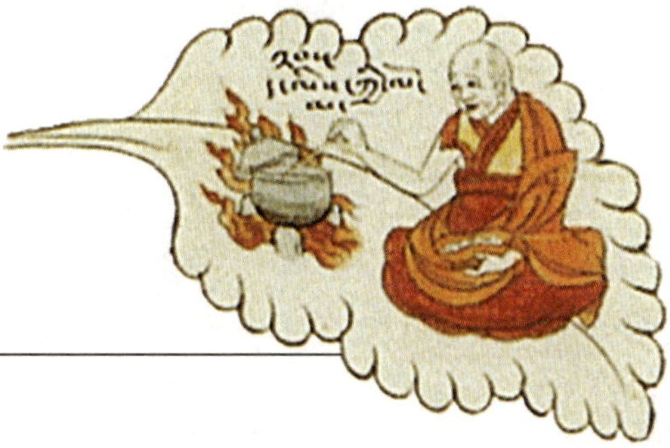

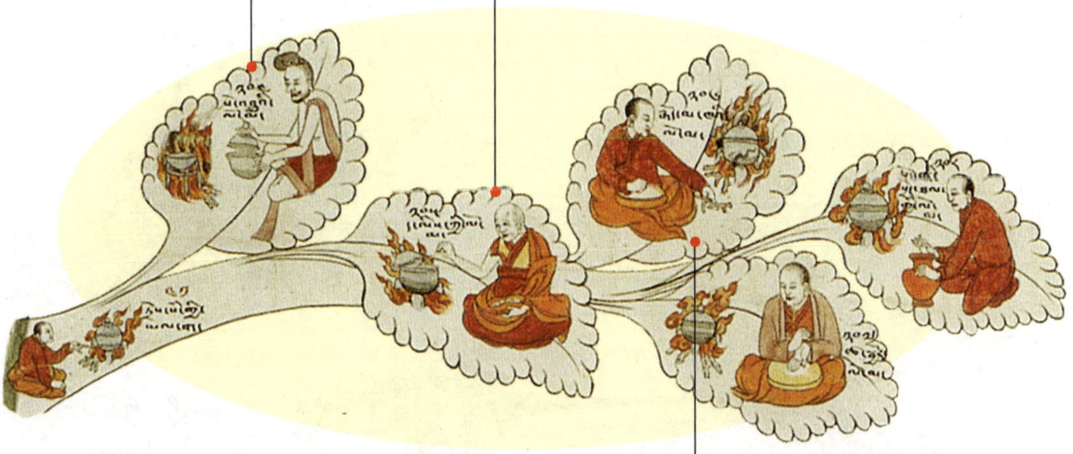

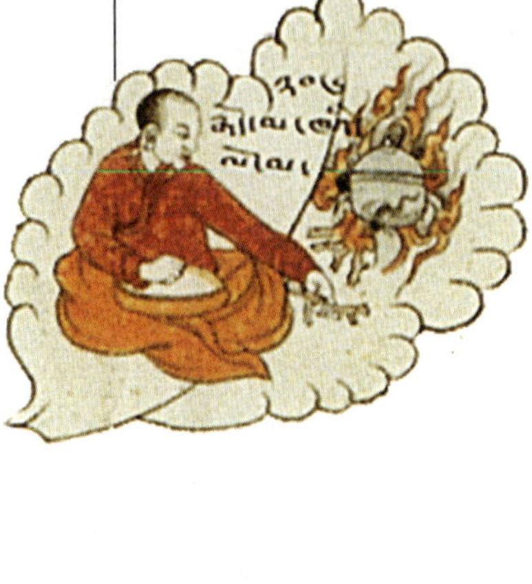

8.12.3 “果马卡”散叶

“果马卡”散即六味大香散，能治培根寒症，提升胃火，对肾病有益，是平息培根病的对治散剂。

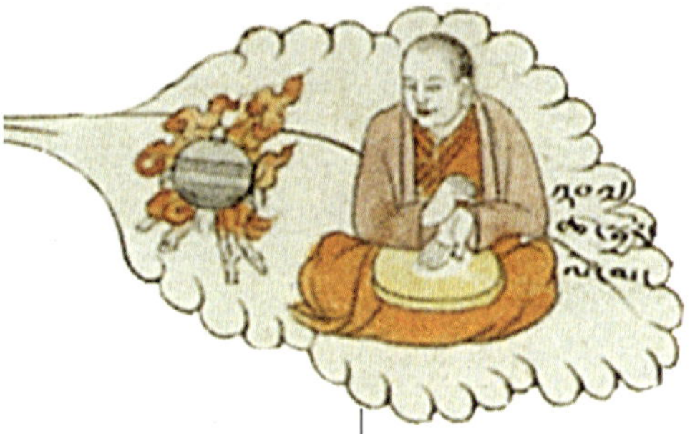

8.12.4 多盐散叶

将多种盐煅烧研末，味咸而性温，治胃胀、破瘤，消除腹胀满鸣响，主要治培隆寒症，是平息培根病的对治散剂。

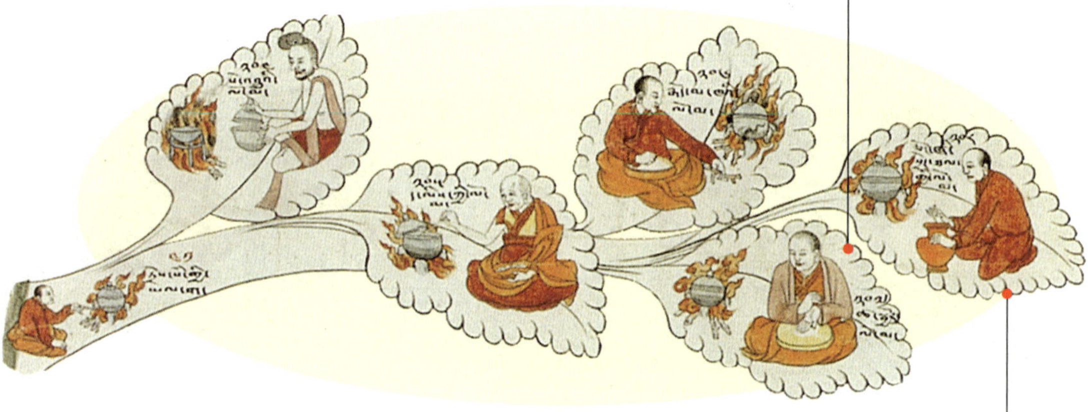

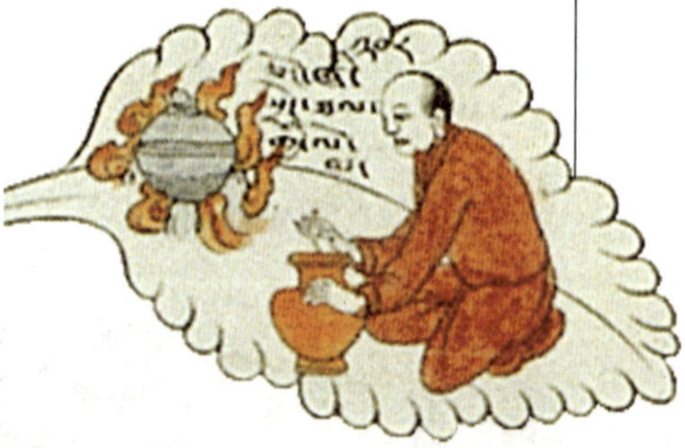

8.12.5 寒水石散叶

将寒水石煅熟研末，性热而锐，可摧毁培根病和肿瘤，是平息培根病的对治散剂。

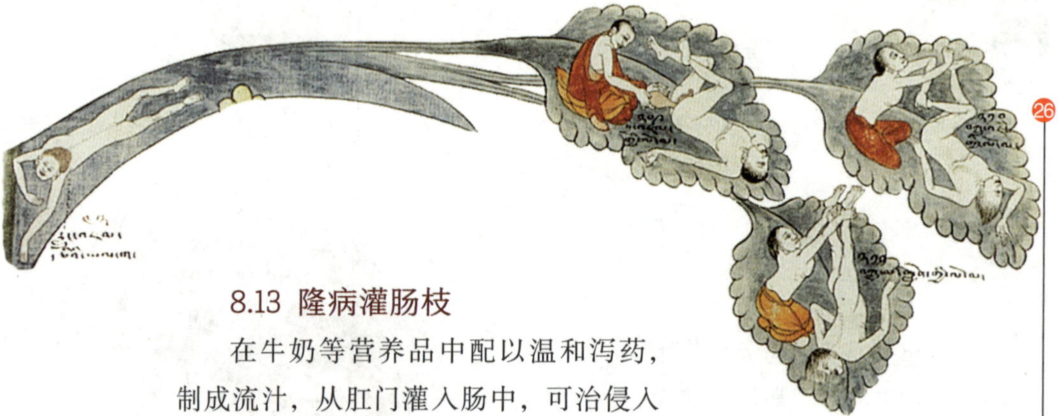

26

8.13 隆病灌肠枝

在牛奶等营养品中配以温和泻药，制成流汁，从肛门灌入肠中，可治侵入下体的单纯性隆病。泄下隆病的对治灌肠剂有3种。

8.13.1 文灌肠叶

在肥羊肉汤或牦牛奶、融酥油、融油脂等中配入广木香、河畔柏木、荜拨、光明盐、诃子等药末从肛门灌入，治单纯性隆病，这就是灌肠药中的文灌肠剂。

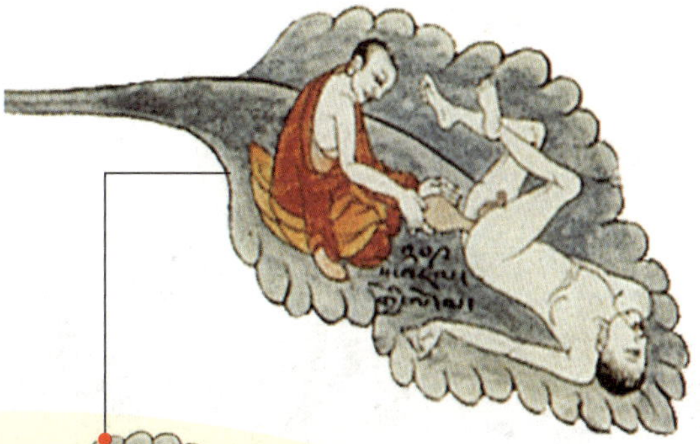

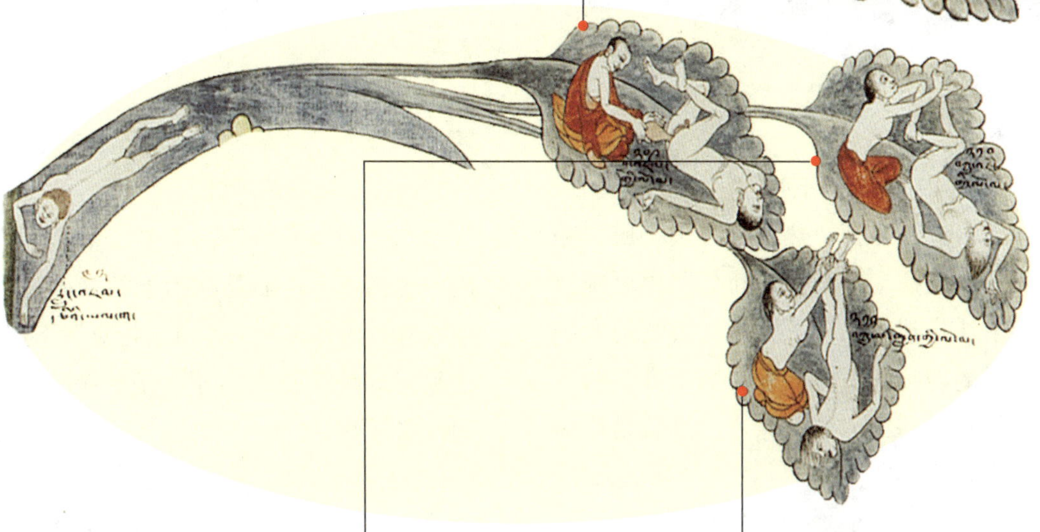

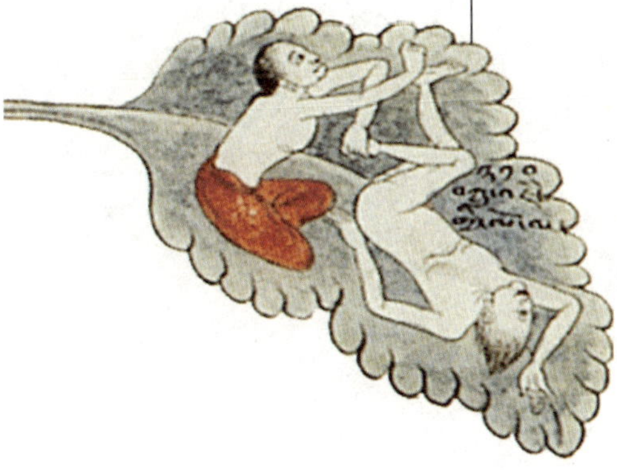

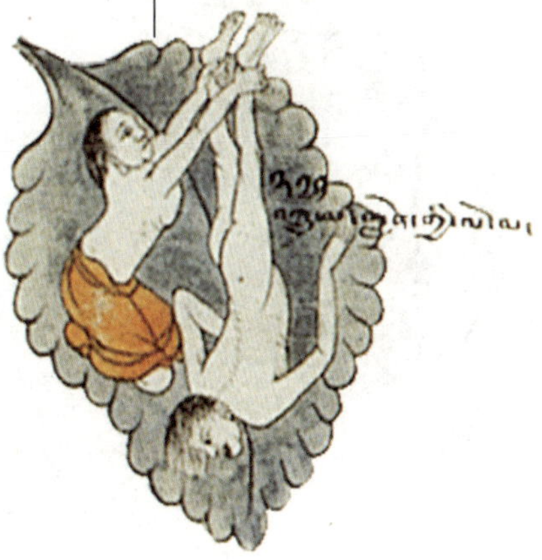

8.13.2 洗灌肠叶

在水生动物如蛙、蝌蚪等的肉汤、黄牛奶、融酥油等中配入广木香、河畔柏木、荜拨、光明盐、诃子、锡金大戟等药末，从肛门灌入，治隆赤二合症，这就是灌肠药中的洗灌肠剂。

8.13.3 文洗灌肠叶

在旱生动物肉汤、山羊奶、山羊酥油、山羊融油脂等中配以油松木、光明盐、诃子、锡金大戟、丁座草等的药末，灌入肛门，可治培根二合症，这就是灌肠药中的文洗灌肠剂。

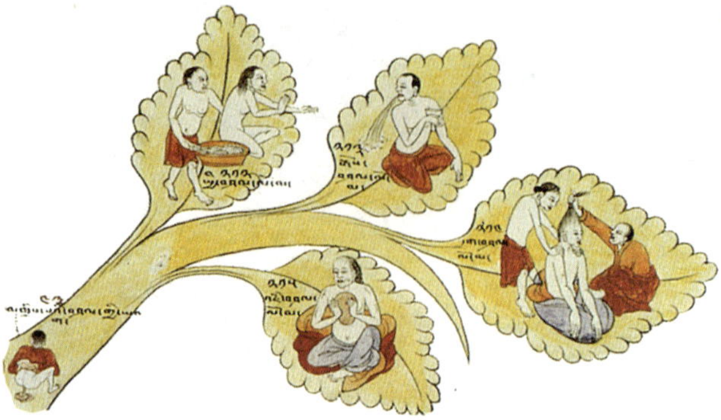

27 8.14 赤巴病泻下枝

治赤巴病的泻下剂有通用泻下剂、特殊泻下剂、峻泻下剂和文泻下剂 4 种。

8.14.1 通用泻下叶

不论是寒证、热证，或位于脏、腑的各种疾病，不需要诊断分明便可施行泻下法排泄之，泻下方为《后续部》中所说的四味舵手方和十味舵手方及两方中加减一些药味的加味方，这就是治赤巴病的通用泻下剂。

8.14.2 特殊泻下叶

治疗杂病的特殊泻下剂，就是不单用一种泻下方，而是在泻下的基础方中加味有关的特殊泻下方谓之特殊泻下剂。这种泻下剂有 13 种方子，是治赤巴病等的特殊泻下方。

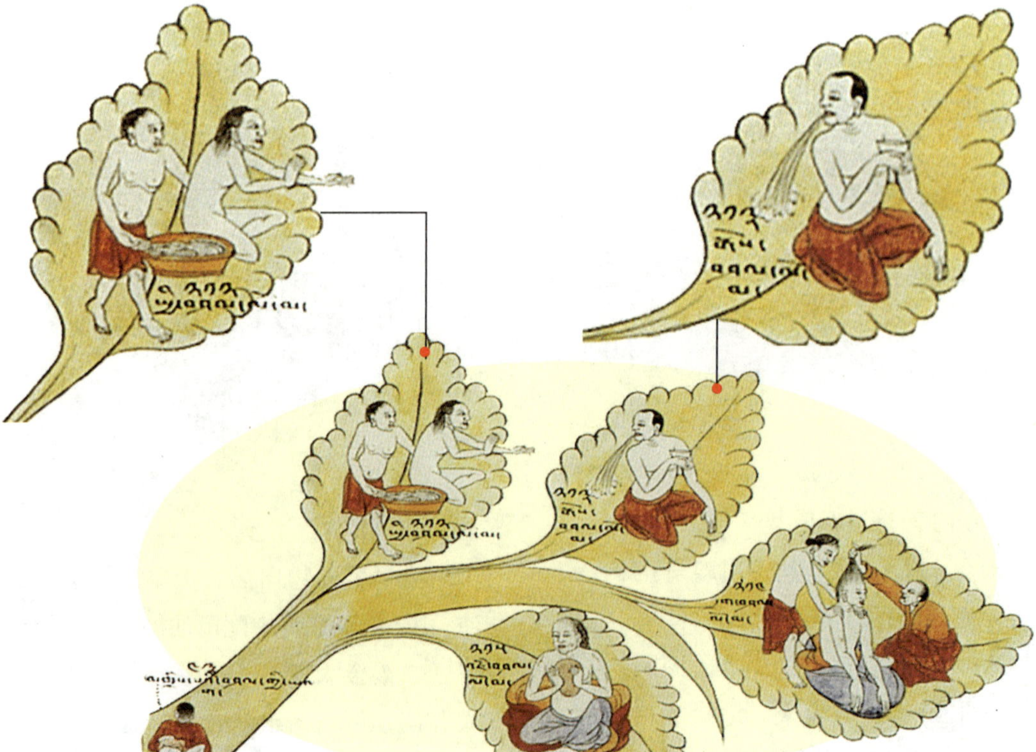

8.14.3 峻泻下叶

将腹内各病猛力泻下排出体外的方剂谓峻泻剂，峻泻方：将诃子、巴豆、漆树脂、锡金大戟等等分研末制成丸，药性锐、烈，是猛泻赤巴病的对治方剂。

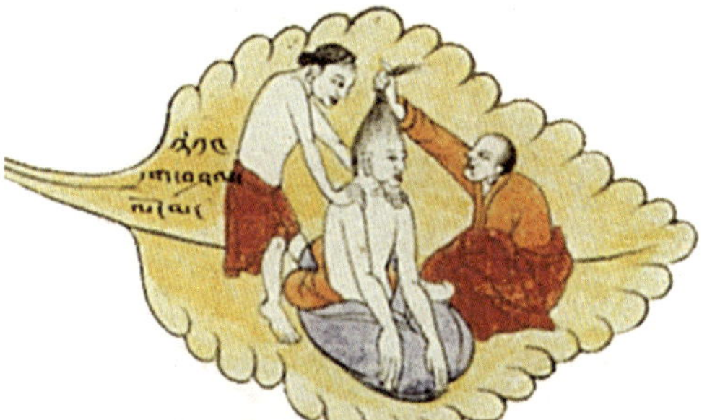

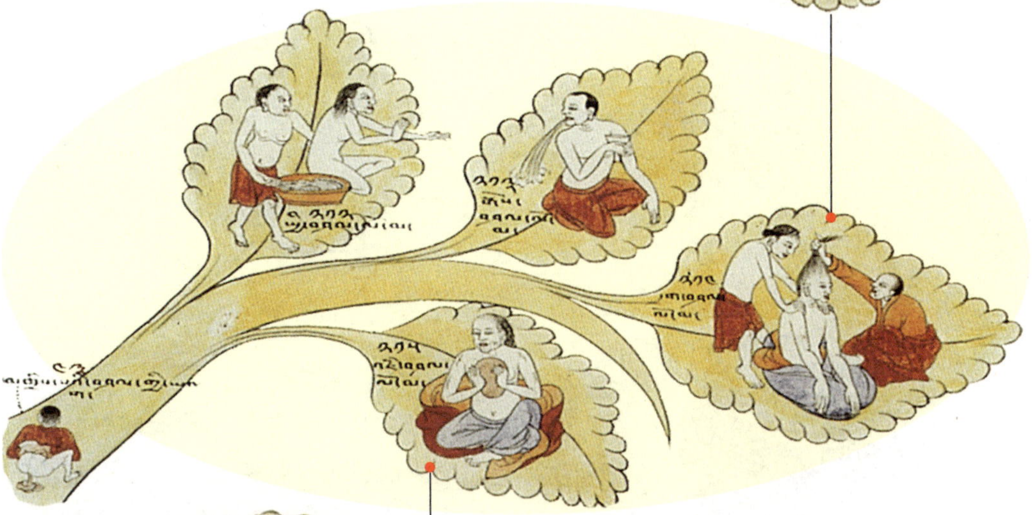

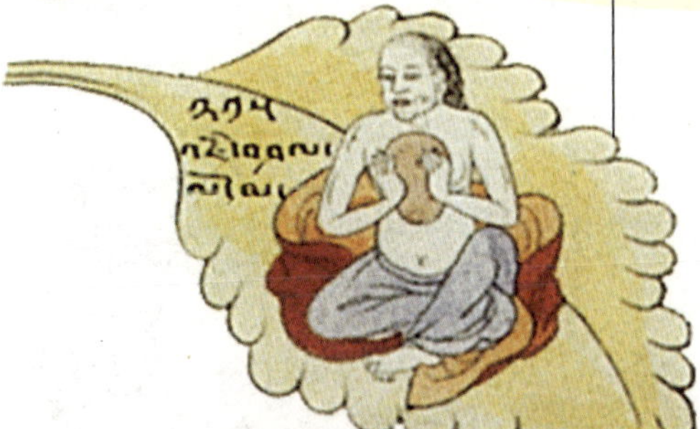

8.14.4 文泻下叶

泻下药方熬制成软膏，服之泻下功能温和，这种文泻下剂的药有疣果大戟、锡金大戟、诃子、大黄、蓝钟花、高原大戟、漆树脂、巴豆、腊肠果等，加水熬汁未焦制成软膏，这是对治赤巴病的文泻下剂。

8.15 培根病引吐枝

服用具有引吐功效的药方，将发于胃部的不消化培根病等上引吐出即为引吐，引吐有峻吐和文吐 2 种。

28

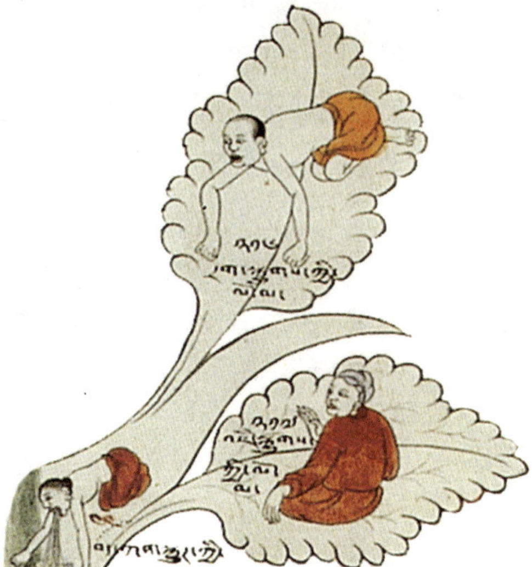

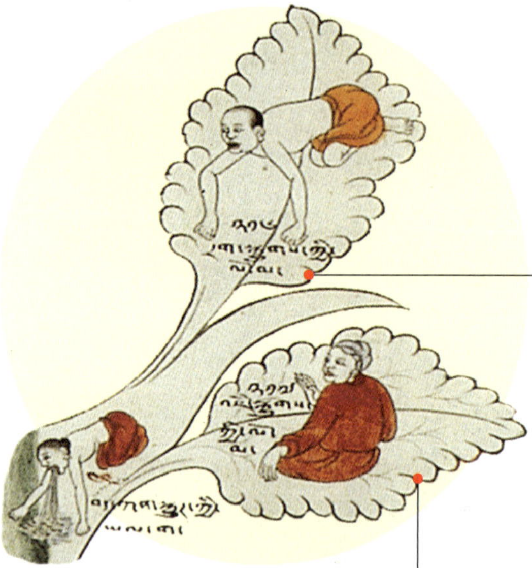

8.15.1 峻吐叶

将具有火元和风元功能的引吐方药制成丸剂服之，猛烈地引吐出腹内的诸疾病，谓之峻吐，这是对治培根病的一种方法。

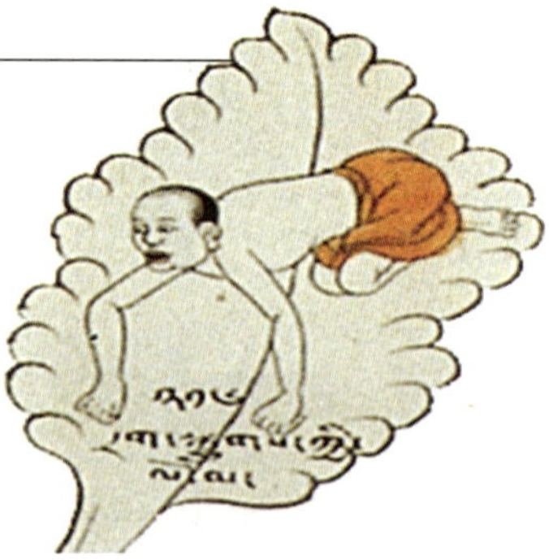

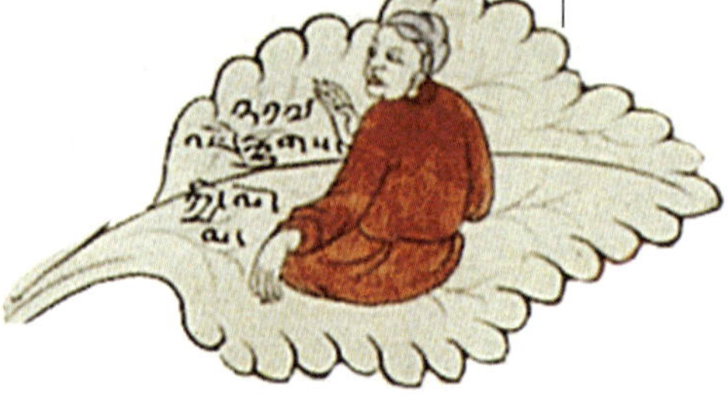

8.15.2 文吐叶

将具有火元和风元功能的引吐方药熬成汤剂服之，温和地将疾病引吐出来，称之文吐，这是对治培根病的一种方法。

9 外治树干

从体外仔细诊断体内疾病的病因后，用物理方法将疾病排出体外达到治疗目的的方法，称之外治，外治有涂抹按摩、火灸、罨敷、放血等 7 种。

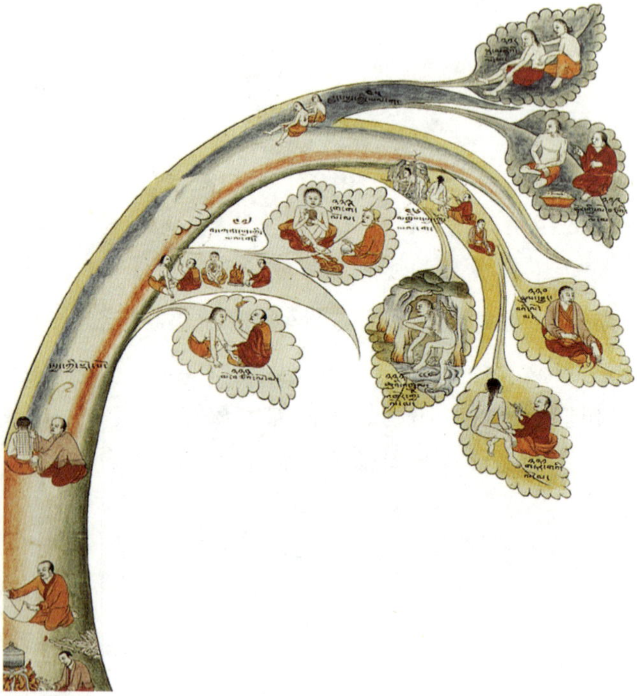

30

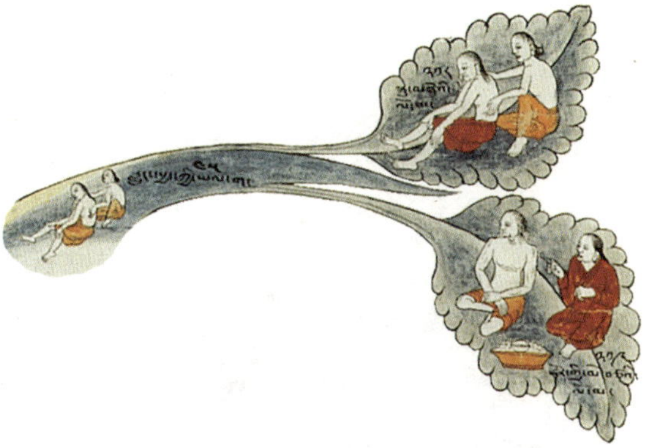

9.1 隆病外治枝

治疗隆邪增、损、紊乱引起隆病的外治法有涂抹按摩和霍尔灸 2 种。

9.1.1 涂抹按摩叶

身上涂抹油药按摩，称之涂抹按摩法。用植物油和有关药物涂擦全身或部分部位并进行按摩，可治一切隆病及四肢僵硬拘挛，这是对治隆病的一种外治法。

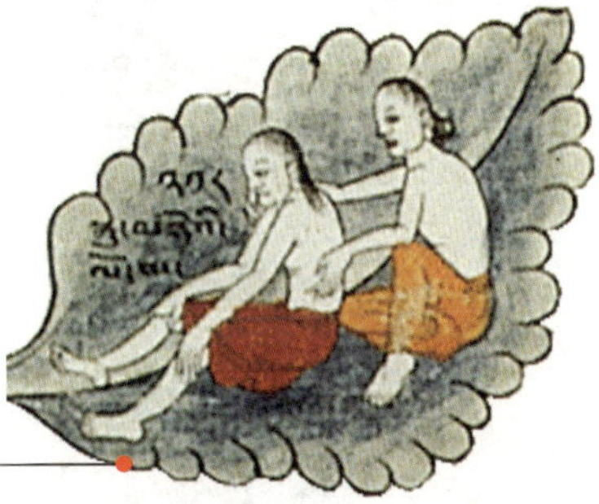

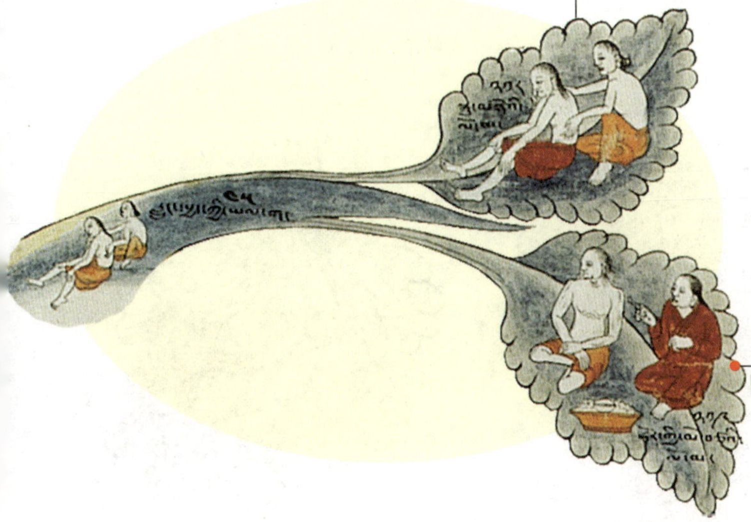

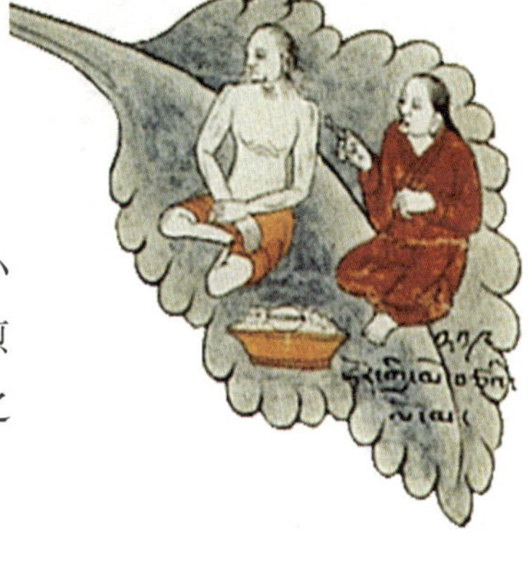

9.1.2 “霍尔”灸叶

将具有腻性的葛缕子、捣碎成青稞粒大小的虫纹羊脂石两药用毡片卷裹，放在酥油中煎之，趁热置于疼痛部位或隆穴进行罨熨，称之霍尔灸，这是对治隆病的一种外治法。

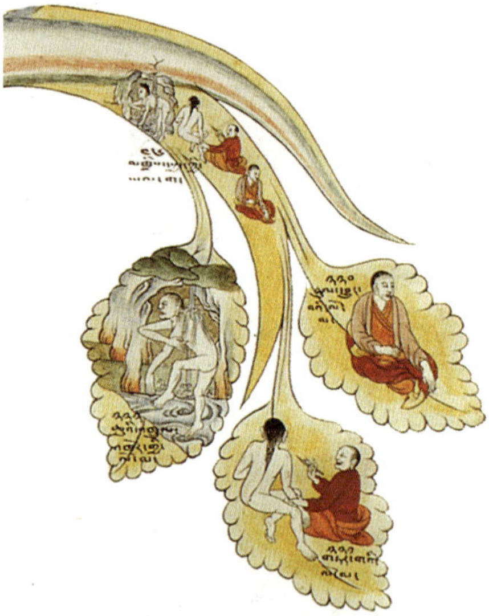

31

9.2 赤巴病外治枝

治疗赤巴邪增、损、紊乱引起的赤巴病的外治法有汗法、放血疗法和水激法 3 种。

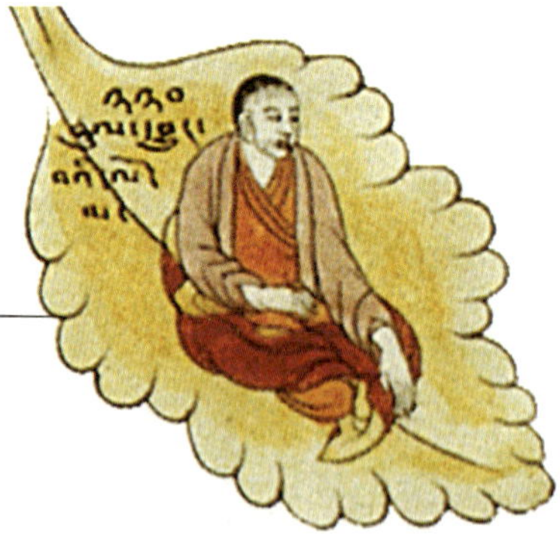

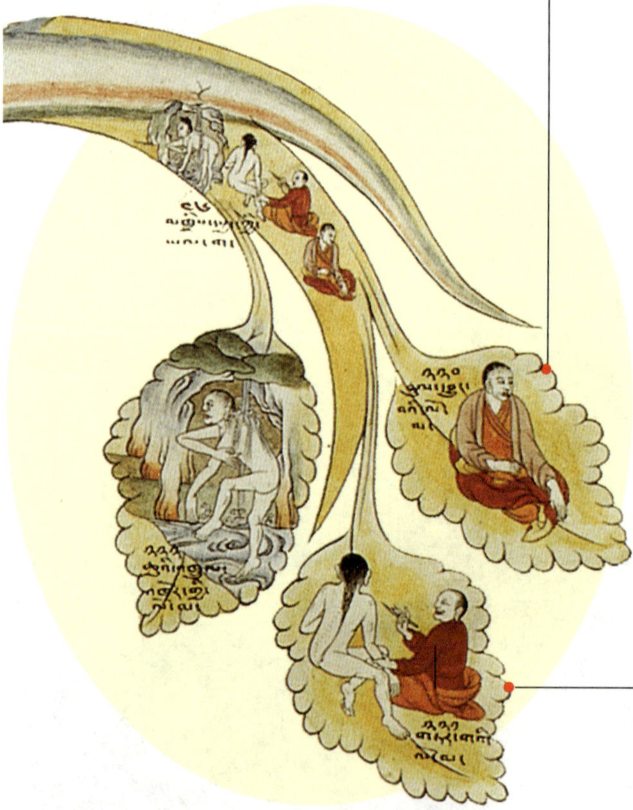

9.2.1 汗法叶

蒙裹棉被暖衣卧于热处发热出汗，将体内糟粕物质通过毛孔排出体外，称之为汗法，这是对治赤巴病的一种外治方法。

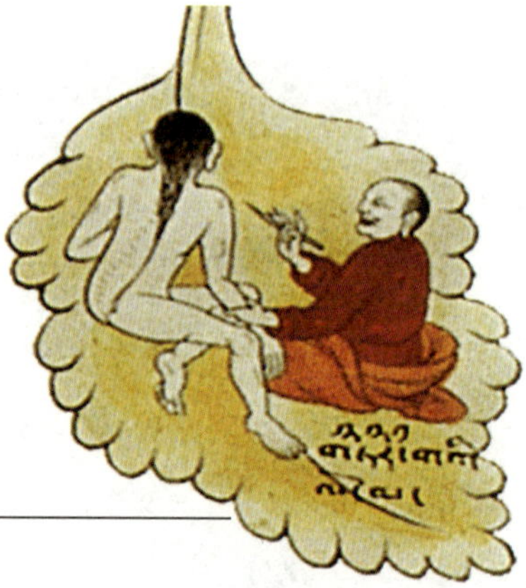

9.2.2 放血疗法叶

放血疗法是割刺脏腑各自的脉位，放出病血，达到治疗疾病目的，这是对治赤巴病的一种外治方法。

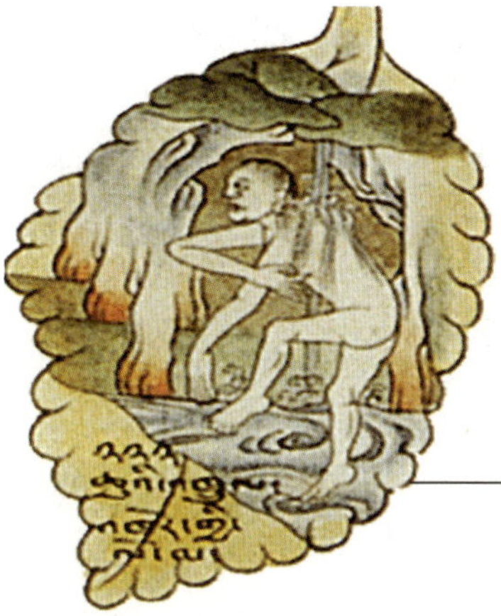

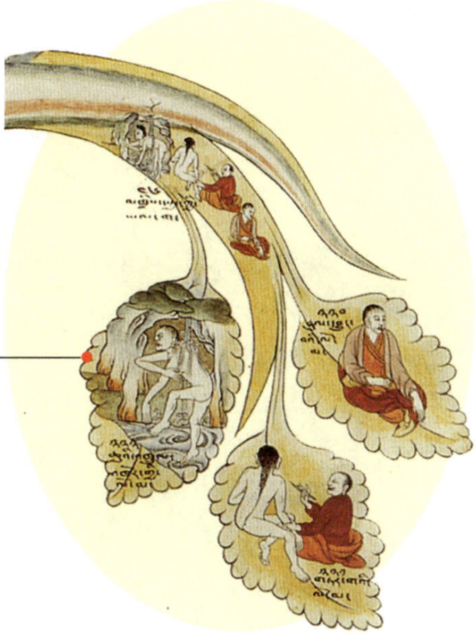

9.2.3 水激法叶

内饮冷水，外用冷水激身或以冷水喷激疼痛处或赤身站在水槽下用水冲，或向羊胃中灌冷水冷敷病处等，通过水的凉性治疗热病、血病、赤巴病，称之水激疗法，这是对治赤巴病的一种外治方法。

9.3 培根病外治枝

培根病的外治法有罨敷、火灸 2 种。

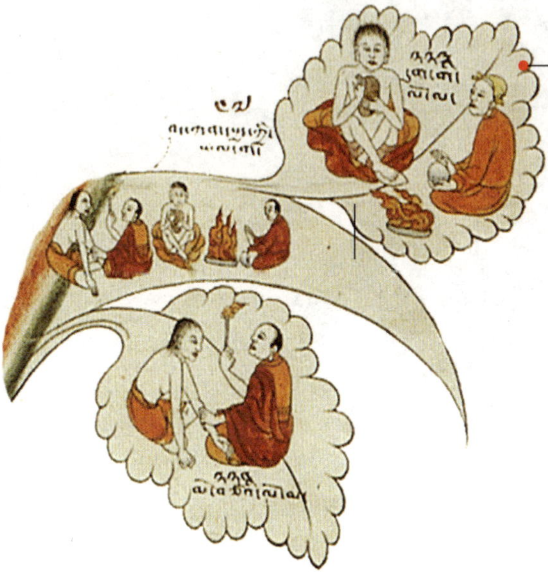

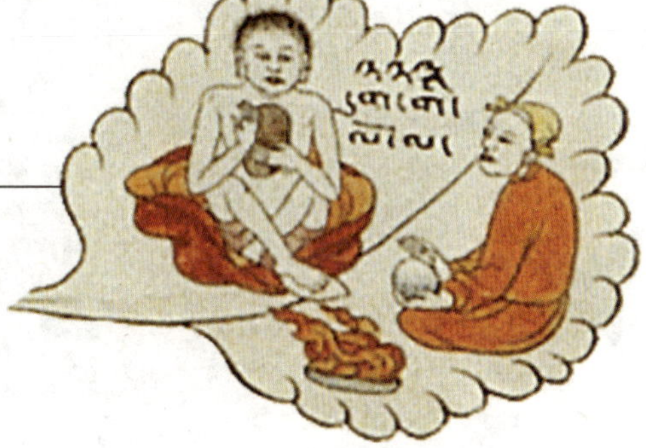

9.3.1 罨敷叶

将各种对疾病有益的药物罨敷在身体疼痛穴位疗病，称之罨敷疗法。罨敷法有热敷法、冷敷法 2 种。将肉豆蔻、油毡片、陶片和瓦片等于火中烧热熨敷，对培根病非常有益。

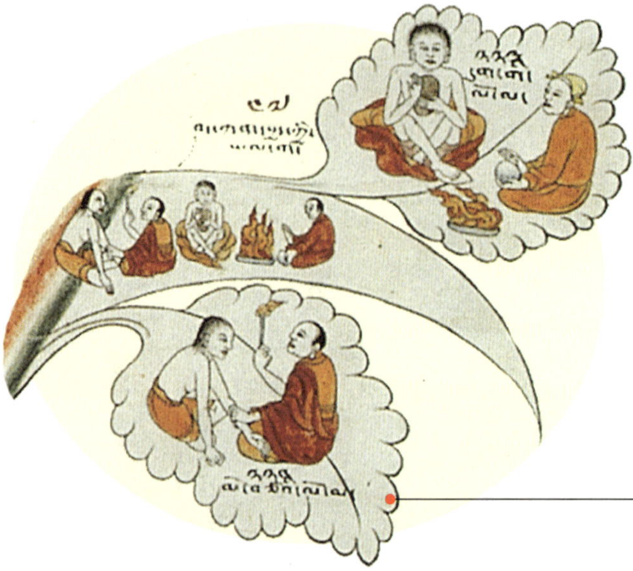

9.3.2 火灸叶

将艾绒捻成艾炷放于疾病穴位点火烧灼的一种外治法称之火灸疗法。此法可将寒性培根病消灭于本位，除病根，是治培根病的一种外治方法。

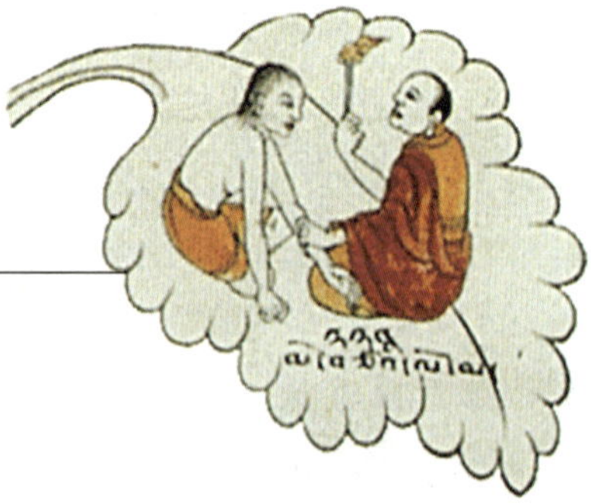

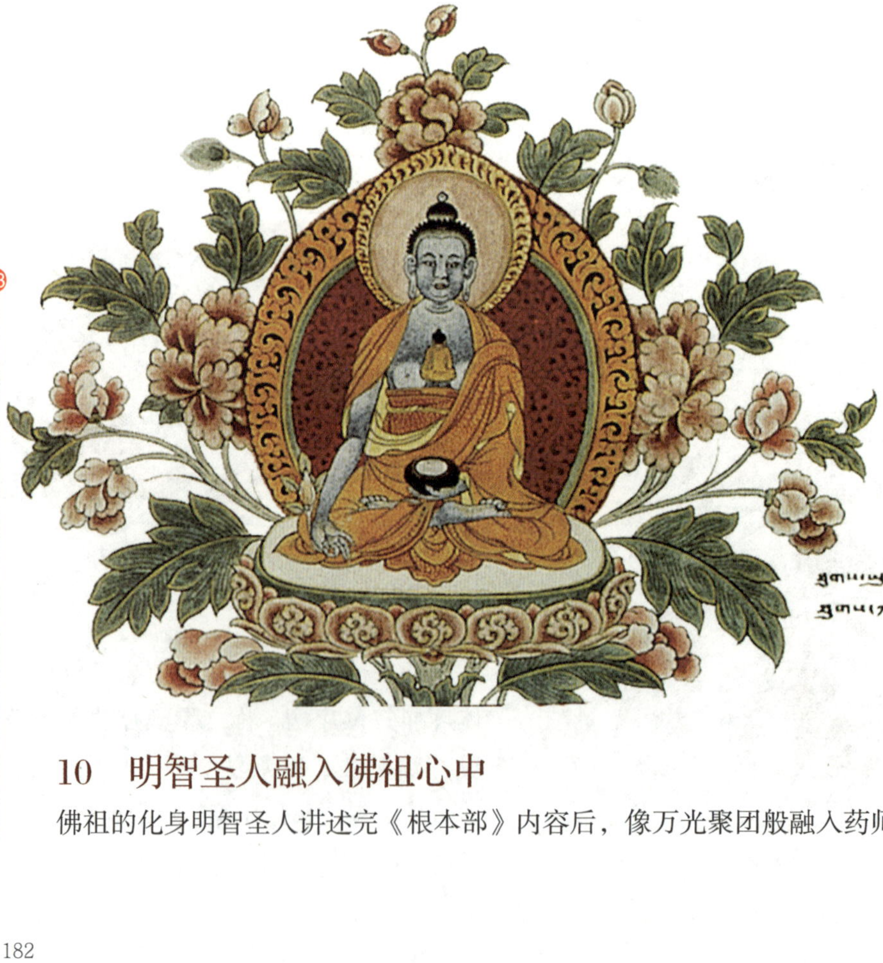

33

10 明智圣人融入佛祖心中

佛祖的化身明智圣人讲述完《根本部》内容后，像万光聚团般融入药师佛心中。

论述部

图五 人体生育

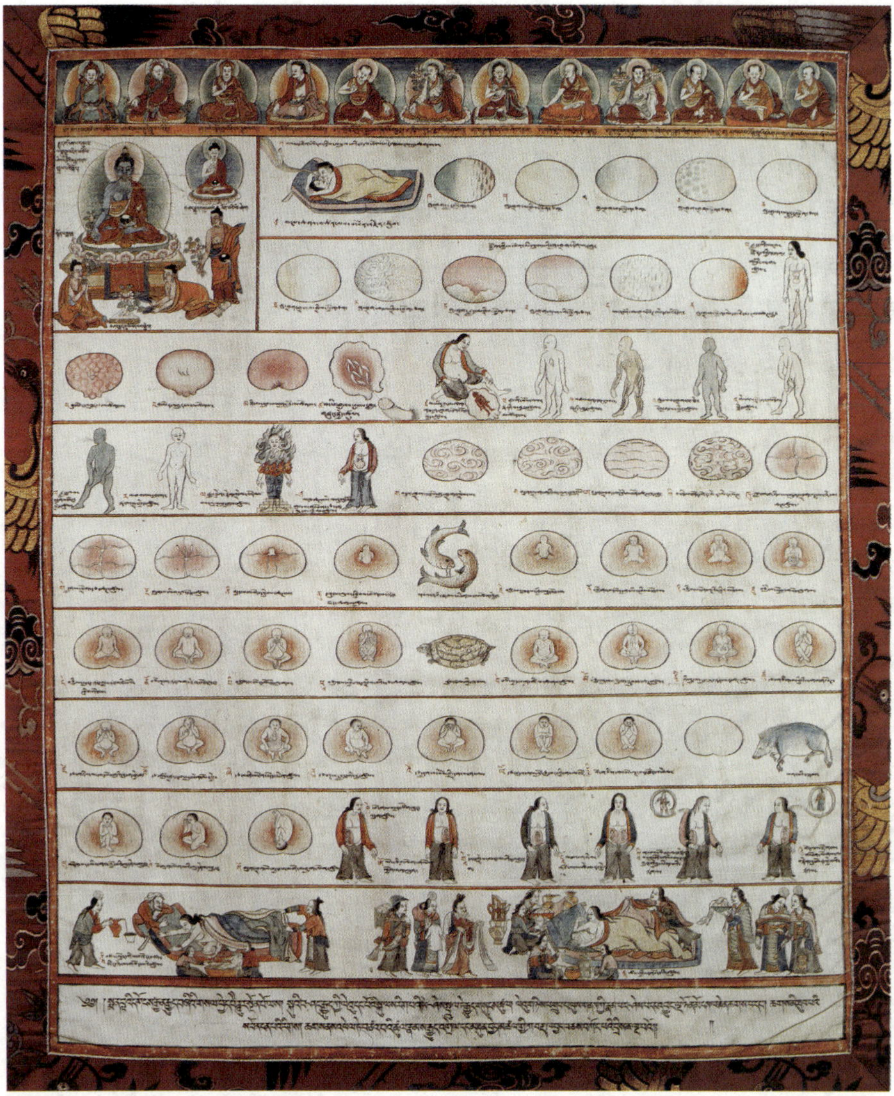

本图内容有佛祖化身明智圣人讲述《论述部》，人体胚胎成因——健康精液和经血，胚胎发育过程——鱼、龟、猪三期，满 38 周发育成熟临产征兆，生男生女特征及接生和新生儿护养。

第一章 总 纲

讲述《论述部》圣人的幻化情况

从佛祖医圣头顶放射出千百条彩色光芒照耀十方，消除众生罪孽和一切疾病后，复聚头顶。从身体幻化出名叫明智圣人的佛祖化身，坐于前方天空中，从佛祖语（舌）幻化出心生圣人向佛祖膜拜、礼绕一周后，两圣人开始一问一答讲述起《论述部》医典。

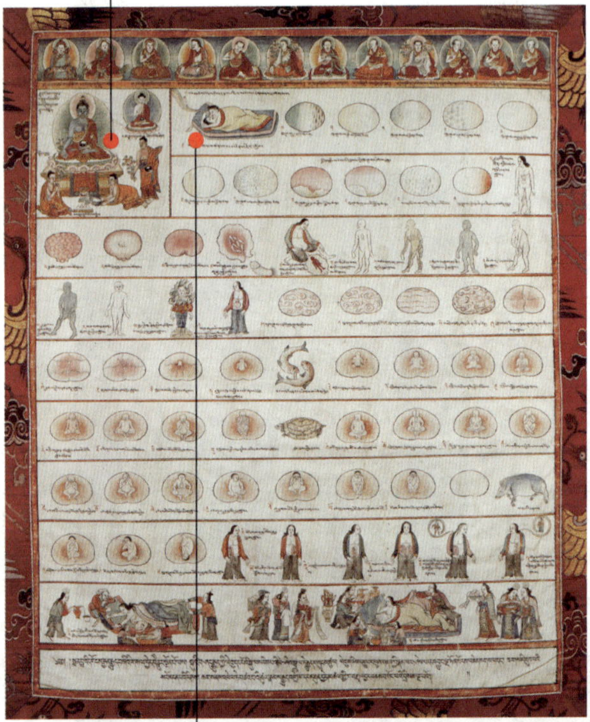

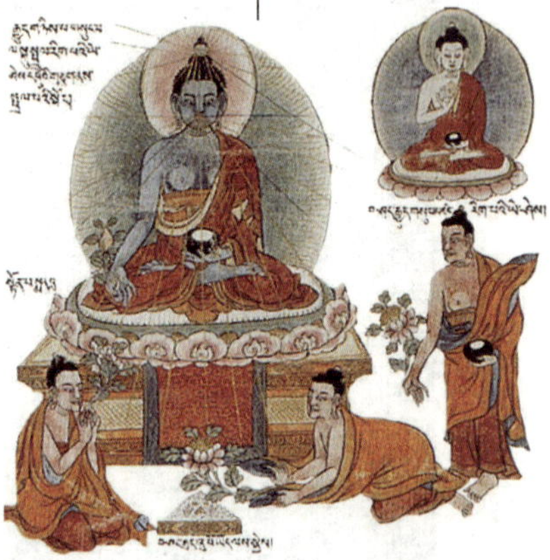

第二章 人体生育

一、胚胎成因

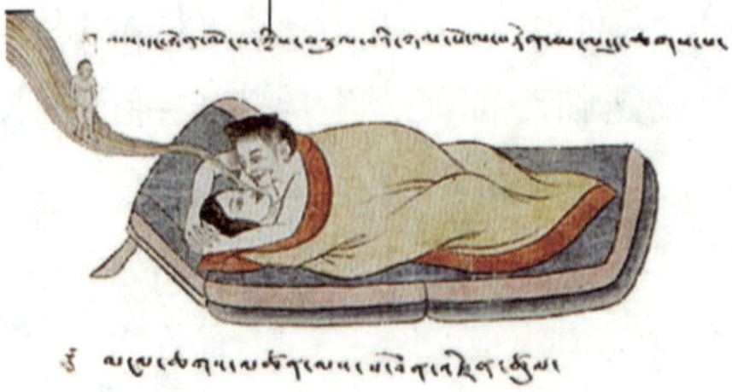

1 受孕情况

游荡于天空的中阴（灵魂）感到恐惧，寻求救助，看见男女交媾高兴地想进入腹中变成生命。中阴、五元和健康精血相聚于子宫是受孕的因素。

2 缺陷精血

2.1 具隆病精血

父精母血中有了三邪中的隆病，精血颜色发青或发黑，手感粗糙，味涩。这样的精血不能成为受孕精血，如果受孕将会生成瞎子、跛子、结巴等残疾人。

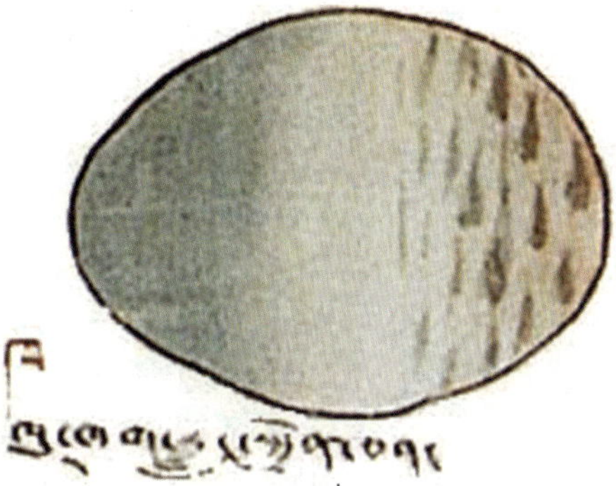

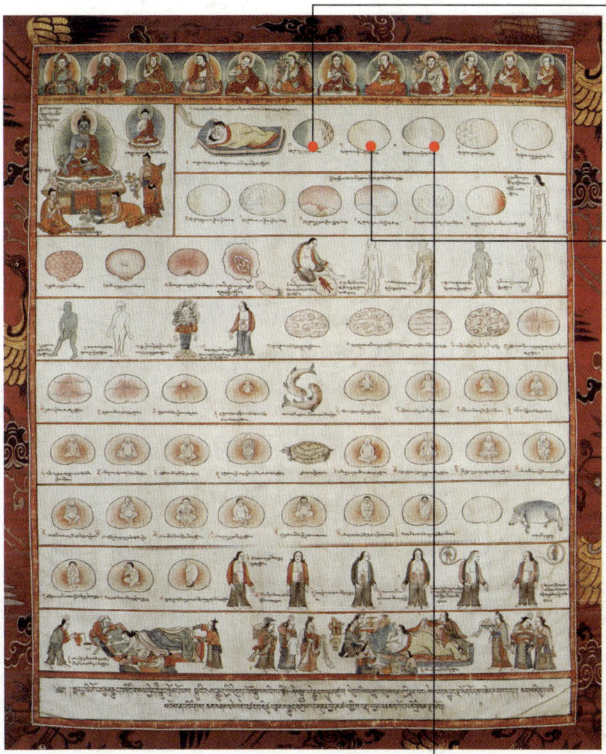

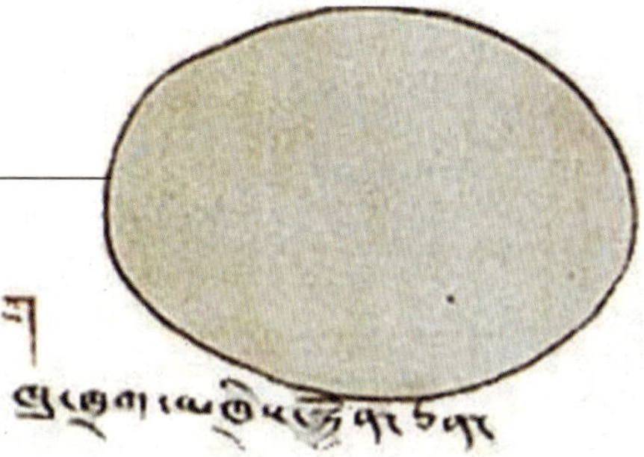

2.2 具赤巴病精血

父精母血中有了三邪中的赤巴病，精血颜色微黄，味酸，气臭难闻。这样的精血不能成为受孕精血，如果受孕将会生成瘸子、肤色难看等丑陋人。

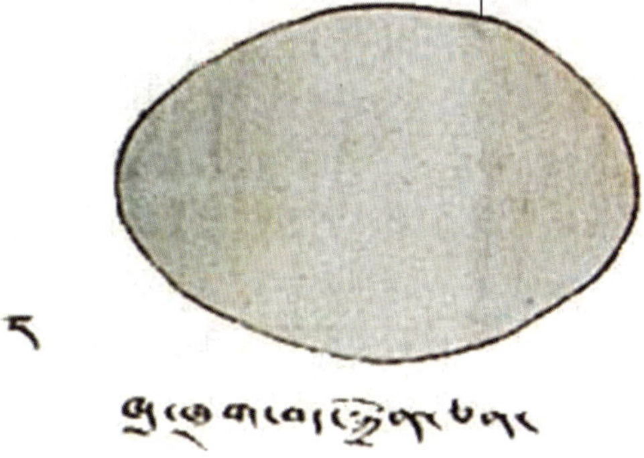

2.3 具培根病精血

父精母血中有了三邪中的培根病，精血颜色变灰，黏腻，味甘，手感发凉，这样的精血不能成为受孕精血，如果受孕将会生成四肢粗壮、身材矮小、瘸子等丑陋人。

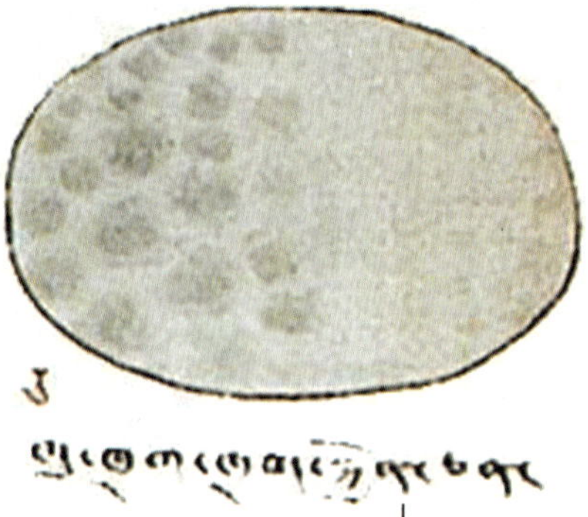

2.4 具血病的精血

父精母血中有了血病，精血发热腐坏，质地变得黏糜清浊分离。这样的精血不能成为受孕精血，如果受孕将会生成跛子、口吃、瞎子、聋子等残疾人。

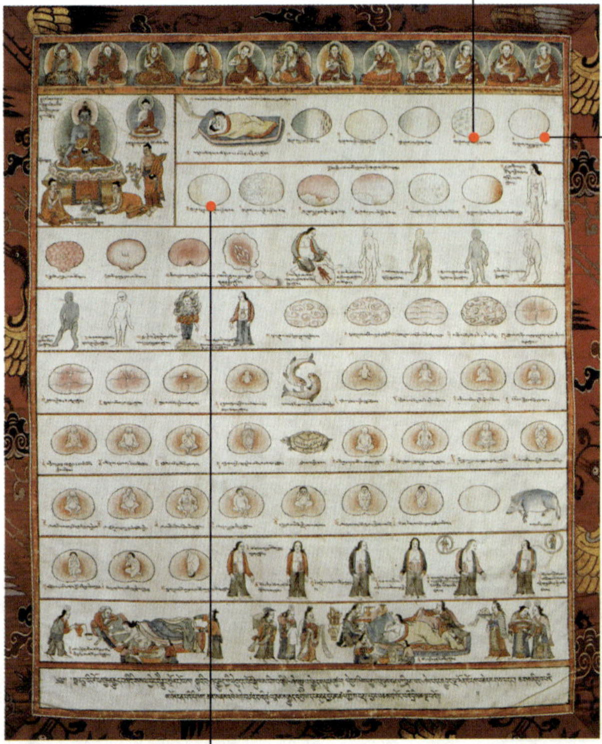

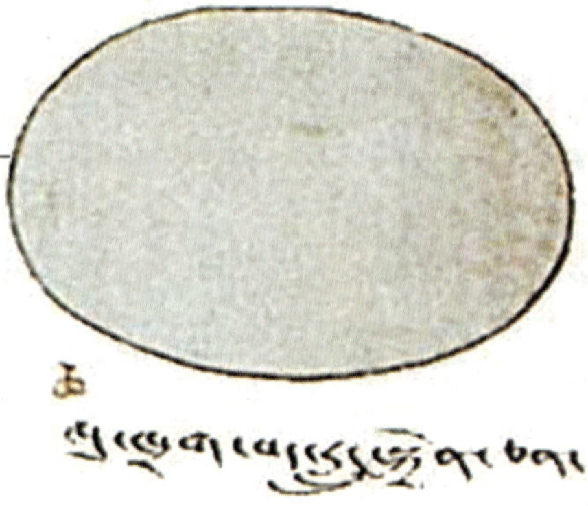

2.5 具培隆病的精血

父精母血中有培、隆二合病，精血不融而分离成团。这样的精血不能成为受孕精血，如果受孕将会生成四肢粗大、身体矮小、瘸子等丑陋人。

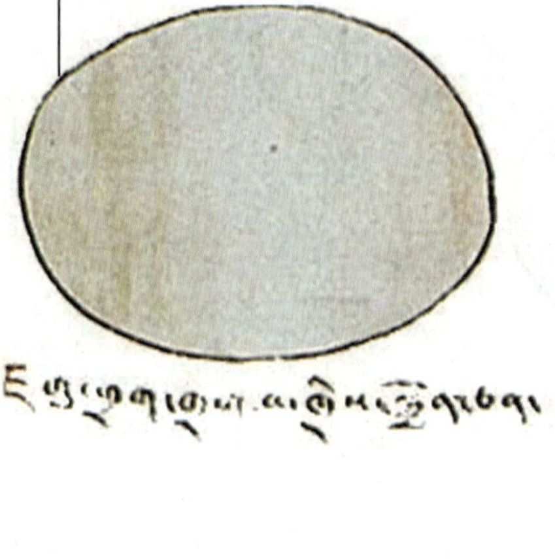

2.6 具血赤病精血

父精母血中有血、赤巴二合病，精血如脓样非常混浊。这样的精血不能成为受孕精血，如果受孕将会生成四肢僵直、跛瘸、耳聋、眼瞎的丑陋人。

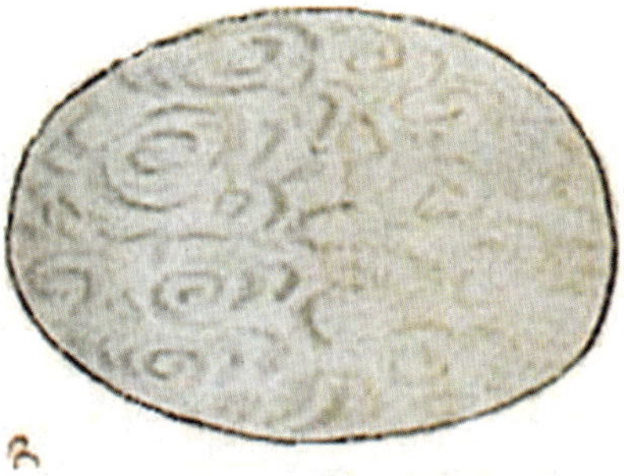

2.7 具培赤病精血

父精母血中有培根、赤巴二合病，精血如打结样结成一团。这样的精血不能成为受孕精血，如果受孕将会生成体形难看、耳聋、眼瞎的人。

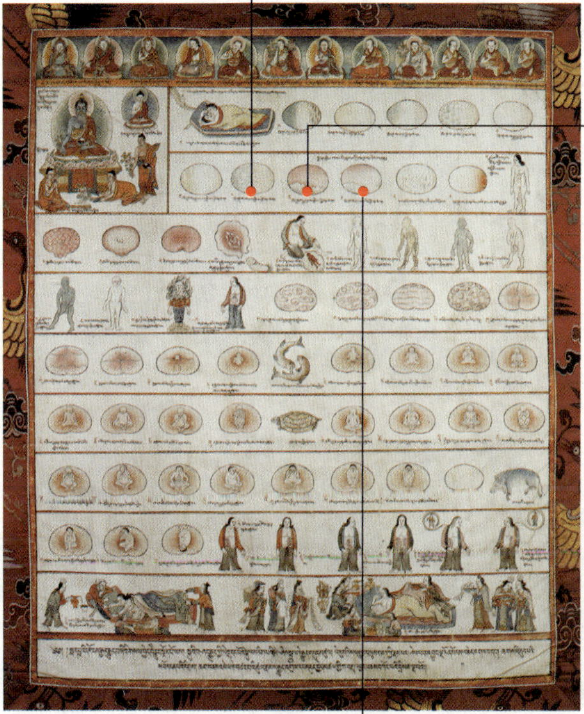

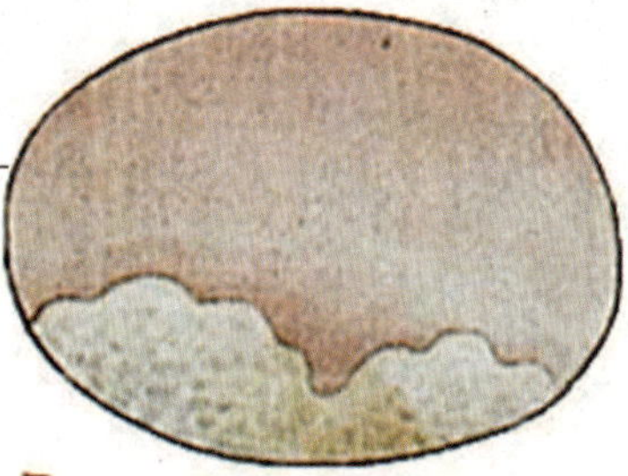

2.8 具隆赤病精血

父精母血中有隆、赤巴二合病，因隆邪扇起炎热，赤巴邪将精血在各自的居位烧干或烧尽，不能成为受孕的精血，如果受孕将会生成体形丑陋、耳聋、眼瞎的人。

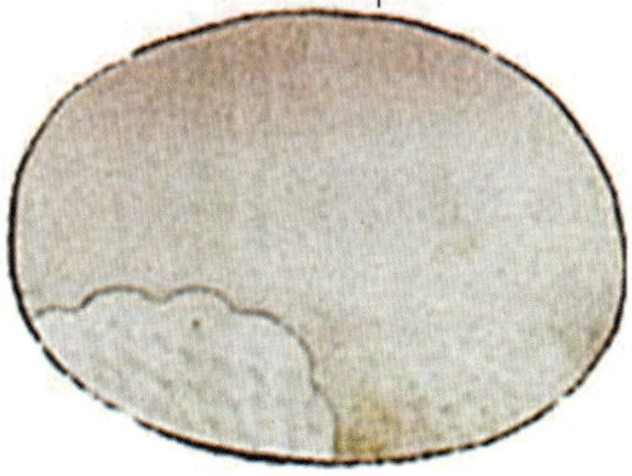

2.9 具有聚合病精血

父精母血中有隆、赤、培根三邪聚合病，精血像屎尿非常稠或非常稀，这样的精血不能成为受孕精血，如果受孕将会生成体形丑陋、耳聋、眼瞎的人。

3 五元不全不能受孕

精、血、灵魂三物虽聚于一起，但缺少五元中的土元，胚胎不能变硬成形；缺少水元胚胎不能聚合为一体；缺少火元不能成熟而腐坏糜烂；缺少风元不能生长增大；缺少空元就没有发展空间，因而不能怀孕成胎。

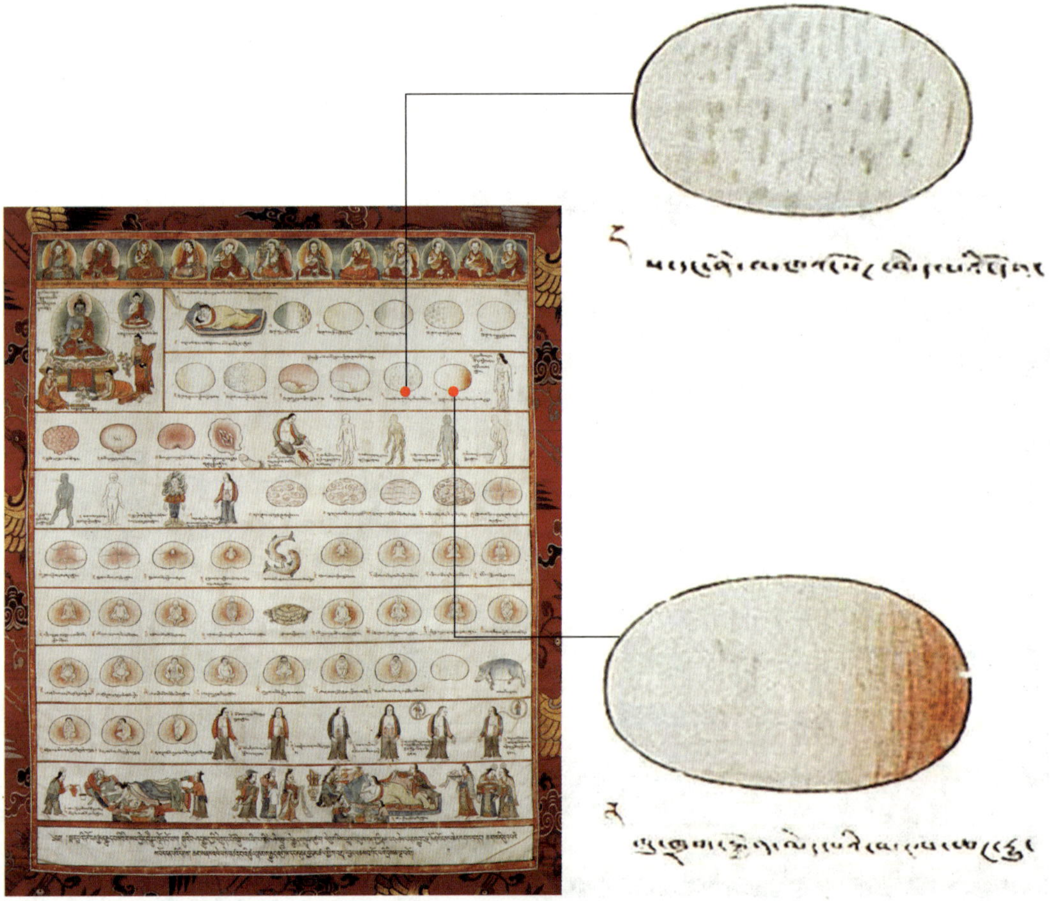

4 健康精血才能受孕成胎

4.1 健康精血

没有隆病等缺陷的精液其色似酥油或蜂蜜白而重，味甘、涩，量大；妇女经血似紫草茸汁或似兔子鲜血色红而清亮，滴在衣服易洗不留痕迹，这样的精血才能受孕成胎。

4.2 月经来潮时间

女子一般 12 岁月经来潮至 50 岁行经不断。月经从身体七精华物质依次生化成红色液体积聚于“三木塞”（卵巢），每月从子宫左右的两大脉管注入子宫，其色微黑，洁净。在下泄隆作用下从宫口排出，滴流 3 昼夜而止。

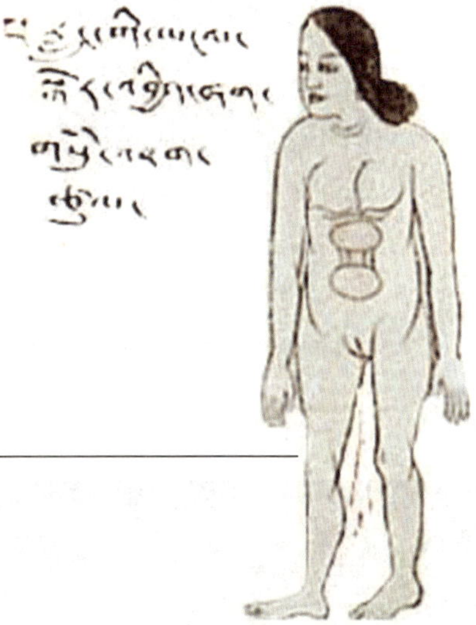

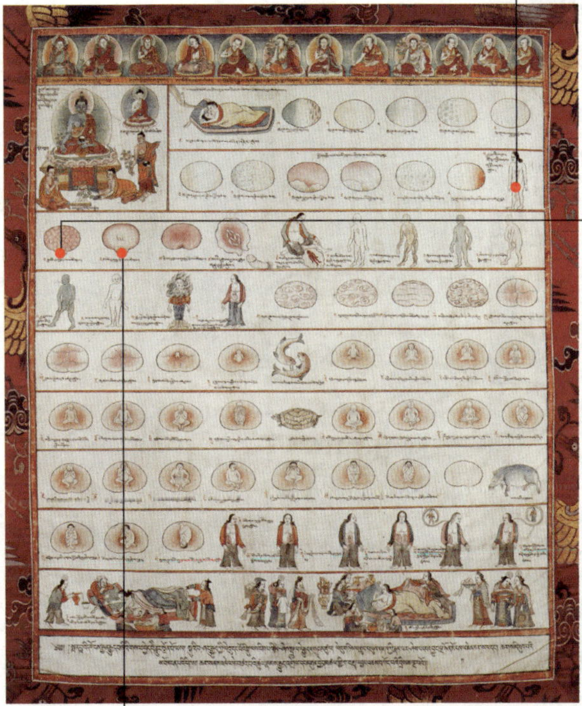

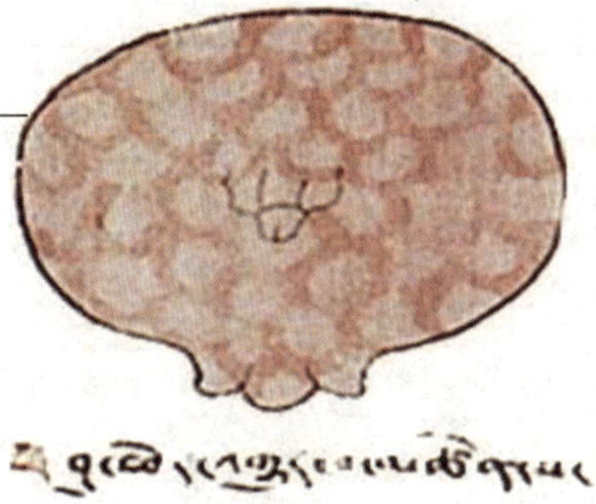

4.3 生男孩

子宫口开启后 12 昼夜是受精时间，除去 3 昼夜行经时间，从第 4 天算起的第 1 天、第 3 天、第 5 天、第 7 天和第 9 天中的任何一天受孕则生男孩。

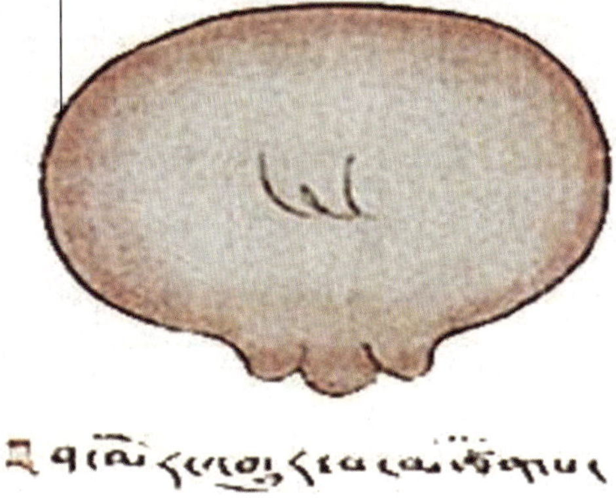

4.4 生女孩

子宫口开启后 12 昼夜是受精时间，除去 3 昼夜行经时间，从第 4 天算起的第 2 天、第 4 天、第 6 天、第 8 天中的任何一天受孕则生女孩。

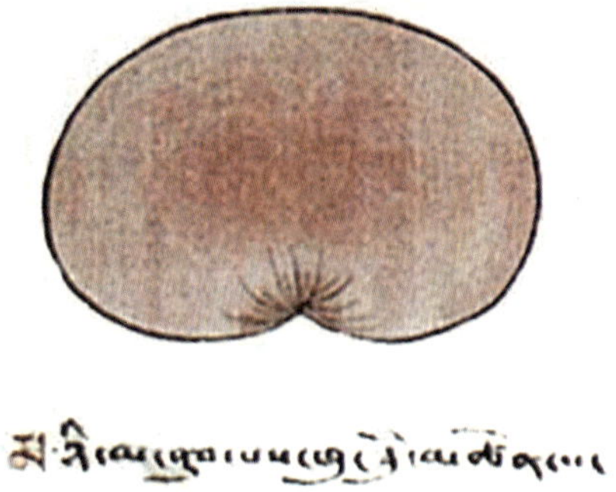

4.5 宫口闭合

月经来潮后 12 昼夜之间子宫口是开启的，超过这时间宫口像红日沉西莲花闭瓣样闭合，此时男子精液不能进入子宫而外流，不能怀孕。

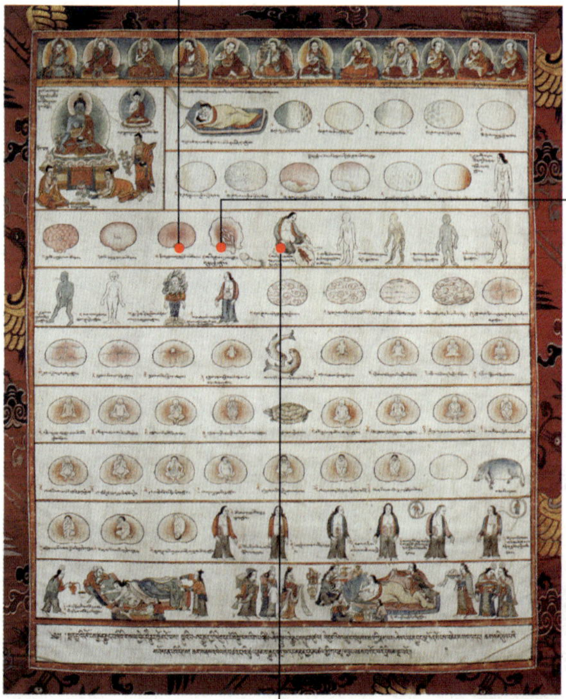

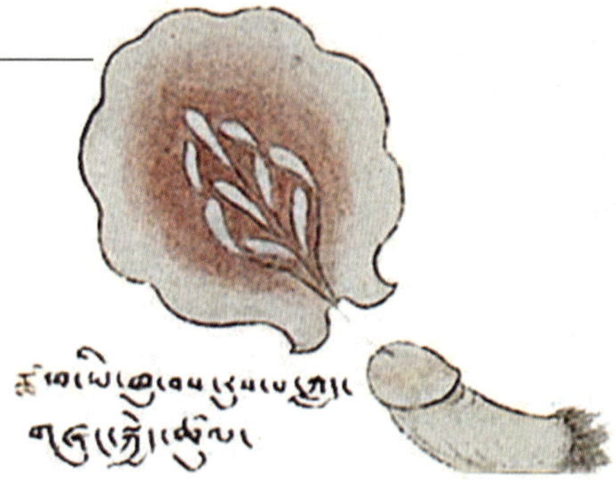

5 精血成胎情况

5.1 父精生骨、脑、脊髓

无隆、赤巴、培根病的健康父精，色白质重味甘而量大，精子化生胎儿的骨骼、脑子、脊髓。

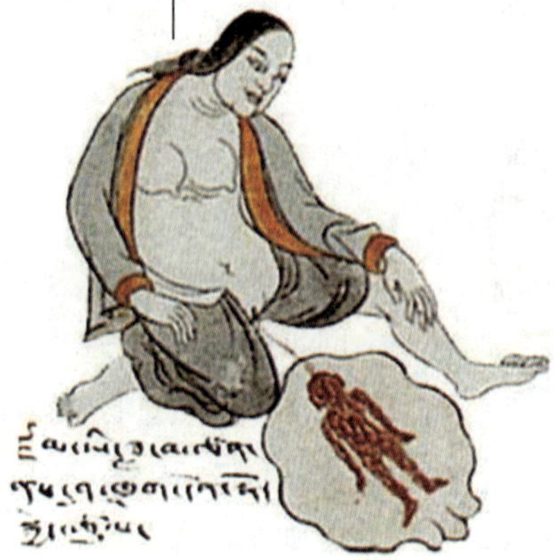

5.2 母血生血肉脏腑

无隆、赤巴、培根病的健康经血，色鲜红，似紫草茸汁或兔血，滴在衣服上容易洗干净。经血化生胎儿的肌肉、血液和脏腑各器官。

5.3 中阴生感识

与精血一起聚会于子宫中的本识或中阴的心识产生胎儿的视觉、嗅觉、听觉、味觉、触觉感识和存在于心中的“阿赖耶识”即藏摄意识。

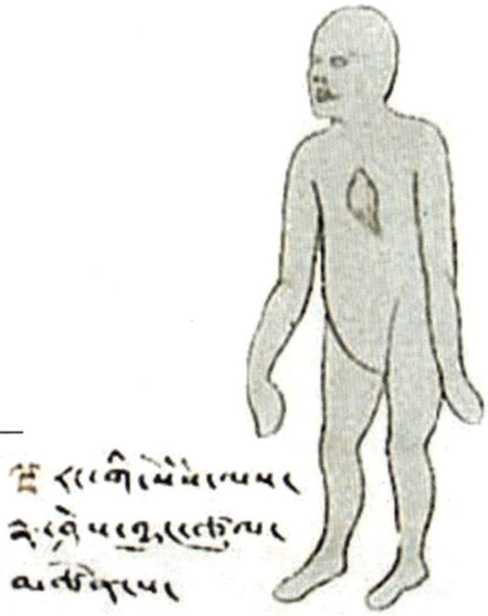

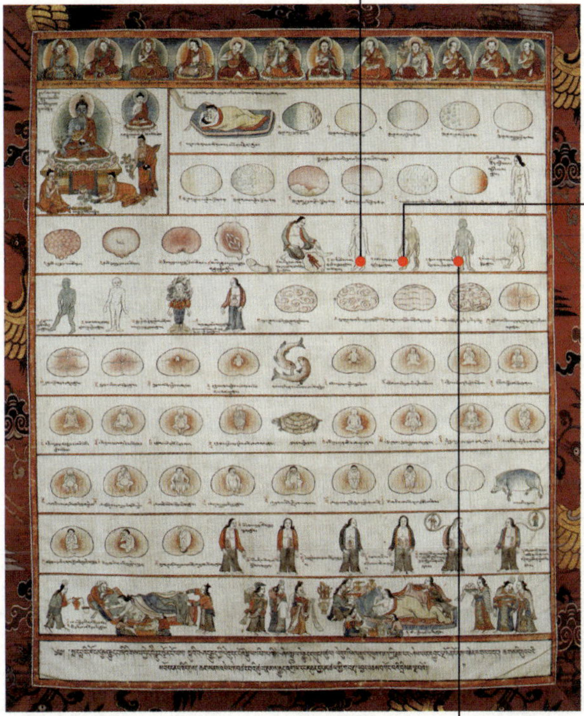

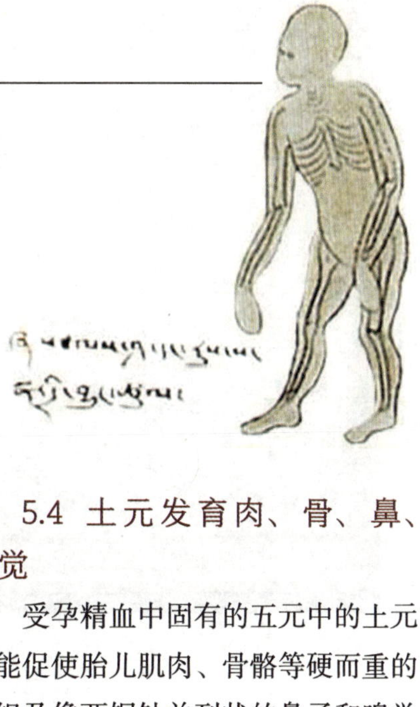

5.4 土元发育肉、骨、鼻、嗅觉

受孕精血中固有的五元中的土元功能促使胎儿肌肉、骨骼等硬而重的组织及像两铜针并列状的鼻子和嗅觉的发育。

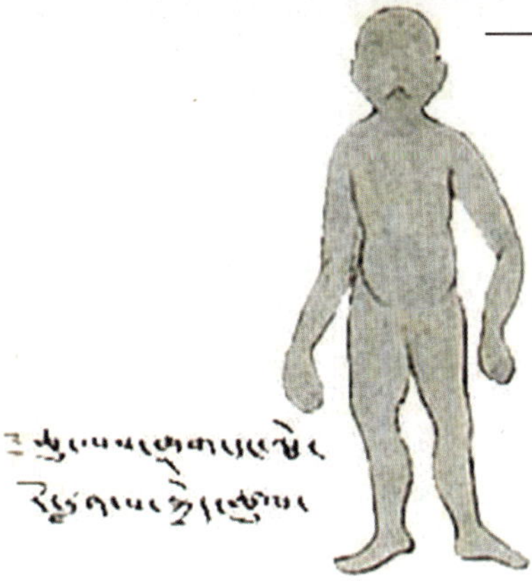

5.5 水元发育血、舌、味觉

受孕精血中固有的五元中的水元功能促使胎儿血液等液体和像半月形的舌及能辨识六味的味觉的发育。

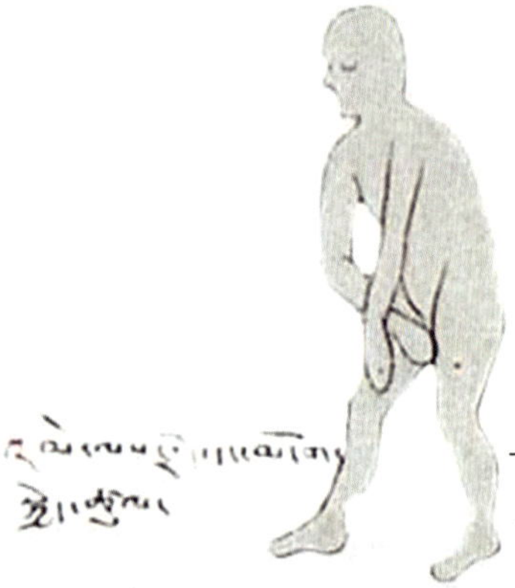

5.6 火元发育体热和颜色

受孕精血中固有的五元中的火元功能促使胎儿体热、皮肤色泽的发育，特别促使胡麻花样的眼睛和视觉的发育。

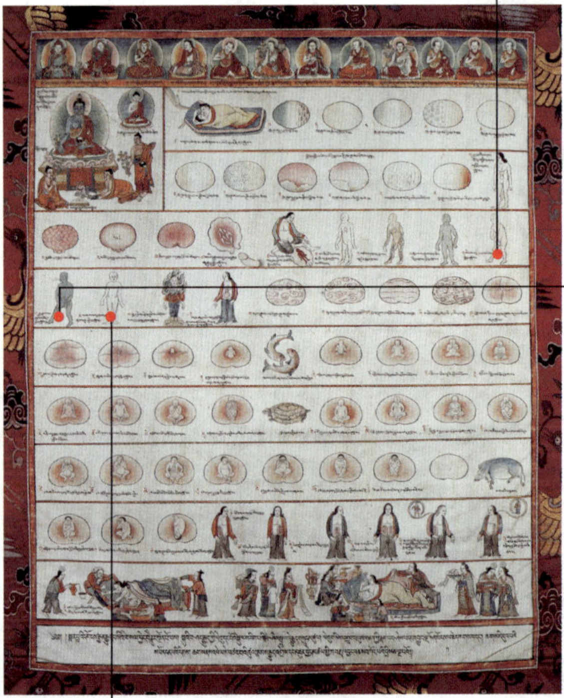

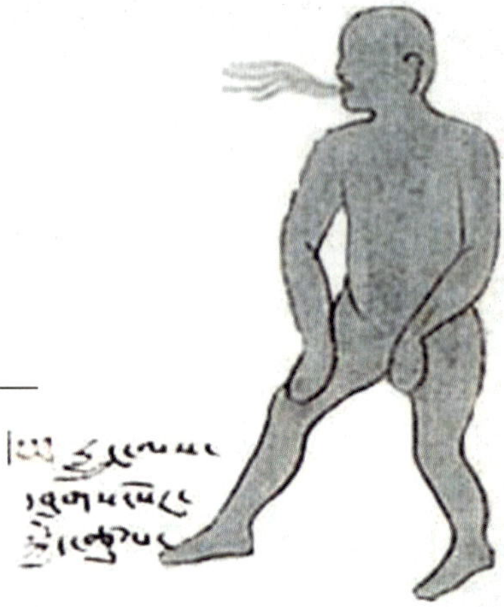

5.7 风元发育气息等

受孕精血中固有的五元中的风元功能促使胎儿呼吸气息和体表皮肤及触觉的发育。

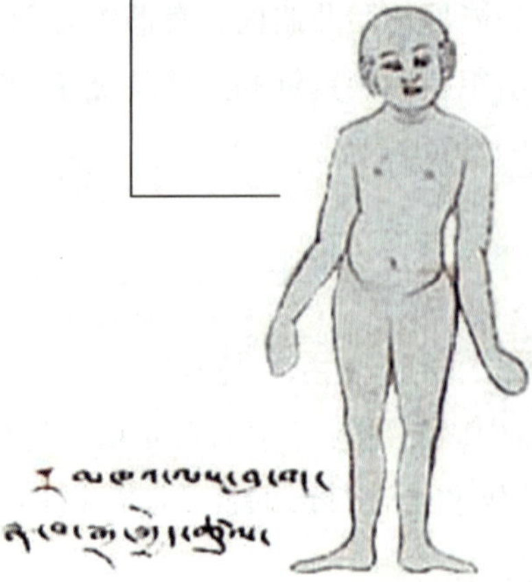

5.8 空元发育孔窍、耳、听觉

受孕精血中固有的五元中的空元功能促使胎儿头部七窍、阴部两窍和体内生命、七精华、三秽物运行的通道及像桦树瘤样的耳朵及其听觉的发育。

5.9 内因、外因、缘分俱齐生成人身

精、血、识三物及与这些聚于一起的五元是生成人身的内因；男女产生欲望行使交媾是外因；父母修的福分使阴中入胎与精血聚于一起是缘分。内因、外因、缘分俱齐才能生成人身。五元表示图，图中人小腿以下画有台阶表示土元，色为黄色；大腿以下画有水纹表示水元，色为蓝色；腹腔以下画有火焰表示火元，色为红色；胸腔和头部画有风波表示风元，色为绿色。

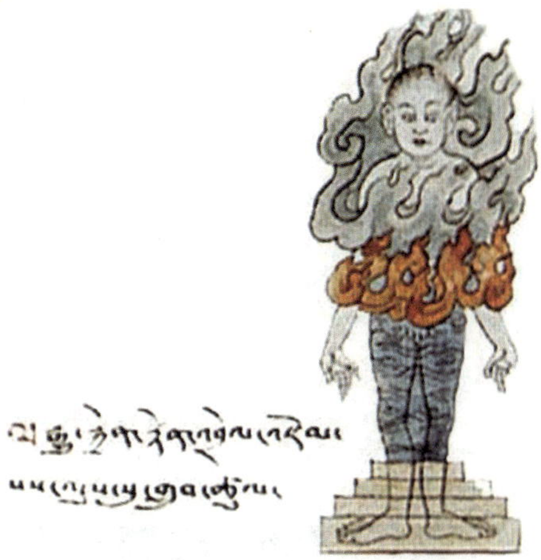

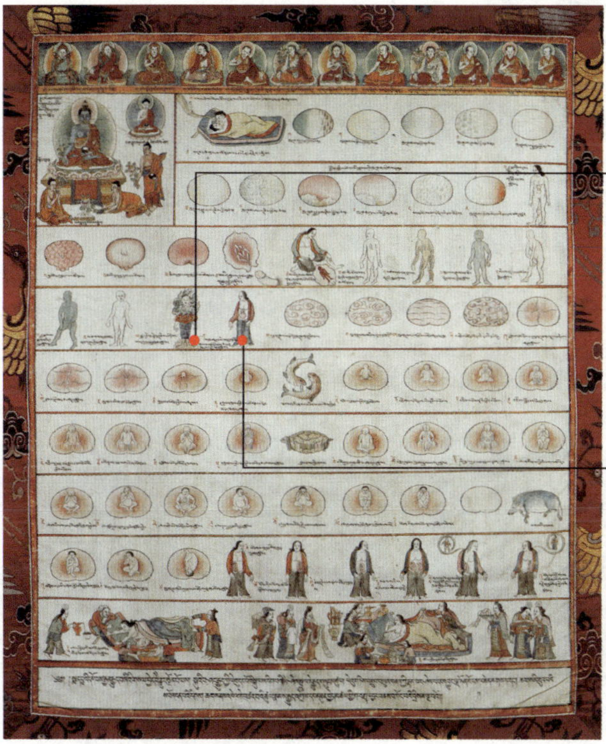

二、胚胎发育

1 胎儿发育外因为脐带供应的营养

胎儿发育的外因是胎儿脐带供应的营养，脐带连接着子宫左右两脉管，脉管又与储存饮食营养的“三木塞”相通，犹如庄稼、渠、水塘相通那样，得到源源不断的营养供应，如庄稼胚胎的三十六机体便得以发育长大。

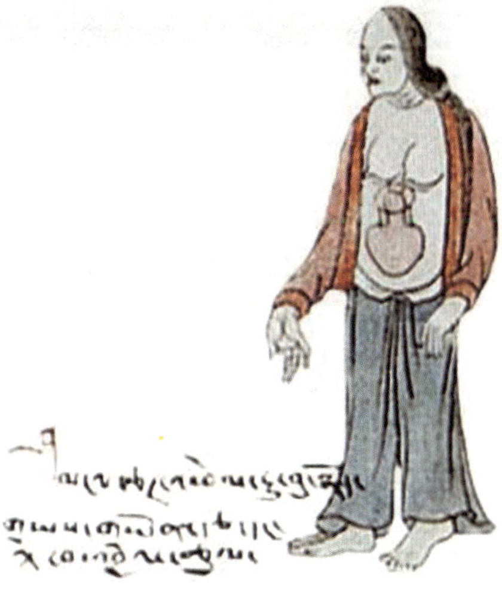

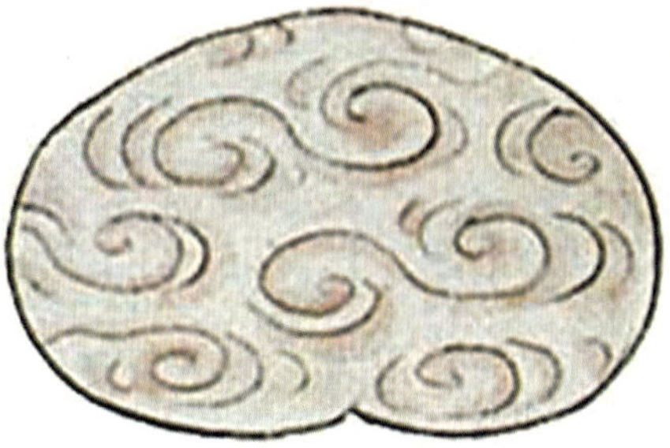

2 第一周精血融合

精、血、识聚于子宫后第一周，由于在先天藏摄识中产生的大命隆作用下，如做奶酪时奶中放入酵母那样，精血相互紧密融合为一体。

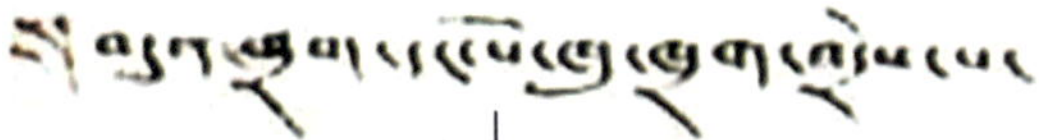

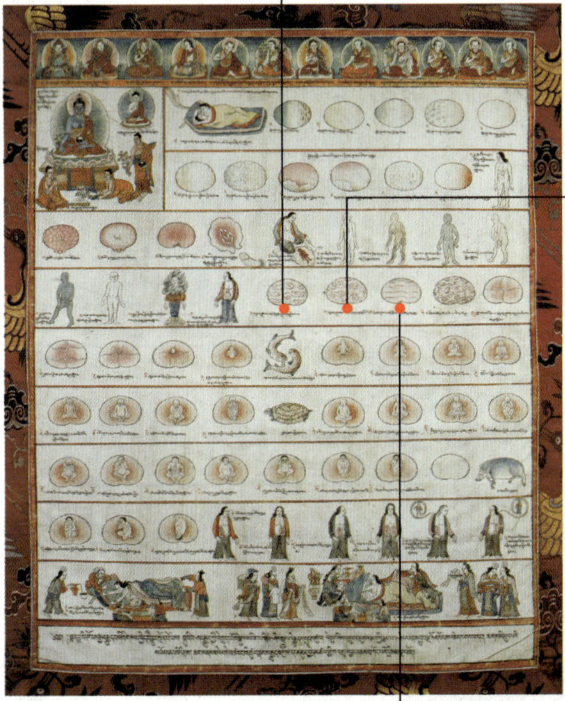

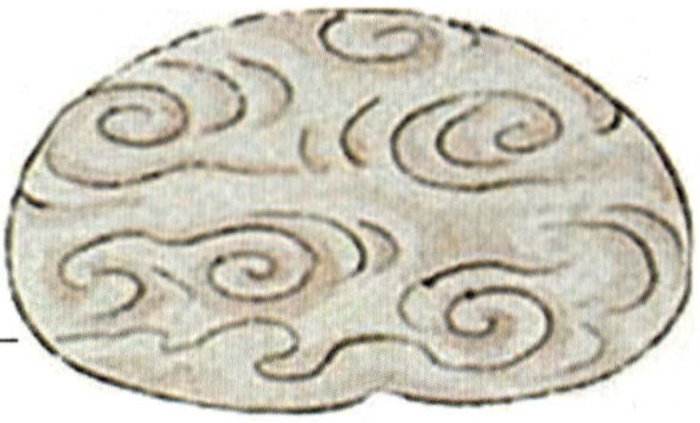

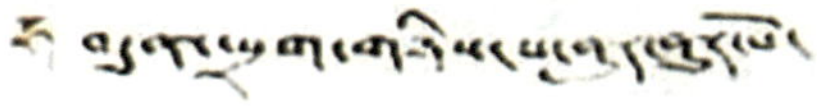

3 第二周凝为长形软膏状

精、血、识聚于子宫后第二周，由于在先天普聚隆作用下，红白两精液紧密融合后变为较稠糊状物。

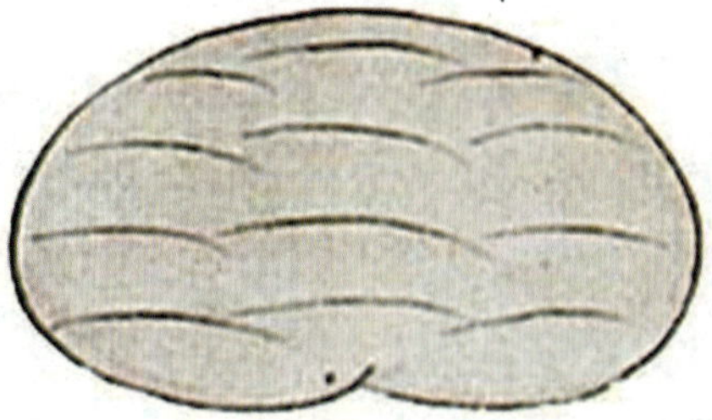

4 第三周凝为酪状

第三周在“左嘎”隆的作用下，融合为一体的精、血、识由较前的稠糊状物变为更稠的奶酪状物。

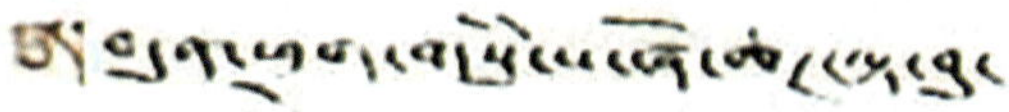

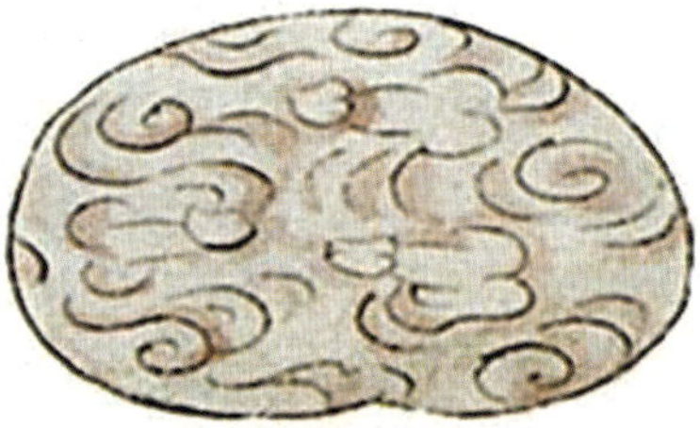

5 第四周分出男、女、中性

第四周上述凝成的奶酪状物在强分隆的作用下，变成较硬的血肉团，或较稀晃动的血肉团，或较软长圆形血肉团 3 种形态，依次生成男、女、中性人。

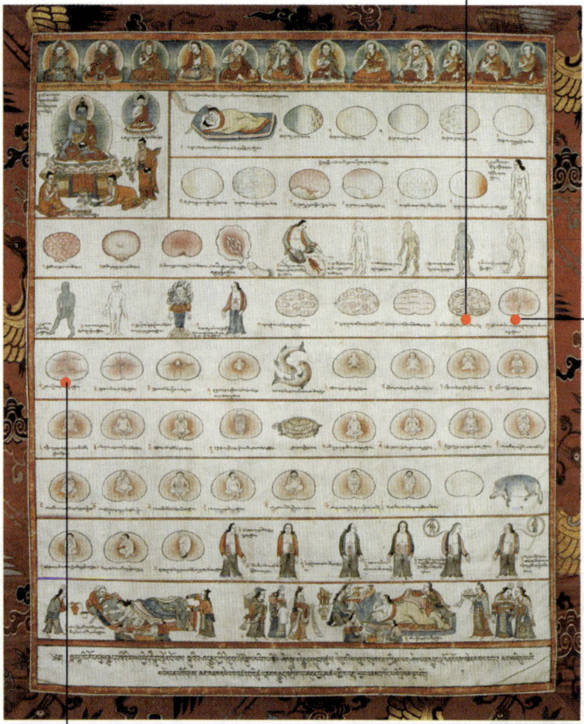

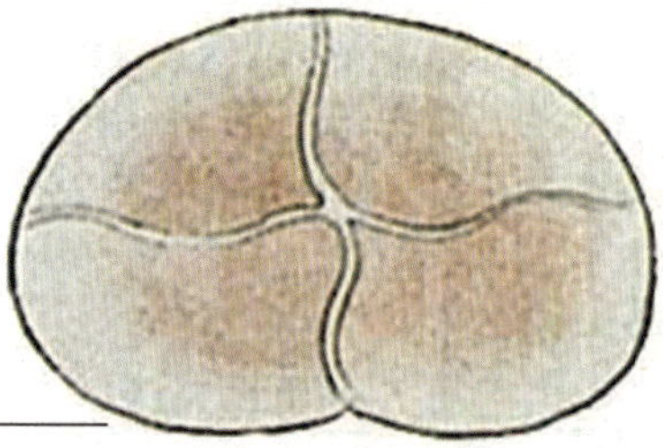

6 第五周生出脐

第二月即第五周在正聚隆的作用下，上述变硬的胎体中央生出脐，脐上下左右分别长出一支脉，脐与四脉形成脉丛，这脉丛恰处于母体第十六椎正前，这是滋生一切脉、风、明点的基地。

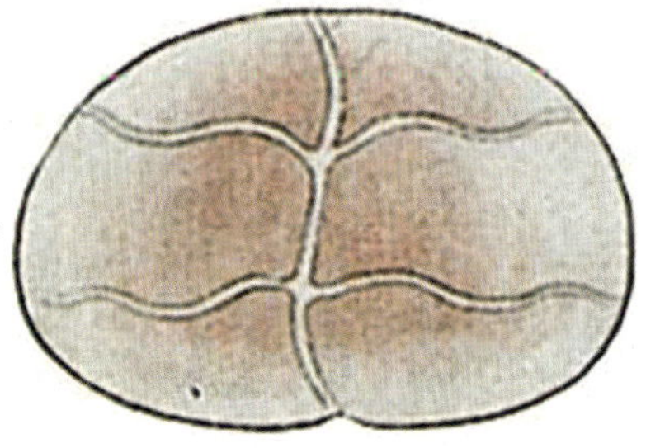

7 第六周生出命脉

第六周在食隆的作用下，从胚胎脐四脉的中央又生出两脉，这两脉是称为命脉的藏摄识命隆所依据的脉，此脉向上伸出自身手的 12.5 指长，上端形成心法脉轮，有脉 4 条。

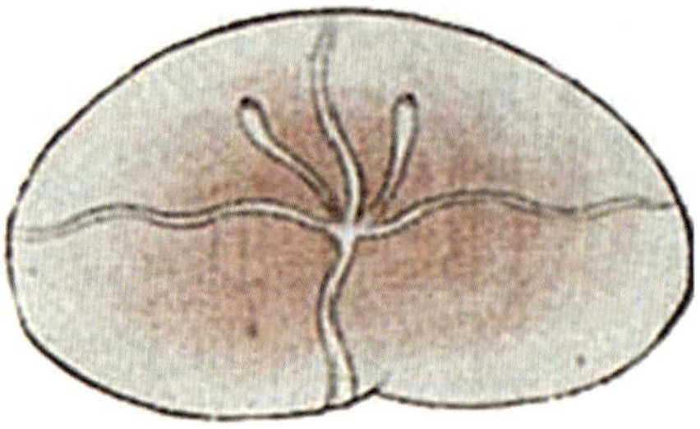

8 第七周目雏形生成

第七周在作卷隆的作用下，从心法轮脉向上伸出一支自身手 14 指长的脉于大椎正前方形成喉脉轮。从这脉轮向上又伸出一支自身手 16 指长的脉，脉端形成头脉轮，并产生眼睛雏形。

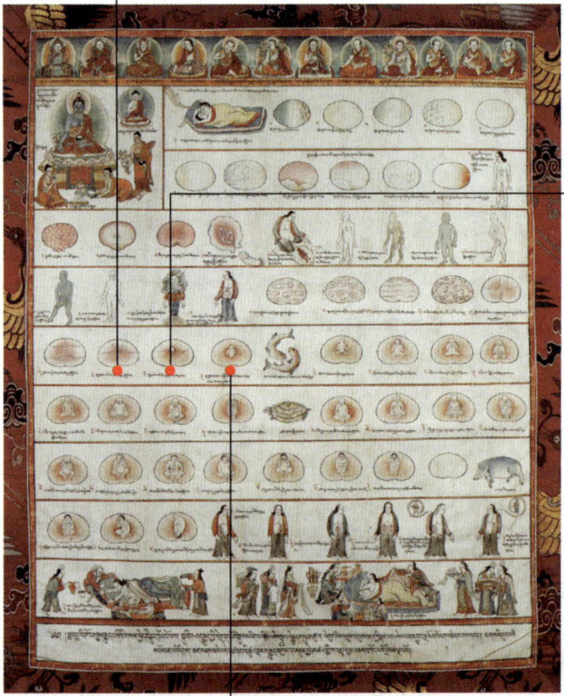

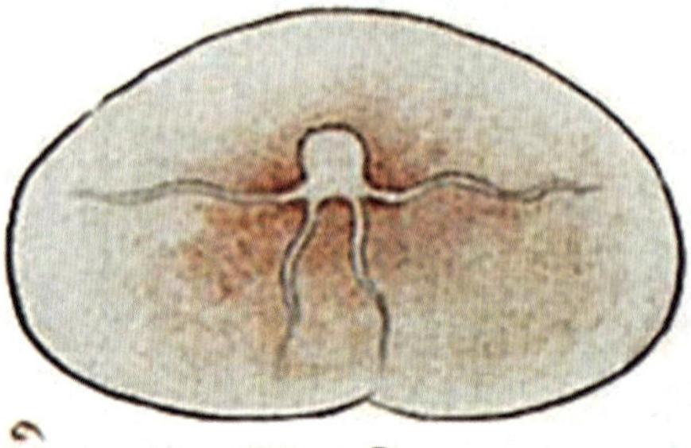

9 第八周头雏形生成

第八周在返变隆作用下，在头脉轮及眼睛雏形的基础上生成头颅雏形。

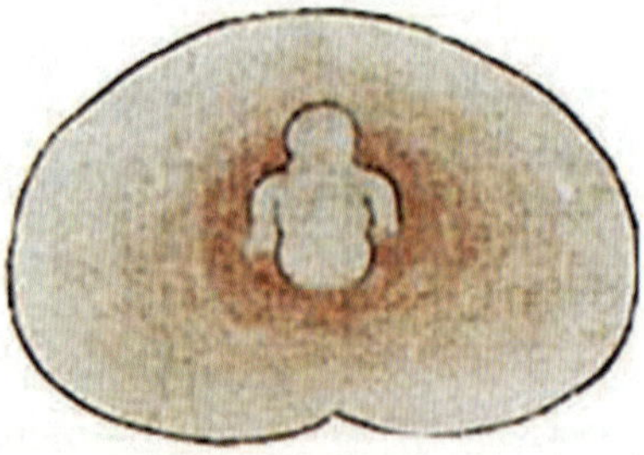

10 第九周上下体腔雏形生成

第九周在分离隆的作用下，胎儿大体生出除了四肢外的头、躯身、上下体腔及左右肩等雏形。

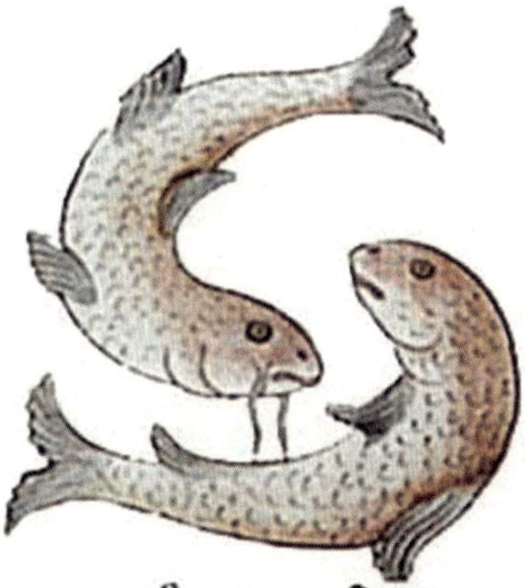

11 鱼期

从第二月即第五周至第九周命脉形成，在普聚隆、“左嘎”隆和食隆等的作用下，胎儿长成长条像鱼的形体，将这一发育期称为鱼期。

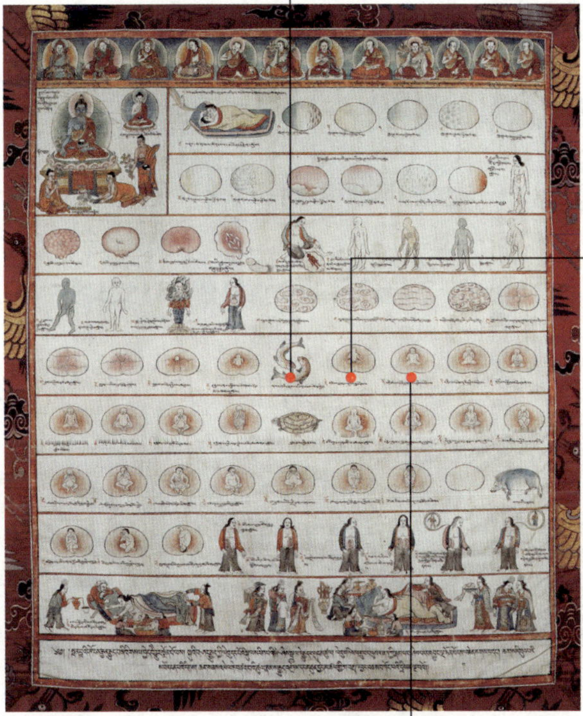

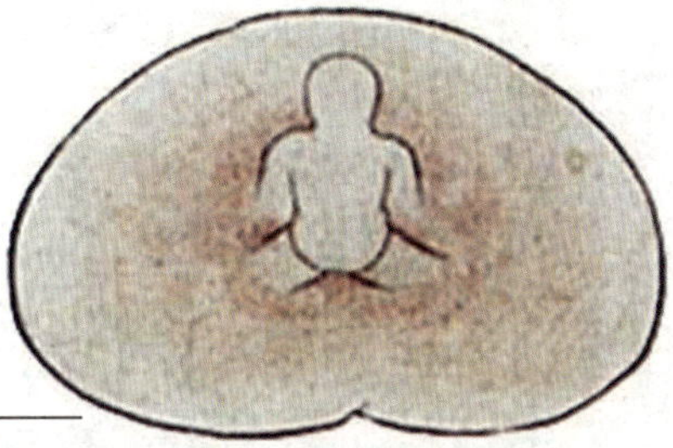

12 第十周两臂根、两股根突出

第十周在能硬隆的作用下，胎儿在以前发育的基础上，两臂根和两股根突出，开始进入龟期阶段的发育。

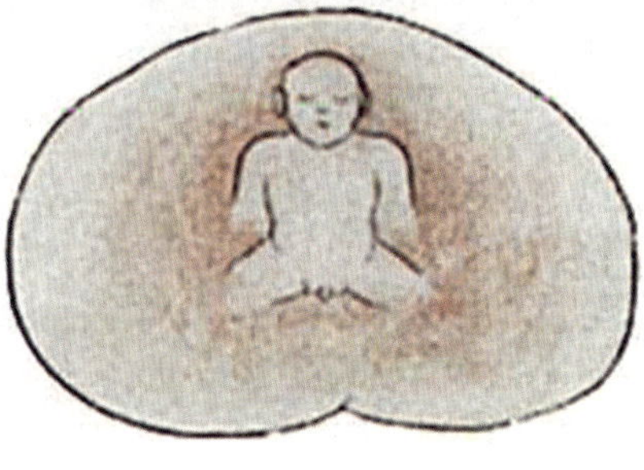

13 第十一周九窍雏形生成

第十一周在金刚隆的作用下，胎儿的目、耳、鼻、口等七窍和尿道、肛门两窍，共九窍雏形形成。

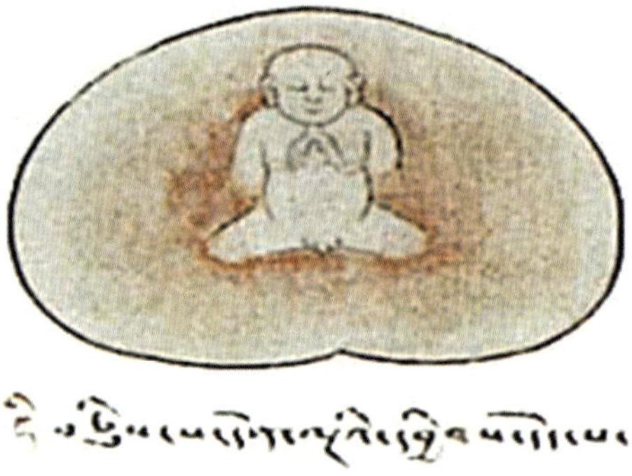

14 第十二周五脏雏形生成

第十二周在歪门隆的作用下，胎儿的心、肺、肝、脾、肾五脏器雏形生成。

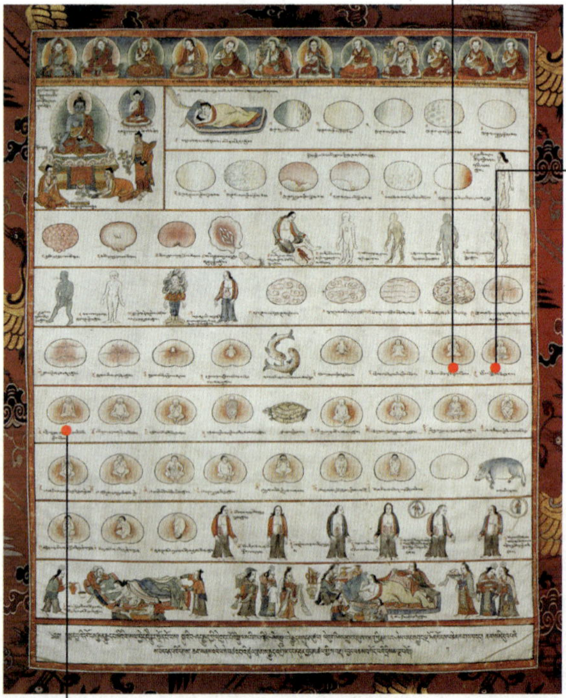

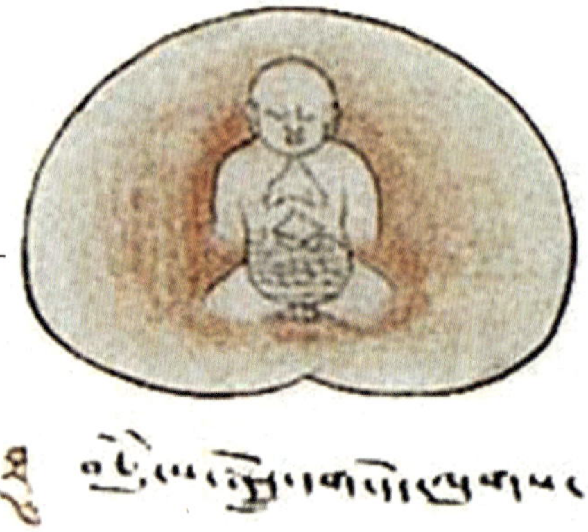

15 第十三周六腑雏形生成

第十三周在饥渴隆的作用下，胎儿的胃、小肠、胆囊、大肠、膀胱、“三木塞”等六腑器雏形生成。

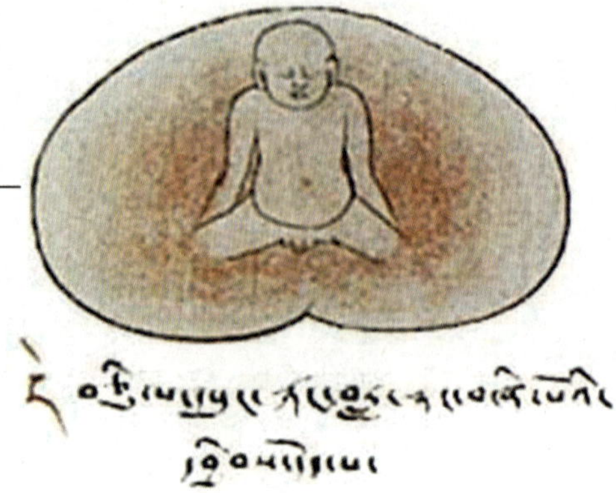

16 第十四周两上臂、两大腿生成

第十四周在线门隆的作用下，胎儿的两上臂和两大腿雏形生成。

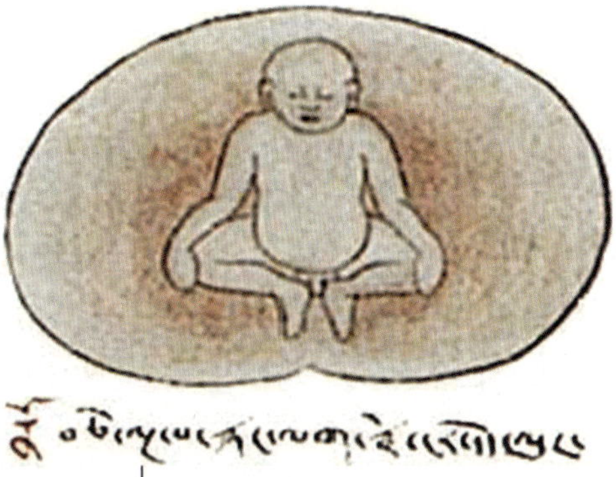

17 第十五周下臂、小腿生成

第十五周在莲花隆的作用下，胎儿的两下臂和两小腿雏形生成。

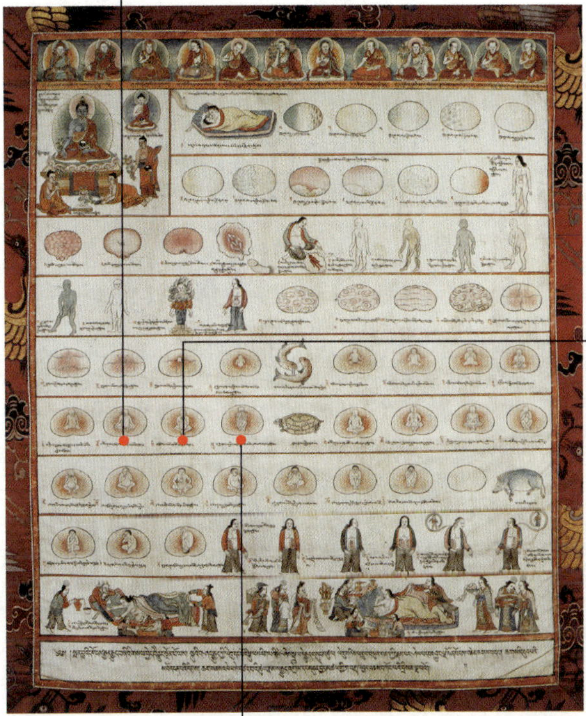

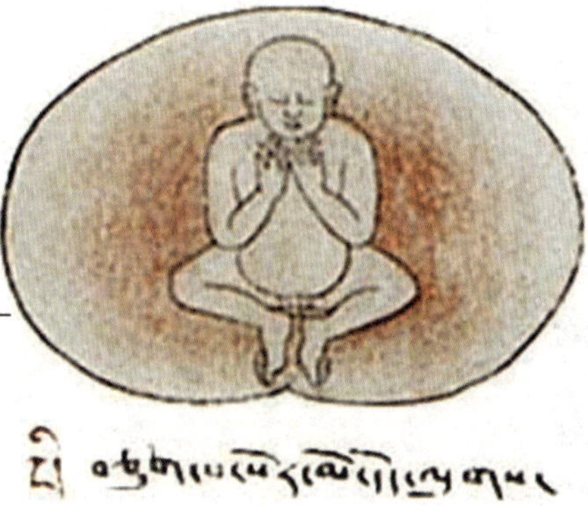

18 第十六周指趾突出

第十六周在甘露行隆的作用下，胎儿的手足 20 指（趾）突出。

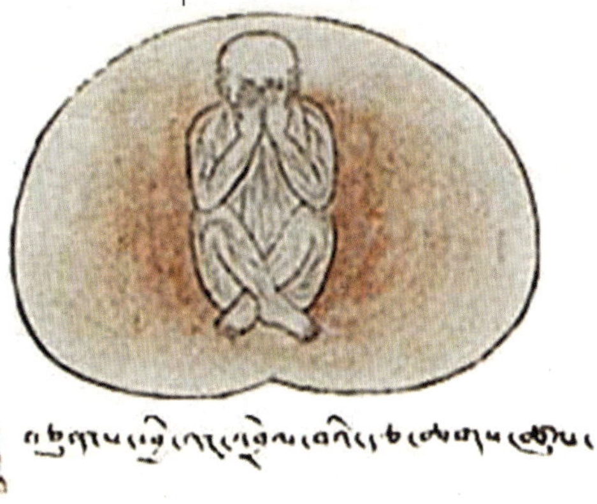

19 第十七周内外脉络生成

第十七周在牦牛头隆的作用下，包括四肢在内的体内外各处的 16 条外显脉和无数内隐脉生成。

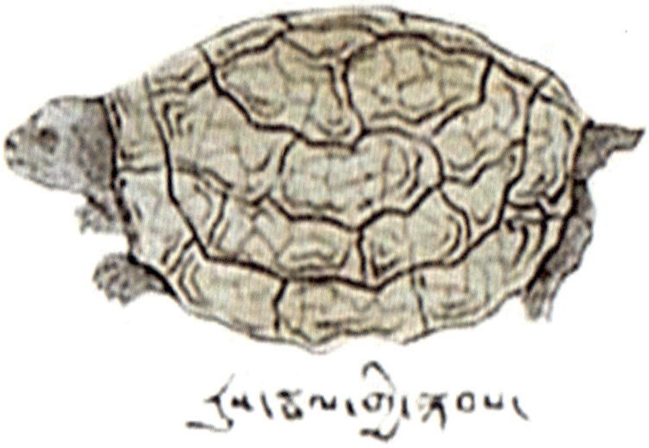

20 龟期

从第三月即第十周至第四月即第十七周，在能硬隆、金刚隆、歪门隆等的作用下，胎儿的四肢和头生成，其形态似龟，称之为龟期发育阶段。

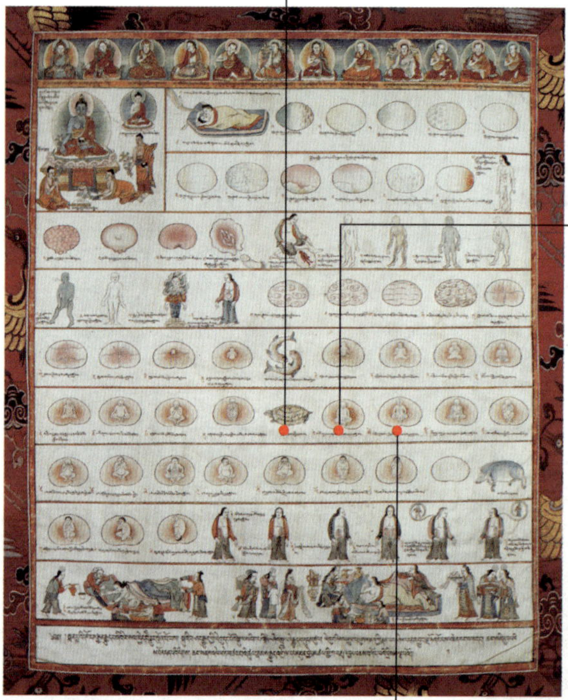

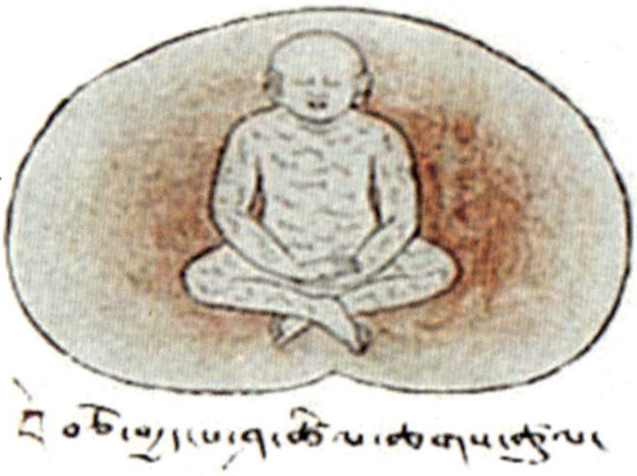

21 第十八周肌肉、脂肪生成

第十八周在衡变隆的作用下，胎儿体内外的肌肉和脂肪基本生成。

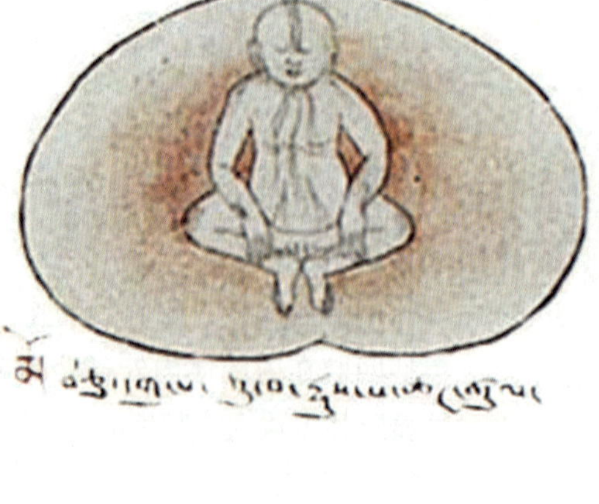

22 第十九周筋腱生成

第十九周在衡变隆的作用下，胎儿体内外的大小筋和肌腱生成。

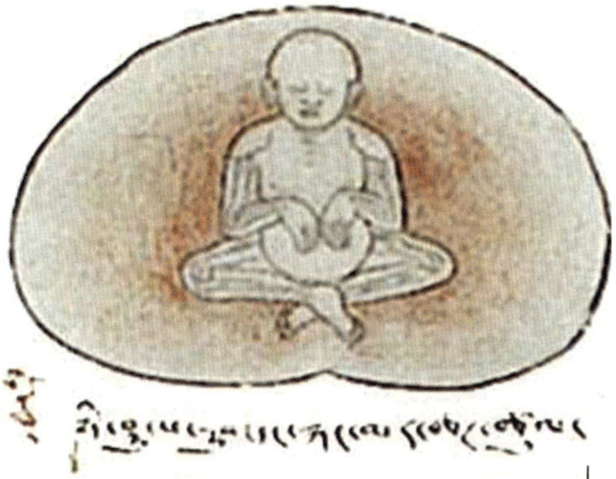

23 第二十周骨、髓生成

第二十周在非常硬隆的作用下，胎儿的髋骨和肱骨等大骨、手背足背的小骨等基本生成，骨髓的雏形也生成。

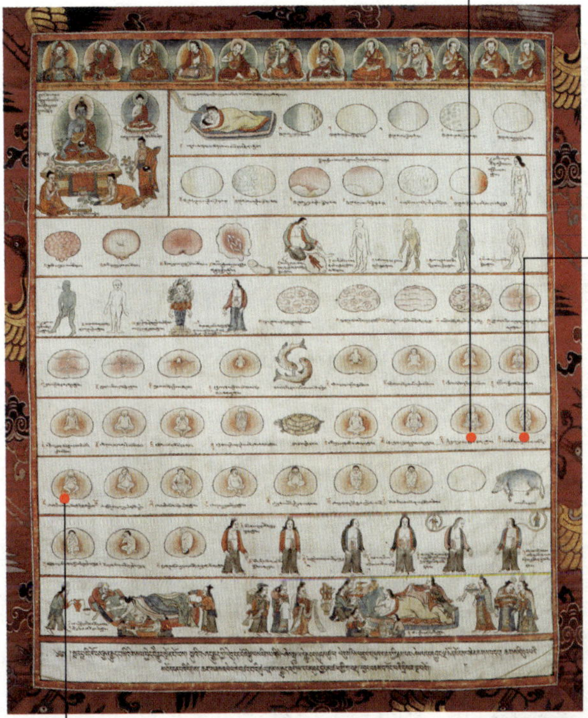

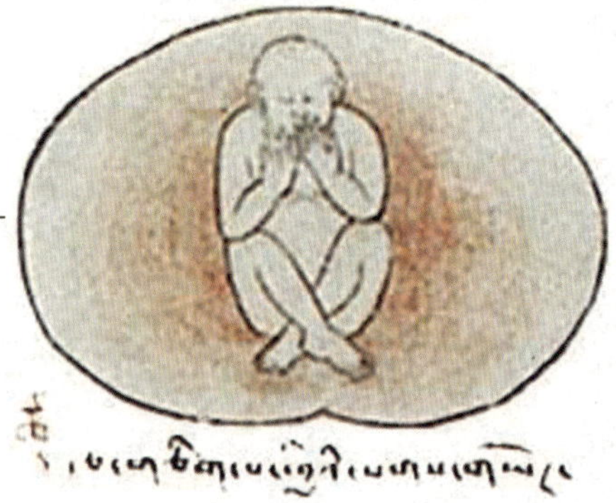

24 第二十一周覆盖皮肤

第二十一周在正确长隆的作用下，胎儿皮肤似奶子烧开后表面形成一层奶皮样微小皱纹覆盖在身体。

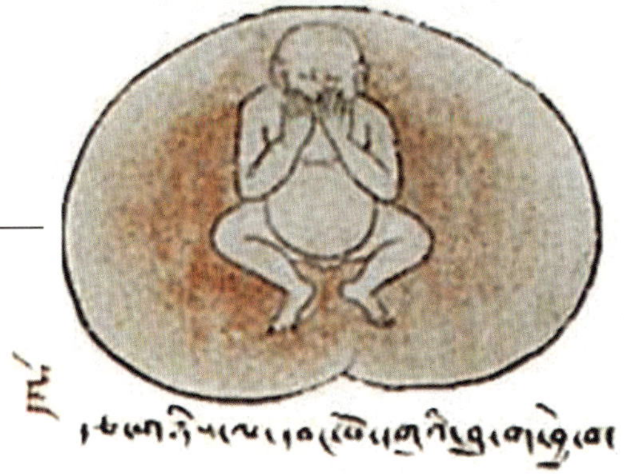

25 第二十二周九窍开通

第二十二周在普胜隆的作用下，以前生成的两目、两鼻孔、两耳孔、一口、尿道、肛门等九孔窍已经开通。

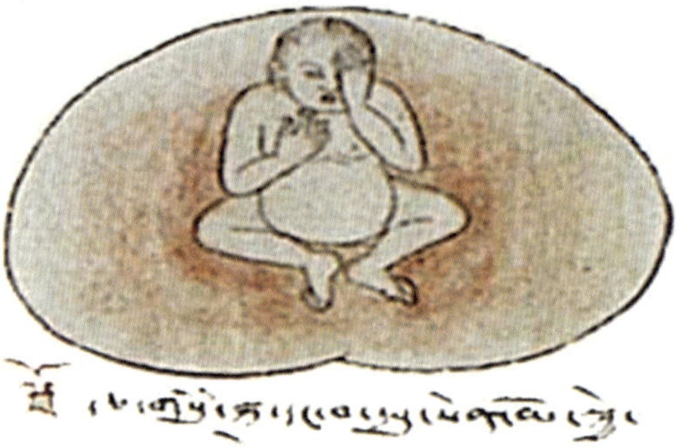

26　第二十三周发、汗毛和指甲长出

第二十三周在全持隆的作用下，长出 21000 多根头发和 3500 万根汗毛及 10 个指甲和 10 个趾甲。

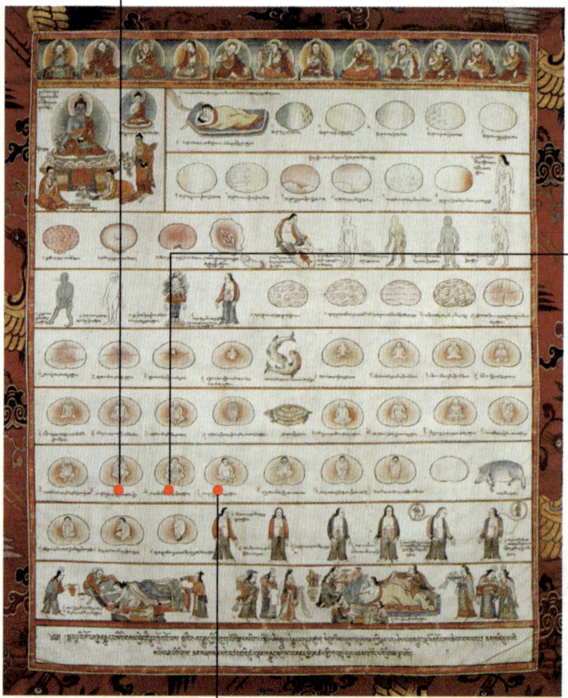

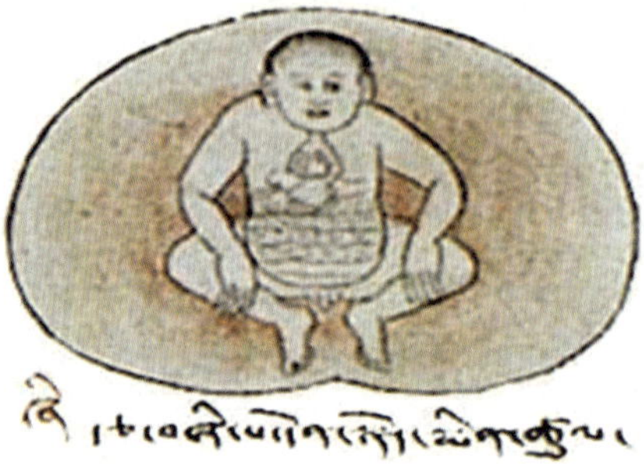

27　第二十四周脏腑发育成熟

第六月即第二十四周在飘荡或持云隆的作用下，第十二周和第十三周形成的脏腑雏形发育成熟，功能基本具备。

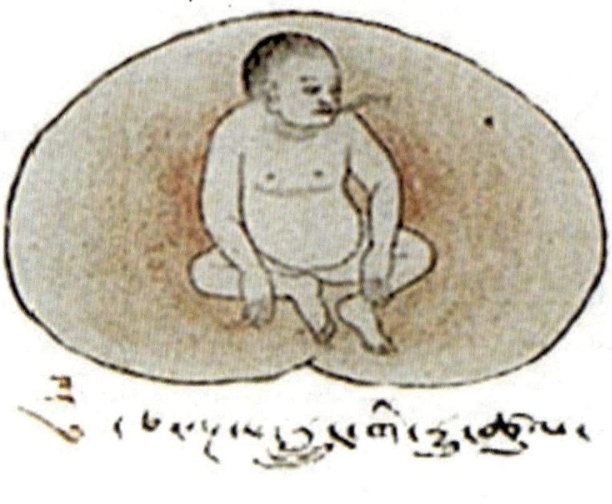

28　第二十五周气息流通

第六月即第二十五周在持城隆的作用下，胎儿的内外孔窍中非常细小的气息开始流通。

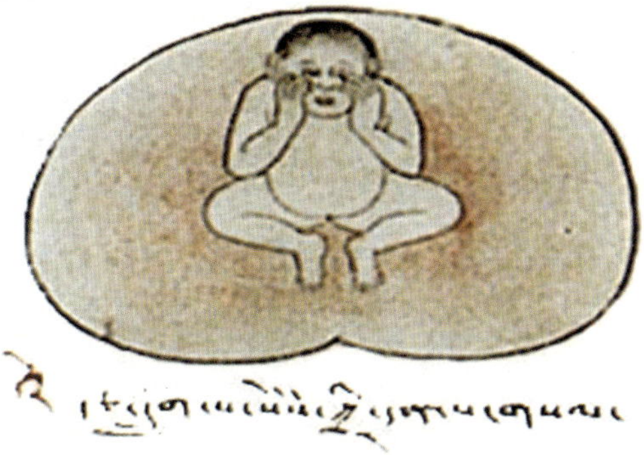

29 第二十六周意识清明

第六月即第二十六周在显成隆的作用下，胎儿的意识极为清明。可回忆起前世事情。

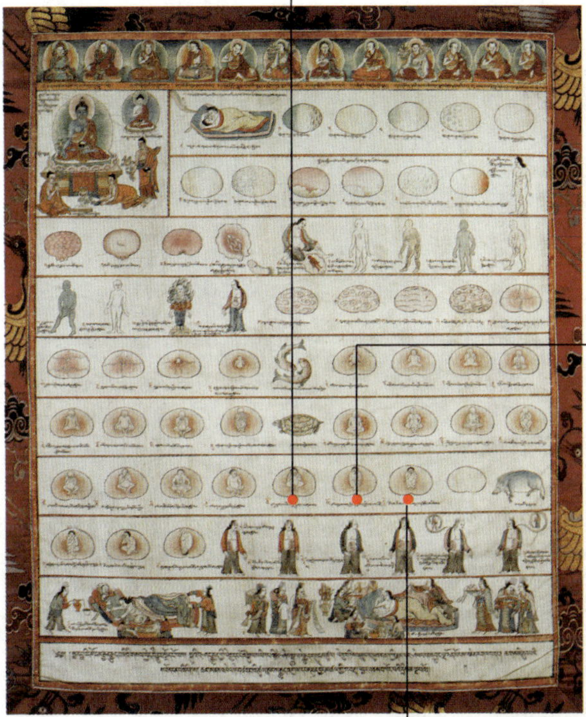

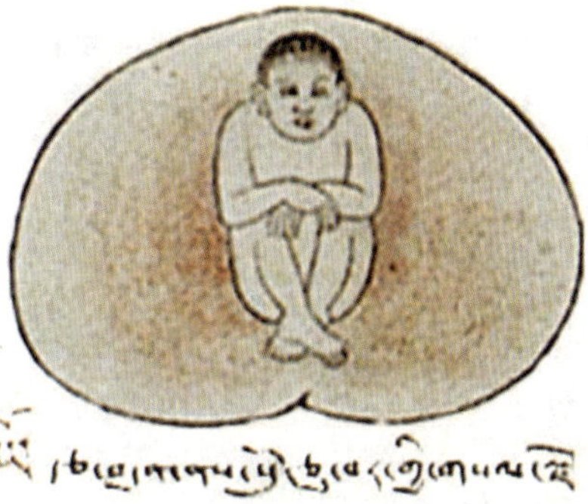

30 第二十七周至第三十周成熟完善

第二十七周至第三十周，依次在人药效隆、持花隆、花鬘隆和铁门隆的作用下，之前发育成的各雏形更趋真形，细微组织等均长成，圆满成熟。

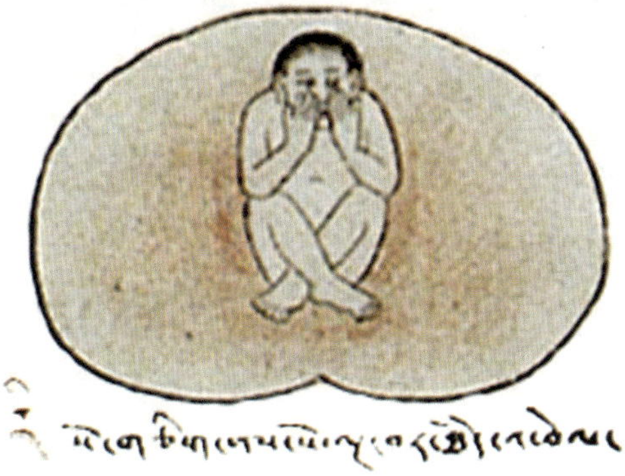

31 第三十一周至第三十五周身体各部分长大

第八月即第三十一周至第三十五周，在集花隆的作用下，已形成的五脏六腑、四肢、肌肤等胎儿的各组织器官均进一步长大。

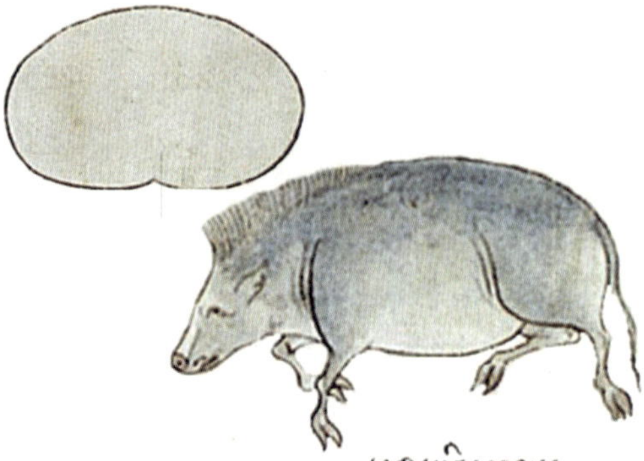

32　猪期

从第五月即第十八周至第八月即第三十一周，胎儿诸器官逐步成熟，毛发等各组织圆满生成，摄取不洁食物，故称作猪期发育阶段。

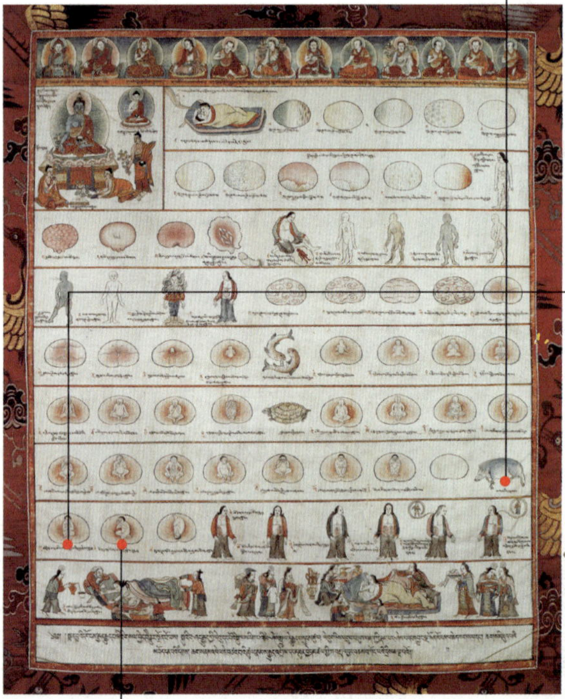

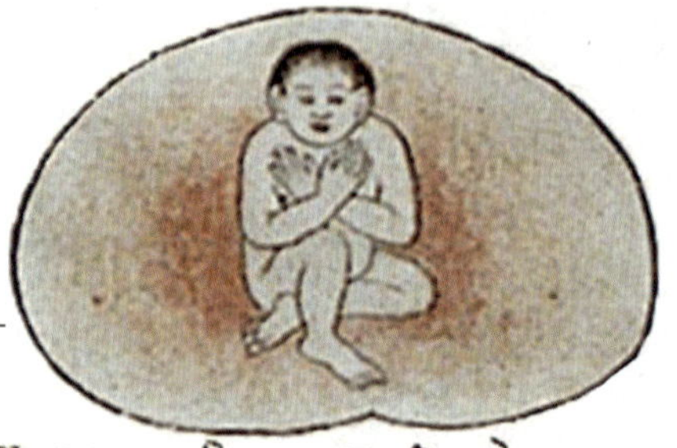

33　第三十六周产生痛苦意识

从第三十六周的第一天开始，胎儿对自己的处境产生脏、臭、不自由、黑暗、痛苦等 5 种意识。

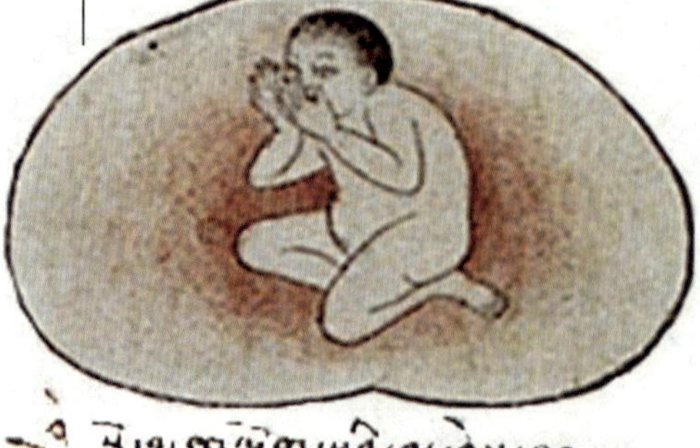

34　第三十七周产生改变意识

第三十七周胎儿有了改变脏、臭等痛苦处境的欲念，产生头尾倒转或外出的意识。

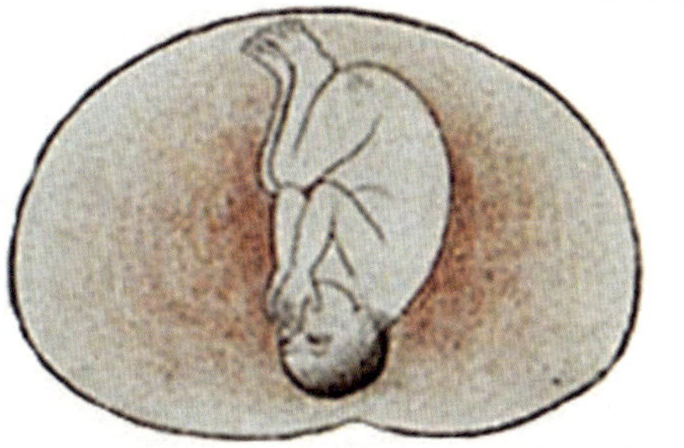

35 第三十八周头尾倒转

第三十八周在第一缘隆的作用下，胎儿开始头尾倒转即头从宫底转向宫口准备娩出。

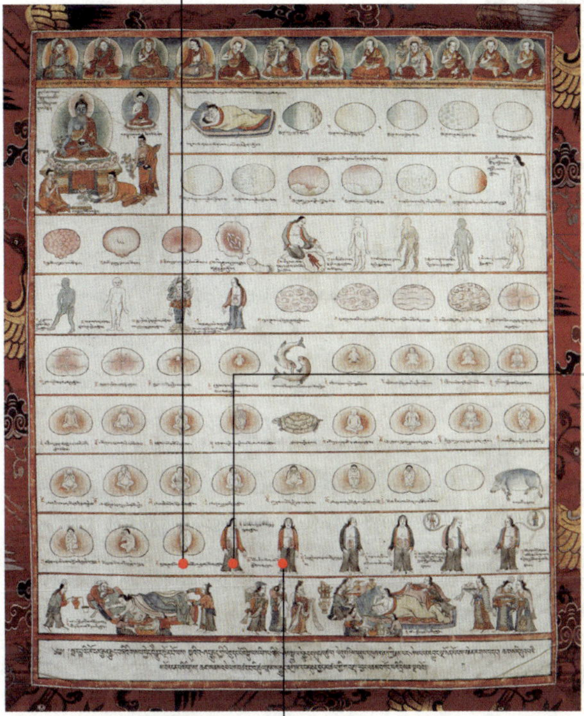

三、分娩征兆

1 男胎儿的坐姿

胎儿是男，在母亲子宫右侧蹲坐，两手盖脸，目视母亲的脊柱侧面。

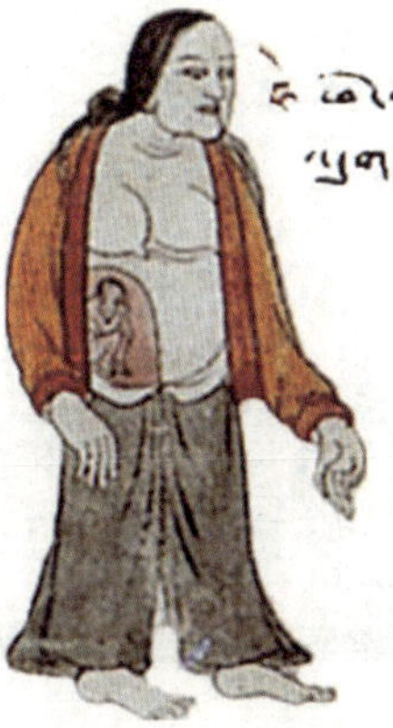

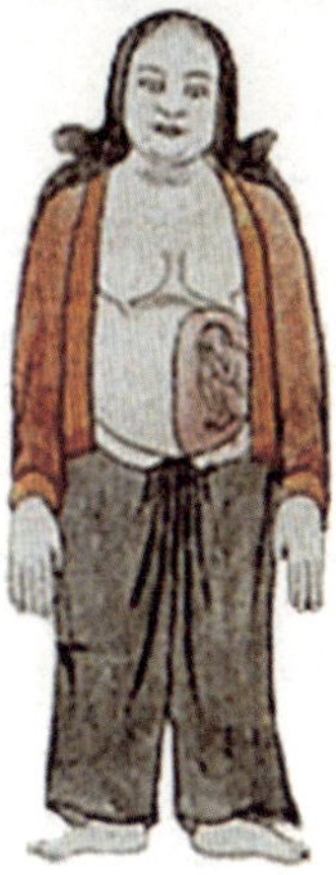

2 女胎儿的坐姿

胎儿是女，位于母亲胃下部和小肠上部之间，靠近左肋处，胎儿目视母腹，两手盖脸蹲坐。

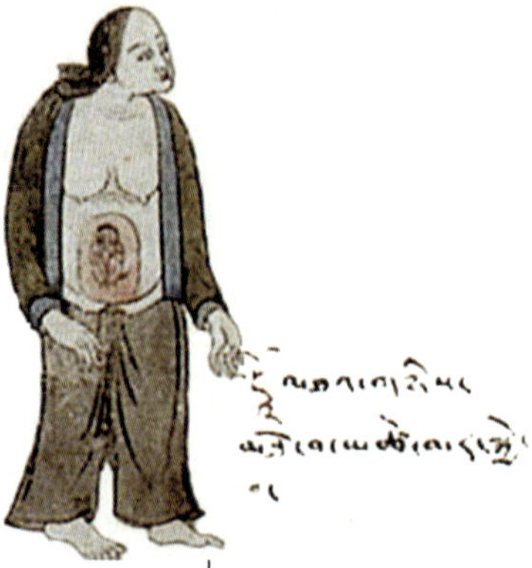

3 中性胎儿的坐姿

胎儿是中性，子宫中央高凸，母体时感沉重时感轻松，梦见男人和女人，左右乳房同时滴出奶汁，出现生男、生女混合征兆。

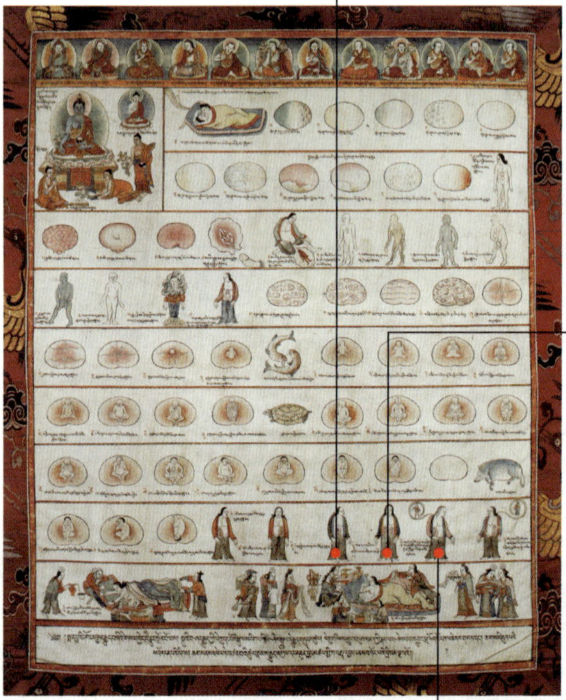

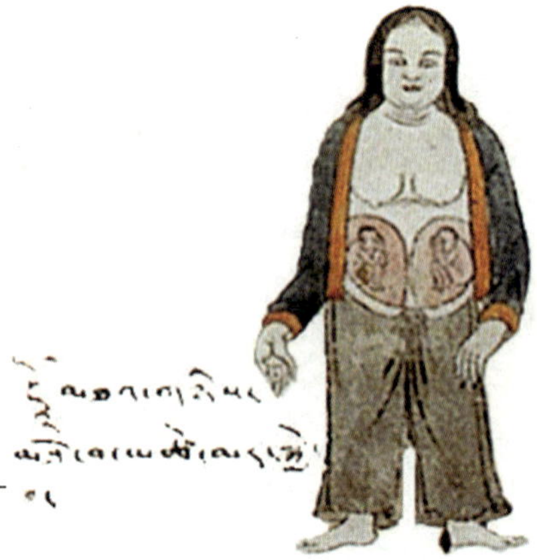

4 生双胞胎征兆

胎儿是双胞胎，无论是白双胞胎、黑双胞胎或花双胞胎（两男、两女或龙凤胎），子宫两边高，也就是两胎之中缝恰在子宫的中央，胎儿占居子宫左右，故子宫两边高突。

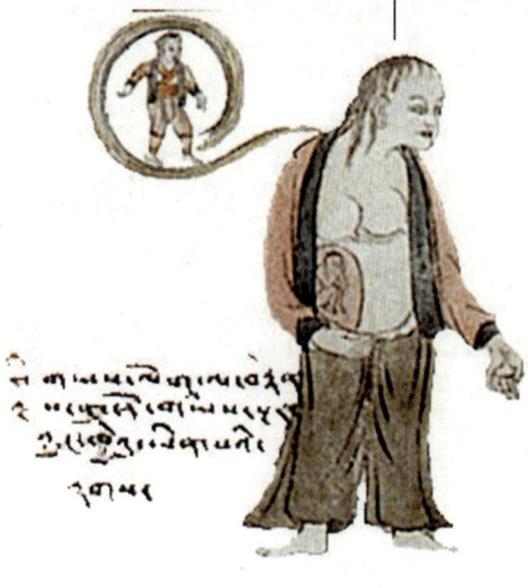

5 生男孩征兆

胎儿为男孩，处于子宫右侧，母腹右边高突，母体感觉轻松，梦中多见男人，右乳房先滴出乳汁。

6　生女孩征兆

胎儿为女孩，处于子宫左侧，母腹左边高突，母体感觉沉重，梦中多见女人，与生男孩征兆相反。

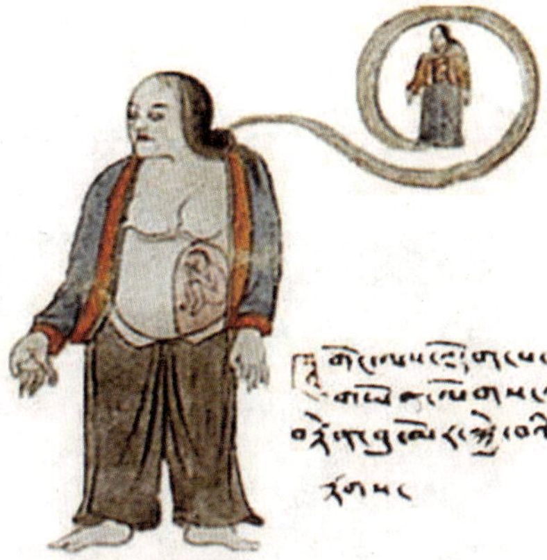

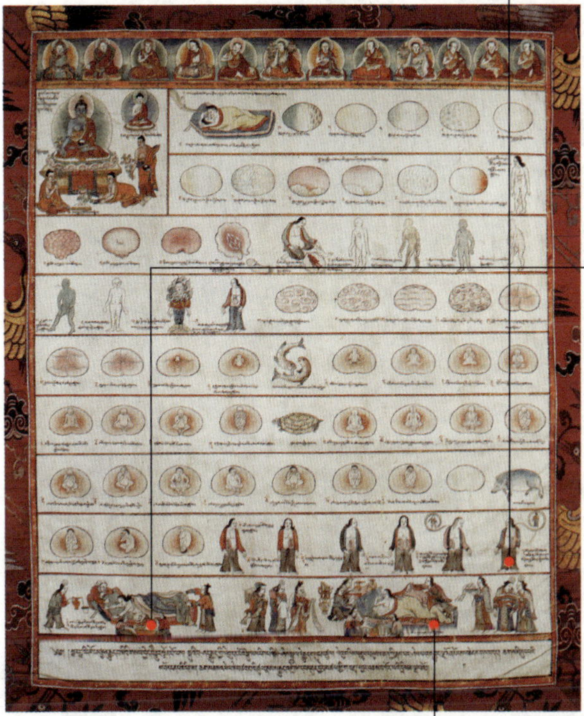

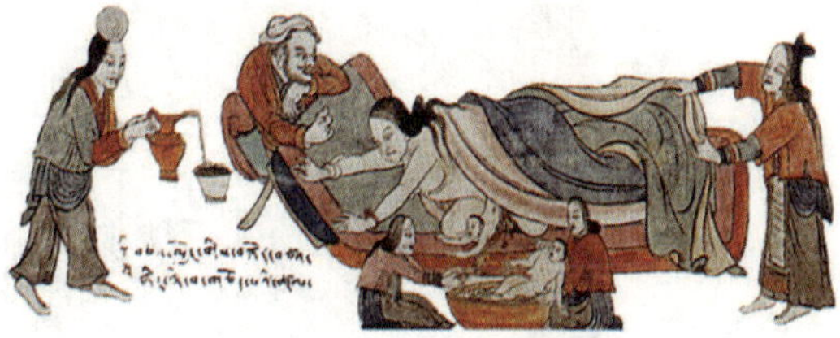

7　接生法

孕妇分娩时请几位受过分娩痛苦，懂卧姿、产法，有经验的产妇当接生员，围着产妇指导生产法。新生儿产出后用温水洗净，适度剪断脐带。

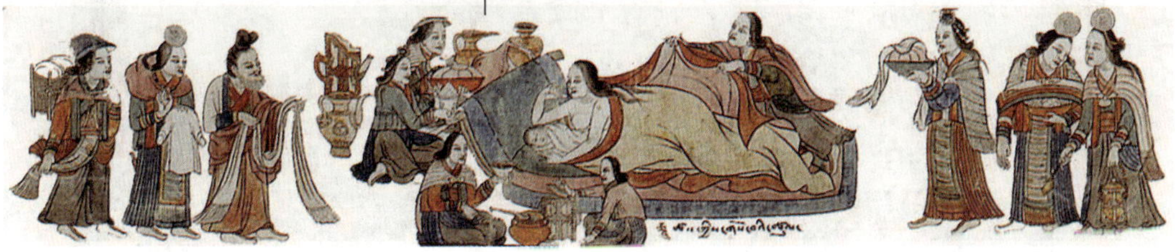

8　饮食养护

新生儿出生后马上让母亲与小儿同卧一温床，亲朋兄弟围在旁边敬献哈达，帮穿衣服，给产妇吃酒肉等有营养的饮食，使她从不堪忍受的分娩痛苦中解脱出来，恢复体力。

图六
“伦丁”学派所讲的脉络和放血脉位（正面）

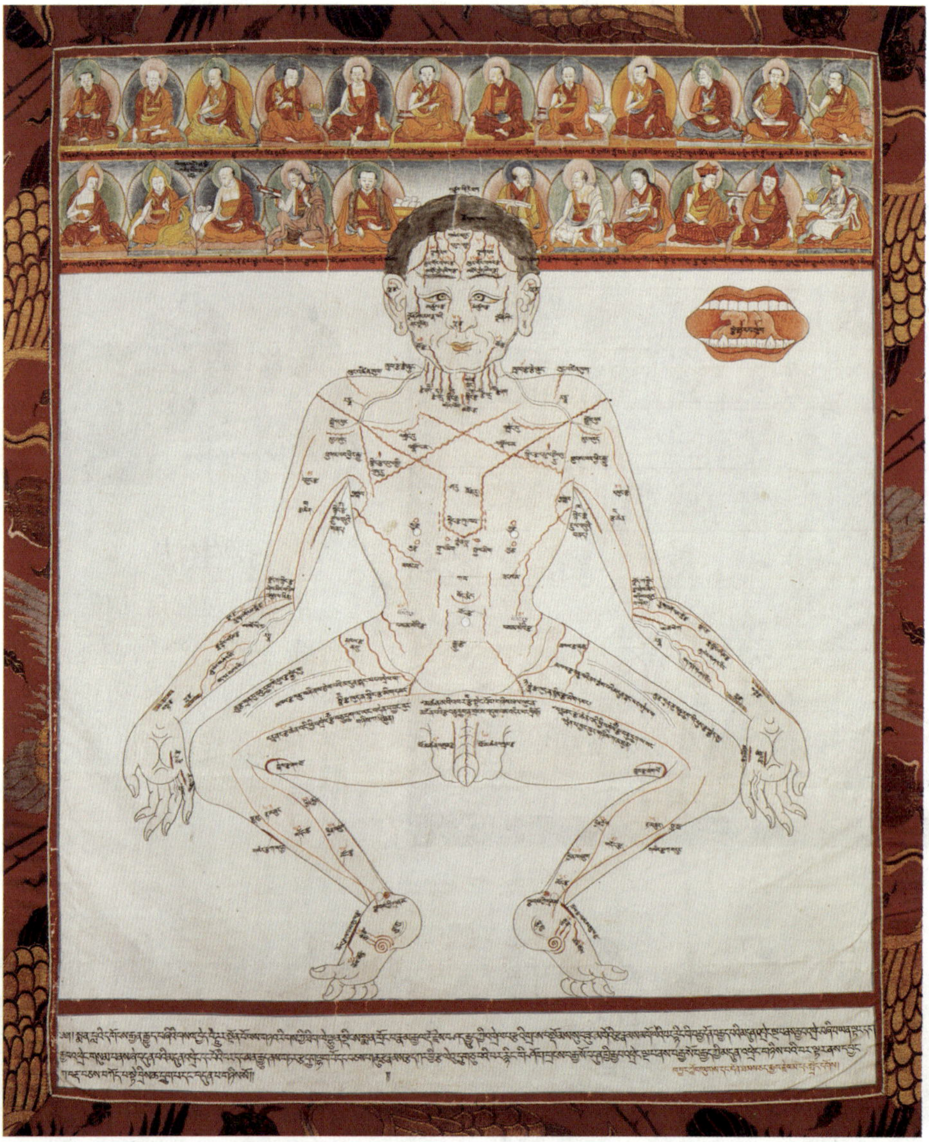

头部有脉 20 条，其中位于正面的 16 条；四肢外连显露脉 16 条；放血脉 77 条，其中位于正面的 52 条；肺脉有 24 条，其中位于正面的 15 条；细小水脉 16 条，其中位于正面的 2 条；心脉 6 条；肝脉 2 条；胃脉 3 条；大肠脉 2 条；小肠脉 2 条；肾脉 2 条；“三木塞”脉 2 条。这些是运行于人体正面的脉络。

一、头颈联络脉

1 百会四线脉

百会左右前后 1 寸处有四线脉，分别是从两枕骨黑脉和两睡脉发出叶脉样联络于脑膜上，因此又称脑膜能活脉。

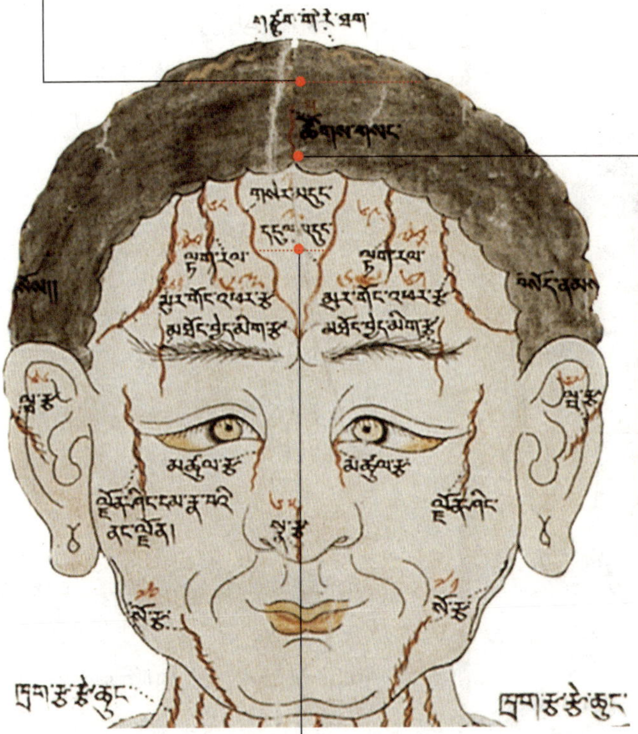

2 囟门穴

从鼻准向上病人自己手量 12 横指，或从印堂向上量 8 横指，或从前额发际向上量 4 横指处便为囟门穴，此脉称囟门脉。

3 金矛银矛 2 脉

前额中心向左右旁开 1 寸，右为金矛脉，左为银矛脉。放血时，于印堂中央向左右各量 1 寸，又向上量 4 横指的发际处割刺。

4 枕辫脉

左右两枕辫脉位于颞颥嚼肌即咀嚼食物时突突作动处稍下一点耳尖正前所对的发丛中。这两脉位于颞肌两边，犹如虎威男子挎着剑样，有称虎剑脉。

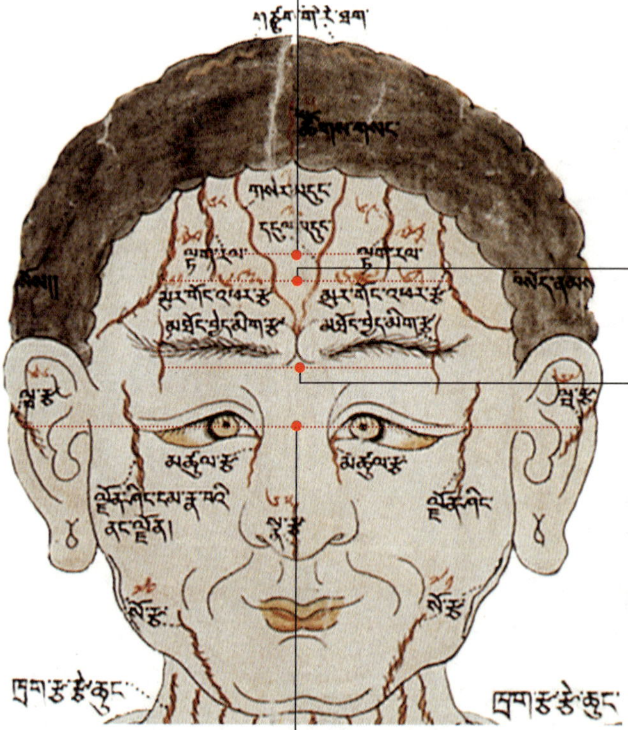

5 颞颥动脉

两眉尾向上额头两侧手触之各有一跳动脉也称太阳穴动脉，放血时于眉尾向上一点的发丛中割刺。

6 眼脉

两眉尾处各有一脉便是两眼脉，放血时于眉尾向上 1 寸处的发际中割刺，对沙眼、白内障等有益。

7 瘿脉

左右耳孔所对的耳郭后面各有一条斜向上走向的脉便是两瘿脉。瘿瘤治疗章中说，于颧脉、小尖脉、“通”脉等颈部血管和耳后瘿脉等脉上放血，或于耳尖卷槽下的瘿脉刺破后穿上狗毛线或铅线。

8　两耳内树脉

左右耳孔正前向眼睛方面量 1 寸处各有一脉，便是两耳内树脉，这两脉是从小尖脉伸出向耳孔前 1 寸处再向上颞颥方向循行的脉。

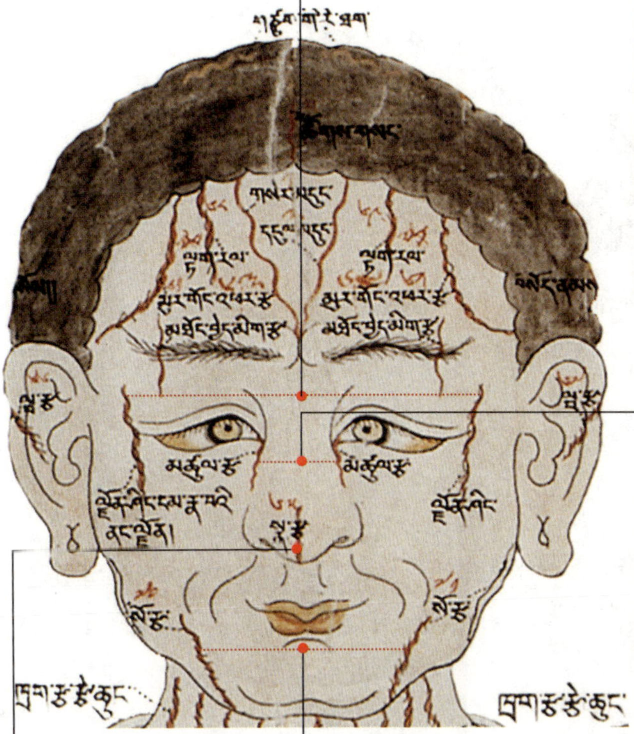

9　两腭脉

在鼻梁根左右有从小尖脉伸出的 2 条分支脉，经眼内角走向上腭的 2 条脉，叫腭脉。此脉放血对沙眼、腭病、癫狂等有益。

10　齿动脉

从嘴角两边竖纹处向下颌方向或向下颌中央两侧各量 1 寸处有 2 条动脉，此脉放血对龋齿牙痛有益。

11　鼻脉

鼻准中央有一脉即为鼻脉，放血章中说自己眼睛盯看鼻尖，于见到鼻尖的下方放血，对鼻塞、鼻腔出疹、目干涩、沙眼等有益。

12　舌山羊、绵羊脉

张口，将舌上卷看见舌背面中线左右各有一条黑而粗的血管，便是山羊脉、绵羊脉两舌脉，放血对心热症、渴病和说话困难及口舌干燥等有益。

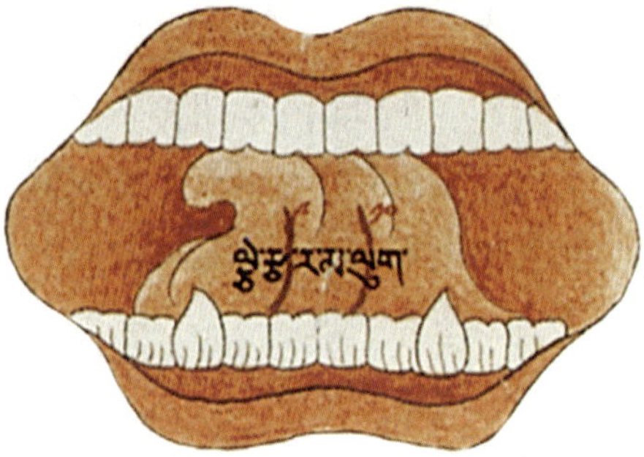

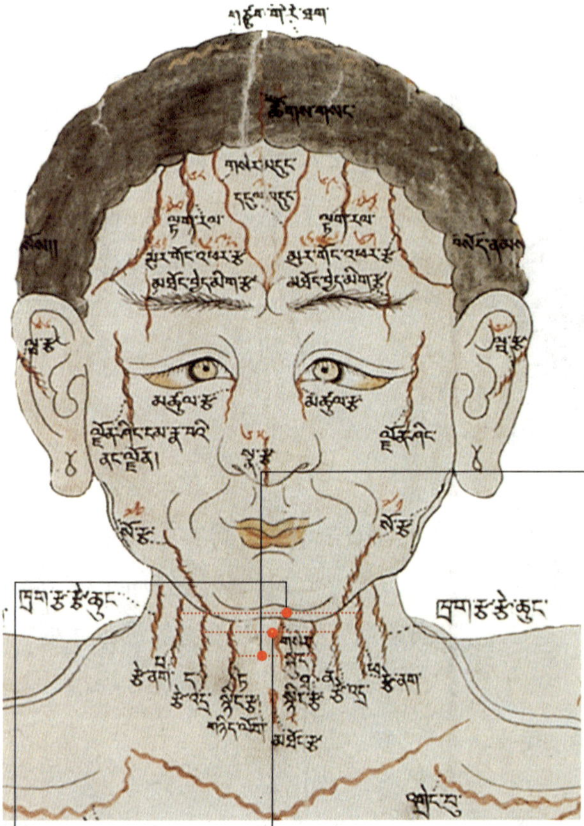

13　睡脉

喉头左右各有一条动脉，叫心睡脉或睡觉动脉，这是从心脏伸出经食道左右两边，上端连于脑膜像叶脉样分布的脉。

14　似尖脉

于两睡脉的左右旁开 1 寸处各有一脉叫似尖脉，如果此脉完全中断必定死亡，稍受打击则立即昏厥，非常险要。

15　黑尖脉

两似尖脉分别向外旁开 1 分（半寸）处各有一心脉叫黑尖脉，此脉未完全截断则有可治机会，受伤则立即要于此脉伤处的上下灸烧。

16 小尖脉

从脖颈两侧向上伸向脑内外的大小动脉 4 条。最外侧的两脉称小尖脉，确认方法为上提耳垂时有脉立即鼓显者便是此脉。放血时于锁骨上侧向上量 4 横指处放血，对上体多种热病有益。

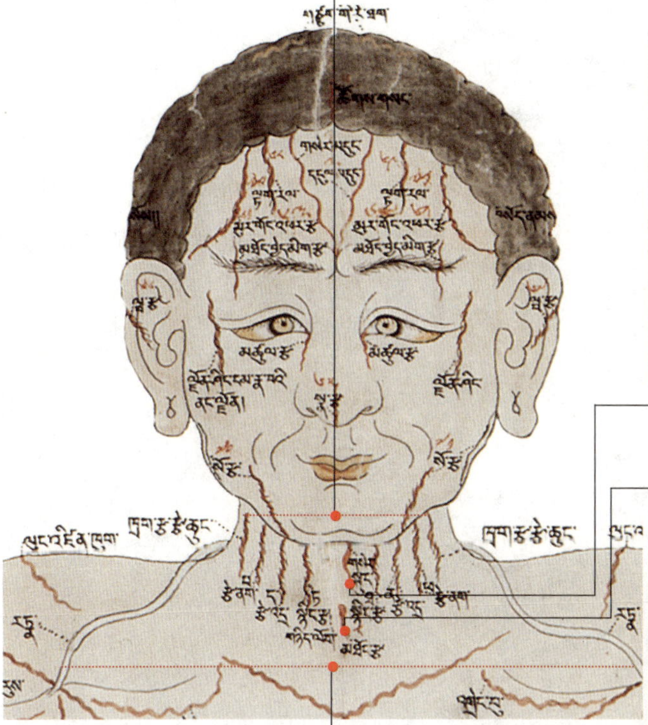

17 金线心脉

气管与食道之间有一命脉，上端是来自子肺的金线心脉，此脉中断犹如山羊羔前牙受击下颌颤动，项背强直那样，11 天之内死亡。

18 "通"脉

从天突即喉头下面凹陷处向上量 1 寸有一脉叫"通"脉，在此脉放血对咳嗽、心热引起的狂症、哮喘、喑哑等有益。

19 珍贵脉

从肩根即颈与肩相接处有一粗大白脉（神经）向左右手臂循行，这便是两珍贵脉。珍贵脉从脑桥发出走向锁骨、腋窝、肘关节，到达无名指背面，翻过指端走向手掌中央长纹下与水脉致瘫脉的末端相连。

二、躯干联络脉

1 持环弯脉

从左右肩关节向头部方向量1“恰”即4横指处为“吾索”,也就是肩胛柄端陷中,有一脉横挂于这里，这就是联系母肺、子肺的2条持环弯脉。

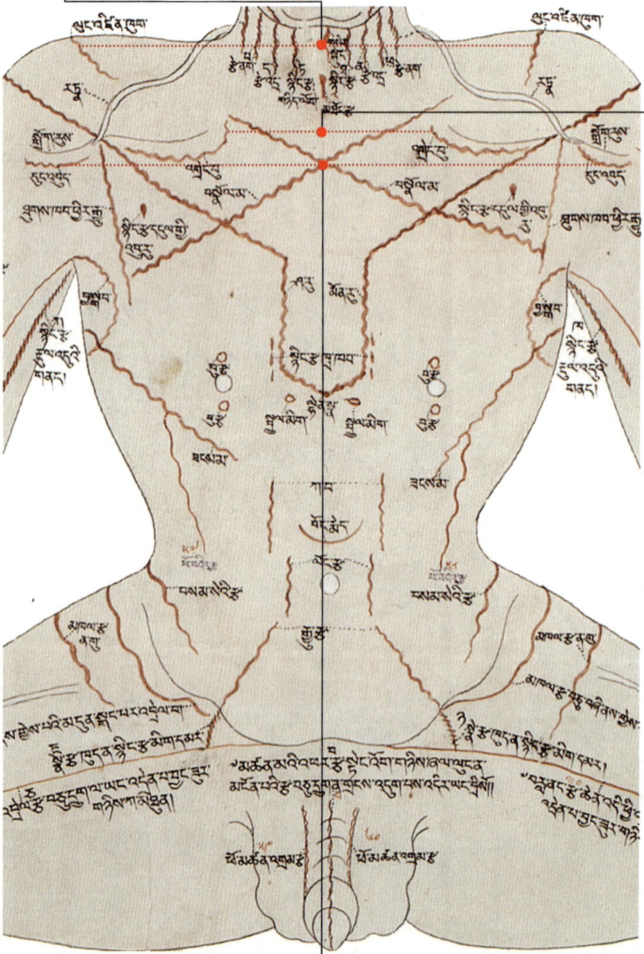

2 吹螺脉

左右臑肌内侧1“恰”处或左右肩关节向臑内侧1“恰”处，横行有一脉，这就是从肺丛即肺支气管与肺体连接处伸出的2条吹螺肺脉。

3 竖立脉

从左右乳头正前向左右锁骨外端腋窝内面方向横行有一细小血管，这就是从肺下母肺分出的2条竖立肺脉。

4 交叉脉

从蝙鼻子肺发出的交叉脉，就是从锁骨与胸骨连接处向各自对面腋窝内面交叉走向的 2 条脉，将两锁骨捆于一起。

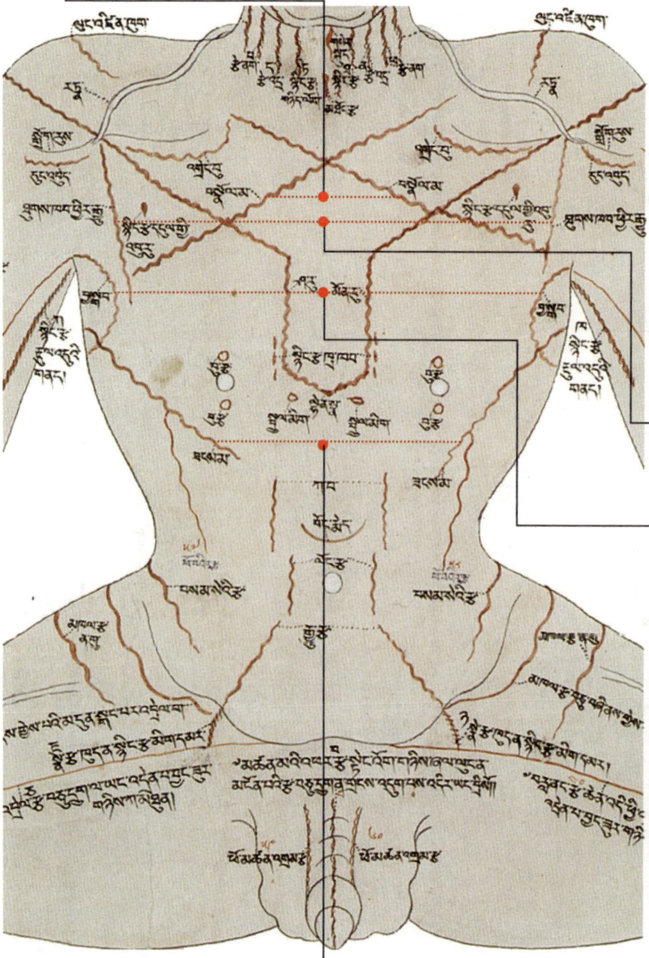

5 外驰脉

从子肺心堡发出的一脉，这就是从腋窝内面 1 寸处向天突下缘即锁骨与胸骨连接处斜上走向的 2 条外驰脉。

6 乌盖钉头脉

从子肺乌盖发出的 2 条钉头静脉，此脉从腋窝下方 1“恰”处向内外前后和上下各处伸出 1“恰”长,如上弦月状。

7 红铜脉

从左右腋窝根突出，经长肋斜下走向鸠尾附近的两脉，便是从子肺敌舌发出的红铜脉。

8　银突心脉

从左右锁骨中央向乳房方向 1 寸处各有一顶端突出似钉子样的脉，这就是 2 条银突心脉。

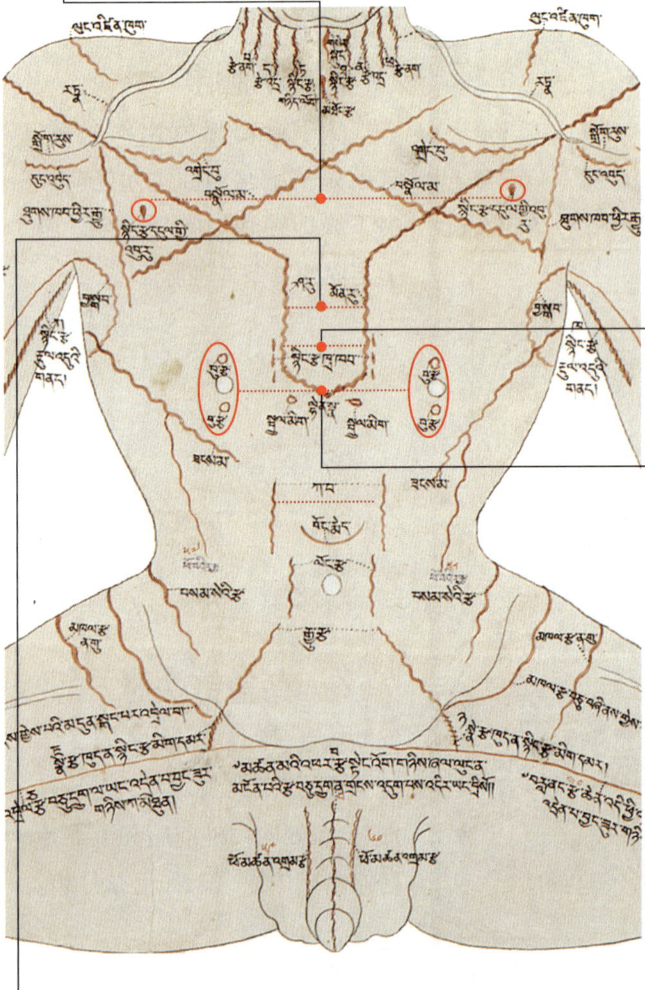

9　细针心脉

从左右胸骨向乳头方向 2 寸处有一条胸上插钢针样向上竖立的脉，便是 2 条细针心脉。

10　心子脉（乳房脉）

左右乳头上下各 1 寸处围绕有一形状圆而小的环状脉，便是 2 条心子脉。也有此是乳房周围环绕的环形乳房脉之说。上述 6 条心脉如果中断或伤之则会有伤毒流入血管。

11　“夏如”“曼如”肝脉

从黑膈膜与肝连缝中分出，于鸠尾根两缘显露于体外，又向上循行至乳头正前 2 寸处，此处属危险部位，由此又向上 1 “恰”处分成 2 支，左为“夏如”（鹿角）脉，右为“曼如”（门隅黄牛角）脉。

12 柱子胃脉

两柱子胃脉位于胃中央或位于称伴火穴——鸠尾尖向下 2 寸处左右各量 3 横指。此脉如果中断多数会死亡，伤之则会有伤毒流入血管。

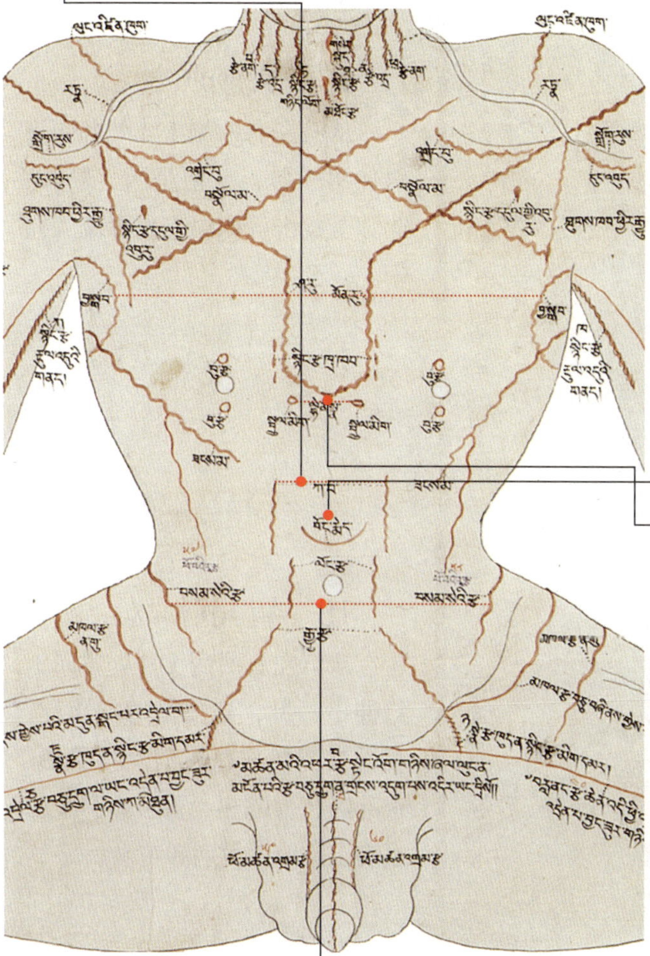

13 驴鞦脉

脐上 1 寸处有一月芽形两尖向内弯曲的脉，便为驴鞦胃脉，此形如驴鞦而得名。

14 蛇目脉

从鸠尾尖即胸骨尖端左右两侧 1 寸处各有一形如蛇眼的圆而小的脉，便是蛇目胃脉，此是连接胃的两脉。

15 “三木塞”脉

从左右两髂嵴各有一脉斜下走向鼠蹊沟——腹股相接处，此脉先粗后变细，这就是储存白、红两精液的“三木塞”（女卵巢、男精府）脉。

16 小肠脉

从脐左右两侧 1 寸处再向下一寸各有一脉延伸向鼠蹊沟，这便是两小肠脉。

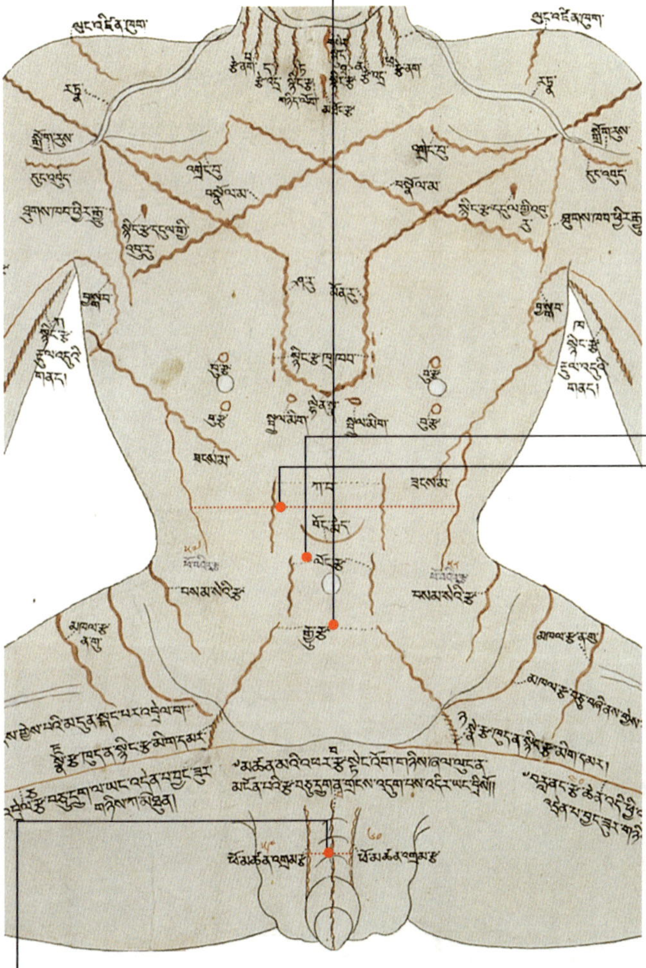

17 大肠脉

从脐左右两侧 1 寸处各向下斜伸出一脉，这便是两大肠脉，此脉受猛击等则会有伤毒流入血管。

18 胃角脉

从胃左右两侧 1 寸处各向上斜伸出一脉，这便是两胃角脉，于胃穴下角放血可消除胃隐热、紊乱热、胃陈热、胃虫病、大肠虫病、陈旧性血病和黄水病等。

19 阴茎侧脉

阴茎两侧各有一细而长的脉伸向龟头颈部，这是两阴茎侧脉，于阴茎腰部的中央放血；女子此脉放血时，用木夹夹住大阴唇，于内面的正前放血，可治会阴瘘、阴部灼痛和肿胀、黄水引起的瘙痒、梅毒等。

三、上肢联络脉

1　臑脉

从上臂羊尾肌（三角肌）上向下至肘窝的静脉，便是两臑脉，放血时于羊尾肌下用细绳扎紧，在向下 4 横指处的臑中央割刺放血。

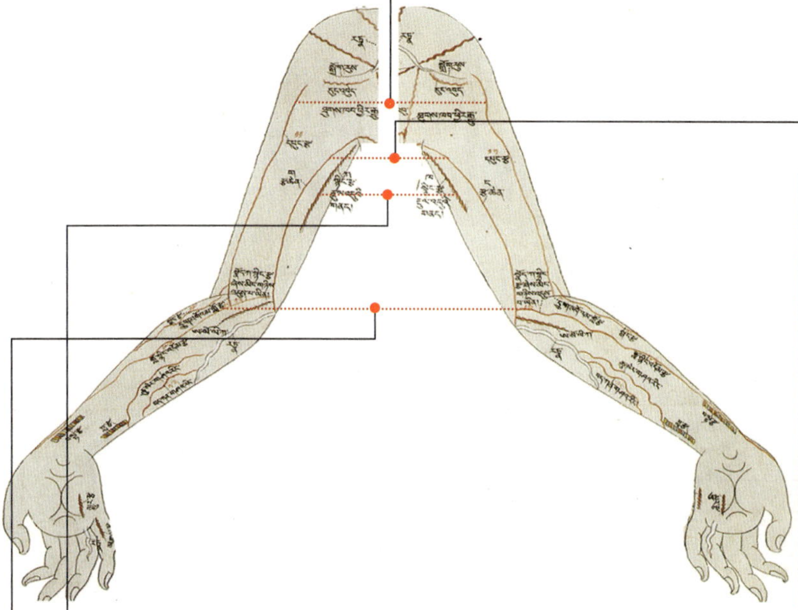

2　大脉

从左右腋窝下显露于外，经上臂内面走入肘鹰嘴内面的 2 条血脉，便是手臂两大脉。

3　汗聚心脉（腋动脉）

从腋窝根走向上臂内面，再下行进入臑中央隐于肌肉缝隙的 2 条血脉，便是两汗聚心脉，此脉是从心脏分出行走于上肢的动脉，非常危险，也是引起上体体温增高或消失和死亡的危险脉道。

4　“诺嘎”脉（肘正中静脉）

位于肘窝，是臑脉和大脉的汇合静脉，便为“诺嘎”心脉，又叫“阿索”。此脉从肘窝分出与下面所讲的“阿索立嘎”心脉相伴而行，放血时应采用复切法。

5 “冈”脉

从左右小臂外侧隆起冈面上下走向的2条细长脉，称“冈”脉或肺角脉，于肘窝向小臂外侧冈面量4横指处割刺放血，对肺部疾病有益。

6 六头脉或肺脉（贵要动脉）

在肘窝臑脉的脉稍上下纵行，这便是2条六头肺脉，在肘窝向小臂方向下量4横指处放血。

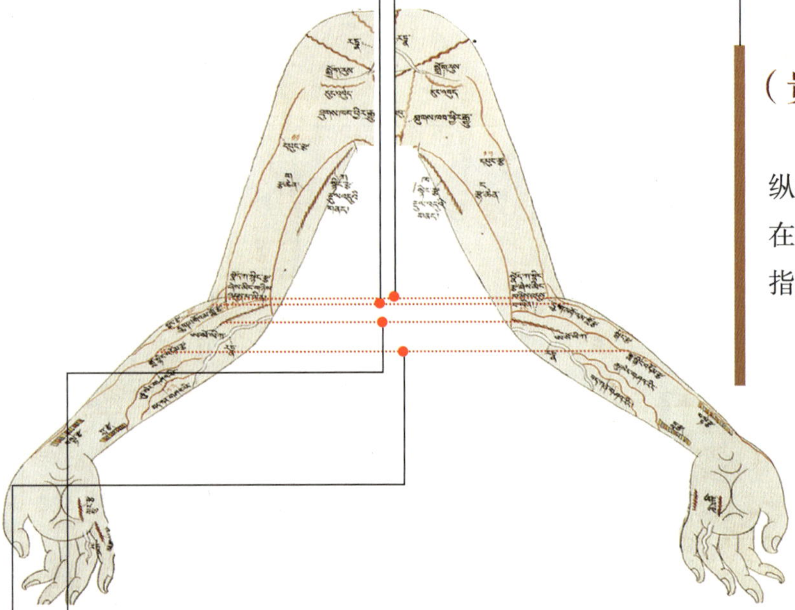

7 “阿索立嘎”脉（肱动脉）

从肘窝内面向小臂中间斜着行走，以后隐于肌肉中间，将这一心脉称为“阿索立嘎”脉。此脉属外显于体表的动脉，是引起上体体温增高或消失和死亡的危险脉。

8 心肺合脉

运行于肘窝的心脉“诺嘎”和肺脉六头两脉汇合后，脉端经小臂窜入诊脉（桡动脉）外角，这便是心肺合脉，放血时于虎口向上一拇指处打有脉结的上面放血。

9 培根“夏让”脉（小臂正中静脉）

小臂内面中央向下有 3 条脉，最外或走向小指方向的脉便是培根“夏让”脉，放血时于肘窝至手腕纹二分之一的小臂中央 3 条脉的最外一条上放血。

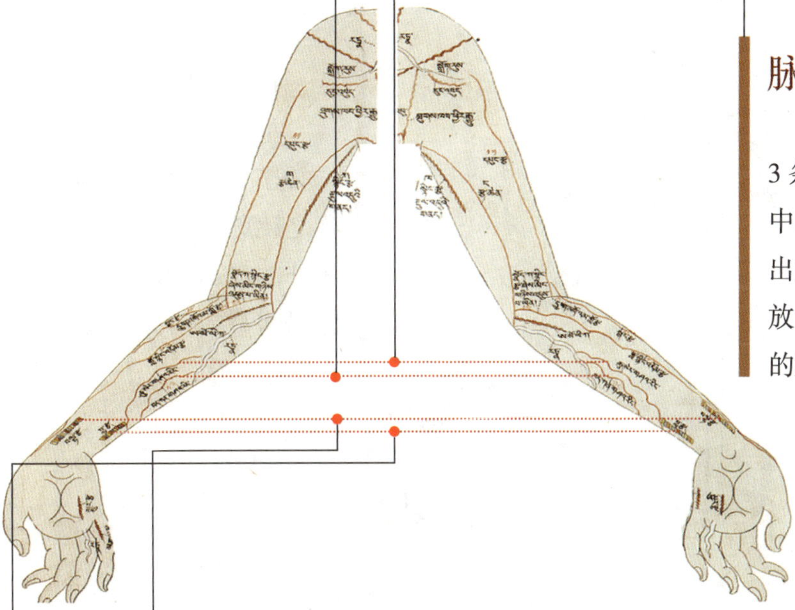

10 黄水“夏让”脉

小臂阳面即内面向下有 3 条较直脉，其中进入小指中的一脉便是从短角肝脉发出的分支脉黄水“夏让”脉，放血时于小臂外侧向下走向的第二脉上放血。

11 诊脉（桡动脉）

腕部骨突壁上各有一条动脉即诊脉，将寸、甘、恰三指依次按在此脉上，三指的上、下角，左右两手所候 12 个脏腑，可切诊上下体和各个脏腑的疾病。

12 魂脉（尺动脉）

两手腕下角即小指方向的两筋腱之间各有一动脉叫魂脉。生命所依的灵魂依赖此脉在人体按一定线路每月往返于头顶和足心。诊此脉搏动次数可测知人的寿命长短。

13 疾脉

左右无名指根关节至手心各有一动脉，称之为疾脉，此脉的末端在手心绕圈运行，称为火轮。

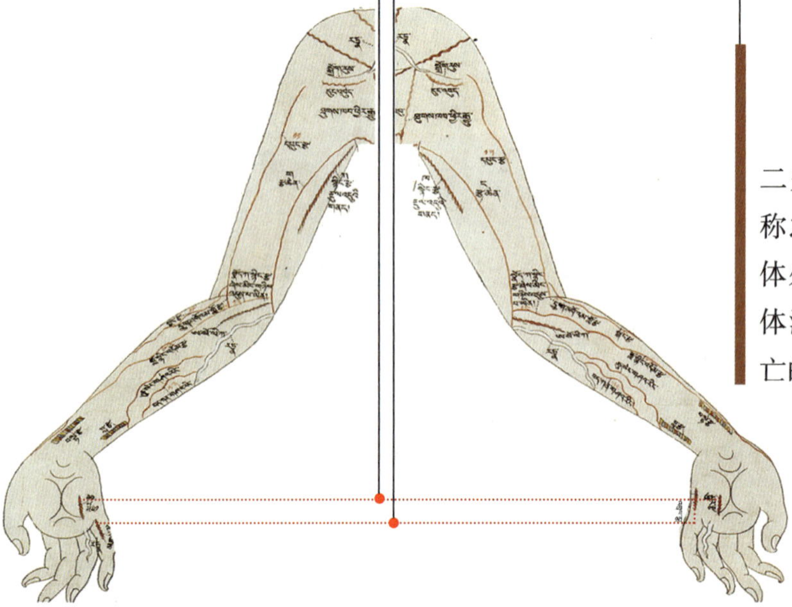

14 跳脉

左右小指根关节和第二关节之间各有一动脉，称之跳脉，此脉是突显于体外的动脉，是引起上体体温增高或消失，甚至死亡的危险脉。

四、下肢联络脉

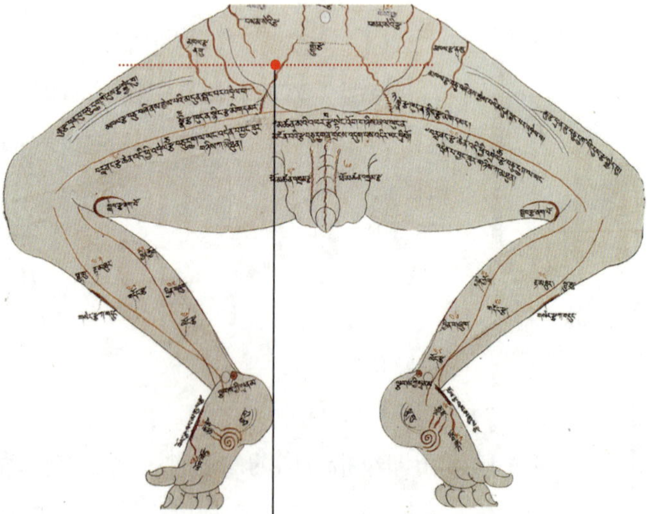

1 “那勾”肾脉

左右髂嵴到股内面各延伸有3条脉，最外的一条便是“那勾”肾脉，此脉是从肋辐母肺分出的2条脊旁脉延伸向第十四椎正前的脉，称之为黑肾脉，此脉向四面各分出一脉，其中显露于髂嵴的两脉，又称作髂嵴“那勾”肾脉。

2 恋骨肾脉

髂嵴两边向下走向鼠蹊沟方向的黑肾脉在髂骨上面分支出两脉，一脉延伸向股冈，称之为恋骨肾脉，此脉经鼠蹊沟与生殖器和膀胱相连。

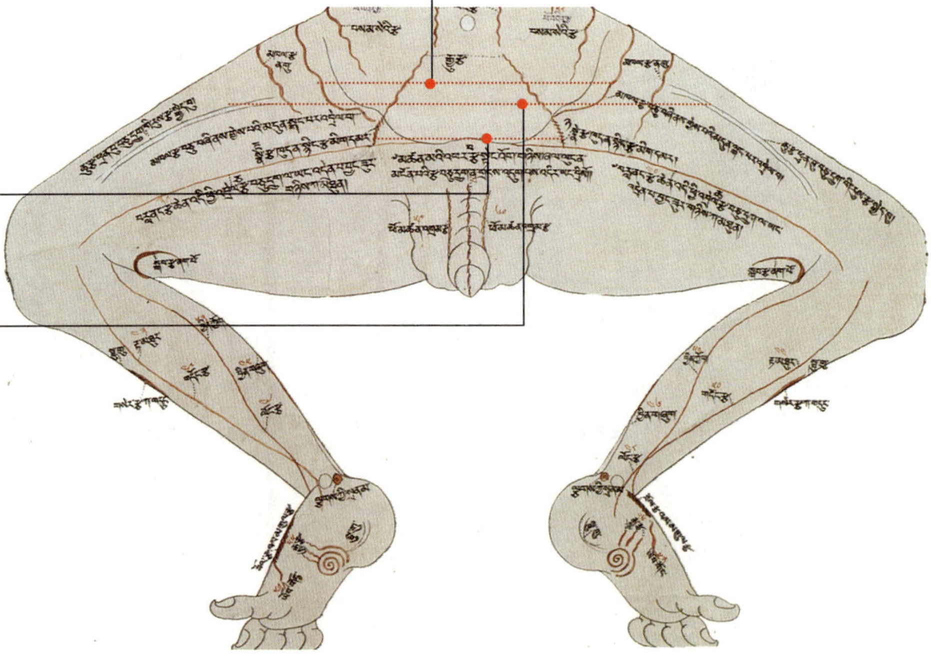

3 三角灶骨脉

从左右鼠蹊沟向股冈各伸出一支粗而长的脉，这是管状水脉（神经）的分支从十四椎走向前身髂骨上面显露出的两三角灶骨脉的危险部位，此脉位于离膝关节上缘 4 横指处的"年光"（骨四头肌下端）。

4 红眼心脉

腹肌与股肌连接处即左右鼠蹊沟中各有一动脉，这便是红眼心脉（髂外动脉），此脉是从脊柱黑命脉（主动脉）分出向下走向鼠蹊沟至股上，是联络四肢表层的 16 条显露脉之一。

5　股内大脉

鼠蹊沟至膝关节之间有一粗而长的脉即为股内大脉（大隐静脉），对此脉南北两学派都列入四肢表层16条显露脉之中，放血时于髂骨内角向上4横指处放血，对大肠、小肠外伤感染，睾丸肿胀，痔疮及子宫疾病有效。

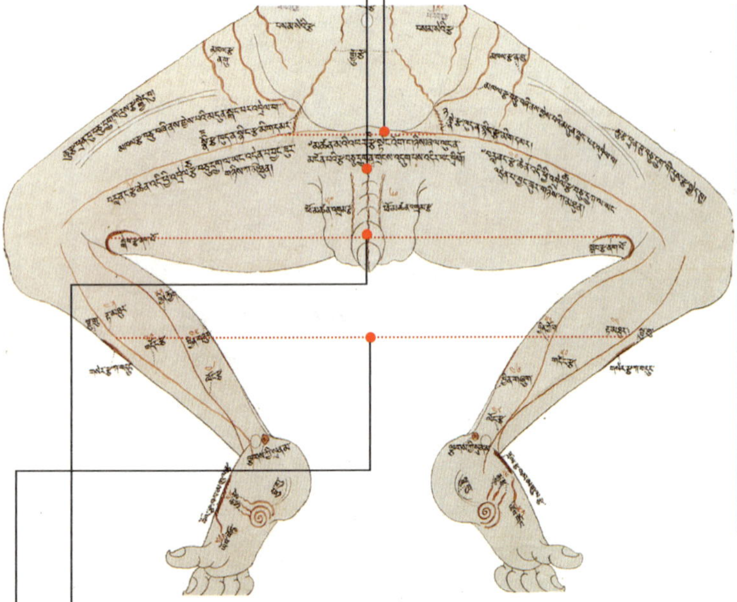

6　生殖器上动脉

阴茎根靠上中央有一动脉，这便是阴茎根上下两动脉之中的上动脉，此脉《祖先口述》中列入四肢表层16条显露脉之中。

7　黑腘脉

左右腘窝内有一条黑而粗的静脉，这便是黑腘脉（腘静脉），放血时于腘窝向下4横指鱼肌（腓肠肌）处放血，对脊柱强直后仰、腰胯刺痛、肾病下落水肿、月经不止等有益。

8　笼头脉

从膝关节下缘向下胫骨中央有一条形状像张开的马笼头样的静脉伸到胫嵴两侧，这便是笼头脾脉，此脉放血对脾血热增盛等有益。

9 金柱脉

从左右两脚外踝关节向上 4 横指处的胫嵴上各有一条动脉，这就是 2 条金柱脉（胫前动脉），属危险脉道。

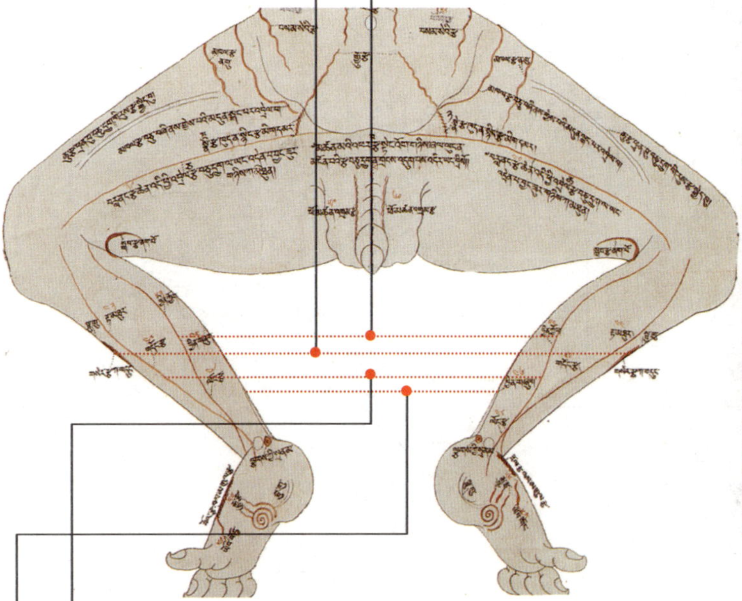

10 鱼弯脉

从左右黑腘脉各向下经鱼肌走向内踝的一条细而长静脉便是鱼弯脉（胫后静脉），放血时从外踝向前的弯曲脉上放血，对肾腰刺痛、肾脓肿、不孕症、痛风、黄水积于关节等有益。

11 胫脉

笼头脉末端从胫嵴向下运行至内踝面的一条脉便是胫脉（胫前静脉），放血时于足背关节上面向上 4 寸处胫外侧骨缝中放血。

12 腨端脉

鱼肌下面向外踝运行的一条血脉即为腨端脉，此脉在鱼肌尾故为鱼肌尾脉（小隐静脉），放血时从足跟向外踝外侧向上量 1 食指即 6 横指处放血。

13　踝脉

左右鱼弯脉末端各向内踝骨突面运行的一脉便是两踝脉，放血时于内踝骨突向上 1 寸处放血。

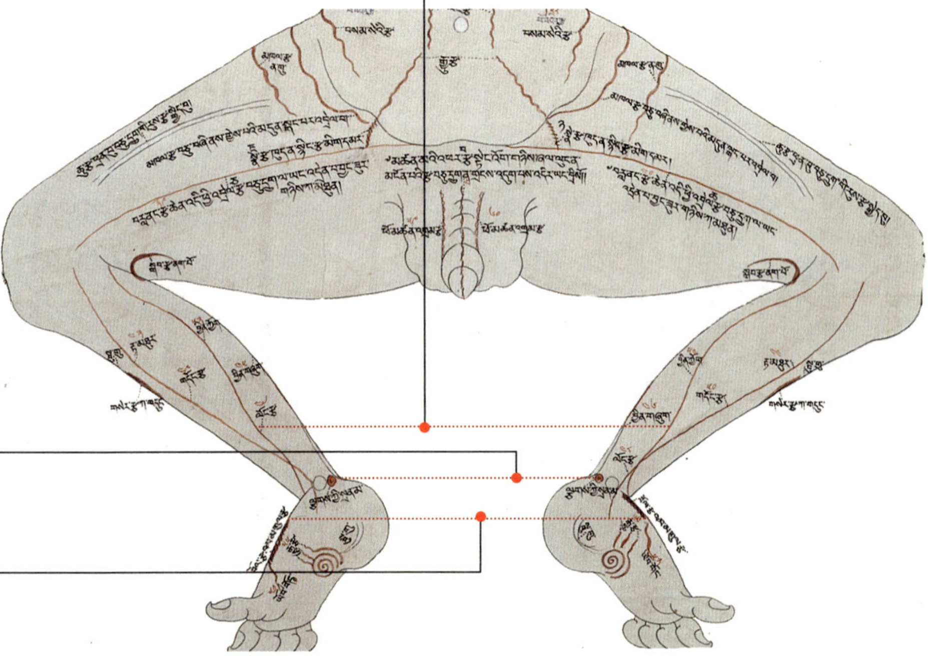

14　铁豆脉

两足内踝骨突外面上各有一形似豆子样的隆血二合动脉，此是属 14 足动脉之一的铁豆脉（胫后动脉），属危险脉道。

15　足背脉或跳动脉

两足足背冈上各有一动脉即为足背跳动黑脉（趺阳脉），人死亡时五元从边缘逐渐收缩，因此死亡与否诊足背跳动脉便可知晓。

16 行脉

足心内侧稍微弯膛处，竖立有 3 条脉总称为行脉（也有称小肠脉的），放血时于二分之一中趾至足跟距离中央或足内侧弯膛处三脉的中央一脉放血。

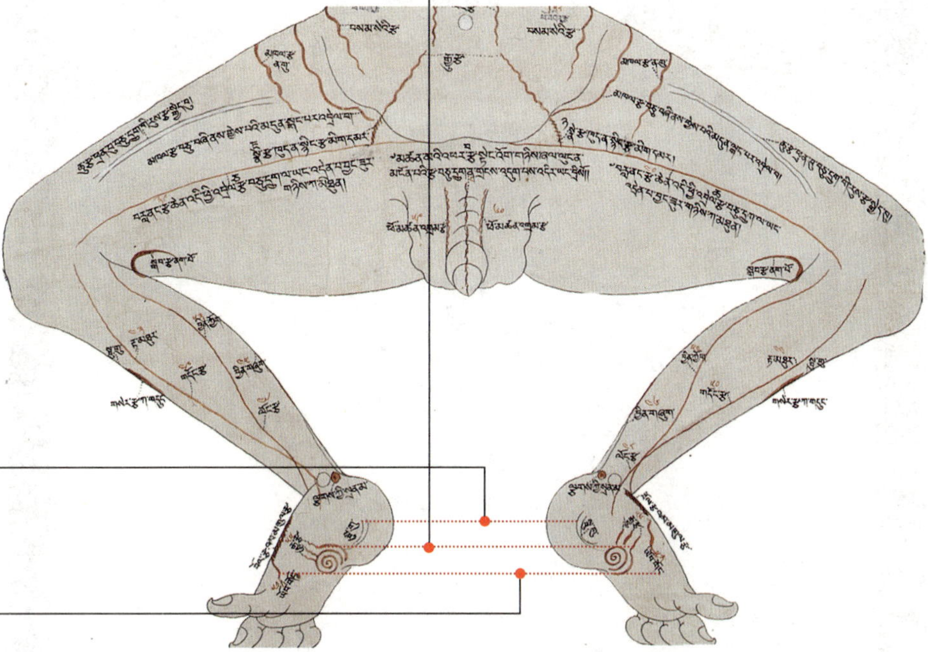

17 镫脉

足拇趾跟关节和踝关节中间有一弯曲静脉即为镫脉，此脉恰在骑马踩镫时镫环之下故称镫脉，与肾脉相连。

18 管状脉末端

足跟骨内面有一条白脉（神经）即为管状水脉末端，管状水脉在下体经骶骨与髋骨缝，从髋臼显露而出，再下行至股大肌外侧、小腿肚（鱼肌），经足跟与外踝之间、中趾和小趾到达足心。

图七

“伦丁”学派所讲的脉络和放血脉位（背面）

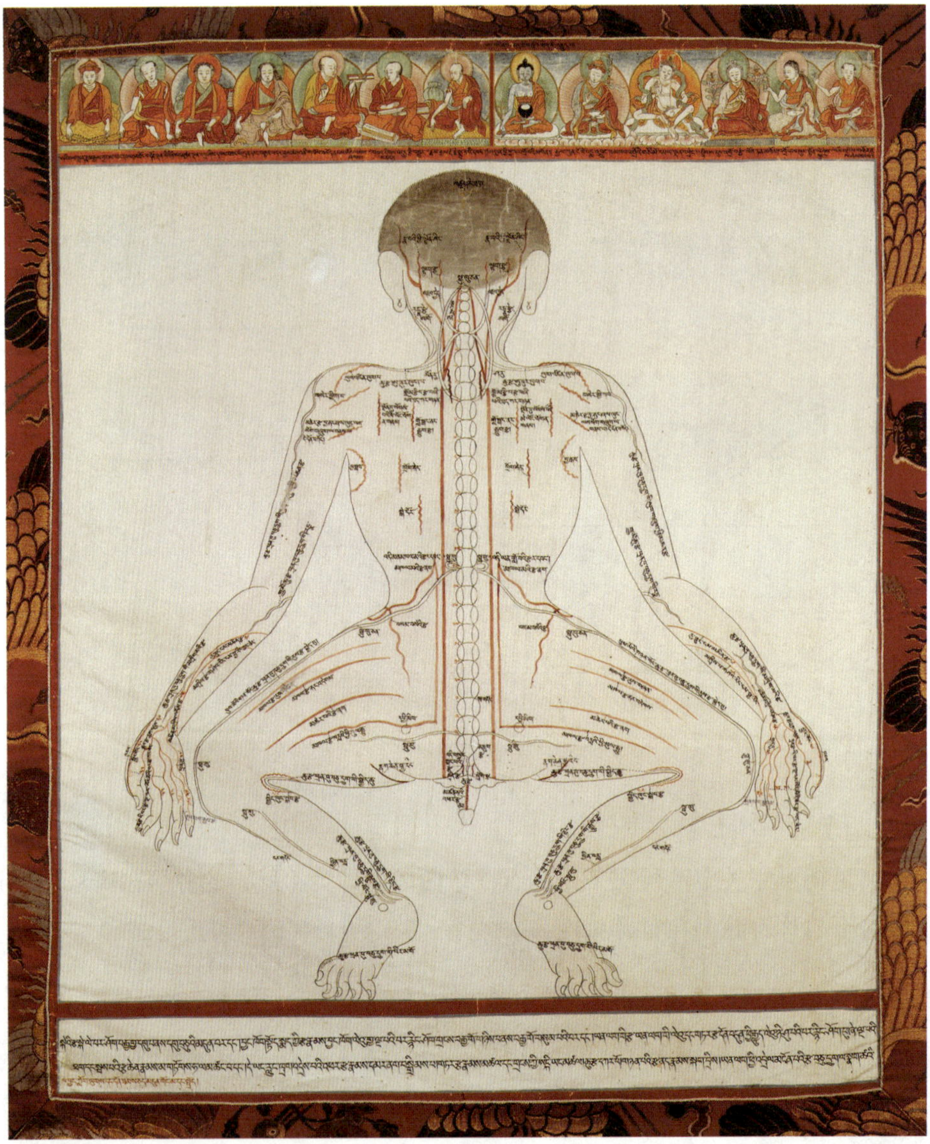

头部有肌肉脉 20 条，其中位于背面的 4 条；放血脉 77 条，其中位于背面的 24 条；水脉 6 条皆在背面，细小水脉 16 条中位于背面的 14 条；肺脉 24 条，其中位于背面的 10 条，肝脉 2 条、脾脉 2 条、胆府脉 2 条、膀胱脉 3 条均位于背面，肾脉 6 条中 4 条位于背面。本图讲述位于人体背面的全部脉络。

一、头颈联络脉

1 耳外树脉

在左右耳尖背后两侧各有一条从颈部向上延伸来的静脉，便是两耳外树脉（耳后静脉）。此脉由左右黑尖脉分出，是从耳垂下走向耳后的一分支脉，放血时从耳孔所对的耳背面 1 寸处放血。

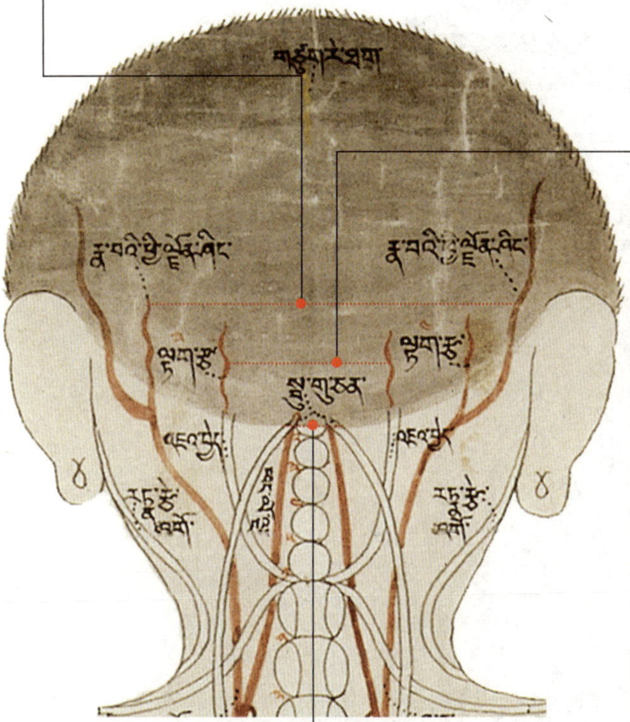

2 枕脉

从枕骨隆突左右旁开 3~4 横指处各有一条向上走向的细小血脉即为两枕脉，放血时从后囟门左右向上 4 横指处或枕骨隆突处左右旁开 3 横指再各向上 3 横指处放血。

3 水脉

3.1 管状脉

两管状水脉是从脑心（小脑）分出显露于后颈窝，走向大椎左右旁开 1 寸处，下行至第五椎后收拢与脊髓相连，又于第十四椎显露与“三木塞”和肾相连，行骶骨与髋骨缝隙显露于髋臼，再依次经大腿外侧、鱼肌、足跟与外踝间隙、中趾等到达足心。

3.2 致瘫脉

两致瘫水脉（正中神经）是从脑桥分出显露于后颈窝两边发旋处，走向大椎，经肩部隐没于肱骨与肩胛骨间隙，从这里又分为两支，一支经肩关节窝和三角肌走向肘部，一支走向腋窝外侧至肘与前一支相连，绕腕关节越大拇指至手心与珍贵脉末端汇合。

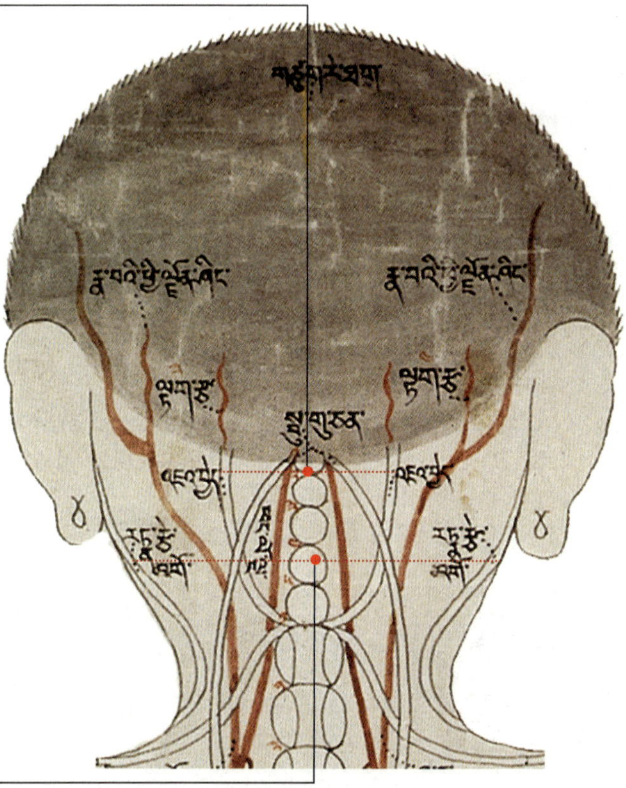

3.3 珍贵脉

两珍贵水脉从脑桥分出显露于耳垂下，隐没于锁骨，经腋窝和肘窝从鹰嘴向下走向无名指头，到达手心中央纹之下与致瘫脉末端汇合。以上 3 种水脉由于联络着人体关节、韧带和筋腱等，伤之则会导致瘫痪或肿胀。

二、躯干联络脉

1 “阿索扣巴”水脉（神经）

从左右肩关节向颈部量 1 “恰” 即 4 横指处各有一下陷的骨槽叫 “阿索”，此骨槽中有一斜卧的水脉称 “阿索扣巴”，此脉是左右两致瘫水脉从大椎边向肩部循行的脉。

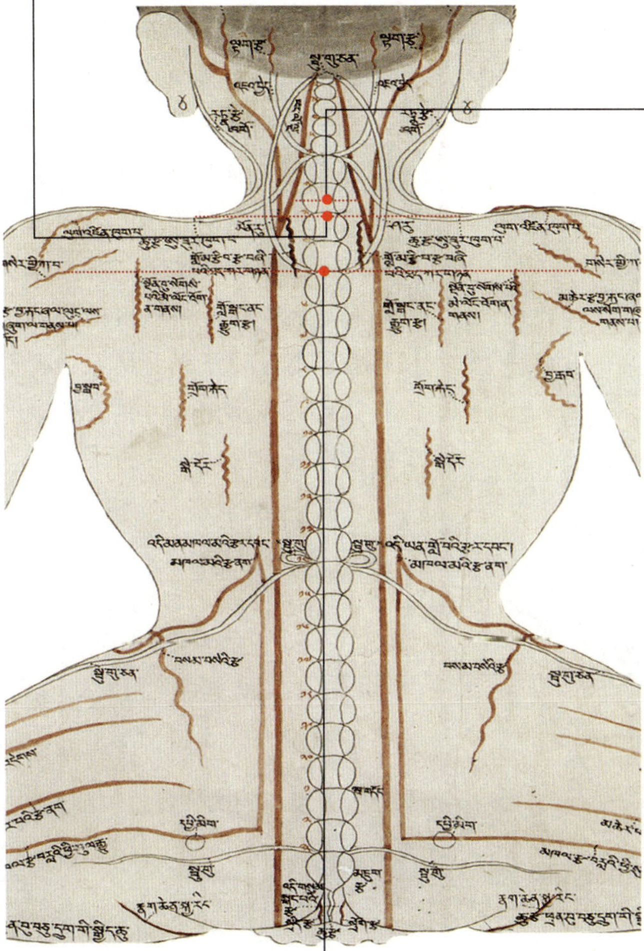

2 “夏如”“曼如”脉

属于肝脉的 “夏如”“曼如” 两脉是从黑膈膜与肝脏连接处分出，在脊柱第三椎正中向左右各分出一支脉，右为 “夏如” 脉，左为 “曼如” 脉，向耳后循行。

3 金柱脉

循行于左右肩、胛骨、臑三者之间的胆脉，其末端向下稍斜着向臑延伸，显露于肩与锁骨关节缝隙，这就是金柱胆脉，此两脉是产生赤巴热的要害脉。

4 鸡爪脾脉

此脉从左右肩胛骨镜中央伸向胛骨柄边1食指处称马肉肌肉缝，再斜上走向4横指处，但《祖先口述》中说，位于胛骨柄。

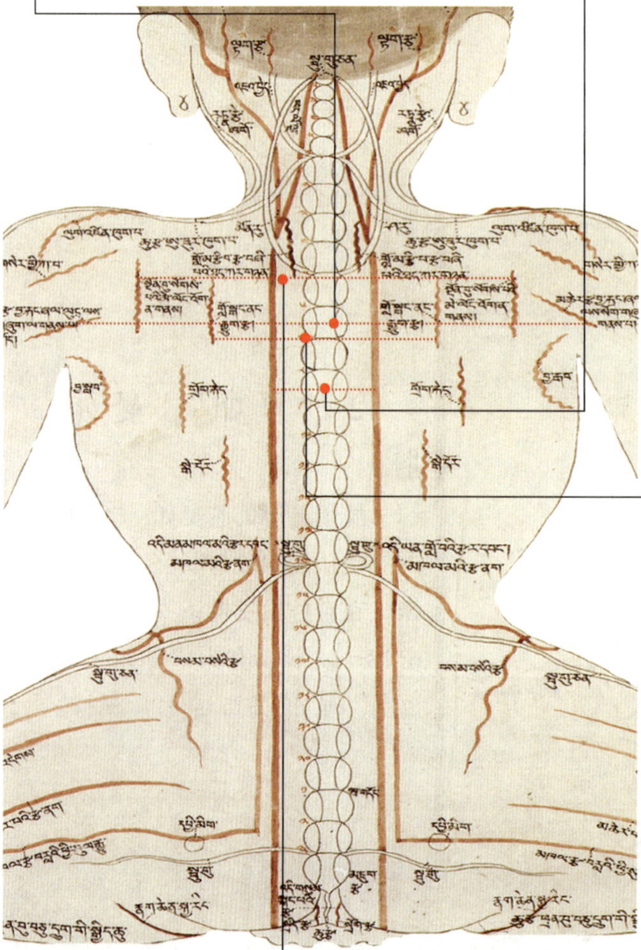

5 两椎旁脉

从母肺发生的两脊椎旁脉，于第四椎左右旁开1寸1分处向上下左右分出4条脉，其中2条脉跨过肩膀走向胸前，2条脉从后颈窝扁筋旁走向头部，名叫黑枕脉。由于第十三椎正前膈膜以上属肺脉系，因此将这段椎旁脉又称为肺脉；以下属肾脉系，因此将第十四椎旁开1寸1分处以下的脉称黑肾脉。

6 “宛吾”脉

于左右胛骨镜中央之下面各有一如蛇样盘踞的脉，这就是从子肺驹眼发出的两“宛吾”肺脉。

7 内弛脉

第六椎向左右旁开5横指处各有一条上下竖立的脉，这就是从母肺冈发出的两内弛肺脉。

8 蚁腰脉

第十椎左右旁开 1“恰”即 4 横指处各有一条上下竖行的脉，这就是从母肺虎头分出的两蚁腰肺脉。

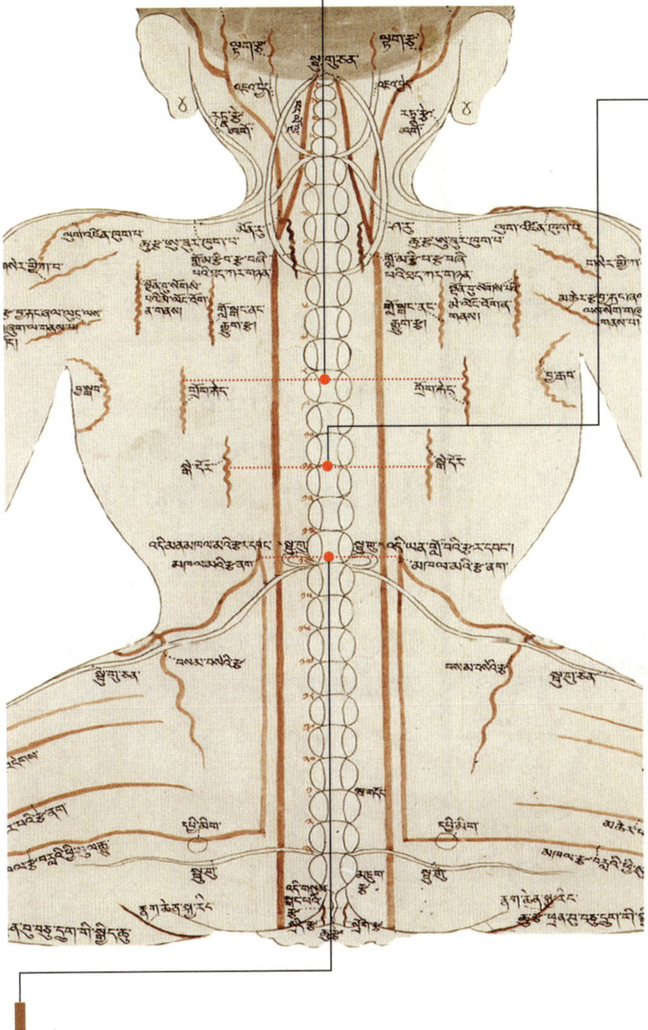

9 “盖多日”脉

第十椎左右旁开 1“恰”即 4 横指处各有一条上下竖行的脉，位于蚁腰脉之下一点，这就是从母肺漏端分出的两“盖多日”肺脉。

10 黑肾脉

从母肺肋辐分出的两脊旁脉延脊柱左右旁开 1 寸 1 分向上下运行。由于第十三椎以下属肾脉系，因此延伸至第十四椎旁开 1 寸 1 分向下行的这段脉称黑肾脉。

11　管状水脉

从脑心（小脑）分出的两管状水脉，于后颈窝显露向下走向大椎左右旁开 1 寸处，在第五椎连入脊髓之中，从第十四椎走向髋部并显露于此，经大腿冈、膝关节、小腿胫面向下走向拇趾鳌头转足心纹下结束。也有走向小趾背面和足跟之说法。

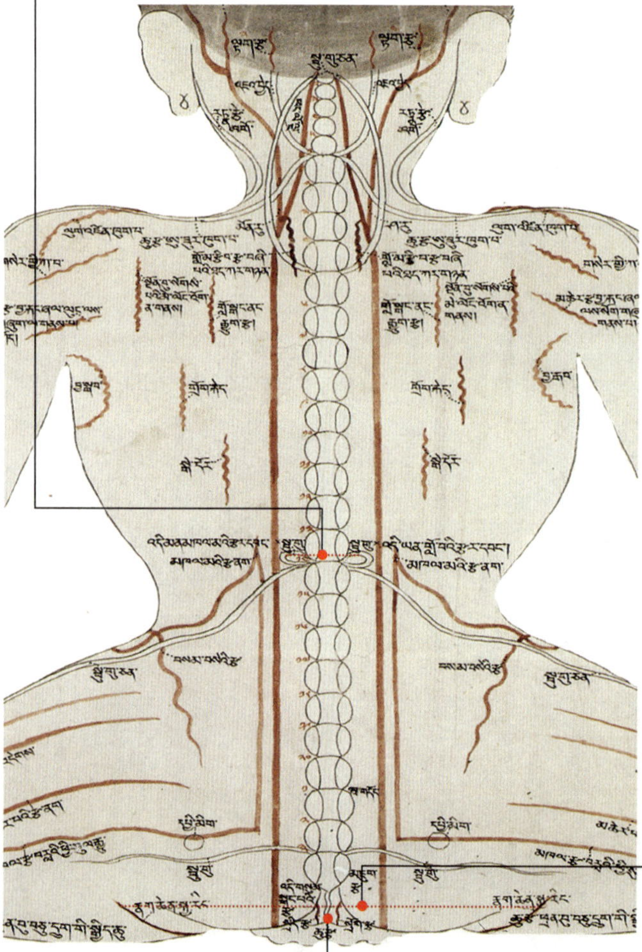

12　臀白长脉

在左右臀大肌长纹边各有一脉向上走向，称为臀白长脉或白长胆脉，属危险脉道。其末端进入鱼肌内面韧带间。此两胆脉和两金柱胆脉共 4 条脉是产生赤巴热的危险脉。

13　水脉、命脉、嗣后脉

属于膀胱脉系的有水脉、命脉、嗣后脉三脉。它们竖立于阴囊或阴道口与肛门之间，中脉为水脉、右脉为命脉、左脉为嗣后脉。这些脉如果发生断离多数人要死亡，击打伤之则出现尿闭、断后等问题。

三、上肢联络脉

1 三角肌至腋窝外侧水脉

运行于臑羊尾肌（三角肌）以下的水脉末端是十六细小水脉之一的三角肌至腋窝外侧的水脉，此脉是从后颈窝两边发漩处分出的致瘫水脉延伸到三角肌和腋窝外之间向下走向，联络上肢，主司运动的脉。

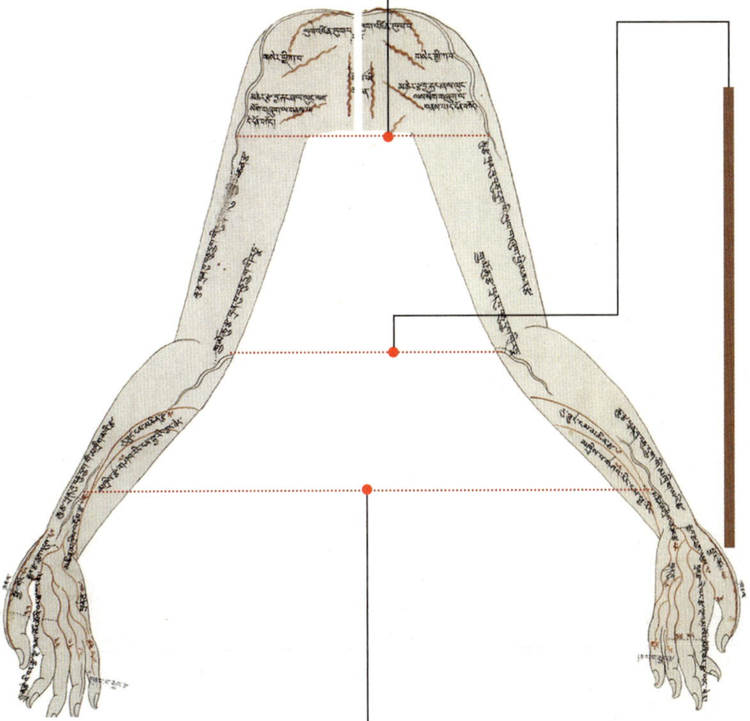

2 肘珍贵水脉

两肘关节下缘至鹰嘴之间各有一隆（风）运行的珍贵水脉又名珍贵风脉，此脉向下臂背面延伸，是分布于肘部的16条细小水脉之一，属危险脉道。

3 手腕细水脉

从左右两腕关节外侧向拇指背面各有一脉延伸，这就是属于16条细小水脉之一的手腕水脉，16条细小水脉如果受伤则导致隆（风）妄行和人体运动功能丧失，实属危险脉道。

4　短角肝脉

从肘鹰嘴外侧至小臂背面有一如弓状弯曲血脉（静脉），这就是短角脉，或名威福肝脉。放血时于鹰嘴向下 4 横指小臂背面放血。

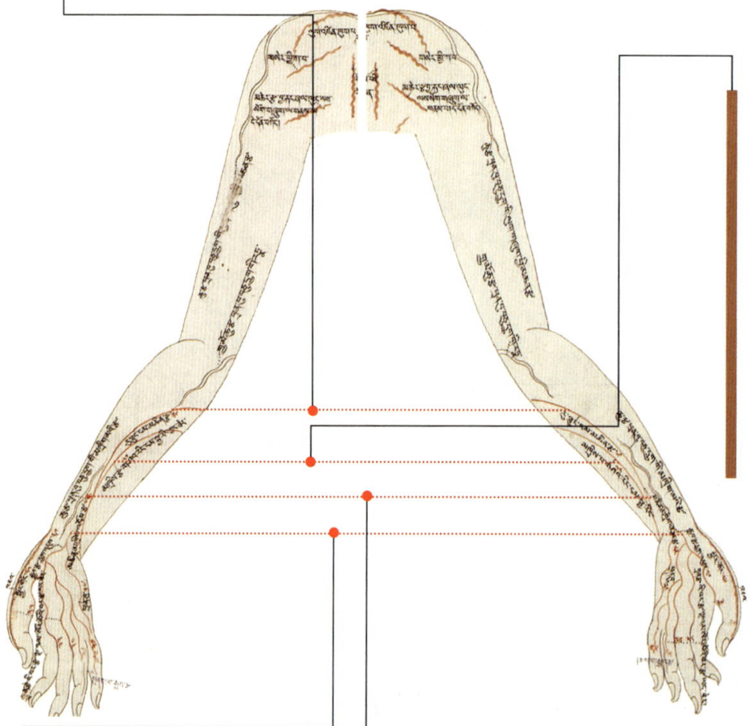

5　赤巴“夏让”或白长脉

左右小臂背面各有一稍微内弯与短角脉相连的赤巴“夏让”脉或名赤巴白长脉，放血时于无筋腱的脉位处放血。

6　肝胆合脉

左右小臂背面向手腕方向各有一条短角肝脉与赤巴“夏让”胆脉合二为一的脉就是肝胆合脉，放血时于腕上 5 横指处放血。

7　手背六合脉

手腕背面腕关节下缘 4 横指处各细小脉汇合为一脉，这便是手背六合脉，放血时于腕关节向下手背 4 横指处放血。

8 无名指背脉

腕关节向下无名指背面有一静脉即为无名指背脉，是胃、脾、肾为主的脏腑总脉，放血时于无名指近关节向上 1 寸无脉结处放血。

9 “占则”缝脉

手背两两指缝向上一点有各脏腑的合脉，称“角日”脉或“占则”缝脉（小骨缝脉）、指间缝脉等。右手食指中指缝脉为肺大肠合脉，中指无名指缝脉为肝胆合脉，无名指小指缝脉为肾膀胱合脉；左手食指中指缝脉为心小肠合脉，中指无名指缝脉为脾胃合脉，无名指小指缝脉为左肾“三木塞”合脉。女子肺大肠合脉与心小肠合脉左右相反。

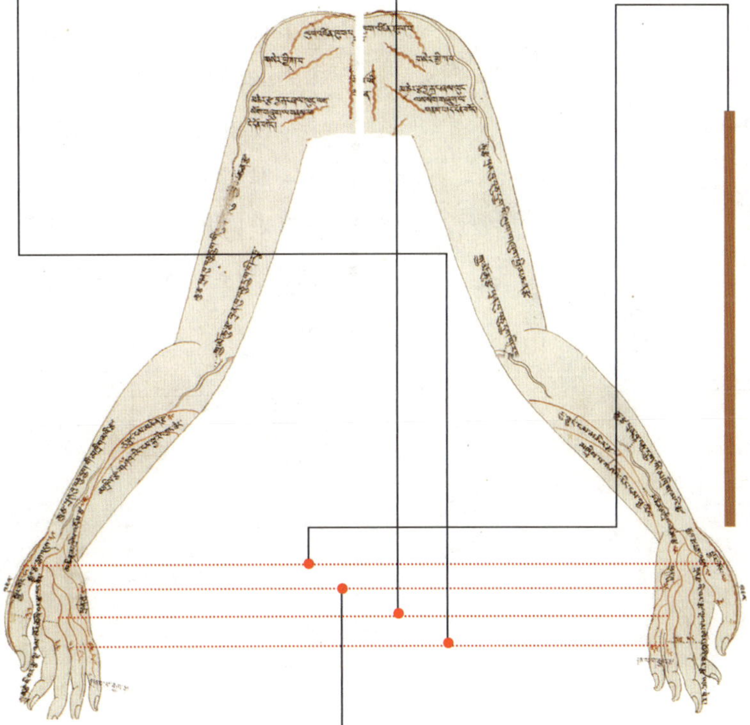

10 虎口上脉

从左右腕关节骨突缘向手背拇指冈走向的一静脉，称之为虎口上脉，放血时从虎口向上 1 寸处放血。

11 小脉

从左右手背腕关节中央各向小指近关节走向的一静脉，称之为小脉，放血时于腕关节外侧向下 4 横指处放血。

四、下肢联络脉

1 恋骨肾脉

从母肺肋辐分出的两脊旁脉延伸至第十四椎左右旁开 1 寸 1 分处的脉称黑肾脉，此两脉在这里各向上下和左右伸出一脉共 4 条，其中 2 条于髂嵴显露出来称为“那勾”肾脉，然后从这里走向股冈的称恋骨肾脉，此脉经鼠蹊沟与生殖器和膀胱相连。

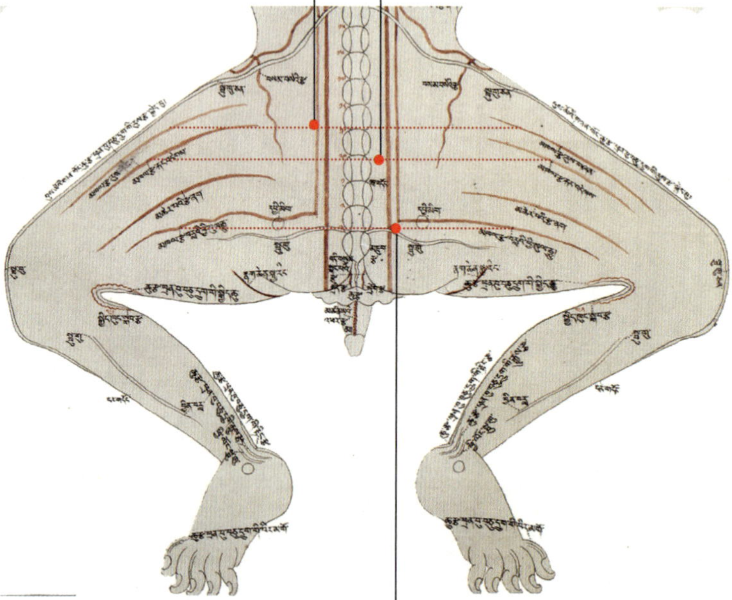

2 提足肾脉

上述两脊旁脉延伸至第十四椎左右旁开 1 寸 1 分处的脉称两黑肾脉，此脉在这里各向上下左右伸出一脉共 4 条，其中 1 条于第十四椎处向左右股冈外侧循行，称之为提足肾脉。

3 股外褶肾脉

从母肺肋辐分出的两脊旁脉至第十四椎左右旁开 1 寸 1 分处的脉称两黑肾脉，此脉向上下左右伸出一脉共 4 条，其中 1 条于第十四椎处向下经尾骨循行于臀大肌长纹、髋臼边和股外侧缝，称之为股外褶肾脉。

4 黑脾脉

循行于左右股冈外侧至髌骨缘的脉从上向下数第 3 条脉，即为两黑脾脉，此两脉与上述的六肾脉共 8 条脉是引发培根寒症的脉，属危险脉道。

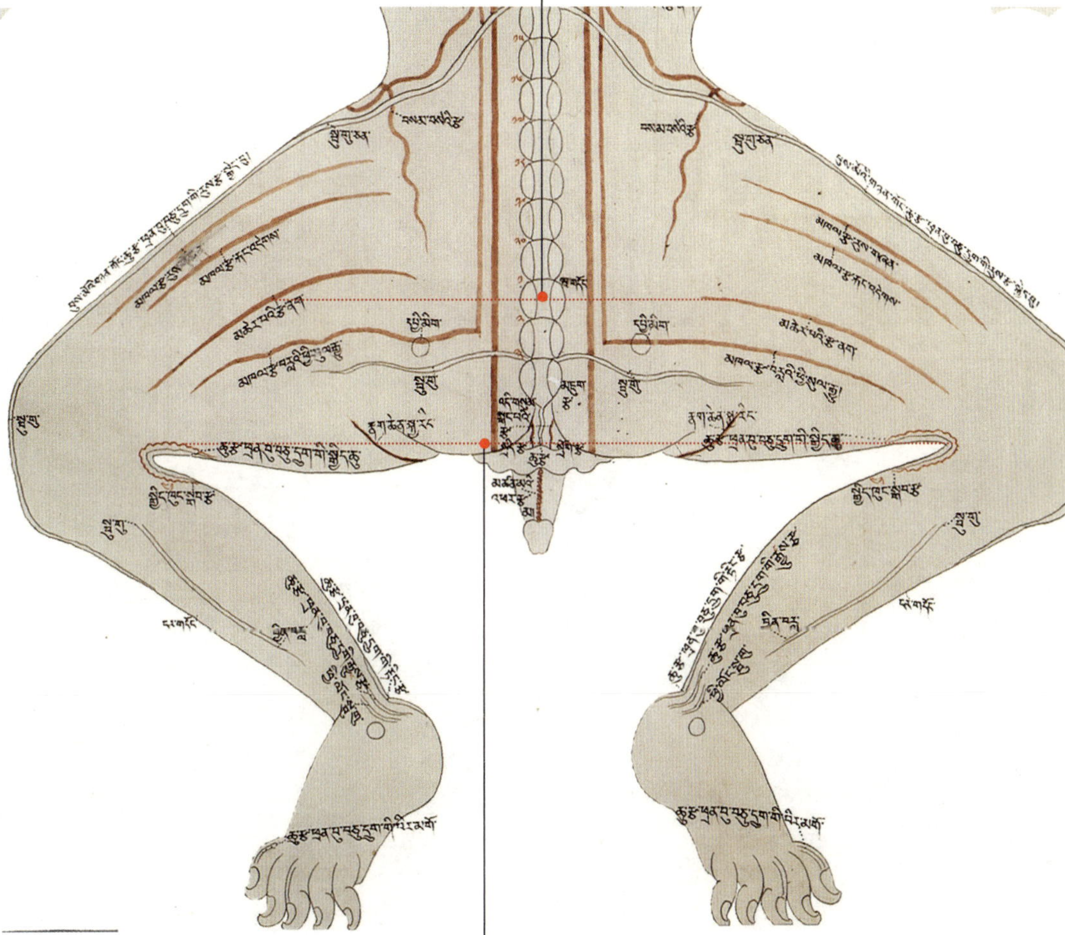

5 细小水脉中的腘筋脉

左右大腿腘窝内面各有一条白脉，这就是 16 条细小水脉中之两腘筋脉。此脉是管状水脉从髋臼显露出后走向股外侧褶循行于腘窝边的脉。

6　细小水脉中的足跟筋脉

左右两足足跟处各有一水脉，这是16条细小水脉中之两足跟筋脉，此脉是上述腘筋脉的末端向下延伸连接于足跟的筋脉。

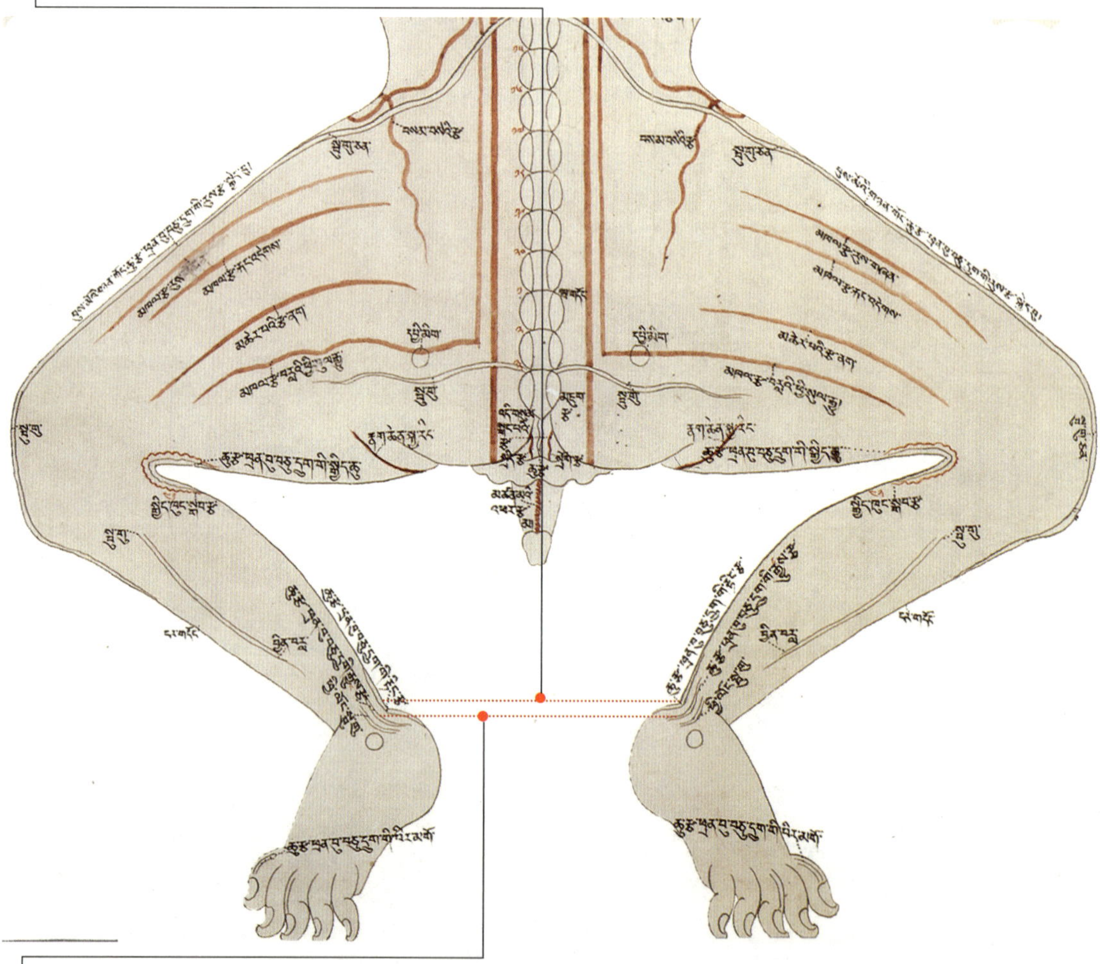

7　细小水脉中的小腿后筋脉

在足跟与外踝之间有3条脉，其中中央的一条便是16条细小水脉中的两小腿后足筋脉。这是从第十四椎背面骶骨边向下至足跟与外踝之间的管状水脉的两末端。

8 外踝管状脉

外踝外缘有一条水脉的末端脉即为外踝管状脉，这是管状水脉从第十四椎向骶骨边循行显露于髋臼，又走向股外褶、外踝及中趾的一脉。

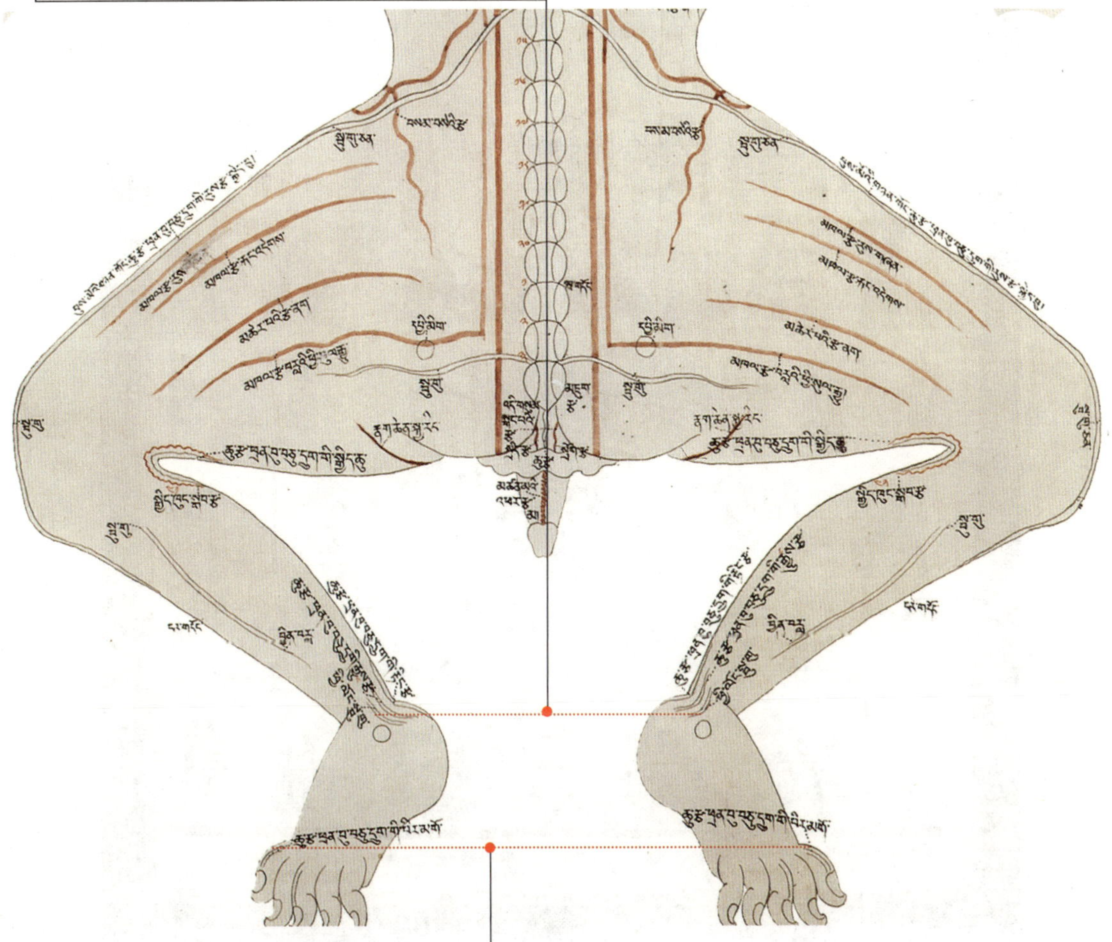

9 细小水脉鳌头脉

拇趾毛丛处有一条管状水脉的末端脉即16条细小水脉之中的两鳌头脉。这是管状水脉从第十四椎延伸至髂上显露出后循行于股冈和膝关节、胫嵴向下连接于鳌头的一脉。16条细小水脉是危险脉，如果伤之或击打则会引起隆紊乱妄行和身体运动功能丧失。

图八　人体比象和正常量

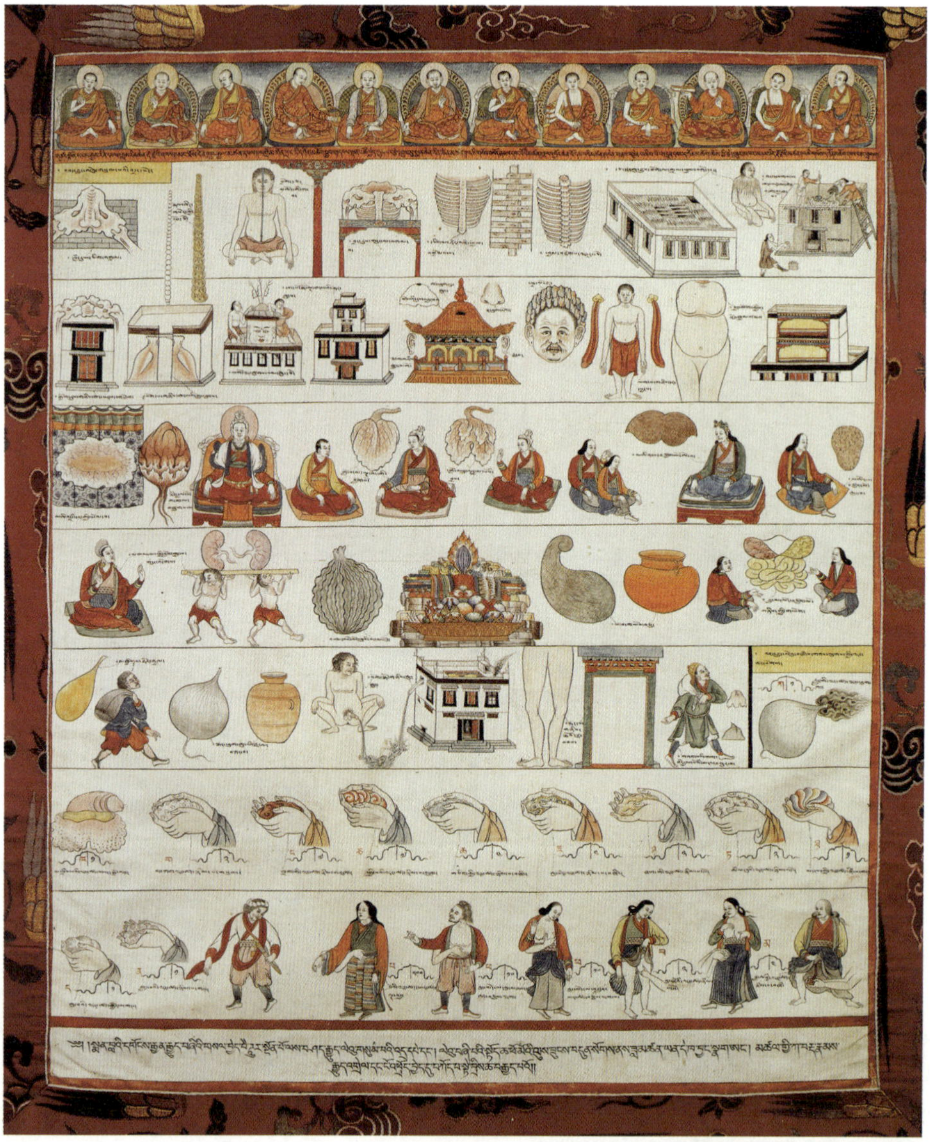

为了对人体肌肤骨脉及脏腑等组织器官功能和是否属于要害部位等有一明确认识，将人体比喻为常见物体进行形象表述。如将跏趺坐于毡上挺胸直背，双臂自然下垂者比喻为执政的国王宫殿。本图内容有外躯体比象、内脏腑比象、要害部位比象，最后为了认识疾病与健康概念，讲述正常成年人体内的三基因、七精华、三秽物等的正常量。

第三章 人体比象

一、外躯体比象

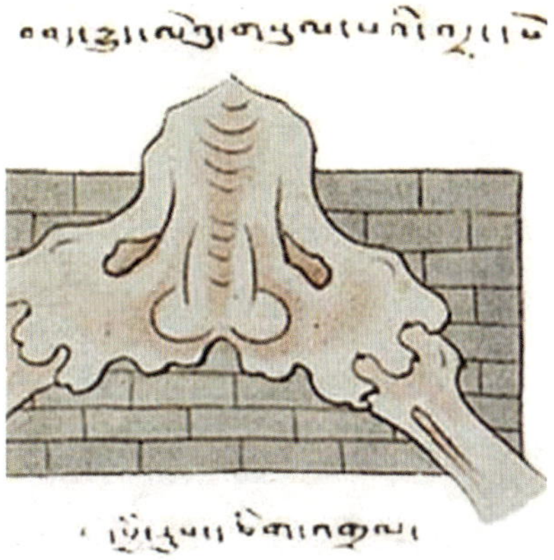

1 髋骨似墙基

人的两髋骨在骨骼中是最大的骨头，是脊柱和头脑等机体所依的基础，具有支撑站立和稳定功能，好像是国王宫殿的墙基，是楼阁挺立稳固的基础。

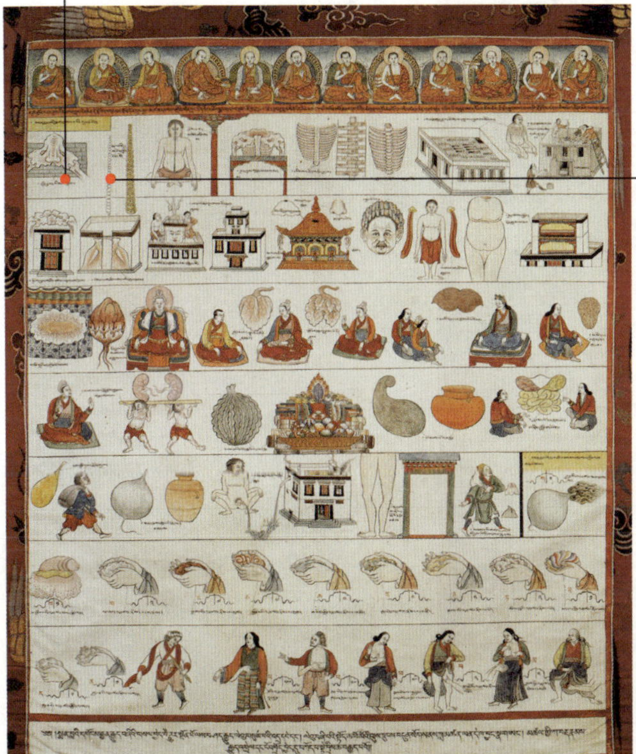

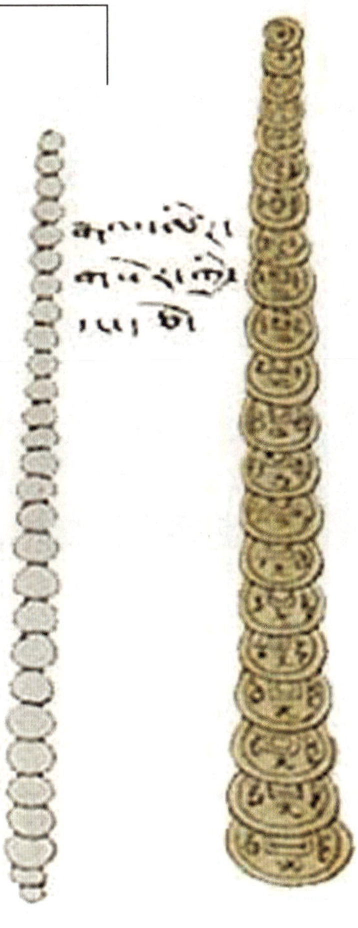

2 脊柱似金币串

28 块圆形中央有孔椎骨摞起来的脊柱从髋骨向上如金币串样叠立，椎骨上下接头有凹凸点，中央有孔，起着直立身体、支撑上体骨架的作用，恰似国王银库中的金币串。

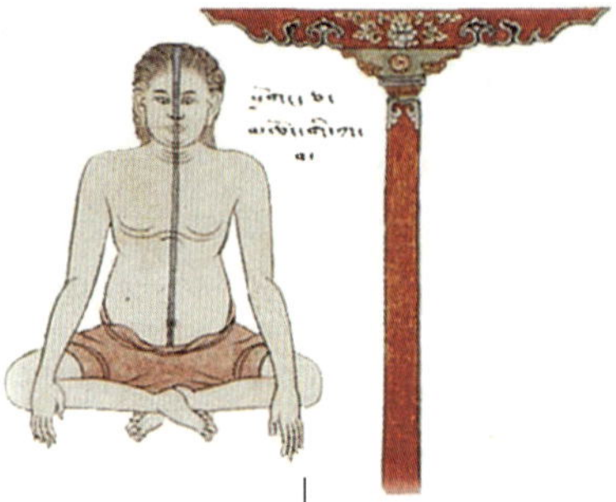

3　命脉似红玛瑙柱子

人体从头顶百会至阴部有一命脉（主动、静脉），如挺立的红杉树，命脉处于脊柱边，是生命的依所，保证身体长久存活；柱子支撑宫殿大梁保证宫殿稳固长久不倒塌，两物有可比性，故将命脉比喻为红玛瑙柱子。

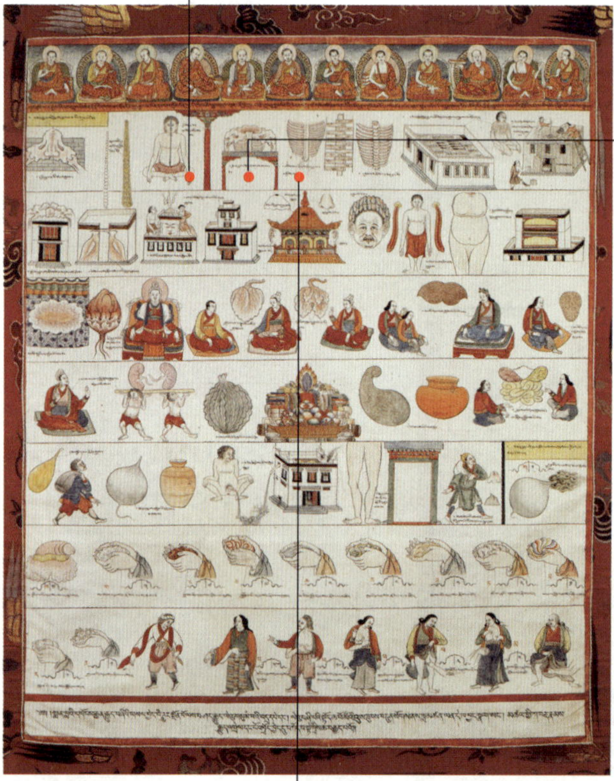

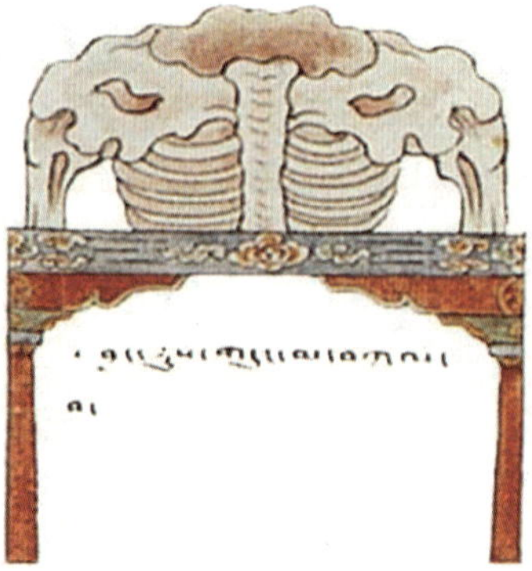

4　胸骨似横梁

四棱形胸骨左右衔接 24 根肋骨似两柱之间的横梁衔接椽子，故将胸骨比喻为横梁。

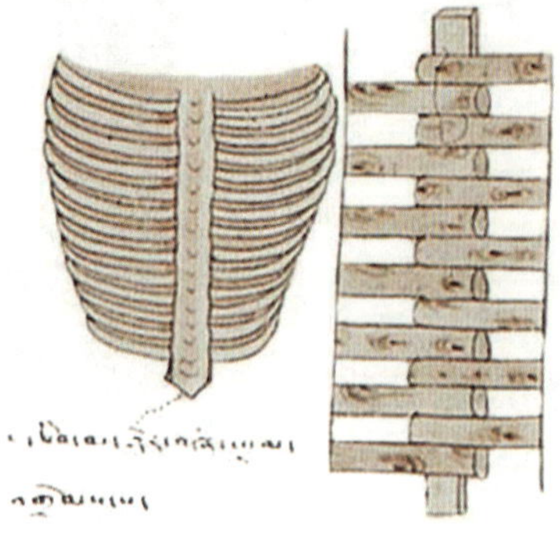

5　肋骨似椽子

24 根肋骨依连在胸骨，似横梁上面摆放的椽子，将肋骨比喻为椽子，起着固定胸腔保护脏腑的作用。

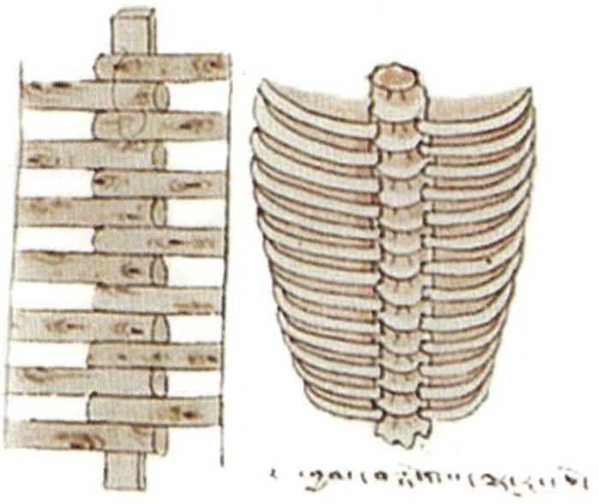

6 肋软骨似椽垫

肋软骨衔接胸骨和肋骨，起着固定 24 根肋骨的作用，恰似国王宫殿屋梁上固定椽子的椽垫。

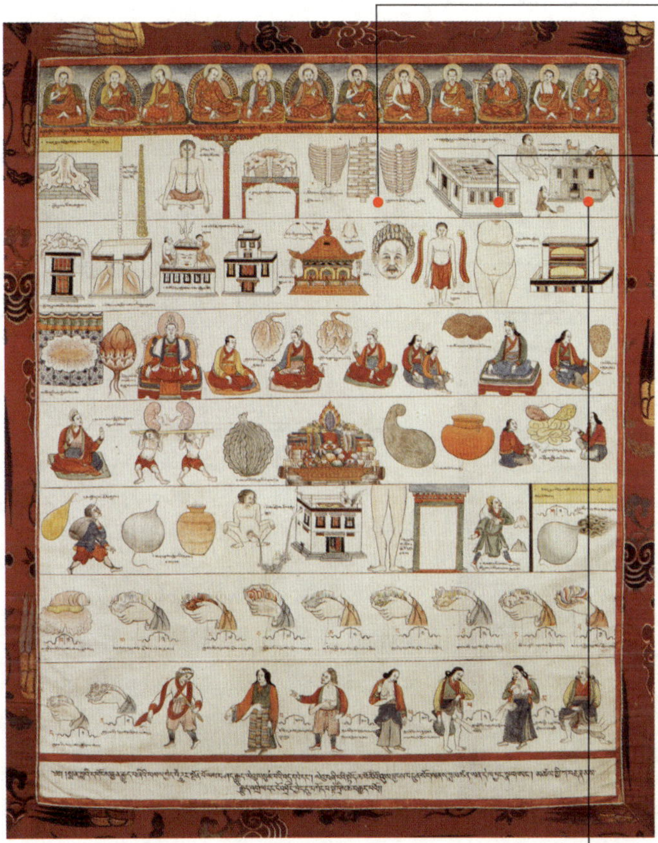

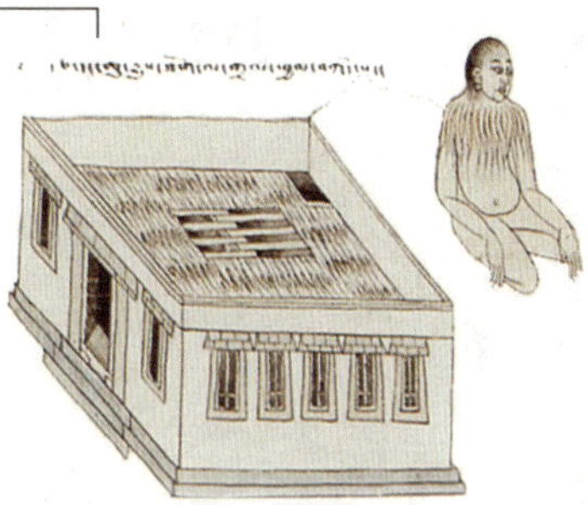

7 脉和筋腱似檩条

人体皮肤、肌肉和脏腑及细微组织中网状连接有白脉黑脉和筋腱使人体形成一个整体，恰如屋梁上摆放着许多檩条那样。

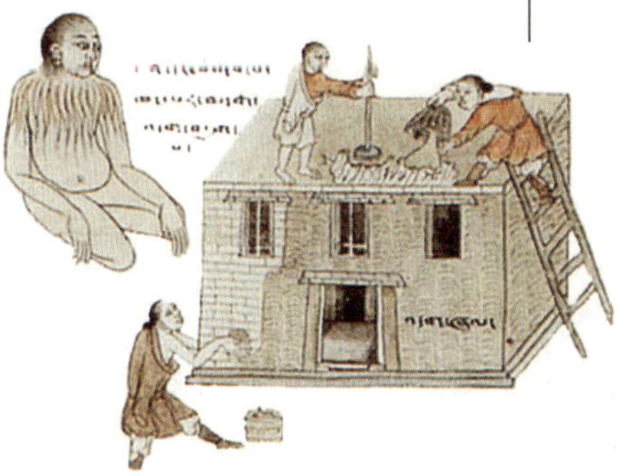

8 肌肉、皮肤似泥皮

肌肉、皮肤覆盖在人体的内外，美饰着人，恰如为了保护国王宫殿等楼阁不受风雨侵蚀，在屋墙上抹上一层泥巴那样。

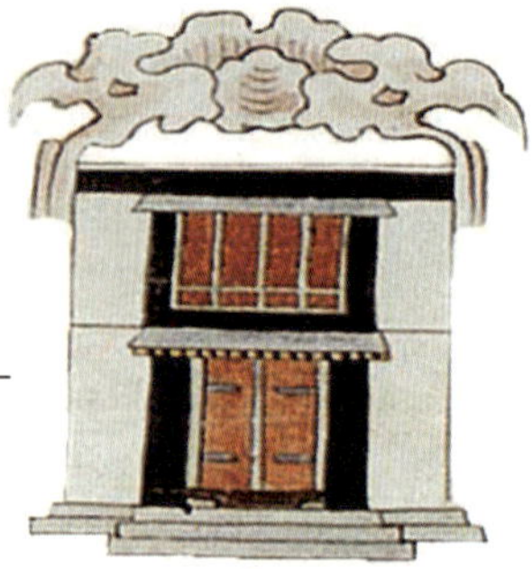

9　锁骨似栏杆

两锁骨横于胸腔上部，一头连胸骨，一头连肩胛骨，起着固定上肢作用，恰如城头阁楼上的栏杆（女墙）。

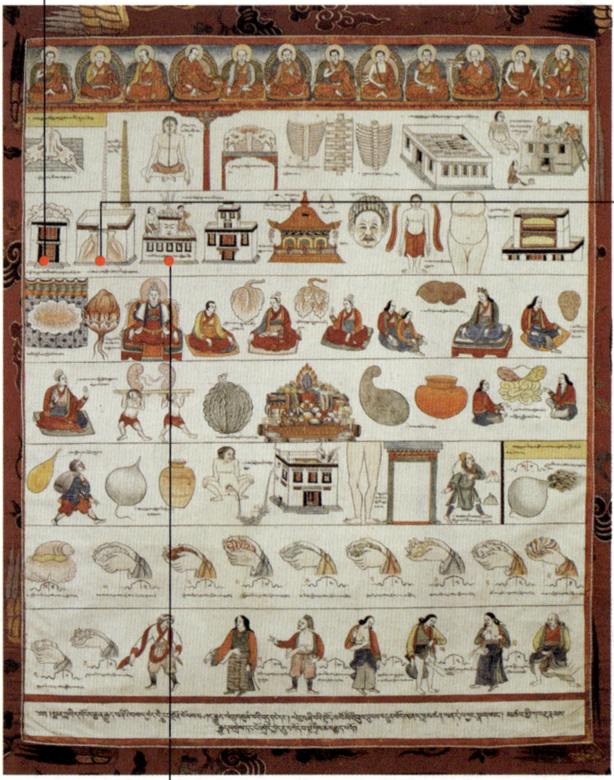

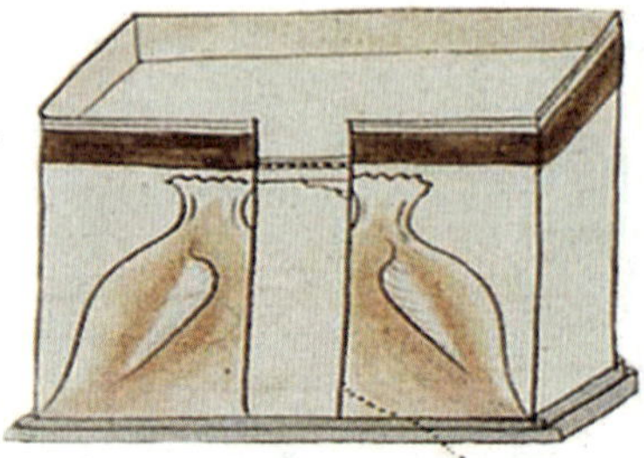

10　肩胛骨似角墙

两肩胛骨从左右肩后伸向椎骨，使两臂衔接于上体腔，成为体腔角架，恰似屋墙的两面、四角筑起的角墙那样。

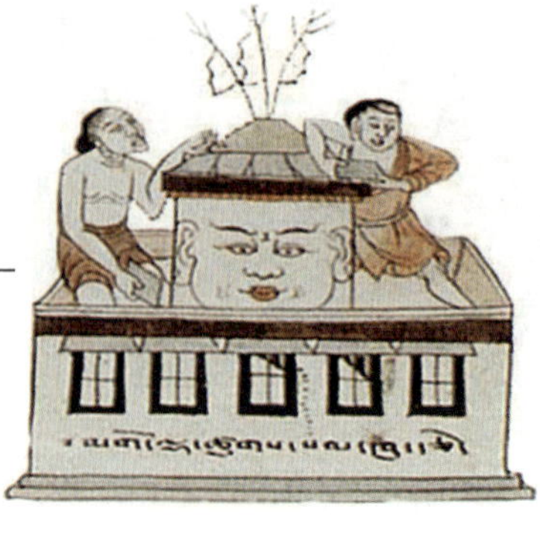

11　头似阁楼

头突出在上体腔上部，非常险要，恰似国王宫殿和无量寿宫等的顶子或顶阁。

12 五官似窗户

目等五官具有排除鼻涕、痰液等人体废物和清明听觉、嗅觉、味觉和视觉等五镜的功能；房屋窗户有排烟尘废物、明亮光线等作用，两物很相似。

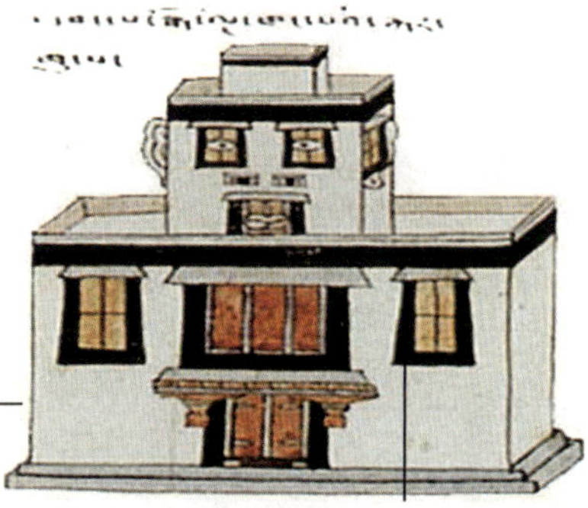

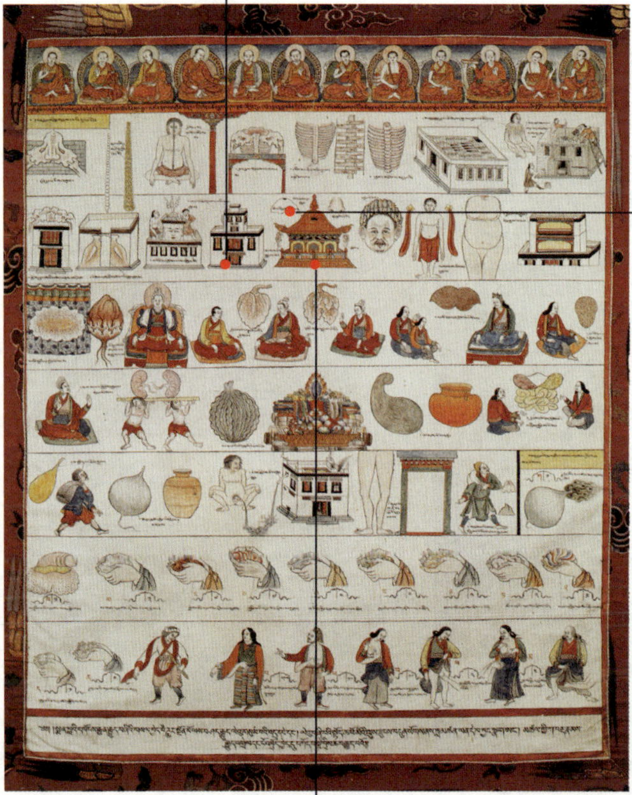

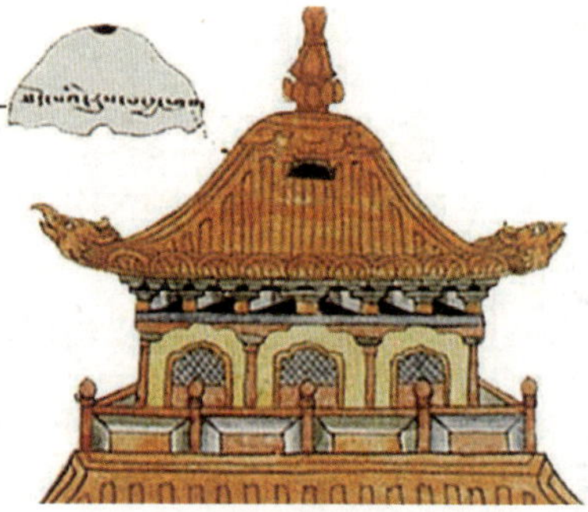

13 颅骨似金顶

金顶盖于宫殿之上，有防止外部破坏和保护内部财物等功能，颅骨盖于生命的主要依所脑子上起着保护作用，故颅骨似宫殿金顶。

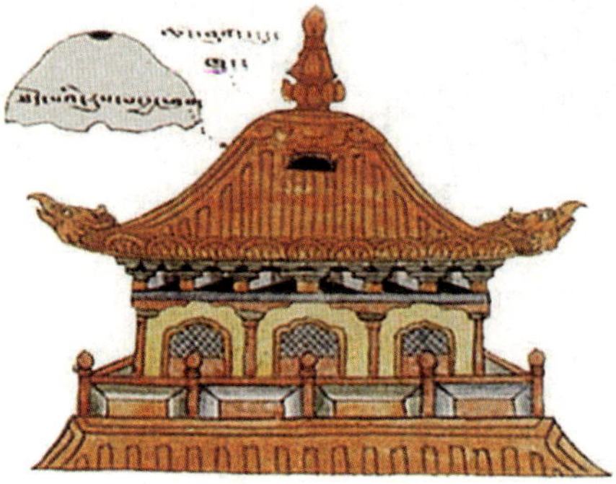

14 梵天囟似烟道

梵天囟即头顶发漩之名，此处虽无可见的孔窍，但这里是保证生命存活的隆运行的通道，非常险要，恰如国王宫殿上开通的烟道那样。

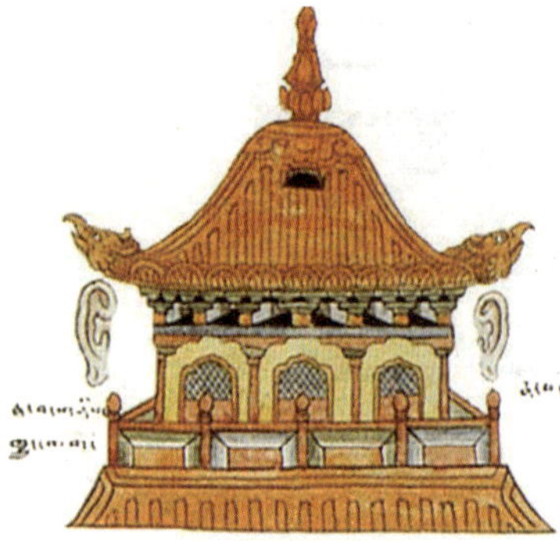

15 耳朵似鹏鸟头

两耳可以收听四方声音，而且装饰人体和脸部使之更美，恰如国王宫殿飞檐左右装饰的鹏鸟头使宫殿更美丽那样。

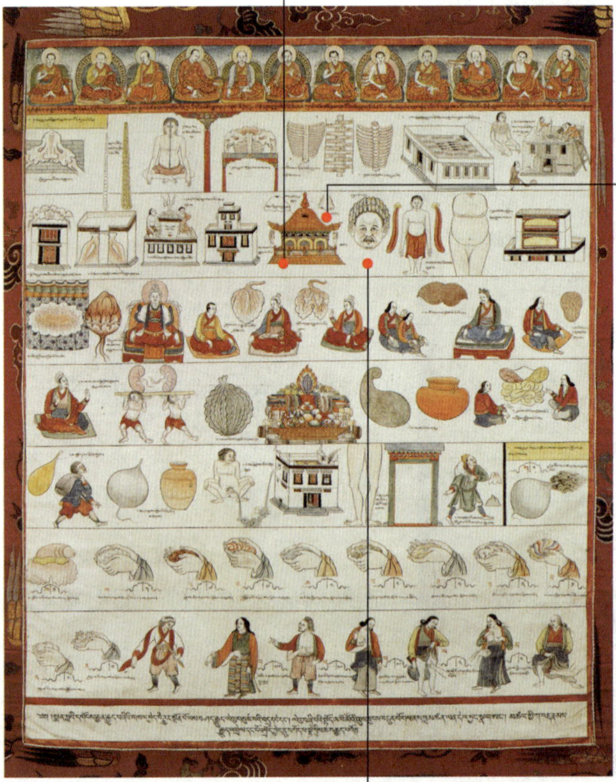

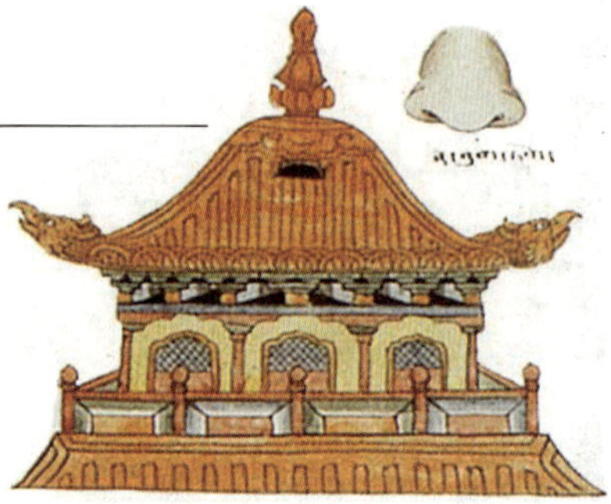

16 鼻子似金顶

国王宫殿屋脊上装有顶端尖底部粗的金顶，美饰着宫殿。人的鼻子不但用以嗅气味，而且具有像屋脊金顶那样美饰脸面的作用。

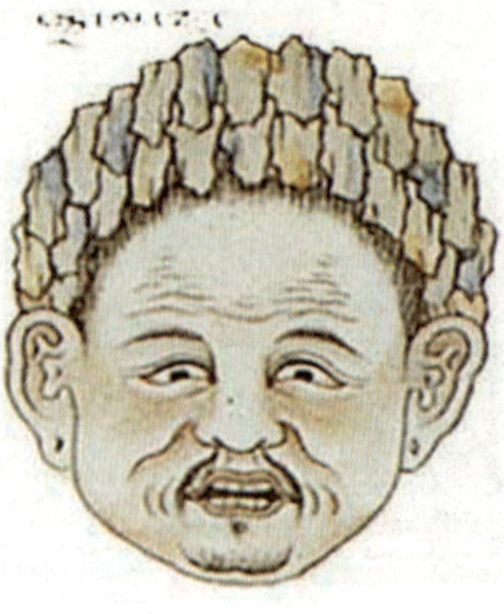

17 发似瓦片

头发可以遮蔽雨水和阳光暴晒，保护大脑，恰似房屋上的阴阳瓦防雨漏，保护房屋那样。

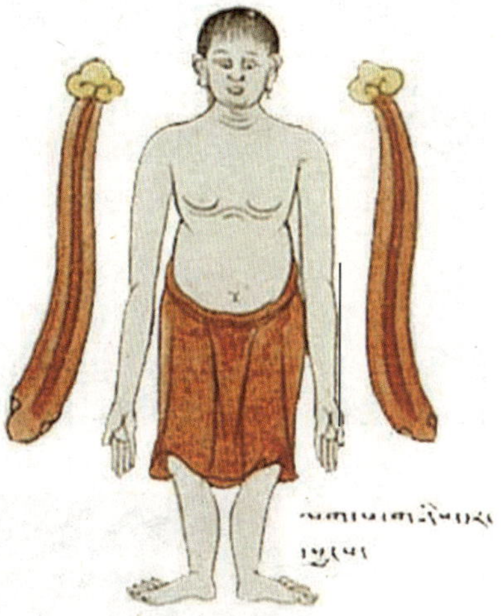

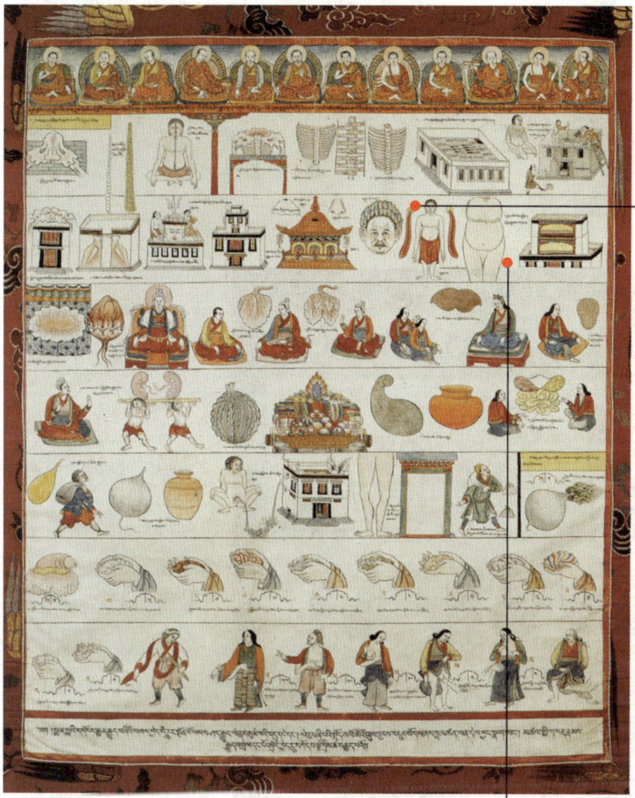

18 两臂似垂幡

两手臂垂于躯干两旁，恰似庙宇外高挂着的丝幡。

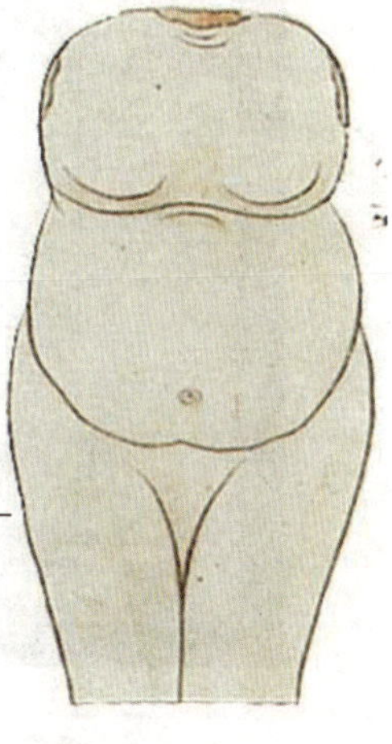

二、脏腑比象

1 体腔似楼房

人的体腔被横膈膜分为心肺居位最为险要的上腔和六腑居位较为险要的下腔，恰似用楼板将楼房分成上下两层，国王大臣等重要人物居上层，侍从们住下层那样。

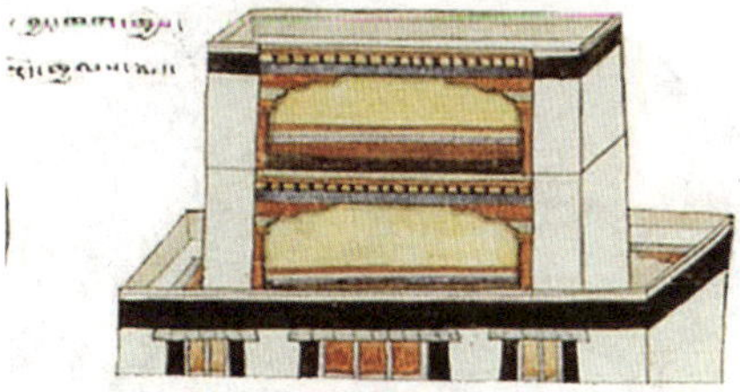

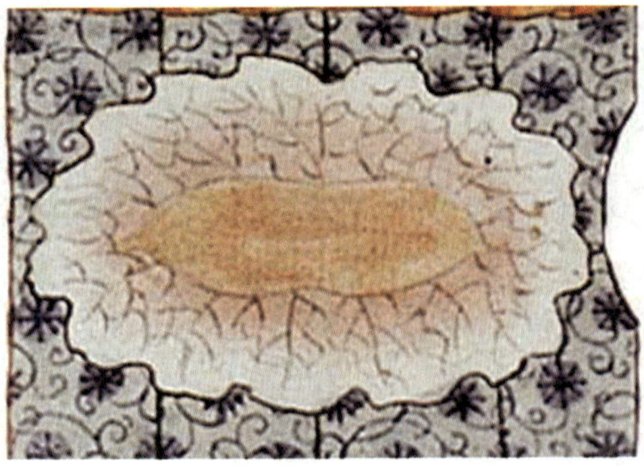

2　横膈膜似帘子

横膈膜将躯干分为上下两腔，心、肺在上腔，肝、脾、大肠、小肠、肾在下腔，恰似门帘将屋子分为内屋和外屋那样。

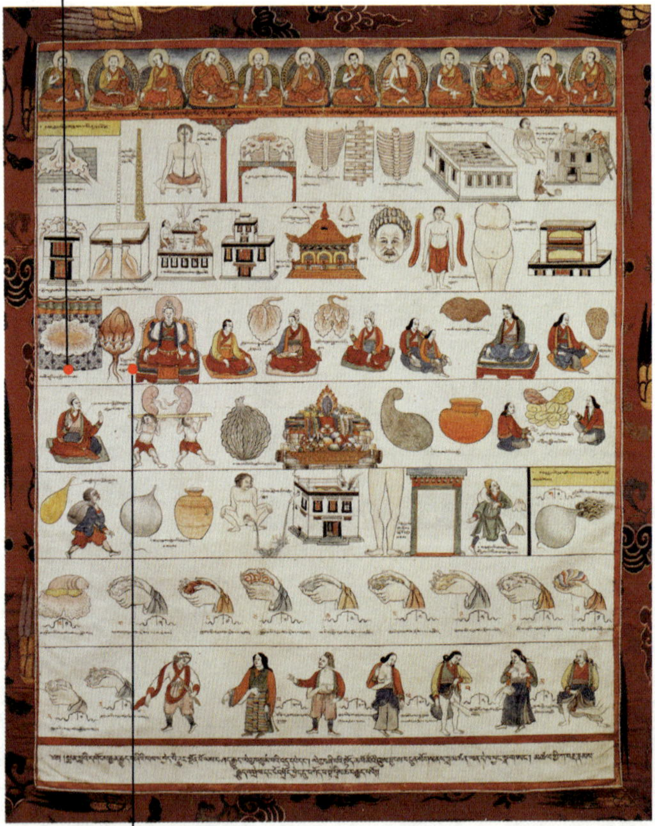

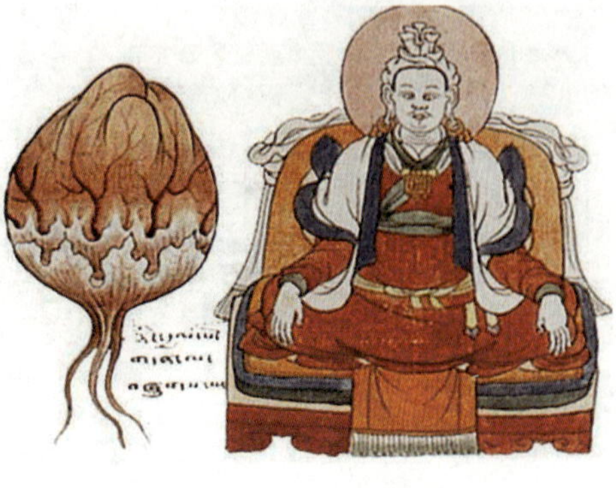

3　心似国王

国王是一国之主，国家的长治久安系于国王，心脏是生命的依处和血液、精气、意识依存的基地，心脏凭借遍行隆的功能将精华物质源源不断循环到血管保证了生命活动，恰似一国之主国王，国家的长治久安决定于他那样。

4 五母肺似大臣

五母肺在背后保护着心脏，进行呼吸维持生命活动，恰似两大臣在国王左右协理政教事务那样。

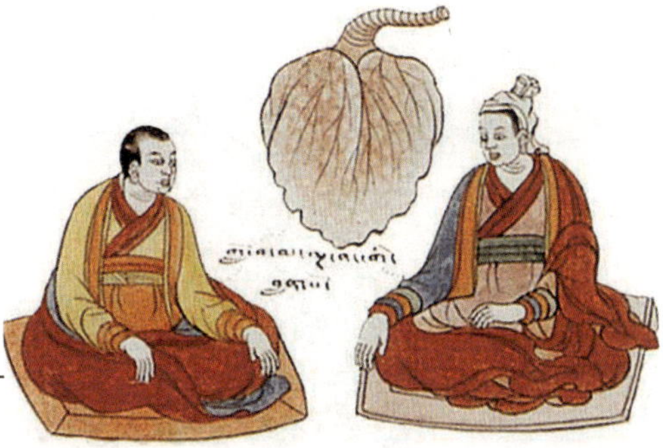

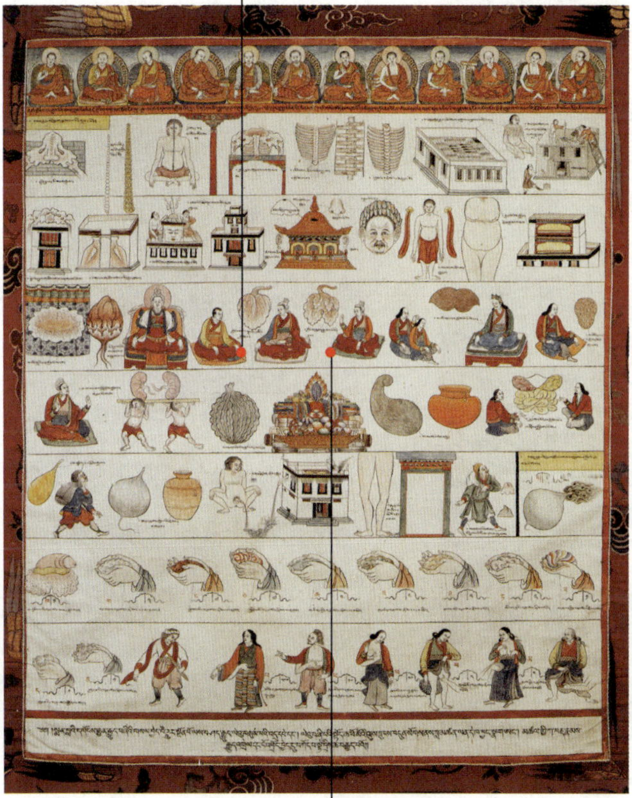

5 五子肺似王子

五子肺围在心脏周围，相互之间有脉连通，吸收五元的精华滋养心脏，恰如王子、公主围在国王周围帮助处理大小事务那样。

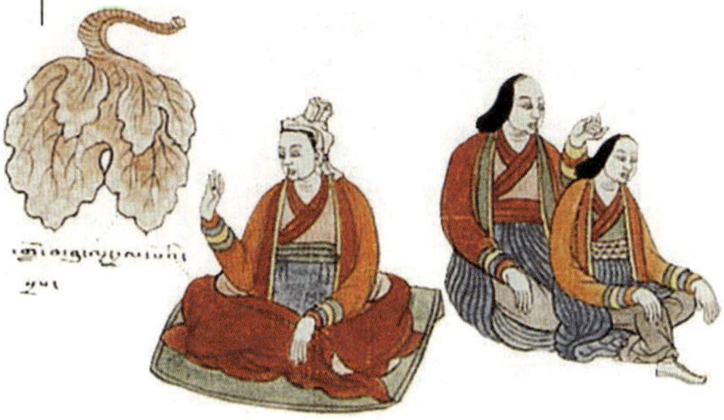

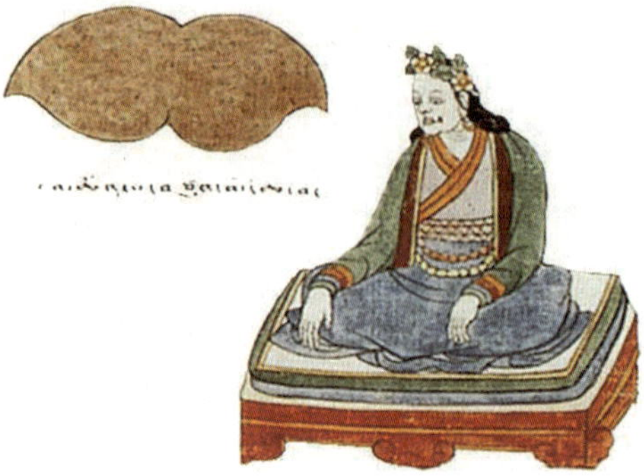

6　肝似皇后

肝脏从小肠吸收饮食营养中的精华上送入心脏，将糟粕下排入胆囊，恰如皇后立于国王旁边侍奉国王那样。

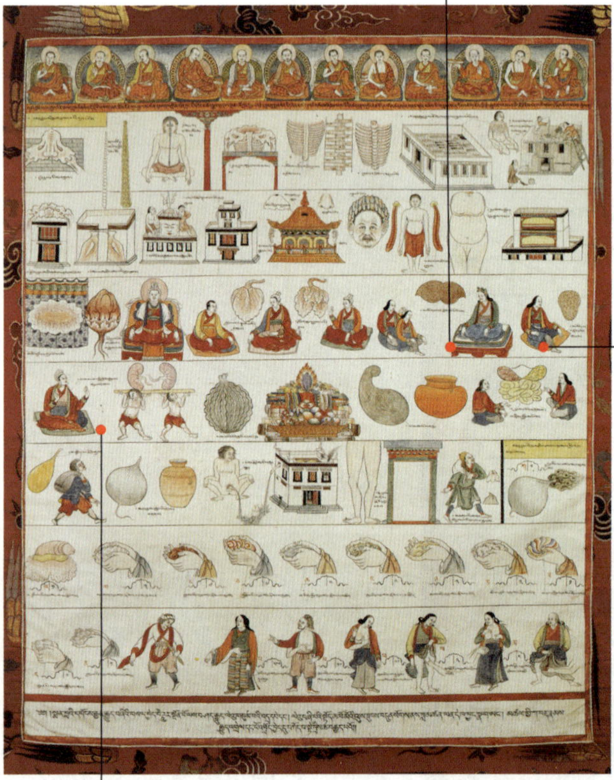

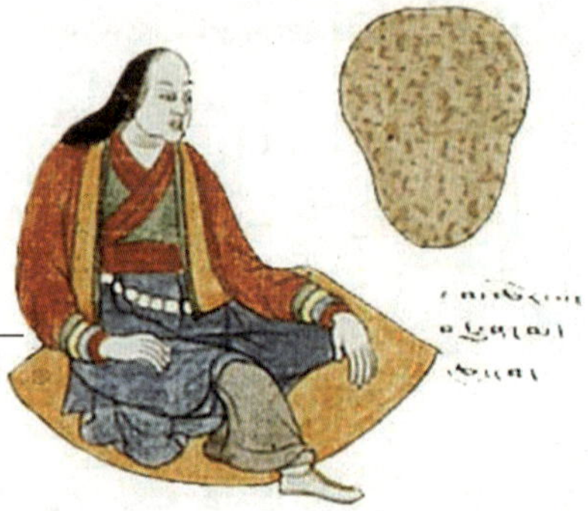

7　脾似妃子

脾脏收藏由饮食精华生化出的血液，恰似妃子侍奉国王那样。

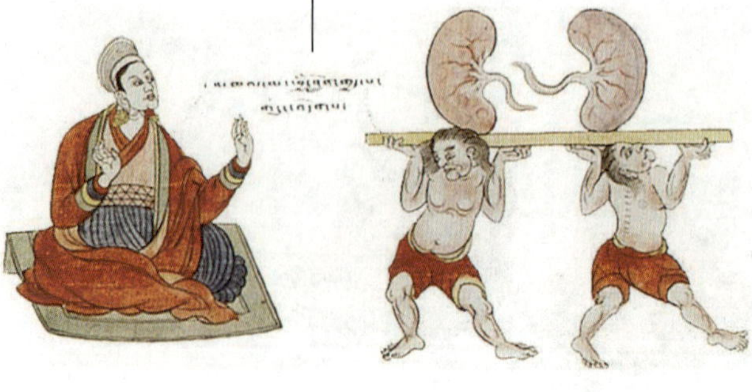

8　肾似外臣

肾脏主司人体水液，控制水液和血液量的多寡，滋养骨骼，强壮体力，似 2 个大力士抬举大梁。恰似外臣处理战争、纠纷等许多外事那样。

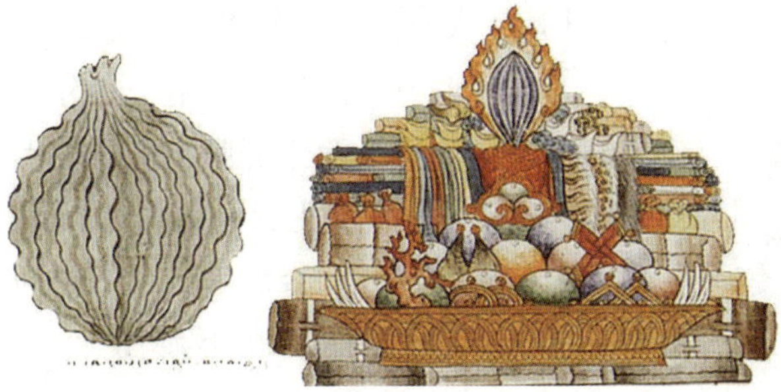

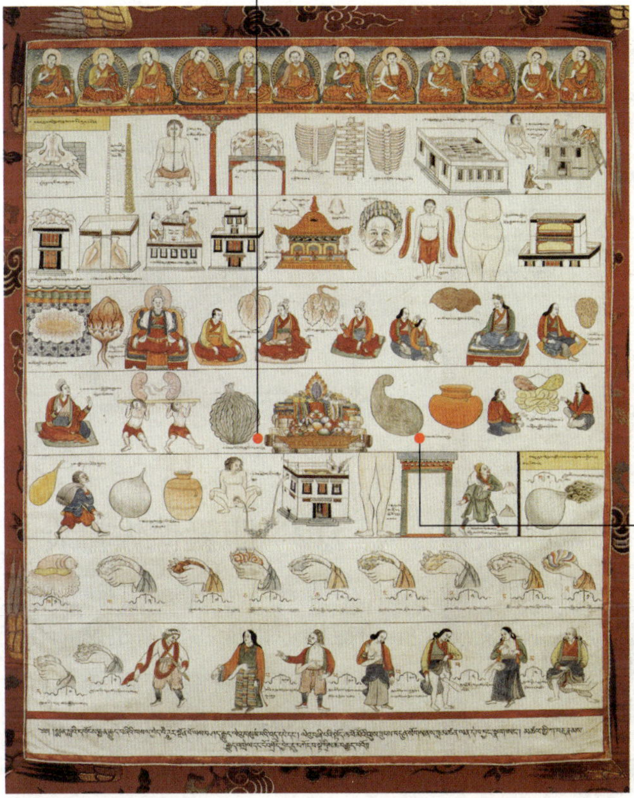

9 “三木塞”似国库

“三木塞”是储藏饮食精华、男子白精、女子红精的腑器。红白两精是受孕和产生性快感的物质，恰似国王的宝库里面储藏有满足欲望的各种珍宝那样。

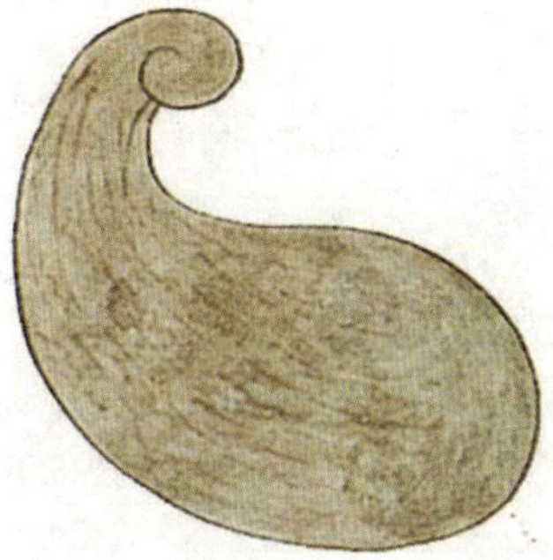

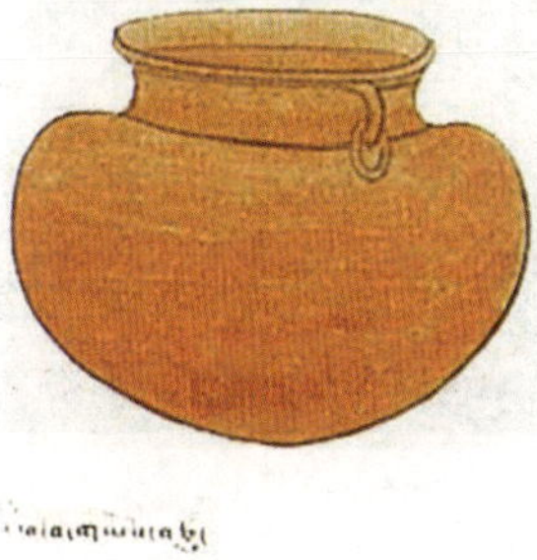

10 胃似饭锅

胃将硬的六味饮食泡散软化，在三胃火的作用下糜化熟腐、消化、分解成清浊，恰似调入佐料烹饪营养饮食和熬药的锅那样。

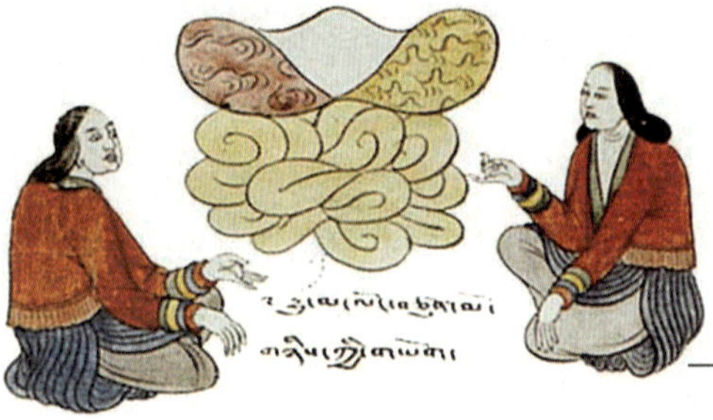

11　大肠、小肠似侍女

大肠、小肠能消化饮食精华和分离清浊，将精华向上输入肝脏，将肝脏生化的糟粕和将饮食消化后分离的清（尿）浊（屎）排出体外，恰似皇后和妃子的侍女料理主子饮食和打扫房屋那样。

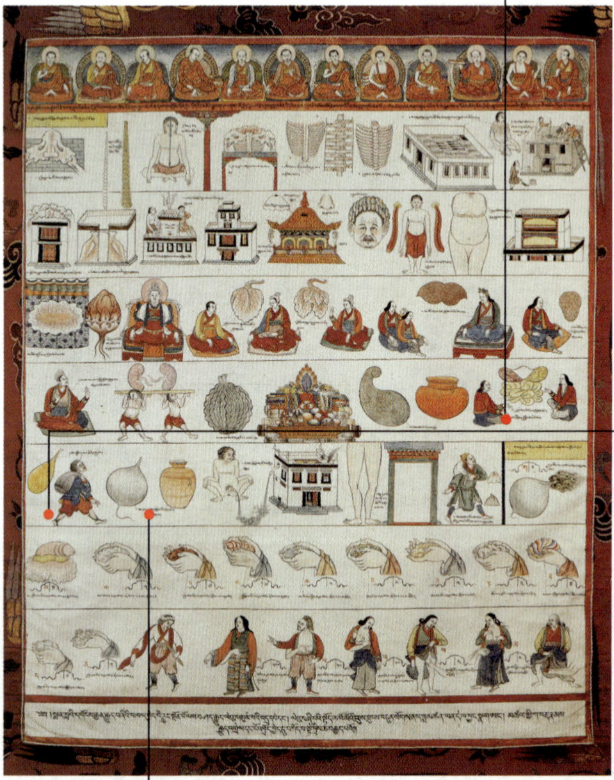

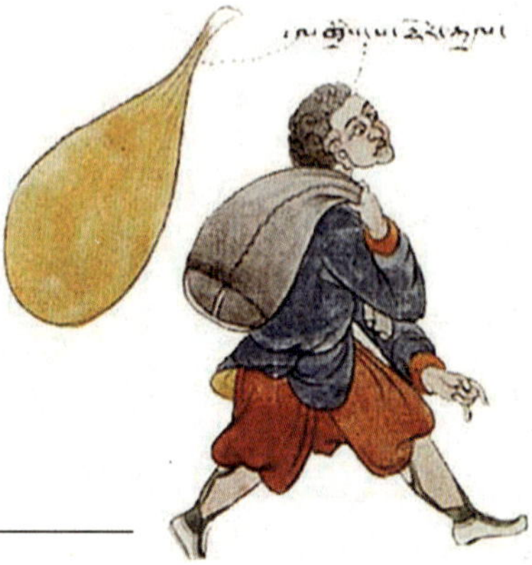

12　胆囊似佐料袋

胆囊在肝旁，居于胆囊中的能消赤巴能将饮食迅速消化，恰似装有调味的佐料袋那样，干姜、花椒、盐等佐料不但能调出味道，而且还能迅速烹熟食物。

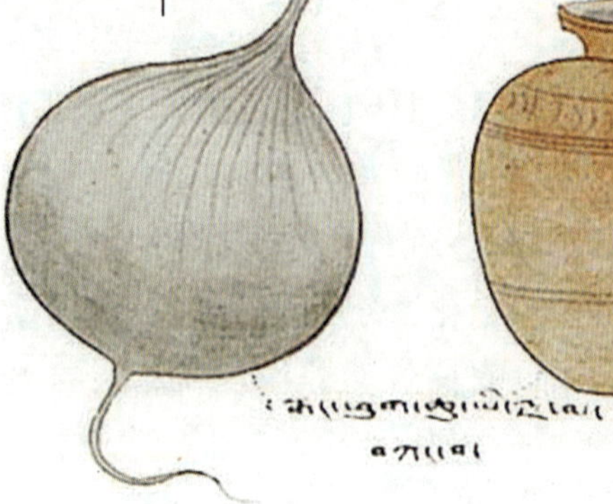

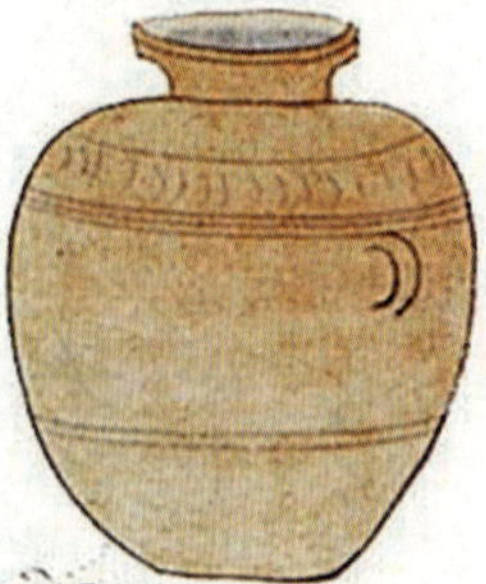

13　膀胱似水坛

膀胱能储存从肾生化来的人体水液的糟粕——尿，恰似储存外界水的容器坛子那样。

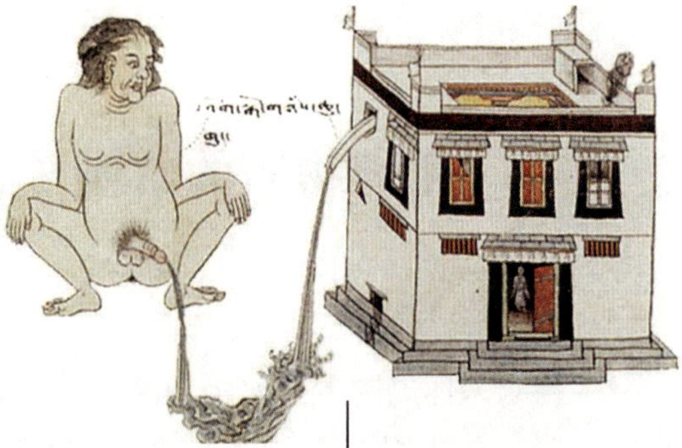

14 两阴门似水道

两阴门即肛门和尿道是人体废物的泄下通道，恰似屋顶水槽和下水道将房屋上下废水废物排出于外那样。

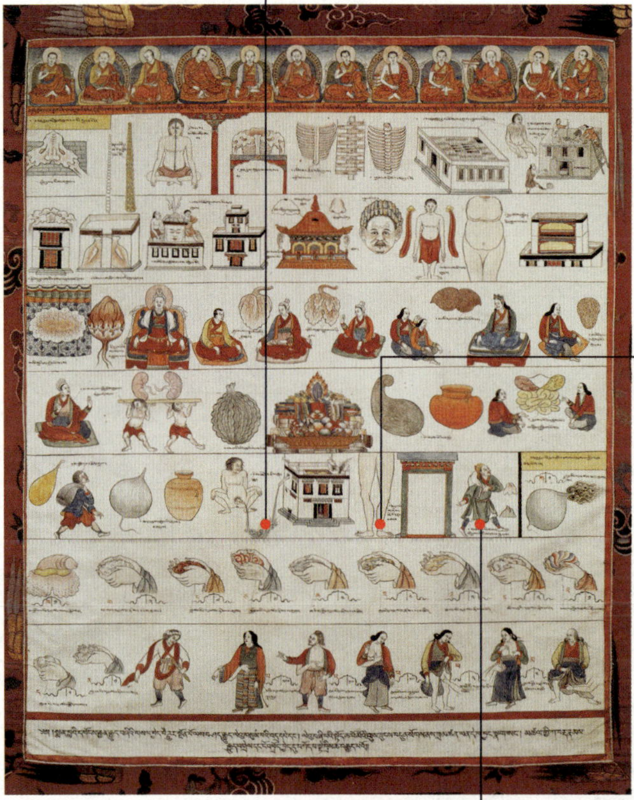

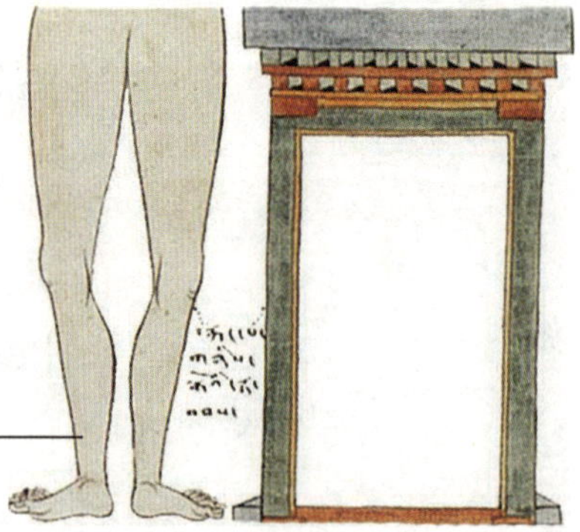

15 两足似下马门台

左右两足恰似国王宫殿大门的下马台，左右两足起着行立的作用，下马台起着客人上下马的作用，有可比性故喻之。

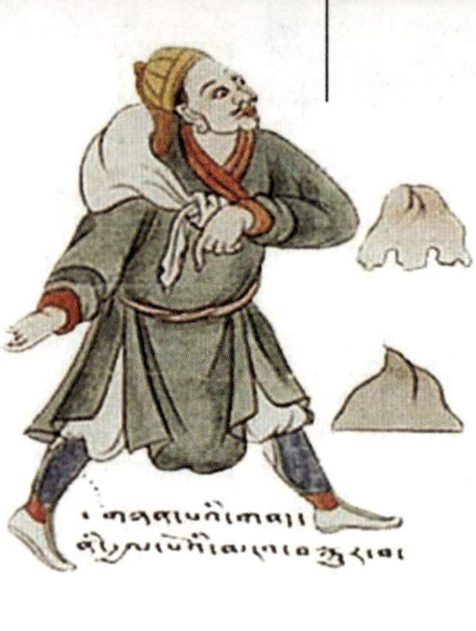

三、危险部位比象

各脏腑和要害脉、要害骨、要害筋腱等危险部位一旦受伤害不但损害本器官，严重者还会殃及心脏，恰似国王授权的使臣受到伤害则影响国王使命的完成，对国王也有损害那样。

第四章　人体生理

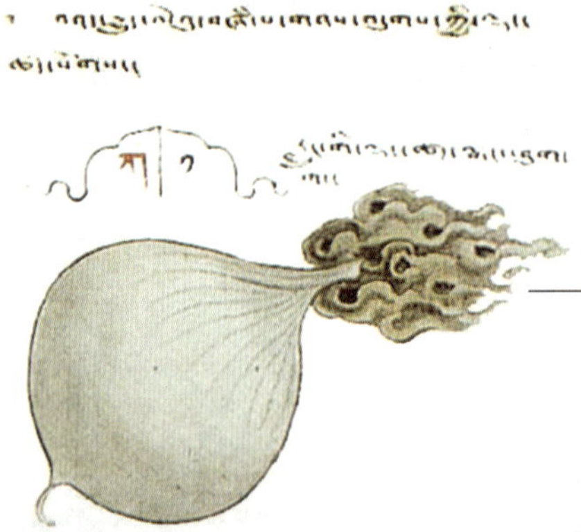

一、生理物质的常量（1）

1　隆常量

健康人体的隆分支有维命隆、上行隆、遍行隆、伴火隆和下泄隆 5 种，这些隆总体的正常量为自身的一满膀胱量。

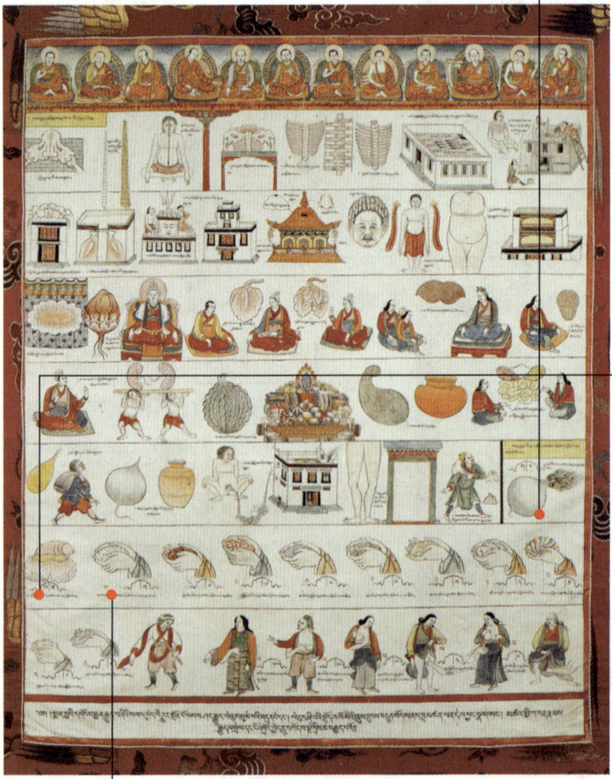

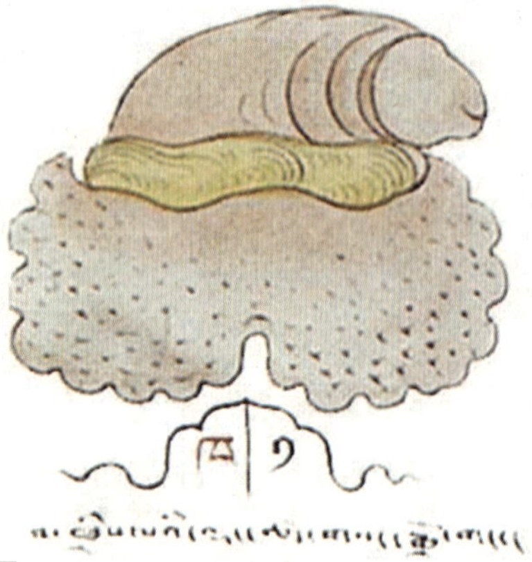

2　赤巴常量

健康人体中的赤巴分支有能消赤巴、变色赤巴、能作赤巴、能视赤巴和明色赤巴 5 种，这些赤巴总体正常量为自身的一阴囊量。妇女的赤巴量为同等男子一满阴囊量。

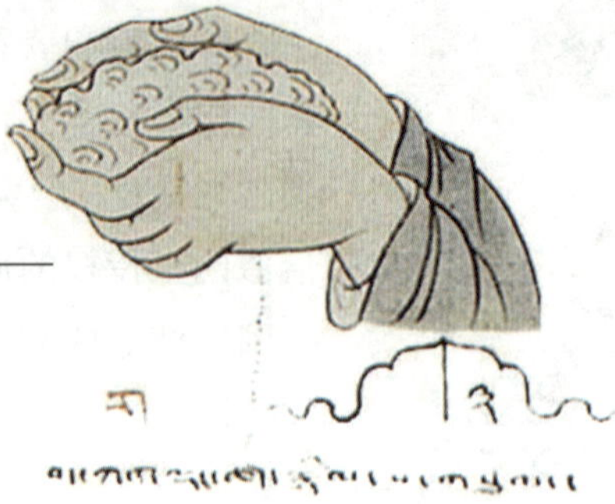

3　培根常量

健康人体中培根分支有能依培根、能糜培根、能味培根、能足培根和能合培根 5 种，这些培根总体正常量为自己手的 3 捧，捧是两手掌稍合拢所容的量。

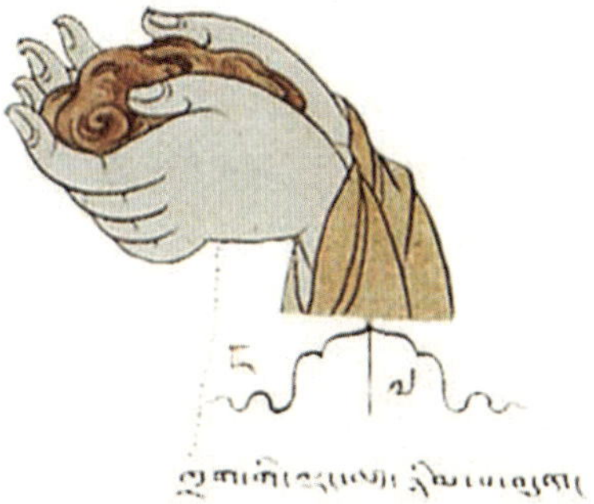

4 血液常量

没有发生增、损、紊乱病理变化的健康人体中血液正常量为自己手的 7 捧。

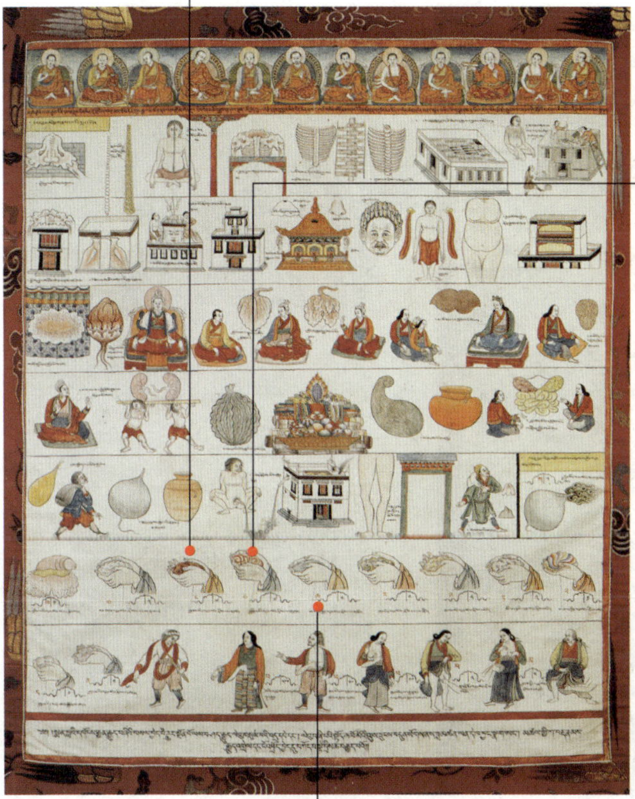

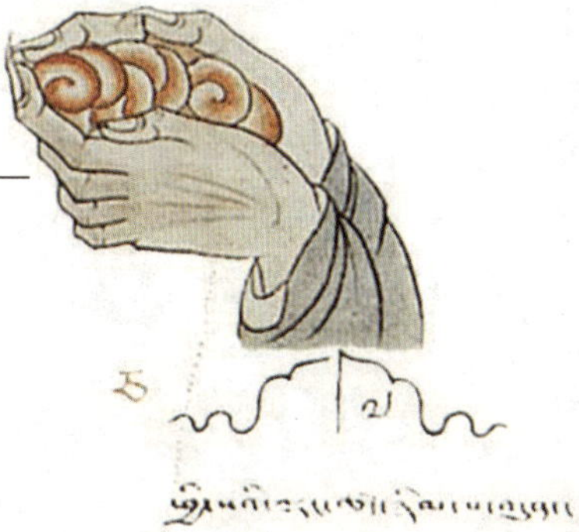

5 粪便常量

健康人体一昼夜从肛门排出的粪便正常量为自己手的 7 捧。

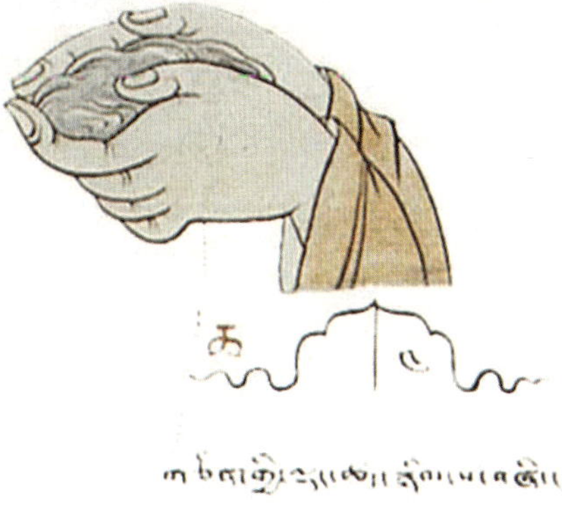

6 尿液常量

健康人体一昼夜产生的尿液正常量为自己手的 4 捧。

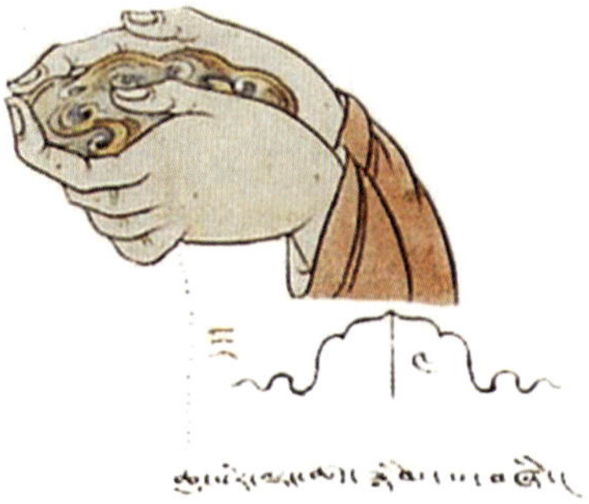

7 黄水常量

血液被三胃火分化为清与浊，其中浊者变为胆汁，胆汁的清者变为黄水，健康人体中的黄水正常量为自己手的 4 捧。

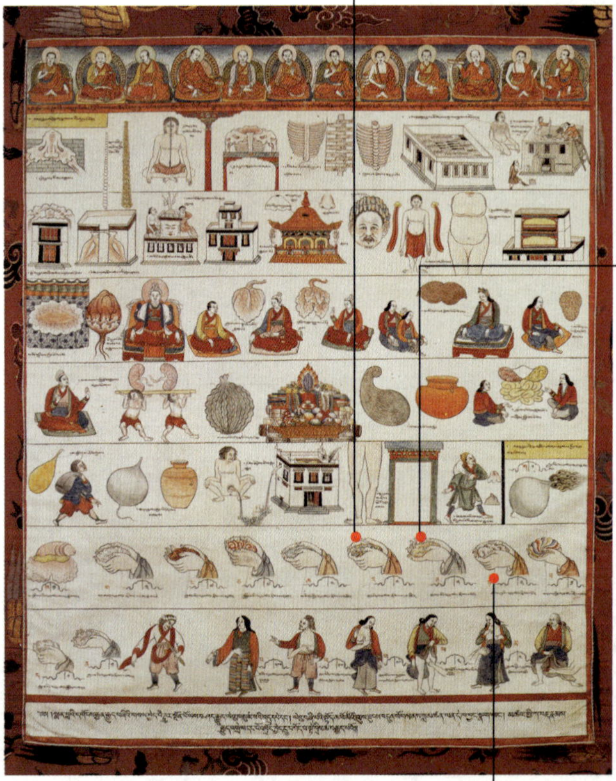

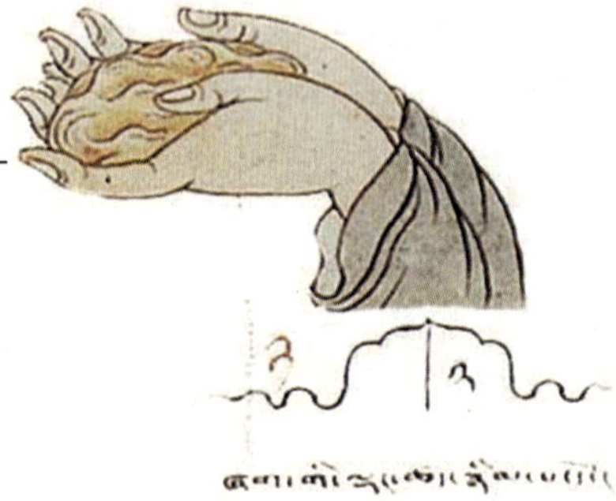

8 浮油常量

隆赤培根三基因未发生增、损、紊乱等病理变化的健康人体中的浮油正常量为自己手的 2 捧。

9 脂肪常量

健康人体中的脂肪未发生增、损病理变化的正常量为自己手的 2 捧。

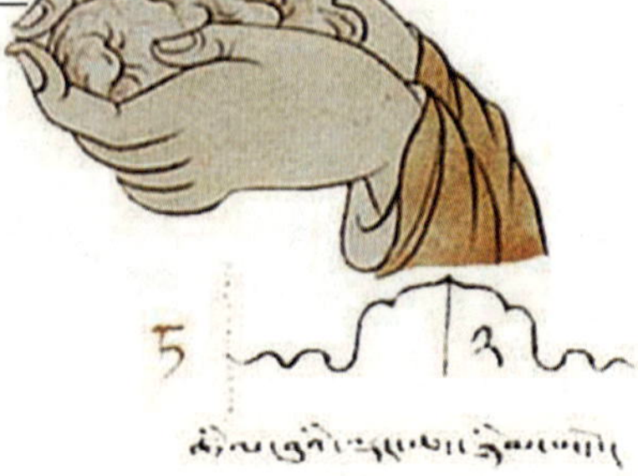

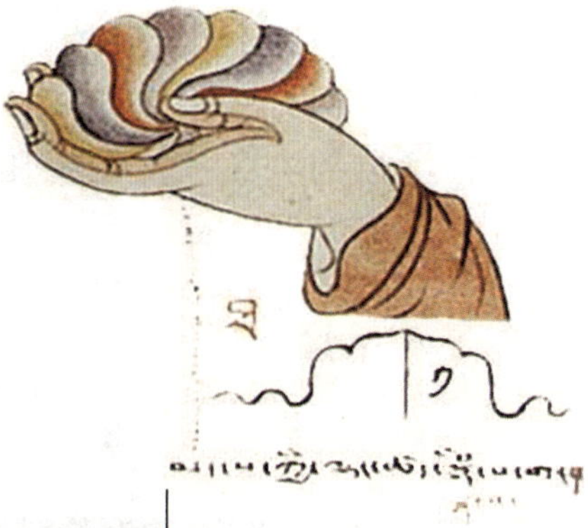

10　精气常量

未发生增、损、紊乱病理变化的健康人体中七精华最后一精华精液所生化的精气正常量为自己手的 1 掬，即单手五指并拢稍弯曲所容的量。

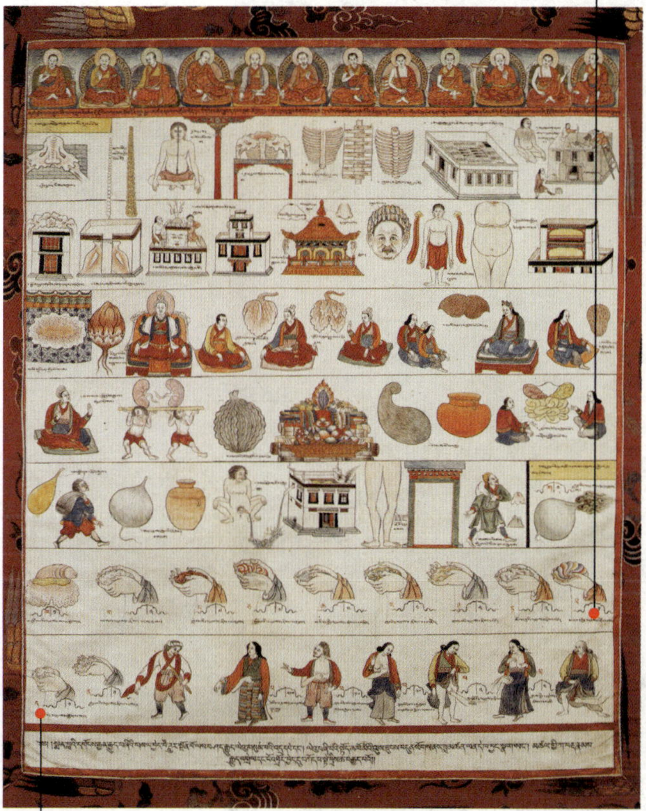

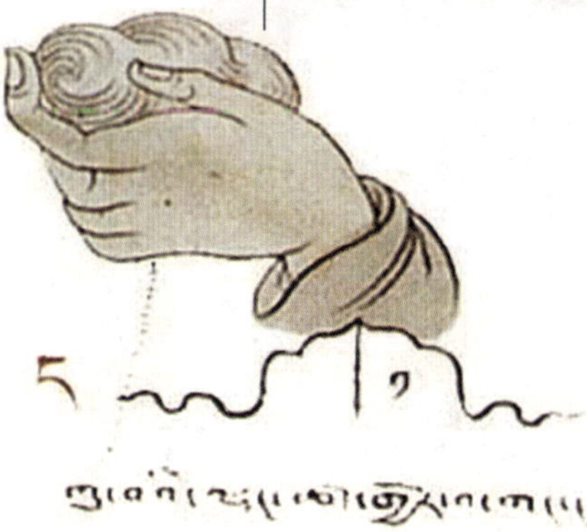

11　精液常量

健康壮年男子每次排出的精液正常量大约为自己手的 1 掬。

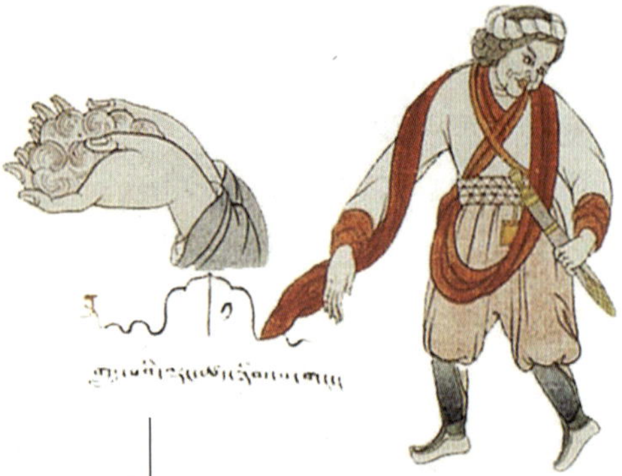

12 脑浆常量

未发生增、损、紊乱病理变化的健康人的脑浆为自己手的 1 捧。

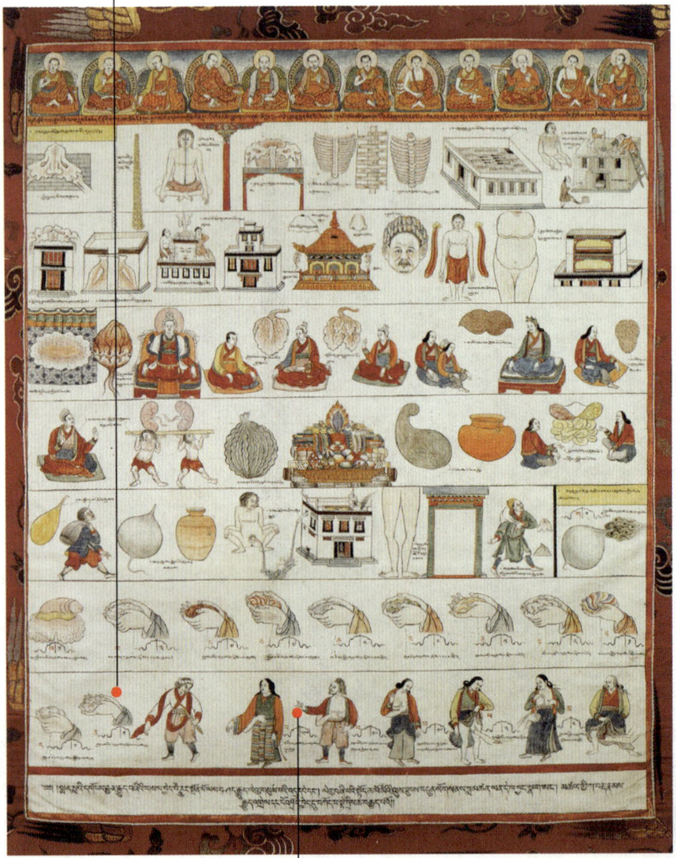

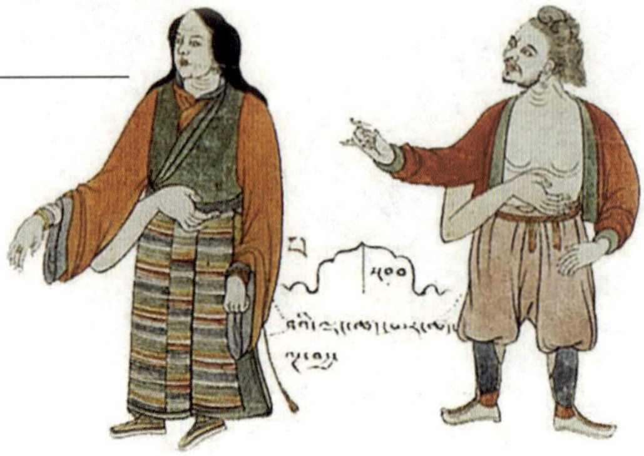

13 肌肉常量

健康人体内未发生增、损病理变化的肌肉正常量为自己手的 500 握，超过或不足者视为病体。

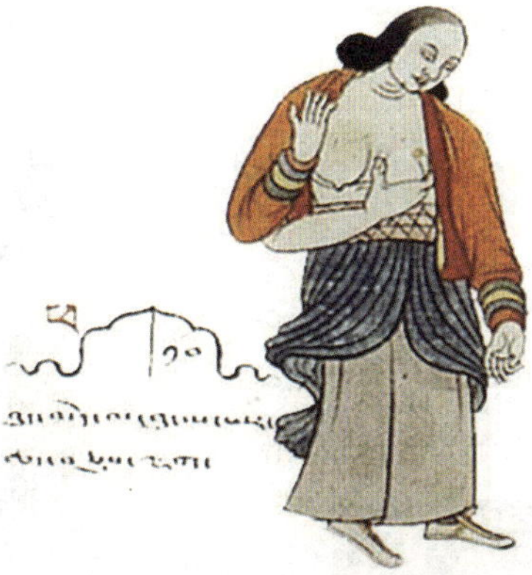

14 妇女乳房常量

隆、赤巴、培根三基因未发生增、损、紊乱等病理变化的健康妇女的左右乳房肌肉量比男子多自己手的10握。

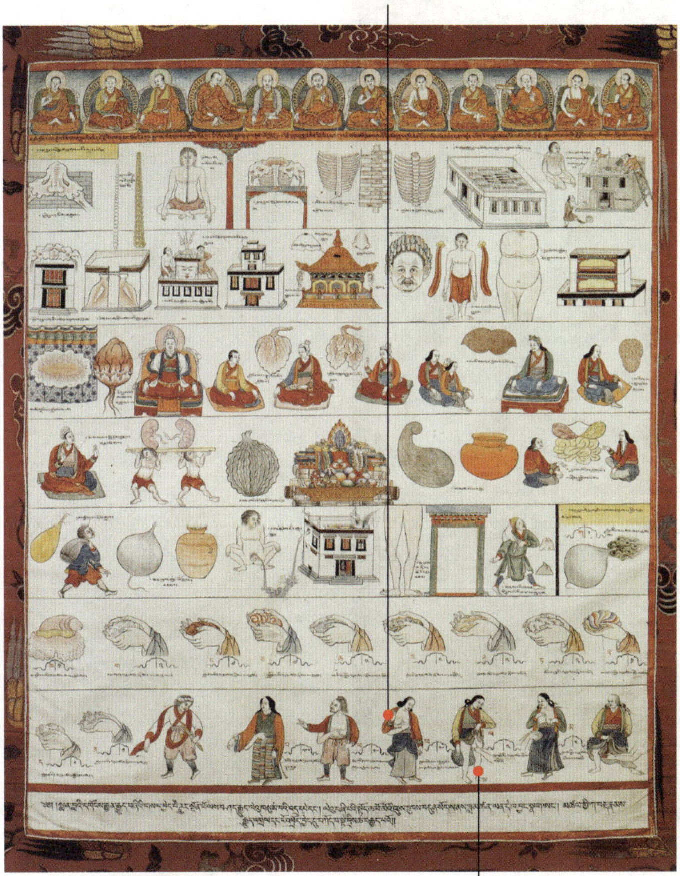

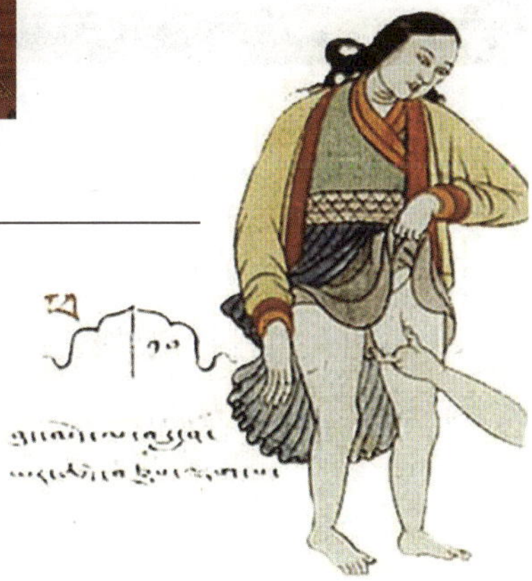

15 妇女臀肌常量

隆、赤巴、培根三基因未发生增、损、紊乱等病理变化的健康妇女的左右臀肌量比男子多自己手的10握。

16　乳汁常量

壮年健康、中等身材的妇女一天内所产的乳汁量为该妇女自己手的 2 捧。

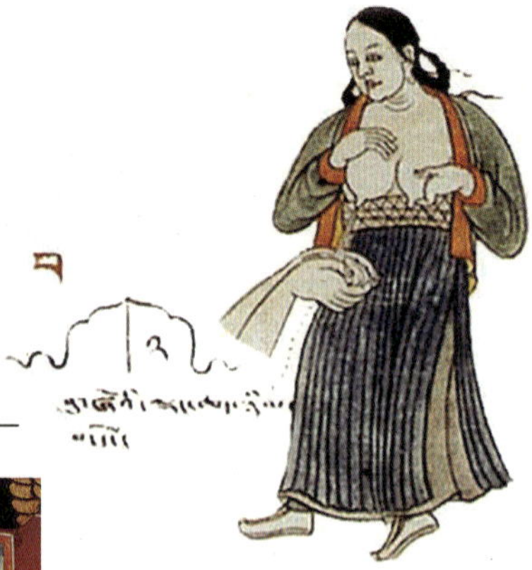

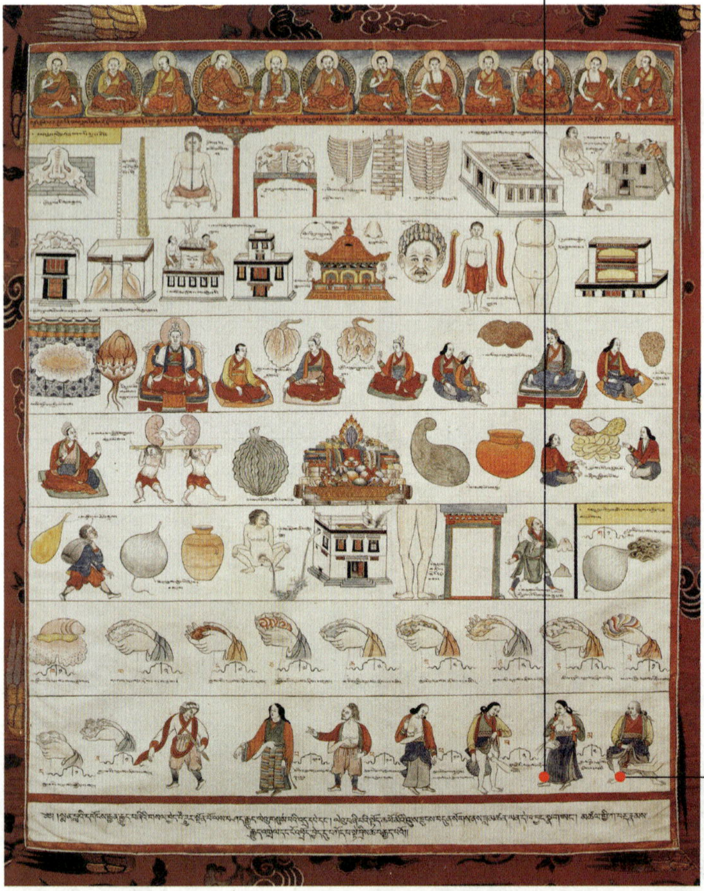

17　月经常量

健康妇女每月排出的经血量为自己手的 4 捧，超过或不足视为病体。

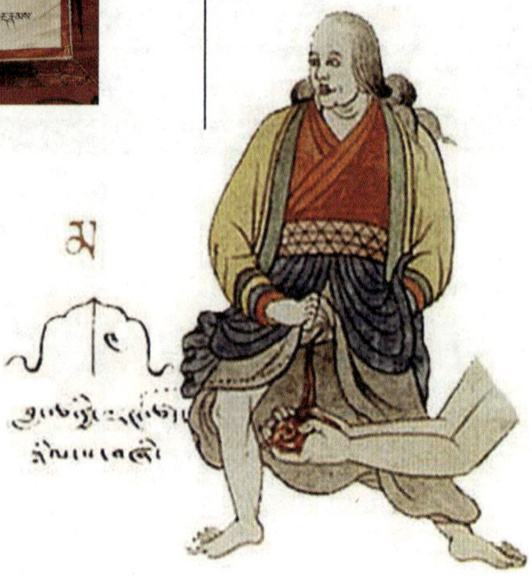

图九 人体生理物质常量（正面）

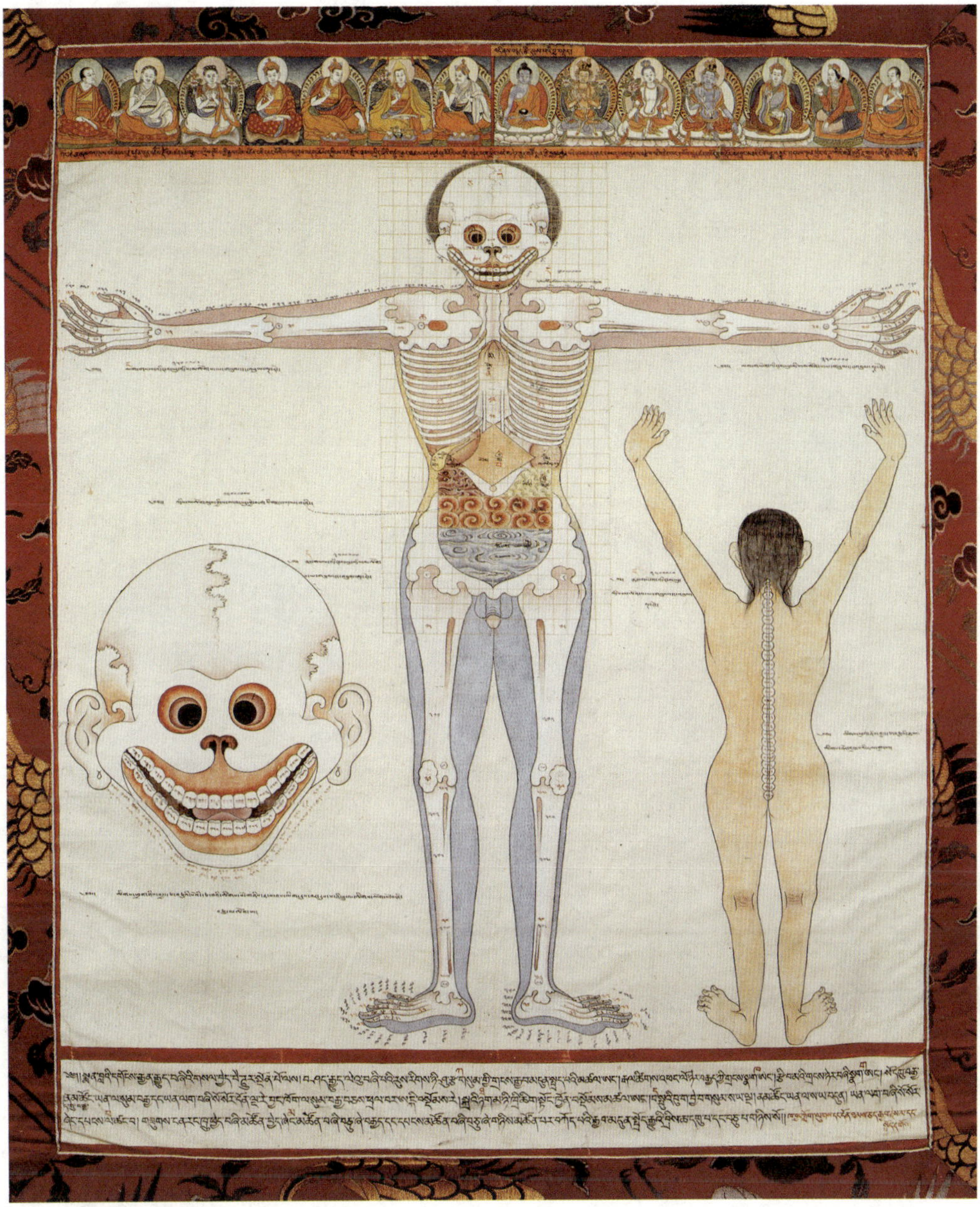

健康壮年人的骨头种数为 23 种，其中位于前身的 17 种；骨头块数为 360 块，其中位于前身的 118 块；大小关节数为 210 个，其中位于前身的 179 个；毛孔有 3500 万个；筋腱 16 条，其中位于前身的 2 条；脏器 5 个，其中位于前身的 4 个；腑府 6 个，其中位于前身的 5 个；孔窍 9 个，其中位于前身的 8 个。

一、生理物质的常量（2）

1　骨类（23 种）

1.1 头骨种类

头骨有 5 种，其中位于前身的 4 种，它们分别是位于百会左右的 2 块顶骨；位于面部正前的 2 鼻软骨；具有 32 颗的牙齿；下颌骨。

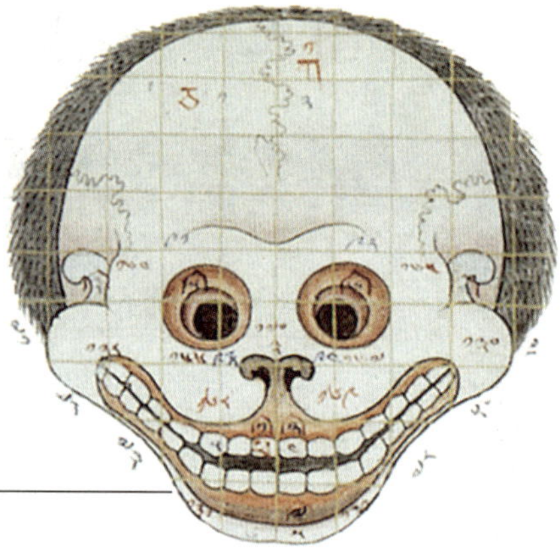

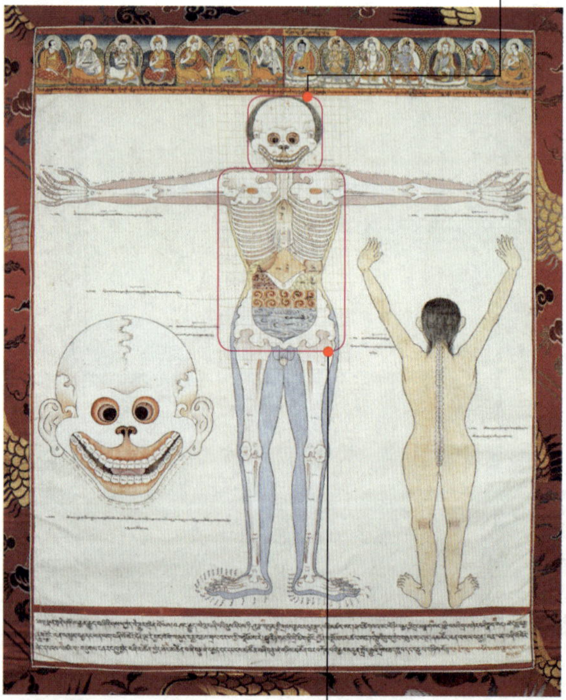

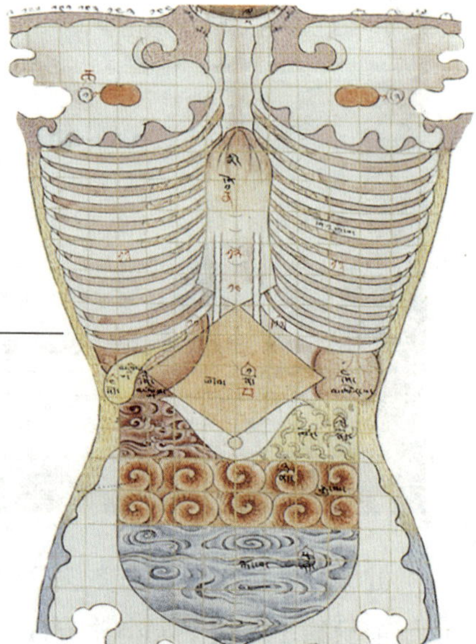

1.2 躯干骨种类

位于躯干的骨头有 9 种，其中位于前身的 4 种，它们分别是横于胸腔上部的左右 2 块锁骨；位于胸口的胸骨；胸骨左右连接脊柱的 24 条肋骨；连接肋骨与胸骨的肋软骨。

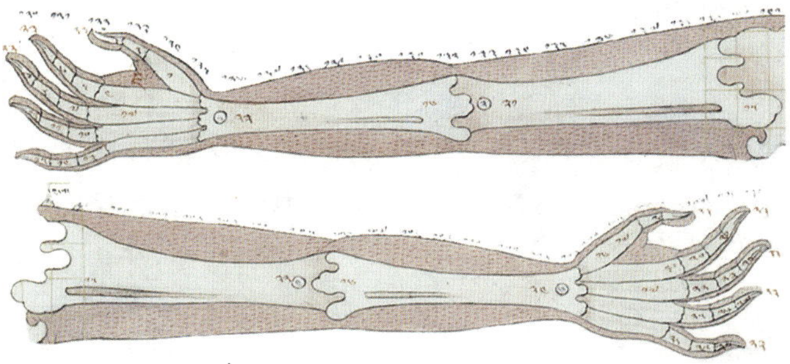

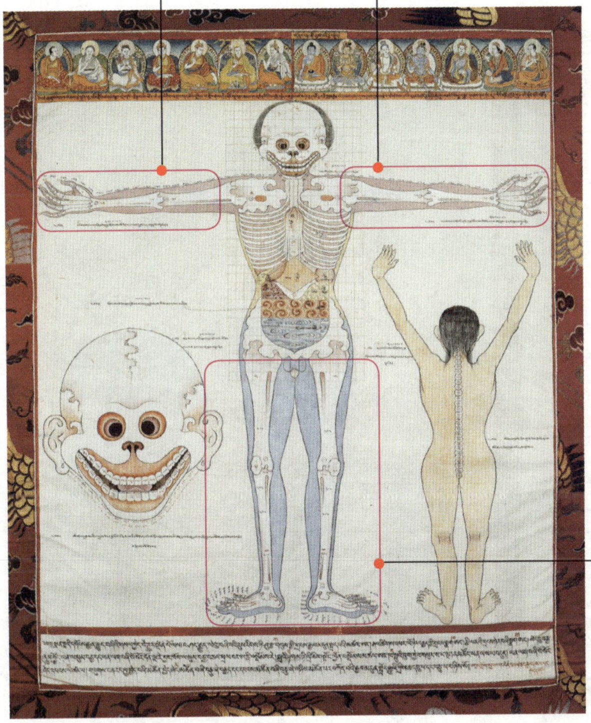

1.3 上肢骨种类

上肢骨有 3 种，它们分别是肩与肘之间的左右 2 块肱骨；肘与腕之间的骨头左右各 2 块，共 4 块的前臂骨；腕关节与指尖之间的左右 2 块手骨。

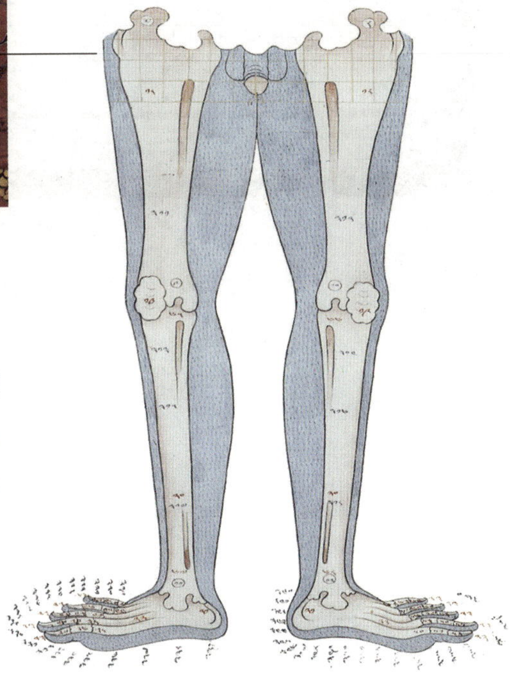

1.4 下肢骨种类

下肢骨有 6 种，它们分别是髋与膝盖之间的左右 2 块股骨；左右两膝关节上面的髌骨；左右各有两胫腓骨的两小腿骨；左右两足跟骨；左右两足足骨；左右两足趾骨。

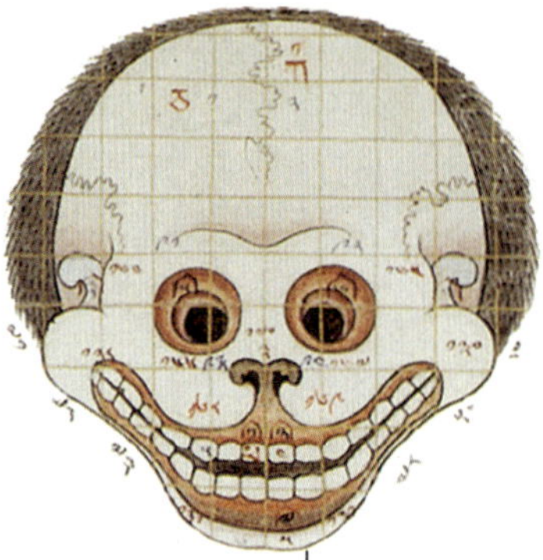

2 骨块数（360 块）

2.1 头部骨块数

头部有骨 94 块，其中颅骨有 4 块，位于前身的 2 块；颌骨有上下颌骨 2 块；牙齿 32 块和牙床骨 32 块；耳骨至喉之间有骨 20 块，位于前身的 10 块；眼骨有左右各 2 块，计 4 块。位于头部正面的骨块共 82 块。

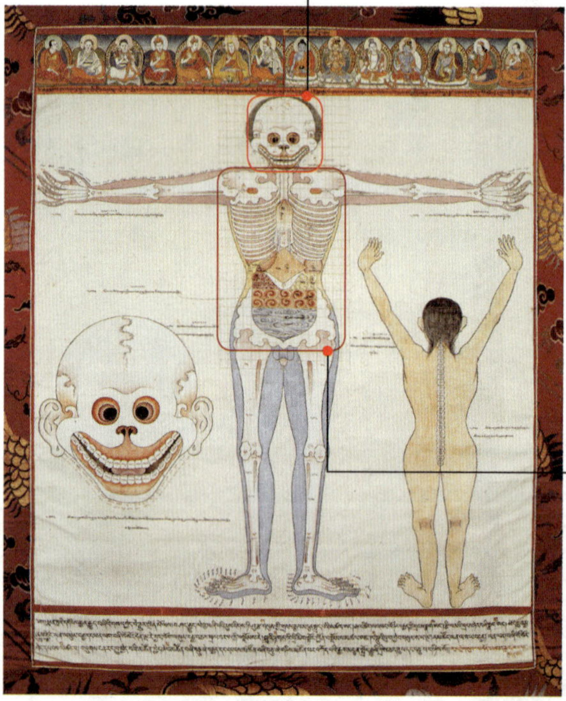

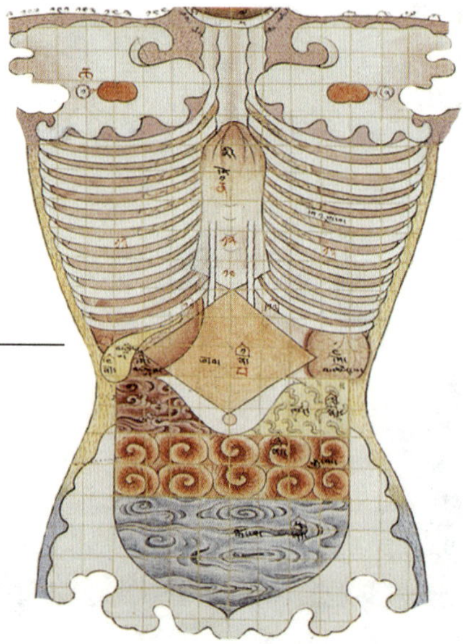

2.2 躯干部骨块数

躯干部骨块有 166 块，其中位于左右肩与颈上的骨各 2 块，计 4 块；背部 8 块；脊椎骨 128 块；肋骨包括左右肋旁各一短肋，计 26 块。

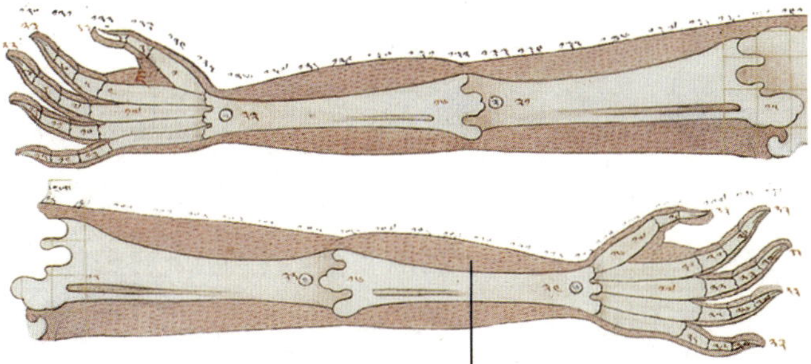

2.3 上肢骨块数

上肢骨块有 50 块，肱骨左右 2 块；前臂骨左右大小 4 块；手骨左右手计 44 块。

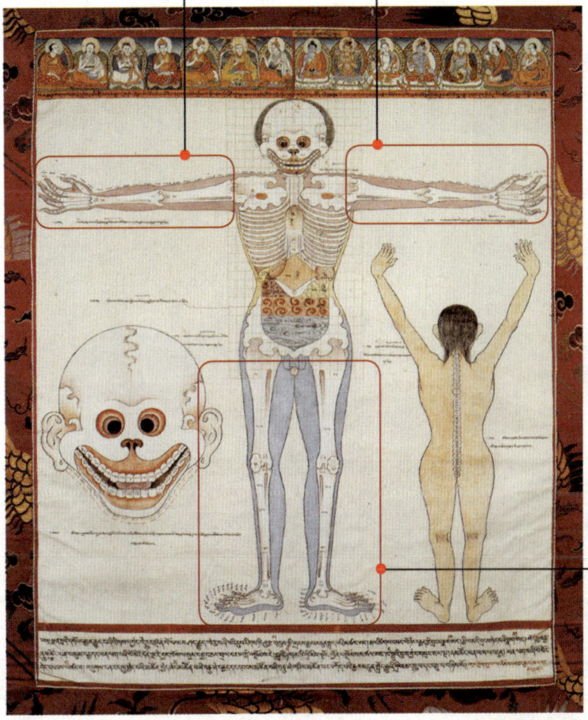

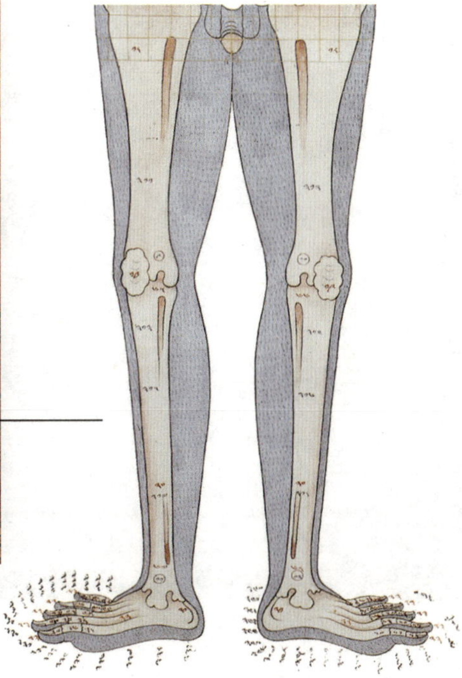

2.4 下肢骨块数

《蓝琉璃》中所述下肢骨块数 50 块，其实有股骨左右 2 块；髌骨左右 2 块；小腿骨左右各 2 块，计 4 块；跟骨和足趾骨等左右计 44 块，共 52 块。

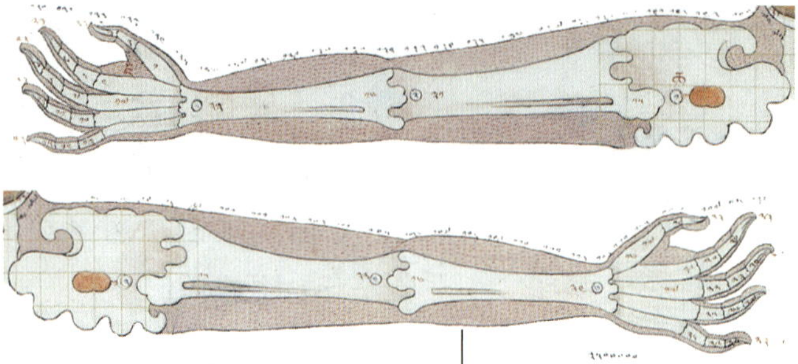

3 四肢大关节（12个）

3.1 上肢大关节数

人体大关节有12个，其中上肢6个，它们分别是连接锁骨与肩胛骨、肱骨的两肩关节；连接肱骨与前臂的两肘关节；连接前臂与手骨的两腕关节。

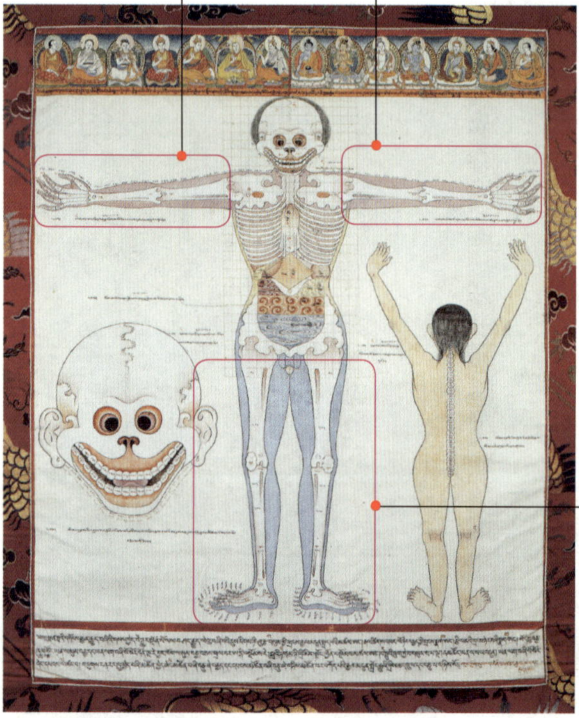

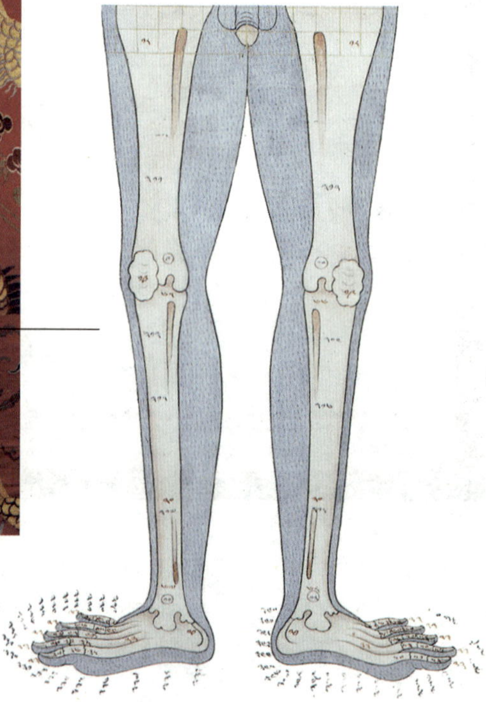

3.2 下肢大关节数

人体大关节有12个，其中下肢有6个，它们分别是连接髋骨与股骨的两髋关节；连接股骨与大小两小腿骨的两膝关节；连接大小两小腿骨与跗骨的两踝关节。

4 小关节（210 个）

4.1 头部小关节数

头部有小关节 83 个，它们分别是上下颌关节 4 个；牙齿根关节 32 个；目框骨头节 4 个；左右颧骨关节 2 个；目缝骨关节 1 个；耳朵至目之间小关节 40 个。

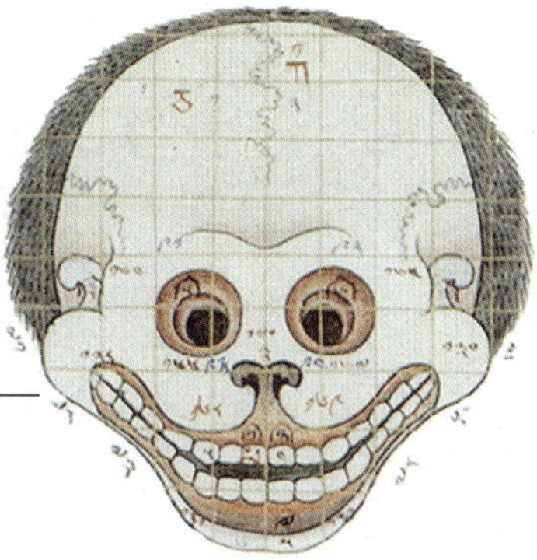

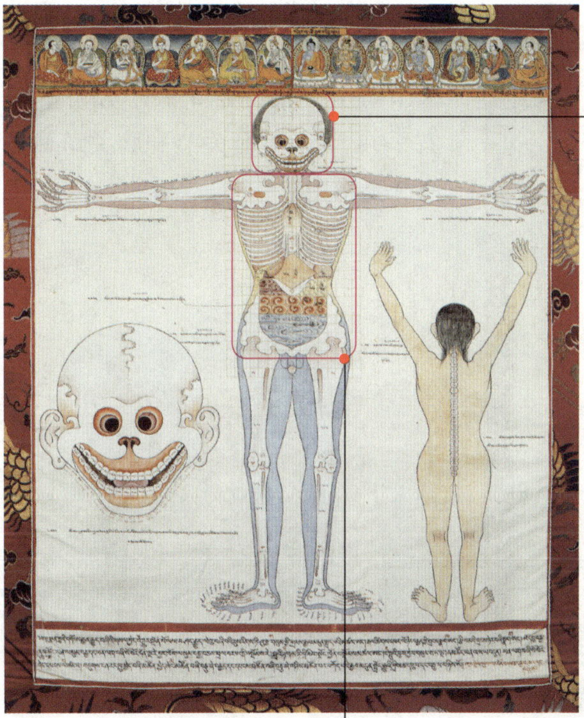

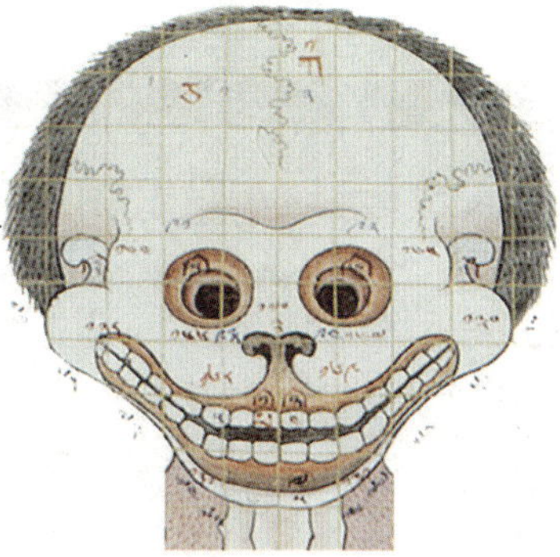

4.2 齿、耳、喉之间的小关节数

牙齿根有小关节 32 个；耳至喉之间有骨 20 块，它们连接脊椎的小关节有 40 个。

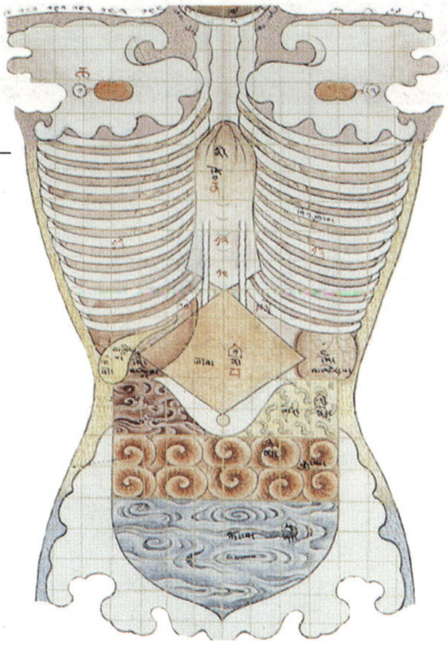

4.3 躯干部小关节数

躯干部有小关节 59 个，其中脊椎关节从脊柱第一椎至第二十八椎之间每两椎间有一关节，计 28 个。

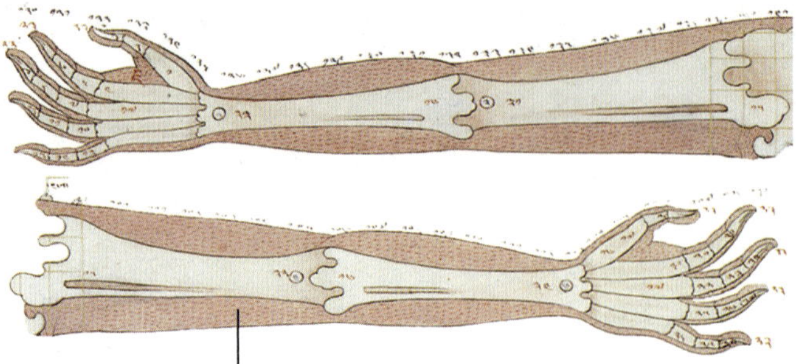

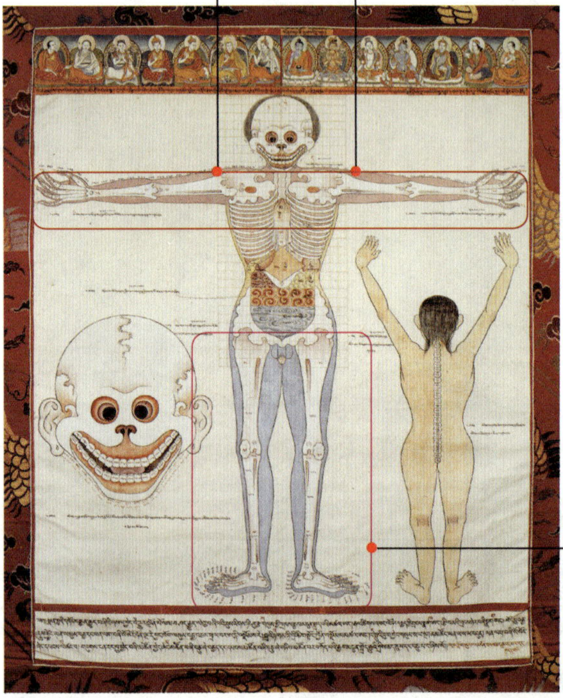

4.4 上肢小关节数

上肢有小关节 34 个，其中手指关节每一手指各有 3 个计 15 个，左右手共 30 个；肘关节和腕关节侧各有 2 个小关节。

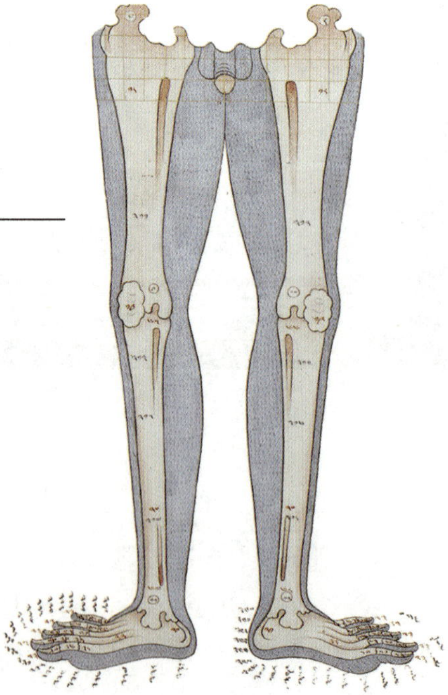

4.5 下肢小关节数

下肢有小关节 34 个，其中足趾关节每一足趾各有 3 个计 15 个，左右足共 30 个；膝关节和踝关节各有 2 个小关节。

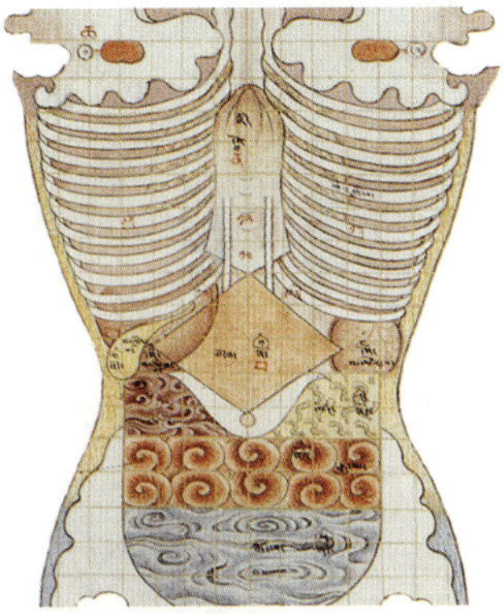

5　韧带（16 个）

5.1 脊柱内面韧带数

人体 16 个韧带中，位于正面的有脊柱内面韧带 2 个，这 2 个韧带沿脊柱内面两边上下走向，起着伸屈脊柱的作用。

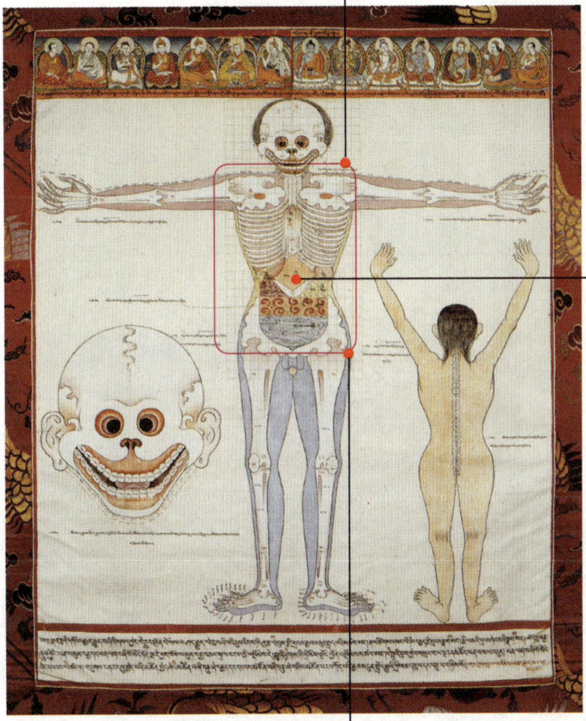

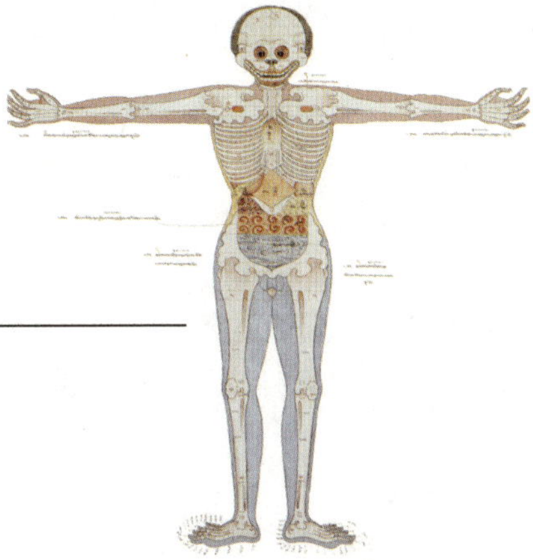

6　毛孔数（3500 万个）

全身毛孔有 3500 万个，其中头部 700 万个，躯干部 1400 万个，四肢各有 350 万个。

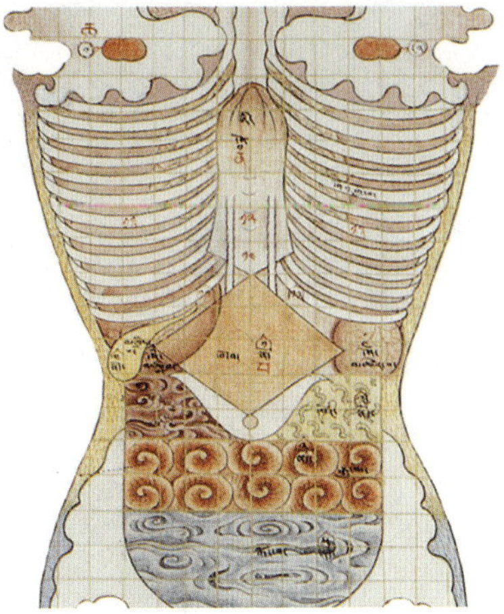

7　脏器（5 个）

人体有 5 个脏器，它们分别是居于胸腔中央的心脏；心脏两边的肺脏；腹腔右肋下的肝脏；左肋下的脾脏和腰背的两肾。

8 腑府（6个）

人体有6个腑府，它们分别是位于鸠尾下的胃；腹下的小肠、大肠（大肠分别位于脐右的升血肠、脐上横居的糌粑肠、脐左的降虫肠）；右肋肝脏下的胆囊；小腹后面和乙状结肠前面的膀胱；位于第十三椎前面的“三木塞”。

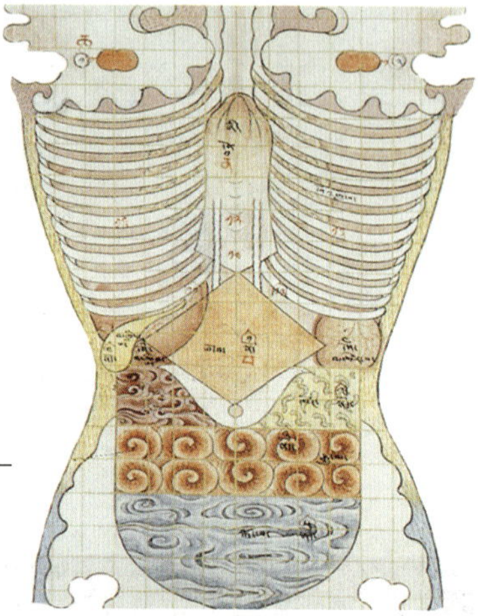

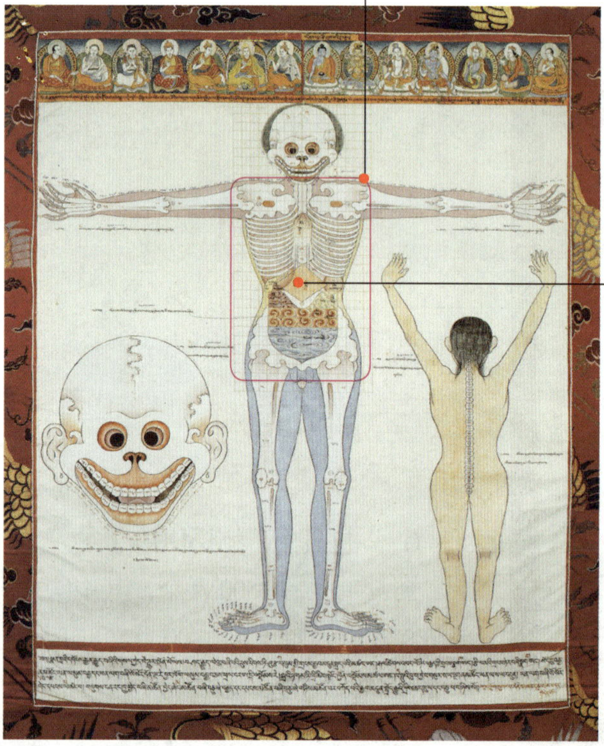

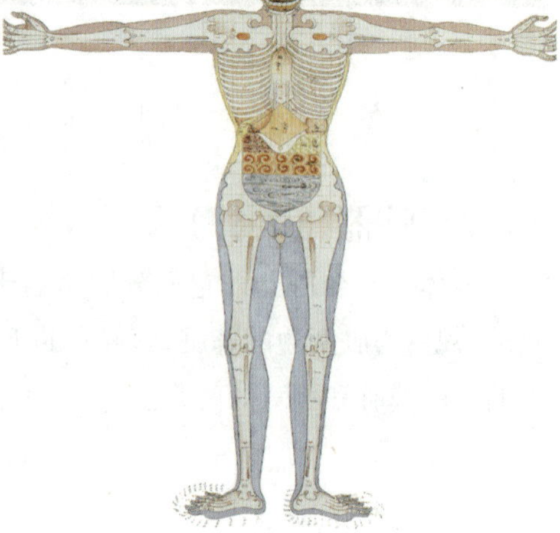

9 孔窍（9个）

人体有9个孔窍，它们分别是两鼻孔、两耳孔、两目孔；口；尿道口；肛门。妇女比男子多两乳孔、产门共3个孔窍。

图十 人体生理物质常量（背面）

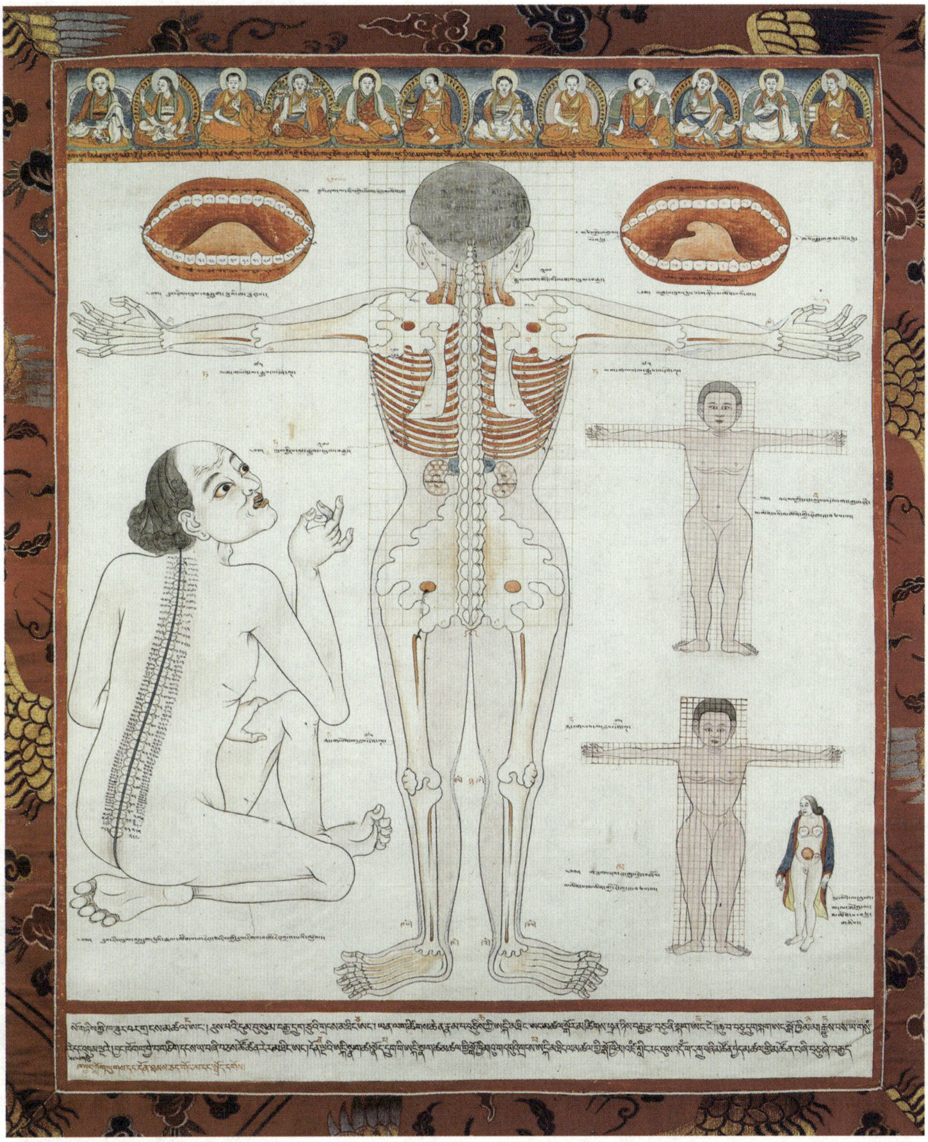

人体有骨 23 种，其中 6 种位于背面（用朱砂标号）；360 块骨块，其中 242 块位于背面（用靛青标号）；小关节 210 个，其中 31 个位于背面（用胭脂标号）；椎关节 28 个（用墨标号）；肋骨 24 根（用墨标号）；牙齿 32 颗（用朱砂标号）；韧带 16 条，其中 14 条位于背面（用胭脂划圈标号）；肌腱 900 条（用墨标号）；头发 21000 根（用朱砂标号）；五脏六腑中位于背面的是肾和“三木塞”（用朱砂标号）；孔窍 9 个，其中位于背面的是肛门（用靛青标号、朱砂划圈）；人的标准身高为自身的一庹，非标准身高不足一庹。

一、生理物质的常量（3）

1 骨类（23 种）

1.1 头骨种类

头骨有 5 种，其中位于背面的 1 种，即从额骨至左右颞骨再到后囟门枕骨。

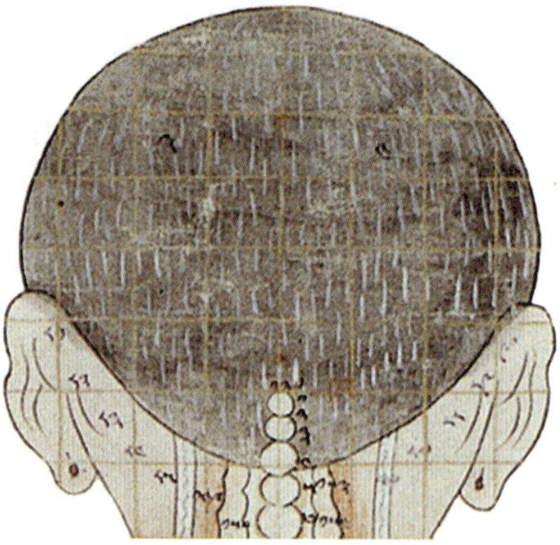

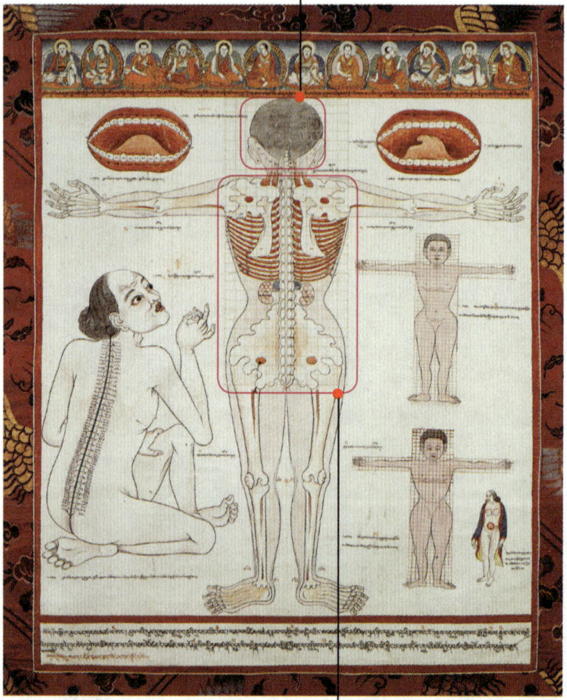

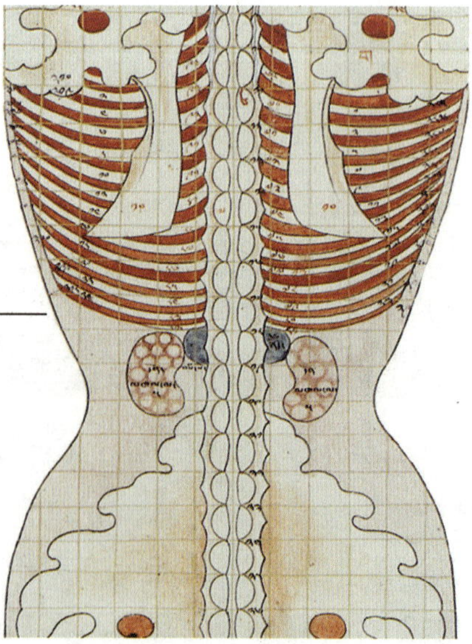

1.2 躯干骨种类

躯干骨有 9 种，其中位于背面的 5 种，它们分别是具有 28 块的脊椎骨；脊椎旁的横突；位于腰胯箱子般的髋骨；尾骨；左右肩背部呈三角形的肩胛骨。

2 骨块数（360 块）

2.1 头骨块数

头骨有 94 块，位于背面的有左右枕骨 2 块；耳骨至喉骨之间有 20 块骨，其中位于背面的 10 块，计头背面有骨 12 块。

2.1.1 牙齿（32 颗）和牙根（32 个）

口腔中有 32 颗牙齿，包括 8 颗门齿，4 颗犬齿，20 颗磨齿。

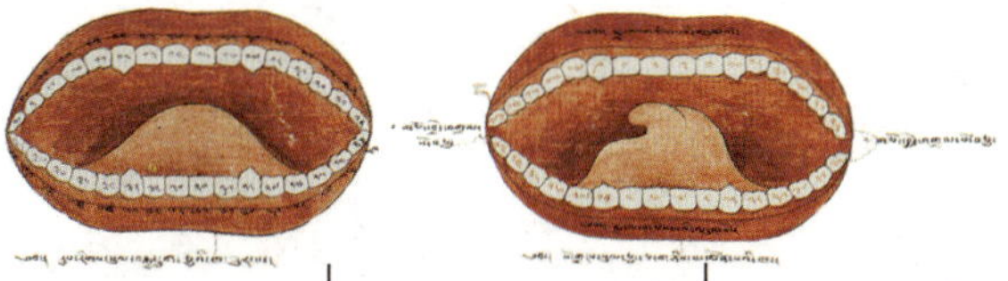

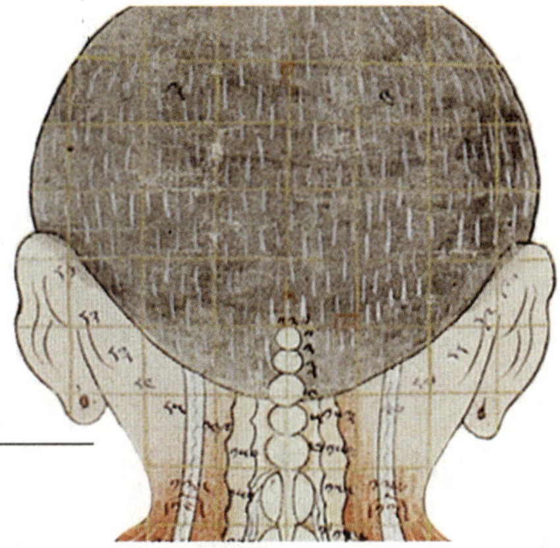

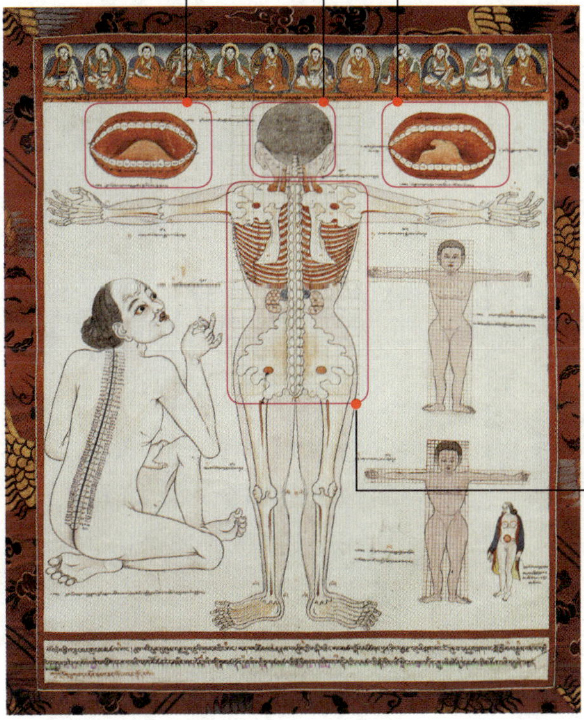

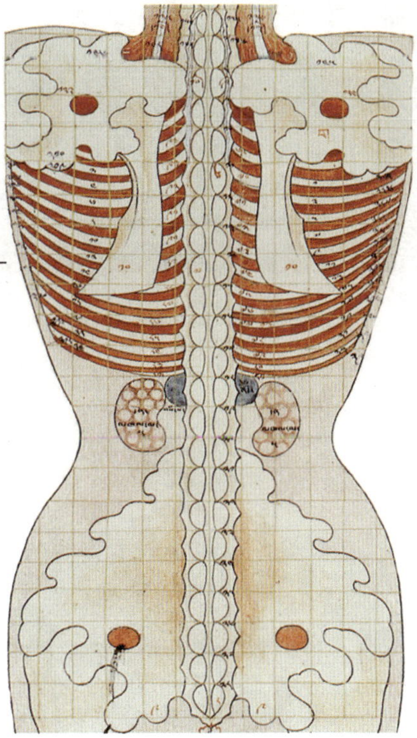

2.2 躯干骨块数

躯干骨块有 166 块，这里只说位于左右肩与颈上的 4 块；位于脑后的 8 块；肋骨及短肋每侧各 13 块，计 26 块。位于背面的躯干骨块共为 38 块。

2.2.1 脊椎骨块数

躯干背面的骨块数有 166 块，其中脊椎骨块数 128 块，包括 32 块椎体骨，每个椎体有 4 块小骨，共计 128 块。

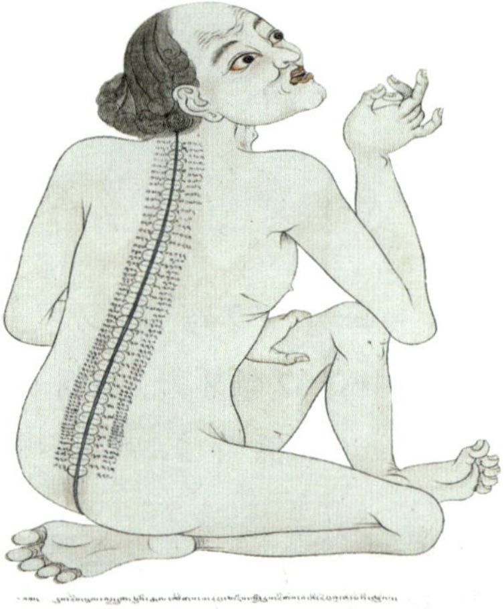

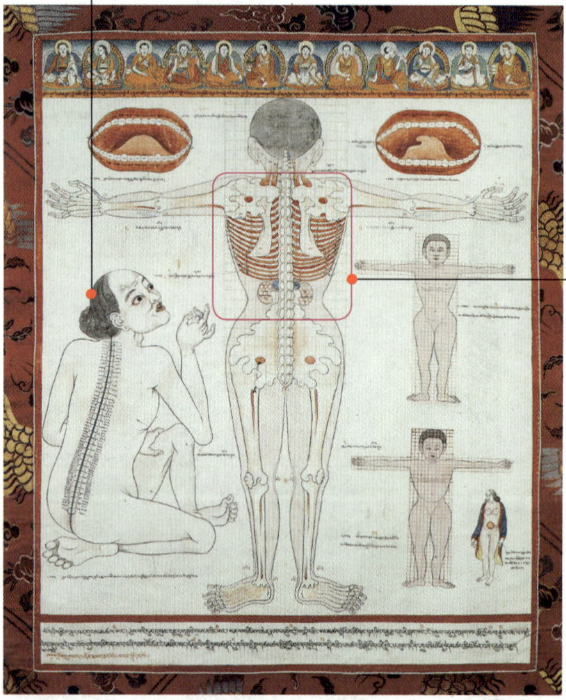

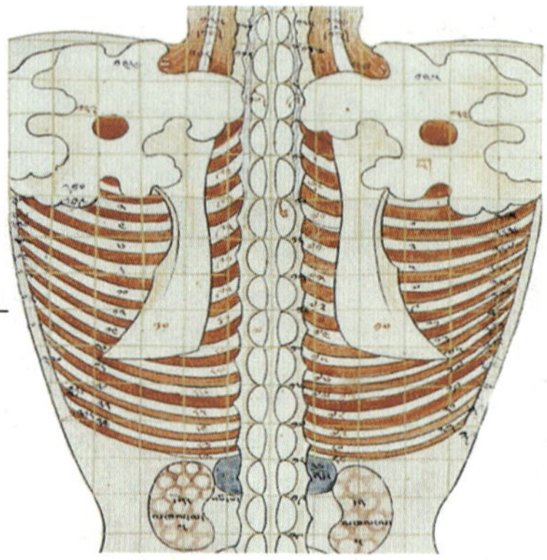

3 小关节（210 个）

3.1 躯干部小关节数

3.1.1 肋骨小关节（26 个）

位于躯干背面的小关节，有肋骨小关节 26 个，即脊椎两侧与肋骨相连的小关节 26 个。

3.1.2 肩关节（2 个）

位于躯干背面小关节，有肩小关节 2 个，即两锁骨外端与两胛骨柄相连的 2 个小关节。

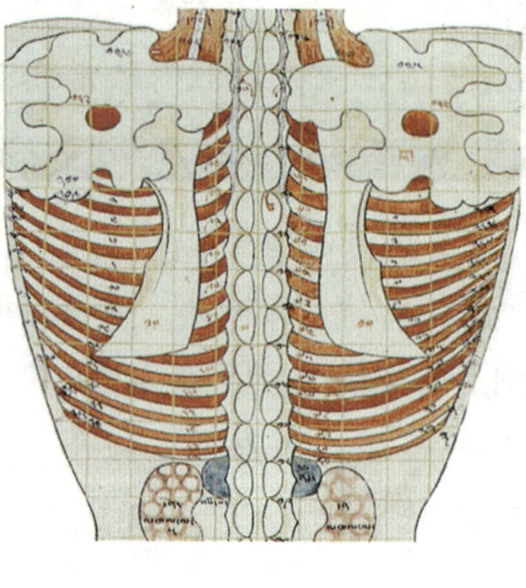

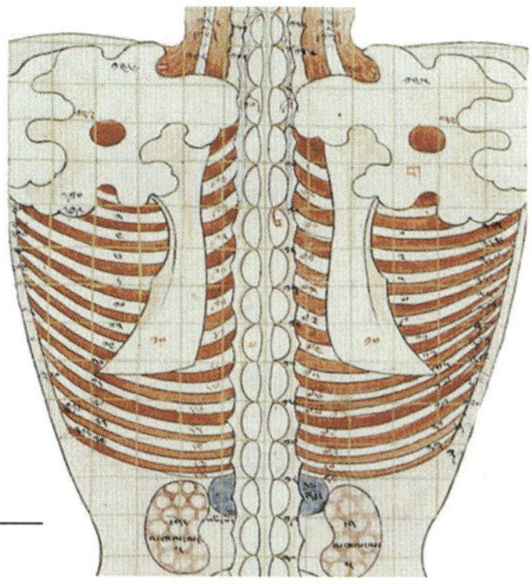

3.1.3 颈小关节（2 个）

位于躯干背面小关节，有颈小关节 2 个，即两锁骨里端与胸骨相连的 2 个小关节。

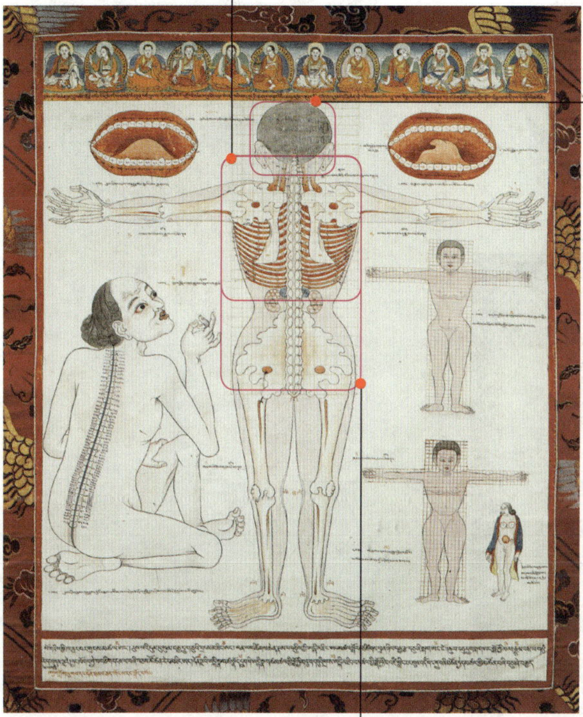

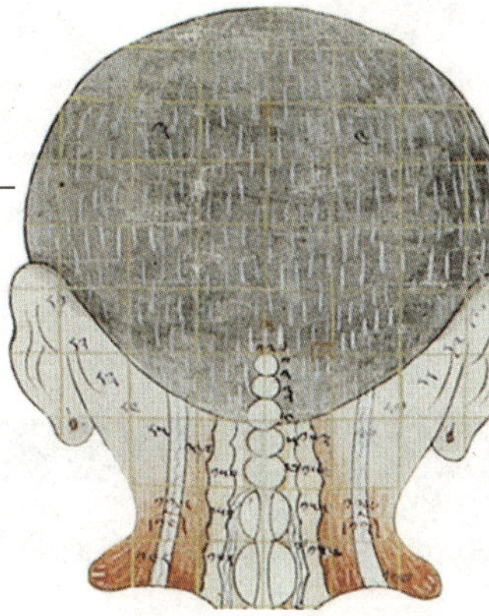

3.1.4 脑后小关节

位于躯干背面的脑后小关节 1 个，即枕骨与大椎相连而成的小关节。

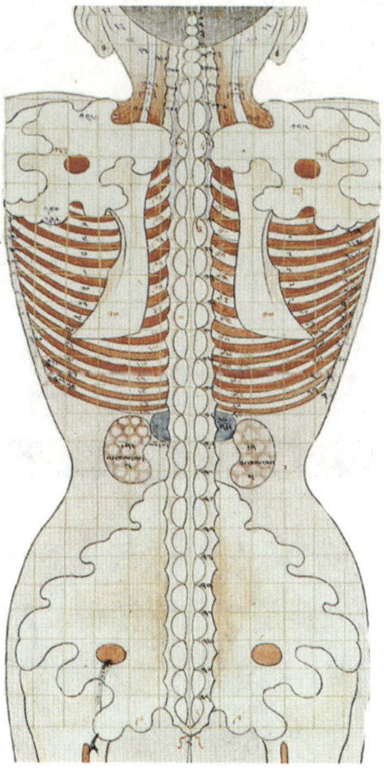

4　脊椎椎体（28 块）

脊椎有似捻线锤样的椎体 28 块，其中颈椎 5 块，脊椎有作为灸穴的大椎等椎骨 20 块，下泄穴以下有尾椎 3 块，共计 28 块。

5 肋骨（24条）

肋骨有脊椎右边12条和左边12条，共24条。

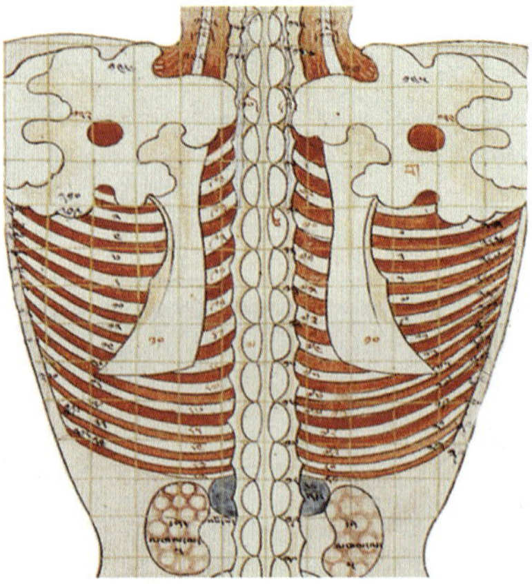

6 牙齿（32颗）

普通人牙齿有32颗，它们分别是8颗门齿、4颗犬齿、20颗磨齿。

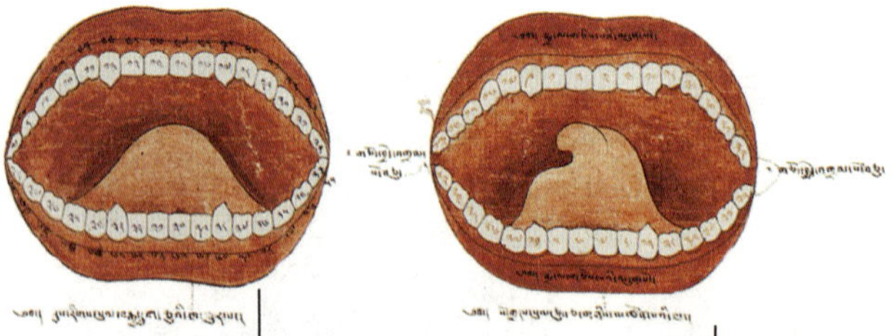

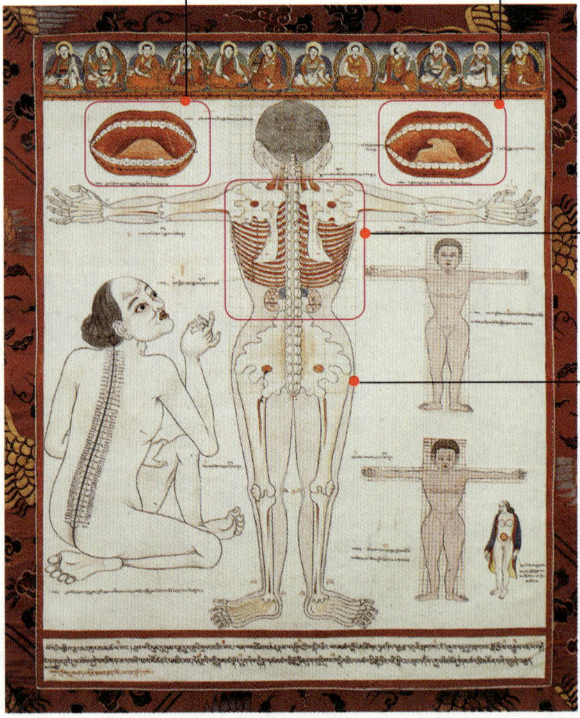

7 韧带（16条）

它们分别是2条腘韧带、2条足跟韧带、2条肘韧带、2条腕韧带、2条脊柱左右韧带、2条颈后扁韧带、2条胫骨韧带，共计16条韧带。

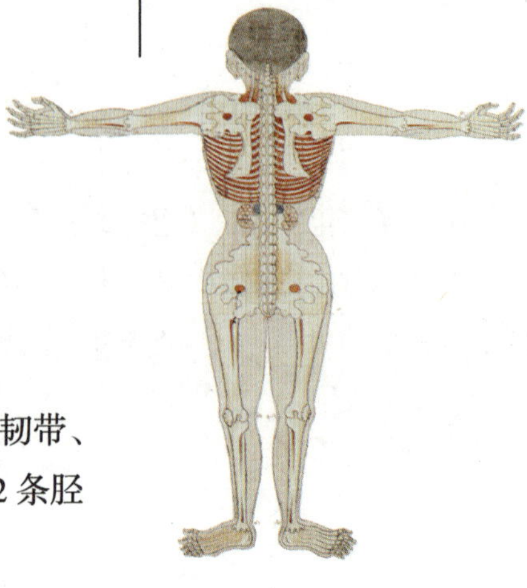

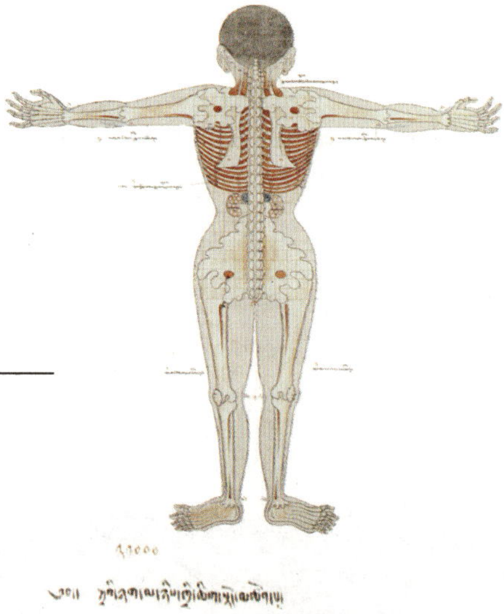

8 肌腱（900块）

头部肌腱300块，四肢部肌腱各75块计300块，躯干部肌腱300块。

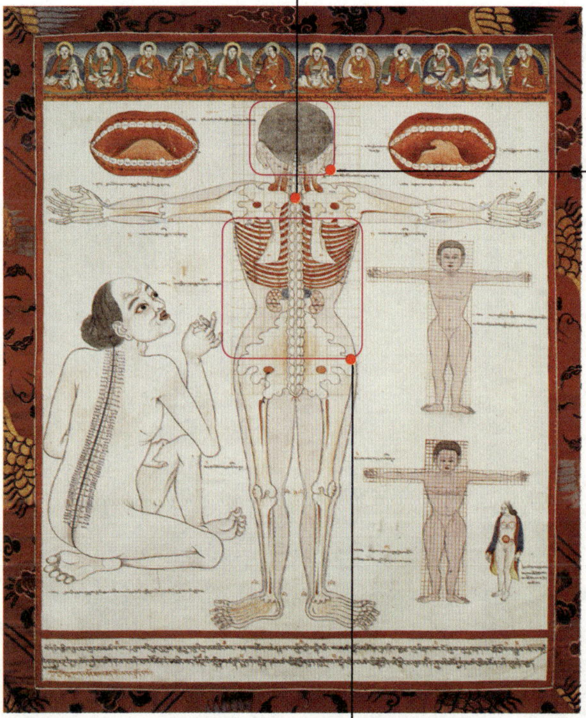

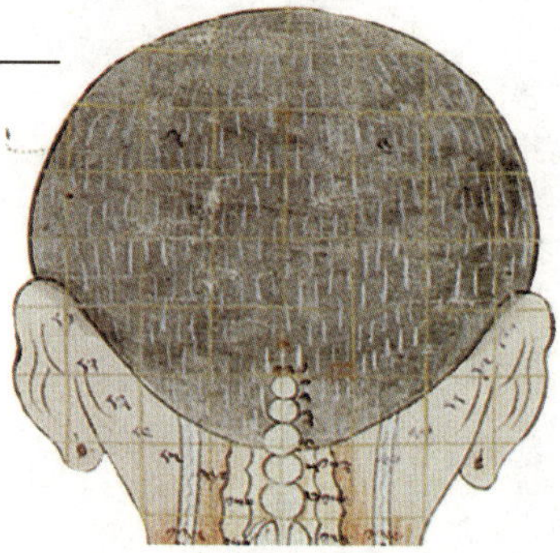

9 头发（21000根）

人体七精华、三秽物保持正常量，赤巴等也未发生增、损、紊乱变化，健康状态下头发有21000根。

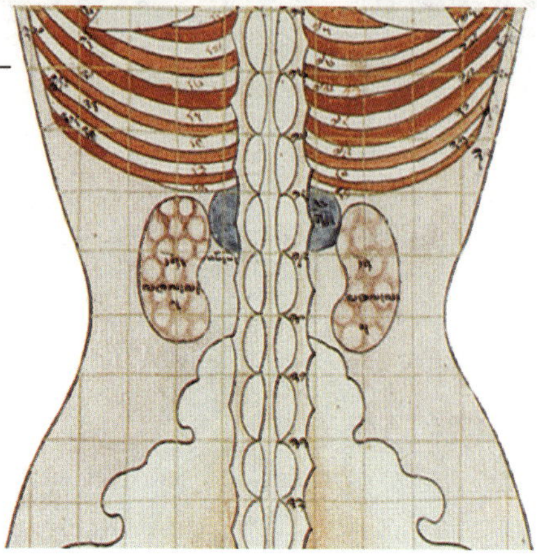

10 肾脏

五脏中的肾脏位于背面第十四椎左右侧，像两大力士举着大梁那样。

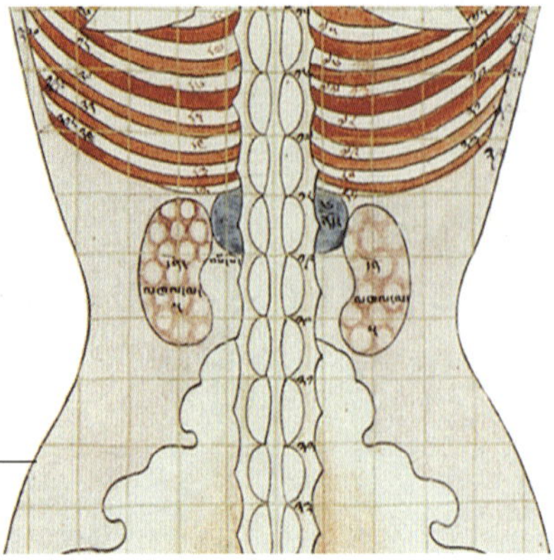

11 “三木塞”

“三木塞”即男精府、女卵巢，是六腑之一，位于第十三椎左右两侧，形如半月，色微青，贴在脊柱左右。

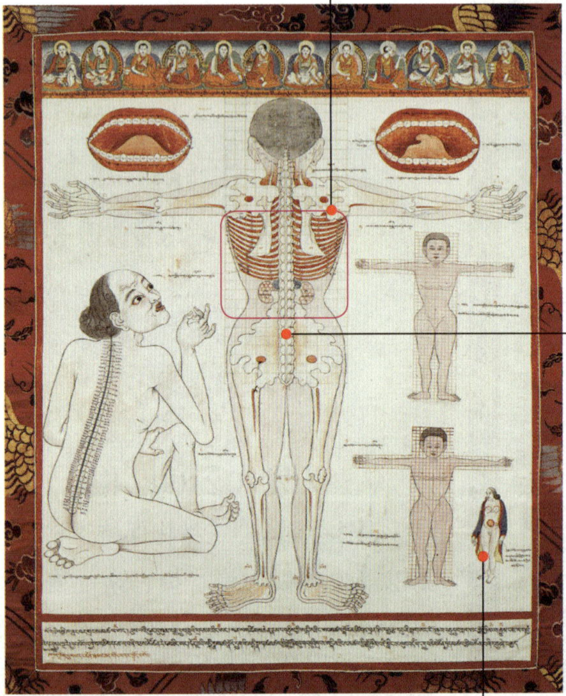

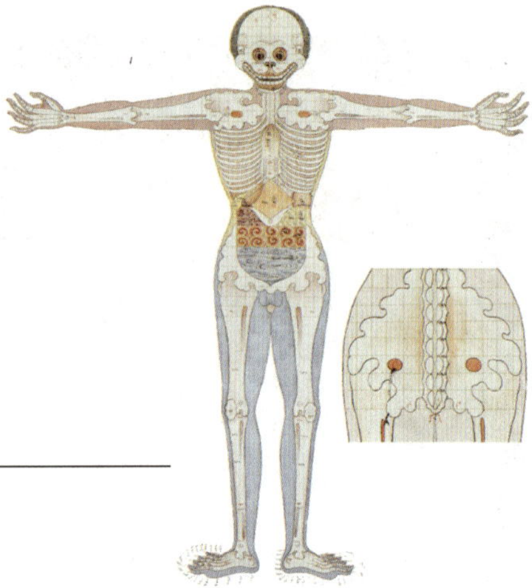

12 孔窍（9个）

人体有9个孔窍，妇女多产门、两乳孔等3窍。其中位于背面的有肛门窍。

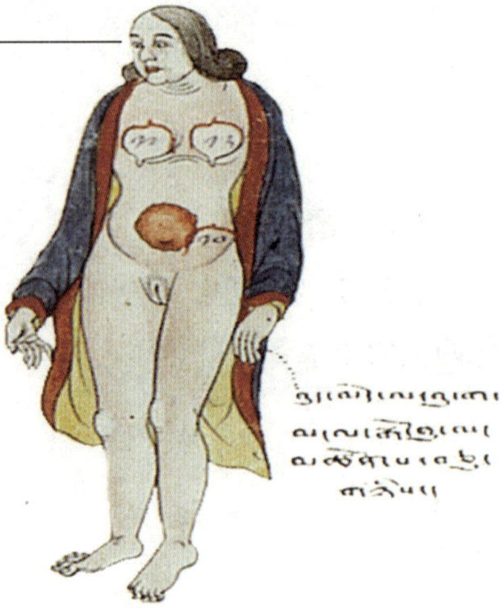

13 妇女孔窍（12个）

妇女有12个孔窍，除上述9个孔窍外特殊孔窍有产门和两乳孔等3个，其中位于背面的有肛门和产门2窍。

14 正常人身长

正常人身长为自身的 1 庹，两臂平伸左右中指尖之间的距离为 1 庹，也就是身体长宽相等为 1 庹见方。从头顶至足掌有 48 个格子，从右手中指尖至左手中指尖有 48 个格子，这样人体长 48 寸或 1 庹。

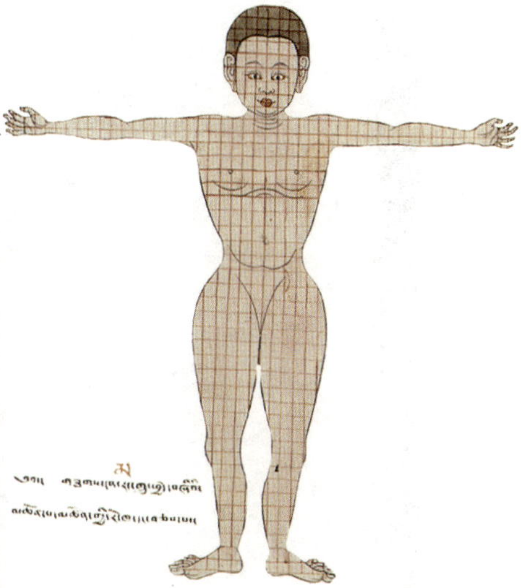

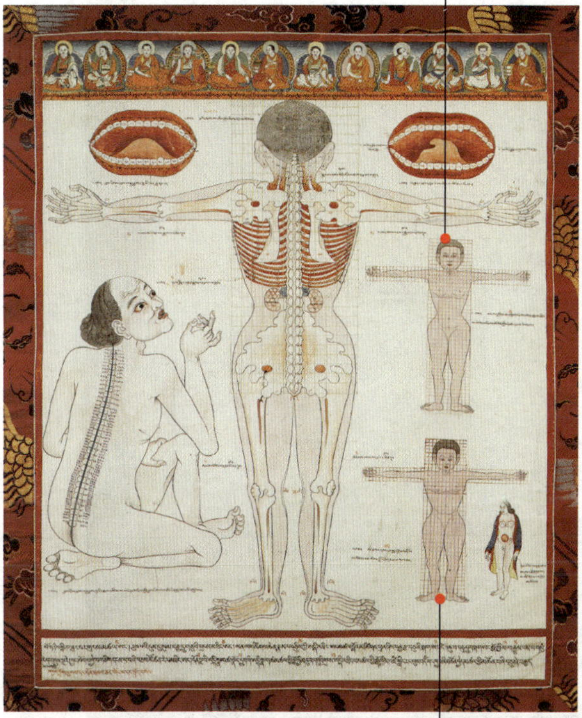

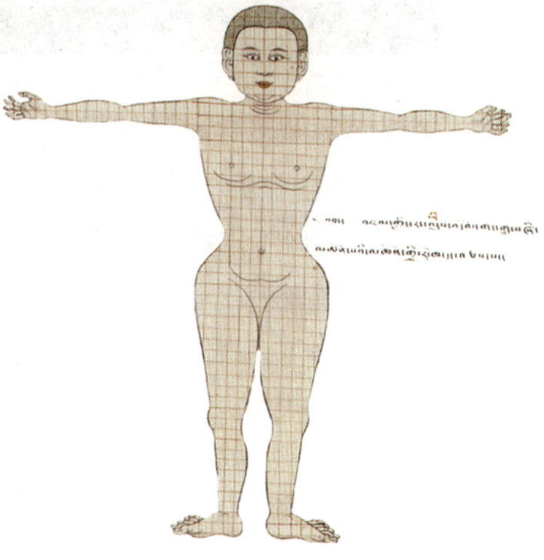

15 非正常人身长

非正常人身长一般为自身的 3.5 肘，身的长与宽不相等。从头顶至足掌有 42 格，两臂中指尖之间有 48 格，即身长 42 寸、宽 48 寸。

图十一　初成脉、依存脉、联络脉（正面）

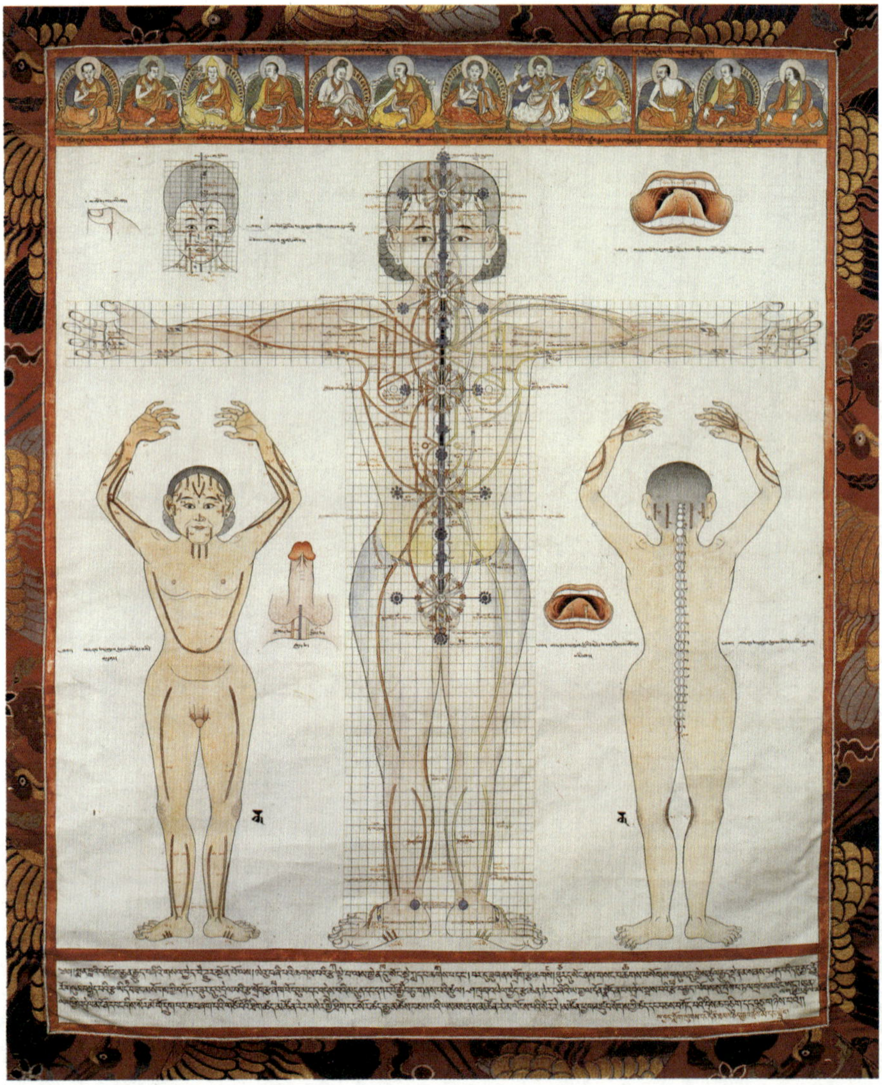

受孕成胎初期从胚胎脐中出生“吾”“姜”“若”（中、左、右）三脉，三脉尖端向上延伸形成大脑，向中延伸形成命脉（主动脉、主静脉），向下延伸形成生殖器。依据此三脉条初成脉后来生成身体所依存和主司识觉的四种大依存脉和像网状联络人体内外各处，供肌肉、血液生长的 24 条大联络脉。联络脉中有隐藏于体内的大脉 8 条，显露于体表的大脉 16 条，从这些脉又分支出 77 条放血脉（用朱砂标号）或 90 条放血脉（用朱砂标号），全身脉络中属于要害脉的有 112 条，这里只介绍 70 条（用墨标号）。

二、人体脉络（1）

1 初成脉

1.1 “吾玛”脉

藏医学所讲的脉络有初成脉、依存脉、联络脉和生命存在的命脉。而《时轮经》和《密咒经》等是按脉轮和“吾”“姜”“若”三脉来讲述的。其中初成脉是隆元运行的命脉或“吾玛”脉，此脉在人体中央轴样竖立，其色青黑。

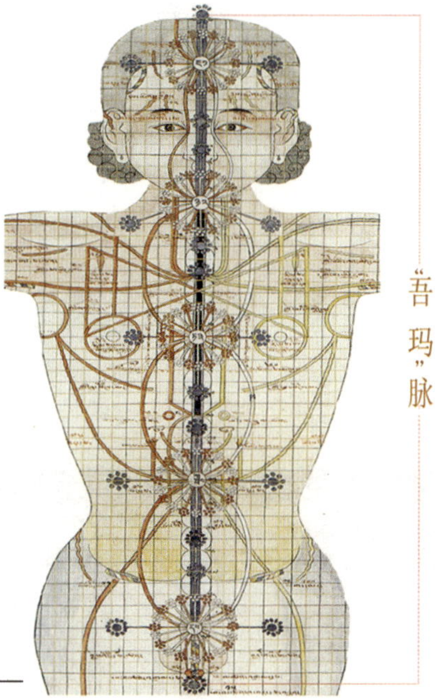

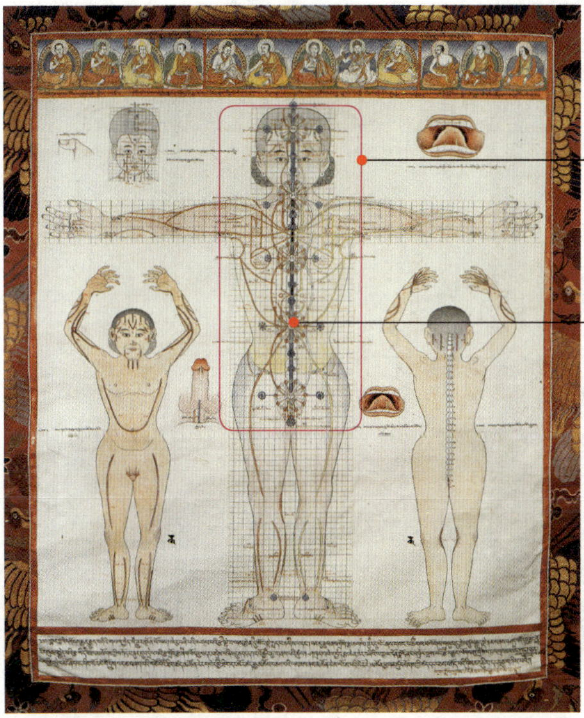

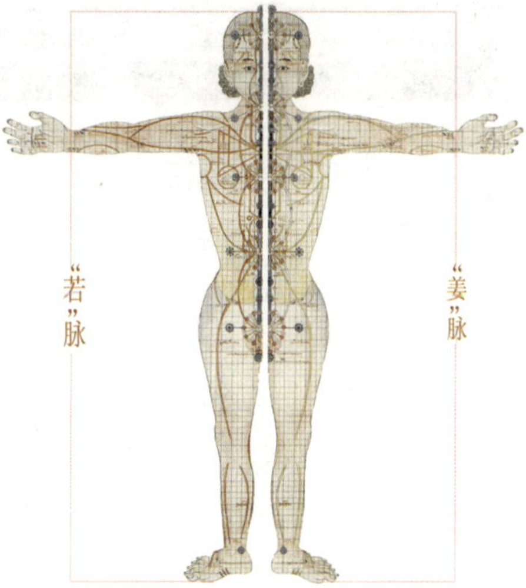

1.2 “若”“姜”脉

由水元运行的白色“姜玛”脉从人体左边进入心脏；火元运行的红色“若玛”脉从人体右边进入第十椎。“吾”“姜”“若”三脉之尖端向人体上下伸展，像铁三角绊样联络人体左右各处，成为五官和六识依存的基地，形成4个或6个脉轮，向上下前后辐射出无数细小脉，养育着人体。

1.3 大脑生成情况

“姜玛”脉从身体左边向上延伸，经心脏、咽喉到达头顶，在头顶形成脑脉轮，胚胎依据向上伸展的此脉轮生成大脑。大脑具有愚痴属性和纳摄培根物质功能，因而愚痴依居于大脑，愚痴又产生培根，故大脑（缘）、愚痴（因）、培根（果）三者依存于上体大脑中。

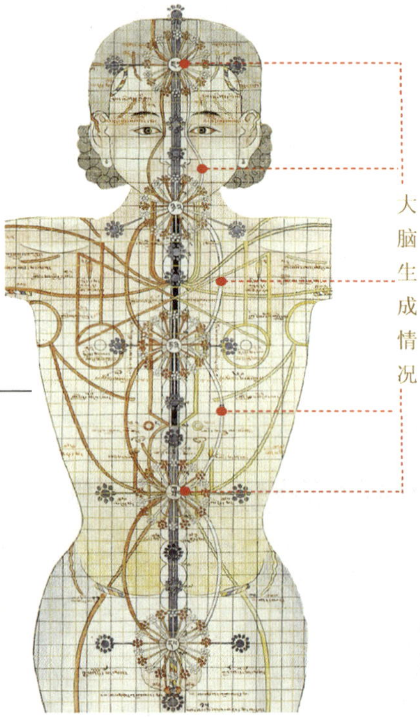

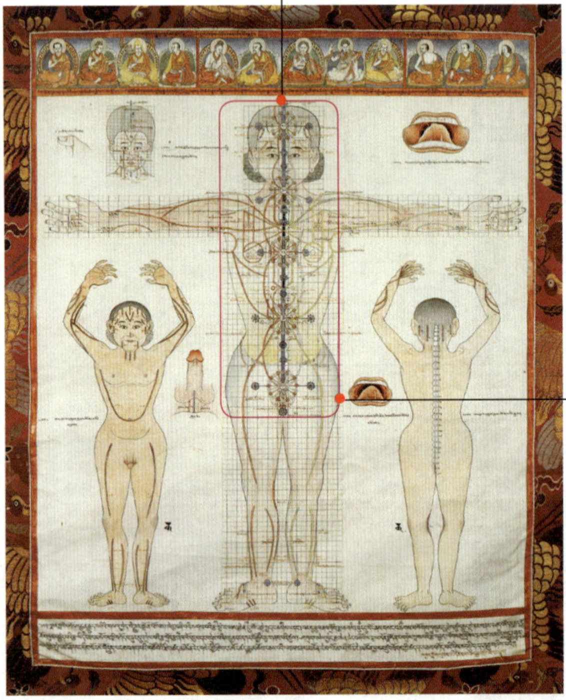

1.4 命脉生成情况

“若玛”脉从身体右边向上延伸，在中体肝脏大环（镰状韧带）处进入摄取精华脉中，又发出分支走向第十椎处。胚胎依据此脉形成黑命脉（主动脉、主静脉）及其分支脉，血液具有嗔怒属性和纳摄赤巴物质功能，因而嗔怒依居于黑命脉或血液，嗔怒又产生赤巴，故黑命脉（缘）、嗔怒（因）、赤巴（果）三者依存于中体。

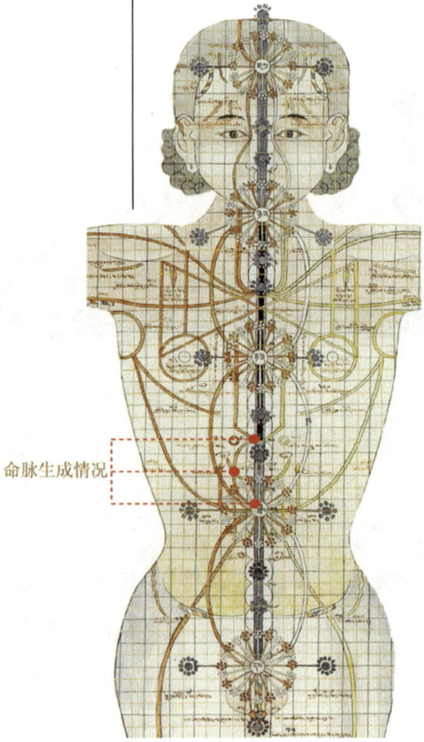

1.5 生殖器生成情况

“吾玛”脉的一尖端向下进入下体，由于此脉是主司快感意识的脉，在下体生成生殖器，精液具有贪欲属性和纳摄隆物质功能，因而贪欲依居于男女生殖器，贪欲又产生隆，故生殖器（缘）、贪欲（因）、隆（果）三者依存于下体。

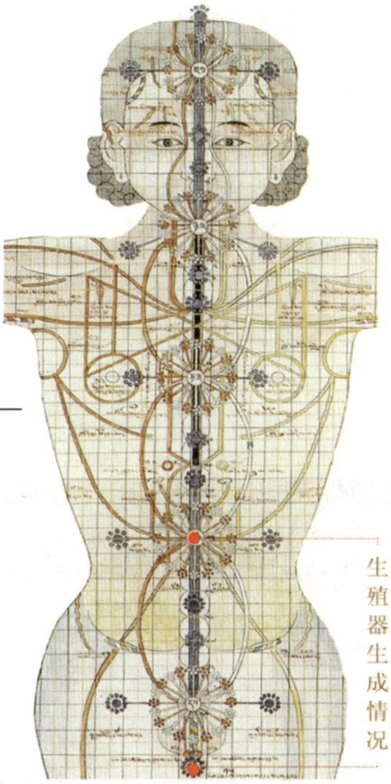

生殖器生成情况

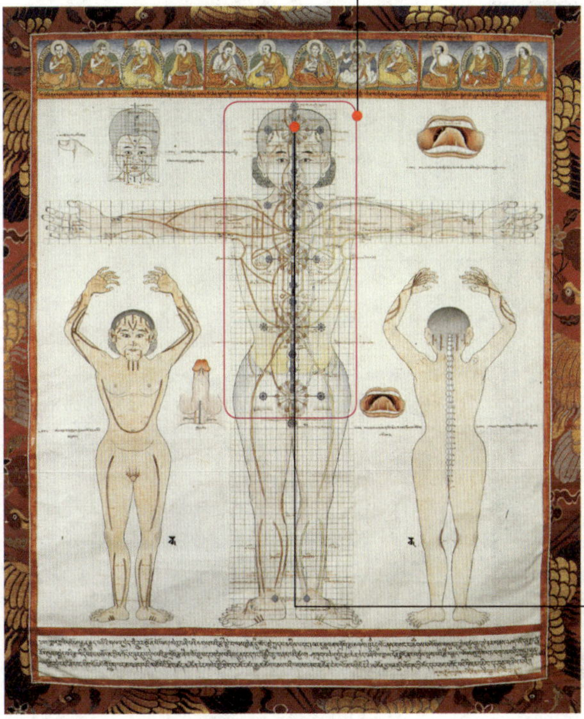

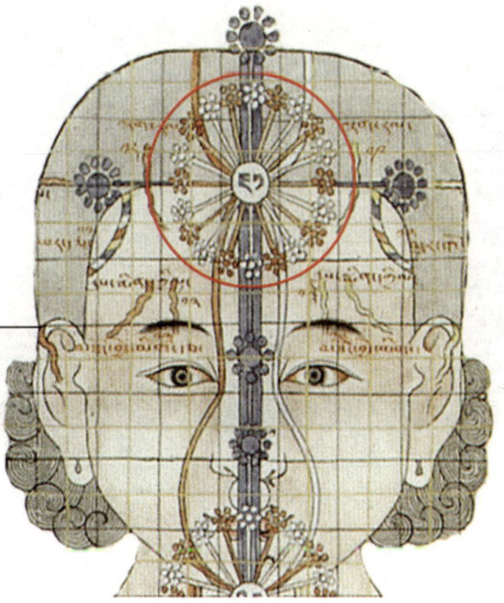

2 依存脉

2.1 五官识觉脉

使目等五官产生各自的境识（识觉）的脉有从“吾玛”脉发生的 4 条和从“若”“姜”脉发生的 20 条，计 24 条，它们在头顶形成大乐脉轮，像车辐那样又向四方辐射出无数细小脉。

2.2 咽喉享受脉

从“吾玛”脉发出的 4 条和从“姜”“若”发生的 20 条，计 24 条脉，于咽喉部形成享受饮食香味的脉轮，又像辐条那样向四方分出无数细小脉。

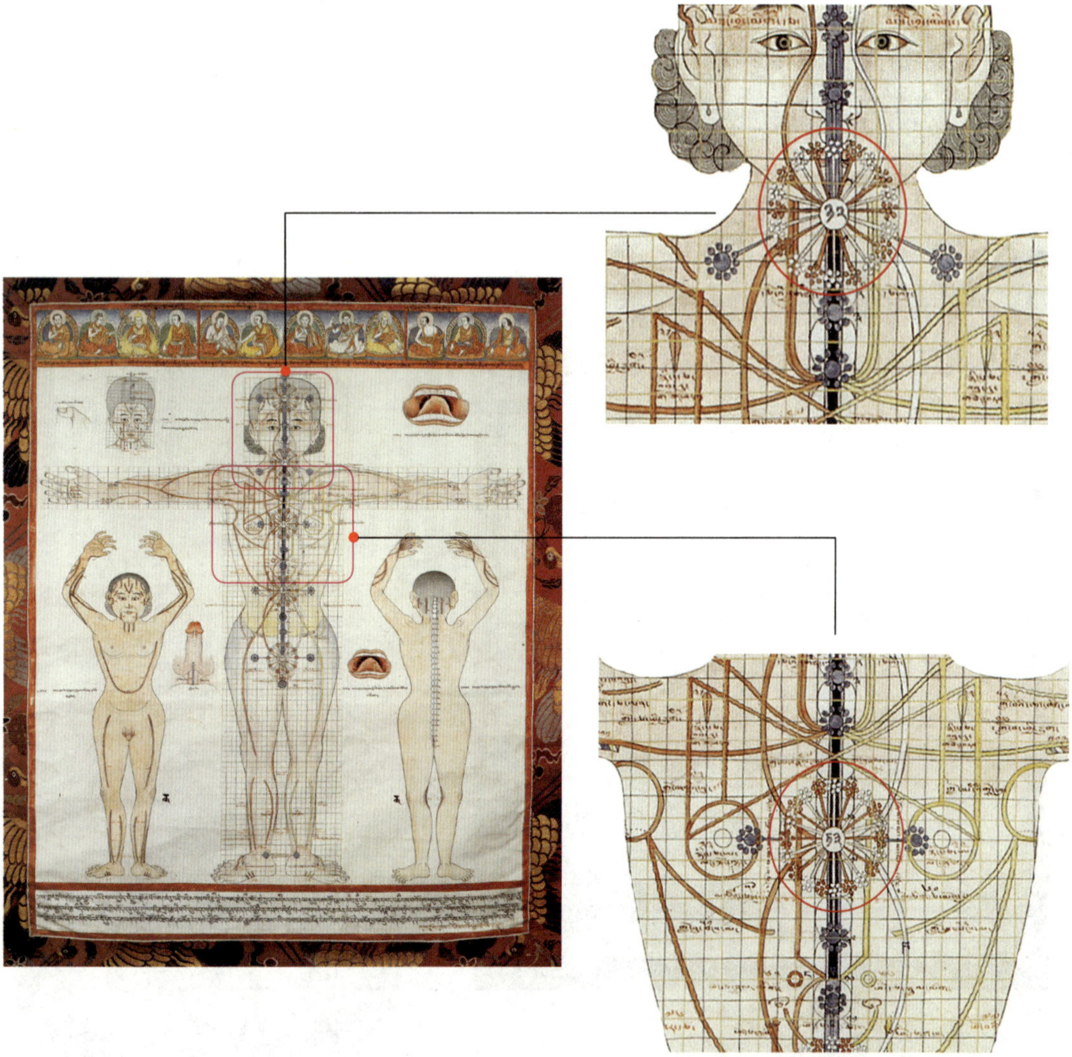

2.3 敏锐醒觉脉

敏锐我执醒觉等意识之依所和增强六识的 24 条脉，在心脏围绕“意桑玛”脉（良心脉）形成一脉轮，脉轮上又围绕有 500 条细小脉。“意桑玛”脉有 5 个门，真识运行的一条红色脉从前门向前方伸出；收摄真识运行的一条黄色脉从右门向右方伸出；意之真识运行的一条蓝色脉从左门向左方伸出；烦恼意运行的一条绿色脉从后门向背面伸出。

2.4 生长身体脉

从“吾玛”脉分出的 4 条和从“姜”“若”脉分出的 20 条，计 24 条脉，于第十三椎所对的脐部形成促进人体形成和生长的生长脉轮并辐射出细小脉 500 条。

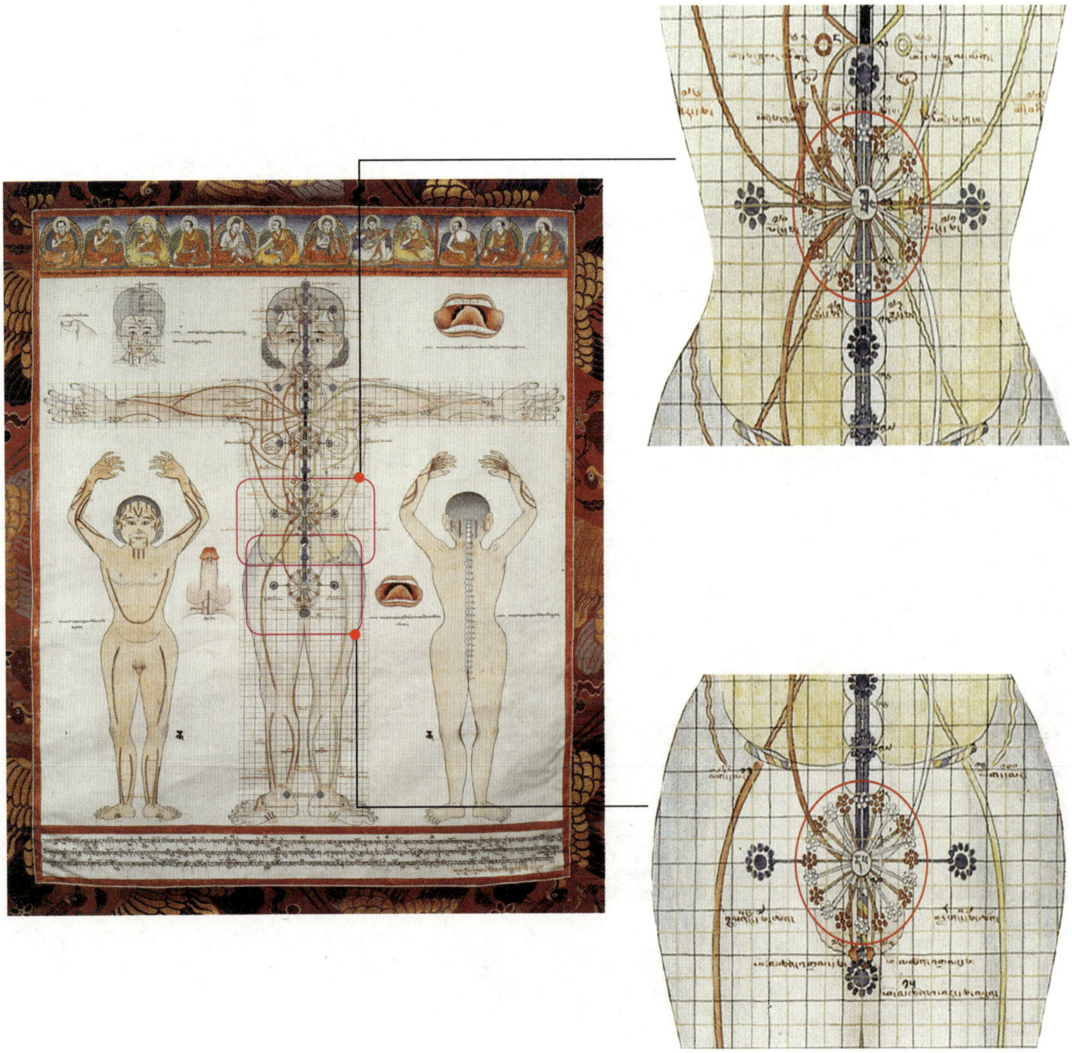

2.5 嗣后脉

从“吾玛”脉发出的 4 条和“姜”“若”脉发出的 20 条，计 24 条脉，于快感所依的生殖器处像国王居在国府那样形成繁衍子孙的脉轮并辐射出细小脉 500 条。

3 联络脉

3.1 黑命脉

命脉有黑、白 2 种，其中黑命脉（主动脉、主静脉）是沿第十三椎以上和天突以下的脊柱旁边像倒置的松树样存在，粗细约似中等箭杆。从此脉又向外分出联络四肢的 16 条显露脉，向内分出联络五脏六腑的 8 条隐藏脉。

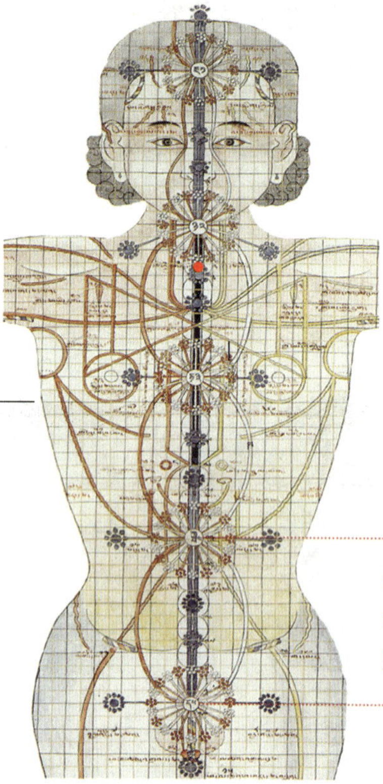

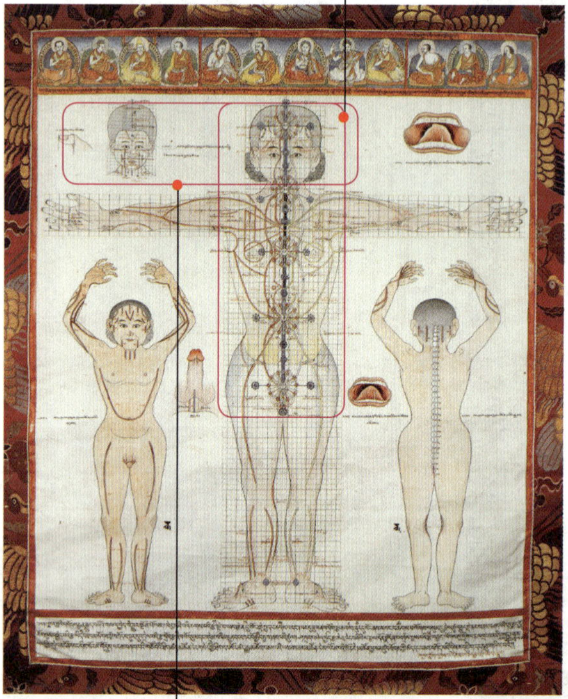

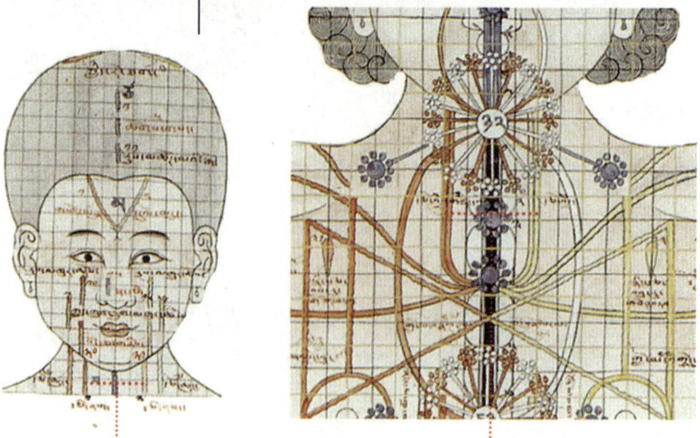

3.2 联络四肢的显露脉（16 条）

3.2.1 头颈显露脉

头颈部有显露脉 6 条，它们分别是气管左右显露的黑尖脉 2 条；从第四椎向上喉结延伸的睡脉 2 条；从第四椎向上喉结左右延伸的似尖脉 2 条。

3.2.2 上肢脉

上肢有大脉 4 条，它们分别是从第四椎处分出向腋窝面至肘窝走向的 2 条大脉；向腋窝走向的手臂动脉——聚汗心脉 2 条。

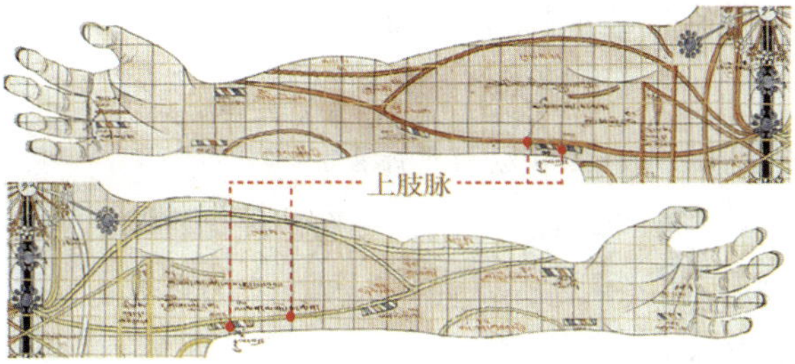

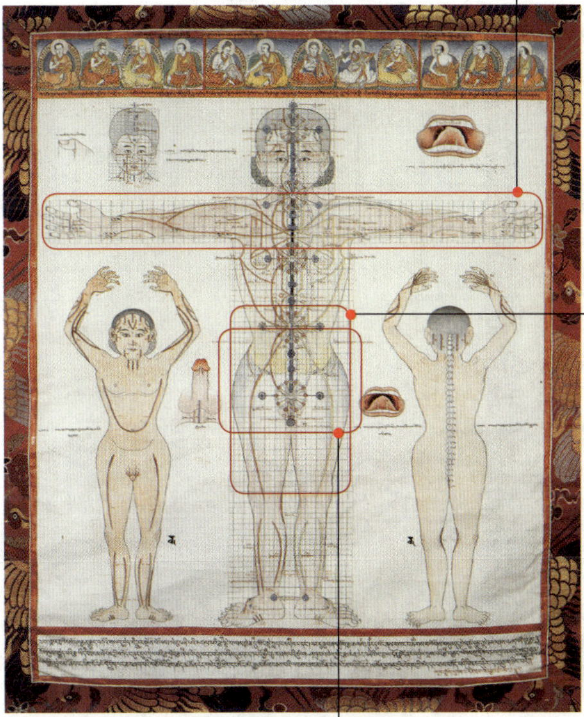

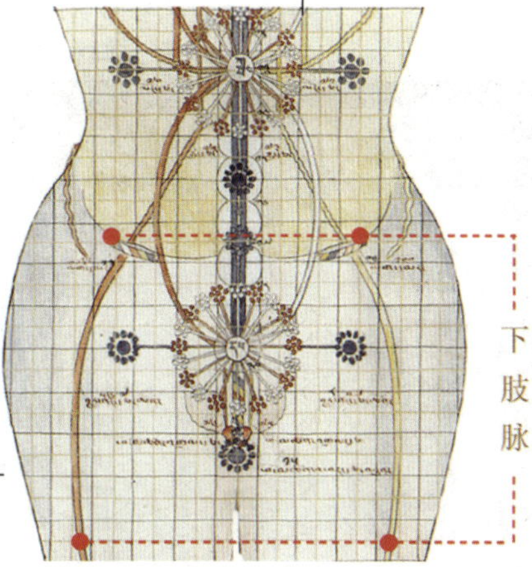

3.2.3 下肢脉

下肢有大脉 4 条，它们分别是从第十三椎处分出向下延伸至左右股冈上的 2 条大血脉；向鼠蹊沟走向的动脉——红眼心脉 2 条。

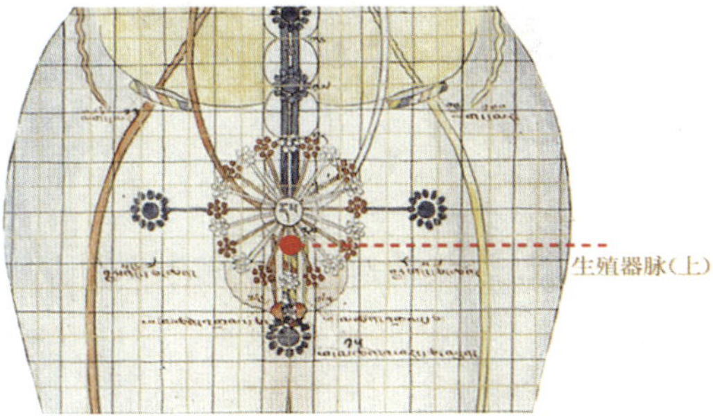

3.2.4 生殖器脉（上）

联络生殖器上下的动脉各有 2 条，其中上脉是循行于生殖器上面的 2 条并行的动脉。

3.3 放血脉（77 条）

3.3.1 头颈部放血脉

3.3.1.1 颞颥动脉和眼脉

2 条颞颥动脉是向额左右两侧循行的动脉。2 条眼脉是从左右眉尾向上发际延伸的两脉。

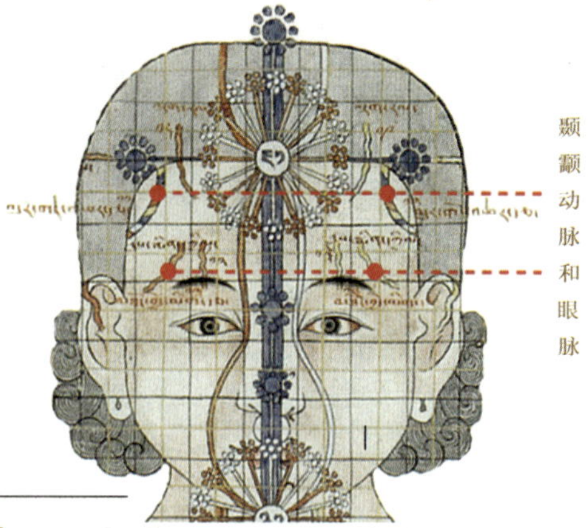

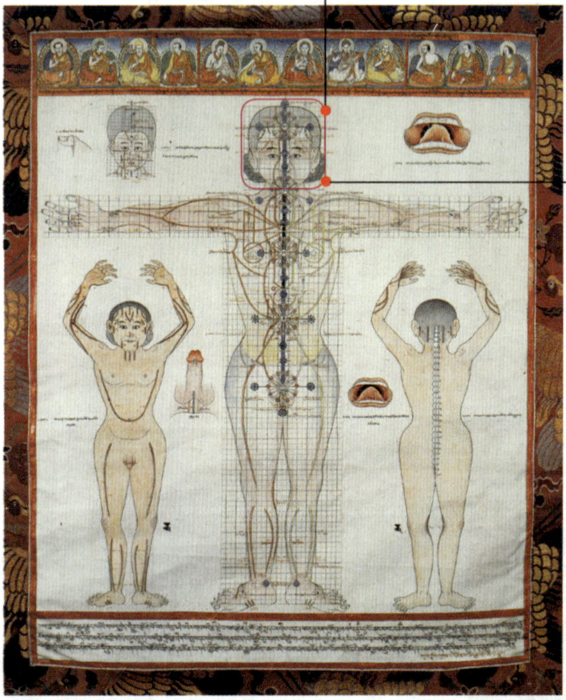

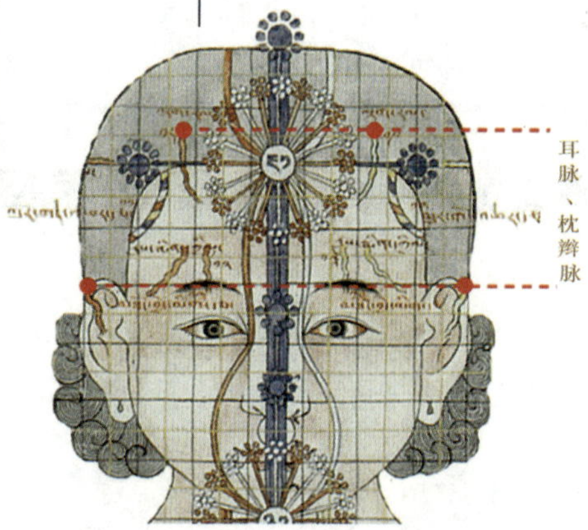

3.3.1.2 耳脉、枕辫脉

2 条耳脉是从耳孔边缘向左右耳轮上面延伸的两脉。2 条枕辫脉是从额中央向左右发际中延伸的两脉。

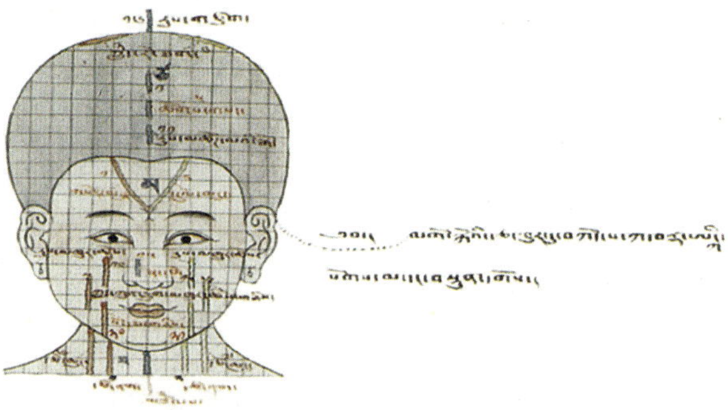

3.3.1.3 副图中的一些头颈脉

金矛脉和银矛脉是位于印堂向左右 1 寸又向上量 4 横指处的 2 条脉。前囟脉是位于前额发际向上量 4 横指处的脉。2 条小尖脉（颈外静脉）是位于颈左右两侧的脉。“通”脉（甲状腺静脉）是位于天突向上 1 寸处的脉。鼻脉是位于鼻尖上的脉。2 条齿脉是位于下颌中央向左右量 2 横指的上角处的脉。

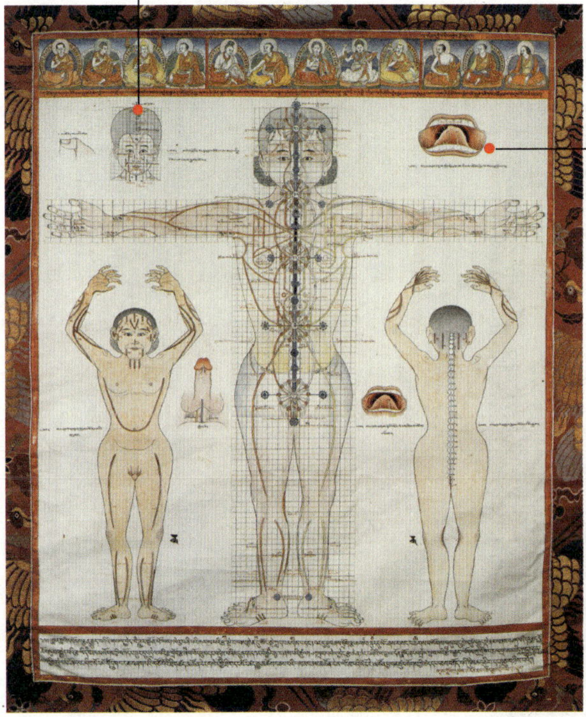

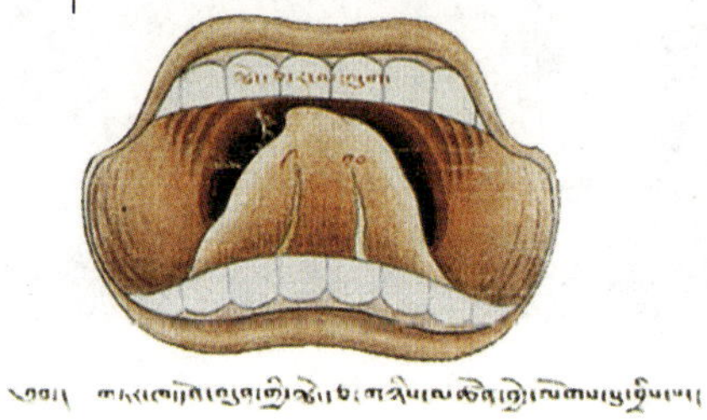

3.3.1.4 舌脉

张口舌上卷，在舌背面左右有 2 条较粗黑的脉向舌尖延伸，此两脉即为舌的山羊脉和绵羊脉。

3.3.2 上肢脉

2 条臑脉（肱静脉）是循行于上臂三角肌中的脉。2 条“诺嘎”脉（肘正中静脉）是从腋窝向肘窝延伸与肘窝阿索利嘎动脉同行的脉。2 条六头脉（贵要静脉）位于肘窝内侧，是与“诺嘎”脉和臑脉交叉的脉。2 条冈脉循行于小臂上侧。2 条培根“霞让”脉是循行于小臂内面下侧处的脉。2 条心肺合脉循行于小臂中，它是“诺嘎”脉和六头脉汇合后的脉。

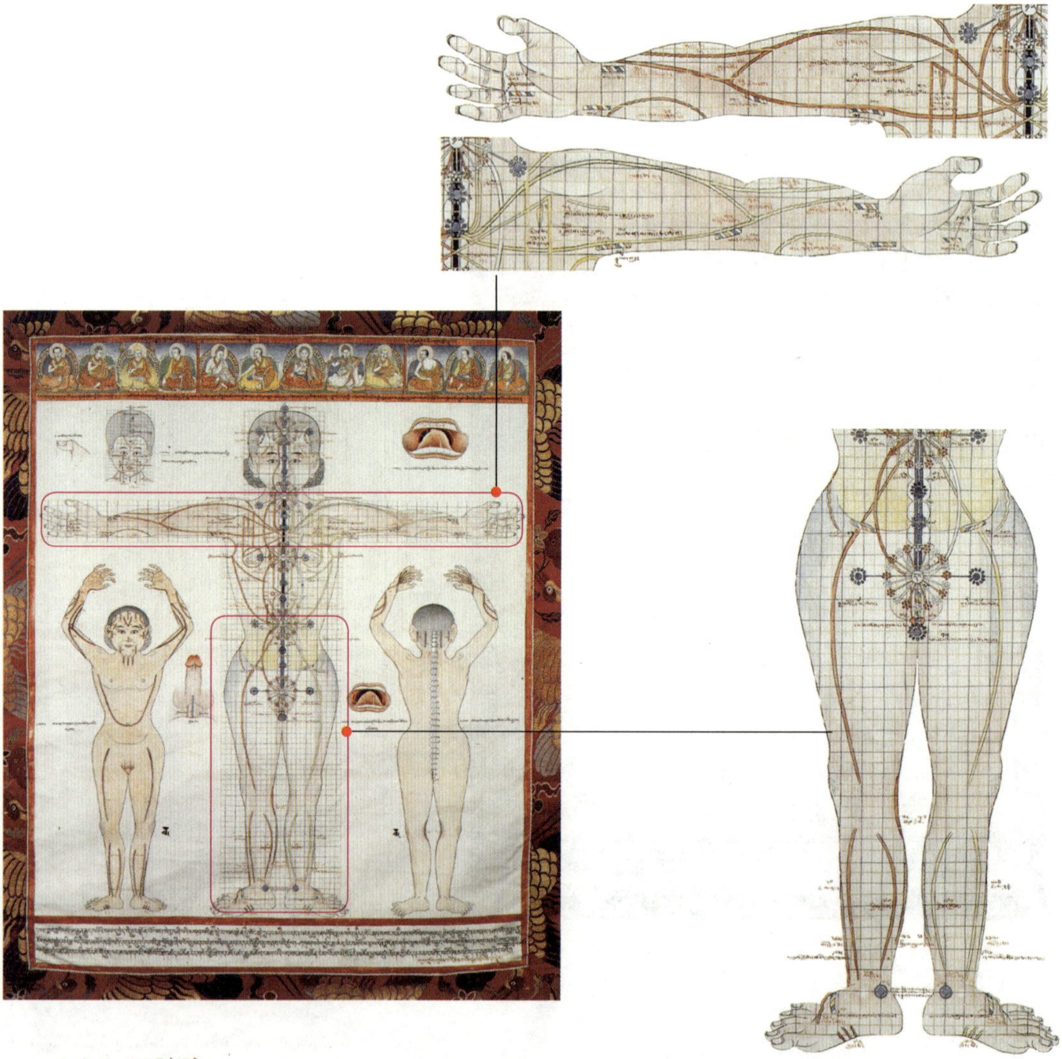

3.3.3 下肢脉

3.3.3.1 大脉等

位于下肢的放血脉有 18 条，其中 2 条股内大脉是从鼠蹊沟向股内面循行的脉。2 条腘脉位于腘窝中，2 条马笼头脉位于胫骨中段。2 条腨端脉位于小腿鱼肌（腓肠肌）尾。2 条踝脉循行于内踝上部，是腨端脉的脉尾。

3.3.3.2 胫前脉等

2 条胫前脉循行于两胫骨中央。2 条镫脉是从足小趾根关节上部走向第二趾间的脉。2 条鱼弯脉是从腘窝外侧向下走向内踝的脉。2 条行脉是循行于足掌内面弯膛中的脉。

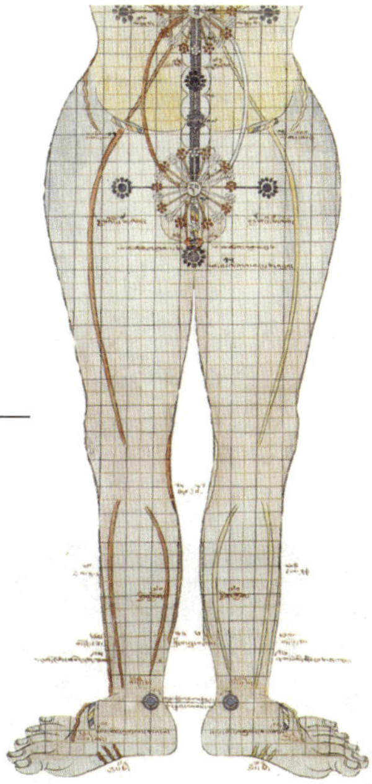

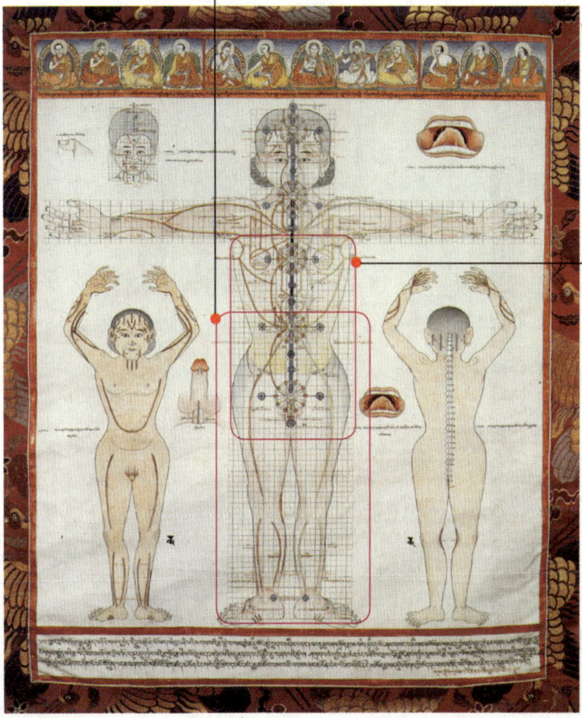

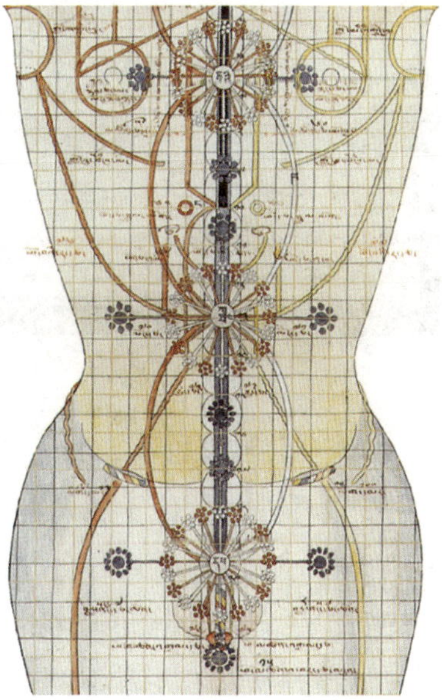

3.3.4 躯干部放血脉

2 条阴茎边脉是位于阴茎左右两侧的血管。2 条胃角脉（胸腹壁静脉）是从第十三椎向左右各伸出一脉、循行于腋窝的脉。

3.4 放血脉（90 条）

3.4.1 前身放血脉

90 条放血脉是在 77 条放血脉基础上再加 13 条脉而成。其中 2 条耳内树脉位于从左右耳孔向耳孔所对的前颊量 1 寸处。2 条黄水“霞让”脉是从小臂外侧肘下向下角鹰嘴间循行的脉。

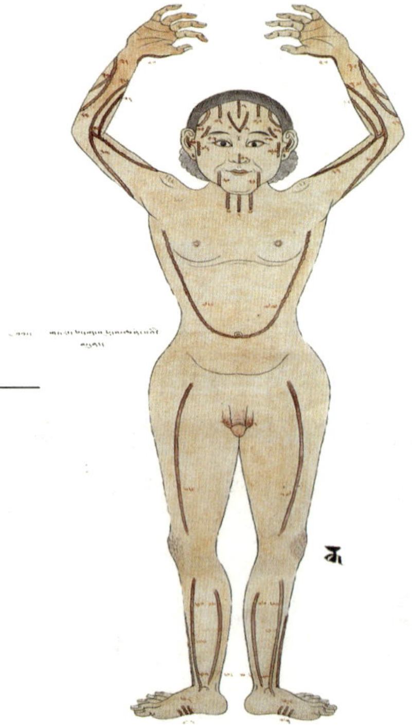

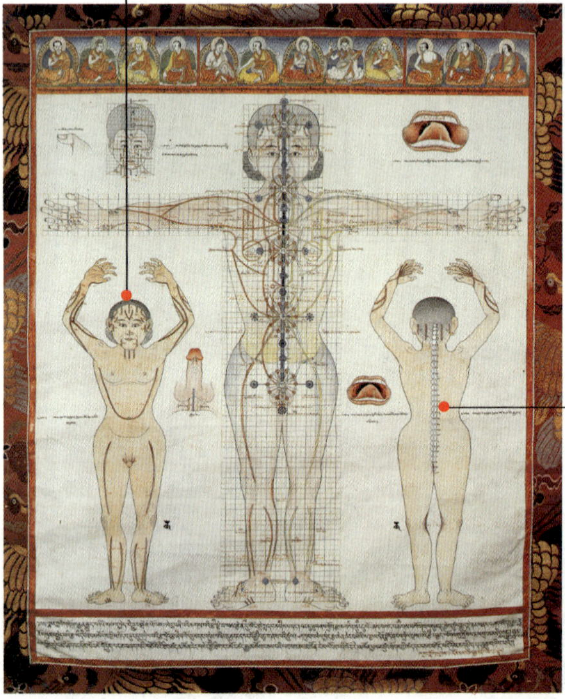

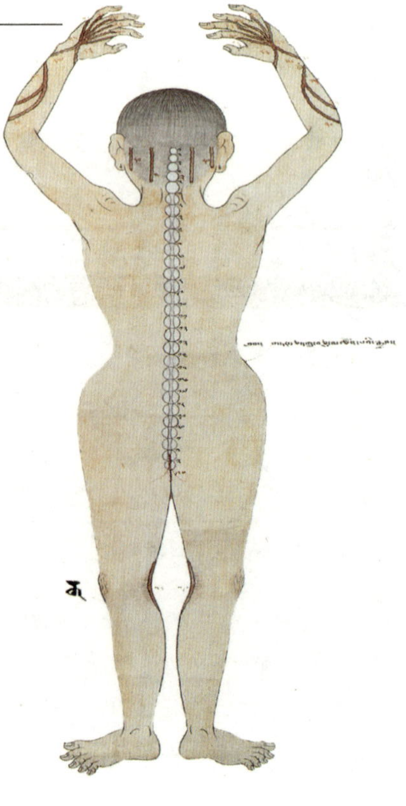

3.4.2 背部放血脉

2 条耳外树脉位于从两耳孔向耳孔所对的耳背量 1 寸处。2 条肺肝合脉是从诊脉即桡动脉上方向手背六合脉间延伸的脉。4 条赤巴脉，其中 2 条是从左右手掌下侧伸出连接手背六合脉的脉；2 条是短角脉与肝胆合脉汇合的脉。尾骨脉是循行于尾骨第三椎的脉。

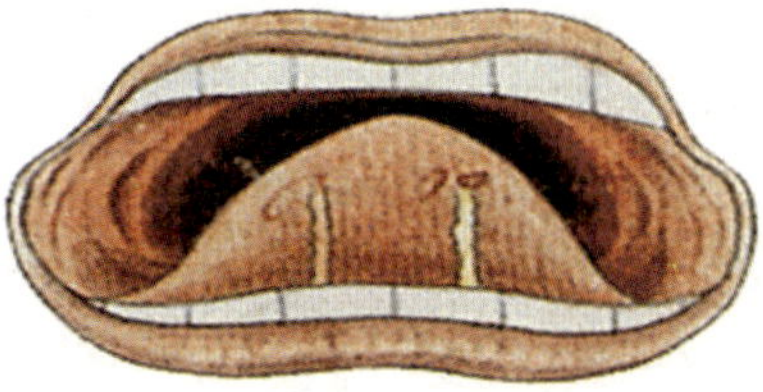

3.4.3 两舌脉

张口舌上卷，舌背面根部向左右伸出 2 条粗而黑的脉向舌尖延伸，便为山羊脉、绵羊脉（两舌脉）。

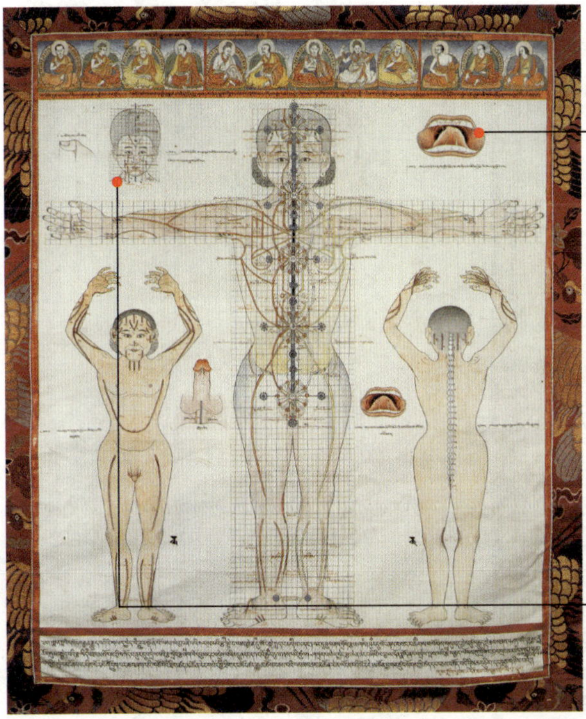

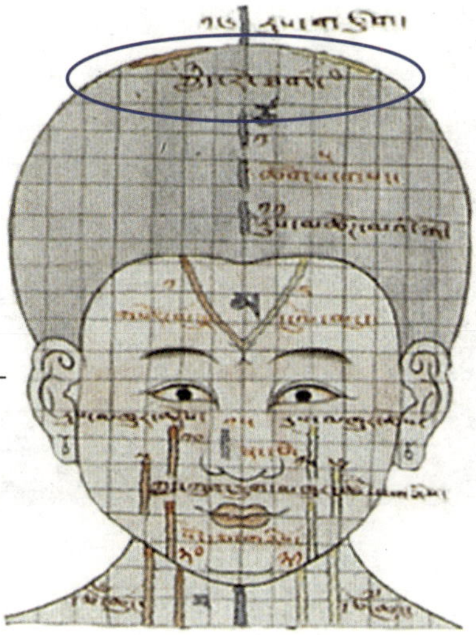

三、危险要害的分布情况（1）

1 头部脉

1.1 脑脉

1.1.1 四线脉

要害脉有 112 条，其中位于头部的 28 条；养命的脑膜脉——四线脉 1 条位于百会前 1 寸处，2 条位于百会左右 1 寸处，1 条位于百会后 1 寸处。

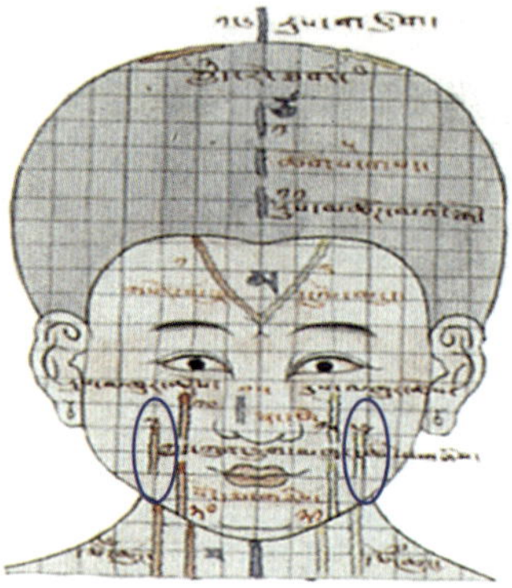

1.1.2 遍弛脉

2 条遍弛脉从枕骨兀突处来显于左右颧骨冈上，之后又向上返入头颅即连接于百会梵天孔结门和于各颅缝内外如缝纫线样缀连。

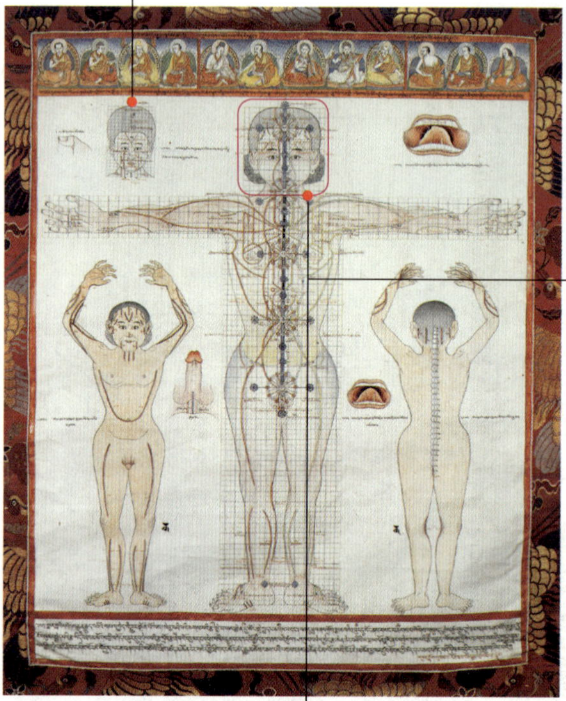

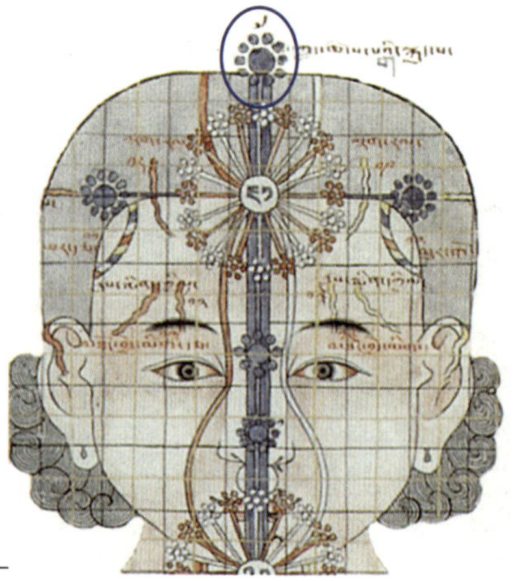

1.1.3 梵天线脉

梵天线脉是脑部肌肉脉、骨脉、脑脉的汇合脉，或是靠近梵天孔称作梵天线的脉，它位于百会梵天孔或头顶梵天轮。

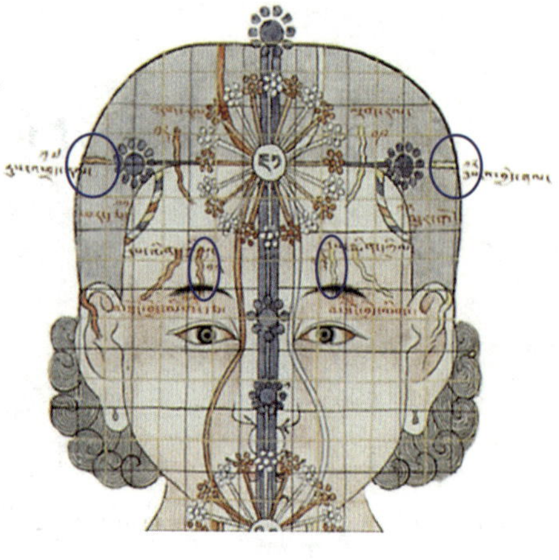

1.2 骨脉（11 条）

1.2.1 眉中央脉、横卧脉

附着于头骨上的骨脉有 11 条，其中 2 条眉中央脉，从左右眉毛的中央向上伸出；2 条横卧脉，在两耳尖向上 4 横指处横卧。

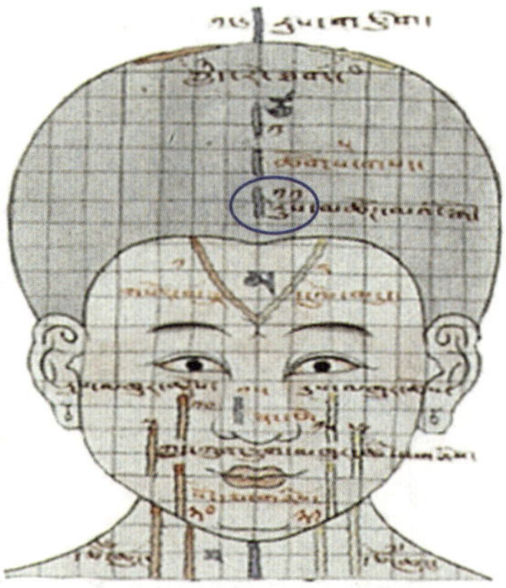

1.2.2 囟门脉、百会骨脉

2 条囟门脉是从额前发际向上 4 横指处走向的脉。2 条颧骨脉是左右耳轮顶向颧骨上下走向的脉，百会骨脉是位于头顶的一条脉。

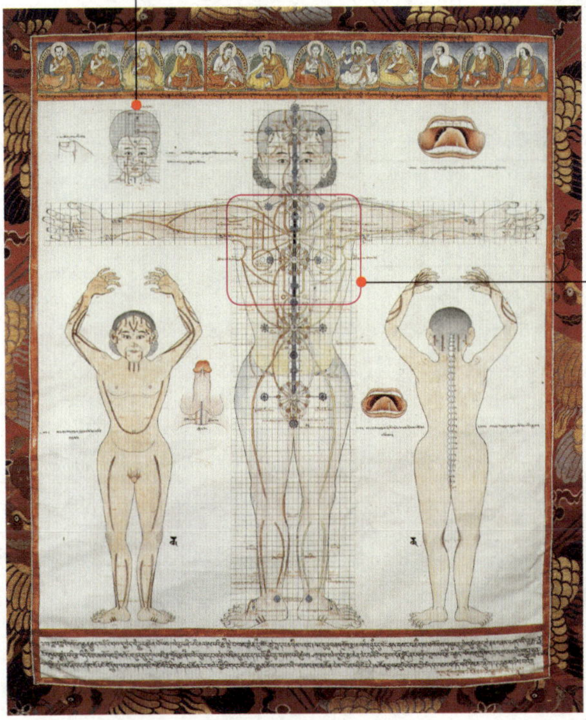

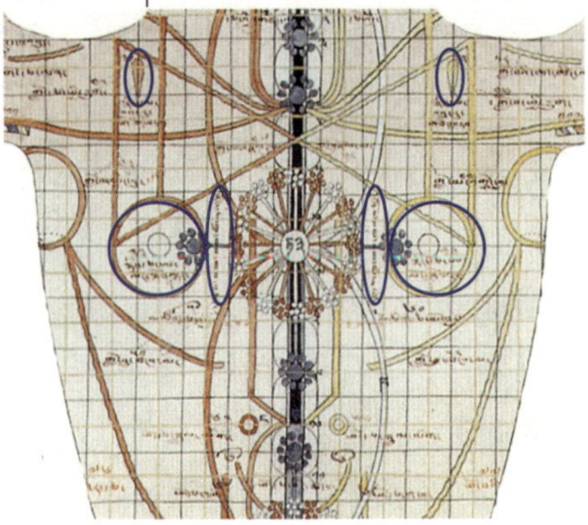

2 躯干部脉

2.1 心脉（6 条）

躯干部有危险要害脉 48 条，其中心脉有 6 条：2 条细针心脉，从左右乳头向前胸骨面 1 寸处上下竖立；2 条银突心脉，在左右锁骨的中央向下 1 寸处，像钉状；2 条环状乳头脉，在左右两乳头边 1 寸处，像环状围绕。

2.2 肺脉（24条）

2.2.1 竖脉等

要害肺脉有24条：2条竖脉，由肺下母脉分出走向左右乳房前锁骨下方。2条外弛脉，由心堡子肺分出从两乳房外侧1寸处经腋窝内面向上走向锁骨。2条交叉脉，由犏鼻子肺分出，它是外弛脉左右两脉尾尖相互交叉于胸骨上的脉。

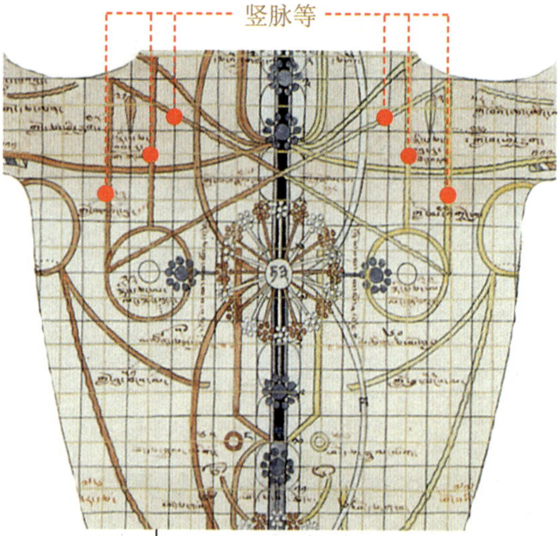

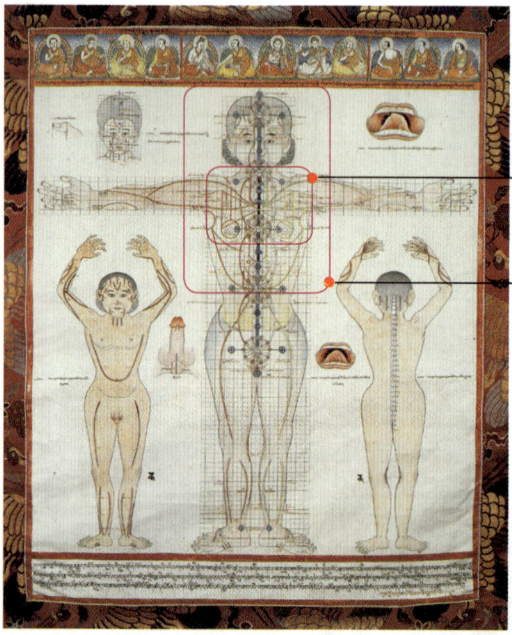

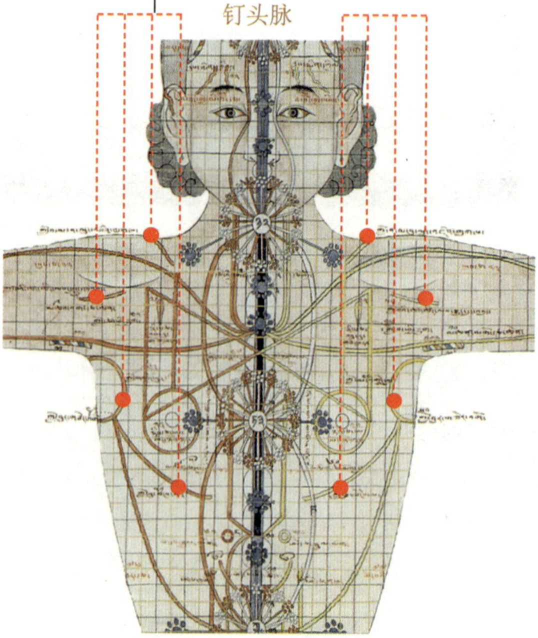

2.2.2 钉头脉

2条钉头脉是从鸟盖子肺分出，循行于左右腋窝内外及上下1“恰”（4横指）处，似环状分布。2条“桑玛”脉是由敌舌子肺分出，从左右腋窝向长肋上面斜着延伸；2条持环弯脉是紧扣母脉子肺之缝分出，搭于右肩关节向上1“恰”（4横指）的“阿索”之口（肩胛柄喙突陷中）。2条吹螺脉是由肺叶间隙分出，于左右臑冈向臑内面1“恰”（4横指）处横着循行。

2.3 肝脉（2 条）

肝脉“夏如”和“曼如”2 条脉，从鸠尾左右分出，向上两乳房内侧面 2 寸处循行，右脉为“夏如”，左脉为“曼如”。

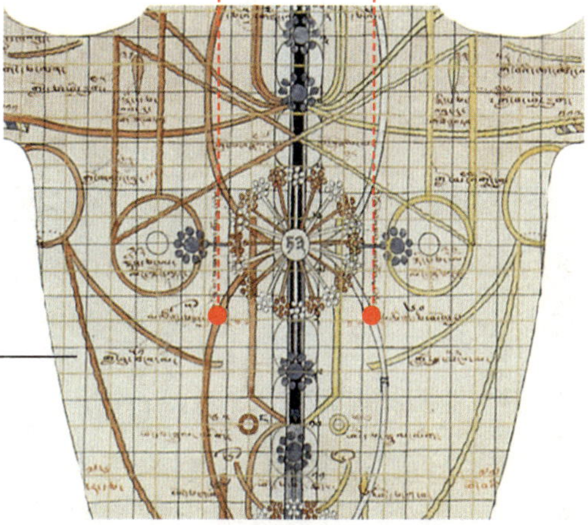

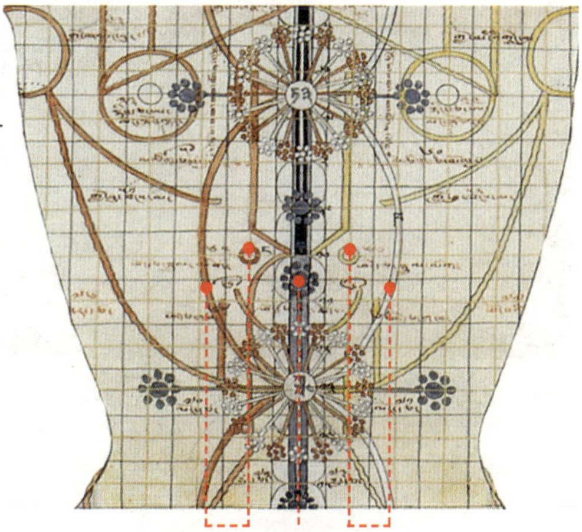

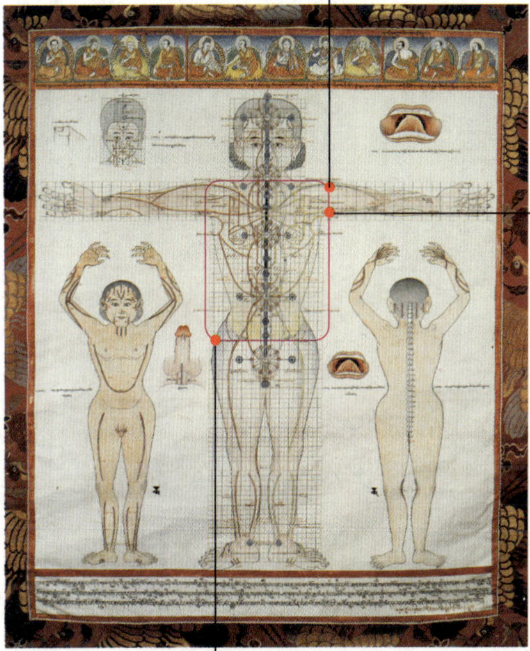

2.4 胃脉（5 条）

位于胃部的要害脉有 5 条：2 条蛇眼脉，位于鸠尾左右 1 寸处，圆似蛇眼；2 条柱子脉，位于胃中心的左右 3 横指处，上下竖立；驴鞦脉，在脐上方 1 寸处像角样弯曲的一脉。

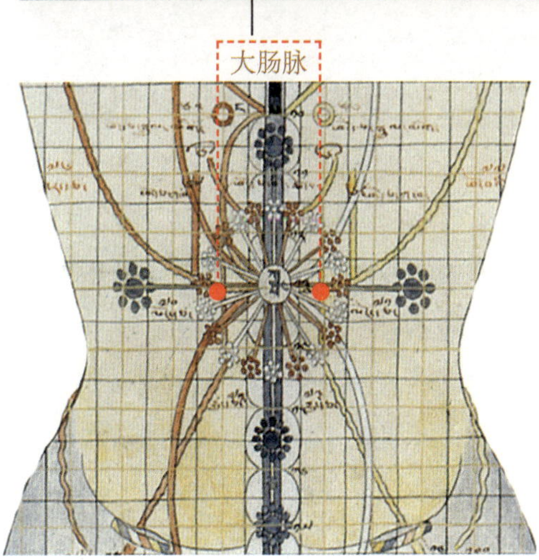

2.5 大肠脉（2 条）

2 条大肠脉位于脐两侧 1 寸处上下竖立走向。

2.6 小肠脉（2条）

2条小肠脉从两大肠脉末端向左右鼠蹊沟循行。

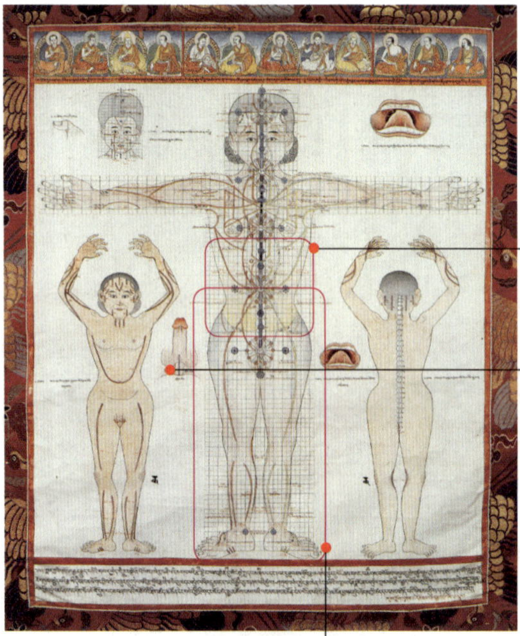

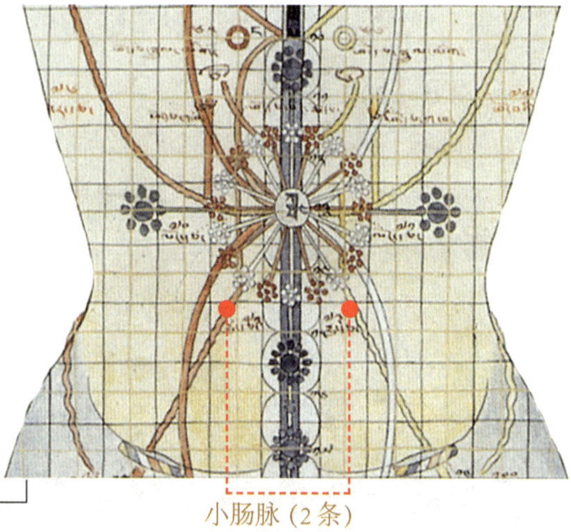

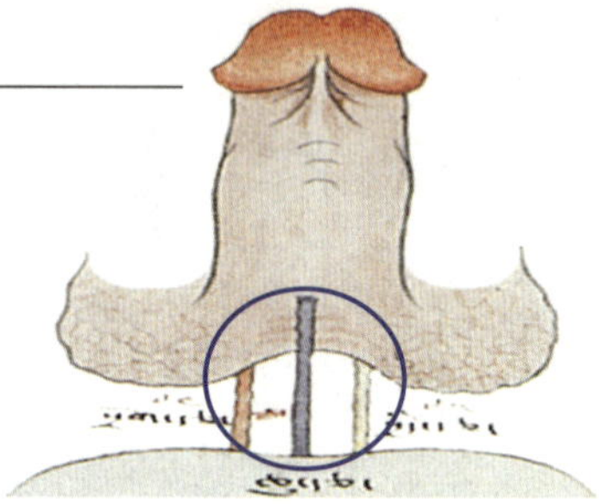

2.7 膀胱脉（3条）

膀胱脉有水脉、命脉和嗣后脉三脉，男子肛门与阴囊之间，女子产门与肛门之间，即会阴处竖立并列三脉，中为水脉，右为命脉，左为嗣后脉。

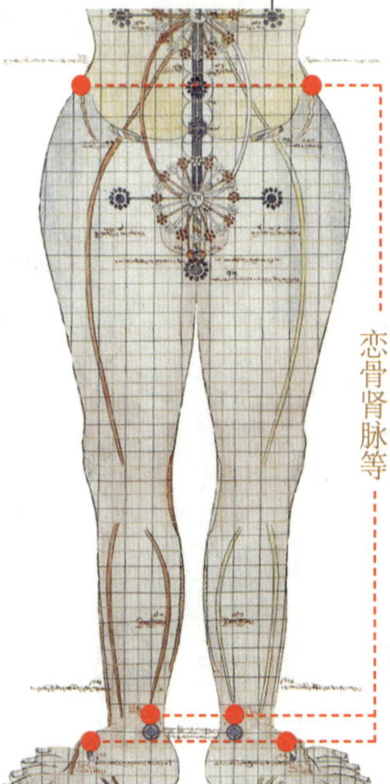

3 四肢脉

3.1 下肢脉

3.1.1 恋骨肾脉等

四肢有危险要害脉36条，其中下肢有24条。它们分别是2条恋骨肾脉，从左右髂嵴向左右鼠蹊沟走向的脉；2条趺阳脉，位于左右两足背上的动脉；2条铁豆脉，位于左右两内踝骨突冈上，蜷为一圆圈。

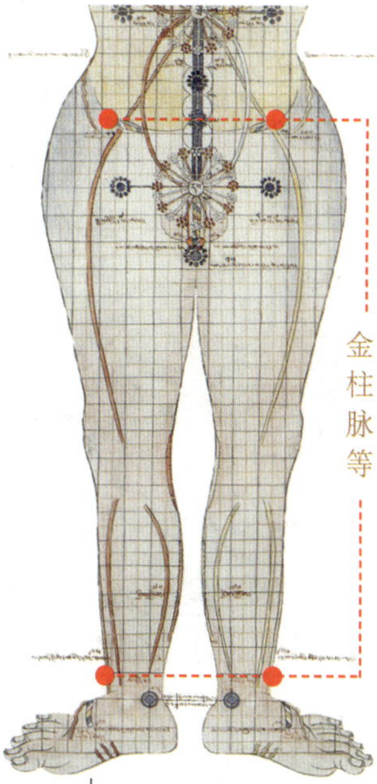

3.1.2 金柱脉等

2 条金柱脉，从两足背跗骨关节向胫嵴 4 横指处循行；2 条红眼心脉，循行于左右鼠蹊沟中。

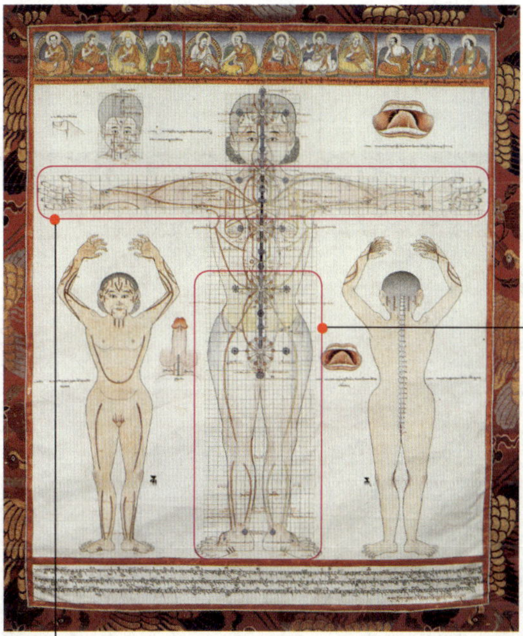

3.2 上肢脉

3.2.1 快脉等

上肢要害脉有 12 条，其中 2 条快脉，从左右无名指根关节边向手心循行；2 条动脉，循行于左右小指下；2 条诊脉，在左右腕部桡骨棘突壁循行。

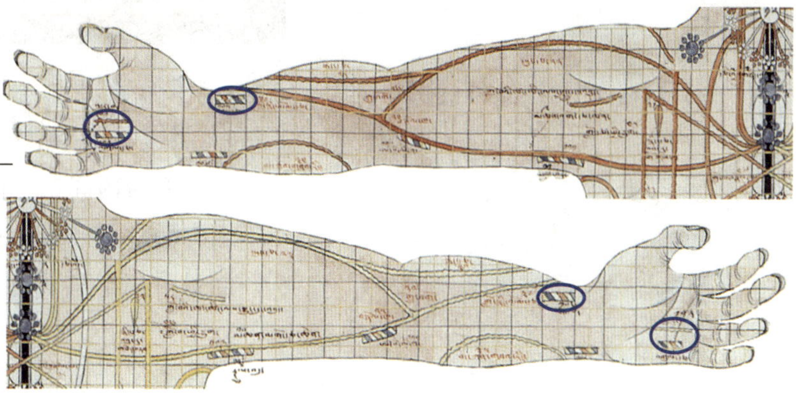

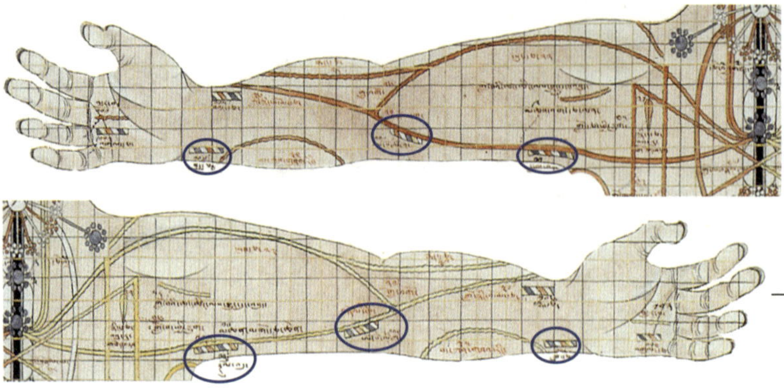

3.2.2 魂脉等

2条魂脉，于两小臂腕部下角两韧带之间循行。2条“阿索力嘎”脉（肱动脉），于肘窝下角循行。2条聚汗脉，于腋窝内面循行。

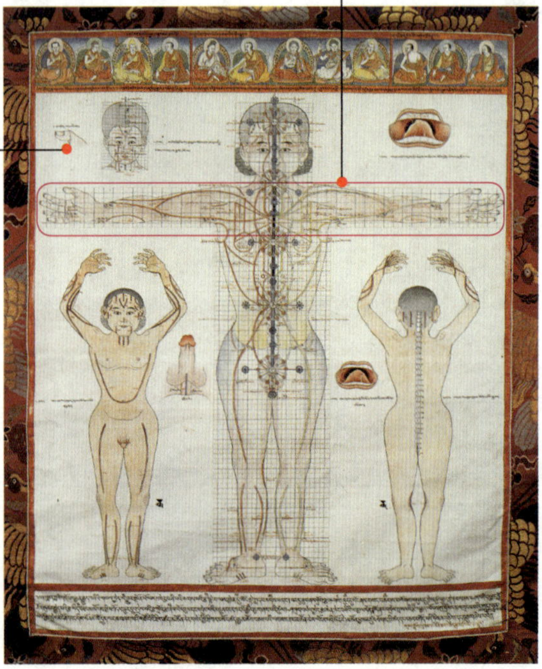

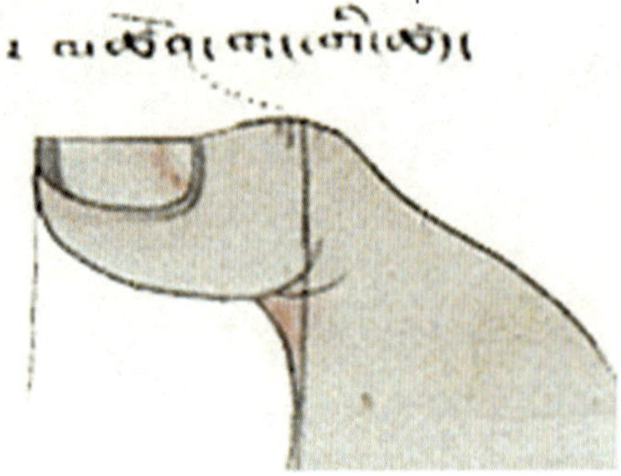

四、1寸的长度

拇指内屈第一关节，关节顶至指甲缝有垢白、黑分明之间的距离长度为1寸，测量时用本人手指来量，寸是测人体各处距离的主要量器。

图十二 初成脉、依存脉、联络脉（背面）

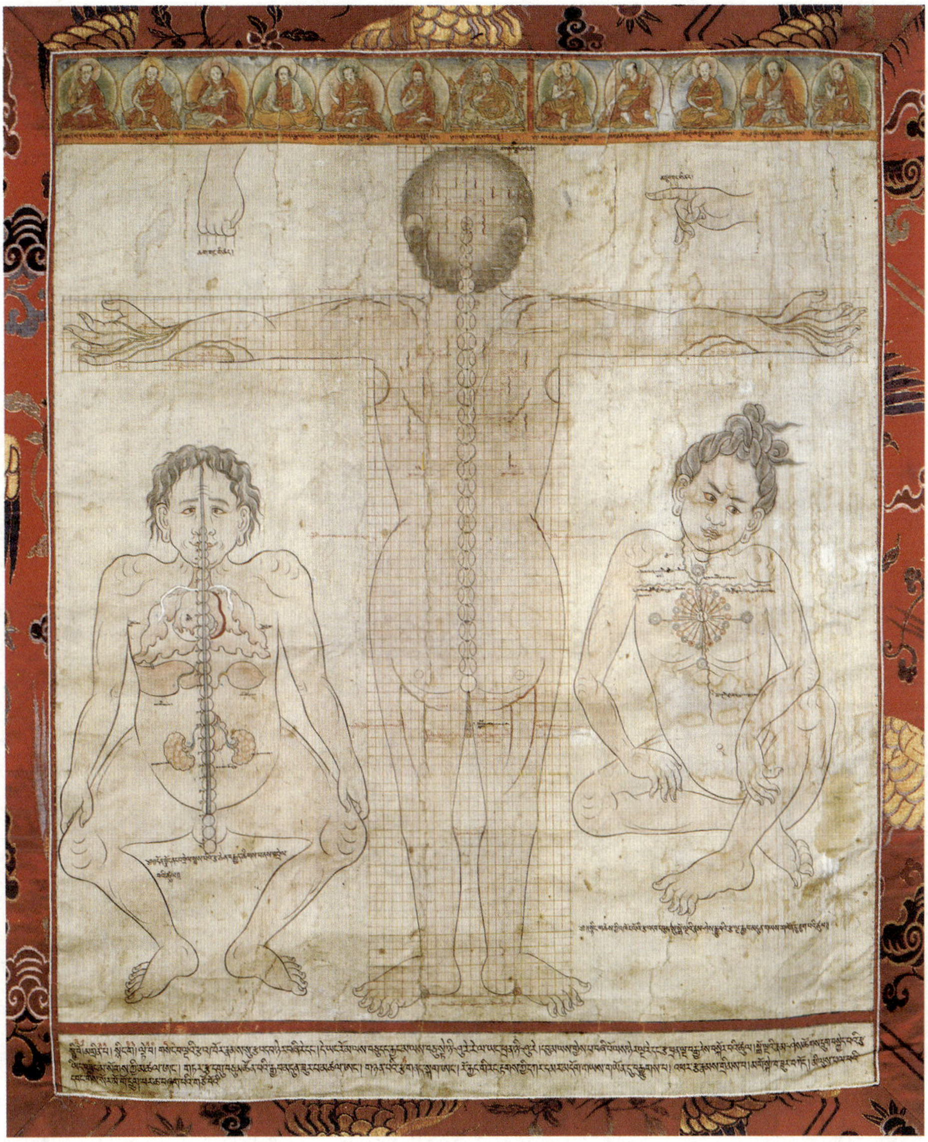

人体有 5 个或 6 个脉轮，属于背面的是心脏法脉轮，本图讲述心脏五门中真识运行的方式、隐藏脉 8 条（用靛青标号）、显露脉 16 条（用墨标号）、放血脉 77 条中的 24 条（用朱砂标号）、要害脉 112 条中的 42 条（用胭脂标号）的分布和 1“恰”与 1 食指的长度等。

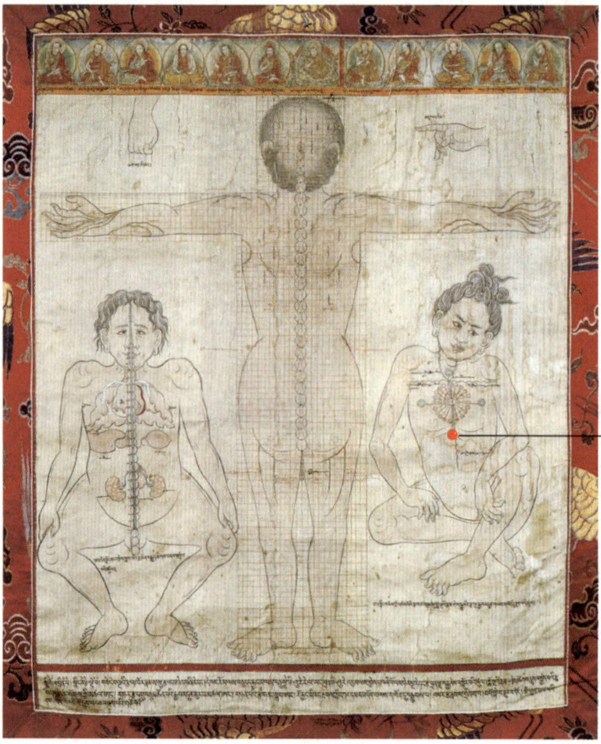

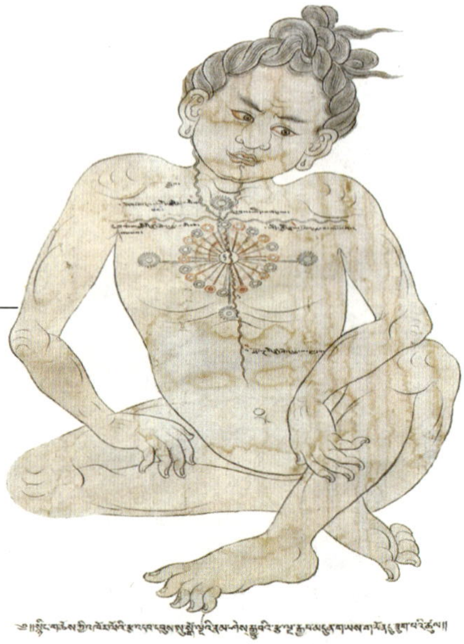

二、人体脉络（2）

1 依存脉

1.1 心脏法脉轮和五门真识运行的脉（5 条）

心尖中央的“意桑玛”（良心）脉周围围绕有 24 条“吾”“姜”“若”三脉的支脉及其分出的 500 条细小脉形成心脏法脉轮。心中央的“意桑玛”从心脏中央门延伸到下颌下。从心脏前后左右四门分出四支脉，其中一支是五门真识流通的红色脉向前伸进胃中央；一支是收摄真识流通的黄色脉向右伸进右腋窝的上面；一支是意真识流通的蓝色脉向左伸进左腋窝的上面；一支是烦恼意识流通的绿色脉从右肩颈伸进背部。

2 联络脉

2.1 连接脏腑的隐藏大脉（8 条）

2.1.1 连接心的脉

体内连接脏腑的隐而不显大脉有 8 条，其中相连接于心脏的脉是沿 28 个椎体的脊柱内壁通行，脉端至阴部，形似倒立松树样的黑命脉。

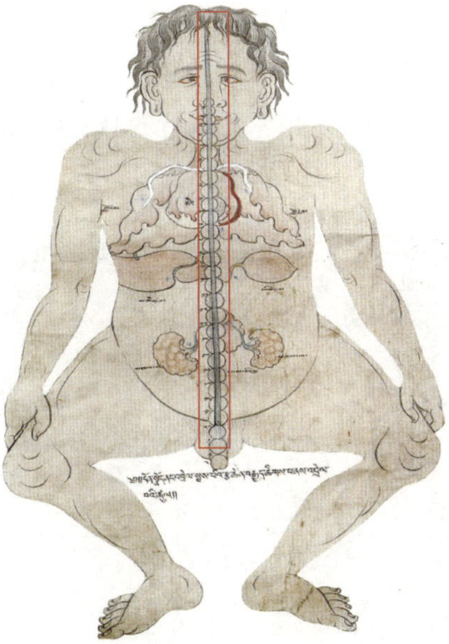

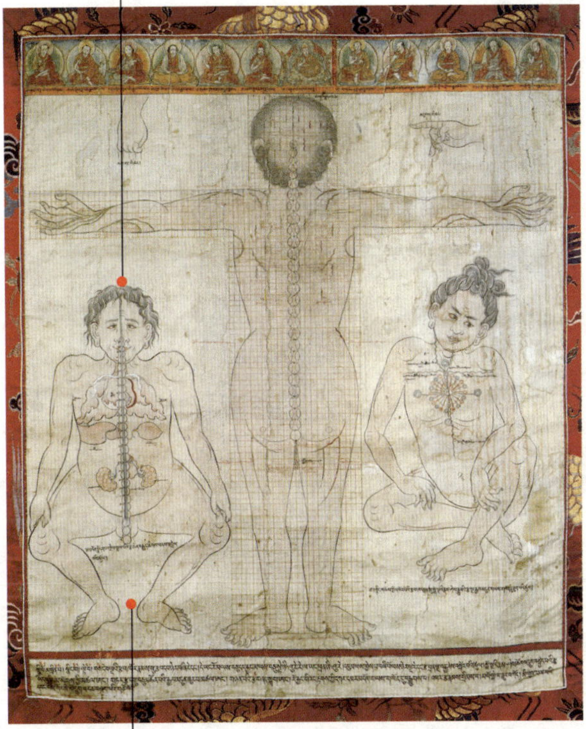

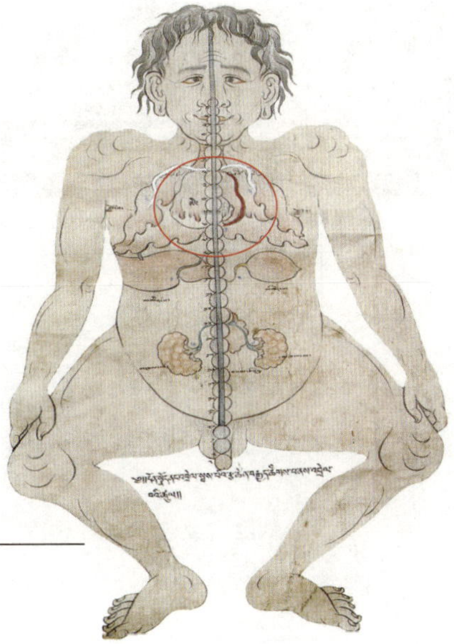

2.1.2 连接两子肺的脉

连接两子肺的脉是从上体腔第三椎所对的黑命脉处分出的一支由金元运行的白色脉，连接着肺的两肺叶。

2.1.3 连接肝的脉

相连于肝脏的脉是从脊柱第九椎骨所对的黑命脉处分出的一支由木元运行的脉，连接位于右肋下的肝大环。

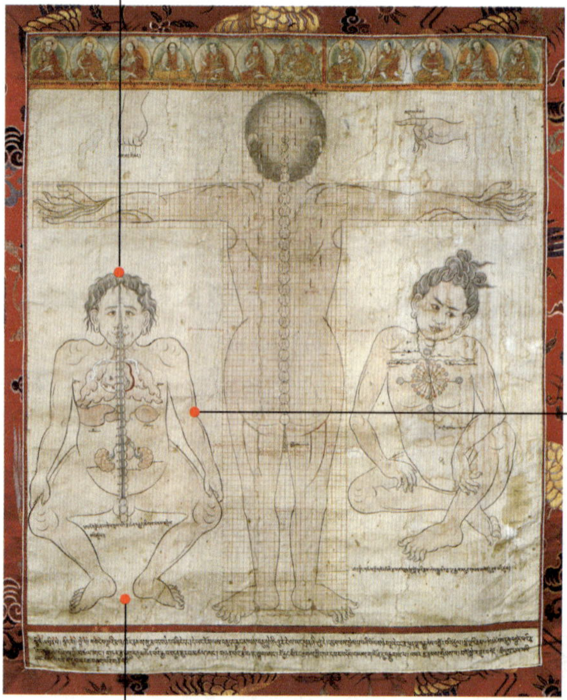

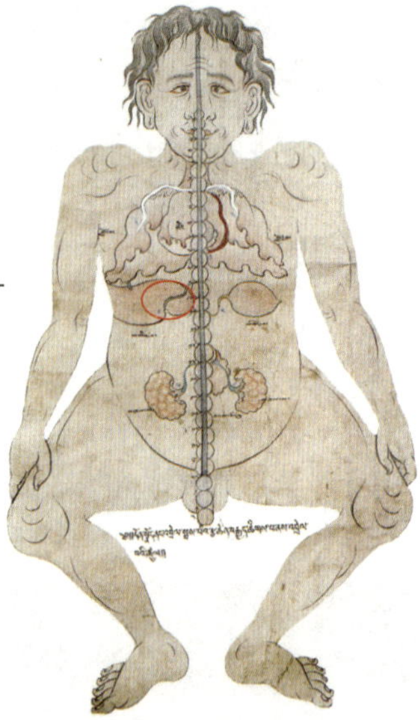

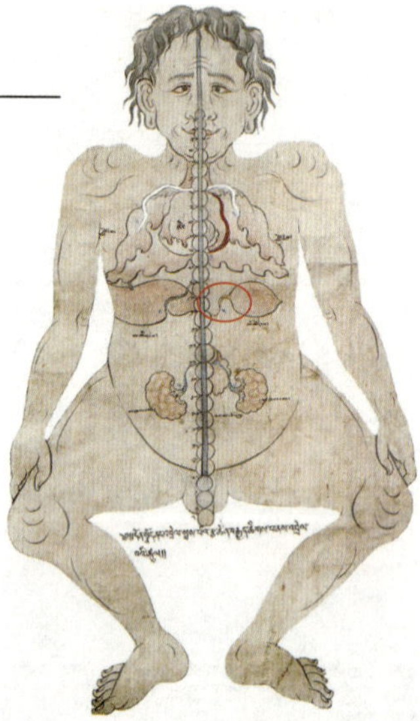

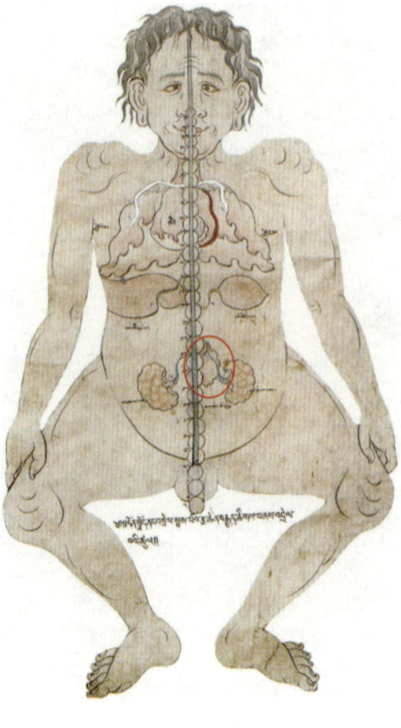

2.1.4 连接脾的脉

相连于脾脏的脉是从第十一椎骨所对的黑命脉处分出的一支由土元运行的脉，连接位于左肋下像饼子状的脾。

2.1.5 连接“三木塞”的脉

相连于“三木塞”的脉是从第十三椎骨所对的黑命脉处分出的一支由五元运行的脉，连接位于左侧第十三椎旁的肉核状的“三木塞”。

2.1.6 连接肾的脉

相连于肾的脉是从第十四椎骨所对的黑命脉处分出的一支水元运行的脉，连接左右两肾。

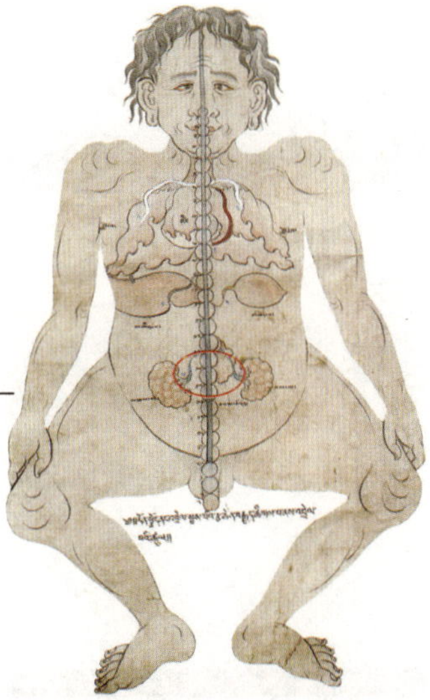

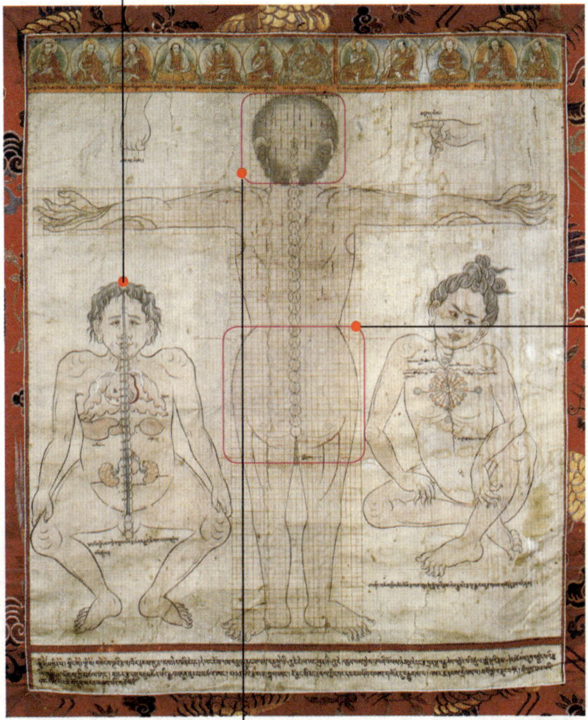

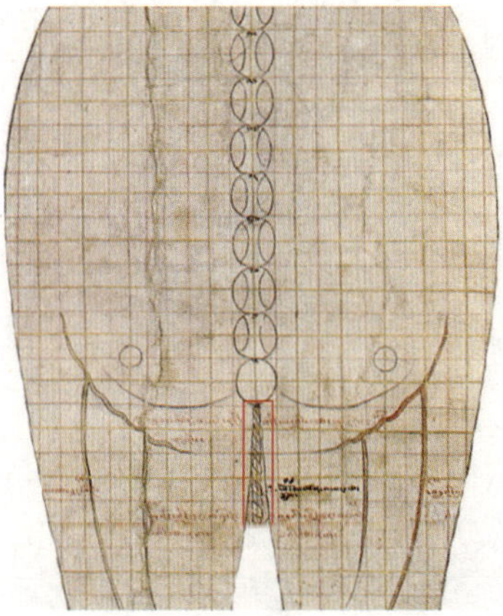

2.2 联络四肢 16 条显露脉中的生殖器背脉

从黑命脉分出的联络四肢明显脉的 16 条中的生殖器背脉，位于生殖器的背面，是两条并行的跳动脉。

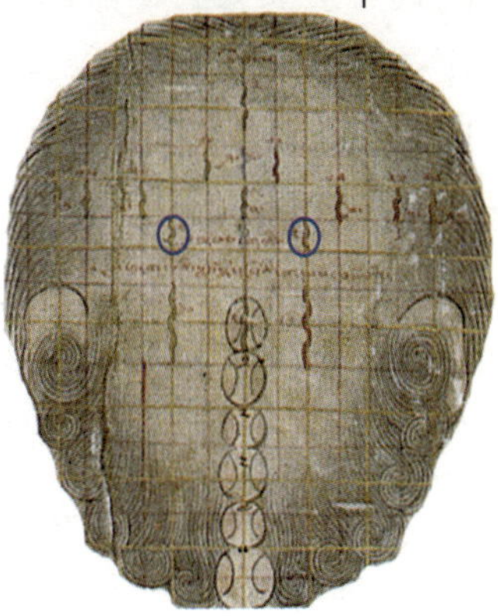

2.3 放血脉（77 条，背面）

2.3.1 头部脉

头部可以放血的小脉有 21 条，位于背面的只有 2 条枕脉，它们是位于后囟门左右旁开 1 寸再向上 3 横指处的 2 条上下竖立的脉。

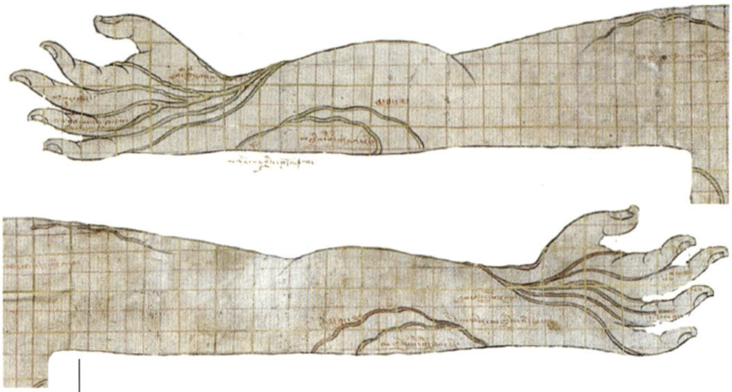

2.3.2 上肢脉

2.3.2.1 短角脉等

上肢可以放血的小脉有34条，其中位于背面的有2条手背短角脉，此脉在肘内侧至小臂背面弓状弯曲；2条赤巴“霞让”脉，此脉于短角脉之下弓状弯曲，两脉尖相连；2条肝胆合脉，此脉是左右短角脉与赤巴“霞让”脉合成的脉。

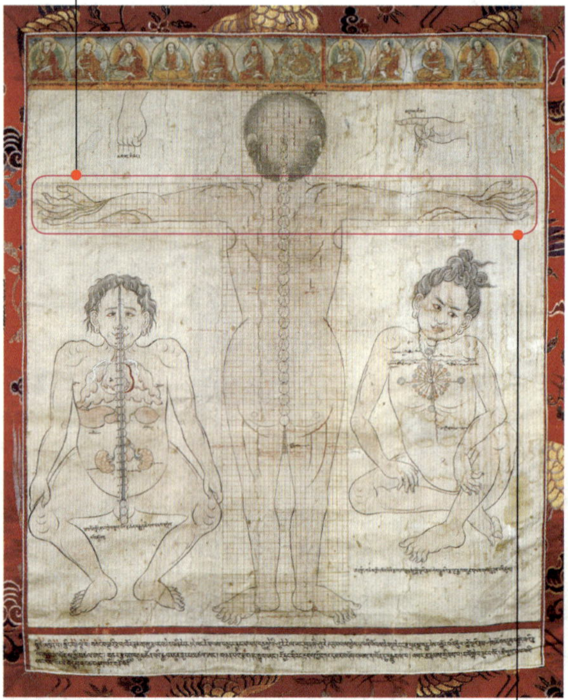

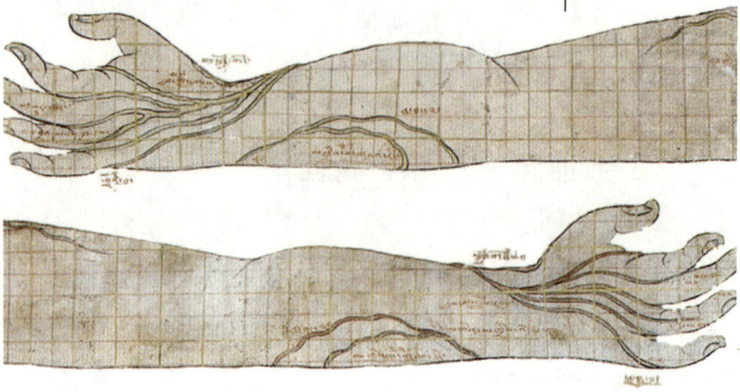

2.3.2.2 虎口上脉等

2条虎口上脉，从左右拇、食指之间的虎口向上1寸处或拇指根关节处各有一脉便为两虎口上脉。2条细小脉，此脉是从左右腕关节背中央向小指延伸的一脉。2条手背六合脉，此脉是无名指背脉和细小脉、各指缝脉汇合的脉。2条无名指背脉，此脉是从左右腕关节背向无名指背延伸的脉。

2.3.2.3 指缝脉

指缝脉，位于两两指缝中，左右手各有 4 条，它们是拇、食指缝脉，食、中指缝脉，中、无名指缝脉和无名指、小指缝脉。

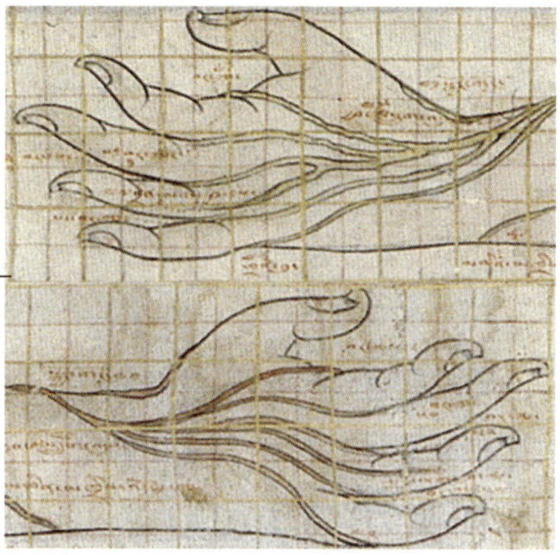

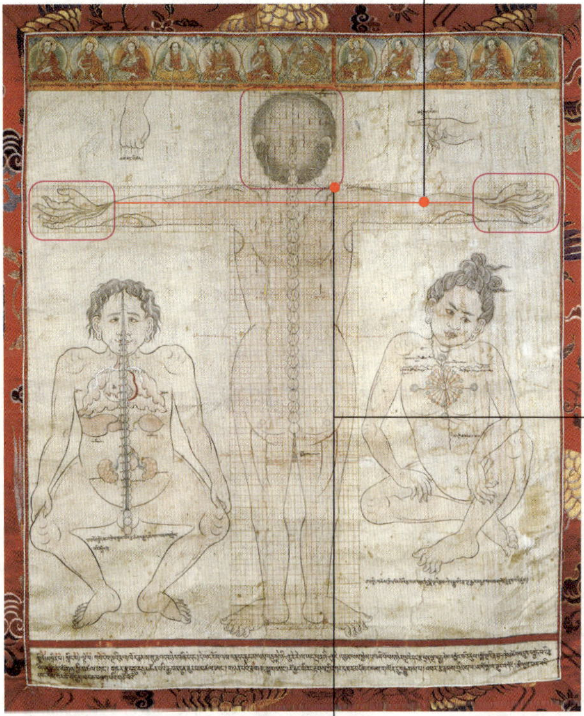

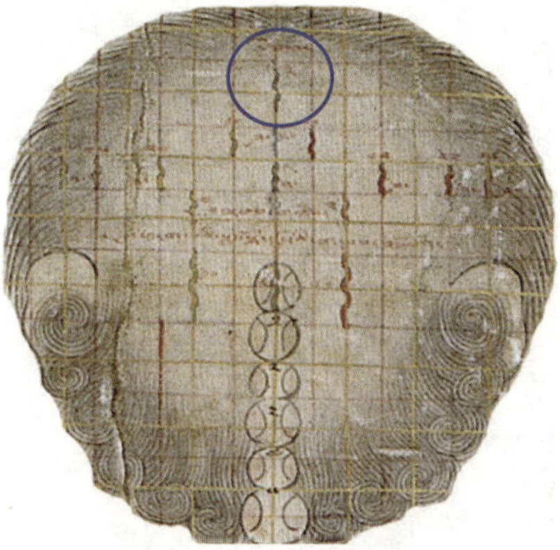

三、危险要害的分布情况（2）

1 头脑背面脉

1.1 脑四线脉之脑背线脉

头部有要害脉 28 条，其中四线脉之一的脑背线脉，位于脑背后，即从百会向脑后 1 寸处横行。

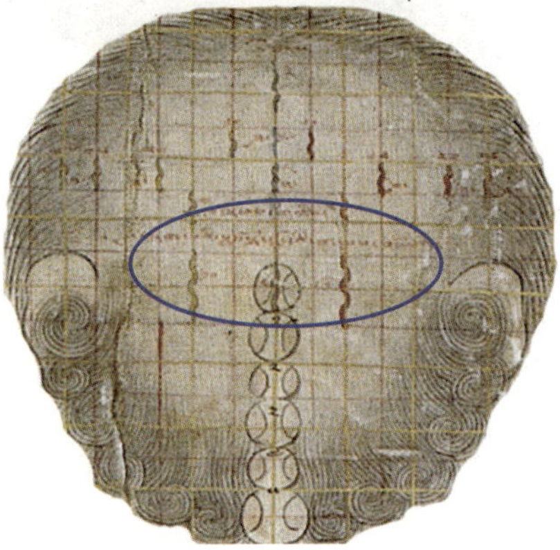

1.2 11 条骨脉中的脑背骨脉

脑背骨脉有 3 条位于后囟门处，一条在两耳尖平着向脑后连线的中段，此脉的左右旁开 1 寸处有两脉竖行。

1.3 无定位的肌肉脉（10 条）

1.3.1 脏腑合脉中的心小肠合脉等

属于脑肌肉脉的各脏腑合脉中的心小肠合脉是位于后囟门向上 4 横指处的一脉。脾胃合脉，是位于心小肠合脉右面 1 横指处的一脉。

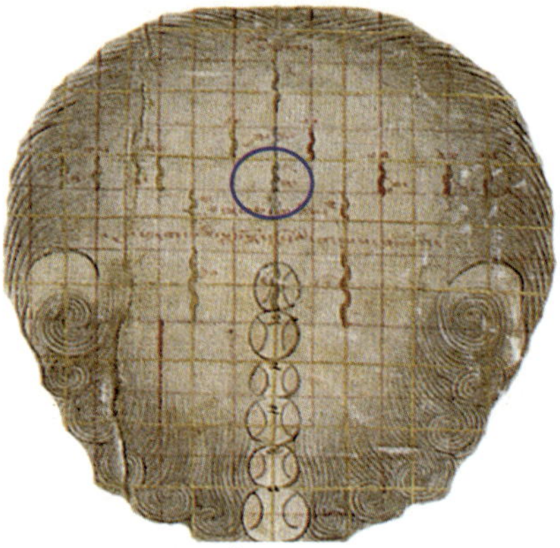

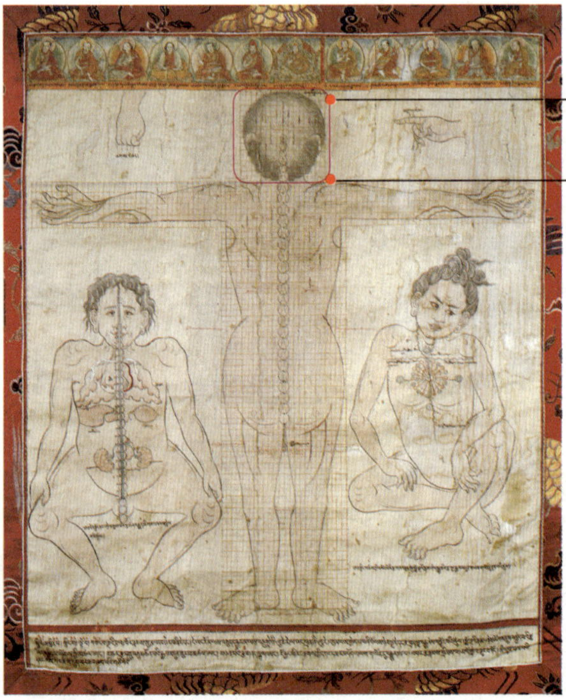

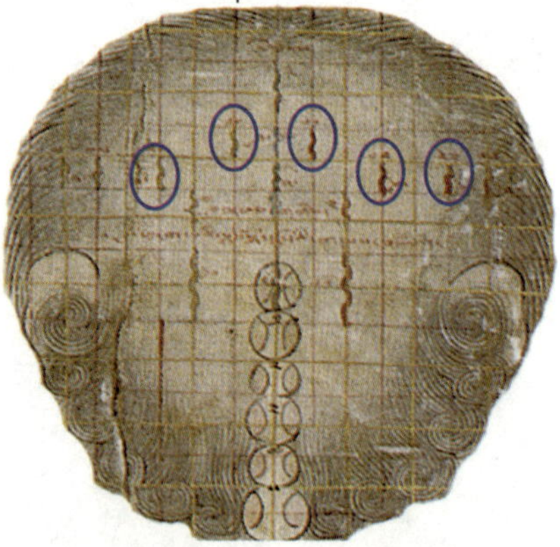

1.3.2 脏腑合脉中的肺大肠合脉等

肺大肠合脉，是位于心小肠合脉的左面 1 横指处的一脉。肝胆合脉，是位于后囟门向上 2 横指再向右 3 横指处的一脉。膀胱右肾合脉，是位于肝胆合脉右面 2 横指处的一脉。“三木塞”左肾合脉，是位于后囟门向上 2 横指再向左 3 横指处的一脉。

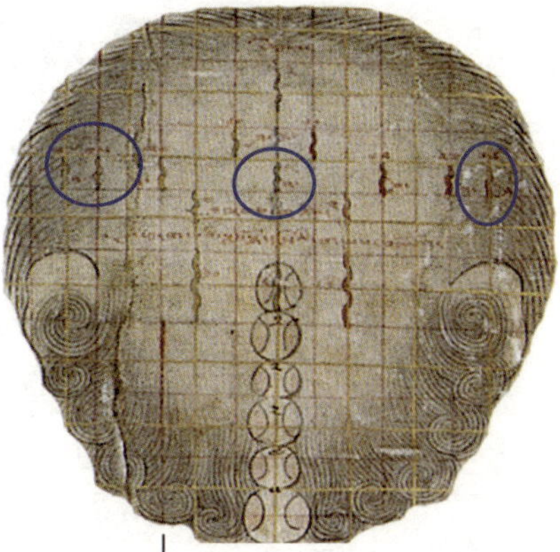

1.3.3 四官脉

属于脑肌肉脉的口、鼻、耳、目四官脉中的口脉位于后囟门向上 2 横指再向左 4 横指处的一脉。鼻脉位于后囟门向上 2 横指再向右 7 横指处的一脉。耳脉位于口脉左面 2 横指处的一脉。目脉位于后囟门向上 2 横指处的一脉。

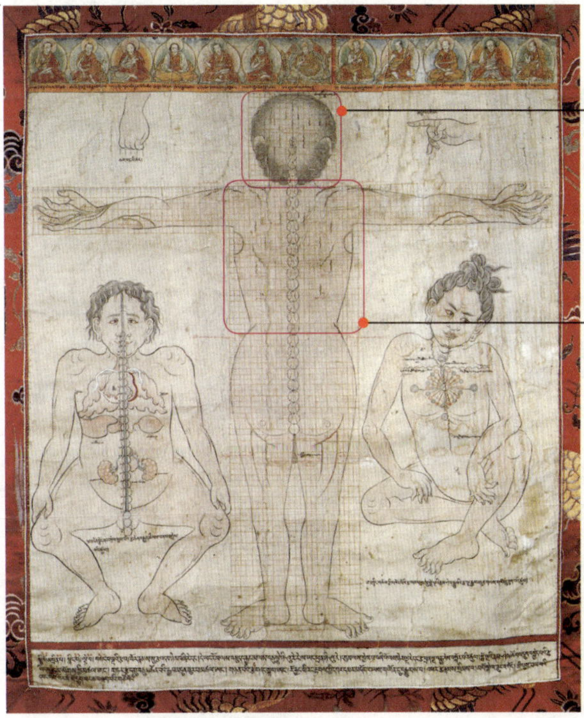

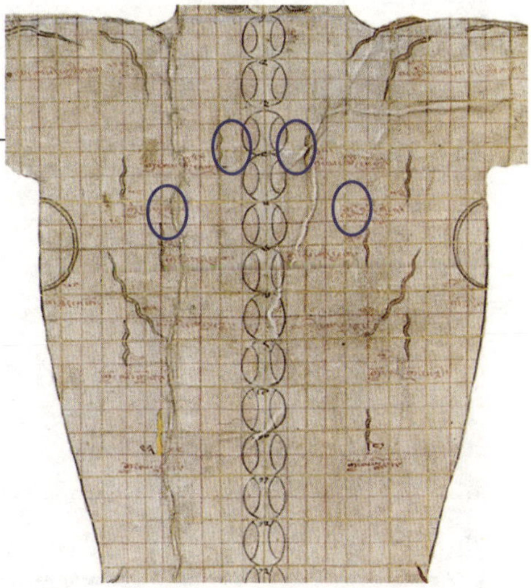

2 躯干背面脉

2.1 肺脉之中的脊旁脉等

躯干背面要害脉中的肺部要害脉中，2 条母肺脊旁脉是从肋辐母肺中分出，于第四椎左右旁开 3 横指处上下竖行的脉；2 条母肺内弛脉是从冈母肺中分出，于第六椎左右旁开 5 横指处上下竖行的脉。

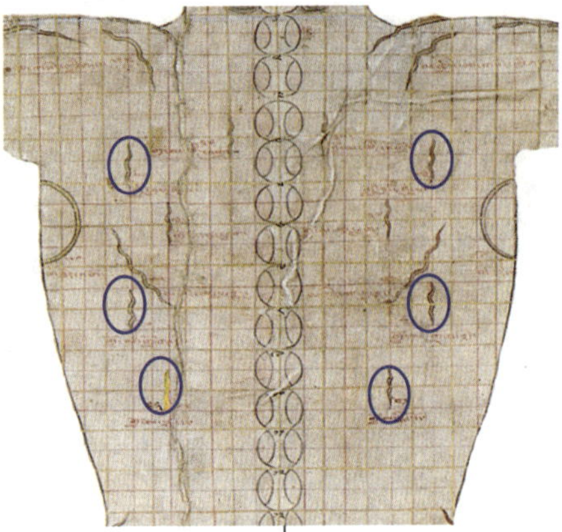

2.2 肺脉中的蚁腰脉等

2条母肺蚁腰脉是从虎头母肺中分出，于第八椎左右旁开7横指处上下竖行的脉。2条母肺“盖多日”脉是从漏端母肺中分出，于第十一椎左右旁开1“恰”处上下竖行的一脉。2条子肺“宛吾”脉是从驹眼子肺中分出，于第五椎左右旁开7横指的肩胛镜中央上下竖行的脉。

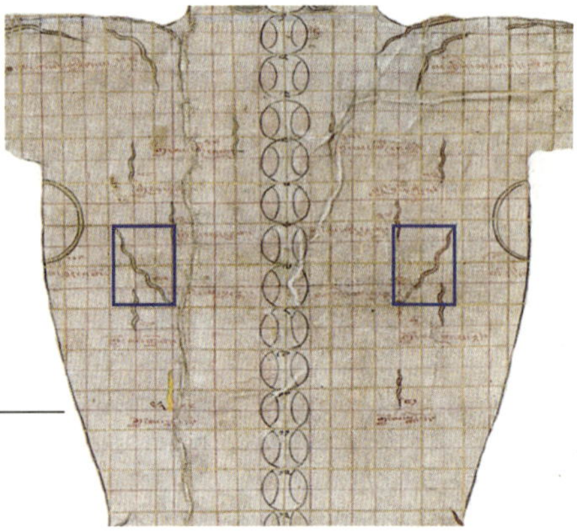

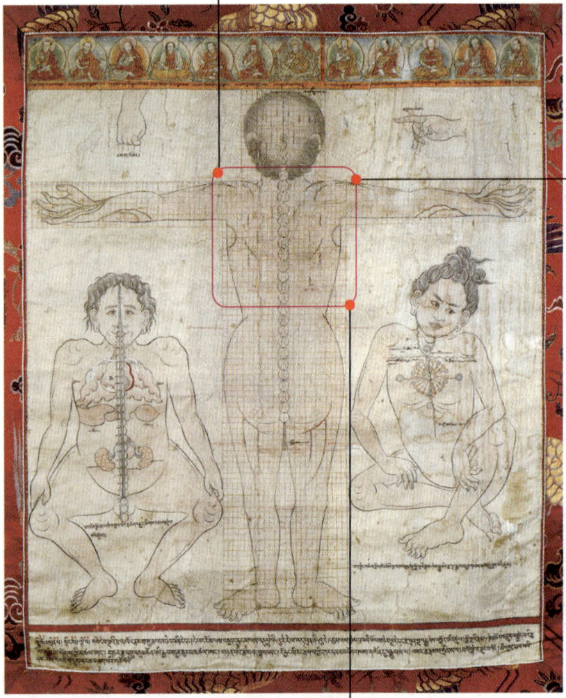

2.3 脾脉（2条）

2条脾鸡爪脉是位于从肩胛骨底的马肌（小圆肌）缝与第八椎左右旁开5横指处之间向斜上方走向腋窝方向的脉。

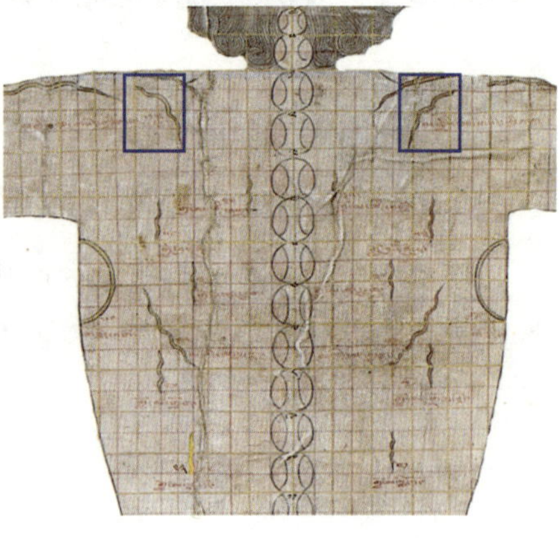

2.4 胆脉金柱（2条）

2条胆脉金柱是循行于肩与肩胛、臑之间的脉。

3 四肢背面脉

3.1 金柱脉等

上肢背面要害脉中的金柱脉，位于左右锁胛（锁骨与胛骨）关节处，它是位于肩与肩胛骨之间的胆脉的脉尾显露于锁胛关节，循行于三角肌中的脉。

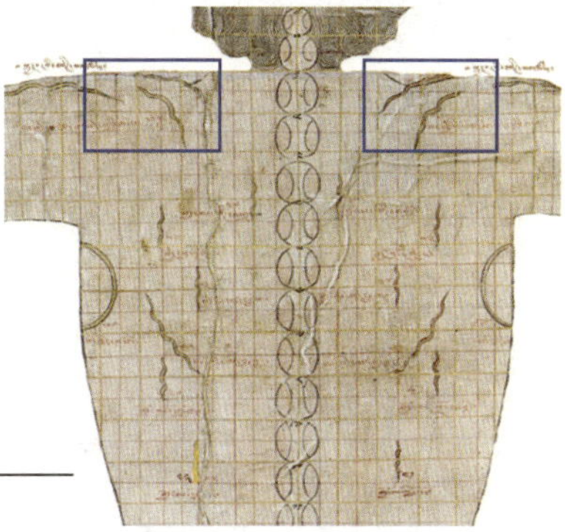

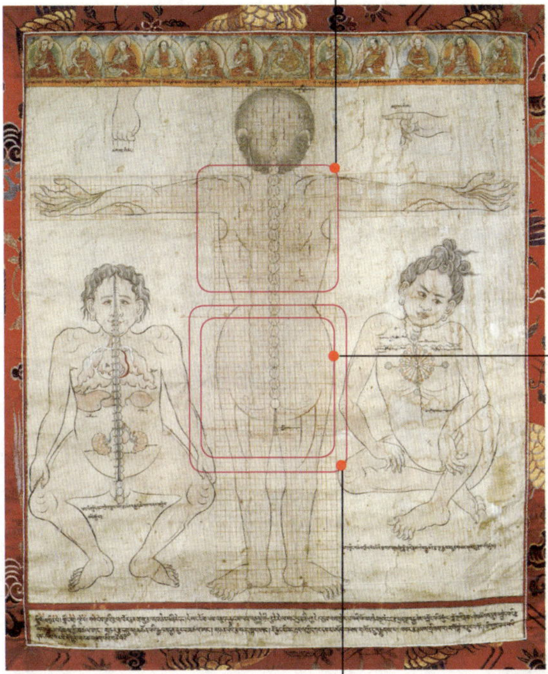

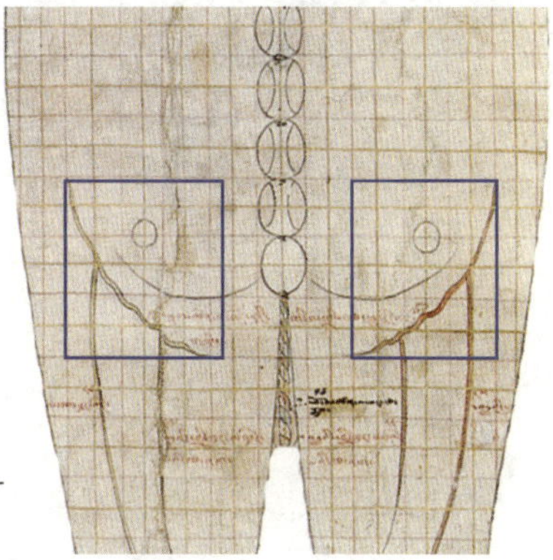

3.2 胆脉“甲让”

2 条胆脉“甲让”（白长胆脉）位于髋部左右黑臀肌长纹处。

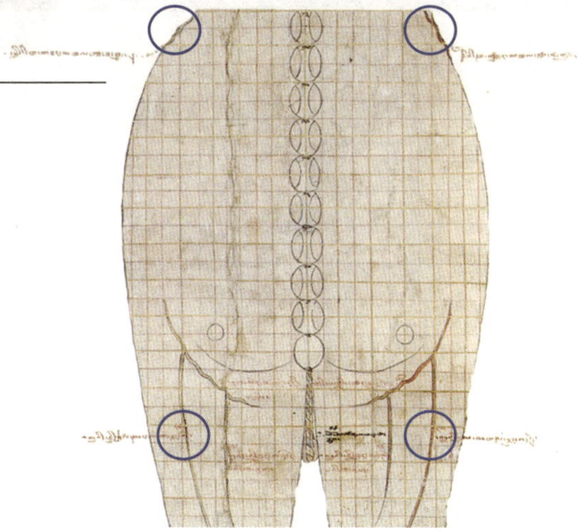

3.3 肾脉“那格”

肾脉“那格”是伸向左右髂嵴上的 2 条脉。提足肾脉是位于左右两股外侧肌槽中向内弯曲走向腘窝方向的脉。

3.4 脾黑脉

2 条脾黑脉是位于臀大肌长纹下，从髋与股背中央向下延伸的脉。

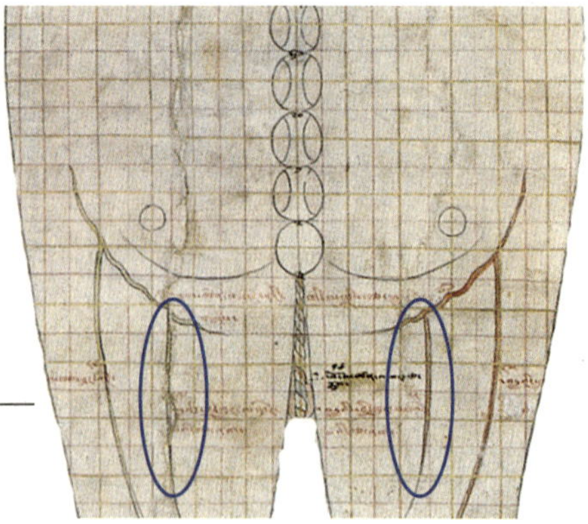

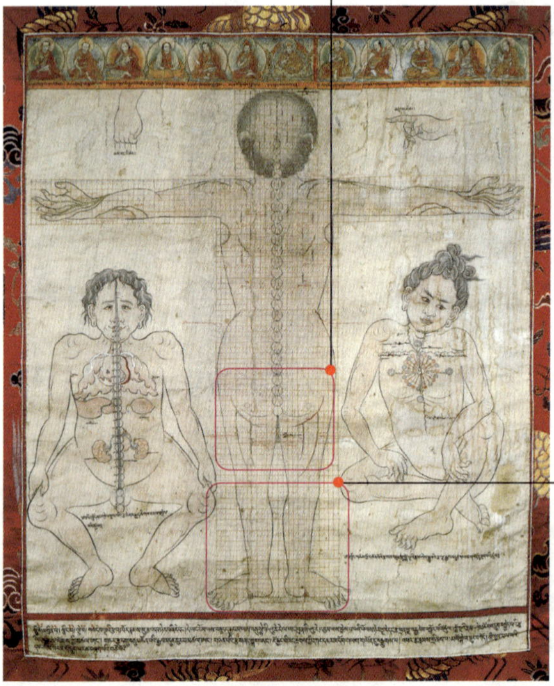

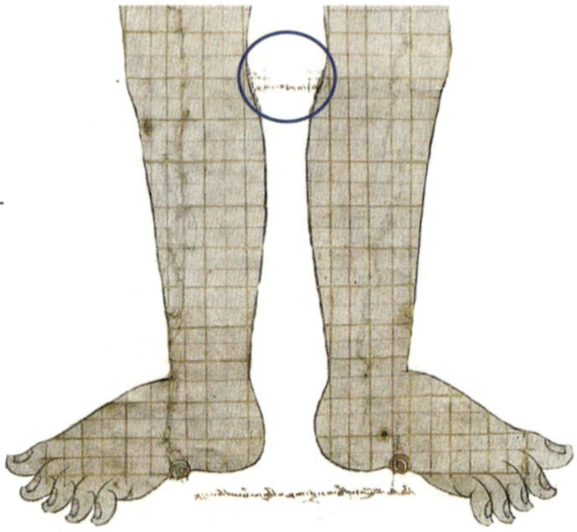

3.5 腘黑脉

2 条腘黑脉是左右腘窝中央上下竖行的脉。

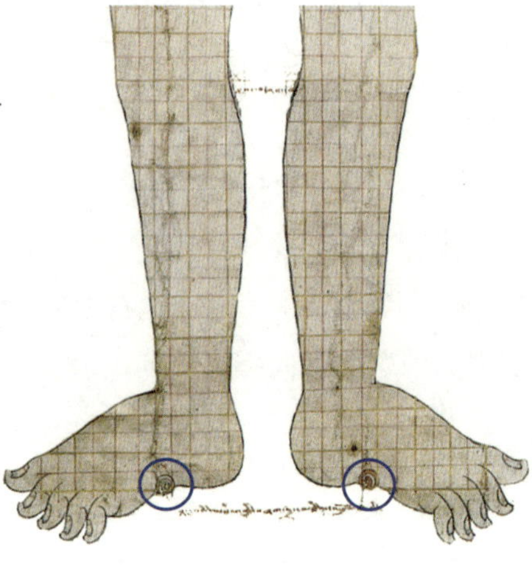

3.6 夺掌脉

2 条夺掌脉是位于左右足掌心中央弯膛处蜷成圆圈的脉。

四、量度

1 1“恰”的长度

1“恰”的长度是拇指内屈，其他四指并拢，四个关节之间的长度。1“恰”等于2寸，或等于4横指，“恰”是测量身体部位的主要量器。

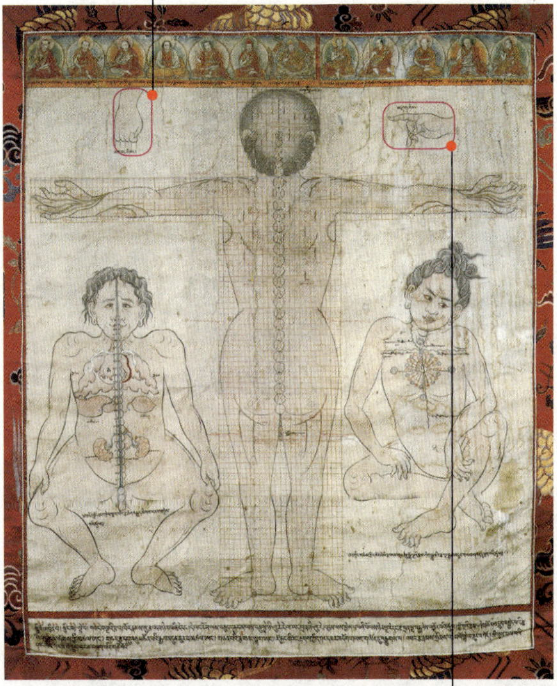

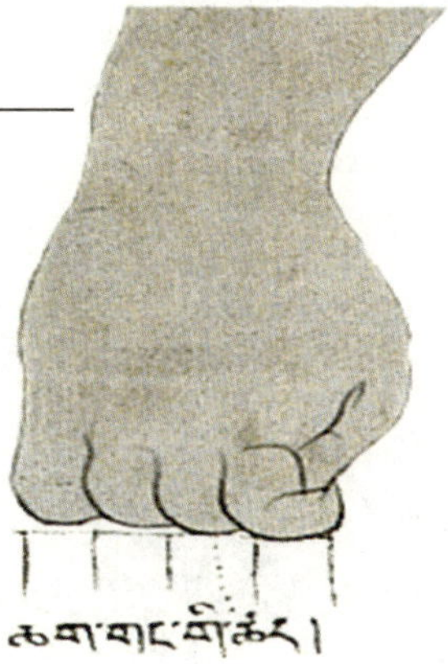

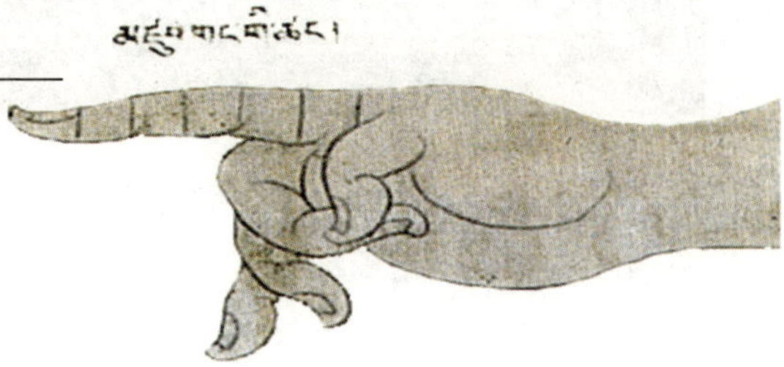

2 1食指的长度

1食指的长度是食指伸直，根关节至食指尖的距离，1食指长等于6横指或3寸长。

图十三 联络脉

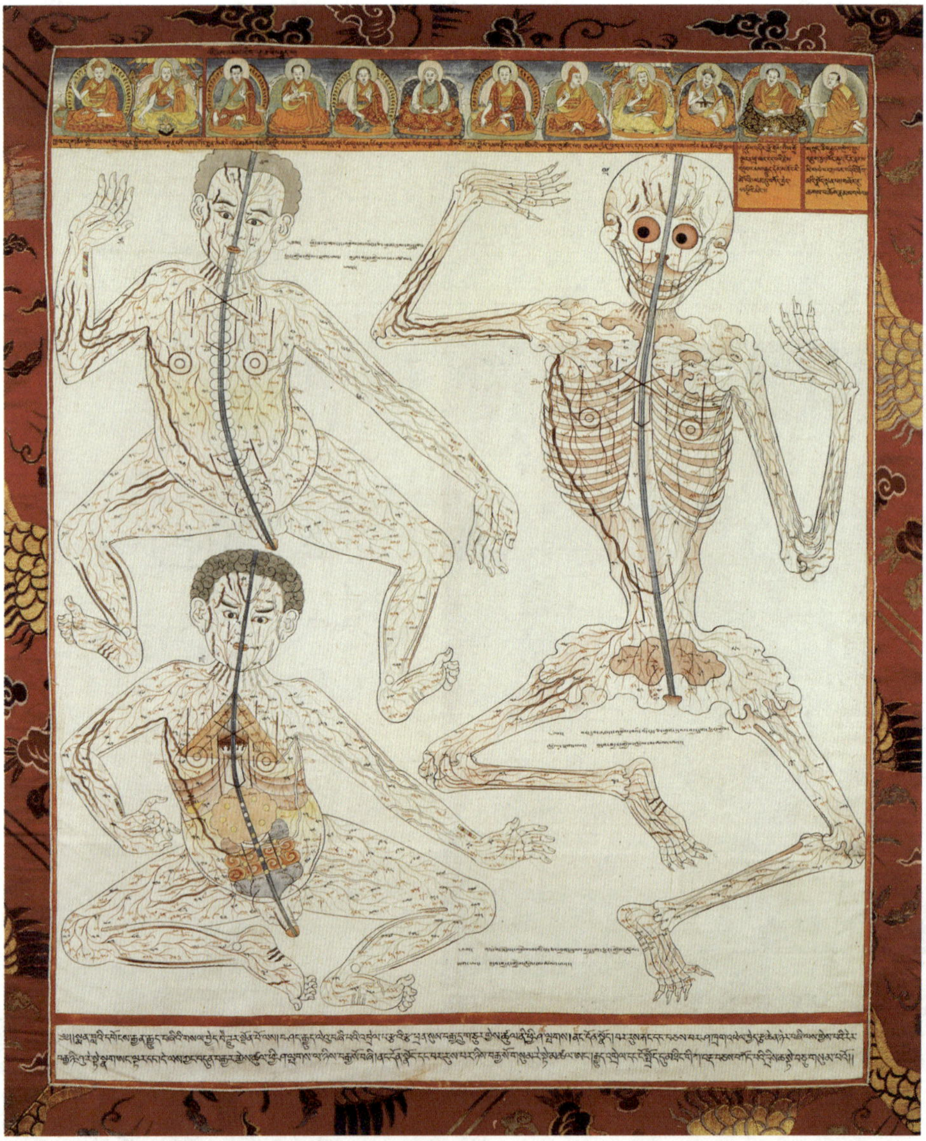

本图讲述要害脉 112 条、放血脉 77 条共计 189 条，联络外肌肤、内脏腑、中骨骼与骨髓的脉 360 条（用墨标号）和从这些脉中分出联络外肌肤、内脏腑、中骨骼的细小脉 700 条，及又从这些细小脉中分出更细小的脉在身体内外各处的网状分布情况。

二、人体脉络（3）

1 联络外肌肤的细小脉（120条）

1.1 右臂细小脉

联络外肌肤的120条细小脉中，位于右臂的细小脉有15条：拇指上面1条、中指上面2条、腕关节下面1条、小臂上面3条、肘鹰嘴上面1条、肱骨上面3条、肩关节至腋窝边之间脉4条。

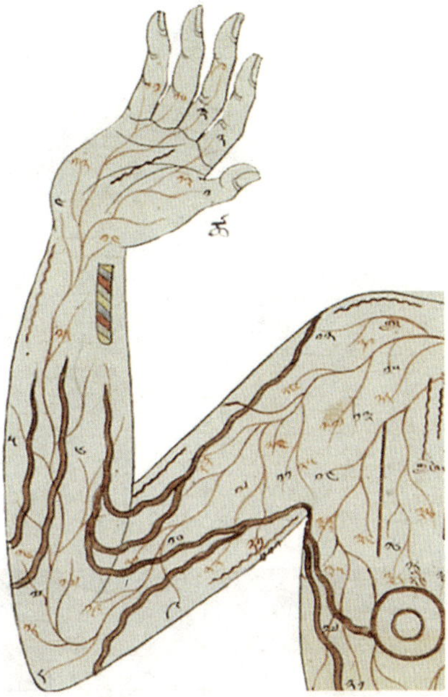

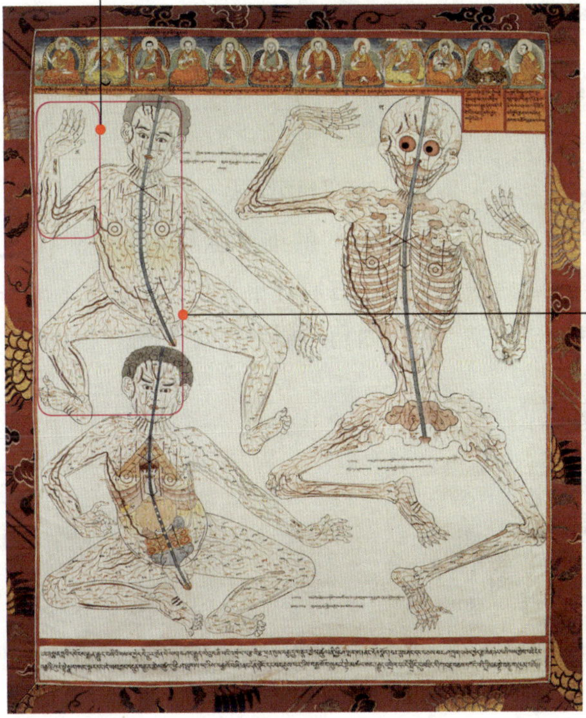

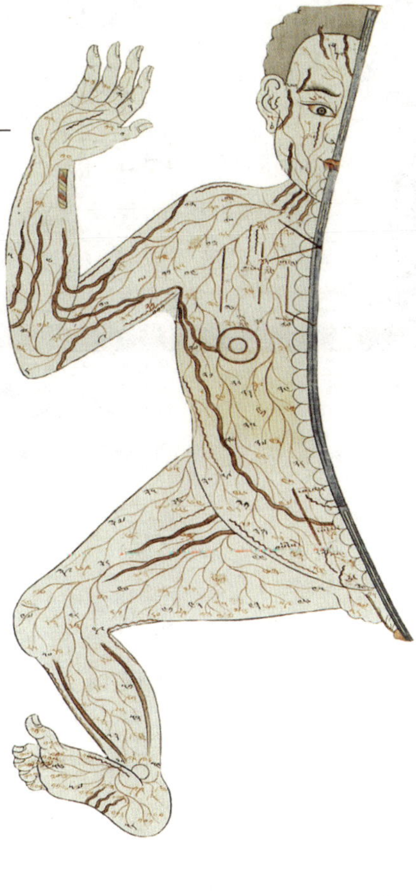

1.2 躯干右侧细小脉

位于躯干右侧上的细小脉有19条：右乳房上下有7条，长肋上下有4条，股内侧与脐、生殖器根之间有8条。

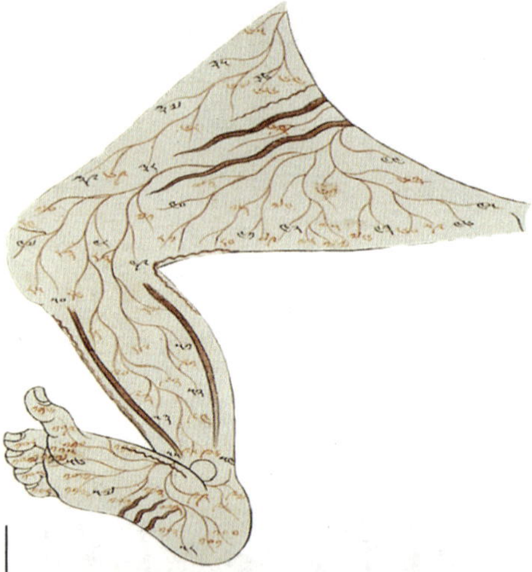

1.3 右腿细小脉

位于右腿的细小脉有24条：股冈至髌骨边5条、腘窝内面至阴囊根7条、髌骨上面至腘窝面3条、髌骨下1条、小腿内面3条、内踝前后2条、足掌前拇趾根关节至足跟骨脉3条。

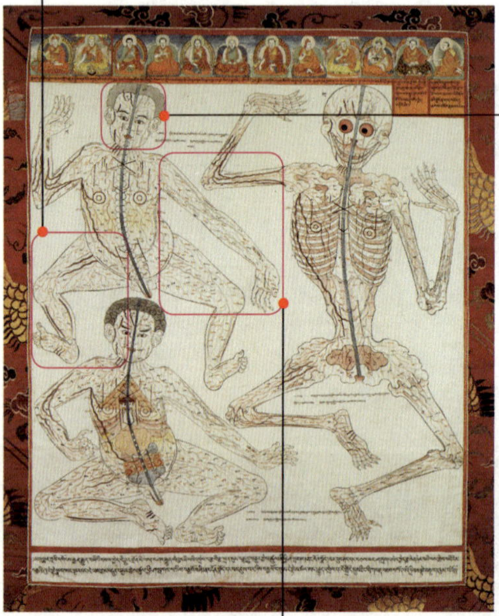

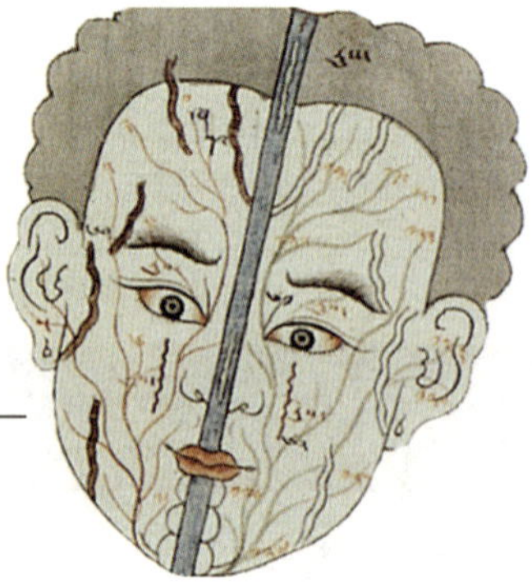

1.4 头部细小脉

位于头部的细小脉有4条：额右侧中央1条、右眉外角1条、左颧骨下面1条、左眼内角与眉毛之间1条。

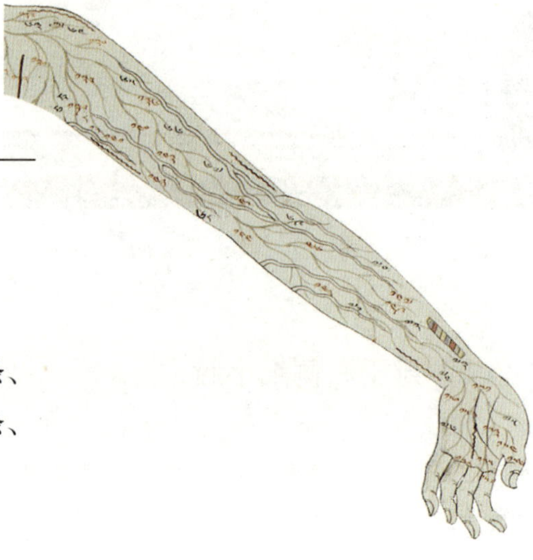

1.5 左臂细小脉

位于左臂的细小脉有14条：臑冈上面2条、臑上面3条、肘鹰嘴上面1条、小臂上面4条、腕关节边2条、手掌上下侧2条。

1.6 躯干左侧细小脉

位于躯干左侧上的细小脉有 20 条：胸骨边上 1 条、左乳房上面 2 条、腋窝上面 3 条、髂嵴上面 1 条、脐左侧 5 条、髂嵴向前至膀胱处 8 条。

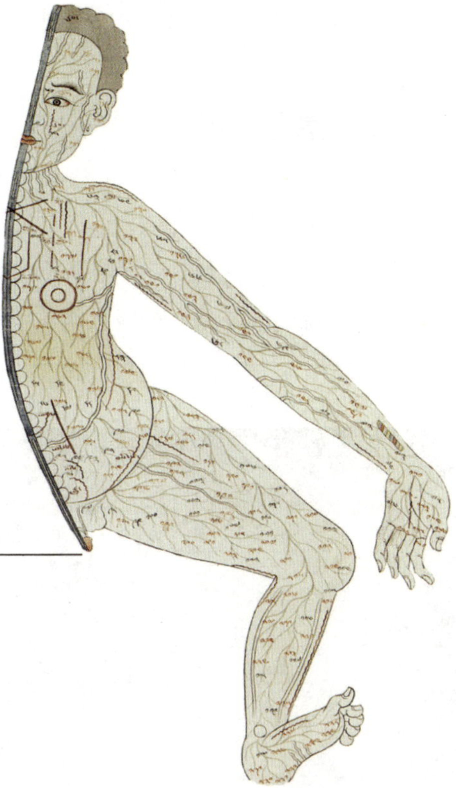

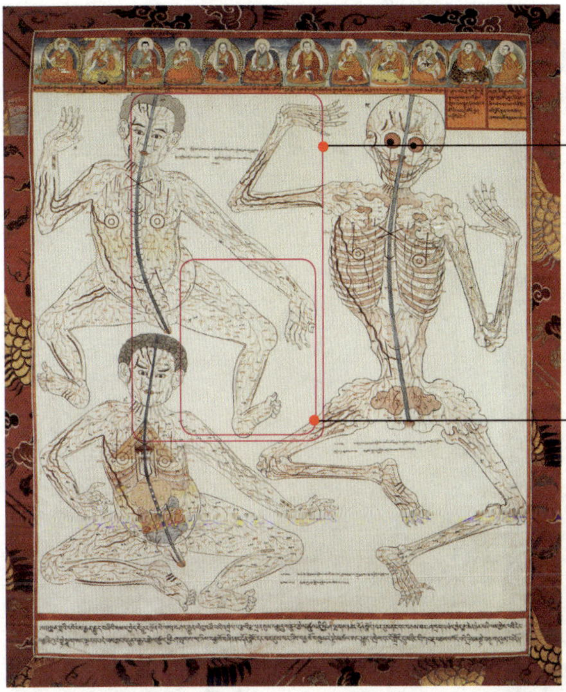

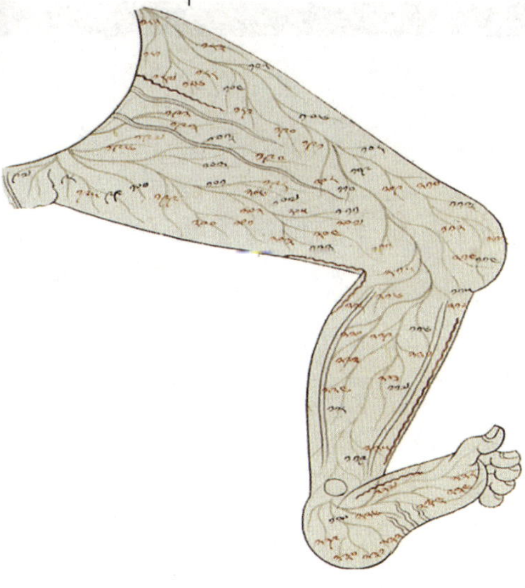

1.7 左腿细小脉

位于左腿上的细小脉有 24 条：阴囊上面至股内面脉 4 条、股上面 12 条、髌骨上下脉 2 条、小腿上面脉 4 条、内踝下面脉 2 条。

2 联络外肌肤的细小脉（234条）

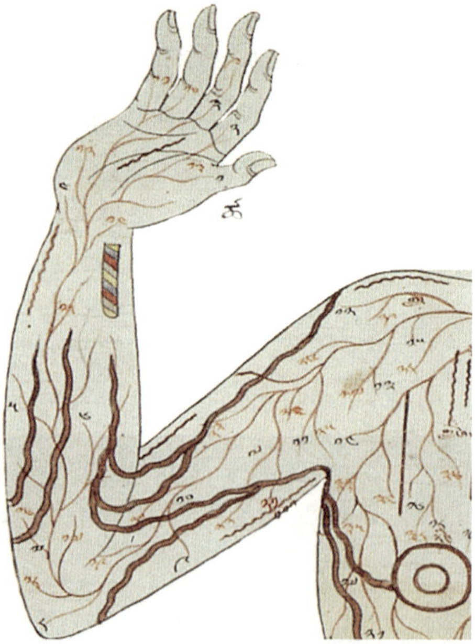

2.1 右臂细小脉

联络右臂肌肤的细小脉有 21 条：中指第三关节上面 1 条、无名指和小指第二关节处 2 条、手掌下侧 1 条、拇指根关节处 1 条、腕关节上侧 1 条、小臂上面 4 条、肘窝至肩关节处 11 条。

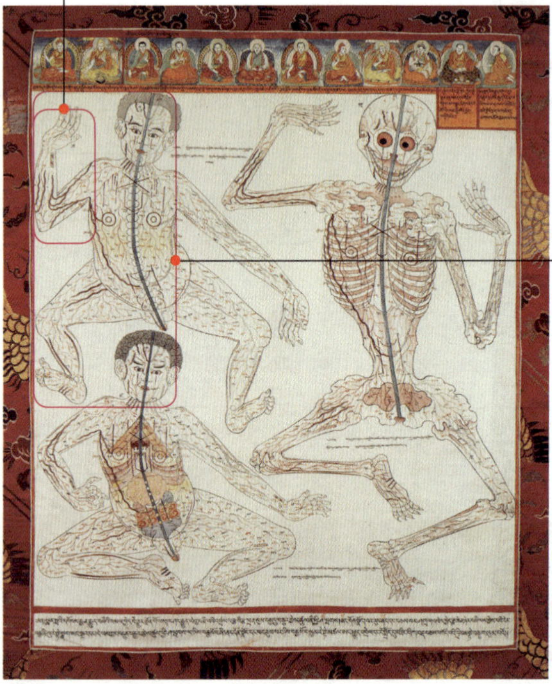

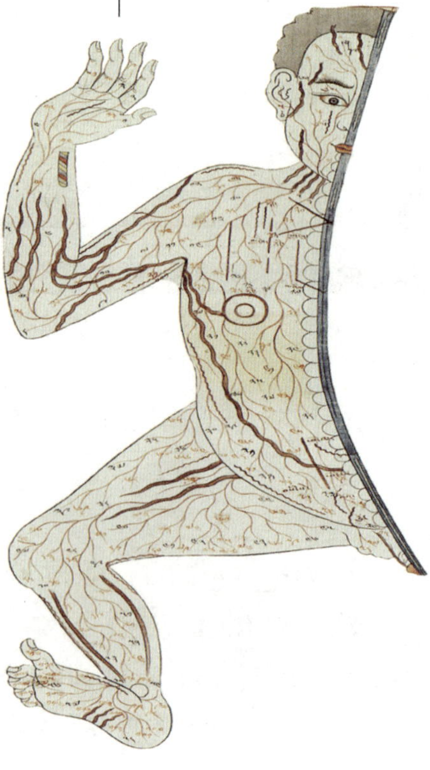

2.2 躯干右侧细小脉

位于躯干右侧上的细小脉有 29 条：锁骨与胸骨接头至胸骨右面上 3 条、腋窝面至乳房周围 8 条、腹部面上 5 条、小腹部 9 条、生殖器和阴囊处 4 条。

2.3 右腿细小脉

位于右腿上的细小脉有 59 条:股内面 8 条、股外侧冈至髌骨上 4 条、股中央 4 条、股内角至腘窝之间 7 条、髌骨内面 3 条、小腿上 10 条、内踝上 2 条、足跟至足掌之间 21 条。

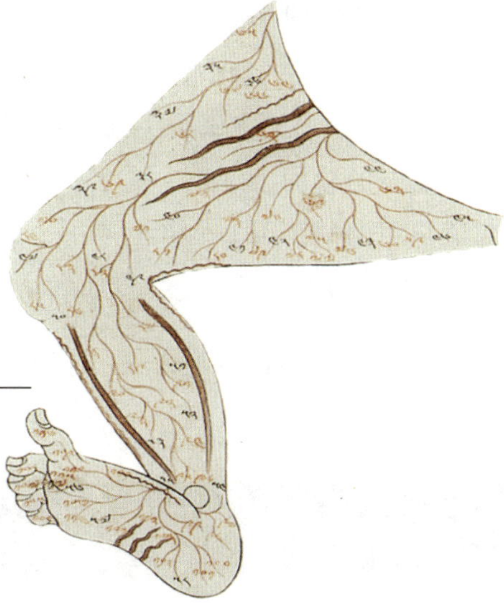

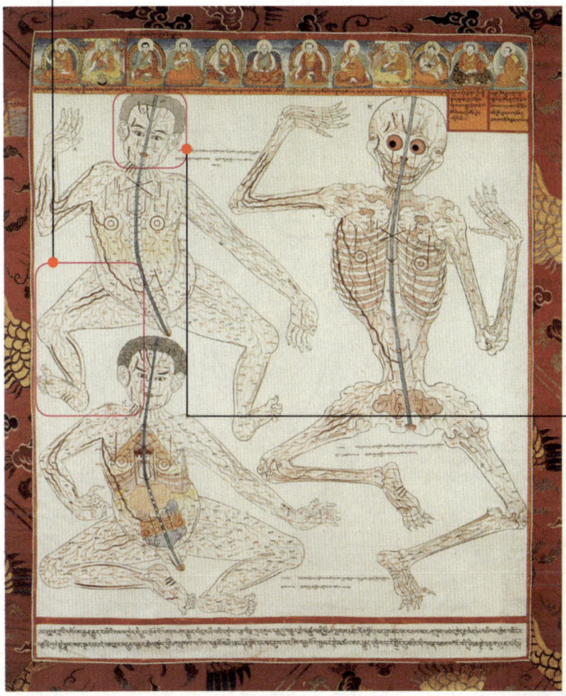

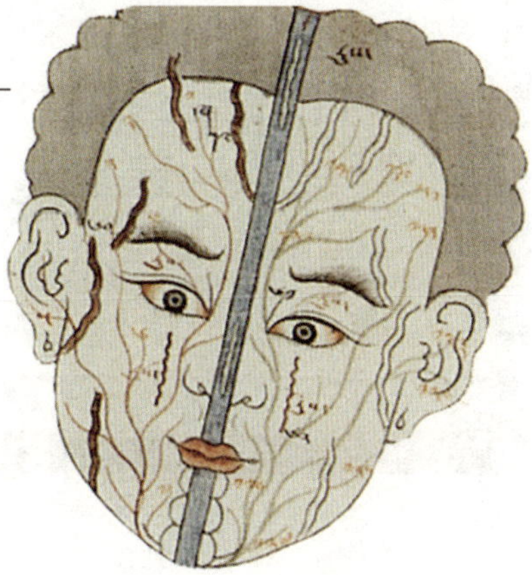

2.4 头部细小脉

位于头部的细小脉有 18 条：右眉中央所对的发际处 1 条、额右侧 2 条、右眉上方 1 条、右耳垂上面 1 条、右眼下方 1 条、口右角下方 1 条、左面颊上 1 条、额左侧上面 5 条、左耳轮上面 2 条、左面颊外侧上面 1 条、口左角下方 1 条、下颌骨左侧上面 1 条。

2.5 左臂细小脉

位于左臂上的细小脉有 25 条：小尖脉下面 1 条、肩上方 1 条、臑内面 1 条、腋窝上方的臑面上 2 条、臑上 5 条、肘鹰嘴与肘窝间 2 条、小臂上 4 条、手掌与食指根关节间 9 条。

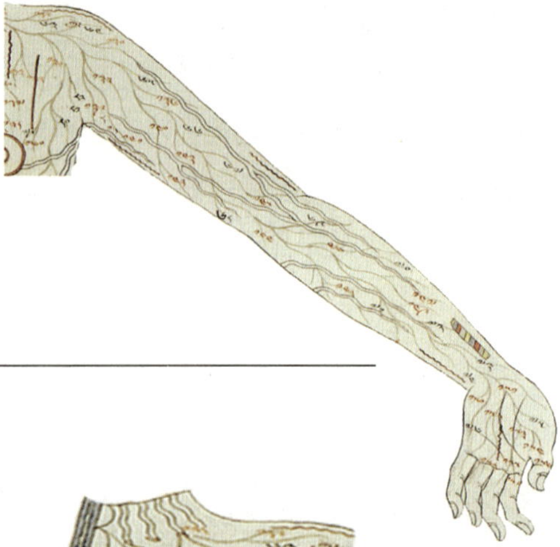

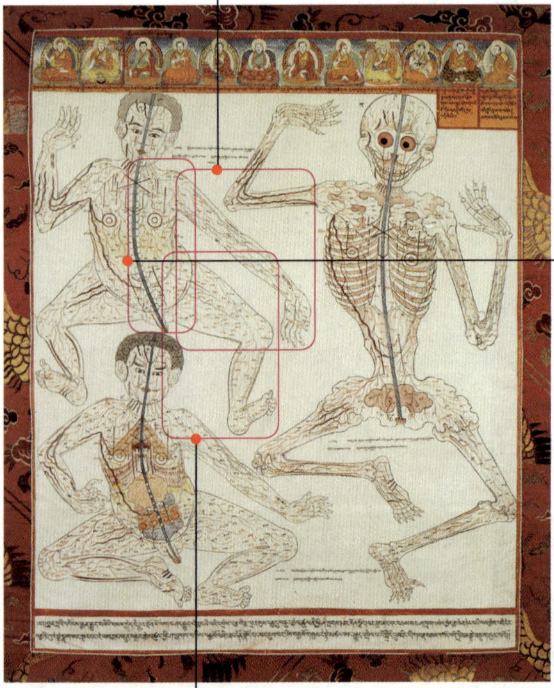

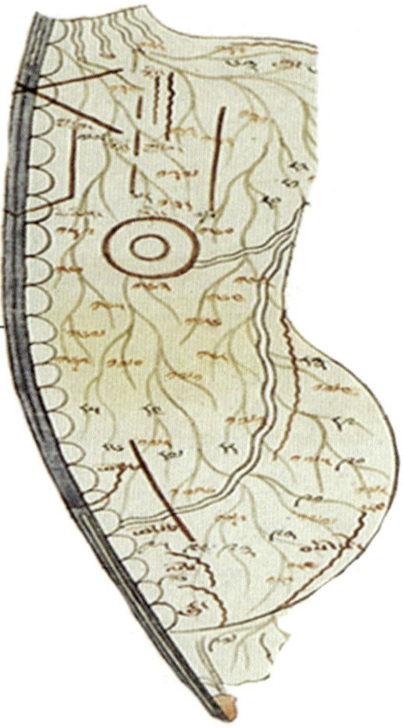

2.6 躯干左侧细小脉

位于左侧躯干上的细小脉有 29 条：锁骨下面 1 条、臑内面之下 2 条、乳房上 2 条、乳房左右处 2 条、乳房下 5 条、腹左面 6 条、脐左与髋内面 9 条、小腹部 2 条。

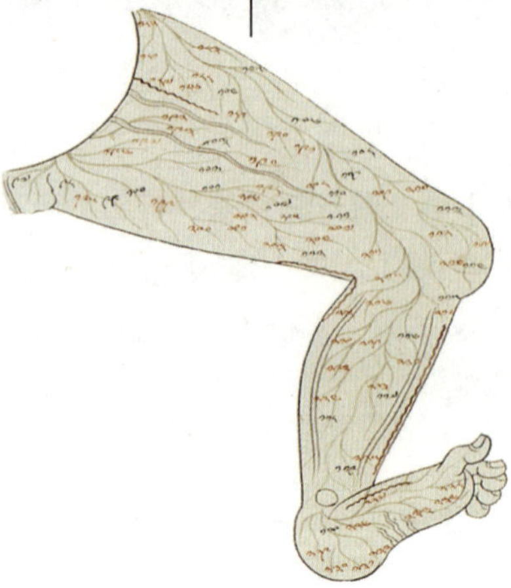

2.7 左腿细小脉

位于左腿上的细小脉有 51 条：股上方外角 3 条、股上面 25 条、髌骨上面 2 条、腘窝内面 3 条、小腿上面 9 条、足掌中 9 条。

3 与脏腑相联络的细小脉（120条）

3.1 右臂细小脉

与内部脏腑相联络的细小脉 120 条，其中位于右臂上的细小脉有 19 条：颈右侧 1 条、锁骨内至臑面上 3 条、臑冈上 10 条、肘鹰嘴尖上 1 条、小臂上 4 条。

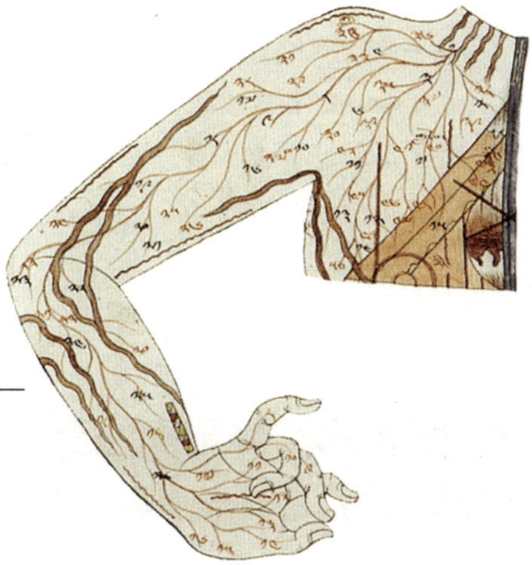

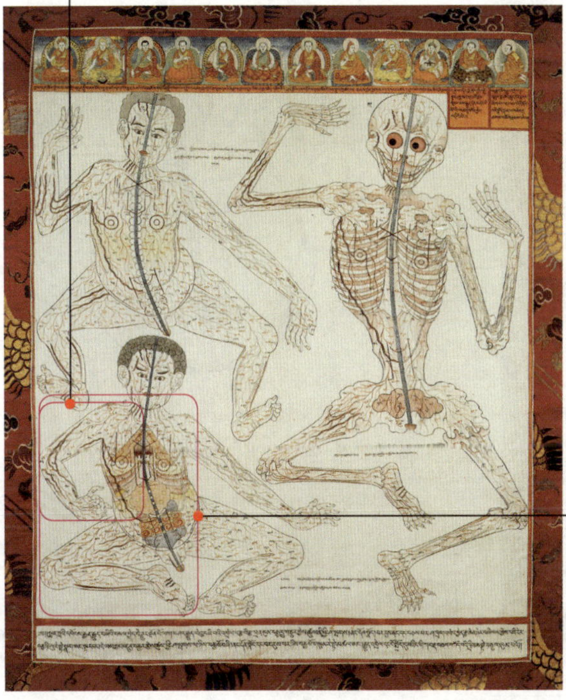

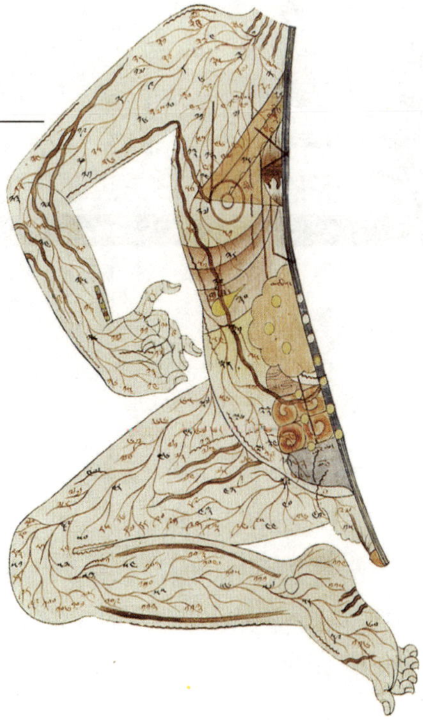

3.2 躯干右侧细小脉

位于躯干右侧的细小脉有 17 条：胸上部 2 条、乳房上 4 条、乳房右 1 条、长肋至腹右面上 5 条、小腹部 5 条。

3.3 右腿细小脉

位于右腿的细小脉有 23 条：股外侧的上方 1 条、股内侧与阴囊根之间 3 条、股冈上 9 条、髌骨冈上 1 条、小腿上 6 条、足内面 2 条、足掌中 1 条。

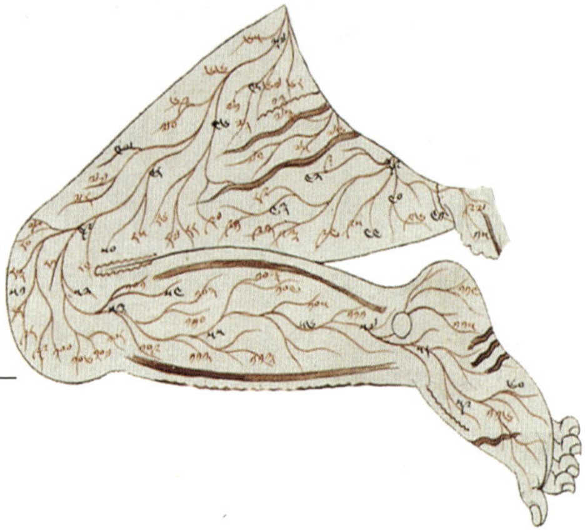

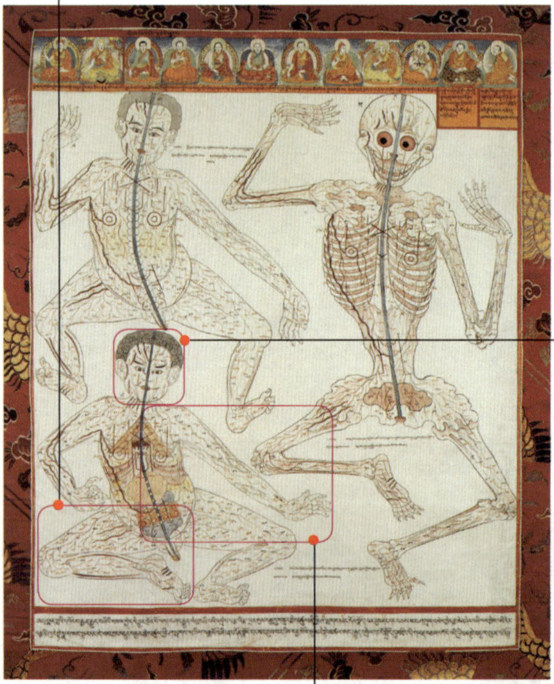

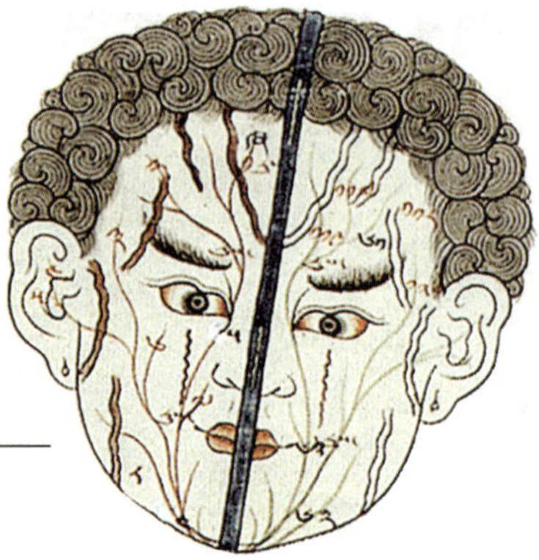

3.4 头部细小脉

位于头部的细小脉有 4 条：右眼内角 1 条、左眉上方 1 条、口左角 1 条、下颌左角 1 条。

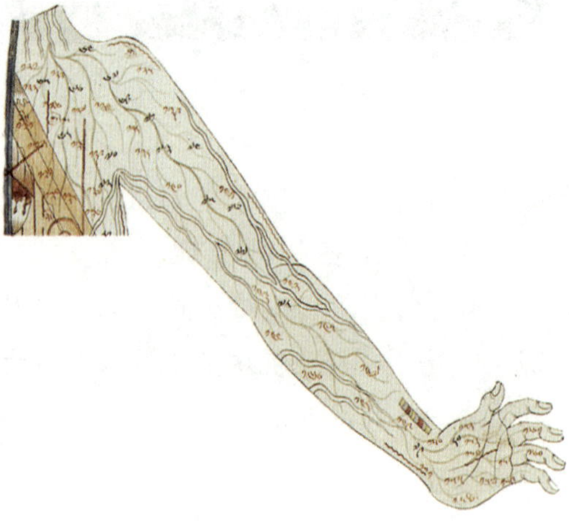

3.5 左臂细小脉

位于左臂的细小脉有 14 条：肩膀上方 1 条、锁骨冈上 2 条、肩关节内面 3 条、肱骨上 5 条、肘窝中 1 条、腕关节上下处 2 条。

3.6 躯干左侧细小脉

位于躯干左侧的细小脉有 11 条：胸上部 1 条、腋窝上方 2 条、乳房左边 1 条、长肋上 1 条、腹外侧至小腹处 6 条。

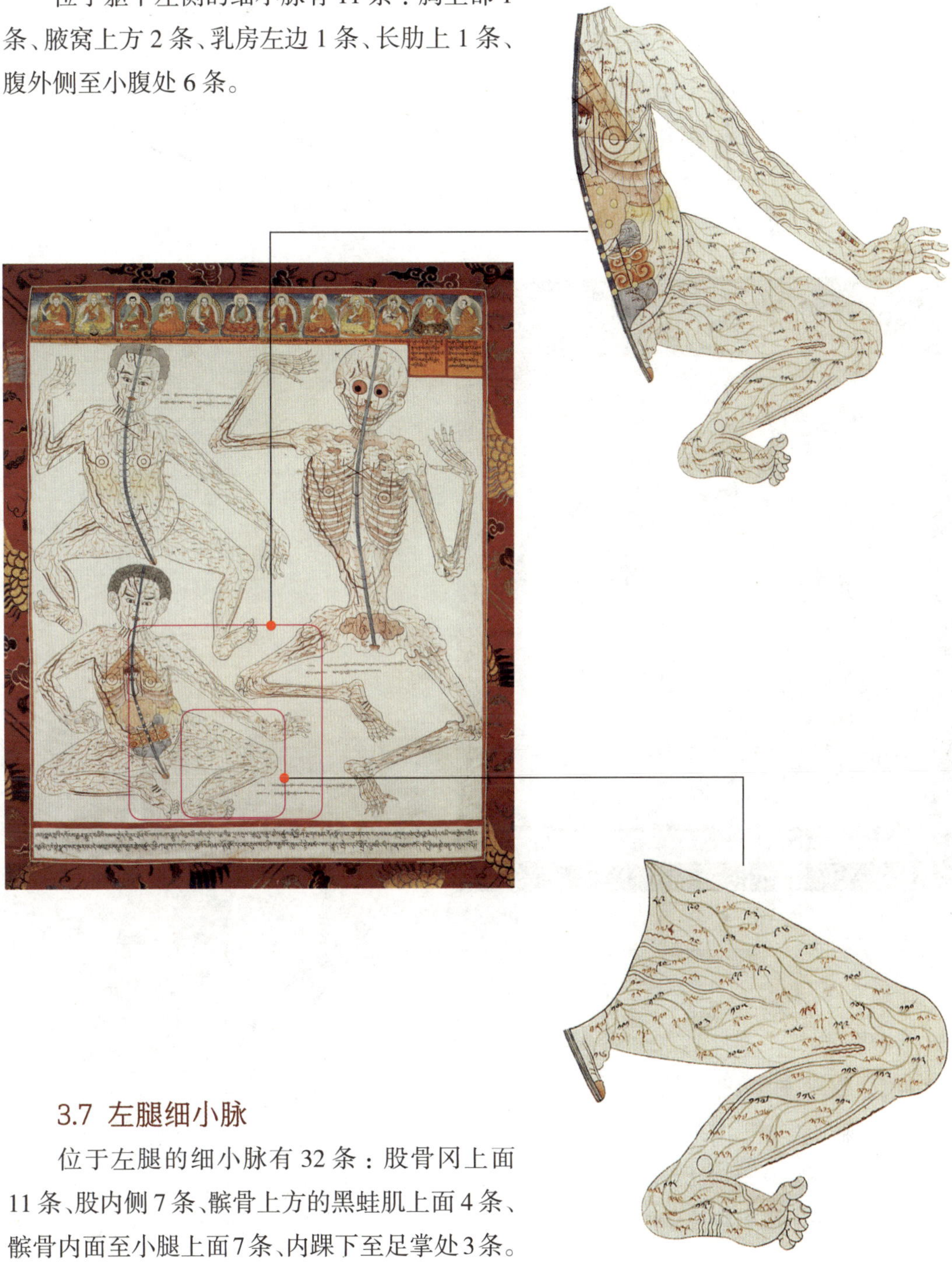

3.7 左腿细小脉

位于左腿的细小脉有 32 条：股骨冈上面 11 条、股内侧 7 条、髌骨上方的黑蛙肌上面 4 条、髌骨内面至小腿上面 7 条、内踝下至足掌处 3 条。

4 与内脏腑相连的细小脉（233条）

4.1 右臂细小脉

位于右臂上的细小脉有 28 条：右手中指和无名指至手掌处 9 条、小臂上面 5 条、肘鹰嘴上面 1 条、肱骨至肩颈衔接处 13 条。

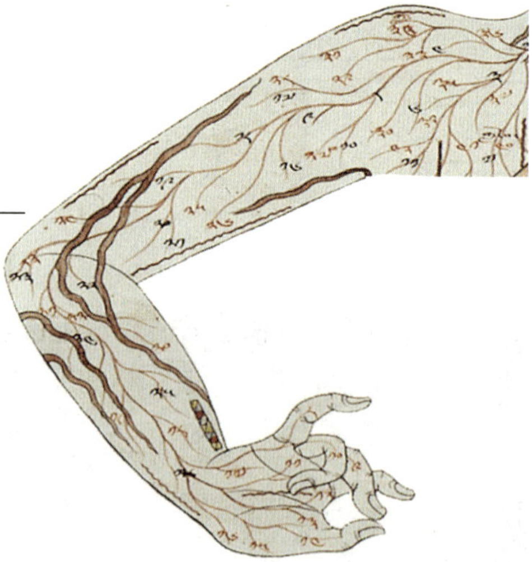

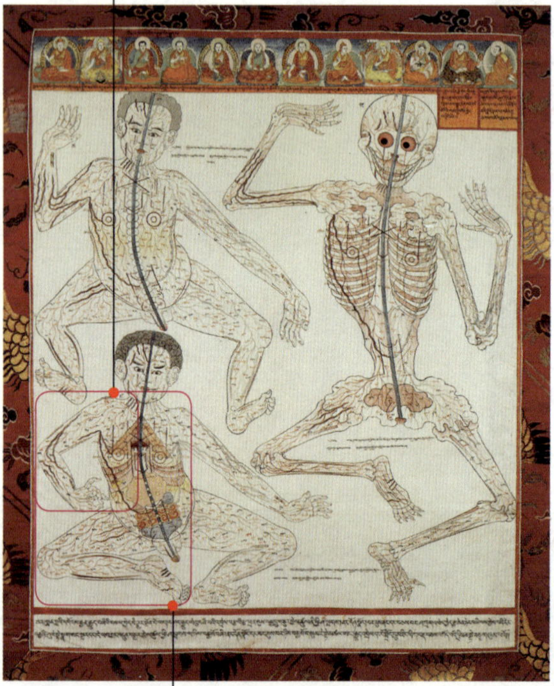

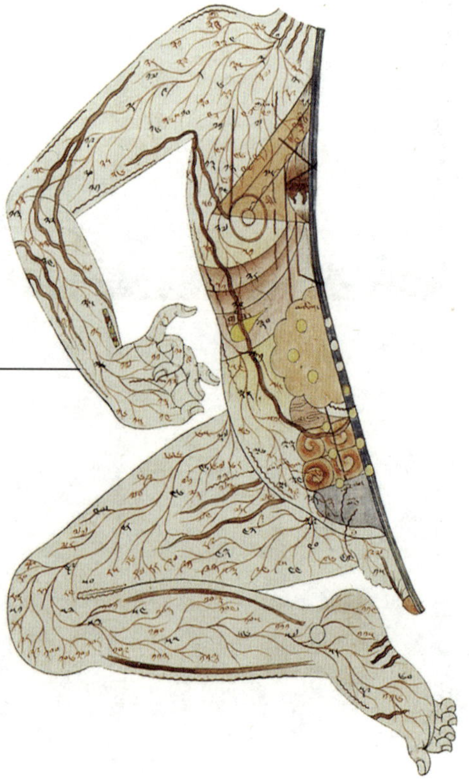

4.2 躯干右侧细小脉

位于躯干右侧上的细小脉有 28 条：锁骨上下 3 条、胸上部 10 条、乳房右 1 条、乳房下 1 条、长肋冈上 2 条、腹右侧 4 条、小腹部 7 条。

4.3 右腿细小脉

位于右腿的细小脉有52条：股冈上面14条，髌骨上面6条，腘窝上方至股内侧、生殖器根部之间13条，小腿上面16条，足掌上面3条。

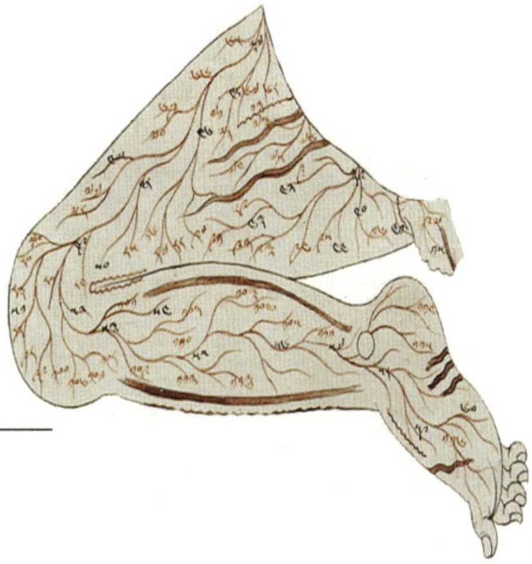

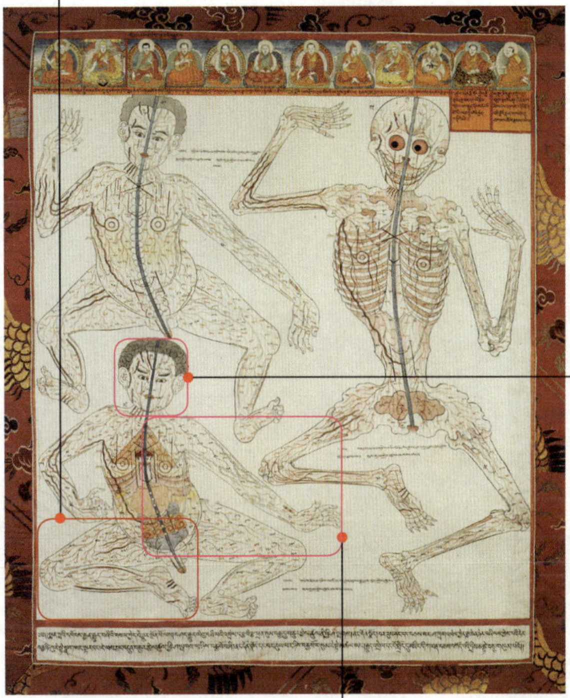

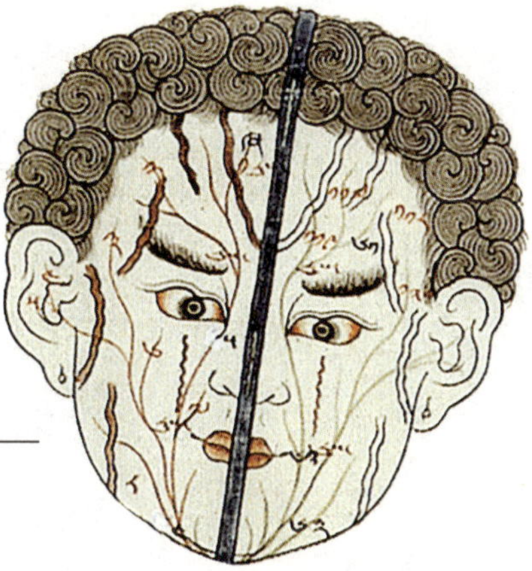

4.4 头部细小脉

位于头右侧的细小脉有12条：额右侧上面2条、眉右角1条、耳轮上面2条、颧骨冈上面1条、右鼻孔下1条、脸颊上面1条、额左侧面上3条、眉左角1条。

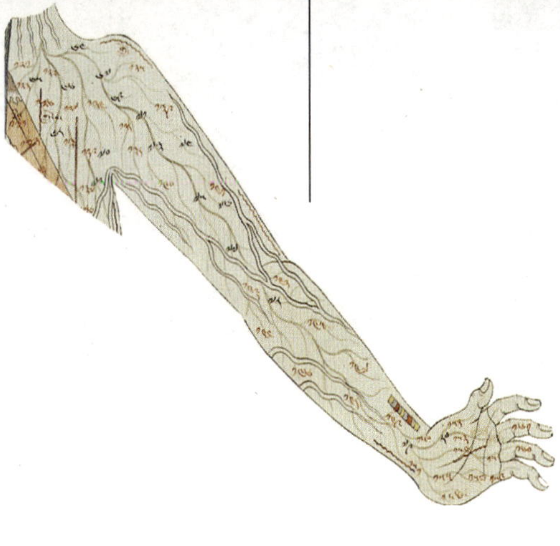

4.5 左臂细小脉

位于左臂的细小脉有26条：臑三角肌上面1条，臑内面1条，肱骨上面4条，肘窝中3条，小臂上面7条，手掌至中指、无名指处10条。

4.6 躯干左侧细小脉

位于躯干左侧的细小脉有 33 条：天突左边 1 条、五母肺的边上 5 条、胸腔上部 14 条、长肋上面 2 条、腹左侧 5 条、小腹部 6 条。

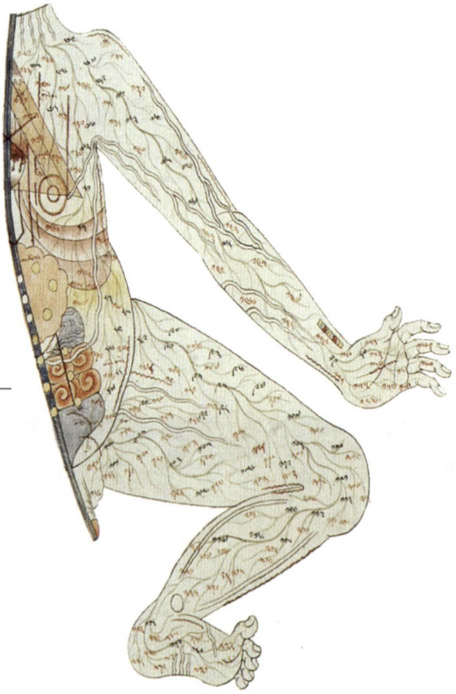

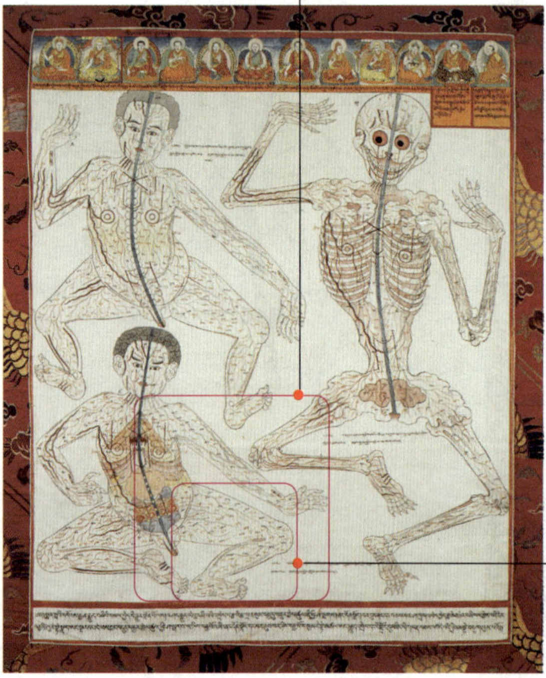

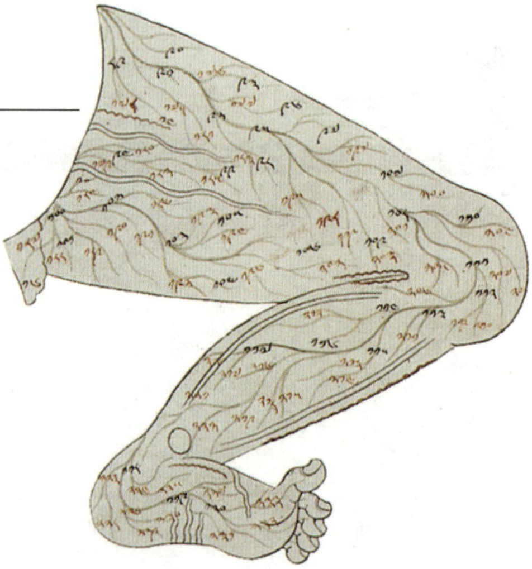

4.7 左腿细小脉

位于左腿的细小脉有 54 条：股上 28 条、髌骨上面 3 条、小腿上面 13 条、足掌中 10 条。

5 与骨骼相连的细小脉（120条）

5.1 右臂骨细小脉

与骨骼相连的细小脉有120条，其中位于右臂骨的细小脉有12条：右手掌骨上面4条、桡骨上面4条、尺骨上面4条。

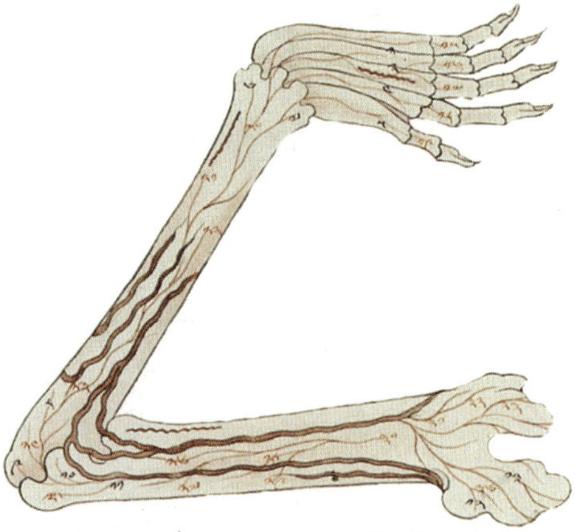

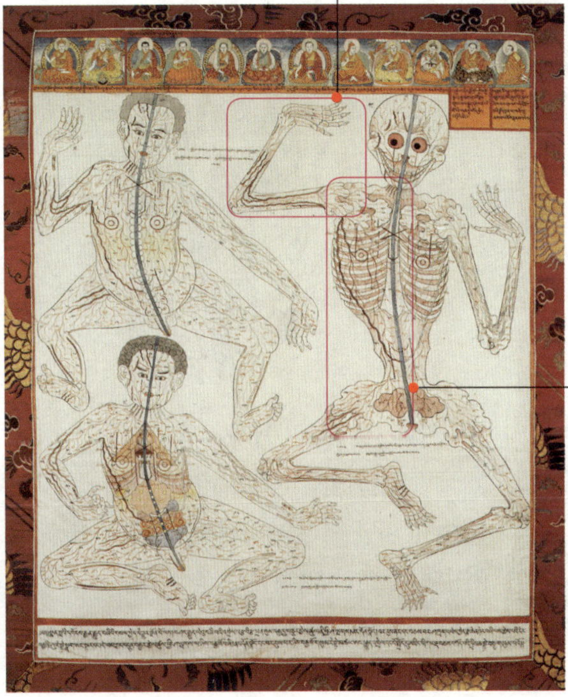

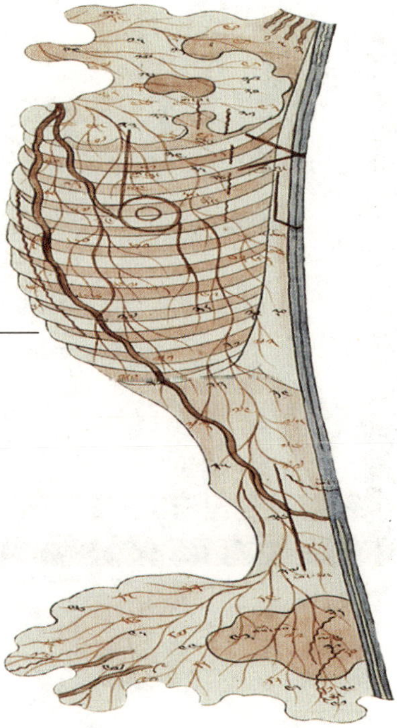

5.2 躯干右侧骨细小脉

位于躯干右侧骨的细小脉有34条：肩胛骨上面10条、胸上部3条、长肋与胸骨上面6条、腹右侧4条、髋骨与耻骨上面11条。

5.3 右腿骨细小脉

位于右腿骨的细小脉有 13 条：股骨上面 9 条、髌骨上面 1 条、胫骨上面 2 条、足骨上面 1 条。

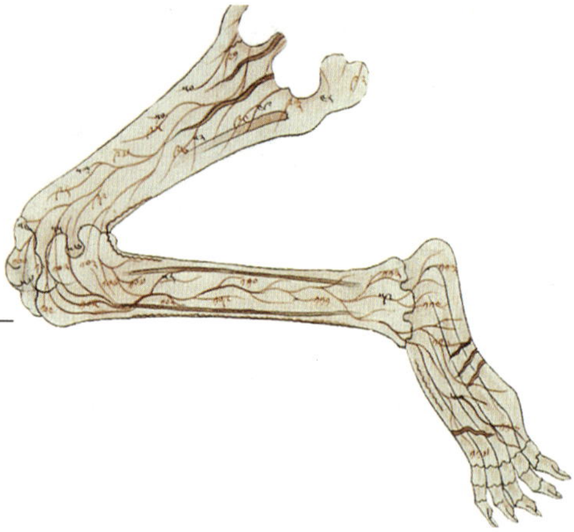

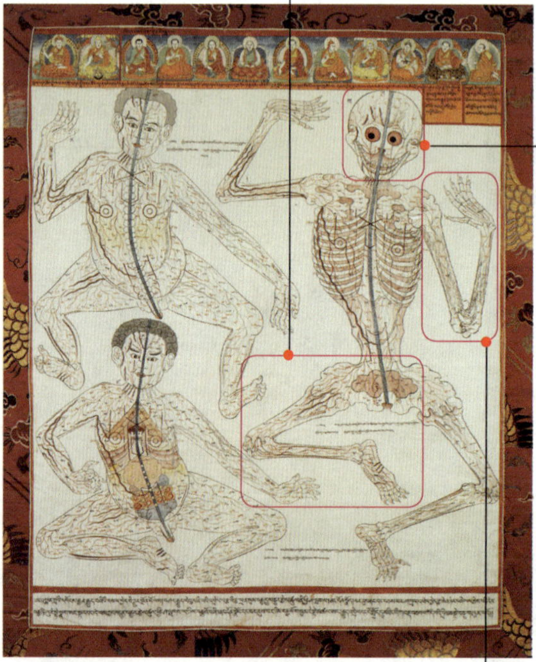

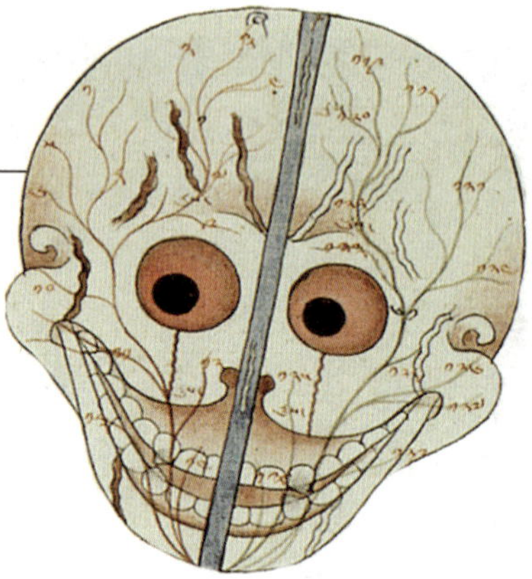

5.4 头骨细小脉

中间连接骨与髓的细小脉有 120 条，其中位于头骨的细小脉有 2 条：额骨右侧中央 1 条、左眼角 1 条。

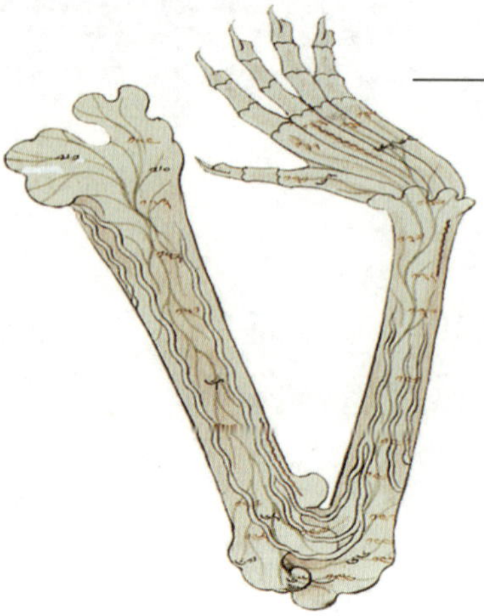

5.5 左臂骨细小脉

位于左臂骨上的细小脉有 10 条：手掌骨上面 3 条、肘鹰嘴上面 1 条、肱骨上面 6 条。

5.6 躯干左侧骨细小脉

位于躯干左侧骨上的细小脉有 14 条：胛骨上面 4 条、胸上部 4 条、乳房左边 1 条、乳房下方 1 条、第八肋骨与胸骨连接处 1 条、腹左侧 3 条。

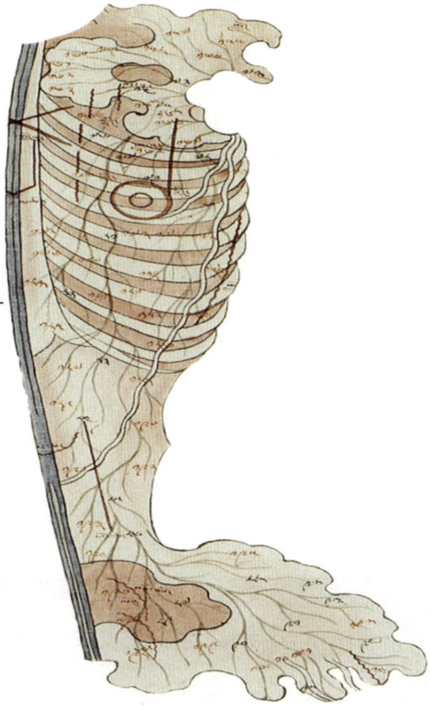

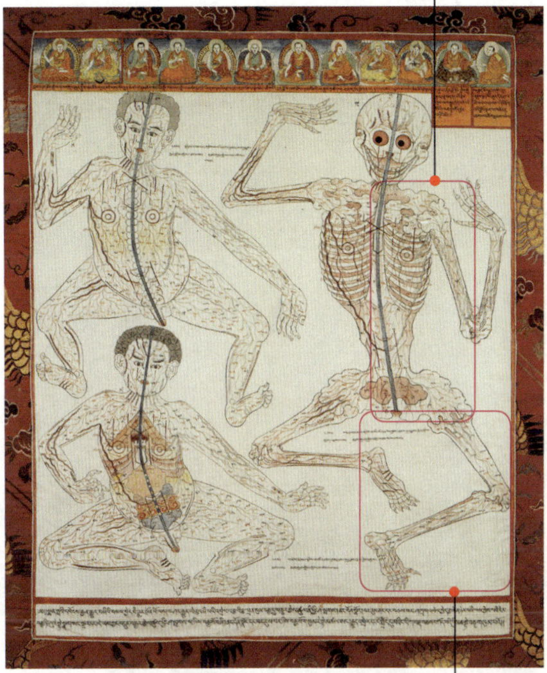

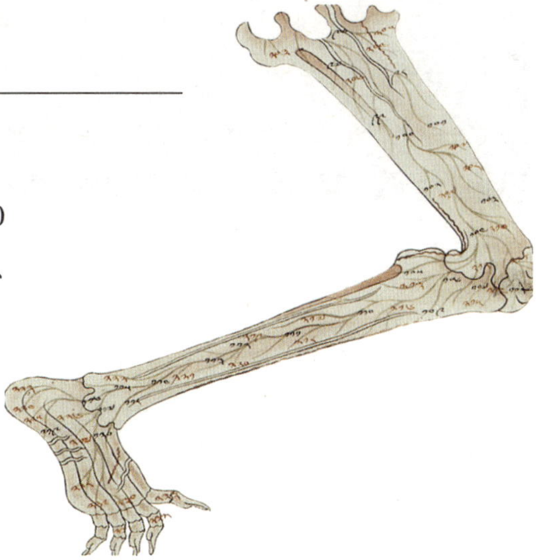

5.7 左腿骨细小脉

位于腿骨的细小脉有 35 条：髋骨上面 10 条、股骨上 9 条、髌骨上面 1 条、胫骨上面 13 条、足掌上面 2 条。

6　与骨骼相连的细小脉（233条）

6.1 右臂骨细小脉

位于右臂骨的细小脉有 20 条：手指骨上 5 条、桡骨尺骨上 5 条、肱骨上 10 条。

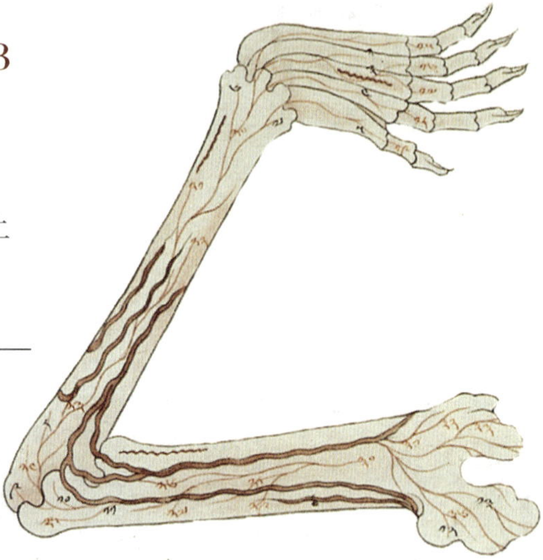

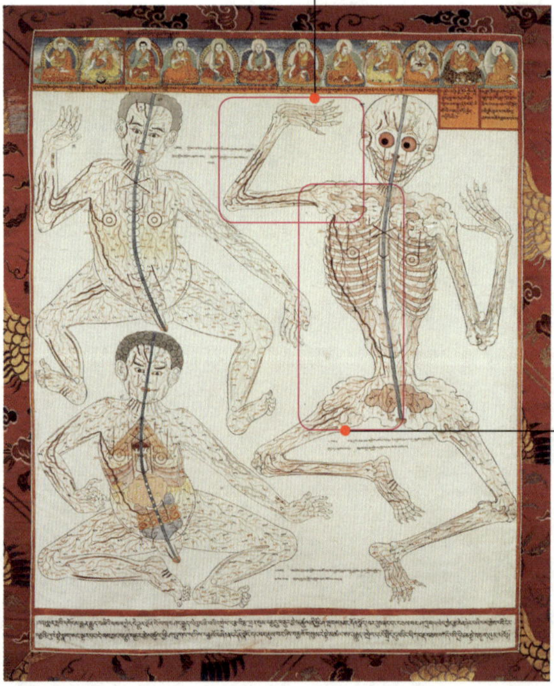

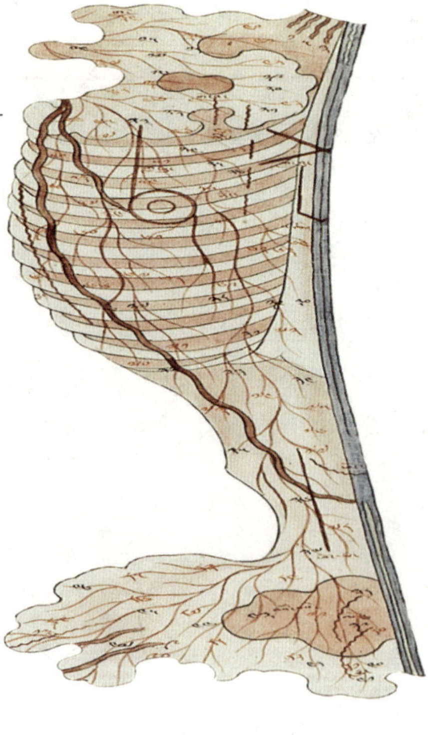

6.2 躯干右侧骨细小脉

位于躯干右侧骨的细小脉有 56 条：胛骨上 14 条、胸部骨上 25 条、腹右侧 5 条、髋骨上 12 条。

6.3 右腿骨细小脉

位于右腿骨的细小脉有 27 条：股骨上 9 条、髌骨上 2 条、胫腓骨上 11 条、足掌中 5 条。

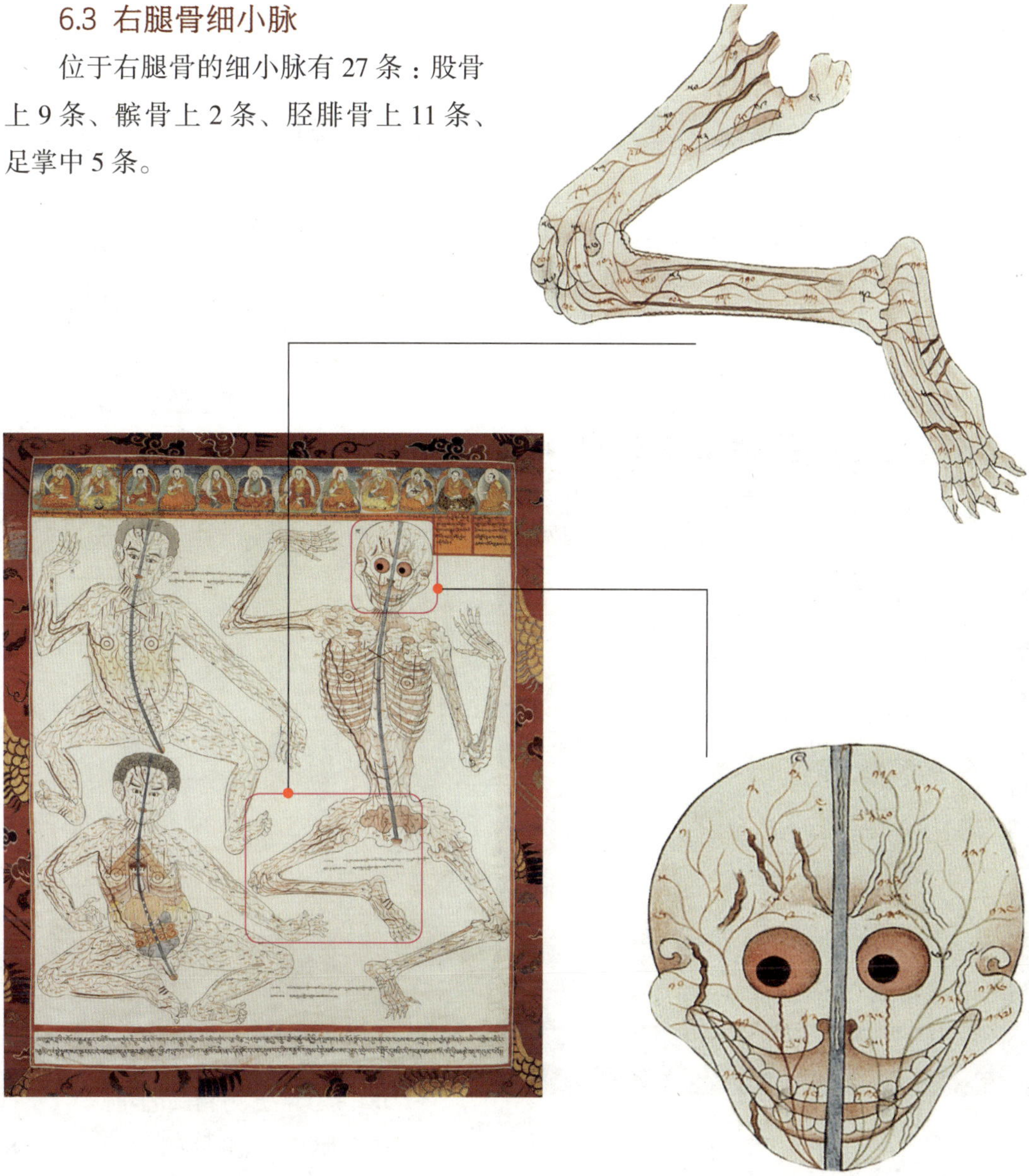

6.4 头部骨细小脉

位于头部骨的细小脉有 27 条：左侧颅骨上 6 条、左目框骨上方 3 条、左耳骨上面 1 条、左颧骨上面 2 条、左脸颊上面 1 条、左门齿上 1 条、右侧颅骨上 6 条、右目框骨上 1 条、右鼻侧 1 条、右颧骨上 3 条、右脸颊上 1 条、右门齿上 1 条。

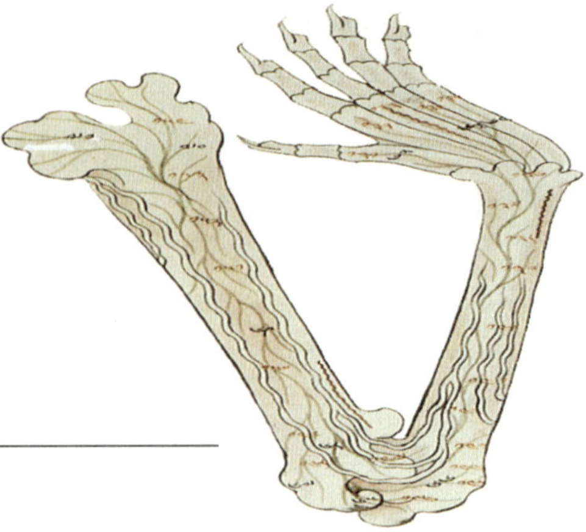

6.5 左臂骨细小脉

位于左臂骨的细小脉有 24 条：手掌骨上面 5 条、桡尺骨上面 11 条、肱骨上面 8 条。

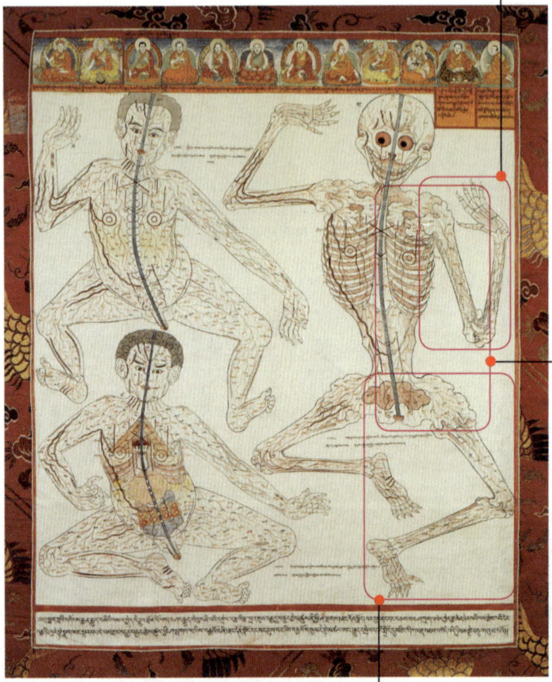

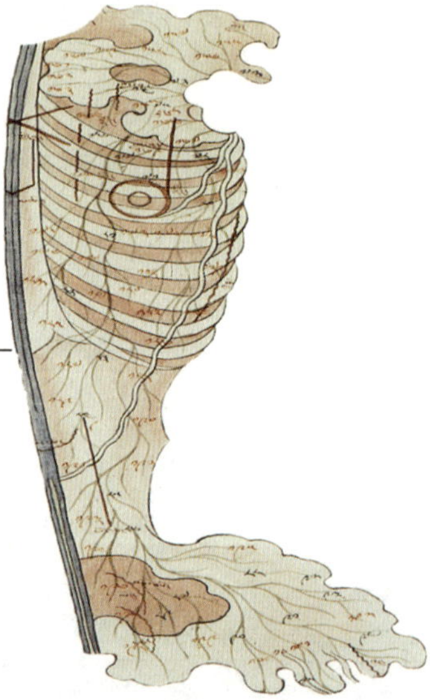

6.6 躯干左侧骨细小脉

位于躯干左侧骨的细小脉有 48 条：左胛骨上面 14 条、胸上面 18 条、腹部 7 条、髋骨上面 9 条。

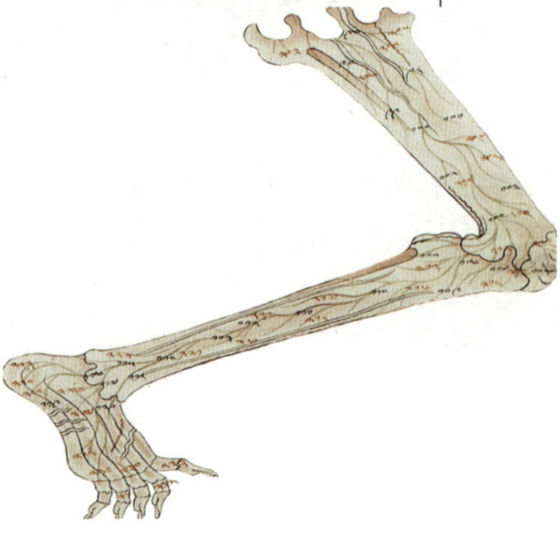

6.7 左腿骨细小脉

位于左腿骨的细小脉有 31 条：左股骨上面 10 条、胫腓骨上面 10 条、足部 11 条。

图十四 生命脉

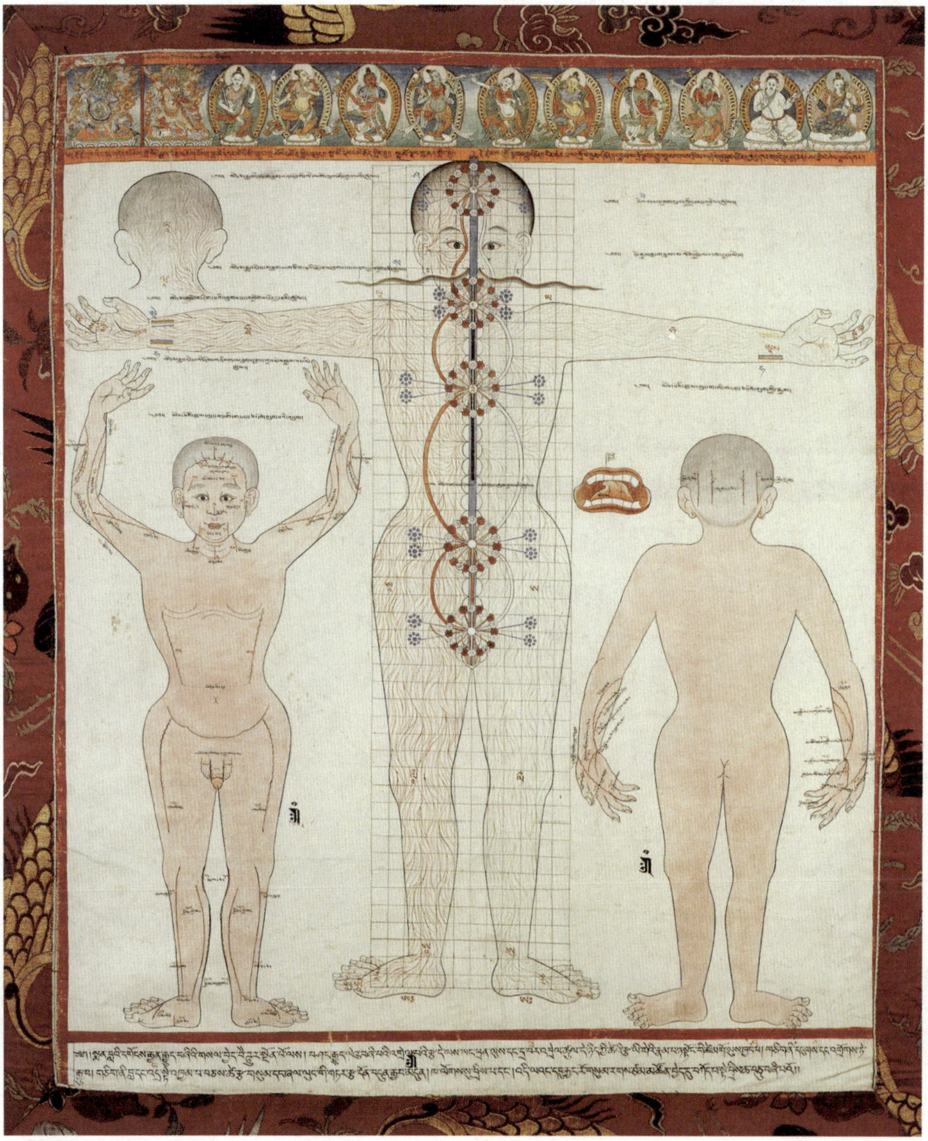

本图简要讲述从黑白两命脉分出联络全身内外的细小脉 700 条，细小脉又分出更细小的脉网状联络内外。这些当中有 3 种主要维护寿量或生命的脉，其中一种是遍布头、躯体的脉，一种是与呼吸同行的脉，一种是似灵魂游荡的脉。对这些脉佛教《续部》和藏医学的不同解释及放血脉 77 条，“吾”“姜”“若”三脉之尖端形成的 5 个脉轮等内容。

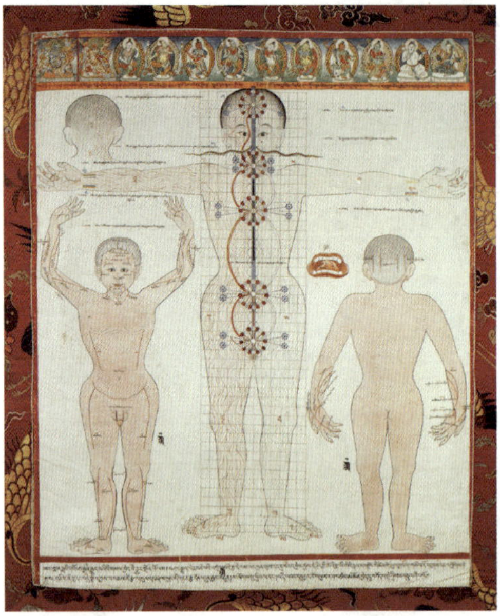

二、人体脉络（4）

1 生命脉

1.1 遍布头、躯体的生命脉

遍行于全身的生命脉就是菩提心往复游走的脉。从每月下旬自头顶分出，按望月缺损的一半所示的日数依次落于足；每月上旬按朔月增盈的一半所示的日数从足依次返回到头顶，如此往返不停。此外又因谋略和“若”“姜”脉作用的差异，菩提心每月上旬初一从男子左足、女子右足各趾第一关节向三十二处游走变迁。

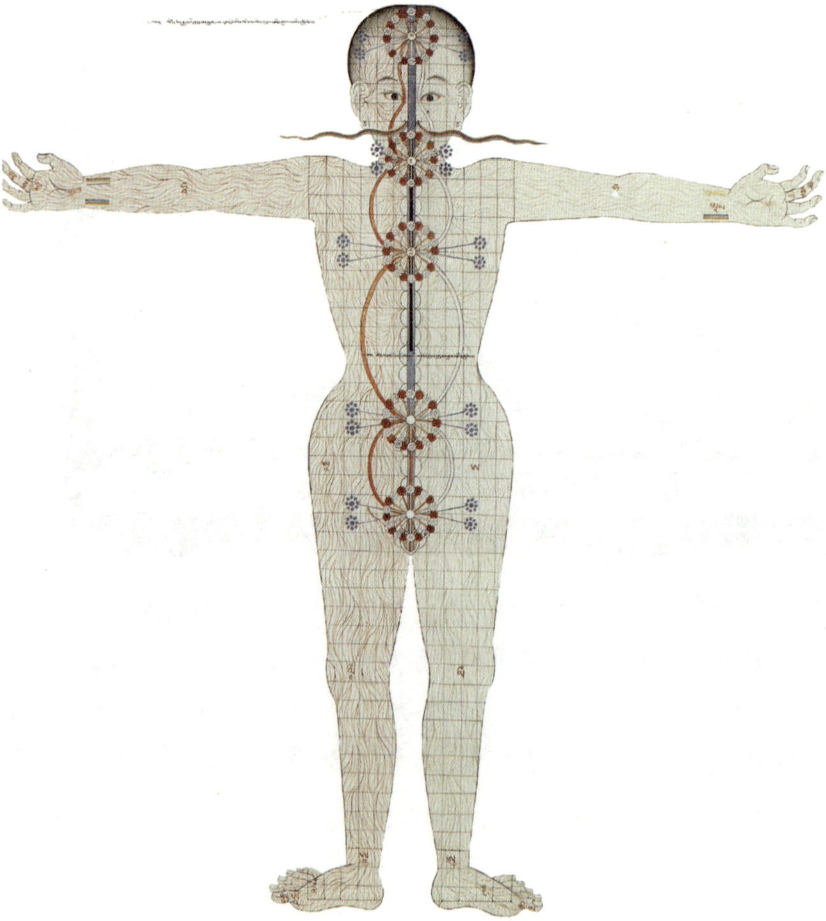

1.1.1 菩提心落入喉

五元精华生成的菩提心每月下旬望月的十六分即十六日从百会落入喉脉上，依居于头顶和喉部左右各从“吾玛”脉分出的2条蓝色脉、从“若玛”脉分出的10条红色脉和从“姜玛”脉分出的10条白色脉所形成的车辐状脉轮之上。

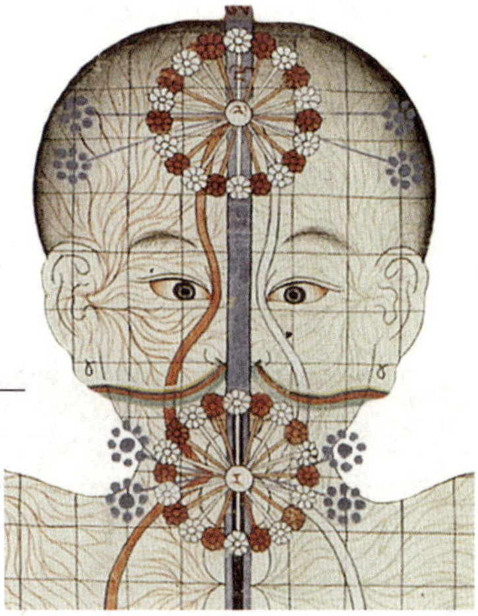

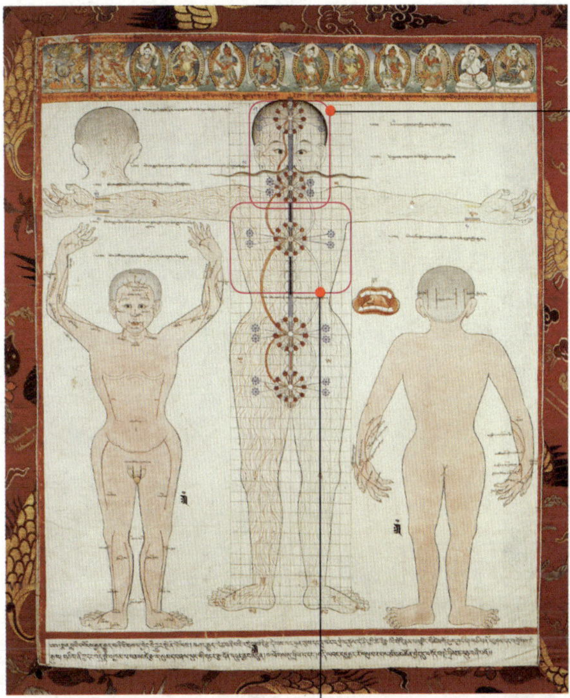

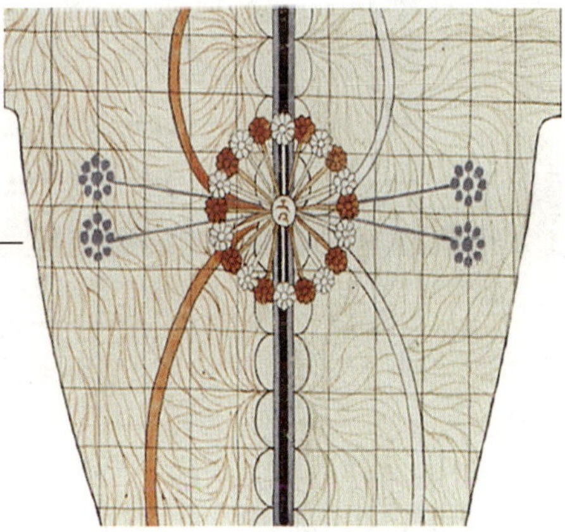

1.1.2 菩提心落入心

菩提心从喉脉轮于望月减损了八分的那日，即十六日的一半，落入心脉上，依居于心脏左右各从“吾玛”脉分出的2条蓝色脉、从“若玛”脉分出的10条红色脉和从“姜玛”脉分出的10条白色脉所形成的车辐状脉轮之上。

1.1.3 菩提心落入脐

菩提心从心脉轮于望月减损了四分的那日，即八日的一半，落入脐脉上，依居于脐左右各从“吾玛”脉分出的 2 条蓝色脉、从“若玛”脉分出的 10 条红色脉和从“姜玛”脉分出的 10 条白色脉所形成的车辐状脉轮之上。

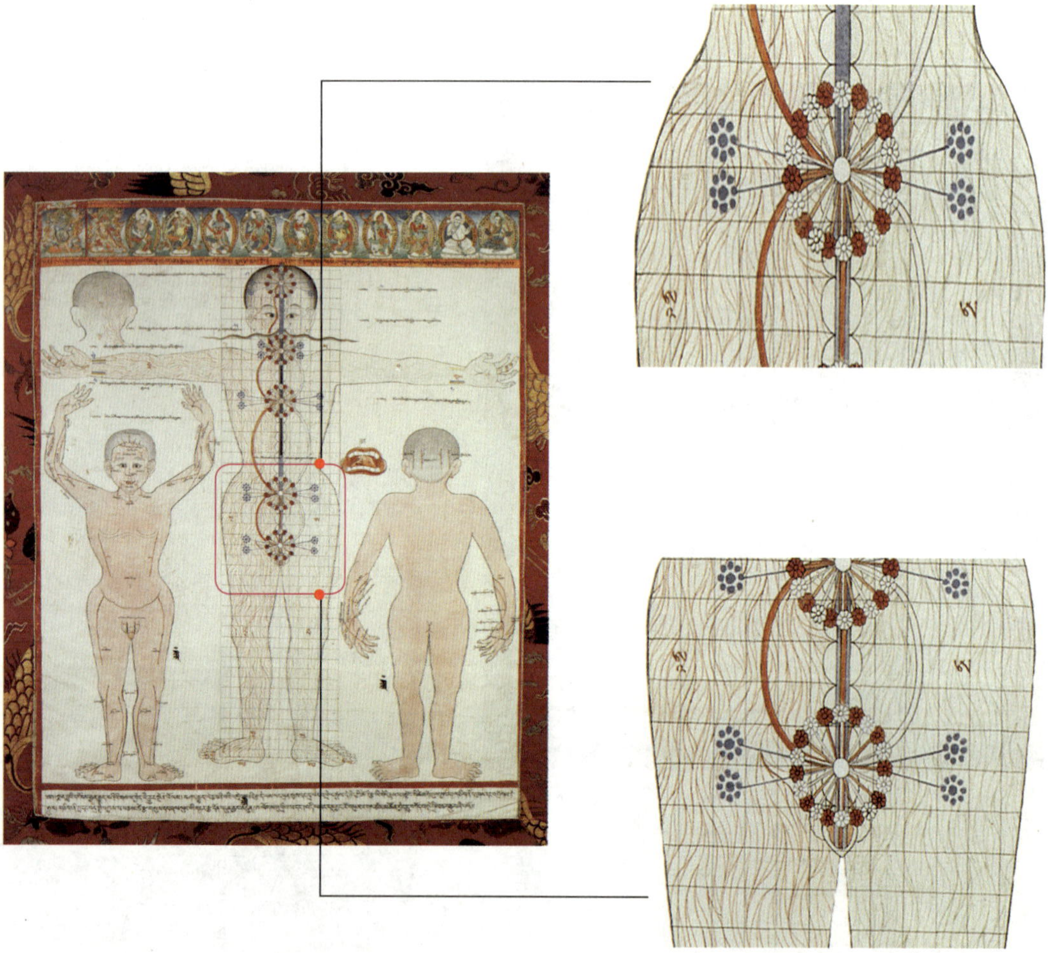

1.1.4 菩提心落入阴部

菩提心从脐脉轮于望月减损了二分的那日，即四日之一半（二十九日），明点（菩提心）于“阿通”（表示某日的文字标号）之时与火相碰，在三脉（吾、姜、若）汇合口一同经“东欠玛”（大螺脉）走向阴部。依居于阴部左右各从“吾玛”脉分出的 2 条蓝色脉、从“若玛”脉分出的 10 条红色脉和从“姜玛”脉分出的 10 条白色脉所形成的车辐状脉轮之上。

1.1.5 时轮学所说的神魂游变情况

1.1.5.1 初一在ཨ位

男子属谋略型人，从其左侧“姜玛”脉产生的菩提心；女子属智慧型人，从其右侧“若玛”脉产生的菩提心，具有五音等功能，依居于关节等部位发挥功能，初时菩提心融于该处，其后功能开始明确显出。此说上旬初一融于男子左足第一关节脉，用ཨ字标号。

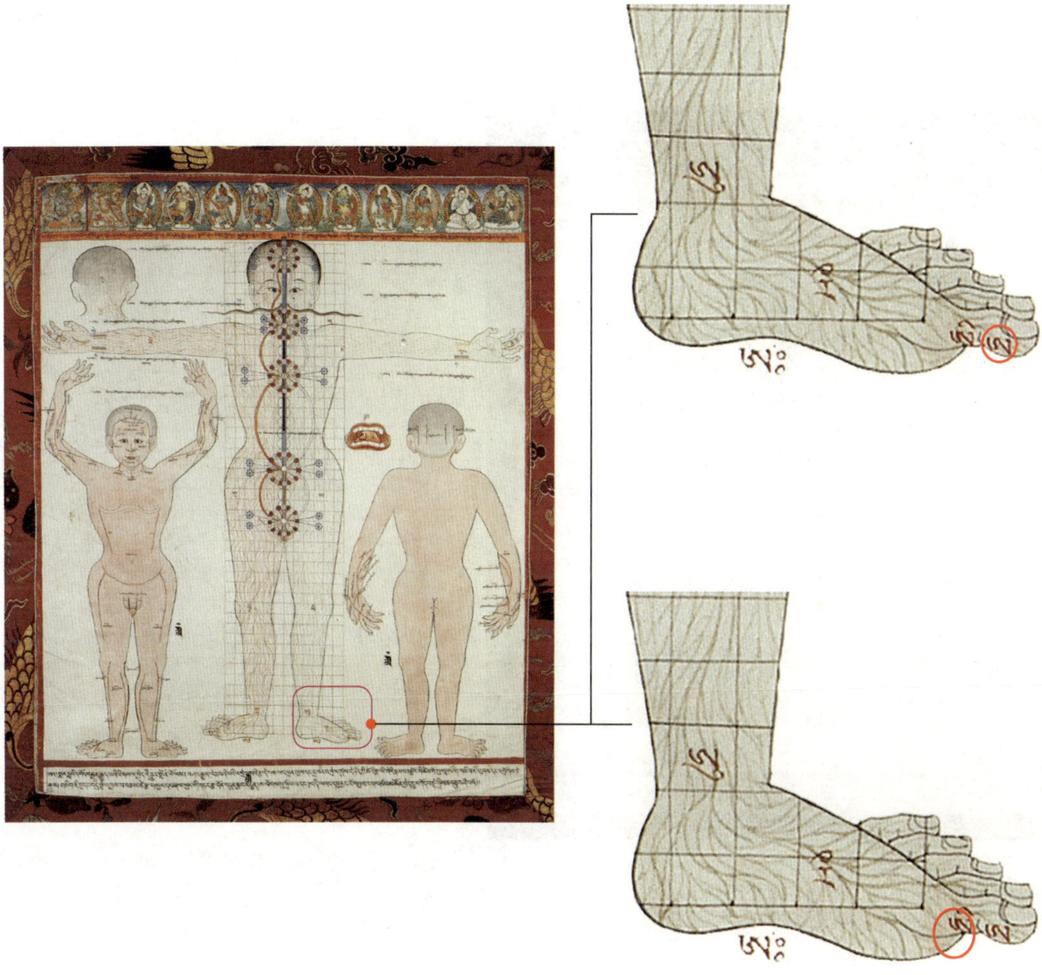

1.1.5.2 初二在ཨི位

初二从以前ཨ字标号处移至左足第二关节脉中央用ཨི字标号之位，发挥功能。

1.1.5.3 初三在ར位

初三从以前ཨི位移至左足第三关节脉ར位，发挥功能。

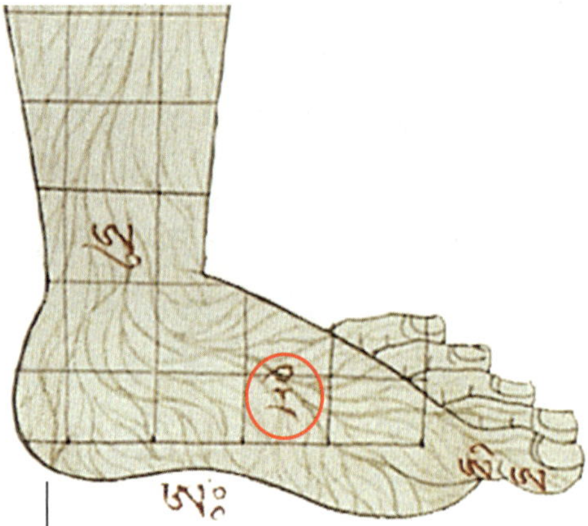

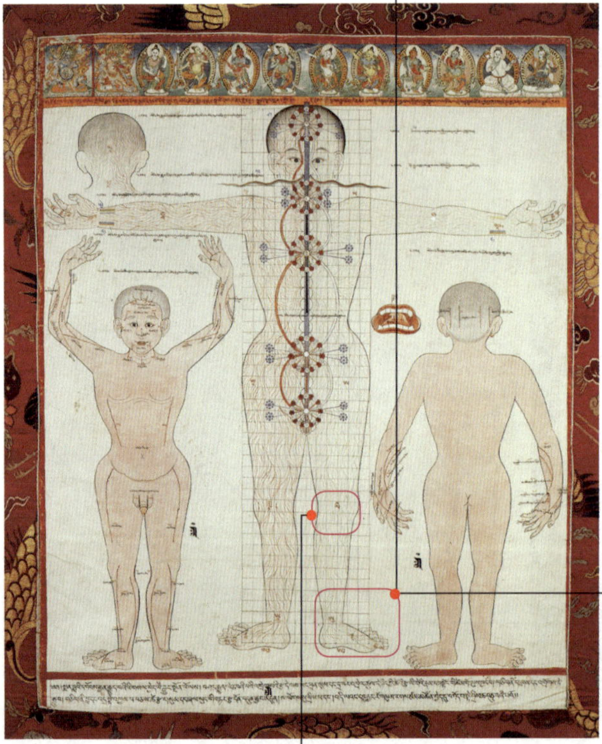

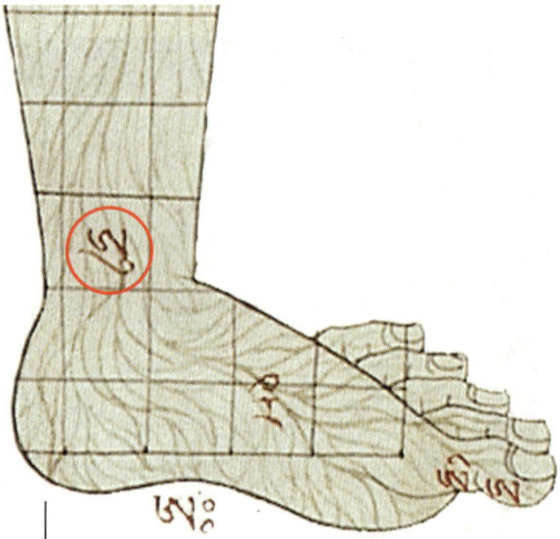

1.1.5.4 初四在ཨུ位

初四从以前的ར位移至左足外踝ཨུ位融于该位，发挥功能。

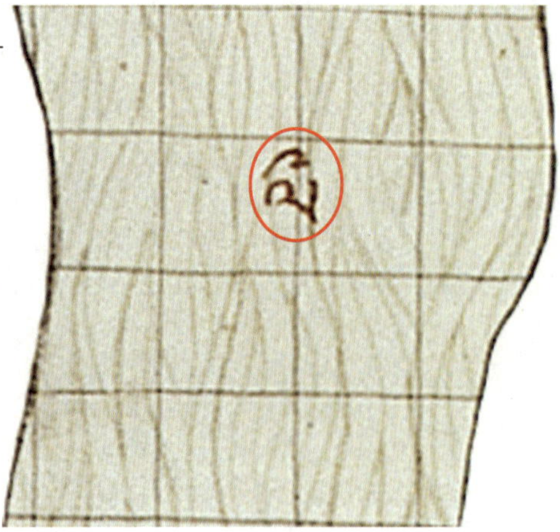

1.1.5.5 初五在髌骨ལ位

初五从以前的ཨུ位移至髌骨ལ位，发挥功能。

1.1.5.6 初六在髋边ཨ位

初五从以前髌骨ལི位游出融于髋边ཨ位，发挥功能。

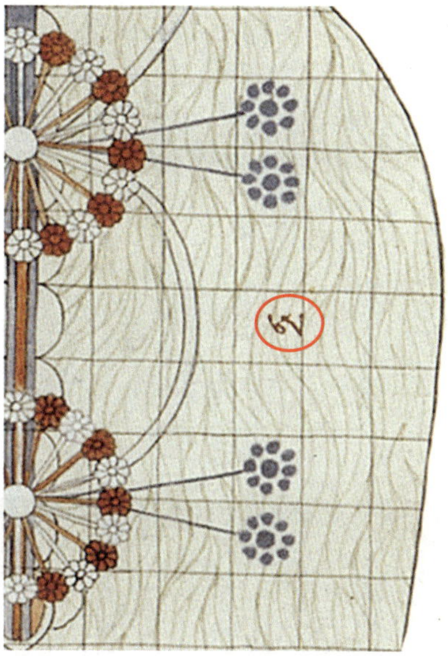

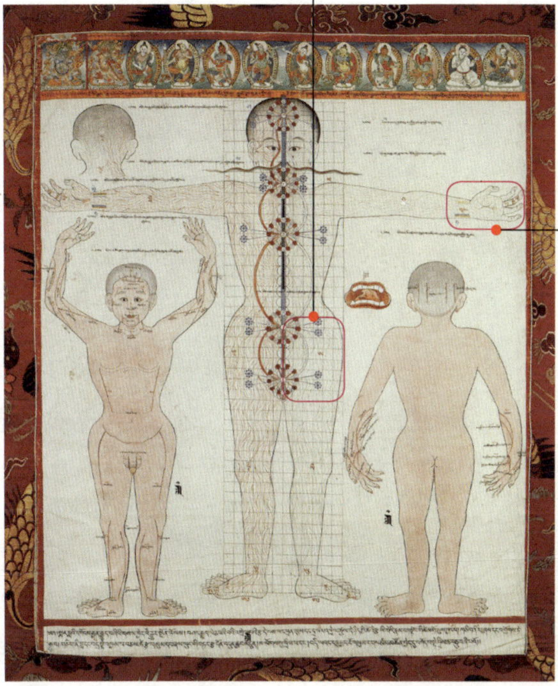

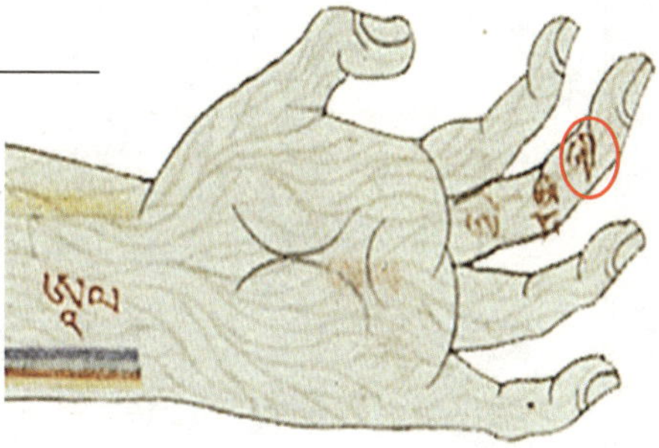

1.1.5.7 初七在手指第一关节ཨི位

初七从以前髋边ཨ位游出融于手指第一关节ཨི位，发挥功能。

1.1.5.8 初八在第二关节ཨཱར位

初八从以前手指第一关节ཨི位游出融于第二关节ཨཱར位，发挥功能。

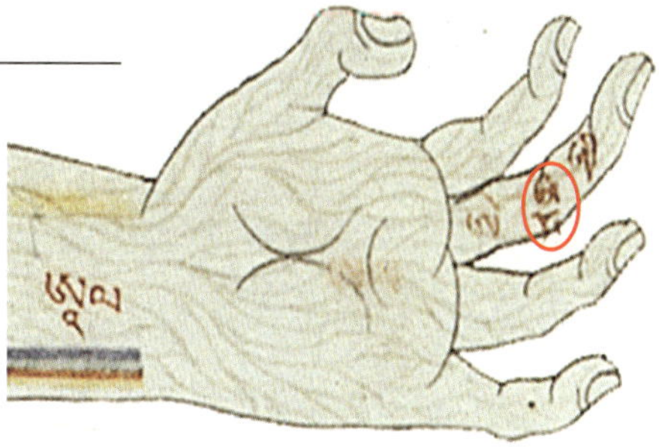

1.1.5.9 初九在第三关节 ཚ 位

初九从以前手指第二关节ཨཱར位游出融于第三关节ཚ位，发挥功能。

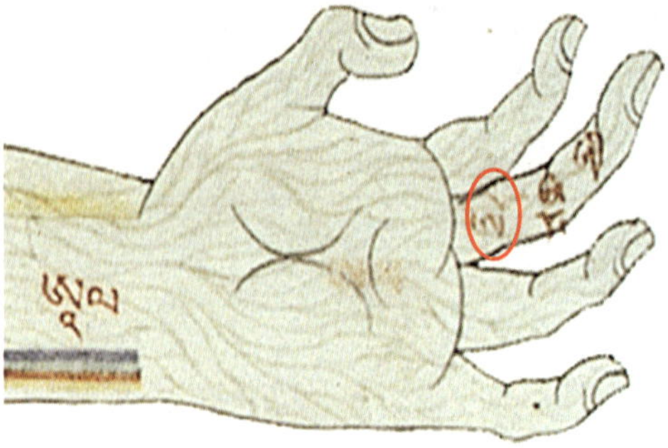

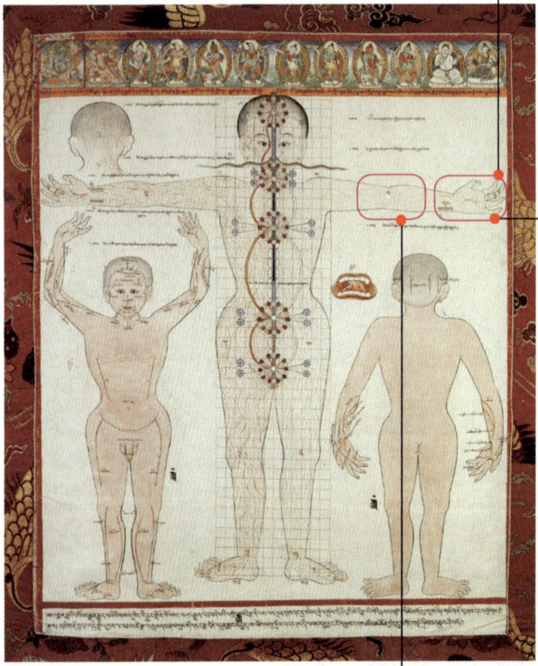

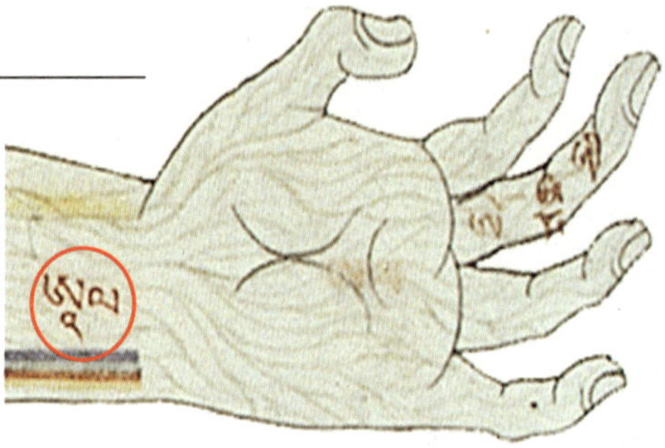

1.1.5.10 初十在腕 ཨཱལ 位

初十从以前手指第三关节ཚ位游出融于腕ཨཱལ位，发挥功能。

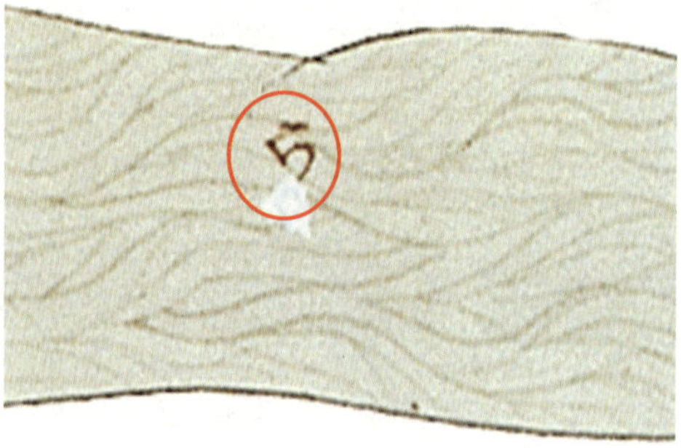

1.1.5.11 十一日在肘 ཏ 位

十一日从以前腕ཨཱལ位游出融于肘ཏ位，发挥功能。

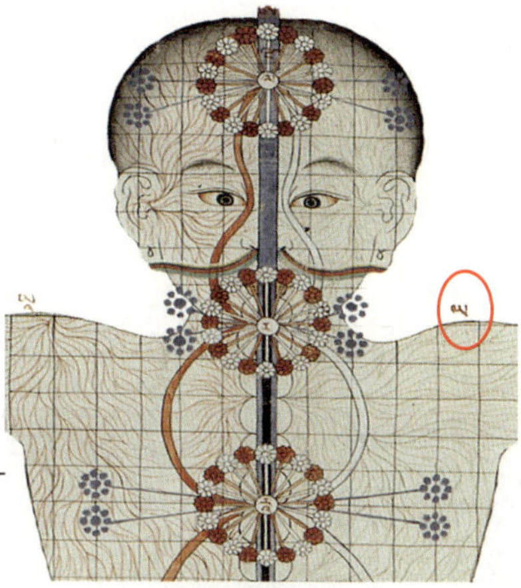

1.1.5.12 十二日在肩膀ལ位

十二日从以前肘ཏ位游出融于肩膀ལ位，发挥功能。

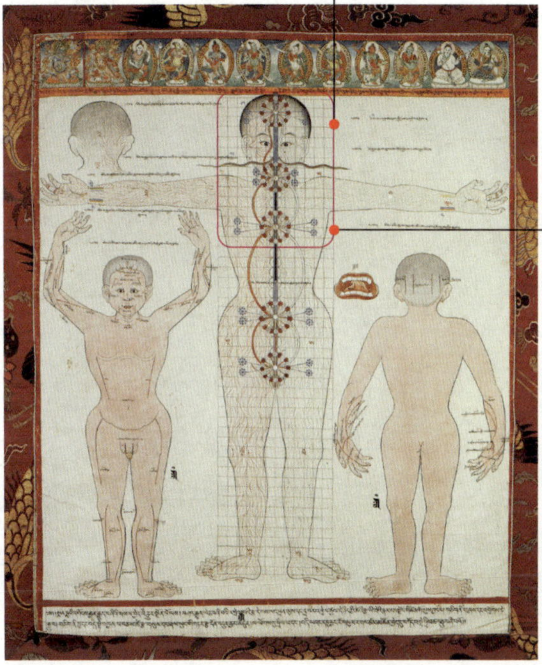

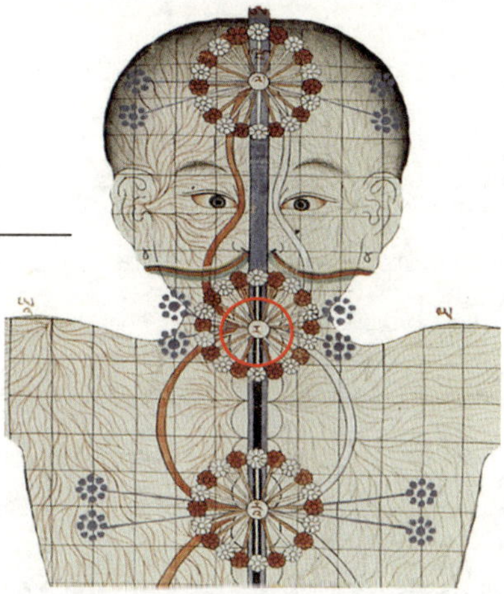

1.1.5.13 十三日在喉ར位

十三日从以前肩膀ལ位游出融于喉ར位，发挥功能。

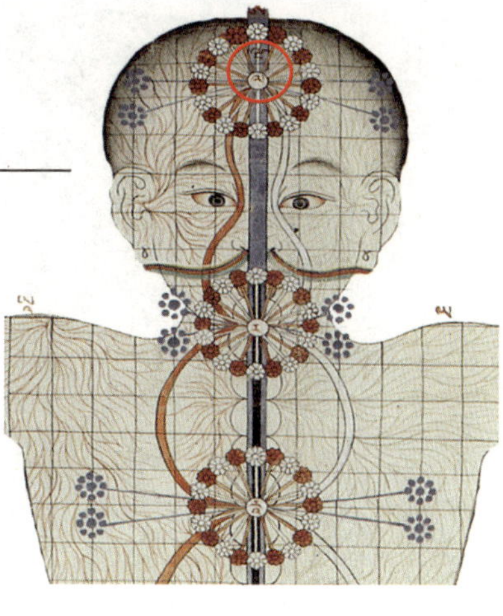

1.1.5.14 十四日在前囟门ཕ位

十四日从以前的喉ར位游出融于前囟门ཕ位，发挥功能。

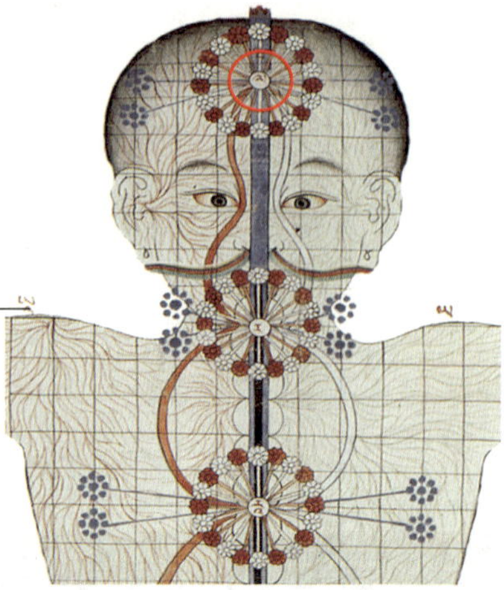

1.1.5.15 十五日在额ལ位

十五日从以前前囟门ཕ位游出融于前额ལ位，发挥功能。

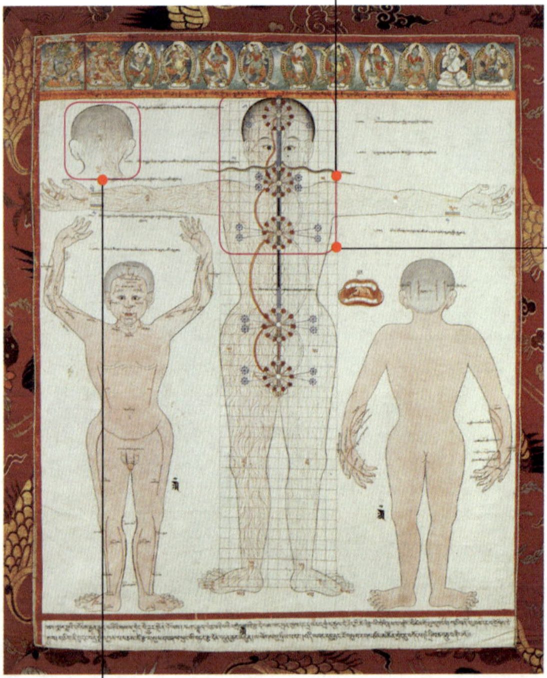

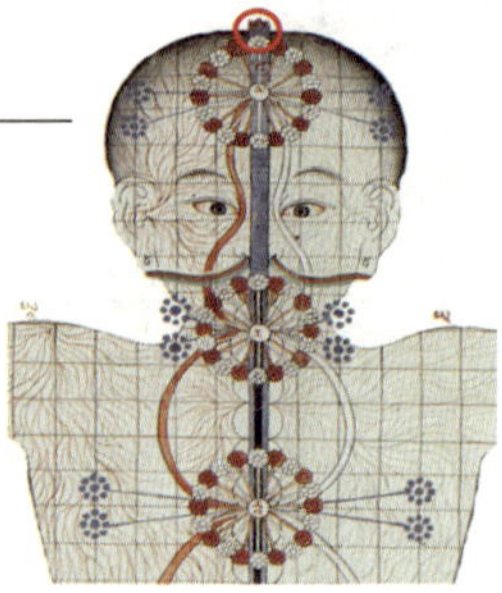

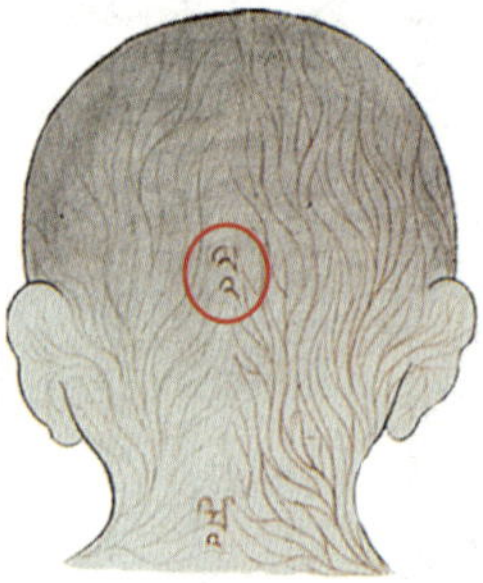

1.1.5.16 十六日在脑后ལྟ位

十五日到十六日间从以前额ལ位游出融于百会ཨོ位，十六日又融入脑后ལྟ位，发挥功能。

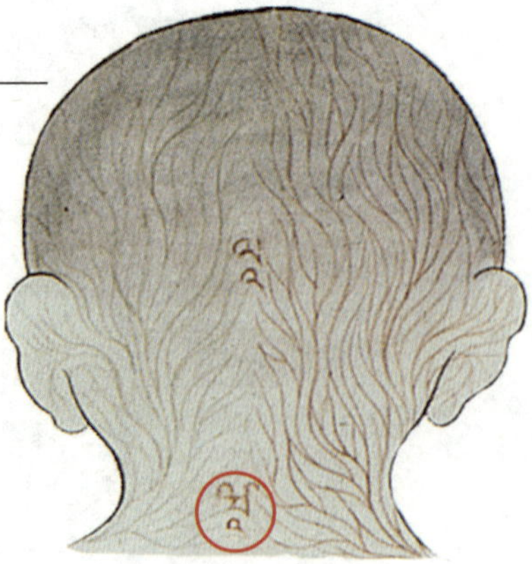

1.1.5.17 十七日在项部ཕྱ位

十七日从以前脑后ལྟ位游出融于后项ཕྱ位，发挥功能。

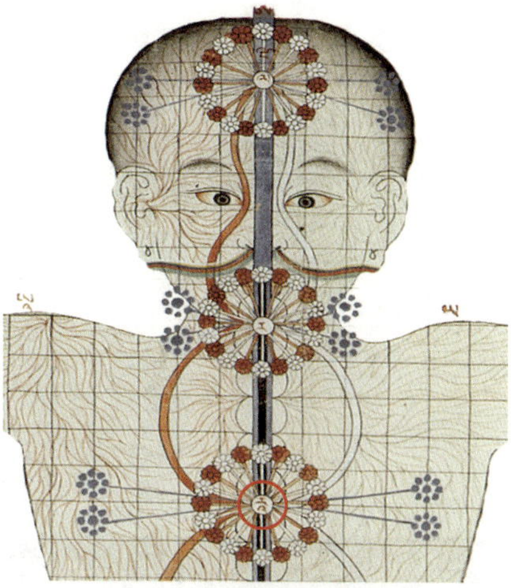

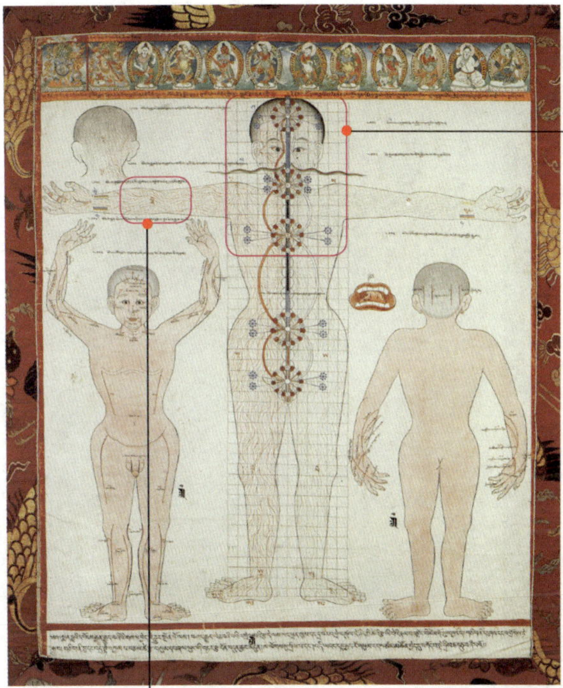

1.1.5.18 十八日在心口ཟྲ位

十八日从以前后项ཕྲ位游出融于心口ཟྲ位，发挥功能。

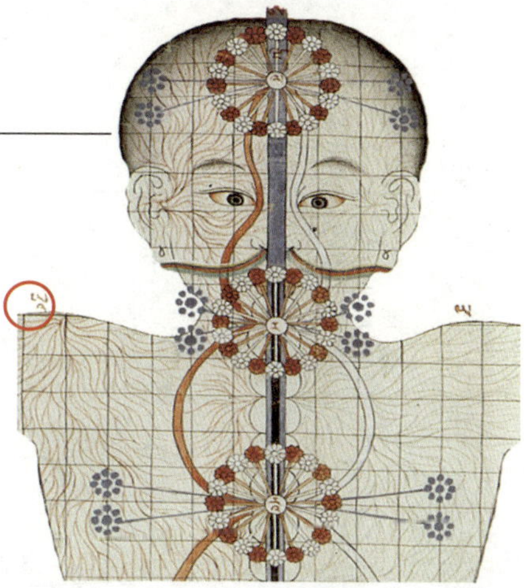

1.1.5.19 十九日在肩关节ཡྲ位

十九日从以前心口ཟྲ位游出融于肩关节ཡྲ位，发挥功能。

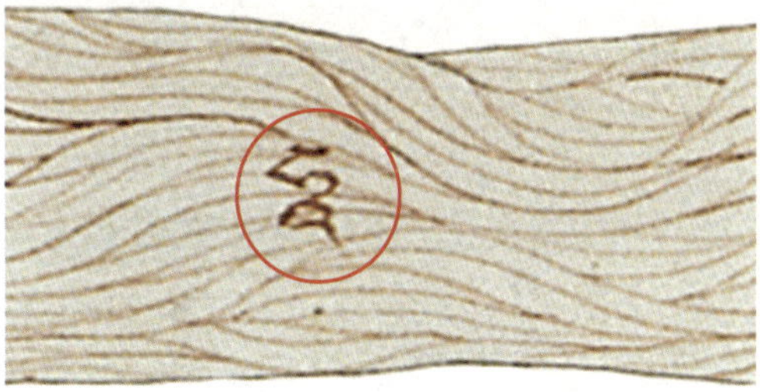

1.1.5.20 二十日在肘ཧྲ位

二十日从以前肩关节ཡྲ位游出融于肘ཧྲ位，发挥功能。

1.1.5.21 二十一日在腕ཨྱལ位

二十一日从以前肘དྲ位游出融于腕ཨྱལ位，发挥功能。

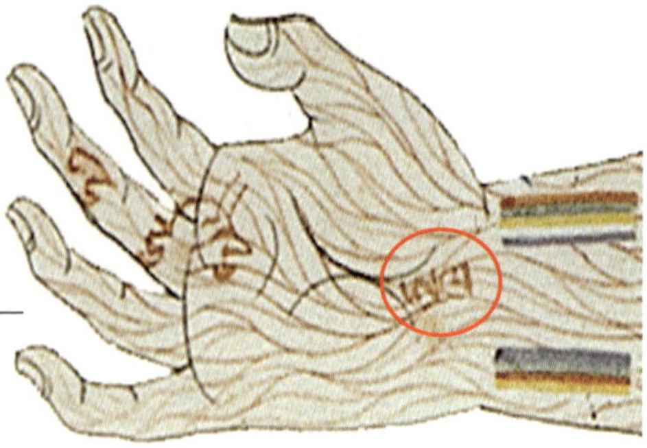

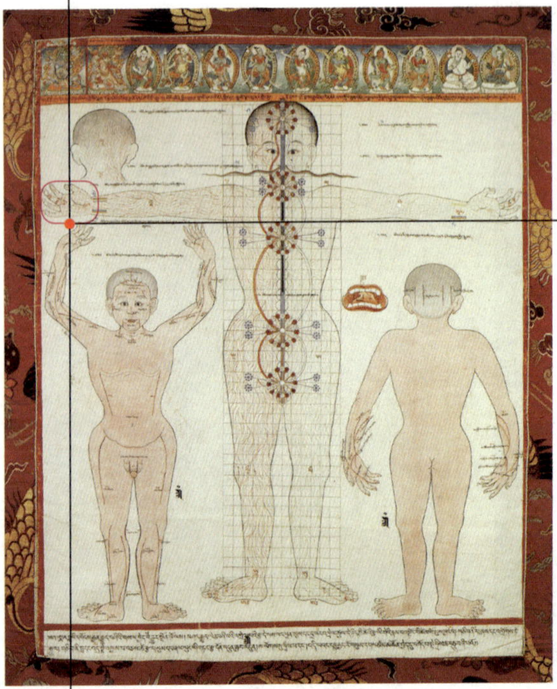

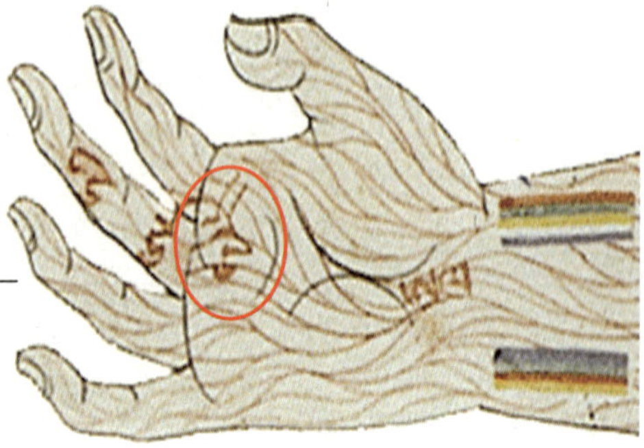

1.1.5.22 二十二日在第三关节ཨཾ位

二十二日从以前腕ཨྱལ位游出融于手指第三关节ཨཾ位，发挥功能。

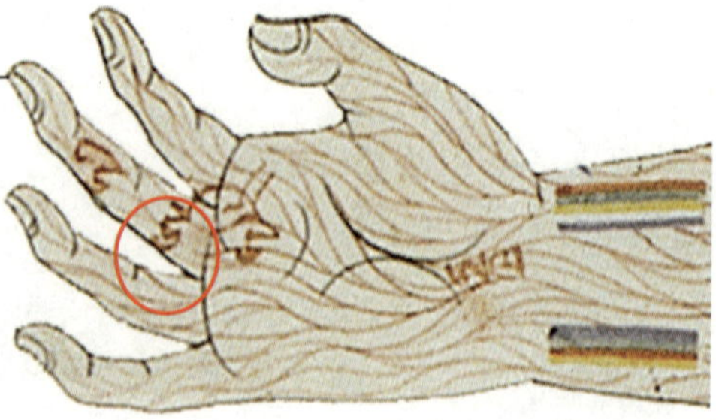

1.1.5.23 二十三日在第二关节ཨྱར位

二十三日从以前第三关节ཨཾ位游出融于第二关节ཨྱར位，发挥功能。

1.1.5.24 二十四日在第一关节 ཨི 位

二十四日从以前第二关节ཨུར位游出融于第一关节ཨི位，发挥功能。

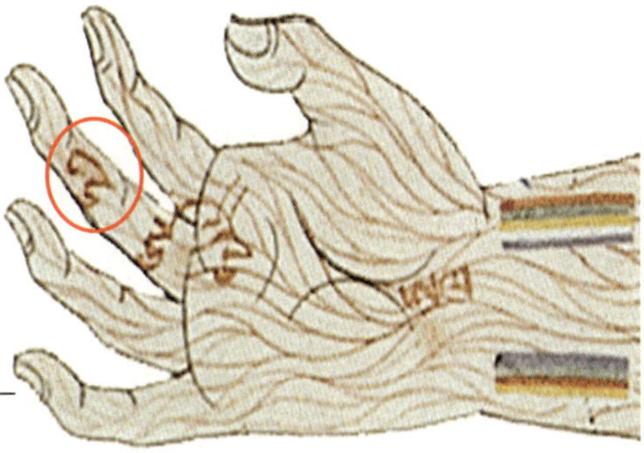

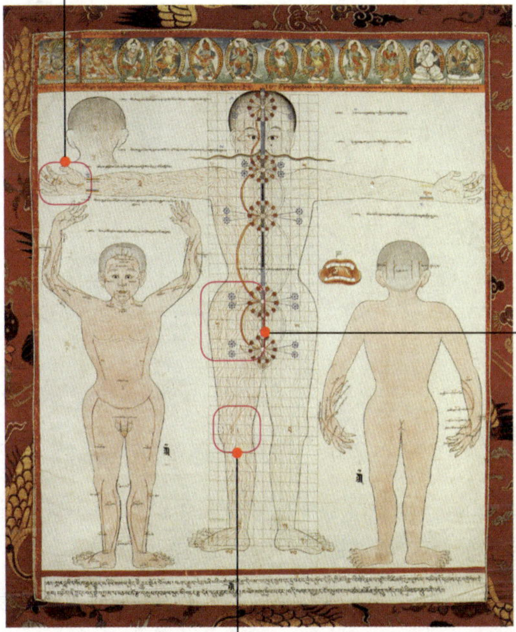

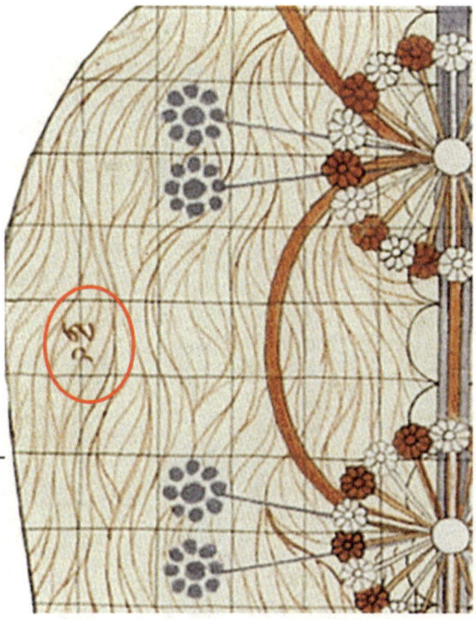

1.1.5.25 二十五日在髋骨 ཨུ 位

二十五日从以前第一关节ཨི位游出融于髋骨ཨུ位，发挥功能。

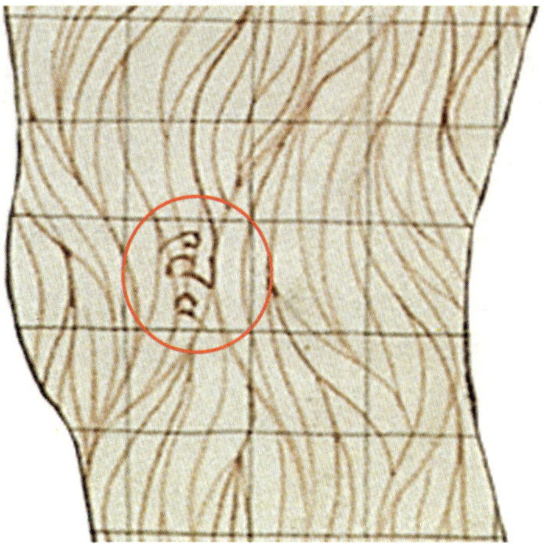

1.1.5.26 二十六日在髌骨 ལཱྀ 位

二十六日从以前髋骨ཨུ位游出融于髌骨ལཱྀ位，发挥功能。

1.1.5.27 二十七日在踝骨ཧྲུ位

二十七日从以前髌骨ཤྲ位游出融于踝骨ཧྲུ位，发挥功能。

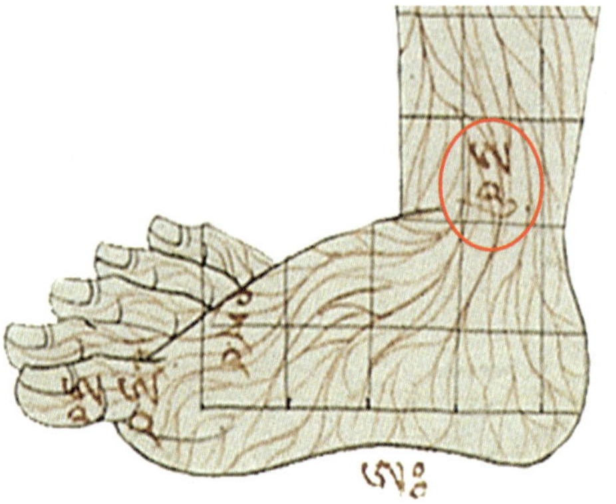

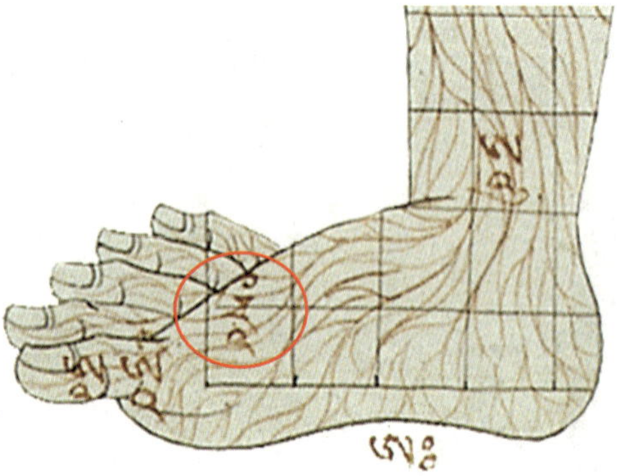

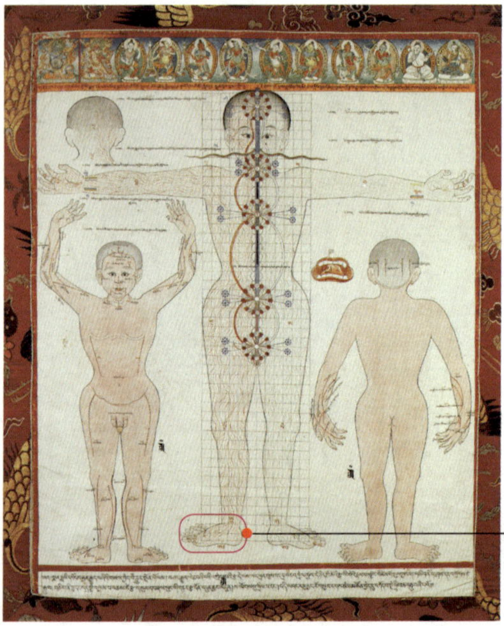

1.1.5.28 二十八日在趾第三关节ཧྲ位

二十八日从以前踝骨ཧྲུ位游出融于足趾第三关节ཧྲ位，发挥功能。

1.1.5.29 二十九日在第二关节ཨྲ位

二十九从以前趾第三关节ཧྲ位游出融于足趾第二关节ཨྲ位，发挥功能。

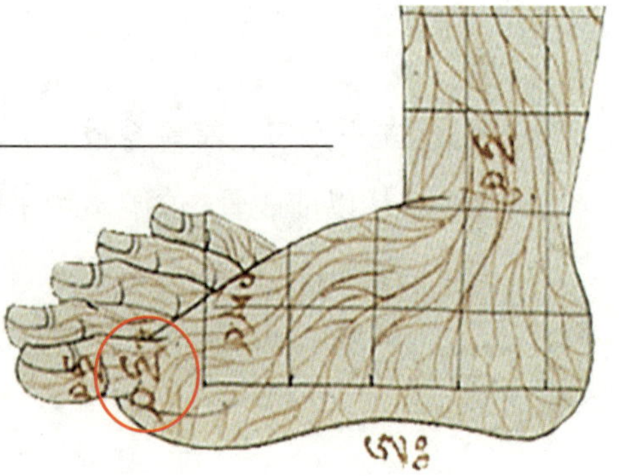

1.1.5.30 三十日在第一关节ཨཱུ位

三十日从以前第二关节ཨཱིུ位游出融于足趾第一关节ཨཱུ位，发挥功能。

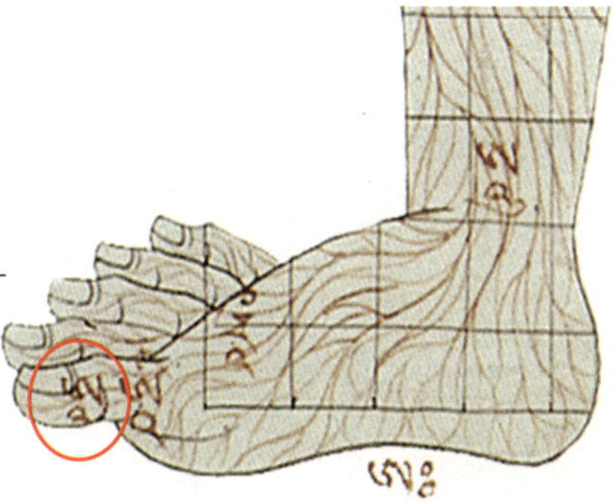

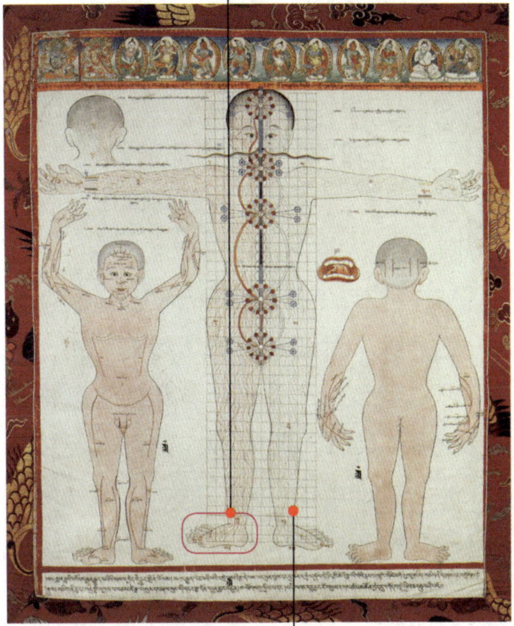

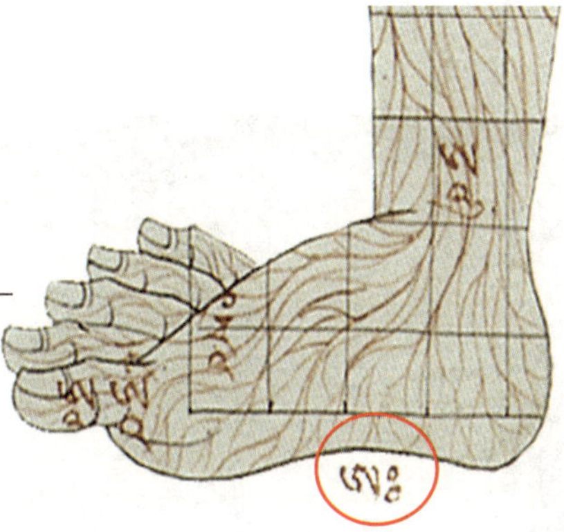

1.1.5.31 三十日至初一之间在足掌ཨཿ位

三十日至初一之间从以前第一关节ཨཱུ位游出融于足掌ཨཿ位，发挥功能。

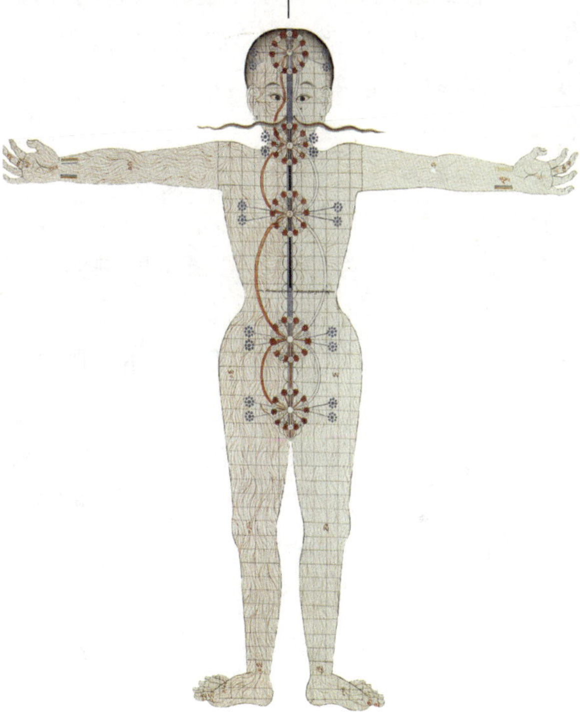

1.1.6 藏医学所讲的遍布于头、躯体的生命脉

人体维护生命活动的生命脉有3种，其中一种是遍布于头、躯体的生命脉，此种脉主要与肝相连，是天突以下第十三椎以上沿脊柱运行的青黑色黑命脉（主静脉），与此脉并行的是血脉树干之母（主动脉），此脉的分支细小脉遍布身体各处。

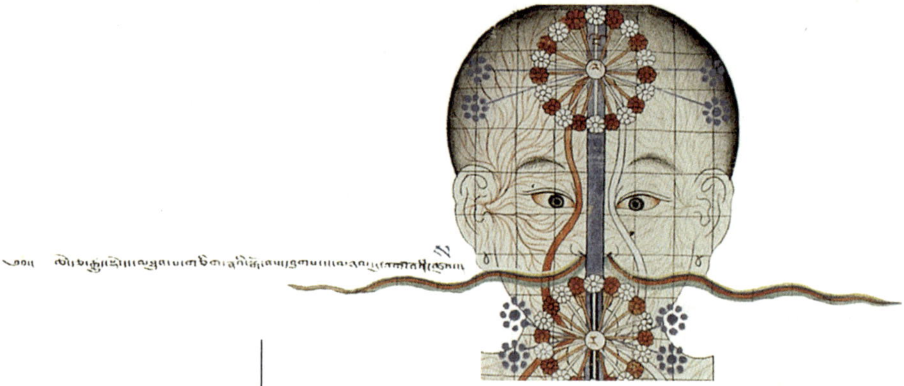

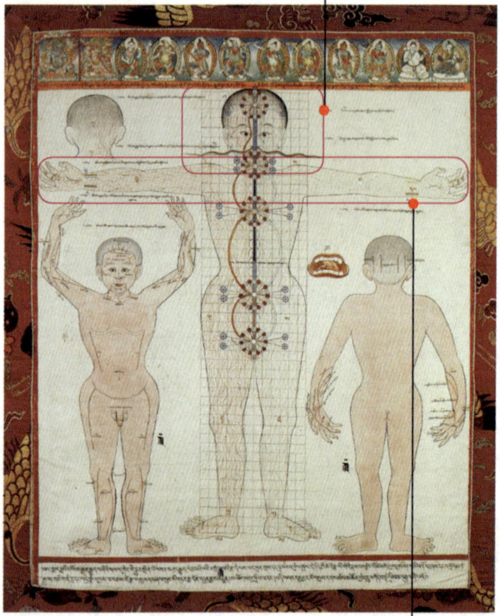

1.2 与呼吸伴行的寿脉

1.2.1《续部》所讲的与呼吸伴行的寿脉

三种生命脉中的一种是与呼吸伴行的寿脉。对此脉佛教《续部》讲，从“若”“姜”脉途径走向鼻孔的气息称为具缘隆（具缘气息），从“吾玛”经过的一部分增进维命隆的功能，一部分与具缘隆相融而行称之智慧隆（智慧气息）。人一昼夜呼吸21600次，其中675次是智慧隆所运行，多于这个次数则寿短，保持正常呼吸数则寿终正寝，故称之与呼吸伴行的寿脉。

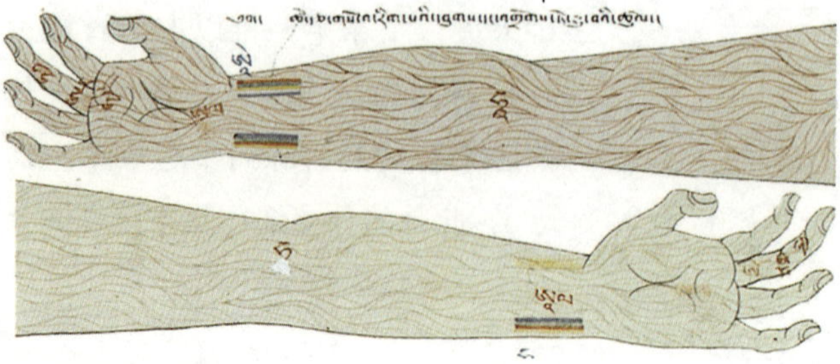

1.2.2 藏医学所讲的与呼吸伴行的寿脉

三种生命脉中的与呼吸伴行的寿脉就是壮年男子一次呼吸脉搏5至的动脉，这是与呼吸伴行的正常寿脉。搏动脉有从心脏发出循行于颈左右的两椎脉、循行于腋窝中的两汗聚脉和循行于鼠蹊沟的两红眼脉及它们的分支脉。

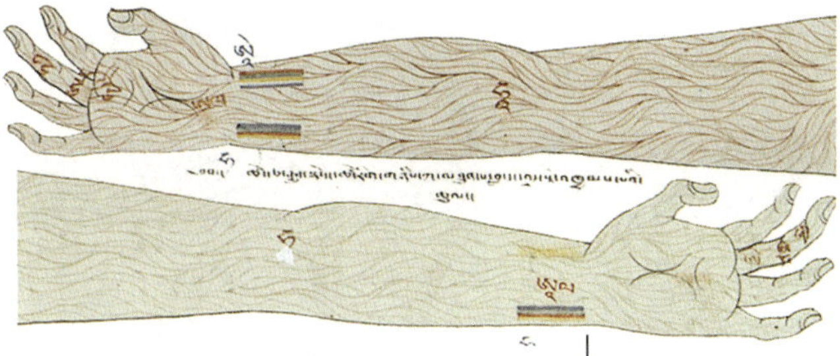

1.3 似灵魂游荡的寿脉

三种生命脉中似灵魂样游荡的寿脉似灵魂般游荡于全身各处，它是生命的依所，循行于小臂的下角韧带之间。此脉搏动正常，人的寿命则寿终正寝，如果搏动时洪时沉，快慢不均，或出现间歇蹇止等变化则生命会出现问题，寿命不长。

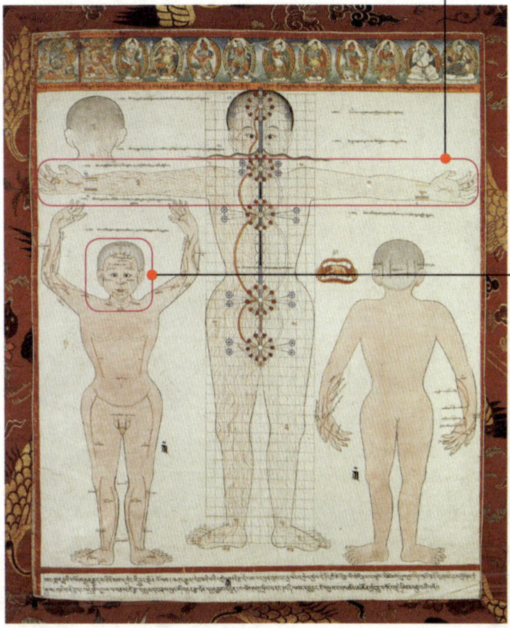

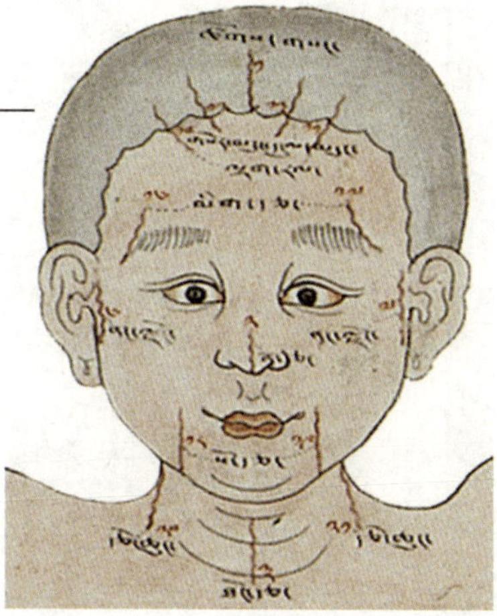

2 《祖先口述》所讲的 77 条放血脉

2.1 头部放血脉

2.1.1 前囟门脉等

头部可以放血的脉有 21 条，它们是前囟门脉，位于前额发际向上 4 横指处的囟门穴；鼻准脉 1 条、“通”脉 1 条，位于天突向上 1 寸处；耳内树脉 2 条，位于左右耳孔向前 1 寸处，计 5 条。

2.1.2 枕辫脉等

枕辫脉 2 条，位于额两侧太阳穴嚼肌稍过一点处；金矛银矛脉 2 条，位于从印堂向左右旁开 1 寸，又各向额面量 4 横指处，右为金矛脉，左为银矛脉，计 4 条。

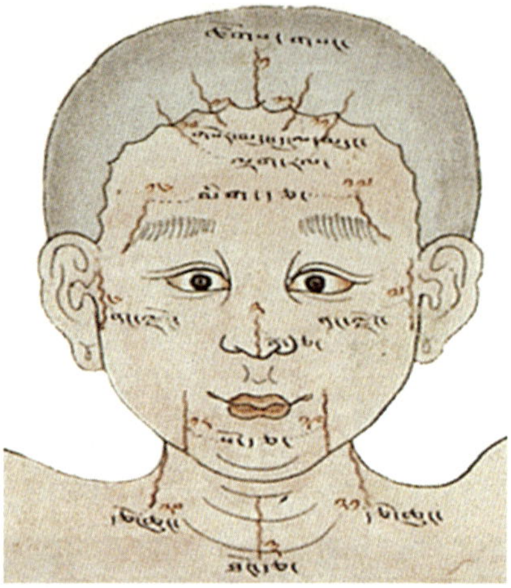

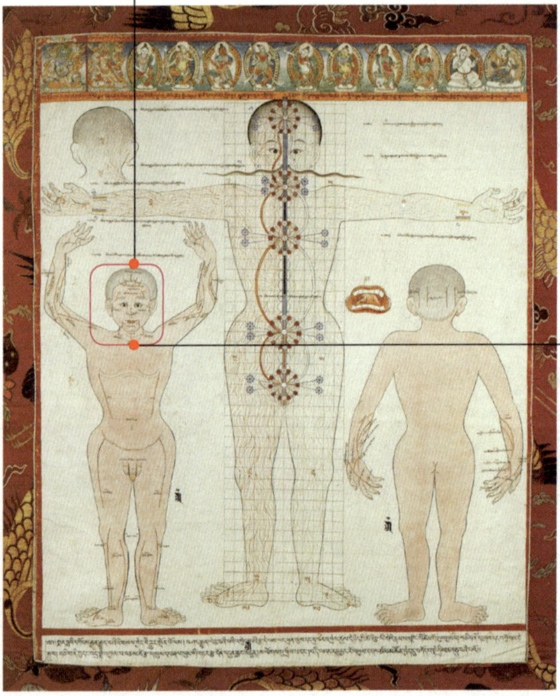

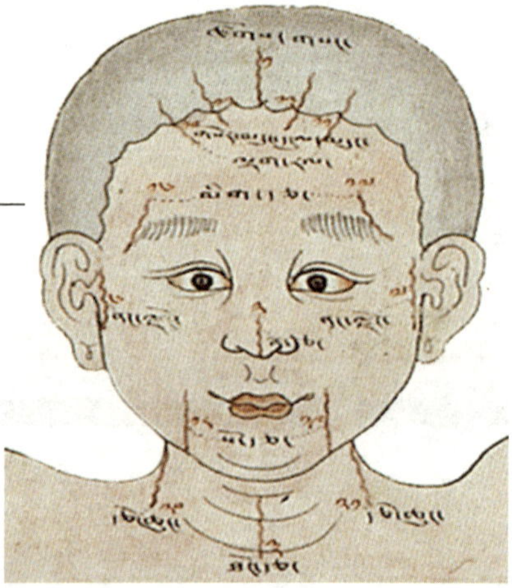

2.1.3 眼脉等

眼脉 2 条，位于眉毛向上延伸向发际处；齿脉 2 条，位于下颌中央向左右量 4 横指口角处；小尖脉 2 条，位于颈左右两侧或两锁骨中央各向上量 4 横指处，计 6 条。

2.1.4 舌脉

张口卷舌，舌背面中线左右各有一脉，称之为山羊脉、绵羊脉。

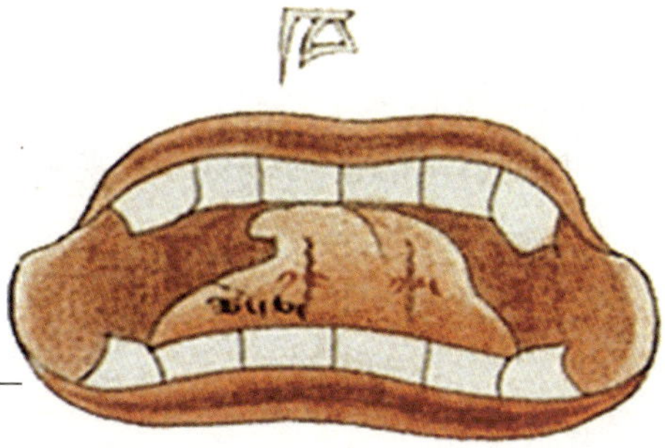

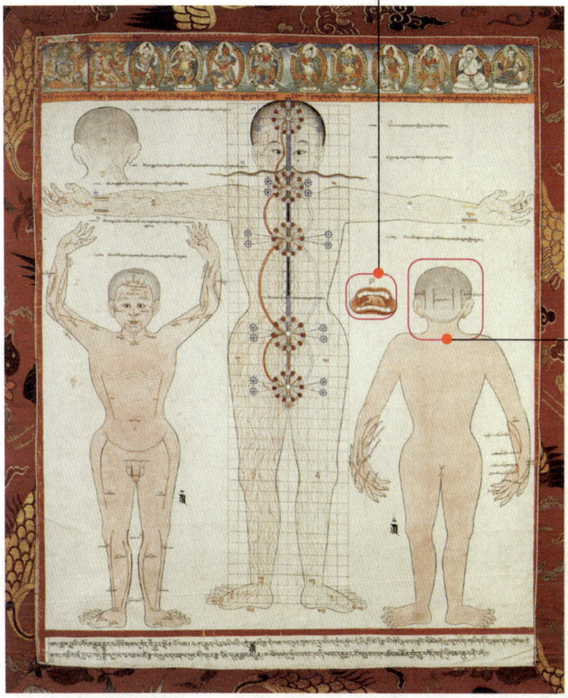

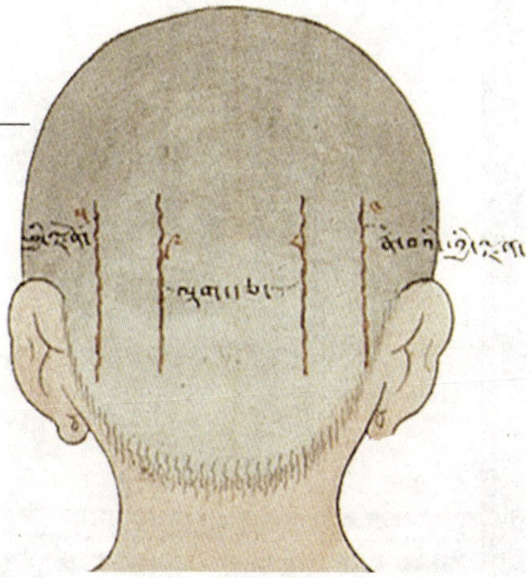

2.1.5 枕后脉等

枕后脉 2 条，位于后囟门左右旁开 1 寸处；耳外树脉 2 条，位于左右耳孔向后量 1 寸处。《祖先口述》中将耳内外树脉 4 条计入 70 条放血脉数目中；《蓝琉璃》中将 4 条树脉用颞颥动脉 2 条和耳脉或瘿瘤脉 2 条替代。

2.2 上肢脉

2.2.1 臑脉等

手臂可以放血的脉有 34 条，它们是臑脉 2 条，位于左右臂三角肌端向下量 4 横指处；冈脉 2 条，位于左右肘窝向小臂冈方向量 4 横指处；六头脉 2 条，位于肘窝向上臑上量 1 寸处；交叉脉 2 条，位于臑外侧走向肘窝的两脉。

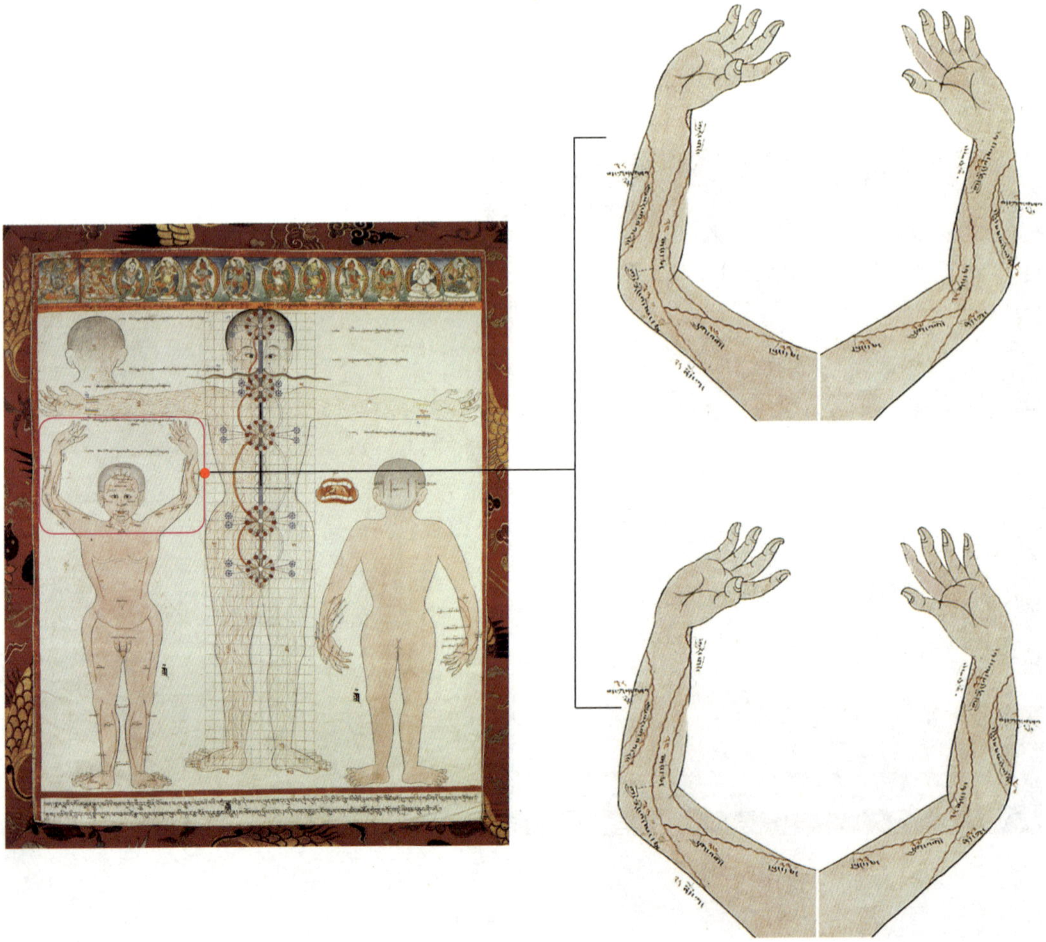

2.2.2 心肺合脉等

心肺合脉 2 条，位于左右肘窝至小臂外侧走向诊脉的两脉；培根“霞让”脉 2 条，位于左右小臂外侧弓状弯曲连接于黄水“霞让”脉的两脉；黄水“霞让”脉 2 条，位于左右肘鹰嘴下至向小臂下侧走向魂脉的两脉；虎口上脉 2 条，位于拇指第三关节与手腕之间凹陷的两脉。

2.2.3 短角脉等

短角脉 2 条，位于肘鹰嘴弓状弯曲伸向腕下侧的两脉；肝肺合脉 2 条，位于左右腕下侧伸向手背中央的两脉；肝胆合脉 2 条，位于左右腕下侧，是短角脉与赤巴“霞让”脉相汇合的两脉。

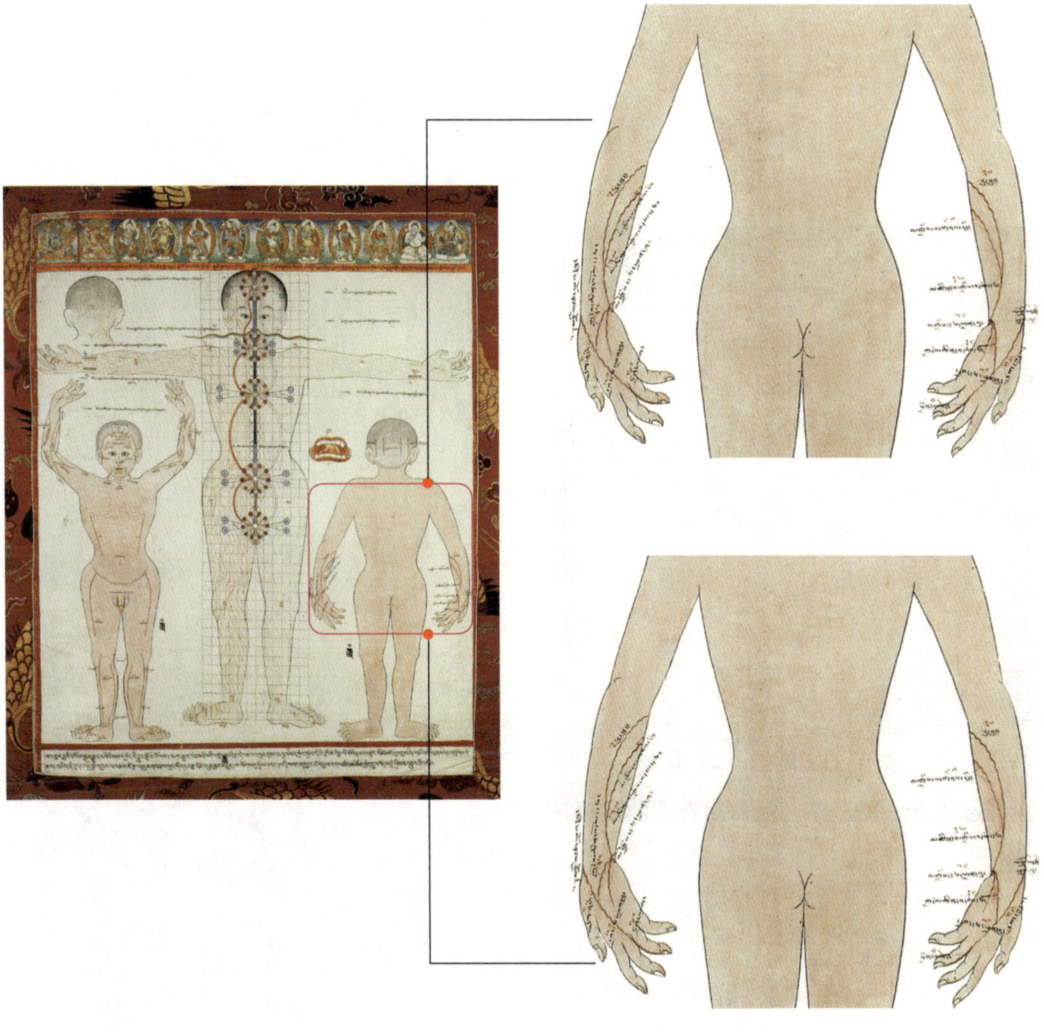

2.2.4 赤巴“霞让”脉等

赤巴“霞让”脉 2 条，位于小臂背面的中央弓状弯曲与短角脉相接的两脉；六合脉 2 条，位于腕外侧骨棘突伸向手背中央的两脉；无名指背脉 2 条，位于无名指背面伸向指尖的两脉。

2.2.5 细小脉（6 条）

手背细小脉 2 条，位于左右手背中央，脉尖连接于无名指背脉的两脉；细小胆脉 4 条，其中 2 条为虎口上细小脉，从左右手腕外侧至手背与六合脉相连；2 条为细小胆脉，从左右手腕内侧至手背与六合脉相连。

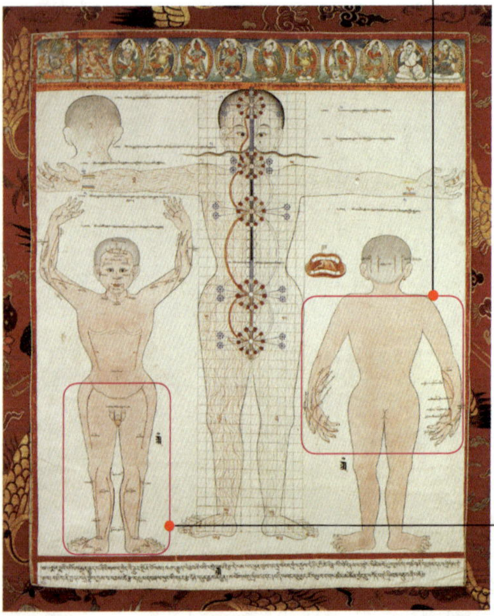

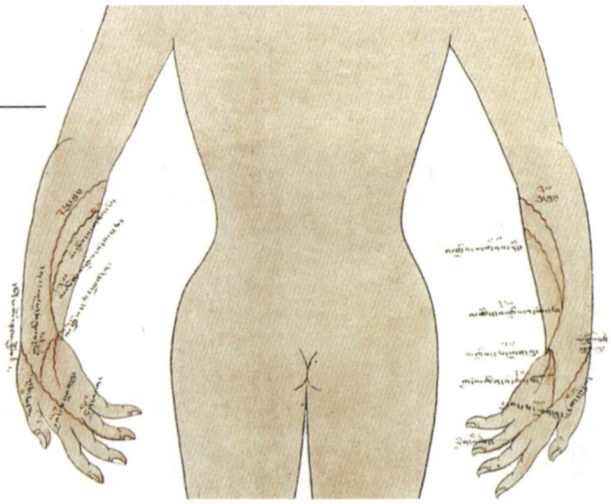

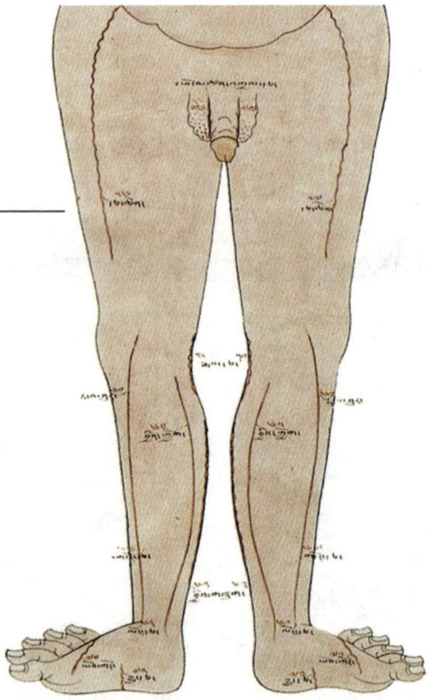

2.3 下肢脉

2.3.1 大脉等

下肢可以放血的脉共 18 条，它们是大脉 2 条，位于左右鼠蹊沟下伸向股冈的两脉；腘脉 2 条，位于左右腘窝内的两脉；笼头脉 2 条，位于左右髌骨内面走向胫嵴的两脉；腨端脉 2 条，位于左右小腿鱼肌尾的两脉；鱼弯脉 2 条，位于左右小腿鱼肌内面走向内踝的两脉，共 10 条。

2.3.2 胫面脉等

胫面脉 2 条，位于伸向左右胫嵴上的两脉；踝脉 2 条，位于左右胫面脉尾相接于踝关节外侧的两脉；镫脉 2 条，位于左右脚面骨突冈伸向拇趾根关节的两脉；“居扎”（行）脉 2 条，位于左右足掌中央内弯膛处的两脉。

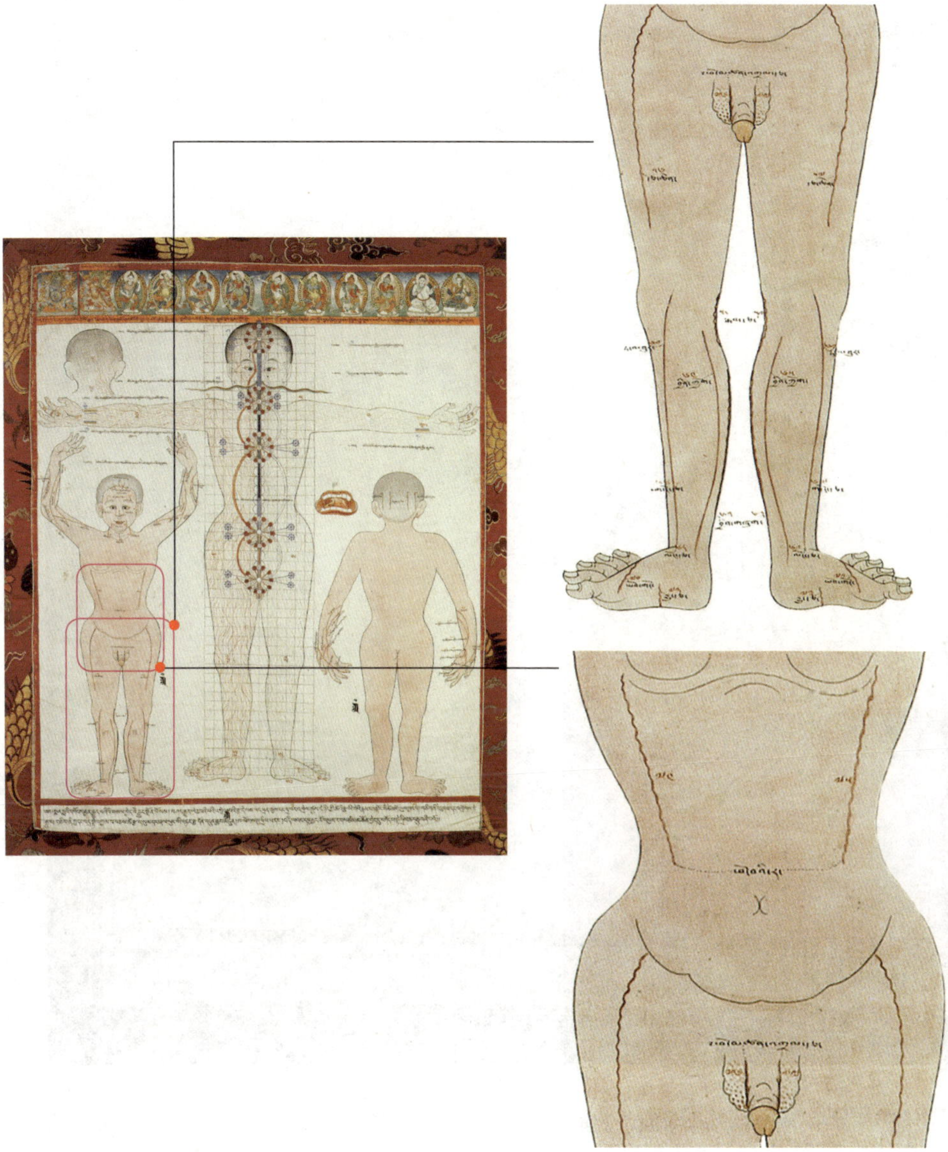

2.3.3 躯干部脉 4 条

胃角脉 2 条，位于两乳头外侧向下髋内侧延伸的两脉；阴茎边脉 2 条，位于阴茎两边的两脉，计 4 条。

图十五　白脉分布情况

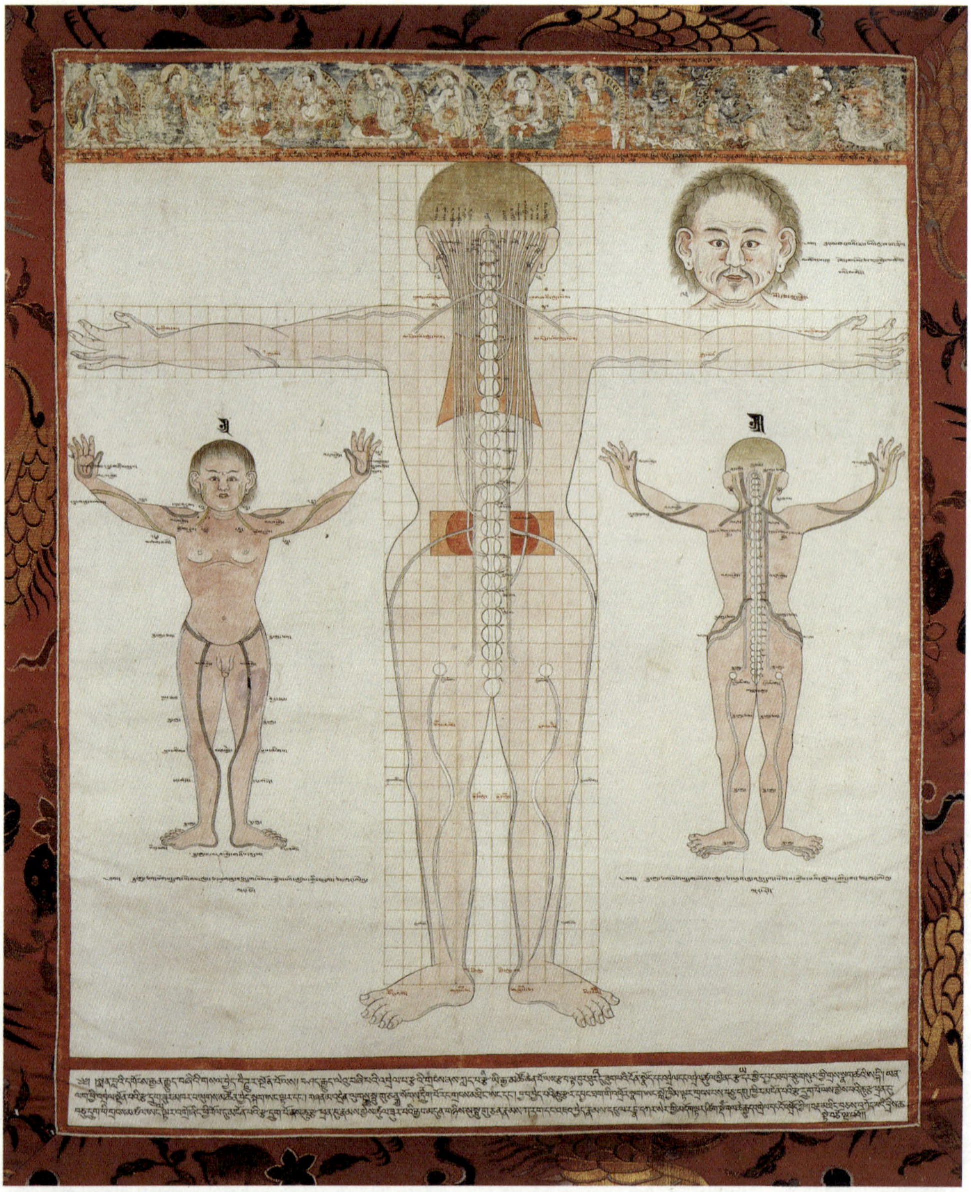

本图讲述白脉（神经）的分布，大脑是一切白脉汇合的海洋，白脉从这里似树根伸向颈椎和脊椎的椎腔中形成脊髓，粗细如箭杆；从脊髓分出连接体内脏腑的隐而不显的13条丝带脉和联络四肢显露于外的主要白脉6条，又从这里分出16条细小水脉。对于显露于四肢的6条脉，宿喀巴学派和其他学派有两种不同说法。

二、人体脉络（5）

1　白命脉

命脉有黑、白两主干，白命脉就是从大脑导源向下进入脊柱逐渐变细至尾骨消失的白脉，它是一切非常危险白脉的主干脉，故称为命脉。

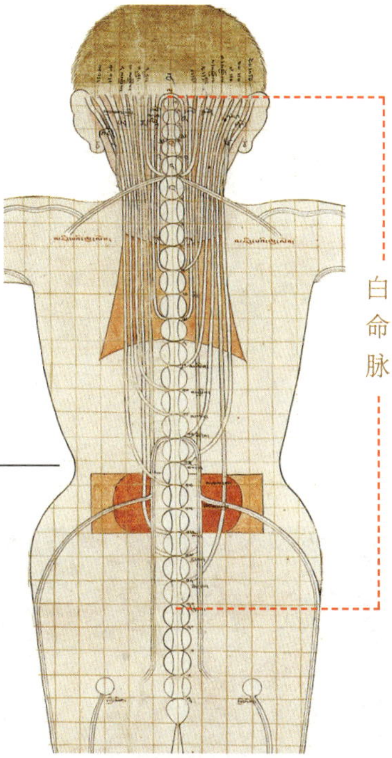

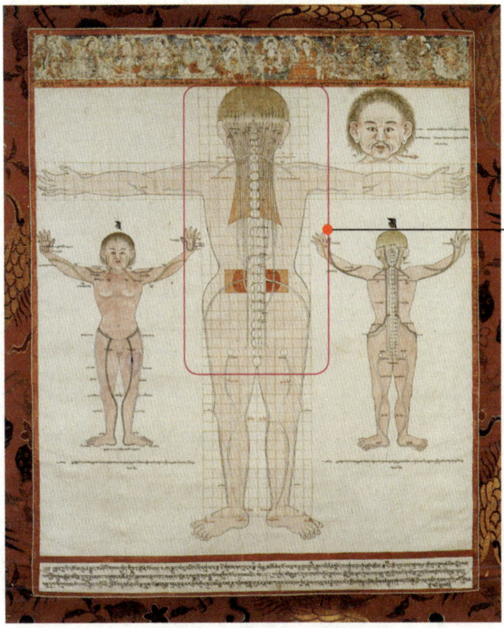

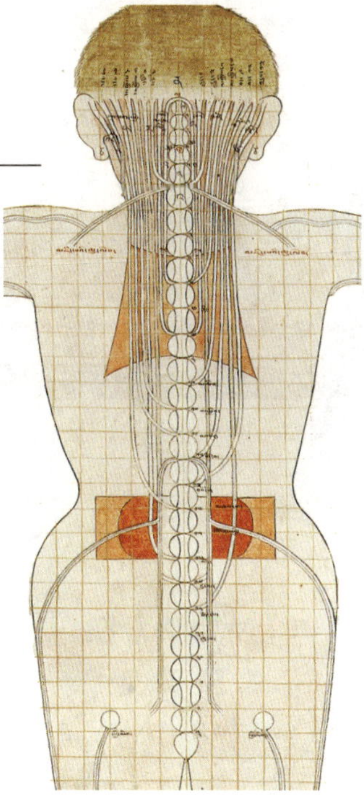

1.1　丝带脉（13 条）

从白命脉分出的细小水脉伸向人体内外，白脉又称水脉，水脉大体上有 19 条，其中 13 条隐而不显联络体内脏腑，它们是 4 条具有隆的脉，联络心、小肠；4 条具有赤巴的脉，联络肺、大肠、肝胆；4 条具有培根的脉，联络胃、脾、肾、膀胱；1 条具有和合（隆、赤巴、培根）的脉，联络“三木塞”。

1.1.1 隆脉（4 条）

4 条隆脉中的 2 条心脉是从后颈窝左右分出的一由隆运行的脉伸向第七椎左右心穴；2 条小肠脉是从后颈窝左右分出的一由隆运行的脉向下伸向第十七椎左右小肠穴。

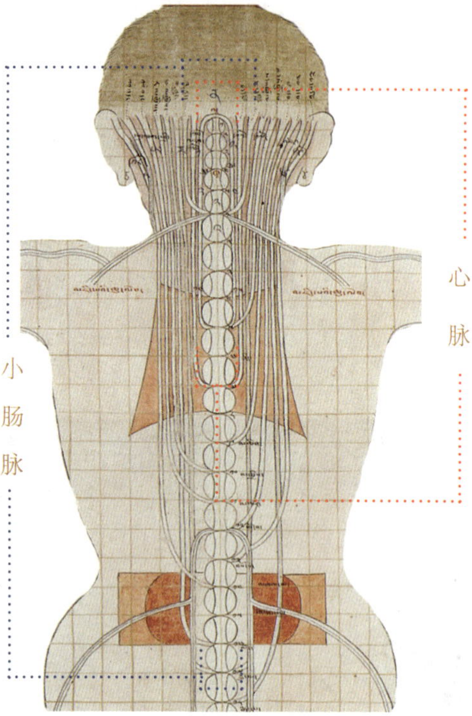

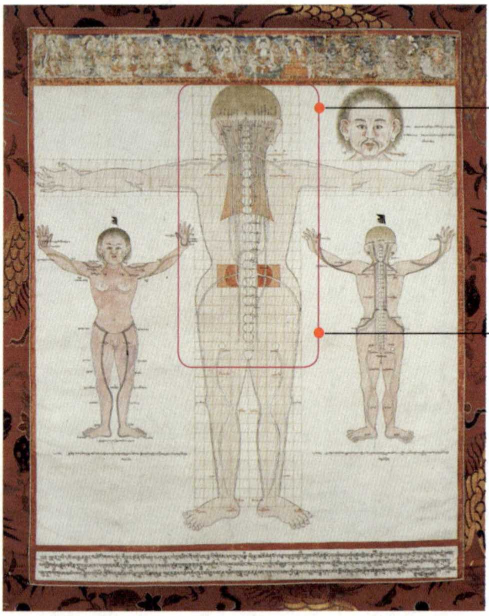

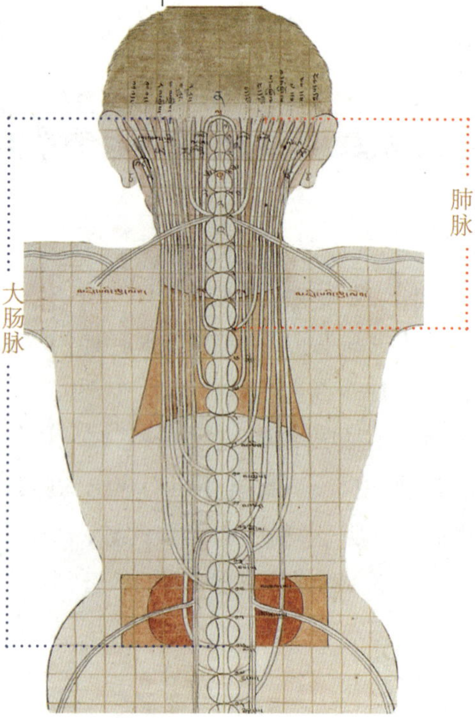

1.1.2 赤巴脉（4 条）

1.1.2.1 肺、大肠脉

4 条赤巴脉中的 1 条肺脉是从后颈窝右侧分出的一由赤巴运行的脉，向下延伸至第五椎的右肺穴；1 条大肠脉是从后颈窝左侧分出的一由赤巴运行的脉，向下延伸到第十六椎的左大肠穴。

1.1.2.2 肝、胆脉

4 条赤巴脉中的 1 条肝脉，是从后颈窝左侧向下延伸至第九椎右肝穴；1 条胆脉是从后颈窝左侧向下延伸至第十椎左胆穴。

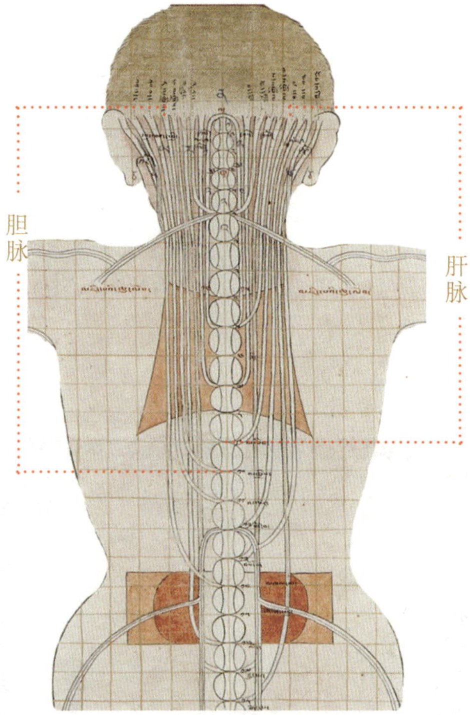

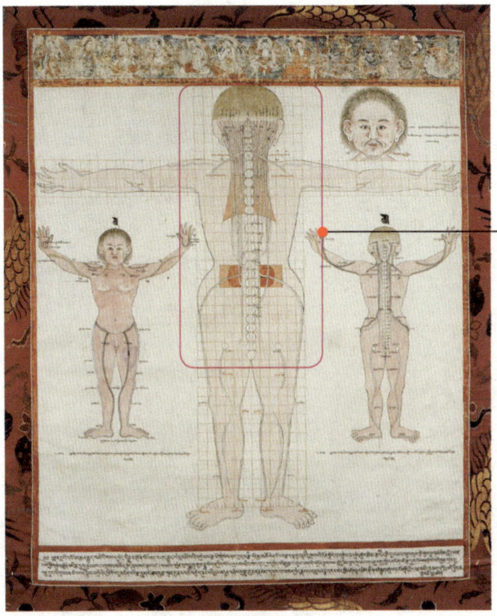

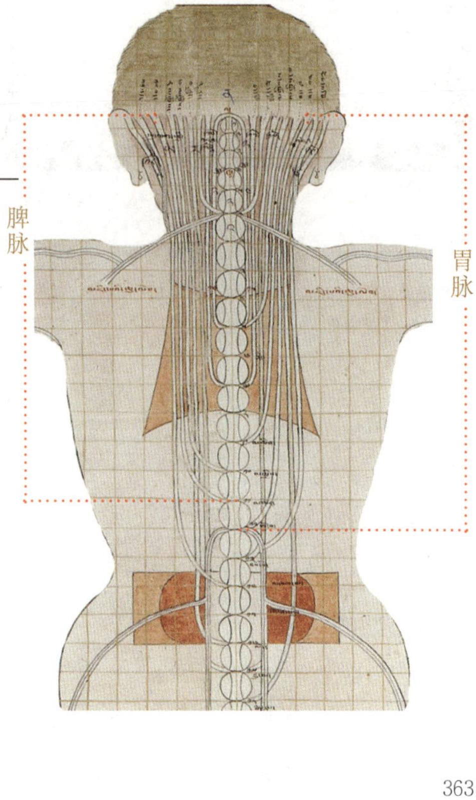

1.1.3 培根脉（4 条）

1.1.3.1 脾、胃脉

4 条培根脉中的 1 条胃脉是从后颈窝右侧向下延伸至第十二椎右胃穴；1 条脾脉是从后颈窝左侧向下延伸至第十一椎左脾穴。

1.1.3.2 肾、膀胱脉

4 条培根脉中的 1 条肾脉是从后颈窝左侧左耳背面向下延伸至第十四椎左肾穴；1 条膀胱脉是从后颈窝右侧向下延伸至第十八椎右膀胱穴。

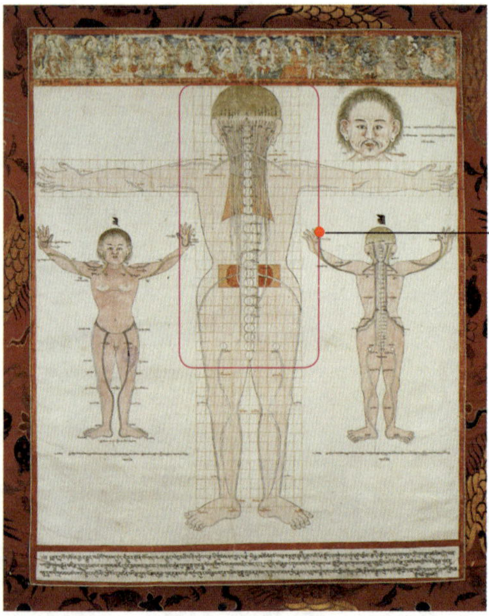

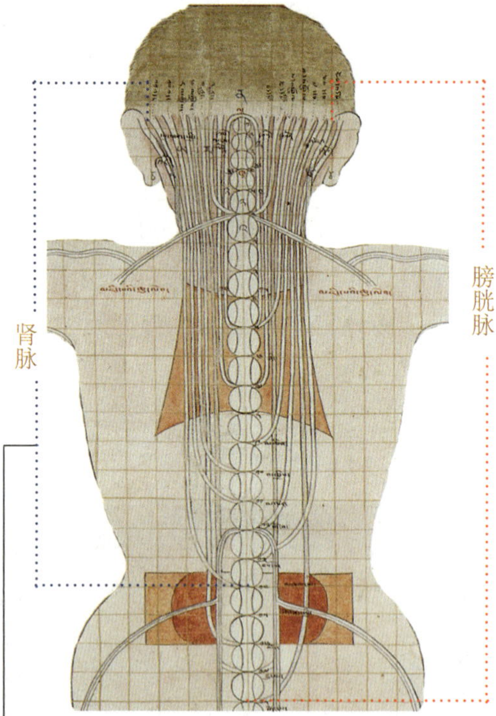

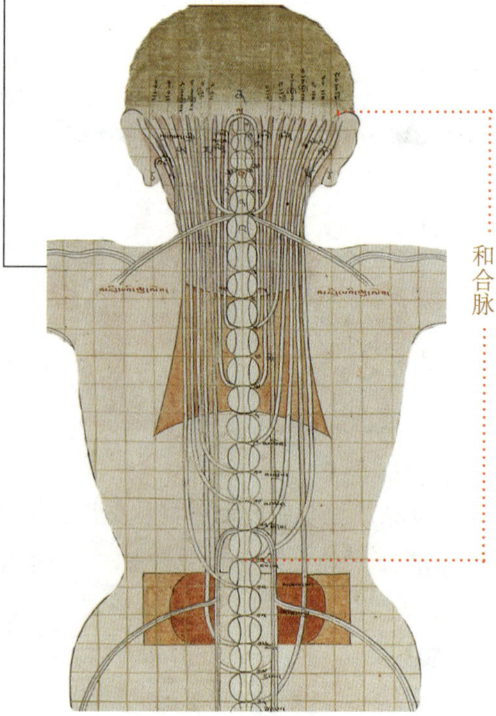

1.1.4 和合脉

和合脉即“三木塞”脉，是从后颈窝右侧右耳背面向下延伸至第十三椎右“三木塞”穴，此脉是隆、赤巴、培根三基因功能共同起作用的脉，称之和合脉。

1.2 联络四肢外表显露水脉（6条）

从大脑白脉海洋中产生的白命脉，其中联络四肢外表显露于外的主要白脉有 6 条，它们是 2 条管状水脉，2 条致瘫脉，2 条珍贵脉。

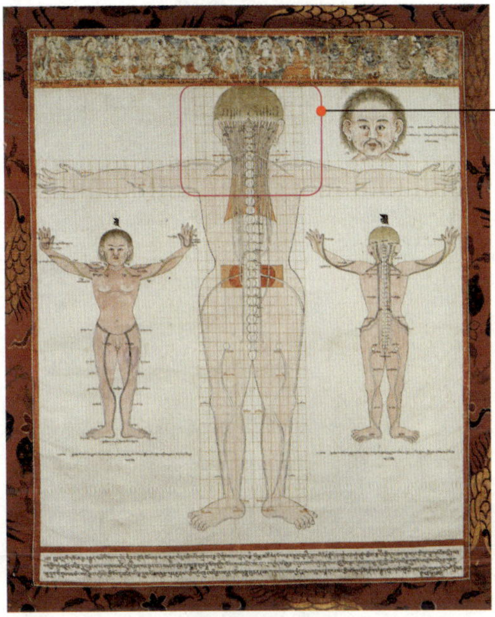

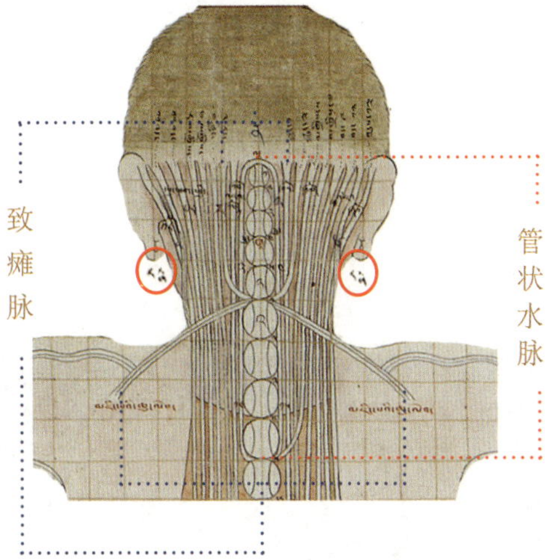

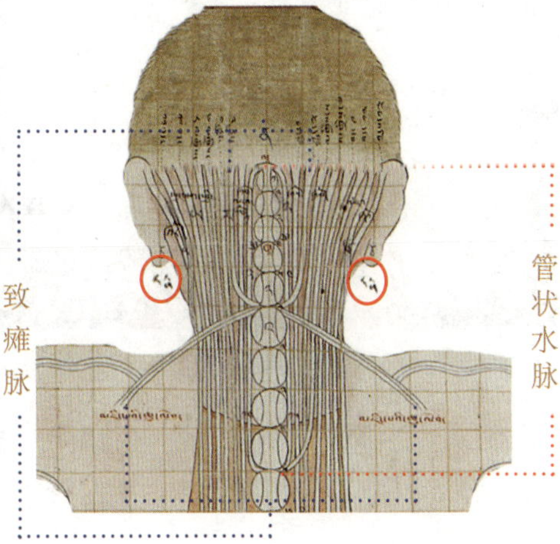

1.2.1 管状水脉（2 条）

从脑桥分出，于第一颈椎左右各有一脉向下延伸至第五胸椎缝收入椎内壁。

1.2.2 致瘫脉（2 条）

从脑桥分出，于后颈窝左右各有一脉向下延伸至大椎缝，在此缝左右交叉向两肩循行。

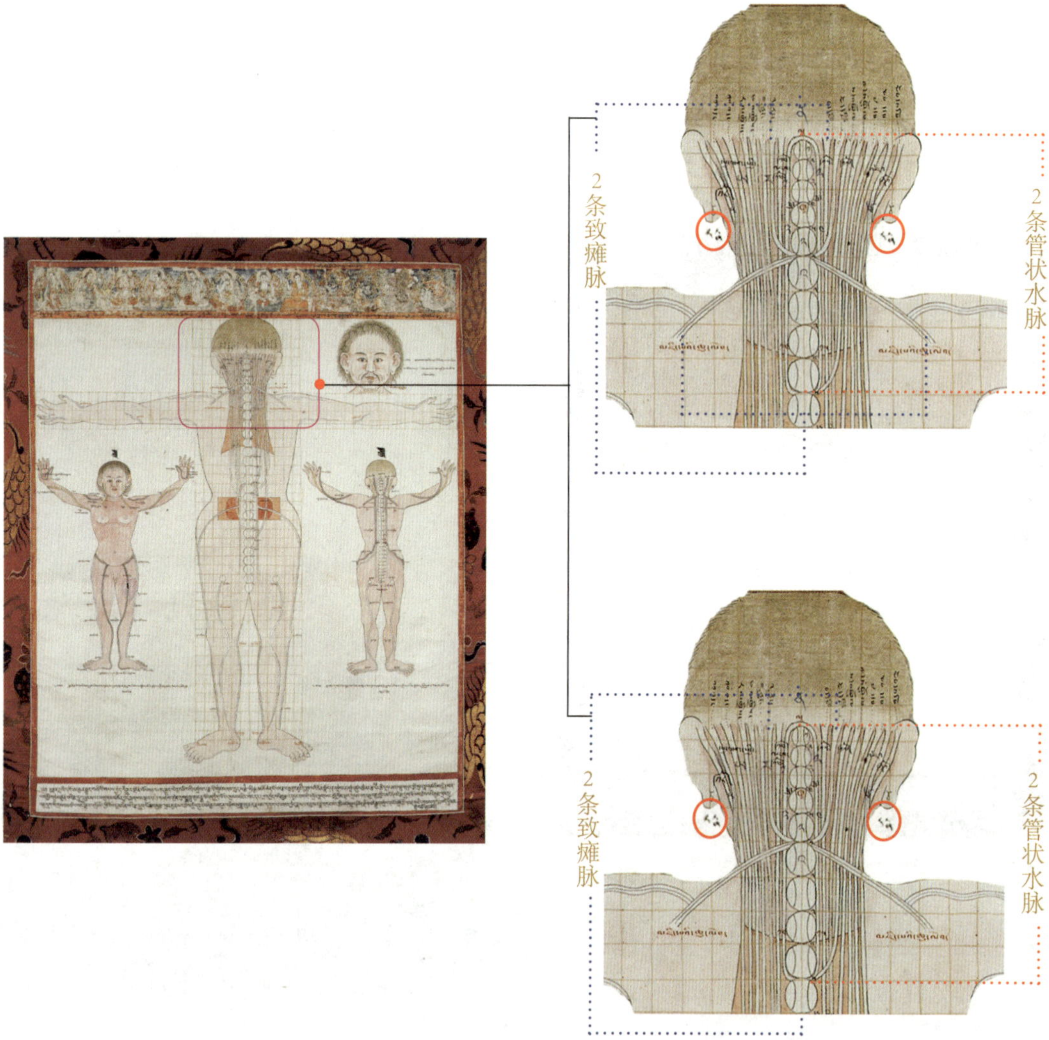

1.2.3 珍贵脉（2 条）

从脑桥分出，于左右耳后外侧各有一脉向下延伸，经耳垂下方、锁骨窝、腋内面、肘向小臂方向循行。

1.3 宿喀学派所讲的显露四肢外表的水脉（6 条）

1.3.1 项扁筋（2 条）

从后颈第一颈椎左右各分出一脉向下延伸至第五颈椎缝收尾。

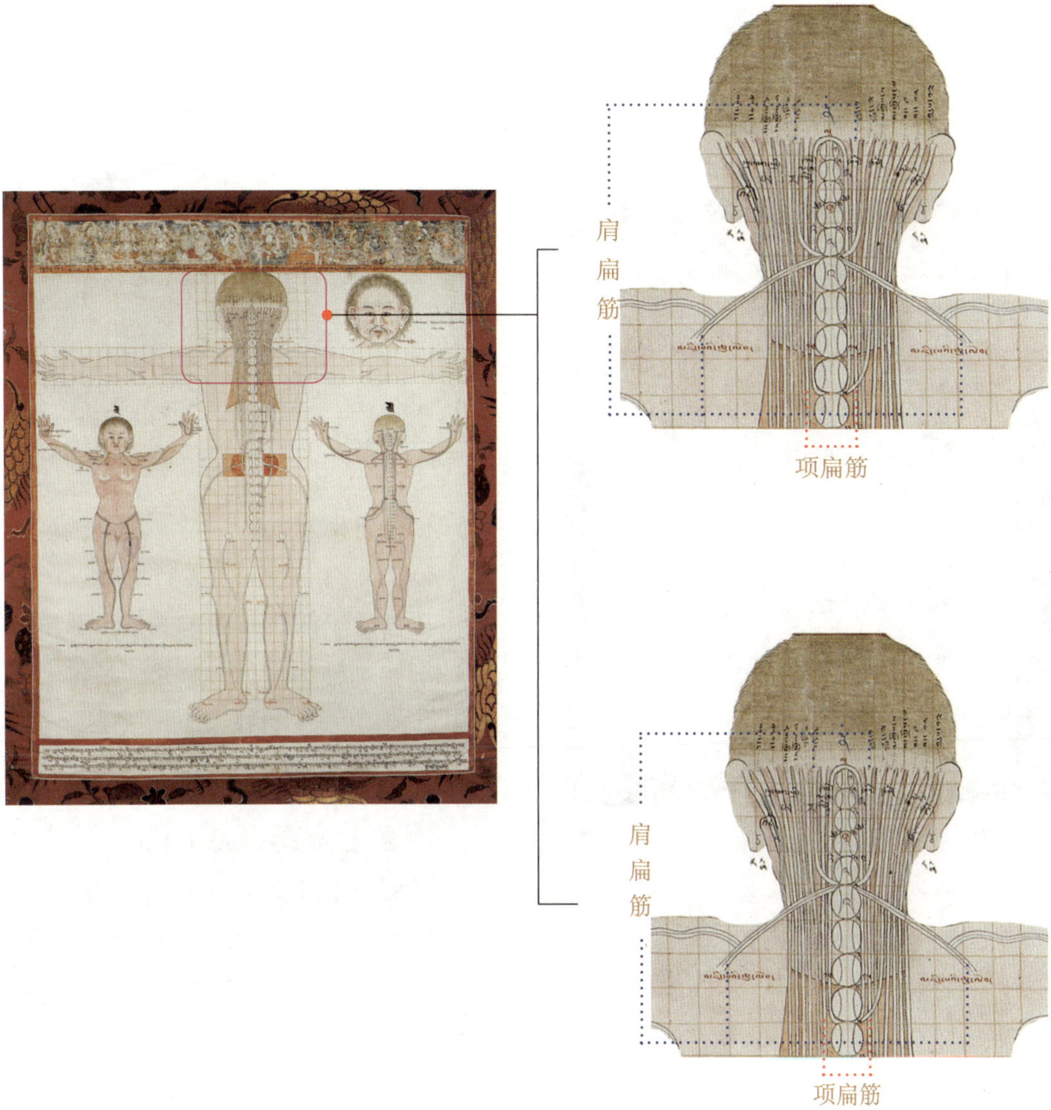

1.3.2 肩扁筋（2 条）

从后囟门左右第三脉向下各伸出一脉至大椎左右交叉走向两肩。

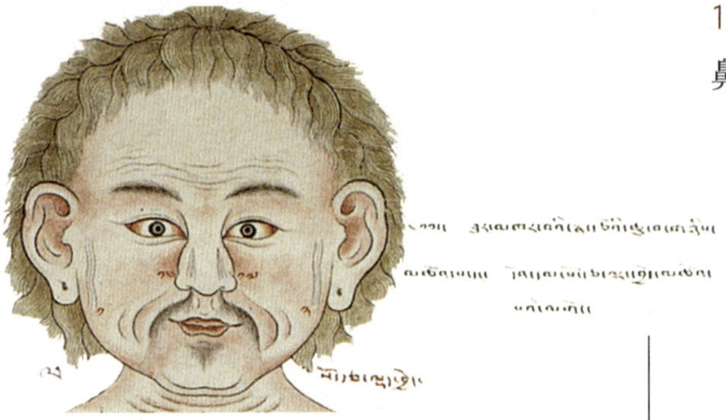

1.3.3 鼻尖筋（2 条）

鼻梁左右壁面向下各伸出一脉。

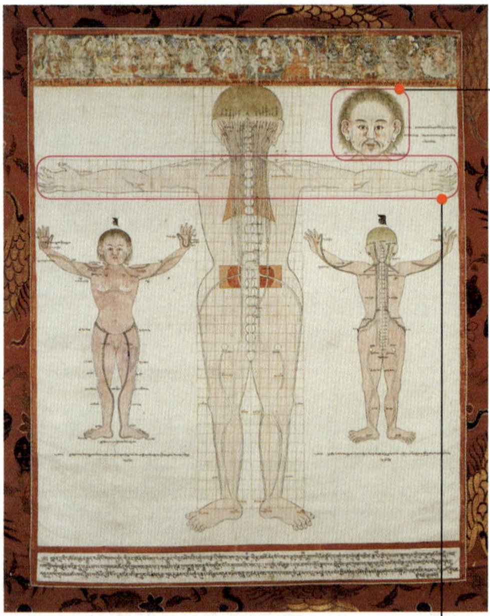

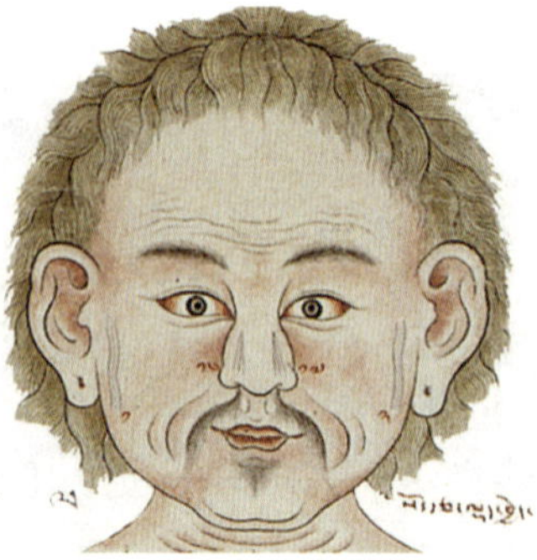

1.4 细小水脉

1.4.1 咀嚼齿脉（2 条）

从显露于四肢外表的 6 条水脉中分出的细小水脉咀嚼齿脉 2 条，是位于左右耳孔前的脸颊咀嚼肌上的两白脉。

1.4.2 上肢细小水脉（4 条）

肘细小水脉 2 条，是从左右肘鹰嘴伸向小臂中央的两白脉；腕细小水脉 2 条，是从左右手腕上角凹陷经拇指背冈面伸向指甲根的两白脉。

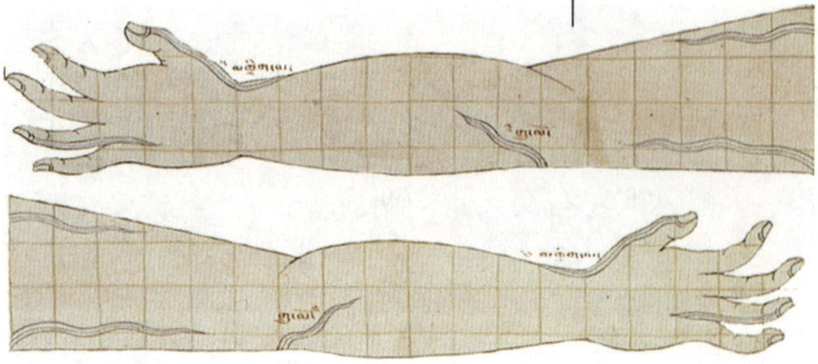

1.4.3 下肢细小水脉（10 条）

蛙头脉 2 条，是从两髋臼伸向股外冈面中央的两脉；腘筋 2 条，是从两股内面经腘窝行向小腿鱼肌后的两脉；足跟筋 2 条，是从两腘筋的末端行向足跟的两脉；纵筋脉 2 条，是从两蛙头脉末端向下伸向跟骨与外踝之间的两脉；鳖头脉 2 条，是从管状水脉末端从股外冈经膝关节、胫嵴向下相连于拇趾长毛鳖头的两脉。

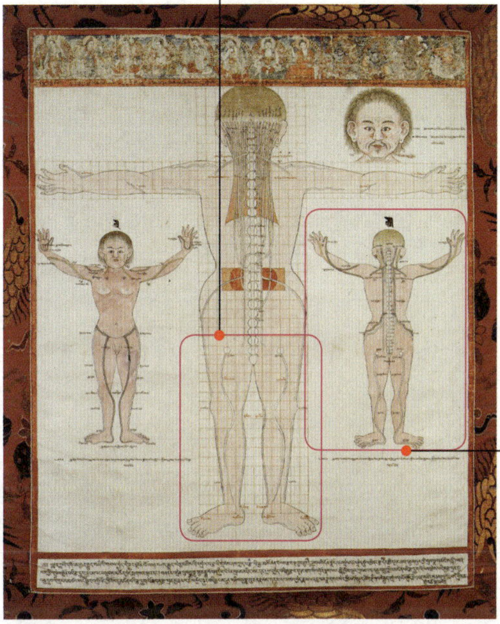

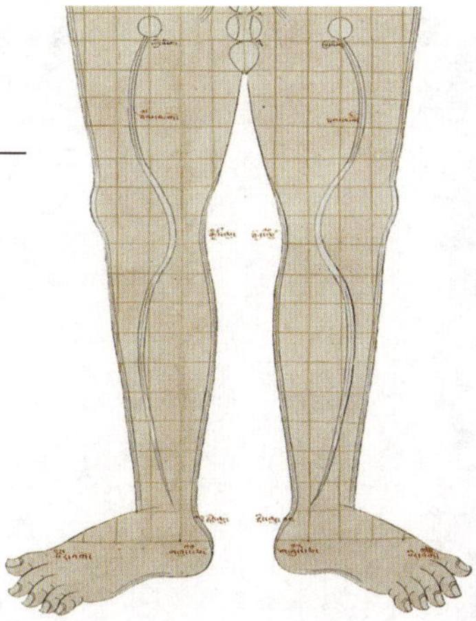

1.5 从管状水脉分出的细小水脉

1.5.1 蛙头水脉（2 条）

从后囟门分出 2 条水脉，于大椎左右向下循行，至第五椎收入椎内壁，与脊髓并行至第十一椎。从第十二椎又显露于外与“三木塞”、肾相连。从第十四椎左右 1 寸处分出 4 叉，2 叉从椎边向下运行经尾骨、髋板骨缝显露于髋臼连接于股上。

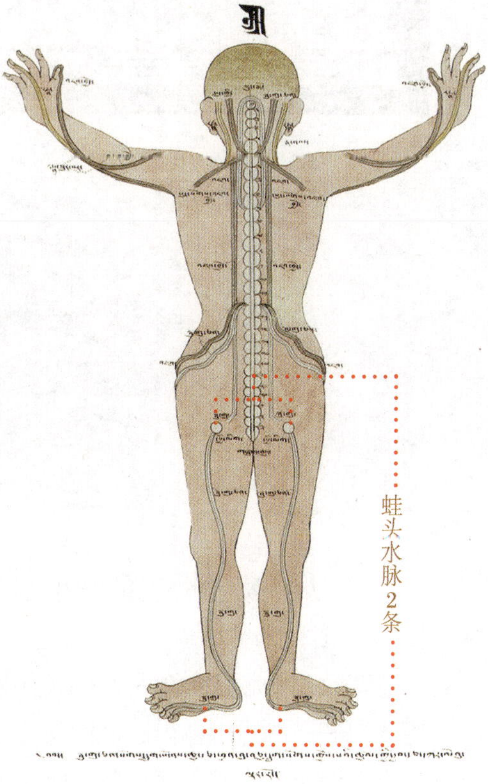

1.5.2 鳖头水脉（2 条）

从十四椎左右分出 4 叉管状水脉中的其余 2 叉从该椎边向下斜行显露于髋上，又经股外冈、髌骨、胫嵴向下循行相连于拇趾长毛的鳖头。

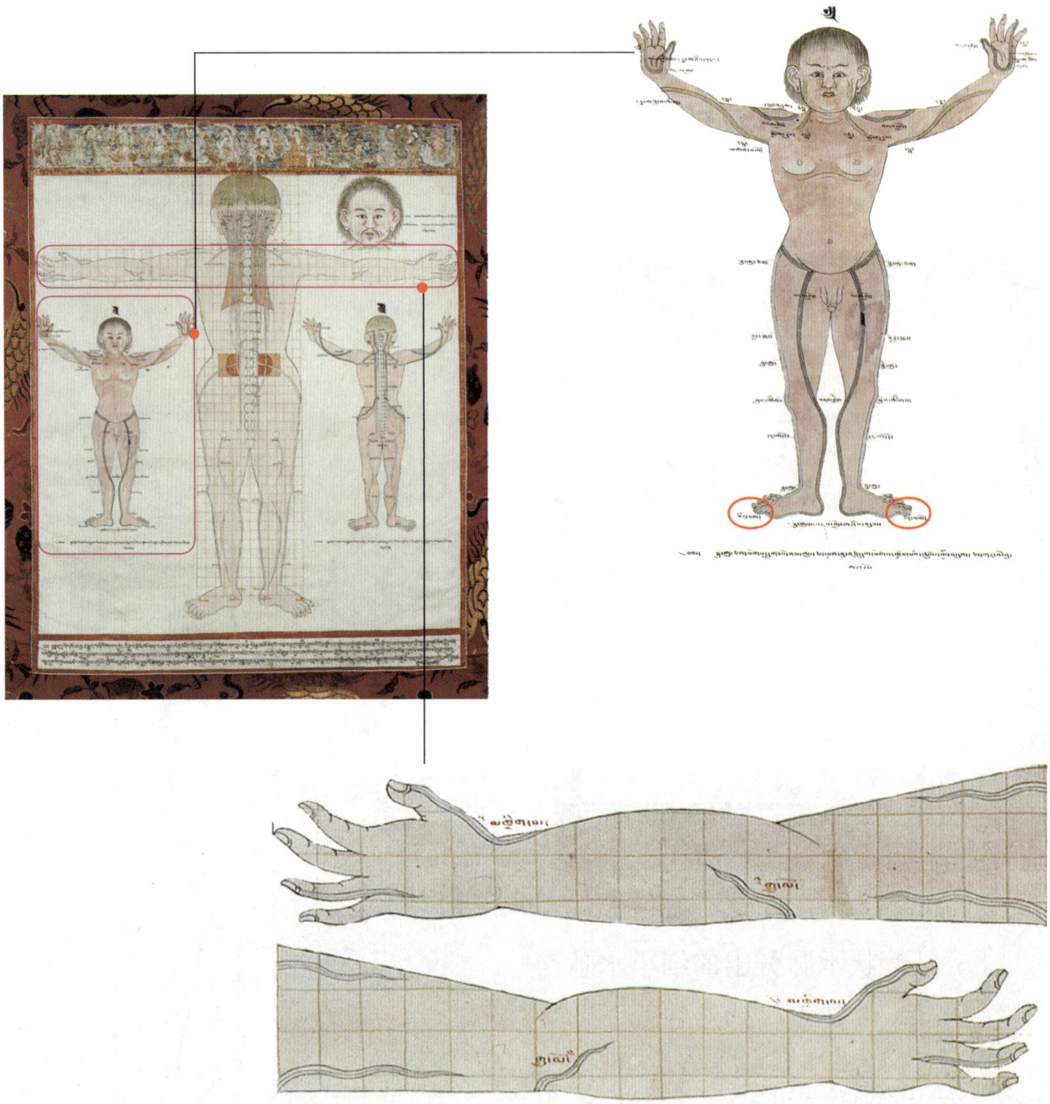

1.6 从致瘫脉分出的细小水脉

1.6.1 肘筋等

两致瘫水脉从后颈窝两侧发漩处显露于外，于大椎缝分成 4 叉，2 叉经两肩，伸向臑与肩胛骨缝隐于体内，从此又分出 4 叉，2 叉行向肩关节凹陷中伸向前方，经三角肌下方臂背相连于肘鹰嘴，谓之两肘筋；另外 2 叉从腋窝背面经肘鹰嘴、手腕上角，达到拇指指尖，伸向手掌，谓之两腕筋。

1.6.2 腘筋、足跟筋

致瘫水脉从大椎分成 4 叉中的另外 2 叉从脊柱左右向下运行，至第十二椎缝斜下走向髋上，伸向正面连接于两鼠蹊沟，又经股内面至腘窝者为两腘筋。从此向下连接于足跟的为两足跟筋。

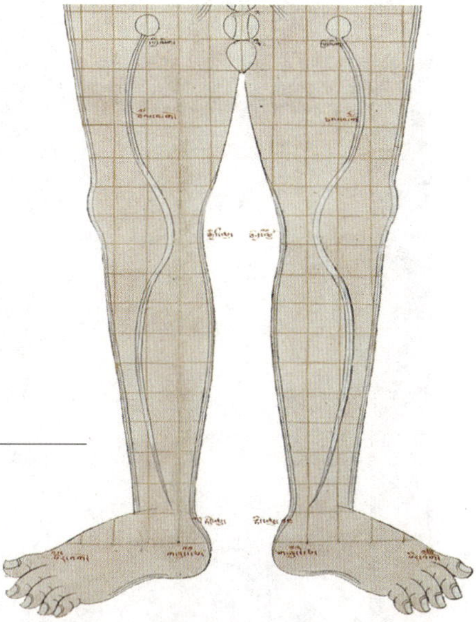

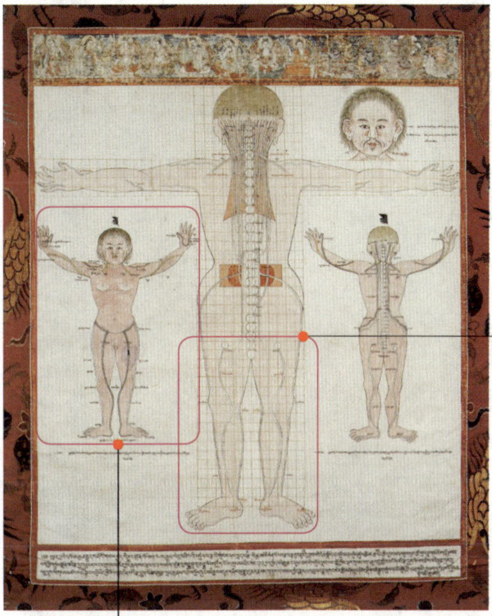

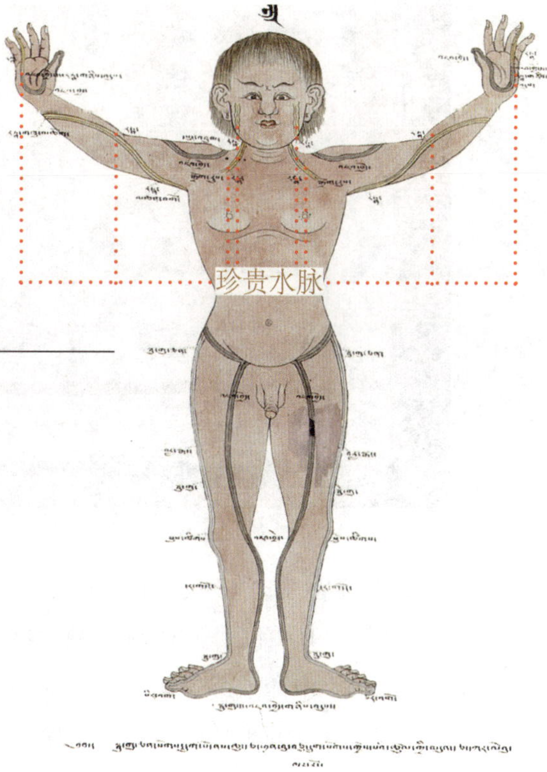

1.7 从珍贵脉分出的细小水脉

2 条珍贵水脉是从脑桥分出于左右两耳耳垂下伸向正面，经肩前隐没于锁骨内窝，至腋窝下显露于外，经肘鹰嘴、手臂前端走向手背，到达无名指指尖，伸向手掌与致瘫脉末端相接。

图十六　人体危险要害组织（正面）

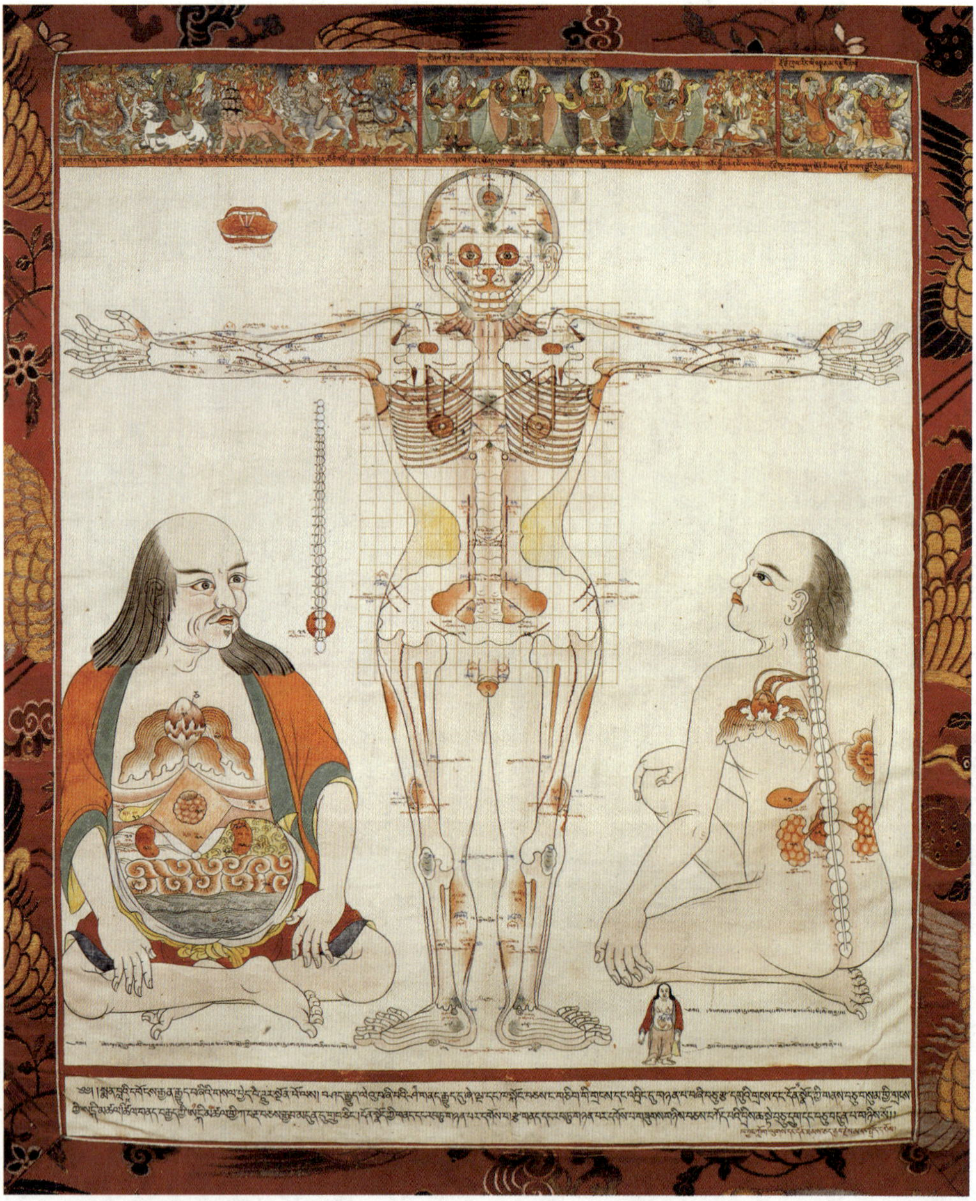

人体有要害肌肉45块，其中位于正面的25块，补充要害肌肉6块，计31块；要害骨骼32块，其中位于正面的19块，补充要害骨5块，计24块；要害筋腱14条，其中位于正面的10条；要害脏腑13个；要害脉190条，其中位于正面的连同补充脉共109条。这些位于正面的要害组织中属于极为危险的组织68个（用墨标号），中等危险组织26个（用朱砂标号），一般危险组织93个（用靛青标号）。

三、危险要害的分布情况（3）

1 要害肌肉（45 块）

1.1 头部要害肌肉（5 块）

1.1.1 前囟肌（1 块）

位于额中央发际向上 4 横指处一块如箭套样的肌肉，要害等级为一般。

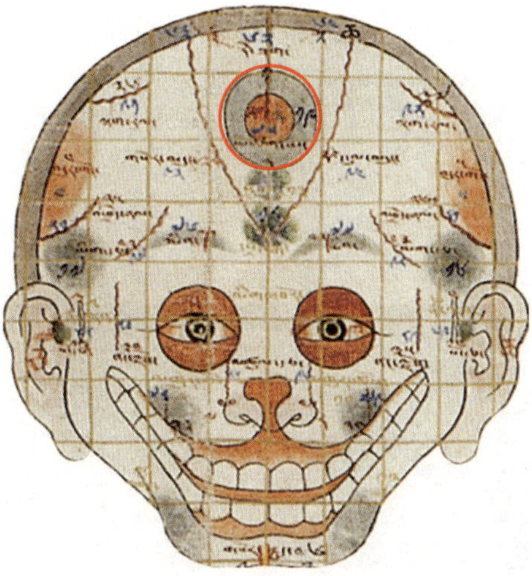

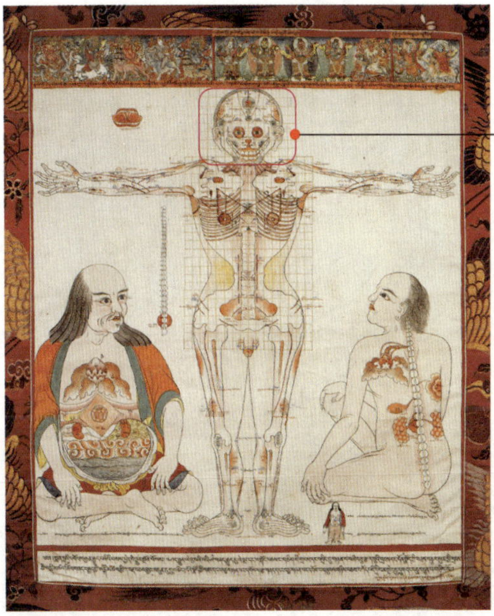

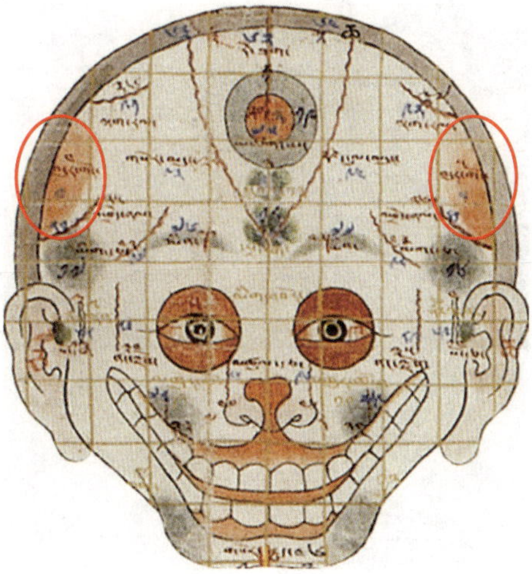

1.1.2 颞颥肌（2 块）

位于左右太阳穴凹陷中，咀嚼时扭扭作动，形似摞起的羊肾，要害等级为一般。

1.2 颈部要害肌肉（4 块）

1.2.1 颈阔肌（2 块）

位于左右耳垂背部与锁骨相连的肌肉，要害等级为一般。

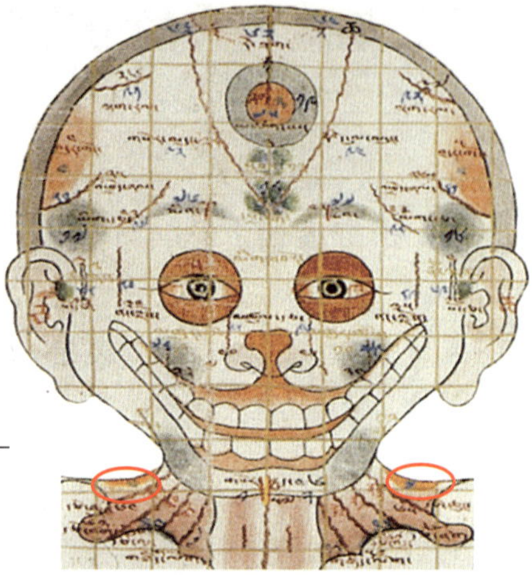

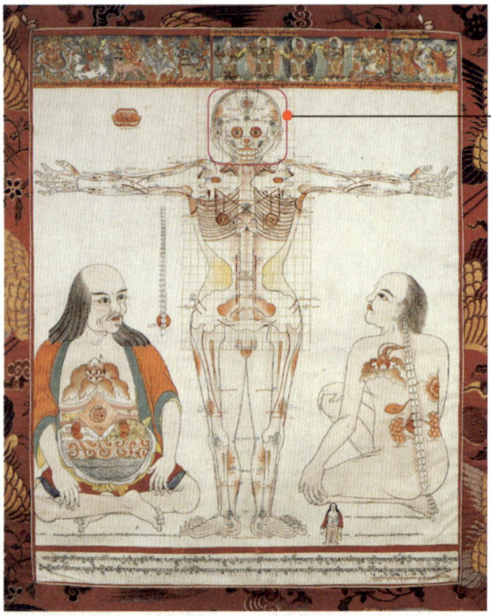

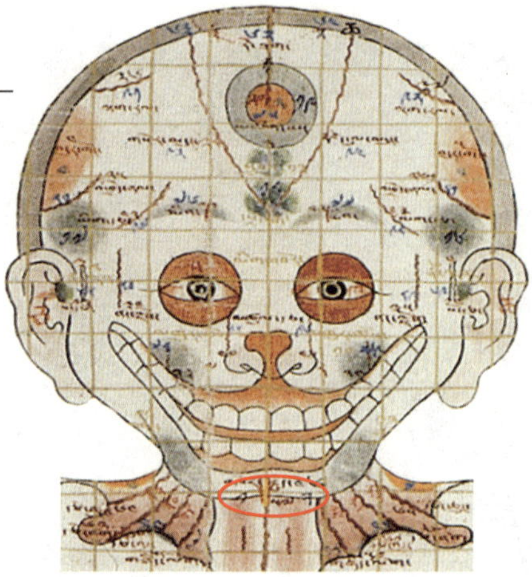

1.2.2 气管肌（1 块）

位于气管上端喉结处的一块肌肉，属于极为危险肌肉。

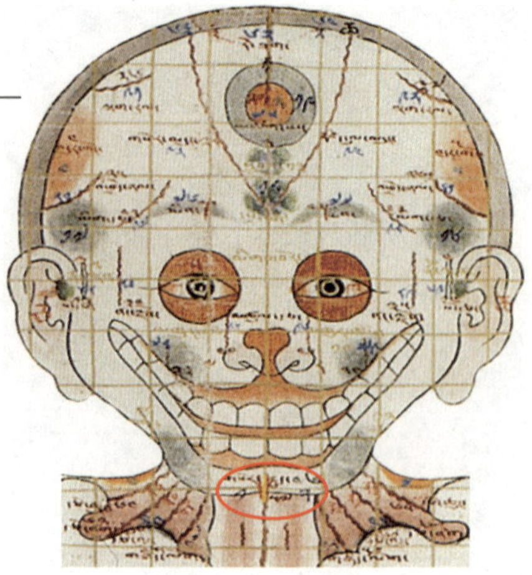

1.2.3 食道肌（1 块）

位于悬雍垂和胃贲门段的一块肌肉，属于极为危险肌肉。

1.3 躯干部要害肌肉

1.3.1 背棘肌（2 块）

贴于脊柱左右侧骨头上的肌肉，要害等级为一般。

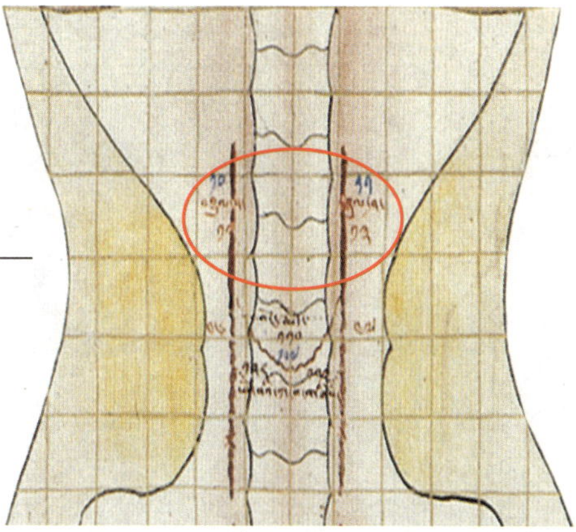

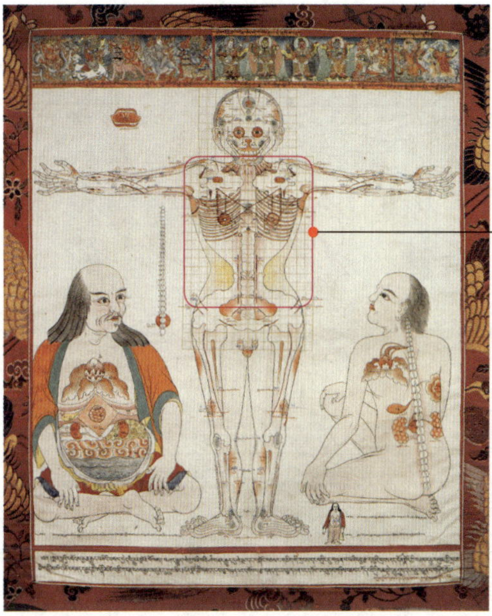

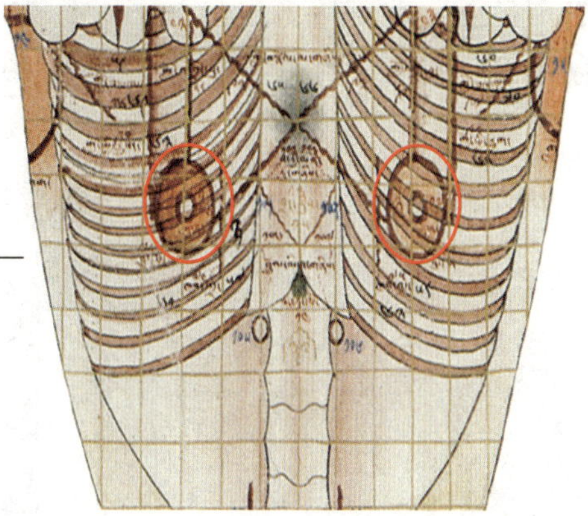

1.3.2 胸乳肌（2 块）

位于左右乳房周围的肌肉（胸大肌），要害等级为中等。

1.3.3 腋白肌（2 块）

位于两腋前方的肌肉（前锯肌），要害等级为一般。

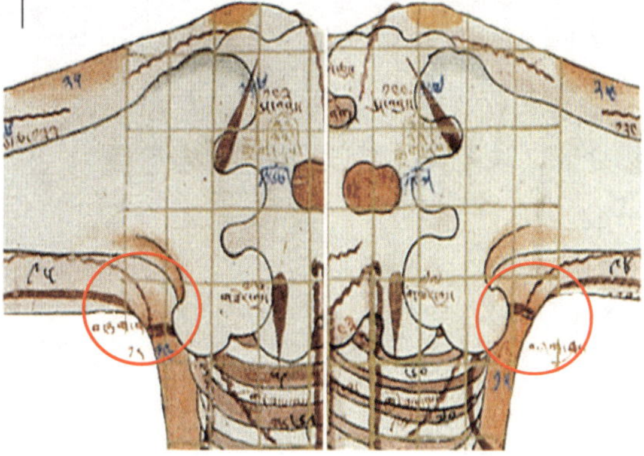

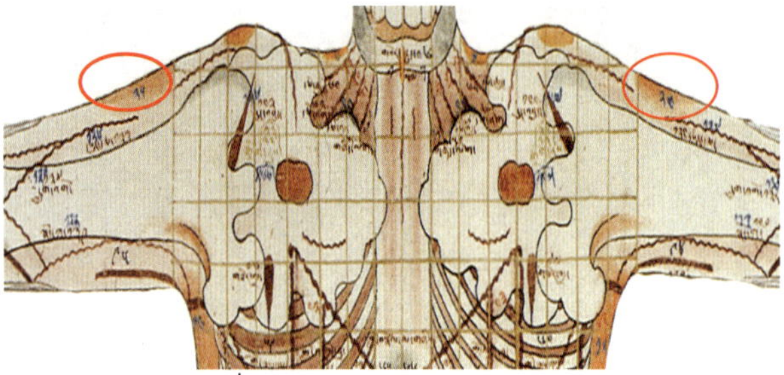

1.4 四肢要害肌肉

1.4.1 羊尾肌（2 块）

从左右肩关节向臂量 4 横指处的一块肌肉（三角肌），要害等级为一般。

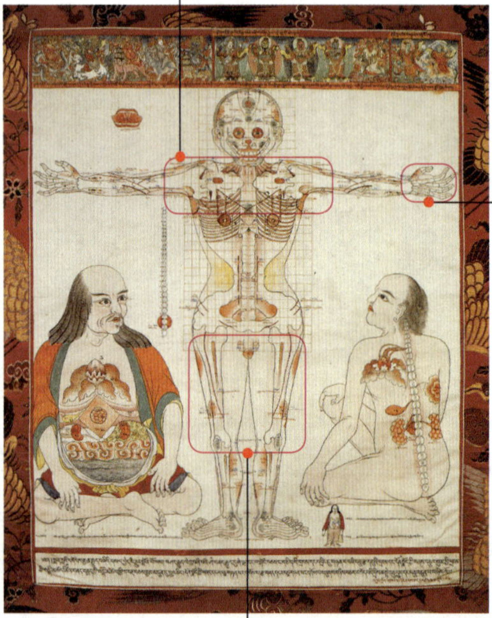

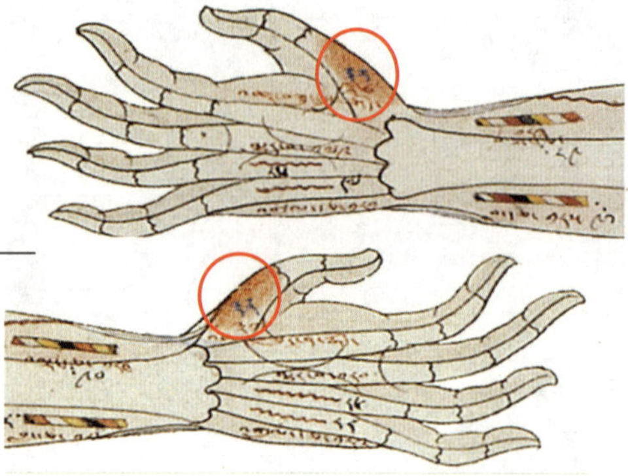

1.4.2 拇对掌肌（2 块）

位于左右拇指根关节处的 2 块肌肉，要害等级为一般。

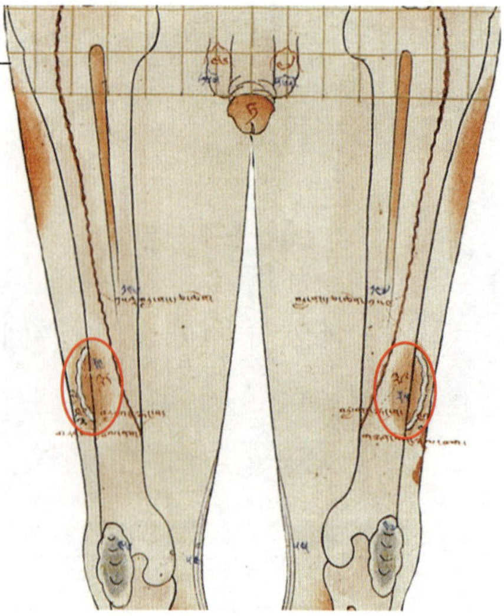

1.4.3 白冈肌（2 块）

从左右髋关节缝向股冈上直量 2 横指处的 2 块肌肉（缝匠肌），要害等级为一般。

1.4.4 “年光”黑蛙肌（2 块）

从髌骨向上量 4 横指称为“年光”（高危险处），从此向上量 4 横指称为黑蛙肌（股直肌），属于极为危险肌肉。

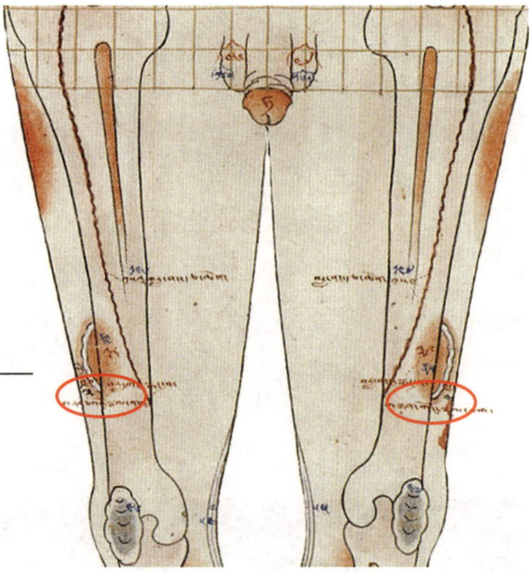

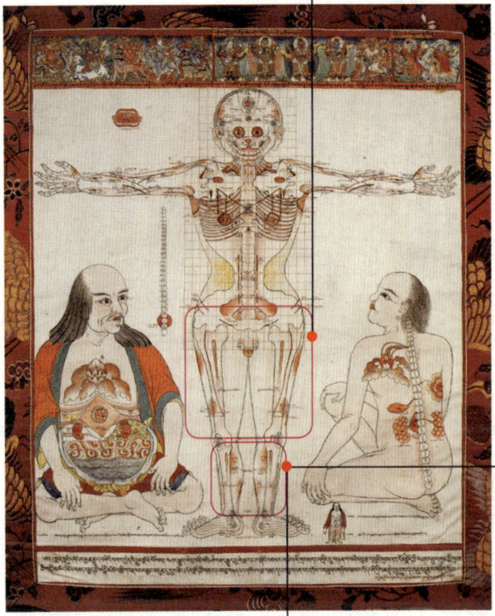

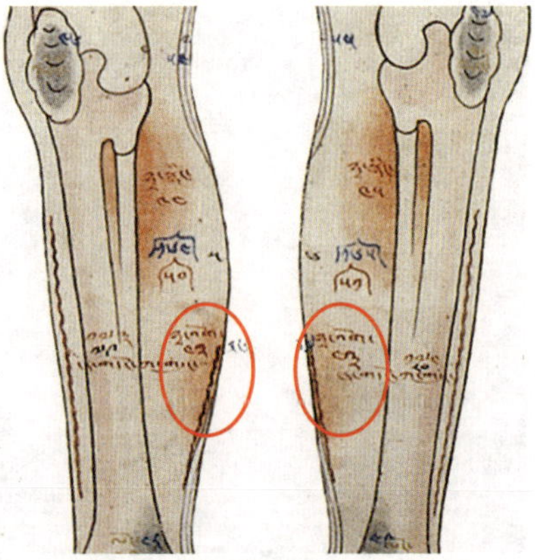

1.4.5 小腿鱼头肌（2 块）

小腿肚中央有三种鱼肌，两小腿鱼头肌（三头肌）是位于足跟骨左右骨突向小腿中央量 1“曲”（5 横指）处的两要害肌肉，要害等级为一般。

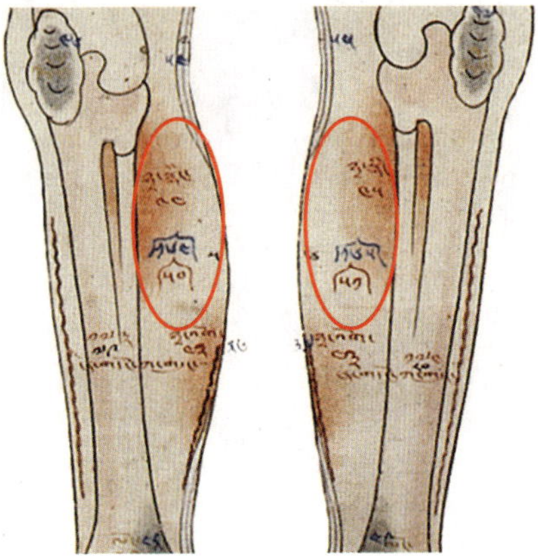

1.4.6 小腿鱼肌（2 块）

小腿鱼肌是块无褶纹，形似一根粗竹竿似的肌肉，位于小腿鱼头肌向上量 6 横指处，硬而突出，呈淡红色的两要害肌肉，属于极为危险肌肉。

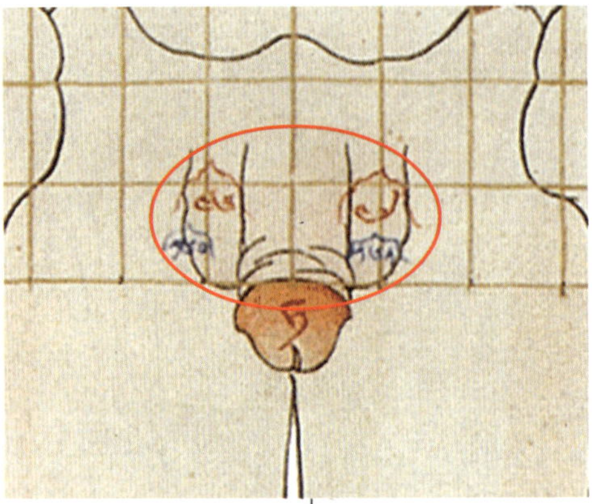

1.5 补充要害肌肉（6 块）

1.5.1 睾丸（2 颗）

《蓝琉璃》在上述要害肌肉数中补充2 颗睾丸，要害等级为一般。

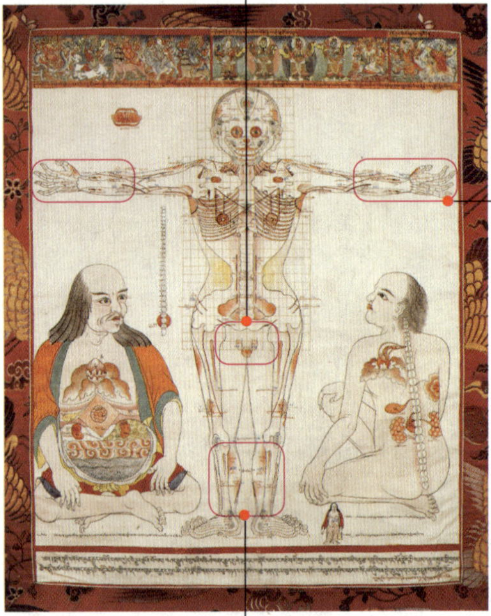

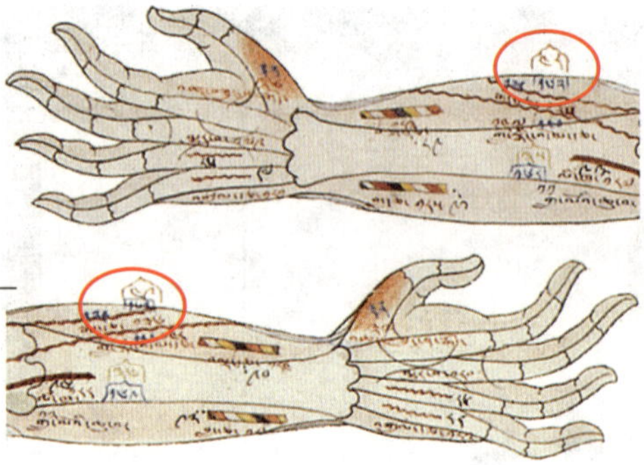

1.5.2 小臂大鱼肌（2 块）

《蓝琉璃》在上述要害肌肉数中补充2 块小臂大鱼肌（桡肌），此肌在从肘窝向手臂内面 3 横指处的鱼肌中央，要害等级为一般。

1.5.3 小腿无迹鱼肌（2 块）

《蓝琉璃》在上述要害肌肉数中补充2 块小腿无迹鱼肌（腓肠肌深处肌），此肌在位于鱼肌深处的无迹两鱼肌的中央，要害等级为一般。

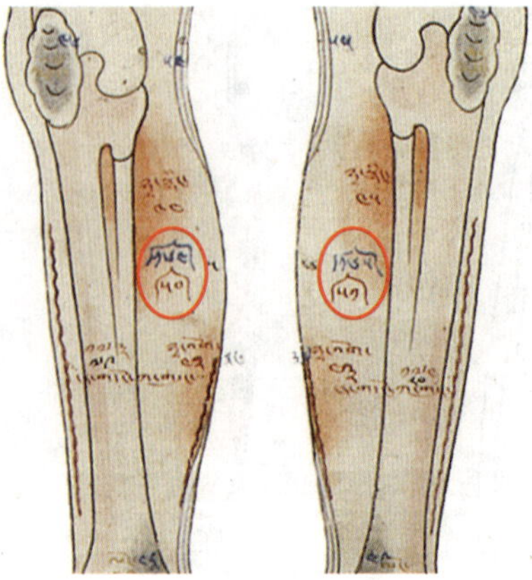

2 要害骨（32 块）

2.1 头部要害骨

2.1.1 耳后合缝骨（2 块）

全身有要害骨 32 块，其中头部 14 块。它们是耳后合缝骨 2 块，位于耳后骨合缝处，也就是在从百会向左右耳方向量 6 横指处的耳尖发际上，要害等级属极为危险。

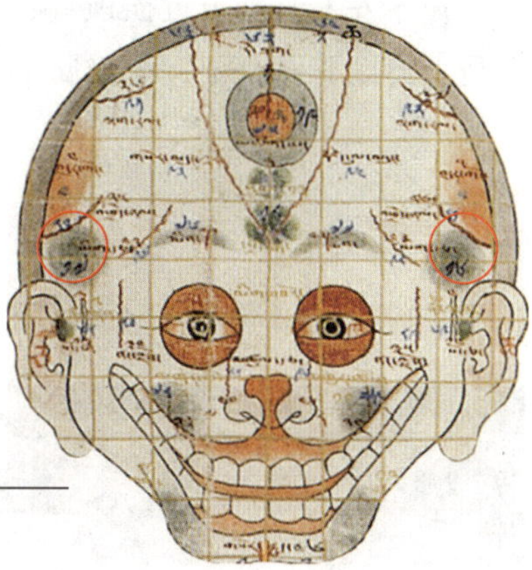

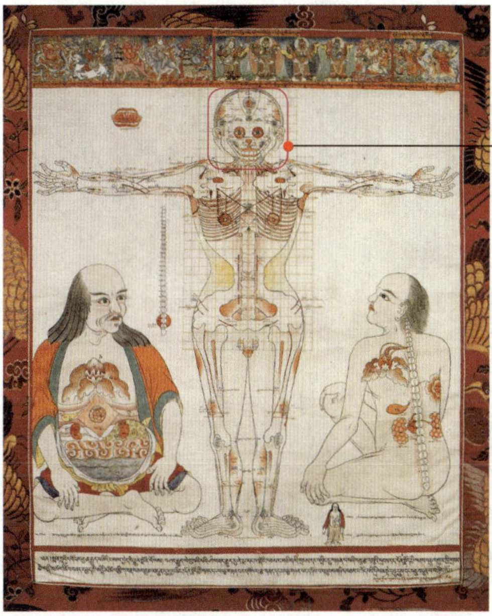

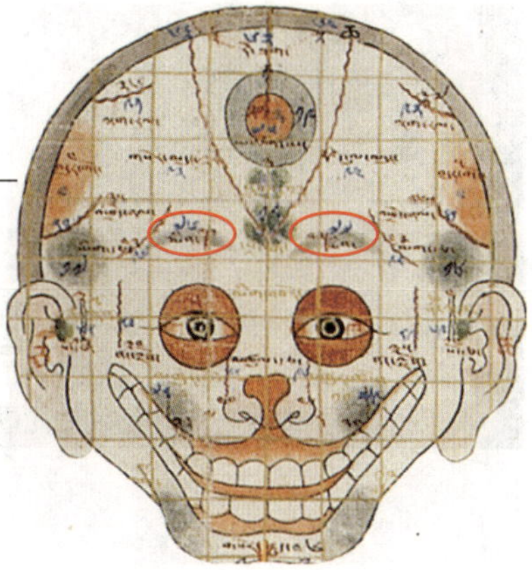

2.1.2 印堂合缝骨

又称额门，位于从发际向下量 4 横指处两眉的中央，要害等级属极为危险。

2.1.3 颞骨（2 块）

位于左右耳前方近接顶骨和枕骨的 2 块骨，此骨上有两耳孔，要害等级属中等。

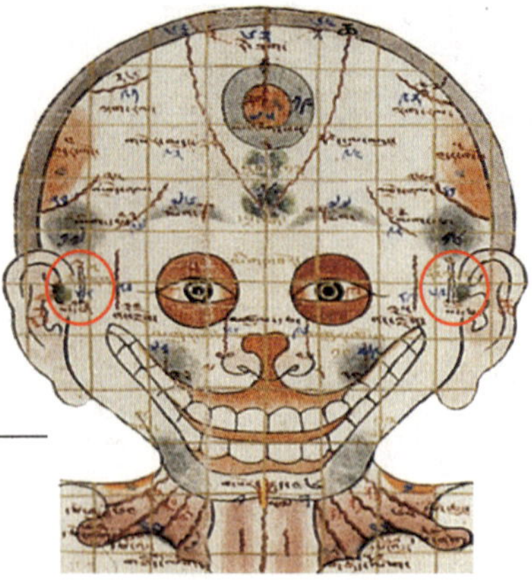

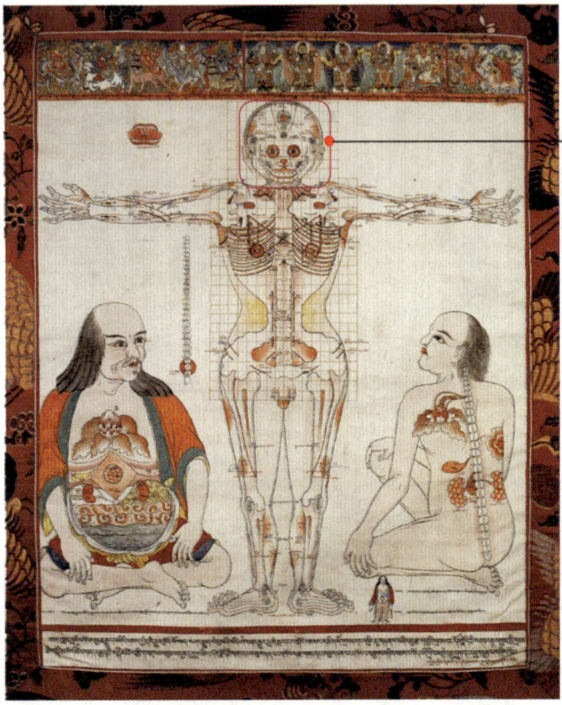

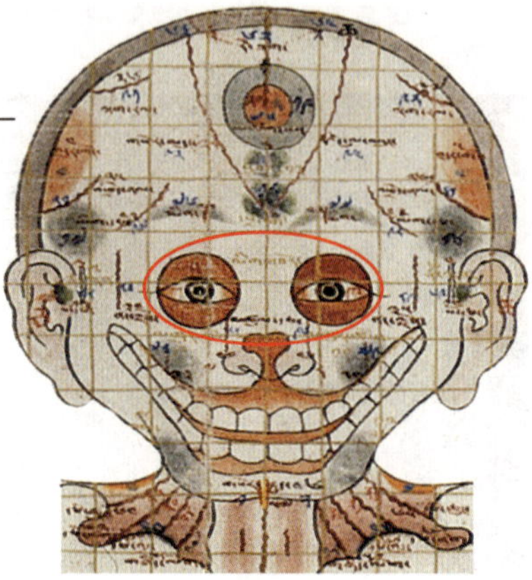

2.1.4 泪骨（2 块）

眼有四宫，位于外面的是外骨宫。泪骨是位于两眼球周围的骨头，要害等级属中等。

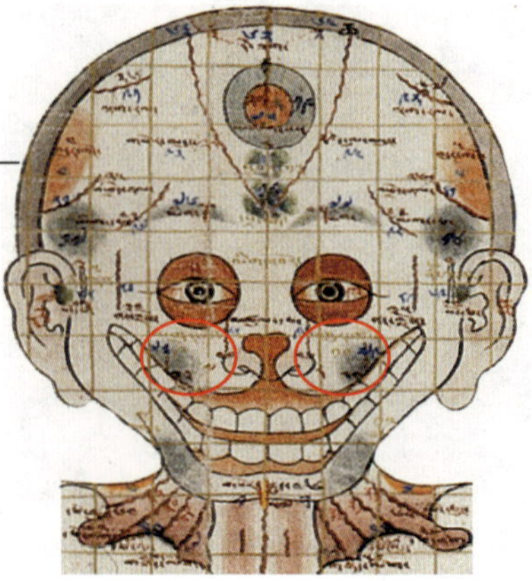

2.1.5 颧骨（2 块）

横突于眼眶骨下面接近左右耳孔前边颧骨的 2 块，要害等级属中等。

2.1.6 下颌骨（2 块）

位于下颌左右两侧的骨，要害等级属中等。

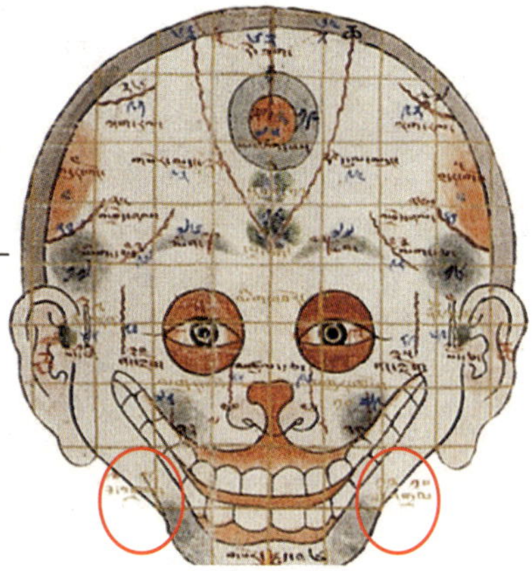

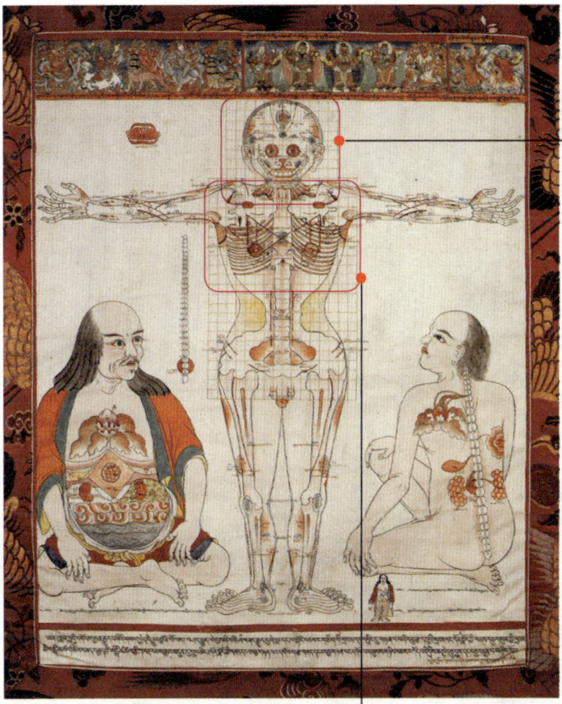

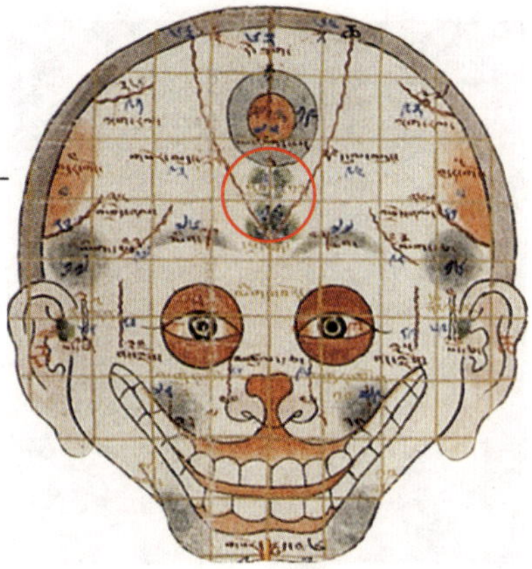

2.1.7 前囟缝骨

从印堂直上发际向上量 4 横指处、两顶骨与额骨的合缝骨，要害等级属极为危险。

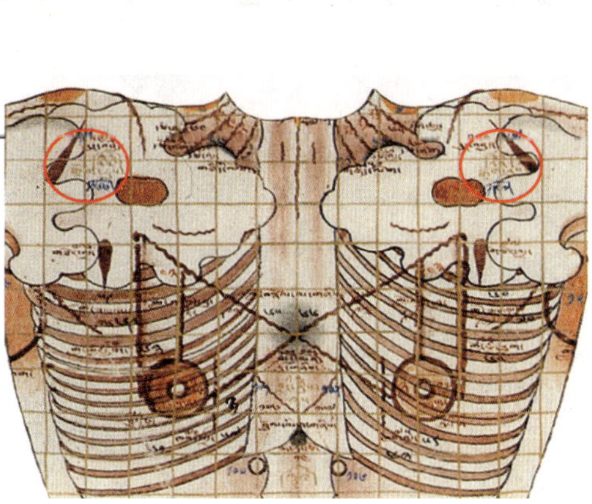

2.2 躯干部要害骨

2.2.1 锁骨（2 块）

位于躯干部要害骨有 7 块，其中两锁骨是连接天突两侧与肩关节之间的一横骨，要害等级属一般。

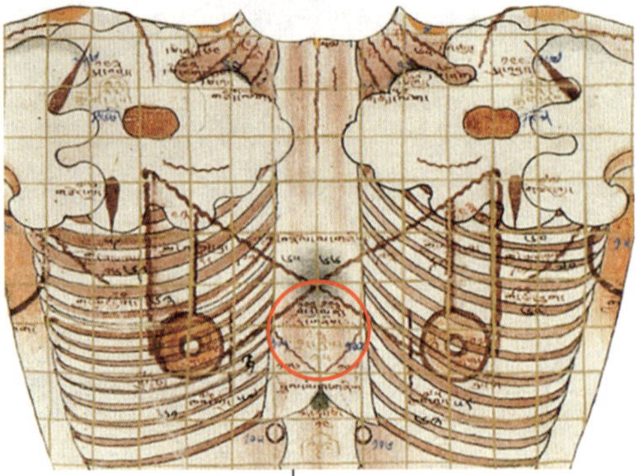

2.2.2 胸骨

位于天突窝至剑突之间与12条肋骨相连的一块从胸中央向下竖立的四棱形骨头，要害等级属中等。

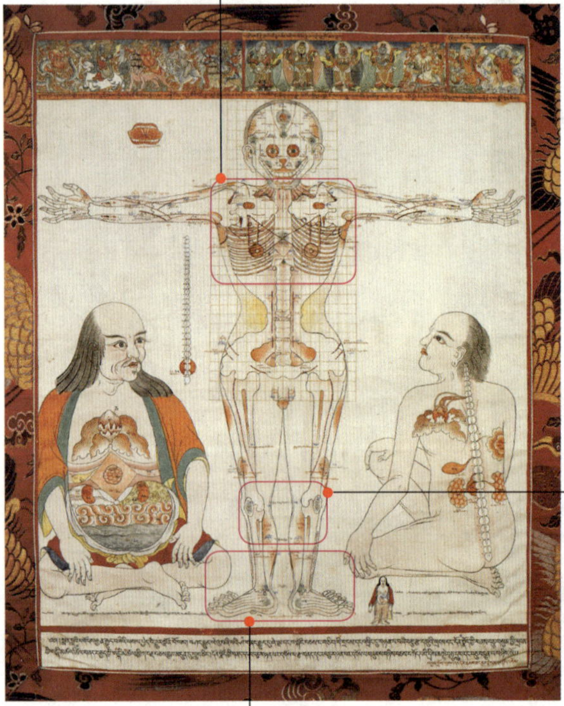

2.3 四肢要害骨

2.3.1 髌骨（2块）

位于四肢的要害骨有6块，其中属于正面的4块，它们是两髌骨，髌骨是位于膝关节上面的圆形骨块，要害等级属一般。

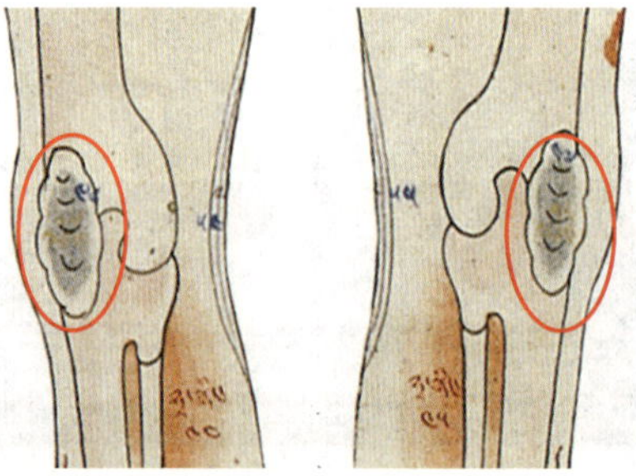

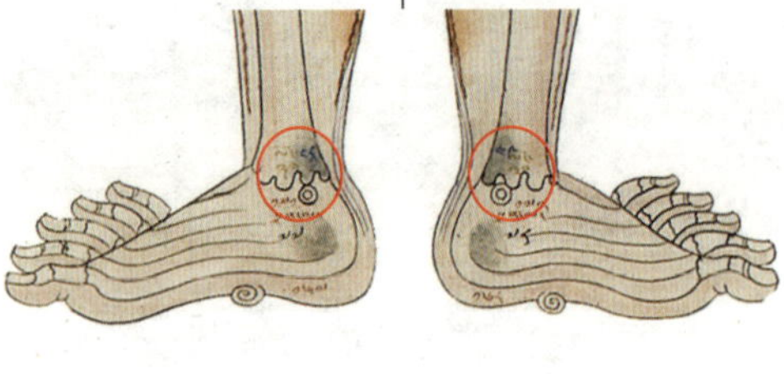

2.3.2 踝骨（2块）

位于左右胫骨下端与跟骨相接的一圆骨，要害等级属一般。

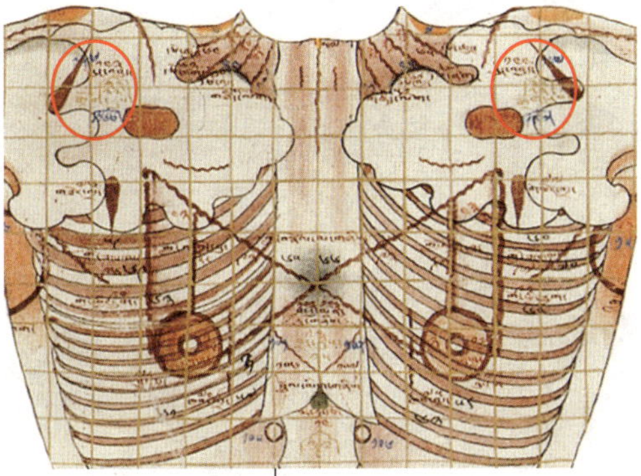

2.4 补充要害骨

2.4.1 肱骨（2 块）

《蓝琉璃》在上述要害骨基础上补充有两肱骨、两肘骨、两髋骨等 39 块要害骨。其中两肱骨位于左右肩关节与肘关节之间，要害等级属一般。

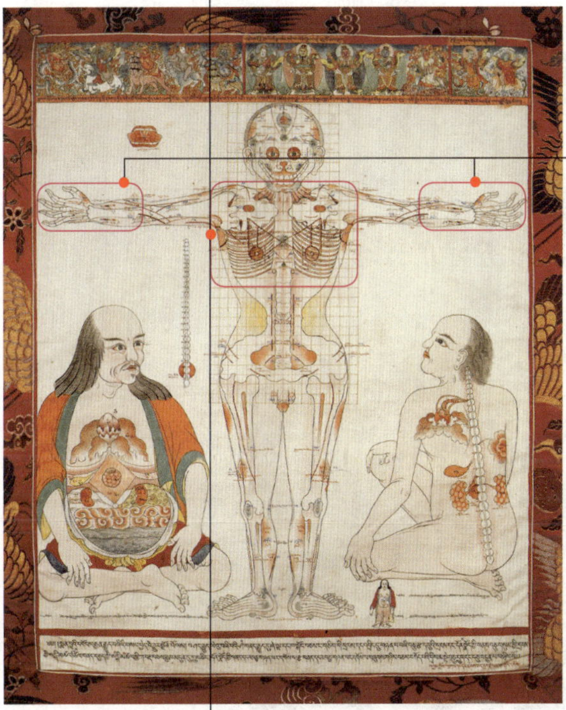

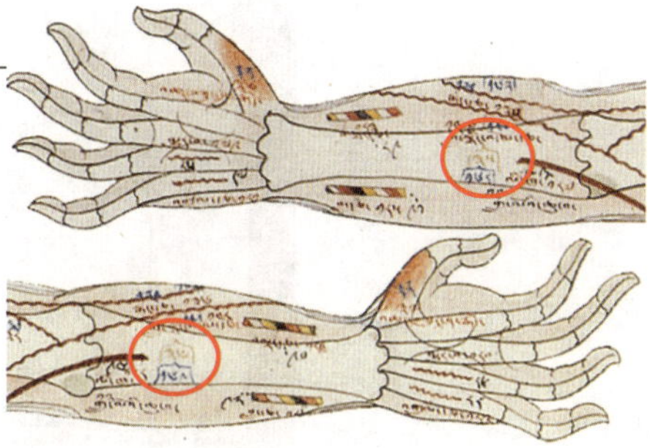

2.4.2 肘关节骨（2 块）

位于左右肱骨与小臂骨相连处的关节称为肘关节骨，要害等级属一般。

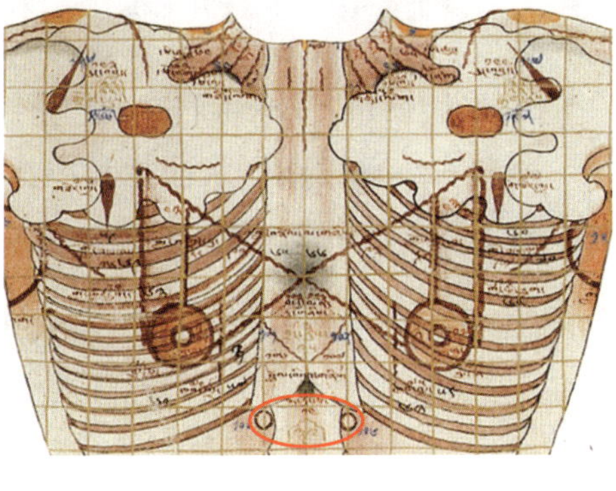

2.4.3 肋软骨（2 块）

位于胸骨左右侧，一侧连胸骨，一侧连 12 条肋骨的软骨，要害等级属中等。

3 要害韧带（14 条）

3.1 上肢要害韧带

3.1.1 肘韧带（2 条）

全身有要害韧带 14 条，上肢两肘韧带是由臑背面中央联络肘鹰嘴的 2 条白色韧带，要害等级属中等。

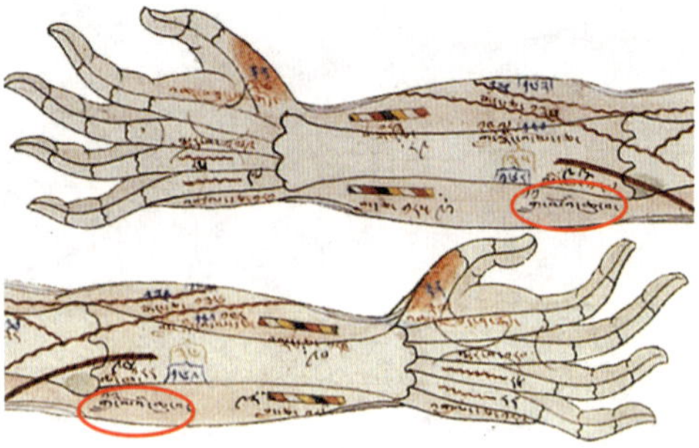

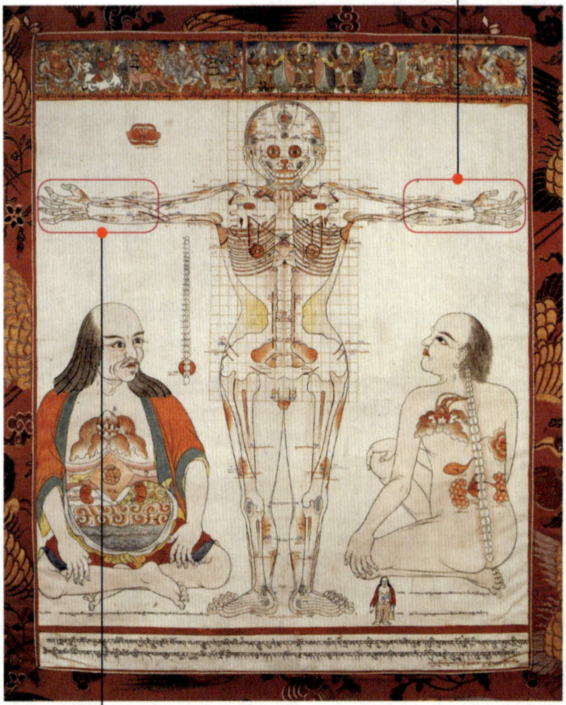

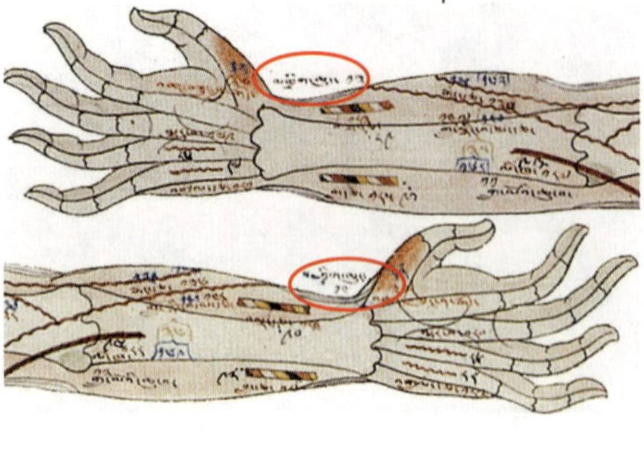

3.1.2 腕韧带（2 条）

由左右小臂下端联络拇指和小指根关节的 2 条白色韧带，要害等级属一般。

3.2 下肢要害韧带

3.2.1 腘韧带（2 条）

从左右股骨背面走向腘窝，是连接于小腿肚鱼肌的 2 条白色韧带，要害等级属一般。

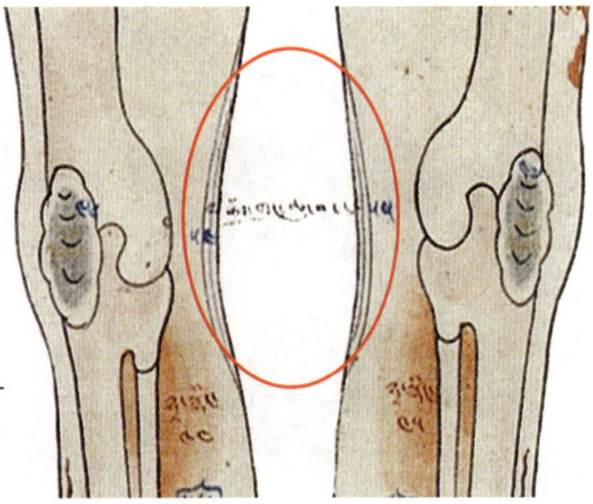

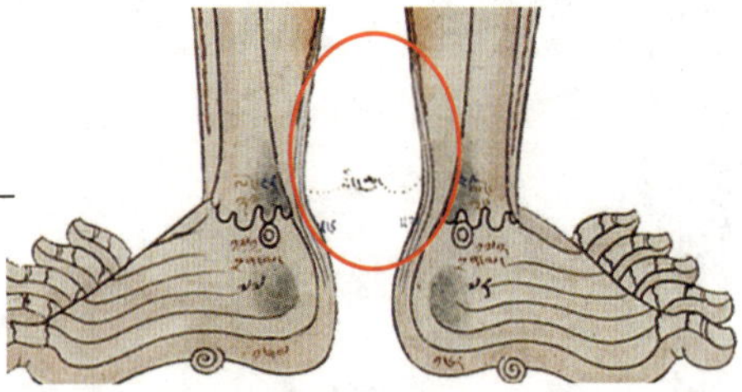

3.2.2 跟后韧带（2 条）

由左右小腿肚鱼肌下端连接足跟的 2 条白色韧带，要害等级属一般。

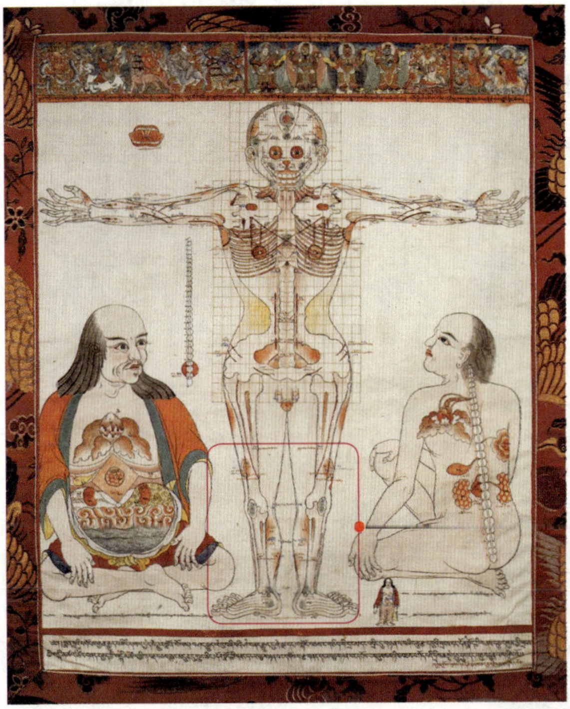

3.2.3 蛙头韧带（2 条）

髌骨向上 4 横指处称为“年光”（高危险），又从此上量 4 横指处有称为黑蛙鱼肌头的 2 条白色韧带（大腿横韧带）如弓分布，要害等级属一般。

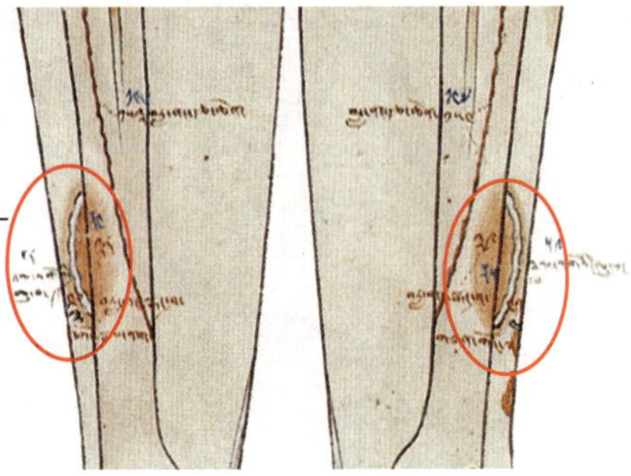

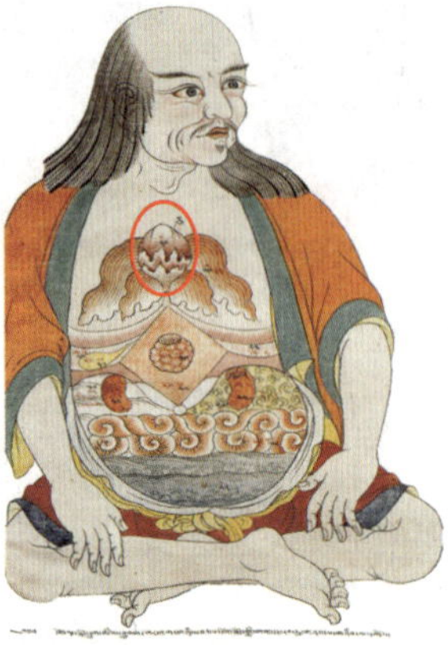

4 脏腑要害肌肉（13处）

4.1 心肌

心脏位于胸中央，由于宿业原因心尖朝上，要害处为心肌，要害等级属极其危险。

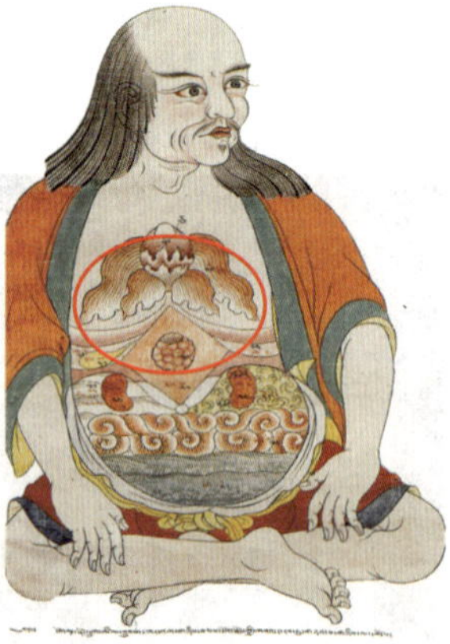

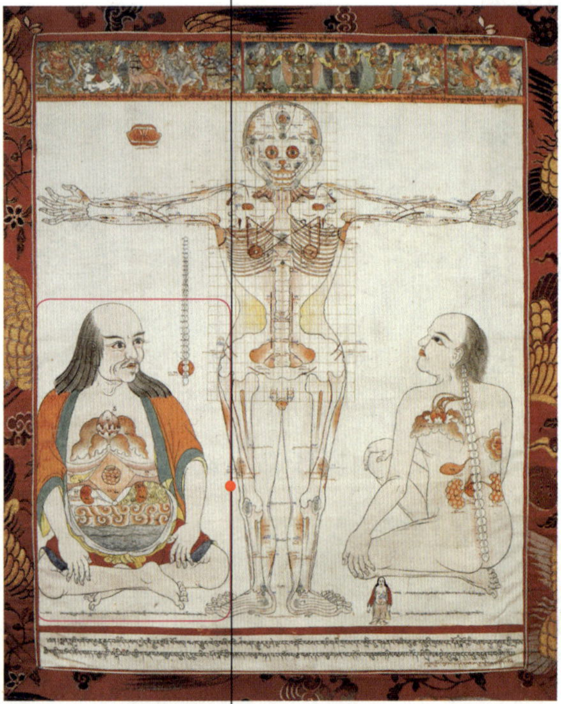

4.2 子肺

子肺位于心脏左右如树叶状，子肺分蝙鼻（右肺正面的上叶）、敌舌（右肺正面的中叶）、驹眼（右肺正面的下叶）、乌盖（左肺正面的上叶）、心堡（左肺正面的下叶）等5叶子肺，肺正面要害处为五子肺，要害等级属极其危险。

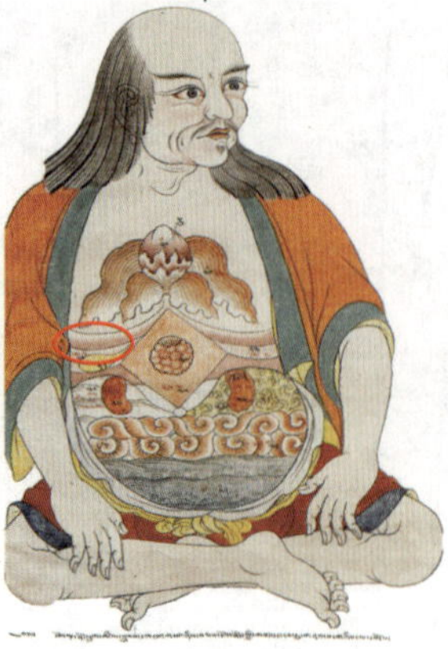

4.3 肝体

肝脏位于右肋之下分左、右两叶，右叶似握拳，左叶似狗舌下垂。肝为血海即生化和藏血的脏器，肝要害处为肝体，要害等级属极其危险。

4.4 脾边缘

脾脏位于左肋之下，脾之要害为边缘，要害等级属极其危险。

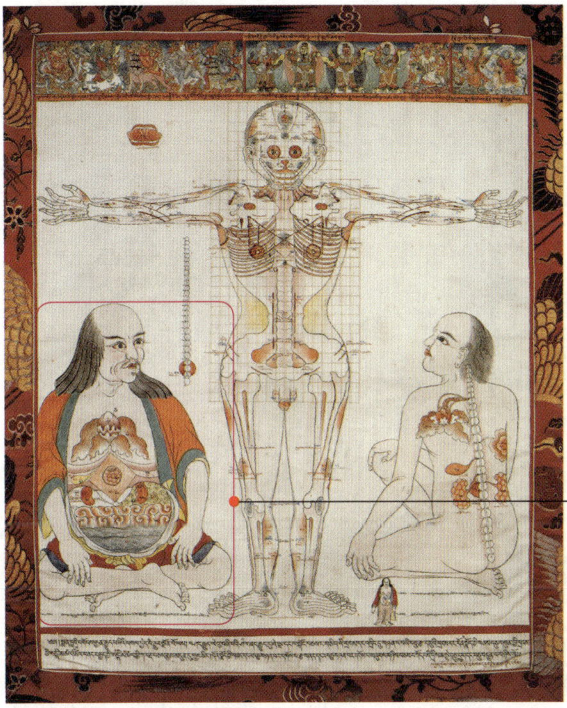

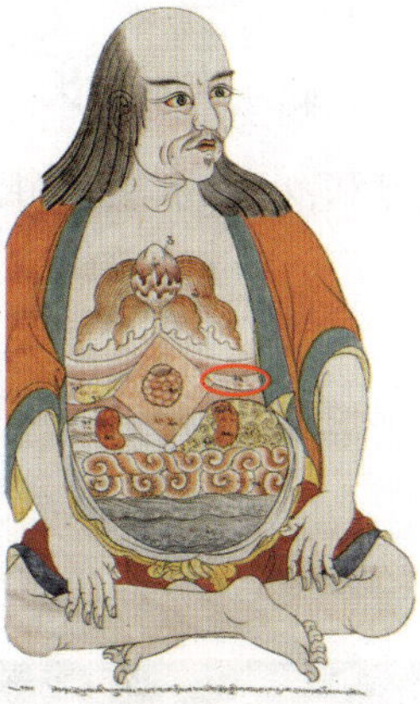

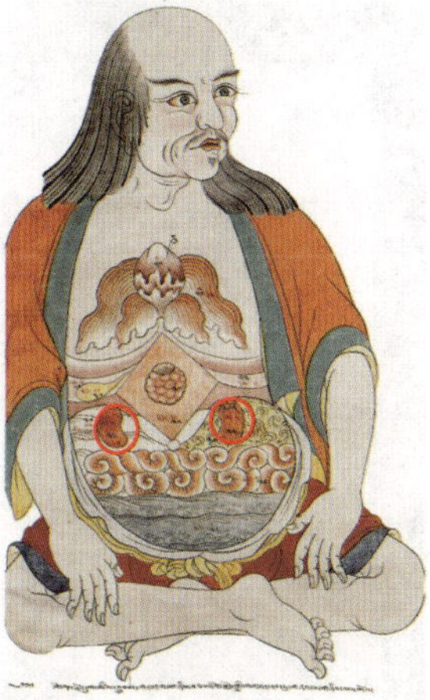

4.5 肾体

两肾脏外面包裹着两片薄膜，要害处为肾体，要害等级属极其危险。

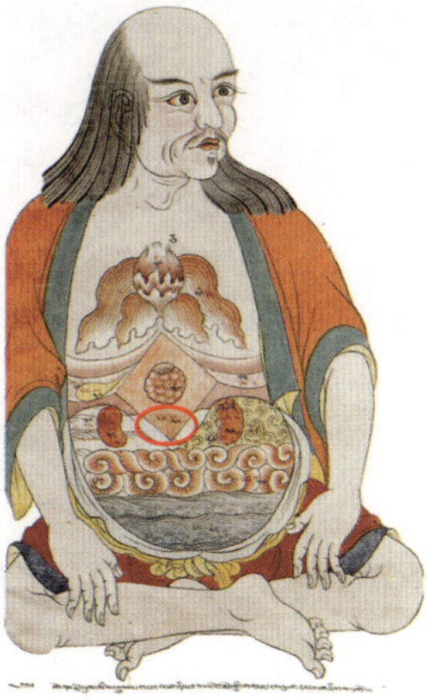

4.6 胃贲门

胃位于剑突至脐之间，划一长 8 横指、宽 12 横指的格子的方框线中，要害处为贲门，要害等级属极其危险。

4.7 小肠

小肠要害处为全小肠，位于脐下 2 寸处如蛇盘踞，小肠分黑白两肠，要害等级属极其危险。

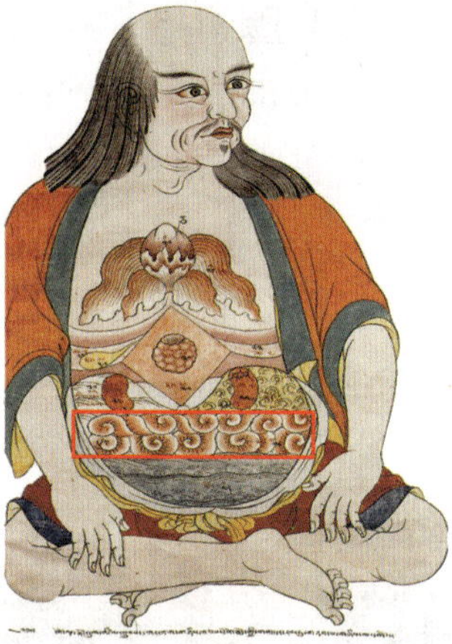

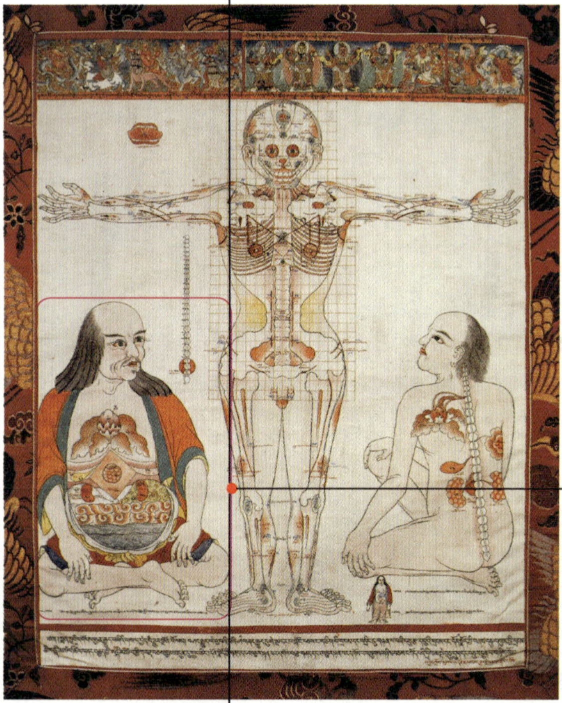

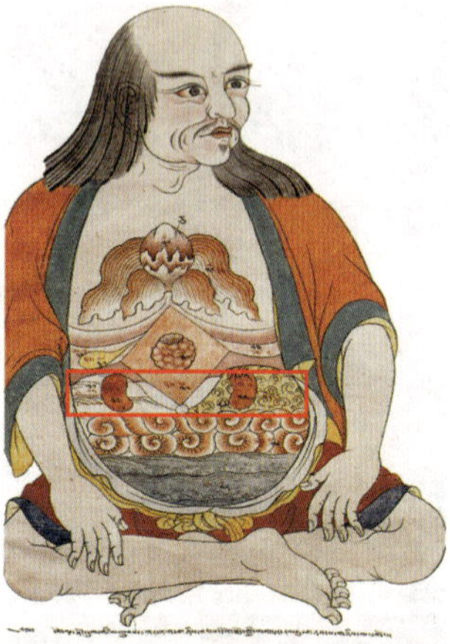

4.8 血肠

大肠位于脐上下各 1 寸和左右各 8 寸处，右为血肠（升结肠）、中为糌粑肠（横结肠）、左为虫肠（降结肠），其中位于脐左形如波浪状蠕动的血肠非常危险，要害等级属极其危险。

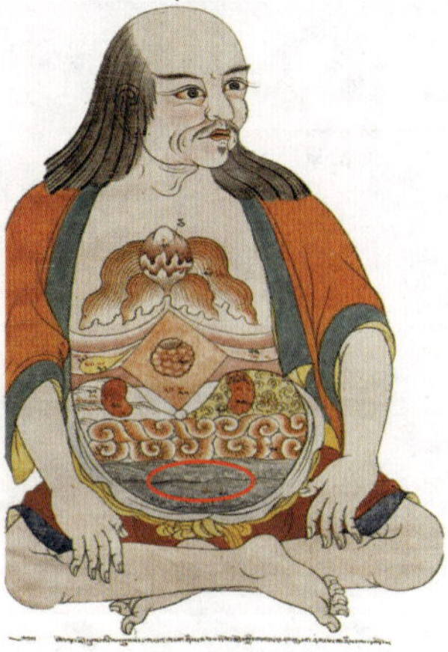

4.9 膀胱口

膀胱要害处为连接两肾的 2 个尿道口和从膀胱向下排尿的口等，要害等级属极其危险。

4.10 胆囊膜

胆囊要害处为胆囊膜，胆囊位于右肋下肝脏下缘，似吊挂的金色皮袋或助消化的佐料袋，要害等级属极其危险。

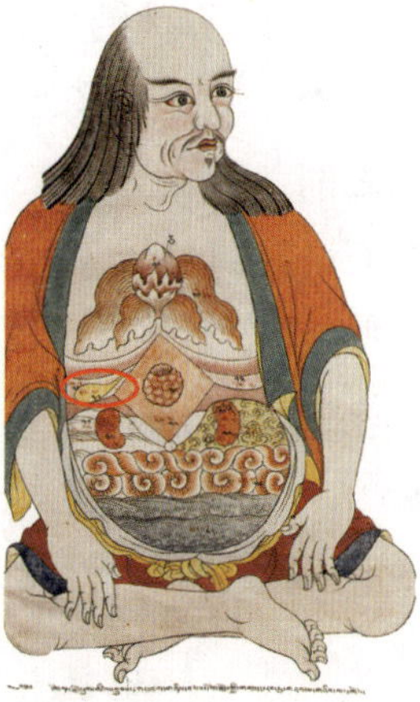

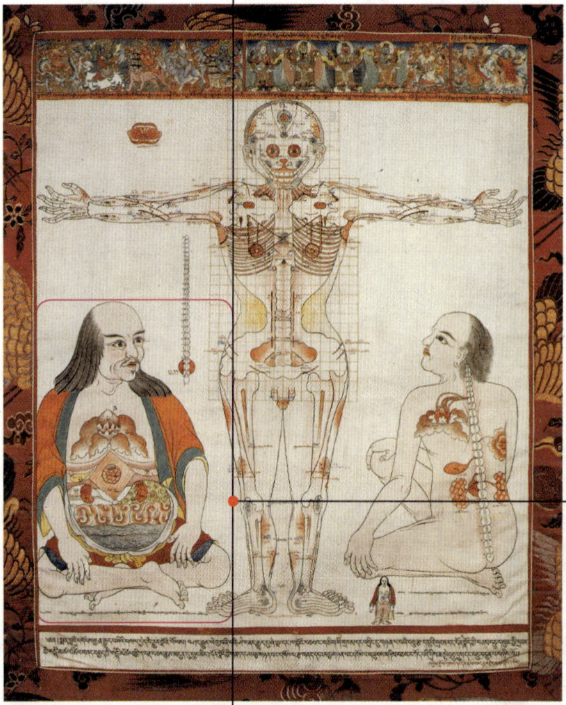

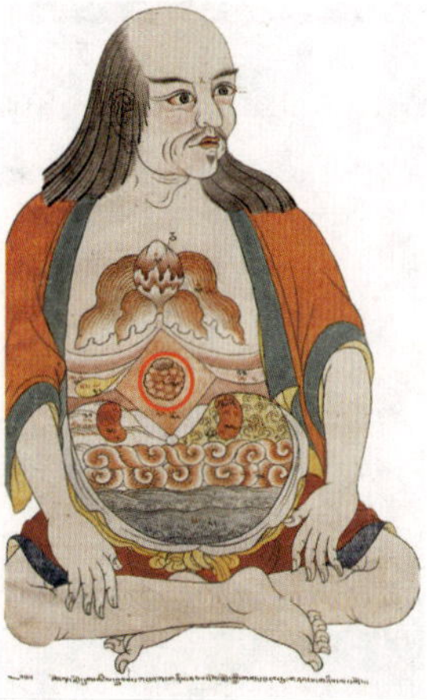

4.11 “三木塞”

“三木塞”位于第十三椎左右两旁，形似肿胀的圆团物或表面凹凸不平的圆状物。“三木塞”主要针对妇女而言，是妇女卵巢，要害等级属非常危险。

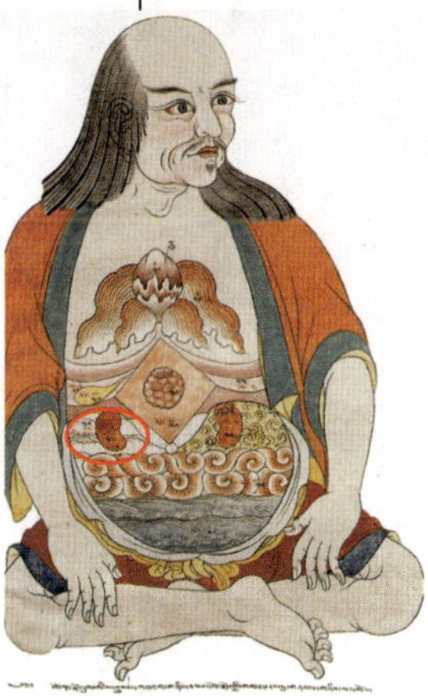

4.12 直肠

直肠要害处为从肛门向上 4 横指处的白色直肠和从此又量 4 横指的黑色直肠，黑白直肠又称黑白脂肪鞘，要害等级属极其危险。

4.13 乙状结肠

乙状结肠要害处为大肠尾与直肠上端之间，即位于第二十椎至第二尾椎之间有一弯折肠子就是乙状结肠，要害等级属非常危险。

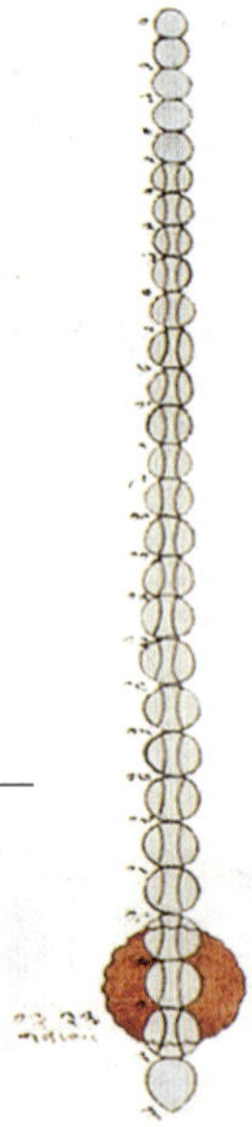

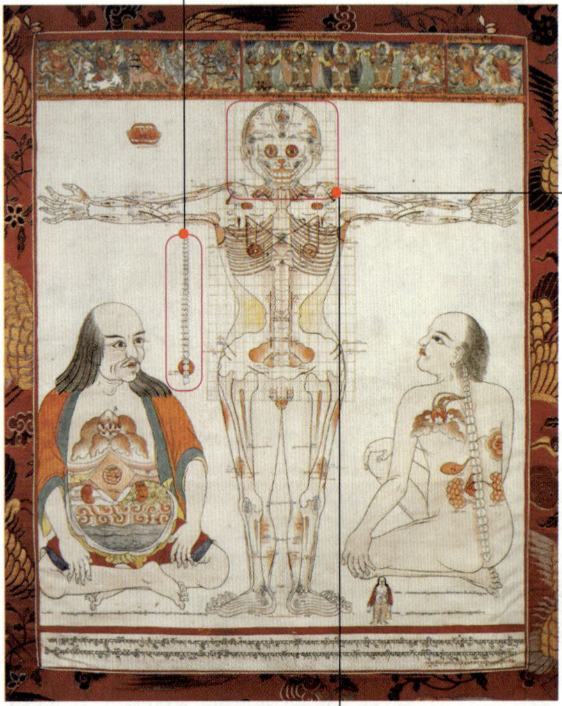

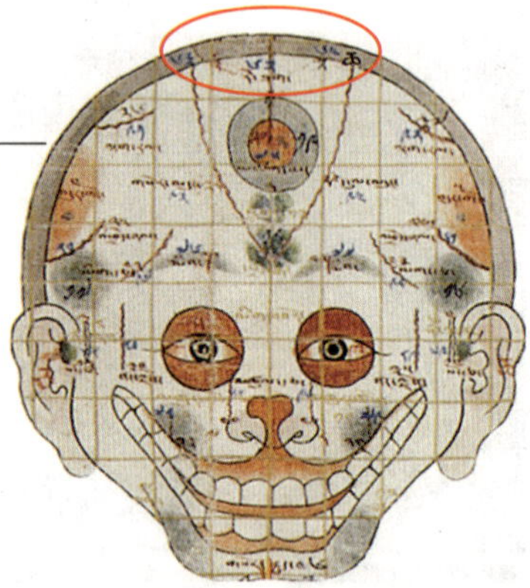

5 要害脉（190条）

5.1 头部要害脉

5.1.1 脑脉

5.1.1.1 线脉（4条）

脑脉有15条，其中四线脉为位于头顶梵天穴四周1寸处的4条脉，属正面的有前、左、右3条，要害等级属一般。

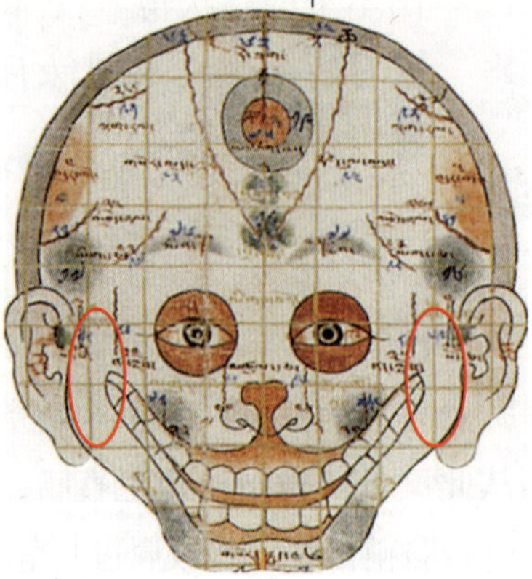

5.1.1.2 咀嚼脉（2条）

分布在左右腮颊，进食时主司咀嚼的2条白脉（齿槽神经）即咀嚼脉，要害等级属一般。

5.1.1.3 三岔骨脉（1 条）

位于腭骨中央三岔骨上的一白脉或水脉，是主司舌、目、鼻、耳四识觉的 3 条脉聚合于腭骨的脉，要害等级属一般。

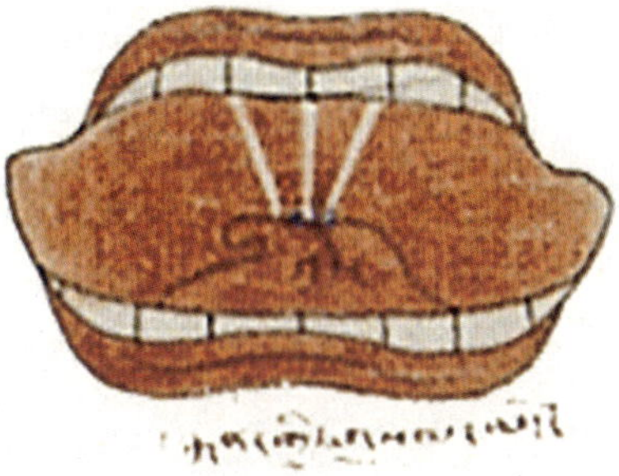

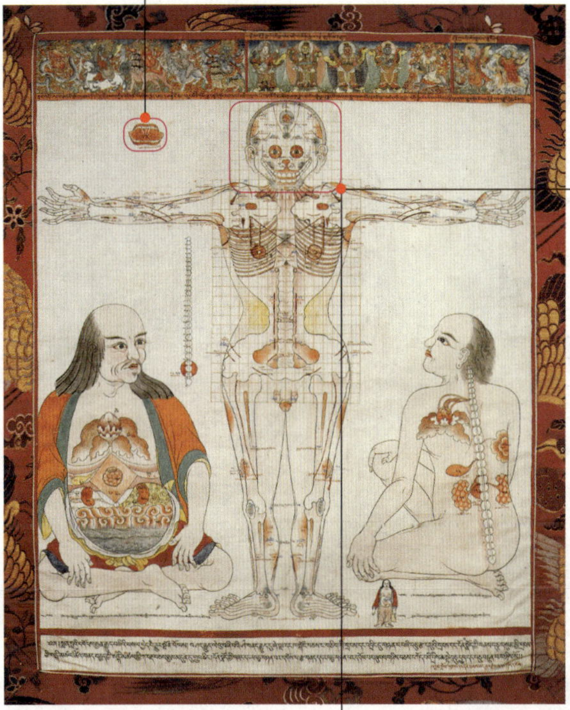

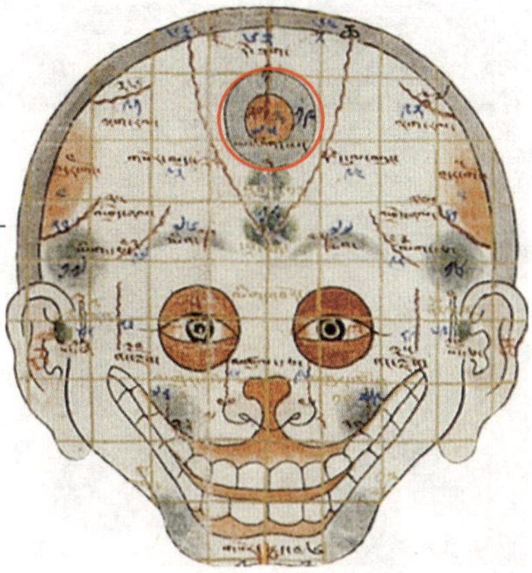

5.1.2 颅骨脉（14 条）

5.1.2.1 前囟脉（1 条）

颅骨上有要害脉 14 条（位于正面的 7 条），其中前囟门要害脉是位于额发际向上 4 横指处形成环状的一条脉，要害等级属一般。

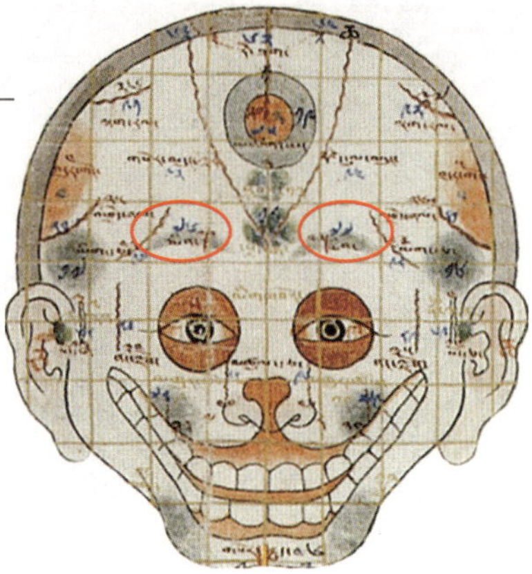

5.1.2.2 眉中央脉（2 条）

位于左右眉各自中央前方的两脉，要害等级属一般。

5.1.2.3 颧骨脉（2 条）

位于左右颧骨冈上走向颧骨的两脉，要害等级属一般。

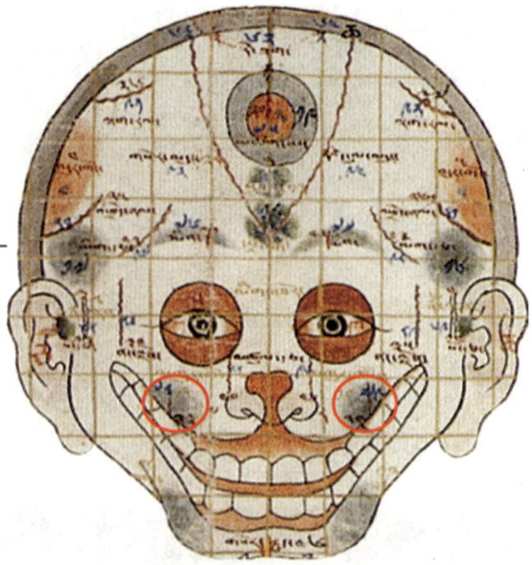

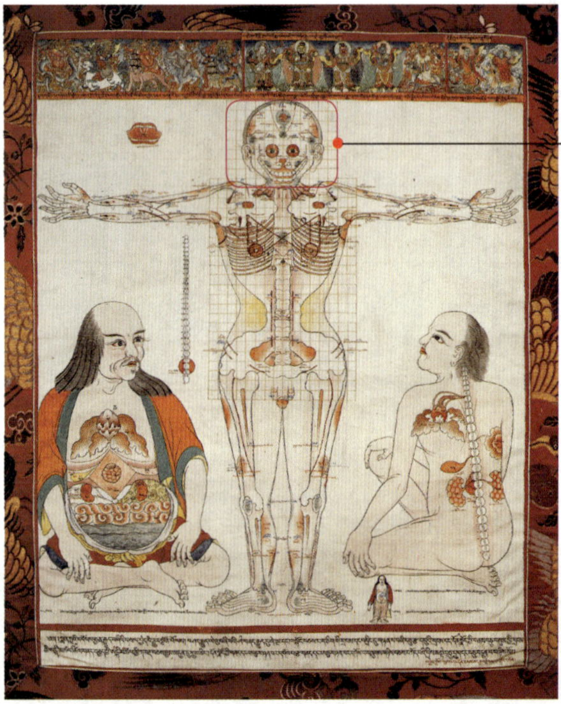

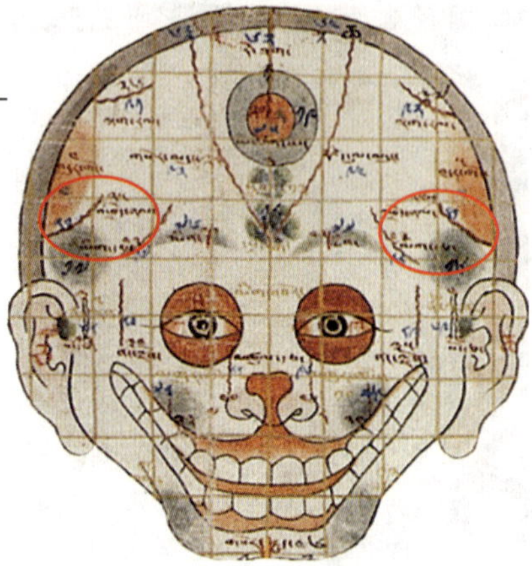

5.1.2.4 横卧脉（2 条）

位于左右耳后向上 4 横指处的骨缝横卧的脉，要害等级属一般。

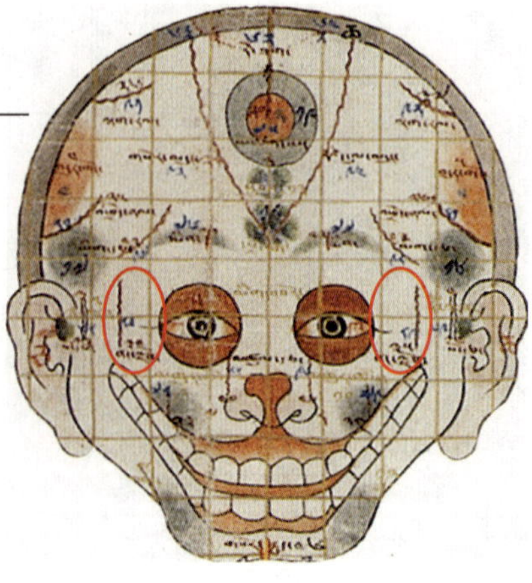

5.1.3 头部要害肌肉脉（14 条，属于正面的 10 条）

5.1.3.1 耳内树脉（2 条）

耳内外树脉有 4 条，其中内树脉 2 条位于左右耳孔前 1 寸处上下竖立的两脉，要害等级属一般。

5.1.3.2 枕辫脉（2 条）

位于左右颞颥的咀嚼肌稍过一点之处，是向下斜着走向的两脉（枕动脉），要害等级属一般。

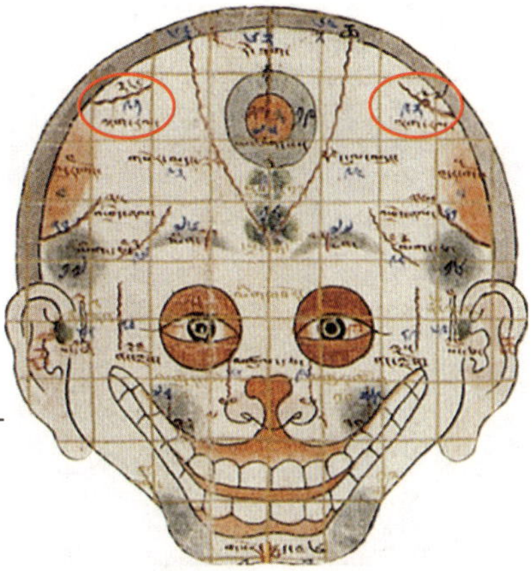

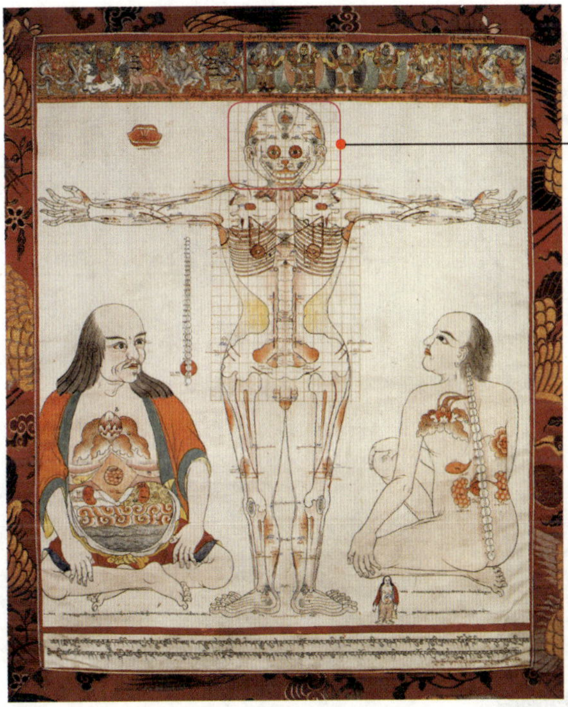

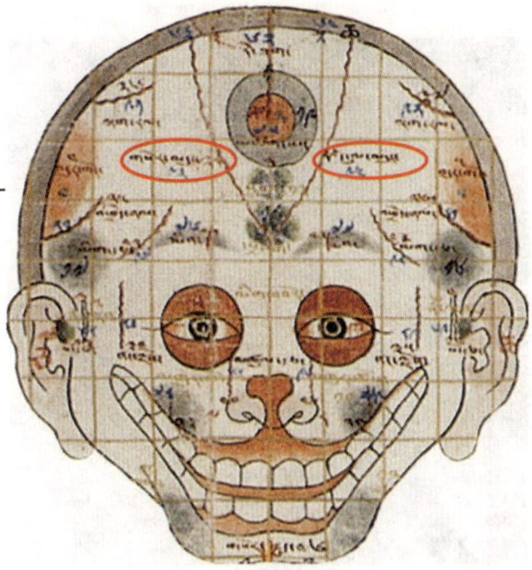

5.1.3.3 金矛脉、银矛脉(2 条)

位于印堂左右旁开 1 寸，又从此向上量 4 横指处，右为金矛脉，左为银矛脉，要害等级属一般。

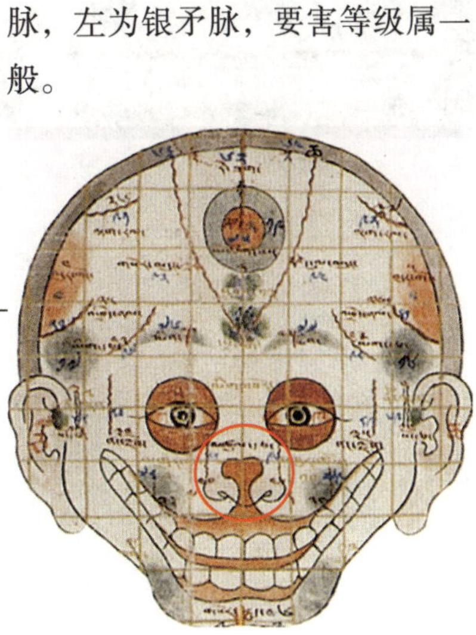

5.1.3.4 鼻甲旁动脉（2 条）

从鼻孔左右两旁向上眼角行走的 2 条红色脉（面动脉），要害等级属一般。

5.1.3.5 眼脉（2 条）

从左右眉尾颞颥凹陷中斜下行走的两脉，要害等级属一般。

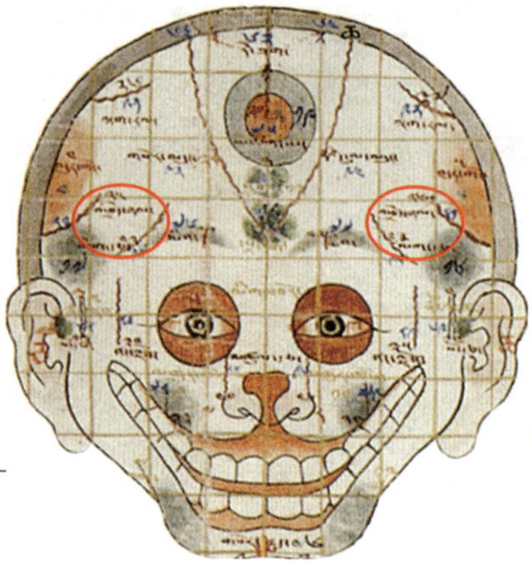

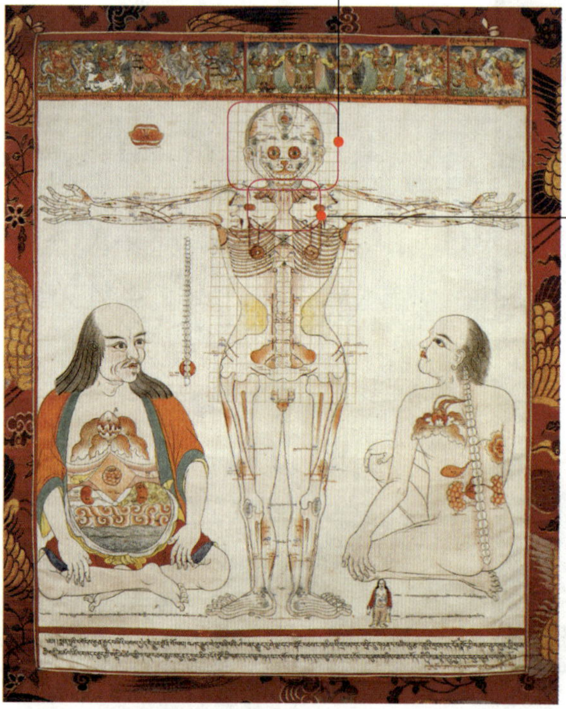

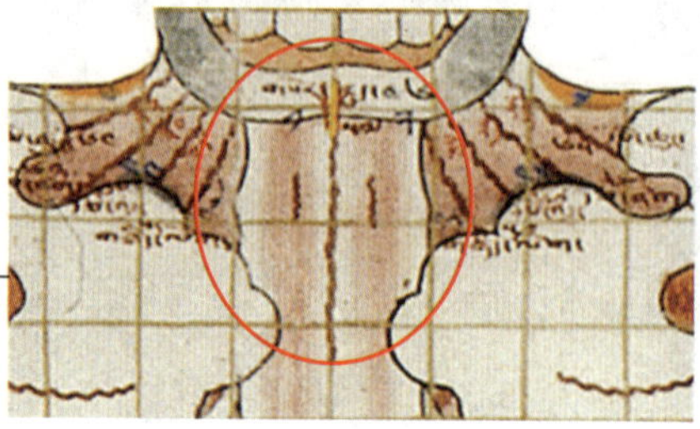

5.2 颈部要害脉（22 条）

5.2.1 金线心脉（1 条）

位于气管与食道之间的右边上下延伸的一条属于子肺系的黄色心脉（甲状腺上动脉）。因其是与心脏相连脉，所以要害等级属极其危险。

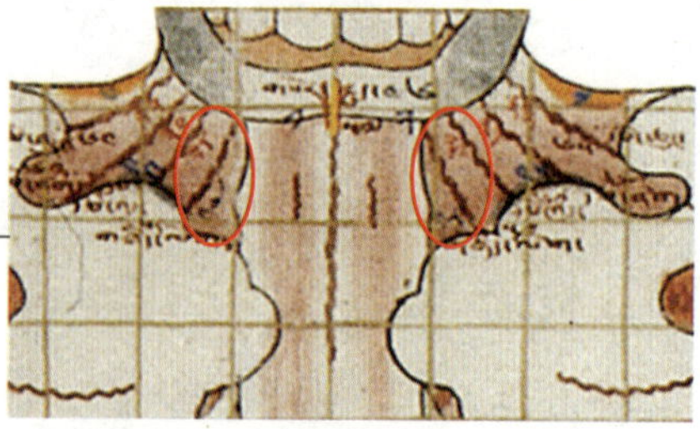

5.2.2 睡脉（2 条）

位于气管与食道左右，从心脏分出的 2 条动脉（颈总动脉），要害等级属极其危险。

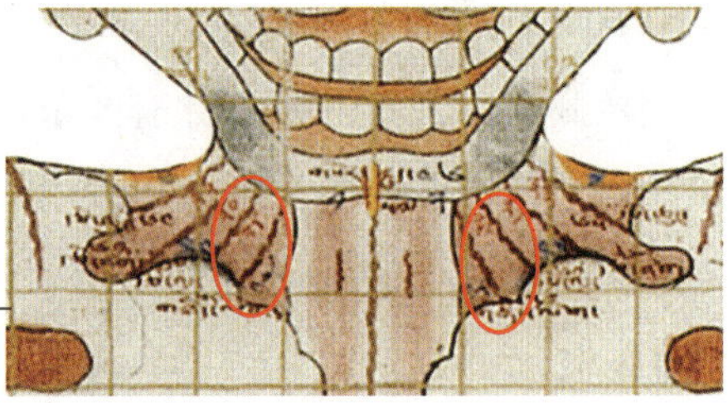

5.2.3 似尖脉（2条）

位于左右睡脉外侧一分处的2条静脉。这两脉的走向与黑尖脉相似，故名似尖脉，要害等级属中等。

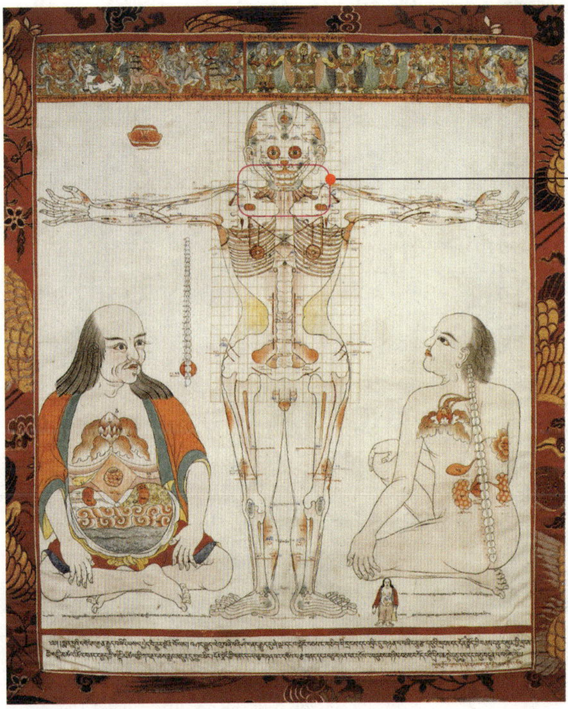

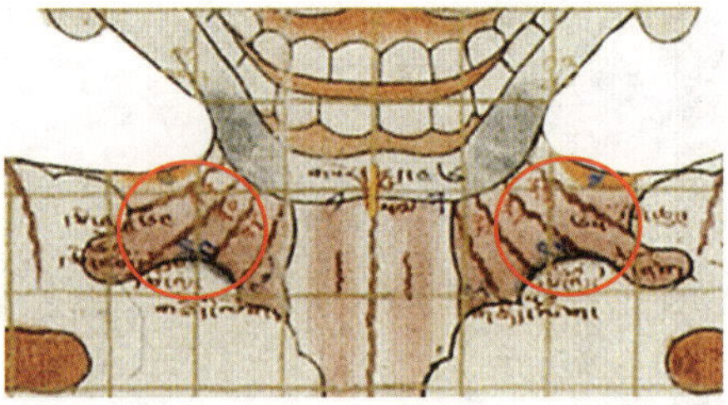

5.2.4 黑尖脉（2条）

位于左右似尖脉的外侧一分处的2条动脉（颈内动脉），要害等级属中等。

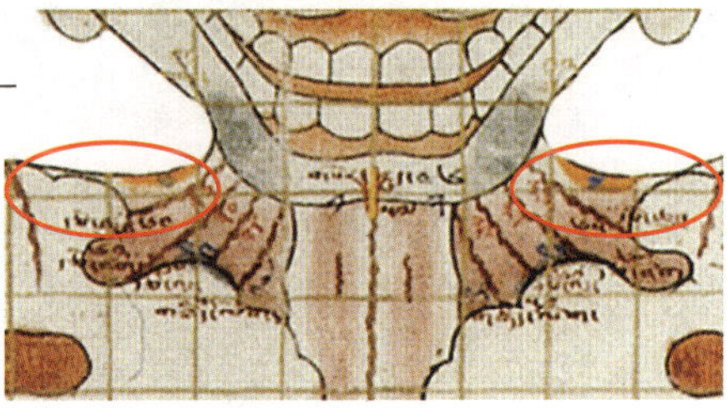

5.2.5 小尖脉（2条）

位于左右两黑尖脉外侧的后面一分处，即颈两侧上角的两静脉（颈外静脉），要害等级属中等。

5.3 躯干部要害脉（53 条）

5.3.1 隐藏脉（8 条）

5.3.1.1 心脉（1 条）

隐藏于内脏腑的要害脉有 8 条，其中心脉是从第三椎前的命脉主干向前分出 3 条脉中的中央一脉，要害等级属极其危险。

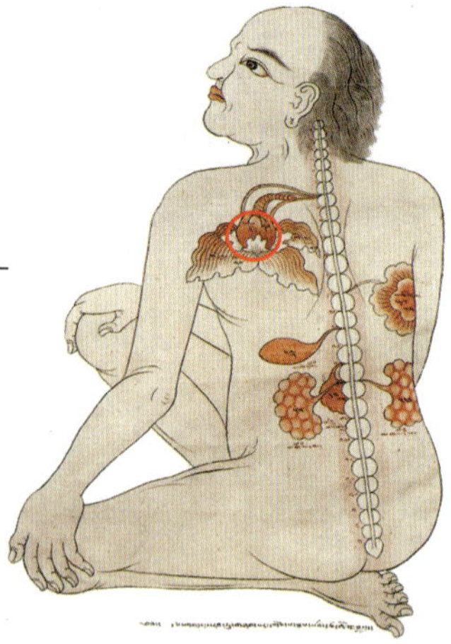

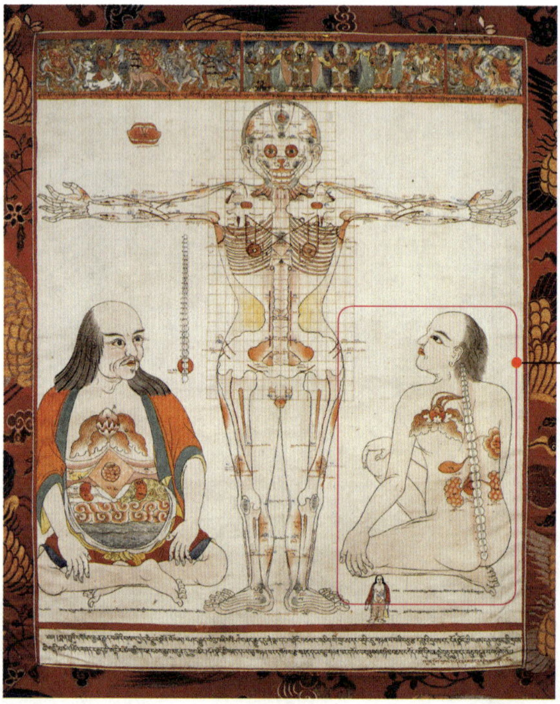

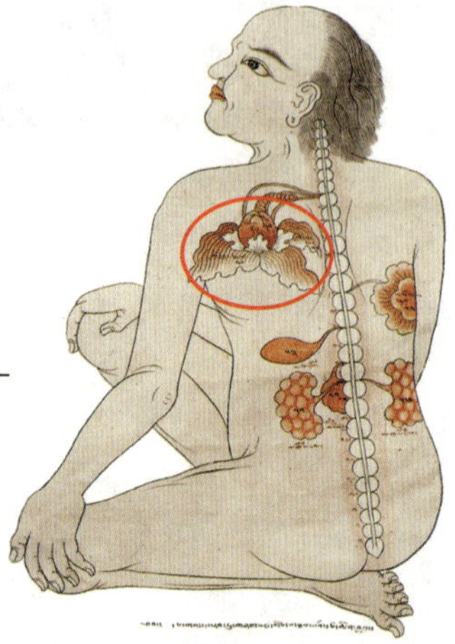

5.3.1.2 肺脉（2 条）

8 条隐脉中的两肺脉，从第三椎前的命脉主干向前分出 3 条脉中的左右两脉，是进入两子肺的肺脉，要害等级属极其危险。

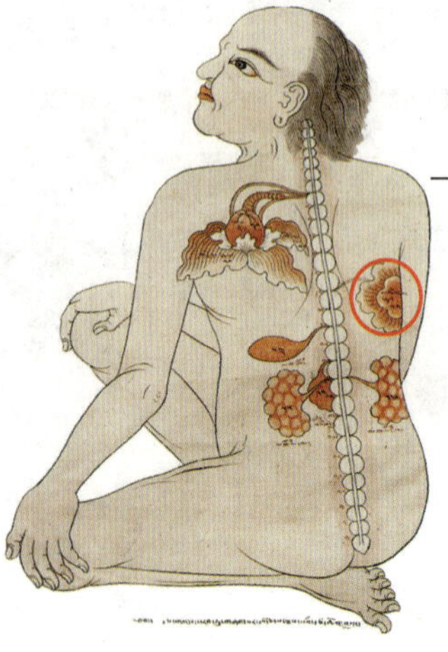

5.3.1.3 肝脉（1 条）

8 条隐脉中的肝脉，从第八椎前的命脉主干向右方分出与肝镰状韧带相连的一条脉，要害等级属极其危险。

5.3.1.4 脾脏（1 条）

8 条隐脉中的脾脉，从第九椎前的命脉主干向左方发出与脾脏相连的一条脉，要害等级属极其危险。

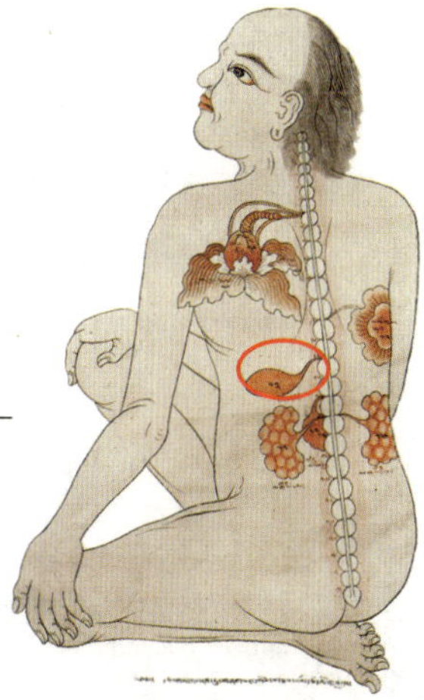

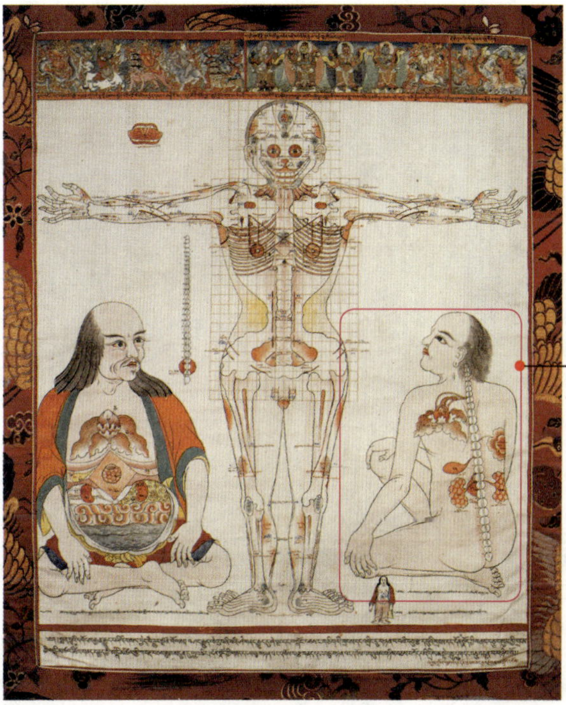

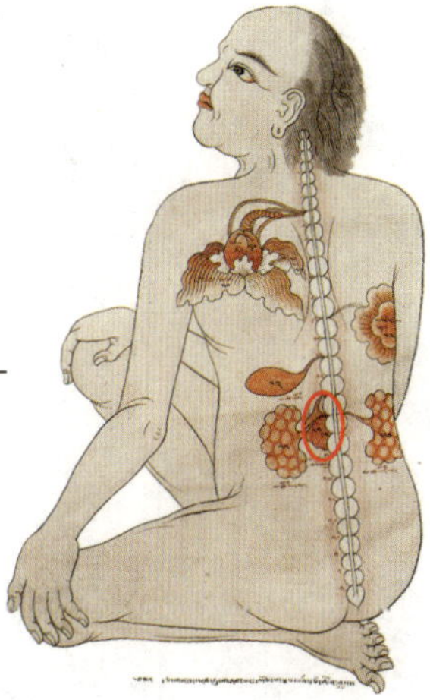

5.3.1.5 “三木塞”脉（1 条）

8 条隐脉中的“三木塞”脉，在第十三椎左边有一从命脉主干分出与“三木塞”相连的脉即为本脉，要害等级属极其危险。

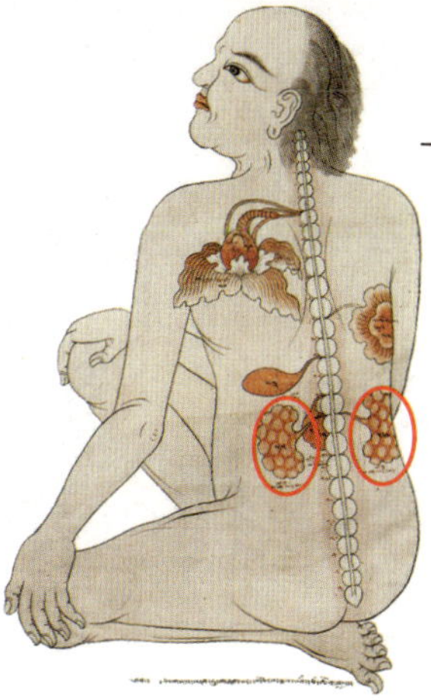

5.3.1.6 肾脉（2 条）

8 条隐脉中的两肾脉，在第十四椎左右，从命脉主干分出与两肾相连的两脉，要害等级属极其危险。

5.3.2 心脉（6 条）

5.3.2.1 细针心脉（2 条）

6 条心脉中的 2 条细针心脉，位于胸骨左右向乳头前量 2 寸处，是似针插入胸口样细长向上竖立的两脉，要害等级属极其危险。

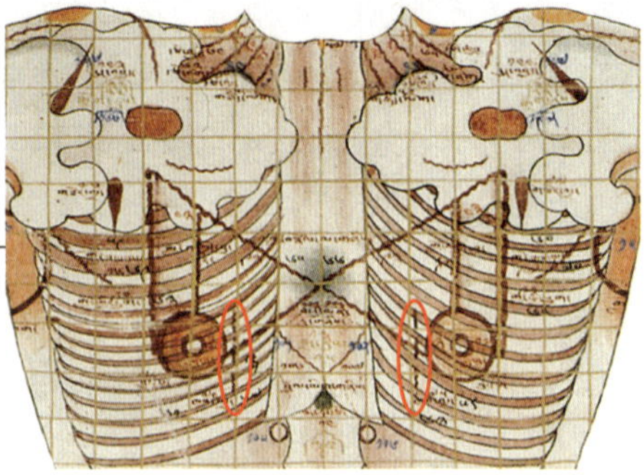

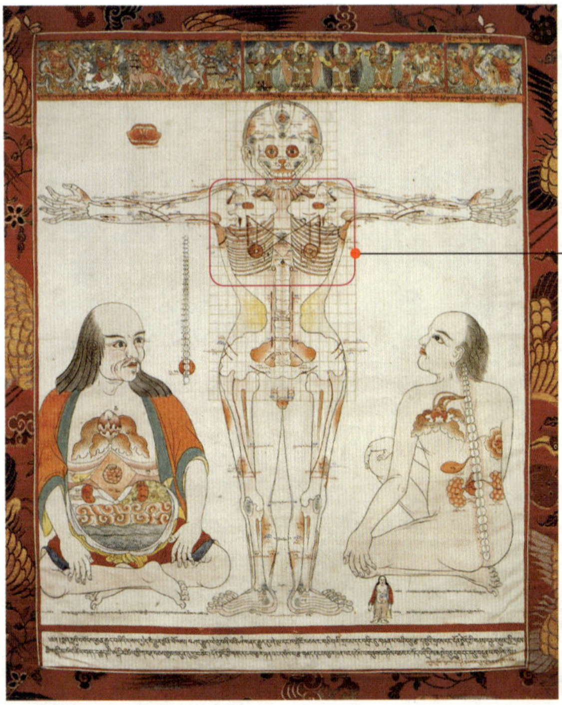

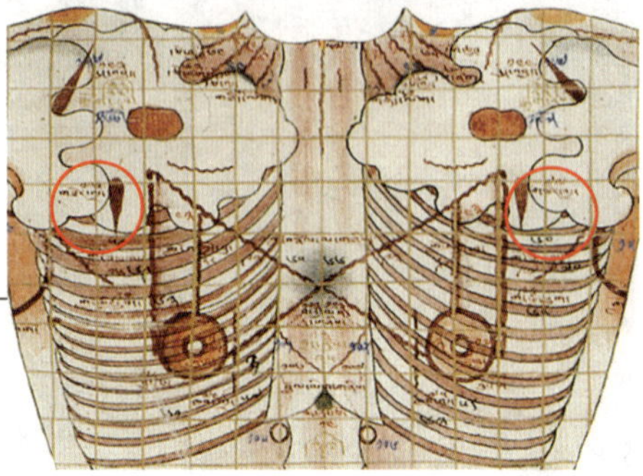

5.3.2.2 银凸心脉（2 条）

位于左右锁骨中央向下 1 寸处，是似树干节子样或稍凸状分布的两脉，要害等级属极其危险。

5.3.2.3 心子脉（2 条）

心子脉位于左右乳头上下左右旁开 1 寸处，是两条围绕乳头行走的环状红色脉，要害等级属极其危险。

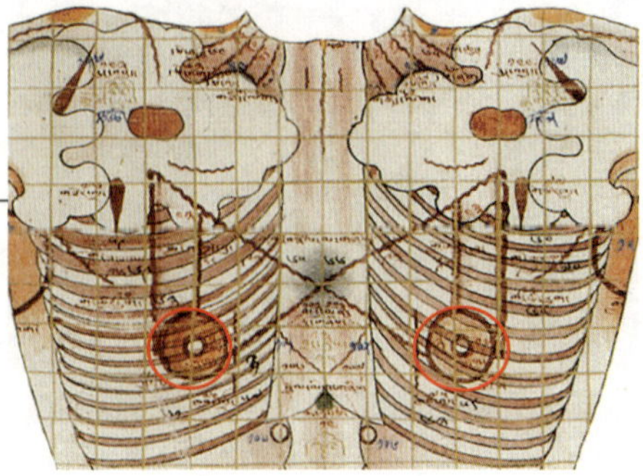

5.3.3 肺脉（24 条）

5.3.3.1 竖立肺脉（2 条）

从肺下母肺（右肺侧下叶）分出的两竖行肺脉，是从左右乳头前方向两锁骨下方行走的两脉，要害等级属极其危险。

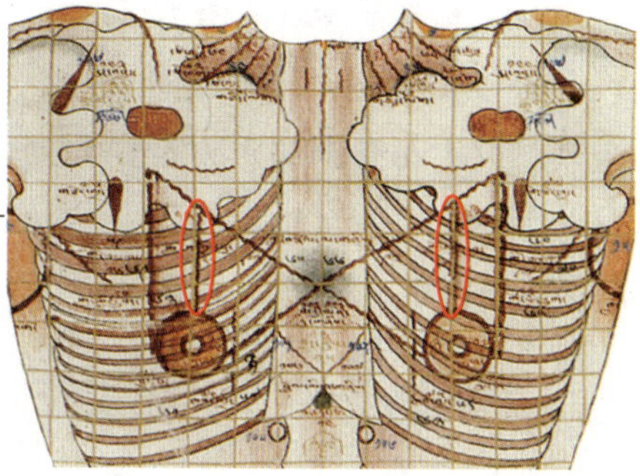

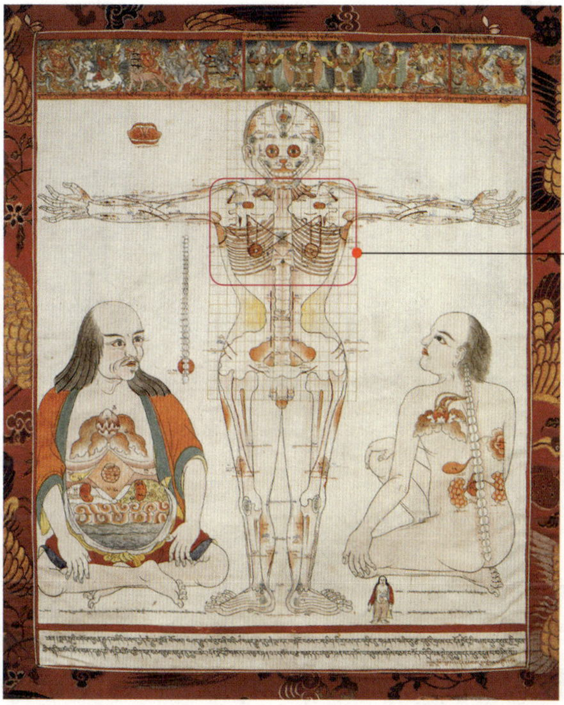

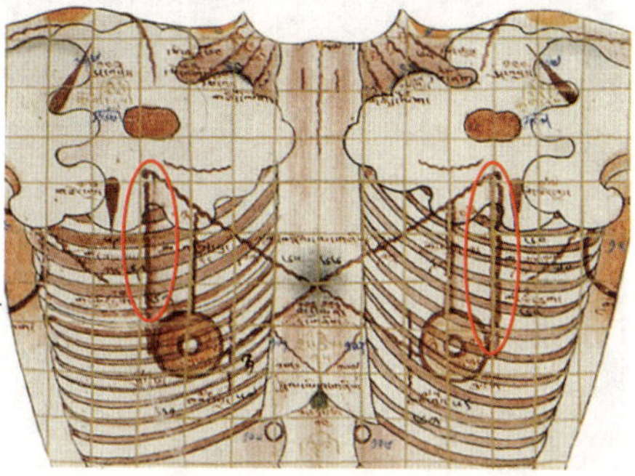

5.3.3.2 外驰脉（2 条）

从心堡子肺（左肺正面下叶）分出的两外驰脉是从左右乳头外侧 1 寸处向上两锁骨上面行走的两脉，要害等级属极其危险。

5.3.3.3 交叉脉（2 条）

从辐鼻子肺（右肺正面叶）分出的两交叉脉是从天突左右锁骨与胸骨相接处经胸骨面上各向对面的腋窝面行走相互交叉的两乳脉，要害等级属极其危险。

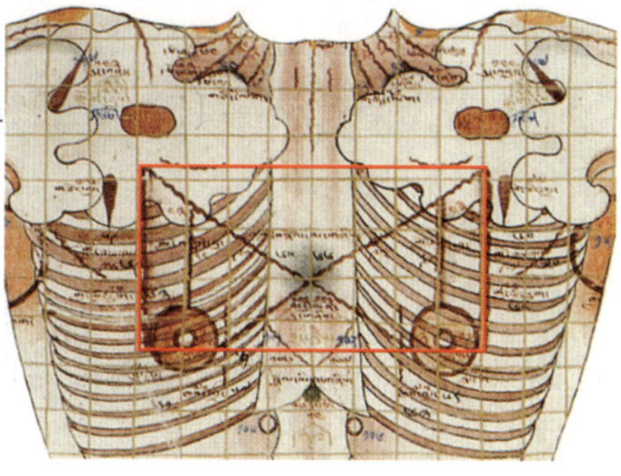

5.3.3.4 钉头脉（2条）

从鸟盖子肺（左肺正面上叶）分出的两钉头脉，位于左右腋窝下方，在此处循行于内外旁开1“恰”（4横指）的环状两脉，要害等级属极其危险。

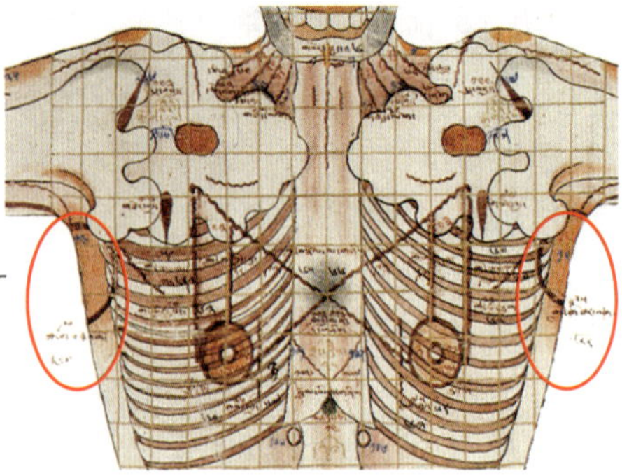

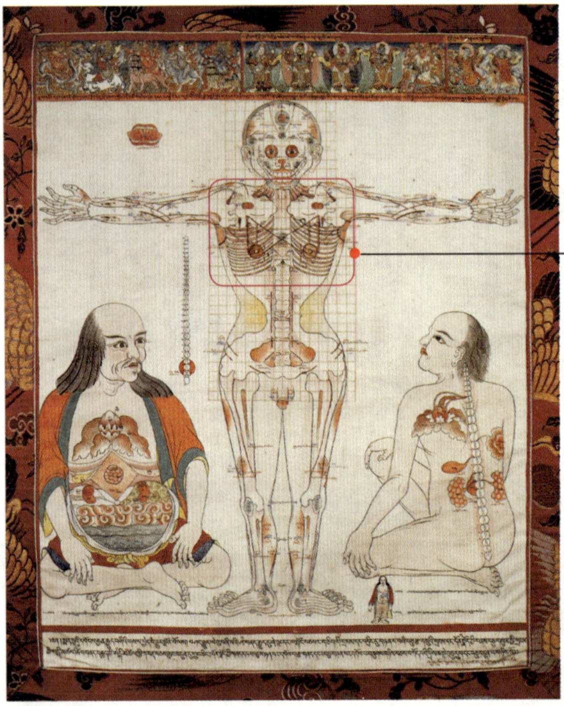

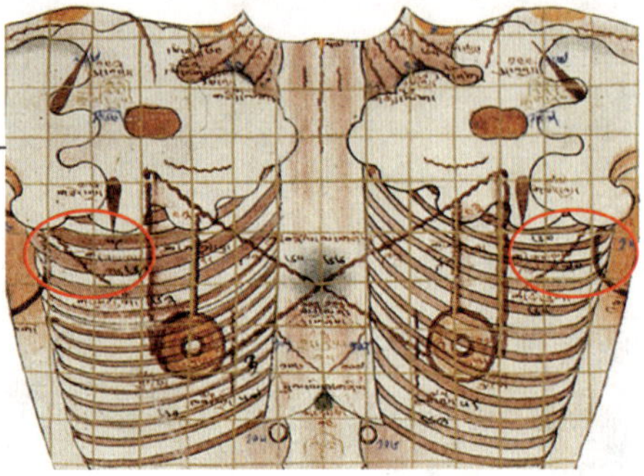

5.3.3.5 红铜脉（2条）

从敌舌子肺（右肺正面中叶）分出的两红铜脉是从左右腋窝下露出伸向剑突的两脉，要害等级属极其危险。

5.3.3.6 “吾苏扣巴”（锁外端窝环曲）脉（2条）

从母子两肺相接处分出的两锁骨外端凹陷的环曲脉，位于左右肩关节向头部方向量1“恰”即4横指处挂于肩内外的两脉，要害等级属一般。

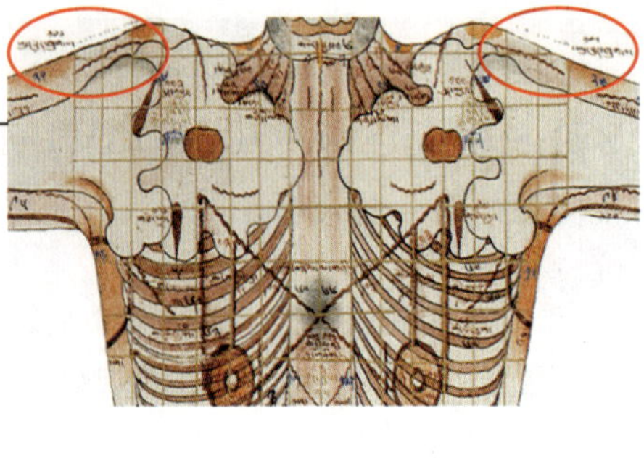

5.3.4 肝要害脉（2 条）

“夏如”和“曼如”两肝脉，从黑横膈膜与肝相连处分出，于剑突左右与胸骨左右相接的根部显露于外又向上走向乳头前方 2 寸处的危险部位，又从这里向上 1 “恰”处分成 2 叉，右为“夏如”脉，左为“曼如”脉，要害等级属一般。

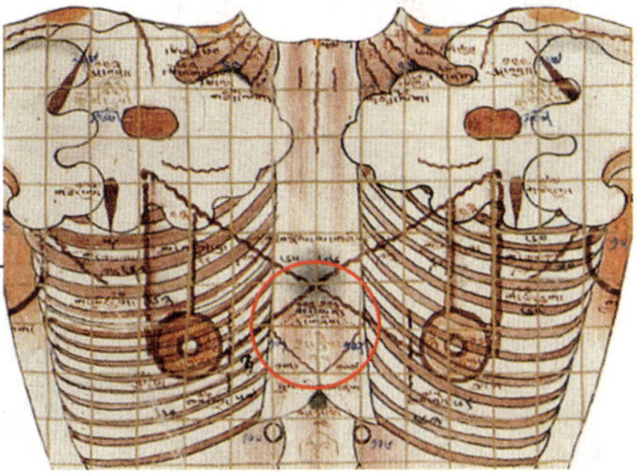

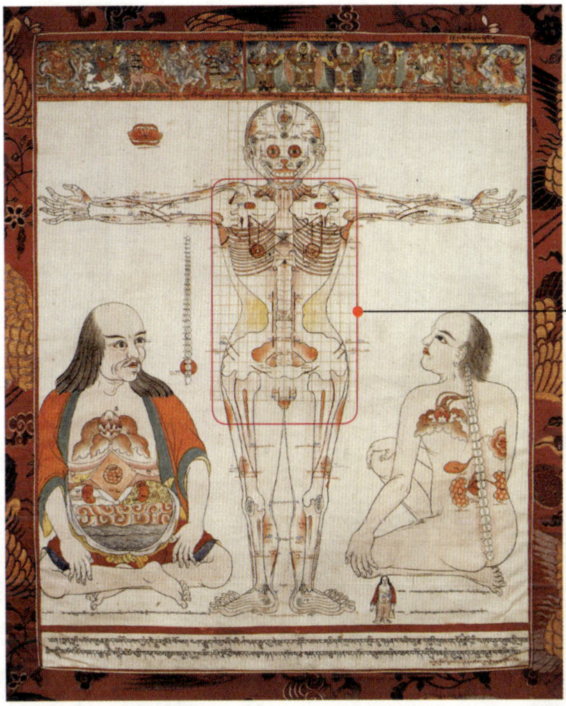

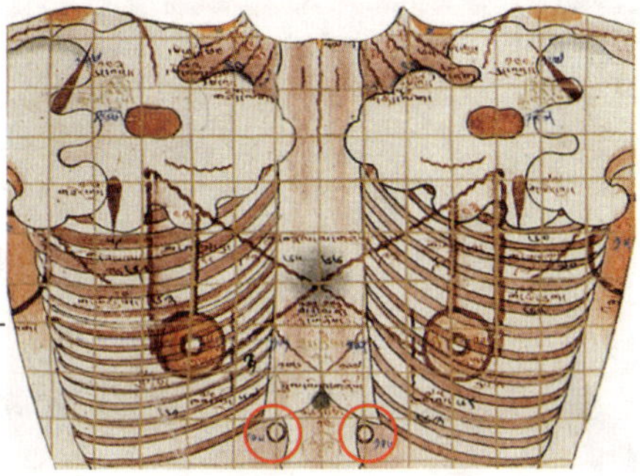

5.3.5 胃要害脉（5 条）

5.3.5.1 蛇眼胃脉（2 条）

在鸠尾左右旁开 1 寸处各有一圆而小似蛇眼样的脉即为本脉，要害等级属一般。

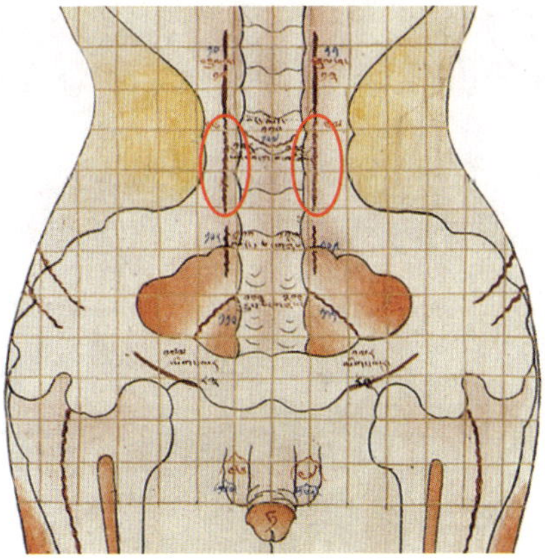

5.3.5.2 柱子胃脉（2 条）

在胃中央伴火穴左右旁开 3 横指处各有一上下竖行的脉即为本脉，要害等级属中等。

5.3.5.3 驴鞦脉（1 条）

在脐上 1 寸处的一脉，其两尖朝上如月芽状弯曲，要害等级属一般。

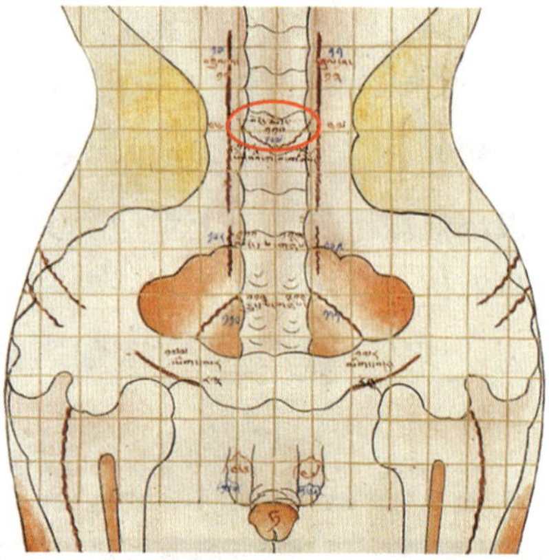

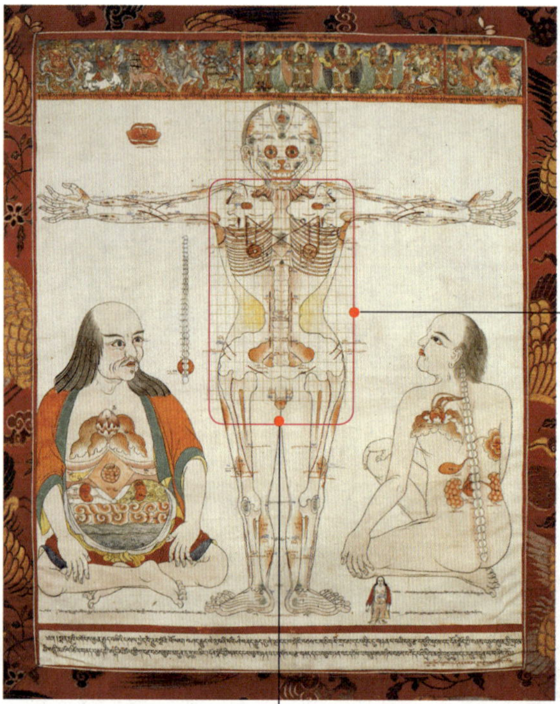

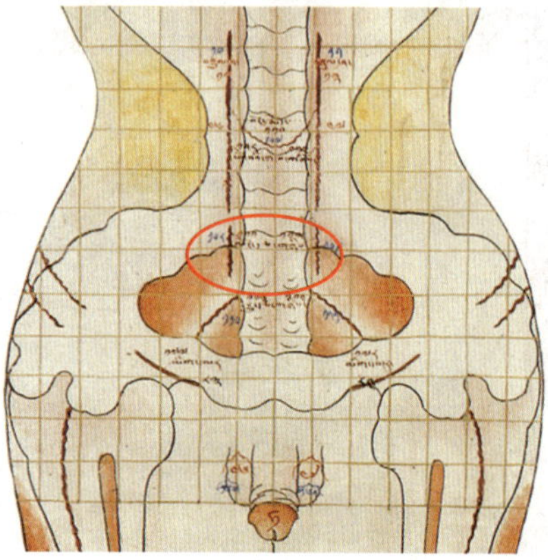

5.3.6 大肠要害脉（2 条）

在脐左右旁开 1 寸处各有一上下竖行的脉即为本脉，要害等级属一般。

5.3.7 小肠要害脉（2 条）

从脐左右两大肠脉末端向下斜行走向左右鼠蹊沟的两脉，要害等级属一般。

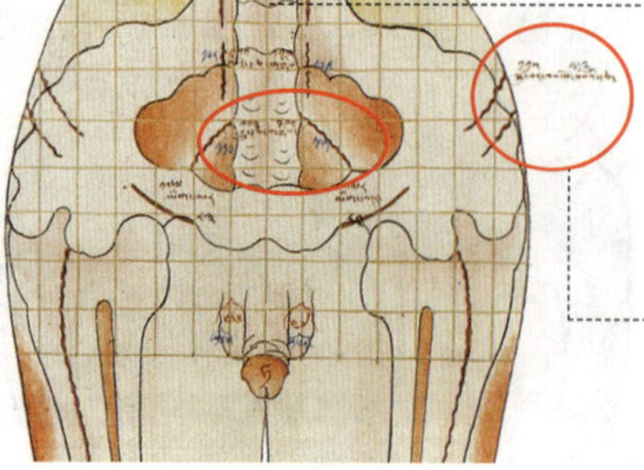

5.3.8 “三木塞”要害脉（1 条）

从左边髂嵴斜下走向鼠蹊沟的脉有 2 条，其中上面的那条脉即为本脉，要害等级属一般。

5.4 四肢要害脉

5.4.1 珍贵脉（2 条）

四肢要害脉有 72 条，其中珍贵隆脉是从左右臑下走向肘窝的 2 条由隆运行的白脉，要害等级属中等。

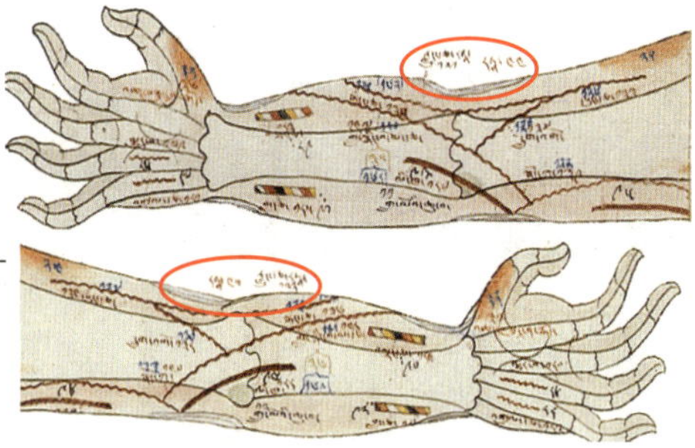

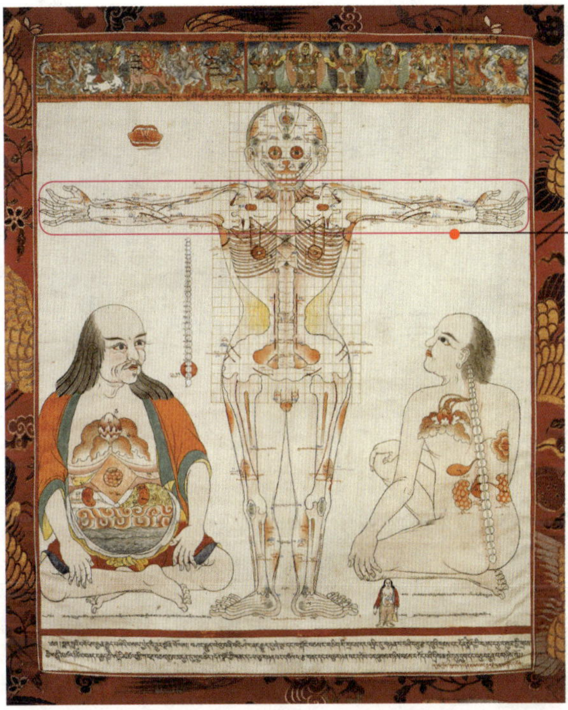

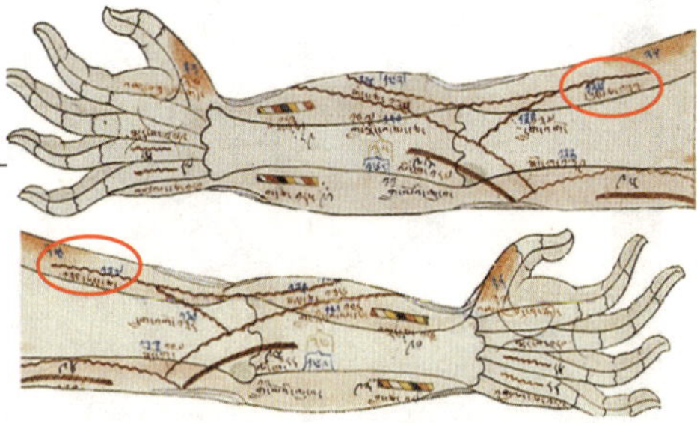

5.4.2 臑脉（2 条）

从臑中央内面向下走向肘窝的动脉（肱动脉），左右臑共 2 条，要害等级属一般。

5.4.3 冈脉（2 条）

从左右臑脉末端各分出两脉，一脉走向小臂外侧桡骨突出冈即为本脉，左右手共 2 条，要害等级属一般。

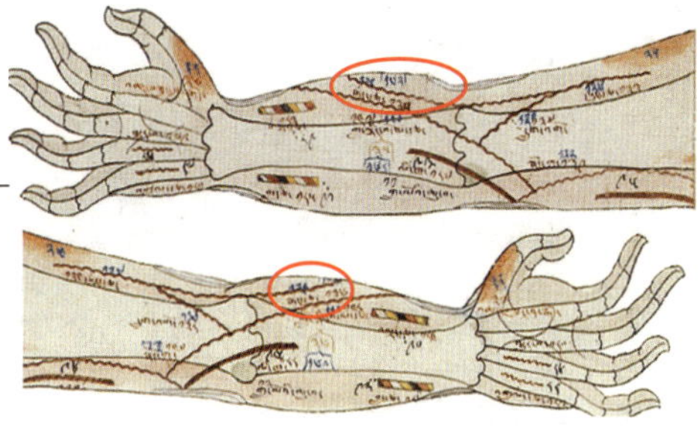

5.4.4 六头脉（2条）

从左右臑脉末端各分出两脉，另一脉走向肘窝中央（贵要动脉）即为本脉，左右手共2条，要害等级属一般。

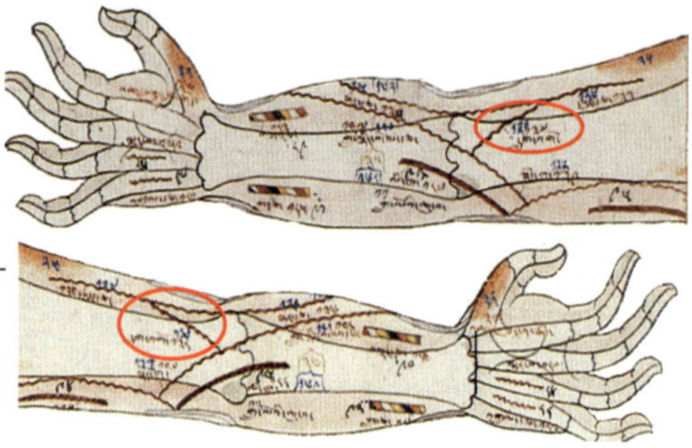

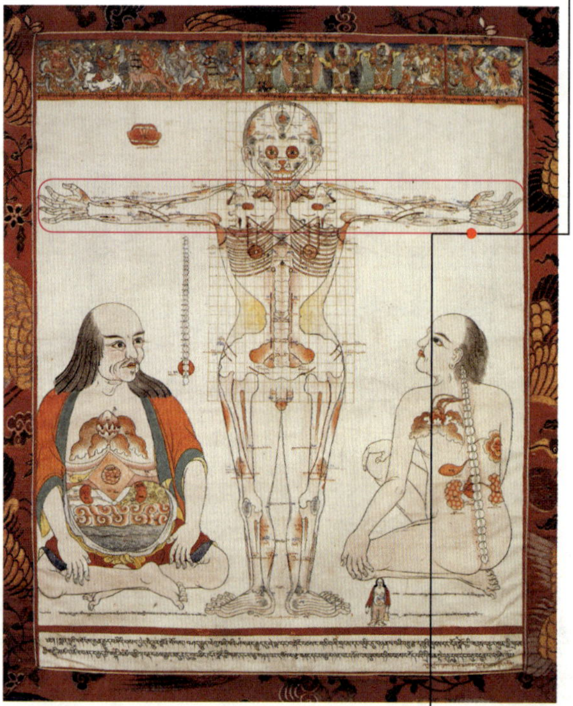

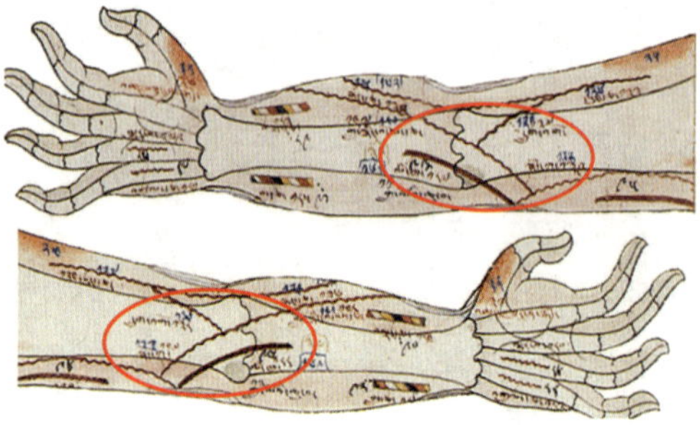

5.4.5“诺嘎”脉（2条）

从肘窝走向小臂内面的一脉（肘正中静脉），左右手共2条，要害等级属一般。

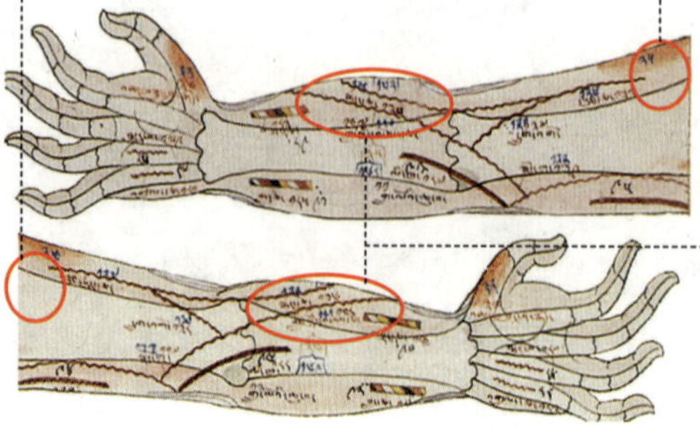

5.4.6 吹螺肺脉（2条）

从臑内面向下量1“恰”处有一脉，左右手共2条，要害等级属一般。

5.4.7 心肺合脉（2条）

肘窝的“诺嘎”脉和六头脉两脉合二为一，脉端走向桡骨棘突外侧的一脉，左右手共2条，要害等级属一般。

5.4.8 股内面大脉（2 条）

从鼠蹊沟走向股冈及膝关节缝的一脉，左右股共 2 条，要害等级属一般。

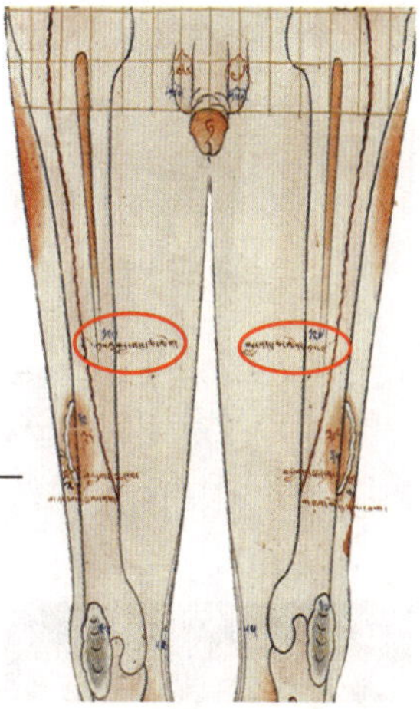

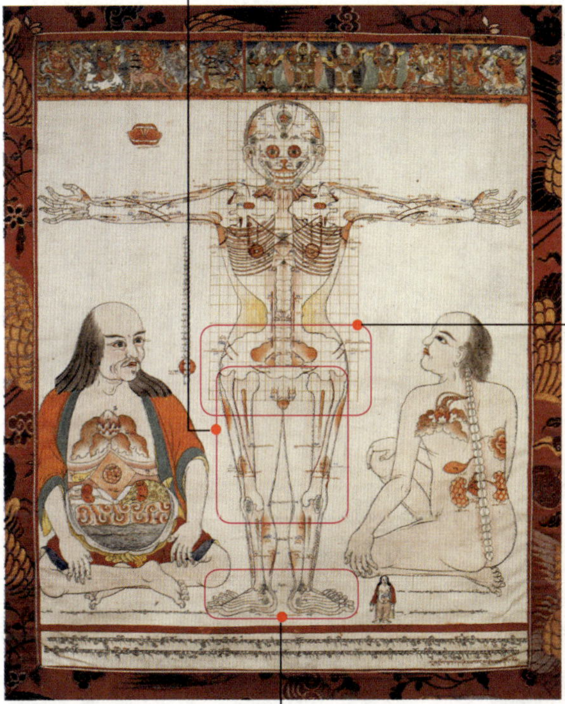

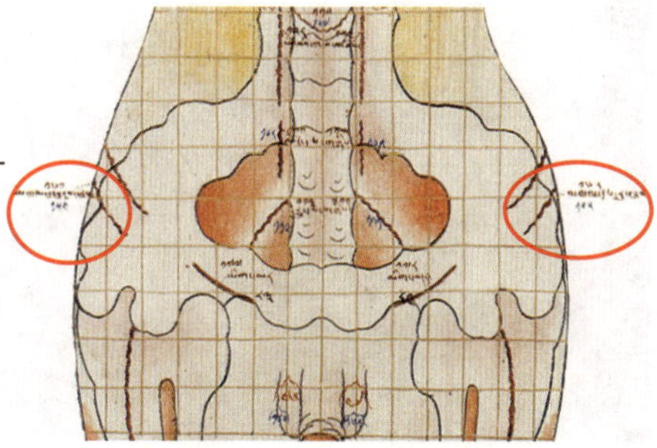

5.4.9 恋骨肾脉（2 条）

从第十四椎缝显出的黑肾脉在髋骨面上分出两脉，一脉向左右股冈上分出的两脉即为本脉，要害等级属一般。

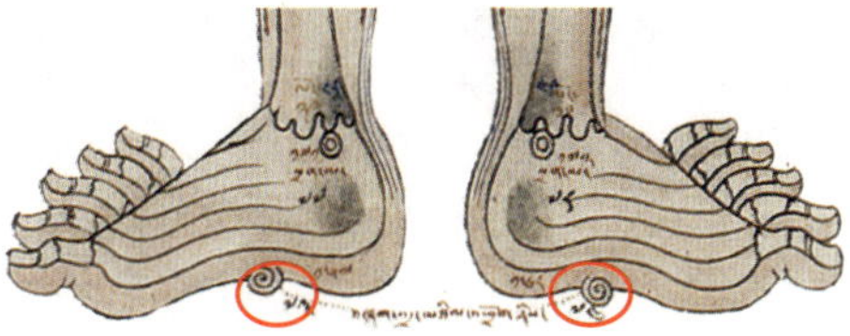

5.4.10 夺掌脉（2 条）

左右足掌内面弯处各有一圆盘状的动脉即为本脉（足底动脉），要害等级属极其危险。

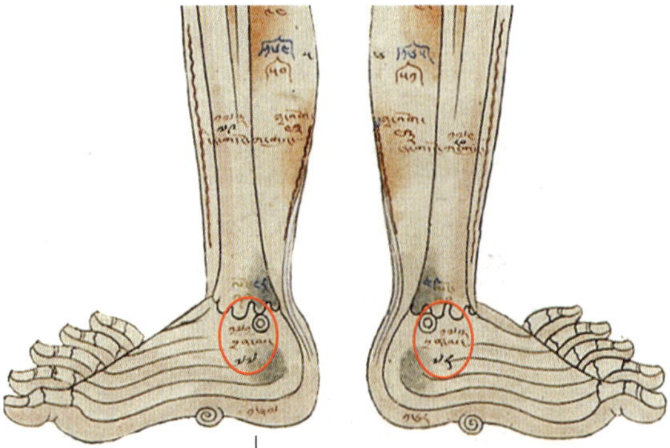

5.4.11 铁豆脉（2 条）

位于左右足内踝骨外侧面形似圆豆样的动脉（胫后动脉），要害等级属极其危险。

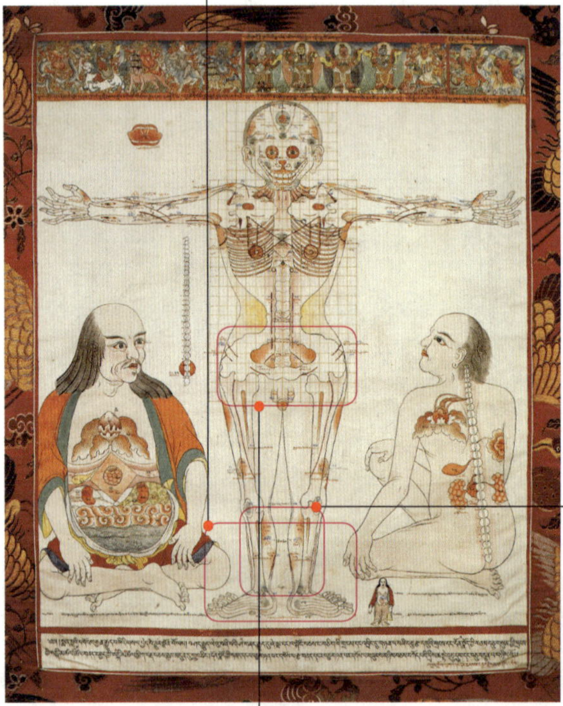

5.4.12 柱脉（2 条）

位于左右足内踝关节边向上量 4 横指的胫嵴上的两动脉（胫前动脉），要害等级属极其危险。

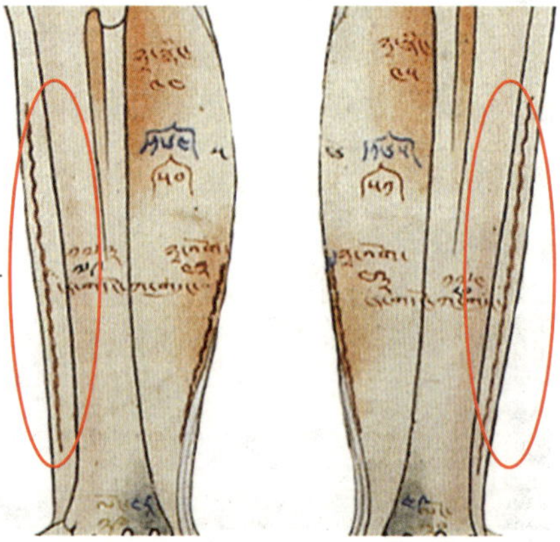

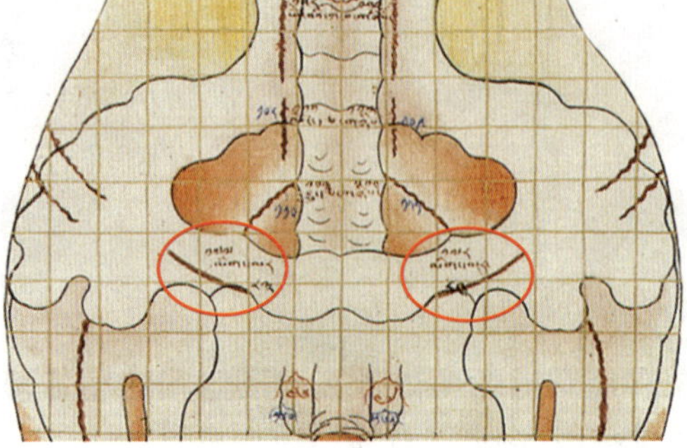

5.4.13 红眼心脉（2 条）

从下腹与大腿肌的连缝即鼠蹊沟、耻骨左右向下走向股内面的两脉（髂外动脉），要害等级属极其危险。

5.4.14 疾脉（2 条）

位于左右无名指掌骨上的两动脉（指掌侧总动脉），要害等级属极其危险。

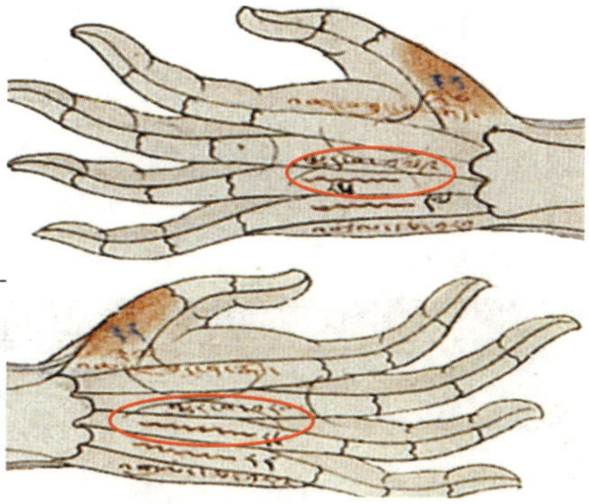

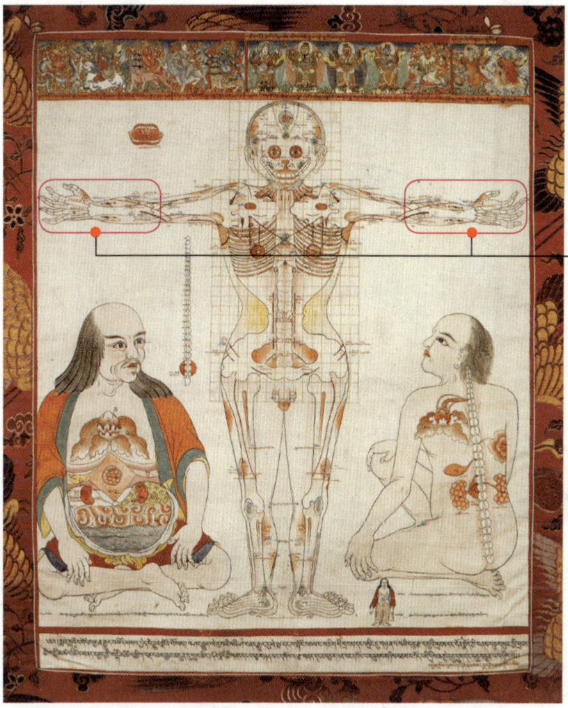

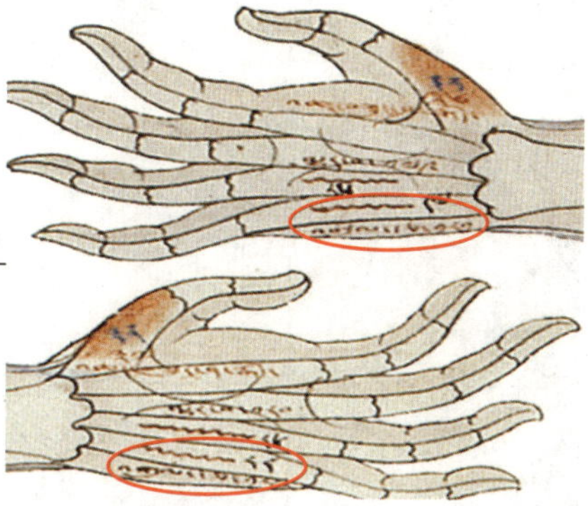

5.4.15 跳脉（2 条）

位于左右小指掌骨上的两动脉（小指掌侧固有动脉），要害等级属极其危险。

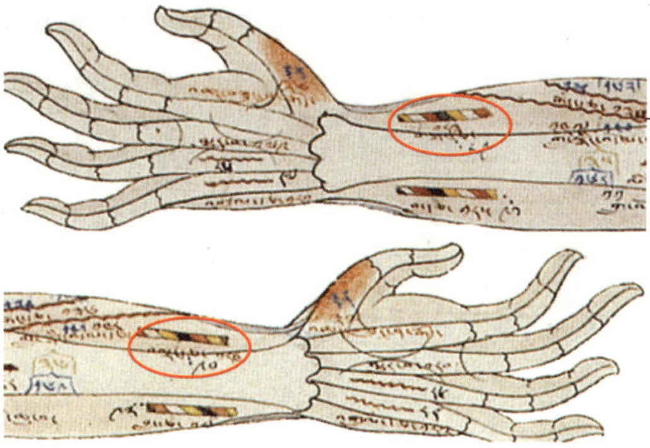

5.4.16 诊脉（2 条）

位于左右腕高骨壁上的两动脉（桡动脉），要害等级属极其危险。

5.4.17 魂脉（2 条）

位于左右腕下角筋腱之间的两动脉（尺动脉），要害等级属极其危险。

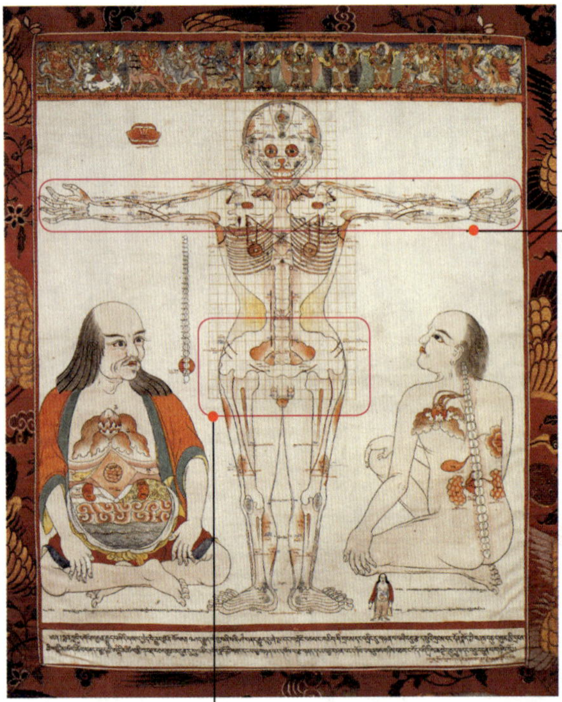

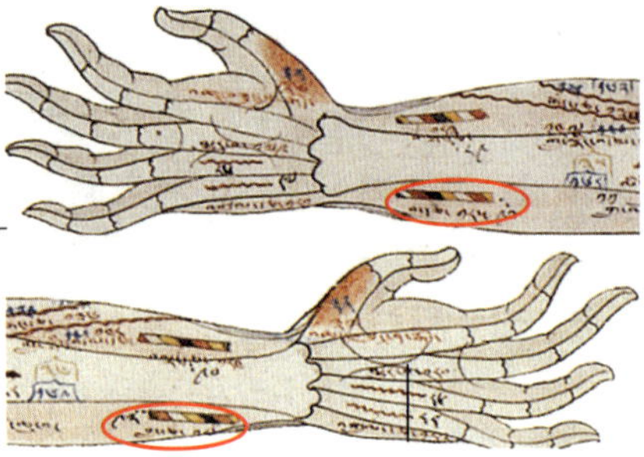

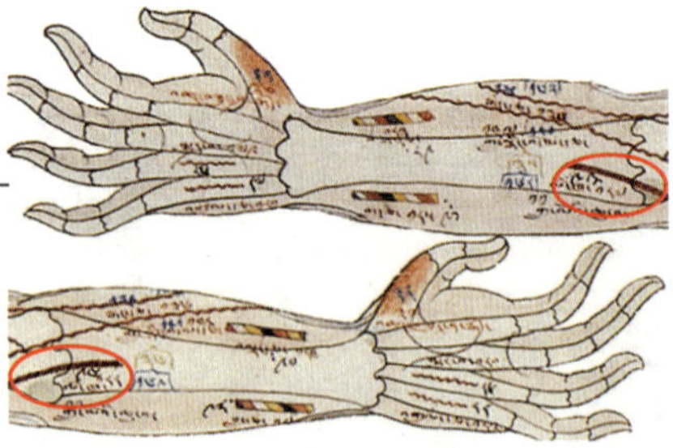

5.4.18“阿索力嘎”脉（2 条）

从左右肘窝内面斜向下走向小臂中央隐没于肌肉中的两心脉（肱动脉），要害等级属极其危险。

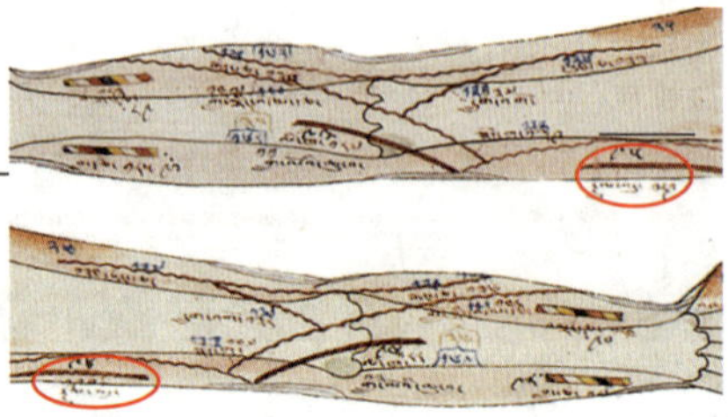

5.4.19 聚汗脉（2 条）

从左右腋窝根走向臑内面再向下隐没于臑中央肌肉缝隙的两动脉（腋动脉），要害等级属极其危险。

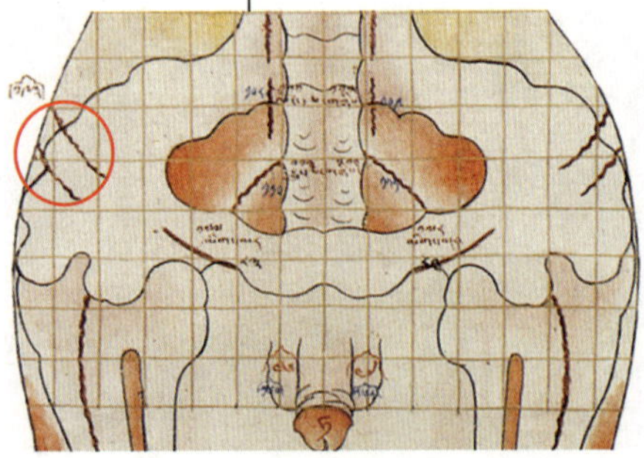

5.4.20 补充“三木塞”脉（1 条）

上面已讲述“三木塞”脉，但要害脉中还需补充“三木塞”脉这条要害脉，此脉从右侧髂嵴向下伸向鼠蹊沟的一脉，要害等级属一般。

四、人体孔窍（1）

1 目孔窍

人体内七精华物质等通行的孔窍分内孔窍和外孔窍，其中内孔窍有 13 个，外孔窍在头部有 7 个、在阴部有 2 个，女子比男子多 1 个产门和 2 个乳孔。其中外孔窍中的目孔窍有左右 2 个，它具有看视外界物体的功能，又是眼泪流通的孔窍。

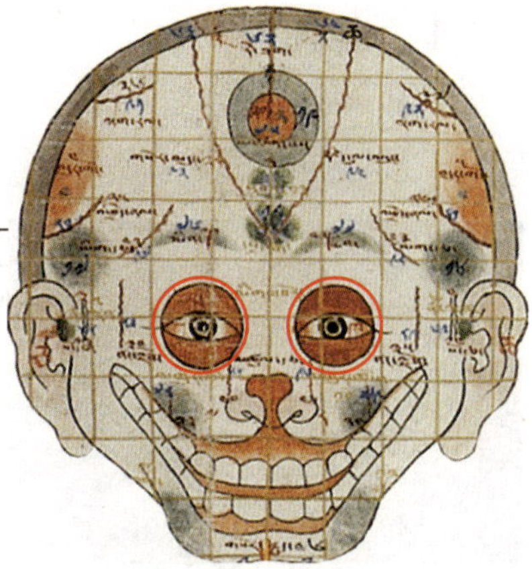

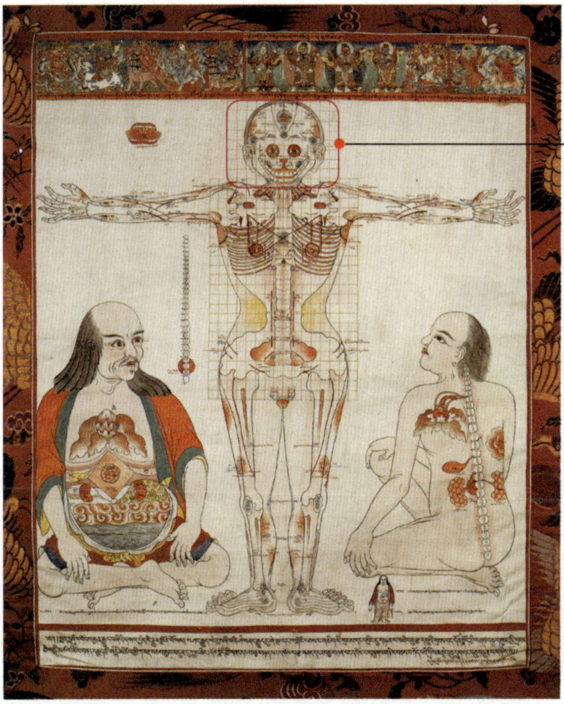

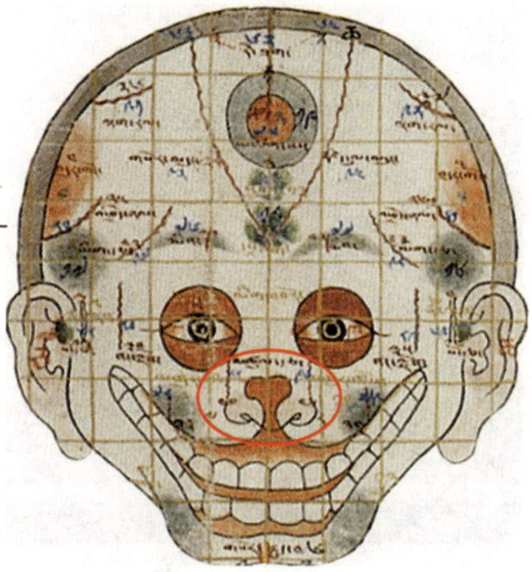

2 鼻孔窍

左右并列的两鼻孔窍是呼吸空气和嗅闻气味通行的孔窍。

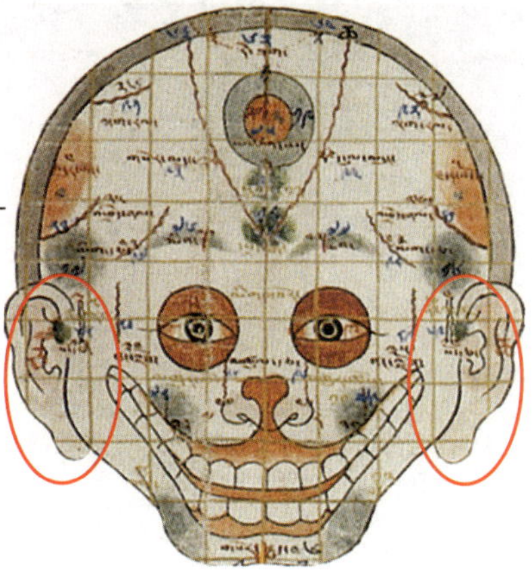

3 耳孔窍

接受外界声音的两耳孔窍是听取说话内容、辨别悦耳与难听声音及耳屎通过的孔窍。

4 口孔窍

口孔窍是纳入饮食、呼吸空气、发声的孔窍。

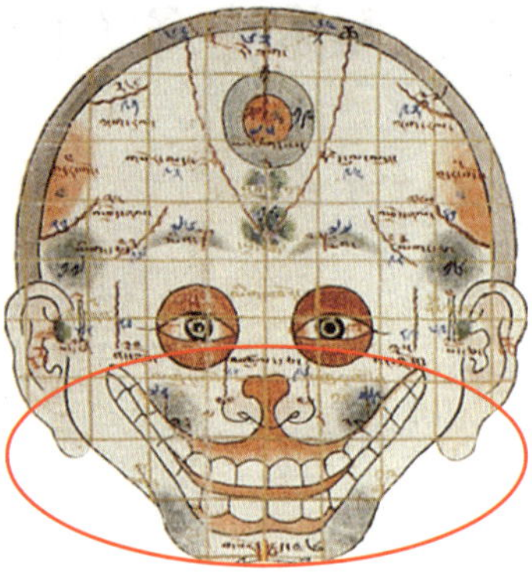

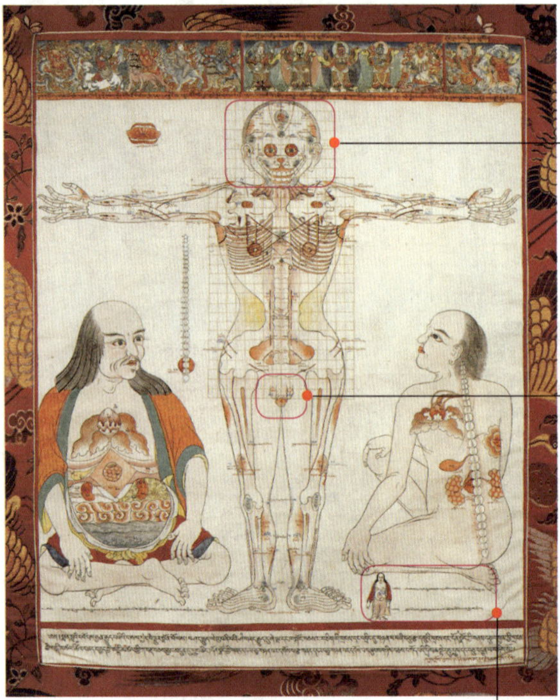

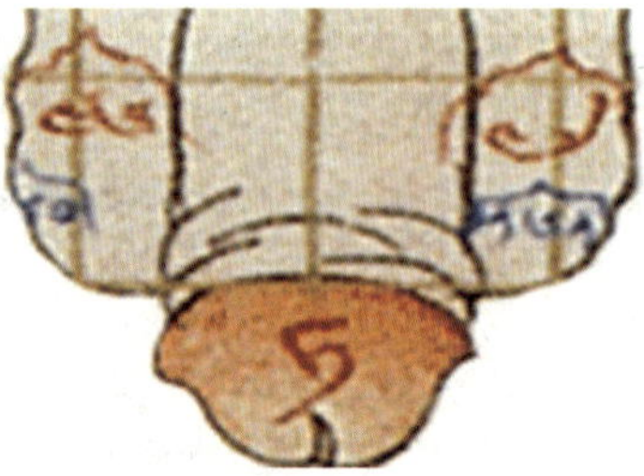

5 尿道孔

饮料经三胃火消化分解为清、浊，浊者变成尿液经过小肠、肾脏、膀胱，最后至尿道口排出体外。

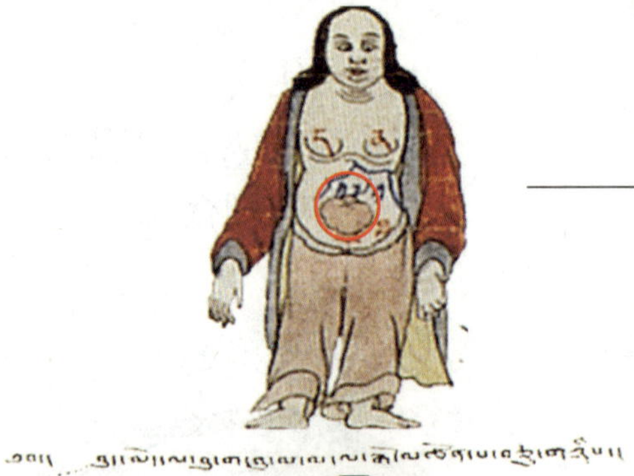

6 产门

产门是胚胎受孕、发育，最后发育成熟娩出的通道，也是女子 12~50 岁之间每月积蓄的红精糟粕月经流出的通道。

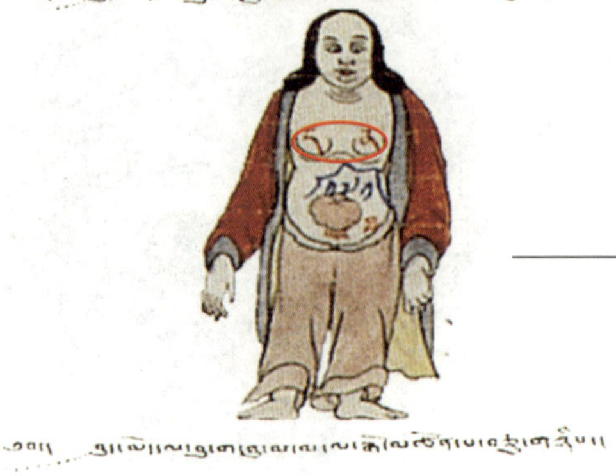

7 乳孔

乳孔是成年、具有生育功能的妇女在婴儿生出后体内白精的糟粕生化成养育婴儿的乳汁流出的孔窍，左右乳头均有。

图十七 人体危险要害组织（背面）

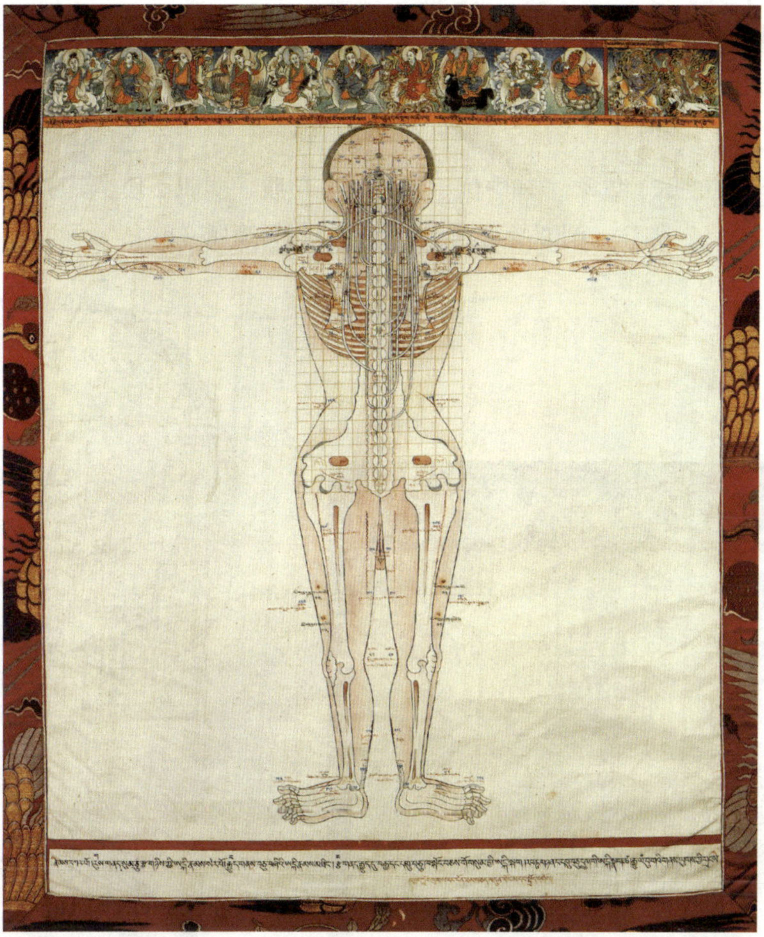

本图示全身要害肌肉 45 块，其中头部 5 块中位于背面的 2 块、躯干部 18 块中位于背面的 12 块、四肢 18 块中位于背面的 6 块，计 20 块（用朱砂标号）；要害脂肪 8 块；要害骨 32 块，其中头部 14 块中属于背面的 2 块、颈部 5 块、躯干部 7 块中位于背面的 4 块、四肢 6 块中位于背面的 2 块以及补充要害骨 2 块，计 15 块（用黄色标号）；要害筋腱 14 条中位于头部的 2 条和颈部的 2 条，计 4 条（用靛青标号）；要害脉 190 条中位于头部脑膜上的 9 条、脑骨上的 7 条、脑肌肉上的 4 条、颈部 22 条中位于背面的 13 条、躯干部 53 条中位于背面的肺脉 10 条、脾脉 2 条、膀胱脉 3 条、四肢要害脉 72 条中位于背面的 34 条和补充的要害脉 2 条，共计要害脉 84 条（用胭脂标号）等的分布情况以及这些要害部位中属于极其危险的 28 处（用墨标号），属于中等的 23 处（用朱砂标号），属于一般的 79 处（用靛青标号）。

三、危险要害的分布情况（4）

1 要害肌肉（45 块）

1.1 脑后要害肌肉

1.1.1 顶肌（1 块）

头部有要害肌肉 45 块，其中位于脑后的有顶肌、枕肌 2 块。其中顶肌正如“头顶肌肉要害如盘肠”那样，圆圈状盘踞于头顶，要害等级属一般。

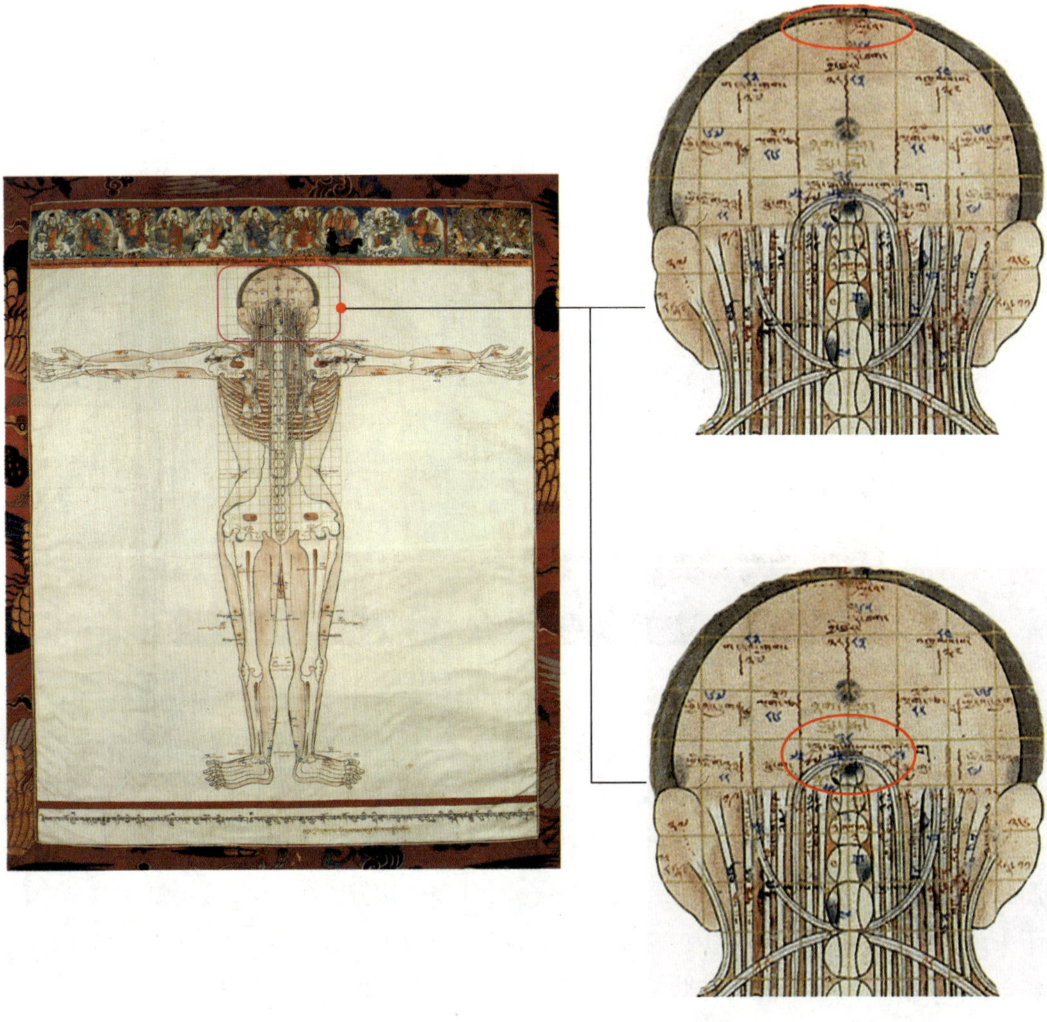

1.1.2 枕肌（1 块）

正如“要害枕肌犹如串鱼杆”那样，位于后囟门及其左右，如杆上并排串挂的鱼那样并列分布，要害等级属一般。

1.2 躯干部要害肌肉

1.2.1 外脊棘肌（2块）

躯干部要害肌肉有45块，其中位于背面的有内外脊棘肌中的外脊棘肌2块、肩胛马肌2块、后项肌2块、颤肌2块、奔肌2块、黑盘肌2块。其中两外脊棘肌于脊柱左右两侧上下竖立，要害等级属一般。

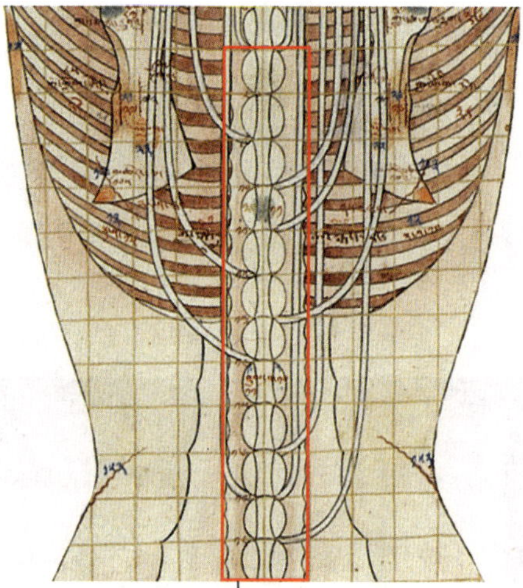

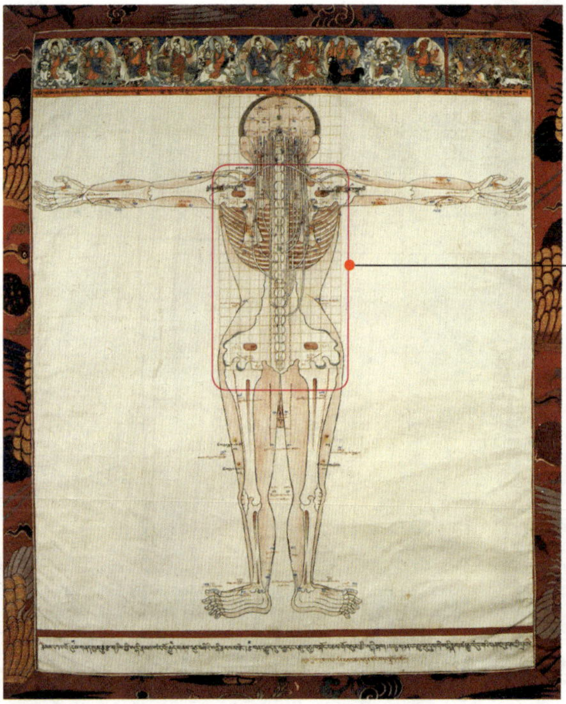

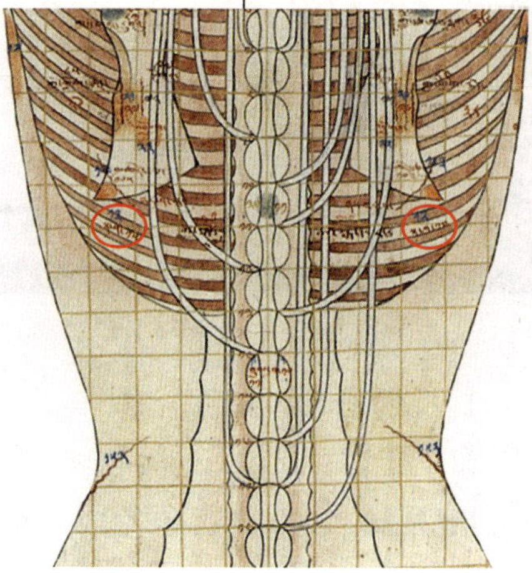

1.2.2 肩胛马肌（2块）

对肩胛马肌有位于肩胛和髋部的两种说法，这里是指左右肩胛骨柄上，手臂上举时出现的硬而圆的两块肌肉（小圆肌），要害等级属一般。

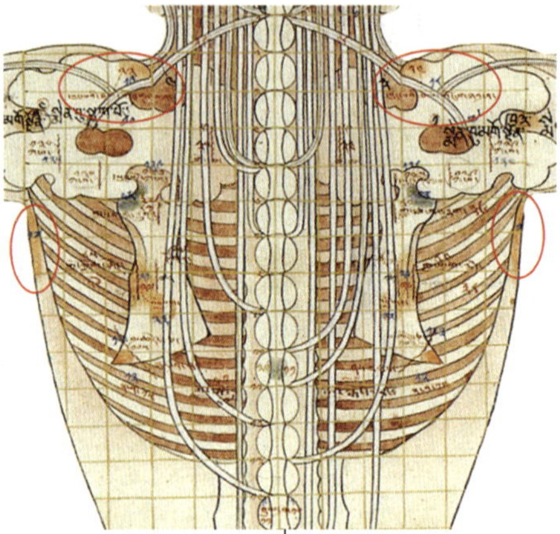

1.2.3 黑盘肌（2 块）

腋窝内外有黑白两盘肌，黑盘肌是从左右腋窝向背部肋骨冈上微下斜分布的一肌肉（背阔肌），要害等级属一般。

1.2.4 后项肌（2 块）

位于左右肩关节与颈之间的肩根高冈“年光”上斜卧的两肌肉（斜方肌），要害等级属一般。

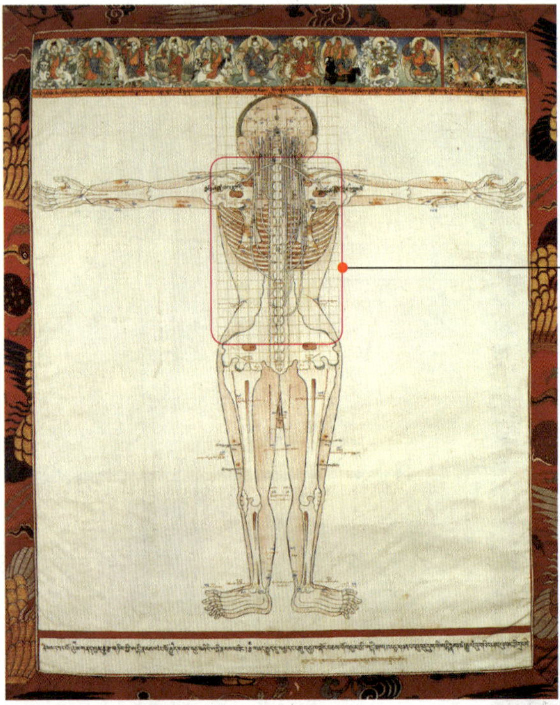

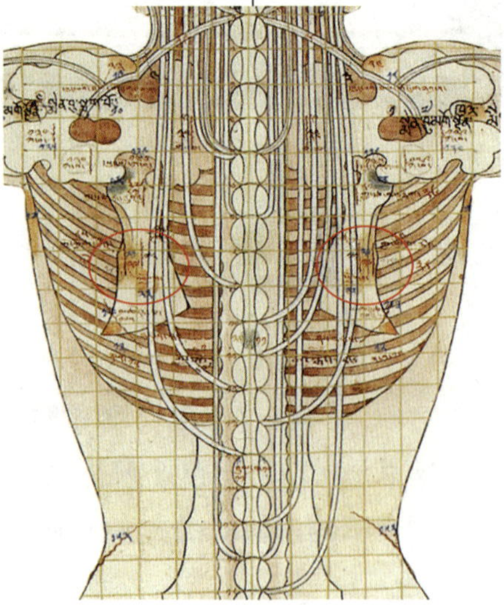

1.2.5 颤肌（2 块）

位于左右肩胛与肋骨接触边缘的周围，干活时出现起伏像颤动样的两肌肉（大圆肌），要害等级属一般。

1.2.6 奔肌（2 块）

位于左右胛骨镜冈上的两花奔肌（冈上肌），要害等级属一般。

1.3 四肢背部要害肌肉

1.3.1 小臂鱼肌（2 块）

四肢有要害肌 18 块，其中上肢背部有小臂鱼肌 2 块、关节鱼肌 2 块、拇收肌 2 块，计 6 块。其中 2 块小臂鱼肌是小臂 9 块具棱褶小鱼肌和 2 块大鱼肌中，位于左右腕关节背面、向上量 1“曲”（5 横指）处和从肘鹰嘴向下量 6 横指处之间的肌肉，有 4 横指长，要害等级属一般。

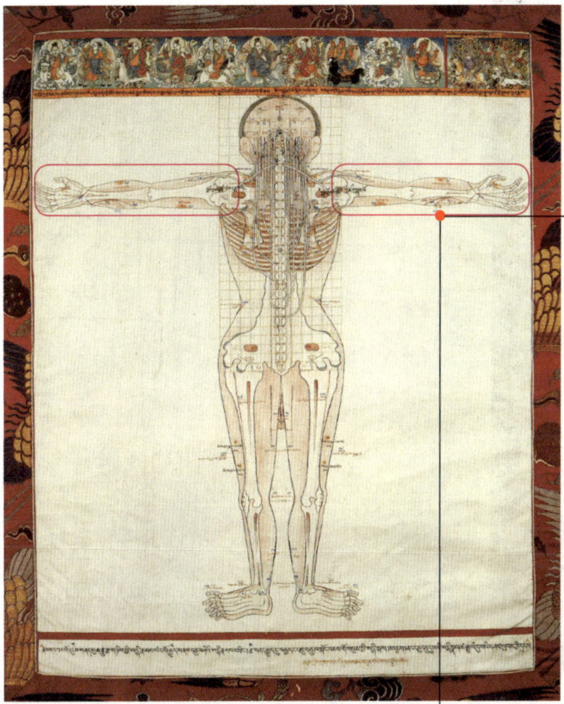

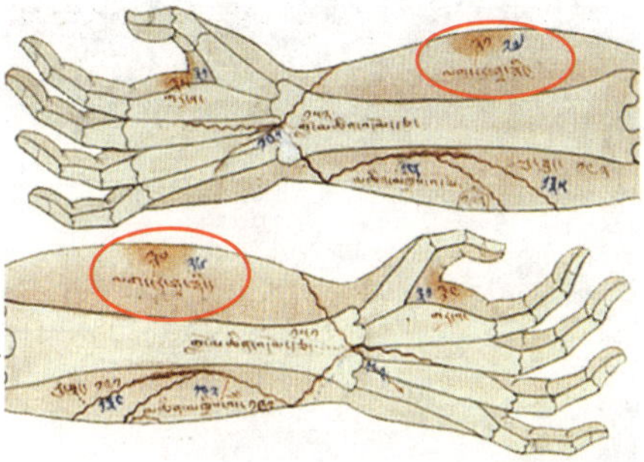

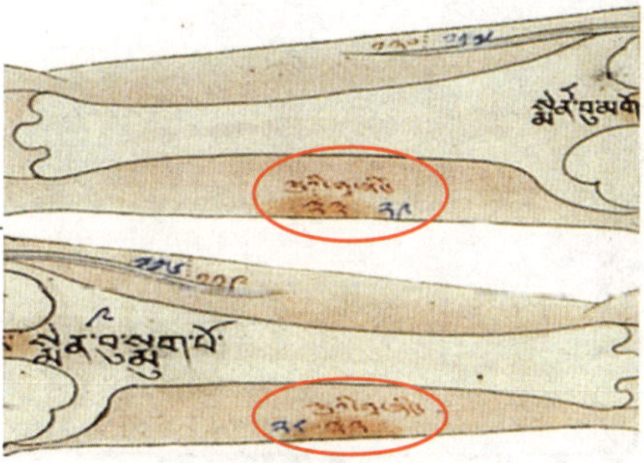

1.3.2 关节鱼肌（2 块）

位于左右肘鹰嘴向上臑背面 6 横指处，要害等级属一般。

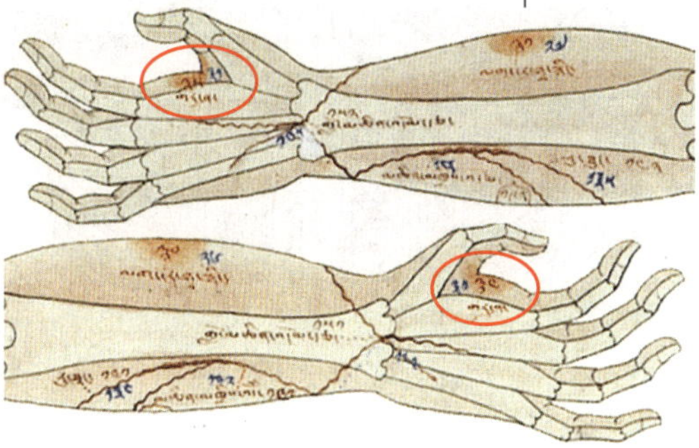

1.3.3 拇收肌（2 块）

位于左右手拇指与食指之间，要害等级属一般。

2 要害脂肪（淋巴结，8 个）

2.1 青头淋巴结（2 个）

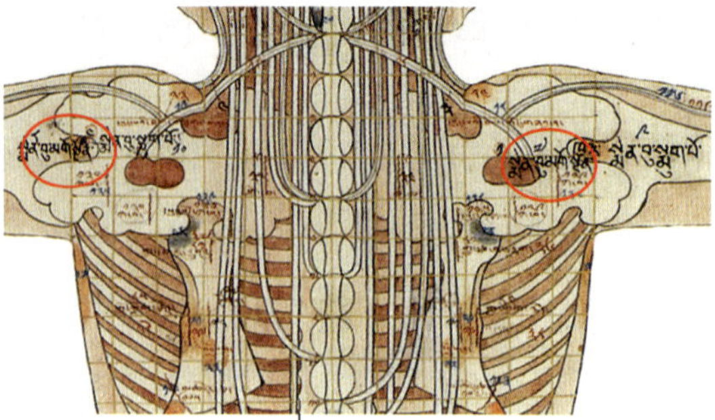

全身有要害淋巴结 8 个，其中两青头淋巴结位于左右臑背面肩锁关节，即在从锁骨外端与肱骨上端连接缝向肩方向量 4 横指处的脂肪中，要害等级属极其危险。

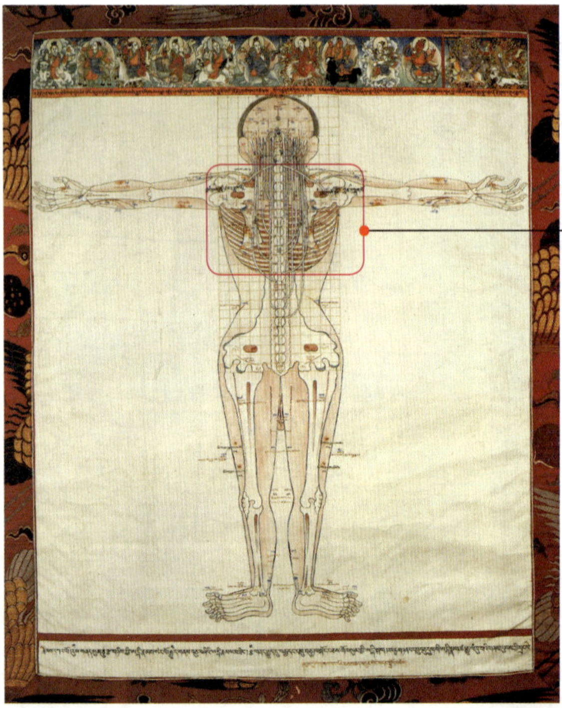

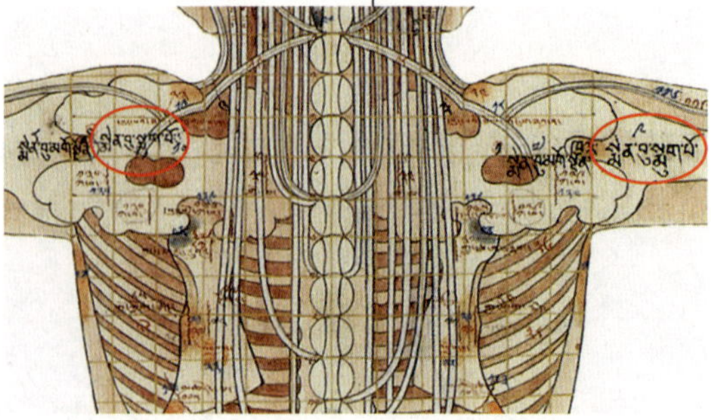

2.2 紫淋巴结（2 个）

位于左右肘关节伸缩时出现犬发怒时鼻子上的皱纹样的横线，由此向上量 5 横指，或从臑三角肌下端向下量 4 横指处，要害等级属极其危险。

2.3 白淋巴结（2 个）

位于左右髌骨外侧关节缝向上股外侧量 1 拃处，要害等级属极其危险。

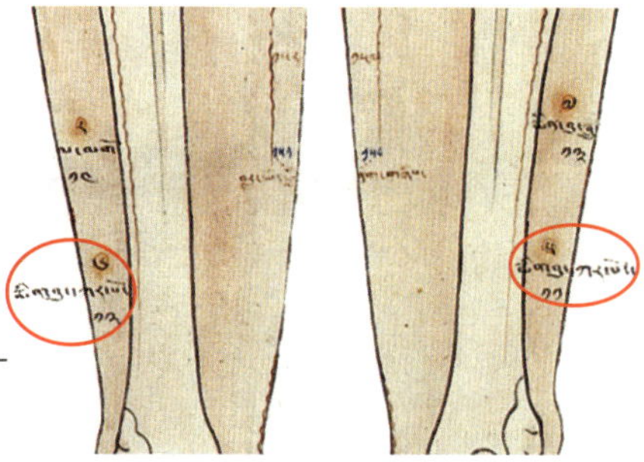

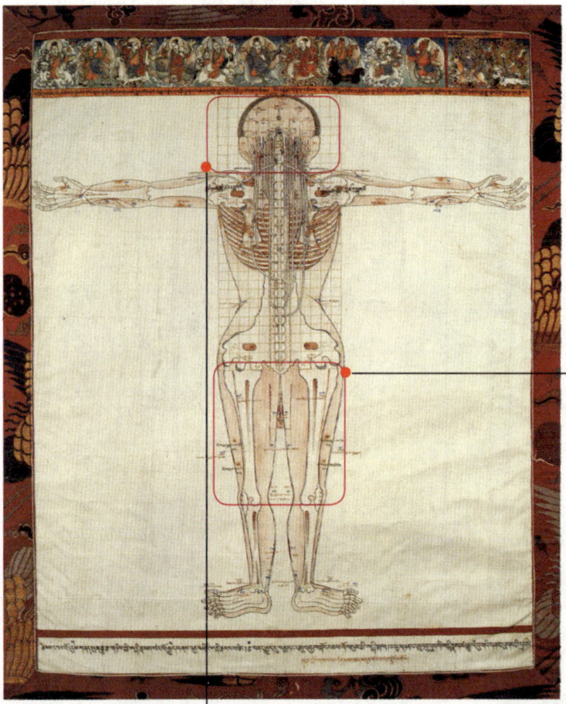

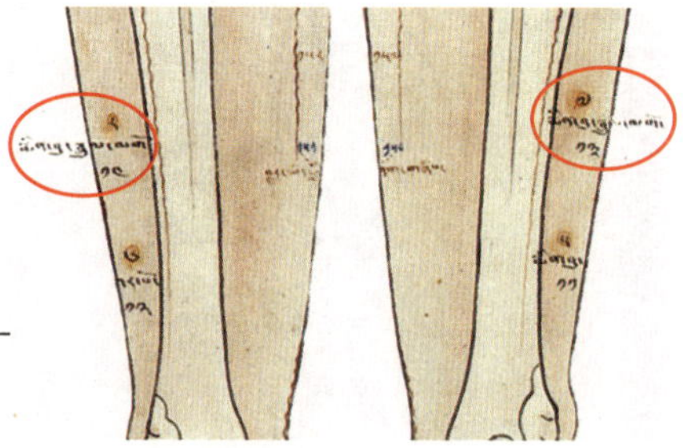

2.4 蛇头淋巴结（2 个）

从左右髌骨外侧关节缝向上股外测量 1 拃又 3 横指处各有一蛇昂头状的淋巴结，要害等级属极其危险。

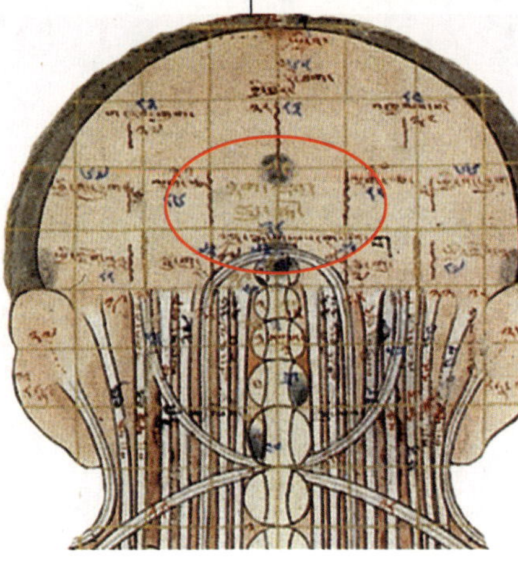

3 要害骨（32 块）

3.1 要害头骨

3.1.1 后囟门骨

全身有要害骨 32 块，其中位于头脑背面的要害骨有后囟门骨和枕颞骨 2 块，其中后囟门骨位于从左右两耳尖平拉一条线，线对折所达的枕骨中央，要害等级属极其危险。

3.1.2 枕颞骨

位于从头顶向后囟门方向量 2 横指处即百会与后囟门之间的一骨，要害等级属一般。

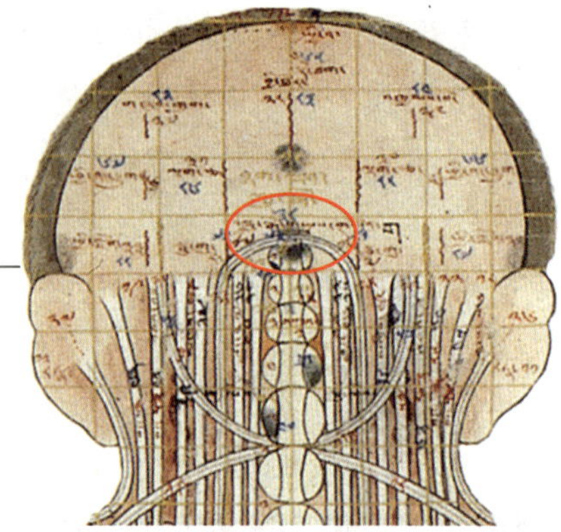

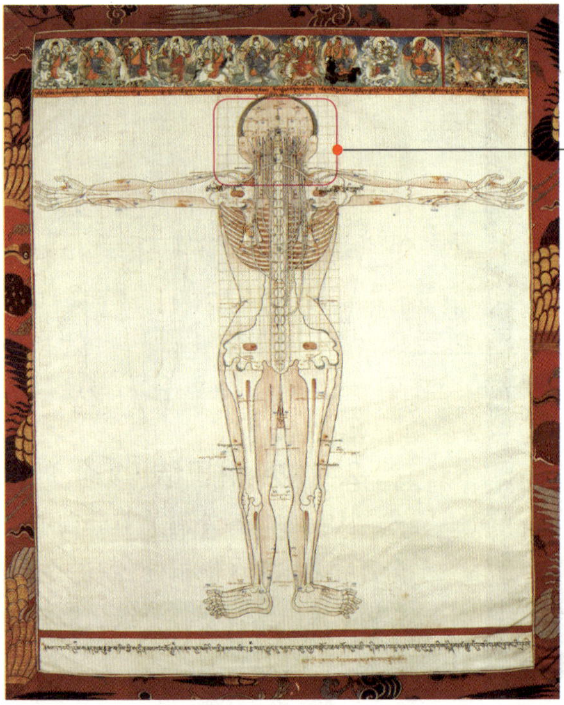

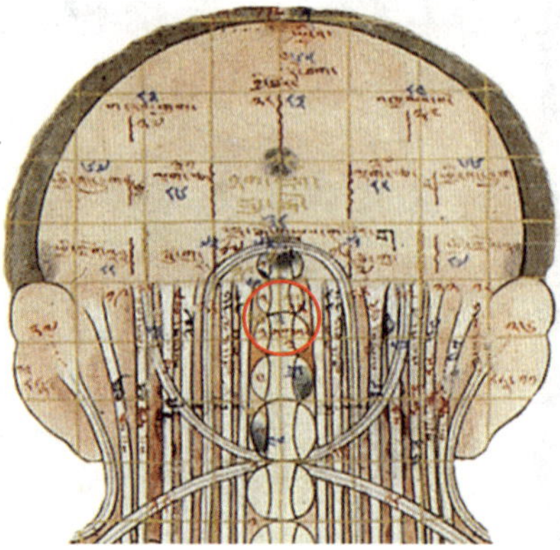

3.2 要害颈骨

3.2.1 横突（2 块）

颈部有两横突、两椎缝、一椎体，共 5 个要害处，其中两横突位于颈椎左右，似鸟翼伸展状的两骨，要害等级属中等。

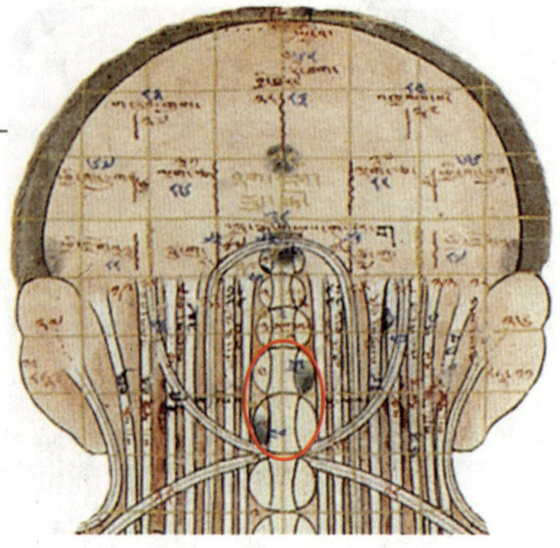

3.2.2 椎缝（2 块）

脊柱有 28 个椎体或纺线砣，两椎缝就是两椎体或纺线砣之间缝隙中的软骨，要害等级属一般。

3.2.3 椎体

椎体由似纺线砣圆形椎骨组成，脊柱共有 28 块椎体，要害等级属一般。

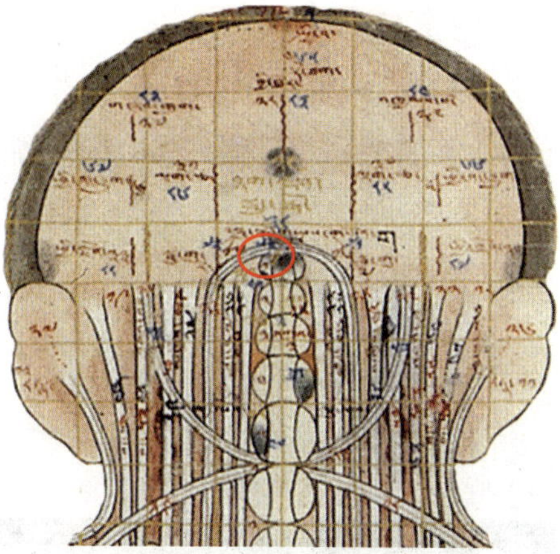

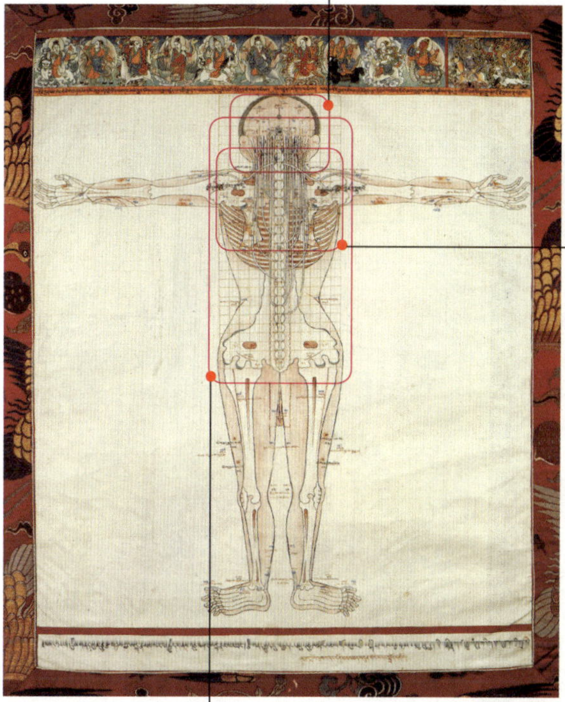

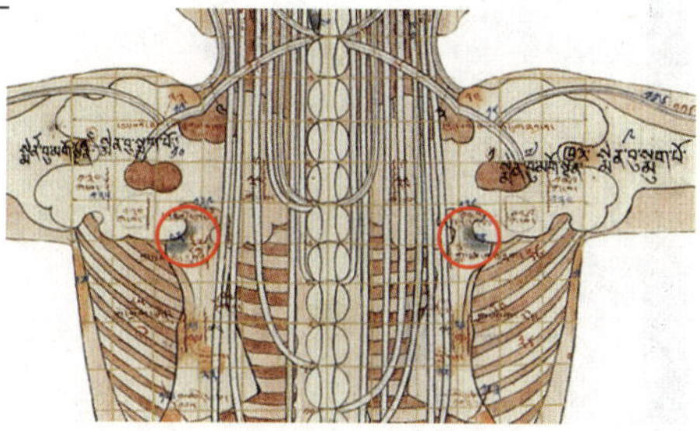

3.3 躯干部要害骨

3.3.1 肩胛骨（2 块）

躯干要害骨有 7 块，其中属于背面的要害有肩胛骨、脊柱、尾骨 3 处。肩胛骨是两臂与躯干连接的主要骨头，其要害位于背部大椎向下 4 寸处周围向肩头方向逐渐变细与肱骨的接头处，要害等级属一般。

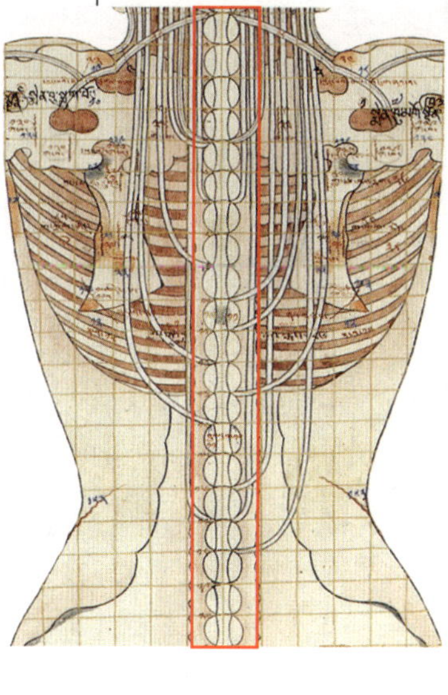

3.3.2 脊椎（25 个）

大椎以上颈椎有 5 个椎体，大椎以下有 20 个椎体，共 25 个椎体，均为要害处，要害等级属中等。

3.3.3 尾骨（3个）

大椎以下20个椎体下面有3个椎体总称为尾骨要害处，要害等级属中等。

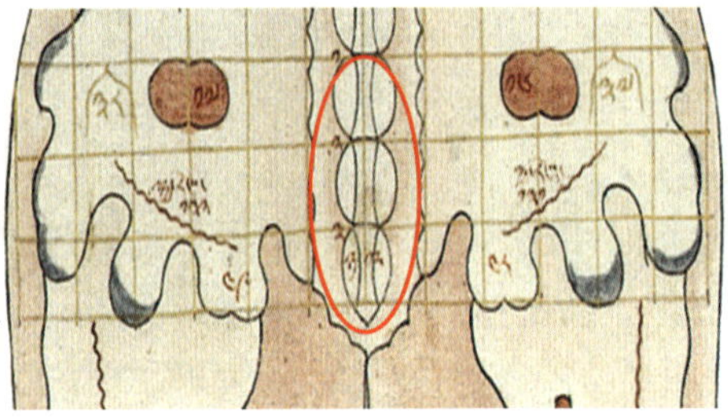

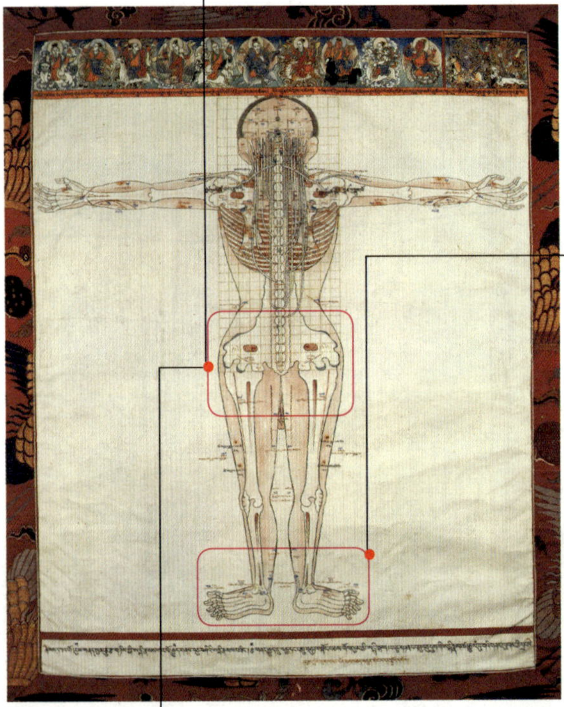

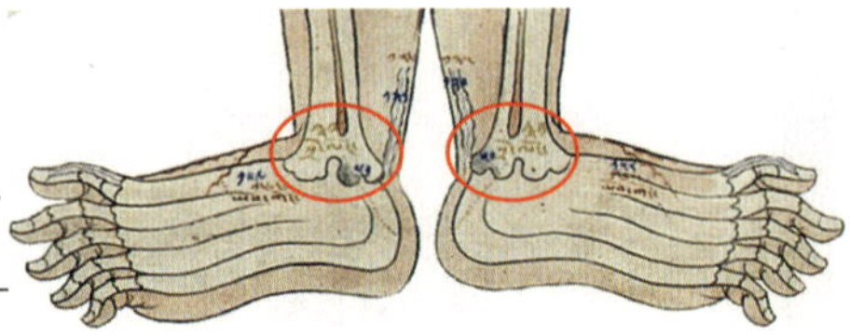

3.4 四肢要害骨

四肢有要害骨6块，其中位于下肢背面的要害骨为两足跟骨即胫骨下末端的足跟骨，要害等级属中等。

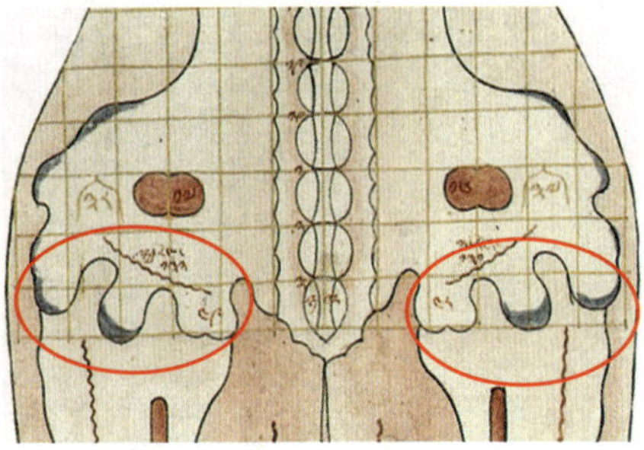

3.5 补充要害骨（髋骨2块）

《蓝琉璃》中补充的要害骨有7块，属于背面的是左右髋骨2块，髋骨是股骨与髂骨之间的要害骨，要害等级属中等。

4　要害筋腱（14 条）

4.1 颈部要害筋腱

4.1.1 项扁韧带（2 条）

要害筋腱有 14 条，位于颈项上的扁韧带 2 条，肩高突上的韧带 2 条，计 4 条。其中 2 条项扁韧带位于后囟门左右 2 寸处向下行走至第五椎间相接，再延伸到左右肩与肩胛骨间向臑三角肌循行，要害等级属一般。

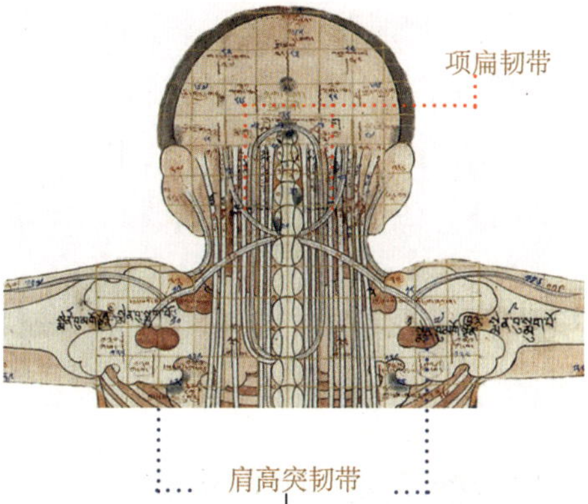

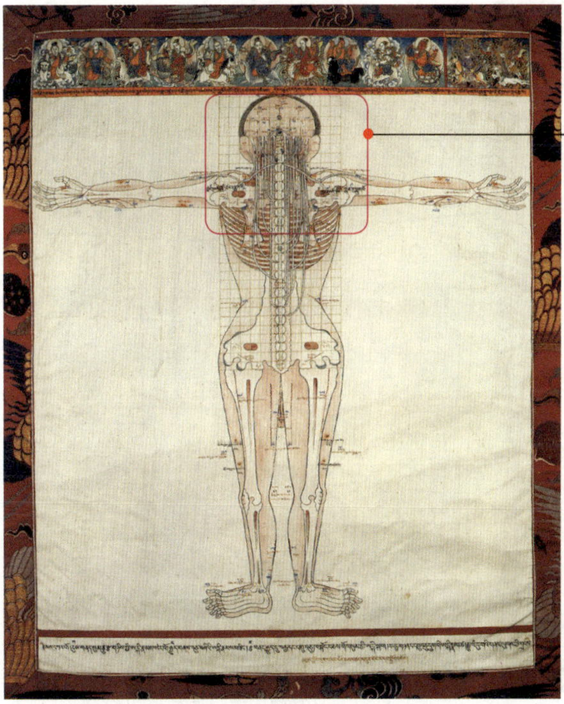

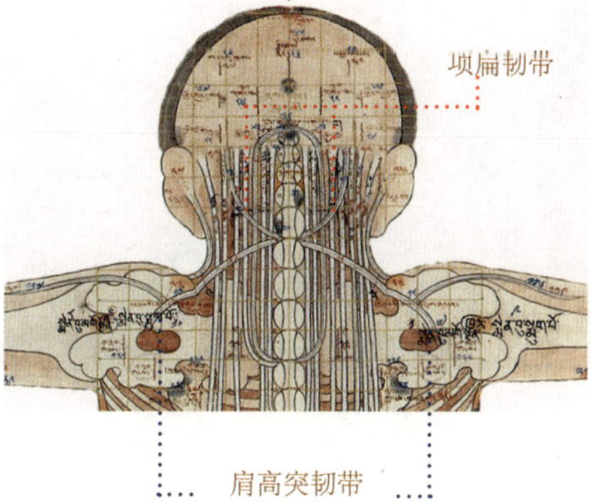

4.1.2 肩高突韧带（2 条）

从大椎向肩高突处行走，左右各 1 条，要害等级属中等。

5 要害脉（84 条）

5.1 头部要害脉

5.1.1 脑膜脉

5.1.1.1 四线脉中的后线脉（1 条）

全身有要害脉 190 条，其中位于头部的脑膜脉 15 条、头骨脉 14 条、头肌肉脉 14 条，计 43 条。15 条脑膜脉之四线脉中的后线脉是从百会走向脑后 1 寸处的一脉，要害等级属一般。

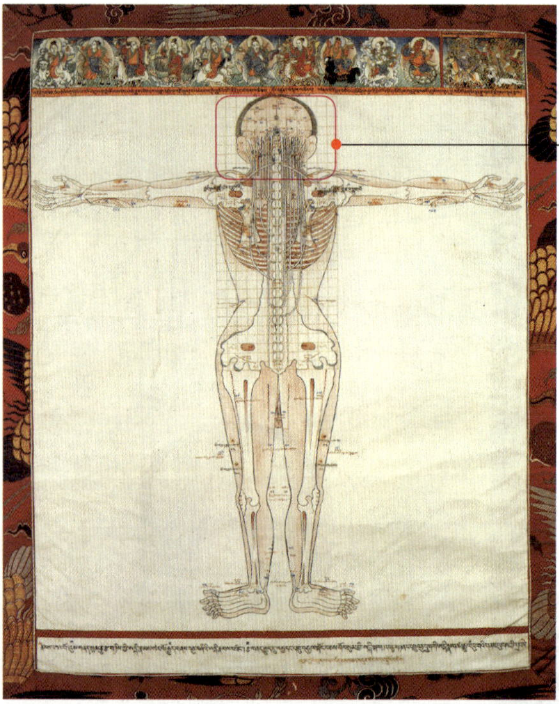

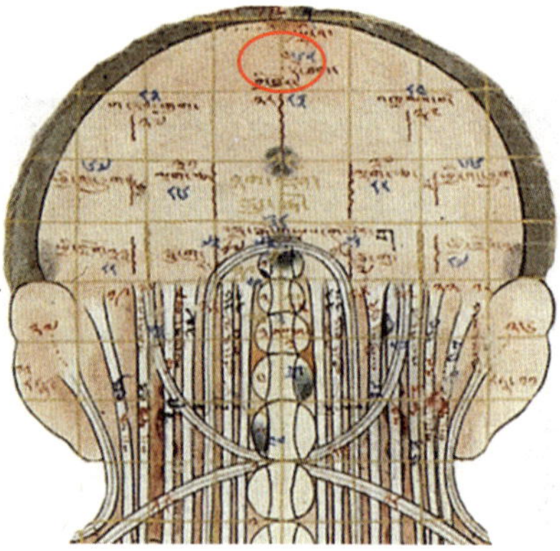

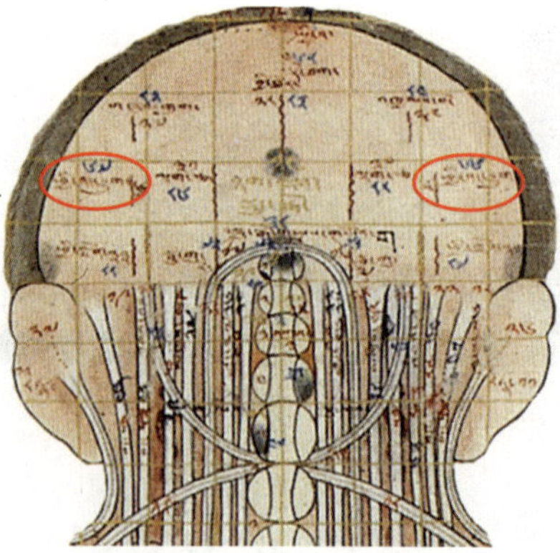

5.1.1.2 内外窜脉（2 条）

从枕骨高突走向颧骨显露，又向上返回头顶梵天门，向前行走 4 横指至前囟门，向脑后行至后囟门，也就是联络于三结门，像缝缀衣服的线一样从颅骨缝隙中时出时入的两脉，要害等级属一般。

5.1.1.3 管状水脉（2 条）

管状水脉（坐骨神经）从后囟门显露后走向大椎左右旁开 1 寸处，再向下走向左右脚，要害等级属中等。

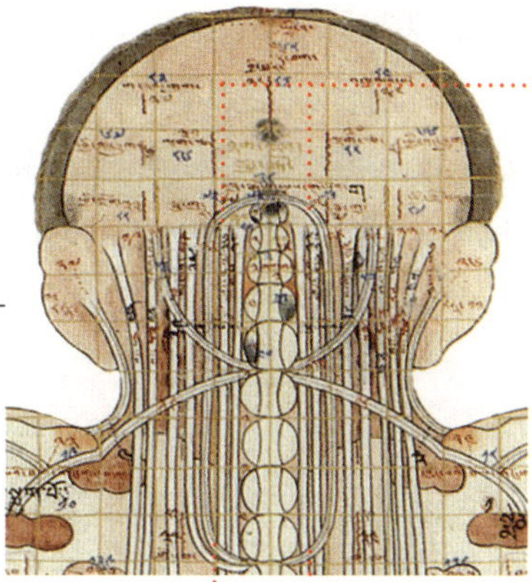

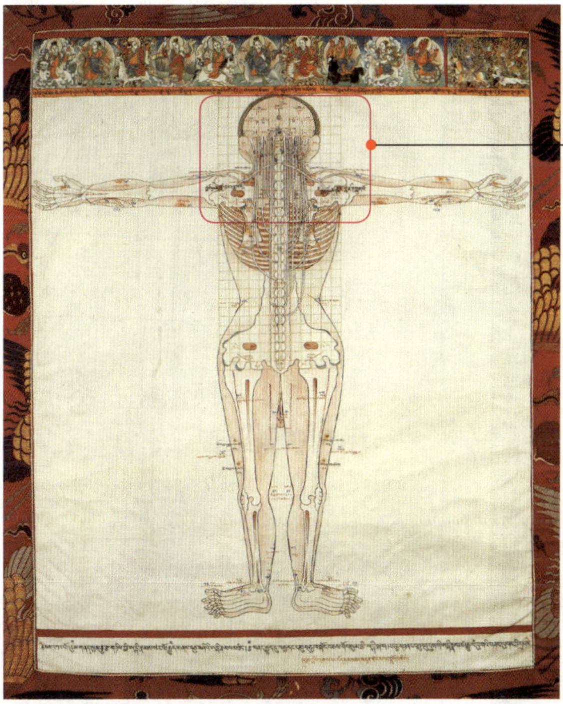

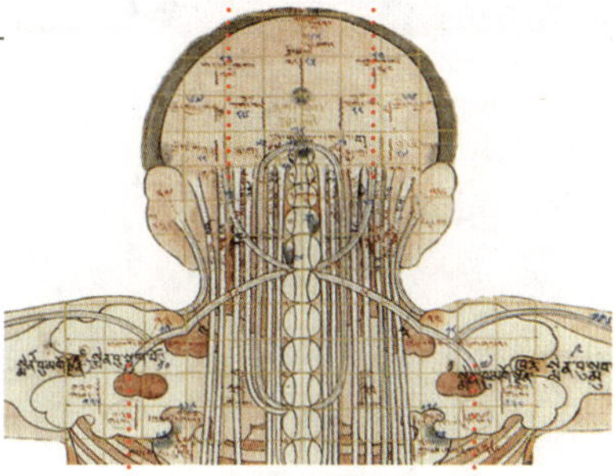

5.1.1.4 致瘫水脉（2 条）

致瘫水脉（正中神经）由脑桥发出从风府两侧发旋处显露，又从大椎边经肩膀隐没于左右臑与肩胛骨缝，要害等级属中等。

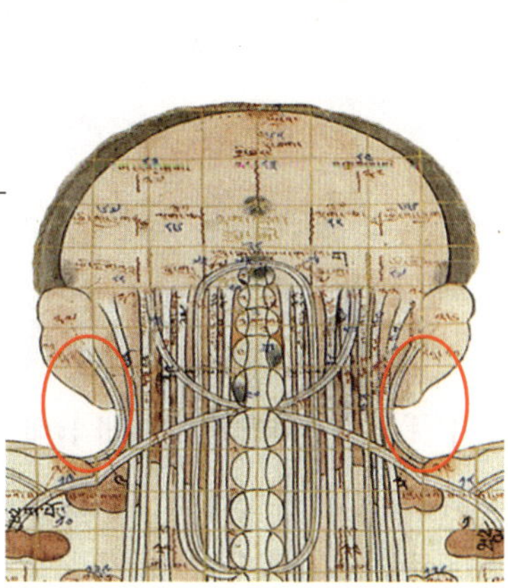

5.1.1.5 珍贵水脉（2 条）

珍贵水脉（尺神经）由脑桥发出，脉尖从耳垂下露出，窜入锁骨和腋窝内走向左右手，要害等级属中等。

5.1.2 头骨脉

5.1.2.1 脑后矛立脉（3 条）

头骨脉有矛立脉、横卧脉、游窜脉等 14 条，其中矛立脉是位于后囟门及其左右旁开 1 寸处竖立的 3 条，要害等级属一般。

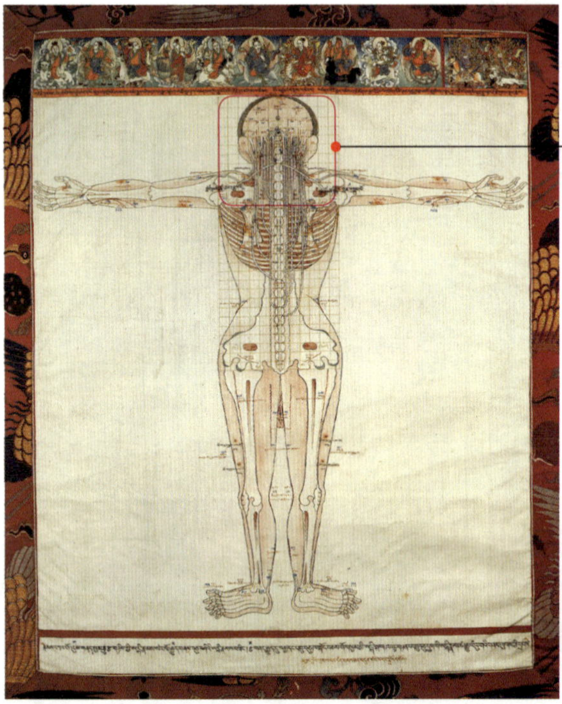

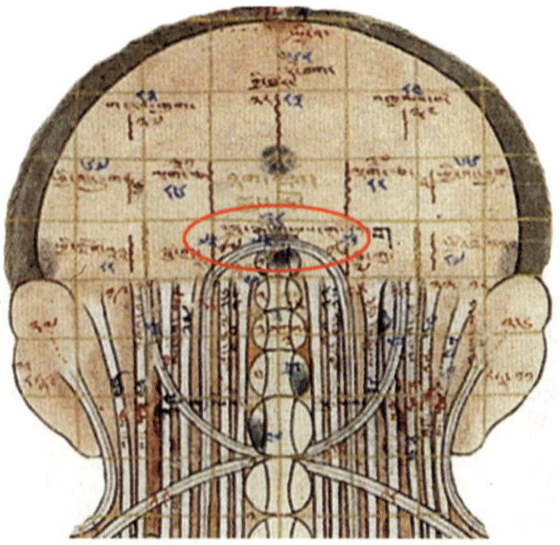

5.1.2.2 头顶骨脉（1 条）

位于头顶百会处的如矛竖立状一骨脉，要害等级属一般。

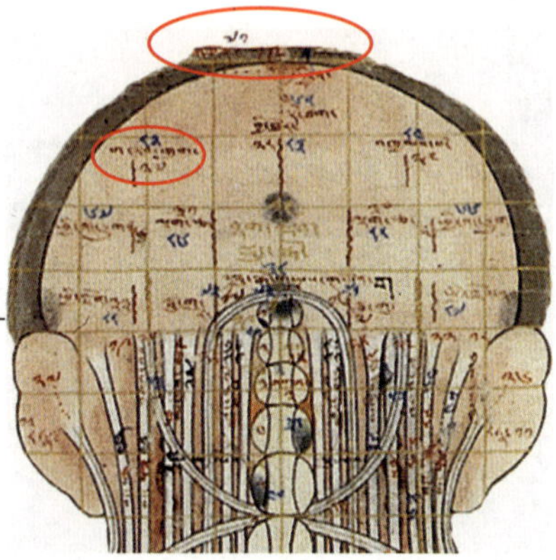

5.1.2.3 “亚扣”骨脉（1 条）

头骨脉中行无定处的骨脉有“亚扣”脉、犬卧脉、鸟爪脉三脉。由于这些骨的骨松质中无规律游窜着一些细小血管，当锉磨时出现点点血迹如青色念珠状，谓之游窜不定的骨脉。其中“亚扣”脉位于后囟门向上量 3 横指，又从此向左量 2 寸处有一上下竖行的一要害脉，要害等级属一般。

5.1.2.4 鸟爪脉（1 条）

属于 9 条矛立脉中的鸟爪脉位于后囟门向上量 3 横指处上下竖行于骨上的一脉，脉端各分出三脉如鸟爪状，要害等级属一般。

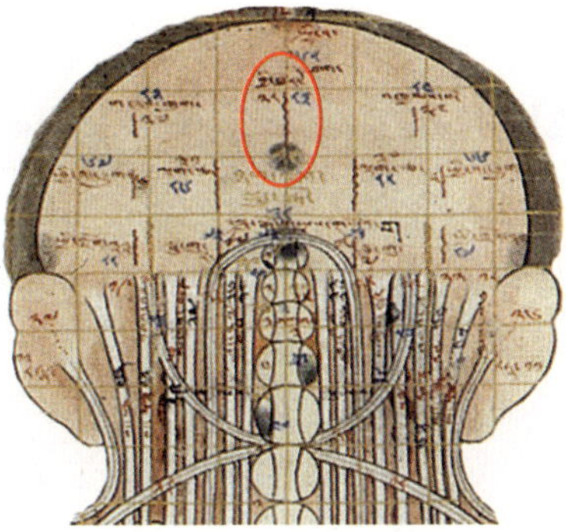

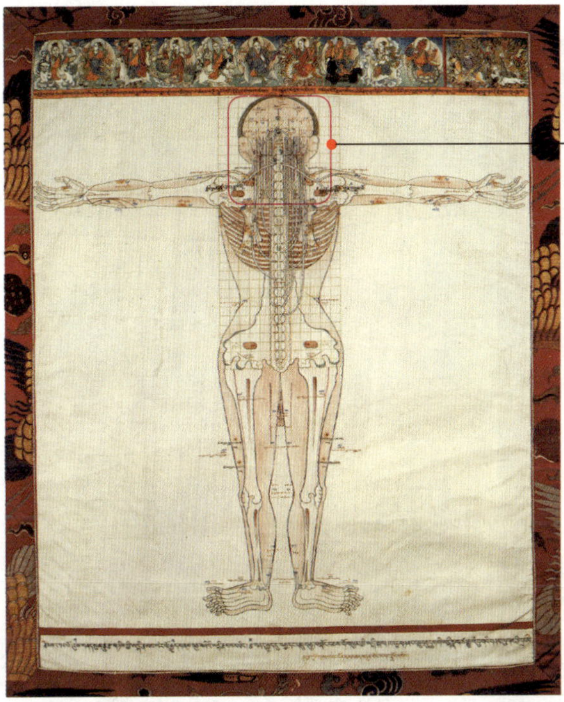

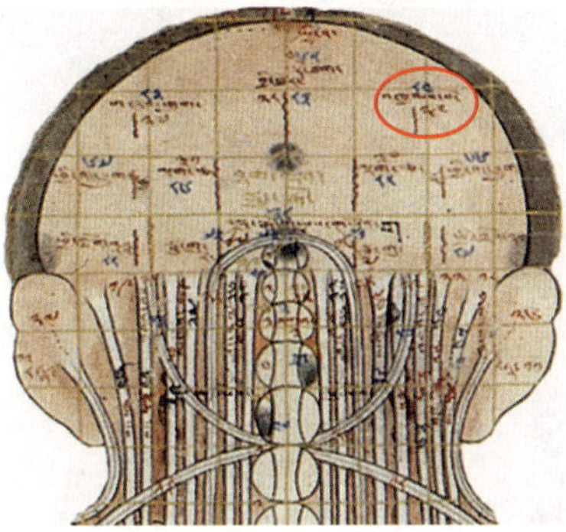

5.1.2.5 游窜脉（1 条）

属于 9 条矛立脉中的游窜脉位于后囟门向上量 3 横指，又从此向右量 2 寸处上下竖行，此脉游窜无定处，要害等级属一般。

5.1.3 头肌肉脉

5.1.3.1 枕骨侧肌脉（2 条）

头肌肉脉有 14 条，其中位于头背面的有枕骨两侧的黑枕肌脉 2 条和耳外树脉 2 条，计 4 条。黑枕肌脉 2 条位于后囟门左右旁开 1 寸，从此向上量 1 寸处上下竖行的脉，要害等级属一般。

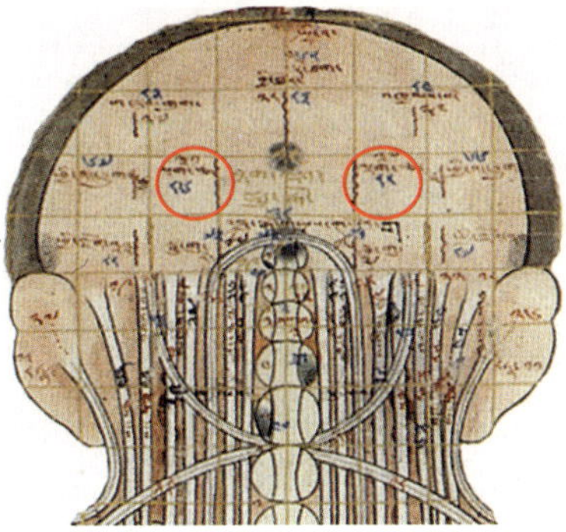

5.1.3.2 耳外树脉（2 条）

位于左右耳孔向耳背面量 1 寸处上下竖行如树枝状多叉的脉，要害等级属一般。

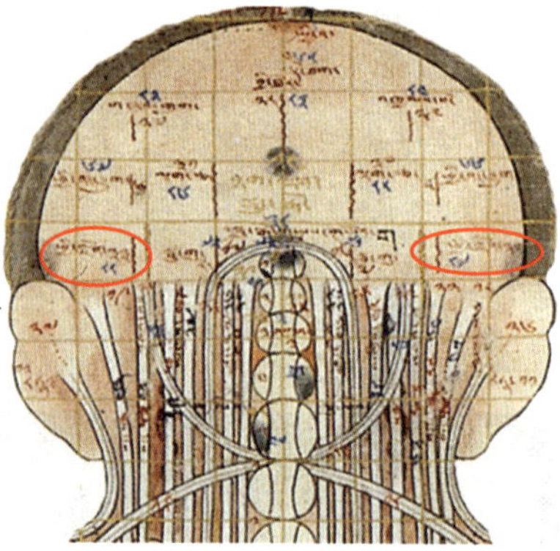

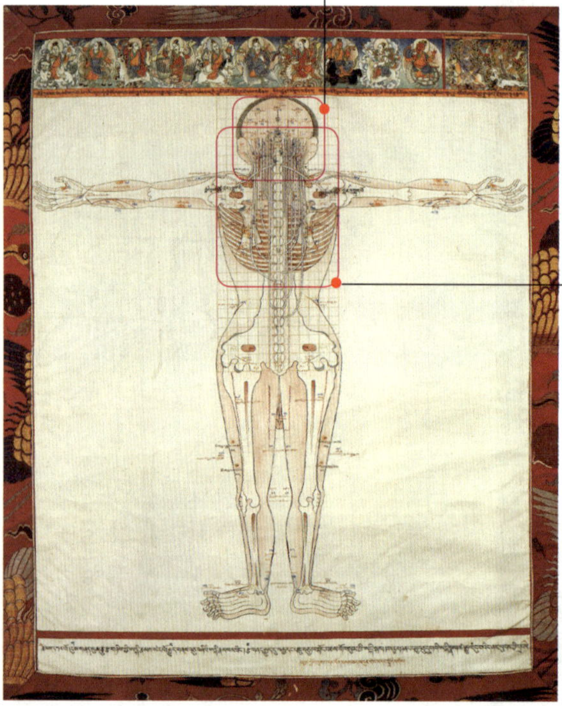

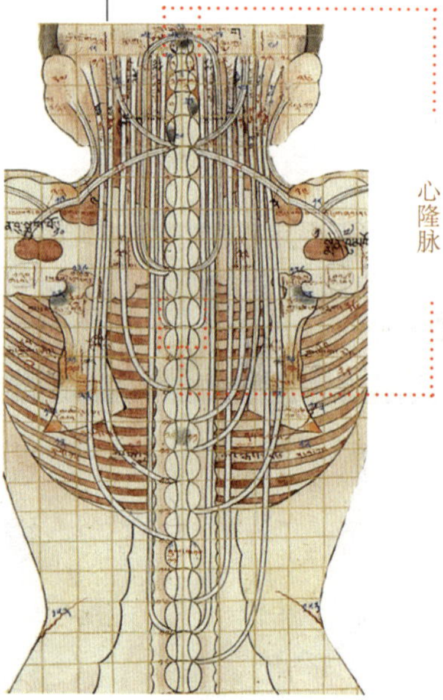

5.2 要害颈脉

5.2.1 丝垂带脉 13 条中的隆脉（4 条）

5.2.1.1 心隆脉（2 条）

要害颈脉有 22 条，其中位于背面与脏腑相连的丝织垂带状的水脉有 13 条。其中 4 条隆脉中的 2 条心隆脉是位于后囟门左右向下伸出的 2 条白脉（神经），行至第七椎两侧连接于心穴，要害等级属极其危险。

5.2.1.2 小肠隆脉（2 条）

4 条隆中的 2 条小肠隆脉，于后囟门左右分出，然后沿着脊柱两侧向下延伸至第十七椎左右侧连接于两小肠穴，是 2 条要害白脉，要害等级属极其危险。

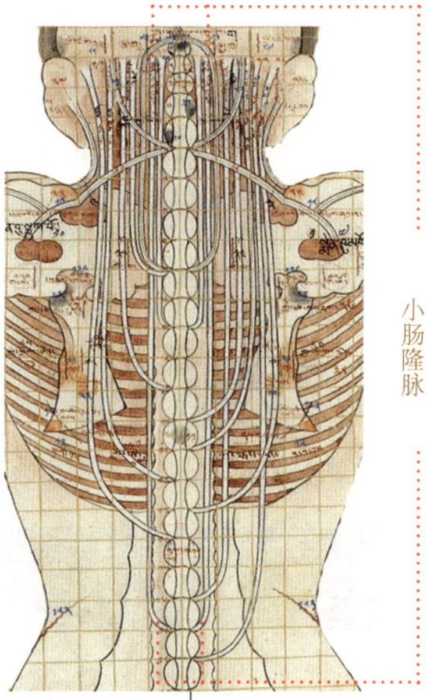

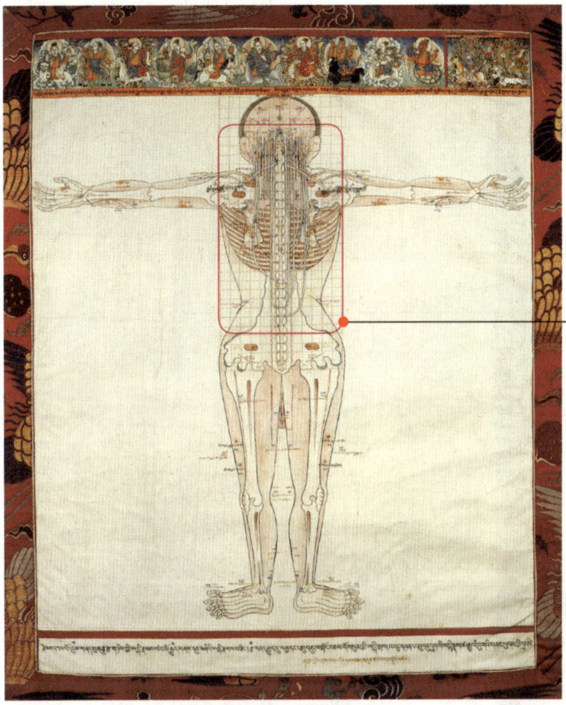

5.2.2 丝垂带脉 13 条中的赤巴脉（4 条）

5.2.2.1 肺赤巴脉

于后囟门左侧分出，然后向下延伸至第五椎左侧与肺穴相连，是 1 条白脉，要害等级属极其危险。

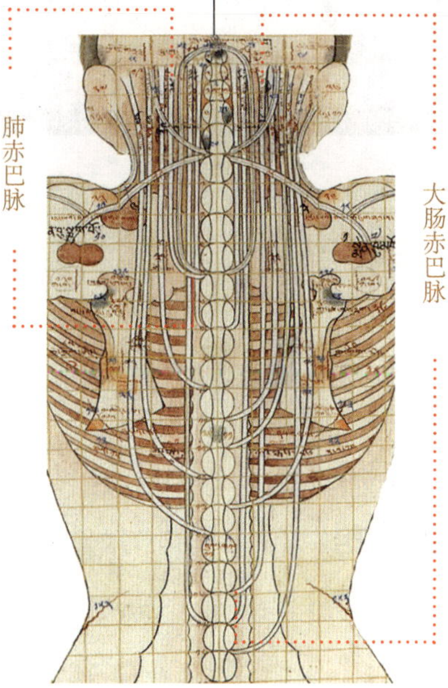

5.2.2.2 大肠赤巴脉

于后囟门右侧分出，然后向下行走至第十七椎右侧与大肠穴相连，是 1 条白脉，要害等级属极其危险。

5.2.2.3 肝赤巴脉

从后囟门左右向下行走至第九椎左侧与肝穴相连，要害等级属极其危险。

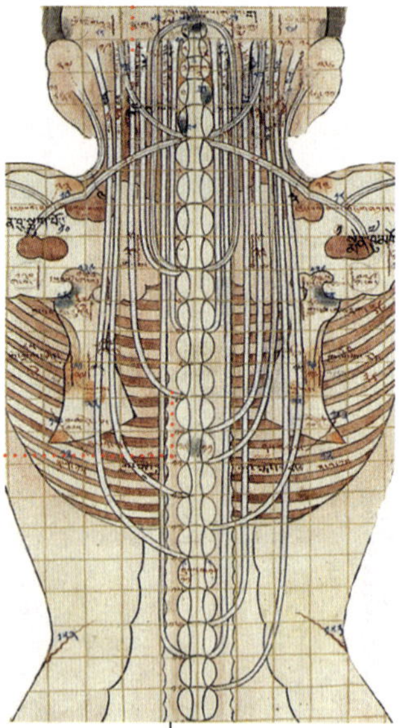

肝赤巴脉

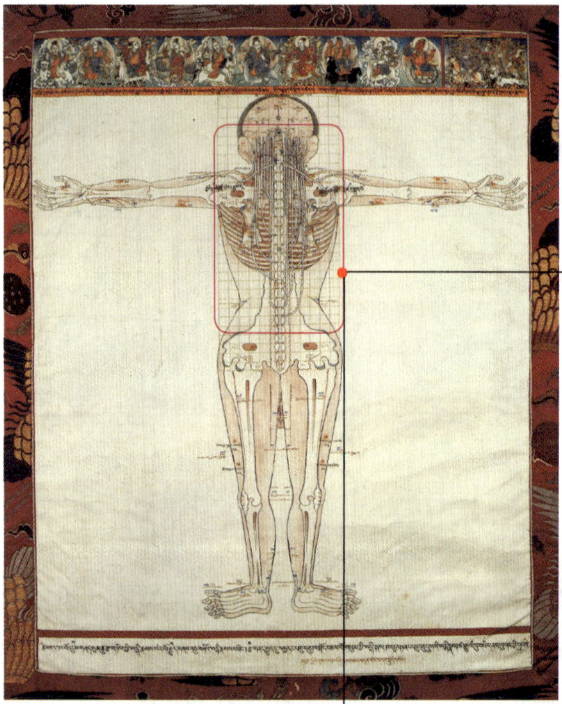

5.2.2.4 胆赤巴脉

从后囟门左右向下伸出至第十椎右侧与胆穴相连，要害等级属极其危险。

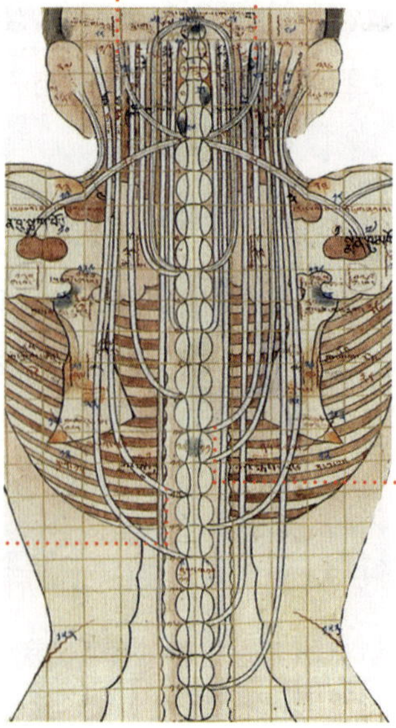

胃培根脉

胆赤巴脉

5.2.3 丝垂带脉 13 条中的培根脉（4 条）

5.2.3.1 胃培根脉

从后囟门向下行走至第十二椎左侧与胃穴相连，要害等级属极其危险。

5.2.3.2 脾培根脉

于后囟门右侧分出，然后向下行至第十一椎右侧与脾穴相连，是一要害白脉，要害等级属极其危险。

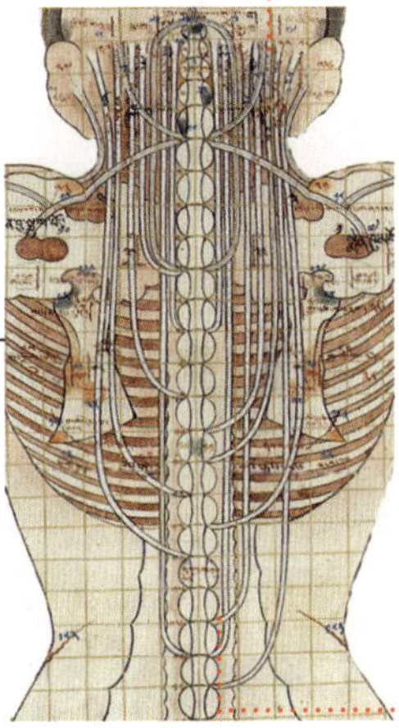

脾培根脉

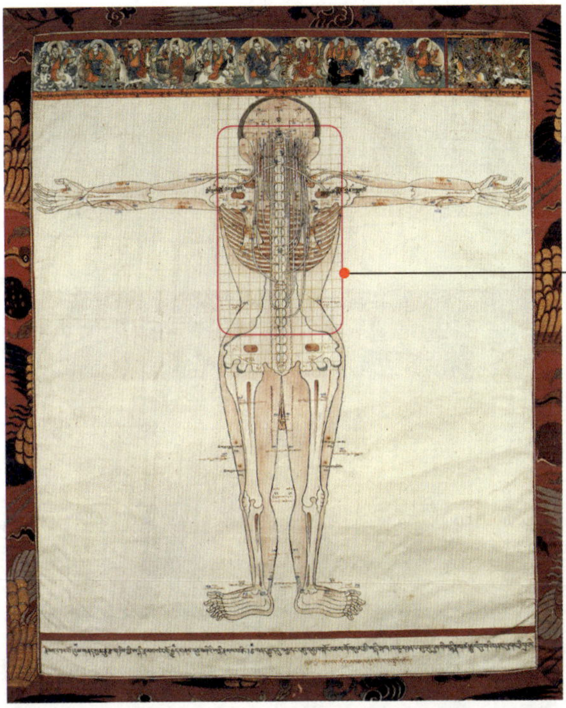

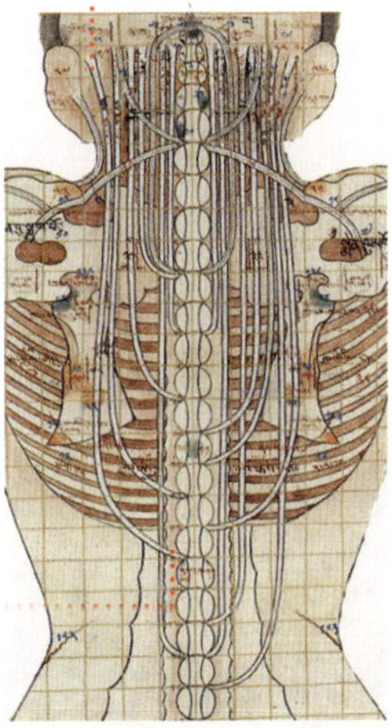

肾培根脉

5.2.3.3 肾培根脉

于后囟门左侧分出，然后向下走向第十四椎左侧相连于肾穴，要害等级属极其危险。

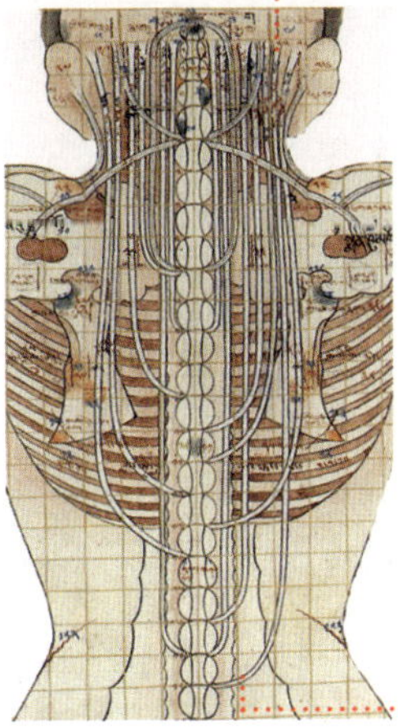

膀胱培根脉

5.2.3.4 膀胱培根脉

于后囟门右侧分出，然后向下走向第十八椎右侧相连于膀胱穴，要害等级属极其危险。

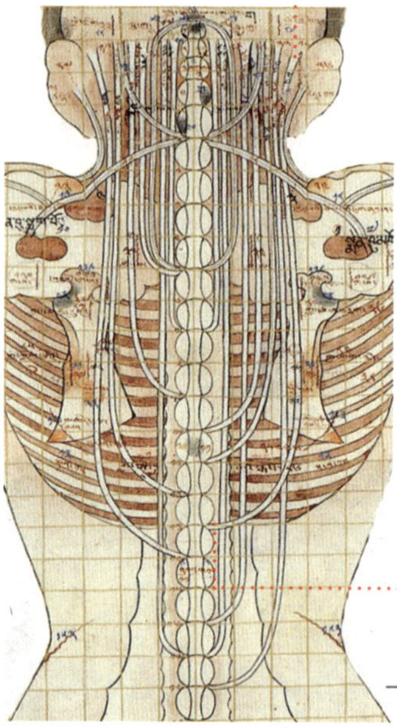

“三木塞”脉

5.2.4 丝垂带脉 13 条中的和合脉

5.2.4.1 “三木塞”脉

隆、赤巴、培根聚合的“三木塞”脉，于后囟门右侧显露于外，向下走向第十三椎右侧相连于“三木塞”穴，要害等级属极其危险。

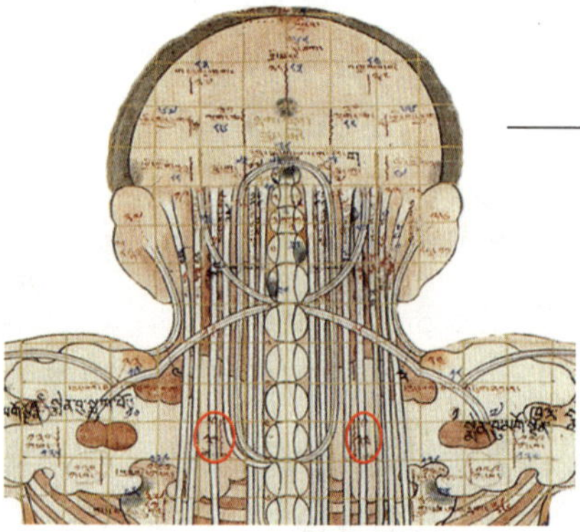

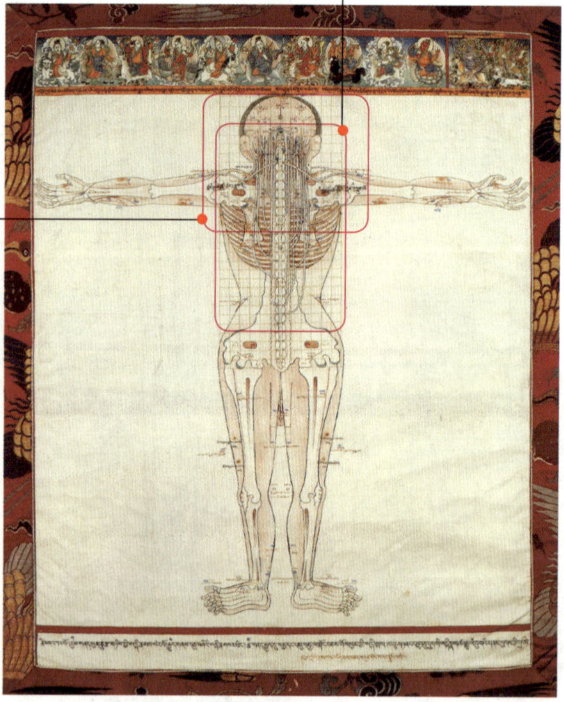

5.3 躯干部要害脉

5.3.1 脊旁脉（2 条）

躯干部要害脉有 53 条，其中位于背面的有肺脉 10 条、脾脉 2 条、膀胱 3 条，计 15 条。其中肺脉 10 条中有从肋辐母肺发出的两脊旁脉，位于第四椎左右旁开 1 寸处，要害等级属中等。

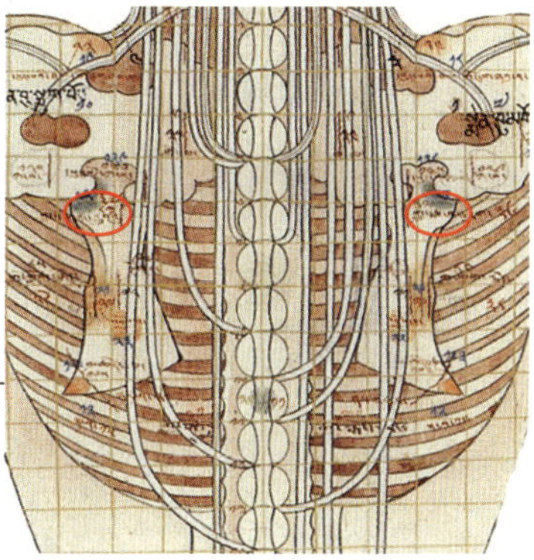

5.3.2 内驰脉（2 条）

从肺冈母肺分出，于第六椎左右旁开 5 横指处上下竖行，要害等级属中等。

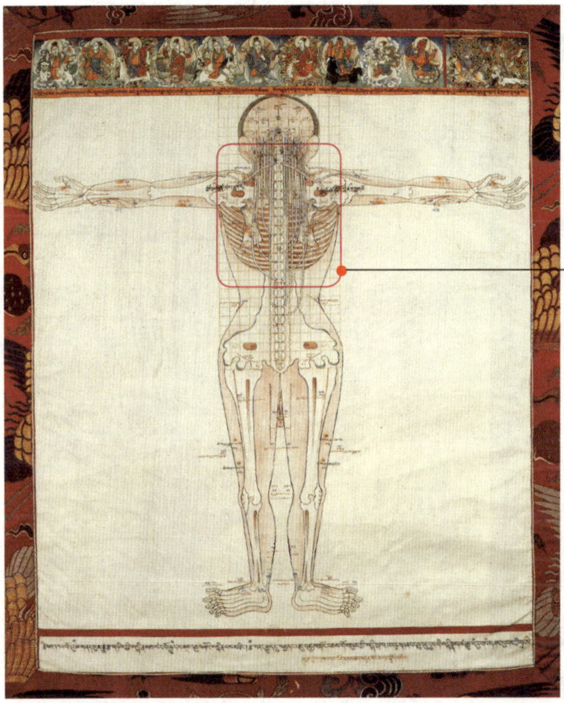

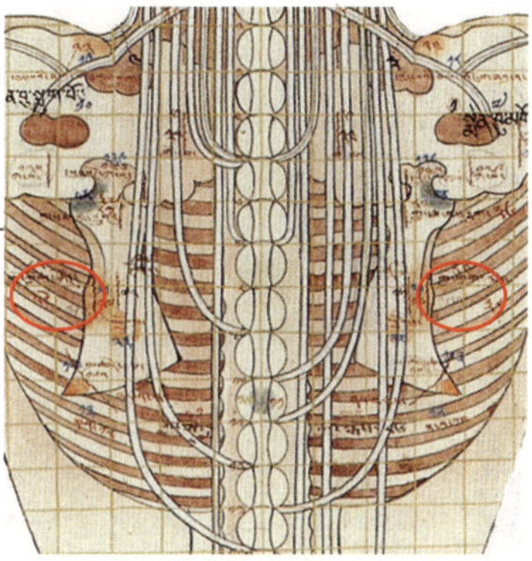

5.3.3 蚁腰脉（2 条）

从虎头母肺分出，于第八椎左右旁开 7 横指处上下竖行，要害等级属中等。

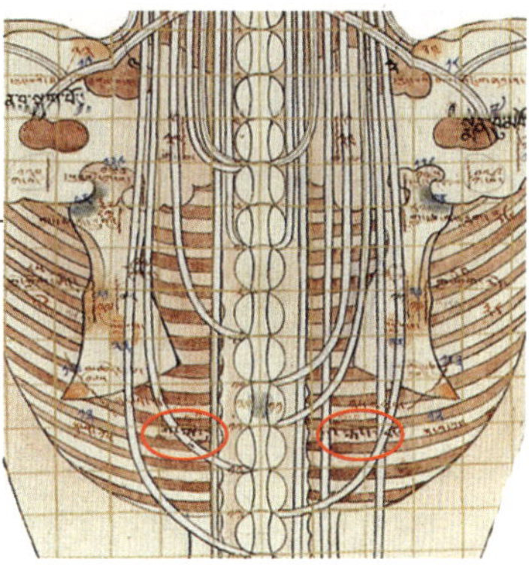

5.3.4 “盖多日”脉（2 条）

从漏端母肺分出，于第十椎左右旁开 1“恰”即 4 横指处上下竖行，要害等级属极其危险。

5.3.5 “宛吾”脉（2条）

从驹眼子肺分出，于左右胛骨镜中央下面蛇样盘踞，要害等级属极其危险。

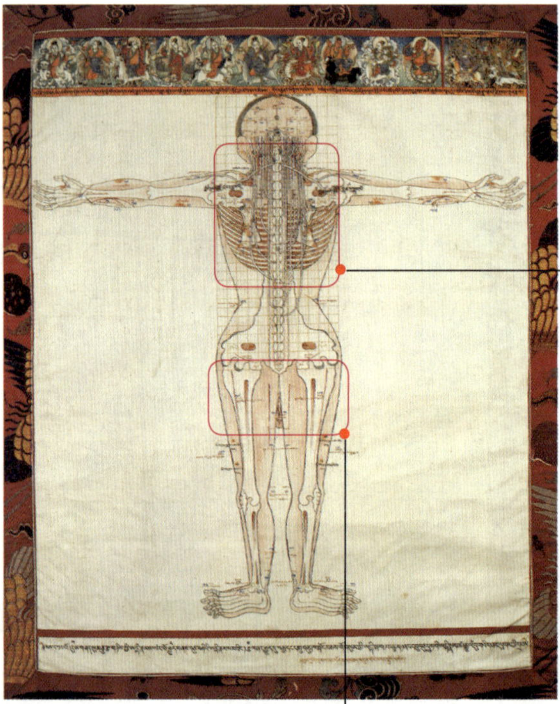

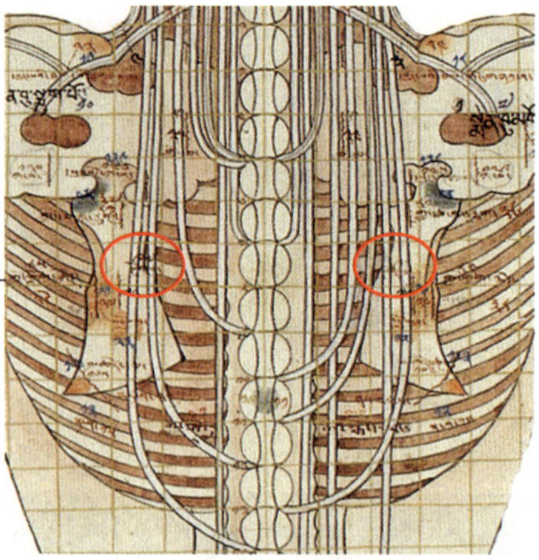

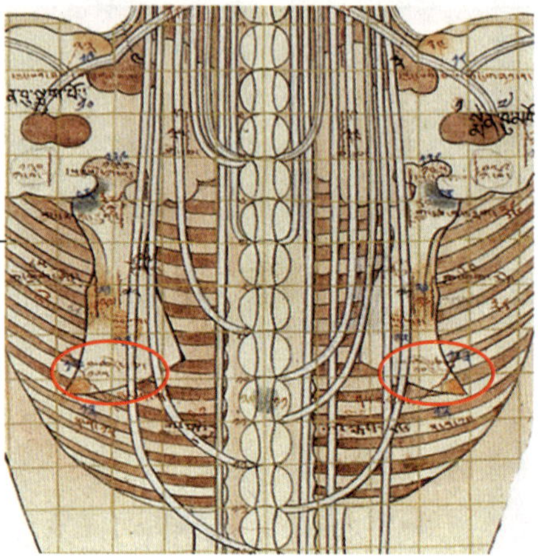

5.3.6 脾脉（2条）

两鸟爪脾脉于两胛骨镜中央向下1食指处的胛骨柄侧缝斜向上延伸4横指，要害等级属一般。

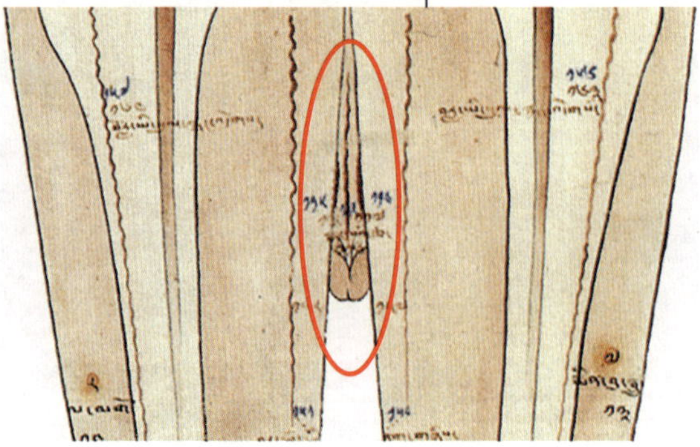

5.3.7 膀胱脉（3条）

膀胱脉有水脉、命脉和嗣后脉3条，位于男子阴囊至肛门，女子产门至肛门之间，中为水脉，右为命脉，左为嗣后脉，要害等级属一般。

5.4 四肢要害脉

5.4.1 三角肌水脉（2 条）

四肢要害脉有 72 条，位于背面的包括补充脉共计 36 条，其中三角肌水脉是致瘫水脉（正中神经）从第五颈椎走向左右臑与胛骨上的一分支伸向两臂三角肌的水脉，要害等级属一般。

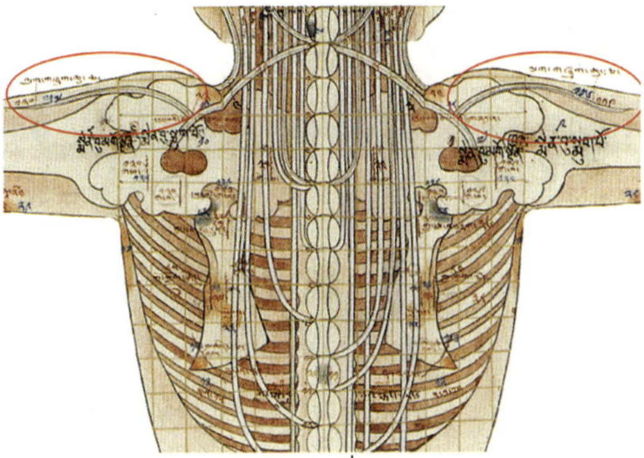

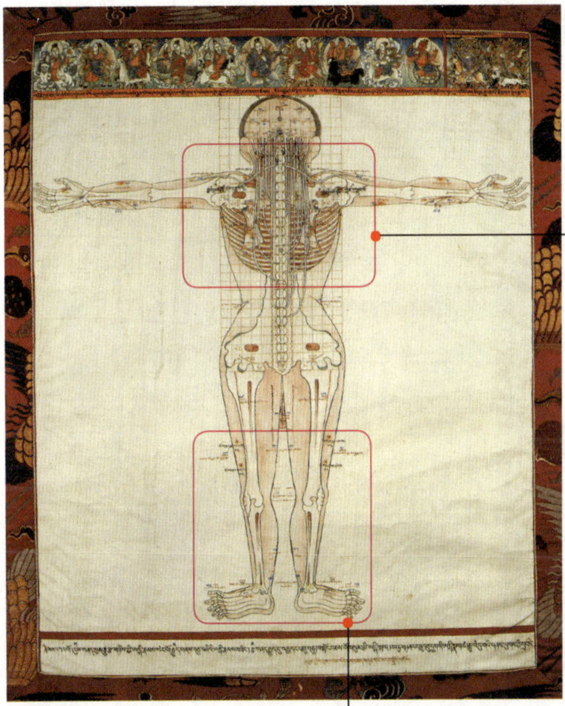

5.4.2 三石灶骨脉（2 条）

于左右膝关节上缘向上外侧 4 横指处的“年光”（高危险）上下竖行的两脉（隐神经），要害等级属一般。

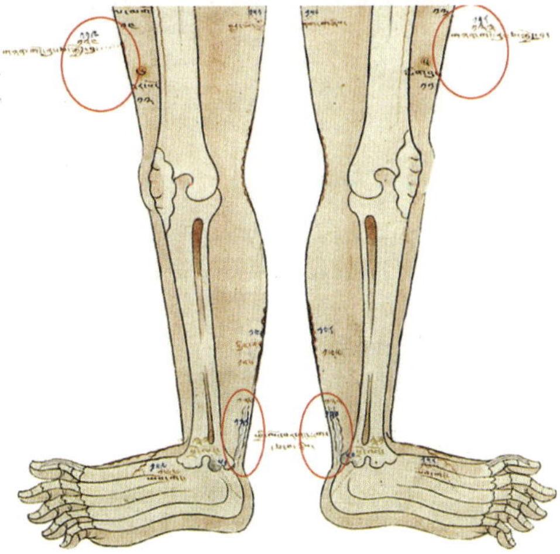

5.4.3 “江”脉（2 条）

左右足跟与外踝之间的一条从管状水脉(坐骨神经)分出的 2 条白色脉称“江”脉，要害等级属一般。

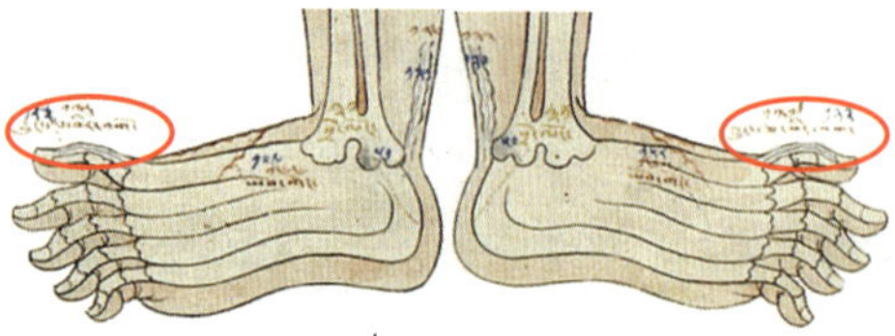

5.4.4 鳖头脉（2 条）

左右足拇趾中关节长毛处有 2 条管状水脉的末端脉即为本脉，要害等级属中等。

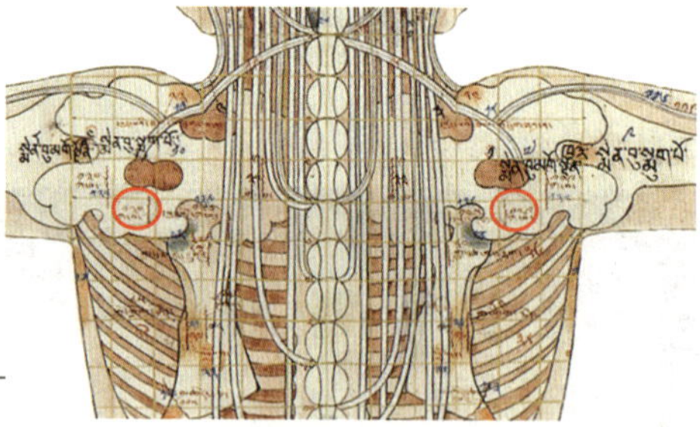

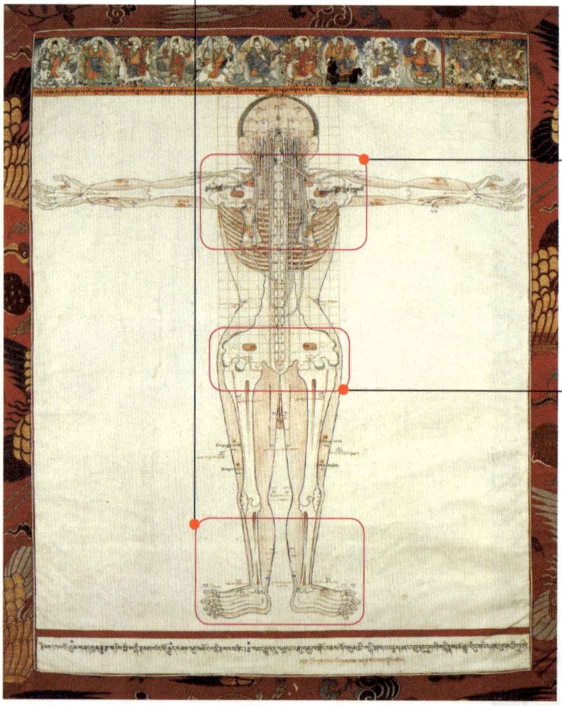

5.4.5 肩胛关节柱脉（2 条）

于左右肩与胛骨接壤的关节边行走的两脉，要害等级属一般。

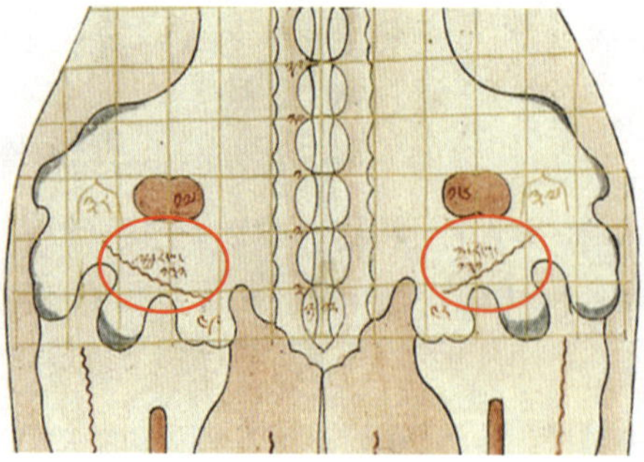

5.4.6 白长脉（2 条）

在左右两臀大肌长纹上斜着走向的两脉（臀下动脉），要害等级属中等。

5.4.7 短角脉（2 条）

从左右肘鹰嘴内侧向小臂背面弓样弯曲延伸的两脉，要害等级属中等。

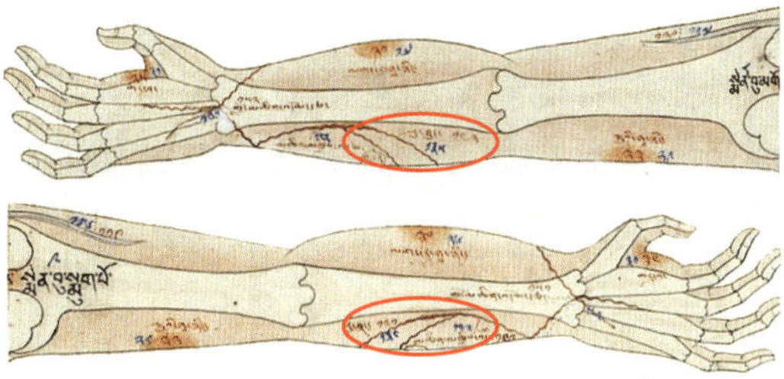

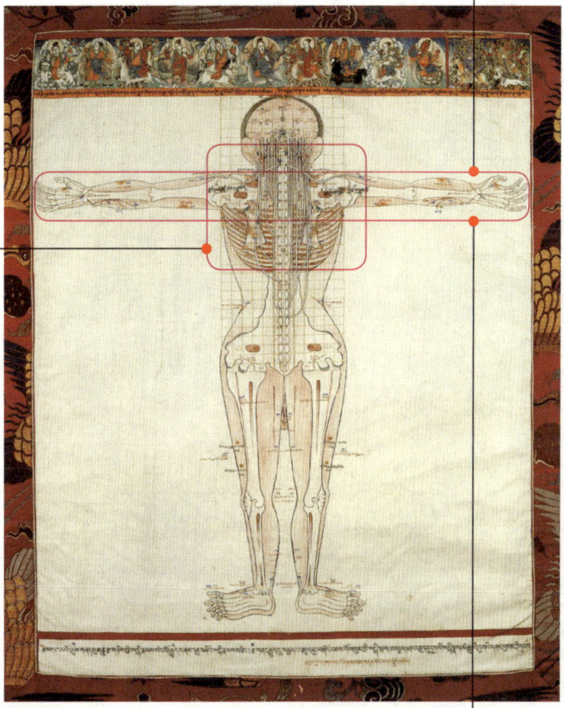

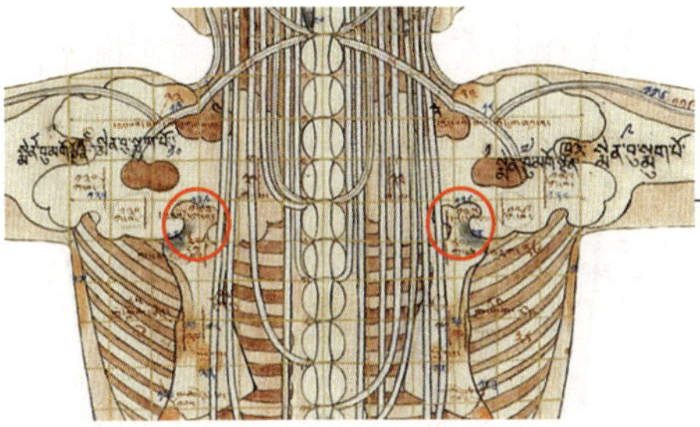

5.4.8 金柱脉（2 条）

位于臑与胛骨之间的肩胛关节边向上下竖行的两脉，要害等级属一般。

5.4.9 肝胆合脉（2 条）

位于左右腕关节背面向上 5 横指处，是短角肝脉与“霞让”胆脉两脉汇合的脉，要害等级属一般。

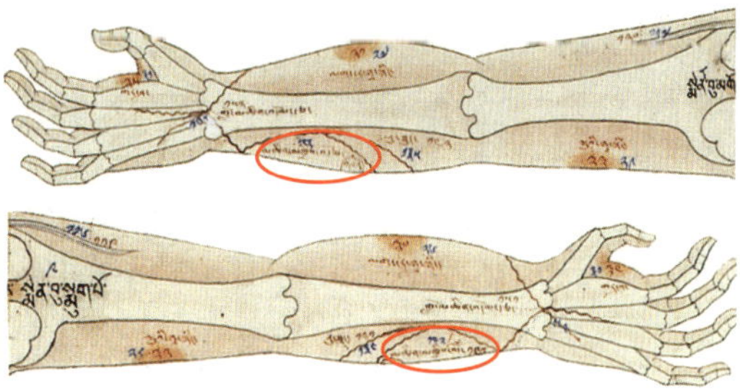

5.4.10 肝肺合脉（2条）

在左右桡侧诊脉背部有从冈肺脉延伸的一脉与从腕下角向手背中央延伸的短角肝脉两脉汇合的脉，要害等级属一般。

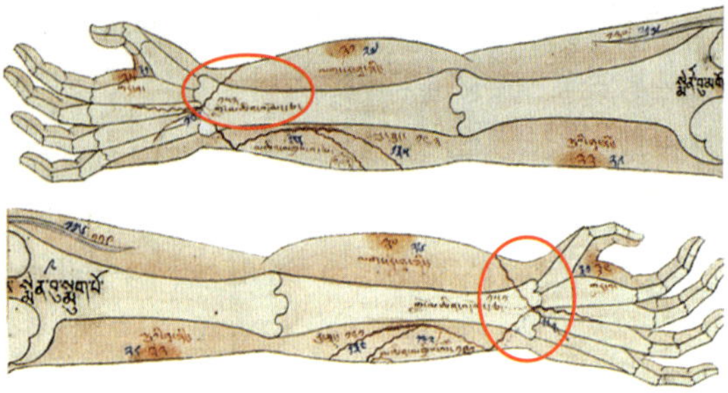

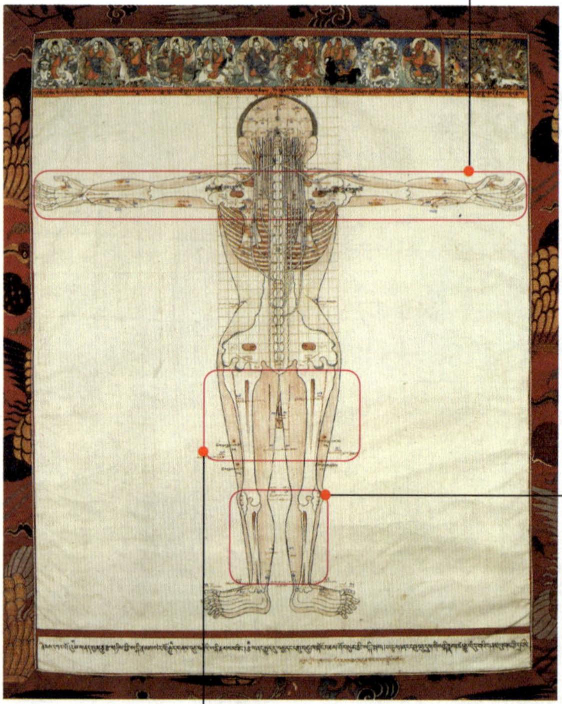

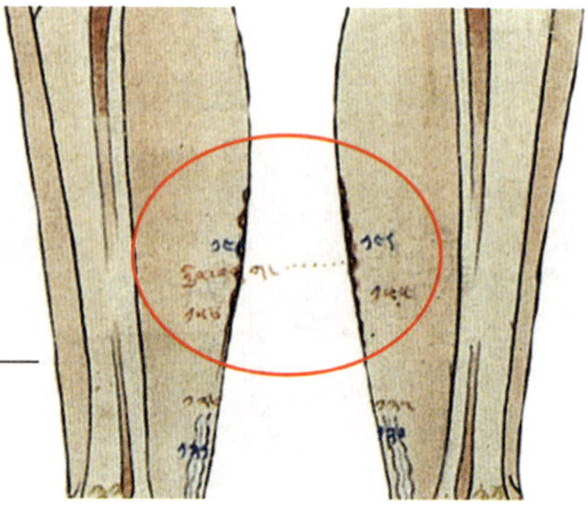

5.4.11 腨端脉（2条）

从左右足跟结垢际（黑白分界）向上量1食指处的小腿鱼肌的末端上下竖行的两血管，要害等级属一般。

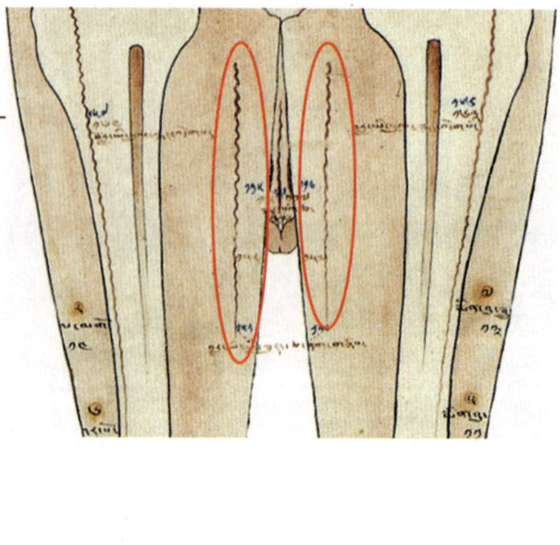

5.4.12 黑脾脉（2条）

在左右股背面上下竖行的两脉，要害等级属一般。

5.4.13 “那勾”肾脉（2 条）

从左右髂嵴两侧向股内循行的两脉，要害等级属一般。

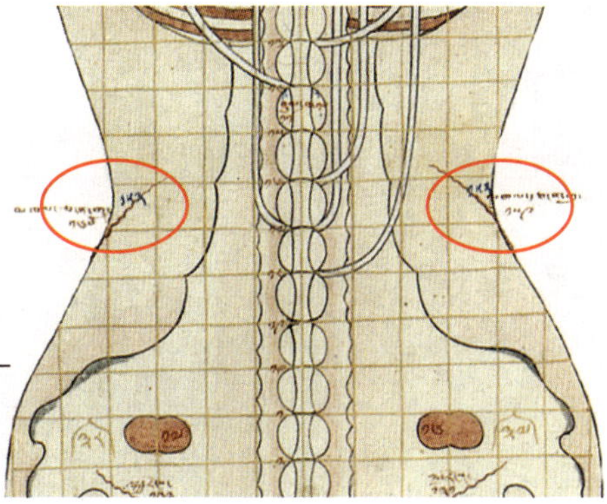

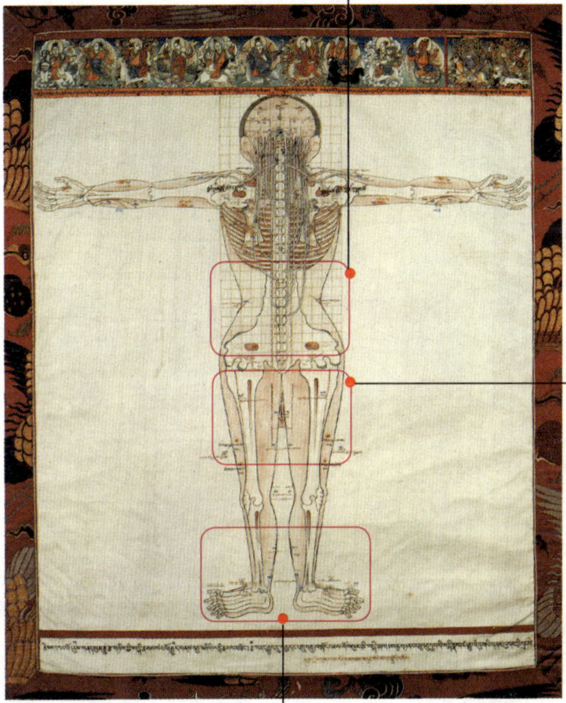

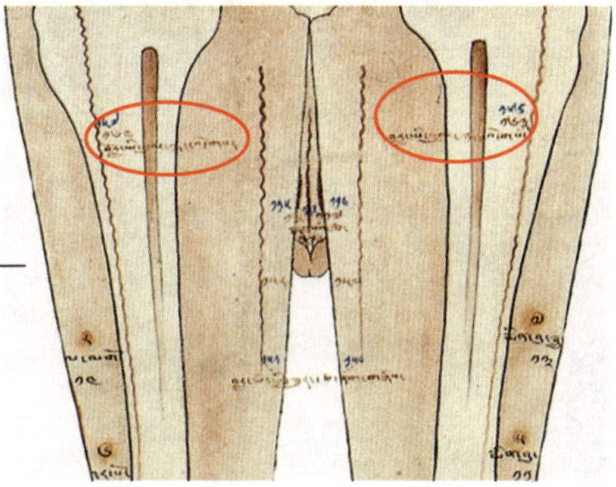

5.4.14 提足肾脉（2 条） 从左右两股外面沟缝向髌骨边循行的两脉，要害等级属一般。

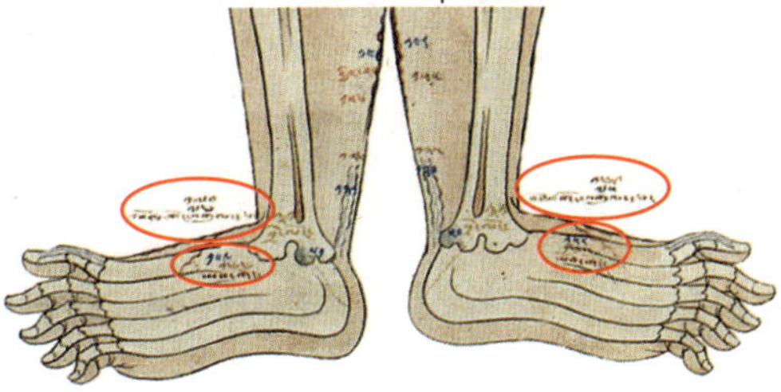

5.4.15 镫脉（2 条）

位于两足背上即从拇趾根关节边向中趾方向弯曲走向的两脉，要害等级属一般。

5.4.16 趺阳脉（2 条）

从左右两足跗骨上面向拇趾根关节边延伸的两搏动脉（足背动脉），要害等级属极其危险。

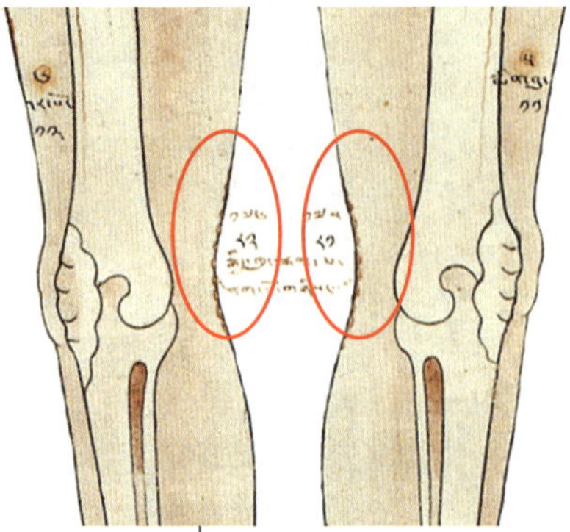

5.4.17 腘黑脉（2 条）

位于左右腘窝中的 2 条黑而粗的脉（腘动脉），要害等级属极其危险。

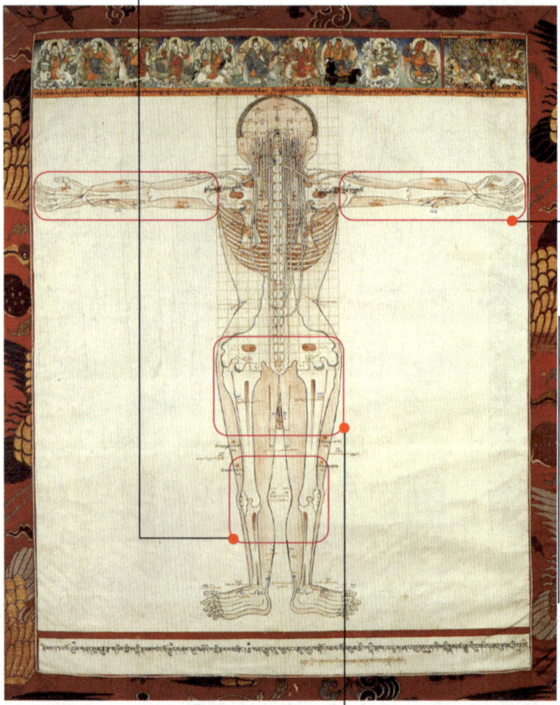

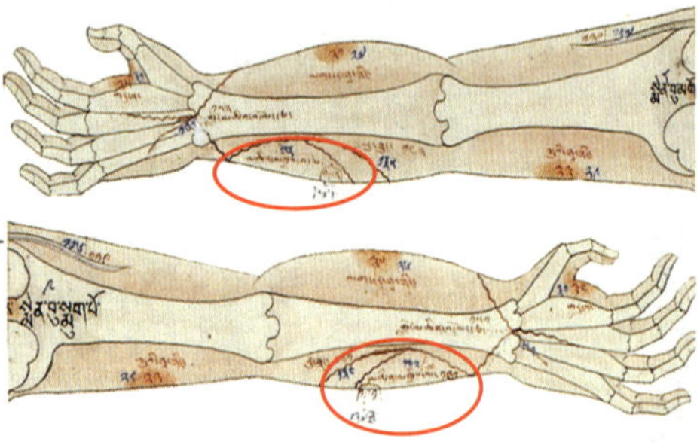

5.4.18 补充脉“霞让”胆脉（2 条）

从左右小臂外侧向背面延伸，脉尖与短角脉汇合的两脉，要害等级属一般。

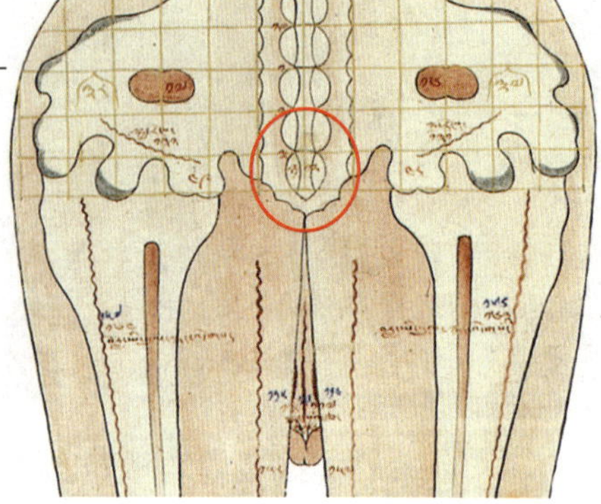

四、人体孔窍（2）

人体七精华物质等通行的孔窍位于背面的有肛门，肛门是饮食由能糜培根、能消赤巴及伴火隆消化分解后的糟粕所通行的孔窍。

图十八 人体的功能、性别和凶兆

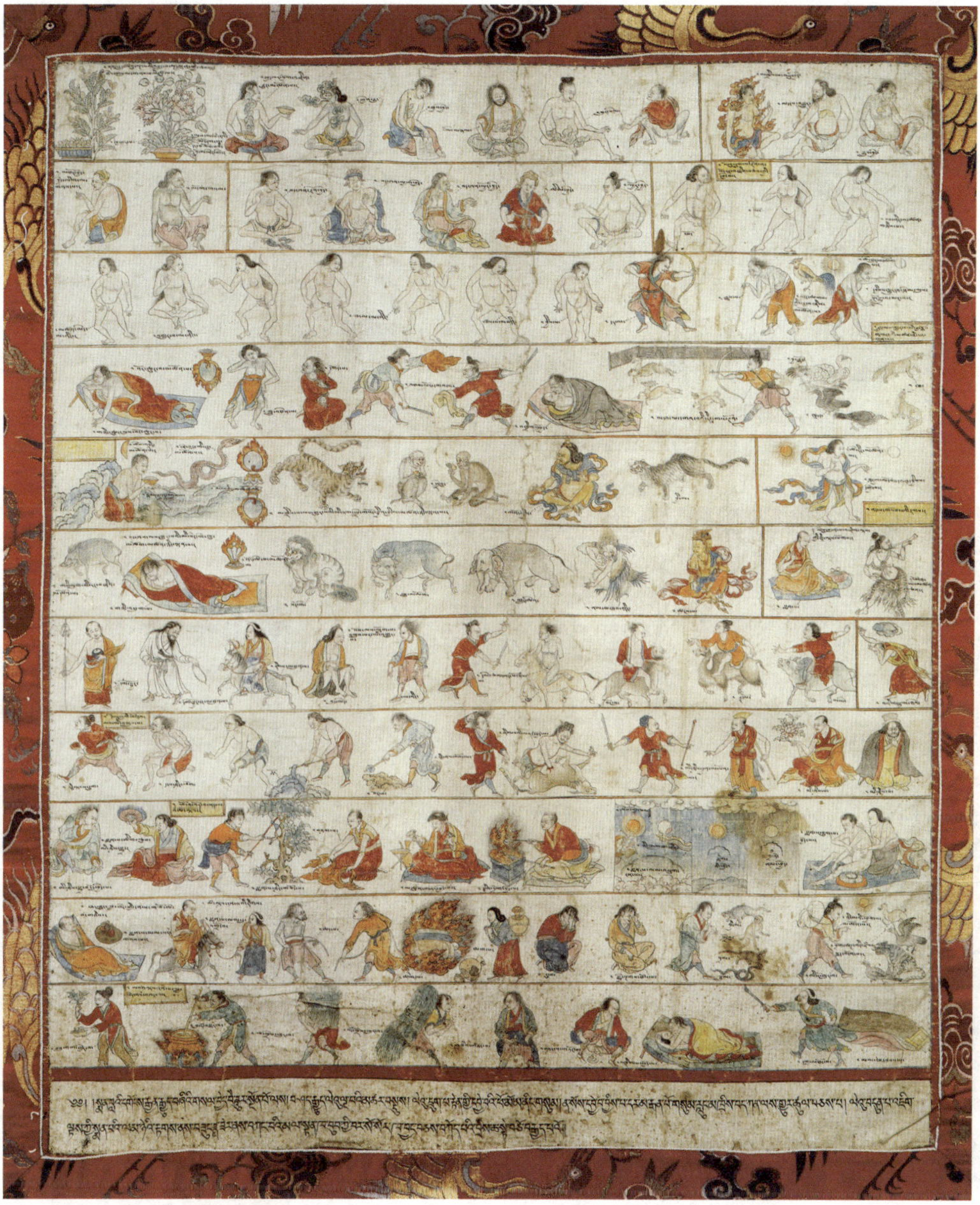

本图示具有五元的食物种类；15 种具体三基因的居位、通道及其功能；男、女、中性性别及儿童、成年人、老年人的年龄分段；隆、赤巴、培根型人的体质以及人体死亡凶兆中属于远兆中的请医使者的种类、出现的时间和医生上路时的吉凶征兆等。

第五章 人体特性

一、具有五元的食物

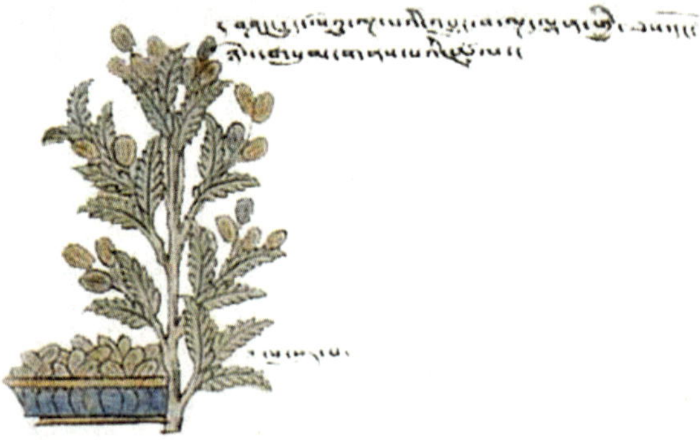

1 蜜枣

蜜枣，梵文译音为“卡乍乍”，生长于天竺巴扎那平原上的一种树的果实，叶子绿，果实未成熟时呈各种颜色，成熟后像诃子样色黄，是一种五元俱全的食物。

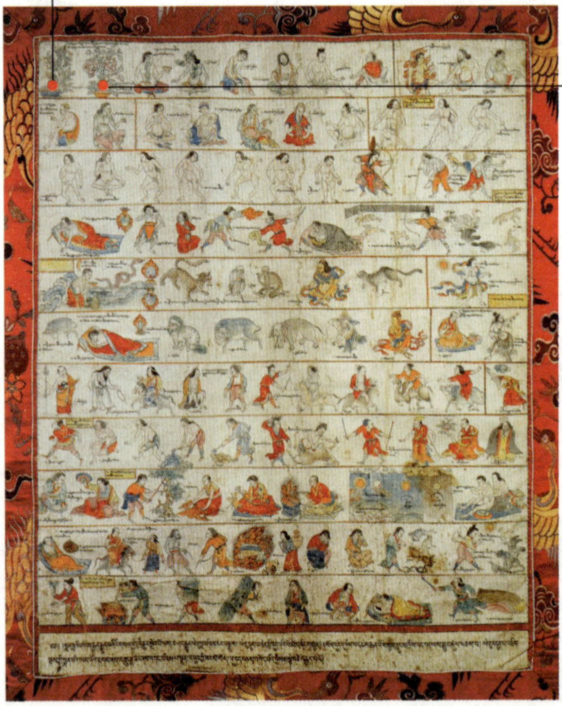

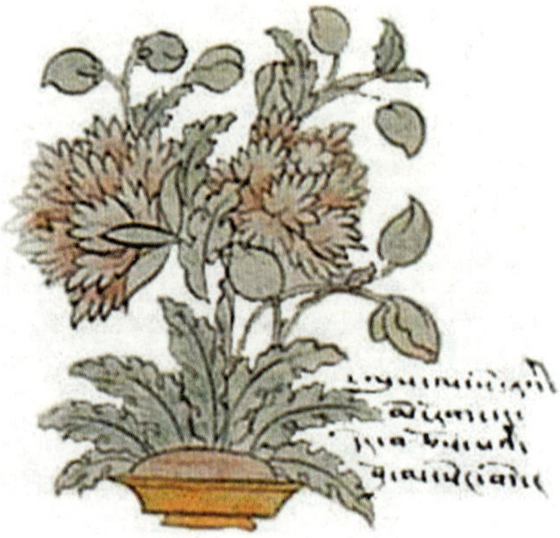

2 “硕马桑格”

天竺人称“木拉色代”，西藏人将白花雪莲花流出的奶状白汁煮的糊糊叫“硕马桑格”。此花叶深绿，边缘多裂，三瓣花萼中央有粉红色柱头，周围长有很多尖部灰白的花瓣，枝头结有很多杏子大小的果实，成熟后颜色变成黄白色，是一种五元俱全的食物。

二、三基因的居位

1 五种具体隆

1.1 维命隆

居于头脑，运行于喉部和胸腔内，具有吞咽饮食、呼吸、吐唾沫、打喷嚏、打嗝、敏捷思维、聪明耳目、摄守神思等功能。

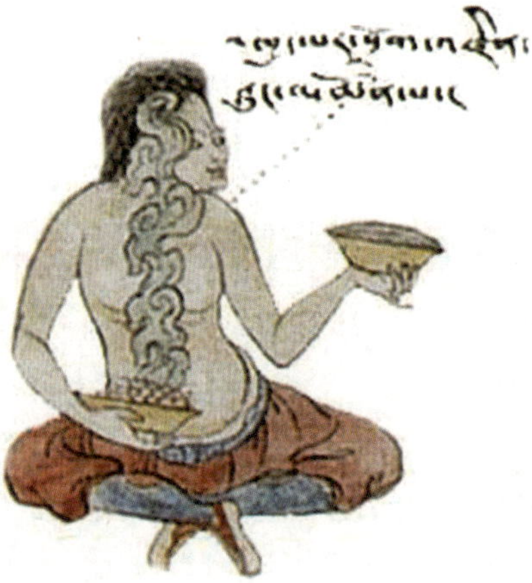

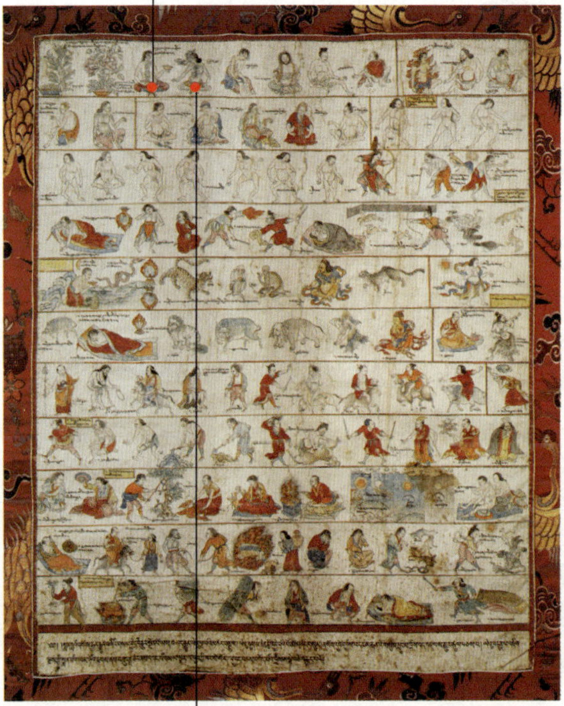

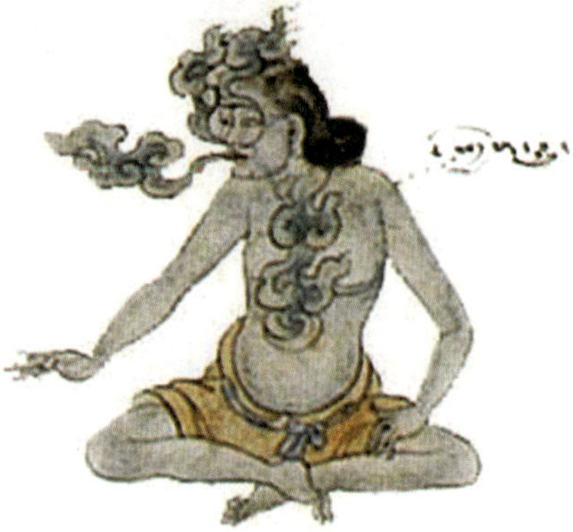

1.2 上行隆

主要居于胸腔，运行于鼻、舌、喉之间，具有主司语言、增强活力、焕发容光、润色泽、产生勤勉耐劳、明智、提高记忆力等功能。

1.3 遍行隆

主要居于心脏，运行于全身，主司四肢举止行走和机体的屈伸、开合等，人体的运动一般靠此隆完成。

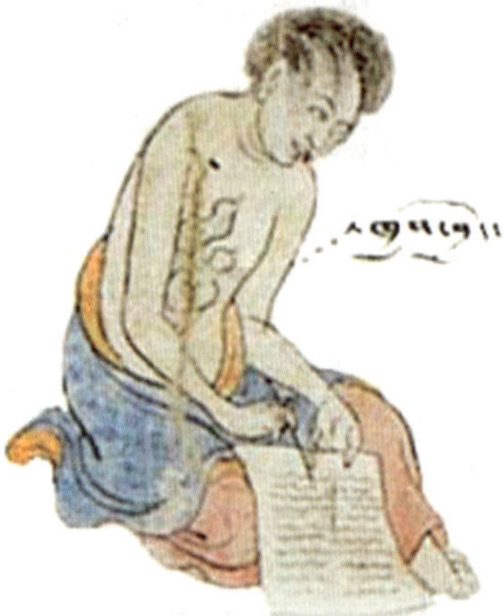

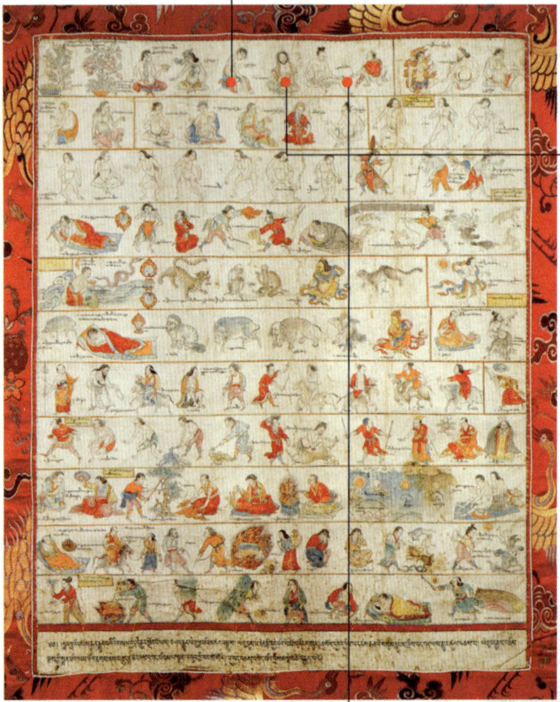

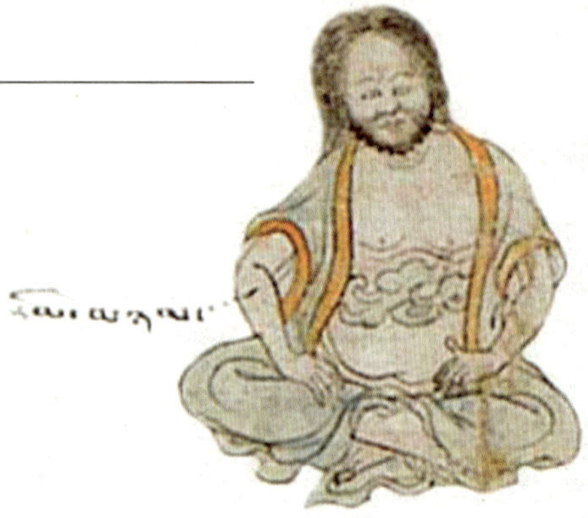

1.4 伴火隆

主要居于胃部，运行于小肠等其他脏腑，功能是消化食物、分离浊清和促进血液、脂肪等七精华物质的成熟。

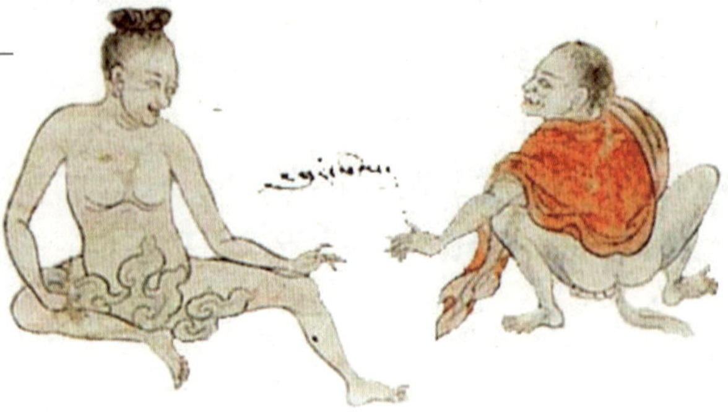

1.5 下泄隆

主要居于直肠，运行于大肠、膀胱、生殖器，功能是排控精液、经血和两便，主司胎儿的分娩、下胎盘等。

2 五种具体赤巴

2.1 能消赤巴

主要居于小肠和大肠，功能是消化食物、初步分解清浊、增强体热、协助变色赤巴等其余具体赤巴发挥作用。

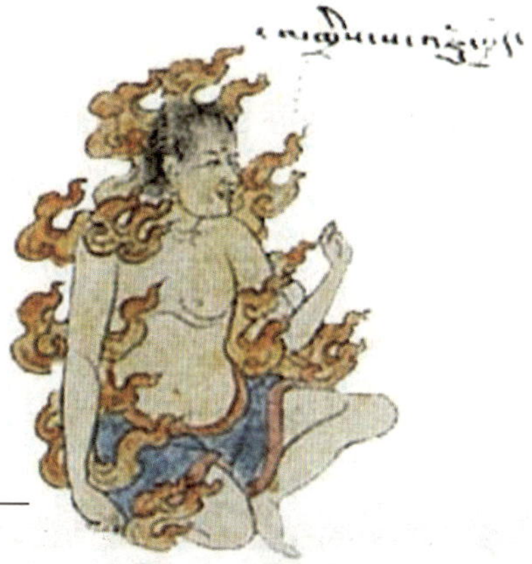

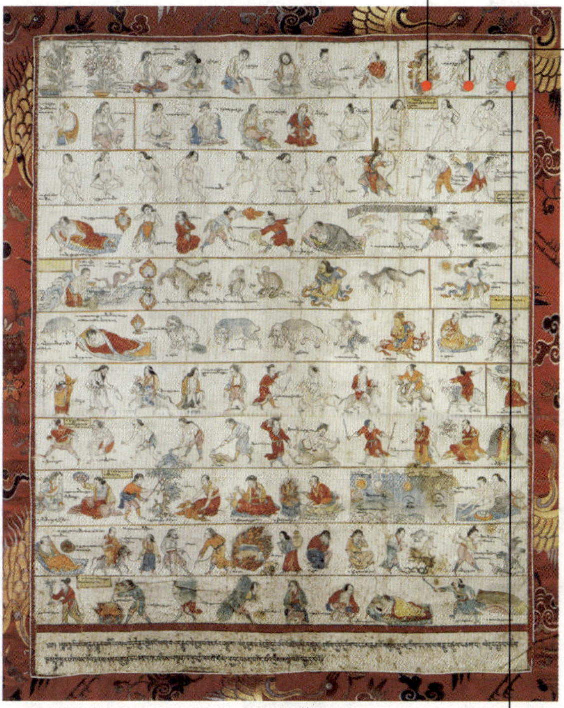

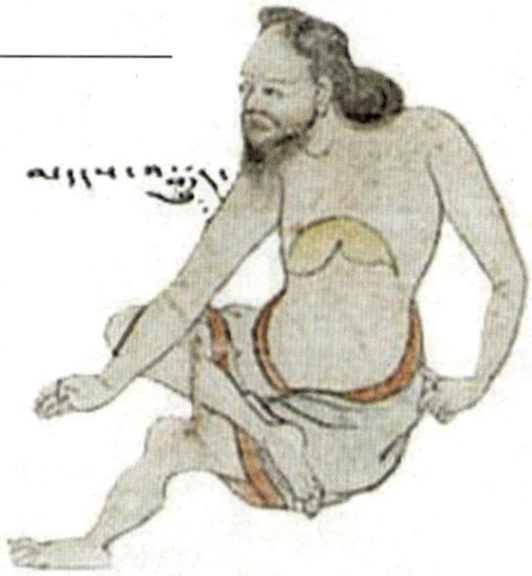

2.2 变色赤巴

主要居于肝脏，功能是改变饮食化生为血液等七精华的颜色。

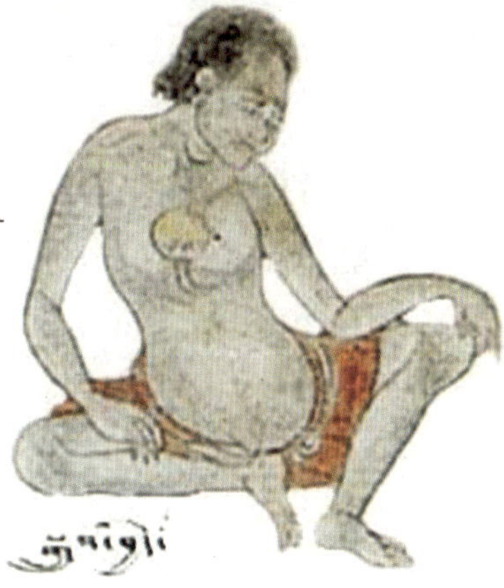

2.3 能作赤巴

主要居于心脏，功能是摄守神思，产生勇气、智慧、谋略和进取心。

2.4 能视赤巴

主要居于目，主司视觉，识别外部事物的颜色、形体、形状等。

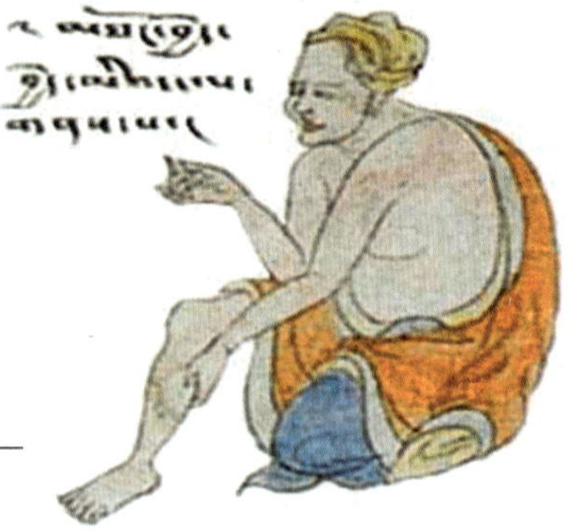

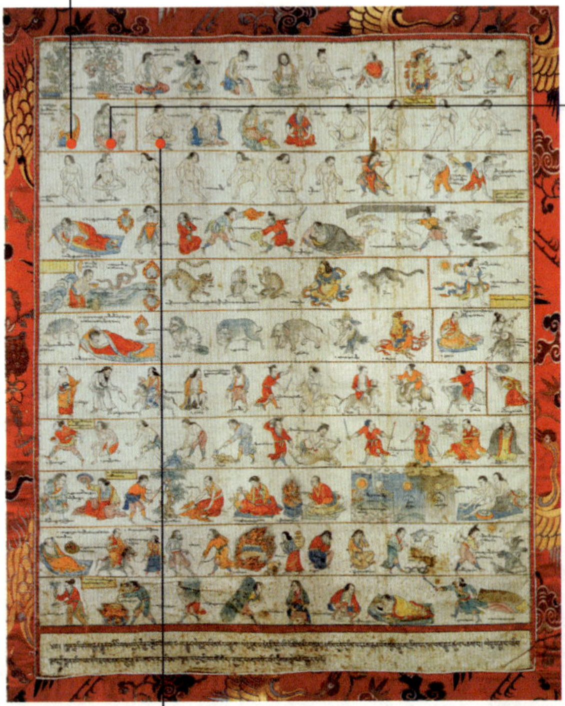

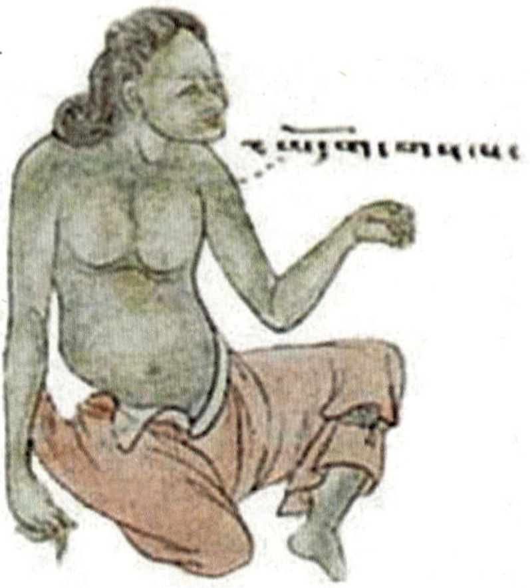

2.5 明色赤巴

主要居于皮肤各层，功能是促使全身皮肤色泽光滑。

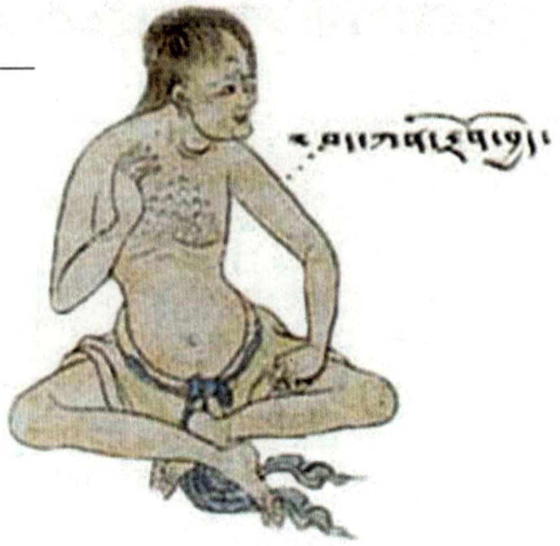

3 五种具体培根

3.1 能依培根

主要居于胸中，功能是做能糜培根等其他具体培根的基础，协助它们发挥作用，尤其是调节人体水液保持湿润。

3.2 能糜培根

主要居于胃上部，功能是下咽饮食、糜化食物。

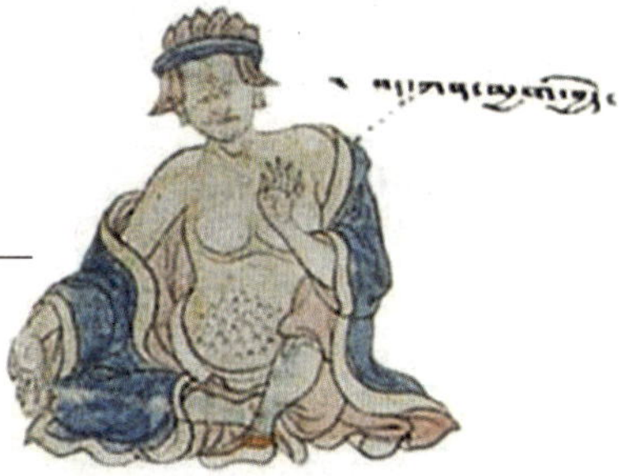

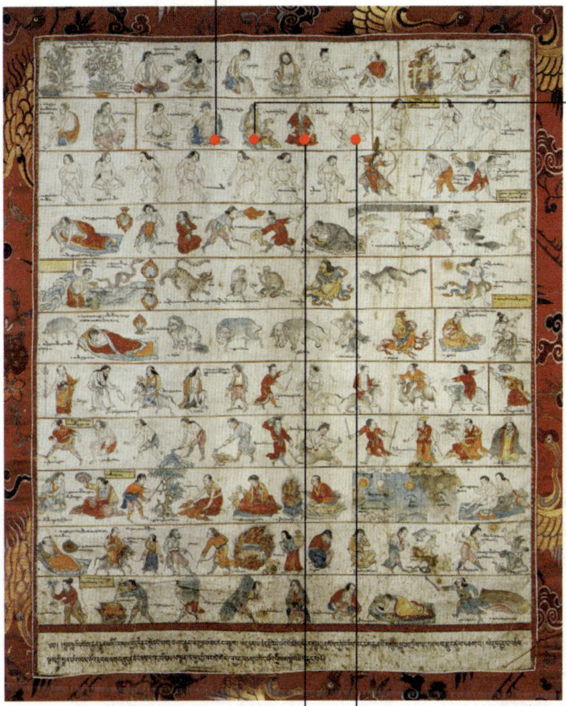

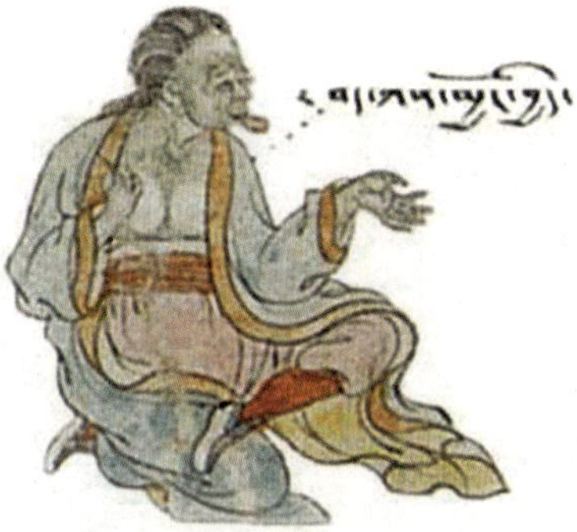

3.3 能尝培根

主要居于舌，功能是司味觉，分辨甘、酸、苦等六味。

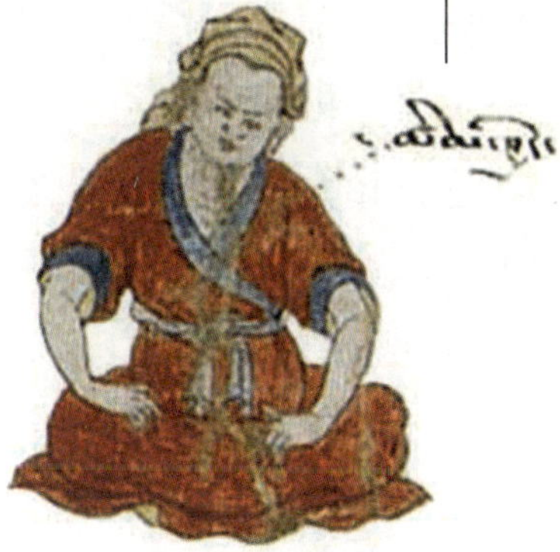

3.4 能足培根

主要居于头脑，功能是促使目、耳、鼻等五官各司其职，增强敏锐力，产生知足感。

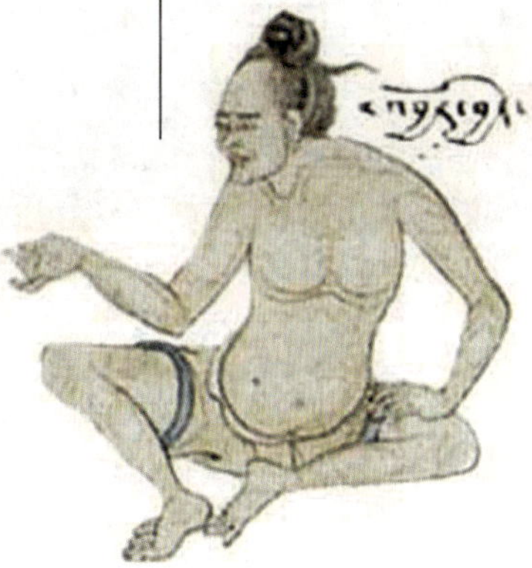

3.5 能合培根

主要居于关节，功能是连接和润滑关节，帮助关节屈伸。

第六章　人体功能和区别

一、性别

1　男性

人体特征包括性别、年龄及其特性等几个方面。其中性别分男性、女性及中性 3 种。男性具有阴茎、睾丸、胡须、胸毛、腋毛，力量非常大。

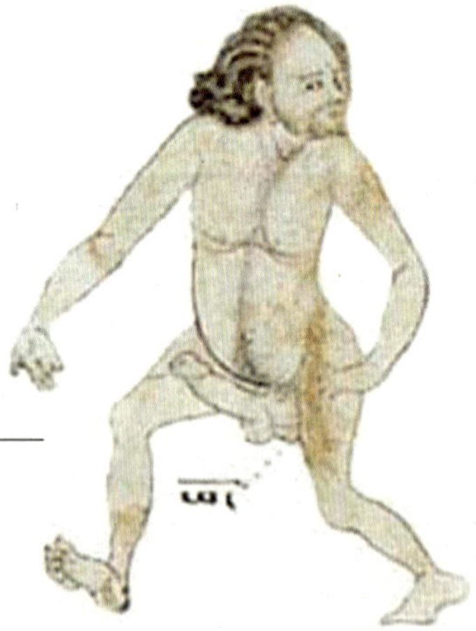

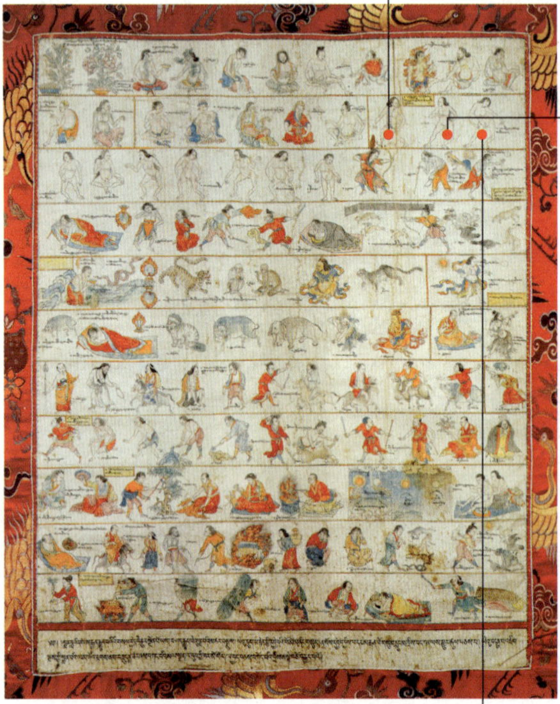

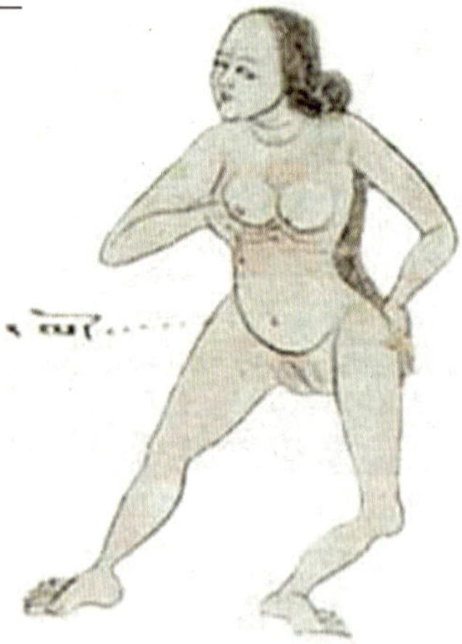

2　女性

具有阴道、子宫，乳房硕大，声调细，胡须稀疏，肌肉丰满、柔润，力量小，行经血。

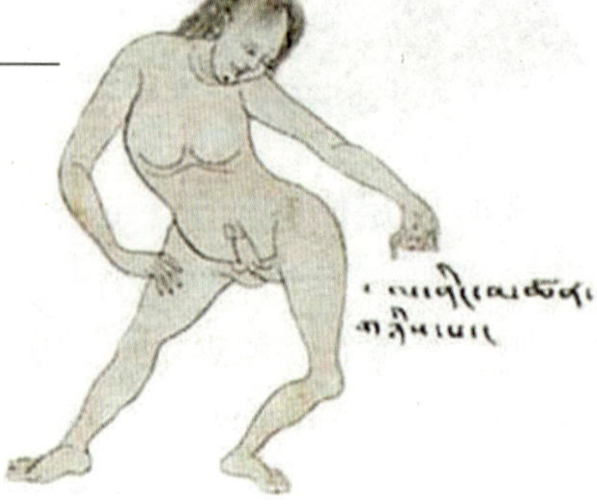

3　中性

3.1 两性中性人

非男非女，内分两性中性人、无性中性人、变性中性人、随欲中性人、被阉中性人 5 种。阴部上有阴茎、下有阴道，同时具备 2 种不同生殖器的人。

3.2 无性中性人

阴部无明显男性或女性生殖器，或者尿道与肛门合二为一者。

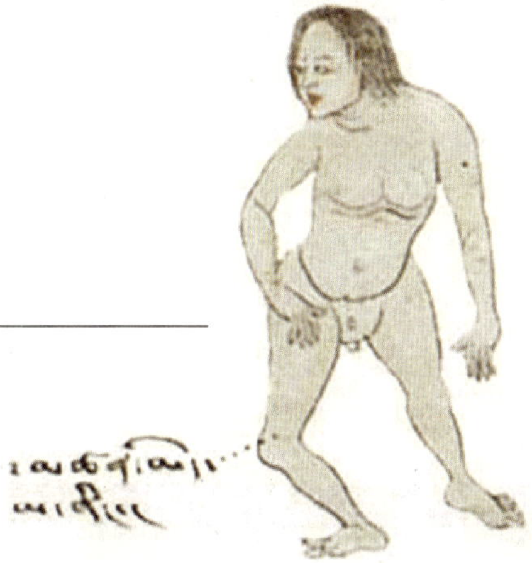

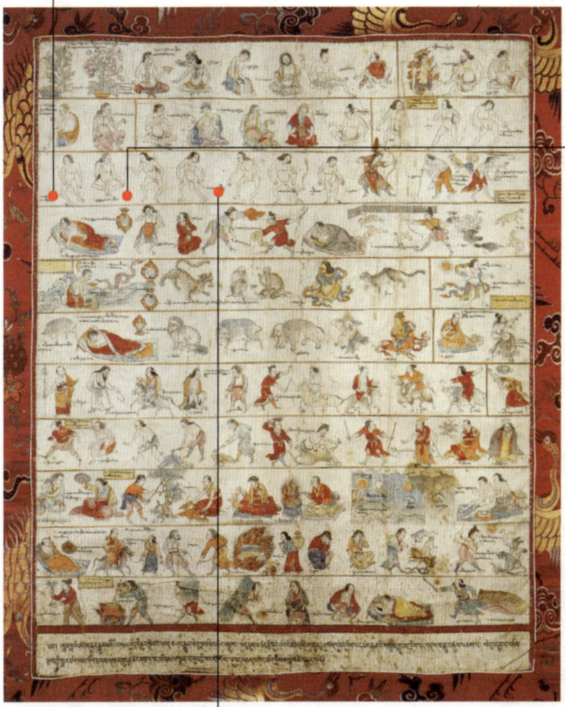

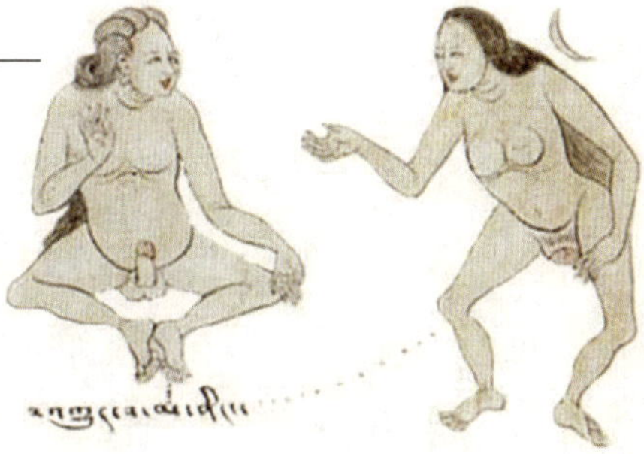

3.3 变性中性人

由于胚胎时或出生后机体发育不足，生殖器变化不定，随月亮的圆缺发生变化，即上旬为男，下旬为女。

3.4 随欲中性人

不论男女，由于体内五元多寡不同或生殖器未能成熟、功能衰弱等原因致男女都不能如愿性交的人。

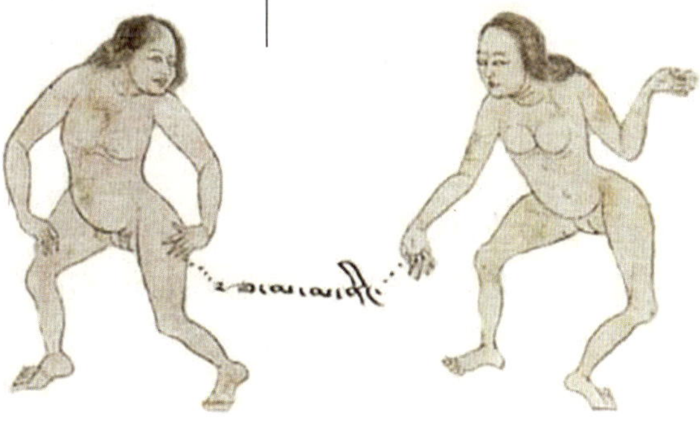

3.5 被阉中性人

由于生殖器被阉割等原因，虽有生殖器但不能性交者。

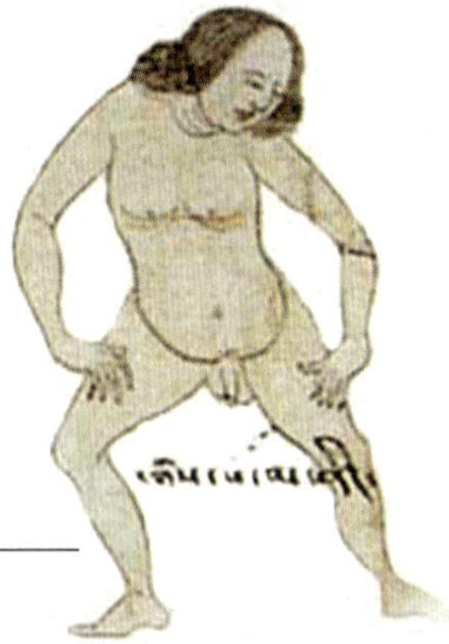

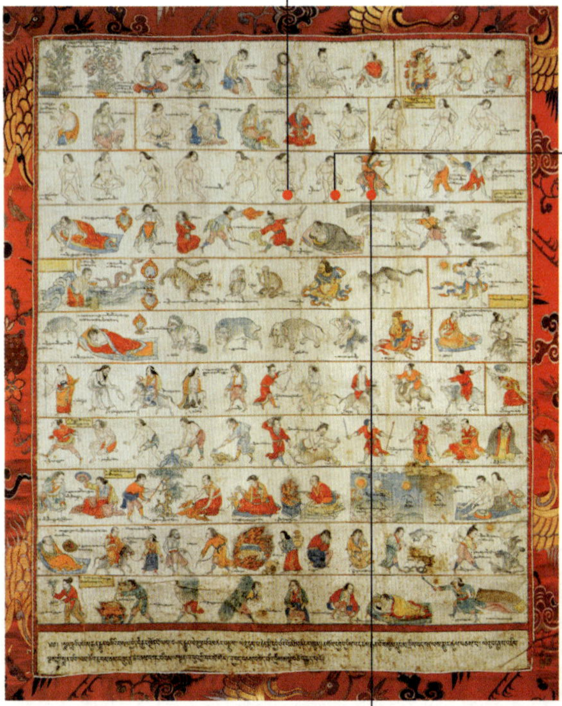

二、年龄

1　儿童

年龄分儿童、成年人、老年人3种。儿童是指出生至16岁之间未发育完全，身材、体力弱小者。

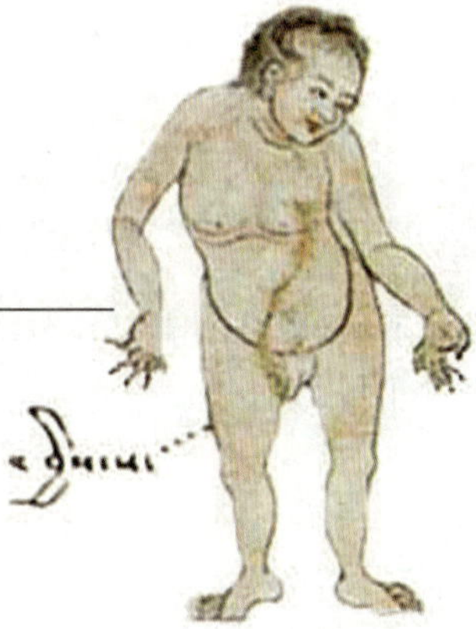

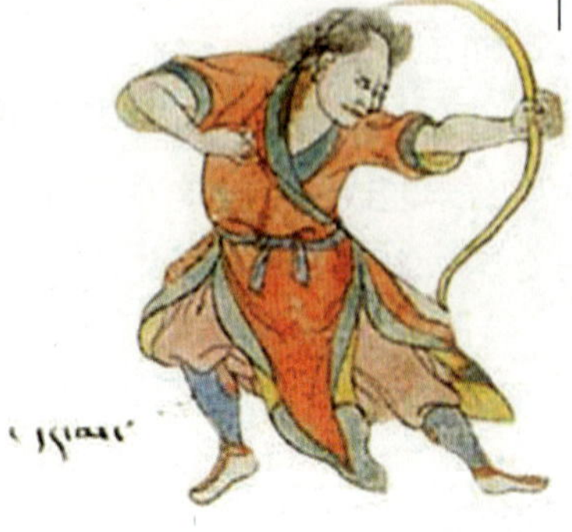

2　成年人

16岁至70岁之间人体七精华物质、五官、精气、力量等人体各机能发育完全者。

3　老年人

70 岁以上人体七精华物质、五官等机体功能衰弱，身体瘦弱，驼背拄拐杖行走，手拿佛珠口念佛经者。

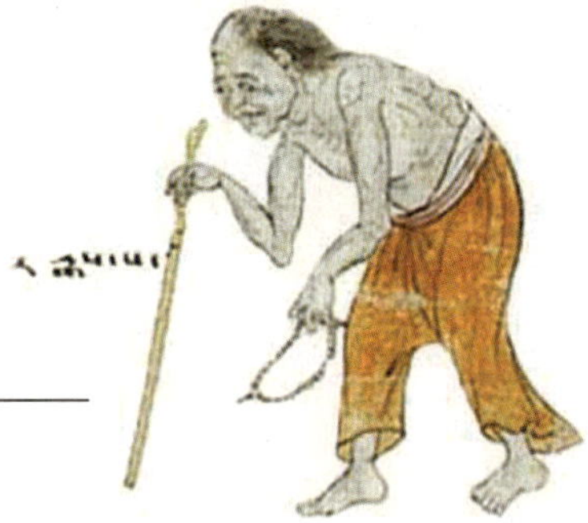

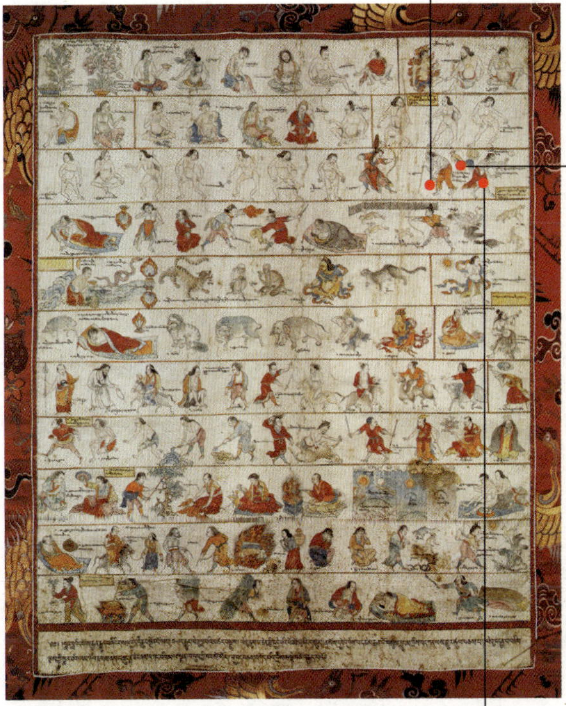

三、体质

1　隆型人

1.1　贪欲

精液是贪欲和隆共同作用的产物。贪欲基于男女生殖器而存在，性欲又激发隆增盛，因此隆偏盛的隆型人情多贪欲，性欲强似公鸡。

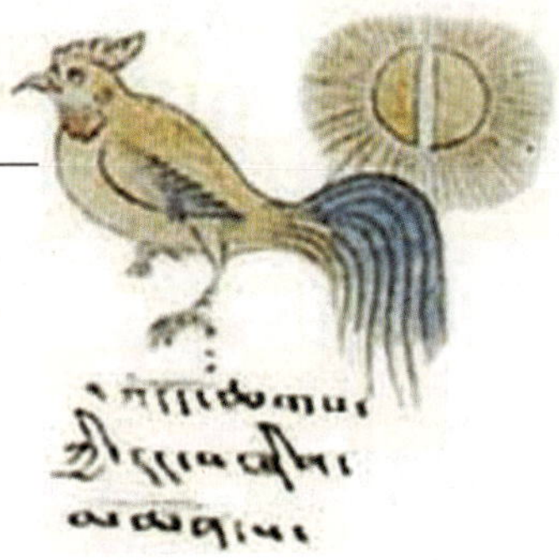

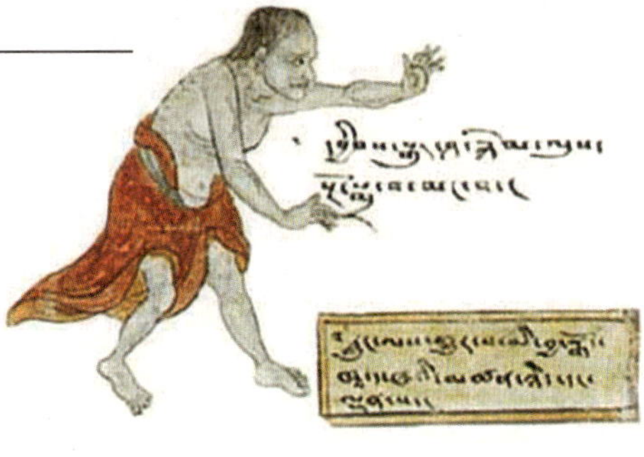

1.2　驼背、干瘦、肤色青、言语多

隆型人一般稍驼背，肌肉干瘦，肤色较青，平时说话喋喋不休，不耐风寒，走动时骨节作响。

1.3 短命

隆型人一般寿短，不能尽天命。

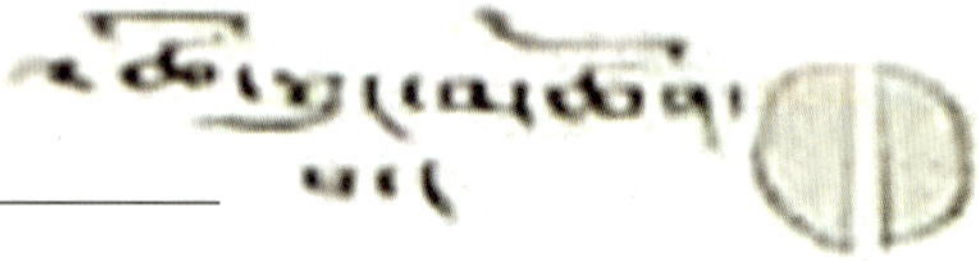

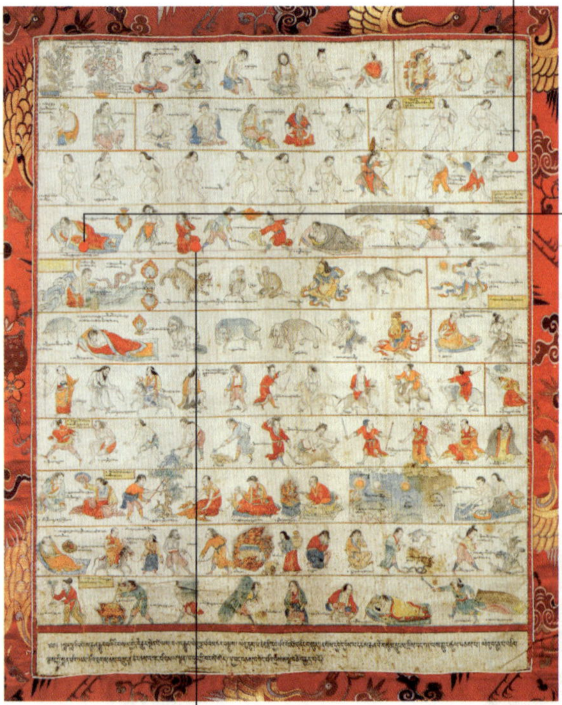

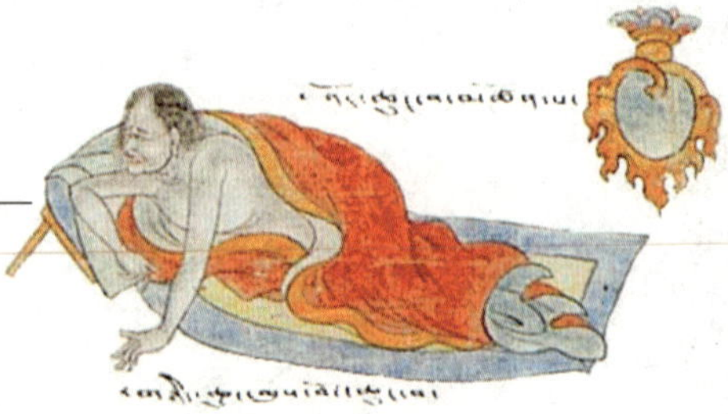

1.4 睡眠轻、身材矮小、财富少

隆型人一般很瘦小，睡眠轻，夜不寐，财运小，较贫困。

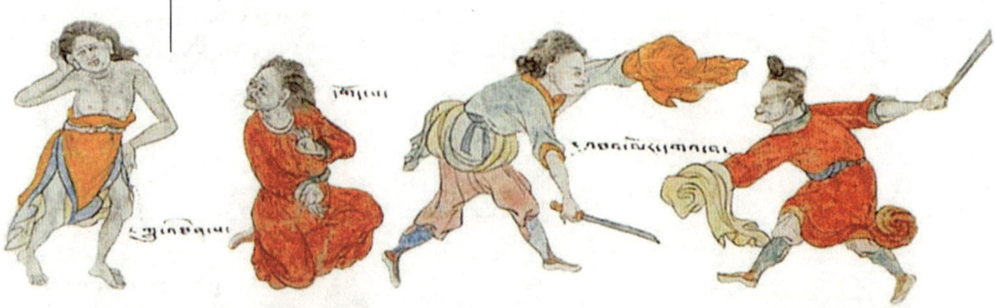

1.5 爱唱歌、爱嬉笑、好争斗

隆型人一般爱唱歌，爱听歌，无故喜乐，好打架争斗。

1.6 喜交媾

贪欲居于男女阴部，精液和经血滋生隆，因此隆型人性欲强，喜性交。

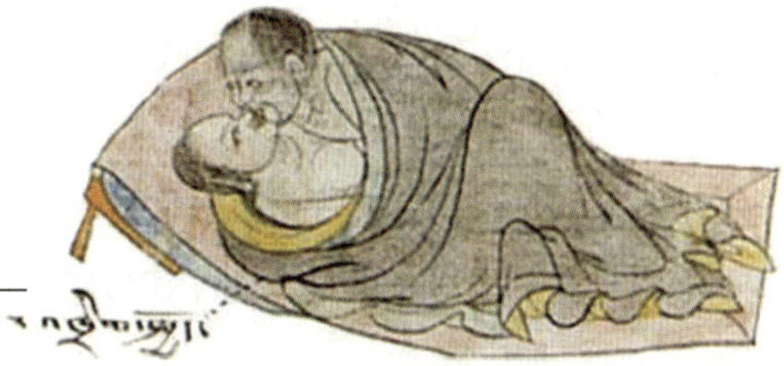

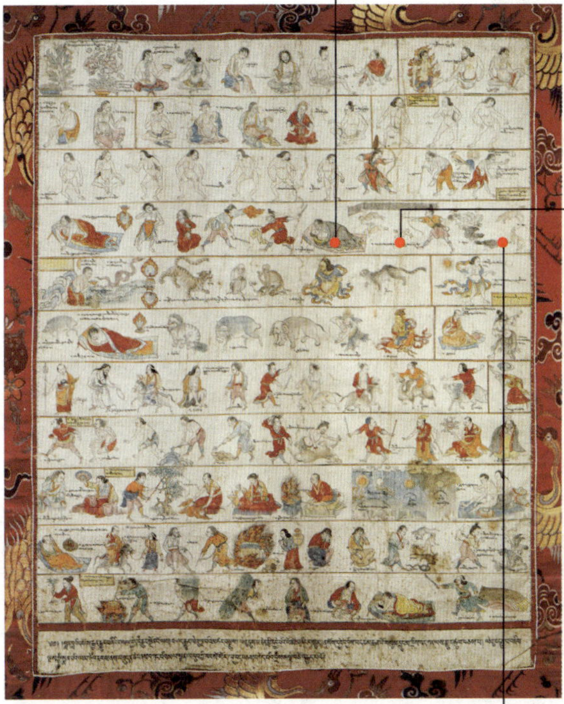

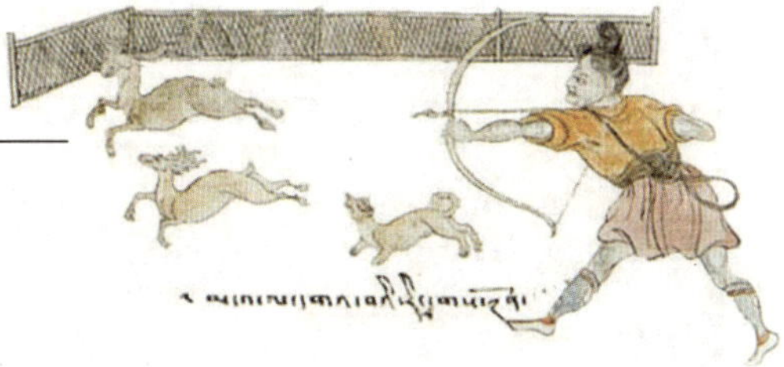

1.7 喜弓箭、爱打猎

隆型人非常喜欢射箭、打猎等武枪弄棒之事。

1.8 性格似兀鹫、乌鸦、狐狸

隆型人像秃鹫到处行走，本领强，爱食肉；像乌鸦爱聒噪吵闹，叫声难听；像狐狸般胆小多疑，不讲信用，多动，易饥饿，易骄傲，易反悔。

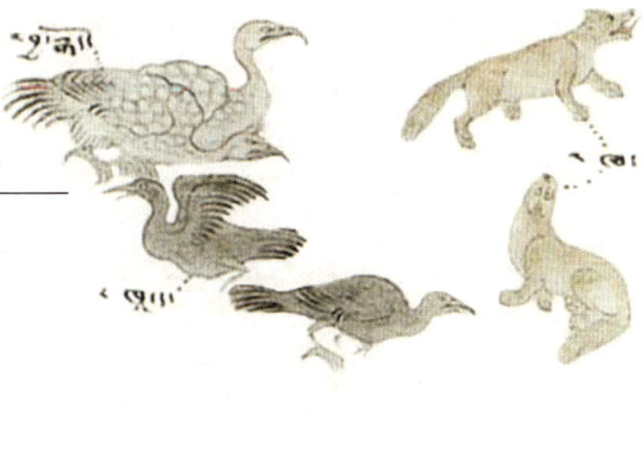

2 赤巴型人

2.1 嗔怒

血是嗔怒和赤巴共同作用的产物，嗔怒基于黑命脉和血液而存在，嗔怒激发赤巴增盛。因此赤巴型人性情易怒，想害人，歹毒似蛇。

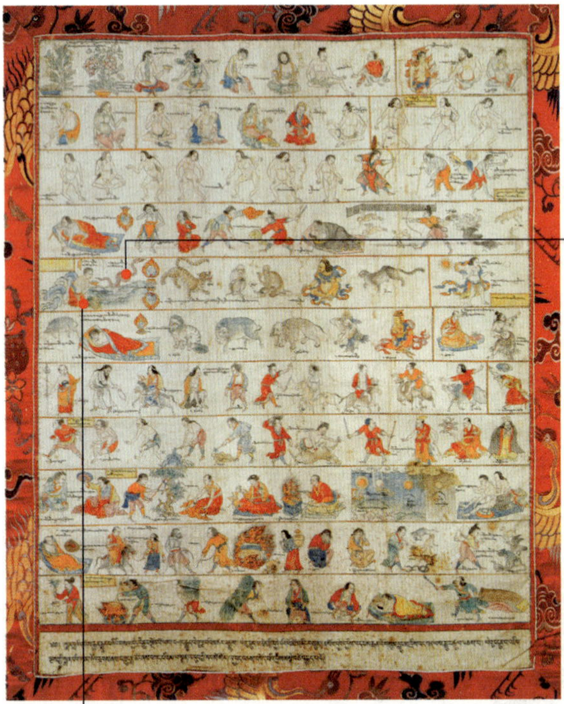

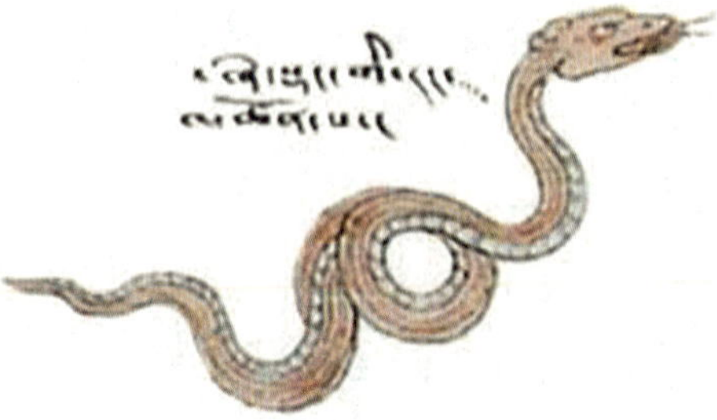

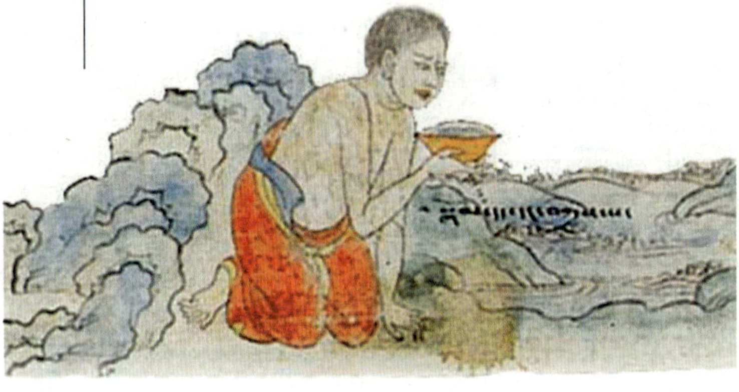

2.2 易饥渴

赤巴型人皮肤、头发色黄，脑子灵敏，骄傲自大，胃火强易饥渴，喜甘、苦、涩味食物，爱饮凉水，穿薄衣，易出汗，气味臭。

2.3 寿和财运中等

赤巴型人寿命不短不长属中等，身材大小属中等，不贫不富财运亦中等。

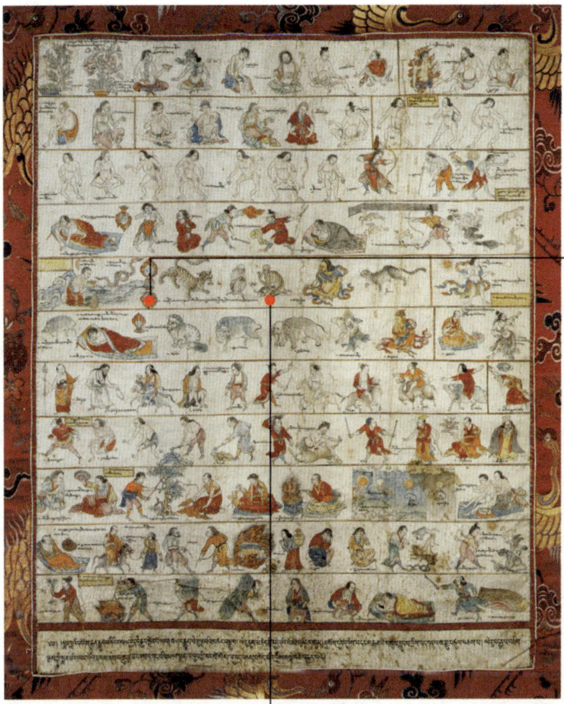

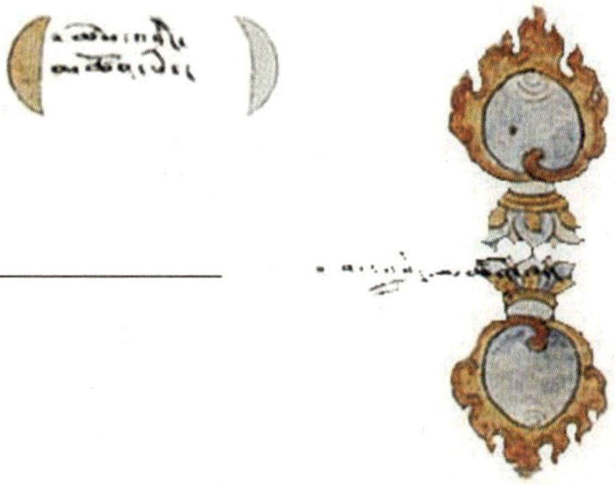

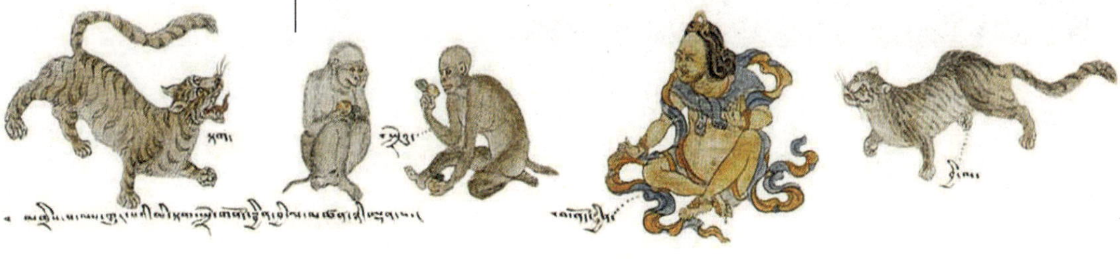

2.4 性格似虎、猴、夜叉、猫

赤巴型人性格似虎，本领强，易发怒，易饥饿；似猴，头脑灵敏，记忆快，本领强，爱贪食；似夜叉，嫉妒心强，头脑灵敏，骄傲自大；似猫，本领强，夜晚睡眠轻。

3 培根型人

3.1 愚痴

脑子是愚痴和培根共同作用的产物，愚痴基于脑子而存在，愚昧迷茫多生于头脑，故培根型人神情多愚钝不明，遇事迷茫，嗜睡如猪。

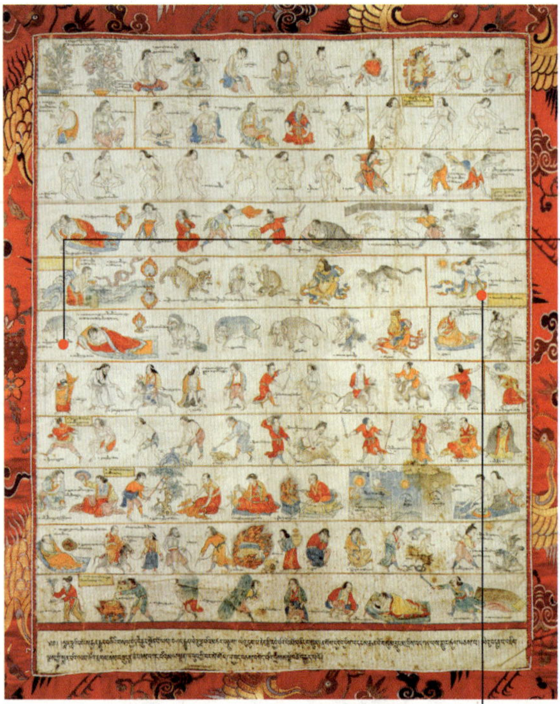

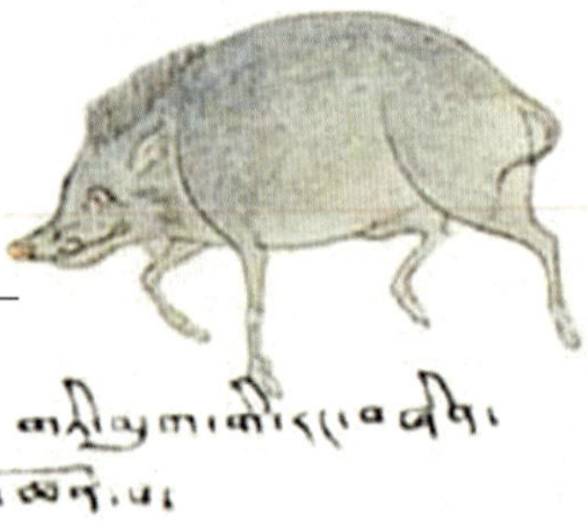

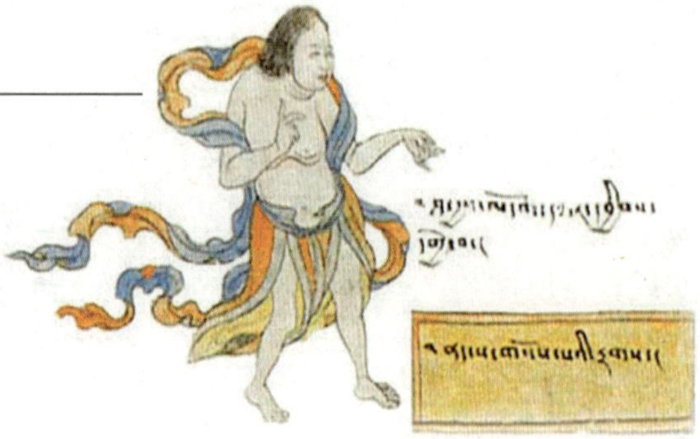

3.2 体肥胖、肤白皙、身挺直

培根型人体温低，肥胖不显骨，皮肤白皙，身材较直，忍耐心强，能忍受饥渴和烦恼痛苦，本性善良温存。

3.3 睡眠沉、财运大

培根型人寿命长，由于培根依据头脑居于上身，烦恼和迷茫产生于头脑，故培根型人睡眠多而深沉，财运大，多富裕。

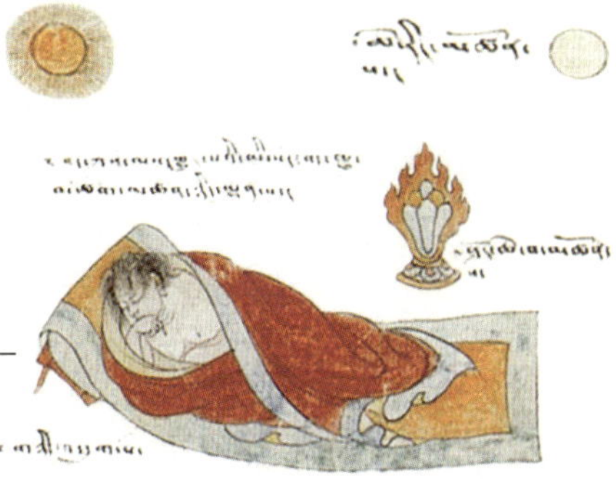

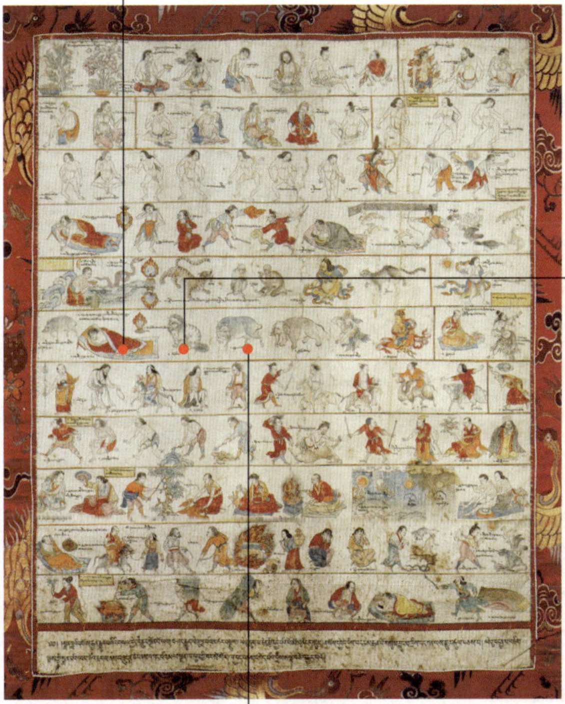

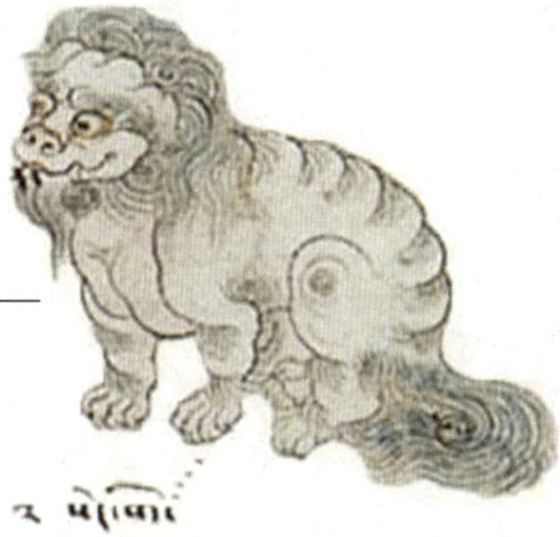

3.4 似雄狮

培根型人似雄狮，力大本领强，身材魁伟，有震慑力。

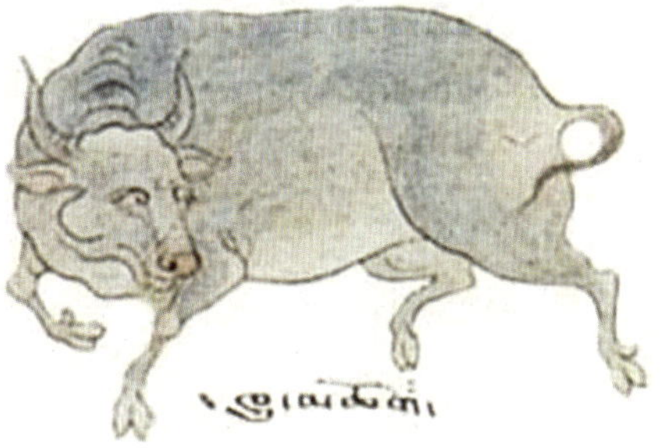

3.5 似牛王

培根型人似牛中之王，身材高大，长寿，力大，肤色白，初见之似乎易怒好斗，长久处之温存、稳重、善良。

3.6 似大象

培根型人似大象，高傲，行动稳健，身强力大，肤色白，本性善良忍让。

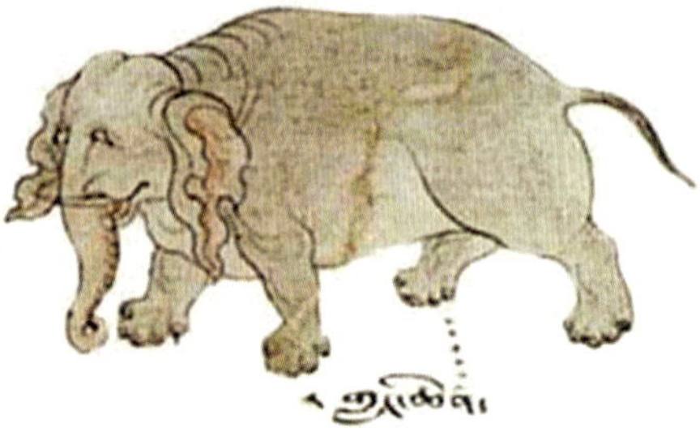

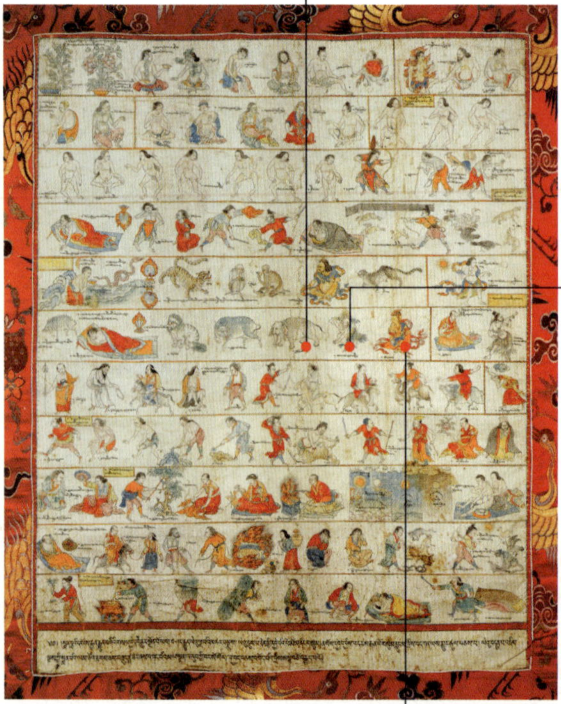

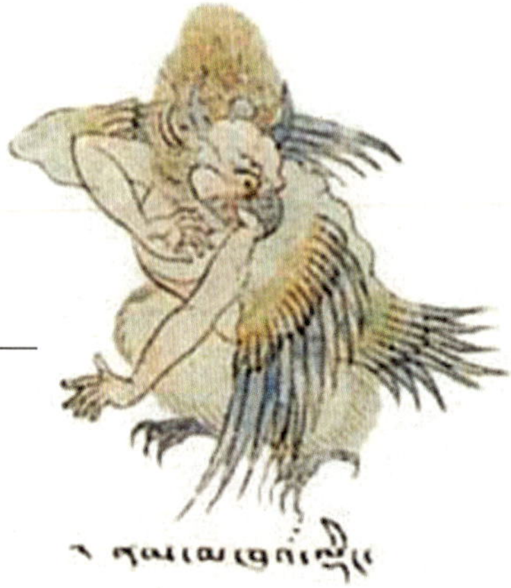

3.7 似大鹏

培根型人似爪利喙勾的鹏鸟，能持之以恒，震慑力强。

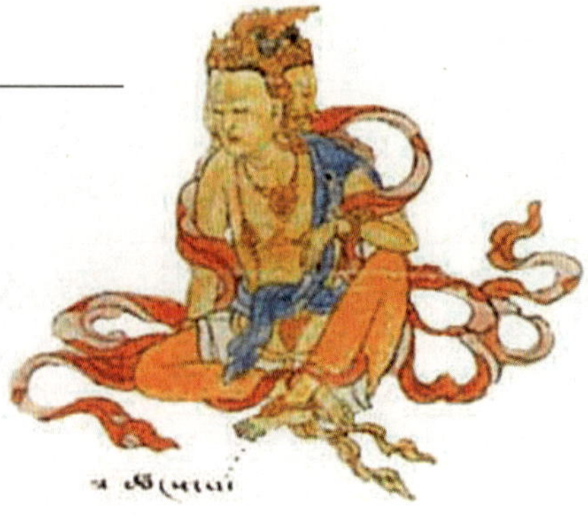

3.8 像梵天神

培根型人像梵天神，声音响亮悦耳，智力高，勤勉，庄重，慈悲。

第七章 死 兆

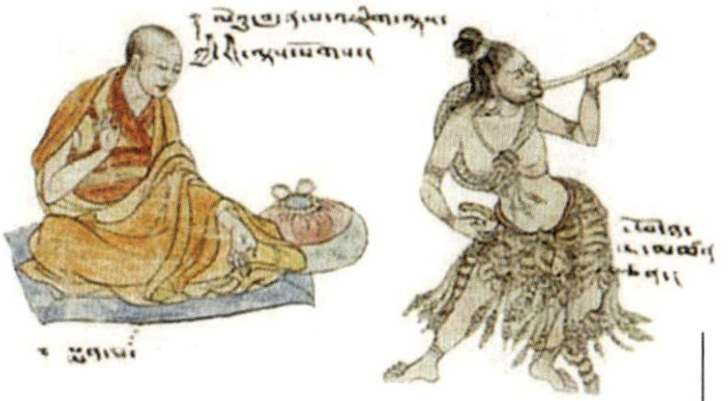

一、远兆

1 延医使者所示征兆

1.1 吉兆

1.1.1 延医使者装束奇特

派去请医生使者装束打扮奇特，如头髻高盘，吹奏人骨号筒，上体裸露，身背包袱，穿带穗虎皮裤裙等的使者来请医生，可卜医生出诊事成。

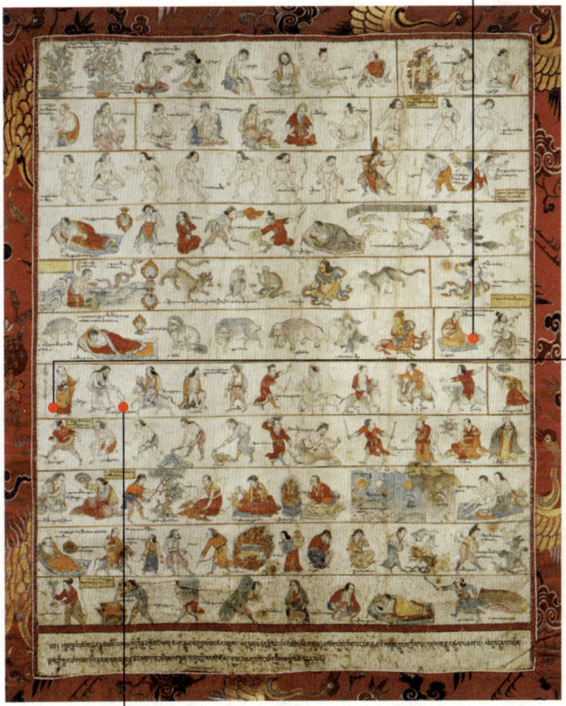

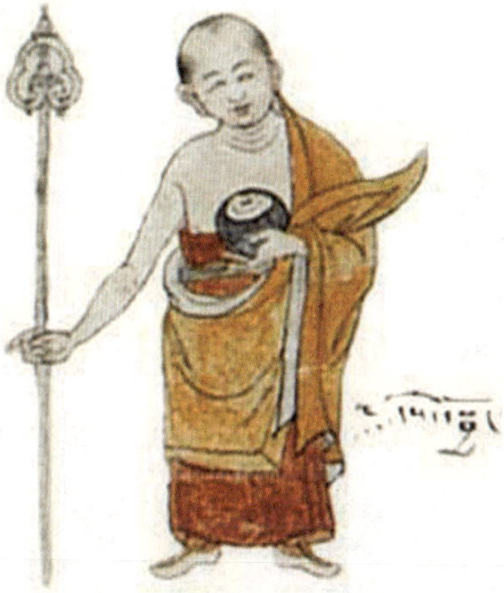

1.1.2 比丘

延医使者若是行善的僧人比丘，或者是穿白衣留长发的密宗咒师等，可卜医生出诊事成。

1.1.3 与比丘同类的人

使者虽不是比丘和咒师，而是与比丘同类的人，或者长相好看、年轻力强、五官无缺陷、干净整洁的俗人来延医，则为病人容易痊愈征兆。

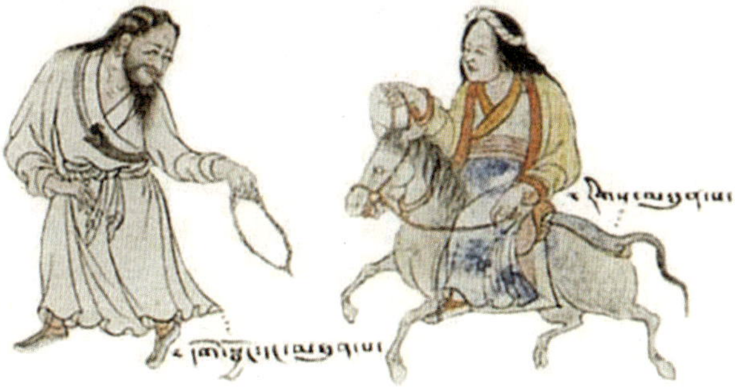

1.2 凶兆

1.2.1 妇女、中性人

如果前来请医的使者是妇女或不男不女中性人，可卜病人难治，出诊不利。

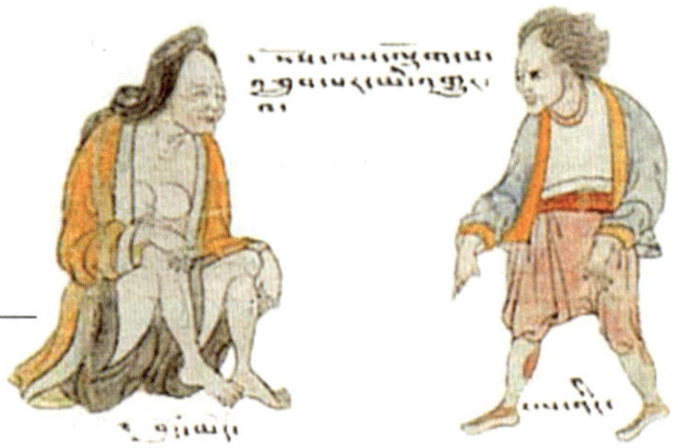

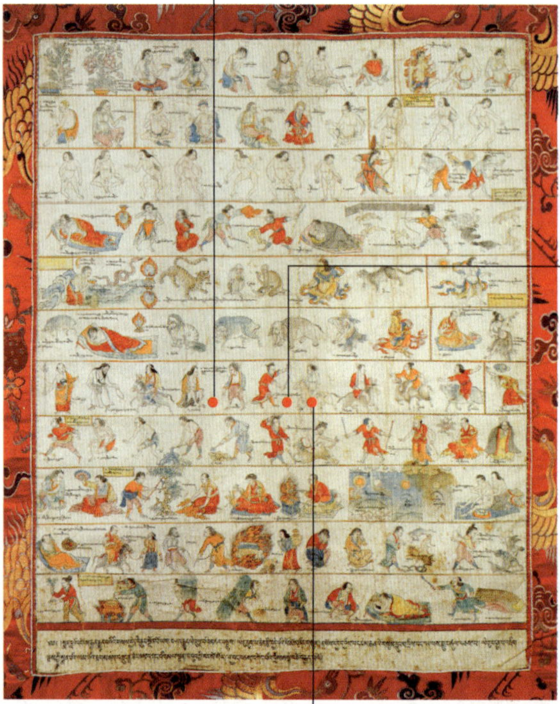

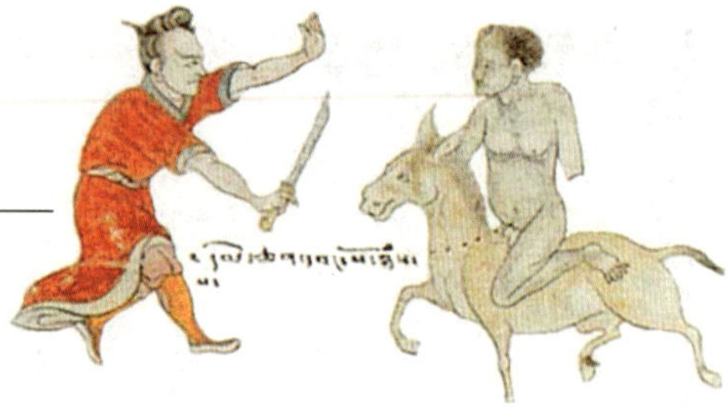

1.2.2 屠夫、残疾人

前来延医的使者如果是面有黑痣者或是屠夫，或是四肢五官不全的残疾人，可卜出诊不利。

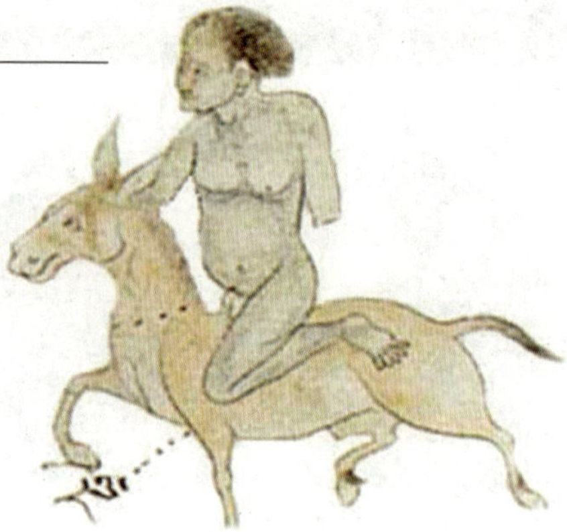

1.2.3 骑骡者

延医的使者如果是骑骡子来的，肢体有缺陷者，可卜出诊不利。

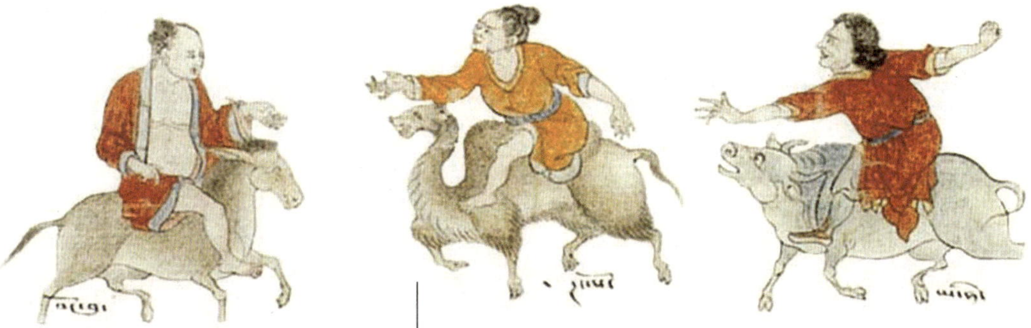

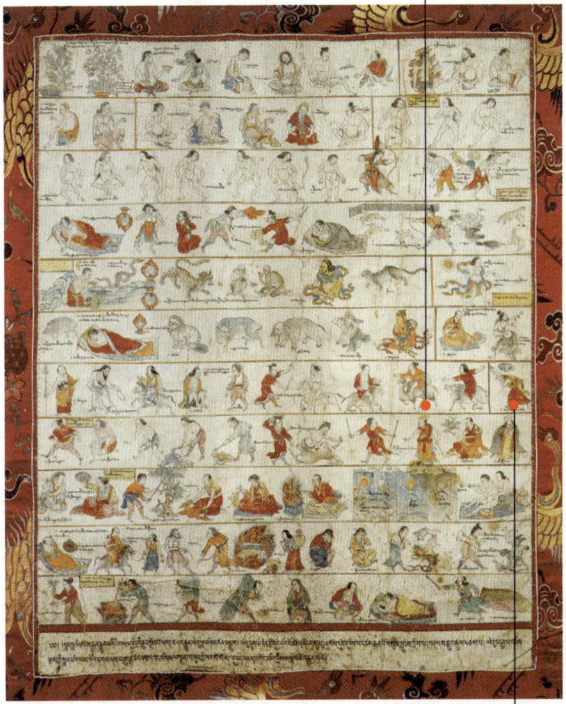

1.2.4 骑驴、骆驼和水牛者

延医的使者如果是骑驴、骑骆驼或骑水牛来的，可卜出诊不利。

1.2.5 受惊吓、仓促赶路、惊恐喘气者

前来延医的使者如果受惊吓或仓促跑步气喘吁吁赶来，可卜出诊不利。

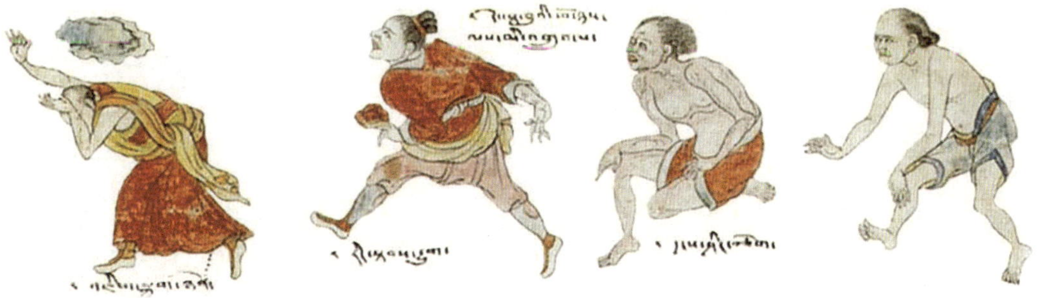

1.2.6 手拿石头或牛粪者

延医使者如果无故手拿石头或牛粪、土块等，或打着人来请医生，可卜凶兆，出诊不利。

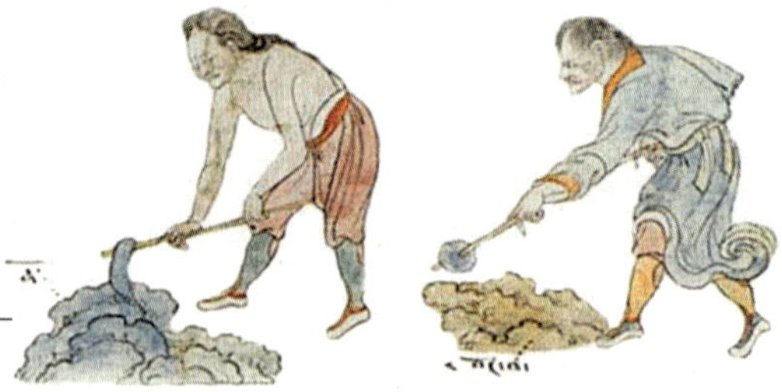

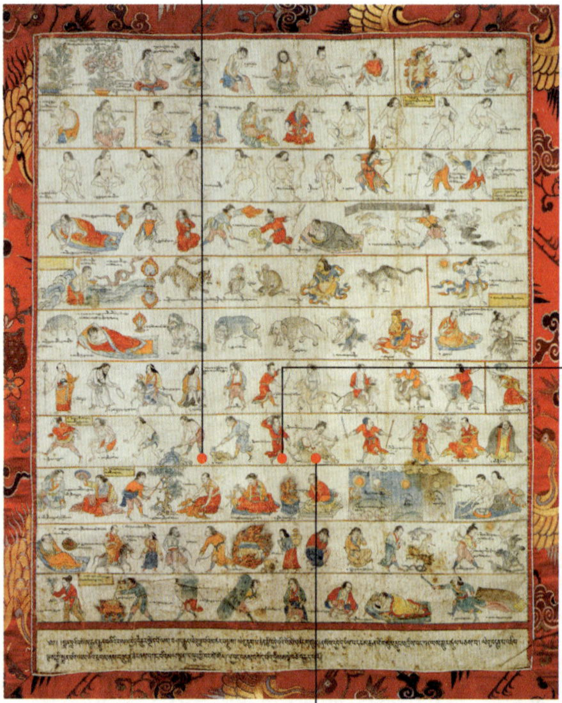

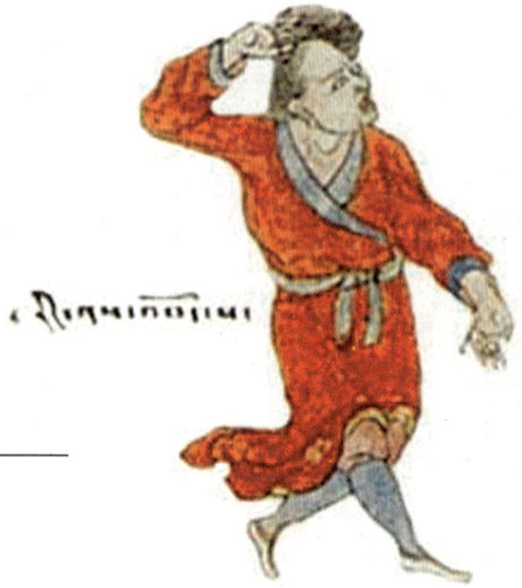

1.2.7 遥呼者

延医使者如果从远处大声呼叫医生名字，或信口乱语匆忙来请医生，可卜出诊不利。

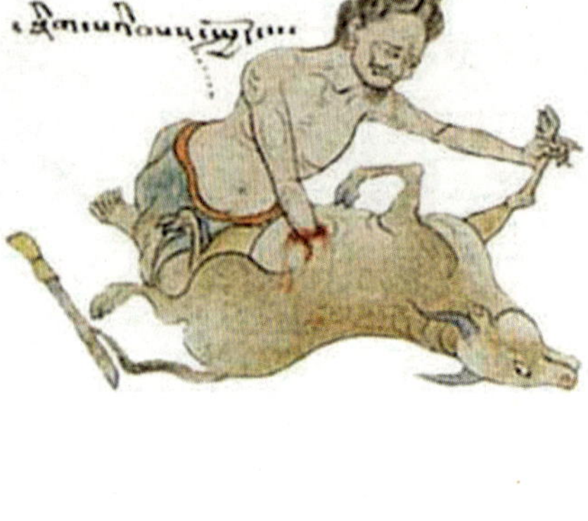

1.2.8 作孽者

延医使者是一个杀生、抢劫、欺骗等做十恶的人，可卜出诊不利。

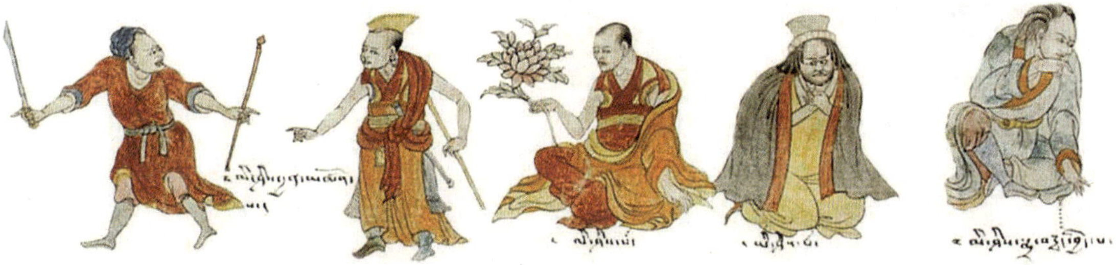

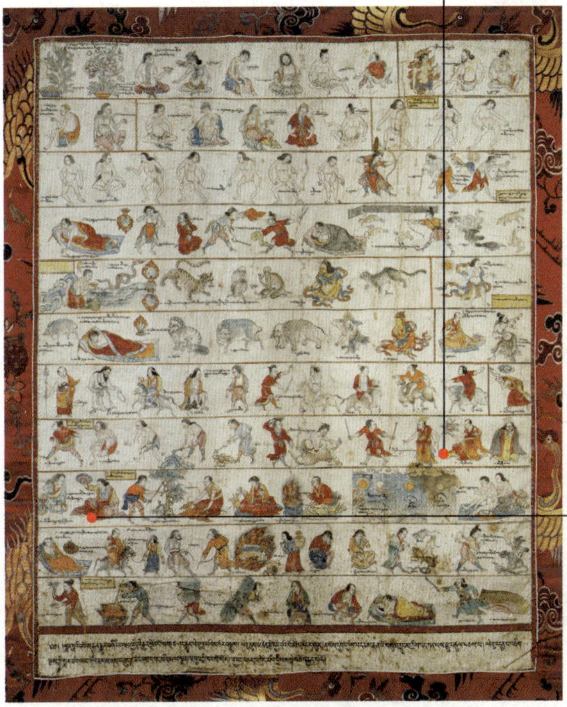

1.2.9 打扮不吉祥、口出恶言者

延医使者穿戴打扮不吉祥，或口出骂声哭声前来请医生，可卜出诊不利。

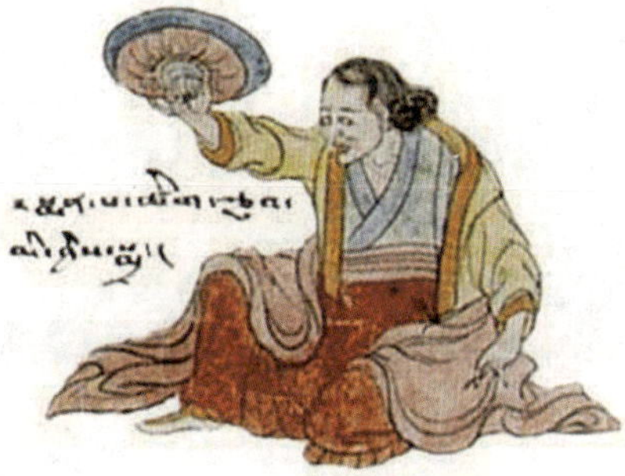

2 延医使者到医生家时所示征兆

2.1 口出粗言恶语

医生口出粗言恶语、不吉祥语，发怒之时，有使者来请医生，可卜出诊不利。

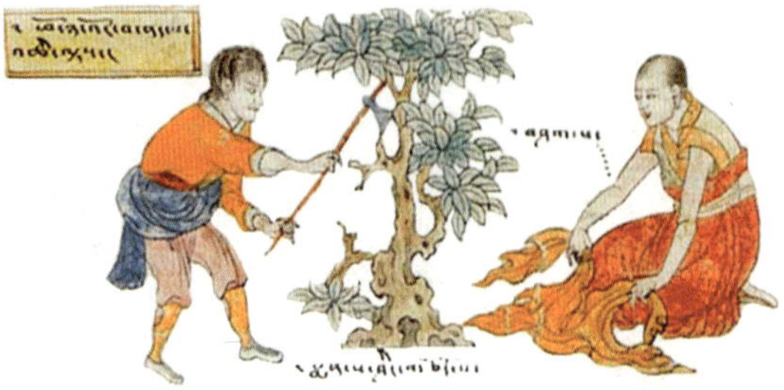

2.2 砍树、撕布

医生拿斧子砍树、撕布等损坏东西之时，有使者来请医生，为凶兆，可卜出诊不利。

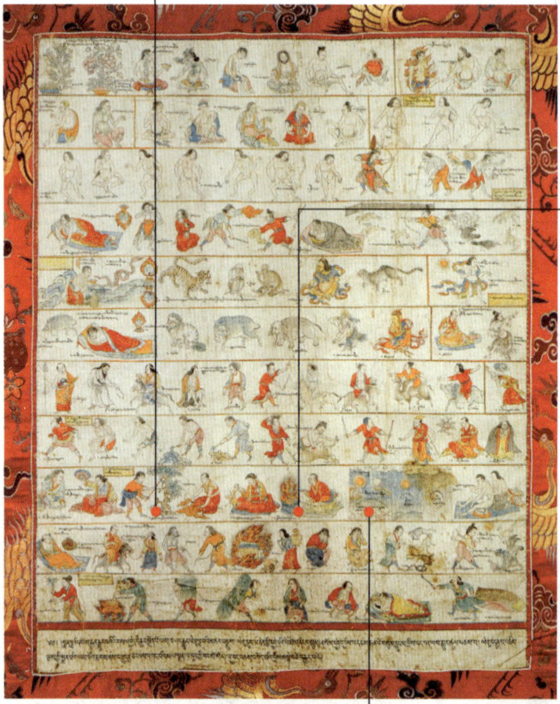

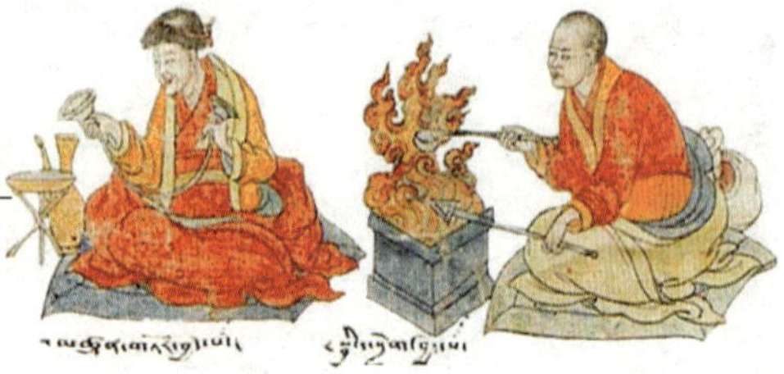

2.3 祭祖、火祭

医生正在为已亡的祖先抛食子祭祖，烧祭酥油、芝麻等谷物敬奉神明、诅咒之时，有使者来请医生，为凶兆，可卜出诊不利。

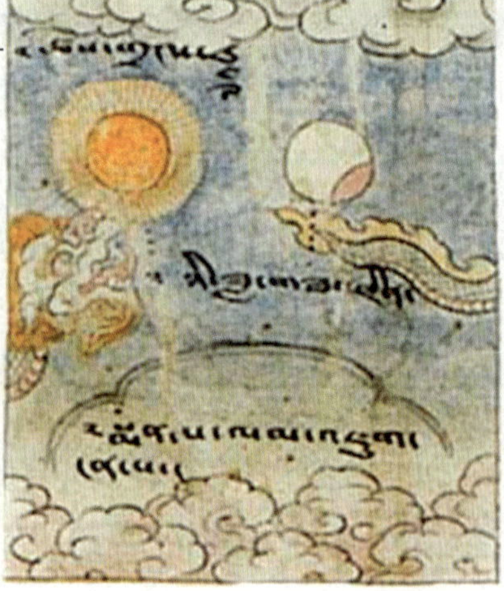

3 医生上路时所示征兆

3.1 医生在不吉利时间上路

医生出诊启程时间恰逢初四、初六、初九和日食、月食发生时间，或夜晚出诊皆为不祥之兆。

3.2 中午柳宿或午夜胃宿当值时间

医生出诊上路时，恰逢中午柳宿当值，或午夜胃宿当值的时候，皆为不祥之兆。

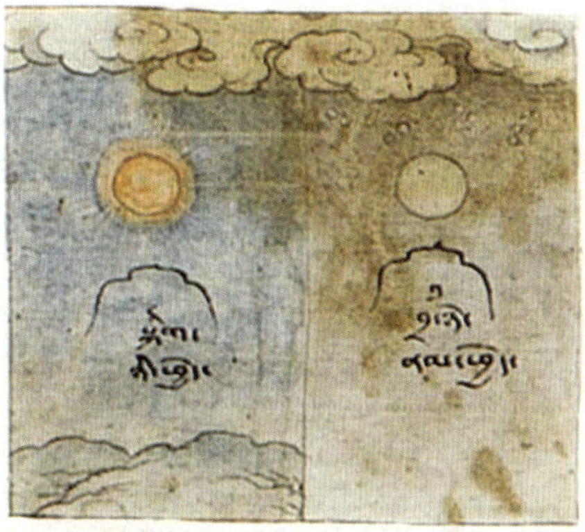

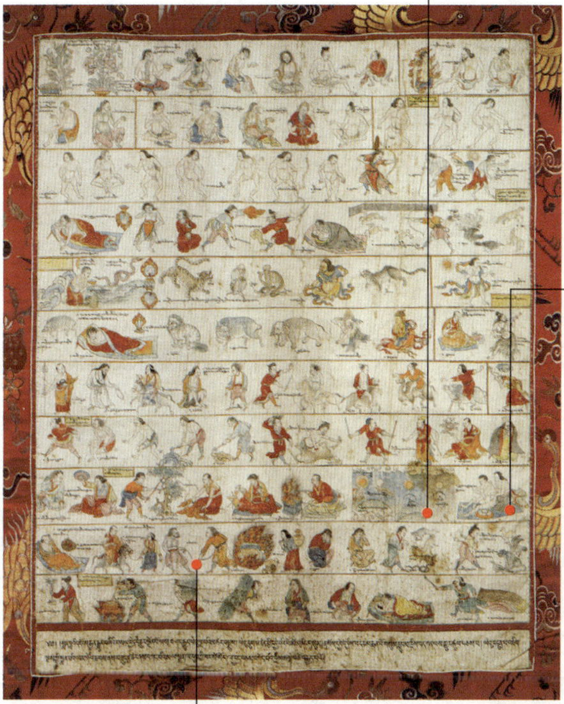

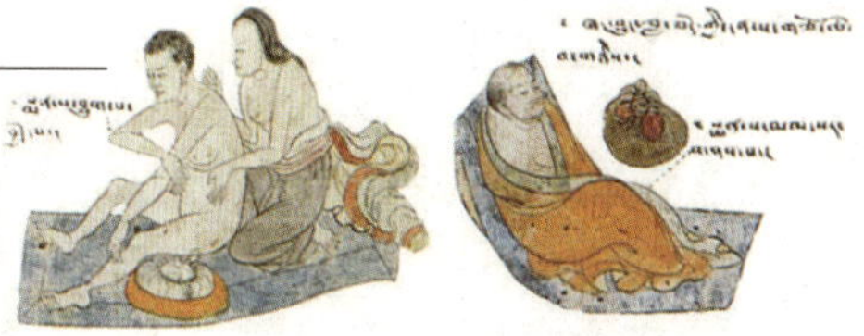

3.3《月光》中所说 2 种主要不祥之兆

正当医生涂油按摩，或睡觉之时有使者来请医，为不祥之兆，出诊不利。

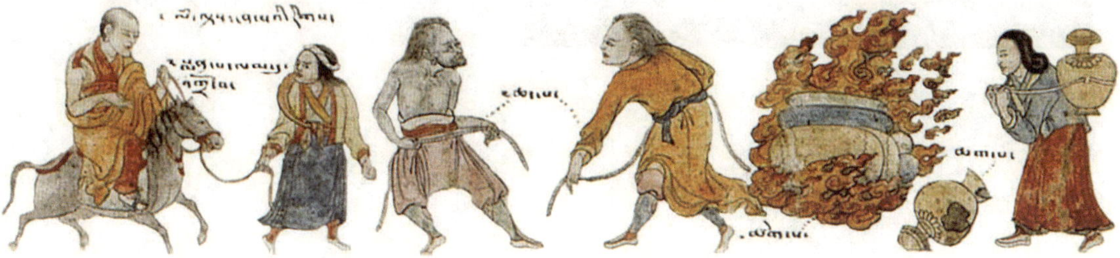

4 医生出诊路途所示征兆

4.1 凶兆

4.1.1 路见断绳、烧焦物、砸碎物

医生在出诊路上看见弄断的绳子，火烧的布匹、衣服及砸碎的瓦罐等为凶兆。

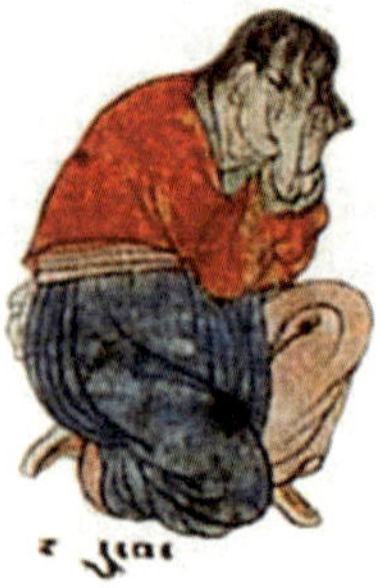

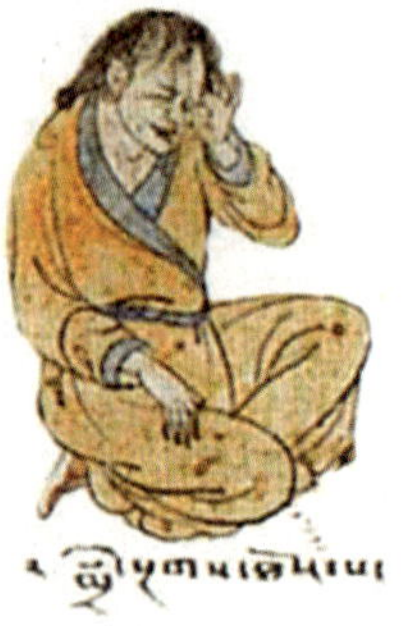

4.1.2 听到哭声等

医生在出诊路上听到痛苦的哭声或“杀了”“抢了”等哭叫声为凶兆。

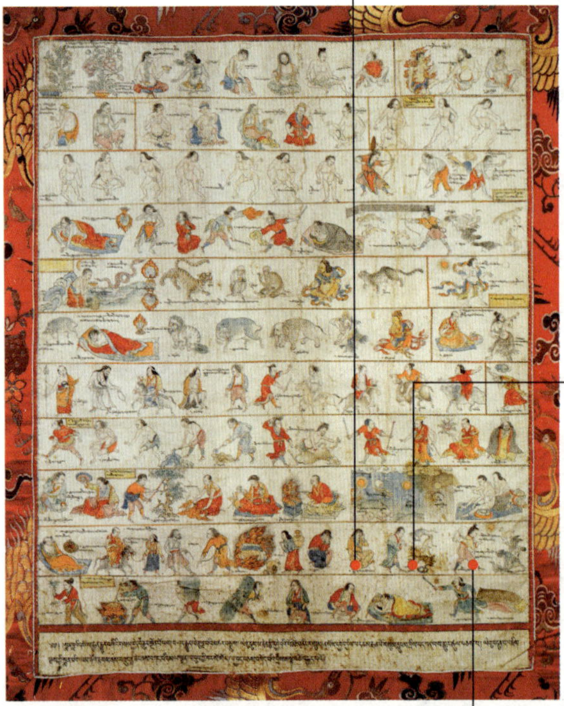

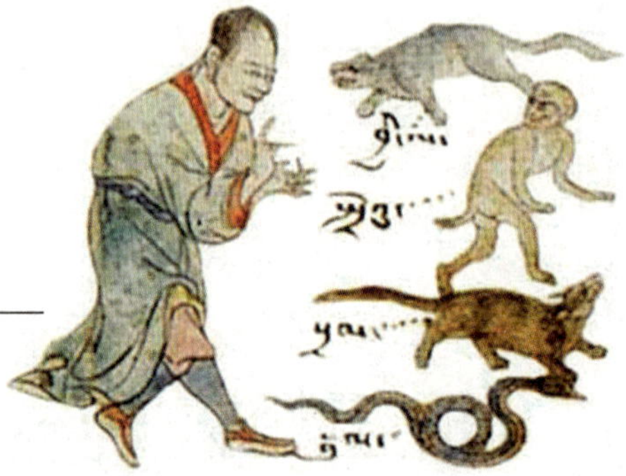

4.1.3 路见猫、猴、水獭、蛇

医生在出诊路上碰到猫、猴、水獭及蛇等动物横穿路面为凶兆。

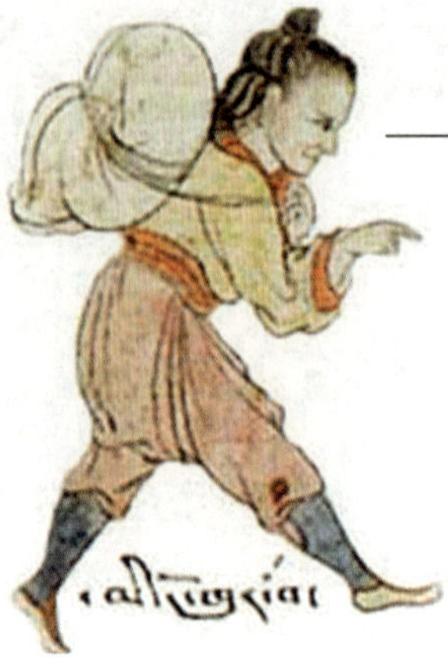

4.1.4 路见背尸者

医生在出诊路上碰到背尸体者，或听到死人等话语为不祥之兆，出诊不利。

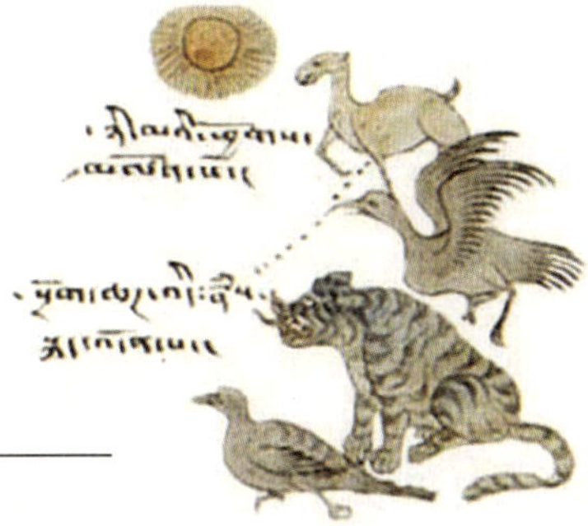

4.1.5 路见动物迎太阳行走或嚎叫

医生出诊路上看见麝子、秃鹫、虎、鹞鹰等迎着太阳行走或停留，或听到这些动物的鸣叫声为凶兆。

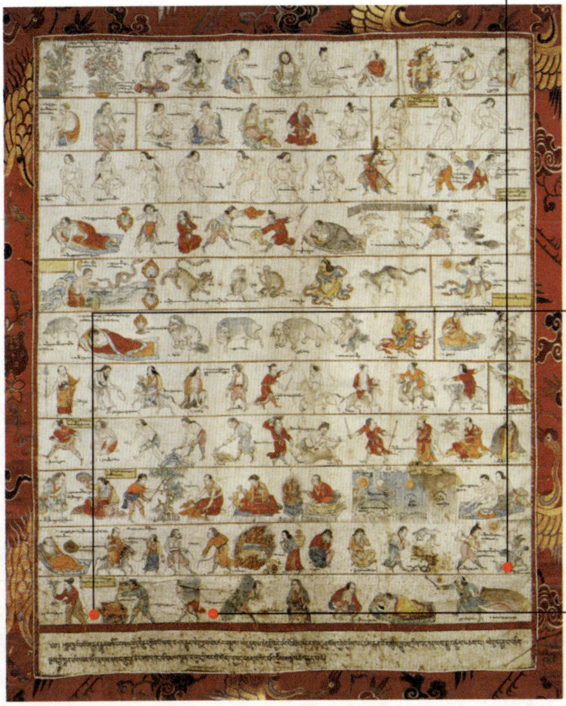

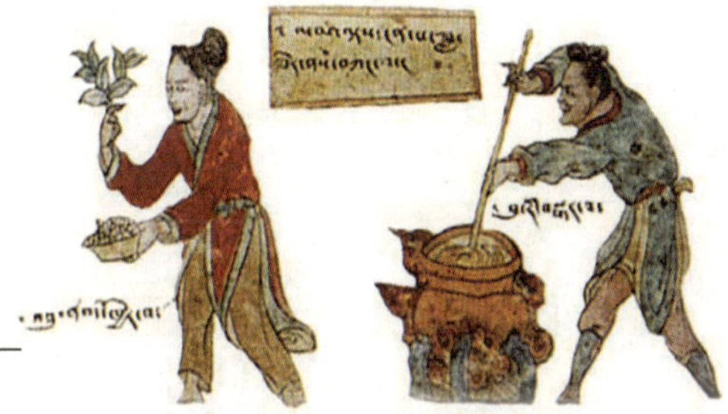

4.1.6 遇见拿黑色谷物、熬糖者

医生出诊路上遇手端装满黑色谷物的碗盘者，或熬制蔗糖者为凶兆。

4.1.7 遇见背麦捆、芦苇捆者

医生出诊路上遇到背麦捆或背芦苇捆，或背负重物的人为不祥之兆。

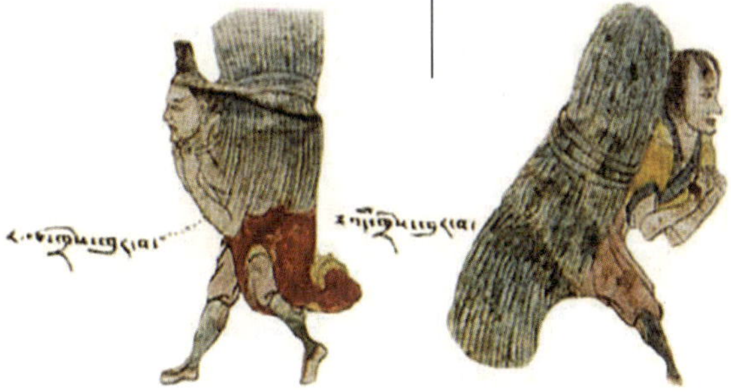

4.1.8 遇见大小便者

医生出诊路上碰见撒尿拉屎者，或听到这类谈话为凶兆，对病人的医治不利。

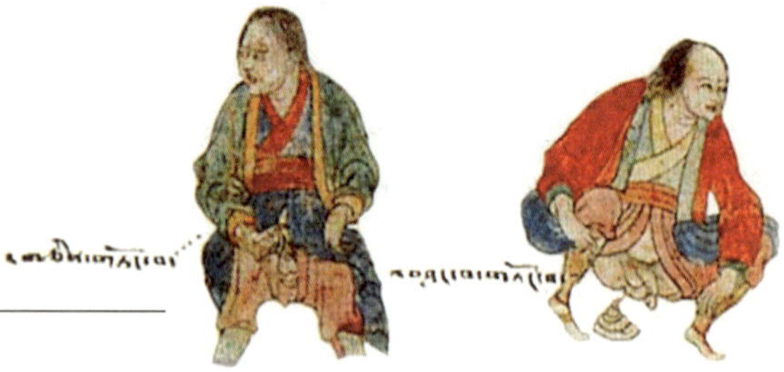

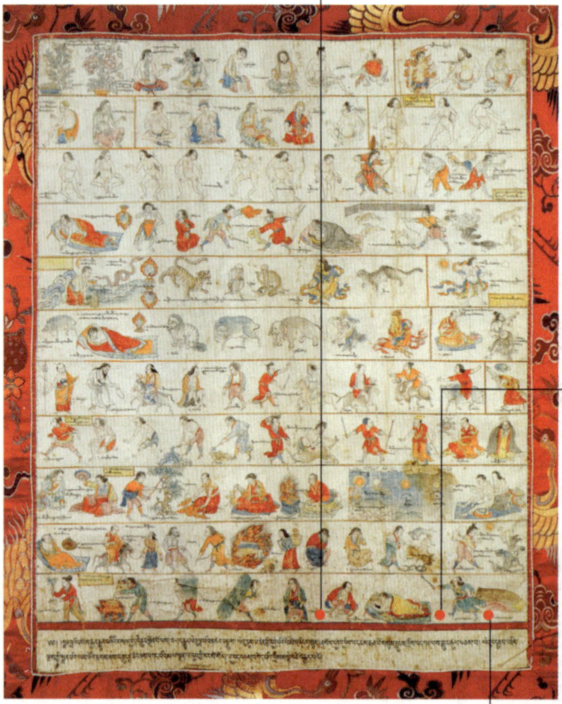

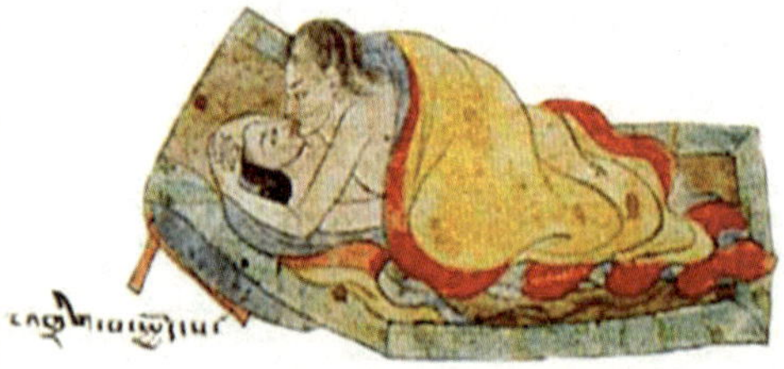

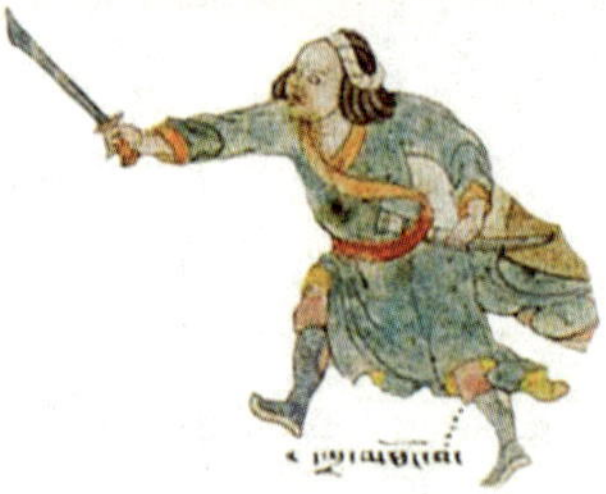

4.1.9 碰见交媾、敌人

医生出诊路上碰见男女交媾，或遇到自己的敌人拿刀追来为不祥凶兆。

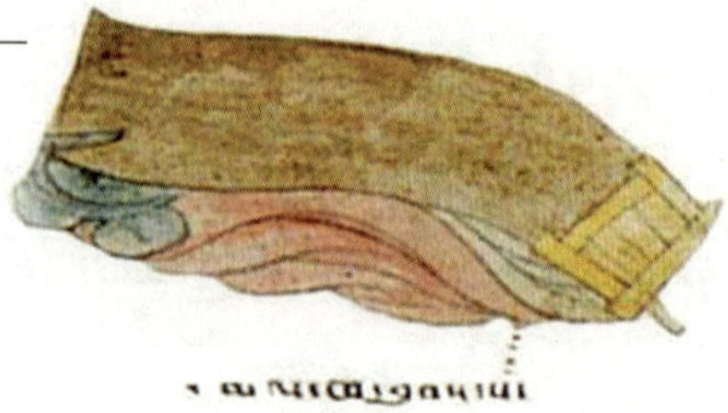

4.1.10 看见被褥未叠

医生出诊路上看见被褥拉开，或听到衣被乱置方面的谈话，则为凶兆，对病人的医治不利。

图十九　死兆（一）

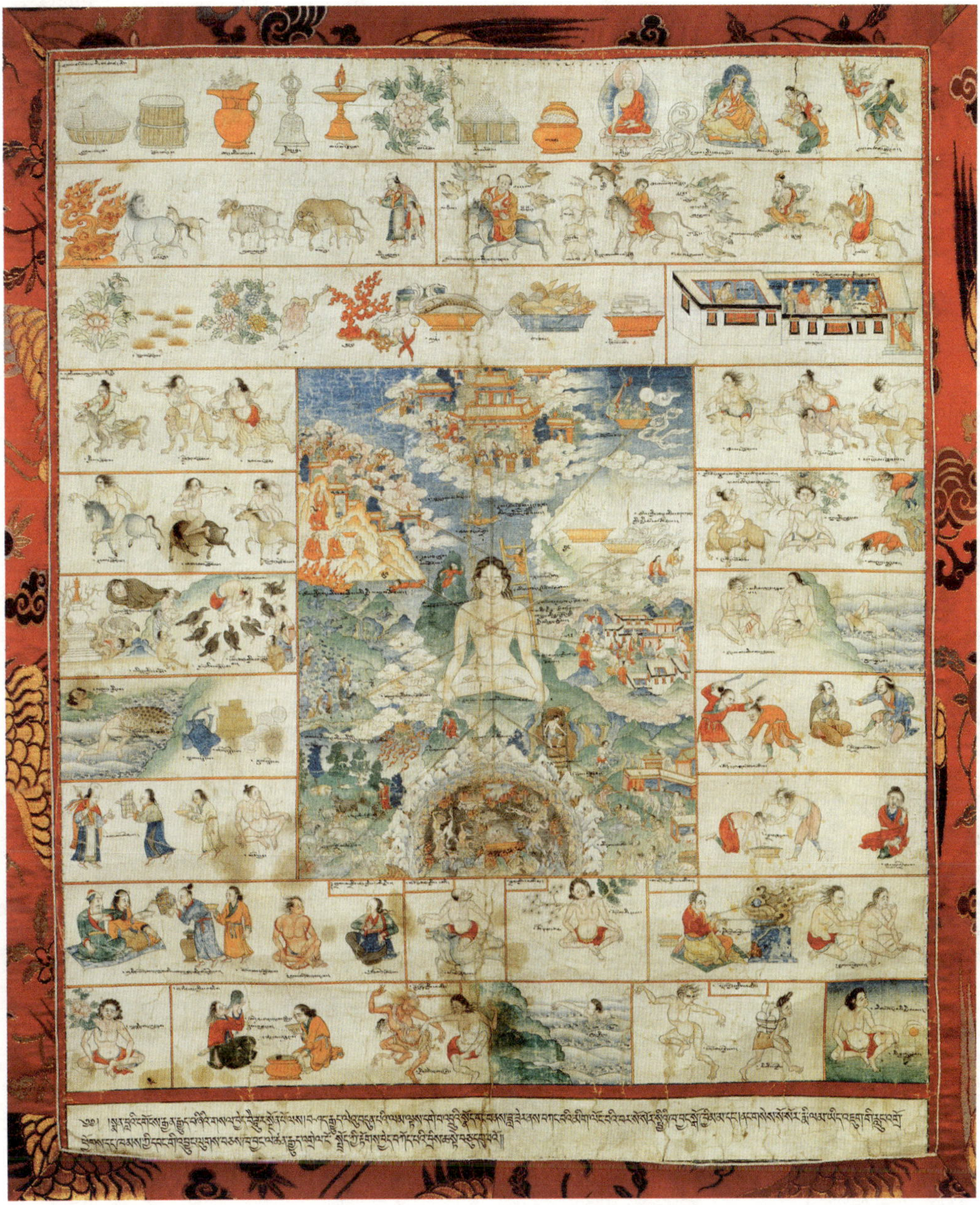

本图示《四部医典》和《月光》所补充的医生出诊上路时所遇到的吉兆或病人痊愈的征兆；医生到病人家时所遇到的不祥之兆；病人做梦梦境所示不祥征兆，这些梦境出现的原因等内容。

4.2 出诊路上所遇到的吉兆

4.2.1 看见盛满粮食、奶酪、酒的容器

医生在出诊路上看见盛满粮食、奶酪、酒的容器为吉兆，病人能治愈。

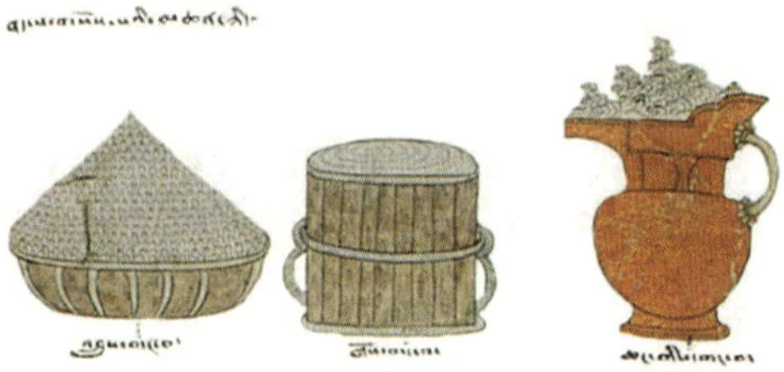

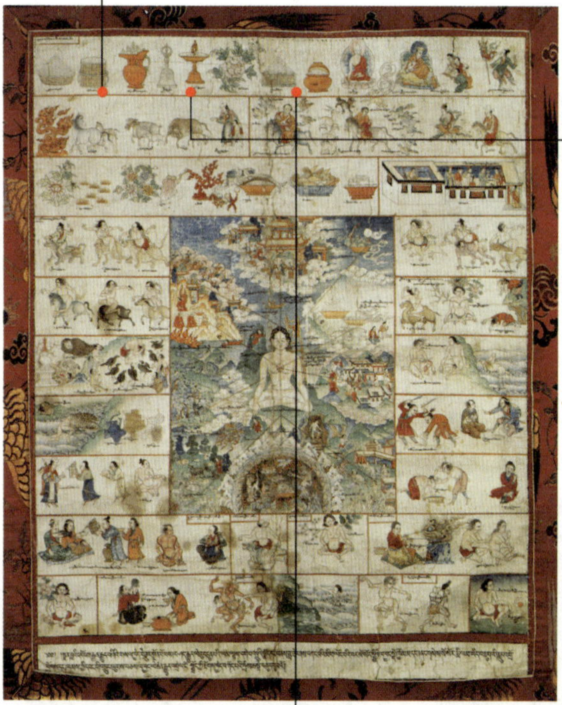

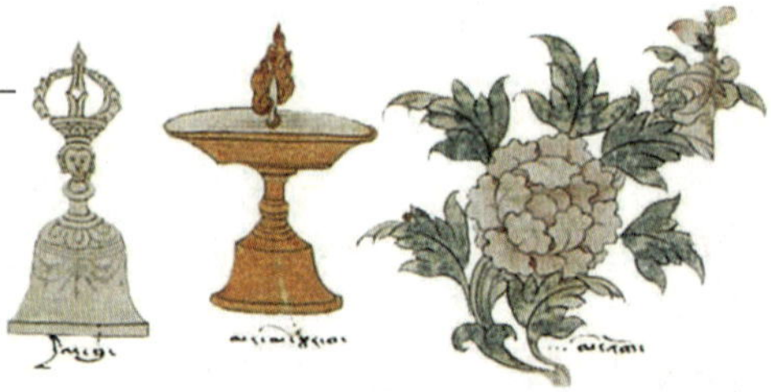

4.2.2 看见佛铃、佛灯、鲜花

医生在出诊路上看见佛铃、点燃的佛灯及鲜花，为病人能治愈之吉兆。

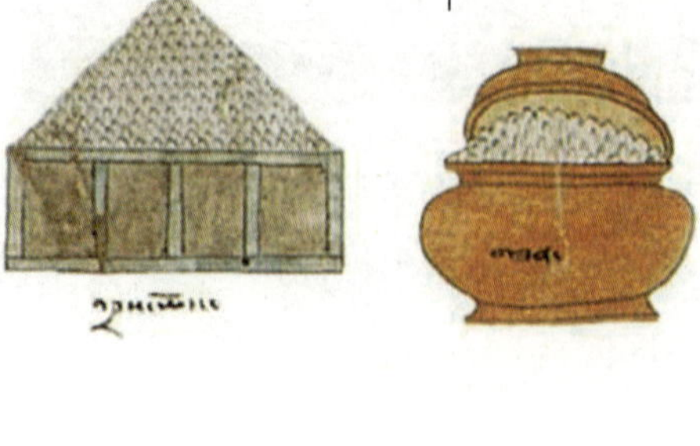

4.2.3 看见盛满熟炒青稞、糌粑的容器

医生在出诊路上看见盛满炒熟的青稞和糌粑的容器等为病人能治愈之吉兆。

4.2.4 看见佛像

医生在出诊路上看见释迦牟尼、众菩萨、护法神、圣人等慈悲吉祥的佛像，皆为吉兆，可卜病人治愈。

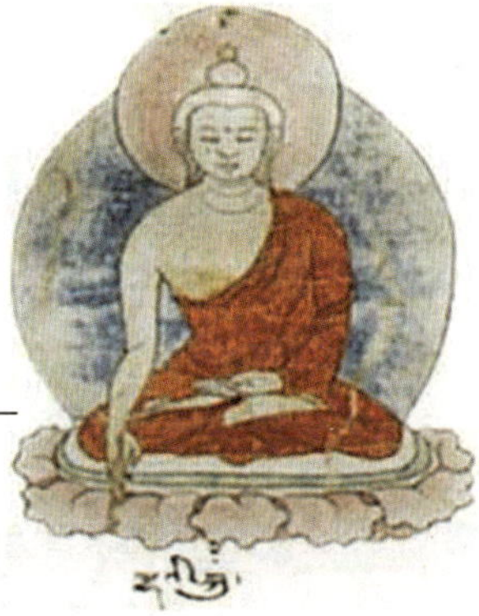

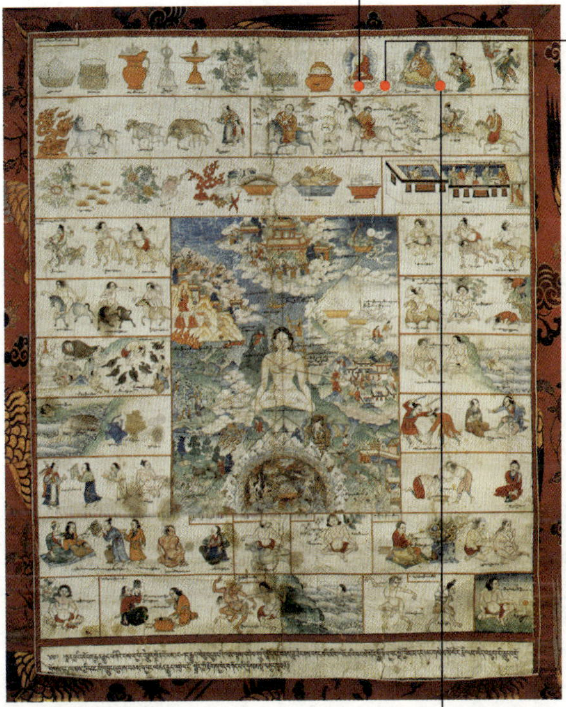

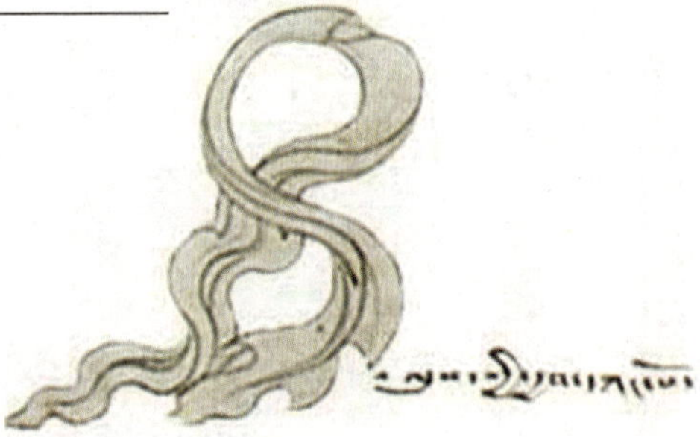

4.2.5 看见穿白衣人

医生出诊路上遇见人们穿白衣、穿白丝绸长衣等打扮得漂亮的人为吉兆，可卜病人治愈。

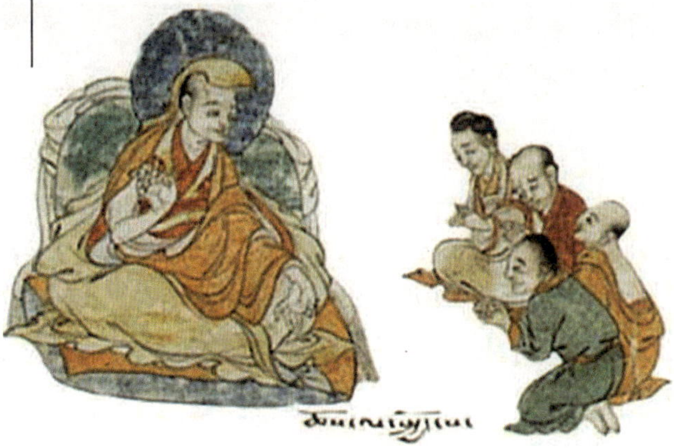

4.2.6 看见行佛事

医生出诊路上看见上师讲经、学僧听经及举行各种佛事仪轨者为吉兆，可卜病人治愈。

4.2.7 看见举佛幡

医生出诊路上看见寺庙、神殿等的屋顶插有佛幡，或高举佛幡者皆为吉兆，可卜病人治愈。

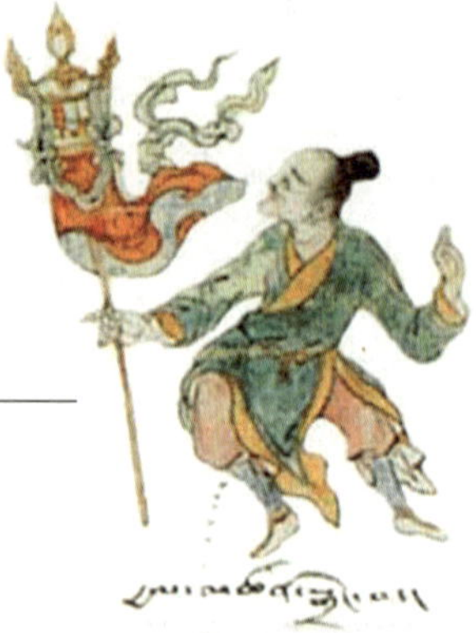

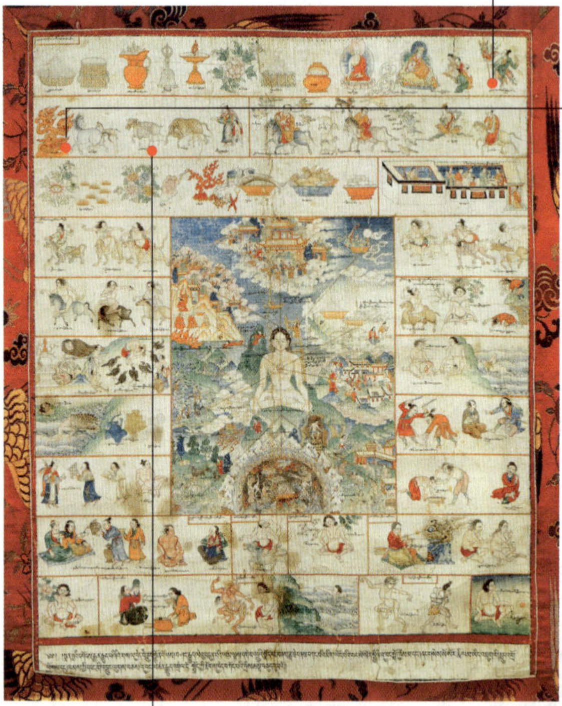

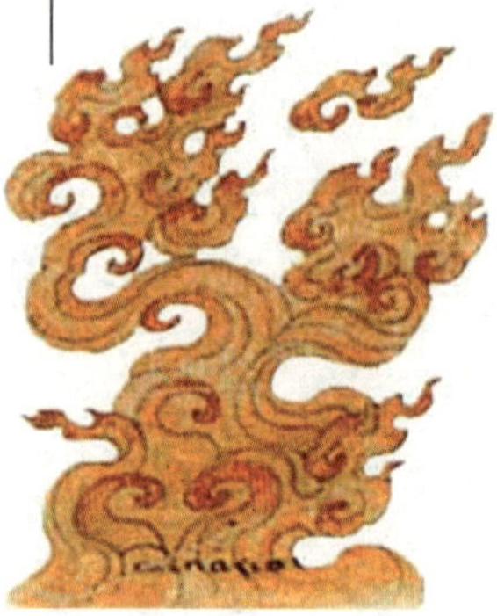

4.2.8 看见燃火

医生出诊路上看见燃火为吉兆，可卜病人治愈。

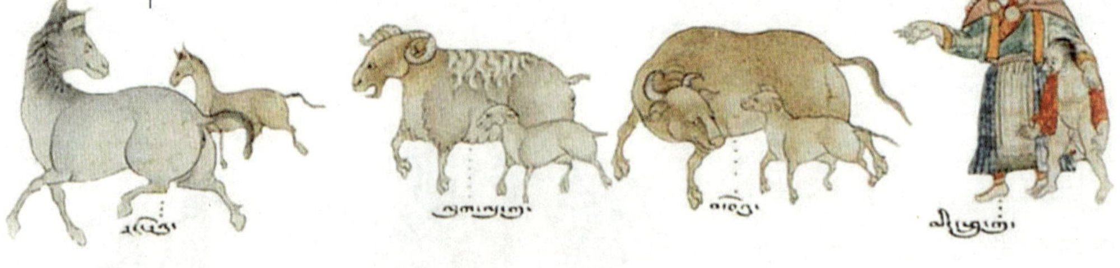

4.2.9 看见马与驹、羊与羔、牛与犊、母与子偕行者

医生出诊路上看见马偕驹、羊领羔、牛带犊、母亲携孩子等母与子偕行者，皆为吉兆，可卜病人治愈。

4.2.10《月光》补充的吉兆

4.2.10.1 众鸟围鸣

医生出诊路上左有“得得拉”鸟、“哇达嘎”鸟等具有雄性名称的鸟类，右有“夏日玛”鸟（今称“桑色欠玛”鸟）、觉毛（百灵鸟）等具有雌性名称的鸟类围着鸣叫为吉兆。

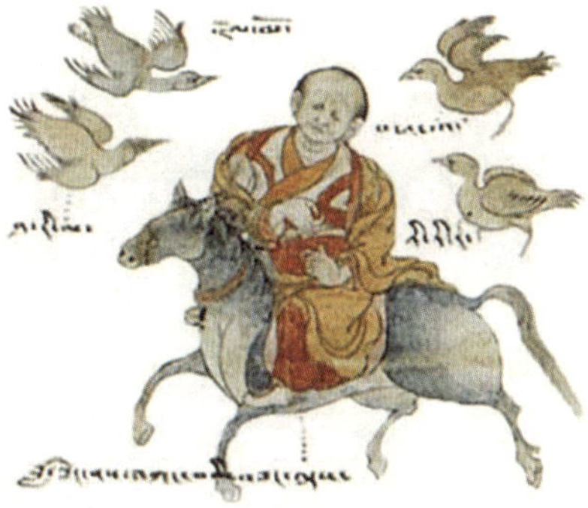

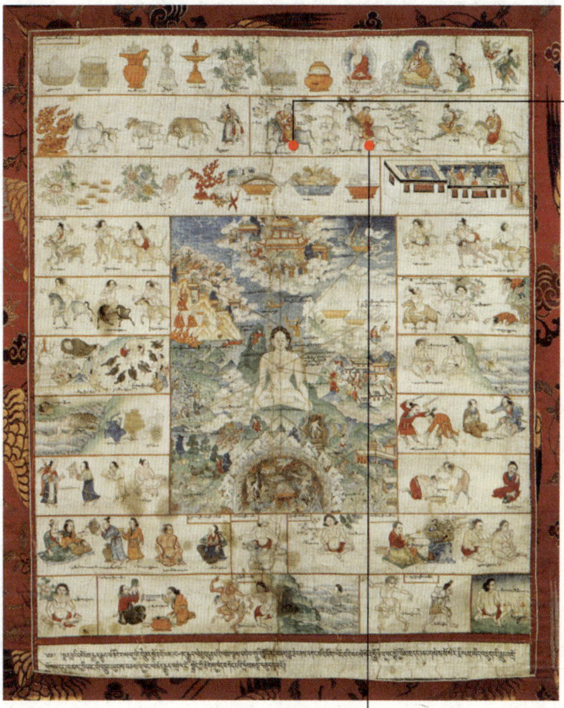

4.2.10.2 众鸟兽绕行

医生出诊路上右边有马鹿、獐子、盘羊等从左向右绕行；左边有孔雀、鹦鹉、“卡查得”鸟、杜鹃、鹫、雕等从右向左绕行；狗、狐狸从右向左绕行为吉兆。

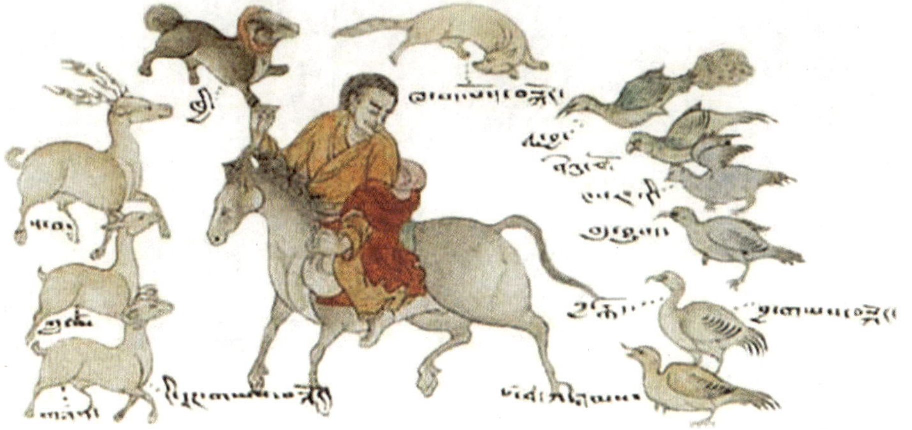

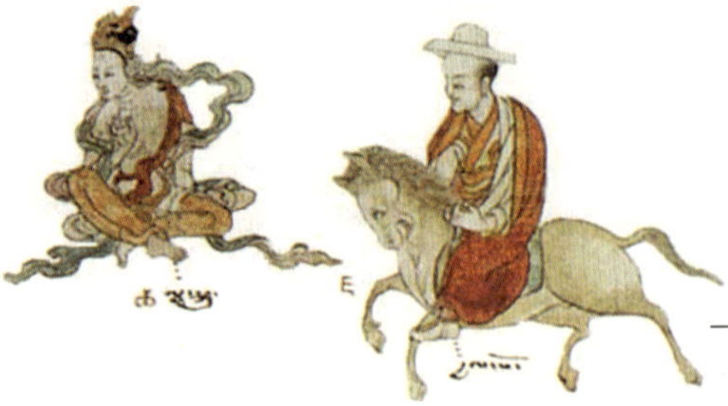

4.2.11 路见神像、财王

医生出诊路上遇见穿黄缎法衣和白色或红色或青色丝绸衣服的神像跏趺而坐者，或鬼神八部中的财王等为吉兆。

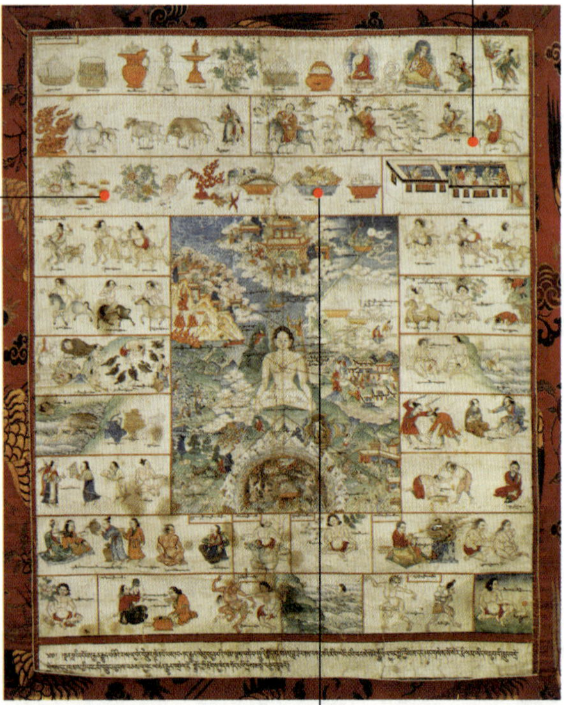

4.2.12 路见莲花、鲜肉、珊瑚

医生出诊路上遇见盛开的莲花、偶蹄动物的胴体、珊瑚树等为吉兆。

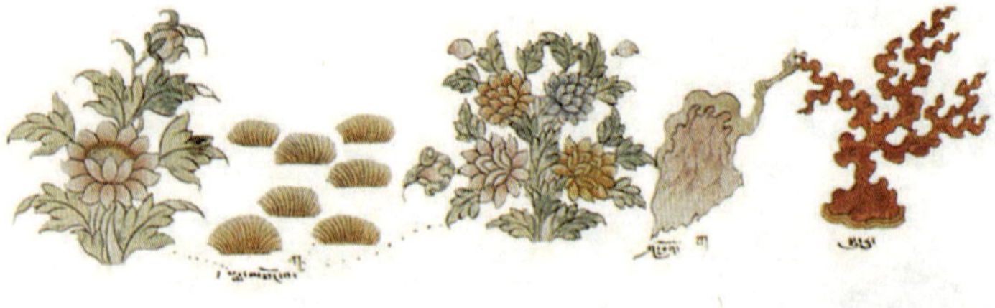

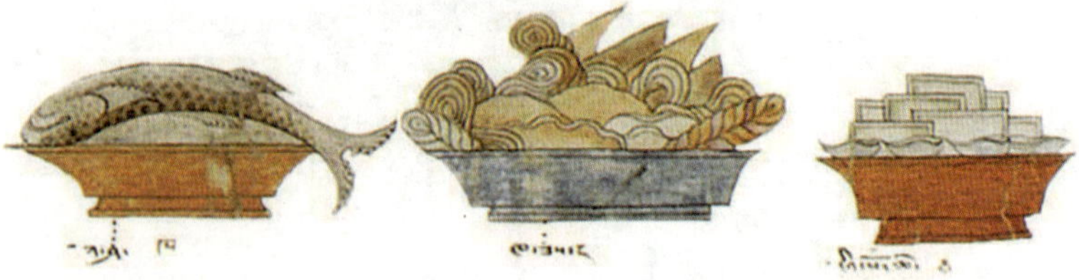

4.2.13 路遇鱼肉、麦面食物、珍宝

医生出诊路上遇见鱼肉、用麦面做的食物和银锞子、银圆等珍宝为吉兆。

5 医生到病人家所见所示征兆

5.1 凶兆

医生到达病人家中见到有人端着盛满奶酪、谷物等容器走出门，或遇到无风而佛灯自灭、罐子等容器被打破等现象为凶兆。

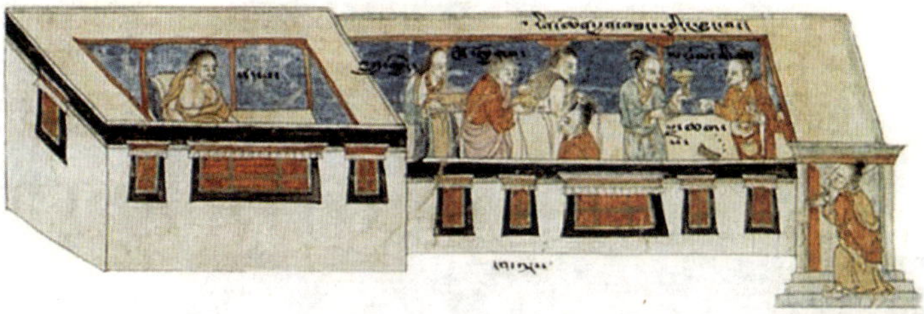

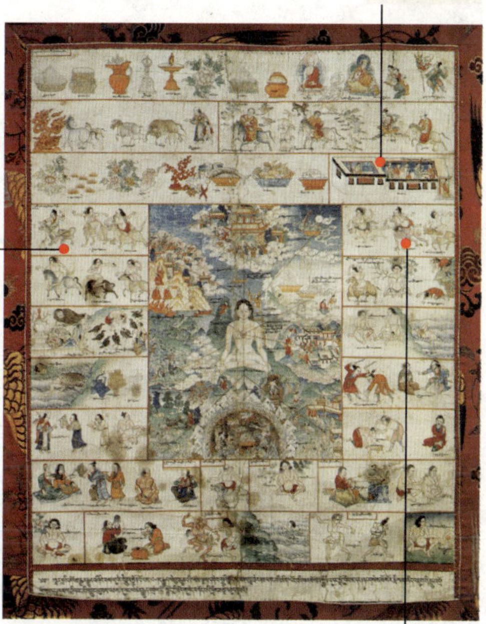

6 梦境所示远期征兆

6.1 凶兆梦境

6.1.1 骑猫、猴、虎

病人在患病期间梦见自己骑在猫、猴或虎身上，卜将被阎王捉去的凶兆。

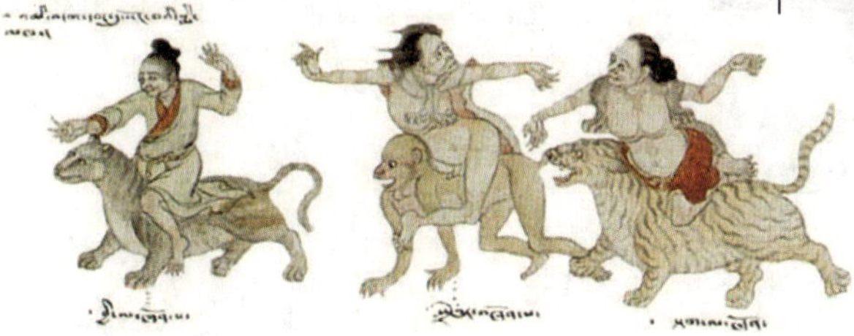

6.1.2 骑狐、尸体、水牛

病人在患病期间梦见自己骑在狐狸或尸体、水牛身上，卜将被阎王捉去的凶兆。

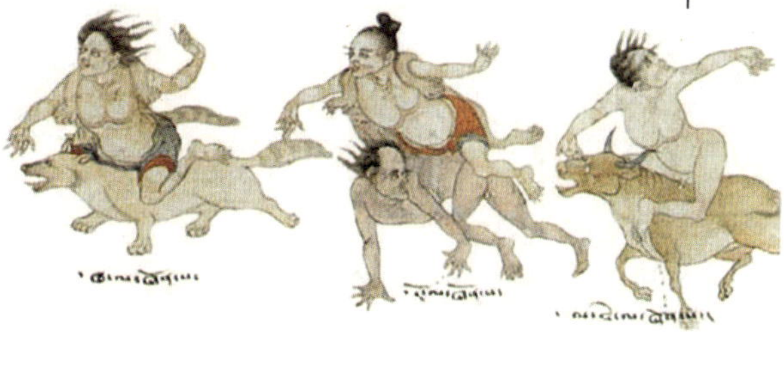

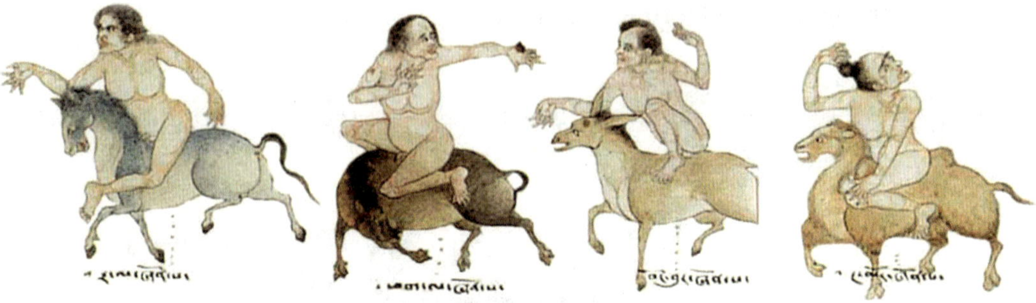

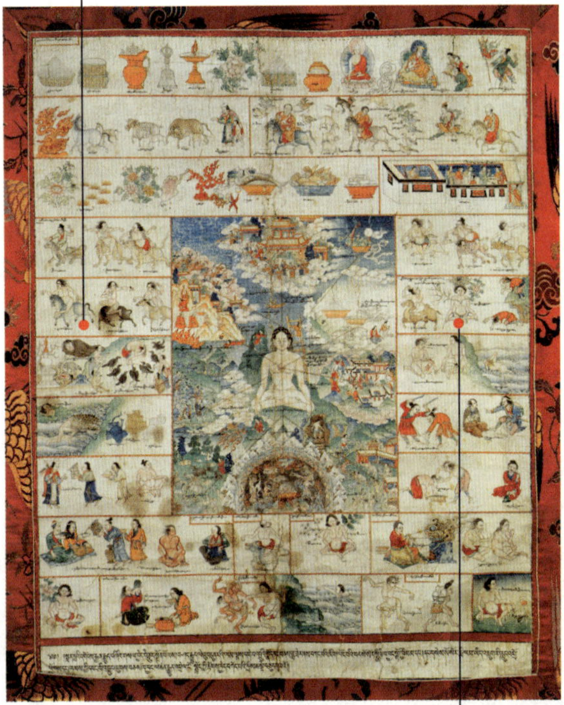

6.1.3 骑马、猪、驴、骆驼

病人在患病期间梦见自己骑着马或猪、驴、骆驼向南方阎罗地府行走，卜不久死亡或凶兆。

6.1.4 鸟在头顶长出的嫩枝上做巢，心口长棕榈、长莲花

病人在患病期间梦见自己的头顶长出嫩枝或小树，小鸟在其上做巢，或心口长出棕榈树、带刺的树枝，或长出莲花等，卜将被阎罗控制的凶兆。

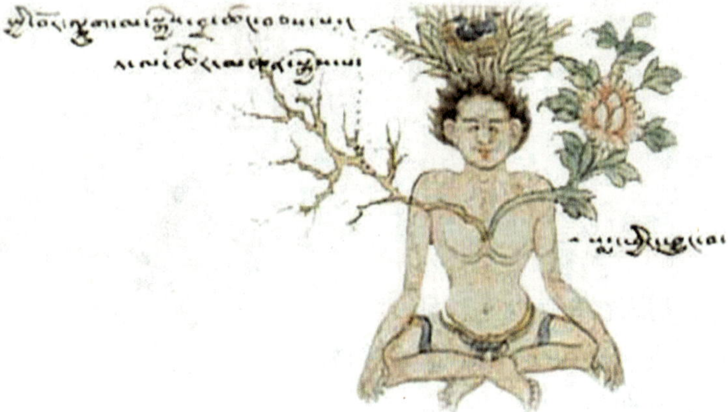

6.1.5 坠入深渊

病人在患病期间梦见自己坠入高崖深渊，卜将被阎罗控制的凶兆。

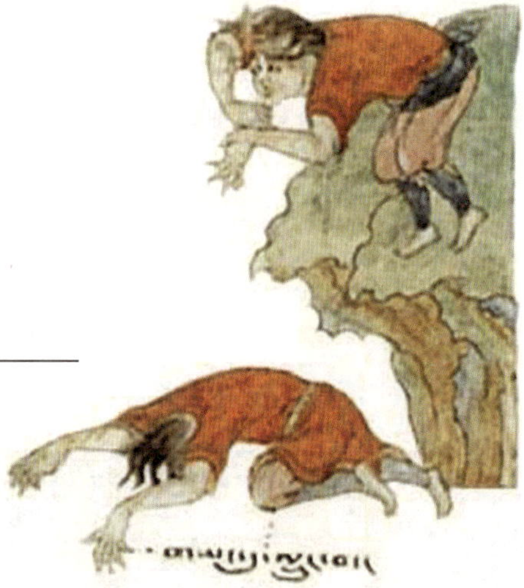

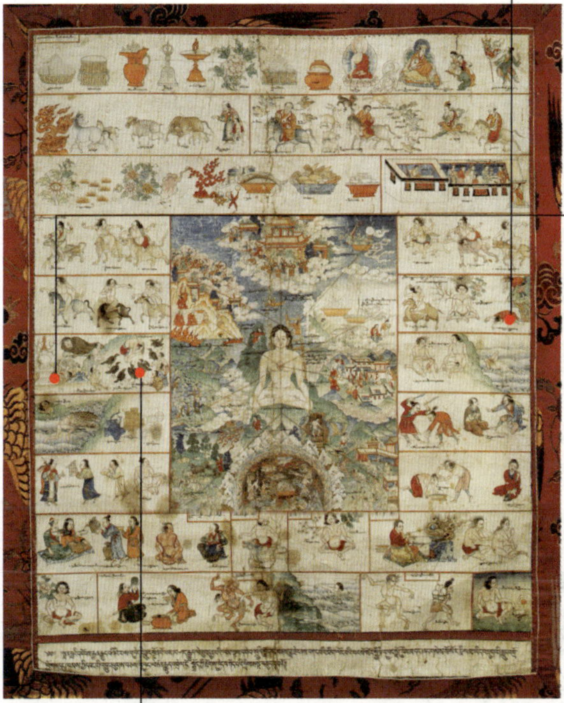

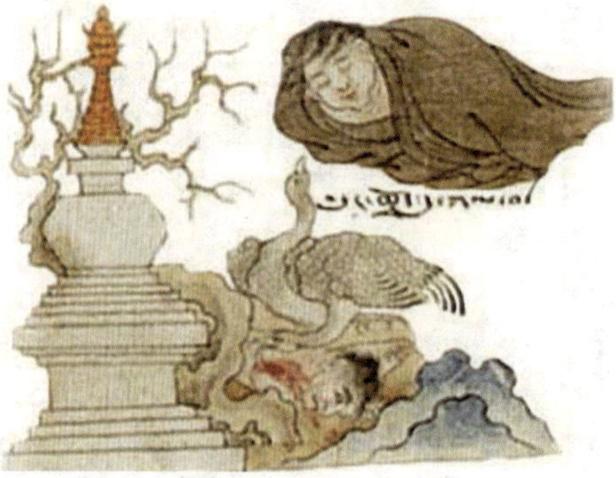

6.1.6 卧在天葬场

病人在患病期间梦见自己卧睡在天葬场、坟地，卜将被阎罗控制的凶兆。

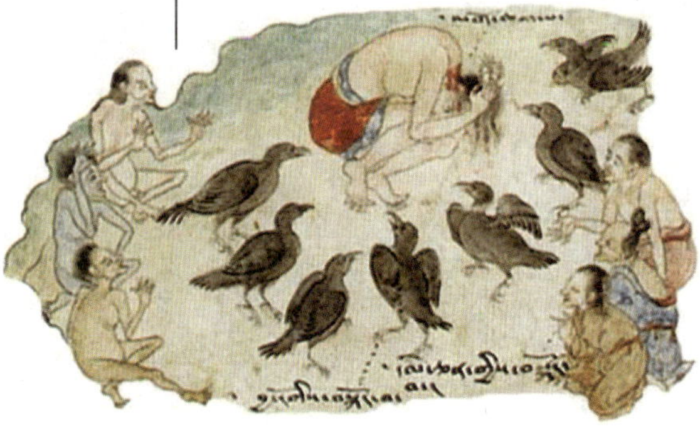

6.1.7 头被打破，被乌鸦、野兽、饿死鬼、晦气者包围

病人在患病期间梦见自己的头被打破，或被砍头，或被乌鸦、野兽、饿死鬼、晦气者如屠夫、杀人者等包围，卜将被阎罗控制的凶兆。

6.1.8 剥去四肢皮

病人在患病期间梦见自己拿刀剥自己的四肢皮，卜将被阎罗控制的凶兆。

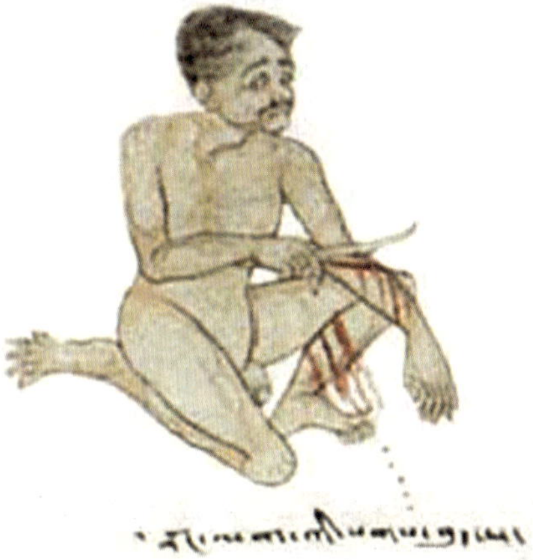

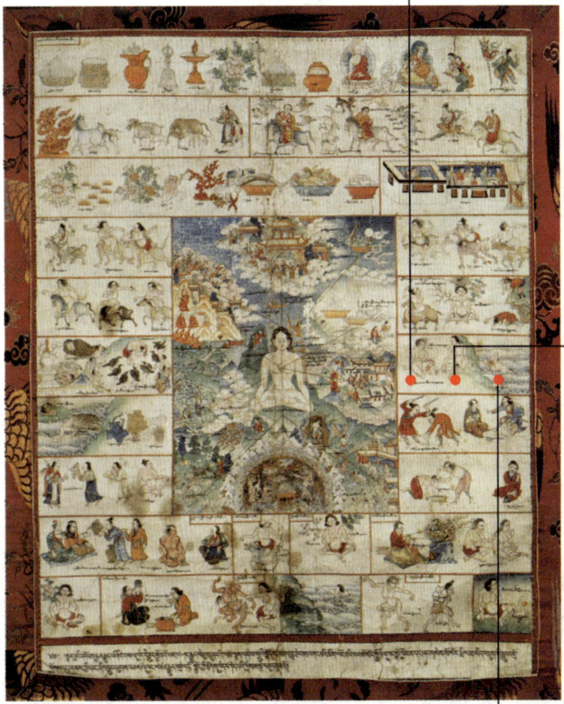

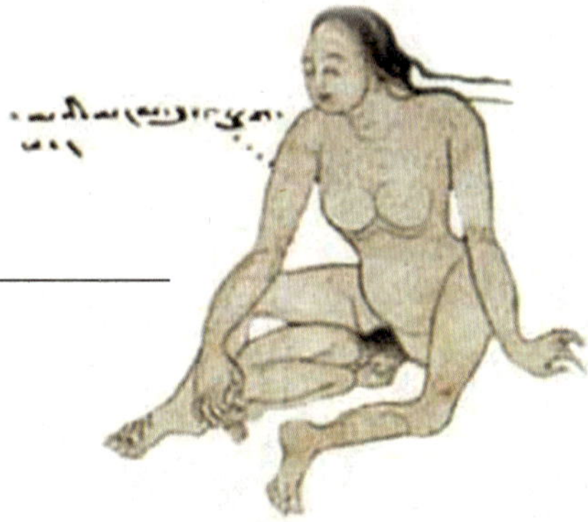

6.1.9 重入母腹

病人在患病期间梦见自己重入母亲子宫，卜将被阎罗控制的凶兆。

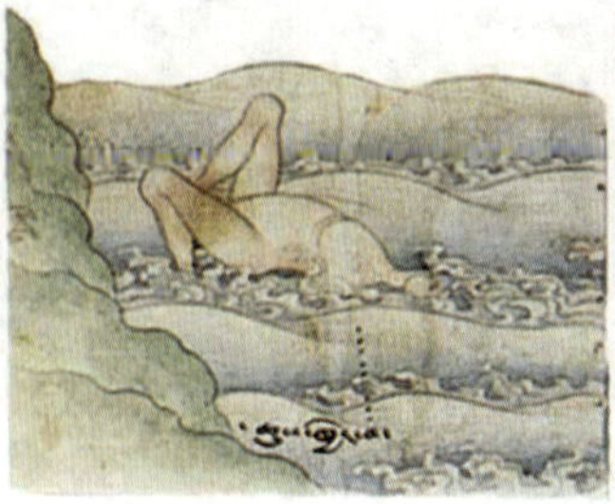

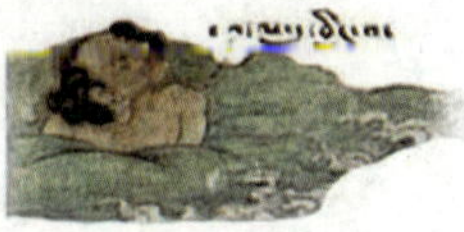

6.1.10 被水冲、陷泥潭

病人在患病期间梦见自己被水冲走或陷入泥潭中，卜将被阎罗控制的凶兆。

6.1.11 被鱼吞

病人在患病期间梦见自己被鱼吞噬，卜将被阎罗控制的凶兆。

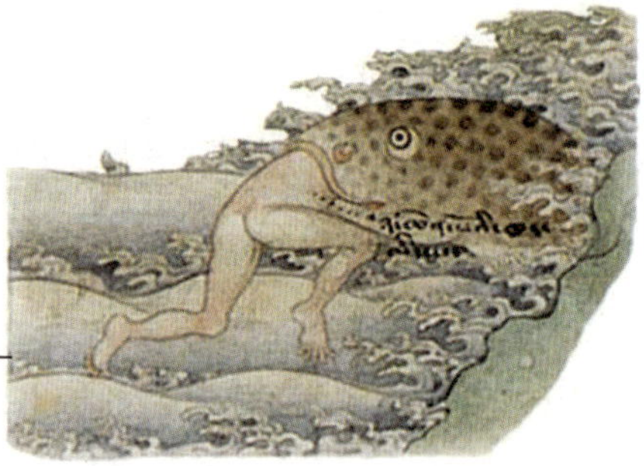

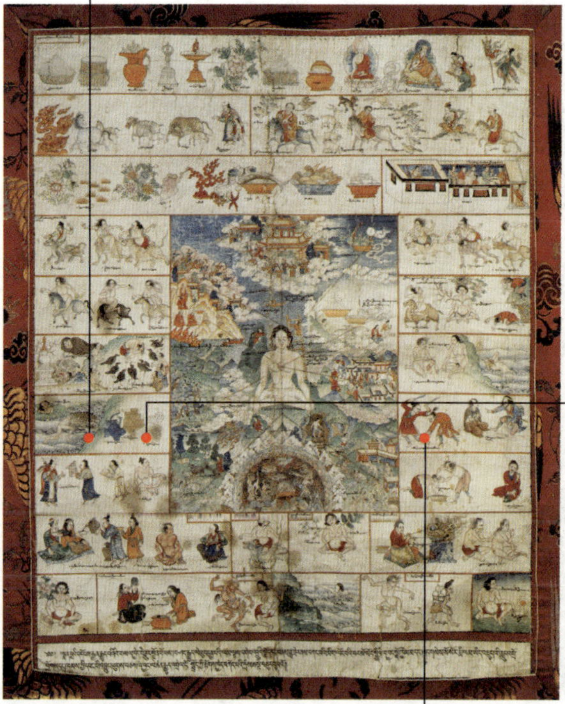

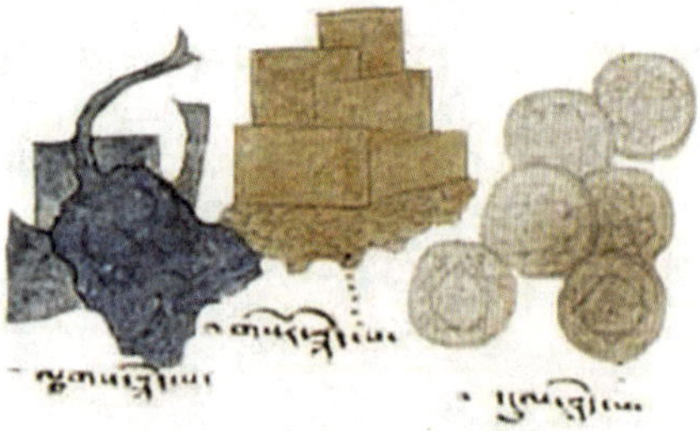

6.1.12 捡到铁、金、银

病人在患病期间梦见自己捡到铁块或金币、银锞子，卜将被阎罗控制的凶兆。

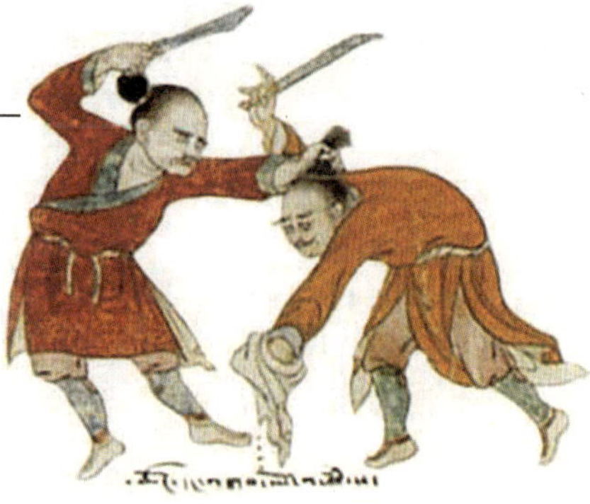

6.1.13 做买卖、械斗失败

病人在患病期间梦见自己做买卖赔本，或与他人械斗、打架失败，卜将被阎罗控制的凶兆。

6.1.14 被人追债

病人在患病期间梦见自己被人上门追债、逼交租子，卜将被阎罗控制的凶兆。

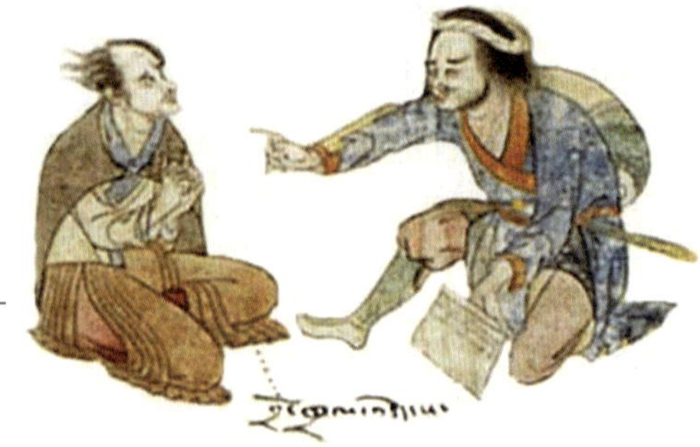

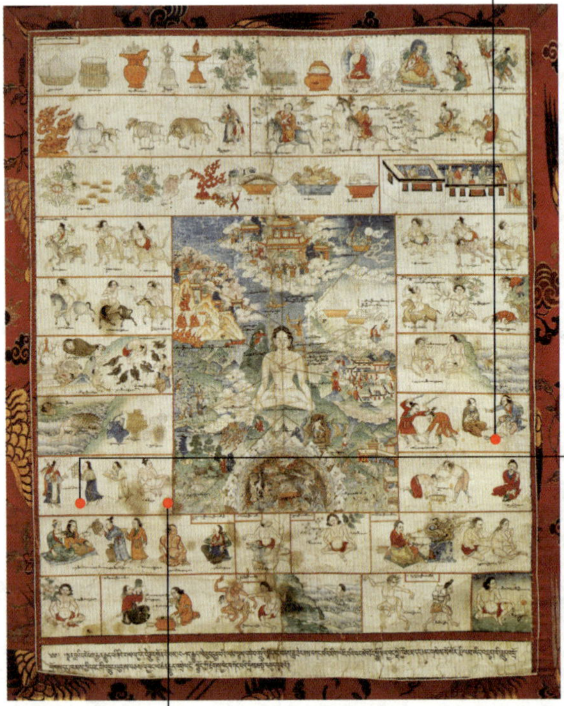

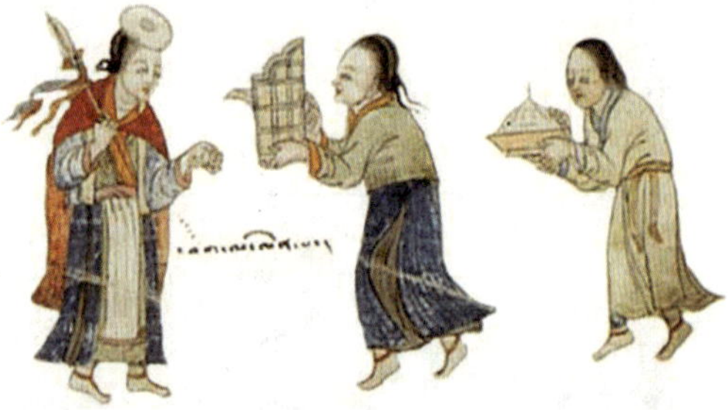

6.1.15 娶新娘

病人在患病期间梦见自己娶新娘，卜将被阎罗控制的凶兆。

6.1.16 裸体

病人在患病期间梦见自己赤身裸体而坐，卜将被阎罗控制的凶兆。

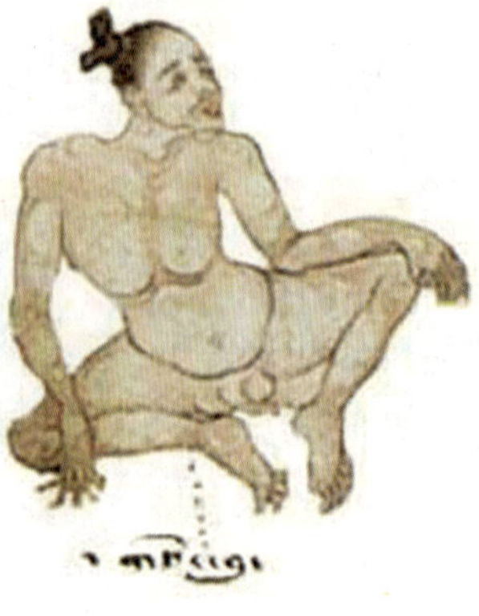

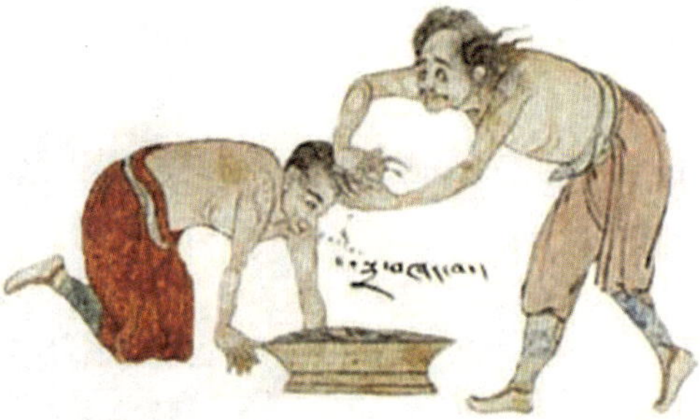

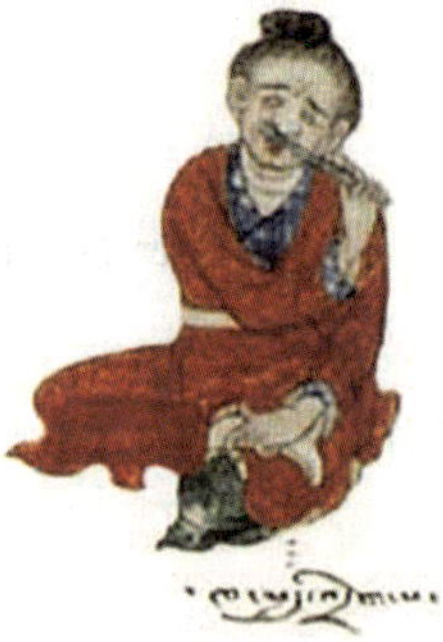

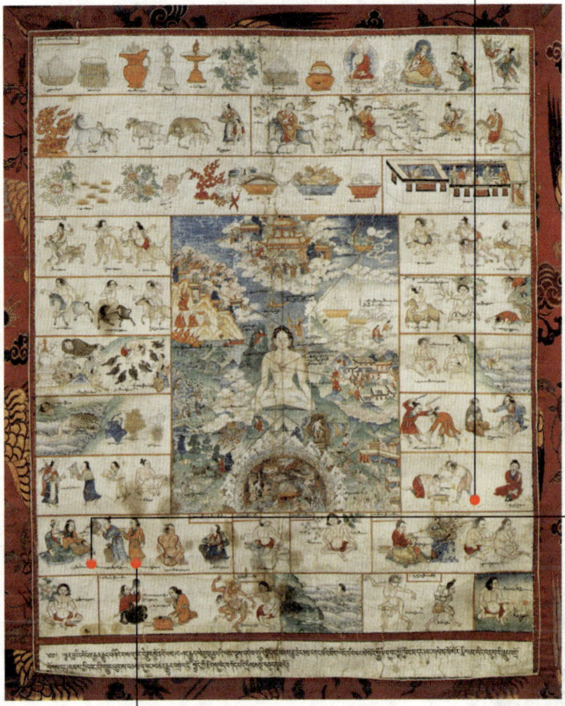

6.1.17 剃发须

病人在患病期间梦见自己的头发和胡须被剃去，卜将被阎罗控制的凶兆。

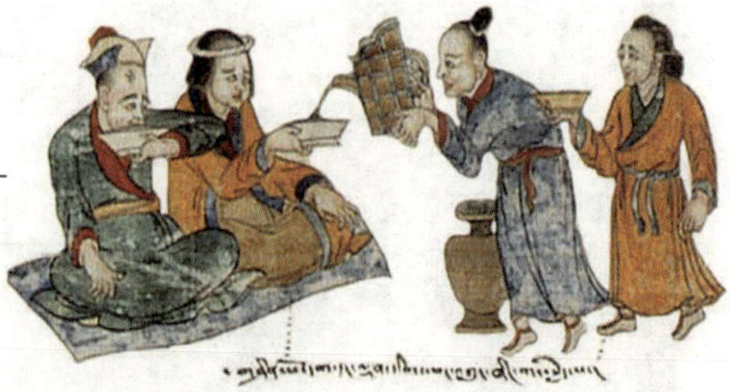

6.1.18 与死人一起饮酒跳舞

病人在患病期间梦见自己与已死去的亲戚朋友一起饮酒起舞，或被他们向下拖去，卜将被阎罗控制的凶兆。

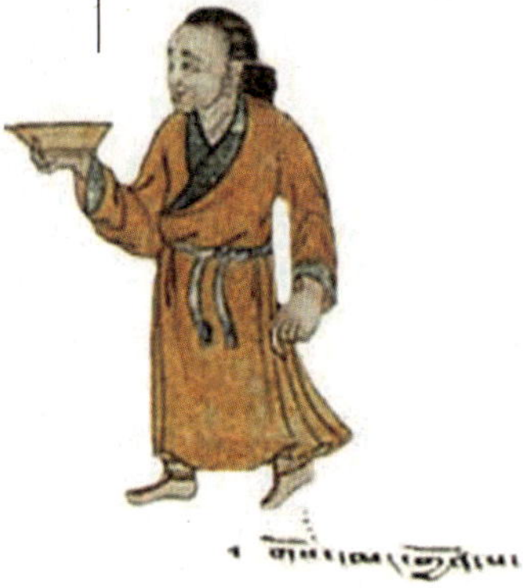

6.1.19 穿红衣

病人在患病期间梦见自己穿红色衣服、佩戴红色首饰，卜将被阎罗控制的凶兆。

7 《月光》中补充的凶兆

7.1 皮肤变红

病人在患病期间梦见自己的皮肤变红，或穿红衣、佩戴红色首饰等，卜自己患血病、赤巴病，将被阎罗带去的凶兆。

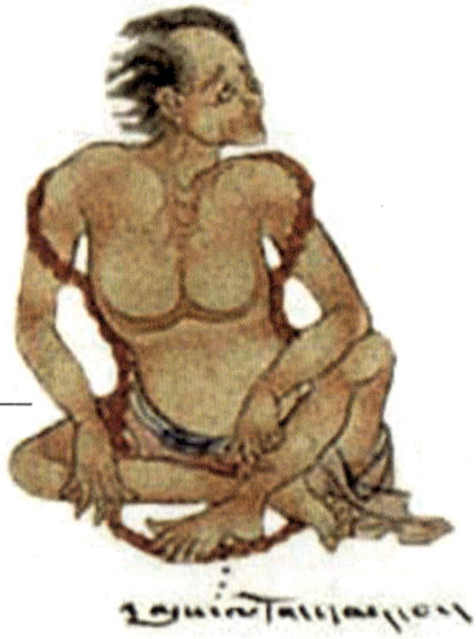

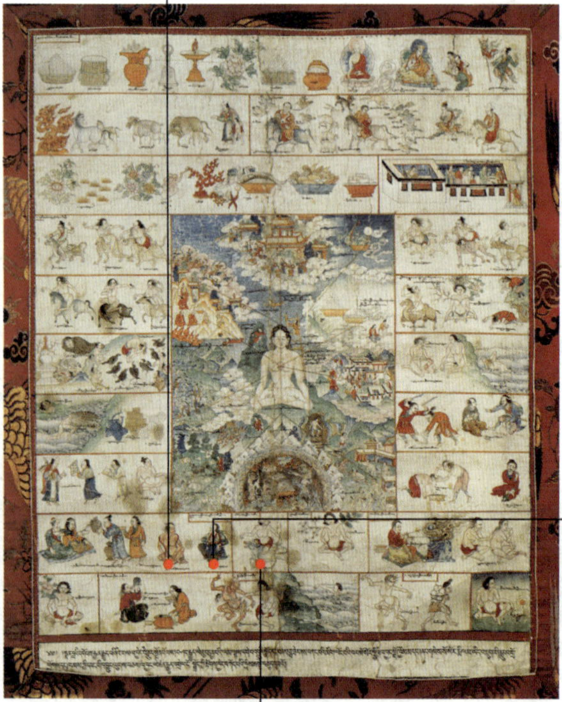

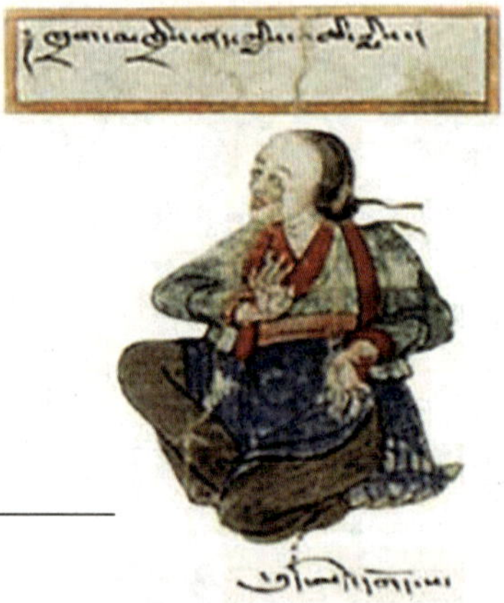

7.2 被艳妇勾引

病人在患病期间梦见自己被面带笑容的艳妇勾引，卜自己患血病、赤巴病，将被阎罗带去的凶兆。

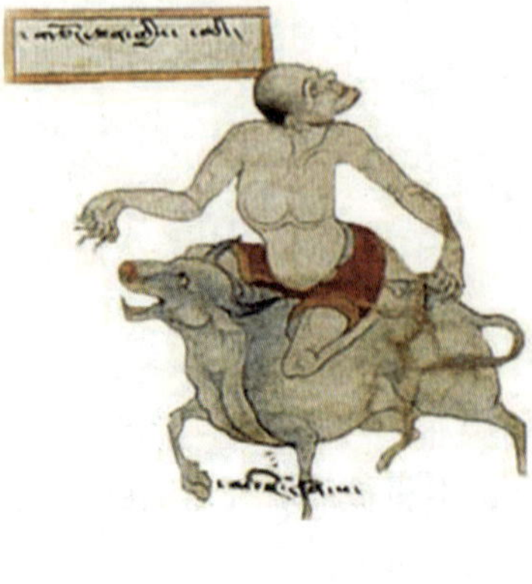

7.3 骑水牛

病人在患病期间梦见自己骑着水牛等向南方阎罗殿行走，卜自己患瘟疾，将被阎罗带去的凶兆。

7.4 胸口长出有刺的草木、竹子或棕榈

病人在患病期间梦见自己的胸口长出有刺的草木、莲花、竹子、棕榈，卜自己患肿瘤，将被阎罗带去的凶兆。

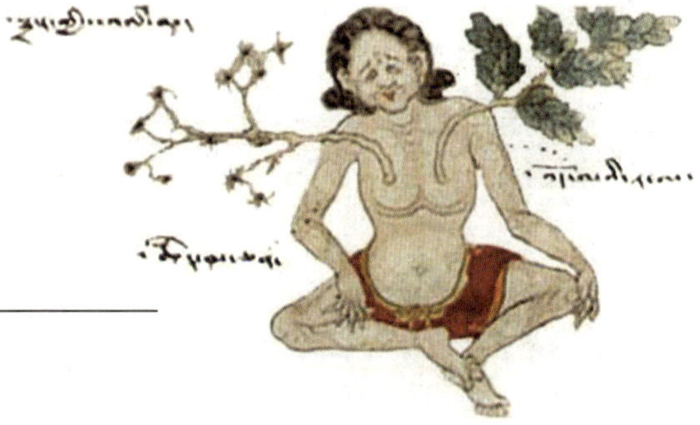

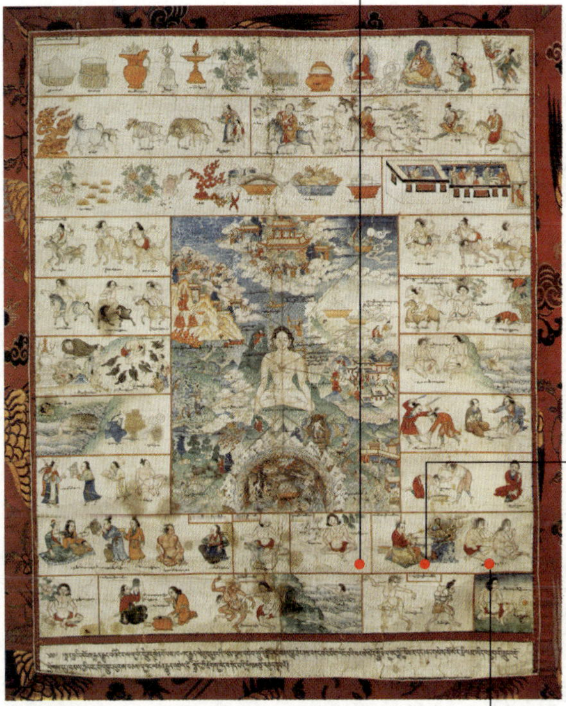

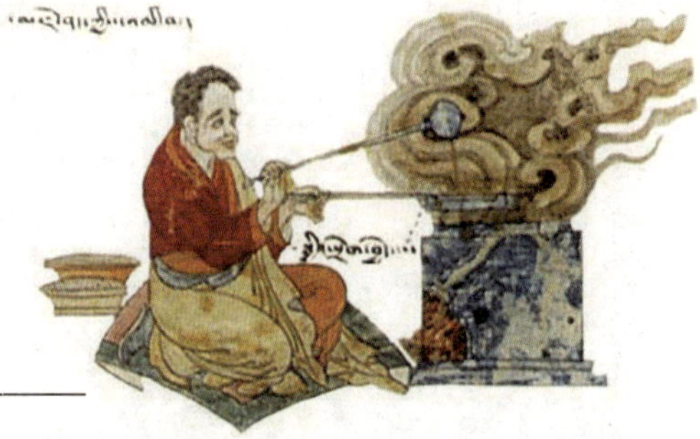

7.5 火祭

病人在患病期间梦见自己将酥油、芝麻、茅草、米、糌粑、苹果、白芥子、大麦、小麦等投入火中进行火祭，卜自己患麻风病，将要死亡的征兆。

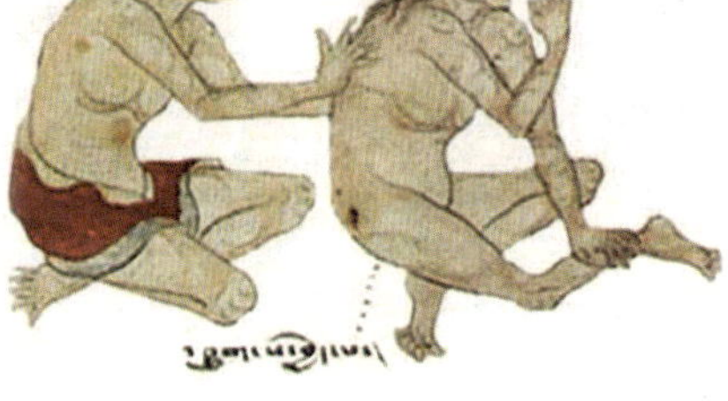

7.6 涂油

病人在患病期间梦见自己被涂油按摩，卜自己患麻风病，将要死亡的征兆。

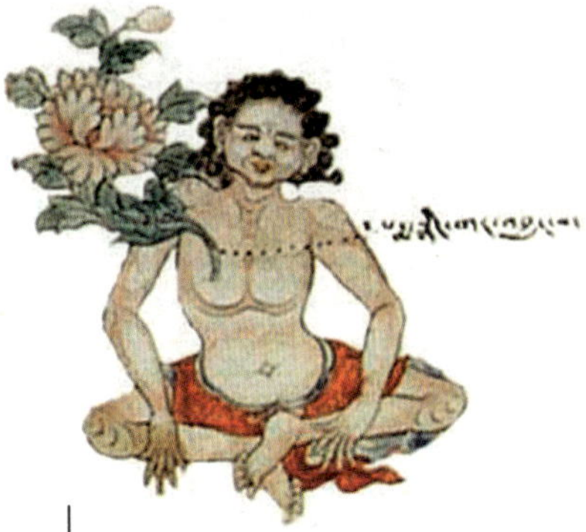

7.7 心口长出莲花

病人在患病期间梦见自己心口长出莲花枝叶，卜自己患麻风病，将要死亡的征兆。

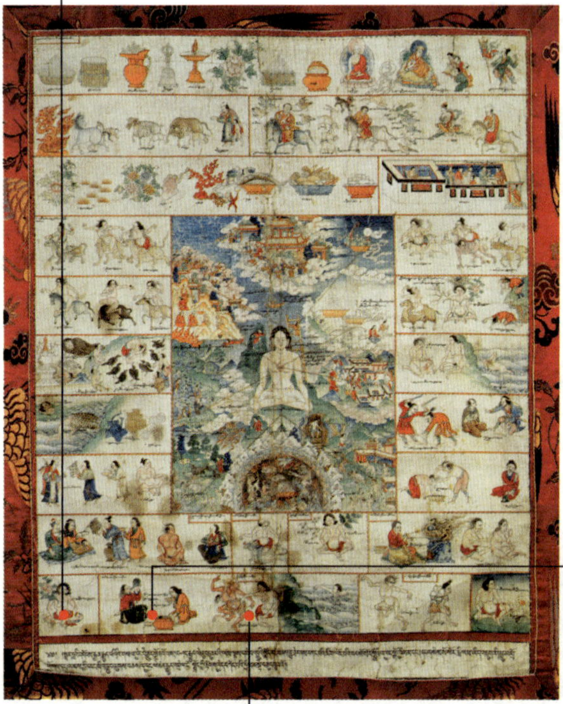

7.8 与晦气者一起喝油、蔓菁汁

病人在患病期间梦见自己与晦气者如杀人犯、屠夫一起喝酥油、芝麻油等油汁，或喝煮蔓菁汁，卜患尿闭症将要死亡的征兆。

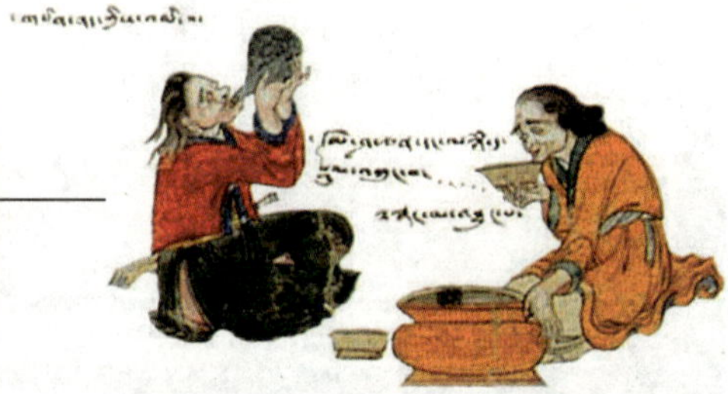

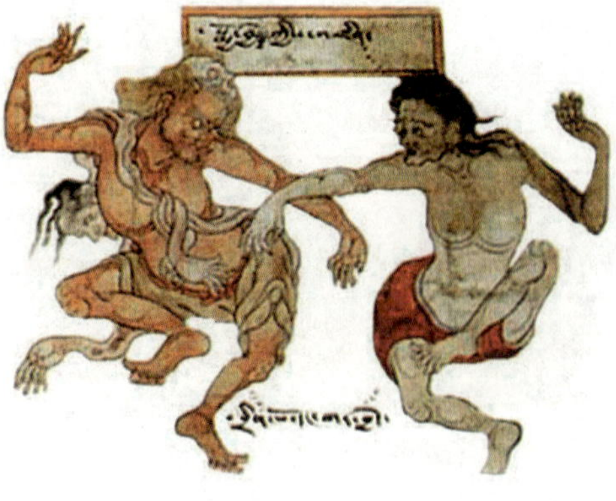

7.9 与罗刹共舞

病人在患病期间梦见与罗刹一起跳舞，卜自己被狂病魔鬼所擒的征兆。

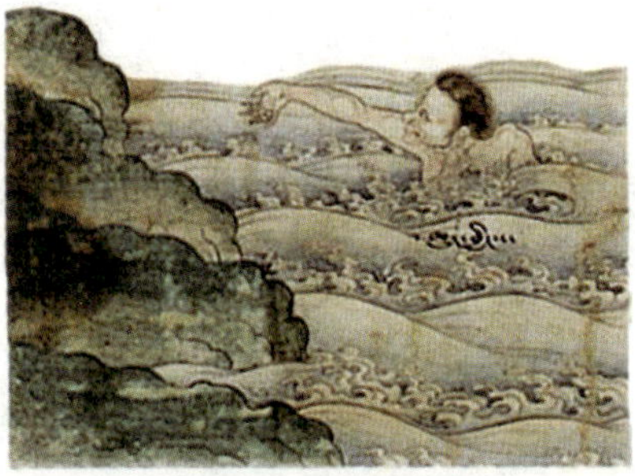

7.10 溺水

病人在患病期间梦见自己溺水，卜自己被狂病魔鬼所擒的征兆。

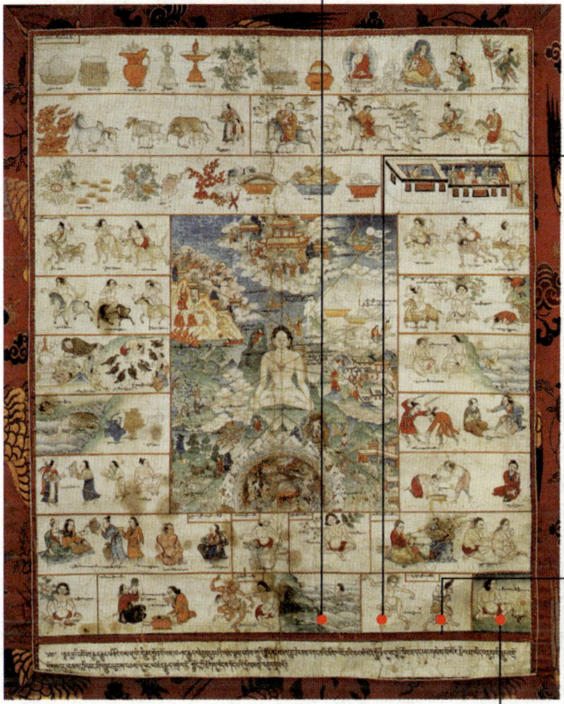

7.11 醉舞

病人在患病期间梦见自己酒醉乱舞，卜自己被痫症魔鬼所擒将要死亡的征兆。

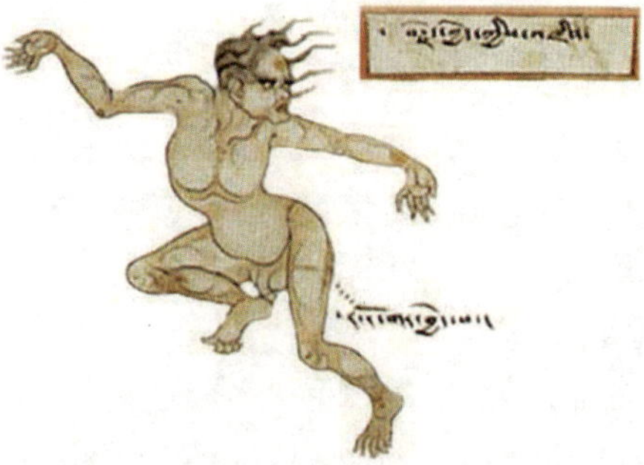

7.12 被死人掳去

病人在患病期间梦见自己被死去的人掳走，卜自己被痫症魔鬼所擒将要死亡的征兆。

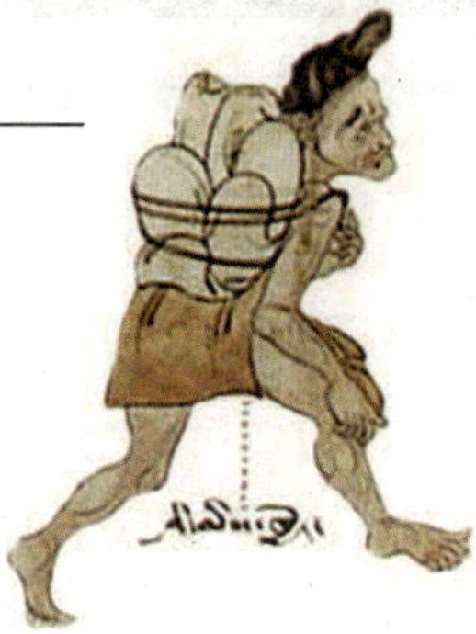

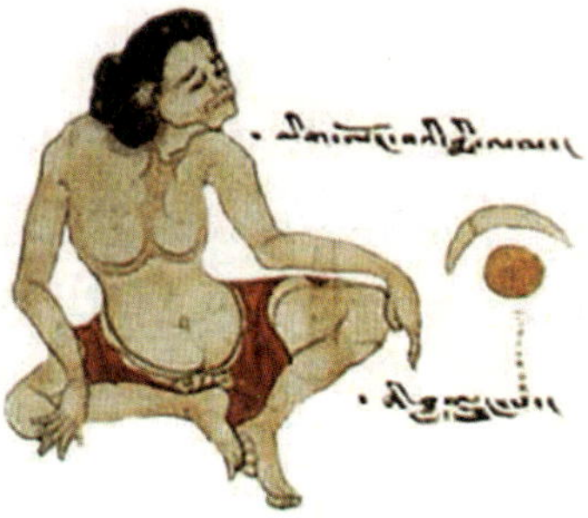

7.13 日月坠地

病人在患病期间梦见日月坠落地上，卜自己将两目全瞎，或有失明的征兆。

8　做梦原因

8.1 真识与命隆一起进入头顶

真识与命隆一起窜入头顶百会处时，人的梦中可出现神界、非神界等幻觉，出现自己飞天或登上高山、高梯等幻觉。

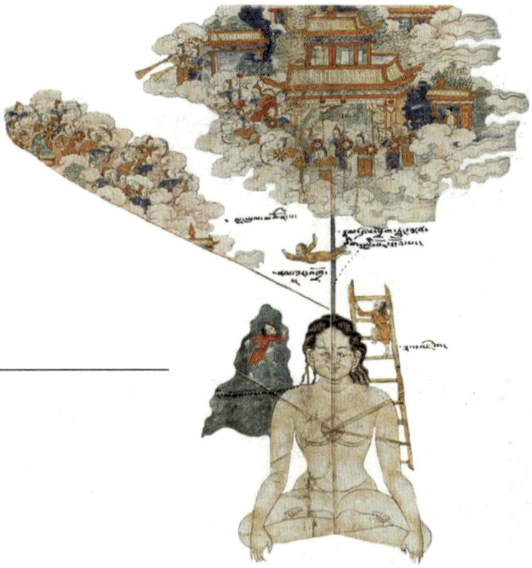

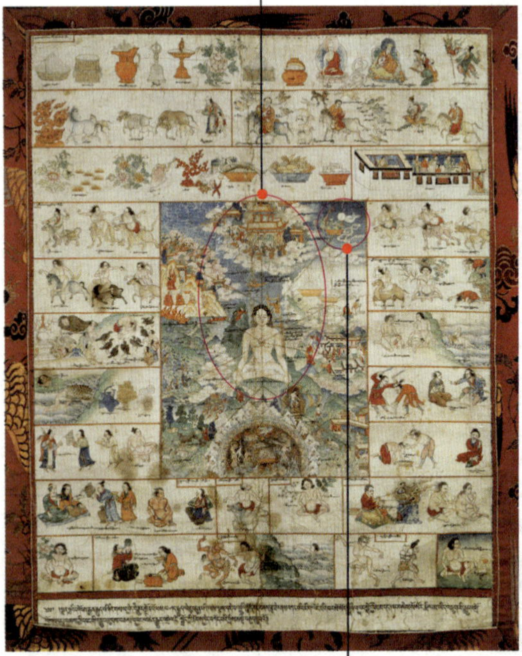

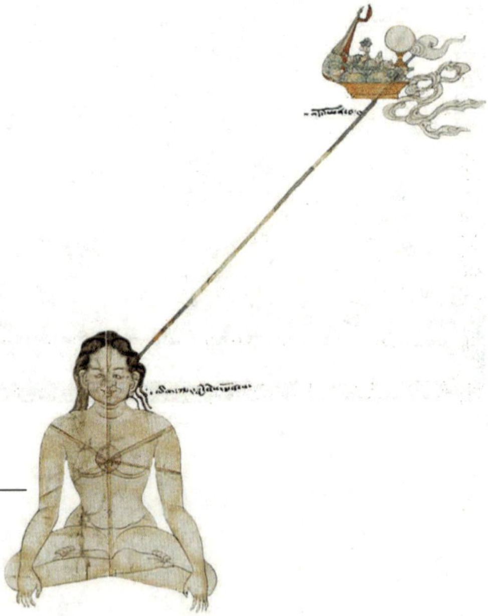

8.2 真识与命隆进入五官

真识与命隆一起进入眼脉，人在做梦时像明镜清晰照出各种物体那样梦见各种形体。同样进入耳脉，人在梦中听到琵琶声等各种美妙声音；进入鼻脉，人在梦中闻到白螺中的香水那样的各种香味；进入舌脉，人在梦中尝到果味等各种美味；进入肌肤，人在梦中抚摸丝绸样、感觉到冷热绵糙等。

8.3 真识与意命隆进入尿道肛门

真识与意命隆一起进入阴部，人在梦中出现阴曹地府、饿死鬼、牲畜等幻觉；出现走下坡，进入深渊沟壑、茂密森林等感觉；出现进入黑暗处看不清物体的感觉。

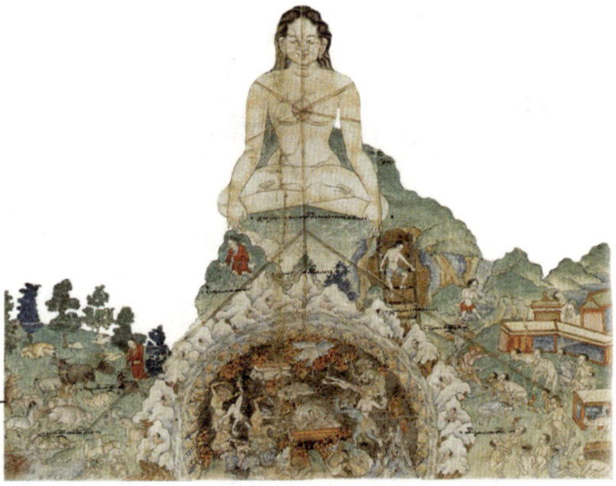

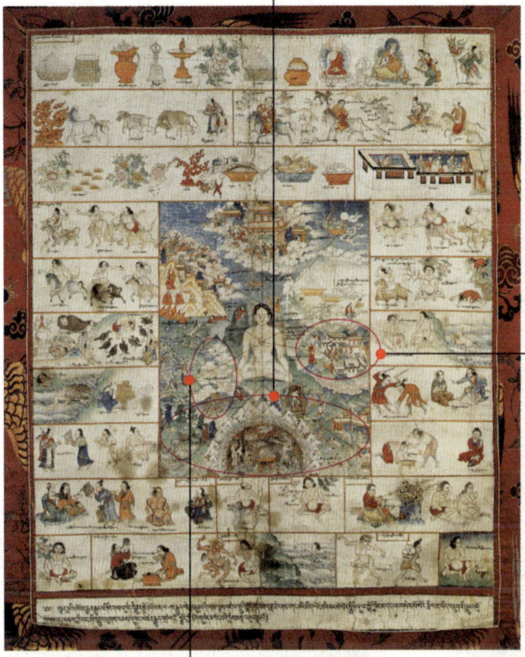

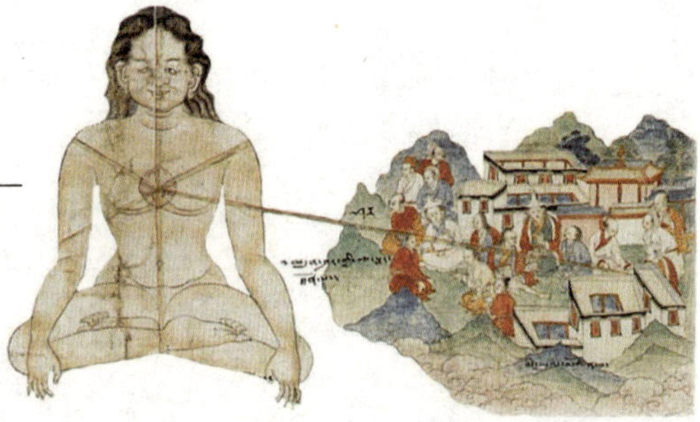

8.4 真识与意命隆进入前身脉道

真识与意命隆一起进入前身脉道，人在梦中出现四方位中的东方的情景、人物及楼阁等幻觉。

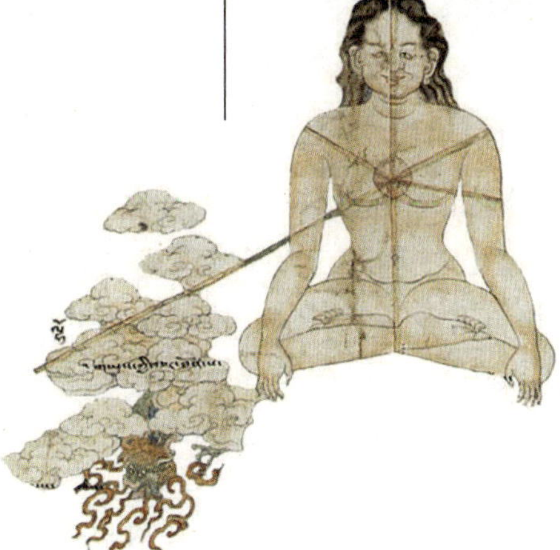

8.5 真识与意命隆进入右侧脉道

真识与意命隆一起进入人体右侧脉道，人在梦中出现南方的白云密布、打雷闪电等幻觉。

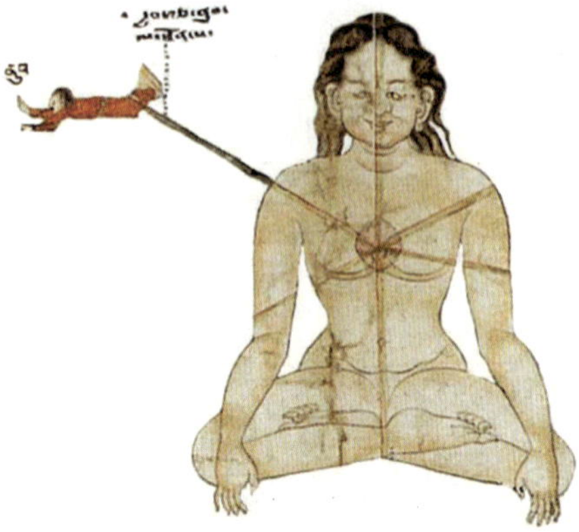

8.6 真识与意命隆进入背部脉道

真识与意命隆一起进入人体背部脉道，人在梦中出现西方情景的幻觉。

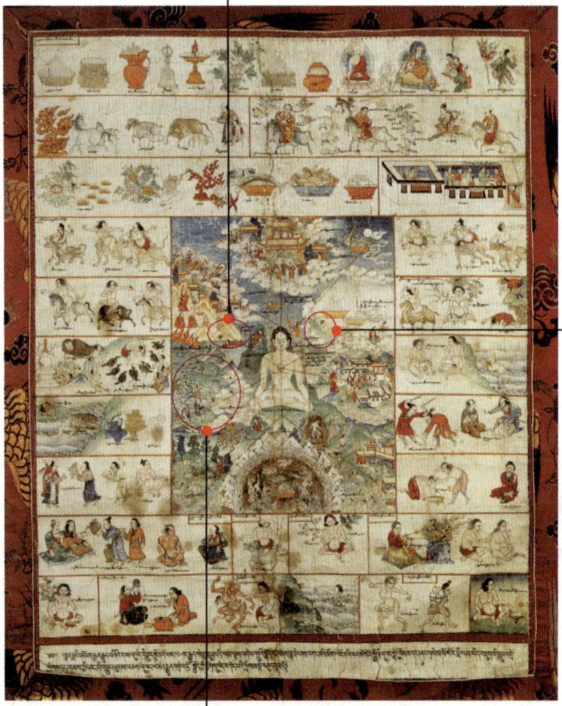

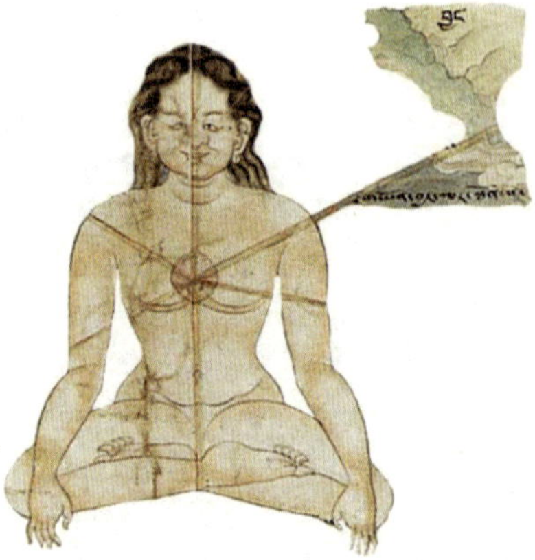

8.7 真识与意命隆进入左侧脉道

真识与意命隆一起进入人体左侧脉道，人在梦中出现北方情景的幻觉。

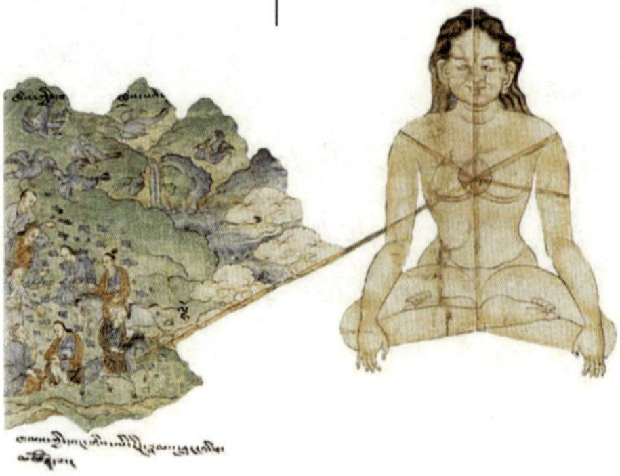

8.8 隆邪引起的梦境

隆、赤巴、培根三邪引发疾病之时，人在梦中则会出现各种幻觉。其中隆邪引发疾病之时，梦中出现青色的草滩、物体，人们穿青色的衣服，骑青色的马，青色鸟禽飞翔，梦中的物体变化多端、飘忽不定等幻觉。

8.9 赤巴邪引起的梦境

赤巴邪引发疾病之时，梦中出现红黄色的山、地，人们穿红黄色衣服，火燃烧，一切生物和物体皆呈黄色，见梦中人物显得恐惧、慌张等幻觉。

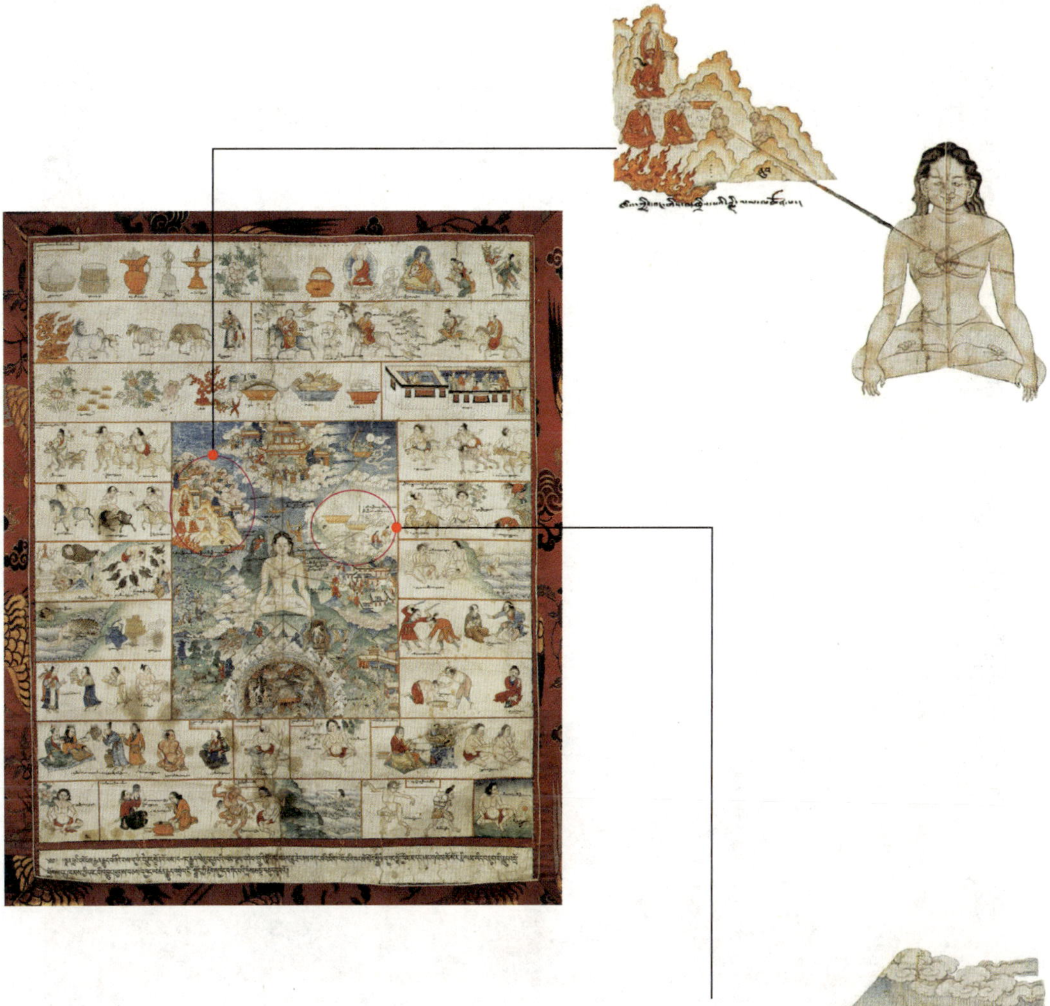

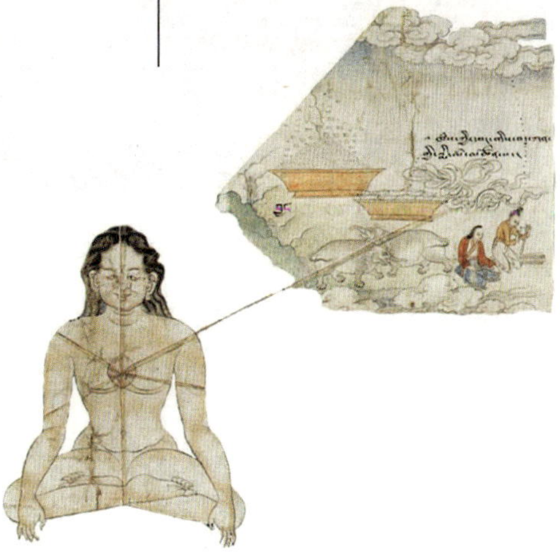

8.10 培根邪引起的梦境

培根邪引发疾病之时，梦中出现白云密布、雪花纷飞，一切动物、物体、土地等皆呈白色，人们穿白衣等幻觉。

图二十 死兆（二）

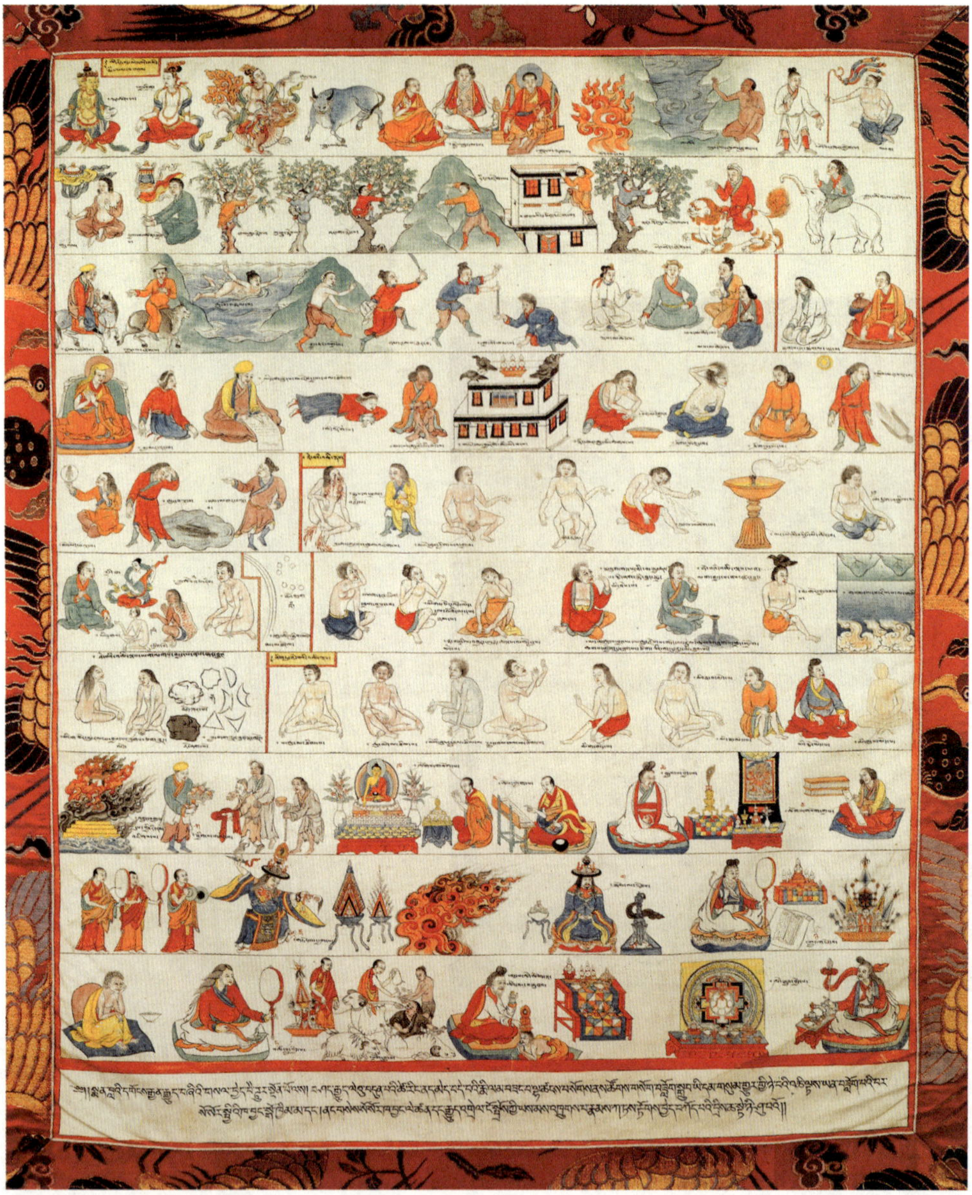

本图示梦境所示征兆之中，所有吉祥梦境预示长寿、健康、拥有财富等征兆；一个人虽健康无病但其行为异变则不久将会死亡谓之远死兆，近期将会死亡谓之近死兆，马上将会死亡谓之临死兆；体内五元融入五官所示死亡情况及死兆的不确定性，死兆的行善积德禳解法等内容。

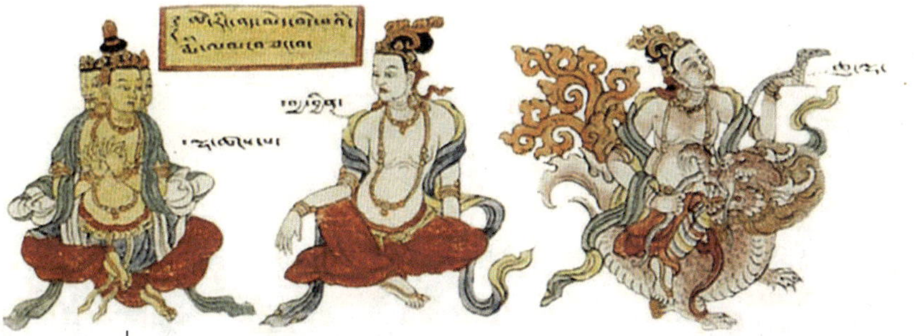

9 吉兆

9.1 梵天、帝释、水神

做梦梦见梵天、帝释、水神等神佛，预示长寿、健康之兆。

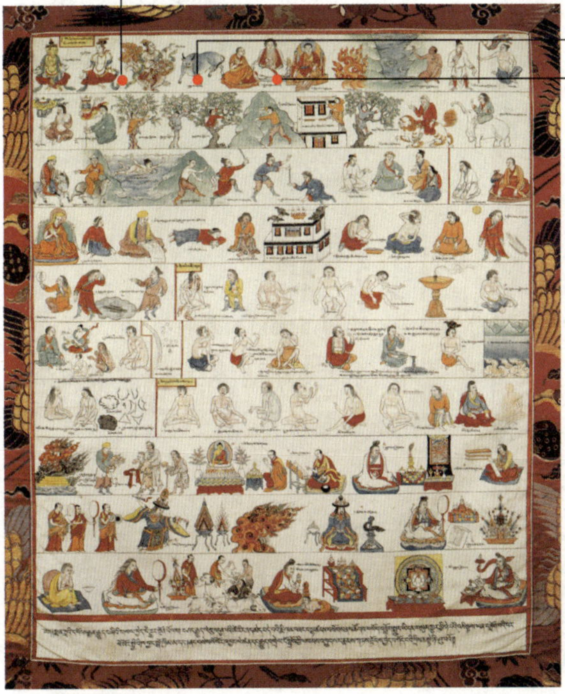

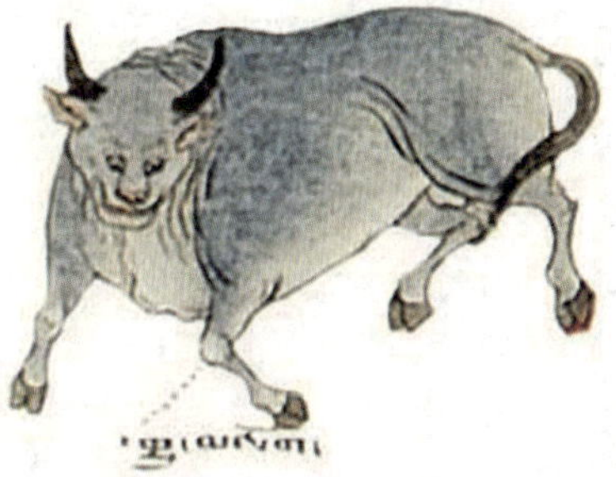

9.2 水牛

梦见黄牛或不伤人和保护人的牛王，预示长寿、健康和获得财富之兆。

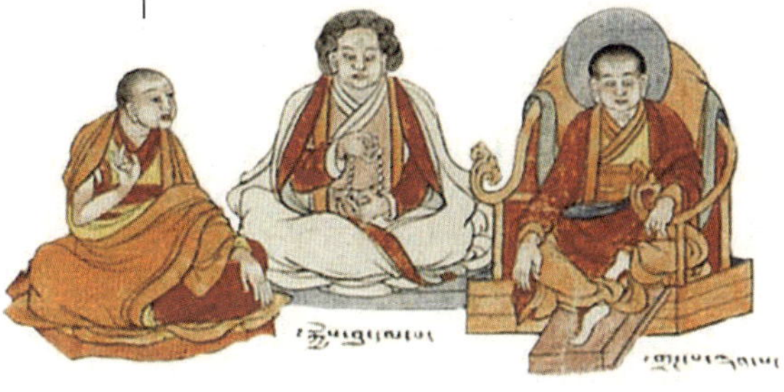

9.3 贤人

梦见严守教规戒律的僧人、咒师及名人等，预示长寿、健康和获得财富之兆。

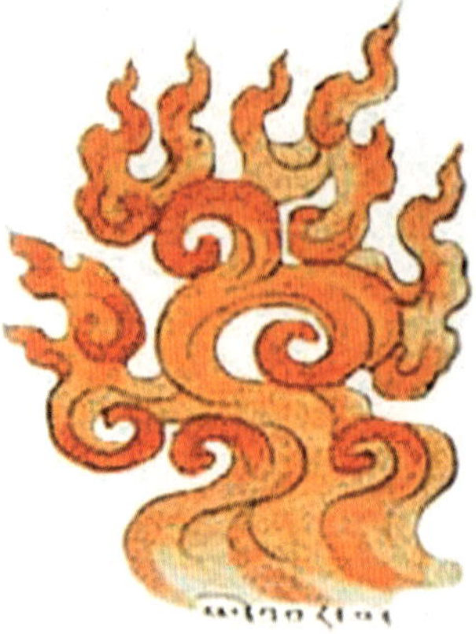

9.4 燃火

梦见燃火、火苗冲天，预示长寿、健康和获得财富之兆。

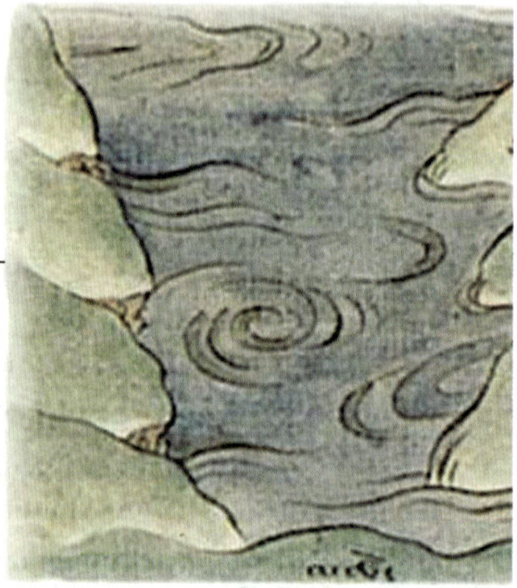

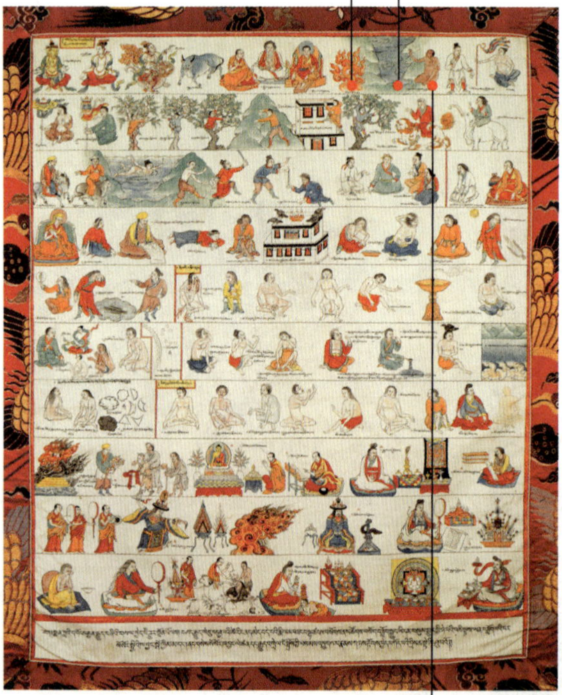

9.5 大海

梦见大海、湖泊等叫人喜爱高兴的东西，预示长寿、健康和获得财富之兆。

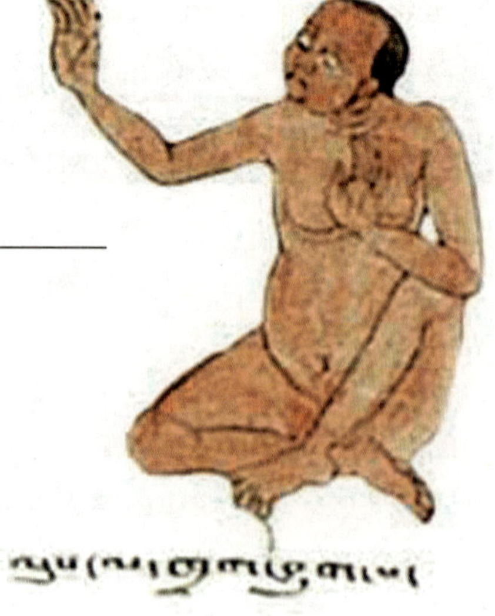

9.6 身上抹血

梦见往身上抹血及不洁之物，预示长寿、健康和获得财富之吉兆。

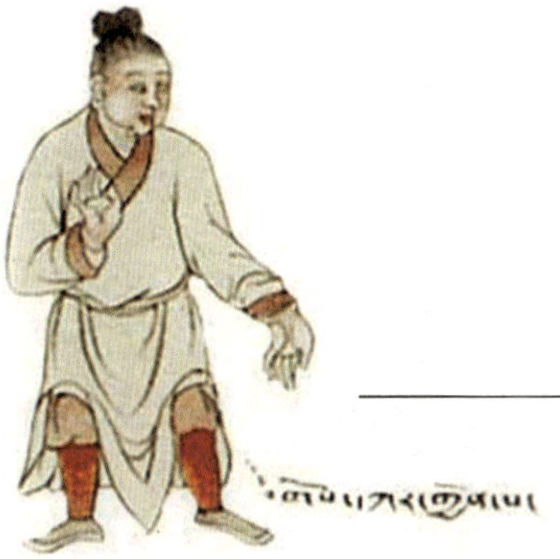

9.7 穿白衣

梦见穿干净的白色衣服，预示长寿、健康和获得财富之吉兆。

9.8 举幡、伞、幢

梦见上举佛幡、伞、幢，预示长寿、健康和获得财富之兆。

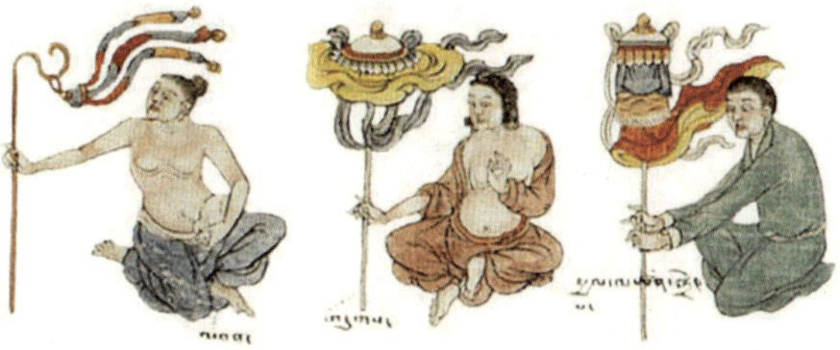

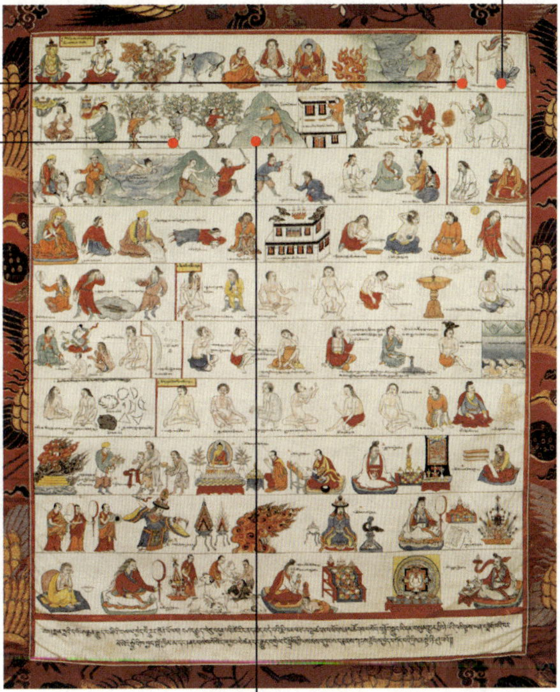

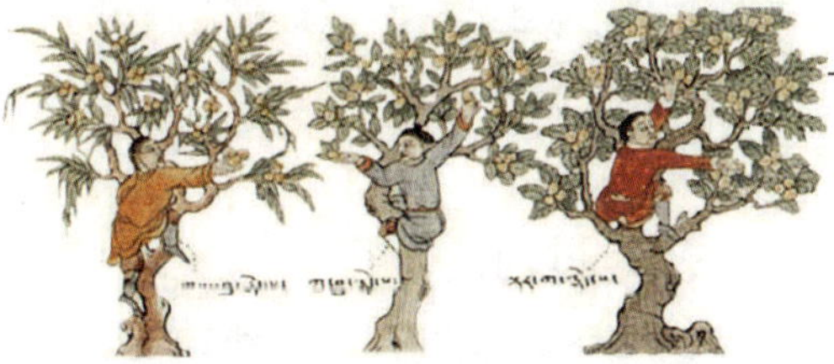

9.9 拣到杏子、苹果、核桃

梦见拣到杏子、苹果、核桃等果实，预示长寿、健康和获得财富之兆。

9.10 攀登高山、房子、树木

梦见攀登高山、屋顶、结满果实的树木，预示长寿、健康和获得财富之兆。

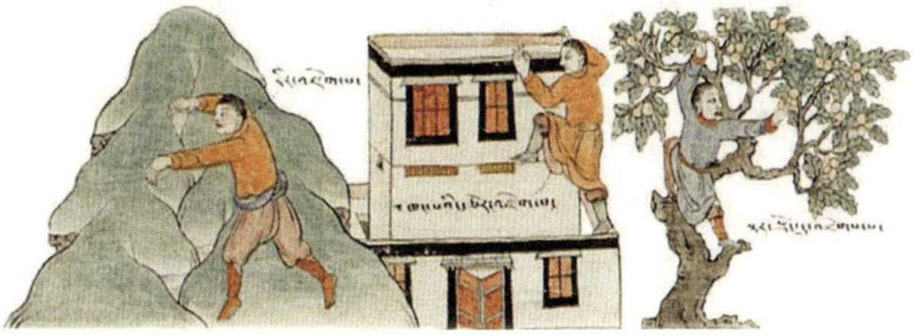

9.11 骑狮子、大象、马、黄牛

梦见身骑雄狮、大象、马、黄牛等，预示长寿、健康和获得财富之兆。

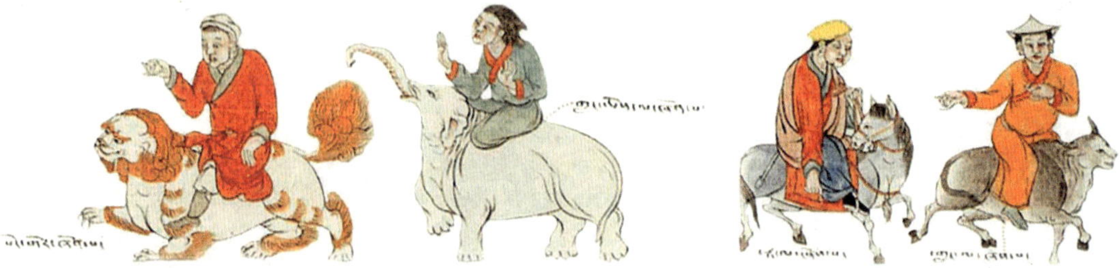

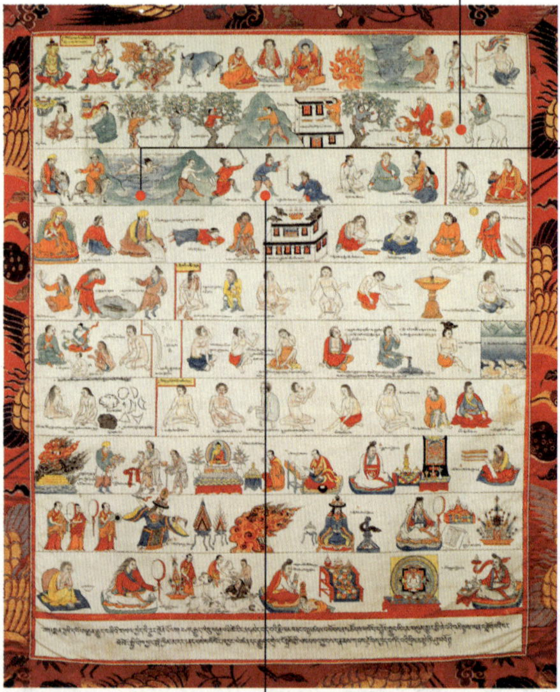

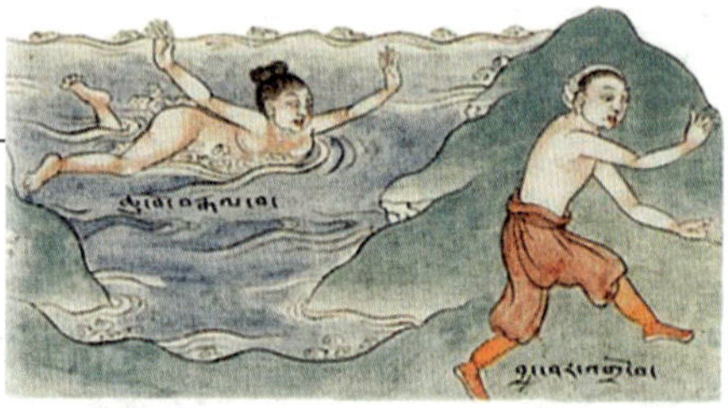

9.12 过河向北行

梦见泅渡大河、大海或向北方行走，预示长寿、健康和获得财富之兆。

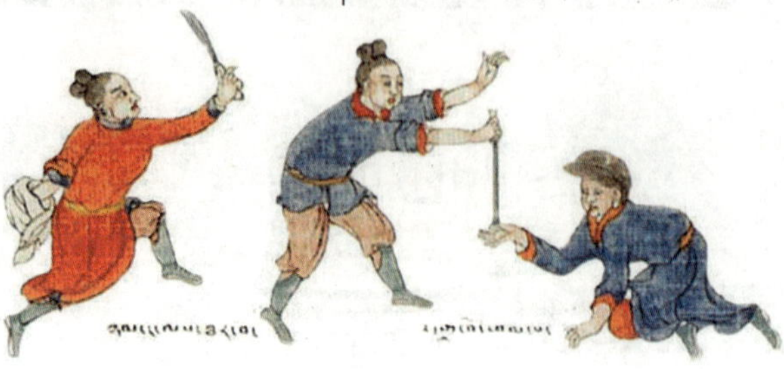

9.13 脱离苦难、打败敌人

梦见逃出牢房或黑暗境地、打败仇敌，预示长寿、健康和获得财富之兆。

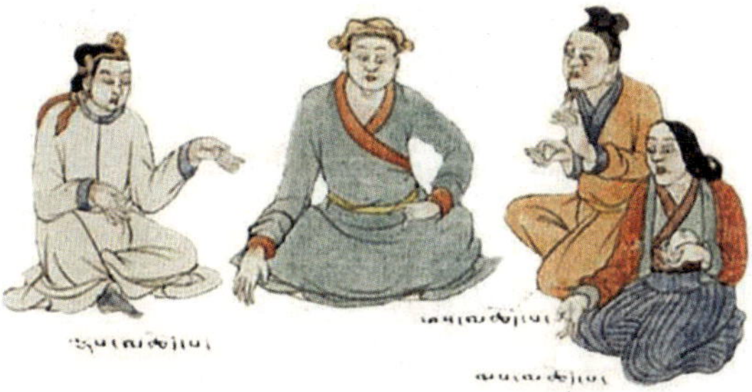

9.14 受到神和父母供奉

梦见神和父母向自己供奉、称颂等吉祥美梦，预示长寿、健康和获得财富之兆。

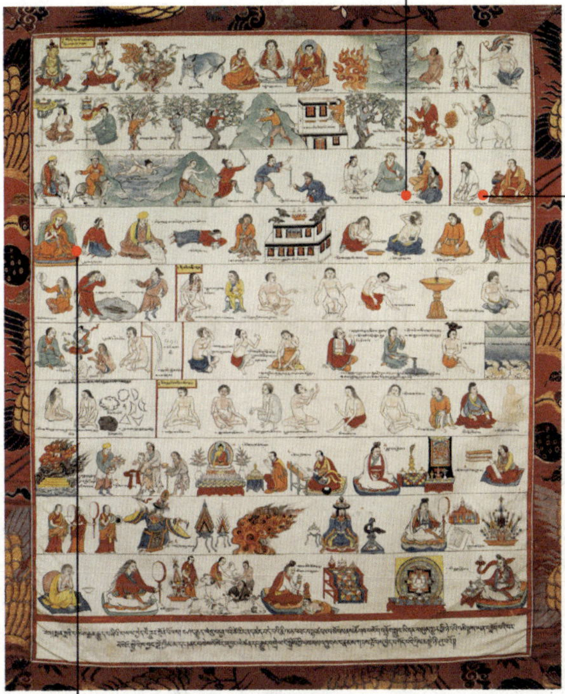

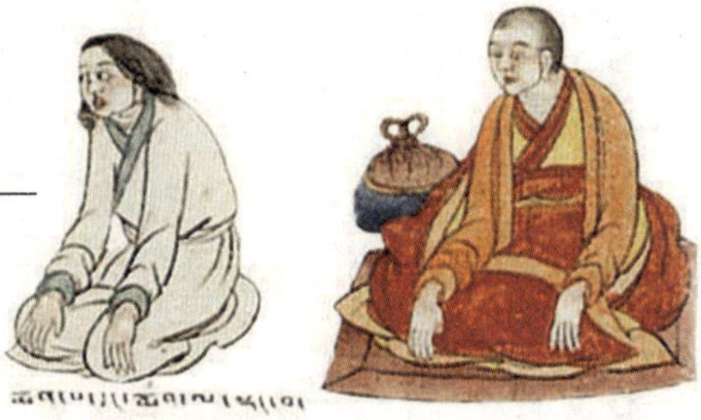

10 远死兆

10.1 憎恶医生和药物

患者无故憎恨医治自己的医生和药品及治疗饮食，预示已被阎罗控制或为不祥之兆。

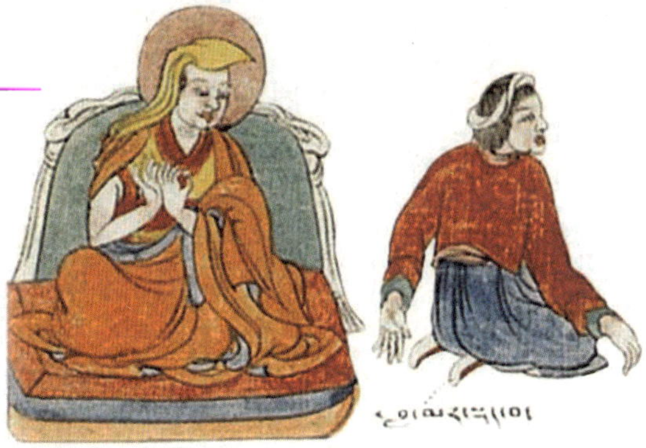

10.2 憎恶喇嘛

无故憎恨过去敬爱的喇嘛、导师及朋友等人，预示已被阎罗控制或为不祥之兆。

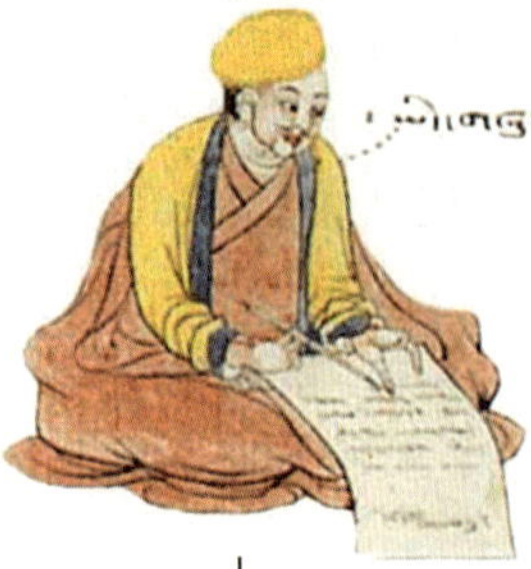

10.3 变得善良、美丽、有福运

过去品行坏，作孽多端，突然变得善良、品行好，身体和面容变美丰满，不用费力获得财富，福运大，预示已被阎罗控制或为不祥之兆。

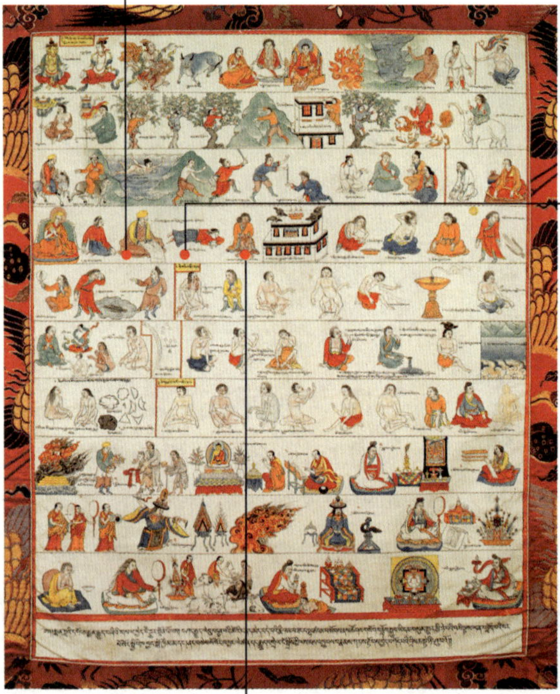

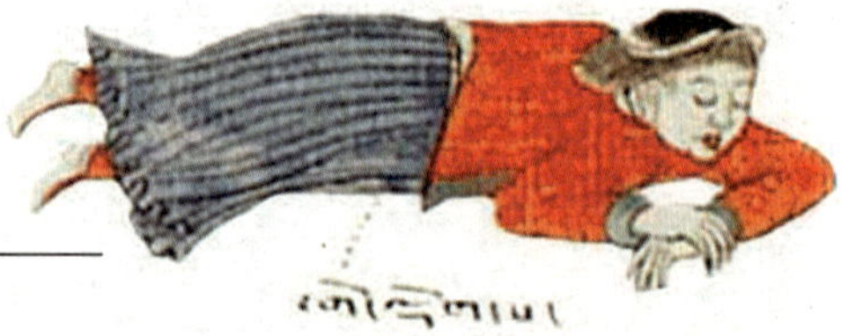

10.4 变得心肠坏、丑陋、无福运

过去品行很好，突然变得心肠坏、粗暴、丑陋、无福运，预示已被阎罗控制或为不祥之兆。

10.5 憔悴，心神不安

经常面容憔悴无华，无故心神不安，预示患者已被阎罗控制或为不祥之兆。

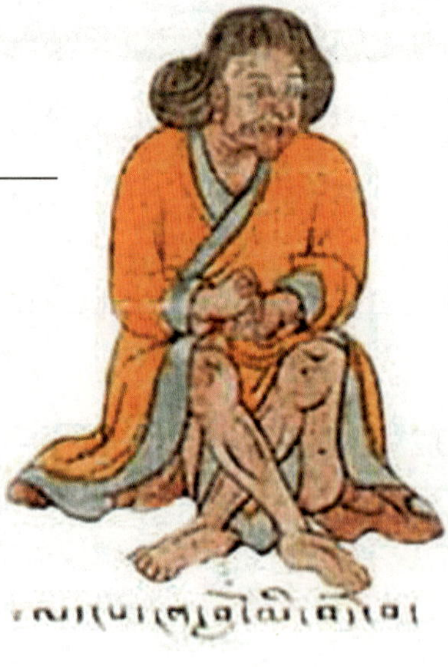

10.6 乌鸦不食供品

将禳解病人所供的“朵马”（供品）喂乌鸦，乌鸦避开不食，预示患者已被阎罗控制或为不祥之兆。

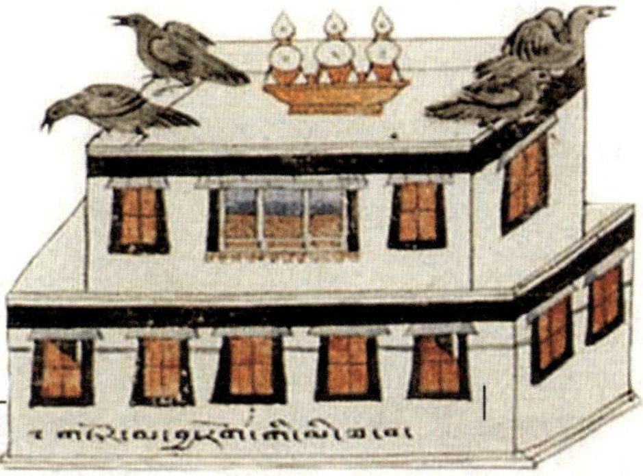

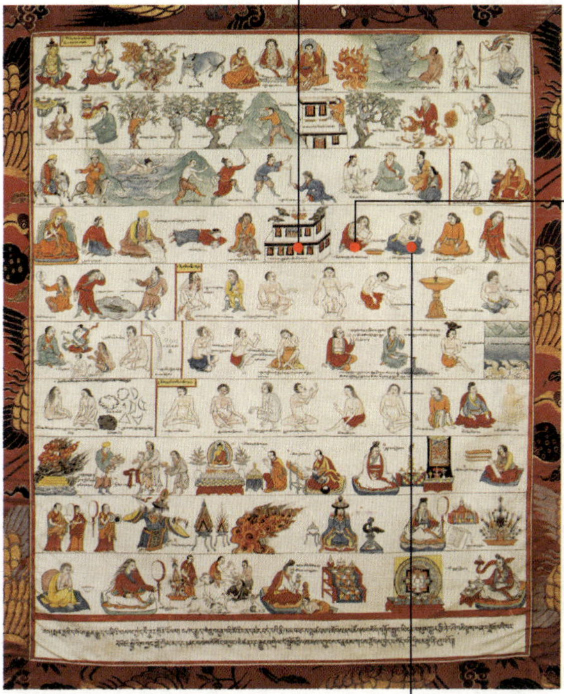

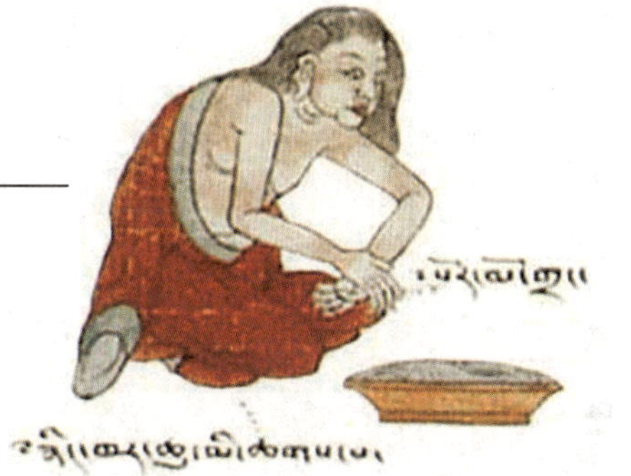

10.7 心口不沾水、关节不作响

凡是游泳或洗澡时身体大部分能被淋湿，但心口部不沾水或者用一手拔另一手手指时，关节不能“笃笃”作响者，预示已被阎罗控制或为不祥之兆。

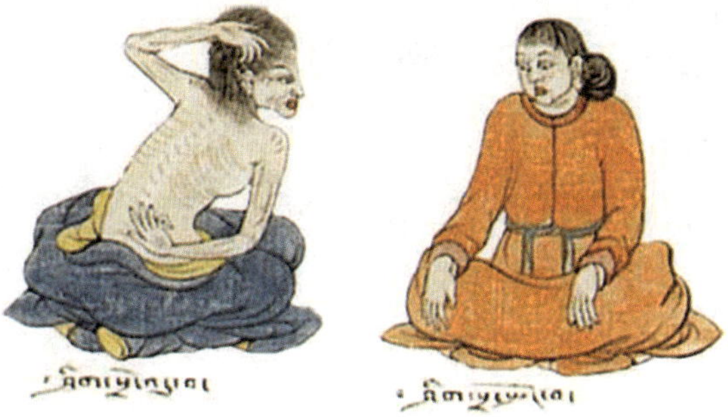

10.8 虱虮特多或虱子消失

过去身上无虱虮，但突然出现很多，或者过去身上虱虮特多，但忽然消失无存，预示此人已被阎罗控制或为不祥之兆。

10.9 望影子

双眼盯视烈日，然后看自己的影子，如果看见手肘和膝盖以下影子歪斜走样，或视之不见者，为不祥之兆。

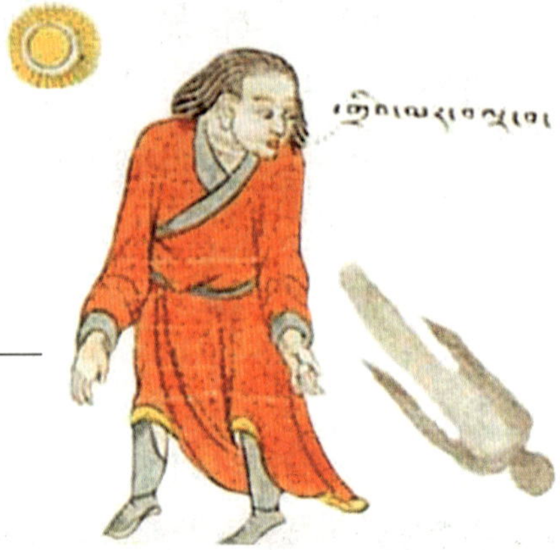

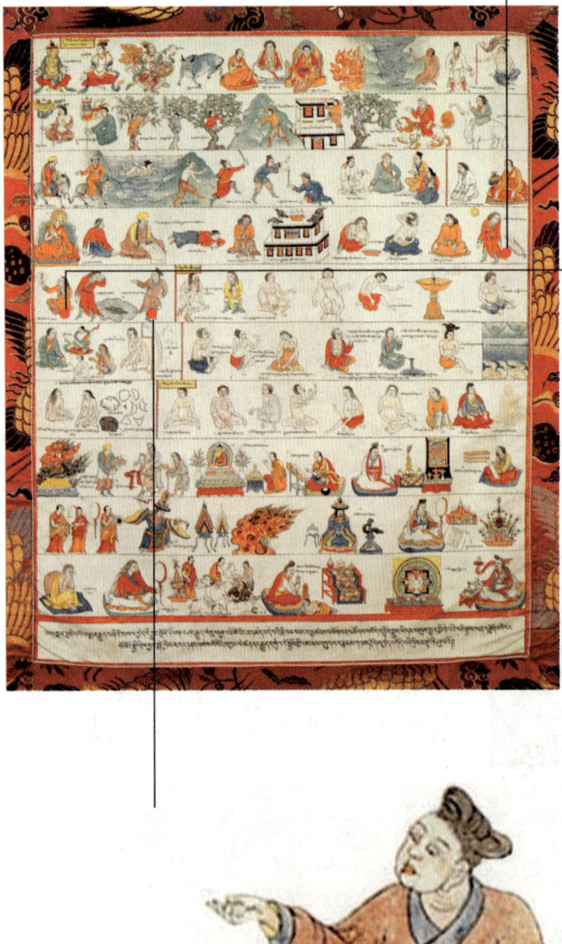

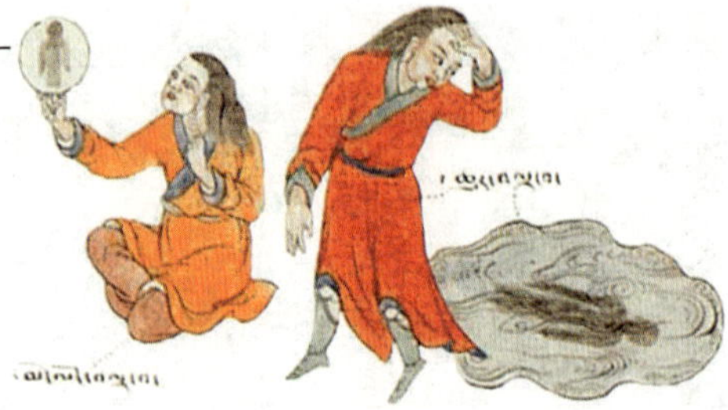

10.10 看镜子或水面倒影

用镜子或水面照自己，如果看见影像中手肘和膝盖以下部分断离不全，或为残废者，预示不久死亡或为不祥之兆。

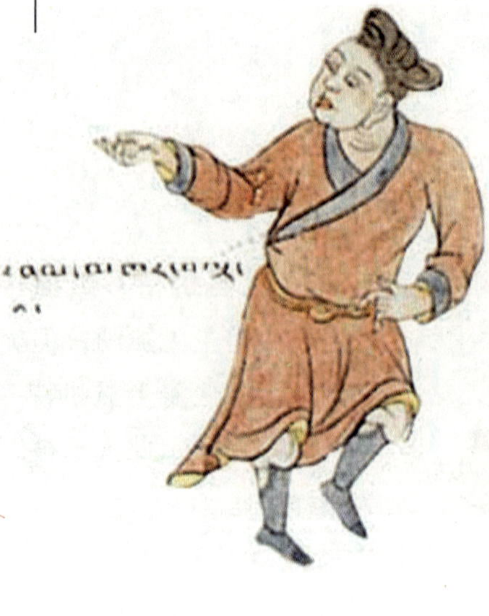

10.11 望天空

晴空万里时，首先长时盯视自己的影子，然后望天空片刻，如果不出现烟色影子或残缺不全的影子，预示不祥之兆。

二、近死兆

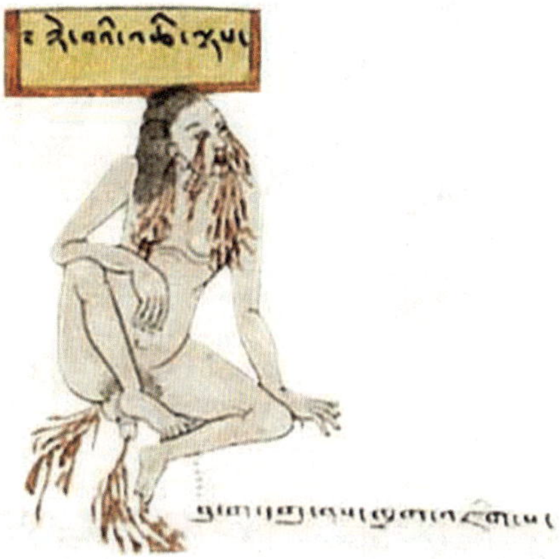

1　近死兆

1.1 九窍流血

无中毒等原因从目、鼻、耳、口、肛门、尿道等九孔窍流血者，为近期死亡征兆。

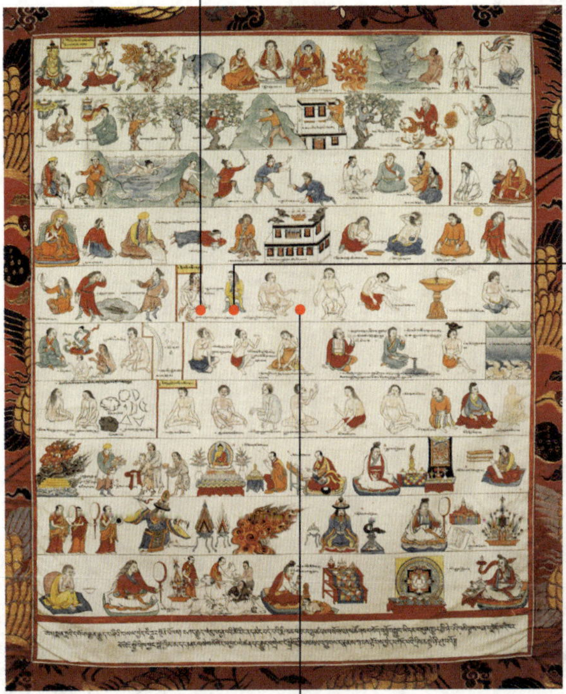

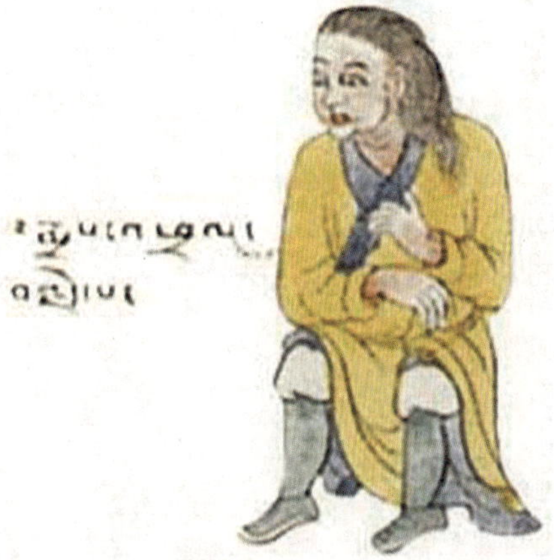

1.2 健忘

说话当时或话说过后立即忘记所说内容者，为近期死亡征兆。

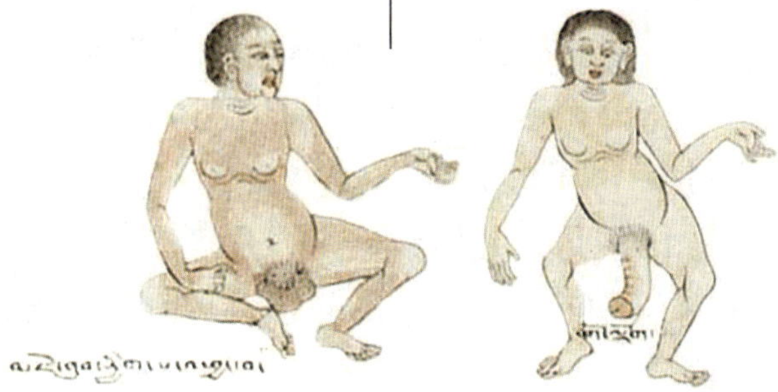

1.3 阴茎内缩、睾丸长垂，或阴茎长垂、睾丸内缩

阴茎向内收缩不露、睾丸长垂，或者与之相反阴茎长垂、睾丸内缩者，为近期死亡征兆。

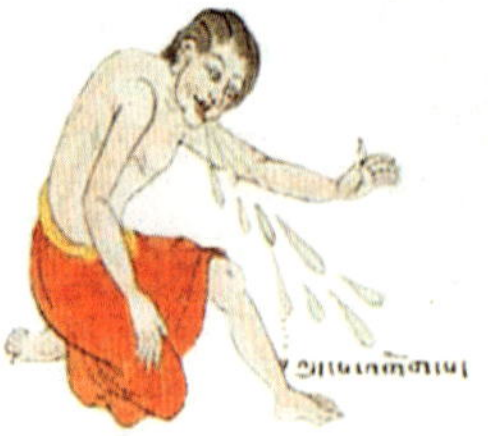

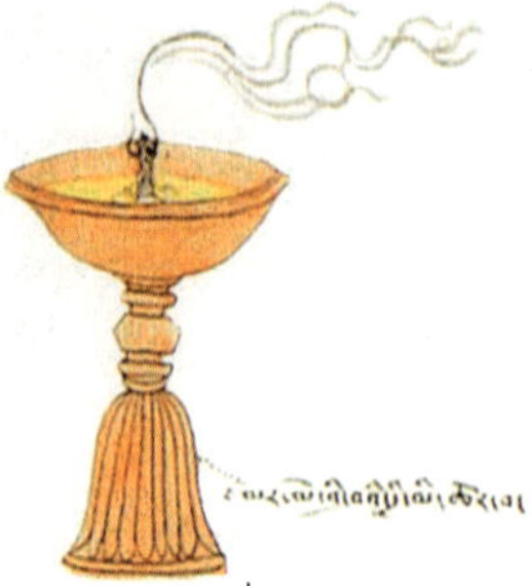

1.4 痰阻、嗅觉失灵

痰阻塞不通，打喷嚏出现异常声音，佛灯熄灭后嗅不到油烟味，均为近期死亡征兆。

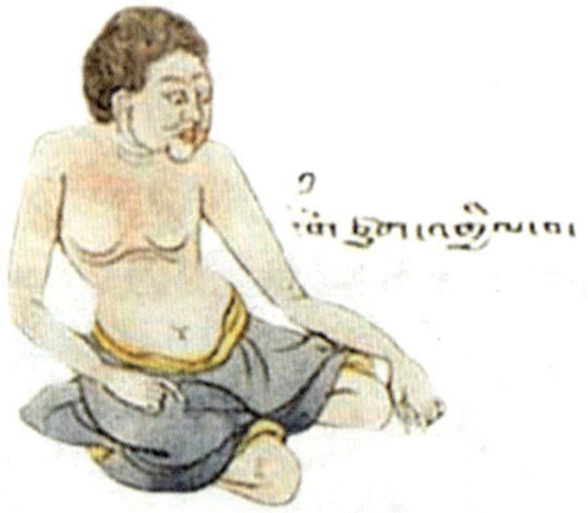

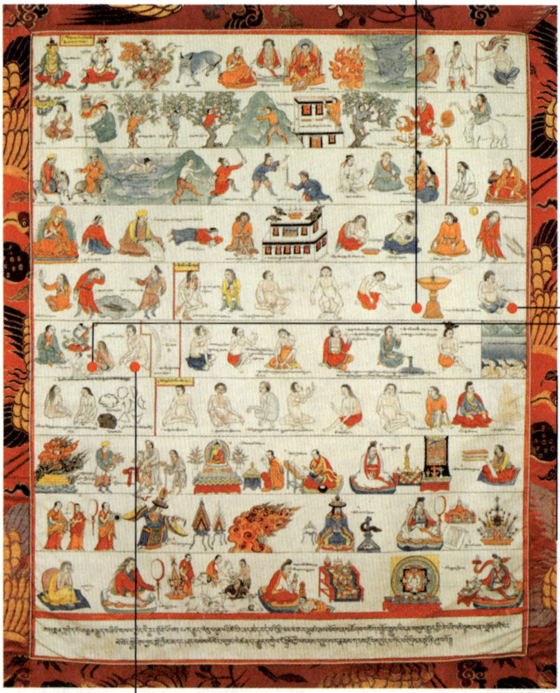

1.5 顶发卷曲等

不知不觉脱发，头顶未抹油呈油腻状，头发和眉毛脱落出现新界限呈油腻卷曲者，均为近期死亡征兆。

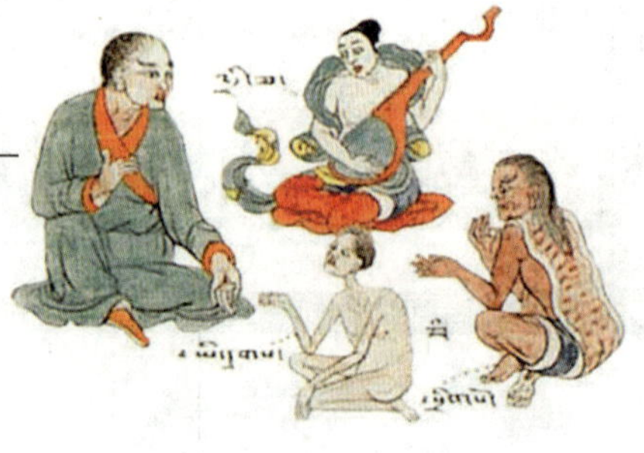

1.6 五官识觉反常

目等五官识觉无故出现反常，如眼前本无物却觉有物，出现寻香、饿鬼、罗刹等幻觉者，为近期死亡征兆。

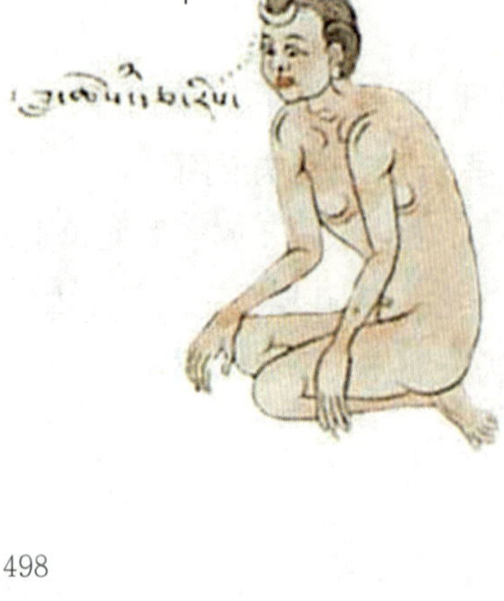

1.7 出现月牙儿脉纹

在额头和龟头出现初二、初三月牙儿状脉纹者，为近期死亡征兆。

1.8 不见北斗七星

目等五官识觉无故失灵，本有物而视之无物，如夜晚晴空有闪亮的北斗七星却看不见者，出现错觉者，为近期死亡征兆。

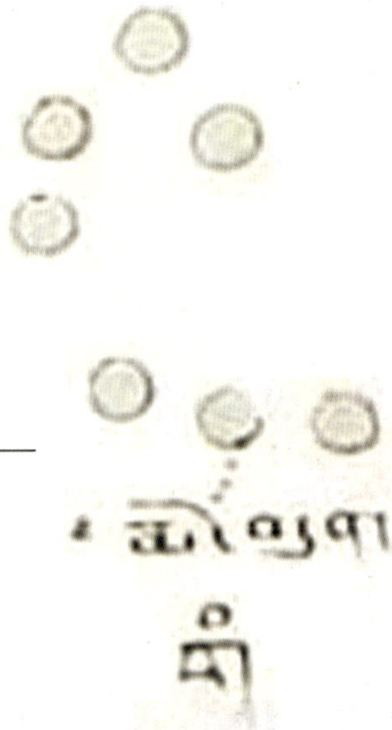

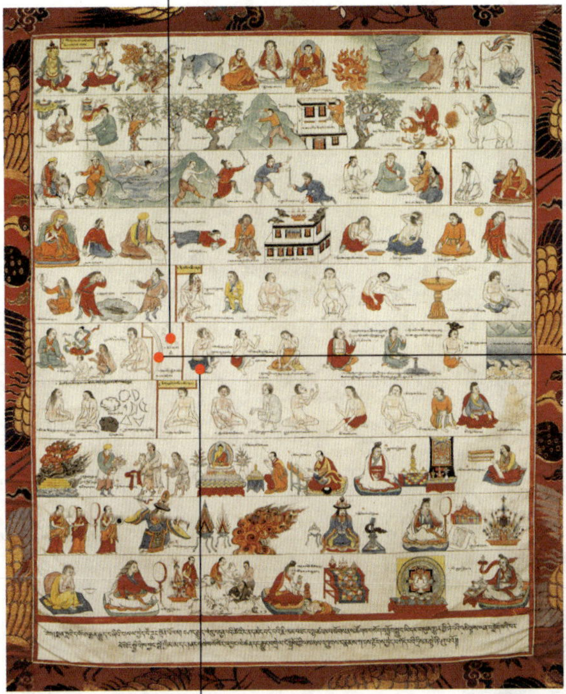

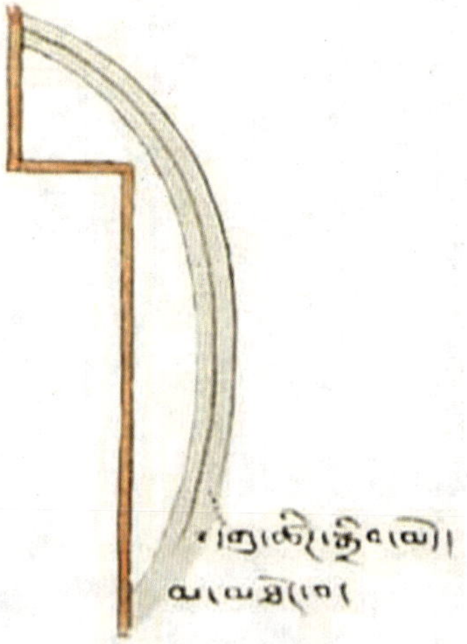

1.9 不见银河

目等五官识觉无故失灵，本有物而视之无物，如夜晚晴有灿烂的银河却看不见者，为近期死亡征兆。

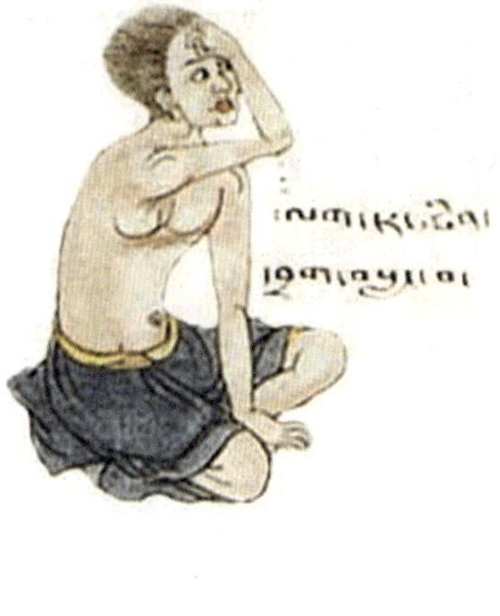

1.10 不见小臂

目等五官识觉无故失灵，本有物而视之无物，如将小臂置之印堂，双目凝视，出现折状者，为近期死亡征兆。

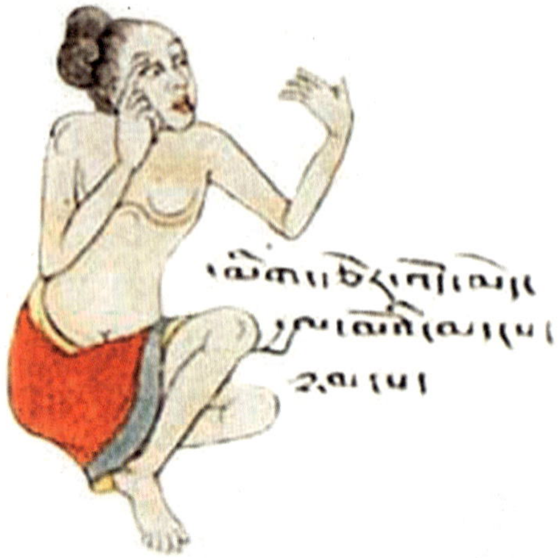

1.11 目呆无光

目盯视物时呆滞无光，眨眼不多，双目深陷或瞳孔无光者，为近期死亡征兆。

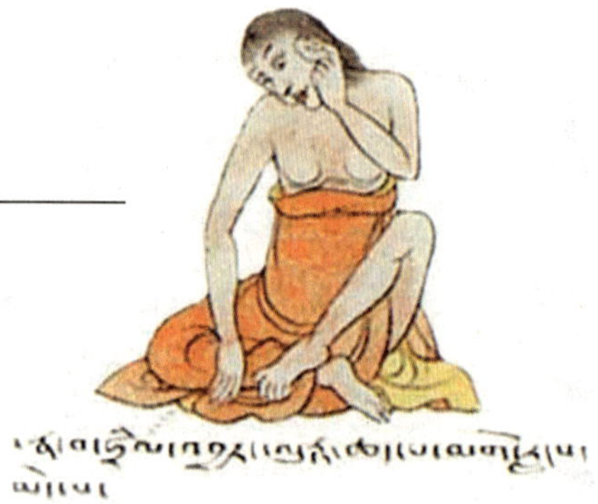

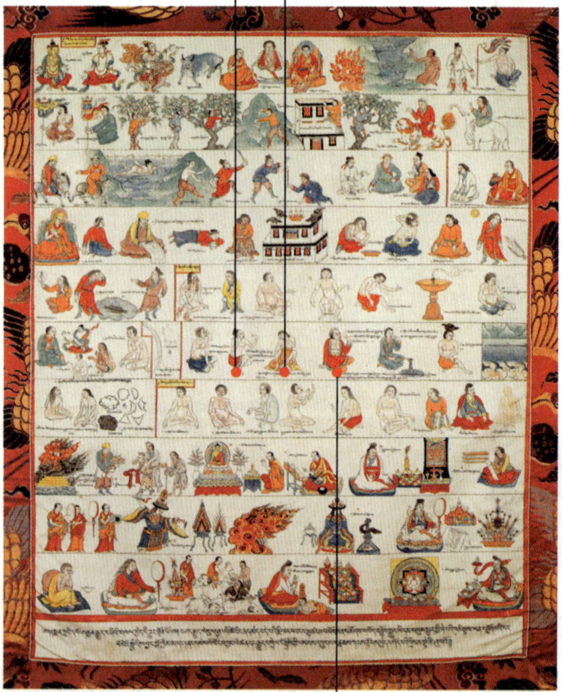

1.12 蒙耳不鸣，头上无气影子

将耳轮蒙在耳孔上，耳内没有“呜呜”响声，或站在太阳光下，不出现头冒气影子者，为近期死亡征兆。

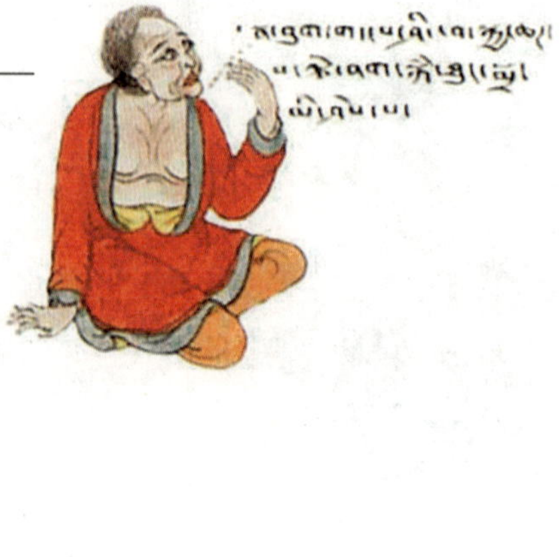

1.13 鼻孔张结鼻垢，舌黑燥不能语

两鼻孔大张结鼻垢，由于心脏功能衰弱出现舌苔黑、干燥，舌变得短小不能说话者，为近期死亡征兆。

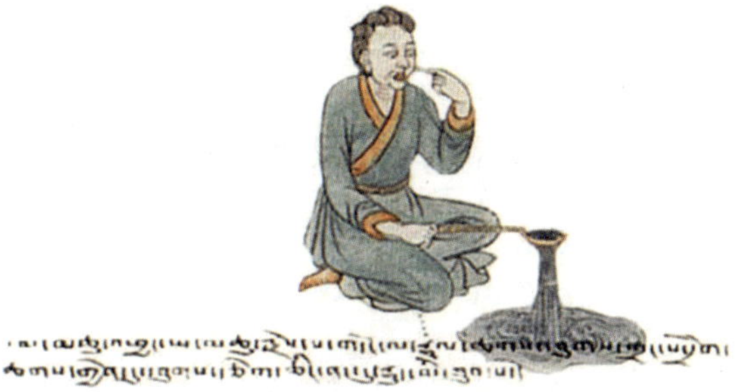

1.14 上唇卷下唇垂，面部积尘

上唇上卷、下唇下垂、脸面积尘、呼气冰冷、牙结垢、气喘、吸气难、体温消失，预示近期死亡征兆。

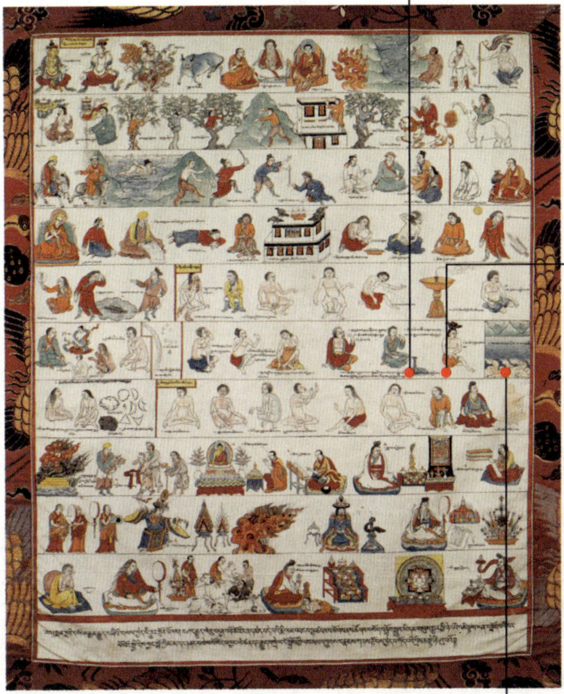

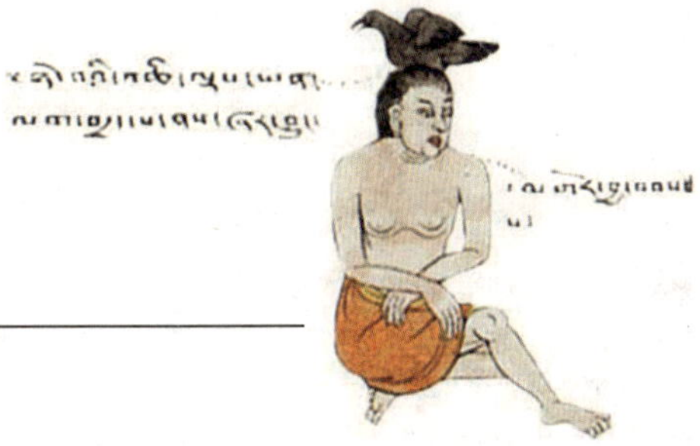

1.15《八支》中补充的近死兆

1.15.1 鸟落头顶

病人头顶降落乌鸦等鸟儿为近期死亡征兆。

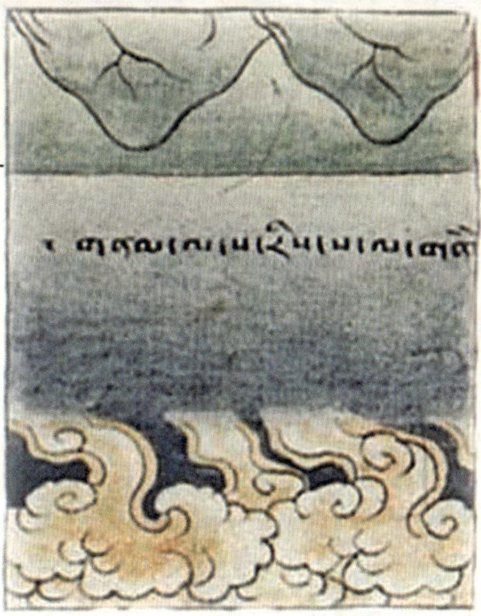

1.15.2 天显地景、地显天景

病人看见天空中有绿色草地、山岭等景象，地上有蓝天白云景色等，出现天地倒位的幻觉者，预示近期死亡征兆。

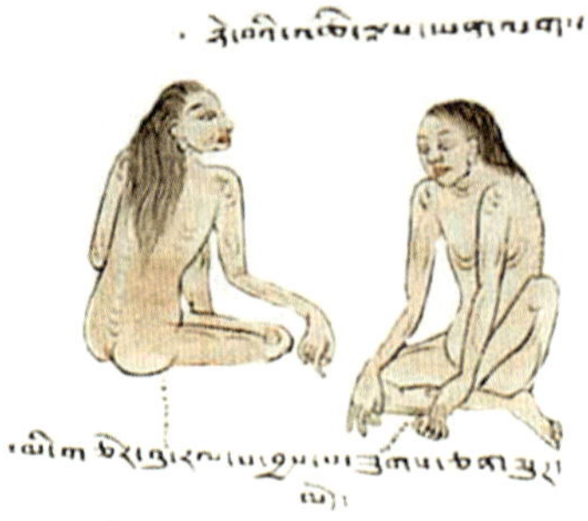

1.15.3 将裸体人看成长发人者，将有物看成无物

目等五官识觉无任何出现幻觉的原因，却无故将有物看成无物，将裸体人看成长发人者，预示近期死亡征兆。

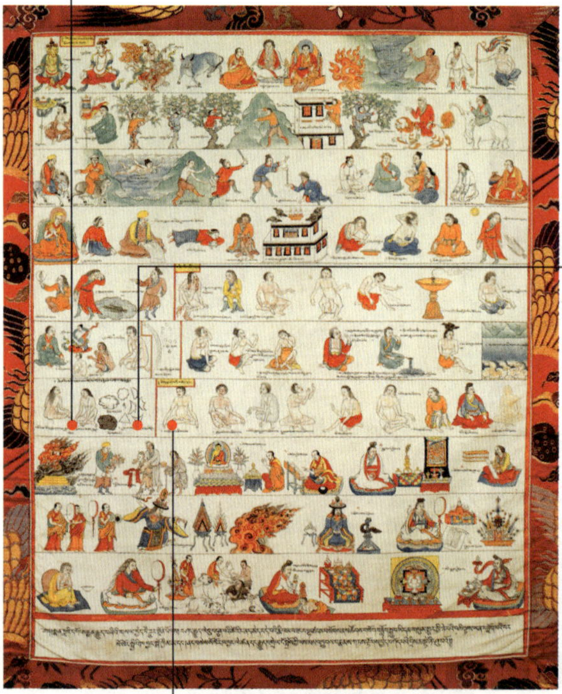

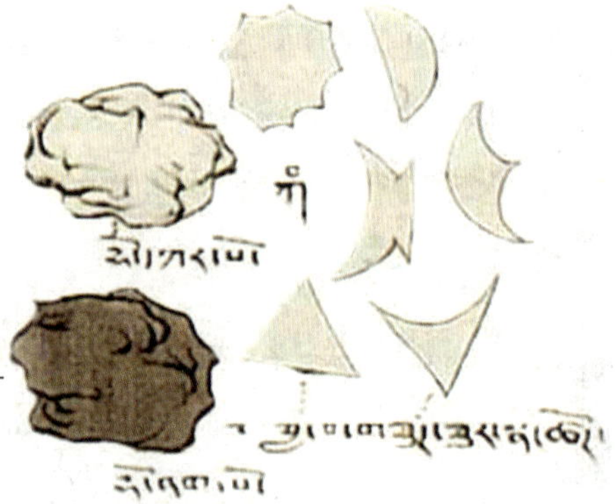

1.15.4 将白石看成黑石，将月亮看成多角形

目等五官识觉无任何出现错觉的原因，却将长扁凹凸不平白石看成尖状黑石；将月牙看成圆月，或三角形、多角形等者，预示近期死亡征兆。

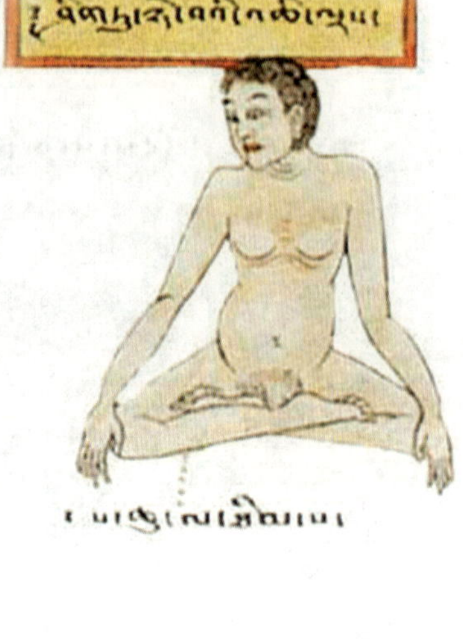

2 临死兆

2.1 土元融于水元

病人临死时，体内土元的坚稳等功能融于水元，导致失明看不见粗细物体；出现体力不支，觉得枕头过低等感觉。

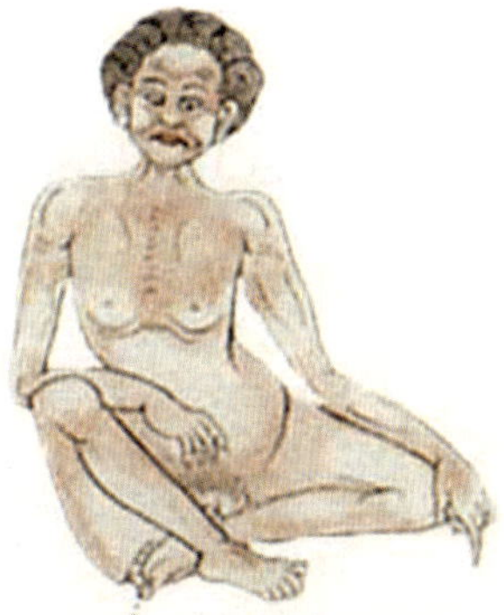

2.2 水元融于火元

病人临死时，体内土元功能融于水元，然后水元湿凉等功能融于火元，导致目、鼻、耳等九孔窍干燥。

2.3 火元融于风元

病人临死时，体内水元功能融于火元，然后火元热、锐等功能融于风元，导致体温收束身体非常冷。

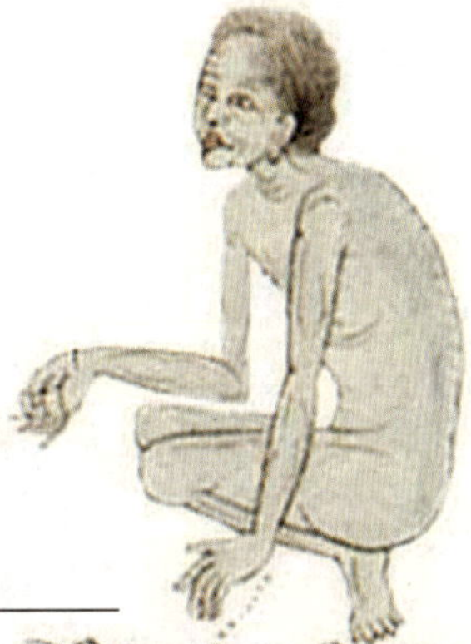

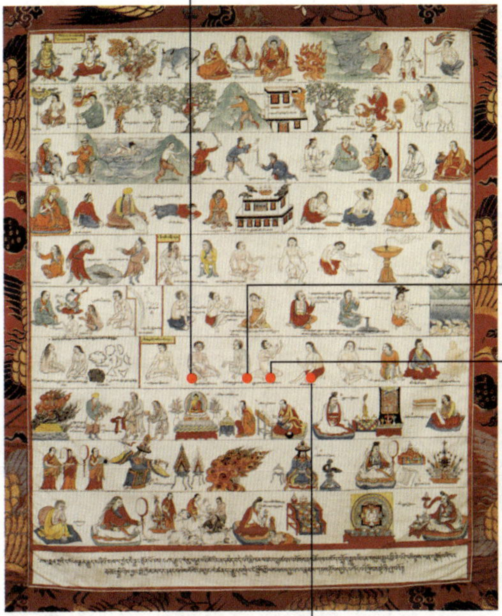

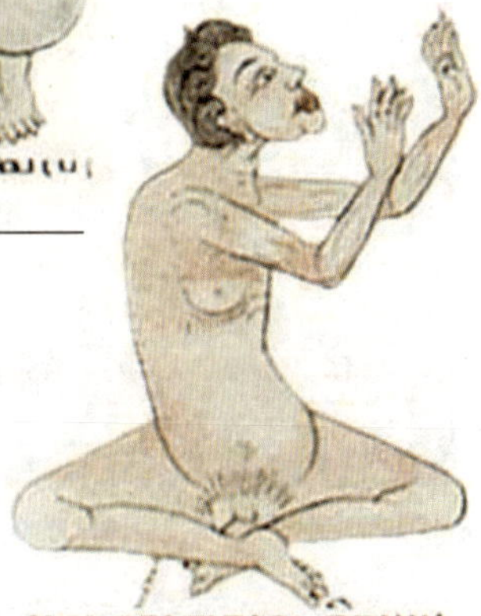

2.4 风元融于空气

病人临死时，体内火元功能融于风元，然后风元的动、浮等功能融于空元，导致呼吸停止。

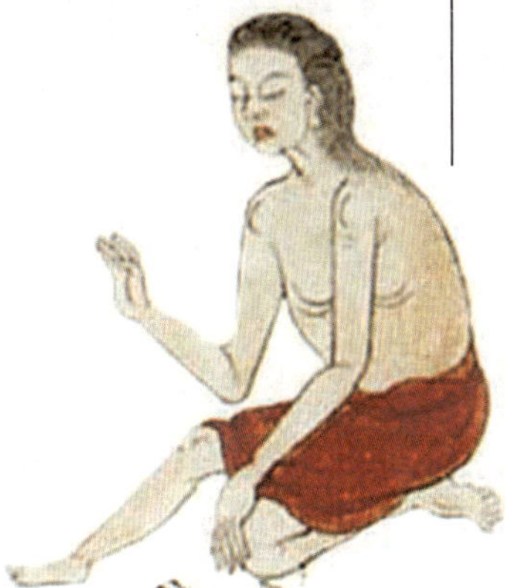

2.5 视觉衰弱

人临死之时，五官中首先眼睛视觉发生衰弱，看不清外界物体，视觉完全融入听觉之中，即听觉替代视觉的功能。

2.6 听觉衰弱

人临死之时，听觉衰弱听不清声音，听觉已融入鼻的嗅觉之中。

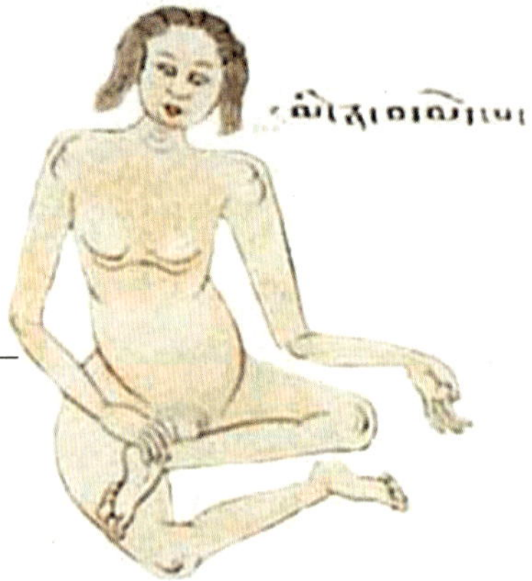

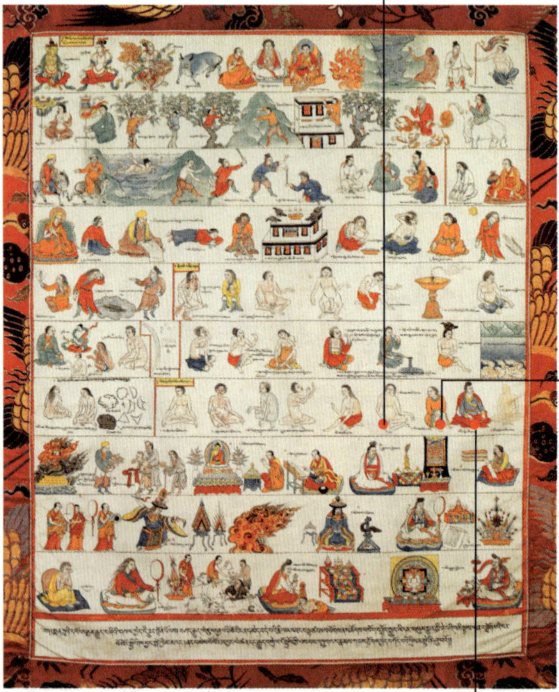

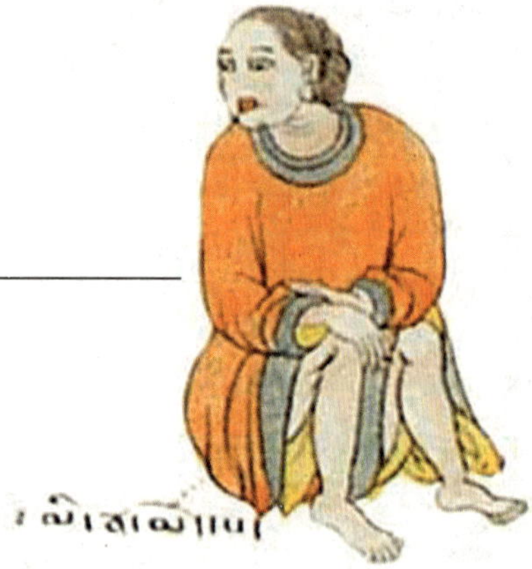

2.7 嗅觉衰弱

人临死之时，嗅觉衰弱嗅不清气味，嗅觉已融入舌的味觉之中。

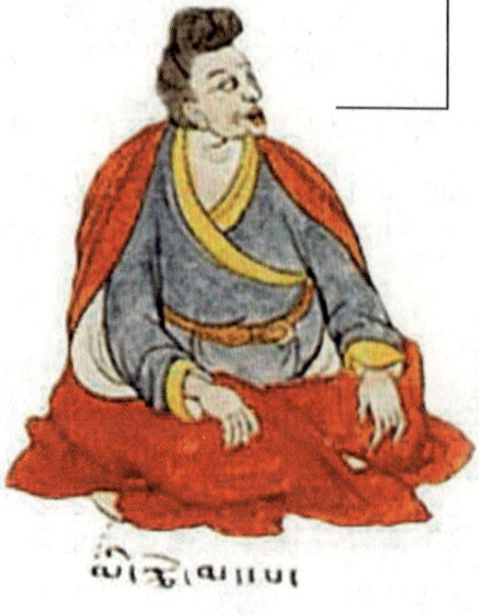

2.8 味觉衰弱

人临死之时，味觉衰弱尝不到味道，味觉已融入身体皮肤的触觉之中。

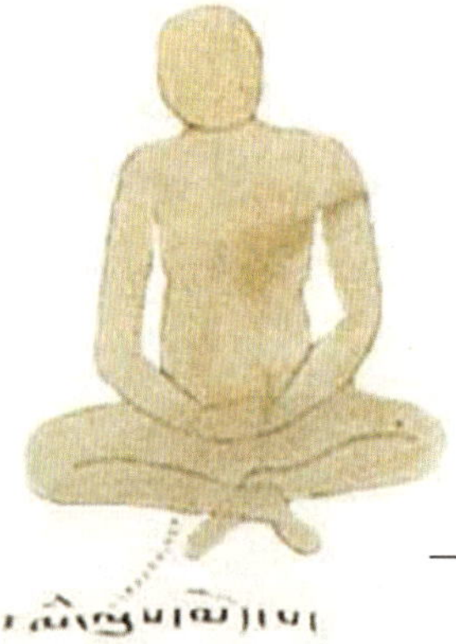

2.9 触觉衰弱

人临死之时，触觉衰弱感知不到物体及冷暖温度，最后触觉融于命隆之中，命隆又融入心之真识之中。

2.10 五元异变导致须弥山崩溃

人出现必死征兆时，体内三基因、七精华物质、三秽物等维持生命活动的物质固有居位和正常量发生紊乱，相互变成侵害对方的敌人，最终摧毁人的生命，犹如五元及其功能发生异变之后，器世间——须弥山也将会崩溃那样。

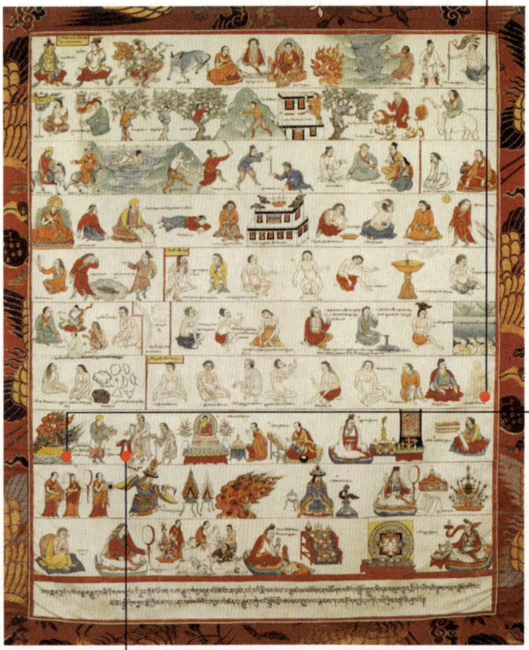

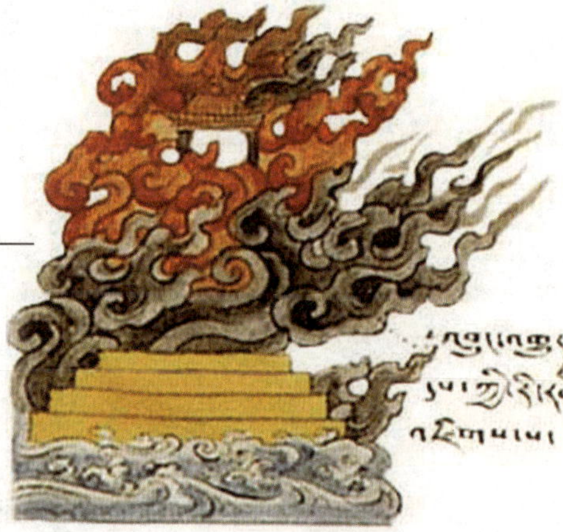

三、死兆禳解法

1 施舍

各种死兆包括做梦死兆、行为异变所示死兆、远死兆、不定死兆等不一定都是必死无疑的征兆，通过大发慈悲，多行慷慨施舍、拯救众生脱离苦难等善事，则可禳解死亡。

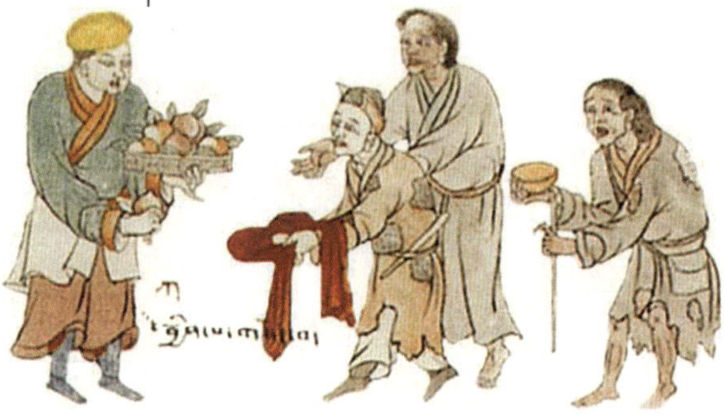

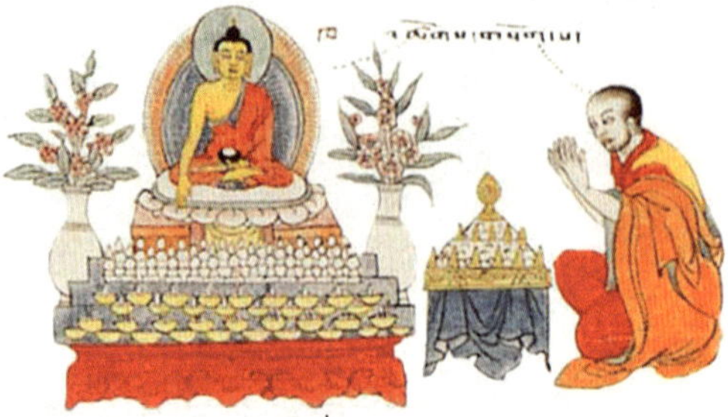

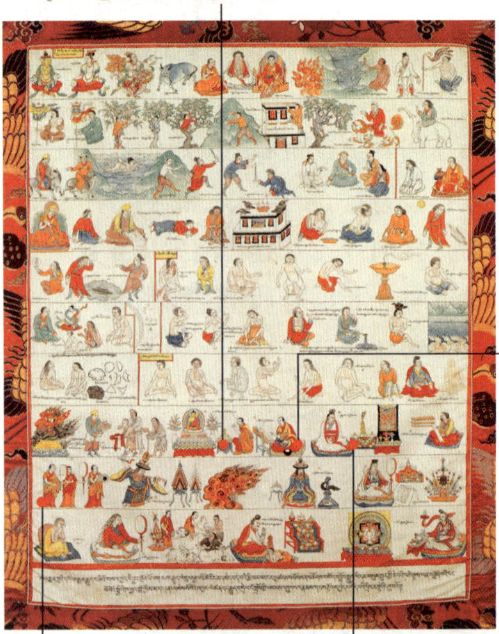

2 积资粮

无论出现何种死兆，如果向佛祖、上师、僧人供奉各种供品，广做侍奉赠物等善事，则可禳解死亡。

3 诵经

无论出现何种死兆，如果诵念《五部遗教》或《莲花遗教》等佛经，则可驱除鬼魔、禳解死亡。

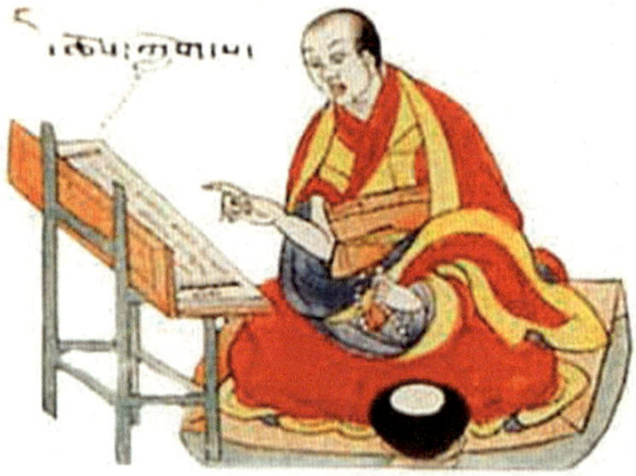

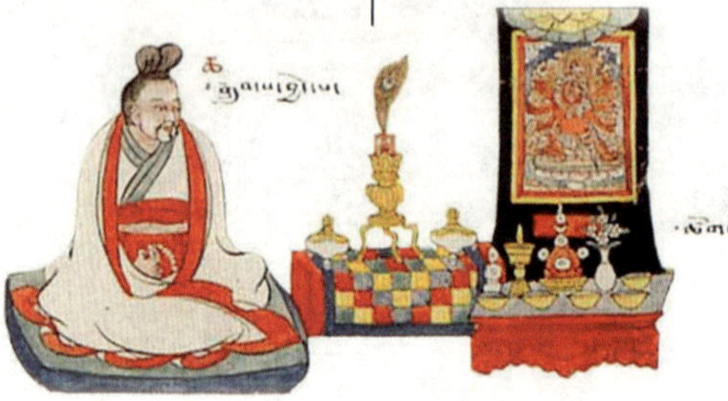

4 修行

无论出现何种死兆，如果行修并祈祷经藏中所说的本尊和三长寿佛等神灵，则可禳解死亡。

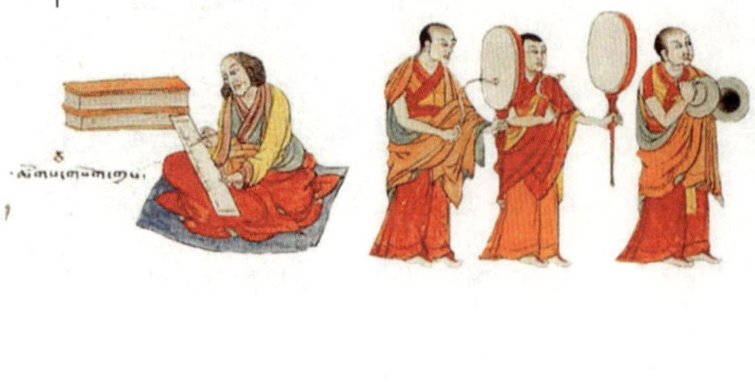

5 做佛事

无论出现何种死兆，如果加倍多行符合世俗及各自乡土习俗的佛事活动，则可禳解死亡。

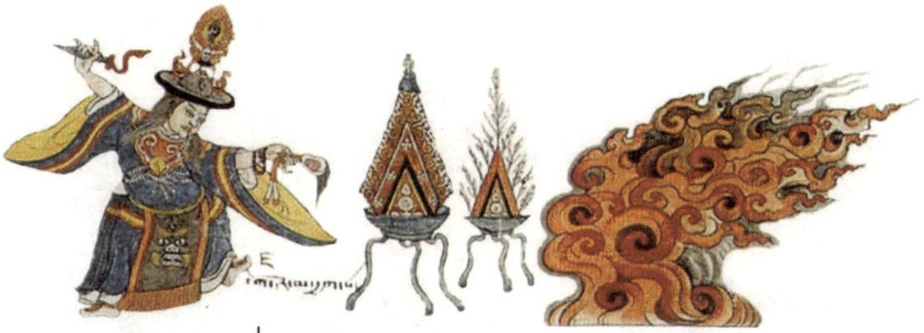

6 抛食子

佛教徒击鼓碰铃，密宗黑氅咒师手拿魔俑、金刚杵驱赶魔障，抛红食子等火祭，则可禳解死亡。

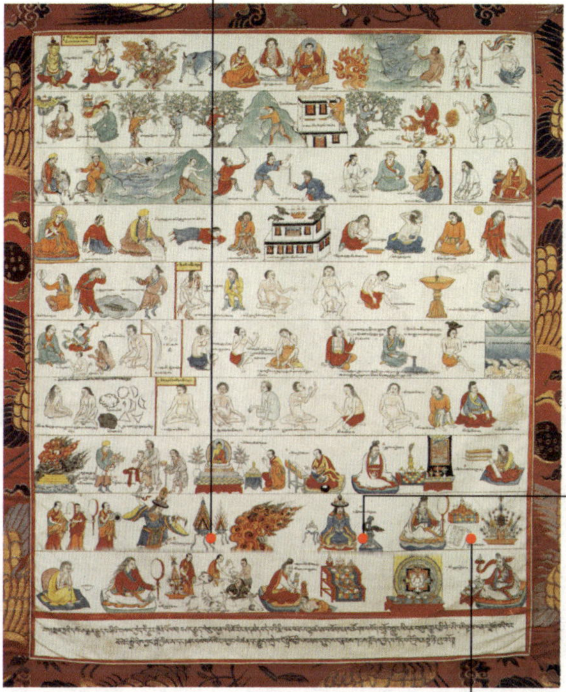

7 参禅

请法力高强的咒师参禅作法，向危害自己的人或魔鬼画像的心脏或名字上插金刚杵，消灭或赶走他们，则可禳解死亡。

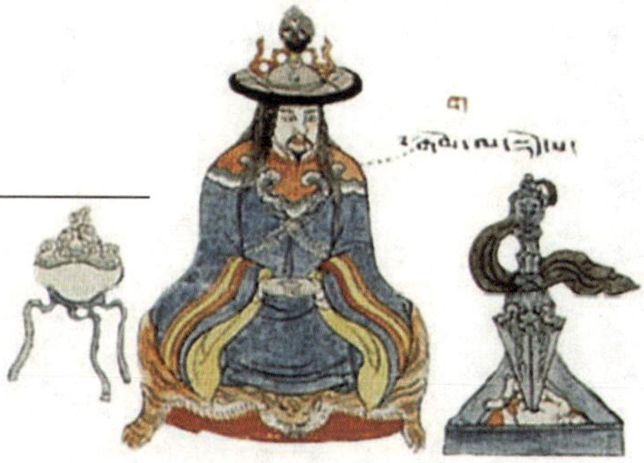

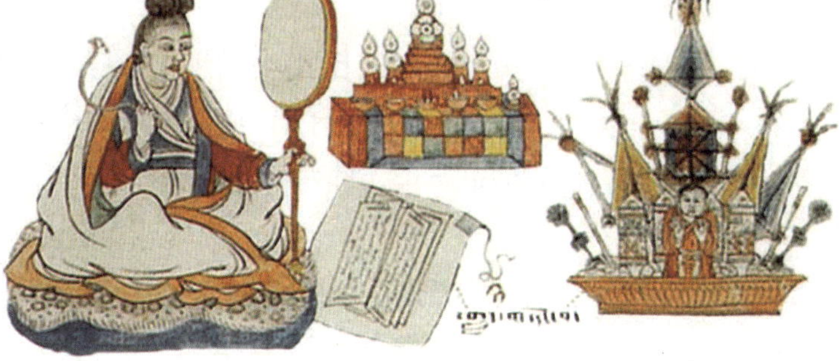

8 赎命

用糌粑和酥油塑成有关人俑，用脂肪块做成日月贴在俑上，供献濯足水、鲜花、佛香、神馐等，念咒语、献祝词，向神魔赎命，则可禳解死亡。

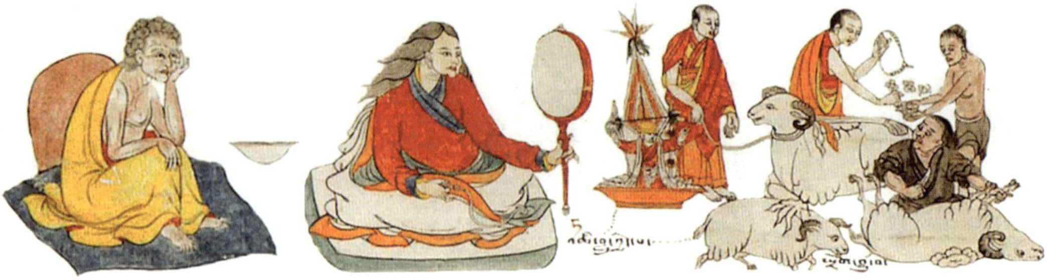

9 招魂、放生

病人将要死亡之时，请法力高强的咒师举行招魂等特殊密宗仪轨，赎买待宰杀的羊等畜生放生，多做各种善事，则可禳解死亡。

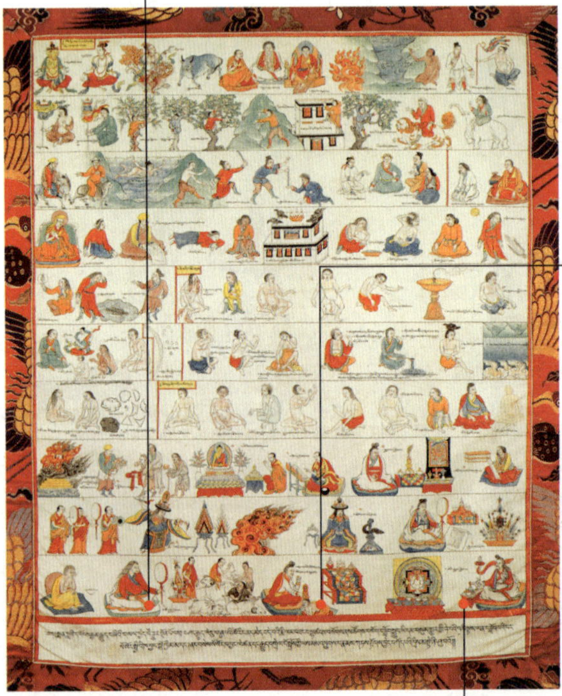

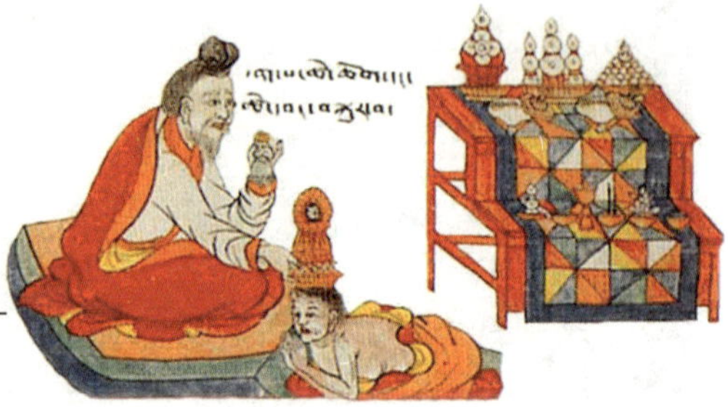

10 做长寿灌顶

僧人拿饰有释字的寿瓶在病人头顶绕圈做长寿灌顶，抛长寿食子和师传食子、供奉脂肪块做成的日月供品、鲜花、佛香等，多做长寿佛事，则可禳解死亡。

11 做长寿仪轨

请法力高强的咒师做无量寿佛坛城，坛城前献上用脂肪块做成的日月供品、师传食子、盛满寿酒的天灵盖、注满濯足水的铜盏及鲜花、佛香、神灯、香水、神馐等，多做长寿仪轨，则可禳解病人死亡。

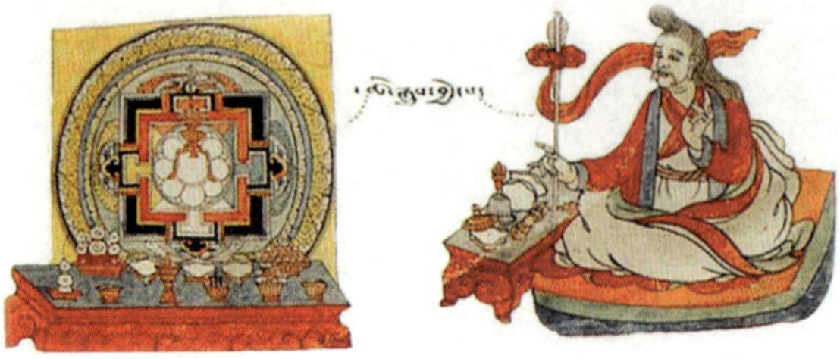

图二十一 疾病内因、外因，疾病入侵途径、性质及分类

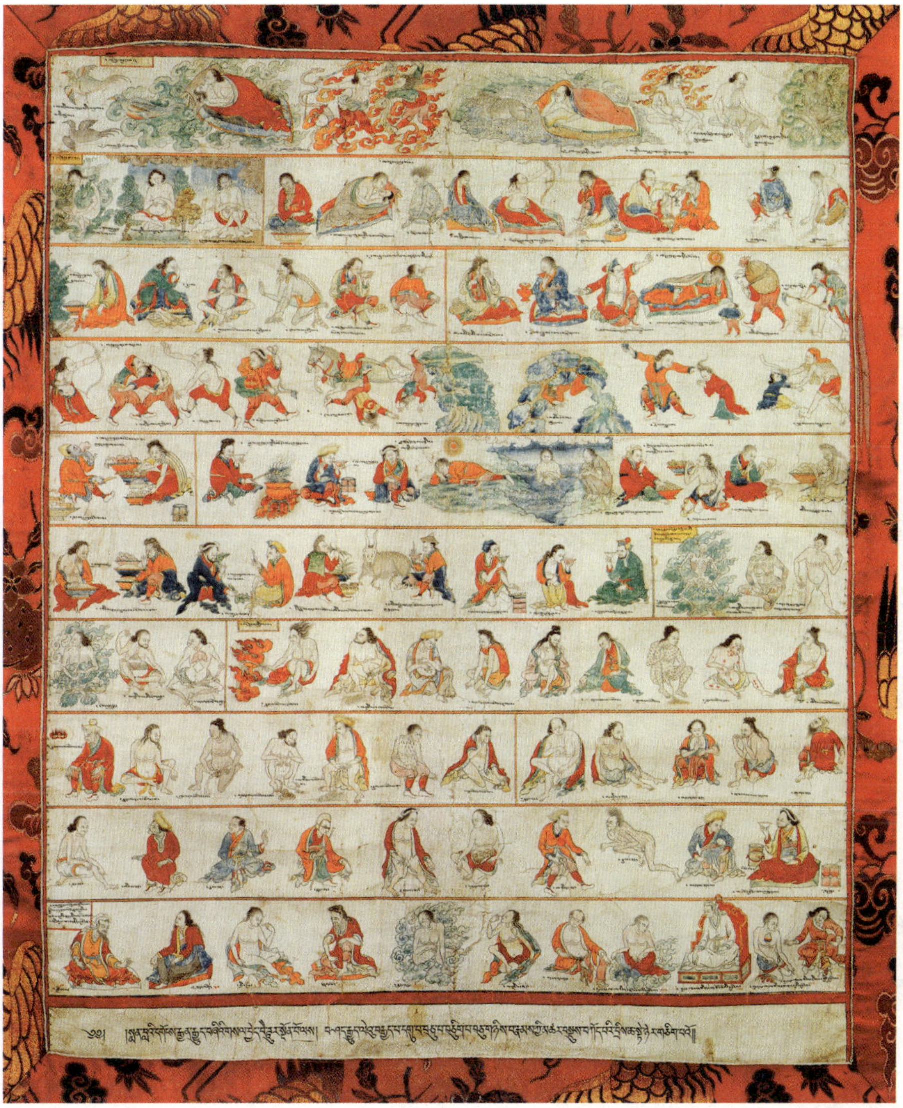

本图示疾病发生的原因：内因有远因和近因 2 种，其中远因又分总内因——无明和具体内因——贪婪、嗔怒、痴愚三毒，三毒依次结隆、赤巴、培根三果。近因为隆、赤巴、培根三邪，三邪可归结为寒热两性；三邪的蓄、发、息过程；引发疾病的外因；疾病发生部位及触摸时的感觉；三邪和十种受害物质的增损病变症状；疾病分类，有按性别、年龄划分及按三邪性质、主要、部位、种类划分病种等内容。

第八章 疾病内因

一、总内因

1 无明

实际上世间的一切物质处于“无我”状态即不属于任何人。人们由于受世俗影响即受掩盖了真实的一切虚伪事物影响，不明事理以“我持”之。这一“我持”欲便生出无明——一切众生原本就有十不善行为，这是一切疾病产生的唯一原因，犹如鸟在空中飞，影子总不离其身那样。

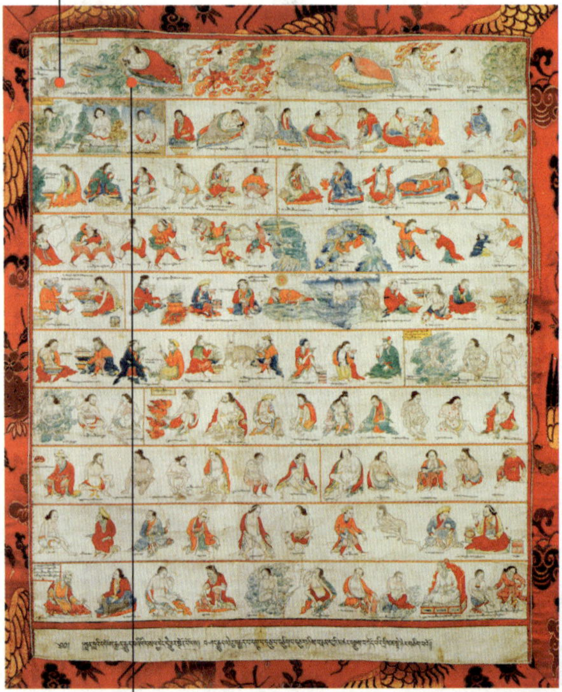

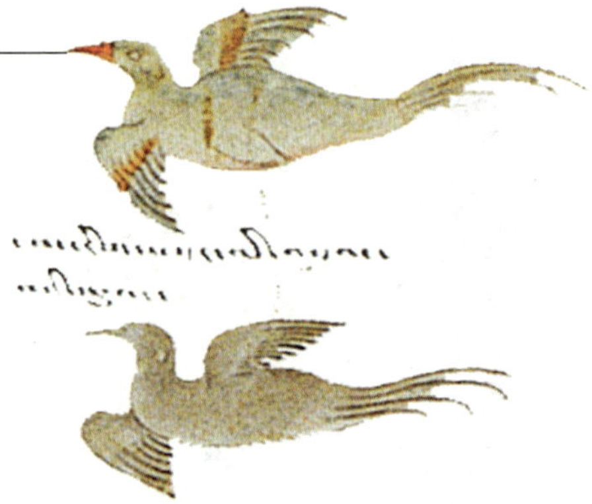

二、特殊内因

1 贪婪

造成三界众生俱生都要遭受苦难的原因就是烦恼三毒，贪婪是三毒之一。贪婪就是对美物贪得无厌，其本性轻而动，它是三邪中引发轻而动性隆病的特殊原因。

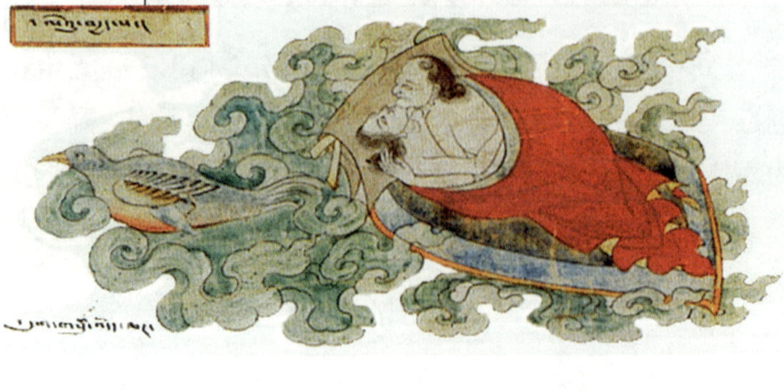

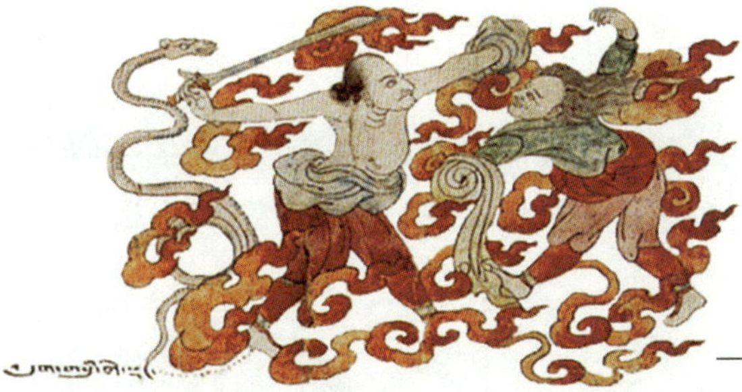

2 嗔怒

嗔怒产生于“我持”俱生的无明，表现为对别人的知识智慧和财富等嫉妒和仇恨，凶狠如毒蛇，它是三邪中引发血病、赤巴病等热病的特殊原因。

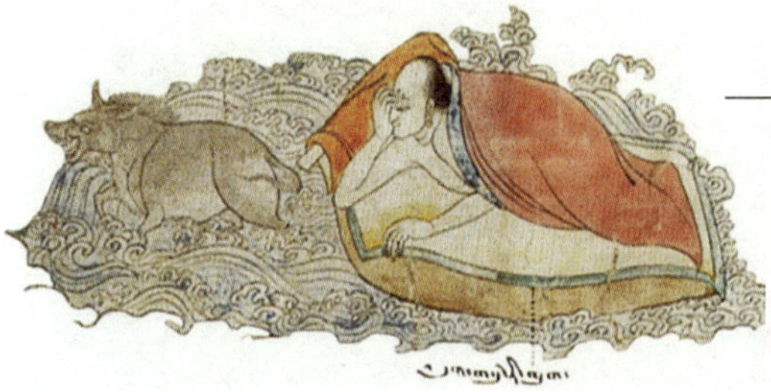

3 痴愚

痴愚产生于“我持”俱生的无明，表现为不善于取舍，即对事物或知识缺乏明辨，陷入迷惘，愚痴如猪，它是三邪中引发培根等寒病的特殊原因。

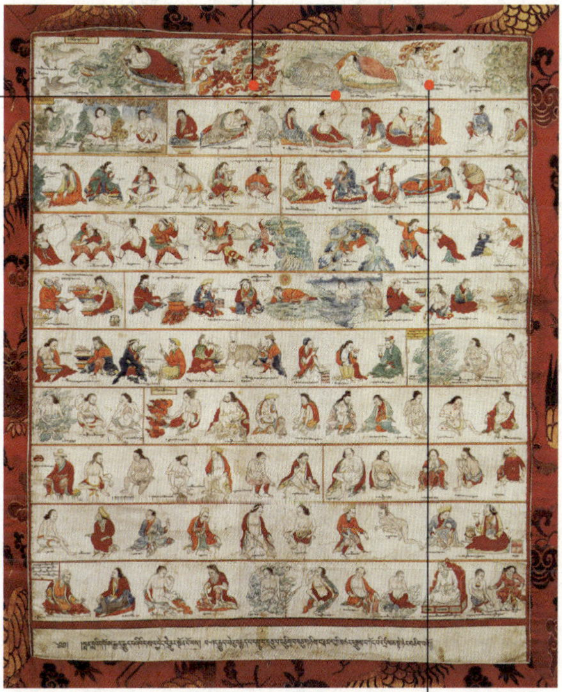

三、近因

1 赤巴

由鬼妖作祟和剧烈劳作等性锐、热的外因扰乱体内赤巴物质的平衡，灼烧人体七精华物质的一种热性病邪，赤巴属火元性热锐，一般居于小肠等人体下部，但因其能向上燃烧，一切热病无不由赤巴而引发。

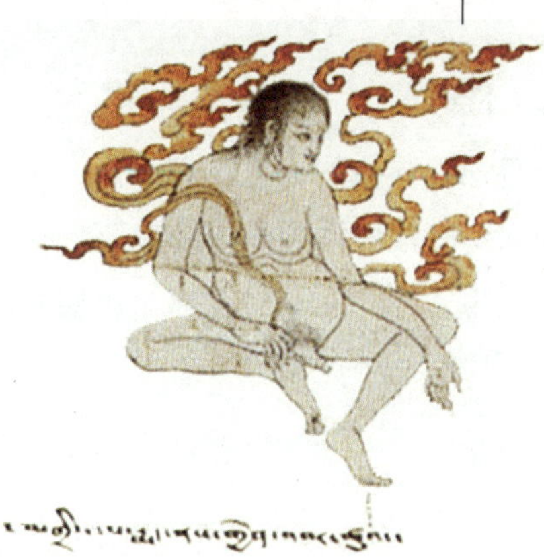

2　培根

因潮湿、油腻等外因扰乱体内培根物质的平衡，摧毁体热尤其是摧毁胃火的一种寒性病邪。培根属土、水元，性重而凉，一般虽居于头等人体上部，但缓慢降于下体，一切寒病无不由培根而引发。

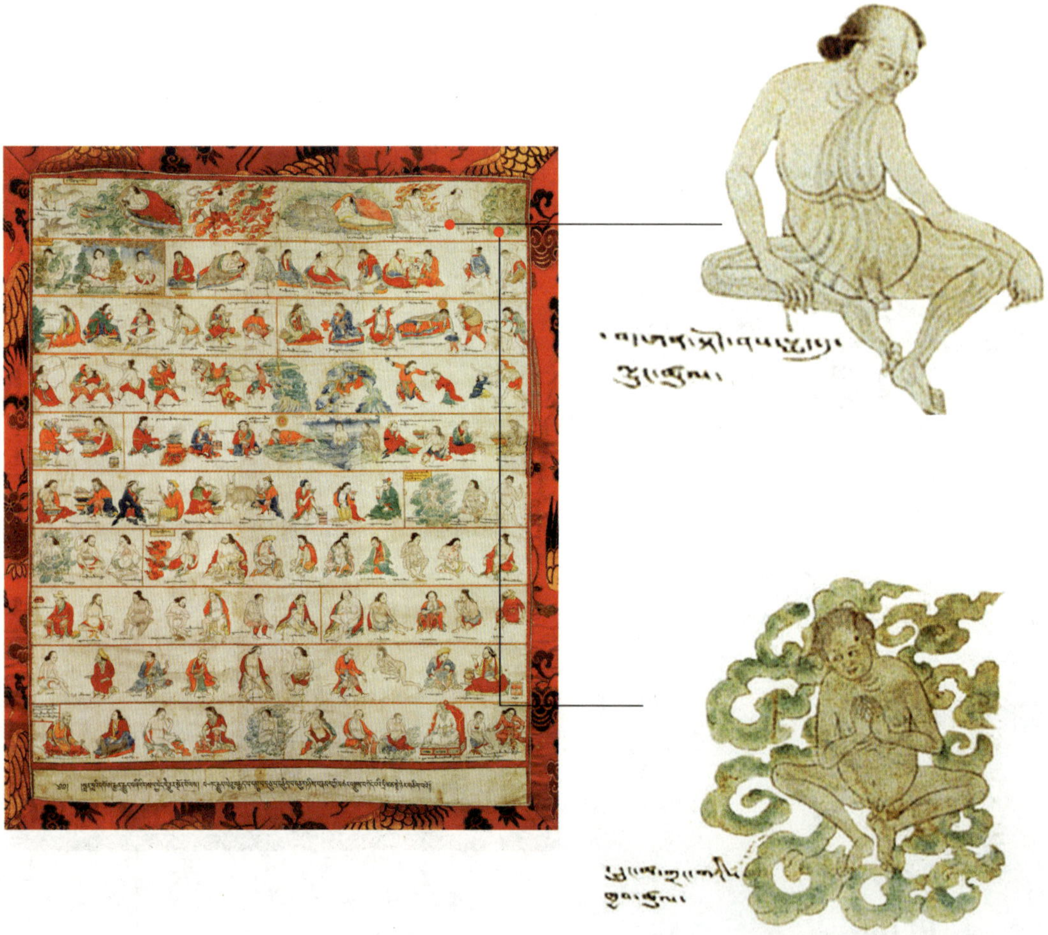

3　隆

隆是寒热疾病皆介入，即介入于太阳病即热病时协助火烧焚七精华物质；介入于太阴病即寒病时摧毁体火的一种病邪。隆窜于身体内外上下各处，扰乱寒热平衡，鼓动寒、热疾病发生，因此隆是引发寒、热疾病的主要因素。

第九章 疾病外因

一、蓄积

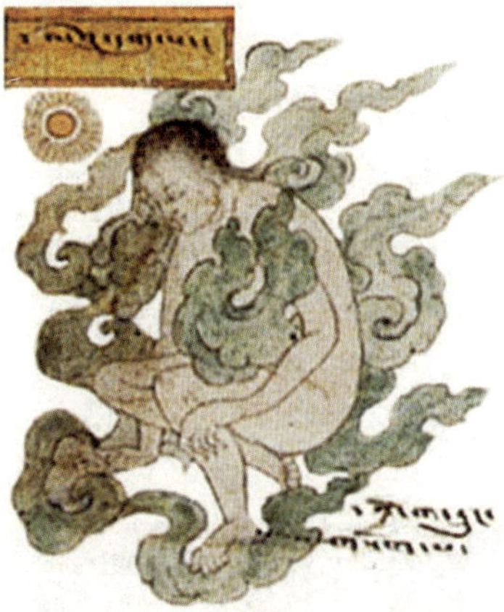

1 隆蓄积

春季，隆型体质的人，居于轻而糙的地区，过食轻而糙的食物和同类性质的起居，可引起隆邪蓄积。因此时气温较热，压抑了隆寒抬头，致隆邪只蓄积而未发作。

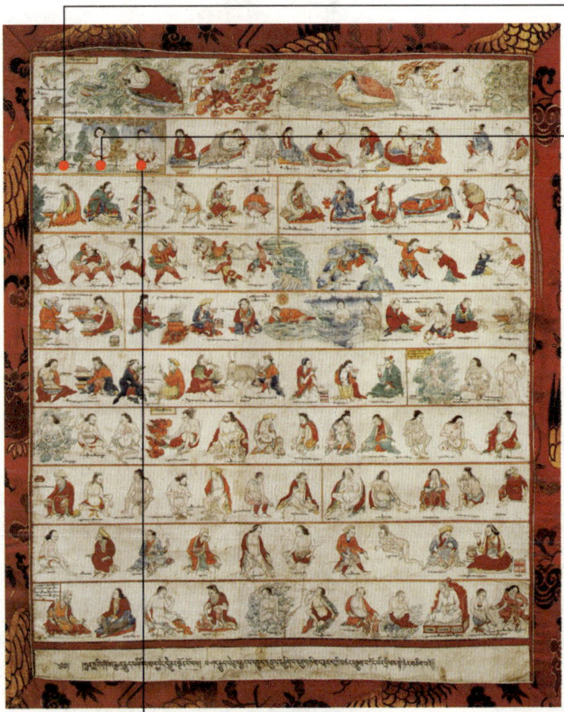

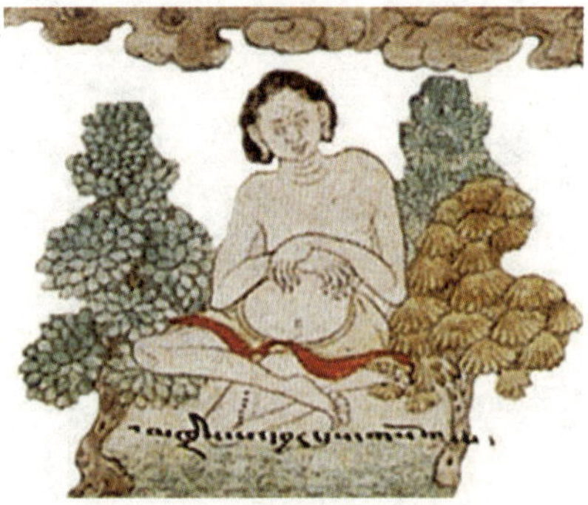

2 赤巴蓄积

夏季，赤巴型体质的人，居于干燥、炎热的地区，过食锐、热、油腻等食物和同类性质的起居，引起赤巴邪在原居位蓄积。因此时雨、风多而气温凉，压制了赤巴邪的发作，致赤巴邪只蓄积而未发作。

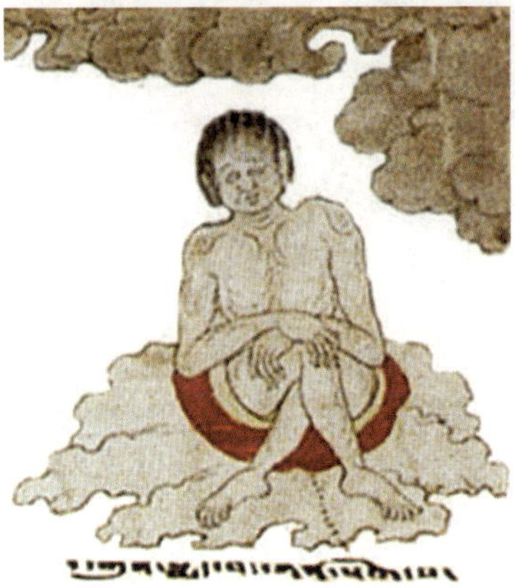

3 培根蓄积

冬末，培根型体质的人，居于凉、腻、重、钝性地区，过食凉、腻、重、钝等性食物和同类性质的起居，引起培根邪在原居位蓄积。因此时特别寒冷，培根邪犹如油汁凝结成团那样被凝滞，未真正发作。

二、发作

1 隆病外因

1.1 过食苦味和性轻、糙食物

过食苦味的药物和饮食，苦味的东西其性轻而糙，附带坚、微、动、寒和无油质等性质，若食之过多，其性与隆的性质颇相似，则会引起隆病发作。

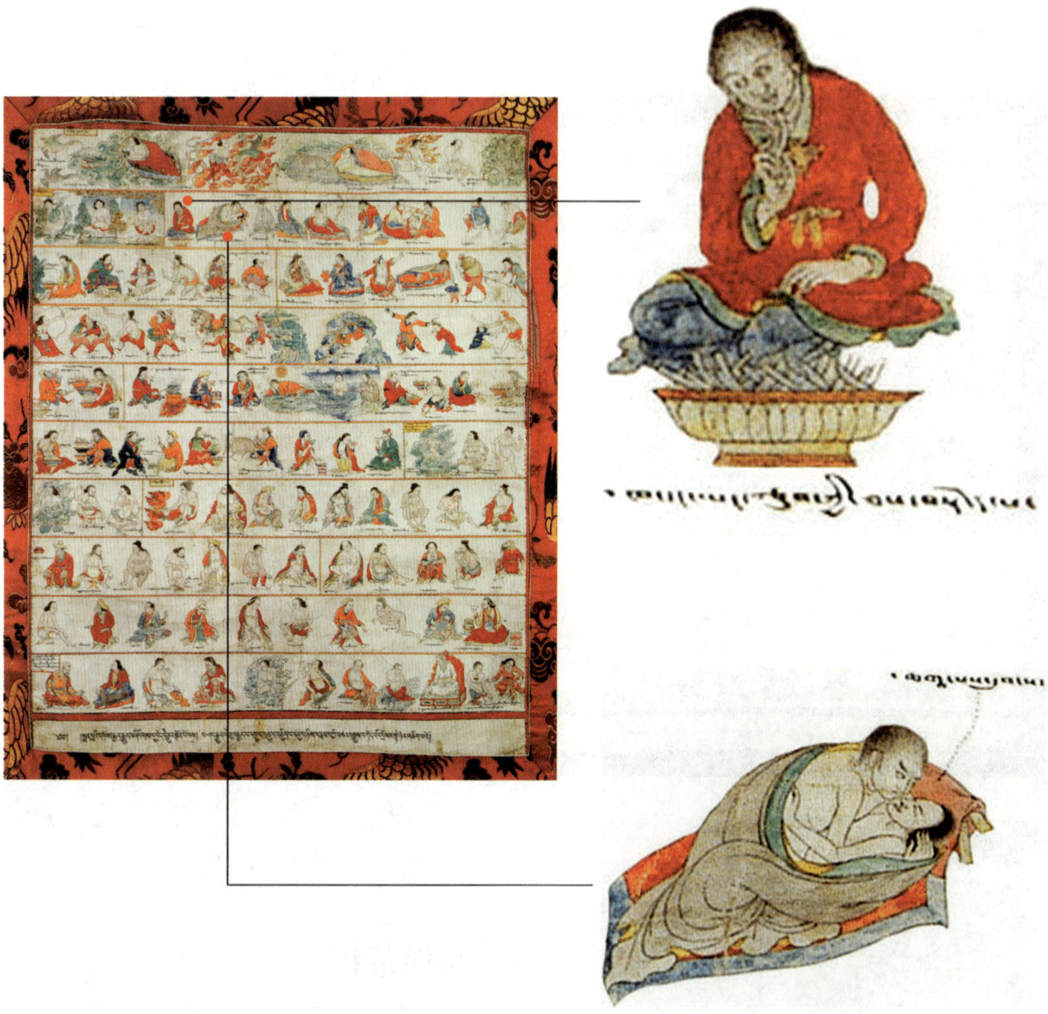

1.2 同床过度

所谓同床过度就是与女人交媾过度，同床过度则导致精气耗损、食欲减弱、胃火衰败、疲劳体乏等情况。同床过度性质与隆的性质颇相似，故可引起隆病发作。

1.3 饥饿

不能按时进食，长时处于饥饿则会引起胃火式微、体内精气耗损、体质下降等情况。饥饿性质与隆的性质颇相似，故可引起隆病发作。

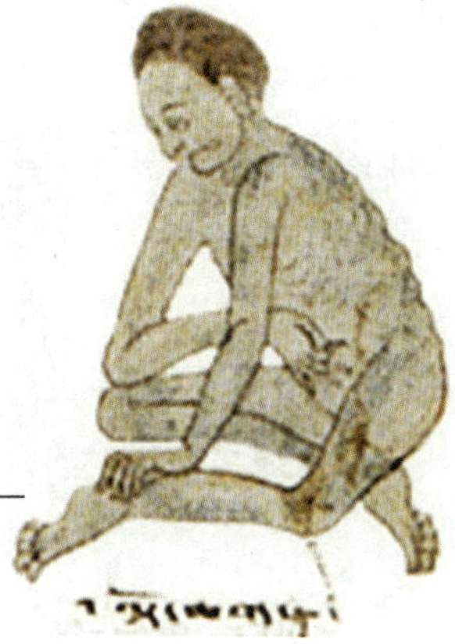

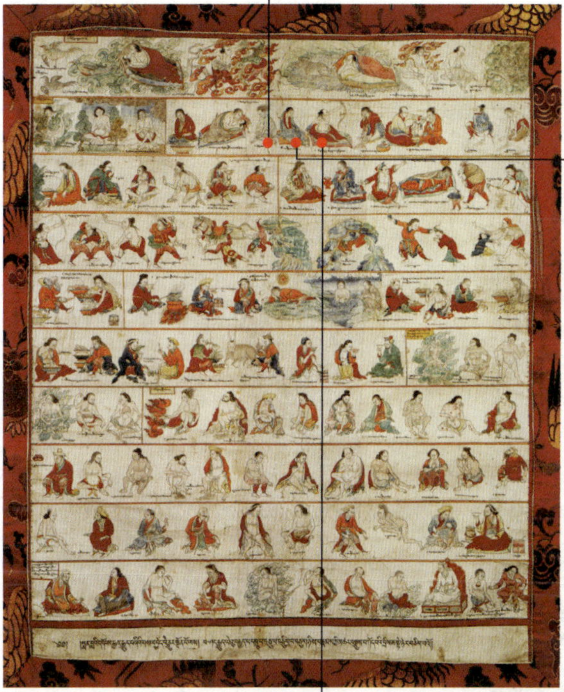

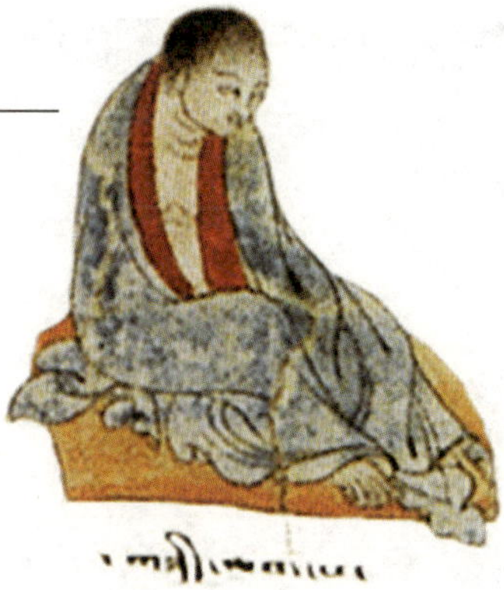

1.4 熬夜

长期熬夜，导致感官不聪、食欲不佳、体乏懒惰、皮肤粗糙。熬夜性质与隆的性质颇相似，故可引起隆病发作。

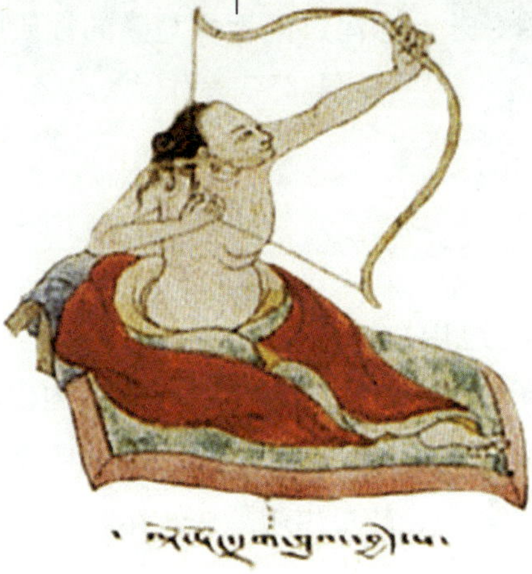

1.5 空腹劳作

空腹时剧烈活动，导致精气衰弱，体力迅速衰损。空腹劳作性质与隆的性质颇相似，故可引起隆病发作。

1.6 失血过多

鲜血是人体最为珍贵的营养。如果体内三邪紊乱或刀矛箭石等外伤大量失血，则会造成精气、体力和体火衰损。失血性质与隆的性质颇相似，故可引起隆病发作。

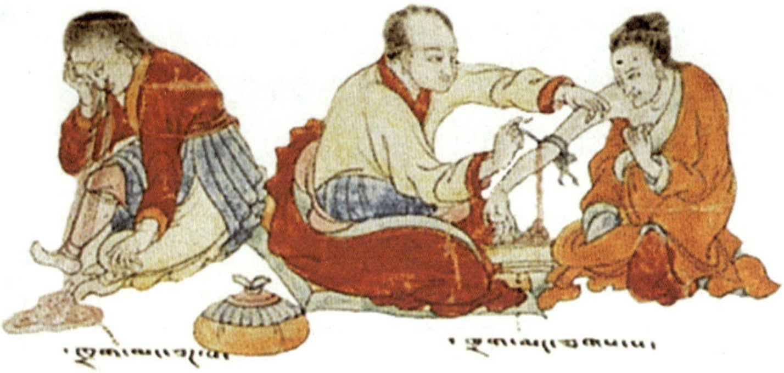

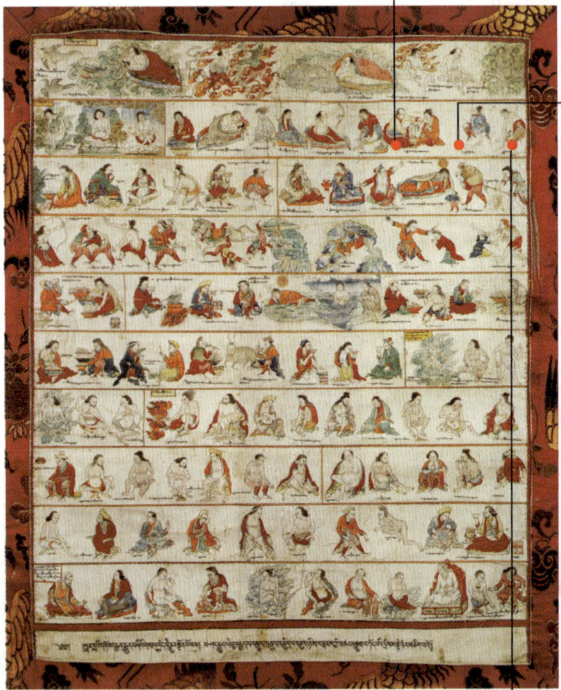

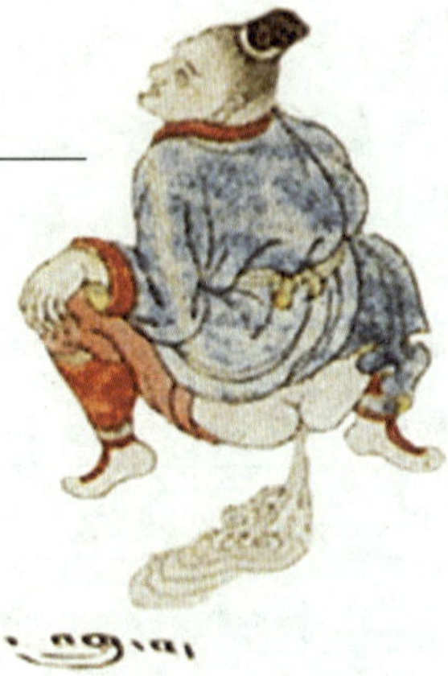

1.7 下泻过度

长时下泻过度会造成精气耗损、胃火式微、饮食不化，食物营养不能转化为体内七精华，导致体弱怠倦。下泻过度性质与隆的性质颇相似，故可引起隆病发作。

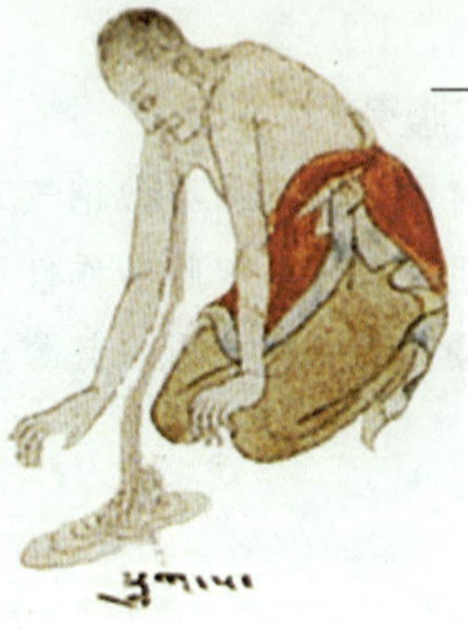

1.8 呕吐过度

由于饮食起居失常，致饮食不能在腹内停留消化，长时呕吐过度则会造成体火尤其是胃火衰灭。呕吐过度性质与隆的性质颇相似，故可引起隆病发作。

1.9 感受风寒

在野外寒风中停留，长时受寒风侵袭，导致体内五元失衡。寒风性质与隆的性质颇相似，风成为隆邪帮凶，造成体火衰弱，其凉、动功能则引起隆病发作。

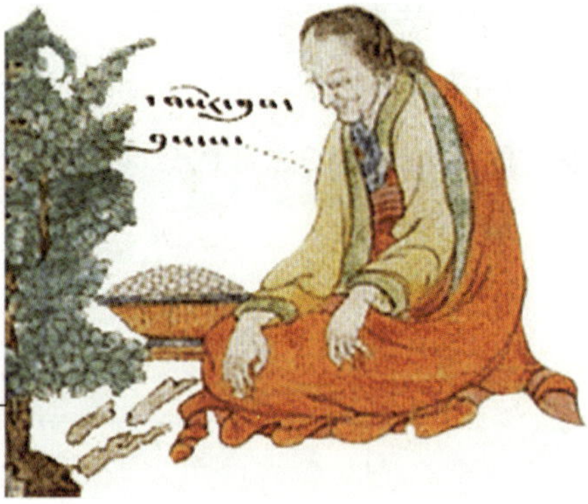

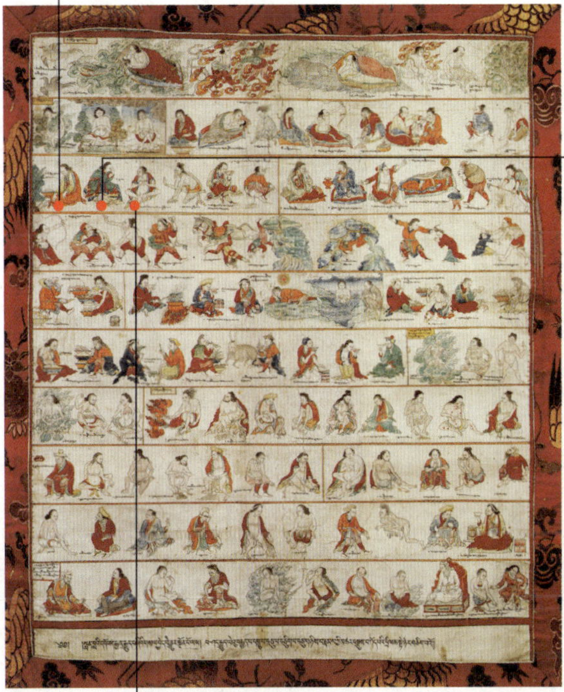

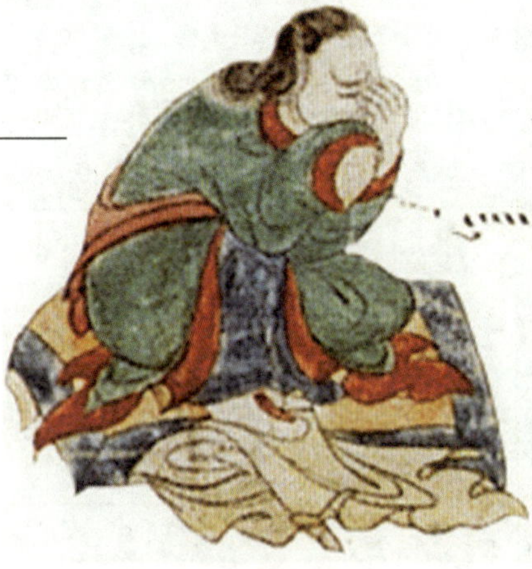

1.10 沮丧啼哭

碰到各种伤心事而沮丧啼哭，则会造成身心极度痛苦、胃火式微、食欲不佳。啼哭性质与隆的性质颇相似，可引起隆病发作。

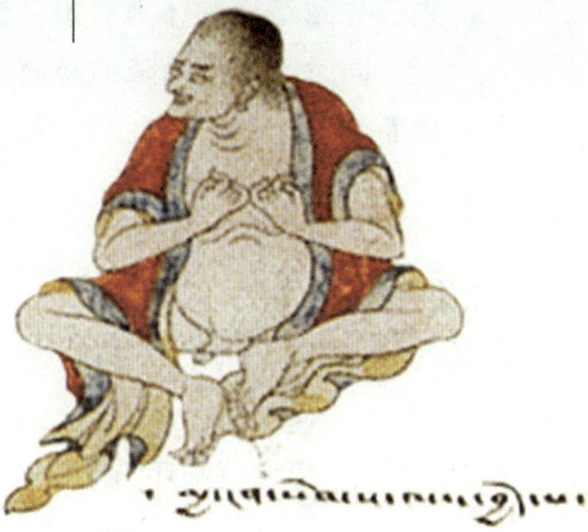

1.11 忧愁劳心

忧愁和劳心过度，则会造成内心痛苦，扰乱隆的平衡，削弱体力，影响胃口，减弱胃火。忧愁劳心其性质与隆的性质颇相似，可引起隆病发作。

1.12 劳口过多

长时讲话或诵经等劳口过多，则会劳身疲倦，扰乱上行隆的正常运行而引起隆病发作。

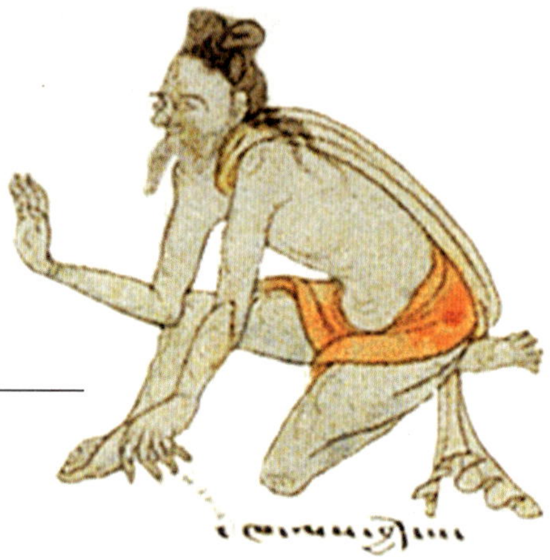

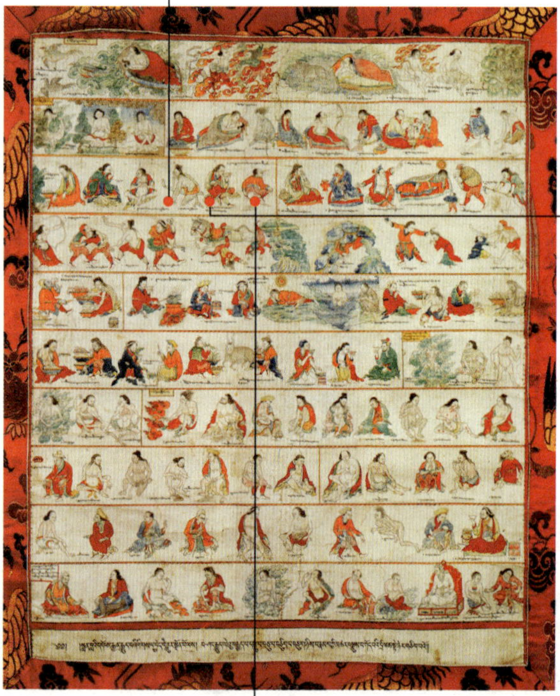

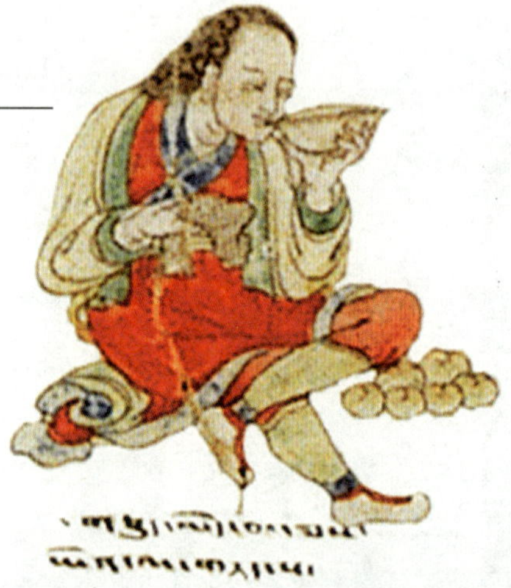

1.13 久食无营养食物

久食无营养、无油水的食物，则会导致精气和体力衰损、胃火息灭，同时又会激增隆的轻而糙等性质而引起隆病发作。

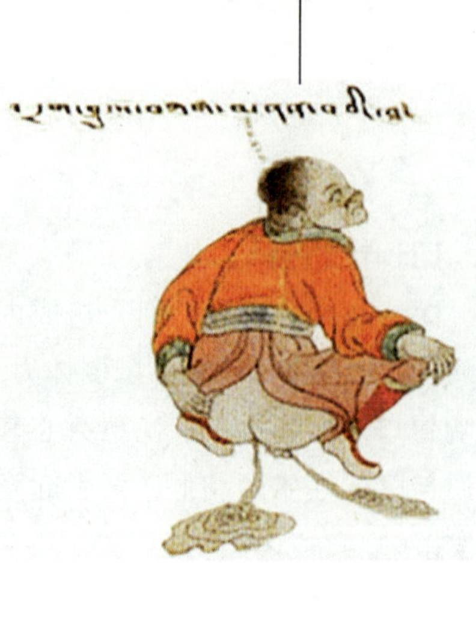

1.14 强忍和努责

故意强忍饥渴、呕吐、打哈欠、打喷嚏、呼吸、瞌睡、吐痰、吐口水、大便、小便、放屁、射精等，或强行实施上述行为，就会扰乱隆的平衡而引起隆病发作。

2　赤巴病外因

2.1 过食辛味

长时过食辛味的药物和饮食，因为辛味会激增火、风两元，导致人体血液和赤巴物质增盛，引起赤巴病发作。

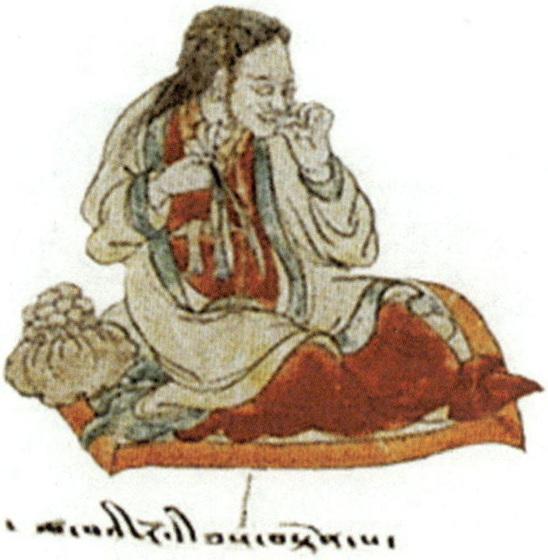

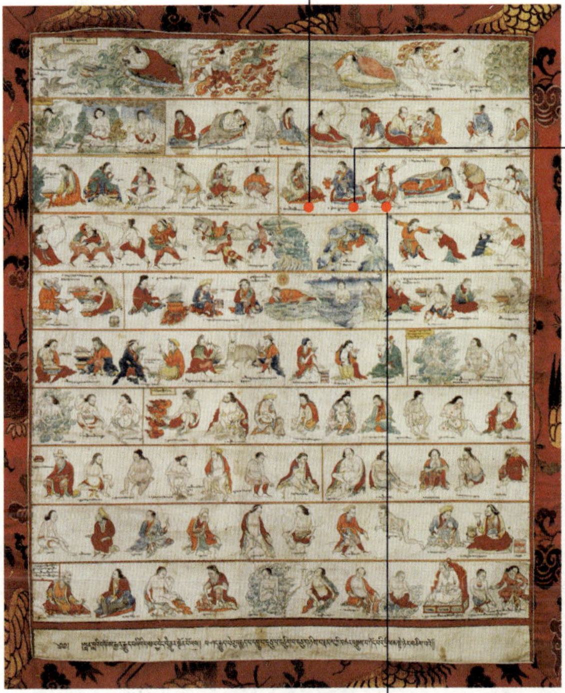

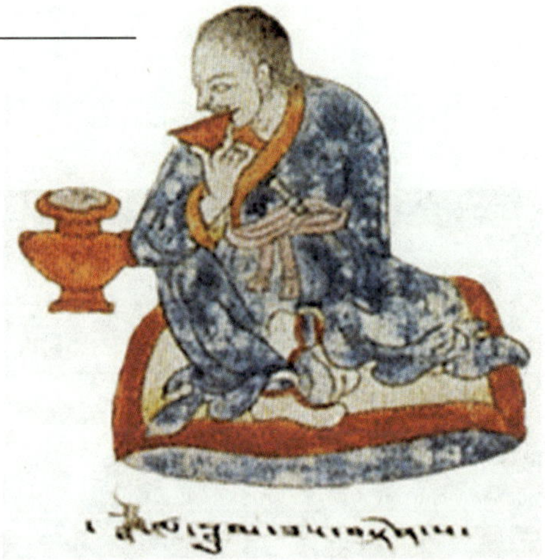

2.2 过食锐、热、腻性食物

过度食用酒、小米辣、胡椒等性锐、热饮食和陈年酥油、植物油等性腻、重饮食，则会激增赤巴的锐、热、腻等性质，引起赤巴病发作。

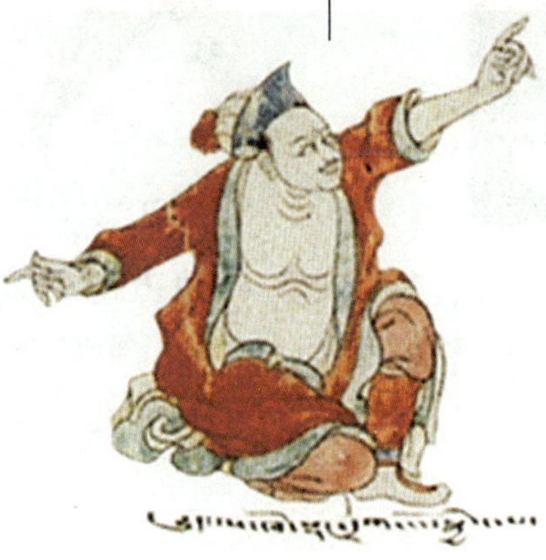

2.3 大发嗔怒

嗔怒源于命脉血液，命脉和赤巴共同作用激发情绪嗔怒引起身火增盛，尤其扰乱血和赤巴的平衡而引起赤巴病发作。

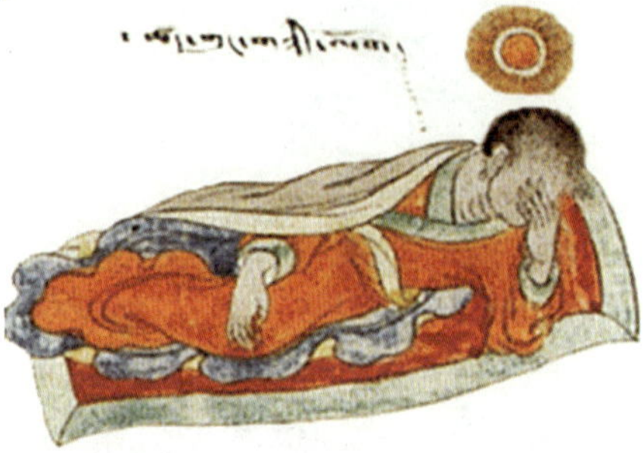

2.4 中午睡觉

日升至中天时，温度非常高，此时睡觉太阳的热与体内五元中的火元性质相一致，因此会激增体内赤巴的性质而引发赤巴病发作。

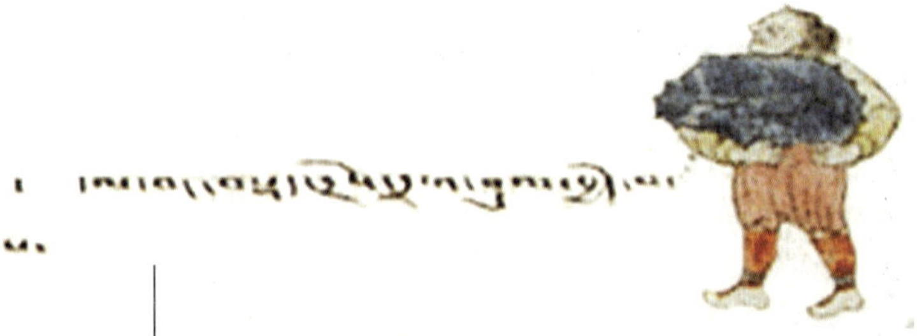

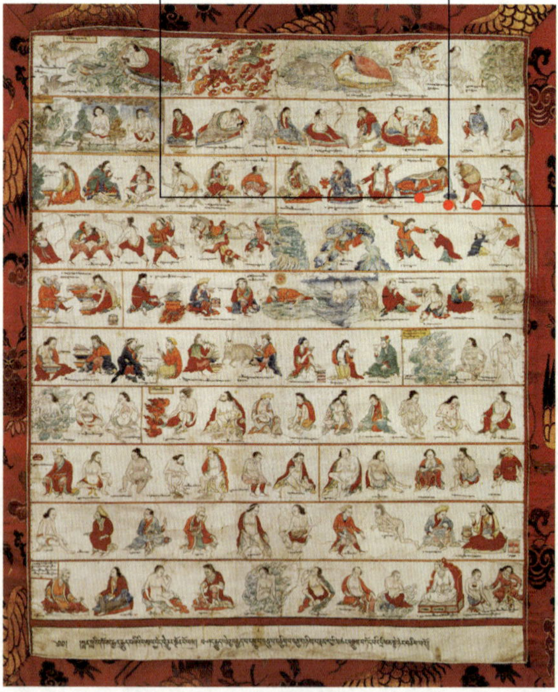

2.5 久坐后剧烈劳作

久坐后突然进行剧烈活动等劳作，会激增体热，扰乱血和赤巴平衡而引起赤巴病发作。

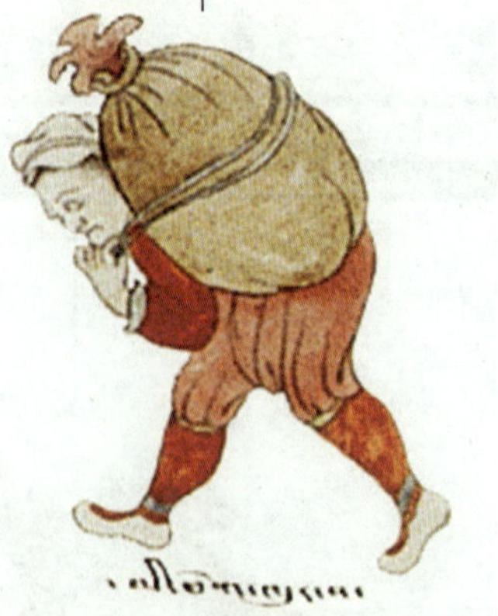

2.6 强负重物

背负重物，强忍重压，则会损伤精气、扰乱血和赤巴平衡而引起赤巴病发作。

2.7 强挖硬土

竭力强挖硬土坚石，则会扰乱血和赤巴平衡，激发赤巴的热、锐性质，引起赤巴病发作。

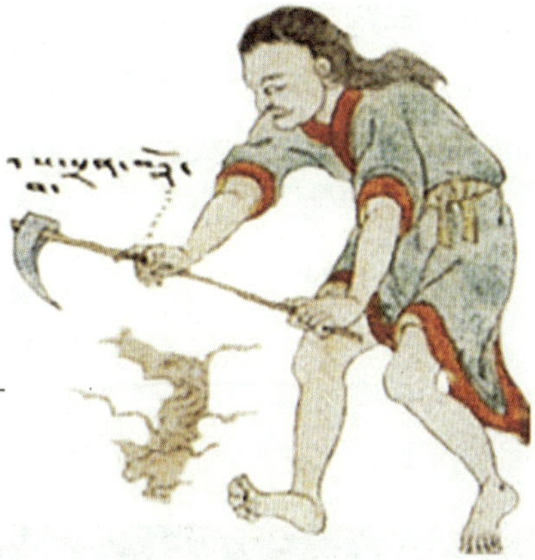

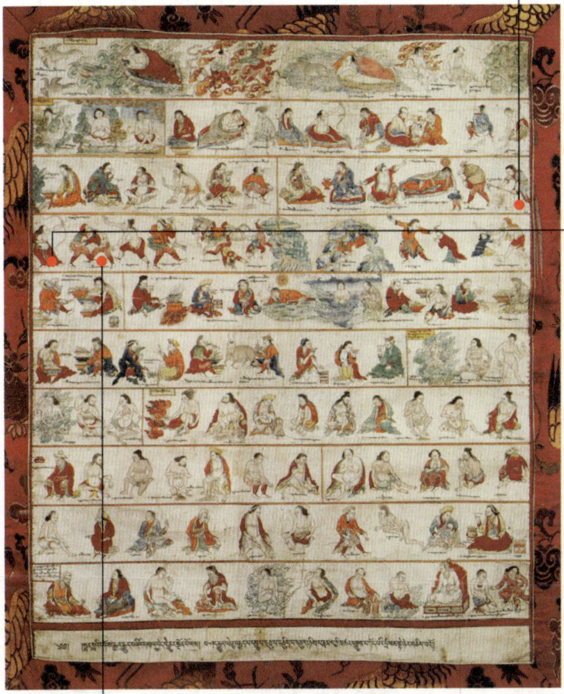

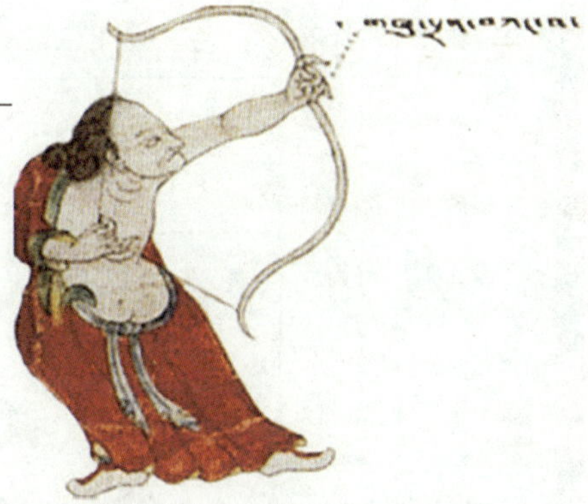

2.8 强拉硬弓

竭力拉硬弓，剧烈劳作，则会伤损精气、扰乱血和赤巴平衡，激增赤巴偏盛而引起赤巴病发作。

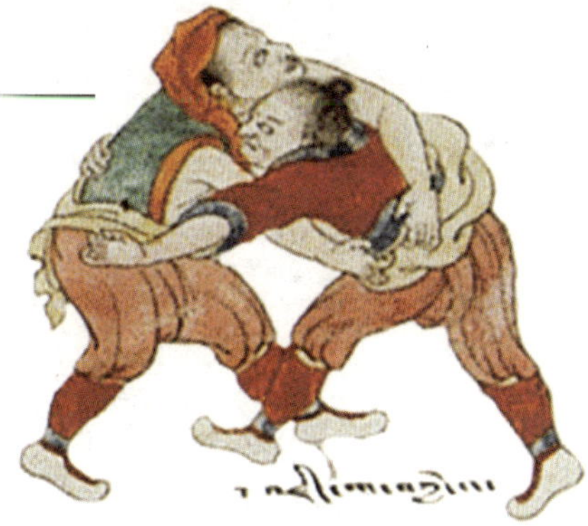

2.9 摔跤

拼力摔跤劳顿，则会扰乱血和赤巴平衡，引起赤巴病发作。

2.10 奔跑

拼命长时奔跑等各种剧烈劳作，则会扰乱血和赤巴平衡，激增体火，引发赤巴病发作。

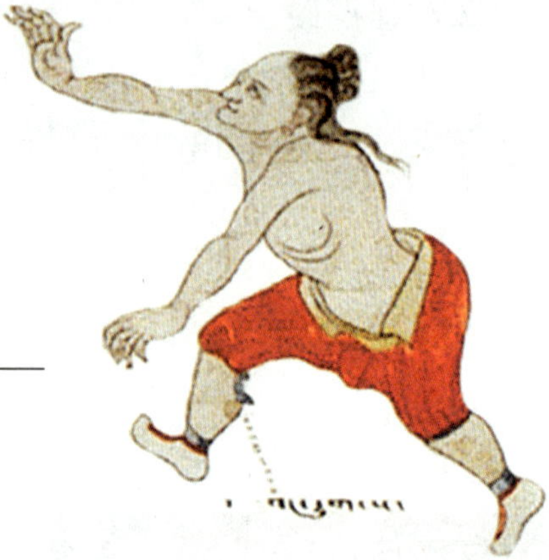

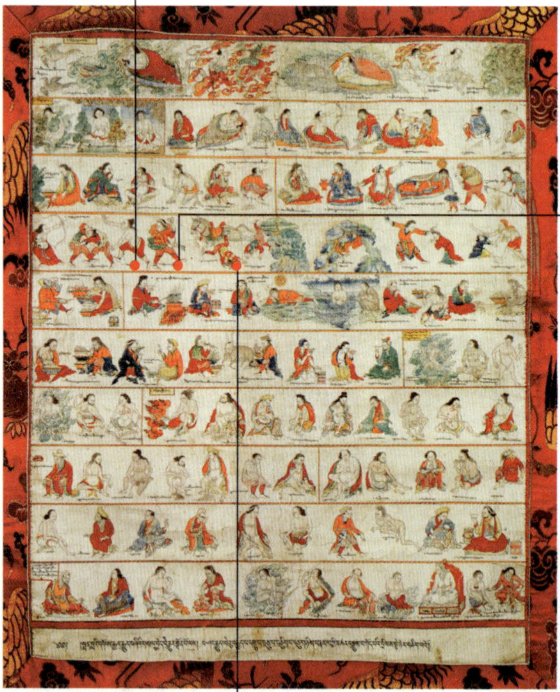

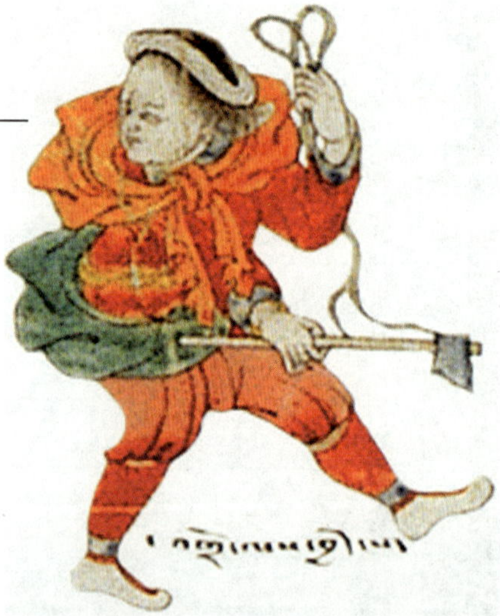

2.11 行走

长时行走不休息，劳累身体，则会扰乱血和赤巴平衡，引发赤巴病发作。

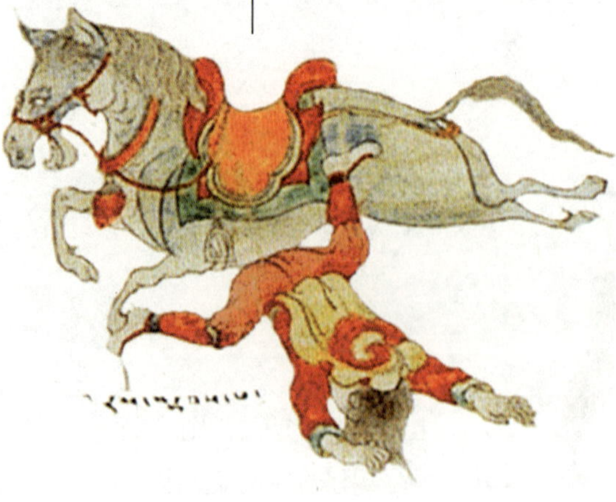

2.12 坠马

从烈马背上坠地摔伤，则会扰乱血和赤巴平衡，燔起赤巴热邪。

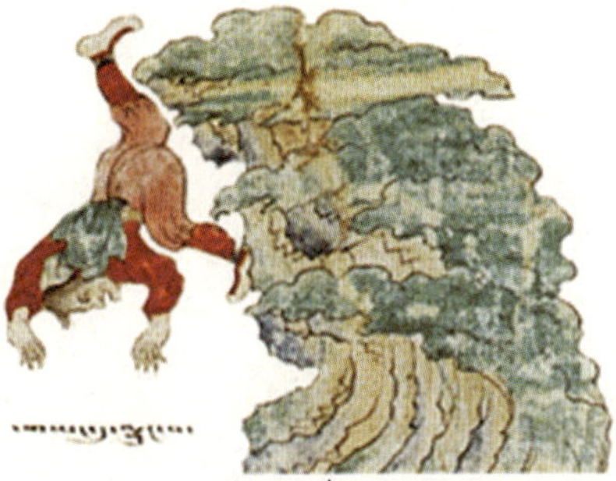

2.13 坠崖

从石崖或土墩高处坠下造成肉烂骨折、胸腔内陷，则会扰乱血和赤巴平衡，燔起赤巴热邪。

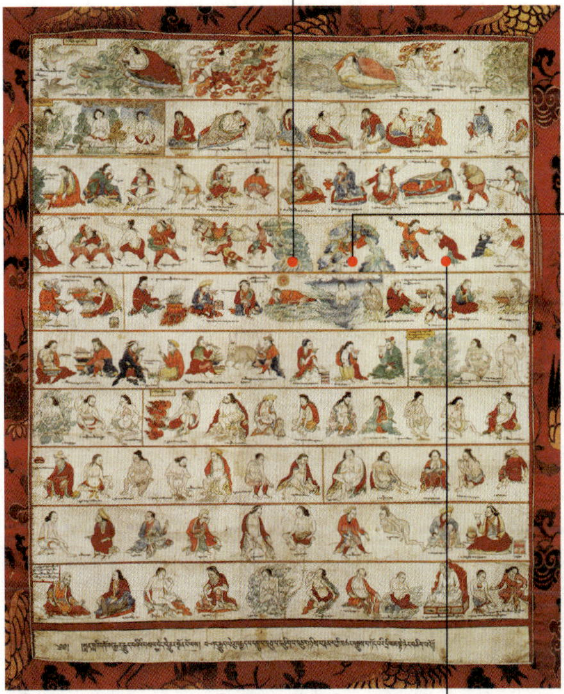

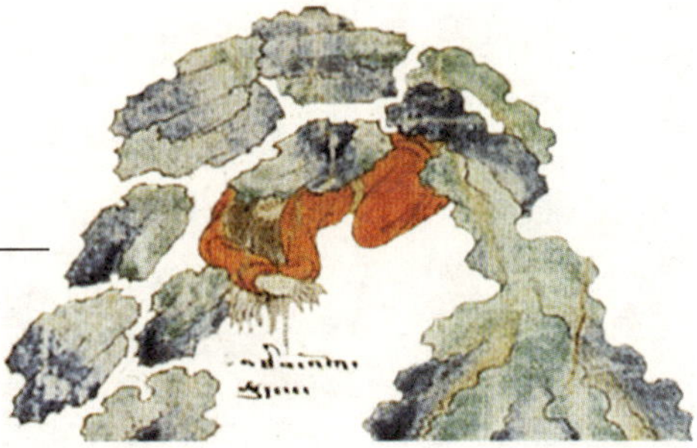

2.14 陷入塌方

陷入山崖塌方之中，身体各处受伤，则会扰乱和合（三因素）平衡，尤其扰乱血、赤巴平衡而燔起赤巴热邪。

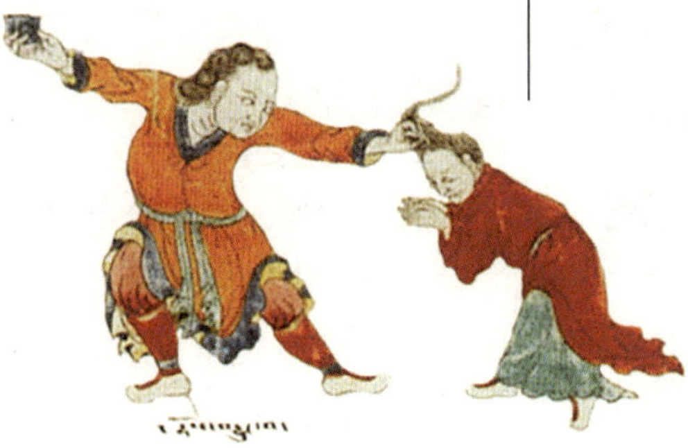

2.15 石击

争斗时被石块击伤，则会扰乱血和赤巴平衡，激发赤巴性质偏盛而燔起赤巴热邪。

2.16 棒击

争斗时被棍棒击伤，则会扰乱血和赤巴平衡，激发赤巴性质偏盛而燔起赤巴热邪。

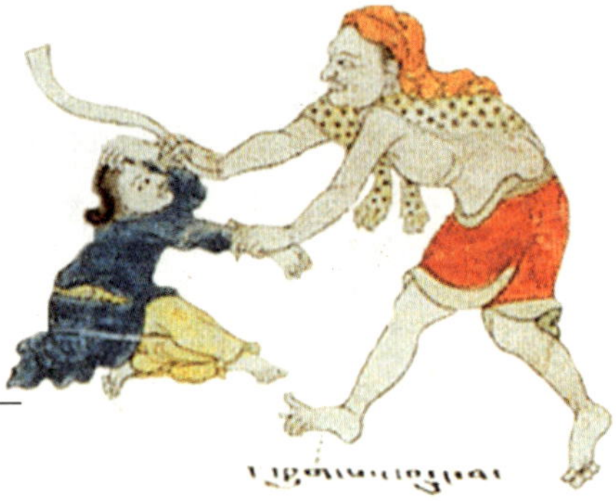

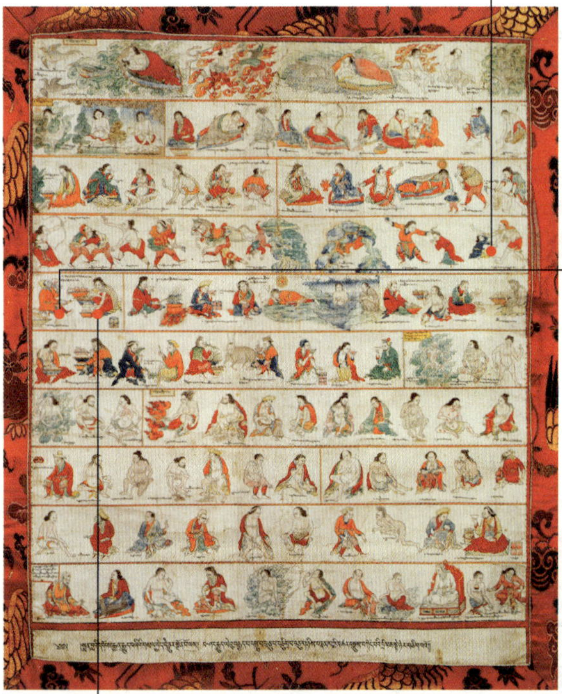

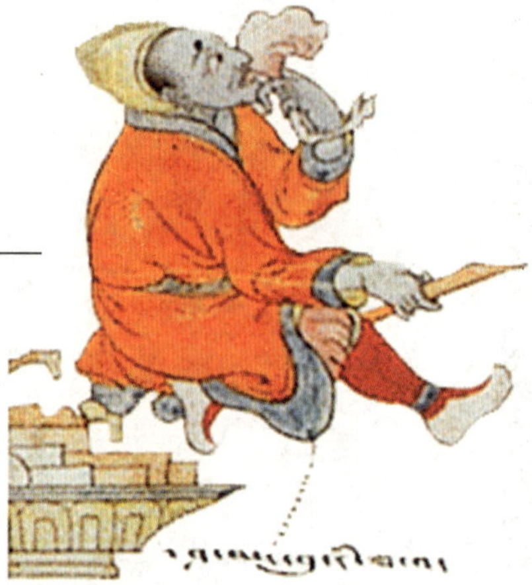

2.17 过食甘肥

过度食用肉、酥油、蔗糖等甘肥之品，则会激发赤巴的腻、热性质偏盛，导致口苦、头痛、身极热等赤巴病症状显现。

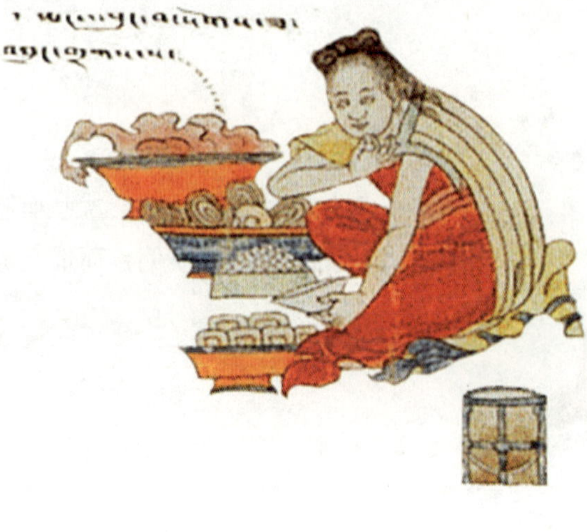

2.18 过度饮酒

过度饮酒，因酒味辛性锐则会激发赤巴的热、锐性质偏盛，导致发热，赤巴病发作，出现口苦、头痛等赤巴病症状。

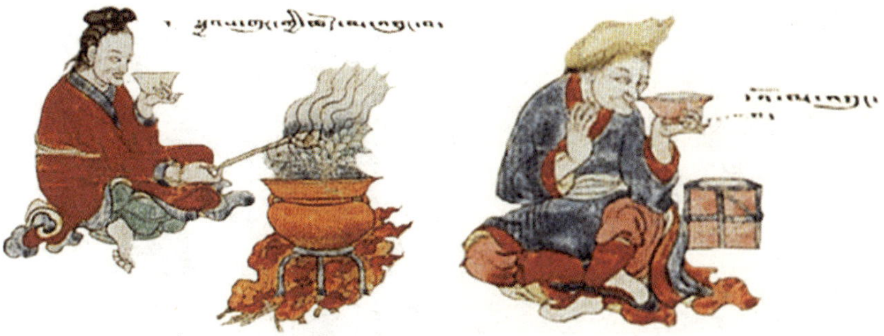

3 培根病外因

3.1 过食蒲公英菜

过度食用白花蒲公英和蒲公英等苦味的菜肴、牛奶等甘味的乳品等性重、凉、腻、钝、绵、稳的饮食，则会激发培根的腻、凉、重性质，引起寒证发作。

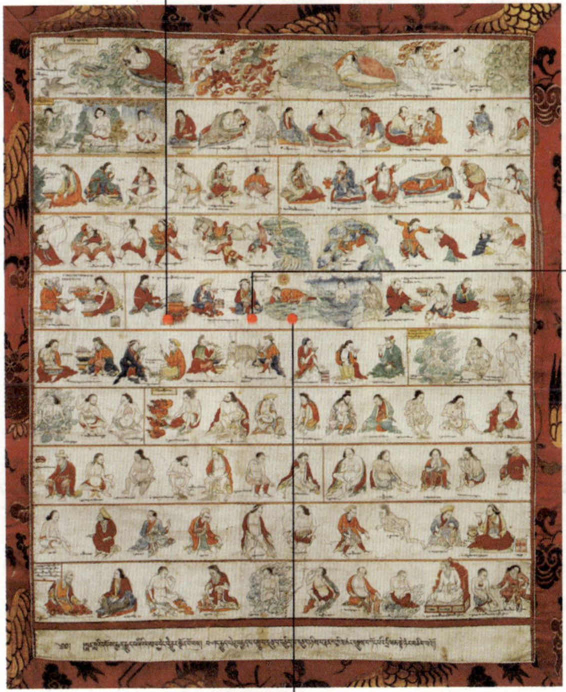

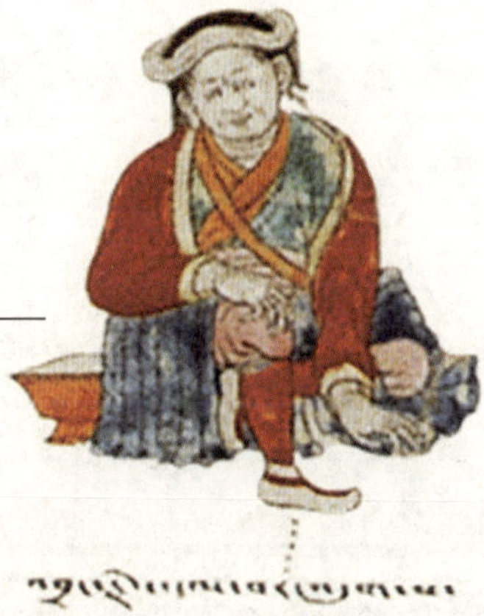

3.2 饱食后静坐

饱食后静坐不活动，则会减弱胃肠蠕动，致胃火衰败、消化不良，尤其激发培根的腻、重等性质，引起寒证发作。

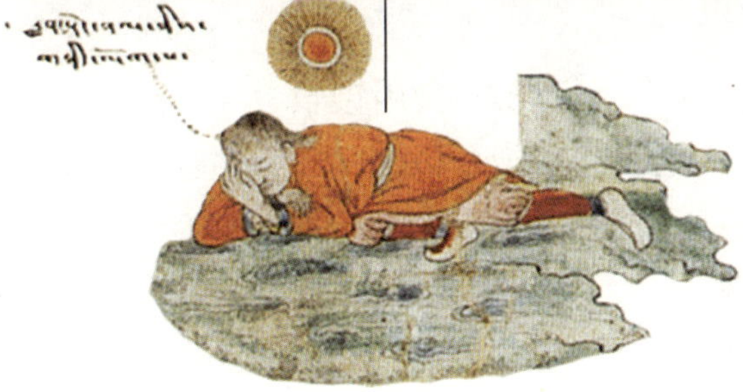

3.3 久卧湿地和白昼睡觉

长时卧居湿地，则会激增培根的黏、腻性质，引发疾病；白昼睡觉则会引起培根病发作，引发肿胀。

3.4 浸水和衣单受寒

除了秋季，在夏季尤其冬末时节下河涉水或冷天穿着单薄受寒，则会胃火式微，尤其激发培根的凉、黏性质，引起培根寒症发作。

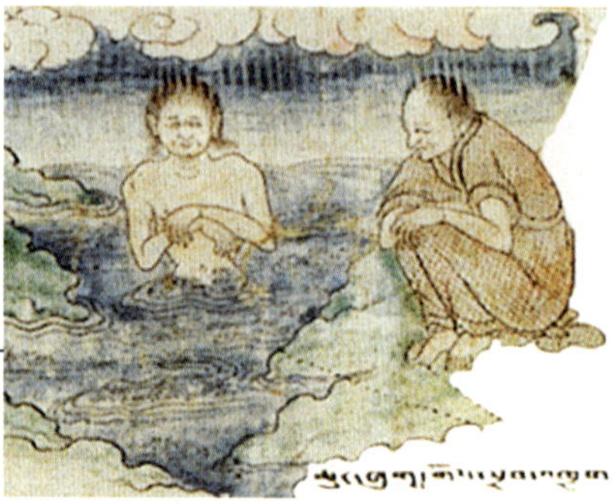

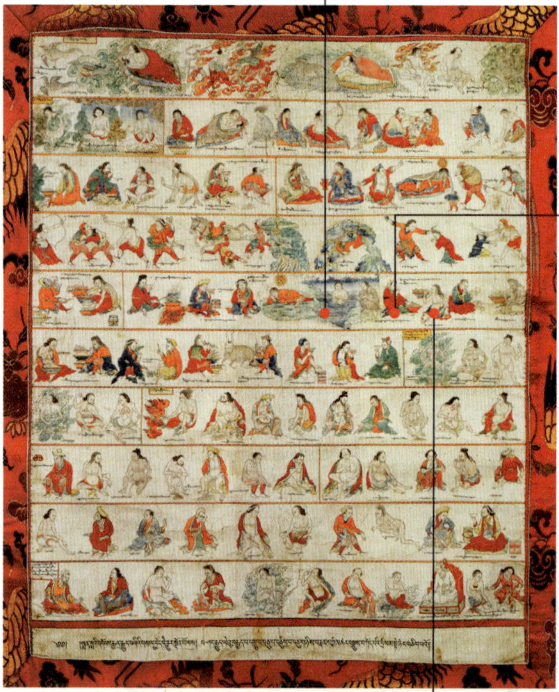

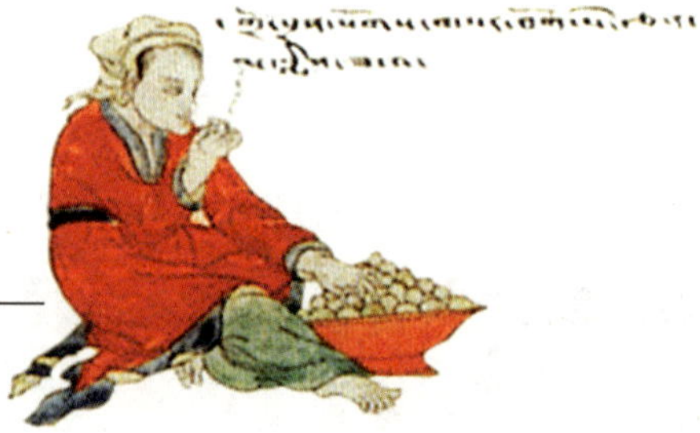

3.5 食用未成熟果实

食用未成熟的小麦、豌豆及果类或虽成熟但未煮熟的生果实，其性重、凉，过食之则会造成胃火衰弱、不消化，激发培根的凉、重、黏性质，引起寒证发作。

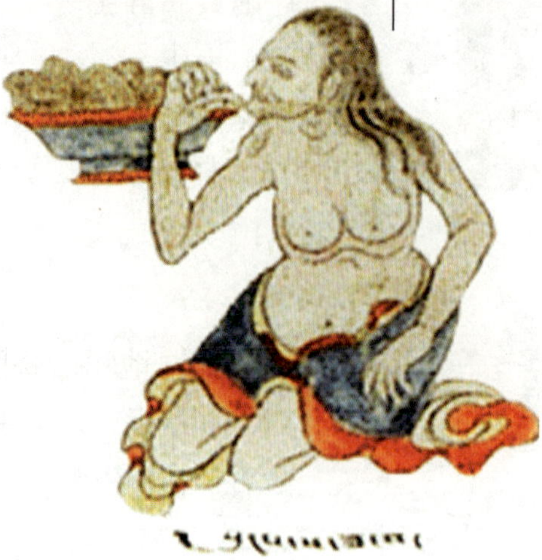

3.6 食用馊食

馊食即肉、饭等放置过久霉腐变味，过食之则会造成胃火衰弱、不消化，可引起消化不良。

3.7 食用山羊、尕力巴牛肉

食用非常瘦弱的动物肉，如山羊、尕力巴牛即犏牛与牦牛杂交牛的肉，其性重而凉，食之过多会使胃火衰弱，不易消化，激发培根的凉、重性质，引发消化不良。

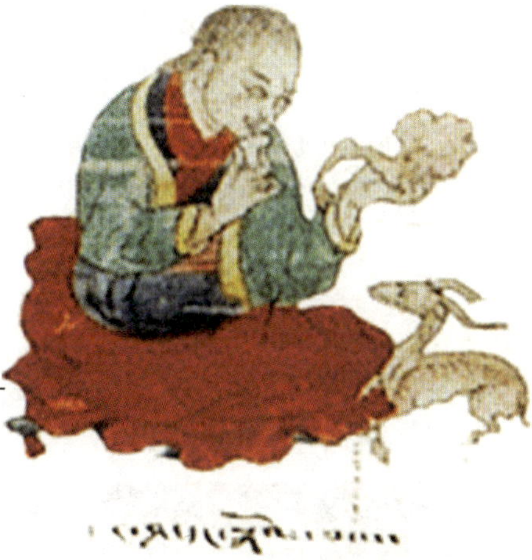

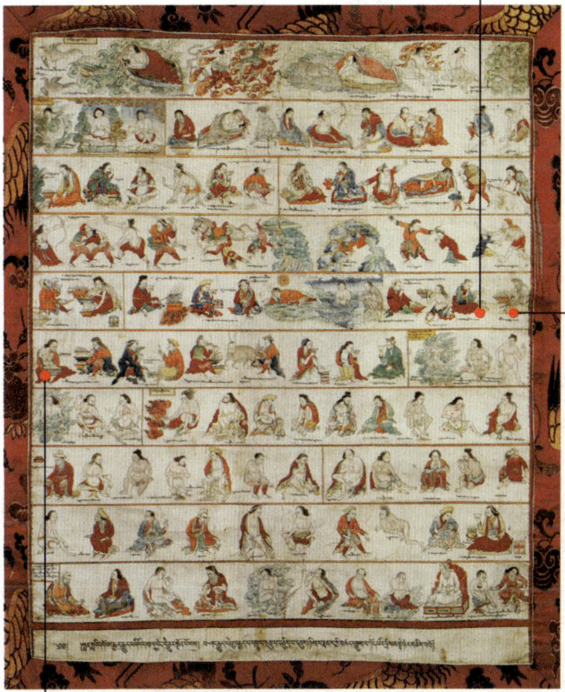

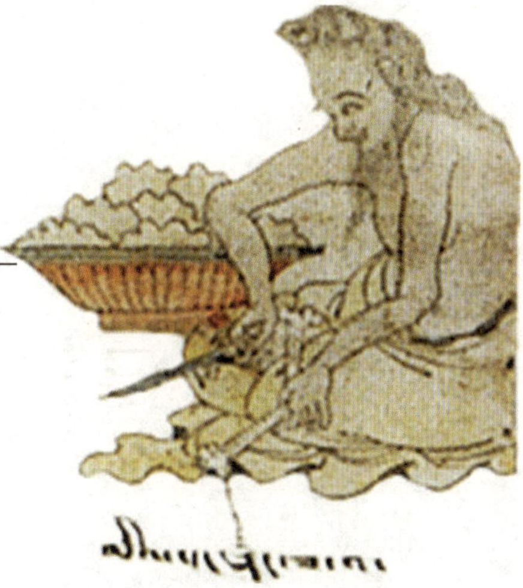

3.8 食用脂肪和髓

各种脂肪和骨髓性重而腻，食之过多会使胃火衰弱难以消化，激发培根的腻、重等性质，引发寒证发作。

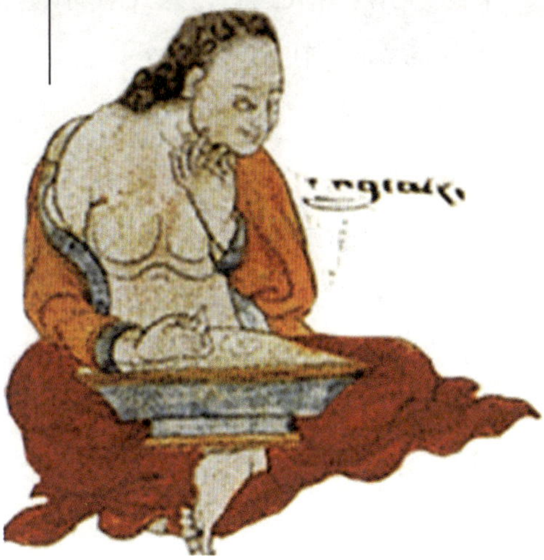

3.9 食用植物油

各种植物油性重而腻，食之过多会使三胃火衰弱，不能很好糜腐消化、分解清浊，引起消化不良，尤其激增培根的腻、重等性质而引发寒证。

3.10 食用酥油和发霉食物

食用牦牛、绵羊奶提取的酥油以及任何发霉腐变的食物会使胃火衰弱难以消化，引起消化不良等寒证发作。

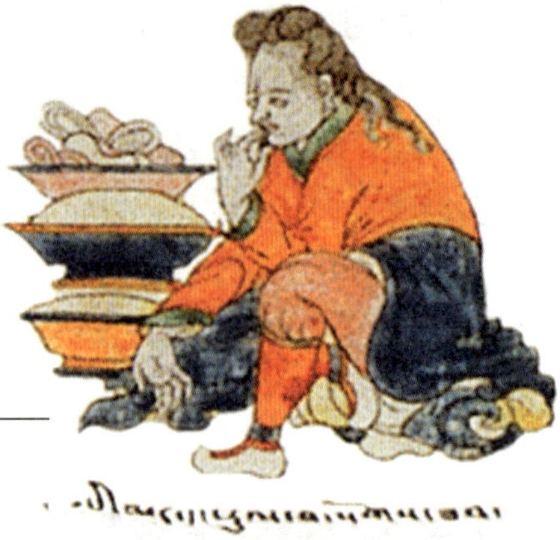

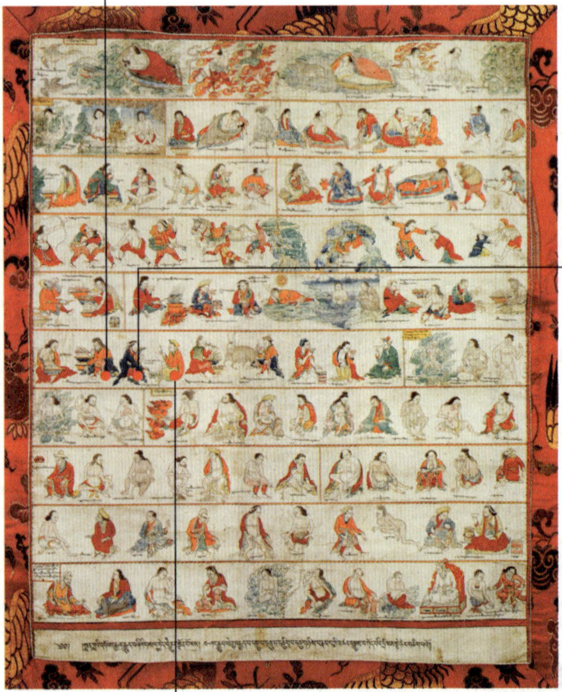

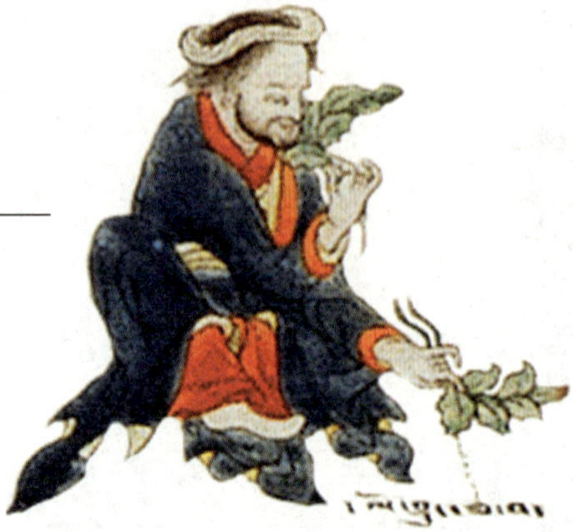

3.11 食用陈旧豆叶

所谓陈旧豆叶即枯萎的豌豆叶子，食之过多则会扰乱和合（三因素）平衡，引起胃火式微，尤其削弱体热而引起寒证发作。

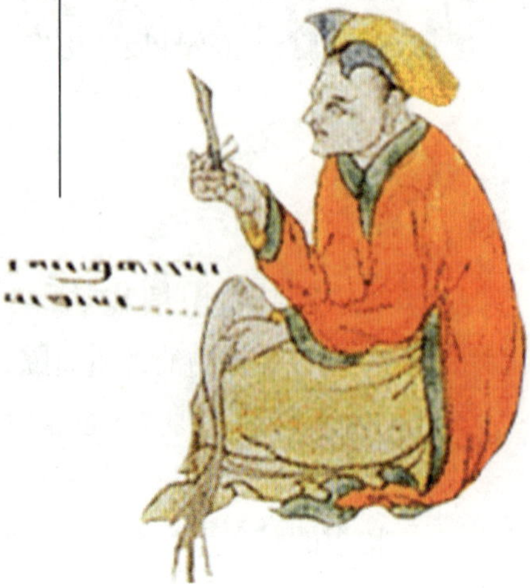

3.12 食用糠萝卜

所谓糠萝卜即放置长久内质变虚或发酸不好消化的萝卜，食之过多会衰弱胃火，不能很好分解清浊，糟粕窜入营养通道而引发消化不良等疾病。

3.13 食用野蒜、生焦食物

食用野蒜等生食物、未煮熟或烧焦和熟后久置变馊食物，则会毁灭胃火激增寒邪。

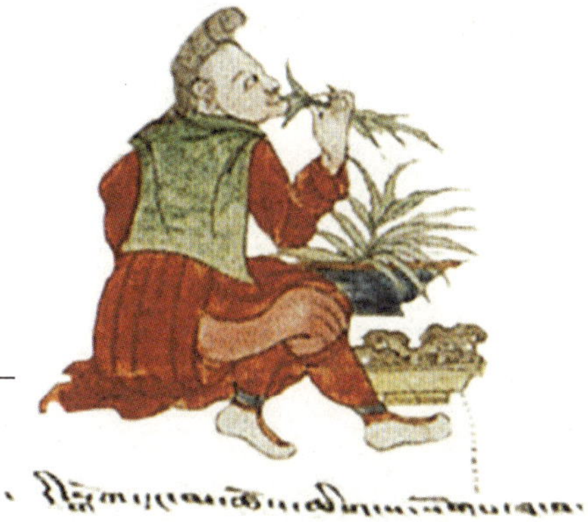

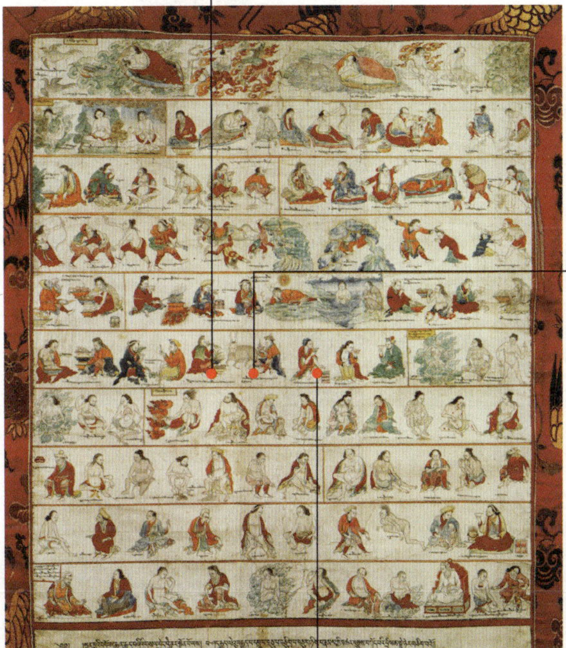

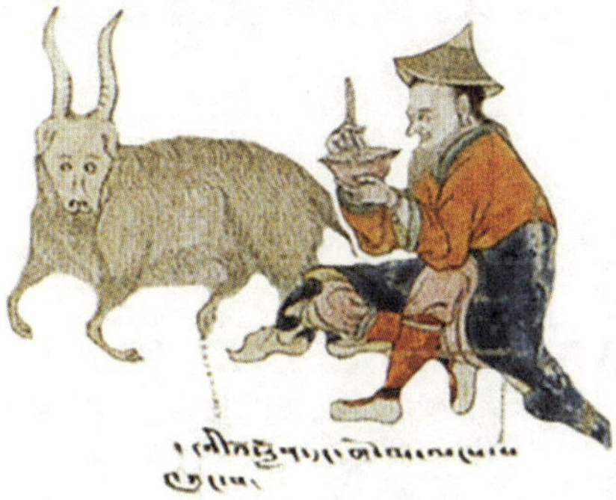

3.14 饮生山羊奶和未发酵乳酪

未煮熟的山羊奶性重、凉；未发酵的乳酪性重，饮之过多会衰弱胃火，造成消化不良，尤其激发培根的凉、重等性质，引起培根病发作。

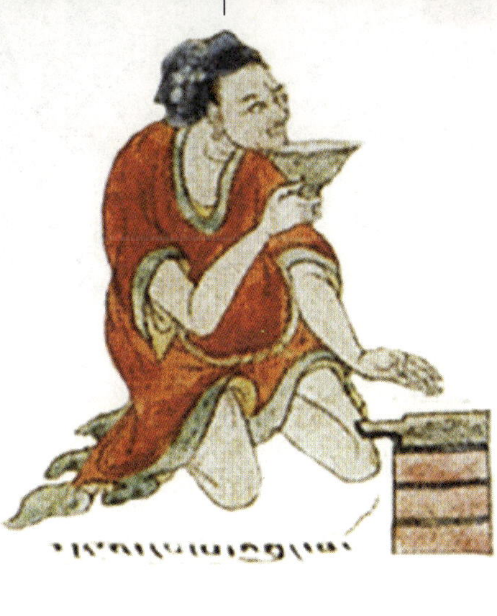

3.15 饮坏酪浆

提取干酪素后的奶浆久置腐坏，其性重，难消化，饮之过多会使三火衰弱，不易消食，尤其伤及胃火引起消化不良、寒证发作。

3.16 饮冷水

从高山岩缝流出的水和雪水，能使胃火衰弱，难以消化，饮之过多会激发培根的凉、重性质，引起培根寒症发作。

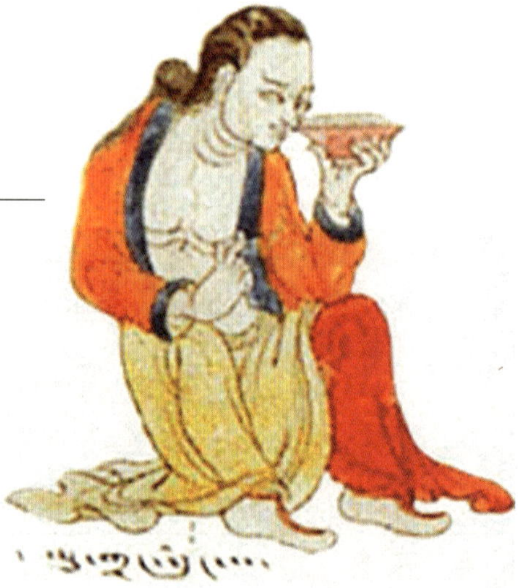

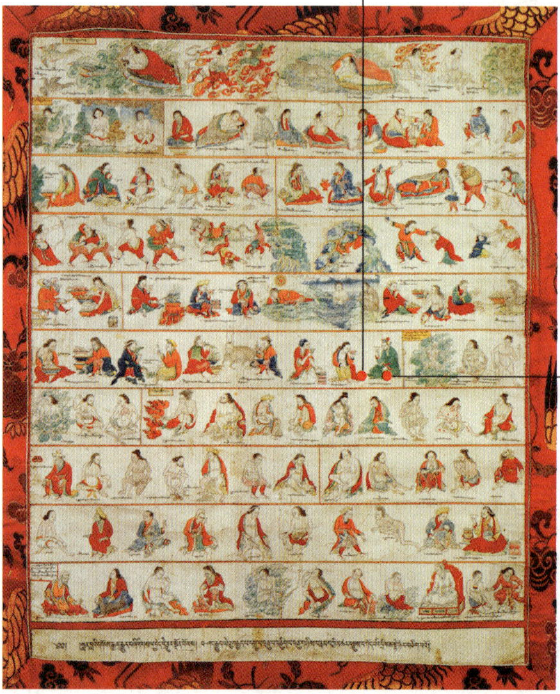

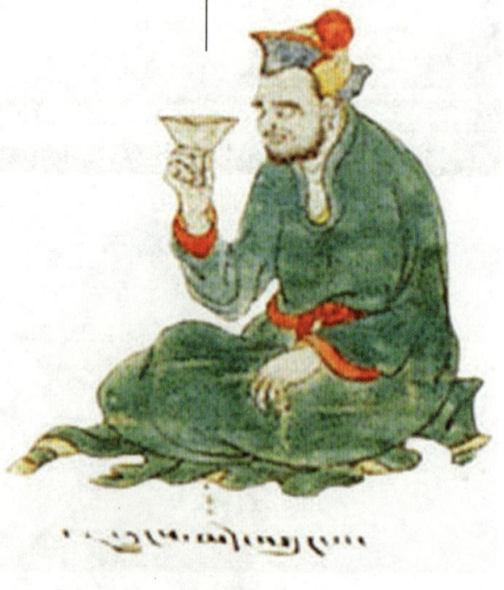

3.17 饮冷茶

饮冷茶过多会消弱体热，因茶性凉、寒可摧毁胃火、激发培根的凉等性质，引起培根病发作。

第十章 疾病侵入途径

一、人体各生理物质及其关系

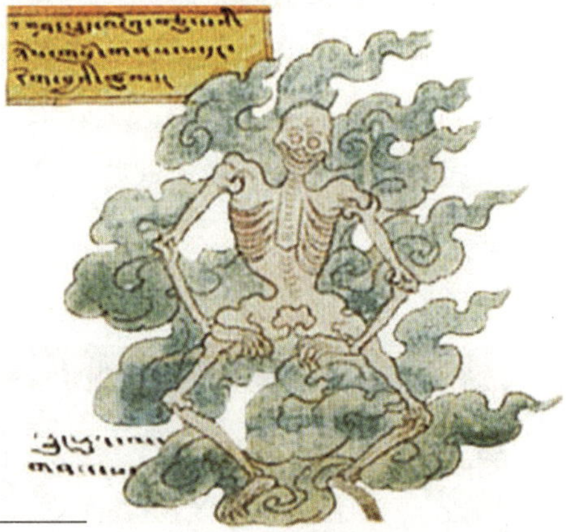

1 隆

将人体生理物质中食糜（营养）、血、肉、脂、骨、髓、精液七精华物质和大便、小便、汗三秽物等十物质称作被害物或被依物；将隆、赤巴、培根三基因物质（病变后称三邪）称作害物或依物。十物质与三基因之间存在作害与被害或依与被依关系。作害物或三邪中的隆主要依居于十被害物中的骨中。

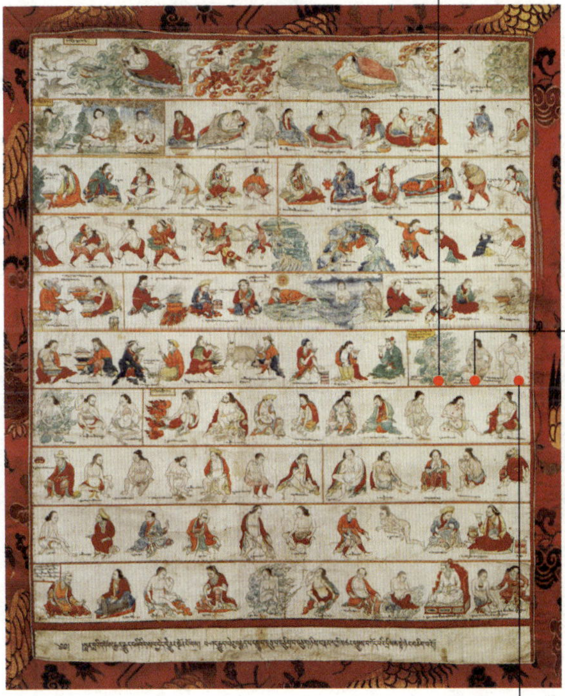

2 赤巴

人体中十被害物和三作害物的关系中，作害物即三邪中的赤巴主要依居于十被害物中的血和汗中。

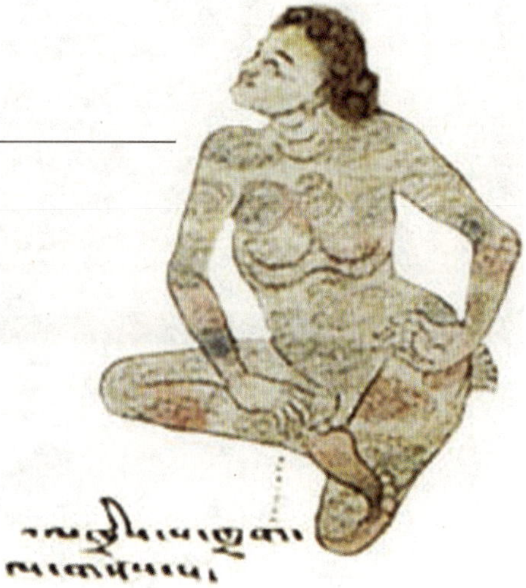

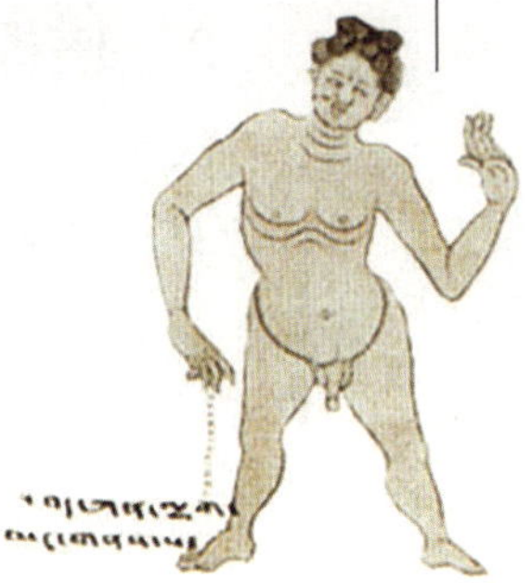

3 培根

在人体十被害物和三作害物的关系中，作害物即三邪中的培根，主要依居于十被害物中的食糜（营养）、肌肉、脂肪、骨髓、精液及大小便之中。

二、三邪的居位

1　隆的居位

病变后的隆邪依居于大小肠、髋眼、骨骼、关节、皮肤及耳朵之中，主要依居于大肠部位，发病症状也主要表现于这些部位。

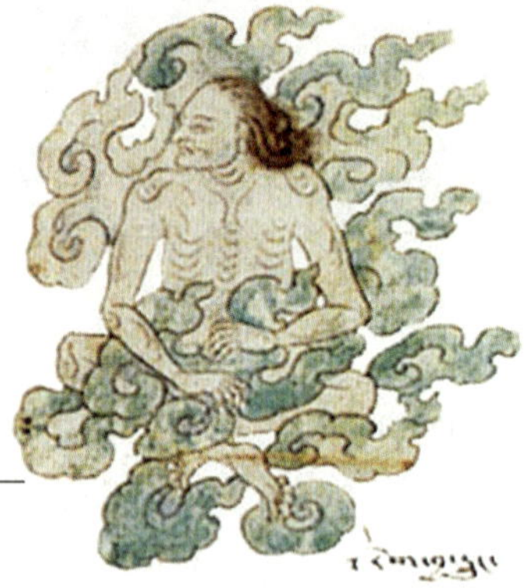

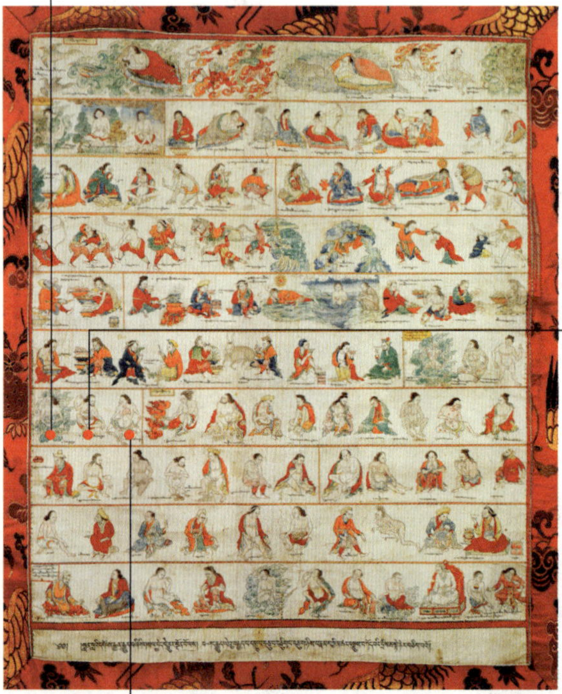

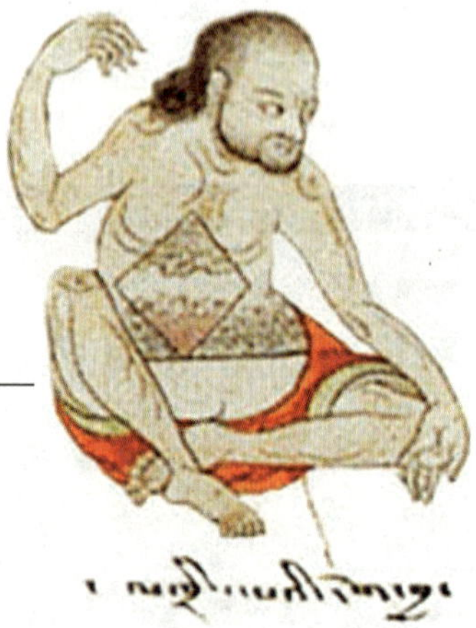

2　赤巴的居位

病变后的赤巴邪依居于胃与脐之间，血液、汗液、食糜（营养）、黄水及眼睛、皮肤之中，主要依居于胃与小肠之间，发病症状也主要表现于这些部位。

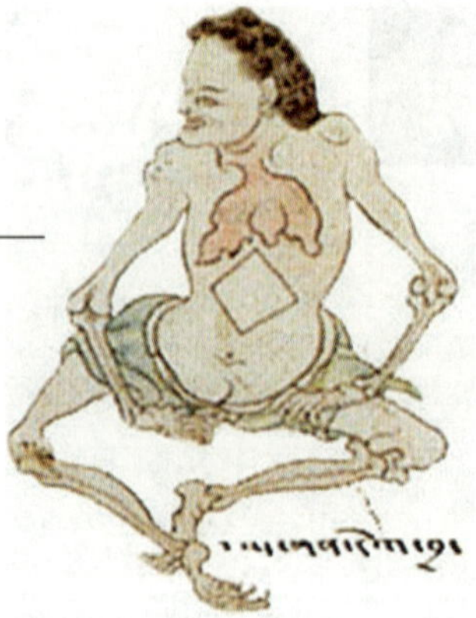

3　培根的居位

病变后的培根邪依居于胸、颈、肺、头脑及食糜（营养）、肌肉、脂肪、骨髓、精液、大小便、鼻、舌等中，主要依居于胃部，发病症状也主要表现于这些部位。

第十一章 疾病法相

一、三邪偏盛症状

1 隆偏盛

症状为肌肤瘦黑、喜热、身颤、腹胀、便秘、多语、头晕、力衰、失眠及五官功能衰弱，不司其职。

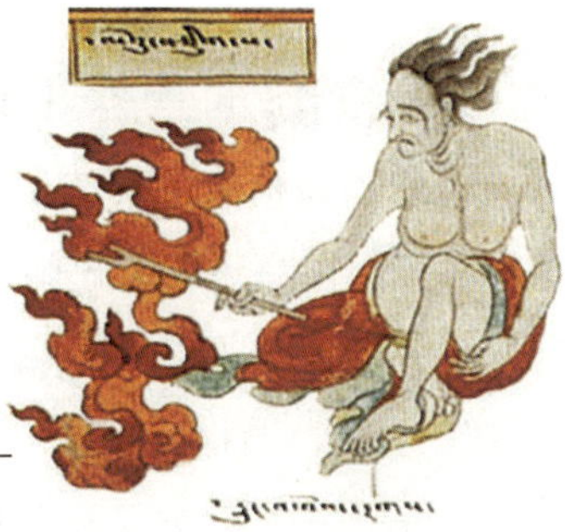

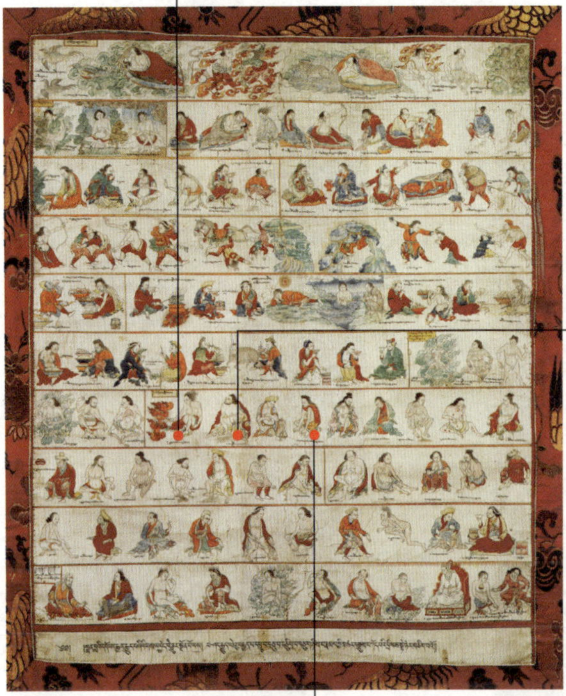

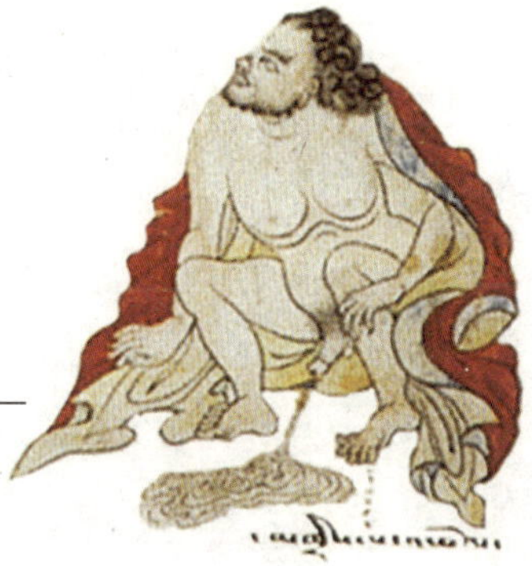

2 赤巴偏盛

症状为大小便、肤色、巩膜等发黄，易饥易渴，发热、失眠，稍不对便下泻等。

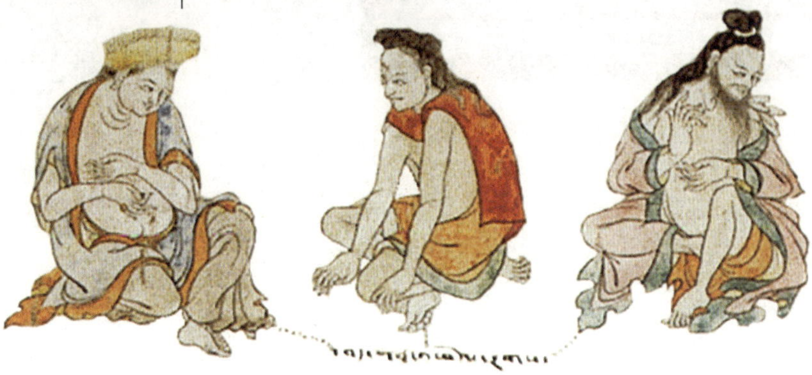

3 培根偏盛

症状为体温低、不消化、腹胀、身重、肤色发白、做事无兴趣、懒惰倦怠、关节松弛、痰涎乖多、嗜睡多寐、呼吸急促等。

二、七精华物质偏盛症状

1　食糜（营养）偏盛

出现与培根邪偏盛相似症状：胃火弱、不消化、腹胀满、身沉重、肤色白、做事无兴趣、懒惰倦怠、关节松弛、痰涎乖多、嗜睡多寐、呼吸困难等。

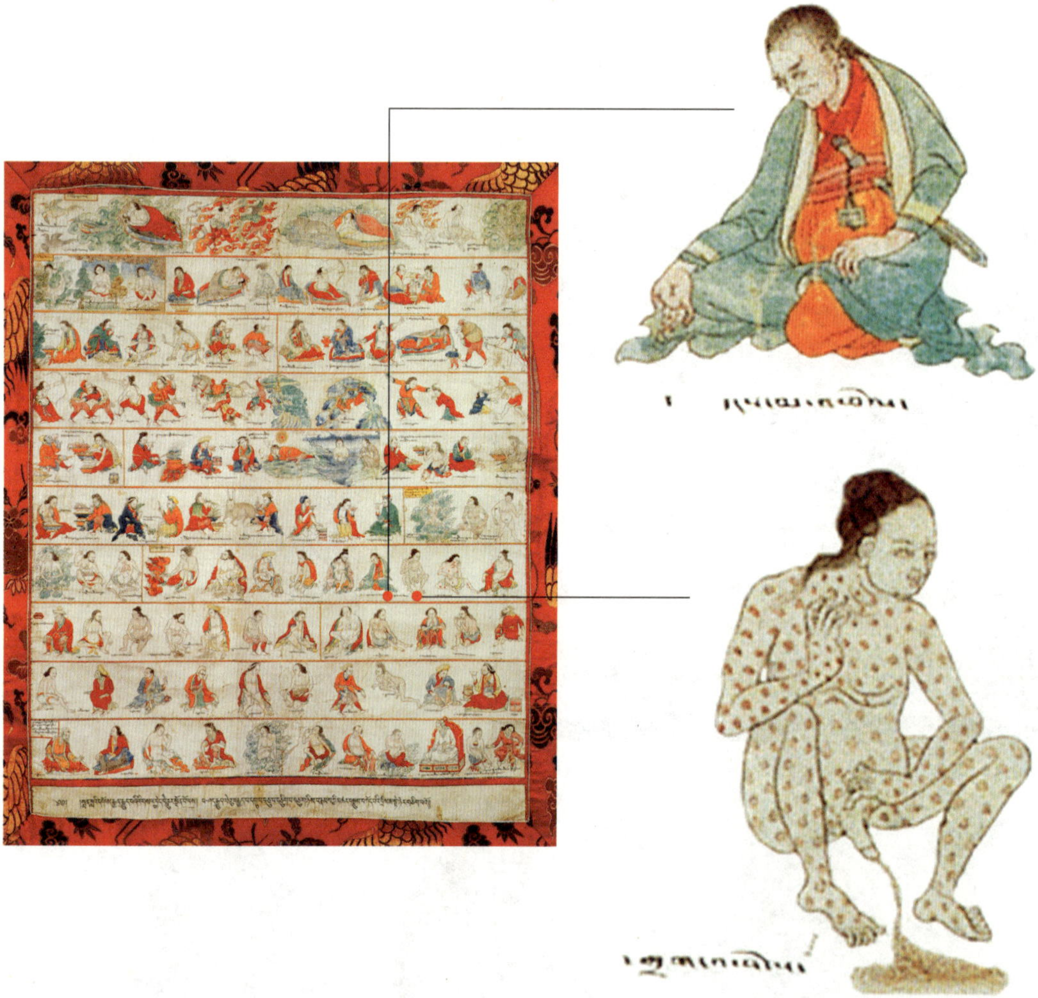

2　血偏盛

症状是面部等处突发火焰样红色丘疹，出现疖痈、脾病、麻风、肿瘤、血液病、赤巴病、目黄、牙龈肿痛等疾病以及行动艰难、目和皮肤红赤。

3　肌肉偏盛

症状是身体肥胖、行动艰难、懒惰、日常起居异变，易发瘿瘤和淋巴结肿大。

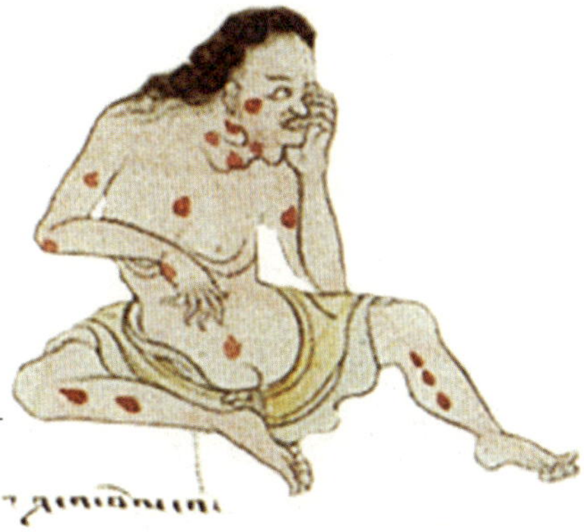

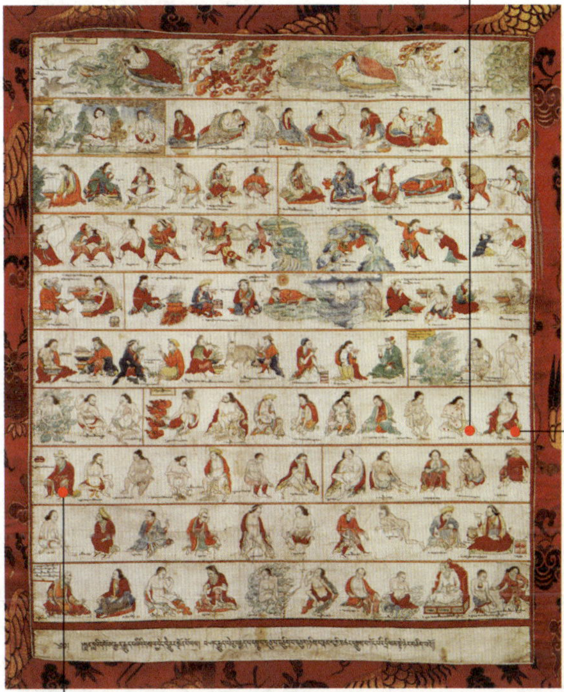

4　脂肪偏盛

症状是身心疲惫、浑噩不清、乳房肚皮脂肪堆积、血流缓慢、懒惰、头晕，做任何事均无兴趣。

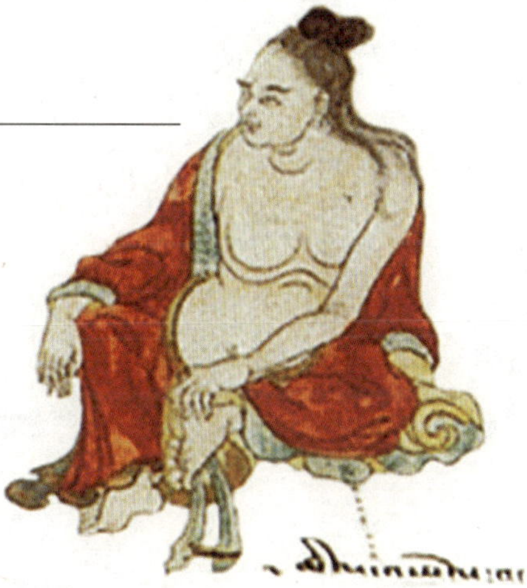

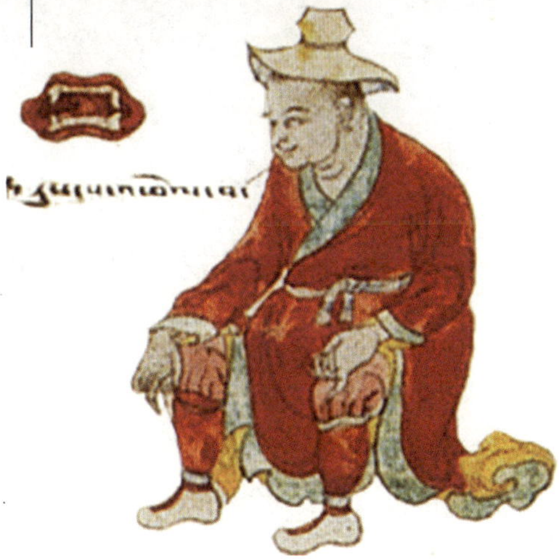

5　骨偏盛

症状是四肢与脊椎等骨头异常增生，长出多余牙齿。

6 髓偏盛

症状为身体沉重、不愿行动、目呆、不愿睁眼视物、关节异常增大。

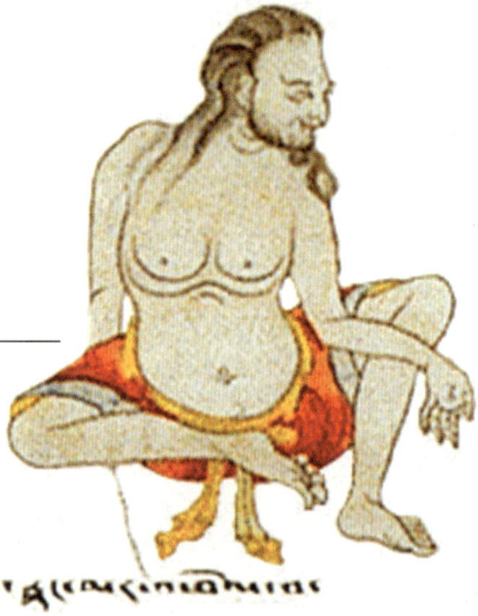

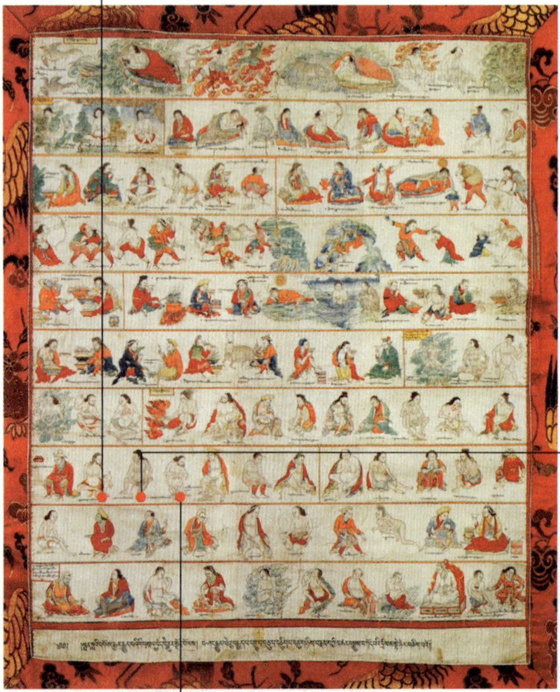

7 精液偏盛

症状为易形成精液结石、性欲强烈、做梦性交、贪恋女色。

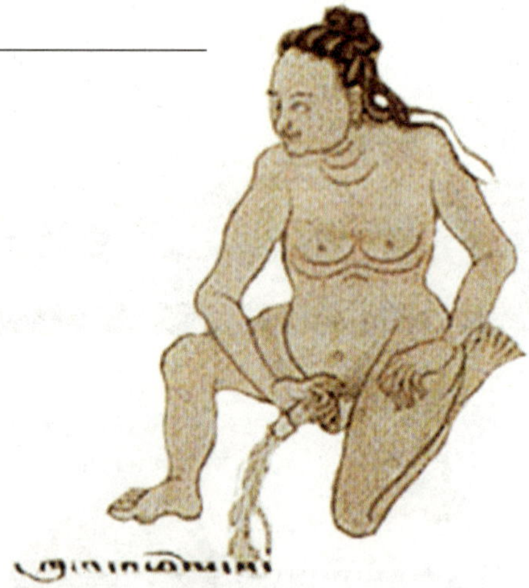

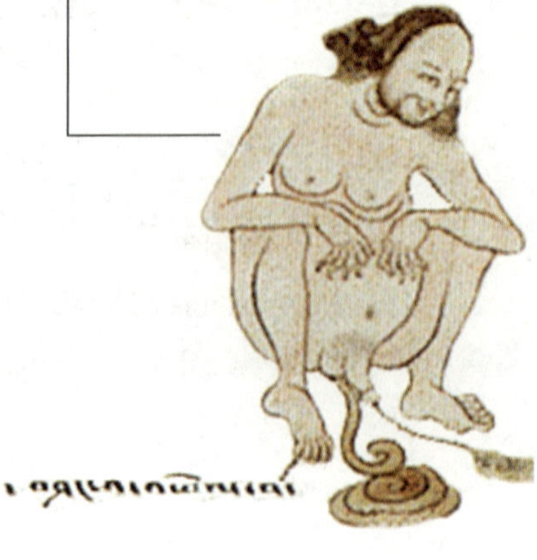

三、三秽物偏盛症状

1 大便偏盛

症状为身重、腹胀、肠痛、肠鸣、无食欲、行动艰难。

2　尿偏盛

症状为尿道、膀胱刺痛，反复排尿，尿后又想尿。

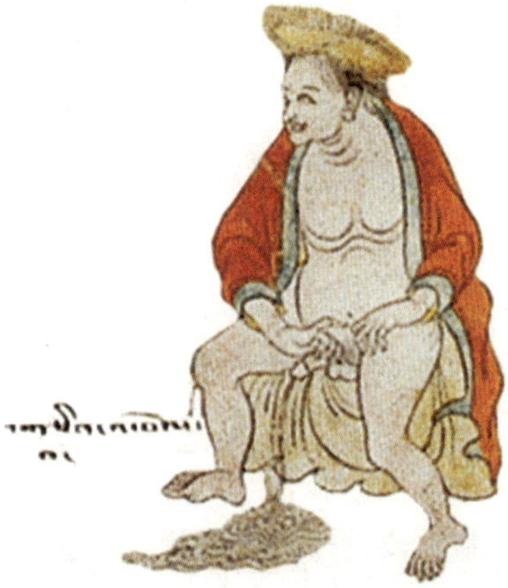

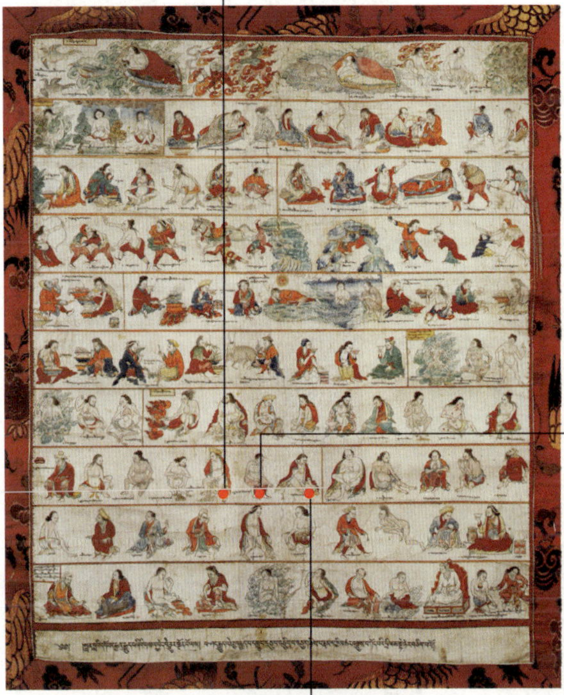

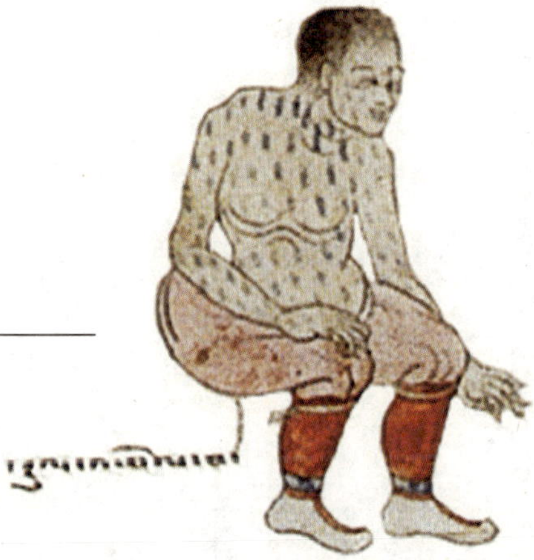

3　汗偏盛

症状为经常大汗淋漓、气味乖臭，全身瘙痒时久，发皮癣等皮肤病。

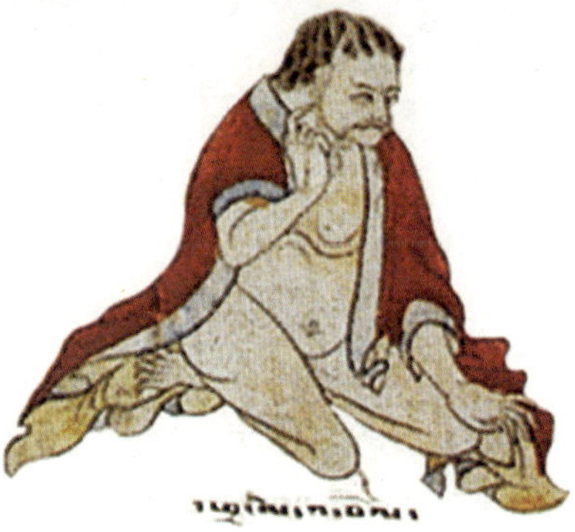

4　零星分泌物偏盛

眼眵、鼻涕、耳垢、唾液等偏盛症状为各自的五境目、鼻、耳、口等出现沉重发痒、肉噤、溃烂现象。

四、三邪偏衰症状

1　隆偏衰

症状为懒散、不爱说话、身体不适、意识不清、体热衰弱、食物不化、身体沉重、肤色发白、懒惰倦怠、关节松弛、痰涎乖多、嗜睡多寐、呼吸困难等。

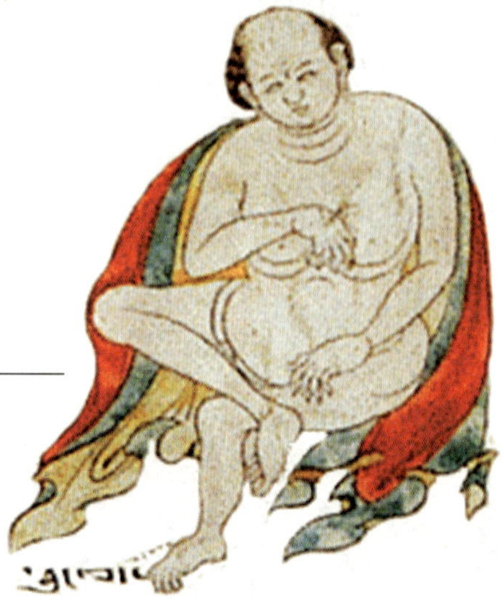

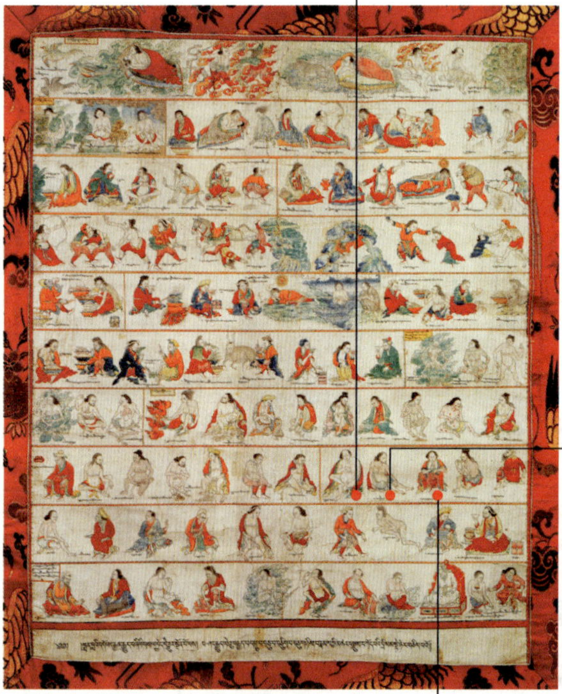

2　赤巴偏衰

症状为体热衰弱、皮肤失华、体冷手凉、肤色发黑、不思饮食、倦怠懒惰、关节松弛等。

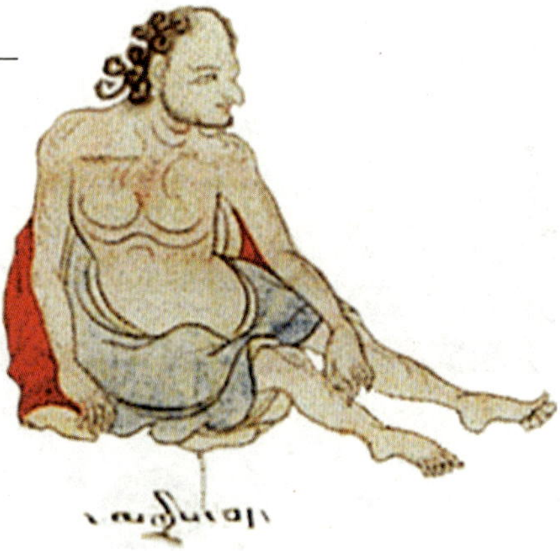

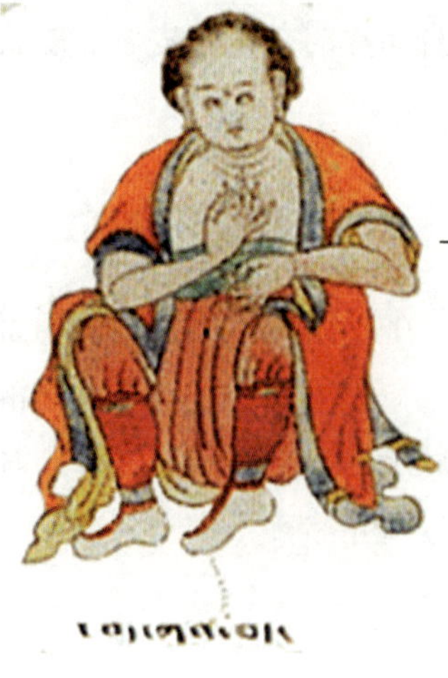

3　培根偏衰

症状为培根所依居的部位及食糜（营养）、肌肉等空虚，殃及脑子而头晕、心颤、关节松弛等。

五、七精华物质偏衰症状

1 食糜（营养）偏衰

人体七精华物质之首饮食消化后的食糜即营养偏衰症状为肌肉干瘦、吞咽困难、皮肤粗糙、无华、不耐巨响。

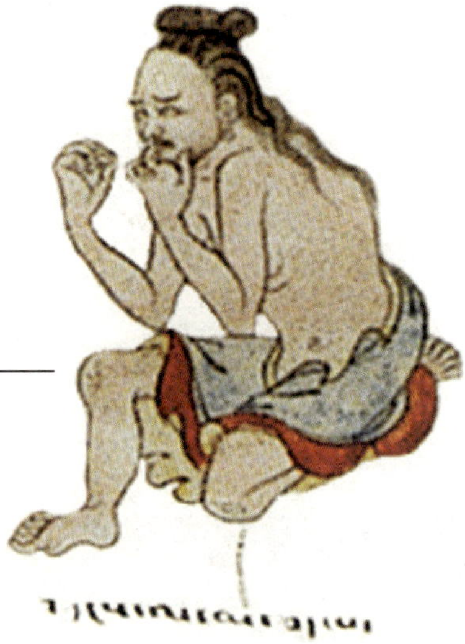

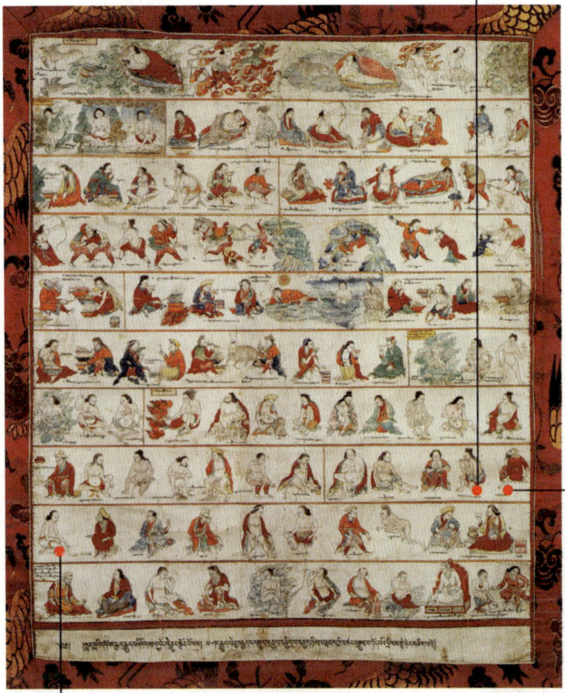

2 血偏衰

症状为脉搏空虚、肤色灰白、皮肤粗糙而冷凉、喜好酸味、不耐寒冷、体力衰弱。

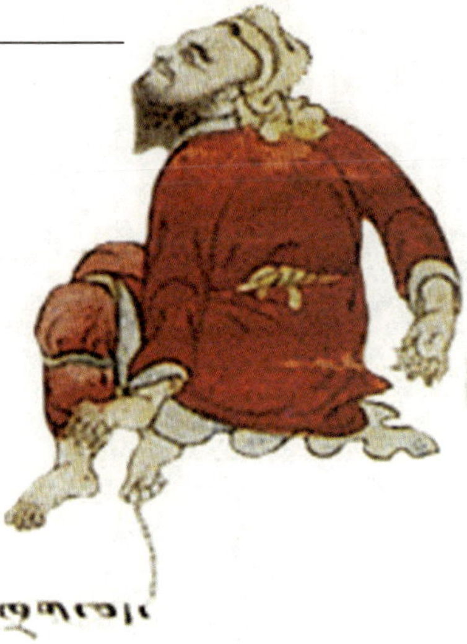

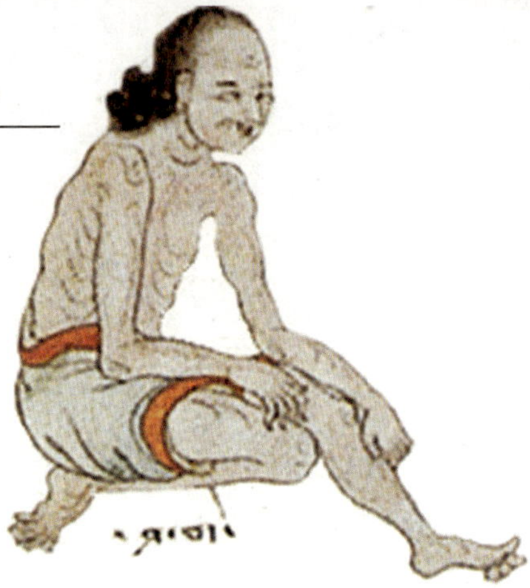

3 肌肉偏衰

症状为肢节断裂一样疼痛、瘦骨嶙峋、走动时关节作响、皮肤粗糙、体力衰弱。

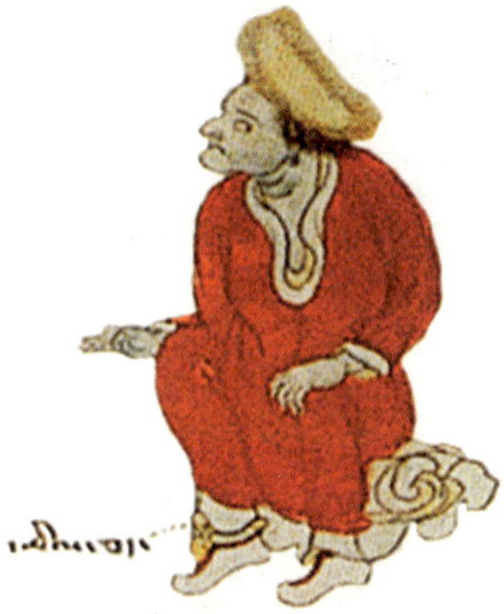

4　脂肪偏衰

症状为少眠不寐、身体瘦小、不耐寒冷、走动时关节作响，喜好甘、酸、苦、辣食物，肤色灰白。

5　骨偏衰

症状为头发脱落、齿甲掉落、行动不便、忧愁软弱。

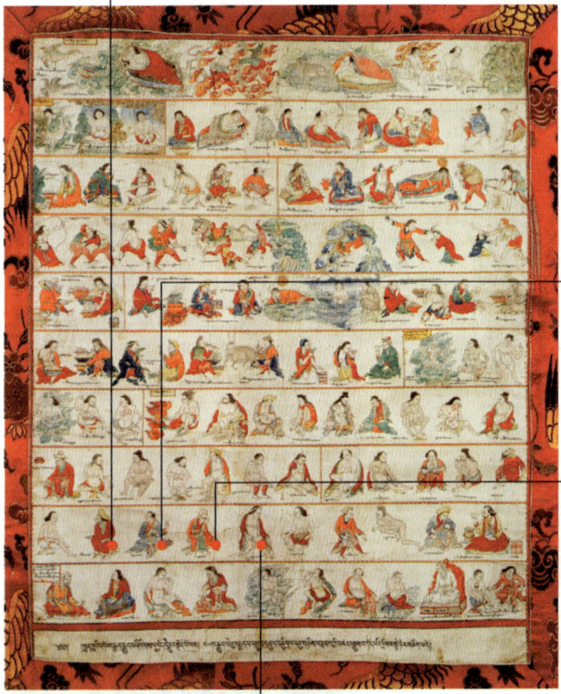

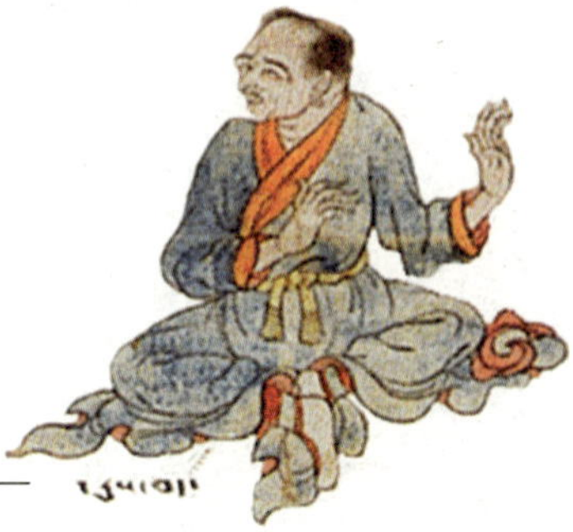

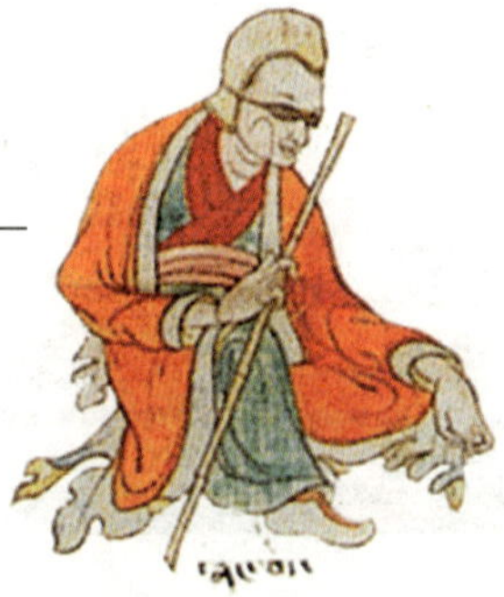

6　髓偏衰

症状为骨腔空虚、头晕、眼花生翳、体力衰减、不愿行动劳作。

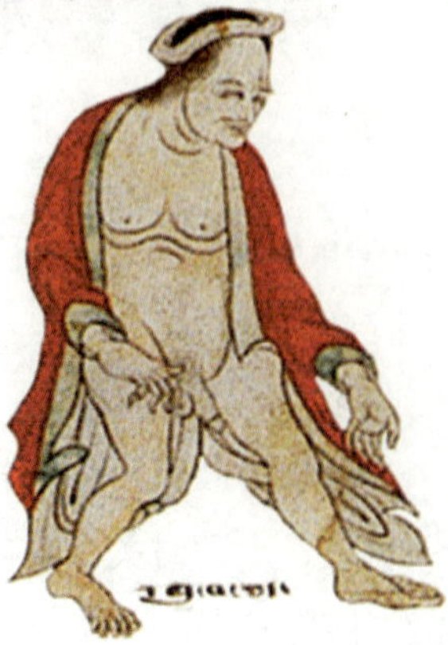

7　精液偏衰

症状为阴道或尿道出血、性快感减弱、不喜女色、睾丸灼痛欲焦。

六、三秽物偏衰症状

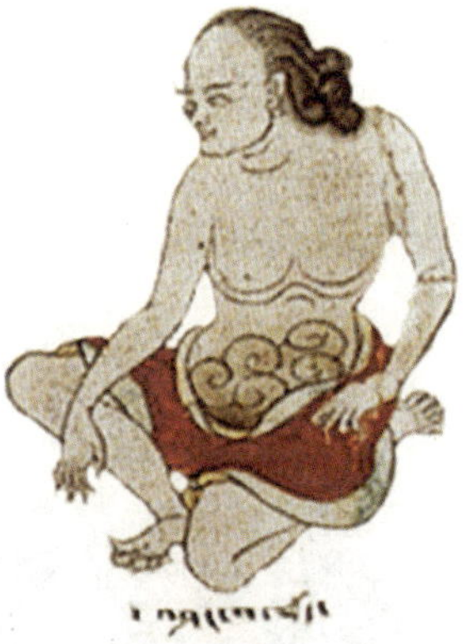

1 大便偏衰

症状为肠内鸣响、矢气不下，有时上逆，胁肋胸口疼痛，有时气胀，脐部不适。

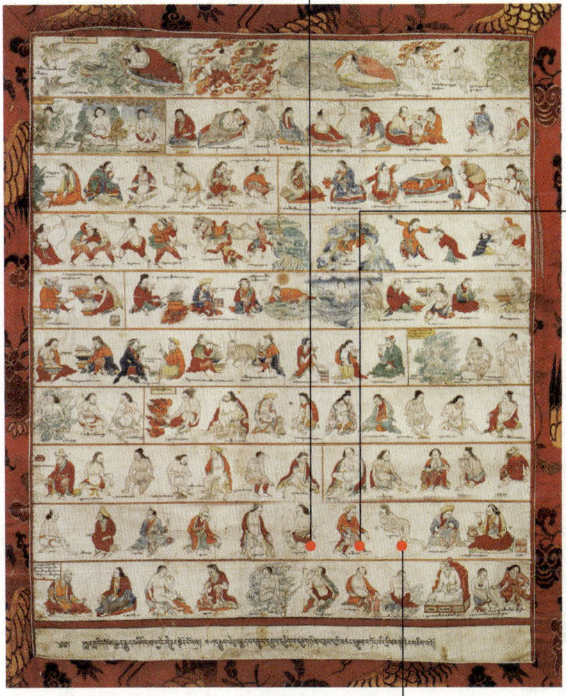

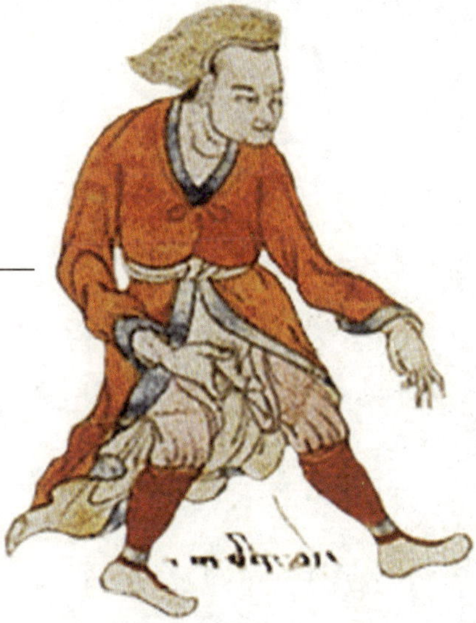

2 尿偏衰

症状为尿色突变、尿涩不利、尿下缓慢、排尿艰难或尿量少。

3 汗偏衰

症状为皮肤失华无光泽、皴裂，汗毛竖立或自行脱落，发生疱疹及各种皮肤病。

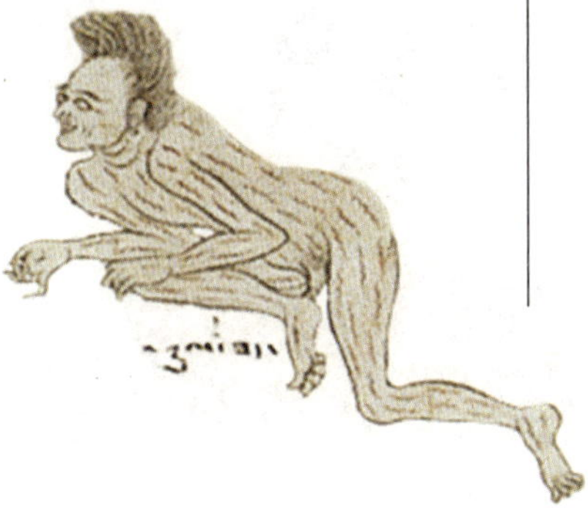

4 精气偏衰

七精华物质的最后一精华精液所转化的精气，因心情悲伤而发生偏衰，症状为惊悸频发、干瘦力弱、抑郁寡欢、面容憔悴。

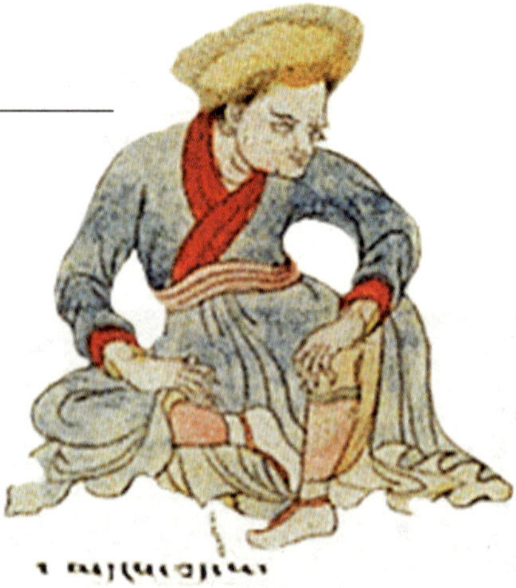

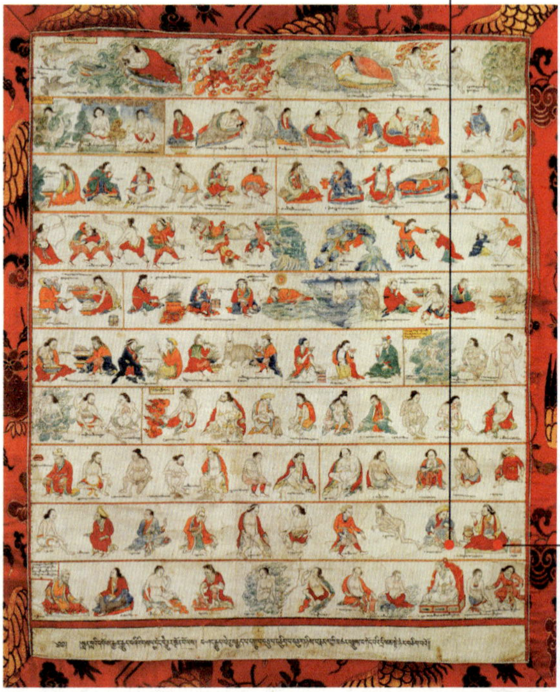

七、营养食物

味甘性热滋养精气偏衰的一类食物称为营养食物。滋补壮阳的药方、刚挤的奶乳、新鲜肉汤等都是滋补精气、延年益寿的食物，应积极食用。

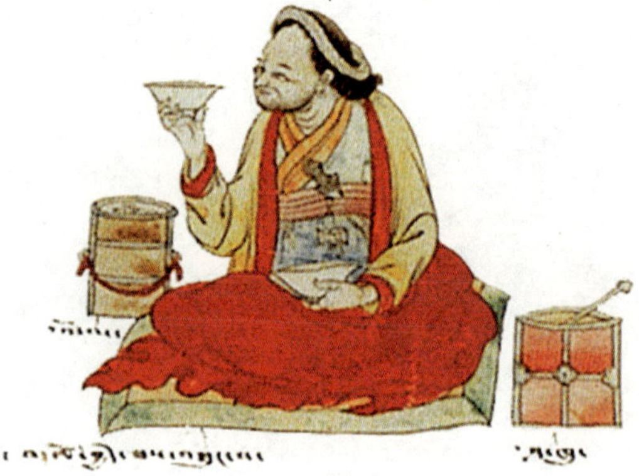

第十二章 疾病分类

一、按性别、年龄分类

1 男科疾病

男性特有的疾病，分为精亏、精滑、睾丸下坠、阴茎病 4 种；睾丸下坠（疝）分隆致疝、赤巴致疝、培根致疝、脂肪疝、尿疝、小肠疝 6 种；阴茎病分发疹、扭结、尿道粘连、尿道芒刺、隆致强中、赤巴致强中、培根致强中、血致强中、聚合（隆赤培血）致强中 9 种，共计 17 种。

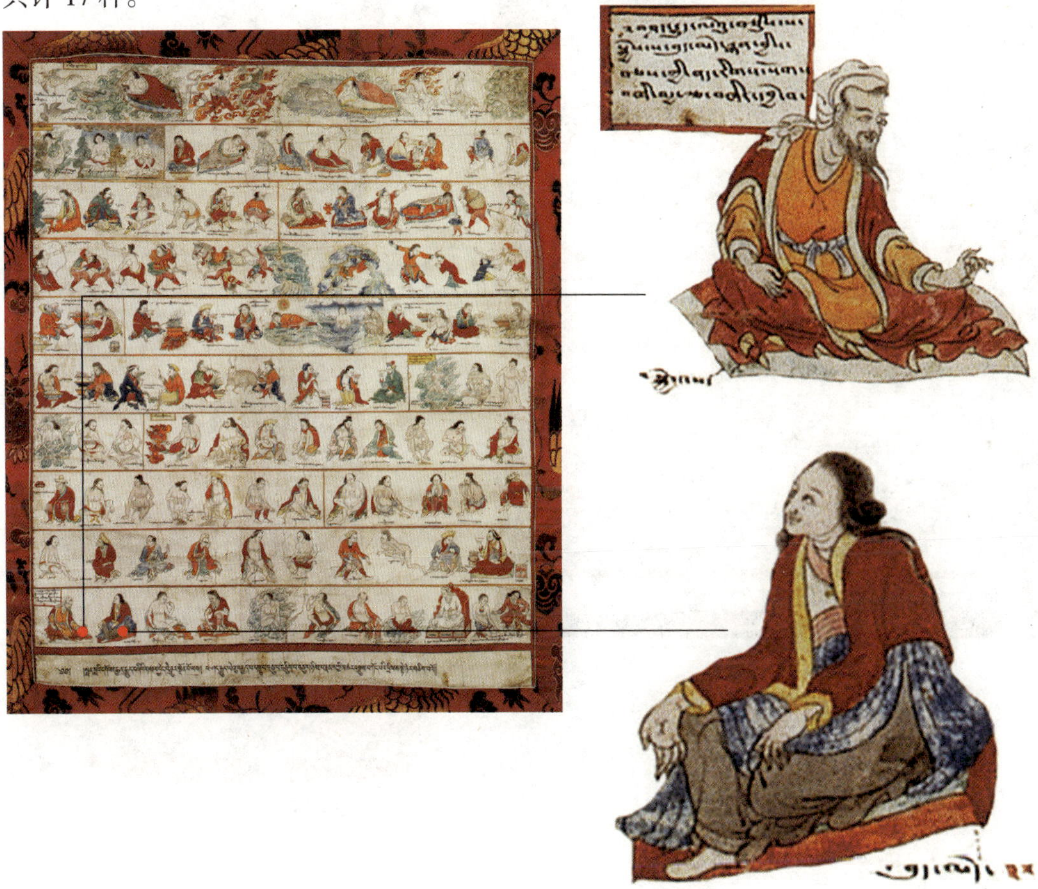

2 妇科疾病

女性特有的疾病，子宫病分子宫隆病、赤巴病、培根病、血病、聚合病 5 种；子宫瘤分水泡瘤、硬块血瘤、麻木肉瘤、淋巴瘤、房事瘤、恶露黑瘤、脉瘤、精液瘤、浊液瘤（死胎成瘤）9 种；子宫虫病分虫蠕奇痒症和虫怒肿痛症 2 种；妇血症、妇风症分 16 种，共计 32 种。

3 儿科疾病

儿童特有疾病，小儿细小病分头肿、喉阻、脾病、胆病、胃病、大肠病、食土症、腐乳症等 8 种；小儿重大病分胸病、肺病、肝病、脐病、结石等 8 种；杂病分眼病、耳病、口腔病、淋巴结病、命脉病、虫病、肌肉病等 8 种，共计 24 种。

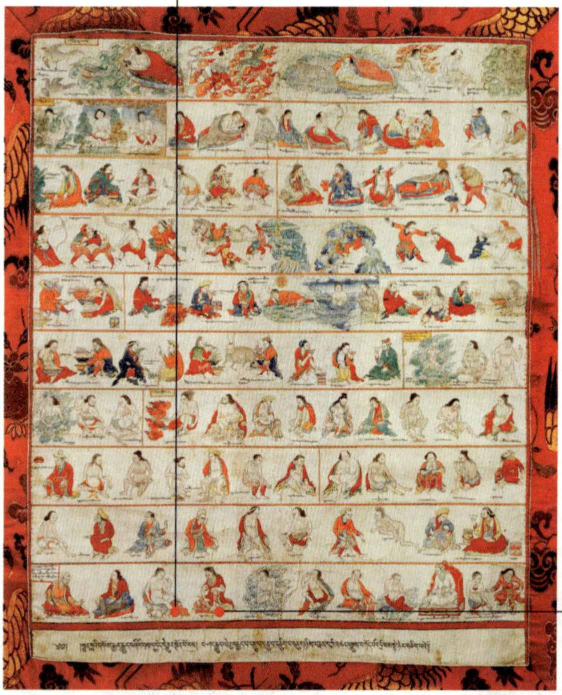

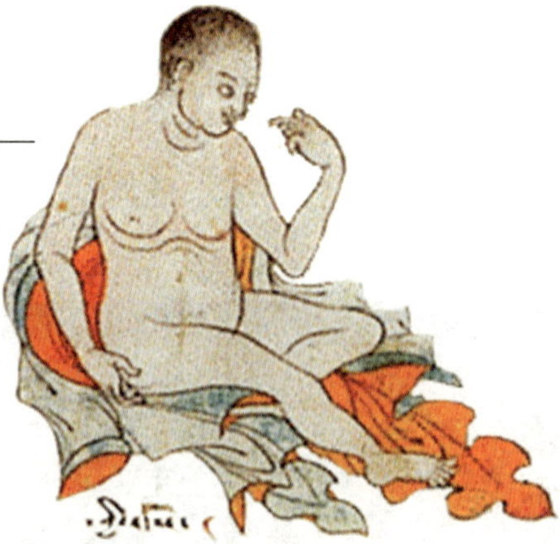

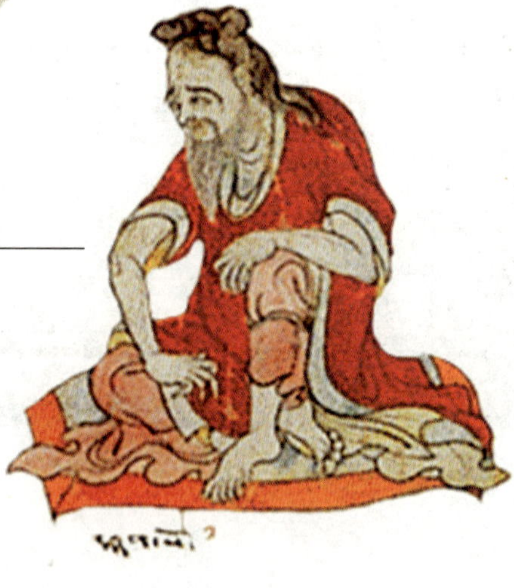

4 老年疾病

老年人特有的疾病，因体内七精华物质衰败，五官功能衰弱，心肺等五脏六腑功能衰竭，四肢及指、趾功能衰弱，总之五元构成的机体精气衰损导致的衰老病。

二、按三邪划分

疾病有 404 种，按三邪、主要、部位、种类划分为 4 类。其中按三邪性质分类为 101 种，其中隆病 42 种、赤巴病 26 种、培根病 33 种。

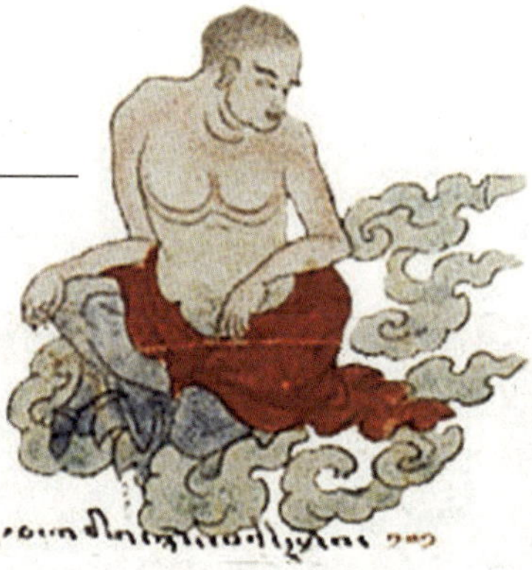

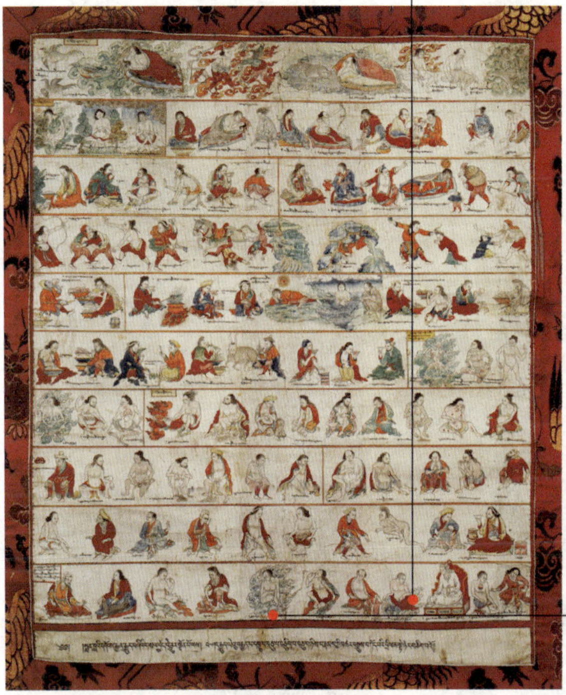

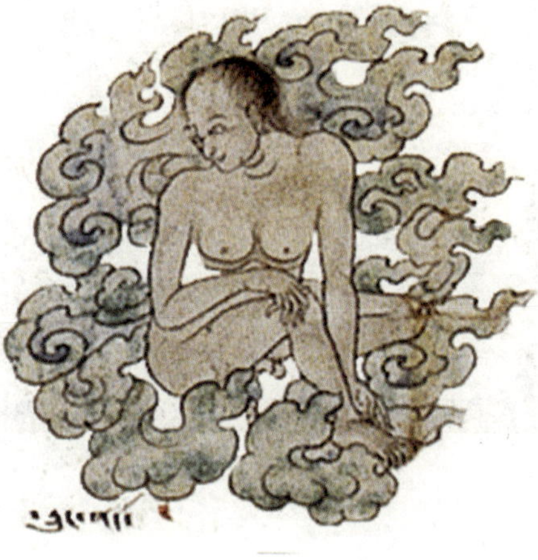

1 隆病

隆病分通病和个病 2 种。通病又按性质分为“阿哇达”症、“达干”症等 20 种；按发病部位分为六侵入途径、五官显花等 7 种；个病分为持命隆病、上行隆病、偏行隆病、伴火隆病、下泄隆病等单一型病 5 种，隆病与培根和赤巴并发的二合型病 10 种，共计 43 种。

2 赤巴病

赤巴病分通病和个病 2 种。通病又按性质分为胆汁外溢、窜入脉道等 4 种；按发病部位分为六侵入途径、五官显花等 7 种；个病分为能消赤巴病等单一型病 5 种，赤巴与隆和培根并发的二合型病 10 种，共计 26 种。

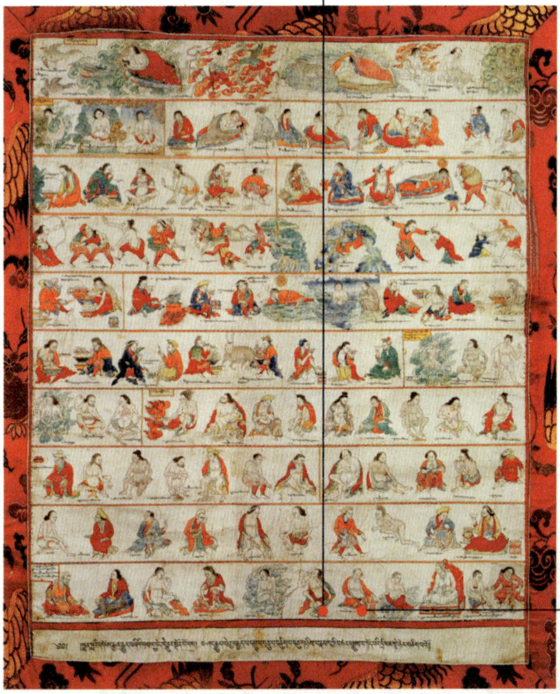

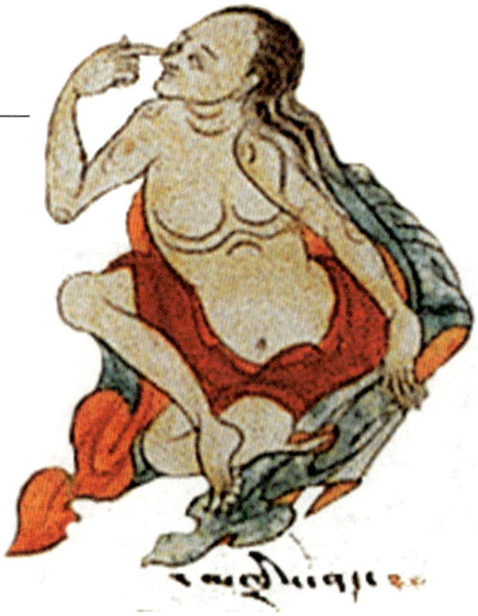

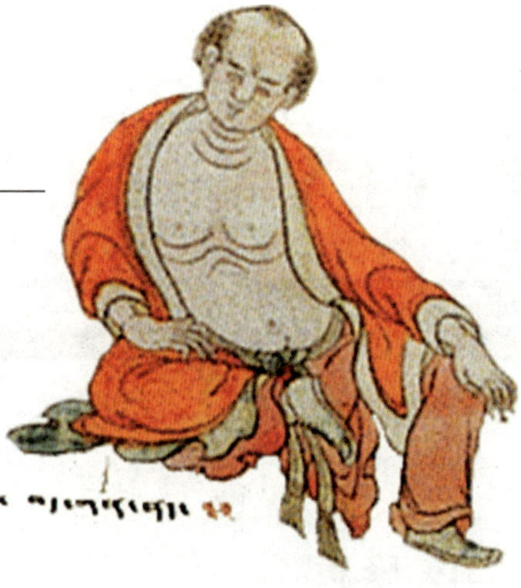

3 培根病

培根病分本系疾病和他系疾病两类。本系疾病又分通病和个病 2 种，其中通病有剑突培根病等 6 种；按发生部位分六侵入途径和五官显花等 7 种。个病分为能依培根等单一型疾病 5 种，培根与隆和赤巴并发的二合型疾病 10 种。他系疾病分为黄培根病 1 种和紫培根病——扩散、增盛、滞凝、卷结 4 种，共计 33 种。

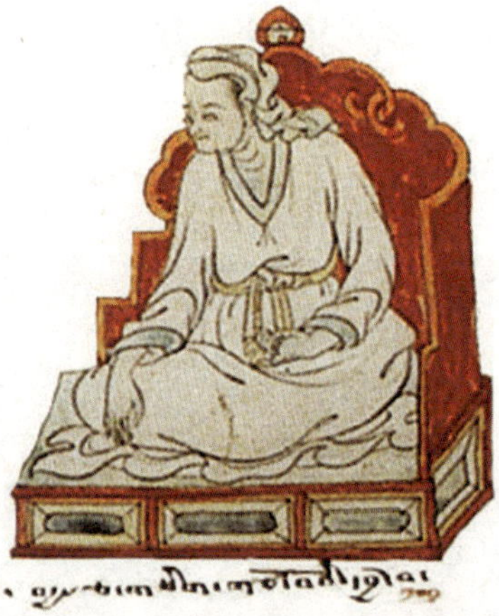

三、按主要疾病划分

按主要疾病划分为 101 种，它们是可显示出单一本病症状的本系型疾病及其偏盛偏衰转化的疾病 18 种他系型疾病，按其偏盛、偏衰等变化细分为 74 种；并发病分为 27 种。

四、按部位划分

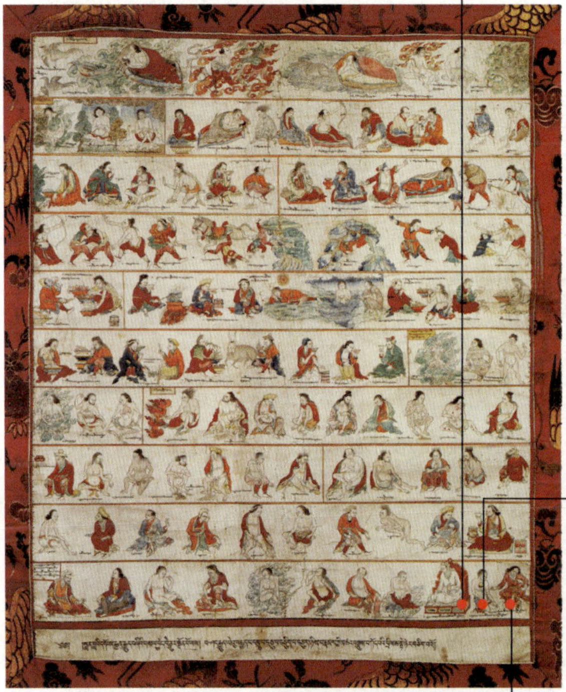

按发病部位划分为 101 种，它们又分为肉体疾病和心理疾病两类。心理疾病有狂症、癫痫 2 种；肉体疾病按部位分上体病 18 种、下体病 5 种、体外病 20 种、体内病 19 种及普科病 37 种。

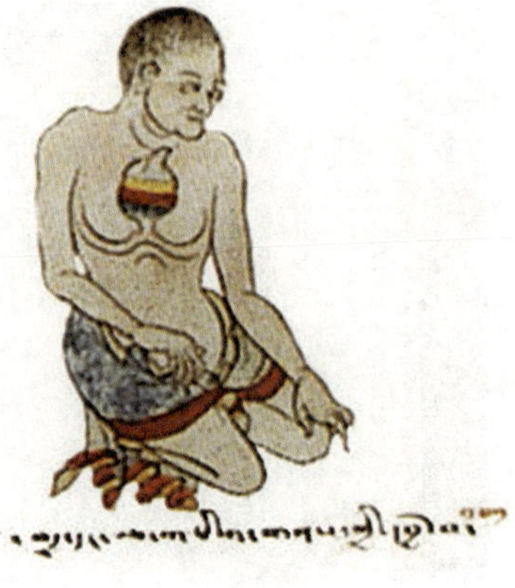

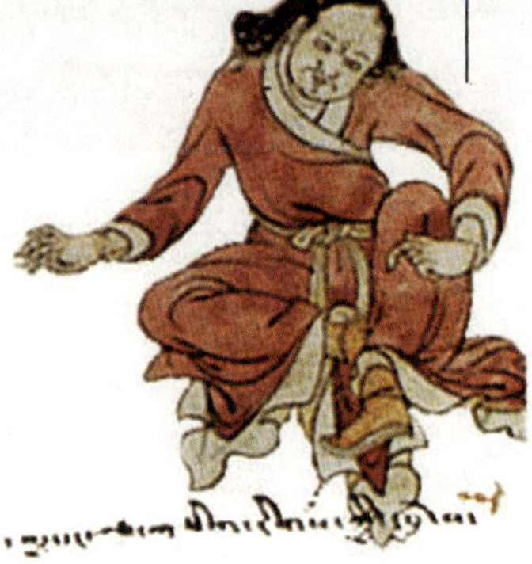

五、按种类划分

按种类划分为 101 种，它们是内科疾病 48 种、创伤病 15 种、热病 19 种、杂病 19 种。

图二十二　日常性行为起居、季节性行为起居、临时性行为起居

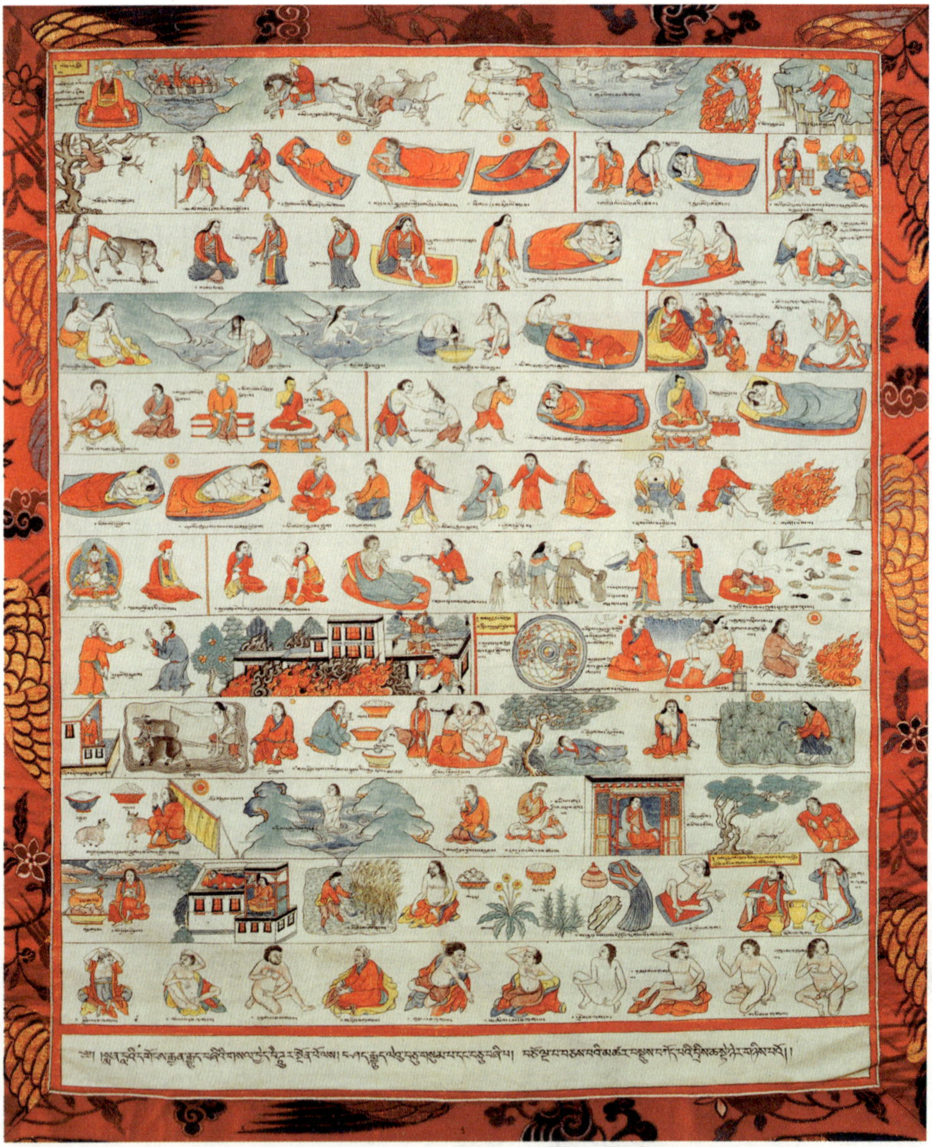

本图示日常性行为起居、季节性行为起居、临时性行为起居等内容。其中日常性行为起居分延年长寿、做圣人准则包括拜师、禁止作恶、大行慈善；季节性行为起居包括四季的起居；临时性行为起居包括强忍饥饿、口渴、呕吐、呵欠、喷嚏、呼吸、睡眠、咯痰、吐唾沫、大便、放屁、小便、射精等的害处。

第十三章　日常性行为起居

一、延年长寿行为起居

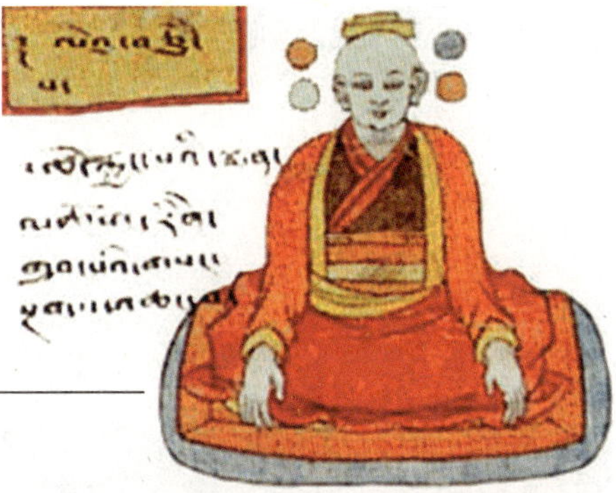

1　佩戴珍宝药囊和咒符

为了健康长寿，左臂要佩戴水银丸和胜利诃子、动物宝丸等香囊；头顶佩戴白、花玛瑙等珍宝；颈上戴带有神力的密宗咒符。

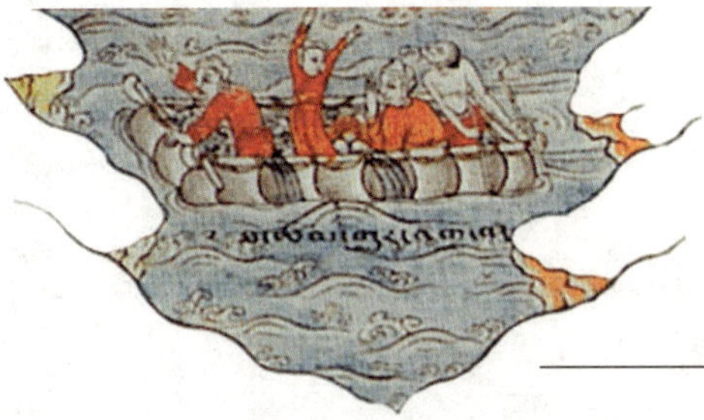

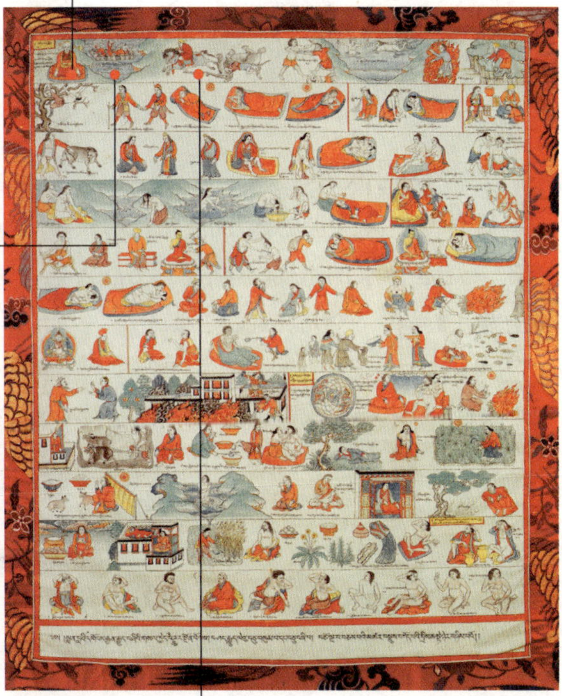

2　不乘可疑舟船

不乘坐楫桨折断和破漏舟船过大河、大海。

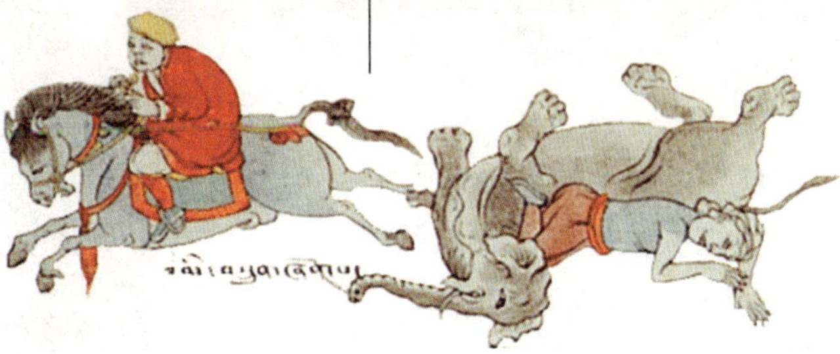

3　不骑未驯牲口

未驯服的马、牦牛、大象等牲口本性顽劣，它会甩人、顶人、踢人，很危险，不能乘骑。

4 不去杀场

抢盗杀人越货、坏人械斗、战争打仗等场所因双方格杀，见之残忍，有生命危险。

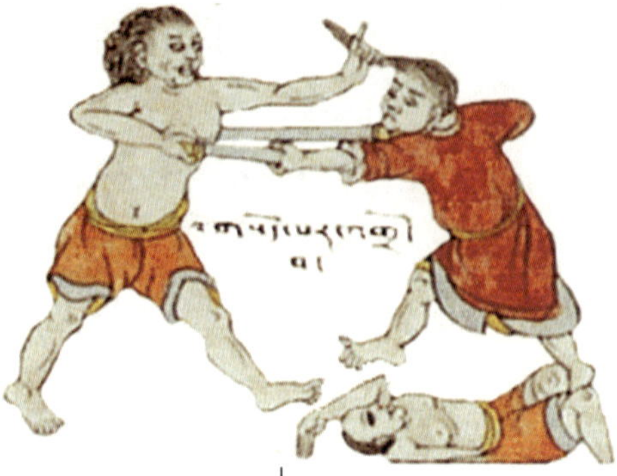

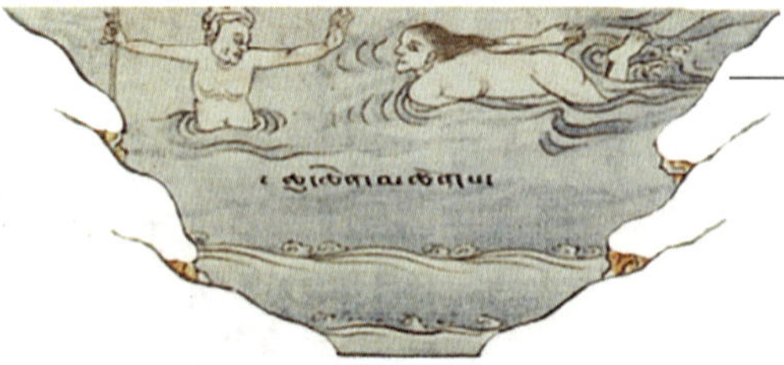

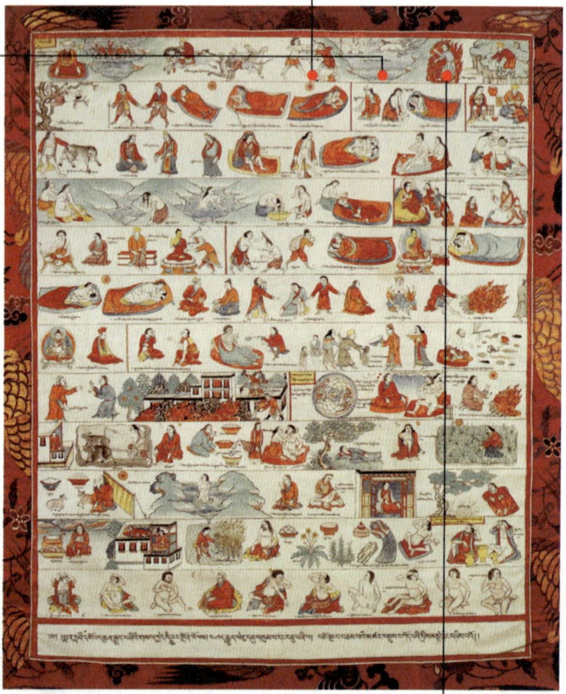

5 不泅大水

不要说不会游水的人不能去大水游泳，就是会水的人如不熟悉水情，也会跌入旋涡，故不能泅渡大河。

6 不临大火

靠近大火，因火性热灼，可烧焚一切，人体也不例外，不要说进入火中，接近大火旁也要禁止。

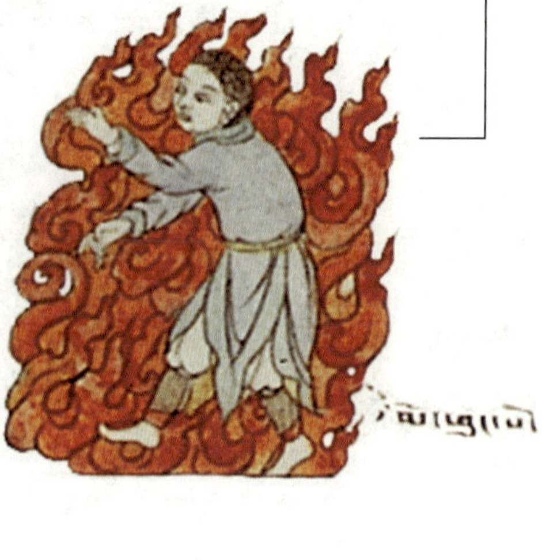

7　不立崖上

土崖和岩崖、悬崖不稳固，容易坍塌，尤其夏季雨水过多和冬季寒冷时危险更大，故不能在悬崖上站立行走。

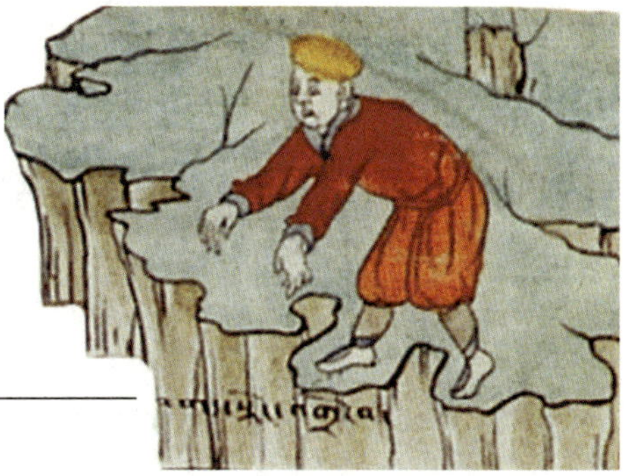

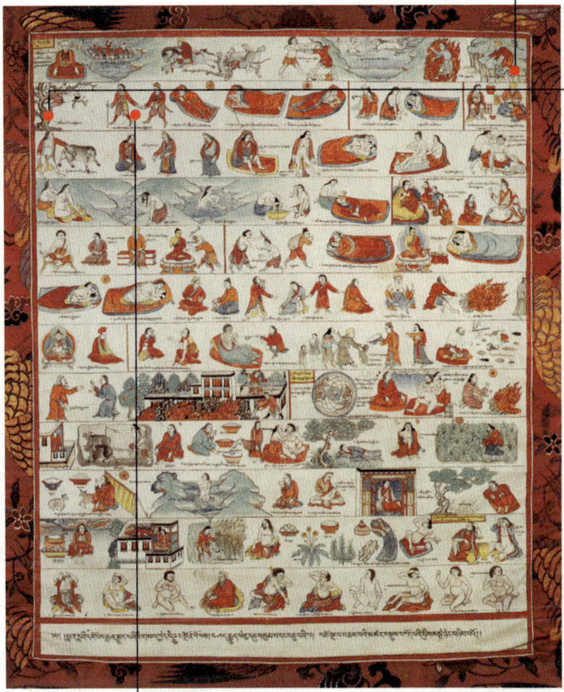

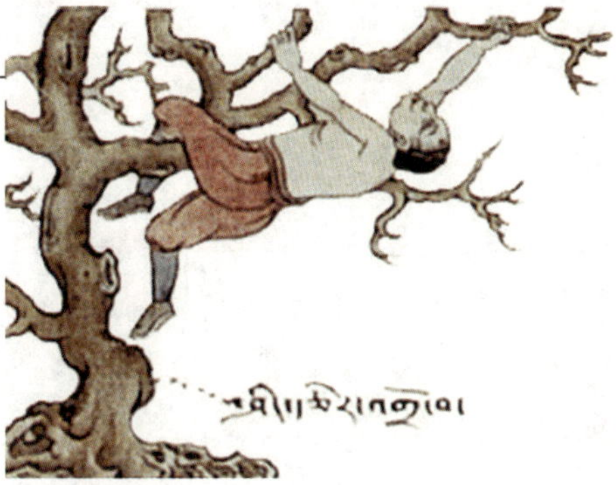

8　不攀高枝

攀登树木高枝非常危险，尤其在夏季树木茂盛和冬季冻脆之时，容易折断跌落，危及生命，故不能攀登。

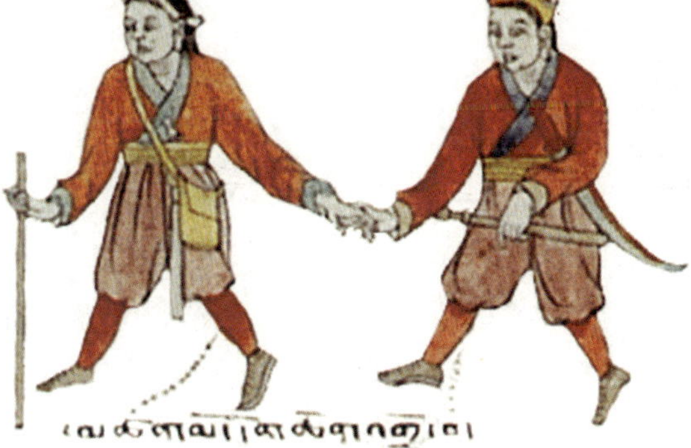

9　不行夜路

夜晚不能到处行走，要远离有祸端的地方，如果有要事必行的话，应穿上靴子，带上棍棒，有人伴行。

10　睡眠要足

人夜晚睡不好觉就容易疲劳、困倦，行为变得粗鲁，体力衰弱，无兴趣做事，易引发隆病，为了免生隆病，尽量要睡足。

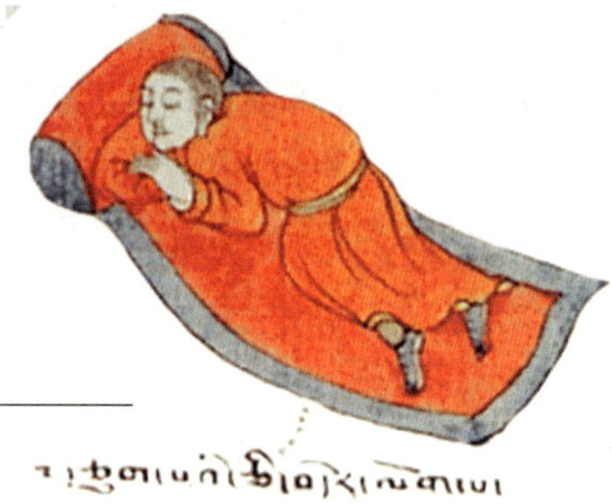

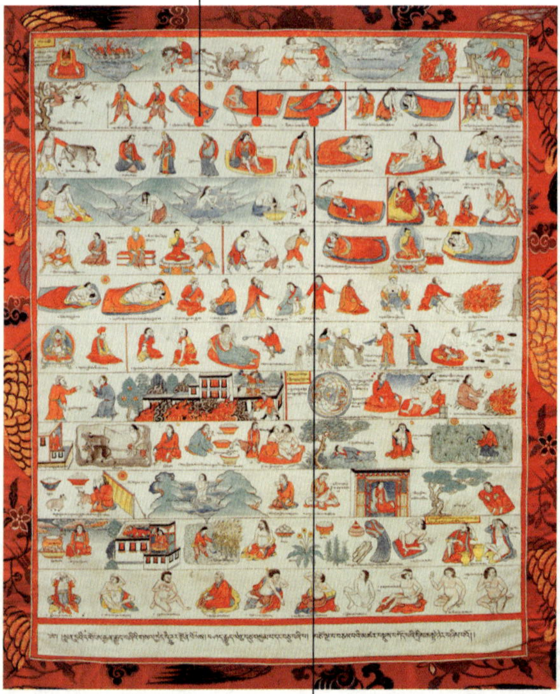

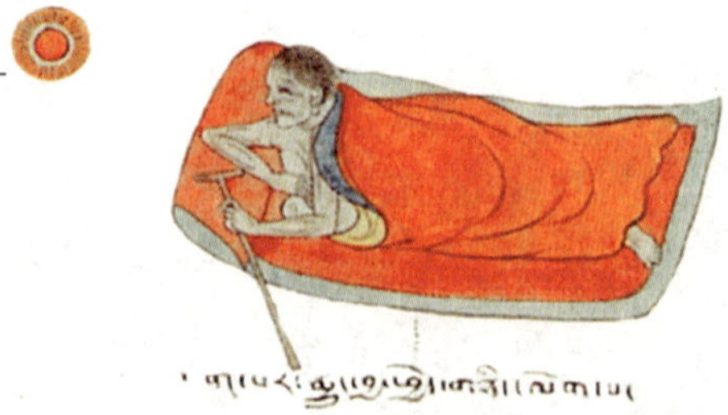

11　熬夜后补睡一半时间

一般熬夜后次日清晨禁食，并补睡熬夜的一半时间。出现特殊情况如醉酒、讲话过多、年老、受惊吓的人，因春季气候糙而轻，夜晚较短，体力和精气被夺，白昼宜睡片刻。

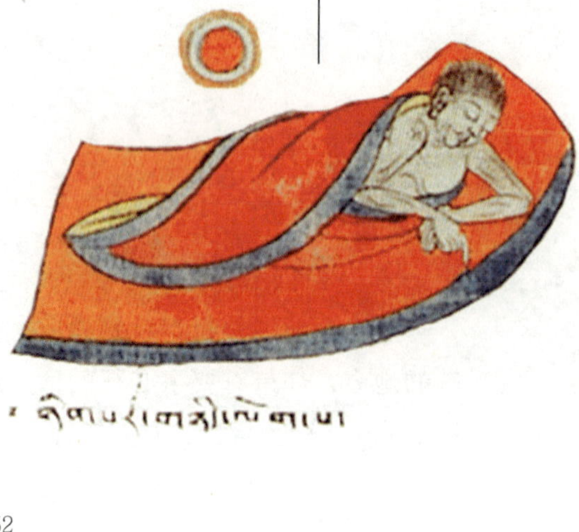

12　不宜白天睡觉

一般而言，白天睡觉激增培根，容易造成浮肿、意识不清、头痛倦怠，易患感冒和瘟病等，故尽量不要白天睡觉。

13 不瞌睡之法

人瞌睡过多，做什么事均无兴趣，意识不清。此时用引吐、禁食挨饿、性交等办法可有益于减少瞌睡。

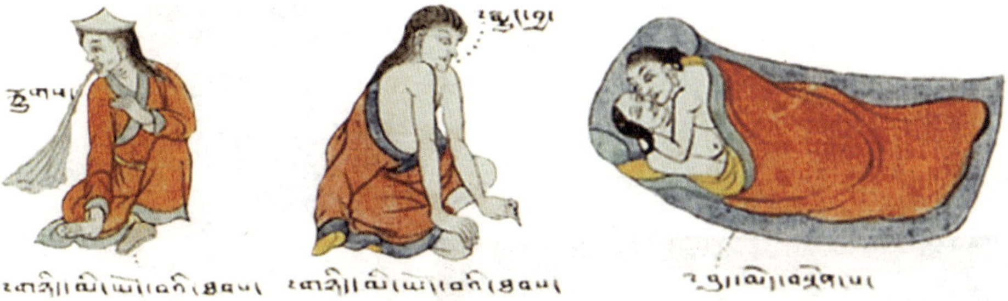

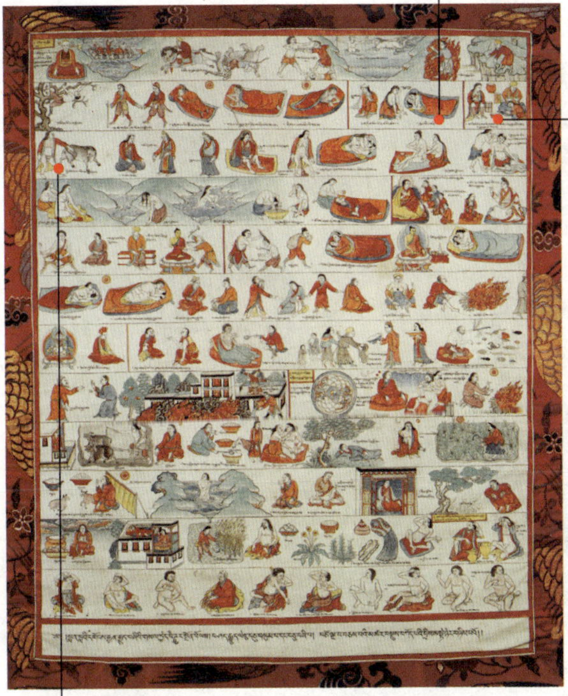

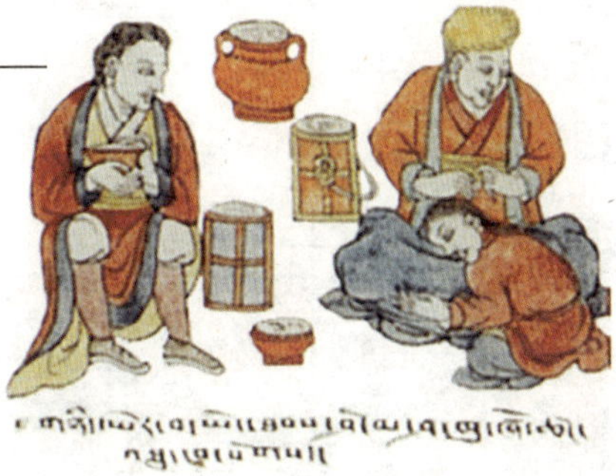

14 入睡之法

人失眠时，宜喝热奶牛、酪、酒、肉汤等性热、营养丰富的饮食，头部涂抹芝麻油，耳内滴温油等则有益于入睡。

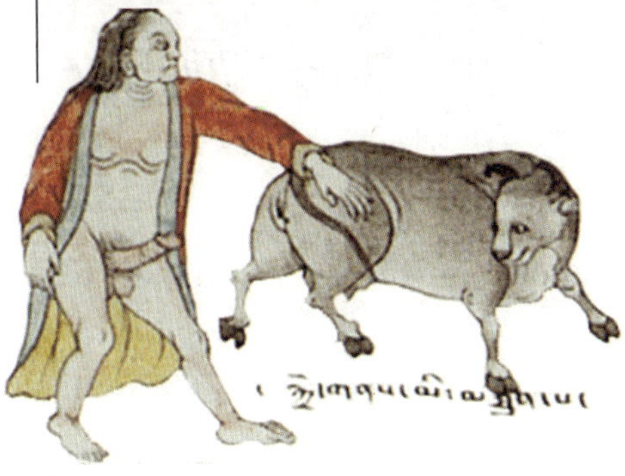

15 禁止与牲畜交媾

任何性欲旺盛者严禁与本人不同类者或与牲畜牛羊等交媾。

16　禁止与有夫之妇性交

任何性欲旺盛者禁止与有夫之妇性交。

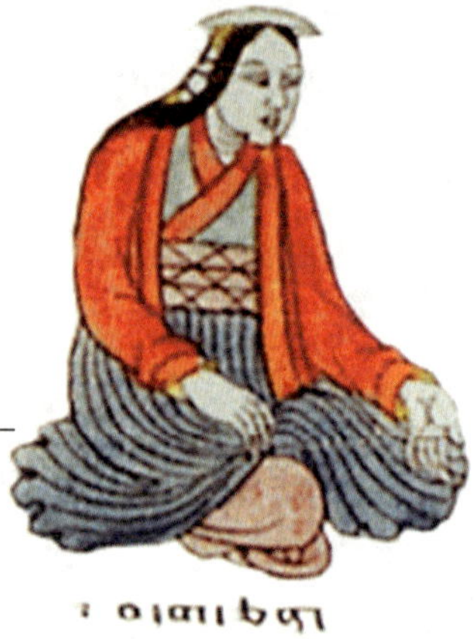

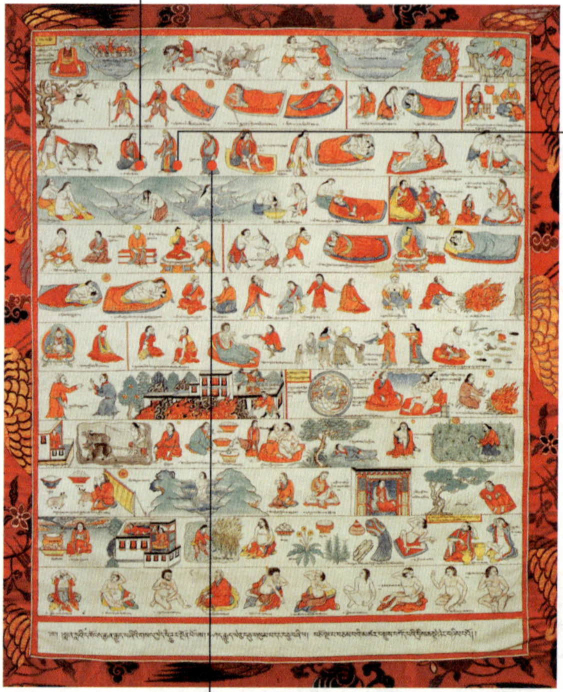

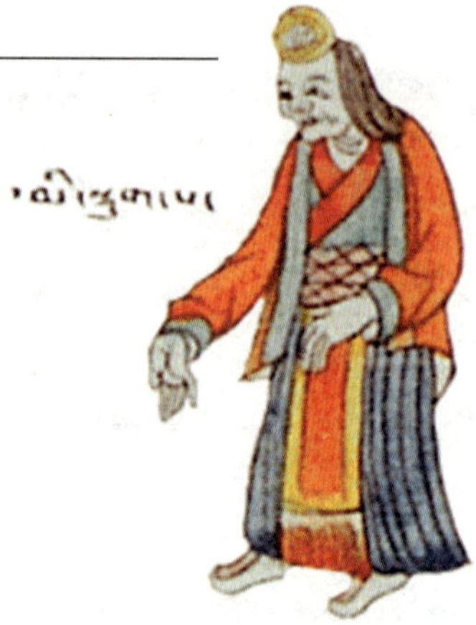

17　禁止与丑陋者性交

任何性欲旺盛者禁止与身体发育有缺陷者及丑陋、不中意的女人性交。

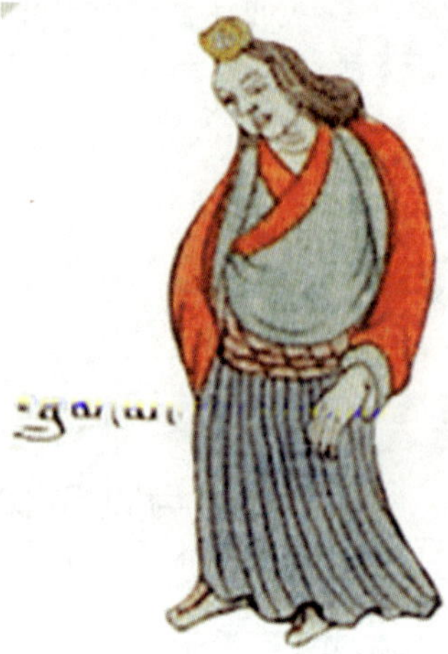

18　禁止与孕妇性交

任何性欲旺盛者严禁与孕妇性交。

19 禁止与体弱、忧愁的女人性交

任何性欲旺盛者禁止与体衰力弱、非常消瘦和病情危重的女人性交。

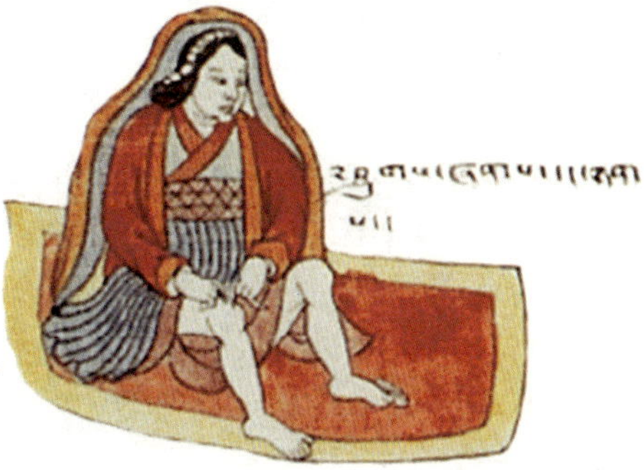

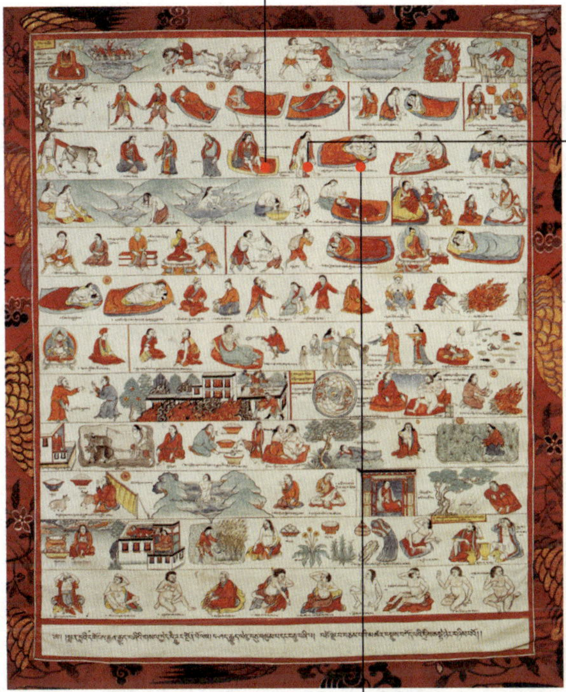

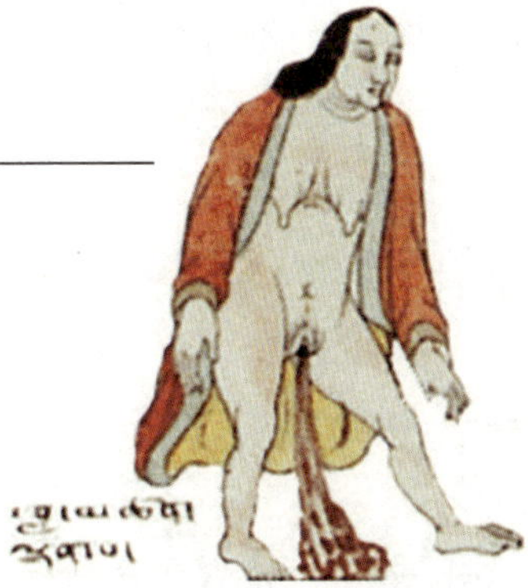

20 禁止与行经女人性交

任何性欲旺盛者禁止与正在行经的女人性交，以免损伤精气，招致不吉利。

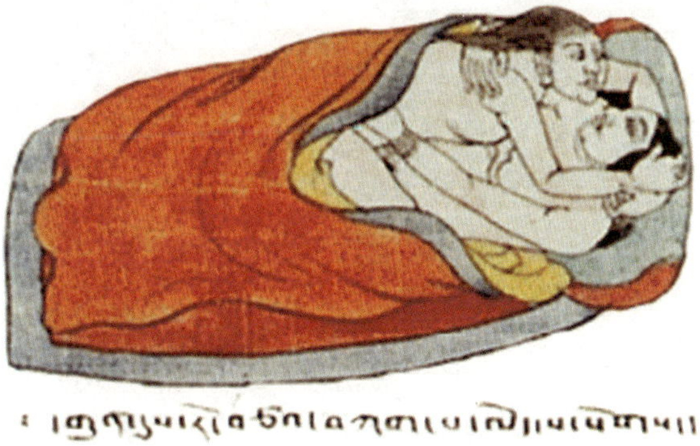

21 冬季恣意性交

冬季性欲旺盛、精液充沛之时，可不限次数地与不行经的女人性交；春、秋季可每两夜性交一次；夏、暖季可每半月性交一次。

22　涂油按摩

经常身涂油脂按摩，可防衰老，抗疲劳，治隆病，减肥，增强各器官功能，清洁身体，培增体热。

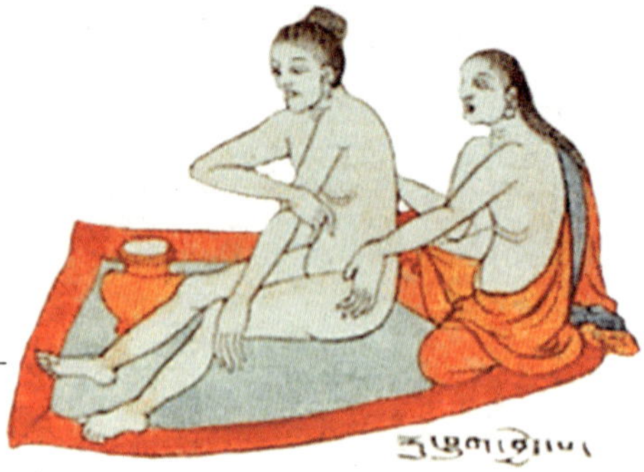

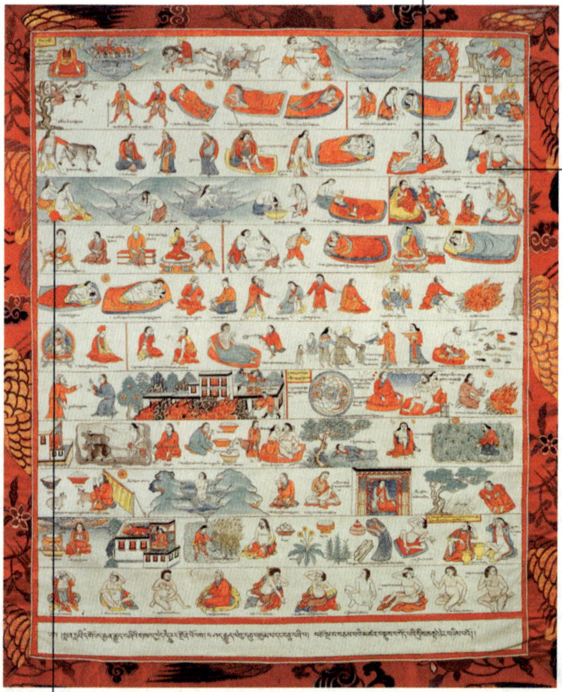

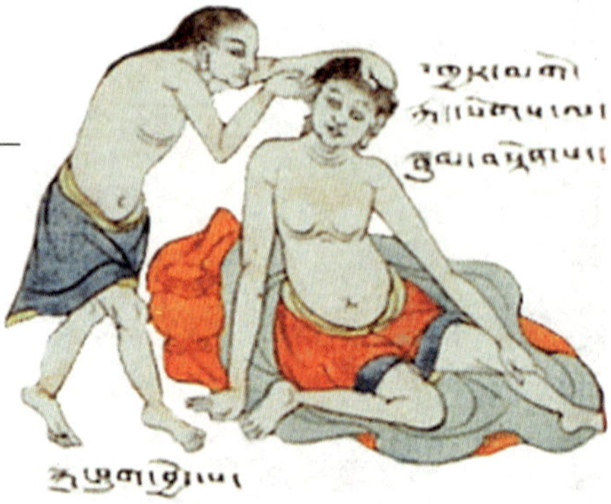

23　滴油

头部、足和耳朵等处时时滴油涂油，全身涂油按摩则会消除隆病，有减肥、轻身、增强各器官功能及增加体火之功效。

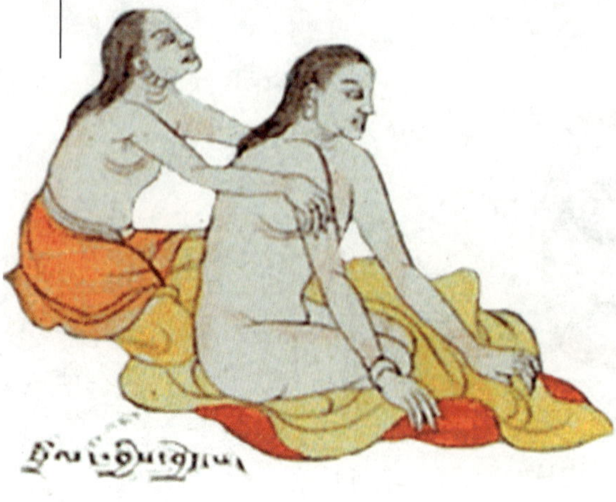

24　用豆粉搓身

涂油按摩或活动之后用豌豆粉等搓身，是消除培根病、减肥、光泽皮肤、柔软四肢的良法。

25 冲洗

经常再三冲洗身体某些部位，可以壮阳增热，焕发光泽，消除皮肤瘙痒、汗渍、身臭，促进五官灵敏，止渴降热。

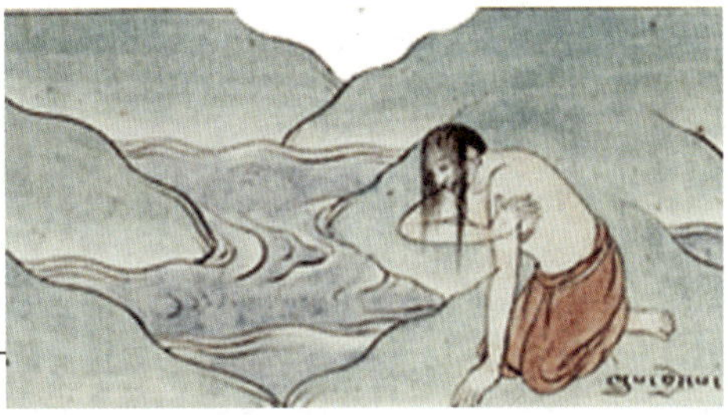

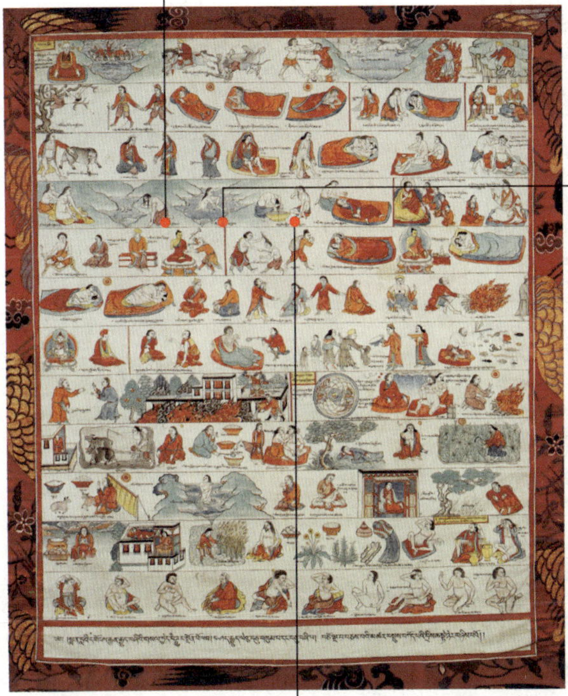

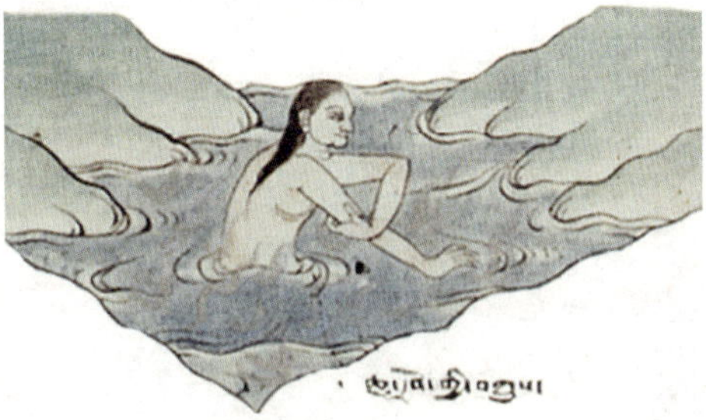

26 洗澡

经常浸水洗澡可以壮阳增热，增加力气，焕发光泽，消除皮肤瘙痒、汗渍、身臭，促进五官灵敏，止渴降热。

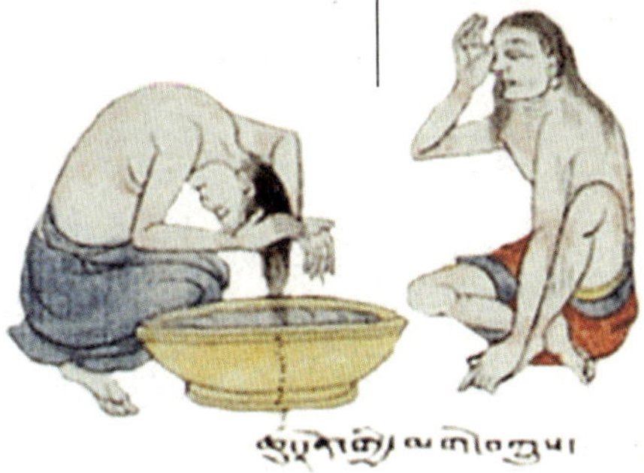

27 洗头

经常洗头可以壮阳增热，增加力气，焕发光泽。但用热水洗头则会脱发伤眼，特别引发热泻、腹胀、感冒、消化不良，有鼻病者禁忌用热水洗头。

28　滴眼药

眼睛属火，与水、土性的培根势不两立，能驱赶培根外出，造成流泪不断。因此平时特别是冬季每七天坚持用小檗汁眼药滴眼一次。

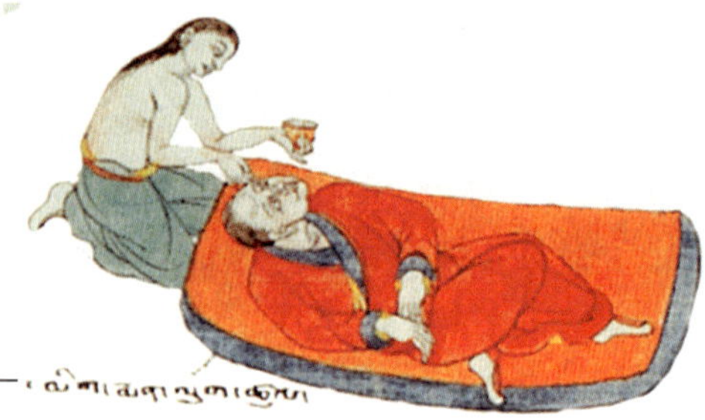

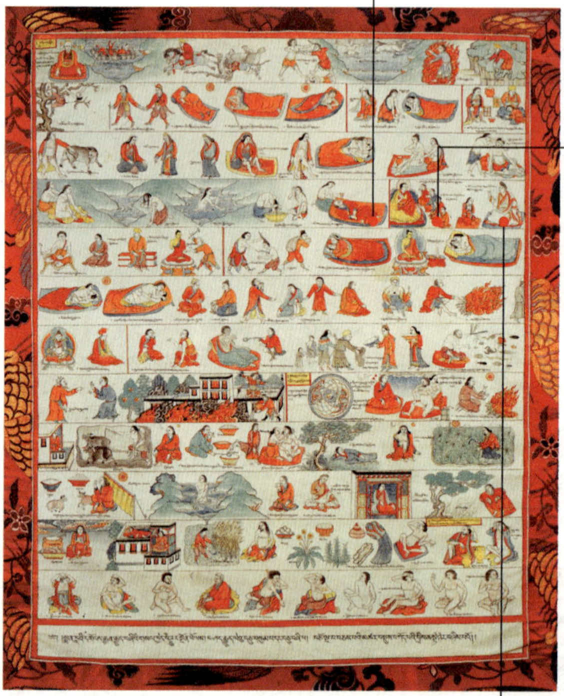

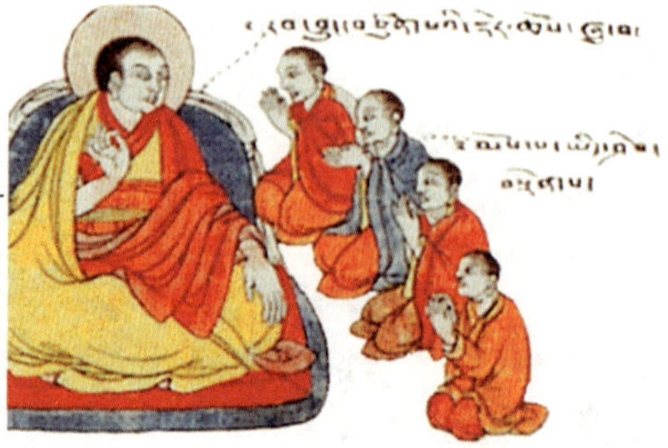

二、正法行为起居

1　敬拜良师

敬拜能引向善道天堂、能解脱烦恼的带发修行和剃发出家的显宗僧人为师，听经、供奉。反之，不可拜十不善恶人为师。

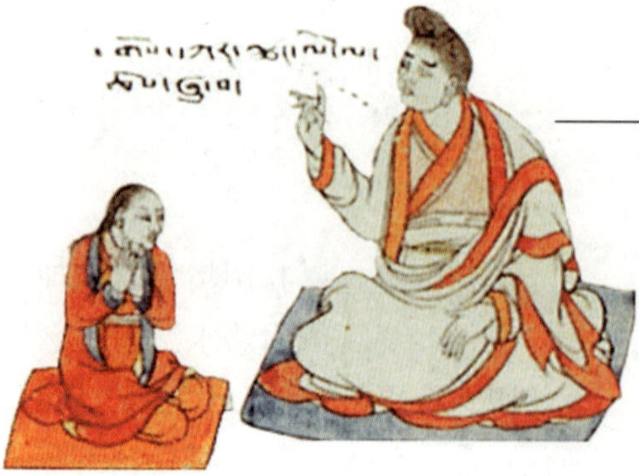

2　向白衣菩萨求经

敬拜能引向善道天堂和能脱烦恼的带发修行的白衣密宗师为师，求经、听经、供奉。反之，不可拜十不善恶人为师。

3 外道禅师

外道禅师轻视来世和因果报应，对众生无慈悲心，危害他人，崇尚今世，以己为主，是十不善恶师，使人作孽、引往恶趣之道，应远离之。

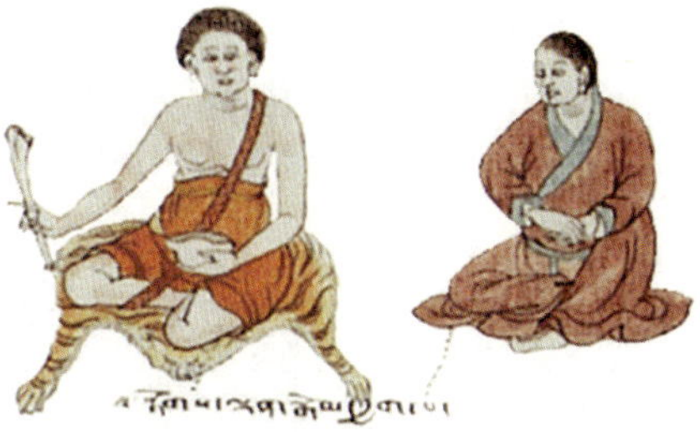

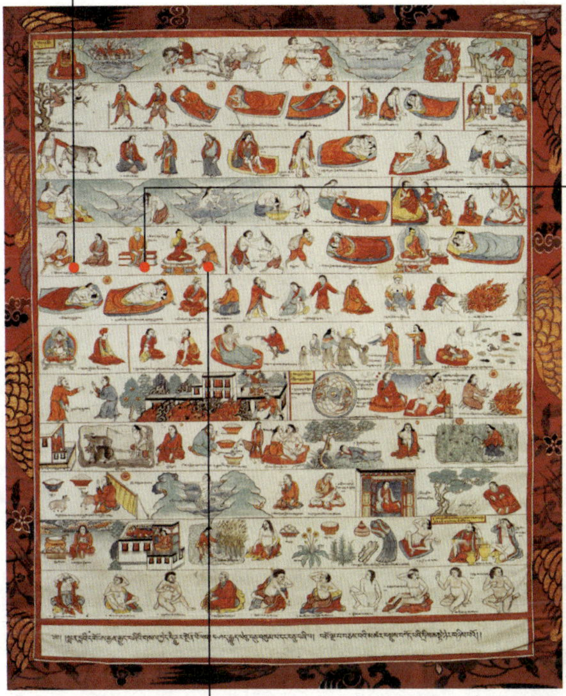

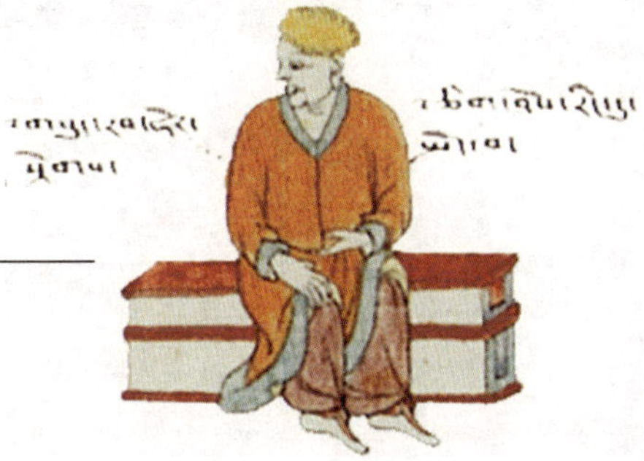

4 亵渎佛经者

所谓亵渎佛经者，就是把佛祖真经坐在屁股下的人，属十不善恶师，使人作孽、引往恶趣之道，禁止拜这类人为师。

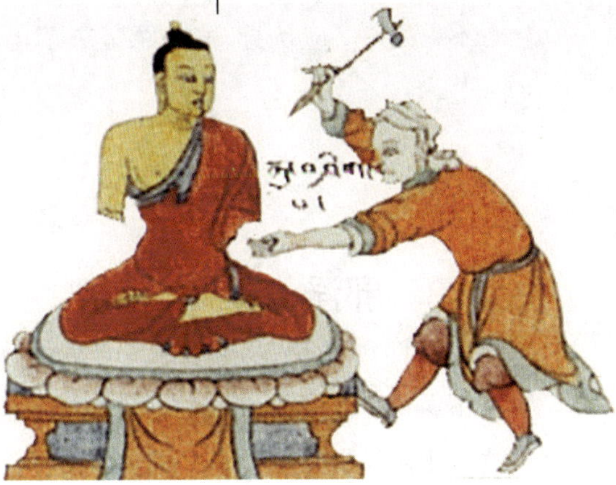

5 毁佛像者

对佛像不恭敬、不爱护，甚至毁坏者，是十不善恶师，使人作孽、引往恶趣之道，禁止拜这类人为师。

6 杀生

雇他人或自己亲手夺去其他生物的生命，属十不善罪孽之一，应从身、语、意坚决禁止。

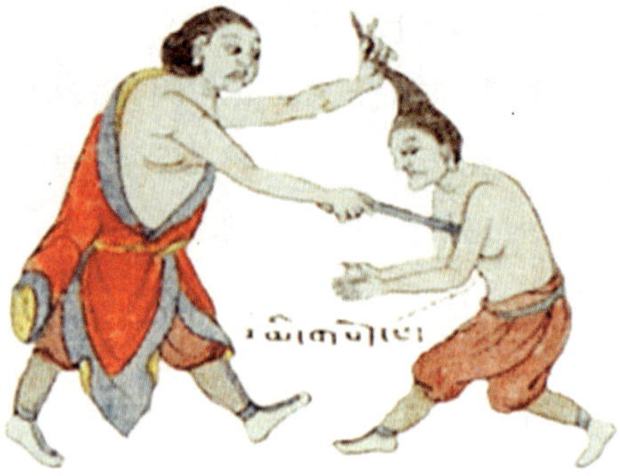

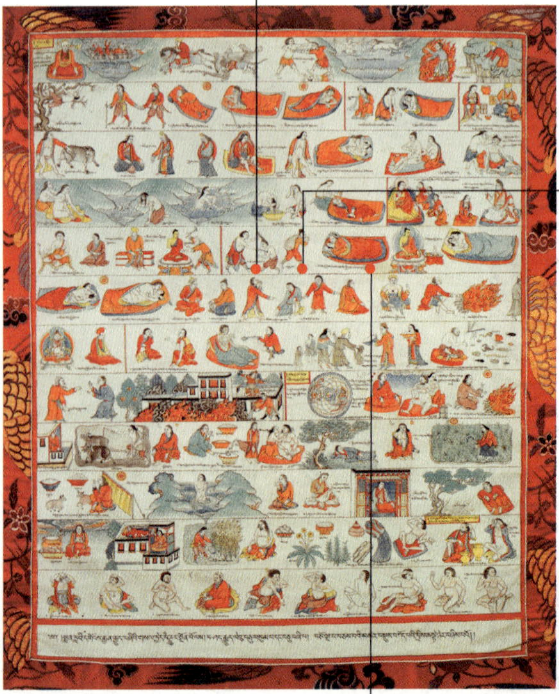

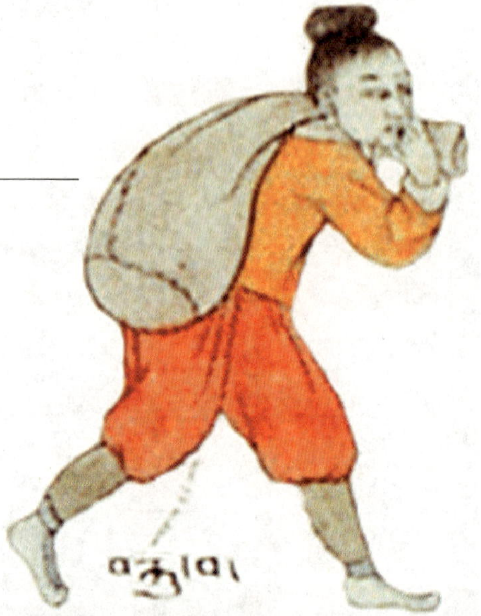

7 偷盗

因对他人财物起贪心，不经对方允许无理获得别人财物等的行为，属十不善之一，应从身、语、意坚决禁止。

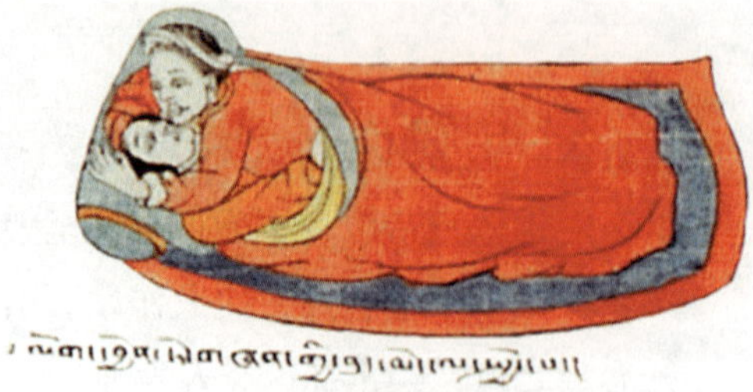

8 邪淫

因性欲旺盛，强奸有夫之妇，属十不善中的邪淫，应从身、语、意坚决禁止。

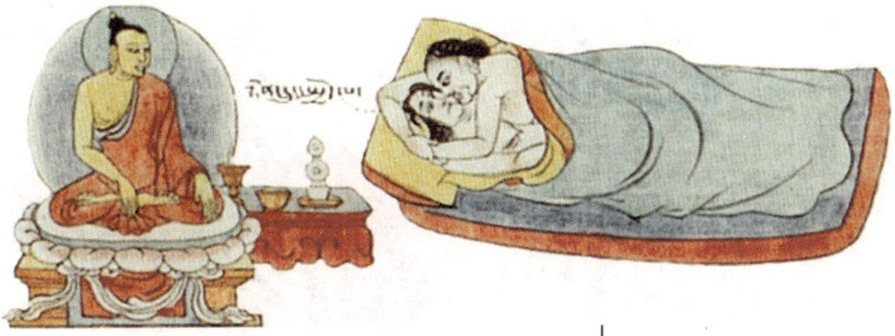

9 在佛像前交媾

在佛像、佛殿、佛经之前交媾属十不善中的恶行，应从身、语、意坚决禁止。

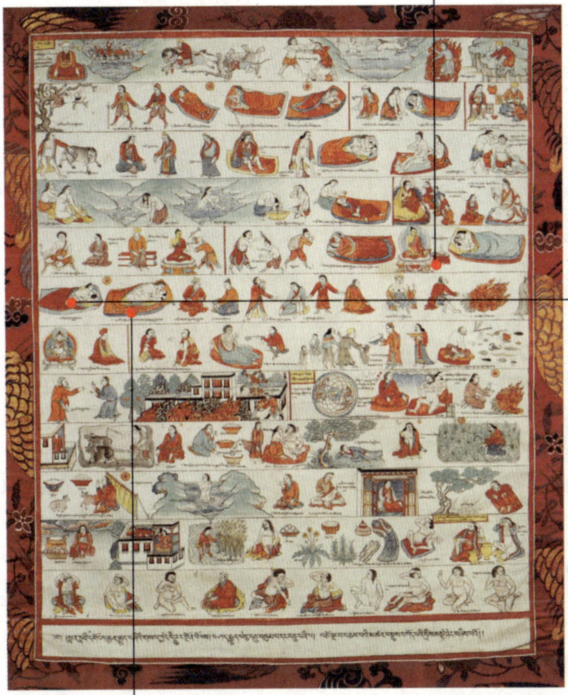

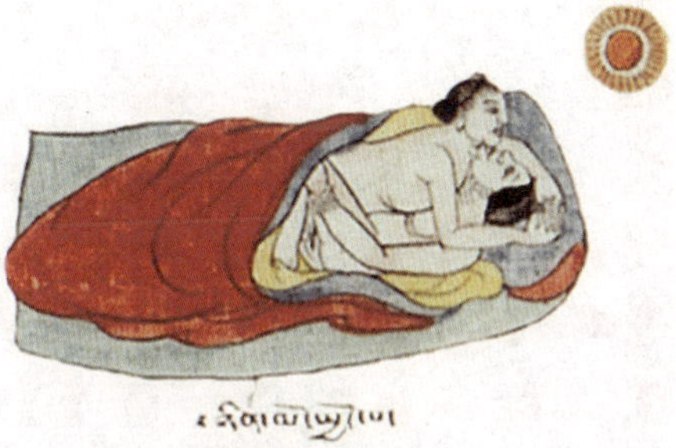

10 白昼交媾

人类性交时间一般在晚上，但白天与女人交媾属十不善中的身不善，即为淫乱，应从身、语、意坚决禁止。

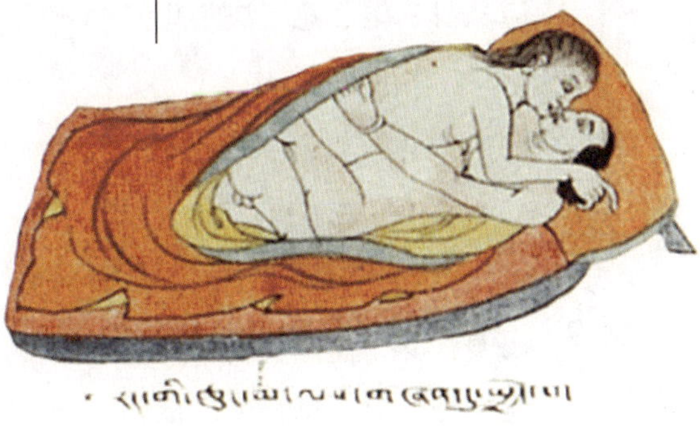

11 与妻子以外的女人通奸

与妻子以外的有夫之妇交媾属十不善中的身不善，即为淫乱，应从身、语、意坚决禁止。

12 妄语

不讲真话、不讲实话谓之妄语，属身、语、意十不善中的语不善，应从身、语、意坚决禁止。

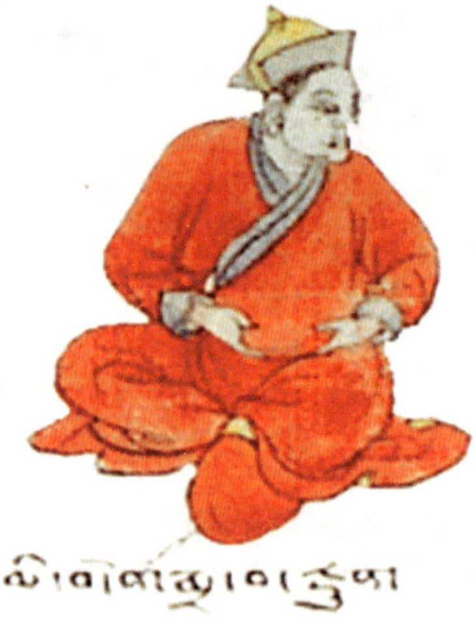

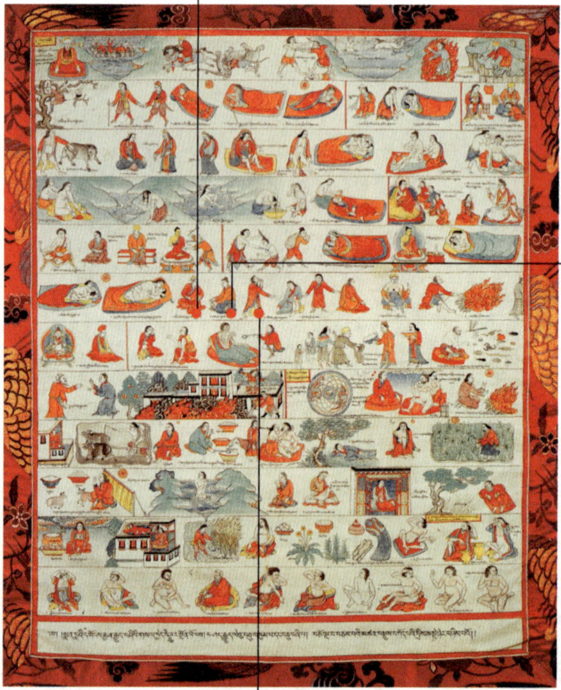

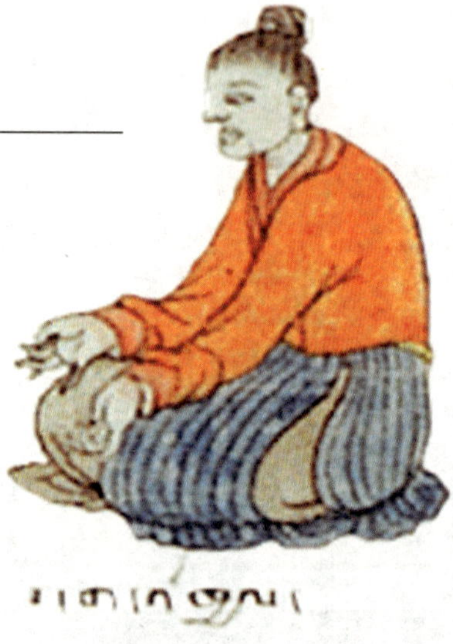

13 绮语

说废话或无意义的话谓之绮语，属身、语、意十不善中的语不善，应从身、语、意坚决禁止。

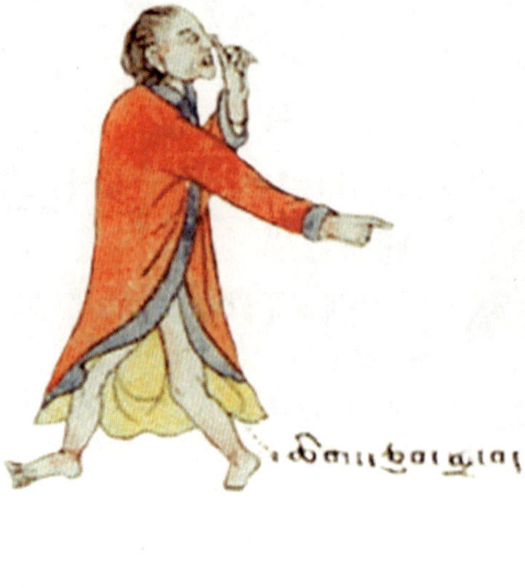

14 恶口

生气、揭别人的短、诅咒他人，属身、语、意十不善中的语不善，应从身、语、意坚决禁止。

15 离间

挑拨关系、离间他人，属身、语、意十不善中的语不善，应从身、语、意坚决禁止。

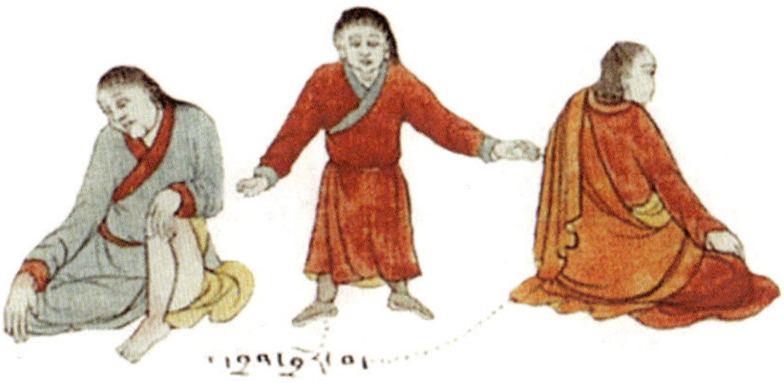

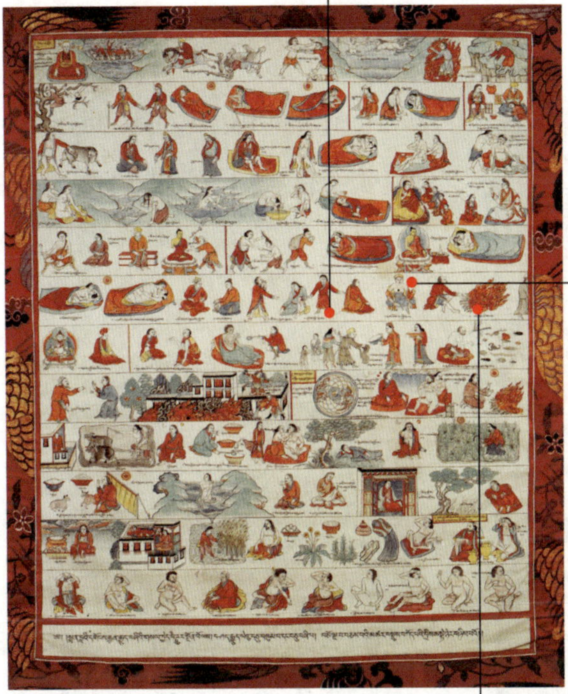

16 贪欲

垂涎别人财物所引起的欲望或贪心，属身、语、意十不善中的意不善，应从身、语、意坚决禁止。

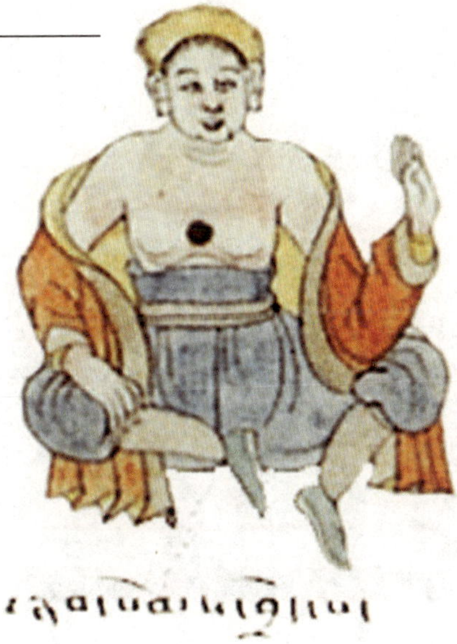

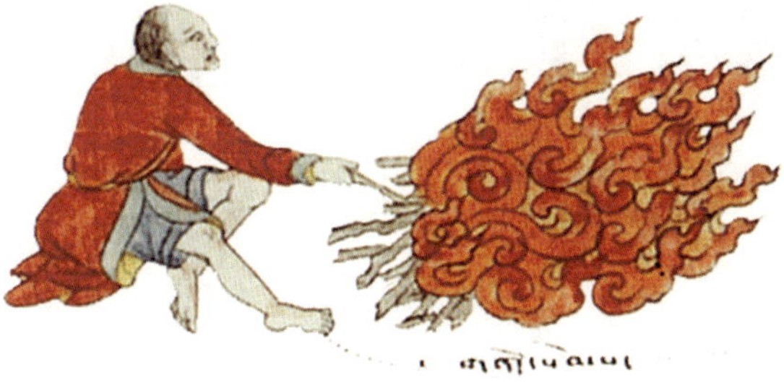

17 嗔心

对他人发怒、产生伤害之心谓之嗔心，属身、语、意十不善中的意不善，应从身、语、意坚决禁止。

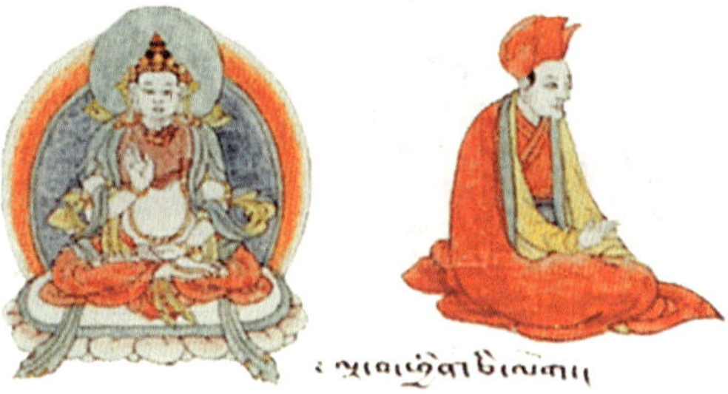

18　邪见

不信因果报应，不信今生来世，谓之邪见，属身、语、意十不善中的意不善，应从身、语、意坚决禁止。

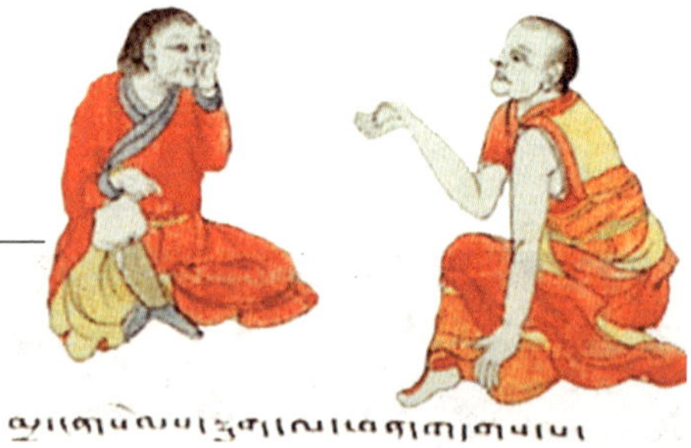

19　有益于苦难众生

努力为身心悲伤、遭受苦痛的众生行善谋利，千方百计消除他们的悲伤。

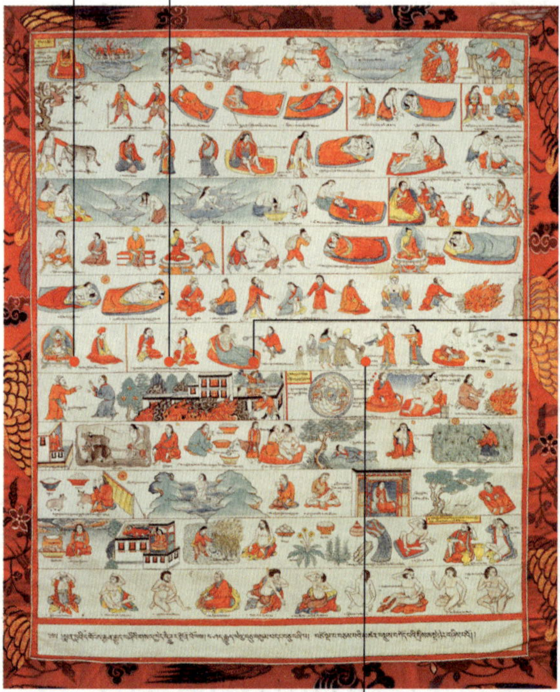

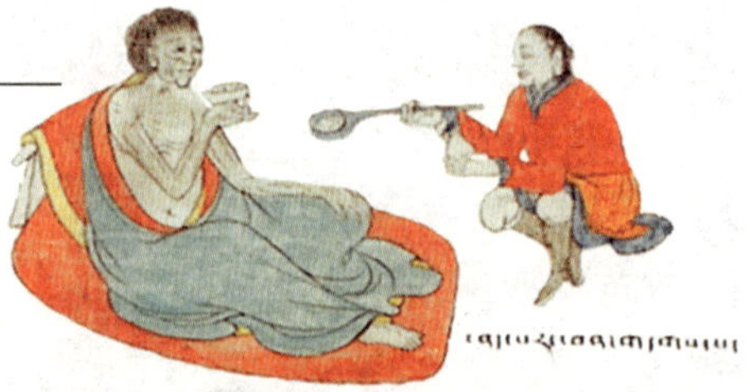

20　有益于患者

为身患疾病、疼痛折磨的病人谋利，千方百计医治他们，消除他们的痛苦。

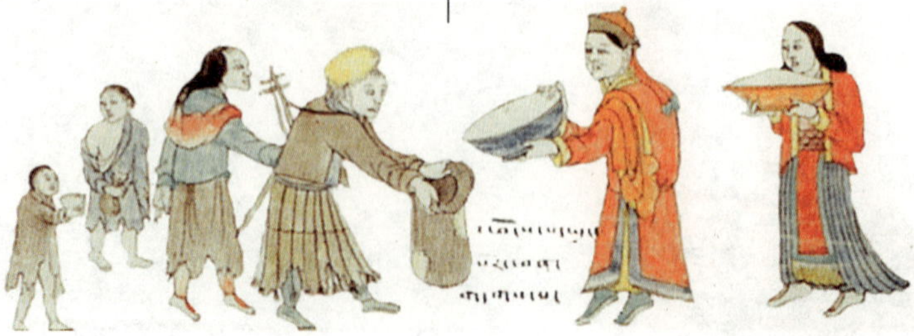

21　施舍贫穷、乞丐

向穷人和乞丐施舍食物、衣服等，千方百计消除他们的贫穷和饥饿痛苦。

22 怜悯虫豸

像看待人一样看待蚁蝼等微小动物，像爱护自己生命那样爱护它们，使它们安乐不受痛苦。

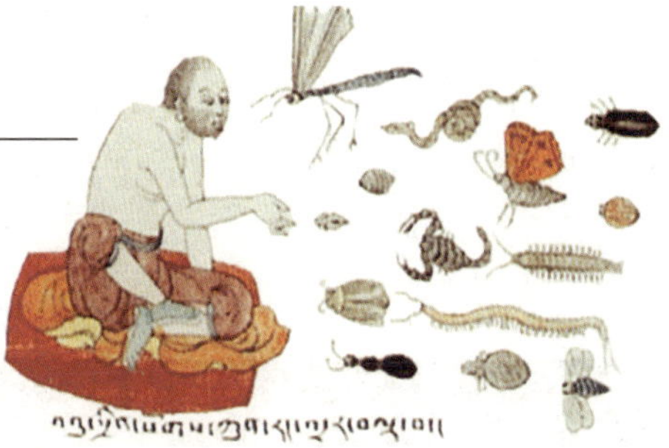

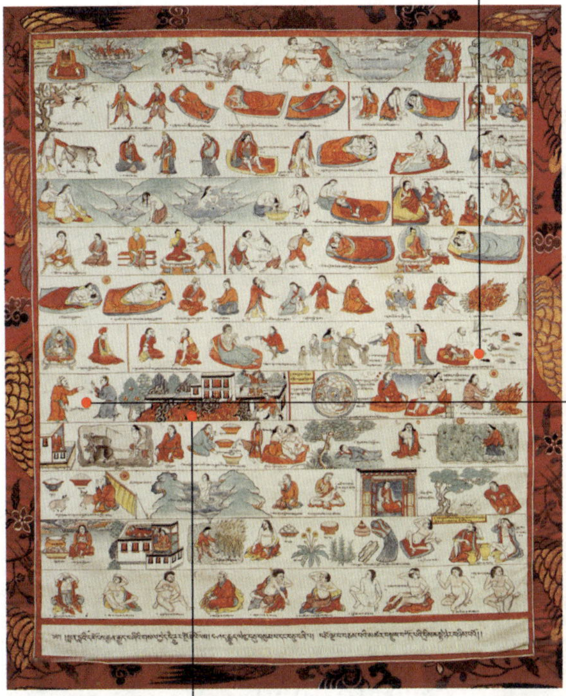

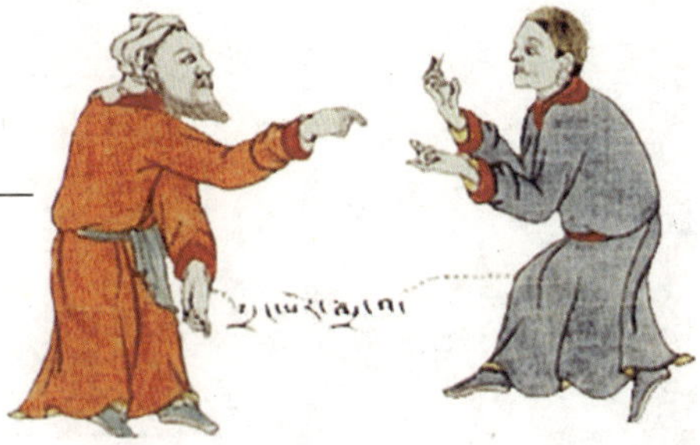

23 讲实话

不隐瞒任何事实，不欺骗他人，和蔼微笑地讲实话、讲真话。

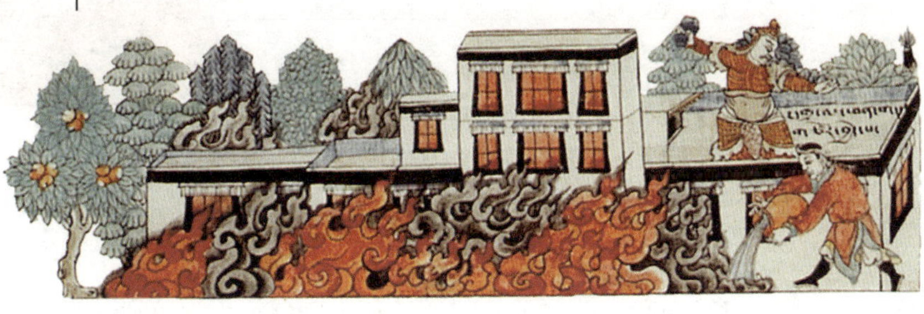

24 对敌人也要仁慈

对危害自己的敌人要宽容不恨，尽力给予好处，何况其他众生，对他们更要有菩提之心，大发慈悲。

第十四章　季节性行为起居

一、季节的划分

在上年的夏至和冬至日加八日和三日，是下年夏至和冬至之时，仲夏和仲冬的前后太阳回归后六个月为太阳运行至最南或最北之时。回归后三个月为秋分和春分，从春分后十八天是雷鸣时期，秋分后十八天是雷止时期。

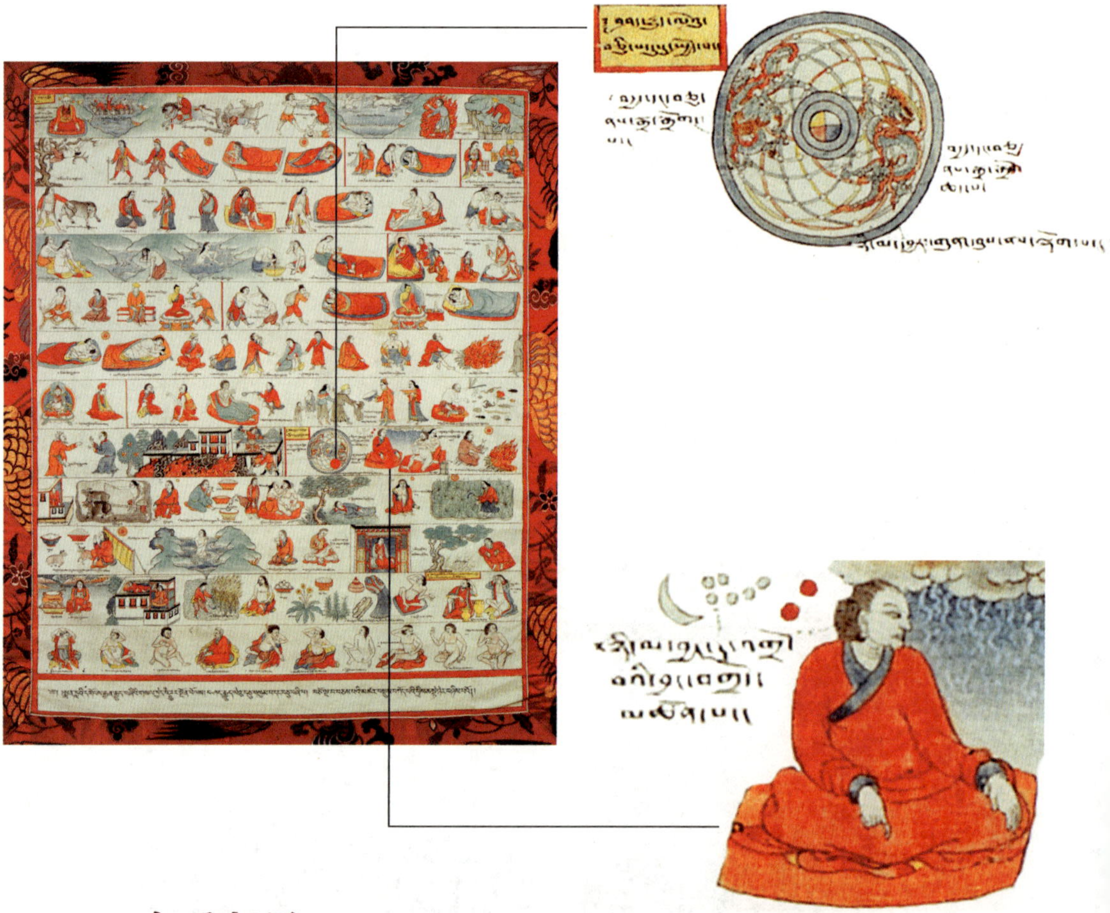

二、冬季起居

1　上冬

上冬气候按自然规律变寒，此时毛孔封闭，体火强盛，尤其在伴火隆的燔烧之下消化功能强盛。如果此时进食少则使血液等体内的七精华物质被消耗而减损，因此要多食用甘、酸、咸味饮食。

2 用芝麻油涂身

上冬夜比昼长，黎明时会觉得饥饿，饥饿使身体七精华物质更加减损。因此要用芝麻油涂擦按摩全身，用豆粉搓身以增强体质。

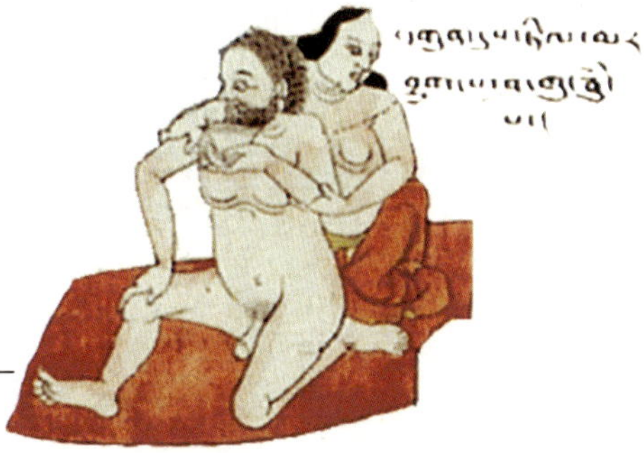

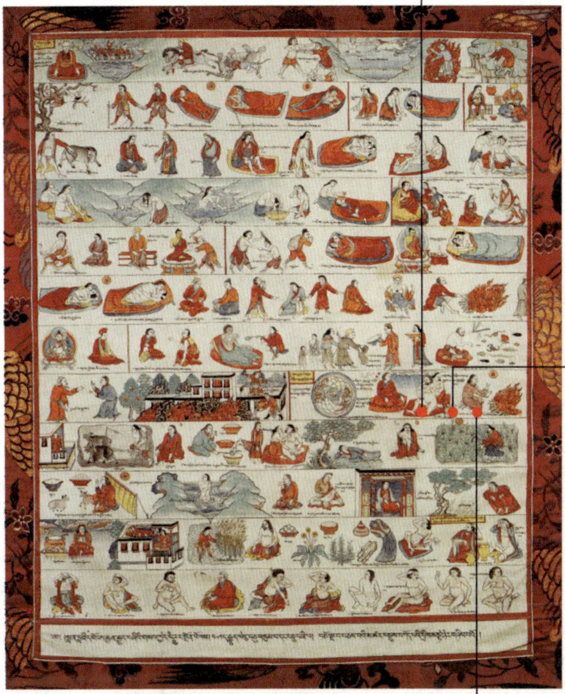

3 进食肉汤及油腻食物

上冬夜比昼长，黎明时会觉得饥饿，饥饿使身体七精华更加减损。因此要多进食肥肉汤等性腻、重及蔗糖、酒、奶子等上等味食物。

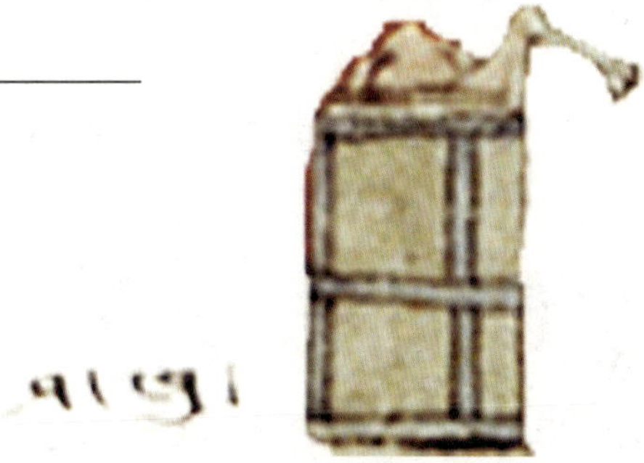

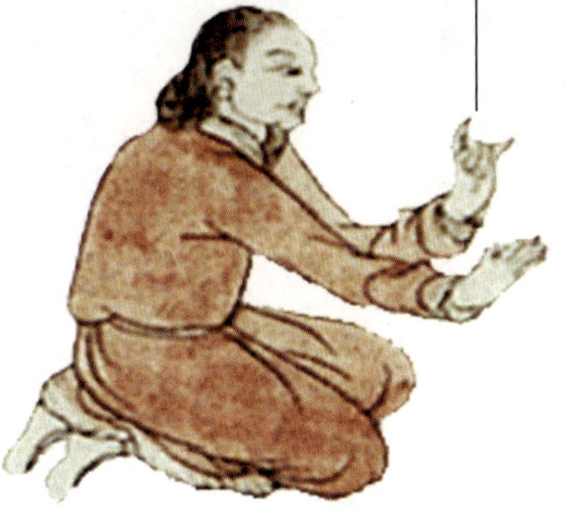

4 穿皮衣、靴子

上冬非常寒冷，为了御寒要穿靴子、皮衣和新织的毛织品等暖而轻的衣服保暖。

5 适当晒太阳、烤火

冬天太阳向南运行，野外自然变寒，因此要适当晒太阳、烤火取暖以保持体温。

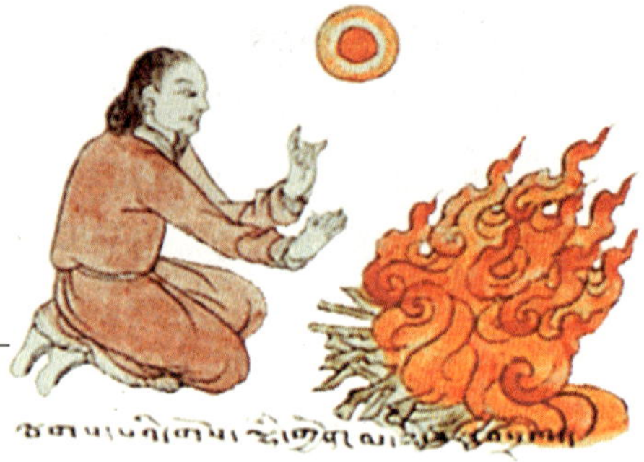

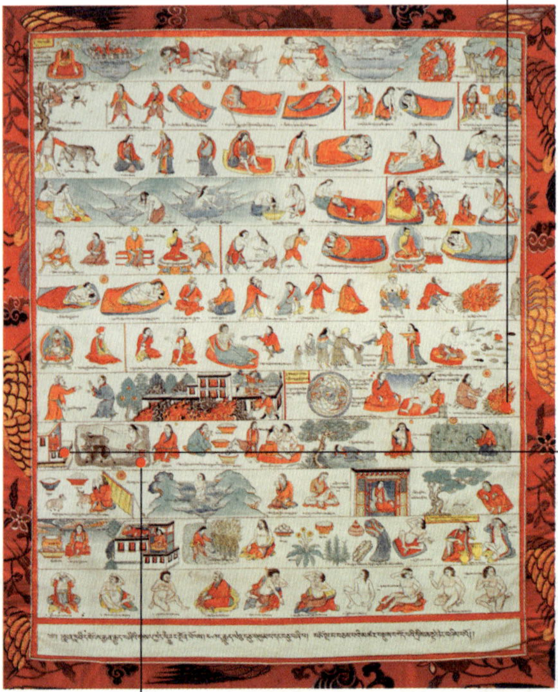

6 住双层的地下室

冬天野外寒冷，因此要住在双层的地下室以保持体温。

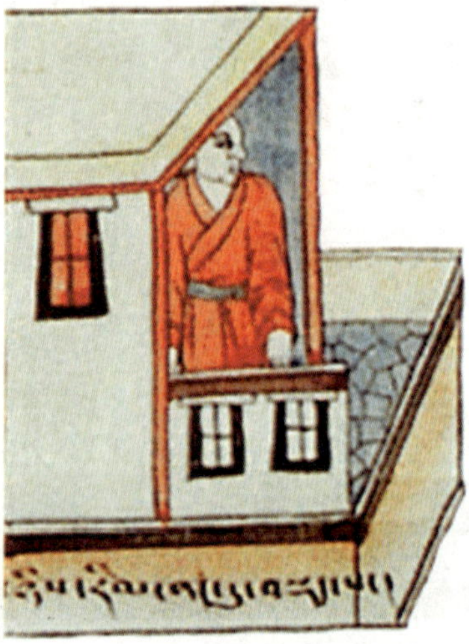

三、春季起居

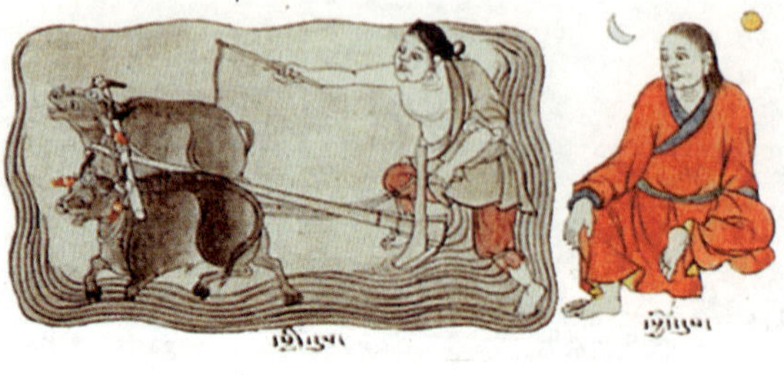

1 春季

春季气候变暖，将冬天蓄积体内的培根暖热融化，导致胃火衰退，易发培根病，造成消化不良。因此要食用苦、辛、涩等下等味食物。

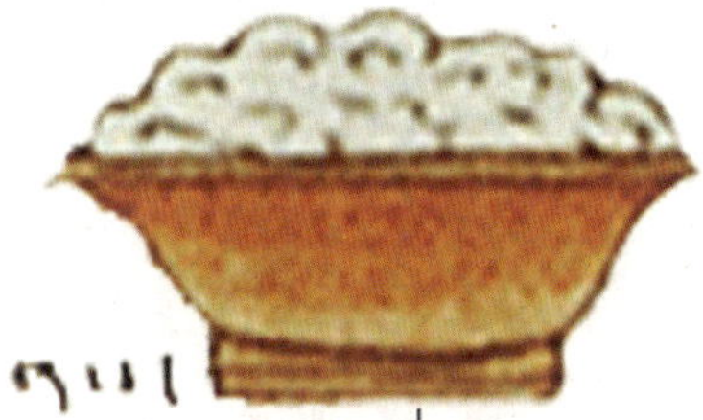

2 食用陈青稞面

春季食用陈青稞面为佳。冬季培根蓄积于体内，到春季气候变暖时培根增盛、胃火衰退。陈青稞做的糌粑性轻易消化，为增力气的上品，应多食之。

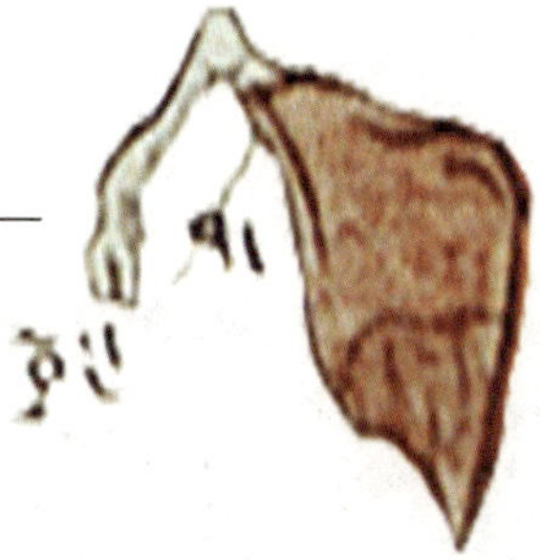

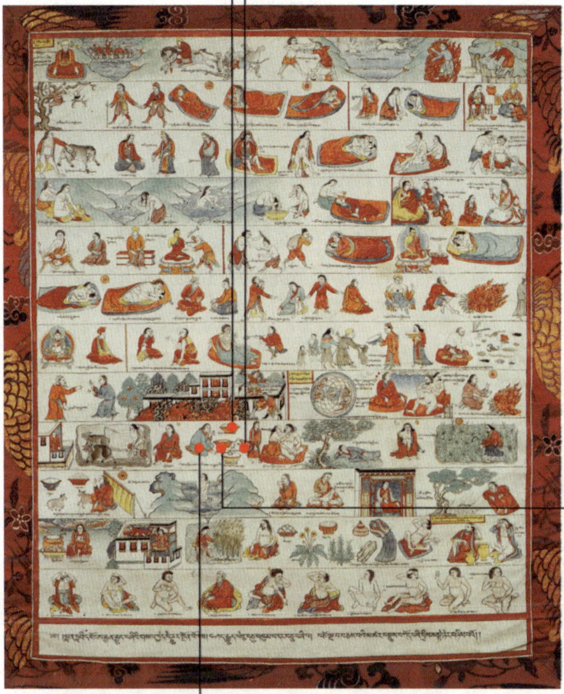

3 食用陆地动物肉

春季食用陆地生活动物肉为佳。春季的温暖融化了冬季体内蓄积的培根，导致胃火衰败，易发培根病。陆地生活动物肉性腻、温、轻，可治培根病、增强胃火。

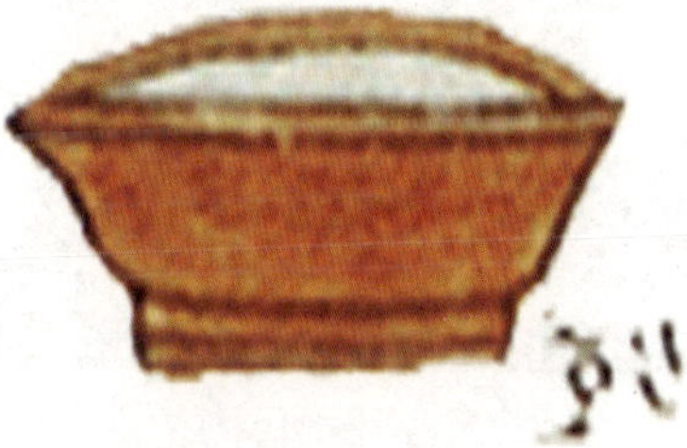

4 食蜂蜜

春季食蜂蜜为佳。冬季培根蓄积于体内，春季气候变暖，胃火衰败，易发培根病。食用蜂蜜可消除培根病和黄水病。

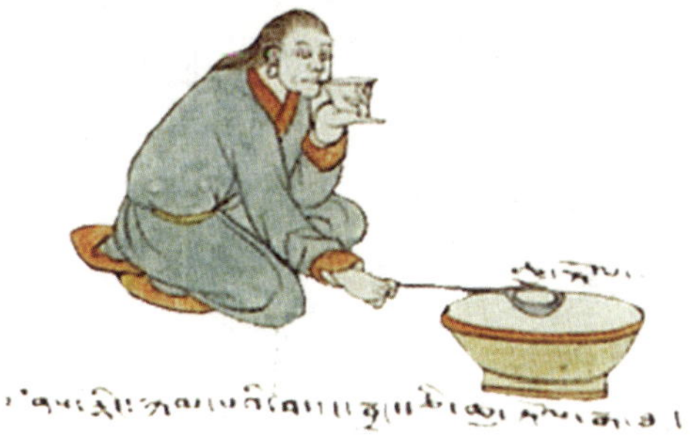

5 饮开水

春季饮开水为好。冬季培根蓄积于体内，春季气候变暖，胃火衰败，易发培根病。饮开水可增生胃火、消食，可治培根病、呃逆。

6 活动

春季活动好。冬季体内蓄积的培根到春季被暖阳煦融，导致胃火衰败，易发培根病。进行适度的散步等活动可消除培根病。

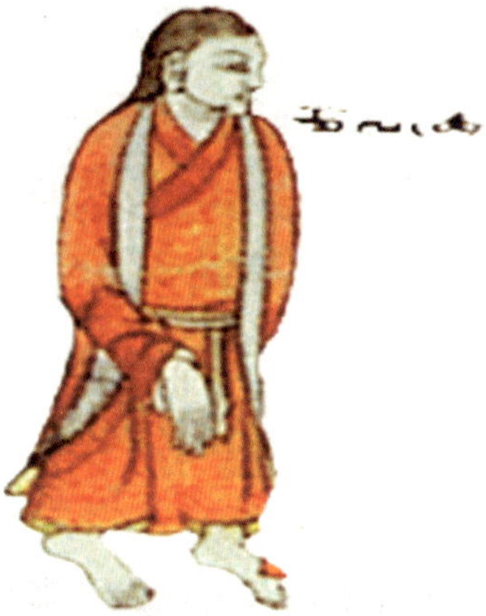

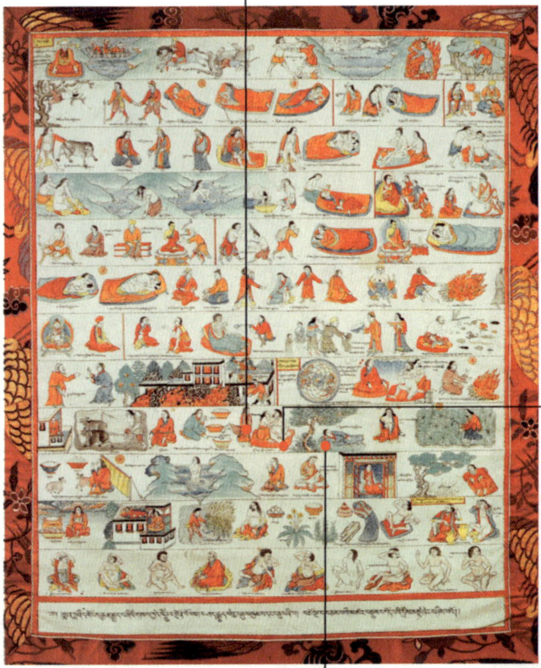

7 用豆粉搓身

春季用豆粉搓身好。冬季体内蓄积的培根到春季被暖阳煦融，导致胃火衰败，易发培根病。用豌豆粉等性干而糙的面粉揉搓全身，可消除培根病、减肥、焕发皮肤光泽。

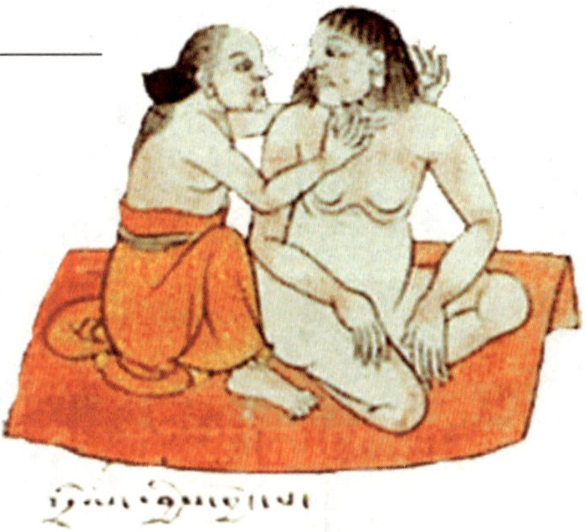

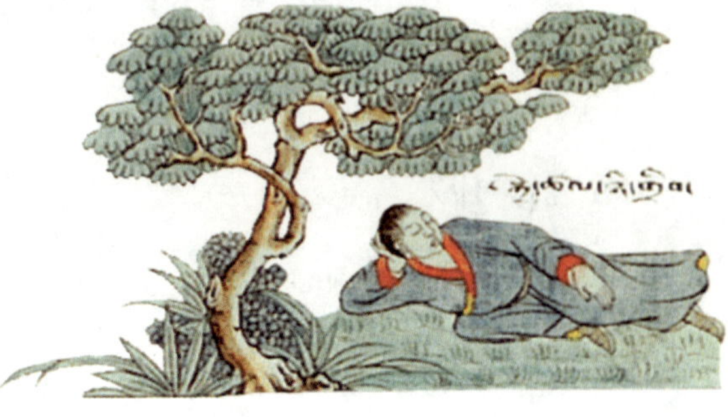

8 在树荫下乘凉

春季树荫下乘凉好。冬季体内蓄积的培根到春季被暖阳煦融，导致胃火衰败，易发培根病。在芳香四溢、树木丛生公园的半阴半阳树荫下休息，可消除培根病、增强体火。

四、暖季起居

1 暖季

暖季（4月、5月）阳光更热，体力被夺，身体对由土、水元滋生的甘味需求增多。宜食用性轻、腻、凉为主的饮食，不用火性强，咸、辛、酸味的饮食。

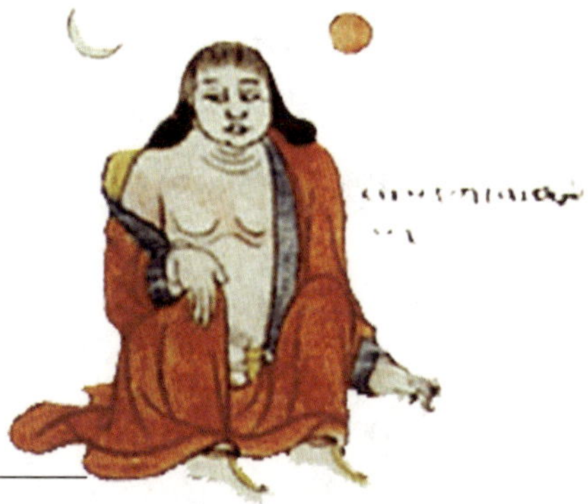

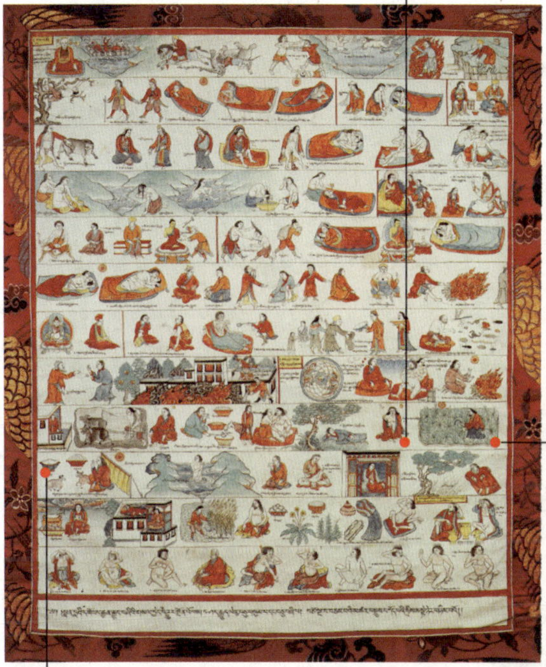

2 不宜多劳作

暖季阳光更热，体力被夺，体内七精华物质减少。此时应禁止各种重体力劳作而受累。

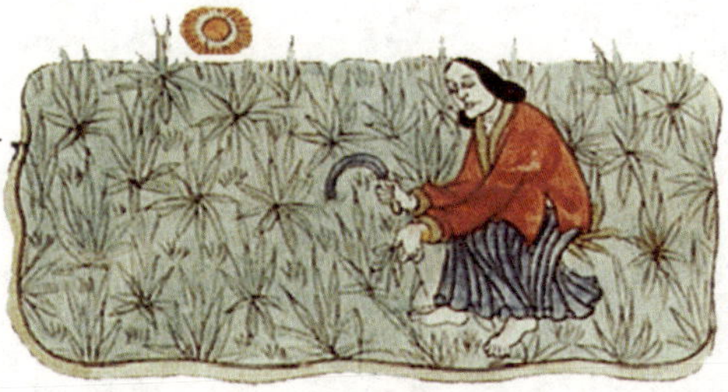

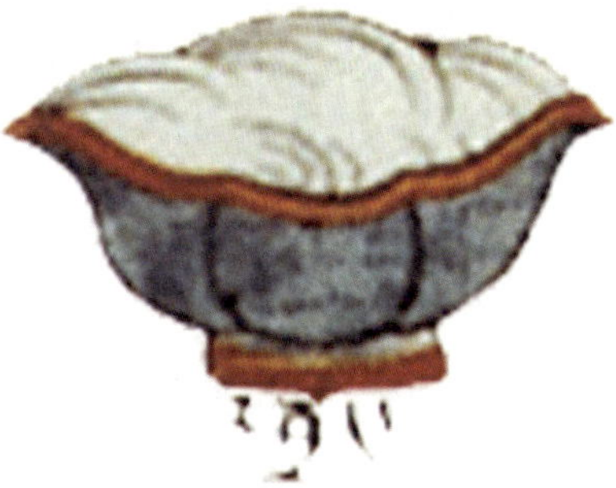

3 多食蜂蜜

暖季阳光更热，体力被夺。因此宜多食蜂蜜来滋养精气、增强体质、光泽皮肤。

4　多饮米粥

暖季阳光更热，体力被夺。因此宜多饮性凉而轻的米粥，消除三邪紊乱，用以壮阳、止呕泻。

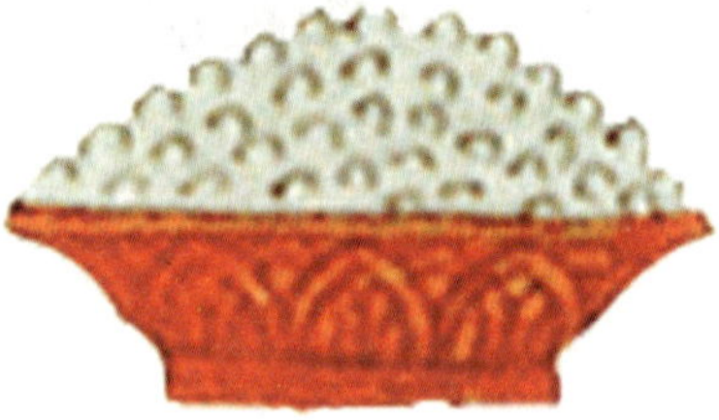

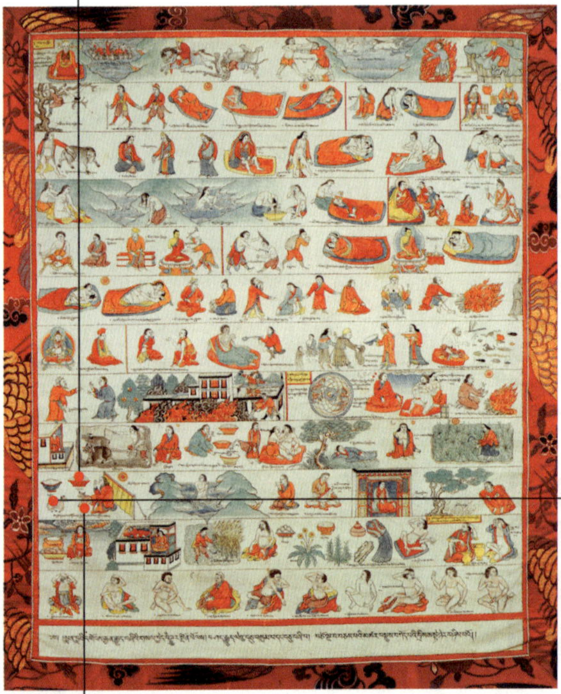

5　多食母黄牛肉

暖季阳光更热，体力被夺。因此宜多食性凉而腻的母黄牛肉，可消除兼有培根、隆的热病和寒隆病。

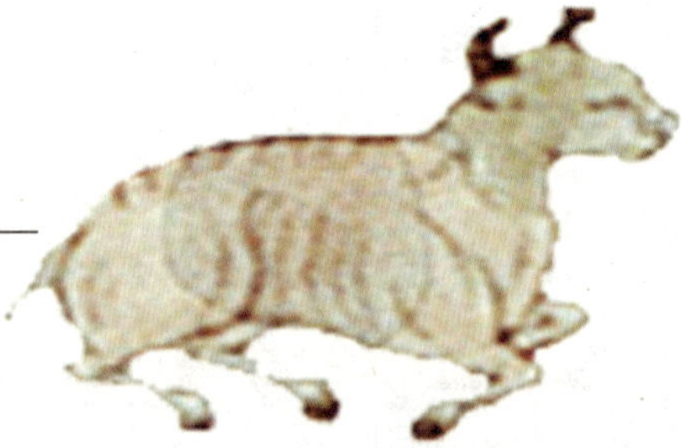

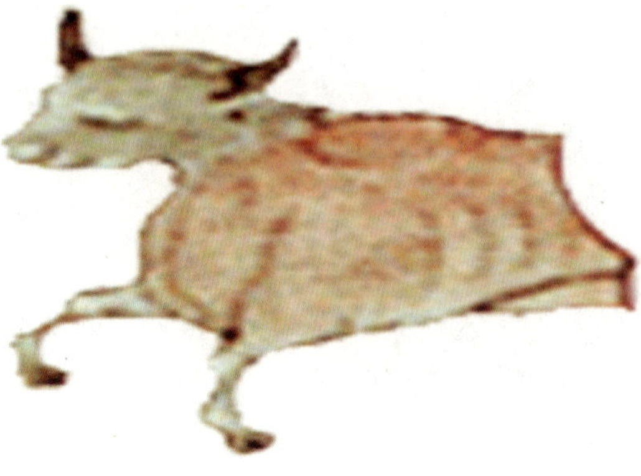

6　多食公黄牛肉

暖季阳光更热，体力被夺。因此宜多食性凉而腻的公黄牛肉，可消除兼有培根、隆的热病和寒隆病。

7　不宜暴晒

暖季阳光更热，体内火元随之增生。因此不宜暴晒太阳，以免消弱体内七精华物质。

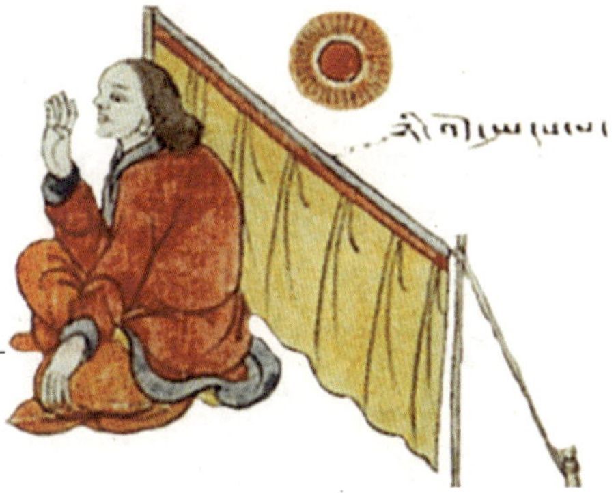

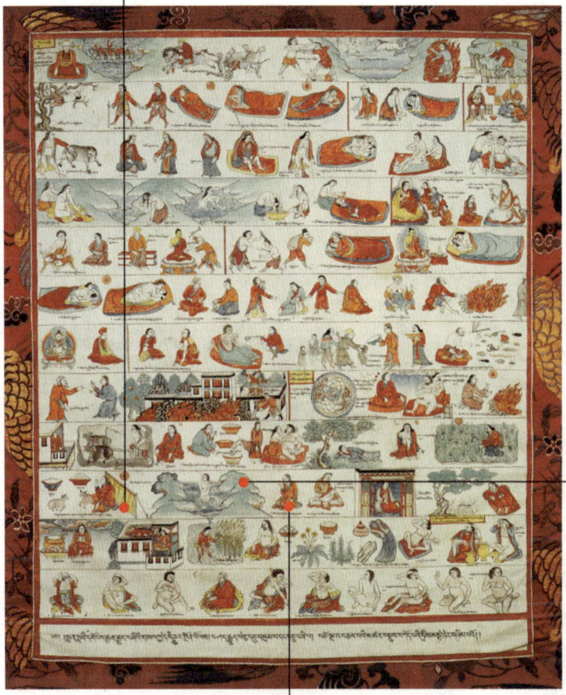

8　洗凉水澡

暖季阳光更热，体内火元随之增盛。宜多洗凉水澡，以压热势，避免赤巴热发作。

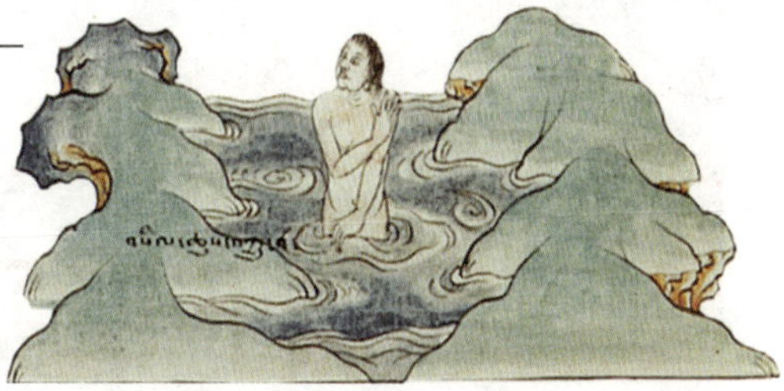

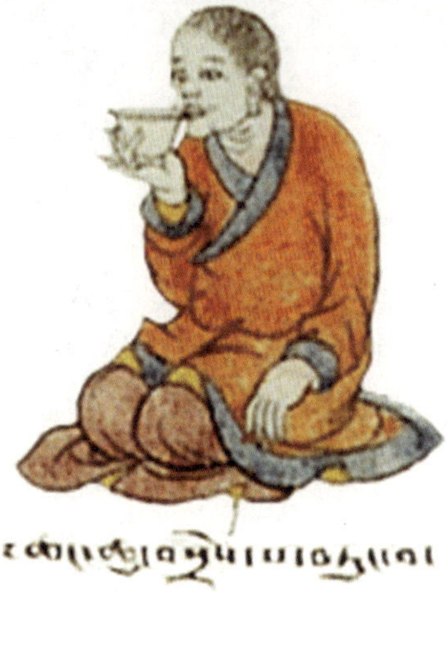

9　喝淡酒

暖季阳光更热，体内火元随之增盛。宜多饮掺水的淡酒以压热势，避免赤巴热发作。

10 穿单衣

暖季阳光更热，体内火元随之增盛。因此宜穿细薄的丝绸、棉布、毛织品做的单衣，以免增加体热。

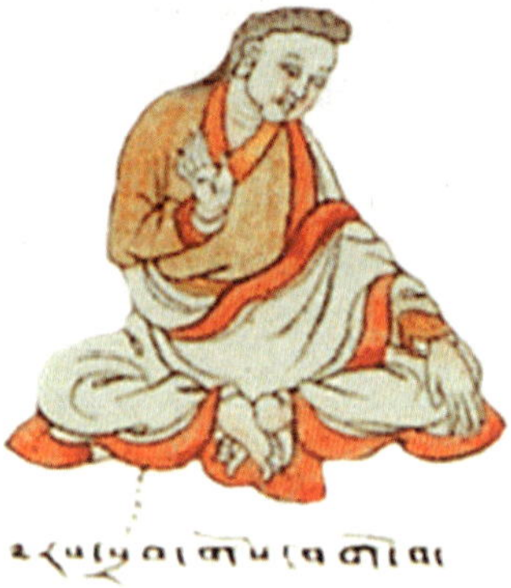

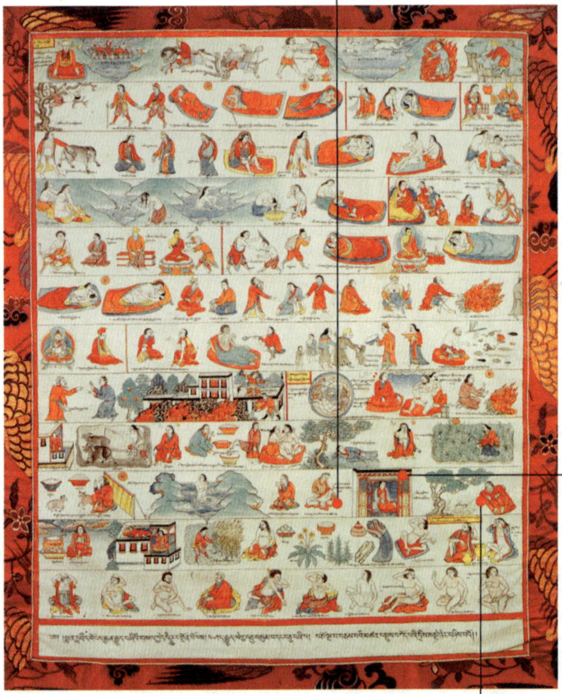

11 住洒香水的凉屋

暖季阳光更热，体内火元随之增盛。因此宜住通风洒有香水的凉屋，以免增加体热。

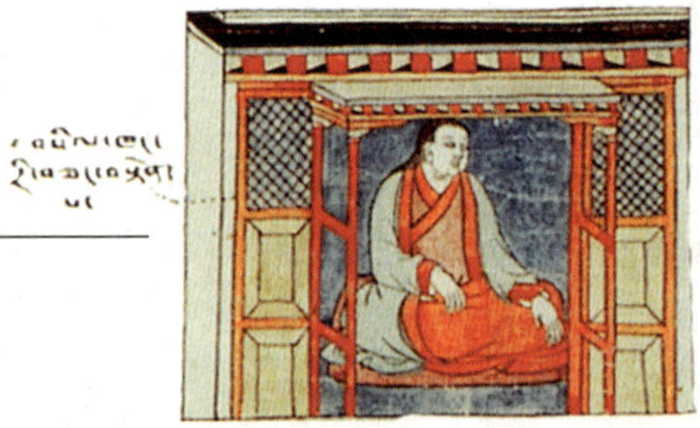

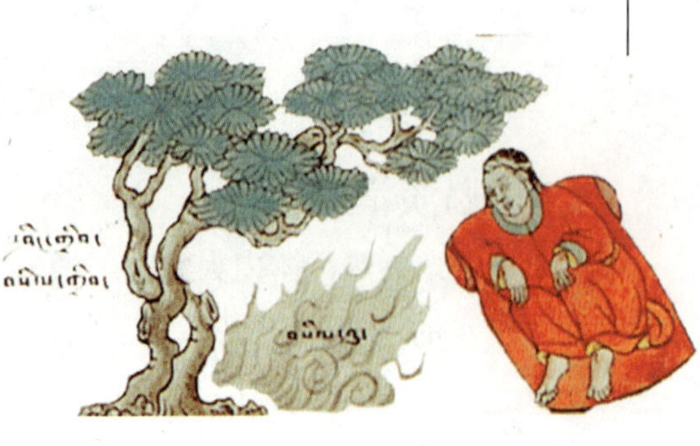

12 树荫下乘凉

暖季阳光更热，体内火元随之增盛。因此宜在树叶茂密的树荫下乘凉，在南风飘香的地方休息，以免增加体热。

五、夏季起居

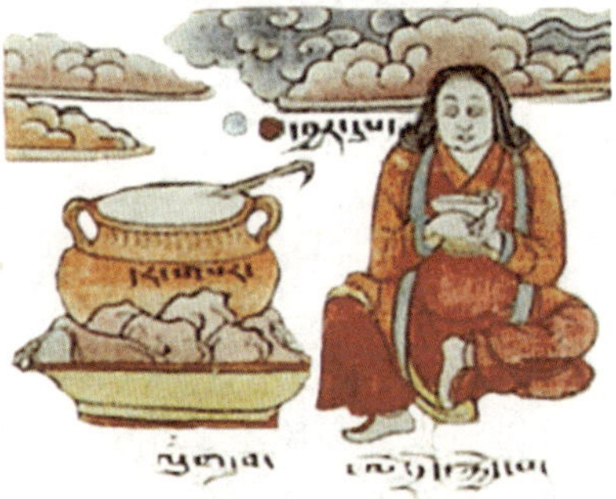

1 夏季

夏季云多雨沛，大地到处潮湿多浊水，风寒偏盛。由于地气和变浊的饮水伤害体内之火，因此此时宜多食用增加体火的饮食如新鲜酪浆、绵羊肉，特别要多食上等味，即甘、酸、咸味和性轻、热、腻的食物。

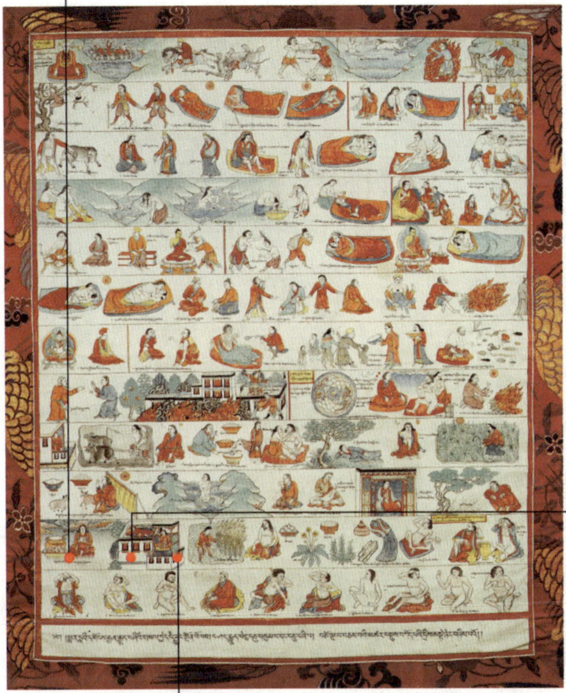

2 住楼顶

夏季多云雨，大地潮湿，冷风和野外寒性水元偏盛。由于地气和变浊的饮水伤害体内之火，因此此时宜住在不太潮湿的楼顶，避免凉湿性的起居。

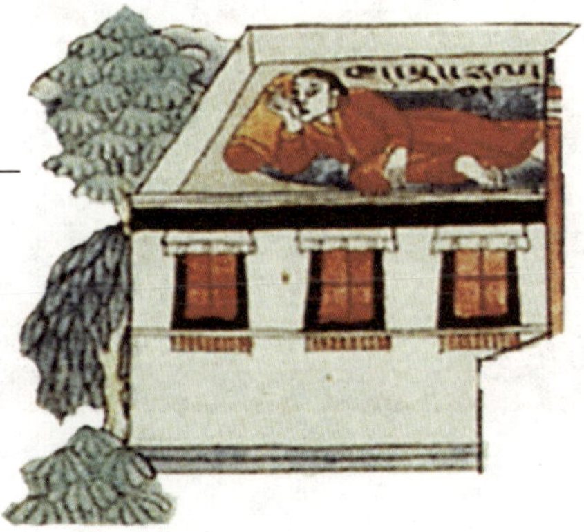

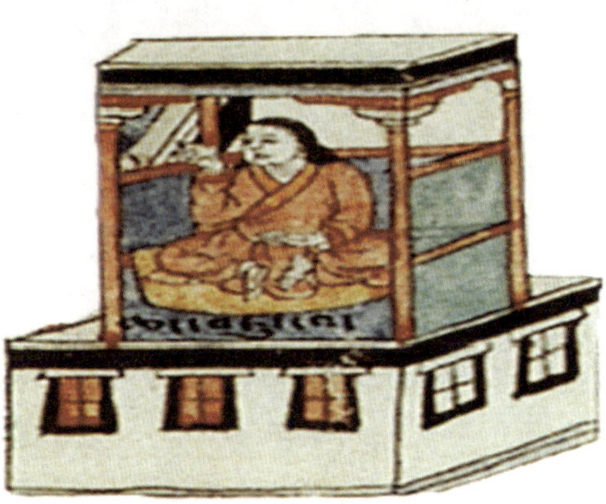

3 饮酒

夏季多云雨，大地潮湿，冷风和野外寒性水元偏盛。由于地气和变浊的饮水伤害体内之火，因此此时宜饮用旱地产的谷物酿的酒，以增强体火。

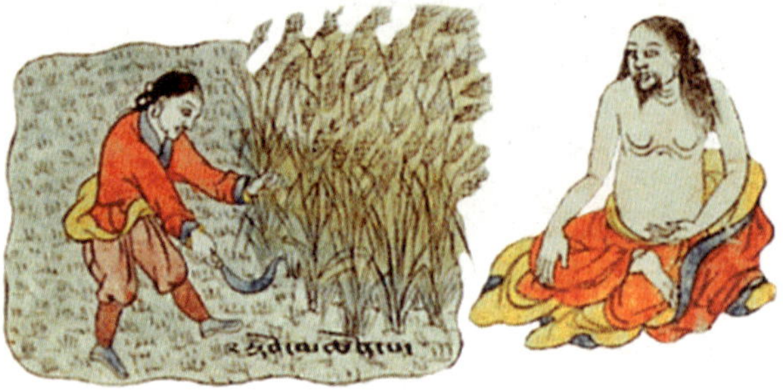

六、秋季起居

1 秋季

夏季性腻而锐，虽可激发赤巴邪但风雨寒凉将赤巴势头压抑住，使它只能蓄积起来，直到秋季阳光强烈时才被激发出来。为了消除赤巴病，秋季宜食用甘、苦、涩味的饮食。

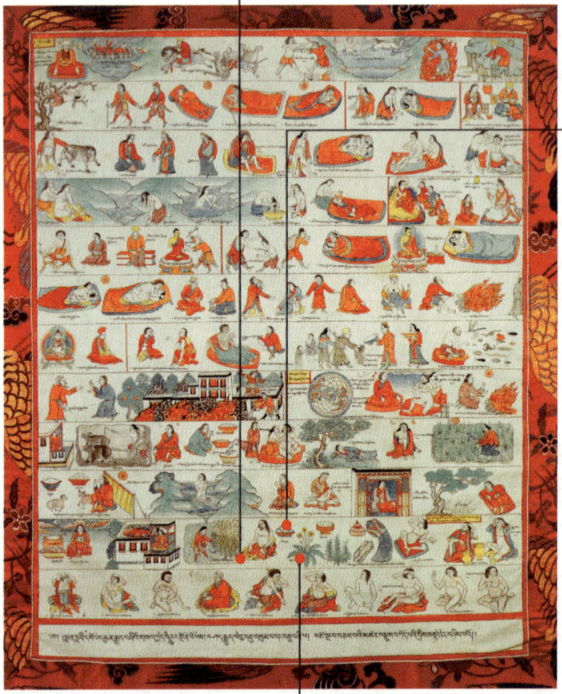

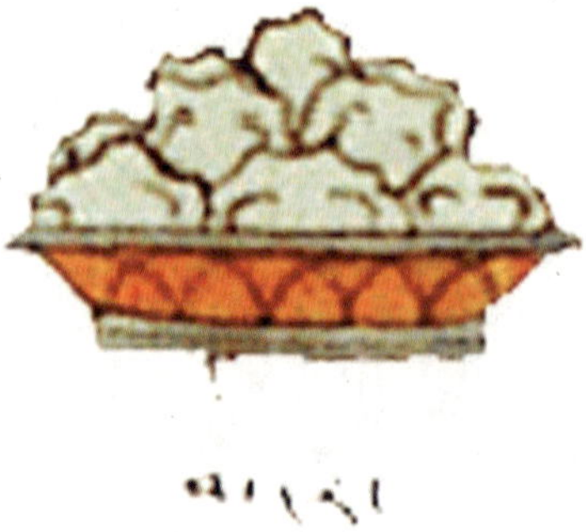

2 甘味

夏季易发生性腻而锐的赤巴邪，但因云雨寒凉压抑住了赤巴的势头，使它只能蓄积直到秋季炎热时才被激发出来。为了消除赤巴病，秋季宜食甘、苦、涩味食物。

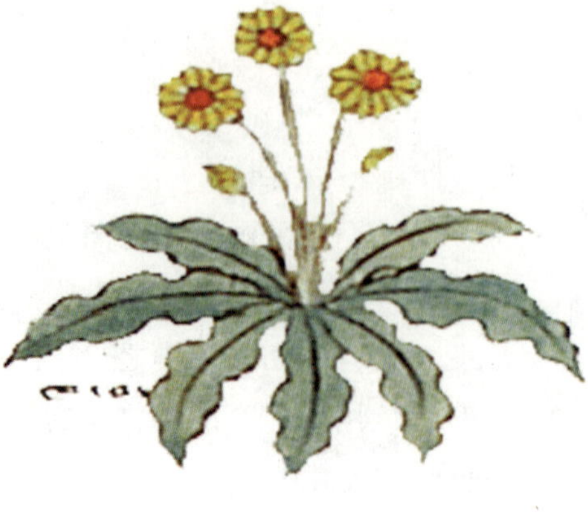

3 苦味

夏季性腻而锐易发赤巴邪，但因风雨寒凉压抑住了赤巴势头，使它只能蓄积起来直到秋季炎热时才被激发出来。为了消除赤巴的发作，秋季宜食獐牙菜等水、风元决定的苦味食物。

4 涩味

夏季性腻而锐易发赤巴邪，但因风雨的寒凉压抑住了赤巴势头，使它只能蓄积起来直到秋季炎热时被激发出来。为了消除赤巴发作，秋季宜食诃子、毛诃子等土、风元决定的涩味食物。

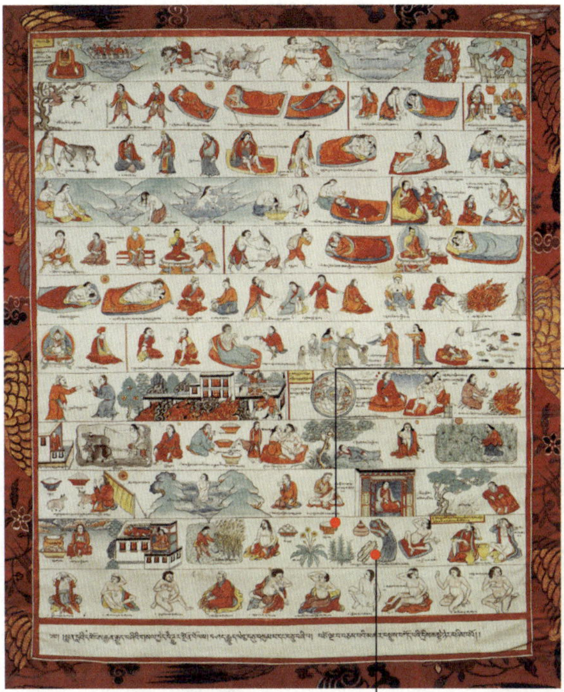

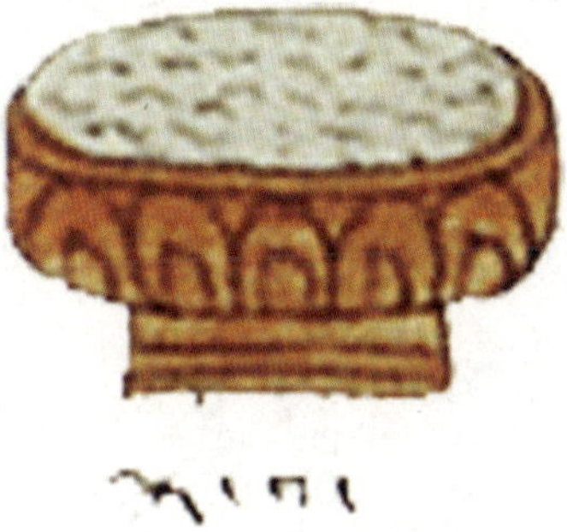

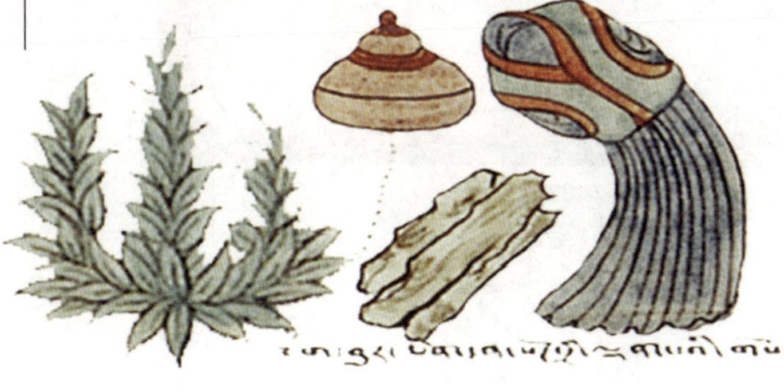

5 穿用冰片、檀香等熏的衣服

夏季性腻而锐易发赤巴邪，但因风的寒凉压抑住了赤巴势头，使它只能蓄积起来直到秋季酷热时被激发出来。因此秋季最好穿冰片、白檀香、止泻木等芳香物熏过的衣服，住洒有香水的屋子。

第十五章　临时性行为起居

一、遏止 13 种生理现象

1　忍饥挨饿

饥饿时不要强忍不食，忍饿会损坏身体，使人痛苦、失去食欲、引起头晕。为此宜少许食用一些性腻而轻热的食物。

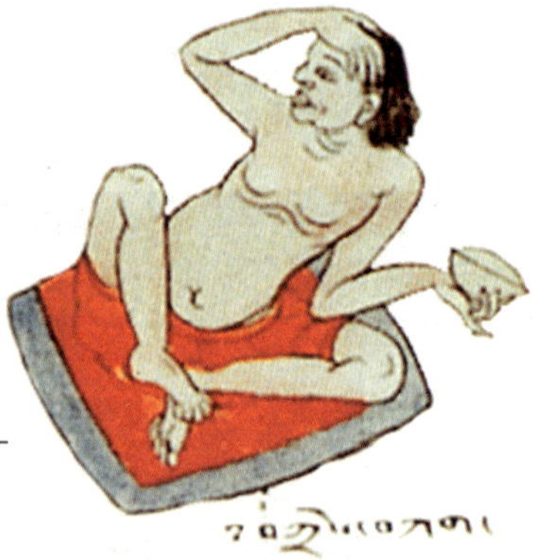

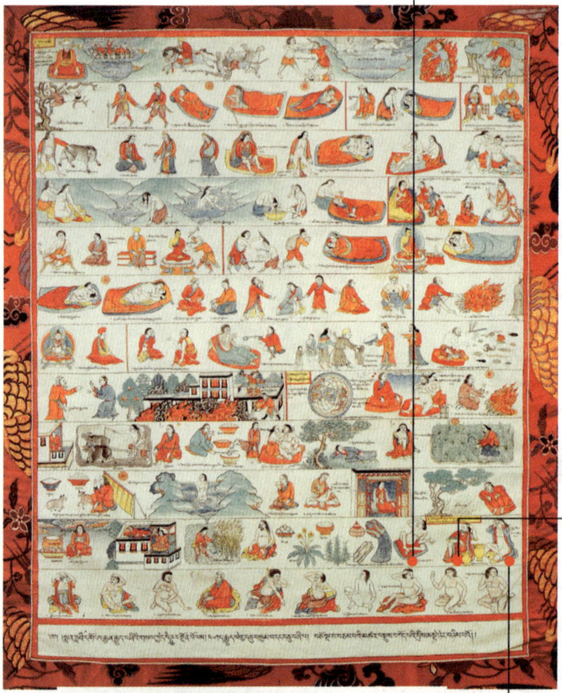

2　忍渴

口渴时不要强忍不饮，强忍口渴会造成口干、头晕、易发心脏病、意识不清。为此宜饮凉性饮料。

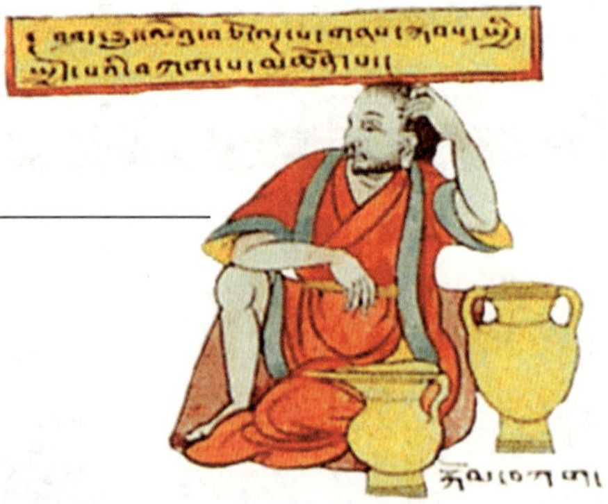

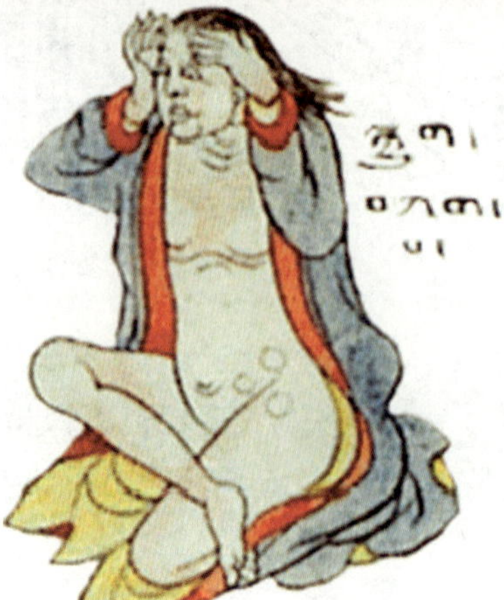

3　忍呕吐

和合紊乱出现呕吐时不要强忍，强忍会引起食欲不佳、喘气、灰色浮肿、火焰疮、皮癣、疖痈、麻风、眼病、多痰、瘟病等发生。为此宜先禁食，再用檀香、沉香等锐利烟方熏鼻，煮汁漱口。

4 憋喷嚏

常憋喷嚏则会引起五官不聪、头痛项强、口歪腮瘫等隆病发生。为此宜用锐利烟方熏鼻，滴鼻药，眼盯太阳等法治之。

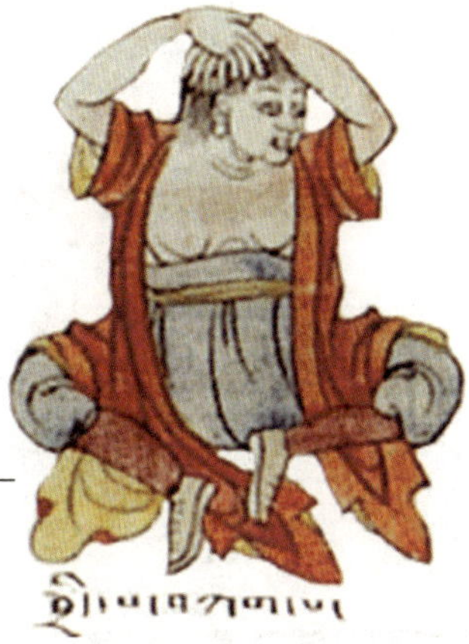

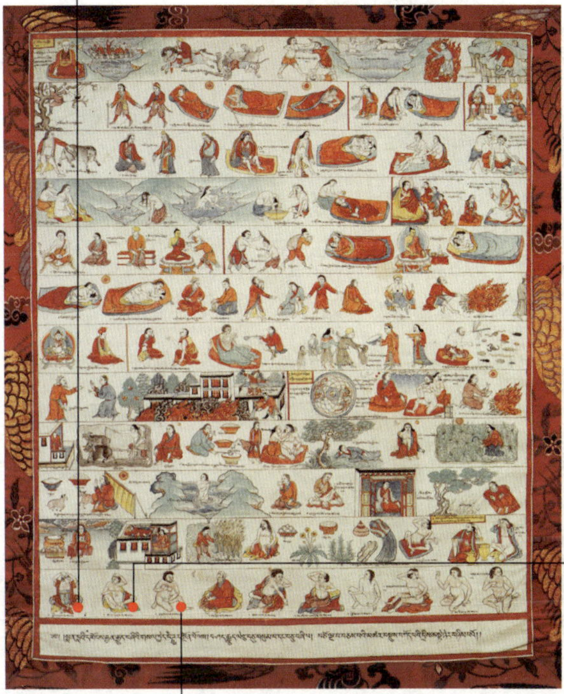

5 忍呵欠

强忍呵欠则会引起五官不敏、头晕项强、口歪腮瘫等隆病发生，为此宜用摧毁隆势法治之。

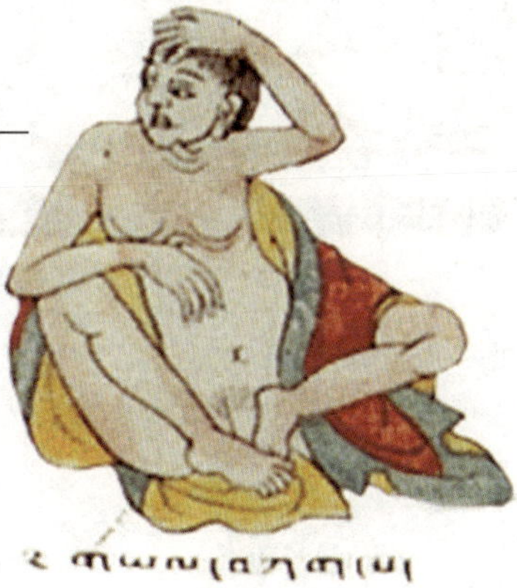

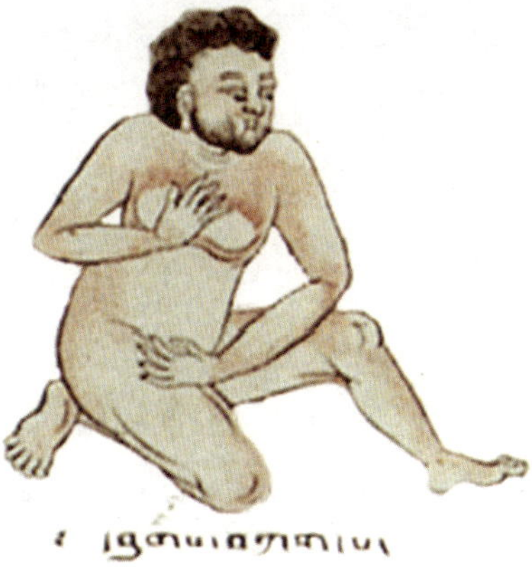

6 憋气

劳作受累喘气时憋气则会引起肿瘤、心脏病、心狂、意识不清等病，为此宜休息，用消除隆邪法治之。

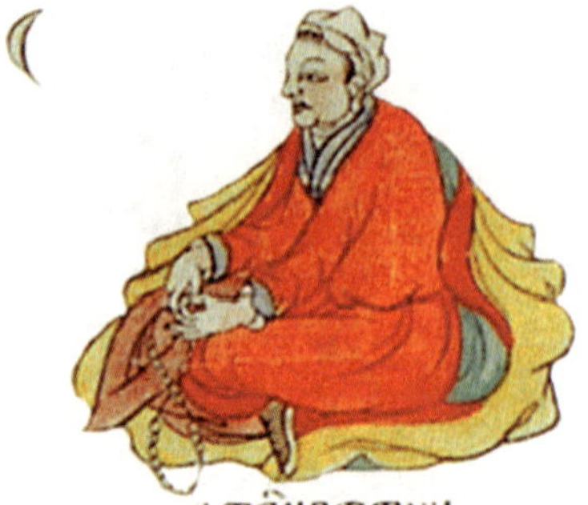

7 忍瞌睡

强忍瞌睡则会引起呵欠多、身体倦怠、头沉眼花、食物不化等疾病，为此宜用肉汤、醇酒、涂油按摩、睡觉等法治之。

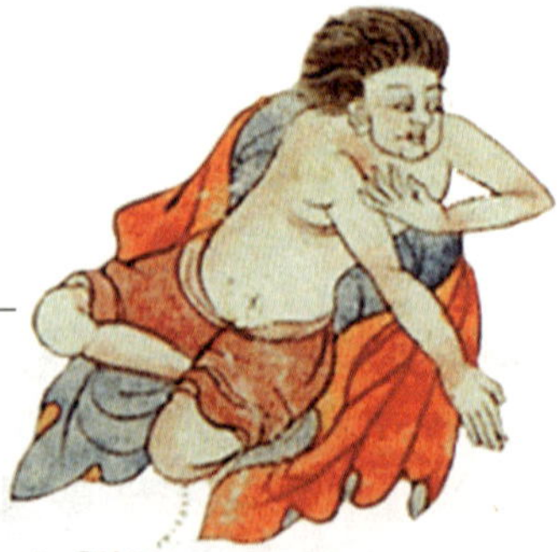

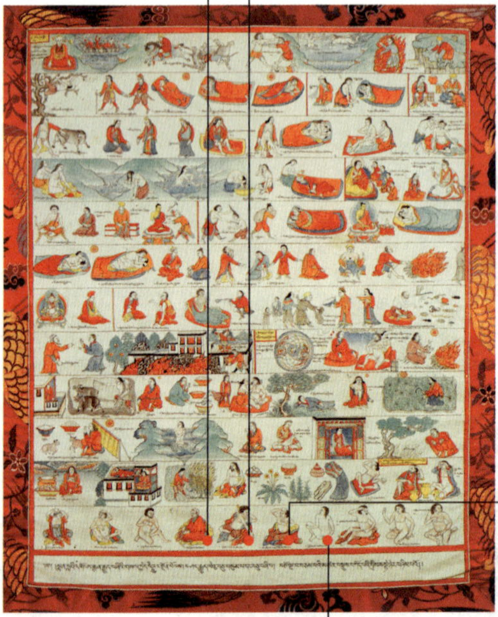

8 忍吐痰

强忍吐痰则会引起痰涎增多、喘气、干瘦、呃逆、心痛、不思饮食等发生，为此宜饮用良姜、荜拨粉等和蔗糖做的糖浆。

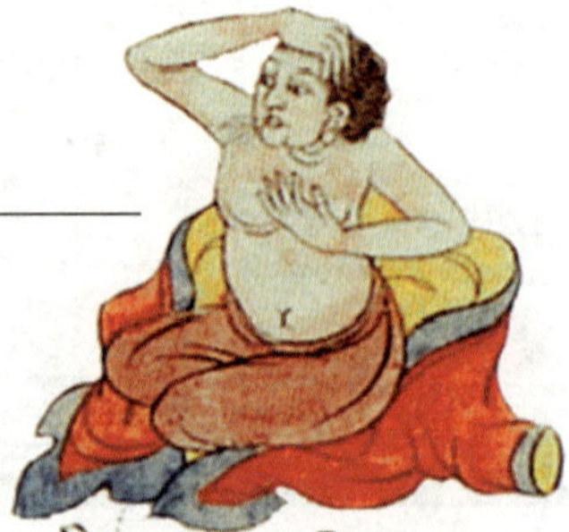

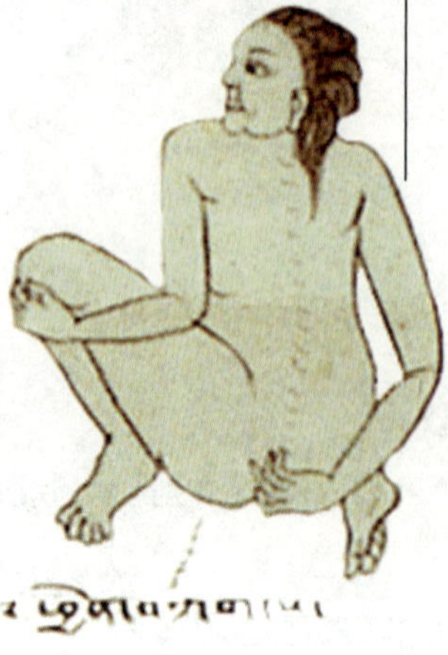

9 忍泪

强忍流泪则会引起心痛、头痛、流鼻涕、头晕、不思饮食等发生，为此宜饮酒、睡觉、与知心朋友谈心等法治之。

10 憋矢气

强忍放屁，则会引起便秘、屁闭、便闭、肿瘤、腹胀、腹痛、眼不明、体温低等疾病发生。对此宜用下塞药钉、热水浴、五味甘露药浴、涂油按摩、热罨、服油药丸等法治之。

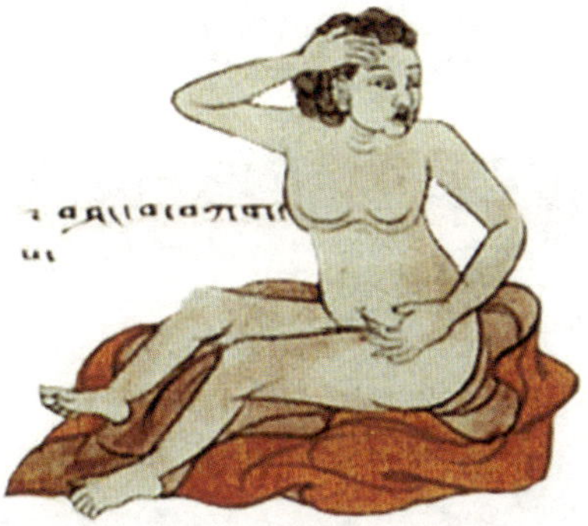

11 忍大便

强忍大便则会引起大便逆反，导致口内出现秽气，引起脑痛、腿肚抽筋、感冒、腹胀、腹痛、便秘、屁闭等疾病发生。对此宜用下塞药钉、热水浴、五味甘露药浴、涂油按摩、热罨、服油药丸等法治之。

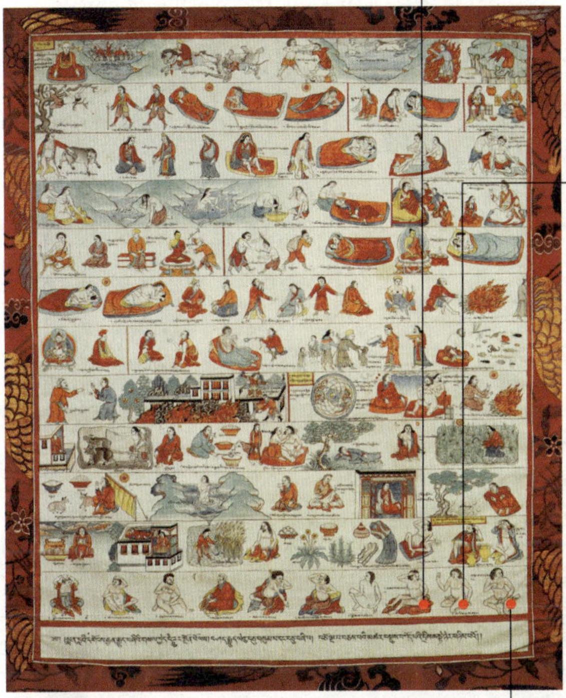

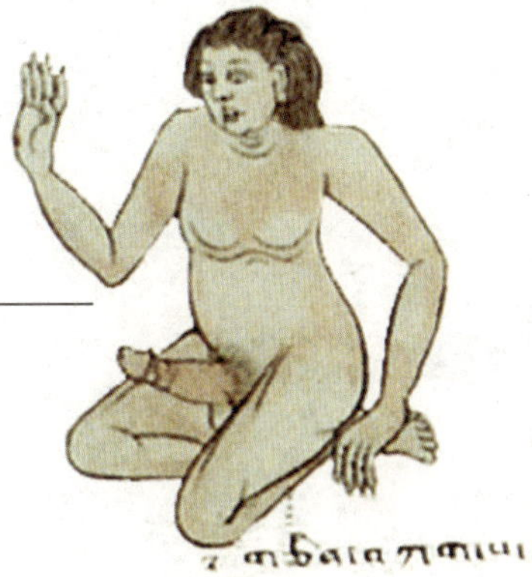

12 忍小便

强忍小便则会引起尿道结石、尿涩等泌尿疾病和大腿内侧疼痛、便秘、屁闭、便闭、腹胀、腹痛等疾病发生。对此宜用下塞药钉、热水浴、五味甘露药浴、涂油按摩、热罨、服油药丸等法治之。

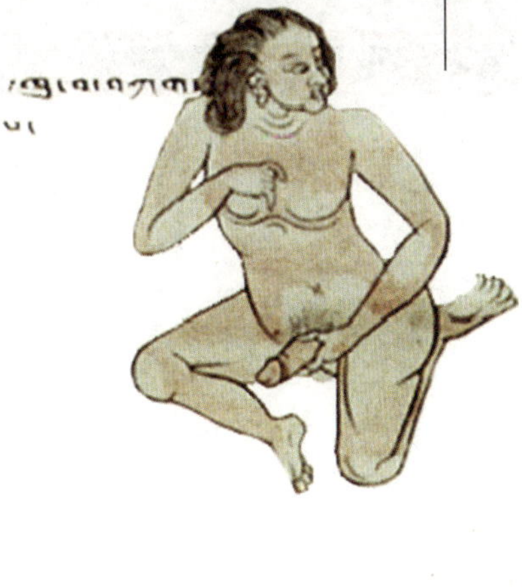

13 忍射精

强忍射精则会引起滑精、阴茎痛、尿闭、结石、阳痿不举、便秘、屁闭、便闭、体温低、心脏病等发生。对此宜用下塞药钉、热水浴、涂油按摩、热罨、服油药丸等法治之。

图二十三　饮食调理

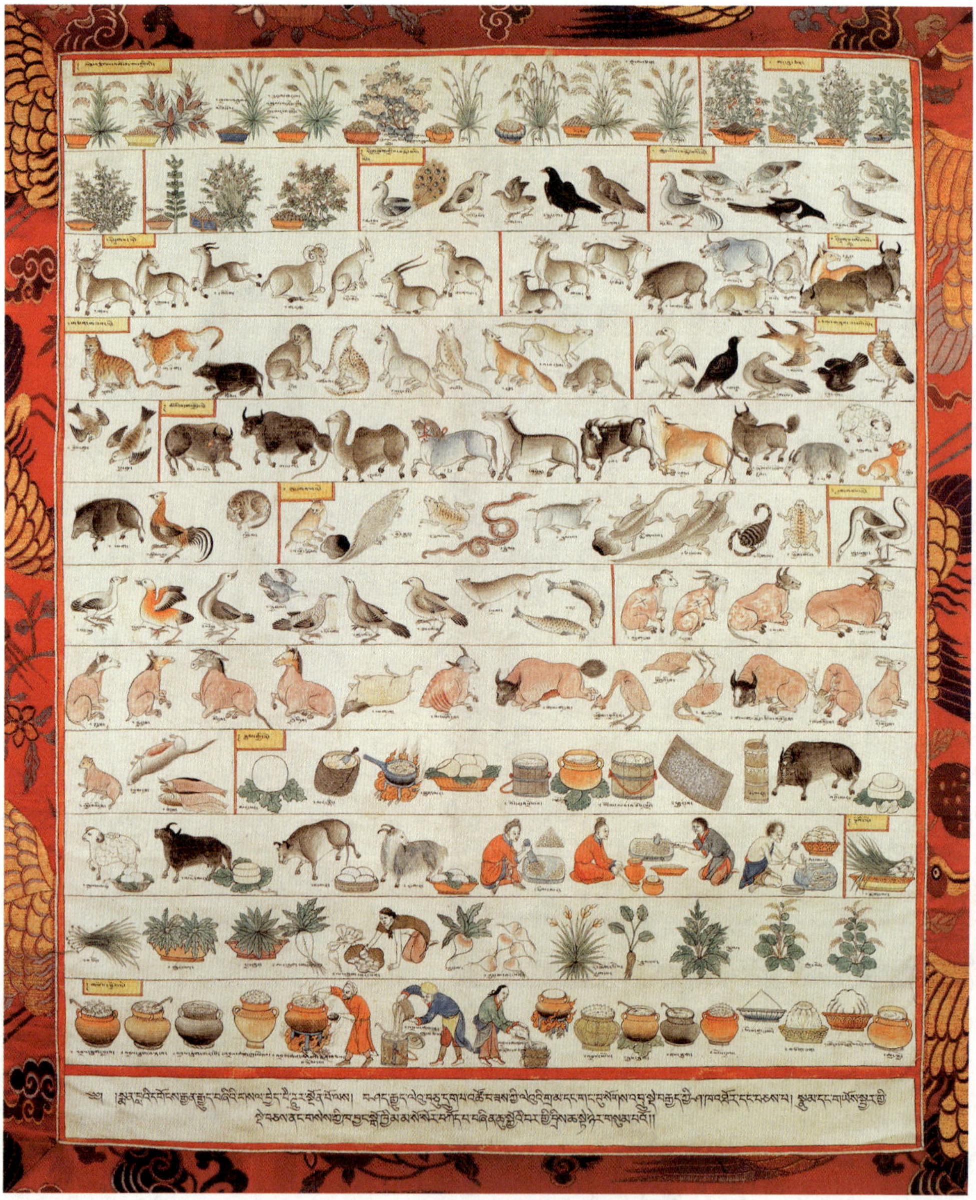

本图示谷物、肉类、油脂、蔬菜、烹饪等五大类饮食的性能。谷类又分具芒和具荚两类；肉类又分用爪掘食类、用啄掘食类、食草兽类、大型食草类、食肉类、猛禽类、家畜类、穴居类、栖居湿地类等9类。

第十六章　饮食须知

一、谷物

1　具芒谷物

1.1 大米

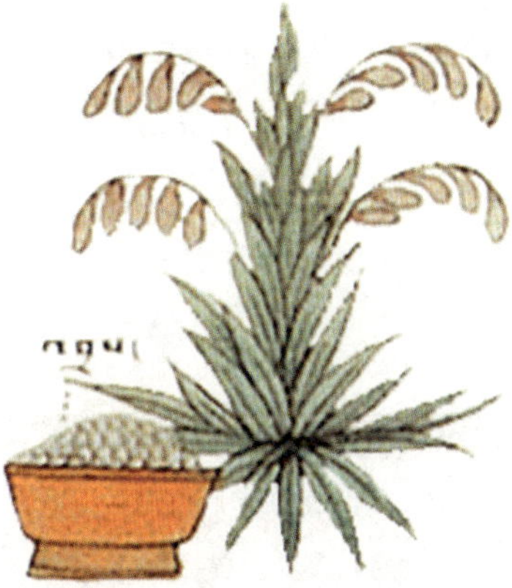

大米生长于水田，苗叶比小麦叶细，穗似芦苇垂头，籽白，味和消化后味皆甘，性腻、绵、凉、轻，功能壮阳，止吐，止泻，祛风，增体力，增培根。

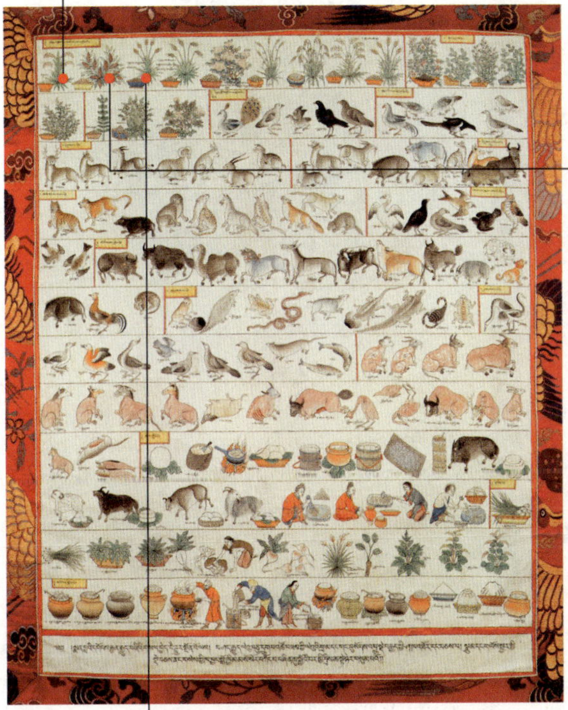

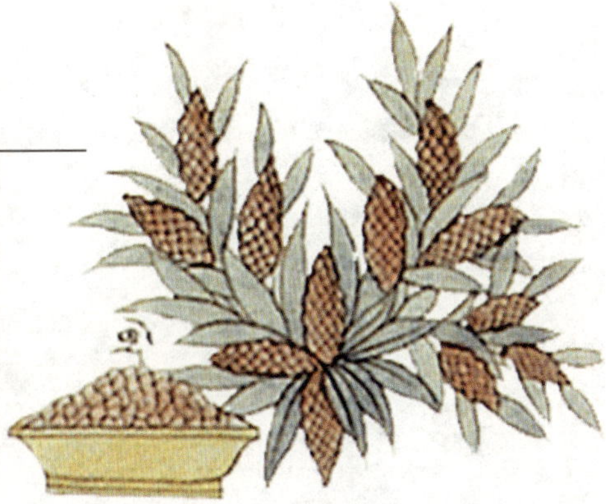

1.2 粟

禾苗似青稞苗，穗似稻，籽为白红色，味和消化后味皆甘，性重、凉，功能治创伤，接骨，壮阳，祛风，增力、增培根。

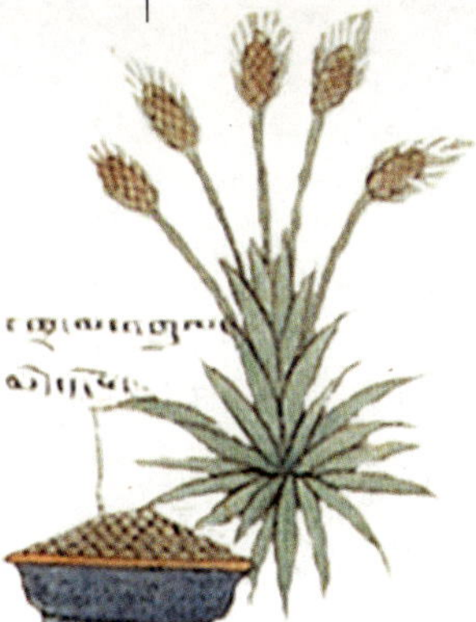

1.3 宿喀学派认为的“叉玛”

宿喀派认为的“叉玛”为60日成熟的青稞，小麦、青稞、大麦、紫青稞、燕麦等均可酿酒。《四部医典》对于酒类有小麦酒、青稞酒等说法，但没有“叉玛”酒一说，也没有说其性凉、轻等，可见有谬。

1.4 正品“叉玛”

“叉玛”属具芒谷物类，产自内地和门隅、锡金等地，苗叶比青稞苗叶扁，穗与稻、粟穗相似，具芒，籽为白黑色，粒小，光滑。味和消化后味皆甘，性凉、轻、糙。功能祛风，增力，增培根。

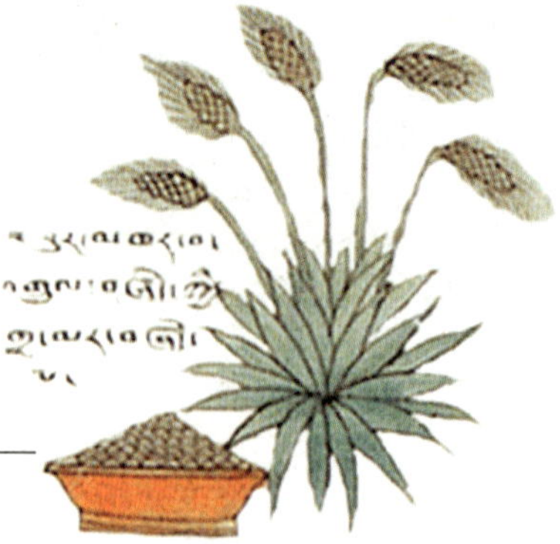

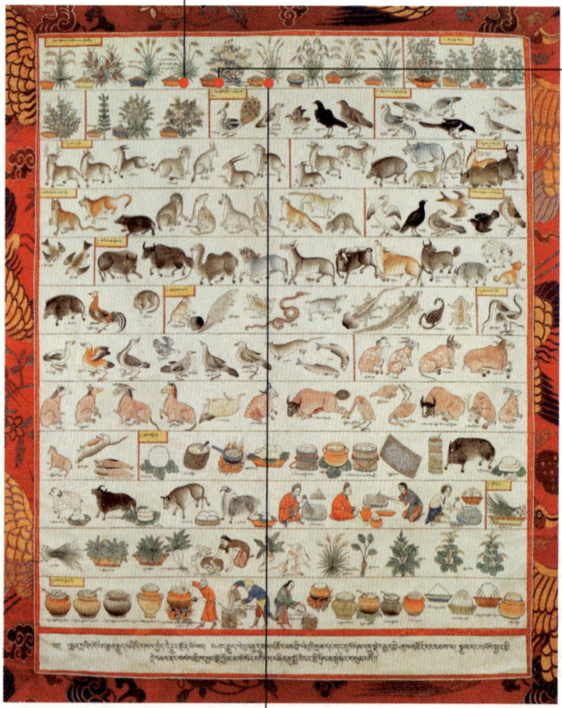

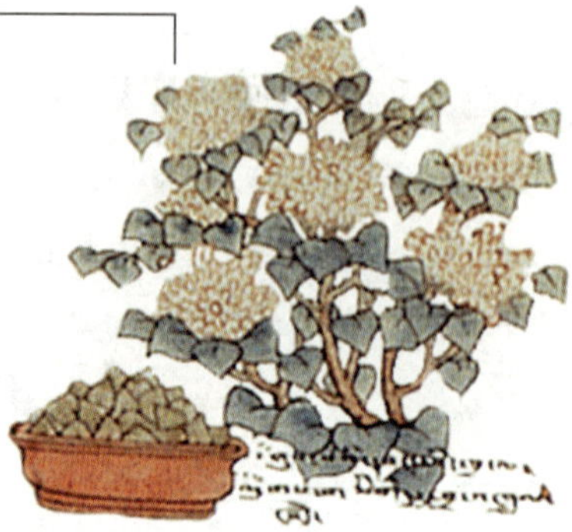

1.5 汉荞麦

汉荞麦是生长于内地的一种荞麦，籽三角形，味和消化后味皆甘，性重、凉，功能壮阳，增培根。《蓝琉璃》中说，有人将“叉玛”说成汉荞麦，将它大致归于荞麦类，但其不能增三邪等，从功能来说可苟同，但实则谬误。

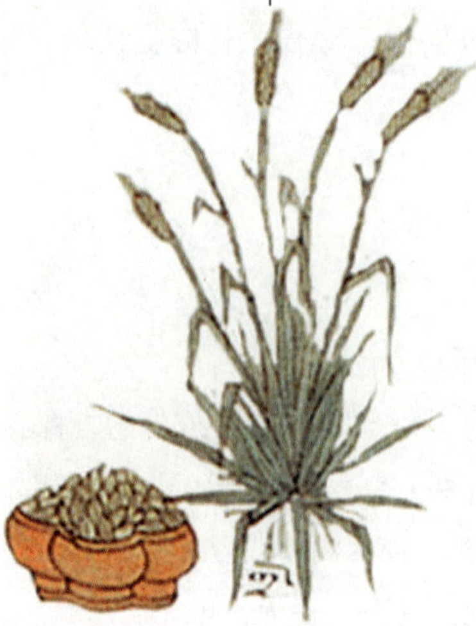

1.6 小麦

禾苗细，穗似芦苇穗，头仰，是主食谷物，味和消化后味皆甘，性重、凉，功能滋补壮阳，祛风，消除赤巴邪，增培根。

1.7 青稞

秸秆细有节，中空，直生，叶深绿较粗糙似剑，穗垂，芒长如刺。味和消化后味皆甘，性重、凉，为通大便、滋补上品。功能壮阳，祛风，增培根。

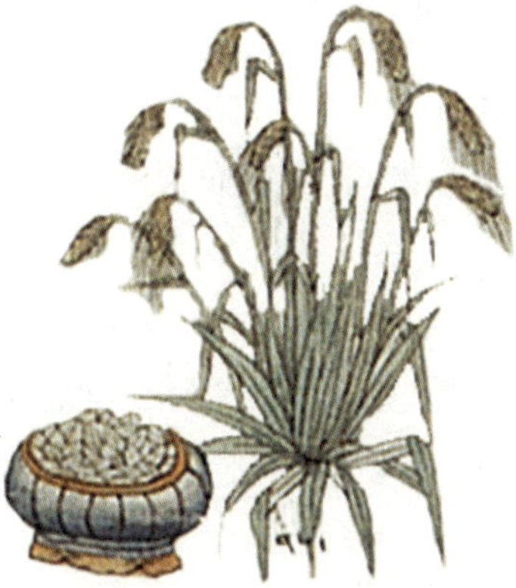

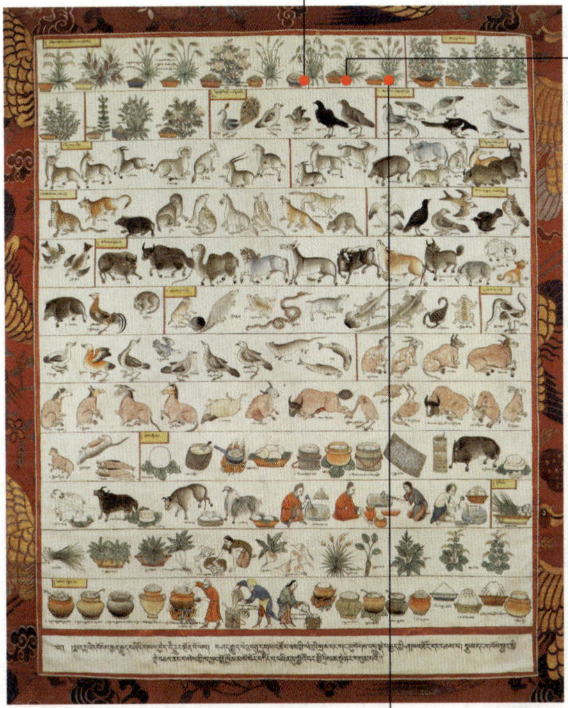

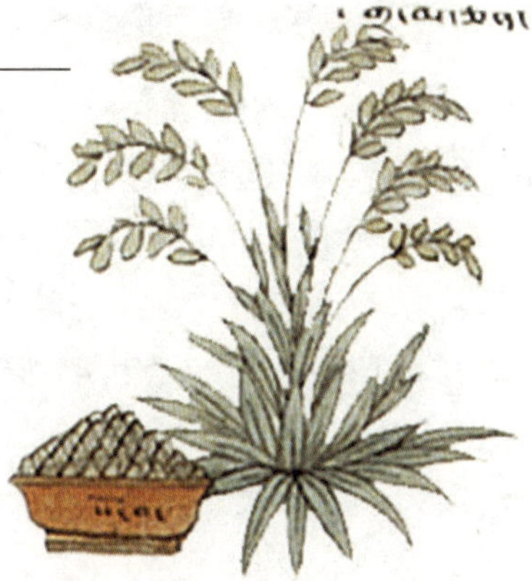

1.8 大麦

秸秆细而有节，中空，直生，叶青绿形似青稞，籽与糠皮黏结难剥，味和消化后味皆甘，性凉而轻，可治培根、赤巴病，壮阳，祛风，增培根。

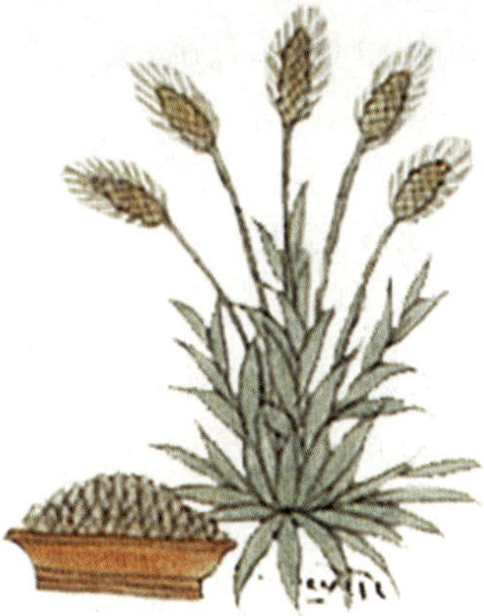

1.9 紫青稞

秸秆细而有节，中空，直生，叶青绿比青稞黑，成熟后芒细，顶有尖芒，有人称之为燕麦。味和消化后味皆甘，性凉而轻，可治培根、赤巴病，壮阳，祛风，增培根。

2 具荚谷物

2.1 豌豆

一年生谷物，秆茎细而长，匍地而生，嫩枝尖上有如象鼻绳的蔓茎，叶深绿似卵，边缘无齿轮，无叶柄，叶对生。味涩而甘，功能止泻，除油腻，涂擦其面糊对治疗血、赤巴邪增盛和减肥有益。

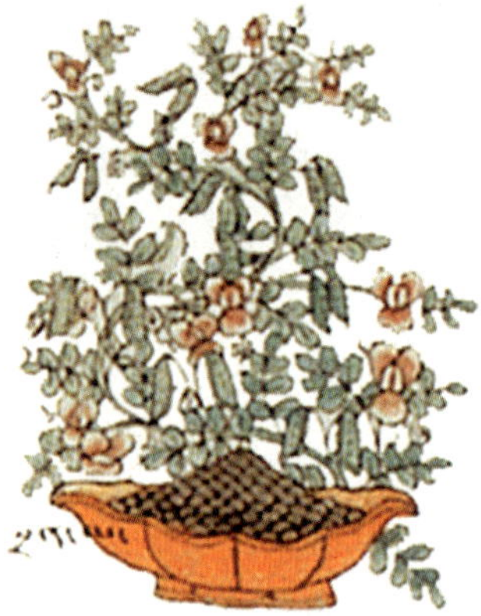

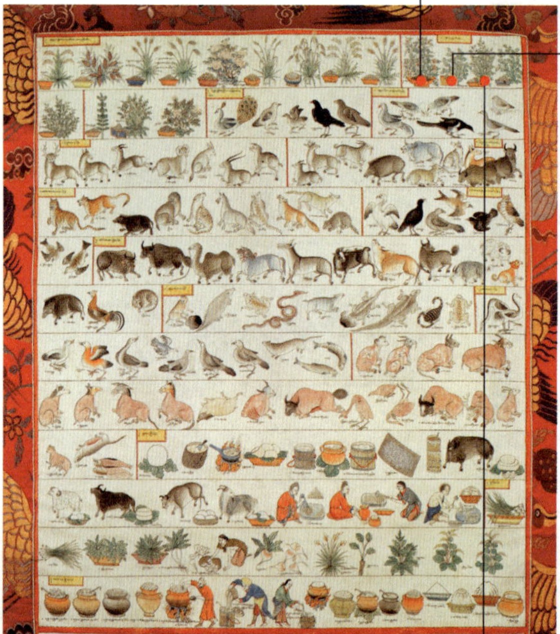

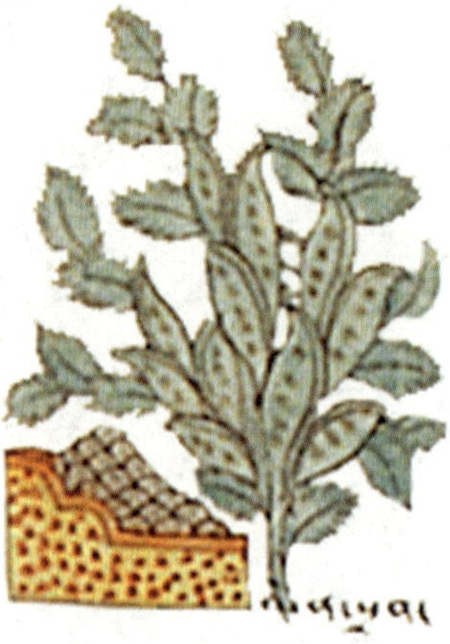

2.2 扁豆

一年生谷物，秆茎淡绿、细而长，攀缘他物生长，果荚似镰，内有 4~5 粒白而扁的籽。味涩而甘，可止泻，除油腻，涂擦其面糊对治疗血、赤巴邪增盛和减肥有益。

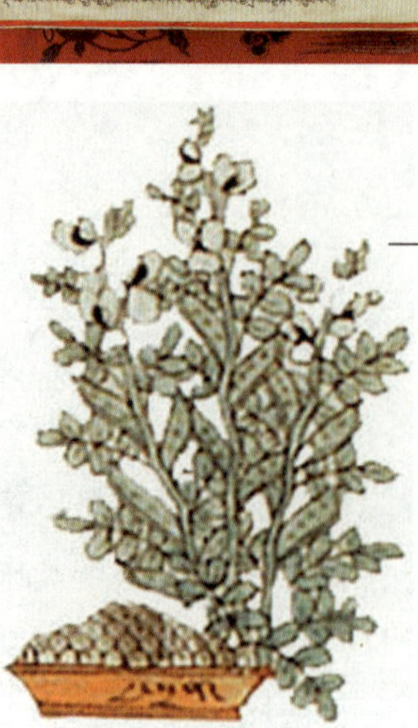

2.3 蚕豆

有黑、白 2 种，一年生作物，秆茎淡绿、长而直生，叶圆而厚被稀疏白绒刺，荚果扁长，大小如拇指。其功能可治培根隆病和多痰、气喘、痔疮等，增生血、赤巴邪。

2.4 黄豆

一年生谷物，秆茎深绿、细而长，攀缘他物生长，荚果长而饱满，果荚内有 5~6 颗肉色扁籽子，每籽间有隔瓣。功能祛风，壮阳，增生血、赤巴邪。

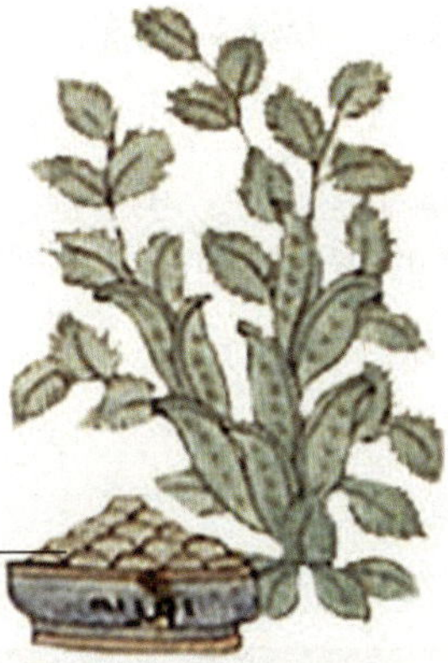

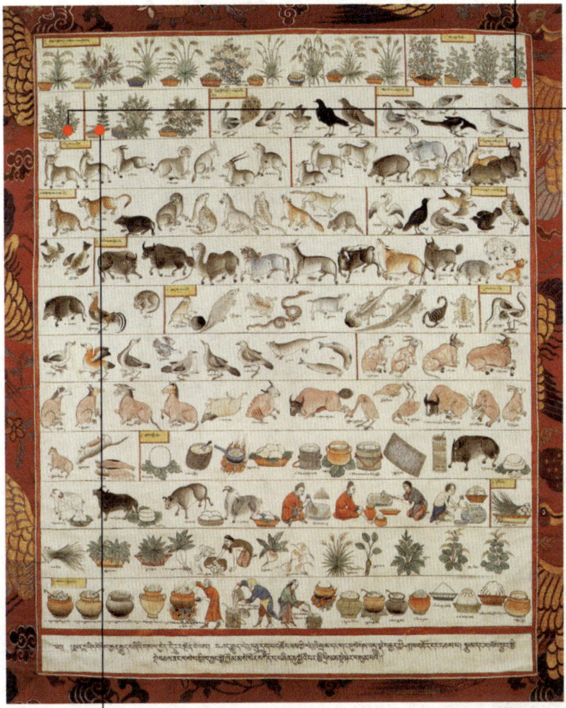

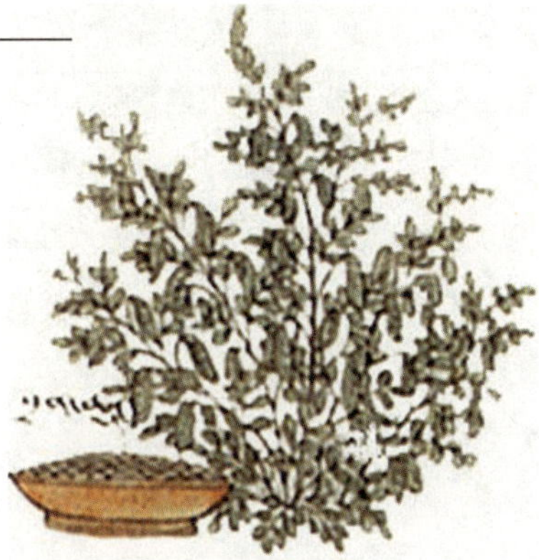

2.5 兵豆

秆茎深绿细而长，叶柄腋芽处开一两朵蝴蝶形白花或淡青色花，果荚扁小如雀舌，内有一两颗岩石色扁小籽子。味涩、甘，功能可激发三邪，其面糊可治焰火疮、痛风和血病。

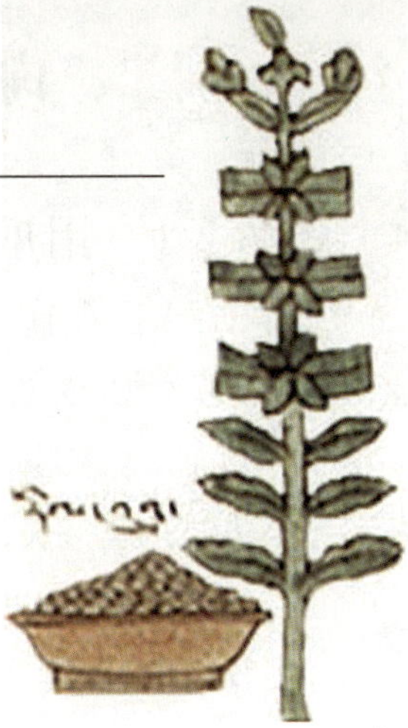

2.6 芝麻

有黑、白 2 种，一年生作物，茎四棱直生，遍布绒刺，单叶呈卵形或舌形，叶柄长，柄下对生，每叶腋芽下开白紫黄杂色花。味涩、甘，性重、温，功能壮阳、祛风。

2.7 亚麻

一年生作物，秆茎细而短，多数一根分蘖多植，花朵色如青金石，花 5 瓣，瓣有睫毛样青白脉路，籽小，水泡后出现黏性汁。味甘、苦，性腻、绵，对隆病有效。

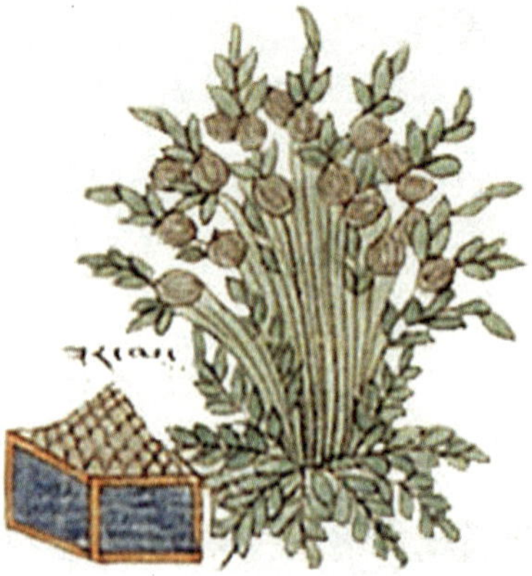

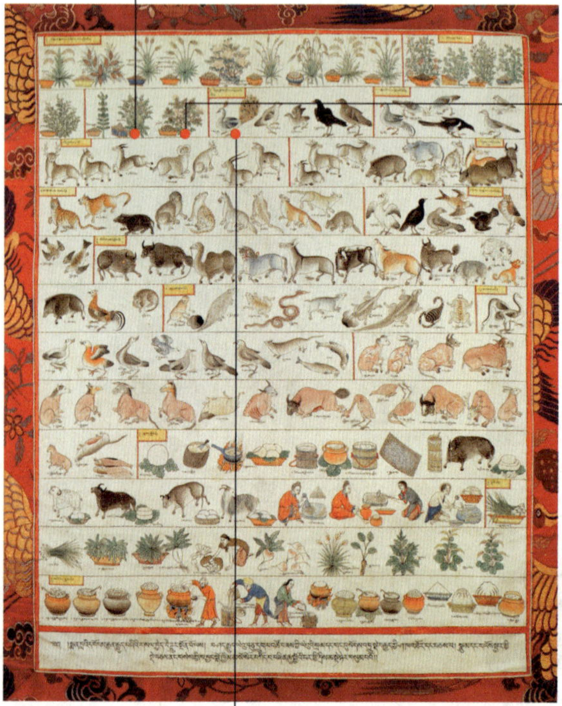

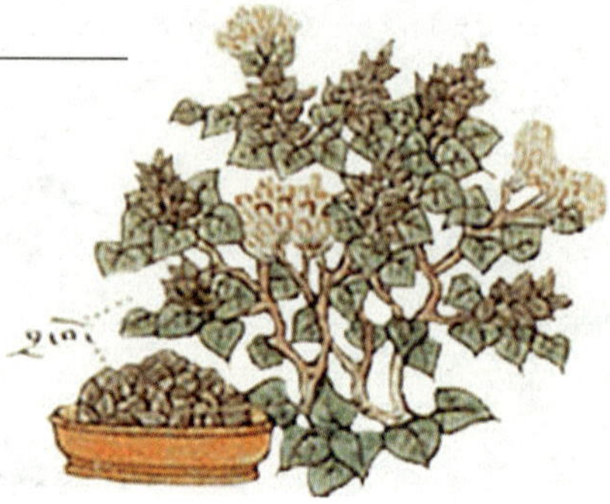

2.8 荞麦

一年生作物，秆茎深绿、细而弯曲，有节，老后变紫红，中空，花淡红而小如大黄花，籽黑紫呈三角形，坚硬而粒小。性凉而轻，可破疮疡，但会激发三邪。

二、肉类

1 用爪掘食动物类

1.1 孔雀

体如马鸡，羽毛一般为青绿色，有光泽，喙和腿长，色褐，头顶羽翎绿而边蓝，尾翎长，每端有圆如虹的花纹，开屏后如伞绚丽。其肉味和消化后味皆甘，性凉、轻而糙，可治眼病和喑哑，防衰老。

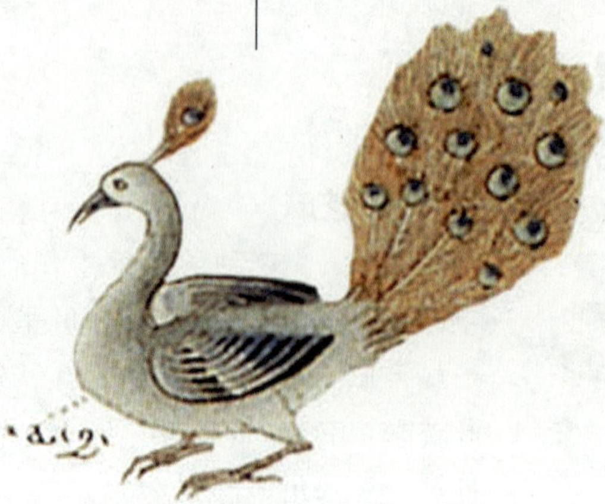

1.2 雪鸡

栖于干燥地区的一种用爪掘食禽类，大小如家鸡，眼小，腿短，头顶和两眼边羽毛淡黄，两耳边和颈白，头和后颈棕，尾羽黑褐，翅和背部灰，腹部两肋白。其肉味和消化后味皆甘，性凉、轻而糙，可治兼有培根、隆的热证。

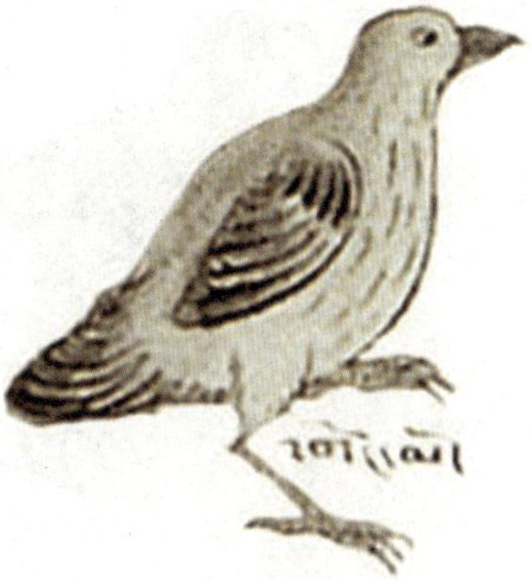

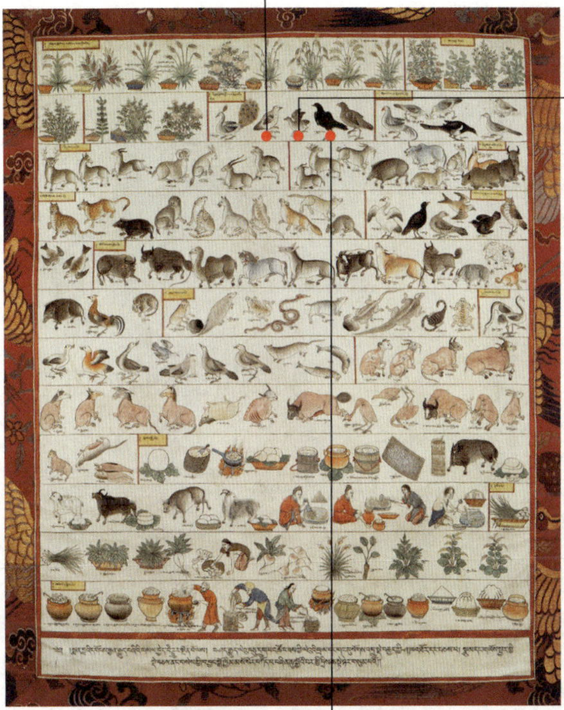

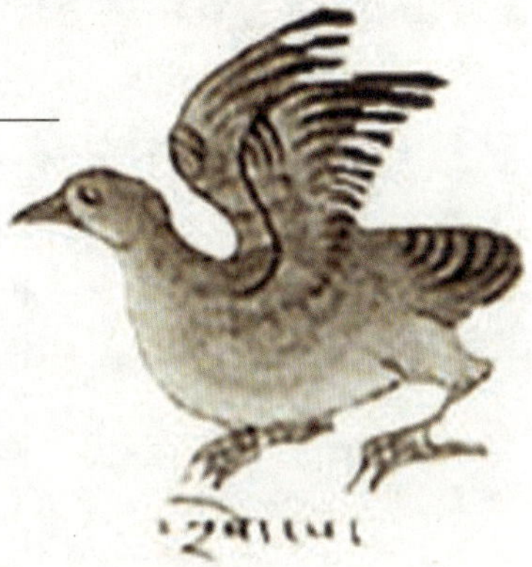

1.3 斑翅山鹑

比鸽略小，喙、腿和尾羽等短小，全身黑花或褐花，羽毛上面有四方白斑点，颈和喉部羽黄，较长如须。其肉味和消化后味皆甘，性凉、轻而糙，可治兼有培根、隆的热证。

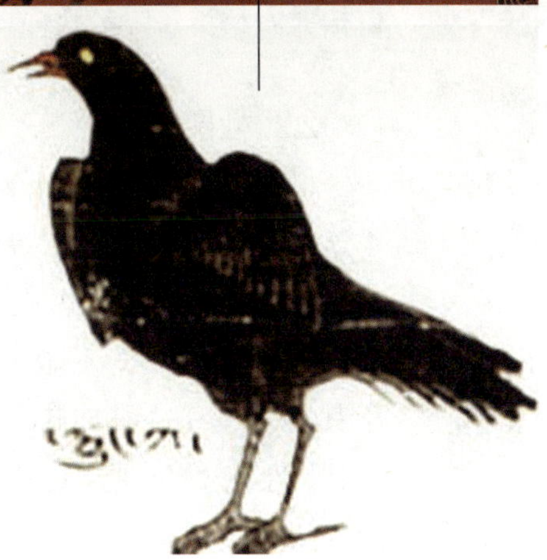

1.4 红嘴山鸦

大小如喜鹊，头和全身羽毛黑，翅与尾羽绿而有光泽，喙、腿红，夏雌雄双居，冬群居。其肉味和消化后味皆甘，可治兼有培根、隆的热证。

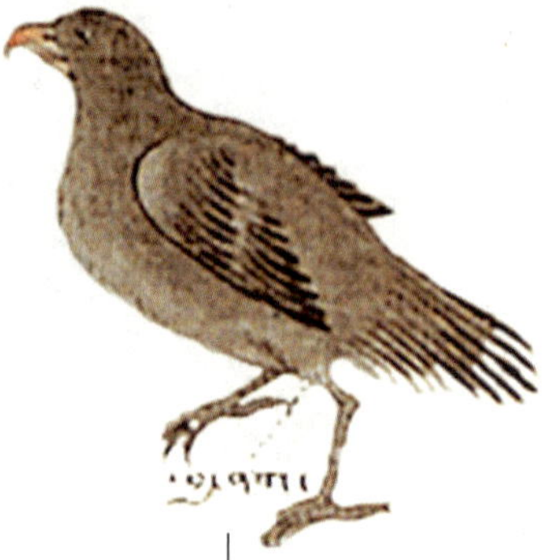

1.5 黑鸟

栖息于陆地上的一种用喙觅食之鸟，体形及毛色似红嘴山鸦，头和全身羽毛色黑，喙比红嘴山鸦较黄。其肉味和消化味皆甘，性凉、轻、糙，可治兼有培根、隆的热证。

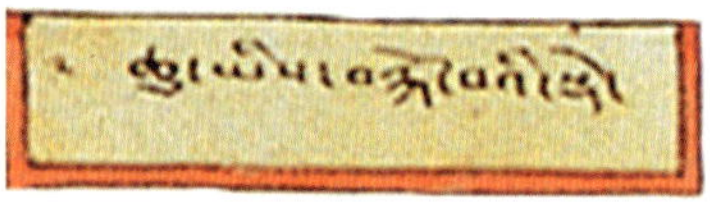

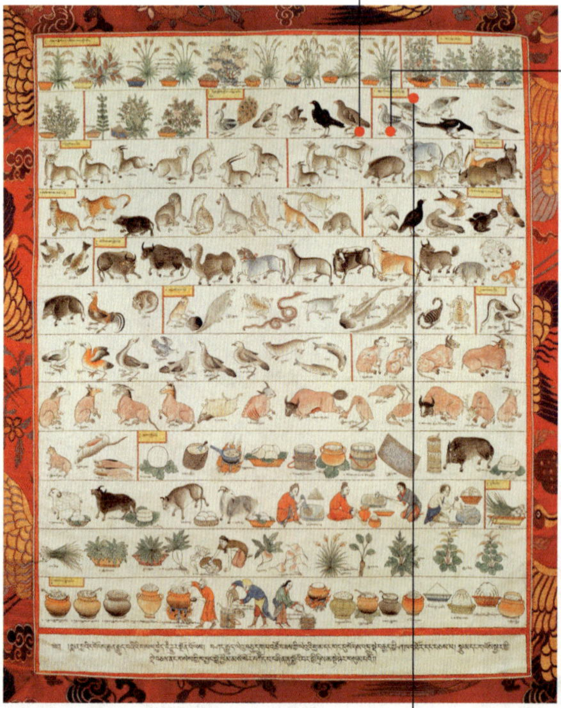

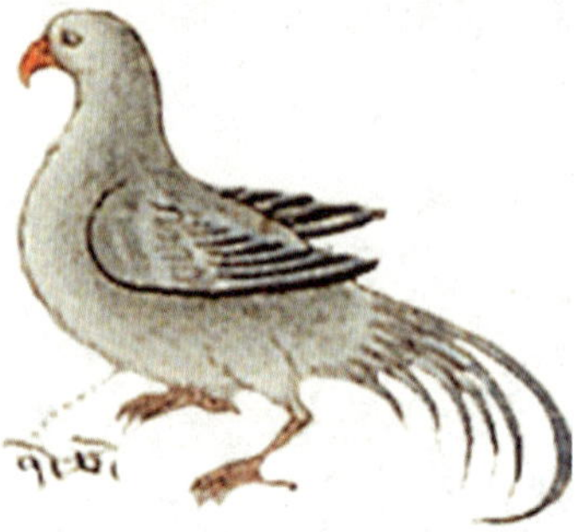

2 用喙掘食动物类

2.1 鹦鹉

栖于陆地，大小如鸽，头扁，喙红而短勾，背上下和尾羽绿，翼绿黄，胸口和腹部蓝而有光泽，眼缘、喉、翅尖黑，群居于热带森林。其肉味和消化后味皆甘，性凉、轻、糙，可治兼有培根、隆的热证。

2.2 杜鹃

栖于陆地，大小似百灵鸟，冬季迁徙至南方温暖地区，头、颈部灰，背、翼灰白，尾羽青黑有白点，腿黄而短，鸣声悦耳，不做巢，卵产生于其他鸟巢中。其肉味和消化后味皆甘，性凉、轻、糙，可治兼有培根、隆的热证。

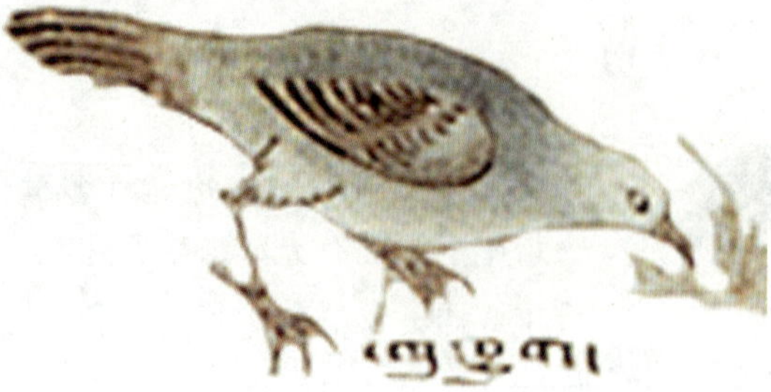

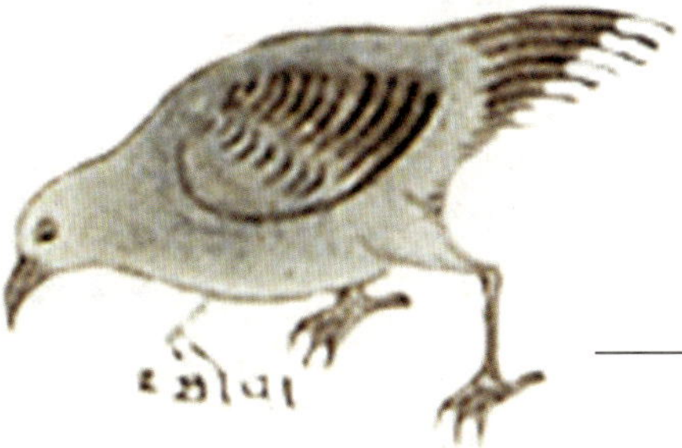

2.3 鸽子

又称岩鸽，栖于陆地，大小如红嘴山鸦，头、颈、翅等处羽毛青黑灰紫，颈和胸有绿紫色虹光，尾羽、腰部有白斑，爪红，雌雄双居。其肉味和消化味皆甘，性温、轻、糙，可治兼有培根、隆的热证，滋补壮阳。

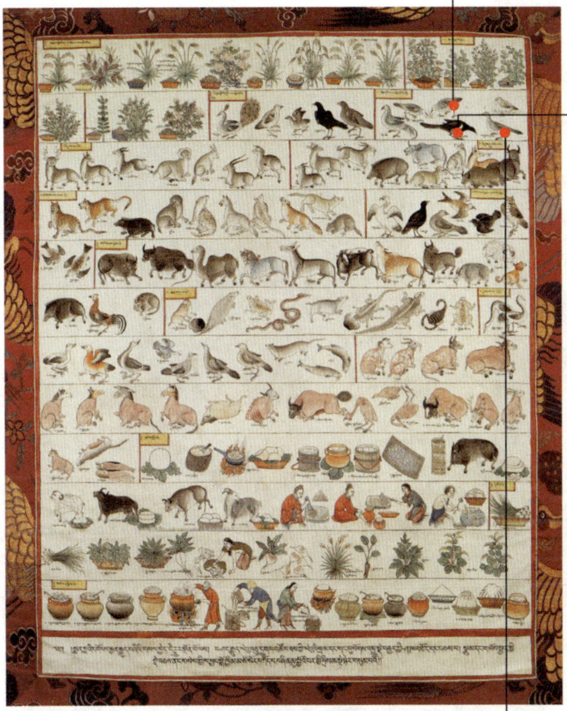

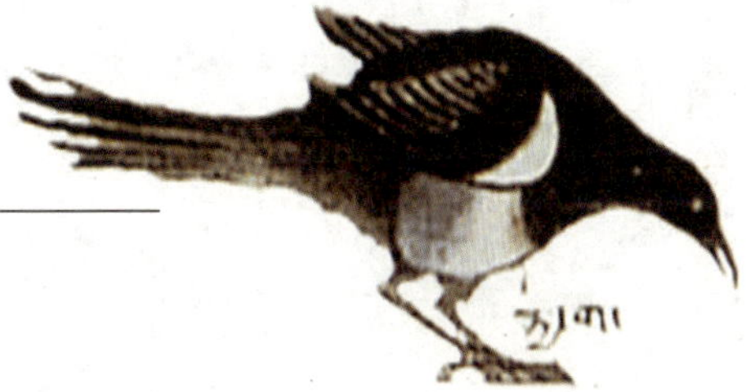

2.4 喜鹊

栖于陆地，大小似红嘴山鸦，头、颈、背、尾羽黑，有绿光，腹和两肋白而绵软，翅尖白，雌雄双居。其肉味和消化后味皆甘，性凉、轻、糙，可治兼有培根、隆的热证和甲状腺肿大。

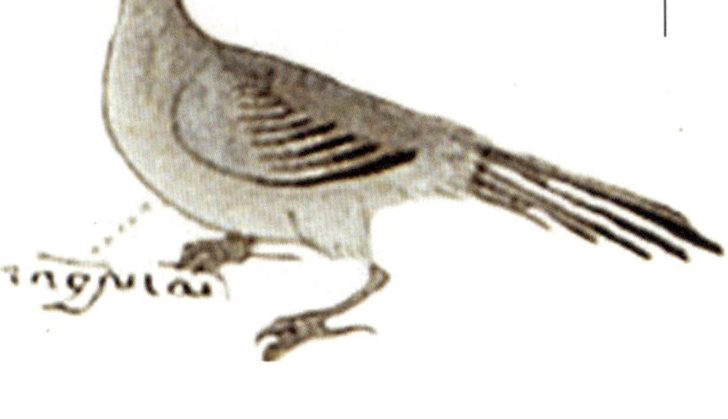

2.5 画眉鸟

栖于陆地，鸣声悦耳，翅膀较短，尾羽比身长，体型优美，飞蹿于树林间，地上跑动疾快。其肉味和消化后味皆甘，性凉、轻、糙，可治兼有培根、隆的热证。

2.6 小鸟

麻雀和云雀等小鸟大多栖于陆地，身材小巧，常被鹞鹰捉吃。其肉味和消化后味皆甘，性温、轻，可滋补壮阳，愈疮疡，对肾寒有益。

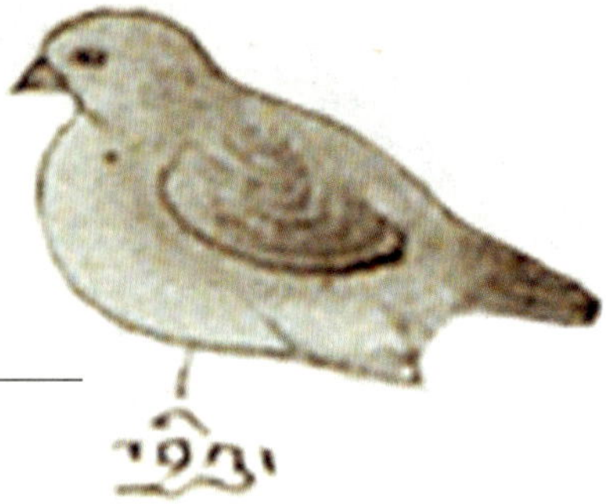

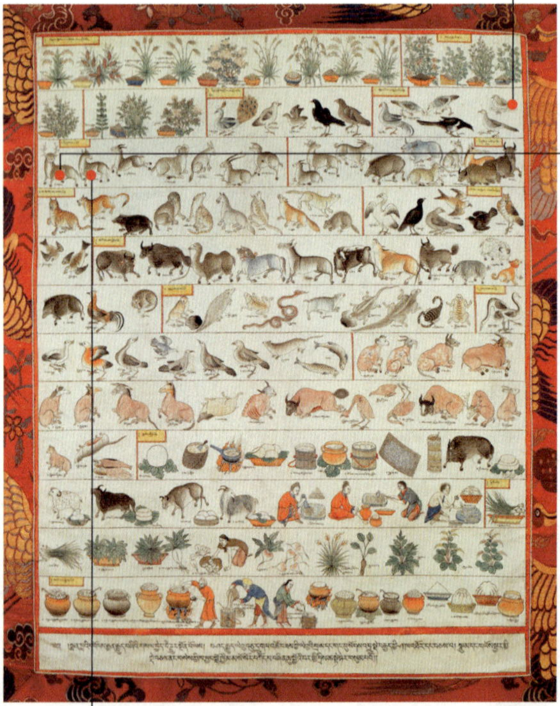

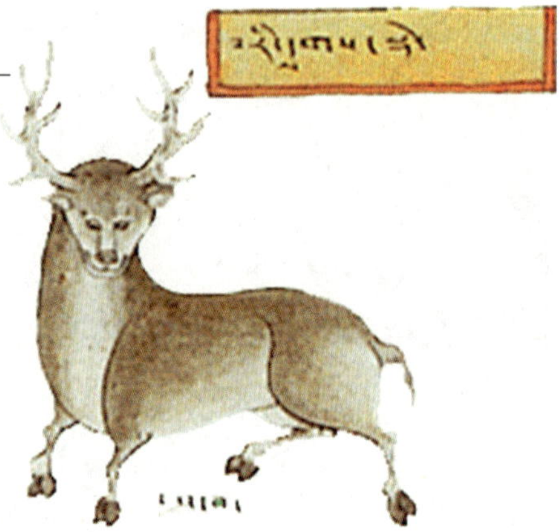

3 食草兽类

3.1 马鹿

鹿为哺乳食草动物，毛密而褐黄，前颈和胸腹等灰白，颈和四肢长，尾短小，跑动疾快，雄鹿有多叉角，雌鹿无角，群居。其肉味甘，性平，能治兼有培根、隆的热证和寒隆病。

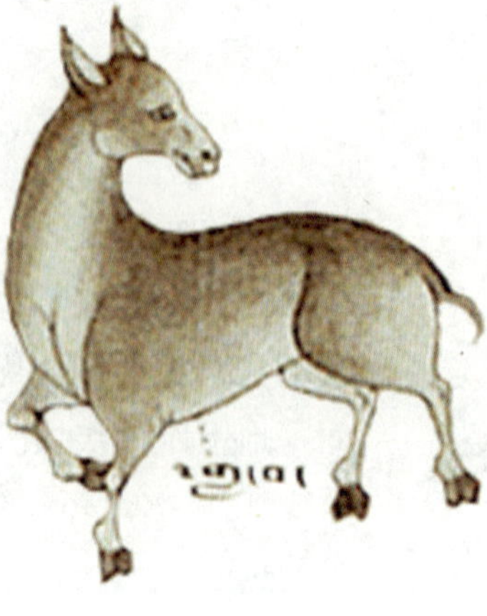

3.2 麝

哺乳食草动物，颈和耳较长，尾巴短小，毛色青白，毛粗中空，毛尖褐黑，全身毛色褐黄或褐紫，雄麝犬齿长而外露，脐部分泌麝香，经常散居。其肉性凉、轻，可治兼有培根、隆的热证和寒隆病。

3.3 藏原羚

哺乳食草动物，头、颈、背毛灰褐，前胸和四蹄灰白，臀部白，眼缘黑，毛色随年龄而变化，散居于草甸等地。其肉性凉而轻，可治兼有培根、隆的热证和寒隆病。

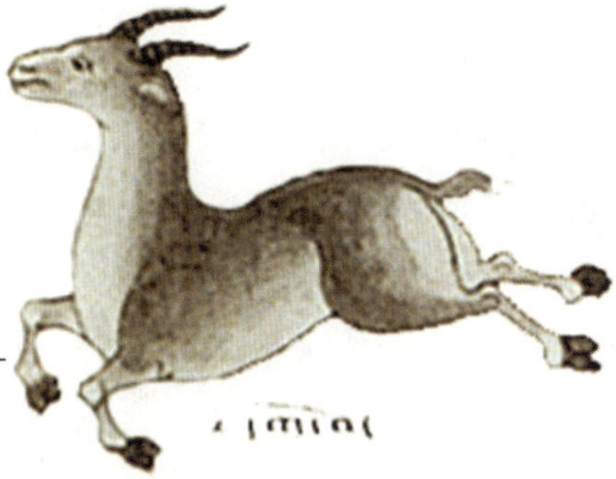

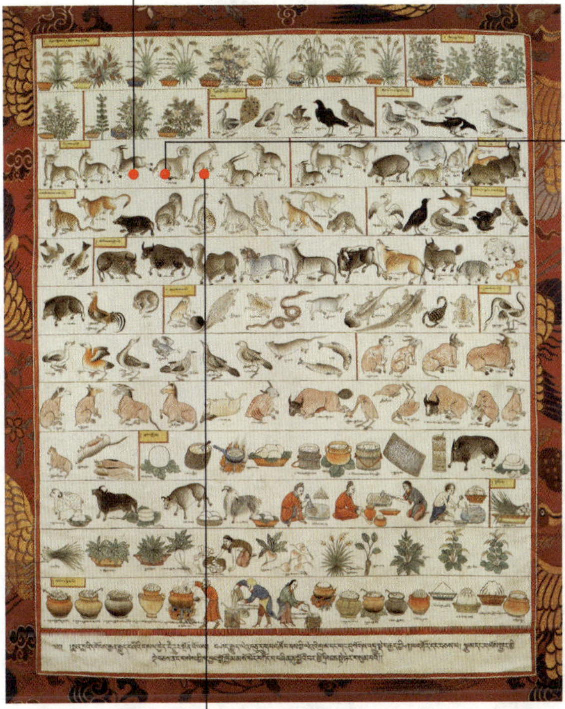

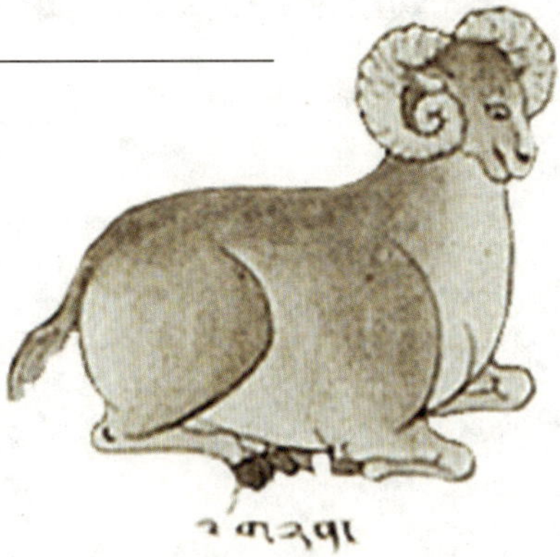

3.4 盘羊

哺乳食草动物，全身毛色灰、褐、白相杂，臀部有白点，喉及四蹄灰白，胸部褐黄，尾巴黑而短，雄羊角大而盘绕，雌羊角较小，群居生活。其肉性凉、轻，可治兼有培根、隆的热证和寒隆病。

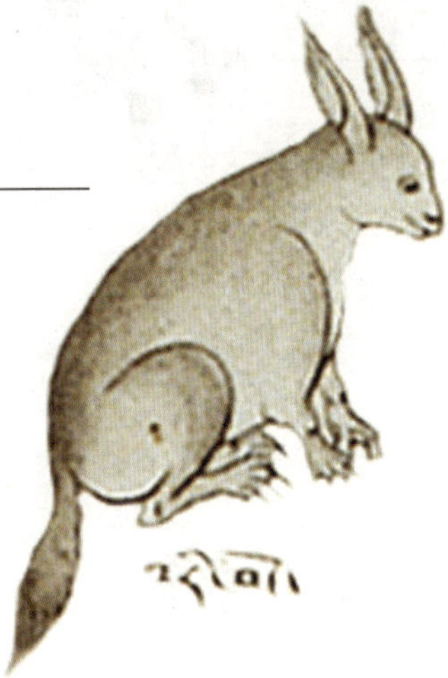

3.5 野兔

哺乳食草动物，全身毛色青灰，毛尖稍黄白，尾尖发白，耳朵长而竖立，眼红，眼珠黄圆大，两门齿前突，上唇裂，四肢短而指爪隐于毛中，生活于山岭草甸等。其肉可治兼有培根、隆的热证和寒隆病。

3.6 藏羚

哺乳食草动物，全身毛色灰白，毛尖红褐，身体比原羚稍大，前颈和胸腹等处灰白，螺旋状两角并立，四肢和颈长，尾巴短，群居生活。其肉可治兼有培根、隆的热证和寒隆病。

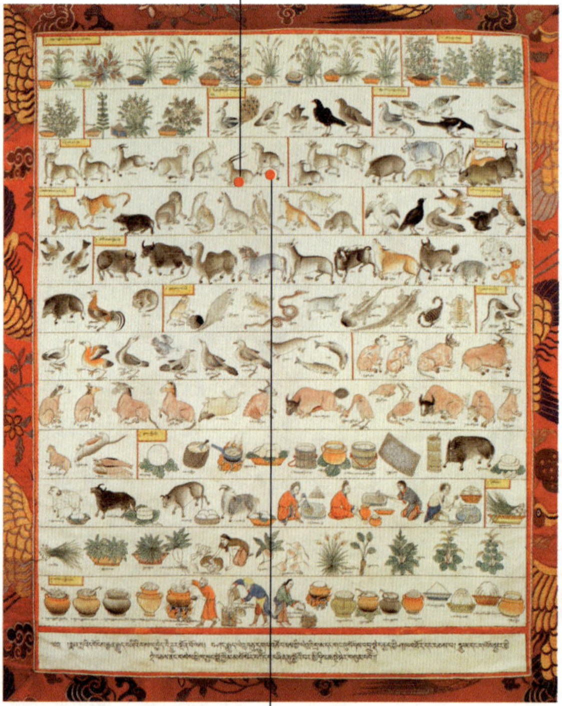

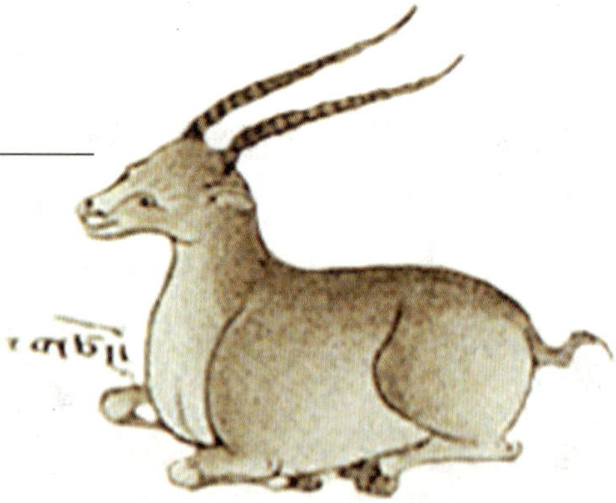

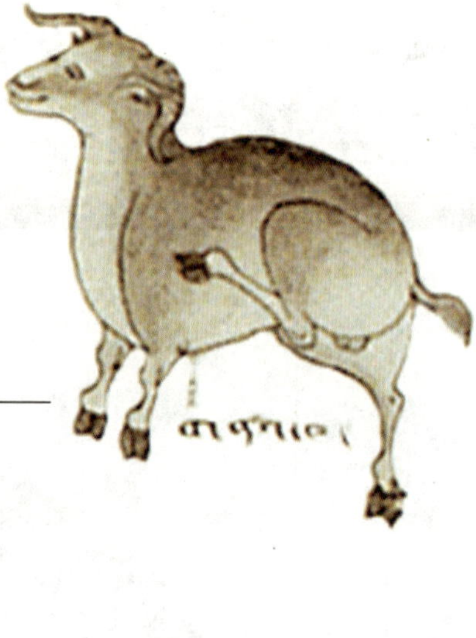

3.7 岩羊

哺乳食草动物，体似山羊，全身毛色发灰，腹部灰白，尾巴尖而发黑，角粗壮呈方形向外弯伸，毛色随季节和居地不同有差别，善于攀岩，跑动疾快，群居生活。其肉可治兼有培根、隆的热证和寒隆病。

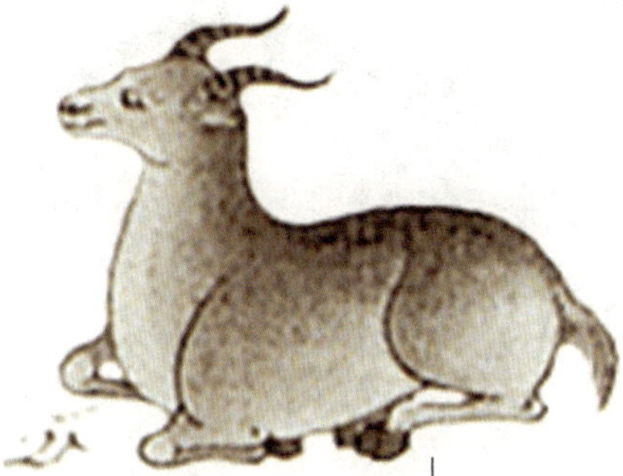

4 大型食草动物类

4.1 鬣羚

大型哺乳食草动物，头面像山羊，黑色螺纹角尖利，幼小时毛色褐红或瓦红，成年时色黑，老时色灰白，尾巴短，零散生活于森林和岩崖地区。其肉可治兼有培根、隆的热证和寒隆病。

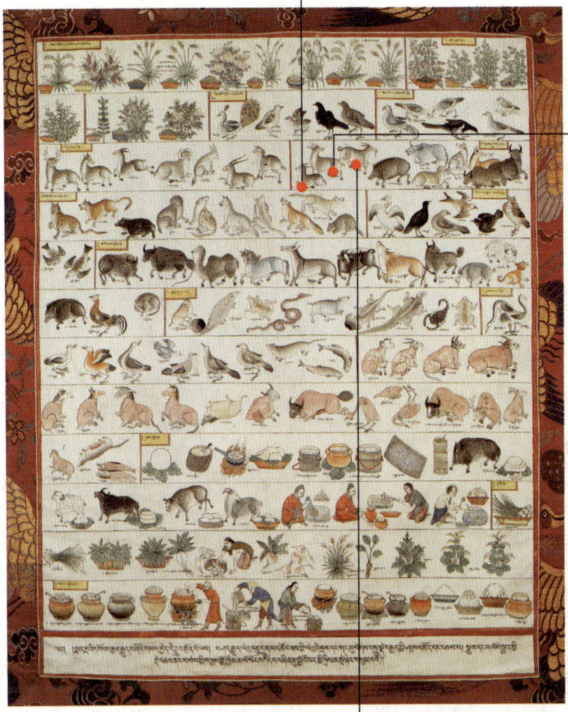

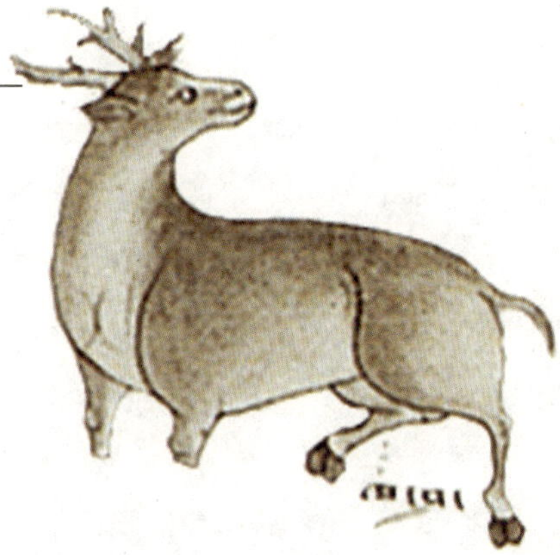

4.2 狍

大型哺乳食草动物，鹿之一种，颈和四肢长，尾巴短，脊背毛色较黑，胸腹和尾巴淡黄，雄性有三叉血茸角，平常群居。其肉可治兼有培根、隆的热证和寒隆病。

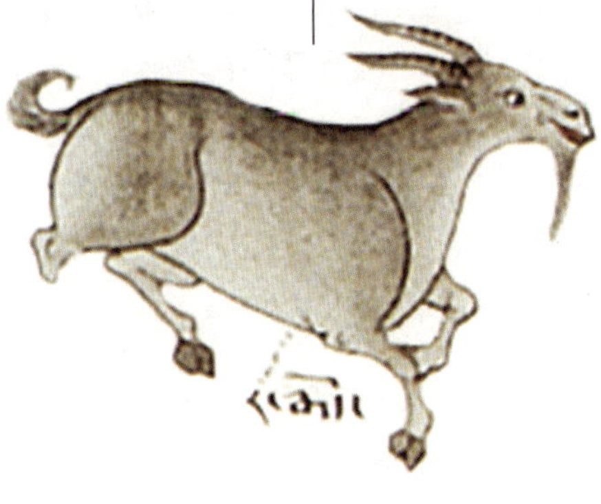

4.3 野山羊

大型哺乳食草动物，形似山羊，但无颌须，尾巴短，四肢较短，有螺纹角向上，毛色黑褐或青灰，毛尖褐黄，喉颈和胸腹等灰白，跑动疾快，善攀岩，独居。其肉可治兼有培根、隆的热证和寒隆病。

4.4 野猪

大型哺乳食草动物，身披粗针毛，色不定，体型一般似家猪，但嘴巴和鬃毛较长，獠齿外露，大部分群居于山川泥泞地区，喜拱泥土。其肉可治兼有培根、隆的热证和寒隆病。

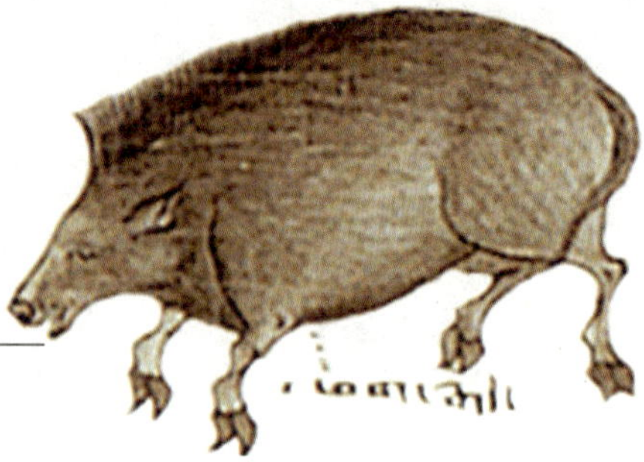

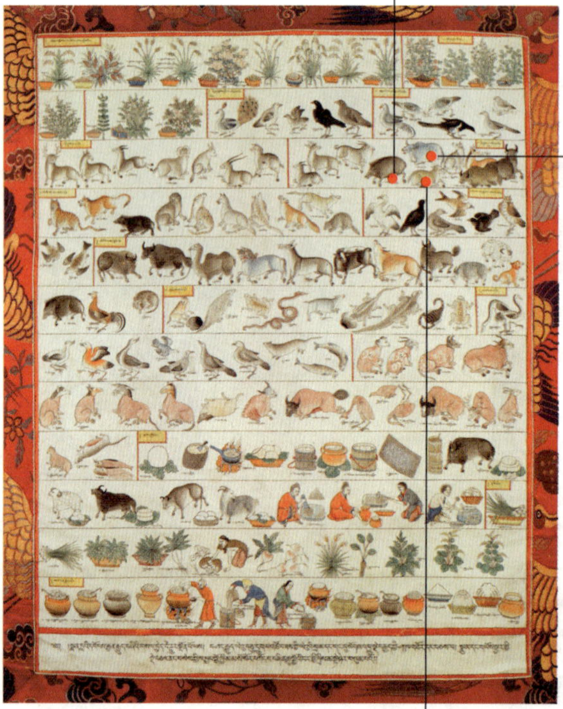

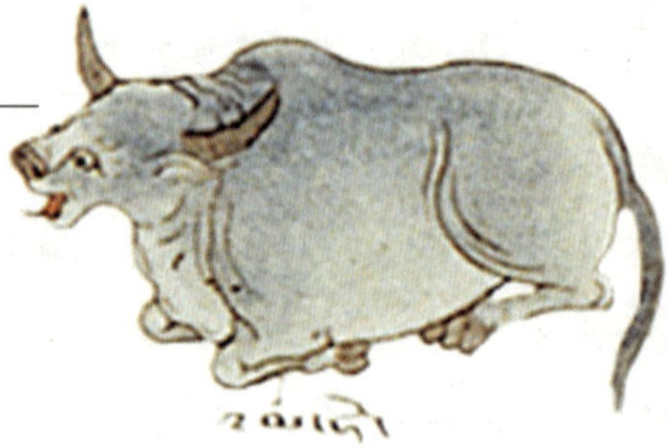

4.5 水牛

大型哺乳食草动物，生长于温热地区，家养，似黄牛，但喜居于泥泞和水中，毛粗壮而短，头大面扁，角扁厚有螺纹向左右略分开，头顶后扬。其肉可促进睡眠，增肥，可治兼有培根、隆的热证和寒隆病。

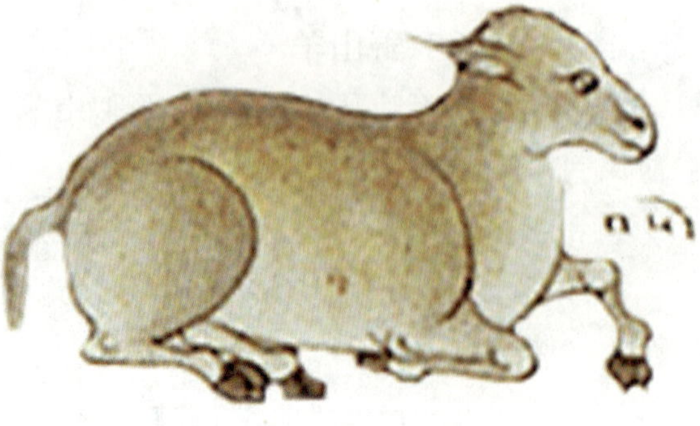

4.6 犀牛

大型哺乳食草动物，生长于温热地区，喜居于泥泞和水中，头大眼小，耳长颈短，鼻尖长角，有 1~2 只粗而尖细的角，尾巴似猪尾，眼神呆钝，本性强悍，皮甚厚堆有皱纹。其肉可治兼有培根、隆的热证和寒隆病。

4.7 竹兽（译音“牟”）

大型哺乳食草动物，生活于竹林中又称竹虎或竹象的一种野兽。其肉可治兼有培根、隆的热证和寒隆病。

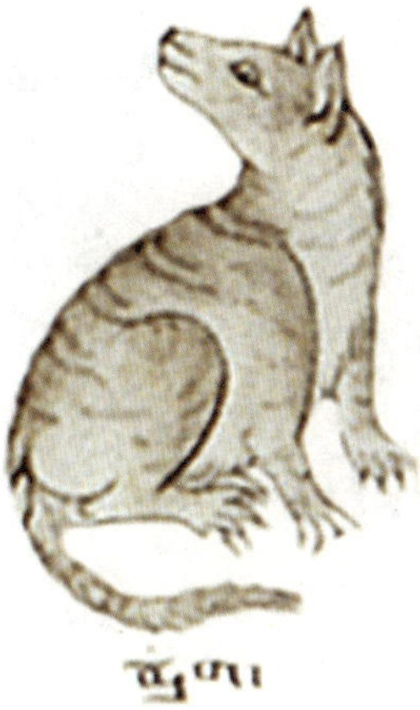

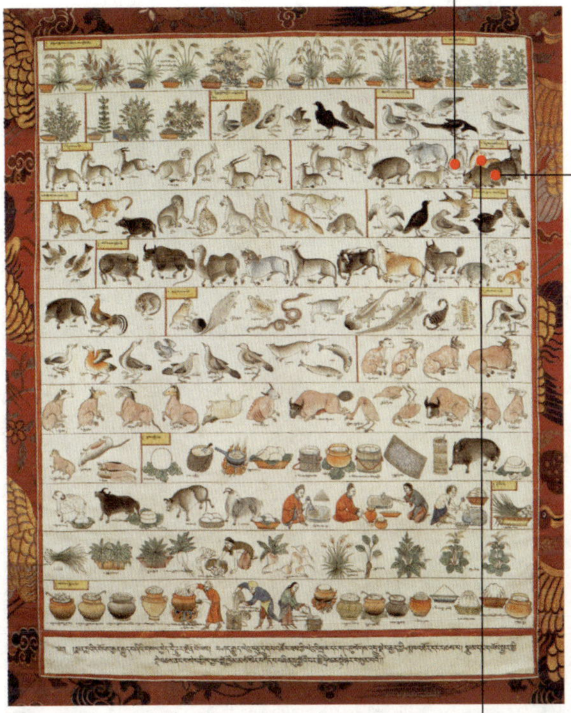

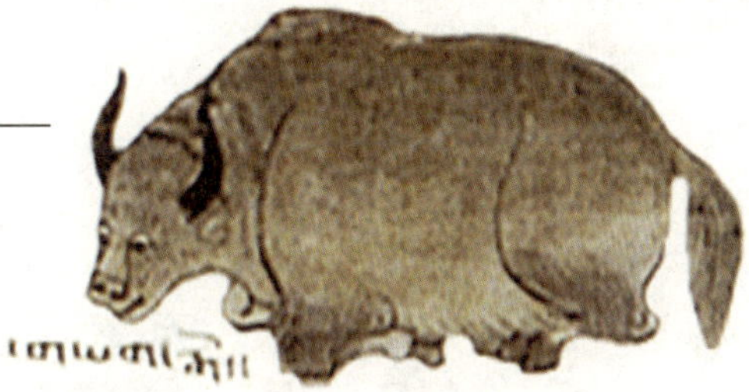

4.8 野牦牛

大型哺乳食草野生动物，体貌似家牦牛，但比之高大，角色黄而粗壮、光滑，尾巴大，全身多绒毛和粗毛，耐寒力强，群居于高海拔山沟和草滩，个别单独生活。其肉性腻、温，可治侵入肝胃的寒病、风病，滋生胃火。

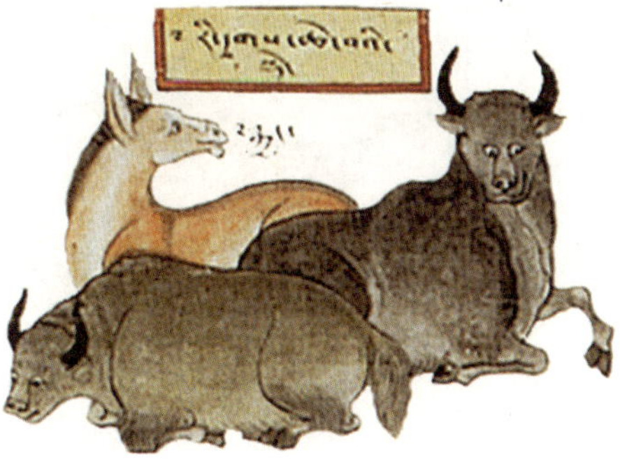

4.9 野驴

大型哺乳食草野生动物，与骡相似，鬃毛短而上竖，身体毛色一般为灰白，耳、眼和鼻等灵敏，群居生活，多疑，奔跑疾快。其肉性凉、腻，可治兼有培根、隆的热证和寒隆病。

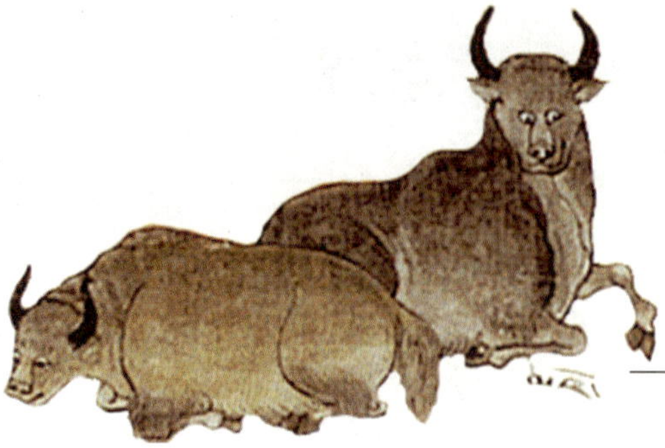

4.10 野犏牛

大型哺乳食草动物，生活于山岭，非常凶猛，体大力强，毛色多种。其肉味和消化后味皆甘，功能干脓，治肾腰等之寒证和黄水病。

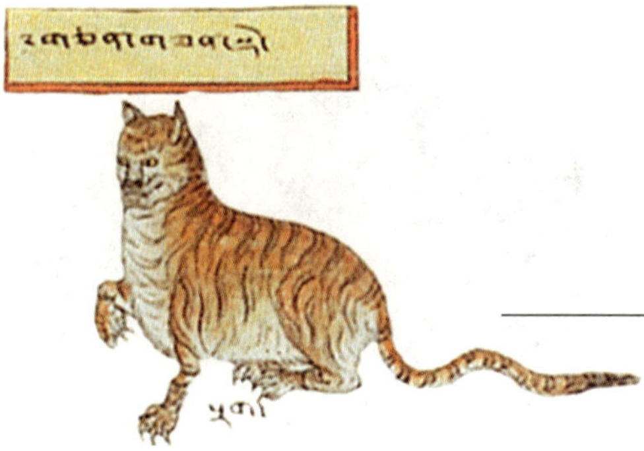

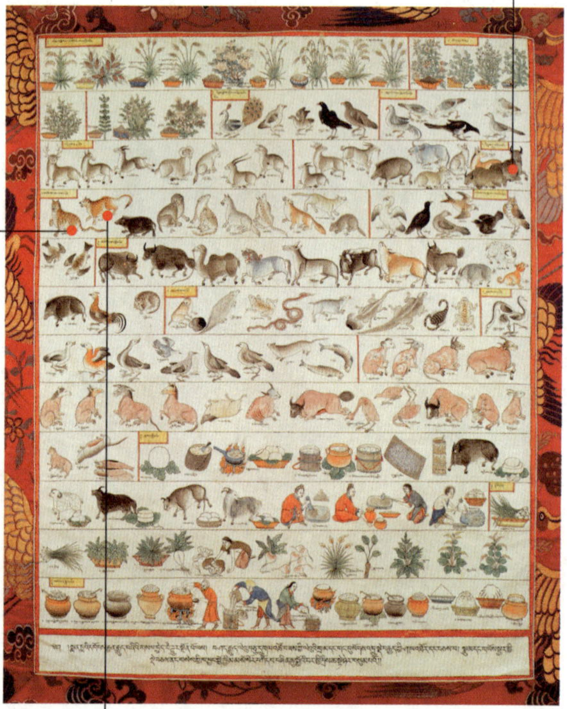

5 食肉野生动物类

5.1 虎

体形似猫，但体大力强凶猛，头圆，耳朵短，尾巴长，犬齿锋利，毛色褐黄或淡黄，毛尖发黄，有黑色斑纹，喉、颈、胸、腹白。其肉可治兼有培根、隆的热证和寒隆病，能镇惊。

5.2 豹

体形似虎，但比之修长，头小，耳朵短，尾巴长，犬齿锋利，毛色淡黄，身上有很多大小不等的斑纹，擅长奔跳。其肉可治兼有培根、隆的热证和寒隆病。

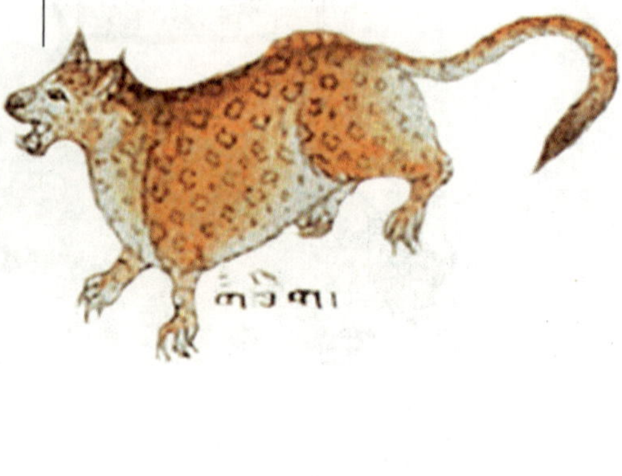

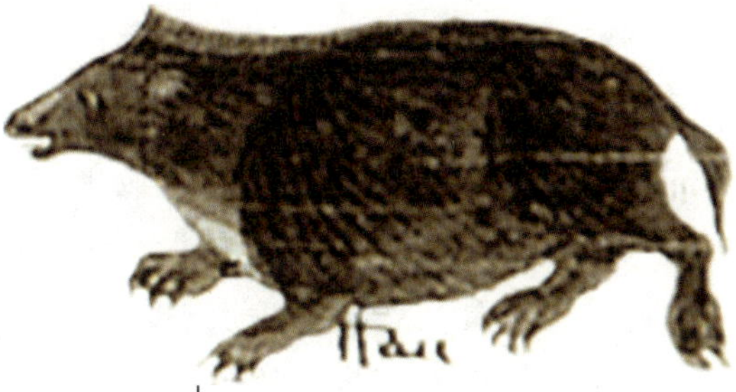

5.3 黑熊

身躯肥大，毛色黑紫有光泽，头大，吻部较短，耳朵圆大，眼小，四肢粗壮，犬齿、爪子锋利，胸口毛色白，可直立行走，食肉和杂草。其肉可治兼有培根、隆的热证和寒隆病。

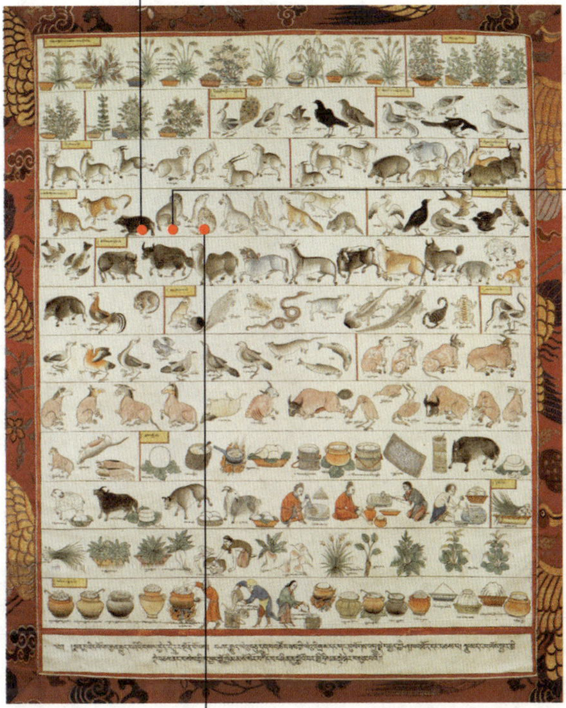

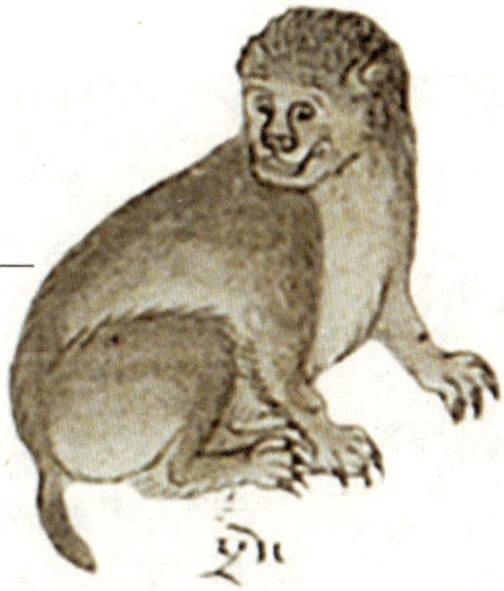

5.4 棕熊

食肉和杂草，头圆，嘴巴长，眼小，肩部隆起，四肢粗壮，爪子大，尾巴短小，毛粗糙色黄褐，可直立行走，冬眠，嗅觉灵，视觉较差。其肉可治兼有培根、隆的热证和寒隆病。

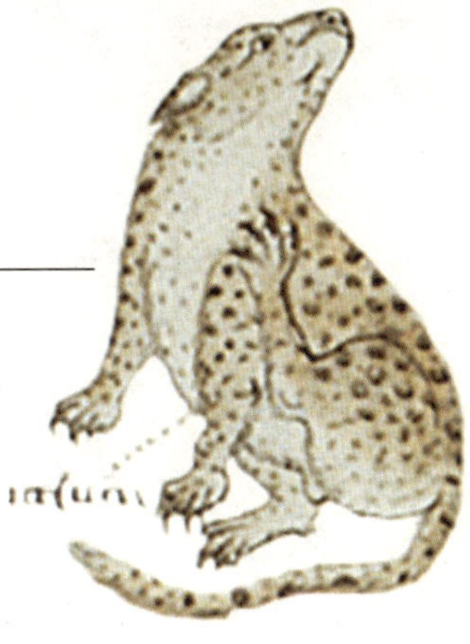

5.5 雪豹

食肉猛兽，体形如猫，但比之大，比豹稍小，体力较大，头圆，耳短尾长，犬齿、爪子锋利，毛色灰黄，有很多大小不等的斑纹，非常善于奔跑。其肉可治兼有培根、隆的热证和寒隆病。

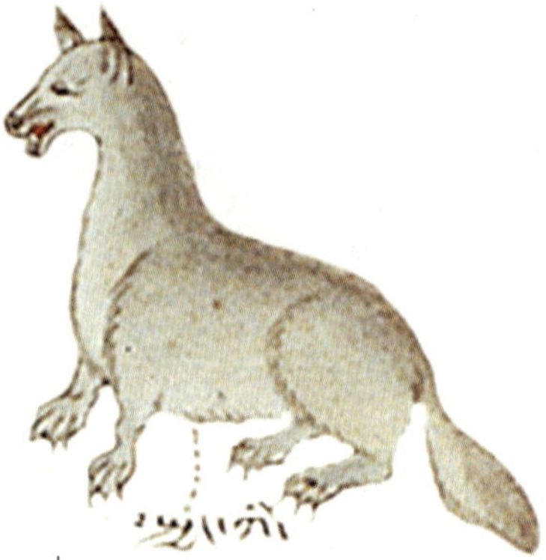

5.6 狼

食肉猛兽，大小似犬，吻略尖，犬齿、爪子锋利，尾巴下垂，毛色大部分呈灰黄色，喉颈和前胸腹部色白。其肉可治兼有培根、隆的寒证和不消化症。

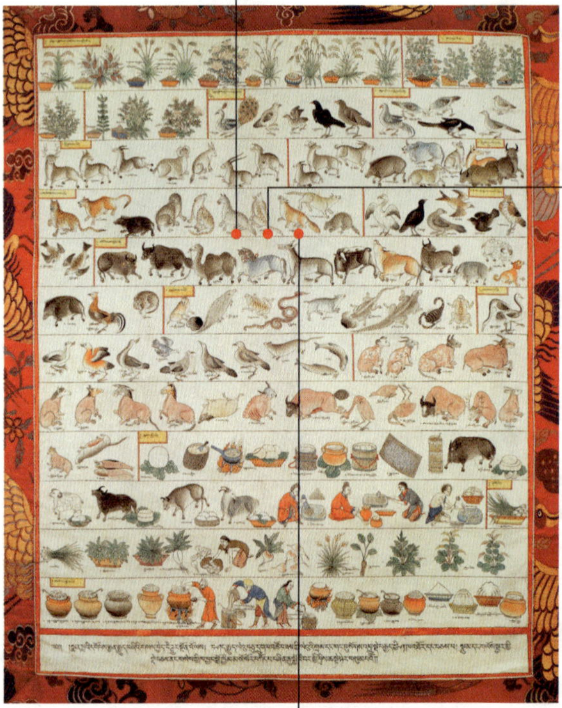

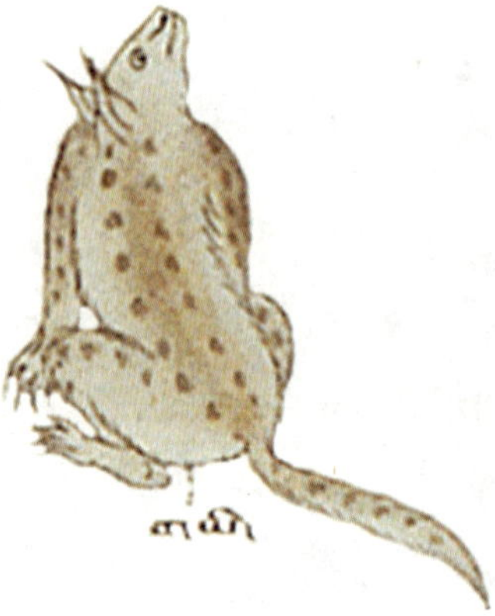

5.7 猞猁

体形似猫，但比之大，头圆，耳基宽，耳尖有黑色簇毛，四肢较长，犬齿、爪子锋利，两颊具下垂的长鬃毛，尾巴短。其肉可治兼有培根、隆的热证和寒隆病。

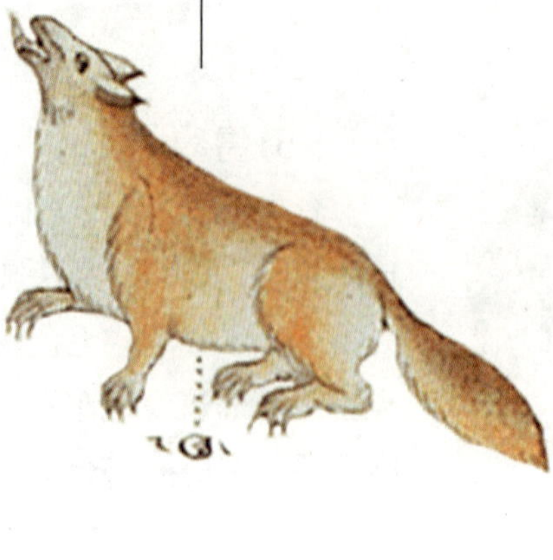

5.8 狐狸

食肉和各种野果，吻部尖长，耳和鼻尖色黑，犬齿、爪子锋利，尾巴蓬松而粗，大部分毛色红黄，胸和腹部色白，此外还有黑狐和灰狐。其肉可治兼有培根、隆的热证和寒隆病。

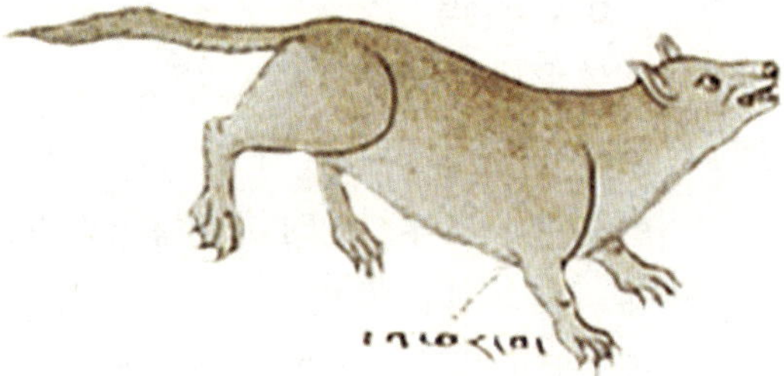

5.9 豺

吻部细长，耳大上立，犬齿、爪子锋利，尾巴下垂，体形像狼和狐狸，背部毛粗色棕褐或灰，胸腹色黄白。其肉可治兼有培根、隆的热证和寒隆病。

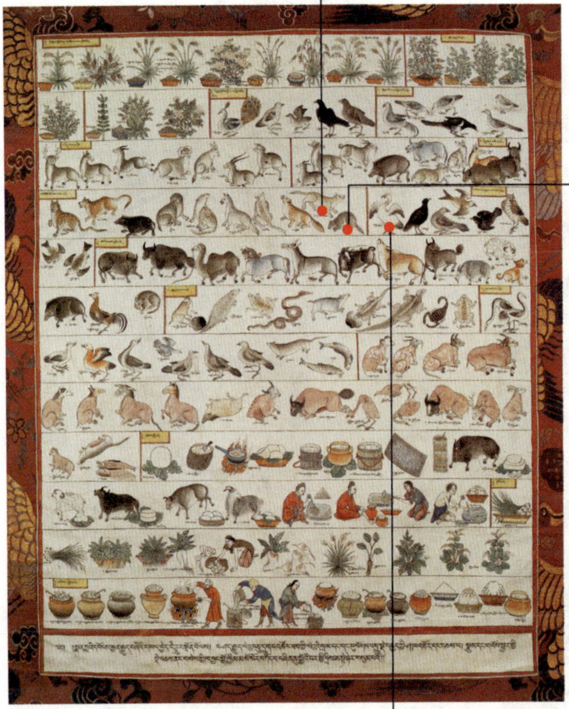

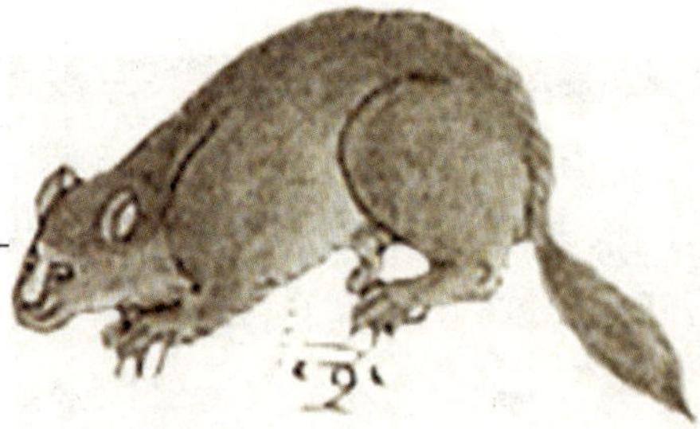

5.10 沙狐

食肉野兽，狐狸之一种，吻部似豺，体小，耳短贴于头，尾基细而尖粗。其肉可治兼有培根、隆的热证和寒隆病。

6 猛禽类

6.1 秃鹫

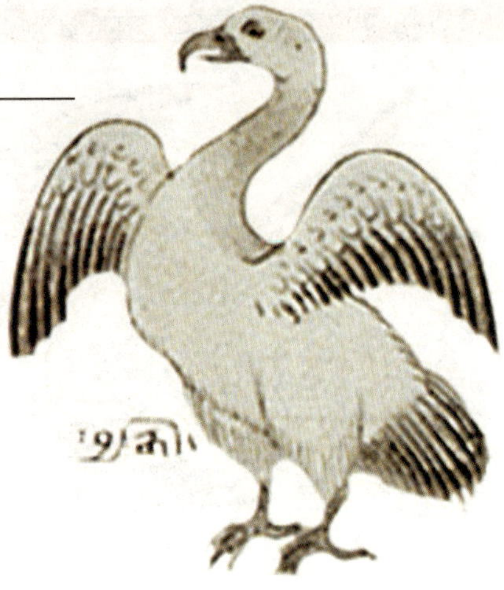

专食尸体，颈长，体大，眼明，胃消化力强，善飞翔。按羽毛颜色可分为白鹫和黑紫鹫，平时雌雄双栖，食尸时群聚而食。其肉性糙、锐，可治兼有培根、隆的热证和寒隆病，能增体热，治胃病、精神病、甲状腺肿大，助消化。

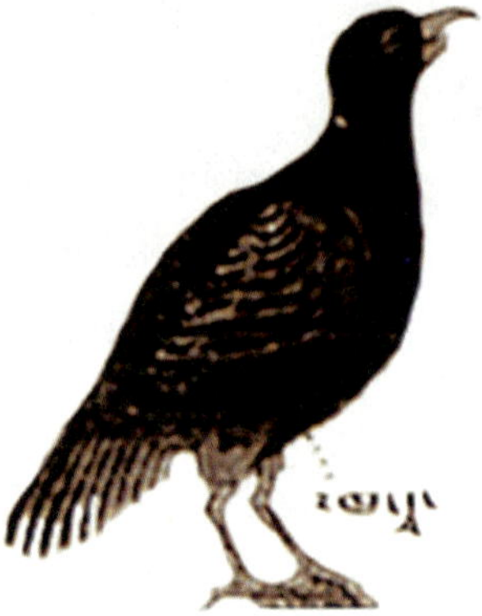

6.2 乌鸦

体形比红嘴山鸦大，喙和爪子长，全身非常黑，额凹，性机警，胆小，叫声粗粝不悦耳，平时居于村子附近，雌雄双栖。其肉性粗、锐，可治兼有培根、隆的热证、寒隆病和精神病。

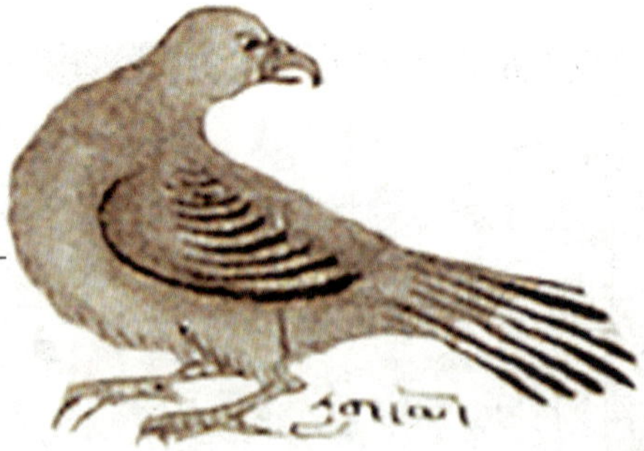

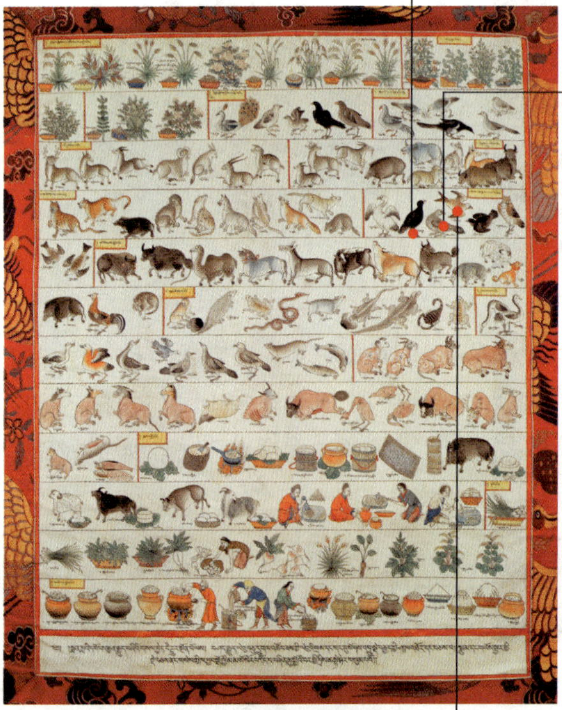

6.3 玉带海雕

食肉猛禽，性凶狠，喙和爪子锋利呈弯钩状，通体羽毛一般为黑色，小羽毛和颈部羽毛褐黑，尾羽中间有白斑点，雌雄双栖。其肉性糙而锐，可治兼有培根、隆的热证、寒隆病，滋补，治精神病。

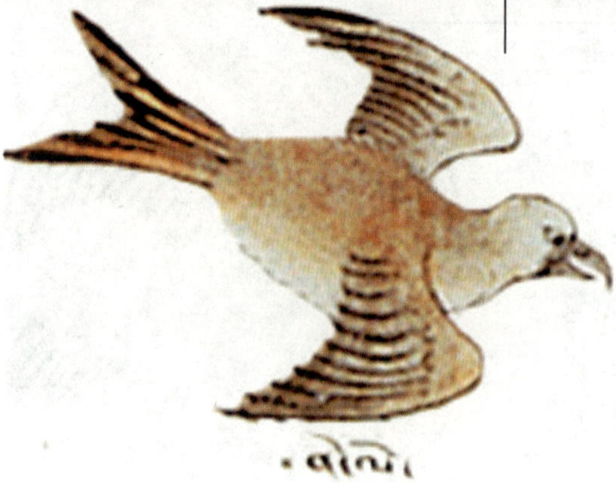

6.4 鸢

食肉猛禽，头和项背羽毛多为褐紫伴黑点，翼外和尾羽黑褐，翅内羽、腰羽和翼下有褐色斑纹，尾羽分叉，喙和爪子锋利呈弯钩状。属冬夏迁徙的一种候鸟。其肉性糙、锐，可滋补，治精神病。

6.5 渡鸦

身体比乌鸦大，喙、爪和全身羽毛非常黑且有光泽，喙大，耐寒，在高原雌雄双栖。其肉性糙、锐，可治兼有培根、隆的热证、寒隆病和精神病。

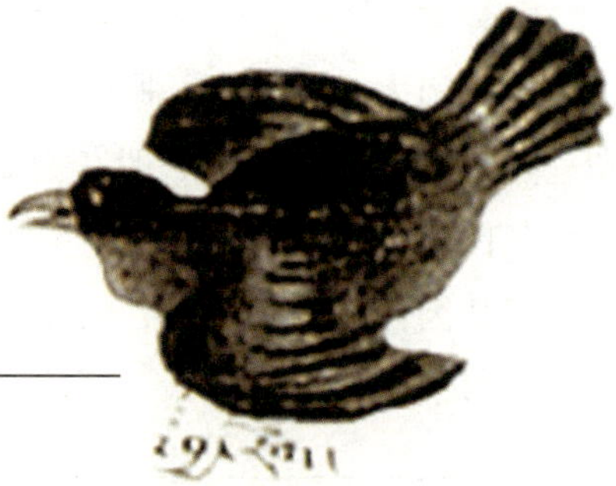

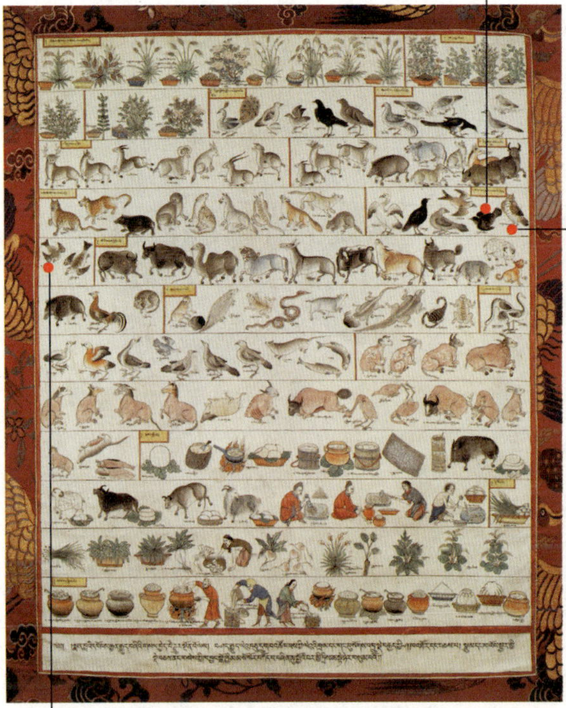

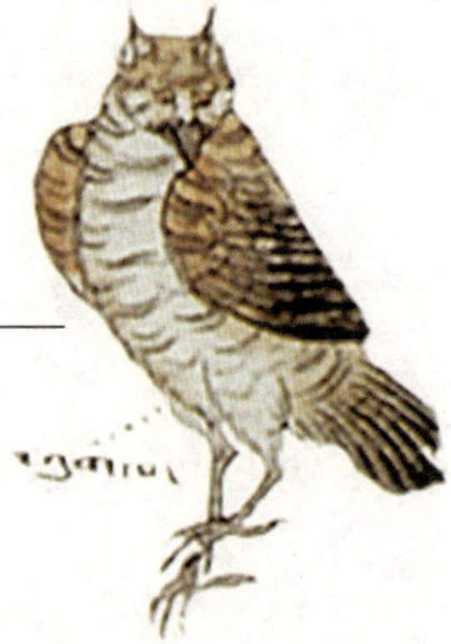

6.6 鸱鸮

白天眼不明，夜间眼明，头呈方形，两耳羽毛上竖，头似猫头，眼黄圆，头和背褐黑有斑点，喙和爪子青黑、锋利呈弯钩状，单独生活。其肉性糙、锐，可消疮疡红肿，治精神病。

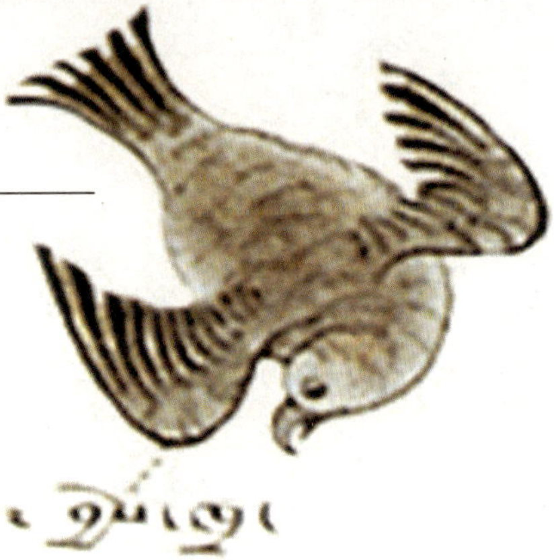

6.7 鹞

头略扁，眼红机灵，喙短、锋利呈弯钩状，头、身羽毛颜色一般为灰而略黑花，喉和腹部灰白，尾羽灵活可在空中长时停留，雌雄双栖。捉食雀类。其肉性糙、轻、锐，可治兼有培根、隆的热证和寒隆病。

6.8 隼

比鹞稍大，头略扁，眼红机灵，喙短、锋利呈弯钩状，通体羽毛一般灰而略黑花，喉和腹部灰白，尾羽灵活可在空中长时停留，雌雄双栖。其肉性糙、轻、锐，可治兼有培根、隆的热证和寒隆病。

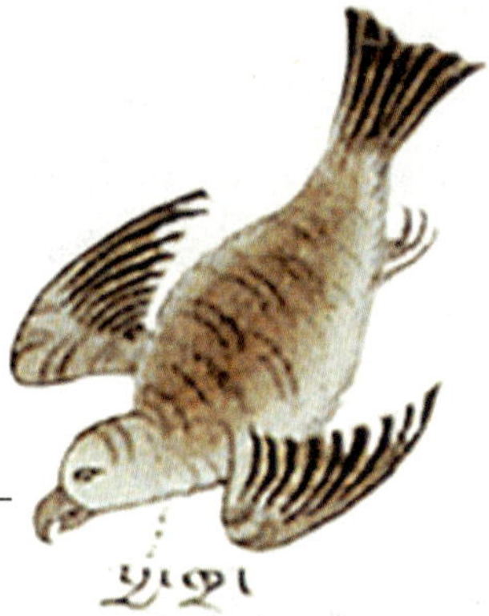

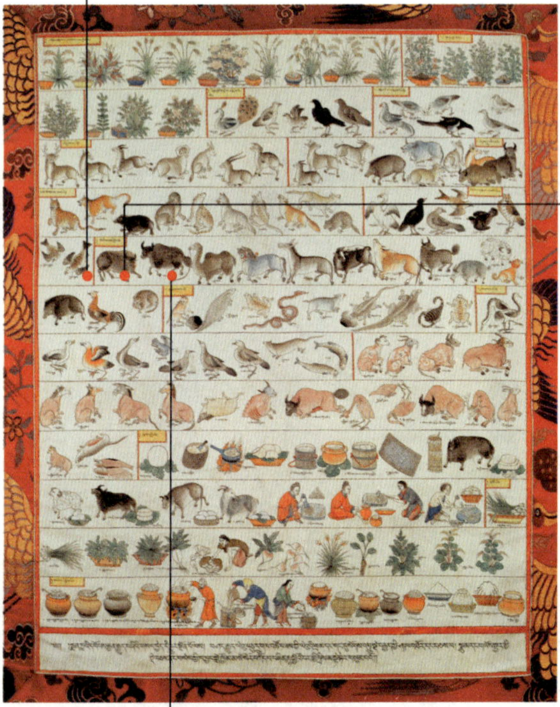

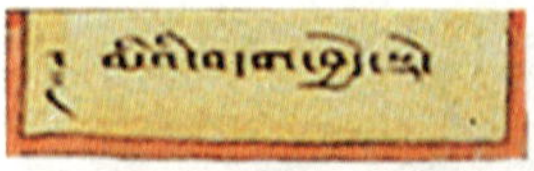

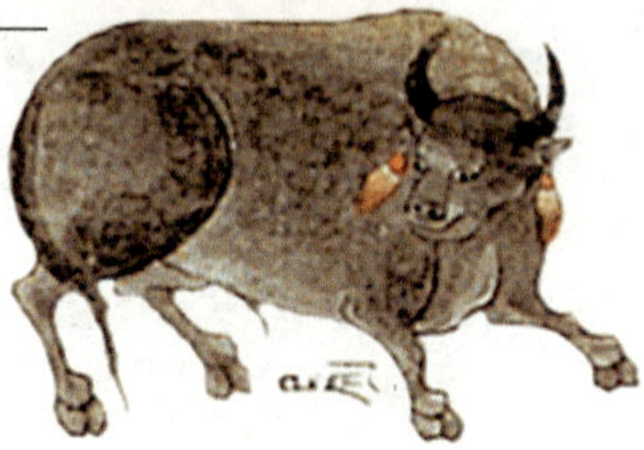

7 家畜类

7.1 犏牛

哺乳食草家畜，为牝牛与公黄牛交配品种，牡犏牛无繁殖能力，体形比公黄牛大，毛色多种，牝犏牛可与公黄牛交配生尕力巴牛。其肉性凉、腻，可治兼有培根、隆的热证和寒隆病。

7.2 牦牛

哺乳食草家畜，比野牦牛小，角黑、光滑锋利，尾巴大毛绒多，耐寒力强，毛色不定，牝牦牛比公牦牛体形稍小，在藏地用来驮运东西。其肉性腻、温，可治隆病，对热病不益。

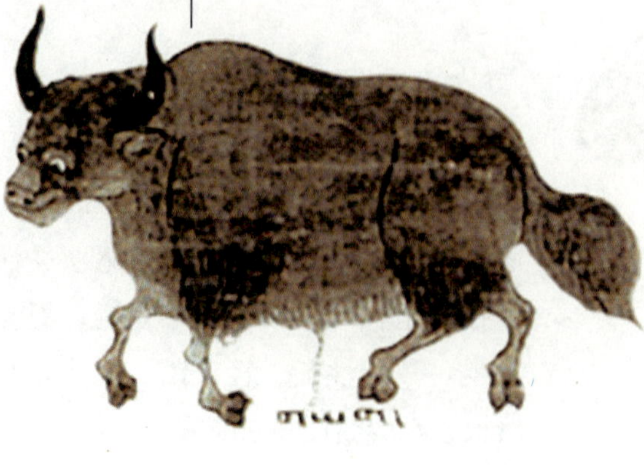

7.3 骆驼

哺乳食草家畜，体形高大，头和耳朵小，鼻孔可闭可开，上唇裂，下唇较长，背有驼峰，尾巴细，全身毛色褐白，公驼生殖器向背，耐寒，耐风沙，喜食盐。其肉味甘、咸，性糙、轻，可祛风、治培根腹胀。

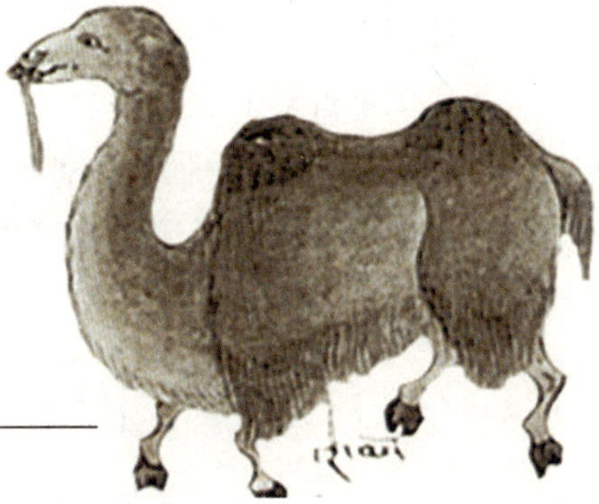

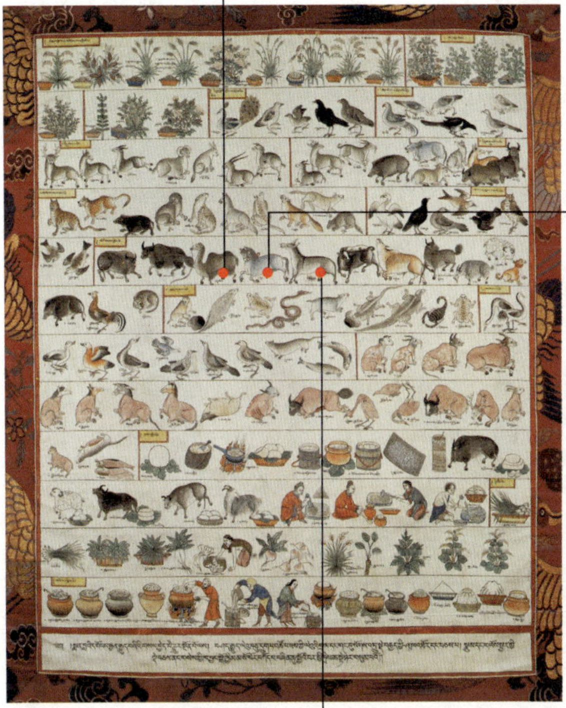

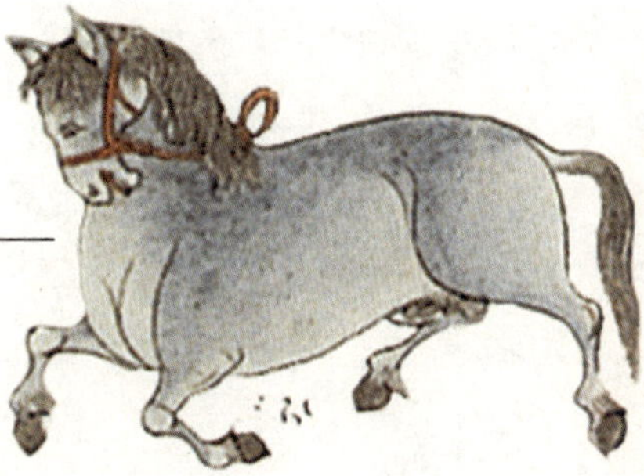

7.4 马

哺乳食草家畜，体形似野驴但比之大，鬃密厚，尾巴长，毛色随年龄变化，力大，奔跑疾快，用以乘骑。其肉味甘，性温。可治寒隆病，滋补，增力气。

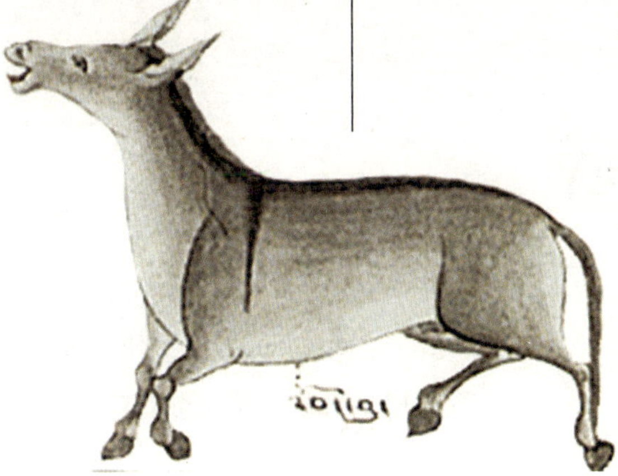

7.5 驴

哺乳食草家畜，似野驴，耳长，四肢较短，毛色有灰褐、灰和黑等多种，奇蹄圆，农业区作为驮东西的主要牲口。其肉味甘，性温。功能生胃火，滋补。

7.6 牝黄牛

哺乳食草家畜，毛短而多色，乳房大而产奶多，四肢和尾巴较细，偶蹄，各地作为奶牛。其肉味甘，性腻、凉，可治兼有培根、隆的热证和寒隆病。

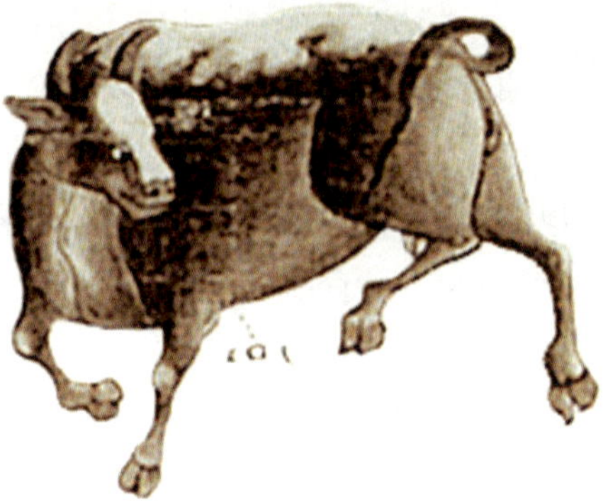

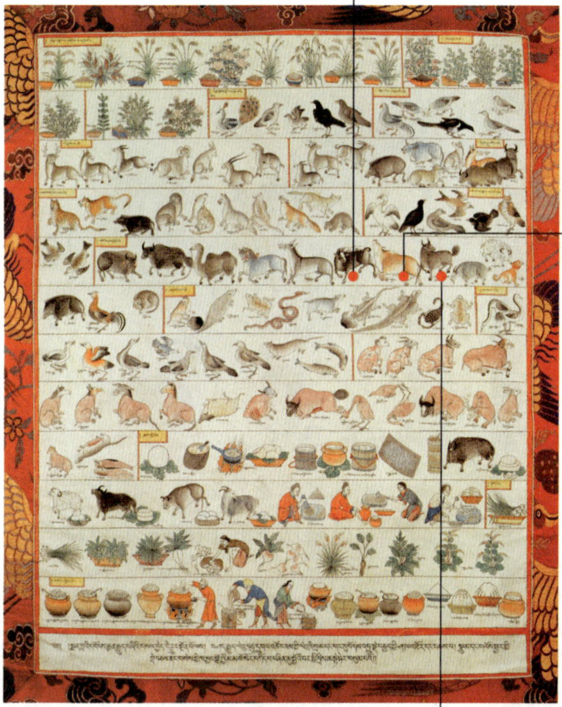

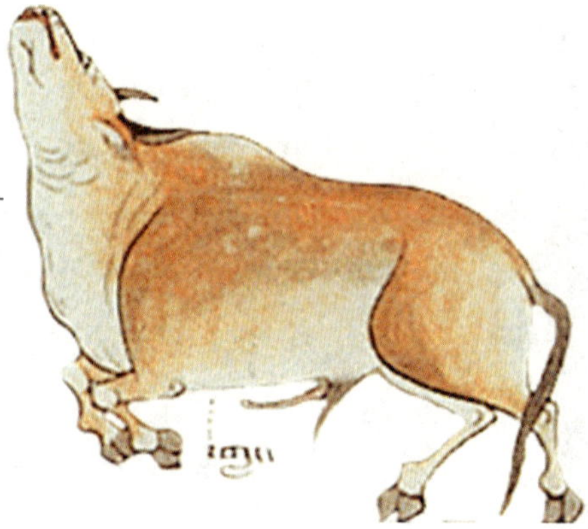

7.7 公黄牛

哺乳食草家畜，毛色多种，体格比牝黄牛大，颈下多垂肉，四肢和尾巴较细，毛短，偶蹄。其肉味甘，性腻凉，可治兼有隆的热病和寒隆病。

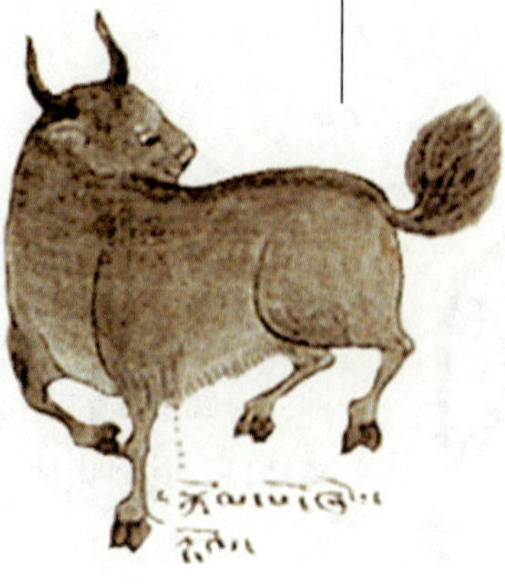

7.8 犏力巴牛

哺乳食草家畜，为公黄牛和牝犏牛交配而生的牛，毛色多种，比犏牛较小，略像黄牛。其肉可治兼有培根、隆的热病和寒隆病。

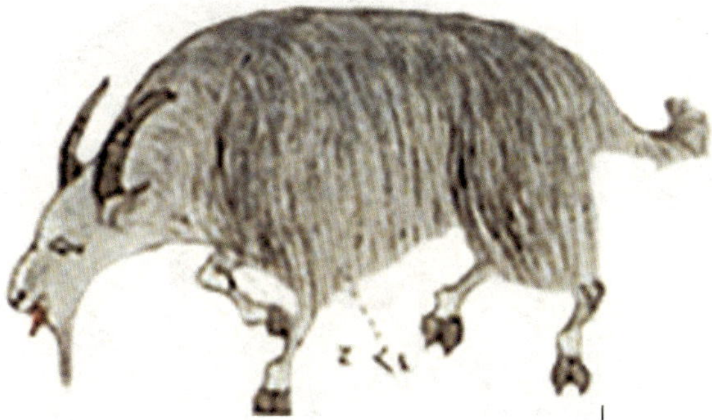

7.9 山羊

哺乳食草家畜，大多数长两角，有胡须、绒和粗长毛，比绵羊较小，生活在农牧各区，善于攀登山岩。其肉性重、凉，能激发三邪，可治梅毒、肉毒、天花、烧伤等。

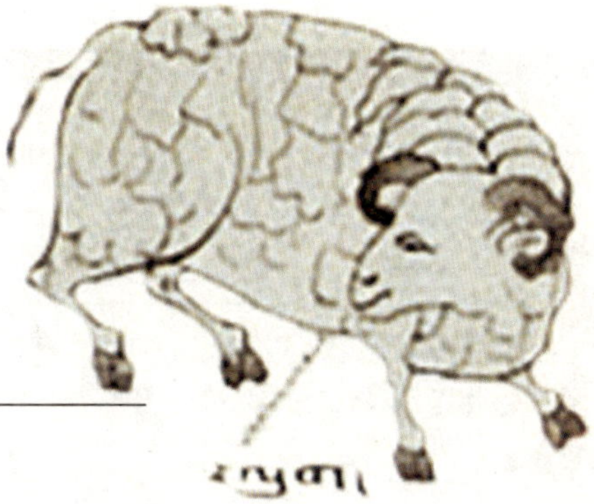

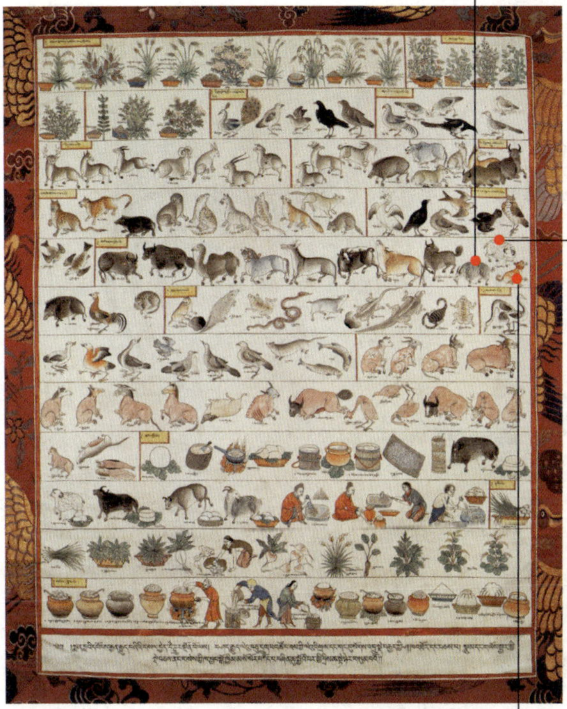

7.10 绵羊

哺乳食草家畜，多数色白，有些色黑，头颈毛色有多种，一般公母皆长角，角较弯曲。其肉味甘，性温、轻，可治寒性培根病，滋补。

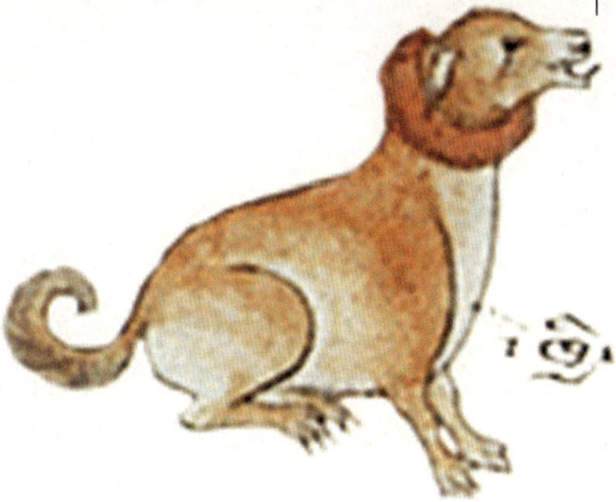

7.11 狗

哺乳食肉家兽，也吃其他食物，毛色不一，四犬齿和爪子锋利，尾巴上卷，嗅觉灵敏，机灵，大多数地区用以护家。其肉味甘，性温，可滋补、增胃火，治寒性隆病等。

7.12 猪

哺乳杂食家畜，体形多种，毛色不一，毛粗糙，体肥，耳大，鼻圆、有孔，用鼻拱地觅食，偶蹄。其肉味甘，性凉、重，可治疮疡、木布病。

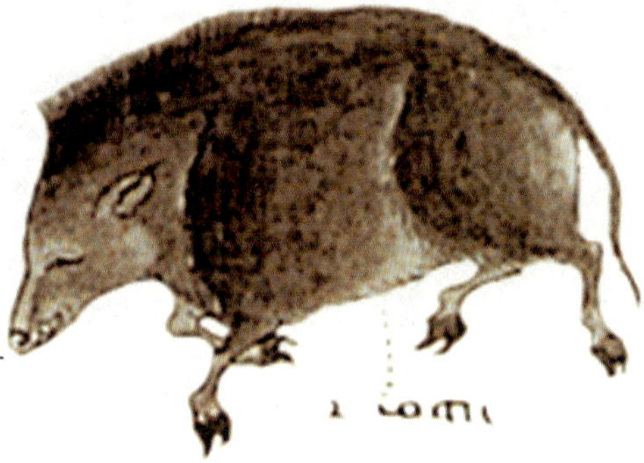

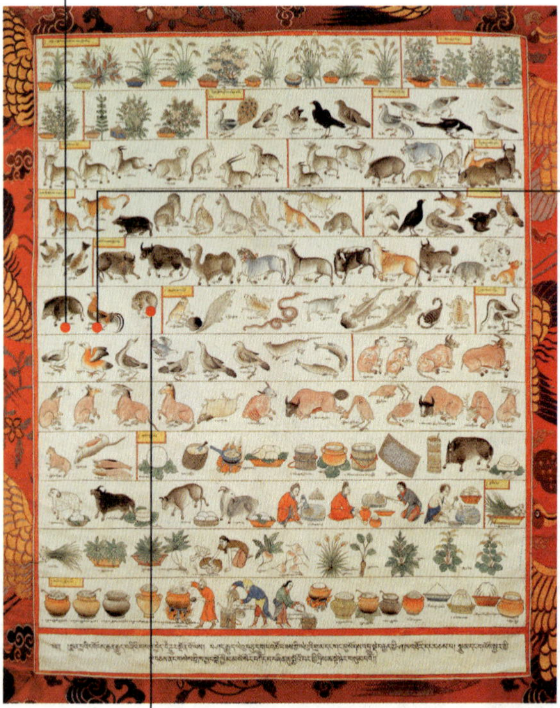

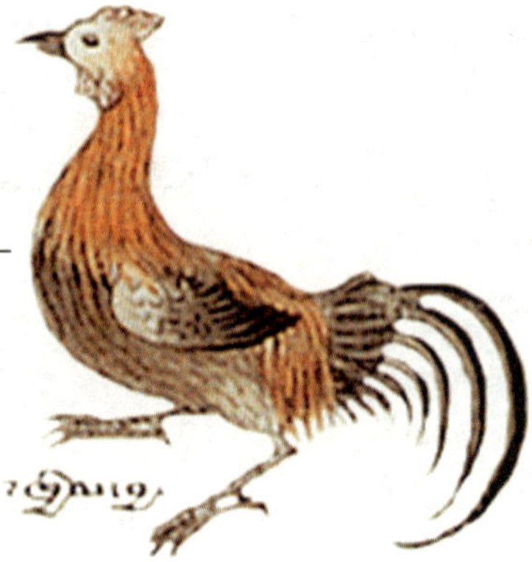

7.13 家鸡

大小与雪鸡大致相似，不善飞行，耐寒力小，羽毛颜色有多种，颈部羽毛长，公鸡冠子红，左右腮下长有红色肉垂，黎明和中午打鸣。其肉味甘，性温，可滋补强身、壮阳，治肾寒、肾功能衰弱和木布病。

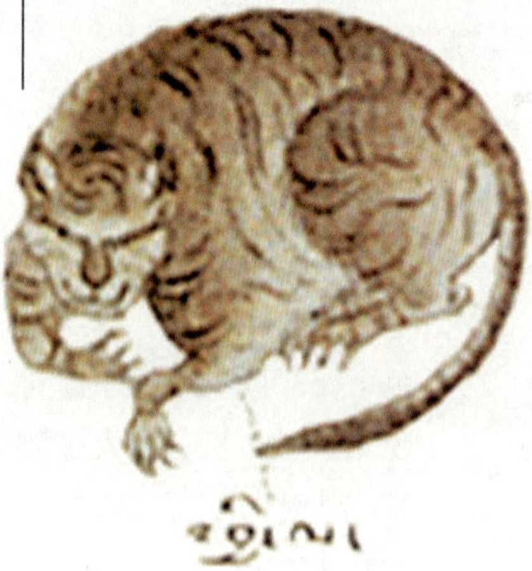

7.14 猫

哺乳家兽，毛色不一，犬齿和爪子锋利，尾巴长，夜间眼明，眼色黄，瞳孔暗圆，阳光下眯目而视，捉食老鼠和小鸟。其肉可治兼有培根、隆的热病和寒隆病。

8 穴居类

8.1 旱獭

冬眠，夏出食草，耳和四肢短，尾巴扁宽，门齿前突，唇裂，全身毛色灰黄有黑斑，看见危险则站立发出“吱吱”声。其肉性腻、重、温，可治胃和肾腰寒隆症，对疖痈有效。

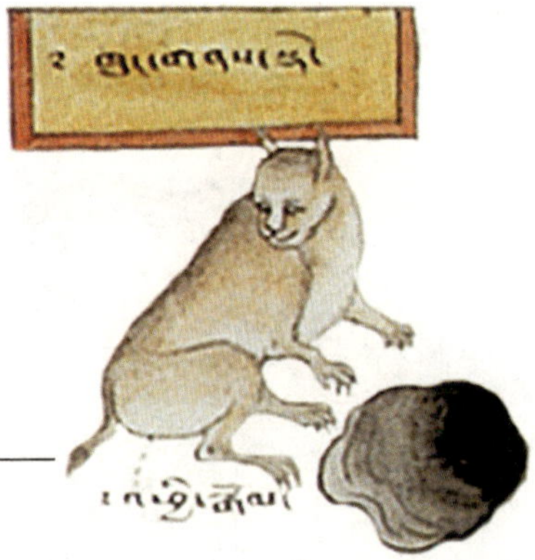

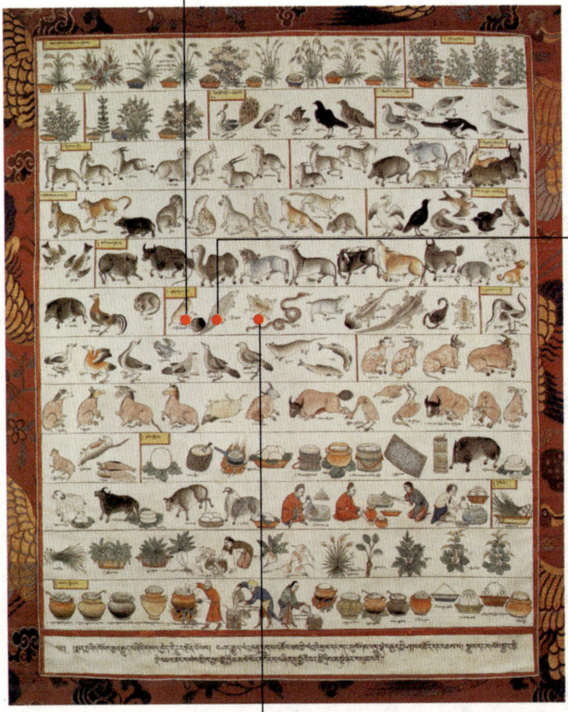

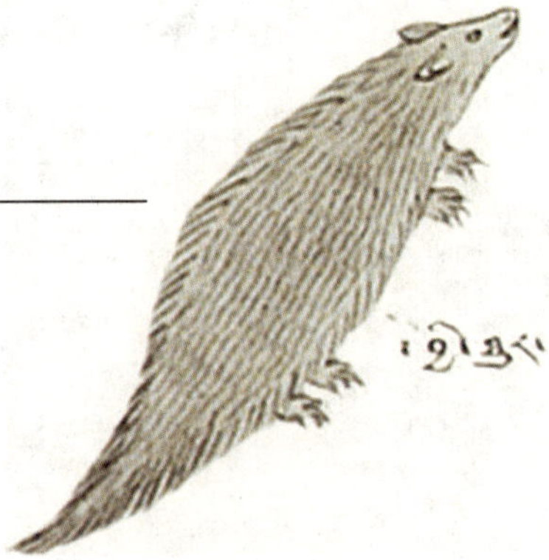

8.2 豪猪或刺猬

食昆虫和野果嫩枝等，头、吻像鼠，门齿前突，尾巴和四肢短，有利爪，背有燕麦芒状毛刺，基部白色，尖稍黑褐。其肉性腻、重、温，可治胃和肾腰寒隆症。

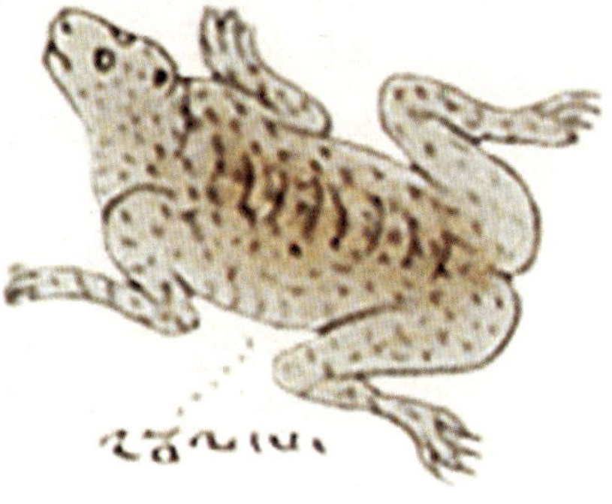

8.3 林蛙

背和四肢皮肤布满小疙瘩和皱纹，嘴巴大，眼睛突出，前肢较短而后肢长，足有蹼，体色黑绿有黄色丘疹和甲斑，食昆虫，居于潮湿地方。其肉性腻而重、温，可治胃和肾腰风寒症，滋补壮阳，对肺痨有益。

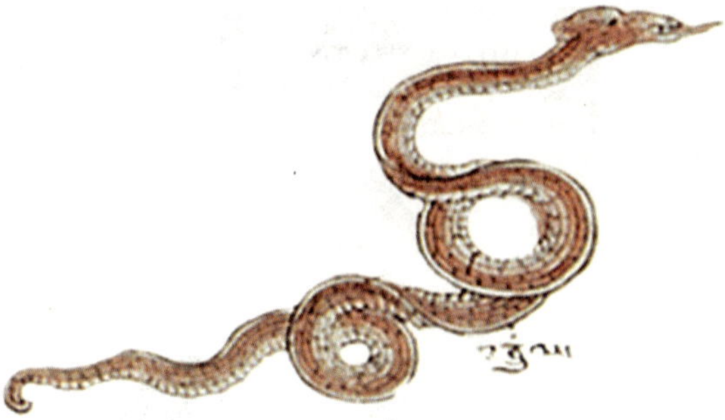

8.4 蛇

无四肢，用腹爬行，头椭圆，眼小，身被鳞片有斑纹，色烟褐或灰褐有光泽，多数腹色白，冬眠。其肉性腻、重、温，对胃和肾腰寒隆症有益。

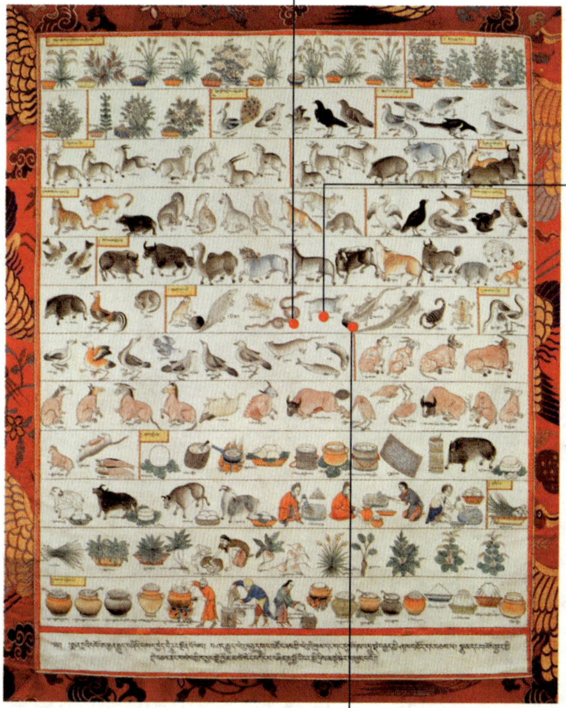

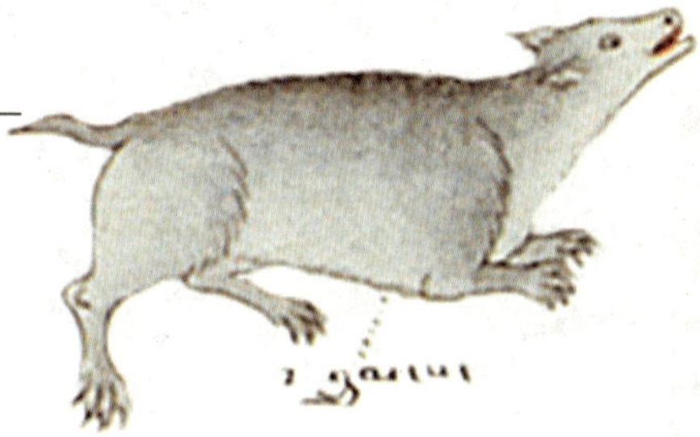

8.5 狗獾

体形似旱獭，但比之稍大，四肢短，爪子能掘洞，尾巴长，毛色不一，背部白黑相间。其肉性腻、重、温，对胃和肾腰寒隆症有益。

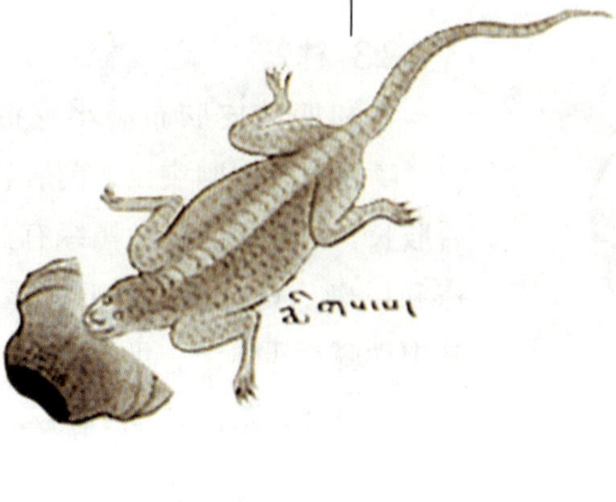

8.6 沙蜥

体形似鬣蜥，但比之小，爬行非常快，头呈三角形似蛇，身被细鳞甲，光滑，四肢短而尾巴长，体色一般为灰色有白斑点，腹部一般为白灰。其肉性腻、重、温，对胃和肾腰寒隆症有益。

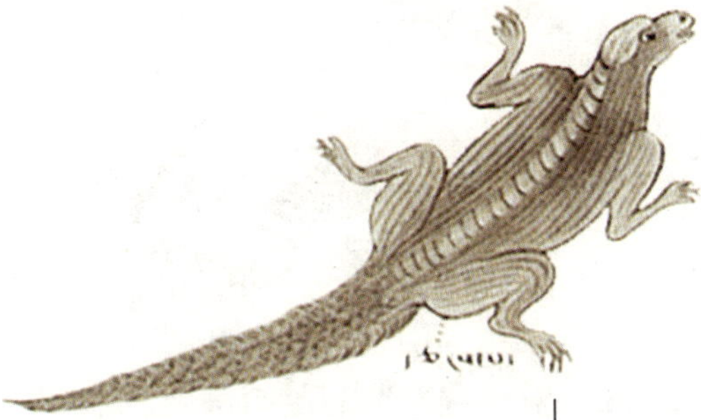

8.7 鬣蜥

体形似沙蜥，但比之大，爬行非常快，头呈三角形似蛇，身被细鳞甲，光滑，胸部比腹部粗壮，常于岩石上晒日，四肢短而尾长，体色灰黑，腹部一般灰白。其肉性腻、重、温，对胃和肾腰寒隆症有益。

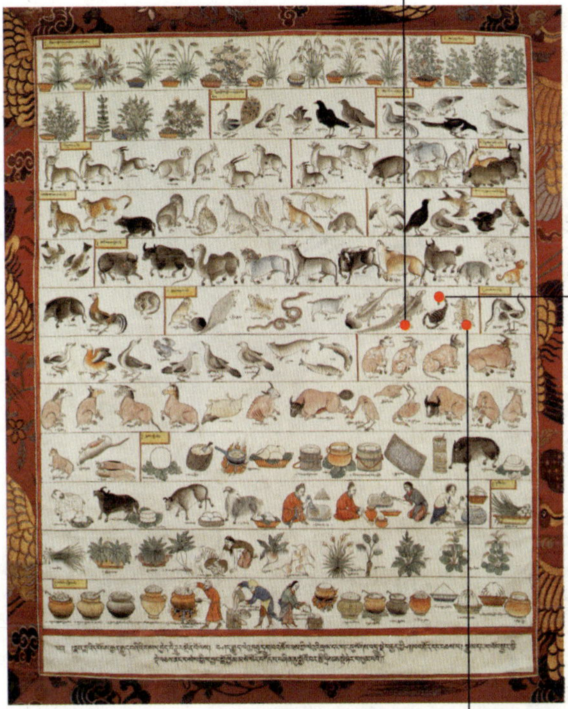

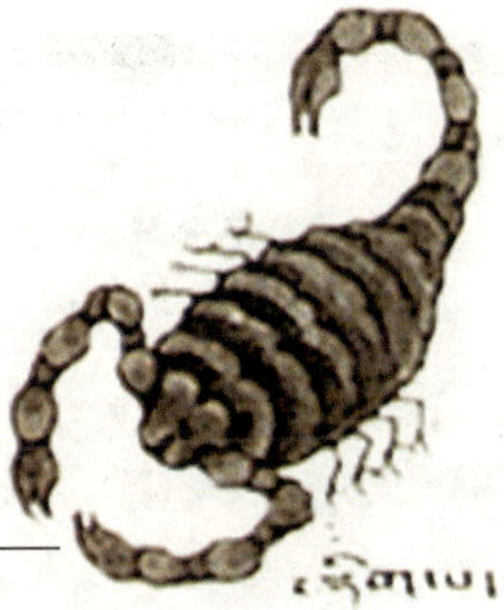

8.8 蝎子

一般为拇指大小，头和胸连为一体，前腹部粗大，身体有七节，后腹部细小，五节之端有两节黄褐色尾巴，尾巴尖如铁钩有毒，有十足，第一对足即螯较大，头粗，栖于沙石草木之间。其肉性腻、重、温，对寒隆病、小腿转筋有益，可治肾病，通淋利尿。

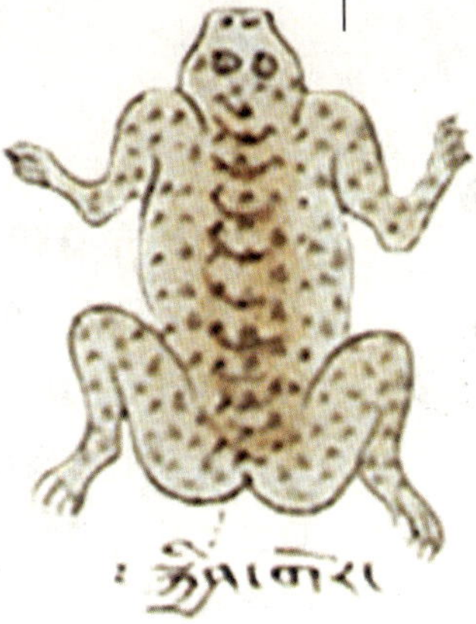

8.9 雪蛙

生活于雪山上的一种动物，体形似蛙，嘴巴大，眼睛突出，前肢较短，后腿长，有蹼，身上长有黄色斑疹和鳞甲等，体内充满脂肪。其肉性甚腻、重、温，滋补壮阳，生精。

9 栖居湿地类

9.1 黑颈鹤

喙、颈、腿非常长，身体一般色白，头、尾和翼尖黑，头顶无羽毛、色红犹如补丁，喙和足色黑，排队飞翔。其肉性腻、重、温，对寒隆病有益。

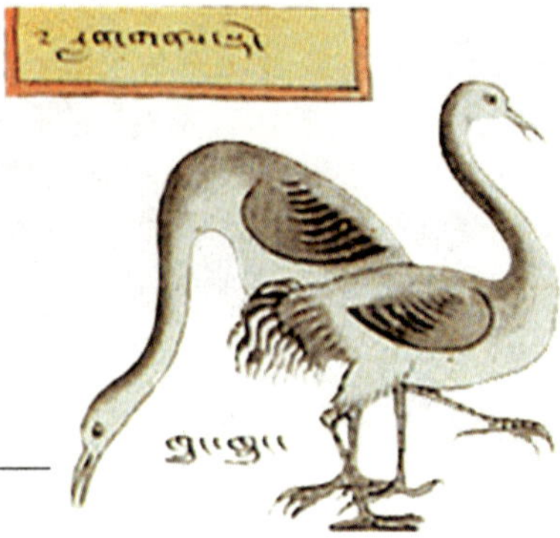

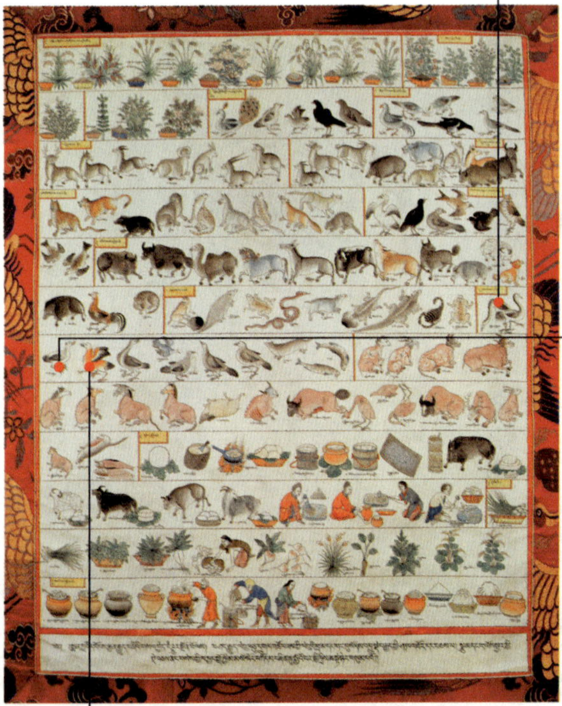

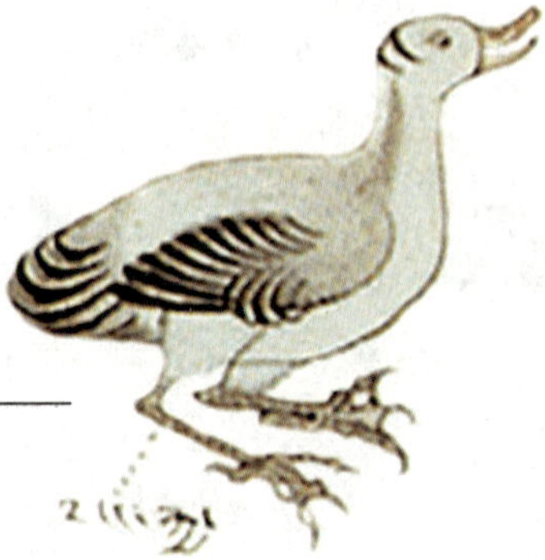

9.2 天鹅

喙黄黑不一，长而扁，脸基部有球块状肉突起，颈长，身体肥大，尾巴短，胸骨突出似船头，头、身体羽毛色白，脚色黄，爪子上有肉蹼，雌雄双栖于潮湿地区。其肉性腻、重、温，对胃和肾腰寒隆病有益。

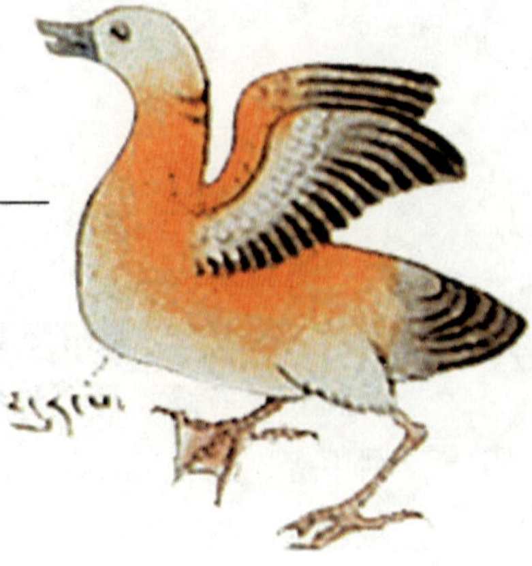

9.3 赤麻鸭

喙长而扁、色紫，头、颈色淡黄，身体色红黄，翼尖和尾羽色黑，腿色红，爪子上有肉蹼，雌雄双栖于潮湿地区。其肉性腻、重、温，对肾腰寒隆病有益。

9.4 鸬鹚

多数头和身色黑，喉部有白斑点，喙扁长尖利略勾，眼绿，面裸区呈红黄色，脚色黑，爪子上有肉蹼，生活于湖泊和河流湿地，善于捉鱼。其肉性腻、重、温，对寒隆病有益。

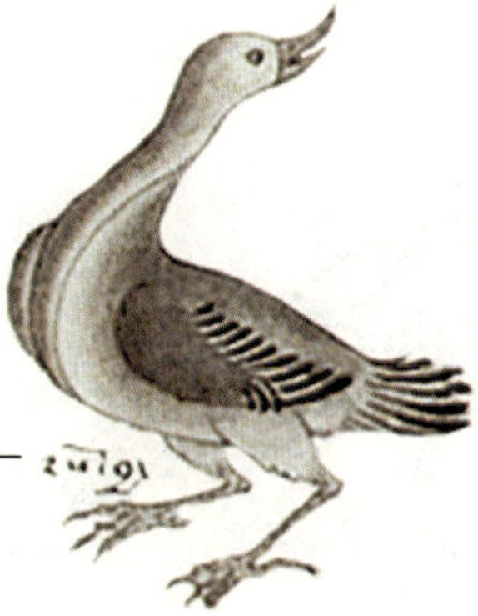

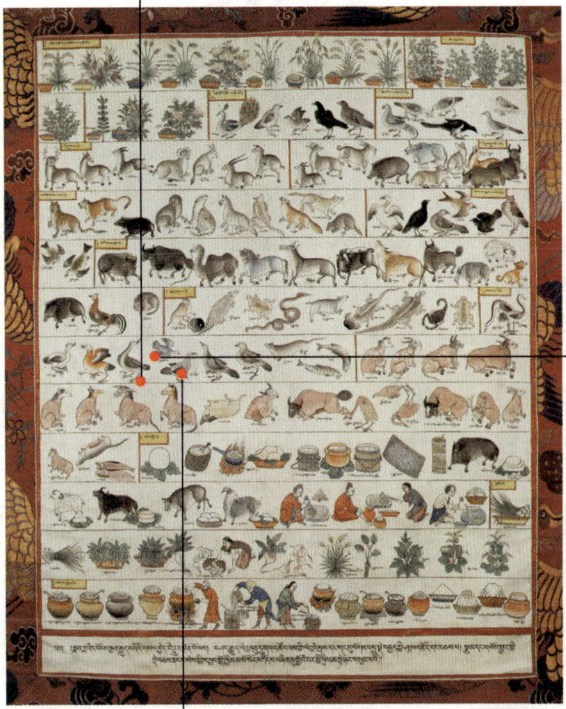

9.5 白鹭

身体大部分羽毛灰白，颈细长，喙扁长而直尖利，擅长捉鱼，翼和脚长，爪子上有肉蹼，从空中俯冲捉鱼。其肉性腻、重、温，对肾腰寒隆病有益。

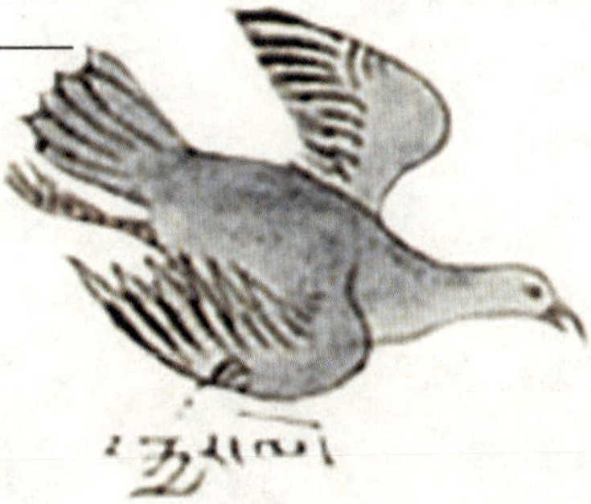

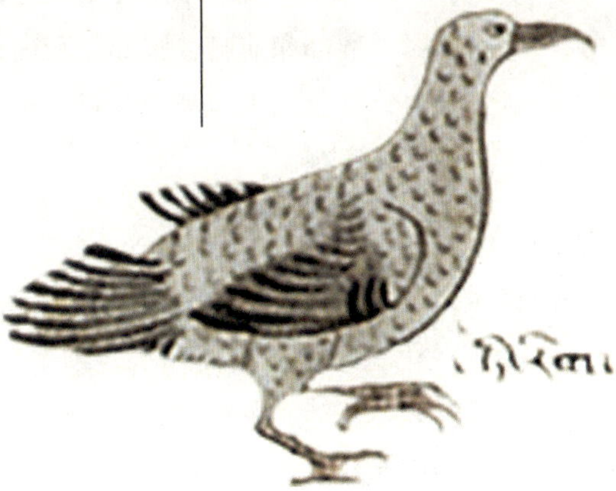

9.6 褐背地鸦

头呈扁状，体小喙长，翅翼和尾羽色黑，是一种居于湿地的水鸟。其肉性腻、重、温，对胃和肾腰寒隆病有益。

9.7“勾郎”鸟

身体大小似鸽，头小颈细较长，通身羽毛色黑，是一种栖居湿地的水鸟。其肉性腻、重、温，对胃和肾腰寒隆病有益。

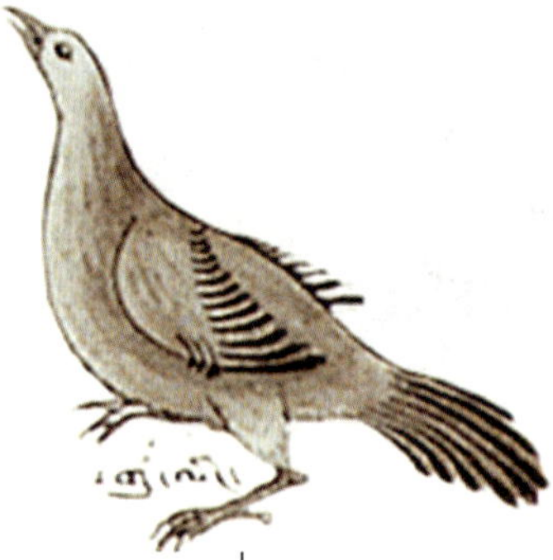

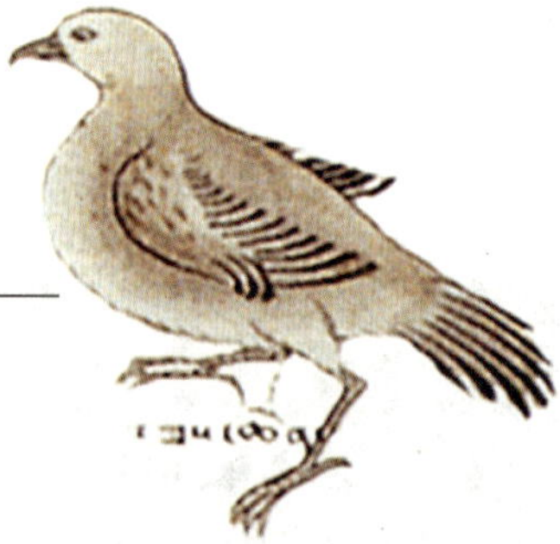

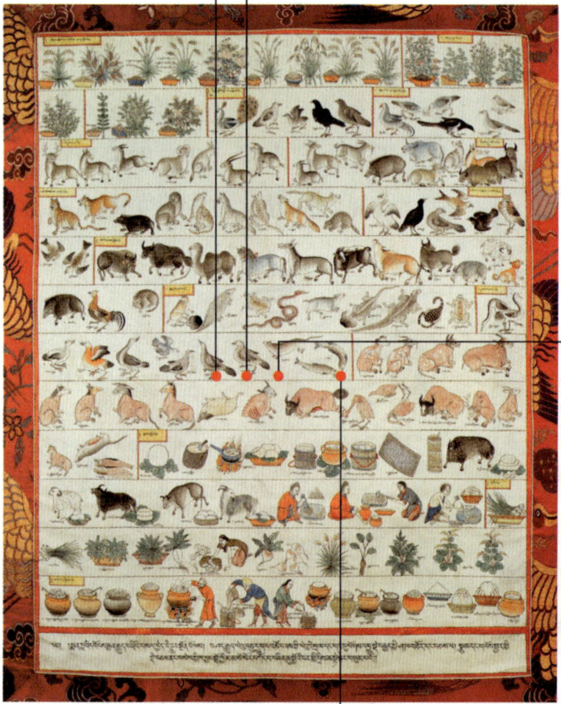

9.8“色欠”鸟

颈粗而短，喙短，翼和尾羽色黑，腿长，是一种栖居湿地的水鸟。其肉性腻、重、温，对胃和肾腰寒隆病有益。

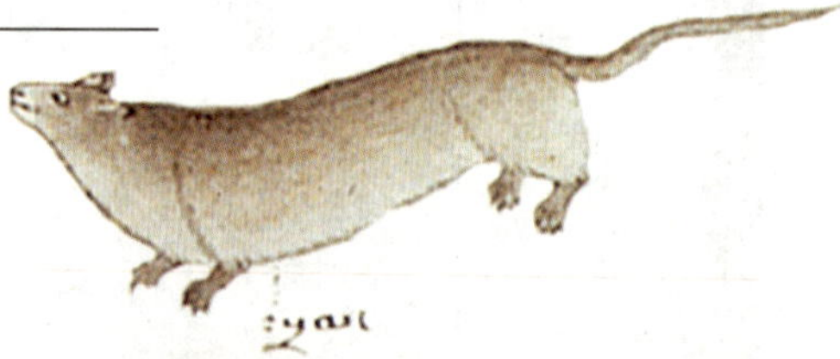

9.9 水獭

身体似旱獭，但比之修长，头扁宽，四肢短，爪子上有肉蹼，獠牙4颗，有吻须，全身毛绒短而滑、有光泽，毛色黑褐，喉部和前胸、腹部色灰白，栖于水中，食鱼为生。其肉性腻、重、温，对寒隆病有益。

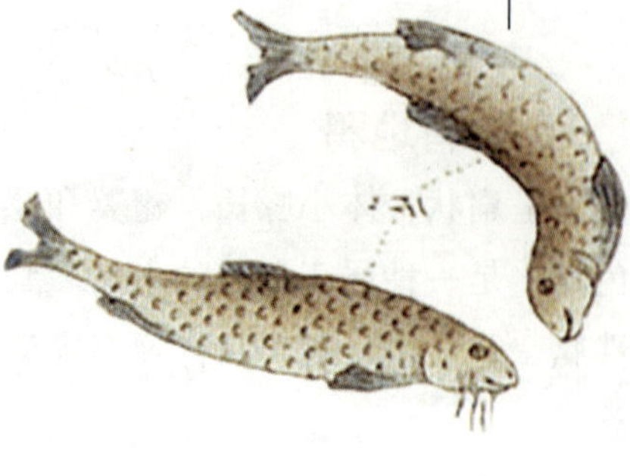

9.10 鱼

任何时候离不开水，上体粗，下体细，整个身体有鳞甲或无鳞甲，腹白而光滑，颈项和脊背、腹、尾巴等处有鳍，种类多。其肉性腻、重、温，对寒隆病有益。

10 诸论

10.1 绵羊肉

绵羊为哺乳食草家畜，一般黑白两色，公母有无两只角不定。其肉味甘，有营养，可滋补壮阳，增强体力。

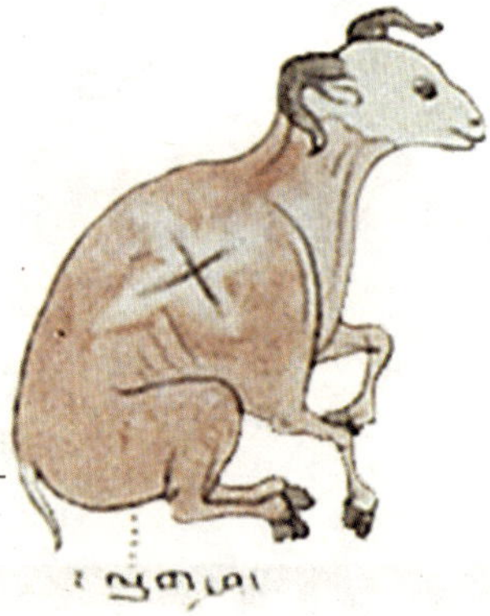

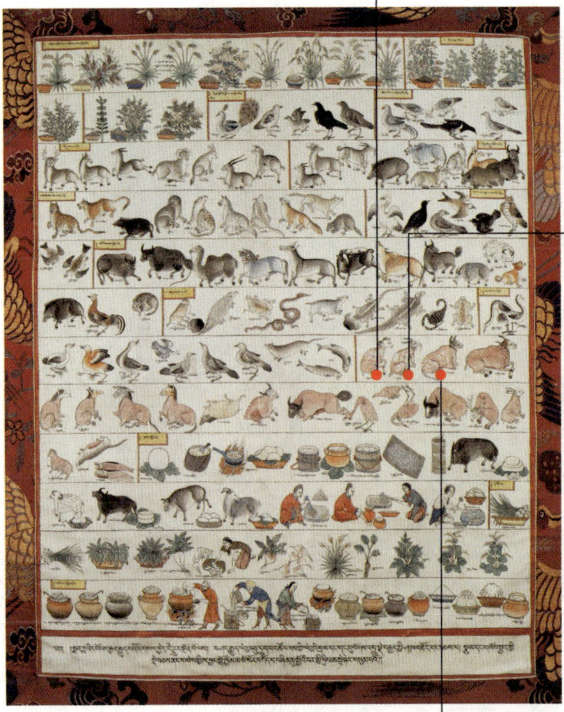

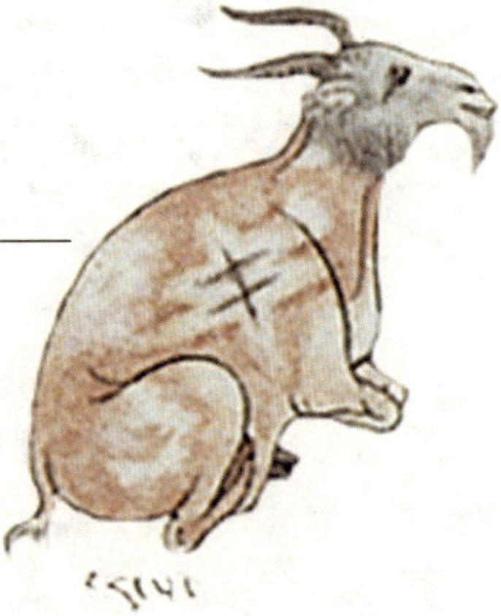

10.2 山羊肉

山羊为哺乳食草家畜，大多数长有两只角，下颌有胡须，绒和粗毛多，体形比绵羊略小。其肉味甘，性凉、重，可治热病，对梅毒、肉毒、天花、烧伤等有益，但能激发体内三邪。

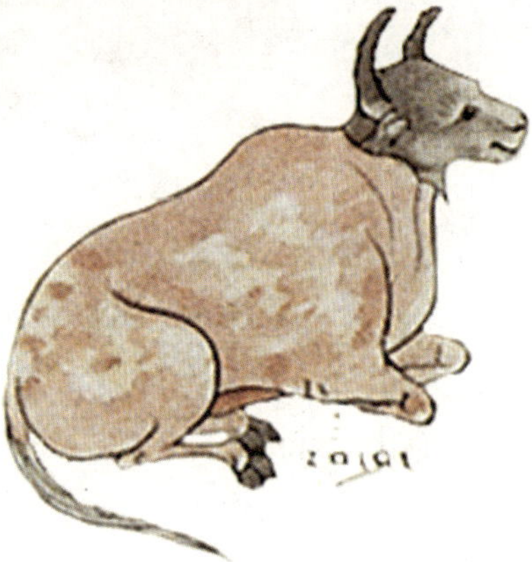

10.3 牝黄牛肉

牝黄牛为哺乳食草家畜，毛色多种，两角短，乳房大，产奶多，四肢和尾巴细而短，偶蹄。其肉味甘，性凉、腻，可治兼有培根、隆即寒风的热病。

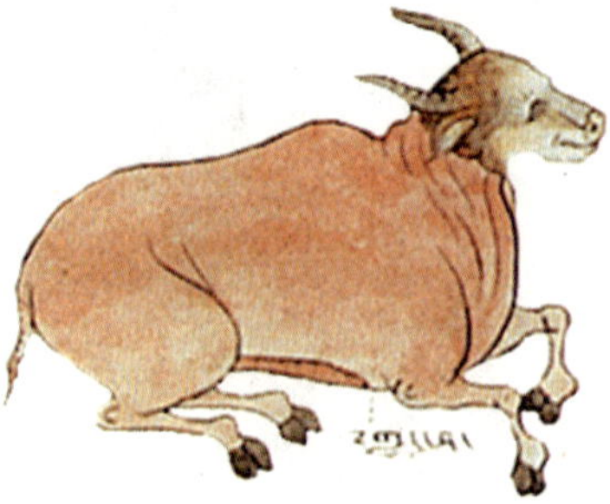

10.4 牡黄牛肉

牡黄牛为哺乳食草家畜，毛色多种，两角短，比牝黄牛体大，颈下垂肉多，四肢和尾巴较细，毛短，偶蹄。其肉味甘，性凉、腻，可治兼有培根、隆即寒风的热病。

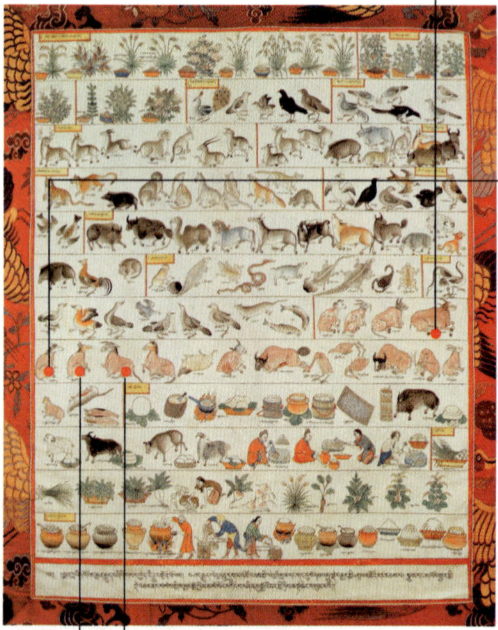

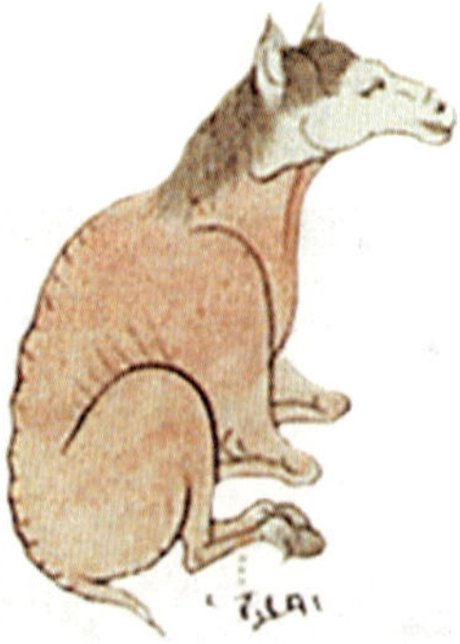

10.5 马肉

马为哺乳食草家畜，鬃密厚，尾巴长，比野驴大，毛色随着年龄变化，毛色多种，力大，奔跑快。其肉味甘，性腻、温，可治寒性肾腰病，有干脓、治寒性黄水病的作用。

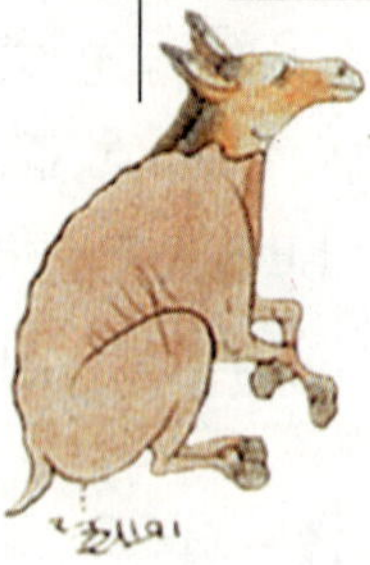

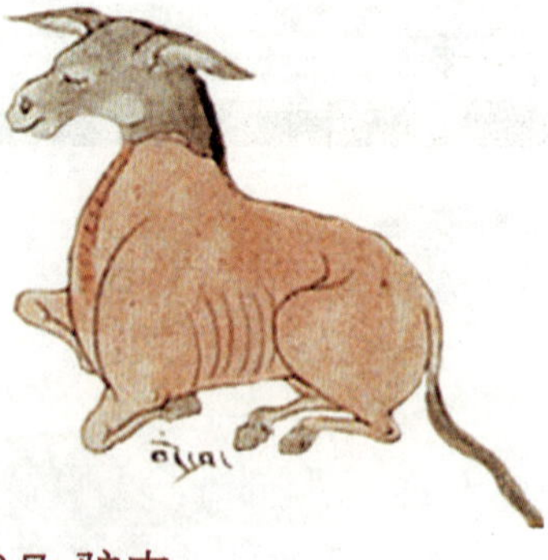

10.6 野驴肉

野驴为哺乳野生食草动物，体形如骡，鬃短竖立，通体毛色一般为瓦灰色，群居，警觉性高，奔跑疾快。其肉味甘，性腻、温，可治寒性肾腰病，有干脓、治寒性黄水病的作用。

10.7 驴肉

驴为家畜，体型比骡小，两耳大而长，尾巴细，较短，多数毛色灰白。肉味和消化后味甘，有干脓、治肾腰等寒性病和黄水病的作用。

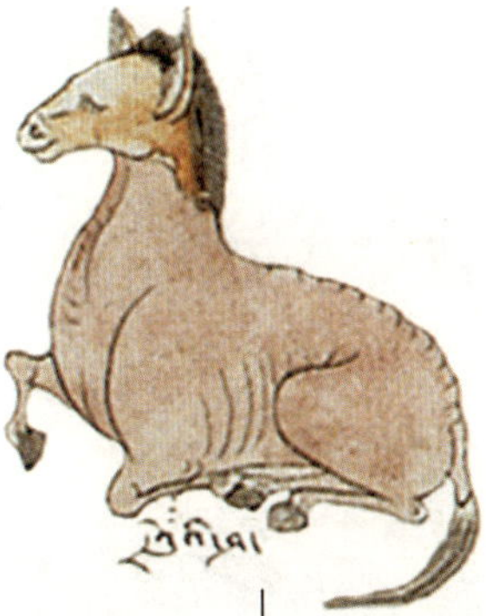

10.8 骡肉

骡为家畜，体形似马，毛色不一，毛色像马。四肢、尾巴细长，鬃竖立。其肉味和消化后味甘，有干脓、治肾腰等寒性病和黄水病的作用。

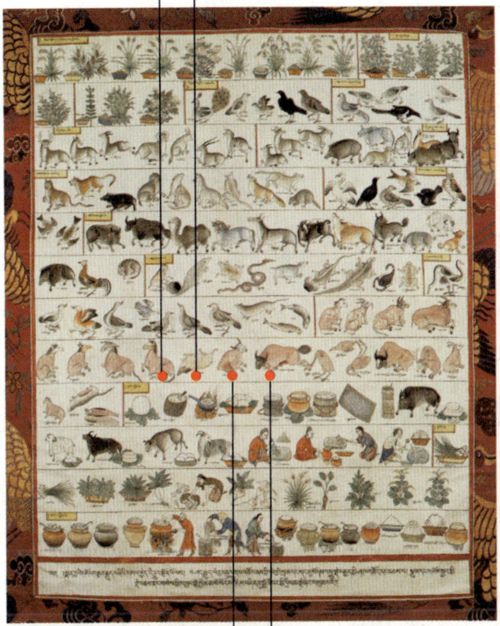

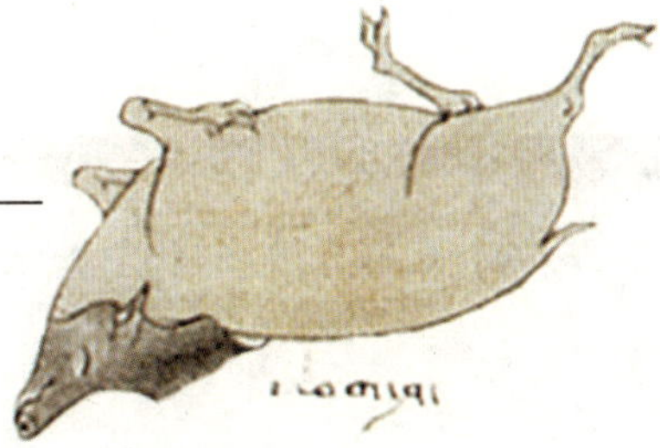

10.9 猪肉

猪为哺乳杂食家畜，大小和毛色不一，形似野猪，但獠牙不那么长，毛粗，耳大，鼻吻圆。其肉味甘，性凉、轻，可治疮类、培根木布病。

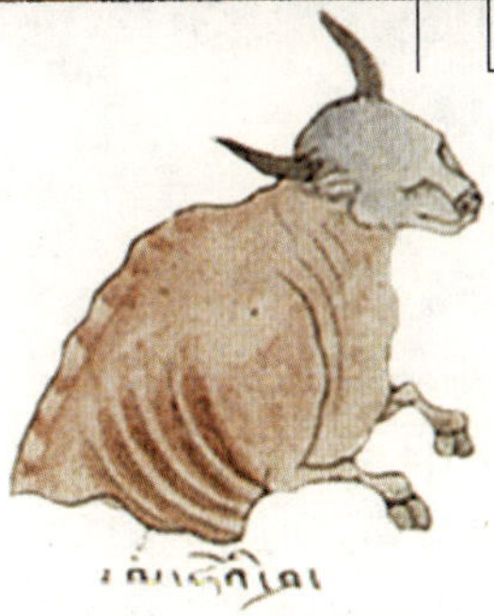

10.10 水牛肉

水牛为温热地区哺乳食草家畜，喜居于泥泞和水中，毛粗糙而短，头大而扁，角扁厚有螺纹向左右平伸。其肉味甘，性平，可治兼有培根、隆的热病，尤其有催眠、滋补、增肥作用。

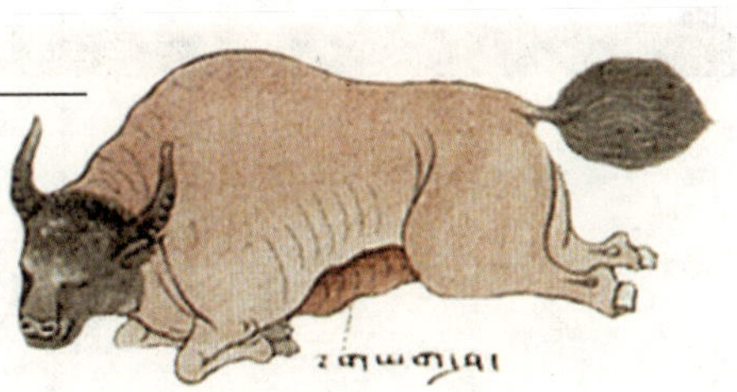

10.11 牡牦牛肉

牡牦牛为哺乳食草家畜，比野牦牛小，角色黑而光滑尖利，尾巴大，绒毛和粗毛多，耐寒，毛色多种，体形比牝牦牛大。其肉味甘，性腻、温，能祛寒，但食之过多会滋生血热及赤巴病。

10.12 家鸡肉

家鸡大小似雪鸡，但飞行和耐寒能力差，羽毛颜色多种，颈长，雄性头顶有红冠，两颊下有红色垂肉。其肉味甘，性腻、温，能祛寒，可滋补壮阳，对疮疡有益。

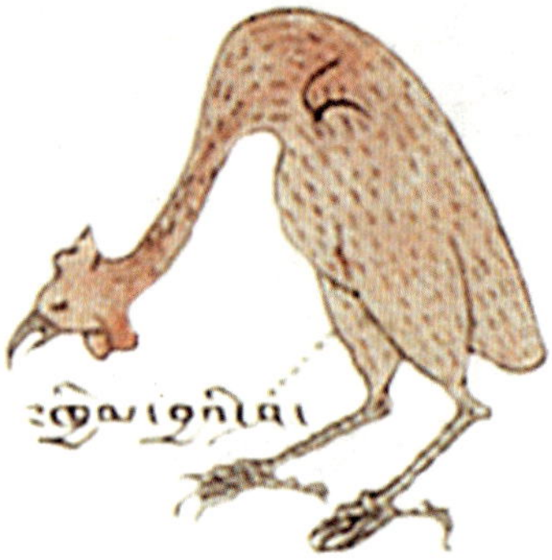

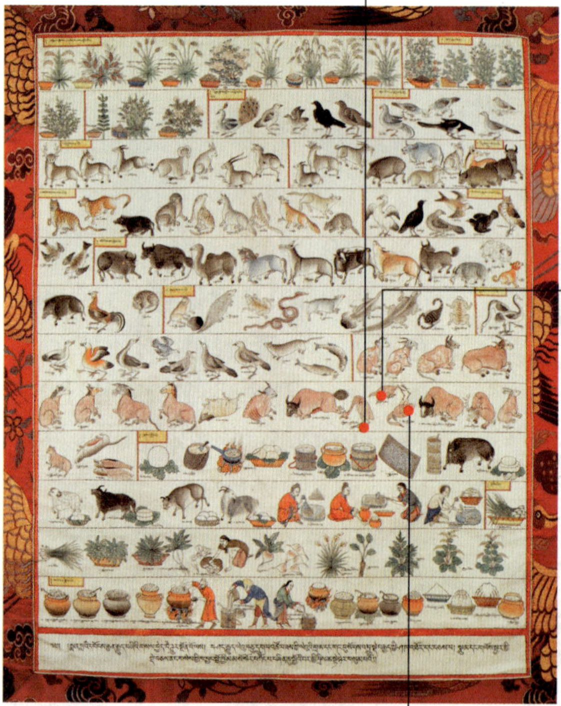

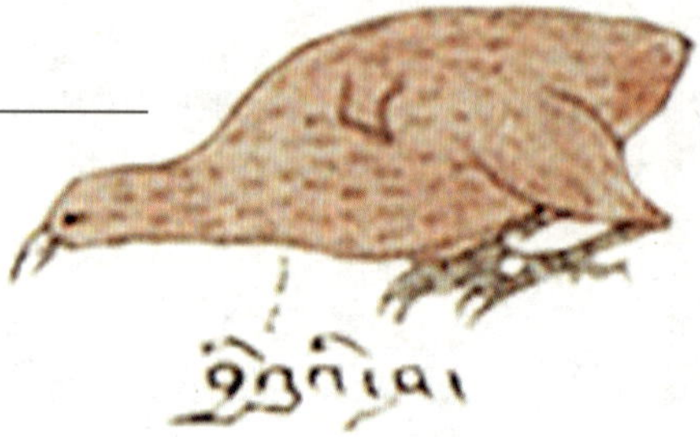

10.13 雀类肉

麻雀和云雀等雀类一般身材小，常被鹞捉食。其肉味甘，性温、轻，可滋补壮阳，对疮疡和肾寒有益。

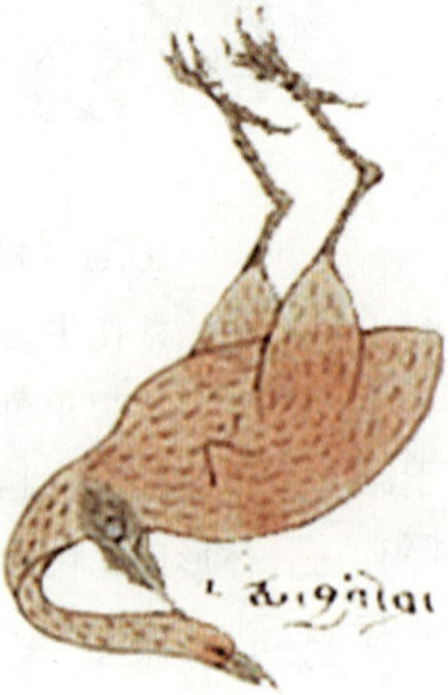

10.14 孔雀肉

孔雀大小似马鸡，羽毛一般呈青绿有光泽，喙和脚长均黑黄，头顶羽翠青，边缘绿而短，尾羽长，每根羽毛有圆似彩虹的眼斑，开屏时艳丽多彩。其肉味甘，性凉、轻、糙，可治兼培根、隆的热病，对眼疾、喑哑有益，有抗衰老作用。

10.15 野牦牛肉

野牦牛为哺乳野生食草动物，比牦牛大，角色黑而粗大光滑，尾巴大，绒和粗毛多，耐寒力强，群居于高原山谷和草甸。其肉味甘，性腻、温、重，可治侵入胃、肝的寒病，增生胃火，滋补。

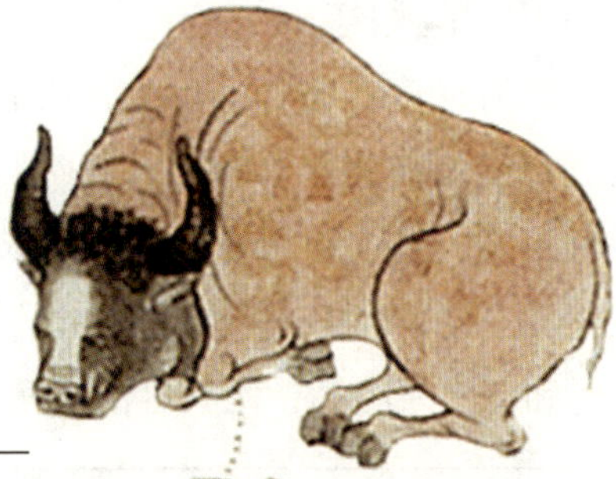

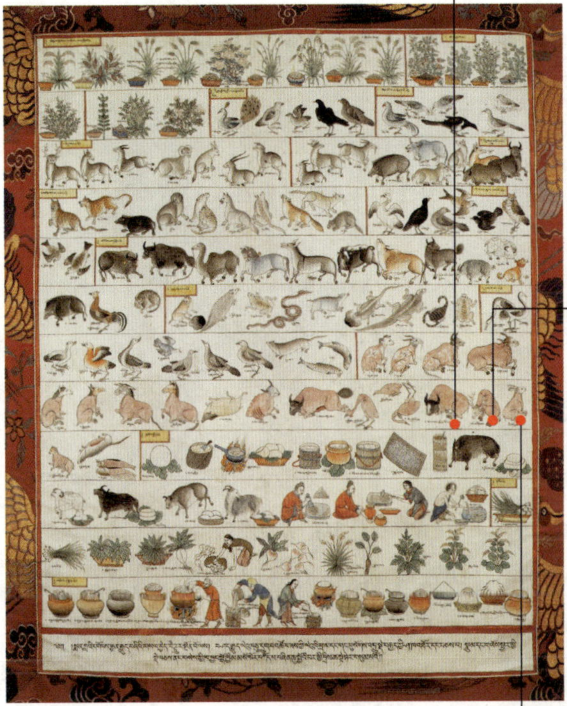

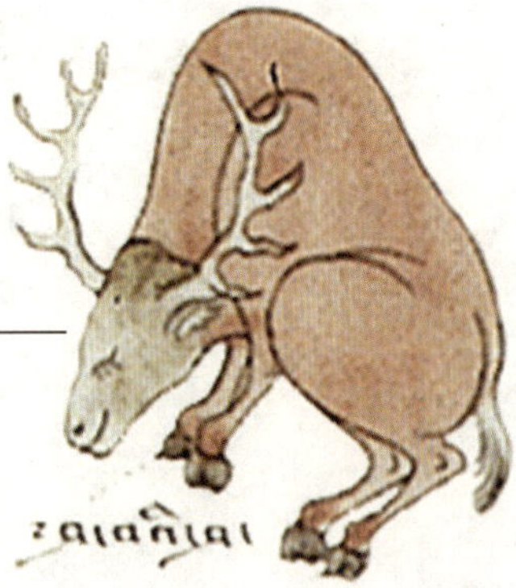

10.16 马鹿肉

生活于神山的一种食草野生动物，身体比斑鹿较大，毛色褐灰，四腹股沟、前胸色白，颈与四肢较长，偶蹄，尾巴扁而短，角分叉。其肉性凉、轻，可治兼有培根的热病。

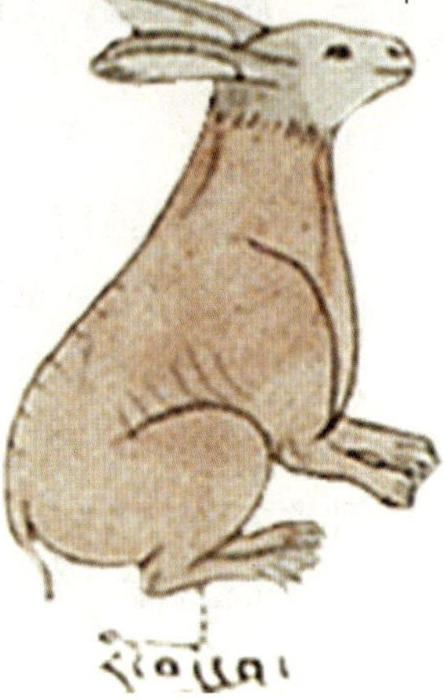

10.17 野兔肉

野兔为哺乳野生食草动物，通身毛色青灰，毛尖淡黄，尾巴尖白，耳朵长而竖立，眼红黄圆大，两门齿前突，上唇裂，前肢短、后肢长，爪子被毛。其肉味甘，性糙、温，可增胃火，止泻。

10.18 旱獭肉

旱獭为食草穴居野生动物，前后肢短，尾巴扁宽，门齿前突，上唇裂，眼睛和吻黑，通身毛色淡黄，毛尖有黑点，由于生长地区不同其毛色也不同，冬眠。其肉味甘，性腻、重、温，可治胃和肾腰寒隆病，尤其可治疖痈和头病。

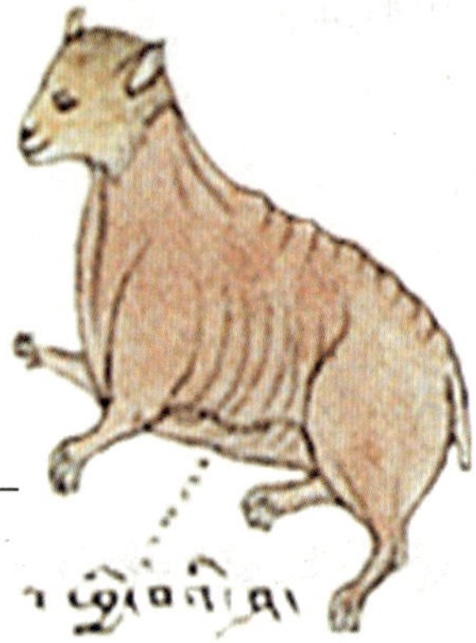

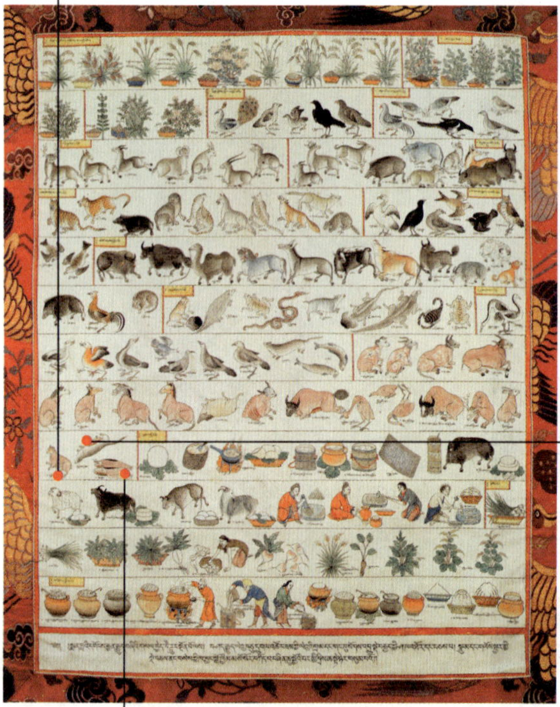

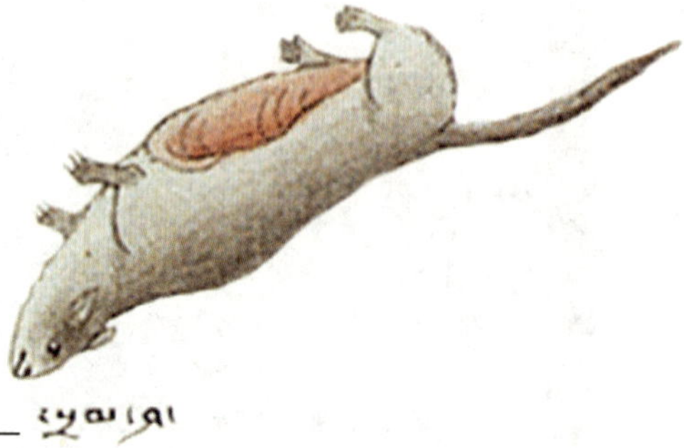

10.19 水獭肉

水獭为栖居于水中动物，体形似旱獭，但比之修长，头扁宽，四肢短，爪子上有肉蹼，有4颗獠牙，有吻须，全身毛短而光滑，食鱼为生。其肉味甘，性腻、重、温，可治肾腰寒隆病，尤其能滋补壮阳。

10.20 鱼肉

鱼任何时候都离不开水，上体粗下体细，背部有斑纹或有鳞甲，腹部白而光滑，颈项和脊背、腹、尾巴等处生有鳍，种类多。其肉性腻、重、温，对寒隆病有益，尤其可治胃病、破疮疡和培根聚结，开胃，明目。

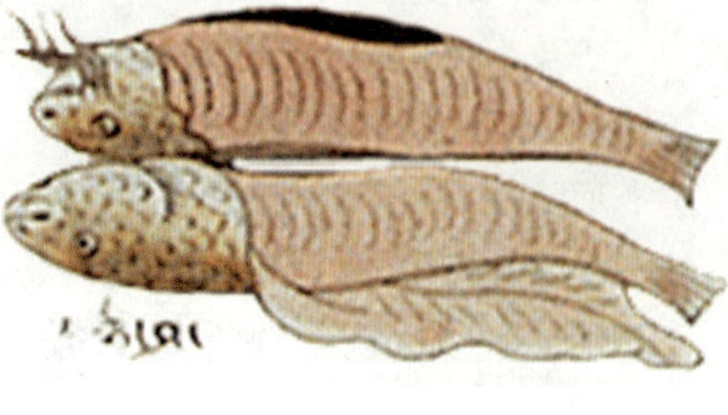

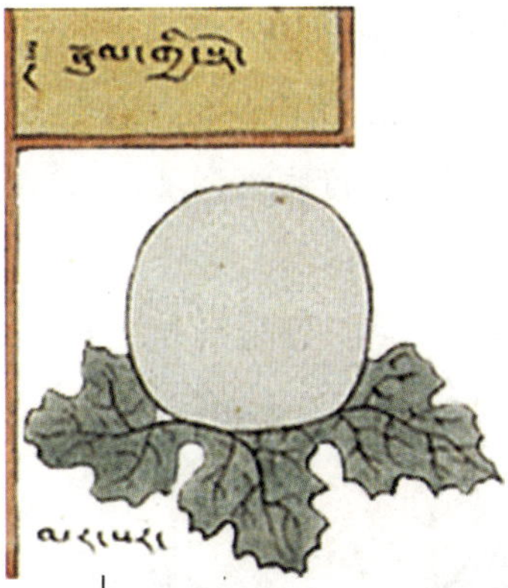

三、油脂类

1　新鲜酥油

新做的酥油功能滋补壮阳，能增体力，焕发容光，治赤巴热病，但因其性重而凉会导致轻微腹泻，能消除隆邪引起的病痛。

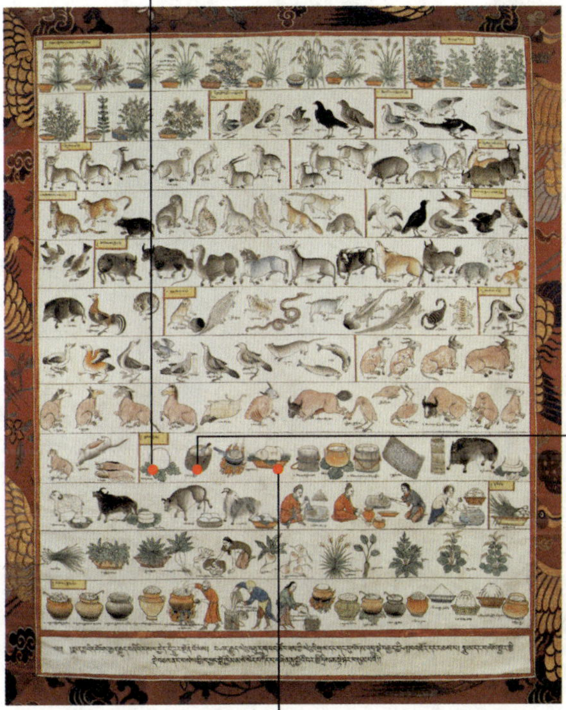

2　陈旧酥油

放置一年的旧酥油能治狂症、癫痫、昏厥和疮疡，能愈耳病、眼病等，能消除隆邪危害，但可导致轻度腹泻。

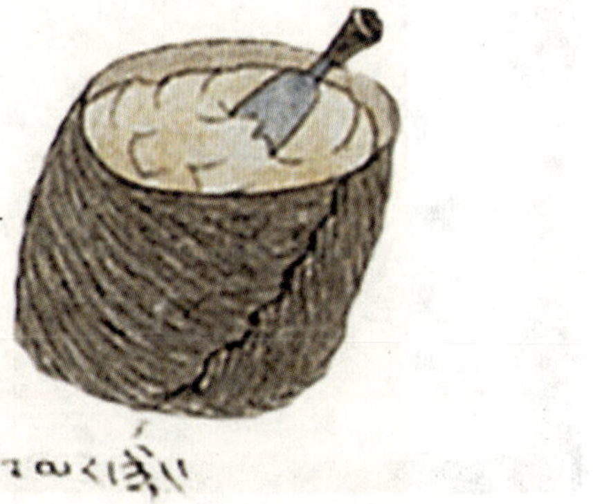

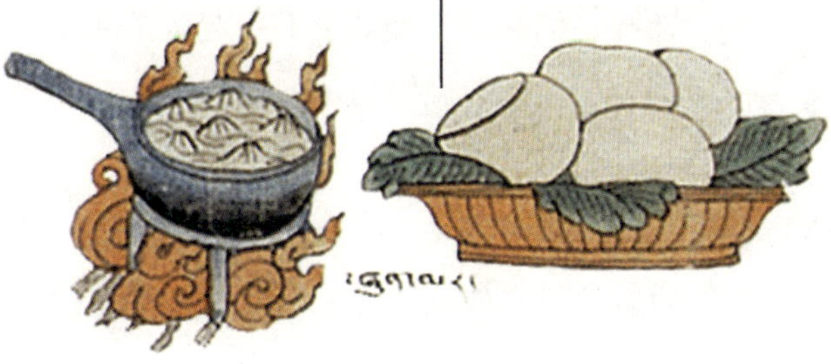

3　融酥油

不太陈旧的酥油融化后可使脑子敏锐，神志清醒，大增体热，延年益寿，对隆病有裨益，是油脂类的上品。但也能导致轻度腹泻。

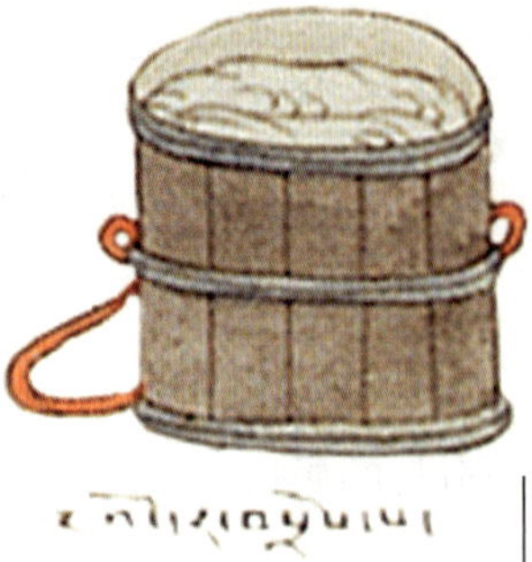

4　乳和酪浆混合物

能开胃，治便秘，消除培根病和隆邪引起的危害，对隆病有益，但能导致轻度腹泻。

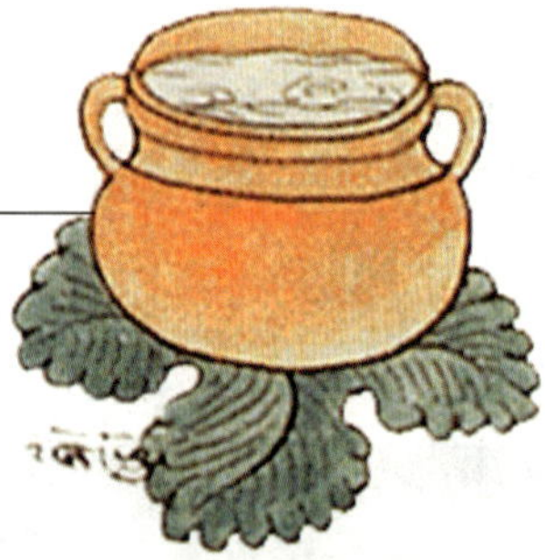

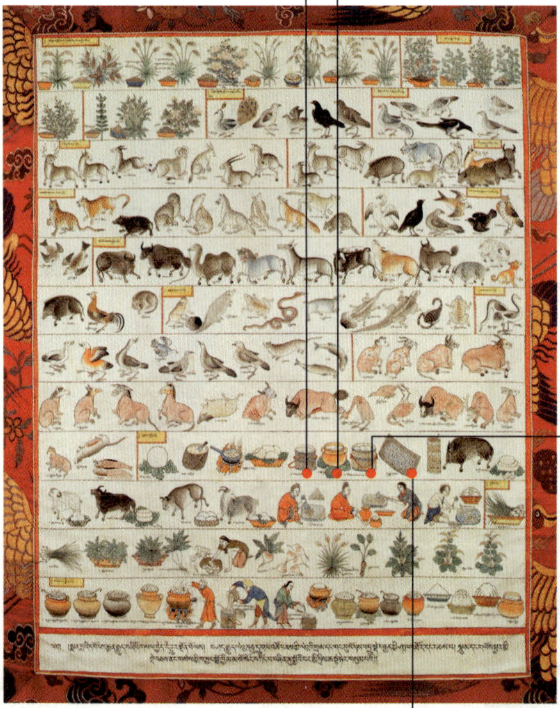

5　奶酪

奶子发酵而成的奶酪或奶中放入酪煮沸而成的凝状物，能开胃，治便秘，消除培根隆和隆邪引起的危害，但能引起轻度腹泻。

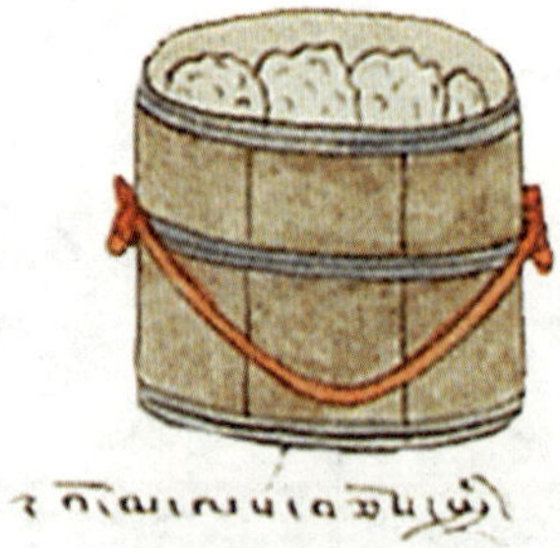

6　胶奶

刚产犊后挤的胶奶，能开胃，治便秘，消除培根病和隆邪引起的危害，但也能引起轻微腹泻。

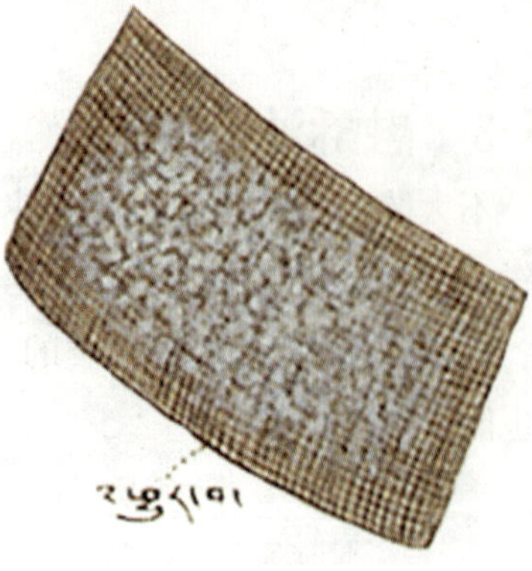

7　酪素

提取酥油后的奶水或酪浆煮沸后凝成的酪素，能开胃，治便秘，消除培根病和隆邪引起的危害，但也能引起轻微腹泻。

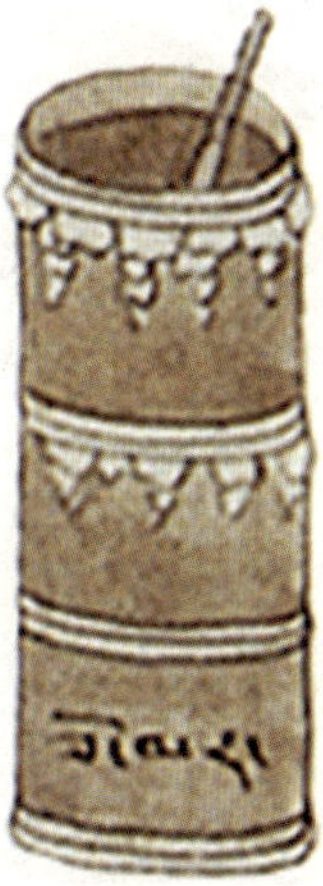

8 奶桶油

常用的奶桶上积结的奶油，能开胃，增生胃火；陈旧奶桶油能治寒性隆病，也能引起轻微腹泻。

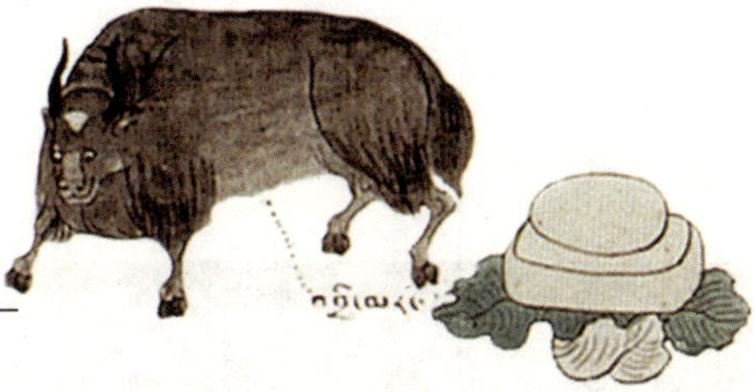

9 牦牛酥油

用牦牛奶制作的酥油，能治培根、隆病，增生胃火；陈旧牦牛酥油能治寒隆病，也能引起轻度腹泻。

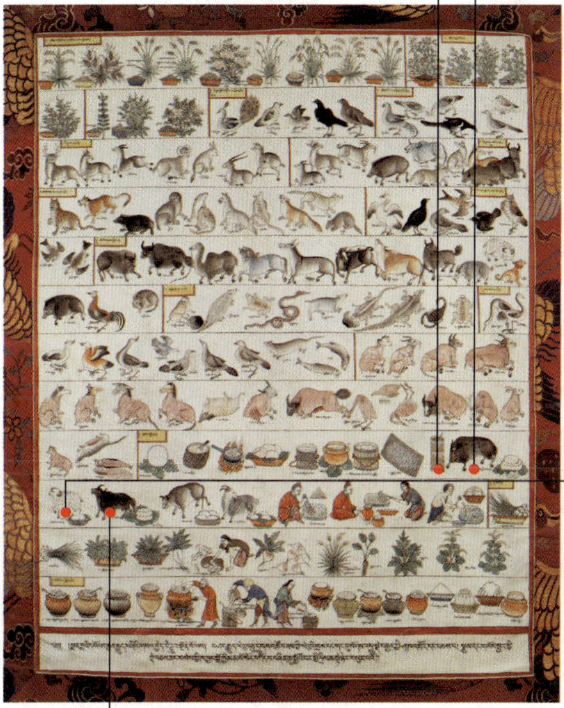

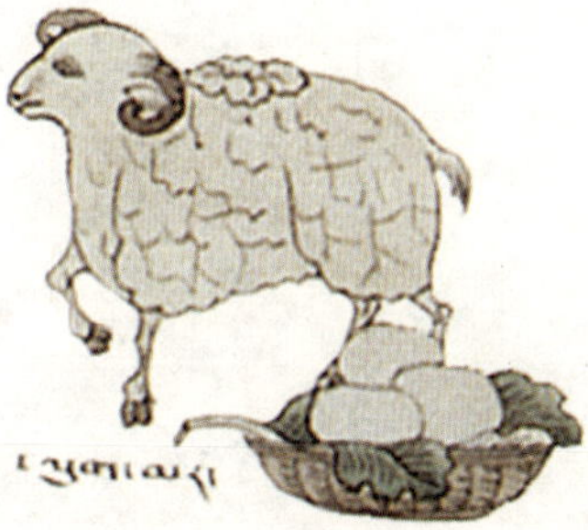

10 绵羊酥油

用绵羊奶制作的酥油，能治培根、隆病，增生胃火；陈旧绵羊酥油能治寒隆病，也能引起轻度腹泻。

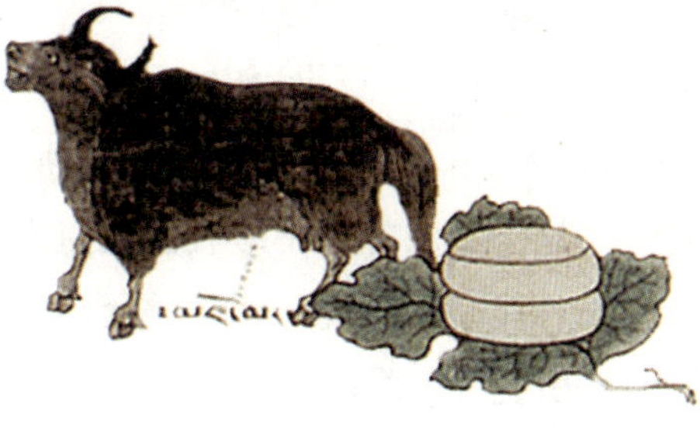

11 犏牛酥油

用牝牦牛与公黄牛杂交的牝犏牛奶制作的酥油，能治寒隆病，增生胃火；陈旧犏牛酥油能治寒隆，也能引起腹泻。

12 黄牛酥油

用黄牛奶制作的酥油，性凉，能治兼有隆的热病；陈旧黄牛酥油能治寒隆病，也能引起轻度腹泻。

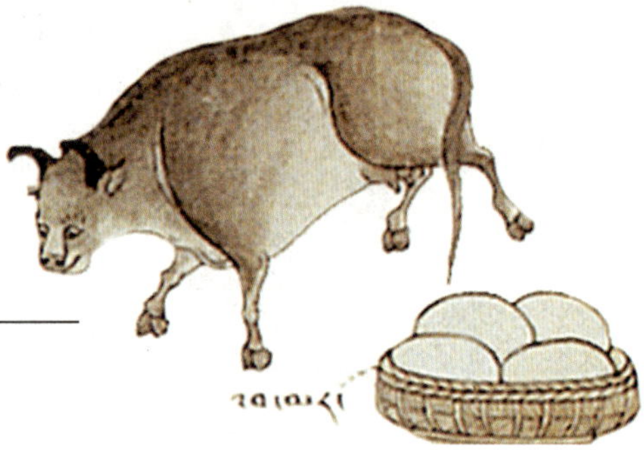

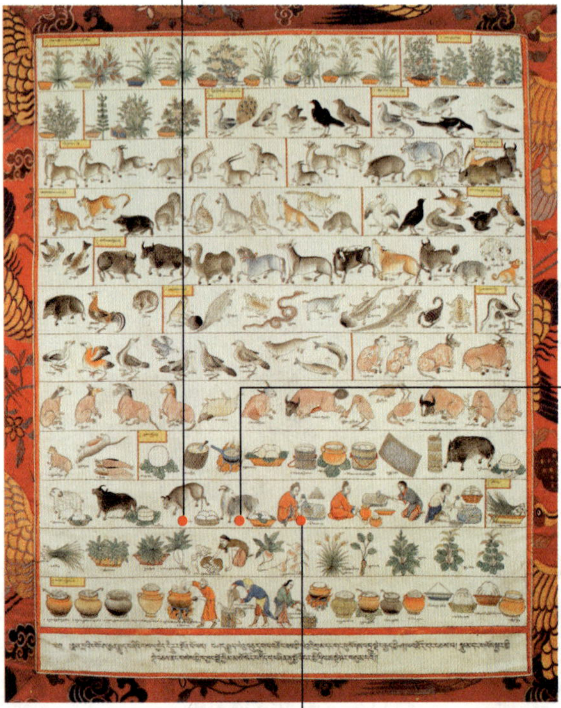

13 山羊酥油

用山羊奶制作的酥油，性凉，能治兼有隆的热病；陈旧山羊酥油能治寒隆病，也能引起轻度腹泻。

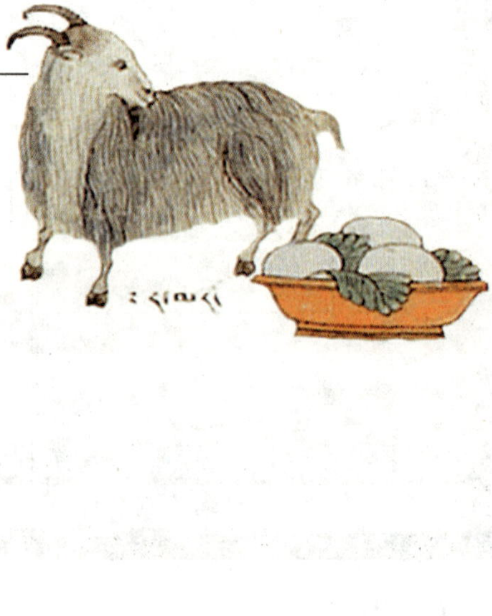

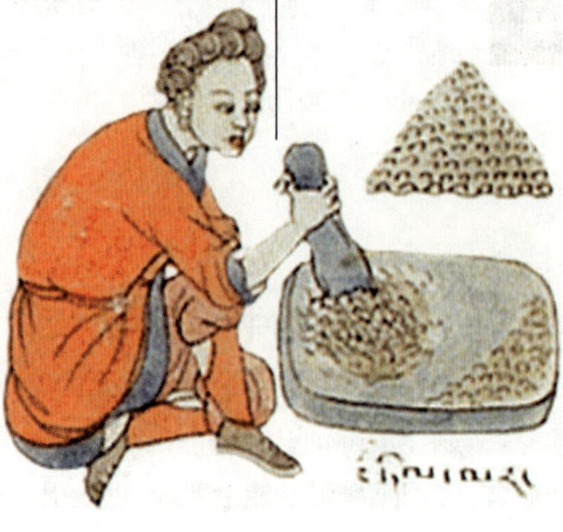

14 芝麻油

用黑或白芝麻籽榨的油，性锐、热，可滋补，干瘦者能长肌肉，肥胖者能减肥，能治培根、隆病，但也能引起轻度腹泻。

15　芥子油

用白芥子榨的油，或用菜籽榨的油，能压抑风势，但可激发培根和赤巴邪，也能引起轻度腹泻。

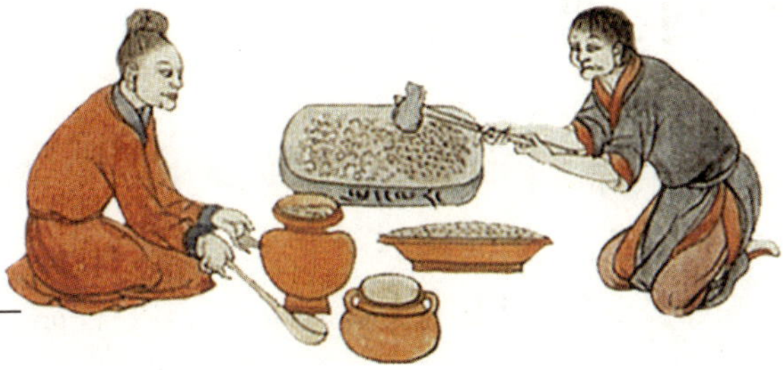

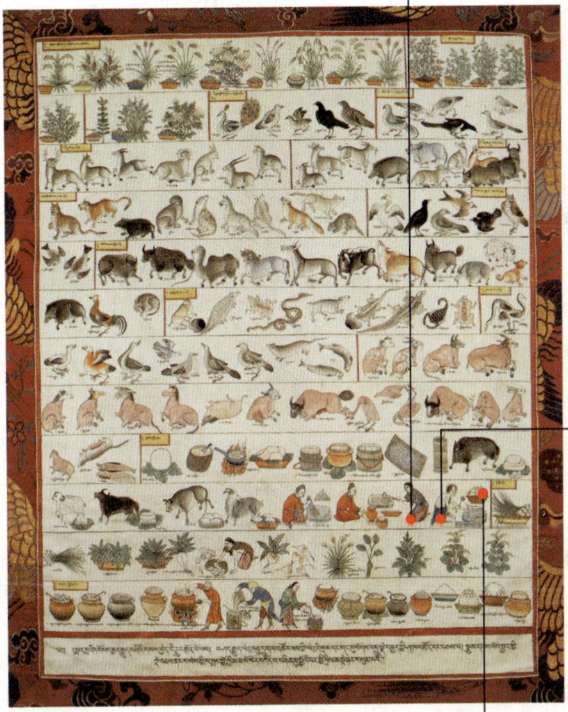

16　髓油

动物骨腔内的髓油，可消除隆病，滋补生精，消除隆邪引起的危害。但可激发培根，也能引起轻微腹泻。

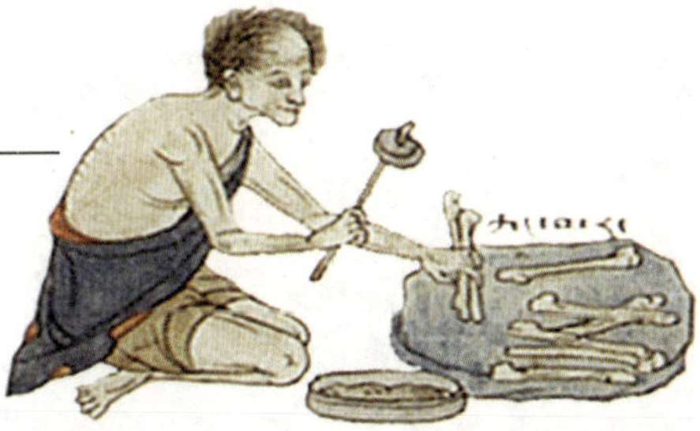

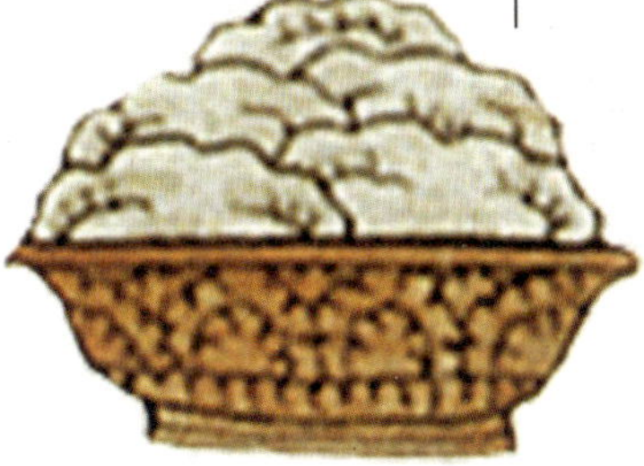

17　脂肪

动物脂肪能治关节疼痛、烧伤、隆病及耳、大脑和子宫疾病，也能引起轻度腹泻。

四、蔬菜类

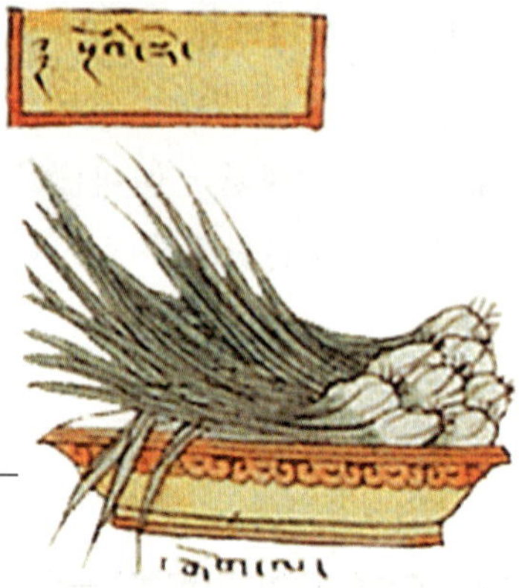

1 蒜

须根色白，地下鳞茎色白，外包淡红薄皮，叶深绿似麦叶，茎顶开白花。味辛、甘，性凉、重，能开胃增食，催眠，杀虫，治风热合并症。

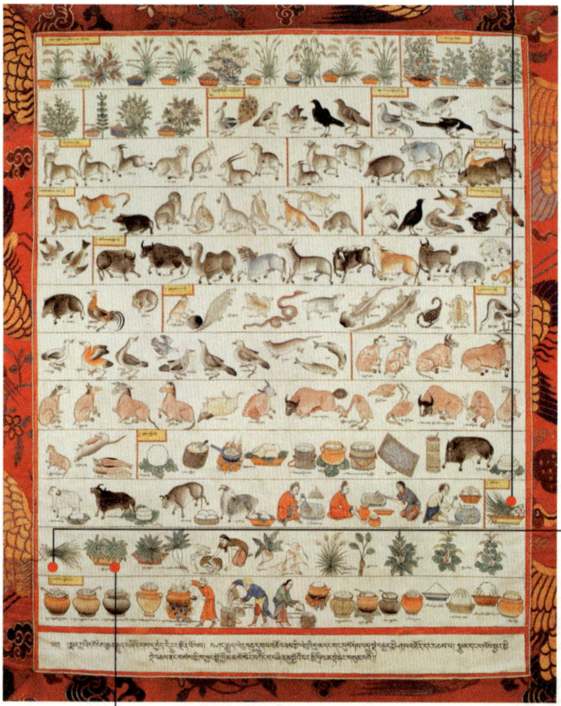

2 大葱

野生或种植于菜园，叶呈筒状较长，须根，味辛，食之催眠，增胃火，开胃。

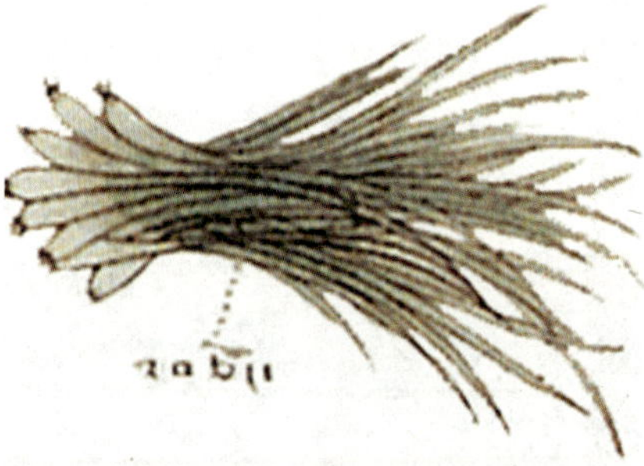

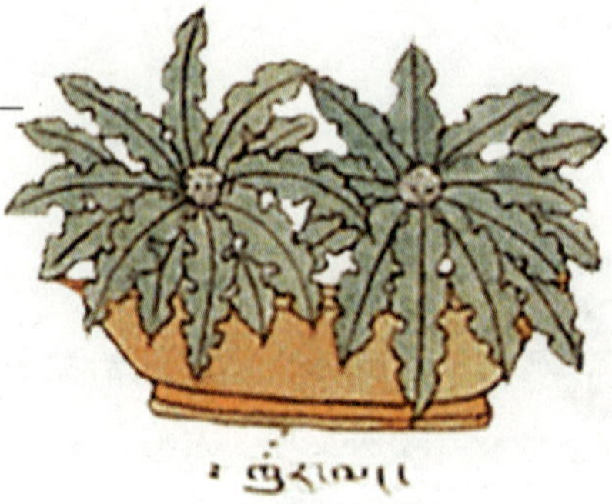

3 蒲公英

有一主根和许多细毛根，叶如羽毛，深裂，有三四个花葶斜生，花葶顶端开黄花，根、叶、花折断处有白汁流出，可食。味苦，性凉，能治胃炎和热证。

4 苦苣菜

有一主根和许多细毛根，叶似剑状斜生，花葶长，顶端开黄花，折处有白汁流出，性凉，能治赤巴病和各种热证。

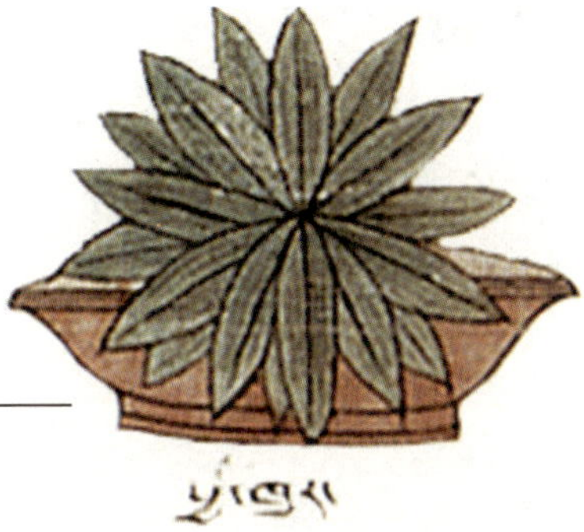

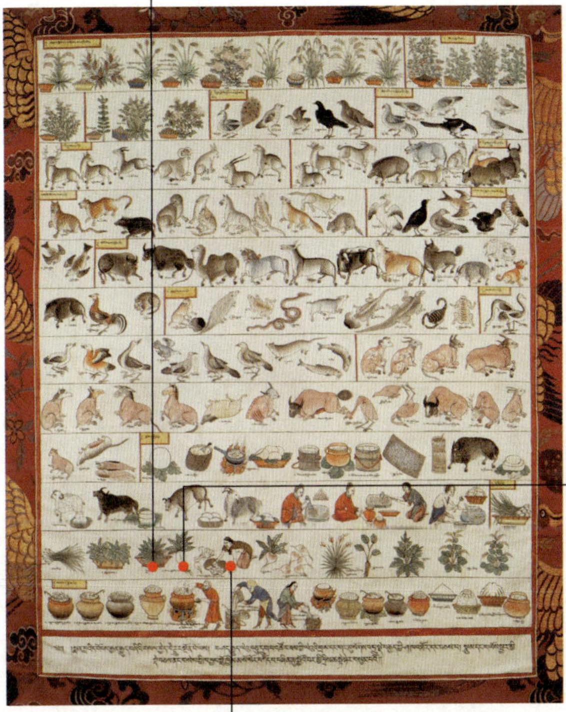

5 嫩萝卜

萝卜的块茎和叶在嫩小时即太白星未出现之前收获者，性轻、温，能增胃火，消除三邪。

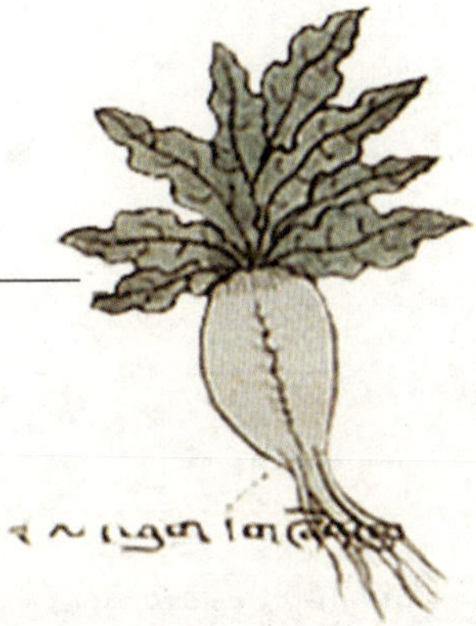

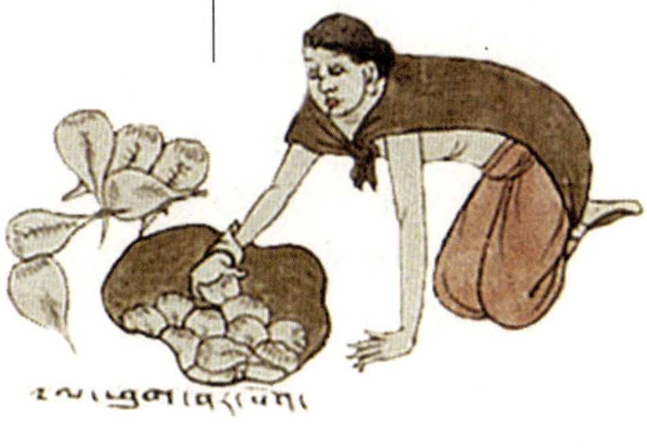

6 陈萝卜

放置一年或收获于太白星出现之后的老萝卜，性重而凉，可激发培根邪。

7　芜菁

块茎肉质白而外皮红，形圆而短，叶呈扁状，太白星出现之前收获的嫩芜菁，味甘，性轻、温，能增胃火，消除三邪，防中毒。

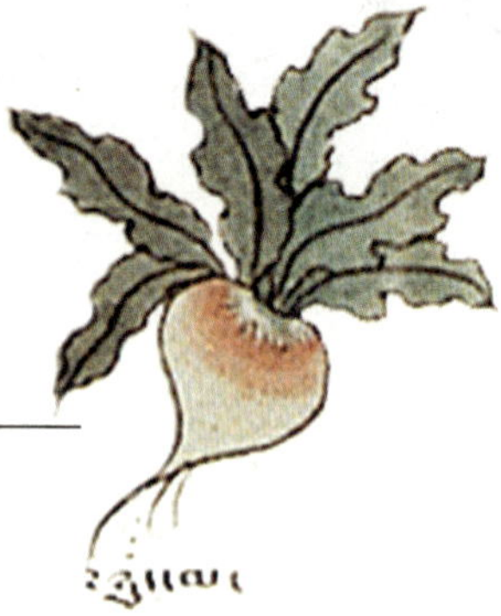

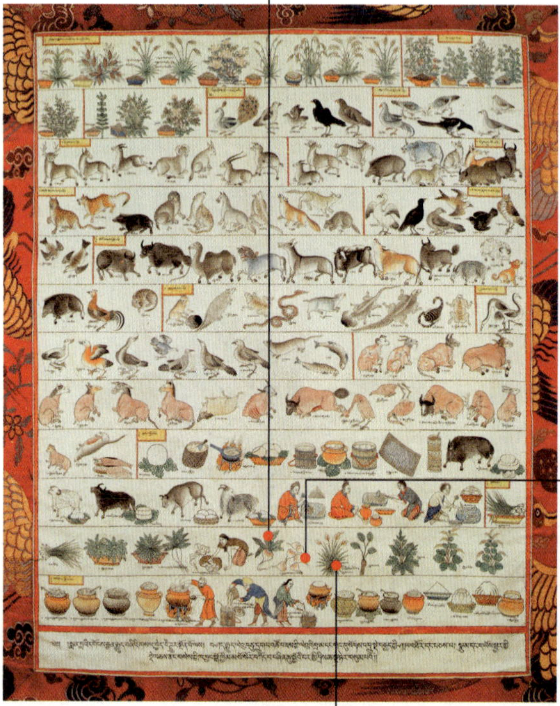

8　陈芜菁

块茎肉质白而外皮红，形圆而短，叶呈扁状，放置一年或太白星出现之后收获的老芜菁，味甘，性重、凉，可激发培根邪，但能防中毒。

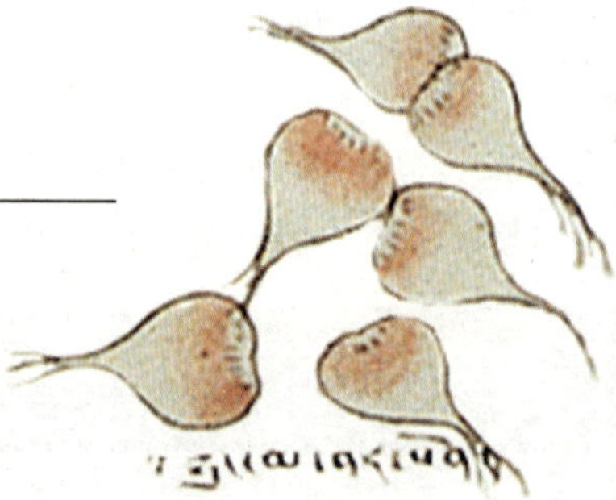

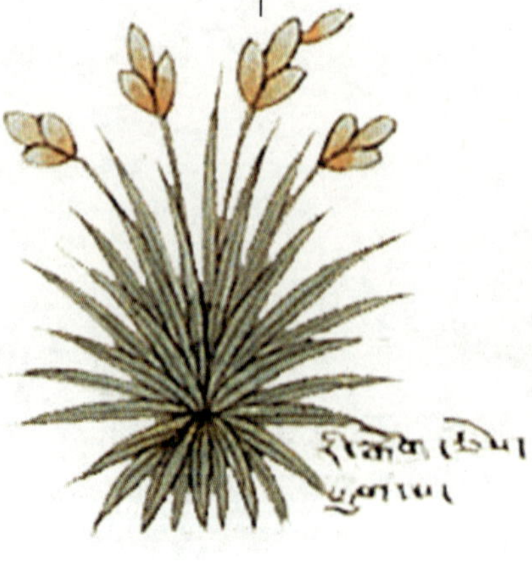

9　野蒜

生长于石崖旁边的一种野菜，鳞茎圆长有四瓣，叶子从根基丛生，深绿细长而绵滑，花红白或纯白，性重，食之难消化，但能增食欲。

10　黄花葱

块茎似萝卜，形圆而较长，呈纺锤形，须根细繁，叶深绿较大，无叶柄，性凉、重，难消化，但可增食欲。

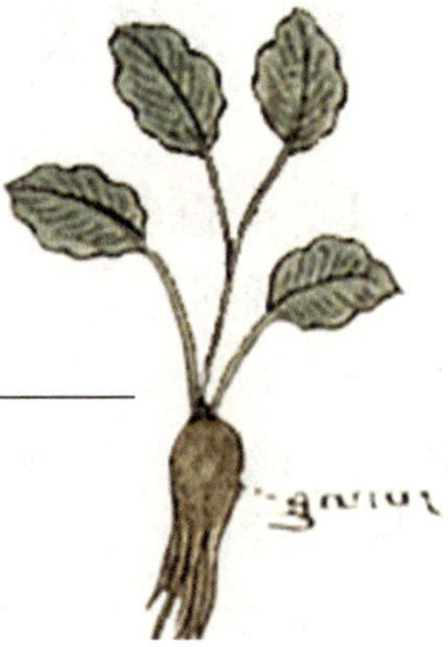

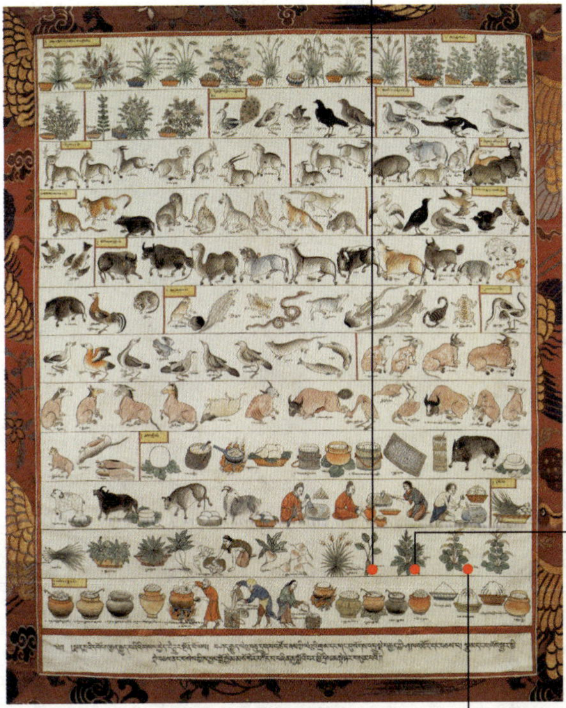

11　大黄

生长于高山砾石，根茎粗大色黄，毛根繁多，茎中空而粗长，有节，上端生叶柄，成熟后色红紫，叶子深绿硕大，深裂，花粉红而无光泽，其叶做菜食之能消除培根病，开胃。

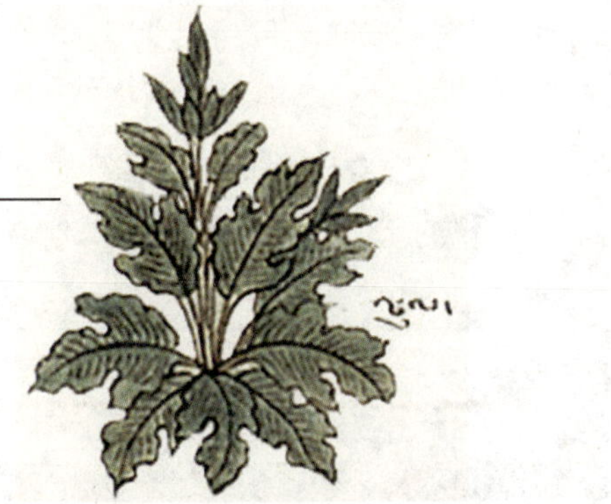

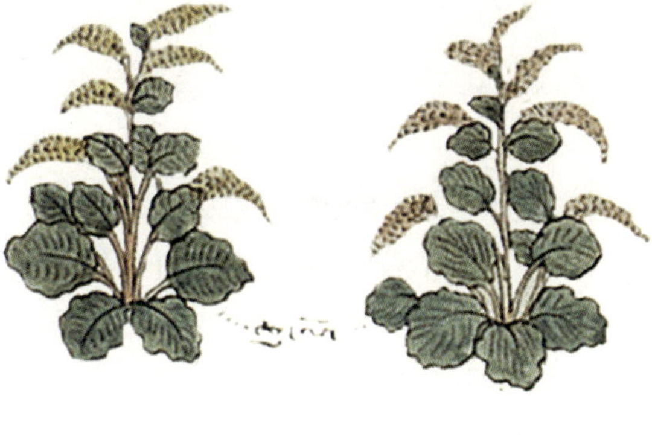

12　亚大黄

生长于山川草地，根茎粗大，细根繁，肉质色黄，外皮呈烟色，茎空有节，直生，叶黄绿、形圆，柄色红，花粉红而无光泽。其叶做菜食之能消除培根病，开胃。

五、烹饪类

1 烹饪类

1.1 稀粥

煮得稀烂的米粥，功能解渴，解饿，恢复体力，消除泻后三邪遗留，平衡隆等失调，增体热，软化血管，行血。

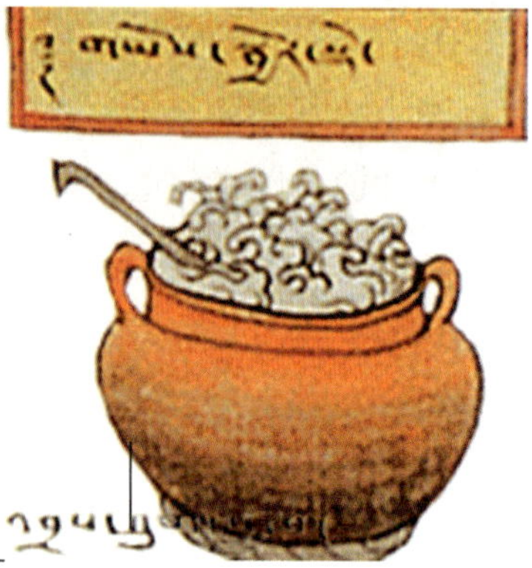

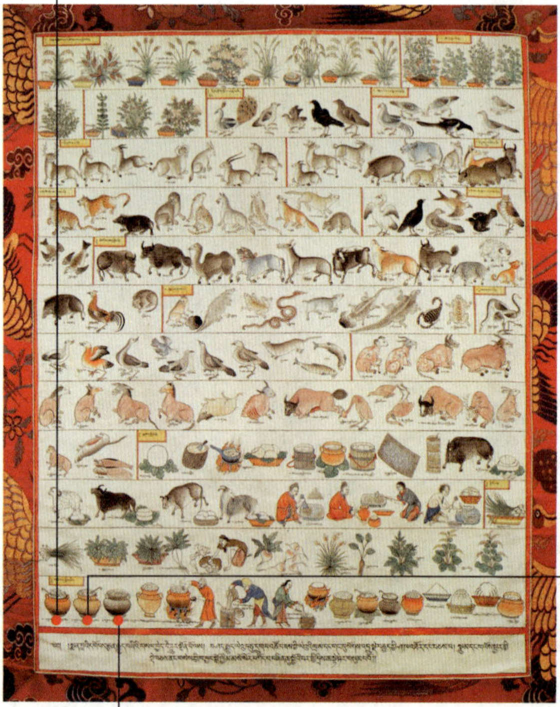

1.2 浓粥

米粒较多的粥，功能增体火，解饥渴，恢复体力，消除羸瘦，消除培根等疾病，治便秘。

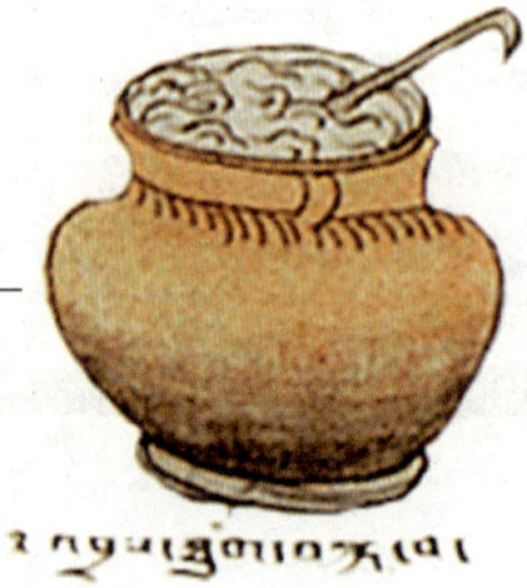

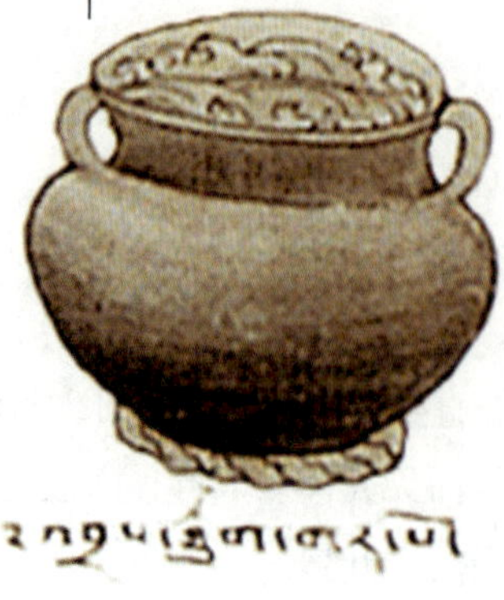

1.3 稠粥

米粒多的粥，功能止泻，解渴，易消化，开胃，消除培根等疾病，治便秘，平衡隆等失调。

1.4 干米饭

米洗净后煮成半熟，滗净汁再煮熟变成无汁的干饭，性轻，易消化，功能开胃，消除培根等疾病，治便秘。

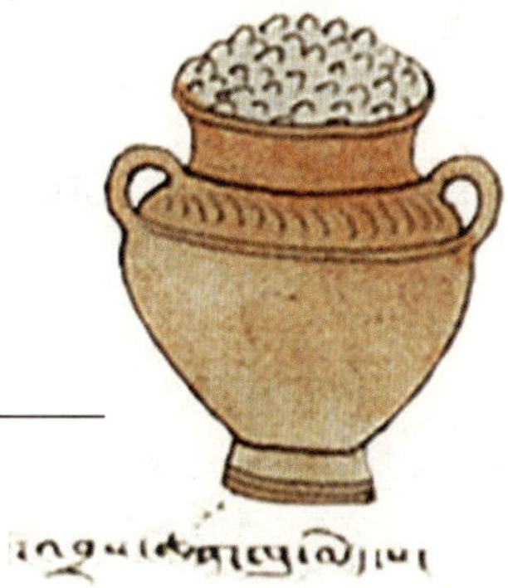

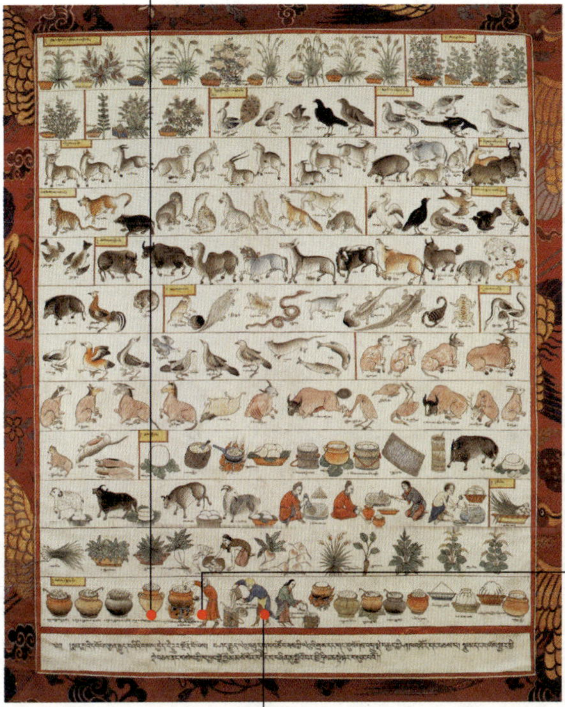

1.5 药米饭

米洗净后煮成半熟，滗净汁再煮熟变成无汁的干饭，加荜拨、干姜等热性药物同煮而成的药米饭，性轻，易消化，功能开胃，消除培根等疾病。

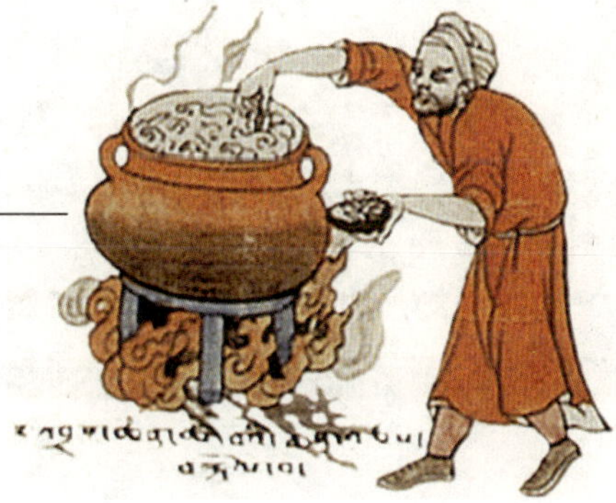

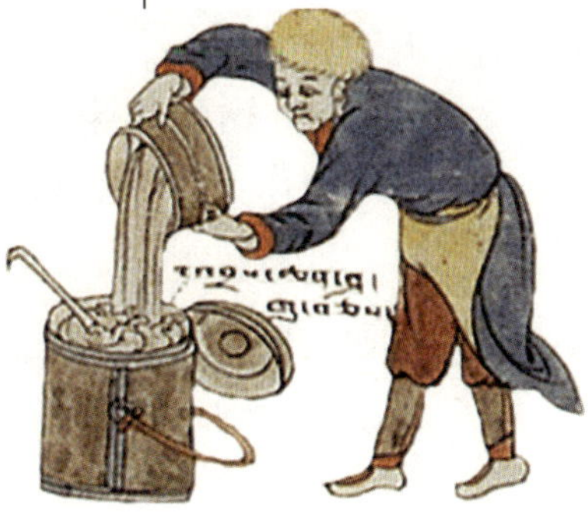

1.6 肉菜米饭

米洗净后与肉汤、蔬菜、芝麻油和酥油等同煮而成的肉菜米饭，性重，虽不易消化，但可滋补，治隆病。

1.7 奶米饭

米洗净后与犏牛奶等奶子共煮成的奶米饭，性腻、重，可滋补，焕发容光，治隆、赤巴病。

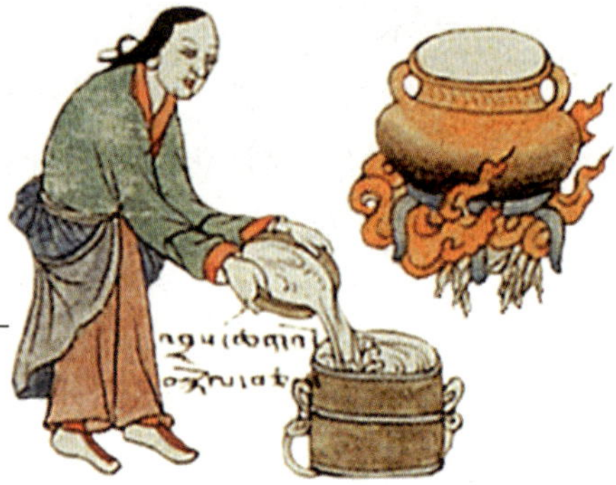

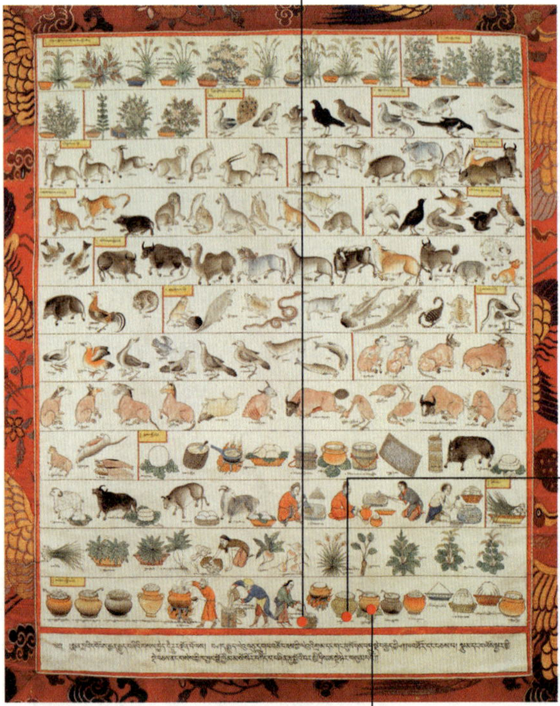

1.8 炒米

米洗净后炒成黄色的炒米，功能止泻，接骨。

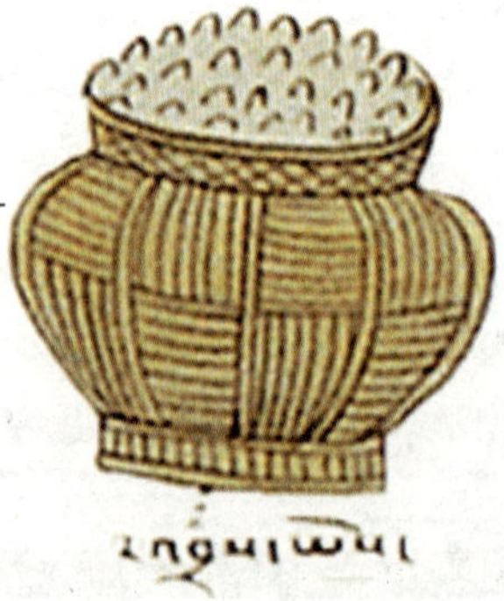

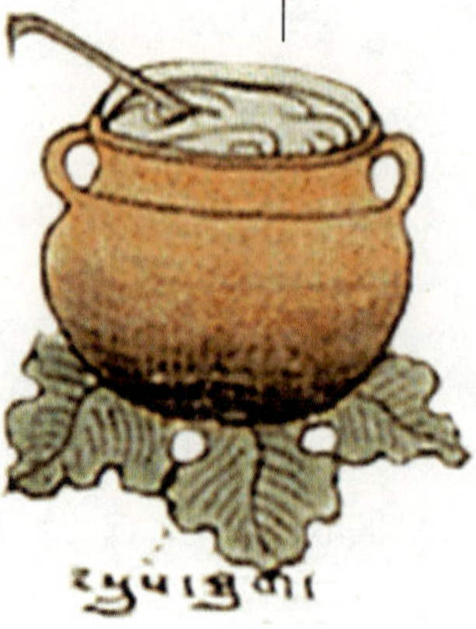

1.9 嫩青稞粥

将还未完全成熟的青稞等谷物嫩粒，洗净熬成粥，饮之虽可引起大便不通，摧毁胃火，但煮成稀粥可对施泄下法后的止泻最佳，浓稠粥是恢复体力的上品。

1.10 炒青稞片

将青稞炒熟后捶砸或将粗糙粒片熬成粥，性绵、温，对胃有益。熬成稀粥后食用对施泄下法后止泻有良效，浓稠粥是恢复体力的上品。

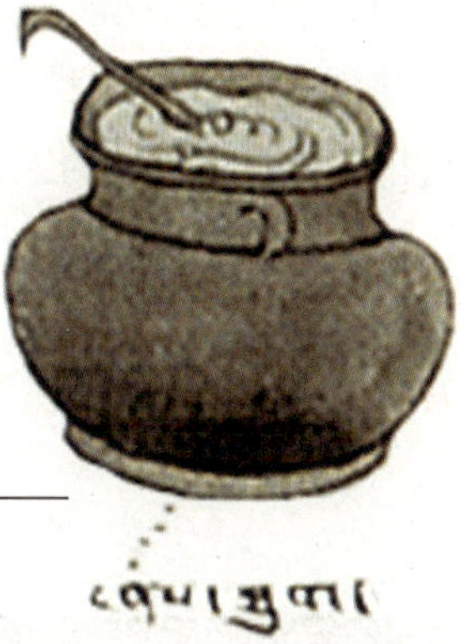

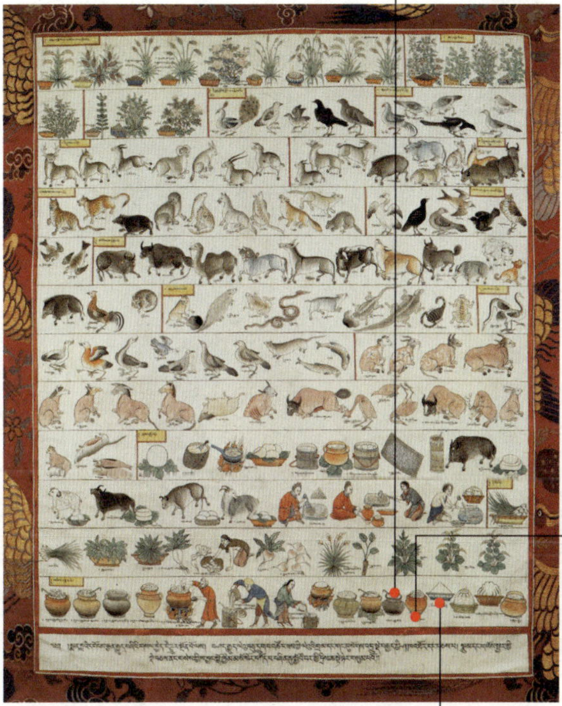

1.11 炒青稞渣

炒裂后砸碎的青稞渣粥，性绵、温，有益于胃。食用其煮的稀粥为对施泄下后止泻和恢复体力佳品，稠粥、稀粥为体弱滋养佳品。

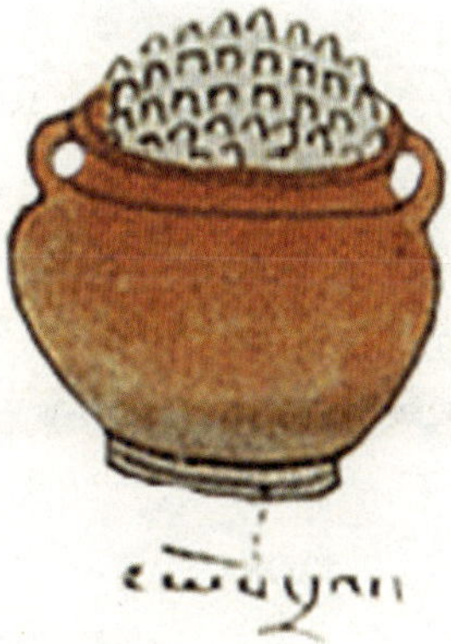

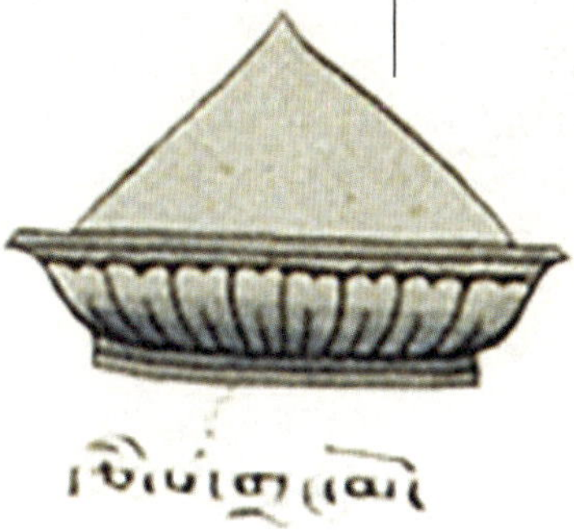

1.12 凉糌粑

干吃糌粑或用茶水将酥油拌和成凉糌粑团食之，虽可增加体力，但性重不易消化。

1.13 煮熟的青稞面

将用水拌和的青稞面煮熟，其性轻、绵，易消化，可供胃火小的人食用。

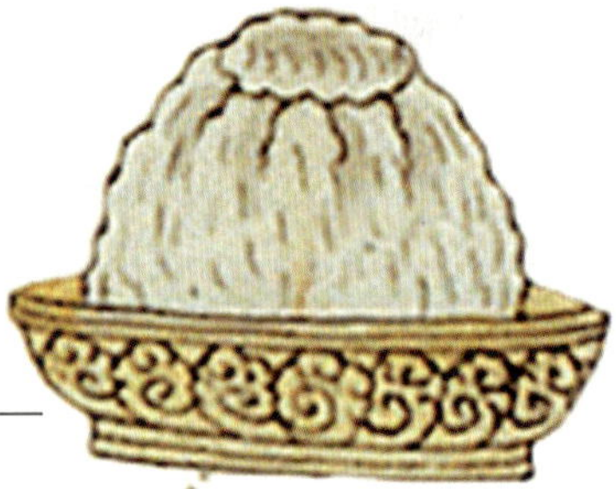

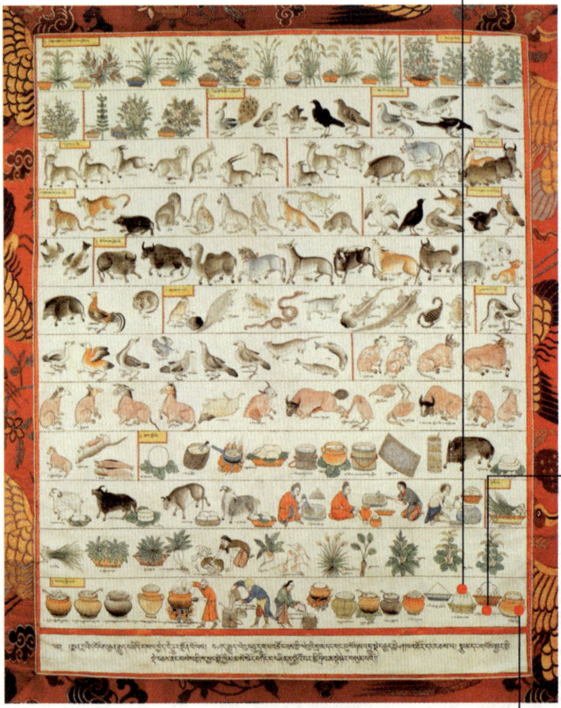

1.14 馊变食物

肉等煮熟后放置时久变质，味发臭、变馊的一切食物，皆能摧灭胃火。

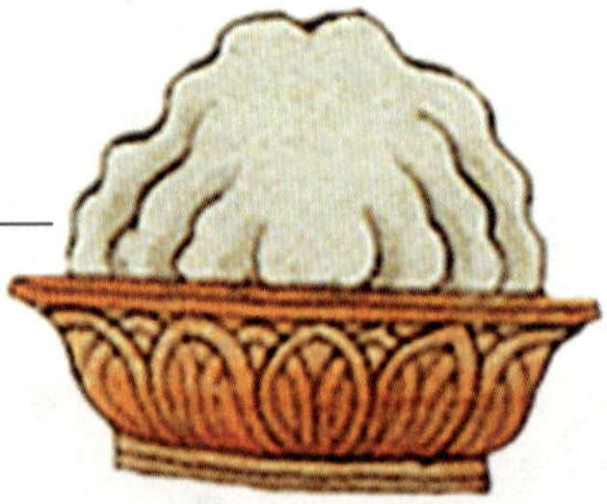

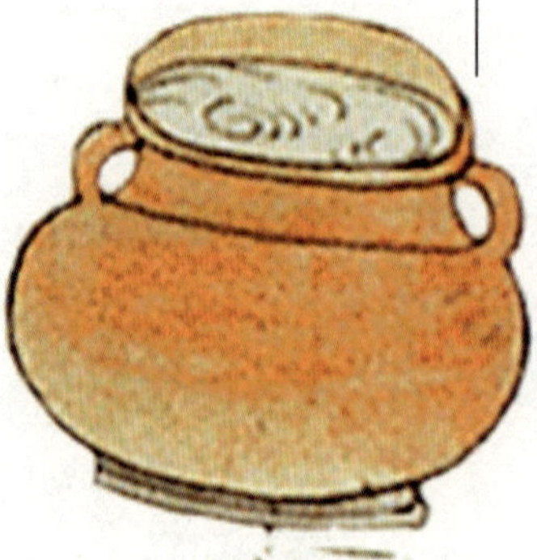

1.15 清汁

开水或茶水中加少许酥油和调料做成的清汁，易消化，能滋养衰老，治三邪疾病。

图二十四　饮食知识、饮食禁忌、食物防护和食量

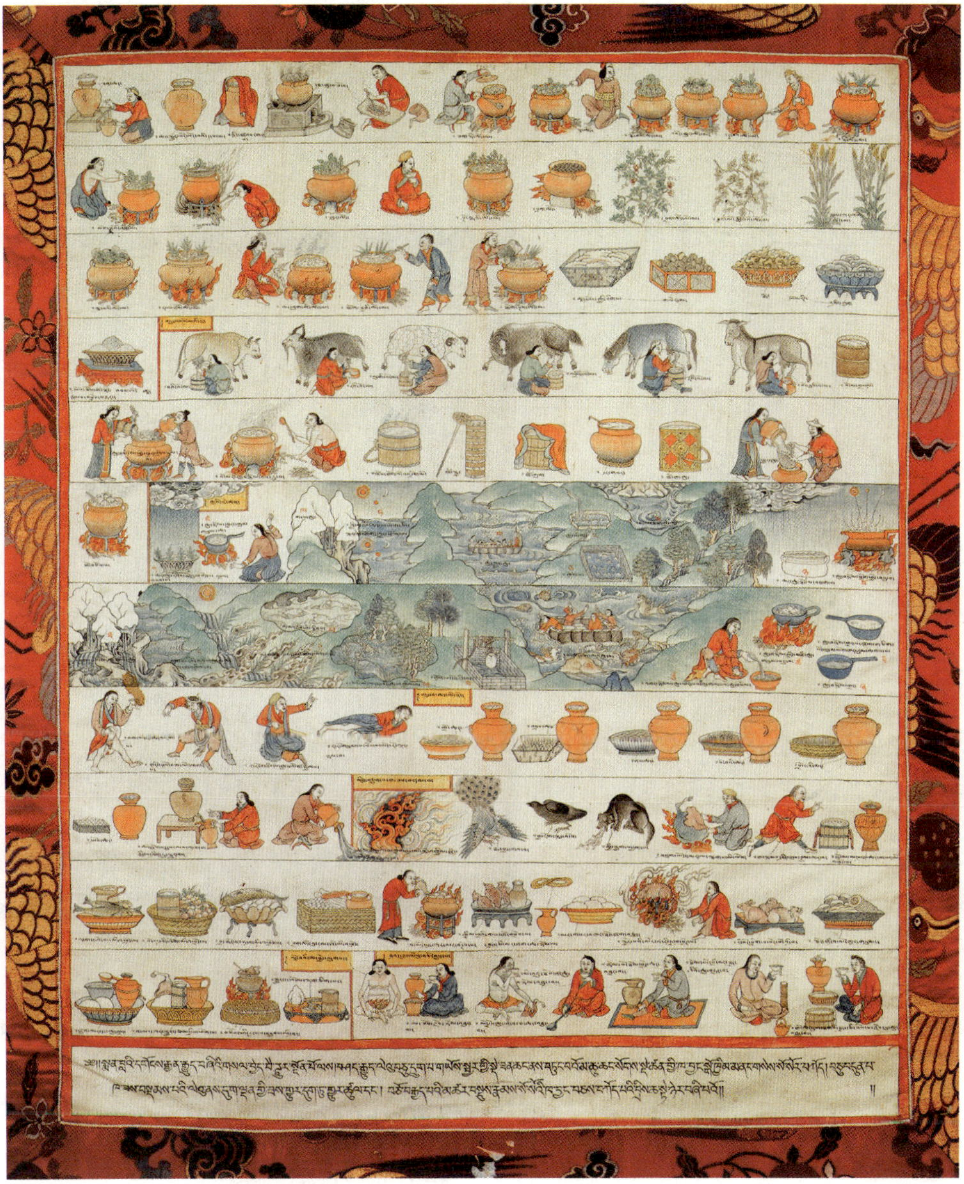

本图示饮食知识，包括糌粑酒等 4 种饮用类饮食，面丁菜等 20 种菜肴，盐等 4 种调料，黄牛奶等 16 种乳类，雪水等 7 种水类；饮酒过度的危害；饮食禁忌——包括有毒饮食的识别和不宜共食的 16 种食物；适量饮食和 2 种饮料的饮法等内容。

2 饮用类

2.1 糌粑酒

将糌粑揉成小片加酒曲装入坛中发酵成酒，能滋补，增体力，祛风，对增加胃火有益。

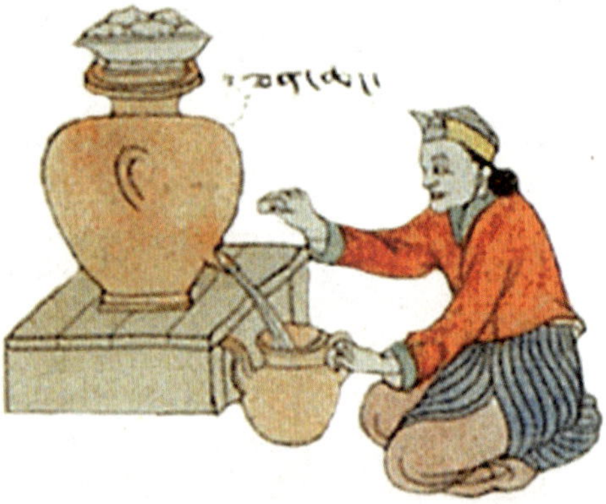

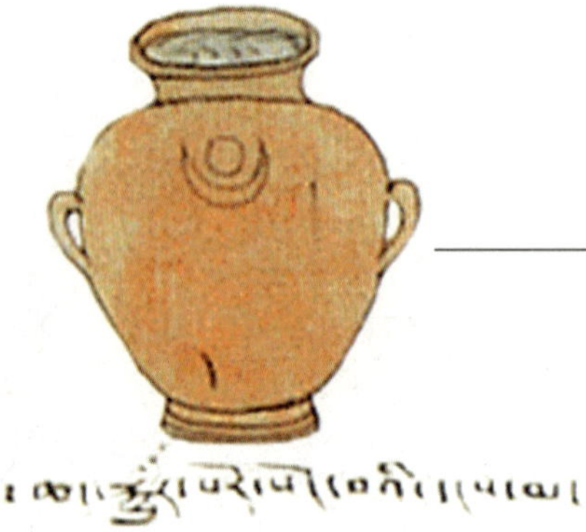

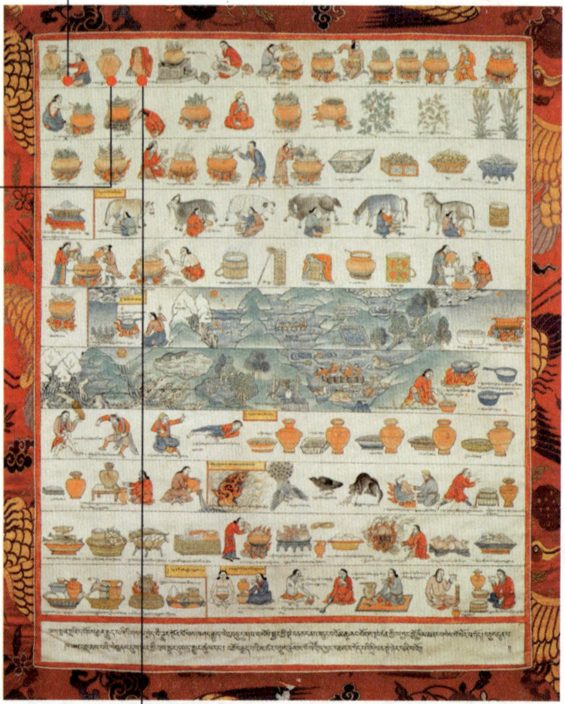

2.2 酸酒

青稞煮熟后撒上酒曲装入坛内发酵变酸，滤取有酸味的酒汁，可开胃，增食欲，消除三邪。

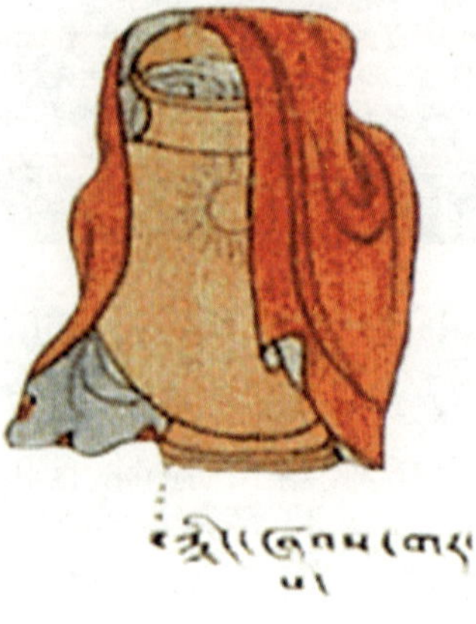

2.3 坛底浊酒

青稞煮熟后撒上酒曲装入坛内发酵，滤取酒汁放置时久坛底澄出的浊酒，对人体有害，难消化，不能食用。

2.4 肉汤

将羊肉等肉剁碎熬成肉汤，性腻、温，饮之可增体力，滋补，增强体质，对隆病有益。

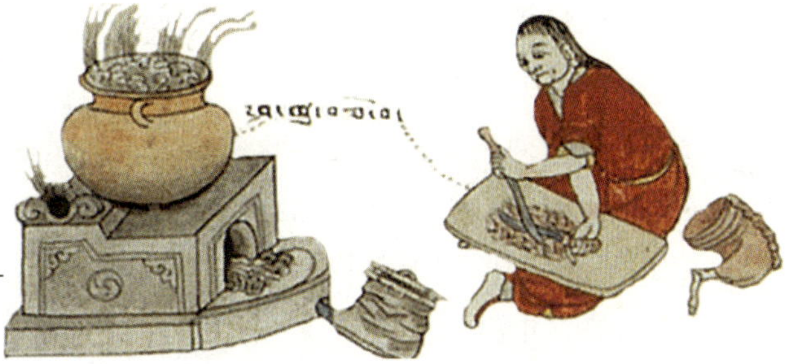

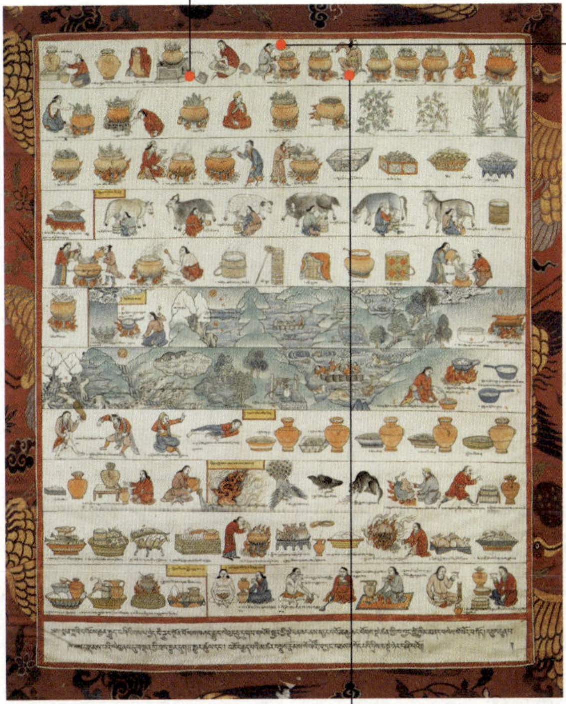

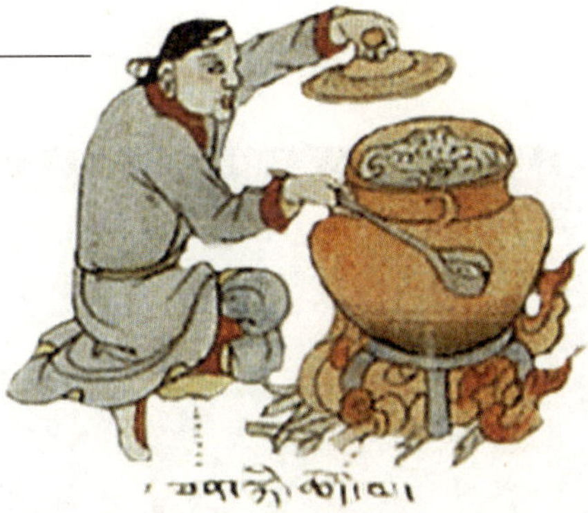

3 菜肴类

3.1 面丁菜

将糌粑掐成丁，弄干，放入水中煮成面丁菜，是治隆病的上品，对隆病非常有益。

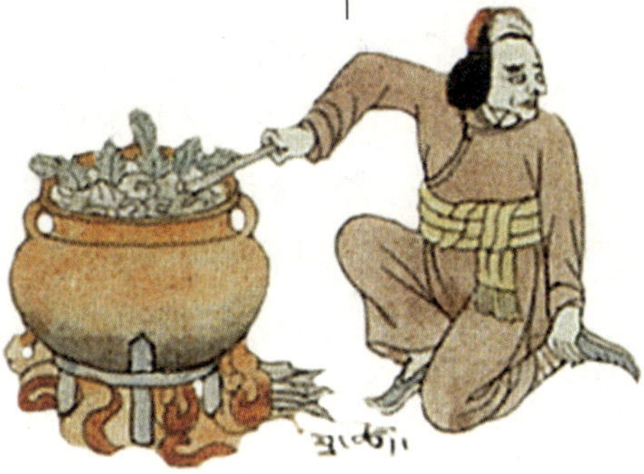

3.2 荨麻菜

荨麻，多年生草本，根坚硬，外皮色黑，叶柄色紫无枝，叶色深绿有网状叶脉，叶内外被锐利细毛，手触之极痛，叶有锯牙状深裂，对生。用荨麻叶做的菜可祛风，增体热，但也能引发培根、赤巴邪。

3.3 冬葵菜

冬葵，多年生草本，生长于农牧区，根细而被毛，叶柄色绿被细毛，叶缘浅裂，叶呈掌形5片，上被很细的利刺，叶柄长，花粉红具5瓣，花败后生出肾形种子轮状排列。用冬葵做的菜可增体热，止泻。

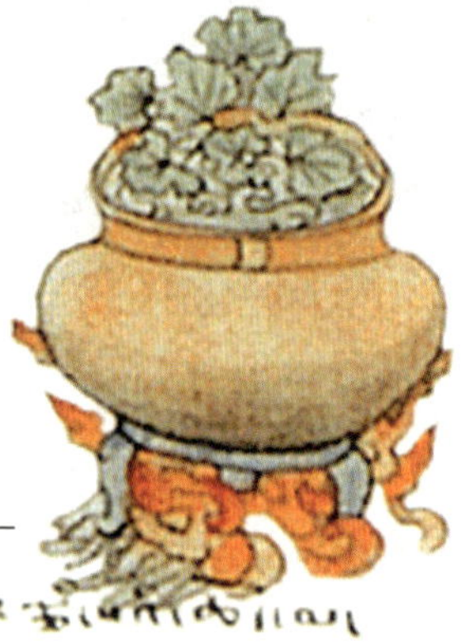

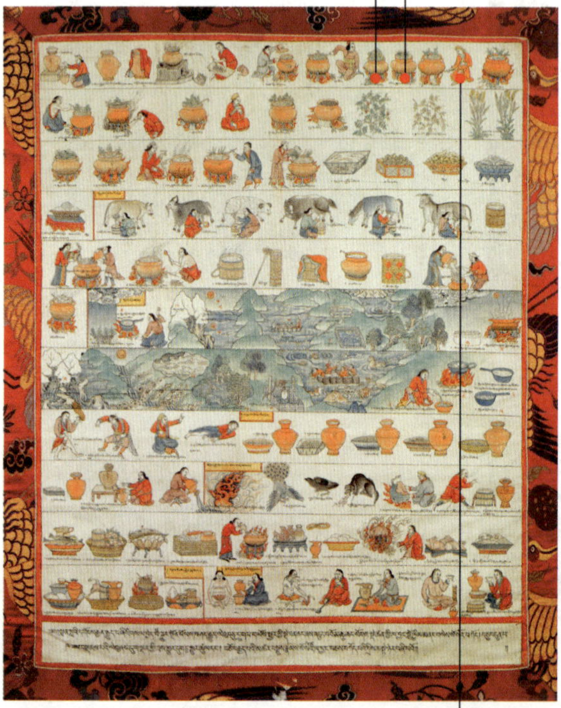

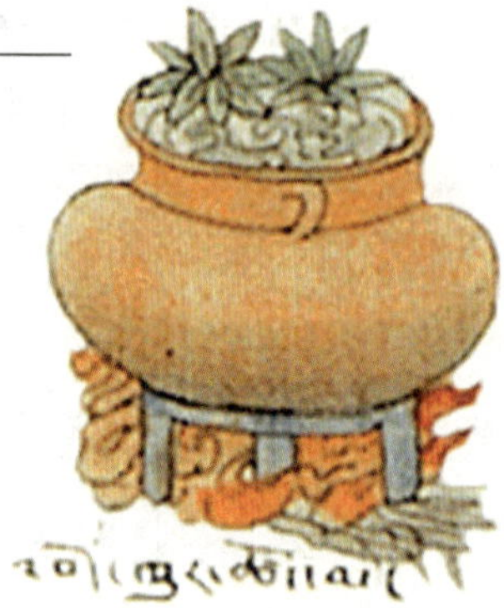

3.4 车前菜

车前，多年生草本，生长于农牧区，有一主根较短，有零星毛根，叶绿、绵柔、椭圆形、端尖、叶基生、全缘，花白绿、细小、穗状，蒴果为圆锥形，淡黄。用车前做的菜可温胃、止泻。

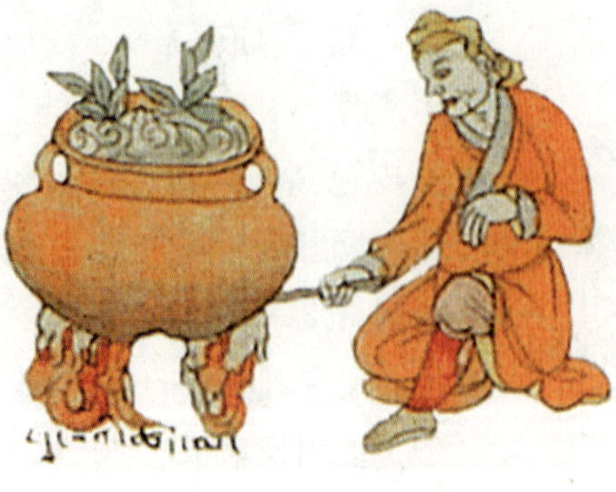

3.5 南星菜

多年生草本，块根椭圆，色黄褐多毛。叶厚光滑，色黄绿或紫，有光泽，有紫斑，叶柄长，顶端有5~15片叶。花簇生似火焰。种子椭圆、淡黄。用南星做的菜可祛风，干疮疡，但也能激发培根、赤巴邪。

3.6 藜菜（灰灰菜）

多年生草本，生长于农牧区，独根细而有毛，茎细长、淡绿，多棱多枝，叶绿光滑呈心状，叶背面淡绿、光滑有粉末。藜菜可治便秘，但对眼有害。

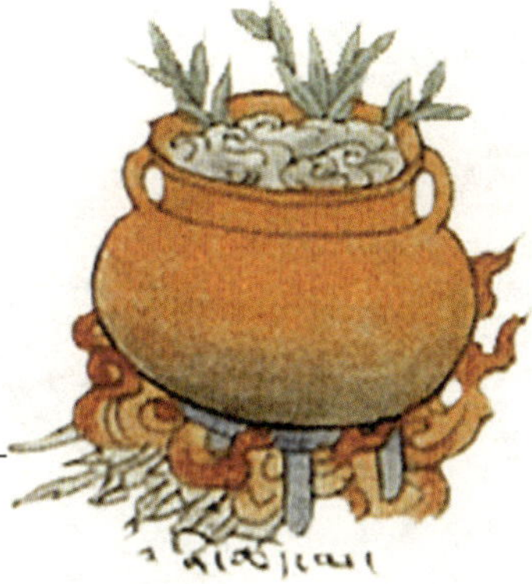

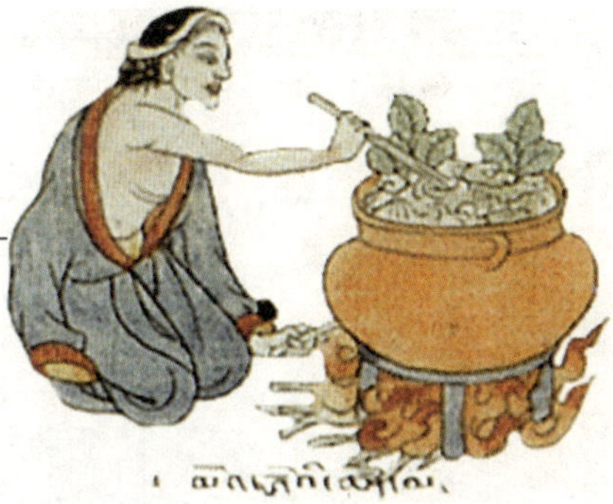

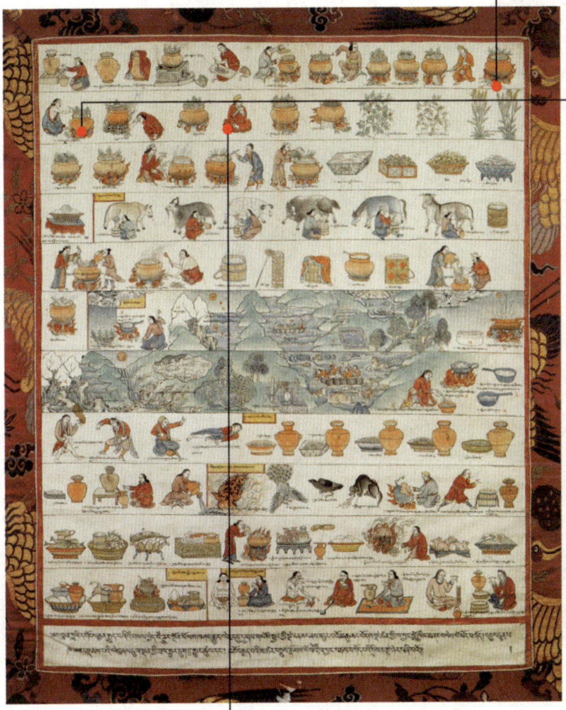

3.7 红苋菜

叶浅裂似蛙掌，有的比之修长而细，茎根至尖皆生荨麻刺样的毛，气味难闻，成熟后茎叶全部变红，其茎叶柔软可做菜，能消除三邪病。

3.8 蒲公英菜

蒲公英分苦苣菜（译音“甲卡日”）和西藏蒲公英（译音“哇卡日”）2 种，其中苦苣菜直根，叶基生，直到根上部有黑叶鞘覆盖，叶似羽状、多裂、柔软铺散于地，花葶中空，细柔似麦秆，尖端开黄花，成熟后瘦果冠毛飞行，根、叶、花葶折断处有奶状白汁流出。做成菜可治炎症，退烧。

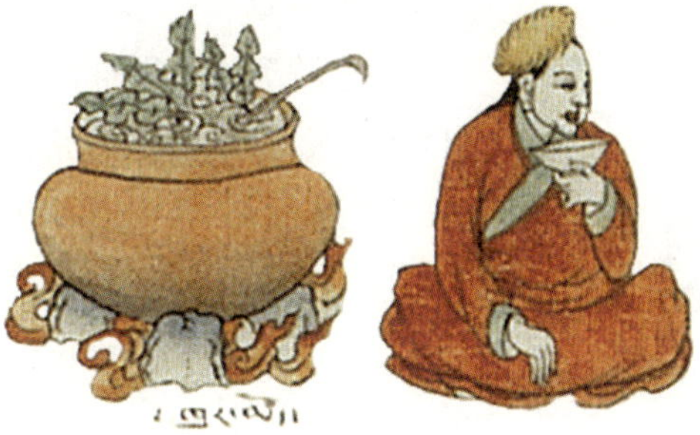

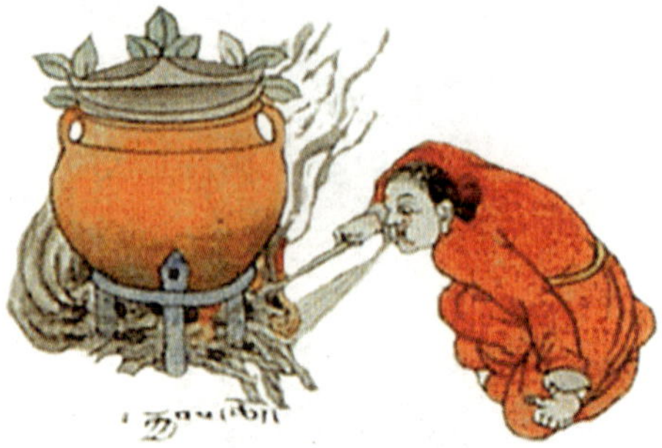

3.9 白花蒲公英菜

又称锡金蒲公英，花白，叶羽状、多裂、柔软铺散于地，花葶中空细软，顶端开白花，成熟后瘦果冠毛飞舞，根、叶、花葶折断处有奶状白汁流出。做成菜可治炎症，退烧。

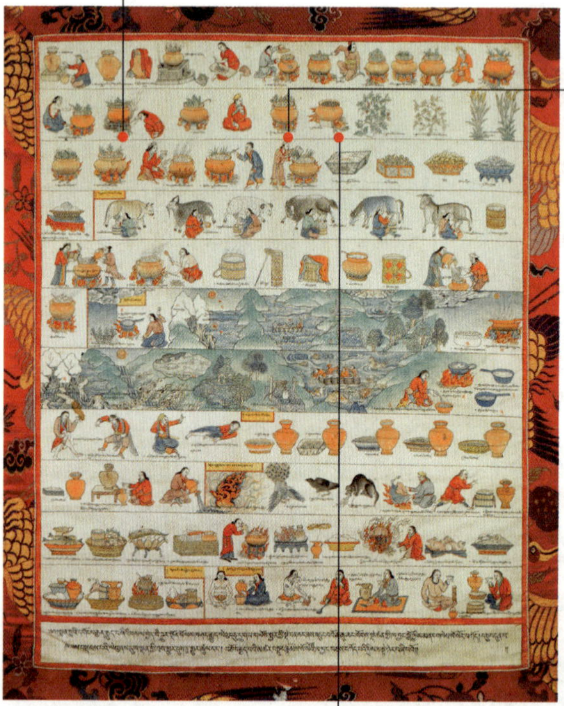

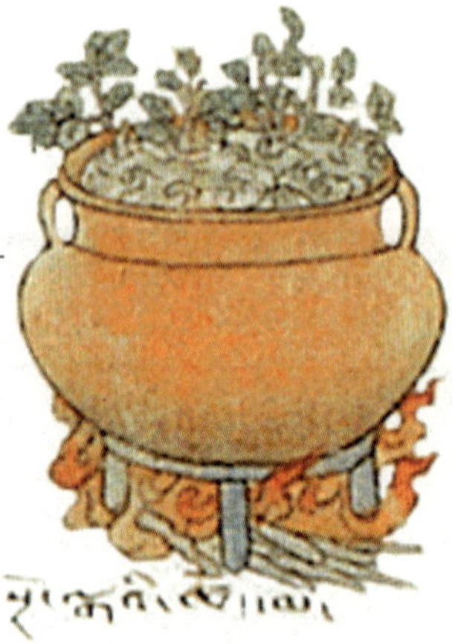

3.10 大花垂头菊菜

大花垂头菊（译音“奥嘎”）主要生长于河流边和砾石滩等地，叶淡绿而厚，形椭圆先端稍尖，叶背色灰，边缘具锯齿，茎、叶折断处有毛状纤维，花黄，花瓣轮生，花瓣背有黑色具毛钩状花萼。做成菜可治赤巴热病和赤巴所致的头病。

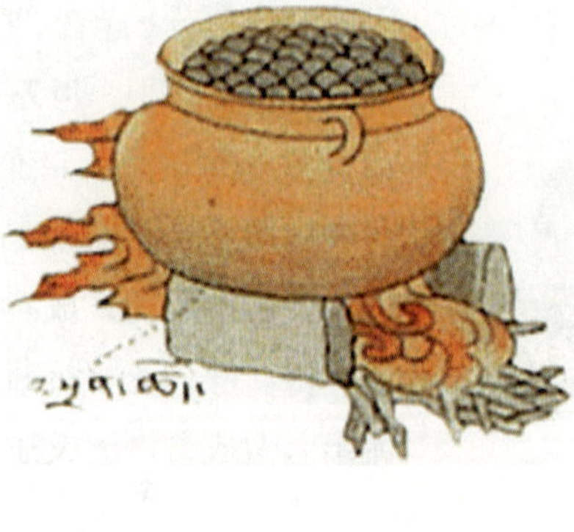

3.11 煮豌豆

一年生作物，茎细而长，茎上部生枝，叶绿、椭圆形、缘锯齿状，无叶柄，叶对生，叶基有藤蔓互相缠绕，荚果扁长如剑，内有籽 5~6 粒。煮熟的豌豆开胃，消化植物油等油脂，但能激发培根、隆邪。

3.12 豌豆嫩叶菜

一年生作物，茎细长，茎上部生枝，叶绿、椭圆形，缘锯齿状，无叶柄，叶对生，叶基有藤蔓互相缠绕。荚果扁长如剑，内有籽 5~6 粒。用其嫩叶做菜性凉、平。

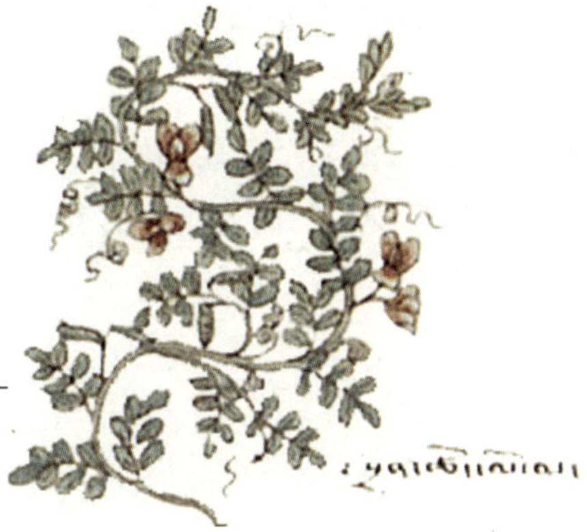

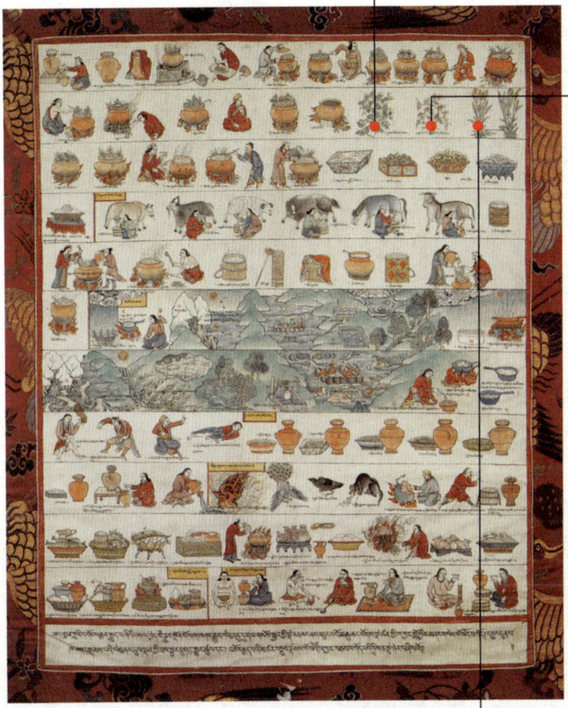

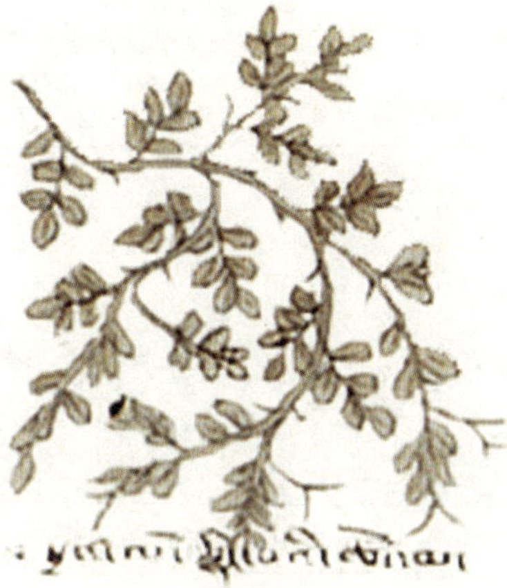

3.13 豌豆陈叶菜

一年生作物，茎细长，基上部生枝，叶绿、椭圆形，缘锯齿状，无叶柄，叶对生，叶基有藤蔓互相缠绕。荚果扁长如剑，内有籽 5~6 粒。用其陈叶即采后放置一夜的叶子做菜，能激发培根、隆邪病。

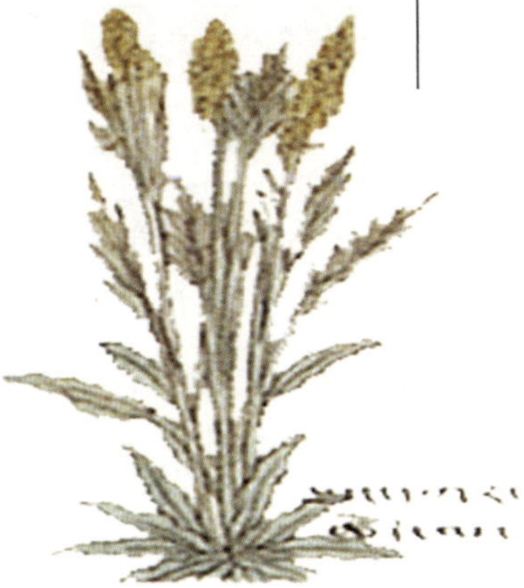

3.14 白芥子叶菜

白芥子有一细而多毛的直根，叶绿、深裂，花葶长似芜菁，花黄 4 瓣，荚果圆长似萝卜荚果，内有多粒圆而小的籽子排列。用其叶做菜能扰乱培根、赤巴的平衡。

3.15 黑芥子叶菜

黑芥子又名“拜卡”，即油菜，有一细而多毛的直根，叶绿、深裂，花葶长似芜菁，荚果圆长似萝卜荚果，内有圆籽多粒。用其叶做菜能扰乱培根、赤巴的平衡。

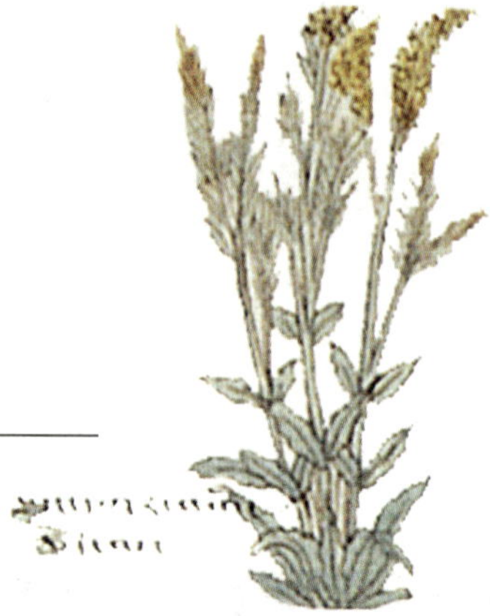

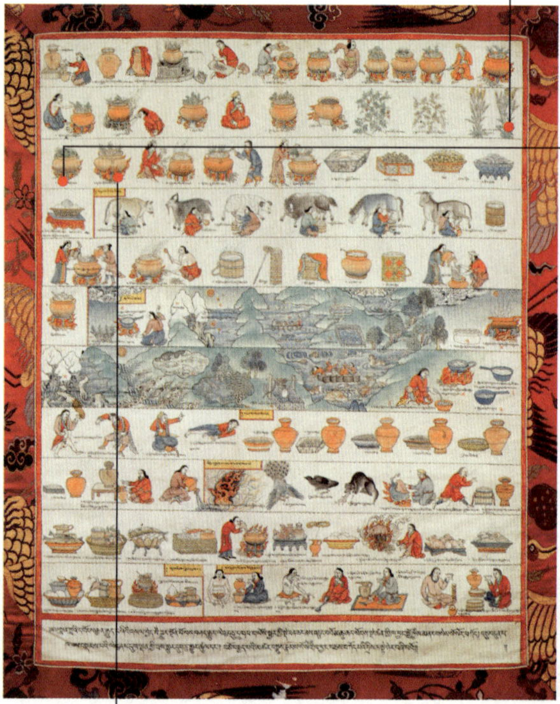

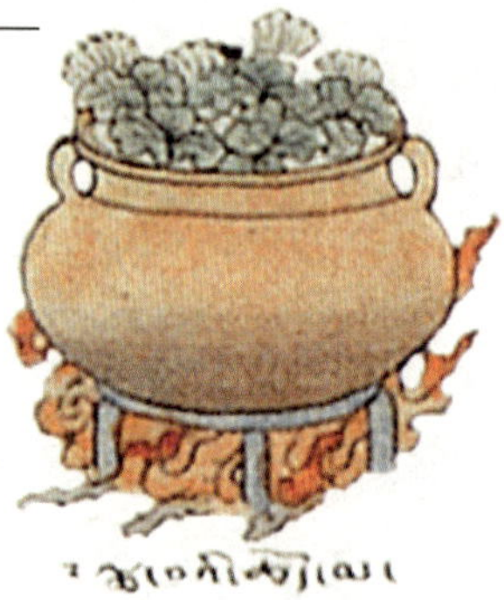

3.16 迷果芹菜

生长于农牧区，一年生草本，有一粗壮的根茎，根茎色白，肉质疏松而芳香，茎空，成熟后色变为红紫，叶呈羽状深裂，总苞片和复伞形花序色白。用其根做菜能治培根、隆病。

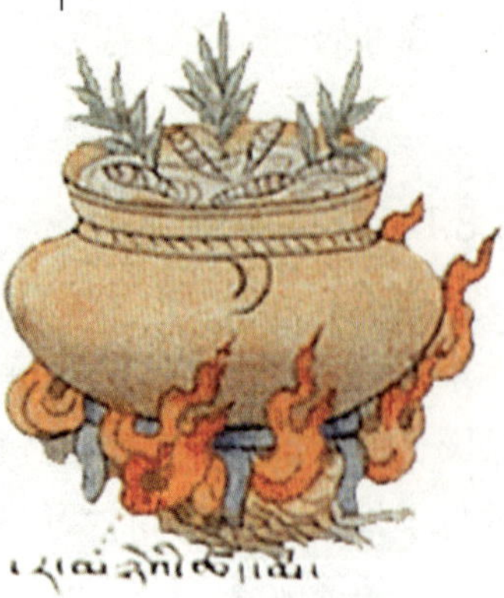

3.17 黄精菜

生长于灌木丛和田边，有多个粗大的根茎，在地下互相交叉伸展，有零星细毛根。叶绿呈蛇舌状，花生于叶腋，呈倒垂的铃铛状。用其根茎做菜能延年益寿，治隆病和黄水病。

3.18 萝卜菜

种植于农牧区，主根圆长肥大，尾部逐渐变细，肉质白，叶大，缘呈锯齿状，茎红紫。用其做的菜能温胃、止泻，对隆病有益。

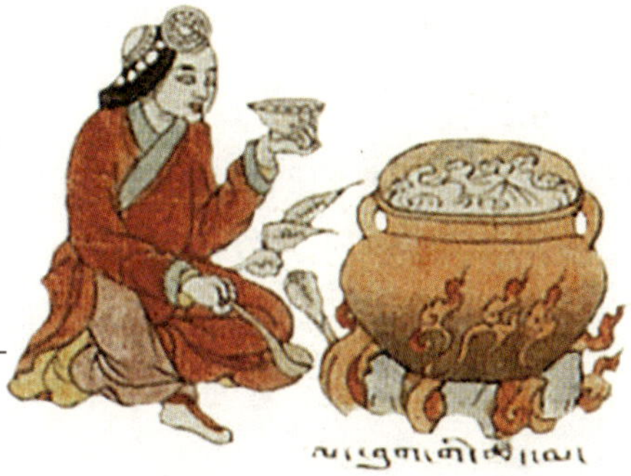

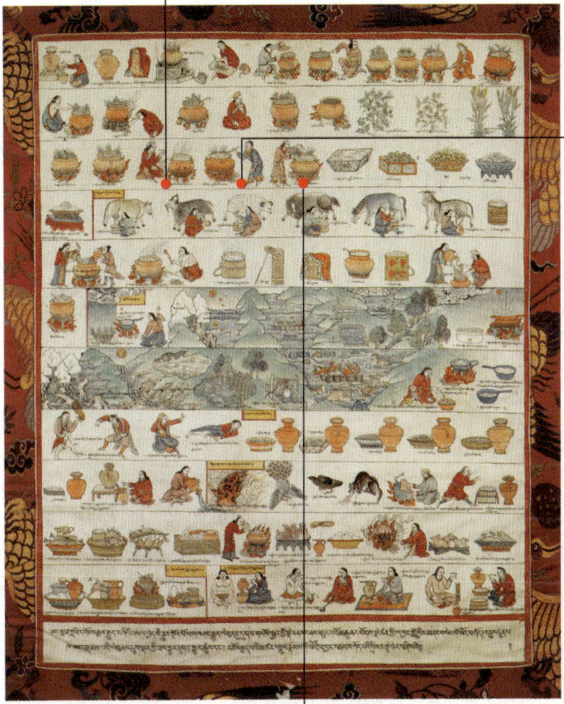

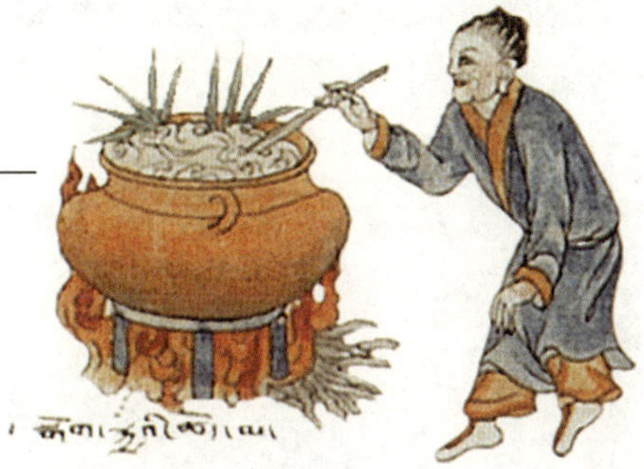

3.19 蒜菜

种植于温暖地区的一种蔬菜，药、菜两用，叶绿呈剑状，基部抱茎，有5~6个锥状鳞茎，外面包有粉红色薄皮，花粉红、6瓣，花细小簇生，植株大体像薤。用其做菜对隆病有益。

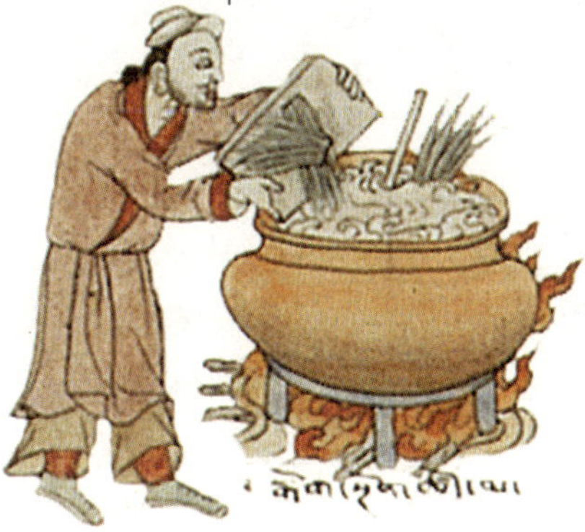

3.20 大葱菜

种植于温暖地区，有家种和野生2种，叶绿细长、中空，基部抱茎，花粉红、6瓣，花细小簇生。用其做菜对隆病有益。

4 调料类

4.1 盐

烹饪时需要的调料品，色白，结晶，截面有光泽，易溶于水，放在火中发出“喳喳”爆声，味咸。能使一切食物有滋味，能增强食欲，增生胃火，助消化，通便。

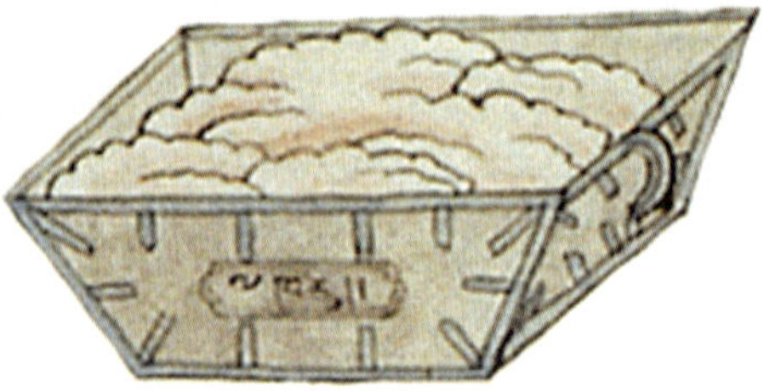

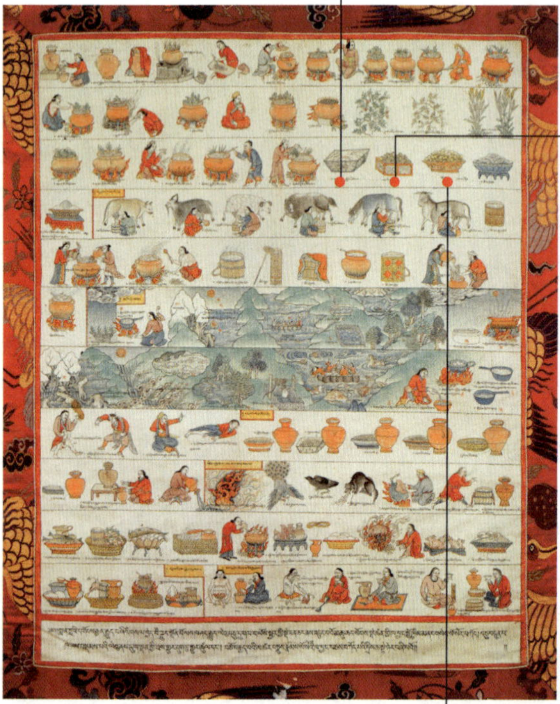

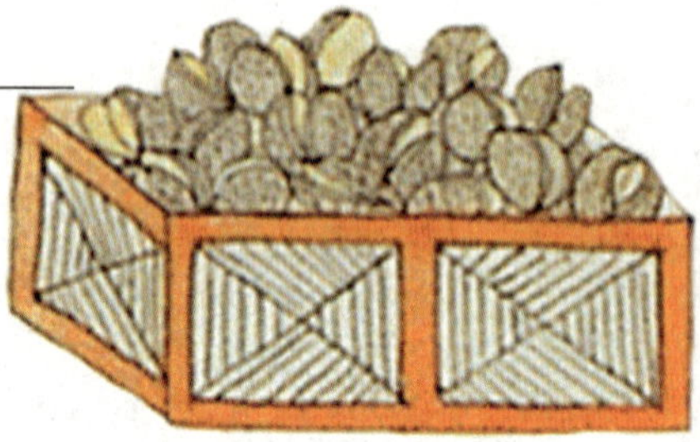

4.2 花椒

生长于温暖地区的一种树干短小的灌木或小乔木，芳香，枝干布满粗而锋利的刺，果实色红，呈铃铛状，内有一光亮黑籽。能开扩脉道，但会激发培根和隆病。

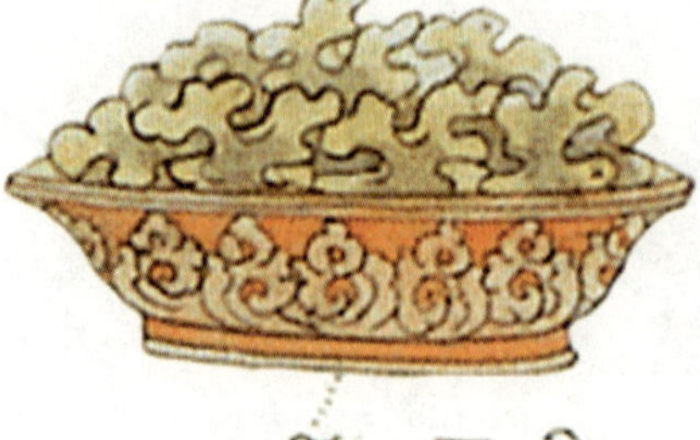

4.3 干姜

生长于温暖地区，根似黄精有拇指大，各分枝块状相连，斜生于地下，其色较黄，根须多，干后变白色，花黄绿呈唇状，叶绿厚而细长。能增生胃火。

4.4 阿魏

植株大体像羌活，茎干空粗，长有1庹许，花黄，果实呈伞状，羽状复叶互生，有蒜味。可祛风。

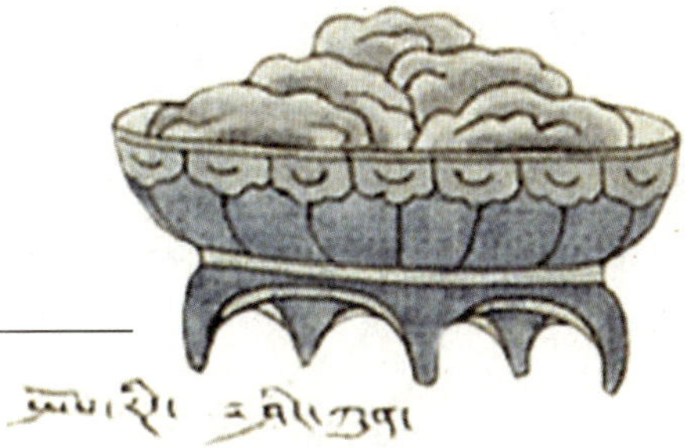

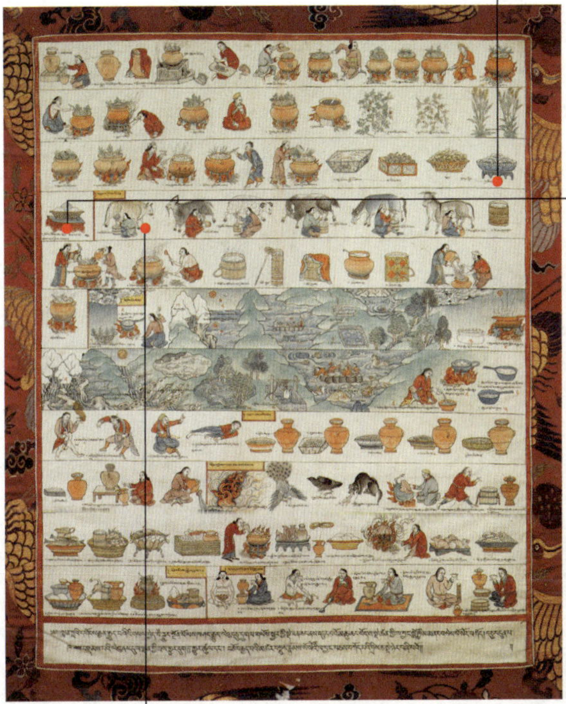

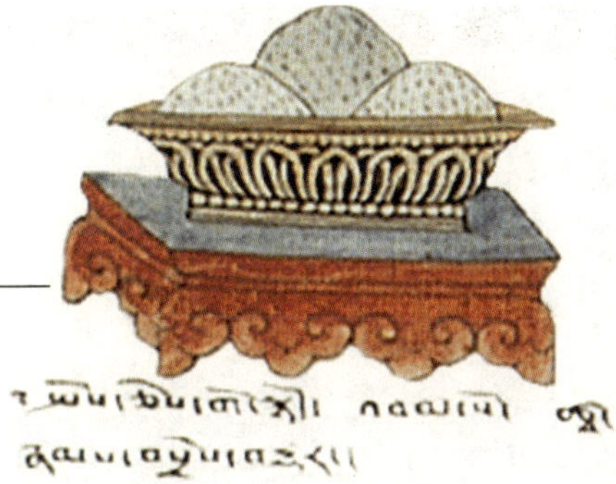

4.5 葛缕子、蕨叶藁本、盐混合菜

葛缕子生长于农牧区，有一根茎，肉质粗而疏松，羽状复叶互生，花白，果实扁长，有油，气味芳香，味辛、麻。蕨叶藁本，叶深绿、羽状复叶互生，果实扁翼状，气味浓。用此两菜叶做菜加盐，更能增进食欲。

5 乳类

5.1 黄牛奶

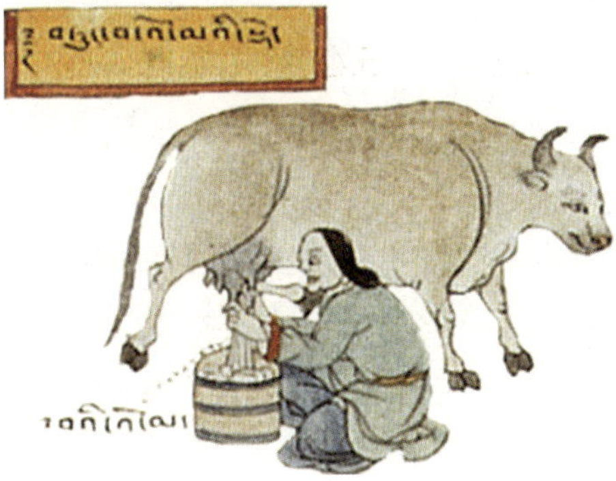

牝黄牛为哺乳食草家畜，毛色多种，两角短，乳房大，产奶多，味和消化后味皆甘，性重、腻，能治肺穿孔、肺痨、陈旧瘟病、消渴（糖尿病），并能使意识敏锐，滋补精气，消除隆、赤巴病。

5.2 山羊奶

山羊为哺乳食草家畜，多数长有双角和胡须，有绒和粗毛，体比绵羊稍小，生活于山川地带，善攀爬山岩。其乳味和消化后味皆甘，性腻、重，能治隆、赤巴病和哮喘。

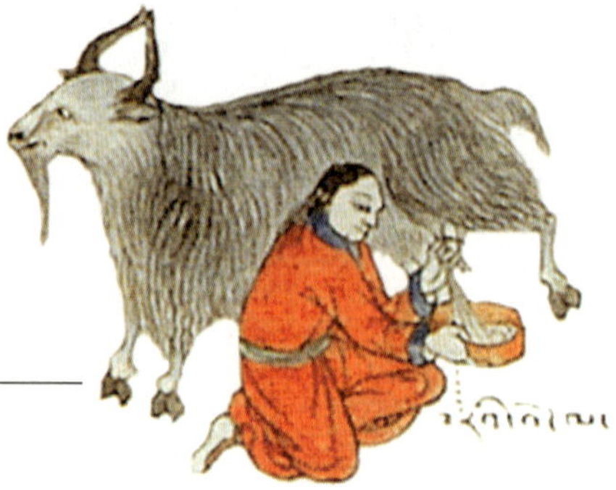

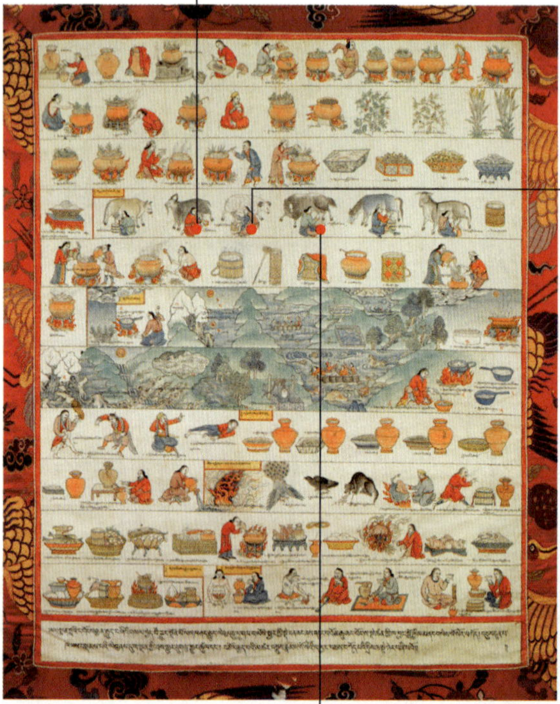

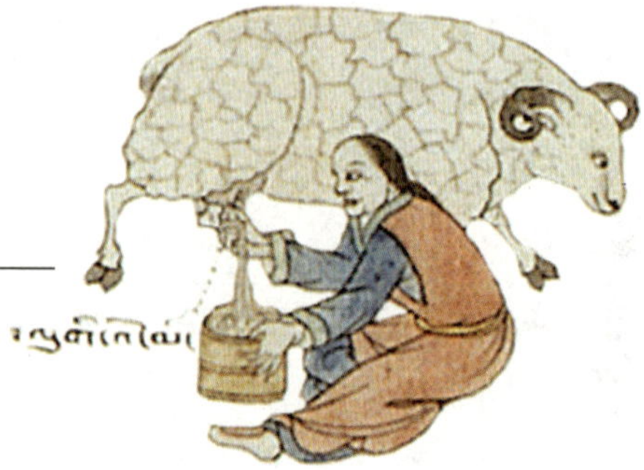

5.3 绵羊奶

绵羊为哺乳食草家畜，大多数色白，也有一些色黑，头、项毛色不一，其乳味和消化后味皆甘，性腻、重，能治隆病，滋补壮阳，激发培根邪，饮之过多对心脏有害。

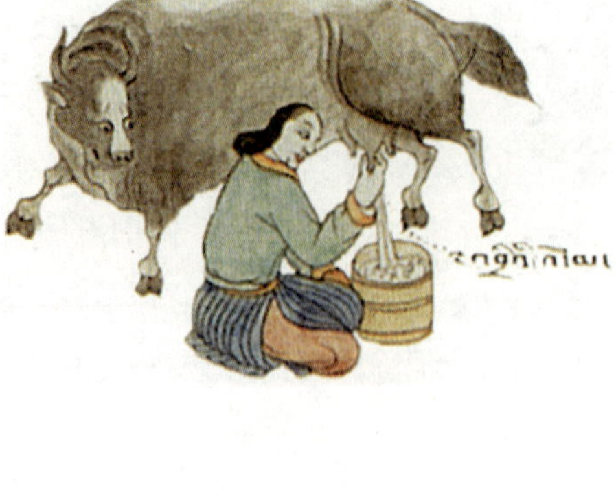

5.4 牦牛奶

牦牛是哺乳食草家畜，比野牦牛小，角黑、光滑锐利，尾巴大，绒和粗毛多，耐寒力强。乳味和消化后味皆甘，性腻、重，对培根、赤巴病有害，能滋补精气，焕发容光，治隆病。

5.5 马奶

马是哺乳食草家畜，鬃厚尾巴长，体比野驴大，毛色随着年龄变化不定，力大，奔跑疾快。其乳味和消化后味皆甘，性腻、重，能滋补精气神，焕发容光，补肺，饮之过多则使人迷糊。

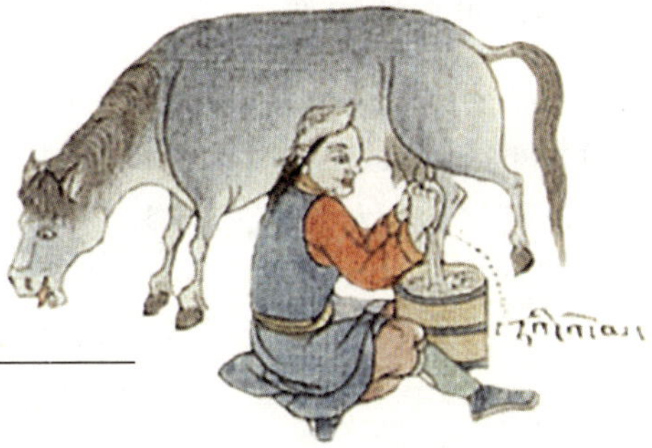

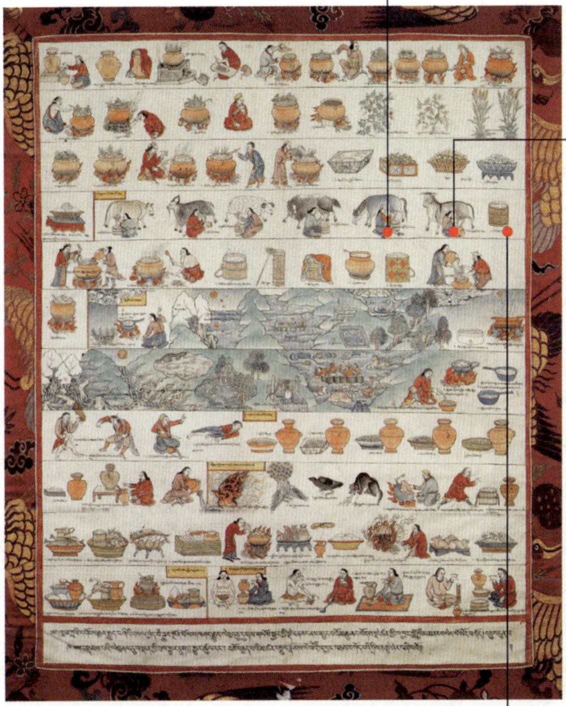

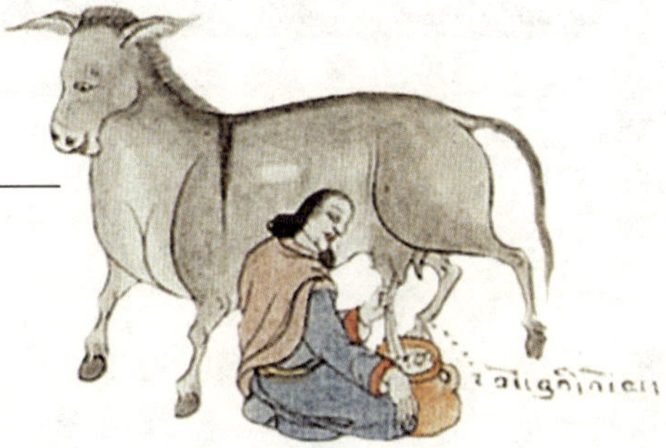

5.6 驴奶

驴是哺乳食草家畜，耳朵长，四肢较短，毛色灰白或瓦白、黑等。其乳味和消化后味皆甘，性腻、重，能补肺，滋补精气，焕发容光，饮之过多则使人迷糊。

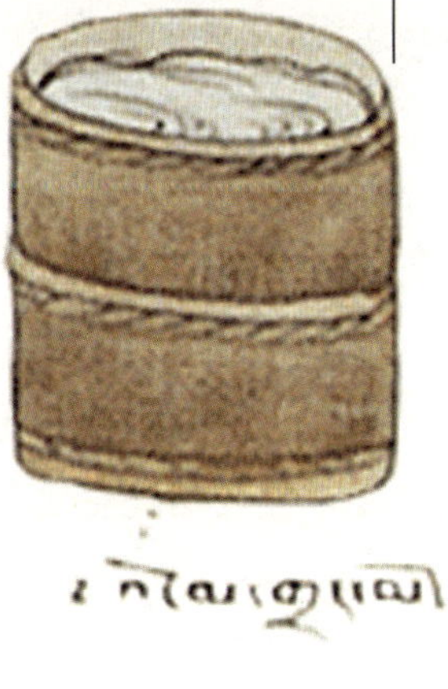

5.7 冷奶

一般而言，大多数奶子味和消化后味皆甘，性腻、重，可壮阳、滋补精气和焕发容光，能治隆、赤巴病。但刚挤出冷却的生牛奶，性重、凉，可滋生培根病和寄生虫。

5.8 加水的熟奶

奶子煮半熟后，掺等量水，又煮，使所掺水量蒸发，其性轻、温，为上品，能滋补精气，焕发容光，治隆、赤巴病，壮阳，但会激发培根邪。

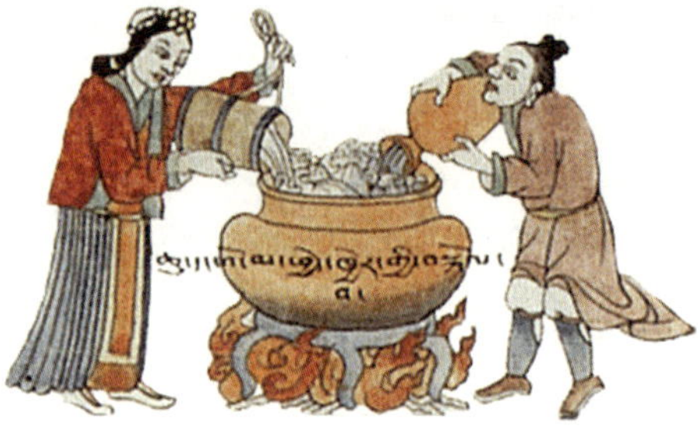

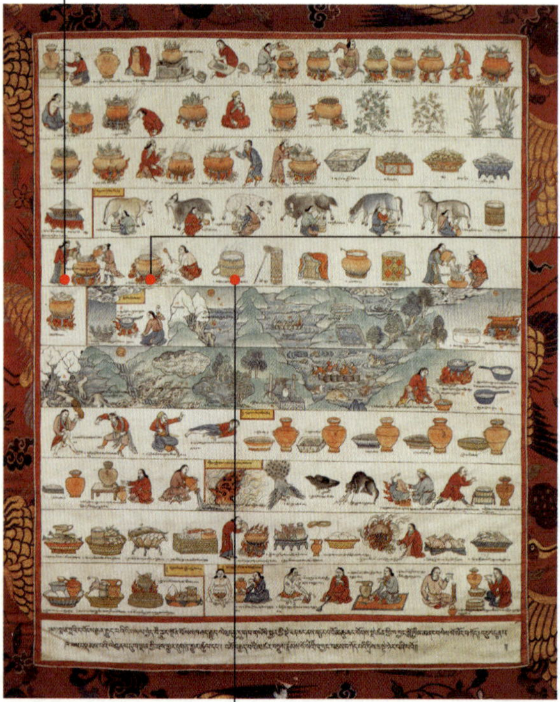

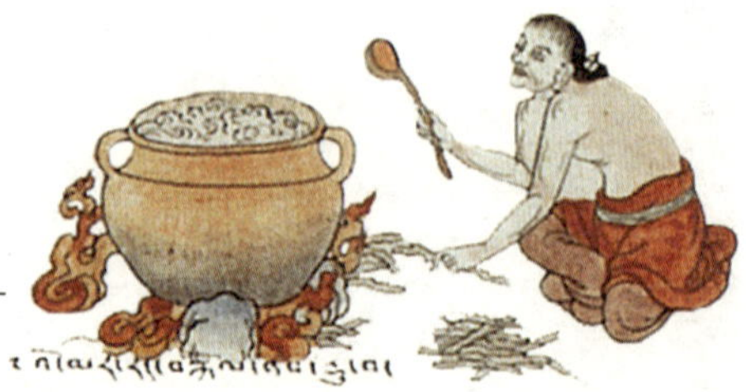

5.9 煮熬的纯奶

奶子一般味和消化后味皆甘，性腻、重，能滋补精气，焕发容光，治隆、赤巴病，壮阳。但将纯奶煮熬蒸发去三分之一后，所剩浓奶性更重，难以消化。

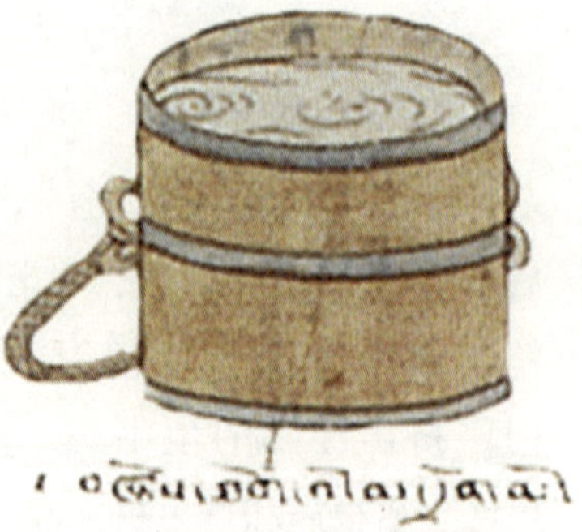

5.10 刚挤热奶

牝牦牛和牝犏牛等的刚挤热奶，犹如甘露，能消除三邪，滋补精气，焕发容光，增生精液。

5.11 提取酥油的奶酪

用已提取酥油的奶子发酵而成的奶酪，能治培根所致的瘟病和瘟病时发时息、流行性感冒、外伤感染、紊乱热及热泻等病。

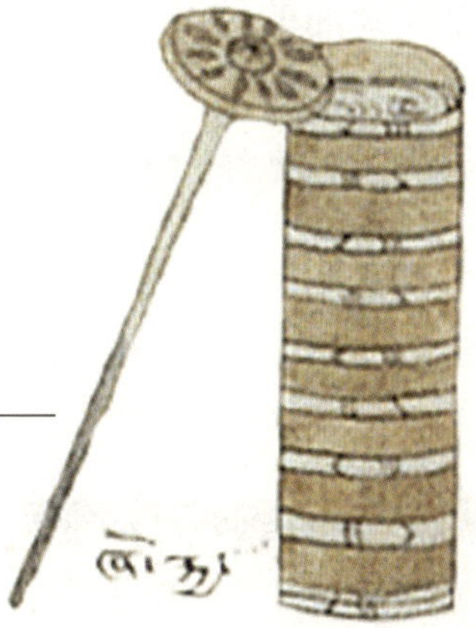

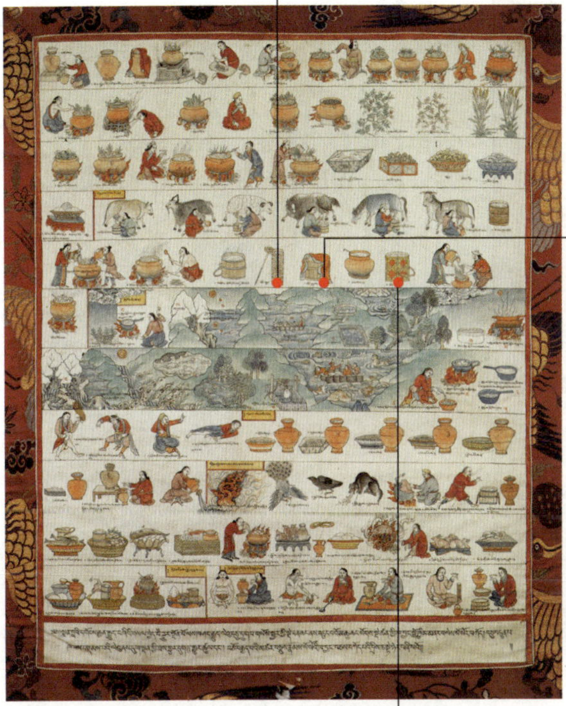

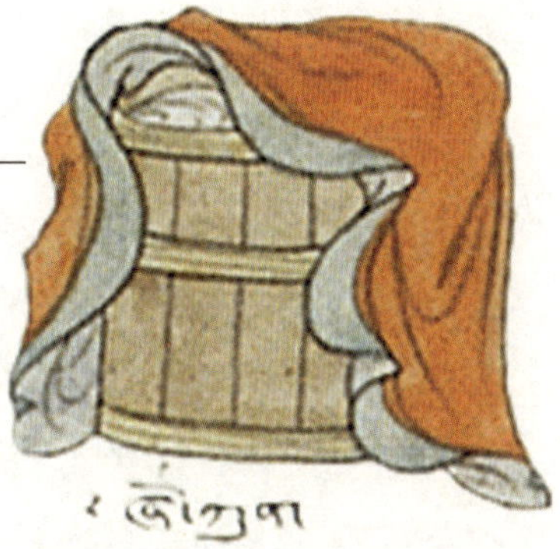

5.12 奶酪

用已提取酥油的奶子或在熟奶中放入酵母发酵而成的奶酪，味和消化后味皆酸，性凉、腻。能治便秘、热性隆病，开胃。

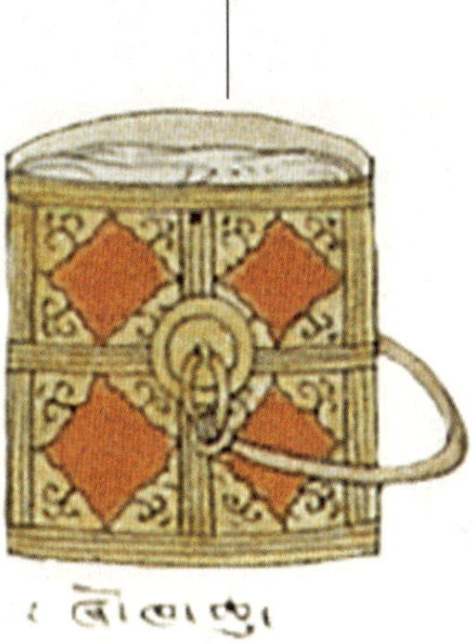

5.13 酪浮水

用未提取酥油的新鲜奶子发酵而成的奶酪浮水，基本具有提取酥油后的新鲜酸酪的功能，性轻，可滋生胃火，治肿瘤、脾病、痔疮、酥油不消化，特别能泄下、便稀和通脉。

5.14 提取酥油的酸酪

刚提取酥油的酸酪，味涩、酸，性轻，能滋生胃火，治肿瘤、脾病、痔疮及酥油不消化。

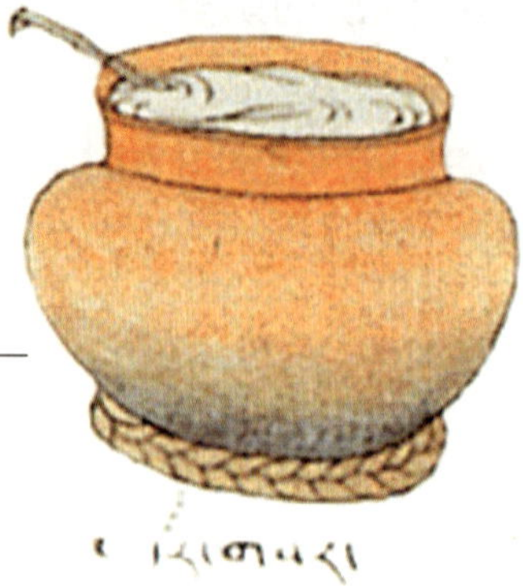

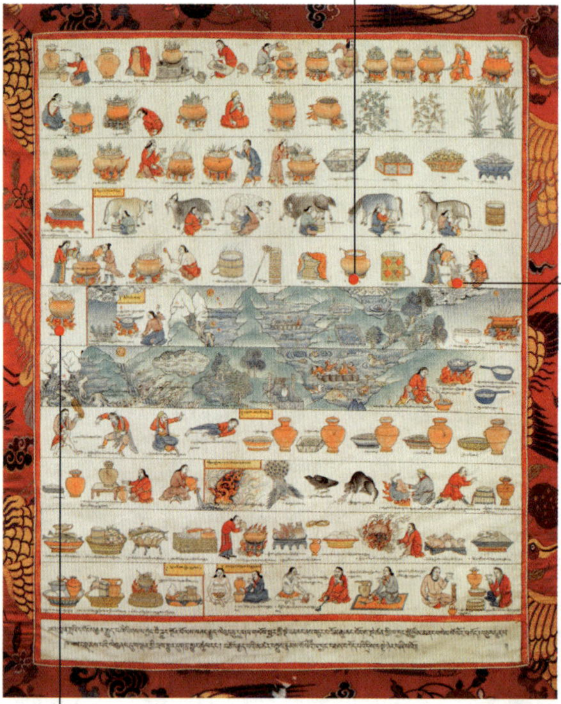

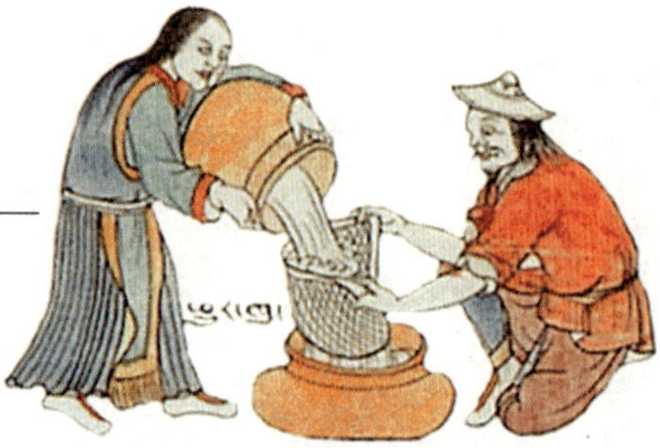

5.15 提取酪素后的奶水

提取酥油后的奶子或从酸酪中滤去酪素剩下的奶水，不滋生隆、赤巴邪，能治培根病。

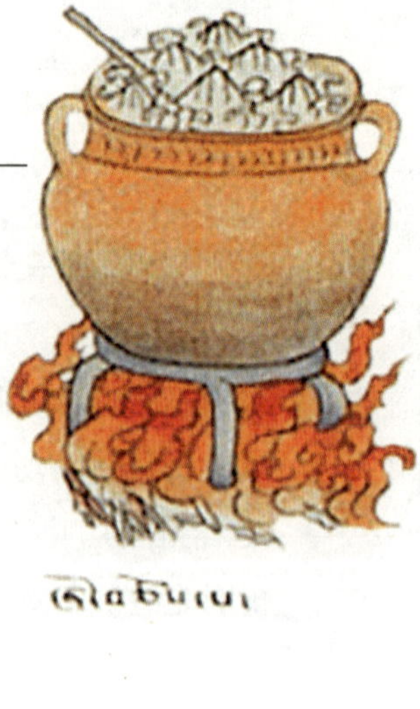

5.16 煮熟的酪

用母黄牛、母牦牛和母羊等的奶子发酵而成的酪，滤去浮水煮熟的酪，其味酸，性凉、腻，能治便秘、热泻。

6 水类

6.1 夏冬开水依次蒸发三分之一

开水，要根据地域和水质的轻、重、中等情况煮沸多次，如地域为旱或湿或旱湿兼有，夏或冬之时，其水质依次为重、轻、中等，因此要依次煮沸蒸发三分之一，又三分之一，这样可增生胃火，治疗呃逆、腹胀、哮喘、感冒、瘟病（初期）等。

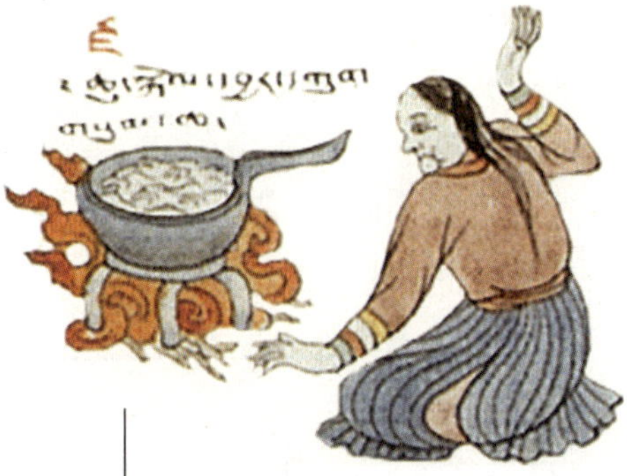

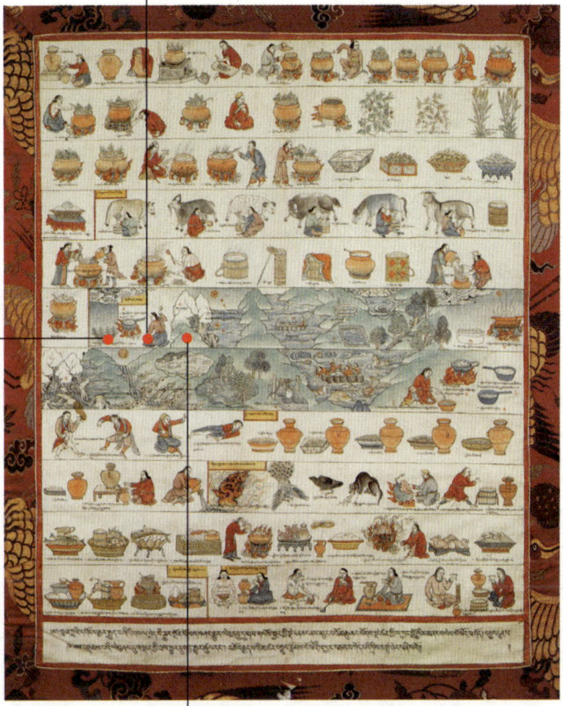

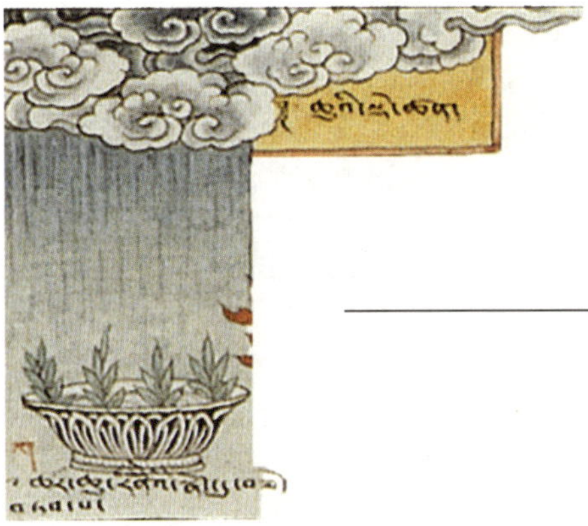

6.2 雨水

天降的雨水味甘等不一，爽口，是众生渴求的上品。雨水能滋润精气、止渴，其性和触觉皆凉、轻，用雨水做米饭等不易霉烂。

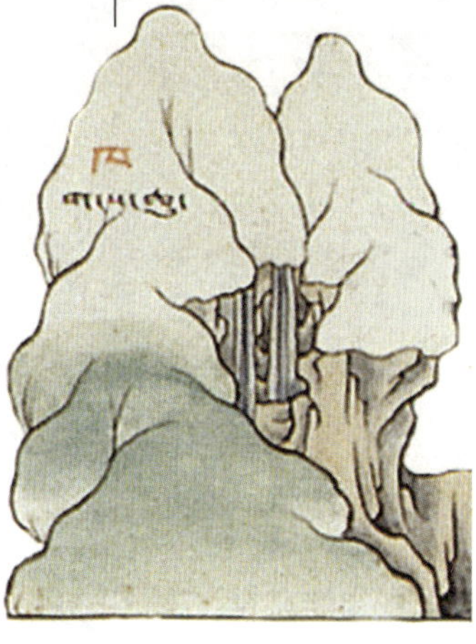

6.3 雪水

从雪山和有雪的地方融化而来的水，一路急流奔涌，水质非常好，其性和触觉极凉，对老年人等不太适宜。

6.4 河谷流水

大河或从高山净地流淌的水汇合到河谷的干净流水，属于7种水质中的第三等优质水。如果其水蓄积于一地不流或流动非常缓慢的水，更能引发腹内寄生虫、青腿牙疳、心脏病。

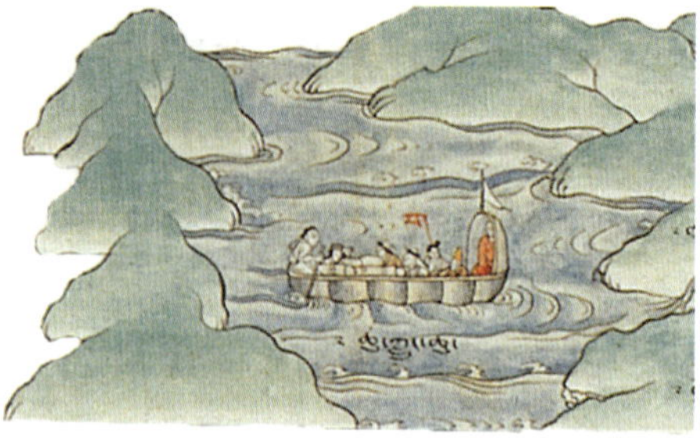

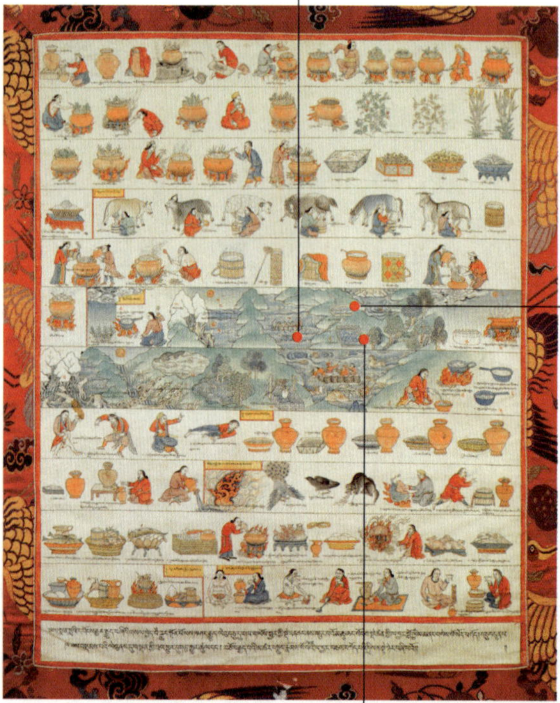

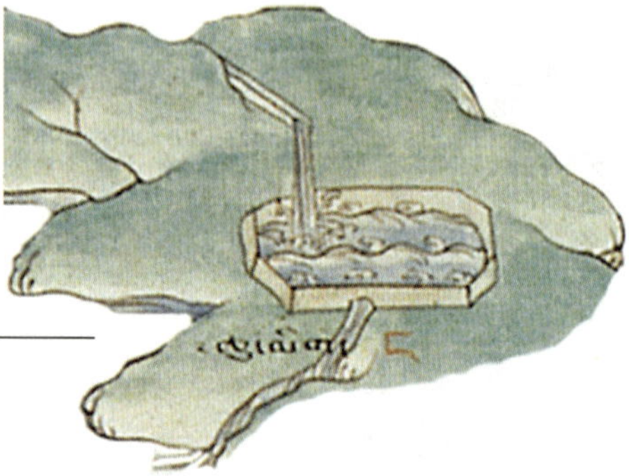

6.5 泉水

出自干净地方的泉水，常日晒风吹者为佳；但夹杂污泥、水棉、草木及被树荫遮蔽的泉水不佳，能激发三邪。

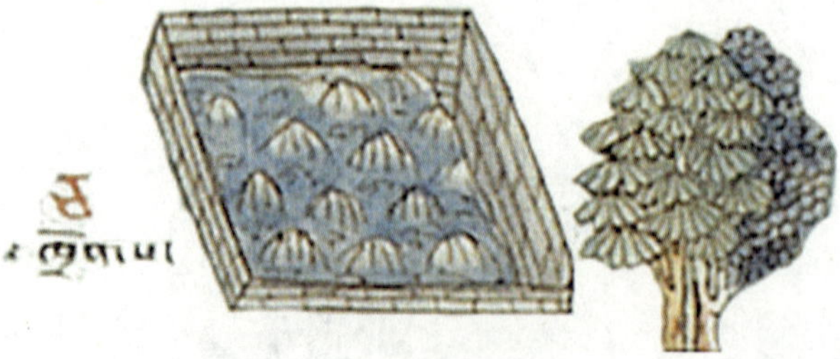

6.6 井水

井底深处的水，不能得到日晒风吹，为不良水，尤其井中有水绵藻类发绿变黏，或草木荫蔽的水为劣水，能激发三邪。

6.7 碱水

碱性的泉水或海洋中的水，含盐碱过多不能饮用，对生物生长非常不利，另外被粪便和毒物污染的水，可引发三邪。

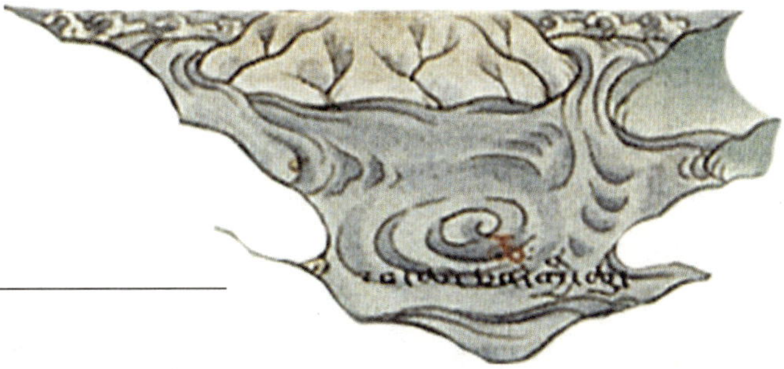

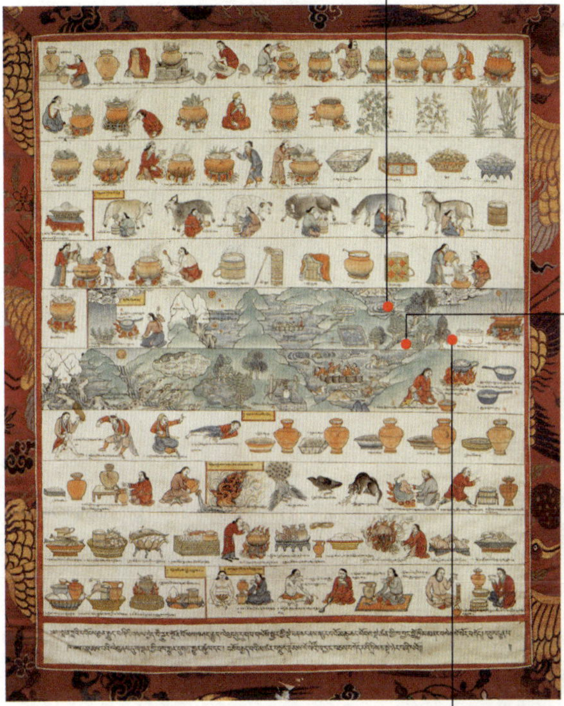

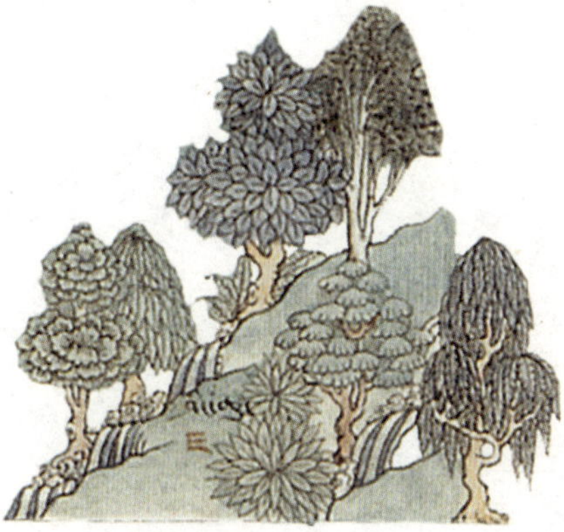

6.8 森林积水

森林中长期积聚，生长有水绵藻类发绿变黏的水及中间生长草木等杂物或被草木荫凉遮蔽的水，对生物生长非常不利，可引发三邪。

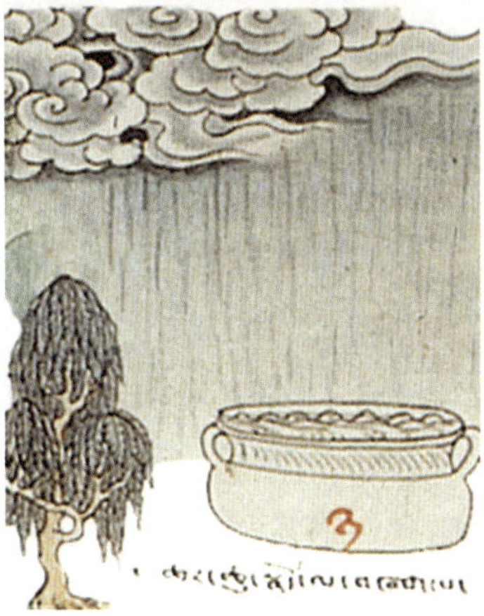

6.9 接于容器中的雨水

接在容器中无腐变的雨水，大致等于恒河水，质绵、无味，性凉、轻，能滋生精气，明智，解乏，水色和味不易起变化，整个夏季可饮用。

6.10 秋季的开水要煮沸去二分之一

开水根据地区和季节分为重、轻、中三等级，其中干旱地区季节在秋天的水性轻，要煮沸蒸发去二分之一，则能滋生胃火，治呃逆、培根所致的腹胀、哮喘、感冒（初期）、瘟病（初期）等病。

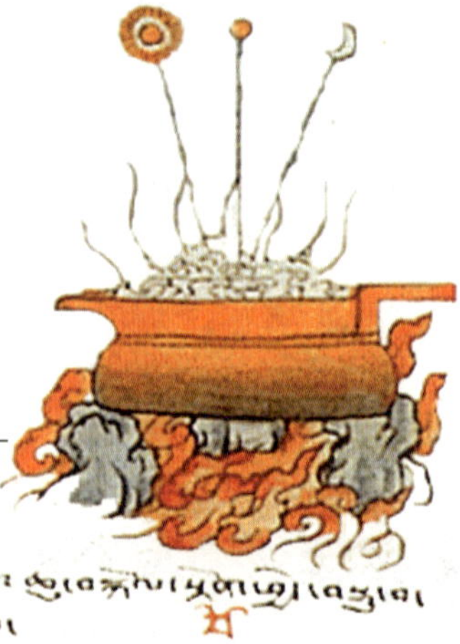

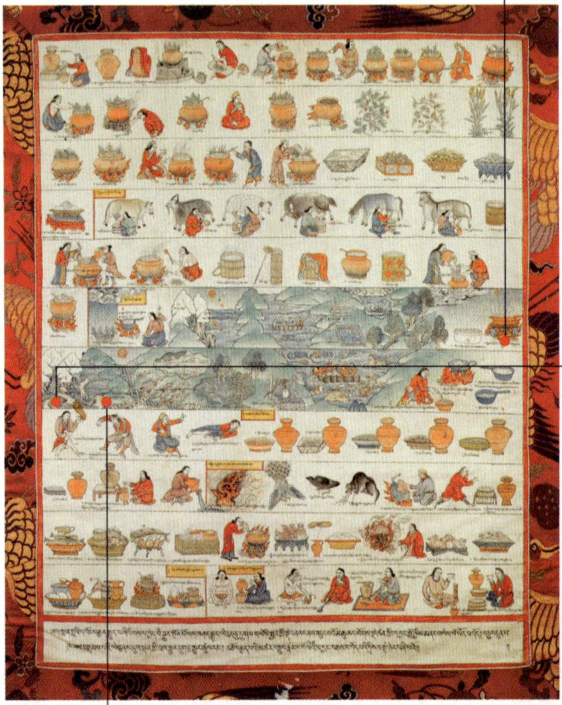

6.11 激流水

碰撞岩石水花四溅，激烈荡漾的水为佳，触觉及其性质极凉，除了对胃火和老年人不利，其他则利。

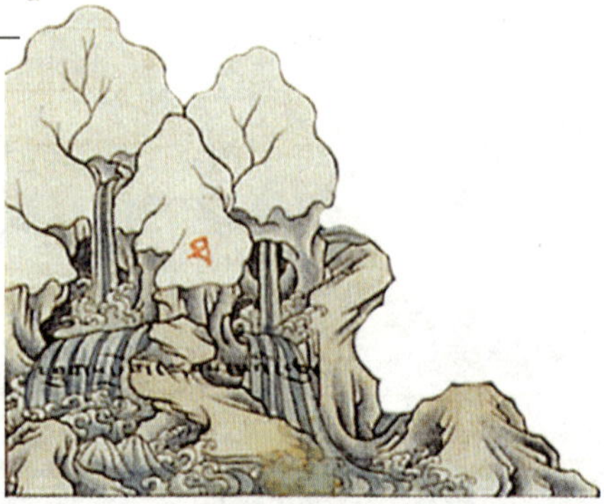

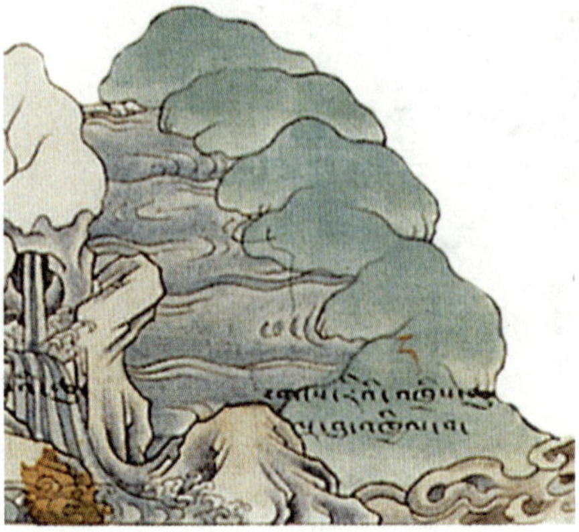

6.12 聚集的雪水

从雪山缓缓流来集于一处不动的水或流动缓慢的水，更能引发腹内寄生虫、青腿牙疳、心脏病。

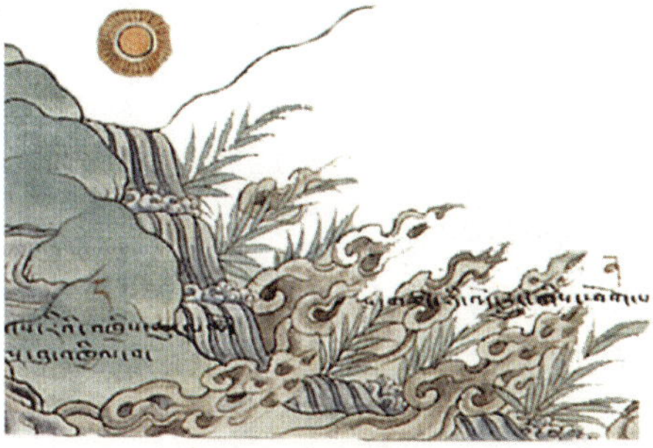

6.13 净地日晒风吹的水

干净而宽阔地区经常受日晒风吹的水为良，可饮。

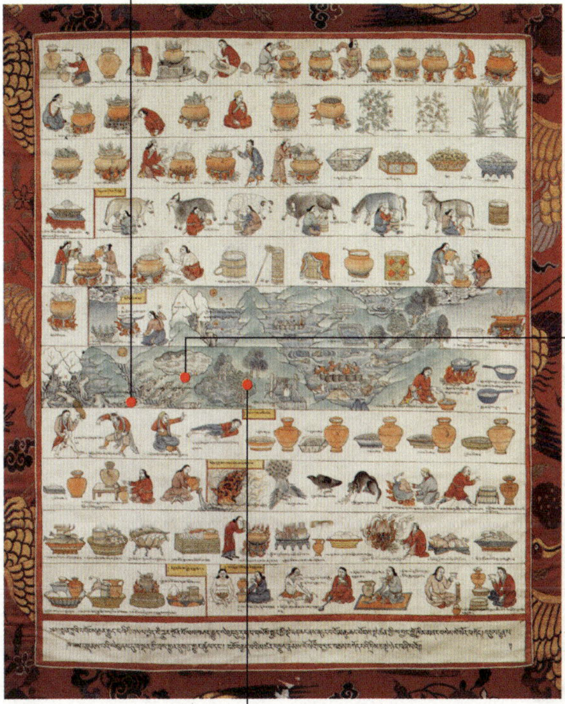

6.14 污泥水藻里的水

有污泥、水绵藻类流动非常缓慢、发绿变黏的水，或受各种污染的水质非常劣，可引发三邪。

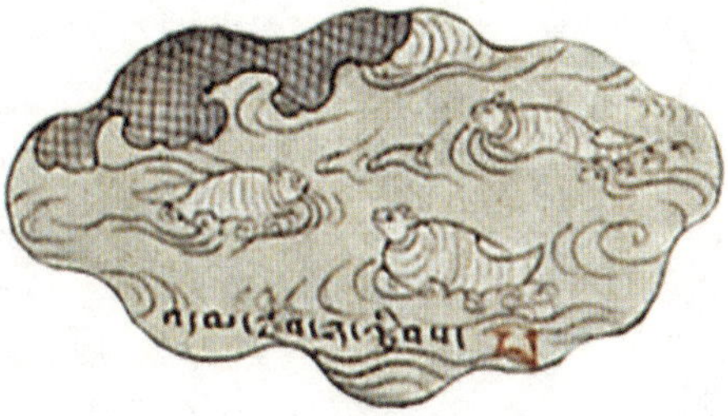

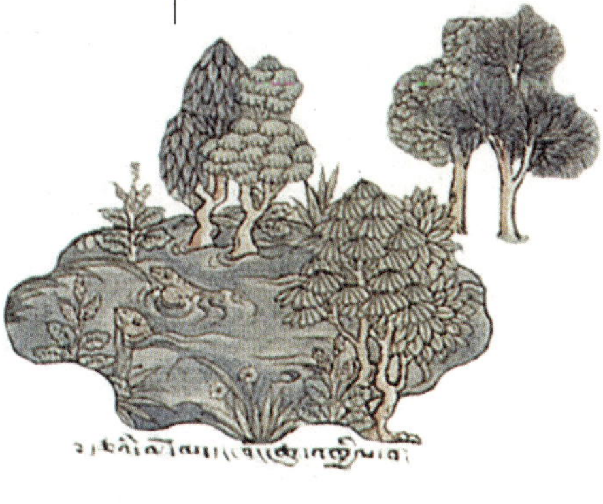

6.15 草木水

有腐草烂叶、有树木或被树荫遮蔽、不流动聚集于一处的水质非常劣，能引发三邪。

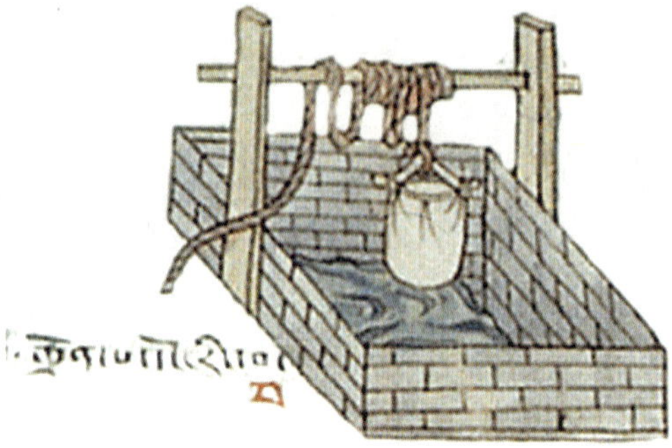

6.16 深井水

井非常深且加盖未日晒风吹、未激烈撞击岩石的水质非常劣，能引发三邪。

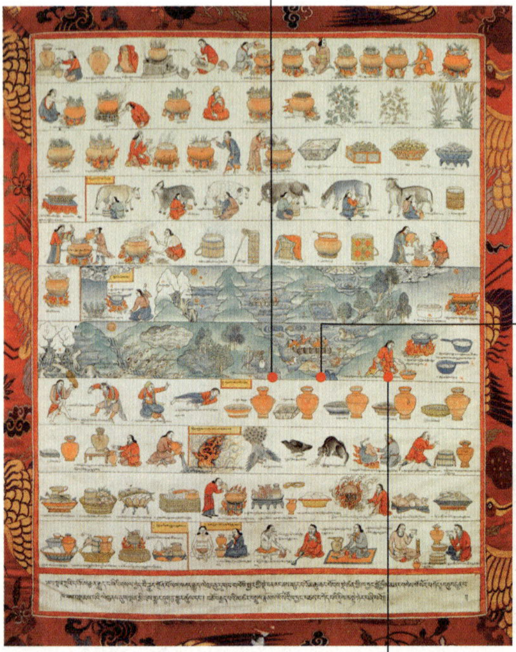

6.17 盐碱和动物污染之水

像海洋咸水，马、羊等动物践踏及其粪便、毒物污染的水，能引发三邪。

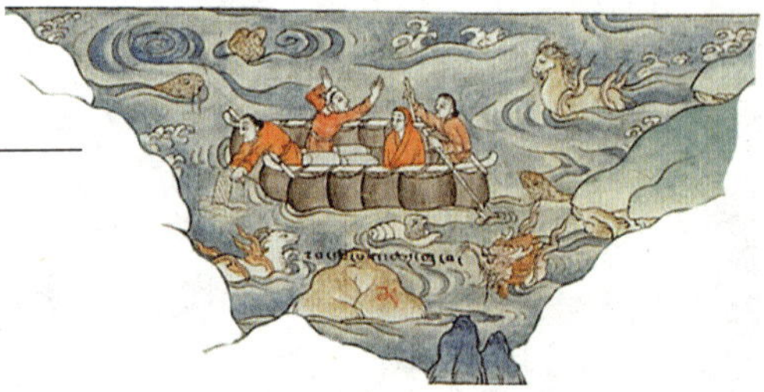

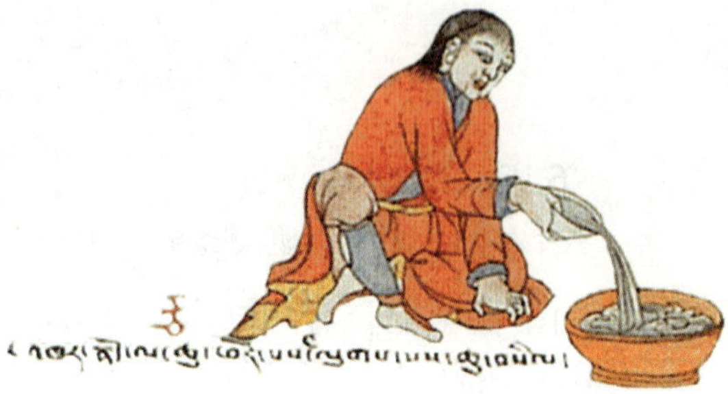

6.18 盛于青铜器中的凉水

青铜器所盛的未煮开的凉水，饮之或蹚之或泼洒在身上能使人昏倒、疲倦，但可治醉酒、呕吐、口渴、血和赤巴偏盛病及中毒症等。

6.19 春季开水应煮沸去四分之三

开水因地区和季节有重、轻、中等之分，地区潮湿的季节如春季、暖季的水性重，因此应煮沸蒸发去四分之三，剩四分之一饮之可增生胃火、消食，治呃逆、培根所致的腹胀、哮喘、感冒（初期）、瘟疫（初期）等病。

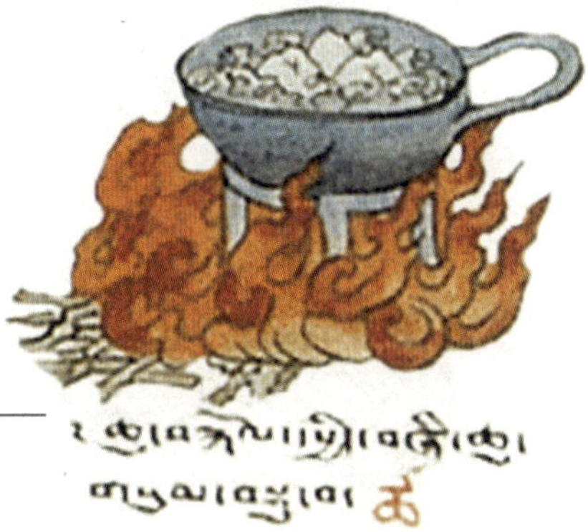

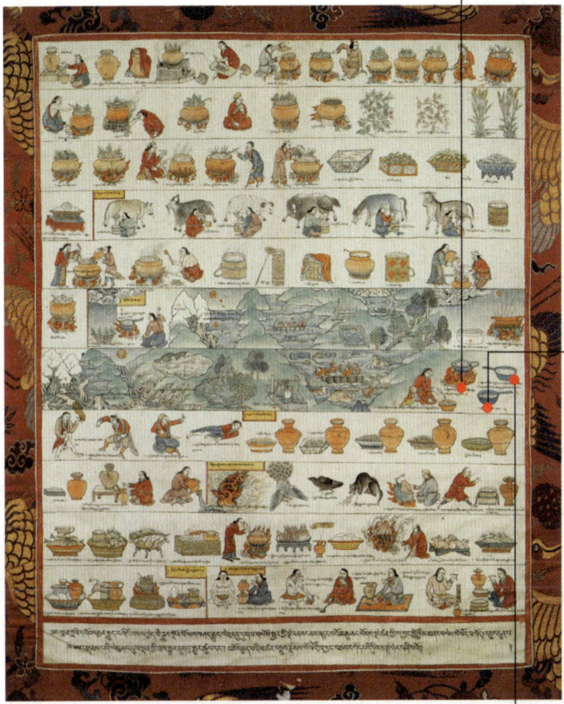

6.20 凉开水

根据不同的地区和季节，水煮沸后置凉性轻，比热开水还优越，不激发培根，可治赤巴病。

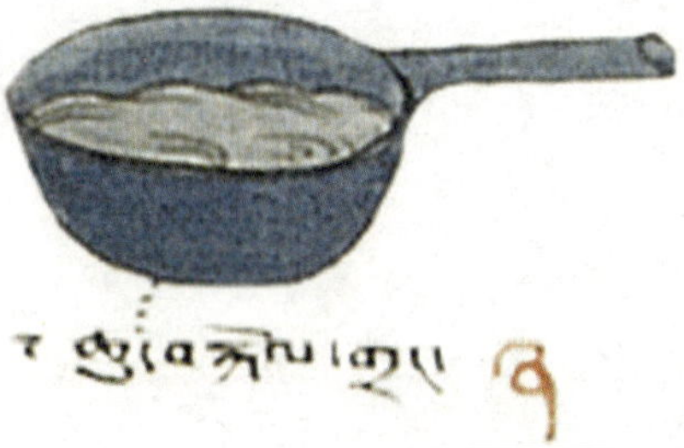

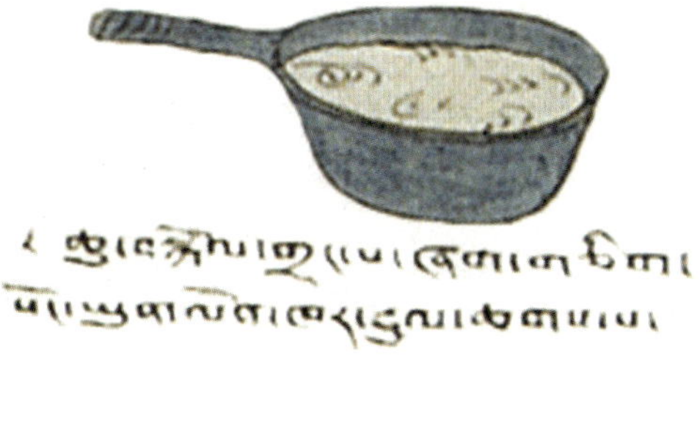

6.21 过夜的凉开水

凉开水放置一夜，上面落有尘土或被其他东西污染，其性似毒，能引发三邪，应弃之不饮。

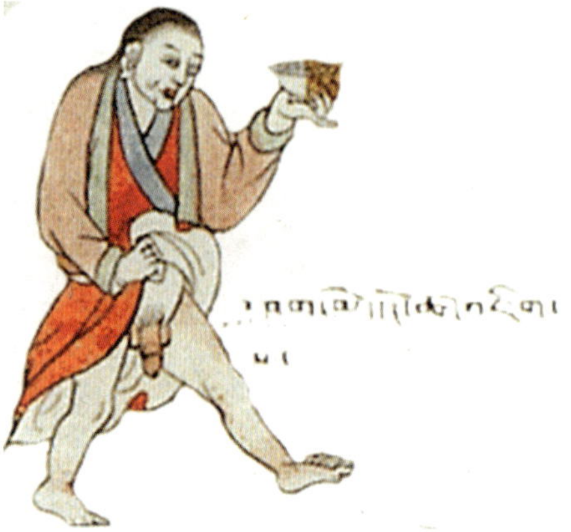

7 酒类

7.1 酒

所有的酒，味甘、酸、苦，消化后味酸，性锐、温、糙、微，略能下泻，使身体发热，言谈等变得胆大，睡眠增加，能治隆病。但饮之过量使人变得放荡不羁、不知廉耻。

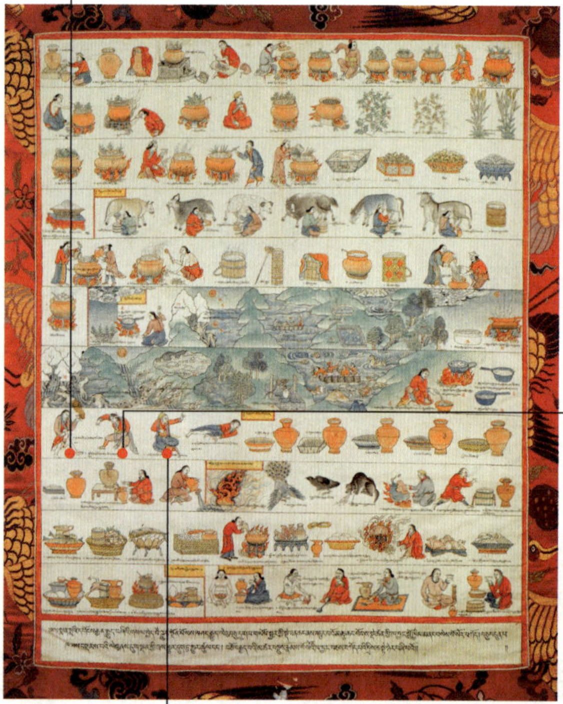

7.2 酒醉第一阶段

醉酒不久处于不知羞耻阶段，性情变得粗暴、放荡不羁，对打砸等胡作非为感到心安理得。

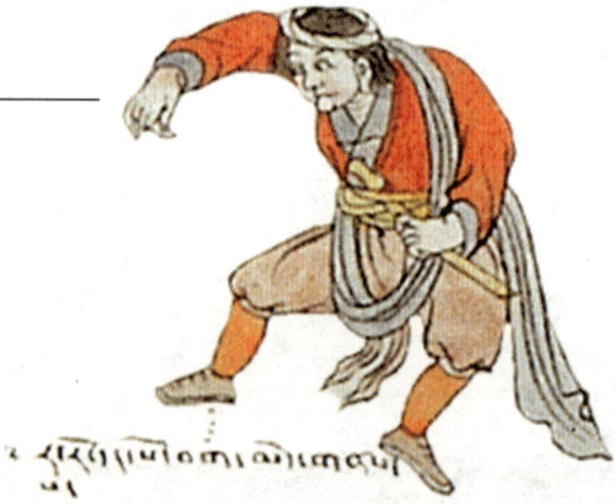

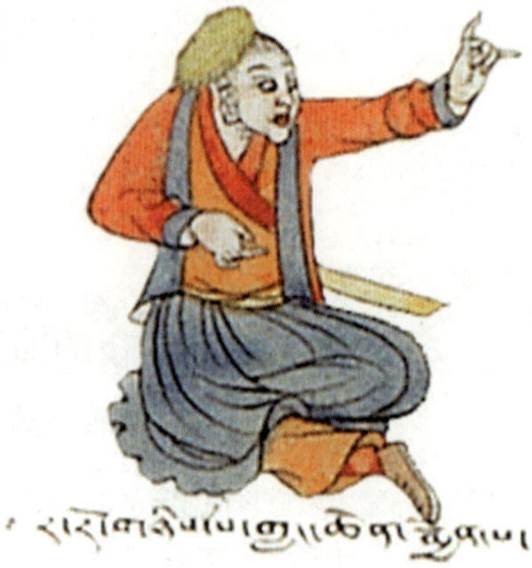

7.3 醉酒第二阶段

变得似挣脱了铁索的发狂大象，口无遮拦，做出羞惭和违犯法纪的事情。

7.4 酒醉第三阶段

醉酒最后，变得意识全无，僵尸样沉睡，处于是非不知的浑噩状态。

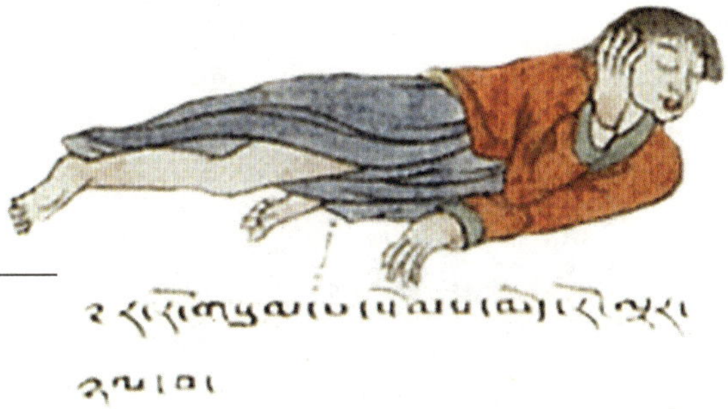

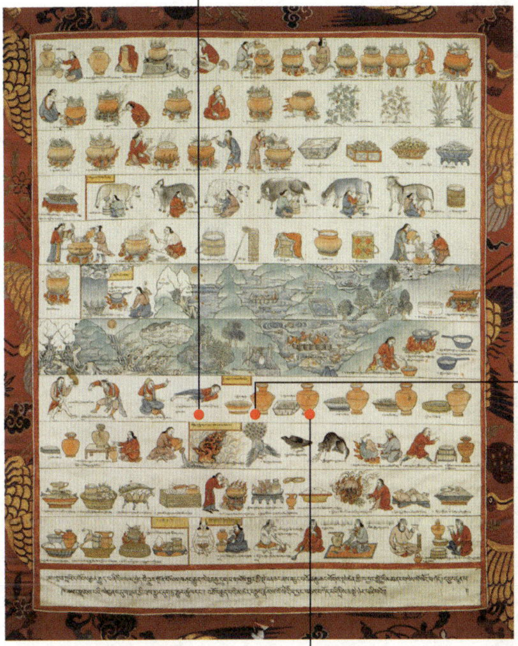

7.5 小麦酒

将小麦煮熟后撒上酒曲发酵，滤取醪糟水即为小麦酒，性比米酒、青稞酒重，新酒性重，陈酒性轻，非常新鲜的酒可滋生胃火，容易消化。

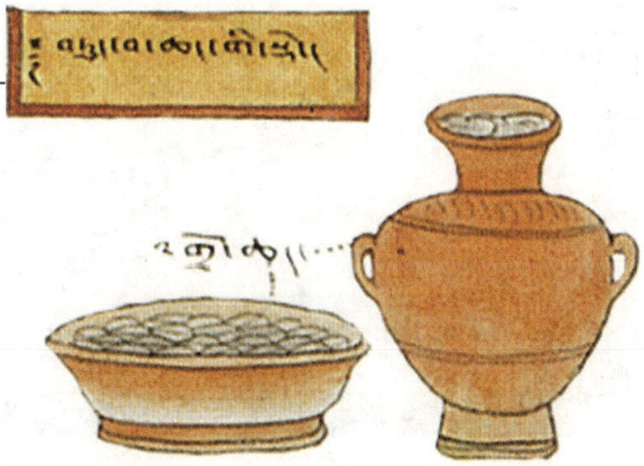

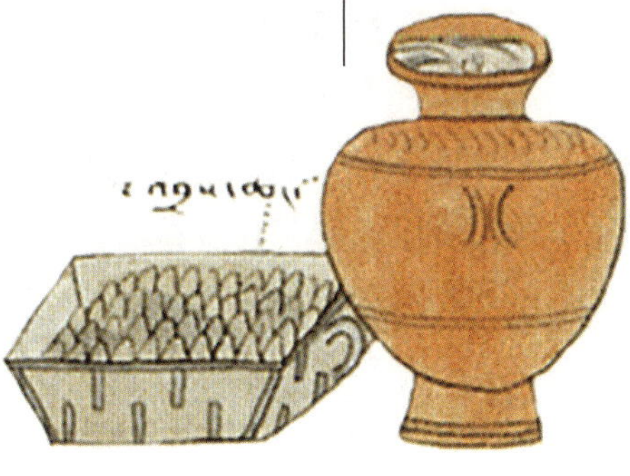

7.6 米酒

将白大米煮熟后撒上酒曲发酵，滤取醪糟水即为米酒，米酒比小麦酒性轻，比青稞酒性重，新酒皆重，陈酒皆轻。

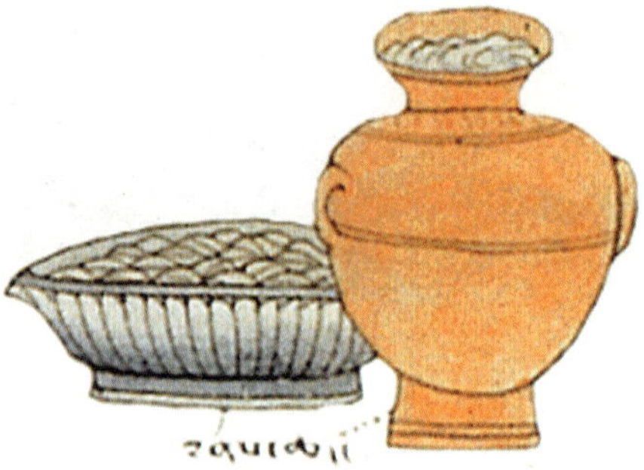

7.7 青稞酒

将白青稞或黑青稞煮熟后撒上酒曲放在热处发酵几天至半月，出现泡沫成为醪糟，滤取醪糟水即为青稞酒，此酒比小麦酒和米酒性轻，比大麦酒性重，新酒皆重而陈酒皆轻。

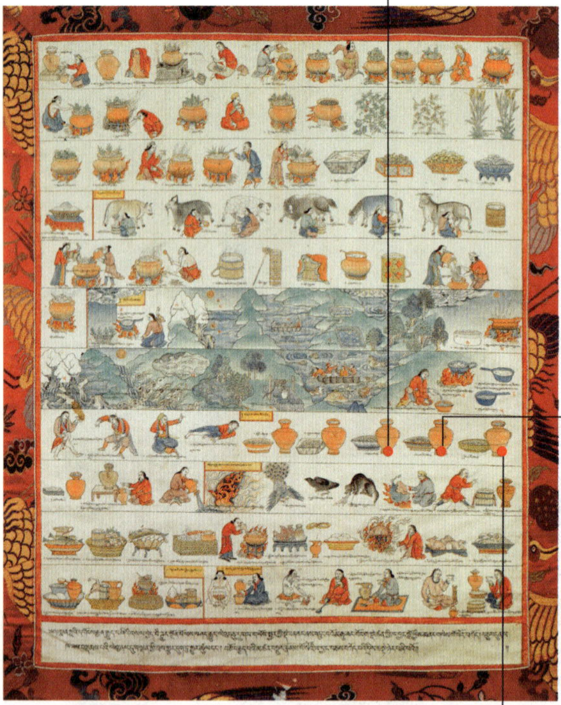

7.8 大麦酒

将大麦煮熟后取出冷却，再撒上酒曲，发酵成醪糟后按酿酒规程滤取醪糟水即为大麦酒，此酒比青稞酒等性轻，但比紫青稞酒性重，放陈后味非常酸，性温，可治血赤巴病和培根病。

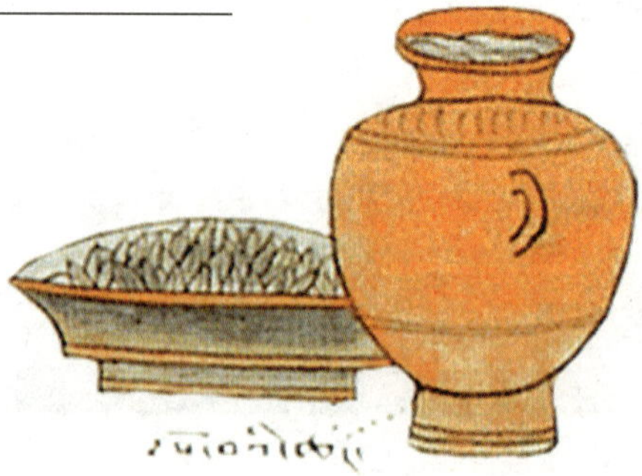

7.9 紫青稞酒

将紫青稞煮熟后取出冷却，撒上适量的酒曲，放在热处发酵数昼夜，滤取醪糟水即为紫青稞酒，比小麦酒和大麦酒等性轻，比炒青稞酒性重，陈酒味非常酸，可治血赤巴病和培根病。

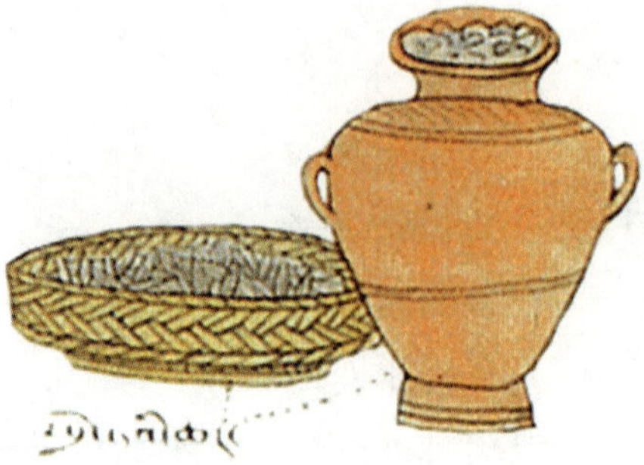

7.10 炒青稞酒

将黑青稞或白青稞于锅中炒熟，用水泡湿撒上酒曲发酵，按酿制规程滤取醪糟水即为炒青稞酒，性比小麦酒、青稞酒皆轻，陈酒非常酸，可治血赤巴病和培根病。

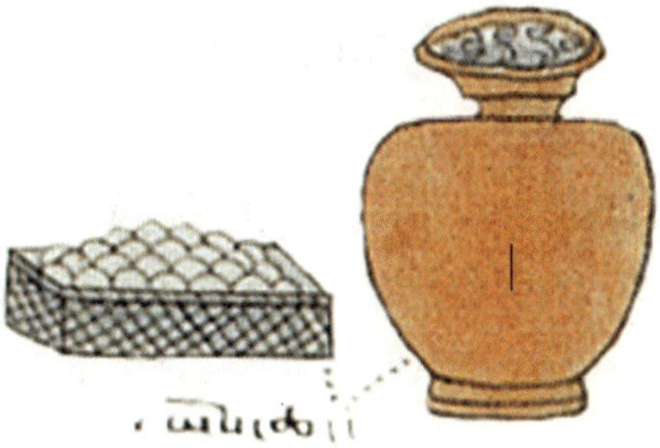

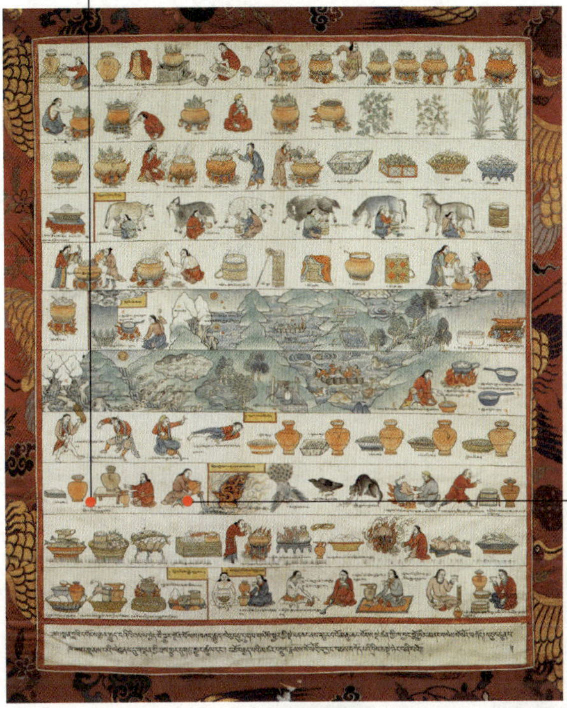

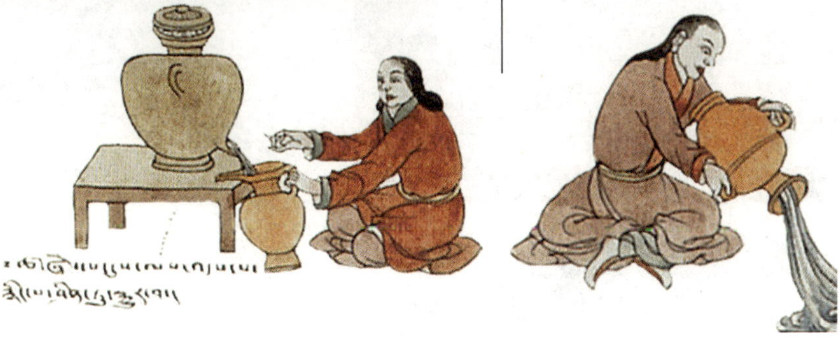

7.11 “查”酒

小麦酒、青稞酒等皆具有五味，但放置过久，其中甘等四味消失只剩酸味，变得非常酸，此酒称为“查”酒，可治血赤巴病和培根病。

第十七章　食物禁忌

一、有毒食物

1　有毒食物的颜色和气味

具有配制毒、变化毒及天然毒的饮食，其色味比原饮食有差异，特别是用火烧时出现孔雀颈部羽毛样的翠绿色烟，火舌不上行而卷聚于一边，火星爆至远处，若有此等情况即为有毒之兆，不能食用。

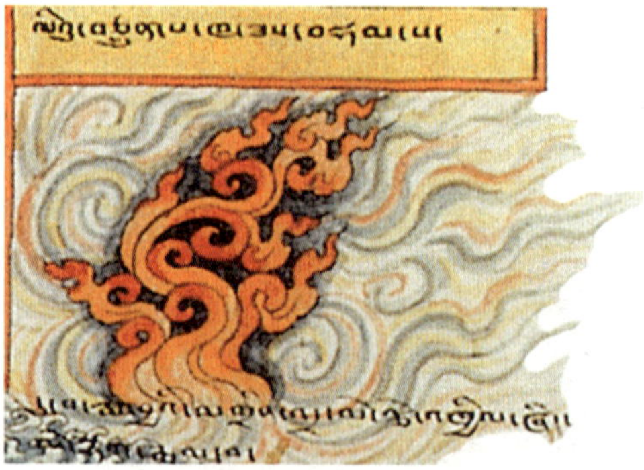

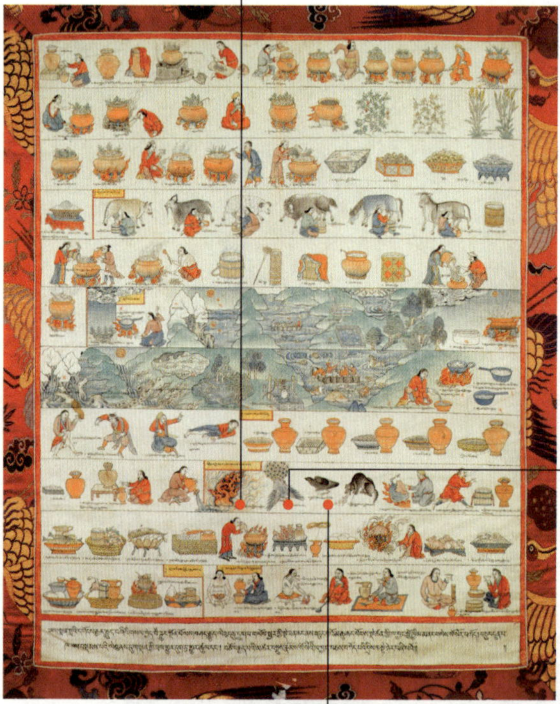

2　孔雀欢喜

色、味等异常的饮食，拿去喂孔雀，孔雀见之出现开屏等高兴的动作，便为有毒之兆，不能食用。

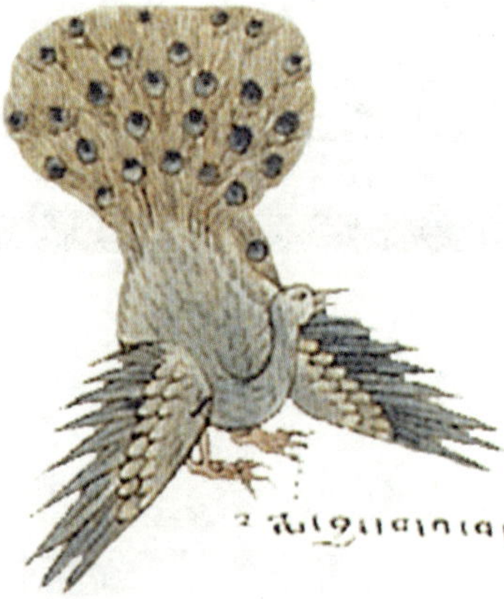

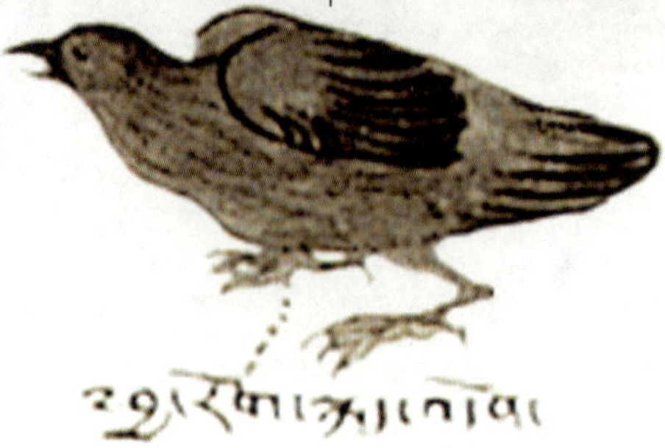

3　乌鸦乱叫

具有配制毒、变化毒及天然毒的饮食，其色味比原饮食有差异，乌鸦见这类饮食如果发出叫声，便为有毒之兆，不能食用。

4 狗呕吐

具有配制毒、变化毒及天然毒的饮食，其色味比原饮食有差异，用这类饮食喂狗，狗食后出现呕吐者，即为有毒之兆，不能食用。

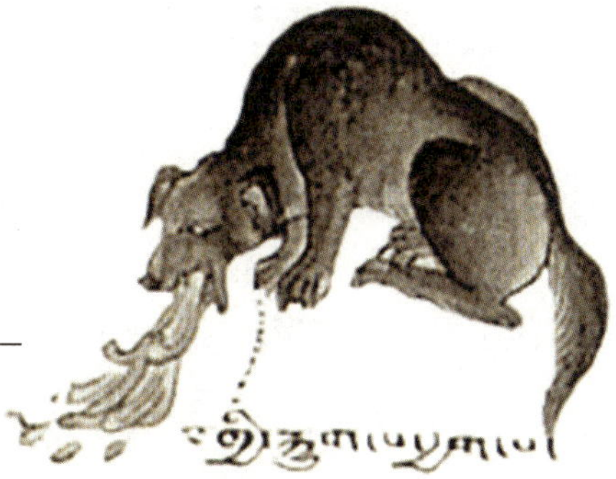

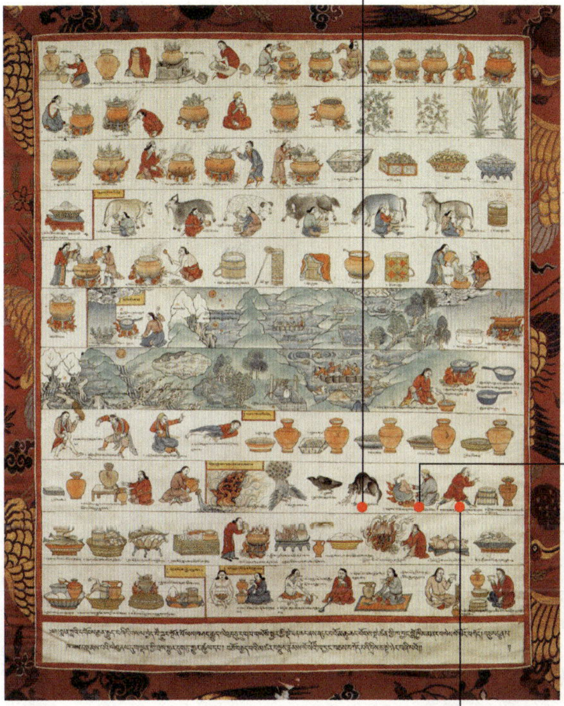

5 肉毒

如肉中有毒，识别方法是用烙铁烧之不粘，或发酥，倒上酒出现熏眼气味，眼睛有灼烧发痒、发红之感觉，即为有毒。

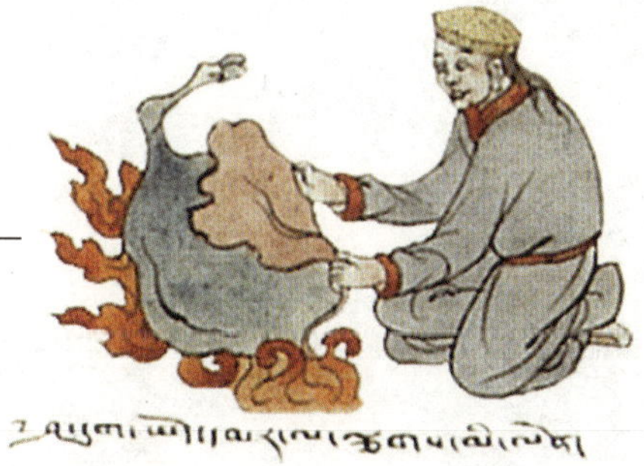

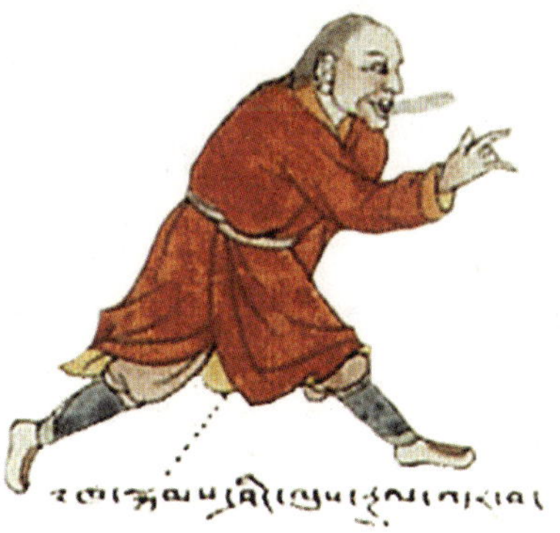

二、施毒者表情

如果厨师口干、出汗、发抖、恐惧、如坐针毡，显出惭愧等表情，不由自主地四周张望，可认为是施毒者，须警惕。

三、不宜同食的食物

1　奶酪反新酒

未发酵好的奶酪与新酿的酒同饮则成化合毒，能引发各种疾病，对胃火有害，须禁忌。

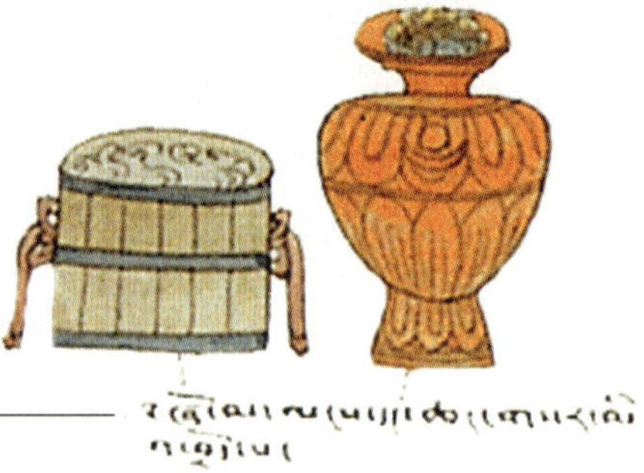

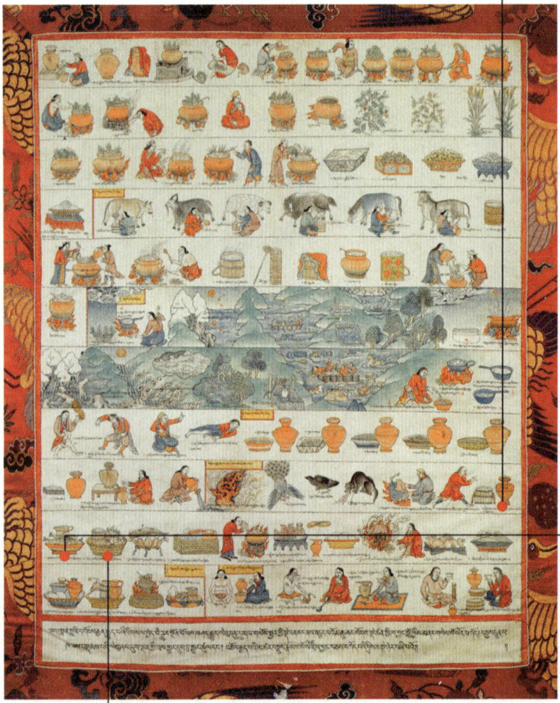

2　鱼肉反奶子

鱼肉与奶子同食则不和，奶子性凉能引发培根邪，鱼肉性温可消除培根邪，功效相反。因此同饮会扰乱血液，引发培根，阻挡精华物质的运行通道。

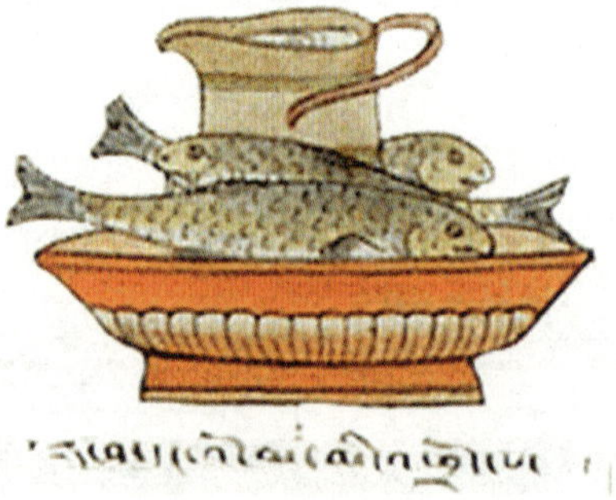

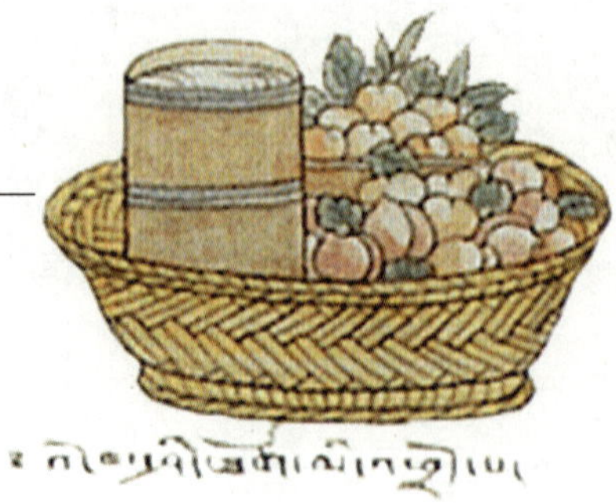

3　奶子反水果

杏子、核桃、松仁、苹果、“尼泊尔”果、毛诃子等果实，基本上不能与奶子同食用，食后在消化过程中因性质不和而成化合毒，伤害精华物质，引发疾病。

4 鸡蛋反鱼肉

鸡蛋与鱼肉同食有害于胃火，长久同食则成为变化毒，扰乱身体三和合，引发痼疾和脏腑肿瘤等，须禁忌。

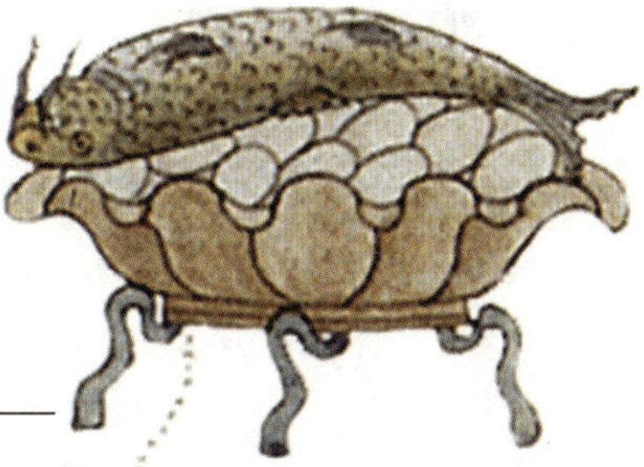

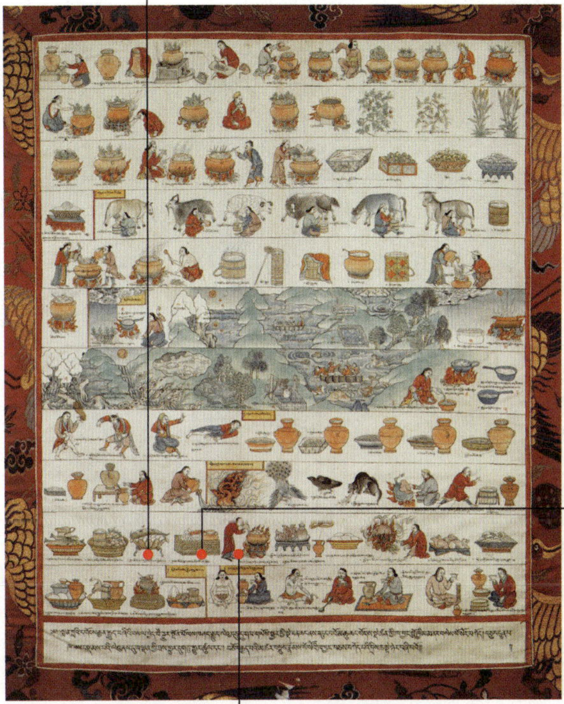

5 豌豆叶反红糖、奶酪

豌豆叶做的菜与红糖、奶酪三者同食不和，食后在消化过程中因性质不相同而扰乱精华物质，成为毒物侵害身体。

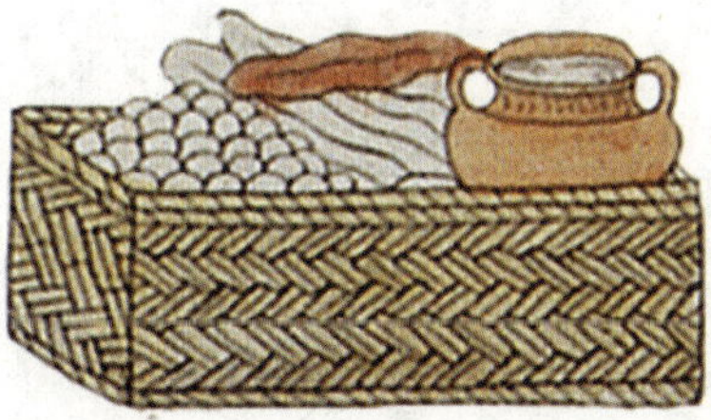

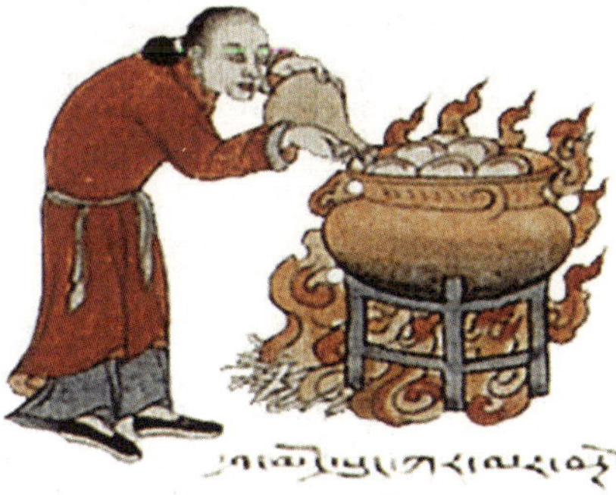

6 蘑菇反白芥子油

金菇等蘑菇类用白芥子油炒食有毒，因性质不和，会伤害胃火，长期食之成为毒物侵害身体。

7　鸡肉反奶酪

鸡肉与奶酪混食有毒，鸡肉性温有营养，奶酪性轻、凉、腻，两者性质不和，长期同食不但对胃火有害，而且变成毒物侵害身体精华物质，引发不适。

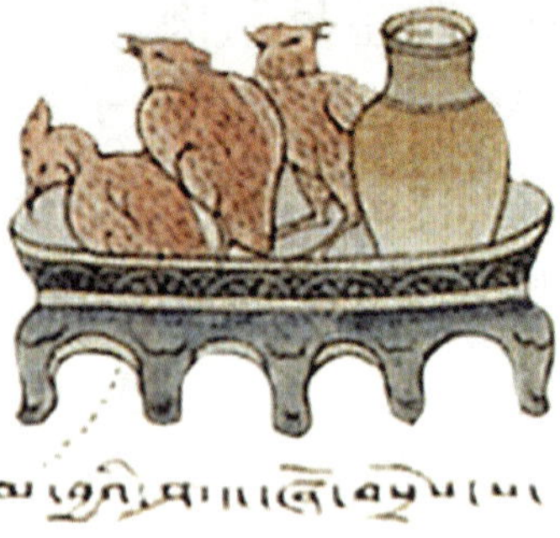

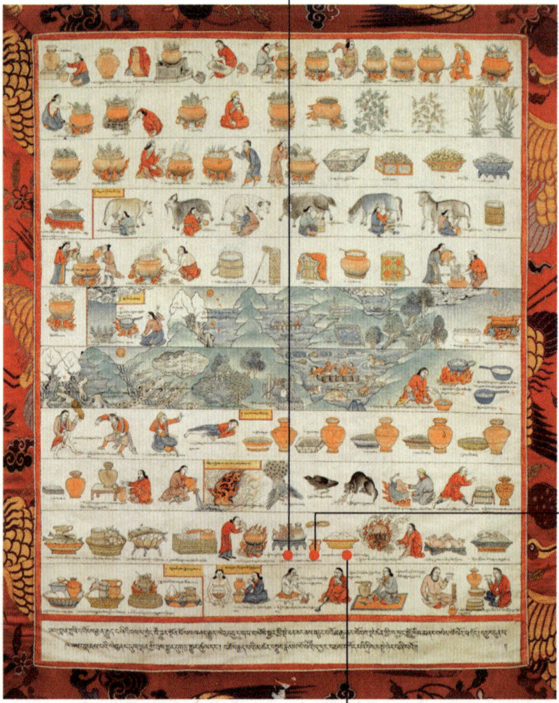

8　蜂蜜反植物油

蜂蜜与植物油等量同食不和，蜂蜜性温、糙而锐，植物油性重、热，两者性质不和，食之成为化合毒侵害身体精华物质。同样，蜂蜜与黄油、油脂等同食也不和。

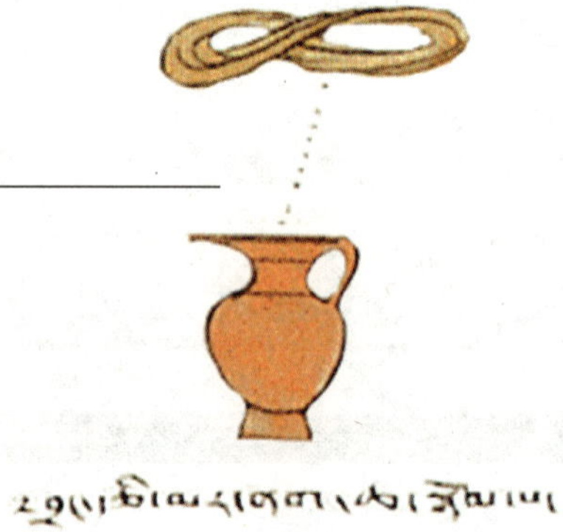

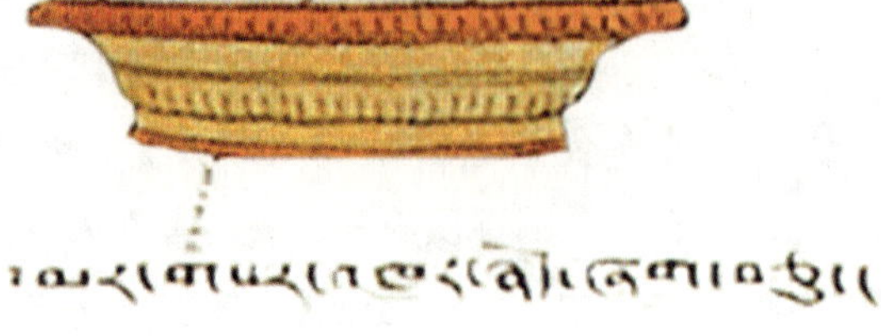

9　新酥油放置于青铜器10昼夜有毒

新酥油放置于青铜器或红铜器中过10昼夜不能食用，由于盛器和时间的关系致酥油性质发生异变，胃火消化后成为毒物危及生命。

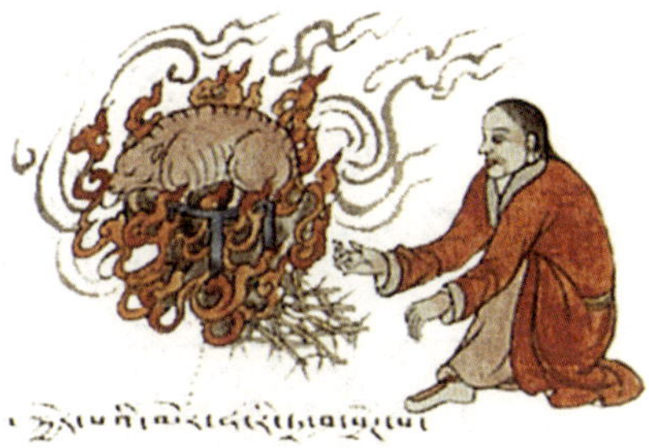

10 用小檗以火烧烤的“哈日扎”肉有毒

用小檗做筷子串上“哈日扎”（狮子或一种绿色鸟之说）肉点燃烤烧，由于小檗木火的原因其肉性质发生异变，当与胃火相遇后成为毒物，有生命危险，故禁食。

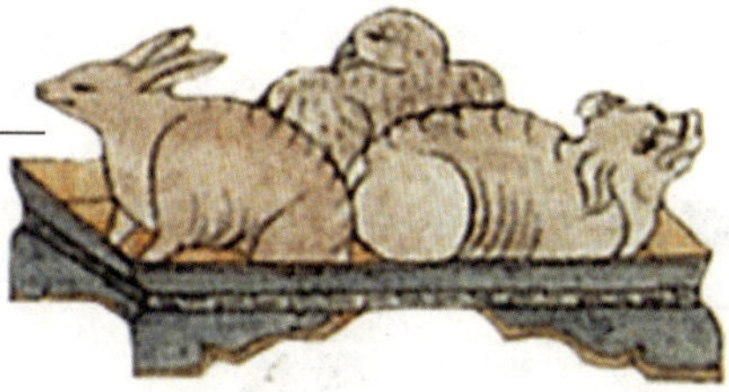

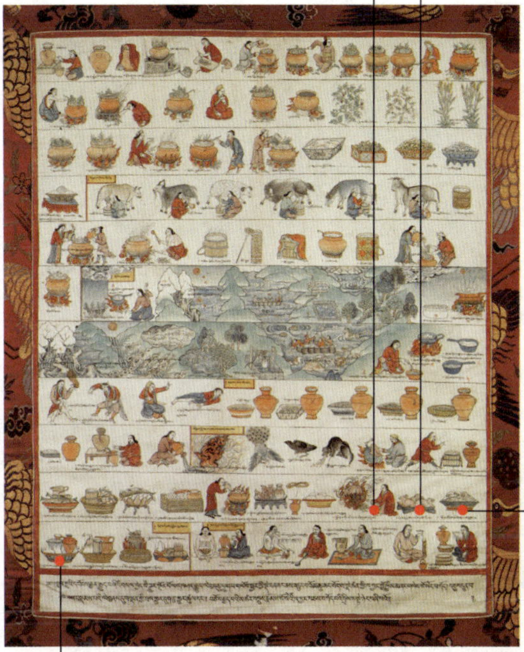

11 野兔肉、斑翅山鹑肉、狮子肉不和

烧烤野兔肉、斑翅山鹑肉、狮子肉同食或用小檗筷子串之火上烧烤食用皆不宜，危及生命。

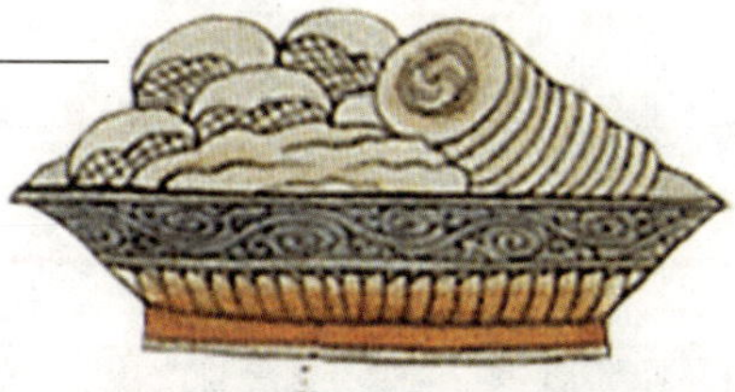

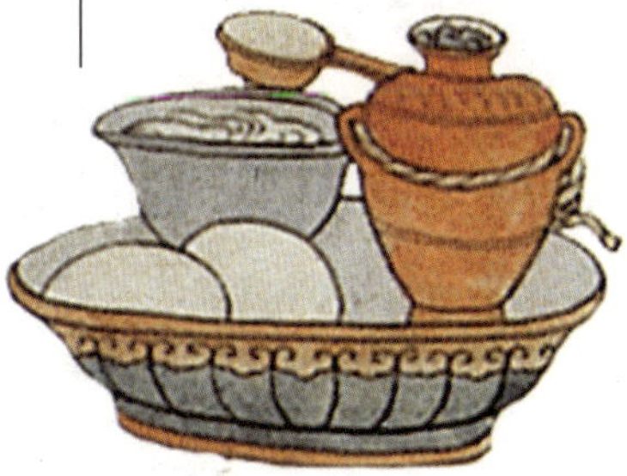

12 寒水石与蘑菇、饼子不和

服用猛制的寒水石粉或热制的寒水石粉后，再食用蘑菇类、荞麦面或小麦面做的饼子，时间一长会伤及胃火，引发肿瘤，也不利于身体精华物质。

13 融酥油与凉水不和

饮融酥油后立即喝凉水不合适，融酥油性腻、重，与凉水碰到一起难消化，能摧毁胃火，引发消化不良、食腐和铁垢胃病。

14 沾上乳制品和酸性食物及糌粑气味的生肉有毒

生肉沾上奶子、奶酪、酪浆等白色乳制品和酒等酸性食物，以及沾染上糌粑气味，经过一昼夜，该肉腐烂有毒，不宜食用。

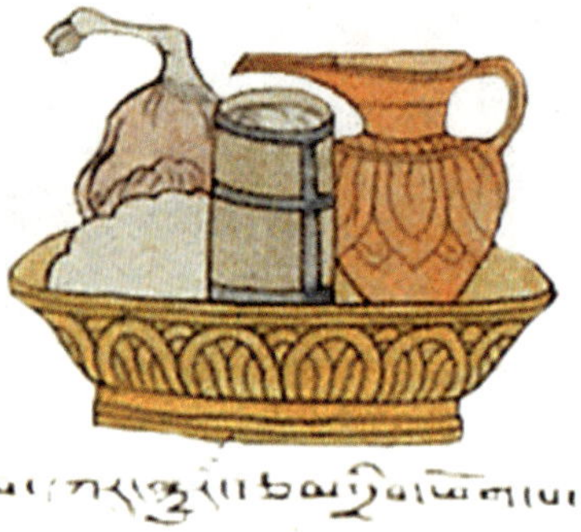

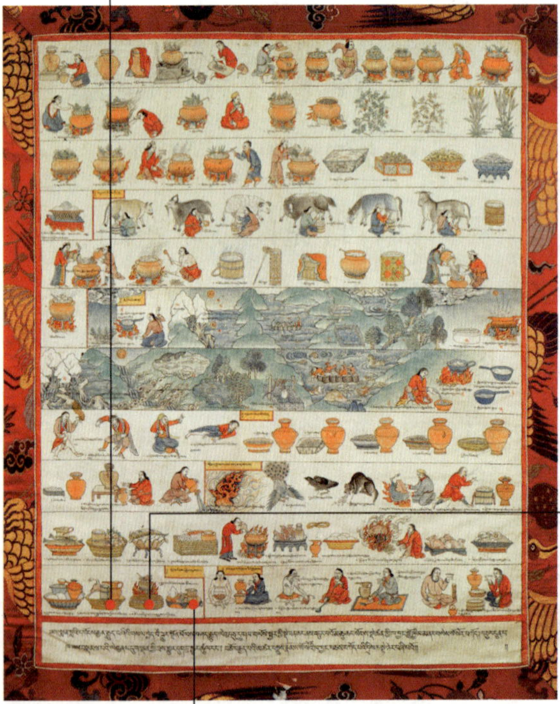

15 煮熟后密封的肉有毒

煮熟后密封起来不让蒸气散发，且长达7昼夜的肉，其性质变成毒物，食之危险，不但对胃火非常有害，而且会马上夺去人的生命。

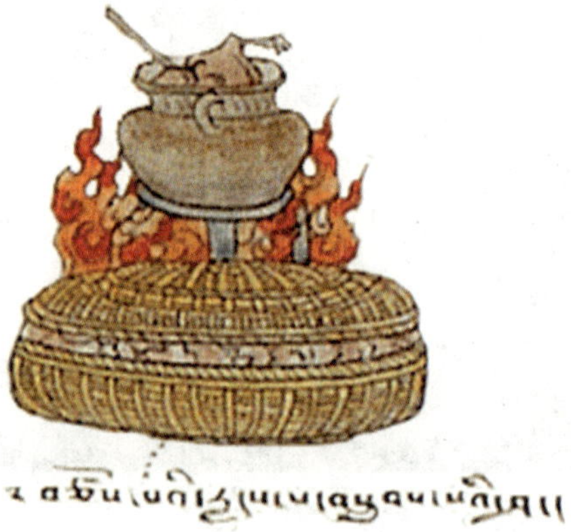

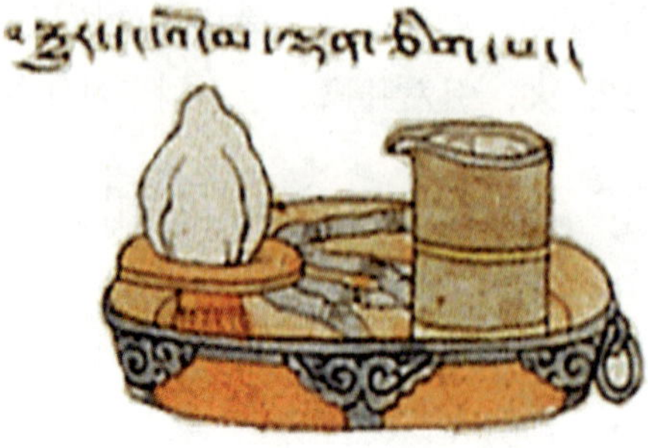

16 酸性食物与奶子不和

酸性饮食与奶子同时饮用不和，同样必须知道一切酸性药物与奶子同饮也不宜。但经常劳动、胃火强盛、年轻力壮的人少许食用或食用习惯后则无碍，不会中毒。

第十八章 适量饮食

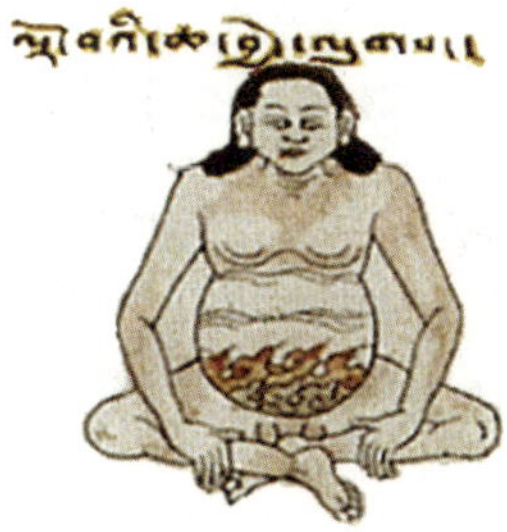

一、适量饮食

1 保持一定食量

无病健康、悠闲的人进食量应占胃的四分之二（将胃分为四份），进水量占四分之一，四分之一留为三胃火消化的空间。但是年轻力壮胃火强盛和经常劳动的人也可比这吃得更饱些。

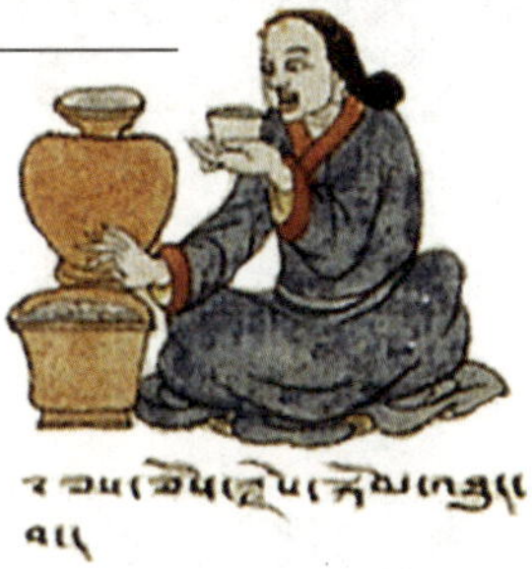

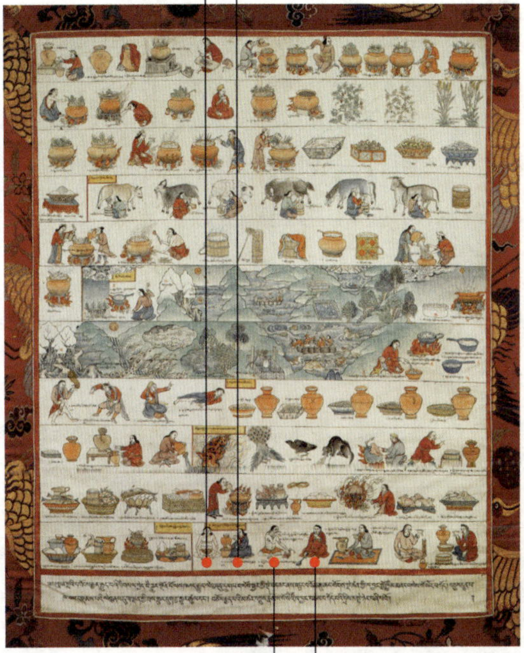

2 饭后饮水

进食后饮凉而纯净的饮料会解渴舒心、湿润全身、将黏稠食物分解顺利消化、滋养身体、增长体力，也能使肉类等营养丰富的食物容易消化。

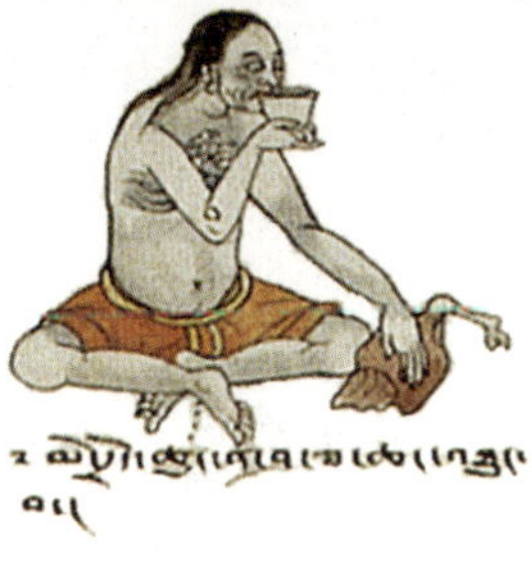

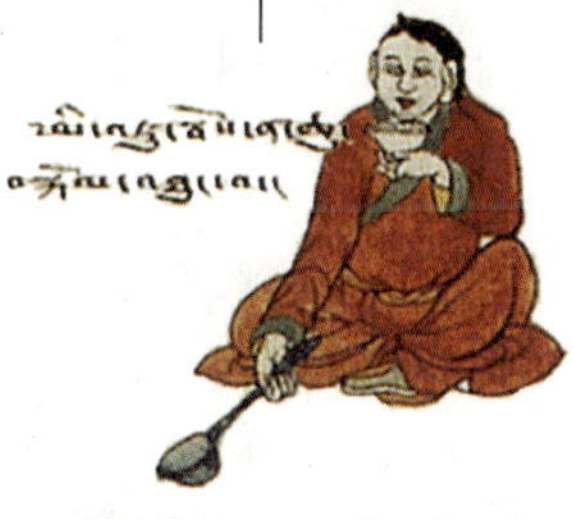

3 胃火弱者食肉后饮点酒

胃火弱小、消化力不强者，食肉后饮一点酒会增强胃火，使所进肉食顺利消化。

4 不消化、胃胀者多喝开水

进食后胃不消化胀满者，多饮一些开水。开水能消散滞结、增强胃火、消除胀满。

5 瘦人变胖常饮酒

胃火式微、食物不能消化为精华物质而身体羸瘦者，要想胖起来，则要经常少许饮酒。因为酒可以增加胃火，使食物容易消化，长肉。

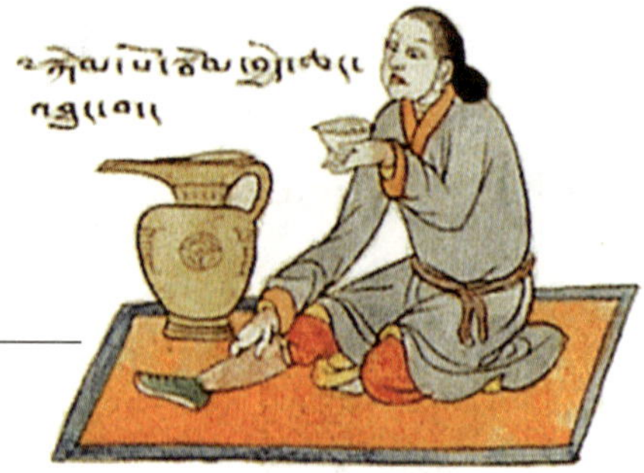

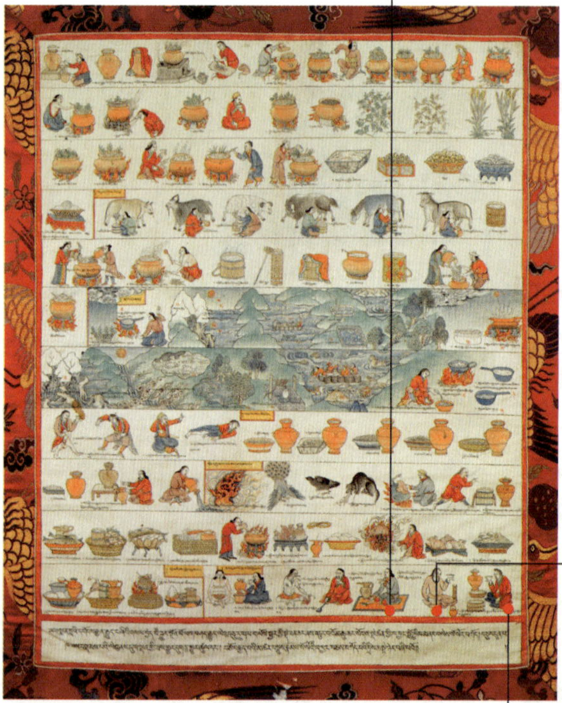

6 减肥常饮蜂蜜水

身体肥胖想减肥者，要经常饮少许蜂蜜水。肥胖是由于培根偏盛所致，饮用温和糙性的蜂蜜能消除培根，达到减肥目的。

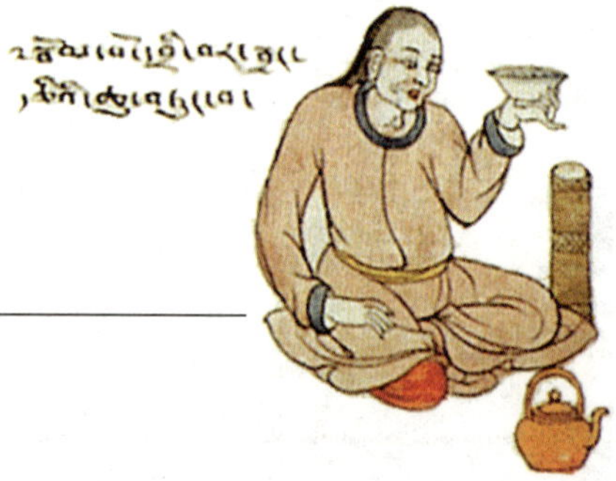

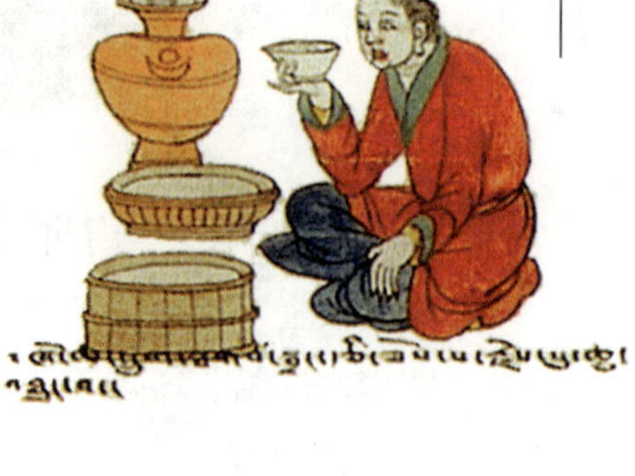

7 奶酪、酒与蜂蜜

奶酪、酒或有毒食物与蜂蜜共饮可造成腹痛，一旦共饮上述食物后马上喝些凉水，则可止痛，且以后不出现此类腹痛。

图二十五　药物性味及各药性能

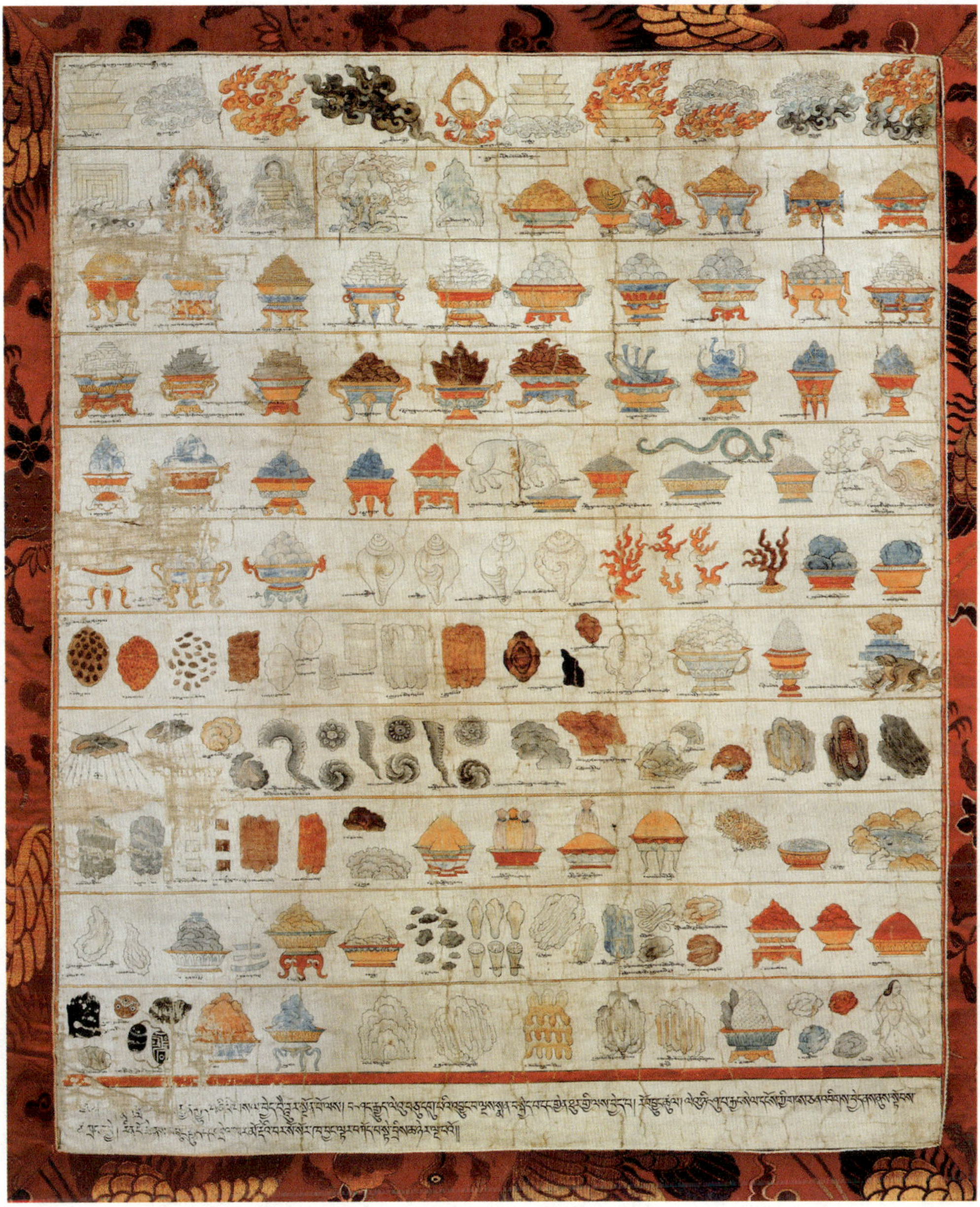

本图示五元怎样滋生药物六味及药味分类、药力、药物性质、功能，包括赤金至不含金的青金石等 49 种珍宝类药物和雄黛赭上品至女结石等 77 种矿物类药物的形状、色彩及性能等内容。

第十九章　味和消化味

一、六味与五元关系

1　土元为基地

甘味等六味是由土、水、火、风、空等五元聚合而成，也就是说一切药物是在五元功能作用下产生的，其中土元为药物生长的基地。

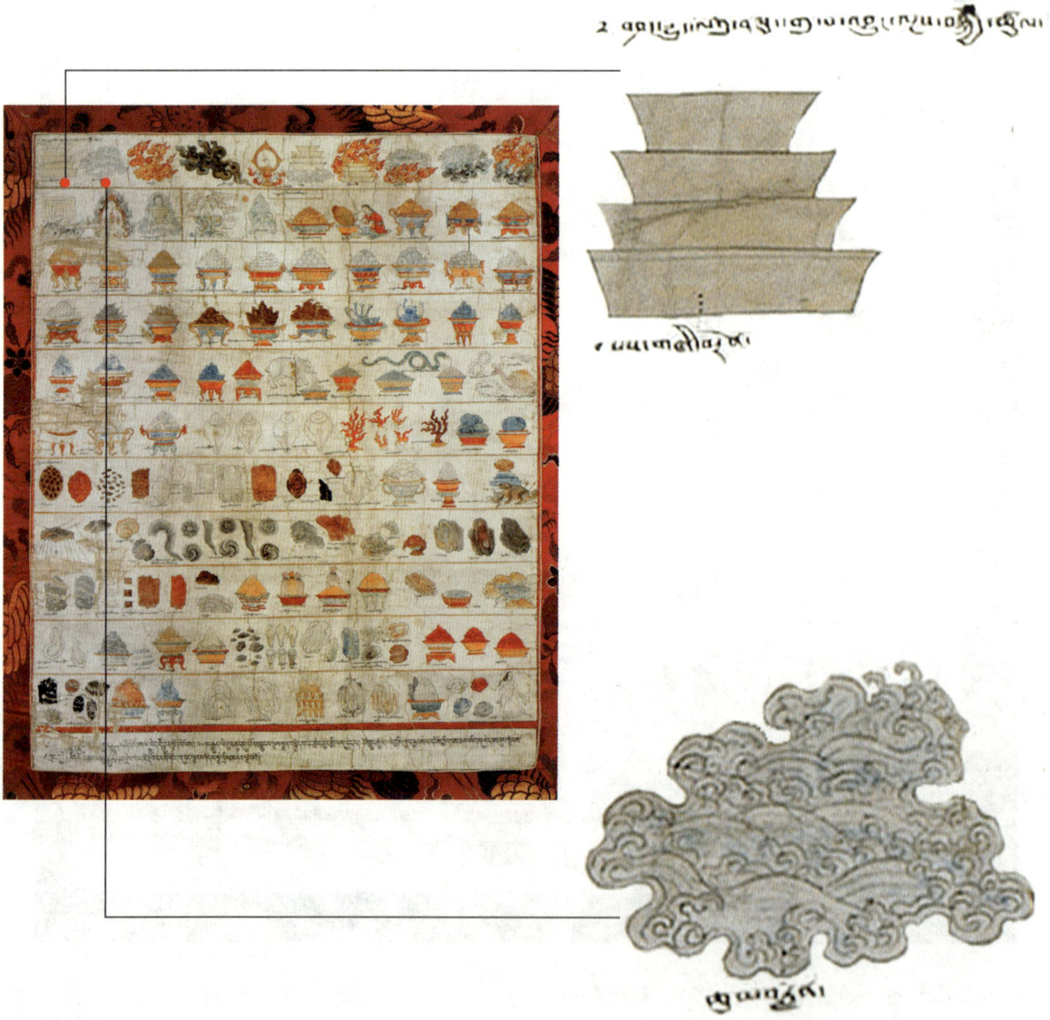

2　水元为湿能

甘味等六味是由五元聚合而成，也就是说一切药物是由像种子样的五元功能作用下产生的，其中水元为药物生长的湿能。

3 火元为热能

甘味等六味是由五元聚合而成，也就是说一切药物是由像种子样的五元功能作用下产生的，其中火元为药物生长的热能。

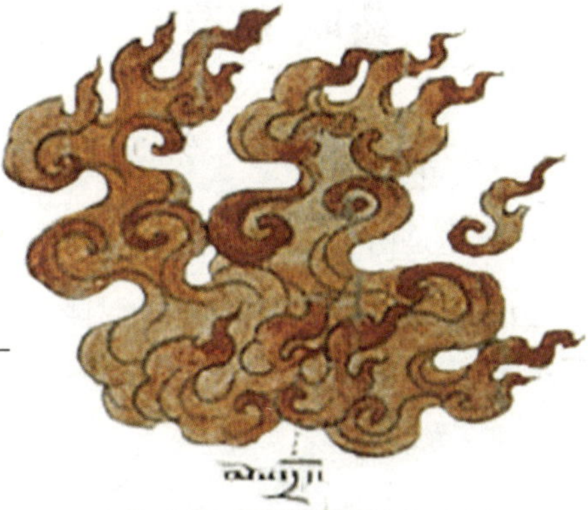

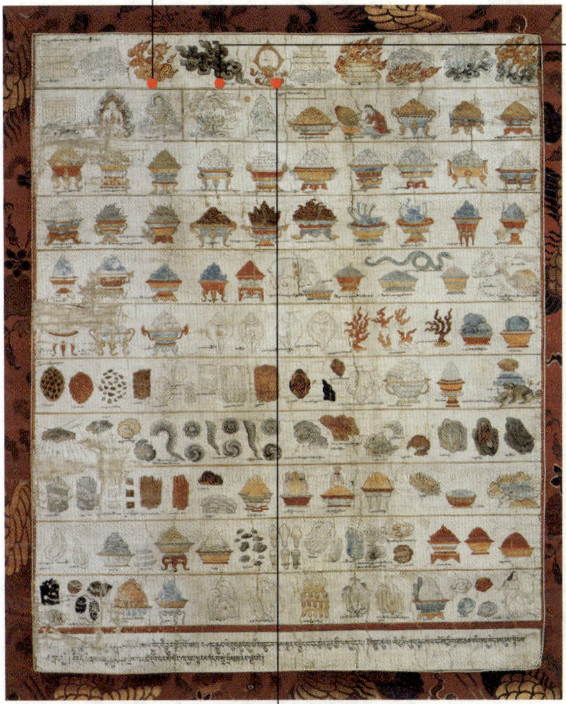

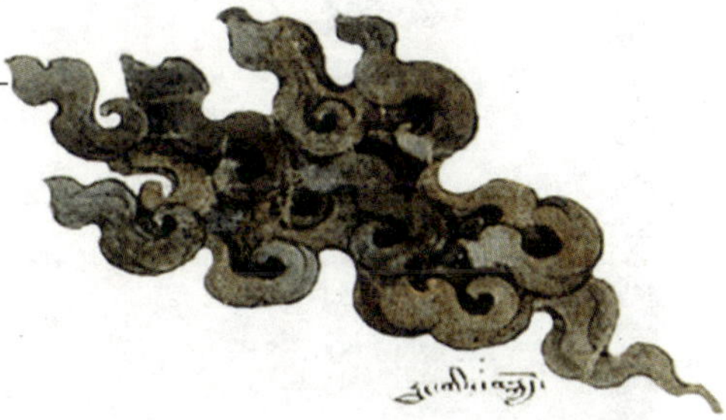

4 风元为动能

甘味等六味是由五元聚合而成，也就是说一切药物是由五元功能作用下产生的，其中风元为药物生长的动能。

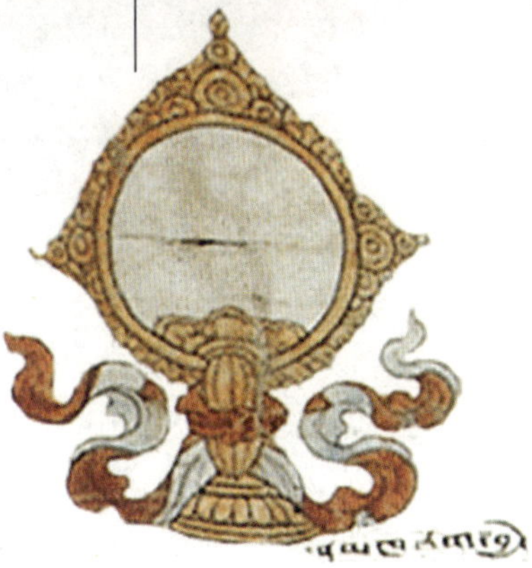

5 空元提供发展空间

甘味等六味是由五元聚合而成，也就是说一切药物产生的原因是五元的功能，其中空元为药物提供发展空间。

二、药味分类

1 甘味

药物是由五元聚合而成，由于各元功能大小不同，决定了药味也有所不同，其中土水元功能偏盛则药物呈甘味。甘味是一种挥之不去、吃后又想吃的味。能增气力，治隆、赤巴病，但食之过多，则引发培根病和增生脂肪。

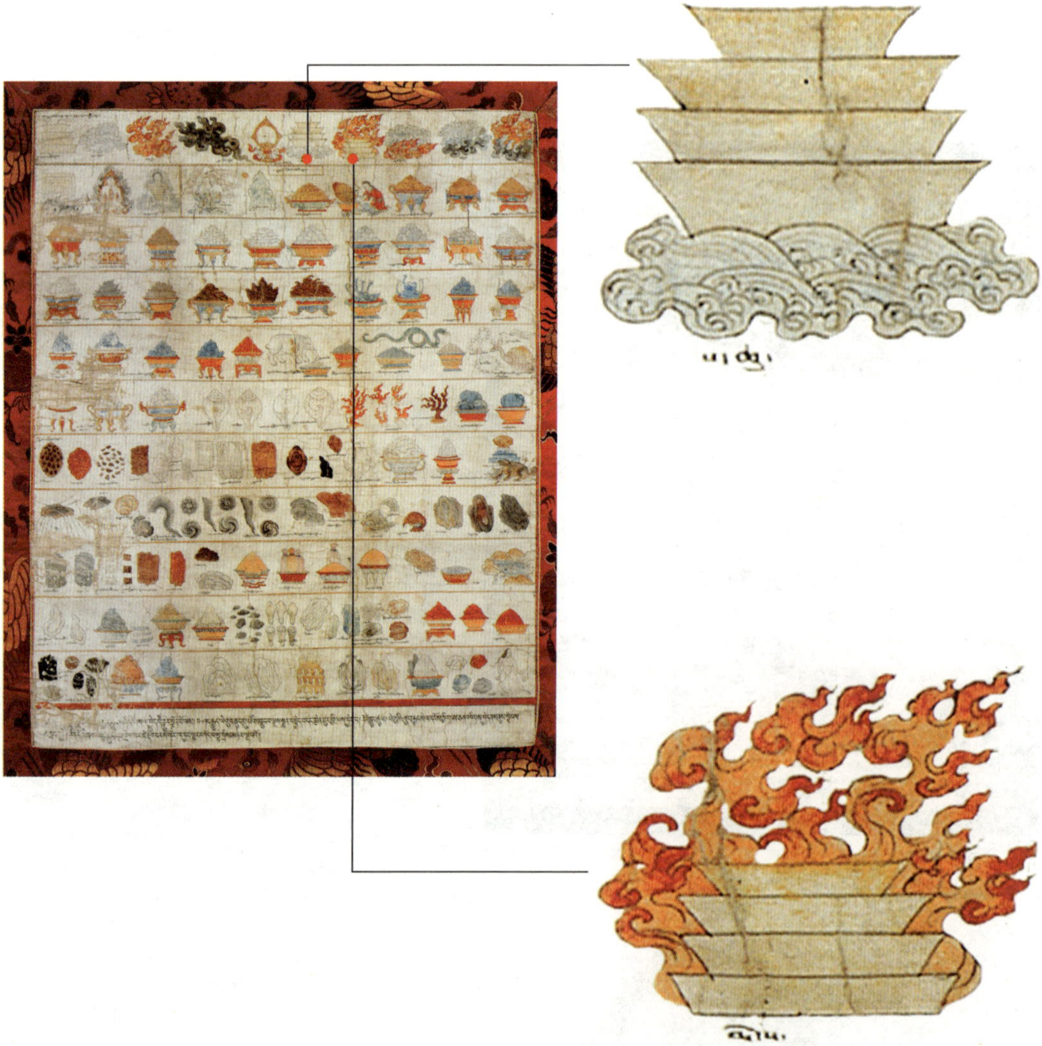

2 酸味

药物是由五元聚合而成，由于各元功能大小不同，决定了药味也有所不同，其中火土元功能偏盛则呈酸味。酸味是一种倒牙、皱眉、流涎的味。酸味能增体热、开胃、腐化胃内食物，使心情舒畅，但食之过多，则能引发黄水病、血热和赤巴病等。

3 咸味

药物是由五元聚合而成，由于各元功能大小不同，也决定了药味有所不同，其中火水元功能偏盛则呈咸味。咸味是一种使舌涌生涎水的味，其功能消除肢体僵硬，疏通脉道阻塞。食之过多则毛发脱落，长白发，增加皱纹，引起麻风病、火焰疮、血热和赤巴病等。

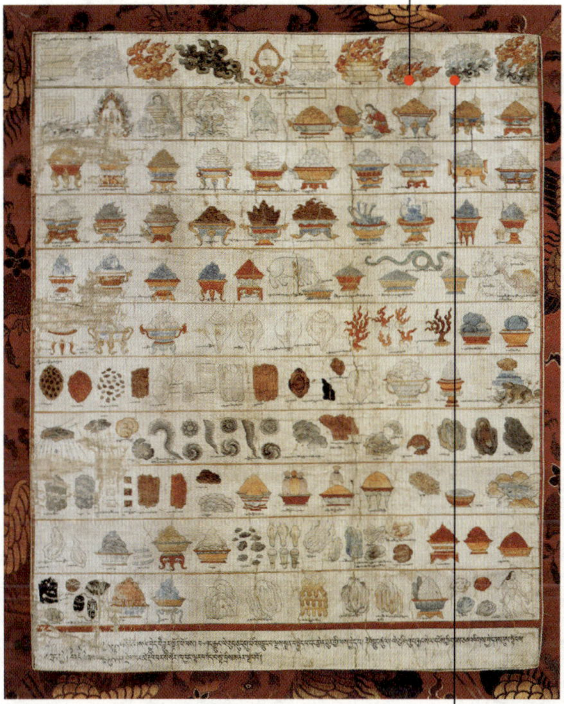

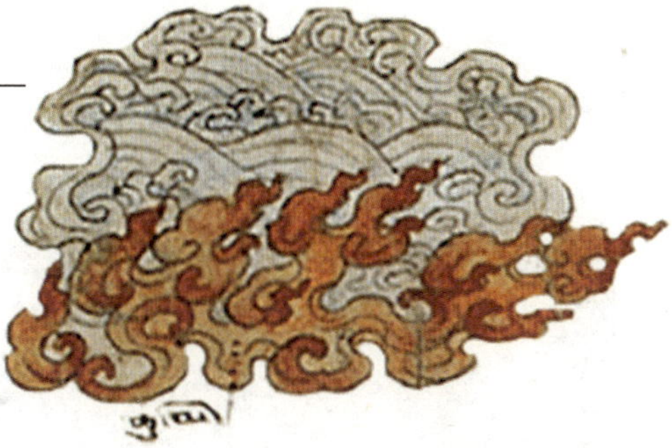

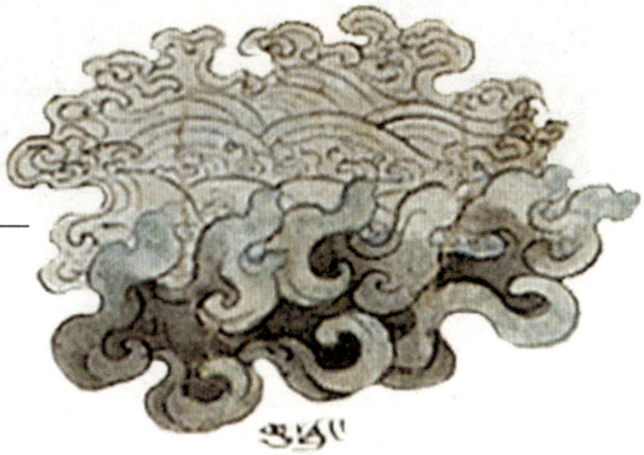

4 苦味

药物是由五元聚合而成，由于各元功能大小不同，药味也有所不同，其中水风元功能偏盛则呈苦味。苦味可驱除使人恶心的味等其他异味。功能治食欲不振、呕吐、赤巴病等，并有干燥溃疮和大小便的作用。但食之过多，则损伤体质，引发隆和培根邪。

5 辛味

药物由五元聚合而成，由于各元功能大小不同，药味也有所差异，火风元功能偏盛则呈辛味。辛味是一种灼烧口舌，使人流眼泪的味。功能治喉结、白喉、麻风、下落浮肿等病，增生体热，开胃。但食之过多则损耗精液、体力，导致昏厥，引起腰背疼痛。

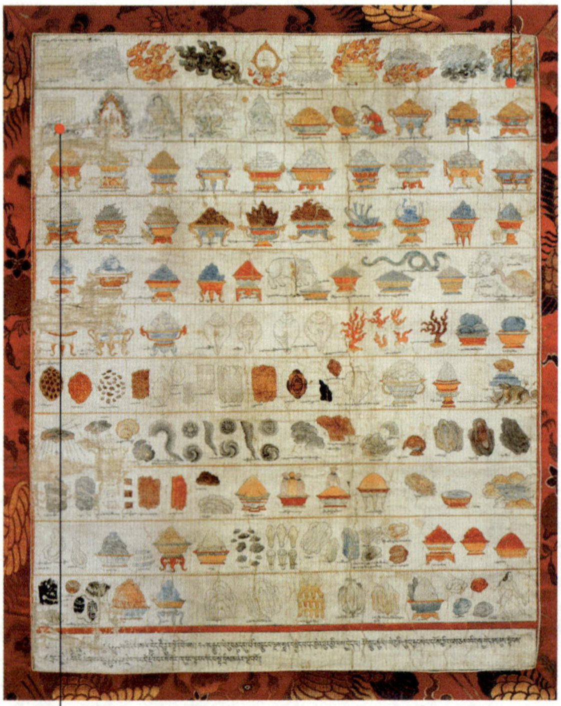

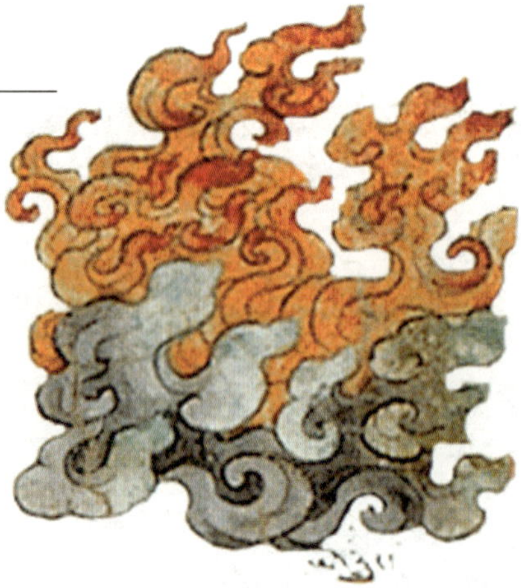

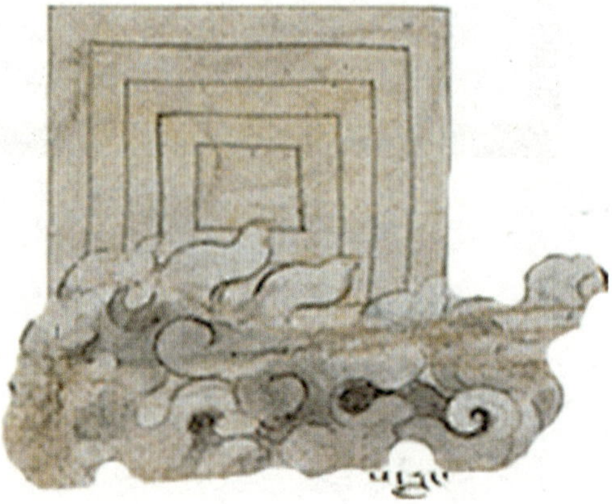

6 涩味

药物由五元聚合而成，由于各元功能大小不同，药味也有所差异，土风元功能偏盛则呈涩味。涩味是一种长期使舌和上颚发涩发糙的味，功能治血赤巴病，消除脂肪，干燥溃疮，润泽皮肤。但食之过多则使胃中黏液旋集，引发腹胀、便秘、心脏病，阻塞脉门。

三、五元滋生药物功能

1 火风元引吐

具有引吐功能的药，大多是火风元功能偏盛所致。因为火风元具有上行的功能，故火风元上行性能滋生药物功能向上运行，将上体疾病上引呕吐而出。

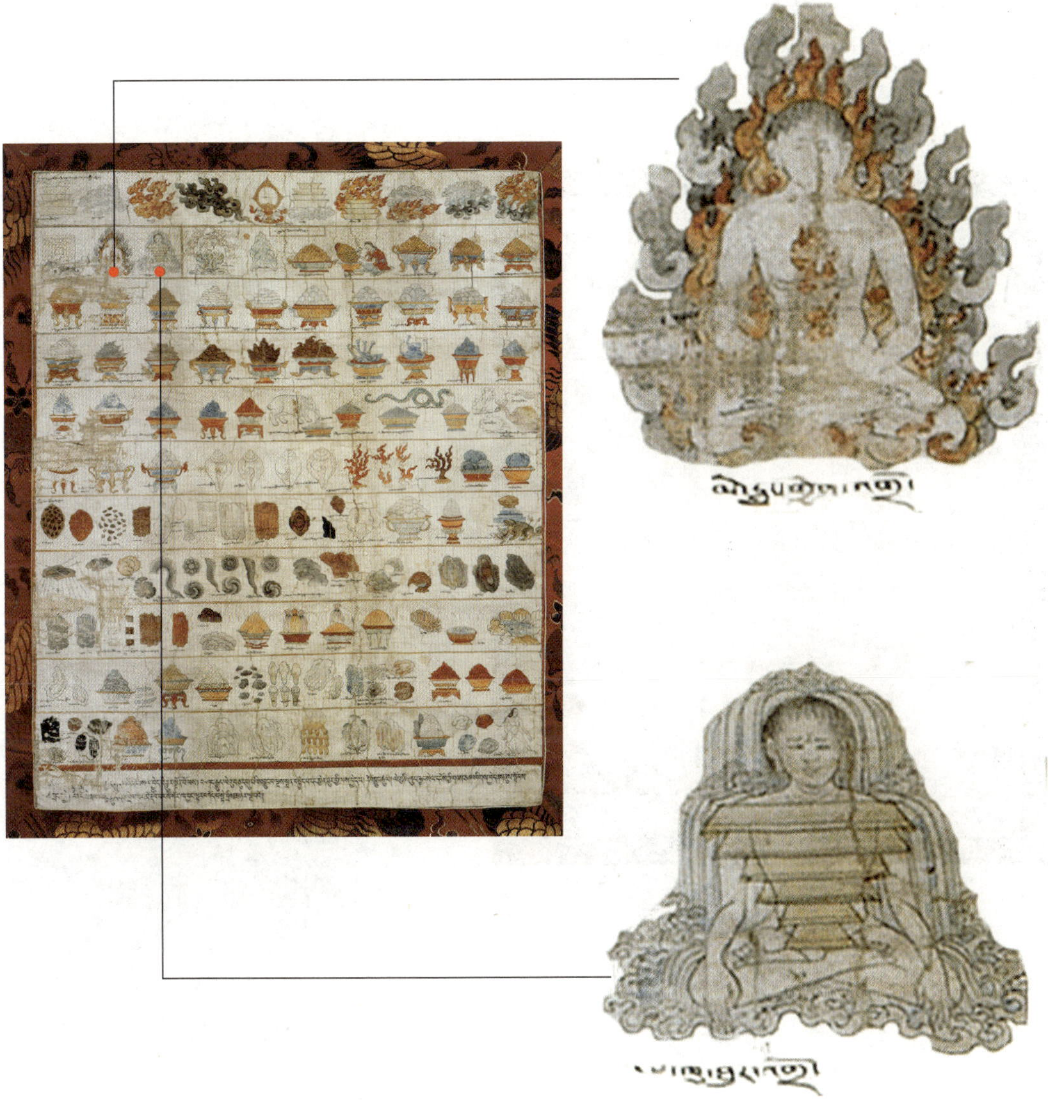

2 土水元泄下

凡是向下行或泄下的药物是土水元功能偏盛所致，因为两元中土元性重，水元有向低处行的性能，故土水元下沉性能滋生的药物具有泄下的功能。

第二十章　药物性能

一、药物力量

1　雪山（月力）

所谓雪山就是阴山，阴山具有月亮的凉性即月力强盛，由月力滋生的药物由于环境原因，皆属凉性。凉性强盛的药物能治一切热证。

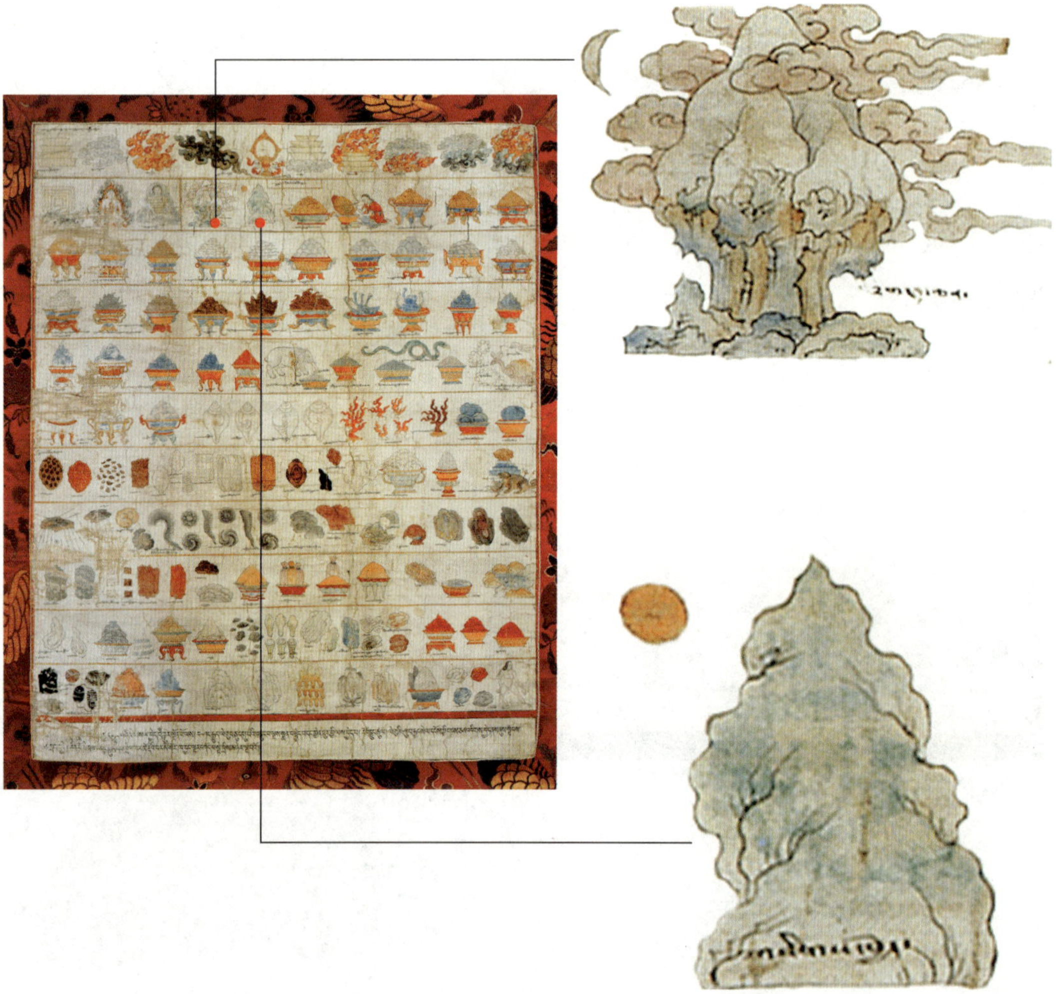

2　频陀耶山（日力）

所谓频陀耶山就是阳山，阳山具有太阳的热力即日力强盛，由日力滋生的药物由于环境原因，皆属热性。热性强盛的药物能治一切寒证。

二、药物本性

1 珍宝类药物性能

1.1 赤金

金有黄、赤 2 种，赤金属于红色金，美传一种食火鸟或长寿鸟在南瞻部洲金海岸吞食金子后飞到内地和“霍尔”地屙出而形成的红色圆形金，敲击时声音非常悦耳，即为赤金。其味涩，功能益寿抗老，治珠宝中毒。

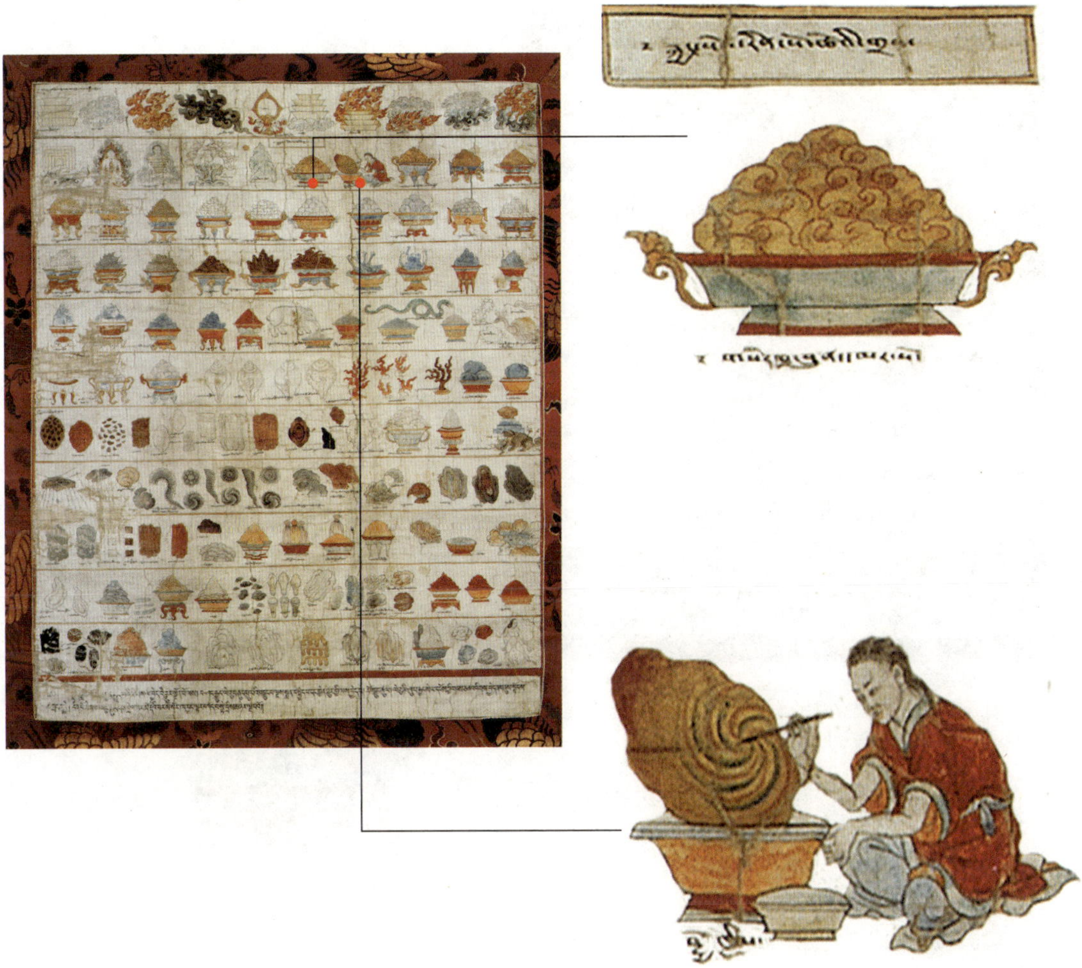

1.2 “则切玛”金

冶炼自可熔性矿石的金，分赤、黄 2 种，赤金中有似铜锈状称之“则切玛”金，如涂以黑乌头汁，会出现彩虹样色彩，当作试毒的一种特殊金。味涩，功能益寿抗老，治珠宝中毒。

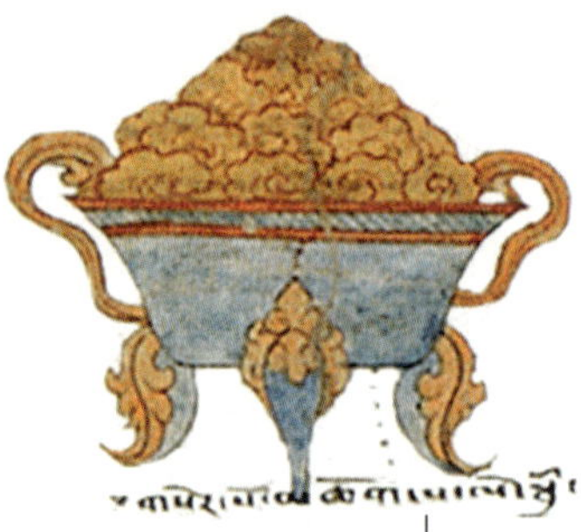

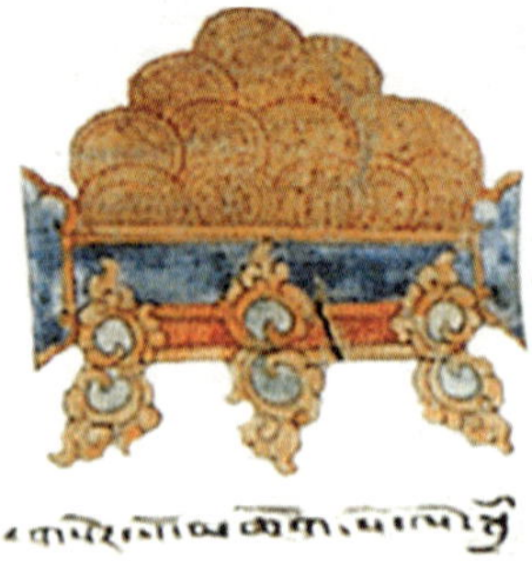

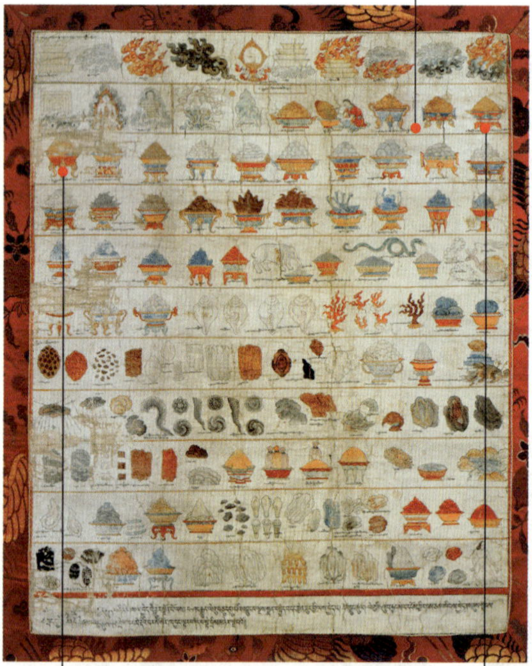

1.3 黄金

黄金是从一种可熔性矿石中冶炼出来的赤黄两种中的上乘黄金，色似藏红花，有光泽，非常油腻。味涩，功能益寿抗老，治珠宝中毒

1.4 西康金

西康金是从一种可熔性矿石中冶炼出来的赤黄两种中的一般黄金，色稍黄，有红色光泽。味涩，功能益寿抗老，治珠宝中毒。

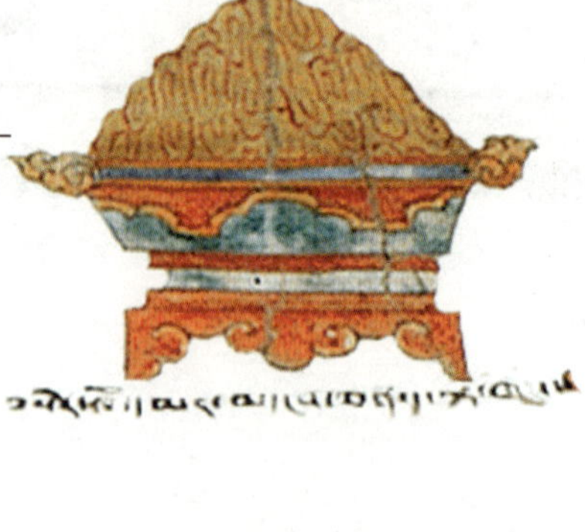

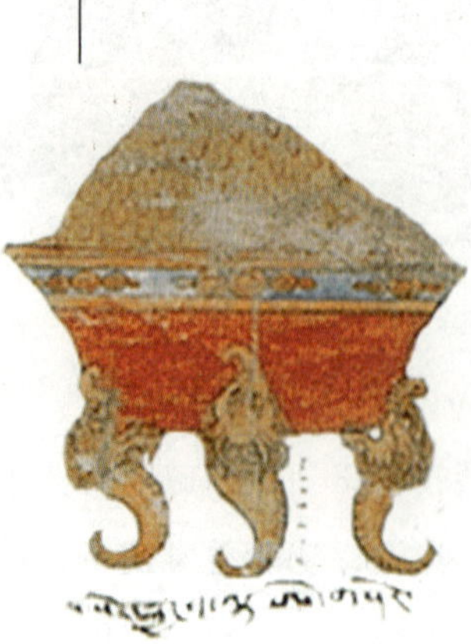

1.5 “艾”金

“艾”金是从一种可熔性矿石中冶炼出来的赤黄两种中的一般黄金，色泽纯黄。多产于印度和尼泊尔，如不进行煅磨鉴别，容易误认为是做了变金术的劣金。味涩，功能益寿抗老，治珠宝中毒。

1.6 蒙古金

蒙古金是从一种可熔性矿石中冶炼出来的赤黄两种中的一般黄金，其色灰青，有光泽，多产自内地。味涩，功能益寿抗老，治珠宝中毒。

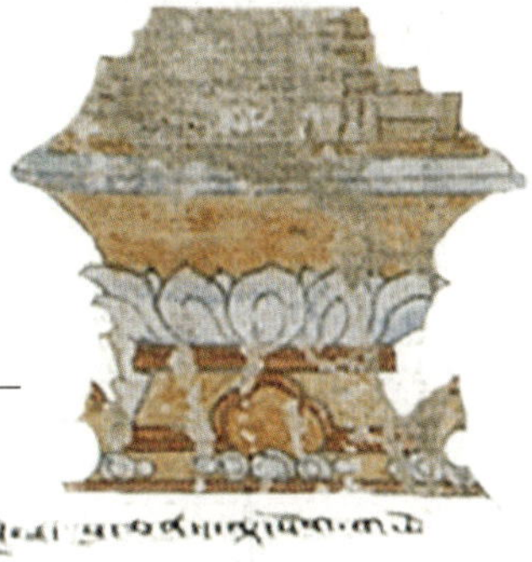

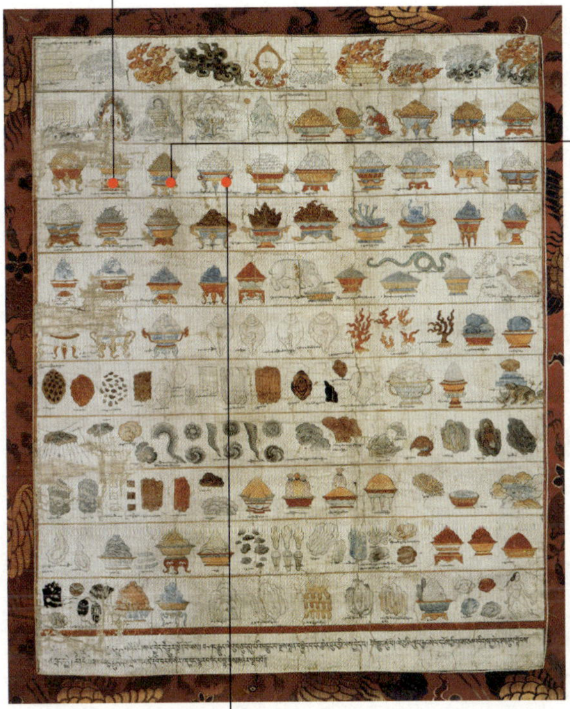

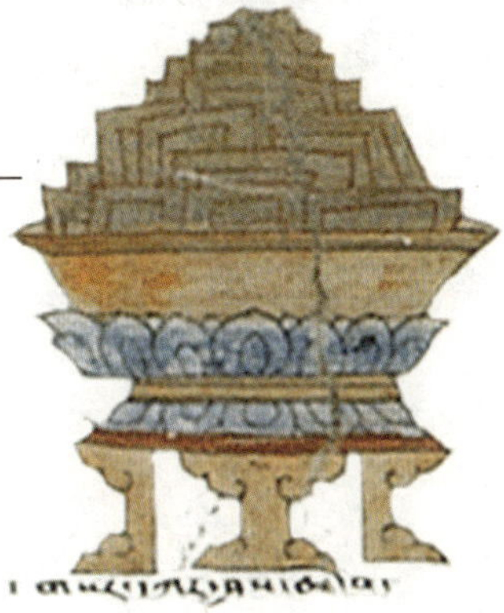

1.7 白金

白金是从一种可熔性矿石中冶炼出来的赤黄两种中的一般黄金，色淡黄而偏白，多产自内地和康定木雅等，经锻造后，不易与其他金相混。味涩，功能益寿抗老，治珠宝中毒。

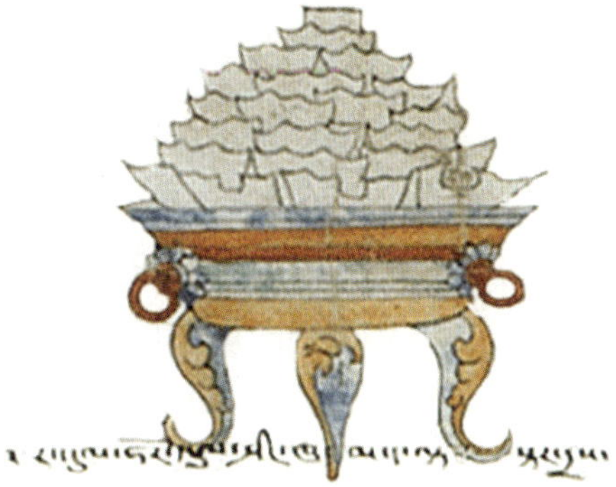

1.8 软银

软金是从银矿石中冶炼出来的软银，长期放在空气中会生出黑褐色锈，泡于黄矾水中变成白色。味苦、酸，功能治黄水病，干脓血，去腐肉等。

1.9 马蹄、羊蹄形银

马蹄、羊蹄形银是从银矿石中冶炼出来的白银铸成马蹄、羊蹄形状的银锭，多产于内地。味苦、酸，功能治黄水病，干脓血，去腐肉。

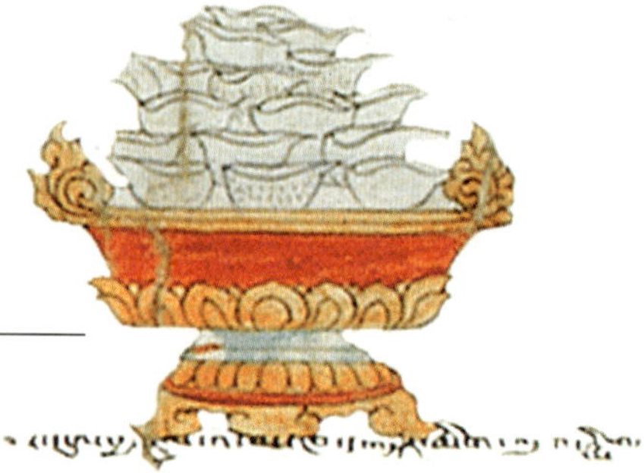

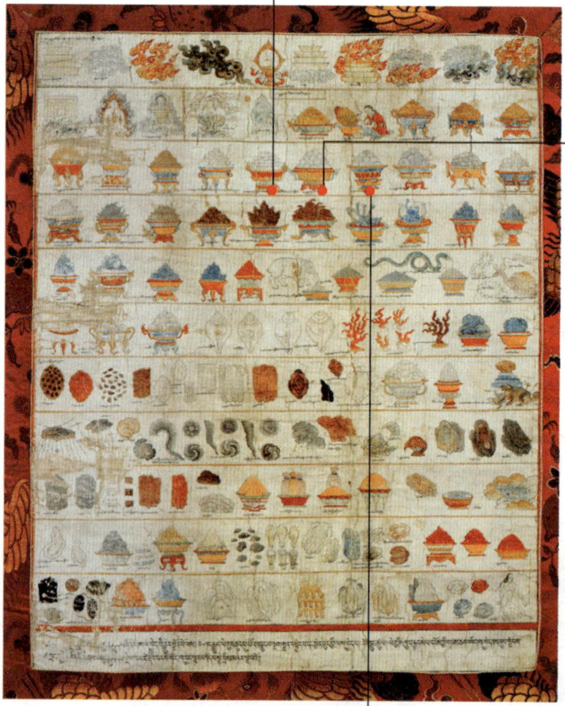

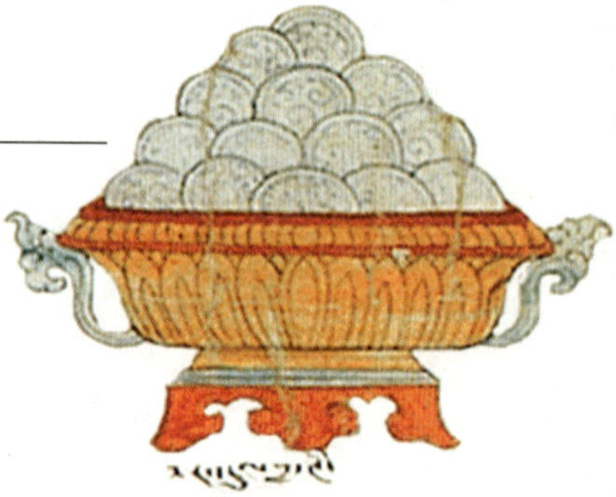

1.10 印度银币

印度银币是从银矿石中冶炼出来的白银铸成的银币，多产于印度，银币上铸有朝代的标志和年号。味苦、酸，功能治黄水病，干脓血，去腐肉。

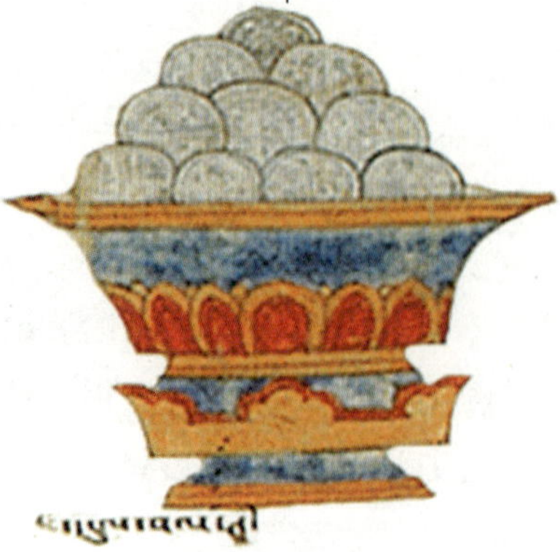

1.11 尼泊尔银币

尼泊尔银币是从银矿石中冶炼出来的白银铸成的银币，多产于尼泊尔，银币重一钱半，上铸有朝代的标志和年号等。味苦、酸，功能治黄水病，干脓血，去腐肉。

1.12 门隅银币

门隅银币是从银矿石中冶炼出来的白银铸成的银币，多产于门隅，重一钱，上铸有朝代年号等。味苦、酸，功能治黄水病，干脓血，去腐肉。

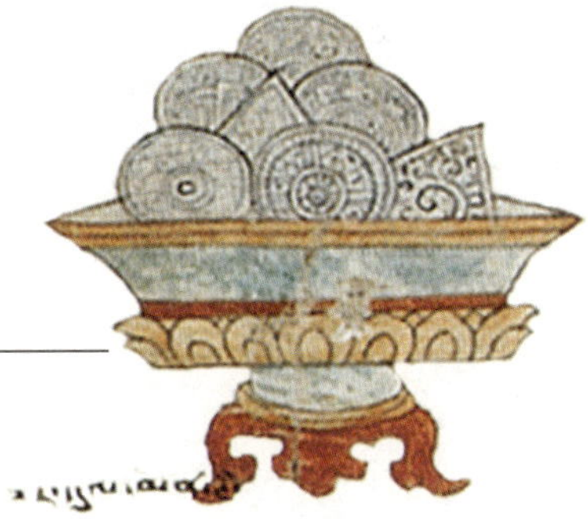

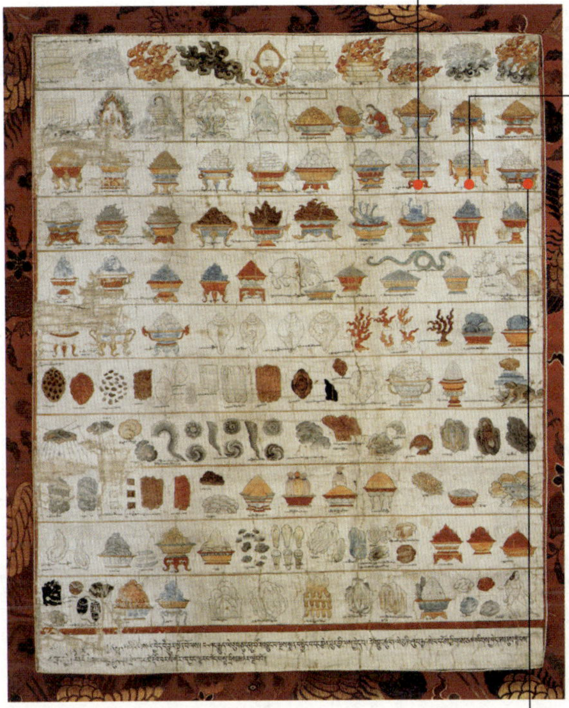

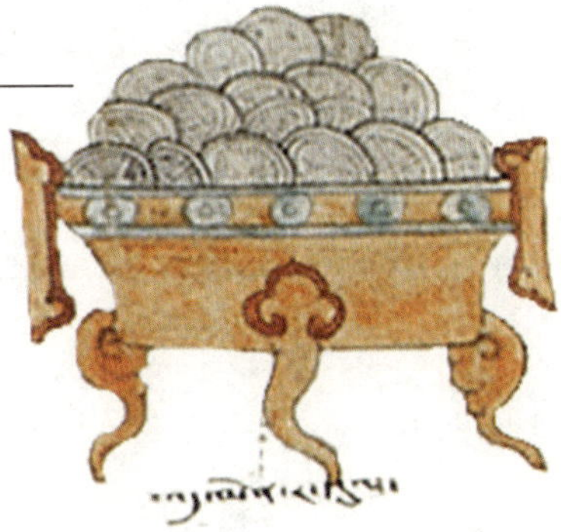

1.13 杂牌银币

杂牌银币是从银矿石中冶炼出来的白银铸成的不同种类的银币，多产于俄罗斯，重一分，上铸有朝代的年号等。味苦、酸，功能治黄水病，干脓血，去腐肉。

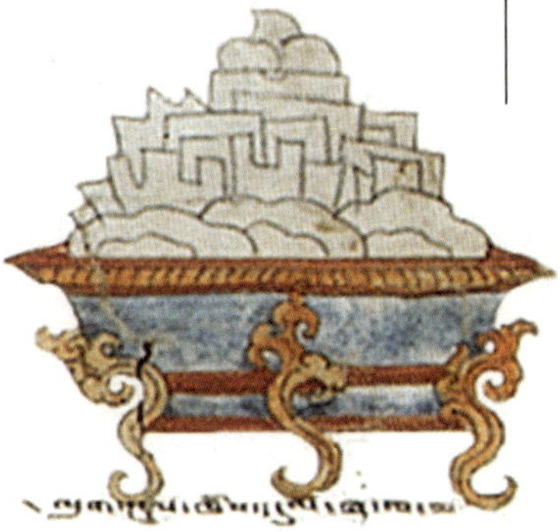

1.14 西康银币

西康银币是从银矿石中冶炼出来的白银铸成的银币，称“雪卡玛”，多产于西康，形状有多种，特性与一般白银一样。味苦、酸，功能治黄水病，干脓血，去腐肉。

1.15 含铁锡白银

含铁锡白银是从含铁锡的银矿石中冶炼出来的一种白银，色泽较青，泛白，其余与一般白银一样。味苦、酸，功能治黄水病，干脓血，去腐肉。

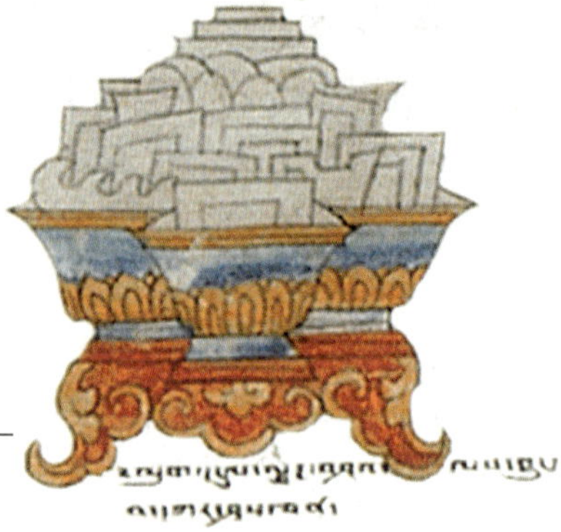

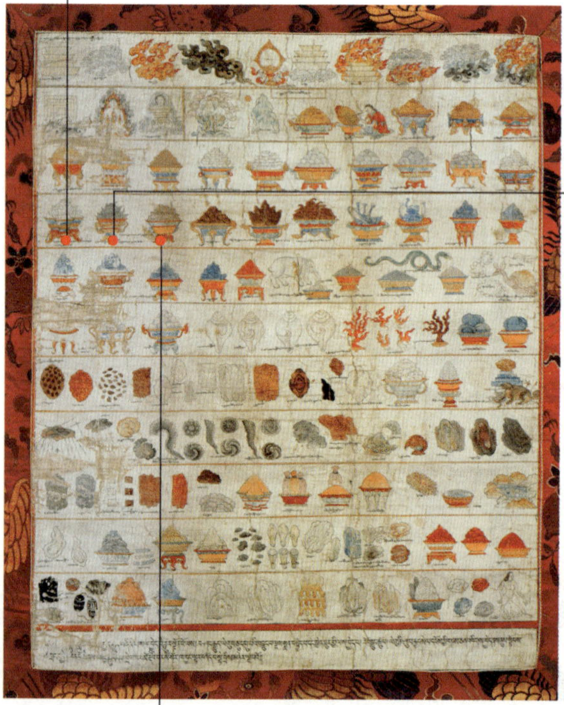

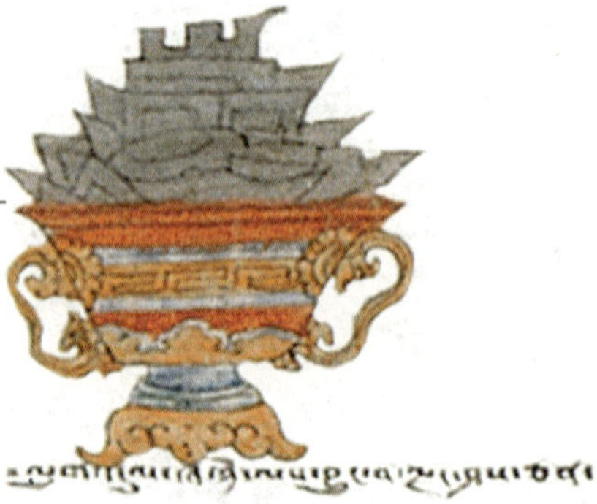

1.16 含铅白银

含铅白银是从含铅银矿石中冶炼出来的一种白银，色泽微绿，其余与一般白银一样。味苦、酸，功能治黄水病，干脓血，去腐肉。

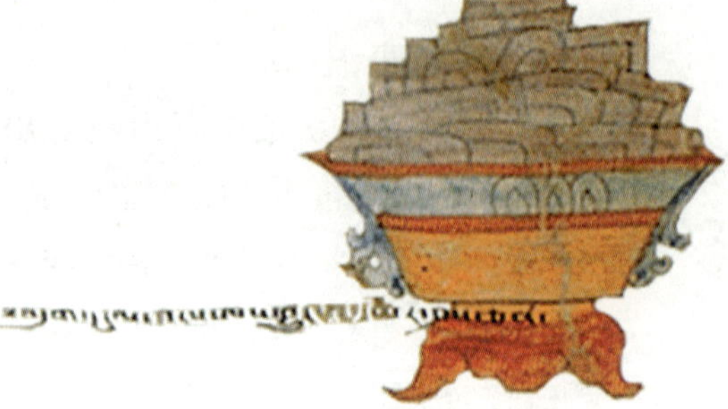

1.17 含红铜白银

含红铜白银是从含红铜银矿石中冶炼出来的一种白银，色泽较红，其余与一般白银一样。味苦、酸，功能治黄水病，干脓血，去腐肉。

1.18 自然红铜

自然红铜即纯红铜，为铜的上品，很少有其他金属成分，本色红而油腻，质地重而坚硬。味甘、酸，功能干体内脓和黄水，尤其干肺脓最佳。

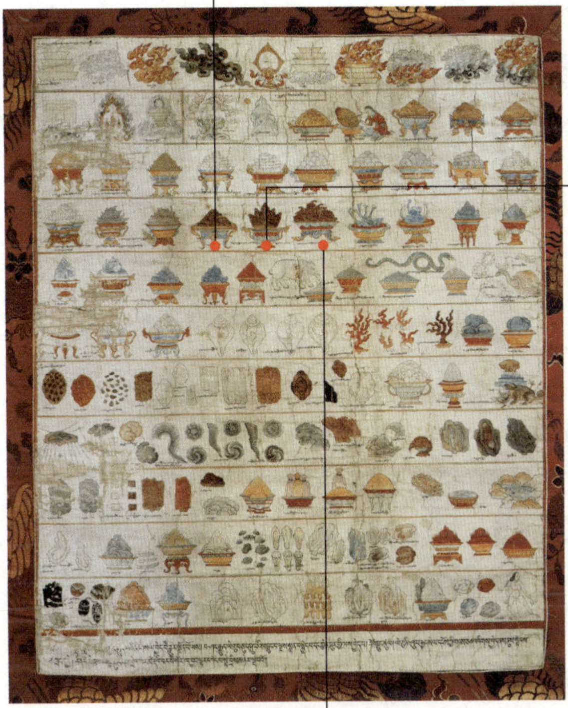

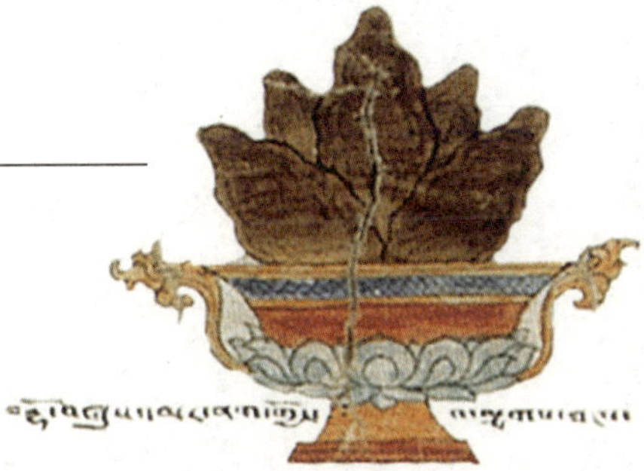

1.19 含铁红铜

红铜有优、劣2种，含铁的红铜为劣铜，它是从含铁铜矿石中冶炼出来的，色泽黑红，质地僵硬，锤打时声音难听，又称雄铜。味甘、酸，功能干体内脓和黄水，清肝热。

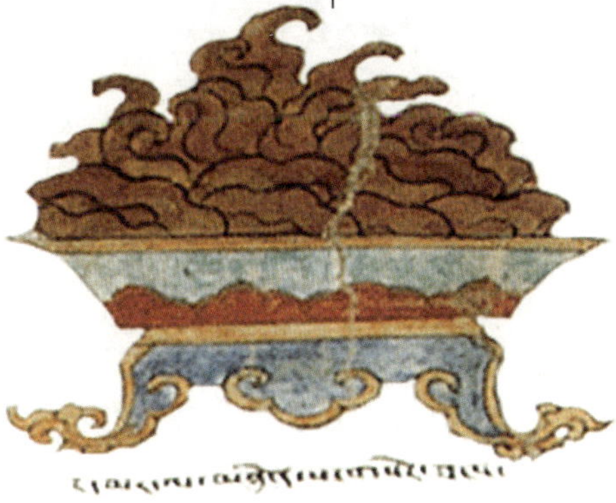

1.20 含金红铜

红铜有优、劣2种，含金的红铜为优铜，它是从含金铜矿石中冶炼出来的，色泽红，质地软，锤打时声音悦耳，又称雌铜。味甘、酸，功能干体内脓和黄水，清肝热。

1.21 磁铁

磁铁是从铁矿石中冶炼出来的一种铁，色泽偏白，质地重而坚硬。味甘，功能除肝中毒，治眼病、灰色浮肿等。

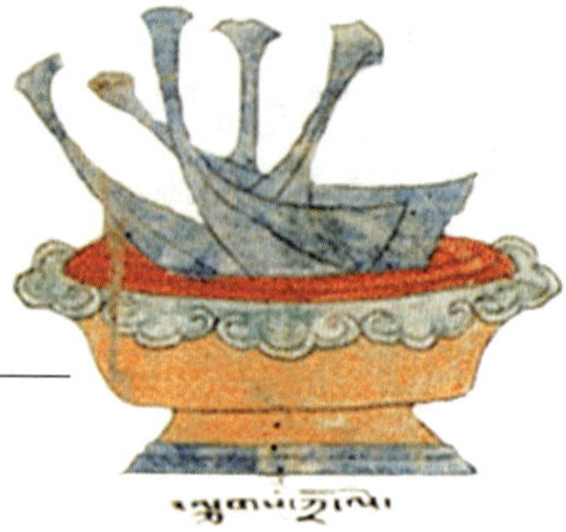

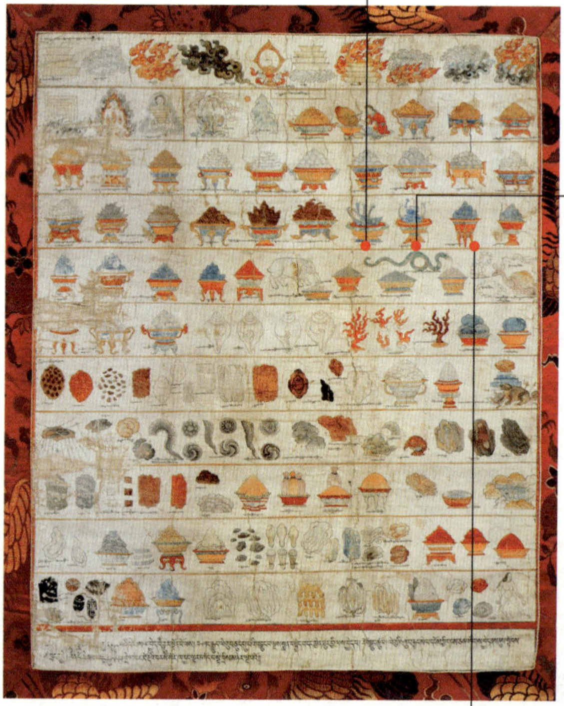

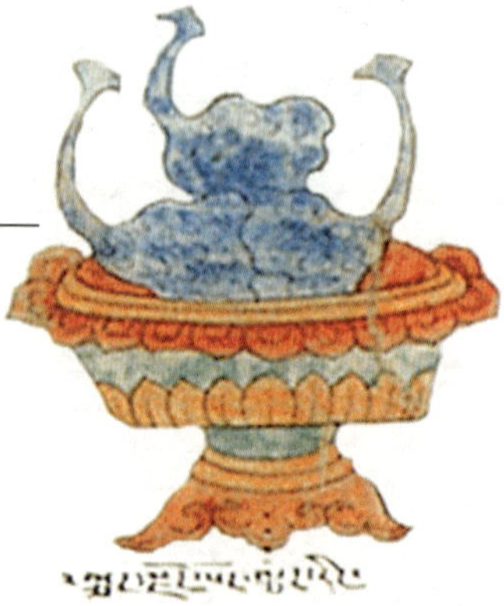

1.22 铁

铁是从铁矿石中冶炼出来的一种金属，色泽较灰，泛青，质地与其他铁无差异。味甘，功能除肝中毒，治眼病、灰色浮肿等。

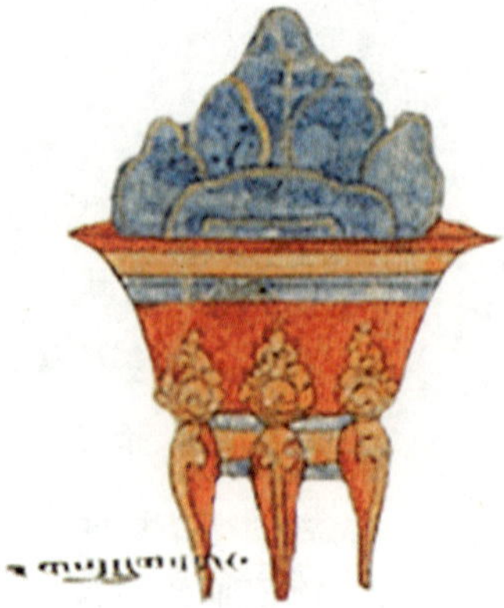

1.23 六白松石

六白松石是从矿中挖出的自然松石，松石有优、劣 2 品，各有新、中、旧三等，六白松石为优品中的中等品，主要产自藏地，色青而白光偏多，黑暗中也可看见。味甘，功能除毒，清肝热。

1.24 六红松石

从矿中挖出的自然松石，有优、劣 2 种，又有新、中、旧三等，六红松石为优品中的下品，多产自藏地和内地，色青而泛红光，油腻。味甘，功能解毒，清肝热等。

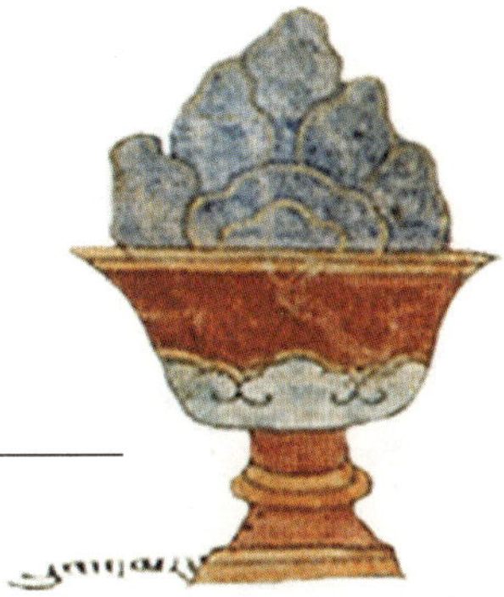

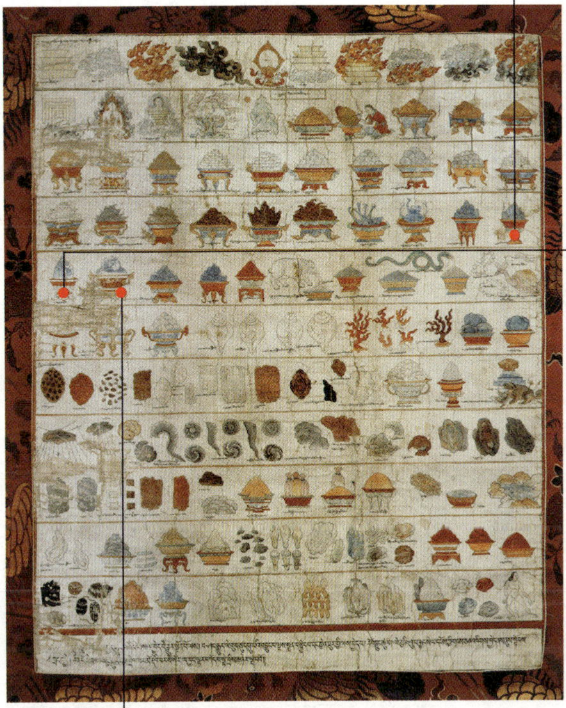

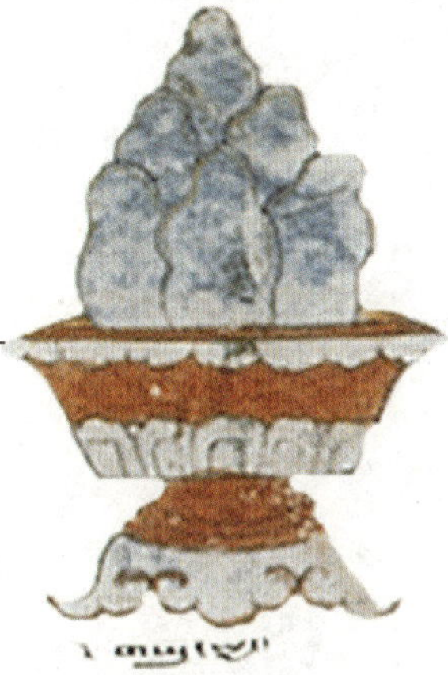

1.25 “将”松石

从矿中挖出的自然松石，有优、劣 2 种，又有新、中、旧三等，“将”松石为优品中的优品，形状、色泽等与六白松石相似，但比之偏青。味甘，功能解毒，清肝热等。

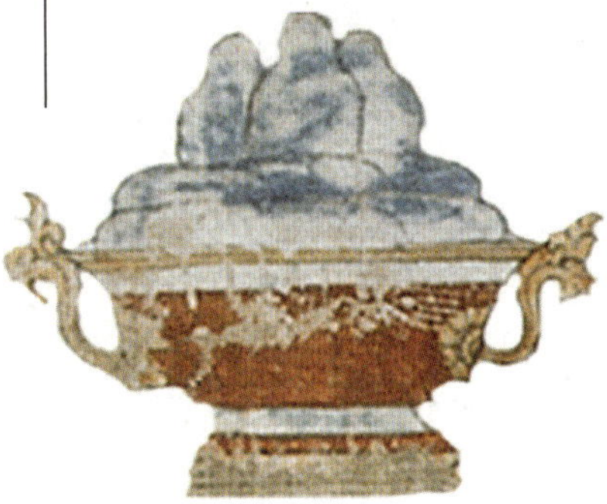

1.26 中等松石

从矿中挖出的自然松石，有优、劣 2 种，各有新、中、旧三等，中等松石为下品中的中等，形状、色泽等与六红松石相似，但比之较鲜艳。味甘，功能解毒，清肝热等。

1.27 蓝松石

从矿中挖出的自然松石，有优、劣2种，又分新、中、旧三等，蓝松石为劣品，形状、色泽等与六白松石相似，但比之较暗。味甘，功能解毒，清肝热等。

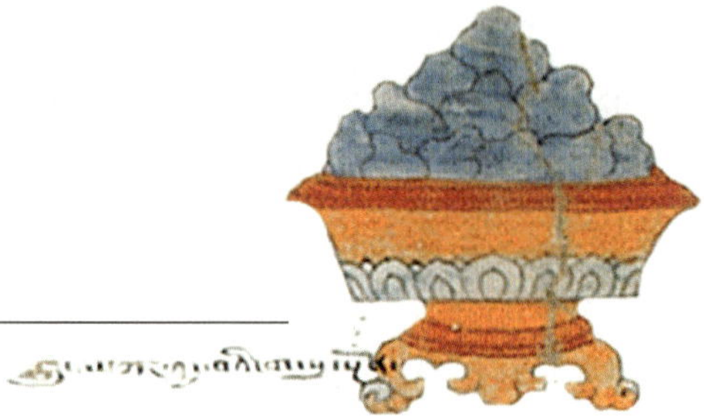

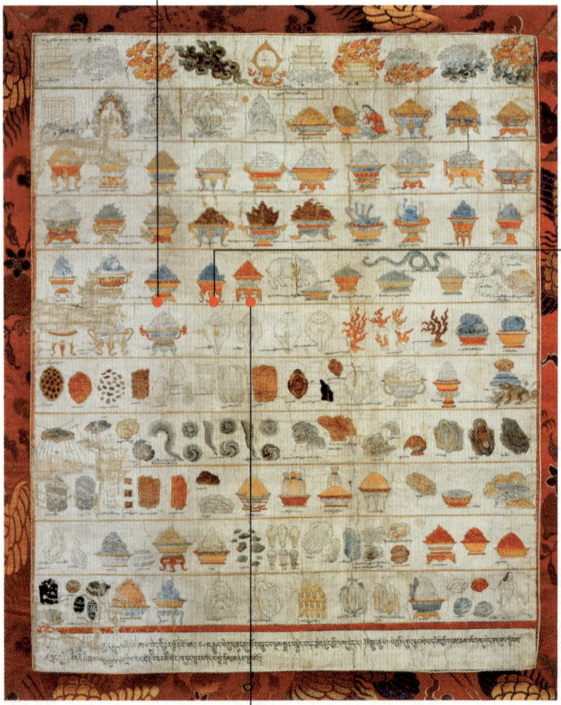

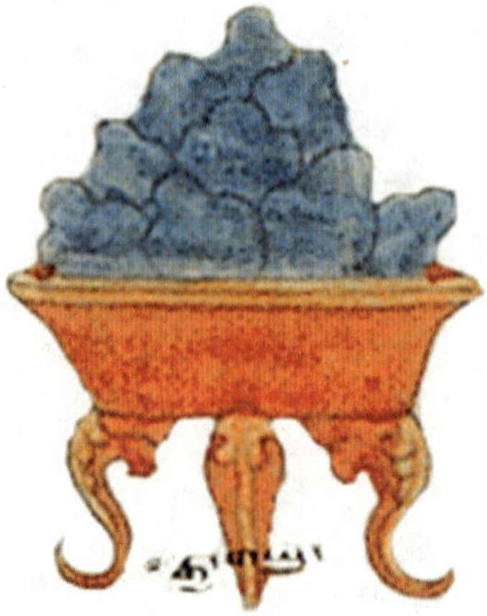

1.28 汉松石

从矿中挖出的自然松石，有优、劣2种，又分新、中、旧三等，汉松石又称子松石，为劣品中的新品，形状和色泽不定，略艳。味甘，功能解毒，清肝热等。

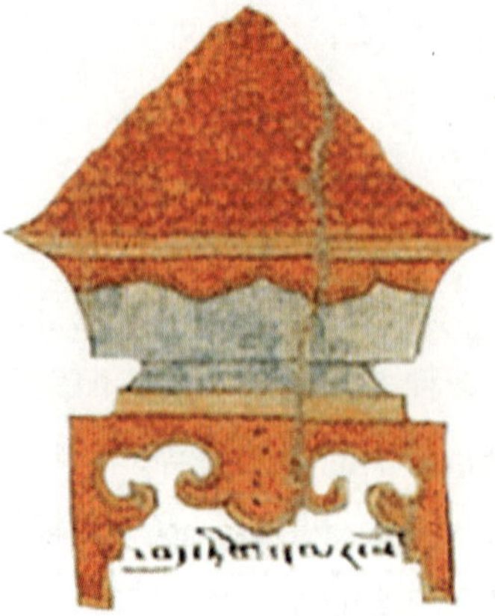

1.29 红珍珠

珍珠分六大类，其中红珍珠，色红，形状和性质等与其他珍珠相同。佛祖曰："出自红色动物体中的为优。"味涩，功能治脑震荡、中毒症。

1.30 白珍珠

珍珠分六大类，其中白珍珠出自大象颅内和象牙内。当闻到白珍珠的气味，一般大象皆逃走。形似油患子，色白。味涩，功能治脑震荡、中毒症。

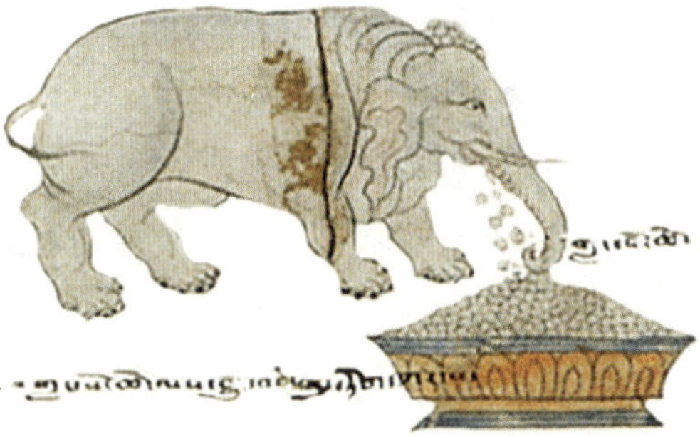

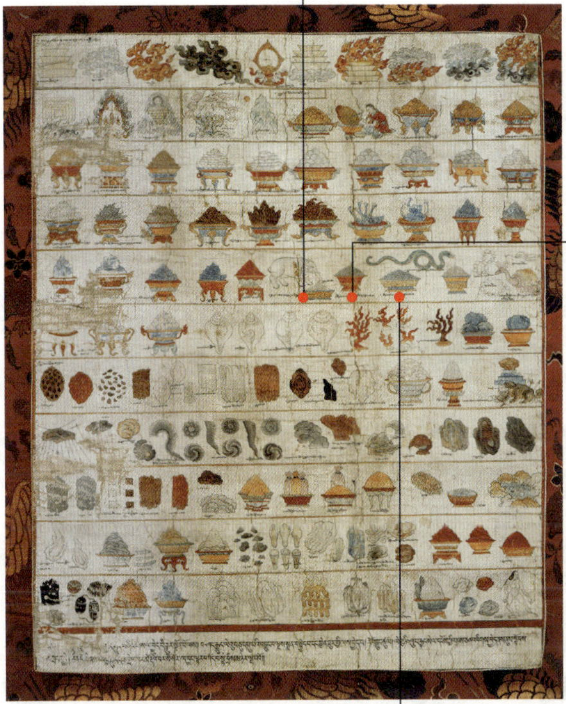

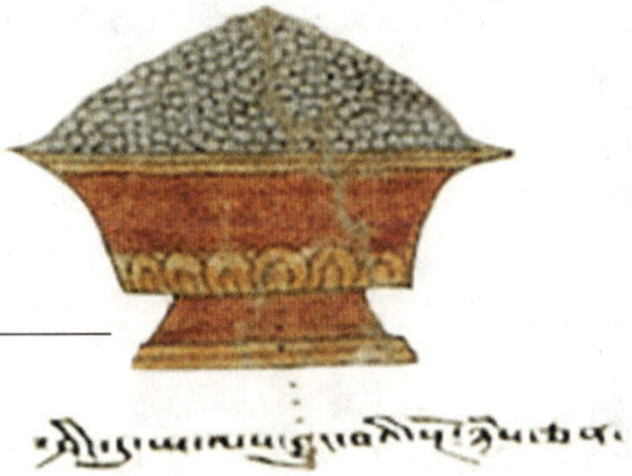

1.31 暗青珍珠

珍珠分六大类，其中的暗青珍珠传说是印度南方森林中一种叫“都亚”的树叶被雨淋后凝结而成的珍珠。色青具光泽，状如大豌豆。味涩，功能治脑震荡、中毒症。

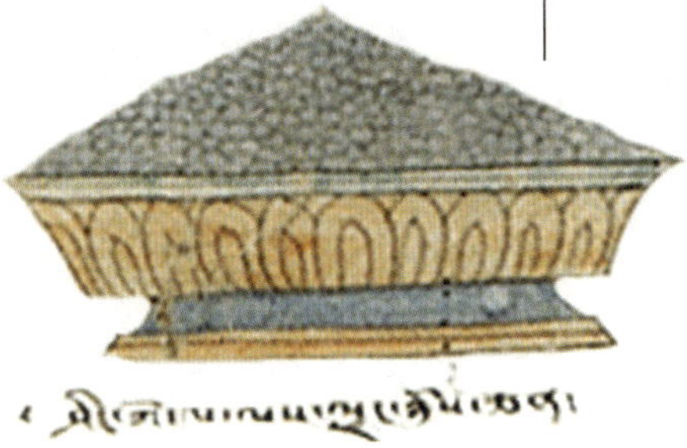

1.32 暗绿珍珠

珍珠分六大类，其中的暗绿珍珠听说是印度东方一座叫“杂哇德哇”小岛上生长的“格拉”树叶被雨淋后凝结而成的珍珠。色泽比较暗绿，大小如豌豆。味涩，功能治脑震荡、中毒症。

1.33 蛇红珍珠

珍珠分六大类，其中的蛇红珍珠听说是出自西方“霍”地一些蛇脑中，色似未成熟的红石榴，大小也如石榴籽。味涩，功能治脑震荡、中毒症。

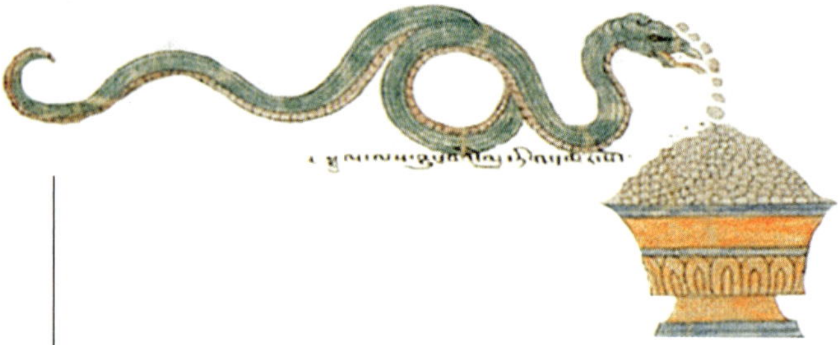

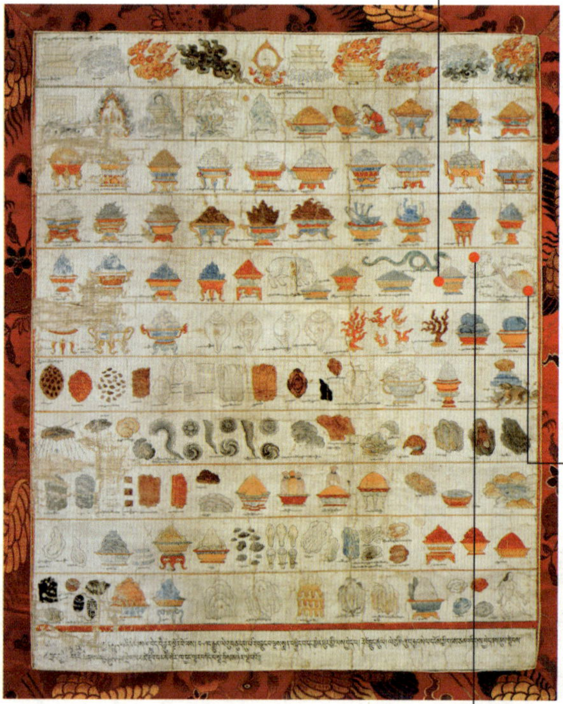

1.34 蚌珍珠

珍珠分六大类，其中蚌珍珠出自斯里兰卡大海中的生物牡蛎和与近似牡蛎的蚌体内，色微黄，大小不定。味涩，功能治脑震荡、中毒症。

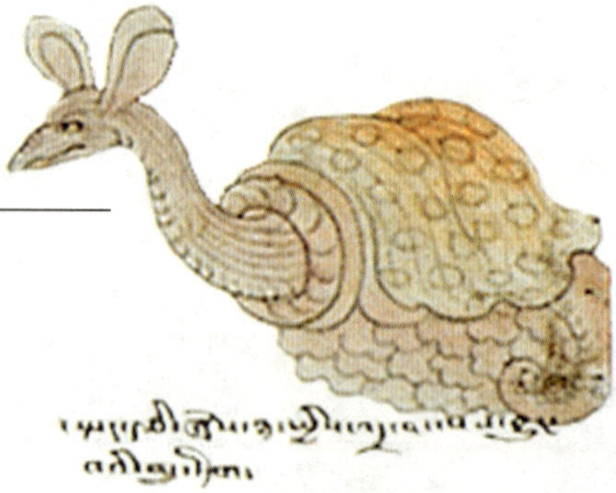

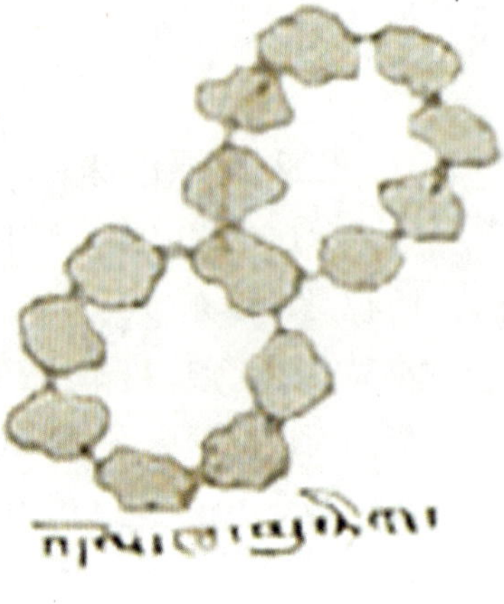

1.35 “多卡”珍珠

珍珠有四杂种，其中“多卡”珍珠色暗青，形似鸡蛋，大小如豌豆，又叫“安多”珍珠。味涩，功能治脑震荡、白脉病、白内障，解毒。

1.36 汉珍珠

珍珠有四杂种，其中汉珍珠色暗白，形状为椭圆或长圆，大小如豌豆。味涩，功能治脑震荡、白脉病、白内障，解毒。

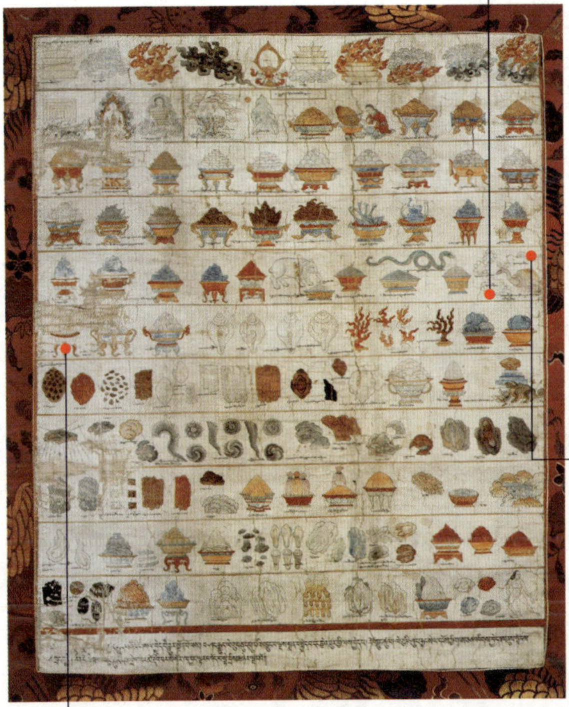

1.37 虮状珍珠

珍珠有四杂种，其中虮珍珠色偏白，椭圆，大小如豌豆，内地、印度有合成的细小珍珠便是。味涩，功能治脑震荡、白脉病、白内障，解毒。

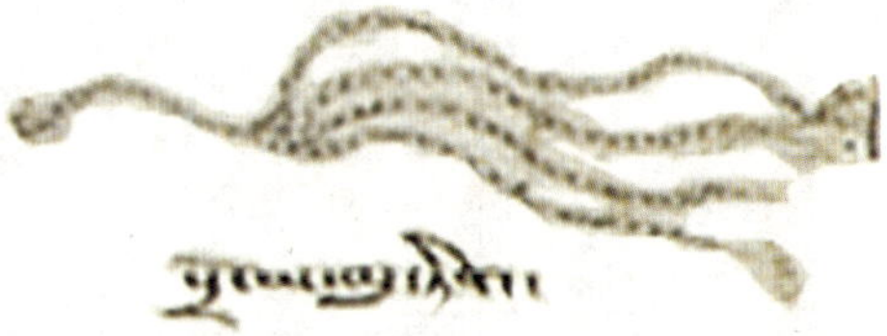

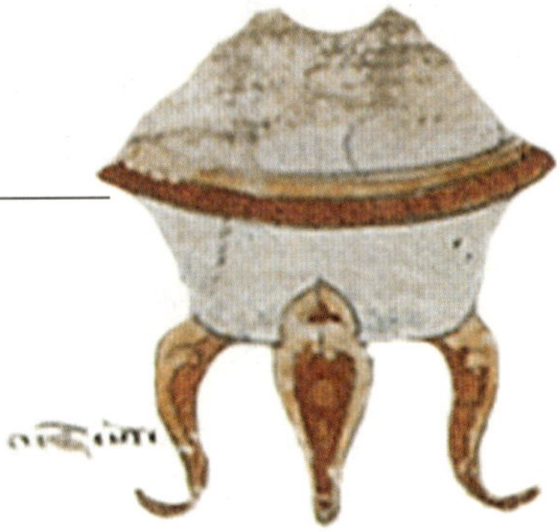

1.38 无眼雄珠

白珍珠、红珍珠、蚌珍珠、“多卡”珍珠、汉珍珠等皆有雄雌之分，其中中间无孔即无眼者为雄珠。

1.39 有眼雌珠

珍珠皆有雄雌之分，其中中间有孔眼和外壳厚者即为雌珠。

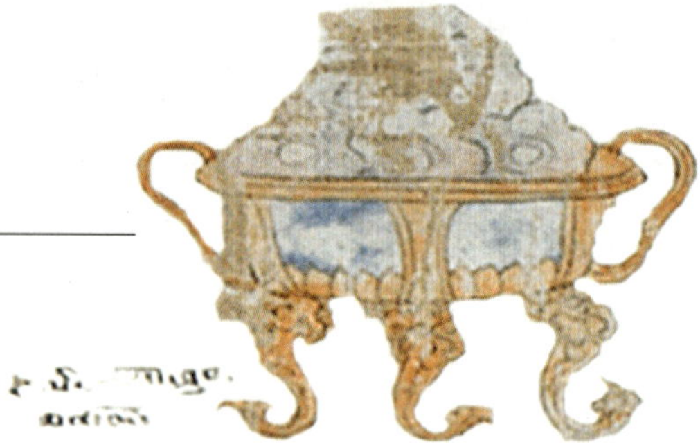

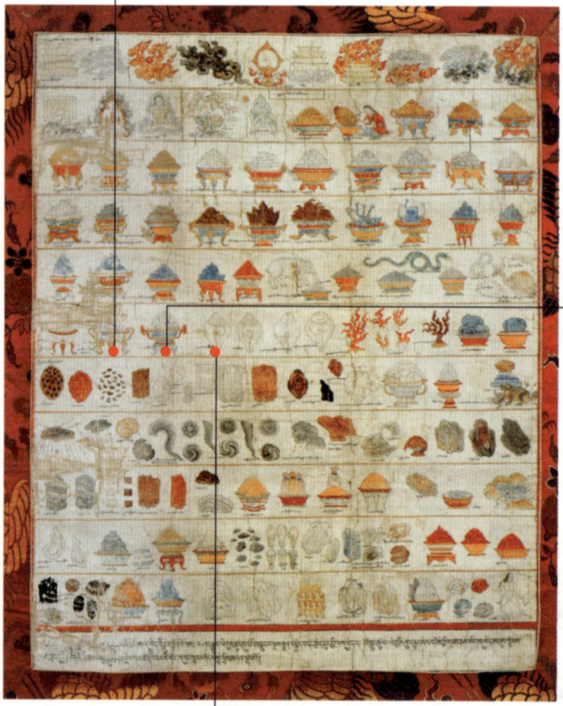

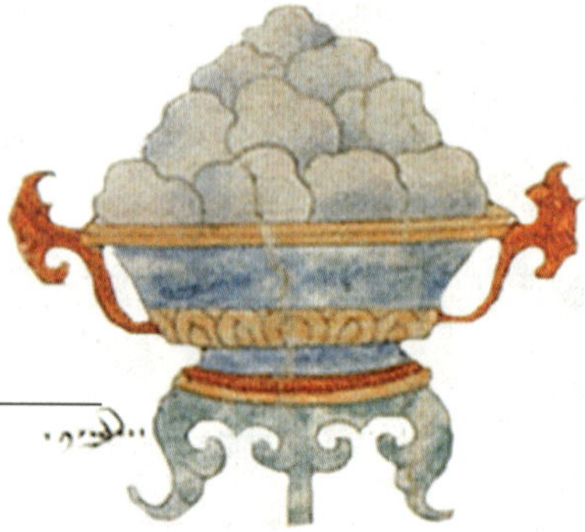

1.40 珍珠母

珍珠母是生活在海洋中的一种产珍珠的生物外壳，形似人的两指甲对合，大小不定，阳光下有彩虹光泽。味涩，功能治脑震荡、白脉病，解毒，去白内障。

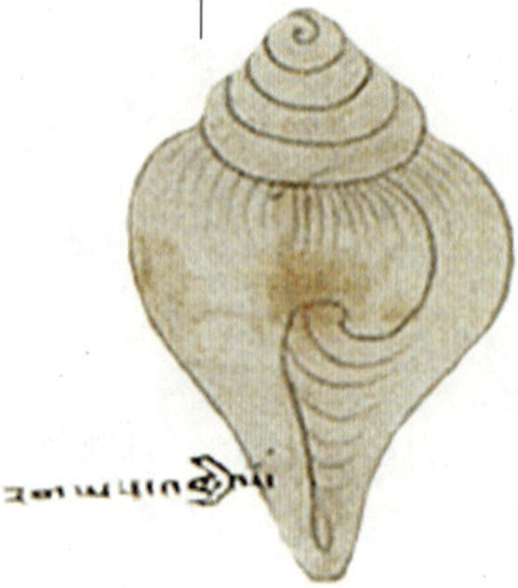

1.41 右旋白螺

右旋白螺是生活于大海中的一种生物外壳，非常洁白，有右旋纹，有人说是来不及转世为他物，五代皆为螺的白螺。白螺被视为重要吉祥物。味涩，性锐，功能破脓疮、痞瘤，干燥和排脓血。

1.42 法螺

法螺是生活于大海中的一种生物之外壳，形似海螺，色如黄花玛瑙。味涩，性锐，功能破脓疮、痞瘤，可干燥和排出脓血。

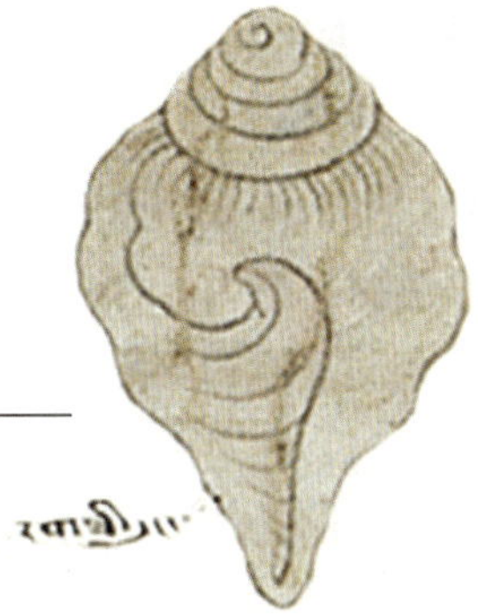

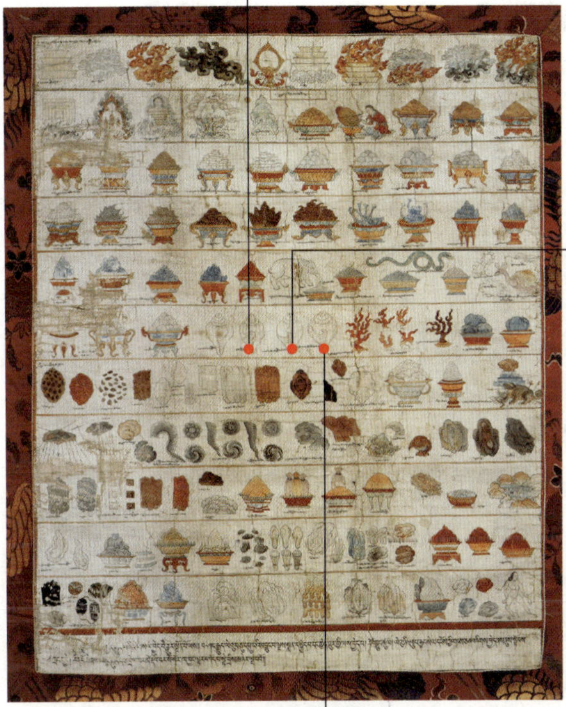

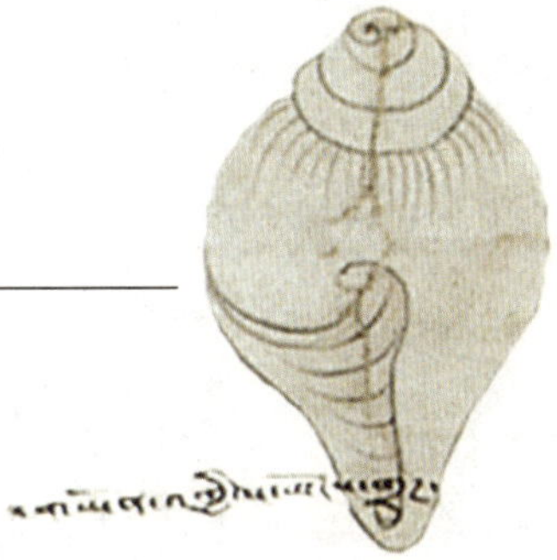

1.43 左旋螺

左旋螺是生活于大海中的一种生物之外壳，表面白而光滑，壳厚，现在大多数寺院作为法螺使用。味涩，性锐，功能破脓疮、痞瘤，可干燥和排出脓血。

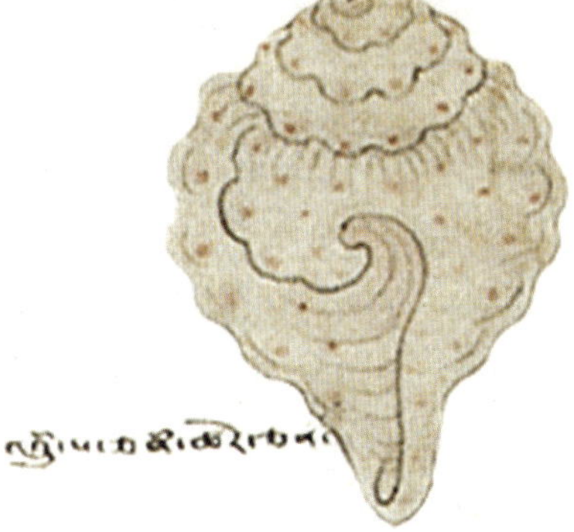

1.44 刺螺

刺螺是生活于大海中的一种生物之外壳，表面布满刺猬般毛刺。味涩，性锐，功能破脓疮、痞瘤，可干燥和排出脓血。

1.45 红珊瑚

红珊瑚又称红佛手，如树木生长于大海岸边的岩石和沙滩上，形似鹿角，质地坚硬、重，成熟或艳阳烘烤后变为红色。味甘，功能清肝热、毒热，治狂症昏厥、各种白脉病、血病皆为上品。

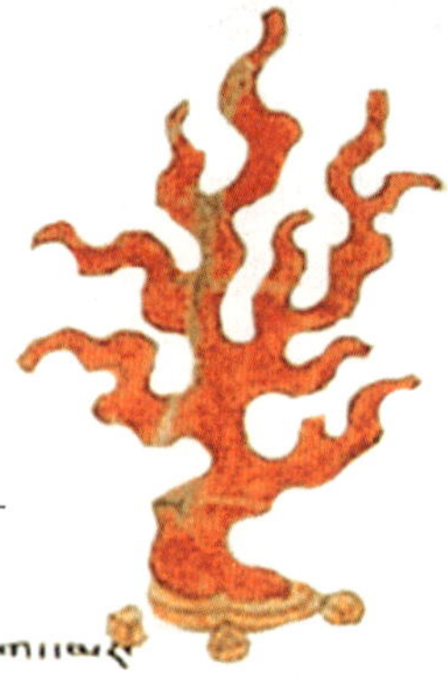

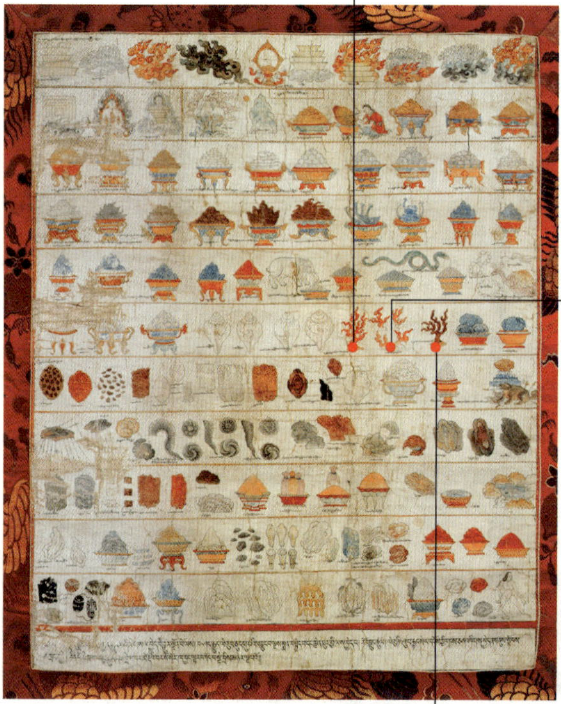

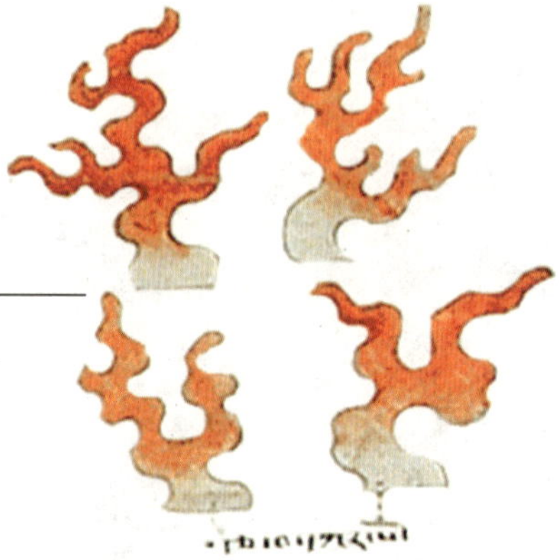

1.46 白根珊瑚

白根珊瑚如树般生长于大海岸边的岩石和沙滩上，形似鹿角，质地硬而重，未被阳光炙烤的显灰色。味甘，功能清肝热、毒热，治狂症昏厥、各种白脉病、血病皆为上品。

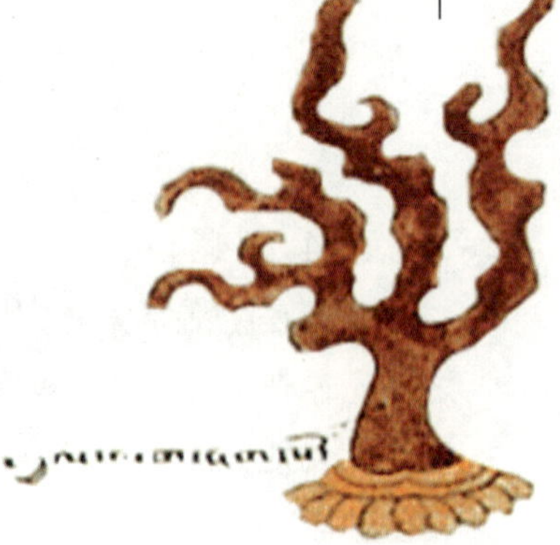

1.47 黑佛手珊瑚

黑佛手珊瑚如树般生长于大海岸边的岩石和沙滩上，形似鹿角，质地硬而重，被阳光炙烤后变黑。味甘，功能清肝热、毒热，治狂症昏厥、各种白脉病、血病皆为上品。

1.48 含金青金石

含金青金石是一种宝石，多产自内地、印度，青金石中含有黄色金属成分，断面有金星，又名金青金石。味甘，功能解毒，治黄水病、麻风病等。

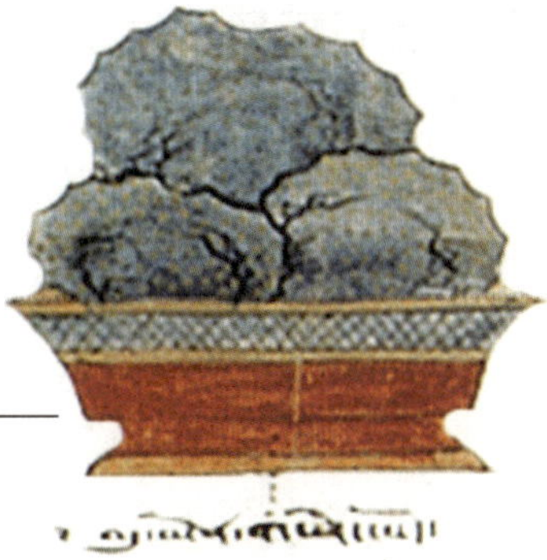

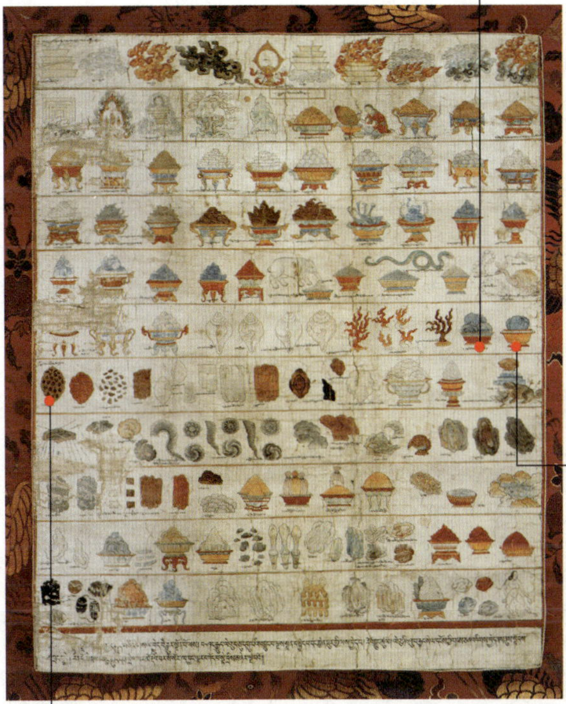

1.49 不含金青金石

不含金的青金石也是一种宝石，多产自内地、印度，此青金石中无杂质，色黑绿，断面有绿光，又名石青金石。味甘，功能解毒，治黄水病、麻风病等。

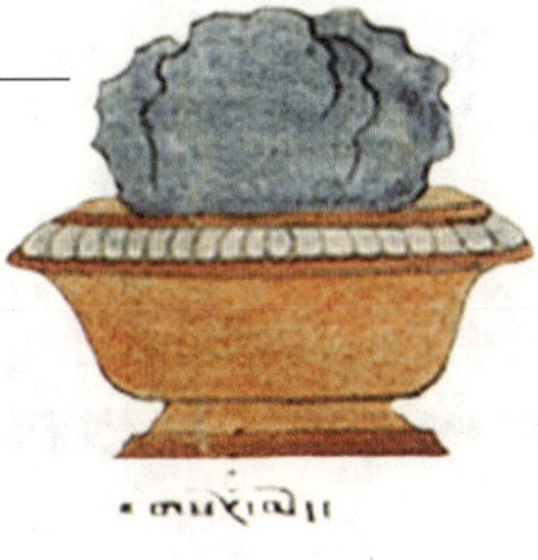

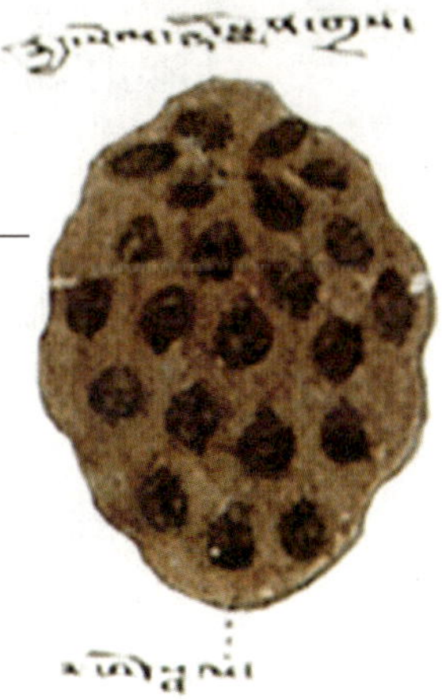

2　矿物类药物性能

2.1 雄黛赭石上品

一种色紫、质地重硬、如蛙背的矿物药，表面佛塔纹的瘤疹较大者为雄黛赭石上品。味甘，功能引出和干燥躯体内黄水，愈合骨折，生骨松质等。

2.2 雄黛赭石下品

一种色紫、质地重硬、像蛙背的矿物药，表面佛塔纹瘤疹较小者为雄黛赭石下品。味甘，功能引出和干燥躯体内黄水，愈合骨折，生骨松质等。

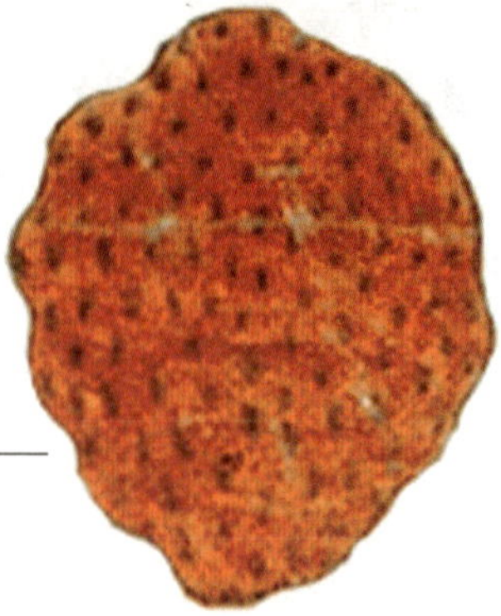

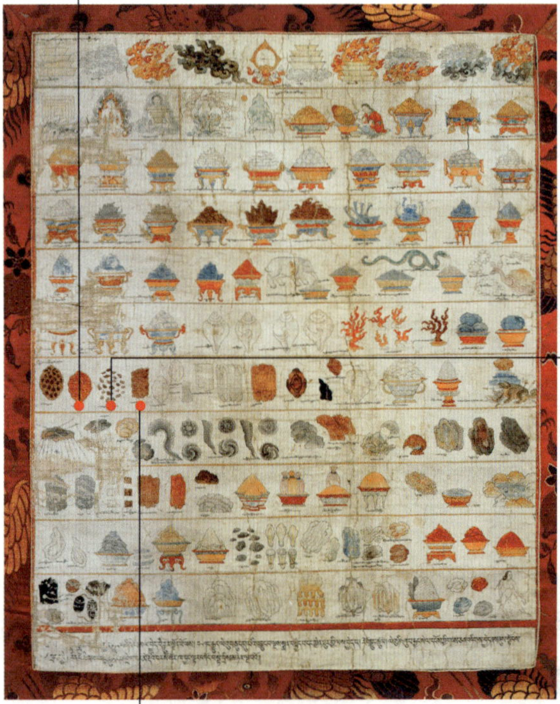

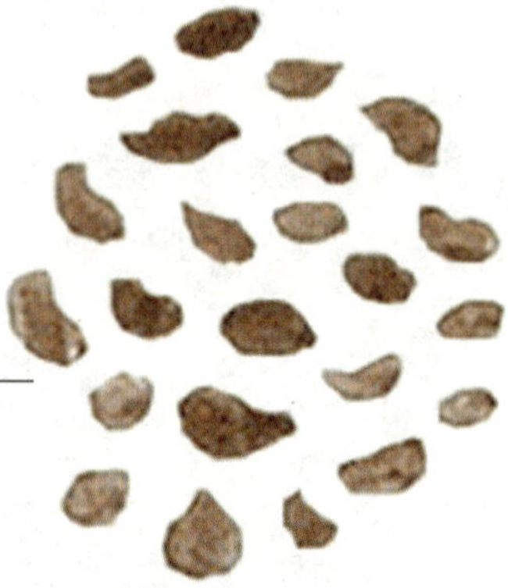

2.3 雌黛赭石上品

一种色紫、质地重硬、像蛙背的矿物药，表面有明显的莲花纹，瘤疹不多者为雌黛赭石上品。味甘，功能引出和干燥躯体内的黄水，愈合骨折，生骨松质等。

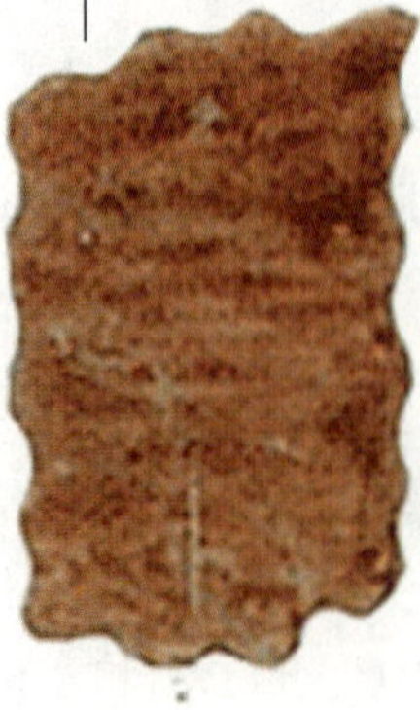

2.4 雌黛赭石下品

一种色紫、质地重硬、像蛙背的矿物药，表面无任何瘤疹者为雌黛赭石下品。味甘，功能引出和干燥躯体内的黄水，愈合骨折，生骨松质等。

2.5 雄瘤状硅镁石上品

一种色白、质地重硬、像蛙背的矿物药，形状尖长，表面如佛塔状，瘤疹较大者为雄硅镁石上品。味甘，功能愈创伤，清骨热，愈合骨折。

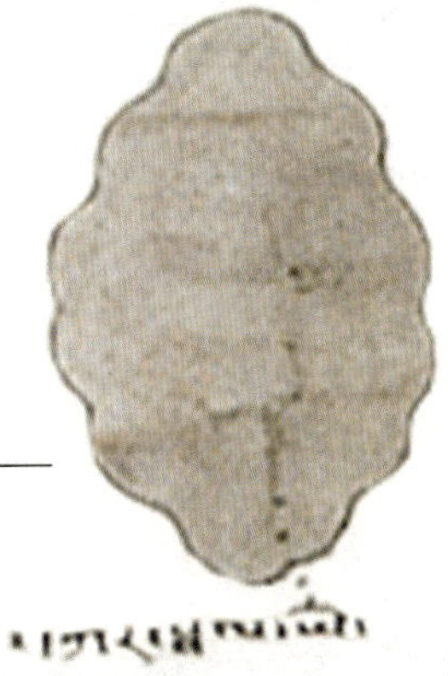

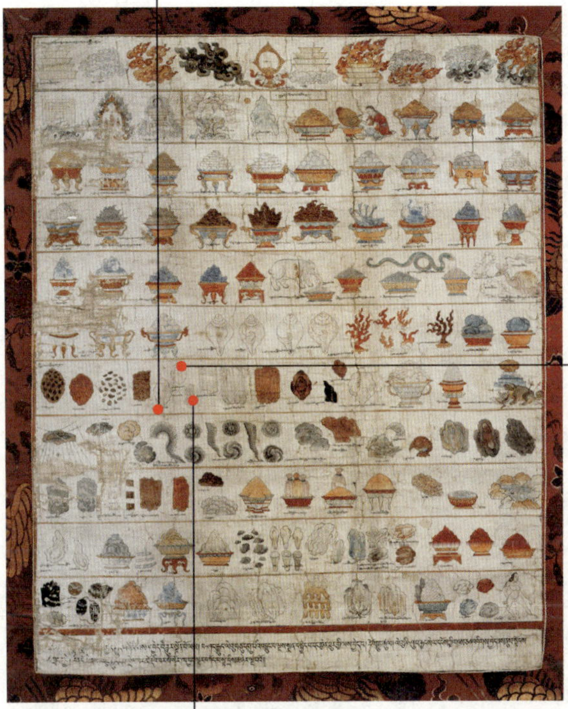

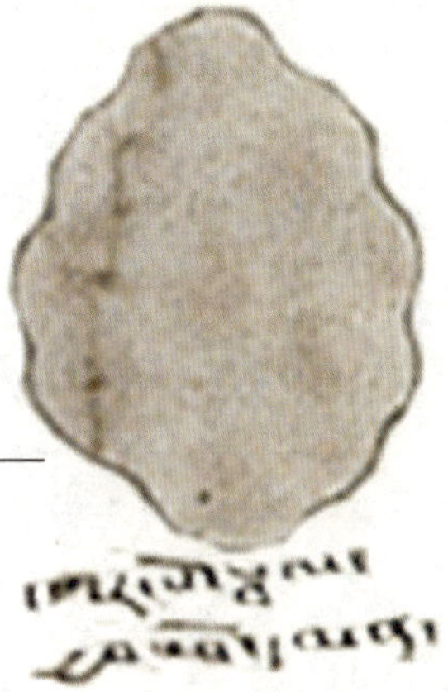

2.6 雄瘤状硅镁石下品

一种色白、质地重硬、像蛙背的矿物药，形状尖长，表面有佛塔纹、瘤疹较小者为雄硅镁石下品。味甘，功能愈创伤，清骨热，愈合骨折。

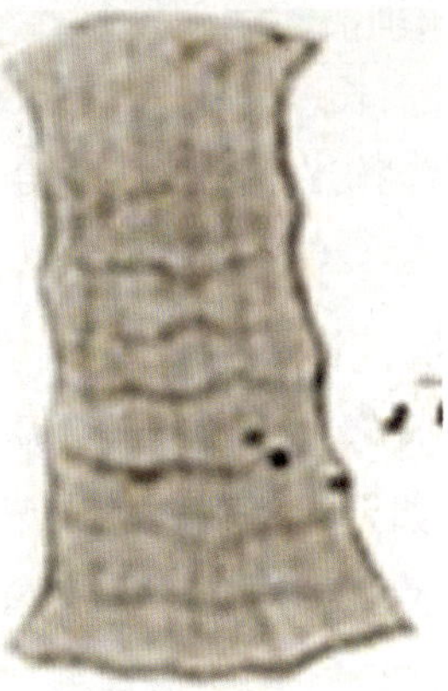

2.7 雌瘤状硅镁石上品

一种色白、质地重硬、像蛙背的矿物药，表面上有明显莲花纹、瘤疹不大者为雌硅镁石上品。味甘，功能愈创伤，清骨热，愈合骨折。

2.8 雌瘤状硅镁石下品

一种色白、质地重硬、像蛙背的矿物药，与其他蛙背石不同，表面无任何瘤疹纹路者为雌硅镁石下品。味甘，功能愈创伤，清骨热，愈合骨折。

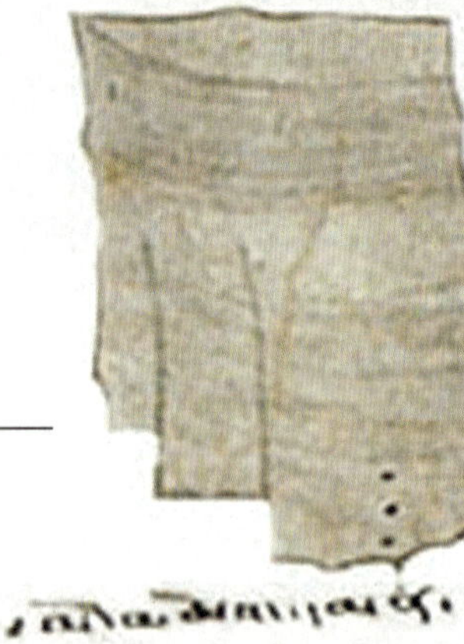

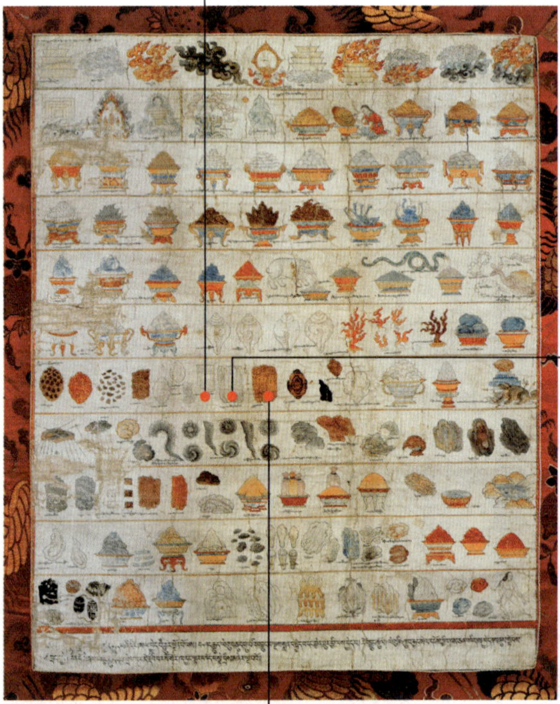

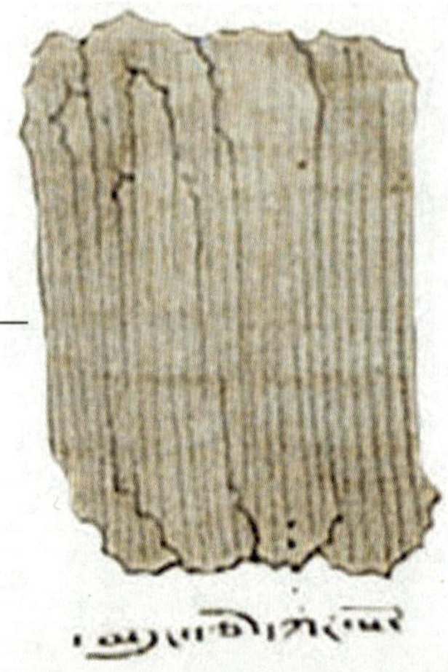

2.9 白纤维状硅镁石

白纤维状硅镁石是一种矿物药，色白似吸吮的冰棱，质地硬，根部粗而先端细，断面如钢针排列，锋利，个体大而长，色白，有环状纹。味甘，功能愈创伤，治骨热，愈合骨折。

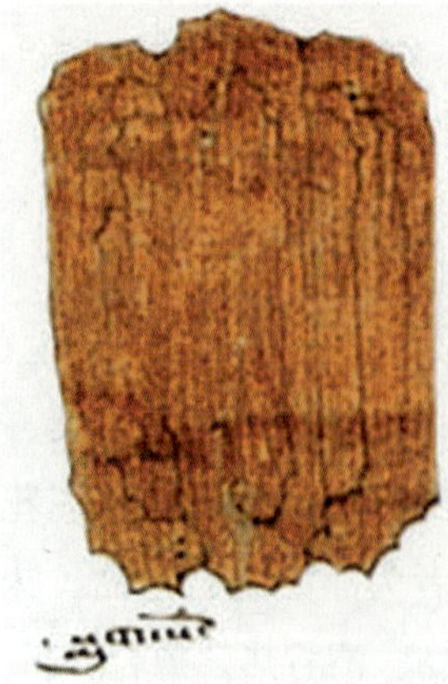

2.10 紫纤维状硅镁石

紫纤维状硅镁石像吸吮的冰棱，质地光滑绵软，长柱形，断面如钢针排列，色红紫，用以作画显紫色，除个体较小外与白纤维状硅镁石相似，砸之易碎。味甘，功能愈创伤，清骨热，愈合骨折。

2.11 石冰片

石冰片又叫具香，色紫，形似岩片，表面黑紫，上面有零星瘤，嗅之气味大，是一种矿物药，有些人认为是结核状赤铁矿。功能愈创伤，清骨热，愈合骨折。

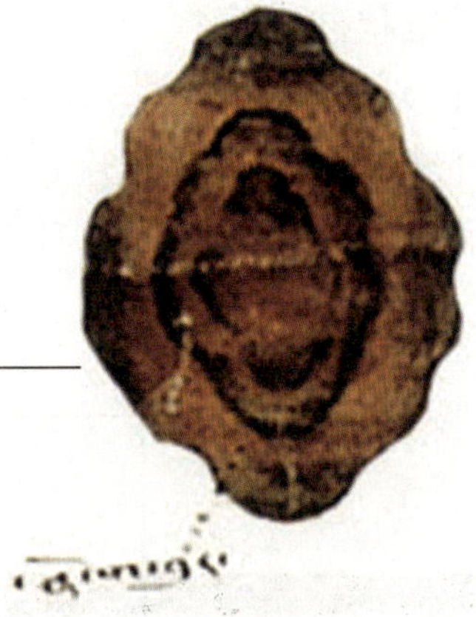

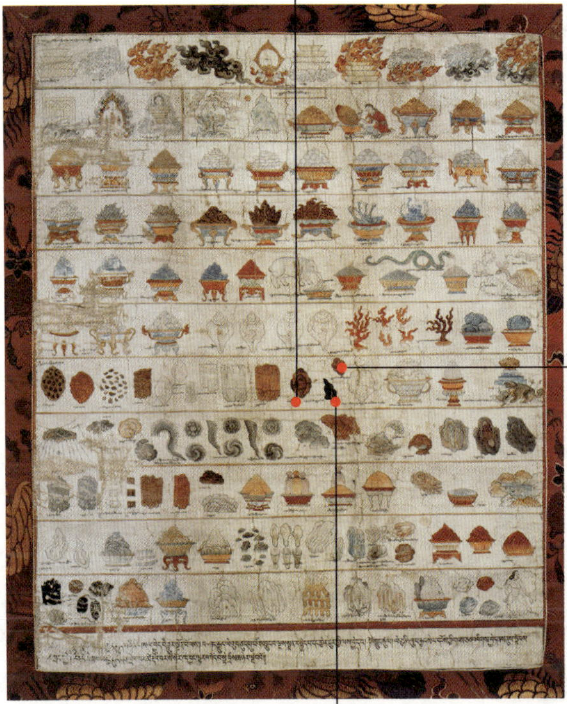

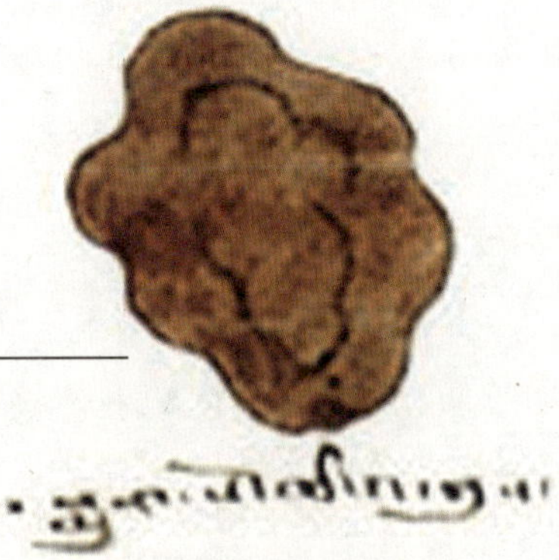

2.12 结核状赤铁矿

色紫，形似石冰片，但比之较小，长圆，质地硬重，是一种有蛀背状瘤疹的矿物药。功能愈创伤，清骨热，愈合骨折。

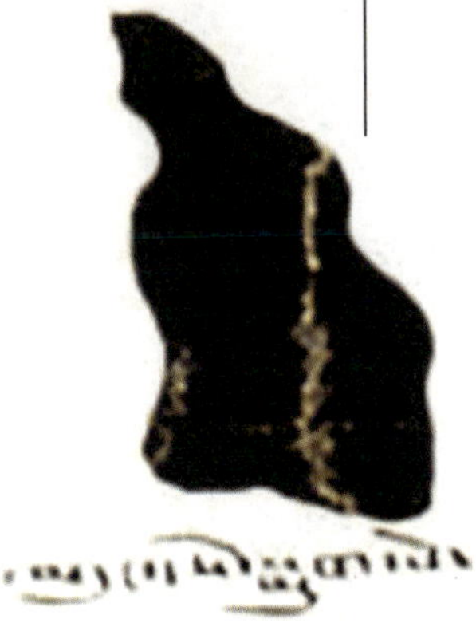

2.13 紫纤维状硅镁石

有些人认为紫纤维状硅镁石是一种颜色非常紫，尖利根粗如矛头，表面上有各种疙瘩的矿物药。功能愈创伤，清骨热，愈骨折。

2.14 纤维状硅镁石

有些人认为纤维状硅镁石（译音为“嘎布球突”）与纤维状硅镁石、石冰片（又叫具香）相似，形似岩片石，色白，表面有各种水纹瘤疹。功能愈创伤，清骨热，愈合骨折。

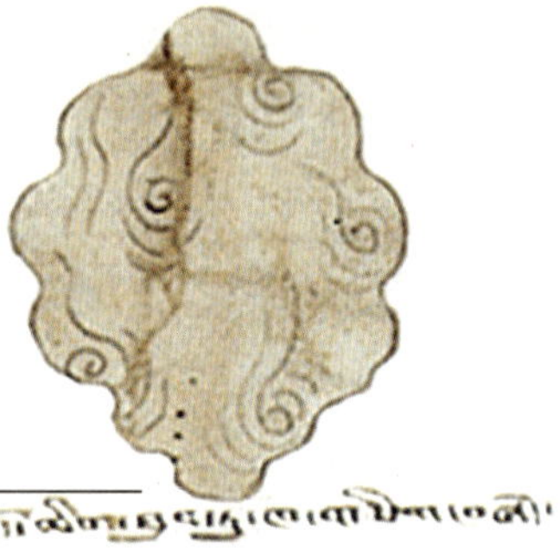

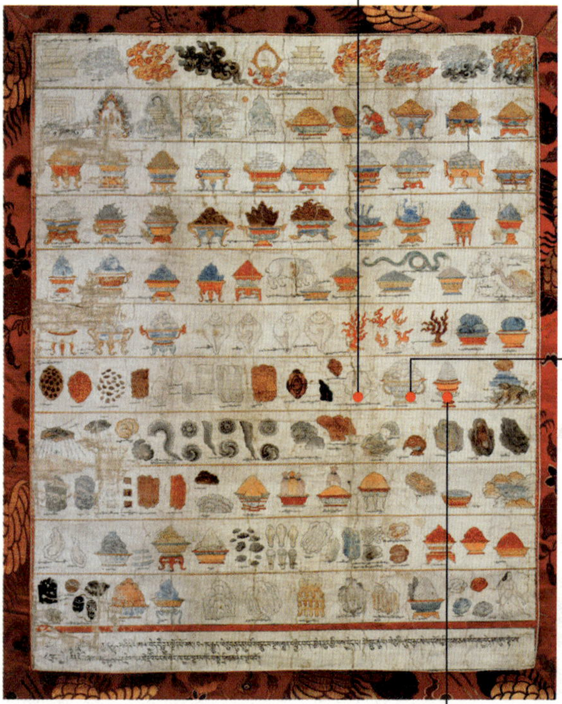

2.15 雪山钙质结核

雪山钙质结核是一种高山岩崖上的积雪融化后形成的钙质矿物，色白，形状不一，质地疏松、绵软。味甘，功能清肝热，生骨松质，愈合骨折，治瘟热。

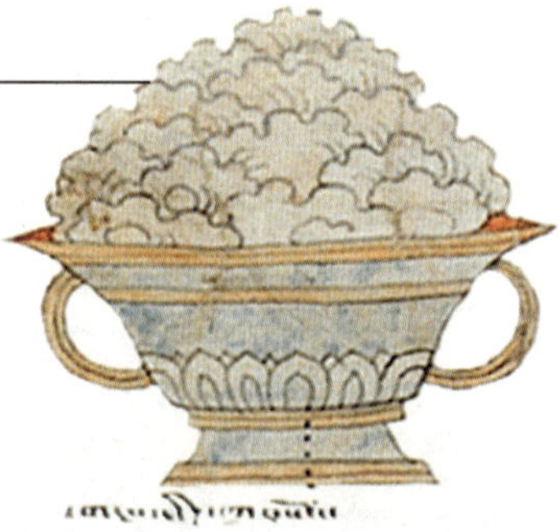

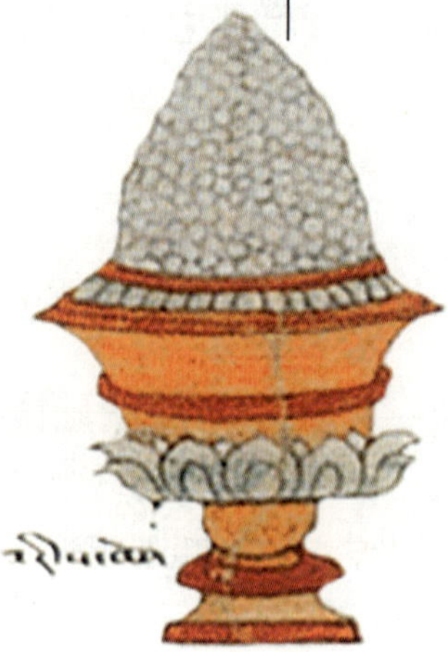

2.16 粒状雪山钙质结核

粒状雪山钙质结核是一种积雪融化后岩崖上形成的钙质矿物，色白，颗粒状，大小如豌豆，质地比较坚硬。味甘，功能清肝热，生骨松质，愈合骨折，治瘟热。

2.17 上等磁石

磁石是一种吸铁的矿石，普遍认为上等磁石是须弥山南麓一狮状磁石岩，周围人家的铁器皆吸引指向北方。味甘，功能吸出遗留于体内的弹片、箭头，治脑和骨脉病（神经障碍）。

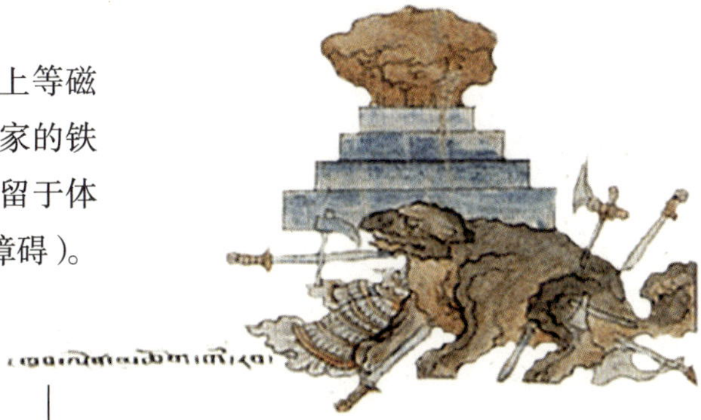

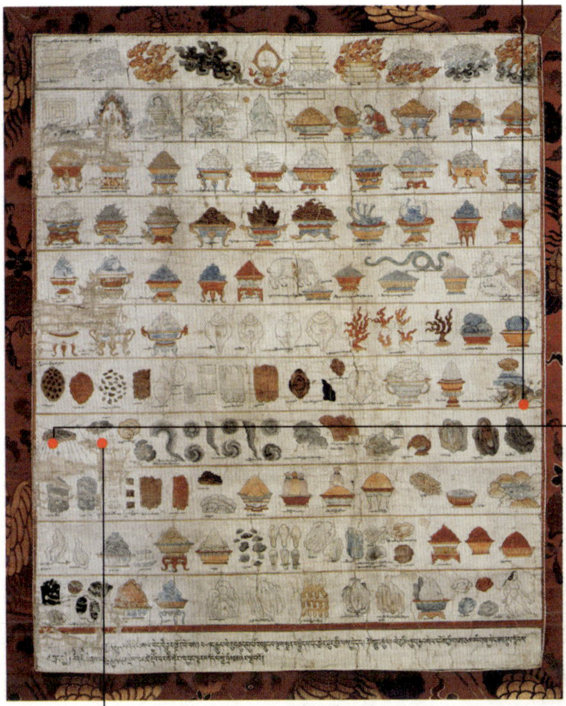

2.18 中等磁石

是多产自内地等能够吸铁的一种矿石，形状大小不一，但能吸住十根串联的钢针者则为中等磁石。味甘，功能吸出体内遗留物，治脑和骨脉病。

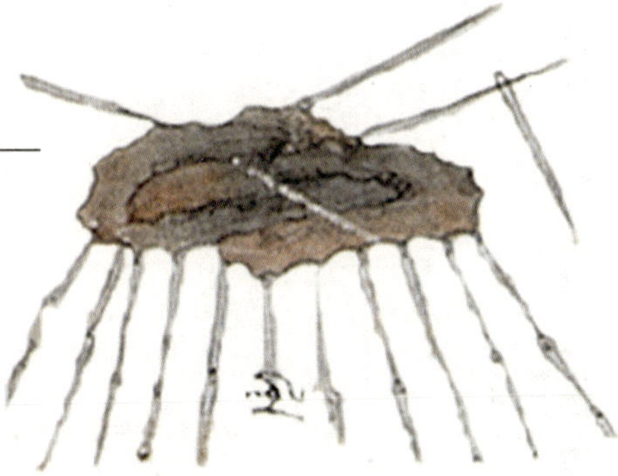

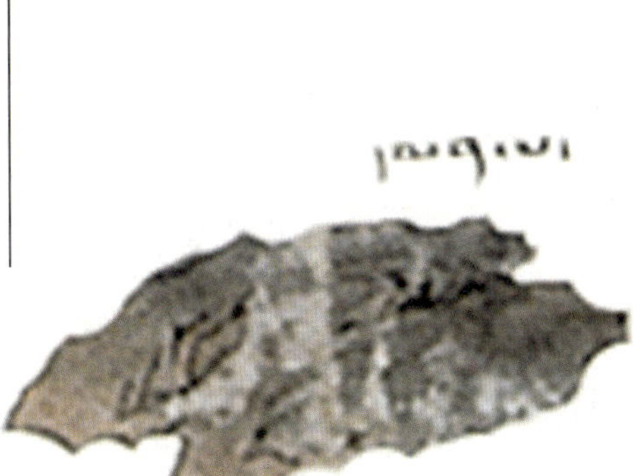

2.19 劣等磁石

产自山岩和火山灰海洋沙子中的一种吸铁矿石，形状大小不一，但能吸住铁器者则为劣等磁石。味甘，功能吸出体内遗留物，治脑和骨脉病。

2.20 淡黄玉髓

淡黄玉髓属玛瑙类的一种矿石，形状大小不一，断面坚硬有光泽，色泽淡黄，用铁器击之出火星，碎末变成灰白沙子。味甘，功能愈合骨折，治淋巴腺肿大，生肌愈疮。

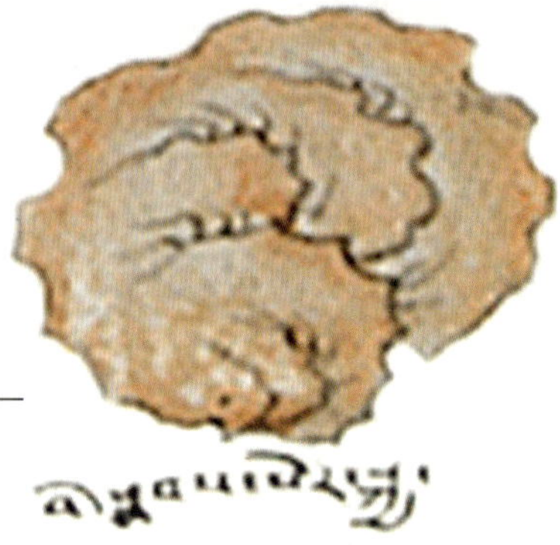

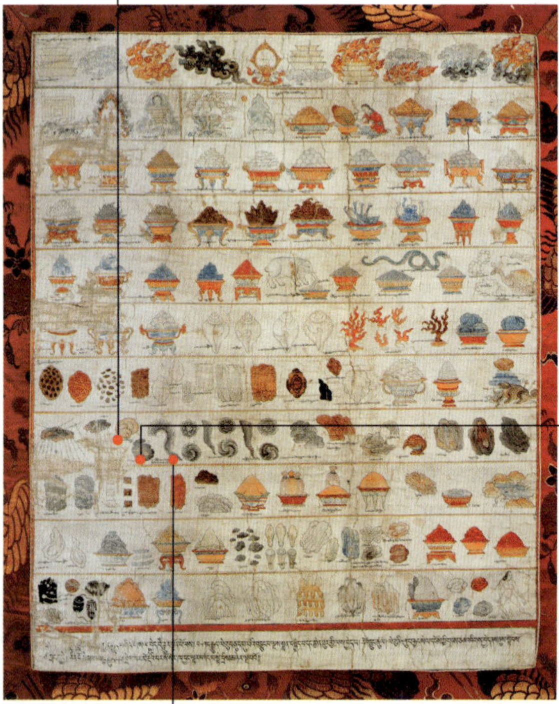

2.21 褐紫玉髓

褐紫玉髓属玛瑙类的一种矿石，形状大小不一，色泽黄紫，断面坚硬有光泽，似火石，用铁击之出火星。味甘，功能愈合骨折，治淋巴腺肿大，生肌愈疮。

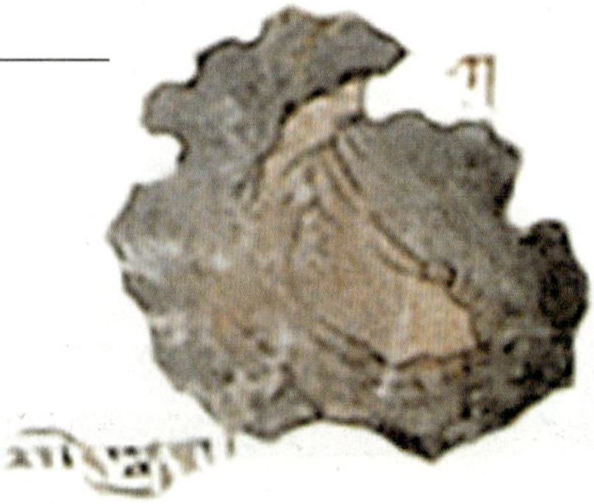

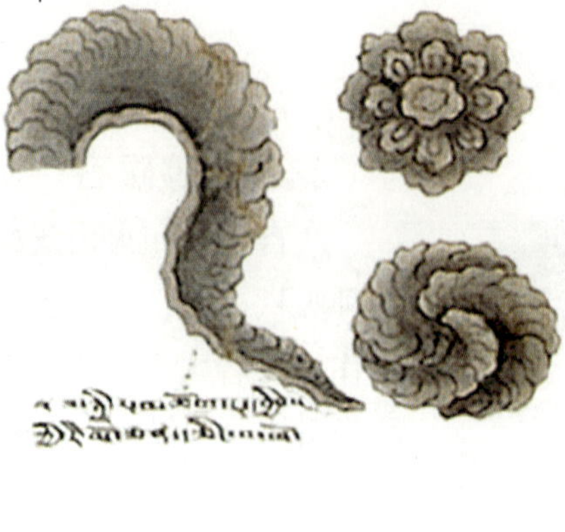

2.22 雄蛇菊石

雄蛇菊石质地像黑片石比较硬而重，色泽不一，形似羊角，有像太极图的罗纹，较粗糙者为雄蛇菊石。味甘，功能清骨热。

2.23 雌蛇菊石

质地大体像黑片石比较硬而重，色泽不一，形似羊角，有像太极图的罗纹，细腻而光滑者为雌蛇菊石。味甘，功能清骨热。

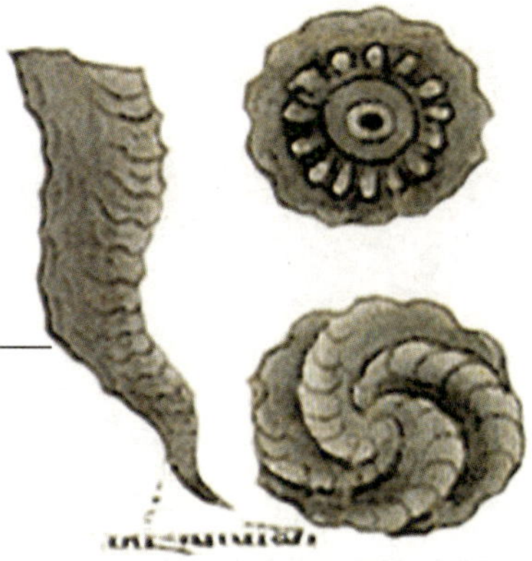

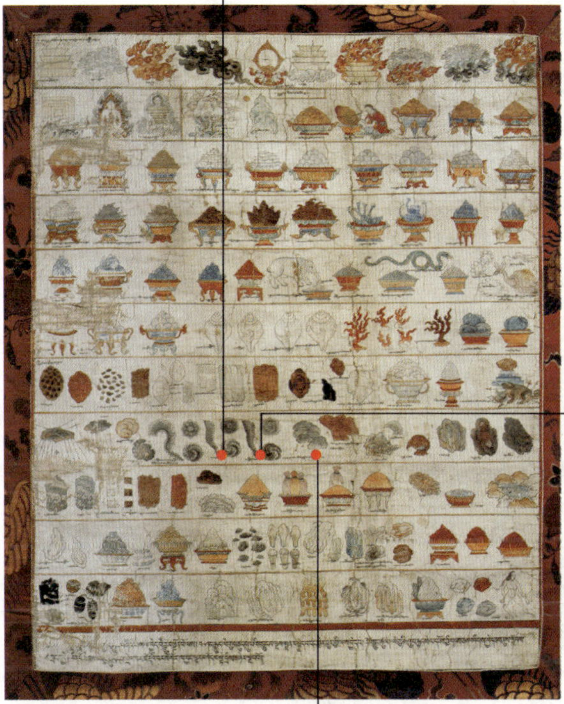

2.24 中性蛇菊石

质地大体像黑片石比较硬而重，色泽不一，形似羊角，有像太极图样的罗纹，不粗糙也不细腻光滑，属于中等者为中性蛇菊石。味甘，功能清骨热。

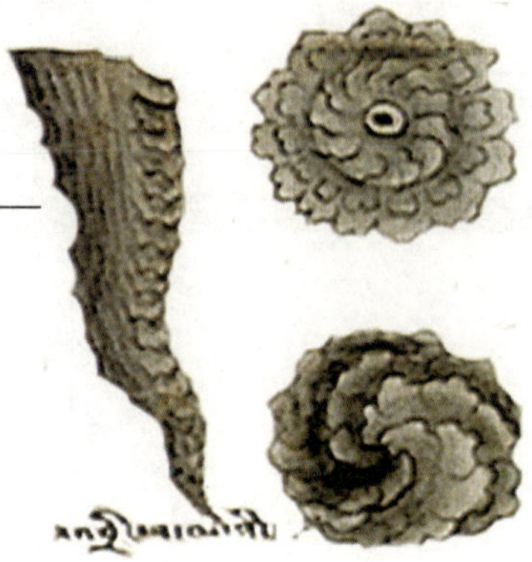

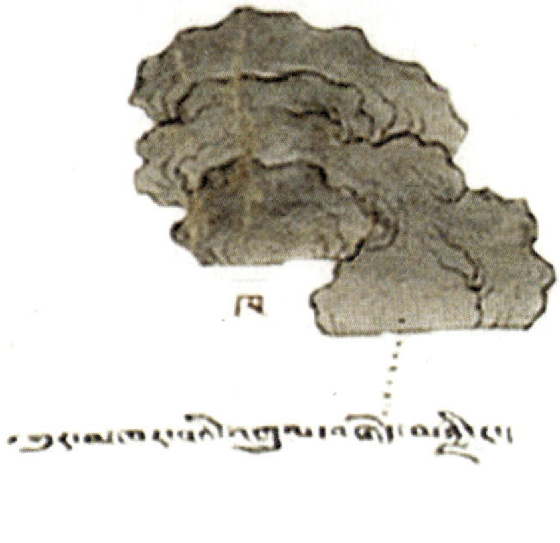

2.25 宿喀派认为的蛇菊石

一种黑色石类，质地非常坚硬，特别在炮制水银时做束缚水银的辅料。

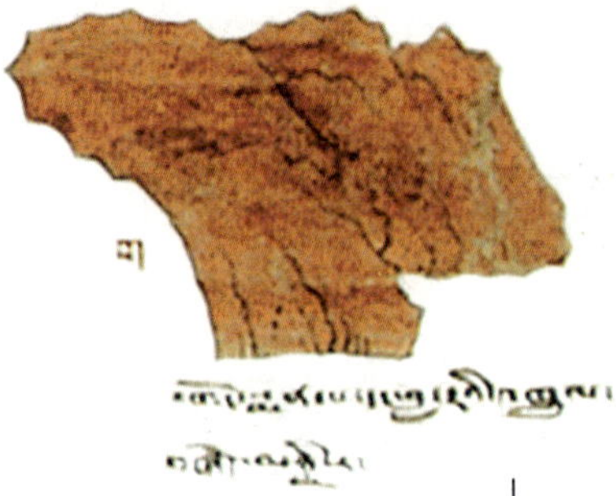

2.26 贡曼和金巴派认为的蛇菊石

一种表面有光泽、色泽似肝的石类。

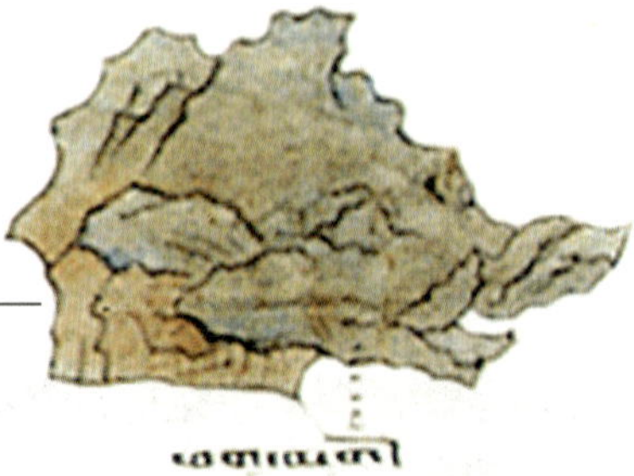

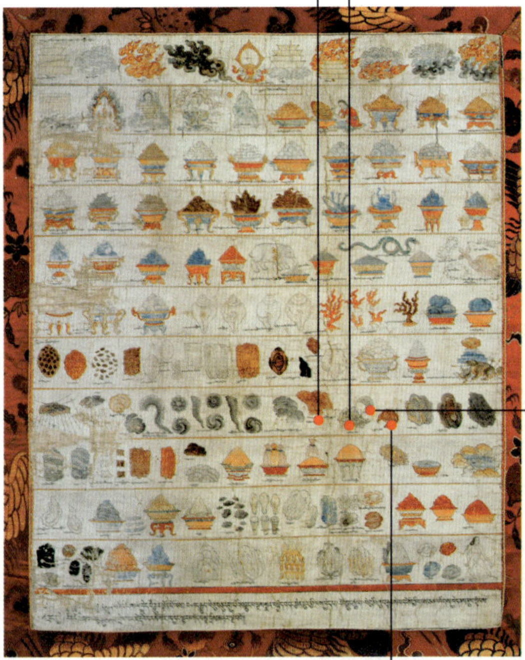

2.27 猪头石

猪头石形似猪头或猴头，色泽橘红，背面有羽状或肋条状纹路。味甘，功能愈骨，引黄水。

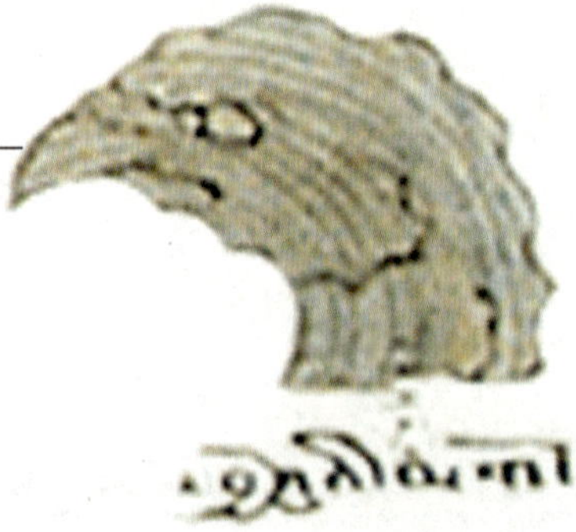

2.28 石燕

石燕形状椭圆似麻雀头，背面有并排羽状纹路。色泽青白光滑，个体小者为上品。味甘，功能愈骨，引黄水，愈疮生肌。

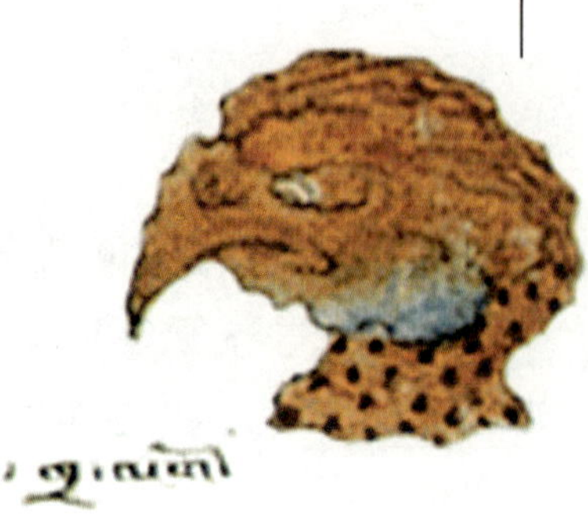

2.29 鹞头石

鹞头石又称为石燕下品，色泽淡红，个体较大，形状像鹞鹰的头，背面有小鸟羽毛状纹路，比较粗糙。味甘，功能愈骨，引黄水，愈疮生肌。

2.30 金矿石

金矿石是炼取金的一种矿石，形状不一，外表色泽紫而暗黄，断面有金花。味甘，功能引黄水，干黄水，泻脉病，治中毒。

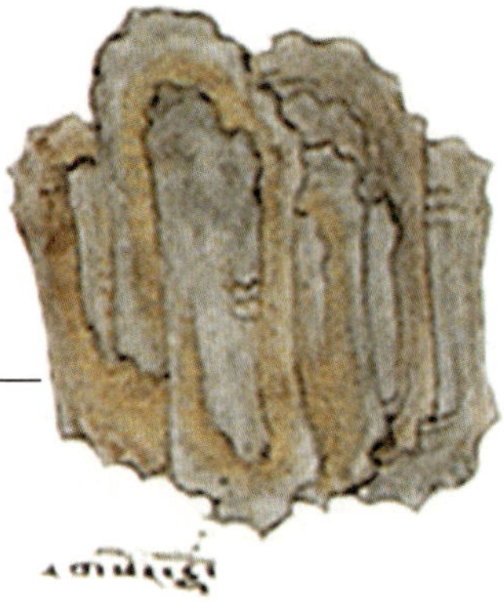

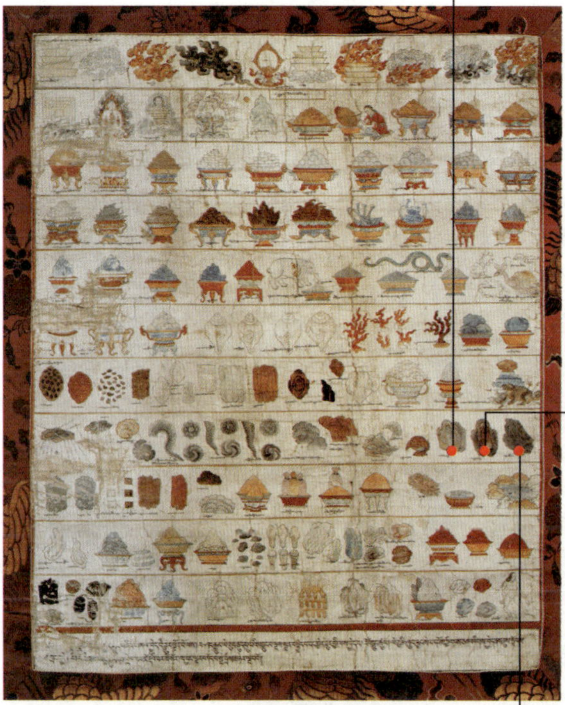

2.31 银矿石

银矿石是炼银的一种矿石，形状不一，外表色紫，断面有银花闪烁。味苦、酸，功能引黄水，干黄水，泻脉病，治中毒。

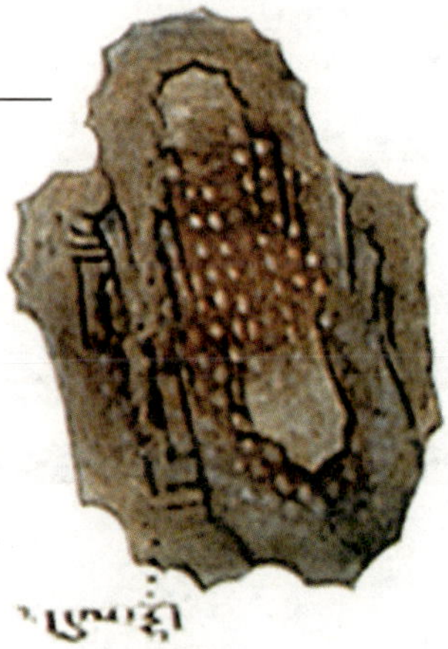

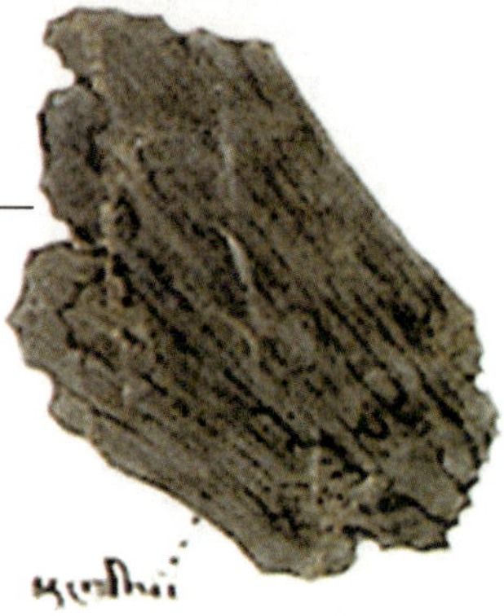

2.32 电气石

电气石是一种矿石，色泽非常黑，断面呈钢针排列状，有光泽。素称黑牛粪，听说像佛祖的头发。味甘，功能治骨病，特别能使黑骨恢复原先颜色。

2.33 “赛司”

“赛司”(有人认为是黄铁矿)是一种矿石，色泽似金矿石，形状不一，质软，断面呈钢针并排状有光泽。味甘，功能治骨病，特别能使黑骨变成原先颜色。

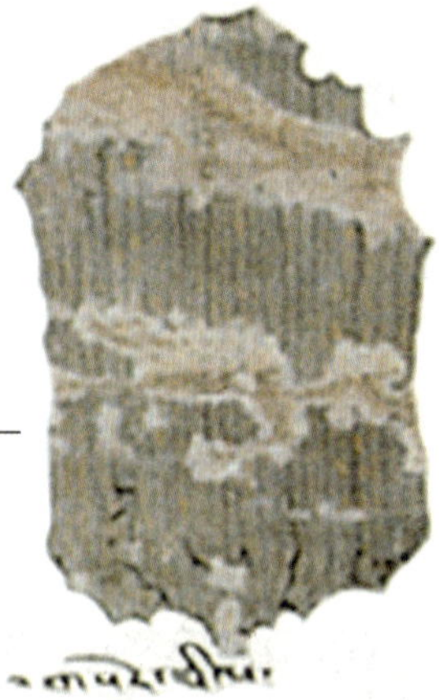

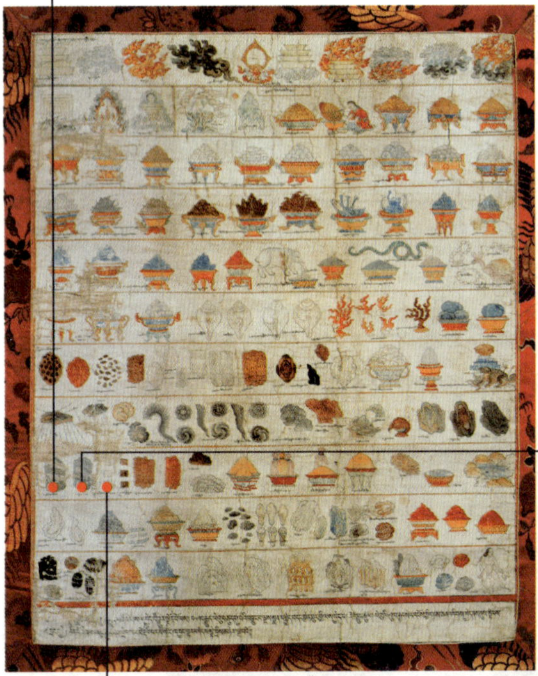

2.34 “欧司”

“欧司”（有人认为是阳起石）是一种矿石，色泽青白，形状大小不一，质地较重，坚硬，比银矿石质软，断面呈钢针并排状有绿色光泽。味甘，功能治骨病，特别能使黑骨变成原先颜色。

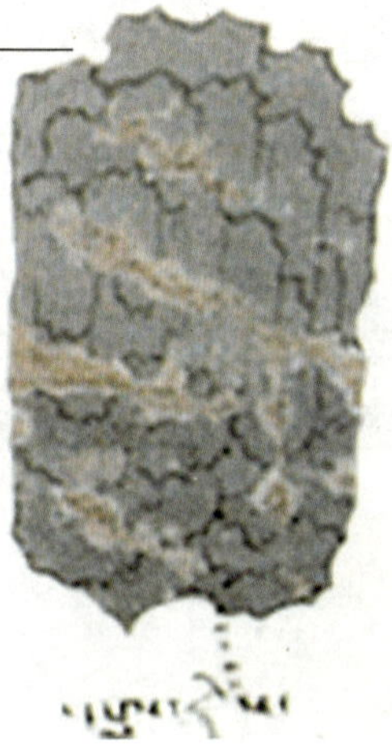

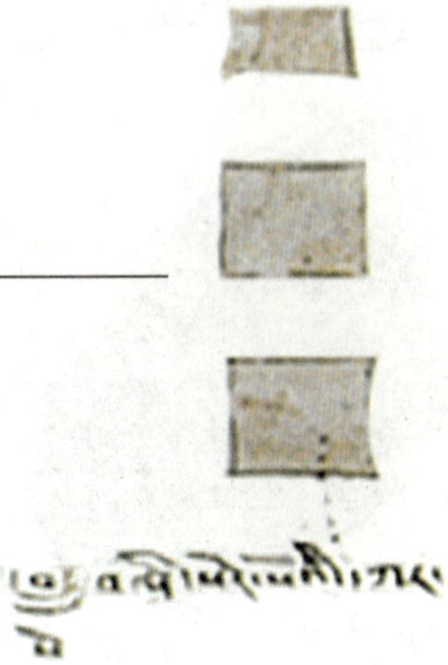

2.35 灰或黄铁矿

灰或黄铁矿是多产自藏地的一种矿石，四方体，色泽灰或褐黄者多见，大小不一。味甘，功能补脑，干黄水，特别对肝病和眼病非常有效。

2.36 黑或紫铁矿

黑或紫铁矿是多产自藏地的一种矿石，四方体，大小不一，色泽黑紫。味甘，功能治脑震荡，干黄水，特别对肝病、狂犬毒有效。

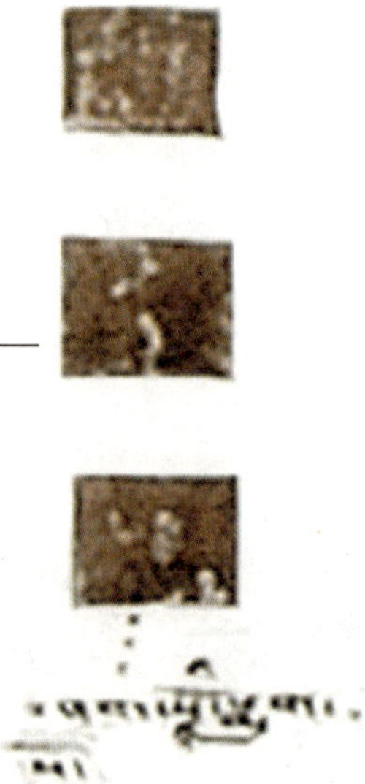

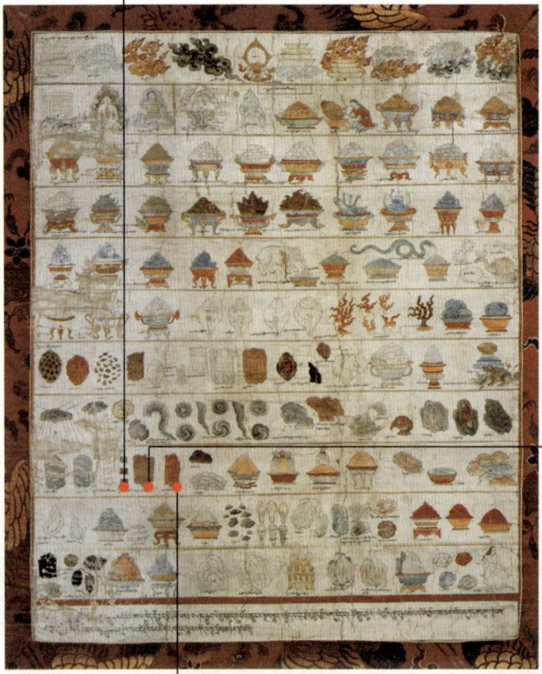

2.37 朱砂

朱砂是主要熔炼水银的一种矿石，形状和大小不一，竖断面有如钢针并排的纹路，色泽红紫，质地重脆，用指甲也能粉碎之。味甘，功能治脉热，生骨松质，愈合骨折。

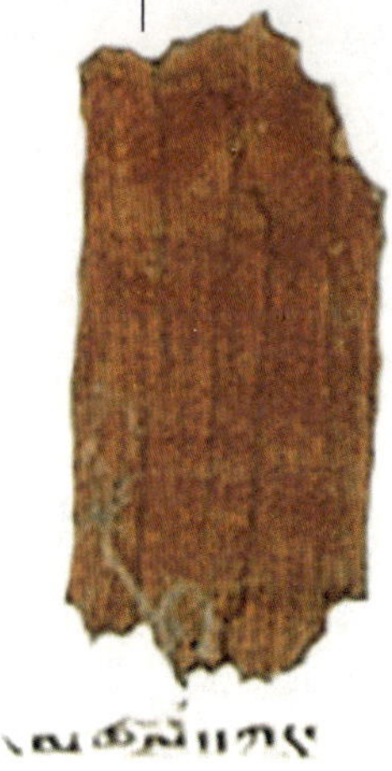

2.38 银朱

银朱是白朱砂，产自后藏拉孜等地，形状大小不一，竖断面有如钢针并排的路，非常重，坚硬，色泽粉红，研成粉末色非常红，常用作颜料。味甘，功能收敛疮口生肌，清肺热、肝热等。

2.39 人造银朱

人造银朱是用银和雄黄等进行人工合成的，性能大体与朱砂相同，但色泽较之紫或暗黑，烧之有硫黄味，黑暗中发出青光。味辛，功能去恶疮腐肉，干黄水，解毒。

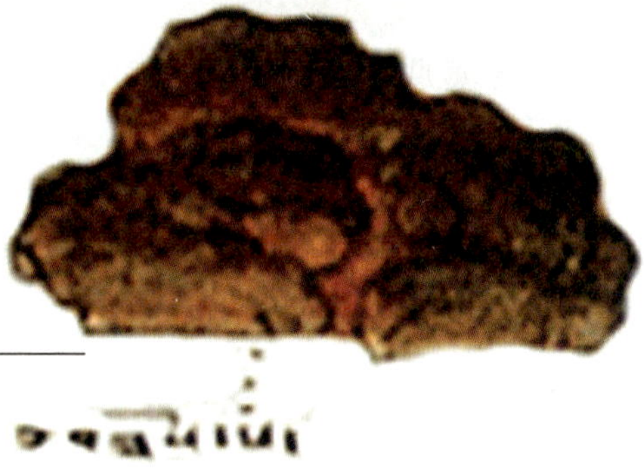

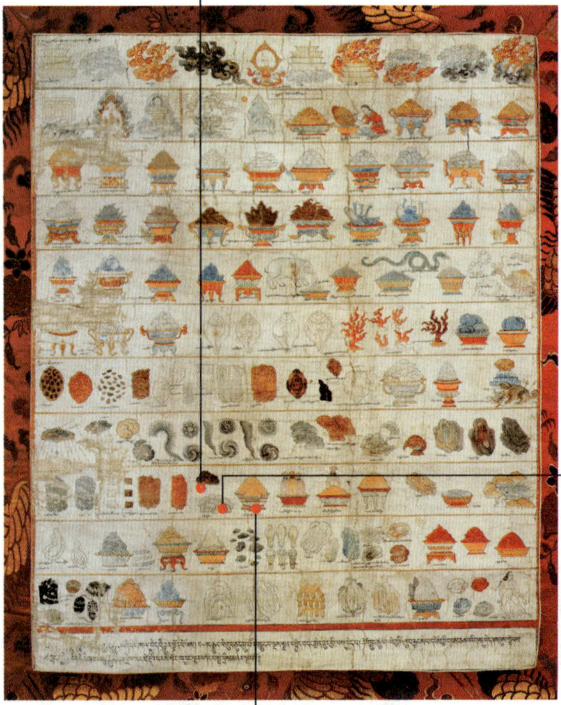

2.40 结核状菱镁矿

结核状菱镁矿（译音“多来”）多产自康区穷布丁青等地，大小不一，质地坚硬、重，色泽灰白，形似大脑，上有起伏不平的瘤，故名。味甘，功能治脑震荡，生肌。

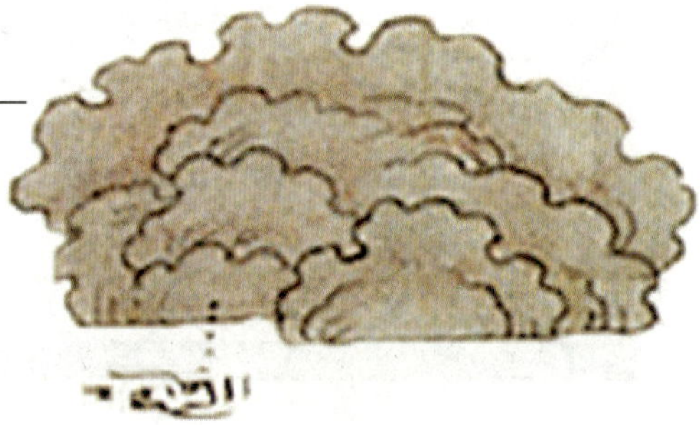

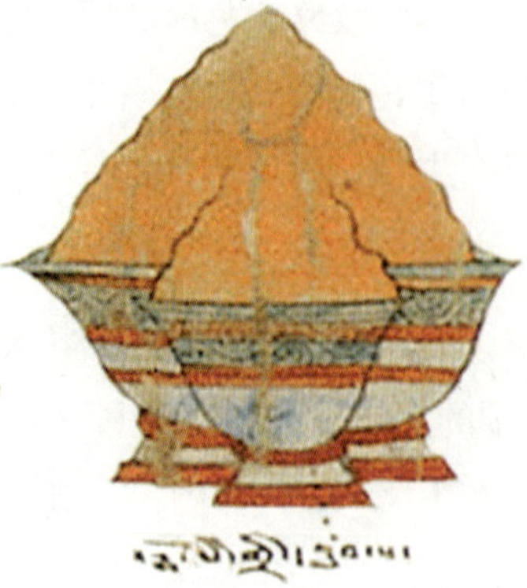

2.41 石黄丹

石黄丹是产自内地、印度等地的一种黄丹矿，色泽红黄，较重，手感粗糙，色气非常明亮，多用于颜料。味涩，功能干脓、黄水，去恶疮腐肉。

2.42 土黄丹

土黄丹出自黏土，色红黄夹杂，较重，研成粉末为红黄、色泽明亮，手感非常绵软，画师用作颜料。味涩，功能干脓、黄水，去恶疮腐肉。

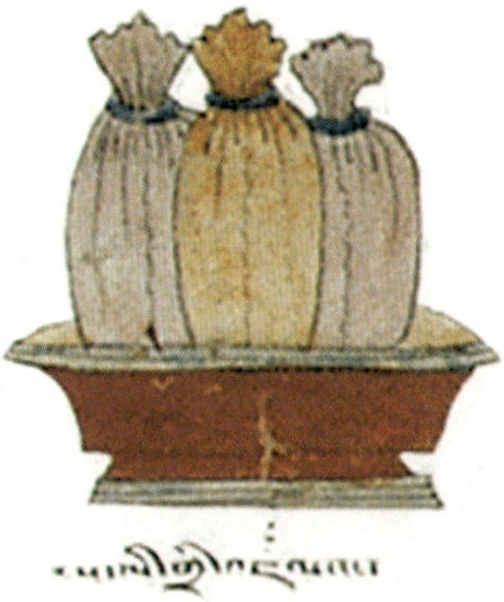

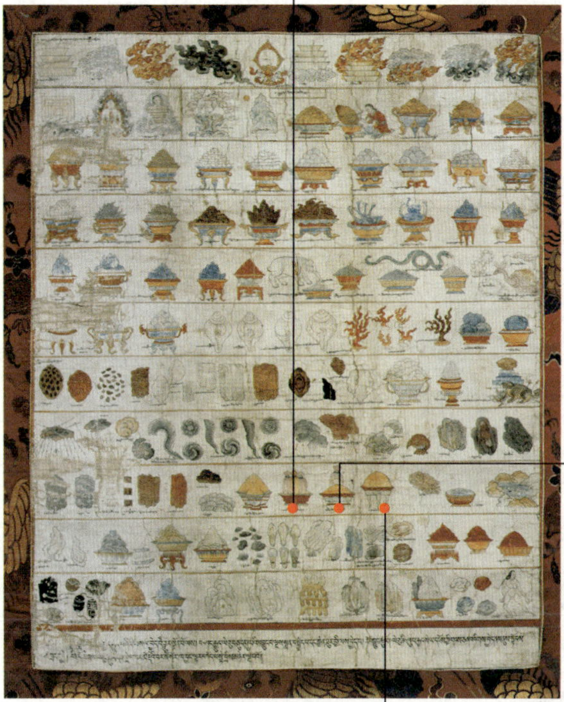

2.43 木黄丹

各种木质粉末染色而成的木黄丹，色褐黄比较明亮，尝之有咸味，纤维较长。味涩，功能干脓、黄水，去恶疮腐肉。

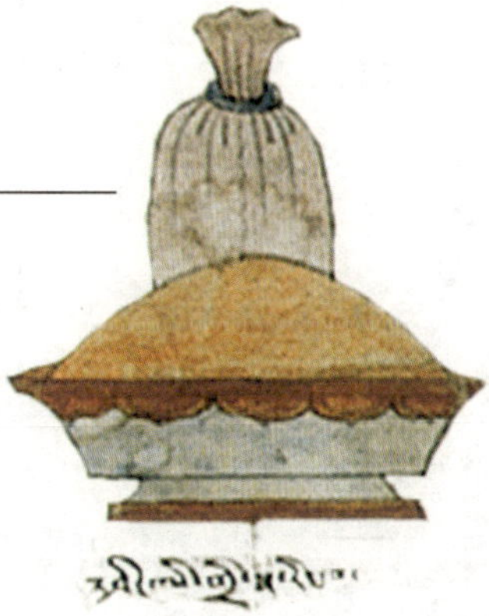

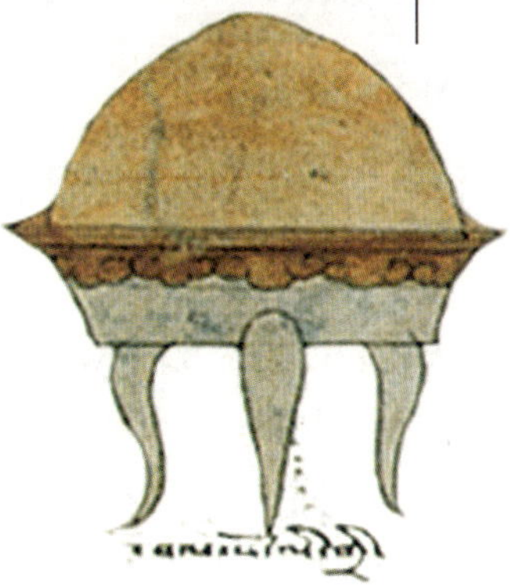

2.44 尼泊尔黄丹

产自尼泊尔地区用铅制成的黄丹，色红黄，非常鲜艳，但是染色时间一长则变成黑色。味涩，功能干脓、黄水，去恶疮腐肉。

2.45 泉华

泉华（译音“多曲”）温泉水与地下细小矿物质相混合，随着流水涌出地表，水蒸发后留在其他岩石上变成似石非石、质地疏松、色泽淡黄的凝结物。味甘、酸，功能愈合骨折，对银中毒有效。

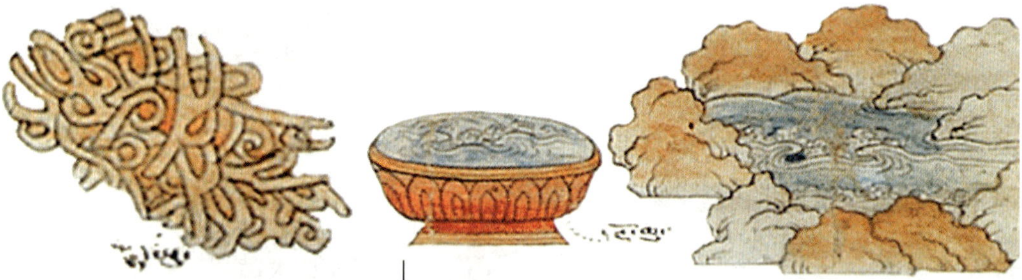

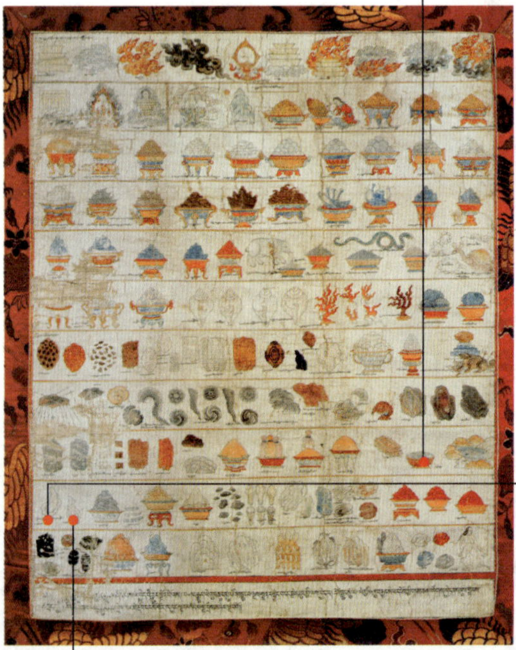

2.46 铁质页炭上品

铁质页炭上品是多产自藏地的一种矿物，色泽黄似胆汁，形状大体像胆囊，但也有各种不同形状的。一些表面覆盖有一层厚厚的胆汁样结晶，尝之黏舌。味淡苦，功能止创伤出血，对胆病有益。

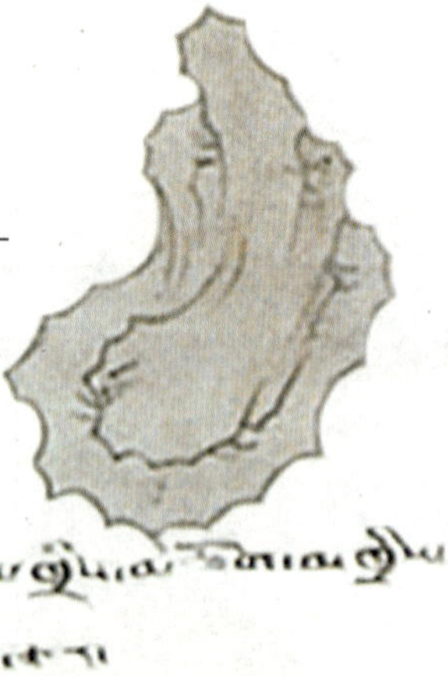

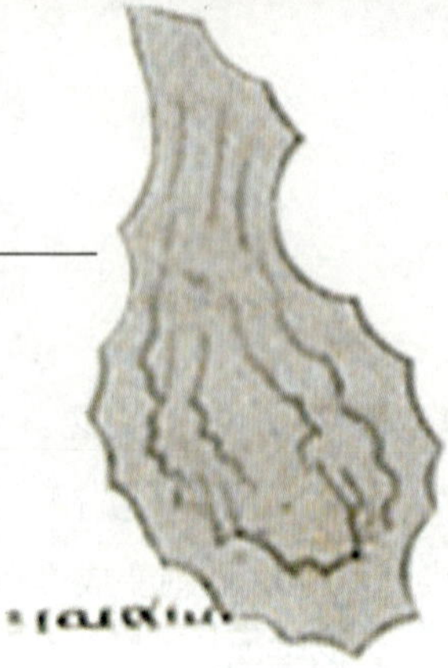

2.47 铁质页炭下品

铁质页炭下品是多产自藏地的一种矿物，形状大小不一，颜色黄褐不一，尝之黏舌。有苦味，功能止创伤出血，对胆病有益。

2.48 锡矿石

锡矿石是产自内地、西藏那曲及印度等地区的一种矿物质，色泽白似银矿石，断面有光，熔化后产生白锡。味甘，功能愈疮生肌，去恶疮腐肉。

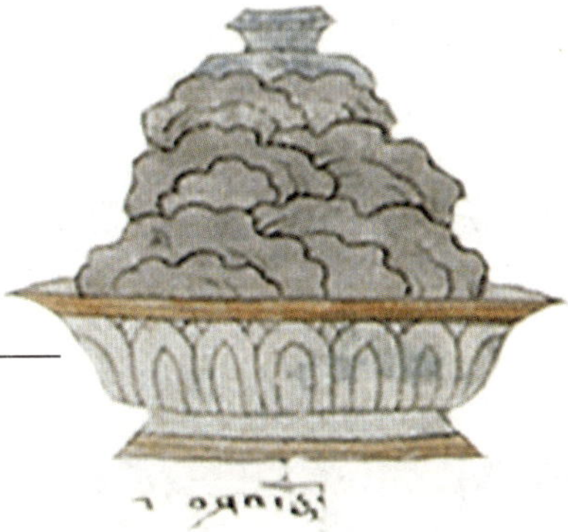

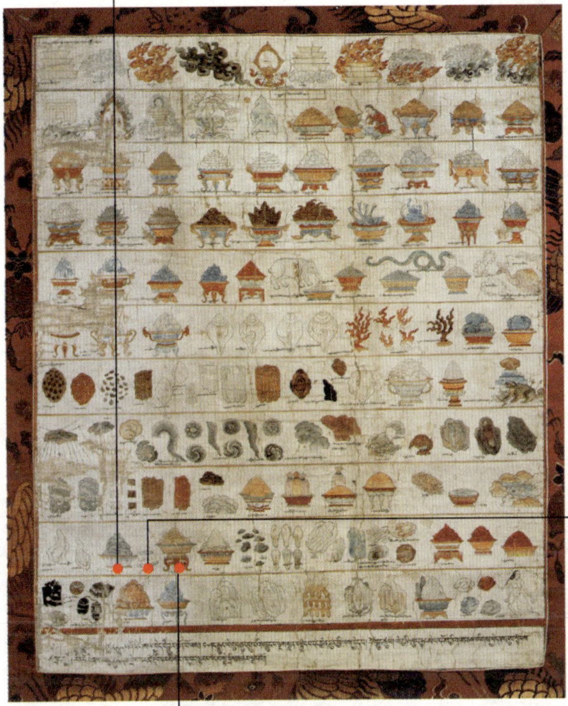

2.49 锡

锡矿石熔炼后产生的一种金属，色似银，呈白色，质地软，断面粗糙有银光，与红铜混炼变成青铜和响铜。味甘，功能愈疮生肌，去恶疮腐肉。

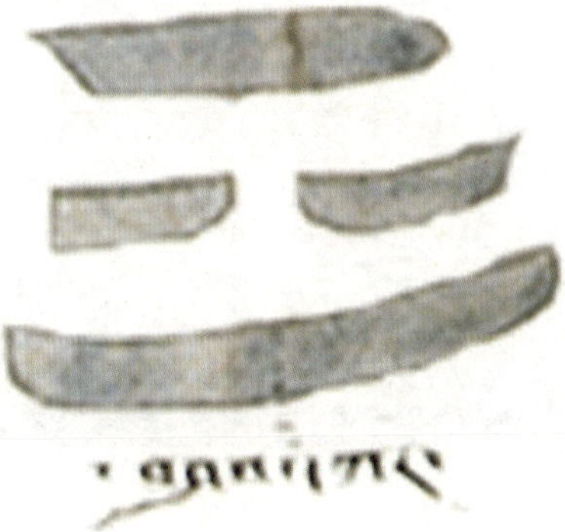

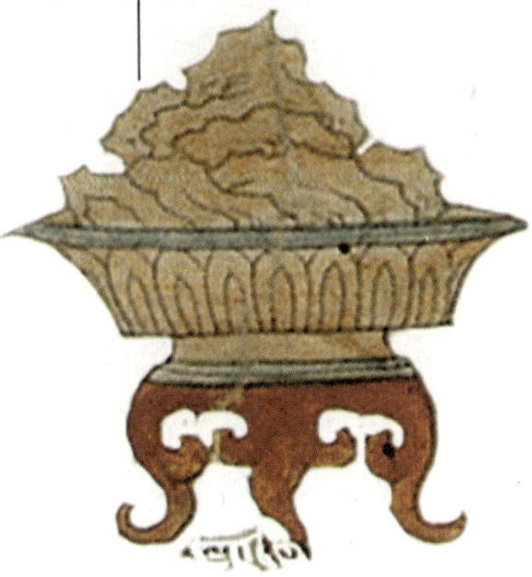

2.50 雄黄

雄黄是产自藏地的一种矿物，色红黄，有硫黄味，久经日晒风吹逐渐变黄，此为雌黄。味辛、苦，功能治恶疮和淋巴腺炎，解蛇蝎之毒。

2.51 雌黄

雌黄是产自藏地的一种矿石，多产于温泉和火山附近，色黄，形似切成的干肉，火烧之有硫黄和大蒜混合味，烟淡黄。味辛，功能去恶疮腐肉，治皮肤病、疮疹，解蝎、蛇等之毒。

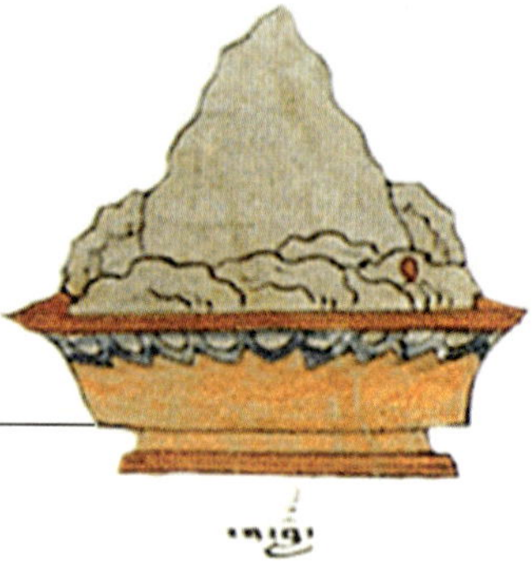

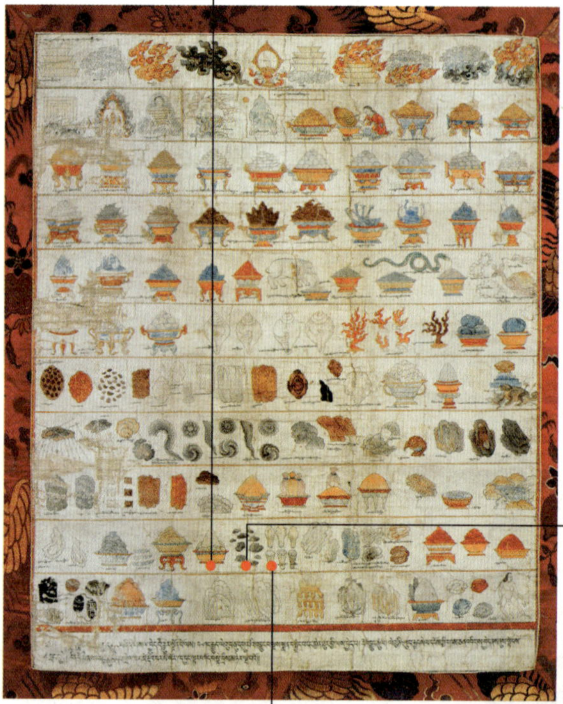

2.52 煤

煤多产自西藏等地区，色泽黑似木炭，大小不一，能燃烧，用于金属的熔炼。味甘，功能消化石类，封闭脉口，止血。

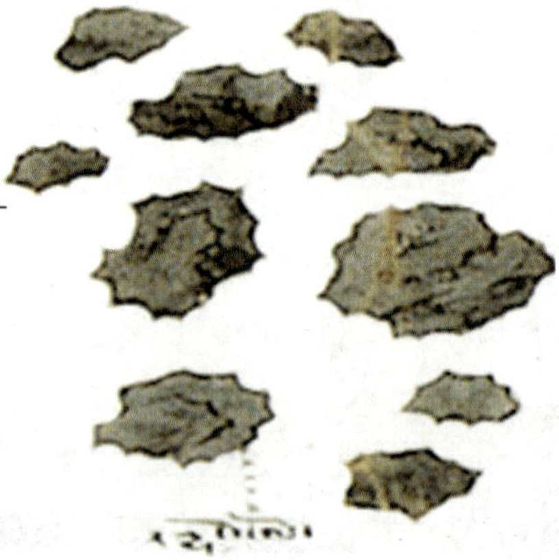

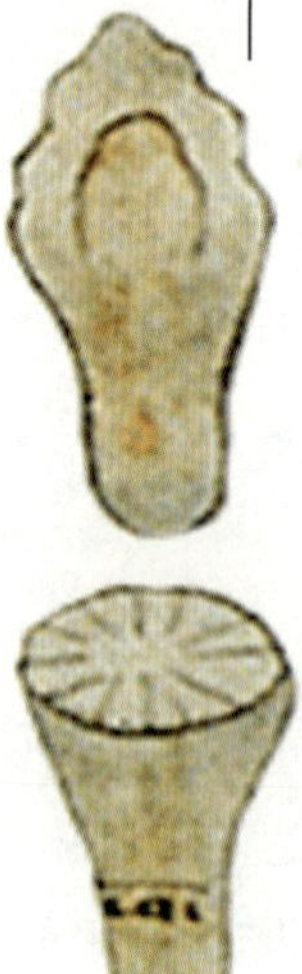

2.53 雄钟乳石

雄钟乳石是一种矿物药，色灰青，大小不一，坚硬，形状如黄牛乳头，中间有孔，砸之有燎角味，表面有角纹样较粗的轮状纹，块大者为雄。味甘，功能愈筋腱损伤，生骨松质。

2.54 雌钟乳石

一种矿物药，色灰青，大小不一，坚硬，形似黄牛乳头，中间有孔，砸之有燎角味，表面有角纹较细的轮状，块小者为雌。味甘，功能愈筋腱损伤，生骨松质。

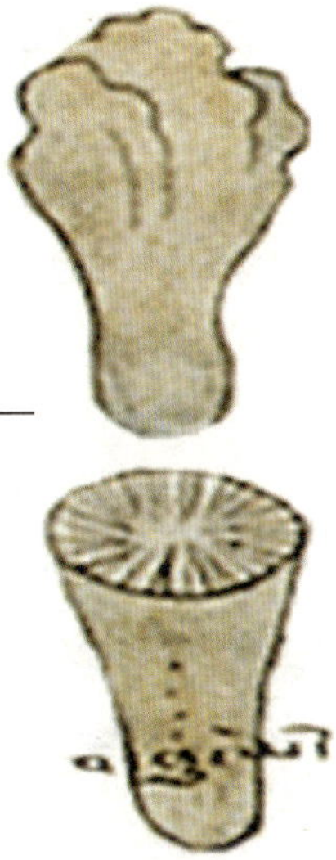

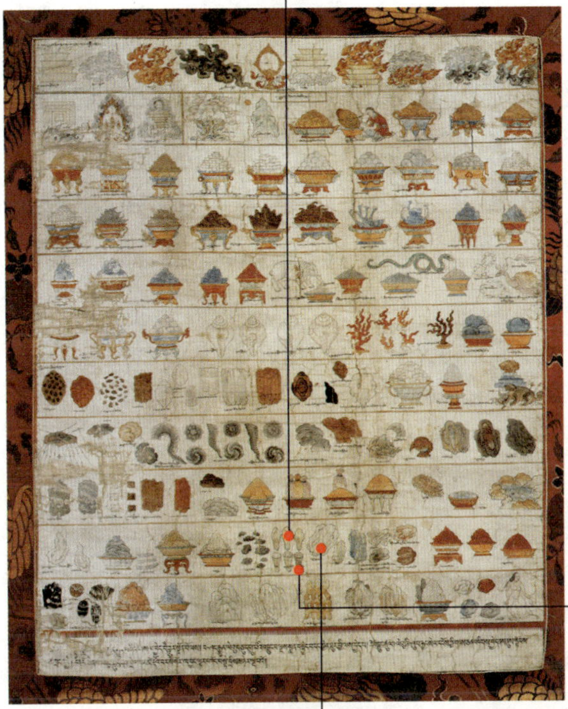

2.55 中性钟乳石

一种矿物药，色灰青，形似黄牛乳头，中间有孔，砸之有燎角味，表面有角纹轮状，但比雄钟乳石光滑，块体小但比雌钟乳石粗糙，块体大。味甘，功能愈筋腱损伤，生骨松质。

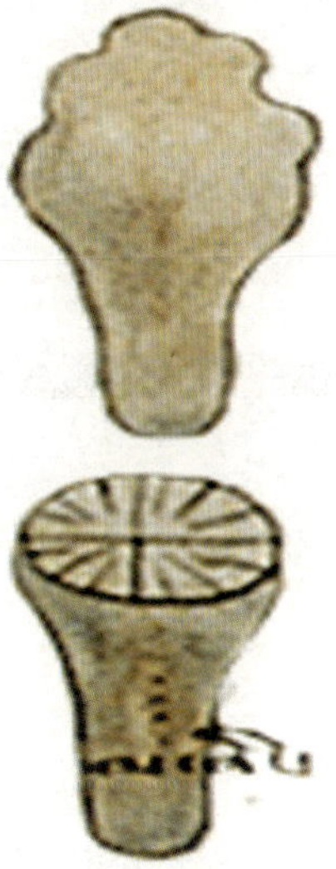

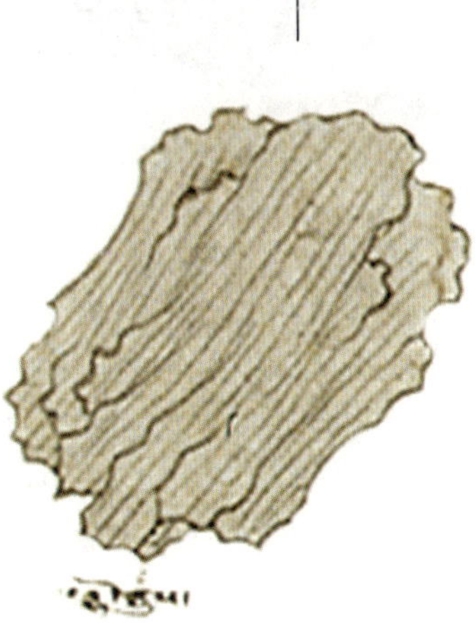

2.56 白石棉

零星产于大部分地区的一种矿物质，色灰白或白，似干筋，弹或撕之成羊毛状，手感绵软。味甘，功能愈筋腱损伤或折断，治筋腱炎症。

2.57 绿石棉（蛇纹石）

绿石棉（译音“邦居”）是零星产自大部分地区的一种矿物质，色淡绿，较光滑，绵软可弯折，砸之像白石棉易碎。味甘，功能愈筋腱损伤或折断，治筋腱炎症。

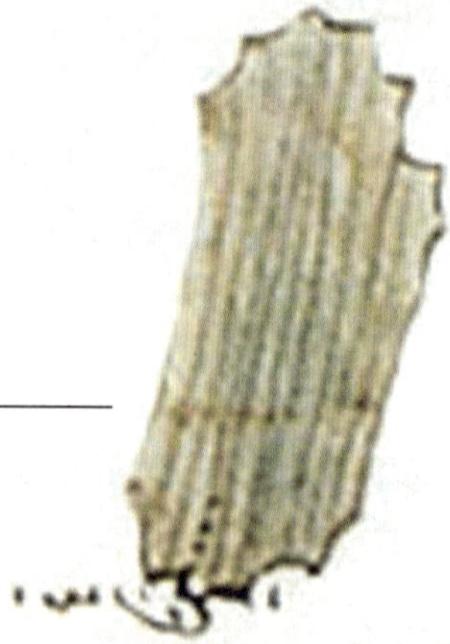

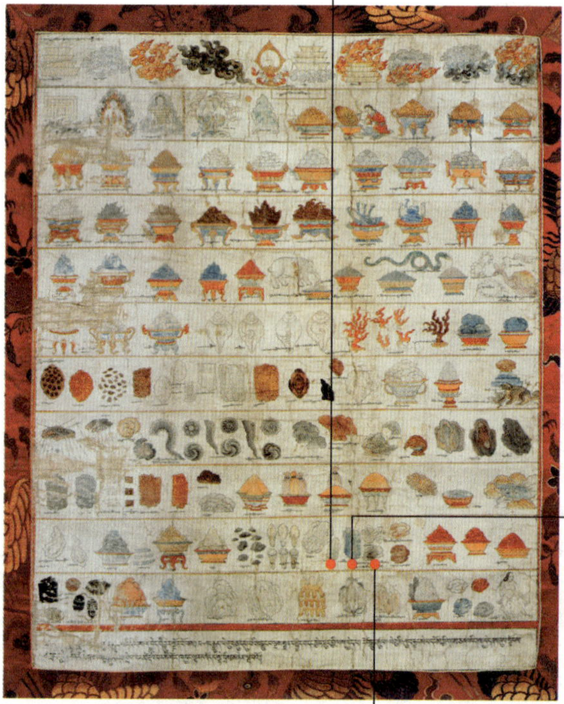

2.58 蓝石棉（蛇纹石石棉）

蓝石棉（译音“唐居”）是零星产自大部分地区的一种矿物质，色蓝，光滑，比较硬，砸之像白石棉易碎，研之易成粉末。味甘，功能愈筋腱损伤或折断，治筋腱炎症。

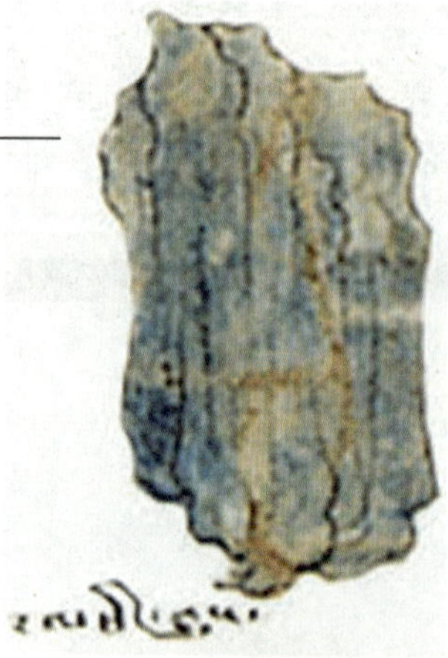

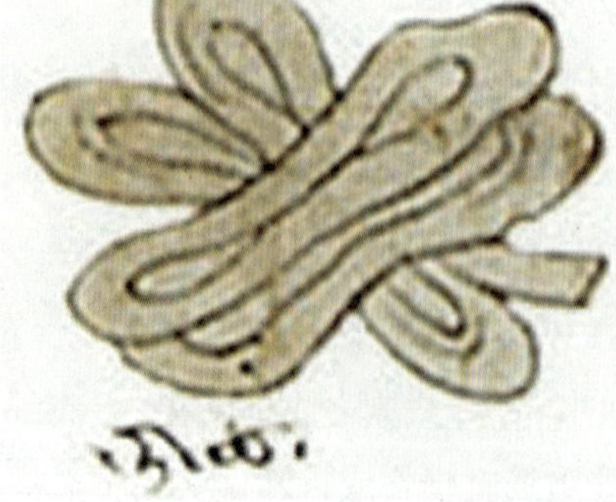

2.59 锌

锌是由上品黄锌矿和下品红锌矿所熔炼出的真锌，似银但比之色青，质地脆而重，牙咬之发出“沙沙”声，用炭火烧之冒出淡黄色烟雾。味甘，功能解毒，炮制水银时用以束缚水银。

2.60 宿喀派和金巴派所说的锌

宿喀学派和金巴才昂学派所认为的锌是一种矿物质，宿喀巴和金巴才昂说，此矿石有红色和黄色 2 种，质量重，熔化后出现铅。

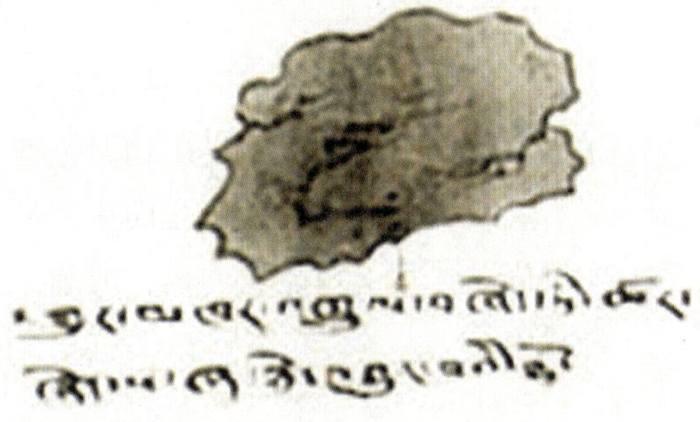

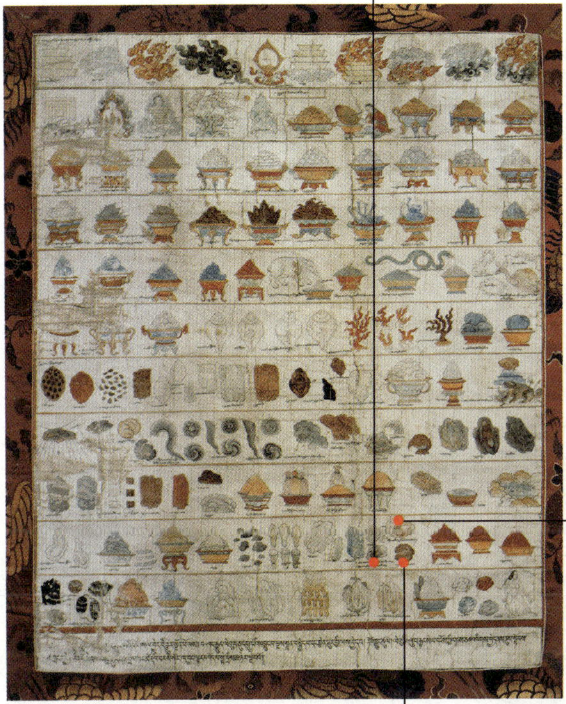

2.61 锌矿石上品

是一种熔炼锌的矿石，多见黄色，形状大小不一，质地脆而重，牙咬之发出“沙沙”声，与红铜混炼变成黄铜。味甘，功能解毒，炮制水银时用以束缚水银。

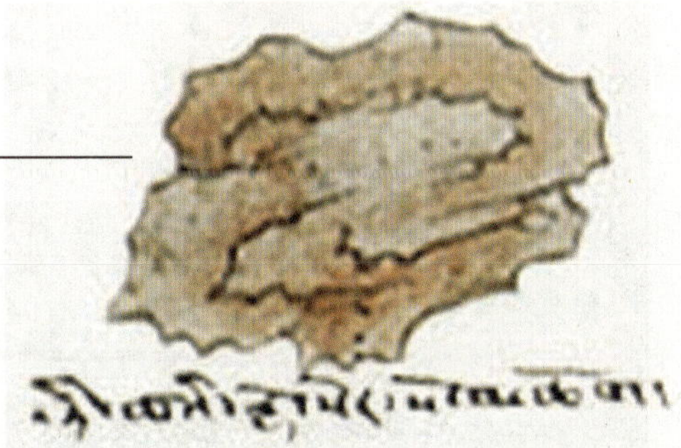

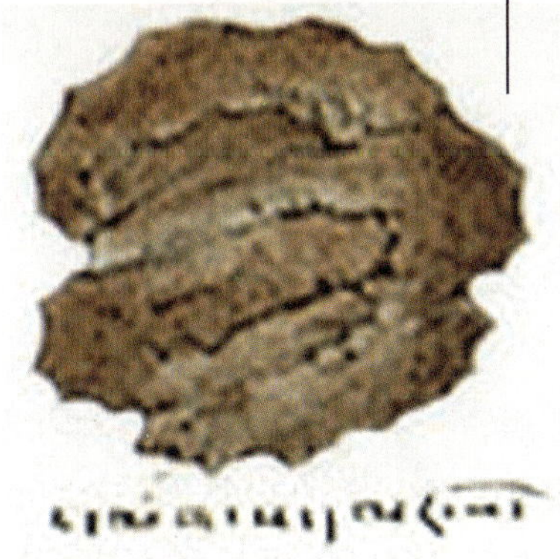

2.62 锌矿石下品

是一种熔炼锌的矿石，多见红色，形状大小不一，质地脆而重，牙咬之发出“沙沙”声，与红铜混炼变成黄铜。味甘，功能解毒，炮制水银时用以束缚水银。

2.63 藏银朱

藏银朱是产自藏地的一种矿物质，属于黑朱类，是熔炼水银的主要矿物，色红紫，竖断面有针状并排纹路，质地脆而重，易碎，断面有光泽。味甘，功能愈创伤，清肺、清肝、清脉热。

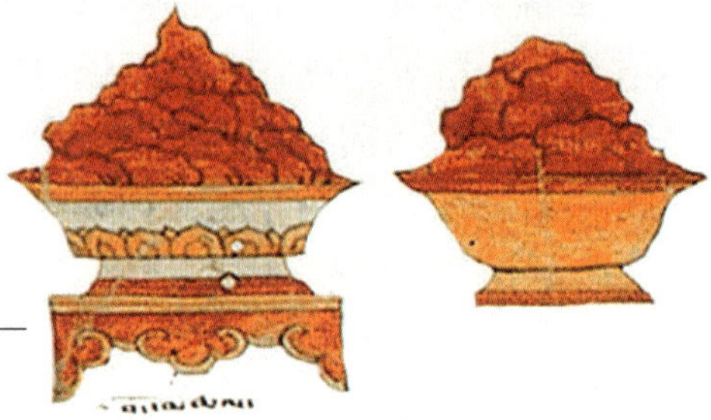

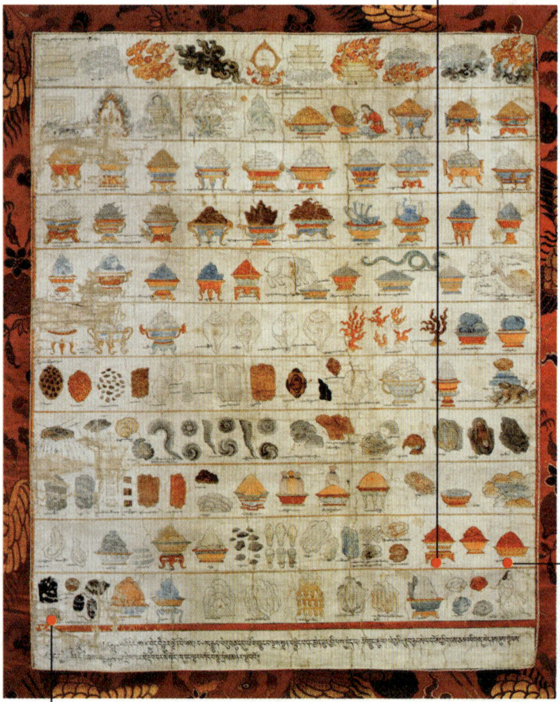

2.64 粉状银朱

自然藏银朱研末，用磁石吸去铁粉等杂物，再三用清水涮洗的纯银朱粉，比朱砂更红、更鲜艳。味甘，功能愈创伤，清肺、清肝、清脉热。

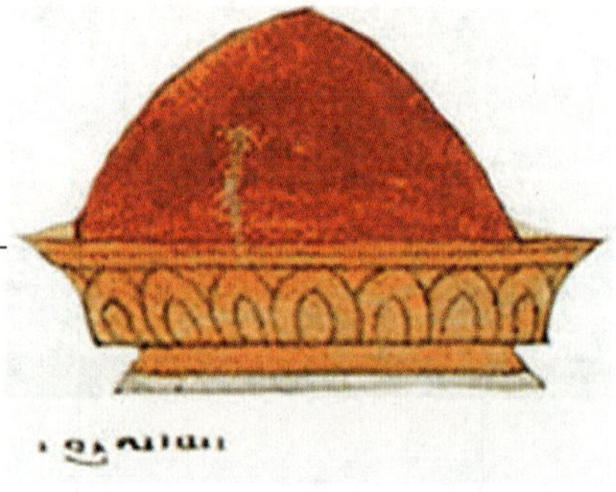

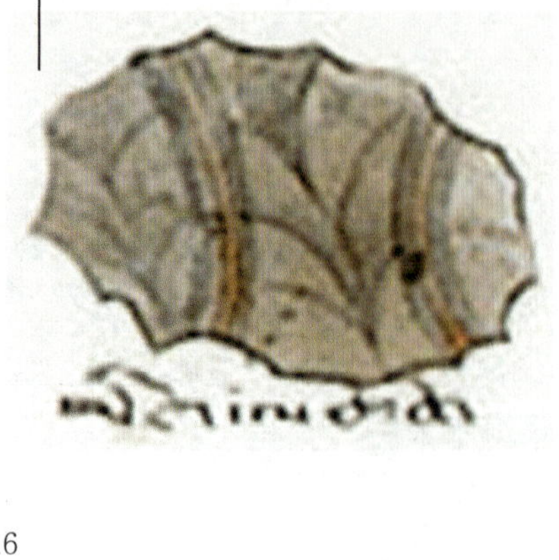

2.65 “娄吾目”上品

“娄吾目”上品是一种矿物质，色黑，形状不一，表面有目状凸纹，质地坚硬，断面有光泽。味甘，功能治眼疾、骨热，干黄水。

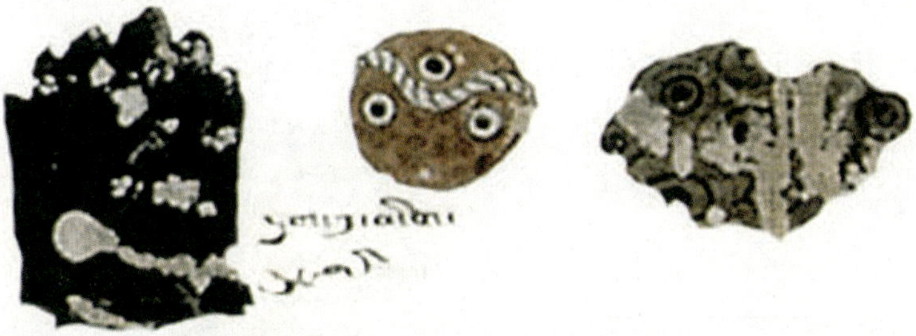

2.66“娄吾目”下品

“娄吾目”下品是一种矿物质，色黄，形状不一，表面有目状凸纹，质地坚硬，断面有光泽。味甘，功能治眼疾、骨热，干黄水。

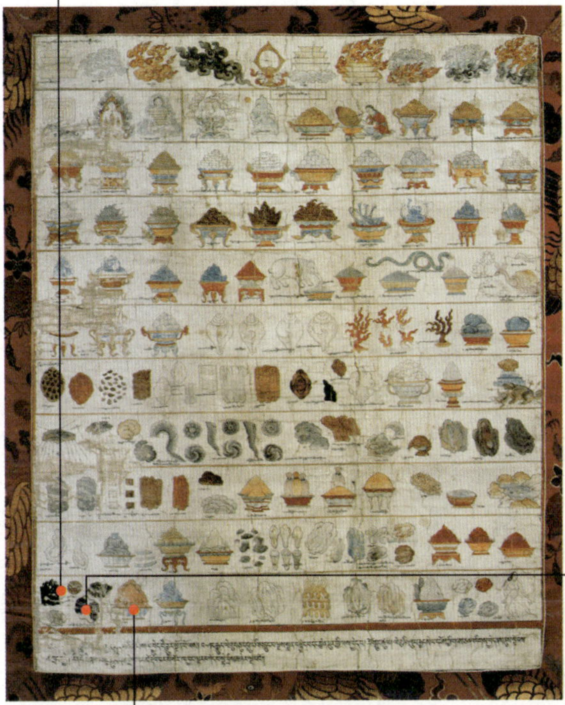

2.67 玛瑙类“娄吾目”

玛瑙类“娄吾目”属宝石或玛瑙的一种，色泽黑而表面有红黄青绿等色彩，有目状凸纹，质地坚硬，断面有光泽。味甘，功能治眼疾、骨热，干黄水。

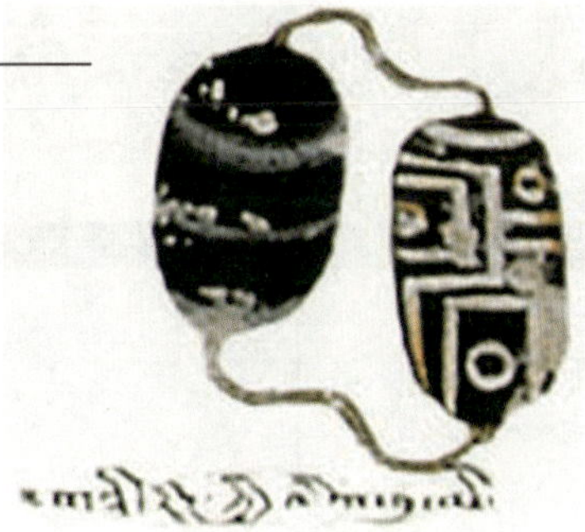

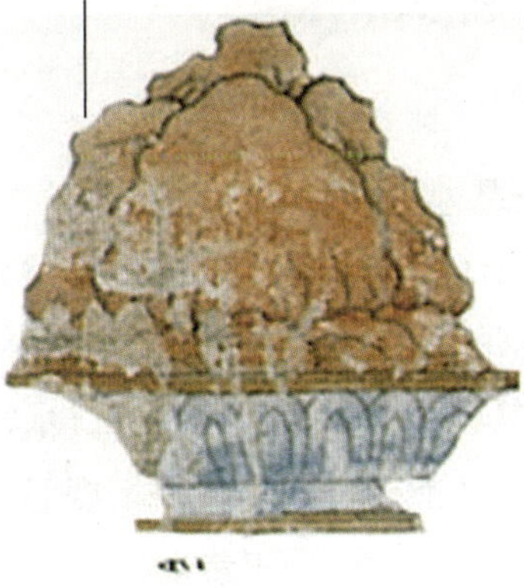

2.68 红土矿石

红土矿石（译音“奏后”）是大部分岩缝和岩洞中皆有的一种矿物质，色红，干土舌舔之黏舌但不磣牙，软绵易碎，常用作刷墙的颜料。味甘，功能治眼疾，清骨热，干黄水。

2.69 结核状赤铁矿

结核状赤铁矿（译音“优”）是一种矿物药，与红土矿石相似，色蓝，俗名青土石矿，用作刷房屋和木质家具的颜料。味甘，功能治眼疾，清骨热，干黄水。

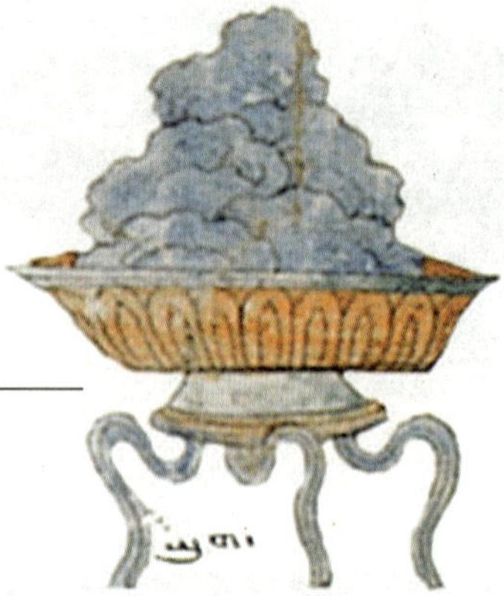

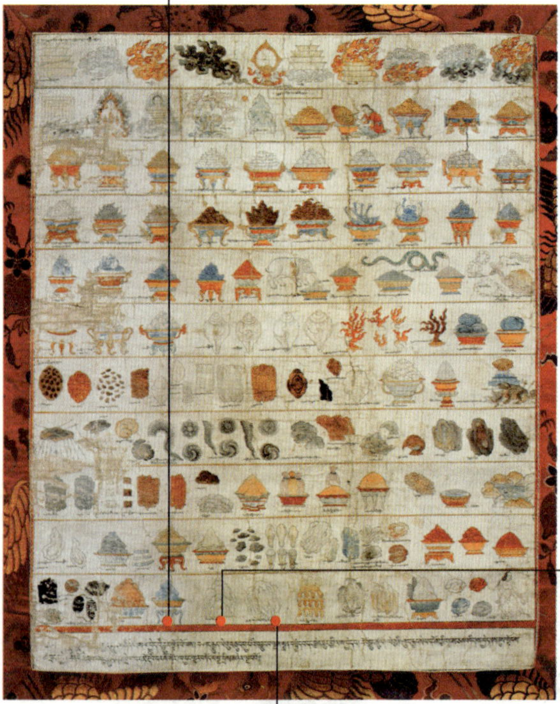

2.70 雄寒水石

雄寒水石（方解石）是大部分地方均有的矿物质，色白如脂肪，形似打碎的马牙，个体不一，质地非常坚硬、重，烧之变为红色，水淬之成酪状。味甘，功能治血赤巴病、聚合病（隆、赤巴、培根合并症）。

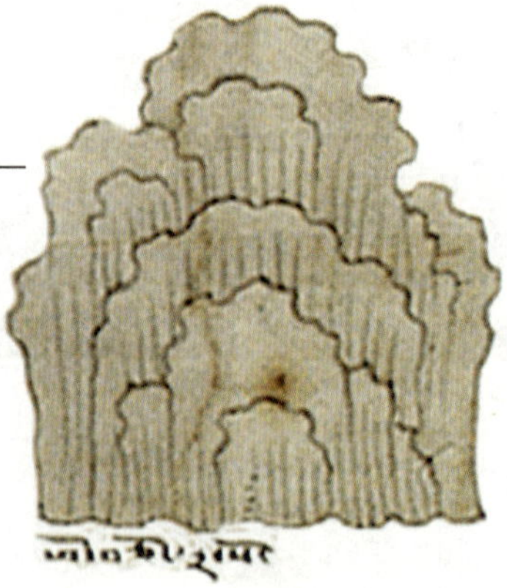

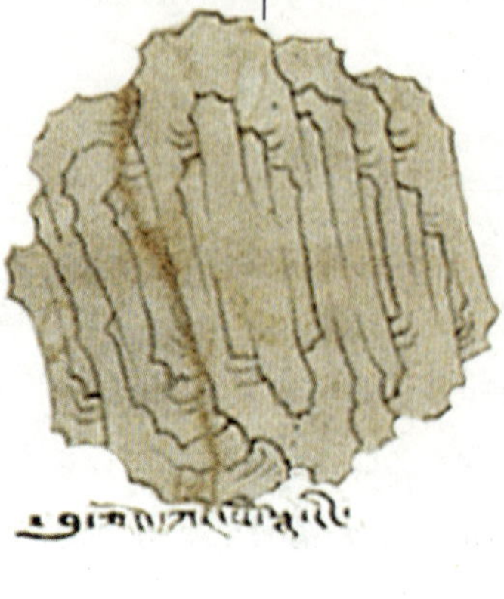

2.71 子寒水石

子寒水石（板状石膏）是多产自温泉附近的一种矿物质，色灰，形状和个体大小不一，质地疏松而软，纤维长，烧之变红，水淬之成酪状。味甘，功能滋补良品，治培根病，对头骨创伤有特效。

2.72 雌寒水石

雌寒水石（晶体状石膏）是多产自片石岩缝中的一种矿物质，色淡紫似钟乳石，质地软可用牙咬碎，烧之变红，水淬之成酪状。味甘，功能滋补，治肾病佳。

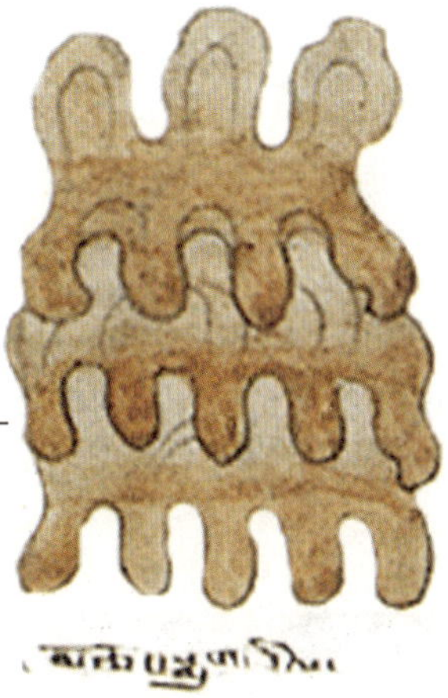

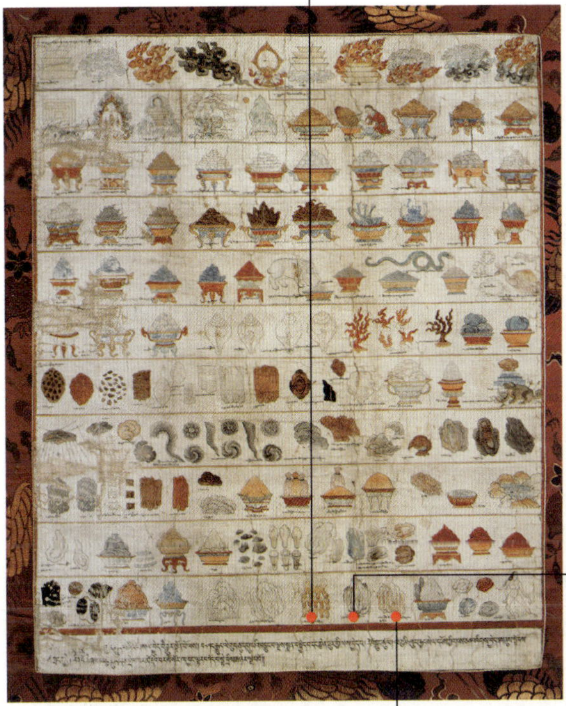

2.73 女儿寒水石

女儿寒水石（纤维板状石膏）是多产自片石岩缝中的一种矿物质，色黄，似水绵，黄而结垢，烧之变红，水淬之成酪状。味甘，功能滋补，对肾病有良效。

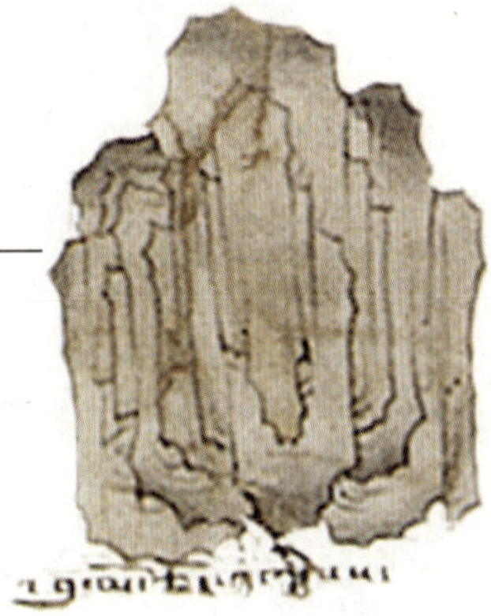

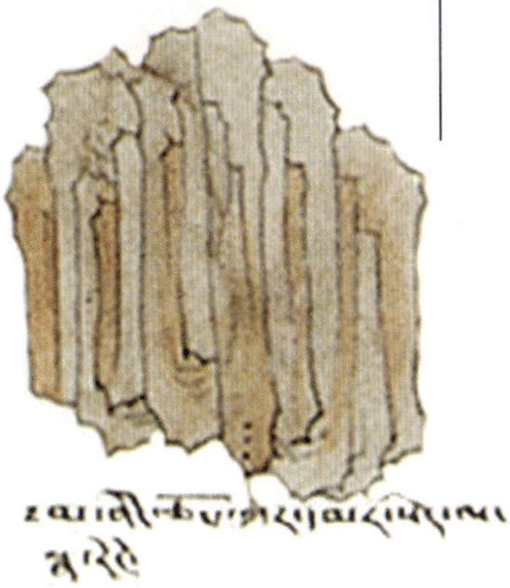

2.74 中性寒水石

中性寒水石（笋状石膏）是产自大部分地区的一种矿物质，色有白、红、黄 3 种，形如筋条并排，个体大小不一，质地软而易碎，烧之变红，水淬之成酪状。味甘，功能滋补，男女皆可用。

2.75 石灰石

石灰石是产自高山白色岩石和片状白石山中的一种矿物质，有白、灰、红、黑等各种颜色，形状大小不一，砸之有燎角味，烧红后淬于水中，水能滚沸变成酪状。味辛、酸，功能治胃培根病和培根卷结。

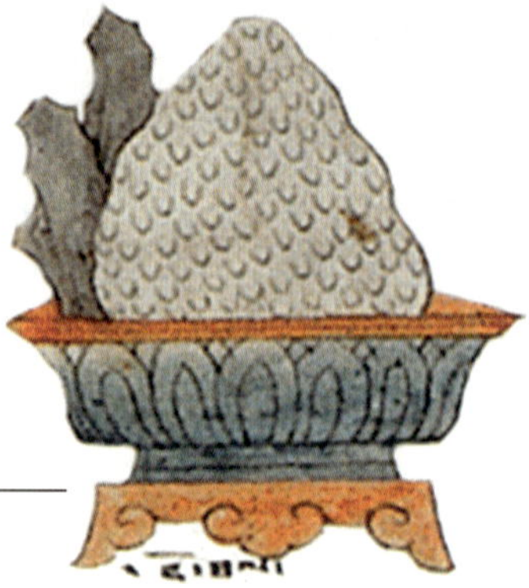

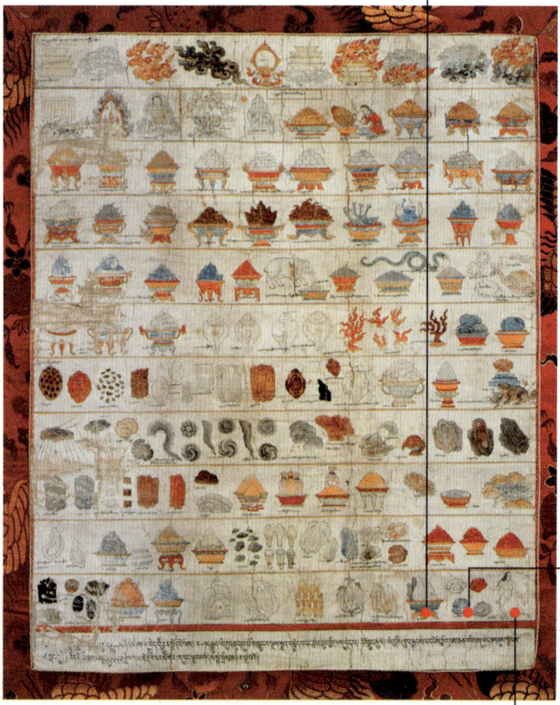

2.76 滑石

滑石是多产自内地、印度等地的一种矿物质，色有白、红、青、黑多种，形状大小不一，质地绵软，手摸之很绵滑，无气味，能在布料上画画。味甘，功能泻脉病，止泻。

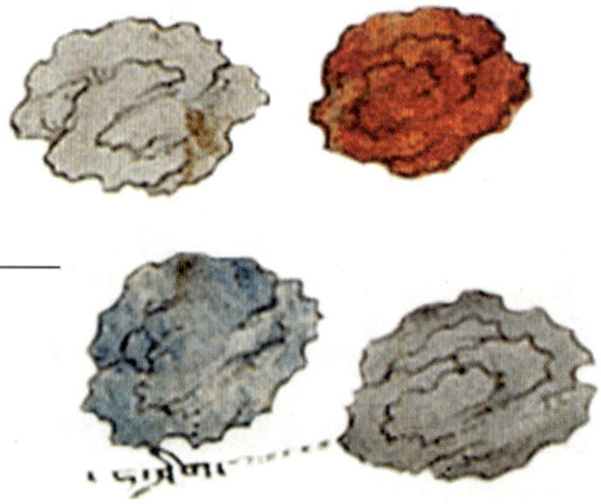

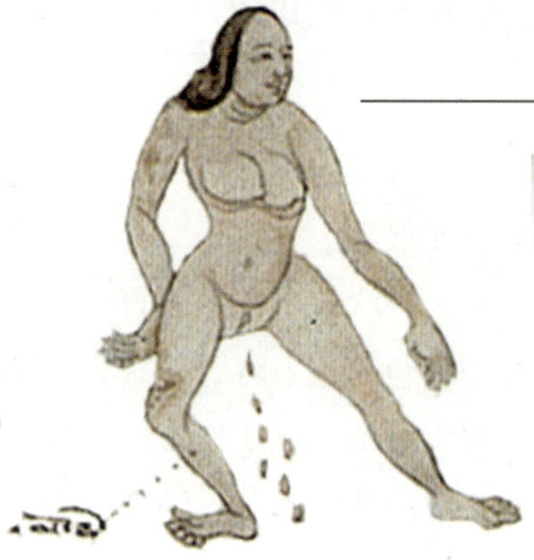

2.77 女结石

女结石是妇女患了结石病后取出的结石，色泽白而形体碎小，形状长圆，质地软，用指甲也可以碎之。用药时女结石用于男人，男结石用于女人，功能治一切结石病。

图二十六 土类药、木类药、精华类药和平川地产类药

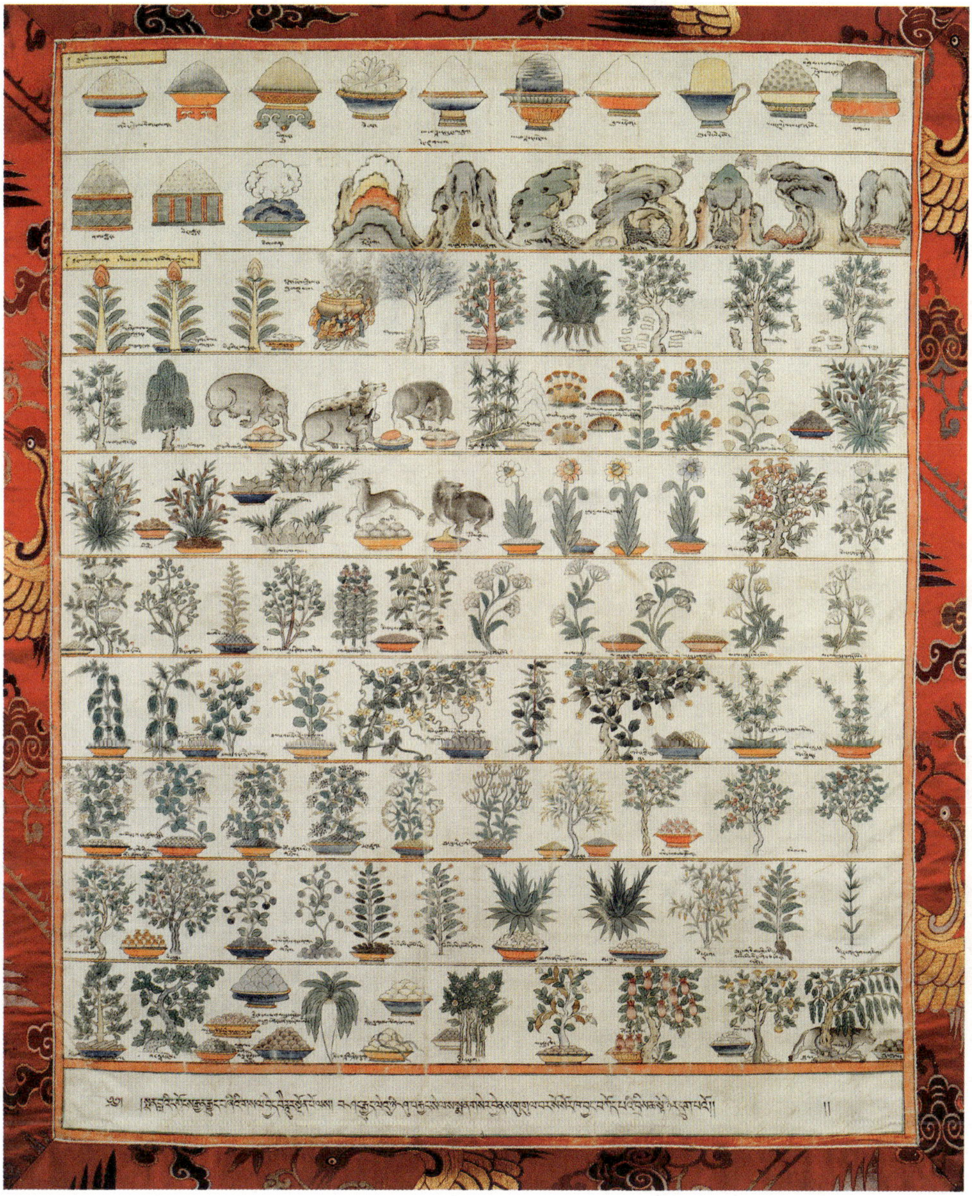

本图示单味药的效能，包括海金沙至岩精之间的土类药 20 种；冰片至胶质没药之间的木类药、精华类药及平川地产类药 89 种的形状、颜色、功能等。

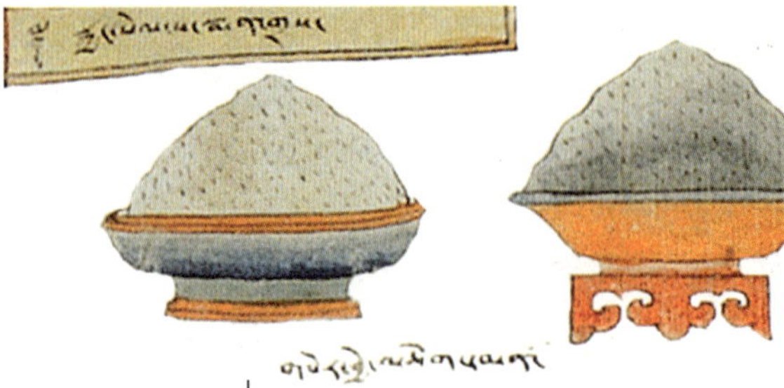

3 土类药效能

3.1 上品、下品海金沙

海金沙是产自大部分地区的一种土类药物，产自海边的黄色海金沙为优品，产自其他地方的味甘、辛者为下品，两种药在阳光下皆能金光闪烁，性轻而绵，烧之膨胀，焦后显银白色。味甘，功能治肾病、脉病，利尿通淋。

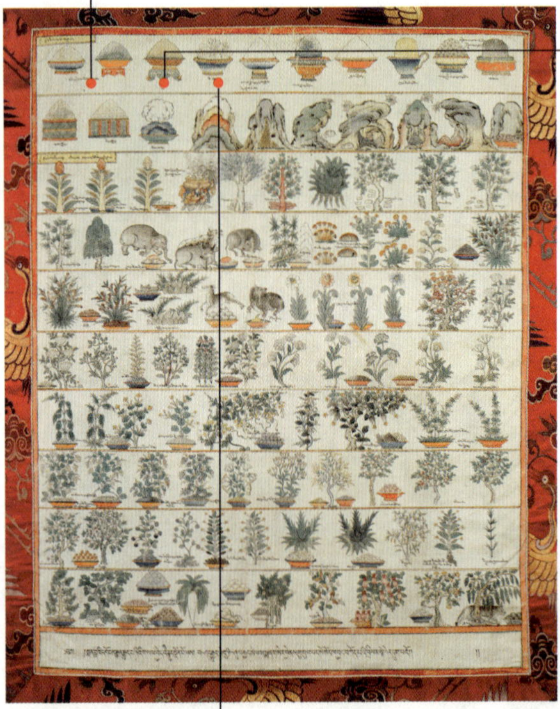

3.2 禹粮土

禹粮土传说是空行母的经血，其实是环境优良之岩洞和海滨等地形成的色如黄丹样红黄沙土，干禹粮土舔之黏舌，触之绵软。味甘、涩，功能清脉热，愈脏器创伤，干脓血，治烧伤。

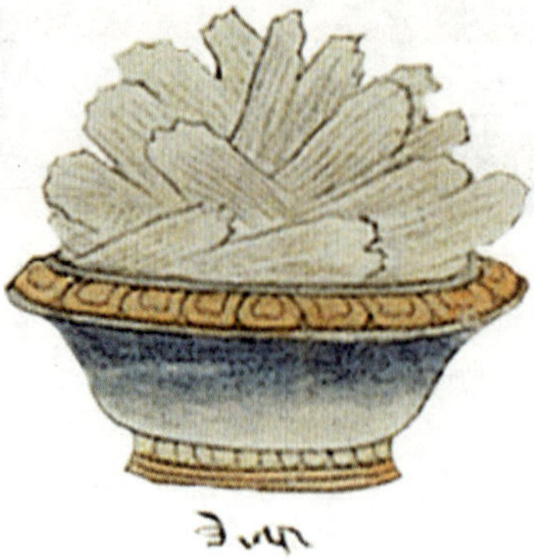

3.3 火硝

火硝产自大部分地区的山洞、旧墙断崖等，形状如冰或羽绒，腻而绵软，是具白硇砂咸味的一种天然盐类，色白且明亮，形状细长如玻璃针，烧之易燃、易爆、冒青烟。味苦、辛，功能消化石类，破结石、痞瘤，利尿通淋。

3.4 芒硝代用品

芒硝代用品产自大部分地区阴暗的岩洞等，色白如碱土粉末，手握之似雪球样发出“喳喳”声。味甘、苦、咸，功能温胃，消食，破痞瘤，下泻各种疾病。

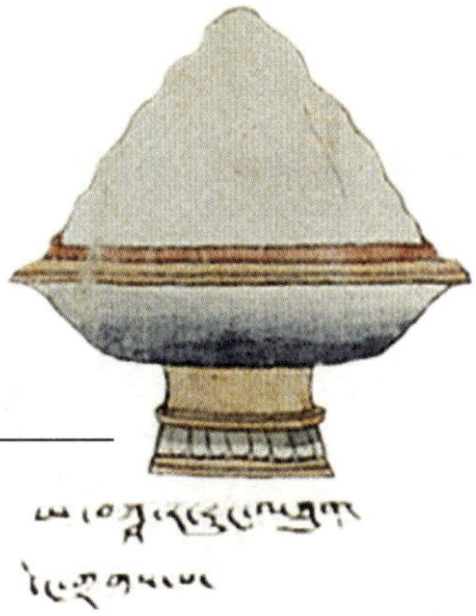

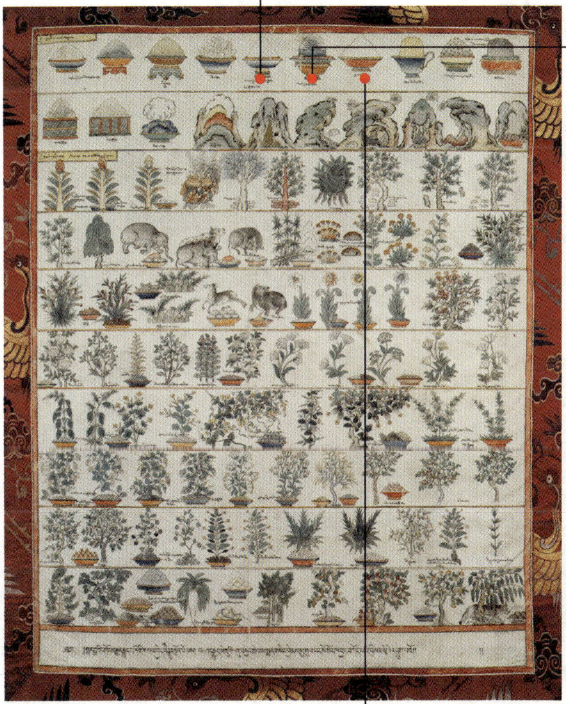

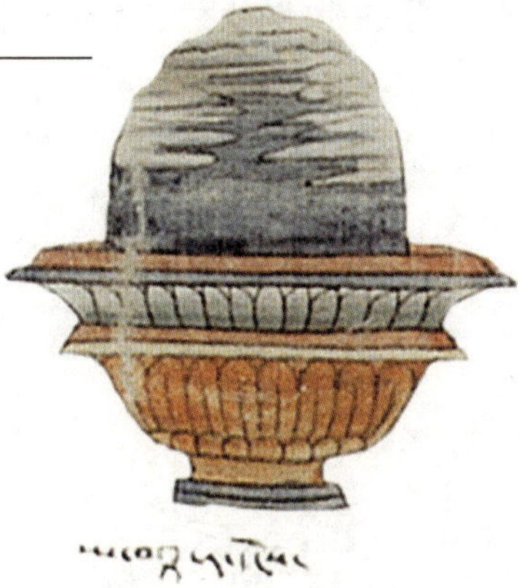

3.5 芒硝正品

芒硝正品是焦青稞之灰，即将蓝青稞烧焦成灰放置一昼夜，在灰上结成的一层似硝碱物。味甘、苦、咸，功能温胃，消食，破痞瘤，下泻各种疾病。

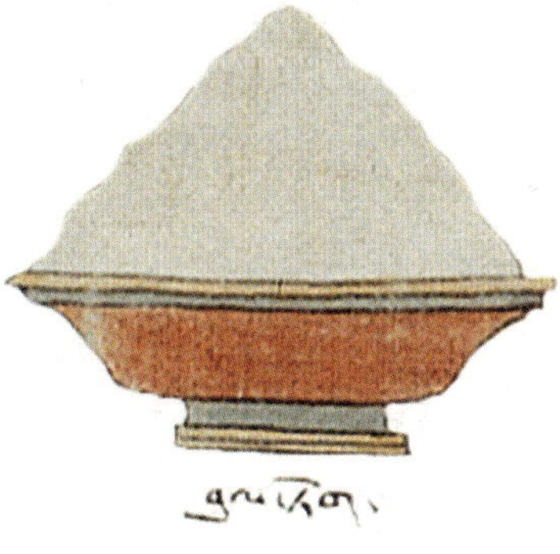

3.6 碱花

碱花产自各地，是咸海水蒸发后形成的一种晶体状盐类，色白似石灰华，性质轻而容易消化，与大黄粉末相混泡在水中则出现如血样红色汁液。味甘、咸，功能祛腐肉，消化油腻食物，消除中毒。

3.7 黄硫黄

黄硫黄多产自温泉附近，色黄如乳香，易燃，火焰发青，气味非常浓，是煅烧八铁时的主要辅料。味甘，功能治神志疾病，干脓血、黄水。

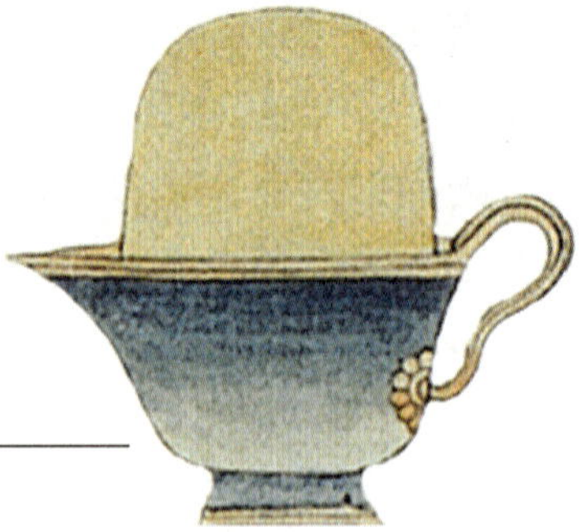

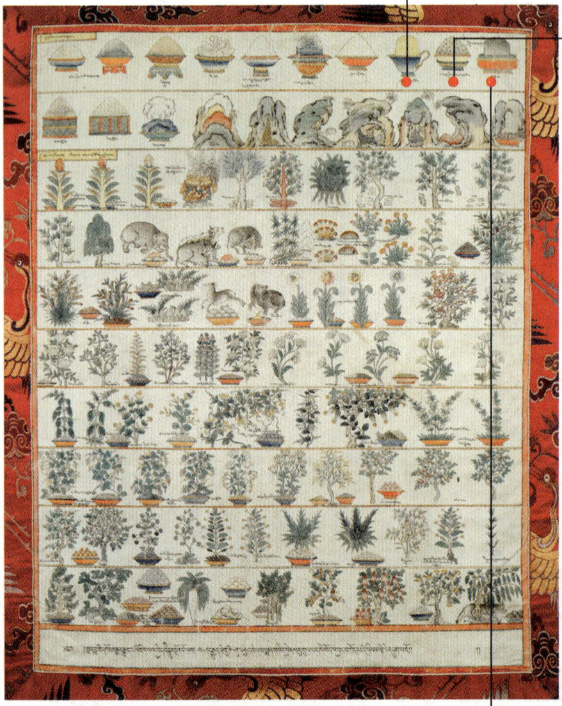

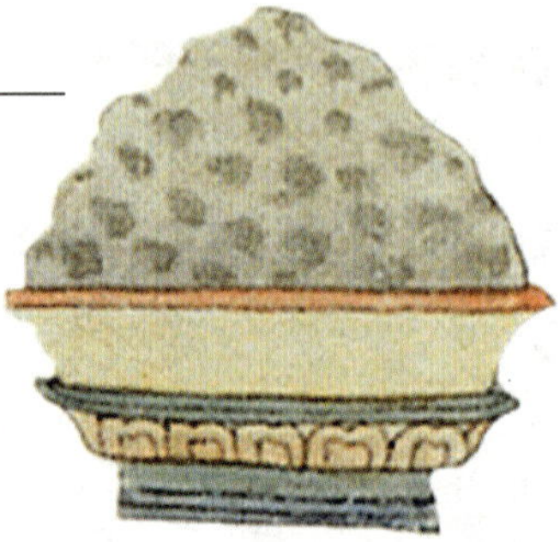

3.8 白硫黄

白硫黄多产自温泉附近，色白，常与黏土相混存在，质脆易碎，燃烧时火焰发青，气味非常浓者为下品。味甘，功能治神志疾病，干脓血、黄水。

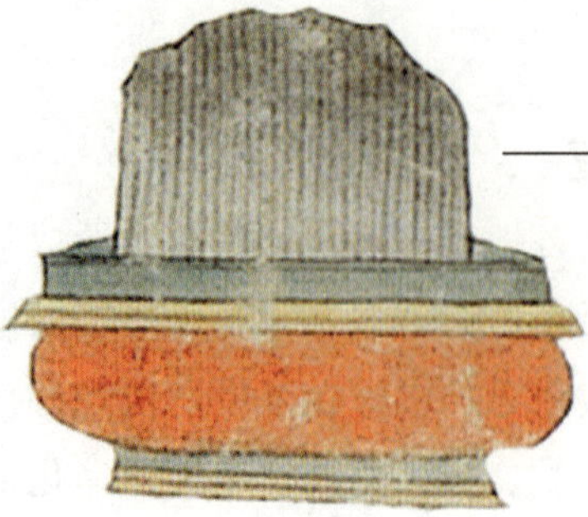

3.9 黑硫黄

黑硫黄多产自温泉附近，色黑如角，气味臭，有光泽，质脆易碎，燃烧时火焰发青，气味非常浓。味甘，功能治疫瘟，干脓血、黄水。

3.10 黑矾

黑矾产自大部分地区的岩缝等处，色绿黄或烟褐色等，纤维疏松满布小孔，质地轻而疏虚，涂于铁上揉之就会变成红铜色，或投入诃子汁中颜色变黑。味涩、酸，功能祛腐肉，破痞瘤，生头发。

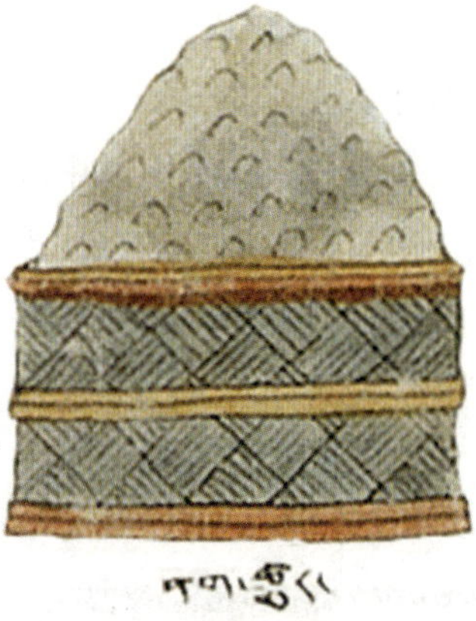

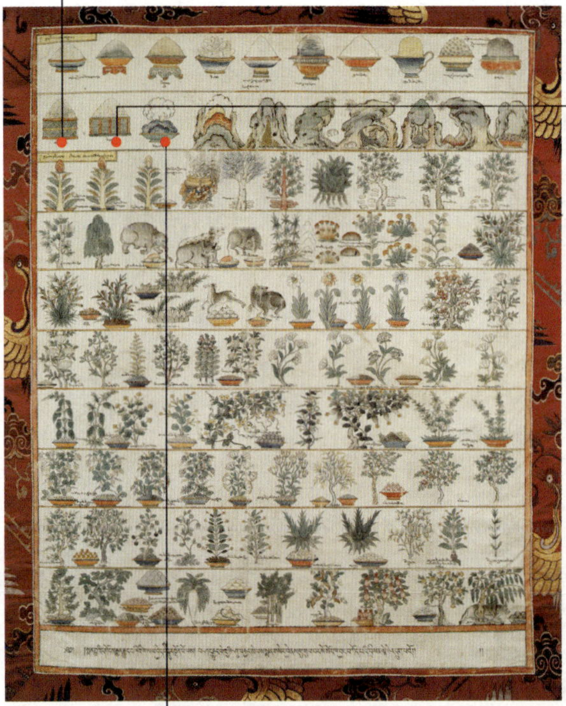

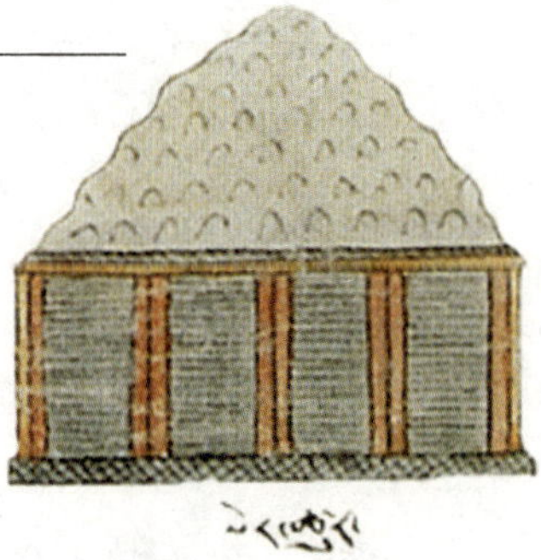

3.11 黄矾

黄矾产自大部分地区的岩缝等处，色黄，纤维疏松满布小孔，质地轻而疏虚，投入诃子汁中颜色变黄，可作氆氇的上色原料。味涩、酸，功能祛腐肉，破痞瘤。

3.12 胆矾

胆矾是产自印度等地的一种矿物药，有2种：一种色青绿透明有光泽，俗名叫“尼拉妥它”；另一种色白，略似白矾，食之有醋味。味酸、涩，功能治疖痈，破痞瘤，祛翳雾，治隆热病。

3.13 石花

石花生长于大部分地区北向的岩缝和磐石之上，色红、黄、白、绿等，其中红色为上品，四季均可慢慢从石上剥取，去其泥土便可入药。味甘，功能消毒，治陈热。

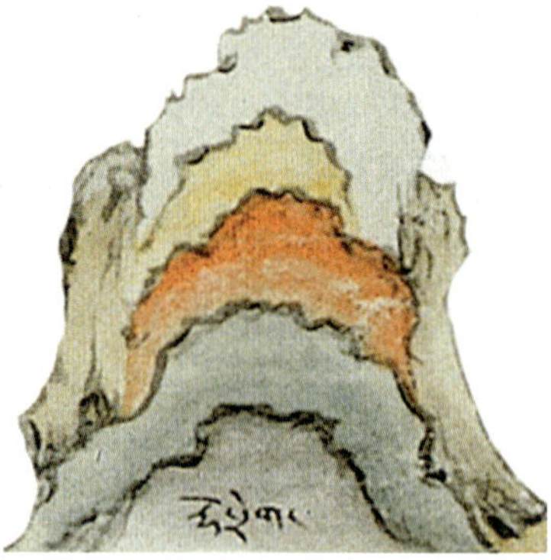

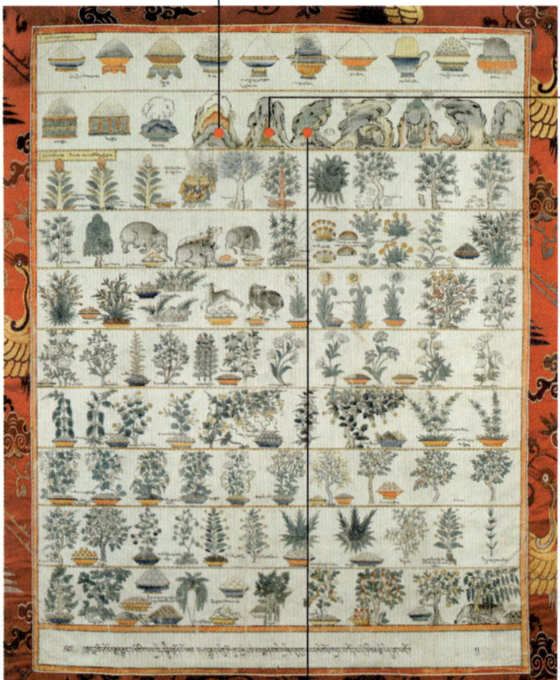

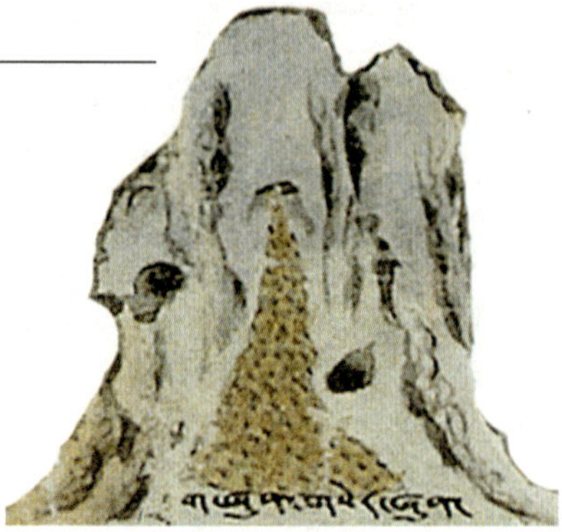

3.14 含金岩精

含金岩精产自向阳石山，太阳暴晒之后，从石缝流出如糖汁样混有金汁的岩精，色黄，泡之出现黄褐色汁液，尝之有特别香味。味甘、苦、涩，功能治一切热病，特别能清胃热、肝热、肾热。

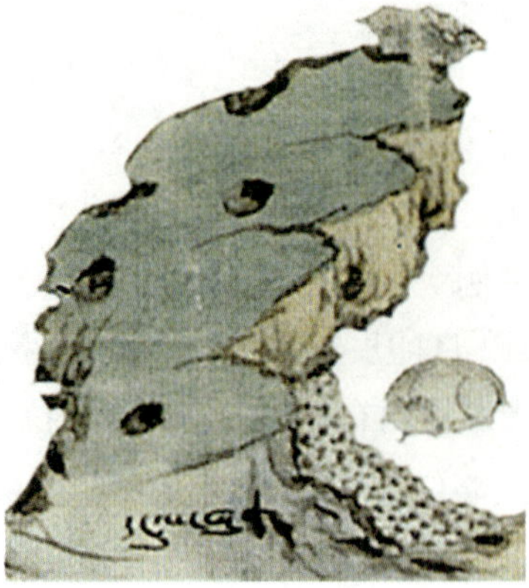

3.15 含银岩精

含银岩精产自向阳石山，太阳暴晒之后，从石缝流出的如糖汁样混有银汁的岩精，色白净，潮湿时似奶皮，尝之有特殊气味。味甘、苦、涩，功能治一切热病，特别能清胃热、肝热、肾热。

3.16 含铅岩精

含铅岩精产自向阳石山，太阳暴晒之后，从岩缝流出似糖汁样混有铅汁的岩精，色如银色，尝之有特殊的气味。味甘、苦、涩，功能治一切热病，特别能清胃热、肝热、肾热。

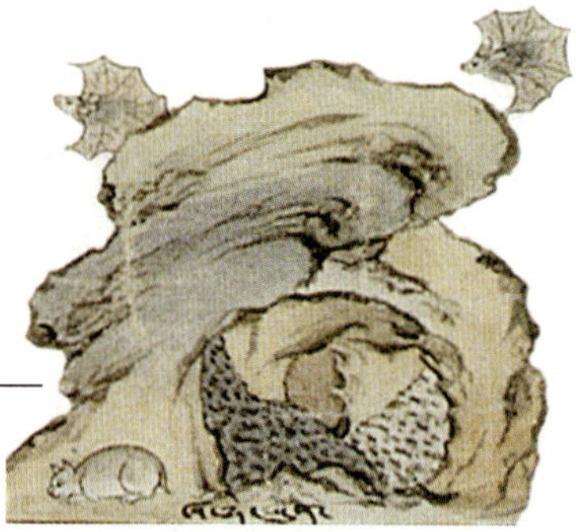

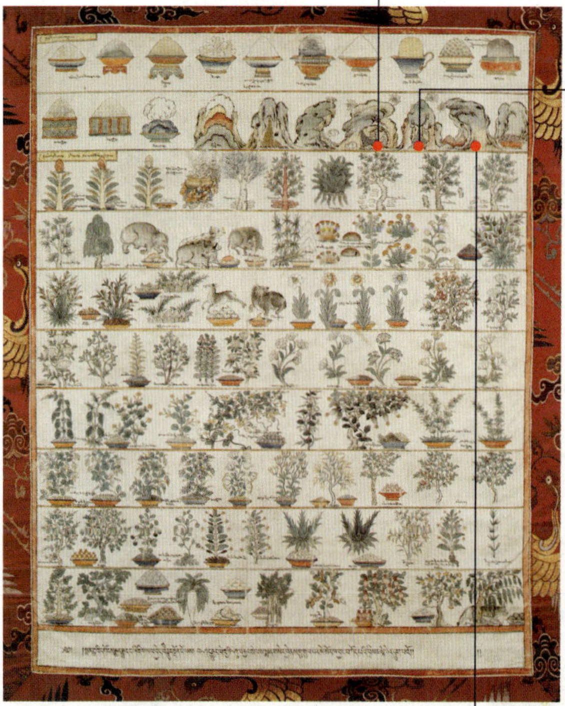

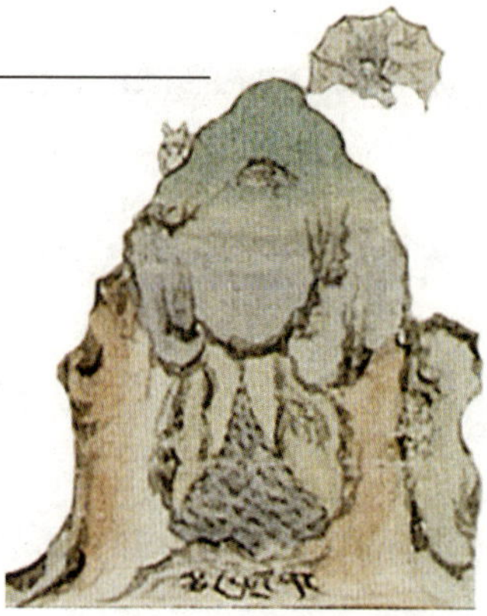

3.17 含铁岩精

含铁岩精产自向阳石山，太阳暴晒之后，从岩缝流出似糖汁样混有铁汁的岩精，色青黑，尝之有特殊气味。味甘、苦、涩，功能治一切热病，特别能清胃热、肝热、肾热。

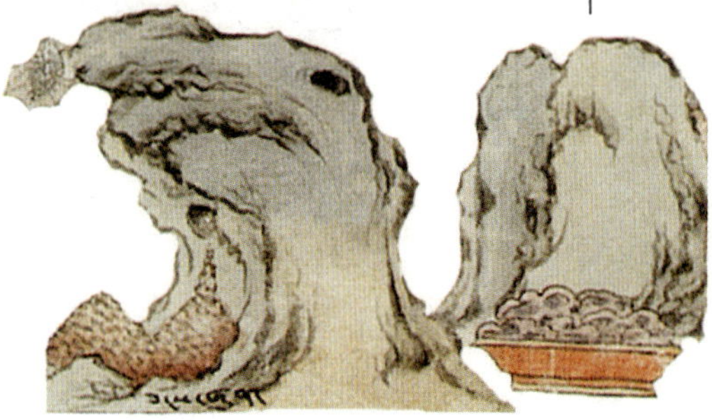

3.18 含铜岩精

含铜岩精产自向阳石山，太阳暴晒之后，从岩缝流出似糖汁样混有铜汁的岩精，色红，尝之有特殊气味。味甘、苦、涩味，功能治一切热病，特别能清胃热、肝热、肾热。

4　木类药、精华类药和平川地产类药效能（1）

4.1　龙脑冰片

龙脑冰片（译音“芒嘎布日”）是生长于大海边的一种叫“斗玛”的树，树干淡黄，叶绿且大，开红花，种子色黄，从外皮裂口中流出的分泌物色黄气味香，味麻凉，质地柔而疏松，烧之冒浓烟。味苦、辛、涩，性绵而凉，可治隆热病。

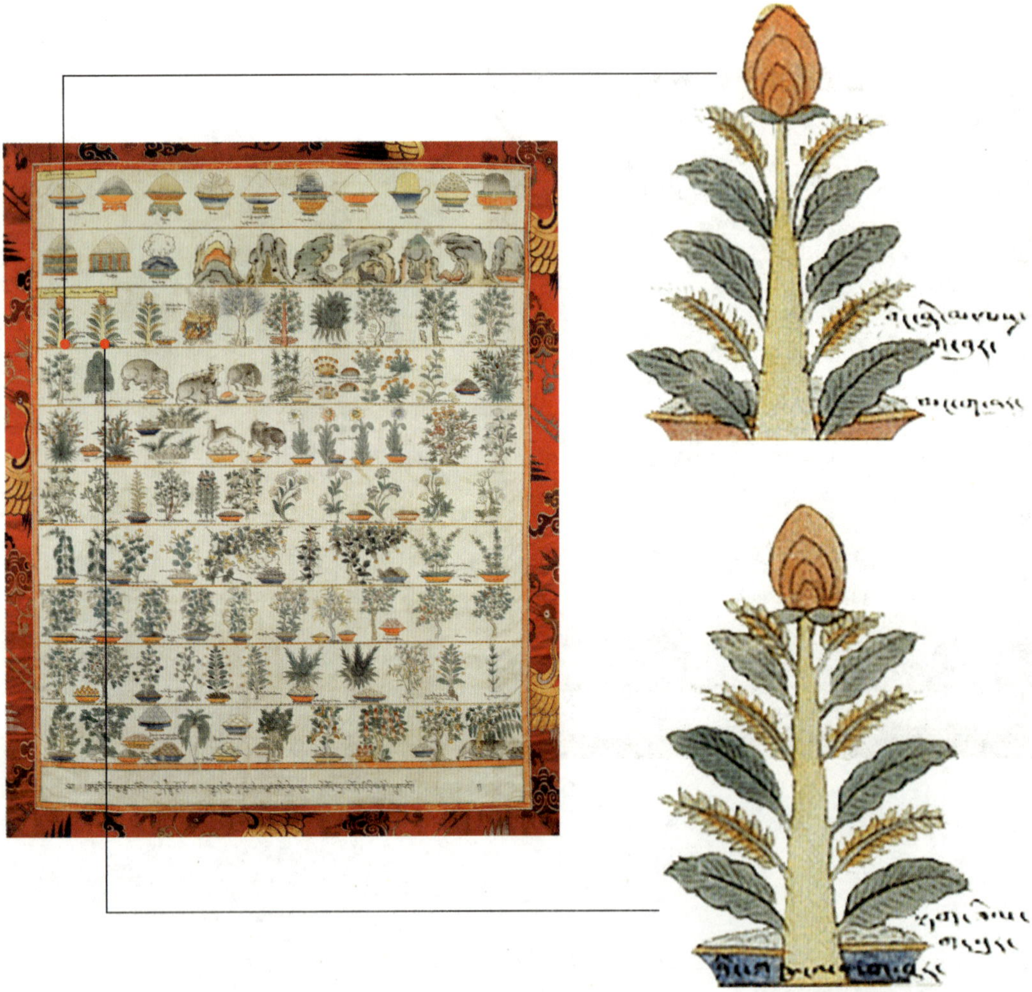

4.2　艾冰片

艾冰片（译音“达斯嘎布日”）是生长于大海边的一种叫“干加”的树，树干淡黄，叶绿且大，开红花，种子色黄，从外皮裂口中流出的分泌物色黄，质地柔软疏松，烧之冒浓烟。味苦、辛、涩，性糙而凉，可治一切新旧热病。

4.3 樟脑

樟脑（译音“协嘎布日”）是生长于大海边的一种树干淡黄，叶绿且大，开红花，种子色黄，叫“仓刚”的乔木，外皮裂口中流出的分泌物色白透明似冰块，烧之冒黑烟，气味非常香。味苦、辛、涩，性非常凉，可治高热。

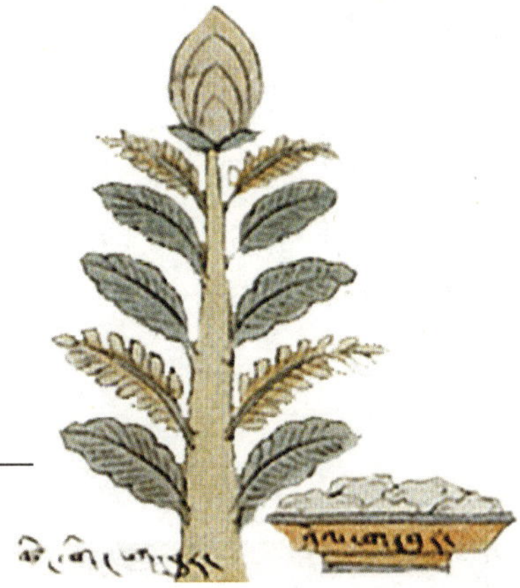

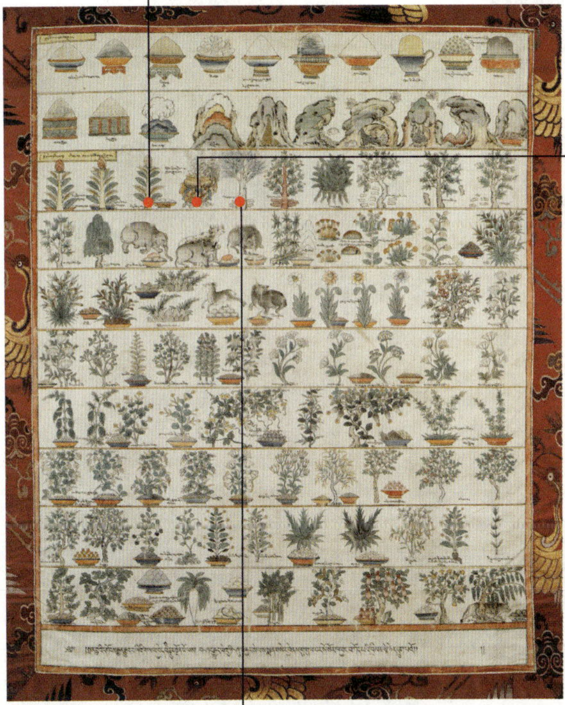

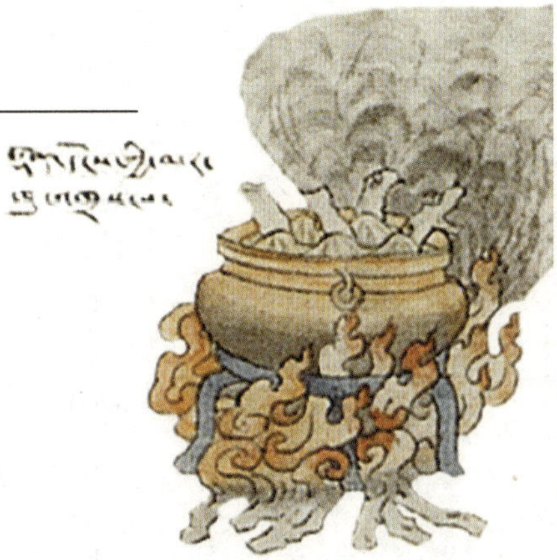

4.4 檀香正品

檀香有白、红、紫及柏木檀香等多种，特别是蛇心、“果西日恰”、“萨却后”等依次为上品、下品，虽然分类法较多，但公认的方法为春季时在滚沸的酥油中插入一箭杆长檀香，酥油汁凝固成冰者为上品。

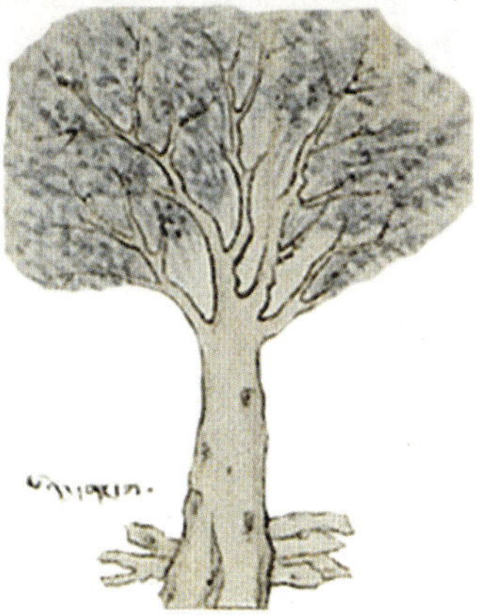

4.5 白檀香

白檀香生长于热带，树干色白，叶色绿，叶背色灰如山杨叶，气味非常香。特别是“玛拉亚”白檀香，树干色白，叶色绿有斑点，气味芳香者功效尤佳，性质重、凉。味涩、辛，功能治肺、心紊乱热。

4.6 红檀香

红檀香生长于热带，树干色红，叶色绿有光泽，花和花苞色红被细毛，气味非常芳香，质重似角坚硬，能沉入水底。红檀香以其颜色差别分为红檀香、紫檀香 2 种，味涩，功能清一切血热。

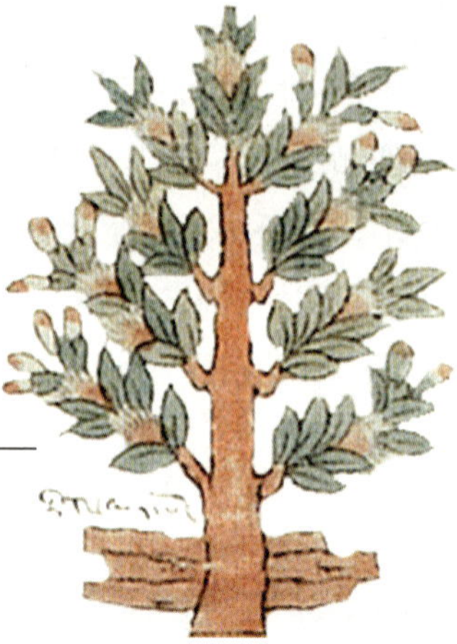

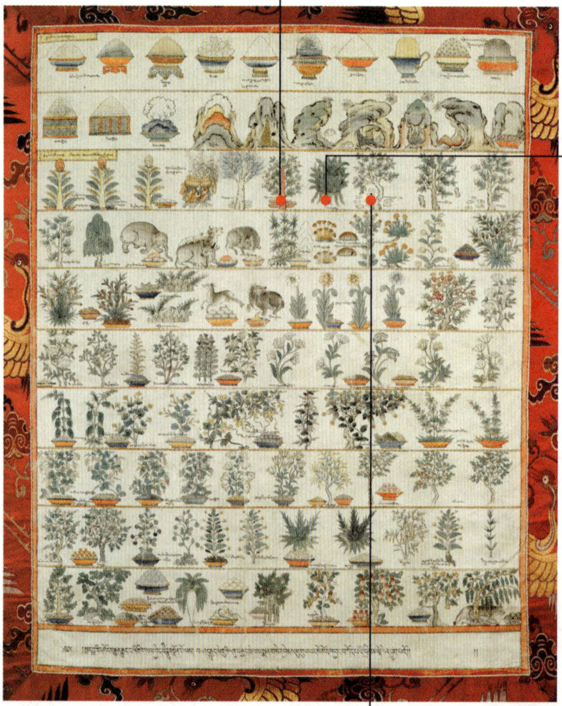

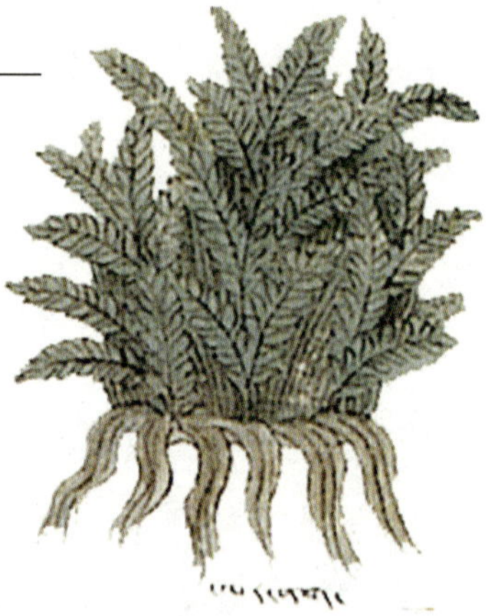

4.7 紫沉香

紫沉香生长于热带，树叶似大籽蒿，花梗色绿，花色青具光泽，根露出地面部分似野牛角，树干基部黑如角非常坚硬，重而油腻，半沉于水，烧之冒香气。味苦、辛，功能清心热、命脉热。

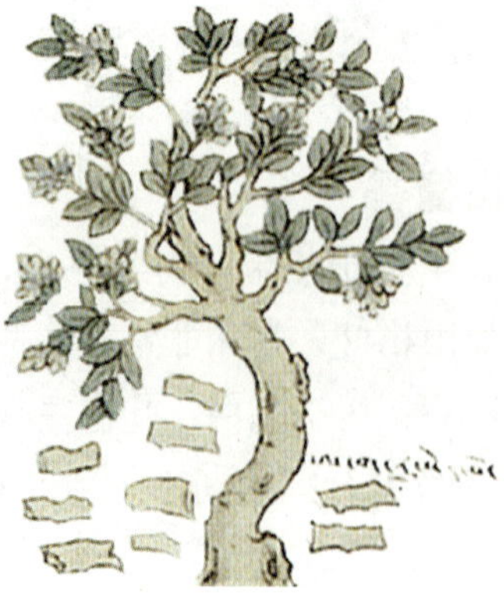

4.8 黄樟

黄樟生长于热带，树干大而色黄，叶子小而圆，色绿黄被细毛，花色青白具芳香，树干基部褐黄，质地轻而疏松，烧之出油，烟大，气味芳香。味苦、辛，功能清心热、命脉热。

4.9“巴秀”沉香

“巴秀”沉香生长于热带，树干大而颜色淡紫，花青白，树干基部褐黄，质地重而油腻，烧之出油，烟大，气味芳香。味苦、辛，功能清心热、命脉热。

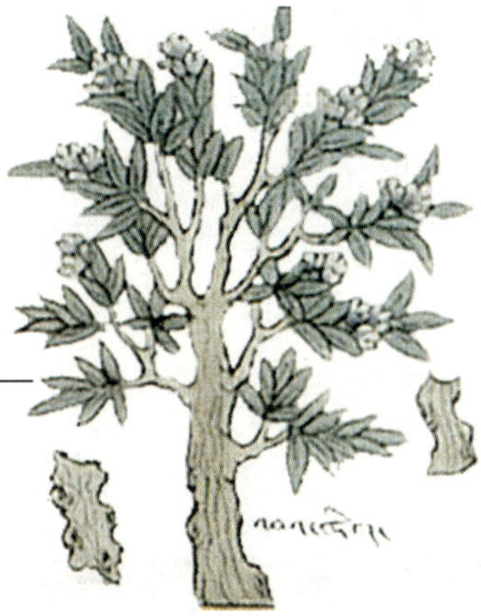

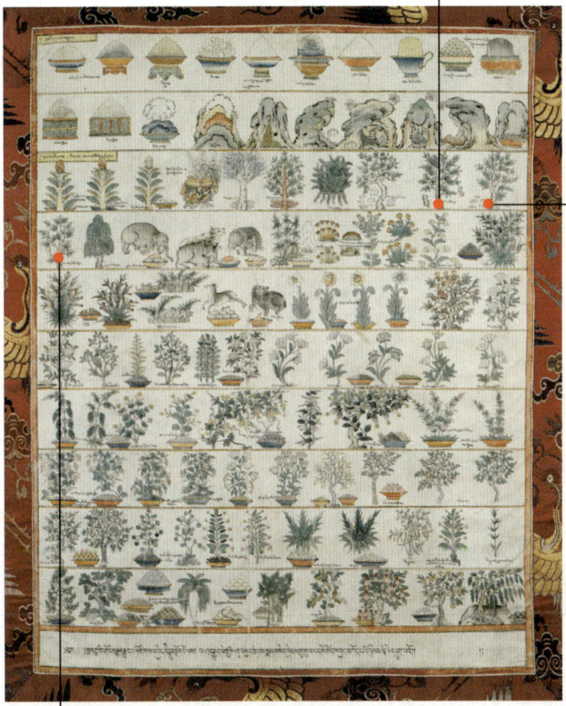

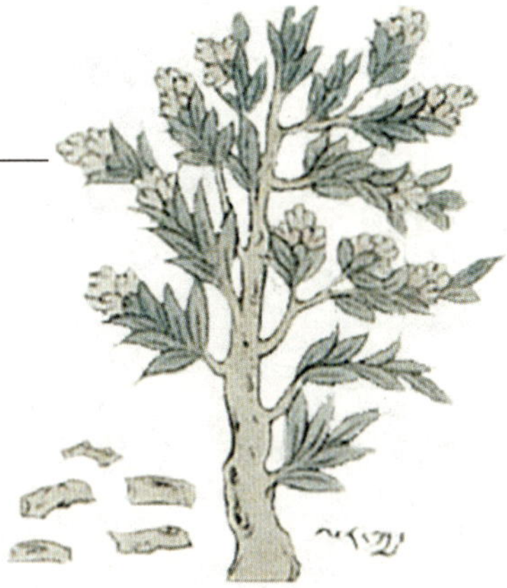

4.10 白花丁香

白花丁香是生长于海拔较低地带的老柏树根，树干外皮色灰白，叶色绿，花色白，树干基部褐黄，质地轻而疏松，烧之气味芳香。味苦、辛，功能清心热、命脉热。

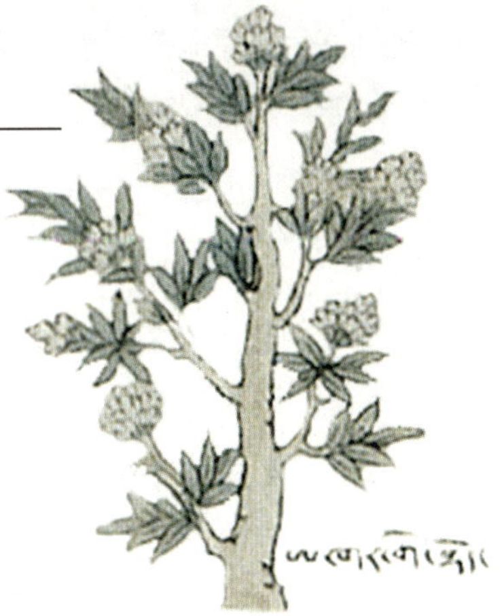

4.11 茴香味沉香

茴香味沉香是生长于海拔较低农业区的一种乔木，叶厚光滑，花淡绿，果实长椭圆，树干基部粉红，质地硬，气味芳香如葛缕子。味苦、辛，功能清心热、命脉热。

4.12 “苏日”檀香

“苏日”檀香是生长于藏地大部分地区的一种柏树，外皮淡红呈鱼鳞状，多分枝向下垂，叶色青多灰斑，冬季也青，果实似杏核圆，大小如小指，中间有核仁。味苦，功能清一切热，与沉香功效相同。

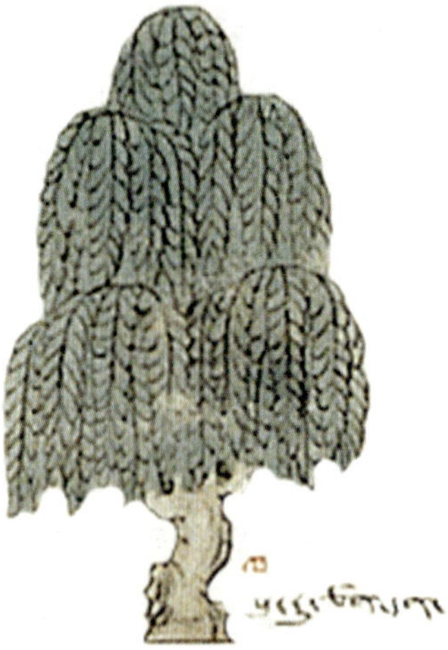

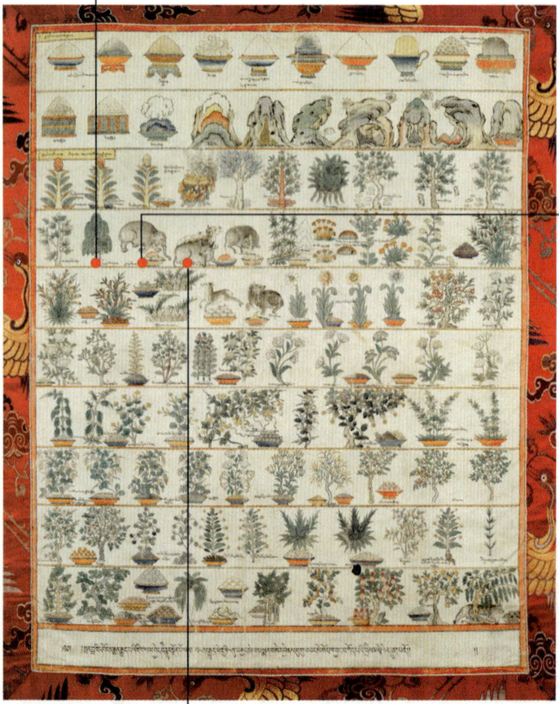

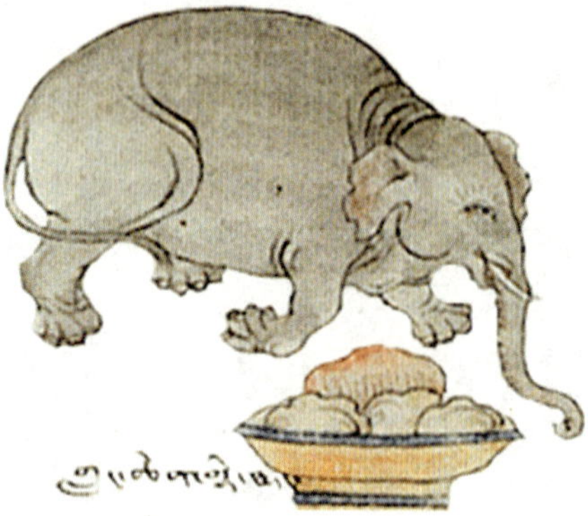

4.13 象黄

象黄产自生活于热带的大象，是在其肝胆管内胆汁形成的结石，色泽红黄紫，有油光，质地较硬，断面红黄交加，气味芳香，食之不碜牙，加入少许他药则可变成黄色。味甘、苦，功能清瘟毒、肝热、腑热等。

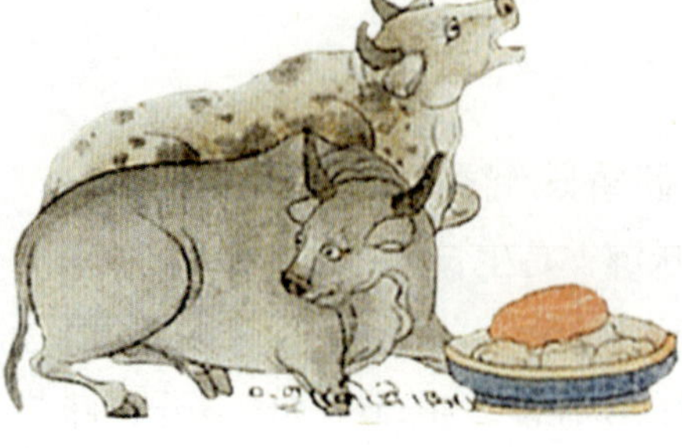

4.14 牛黄

牛黄产自家畜黄牛，是在其肝胆管内胆汁形成的结石，色泽黄，层次分明，质地轻而软，表面光滑，气味芳香，不碜牙，入水慢慢化开，汁色黄。味甘、苦，功能清瘟热毒、肝热、腑热等。

4.15 猪黄

猪黄产自家猪，是在其胆管内胆汁形成的结石，色泽黄，层次分明，质地轻而软，表面光滑，气味芳香，不磣牙，入水慢慢化开，汁色黄。味甘、苦，功能清瘟热毒、肝热、腑热等。

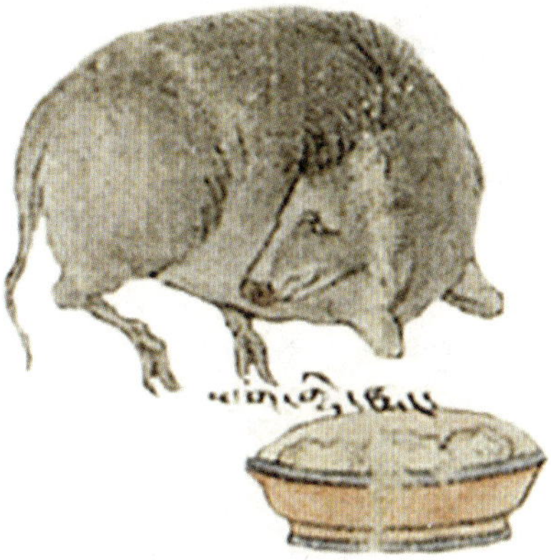

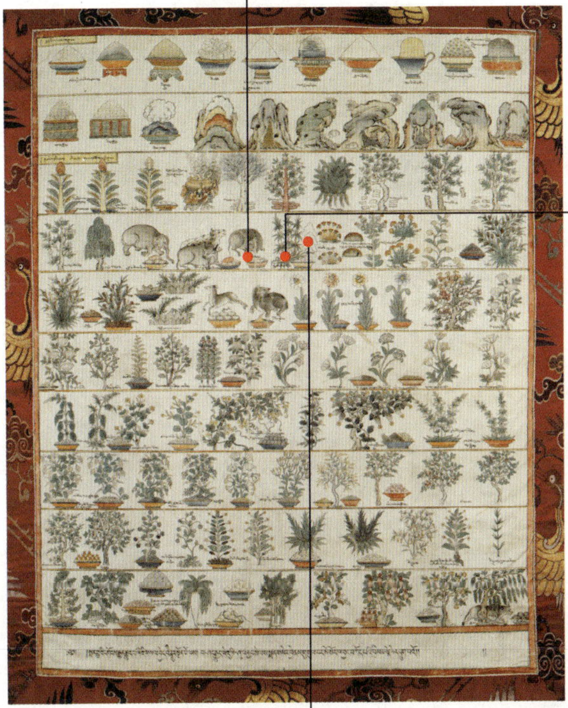

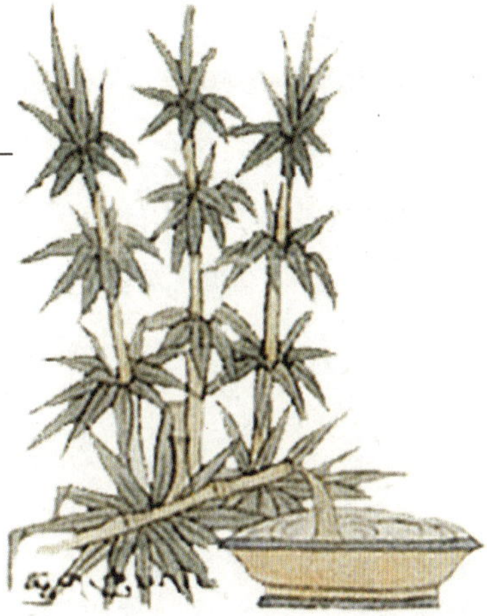

4.16 竹黄

竹黄是产自热带的一种叫“宛夏若扎那”竹子，该竹子空腔中的竹髓，色泽淡黄，气味不明，质地轻而较硬，揉之易成粉末，疏松，吸水量大。味甘，功能清肺热、疮热、伤热。

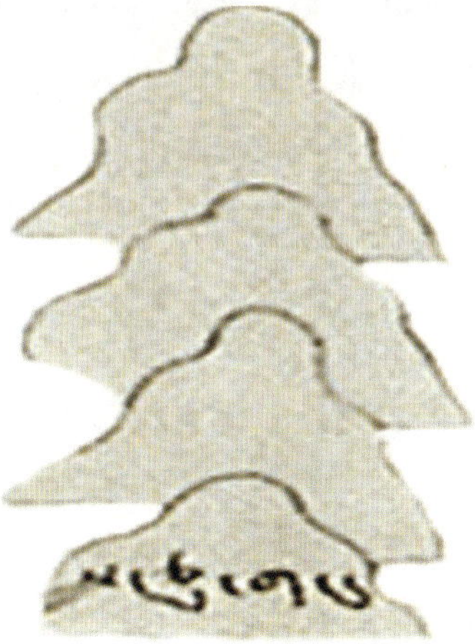

4.17 石灰华

石灰华是产自冈底斯山等片石山谷的大部分岩洞，有 2 种：岩洞深处常年滴水凝固的石灰华不磣牙；在岩洞潮湿岩壁上结成的石灰华磣牙。色泽白如碱花，质重而硬如石，噙在口中易化。味甘，功能清肺热、疮热、伤热。

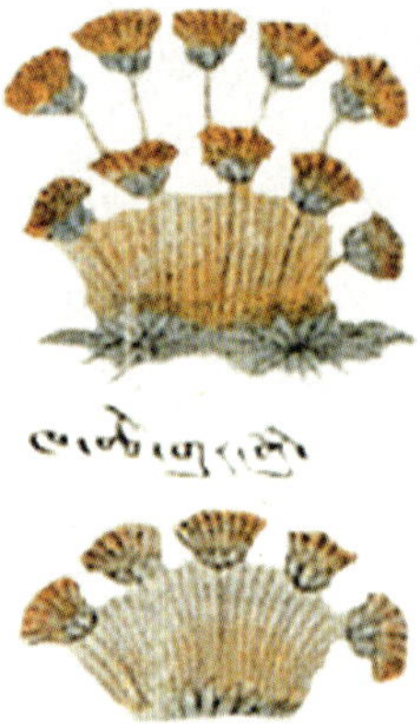

4.18 西红花

西红花产自克什米尔地区，是该地一种红花的花丝，根似蒜，被细毛，叶子细长，花冠色红呈筒状，6瓣，花丝红紫、油腻、细小，入水花丝顶端膨大，水汁变黄。味甘、苦，功能治一切肝病，凝血止血。

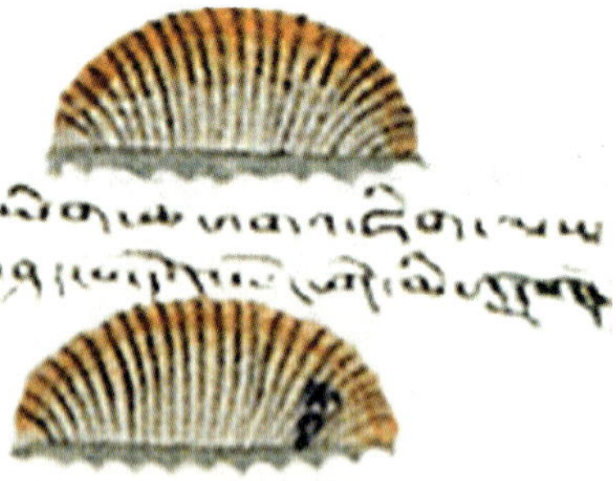

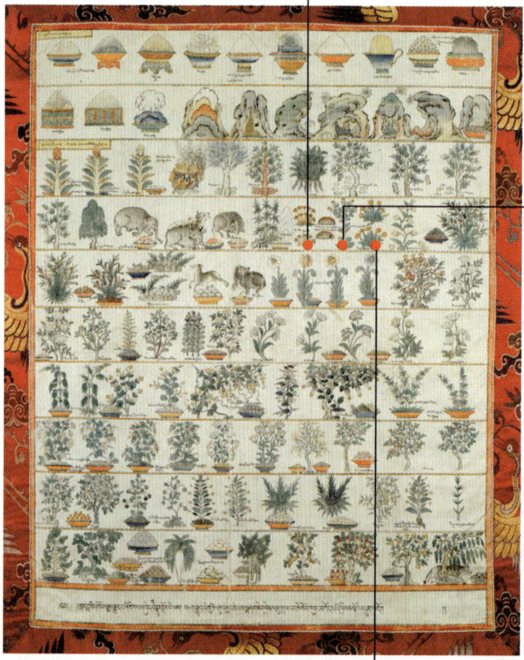

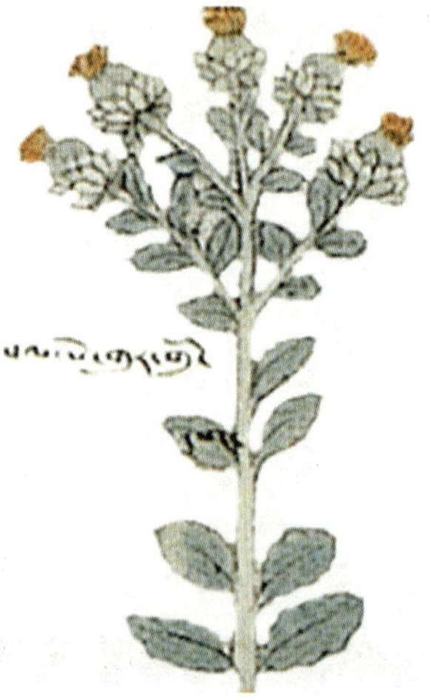

4.19 尼泊尔红花

尼泊尔红花是产自尼泊尔地区的一种红花花丝，植株有一人多高，叶大花黄，花丝淡黄较短，花萼布满刺，尖锐。味甘、苦，功能治一切肝病，凝血止血。

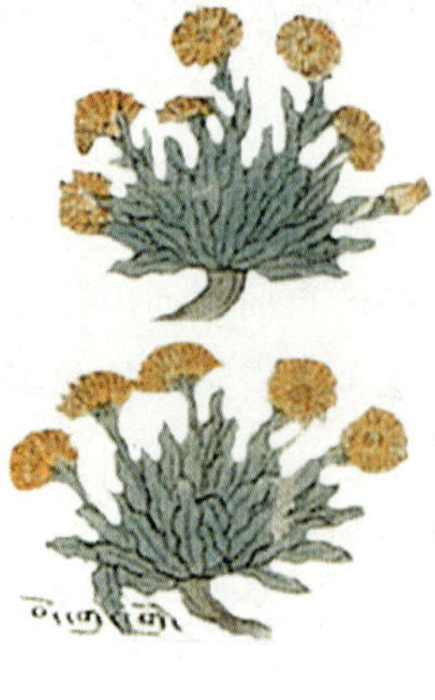

4.20 藏红花

藏红花产自藏地，也有花园种植的，一年生草本，株高一尺上下，叶互生，入药的花色红黄、光泽鲜明，细筒状簇生。味甘、苦，功能治一切肝病，凝血止血。

4.21 小豆蔻

小豆蔻是产自沿海等地的一种叫“艾拉查毛”树的果实，该树色黑叶绿，荚果色白呈三角形，果实呈三角形、扁状、锉纹，气味芳香。味辛，功能治一切肾寒病。

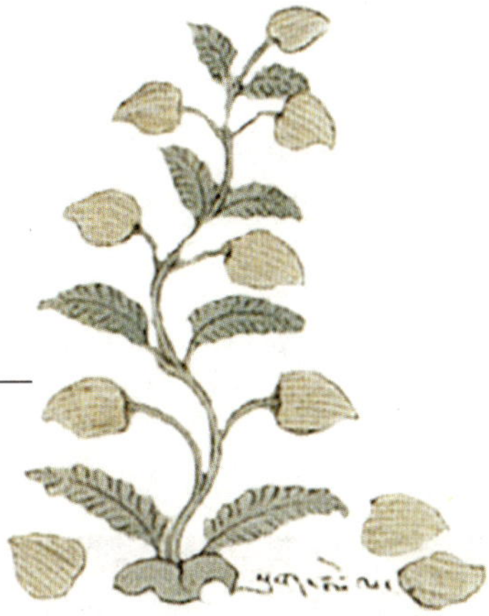

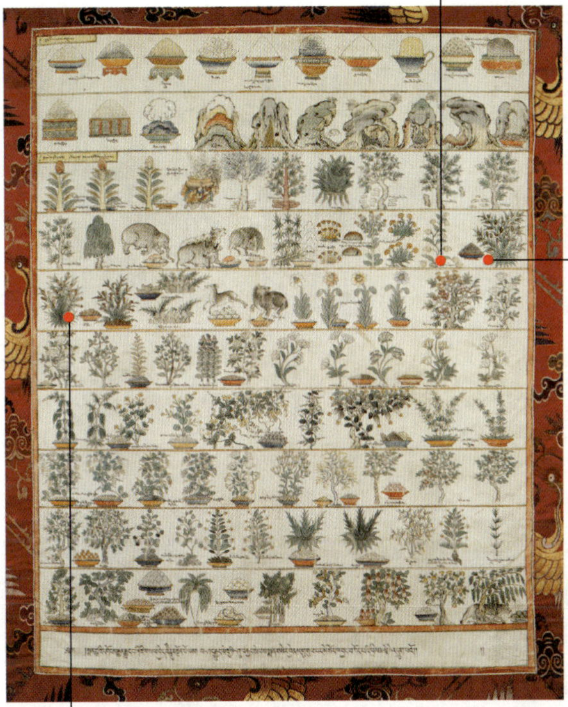

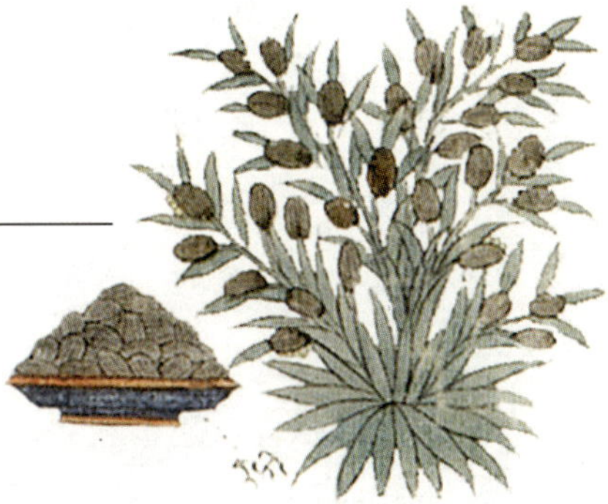

4.22 肉豆蔻

肉豆蔻是汉地、印度地区一种高大常青树的果实，叶色褐黄，花谢后结出状似膀胱的果实，色泽瓦灰，形似斑翅山鹑蛋，质地坚硬而重，气味芳香。味辛，功能祛隆，治心脏病佳。

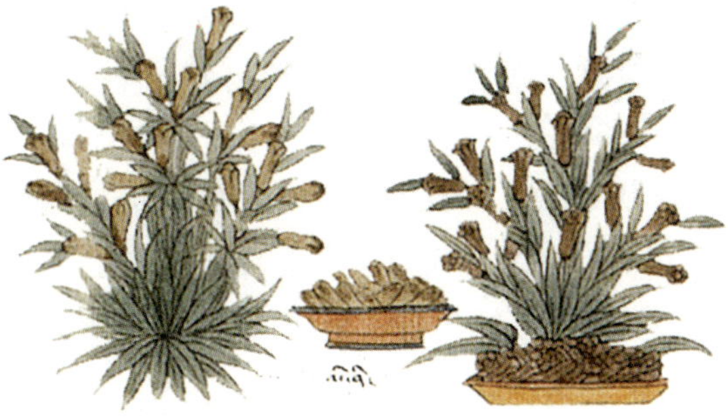

4.23 丁香

丁香是热带一种常青树的花苞，树干高大，叶对生，十字花瓣，气味非常芳香，花苞色褐紫似红铜钉，质重而坚硬，能沉于水中，用指甲能挤出油星，气味芳香。味辛，功能治命脉病和、寒隆病。

4.24 草果上品

草果上品是生长于热带的一种树的果实，其树干、叶色绿，花白，果荚褐紫，圆长，皮厚，荚果外表多纵棱纹，一起紧贴而生，肉质疏松者为上品。味辛，功能治一切胃、脾寒症。

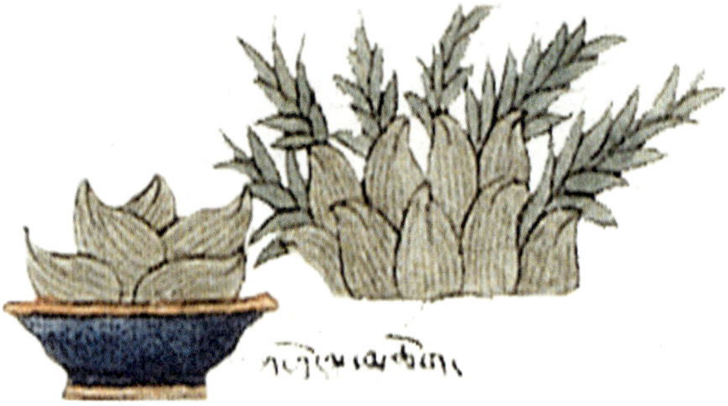

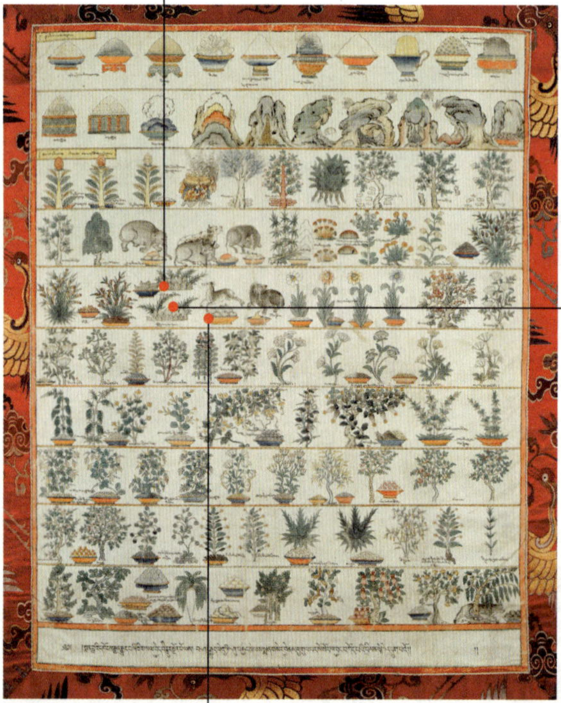

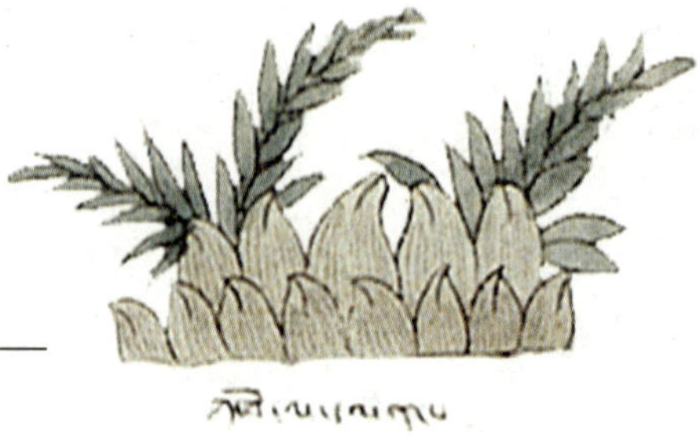

4.25 草果下品

草果下品是生长于热带的一种树果实，叶、树干绿，花白，果荚褐紫，圆长，皮薄，尖利，果实光滑者为下品。味辛，功能治一切胃、脾寒症。

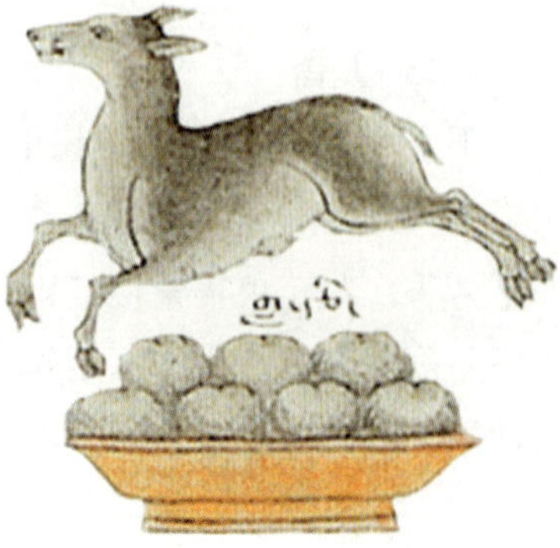

4.26 麝香

麝香是野生动物雄性獐子脐囊内分泌物，外有皮囊卷生着褐白色短毛，中间有尿道孔和麝香分泌孔，皮囊内有粒状黑色麝香，非常芳香，抹在珊瑚上则会使之崩裂，这是鉴别麝香真假的一种正确的方法。味苦，功能除毒、杀虫，治肾病，清一切疫热。

4.27 熊胆

熊胆指野兽熊的胆汁。胆囊口细底大，囊皮揉之不会折断而变得白而绵软，囊内有绿黄色汁液，触之软，粘在囊上，拿麦粒大一块放在水中能扯起黄色线，后徐徐沉入水底。味苦，功能止血凝血，祛腐肉，生新肌。

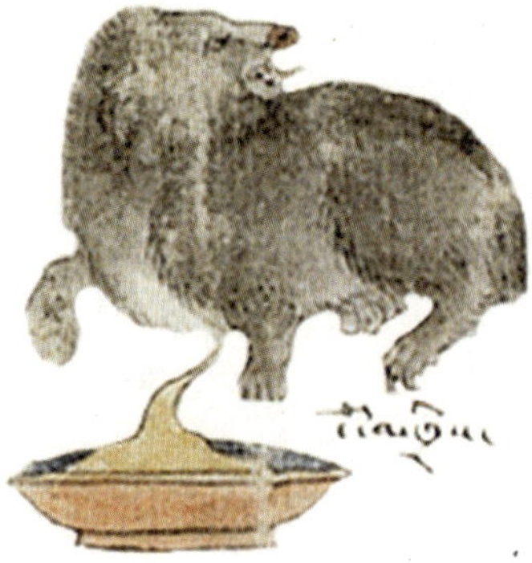

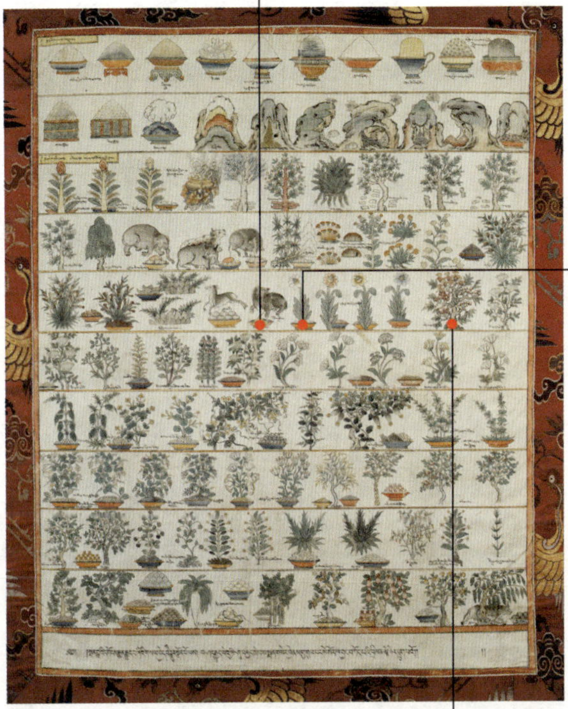

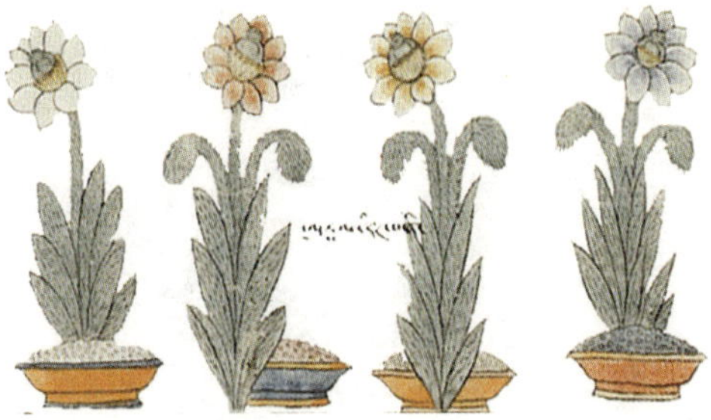

4.28 五脉绿绒蒿

按花色分类有白、红、青、黄4种，茎空虚细长，叶绿黄剑状被细毛，叶基生，花似虞美人，5瓣，易掉落。味甘、涩，功能清肺热、肝热。

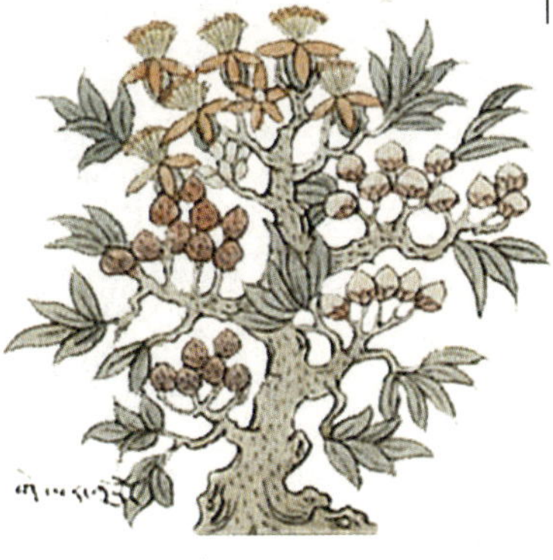

4.29 木棉花

木棉花是生长于干旱炎热地区的一种那伽树之花，植株似核桃树，布满小刺，众花苞朝着一个方向生长。花苞未开似筒状红铜片，干枯者名为木棉花萼，花谢后花内如头发或马尾样扭拧的丝名为木棉花丝，红色花瓣名为木棉花瓣。味涩，功能清肺热、肝热、心热。

4.30 孜然芹

孜然芹产自藏地山谷和花园，是一年生或两年生草本，叶细状似剑，缘深裂，花色白呈伞状，果实褐灰似葛缕子，略具油腻。味辛、甘，功能清肺热。

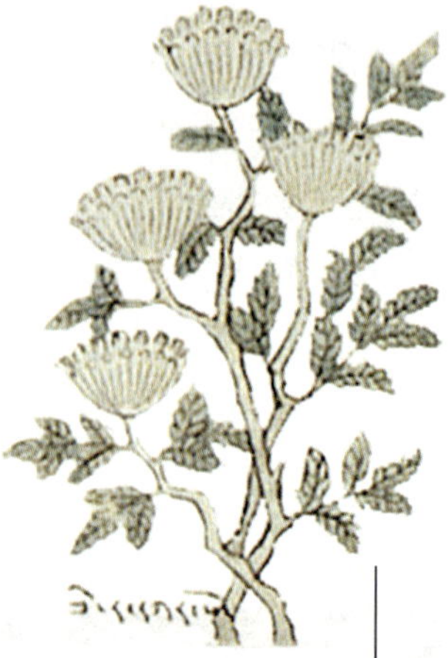

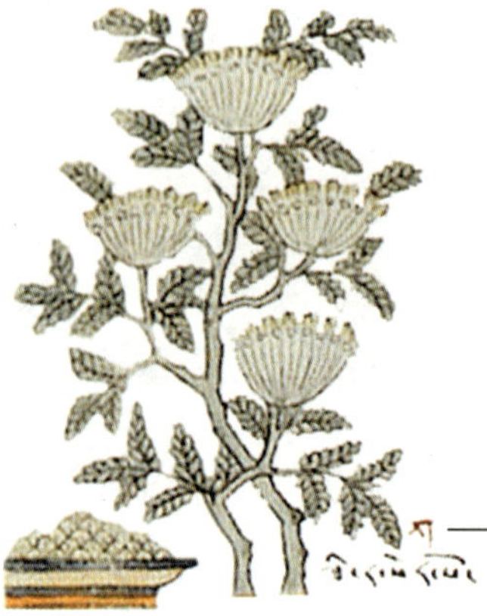

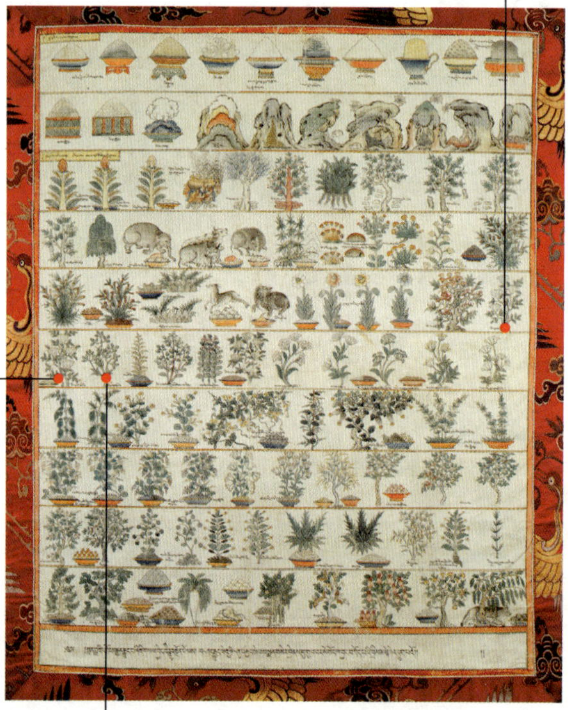

4.31 柴胡

柴胡是多产自藏地的一种草本，叶细状如剑，缘深裂，花黄状似伞，果实像葛缕子。味辛、甘，功能清肺热。

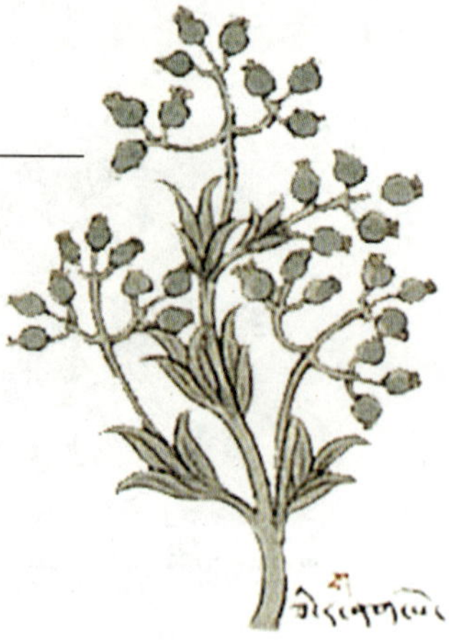

4.32 黑种草子

黑种草子多产自内地、印度等地，是一年生或两年生草本，茎干较长、空虚，叶圆小具油腻，花色蓝、细小，果实色黑呈三角形像雄花苜蓿子。味甘、辛，功能治肝寒症。

4.33 “措那”黑种草子

一年或两年生草本，茎干长细，叶子像柴胡叶，状似剑，种子褐黑呈三角状，像雄花苜蓿子。味甘、辛，功能治肝寒症。

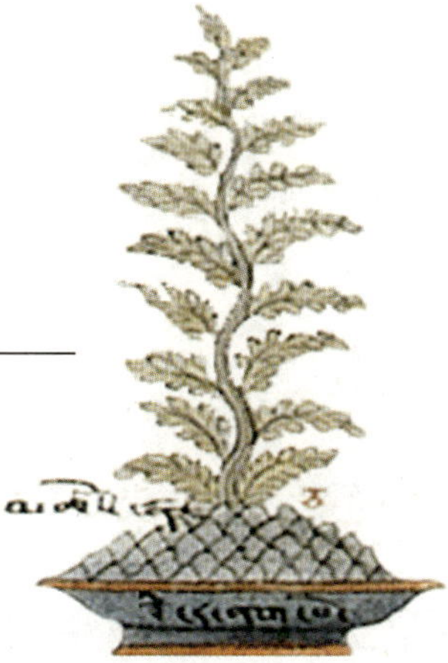

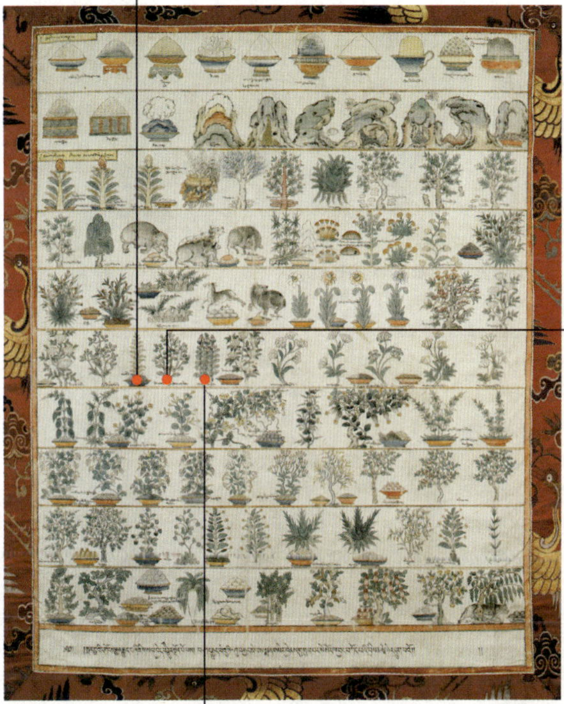

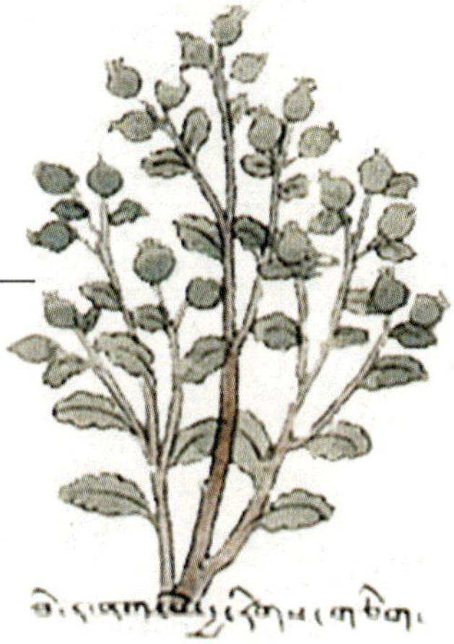

4.34 另一种印度黑种草子

此黑种草子是一年或两年生草本，茎干暗红，叶长椭圆、色淡绿，种子像上述黑种草子，色褐黑呈三角状，似雄花苜蓿种子。味甘、辛，功能治肝寒症。

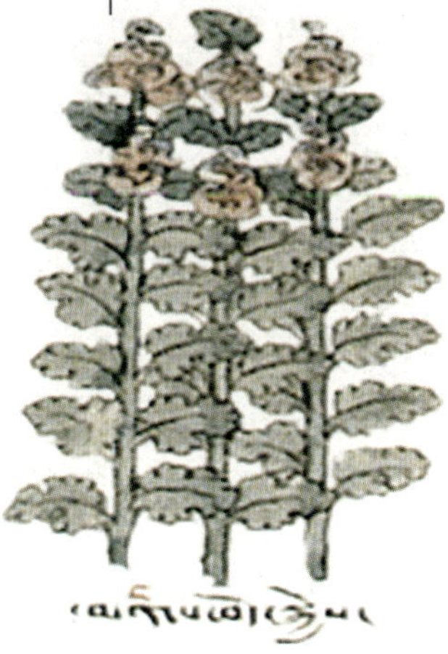

4.35 藏黑种草子下品

生长于藏地的黑种草子属下品，是一年生草本，茎干长、较粗而直，叶圆较大缘深裂，茎干顶开蓝花，荚果内有色黑呈三角状像雄花苜蓿种子样果实。味甘、辛，功能治肝寒症。

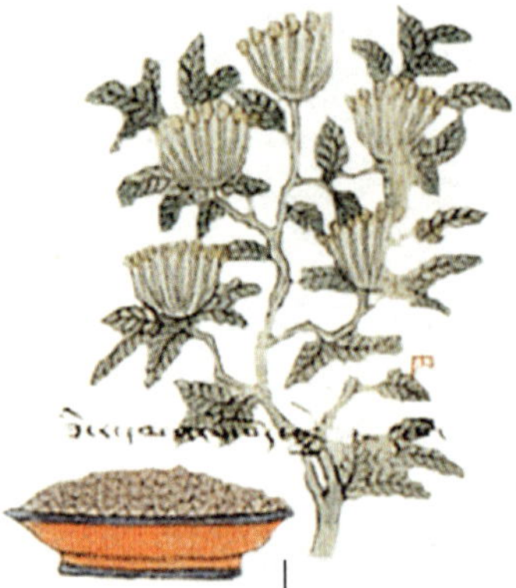

4.36 藏柴胡下品

生长于藏地的柴胡属下品，是一年生草本，叶细小缘深裂，花黄似伞状，果实像葛缕子较具油腻。味甘、辛，功能清肺热，治寒性不消化症。

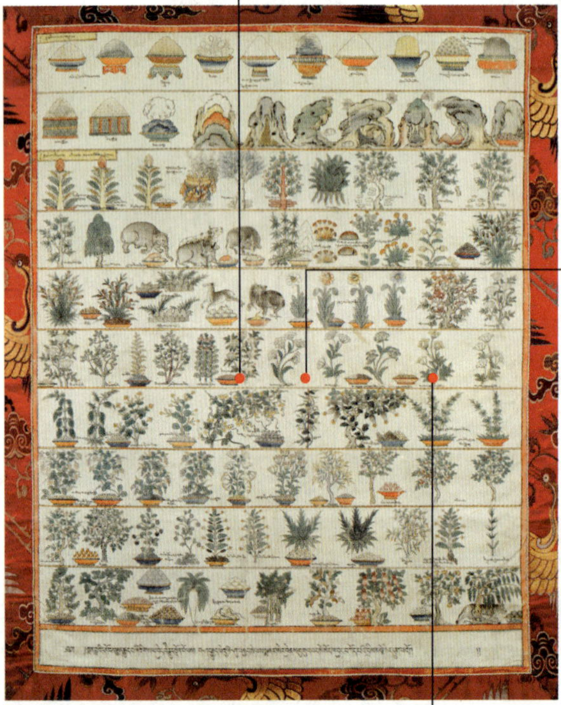

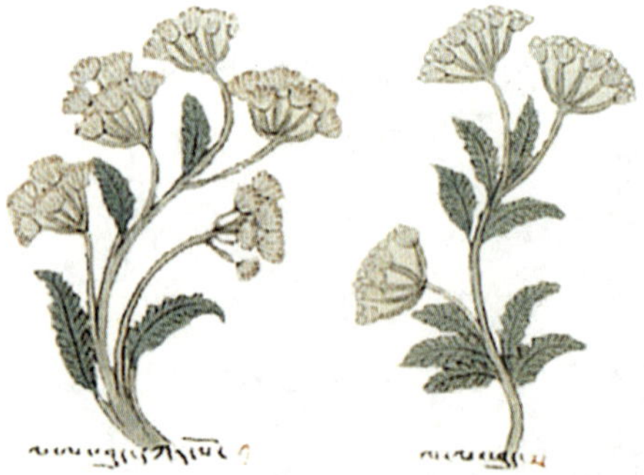

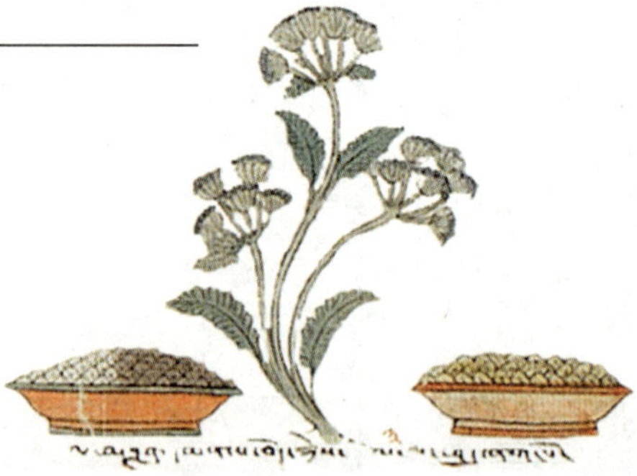

4.37 蛇床子

蛇床子有白、黑、黄 3 种，是多产自汉地、印度的一种多年生草本，叶柄长、叶色绿有斑点，顶端开伞状白花，5 瓣，种子入药，状似葛缕子，但比之较小，气味非常浓。味甘、辛，功能治胃寒症。

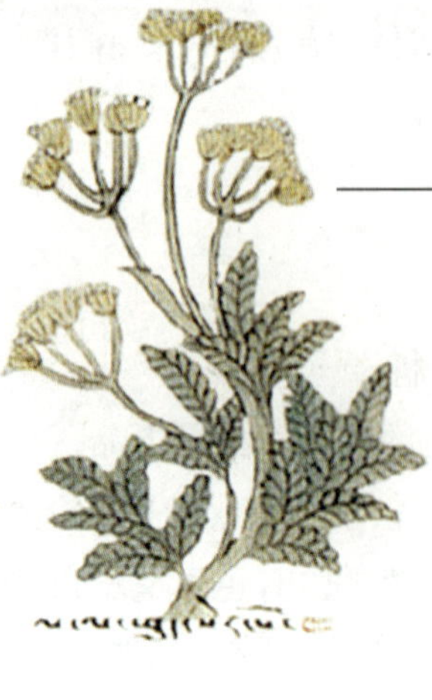

4.38 藏产黑蛇床子

生长于藏地的黑蛇床子，是一种多年生草本，叶柄长，叶色绿有斑点，果实入药，果实像葛缕子，但比之较糙有纵棱纹。味甘、辛，功能治胃寒症等。

4.39 藏产白蛇床子

生长于藏地的白蛇床子，属下品，是一种多年生草本，叶柄长，叶色绿有斑点，柄顶端开很多伞状白花，5瓣，果实入药，果实像葛缕子，但比之较糙有纵棱纹。味甘、辛，功能治胃寒症等。

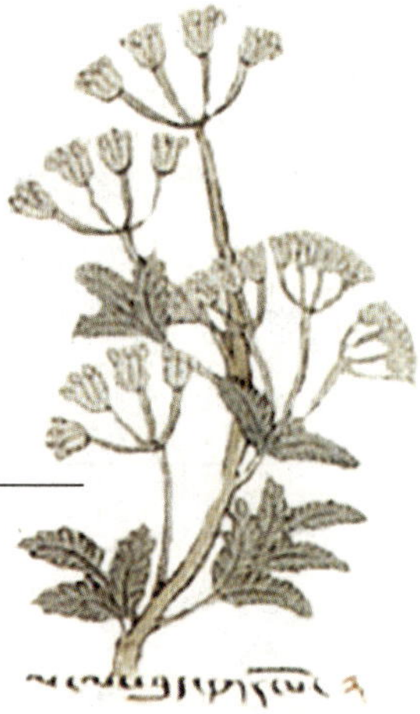

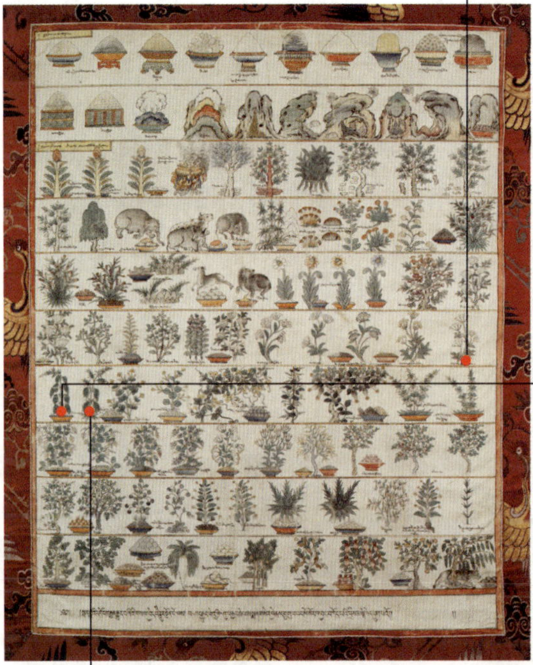

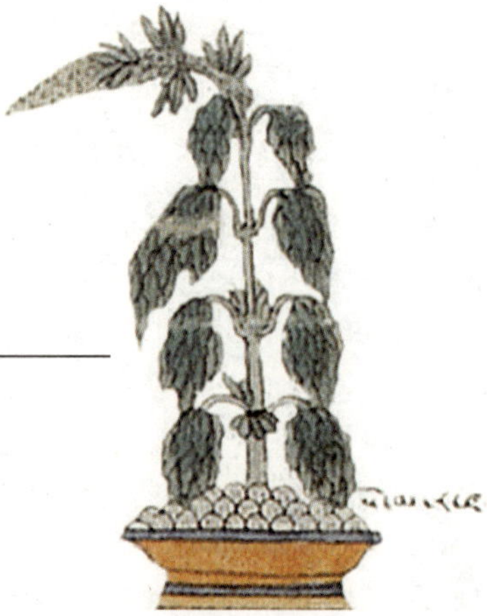

4.40 黄葵子上品

黄葵子上品多产自印度和藏南门隅等地区，一年生草本，茎干细而叶细小，花似山莨菪花，荚果呈三角形内有细小肾形种子，表面有指纹状纹路。味辛、甘，功能治皮肤病、黄水病。

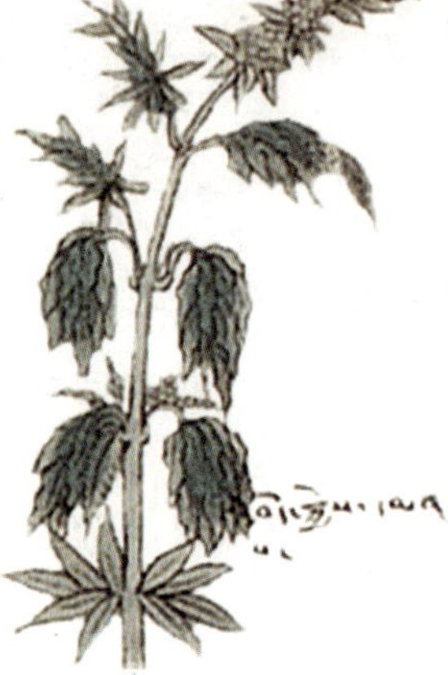

4.41 黄葵子下品

黄葵子下品多产自藏地，是一年生草本，茎干长，枝小全株布满刺毛，叶呈五角，花黄绿、小而无光，荚果长圆，内有细小肾形种子，上有指纹状纹路。味辛、甘，功能治皮肤病、黄水病。

4.42 草决明上品

草决明上品多产自内地、印度，是一年生棘豆类草本，枝叶色绿，花和荚果色黄有纵棱纹，果实像狗阴茎龟头般圆长，两端如截状，非常坚硬。味苦，功能治皮肤病、黄水病。

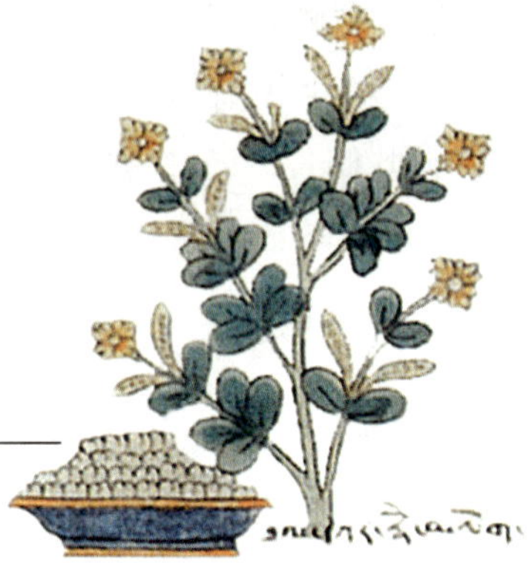

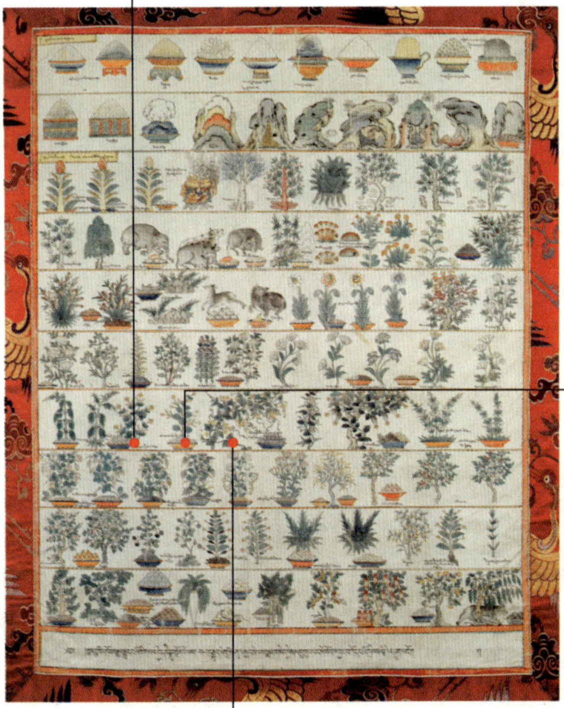

4.43 草决明下品

草决明下品多产自内地、印度，是一年生棘豆类草本，枝叶色绿，花和荚果细状似镰，果实色淡绿、圆长较大、绵软。味苦，功能治皮肤病、黄水病。

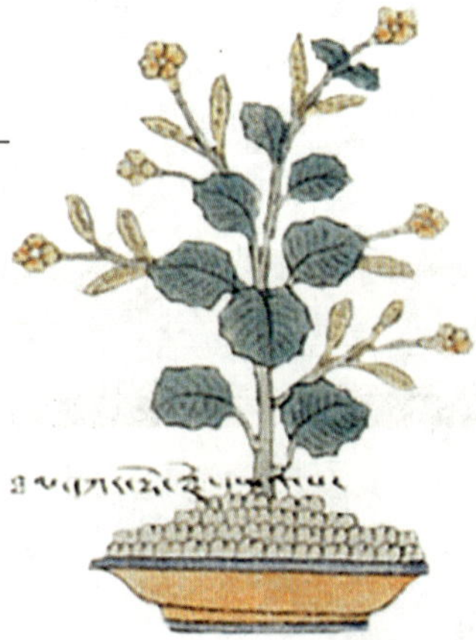

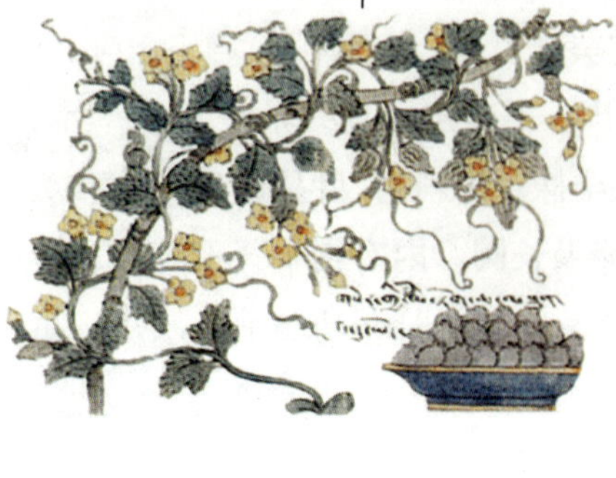

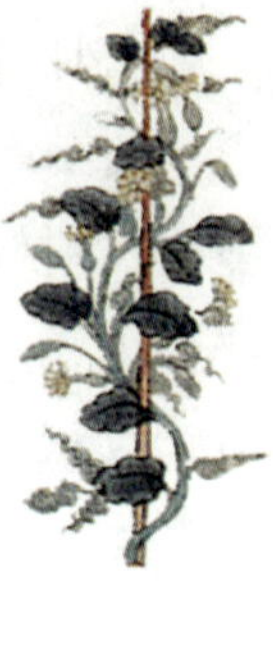

4.44 波棱瓜子

波棱瓜子多见于各地，一种攀缘绳子和他物而生的植物，叶黄绿呈圆形，花黄有 5 瓣，荚果黄绿内有扁长钻头状果实。味苦，功能清腑热，尤其对胆热有益。

4.45 丝瓜子

丝瓜子多见于大多数地区，是一年生植物，攀缘绳子和他物而生，枝叶色绿有纵纹，花黄外有棕榈树棕毛样包裹，果实色黑状似断头土鳖虫者为上品；色黄状似纺锤者为下品，味苦，功能引呕一切胆病。

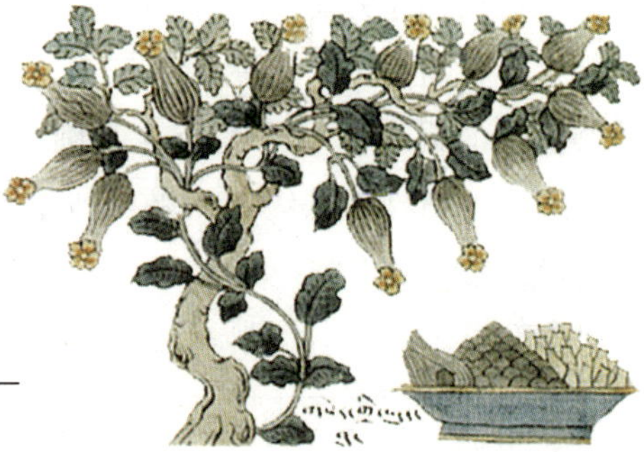

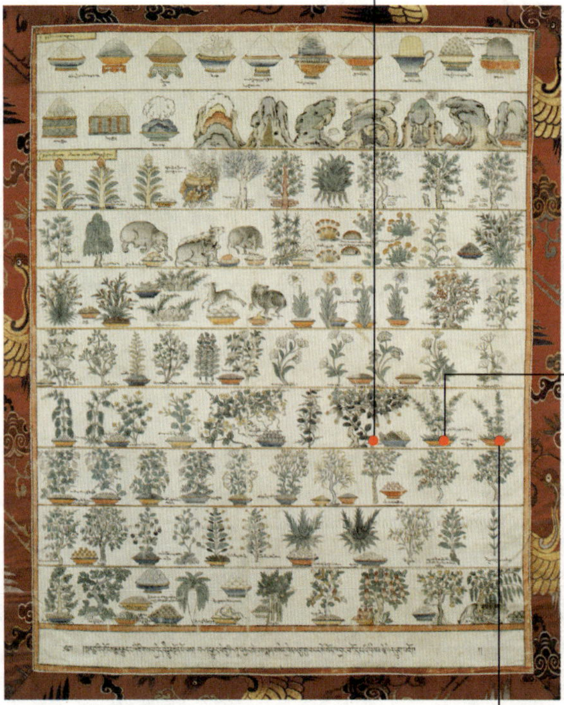

4.46 止泻木子上品

止泻木子上品是产自印度、内地等较热地带的一种乔木种子，树干粗大，叶呈卵形，对生，荚果似盒子，内有雀舌状果实，果实较大者为上品或雄性。味苦，功能治胆病，止热泻。

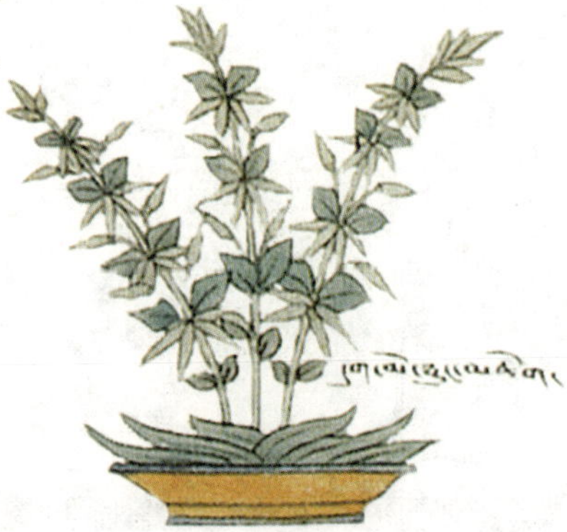

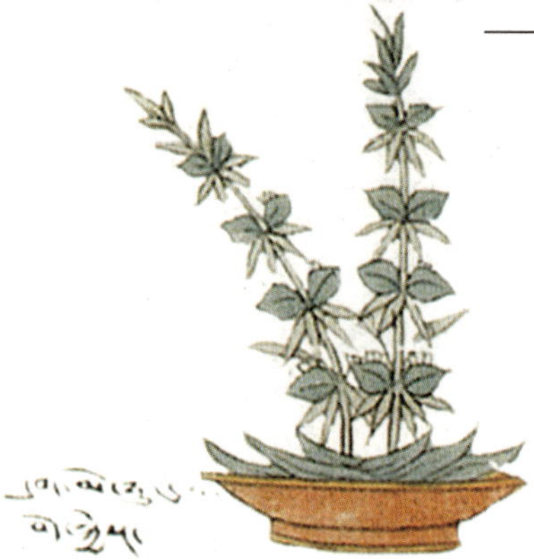

4.47 止泻木子下品

止泻木子下品为产自藏地的一种草本种子，叶柄直，叶色黄绿形似心脏，对生。花黄绿有 5 瓣，花谢后生出尖细似鱼状的荚果，果实紫呈扁状如雀舌，果实较小被白毛者为下品。味苦，功能治胆病，止热泻。

4.48 白头葡萄

白头葡萄是产自克什米尔等地区的一种攀缘植物的果实，茎干细长，叶圆小似大黄叶，花红黄，植株似铁线莲，果实似水泡簇生，色红黄，较大，有锥把头大。味甘，功能治肺病，泻热邪等。

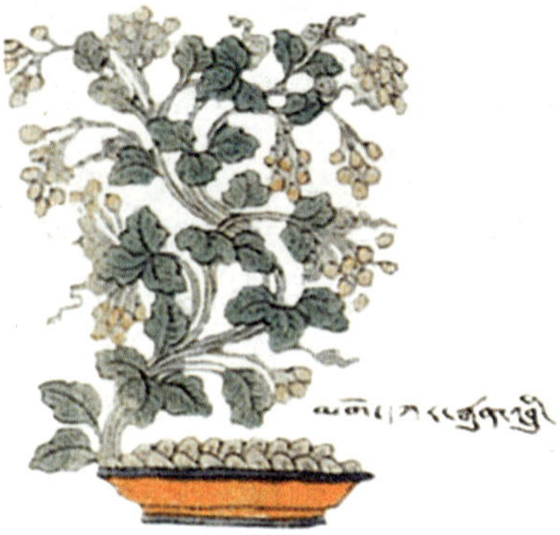

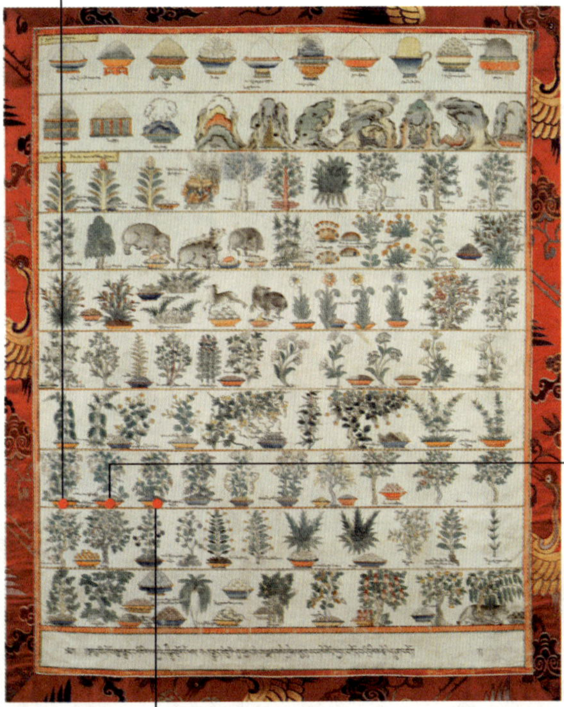

4.49 “哲肖”葡萄

“哲肖”葡萄是生长于克什米尔地区的一种攀缘植物的果实，茎蔓细长弯曲，叶圆小，植株似铁线莲，果实似水泡簇生，花黄红细小，果实色黄大小似豌豆，无核。味非常甘，功能治肺病，泻热邪。

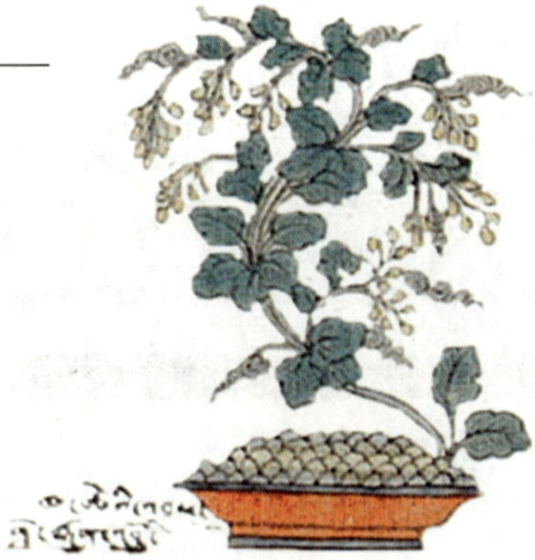

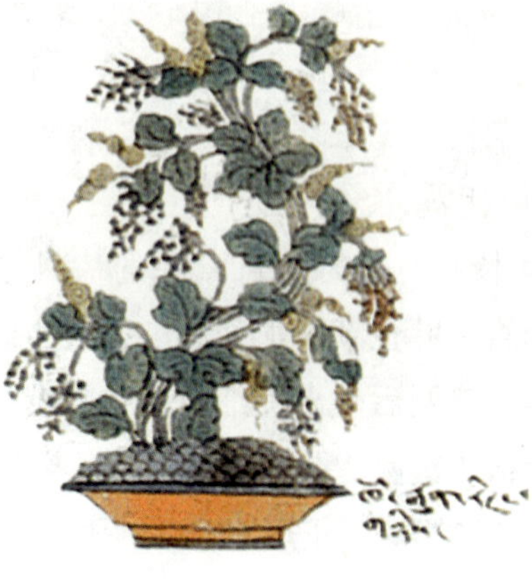

4.50 康区葡萄

康区葡萄是生长于康区的一种攀缘植物的果实，植株等似铁线莲，茎蔓细长，弯曲攀缘而生，叶似大黄叶但比之小，花红黄细小，果实大如指头，似水泡簇生，按果实颜色可分为绿红和黑红 2 种。味甘，功能治肺病，泻热邪。

4.51 塔波葡萄

塔波葡萄是产自西藏塔波地方的葡萄，植株等与一般葡萄相同，属于攀缘类植物，茎蔓细长似铁线莲攀绕他物而生，叶绿圆，花色暗红黄，果实似水泡，大如指头簇生，果实色发蓝。味甘，功能治肺病，泻热邪。

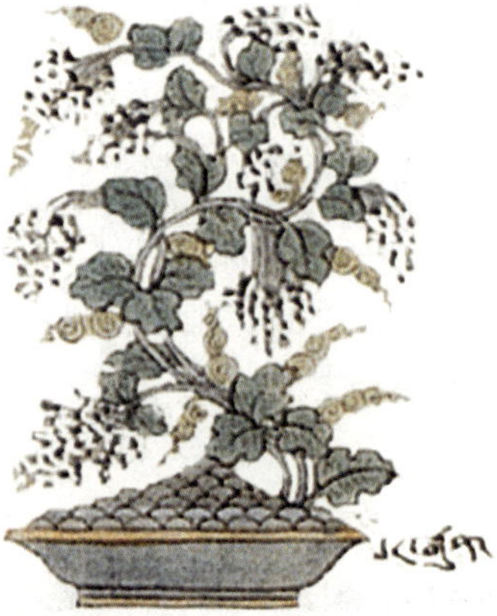

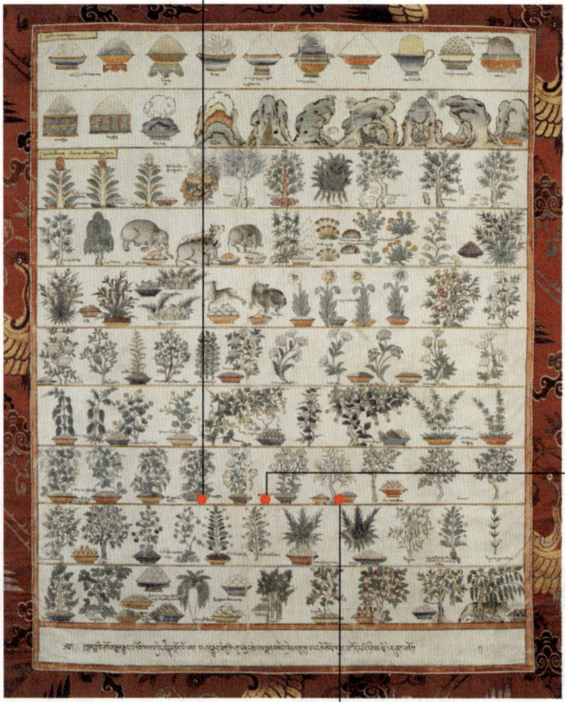

4.52 芫荽子

芫荽子是大部分地区均多见的一年生草本，植株似葛缕；花白细，5瓣，簇生；果实似两爿组合的宝盒，气味芳香，花与果实有黄、黑2种，黄者为上品，黑者为下品。味甘、辛，功能治胃培根病和培根热病。

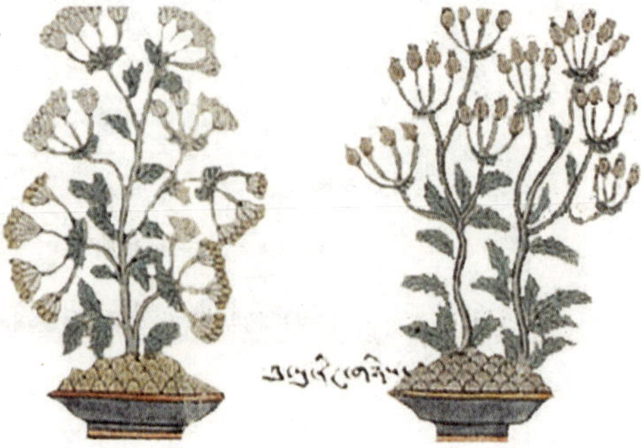

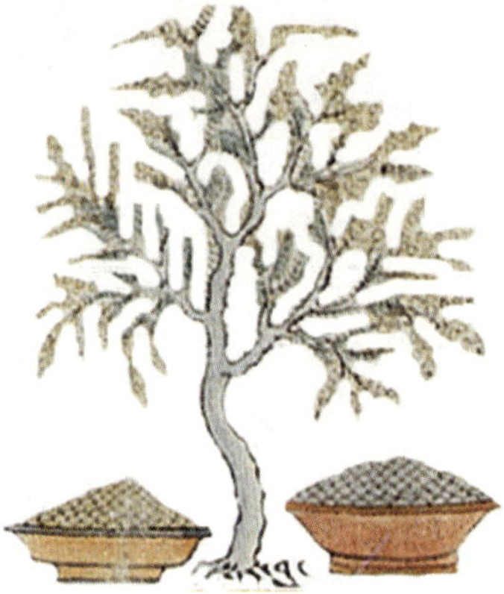

4.53 沙棘果

沙棘果是产于藏地各地的一种灌木果实，枝紫黑色、布满刺；叶细长，背面色灰，互生；果实红黄，大如豌豆，形圆，簇生。味酸，功能除肺脓疡，化瘀血，根除培根病。

4.54 木瓜正品

产自西藏山南、门隅等地的一种乔木，树干、叶、花等与林檎（苹果）相似，枝色深褐、被刺，叶色淡绿、缘裂、互生，果实似凝固的红糖团，内有似紫铆样非常坚硬的核果。味酸，功能治培根病和热病。

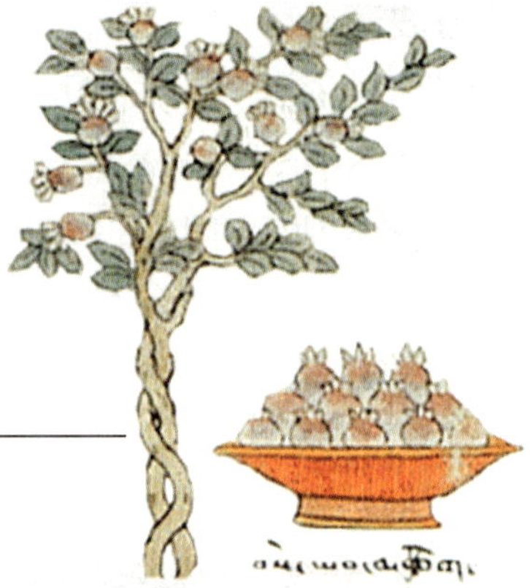

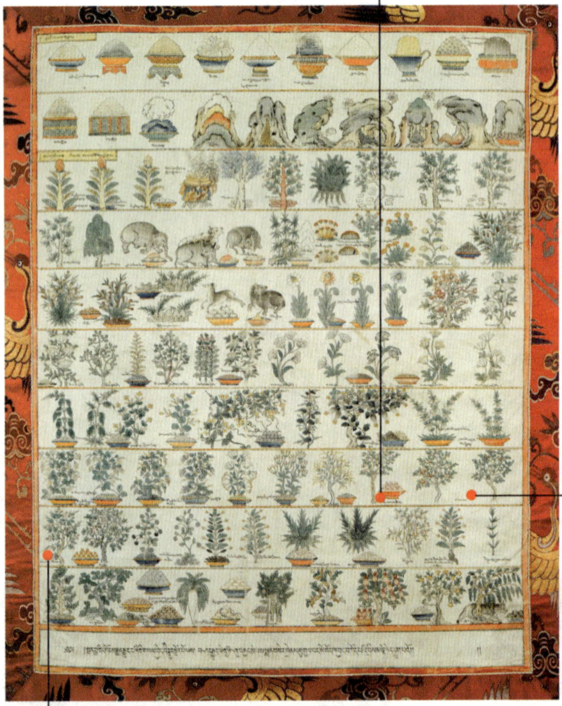

4.55 木瓜

与木瓜正品略有差别的一种高木乔木，枝干被刺，树皮色深褐或淡黄，叶大，花白，似苹果花，果实似青核桃，秋天也不变色，现今称“桑利堪吾”的便是。功能治培根病和热病。

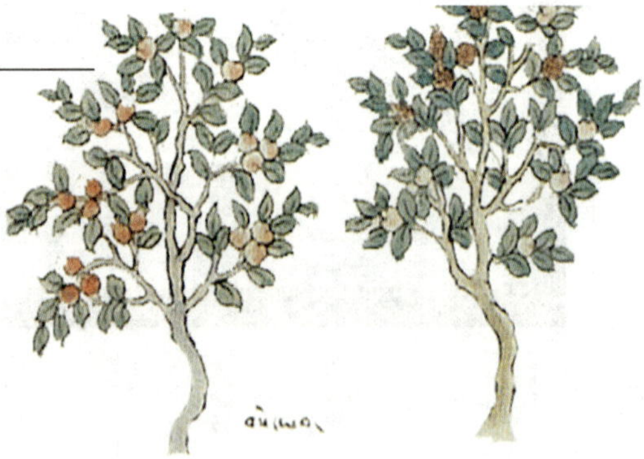

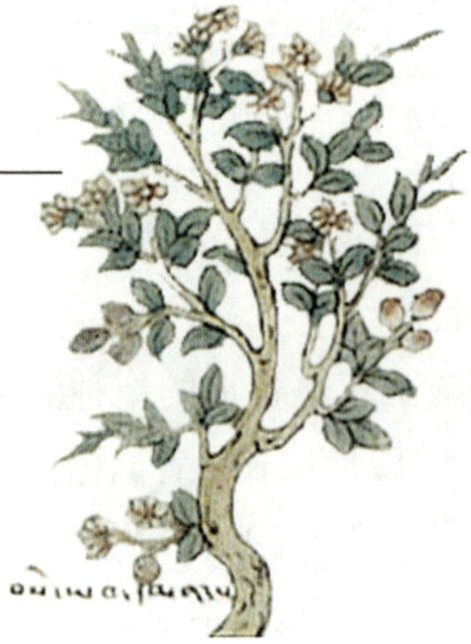

4.56 木瓜下品

产自藏地海拔较低地区的一种乔木，似栗树的树干上被有深褐色刺，叶淡绿，花5瓣，泛有白而红色光泽，果实像核桃，秋季也不变色。味酸，功能治培根病和热病。

4.57 石榴子

石榴子是生长于天气较热地区的一种乔木的籽实，树干色紫而坚硬，树枝如伞伸展，叶圆小，花白、非常漂亮，荚果如葫芦状内长满红色籽子。味酸，功能生胃火，治培根寒症，尤其对一切胃病效佳。

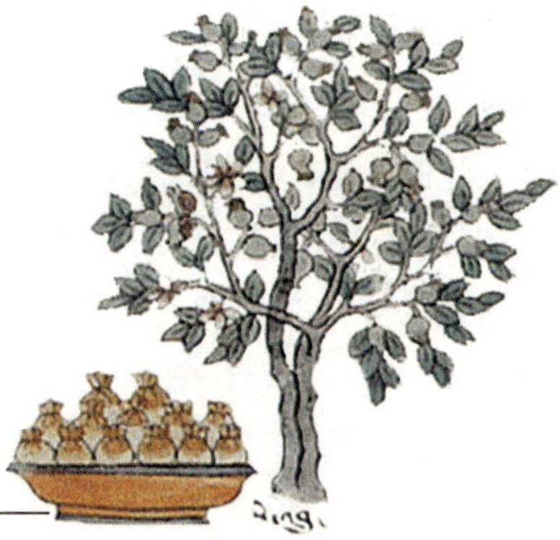

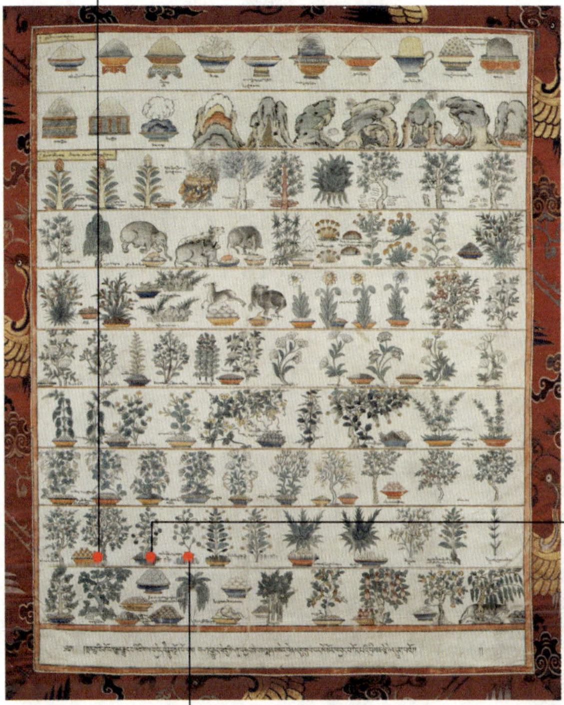

4.58 黑胡椒

黑胡椒是产自热带的一种小灌木果实，茎干细长，无斜枝，叶卵形，叶脉如龟背纹，花序为穗状，果实黑褐圆而小，有皱纹，又叫黑“泼巴热”。味辛，功能治培根寒症。

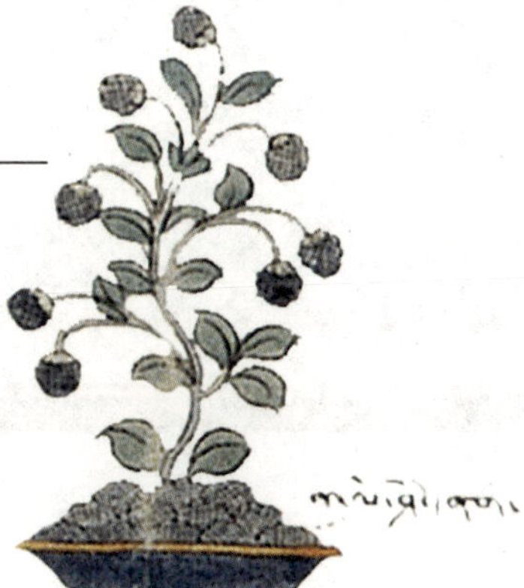

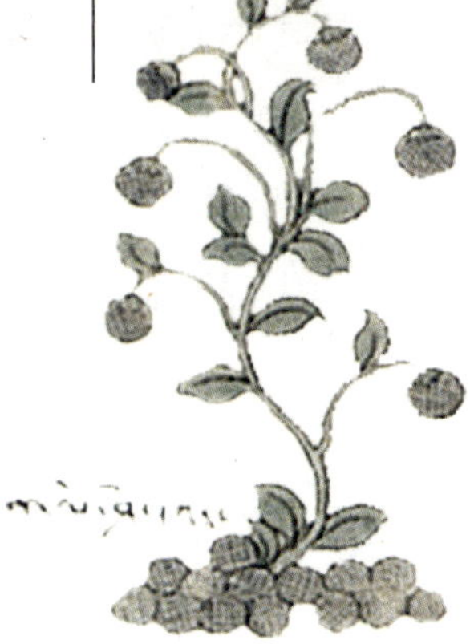

4.59 白胡椒

白胡椒是产自热带的一种小灌木果实，茎干细长，无斜枝，叶卵形，叶脉似龟背纹，穗状，果实色白、圆而小，有皱纹。味辛，功能治培根寒症。

4.60 雌荜拨

荜拨是产自热带的一种藤本植物果实，枝条柔软，叶似心脏，花黄，花朵小而多，穗状，果实呈圆柱状、色青黑，其中果实细似蚁腰者为雌，质量为上品。味辛、甘，功能治寒隆病和一切脾病。

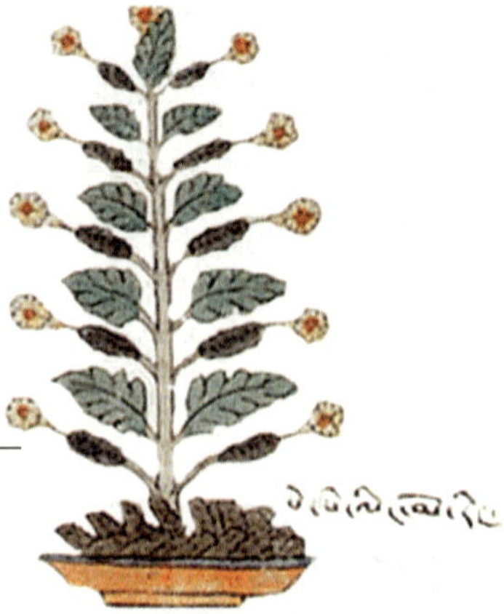

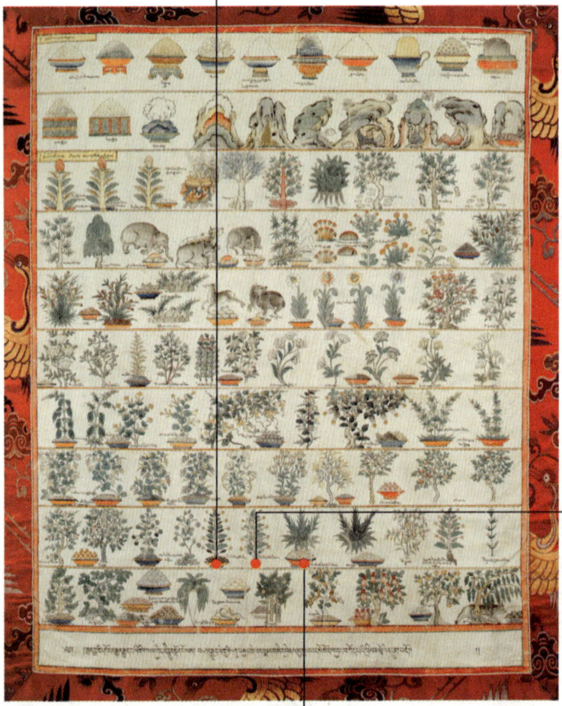

4.61 雄荜拨

荜拨是产自热带的一种藤本植物果实，树干色绿，叶似心脏，有叶脉，花黄，果实长圆色灰，其中果实较粗者为雄，质量属下品。味辛、甘，功能治寒隆病和一切脾病。

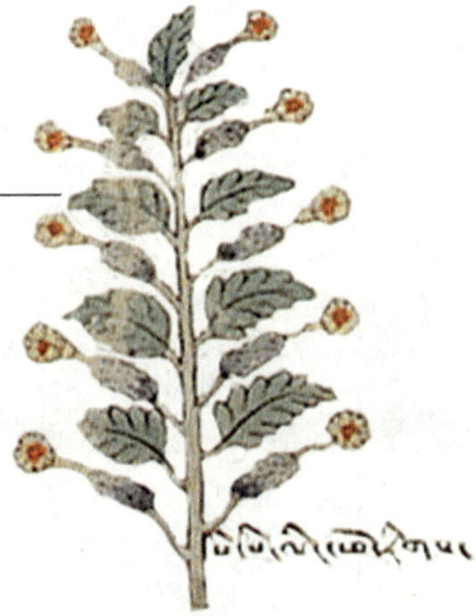

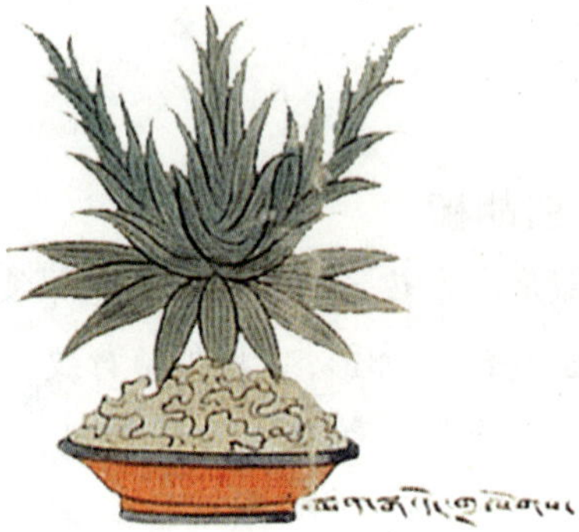

4.62 高良姜

高良姜是多产于内地、印度地区的一种姜，茎叶色绿，叶柄向上并列生长，块根色白泛红光，质非常硬，断面色白，有少许腻性者为高良姜（译音“曼嘎”），根褐色腻性大者为红姜（当扎）。味辛、甘，功能生胃火，增食欲，治培根、隆病。

4.63 山柰

山柰（译音“嘎加”）是多生长于热带地区的一种姜，茎干短，叶绿厚，状似矛头，叶鞘包着茎生长，花绿黄，块根色白、一块一块连生，2 块间多豁口，放干后似酒曲状，截面纤维状明显。味辛，功能治培根隆病，化瘀血。

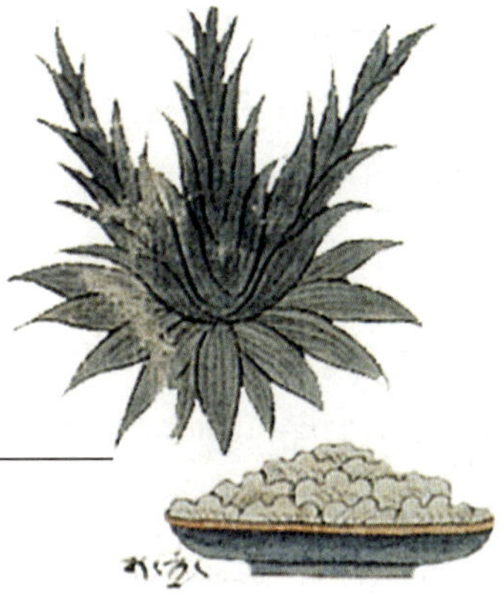

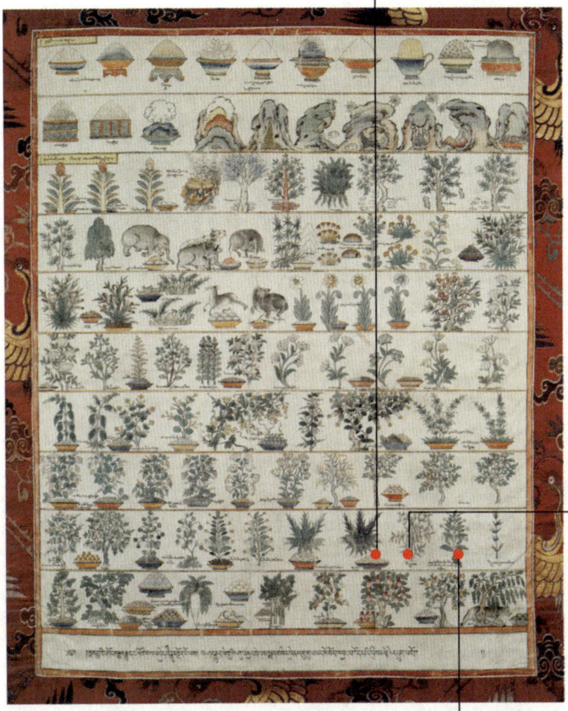

4.64 小米辣正品

小米辣正品是生长于亚热带地区的一种小灌木荚果，植株多有似银露梅（班麻）样节，色绿，荚果圆长色绿，成熟后变红黄色，籽扁圆，尝之非常辣。味辛，功能生胃火，治下落水肿、虫病、麻风，尤其对痔疮有效。

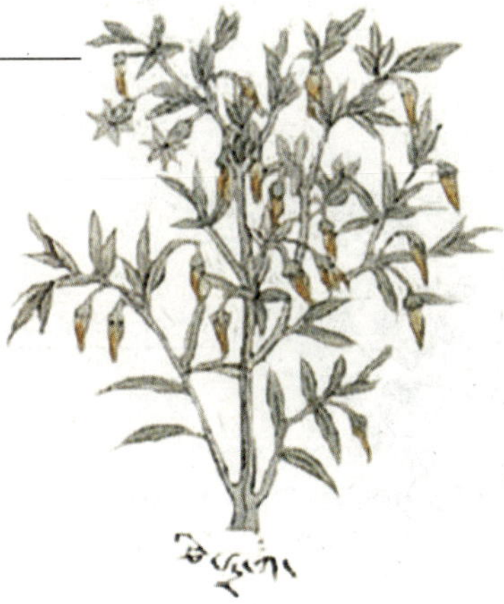

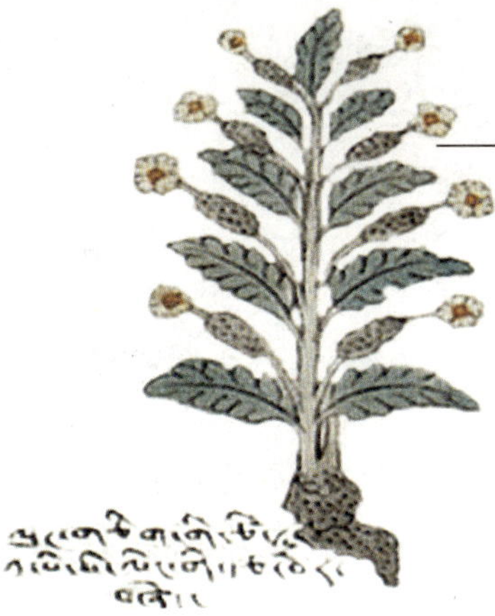

4.65 称荜拨根的小米辣

有人将小米辣误认为荜拨根；将生长于热带的一种小灌木（枝柔软，叶似心，花序穗状，根灰色者）认为小米辣。

4.66 另一种小米辣

有人将茎干像干芦苇秆直生、叶似嫩竹叶的一种小灌木认为是小米辣，但这不是小米辣正品，实误。

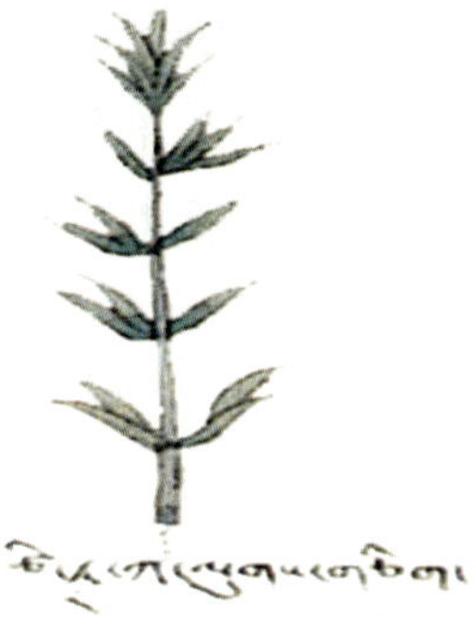

4.67 桂皮的两种同类

桂皮是生长于热带的一乔本外皮，树干坚硬，叶小厚光滑，叶背面色灰，花绿黄，果实紫红，剥下外皮放干后变为外褐紫而粗糙，内红而光滑，两边向内卷成筒状。桂皮分 2 种：皮薄者为上品，皮厚者为下品。味甘、辛，功能治胃寒隆病。

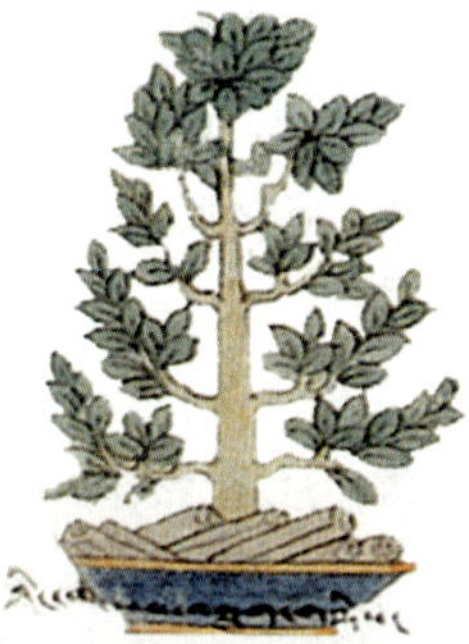

4.68 大香正品

大香（译音“嘎然加”），有大托叶云实等多种认识，其实正品是生长于汉地、印度等热带地区的一种性热乔木的果实，籽如蛇卵，色有黑褐或绿两种，但一般为灰色，味苦。功能生胃火，增食欲。

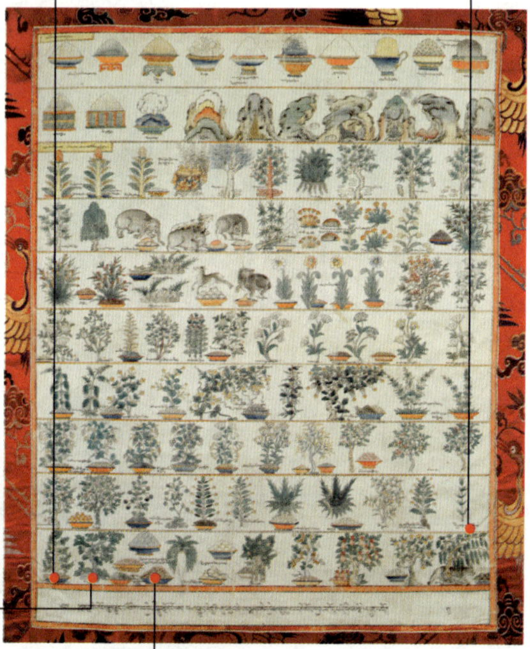

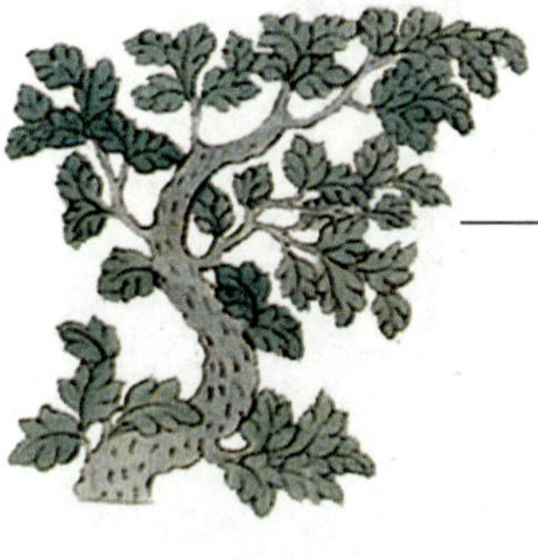

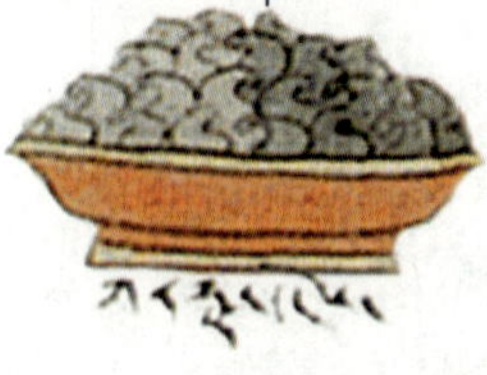

4.69 误认的大香

大香，昌狄学派认为是大托叶云实（译音“尖哲”），有的人认为是紫铆或“生吾玛日赖”，金巴学派认为是多纵棱大托叶云实，也有人认为是榼藤子或白花油麻藤“拉果日雪夏”。与单味药图鉴中说的大香性能定有分歧。

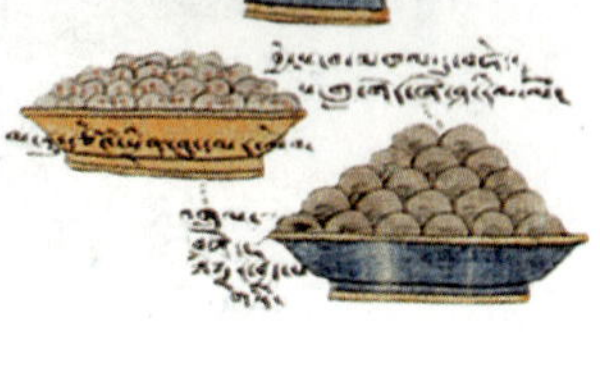

4.70 阿魏

阿魏（译音“相更”）是“布嘎”树的树脂，抹在白羊毛线上可使羊毛变蓝，与内地萝卜相似，半截露出地面，伤之渗出乳样汁液。普遍色淡黄，形似干枯脑子，气味非常浓烈。味辛，功能杀虫，治寒证、心隆病。

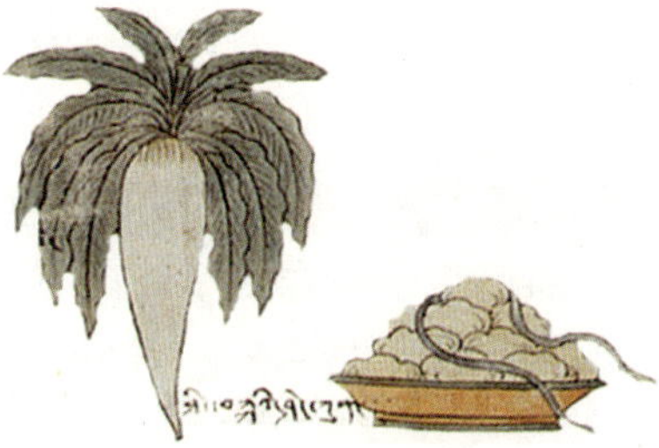

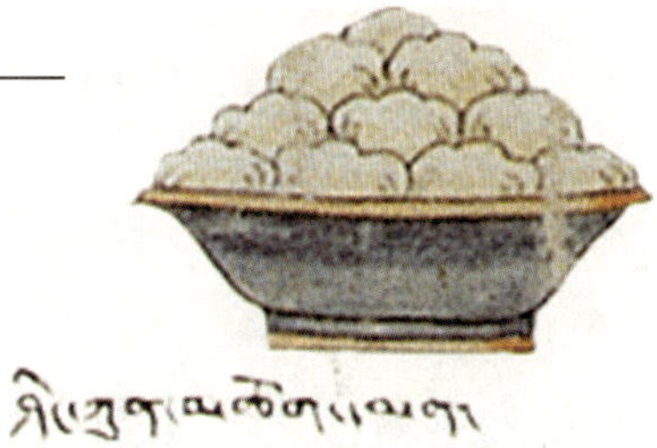

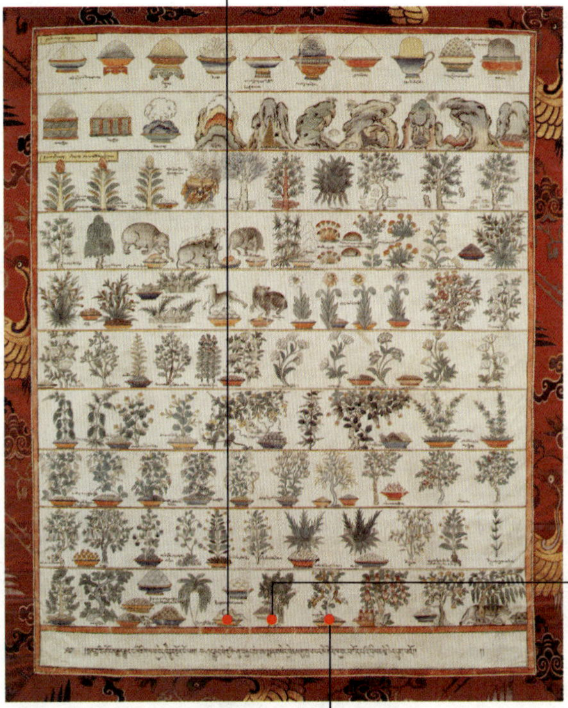

4.71 酸藤果

酸藤果是生长于热带的一种灌木果实，茎干细长，叶色灰小而被刺，花青红、细小，果实粉红似霜打过的豌豆，动之发出“桑桑”声。味辛、酸，功能杀虫，生胃火。

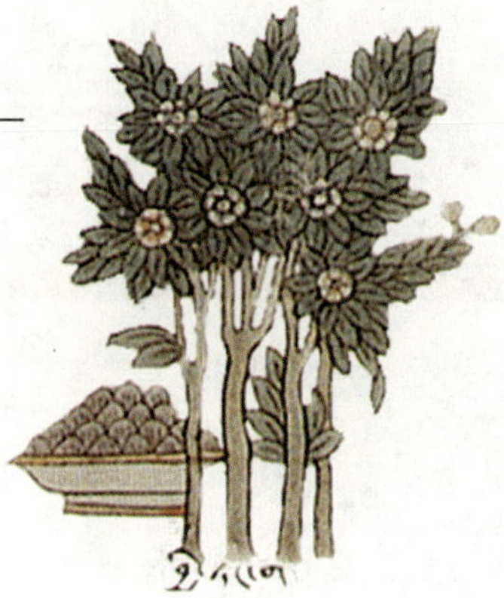

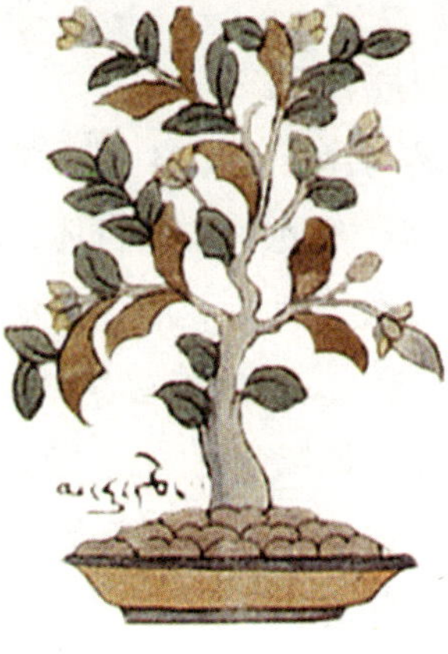

4.72 紫铆

紫铆（译音“麻如则”）是生长于温带的一种灌木果实，茎干细长，叶似柳叶，三出复叶，花根色蓝，花端色黄，荚果似箭套，表面被绵毛，果实外皮红紫，状似小鸟肝脏。味苦、辛，功能杀虫。

4.73 肉托果

肉托果（译音“果协”）是生长于热带的一种漆树，树干大，叶厚光滑，花红5瓣，果实外壳基部似袋子口样收紧，内有血样红油，呈血袋状。味辛，功能杀虫，祛腐肉，治胃腹瘟病。

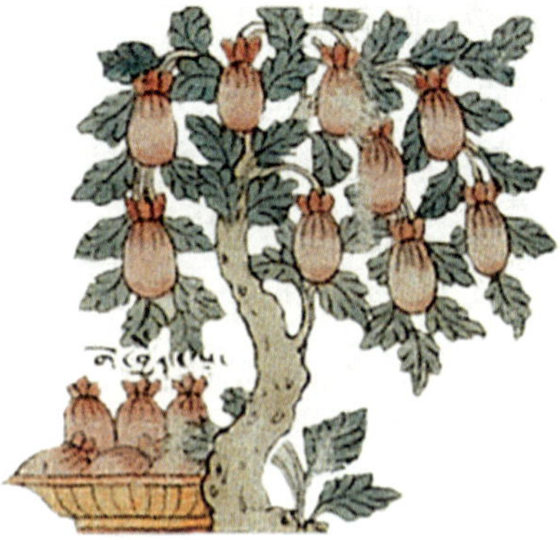

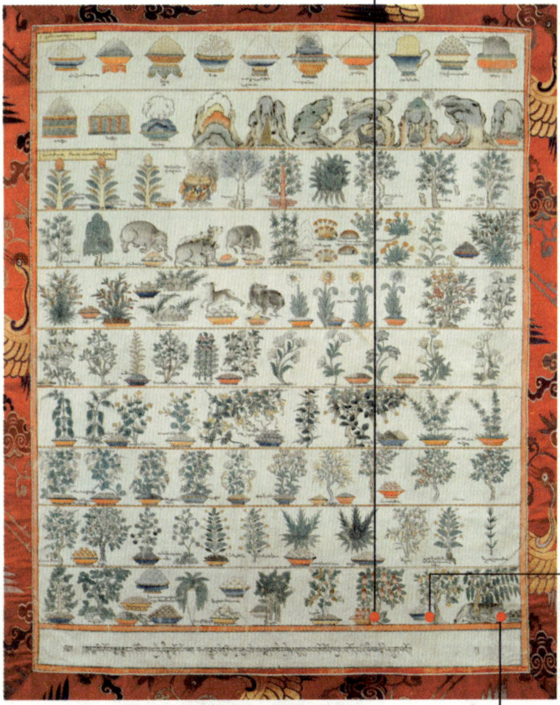

4.74 乳香

乳香（译音“贝嘎日”）是生长于印度等地的一种乔木树脂，树干黄紫，大体像核桃树，叶黄绿，较大，花黄，树脂色白，干的像打断的马牙。味甘，功能排黄水，干黄水。

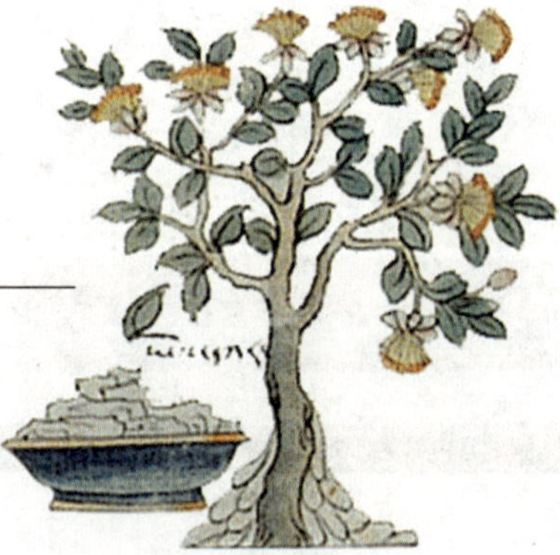

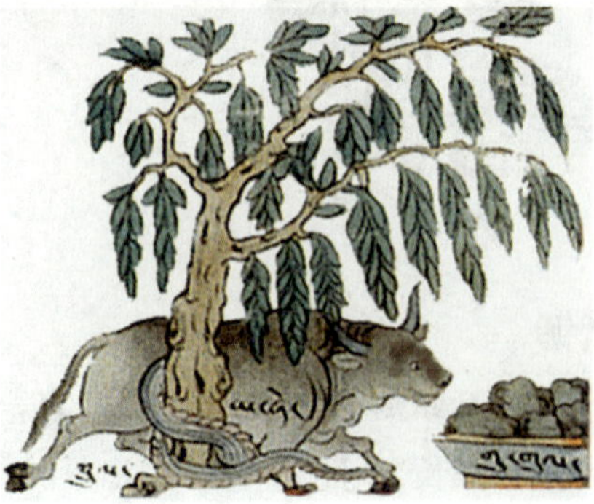

4.75 胶质没药

胶质没药（译音“勾格力”）有黑、白2种，听说是产自水牛和蛇等动物身体，其实是生长于印度等地一种“哲久”或“勾格力”树的树脂，色黑黄半透明，薄如胶卷者为白“勾格力”，纤维短夹有土石似鼠粪者为黑“勾格力”，两者火烧之皆能冒出芳香气味。味苦，功能治麻风、炭疽、疠病引起的刺痛。

图二十七　木类、精华类、平川地产类和草类药

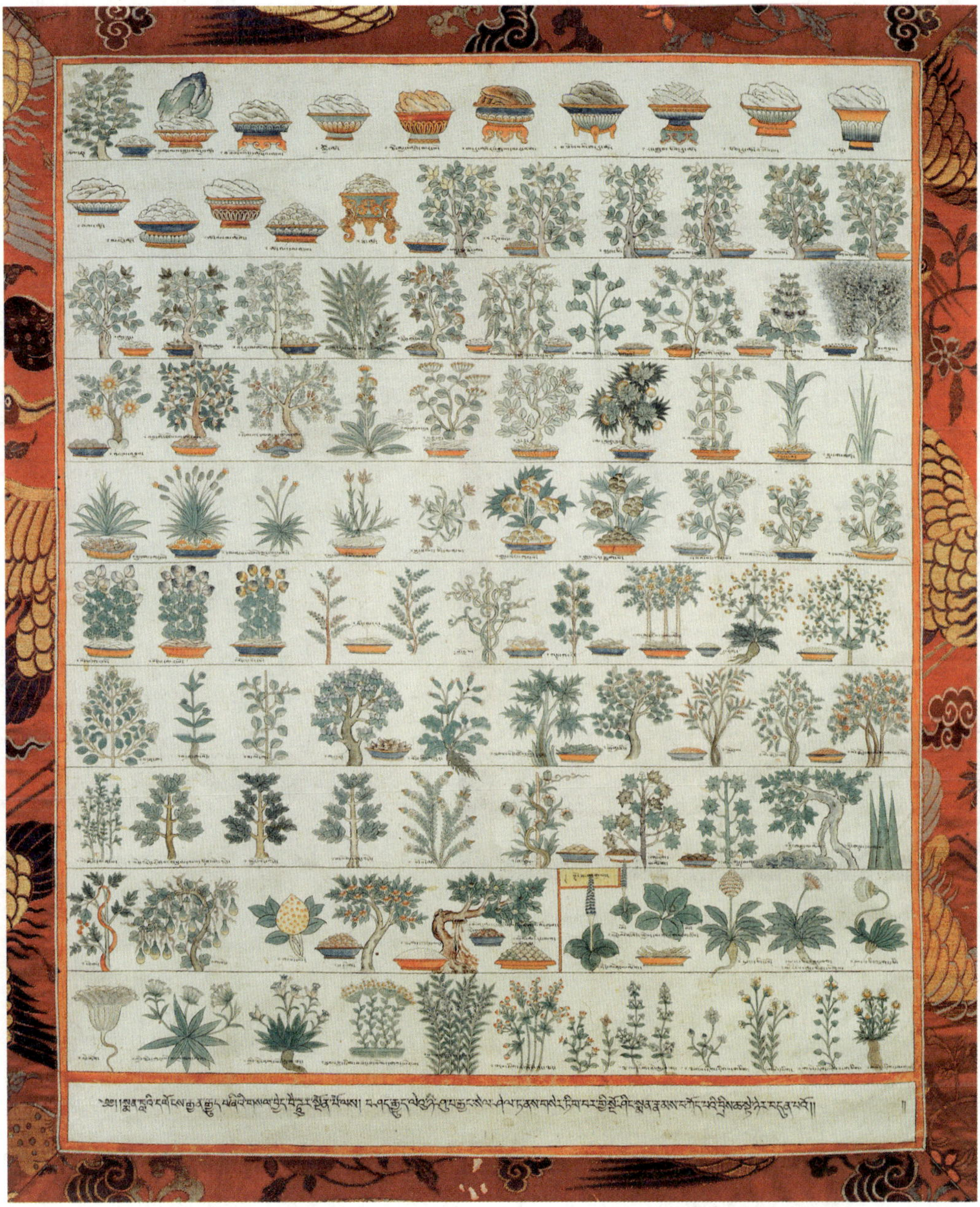

本图示木类药、精华类药、平川地产类药松香至栎膏之间的 89 种药，草类药藏黄连至长果糖芥之间的 17 种药，共计 106 种药物的形状、颜色等详细内容。

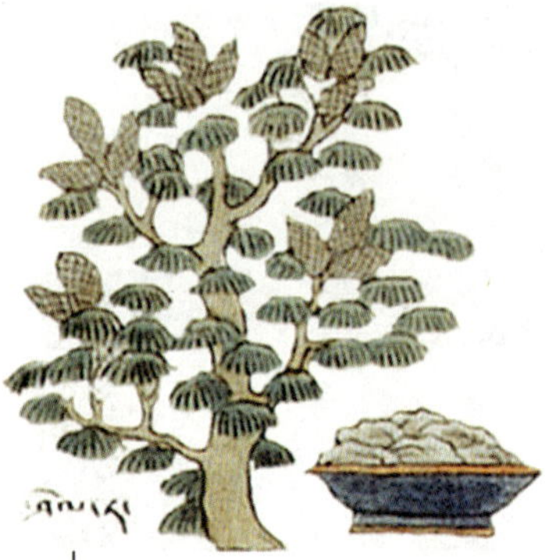

4 木类药、精华类药和平川地产类药效能（2）

4.76 松香

松香多产于藏地，是四季常青类树木油松的树脂，色非常清明，芳香，烧之冒出褐黑色浓烟，常涂在二胡等弦乐上。味涩、辛，功能控制骨松质与骨之间的黄水。

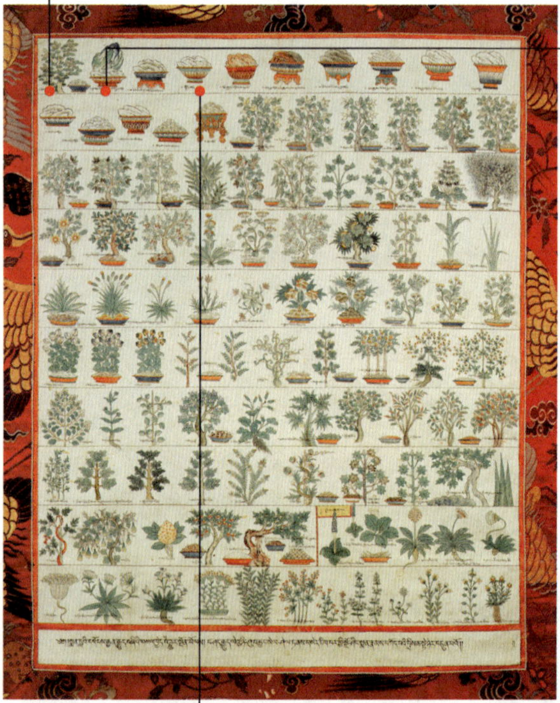

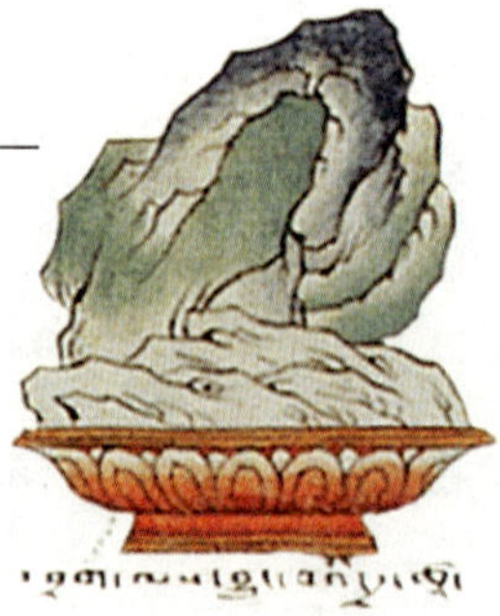

4.77 白硇砂

白硇砂有岩生和人造 2 种，状似晶体，碎之像冰片纤维牵拉，似寒水石者为上品或为天然品；人造的像结在容器中的冰块，味非常咸，有醋味。味咸、苦，功能除毒，杀虫，泻脉病，治白喉，祛腐肉，利尿通淋。

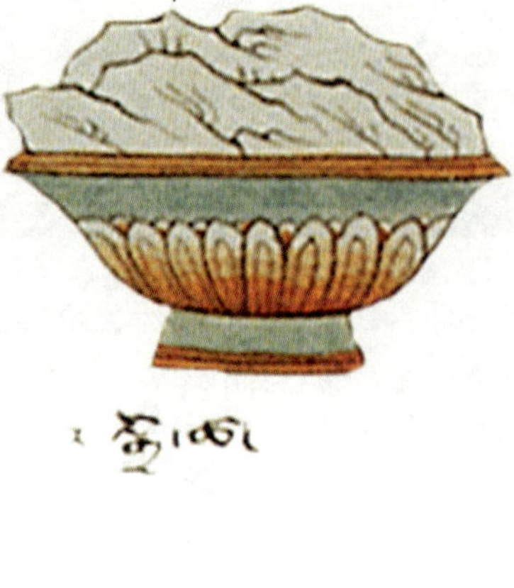

4.78 光明盐

光明盐是产于藏地咸海中的一种盐，怎样碎之皆成方形，色青白似晶体，似雄寒水石，烧之发出“喳喳”爆声，易溶于水。味咸、甘，功能治培根隆病、寒性消化不良等。

4.79 粉红石盐

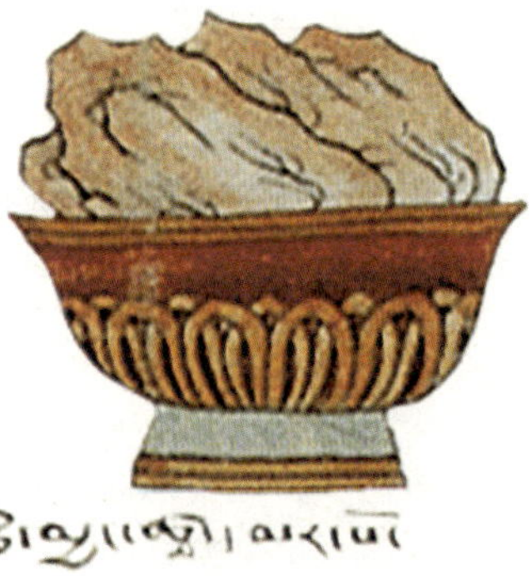

粉红石盐（译音“吉娘擦”）是多产自青海湖流域等地的一种盐，色暗红，形四方较粗糙，断面有光泽，质地坚硬，脆似光明盐，易溶于水，烧之发出“喳喳”爆声。味咸，功能生胃火，消胃胀满、呃逆、肠鸣，尤其对眼疾有益。

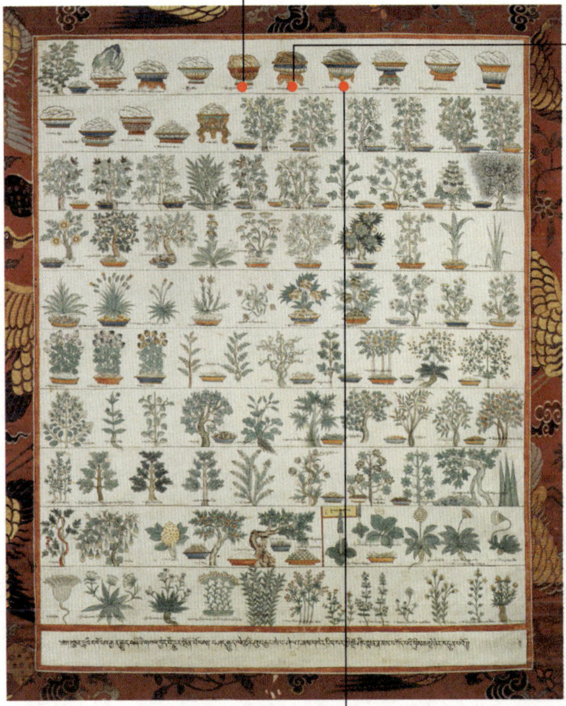

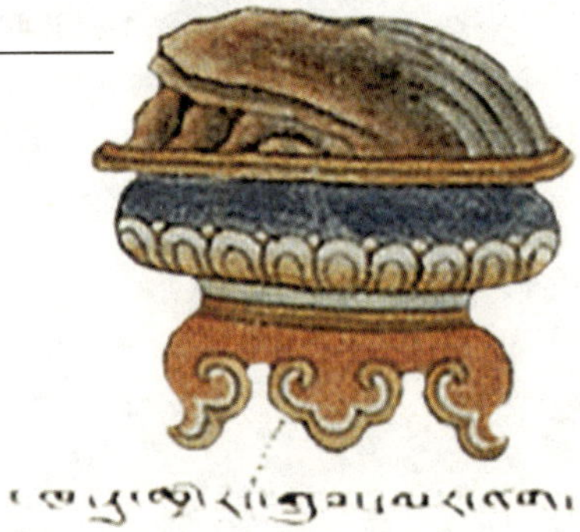

4.80 紫硇砂

天然紫硇砂是多产自内地、印度等地的一种盐，形状似寒水石，色黑红或紫，半透明有光泽，也有一种色黑者，两者味咸有燎角气味，容易辨认。功能生胃火，消除胃胀满、嗳气、肠鸣等。

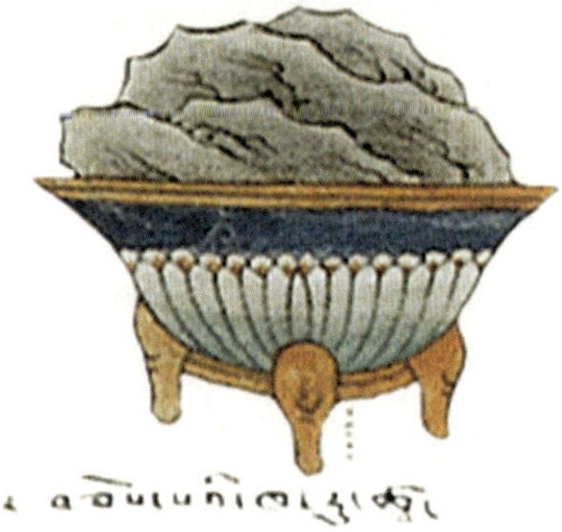

4.81 人造紫硇砂

人造紫硇砂产自内地等许多地区，与其他盐相比形状无大区别，色黑，味、气味与天然紫硇砂无大差异，但属劣品，功能基本相同。

4.82 天然卤盐

天然卤盐（译音“泽如擦”）鉴认较难,《注疏·月光》曰：“色白，似纤维状硅镁石者为上品。”只指出内部的一点差别。其实与紫硇砂相同，功能生胃火，消除胃胀满、嗳气、肠鸣。

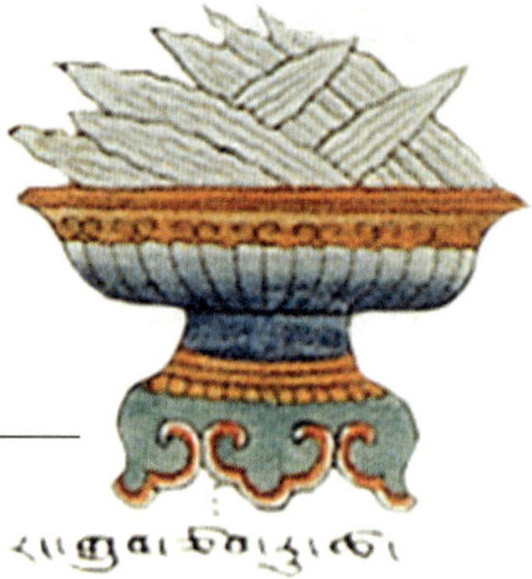

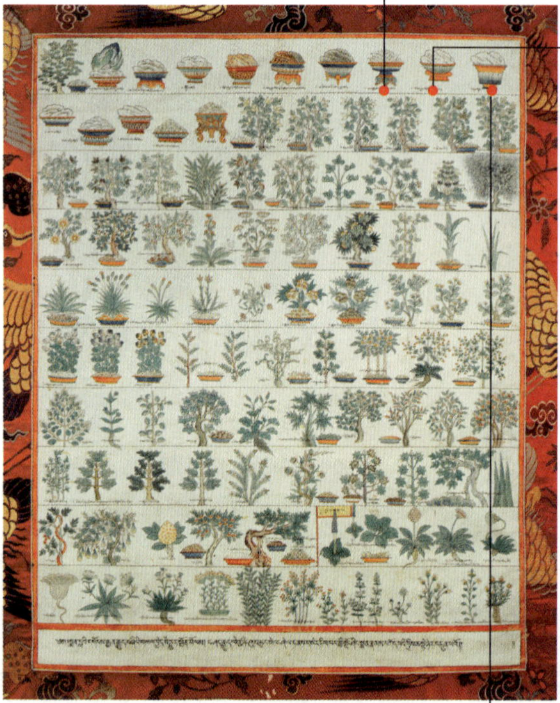

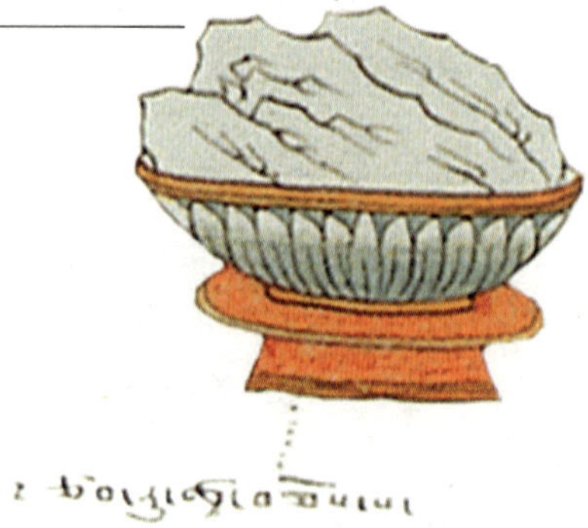

4.83 人造卤盐

人造卤盐是从内地、印度买来的一种盐，形状与人工制造的无大差别，但也有色白盐类下品和色紫红似紫硇砂等两种说法，都是人造的卤盐下品，功能与紫硇砂相同，能生胃火，消除胃胀满、嗳气、肠鸣。

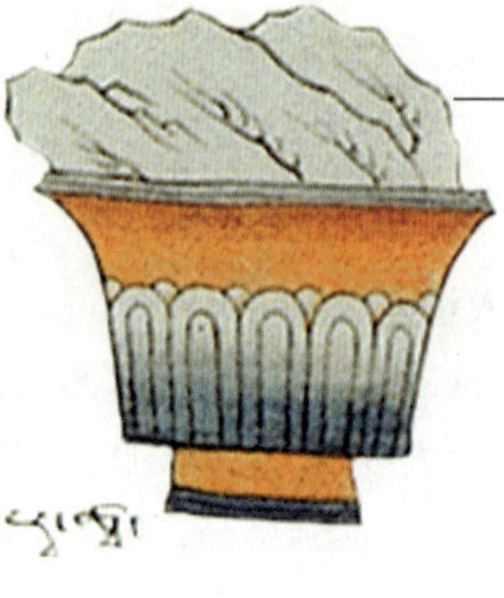

4.84 角盐

角盐是用野牛、岩羊等雄性角人造的一种盐，因人造技术不同，形状和颜色也各不相同，咸味非常浓，具燎角焦味，形状基本像角，溶为膏者为上品。味咸，功能治胃肠等六腑寒症。

4.85 灰盐

灰盐是用木、草烧成灰做的一种盐，因烧制技术不同，形状和颜色各有不同，其中木盐色白半透明，味似白硇砂为上品；草盐似红块糖为下品。味咸、辛，功能治胃肠等六腑寒症。

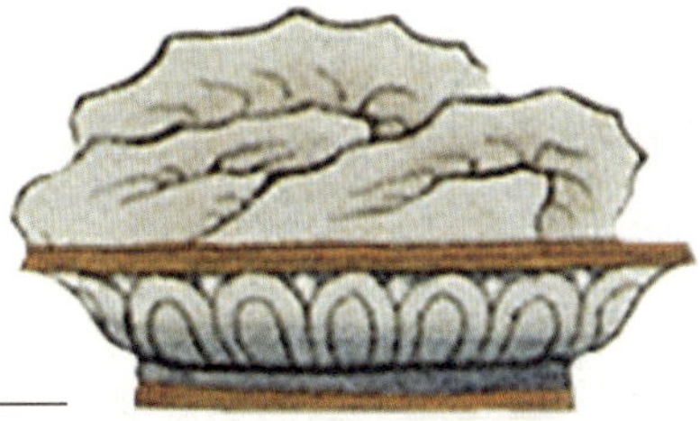

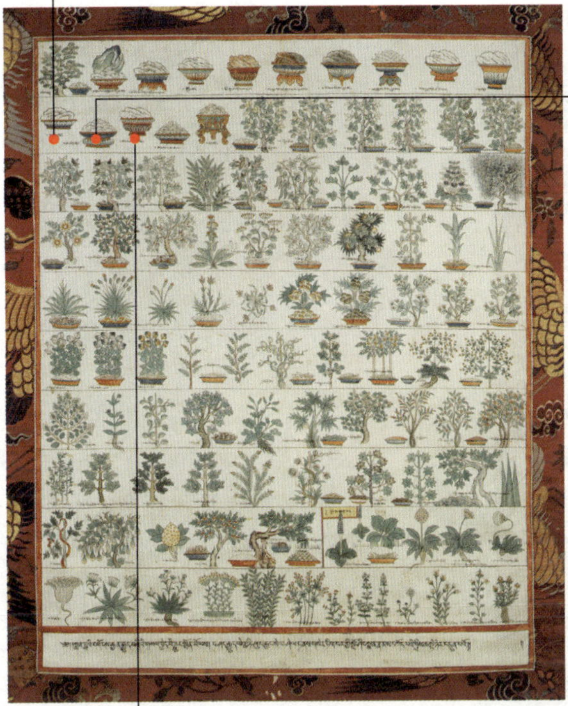

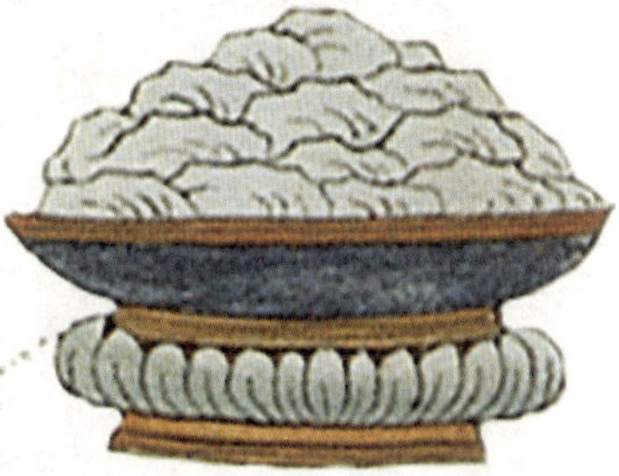

4.86 硼硝

硼硝（译音“泽擦”）为岩洞和潮湿岩缝处结成的一种天然盐，似北盐（相擦）白而半透明，入口易化，烧之发出“丝丝”滚沸声，时间久后易消失。另一种，有人认为无水芒硝底部形成为膏状，色灰、质松疏、无杂质的一种盐。味甘、咸，功能排疮疡黄水，化瘀。

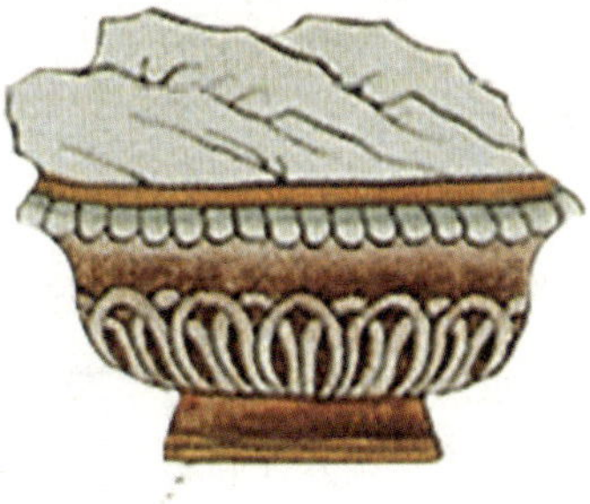

4.87 硼砂上品

硼砂上品产自藏地的湖海中，像晶体状非常清明，易溶于水，粉碎之色变白，火烧之起泡沫，膨胀为色白疏松者为上品。味甘、咸，功能愈疮疡，化瘀血，有下泻作用。

4.88 硼砂下品

硼砂下品产自藏地的硼砂矿中，因有土石黑白相杂，块儿碎小或似鼠粪，易溶于水，烧之膨胀变成色白松疏者不佳，属下品。味甘、咸，功能愈创伤，化血瘀，干黄水。

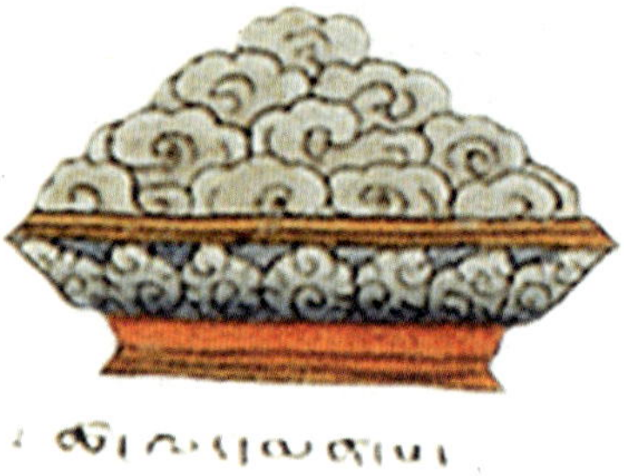

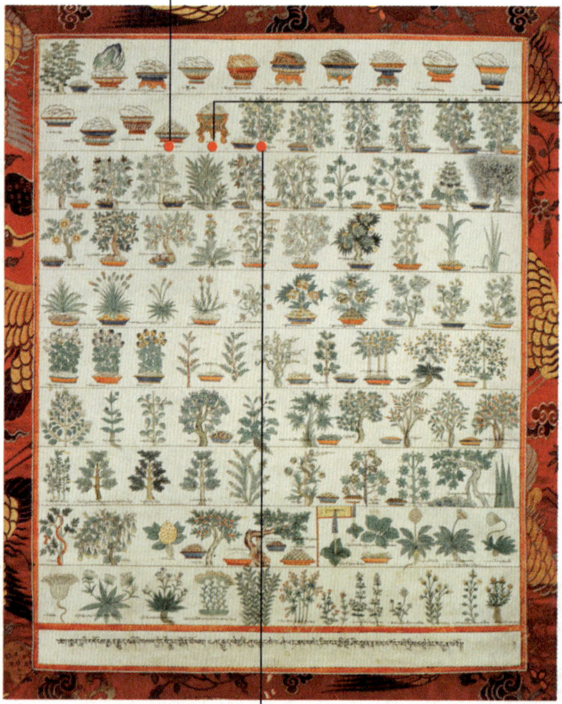

4.89 珍珠盐

珍珠盐（译音“巴擦”）是另一种治瘿瘤的盐，故名叫“巴擦”，产自上部“霍尔”等地，色白似凝成团的白糖，易粉碎，咸味非常浓。如果找不到也可用窑洞中的碱土代替。味咸，功能治瘿瘤，消臃减肥。

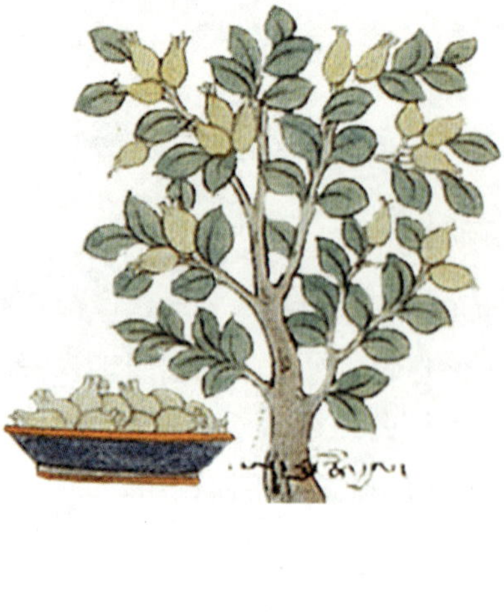

4.90 殊胜诃子

殊胜诃子是生长于热带一种像核桃树的诃子树果实，形状像葫芦尾巴或像瓶颈，也有说像金色诃子，但比之大，有一捧大或一拳头大的。哪个地方产哪个地方便吉祥，是一种如意宝。具六味，功能治三邪病等一切寒热疾病。

4.91 无畏诃子

无畏诃子是生长于南方热带的一种乔木果实，树形像核桃树，树干大，皮灰，叶卵形对生，花黄小似穗，果实色黑具五棱，非常圆长。味具咸味之外的五味，功能治眼疾，治神志病最佳。

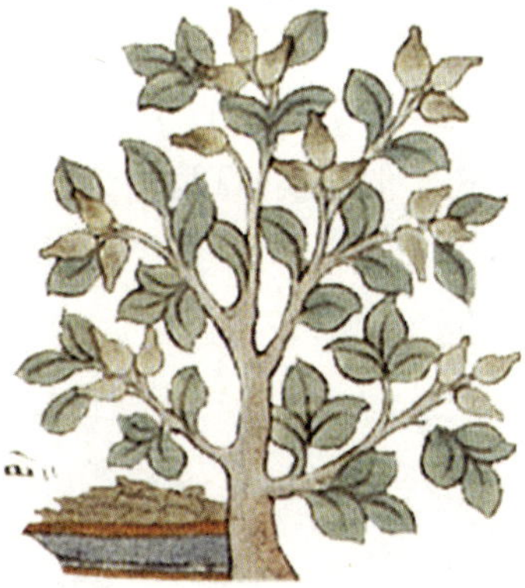

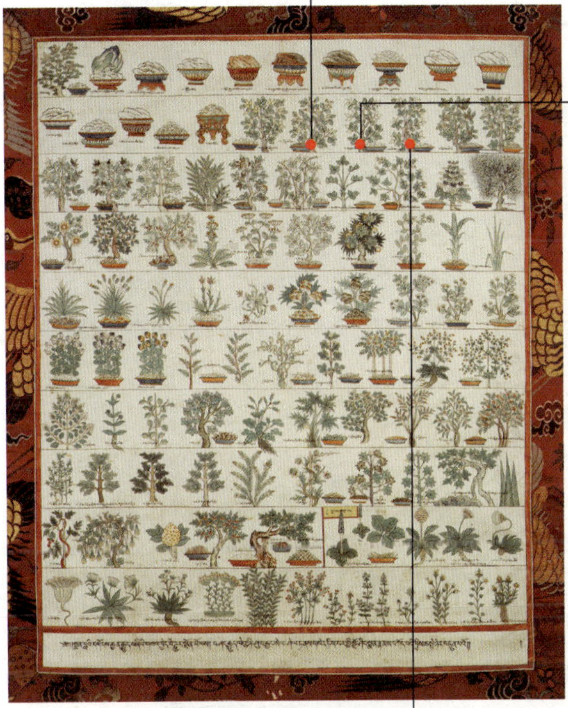

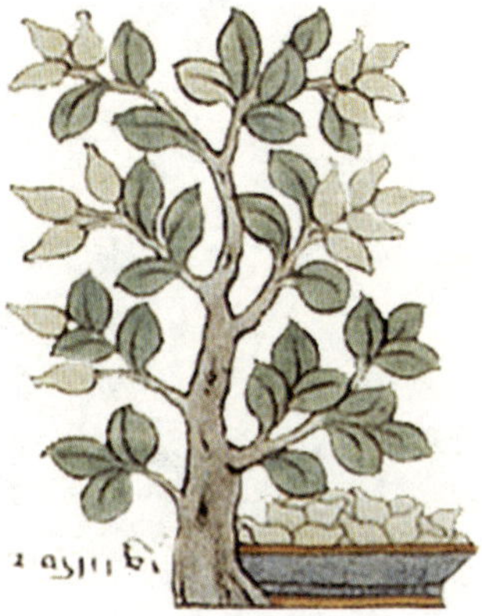

4.92 甘露诃子

甘露诃子是生长于南方热带的一种乔木果实，树形像核桃树，树干大，皮灰，叶卵形对生，花黄小像穗，果实色黄，肉质厚，又称为大肉。味具咸味之外的五味，功能可使干瘦者长肉壮体。

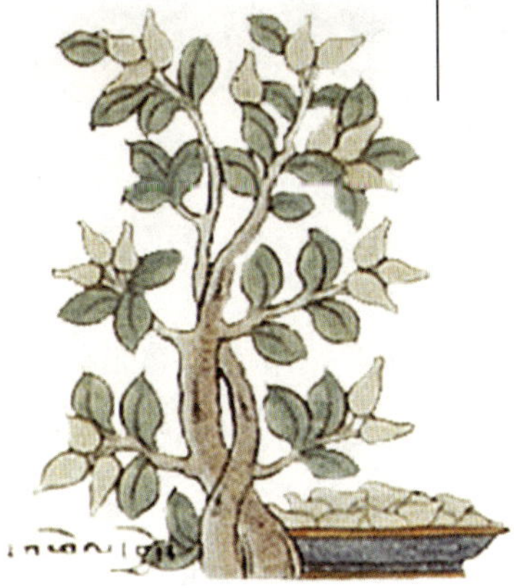

4.93 增长诃子

增长诃子是生长于南方热带的一种乔木果实，树干大而皮灰像核桃树，叶卵形对生，花黄小像穗，果实椭圆像瓶子，棱角不明。味具咸味之外的五味，功能对创伤有益。

4.94 干瘪诃子

干瘪诃子是生长于南方热带的一种乔木果实，树干似核桃树高大，树皮灰，叶卵形对生，花黄小像穗，果实色黄肉质厚，具五棱或八棱。有人说金色诃子是一切黄色诃子的总称，味具咸味之外的五味，功能滋补壮阳，长肉壮体。

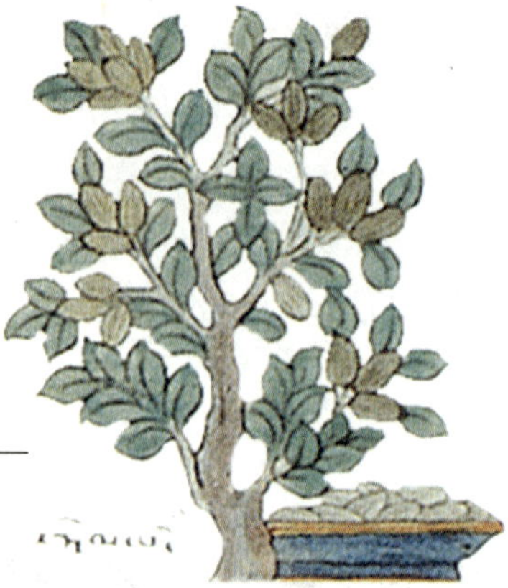

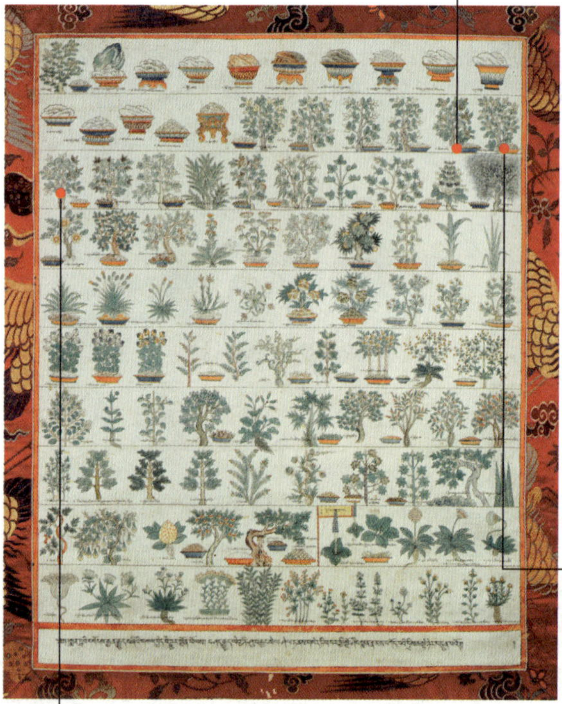

4.95 金色诃子

金色诃子是生长于南方热带的一种乔木果实，树干似核桃树高大，树皮灰，叶卵形对生，花黄小像穗，果实色黄肉质厚，具五棱或八棱。有人说金色诃子是一切黄色诃子的总称，味具咸味之外的五味，功能滋补壮阳，长肉壮体。

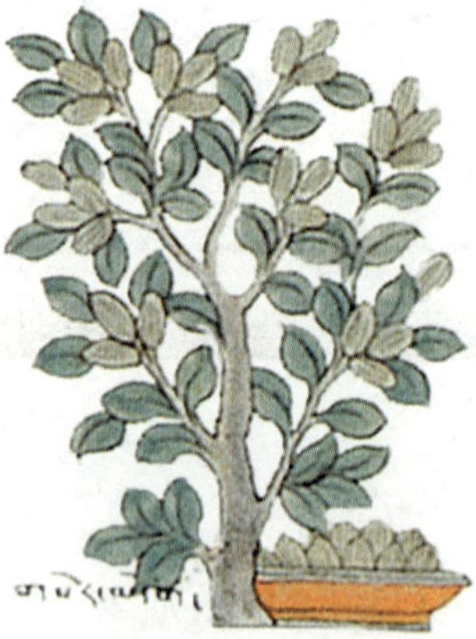

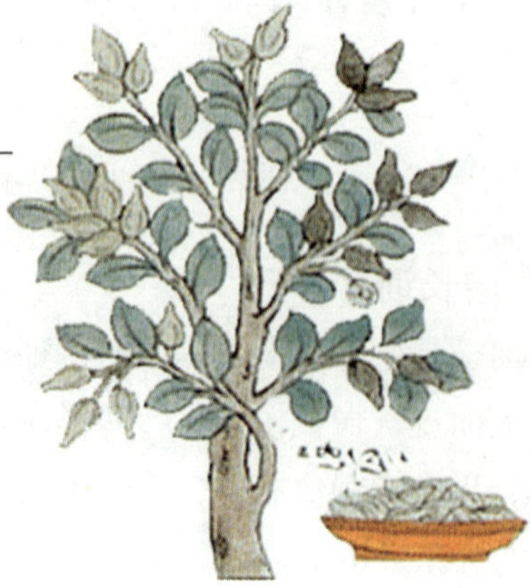

4.96 长嘴诃子

长嘴诃子是生长于南方热带的一种乔木果实，树干高大，皮灰像核桃树，叶子卵形对生，花黄小像穗，果实肉质少，形细嘴长，常用以下泻之药。味具咸味之外的五味，功能下泻。

4.97 黑小诃子

黑小诃子是生长于南方热带的一种乔木果实，树干像核桃树高大，皮灰，叶卵形对生，花黄小穗状，果实黑而小，无核。味具咸味之外的五味，功能滋补如同甘露。

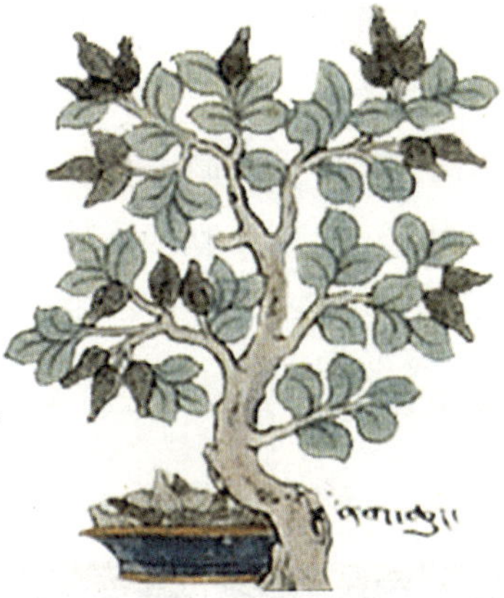

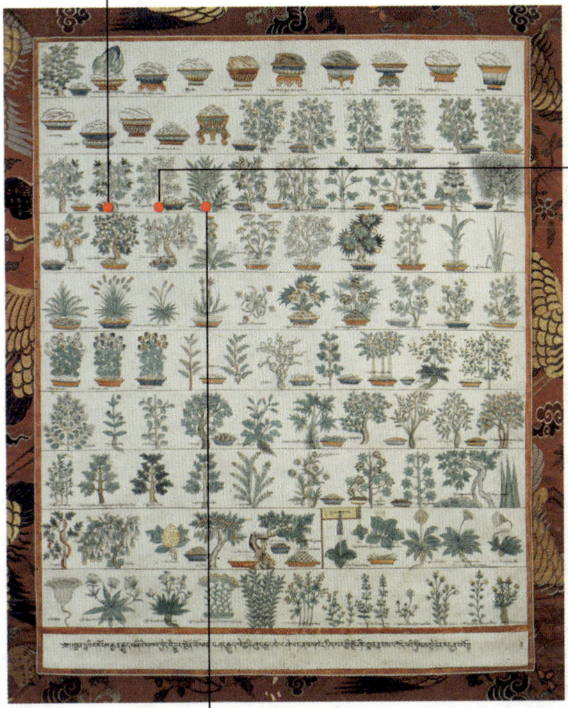

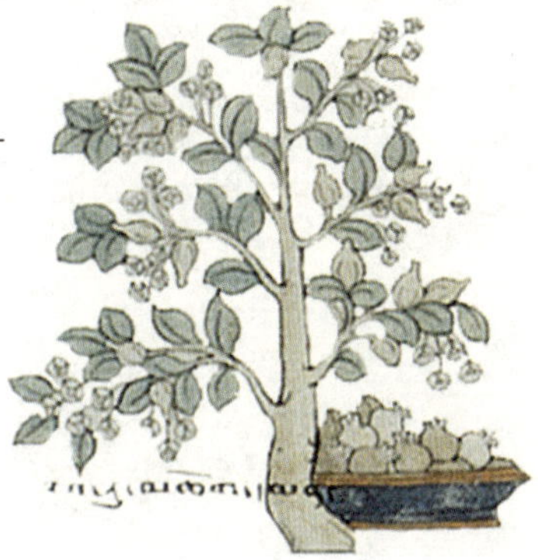

4.98 毛诃子

毛诃子是生长于印度等地的一种乔木果实，树干高大色淡黄，枝被小毛，叶扁圆，花白呈小穗状，果实较诃子光滑，色偏绿者为上品，个头大色黑多棱纹者为下品。味涩、苦、稍酸，功能治培根赤巴病、黄水病、隆病等。

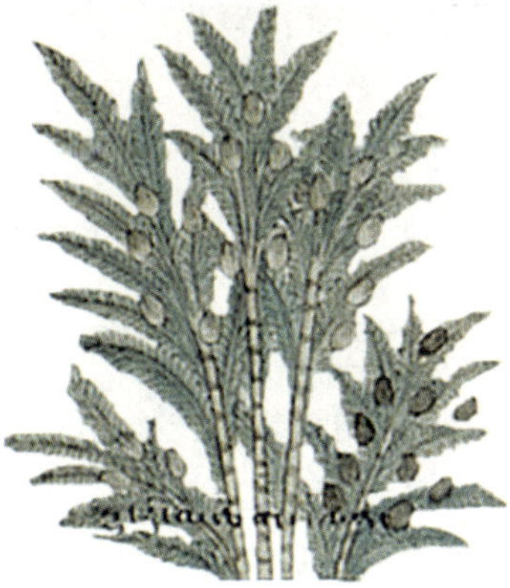

4.99 余甘子

余甘子是生长于南方热带的一种小乔木果实，树枝纤细，叶似猪鬃疏稀，花红黄，果实呈球形、具六棱，内有核，核内有六子，果实色偏白者为佳，偏黑者为劣。味酸、涩、甘，功能治培根赤巴病、血病、隆病和糖尿病等。

4.100 广酸枣

广酸枣是生长于热带森林中的一种乔木果实，树木高大，叶子厚肥，花色白有光泽，果实色黑较粗糙、形似心脏，核坚硬，核根部壳边有5个小孔。味甘、酸，功能清心热。

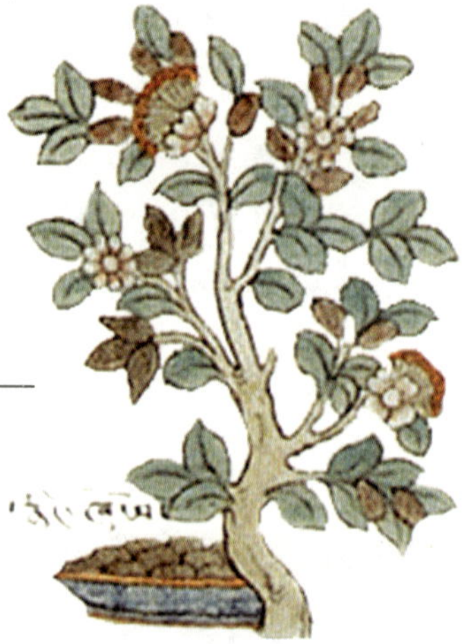

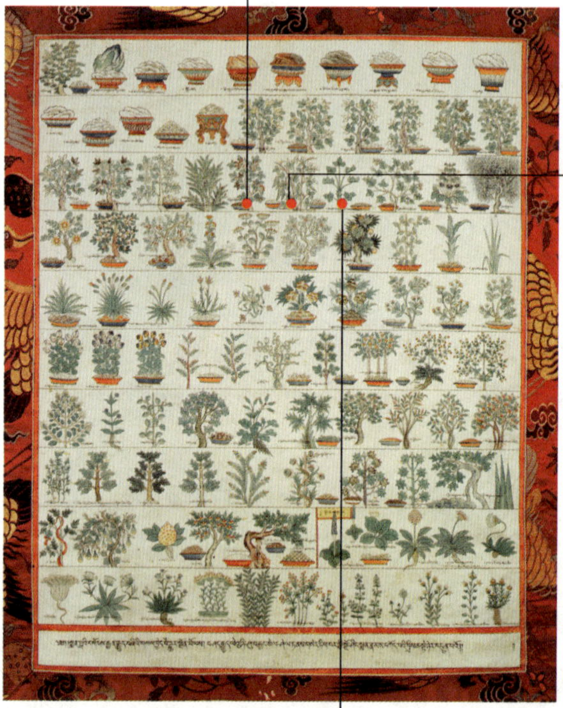

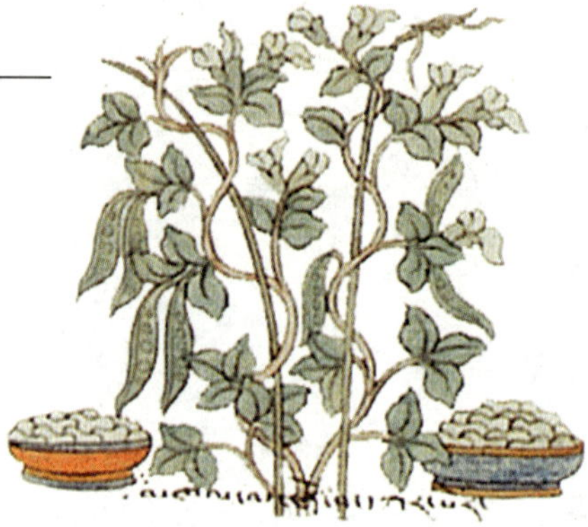

4.101 白刀豆

白刀豆（译音“夸玛雪夏”）是一种种植的豆类，攀缘别物生长，叶子光滑似荞麦叶，花蓝像豌豆花，荚果色黄似剑状，内有种子似肾状，色白者为上品，色黑、色黄者为下品。味甘，功能清肾热。

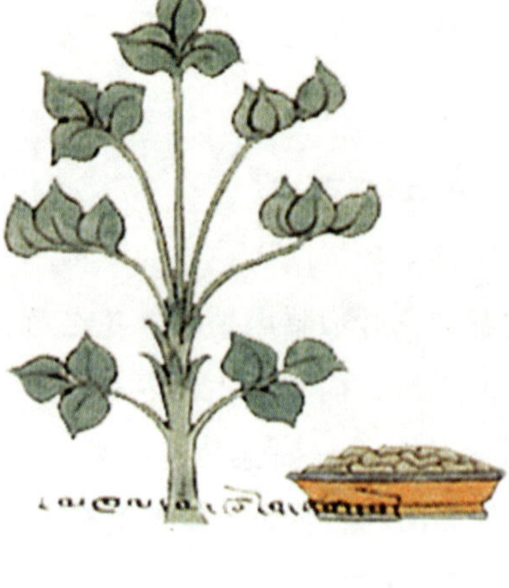

4.102 黑刀豆

黑刀豆是一种种植的豆类，茎干细，叶柔嫩，形舌状。花色蓝黑，美丽。黄色荚中结有肾形的黑色果实。此为下品。味甘，功能治肾病。

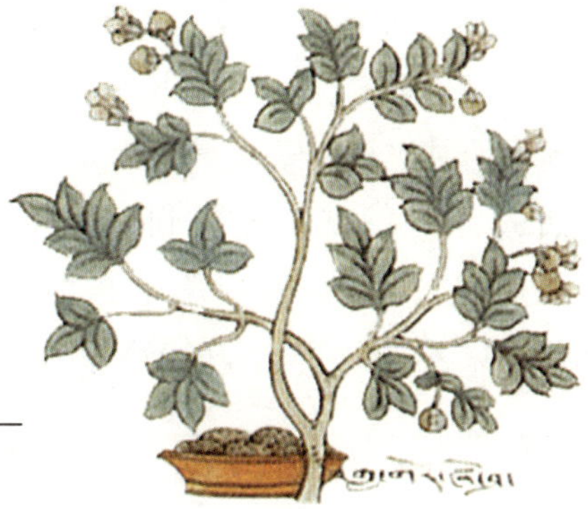

4.103 油麻藤子

油麻藤子（译音“拉果雪夏”）即“切日巴雪夏”，是生长于热带的一种灌木果实，茎干细小，叶圆长厚肥，花色白，荚果似心状，果实色黑白相杂，形似肾，有的边厚中央薄似脾状。味甘、苦，功能清脾热。

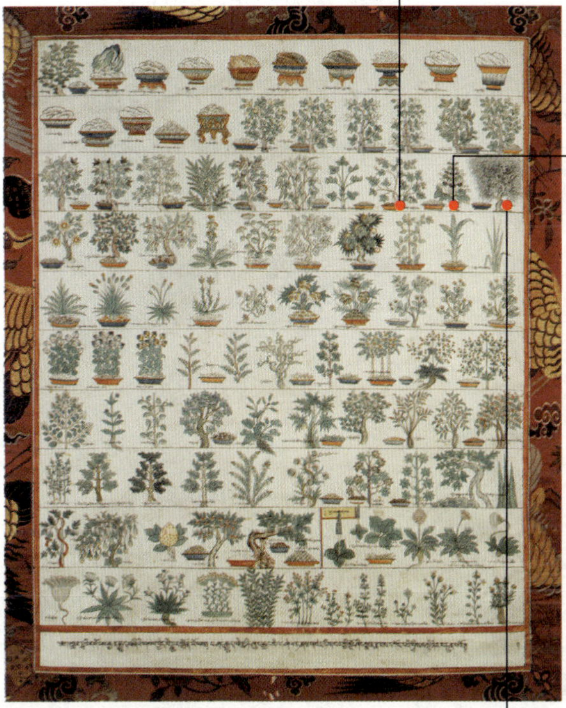

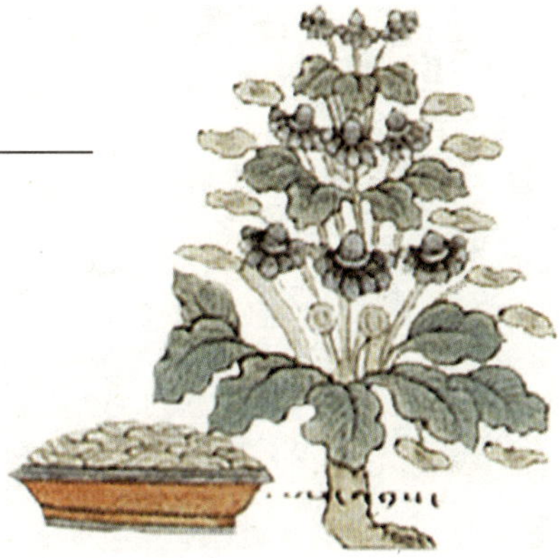

4.104 芒果核

芒果核（译音“阿折”）是生长于热带叫“阿日麻”的一种常绿灌木种子，树干小，叶子像大黄叶，花蓝似伞状，树干似苹果树，果实黄绿果肉甜，内有色灰具脉络长毛似鹿睾丸状种子，又称“夏折”。味甘、酸，功能治肾寒症。

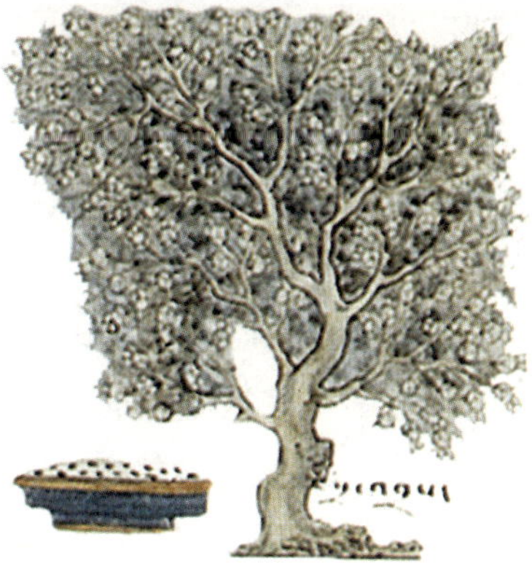

4.105 蒲桃

蒲桃（译音“沙折”）是生长于热带的一种乔木果实，树木高大，叶子青绿而小似刺柏叶，对生，花白4瓣，簇开，果实色黑大小似柏子，形似小瓶，稍硬。味苦、涩、辛，功能治肾寒症。

4.106 大托叶云实

译音“坚木折”，是生长于热带的一种乔木或灌木的果实，植株似生长于农业区的大沙棘，叶似黄芪叶，稀疏，枝被刺，开白花，荚果圆长如拇指大，内有青灰色种子，摇之“绰绰”作响。味苦、涩、辛，功能治肾寒症。

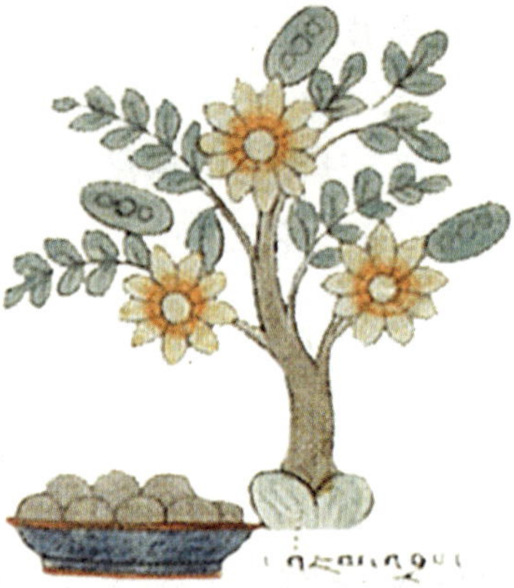

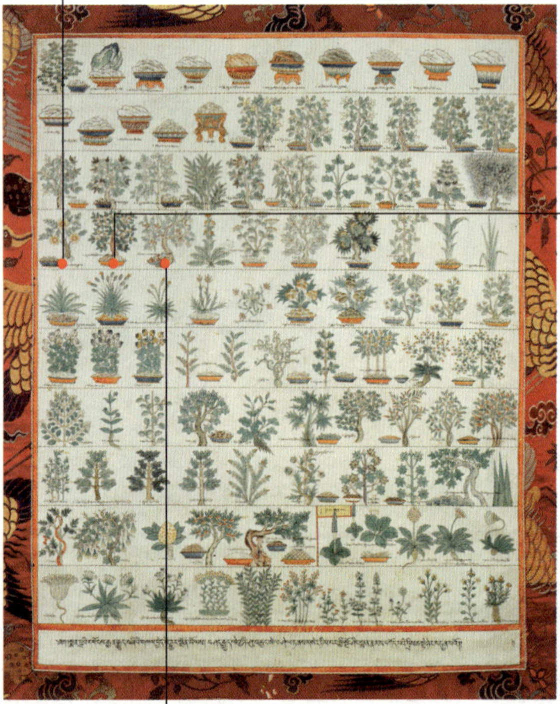

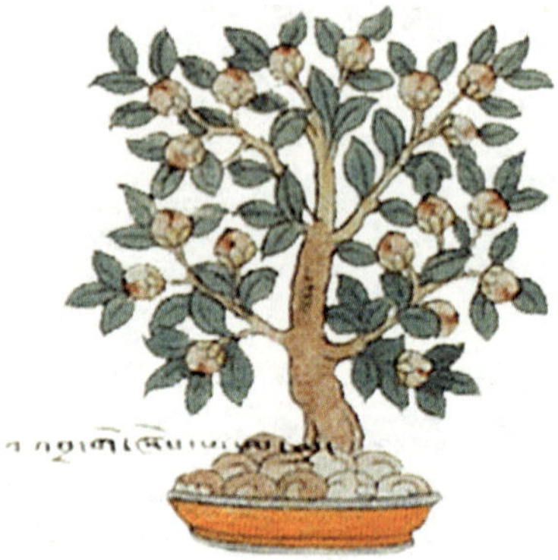

4.107 海枣上品

对于海枣（译音“扎果”）有“相孜达”树的果实之说，也有漆树的果实等说法，但上品为种植于南方热带的一种乔木果实，树干色红、多枝条，叶似伞形，果实椭圆称为“阿玛拉”海枣。味甘，功能治培根“木布”和培根“赛布”、胃病等。

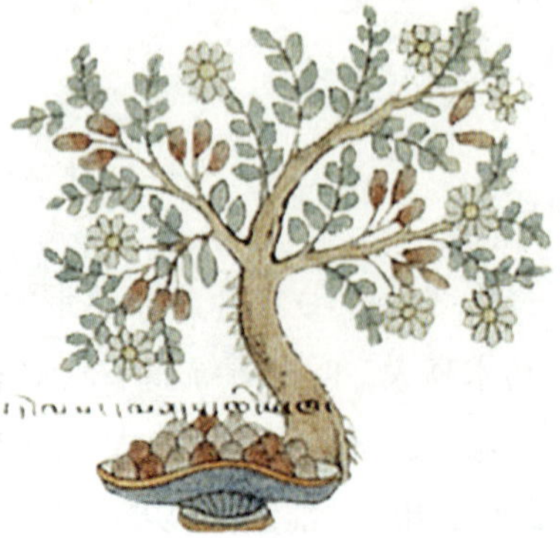

4.108 海枣下品“其巴卡”

海枣下品树干色红被刺，叶色绿，开白花，果实似马奶头，称为“哈热奴嘎”即“马奴达干”或“其巴卡”。功能治隆病、血热病。对所有热病，特别是鬼祟狂症有益，可壮阳。

4.109 藏木香

藏木香（译音“马奴巴扎”）是花园种植的一种多年生草本，茎干较长，叶绿黄，叶背面被毛似橐吾叶，花黄有光泽，四五朵簇生，根白块大，支根多，芳香。味甘、苦、辛，功能治隆病、血热病。

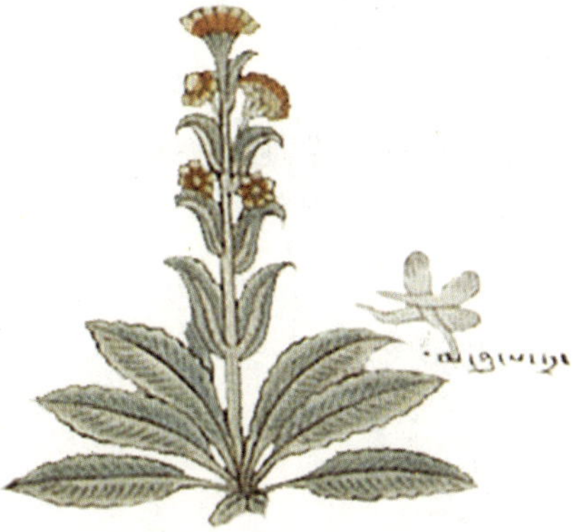

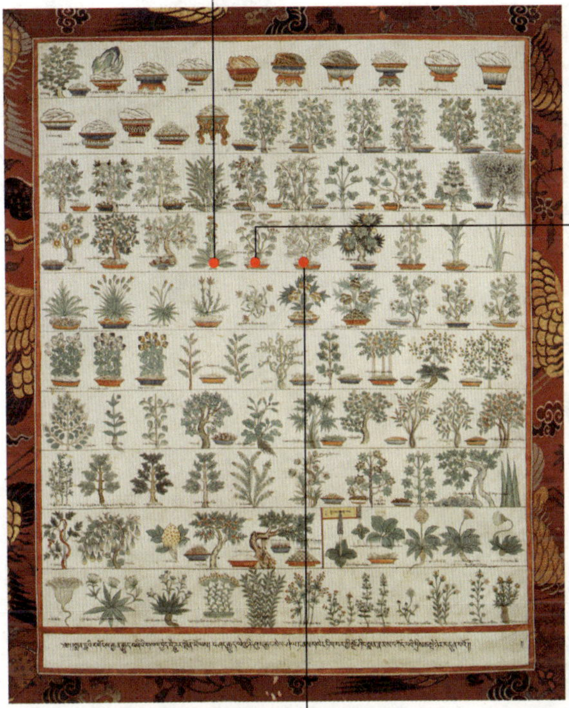

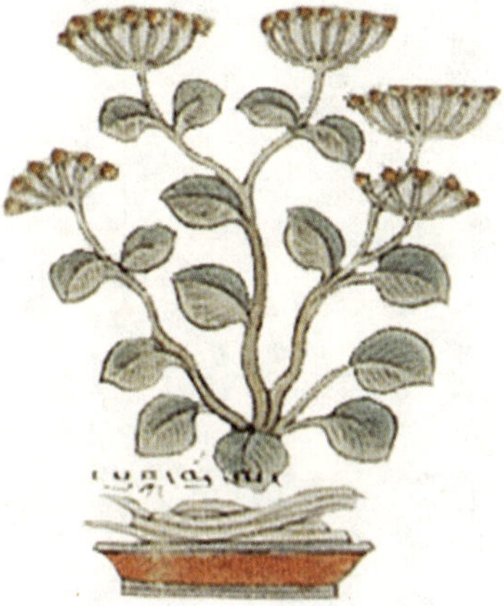

4.110 总状青木香

总状青木香（译音“布恰热木拉”）是花园中种植的一种多年生草本，茎干、叶子与藏木香较相似，花黄、上下重叠开放，枝短，根白块大，支根多。味苦、辛，功能治热性培根病。

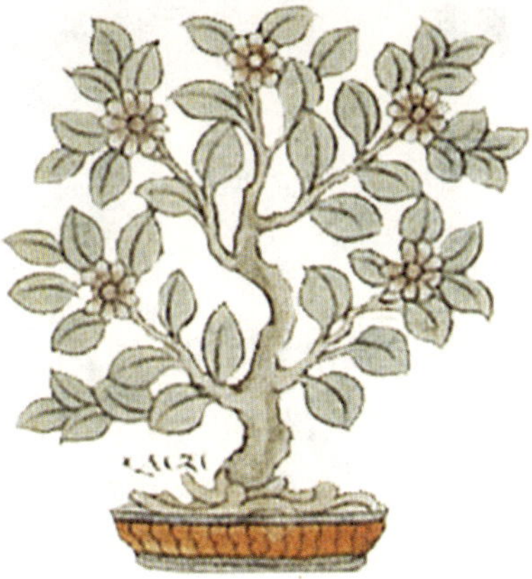

4.111 广木香

广木香（译音“夏泡如达”）是生长于藏地较高海拔地区的一种草本，叶茎长，叶绿黄被细毛，花红有光泽似飞廉花，根褐黄似断角状，外层坚硬，内较空虚，似鹿干角。味苦、辛，功能治隆病、血病、胃胀、肺病、白喉，祛腐肉。

4.112 “雪虚日”木香

“雪虚日”木香（译音“马奴雪虚日”）是生长于藏地向阳草地的一种草本，茎干外皮色黄，叶绿黄，花白，根入药。根色褐黄，较粗大。味苦、辛，功能治隆病、血病、胃胀、肺病、白喉及祛腐肉。

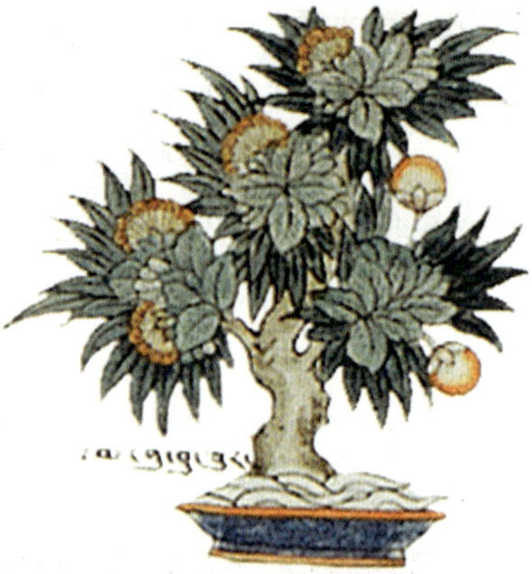

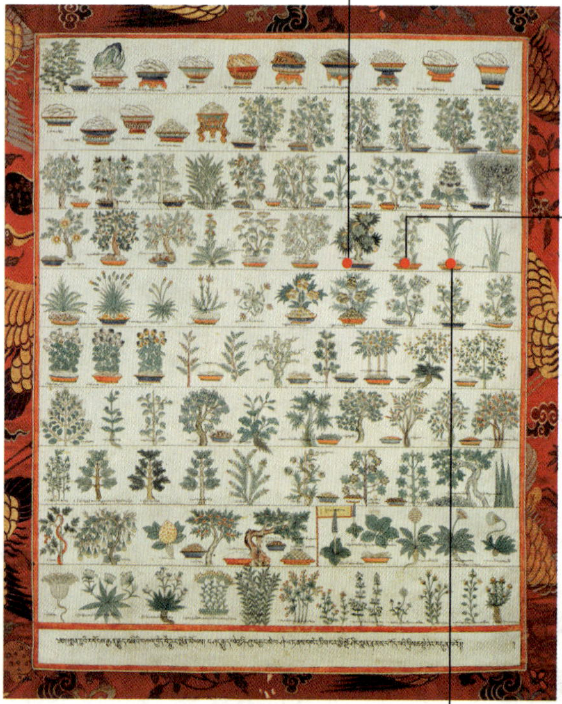

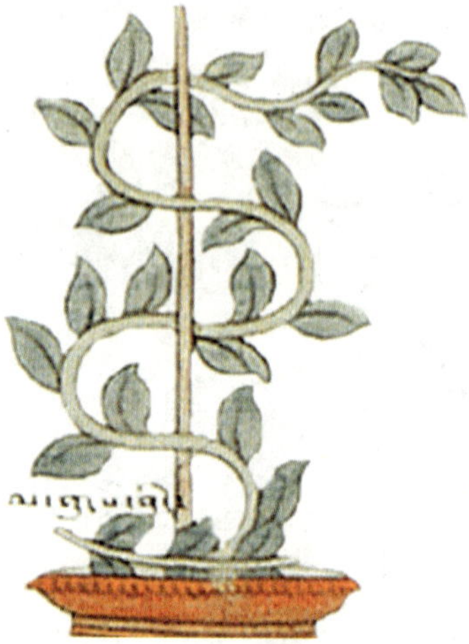

4.113 “马奴赛相”

“马奴赛相”是一种攀缘竹子或乔木等植物而生的草本，藤茎长，叶青灰，藤茎入药。味苦、辛，功能治隆病、血病、胃胀、白喉及祛腐肉。

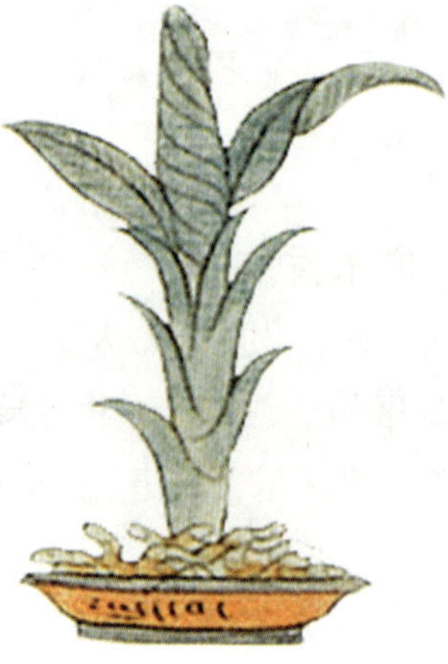

4.114 姜黄

姜黄是多生长于内地等的一种姜之根，形状像大蒜，叶大、长，花似穗状，根外皮色红黄上有皱褶和须根，又名黄姜。味辛、苦，功能除中毒，祛腐生肌，除疫病，对糖尿病有益。

4.115 藏菖蒲

藏菖蒲（译音“须斗那布”）是一种多年生草本的根，属菖蒲之上品，叶黑绿，似稻秧或剑状，内外逐层生长，花绿黄、细小簇生，根外层暗黑，内层色白，芳香，性重、坚，有节和皱纹，似老人手指关节。味辛，功能消食、生胃火，治白喉、炭疽。

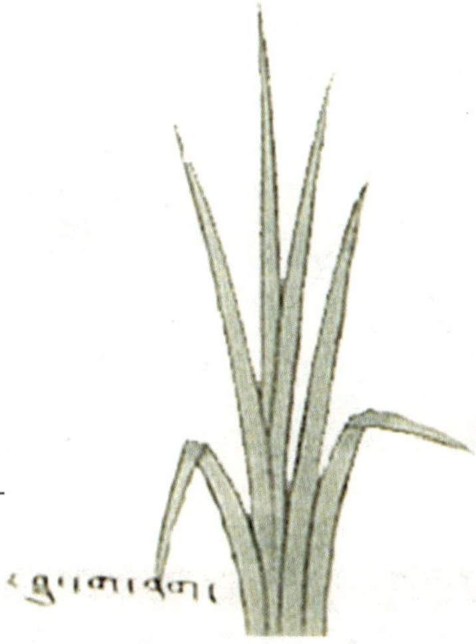

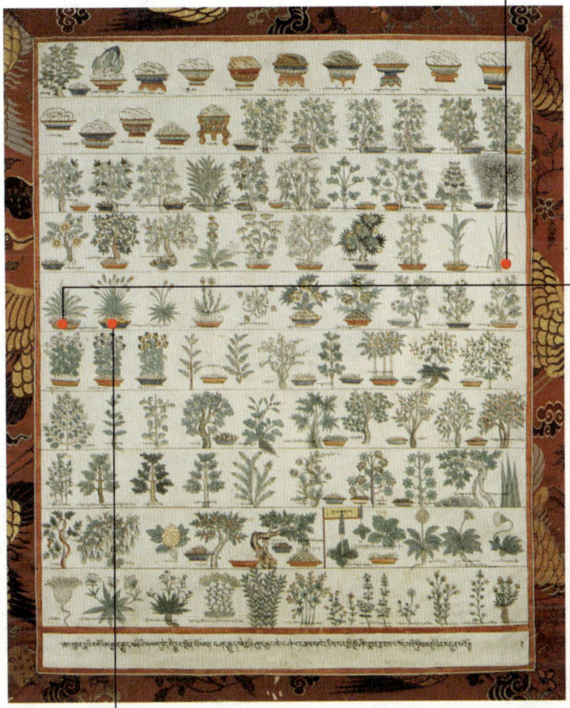

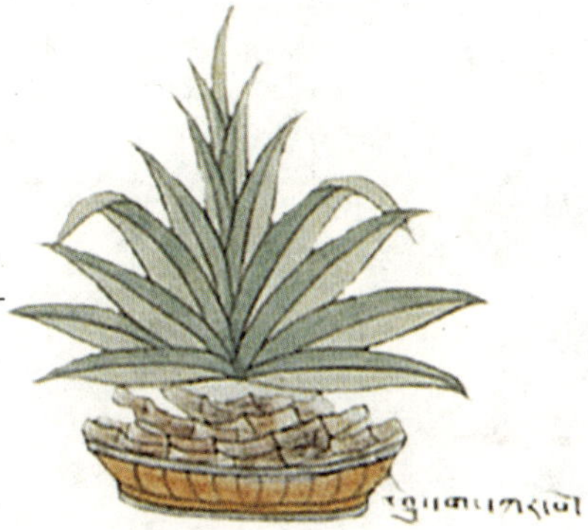

4.116 石菖蒲

石菖蒲（译音“须斗嘎布”）是一种生长于西藏上部地区的多年生草本的根，属上品。植株等与藏菖蒲基本相同，花白，根外层淡黄，多节，节上略有青色光泽，断面色白。味辛，功能消食、生胃火、治白喉、炭疽。

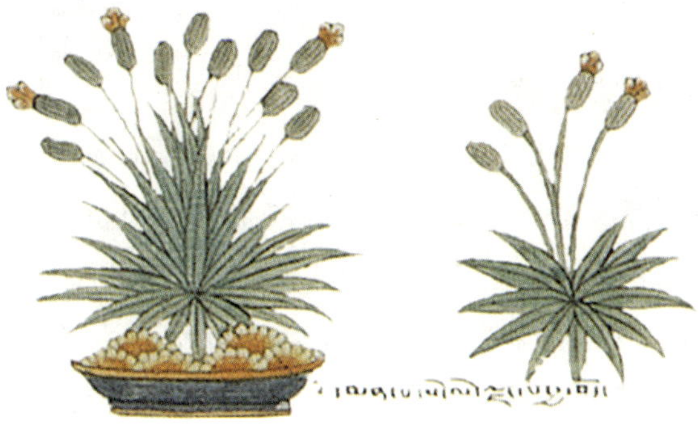

4.117 “萨来江巴”下品

“萨来江巴”为菖蒲下品，是藏菖蒲和石菖蒲的代用品，产于内地和藏地，叶似稻秧或似水葫芦苗叶，植株基本同菖蒲，花似蝇子草花，根细有节。有2种，产自内地的较大，生长于藏地的较小，皆属菖蒲下品。味辛，功能消食、生胃火，治白喉、炭疽。

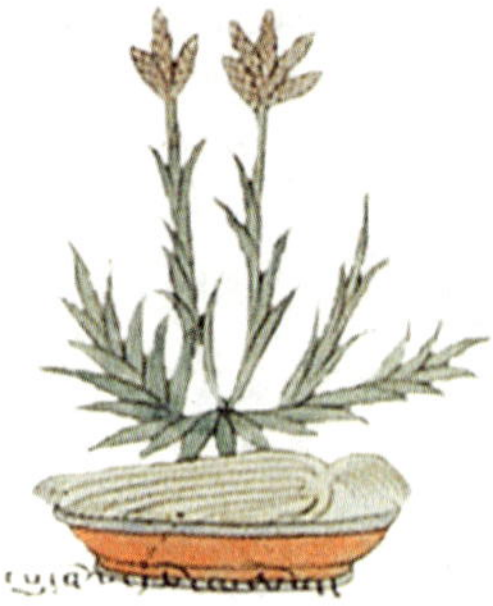

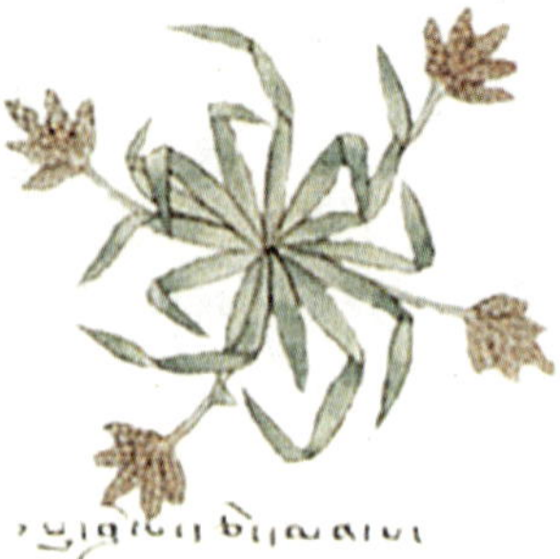

4.118 石斛上品、下品

石斛（译音“布协则”）是一种多年生草本，生长于水边，茎绿黄有竹子样节，有五六个似茅草尖状，具有冰片气味者为上品。另外，除茎比上述细之外，其他部分相同者为下品，入药部分皆为根茎，色黄多节，性轻，质软。味甘，功能止吐，治热性培根病。

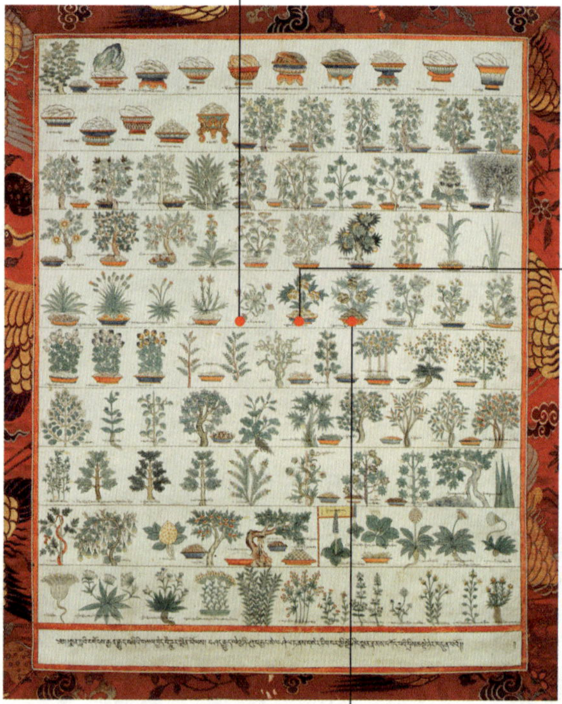

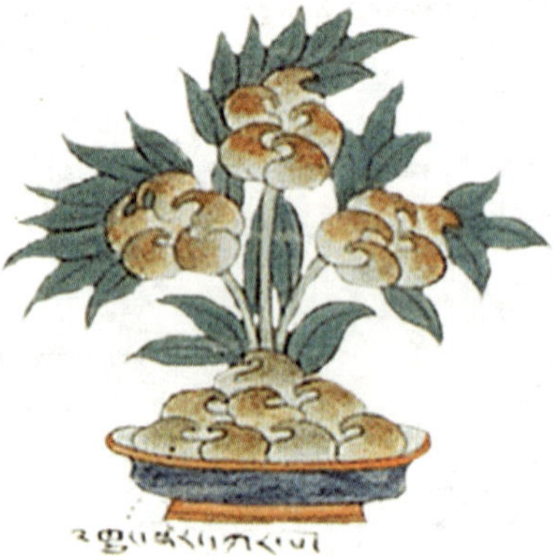

4.119 白钩藤

白钩藤（译音“琼达日嘎布”）被认为是温带生长的一种常绿攀缘植物茎节腋处所生公鸡距状的钩藤。若不能到手，则可用一种叫草白钩藤的植物替代，其叶绿背面色灰，叶柄白色，缘多锯齿，贴地扩张生长，中央开花，色青赤无梗柄，有 1~2 个棒槌形柱头。味苦，功能清毒热。

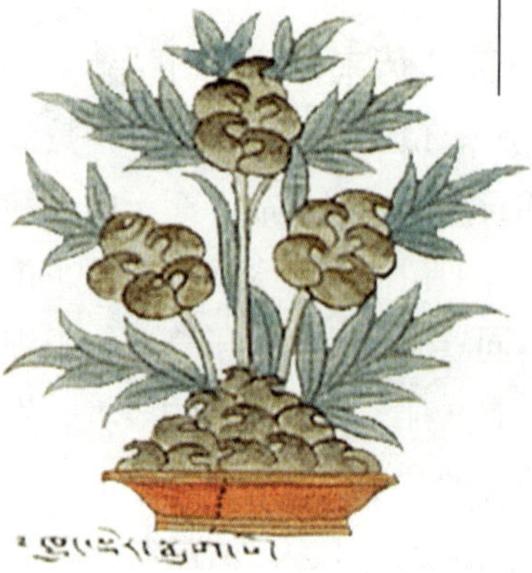

4.120 紫钩藤

紫钩藤（译音“琼达日木布”）被认为是温带生长的一种常绿攀缘植物茎节腋处所生渡鸦距状的钩藤。若不能到手，则可用一种叫草紫钩藤的植物替代，其叶细而先端尖，柄红紫，多贴地扩张状生长，中央开花，色青赤无梗柄，花朵簇生。味苦，功能清毒热。

4.121 白商陆

白商陆（译音“巴布嘎布”）是生长于农区的一种草本的根，茎干红紫多数直生，植株形似紫茉莉，花白5瓣，根色白形似萝卜，断面有层层圆圈状纹路，内有山柰状纤维。味苦，功能清毒热。

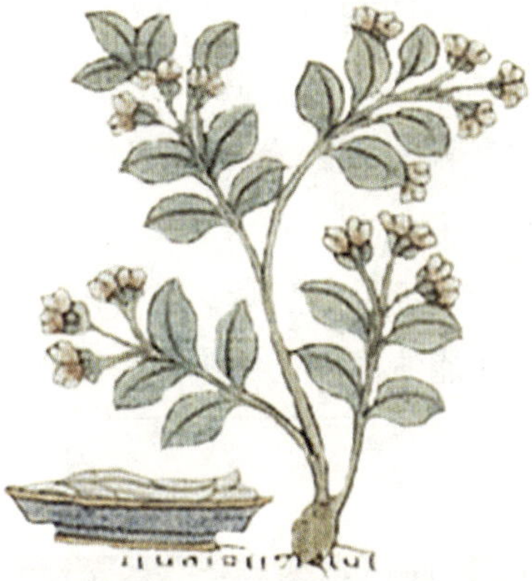

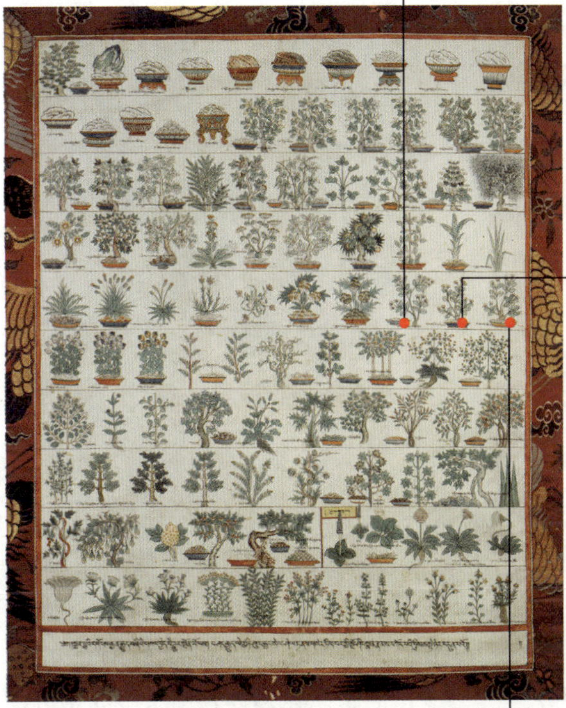

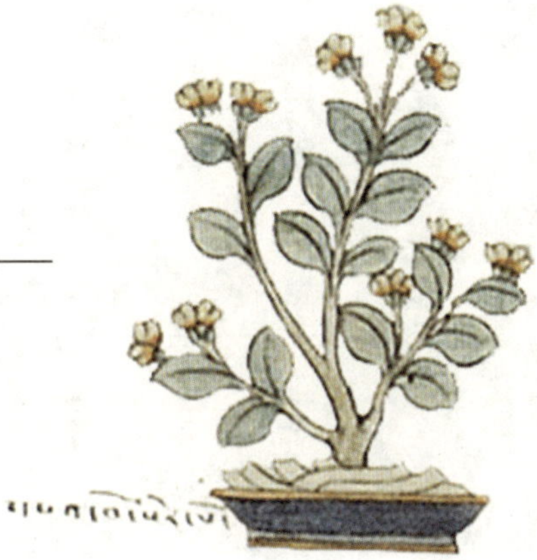

4.122 黄商陆

黄商陆（译音“巴布赛布”）是生长于农区的一种草本的根，茎干红紫多数直生，植株形似紫茉莉，花黄5瓣，根色黄状似萝卜，断面有层层圆圈状纹路，内有山柰状纤维。味苦，功能清毒热。

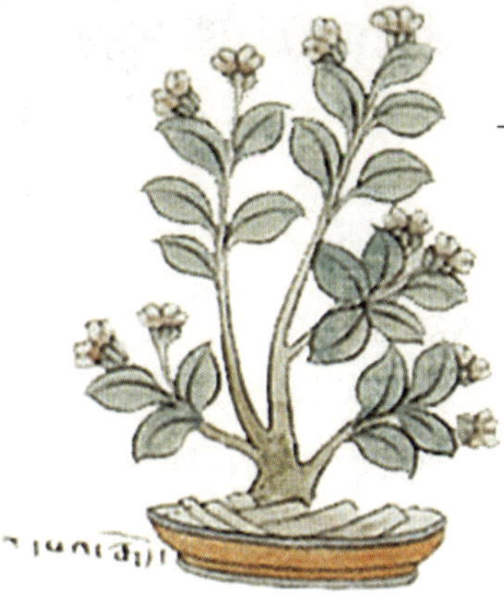

4.123 山商陆

山商陆（译音“巴果力”）是生长于藏农区一种草本的根，茎叶形状与白商陆、黄商陆相似，块根状如串珠，坚硬、质重，断面如牲畜上腭呈棱纹状。味苦，功能清毒热，治各类中毒症。

4.124 白乌头

白乌头（译音“旺鹅嘎布”）（甘青乌头）是生长于藏地高山草甸林间等地的一种草本，块根小叶似蛙掌，花开1~2朵，似鸡冠，色青白有光泽，荚果似箭套，内有许多虮子样种子。味苦，功能清瘟热、毒热、赤巴热。

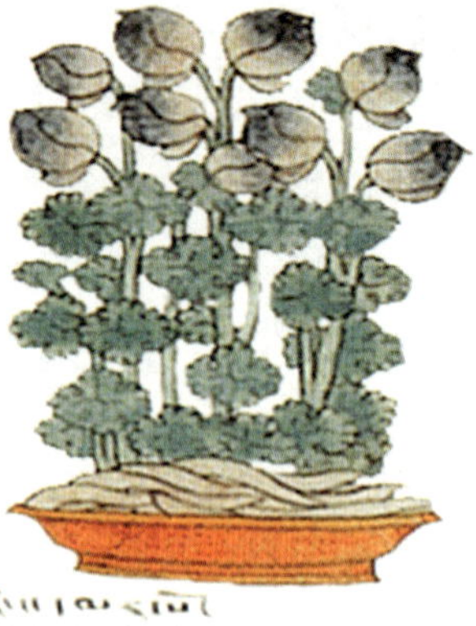

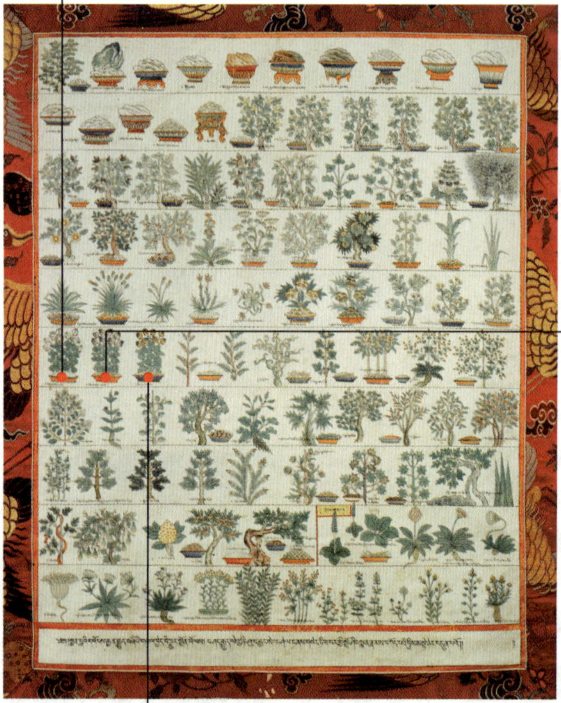

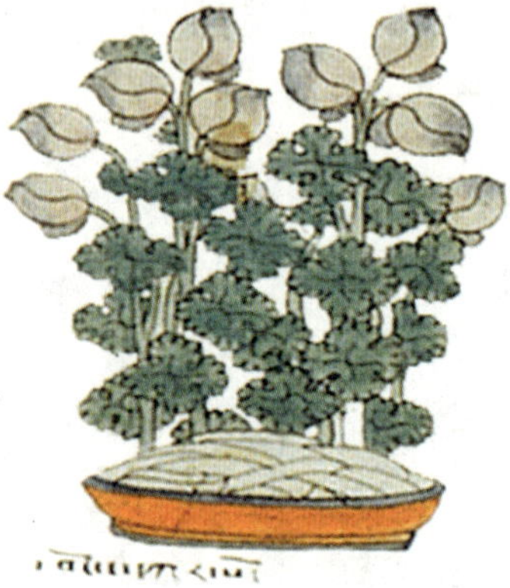

4.125 红乌头

红乌头（译音“旺鹅玛布”）是生长于印度等地的一种草本，基生叶3~4片，顶生叶3片或裂为7~8片，茎小曲折，块根状似萝卜，花色红泛白光，形似白乌头花。味苦，功能消毒热，尤其可清肉毒和乌头毒。

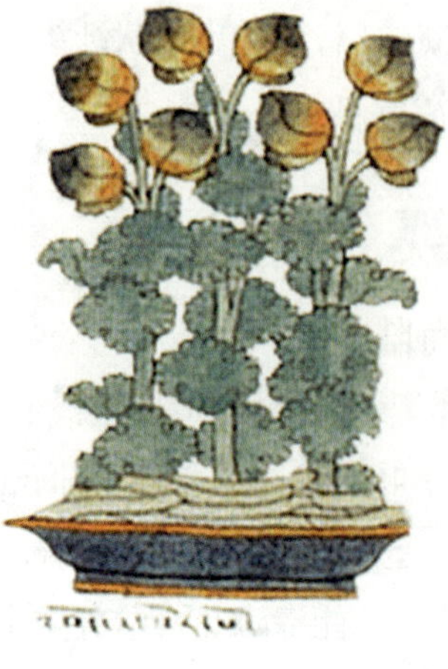

4.126 毛茛状金莲花

叶3~4片，缘多锯齿状裂口，茎短小而柔软，根似萝卜，花红而有光，形似甘青乌头花的便是。味苦，性凉，对中毒症和热病等无所不治，特别对胆囊病有特效。

藏医药传世经典丛书

༄༅། །གསོ་རིག་རྒྱུད་བཞིའི་སྨན་ཐང་འགྲེལ་པ།།

四部医典曼唐图解

（第二卷）

青海省藏医药研究院　编译

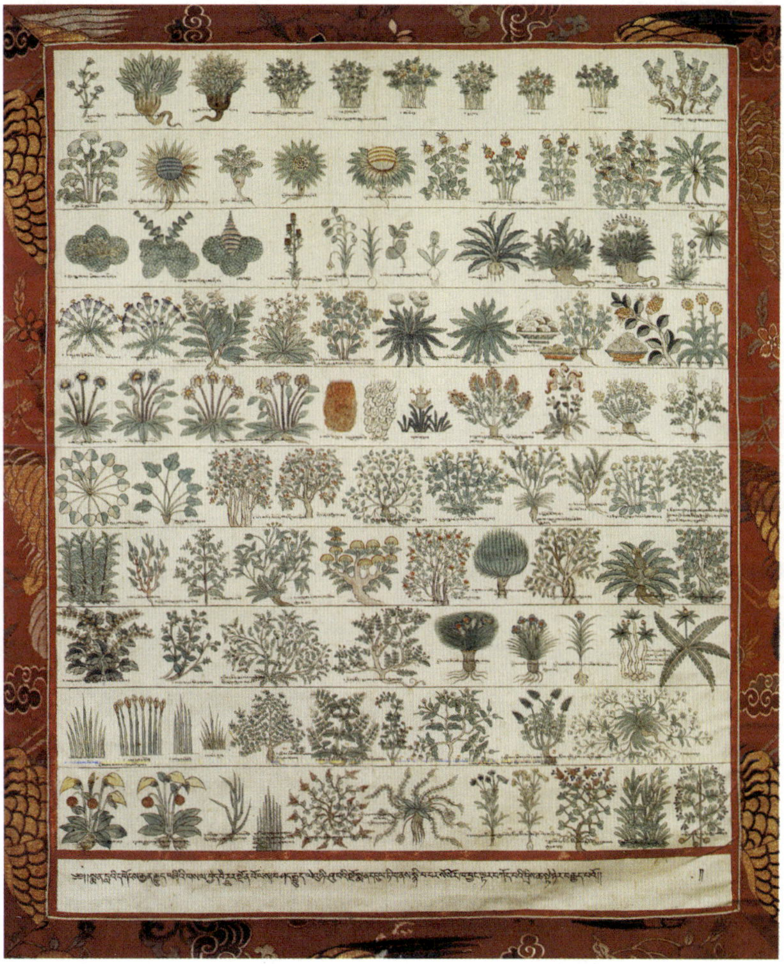

青海人民出版社

第二卷目录

秘诀部

4.127 甘草

甘草是生长于干旱地区的一种草本。木质茎、叶小圆长，羽状对生，根黄，外皮灰褐像绳子，味甘。种植于园中的为雄性或上品，生长于水边的为雌，生长于森林水边的为中性或下品。功能治肺病，特别能清肺热。

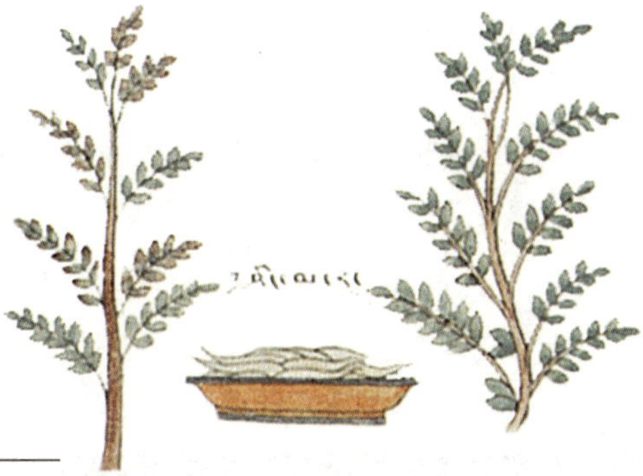

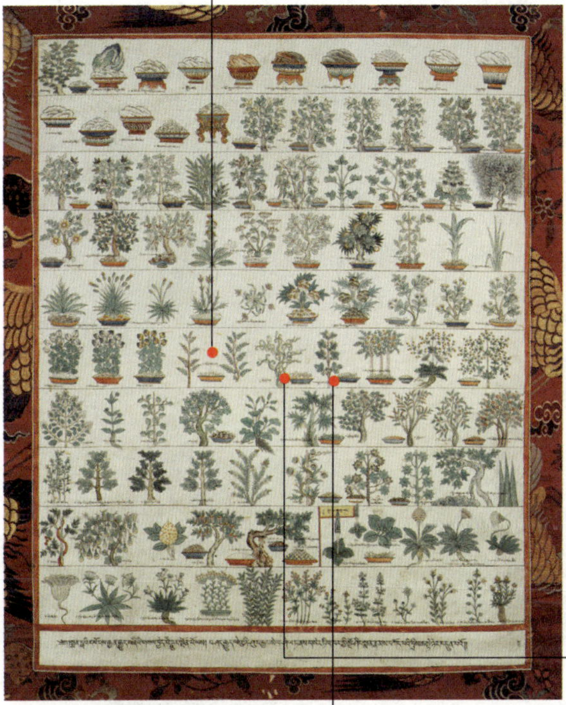

4.128 宽筋藤

宽筋藤（译音“勒折”）是生长于比较温热地带半阳半阴的一种藤本。无叶和枝，藤茎褐色，根的横断面聚有很多沟槽，茎或藤条色褐像锦鸡儿茎干，如食指般粗细。味甘、苦、涩、辛，功能清隆热，特别对痛风有益。

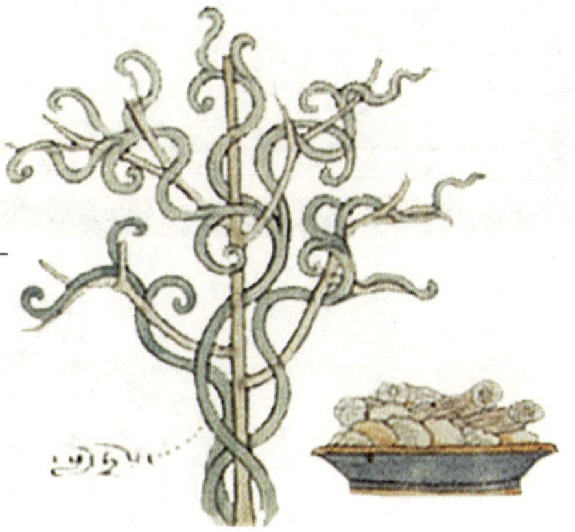

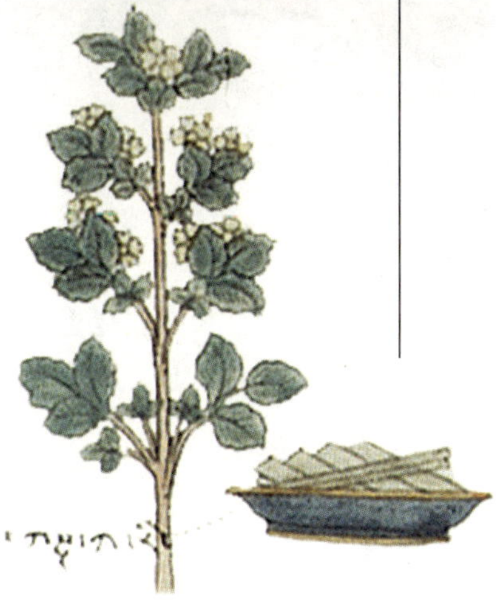

4.129 白悬钩子

白悬钩子是生长于藏地森林和花园等地的一种灌木。茎干绿，老后变紫，茎中空被刺，叶似山杨叶，花淡黄，果实红，簇生。味甘、涩、辛，功能清隆热。

4.130 粉枝莓

粉枝莓（译音“嘎扎”）又叫紫色悬钩子，别名“达刺日”，是生长于藏地森林及花园等地的一种灌木。植株与白悬钩子基本相似，茎干色紫有白斑、被刺，叶较大，背面白，正面绿。味甘、涩、辛，功能清隆热，尤其对瘟病有益。

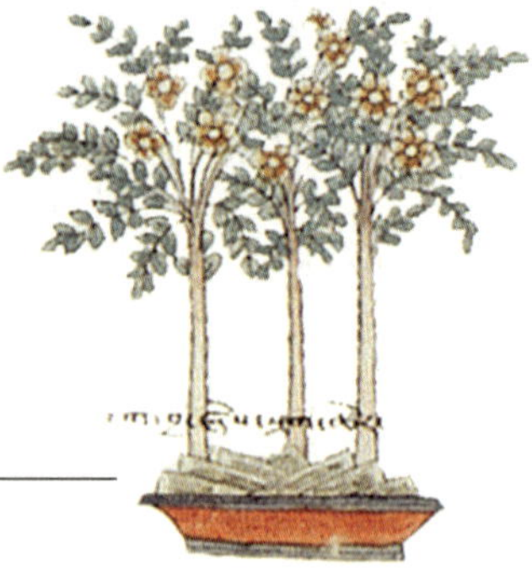

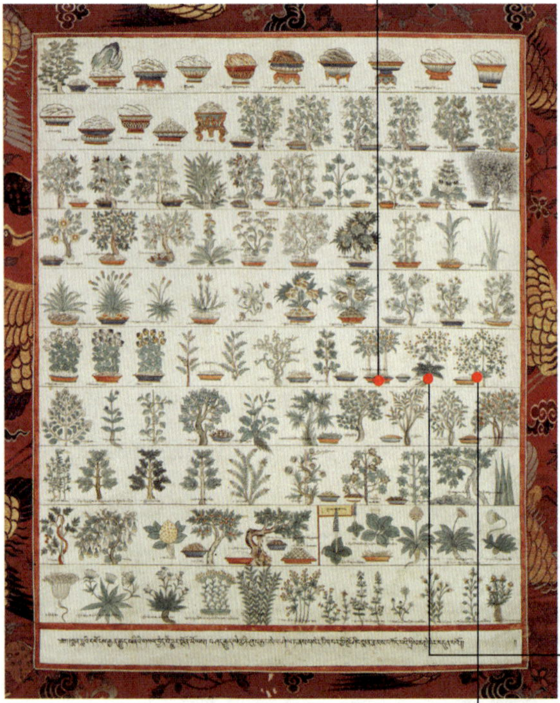

4.131 印度獐牙菜

印度獐牙菜（译音“甲斗”）是生长于印度的一年生草本。叶子在枝条中间向前后左右对生，花黄，茎色青黑或绿黄等不一，中空疏松。味苦，功能治一切赤巴热症。

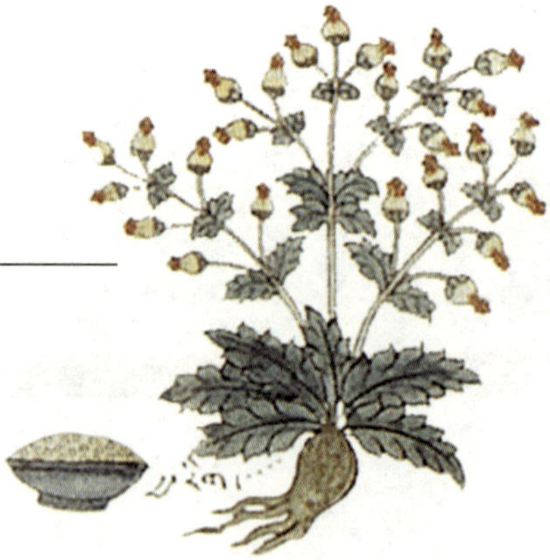

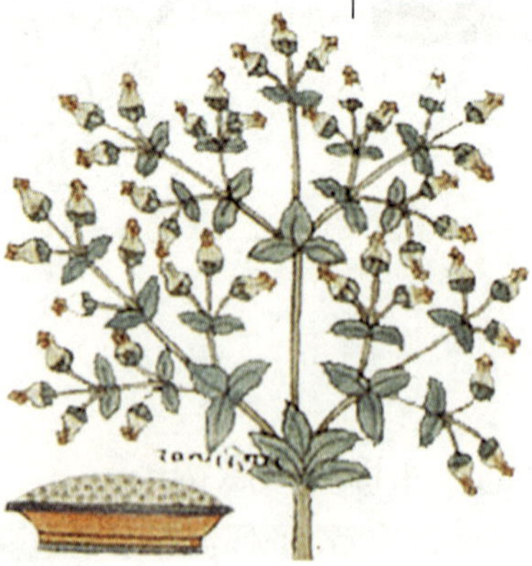

4.132 普兰獐牙菜

普兰獐牙菜(译音“哇斗”)是生长于尼泊尔的一年生草本。根黄，单茎，叶圆长似矛头，花5瓣，花丝似蛇舌，茎色紫或淡黄不一，中空，细而长。味苦，功能清一切赤巴热症。

4.133 “巴夏嘎”上品

“巴夏嘎”上品（有人译为“鸭嘴花”），是生长在热带的一种常绿灌木。茎干高大，似幼核桃树，木质疏松，嫩枝芽眼有鸡爪状节，开白黄花，尖端嫩枝可做菜食用，开白、红、蓝三种花者为上品。味苦，功能清血热。

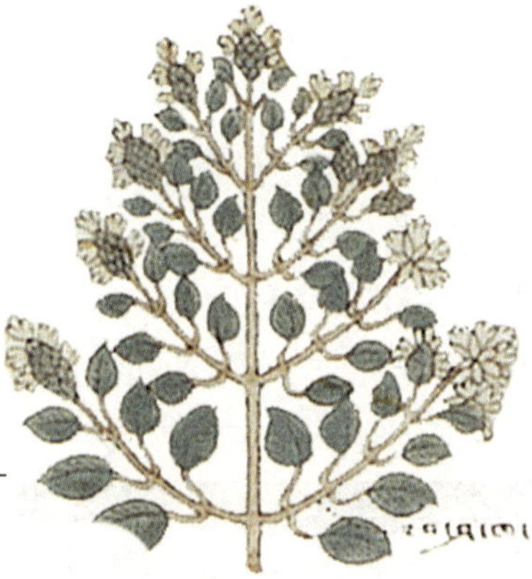

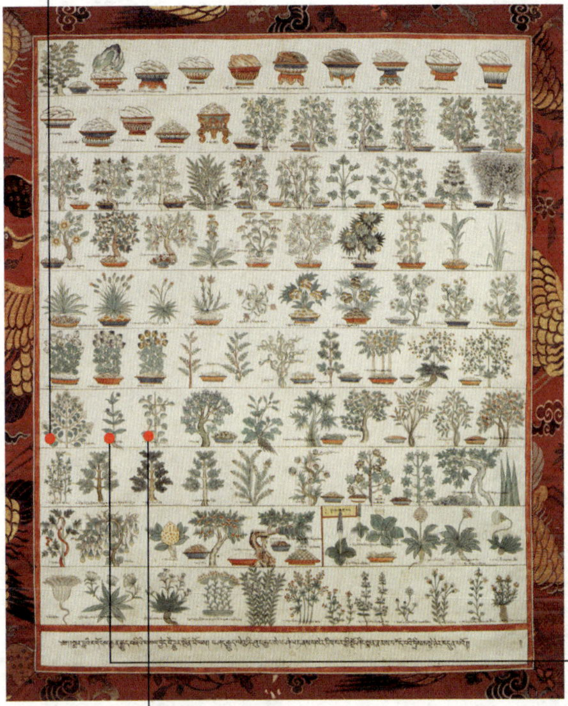

4.134 “巴夏嘎”下品

“巴夏嘎”下品（有人译为“塞北紫堇”）是生长于藏地的一种多年生草本。茎四棱，叶青绿、小而呈长圆形，植株似黄香薷，开蓝花，果荚长圆，内有串珠似种子。味苦，功能清血热。

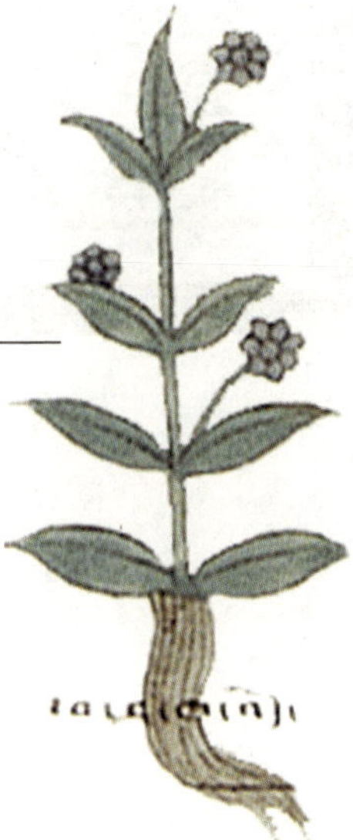

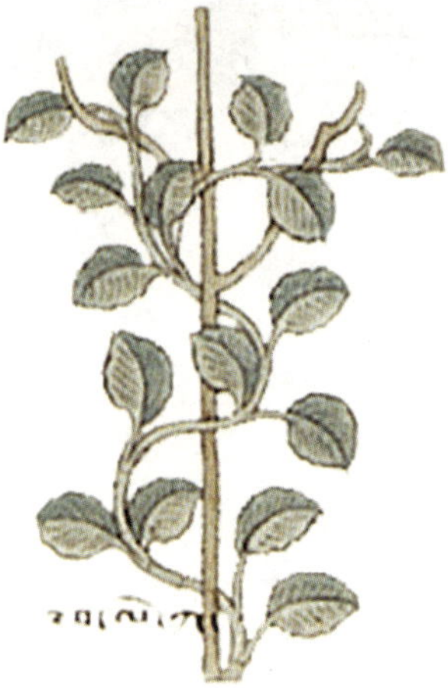

4.135 藏马兜铃

藏马兜铃（译音“巴勒嘎”）是攀缘他物生长的一种藤本。茎条细而长，被绵毛，像铁线莲，叶绿而光滑，形似心脏，互生，无花，无果实。味甘，功能清肺、肝热及腑热。

4.136 岩白菜上品

岩白菜（译音“嘎杜日确合”）是生长于印度等地的一种多年生草本。茎干高大，叶厚肥，花似鸟喙，荚果两爿，裂内有许多种子，根内部淡红，外部似乌鸦爪子般疏松。按根的粗细分雄、雌 2 种。味甘、涩，功能清瘟热和肺热，治脉病。

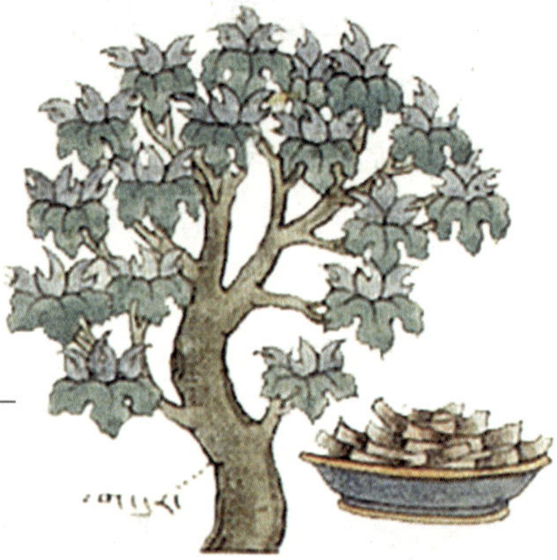

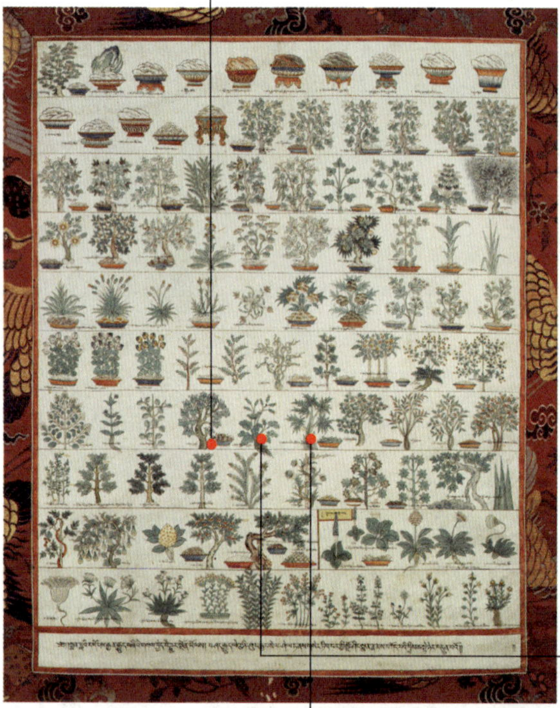

4.137 岩白菜下品

岩白菜下品（译音“嘎杜日曼巴”）是生长于藏地的一种草本。茎较短而簇生，叶似蛙掌深裂，似白乌头叶，花黄绿，伞形。根粗大多须，似狭叶红景天根。味甘、涩，功能清瘟热和肺热，治脉病。

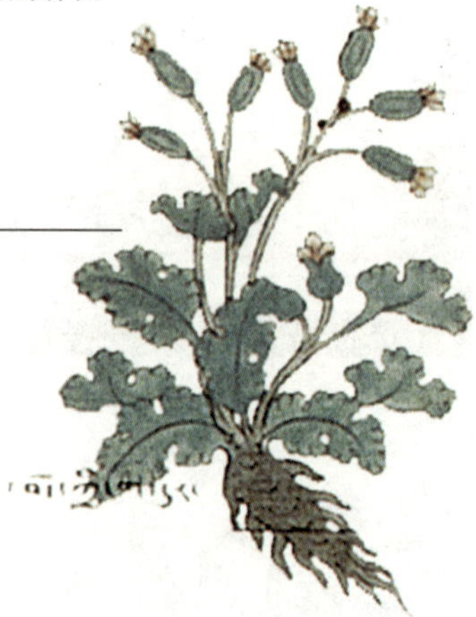

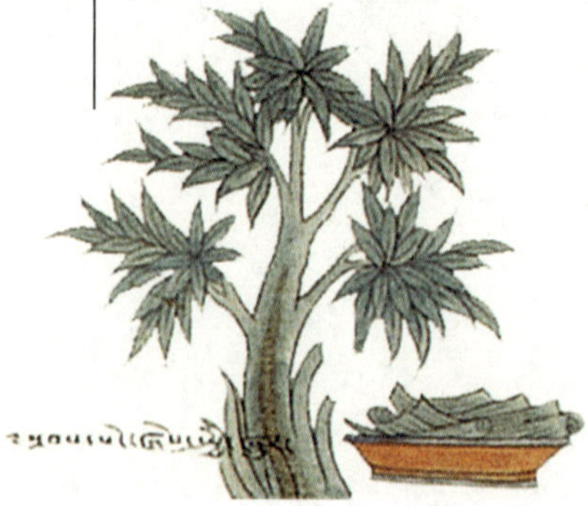

4.138 秦皮

秦皮（译音“达布桑”）是多产于汉地的一种乔木的皮。树干色灰高大，叶淡绿，放入水中叶腋呈现柱子样蓝色线条，树皮外色灰，中有蓝液，泡于水中浸汁为蓝色。味苦、涩，功能愈合骨折，清骨热。

4.139 油松

油松（译音“专相”）是生长于藏地的一种常绿乔木。树干粗长，挺直，树皮色紫粗糙，针叶似麻黄叶，果实圆长有鳞，臭味无比，木质似松木，烧之渗出油脂。味涩、辛，功能治培根隆病、寒性黄水病。

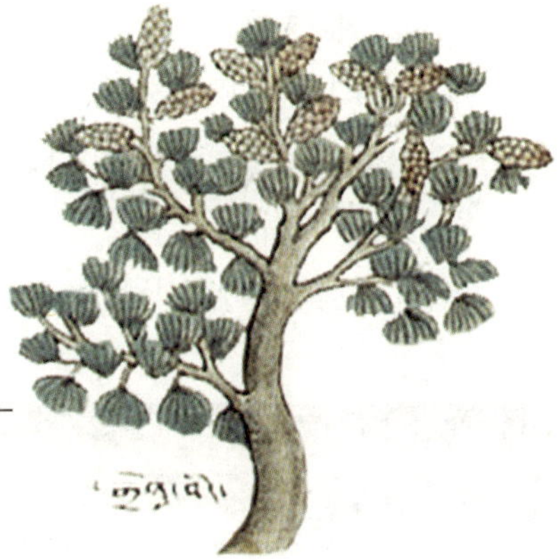

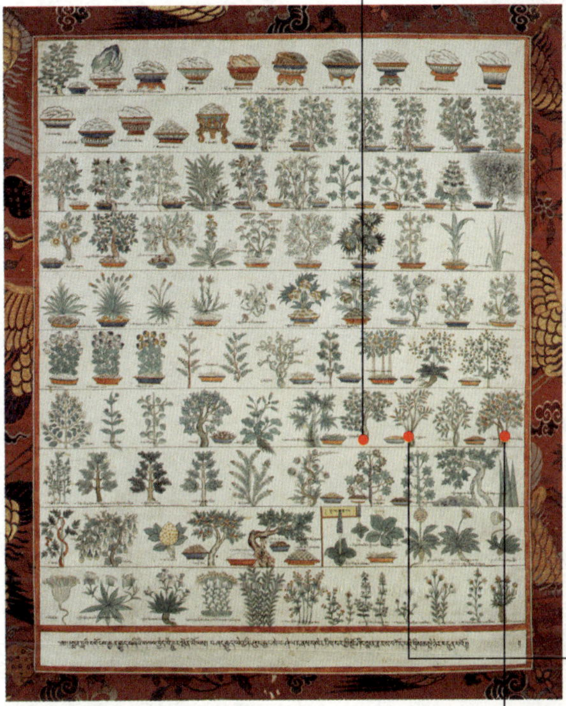

4.140 小檗皮

小檗（译音“吉日巴”）是生长于各地的一种有刺灌木。外皮银色，中皮色黄入药，叶黄绿，缘具细刺，叶柄有 3 根利刺，花色黄，果实泛红。味苦，功能清肾热、胆热，对眼有益。

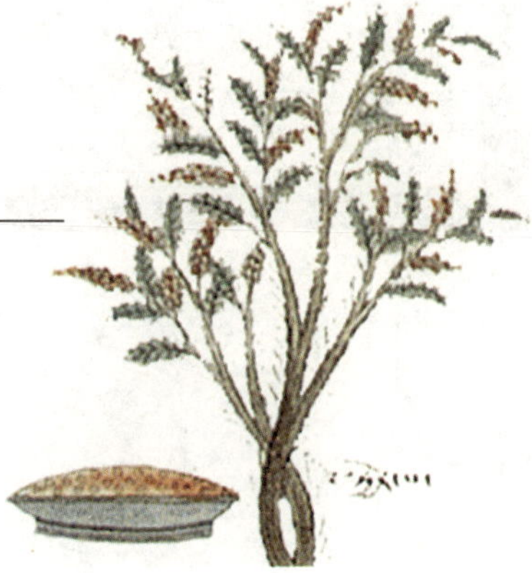

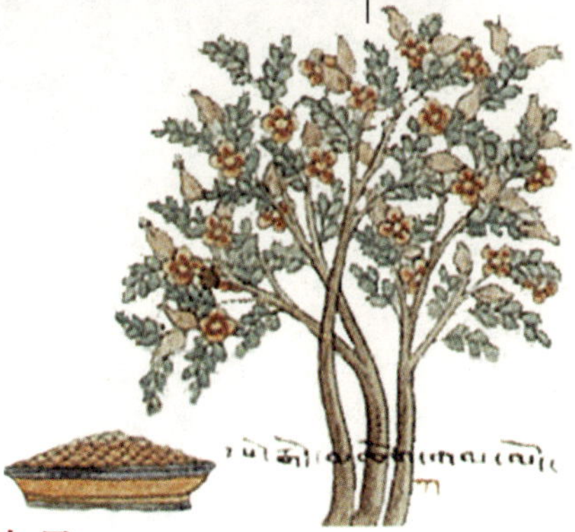

4.141 雌蔷薇上品

雌蔷薇即悬钩蔷薇（译音“色果力确后”），为蔷薇中的上品，是生长于藏地较干旱地区阴山树林中的一种灌木。茎枝空虚色红，皮色紫，茎枝遍生尖刺，花色红 5 瓣，基部具刺状如铁钩，果实红似乳头，中皮入药。味苦，功能敛毒，干黄水。

4.142 雄蔷薇

雄蔷薇即钝叶蔷薇（译音“色果力”）是生长于藏地阴山树林中的一种灌木。茎枝空虚，外皮色紫被刺，每一枝上有7~9片叶，羽状对生，花黄有白色光泽，5瓣。味苦，功能敛毒，干黄水。

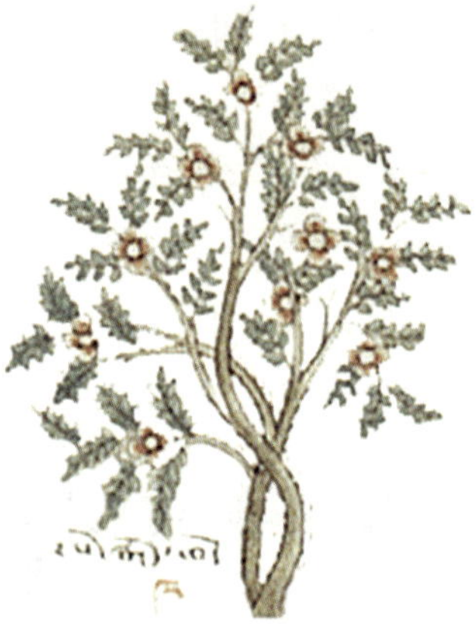

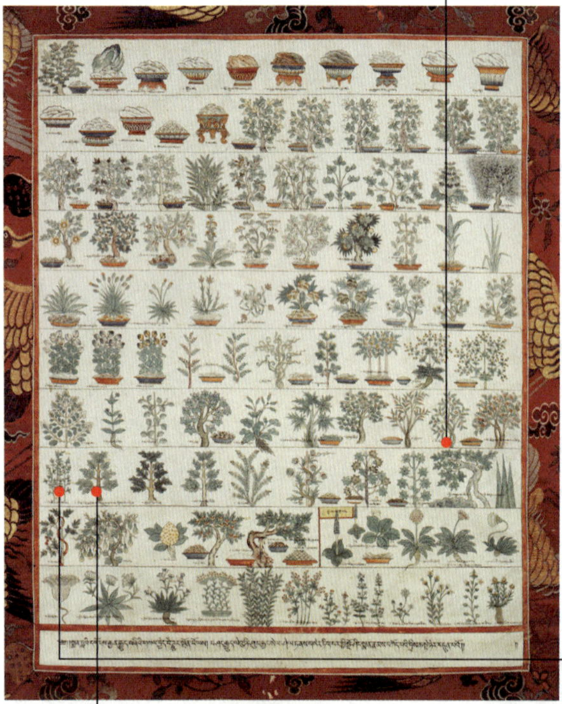

4.143 蔷薇下品

蔷薇下品即峨眉蔷薇是生长于藏地阴山森林中的一种灌木。茎枝空虚，外皮色紫，基本上与其他蔷薇相同，但全身无刺。味甘，功能敛毒，干黄水。

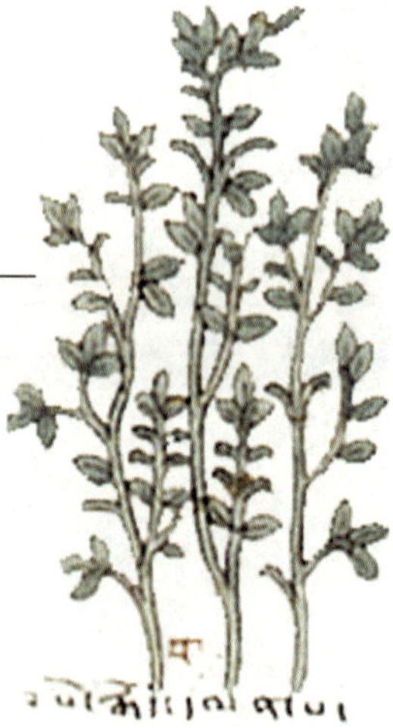

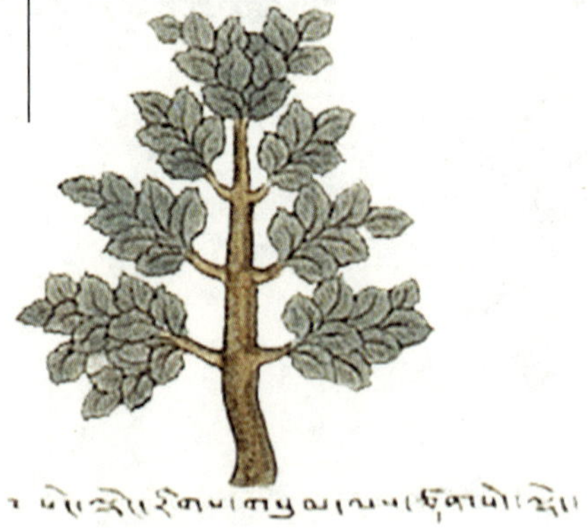

4.144 文冠木

文冠木（译音“旃檀桑当”）是多生长于印度、汉地较干燥地方的一种乔木。树干高大，褐紫色，木质坚硬、重，断面疏松且有非常细小的孔，长老后变紫，叶紫绿、形小而叶脉突出，叶羽状对生似猪鬃，又叫“桑当”。味涩，功能干燥坏血和黄水。

4.145 西藏猫乳

西藏猫乳（译音“吉日桑当”）是生长于藏地较低地区的一种灌木。树干粗而硬，枝繁，树皮褐灰。断面边缘淡黄，中央呈红褐，叶黑绿，叶背灰，先端尖锐，缘锯齿。味涩，功能干燥坏血和黄水。

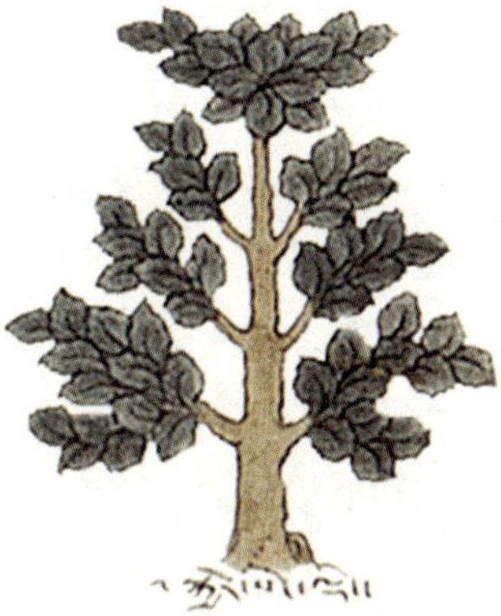

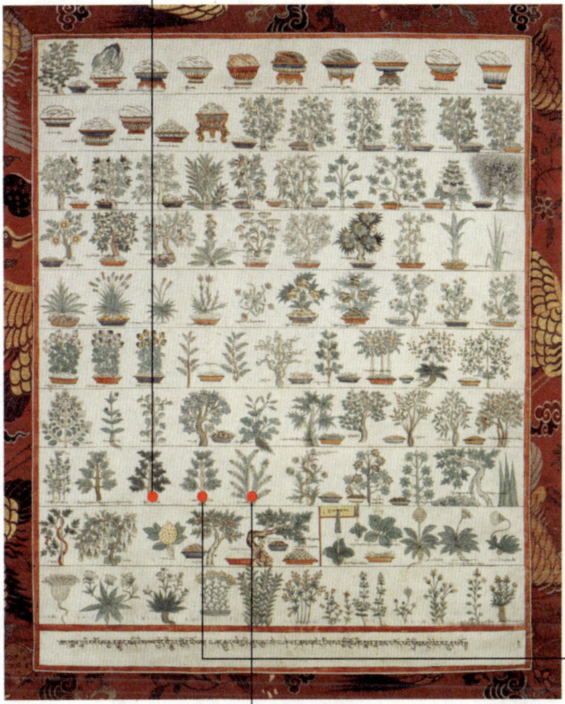

4.146 粗榧

粗榧（译音“松桑当”）是生长于印度和汉地等树干较高的一种小乔木。树干黑紫粗长，枝轮生，树皮灰褐，叶紫绿、疏松柔软，断面灰褐，硬软适中，有松木棱纹，芳香。味涩，功能干燥坏血和黄水。

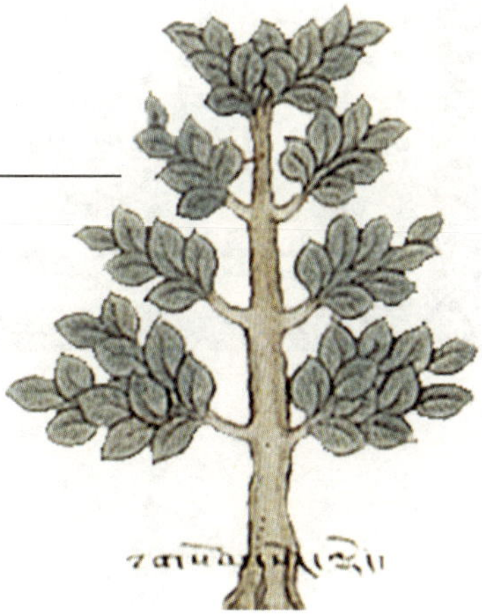

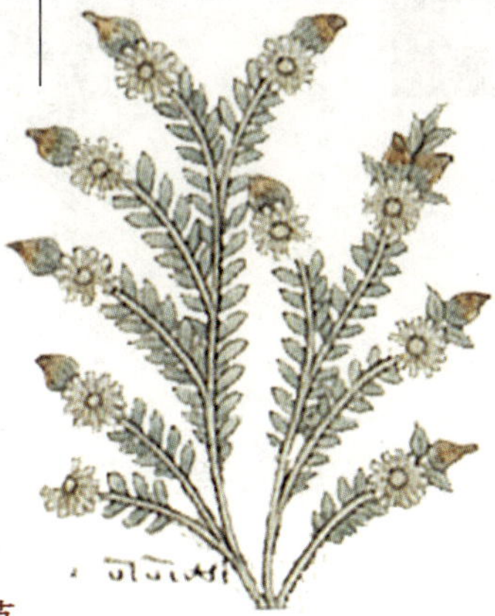

4.147 丁座草

丁座草（译音“保索恰”）是生长于较热地带的一种乔木。树干色白、高大、坚硬、具刺，叶油光而细，花白黄，果实似老人睾丸，干杏子状，内有核，种子似腊肠豆子样。味辛，功能引吐，为上品催吐药。

4.148 巴豆上品

巴豆上品（译音“旦如确合”）是生长于印度和汉地等热带地方巴豆树的干燥成熟果实。茎干绿或红，空虚，植株似大黄，但节间距离比大黄短，叶5片或9片相连，花白，茎顶有椭圆形蒴果，似“萨然乍后”遍布刺，内有黑而小、非常光滑油腻的种子。味辛、甘、苦，功能峻泻。

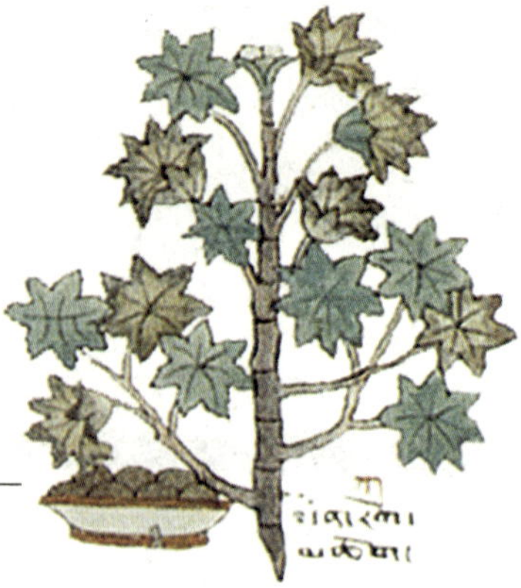

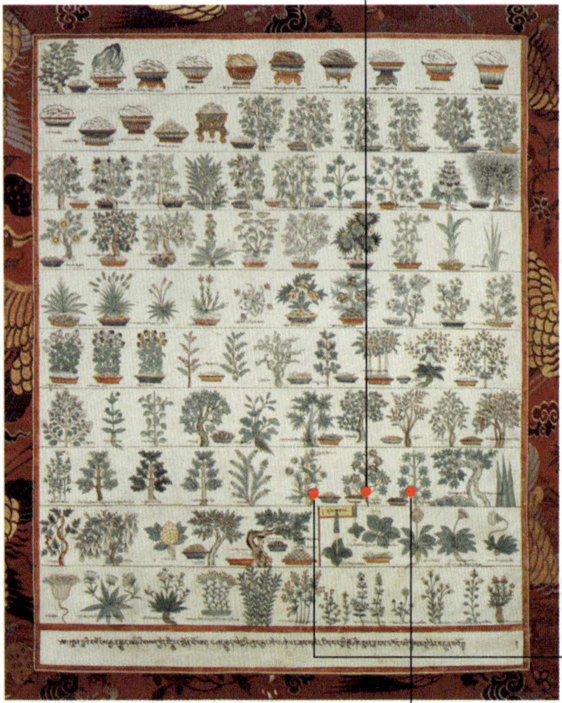

4.149 蓖麻

蓖麻（译音“旦查”）是生长于汉地南方阴山树林中的一种草本种子。茎干弯曲，叶较毛糙，蒴果椭圆有三室、遍布刺，种子色花，状似去头土鳖虫，挤之渗油。味辛、甘、苦，功能峻泻。

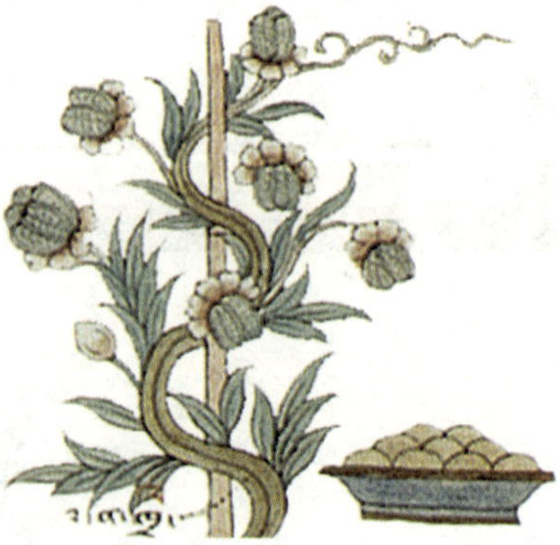

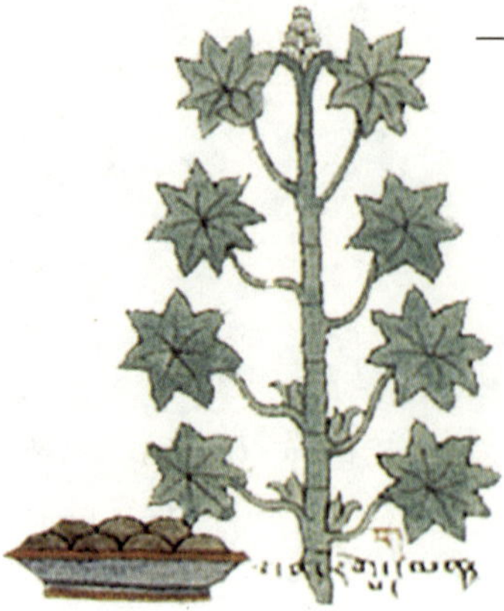

4.150 巴豆下品

巴豆下品（译音“旦如曼巴”）是生长于藏南门隅等地的一种草本种子。茎和叶色绿，植株似大黄，叶掌伸出九尖，对生，一茎上有2对到5对，大的如大黄叶，小的如蜀葵叶，种子状似蛙背，色黑。味辛、甘、苦，功能峻泻。

4.151 漆树脂上品

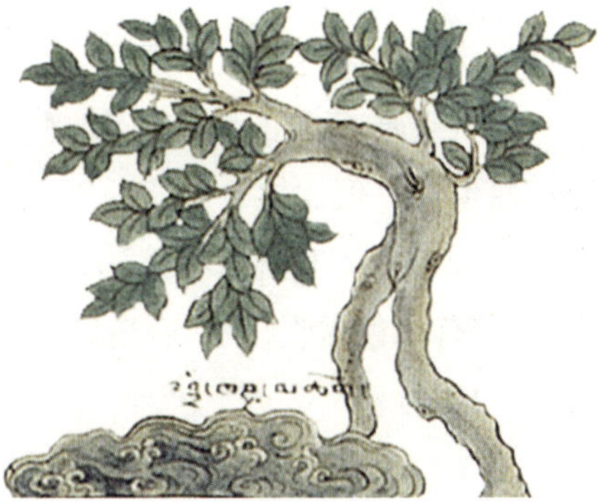

漆树脂上品（译音“西日堪扎”），有人说是生长于乳海（须弥山外七海之一）中叫“杜孜色嘎”的一种皮似老人皮肤，多皱、粗糙、色蓝，枝粗繁茂的树的树脂做成的膏，但实际上是生长于汉地阳山一种漆树流出的树脂拌以糌粑晾干做成酒曲状。味涩、苦，功能峻泻。

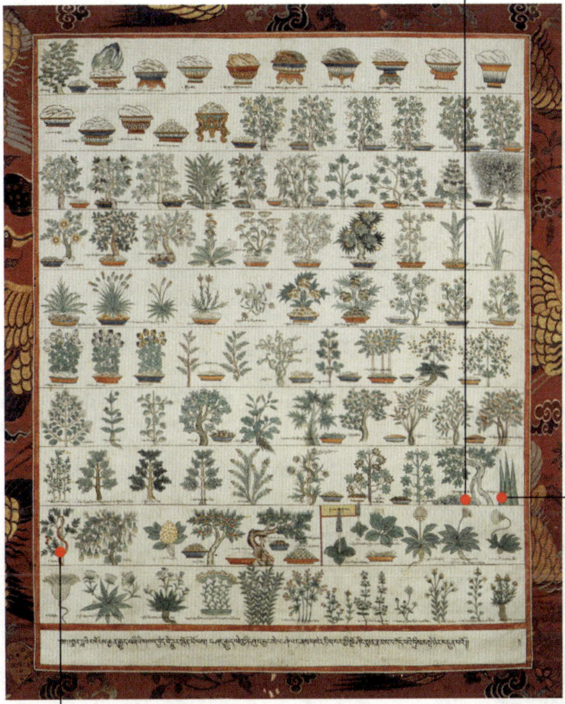

4.152 漆树脂下品

漆树脂下品（译音“西日堪扎曼巴”）是多生长于西藏农区、尼泊尔等地区的一种草本。茎圆柱状，无叶，茎端尖利，入药的是折断茎流出的乳汁或树脂（称“漆树乳”）。味涩、苦，功能峻泻。

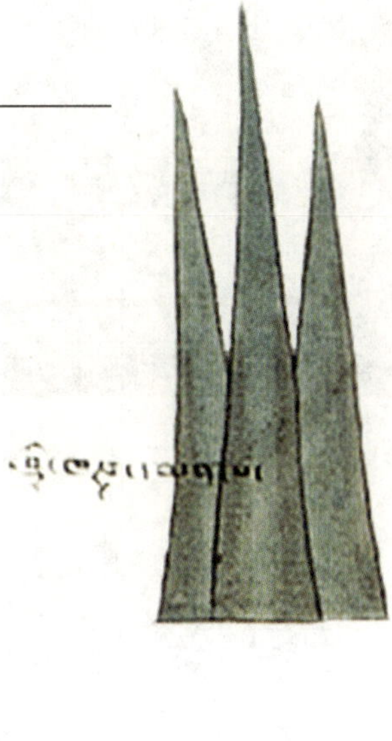

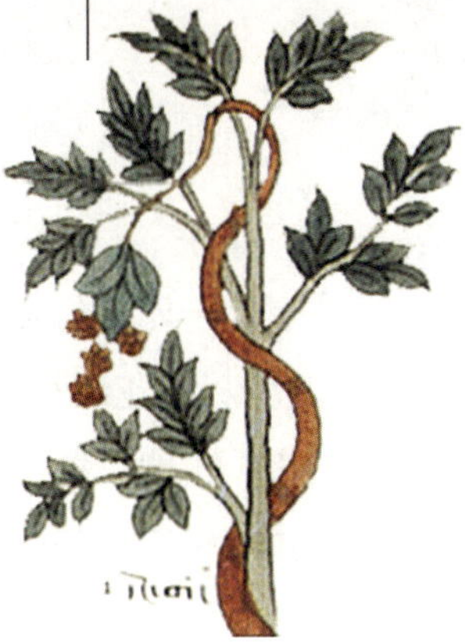

4.153 腊肠豆

腊肠豆（译音“当嘎”）是生长于热带的一种藤本果荚。其茎色红，攀缘他木生长，叶羽状，花黄5瓣，荚果紫，圆长似灌满血的肠子，每一室有1粒白色闪光的种子。味甘、辛，功能治各种肝病，做缓泻剂。

4.154 雄葫芦

雄葫芦（译音“嘎拜婆”）是种植于热带花园中一种草质藤木的果实。其蔓叶大体像波棱瓜弯曲生长，但比之分枝多，叶似锦葵出土苗，果实圆长，成熟后像小儿额头，色粉红，做小盛器，内有白色虚膜，中间有扁圆种子。味苦、酸，功能止热泻。

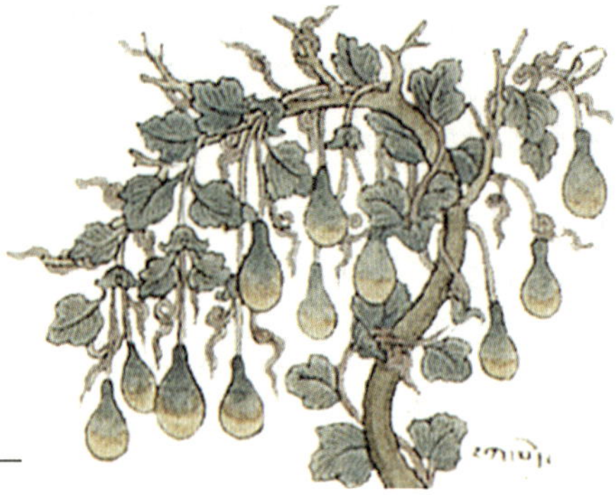

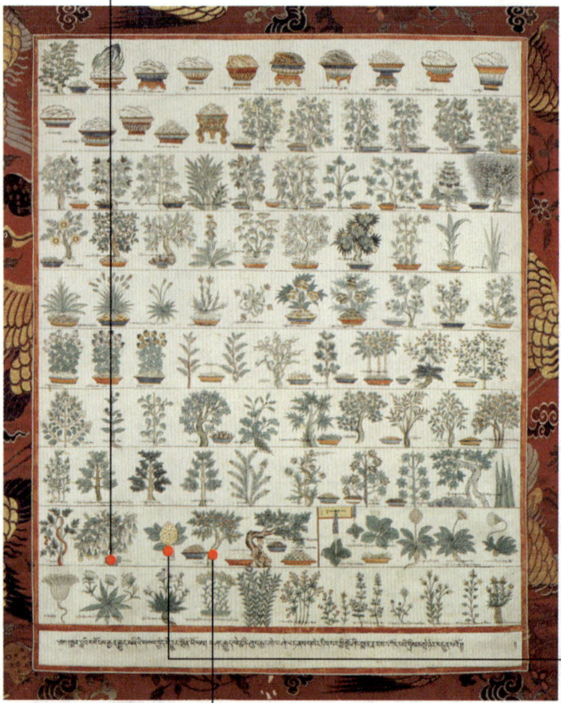

4.155 雌葫芦

雌葫芦是产自地势低洼地带一种草质藤木的果实。其蔓较小，叶黑绿，花白5瓣，果实绿黄呈圆形，皮薄，大如小孩拳头，成熟后色灰褐，内有白色膜具细毛。味苦、酸，功能止热泻。

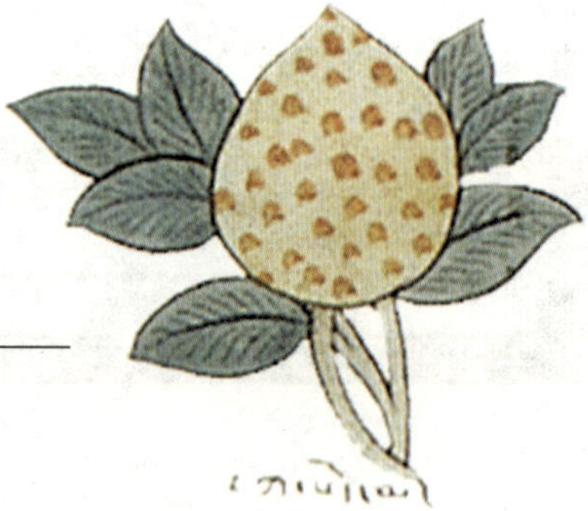

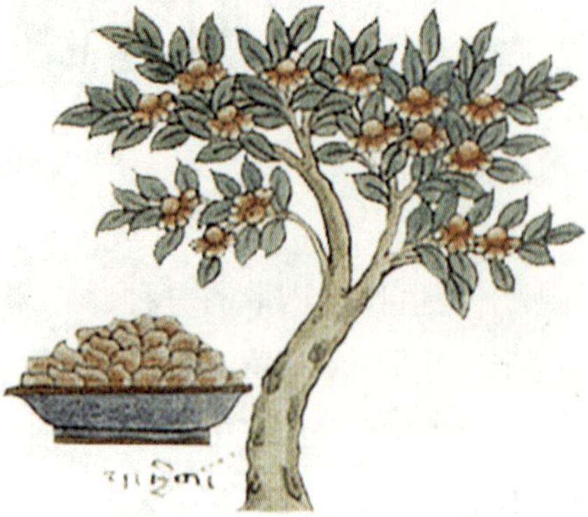

4.156 漆树子

漆树子（译音“达周”）是生长于印度等炎热地区一种乔木的核果。树大，皮灰，花红小，核果色红，像莱菔子，扁形，内有外皮色红具油性、像羊虮子般的种子。味酸，功能止寒、热性腹泻。

4.157 白、红莎木面

莎木面（译音“玛嘎”）是生长于热带的一种常青树木果实核粉末。树干较高，叶呈羽状，果实椭圆似苹果。将果实核粉碎为末即为本品。按树老、幼之别分为白莎木面和红莎木面 2 种。烧之起焦泡，煮之变成胶汁状。味涩，功能止寒、热性等一切腹泻。

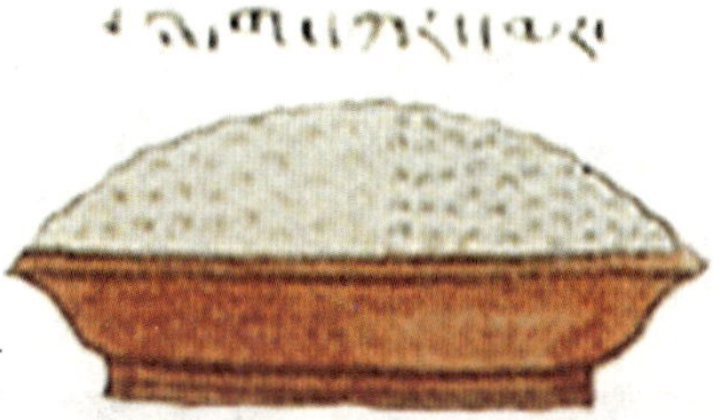

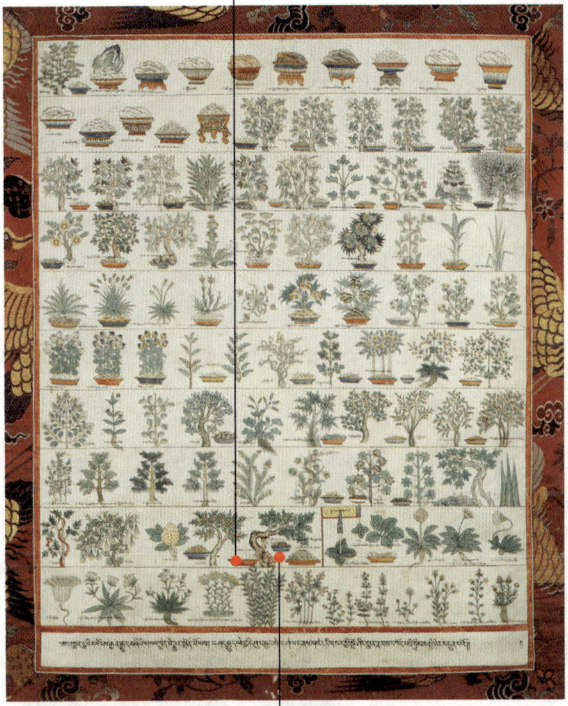

4.158 栎膏上品、下品

栎膏（译音“曼恰拉”）是生长于藏南门隅等地势较低地区的一种常青乔木的树脂。树干高大，外皮黑褐，叶圆长，缘锯齿状，开两两淡黄较小的花，一些老树流出血样的树脂，此为上品。下品以其果实替代。味苦、涩，功能止寒、热性腹泻。

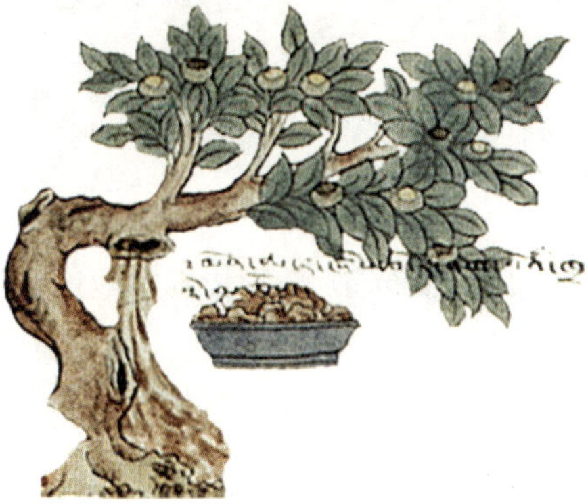

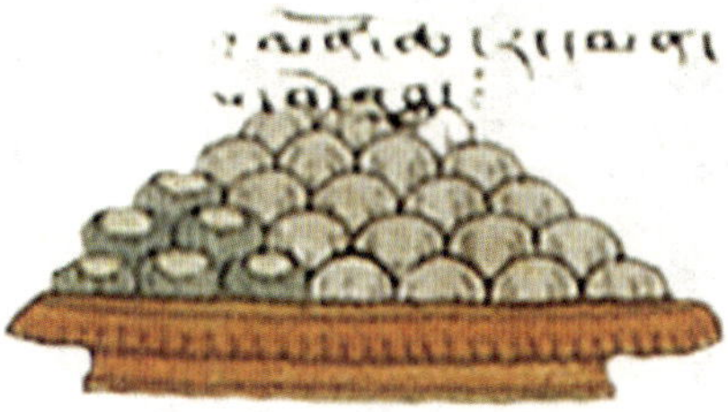

5 草本类药物的功效（1）

5.1 藏黄连上品

藏黄连上品（译音“黄连”）是生长于藏南门隅地区的一种草本。叶绿光滑，茎基部 4 叶贴地扩张生长，中央茎细而长，顶端有青黑色穗状花序簇生，根黄褐较粗、坚硬。味苦，功能干燥坏血，清紊乱热、五脏热。

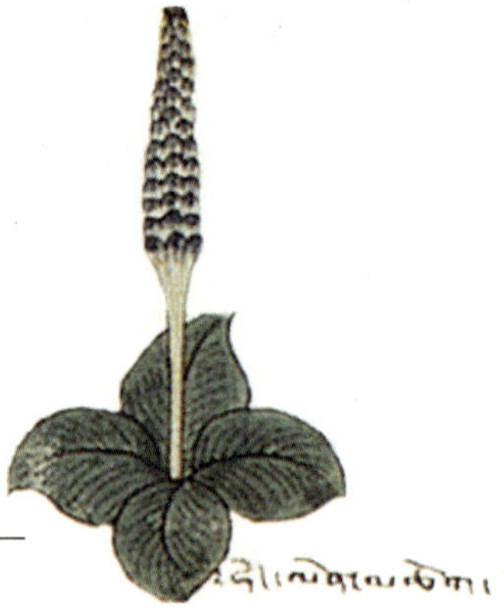

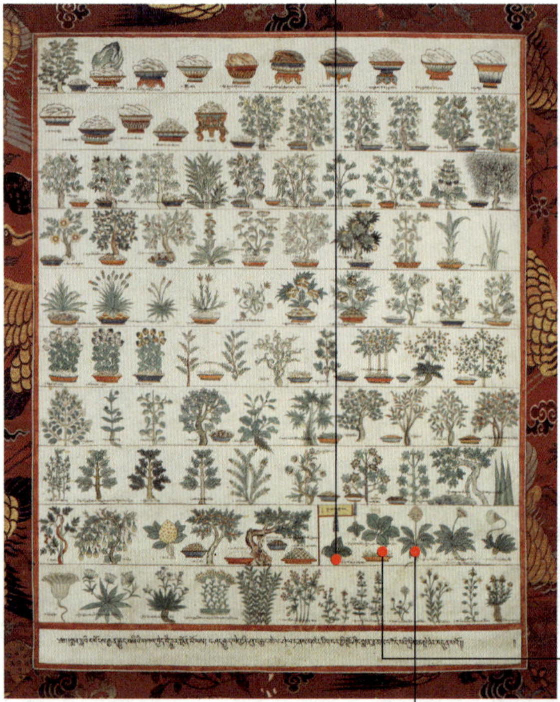

5.2 藏黄连下品（雄、雌 2 种）

藏黄连下品（译音“黄连曼巴”）是生长于藏地各地的一种草本，分雄、雌 2 种。雄藏黄连生长在高山片石等处，叶圆长肉厚，3~4 个花梗斜生，上开蓝花，根状似鹰粪；雌藏黄连特别生长在草甸，叶厚多皱纹，垂生，无花，根状似鹰粪或虫样。味苦，功能干燥坏血，清紊乱热、五脏热。

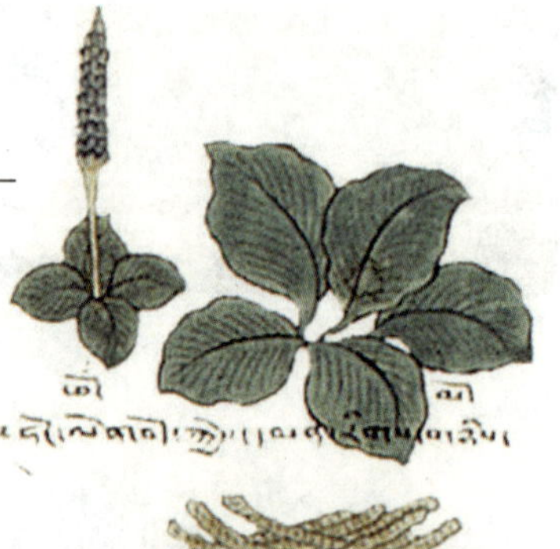

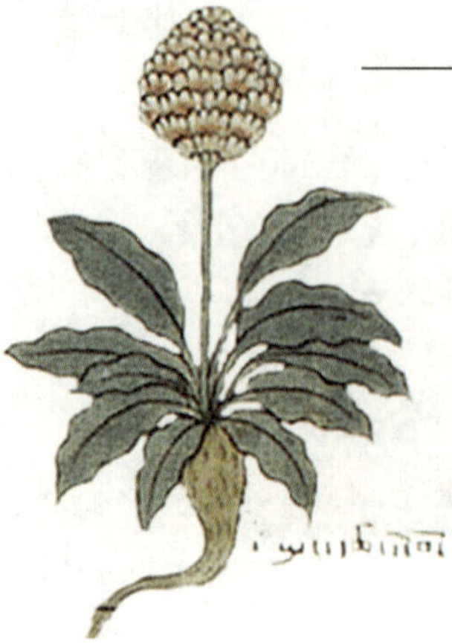

5.3 翼首草

翼首草（译音“邦孜多布”）是生长于藏地地势较高地带的一种草本。茎长，根粗有黑色垢物，叶淡绿肉厚，全缘，叶大似剑较粗糙，花朵白、小，簇生似葱花，老枯后似老人头。味甘，功能清瘟热和紊乱热。

5.4 裂叶翼首草

裂叶翼首草（译音“邦孜甲日吾尖”）是生长于藏地地势较高地带草甸的一种草本。叶长圆、缘深裂、铺地而生，花白花葶长，伤处有乳汁样黏性物流出，根粗有黑色垢物。味苦，功能治水肿、痼疾，清膀胱热等。

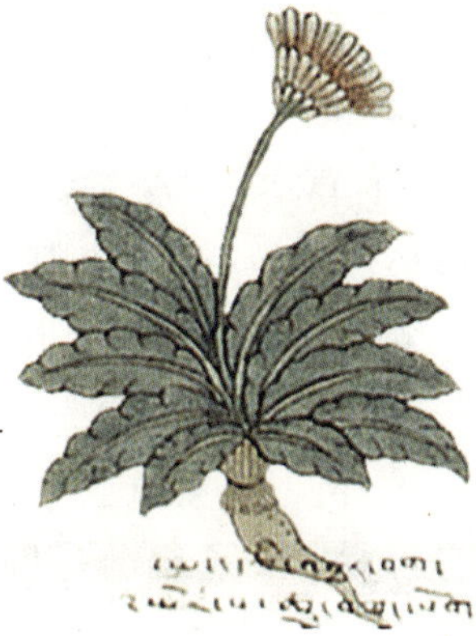

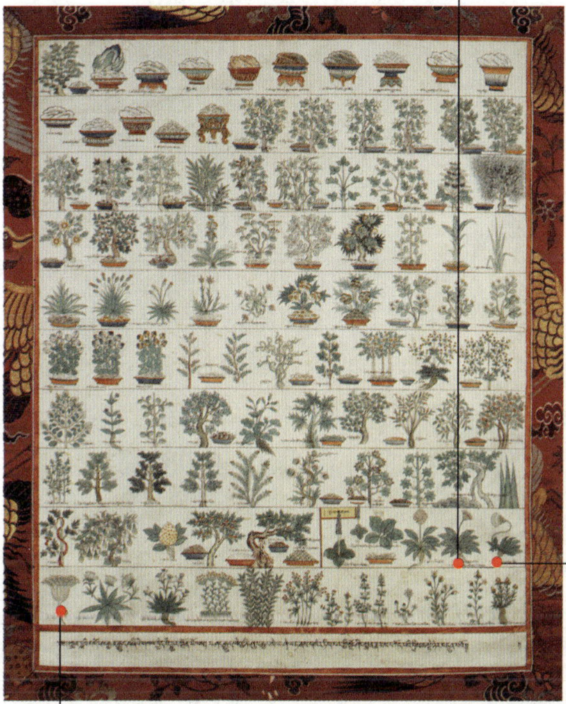

5.5 唐古特雪莲

唐古特雪莲（译音“勒孜多布”）是生长于藏地肥沃草甸的一种草本。叶全缘，细而被绵毛，从一花座上簇生出许多白花，花葶短小，芳香，根粗有黑垢。味苦，功能治瘟病，除毒，清陈热。

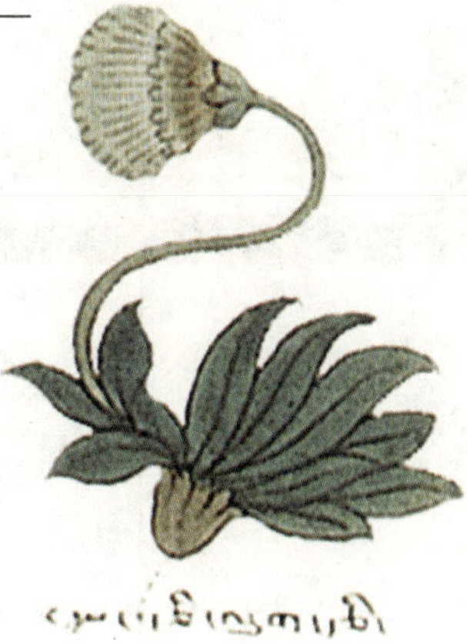

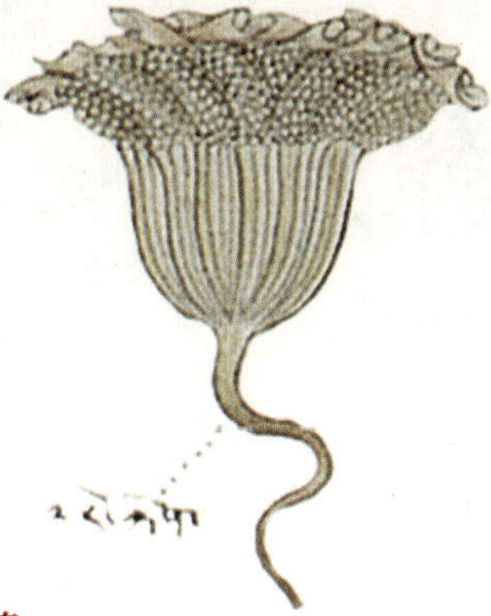

5.6 尼泊尔紫堇

尼泊尔紫堇（译音“热衮”）是生长于高山碎石与草甸接壤地带的一种草本。根红，直根细而长，茎或柄有 8 支，叶青灰、细、稀疏，铺地而生，花黄，有露状分泌物。味苦，功能干燥坏血，治培根“木布”引起的脉热，止热泻。

5.7 麻花秦艽

麻花秦艽（译音“吉杰嘎布”）是生长于草甸的一种草本。叶呈剑状长圆，色绿肉厚光滑，花白形似龙胆花或似喇叭口，3~4 朵丛生，果实色黑似铁屑。味苦，功能清腑热、胆热。

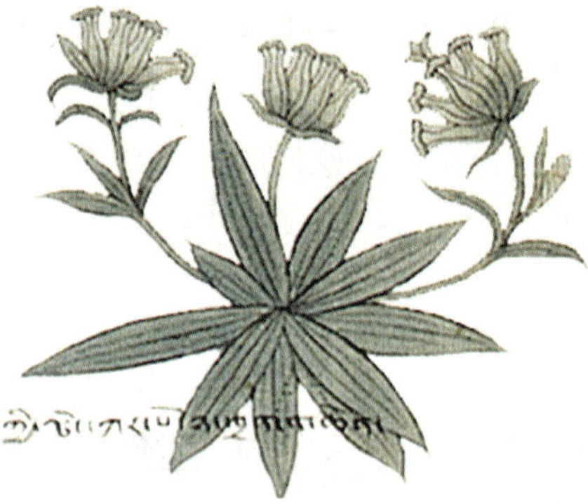

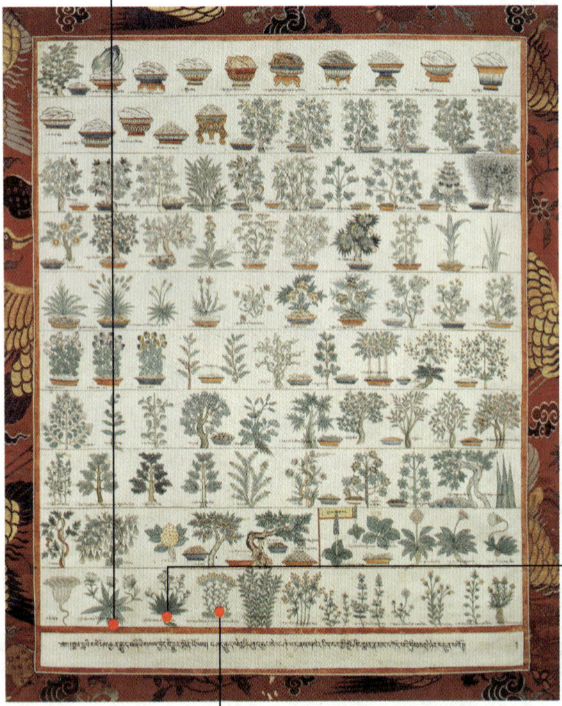

5.8 粗茎秦艽

粗茎秦艽（译音“吉杰那布”）是生长于阴山的一种草本。根色黑、僵直有垢，叶青绿呈剑状，较细，植株似麻花秦艽，花蓝或青紫无光泽，状如铃铛。味苦，功能清腑热、胆热。

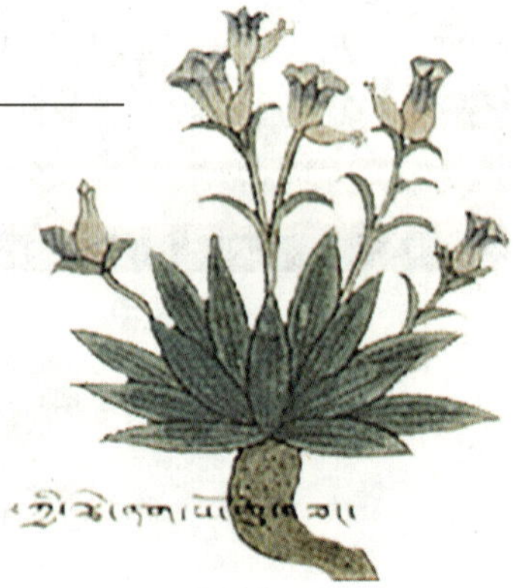

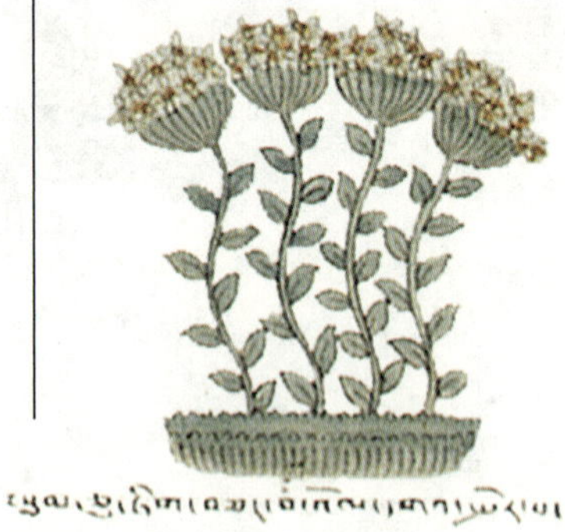

5.9 篦齿虎耳草

篦齿虎耳草（译音“松居斗”）是生长于藏地高山碎石与草甸接壤地带的一种草本。叶绿、形似手锄头嘴，叶小像莲瓣簇生，茎红紫、被细毛，花黄小、具 5 瓣、非常有光泽。味苦，功能根除肝热、胆热。

5.10 唐古特青蓝

唐古特青蓝（译音“志羊勾”）是生长于藏地阴山阳山各处的一种草本。茎棱形而细，叶色青、稀疏，花蓝，呈筒状朝向一边似蓝绸带飘动状，根色黑、短有垢。味甘、苦，功能清胃热、肝热等。

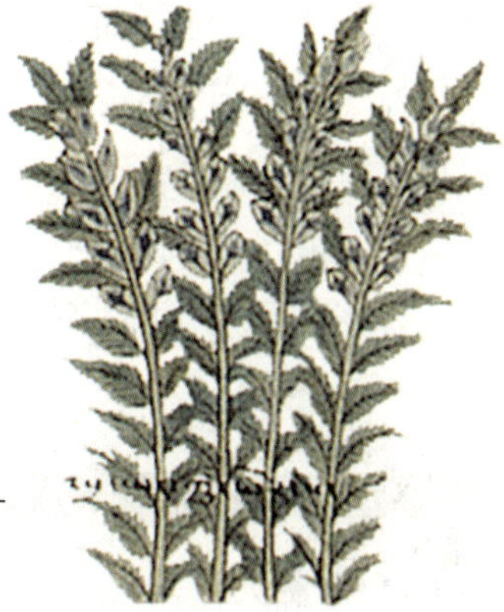

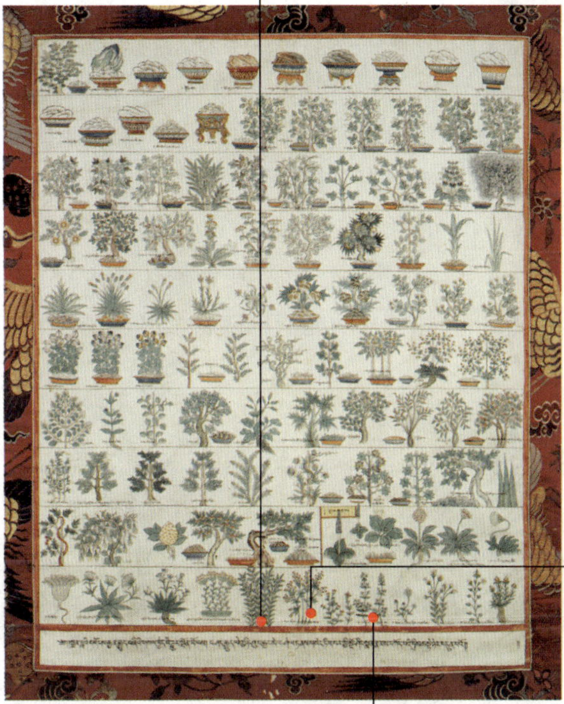

5.11 川西獐牙菜

川西獐牙菜（译音“桑斗后”）是生长于高山片石、草甸和平川等地的一种多年生草本。茎色红、细，多茎，叶多，叶色绿圆长小、先端细，在枝基部轮生，被细毛。花淡红 4 瓣似铃铛形，花谢后结出瓶状果荚。味苦，功能治兼有隆热的胆病。

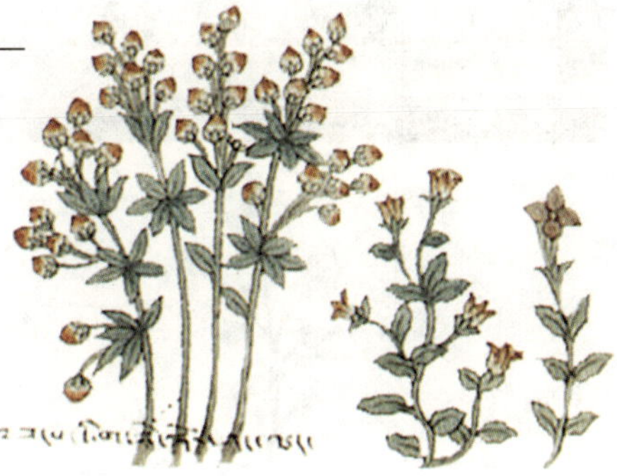

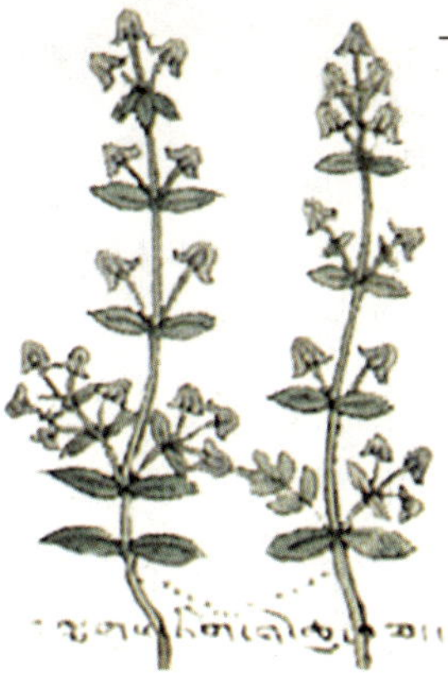

5.12 椭叶花锚

椭叶花锚（译音“吉后斗”）是生长于藏地各地水边、草地的一种草本。茎四棱似铁筷子，枝节处生叶，叶色青绿、长椭圆、两两对生，花青灰似金刚角或钟状，果荚似胡麻果荚。味苦，功能清疮热、瘟热。

5.13 另一种花锚

另一种花锚（大花萹蕾，译音“斗后达吉布玛”）生长于日喀则拉堆等地。植株基本与椭叶花锚相同，但枝细而柔软，较短，叶圆，长于节间，花深蓝似喇叭口，4瓣。听说这种花锚为佳品。味苦，功能清疮热、瘟热、胆热等。

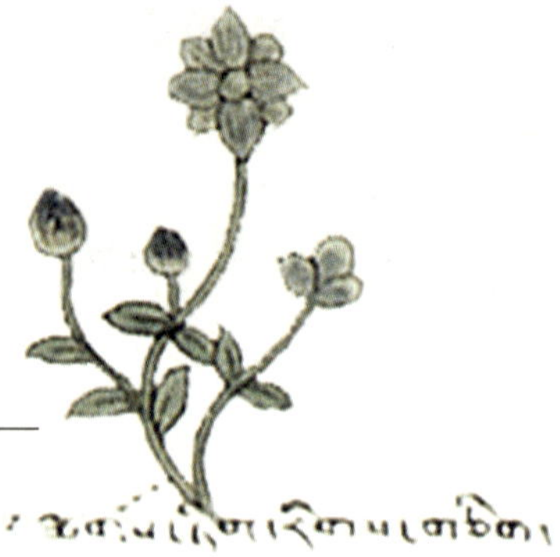

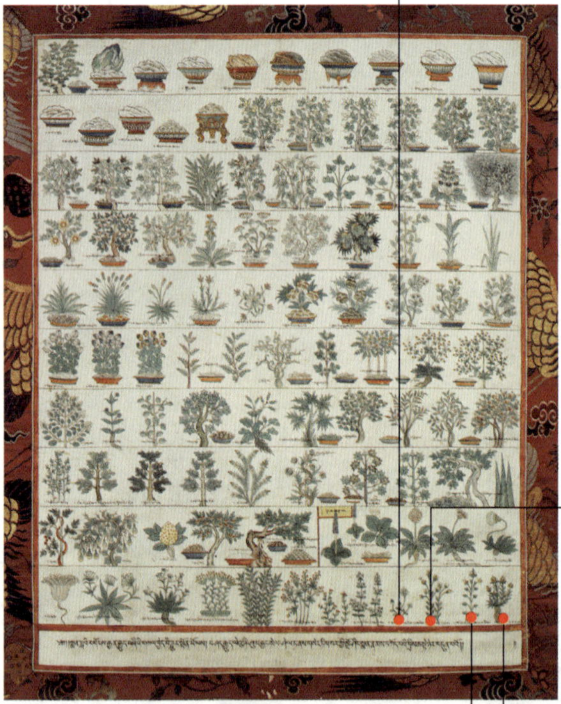

5.14 长果糖芥

长果糖芥（译音“赛日斗”）是生长于阴坡草地的一种湿生草本。茎细而直，被零星白色绵毛，茎有5横指长或1食指长，2~3支直生，叶红黄似手锄头嘴，花青黄有斑点，5瓣。味苦，功能清疮热、瘟热。

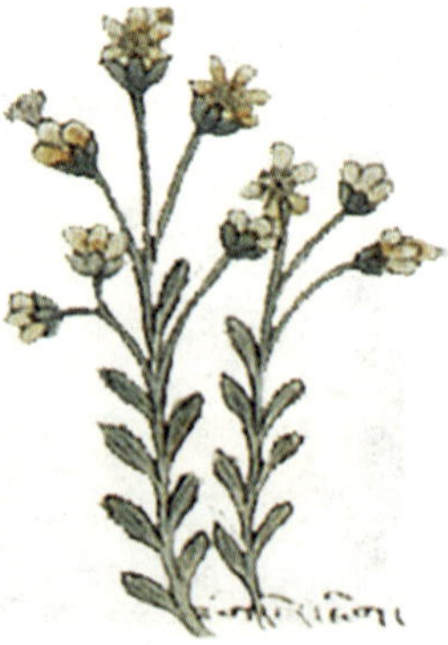

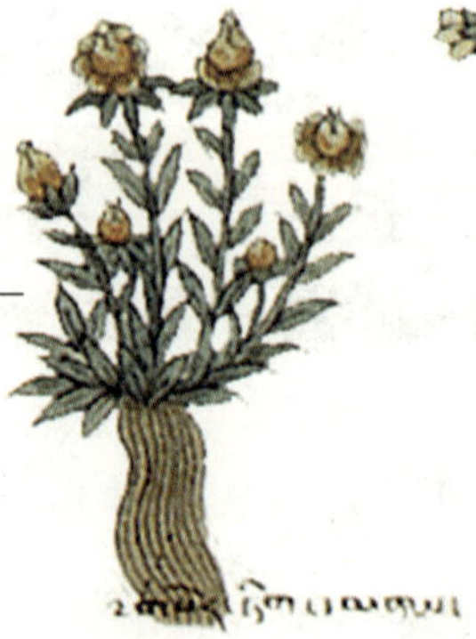

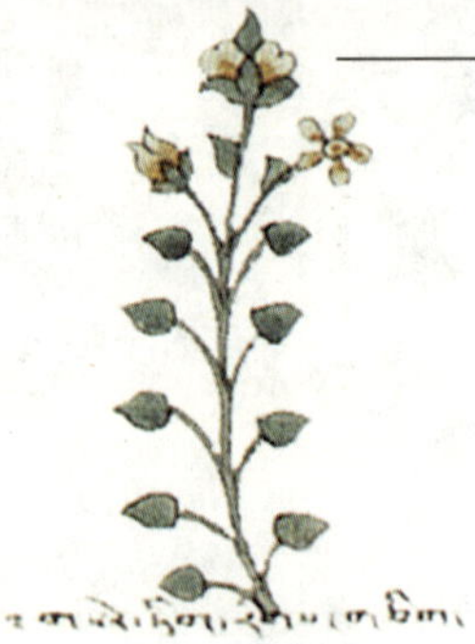

5.15 另一种长果糖芥

另一种长果糖芥是生长于湿地的一种草本。花和植株似长果糖芥，但茎细直生，叶长卵状具柄，每支茎上开2~3朵黄花，5瓣。味苦，功能清疮热、瘟热。

5.16 长果糖芥下品

长果糖芥下品（译音“赛日斗曼巴”）是生长于藏地地势较高地带的一种旱生草本。茎色绿黄、细而短，被褐色细毛直生，根短多细毛，叶青绿圆长先端较尖，花红黄5瓣闭口状似铃铛。味苦，功能清疮热、瘟热、胆热等。

图二十八 药物（一）

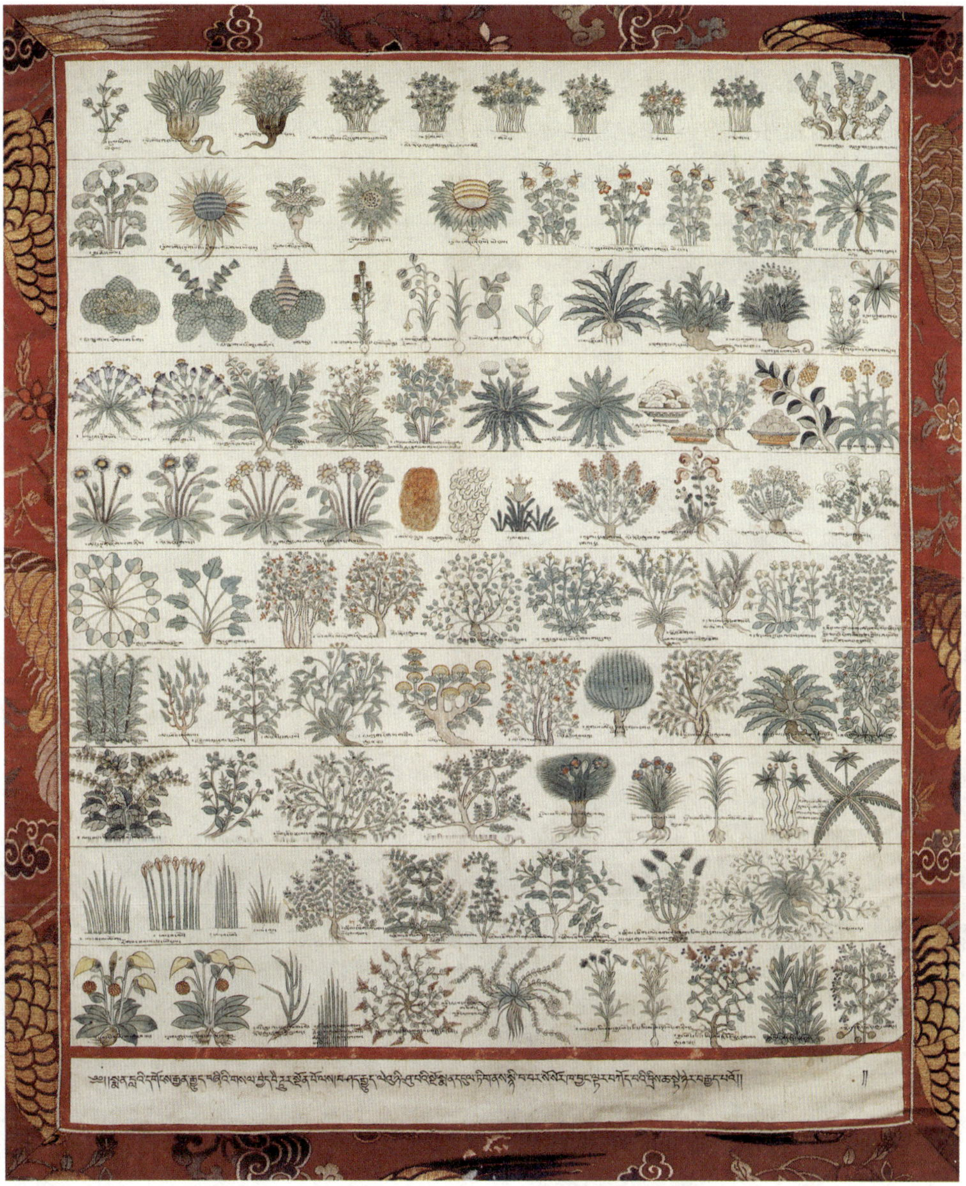

本图示《论述部》第二十章药物性能，内容有抱茎獐牙菜至鸡蛋参之间的 115 种草本药物的鉴认及味、功效等。

5 草本类药物的功效（2）

5.17 抱茎獐牙菜

抱茎獐牙菜（译音“殴斗”，直译“银色獐牙菜”），生长于山坡，植株与长果糖芥（“赛斗”）相似，茎细长。叶青绿，似矛头形，两两对生或3~4片轮生。枝从叶腋扭拧生长。枝顶开花，灰白，4瓣。味苦，性凉，功能清热，治胆热等。

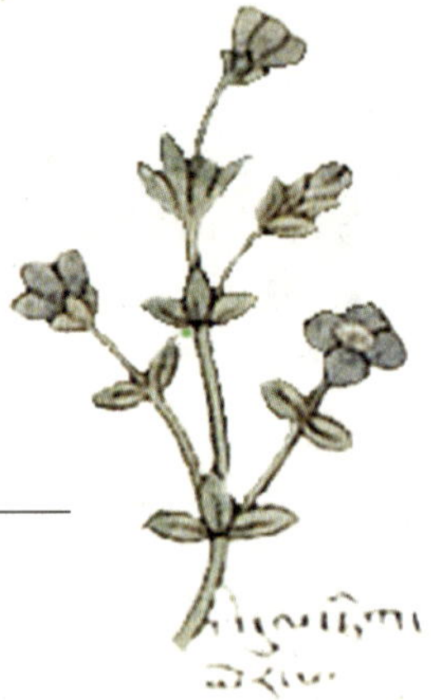

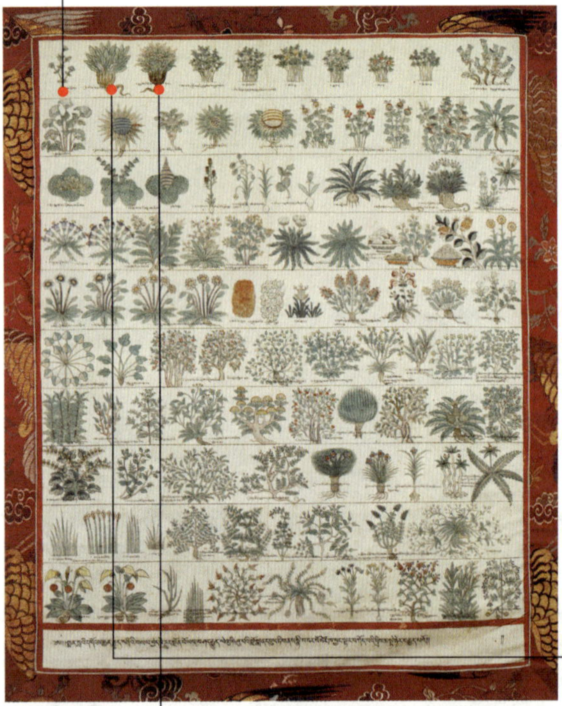

5.18 高山辣根菜

高山辣根菜（译音“索洛嘎布”），生长于高山裸岩等地区。根状茎，色白，粗壮而长，具皮。叶多，聚生矛头形，色淡紫，布满白毛。花白，上有露状渗出液。果荚大而扁，月牙儿形，内有黄紫色扁形种子。味甘，性凉，功能清热，治肺炎等。

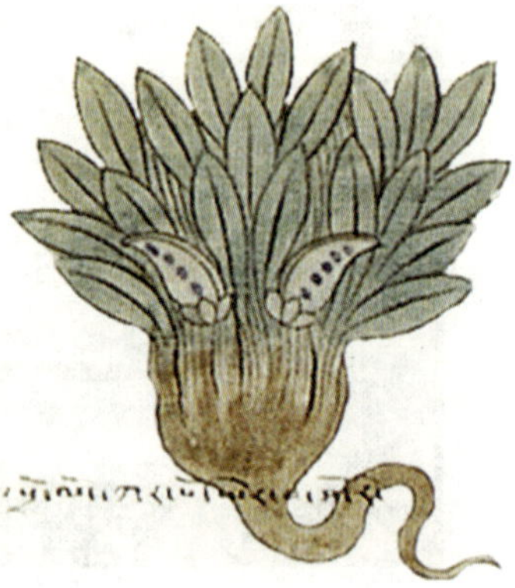

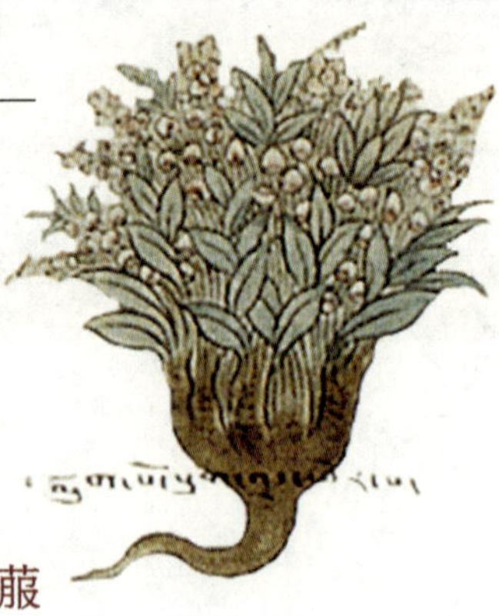

5.19 宽果丛菔

宽果丛菔（译音“索洛木布”），生长于高山裸岩边。根茎、叶等与高山辣根菜相似，花淡红，果荚似油菜，内有灰褐色扁形种子，又名“索洛叟扎”。味甘，性凉，功能清热，治肺炎等。

5.20 裸茎金腰

裸茎金腰（译音“杰布亚吉玛”），生长于高山砾石缝等处，是一年生草本。茎黄绿细而短，无分枝，数茎聚生。叶微圆，色绿，叶披针形。花青白而小，开于茎顶。味苦，性凉，功能清热，可入一切赤巴病的平息和泄下通药。

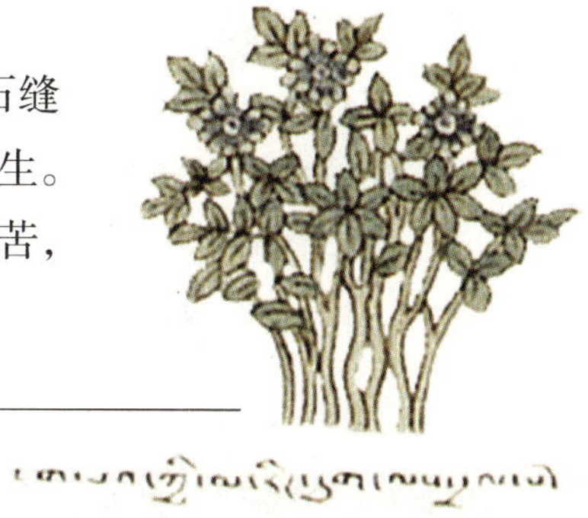

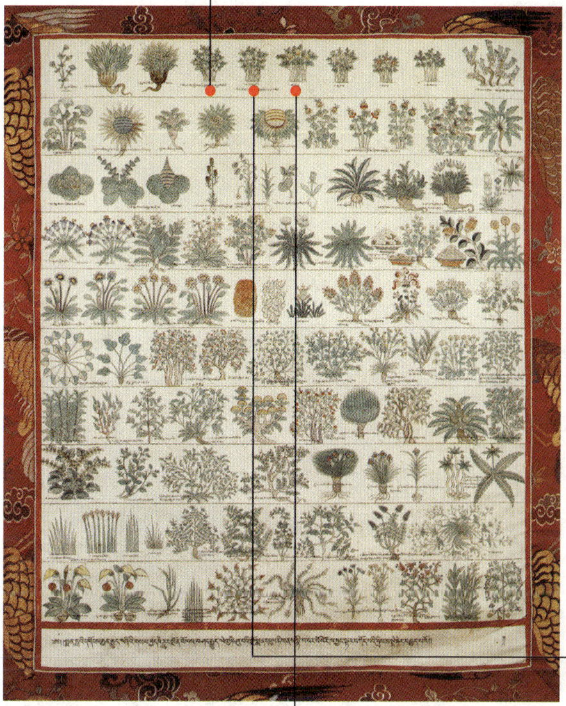

5.21 妃金腰

妃金腰（译音“宗毛亚吉玛”），生长于森林的岩缝等处，是一年生草本。茎青绿细短，无分枝，数茎直立聚生。叶黄绿薄而小。花青白，开于茎顶。味苦，功能清热，可入一切赤巴病的平息和泄下通药。

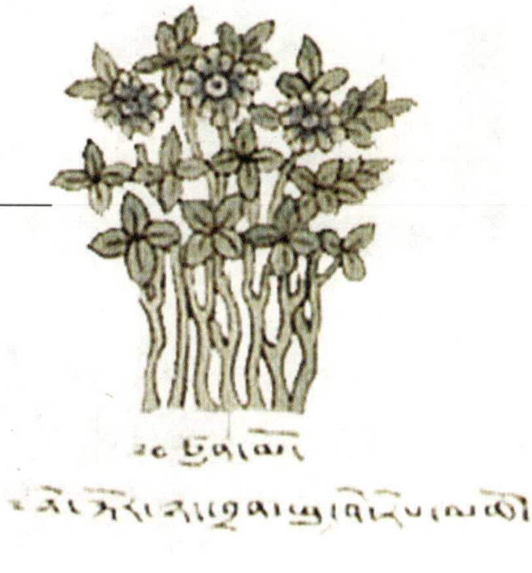

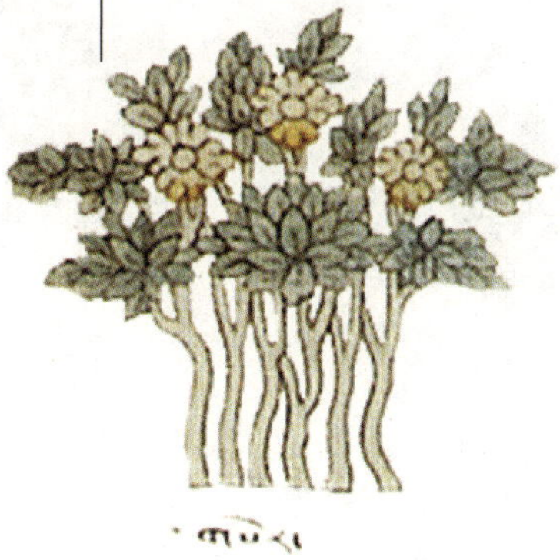

5.22 金色金腰

金色金腰（译音“赛日亚吉玛”），生长于山坡岩缝和高山砾石边。茎青绿细短，无分枝，数茎直立聚生。叶蓝薄而小，大体像花苜蓿叶。花黄小，开于茎顶。味苦，功能清热，可入一切赤巴病的平息和泄下通药。

5.23 银色金腰

银色金腰（译音“欧亚吉玛”），生长于森林中及山谷各地。茎细短，无分枝，数茎直立聚生。叶淡绿、较厚，多数为披针形。花白而碎小，开于茎顶。味苦，功能清热，可入一切赤巴病的平息和泄下通药。

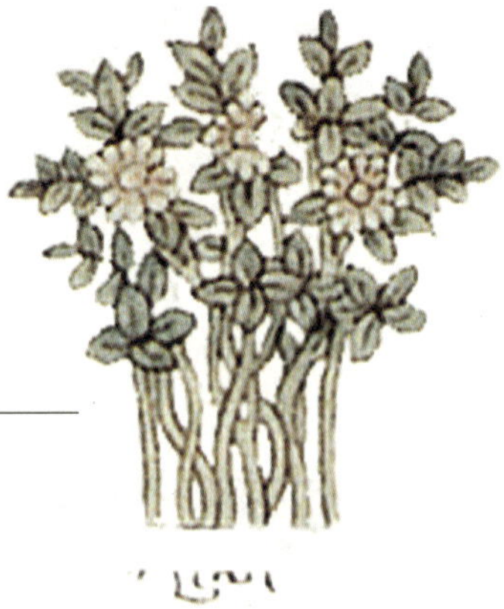

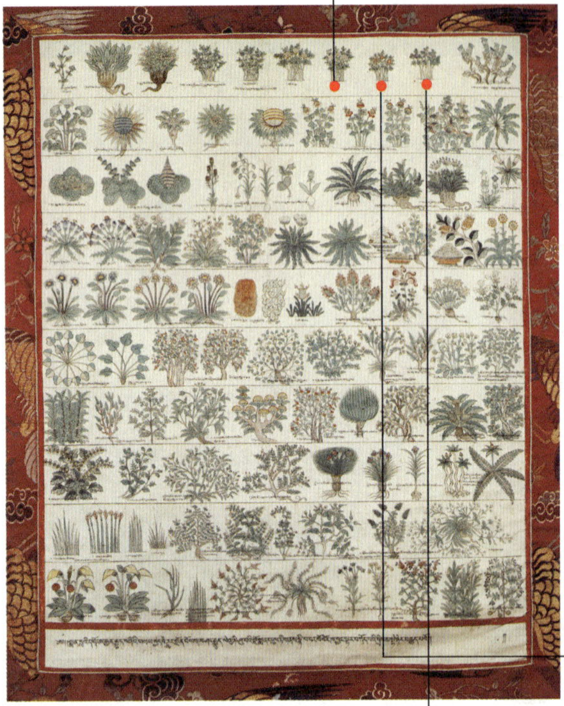

5.24 红铜色金腰

红铜色金腰（译音“桑亚吉玛”），生长于森林的岩缝和树木之间。茎细短，无分枝，数茎直立聚生。叶薄而小，披针形。花淡红、小，开于茎顶。味苦，功能清热，可入一切赤巴病的平息和泄下通药。

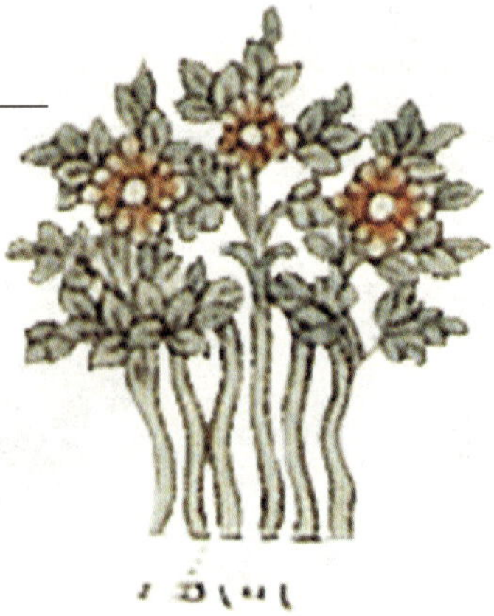

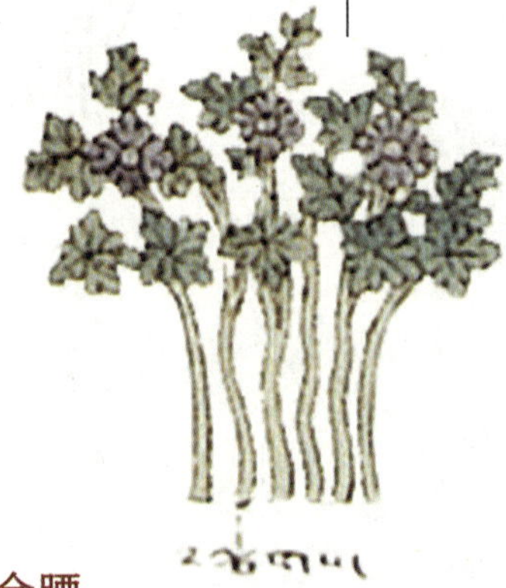

5.25 铁色金腰

铁色金腰（译音“吉合亚吉玛”），生长于高山岩缝等地。茎细短，无分枝，数茎直立聚生。叶黄绿，状似蛙掌。花细小，有青色光泽，开于叶子间和茎顶。味苦，功能清热，可入一切赤巴病的平息和泄下通药。

5.26 乌奴龙胆

乌奴龙胆（译音“冈嘎琼”），生长于藏地高山砾石间。叶绿，光滑，肥厚，内外重叠向四方伸出，呈四角八面似佛幢。花茎顶端开青白花朵，状似铃铛，花口朝天，有阳光花开，无阳光花闭。茎、叶铺地而生。味苦，治中毒，止热泻。

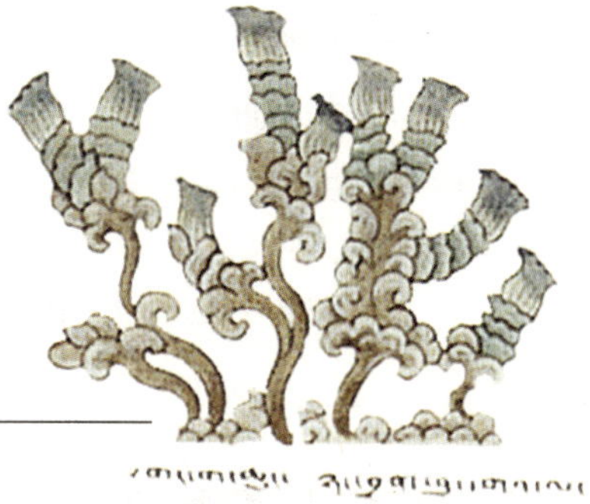

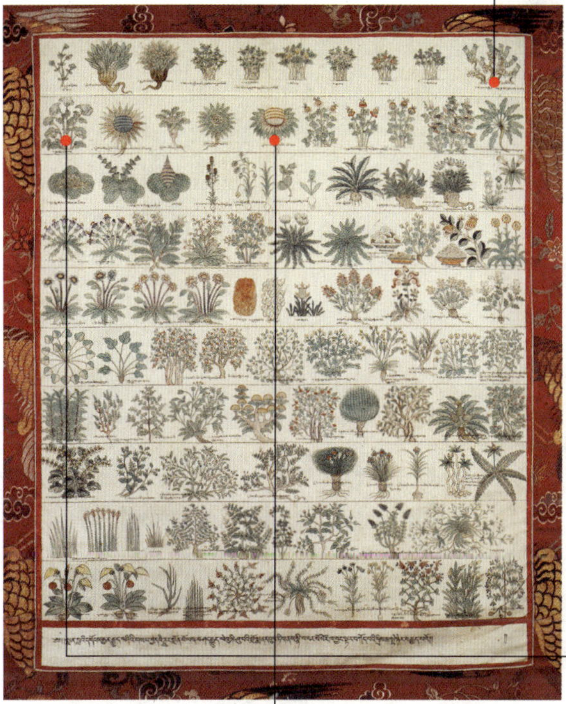

5.27 囊距翠雀

囊距翠雀（译音“夏果贝”），生长于藏地高山裸片石间，是多年生草本。茎紫而细长，5~6茎齐生。叶肥厚似草玉梅叶，叶柄长。花青白，未绽开，只是向上开放，状似长耳鸮头，有麝香气味。味苦，治邪魔症、中毒症、瘟热、皮肤寄生虫等。

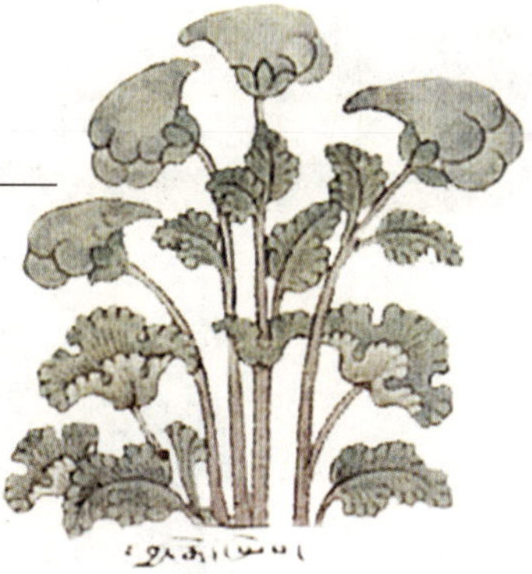

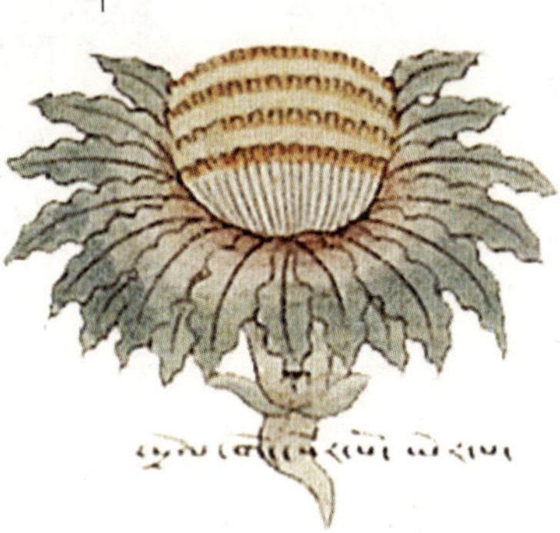

5.28 黄花绢毛菊

黄花绢毛菊（译音“索光赛布”），生长于藏地高山草甸、砾石间，是多年生草本。根白而细长。茎中空逐步变粗，断处有乳状液渗出。叶青绿似蒲公英叶，缘锯齿状，全株布满白毛。花黄，中空，花瓣针样细，总花序似朝上的氆氇穗。味苦，能愈头骨骨折，清毒热。

5.29 蓝花绢毛菊

蓝花绢毛菊（译音“索光宛布”），生长于高山，是多年生草本。根色较紫、细而长。茎中空直立。叶先端椭圆，缘深裂，轮生，中央开花。花较蓝、碎小，数花齐开。味苦，能愈头骨骨折，清毒热。

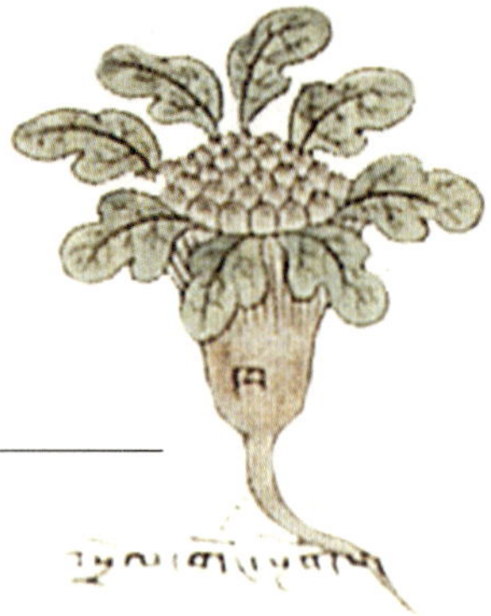

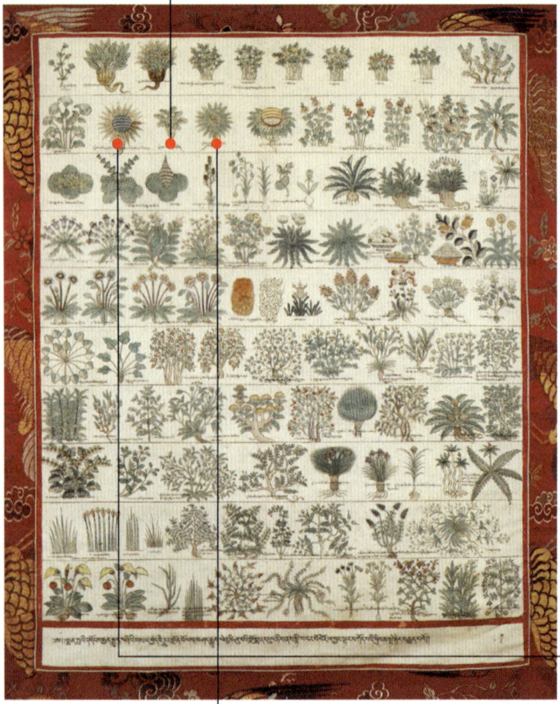

5.30 另一种蓝花绢毛菊

生长于高山砾石间。根色紫、细而长。叶色紫，先端尖利似抛食子状（尖塔状），数叶轮生，两两叶间又有一叶。花蓝，中空，花瓣针样细，总花序似朝上的氆氇穗。味苦，能愈头骨骨折，清毒热。

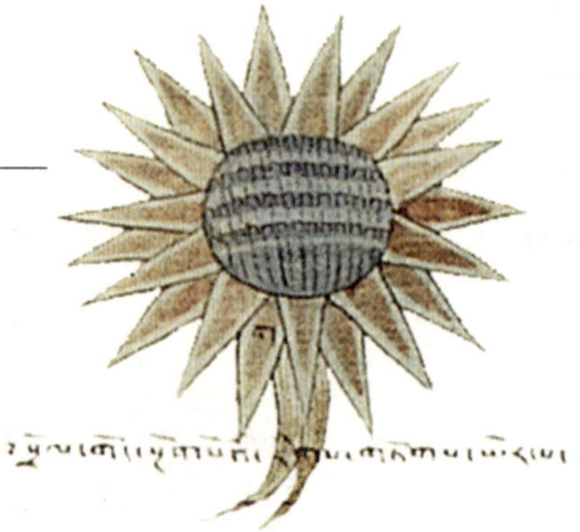

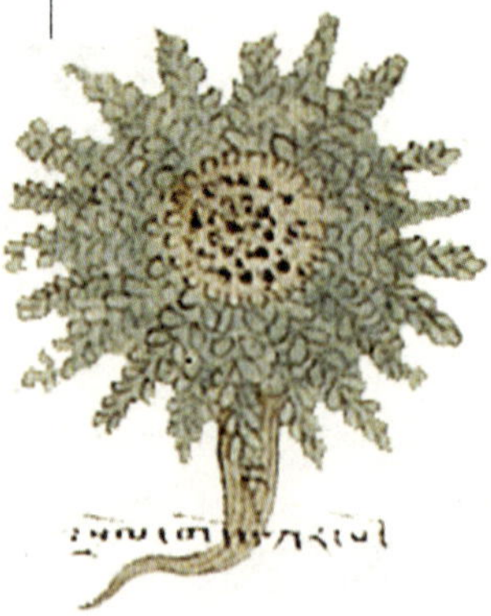

5.31 白花绢毛菊

白花绢毛菊（译音“索光嘎布”），生长于高山。根色紫、细而长，叶细小披针形，似黄芪叶，中央开白花，花小，多花簇生。味苦，能愈头骨骨折，清毒热。

5.32 白花拟耧斗菜

白花拟耧斗菜（译音“玉毛帝京嘎布”），生长于藏地高山岩石边，是多年生草本。茎细长。叶青绿，叶背灰，细而披针形，缘具齿，每三片聚生。花色白5瓣，独开于茎顶，花蕊黄充满其中。味苦，能下死胎，排出箭镞等体内异物。

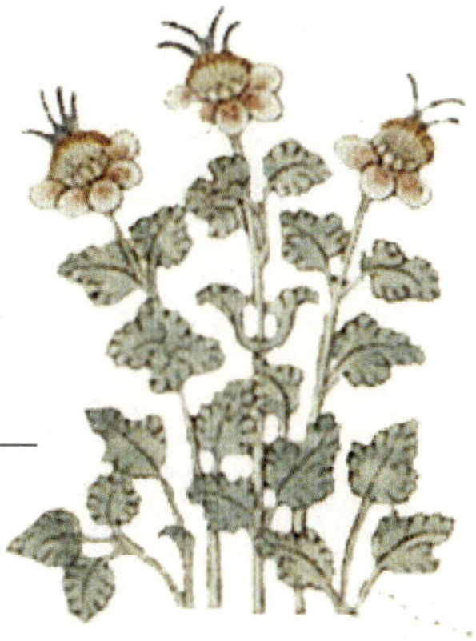

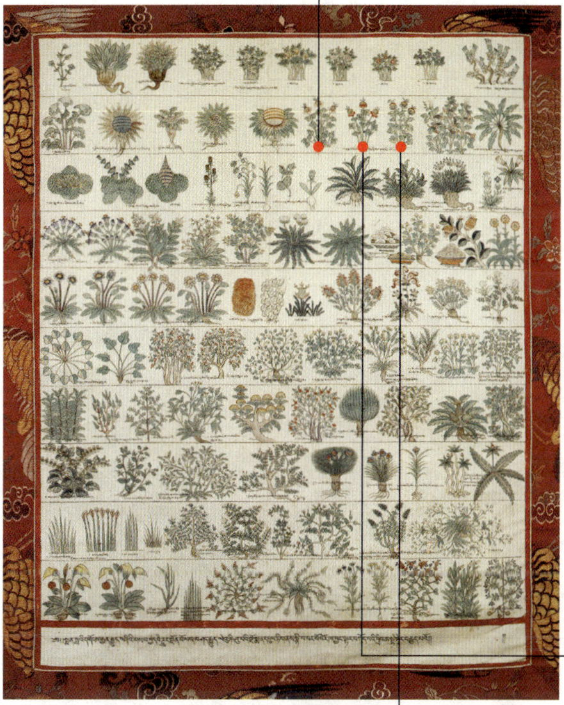

5.33 红花拟耧斗菜

红花拟耧斗菜（译音“玉毛帝京玛布”），生长于藏地高山岩石边，是多年生草本。茎细长。叶青绿，叶背灰，似草玉梅叶。花红5瓣，独开于茎顶，花蕊黄充满其中。味苦，能下死胎，排出箭镞等体内异物。

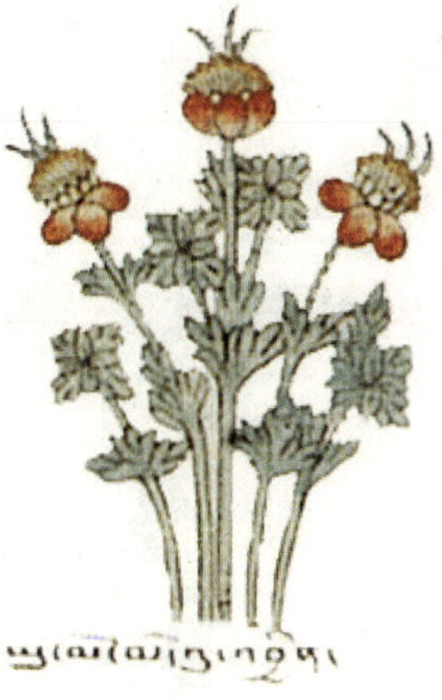

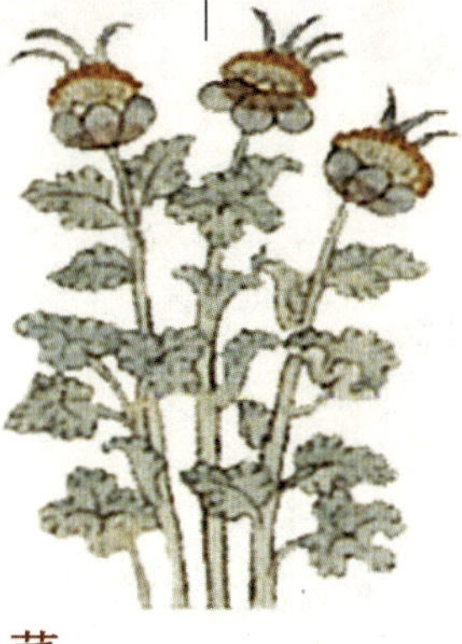

5.34 蓝花拟耧斗菜

蓝花拟耧斗菜（译音“玉毛帝京宛布”），生长于藏地高山岩石边，是多年生草本。茎细长，叶青绿，叶背灰，披针形，缘具齿，三出复叶。花蓝5瓣，独开于茎顶，花蕊黄充满其中。味苦，能下死胎，排出箭镞等体内异物。

5.35 独行菜（2 种）

独行菜（译音“达亚干”），生长于山岩间。茎色白而细长，叶灰青似蛙掌，叶柄长，三出复叶。花蓝而深褐者为一种；茎淡绿，叶绿细长似羽状，缘呈锯齿状，铺地而生者为另一种。味涩、辛，干躯干黄水，接颅骨骨折，修复骨松质，对腹水有益。

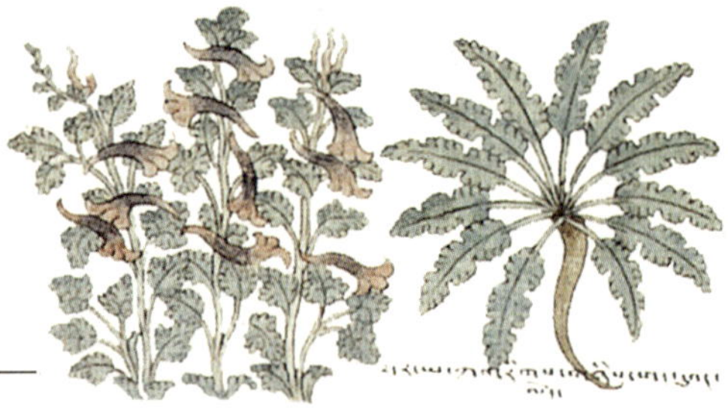

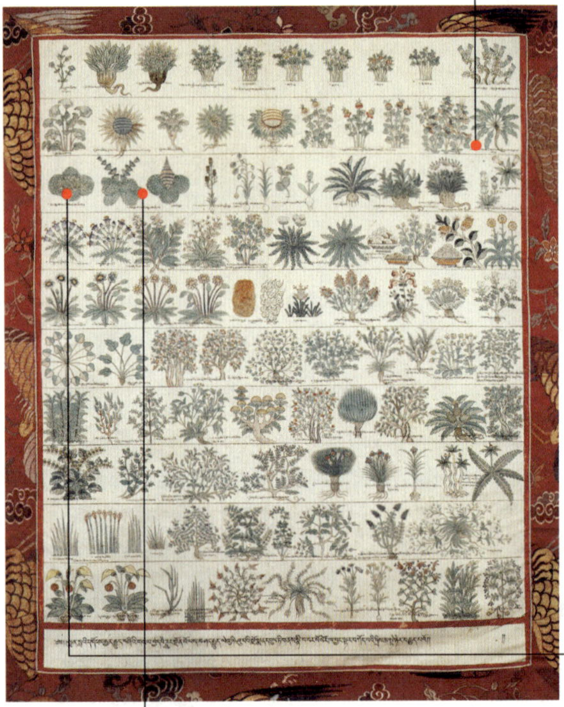

5.36 山生独一味

山生独一味（译音“日杰达布巴”），生长于高山草甸等地。叶蓝、肥厚圆形，上有丘疹状腺点。茎四棱，铺地而生。花黄小众多，开于众叶中央，具刺。味甘、苦，功能修复骨松质，排出黄水等。

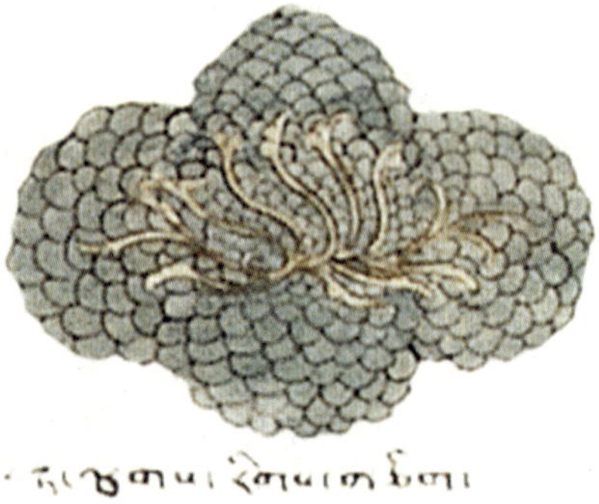

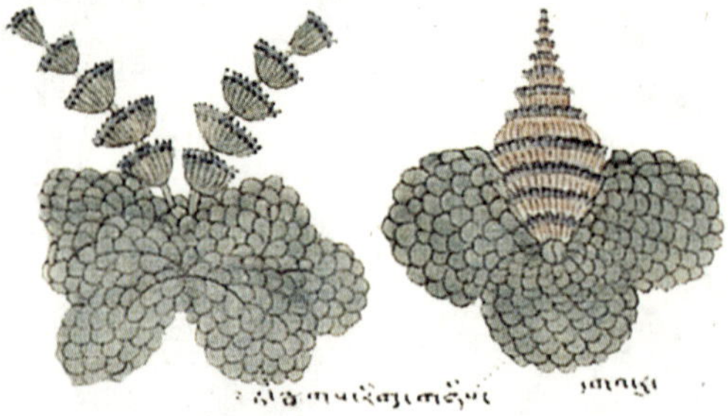

5.37 独一味（2 种）

独一味有 2 种，其中一种生长于沼泽草滩，茎四棱似墨斗。叶绿大有丘疹状腺点，满被白毛，对生，铺地而生。花灰紫，花序穗状。另一种叶圆形，花红重叠似塔状，除此皆与上相同。味甘、苦，功能修复骨松质，排出黄水等。

5.38 正品贝母

产自西藏山南雅隆上部“热莫干吾”地方的棱砂贝母，叶柄色绿，叶似黄精，花朵色紫，下垂，果荚呈六棱，内有许多扁状种子，根似独头蒜。其根味甘，功能治颅骨骨折和毒热等。

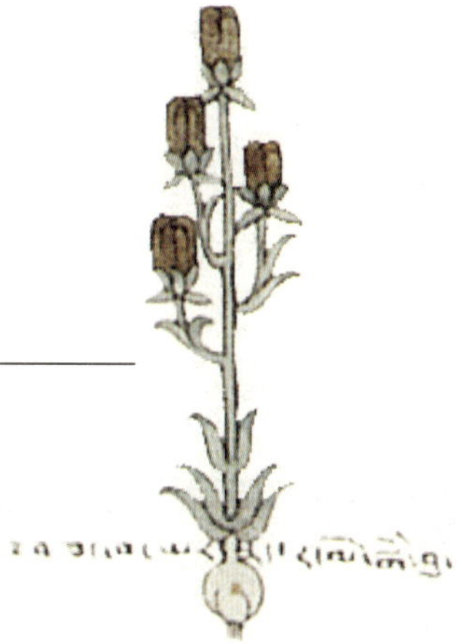

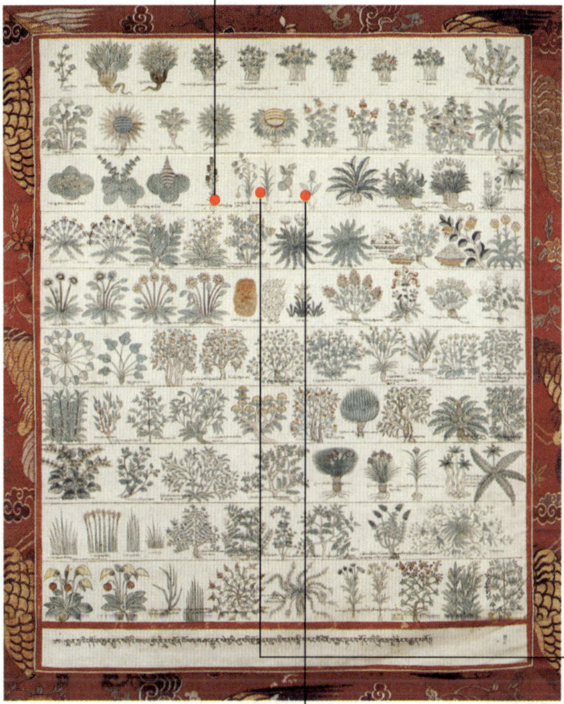

5.39 另一种贝母

是一种一年生草药。叶柄色绿、柔软，叶似禾苗大而长，细枝互生，叶似黄精叶，花朵黄，下垂，果荚似余甘子，根似独头蒜。其根味甘，功能治颅骨骨折和毒热等。

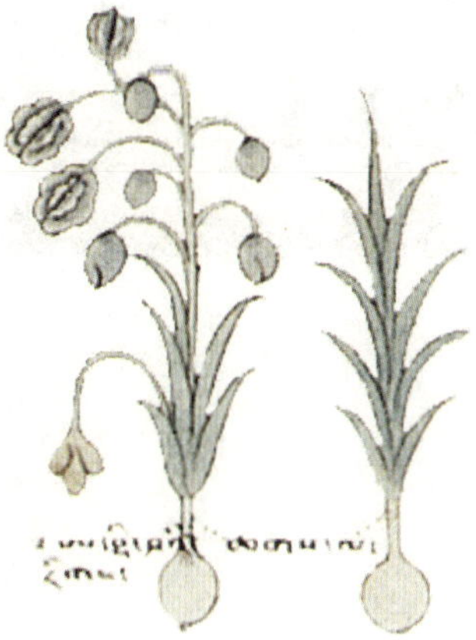

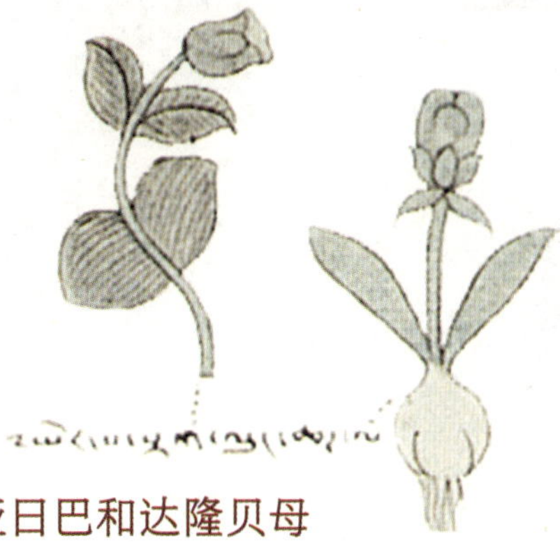

5.40 亚日巴和达隆贝母

生长于亚日巴（拉萨东北）的贝母，叶柄色绿，细而柔软，叶子大而肥厚。花朵似铃铛，下垂。根色白，似独头蒜。生长于达隆的贝母，茎干色绿，直而柔软，叶似舌，尖端钝圆，果荚呈六棱，内有扁状种子，根似独头蒜，味甘。此两种贝母之根味甘，功能治颅骨骨折和毒热等。

5.41 又一种贝母

是一种一年生草药，其植株和性味等在《蓝琉璃》叙述不详，但以系列挂图观之，此品叶深绿、大而长，缘呈锯齿状。茎干、花、果实皆无，根似独头蒜，外皮色偏紫。其根味甘，功能治颅骨骨折和毒热等。

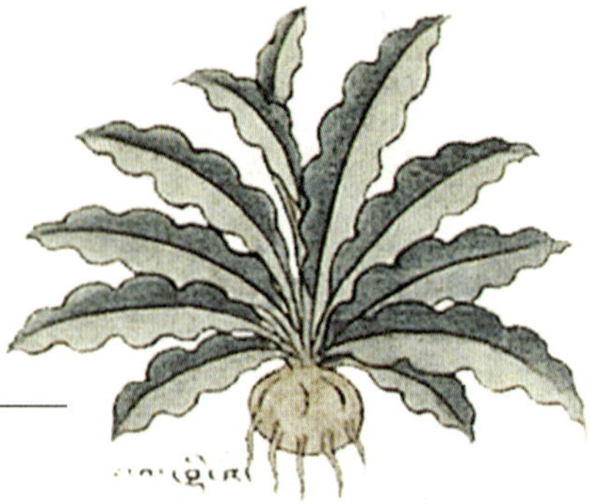

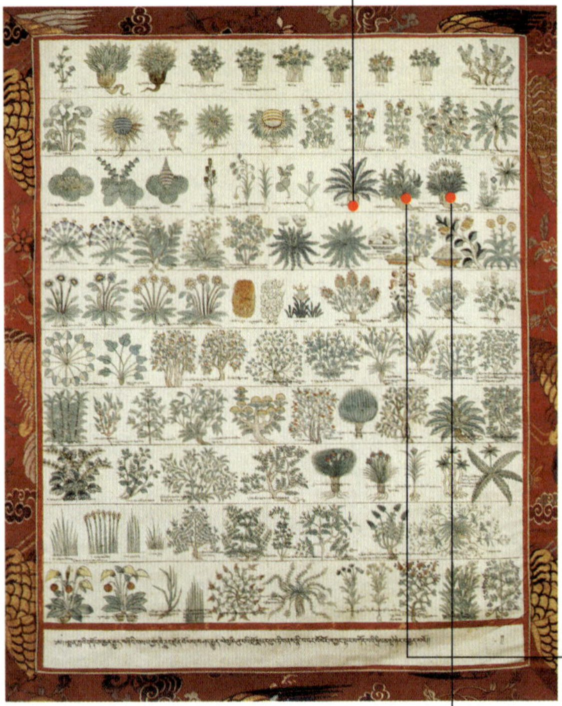

5.42 白花镰形棘豆

白花镰形棘豆（译音“达合夏嘎布”），生长于地势较高的草滩、平川等地。茎绿，从一根生出许多枝，枝叶茂盛。叶似青稞粒。花青白泛红，较粗糙。穗三角形，似小匣，具黏液。味苦，功能愈疮疡，杀疫瘟，解毒，治中毒症。

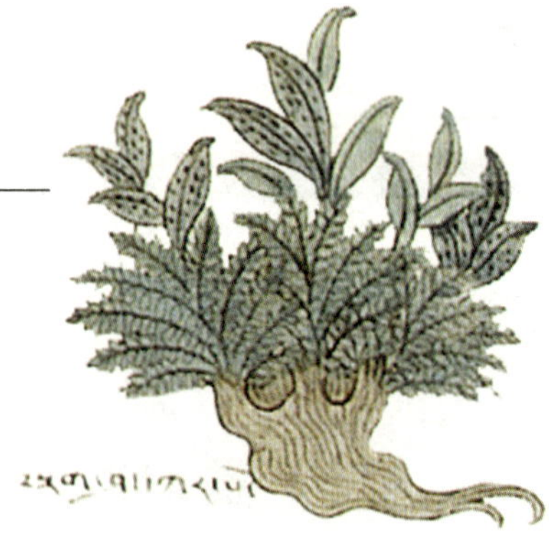

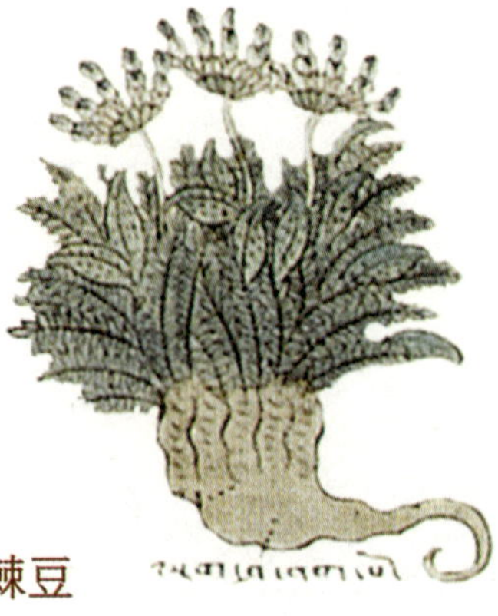

5.43 黑花镰形棘豆

黑花镰形棘豆（译音“达合夏那布”），生长于河滩、平川等地。根粗壮发达。叶、茎黄绿较小而长，卷曲。果荚三角形似小匣，气味大。花青黑。味苦，功能愈疮疡，杀疫瘟，解毒，治中毒症。

5.44 白花龙胆（大花龙胆）

白花龙胆（译音“邦尖嘎布”），生长于高山草甸。根浅黄、细而多似梳散的筋。茎青白、细而短。叶绿小而长圆，对生。花白状似铃铛或喇叭口，花蕊色红，六角形，开于茎顶。味涩、苦，功能清热解毒，治喉病、毒热、瘟热等。

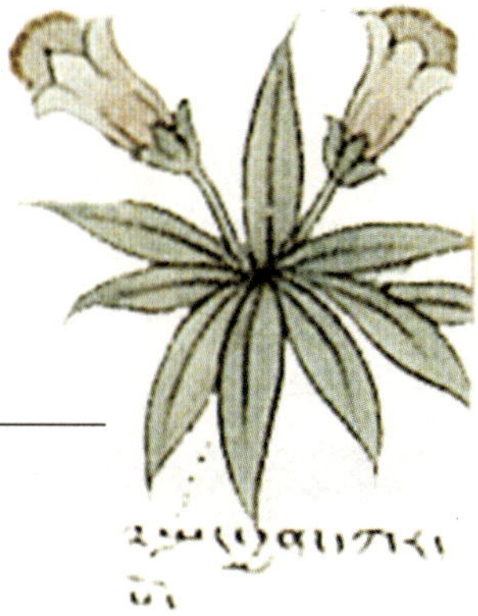

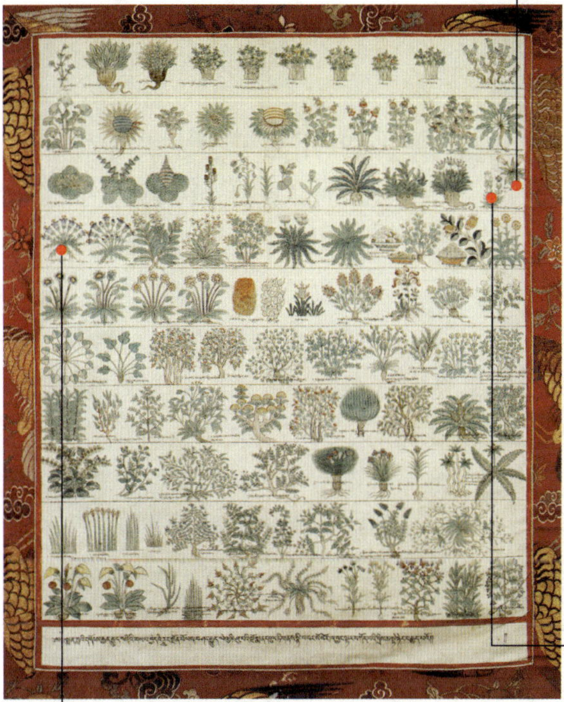

5.45 白花龙胆异种

生长于高山草甸。根淡黄、细而短，有零星细根。茎细较长。叶绿小而长圆。花白状似喇叭口，花蕊蓝，开于茎顶。味涩、苦，功能清热解毒，治喉病、毒热、瘟热等。

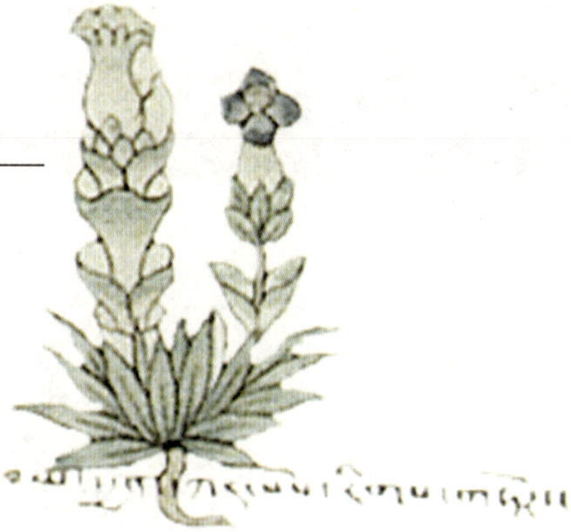

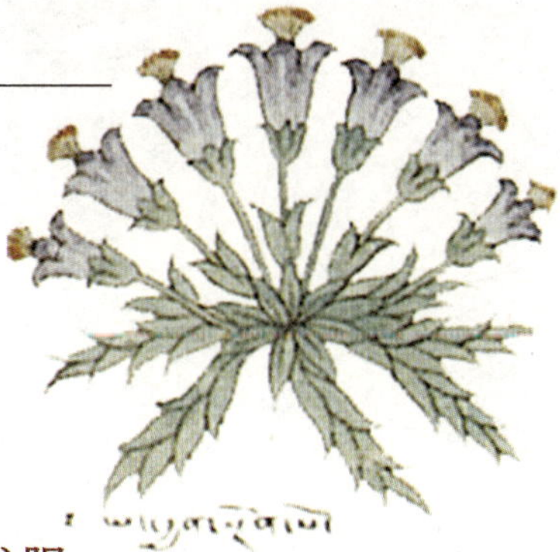

5.46 蓝花龙胆

蓝花龙胆（译音“邦尖宛布”），生长于高山草甸、沼泽。根淡黄、细长、多似梳散的筋。茎蓝 6~7 株聚生，无分枝。叶青绿、小，无叶柄似扁锥状，对生。花蓝似铃嘴形，开于茎顶。味涩、苦，功能清热解毒，治喉病、毒热、瘟热等。

5.47 花龙胆

花龙胆（译音“邦尖查布”），生长于高山草甸。根、茎、叶等与蓝花龙胆相似，花青白杂色似喇叭口形，多角，开于茎顶。味涩、苦，功能清热解毒，治喉病、毒热、瘟热等。

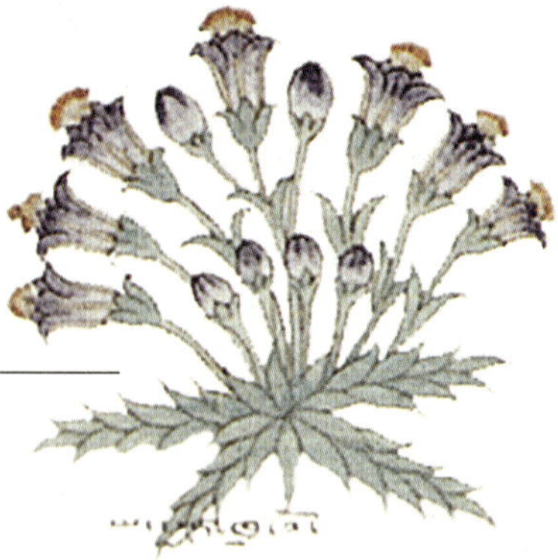

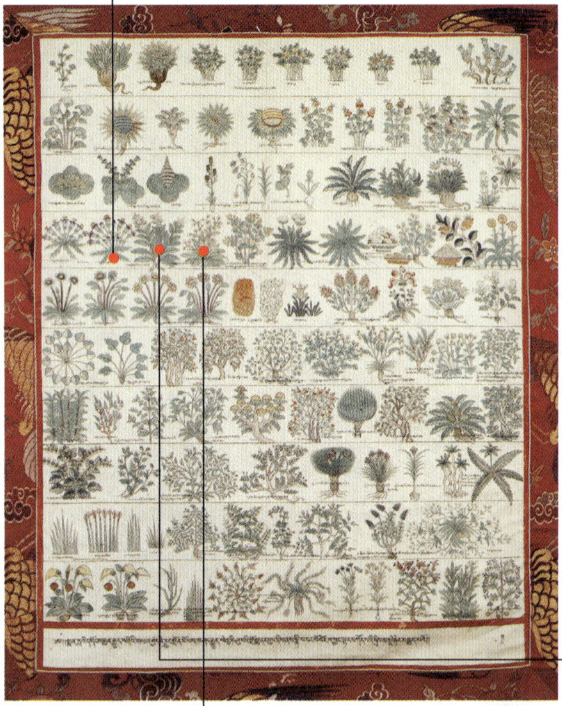

5.48 川西千里光

“玉勾相”有白、黑2种，其中白“玉勾相”为川西千里光（译音“玉勾相嘎布”），生长于温热干旱地区。根色灰、疏松，呈微腐烂状。茎紫细长，上部长分枝。叶大，外淡绿，内微紫。花白而小，层层开于茎顶。茎、叶到处布满绵白毛，气味浓。味苦，功能愈疮、清热，治疮疡、鬼祟病和毒热。

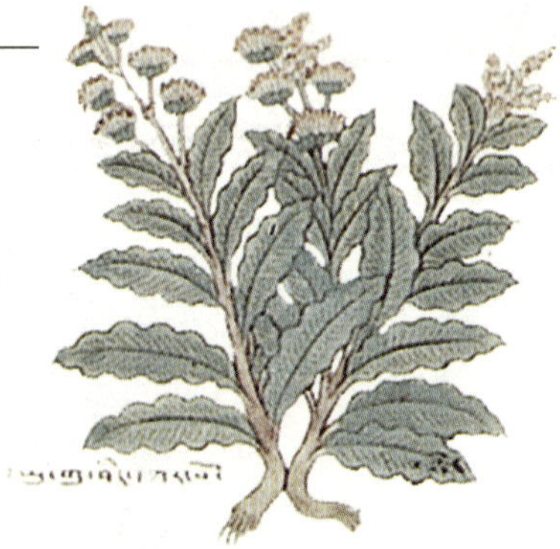

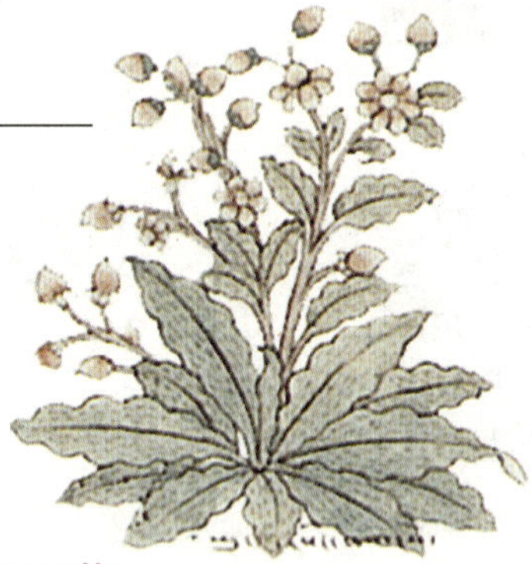

5.49 柳兰叶风毛菊

“玉勾相”有白、黑2种，其中黑“玉勾相”或称“郎吉那布”为柳兰叶风毛菊（译音“玉勾相那布”），生长于水沟边。根黄紫细而长。茎紫细而直立，上部长分枝。叶黑绿似蒲公英叶，对生。花白小5瓣，开于茎顶。茎、叶各处布满白毛。味苦，功能愈疮，清热，治疮疡、鬼祟病和毒热。

5.50 西藏棱子芹上品

西藏棱子芹（译音“则力”）上品产于西藏山南和尼泊尔等地。茎干色黑直生。叶青绿似山矾叶。花黄而小、簇生。种子绿紫，空腹食之有花椒味。味甘、苦，功能解毒。

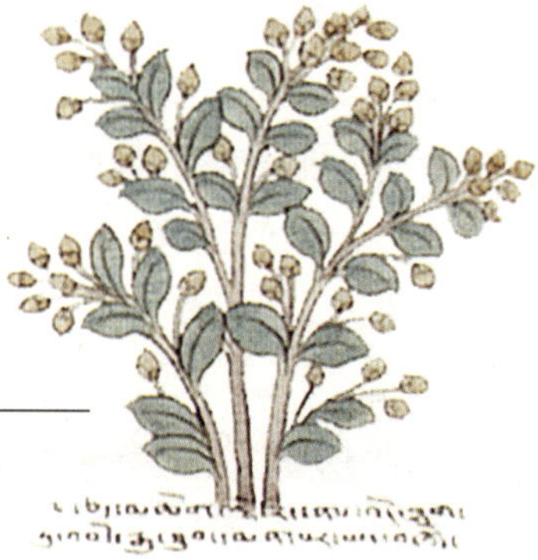

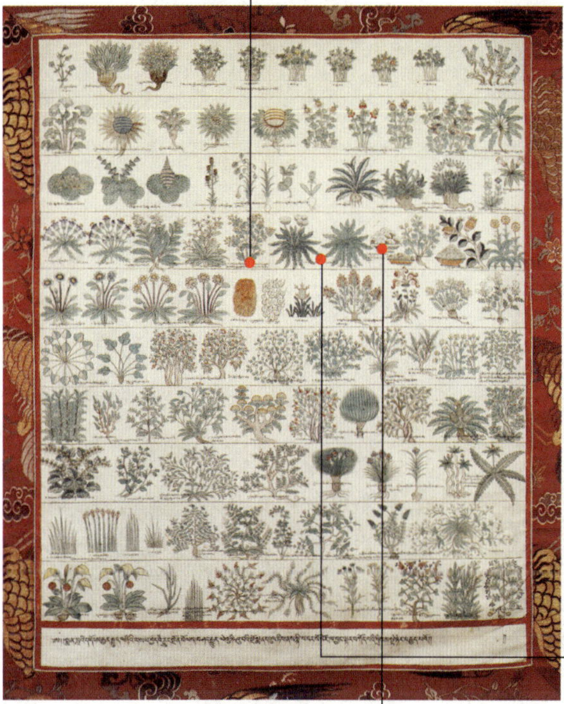

5.51 西藏棱子芹下品，雄、雌 2 种

西藏棱子芹下品有雄、雌 2 种，生长于高山草甸、高山裸岩等地。根似迷果芹根。茎紫直生。叶羽状，缘具齿，铺地而生。花色白碎小似葛缕花，开于茎顶者为雌；无花者为雄。味甘、苦，功能解毒。

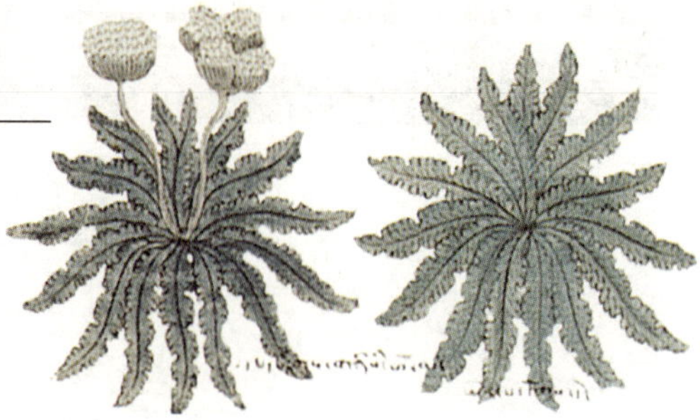

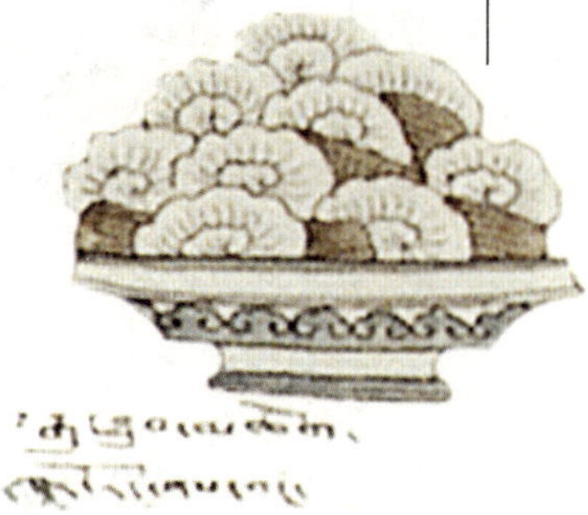

5.52“勾土”上品

“勾土”上品产自西藏山南、门隅等地。根大、微白、似大象身体，叶、花均小，种子黑红呈伞状。味苦，功能解毒。

5.53 “勾土”下品

“勾土”下品是生长于高山阴面砾石地带的一种草药。根微黄，状似萝卜，粗壮。茎细而直立。叶青绿似蛙掌，对生。花黄而小，开于茎顶。味苦，功能解毒。

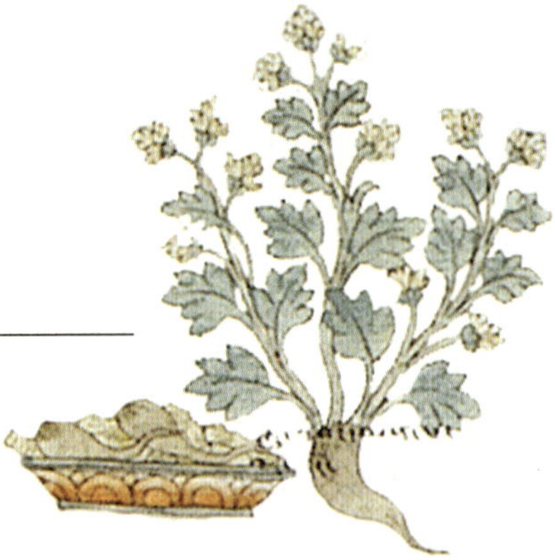

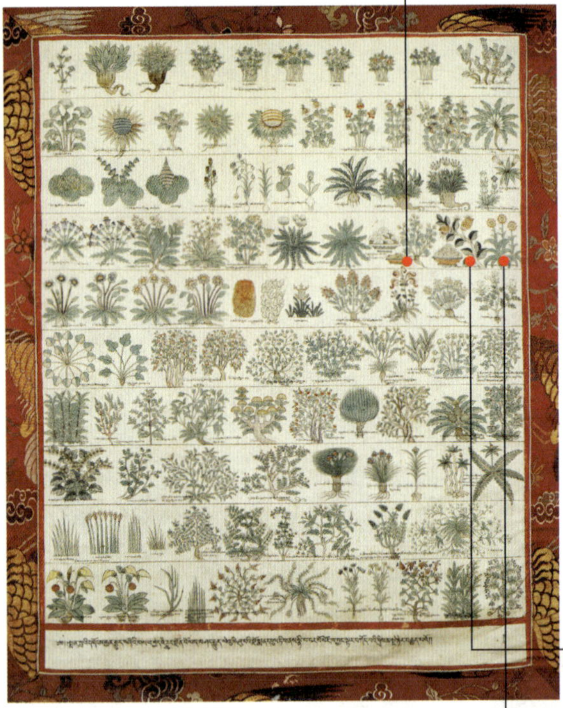

5.54 马钱子

马钱子（译音“敦斗合”）是生长于西藏山南农区的一种专门攀缘大树而生的草药。茎白泛青光。叶绿心脏形，互生。花色白，花瓣小。荚果色黄，内有边缘厚中央薄、扁状、被绵毛的种子。味苦，功能解毒。

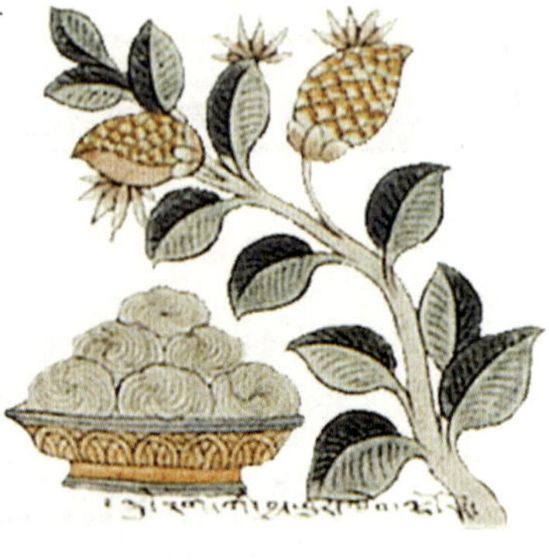

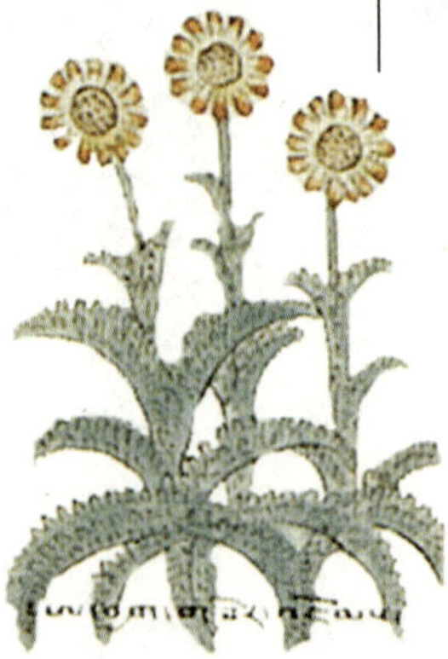

5.55 鞑箭菊

鞑箭菊（译音“阿秀合色日君”）是生长于高山草甸、平川的一种草药。根黑黄而小，细根众多。茎干细而柔似伞把。叶内色绿，背面色灰，羽形，叶尖而僵硬、粗糙，缘具齿，铺地而生。茎顶开花，花似撑开的金伞。味苦，功能接骨、燥湿、镇痛，治颅骨骨折，对于黄水刺痛、瘟病有利。

5.56 多刺绿绒蒿

多刺绿绒蒿（译音“才日宛”）是生长于高山的一种草药。叶青绿似剑形，缘具锯齿状，围绕根基轮生。茎色紫，独生，无叶。顶端生花苞状似羊睾丸。花蓝有光泽，花蕊黄似虞美人花。茎、叶、花苞均布小刺。味苦，功能接骨，清热，愈骨折，清骨热，修复骨松质。

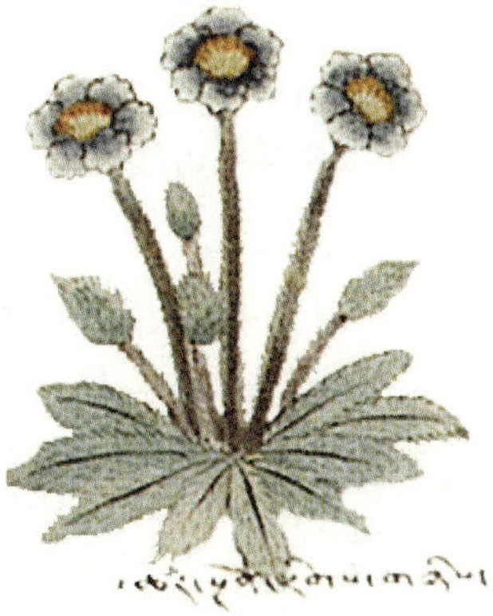

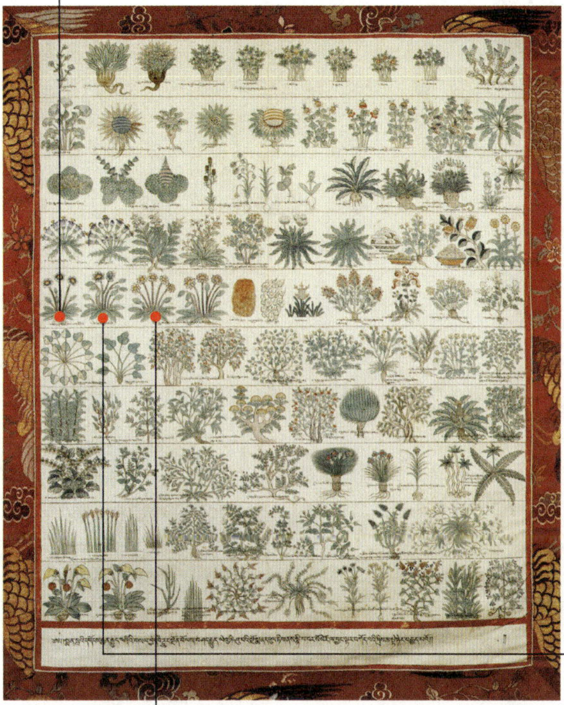

5.57 异种多刺绿绒蒿

此种多刺绿绒蒿，生长于溪水上游、山与平川接壤等处。叶较大，茎等似虞美人，茎独生。花青白，花蕊色黄。味苦，功能接骨清热，治骨折，清骨热，修复骨松质。

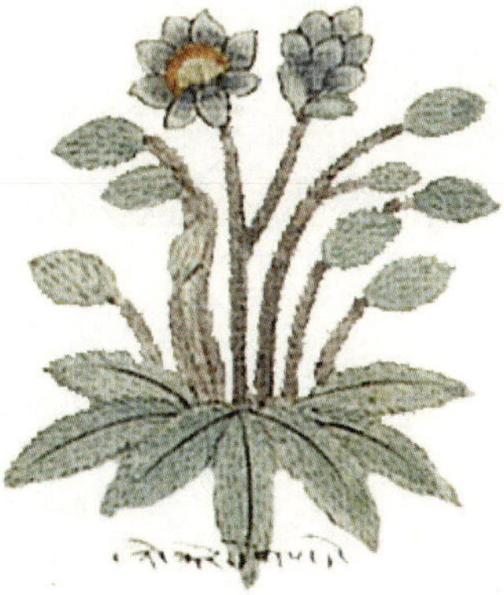

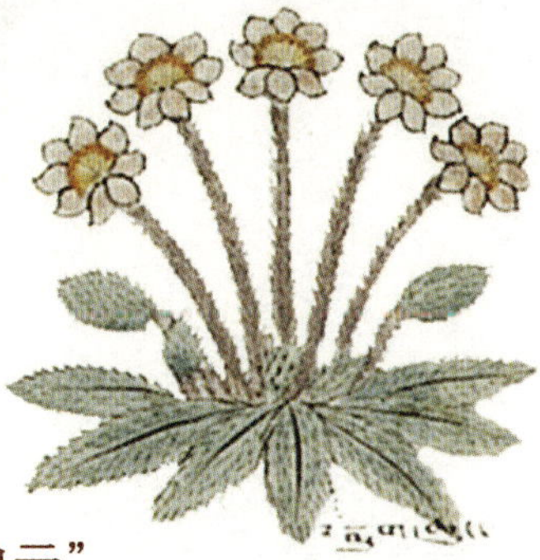

5.58 “木琼单元”

“木琼单元”（单叶绿绒蒿），生长于高山。叶色绿，似剑形，围绕根基轮生。茎干色微紫，细而直立，独生。茎顶开花，色淡紫，花蕊色黄。花苞和花瓣等似多刺绿绒蒿，全株布满小刺。味甘、苦，功能接骨，治骨折，修复骨松质。

5.59 “木琼单元”异种

“木琼单元”异种（单叶绿绒蒿），生长于溪水上游、山与平川接壤等地。叶似“吉亚合”，叶色淡绿，花柄似虞美人，独生。花白青微泛红光，美丽。味甘、苦，功能接骨，治骨折，修复骨松质。

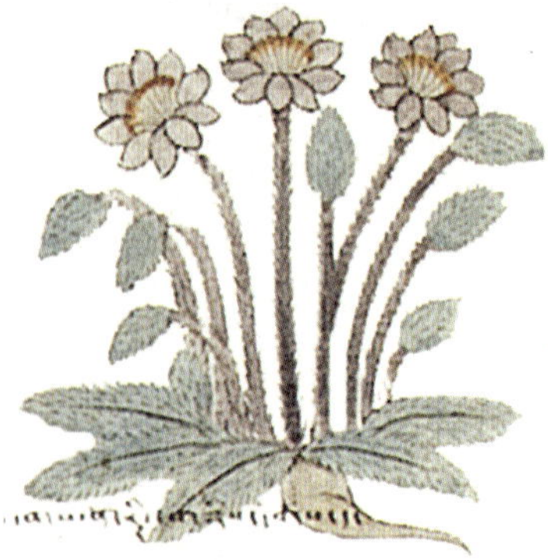

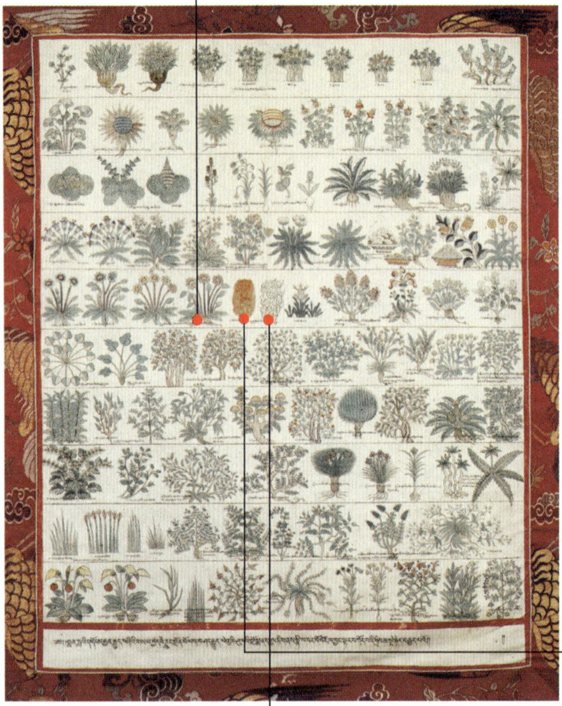

5.60 曲金丝

曲金丝（译音“赛日勾”）是生长于高山松树和石板上似蜘蛛网状的一种草药。根和叶、茎、花、果实均无。株体金黄似线样细长。味苦、涩，功能清热，治肺肝之脉热和毒热。

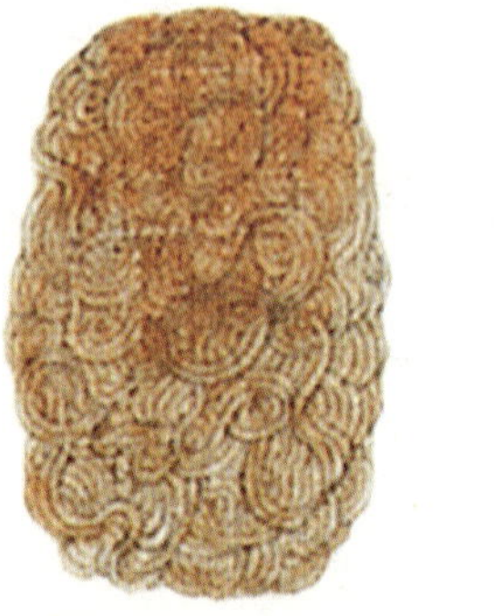

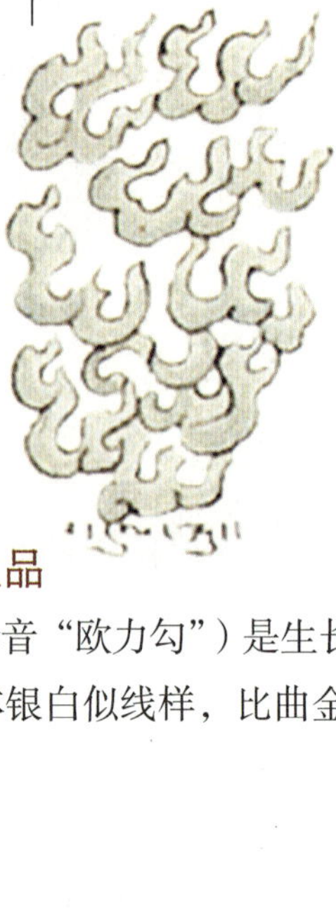

5.61 曲银丝上品

曲银丝上品（译音“欧力勾”）是生长于高山松树、柏树等处的一种草药。根、叶、茎、花、果实均无，株体银白似线样，比曲金丝较粗而长。味苦、涩，功能清热，治肺肝之脉热和毒热。

5.62 银壁衣下品

在《蓝琉璃》一书中也未见实物标本，只以形态而起名，只说到“也有一种名叫白色银线，较粗之品”。此品叶色青白，细而长，背面色白，长有一簇簇白毛，茎细而直，被零星白毛，花似“吉雪日”（杜仲）花，治热病和胆囊疾病等。

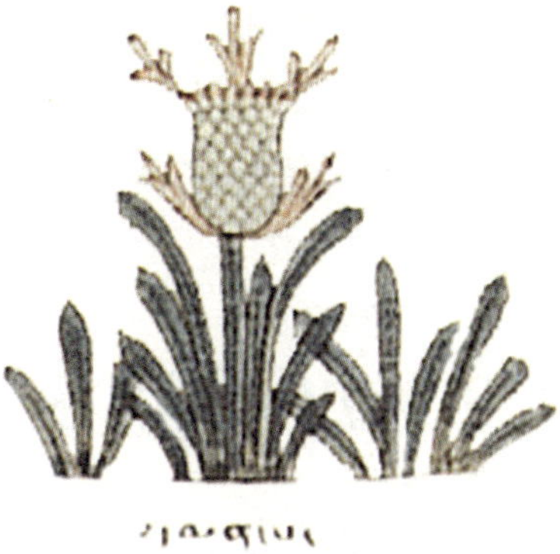

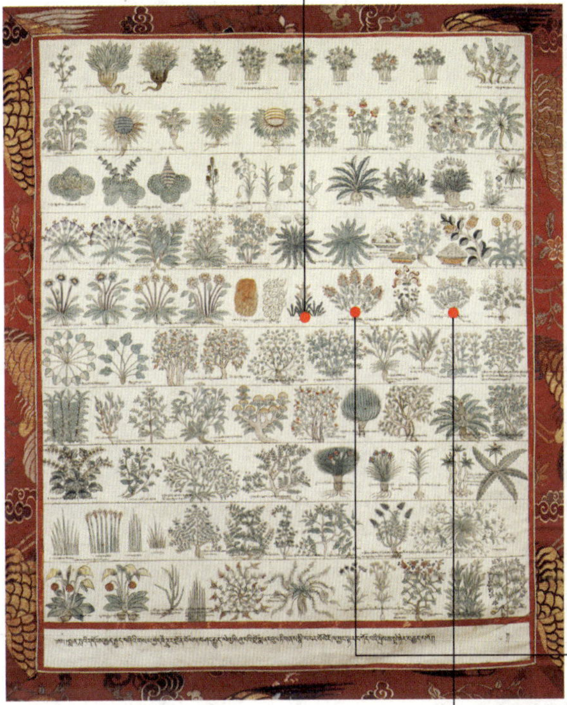

5.63 藓生马先蒿

藓生马先蒿（译音“勒如木布”），生长于高山沼泽、草甸等地。根黑黄细而短。茎绿细，直立，数茎聚生。叶具锯齿，横生。茎顶和茎侧开紫红色花，花中央有种羊角状长喙。味苦，功能敛毒，清热，治“木布”病、肉中毒、脉热，止热泻。

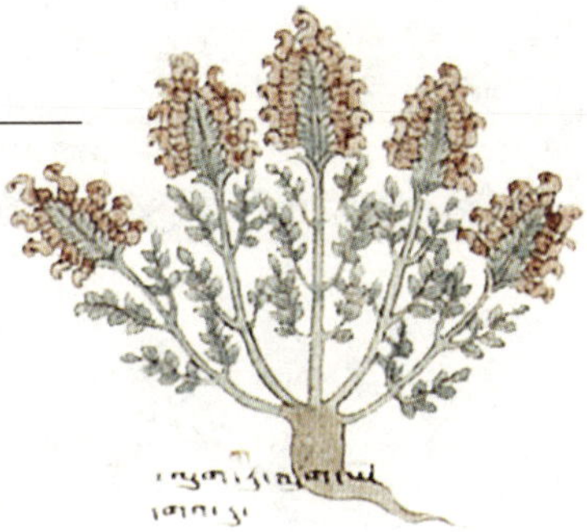

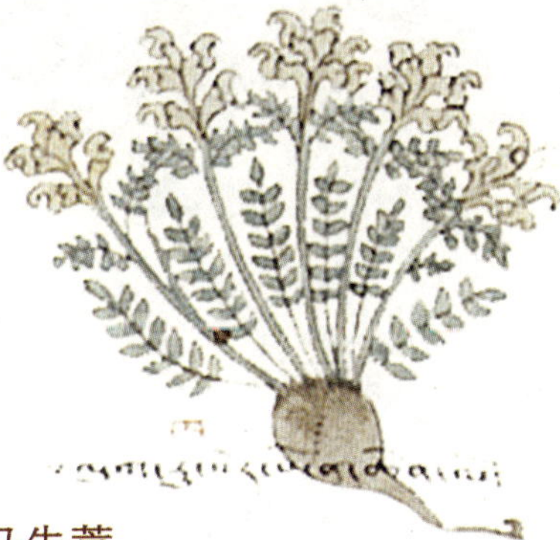

5.64 斑唇马先蒿

斑唇马先蒿（译音“勒如赛布”），生长于沼泽、草甸等地。根黑黄细而短，小根众多。叶黄绿羽状，缘具齿，丛生。花黄，中央有似羊角状喙，气味芳香。味苦，功能敛毒，清热，治肉中毒、脉热等。

5.65 青海马先蒿

青海马先蒿（译音“勒如玛布”），生长于沼泽、草甸等地。根黑黄细而短。叶羽状，缘具齿，伏地表丛生。茎细而直立，数茎聚生。茎腰长叶，叶心脏形，柄短，互生。花色红较大，中央有羊角状喙。味苦，功能敛毒、清热，治木布病、肉中毒、脉热，止热泻等。

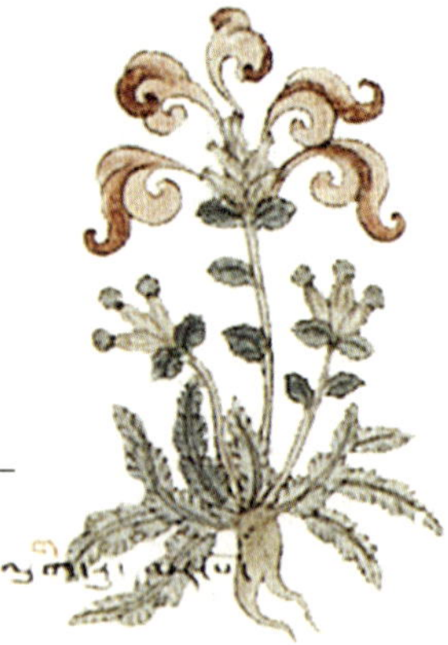

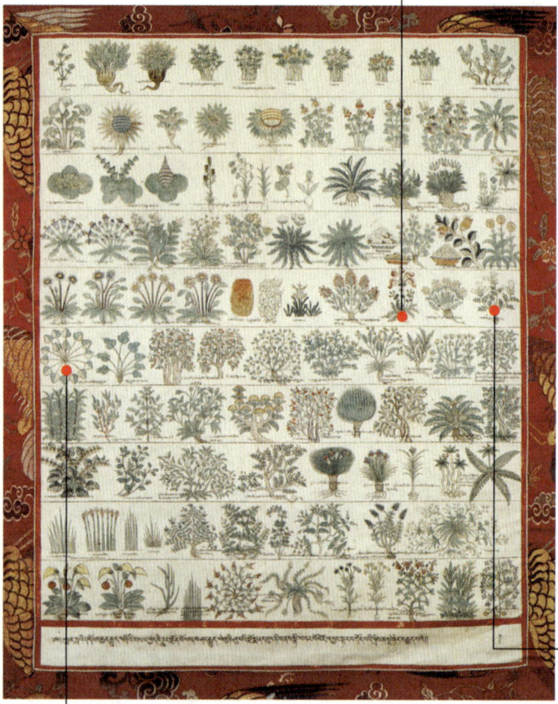

5.66 白花马先蒿

白花马先蒿（译音“勒如嘎布”），生长于沼泽、草甸等地。根黑黄状似食指。茎细而长，枝众多。叶羽状，数量多，对生。茎顶开白花，中央有似羊角喙。味苦，功能敛毒，清热，治肉中毒、脉热，固精。

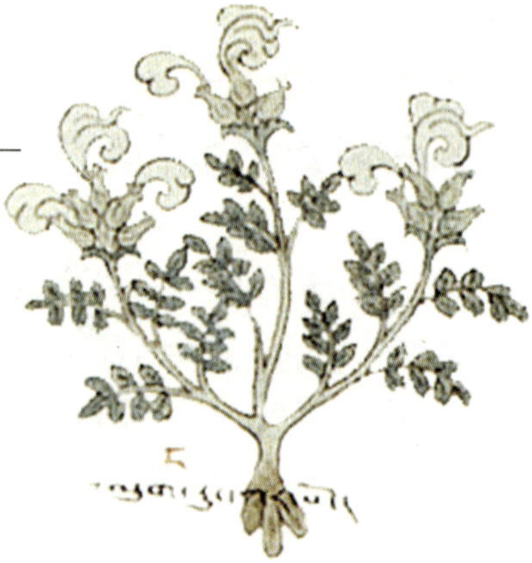

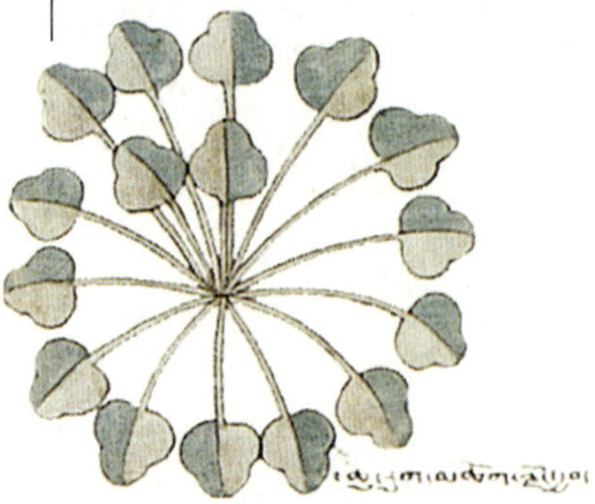

5.67 水葫芦苗上品

水葫芦苗（译音“曲柔”）上品，生长于水池等处，冬不凋枯。根似苍龙盘卧，茎不显露。叶柄非常长，叶似蛙掌，缘具齿，丛生。味甘，功能清热，清侵入筋腱热邪。

5.68 紫花碎米芥下品

紫花碎米芥（译音“曲柔”）下品，生长于水边。根小块状，毛根众多，茎不显露。叶柄非常长，叶圆而小，缘具齿，根茎粗。味甘，功能清热，清侵入筋腱热邪。

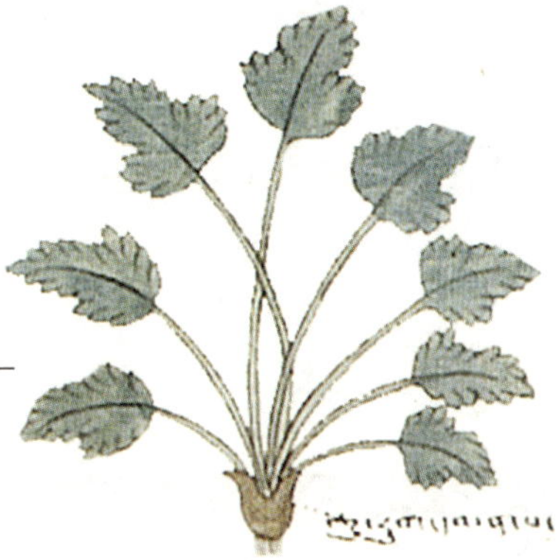

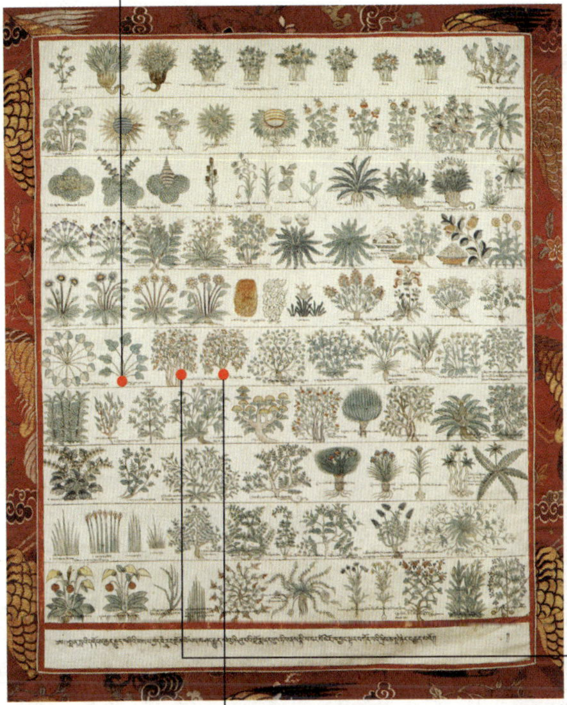

5.69 白蔷薇

白蔷薇（译音“色哇嘎布”）即峨眉蔷薇，是生长于山岭、河谷各地的一种灌木药。茎干色紫，粗壮茂盛，上部分枝众多，全株布满扁而呈三角形刺。叶羽状，正面色绿背面发灰，叶小，丛生。花白、4 瓣。果实色红、小而呈球形。味甘、酸，功能治各种赤巴病，压抑隆势。

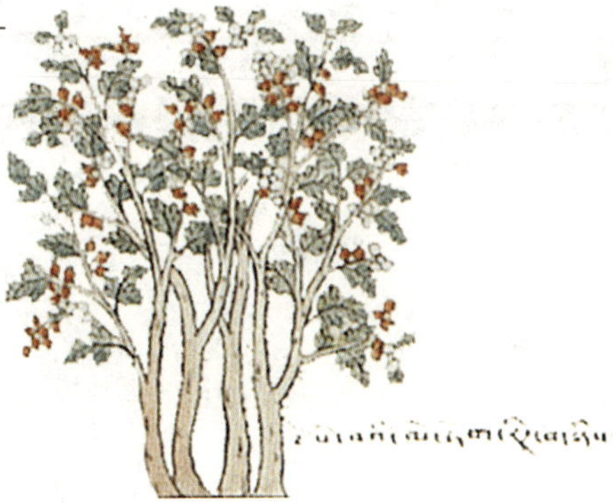

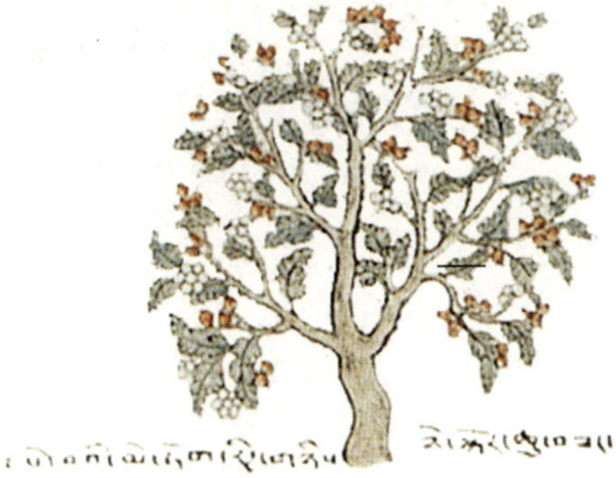

5.70 黑蔷薇

黑蔷薇（译音“色哇那布”）即悬钩蔷薇，是生长于山岭、河谷各地的一种灌木药。茎干色紫，粗壮发达，上部分枝众多茂盛，全株布满扁而呈三角形尖刺。叶羽状，缘具齿，叶小，丛生于茎枝侧面。花白、6 瓣。果实色红而小，球状。味甘、酸，功能治各种赤巴病，压抑隆势。

5.71 雌苜蓿

雌苜蓿（译音“布苏杭毛”），生长于草甸、田埂等地，是多年生草药。根色白锥形，有细根。茎青绿细长。枝铺地而生。叶青绿圆小，柄较短，三出复叶。花黄，果荚油腻而小，似豌豆花和果荚。味苦，功能愈疮，治肺病。

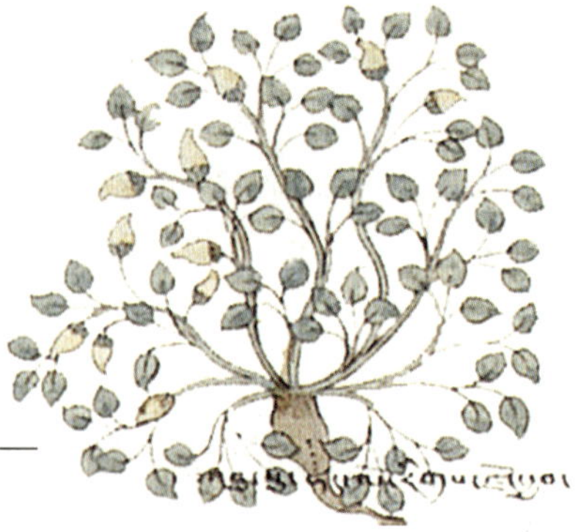

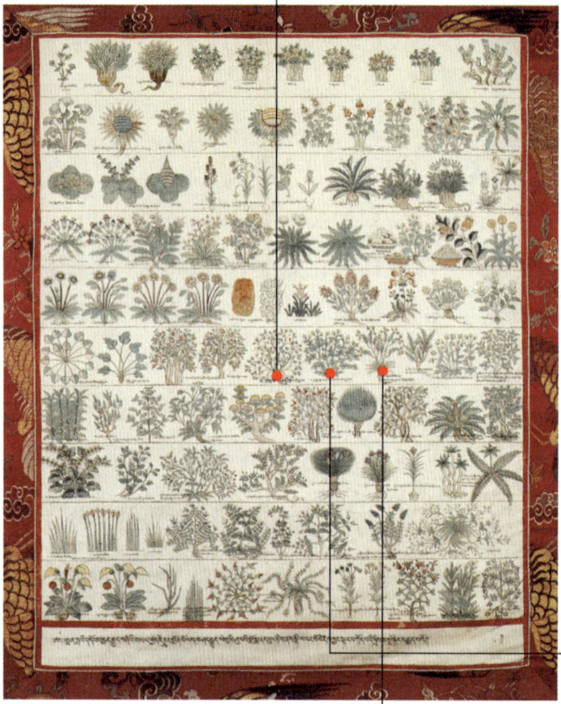

5.72 雄苜蓿

雄苜蓿（译音“布苏杭泼”），生长于草甸、水沟边等处。茎绿细横生，有1~2枝。叶心脏形，3~4片簇生。花黄，无果荚。种子具指纹纹理，簇生。味苦，功能愈疮，治肺病。

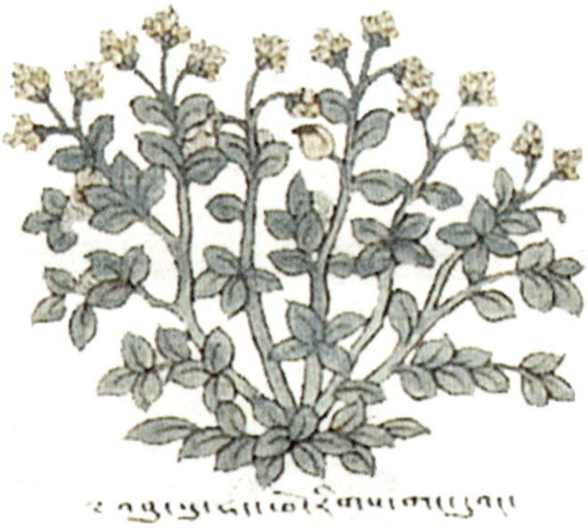

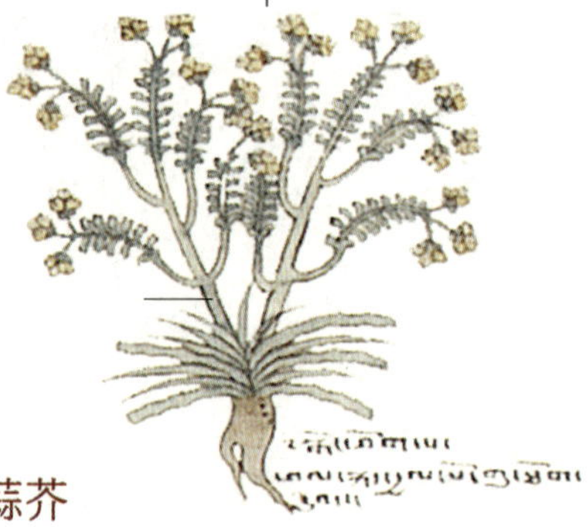

5.73 垂果蒜芥

垂果蒜芥（译音“冈托合巴”），生长于较干旱的河滩、平川及田埂等处。株植等大体似白芥，根灰黄呈锥状，有零星细根。茎为独茎、细而直立，分枝众多。叶淡绿似剑形。花黄，花柄长，三出，果荚细，色黄而碎小，果实充满果荚。味苦，功能清热，解毒，治肉中毒、痘疹、紊乱热症。

5.74 黑雪灵芝上品

黑雪灵芝（译音“杂阿庄那布”）上品是生长于北向高山的一种草药。根色黑褐，木质坚硬，细根繁多。茎细小，分枝多。叶灰青披针形，对生。味甘、苦、辛，功能清热，治肺热症。

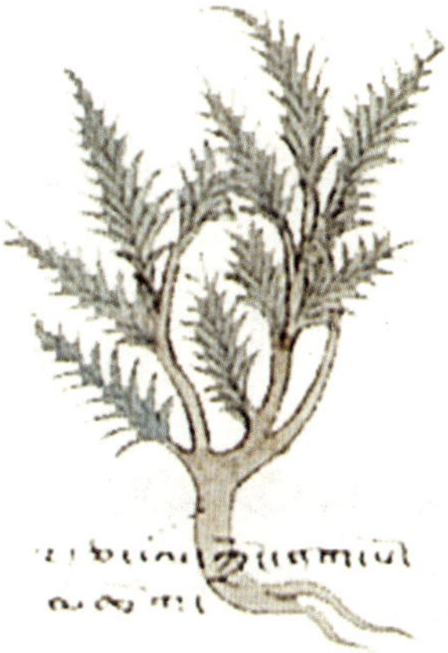

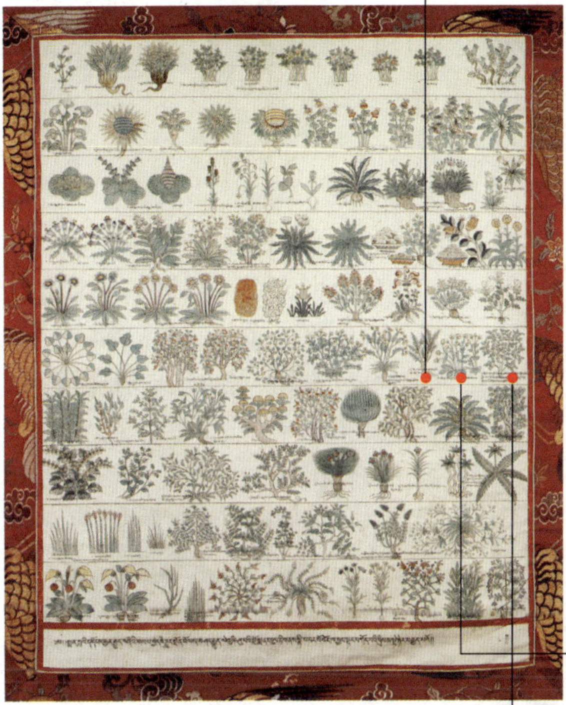

5.75 白雪灵芝下品

白雪灵芝（译音“杂阿庄嘎布”）下品即甘肃雪灵芝，生长于高山草甸。叶绿舌形，柄较长，丛生。茎较粗，有 2~3 分枝，茎顶开黄花。味甘、苦、辛，功能清肺热症。

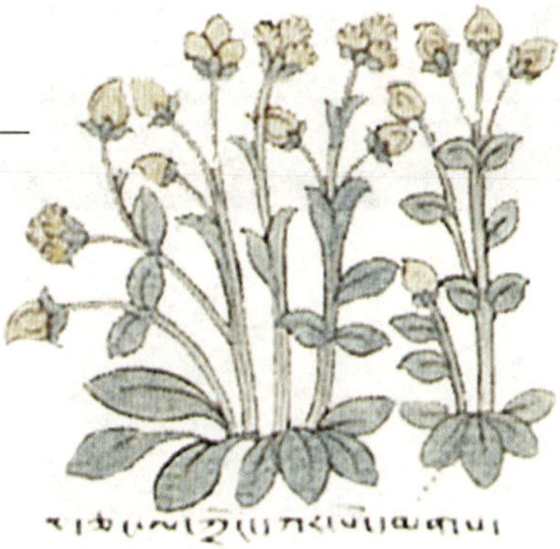

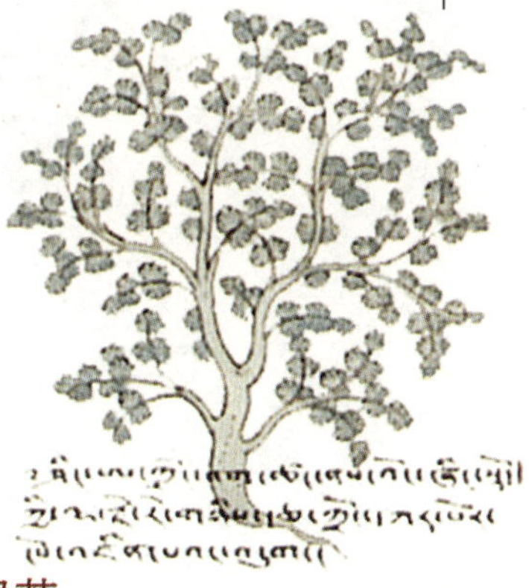

5.76 木雪灵芝

木雪灵芝（译音“相阿庄”）即皱叶醉鱼草，是产自西藏上部“那仓”等地的一种木药。根粗壮坚硬，细根茂盛。茎干分枝繁多，丛生。叶圆小被稀疏毛，缘具齿，似冷蒿叶，互生。味甘、苦、辛，功能清肺热症。

5.77 山花蒿

山花蒿（译音“察日旺木布”），生长于较干旱的山岭、河谷各地。茎色紫细而直立，分枝繁多。叶呈羽状，缘具齿，互生或一起簇生。花黑绿似穗状，果实像冷蒿子，气味浓。味苦、辛，功能清热，治喉热、肺病。

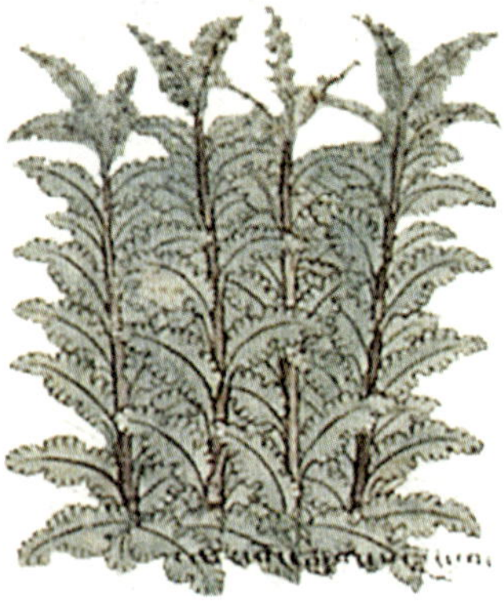

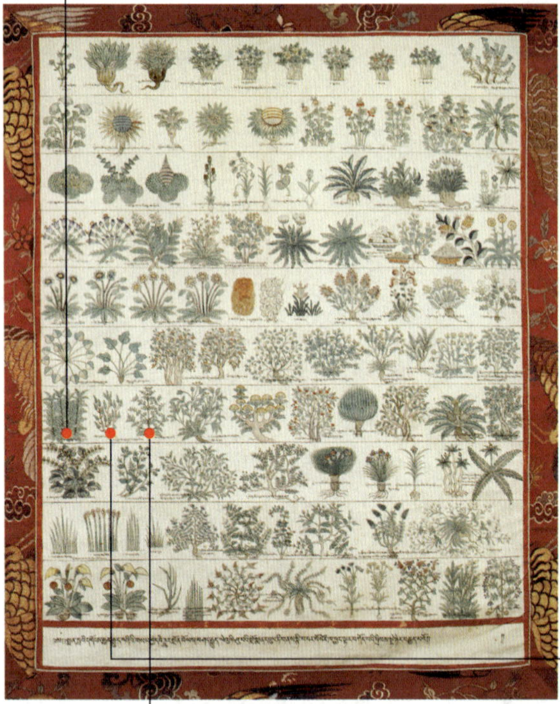

5.78 猪毛蒿下品

猪毛蒿下品（译音“察日旺曼巴”），生长于山岭、河谷等各地。茎红紫分枝繁多。叶青绿呈羽状，繁多，柄较长，似青蒿。味苦、辛，功能清热，治喉热、肺病。

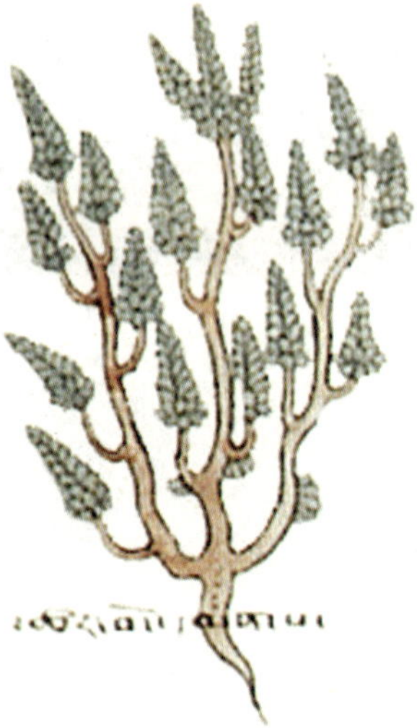

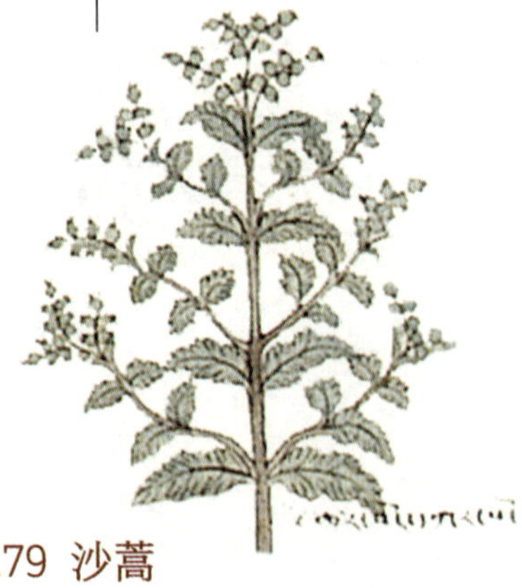

5.79 沙蒿

沙蒿（译音“察日旺嘎布”），生长于山岭、河谷各地。茎色紫，细而直立，两两对生。叶羽状，缘具齿，柄短，对生。果实长在枝头和茎顶，果实小，球形，像老人头，气味浓。味苦、辛，功能清热，也治肺病。

5.80 白当归

白当归（译音“当更嘎布”）即当归，是生长于阳山、溪上游、田边等处的一种草药。根淡黄，似无茎芥，较粗长。茎泛黄有光泽，柔软。叶绿，柄长，羽状，细而条形。花黄似迷果芹花。味辛，功能清热解毒，治心热和中毒症等。

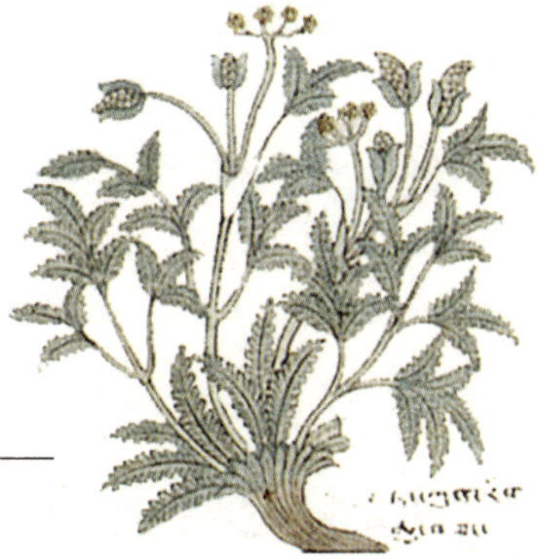

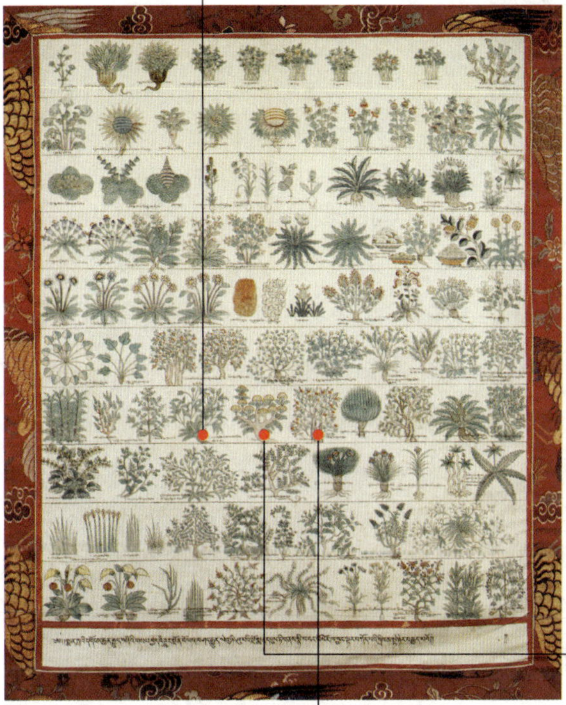

5.81 黑当归

黑当归（译音“当更那布”）即舟瓣芹生，是生长于高山岩间等处的一种草药。根色白，粗而长，茎白绿，中空。叶青绿呈羽状，似迷果芹，对生。花黄伞形，似羌活花，气味大。味辛，功能清热解毒，治心热和中毒症。

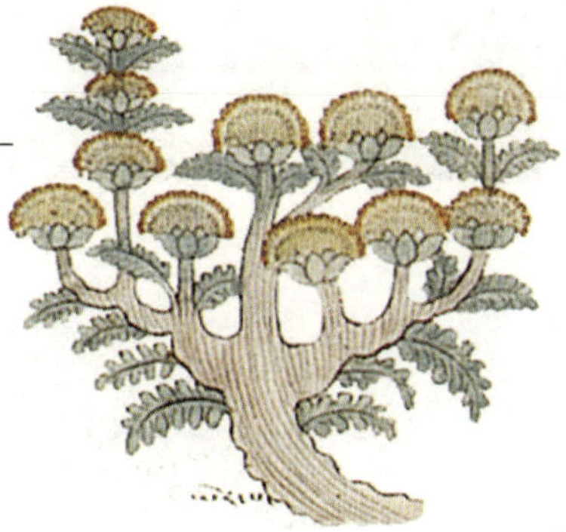

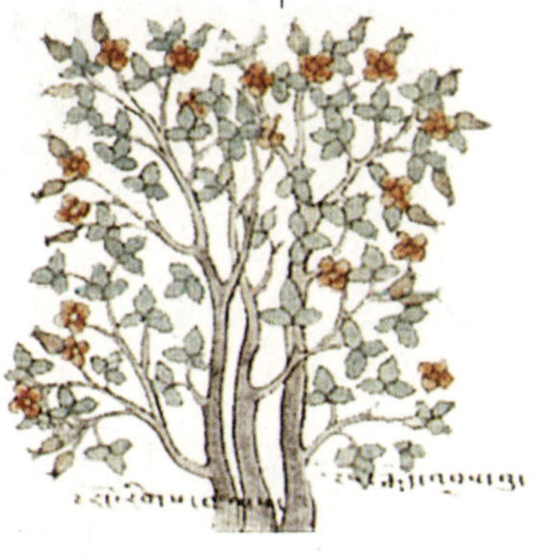

5.82 扁刺蔷薇

扁刺蔷薇（译音“色果”）是生长于山坡和林间的一种灌木药。茎干中空，外皮色紫，全株布尖刺。花红 5 瓣。果实红似乳头。味苦，功能敛毒，干黄水。

5.83 圆柏叶

圆柏叶（译音“秀才日”）是生长于西藏察雅、达孜等地的一种木药。树干色紫，细而坚硬。叶青而淡黑似短矮刺柏叶，具刺，僵而粗糙刺手。分枝多，较坚硬。味苦，治肾热、炭疽、黄水病，滋补。

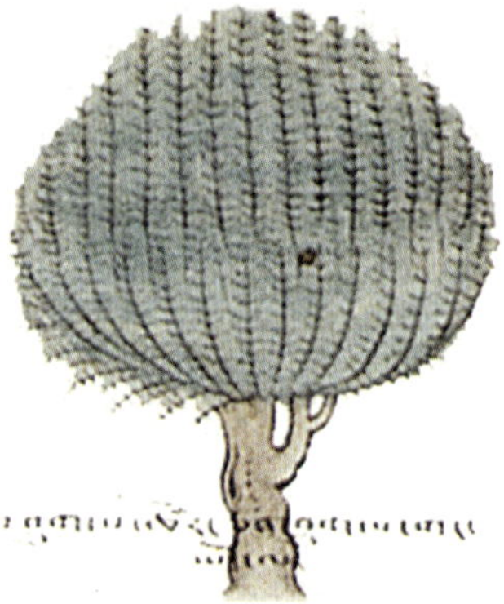

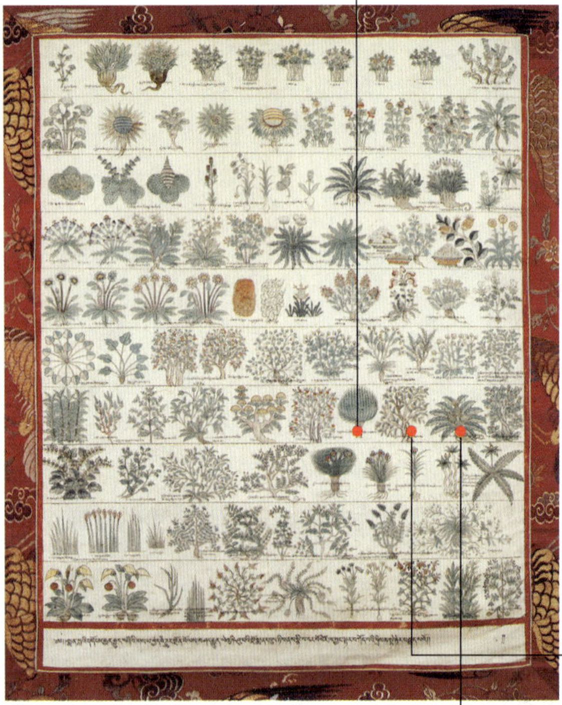

5.84 小檗

小檗（译音“吉日巴”）是生长于各地的一种具刺灌木。外皮银白，中皮色黄。叶黄绿，缘有细刺，叶基有 3 根尖刺。花色黄，果实色红，似牛乳头大。味苦，功能清热，治肾热、胆热，对眼有益。

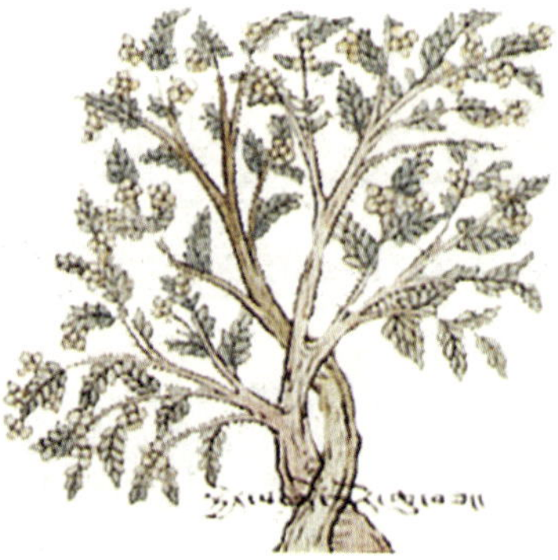

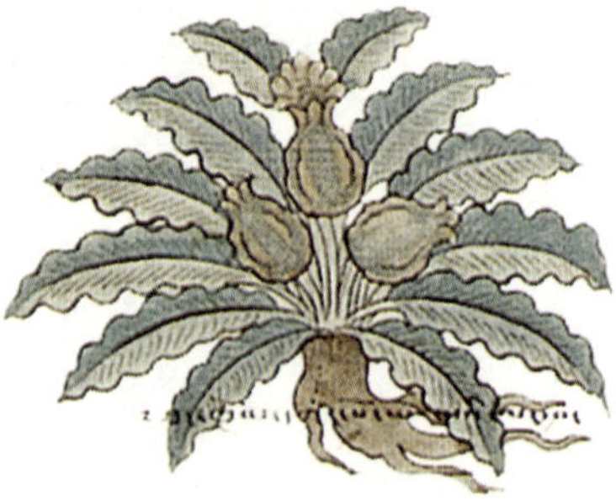

5.85 马尿泡

马尿泡（译音“唐冲嘎布”）是生长于高山草甸、平川等地的一种多年生草药。根淡黄粗而长，有细根。茎短。叶黄绿，叶背灰，缘具齿似剑形，多数铺地而生。花黑红肥厚，开放于茎顶。果荚大，种子似黄葵子。味甘、苦，功能杀虫，壮阳，治虫病。

5.86 山莨菪

山莨菪（译音“唐冲那布”）是生长于河谷的一种湿生草药。茎青绿，粗壮。枝繁多叶绿，圆形，柄短，对生。花黑红状似铃，开于叶腋。果荚大，种子黄紫肾形。味甘、苦，功能杀虫、壮阳，治虫病。

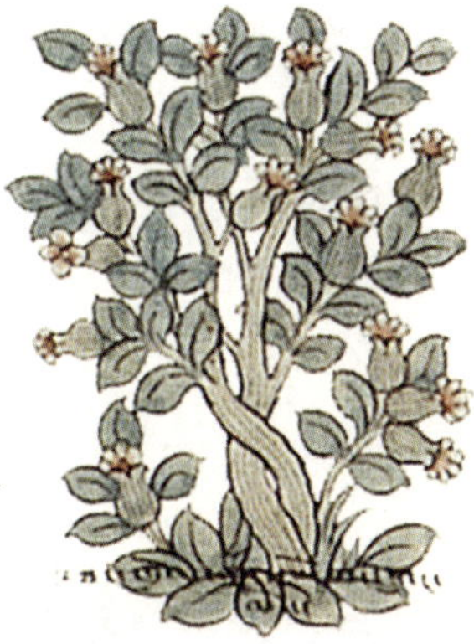

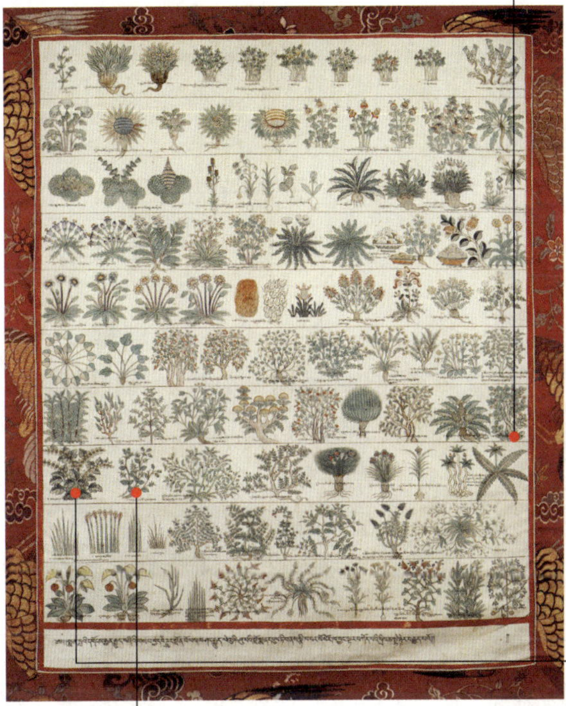

5.87 天仙子上品

天仙子（译音“郎汤则”）上品是生长于村庄附近和花园中的一种湿生草药。根淡黄，细而长。茎青灰，长而柔软，5~6 株一起生长。叶正面色绿，背面色灰，矛头形，缘具齿。全株布黏性白毛。花黄有斑点，花瓣上有紫黑色网状脉纹，对生。蒴果球圆似净瓶，种子芝麻大，扁状。味苦、甘，功能杀虫，治虫病。

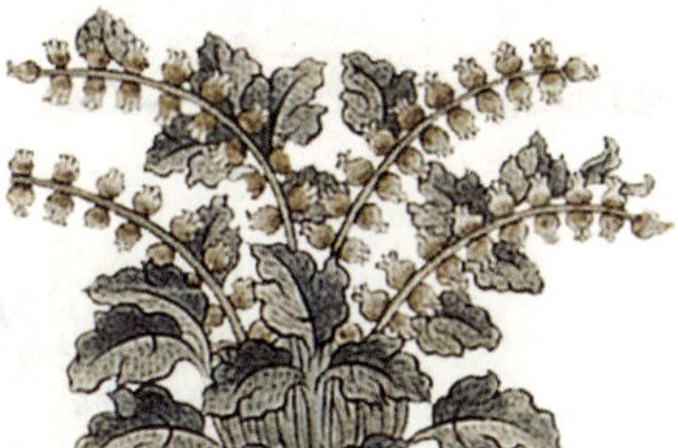

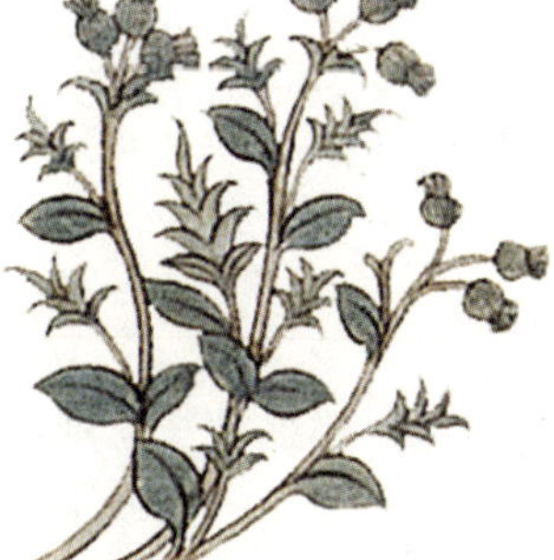

5.88 天仙子下品

天仙子下品是生长于村庄附近等的一种湿生草药。茎色紫细而直立，上部长 1~8 个分枝，叶心脏形，柄短，互生。花等与天仙子上品大体相似，但种子较大。味苦、甘，功能杀虫，治虫病。

5.89 唐古特瑞香上品

唐古特瑞香（译音“生相纳玛”）上品是生长于山坡岩石旁一种灌木药。根色紫，细而长。茎干黑绿，长而柔软，许多一起生长。叶绿羽状，多数似条形，两两对生。花淡红，果实红紫，成熟后变黑。味甘、苦，功能杀虫，增胃火。

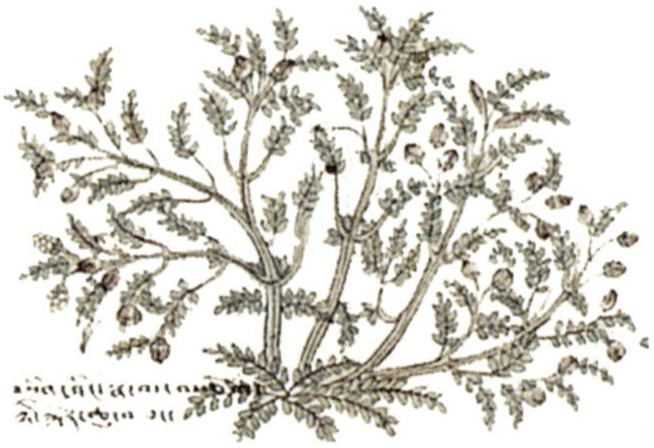

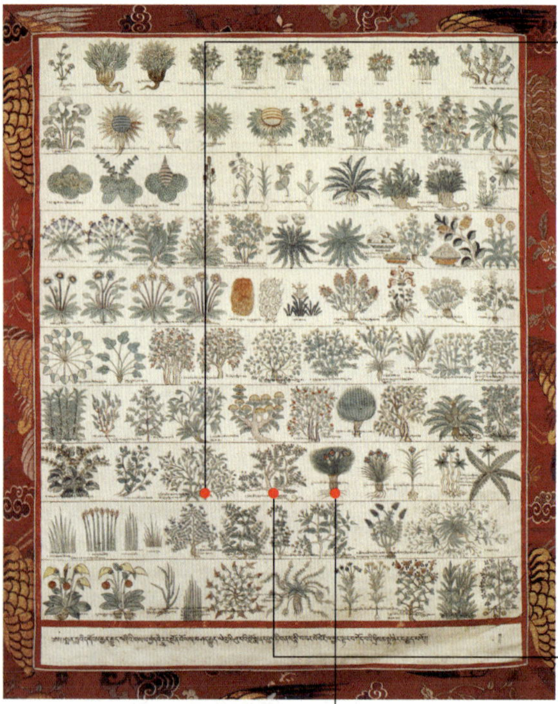

5.90 唐古特瑞香下品

唐古特瑞香下品是生长于山坡岩石旁的一种灌木药。根色紫细而长。茎干细而柔软，色淡紫，分枝繁多。叶黑绿呈羽状，条形，互生。花白，果实红紫，成熟后变黑。味甘、苦，功能杀虫，增胃火。

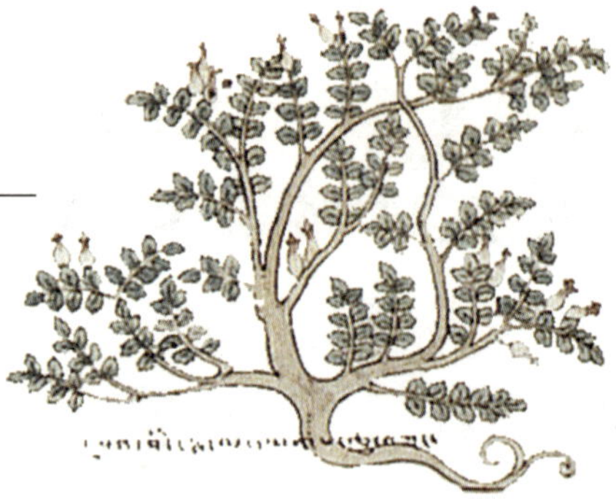

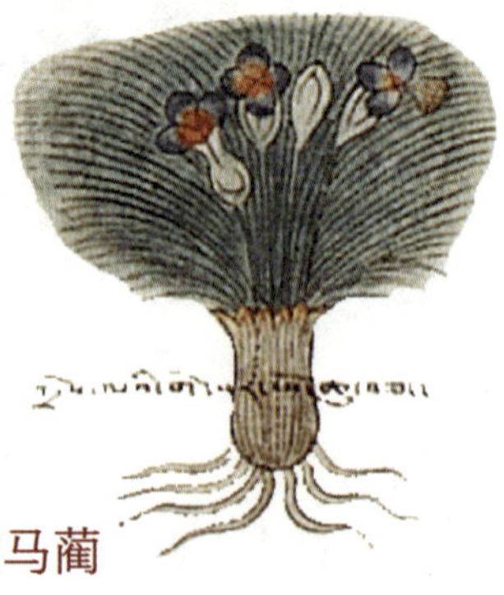

5.91 雄马蔺

雄马蔺（译音“哲玛格赛日”）是生长于河谷等地的多年生草药。根淡黄，多须根，叶青绿，细长，先端尖，剑形，多而丛生。花红紫，花蕊黄，2~3 朵一起开放。果荚青灰，成熟时变灰，内有许多三角形黑紫色籽子。味甘、辛，功能杀虫，治牛呻吟状腹绞痛。

5.92 雌马蔺

雌马蔺即青海鸢尾，是生长于高山草地等的一种草药。根和叶似雄马蔺，较之丛生团较大，柔软，可以拧成绳。花蓝，形状像雄马蔺花。果荚红紫，籽白，成熟后变红。味甘、辛，功能杀虫，治牛呻吟状腹绞痛。

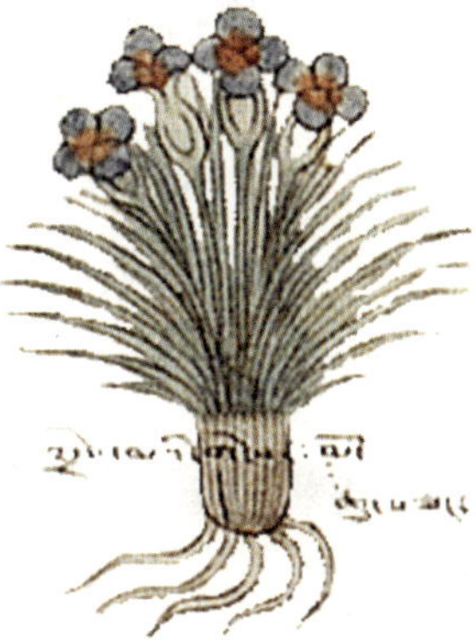

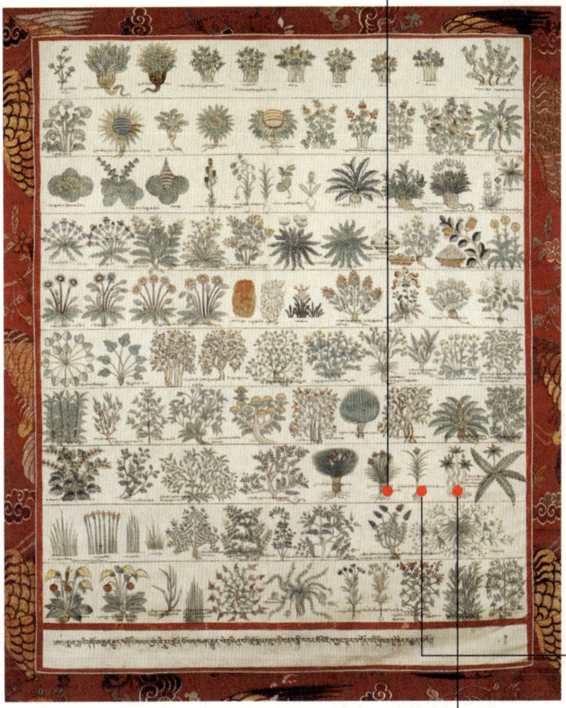

5.93 中性马蔺

中性马蔺（译音“马囊果塔”）即尼泊尔鸢尾，生长于山岭、河谷等不定地。根淡黄似野蒜。花黑紫。叶3~4片直立，形状同上。果荚青白，三角形。籽子多，状似莱菔子。味甘、辛，功能杀虫，治牛呻吟状腹绞痛。

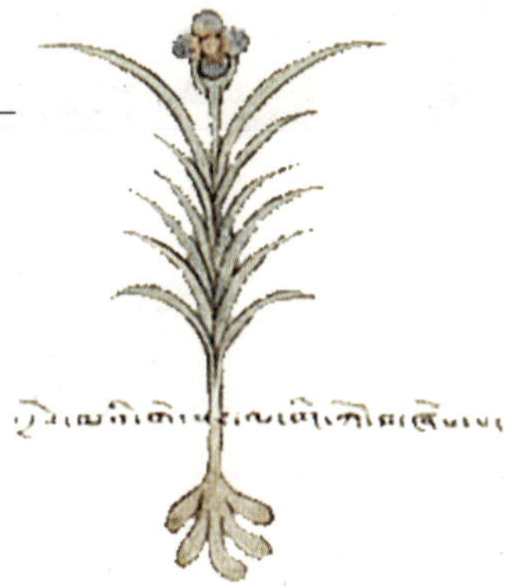

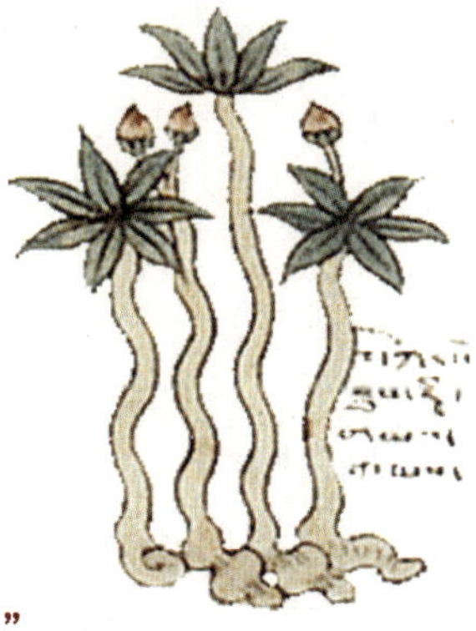

5.94 “嘎布求土”

“嘎布求土”（意为白色万灵药）是生长于高山风化砾石间的一种草药。根似干萝卜，独生。茎细而长。叶色绿而小，剑形，轮生。茎顶开花，色红形小。味甘、苦，功能敛毒，杀虫。

5.95 “嘎布求土”异种

此种“嘎布求土”生长于高山风化砾石间。茎绿，独生，细而长，直立。叶绿，叶片弯曲，除之皆与上述“嘎布求土”相同。味甘、苦，功能敛毒，杀虫，治疫虫病（血中一种细菌所致的病）。

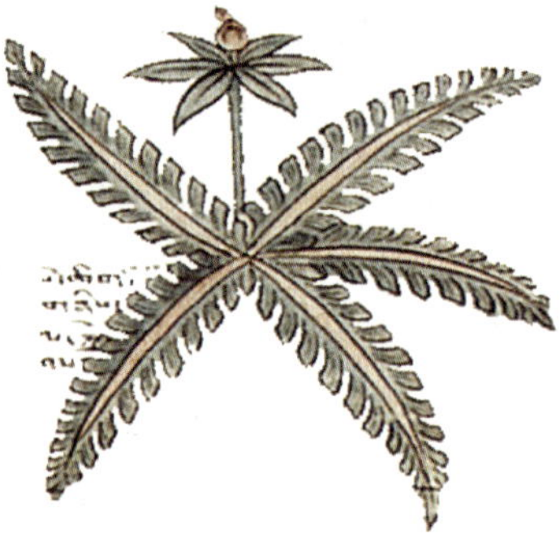

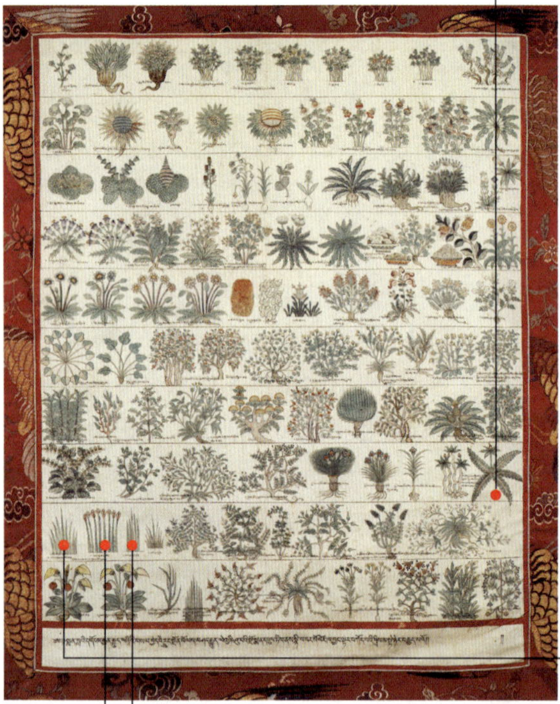

5.96 雄木贼上品

雄木贼上品（译音“啊哇确”）是生长于地势高、北向石崖旁草甸的一种草药。花、果实皆无，禾茎绿而短，似大针并排或似猪鬃。味甘、苦，对躯干创伤和眼病有益。

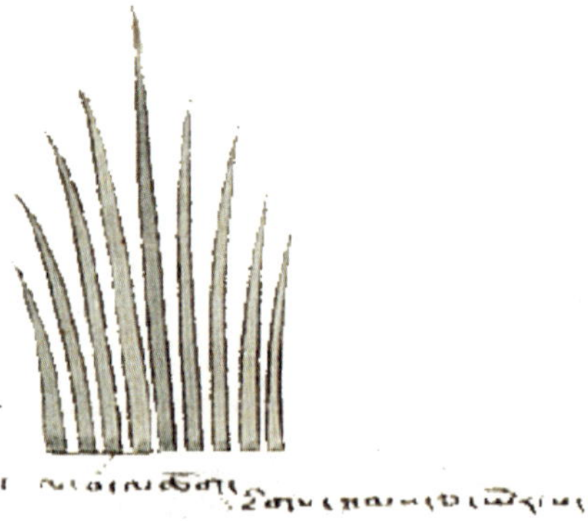

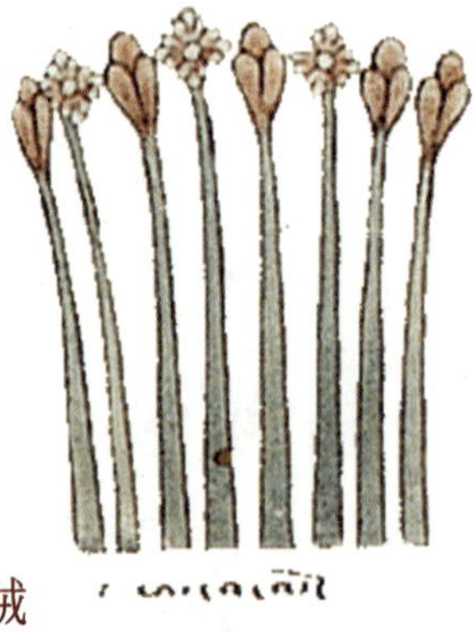

5.97 雌木贼

雌木贼（译音“阿哇毛”），生长于石崖旁草甸。禾茎似垂吊的丝线，色绿而短，针状丛生。茎顶开红色细小花，属雌木贼中的下品。味甘、苦，功能对躯干创伤和眼病有益。

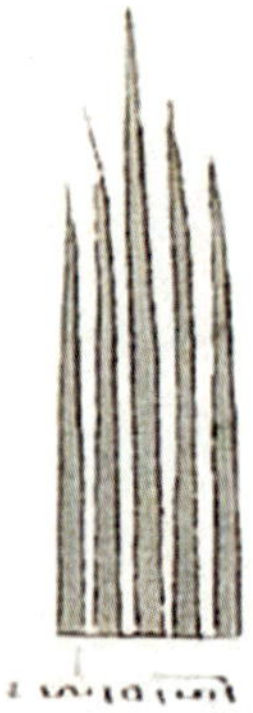

5.98 雄木贼

雄木贼（译音“阿哇泡”），生长于石崖旁草甸。花和果实皆无，形状同雌木贼，禾茎似垂吊的丝线。味甘、苦，功能对躯干创伤和眼病有益。

5.99 “阿木扎”

“阿木扎”（类木贼）是生长于湿地的一种禾本科植物。花、果实皆无，禾茎圆柱形，端尖利，众多如猪鬃排列生长。如找不到木贼，可用此替代。味甘、苦，功能对躯干创伤、眼病有益。

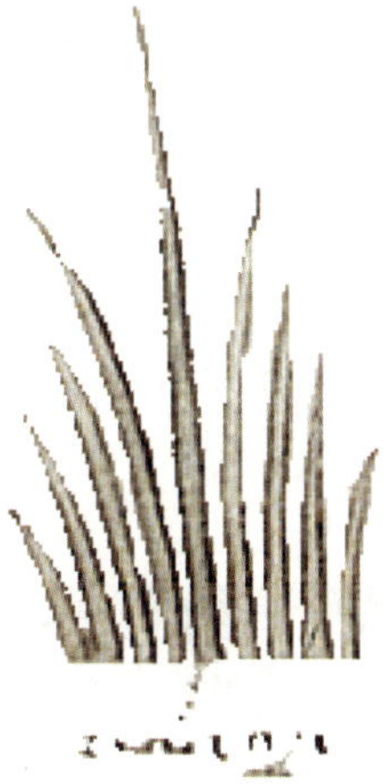

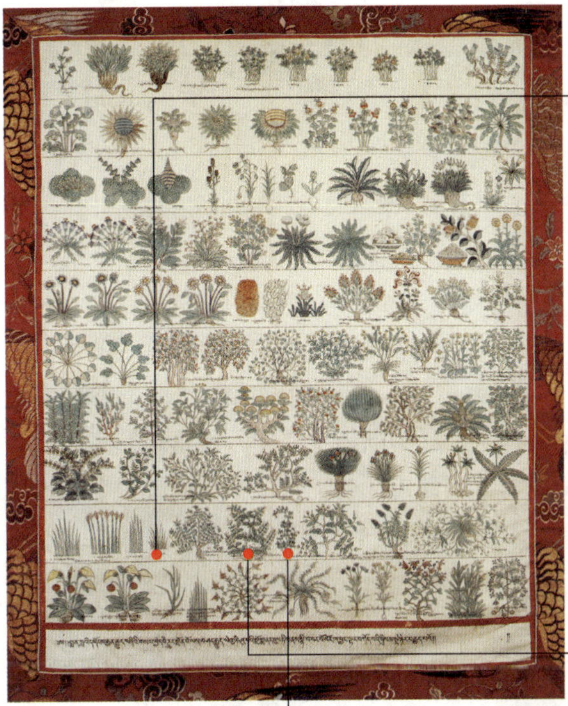

5.100 白夏至草

白夏至草（译音“辛头来嘎布”）是生长于山坡等的一种草药。根圆锥形，细根多。茎四棱多节，节腋生枝，向四处伸张。叶似荨麻叶，但无刺，对生。花白黄，唇形，逐层对生。果实黑小。味甘、苦，功能除眼翳，杀虫。

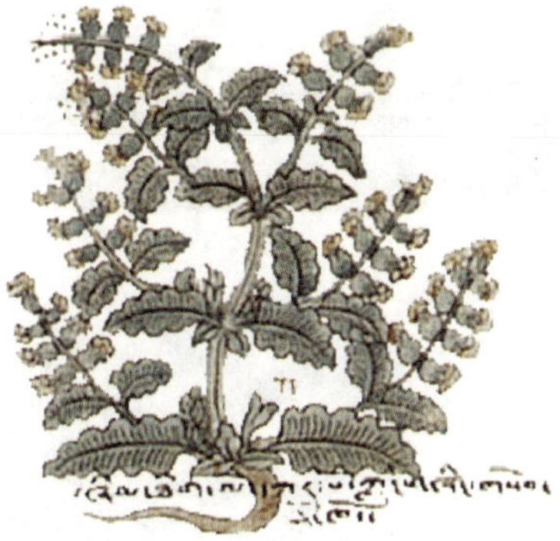

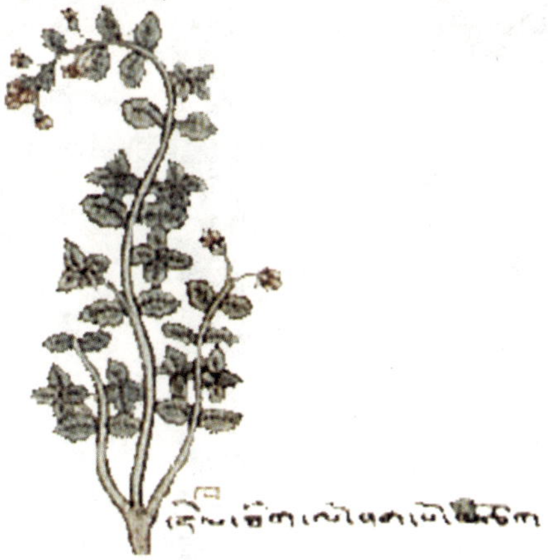

5.101 黑夏至草上品

黑夏至草上品（译音“辛头来那布确合”）即益母草，生长于较高的山坡和沟壑等地。茎四棱，独立。叶似荨麻叶。除花色深红之外与白“辛头来”相同。味甘、苦，功能除眼翳，杀虫。

5.102 黑夏至草下品

黑夏至草下品（译音“辛头来那布曼巴”）即川藏香茶菜，生长于较低的山坡和沟壑。根色紫，有非常多的圆块状根。茎四棱，细而直立，枝多。叶似荨麻叶，较小而肥厚。花开于茎顶，色青紫。味甘、苦，功能除眼翳，杀虫。

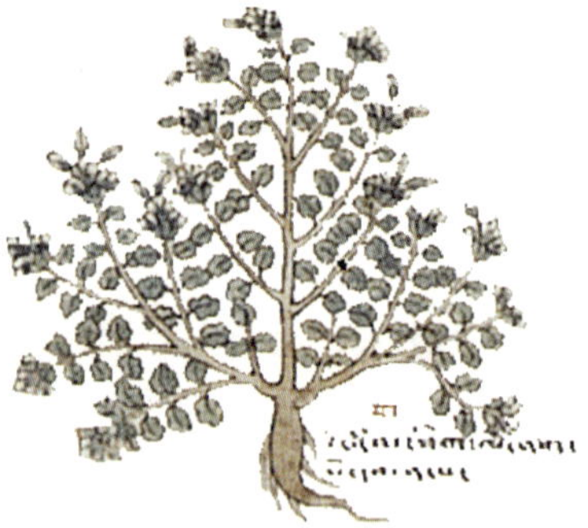

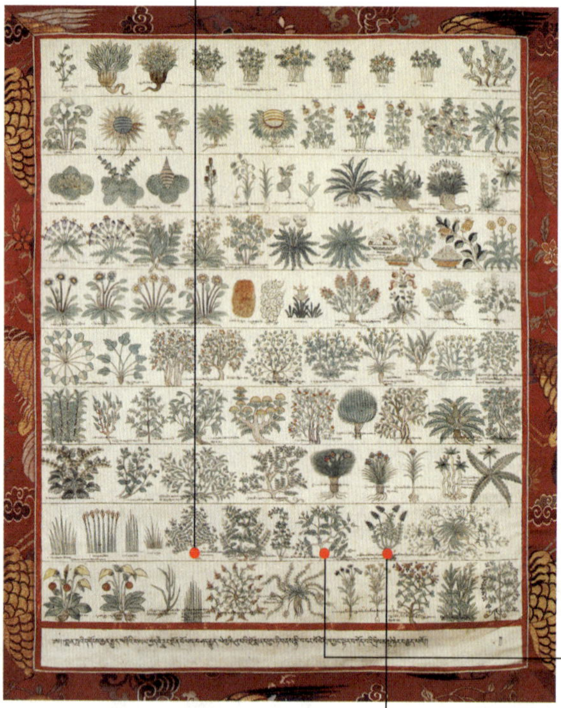

5.103 佛吸水夏至草

佛吸水夏至草（译音“辛头来桑杰曲吉”）即鼠曲瓣花，是生长于沼泽与陆地交界的一种草药。茎色红细而短。叶羽状，缘具齿，对生。茎顶开花，灰白泛褐色，5瓣。果荚柄5根聚排呈心脏形，先端长状似草鹬喙。味甘苦，功能除眼翳，杀虫。

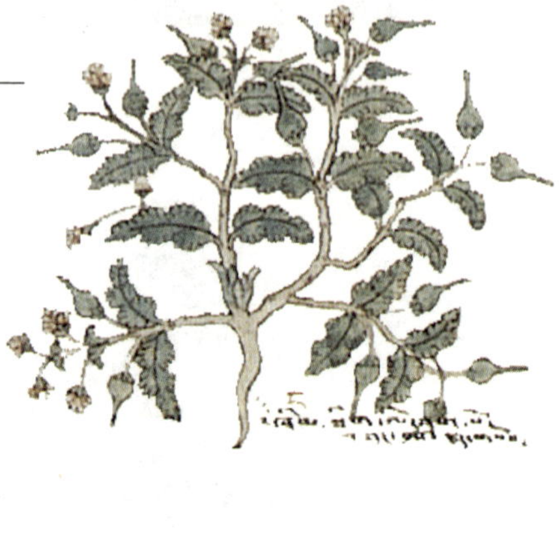

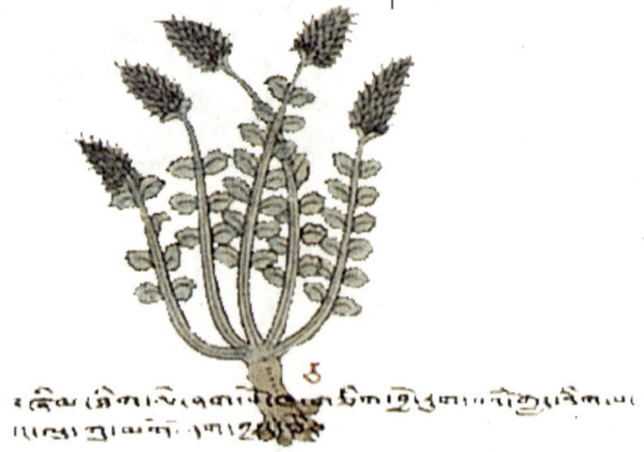

5.104 佛吸水夏至草异种

即鼠曲瓣花的异种，生长于沼泽和水边等地。根色紫，呈小球形，多毛根。茎四棱。叶圆小，缘具齿即深裂呈条形。茎顶开蓝花，穗状重叠密集。味甘苦，功能除眼翳，杀虫。

5.105 角茴香

角茴香（译音“巴日巴达”）是生长于荆棘丛和荒地的一种草药。根色灰。叶呈羽状、色绿，叶长条形，丛生，中央长茎，茎灰绿细而长，铺散于地。茎和枝顶开白花，多瓣。果荚似油菜，果荚种子似四季豆。味苦，功能清热，治瘟热、毒热。

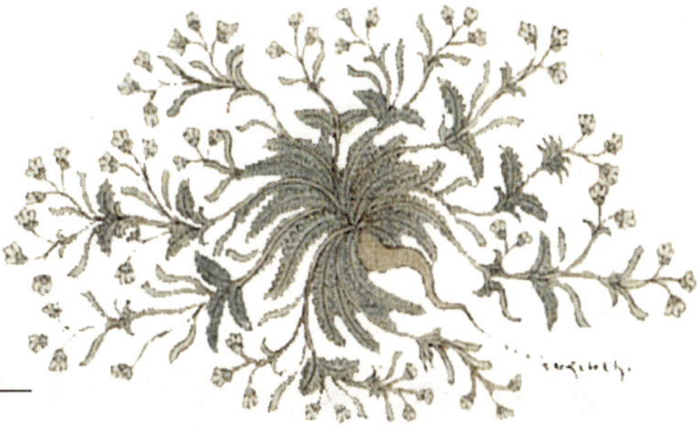

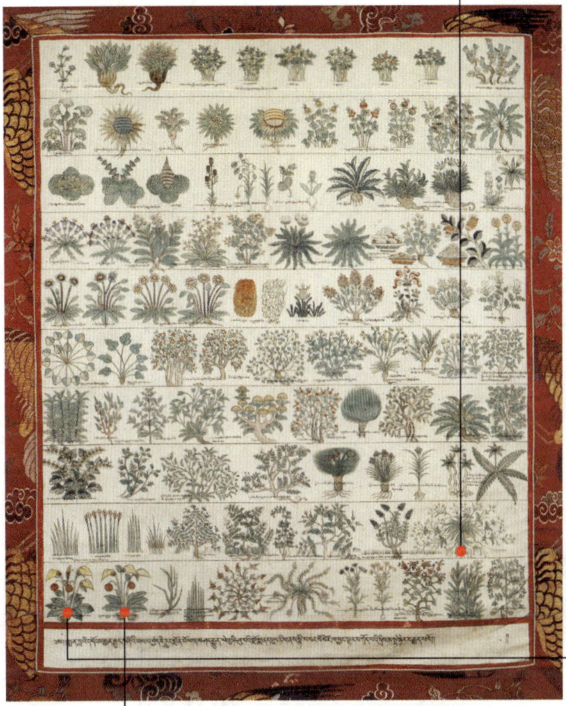

5.106 山生南星

山生南星（译音“达果力”）即丰夏，是山生的一种草药。根块茎近球形，外黄内白，具毛根。叶黄绿，油腻，扁锥形，众多，轮生，铺散于地。从生叶中央有茎，色青绿，粗，圆柱形，数茎一起生长。花黄，呈鸟喙状，有光泽。果实红似珊瑚聚集。味辛，功能杀虫，解毒，治骨刺。

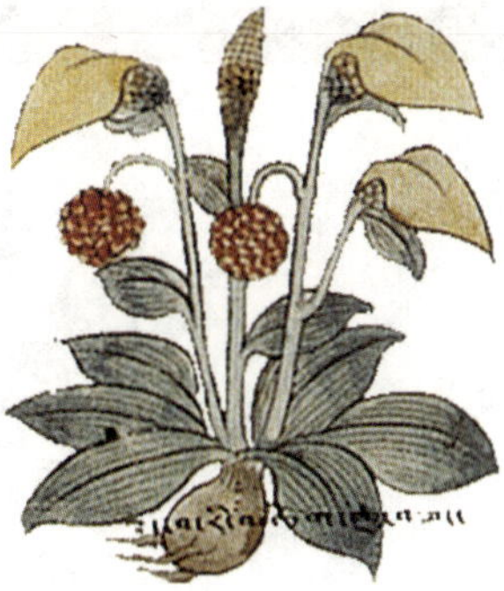

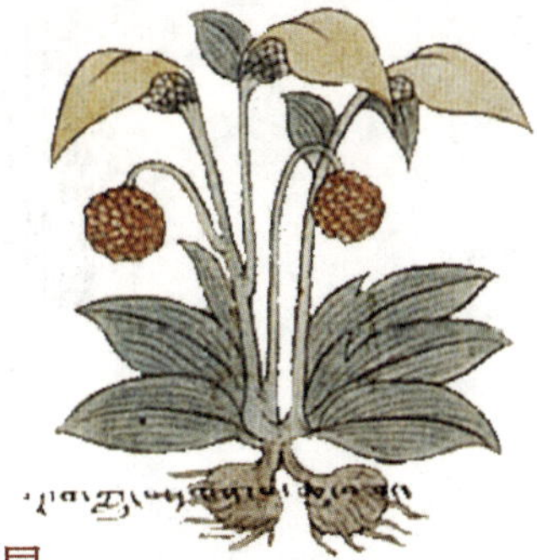

5.107 田生南星

田生南星（译音“达央”）即黄苞南星，生长于河谷。根块茎近球形，茎圆柱形，色绿，叶扁而长圆，花、果实等大体与山生南星相似，但根较大、多。味辛，功能杀虫，解毒，治骨刺。

5.108 沿沟草上品

沿沟草（译音“旦吾嘎拉”）上品是生长于水池、积水等地的一种草药。根色白而细。茎青绿，具节，中空，直生，先端微钩。叶色绿呈线形，于节上轮生。花苞淡红而小，长于叶柄处，无花瓣。味甘，功能清肺、肝、脉、骨热等。

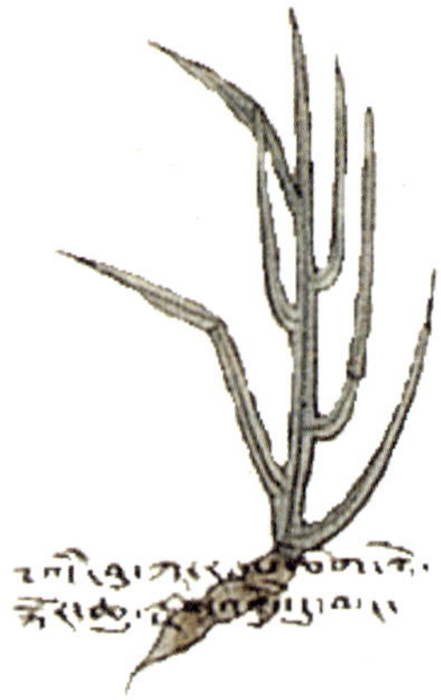

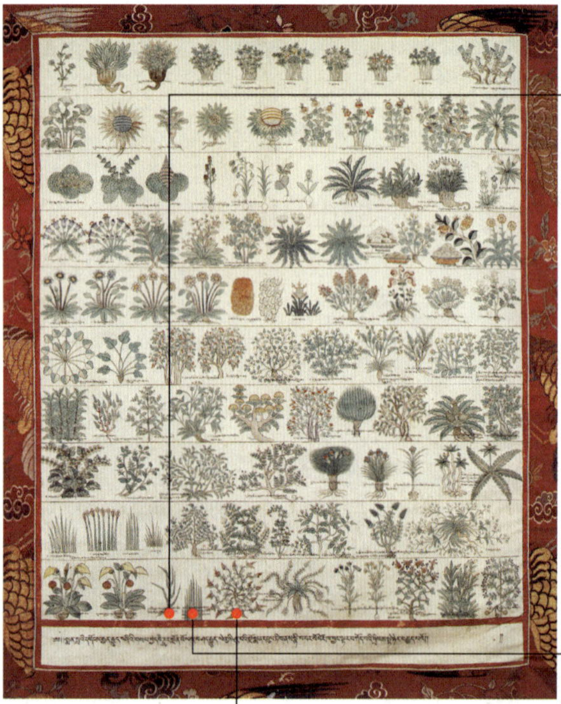

5.109 沿沟草下品

沿沟草下品是生长于水池、沼泽的一种草药。叶或茎圆柱状似葱叶，中虚疏。穗似珠牙蓼穗，数株一起生成。味甘，功能清肺、肝、脉、骨热等。

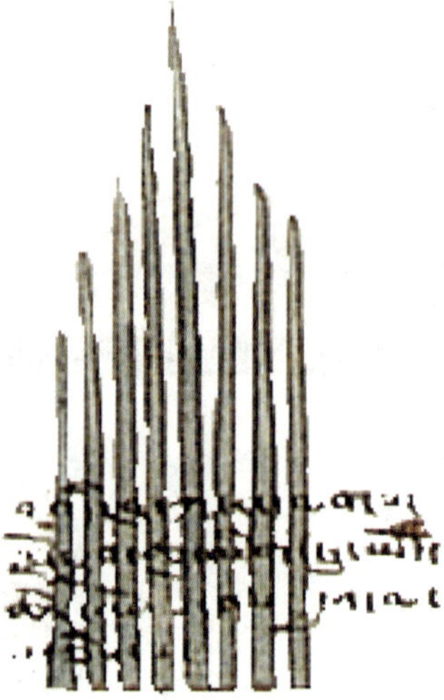

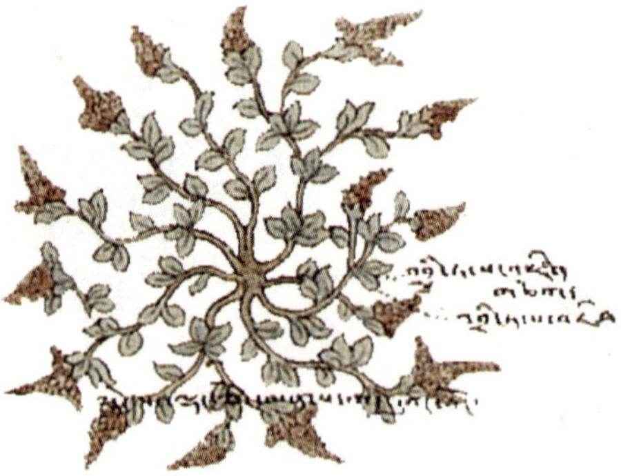

5.110 短穗兔耳草上品

短穗兔耳草上品（译音“直达萨增”）是生长于森林的一种草药。从一根生长出许多牛毛绳状细小茎，似铜线铺于地上。叶色绿，卵形，片小，互生或对生，呈卵状披针形。花色白，花瓣被绒毛。果实色红呈球形，凹凸不平，拇指头大小。味甘、苦，功能排脓血、黄水。

5.111 短穗兔耳草下品

短穗兔耳草下品（译音“直达萨增曼巴”）即东方草莓，是生长于高山草甸和风化砾石间的一种草药。根色黄黑，细，细根非常多。叶黄绿似莲叶，各叶间生出红色、细而短的茎。枝伏地而生似网状，细而长。枝顶开黄花，有光泽，5 瓣。味甘、苦，功能排脓血、黄水。

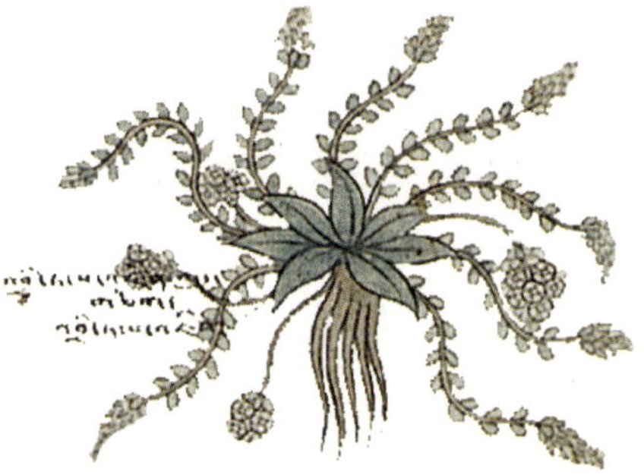

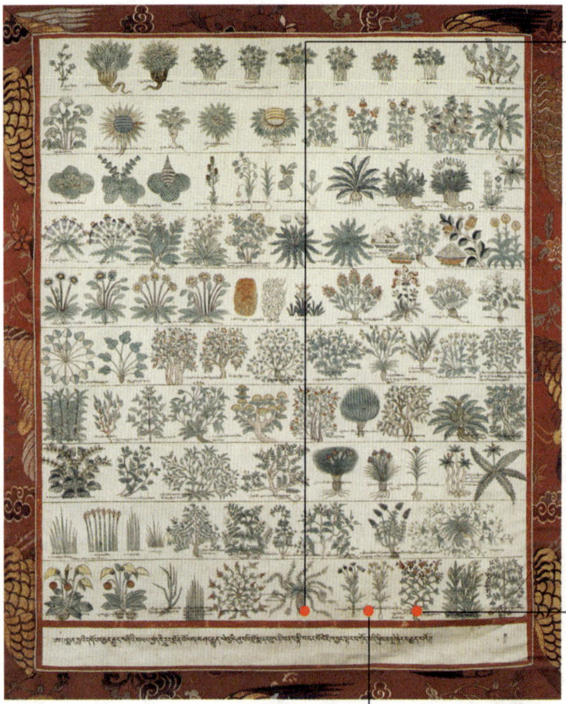

5.112 毛蓝雪花

为角柱花或红花岩黄芪（译音“夏泡孜孜居柔合玛”）是生长于向阳山坡等处的一种小灌木。根紫、粗状，毛根多。茎干粗而短，枝 2~3 株互相挨着头生长，具棱节。节腋处叶两两对生，呈心脏形，圆小。花色蓝，瓣长如卵形。味甘、涩，功能止血，治妇女月经过多。

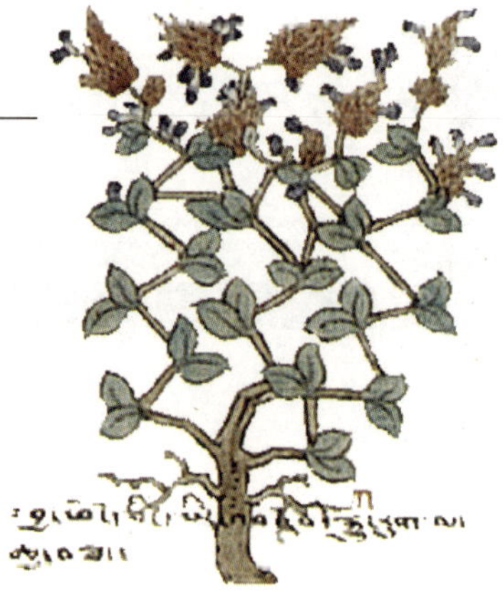

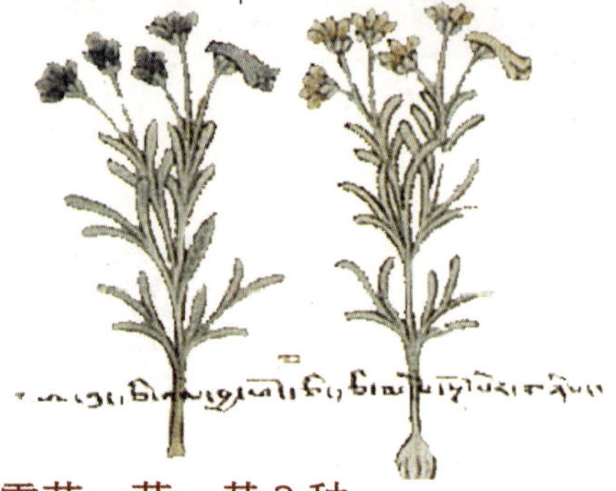

5.113 毛蓝雪花，蓝、黄 2 种

毛蓝雪花又为卷叶贝母（译音“厄孜”或“夏泡孜孜”），蓝、黄 2 种皆是生于高山灌木丛中的一种草本药。根黄而小，根茎长，茎细而直生，枝多。叶似黄精叶。茎顶开花，色蓝、黄，按色分为 2 种。味甘、涩，功能止血，治妇女月经过多。

5.114 葫芦巴

葫芦巴（译音“旭毛萨”）是生长于各农区的一种草本药物。叶似豌豆叶，被零星绵毛。叶中央有茎，色淡绿，细而直立，有 1~2 小枝。花黄而小似豌豆花。果荚弯曲似公鸡距，内有种子似小儿睾丸。味苦、甘，功能干肺脓，止泻。

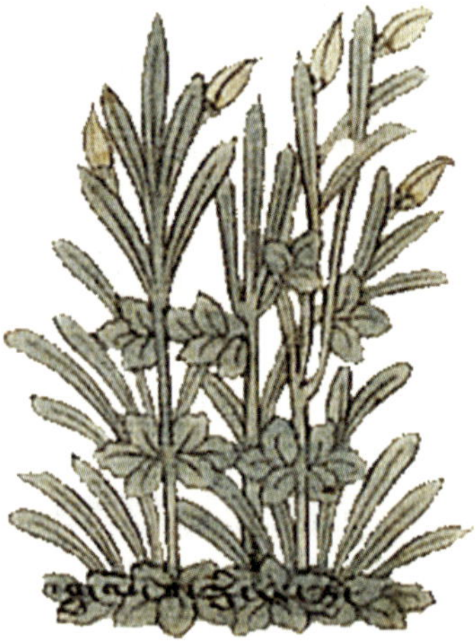

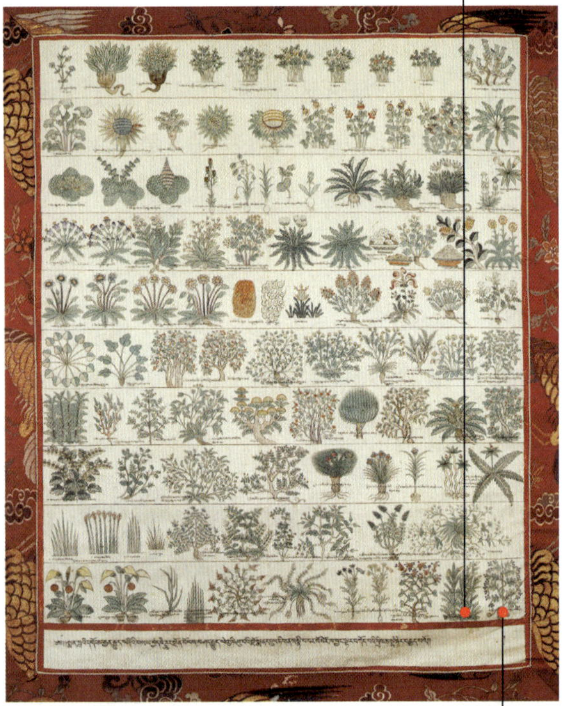

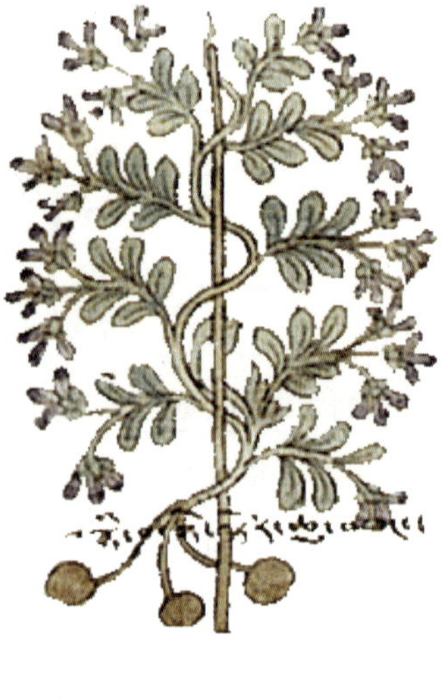

5.115 鸡蛋参

鸡蛋参（译音“尼哇”）于草丛和阴坡攀缘他物生长。块茎球形似天南星根。茎细而长，攀缘他物生长，断处有乳汁液渗出。叶绿而细似嫩铁线莲叶，但比之较小。花像五脉绿绒蒿花。味甘、苦，功能清热，治脉热和心热。

图二十九 草本药物

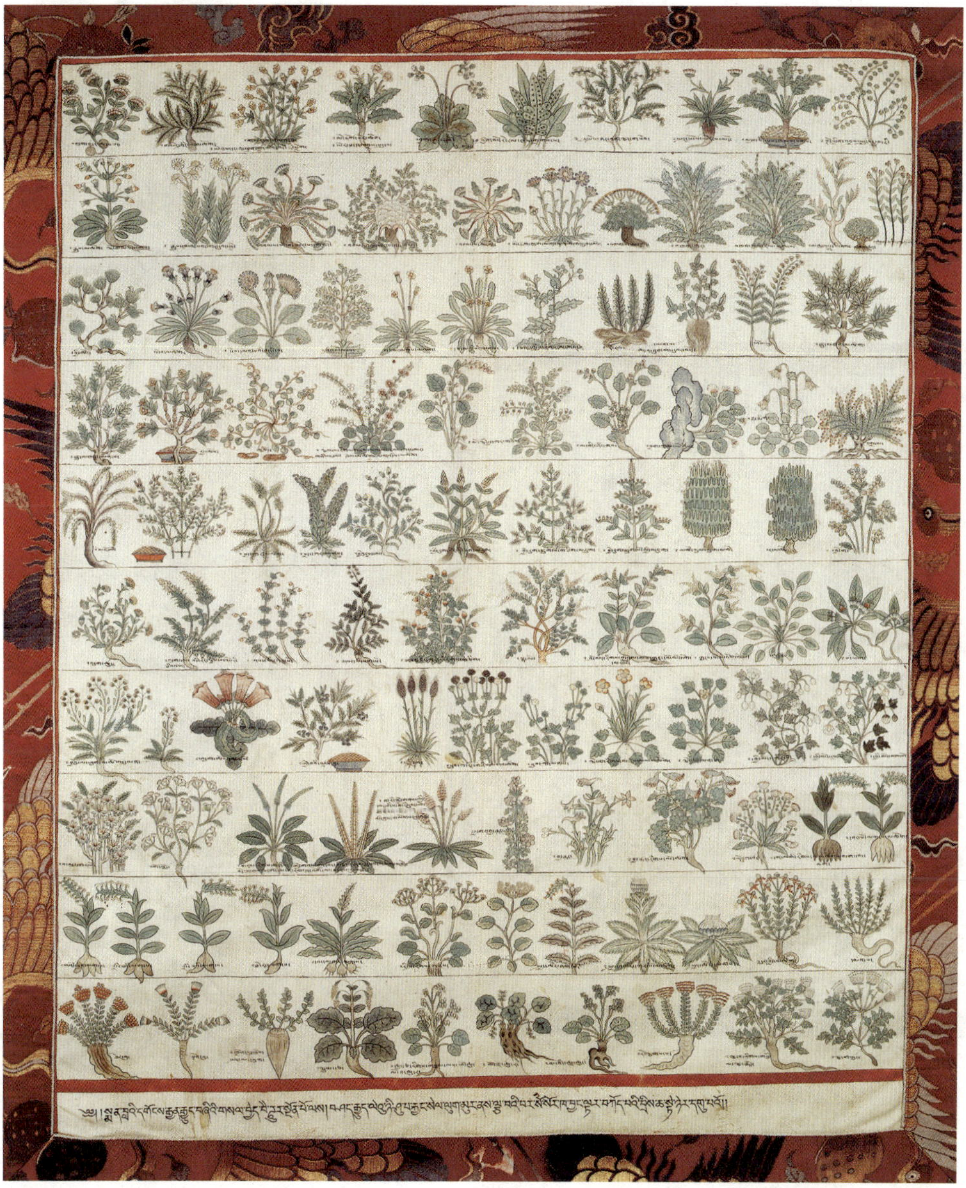

本图示《论述部》第二十章药物中的草本药物中螃蟹甲至田迷果芹之间 107 种药物的鉴认及味、性、效等内容。

5 草本类药物的功效（3）

5.116 螃蟹甲

螃蟹甲（译音“勒木力琼哇”）是生长于山坡等处的一种草药。根为块根，球形，指头大小。茎色白。叶青绿似独一味叶。花黑红色。根入药。味甘、苦，消化后性平，功能清热消肿，治胃嘈杂、感冒、疖痈、肺病、喉干，为七味螃蟹甲的主药。

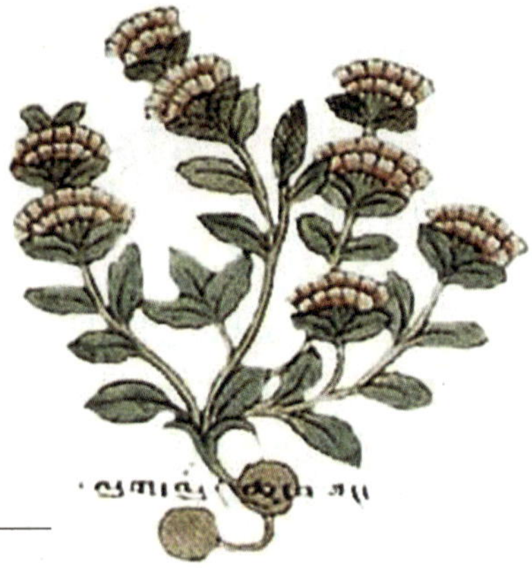

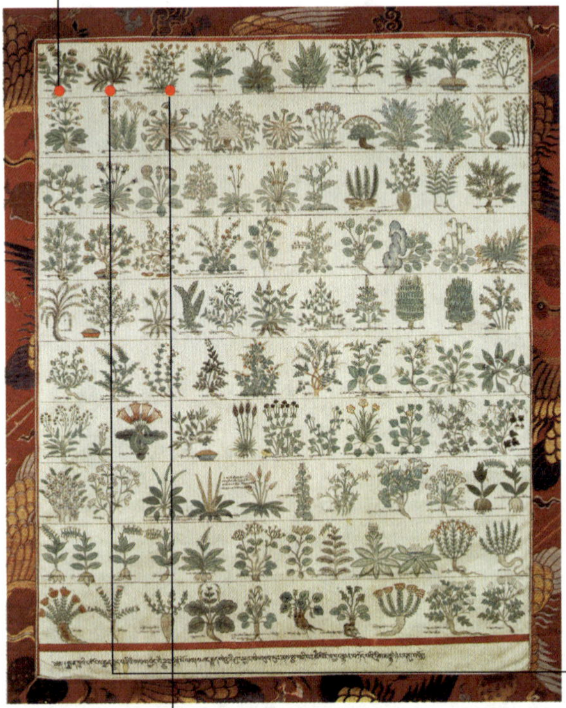

5.117 玄参上品

为齿叶参参（译音“亚日相”），是生长于西藏珞隅等农区的一种半灌木草本。植株等大体似沙生槐，但比之色暗黑，叶黄绿而细小，花黄而小，5瓣。果实似花椒。味苦，消化后性凉，功能清瘟疹热。

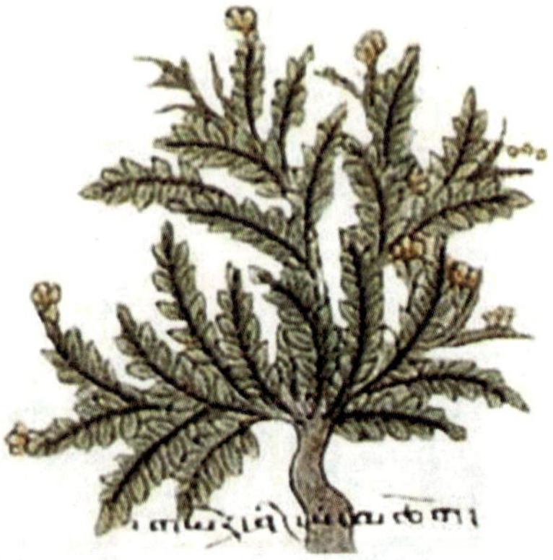

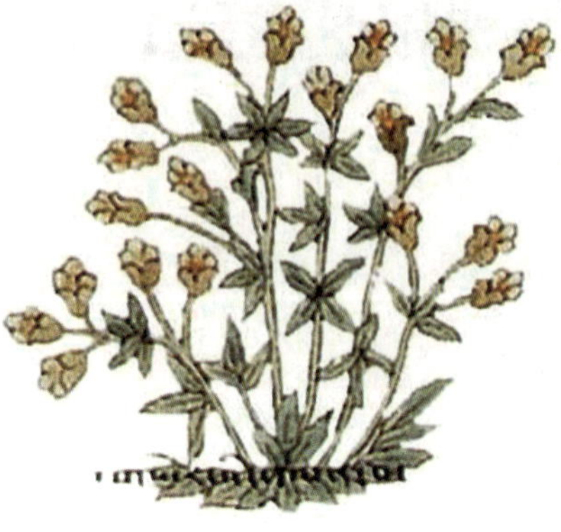

5.118 玄参下品

为穗花参参（译音“亚日相曼巴”），是生长于藏地河滩、田埂等处的一种半灌木草本。茎干色较红，长1肘许。叶青绿、较大，缘具齿，先端较尖利。花黄而小，果实似花椒。味辛、涩，消化后味苦，功能清瘟疹热等。

5.119 “美朵赛欠”

有人认为是山苦荬，是生长于干旱地区的一种草本。茎干、花等像虞美人，但比之叶扁，缘具齿，花葶短，开黄花。味和消化后味皆苦，功能愈疮，干脓，治脉管腐烂。

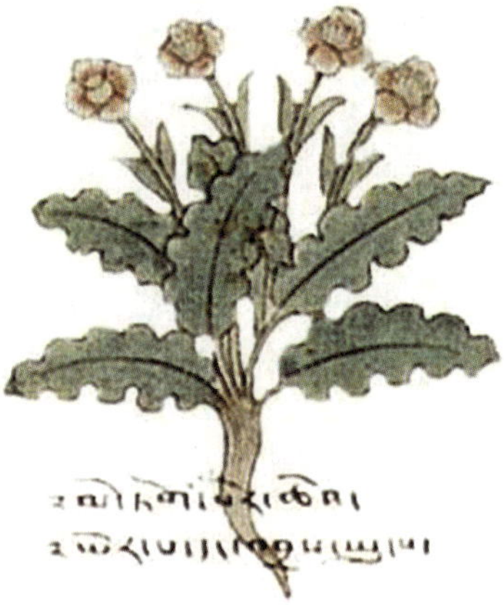

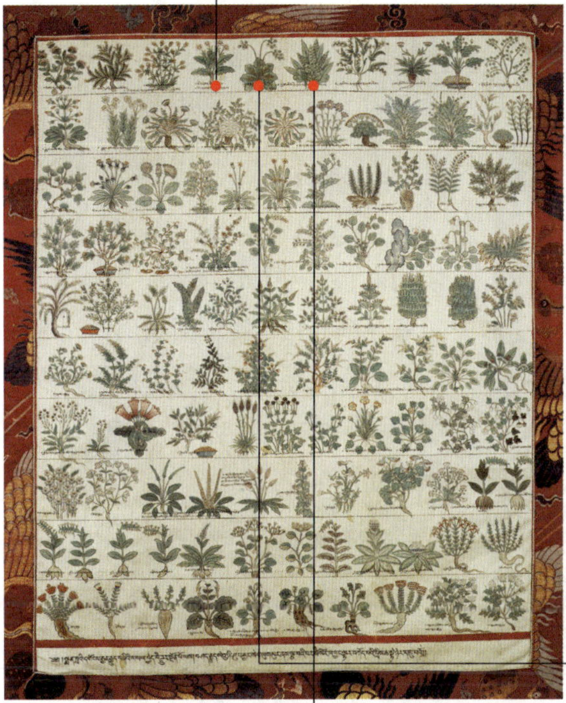

5.120 卷丝苣苔

卷丝苣苔（译音“直合甲哈吾”）又名大臣“热拉力”，生长于山岩旁边。叶大而厚，缘具齿，铺地而生，叶背被黄毛，夏季叶贴于岩石上，冬天似手掌收缩于内。花蓝呈铃形，老后变成白色。味苦、甘，消化后性凉，功能清热解毒，止泻，愈疮，治中毒症，止热泻。

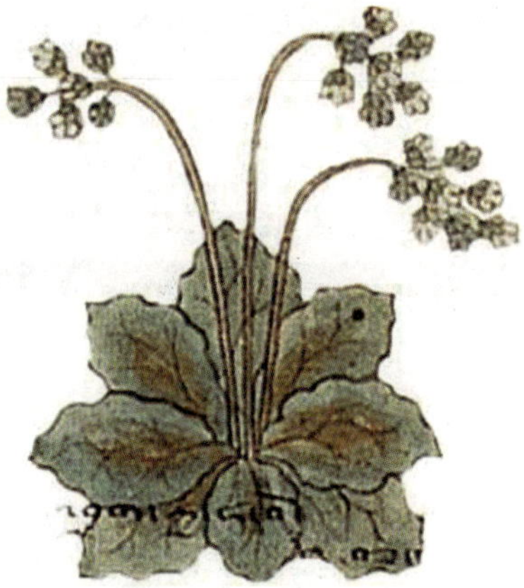

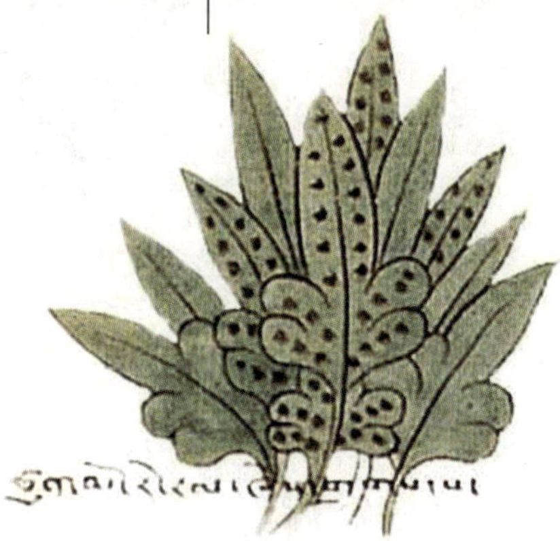

5.121 瓦苇

瓦苇（译音“宗毛热拉力”或名“直合百”），生长于石崖缝隙中。一条根状茎，茎上有黄色叶 4~5 片，丛生，中央有数片长而呈剑形的叶，背有黄色斑点。功能愈疮，干脓、清热，治脉热，修复骨松质。

5.122 草木樨

草木樨（译音“甲百”）是生长于荒地和路旁等处的一种豆类。一条主根，多毛根似胡须。叶似葫芦巴叶，像铜镜口扩展。茎细而长，开黄花，种子似雄花苜蓿子，气味芳香。味和消化后味皆苦，功能清热，治陈旧热、毒热，驱鬼邪。

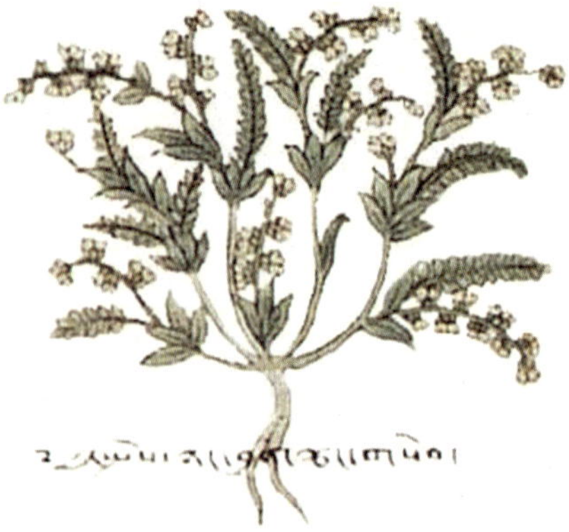

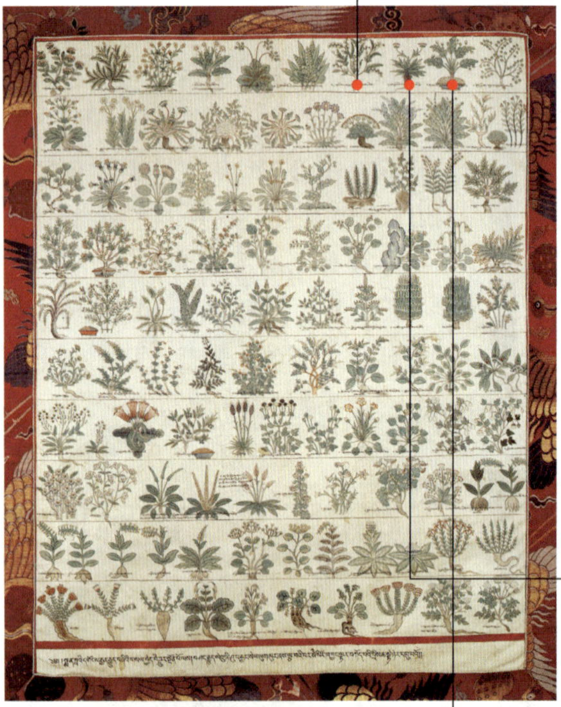

5.123 甘松

甘松（译音“邦百”）是生长于阴山草甸的一种草本药。茎3~4株，色紫，细而短。叶细而长扁，先端尖利，似松耳石盘。花红呈铃形。芳香很浓。味苦，功能清热，治陈旧热、毒热，驱鬼邪。

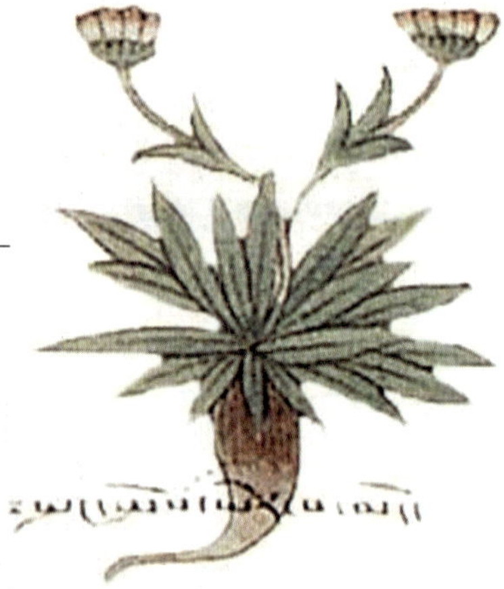

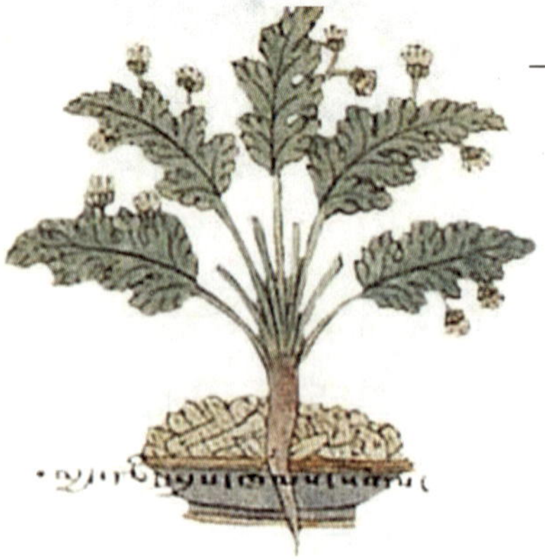

5.124 黄连

黄连（译音“娘孜哲”），根生于腐烂的湿生草间，根黄被细毛，可当颜料和染料。茎干细而柔软。叶薄像草玉梅叶，缘具齿。花黄，断处渗出乳状液，根入药。味苦、涩，消化后性凉，功能愈疮伤，吸水液，治瘟热。

5.125 钩柱唐松草

钩柱唐松草（译音“欧正”或“赤合冈”）是生长于阳山石崖旁的一种草本，称“东吾吉合居”（铁钩草）。茎干长而色较黄。叶绿，长卵状。叶、茎入药。味微苦，消化后也苦，功能清热，愈疮伤，治瘟热。

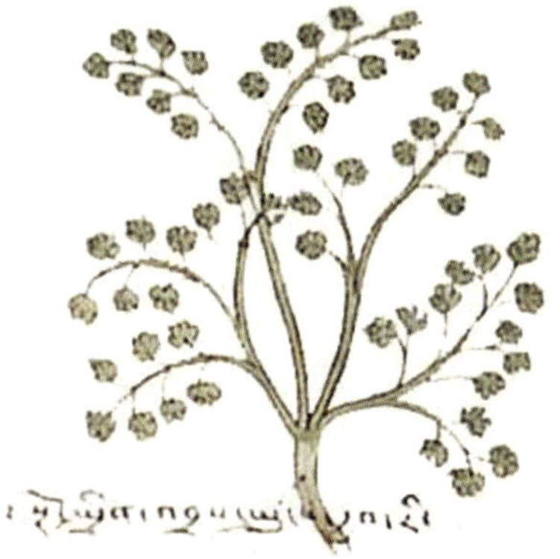

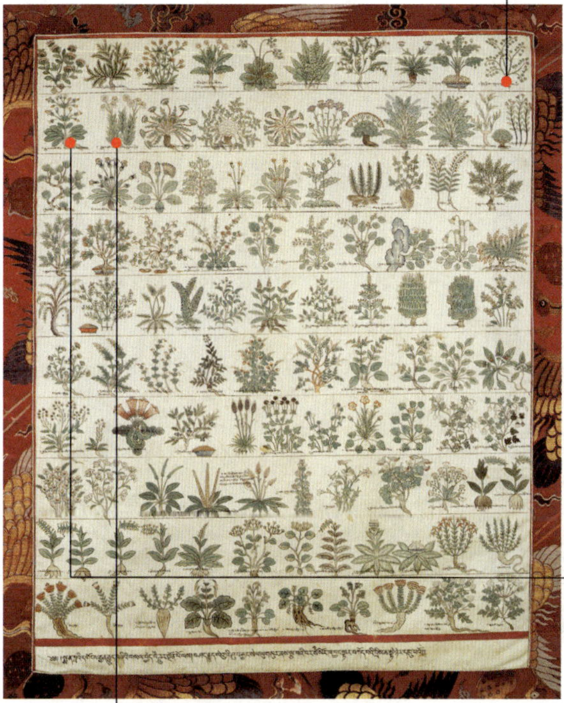

5.126 “勾哲”上品

又称“赛布勾哲”，有人认为是獐牙菜。植株叶形等大体与白芥相同，色呈黄绿，茎干似酸模，分枝从茎芽眼直出。花青白微泛黄，根大者为上品。味苦，消化后性凉，清热解毒，愈疮伤，治瘟热、毒热、赤痢、接脉。

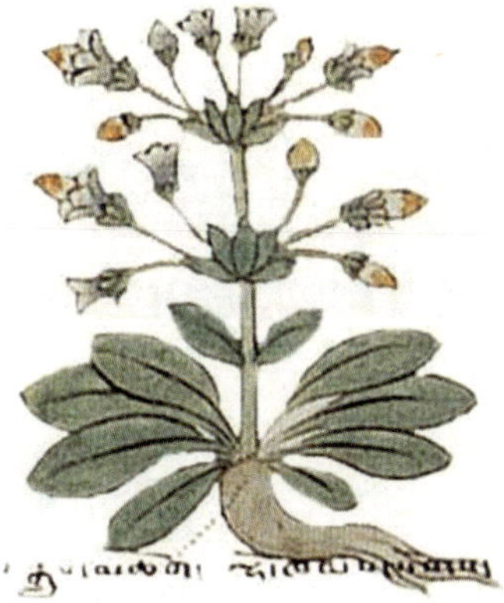

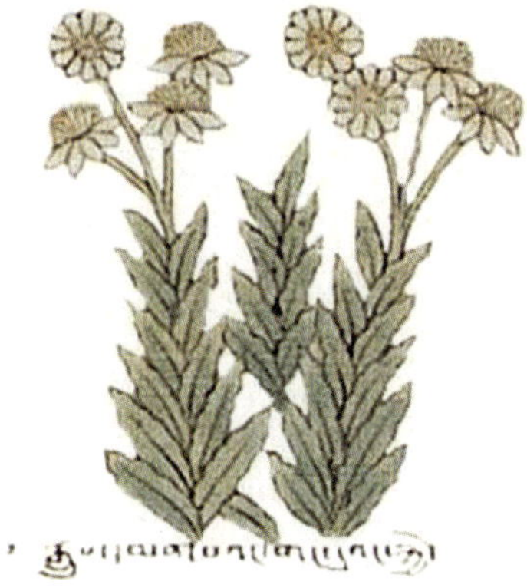

5.127 “勾哲”下品

又称“东勾哲”，有人认为是迭裂黄堇。植株大体像“赛布勾哲”即“勾哲上品”，叶色绿，光滑，全缘，长椭圆形，多数从根发出，叶柄光滑柔软，直生，叶柄节上长叶，对生。从叶腋长花葶，花淡黄，5 瓣，瓣内有蓝色脉纹。味苦，消化后性凉，功能清热解毒，愈疮伤，治瘟热、毒热、赤痢等。

5.128 蕨叶藁本

蕨叶藁本或矮泽芹（译音“斑布泊”）是生长于草甸的一种草药。叶、茎、花的形态与葛缕相似。因叶子少，被误认为是西藏棱子芹。有花柄者为雄。味苦，消化后性平，功能消肿，破痞，治腹内痈疖、炭疽。

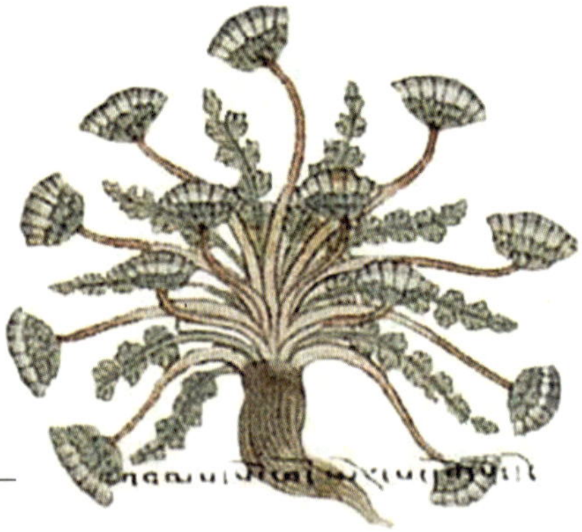

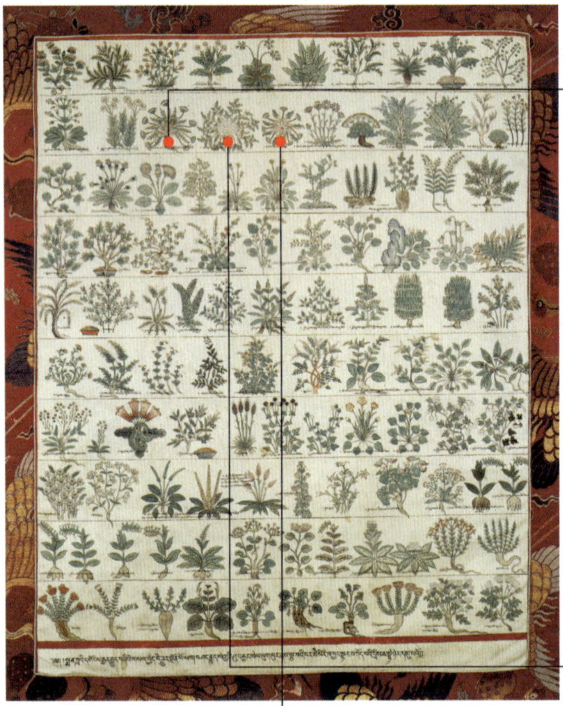

5.129 紫果粗子草

紫果粗子草（译音“斑布莫”）是生长于草甸的一种草药，叶、茎、花的形态与葛缕相似，但颜色较黑。因叶子少，易误认为西藏棱子芹。无花柄者为雌。味苦，消化后性平，功能消肿，破痞，治腹内疖痛、炭疽。

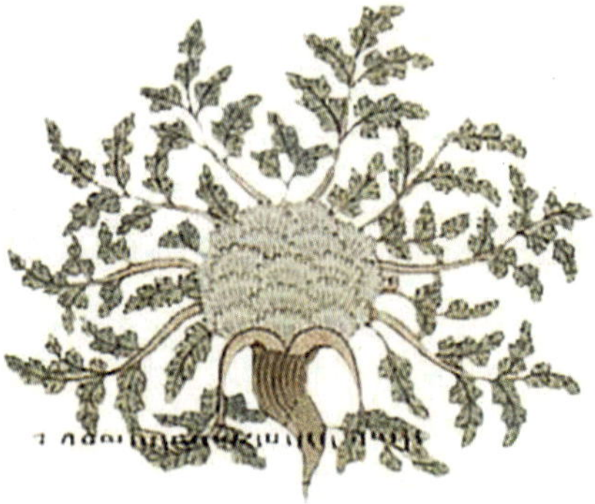

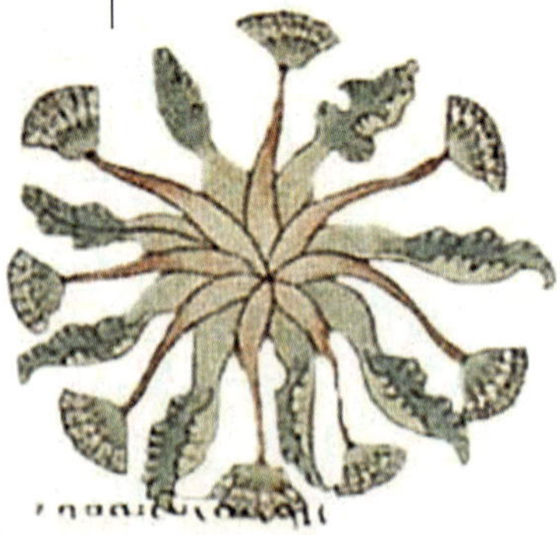

5.130 藁本

藁本（译音“斑布玛囊”）是生长于草甸的一种草药。叶、茎、花的形态与葛缕相似，但根、叶、茎比雄者小，比雌者大，有较短花柄。味苦，消化后性平，功能消肿，破痞，治腹内疖痛、炭疽。

5.131 大花紫菀

大花紫菀（译音“美朵勒目”）又称佛眼，是生长于高山砾石和草甸之间的一种草药。茎柔软，叶灰青，长椭圆，全缘。花瓣蓝，轮生，中央有黄色花蕊似羊眼睛。花入药。味微苦，消化后性凉，功能清热解毒。

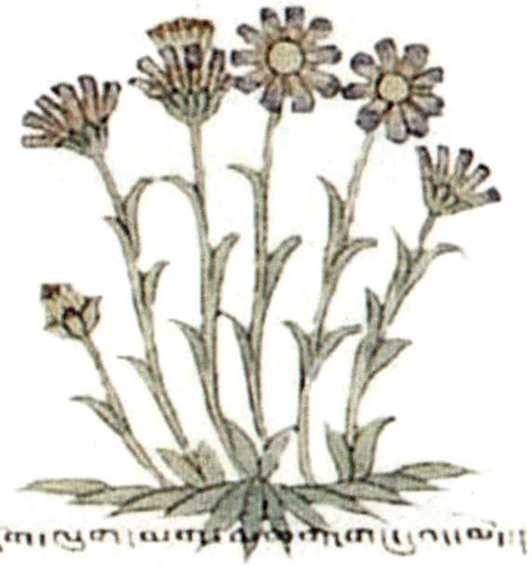

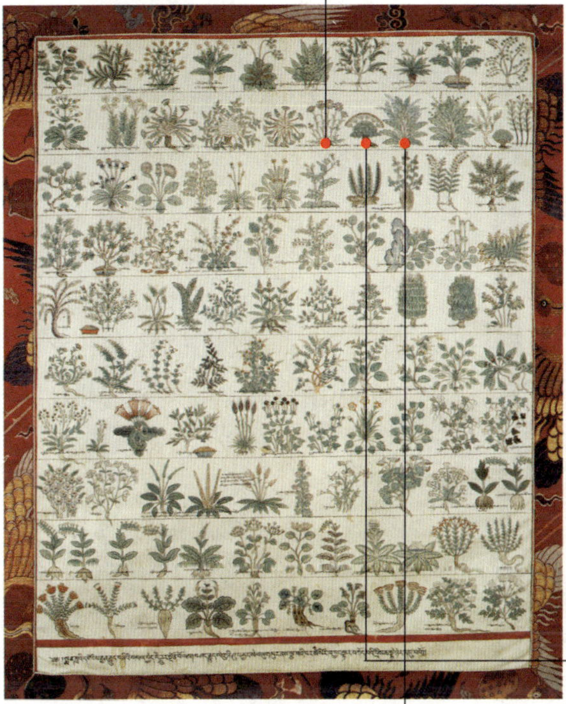

5.132 铺散亚菊

铺散亚菊（译音“坎巴阿庄”），生长于高山低处的砾石间，长 2 拃许。叶、茎均被绵白毛，叶缘具浅齿，茎干稀疏，花黄，方言称“阿庄嘎毛”，气味芳香。叶、茎、花、果实入药。味甘、苦、辛，消化后性凉，功能利肺，治痰阻。

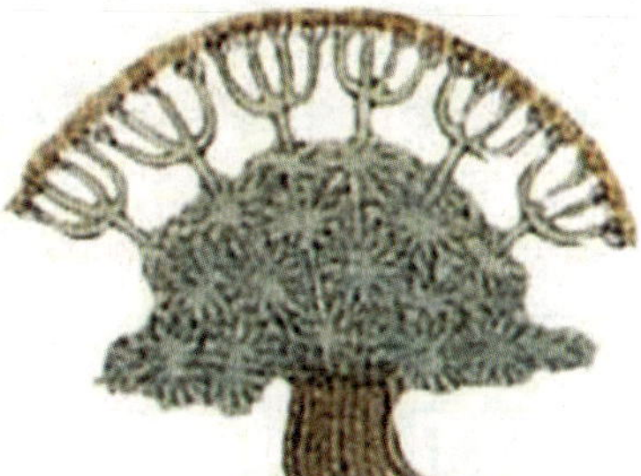

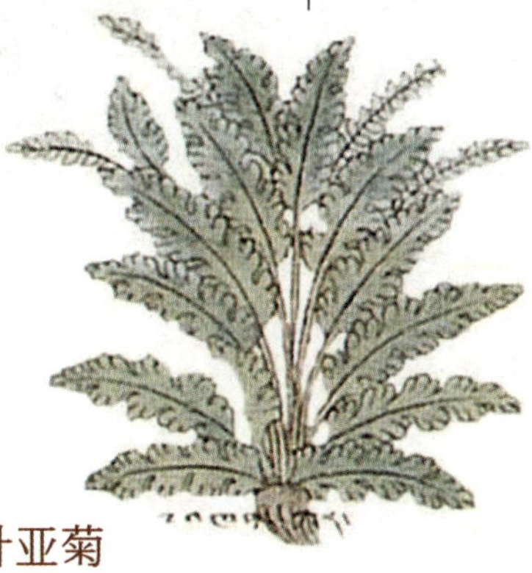

5.133 细叶亚菊

细叶亚菊（译音“坎嘎日”），生长于高山风化岩片和黑土地等。茎干细，叶灰青，布满白毛似火绒草。花黄有光泽，花苞呈丘疹状，气味芳香。叶、茎、花、果实入药，味甘、苦、辛，消化后性凉，功能滋补，治肾病。

5.134 红花亚菊

红花亚菊（译音“坎玛日”），生长于河滩、路旁等处。叶黑绿，缘深裂似蛙掌，光滑而柔软，叶背被小毛。花柄红紫，上部有红绿色丘疹，似穗状，垂头，气味浓，内有籽子。叶、茎、花、果实入药。功能止血，消肿，治四肢肿胀。

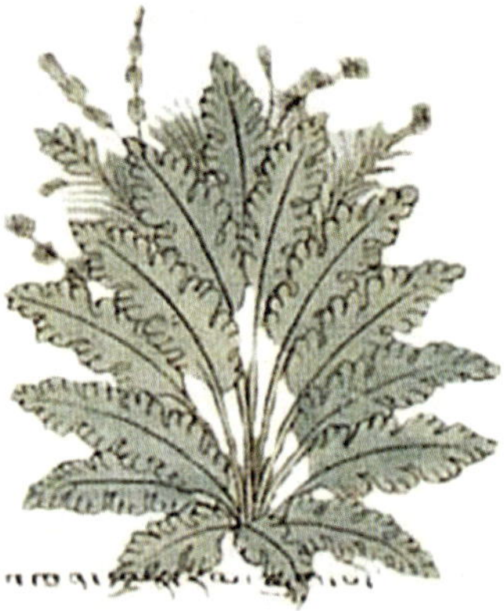

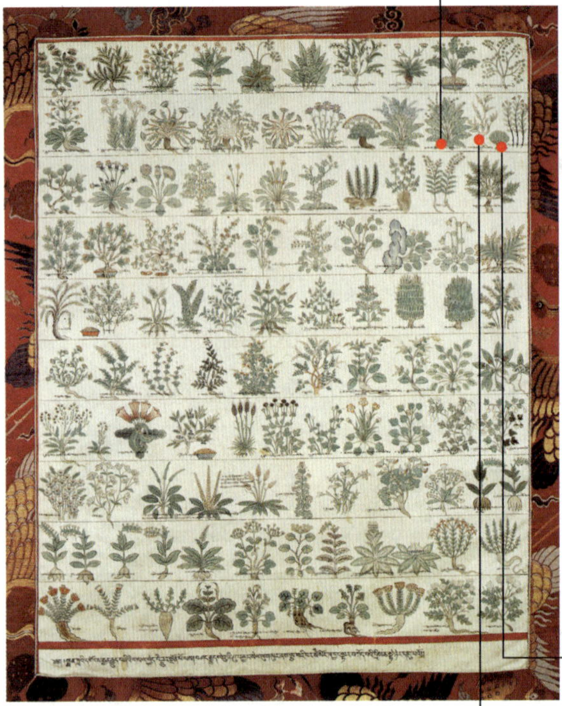

5.135 丛生亚菊

丛生亚菊（译音“坎琼”）的叶、茎、花等与细叶亚菊相似，但比之小，丛生。味甘、苦、辛，功能清热利肺，治肺热、痰壅不出。

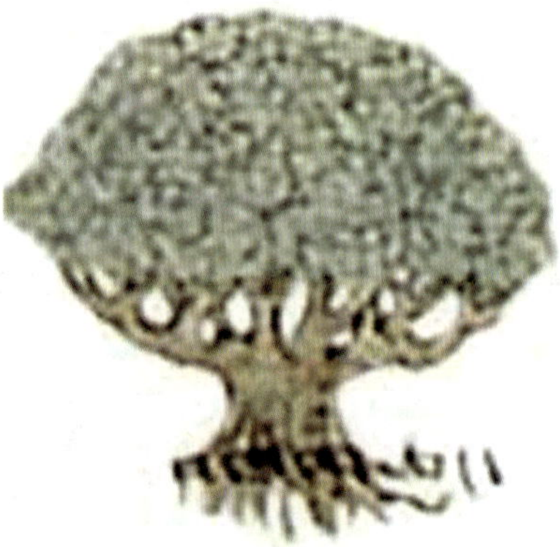

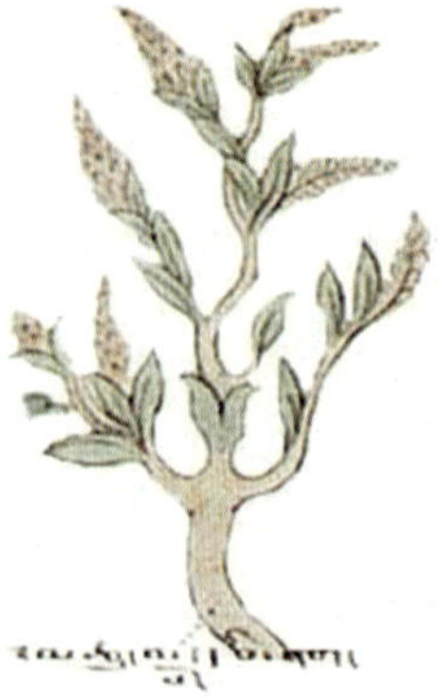

5.136 西北利亚蓼

西北利亚蓼（译音“曲玛孜那布”）是生长于湿地的一种多年生草本。茎中空，具竹节，老后变红。叶黑绿，叶背灰绿，肥厚，剑形，穗红似珠牙蓼穗，穗柄色红，开大黄花样的花，色红绿。叶、茎味酸、涩，消化后性凉，功能泻黄水和腹水等。

5.137 硬毛蓼

硬毛蓼（译音“曲玛孜嘎布”）是生长于湿地的一种多年生草本。茎绿圆柱形，叶剑形，花黄褐，花谢后生出长圆果荚似止泻木果荚。味微苦，消化后性凉，治中毒、瘟疫病。

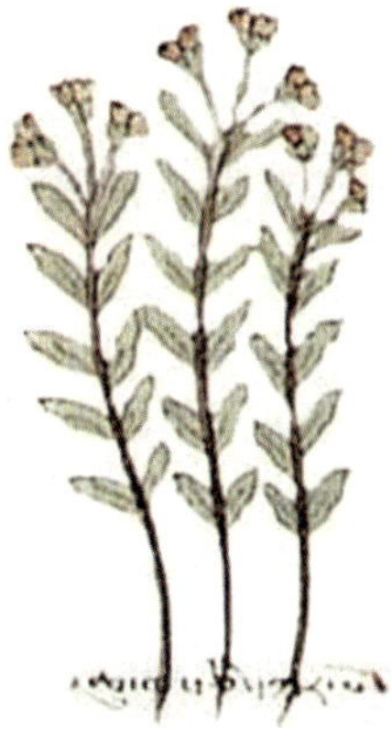

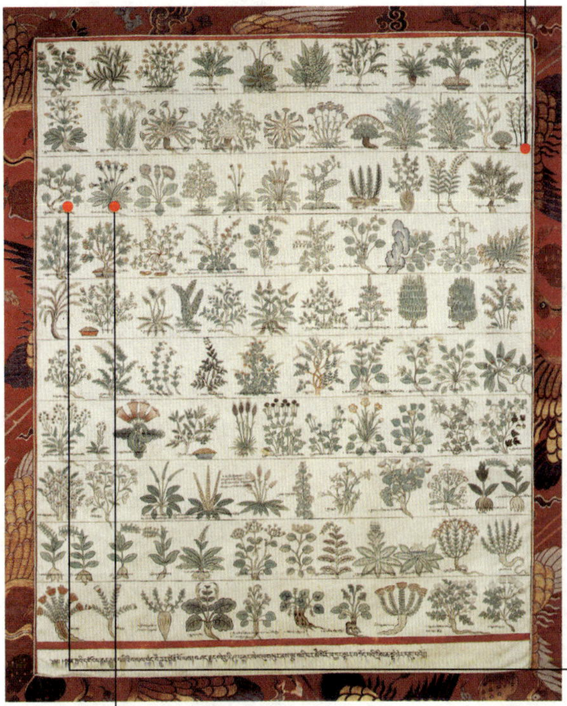

5.138 苍耳子

苍耳子（译音“西才日”）是生长于沙滩的一种半灌木。茎黄绿呈暗黑色，木质化茎，长有氆氇穗竖立状刺，触之扎手。具荚壳的果实，大小如羊粪粒大，色紫黑粘衣服。味苦，消化后性凉，功能清热，治瘟热和肾热。

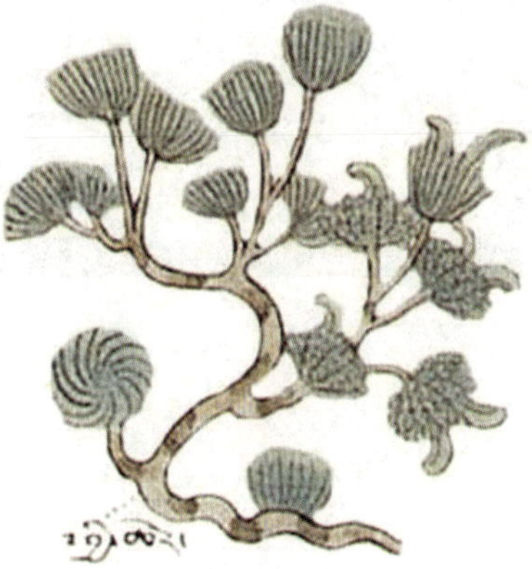

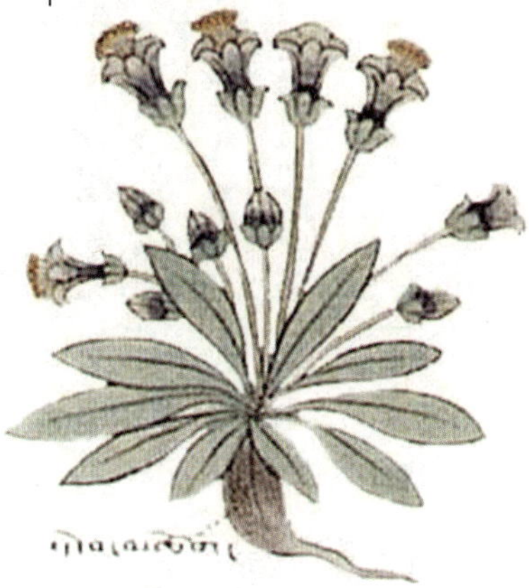

5.139 “鹅德哇”上品

有人认为是少花延胡索或暗绿紫堇，是生长于高山风化岩石、草甸等处的一种草药。根小块状，皮似莲根皮，白花水泡破裂状，茎有 4 指许，叶蓝缘具齿。花翠蓝似糙果紫堇花，开 1~2 朵，形状似龙胆花。味苦、甘，消化后性凉，功能清热，治瘟热。

5.140“曲德哇”下品

即须弥紫堇或鳞叶紫堇，生长于高山砾石间。根皮似莲根皮，呈白花小泡破裂状。茎有 4 指许。叶蓝，肥厚，贴地面而不长高。花似紫菀，开 1~2 朵，形状似龙胆花。味苦、甘，消化后性凉，功能清热，治瘟热等。

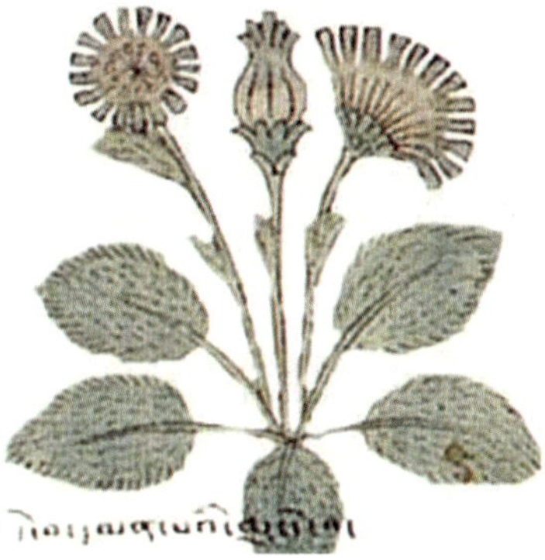

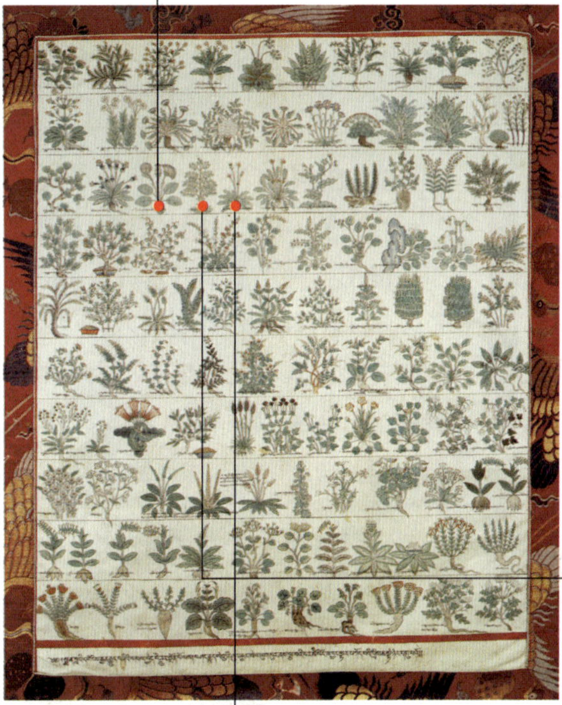

5.141“相德哇”

即银白杨，形状像小杨，但比之较白，树瘤多，坚硬，又名“亚日哇”（白杨）。味苦，功能清热，治瘟热等。

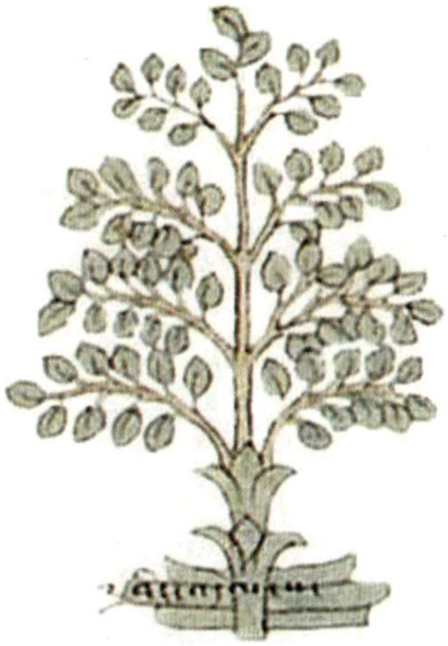

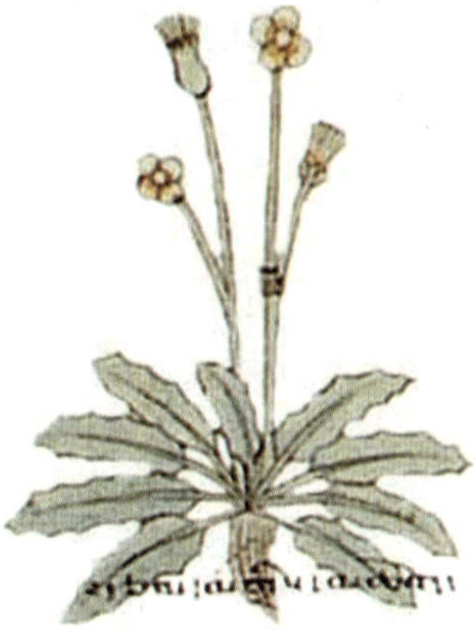

5.142 山生禾叶风毛菊上品

禾叶风毛菊上品（译音“日吉乍赤”），叶绿粗糙，缘具齿。植株形状与蒲公英相似。花黄 4 瓣，老后果实冠毛白，似伞，到处飞扬，叶断处渗出乳状液，花入药。味苦，消化后性凉、糙，功能清热，治一切胆病。

5.143 田生禾叶风毛菊下品

即粉包苣或山苦荬(译音“相吉乍赤曼巴”),叶绿,较大。花似黑蒲公英花，但比之小，花柄高不过 1 拃，细而均匀,花 4~5 瓣。叶、花柄断处渗出乳状液。味甘，消化后性凉、糙，可保养脉管，治肝胆疾病。

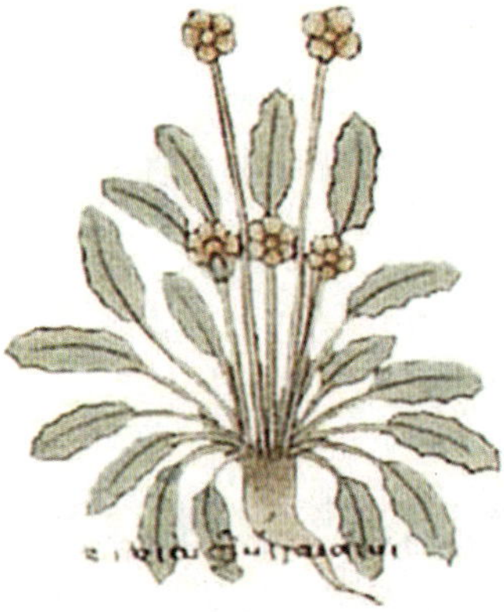

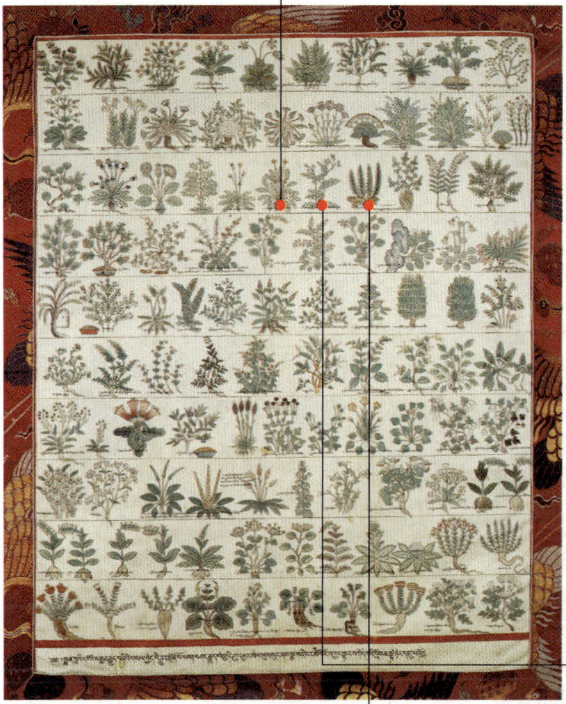

5.144 禾叶风毛菊异种

叶灰绿，细而长，粗糙，植株形状与蒲公英相似。叶大，缘具齿，零星生长。叶青，条形，花似黑蒲公英花，断处渗出乳状液。味苦，消化后性凉、糙，可保养脉管，治肝胆疾病。

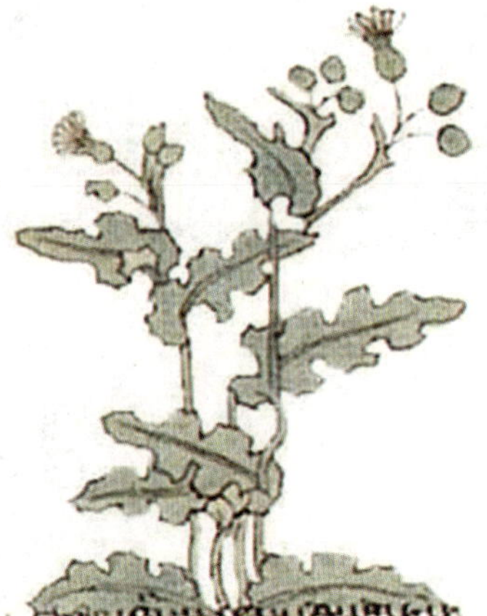

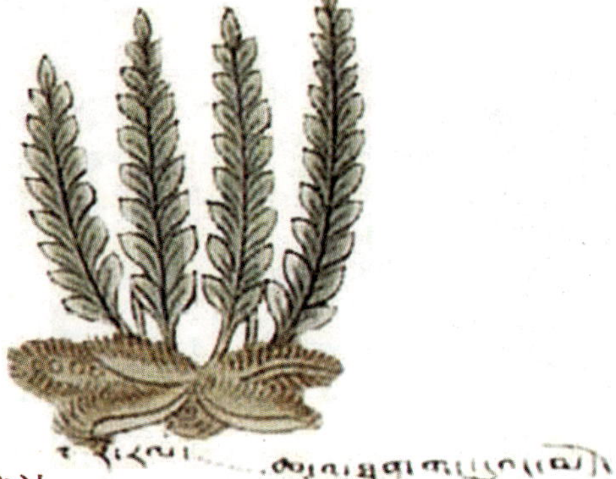

5.145 骨碎补

骨碎补（槲蕨）(译音“东吾热日拉”或“杰布热日拉”)，生长于温暖农区桦槲树旁等处。根毛状似香鼬尾巴。叶绿状似火焰，叶背有黄斑，剥去根上毛则像玉蛇，不剥毛似猴尾。味微甘，功能解毒，治肉中毒、配制中毒及胆热等。

5.146 石莲姜槲蕨

石莲姜槲蕨（译音为“韦江热日拉曼巴”），生长于半农半牧阴山林中。叶比“韦江热日拉”（桦槲蕨）叶肥厚、柔软，呈羽状，根似“玉周曲哇”（贯众）根。味苦、涩，消化后性凉，功能解毒，止泻，治肉中毒、腹泻。

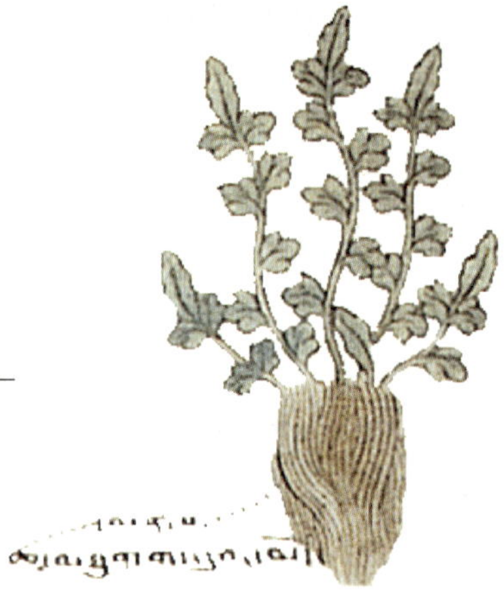

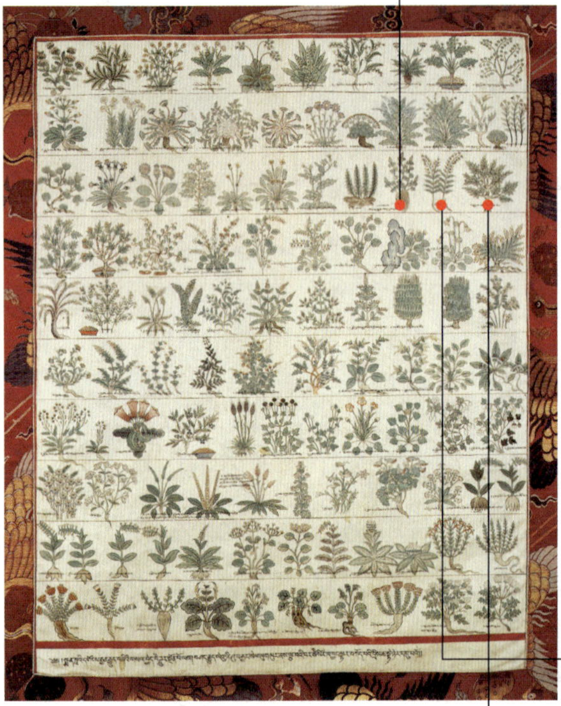

5.147 水柏枝

水柏枝（译音“宛吾”）是生长于河谷沙地里的一种小灌木。茎干紫而长。叶细，长披针形，色绿。花紫红而小，5 瓣，多数丛生像穗样弯头开放，叶入药。味苦、甘，消化后性凉，功能解毒，治肉中毒、配制毒、胆热等，涂抹可治火焰疮。

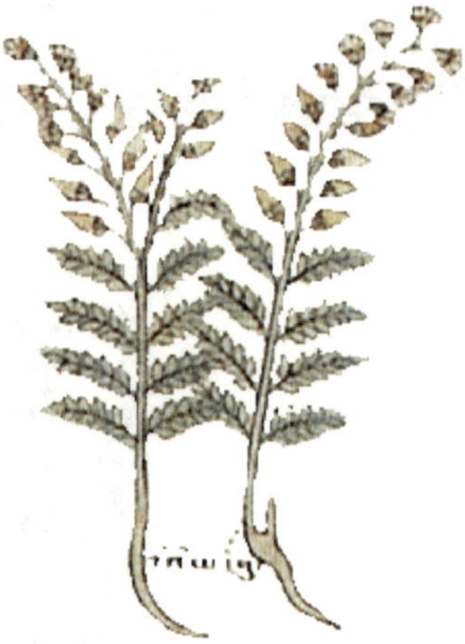

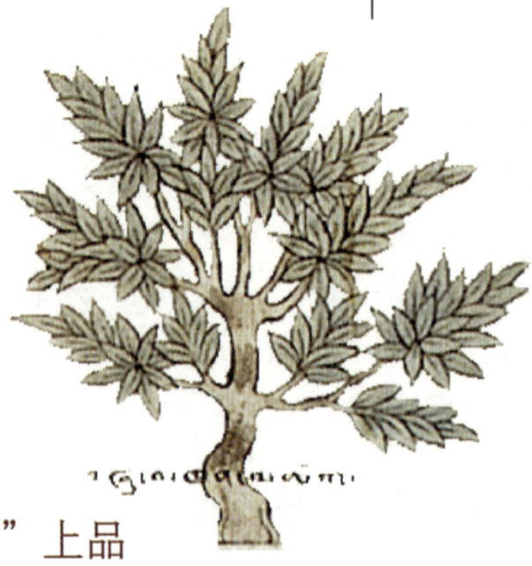

5.148“徐坎”上品

“徐坎”上品（译音“徐坎确合”或“邦雄”）即多脉茵芋，是一种木药。树干、叶大，树枝粗，无毛。小分枝先端长叶，肥厚，色蓝有光泽，叶两头微向背面卷。花淡黄，似穗状，叶入药。味涩，消化后性凉，功能清热，治肺和肾扩散伤热等。

5.149 “雄坎”下品

“雄坎”下品（译音“雄坎曼巴”或“那合雄”）即堆序山矾，是一种木药。树干、叶大，树枝粗，无毛，小分枝先端长叶，薄而黑绿，无光泽。花淡黄似穗状，叶入药。味涩，消化后性凉，功能清热，治肺和肾扩散伤热等。

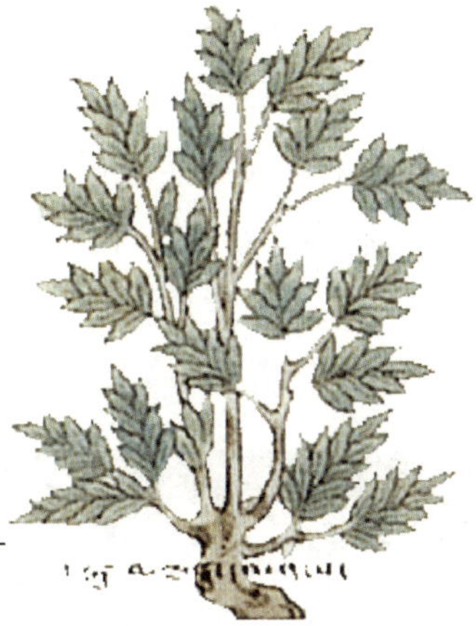

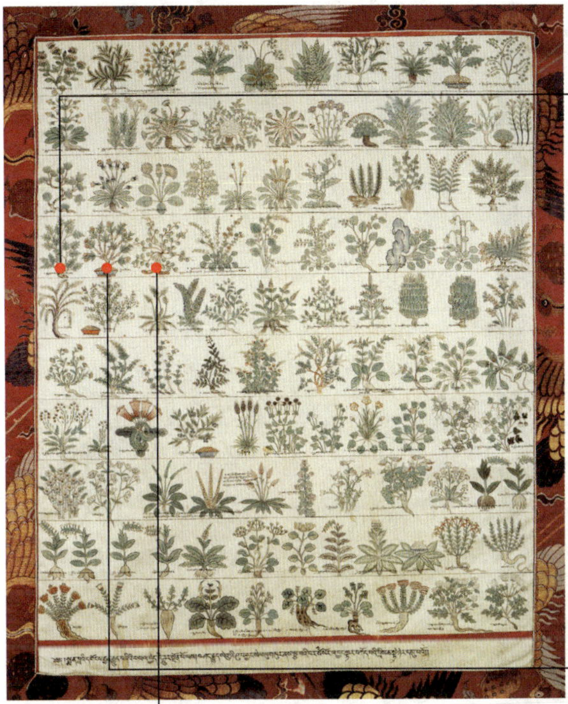

5.150 紫草茸

紫草茸（译音“甲崔”）即“甲吉合”，是“格虚嘎”树的树脂。此树色似陇蜀杜鹃，花瓣内红背黑，花蕊黄。由于采集节气不同分为2种，“仲崔”色较明净，“那合周”色黑。味苦，消化后性凉，功能清热，治肺和肾扩散伤热等。

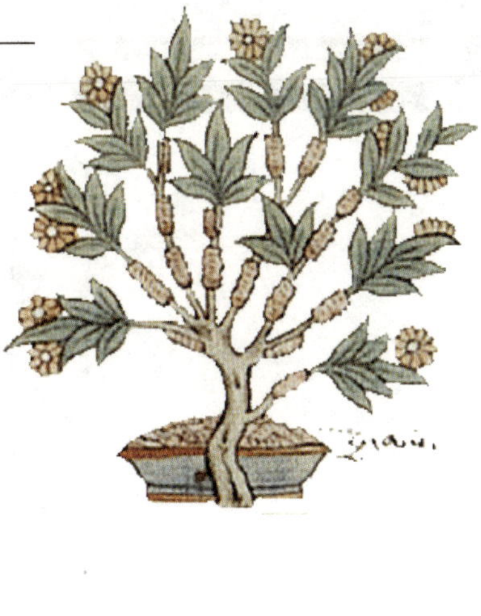

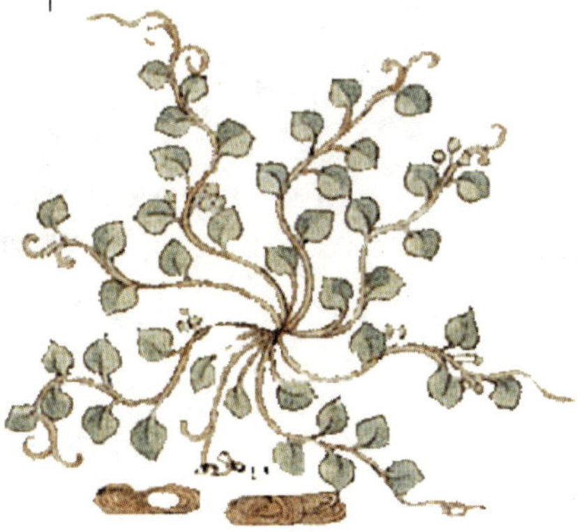

5.151 茜草

茜草（译音“则力”）是生长于地势较低一带的一种草药。叶绿，全缘，叶柄长。茎细，筒状，被粗糙白毛，向地面伸展而生。花粉红，小，5瓣。汁液色红，可做染料。味苦，消化后性凉，功能清热，治肺和肾扩散伤热。

5.152 蜀葵

蜀葵（译音“泡尖”）是生长于花园等地的一种湿生草药。茎干长，叶青蓝，大，缘浅裂。花白者为下品。种子比“甲尖”大,花称“哈洛”。味甘、涩，消化后性凉，花治遗精，根治痼疾，对不思饮食者有益。

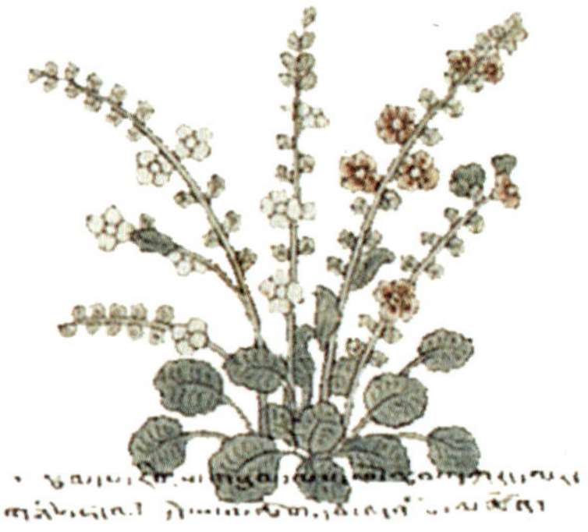

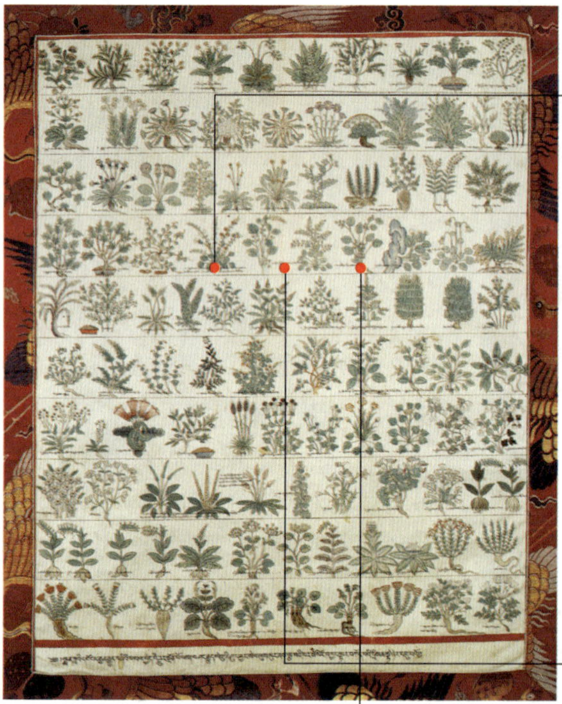

5.153 锦葵

锦葵（译音“毛尖”）是一种湿生草药。茎细长。花色有白和黄紫两种，植株大体与蜀葵相似，但叶、茎、花均比之较小，花瓣内有紫色脉纹。味甘、涩，功能清热，利尿，止渴，止泻，治肾热、尿闭、消渴、腹泻等。

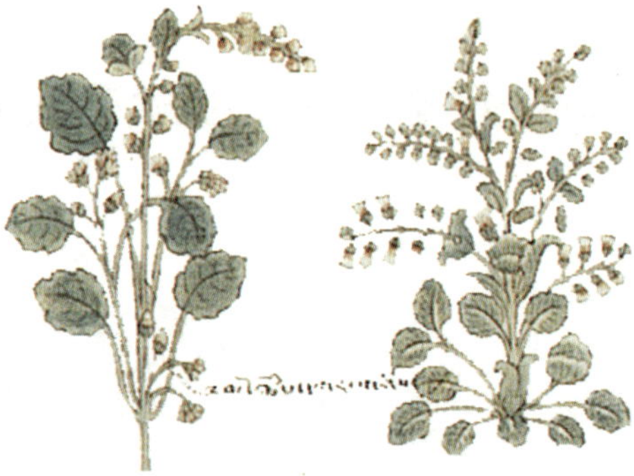

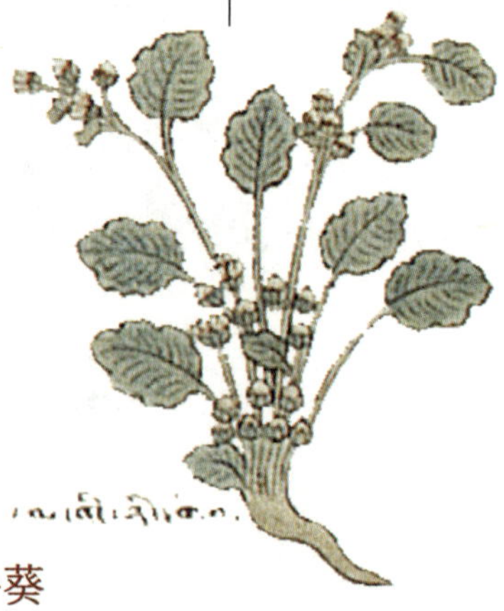

5.154 藏冬葵

藏冬葵（译音“玛囊尖巴”）即中性冬葵,或称尼嗄,是生长于低地势的一种湿生草药，素称“尖巴洛玛”。茎细，叶圆形，花白。根、茎、叶比冬葵小，向阳转动。味甘、涩，具油腻，功能利尿，干脓，治尿闭、疮疡。

5.155 圆叶报春

圆叶报春（译音“哲尖巴”）是生长于石崖边的一种景天类湿生草药。块根，被毛，根状茎细长，无分枝。叶肥厚，油腻，被粉，椭圆，缘具锯齿，揉之水分多。花黄红似花蕊丛生。味苦，消化后性凉，功能愈疮疡、创伤。

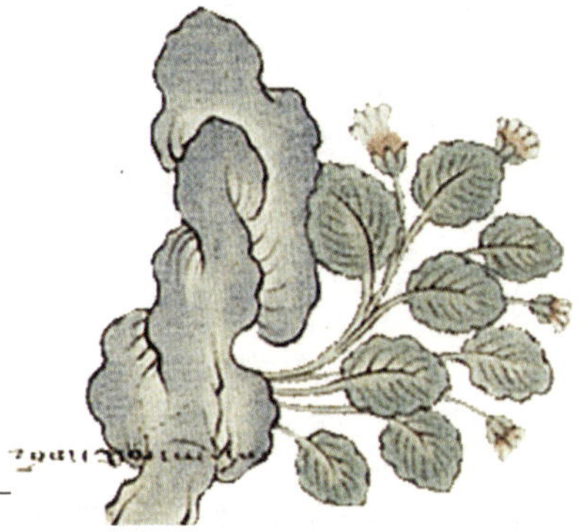

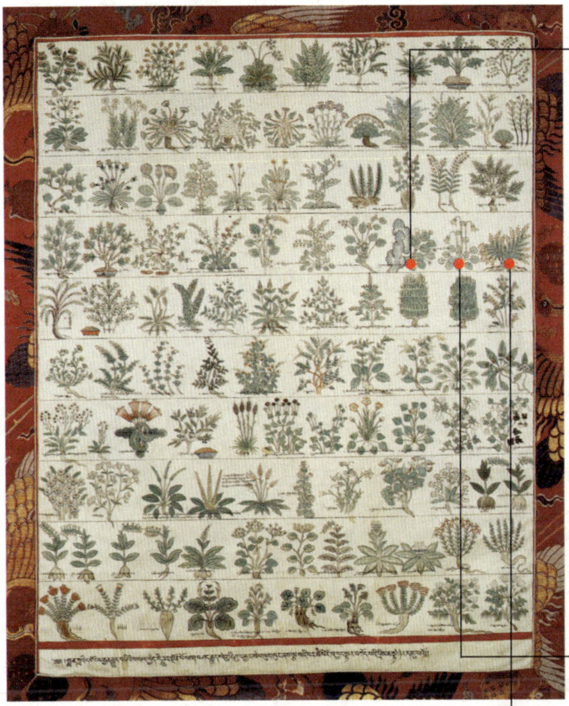

5.156 双花堇菜

双花堇菜或圆叶小堇菜（译音“达牟”）是生长于湿地的一种湿生草药。茎、枝等皆无，独叶铺地而生，大体与冬葵叶相似，茎一长出便开黄色马蹄形花。味苦，消化后性凉，功能关闭脉管。

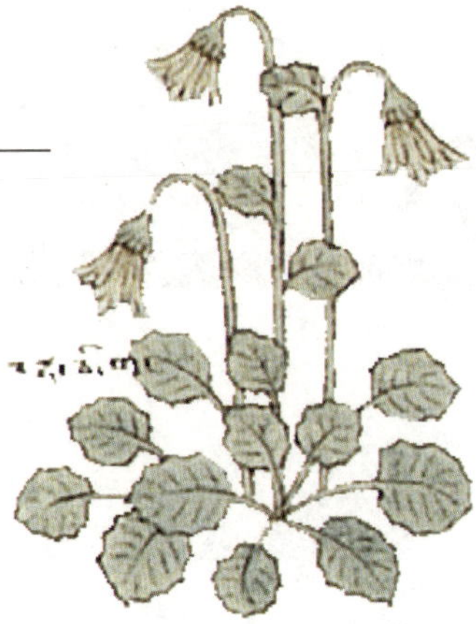

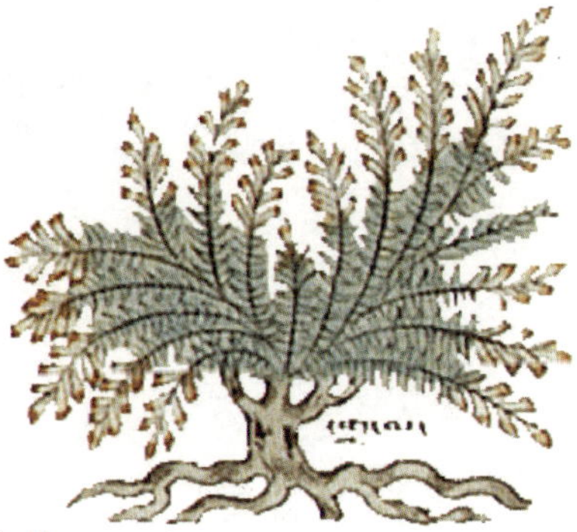

5.157 短叶锦鸡儿

短叶锦鸡儿（译音“扎玛”），木质茎细而具刺，根柔软，在地下伸向远处。茎干一般色灰或黑褐，众多。叶绿而小，伸向四方，茎干被刺。花形似豌豆花，色黄无光泽。味苦，其根功能清热，治肌肉热和脉热等。

5.158 鬼箭锦鸡儿

鬼箭锦鸡儿（译音“左毛相”）是一种具刺灌木药，木质茎，色灰，被白毛刺。叶淡绿，羽状，先端具刺。花黄形似豌豆花，木心似红檀香。功能化凝血，也治血热症。

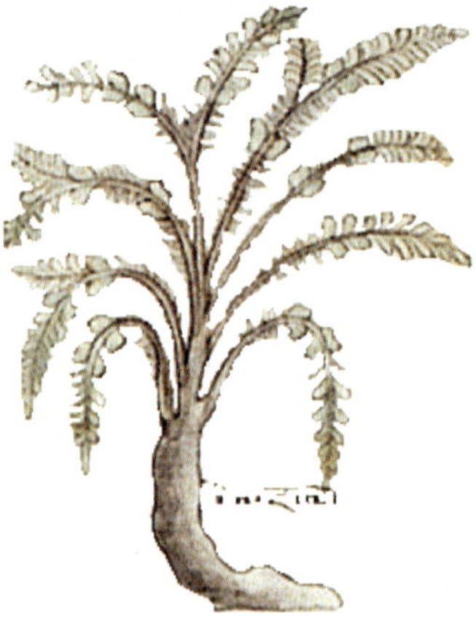

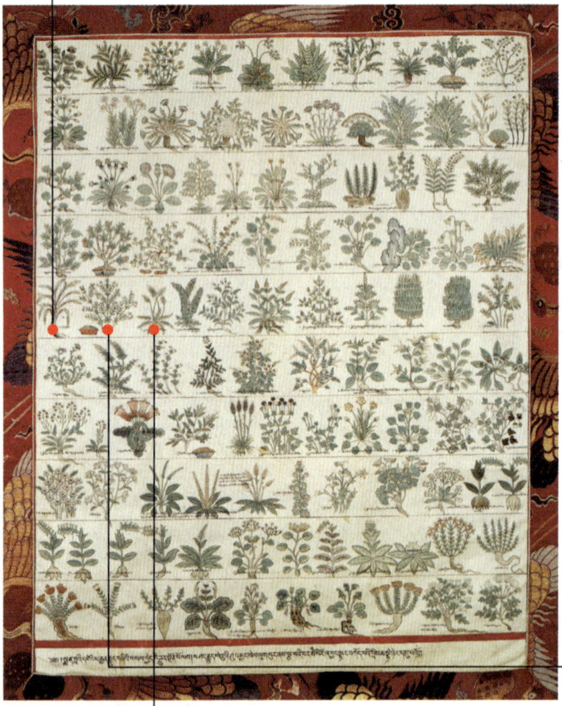

5.159 白刺果

白刺果（译音“旁玛”）即袋色忍冬，是生长于低地势地带的一种灌木药。木质茎色灰，较大，有外皮和内皮，分枝繁众。叶细呈圆披针形，簇生。果实红紫，大小如豌豆，对生。味甘，消化后性凉，功能清热，治心热、妇科热症。

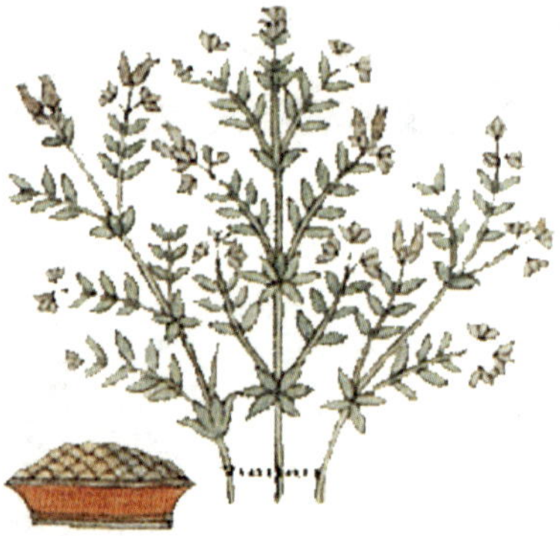

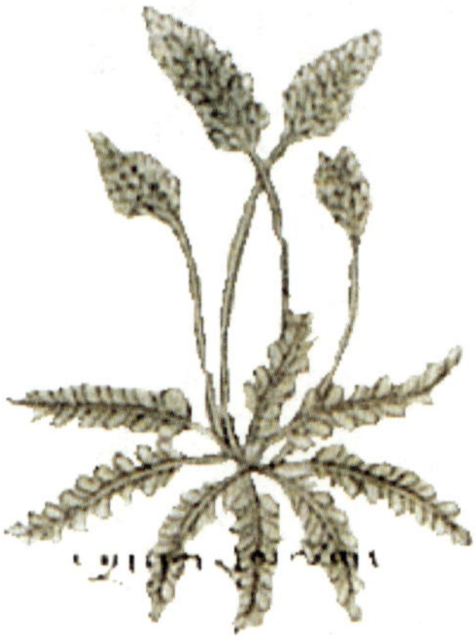

5.160 乳白花黄芪

乳白花黄芪（译音“赛嘎日确合”）是生长于沙滩等处的一种草药。茎长，多数外皮呈灰色。花白泛黄光，形小似豌豆花，开于茎顶。味甘、涩，消化后性凉，功能泄水鼓，泄治腹水、灰色浮肿，杀误食昆虫。

5.161 蓝色黄芪

蓝色黄芪（译音“赛嘎日曼巴”）是生长于山地中下部土中的一种草药。茎短，匍匐地面生长，根、叶与一般“赛玛”（黄芪）相似,从花柄每一节上开蓝而泛红光的花朵。味甘、涩，性凉、重，功能泻水鼓，泄治腹水、灰色浮肿，杀误食昆虫。

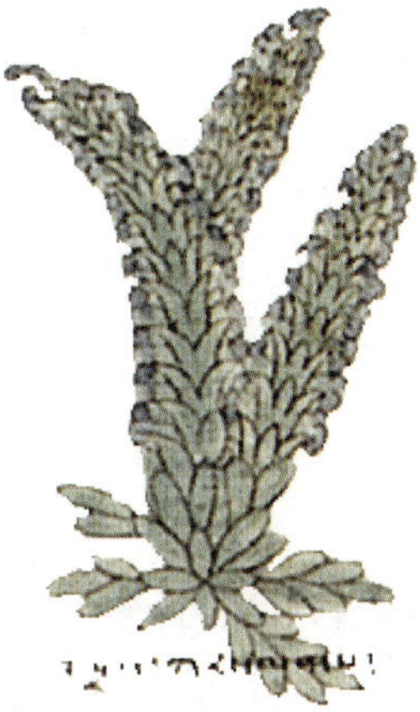

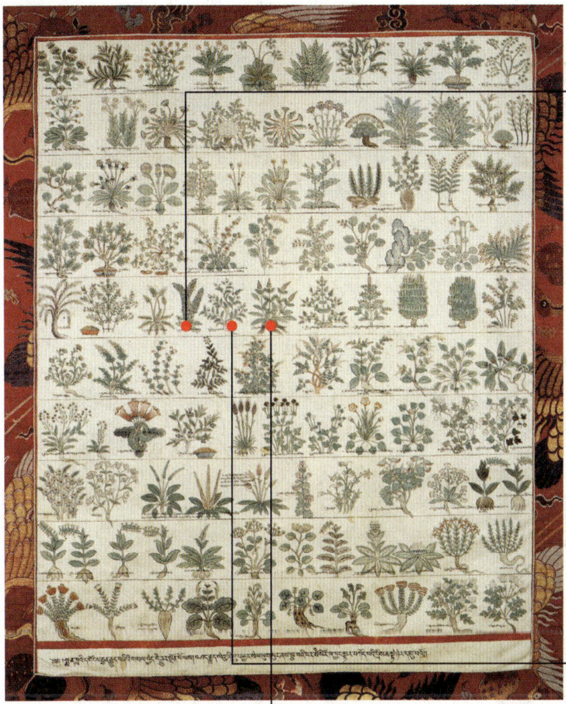

5.162 红花岩黄芪

红花岩黄芪（译音“西吾赛玛”）是生长于山地中部的一种草药。植株大体与“赛那合”（蓝花棘豆）相似，茎细，叶绿，光滑，薄、小、细。分枝先端开花，花青红，似蝴蝶状。果荚小似雀舌，根、叶、花、种子入药。味苦、甘，功能干黄水。

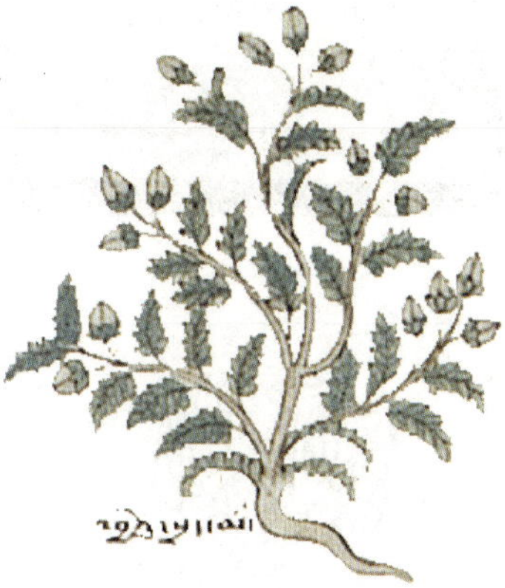

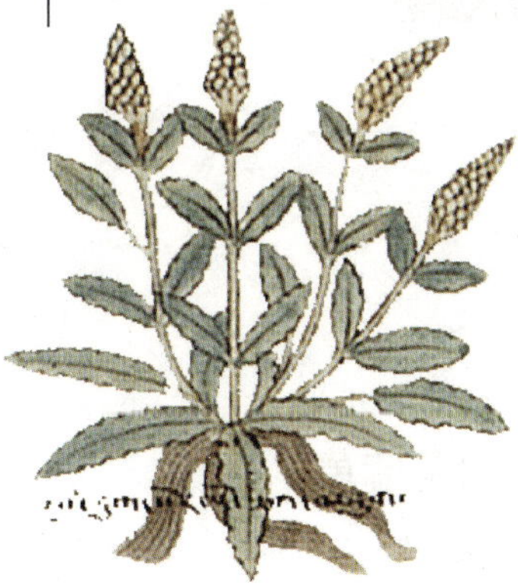

5.163 黄花香薷

黄花香薷（译音“西柔赛布”）是生长于田地、水边等处的一种一年生湿生草药。茎细而柔软，叶缘无锯齿，色绿，长圆。花黄，穗状花序似虎尾或似金塔，气味浓，此为香薷上品。味苦、辛，消化后性凉，功能杀虫，防疮疡生虫，治虫引起的圆眼疮。

5.164 密花香薷

密花香薷（译音“西柔那合布”）为下品，生长于黑土地、畜栏处。茎细、柔软。叶大而圆，花色黄黑，穗状花序似豹尾，气味芳香，味微辛。叶、茎、花、种子入药。功能杀虫，防疮疡生虫，治虫引起的圆眼疮。

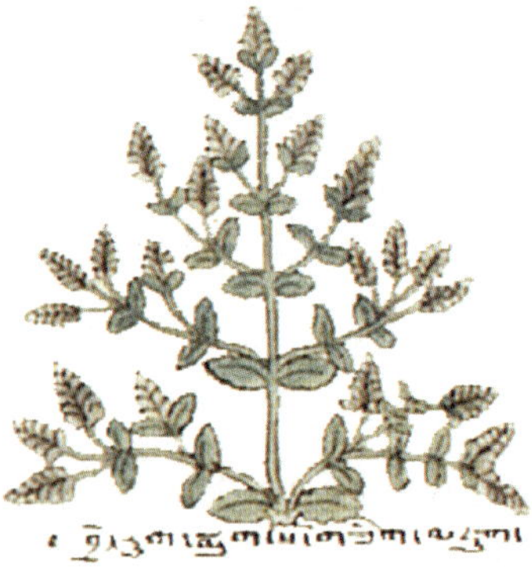

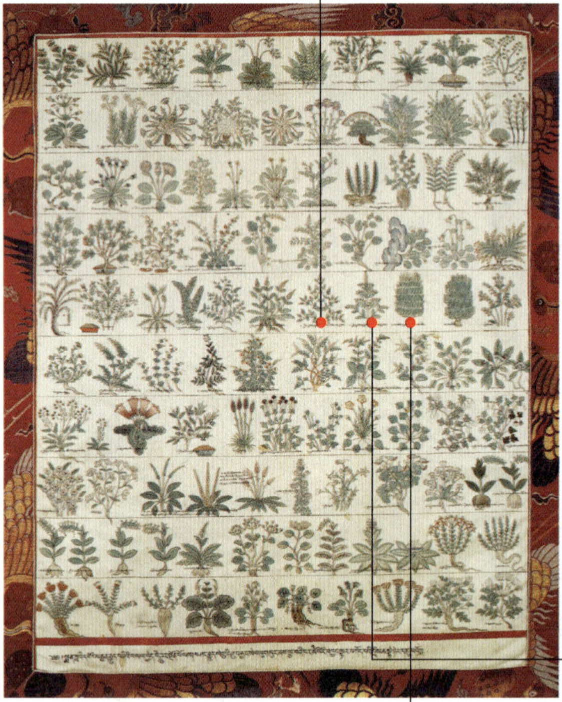

5.165 紫花香薷

紫花香薷（译音“西柔木布”），有人认为是高原香薷，生长于平川、沙滩。茎细而柔软，叶似母鹿耳朵大而圆。花或穗状花序色黑紫，状似狗尾。气味芳香，为香王。味苦、辛，消化后性凉，涂于肉可防虫生，杀蛲虫、子宫虫、皮肤虫等。夏季撒在疮疡上防生虫。

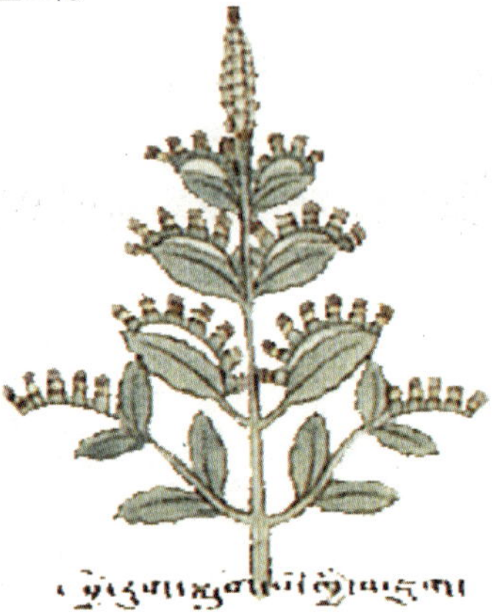

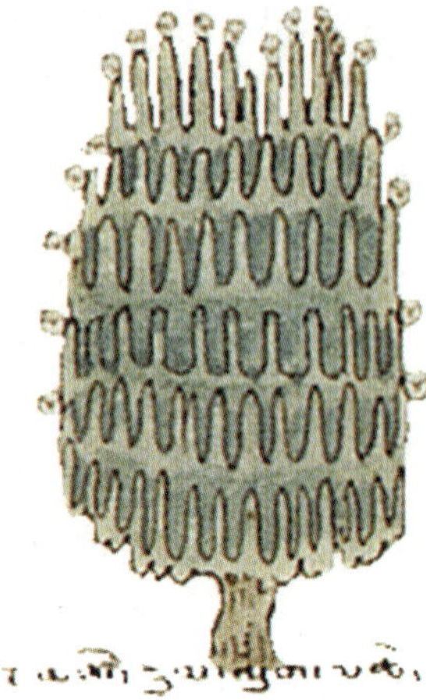

5.166 绵羊麻黄

绵羊麻黄（译音“勒策”）即山岭麻黄，生长于草甸、河滩等处。在一根上面生有许多圆柱形、多节、色绿的茎，果实色红，柔软，水分多，苞片色黑。叶、茎、花、果实入药。味苦、甘、涩，消化后性凉，功能止血、清热，滋补，治血管出血、肝热。

5.167 山羊麻黄

山羊麻黄（译音“拉策”）即短麻黄，生长于草甸、河滩等处。在一根上生出许多茎，茎呈圆筒状、僵直，多节，色绿，无果实。茎、叶、花入药。味苦、涩，消化后性凉，功能止血，清热，滋补，治血管出血、肝热。

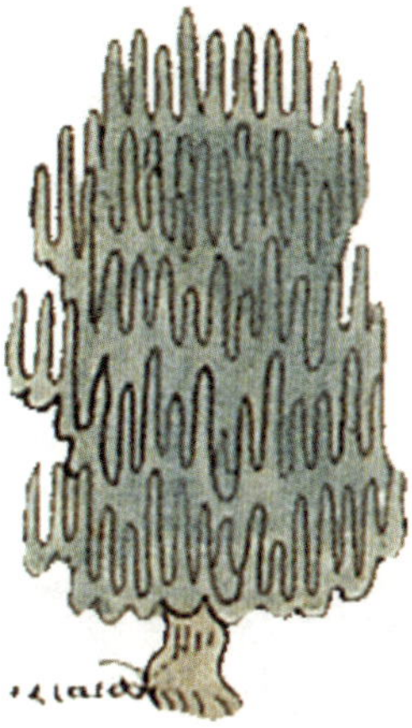

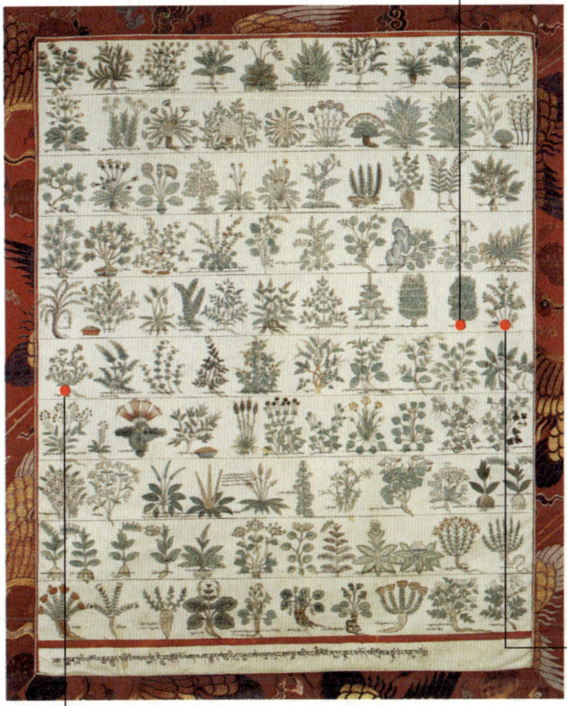

5.168 菥蓂

菥蓂（译音“哲嘎”）是一种草药。茎似箭杆长而直，圆柱形，数量多。叶绿而肥，有光泽。花色白，果荚扁圆似鼓，左右边缘有飞翼，先端具齿。种子入药。味苦、辛，消化后性凉，功能清热，干黄水，治肺炎、肾炎、灰色培根症、黄水。

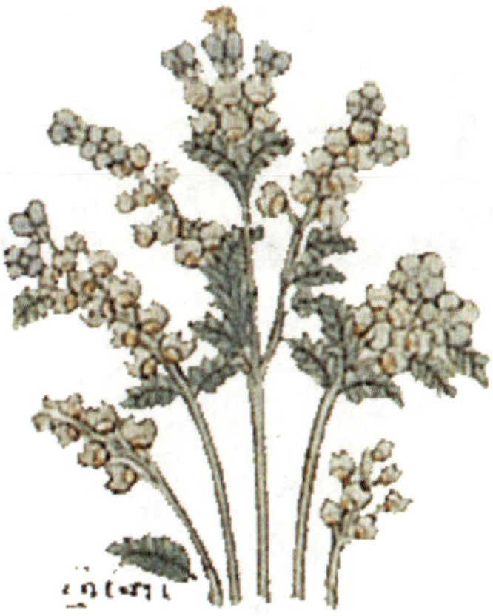

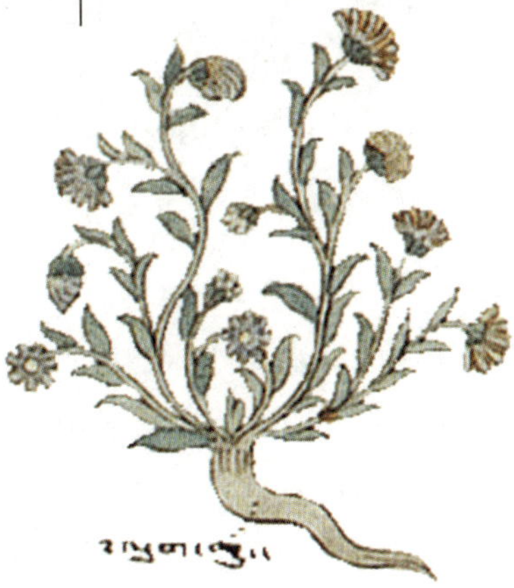

5.169 阿尔泰狗娃花

阿尔泰狗娃花（译音“勒琼”）是生长于各地的一种草药。一条根，茎较分散。叶、茎等大约像“美朵勒目”大花紫菀，但比之色较灰。花形较小，花色灰青，故称小紫菀。味苦，消化后性凉，功能清热，治瘟热、毒热、培根木布症、脉热等。

5.170 齿苞黄堇

齿苞黄堇（译音“勒艾力”）大多生长于水边，是一种草药。叶绿，光滑，细小，缘具齿，黏腻，叶柄细似虞美人叶。花灰黄似鸟喙。叶、茎、花、果实入药。味甘，消化后性凉，功能解毒消肿，治四肢肿胀。

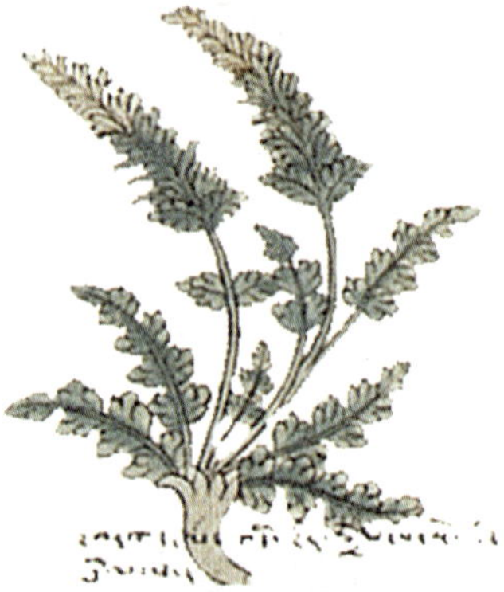

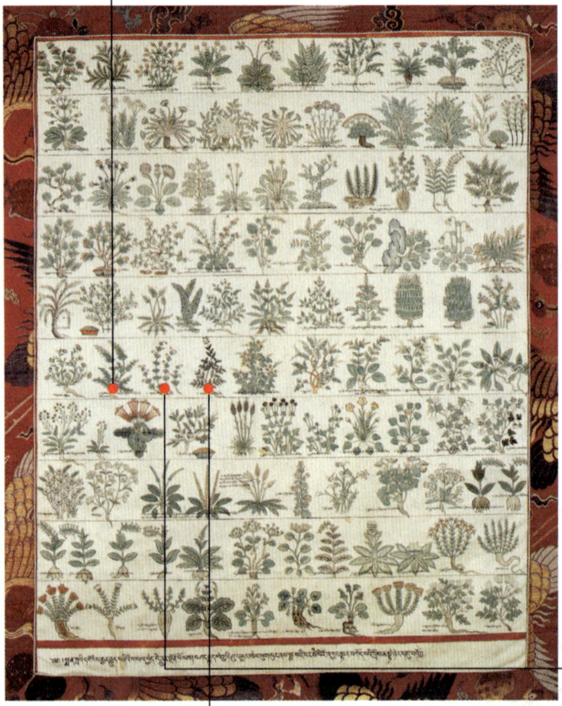

5.171 猪秧秧

猪秧秧（译音“桑孜嘎布”）是一种草药。茎四棱，细而柔软，弯曲生长，节间距离长，各节边簇生细而披针形叶。果实粘衣服，放入牛奶中煮，牛奶则变成酪。味苦、辛，功能清热，治肤黄、目黄赤巴病和血液虫引起的黑、白亚马病等。

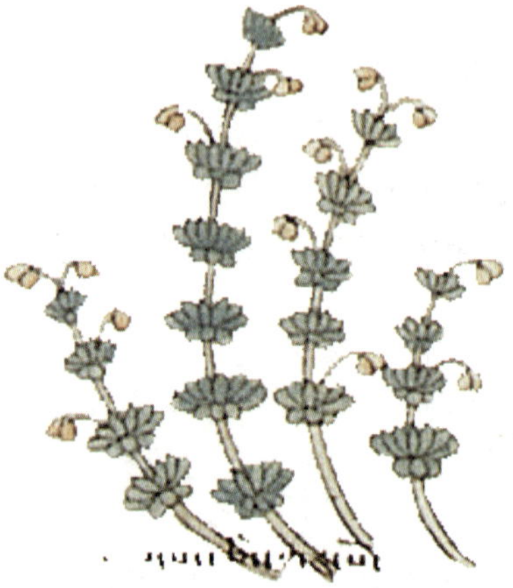

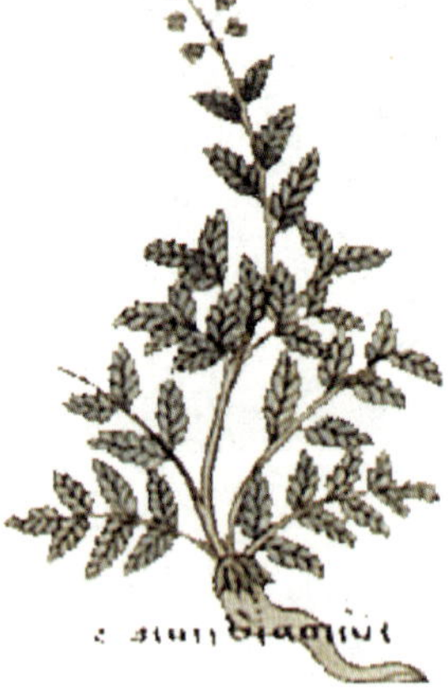

5.172 臭蒿

臭蒿（译音“桑孜那布”），根短，须状细小根，茎四棱，较坚韧、粗糙，色较紫。小分枝上部生沙蒿苞样花成穗状，垂头。叶黑绿，肥厚，矛头形。蒴果双果爿相合，成熟后变得光滑。味苦、辛，功能清热，治赤巴病，特别治肤黄、目黄。

5.173 中华茜草

中华茜草是猪秧秧（“桑孜嘎布”）的另一种。植株大约与沙蒿相似，但比之色灰，果荚红，内有色黑、光滑的种子。叶、茎、花、种子入药。味苦、辛，功能清热，治赤巴病，特别治肤黄、目黄。

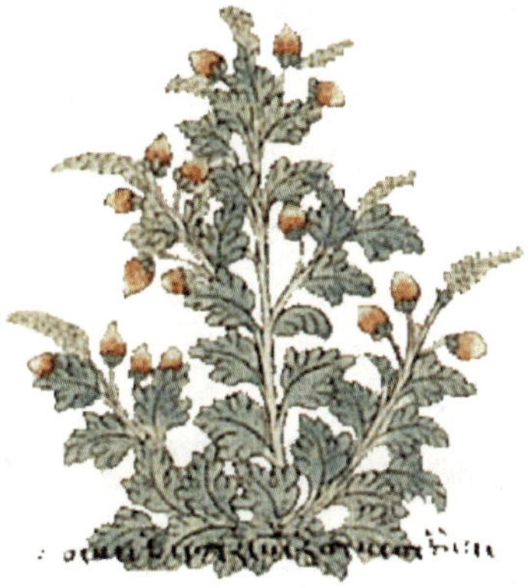

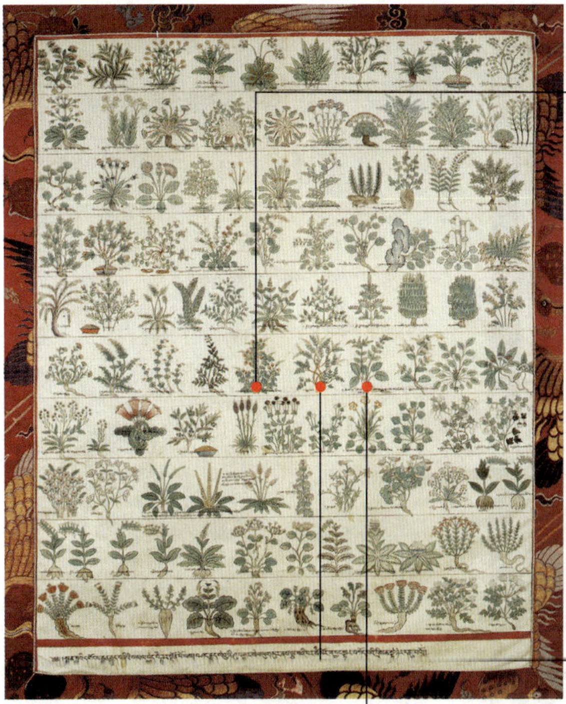

5.174 叉分蓼

叉分蓼（译音“聂洛”）是生长于阴山的一种半灌木。茎干色红而长。分枝众多，老后变红。叶绿，长椭圆形。似珠牙蓼叶，较粗糙。枝顶开白花，5瓣，花序呈穗状似云堆集。味苦、涩、微酸，功能清热，治大、小肠为主的腑器热症。

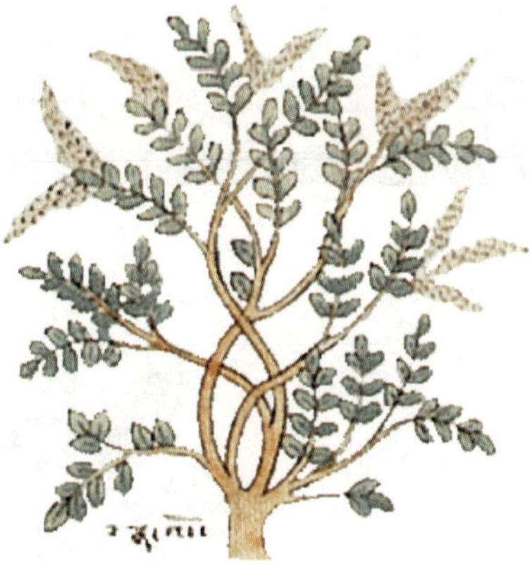

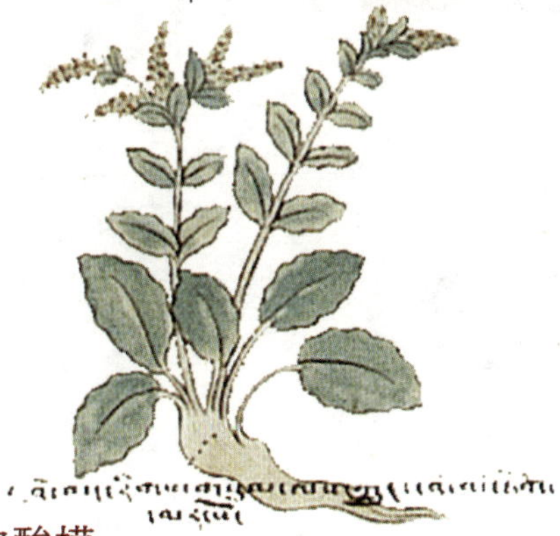

5.175 尼泊尔酸模

尼泊尔酸模（译音“郎肖美朵玛布”）是生于河谷的红花郎肖。“郎肖”有2种，其中红花“郎肖”（尼泊尔酸模）生长于河滩泥泞地带，茎质疏松色红，大，具节。叶油绿，扁，大。花红粗糙，簇生。种子褐黄呈三角形，似黄葵子。味甘、苦，功能清热，治疮疡发炎，闷烧炭灰对瘟病有益。

5.176 前叶橐吾

前叶橐吾（译音“郎肖美朵赛布”），生长于松软地带。茎色红而疏松，大，具节。叶油绿，扁形，大。花黄粗糙，簇生。种子褐黄呈三角形，似蒺藜果。味甘、苦，功能清热，治疮疡发炎，闷烧炭灰对瘟病有益。

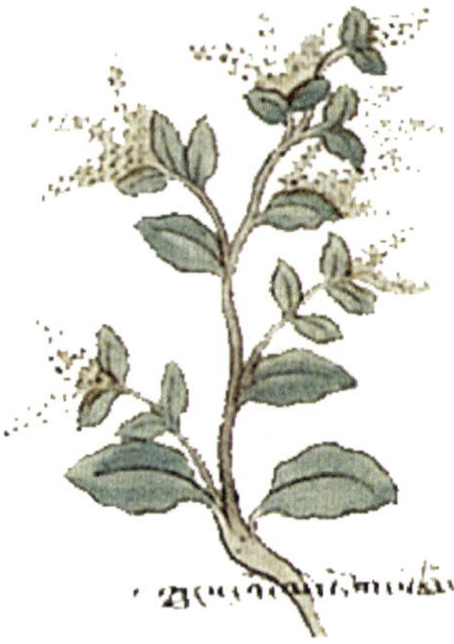

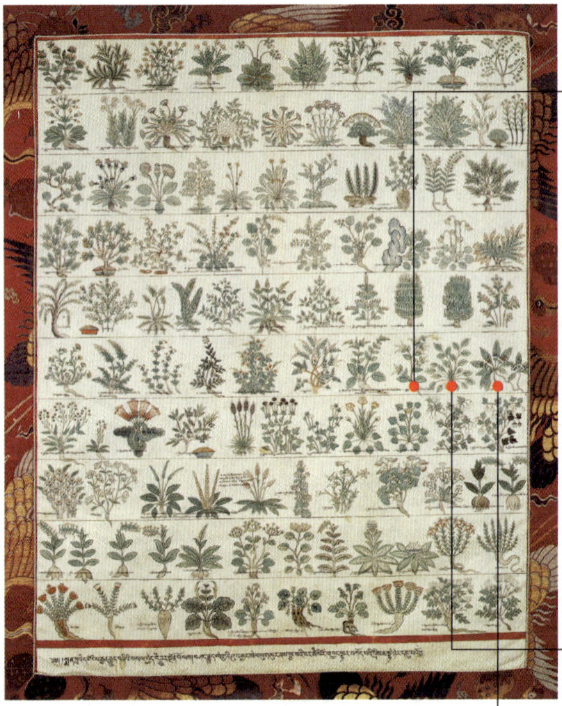

5.177 紫茎酸模

紫茎酸模（译音“曲肖”），生长于藏地各处的河谷水沟等处。植株与其他“肖芒”相似，但比之小，茎不大。叶长椭圆形，较大。味微酸，功能清热，治疮疡发炎，闷烧炭灰对瘟热有益。

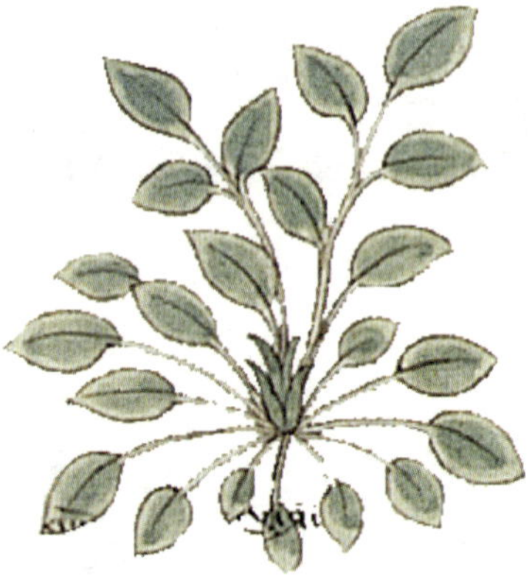

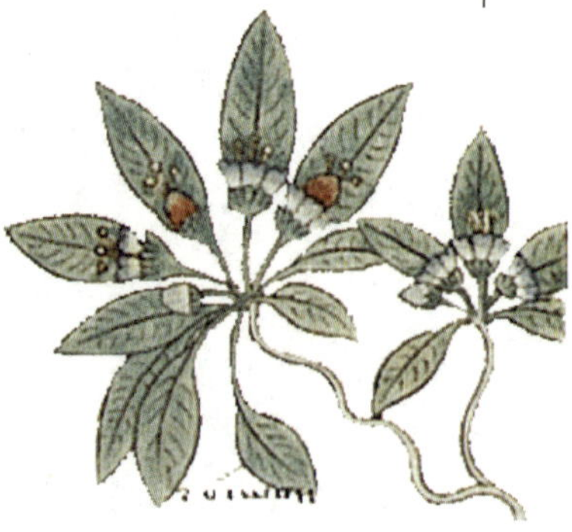

5.178 肉果草

肉果草（译音“巴亚合巴”）是一种草药。叶铺地而生，花蓝微具红光，果实状似心脏，故别名曰牦牛心、羊心和“夏若合奥吾”（渡鸦宝）等，成熟后变黑紫。根味甘、苦，功能养肺，排脓，破痞，引排肺脓，治肿瘤等。

5.179 蚓果芥

蚓果芥（译音“西拉卜确合”），生长于河滩、田埂等处。叶薄而小，长椭圆形，缘具锯齿。花梗细约有 5 指拳或 1 食指许，老后变为紫色。叶茎皆被细毛。花白似水泡状，有萝卜味。味甘、苦，消化后性温，功能解肉毒。

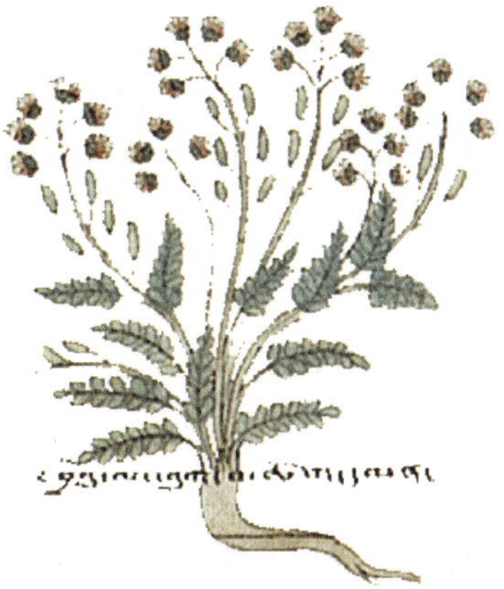

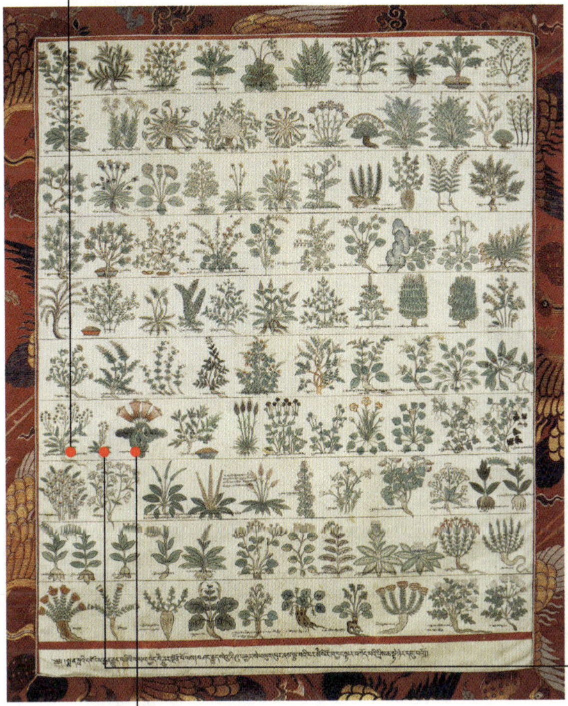

5.180 双脊荠

双脊荠（译音“西拉卜曼巴”），生长于田埂等各处。茎独生，色灰青，细而短，上部有分枝，密布绵白毛。叶背色灰，矛头形，缘具齿。花白，4 瓣，无果荚，有萝卜味。味甘、苦，消化后性温，功能解肉毒。

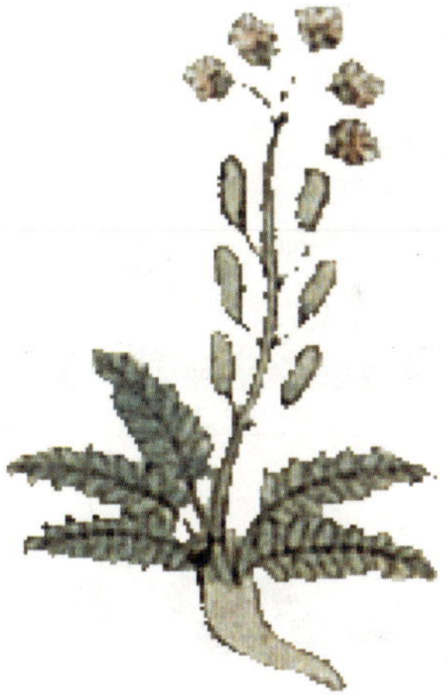

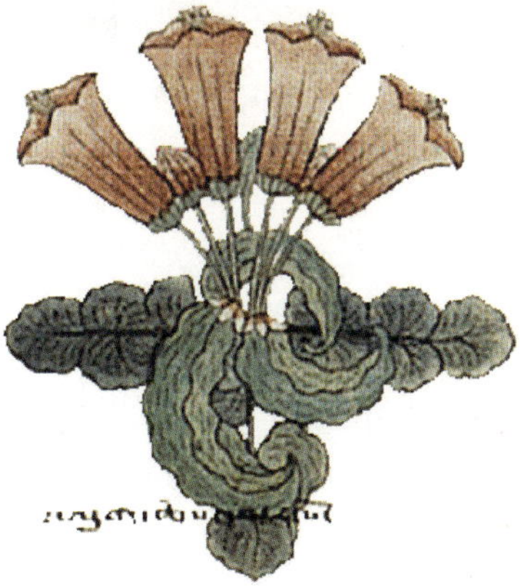

5.181 藏波罗花

藏波罗花（译音“欧确玛布”），叶缘具齿，铺地生长，花红状似珊瑚堆，内有黄色花蕊似金刚杵。果荚似岩羊角盘绕，种子似大豆。味甘、苦，消化后性凉，花治牛呻吟状腹绞痛、腹胀，特别是通隆（气）鼓；种子治耳聋、耳脓血刺痛等。

5.182 沙生槐子

沙生槐子（译音“吉卫哲吾”），生长于各地，是一种具刺小灌木，又名“才日甲”（灰刺）。叶细小，花似豌豆花，色灰青。果荚长椭圆。种子色红，又称“昂哇求土”。味苦，消化后性凉，功能引吐赤巴病。

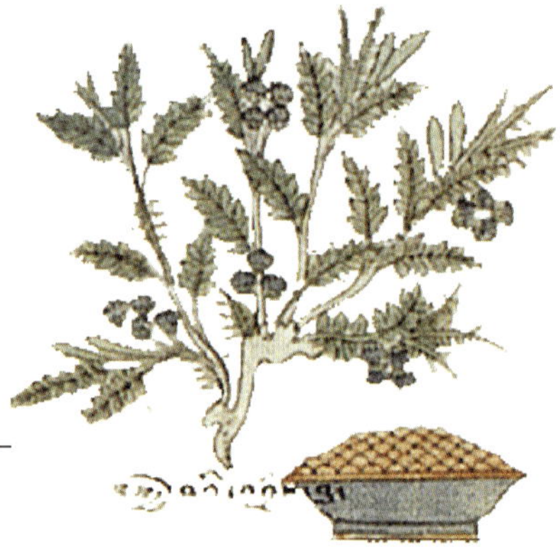

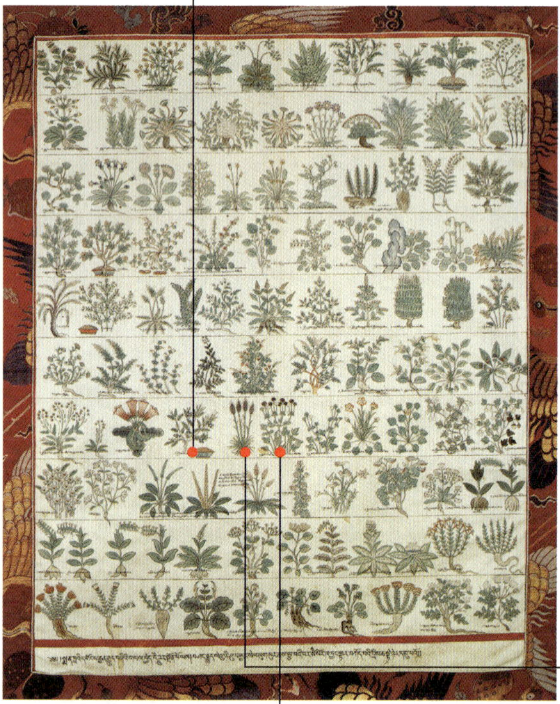

5.183 黑粉菌

黑粉菌（译音“萨孜嘎”或“吉尼”），生长于庄稼地，其实为青稞黑穗病。叶、茎等色绿，但穗中无颗粒，如老房黑尘。穗入药。味苦，消化后性温，功能增胃火，对疮疡有益。

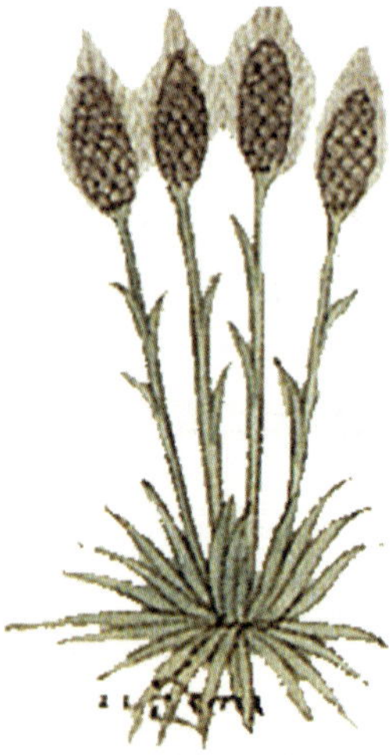

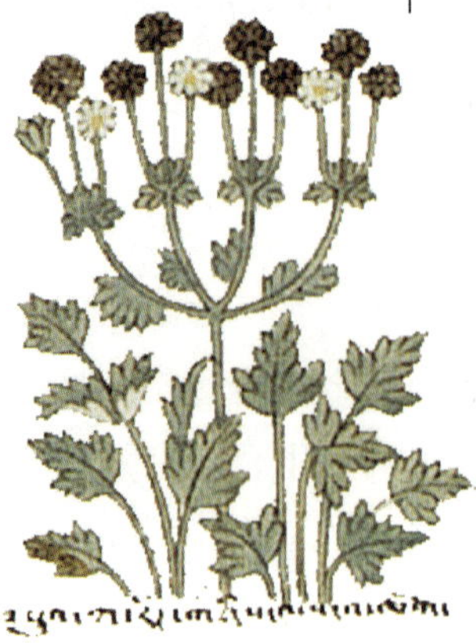

5.184 草玉梅上品

草玉梅（译音“索嘎”）上品，茎柔软而长。叶绿，叶片大，呈三叉状（3 全裂），缘具齿。花白 5 瓣，花蕊黄。种子小，状似青稞籽，簇生，尖端似铁钩。味苦，消化后性温，功能祛腐肉，生胃火，排黄水。

5.185 草玉梅下品

草玉梅下品（译音“索嘎曼巴”）即银莲花，生长于草滩、路边等处，较草玉梅上品小。叶绿，叶片大，呈三叉状（3 全裂），缘具齿。花白 5 瓣，花蕊黄，花难看。种子小，状似青稞籽，簇生，尖端似铁钩。味苦、辛，消化后性温，功能去腐肉，生胃火，排黄水。

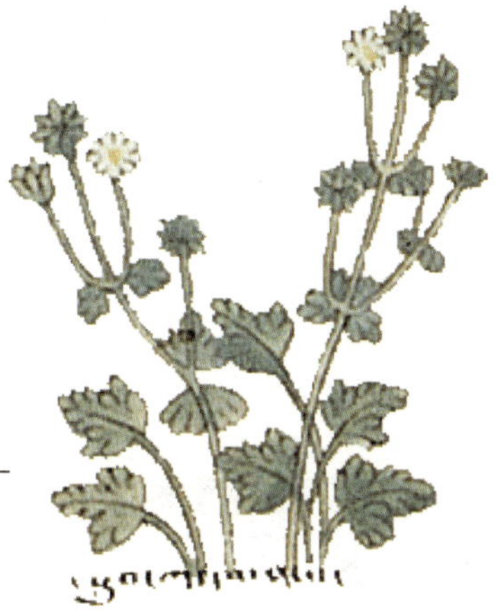

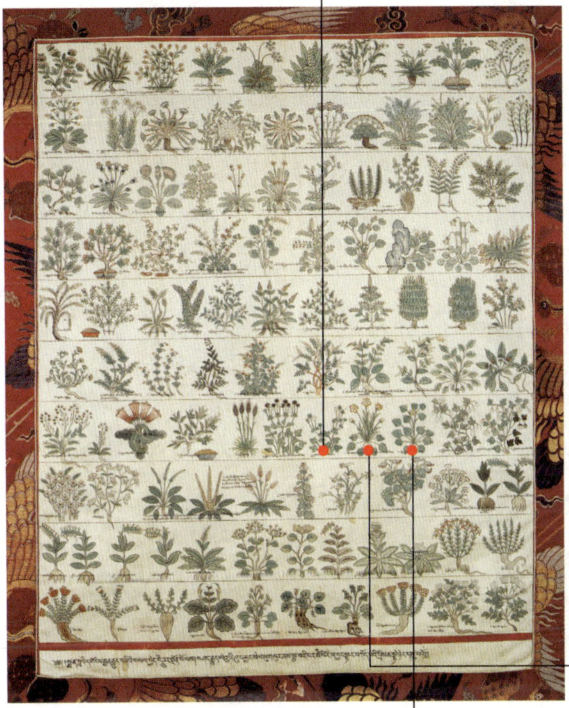

5.186 高原毛茛上品

高原毛茛上品（译音“吉察确合”）或雌毛茛，生长于阴坡沼泽、草地。根较细，叶绿，缘具齿。3 深裂，先端尖似钻头，花黄，较大，5 瓣。尝之味极辛、苦，功能愈疮疡，祛腐肉，生胃火，排黄水等。

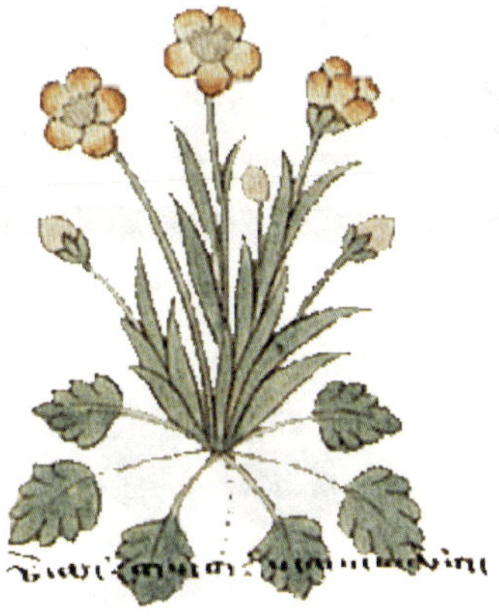

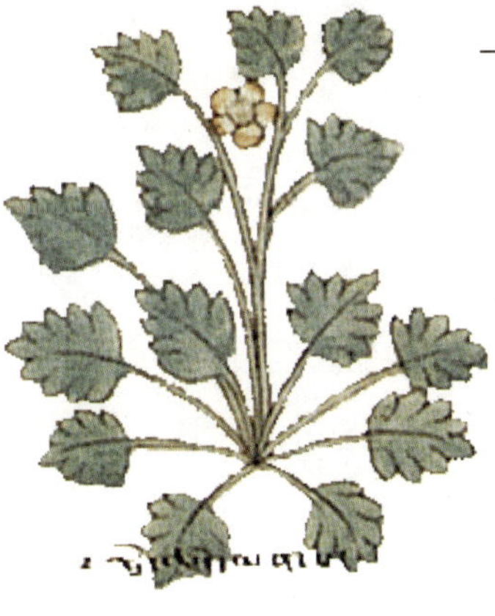

5.187 高原毛茛下品

高原毛茛下品（译音“吉察曼巴”）或雄毛茛，生长于阴坡、草地。根较细，叶绿，缘具齿。花黄，瓣大，肥厚，似手掌或蛙掌。其味苦、辛，功能愈疮，祛腐肉，生胃火，排黄水等。

5.188 短尾铁线莲

短尾铁线莲（译音“叶芒嘎布”，又名白花“叶芒”），茎、枝皆四棱，分枝众多。叶黑绿。粗糙，攀缘他木生长。花白，光泽不明，铃形者为上品。味辛、甘，功能祛腐肉，生胃火，排黄水。

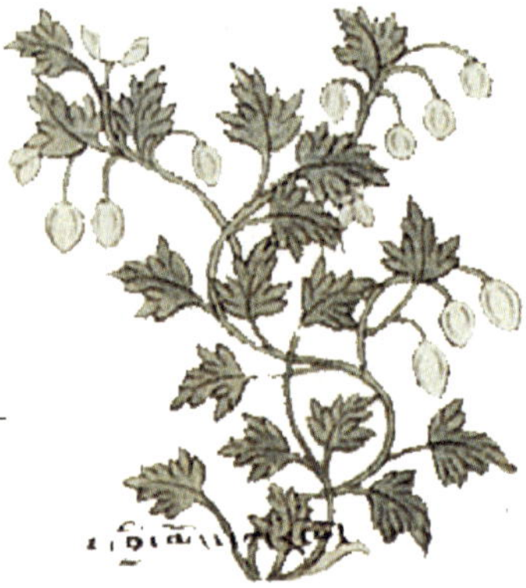

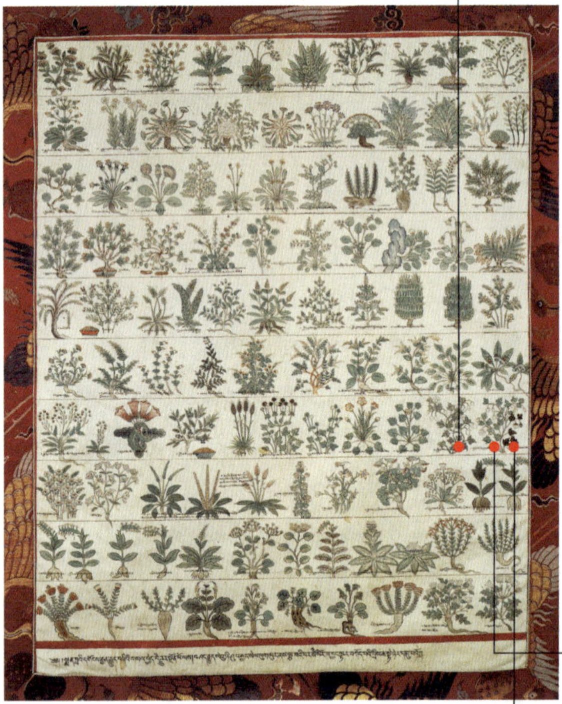

5.189 杂花铁线莲

杂花铁线莲（译音“叶芒查布”），茎、枝皆四棱。叶黑绿，先端三出叶。粗糙，攀缘他木生长。花铃形，色白而泛黄光者为次品。味辛、甘，功能祛腐肉，生胃火，排黄水。

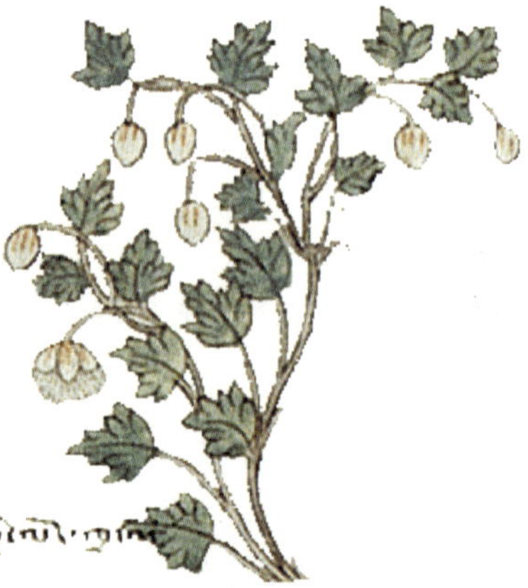

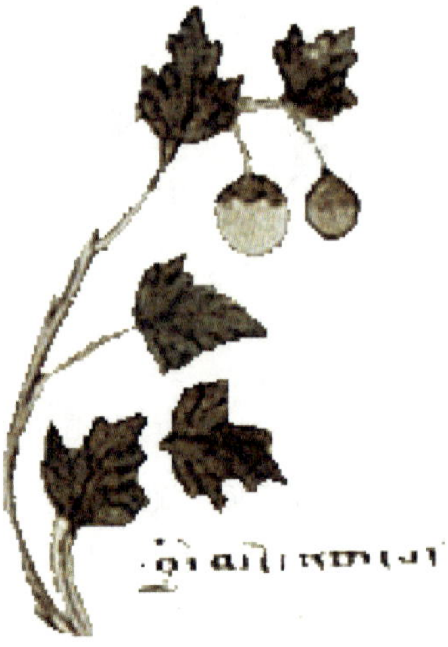

5.190 唐古特铁线莲

唐古特铁线莲（译音“叶芒那布”，又名黑花“叶芒”），茎、枝皆四棱。叶黑绿，先端三出叶。粗糙，攀缘他木生长。花黑紫，铃形，4 瓣，垂头。花谢后变成白毛似老人头。不能入药。

5.191 烈香杜鹃

烈香杜鹃（译音“哇力嘎布”）是生长于阴坡的一种小灌木。茎干灰白，叶绿，花有白、黑 2 种，其中白花者即为本品，有种子。其花名“达力”，叶名“哇力”可做煨桑（火祭）原料。味甘、苦、涩，消化后性温、绵，治灰色浮肿等培根寒热往来症，滋补，用以配五味甘露浴方子。

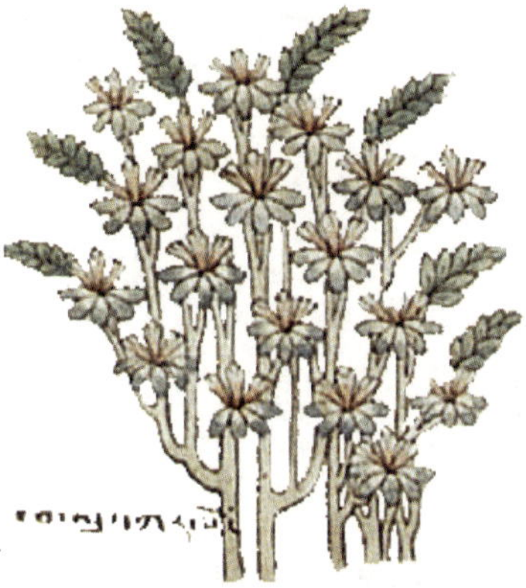

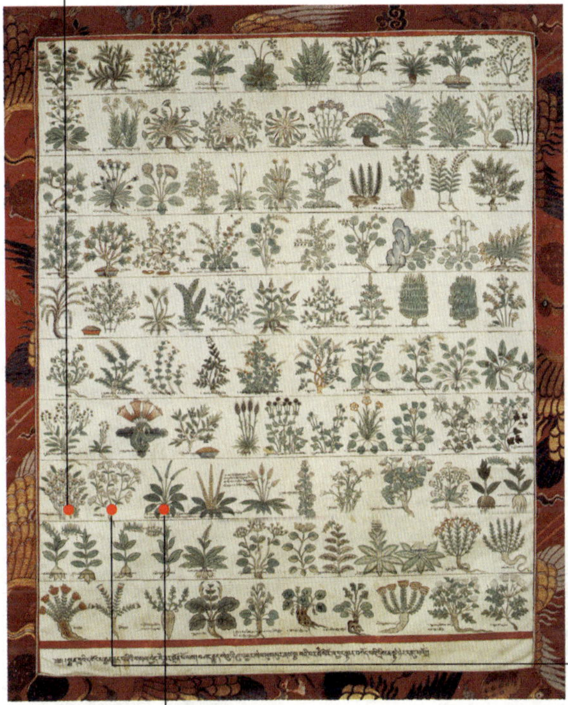

5.192 葛缕子

葛缕子（译音“果鸟”）是生长于河谷、沼泽、草地等的一种草药。根白，单茎，茎粗而疏松。叶扁，缘具齿。花梗细长，花序伞形，花白，瓣椭圆。种子入药。味甘、辛，消化后性温，功能清心热，解毒，开胃，消肿，治培根病、眼病等。

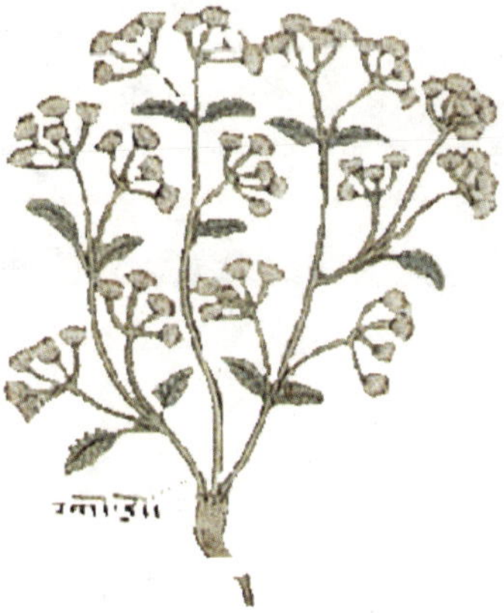

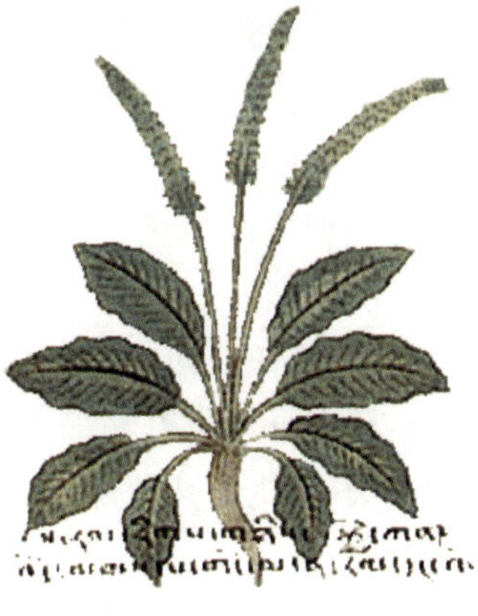

5.193 平车前

平车前（译音“塔然”）是生长于农区各地的一种湿生草药。单根，根短而有零星细毛。叶绿，光滑，油腻，缘具齿，平铺地面。花梗，穗状花序或花色绿似鼠尾。种子入药。味苦、涩，消化后性凉，功能止泻，愈疮，干黄水。

5.194 大车前

为大车前“塔然”异种，生长于农区各地。叶淡绿，花呈穗状，花序色黄，无茎，花梗直接从根生出，花梗花、种子等皆比“塔然”（平车前）长。种子入药。味苦、涩，消化后性凉，功能止泻愈疮，干黄水，特别能止泻。

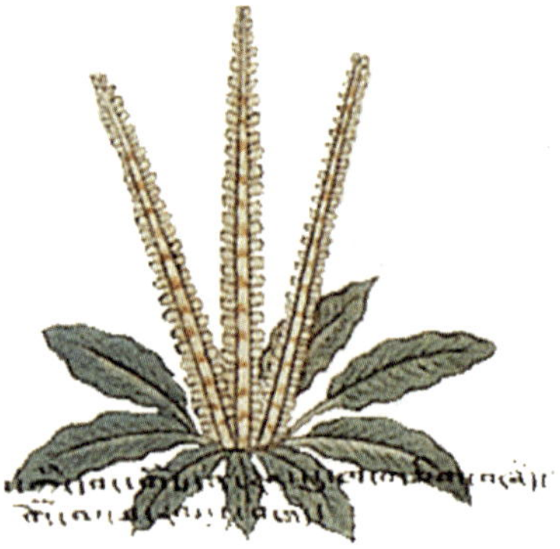

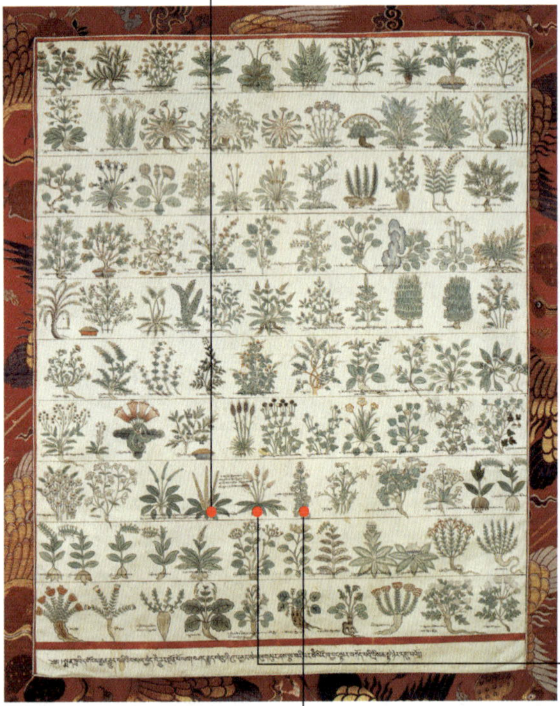

5.195 海韭菜

海韭菜（译音“那然”），生长于阴山和平川。叶绿，全缘，长椭圆形，铺地而生。花粉红，种子红而小，素称“然巴”，有泥土味。味苦、涩，消化后性凉，功能愈疮，干黄水，特别能止泻。

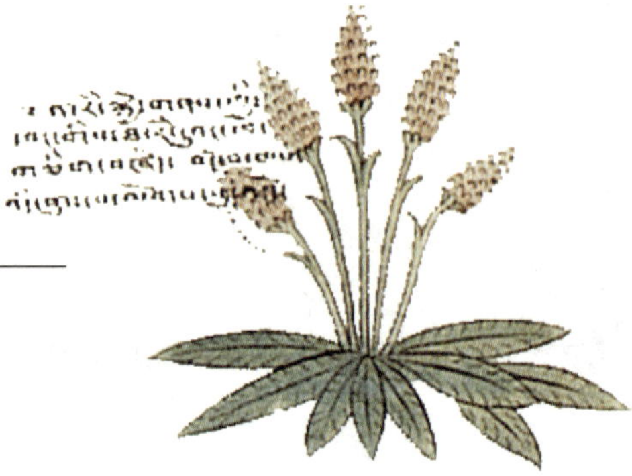

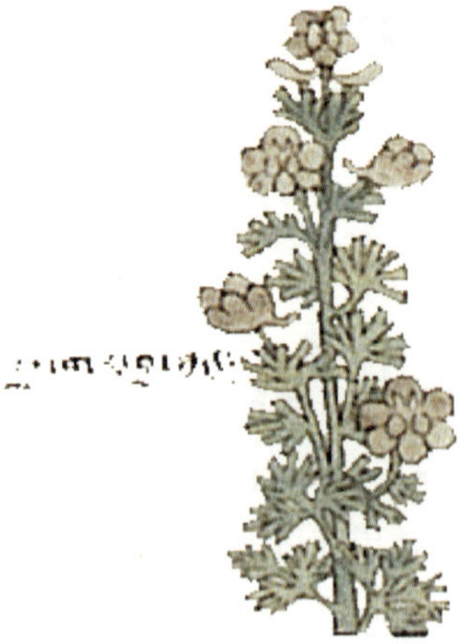

5.196 印度翠雀花

印度翠雀花（译音“加嘎日夏冈”）是产自印度和西藏拉堆地方的一种草药，茎绿，细而长。叶似“保曰”（巴塘老鹳草）微青。花青红似戴胜鸟羽冠。生长于高山砾石间等处。植株小。花入药。味和消化后味皆苦，功能止寒泻、热泻。

5.197 蓝翠雀花

蓝翠雀（译音“夏冈”）在阴阳山皆有生长。茎绿，细而长。叶似穿山甲鳞甲稍，色青。花青红似戴胜鸟羽冠，生长于高山砾石地带。植株小。花入药。味和消化后味皆苦，功能止寒泻、热泻。

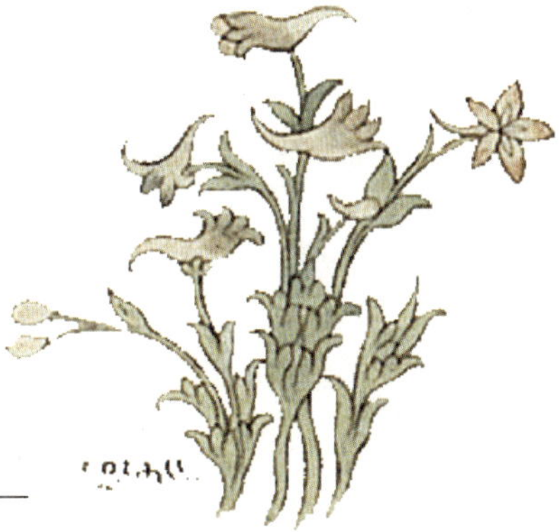

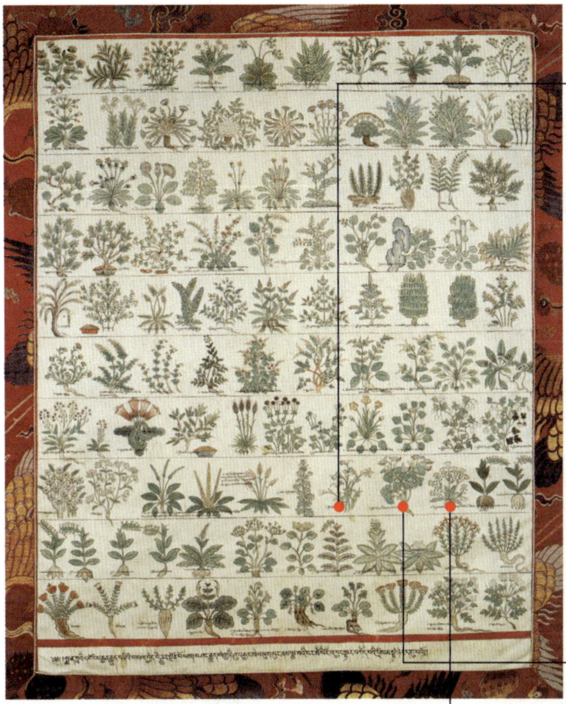

5.198 矮白翠雀

矮白翠雀（译音“洛赞巴”）为翠雀之一种，生长于河谷。植株与翠雀花相似，叶和茎及花偏白，光泽不明。比翠雀花长得茂盛、黏腻。叶、茎、花、种子入药。味和消化后味皆苦，功能止泻，杀体外寄生虫。

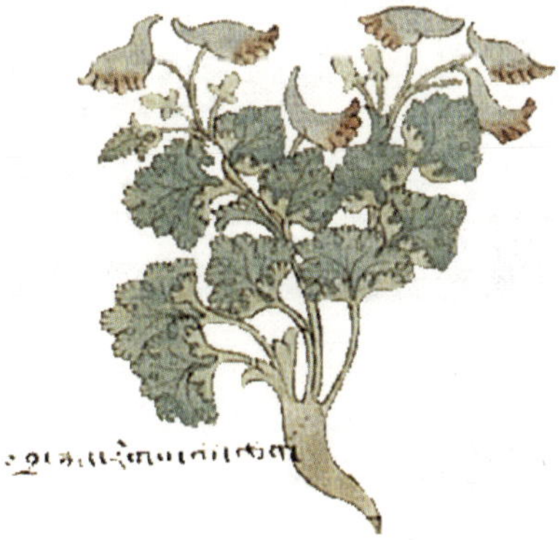

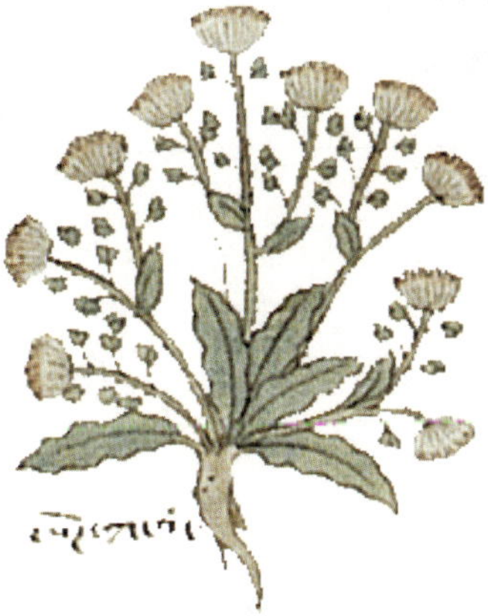

5.199 荠菜

荠菜（译音“索嘎巴”）是生长于田间、畜栏黑地等处的一种草药。植株与菥蓂相似，茎柔软，叶绿、缘具齿，花白而小。果荚状似羊胛骨。种子有黄葵子大小，色黄。种子入药。味甘、辛，消化后性凉，功能止吐。

5.200 佛手参

佛手参（译音“措斗合旺拉勒”），生长于干旱地带。叶绿而光滑，长椭圆形，似多罗树叶。花青黄，花梗色绿，穗状花序层叠似佛塔。块茎似人手指，具6指者即为本品。块茎入药。味甘，消化后性凉，功能强身补精。

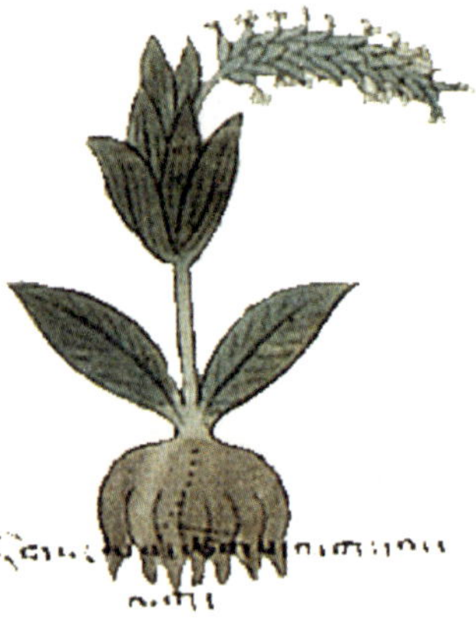

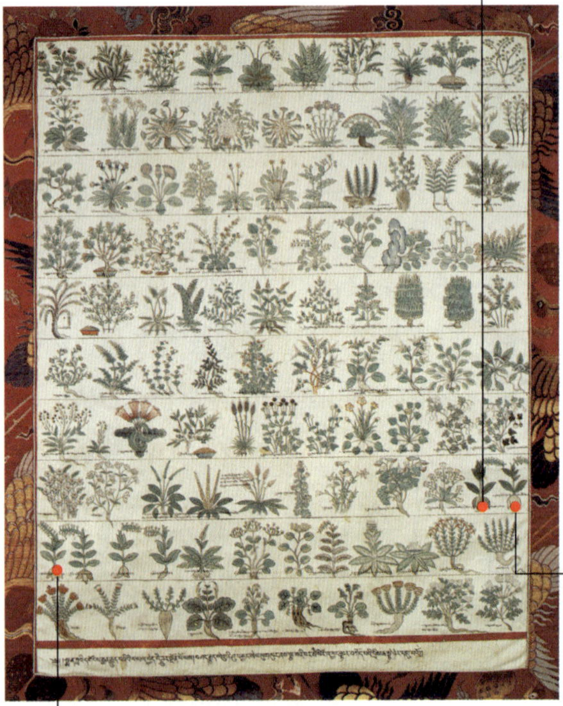

5.201 手参上品

手参上品（译音“旺保勒巴确合”），生长于干旱地带。叶绿而光滑，长椭圆形，似多罗树叶。花青黄，花梗绿，穗状花序层层重叠似佛塔。块茎似人手指，具5指者为本品。块茎入药。味甘，消化后性凉，功能强身补精，敛毒。

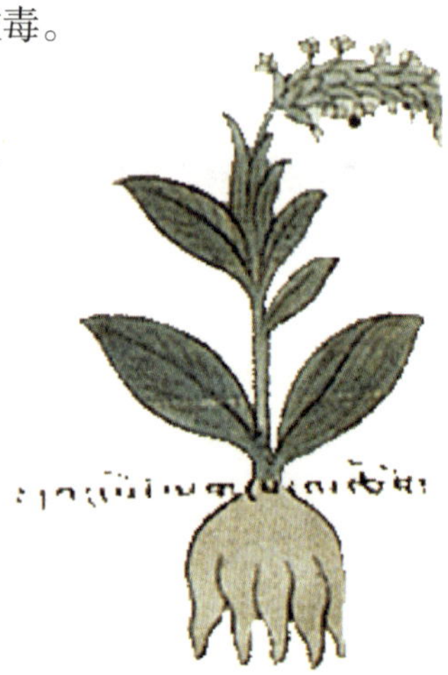

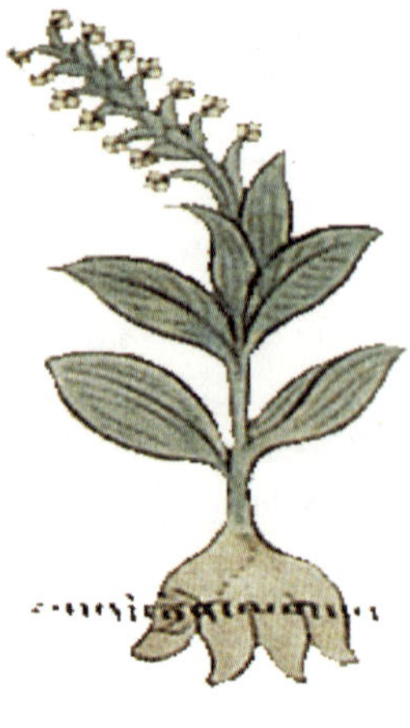

5.202 夜叉手参

夜叉手参（译音“诺京勒巴”）即宽叶红门兰，生长于干旱地带。叶长椭圆形似多罗树叶，色绿。花青黄，花梗绿，穗状花序层叠似佛塔，块茎似人手指，具4指者为本品。块茎入药。味甘，消化后性凉，功能强身补精，敛毒。

5.203 寻香手参

寻香手参（译音“智萨勒巴”）即凹舌兰，生长于干旱地带。叶长椭圆形似多罗树叶，色绿。花青黄，花梗绿，穗状花序层叠似佛塔，块茎似人手指，具 3 指者为本品。块茎入药。味甘，消化后性凉，功能强身补精，敛毒。

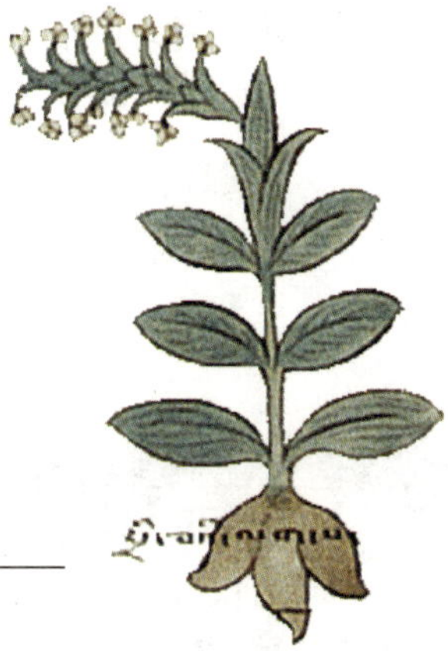

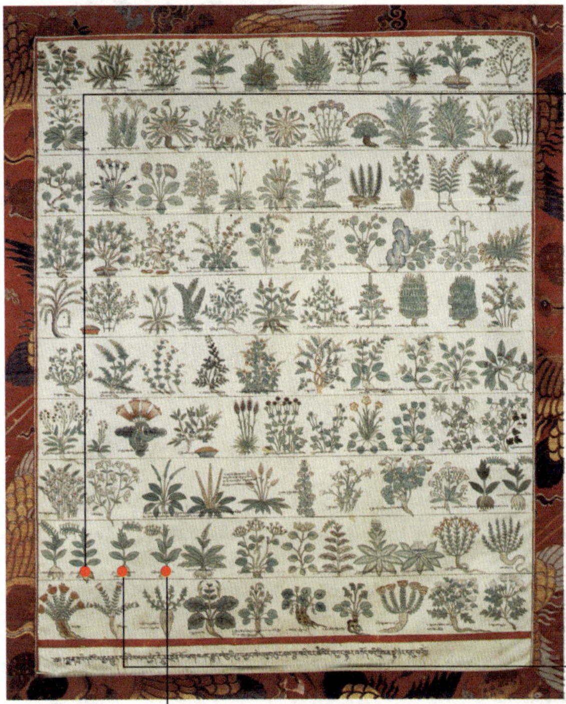

5.204 寻香手参异种

寻香手参异种（译音“智萨勒巴柔久”），生长于干旱地带。叶长椭圆形似多罗树叶，色绿。花青黄，花梗绿，穗状花序层叠似佛塔，块茎似人手指，具 2 指者为本品。块茎入药。味甘，消化后性凉，功能强身补精，敛毒。

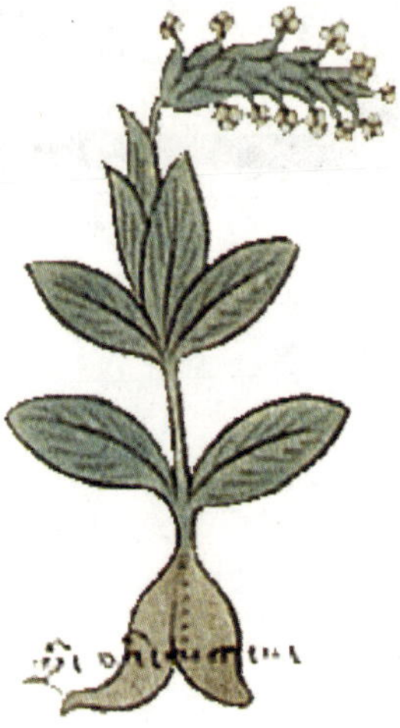

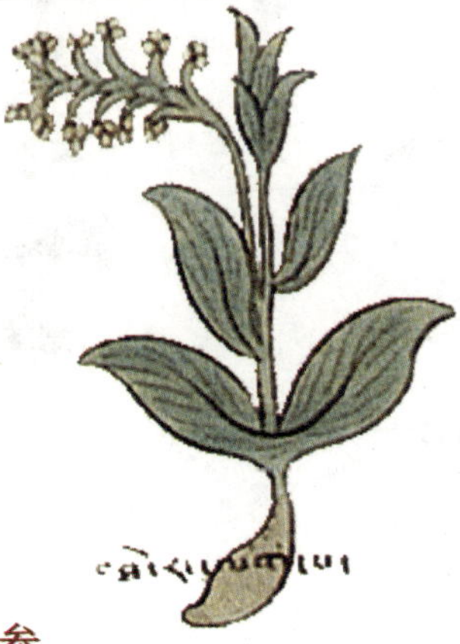

5.205 独角鬼手参

独角鬼手参（译音“铁让勒巴”）即裂瓣角盘兰，生长于干旱地带。叶长椭圆形似多罗树叶，色绿。花青黄，花梗绿，穗状花序层叠似佛塔，块茎似人手指，具 1 指都为本品。块茎入药。味甘，消化后性凉，功能强身补精，敛毒。

5.206 手参下品

手参下品（译音“旺勒曼巴”）即玉花兰，生长于水中，叶、茎等与上述相同，开黄花，块茎似人手指，具3~4指者为本品。块茎入药。味甘，消化后性凉，功能强身补精，敛毒。

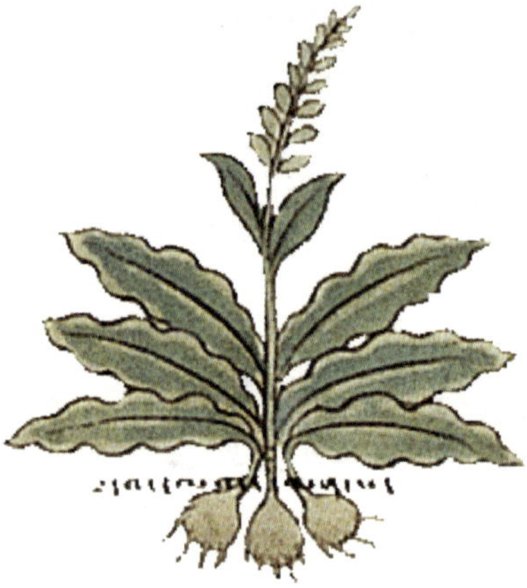

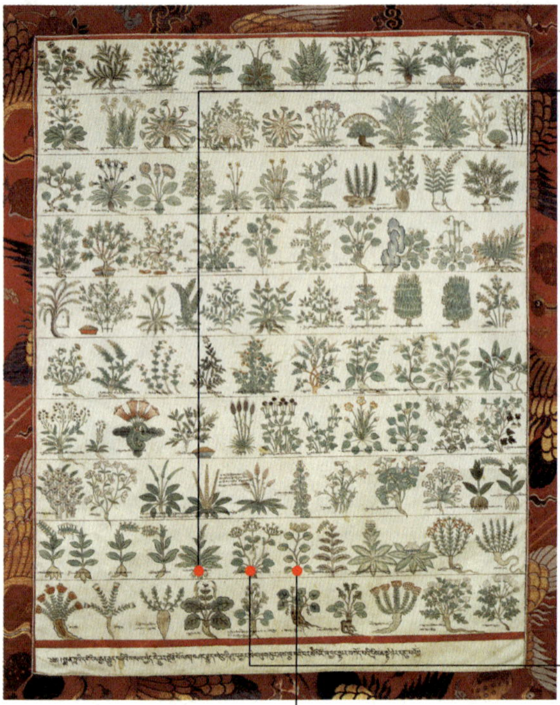

5.207 黄帚橐吾

黄帚橐吾（译音“日肖切巴”，又名大“日肖”）是生长于草滩等处的一种草药。单根长出许多茎。叶黄绿，硕大，肥厚。叶背色灰。花黄，繁多。果实似莲子，较大。根入药。味甘、苦，消化后性凉，功能愈疮，引吐胆病。

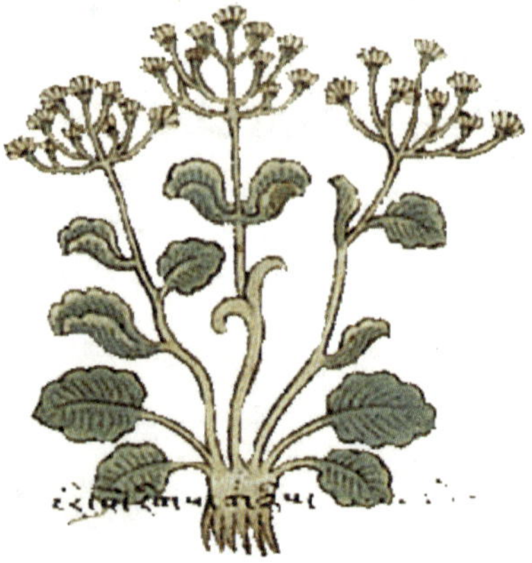

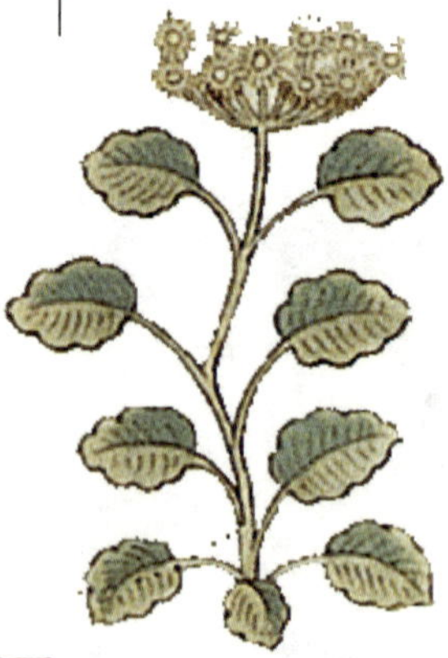

5.208 小黄帚橐吾

小黄帚橐吾（译音“日肖琼哇”，又名小“日肖”），除茎少、枝少之外，植株形态与大“日肖”相似，但比之小。花黄，簇生。果实似莲子。根入药。味甘、苦，消化后性凉，功能愈疮，引吐胆病。

5.209 飞廉

飞廉（译音“江才日那布”），生长于阴山黑土地。茎长而柔软，布满白毛。叶绿，叶背灰，羽状，缘具齿，具刺。花带紫色，花瓣细而多。味苦，消化后性平，功能引吐培根病，治疮痈。

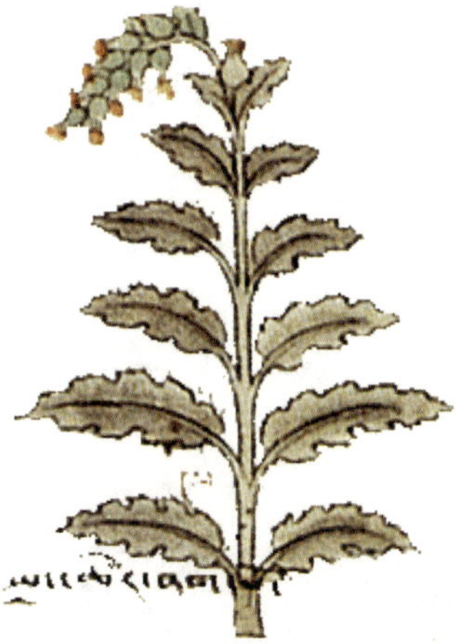

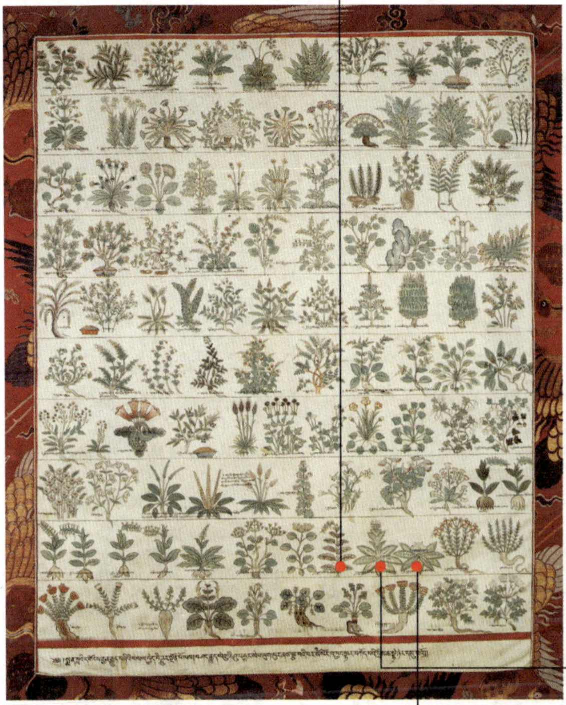

5.210 刺参上品

刺参上品（译音“江才日嘎布确合”）即白刺参，生长于山川河滩等处。茎中空，色绿，直立。叶淡绿，剑形，缘具齿，具刺，铺地而生。花色白，状似项缨。味苦，消化后性凉，功能引吐培根病，治疮痈。

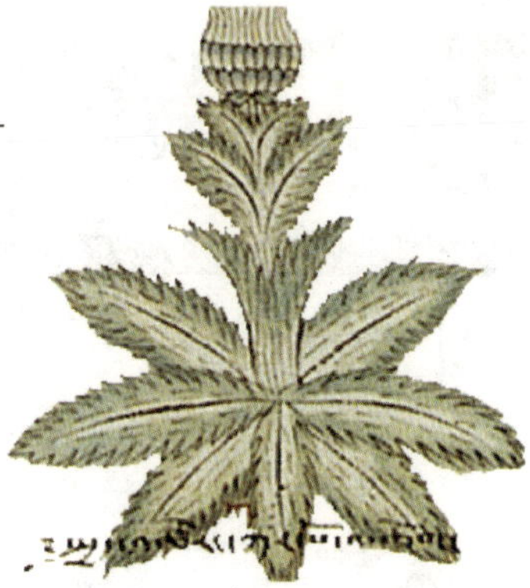

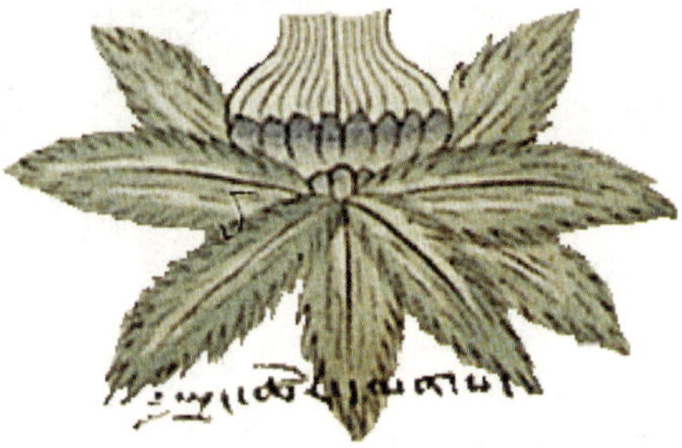

5.211 刺参下品

刺参下品（译音“江才日曼巴”），生长于山川河滩等地。植株形态与白刺参相同，但无茎，叶具刺，铺地而生，叶中央开白花。味苦，消化后性平，功能引吐培根病，治疮痈。

5.212 锡金大戟

锡金大戟或喜马拉雅大戟（译音“都日西确合”），生长于多沙地带。独根，茎从根上并列而生，断之有乳汁流出。叶绿。花红白4瓣。果实椭圆呈三角形。根入药。味和消化后味皆甘，功能泄下一切寒热疾病。

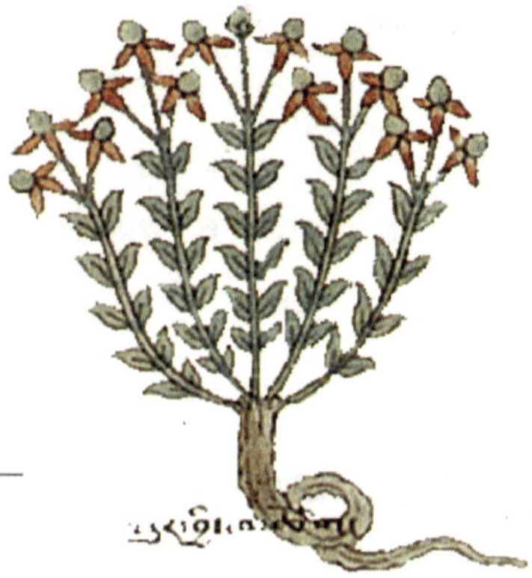

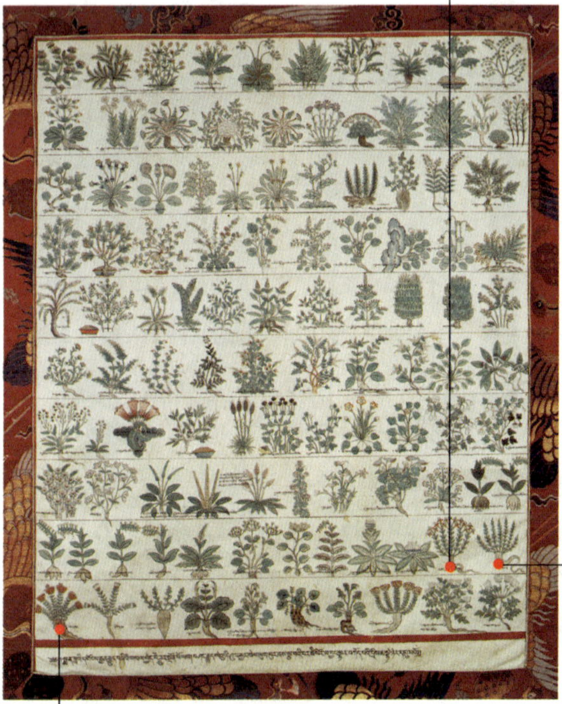

5.213 白狼毒

白狼毒（译音“都日西曼巴”），生长于多沙地带。独根，茎从根上并列而生。叶绿。花红白4瓣。无果实，断之有乳汁流出。根入药。味和消化后味皆甘，功能泄下一切寒热疾病。

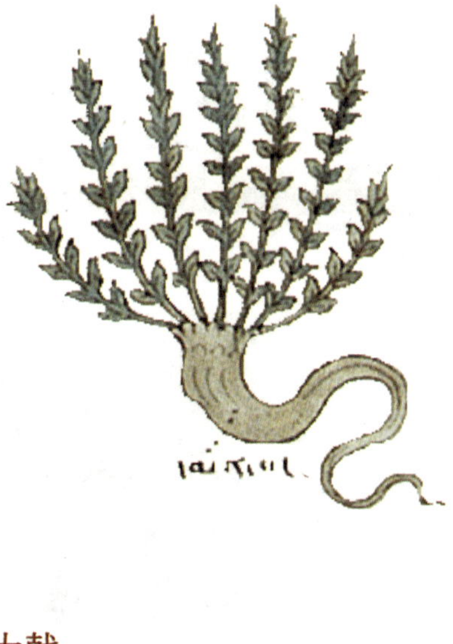

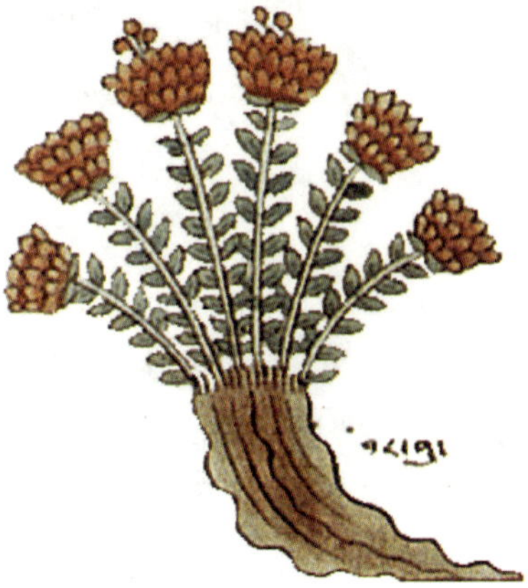

5.214 疣果大戟

疣果大戟（译音“塔日乃”），生长于山坡和河滩等地。叶、茎与喜马拉雅大戟相同。花、果实皆红，根似萝卜，断之有乳汁流出。根入药。味辛、甘，功能泄下一切寒热疾病，煅炭可止吐。

5.215 蓝钟花

蓝钟花（译音“宛吾”），生长于高山砾石和草甸交界处。叶绿被毛，断之有乳汁流出。花梗细，顶端开青而泛红光的花，花形似铃嘴。味甘、辛，消化后味甘，功能泄下黄水病等。

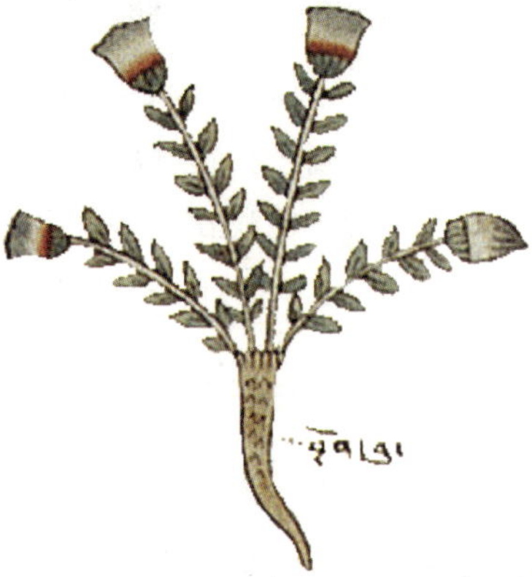

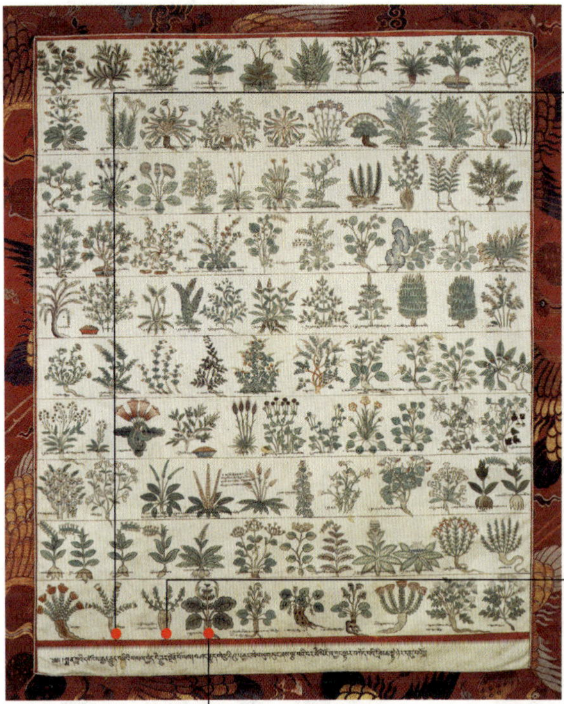

5.216 高原大戟

高原大戟（译音“川吾”）是生长于草甸等地的一种草药。根似萝卜，茎似疣果大戟。叶绿，圆形，片小，称为草地萝卜。根入药。味甘、涩，消化后味甘，功能泄下众赤巴病。

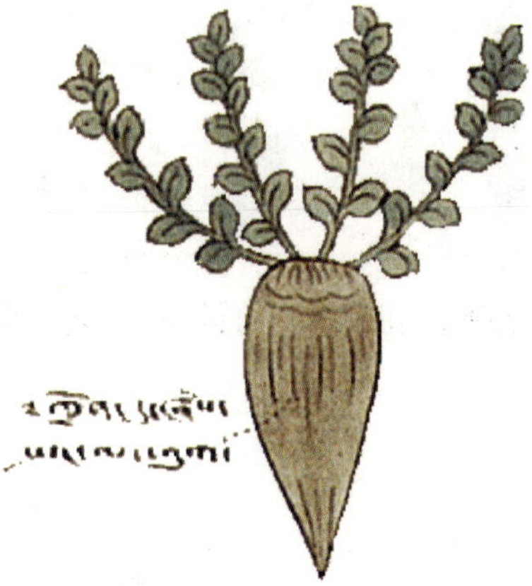

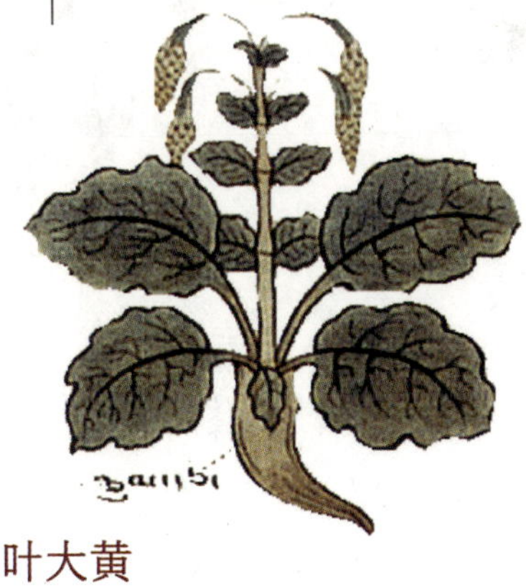

5.217 掌叶大黄

掌叶大黄（译音“均乍”），生长于黑土、林间。茎高大，中空，有黏液。叶大，缘具齿，铺地伸展。花黄或红，簇生。味微酸，性糙，消化后性平、凉，功能泄下毒热、腹热和众培根病。

5.218 亚大黄（雄）

亚大黄（雄）（译音“曲乍泡柔塔曲日”），生长于沟边等处，属于大黄异种。茎管状疏虚。叶绿，肥厚，片大，圆形。穗状花序或果实色黄。种子似酸模种子，三角形。根入药。味苦、涩，消化后性凉、平，功能泄下疫病，做疮疡干燥剂好；茎治木布病。

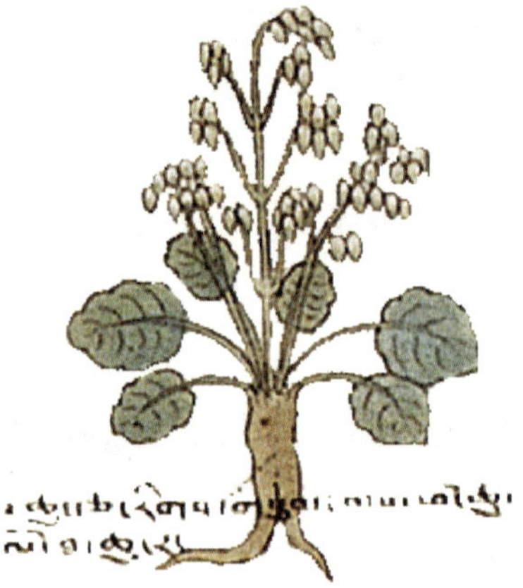

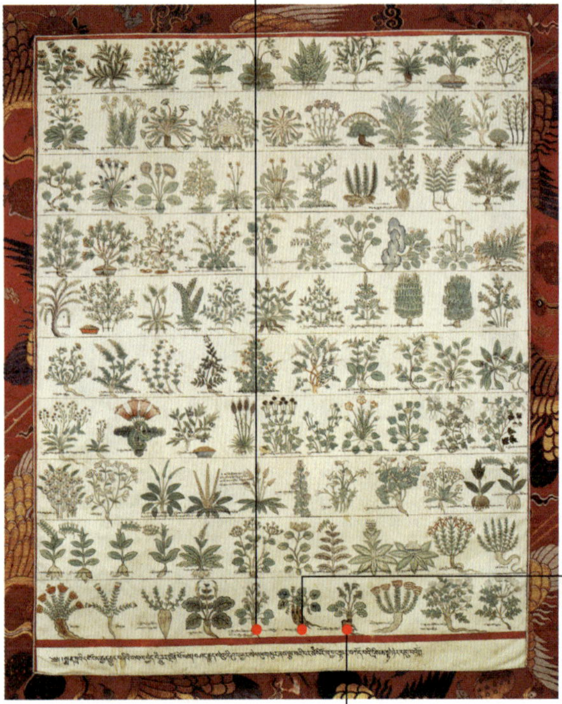

5.219 亚大黄（雌）

亚大黄（雌）（译音“曲乍毛柔乍曲日”），生长于高山风化岩地带，属于大黄异种。无管状茎，色偏红，叶中央各有一小穗。叶绿，肥厚，圆形。根入药。味苦、涩，消化后性凉、平，功能泄下疫病，做疮疡干燥剂好；茎治木布病。

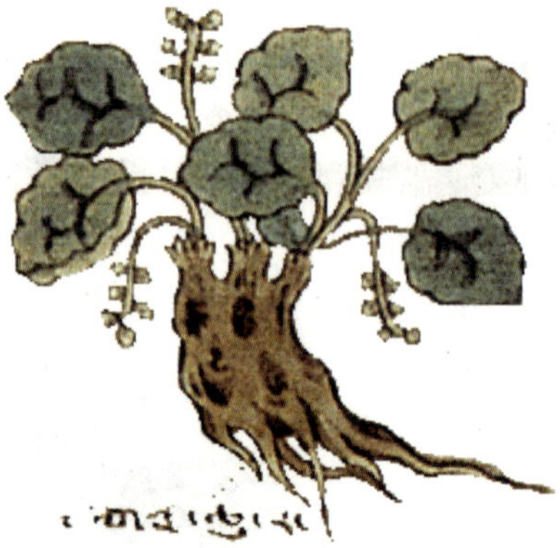

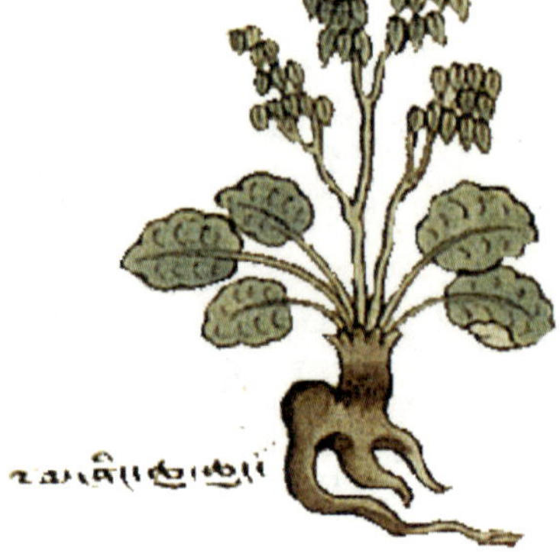

5.220 亚大黄（中性）

亚大黄（中性）（译音“曲乍玛囊曲琼哇”），生长于高山风化岩片和淤沙等地带，属于大黄异种。植株形态大约与其他亚大黄相似，茎偏红、矮短。叶肥厚，圆形，僵直。根入药。味苦、涩，消化后性凉、平，功能泄下疫病，做疮疡干燥剂好；茎治木布病，可验毒。

5.221 狼毒

狼毒（译音“热吉合巴”），生长于草地、平川等地带。独根，根上多茎丛生。叶绿，片小。花白泛红光，似小管子，细小，簇生。根入药。味苦、辛，消化后味苦，功能疗疮，治疖痈，也可下泻疫病。

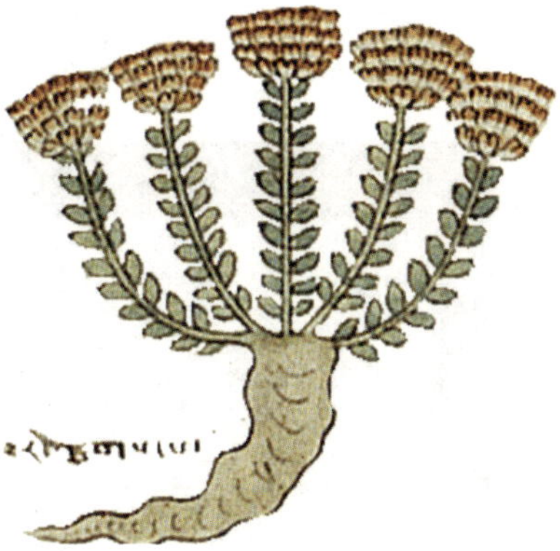

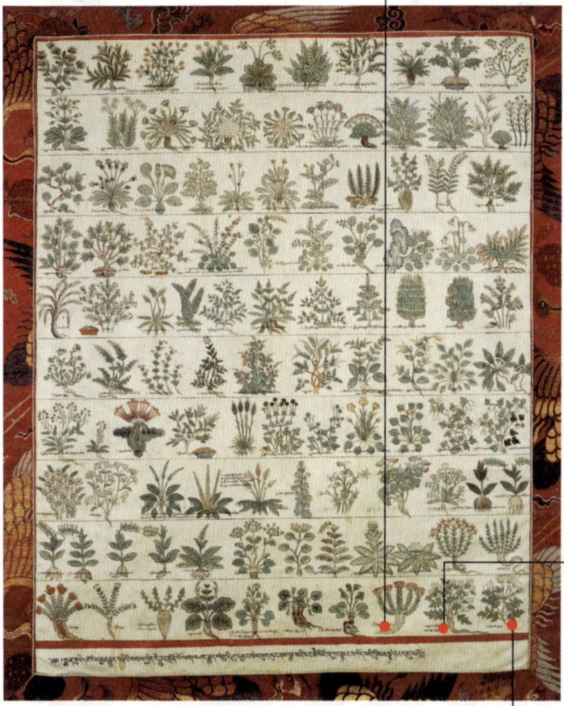

5.222 野迷果芹

野迷果芹（译音“甲果力确合”），生长于阴山等处。独根，粗壮发达。叶绿似葛缕子叶，缘具齿。花白，碎小，众多，花序伞状，花蕊似毛。根入药。味甘、辛、苦，消化后味甘，功能干黄水，祛寒，治寒性肾腰病。

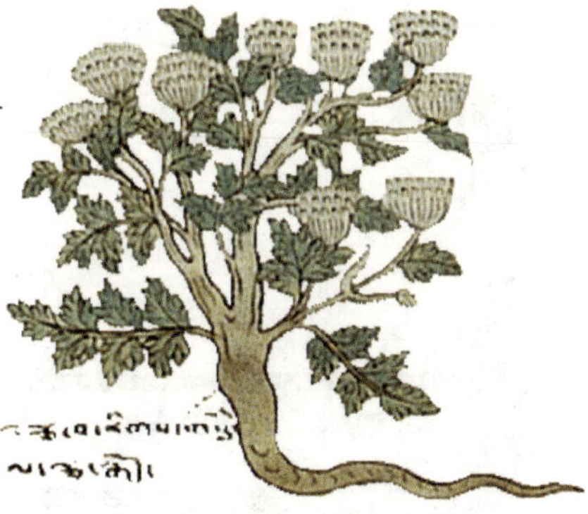

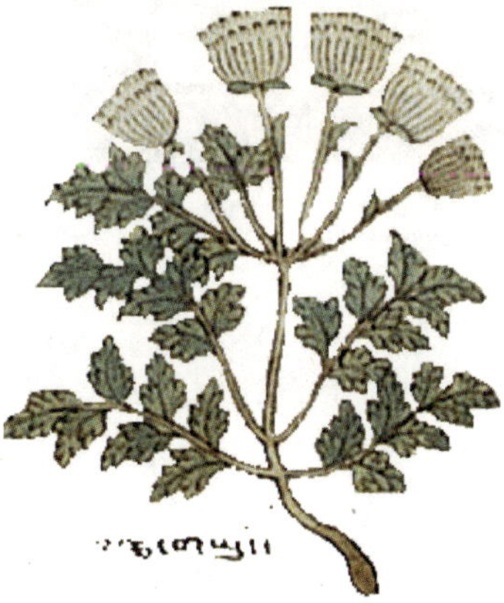

5.223 田迷果芹

田迷果芹（译音“甲央”），生长于田埂地头。茎紫，花白。叶和果实形状似葛缕。根入药。味甘、苦、辛，消化后味甘，功能干黄水，祛寒，治寒性肾腰病。

图三十　药物（二）

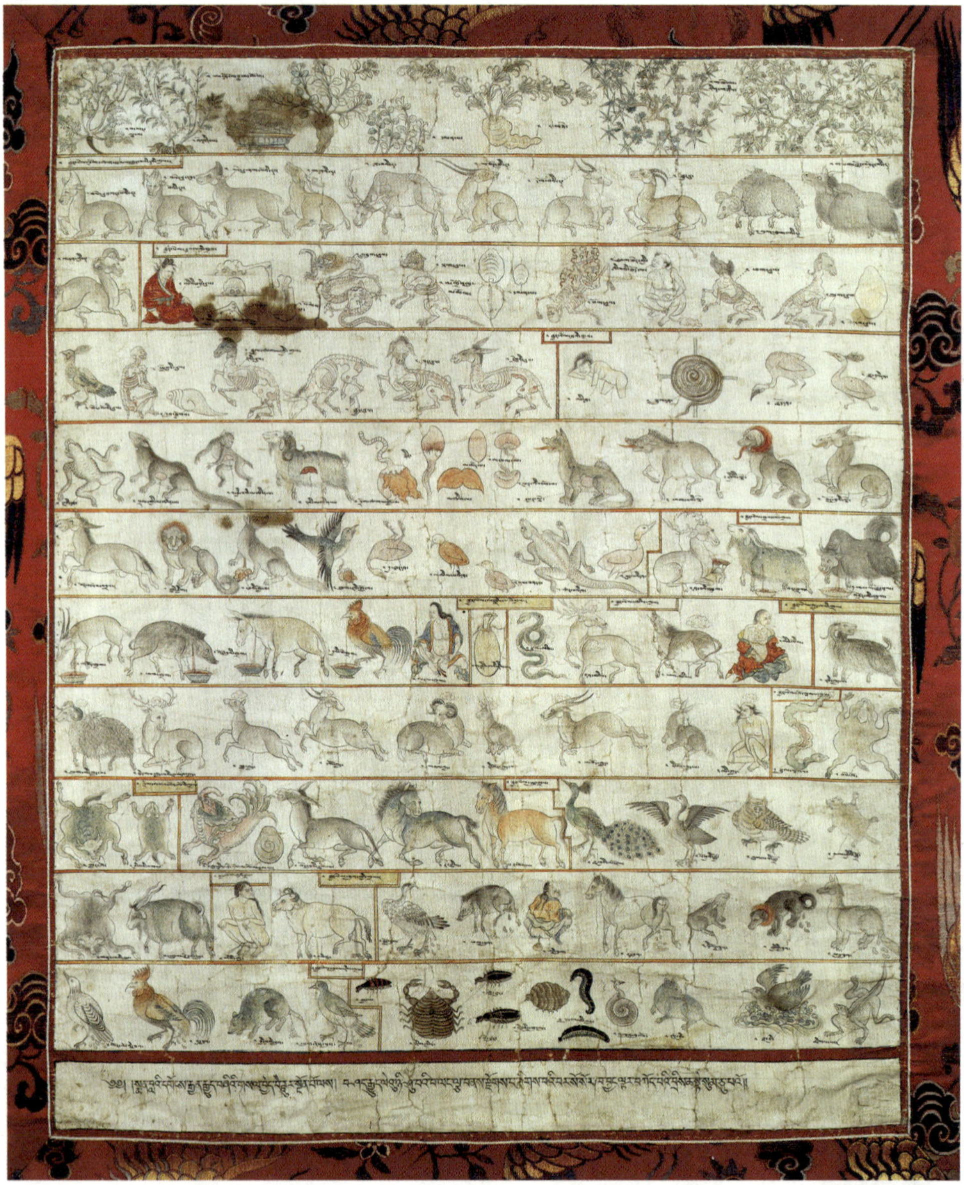

本图示《论述部》第二十章药物，内容包括草本类药中“哇郎甲哇”至蒺藜之间的 7 种；动物角类药 11 种、骨类药 20 种、肉类药 26 种、血类药 8 种、胆类药 1 种、脂肪类药 4 种、脑类药 9 种、皮类药 4 种、蹄爪类药 5 种、毛类药 6 种、尿类药 2 种、粪类药 11 种，全虫类药 10 种，计 117 种，共计 124 种药的鉴认及味、性、效等。

5 草本类药物的功效（4）

5.224 “哇郎甲哇”（林地峨参）

“哇郎甲哇”（意为“黄牛迷果芹”）即林地峨参，是生长于树林中的一种草药。叶、茎等与葛缕相似，灰色，形似“甲哇曼巴”（野胡萝卜）。外敷对肿胀有益，但不可内服。

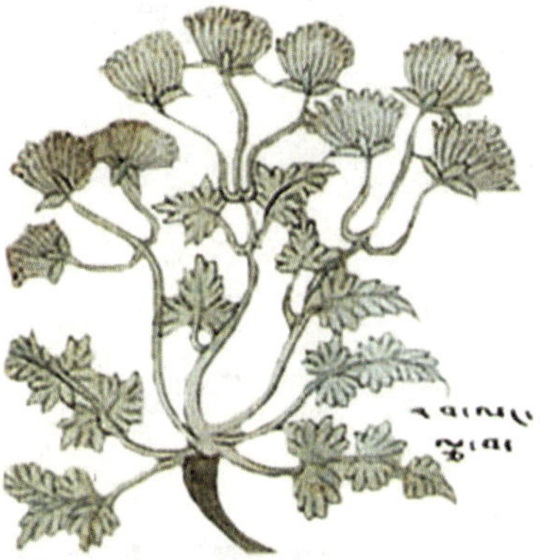

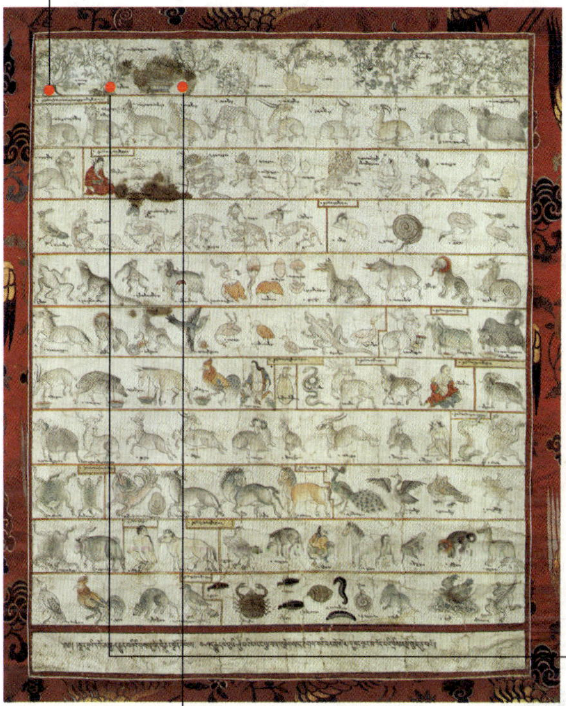

5.225 天冬

天冬（译音“尼相”）是生长于阴阳山交界的一种草药。根粗，球形，外皮黑褐，内灰，黏腻。茎细长，被刺，分枝繁多。叶青绿，细而碎，轮生，如铁屑样。果实似小铁豆。味甘，对隆病、妇科病、剑突培根病（胃病）有益。

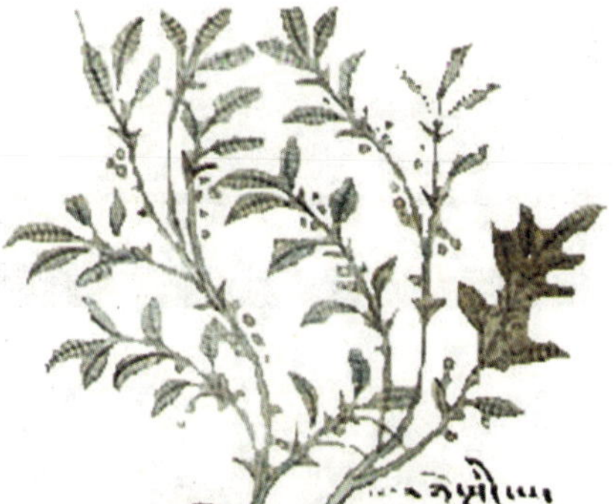

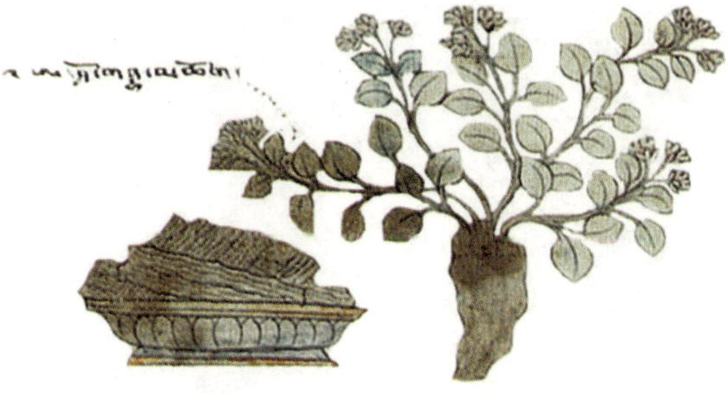

5.226 喜马拉雅紫茉莉上品

喜马拉雅紫茉莉上品（译音“阿肖干达确合”，又名“哇朱”），按花色分 2 种，其中白花者即为本品，是生长于荒丘上的一种草药。根似山莨菪根，块大。叶圆形，灰绿，黏腻。茎细。花淡红。味甘，治下体寒隆病、灰色浮肿、黄水病等，破石痞瘤。

5.227 喜马拉雅紫茉莉下品

喜马拉雅紫茉莉下品（译音“阿肖干达曼巴”，又名“哇朱”），按花色分2种，其中黑紫花者即为本品，是生长于荒丘的一种草药。根似山莨菪根，块小。叶圆，色淡绿，具黏腻。茎细，花紫黑。不能内服。

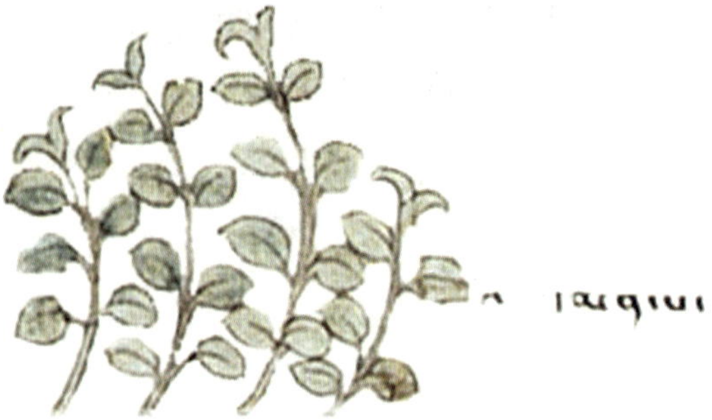

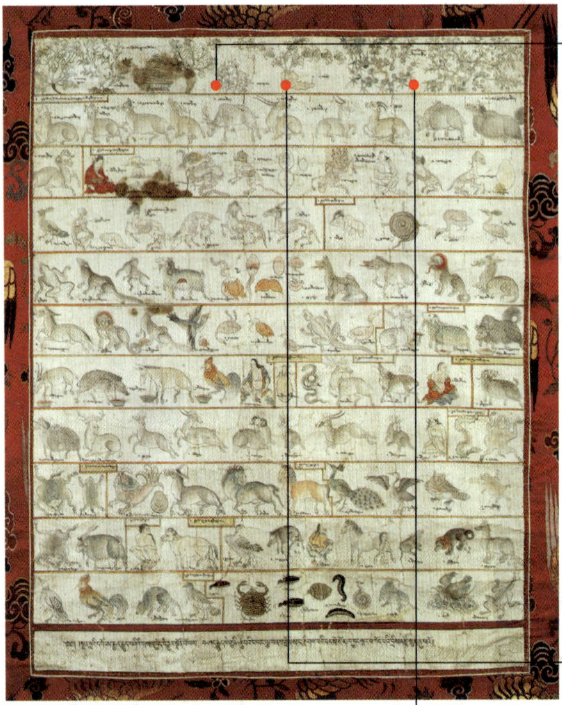

5.228 黄精

黄精（译音“拉尼”）是生长于阴凉和湿度较大地带的一种草药。根色白似干姜。茎细长。叶绿，剑形。果实内白，似舍利子。味涩、苦、甘，治灰色浮肿、隆病、黄水病等。

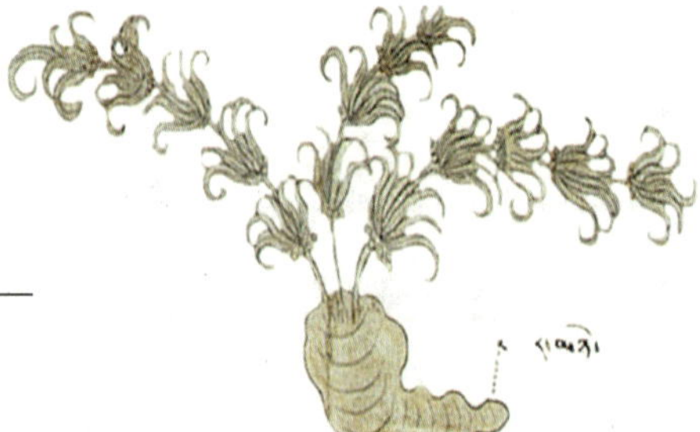

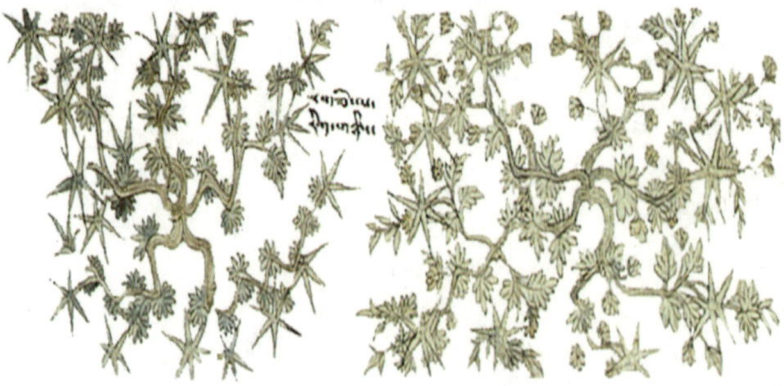

5.229 蒺藜（2种）

蒺藜（译音“涩玛”）是生长于荒丘沙滩等地带的草药。叶、茎铺地而生。花白黄，小。果实三角形，有刺似山羊头。味甘，治隆病、下落水肿、痹病、肾病等。

6 动物药性能

6.1 动物角类药

6.1.1 白犀牛角

白犀牛，体强力大，皮厚，颈、肩、后腰、膝盖等处有深厚褶皱，状似甲胄。鼻端生白角，根部粗大，先端细小，角实心不能剥取者属上品。其角味苦、辛，消化后味苦，功能燥湿，解毒，干体腔脓血、黄水，对中毒症有益。

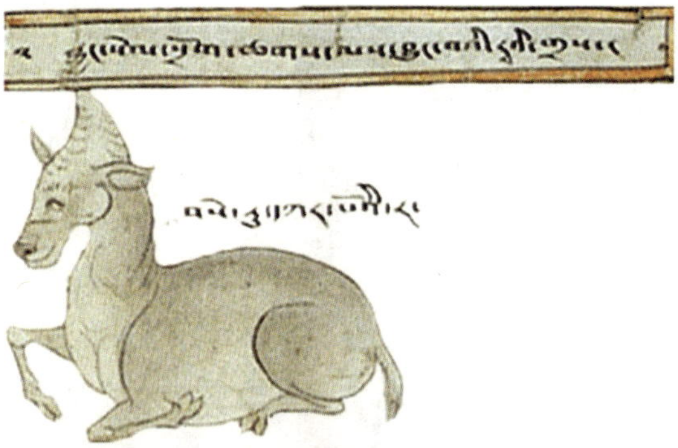

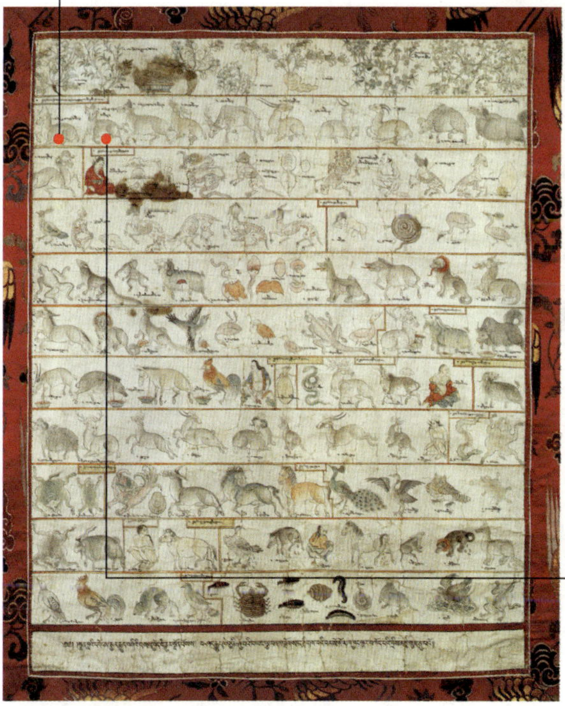

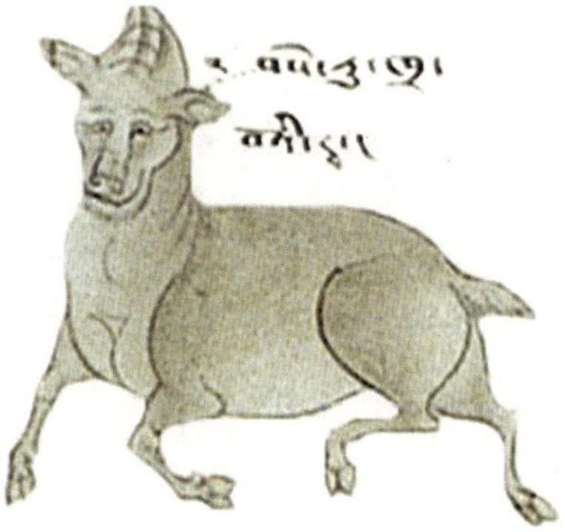

6.1.2 花犀牛角

花犀牛，体强力大，皮厚，颈、肩、后腰、膝盖等处有深厚褶皱，状似甲胄。鼻端生花角，根部粗大，先端细小，角实心不能剥取者属中等品。其角味苦、辛，消化后味苦，功能燥湿解毒，干体腔脓血、黄水，对各种中毒症有益。

6.1.3 黑犀牛角

黑犀牛，体强力大，皮厚，颈、肩、后腰、四肢膝盖处有深厚褶皱，状似甲胄。鼻端生黑角者属下品。其角味苦、辛，消化后味苦，功能燥湿、解毒，干体腔脓血、黄水，对各种中毒症有益。

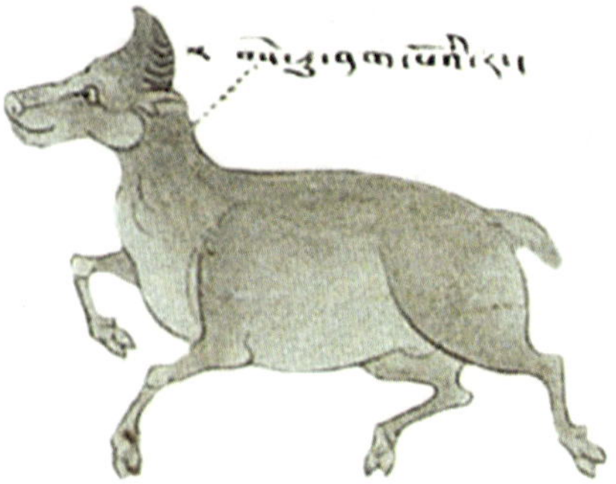

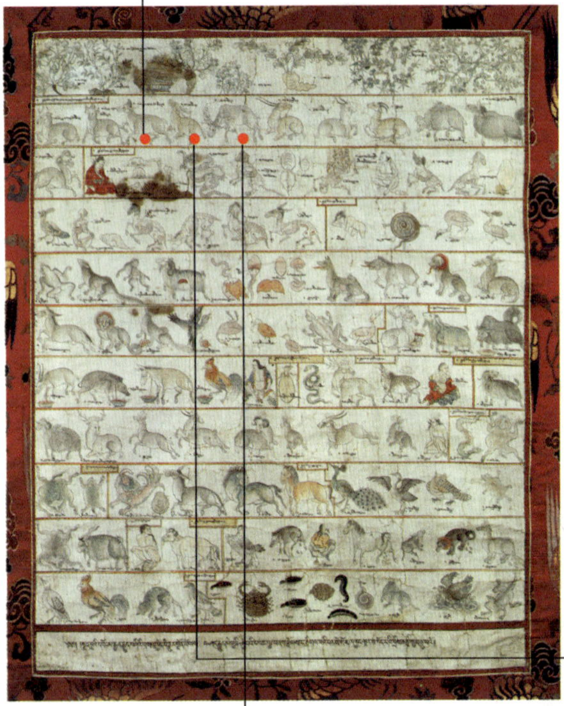

6.1.4 狍鹿角

狍（译音“卡夏”）身体比马鹿小，颈、四肢细而长，尾巴短，背部毛色较黑，胸、尾毛淡黄，吻尖，茸角长1拃许。其角味甘、咸，消化后味甘，功能燥湿、解毒，干体腔脓血、黄水，对各种中毒症有益。

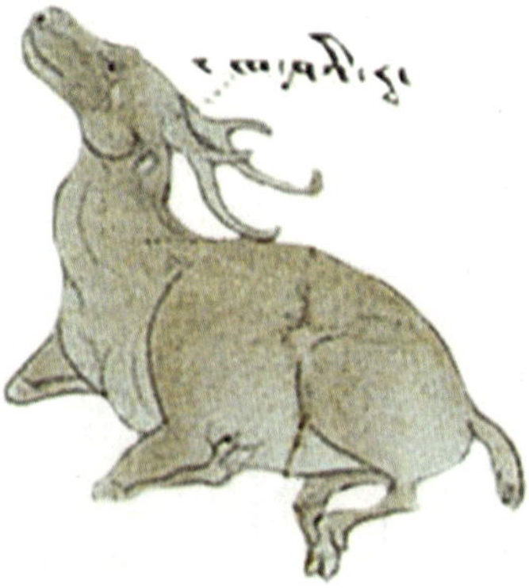

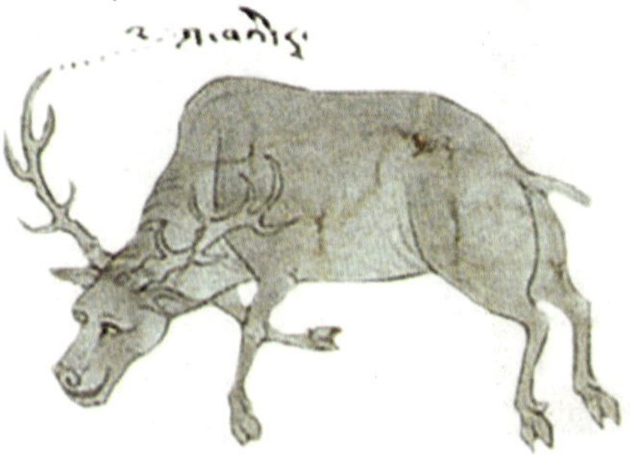

6.1.5 马鹿角

马鹿（译音“夏拉”）栖息于崇山峻岭，颈、四肢长，尾巴短，全身毛色灰褐，四鼠蹊部色灰，身体比狍鹿较大，每年5~6月逐渐生出新角，名叫血角或茸角，角向上直立。其角味咸，消化后味甘，功能燥湿，解毒，干体腔脓血、黄水，对各种中毒症有益。

6.1.6 藏羚羊角

藏羚（译音“左”）全身毛色灰，针毛褐红，四鼠蹊灰白，四肢、颈长，尾巴短。角纹台状向上直生。其角功能止泻，干脓，催产，特别对疮疡有益。

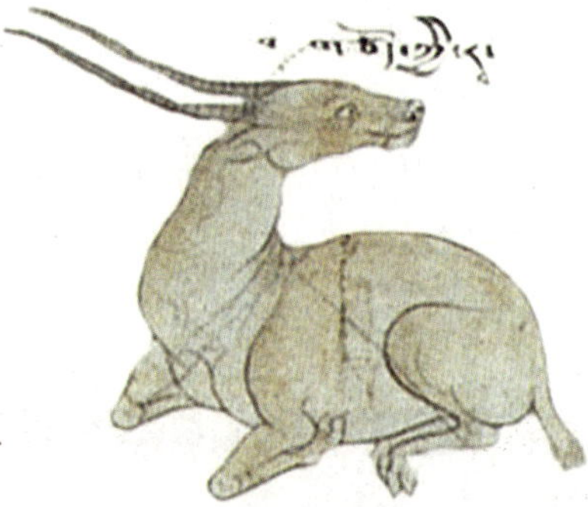

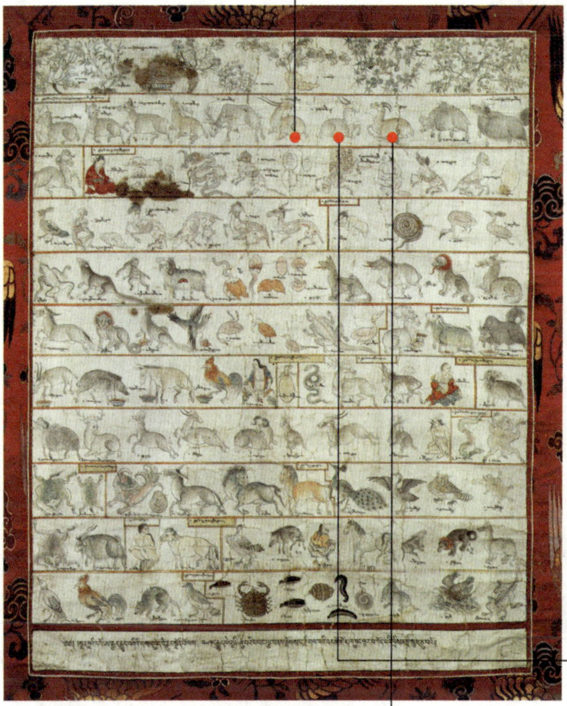

6.1.7 原羚羊角

原羚（译音“日果哇”）是栖息于山崖的一种山羊。身体小，四肢细短，头小颈长，颈、脊背毛色灰褐，四肢内侧、腹部灰白，臀部具大白斑。其角味涩、咸，消化后味苦，功能止泻。

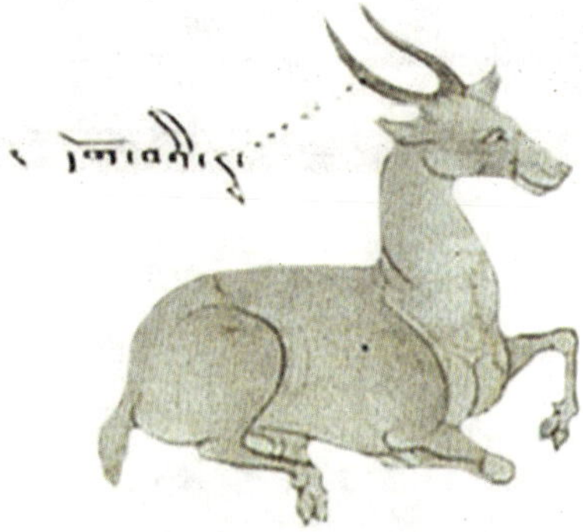

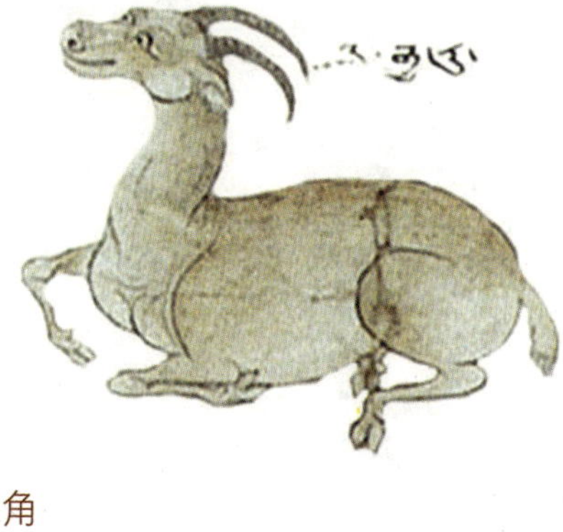

6.1.8 鬣羚角

鬣羚（译音“甲”）似山羊，项后至脊背长有鬃毛，毛质粗糙。头小，颈粗而短，两耳大，四肢短，幼年时色红褐，老后变灰白。角黑，有细横棱。其角味咸，消化后味甘，功能催产。

6.1.9 种公羊角

种公羊，为家养未阉的种公绵羊。体强力大，一般有 2 只粗而长的角。其角味甘，功能催产。

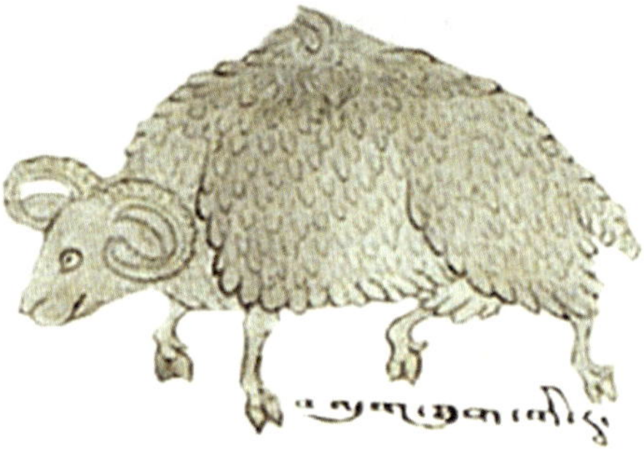

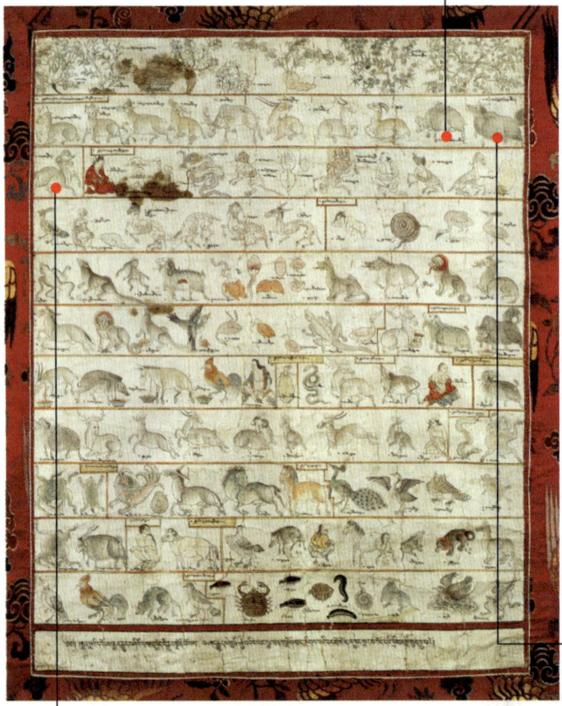

6.1.10 野牦牛角

野牦牛，体形似家牦牛，但比之体强力大，蹄大，腹毛黑粗而长，尾巴厚粗而长，角非常大，有 1 庹许。其角味甘，功能增体热，破痞瘤，干体腔脓水。

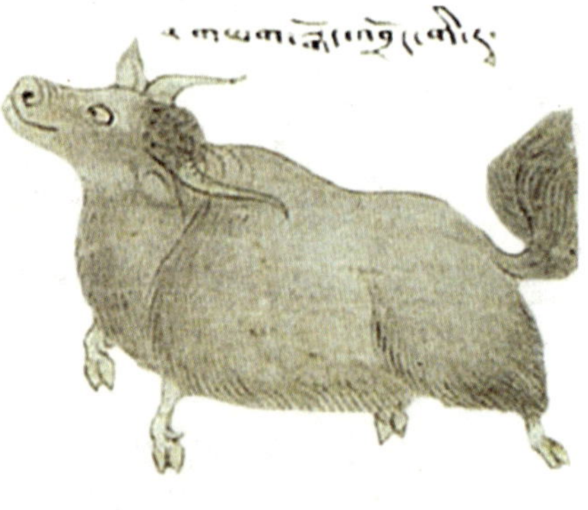

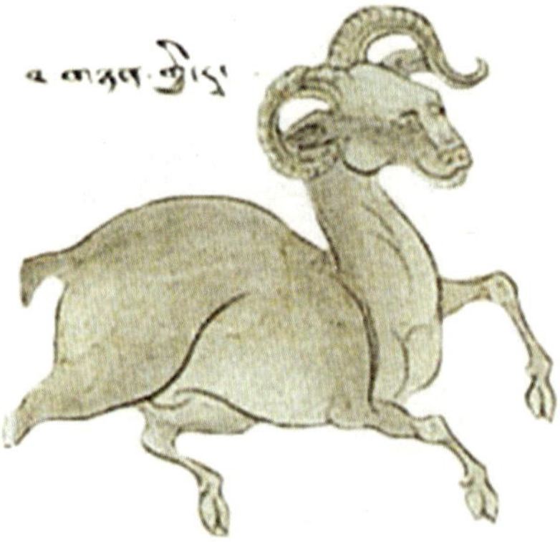

6.1.11 盘羊角

盘羊，生活于高山岩崖等地，毛色褐，臀部有白斑点，前颈和四肢灰白，胸部黄褐，尾巴短而黑，颈、四肢比绵羊稍长，角的形状似种公绵羊角。其角味涩、咸，消化后味苦，功能治瘟病。

6.2 动物骨类药

6.2.1 髋骨

髋骨是指长期埋入地下，或在地面上经日晒雨淋变灰的髋骨头。功能治炭疽，干黄水。

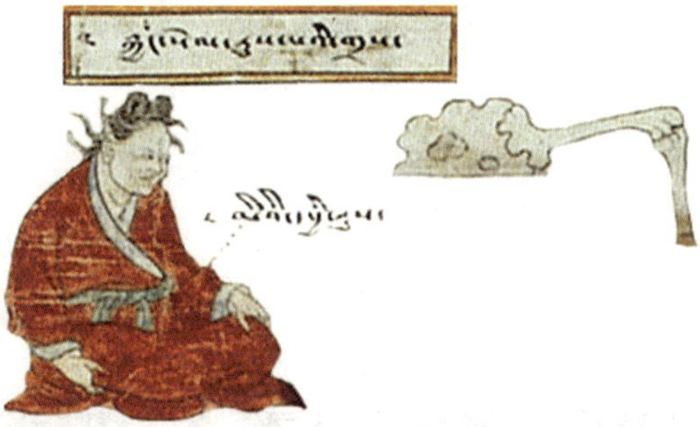

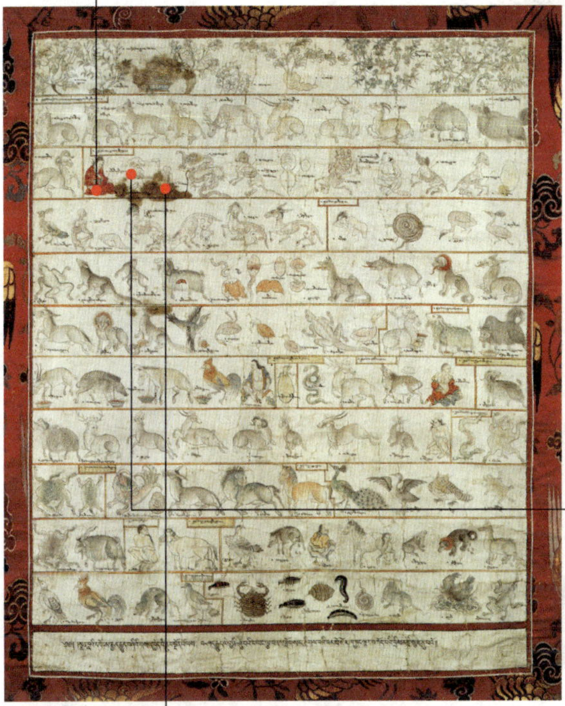

6.2.2 天灵盖

死后埋入地下，经年累月变陈旧的天灵盖，或露在地面日晒雨淋，油腻尽失变白的天灵盖。味甘，功能干黄水。

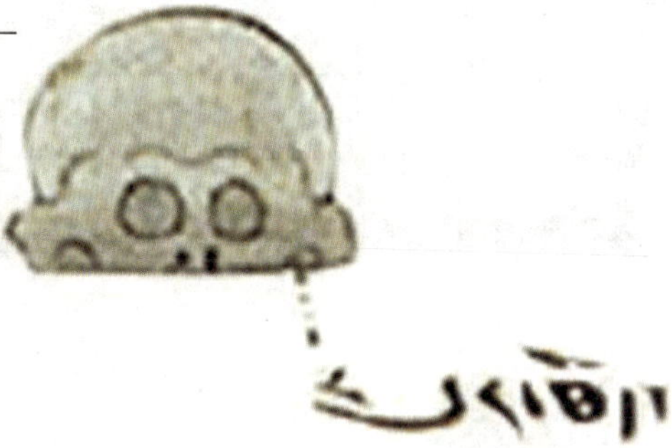

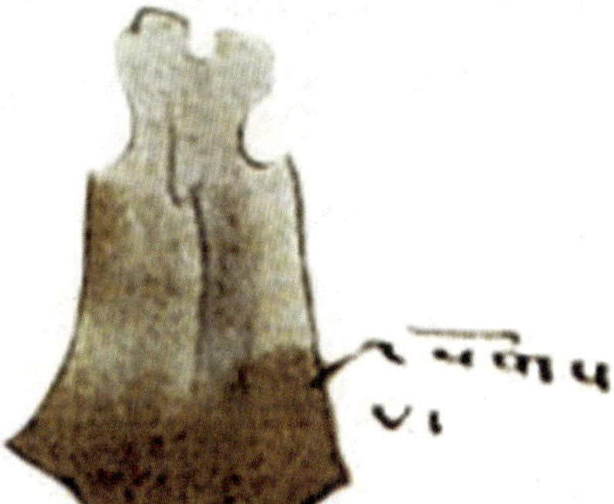

6.2.3 肩胛骨

经日晒雨淋变灰的肩胛骨。入药时，煅烧成灰，功能清热，治陈热陷入机体。

6.2.4 陈旧骨

埋入地下许多年不见日光，受潮陈旧、发霉的骨头。功能清热，治陈热陷入机体。

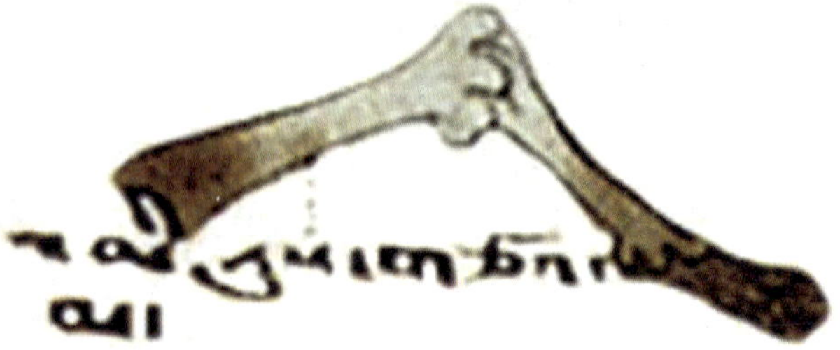

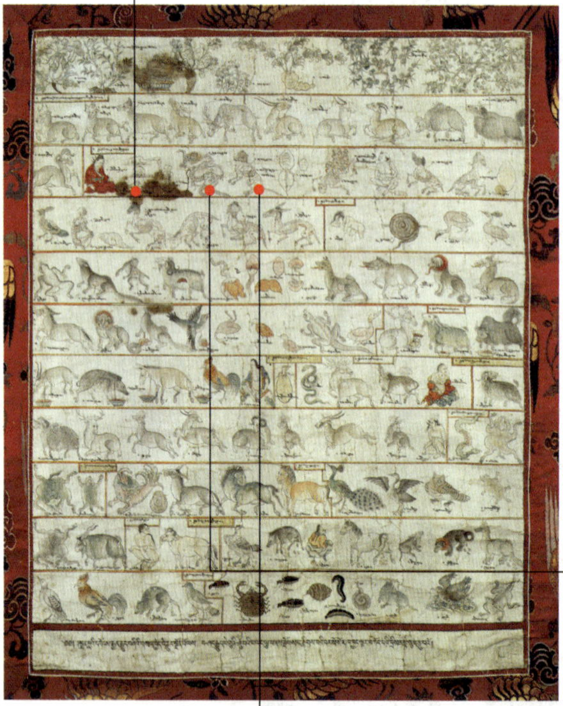

6.2.5 龙骨

大小各种骨长期埋入地下变成的化石。色灰黄，焦状，黏舌，形状不一，有野兽犬齿、鹿茸角等，质地重而坚硬，易粉碎。味涩，功能祛疮疡腐肉，愈疮，疗肉疣溃烂。

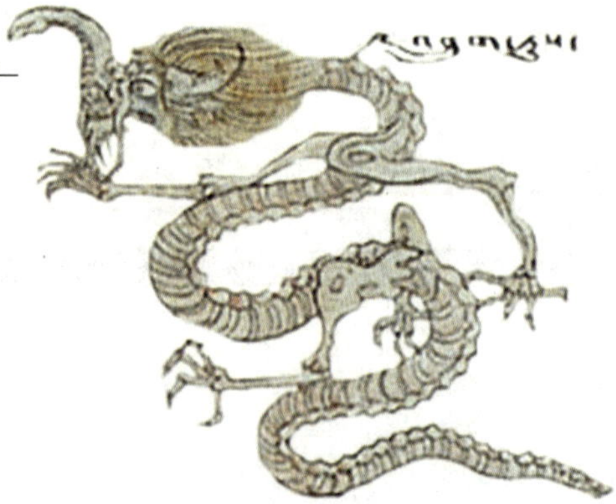

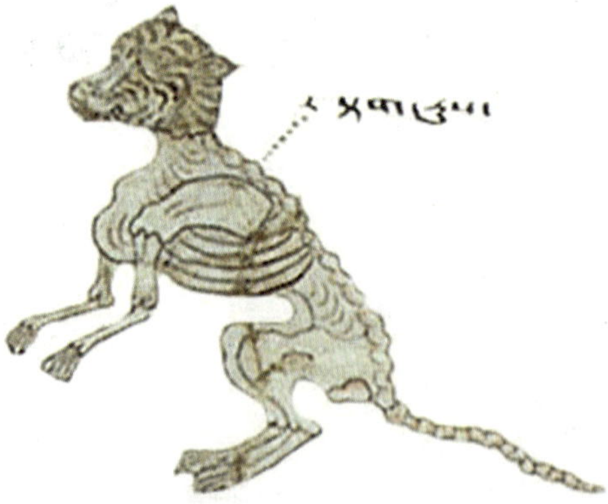

6.2.6 虎骨

虎是一种体强力大的猛兽，头圆，耳短，尾巴长，毛色灰黄，斑纹白黑，前颈、胸、四肢内侧和面颊等处白。其骨味和消化后味皆甘，功能修复骨松质。

6.2.7 贝齿上品

贝齿上品（译音“专吾”）是产自海洋的一种动物贝壳。形似海螺，大小约有人的拳头大，色紫、块大者为上品。味辛、苦，消化后味苦，功能止创伤出血，干脓液、腹水、黄水等，破痞瘤，对眼有益。

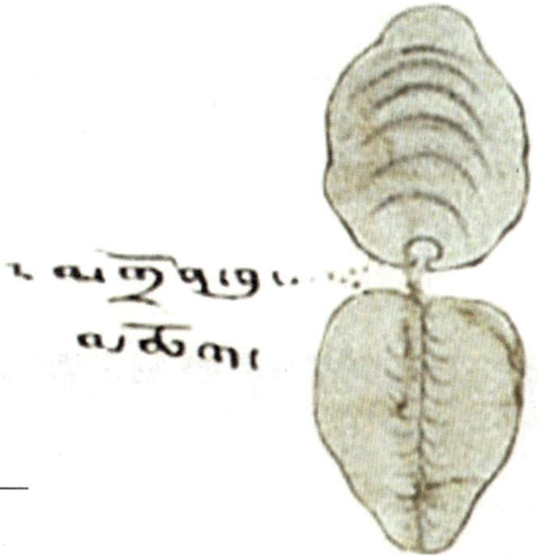

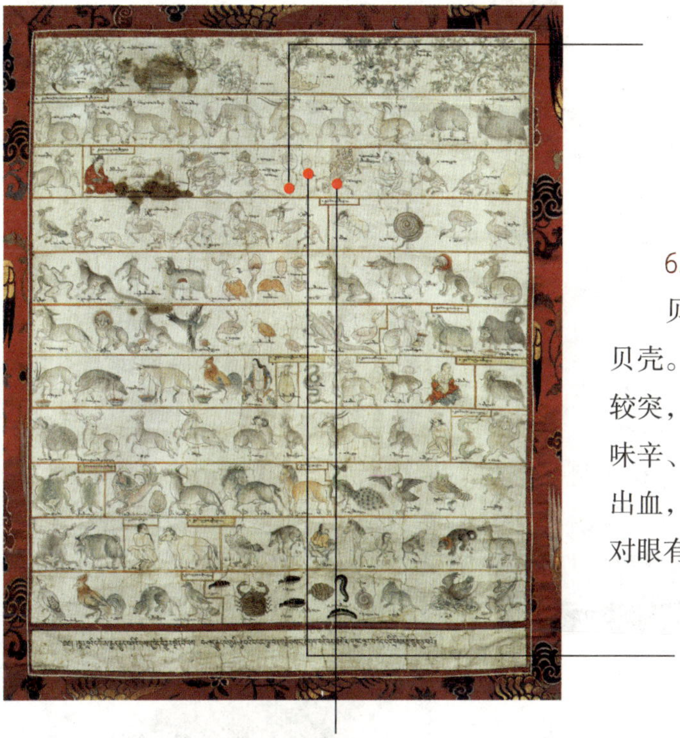

6.2.8 贝齿下品

贝齿下品是产自大海的一种动物贝壳。形似海螺，大小如食指，脊部较突，色白黄，有纹理，坚硬有光泽。味辛、苦，消化后味苦，功能止创伤出血，干脓液、腹水、黄水，破痞瘤，对眼有益。

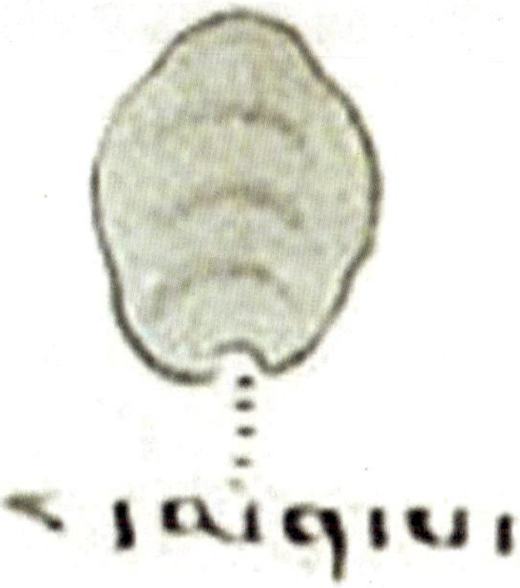

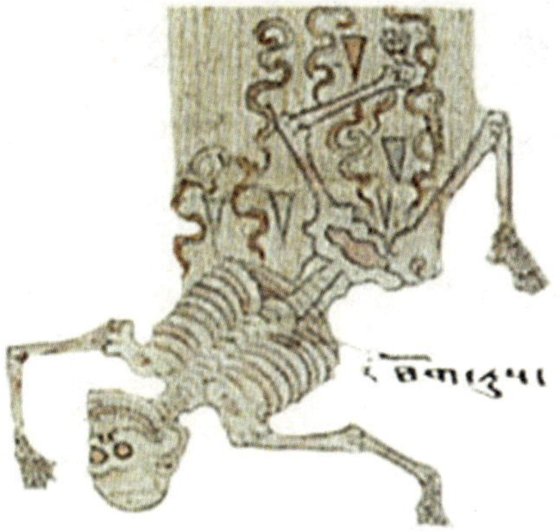

6.2.9 霹毙骨

被雷电击杀的骨头。味甘，功能可治赤痢等一切痢疾。

6.2.10 赤痢而死天灵盖

因赤痢而死的人天灵盖。味甘，功能治赤痢（细菌性痢疾）。

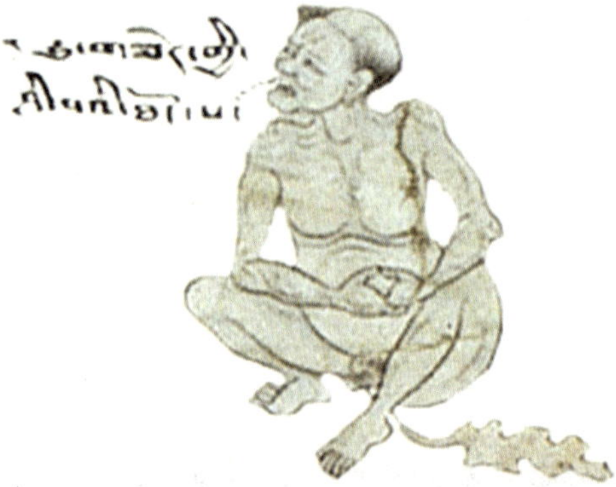

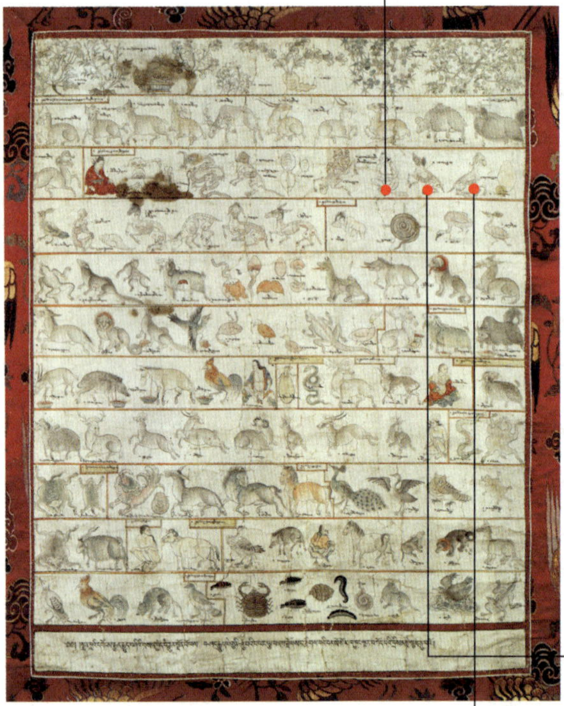

6.2.11 猪骨

猪为家畜，体肥，四肢细短，吻和鼻圆而上卷，用鼻拱地觅食。其骨味甘，功能治布木病。

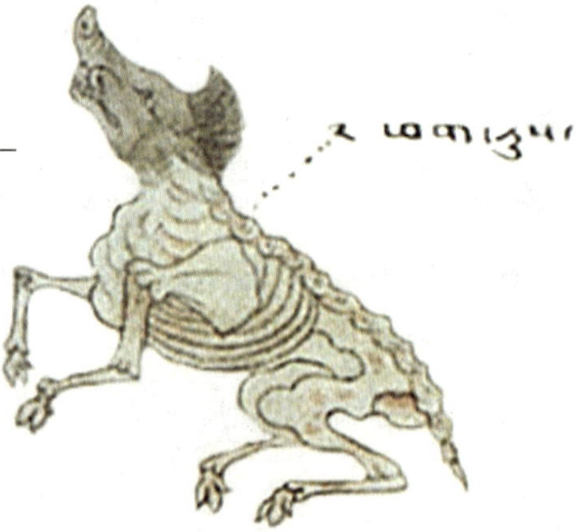

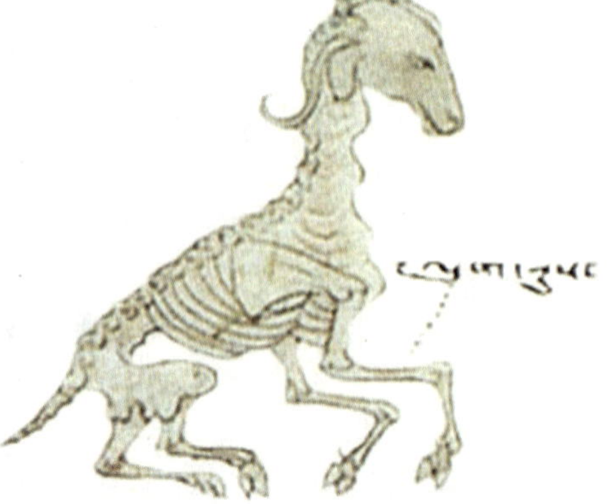

6.2.12 绵羊骨

三岁公羔和母羔的新鲜骨，特别是跗骨、胛柄骨和尾骨三骨为上品。除此而外，其他羊骨也可。味甘，消化后性温，功能祛风，治一切隆病。

6.2.13 股骨头

股骨与髋臼接触的骨，形似圆球，也称“奥托”骨，也有用膝盖上的髌骨的。味甘，治小便不通。

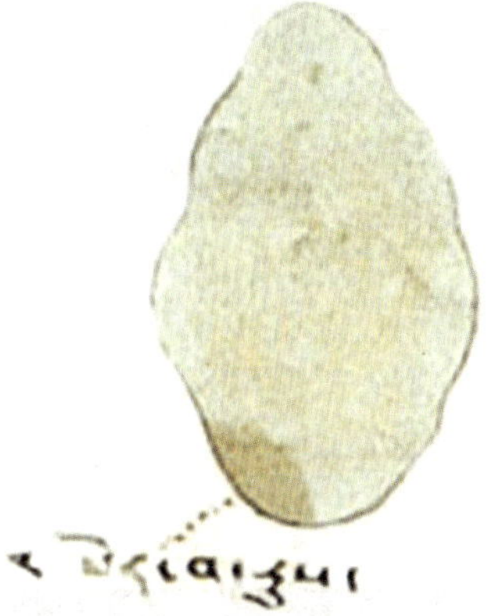

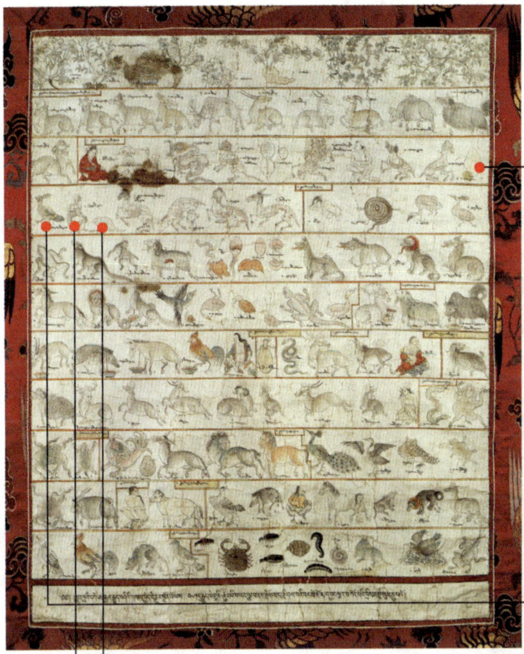

6.2.14 松鸡骨

松鸡是一种小鸟，有一撮羽冠，全身羽毛灰白，腹和肋淡蓝，尾翎下、腿、眼皮和鼻等红，面与喙黑。其骨味甘，消化后性温，功能止血。

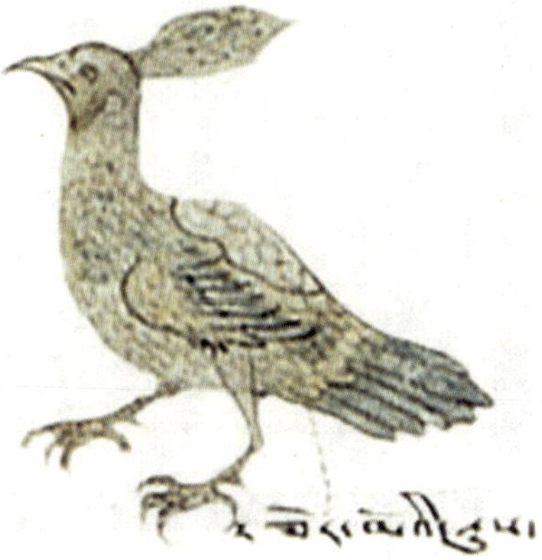

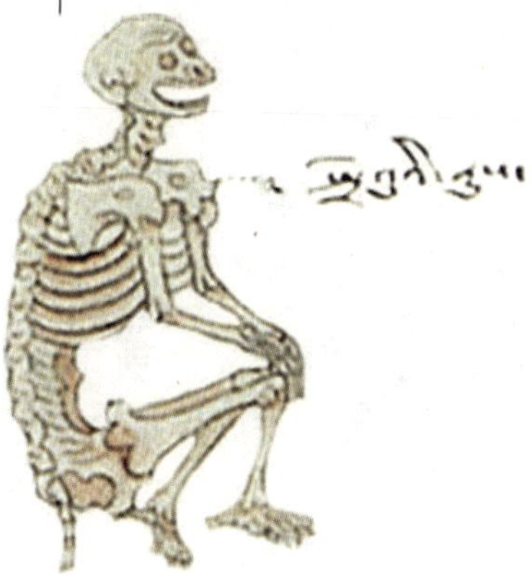

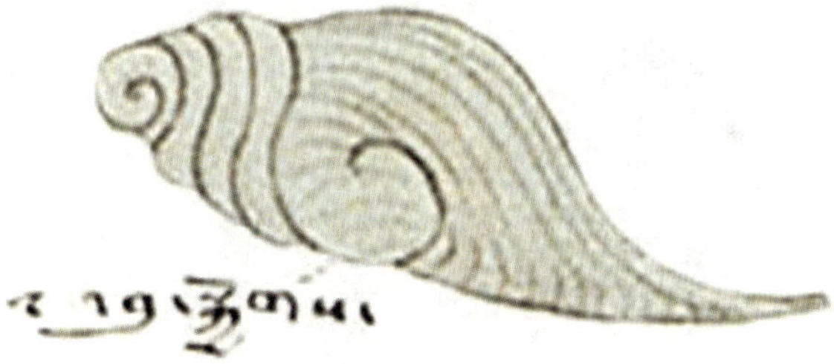

6.2.15 猕猴骨

猕猴头小，两眼圆而大，尾巴细长，四肢似人四肢，有 5 指和指甲，主要栖息于树林。善跳跃、爬树，摘果子吃，动作似人。其骨味甘，功能催产，下胎盘。

6.2.16 蜗牛壳

蜗牛常出现于雨后潮湿地区，形似左旋海螺，有食指头大小，潮湿时虫体从壳内出来背着壳爬行。其壳味甘、辛，功能杀虫，治腹水。

6.3 奇蹄类骨药

6.3.1 马骨

马为家畜，与骡相似，耳朵小，鬃多，尾巴长，奔跑疾快，毛光滑非常短，毛色不一，按地域分为藏马、蒙古马等。其骨功能治黄水病。

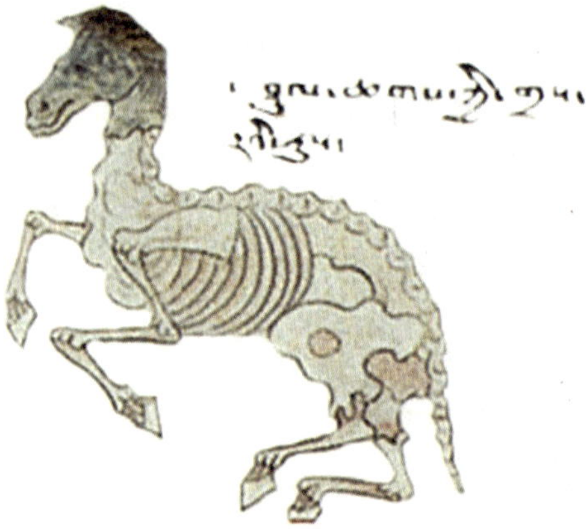

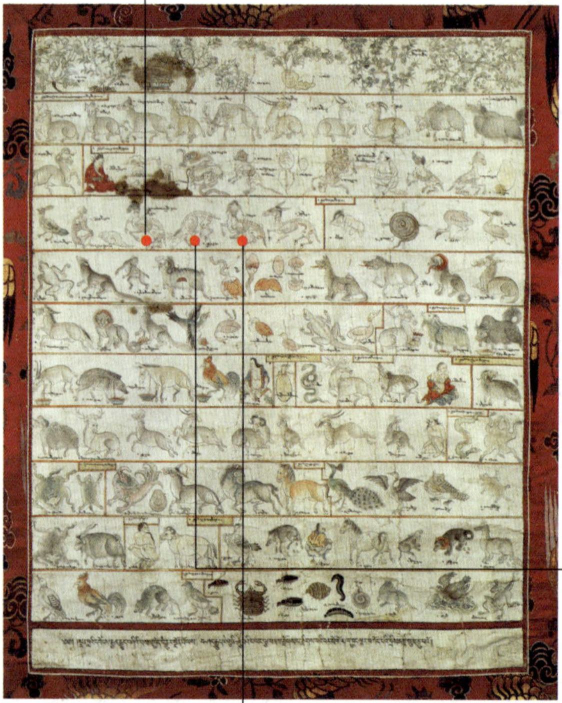

6.3.2 野驴骨

野驴为大型野生动物，大小与骡相同，鬃短而竖立，吻、前胸、四肢毛色灰白，其他毛色约岩灰色。骨经日晒雨淋、油腻尽失发白者入药。味和消化后味甘，功能干黄水。

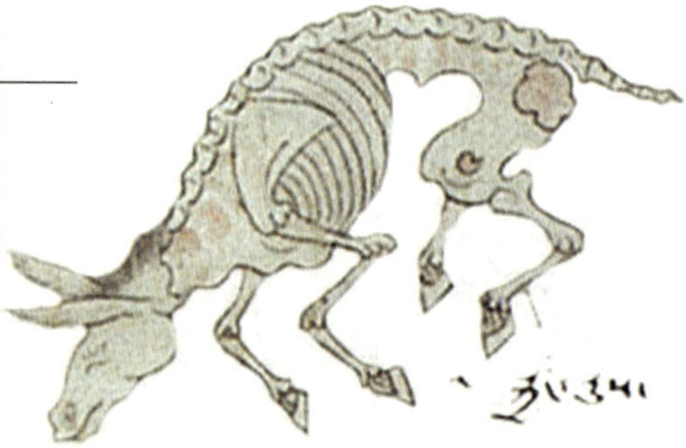

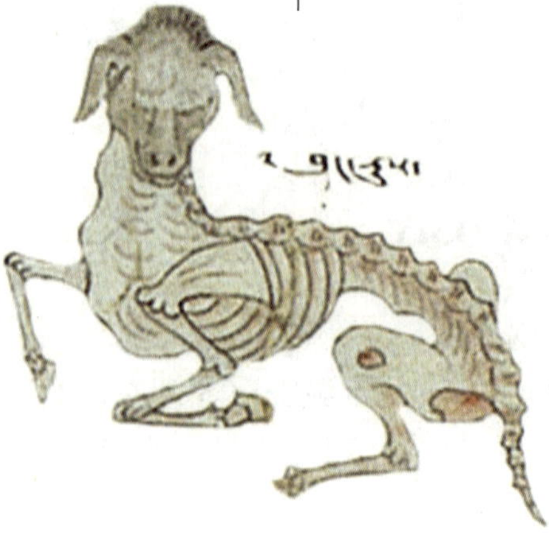

6.3.3 驴骨

驴为家畜，体型比骡小，两耳大而长，尾巴细，较短，多数毛色灰白。骨经日晒雨淋、油腻尽失发白者入药。味和消化后味甘，功能干黄水。

6.3.4 骡骨

骡为家畜，体型似马，毛色不一。四肢、尾巴细长，鬃竖立。骨经日晒雨淋、油腻尽失发白者入药。功能干黄水。

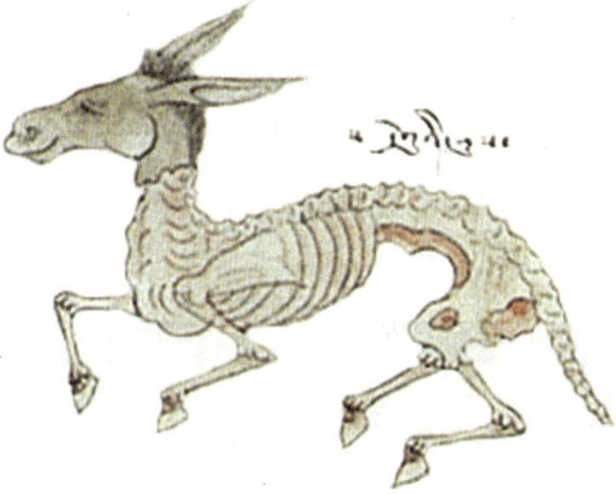

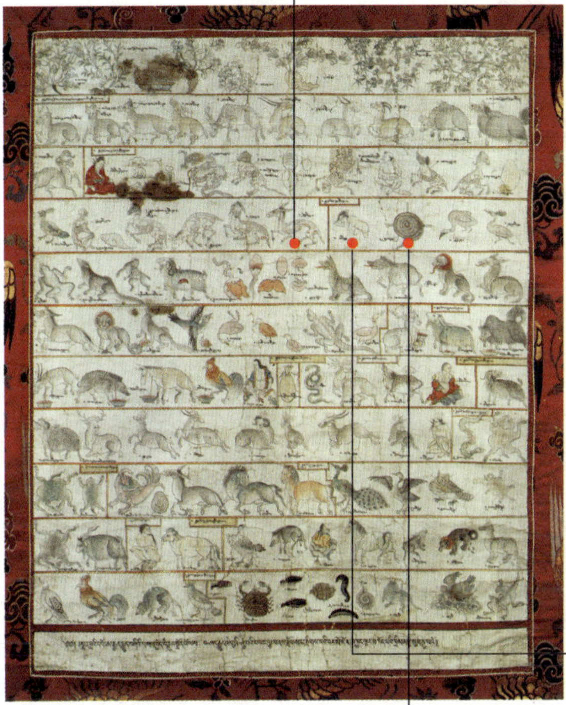

6.4 动物肉类药

6.4.1 “么暇”

“么暇”味甘，消化后性温，有营养。治疖痈、隆病及一切中毒症、疫病。

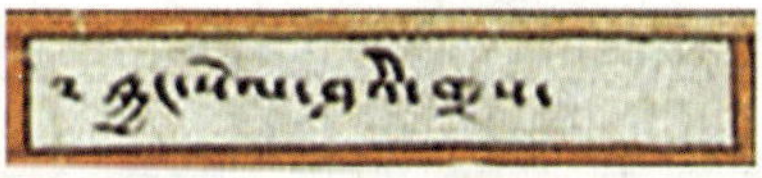

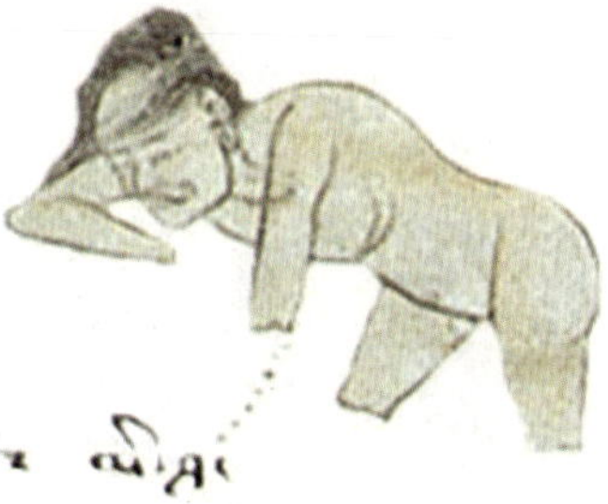

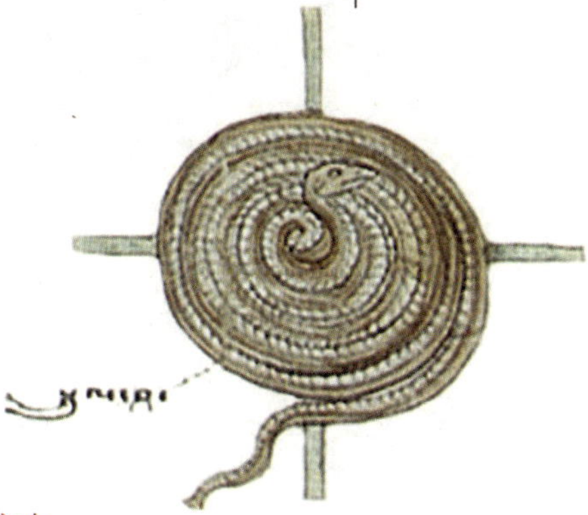

6.4.2 蛇肉

蛇为穴居类动物，体细长，无四肢，用腹爬行，信子分叉，冬眠。其肉味甘、咸，消化后性平，功能化滞通结，清热，治眼病、小儿肺热、麻风疮扩散、骨刺。

6.4.3 秃鹫肉

秃鹫为食肉猛禽，善飞翔，喜食尸体。头颈秃而无毛。其肉味甘，消化后性温，功能生体热，消瘿瘤，治鬼祟病。

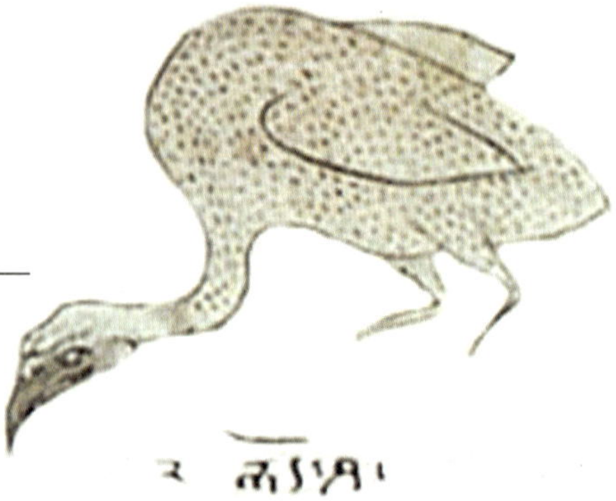

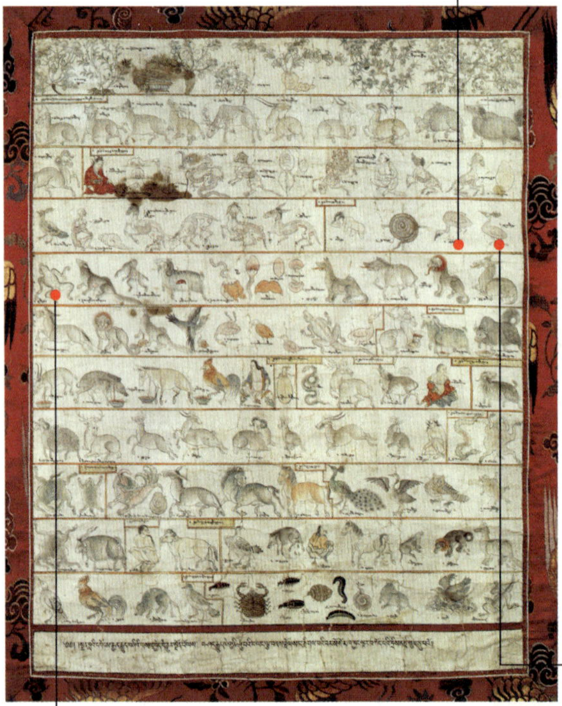

6.4.4 孔雀肉

孔雀为用爪觅食类禽，有马鸡大小，羽毛青绿，具羽冠，尾羽长，每根羽端有似彩虹样圆斑，开屏后羽呈伞状，艳丽多彩。其肉味甘，消化后性温，治胆病、中毒症、鬼邪病。

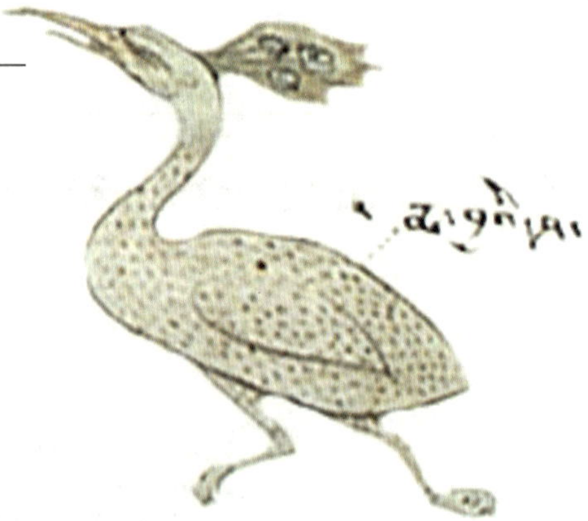

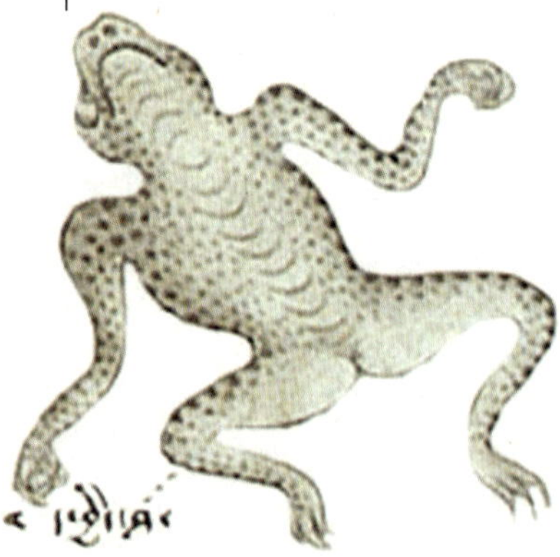

6.4.5 雪蛙肉

雪蛙（译音“达协力”）有雌、雄 2 种，生活于雪山，体型大小不一，听说雪崩后出现。雄者为金色眉，体色紫；雌者为银色眉，体色黄。其肉味甘，消化后性温，功能壮阳生精，温肾，治一切肾腰寒症。

6.5 动物肝类药

6.5.1 水獭肝

水獭，体型像旱獭，但趾间有蹼，善于游泳，体毛短而光滑，毛色棕黑或岩紫，前颈和前胸灰。其肝味甘，消化后性温，功能利尿，治尿闭不通。

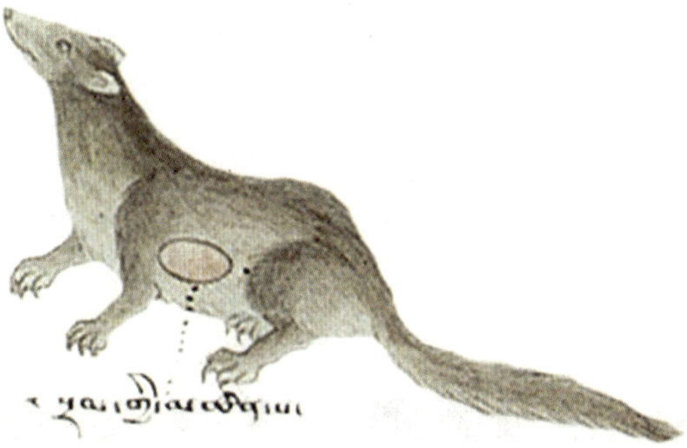

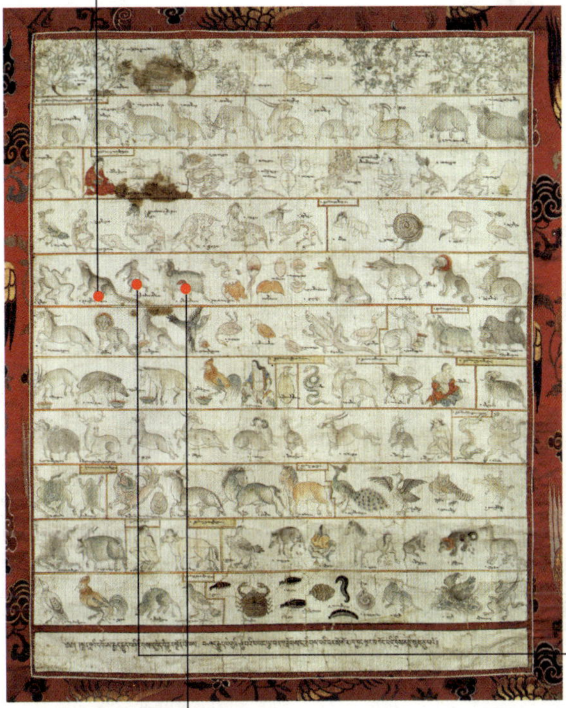

6.5.2 旱獭肝

旱獭为一种穴居动物，非常肥胖，四肢较短，尾巴短扁，面和吻缘有白黑斑点，全身毛色淡黄，针毛有黑点。发现敌人则发出鸣叫，相互传达信息。冬眠。其肝味甘，消化后性温，功能接骨。

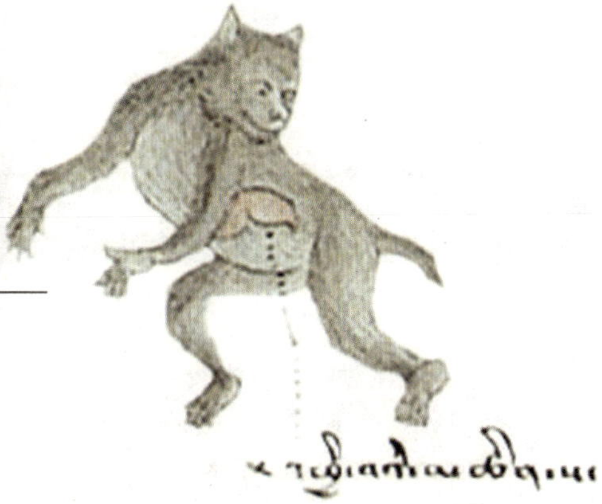

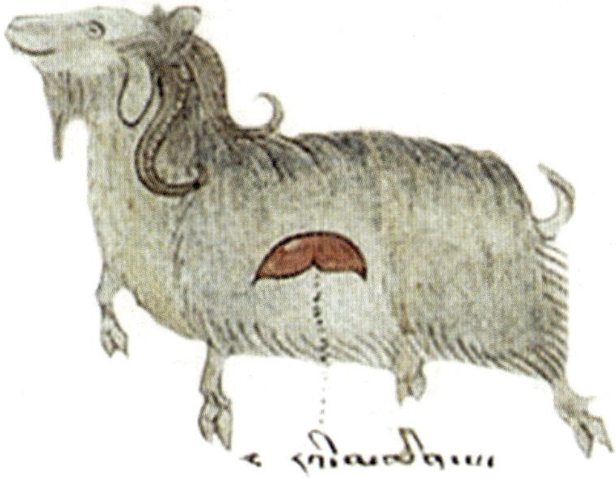

6.5.3 山羊肝

山羊为人饲养家畜，比绵羊小有下颌须，毛色一般黑或白者居多，毛稍粗糙。善攀登，多见于农区饲养。其肝味甘，消化后性温，功能杀虫，退翳，治夜盲。

6.6 动物五脏类药

6.6.1 动物心

无病突然死于刀下的壮年男子心脏、雄性壮年野牦牛心脏血，以及野牦牛、野兔、秃鹫等心脏。味甘，主治癫狂、心绞痛、意识不清、妇女严重心隆病、心虫病等疾病。

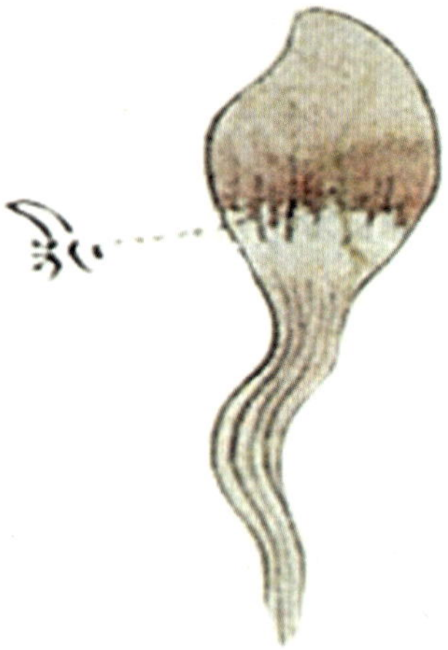

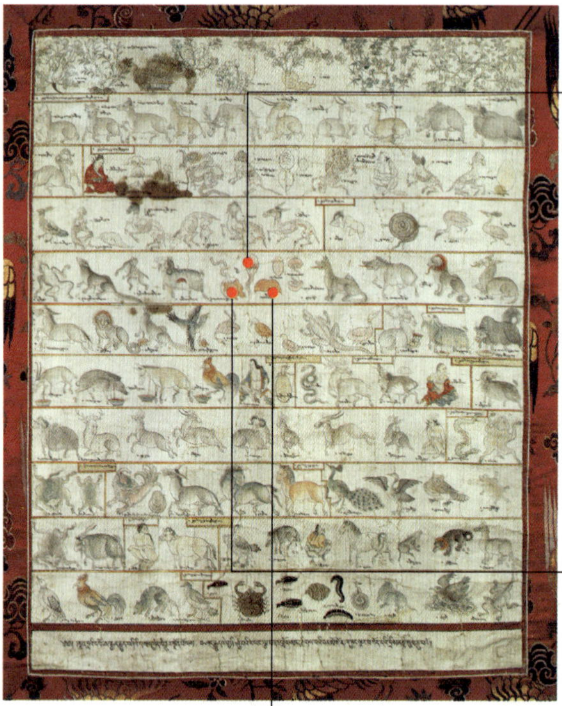

6.6.2 动物肺

狐狸、紫燕、狍鹿、山羊羔出生后马上宰杀未腐烂变质的肺脏。味甘，对肺穿孔、脓肺等肺热病有益。

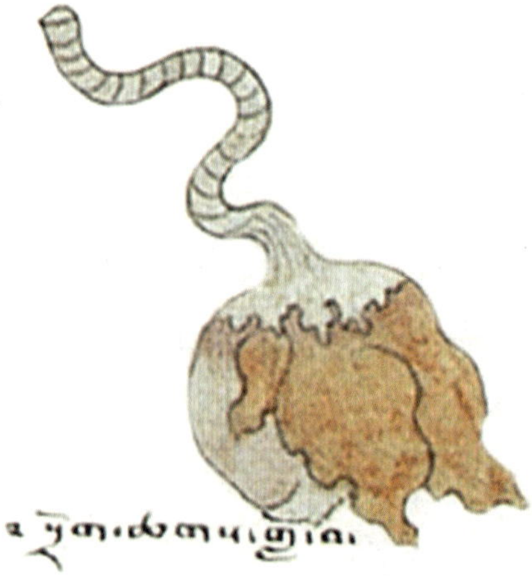

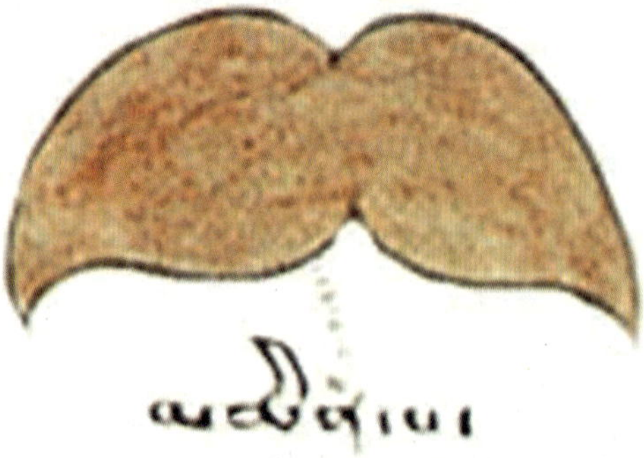

6.6.3 动物肝

属虎无病成年妇女突然死于刀下的肝及山羊、绵羊、猪、旱獭、青蛙、水獭等动物未腐烂变质的肝脏。味甘，对肝隆病、肝毒症、眼翳等一切肝病有益。

6.6.4 动物脾

宰杀的马、山羊、公黄牛、黄色母黄牛等未腐烂未变质的脾脏。具有同功能脏器的特殊功效，对脾隆病、热邪和血引起的脾肿等一切脾病有益。

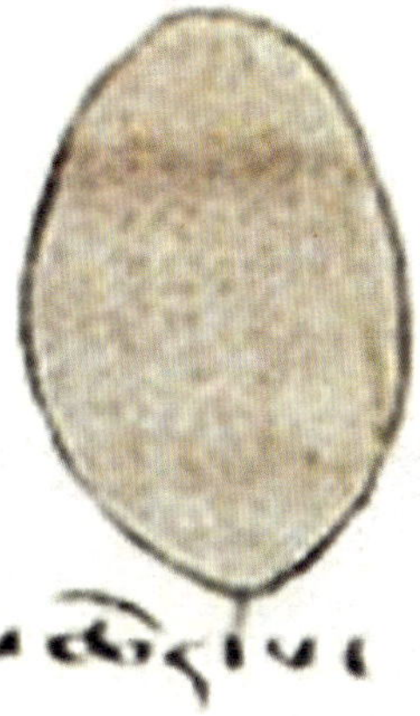

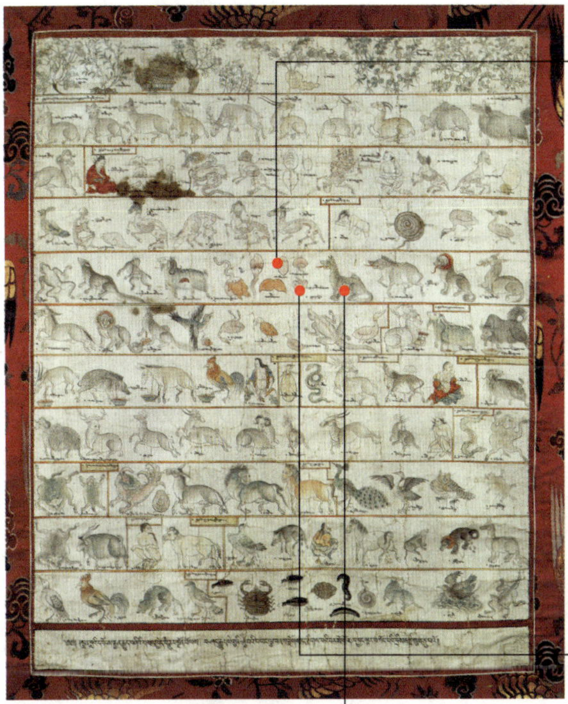

6.6.5 动物肾

马、公黄牛、三岁公羊等未腐烂变质的肾脏。具有同等脏器的特殊功效，治妇女严重肾隆病，肾寒症，腰痛，膀胱、尿道口痛等一切肾病。

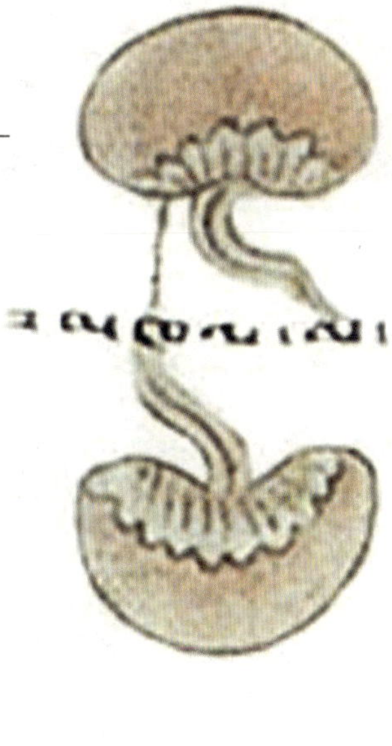

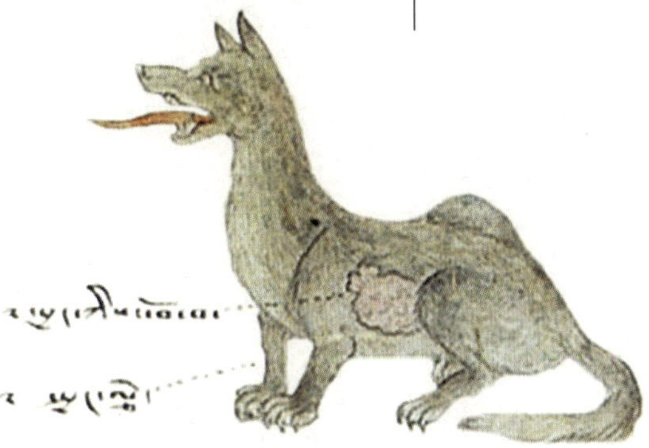

6.7 动物舌类药

6.7.1 狼舌

狼为野生猛兽，体型与狗相似，头颅小，耳朵大而立，吻长而细，尾巴粗，垂于两腿间，毛色一般灰黄，常捕食羊等动物。其舌味甘，消化后性平，功能消肿，治舌肿。

6.7.2 猪舌

猪为家畜，非常肥胖，四肢细而短，吻和鼻圆而上卷，喜拱土觅食。其舌味和消化后味甘，防治骨刺。

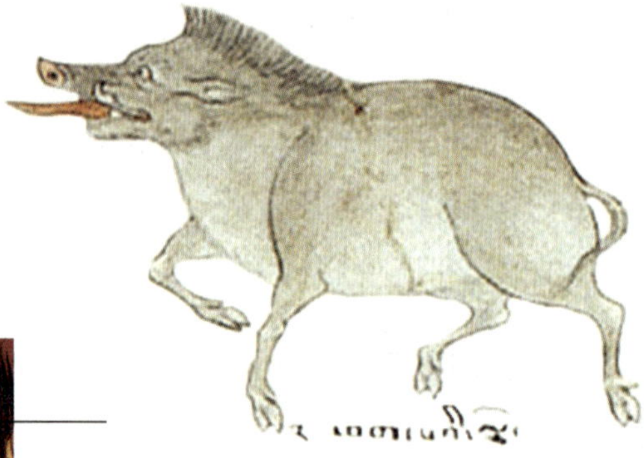

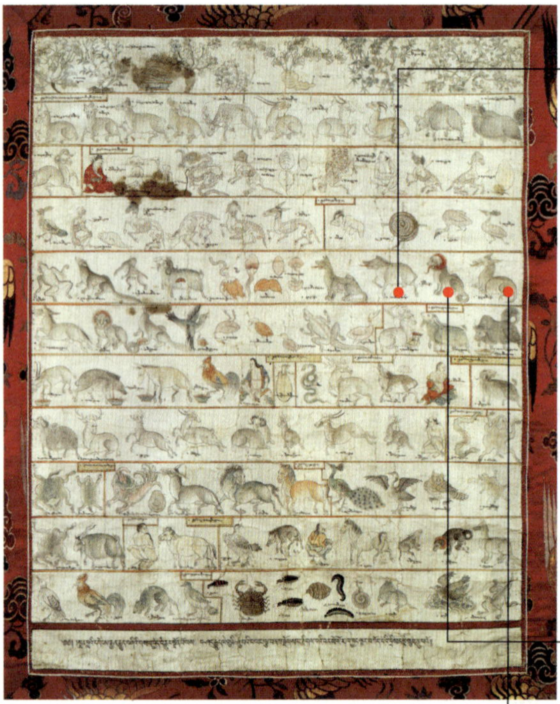

6.7.3 犬舌

狗为家畜，体型似狼，毛色不一，见到生人或牲畜发出吠叫，能看家护院，喜食肉。除狂犬病死亡之外的狗舌均可入药。其舌味和消化后味甘，功能愈疮，其睾丸可下胎衣。

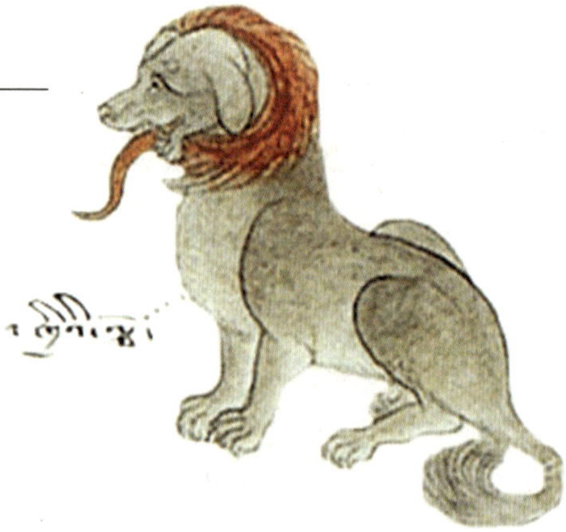

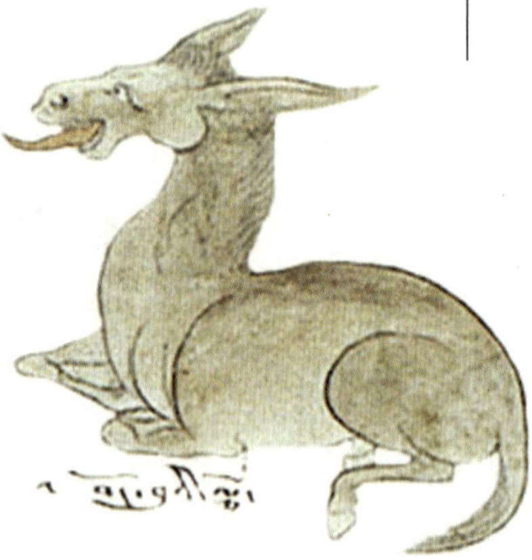

6.7.4 驴舌

驴为家畜，体型比骡小，两耳大而长，尾巴细短，多数毛色灰白。其舌味甘，消化后性温，功能止泻，治寒、热腹泻。

6.8 动物睾丸类药

6.8.1 种驴睾丸

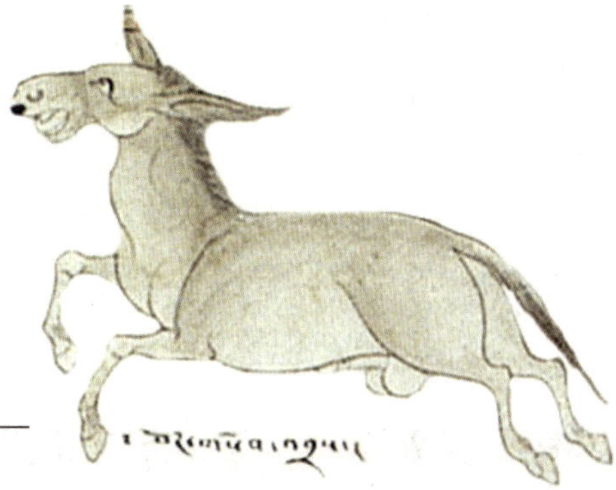

未阉、未曾交配过的驴睾丸，入药时用奶煮。味甘，消化后性温，功能壮阳。

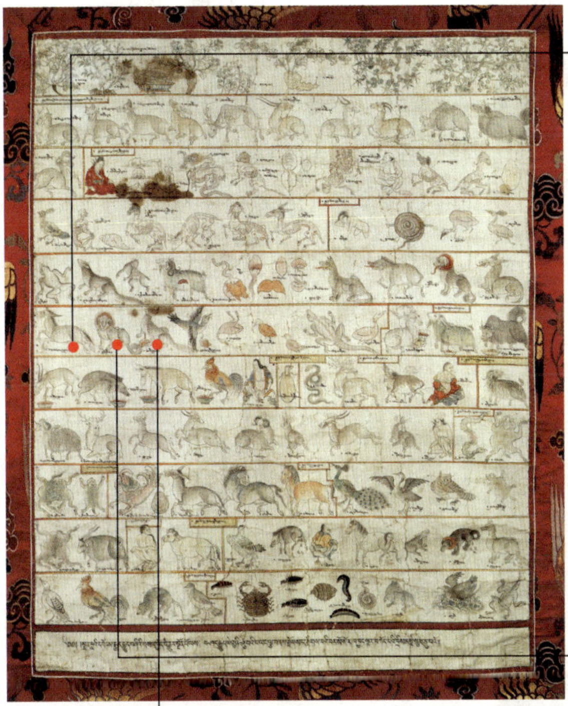

6.8.2 狗睾丸

未得过狂犬病等疾病和未曾交配过的狗睾丸可入药。味甘，消化后性温，可下胎衣。

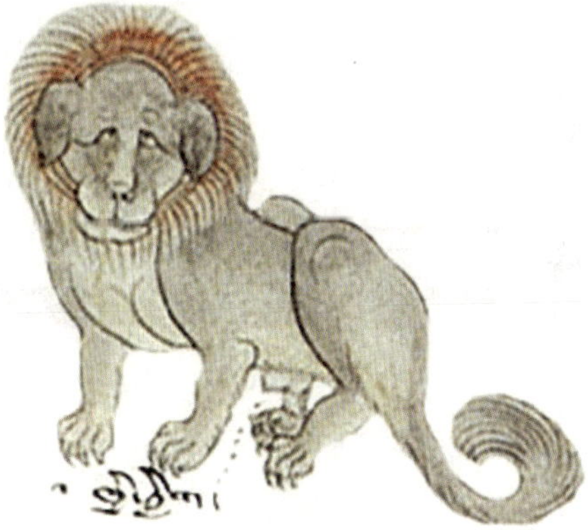

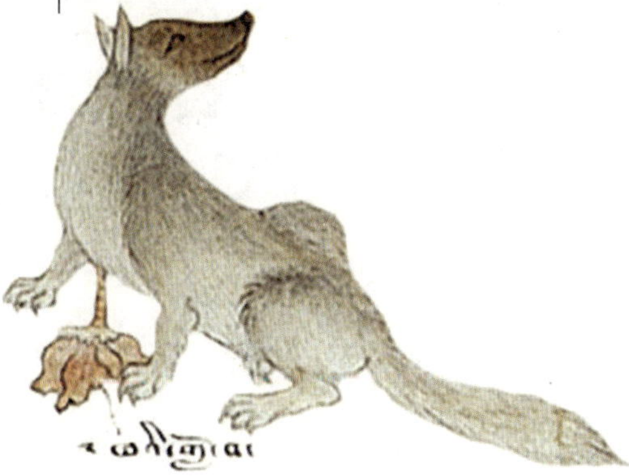

6.9 动物肺类药

6.9.1 狐肺

狐狸属野生动物，体型似狼，但比之小。吻窄细而长，鼻尖黑，针毛一般灰红，尾毛蓬松，较大，尾端有白斑点。其肺味甘，消化后性温，具有同一脏器的功效，可治肺穿孔。

6.9.2 紫燕肺

紫燕为用喙觅食的小鸟，上体羽毛褐花，翅膀和尾羽色灰，颈、腹、腰部色白，喙和腿褐黑而短，尾羽分两叉。其肺味甘，消化后性平，可治肺穿孔。

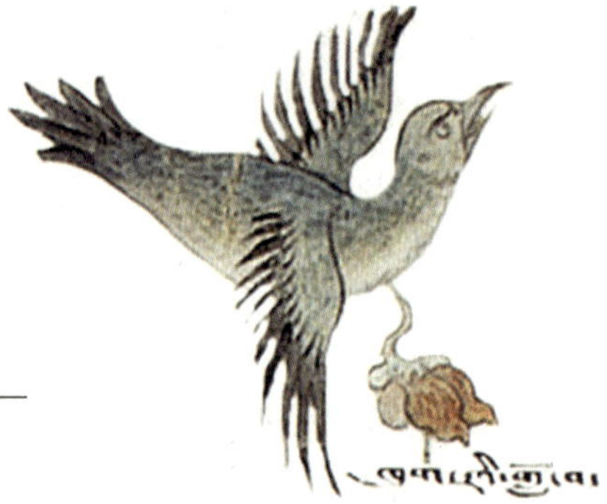

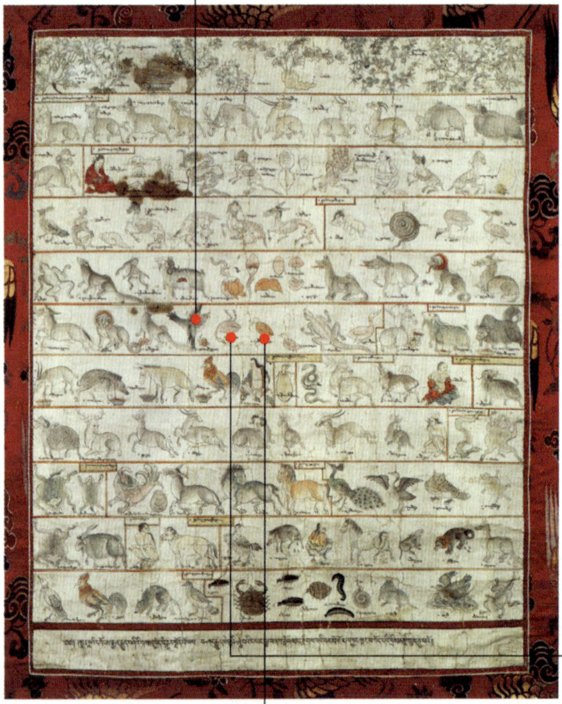

6.10 雀和虫肉类药

6.10.1 马鸡肉

马鸡为用爪觅食的禽类，大小似公鸡，喙和腿红，背青灰有光，翅膀和尾羽黑，羽缘泛绿光，颈羽短而黑花，前颈和胸中央白。其肉味和消化后味皆甘，功能止泻，治鬼邪病。

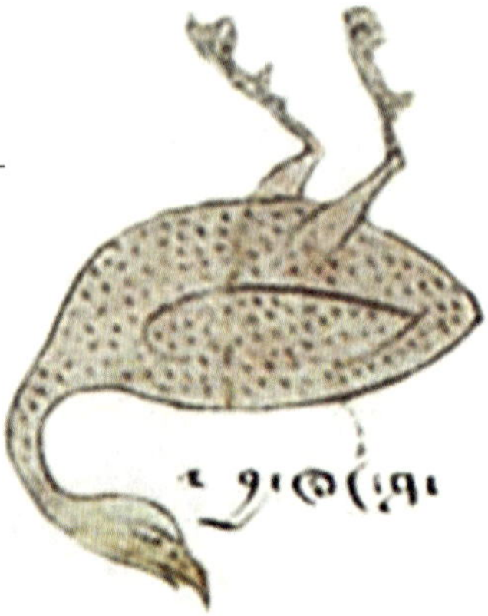

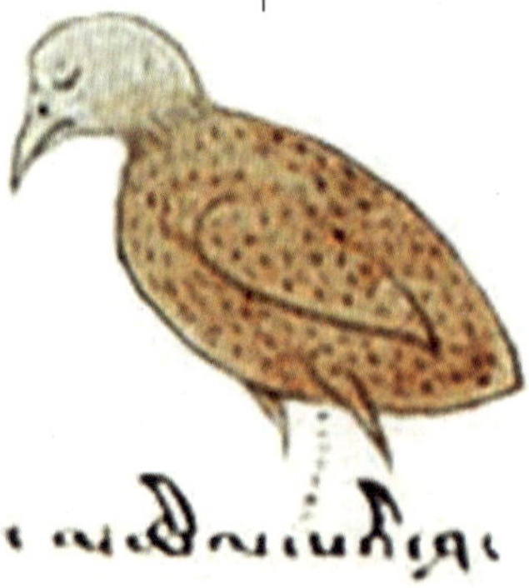

6.10.2 树麻雀肉

树麻雀为用喙觅食小鸟，羽毛灰褐，常成群栖居于村庄廊房，主食谷物，方言称屋雀和家雀。其肉味甘，消化后性温，功能滋补壮阳，生精液，破脓包，排出体内遗物。

6.10.3 麻雀肉

麻雀为用喙觅食小鸟，体型和大小与树麻雀相似，但头较大，秋季成群落于田中觅食青稞。其肉味甘，消化后性温，功能滋补壮阳，生精液，破脓包，排出体内遗物。

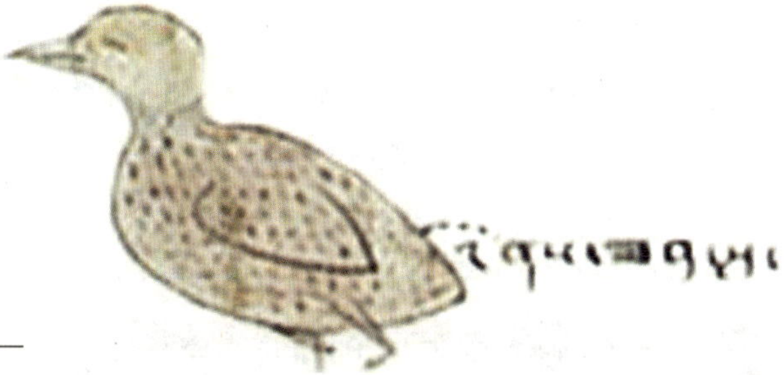

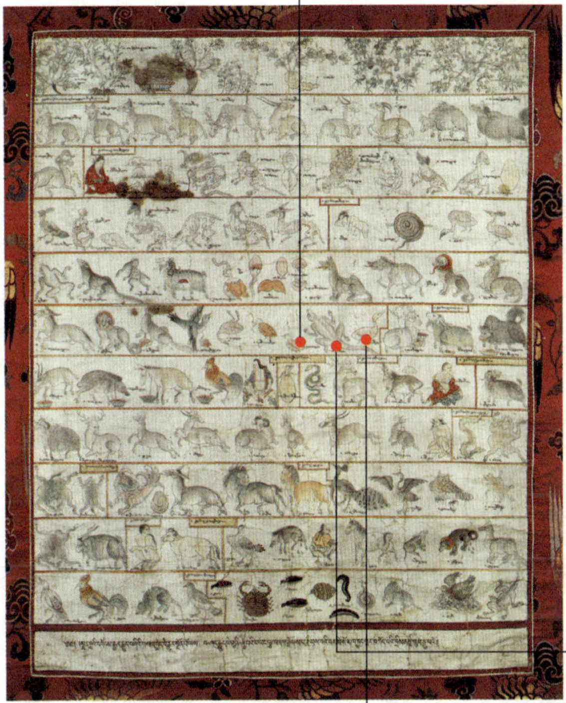

6.10.4 鬣蜥肉

鬣蜥为穴居类动物，栖息于岩缝等处，四肢似蛙，尾巴长，大体像沙蜥，但比之大。其肉味甘、咸，消化后性温，功能滋补壮阳，生精液，破脓包，排出体内遗物。

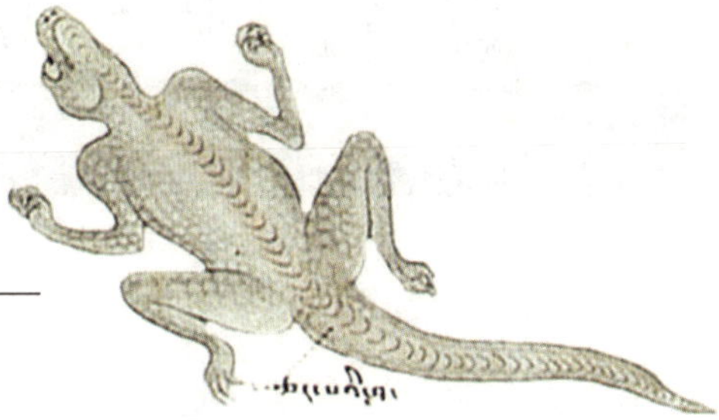

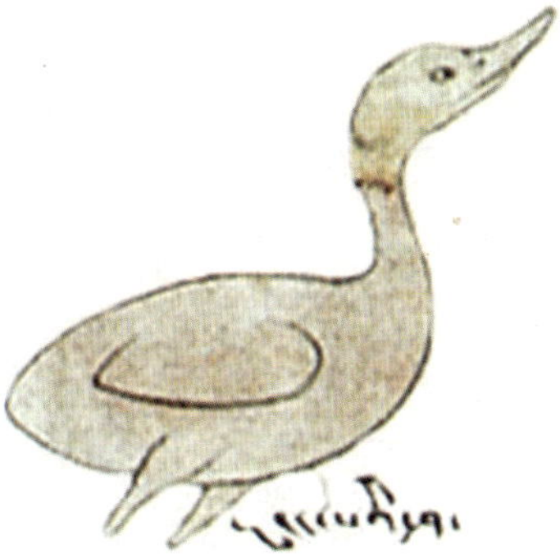

6.10.5 赤麻鸭肉

赤麻鸭为湿地栖息类禽，大小似天鹅。头颈灰白，全身鹅黄。喙扁，紫，先端黑，腿和趾红，爪子发黑。其肉味甘，消化后性温，功能治小腿转筋。

6.11 动物血类药

6.11.1 马鹿血

马鹿为栖居于崇山峻岭的野生动物。颈和四肢长，尾巴短，全身灰褐，四肢腋窝灰，体比狍鹿较大。其血味甘，消化后性温，功能止经血不止，防酒中毒。

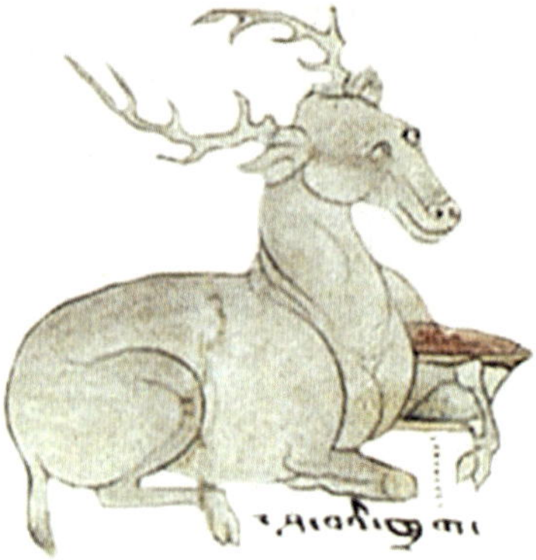

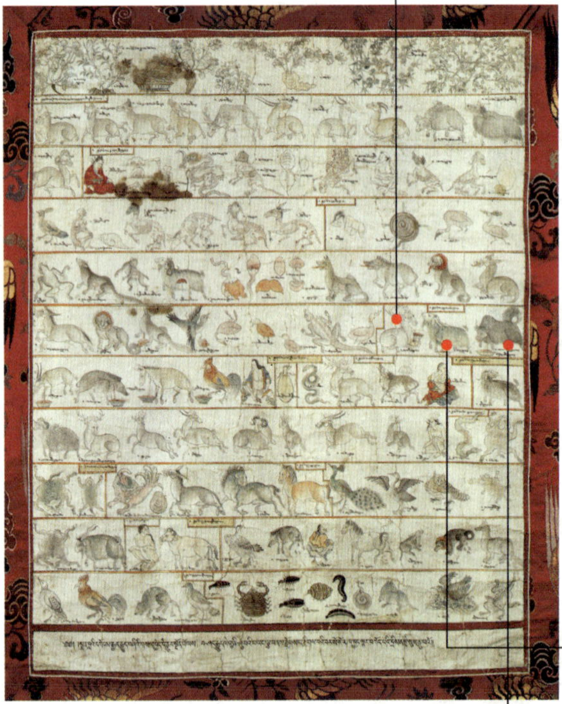

6.11.2 山羊血

山羊为家畜，体型较绵羊小，具下颌须，毛质粗糙，毛色黑白不等，善爬山岩，一般多见于农区饲养。其血味甘，消化后性温，可治梅毒、痘疹。

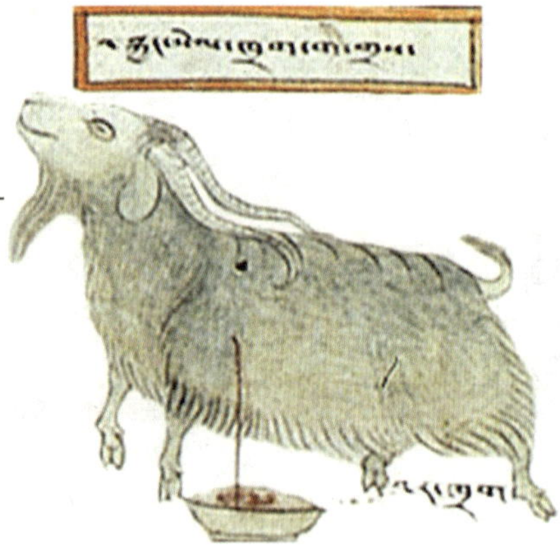

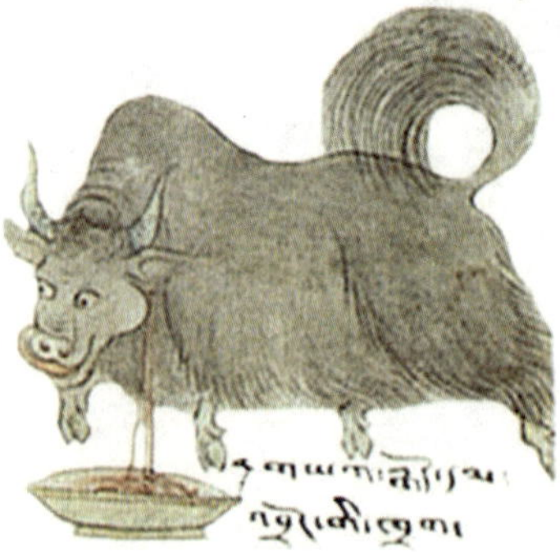

6.11.3 野牦牛血

野牦牛体型似家牦牛，但比之四肢短，蹄大，毛黑长而粗糙，尾巴粗而长，角非常大，长有 1 庹许。其血若找不到，可用未阉的家公牦牛血替代。治寒热腹泻。

6.11.4 藏羚羊血

藏羚毛色灰，针毛红褐，四腋窝灰白，四肢和颈长，尾巴短，角有台阶状横纹，竖立。其血味甘，消化后性温，治寒热腹泻。

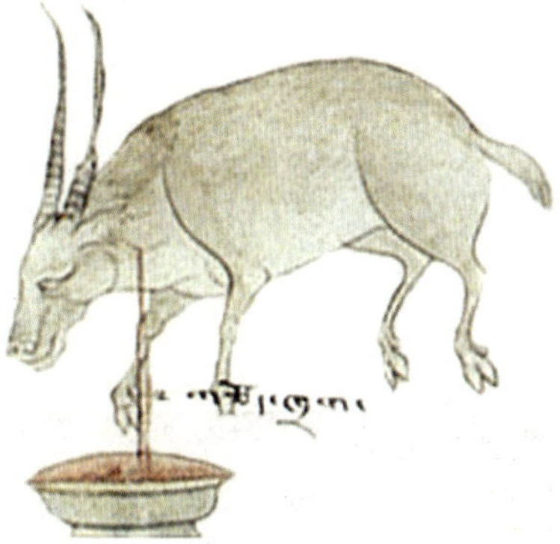

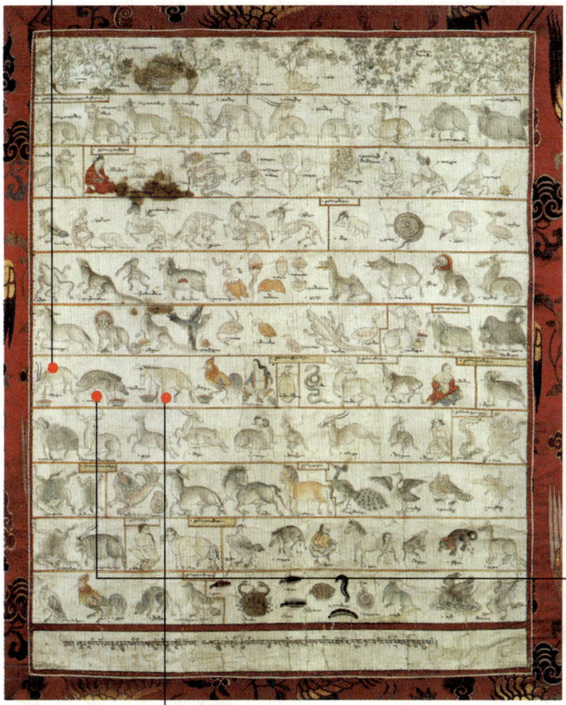

6.11.5 猪血

猪为家畜，非常肥胖，四肢细而短，吻和鼻圆而上卷，用鼻拱土觅食。其血味甘，消化后性温，功能敛毒和防木布病扩散。

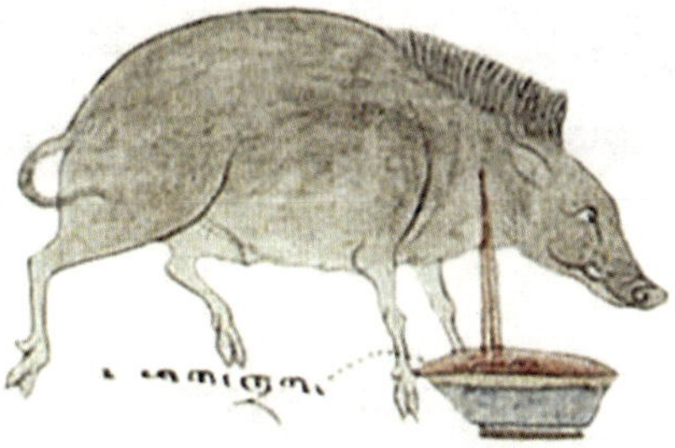

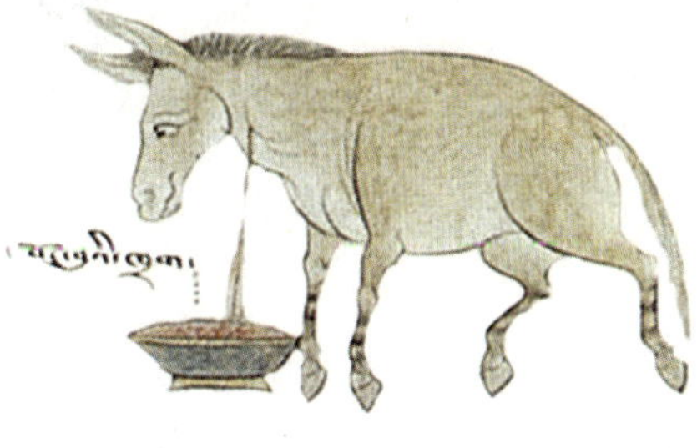

6.11.6 驴血

驴为家畜，体型比骡小，两耳大而长，尾巴细短，毛色多数灰。其血味甘，消化后性温，功能通痹，化湿，治痹病、黄水扩散于关节，促进各精华物质固于本位。

6.11.7 鸡冠血

取自公鸡红冠子上的血。味甘，消化后性温，功能生肌，修复骨松质，治小腿转筋。

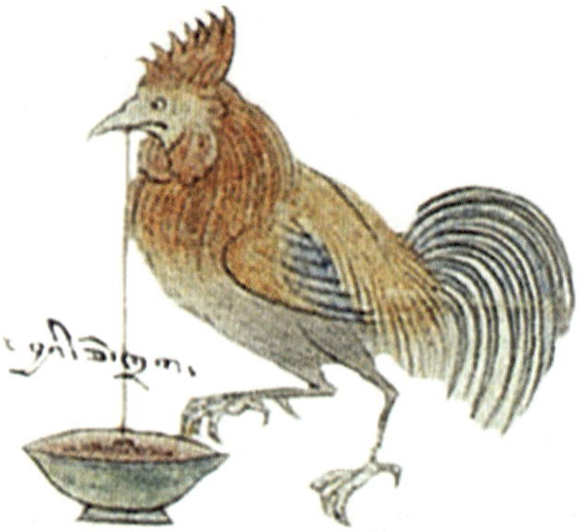

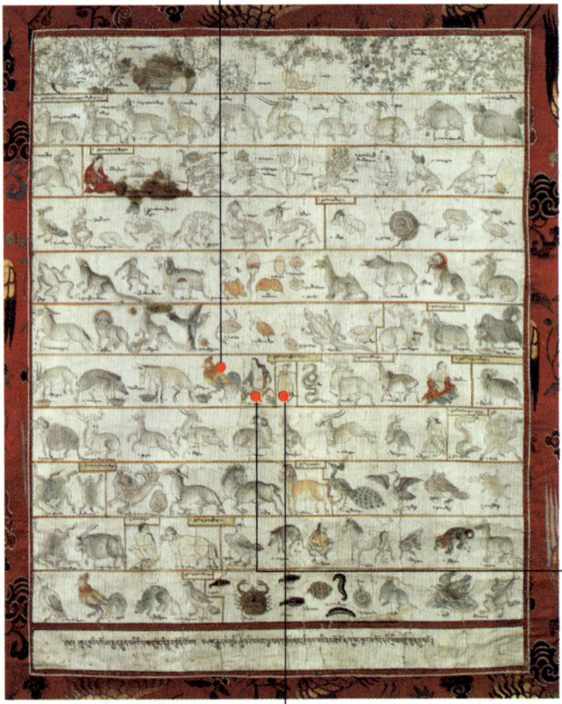

6.11.8 经血

经血味甘，消化后性温，功能缩脉止血，生长肌肉，对麻风病有益。

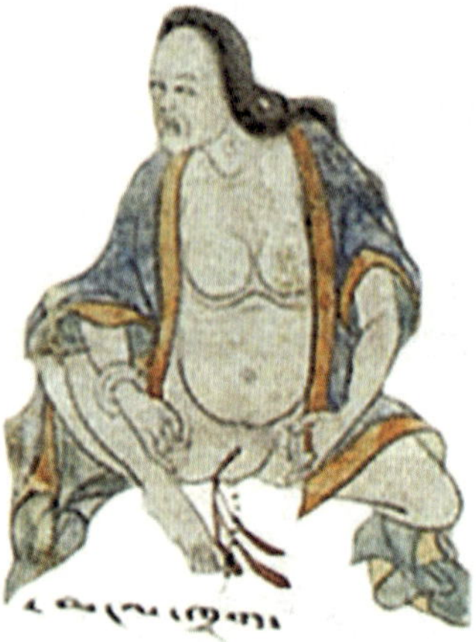

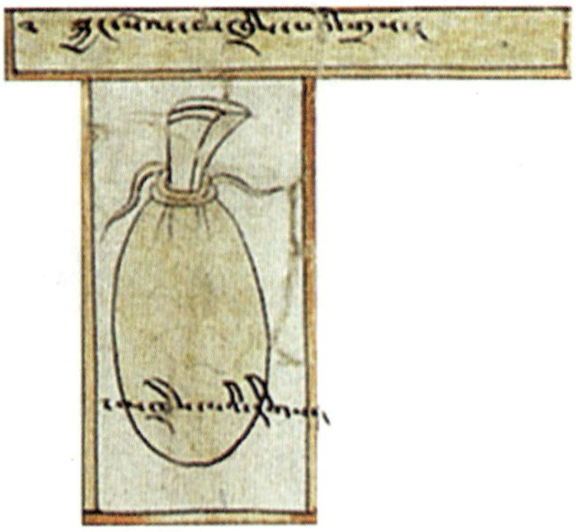

6.12 动物胆类药

黑熊、棕熊、鱼等的胆汁。功能缩脉止血，去腐生肌，解毒，对眼病有益。

6.13 动物脂肪类药

6.13.1 蛇油

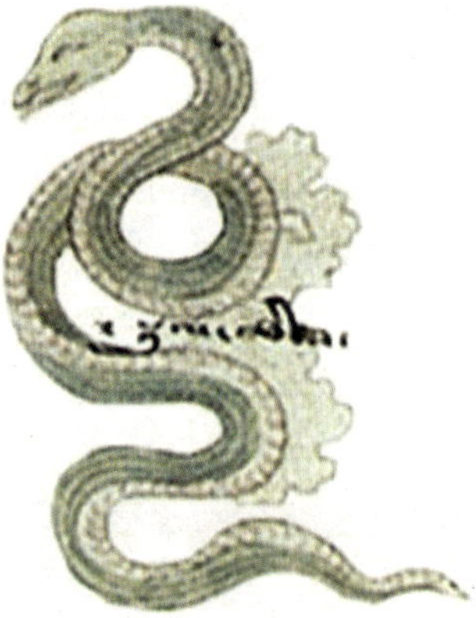

蛇为穴居爬行动物，身体似绳，无四肢，用腹爬行，头钝圆，眼小，全身有鳞甲，烟色或角黑色，信子分叉，腹部一般色白，冬眠。其脂肪味和消化后味皆甘，功能排出体内遗物，治小腿转筋。

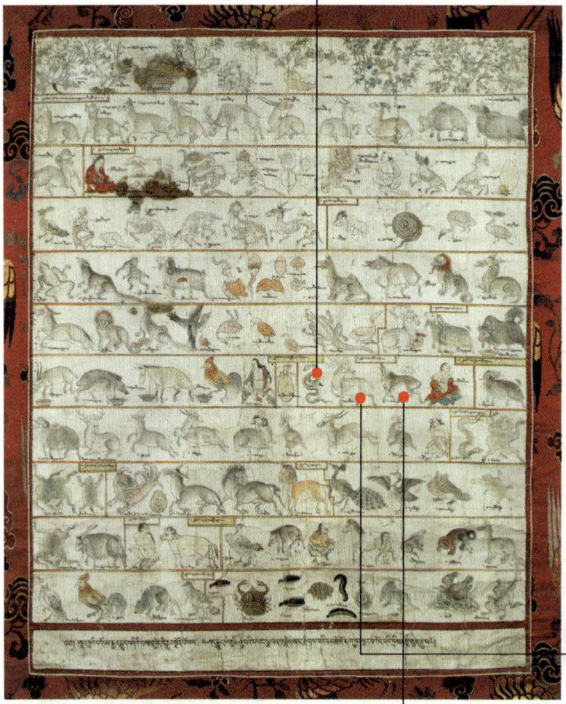

6.13.2 马鹿油

马鹿为栖息于崇山峻岭的野生动物，颈、四肢长，尾巴短，全身灰褐，四腋窝灰色，比狍鹿较大。其脂肪味甘、咸，消化后性平，功能除虫，防毒。

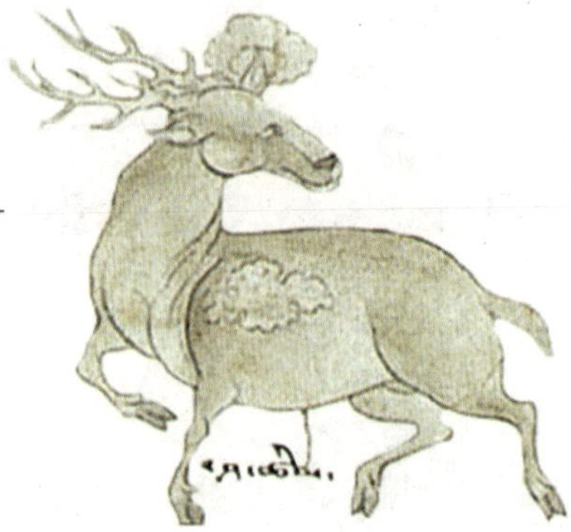

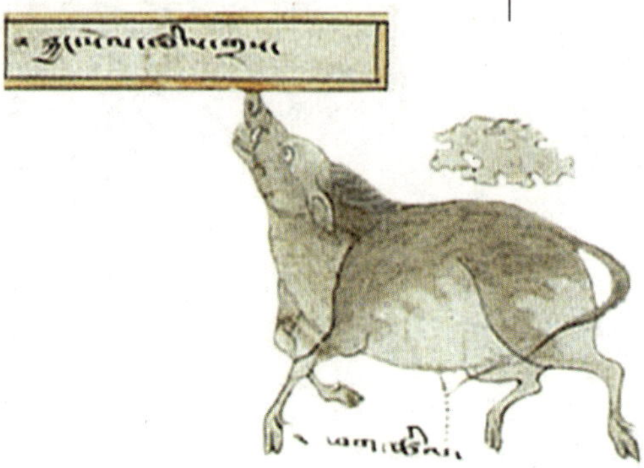

6.13.3 猪油

猪为家畜，体肥，毛色不一，四肢细而短，耳朵扁而大，鼻圆，中有鼻孔，用鼻拱土觅食。其脂肪味甘，消化后性凉，功能敛毒，外涂治疱疹，使脱发者生发。

6.13.4 “么茨”

“么茨”味甘，消化后性温，功能抑风，愈疮，治心隆病，严重妇风病等一切隆病，对皮肤病疱疹等疗治有益。

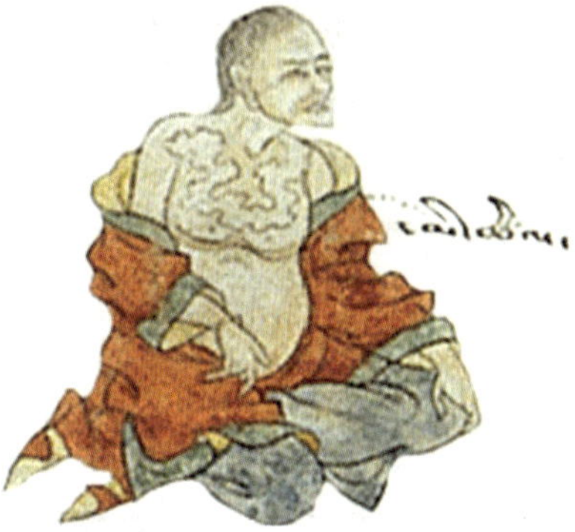

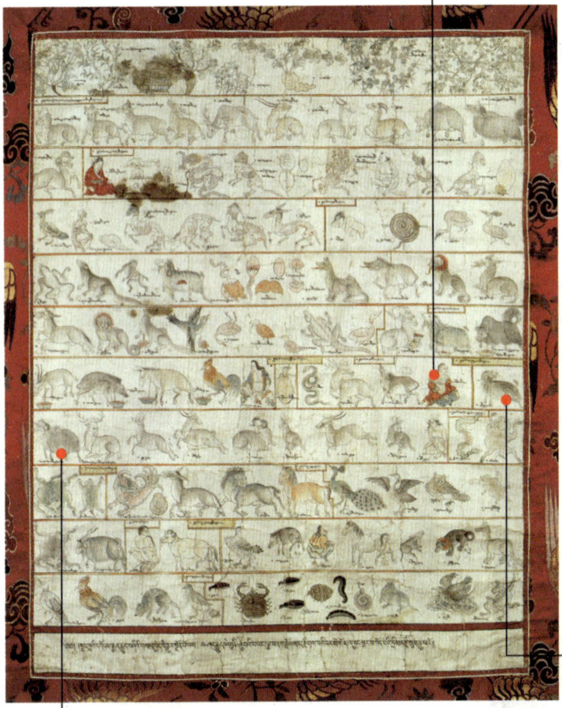

6.14 动物脑类药

6.14.1 山羊脑

山羊为人饲养的哺乳食草动物，体型似绵羊，但比之大，有下颌须，毛粗糙，毛色黑白不等。善爬山岩，一般多见于农区饲养。其脑浆味和消化后味皆甘，可治筋腱断伤。

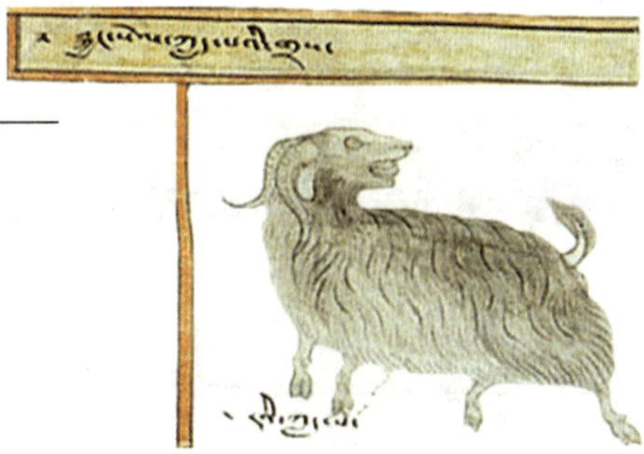

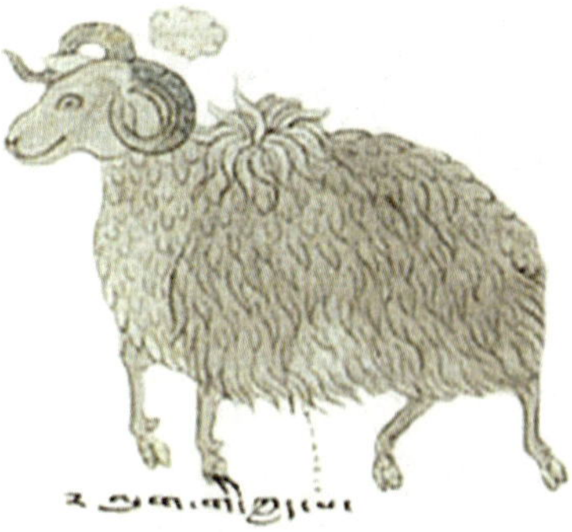

6.14.2 绵羊脑

绵羊为家畜，毛色白黑不等，公母羊角较弯曲，偶蹄，是牧业区肉食的主要来源。其脑浆味和消化后味皆甘，可治头晕、脑震荡。

6.14.3 马鹿脑

马鹿为栖居于崇山峻岭的野生动物，颈、四肢长，尾巴短，全身灰褐，四腋窝灰色，身体比狍鹿大。其脑浆功能止泻。

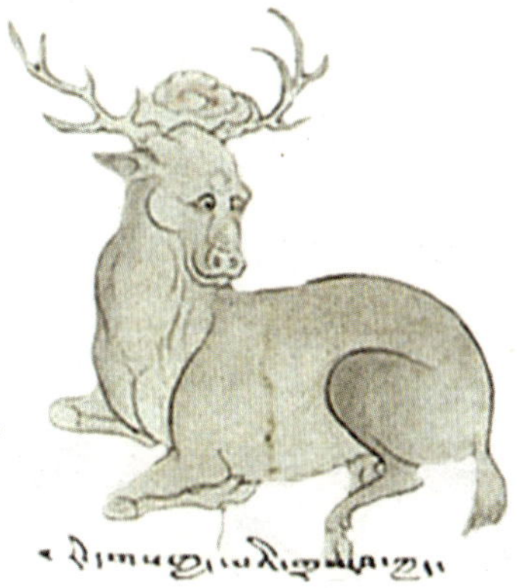

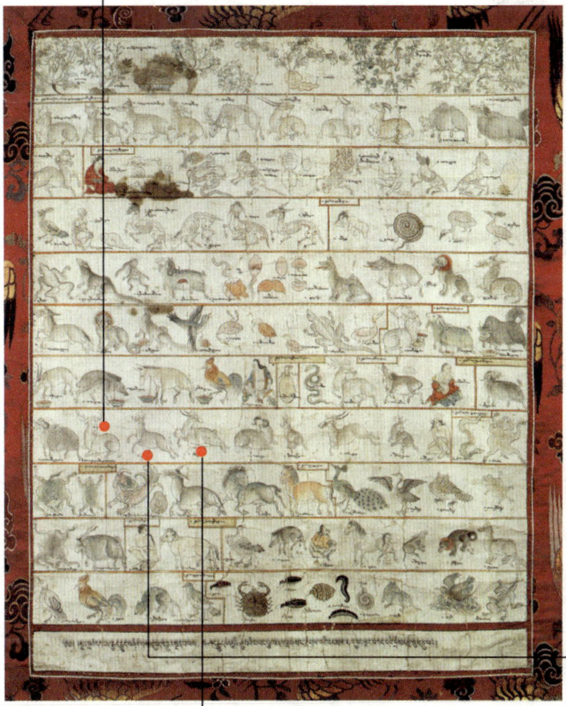

6.14.4 麝脑

麝即獐子，属于小型野生动物，颈、耳朵较长，尾巴短，毛色青灰、中空，毛粗，而针毛先端黑褐，脊背褐黄和褐紫，雄麝有犬齿，脐部有麝香。其脑浆功能止寒热腹泻。

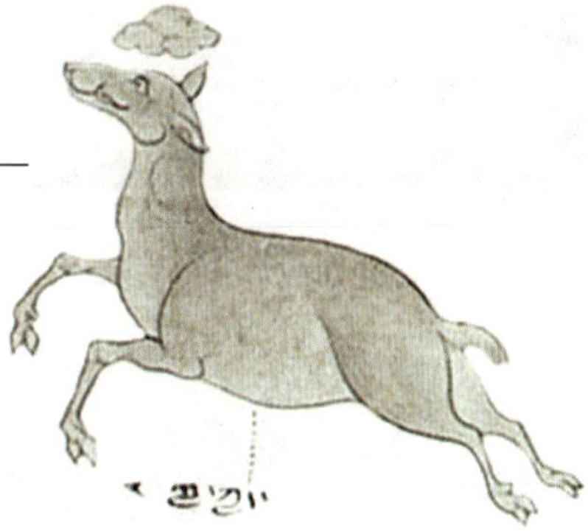

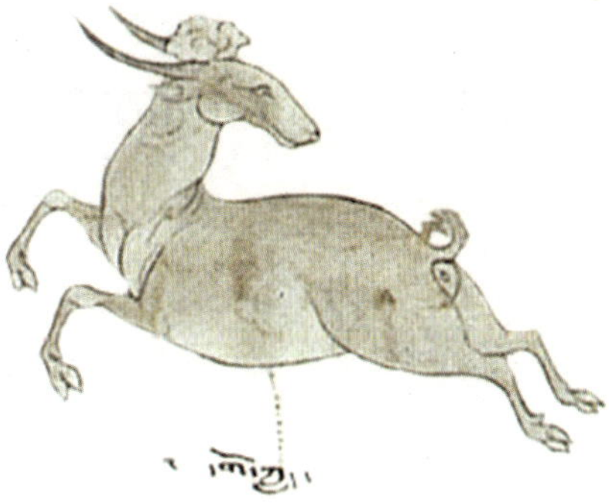

6.14.5 原羚脑

原羚为栖息于山地的野生动物，与山羊相似，身体矮小而四肢细短，头小，颈长，颈和脊背灰褐，前颈、胸部灰白，臀部有圆大的斑点。其脑浆功能止寒热腹泻。

6.14.6 盘羊脑

盘羊生活于高山风化岩片、山崖地带，毛色灰褐，臀部有白色斑点，下颌须和四肢灰白，胸部黄褐，尾巴短而黑，颈和四肢比绵羊较长，角似种公羊角。其脑浆功能止泻。

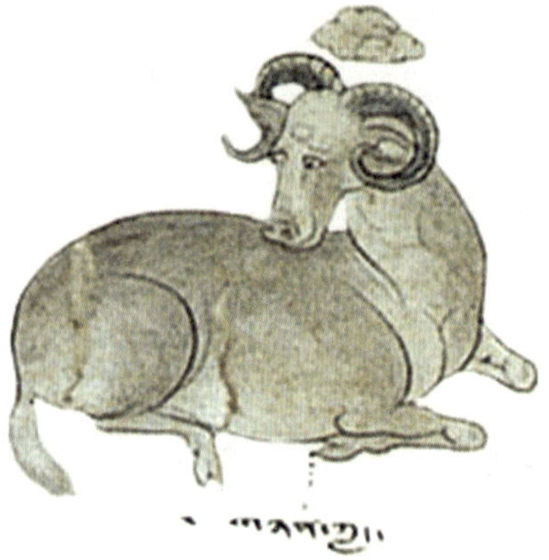

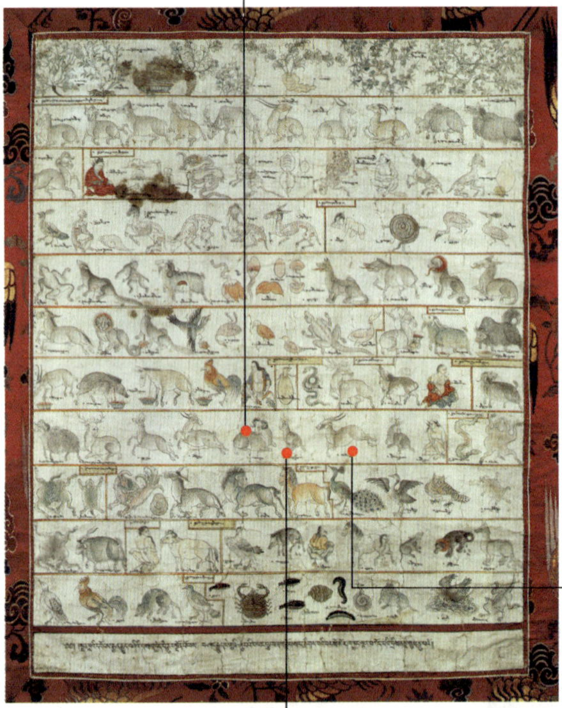

6.14.7 藏羚脑

藏羚生活于高原草地，毛色灰，针毛红褐，四肢窝灰白，四肢和颈长，尾巴短，角上有台阶状横纹，直立。其脑浆功能止泻。

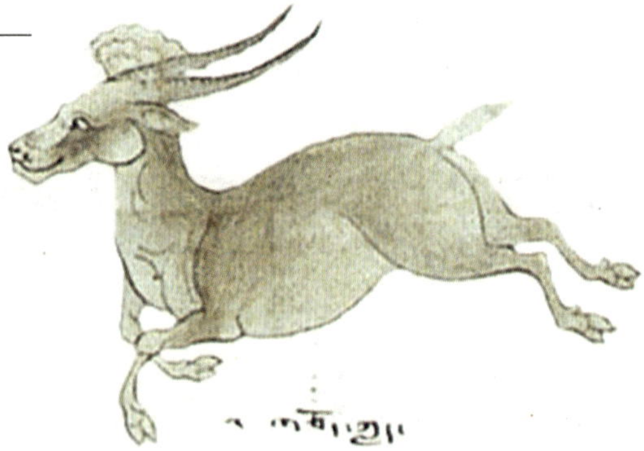

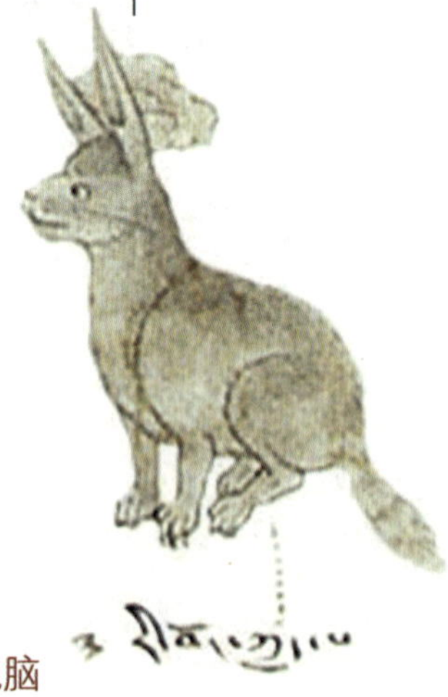

6.14.8 野兔脑

野兔属小型野生动物，上唇豁，耳朵大而长，似驴耳，身体小，前肢比后肢短，毛非常柔绵，针毛灰黄，尾巴短，先端有白点。其脑浆味和消化后味皆甘，功能治菌痢。

6.14.9 “么宜莱巴”

“么宜莱巴”味甘，功能消肿，治黄水。

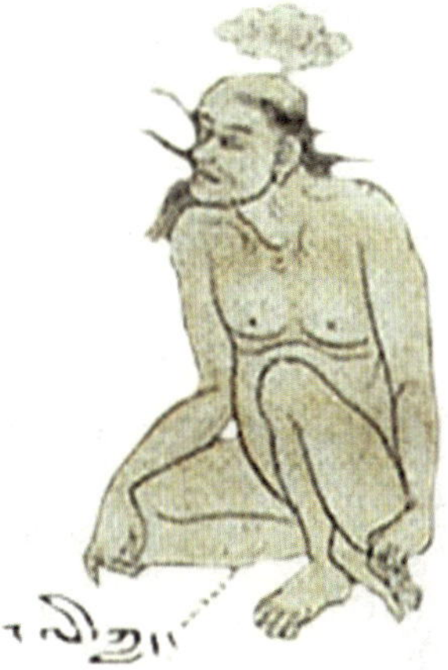

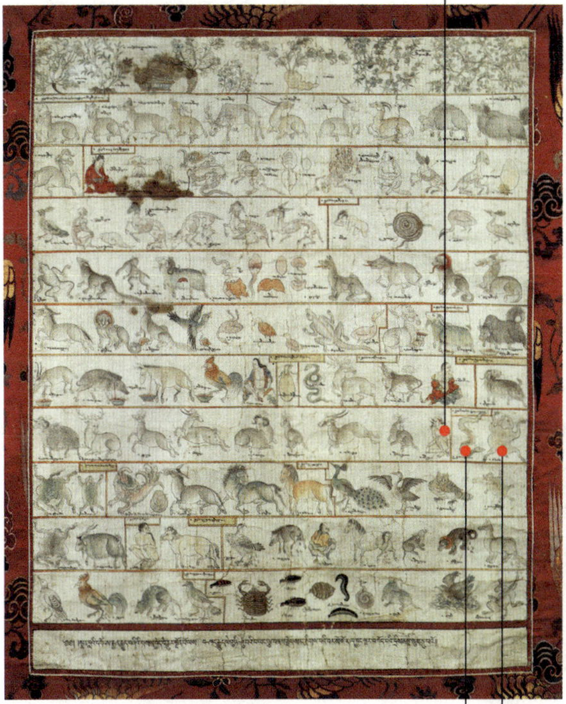

6.15 动物皮类药

6.15.1 蛇皮

蛇体型似绳，无四肢，用腹爬行，头钝圆，眼小，身被鳞甲，色紫红或色浅灰带光，信子分叉，冬眠。其皮味和消化后味皆甘，煅烧后治肉斑、牛皮癣，对鬼邪病有益。

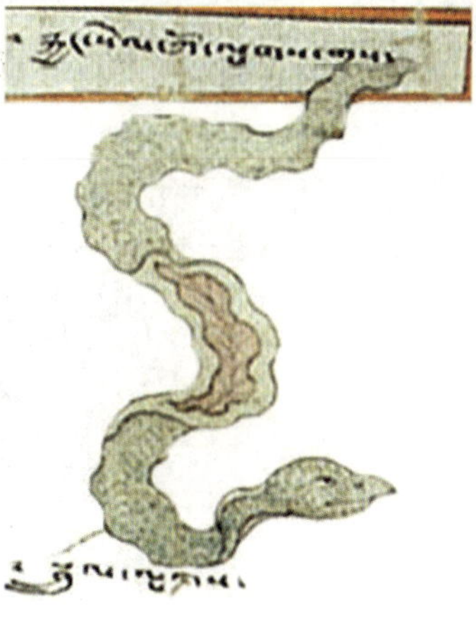

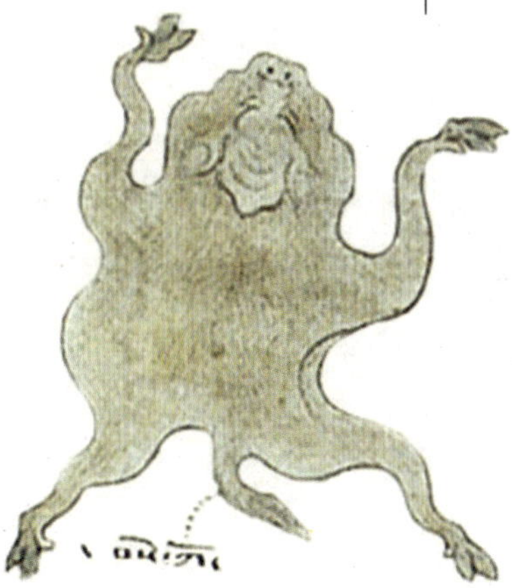

6.15.2 犀牛皮

犀牛体大力强，皮厚，颈、肩背、髋腰、膝盖等处有很深的皱纹，似甲胄，鼻上生角，角根粗，尖细，不能剥离角心。其皮味甘，消化后性凉，可治黑痘疹。

6.15.3 黄牛皮

黄牛为家畜，体型似犏牛，毛短光滑，角短而细，尾巴细而长，母牛称“哇”，公牛称“朗”。其皮烧成炭后治黑痘疹。

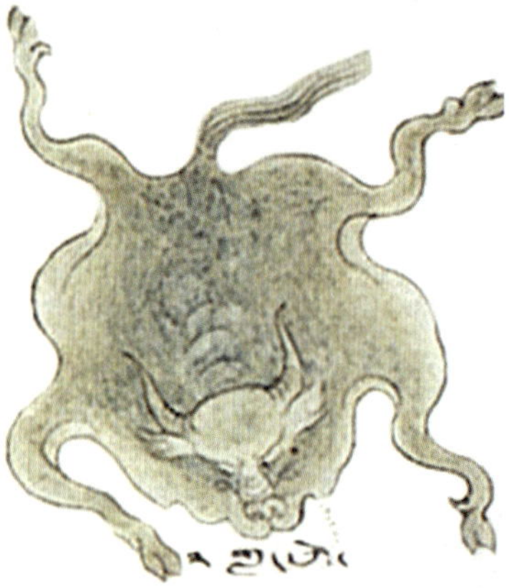

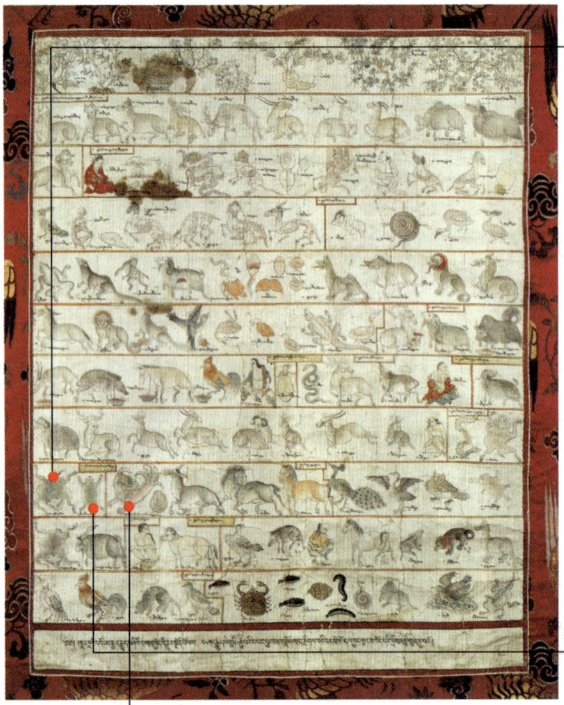

6.15.4 老鼠皮

老鼠为穴居小动物，体小毛色灰，两耳稍长，尾巴细而长，一般夜晚活动，活动于村庄和田间地头，偷食谷物，咬坏衣服。其鲜皮敷于脓处可引排脓水。

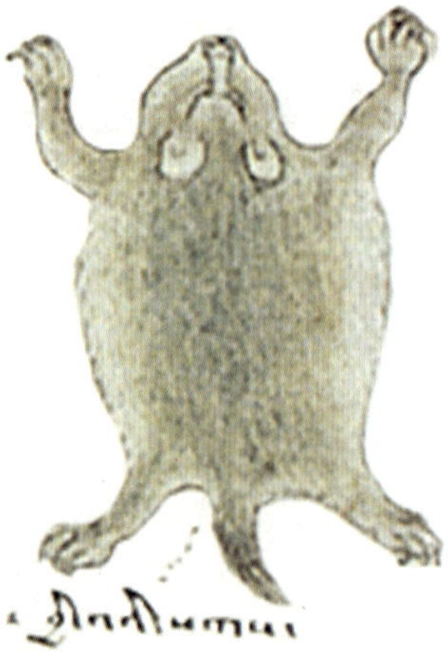

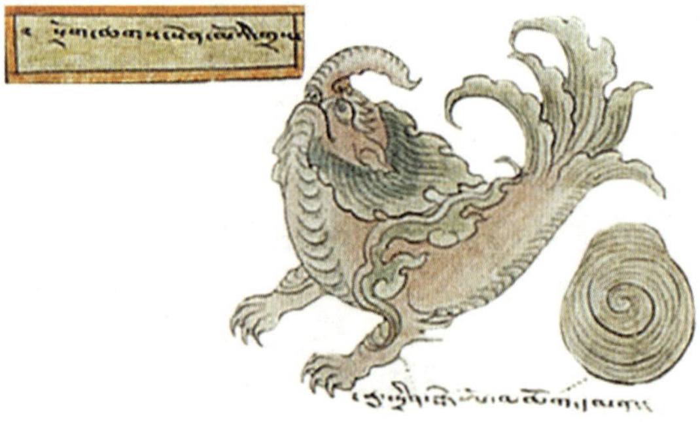

6.16 动物蹄爪类药

6.16.1 “曲生德日毛”上品、下品

摩羯爪（译音“曲生德日毛”），栖居于海湖等中的摩羯（鲸龟）为上品。难以得手时可用“那勾”。其体型一般长扁，色黄褐，用火烧之会沸腾，有焦肉味。常用素称螺厣的一种体小背有甲壳的水生动物替代，此为下品。功能清骨热。

6.16.2 驴蹄

驴为家畜，体型比骡小，两耳大而长，四肢短，奇蹄，尾巴细短，毛尖多灰色。本品为一岁黑色公驴右前肢蹄上削取的碎片。功能利尿除痘，治尿闭、瘟病。

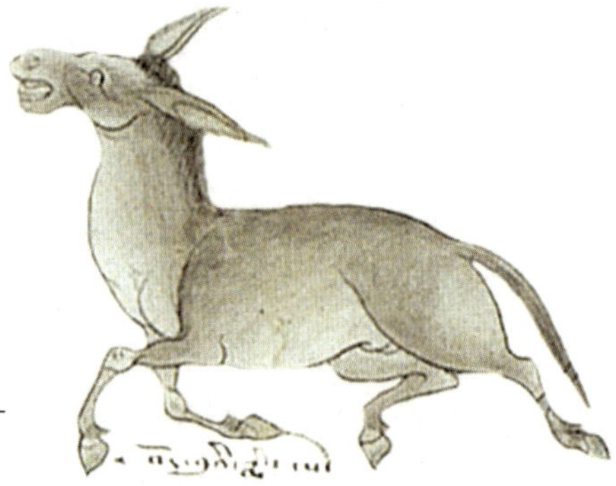

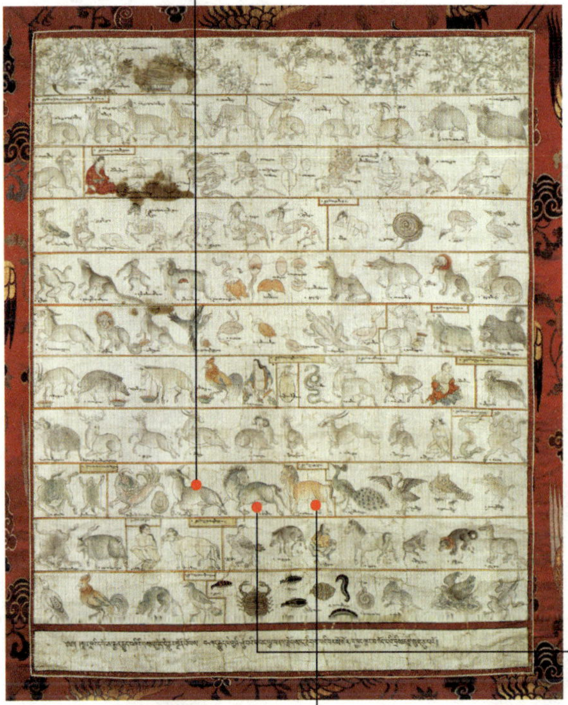

6.16.3 马蹄

马为家畜，体型似骡，耳朵小，鬃毛厚，尾长，毛光滑而短，毛色不一，奔跑快，因地域不同分为藏马、蒙古马等。其蹄埋入地下发霉者，可治肿瘤，对麻风病有益。

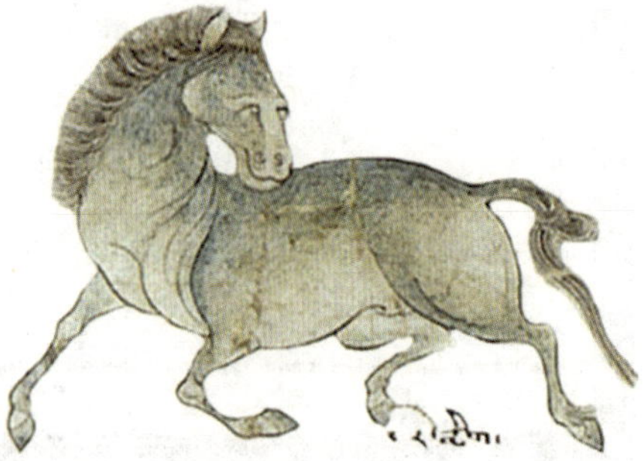

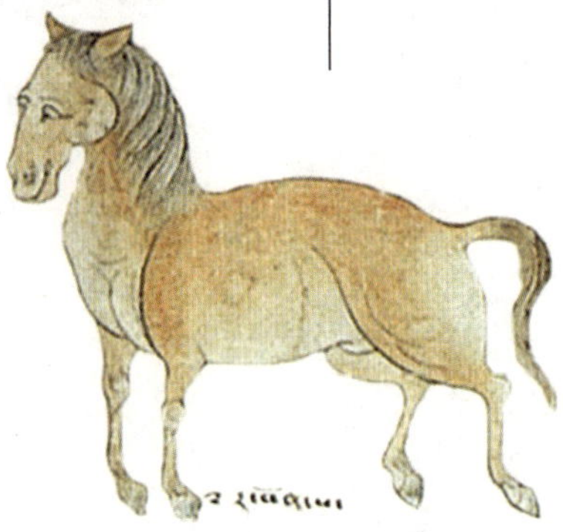

6.16.4 马附蝉

马附蝉（译音“达宛巴”）为马的前肢内侧、蹄子上方像铁掌般突出的黑色圆斑。味咸，消化后味甘，性温、锐，可治腿肚转筋、麻风等。

6.17 动物羽毛类药

6.17.1 孔雀羽毛

孔雀为用爪觅食的一种禽，大小似马鸡，羽毛青绿发光，喙、腿长，黄黑，羽冠青缘绿，尾羽长，每根羽毛先端有彩虹样圆眼，开屏绚丽多彩。其羽毛炭化后味和消化后味涩，性平，功能解毒、消肺脓肿、干黄水，治中毒症、耳病、麻风病等。

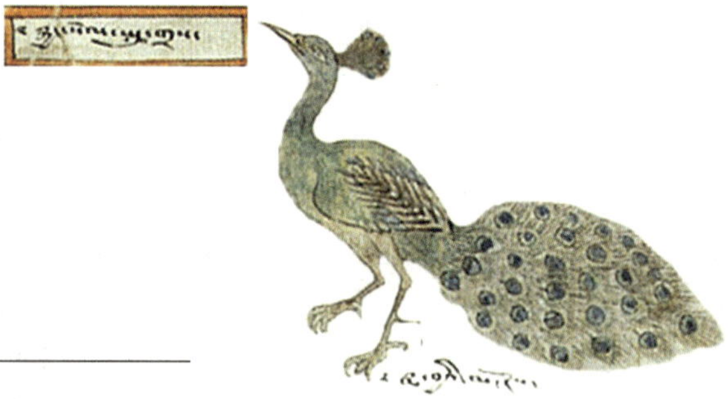

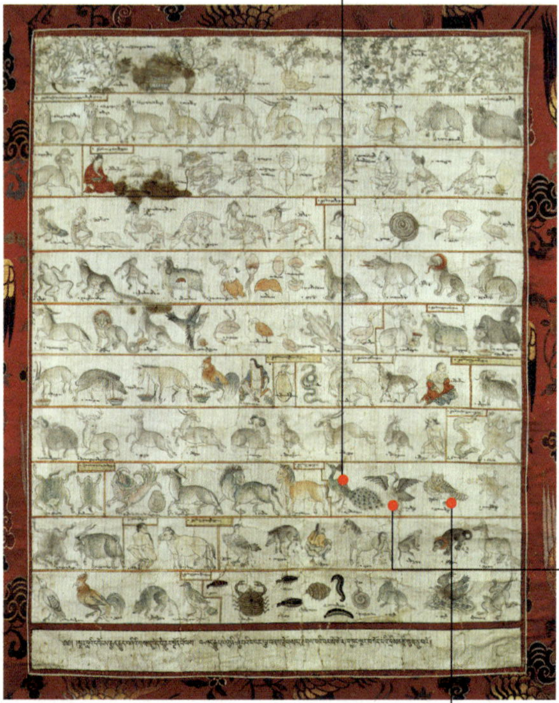

6.17.2 鸬鹚羽毛

鸬鹚为栖息于湿地的一种禽。大小似天鹅，羽黑，喙大如钩，颈羽红，善于钻入水中捕鱼，伸长颈和腿飞翔。其羽毛功能利尿、辟邪，治尿闭、鬼邪病。

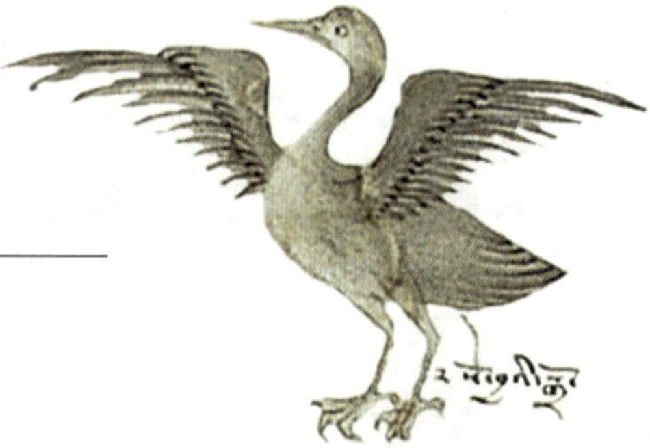

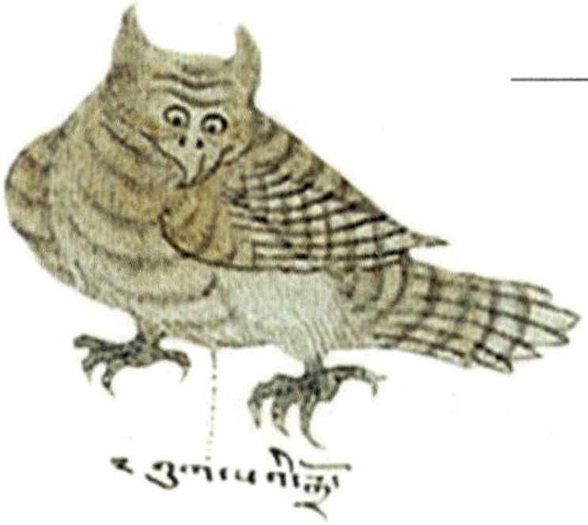

6.17.3 鵰鸮羽毛

鵰鸮为食肉猛禽，白昼视力差，夜晚视力强，比玉带海雕稍小，头似猫头圆大，眼黄圆睁，两耳羽上竖，胸和腹毛白并有褐黄色斑点，喙呈内弯状似铁钩。其羽毛功能治腹水。

6.17.4 鼯鼠尾羽

鼯鼠（译音“夏马西”）为栖息于森林、山岩的一种鼠类，前肢和腿之间有蹼，夏季毛色红黄，针毛黑，冬季针毛淡黄。其尾羽可治子宫病。

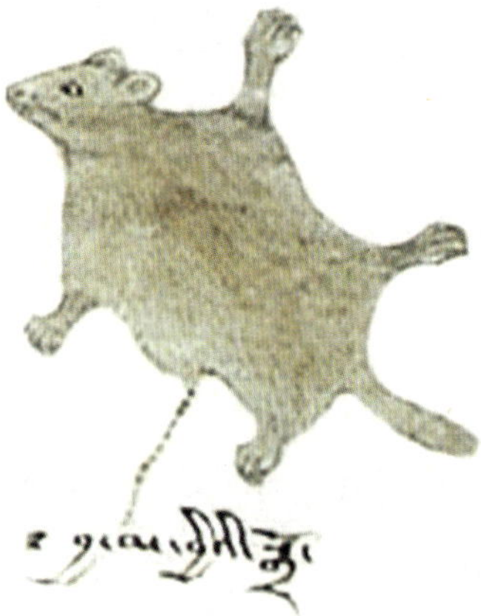

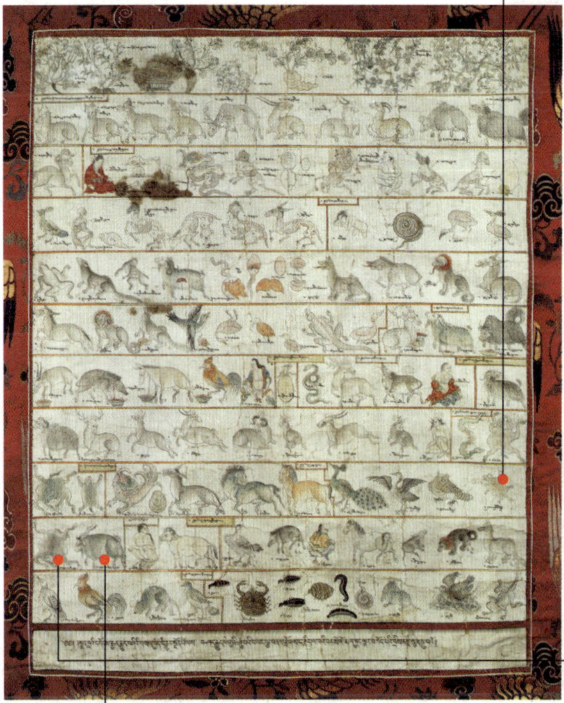

6.17.5 岩羊毛

岩羊为栖息于山岩的野生动物，体型似山羊，奔跑极快，体小，四肢细短，头小颈长，耳内毛和尾巴内毛白，颈和脊背毛灰褐，胸腹和四肢白，臀部有大白斑。其毛解毒。

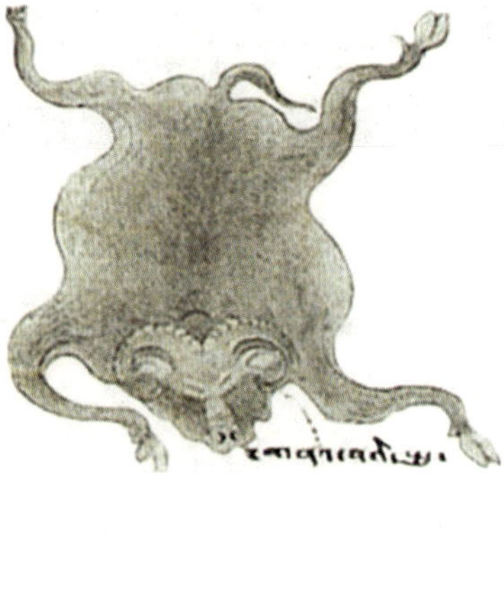

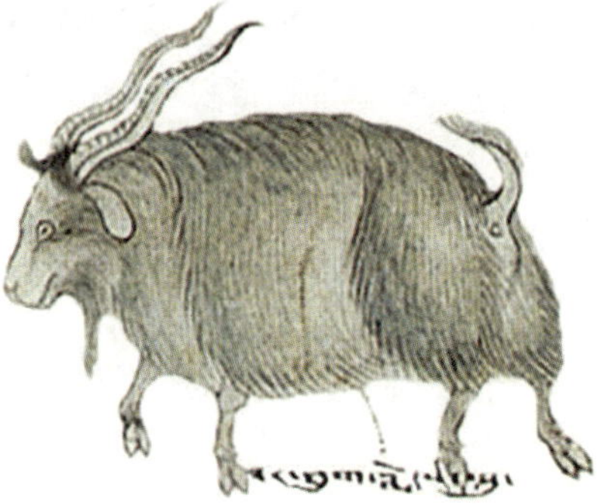

6.17.6 种山羊阴毛

未阉的公山羊，其阴毛附近有带垢和臊气的毛。功能疗疮，治炭疽。

6.18 动物尿类药

6.18.1 尿液

无中毒等疾病的尿液，盛在竹筒放置3昼夜，去表面浮油和底部沉淀物，取中层尿液。功能杀虫、清热，预防瘟病。

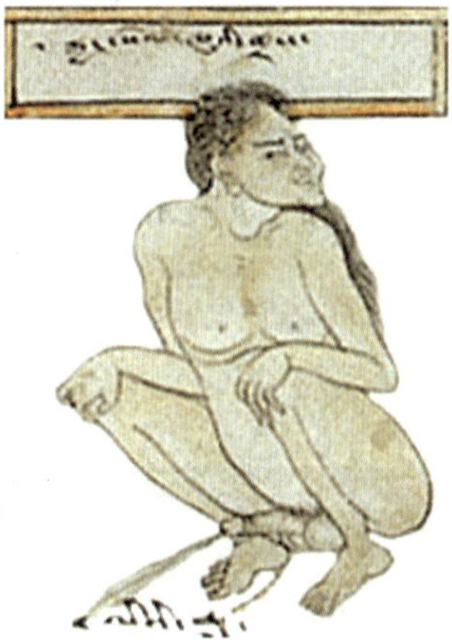

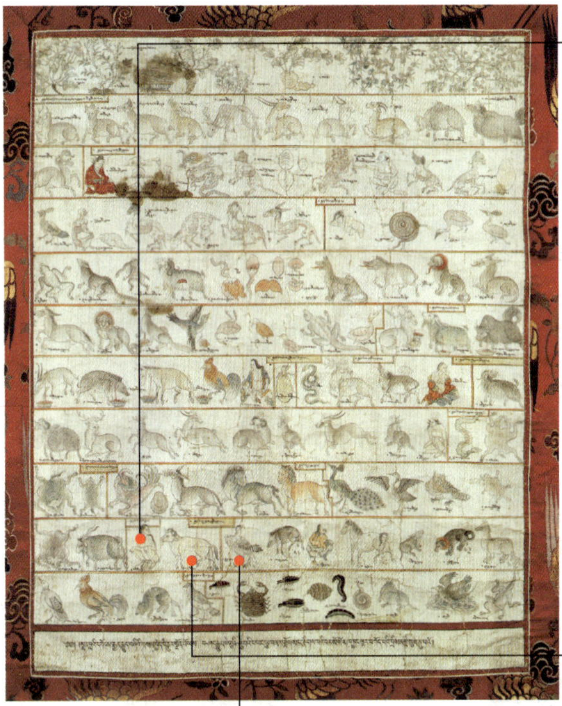

6.18.2 橙色母黄牛尿

黄牛为家畜，毛尖淡红、无病、自然放牧的母黄牛，将其尿熬成软膏。味咸，消化后味甘，性凉，功能干黄水和泻陈热。

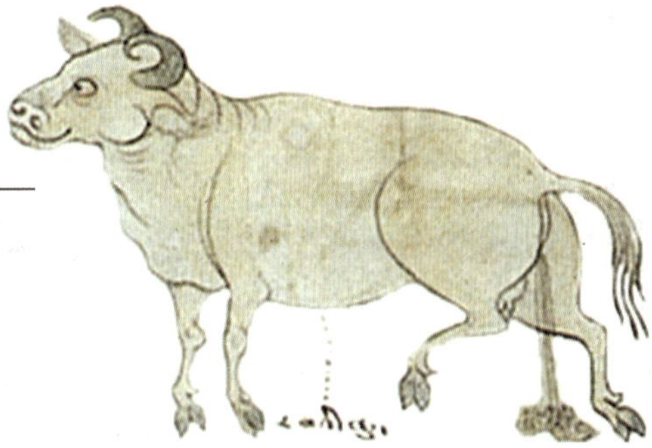

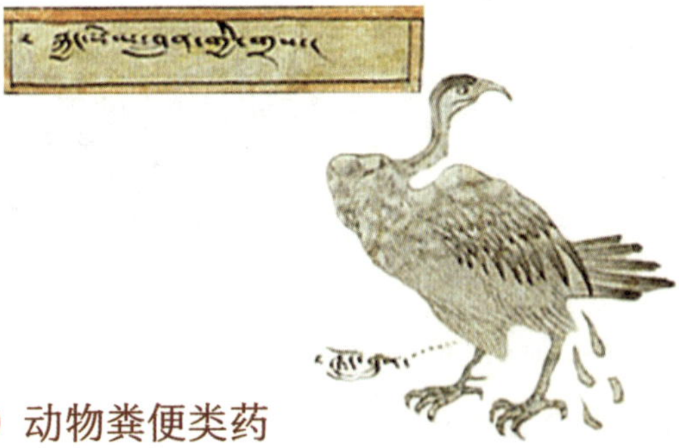

6.19 动物粪便类药

6.19.1 秃鹫粪

秃鹫为食肉猛禽，分“唐嘎日”（白胸）和“唐那合”（黑胸）2种，体型大，善飞翔，头和颈秃而无毛，专吃尸体。其粪味辛、咸，消化后味苦，性温、锐，功能生胃火，破痞瘤，消肿干脓。

6.19.2 黑冰片

黑冰片味辛、苦，治消化不良、瘟疫、赤巴痞瘤。

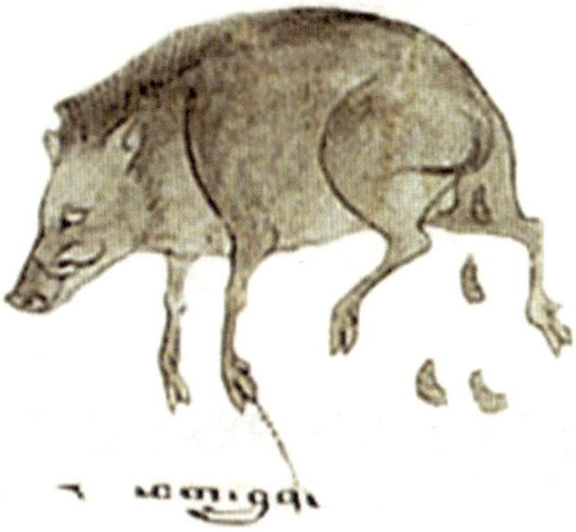

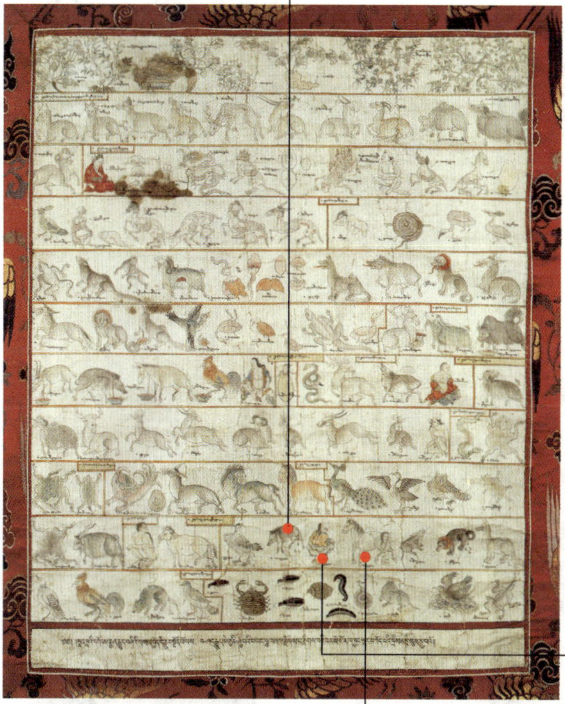

6.19.3 “么窀”

“么窀”是守戒比丘和有法力咒师的“窀”。功能破痞，解毒，消肿，辟邪，治胆痞瘤、中毒症、肿胀、鬼邪病等。

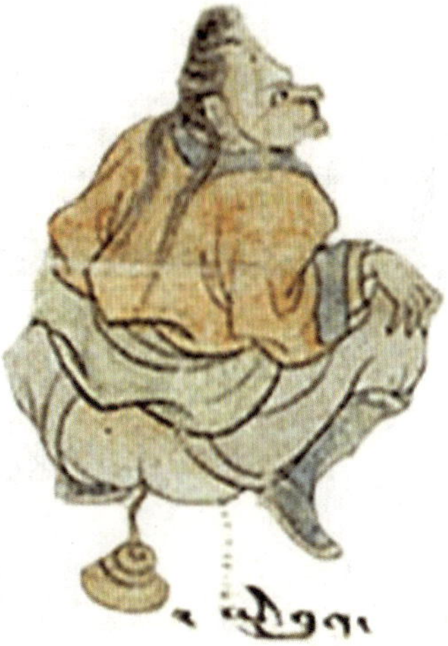

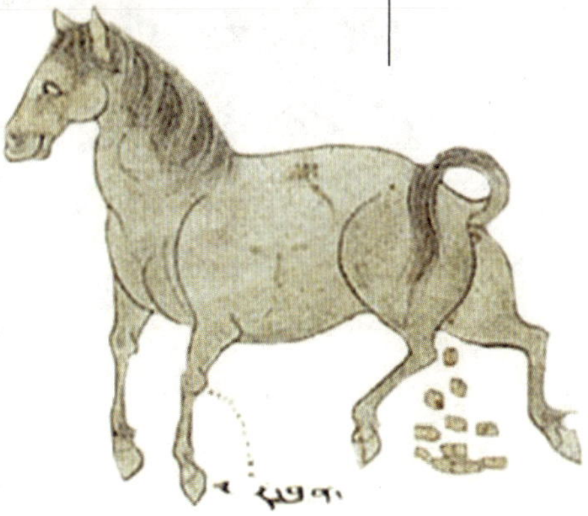

6.19.4 马粪

马为家畜，与骡相似，耳朵小，鬃毛厚，尾巴长，毛光滑而短，毛色不一，奔跑快。因地域不同分藏马、蒙古马等多种。其新鲜粪便功能杀虫，止吐，治赤巴病、隆病，对鬼邪病有益。罨敷对瘀血有益。

6.19.5 望月砂

野兔属小型野生动物，上唇豁，耳朵大而长，似驴耳，体小，前肢比后肢短，毛非常柔软，针毛灰黄，尾巴短，先端有白色斑点。其粪（望月砂）功能泻腹水，对疮疡有益。

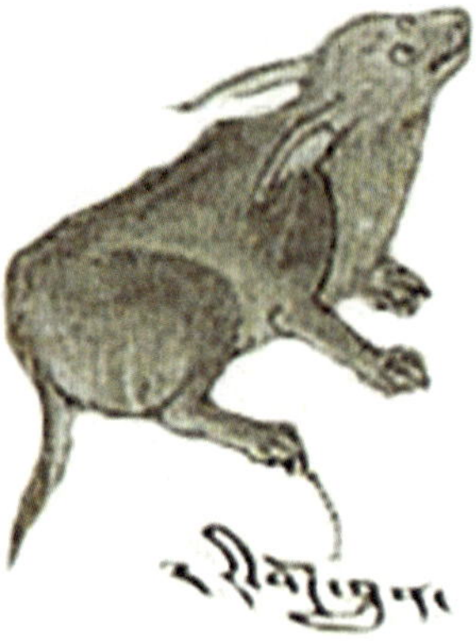

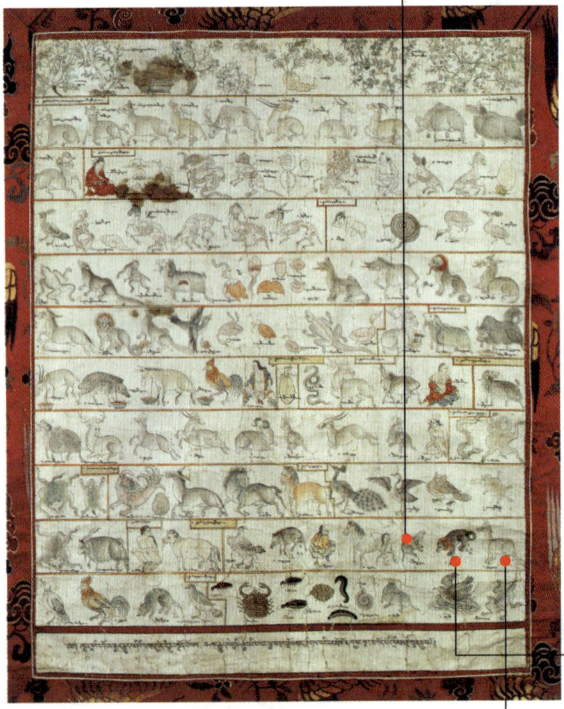

6.19.6 狗粪

狗为家养动物，体型似狼，毛色不一，看见生人和牧畜发出吠声，能看家护院，喜吃肉食。无狂犬病等疾病的狗粪功能治鬼邪病。

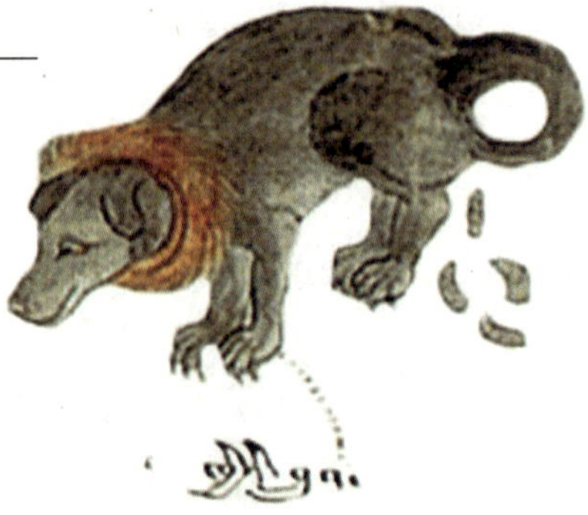

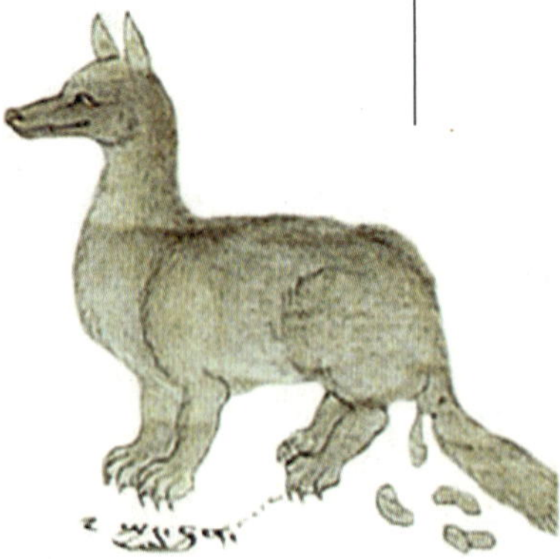

6.19.7 狼粪

狼为食肉野兽，体型似狗，头小，耳大竖立，吻长而尖，尾巴粗而长，毛色一般淡黄，常捕杀羊等动物。其粪功能消肿。

6.19.8 雪鸡粪

雪鸡为栖居于干旱地带用爪觅食的一种禽，大小似家鸡，眼小腿短，头顶和两眼眶羽毛淡黄而短，两耳边和颈羽白，头和顶羽棕色，尾羽褐黑，背羽灰，腹和肋白。其粪味苦，消化后性凉，功能消肿。

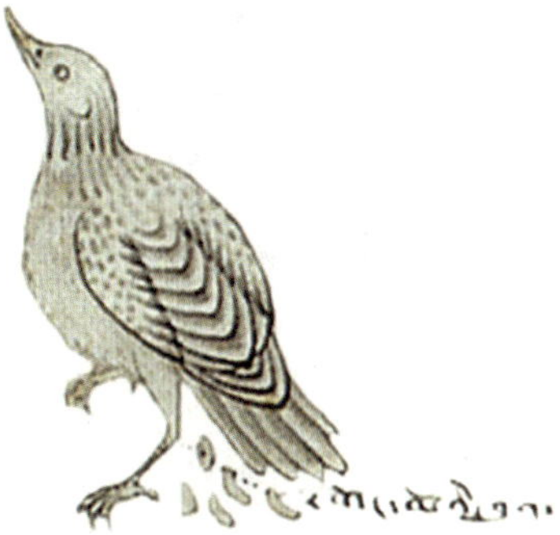

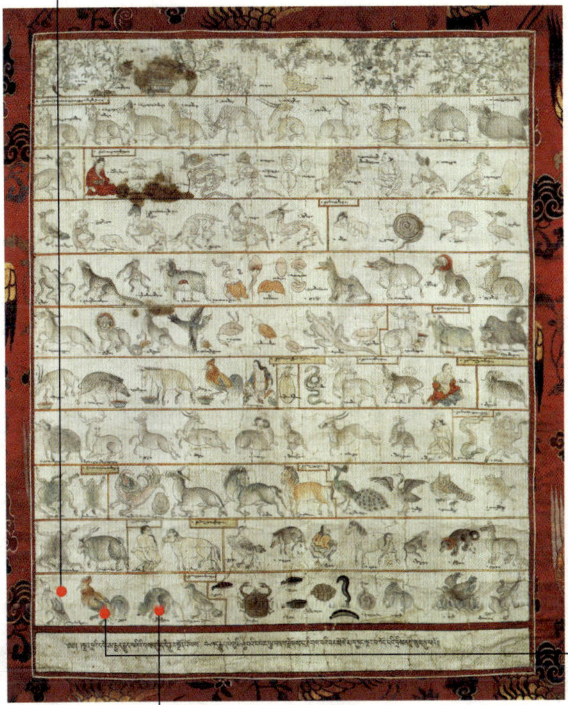

6.19.9 鸡粪

鸡为家禽，大小似雪鸡，雄鸡有红冠，左右两颊下有红色垂肉，司晨打鸣。其粪功能引排各种脓液。

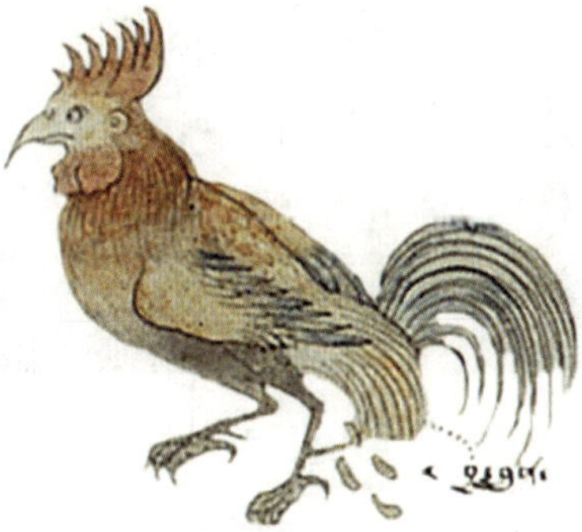

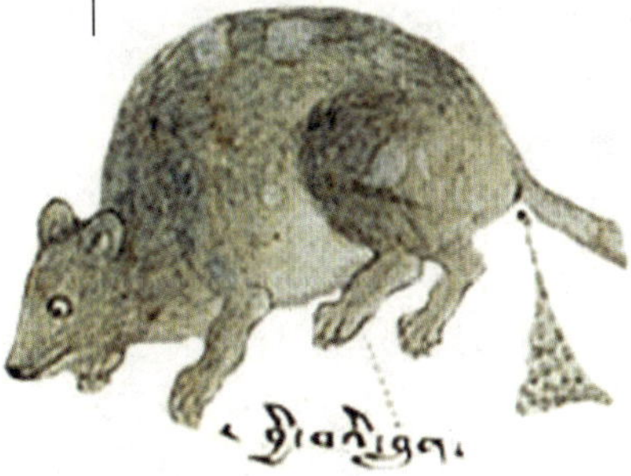

6.19.10 鼠粪

老鼠为穴居小动物，体小色灰，两耳较长，夜出觅食，活动于农家和田间等地，偷食谷物，咬坏衣服。其粪味辛，消化后味甘，功能止呃逆。

6.19.11 岩鸽粪

岩鸽大小似鹦鹉，头小，喙短而黑，腿和爪红，头颈灰青，颈项青绿红紫如彩虹，尾羽中有白斑，群居生活。其粪味涩，消化后性平，功能消肿，化脓。罨敷对培根白痹症有益。

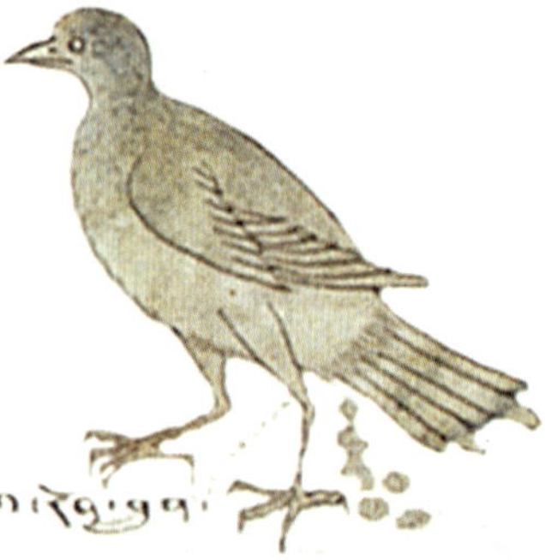

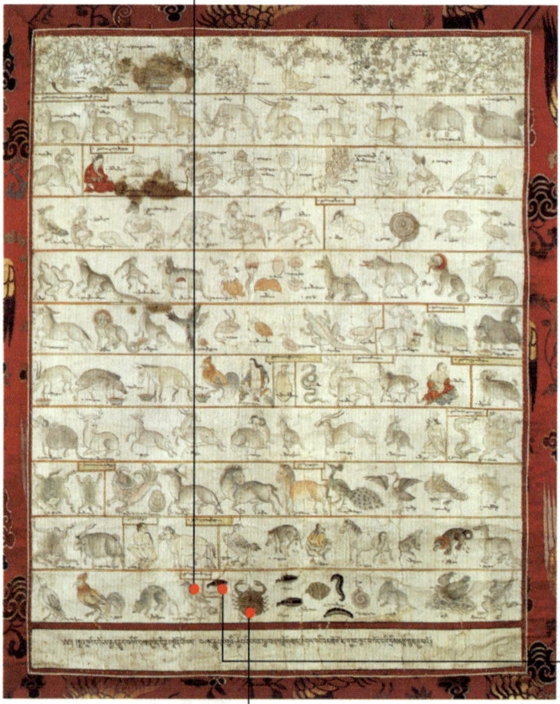

6.20 全虫类药

6.20.1 斑蝥

斑蝥一般居于沙生槐棘和黄芪丛等处。六足，头小体大，翼外有黑壳，壳上有红或黄色横斑，气味臭。居于黄芪丛中的红花斑蝥，秋季霜杀者为上品，其他为次品。功能治各种脉病。

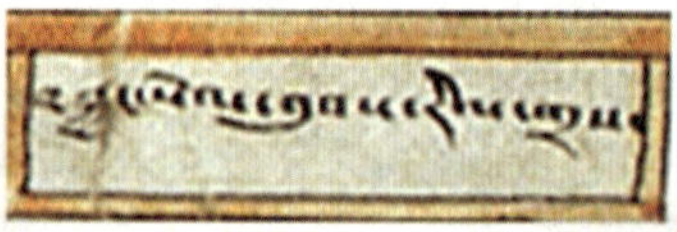

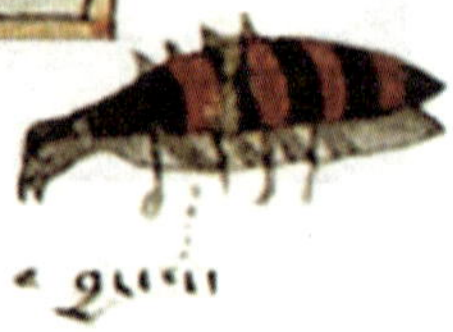

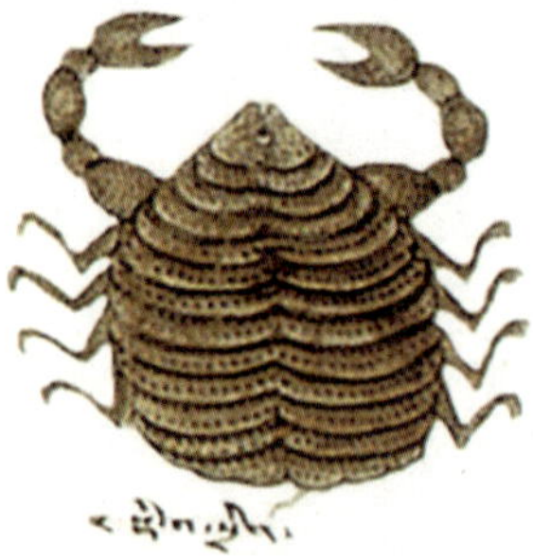

6.20.2 螃蟹

螃蟹为穴居类动物，头、身有圆壳似纺锤，无尾巴，左右各 4 足和 1 对螯，各足分 3 节。两螯黄紫，中空，有节，似钳子。味甘、辛，消化后味甘，功能利尿。

6.20.3 水虱

水虱生活于水中，也可飞行，行走极快，刹那间可跑到水边，也可在水中行走。两眼突出，有 2 个触角和 6 足，后 2 足特别大，便于划水。甲壳绿黑，内藏有翼。味甘、辛，消化后性温，功能利尿，治脉病。

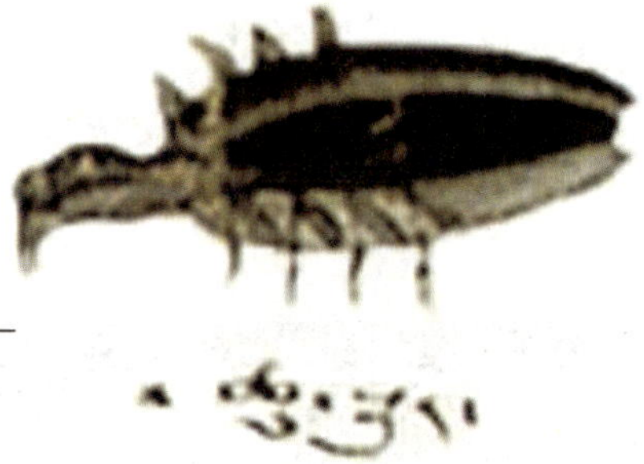

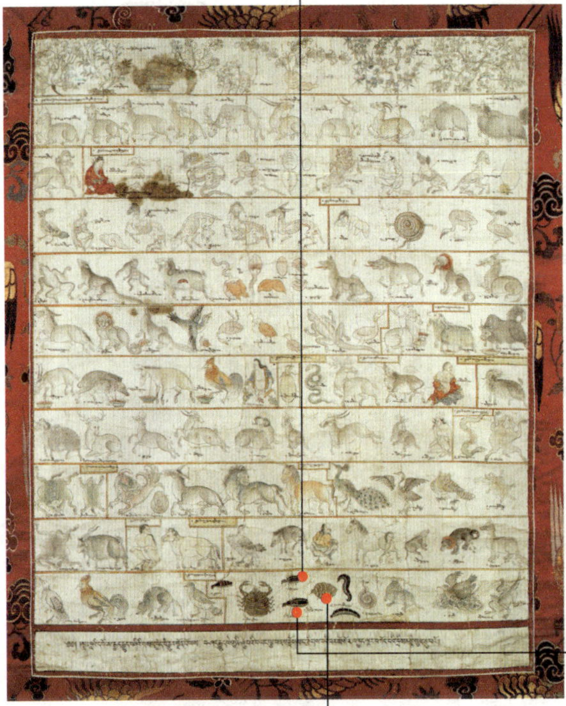

6.20.4 地鳖子

地鳖子为穴居类昆虫，活动于干旱地带，大的有拇指大，小的有豌豆粒大，全身黑，6 足，气味很臭。味辛，消化后味苦，功能清热止痛，治疫热、小儿硬脐症、腹绞痛。

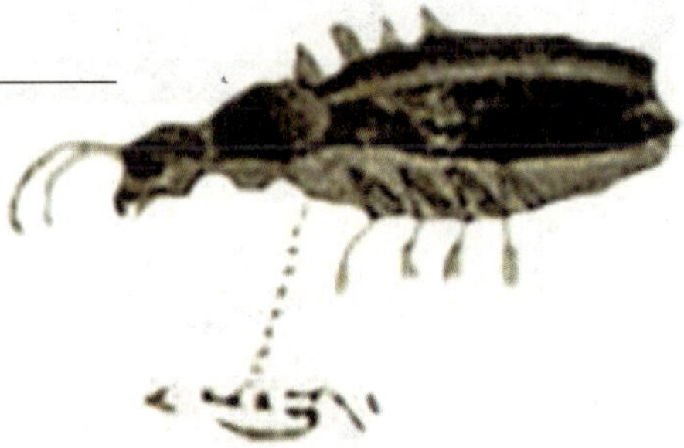

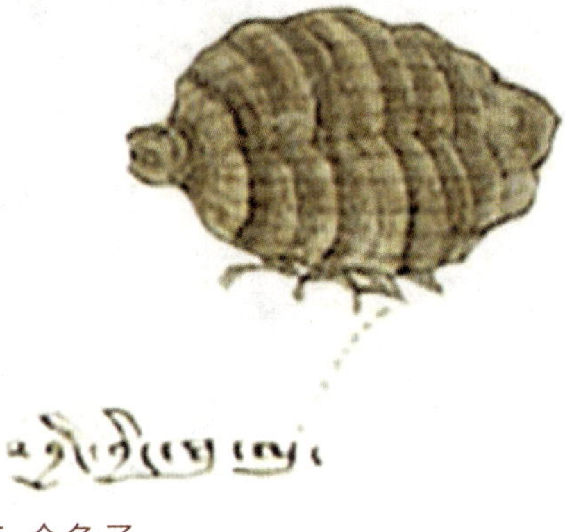

6.20.5 金龟子

金龟子（译音“相相土力”）为穴居类昆虫，大小比地鳖子大，形状圆扁，有 6 足，2 个触角向左右伸出，身有细毛，雄有翼。味辛，消化后味苦，功能镇痛，利尿，治腹绞痛。

6.20.6 独活虫

独活虫（译音“主梅卜”）在秋季活动于独活根中，体小，色青花。功能止血。

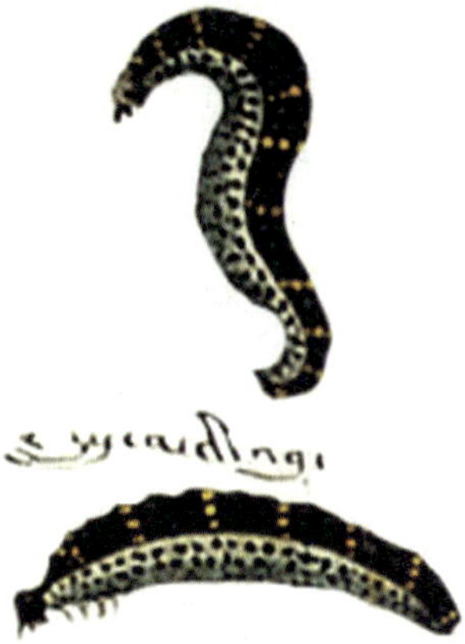

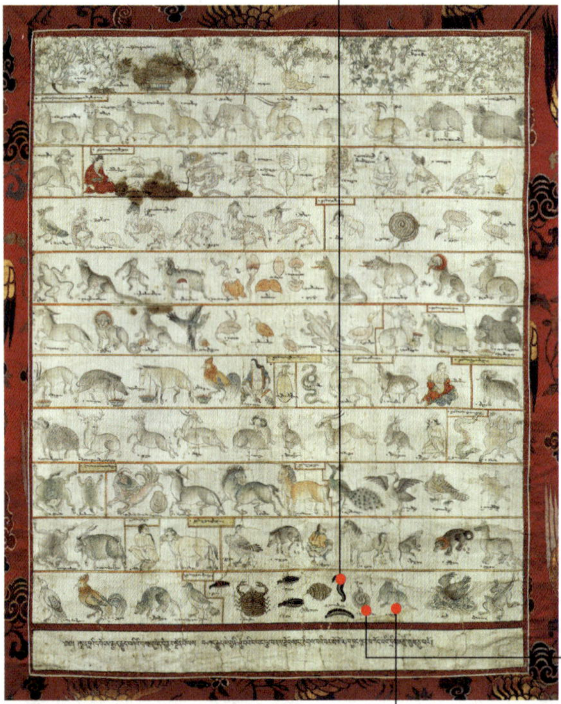

6.20.7 蜗牛

蜗牛（译音“那文吾毛”）为山顶浓雾弥漫或雨后出现的一种小螺，体软，贝壳内有水蛭样黏液，头生触角。味微甘，可治脑浆渗出。

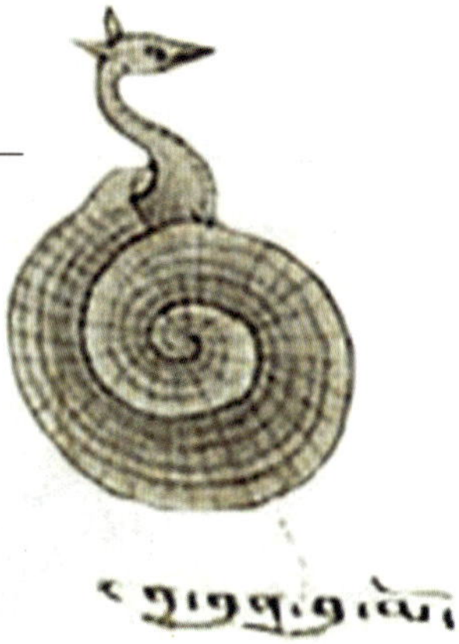

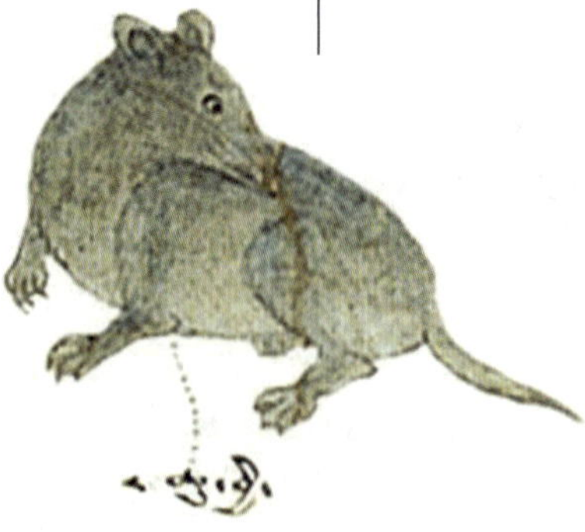

6.20.8 川西水麝鼩

川西水麝鼩（译音“曲西”）为栖息于水中的一种鼠，俗名为“曲耶日”，与田鼠相似，但吻、尾巴长而细，鼻似猪鼻，其他动物到水边被它咬后发生肿胀且蔓延。功能治肉中毒。

6.20.9 河鸟

河鸟（译音“巴西”）为出没于波浪间的一种小鸟，又名“巴西屋嘎”，前胸白。其肉功能治肉中毒。

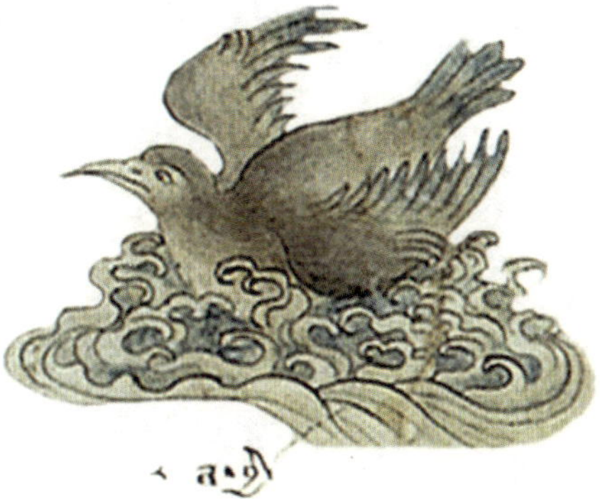

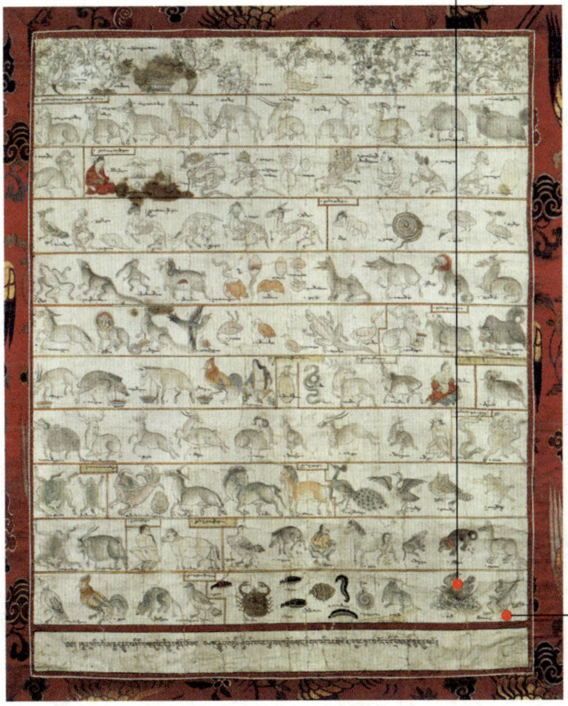

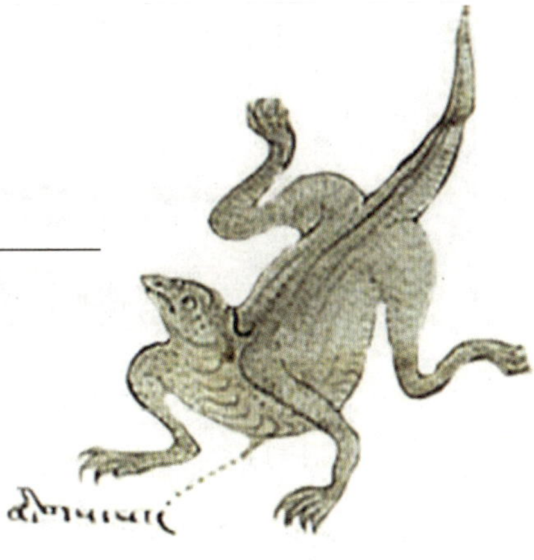

6.20.10 沙蜥

沙蜥（译音“牟巴”）活动于沙滩等地，头、身似鬣蜥，肋有细鳞甲，四肢短，尾巴有花斑点。味和消化后味甘，功能治虫病、中毒症。

图三十一　补充药物（一）

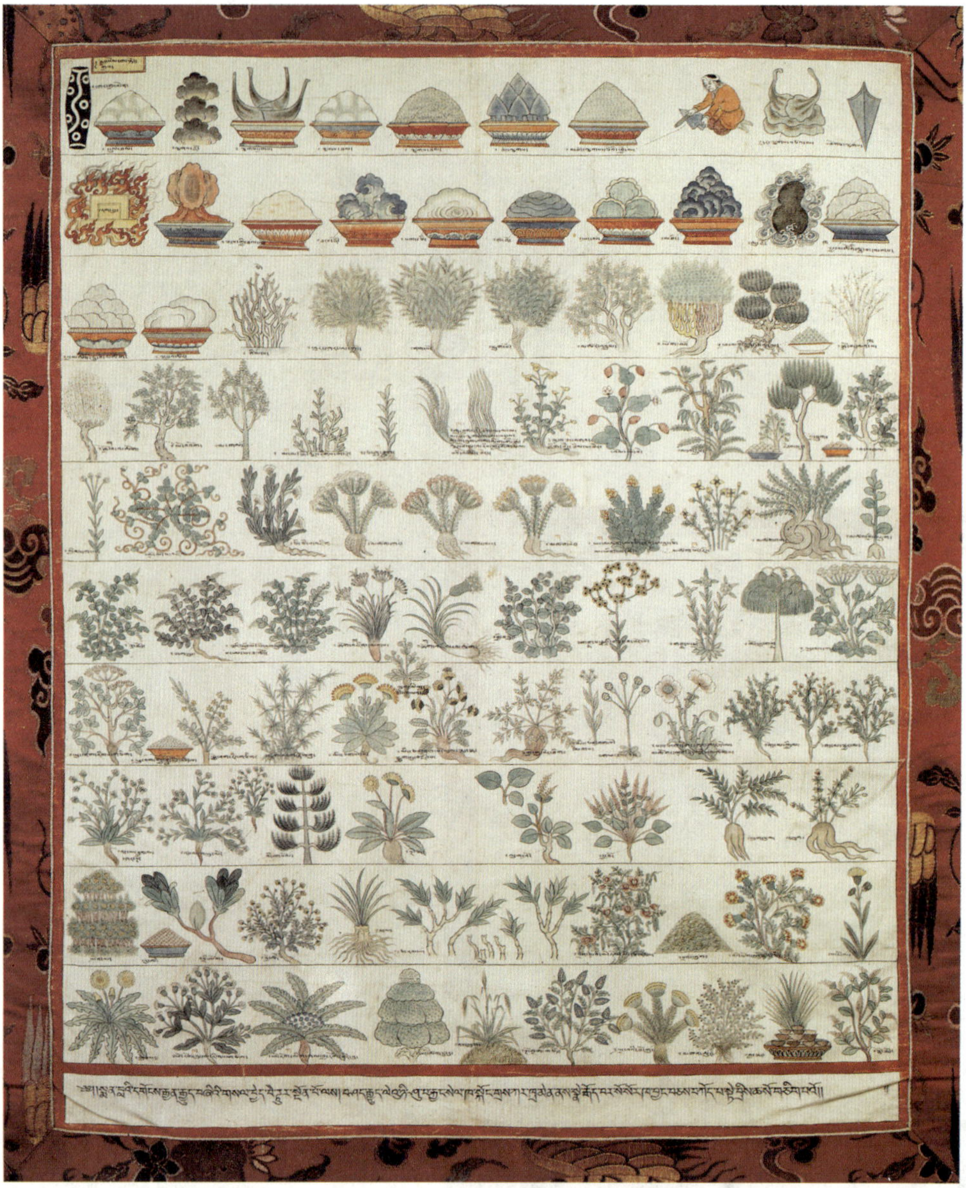

在《论述部》第二十章中所论述的药物功效基础上，本图又从《卓玛草本》等其他3部医典中补充了花白玛瑙、银灰等珍宝类药、石英等土类药、石类药22种，野藜等草本类药82种，共计104种药及其味、功效等。

7 补充药物（1）

7.1 花白玛瑙（九眼珠）

花白玛瑙（译音“嘎查曼”）属于珍贵类药物玛瑙之一，其花纹虽有蓝、白、红等多种，但正品为九眼珠，佩带可避罗睺天魔侵害。味涩，消化后味苦，功能治中风和五行魔作祟病。

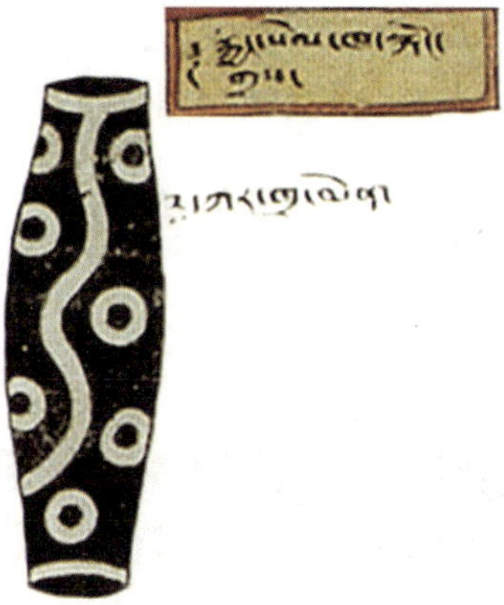

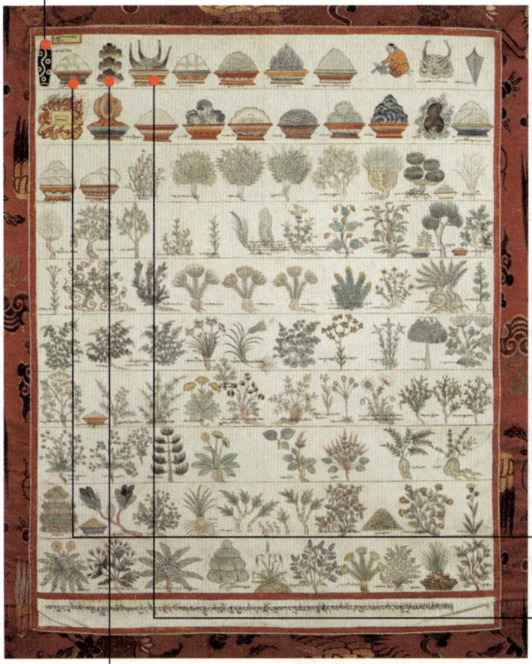

7.2 银灰

把银子捶打成蜜蜂翅膀样薄膜后，按医书进行除锈、去毒等，后煅烧成灰。味苦，消化后性平。功能干腹水，祛腐肉，治疖痈。

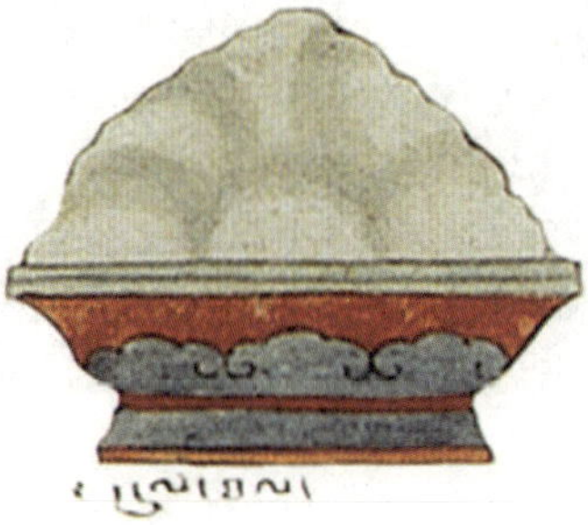

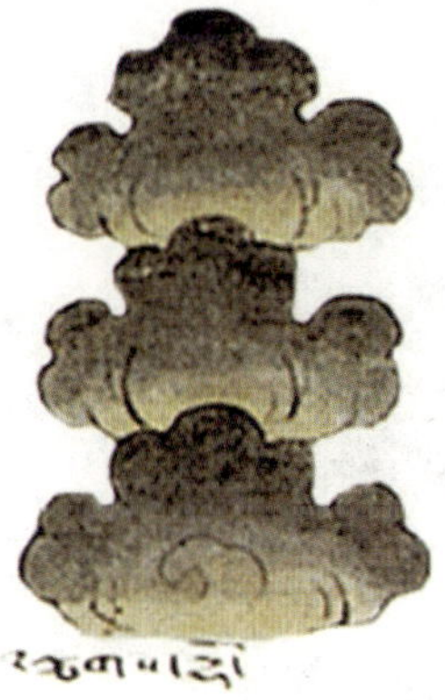

7.3 铁矿石

铁矿石是炼铁的主要原料，质地坚硬，断面微具金属光泽，缝隙和小洞中有黄褐色铁锈。味甘，消化后性凉，功能滋补长寿。

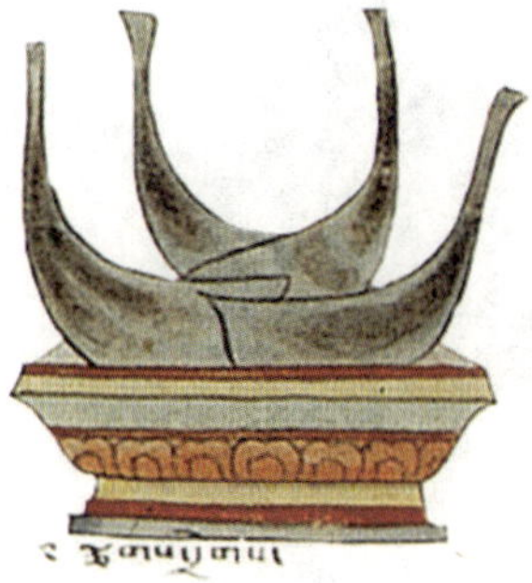

7.4 铁垢

铁垢是煅烧铁时掉落的外表垢物。味甘，消化后性凉，功能治眼病，治目黄、肤黄、赤巴病。

7.5 铁灰

将纯铁铣成粉末或煅成蜂翼状薄膜进行除锈、去毒等，再煅烧成灰。味甘，消化后性凉，功能干水肿和腹水。

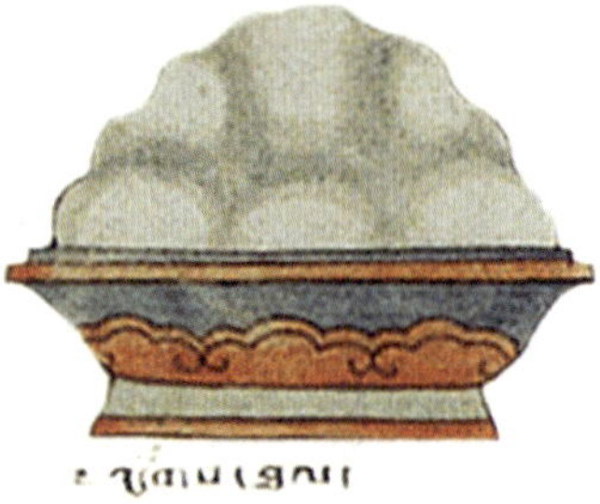

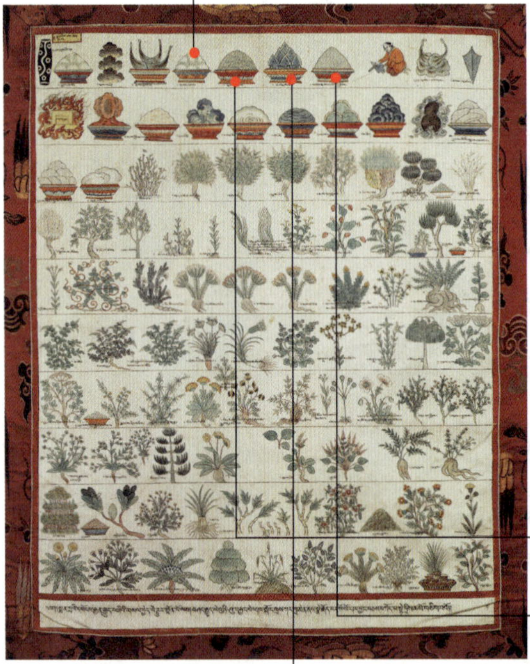

7.6 铁粉

将纯铁铣成粉末或煅成蜂翼状薄膜进行除锈、去毒，再与诃子肉发酵成黑粉。味甘，消化后性凉，功能干水肿和腹水。

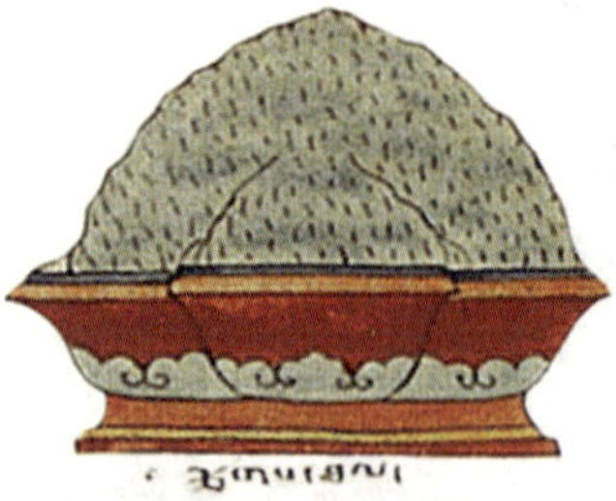

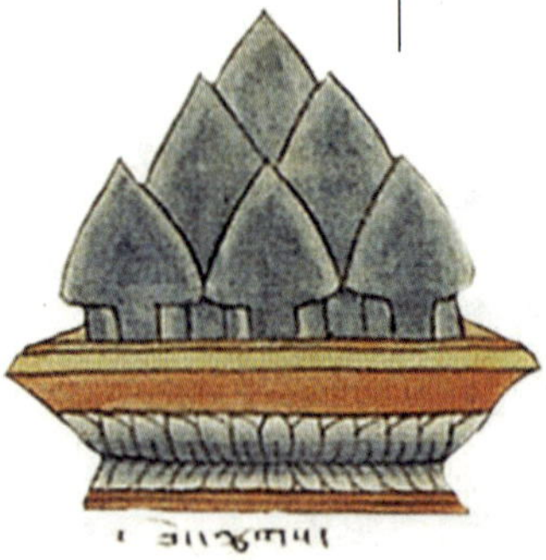

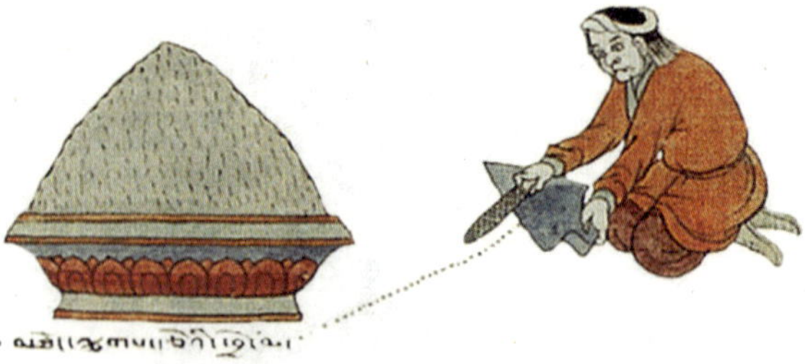

7.7 铁铧

即耕田的旧犁铧，将三角形铧尖磨出白光即可。冷罨于疼痛处可镇热痛、血瘀痛。

7.8 铧尖粉末

旧铧尖锉落的粉末。味甘，消化后性凉，功能排除体内弹头等遗物。

7.9 坟地铁锈

为长久埋入坟墓中生锈的黄褐色锈物。味甘，消化后性凉，功能治肝病。

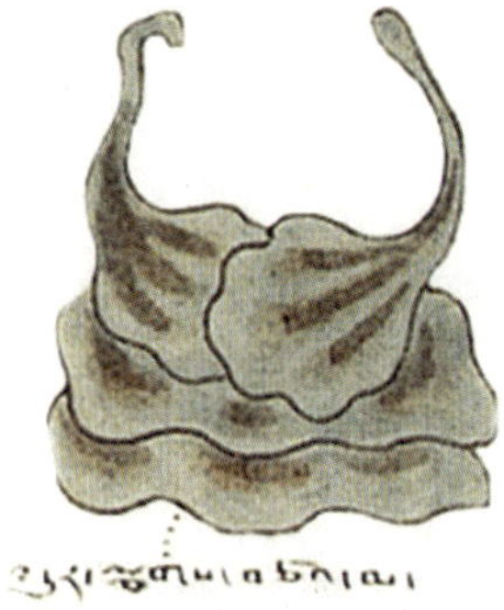

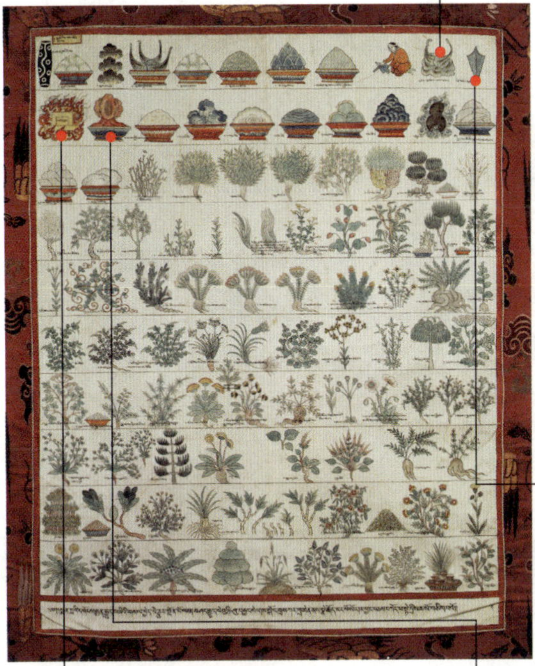

7.10 霹雳铁

虽被雷电击入地下达千百年，但未生锈，反而变为白、黄、红、黑四铁，其中质地似青铜者形状各异，名为“托后吉”（霹雳铁）。功能治白脉病。

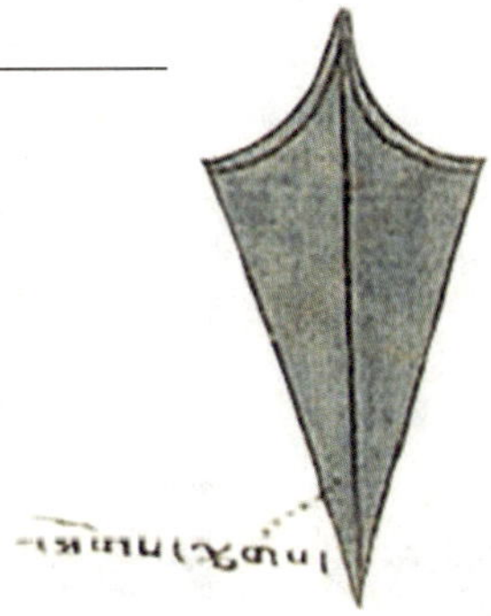

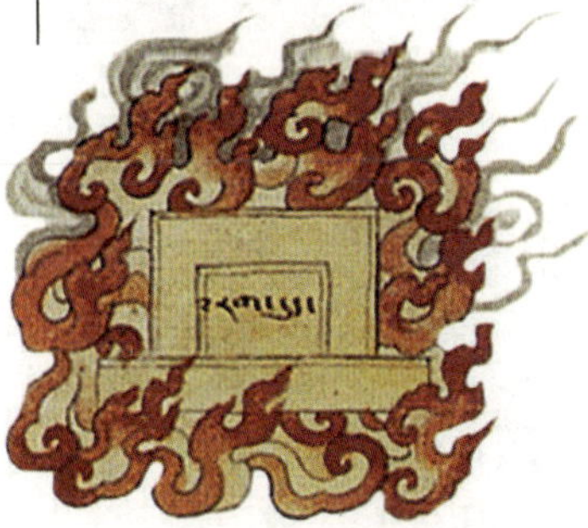

7.11 黄铜烟

黄铜（译音“热合”或“热干”）有2种，一种为白锌与红铜的合金，色黄绿，叫雌黄铜；一种为红铜熔化后放入一定量黄铜矿而形成的灰黄铜，叫雄黄铜。黄铜烟为雌黄铜煅烧产生的烟。熏眼对培根引起的湿沙眼有效。

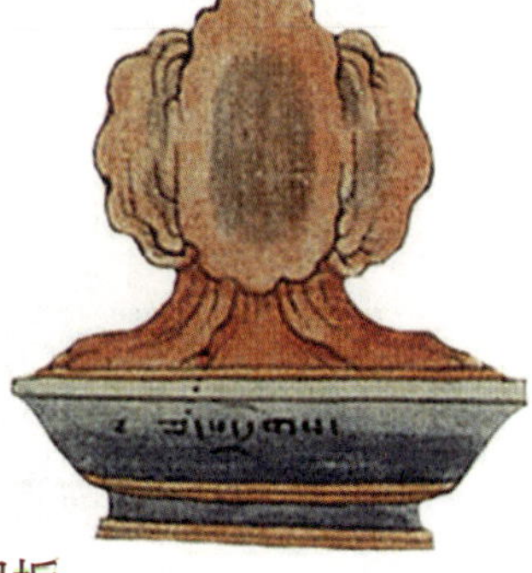

7.12 红铜垢

色红黑，质硬，击打时响声刺耳者为雄红铜；色红，质软，击打时响声悦耳者为雌红铜。无论何种煅打，煅打时掉落的外表垢物均为红铜垢，功能干下落水肿、腹水、肺脓、黄水。

7.13 红铜灰

即从红铜矿中熔炼出的色红质软、打击发出悦耳响声的雌红铜，又叫金红铜，将它捶成蜂翼状薄膜，进行除锈、去毒等，再煅烧成炭。对于干腹水、脓血和治肺病有效。

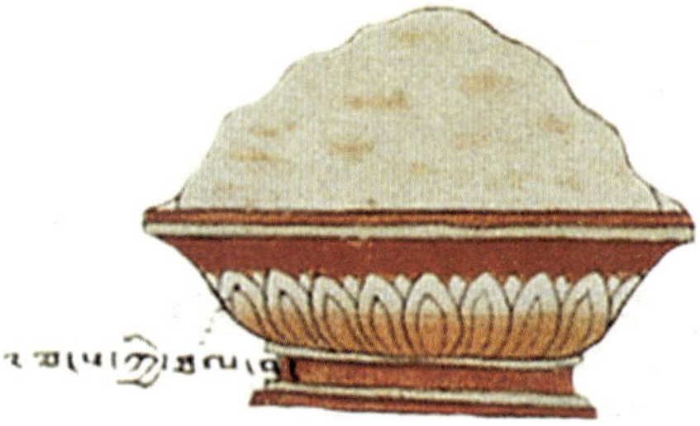

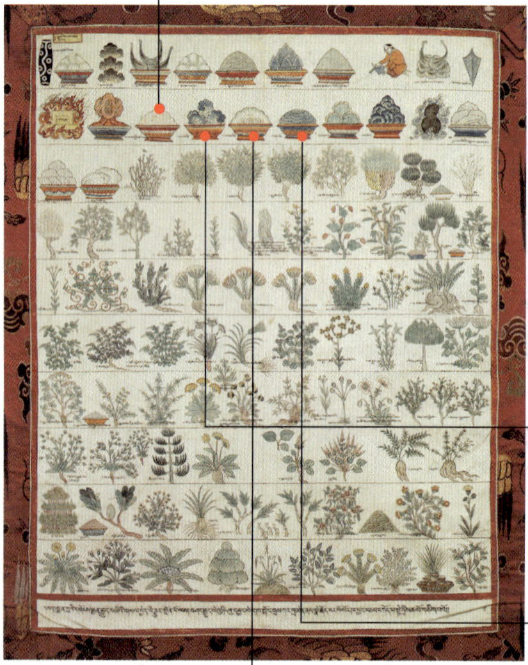

7.14 红铜矿

形状不一，能熔炼出红铜的矿石，质地重而硬，色紫黑泛青光，外表有青紫点，断面有光。功能同红铜，干脓，治肺热、肝热，特别能引排肺脓。

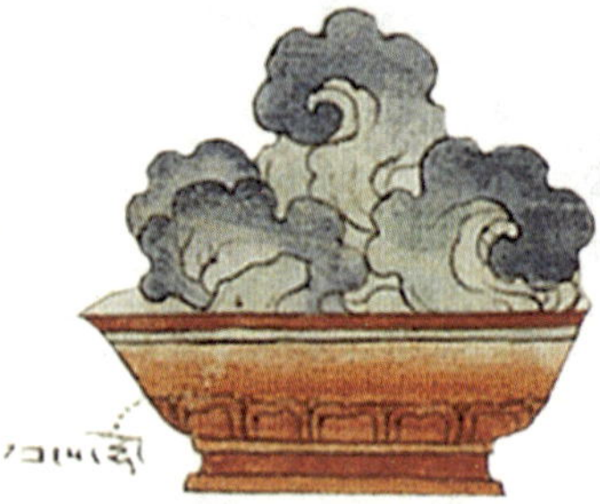

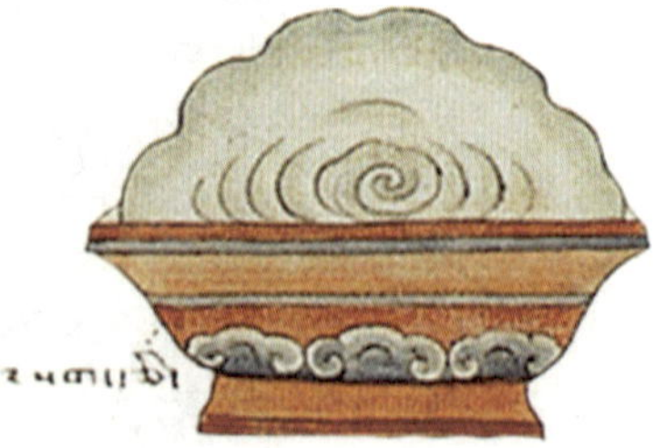

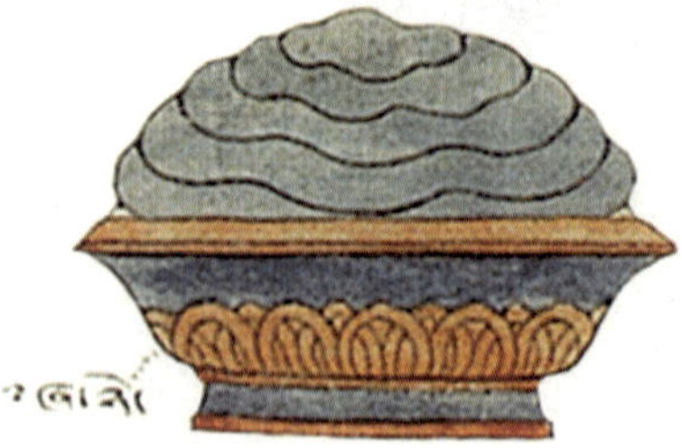

7.15 红铜锈

红铜锈（译音“撒孜”）即在红铜器中发酵奶酪后，底部形成的绿白色铜锈。功能对沙眼、龋齿、中毒等有效。

7.16 铅

铅是一种油黑易熔的金属，是一种似银矿石的青黑色矿石，断面有金属光泽，是一种质地非常重、色呈黄绿矿石熔炼后获得，质地重而柔软。功能祛疮疡中腐肉，清除铅中毒。

7.17 铜绿

铜绿（译音“邦玛”）即红铜矿锈，也就是产自红铜矿的锈土，素称绿颜料。功能干黄水，去眼翳，治脱发，对男生殖器病有效。

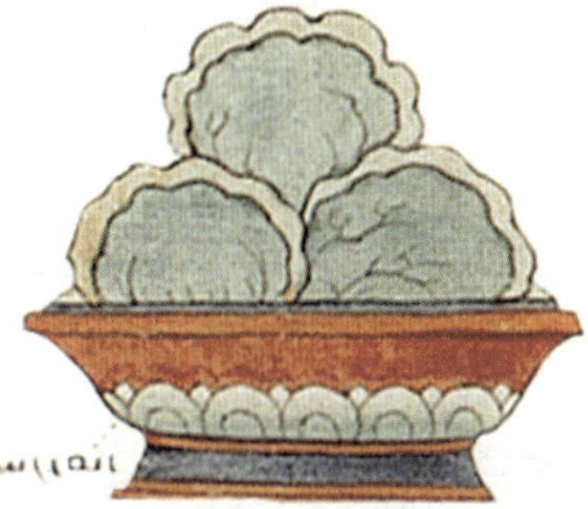

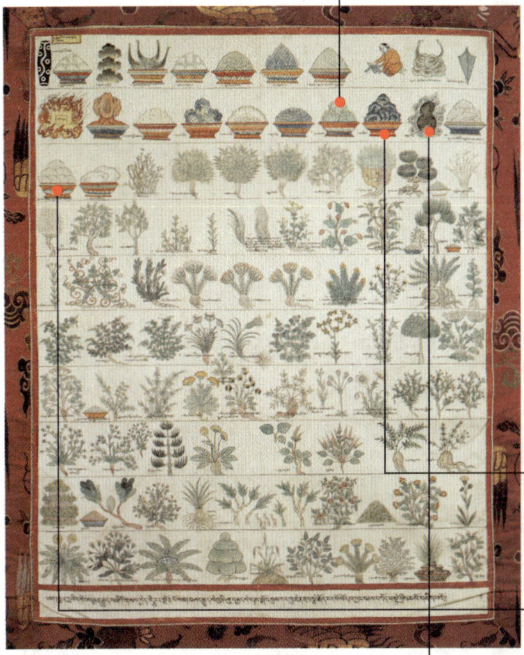

7.18 石青

石青（译音“塘”）沉积在红铜矿石层中，与红铜矿同时出现，素称绘神像的颜料“塘宛”（石青），色青白。功能治肾病尿涩、筋腱外伤等。

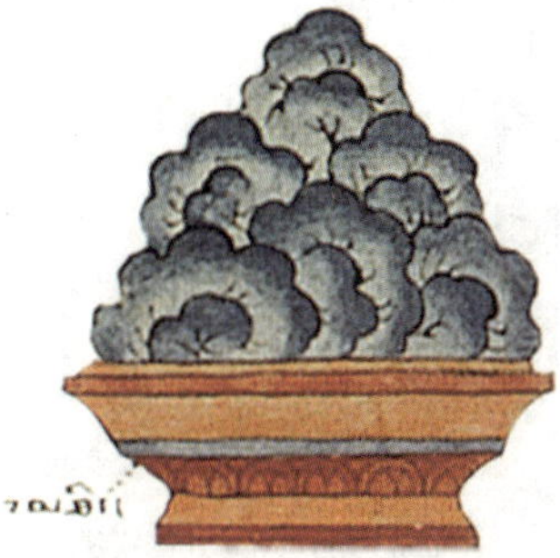

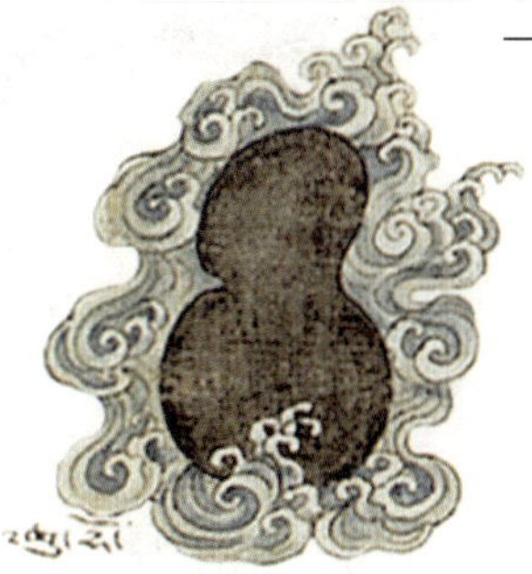

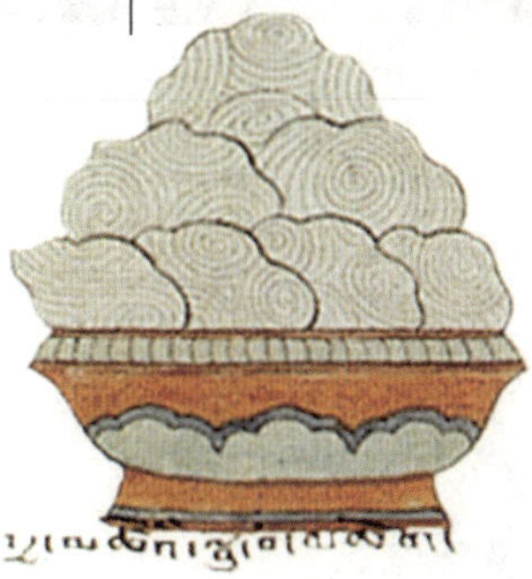

7.20 海泡石上品

海泡石（译音“嘉措吾哇”）是大海泡沫附着岩石表面而凝结形成，形状长而扁平、厚、边缘薄，上有水波纹，似珍珠母原料，色白，比较坚硬者为上品。功能治肾热，对以眼病为主的热病有效。

7.19 溪卵石

即从北向阴面的高山顶上流下的清凉溪水中卵石，夜晚与未见阳光的水一同取来。冷罨治热性刺痛、血热性刺痛。

7.21 海泡石下品

海泡石（译音“嘉措吾哇”）是大海泡沫附着岩石表面而凝结形成，形状长而扁平、厚、边缘薄，上有水波纹，似珍珠母原料，色白，疏松者为下品。功能治肾热，对以眼病为主的热病有效。

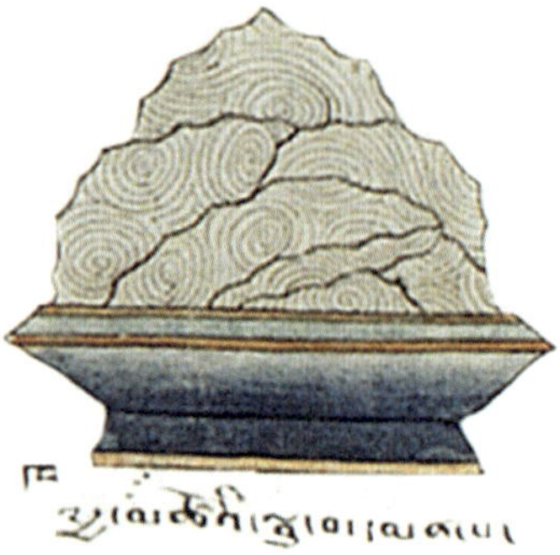

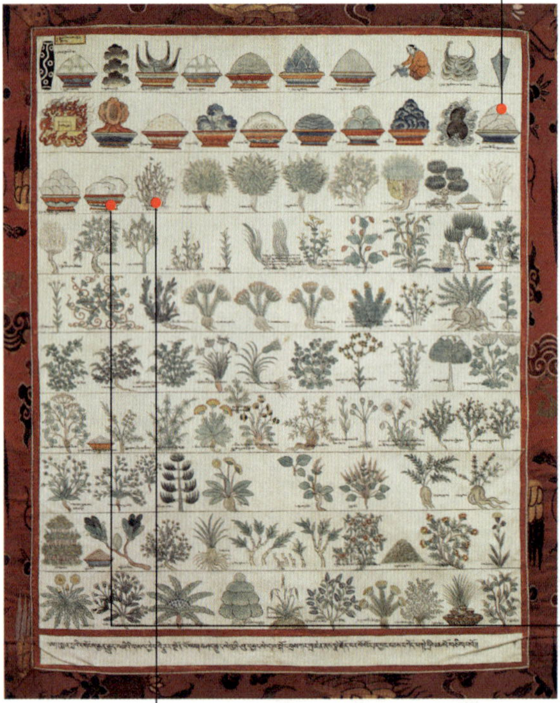

7.22 云母

云母（译音“朗才日”），色白，似水晶样明洁，质软，像桦树皮可层层剥离，像银箔可做窗玻璃，猛制时不溶入水，烧制时溶入水后成白颜料。功能对疮疡有益。

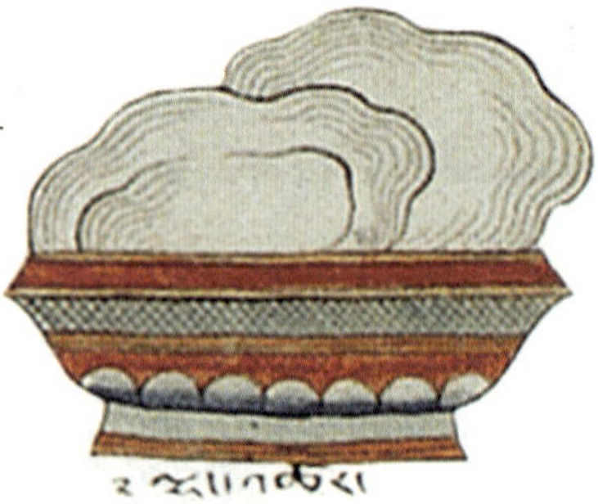

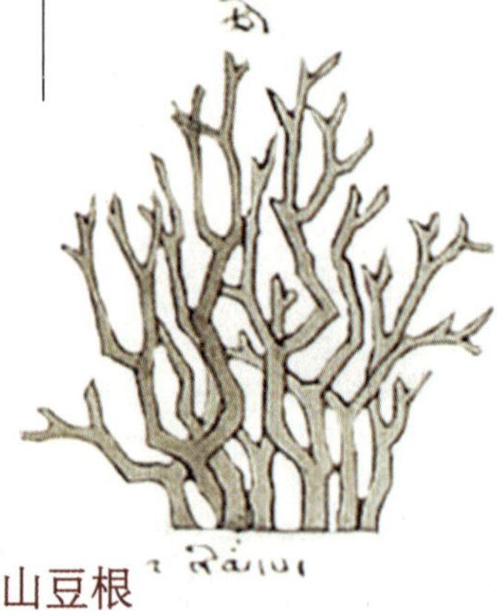

7.23 山豆根

山豆根（译音“尼木巴”）是产于印度和汉地等地的木本药。茎、叶及颜色等与荨麻相似，一般坚硬，植株上部弯曲，根扭曲分枝多。味极苦，性稀、凉、钝、柔，功能治赤巴性眼病和热病，对食欲不振、口渴、皮肤病火焰症、鬼祟病等有效，特别能清骨热，枝梢可平息或泄下赤巴病。

7.24 毛莲蒿

毛莲蒿（译音“普嘎日”）是生长于藏地的一种草本药。茎长，各茎缠生在一个根上，叶青白，花白，气味芳香，生长于高山阴阳坡处。味辛、苦，消化后性凉，取茎叶焖烧成炭，可阻止伤毒流入脉管，对治疗肺病有益。

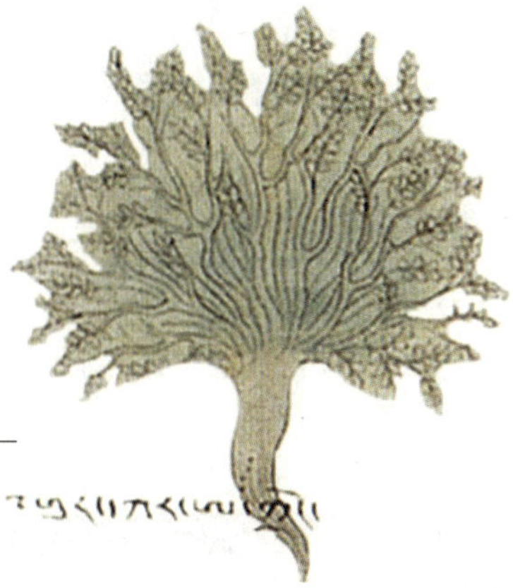

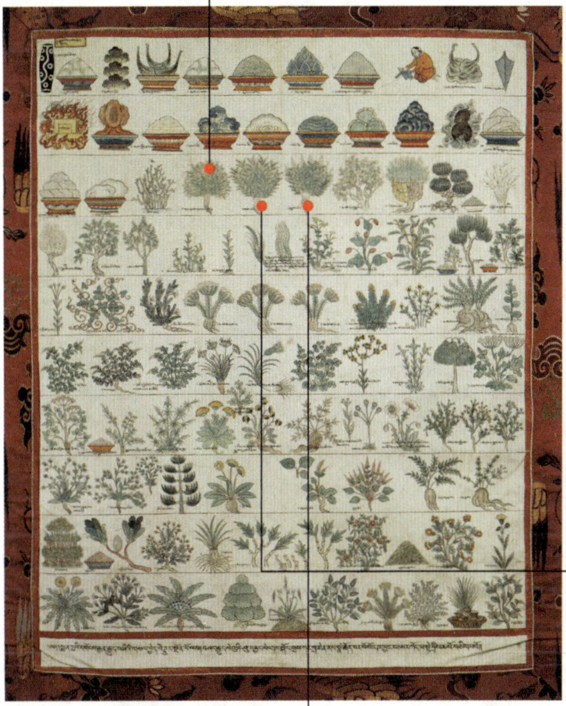

7.25 牛尾蒿

牛尾蒿（译音“普那合”）是生长于阴坡下端的一种草本药。花青黑似冷蒿籽，无香味。味苦，叶青白，全株暗黑色。取茎叶焖烧成炭，对疫疠、虫病有效，能破瘤、治疱疹。

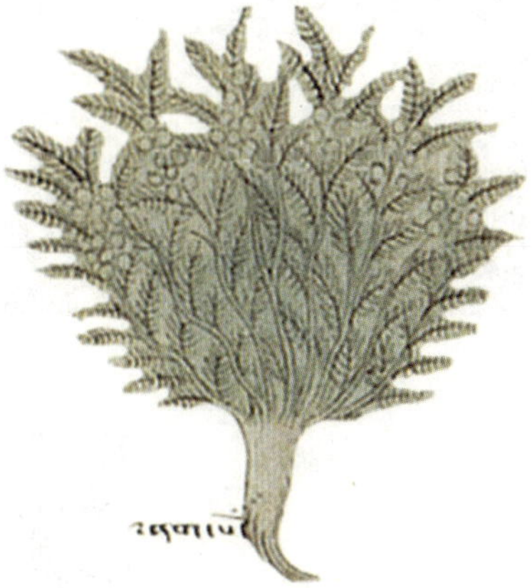

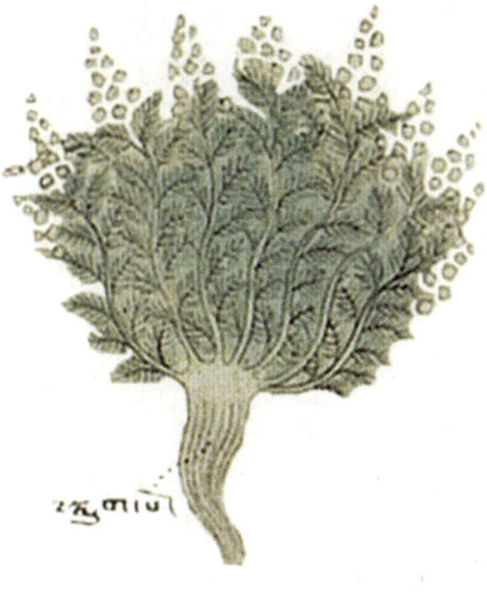

7.26 粘毛蒿

粘毛蒿（译音“普日木”）是生长于阳坡山崖等地的一种草本药。植株等与牛尾蒿相似，叶和花浅紫。味苦，消化后性凉，功能治胃痉挛、腹绞痛，取茎叶焖烧成炭，治疫疠、虫病、破瘤、疱疹。

7.27 沙蒿籽

沙蒿籽（译音“查日正”）是生长于河谷地带的白蒿（译音“查日嘎”），茎皮红；黑蒿（“查那合”）色黑，木质非常坚硬，被刺；贴生于山顶等地岩崖上的扁蒿（译音“查日来”），此三蒿的籽子色红。功能收敛扩散于四肢关节的黄水。

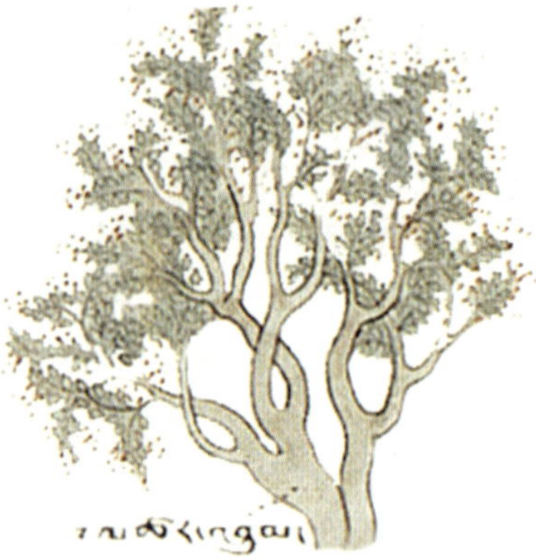

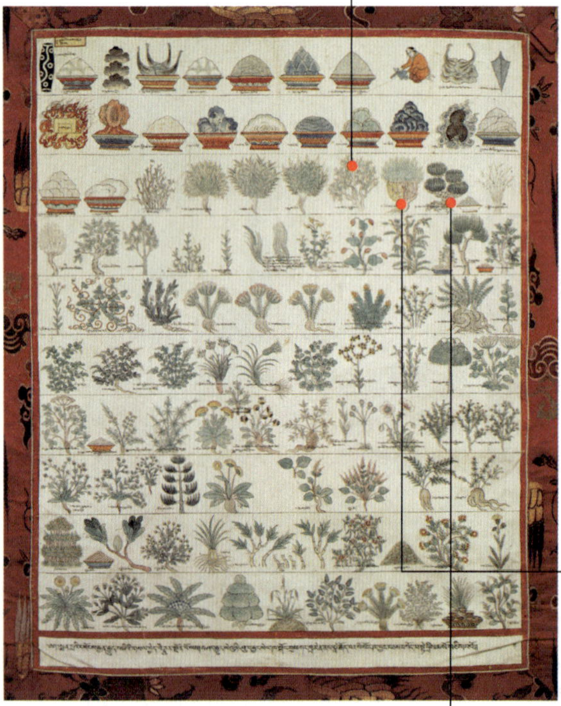

7.28 青蒿

青蒿（译音“越合毛”）是生长于干旱河滩等地的一种草本药。叶灰白，圆小，花青黑，植株等与沙蒿易混淆，有白、黑 2 种。味苦、辛，消化后性凉，取茎叶花焖烧成炭对黄水有效，能干疱疹。

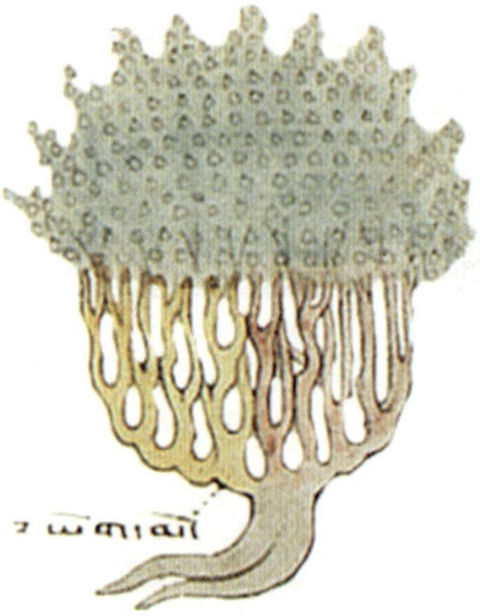

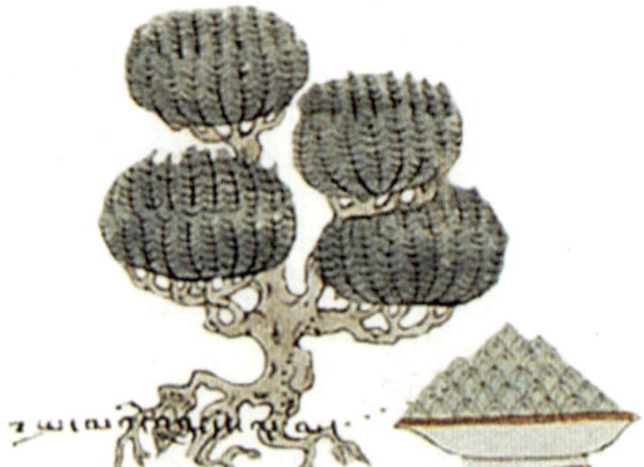

7.29 刺柏子

刺柏子（译音“巴梅珠”）是一种木本药，形状与柏树相似，但矮小，离地面稍高一些，叫具刺柏树。可治痔疮、黄水病；叶对赤巴扩散于皮肉有效。

7.30 桦木上品

桦树（译音“卓哇相”）叶簇生难看，茎干柔软，俗语称“邦布卓哇”，叶青灰，厚而光滑，叶背发白，形似心，花白黄者为上品。花治陈旧热、创伤炎肿。

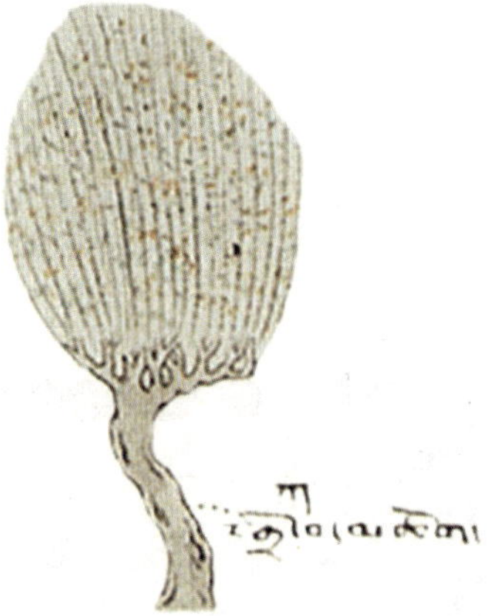

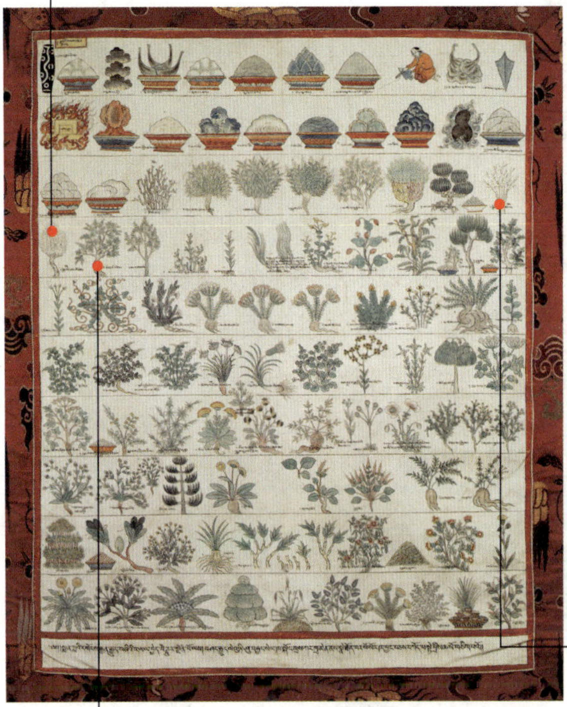

7.31 桦木下品

叶圆小，好看，有时成大树，俗语称“丑合绰合巴格巴”，树干灰白、坚硬、粗糙、粗壮、矮小，枝和小枝繁多，花红白、细小、繁多，开于旧枝尖端者为下品。花治陈旧热、创伤炎肿。

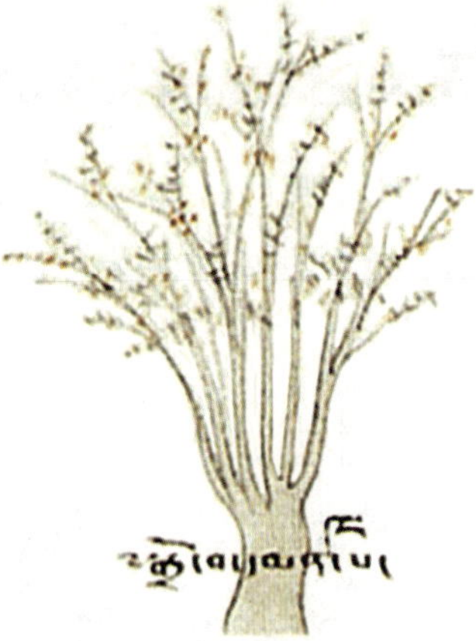

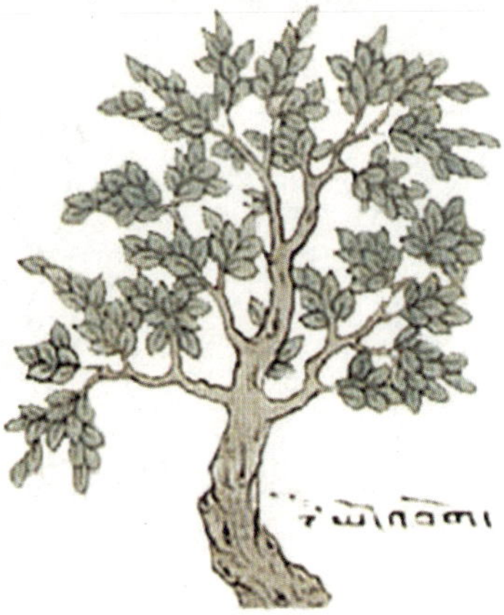

7.32 榆树

榆树（译音“约布合”）是木类药，叶似黑柳叶油绿而薄，树皮似桂皮极厚，尝之无显著味道，浸汁似黄牛涎水黏糊成线，藏地常用以洗衣服，做毛织品的稳固剂。功能治关节病，涂之对疮疡、创伤有效。

7.33 山杨

山杨（译音“麻嘎力”）是木类药，叶似柳叶圆长呈三角形，叶背灰，树干似白杨般高大，树皮灰、粗糙，枝繁多。皮味苦，功能对疮疡有益。

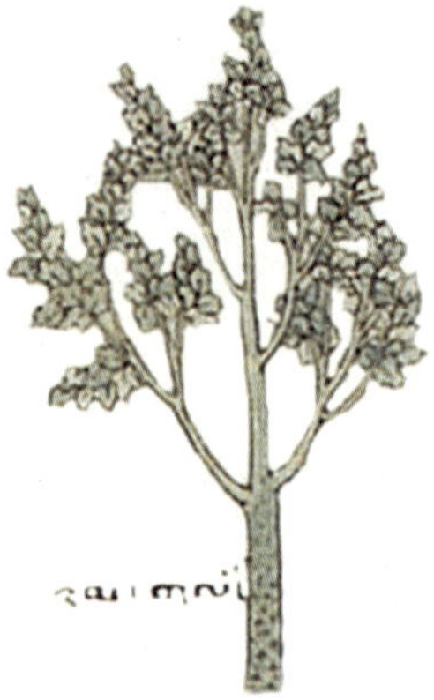

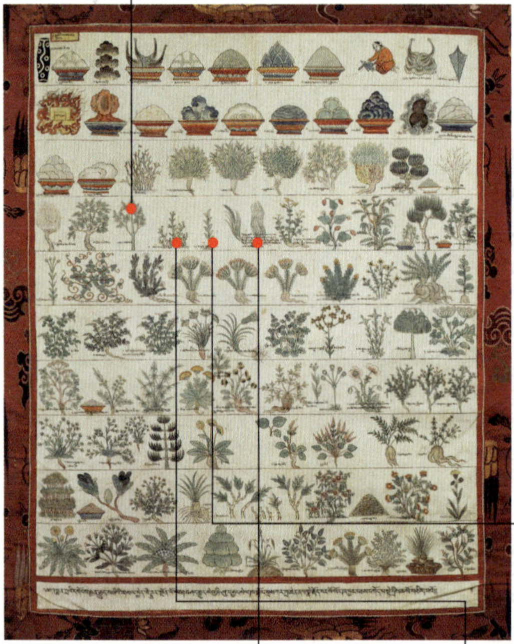

7.34 敦盛草

敦盛草（译音“扎扣秀”）是生长于尼泊尔等多水之地的一种草本药。植株、颜色等大体像沿沟草（“旦吾”），每一节生长一叶似手参叶，互生，树顶被叶鞘包裹，内有花朵和如香旱芹般的种子，但比之稍扁。味苦，功能止子宫出血。

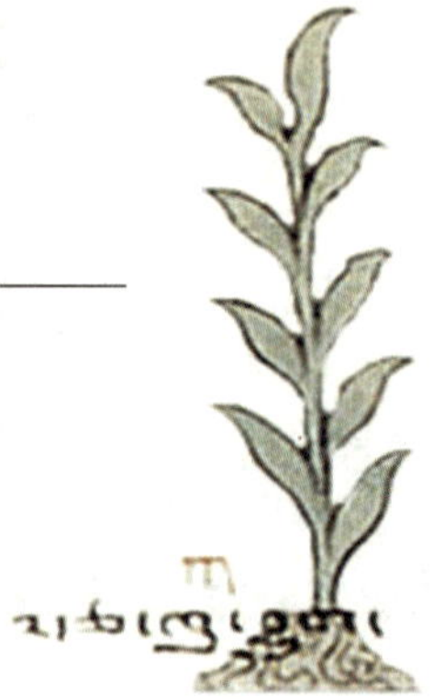

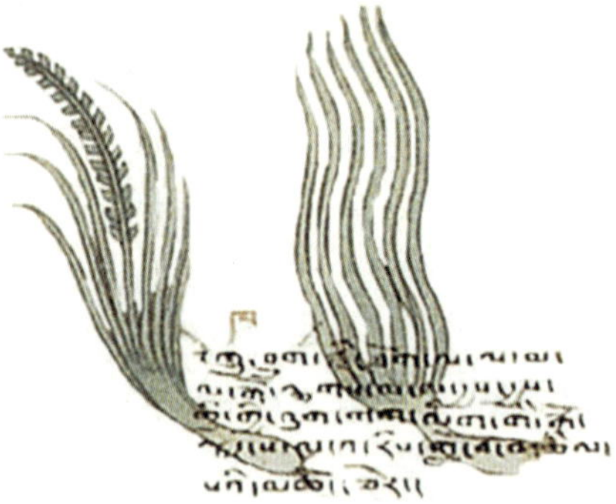

7.35 “扣秀孜托合”

敦盛草有上品和下品 2 种，“扣秀孜托合”为敦盛草的下品，生长于藏地，无叶，根叫“玛玛果吉合”，意为眼上门锁。味甘，消化后性平，功能开脉，止子宫出血。

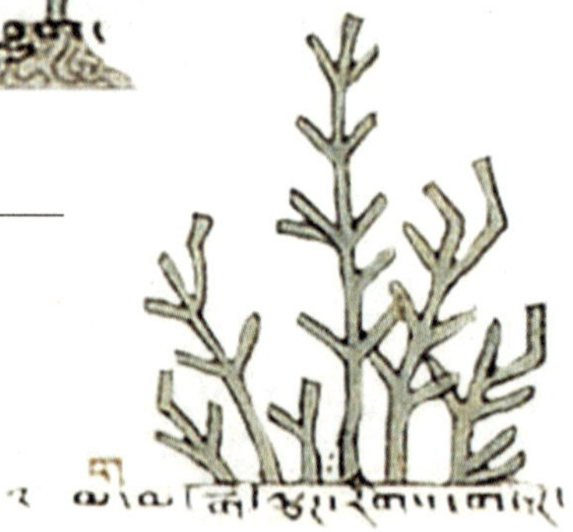

7.36 “玛玛果吉合”

“玛玛果吉合”是一种草本药，根细而繁多，茎细直生，高 1 拃，叶青灰，下端包着茎干，穗呈层状，穗粒密生，先端等处有粗硬细毛，其根即为本品。味甘、涩，消化后味甘，性平，可治培隆病。

7.37 锥花黄堇

锥花黄堇（译音“扎桑”）是生长于藏地的一种草本药。植株、叶等与尼泊尔紫堇（“热衮巴”）相似，中空，味稍苦，黄花像戴胜鸟羽冠。有人说花蓝，也有人说是黑顶黄堇（桑格司哇）。治赤巴病和瘟热。

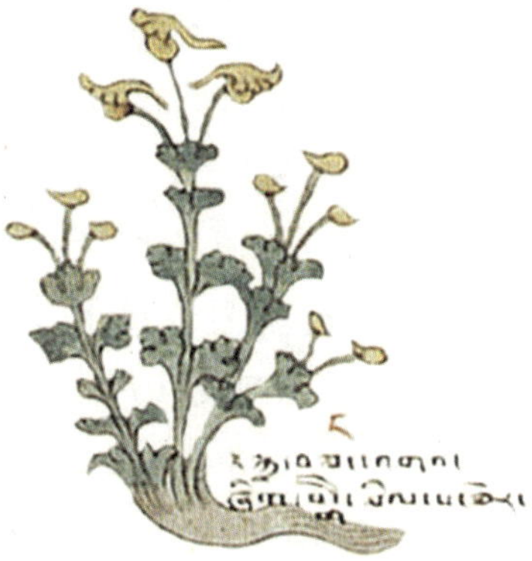

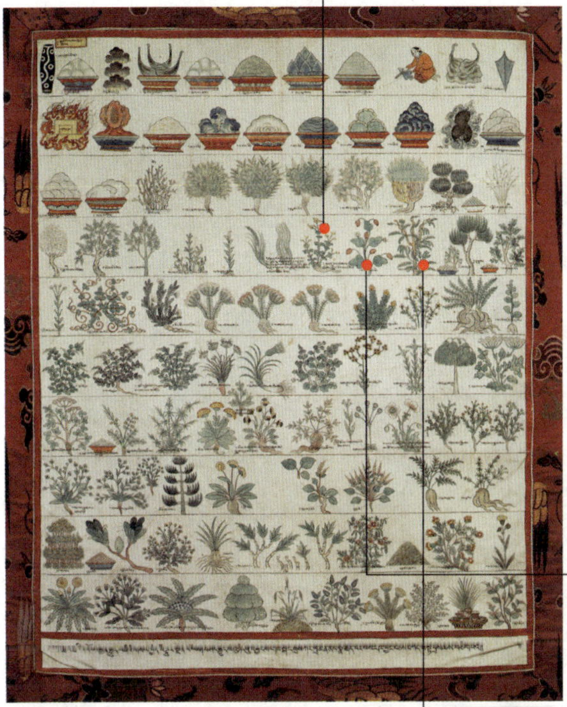

7.38 桃儿七

桃儿七（译音“俄毛塞”）是一种草本药，茎干大，叶绿，有西伯利亚蓼叶样的叶脉纹，果实像睾丸，成熟后变红。功能治皮肤病、溃脓、脾伤热扩散、痔疮、严重妇血病、脉病等。

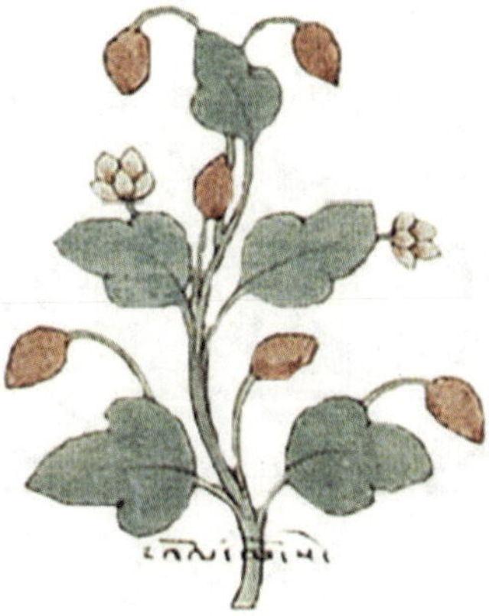

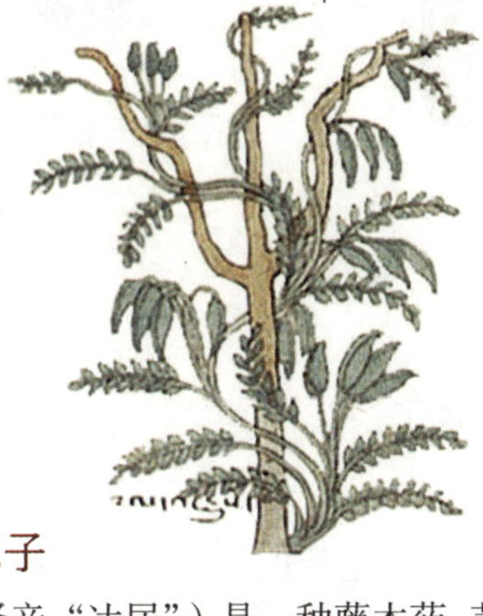

7.39 相思子

相思子（译音“达居”）是一种藤木药，茎、叶绿，叶似蓝花棘豆叶，果荚似豌豆果荚，内有红色种子，种子滚圆，顶芽黑，光滑，坚硬，有光泽，素称“玛如果那合”（黑头红果）。功能治胆囊肿瘤，催产。

7.40 河畔老柏子

河畔老柏（译音“得哇达如”）属柏类，独生，树冠如松，挺直入云，树干黑紫，有一人多高者，色淡红，叶柄从侧面向上挺立，叶绿，似牦牛尾下垂，中有花或穗似珠芽蓼穗，花或穗1尺许，小的如食指大。实为汉柏子。

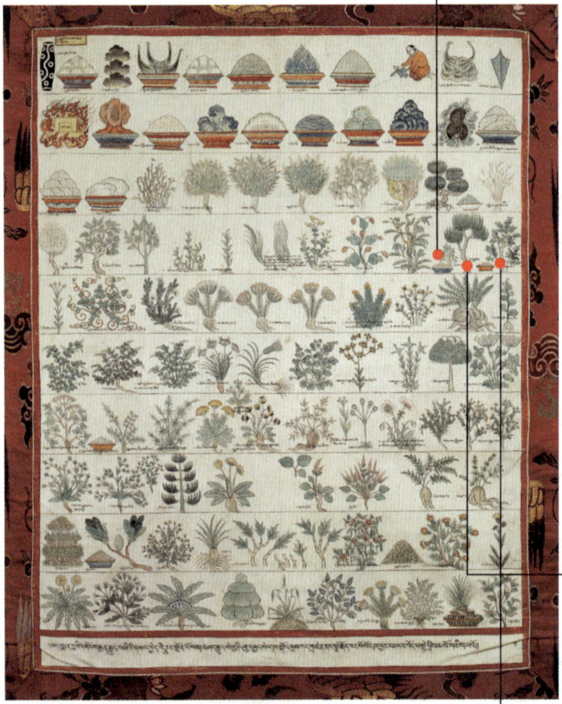

7.41 汉柏

汉柏是生长于河谷沙滩等地的一种柏树。形似忿怒明王相，树皮红灰似鳞甲，其间流出松脂，整个叶子像编织物，冬季也不脱落。其籽味和消化后味皆苦，功能利尿通淋，治隆病、痛风和妇科病等。

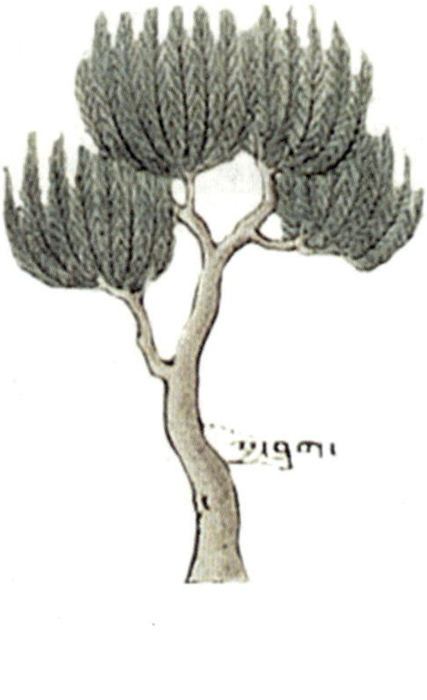

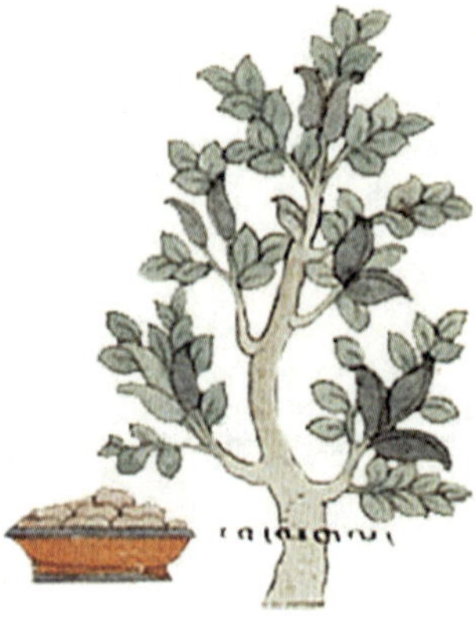

7.42 榼藤子

榼藤子（译音“哇夸力”）又名“哇夸力木布”，是生长于西藏山南等温热带的一种木本类药。榼藤树干粗大，色灰，叶淡绿似豌豆叶，果荚长半庹许，内有红色扁形种子，色似肝色，叫牛眼榼藤子（“青巴雪夏”）。味甘，功能治白脉病（神经障碍）、中毒、肝病有效。

7.43 “细相嘎布”

“细相嘎布”（狭叶具毛无心菜）是生长于草地的一种草本药。茎细有节，无分枝，叶柄聚生，叶绿状似矛头，较小，白花5瓣，数量多。味甘、苦，功能治热邪侵入肺，做成栓剂插在外部对肿瘤有益。

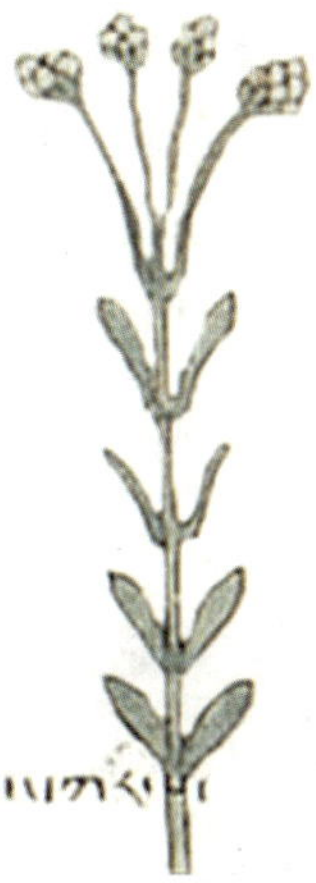

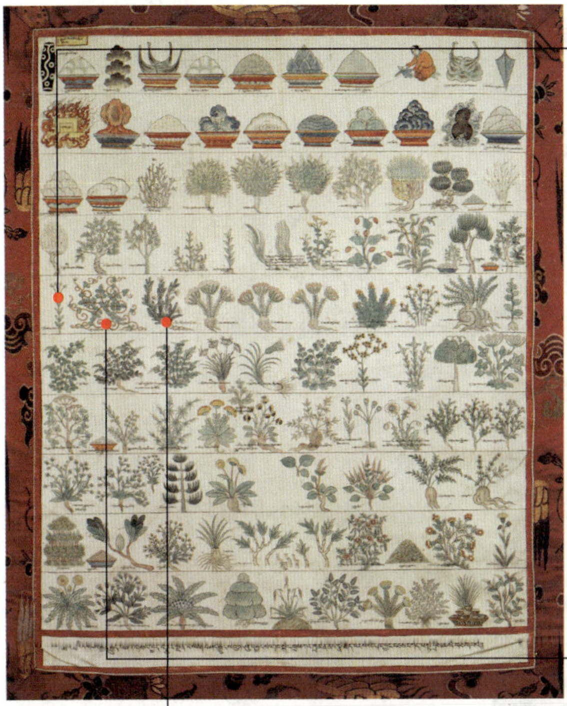

7.44 蕨麻

蕨麻（译音“卓洛萨增”）是生长于草地和绵软黑土等地带的一种草本药。植株伏地而生，叶羽状，色绿，叶背灰，花5瓣，色黄有光，茎或枝红中泛黄，中空，如绳子抓住地面生长，素称“蕨麻”。味甘，功能治肠隆病，止热泻。

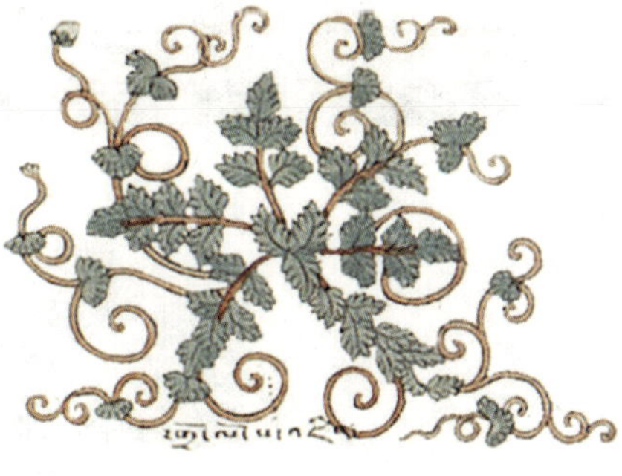

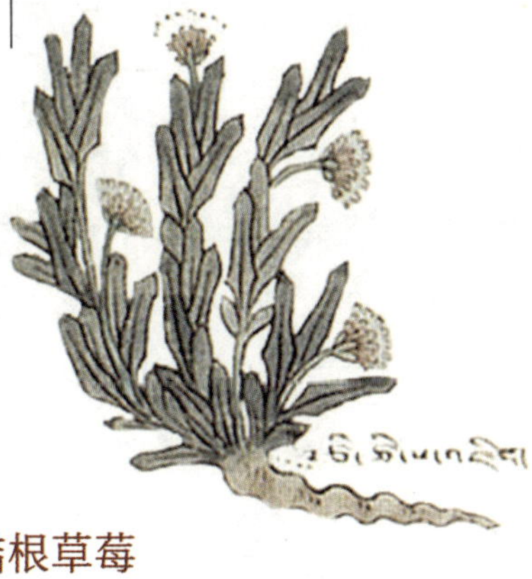

7.45 结根草莓

结根草莓（译音“孜孜萨增”）是生长于水沟边等潮湿地带的一种草本药。茎紫，较粗，叶似剑，对生，穗花白绿似分叉蓼花，外壳种子绿。味甘、苦，性热，消化后性凉，功能治肠隆病。

7.46 “粲嘎日”

“粲嘎日”（白景天）是生长于岩缝或沼泽地的一种草本药。茎细、绿，长 1 拃，聚生，叶肉厚，卵形，水分多，根淡黄、粗壮，白花伞状，披针形。味甘，消化后性凉，功能治心热病。

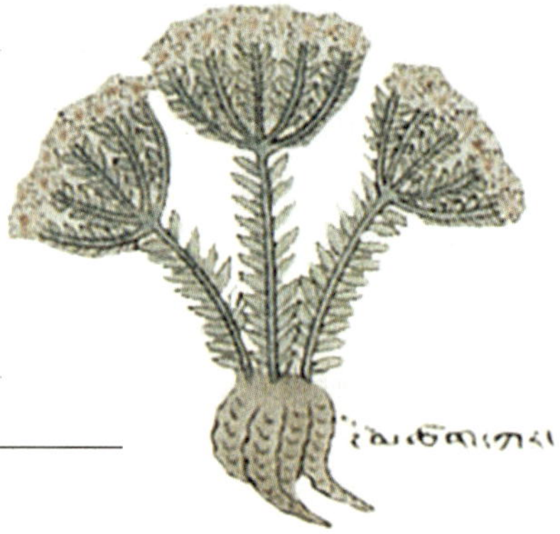

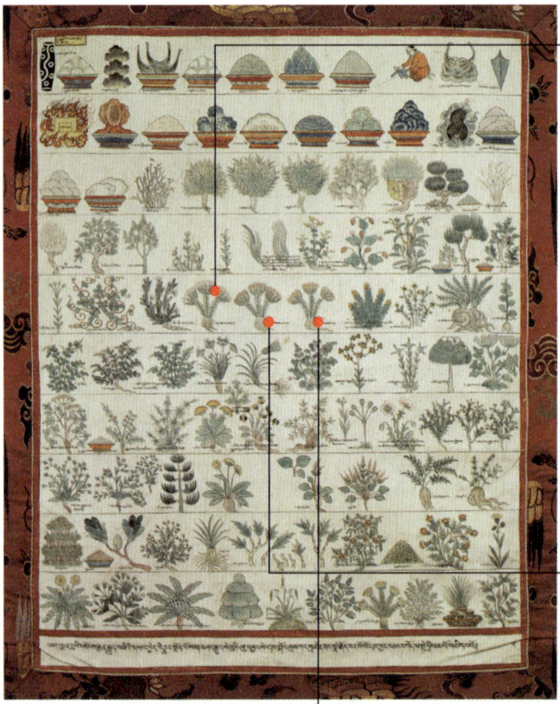

7.47 “粲玛日”

“粲玛日”（红景天）是生长于岩缝或沼泽地的一种草本药。根红，叶绿、小、卵形、肉厚、水分多，茎细、泛红光，长约 1 拃，数茎聚生，红花伞状，披针形。味辛、甘，消化后性凉，功能治各种热病。

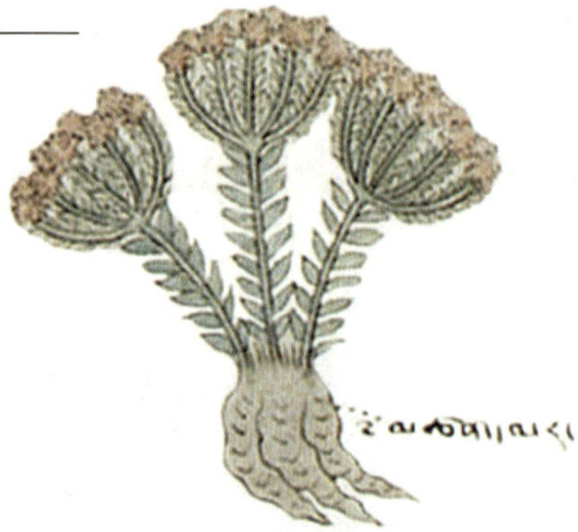

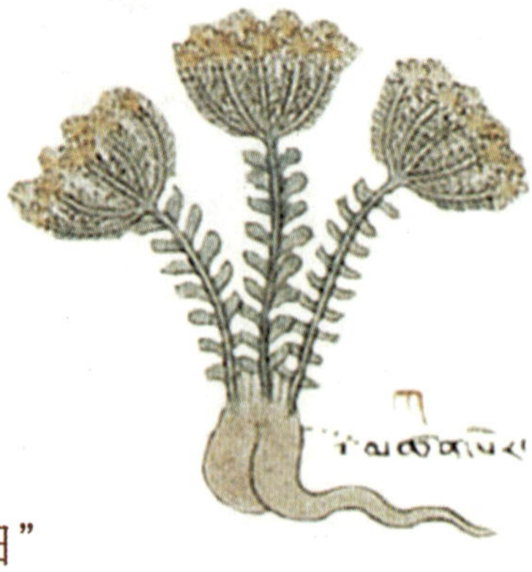

7.48 “粲赛日”

“粲赛日”（黄景天）是生长于岩缝或沼泽地的一种草本药物。根红，叶绿、小，水分多，对生，茎细、泛黄，长约 1 拃，数茎聚生，黄花伞状，披针形。味辛、甘，消化后性凉，功能治各种热病。

7.49 另一种“槼赛日”

属于黄景天类的一种，生长于岩缝或沼泽地的一种草本药。根红，叶绿小，单茎黄、细，披针形。味辛、甘，消化后性凉，功能治各种热病。

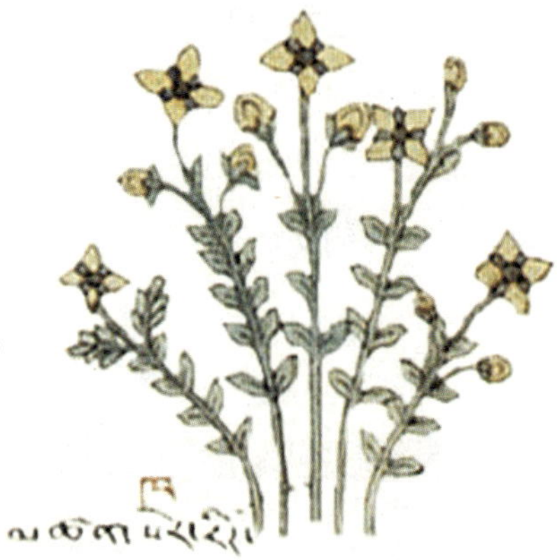

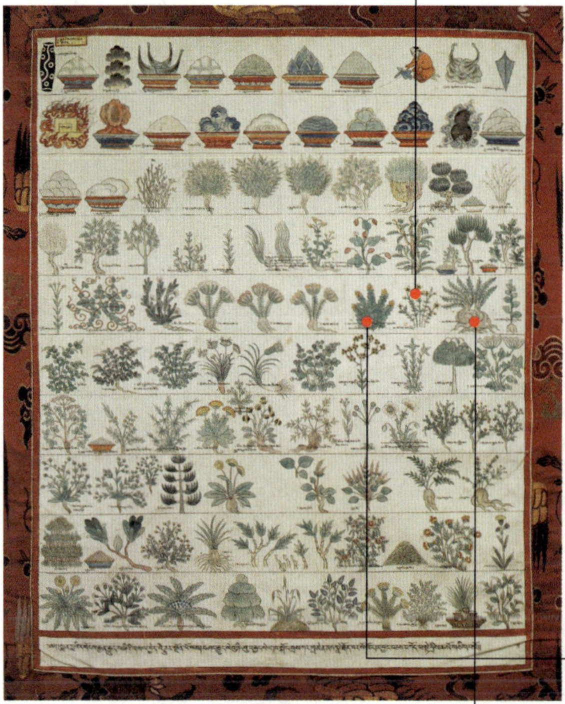

7.50 “槼阿孜”

“槼阿孜”（阿孜景天）是生长于岩缝或沼泽地的一种草本药。根黑黄，单茎，1 拃多处分枝，叶细而尖，被小刺，呈三角形，小黄花开于茎顶。味辛、甘，消化后性凉，功能治各种热病。

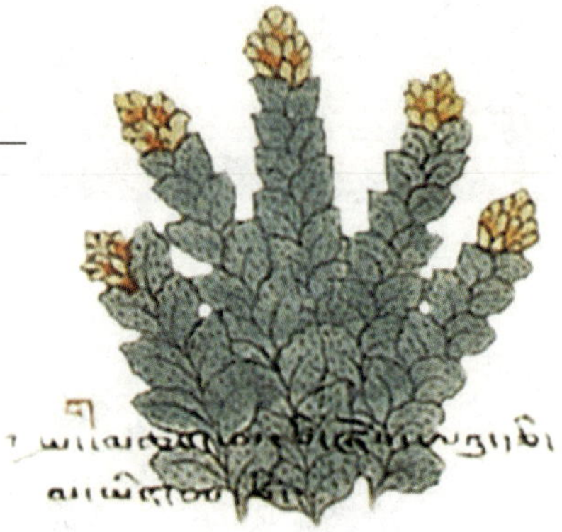

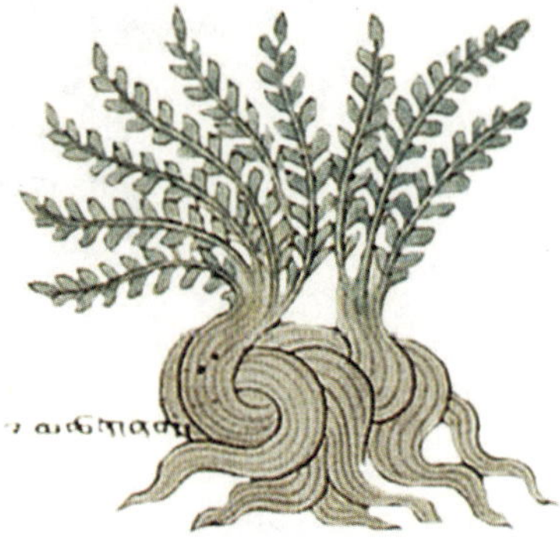

7.51 “槼那合”

“槼那合”（黑景天）是生长于岩缝或沼泽地的一种草本药。根红，根茎粗，叶黑紫。味辛、甘，消化后性凉，功能治各种热病。

7.52 “粲西久”

“粲西久”（鼠尾景天）是生长于岩缝或沼泽地的一种草本药。根细似鼠尾，叶绿，皮厚，光滑，水分多，开白花。味甘，消化后性凉，功能治热病和心热病。

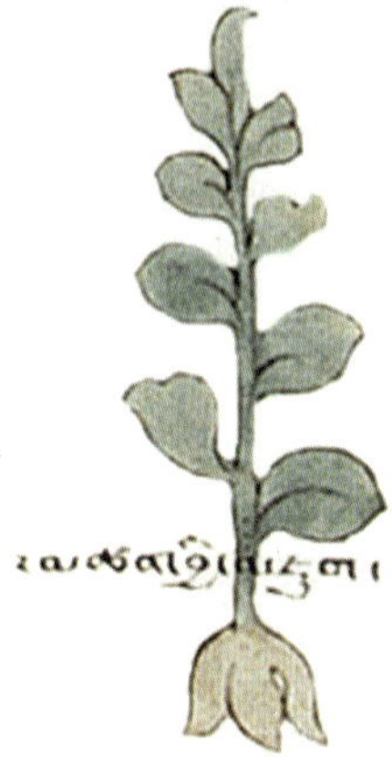

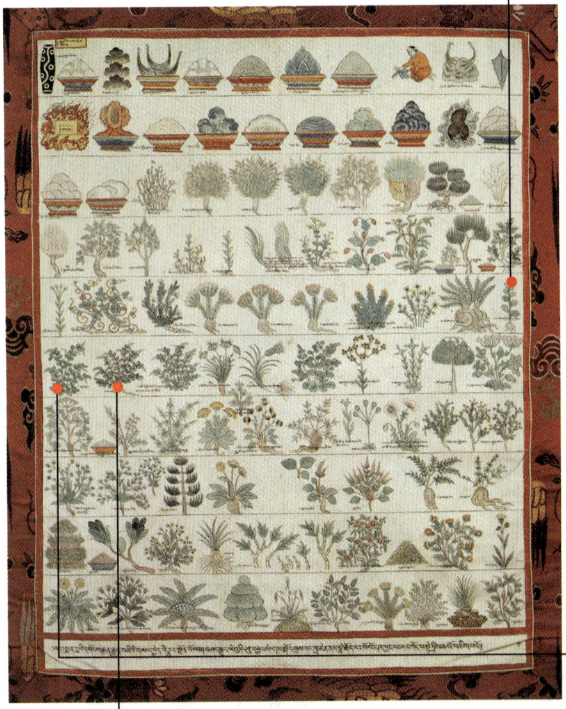

7.53 山荨麻

山荨麻（译音“萨果力”）即三角叶荨麻，是生长于山地的草本荨麻类的一种。茎四棱、色紫，花须似竹梳，叶大、深黑、肉厚、粗糙，缘具齿，茎枝叶被刺毛，触之棘手。味苦、辛，消化后性温，功能消化蔬菜。

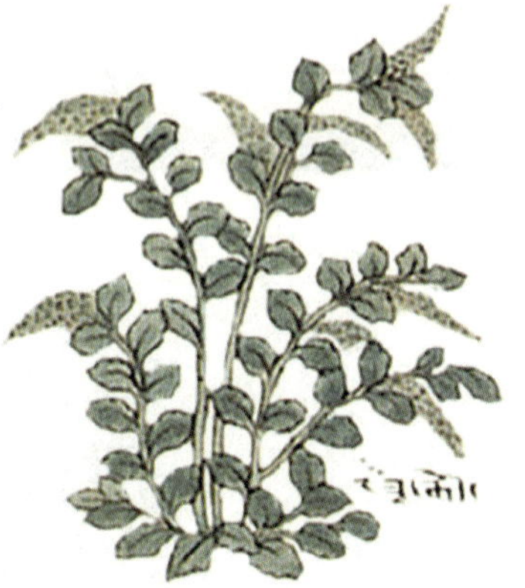

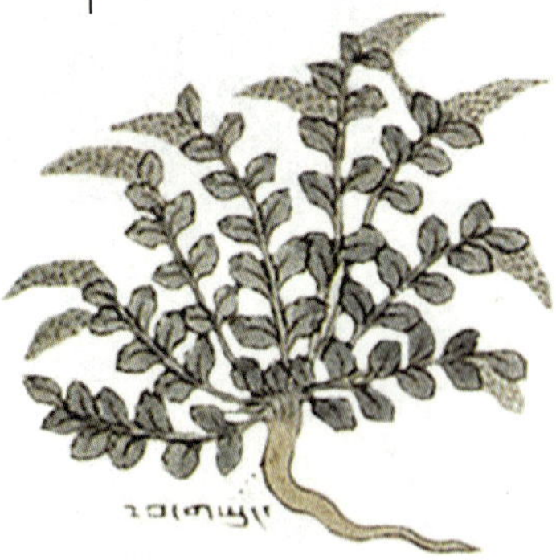

7.54 川荨麻

川荨麻（译音“萨央”）是生长于河谷的一种荨麻。茎四棱具节，花须似竹梳，叶大、深黑，缘具齿，密布似白毛小刺，触之棘手。味苦、辛，消化后性温，功能助消化。

7.55 西藏荨麻

西藏荨麻（译音“萨西阿亚”）是生长于畜栏、石缝等地的一种无刺荨麻，又称荨麻外婆、荨麻菜，《秘诀部》中又称“甫合斗巴”。植株似荨麻，但不刺手。味苦、涩，功能对疮疡有益，治腹水。

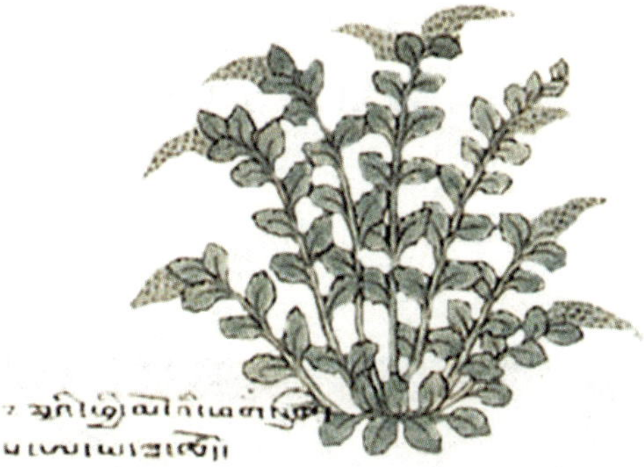

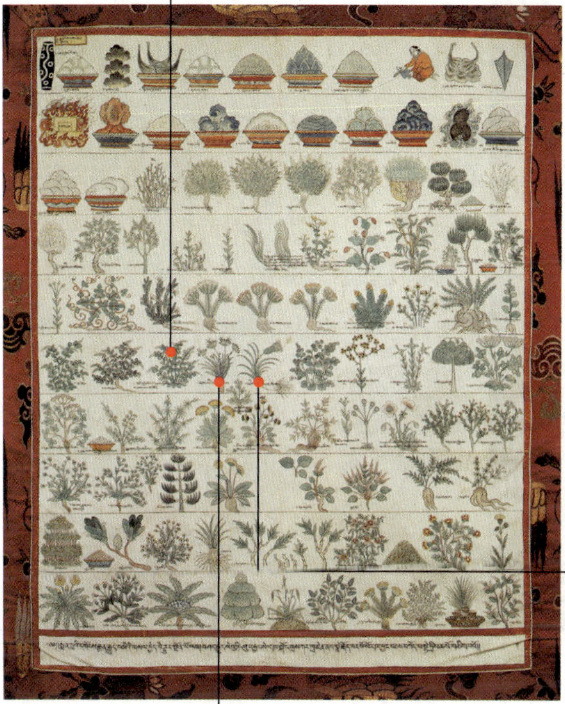

7.56 高山薤上品

高山薤（译音“果合增”）上品是生长于高山、沼泽等地的蒜类之一。鳞根等似葱，但比之小，叶细似韭菜，丛生，花或穗似芫荽子，开蓝花。味甘、微苦，功能治妇科病、虫病，助消化。

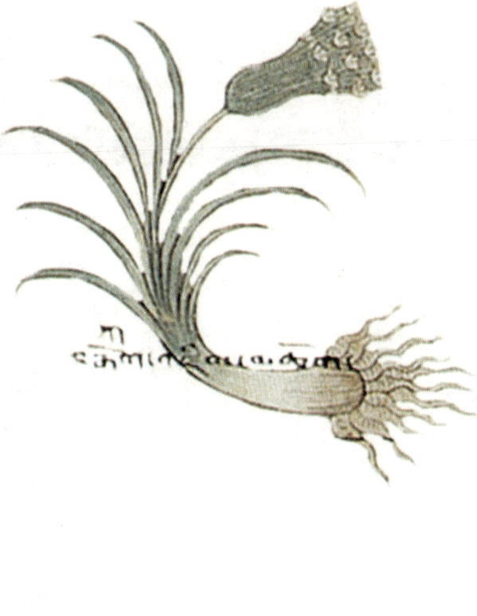

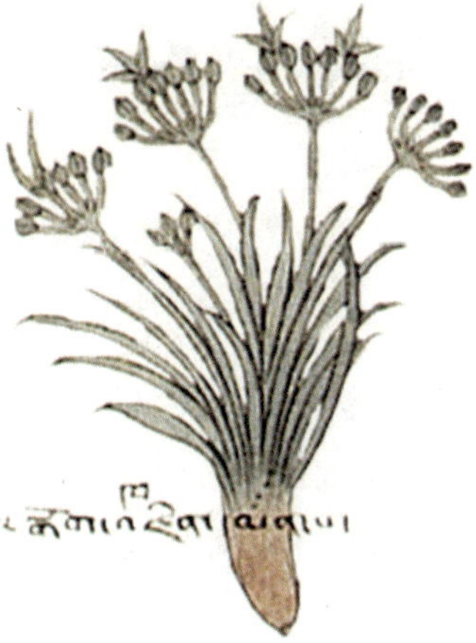

7.57 高山薤下品

高山薤（译音“果合增”）下品叶似大蒜叶，但比之小而细疏，鳞根似黄精，有4瓣，外皮相拥。味甘、微苦，功能助消化。

7.58 牛蒡子

牛蒡（译音“西桑”）是生长于田埂、路旁的一种草本药。茎大而淡绿具纵棱，叶大而厚，缘具小齿，有叶脉，种子紫色似苹果籽。全株被铁钩状毛刺，能勾住衣服和老鼠。味苦、辛，功能破痞瘤，治癞疮。

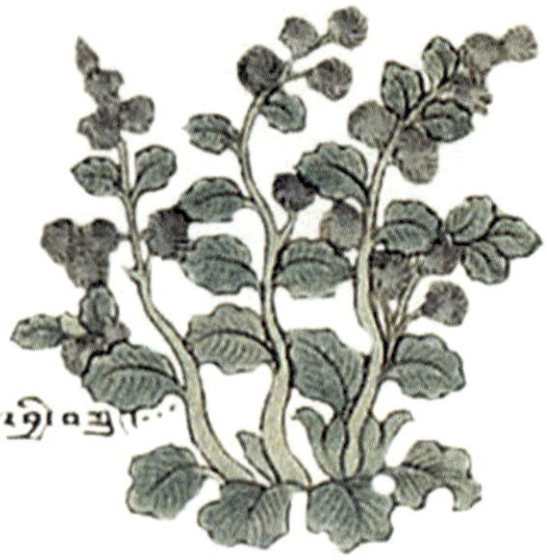

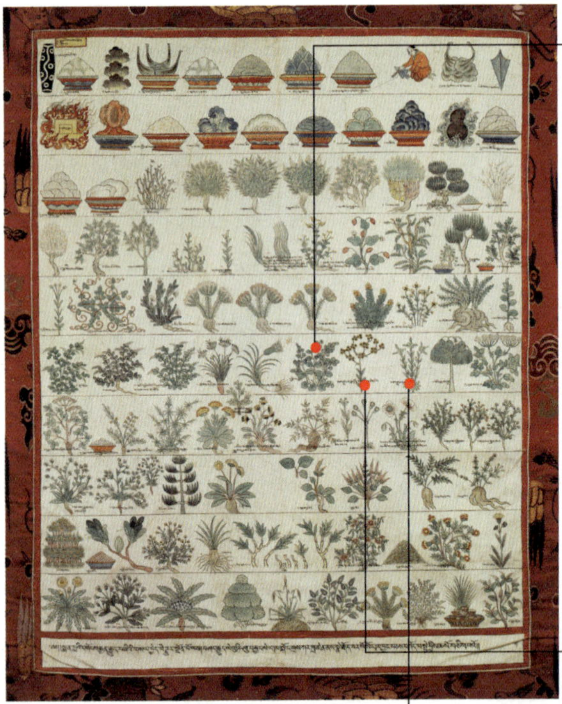

7.59 鼠曲草

鼠曲草（译音“干达巴扎赛布”）是生长于藏地草地的一种草本药。植株似艾草，茎细而短，长 1 拃余，叶子像苦苣菜色灰而细，茎和叶上被绵白毛，黄花状如盔缨。味甘、辛，功能破痞瘤，对培根病、灰色浮肿、痛风、肾病、感冒、中毒等有效。

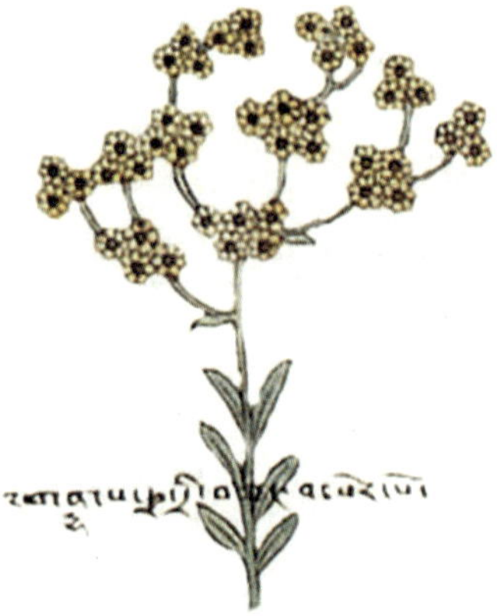

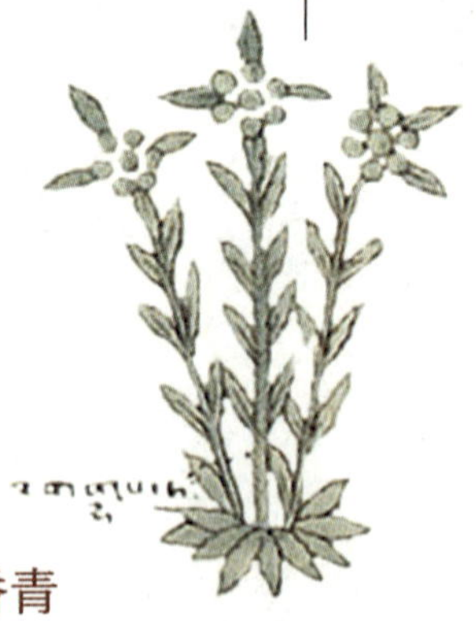

7.60 乳白香青

乳白香青（译音“干达巴扎嘎布”）是生长于藏地草地平川等的一种草本药。植株似艾草，茎长 1 拃余细而直立，被绵白毛，叶似苦苣菜较细，内外被绵白毛。花灰白蓬松，花瓣四棱形，芳香扑鼻。味甘、辛，功能破痞瘤，对培根病、灰色浮肿、痛风、肾病、感冒、中毒等有效。

7.61 槟榔香青

槟榔香青（译音“果约干达”）是生长于印度和汉地等炎热地带的一种树木种子。树干色淡呈铜绿色，高大而无树梢，粗细均匀，叶绿、长，种子外壳似毛草，裹有三层，垂头，内有一粒圆种子。味苦、涩，功能治肾病。

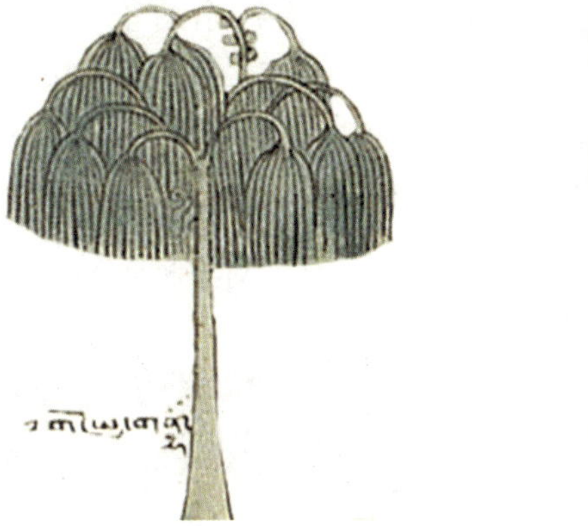

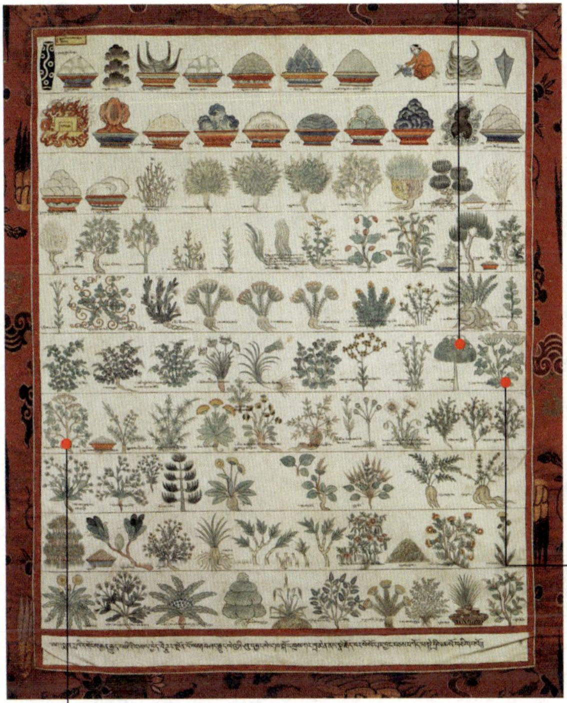

7.62 白亮独活

白亮独活（译音“珠玛嘎布”）是生长于阴阳山及川地的一种草本药。叶大而缘具齿，叶背被灰毛，茎较大，中空，白花序状如伞，似当归花序。味苦，消化后性平，功能治疫病、热瘟、虫病、止血，对疖痈、麻风病有效。

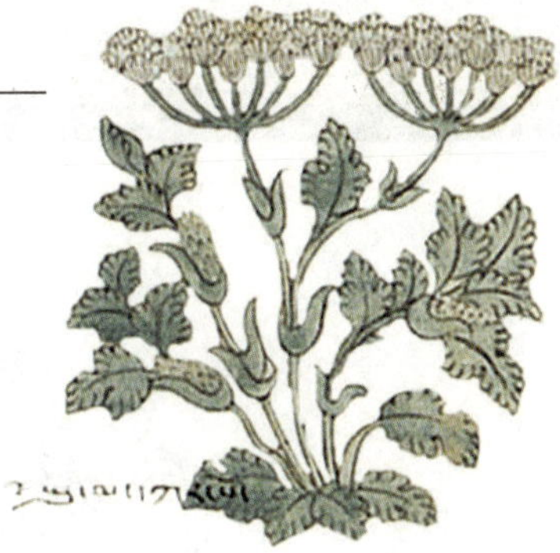

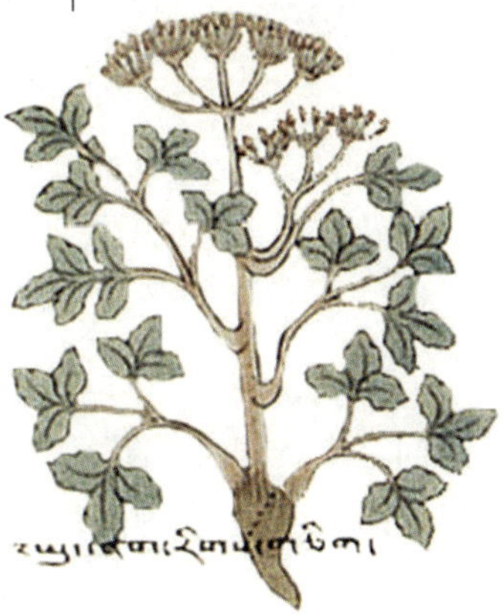

7.63 另一种白亮独活

另一种白亮独活是生长于阴阳山及川地的一种草本药。色白偏黄，气味大，叶扁圆缘具齿，花似白亮独活花，花序似伞。味苦，消化后性平，根可治疫病、热瘟、虫病、止血，对疖痈、麻风病有效。

7.64 羌活子

羌活子（译音“虚得”）即黑羌活籽，8~9 月羌活花谢后，生出葛缕子样多角形籽。味苦、辛，功能治耳病、腹绞痛、火焰疮，对各种隆病等有效。

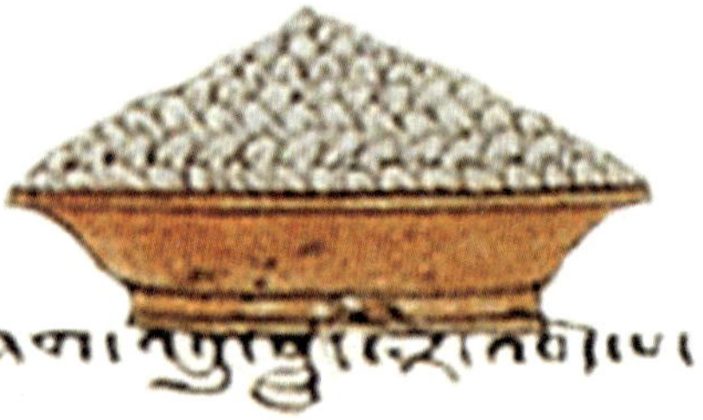

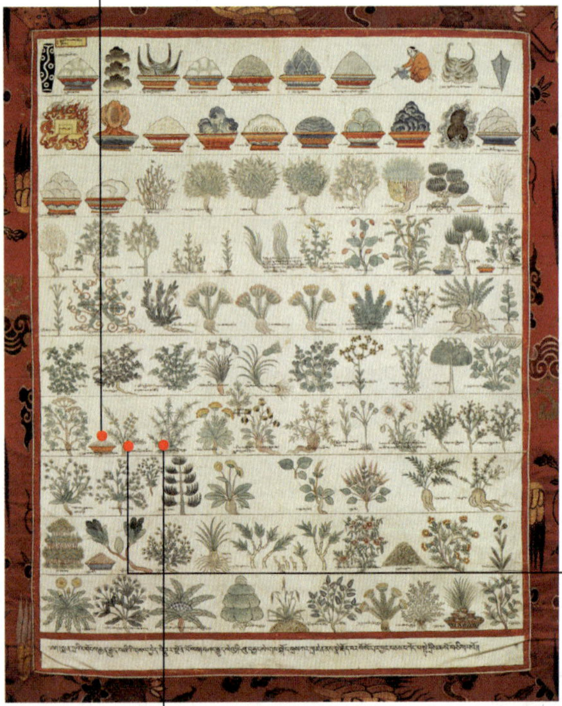

7.65 另一种羌活

羌活（译音“株那合”）之一种，是生长于较低山川阴阳坡等的一种草本药，有人称黄羌活。茎较大而厚，中空，叶羽状缘具齿，黄花 5 瓣，碎而丛生。味辛、苦，根可治疫病、热瘟、虫病、止血，对疖痈、麻风病有效。

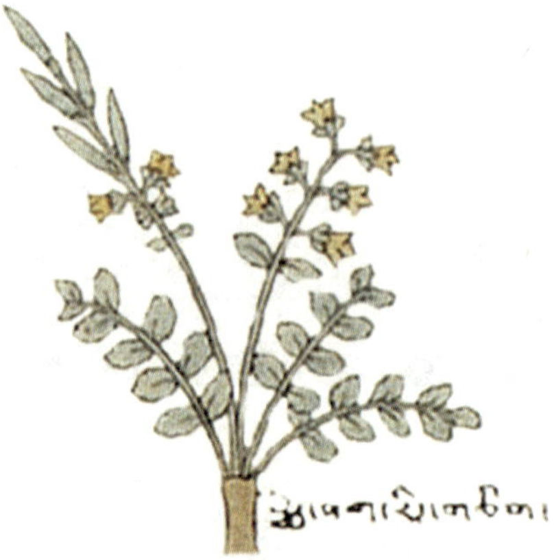

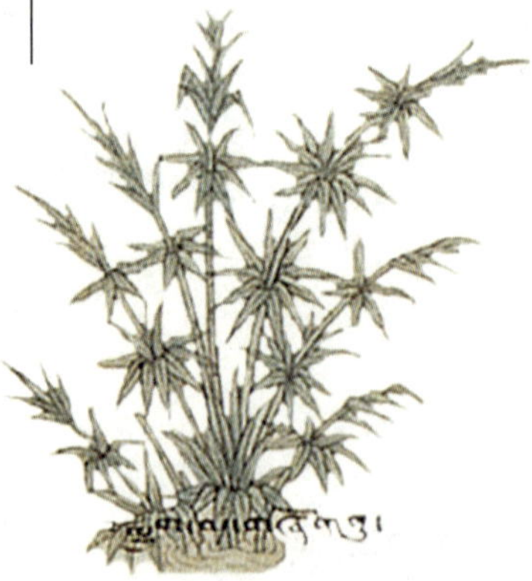

7.66 嫩竹

竹子是生长于印度和汉地等低海拔地区的一种木本。株高而直立，中空，多节，从节处长出细枝和黄绿色尖细似剑状的叶子，细茎可做笛子，新生嫩竹可入药。味甘，竹液对小儿脐硬症、严重妇科病、躯干创伤、陈热症等有效。

7.67 车前叶垂头菊

车前叶垂头菊（译音“芒尖赛布”）是生长于沙滩等地的一种草本药。植株比缘毛紫菀大一点，叶绿黄被绵白毛，黄花似剑并排，花蕊黄，气味浓，素称“雕鹗爪”（“欧巴勒合巴”）。味微苦，消化后性凉，功能治炭疽。

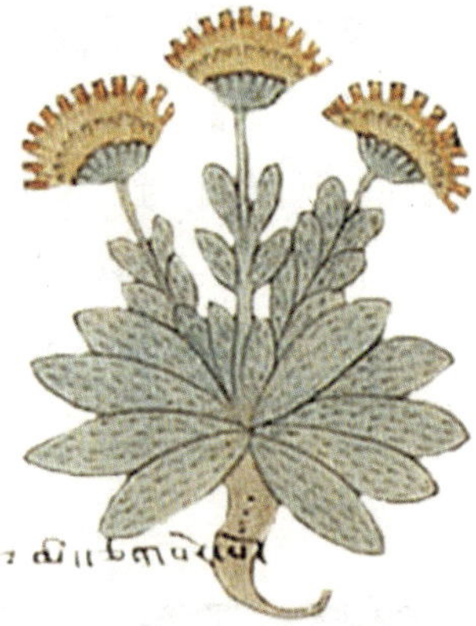

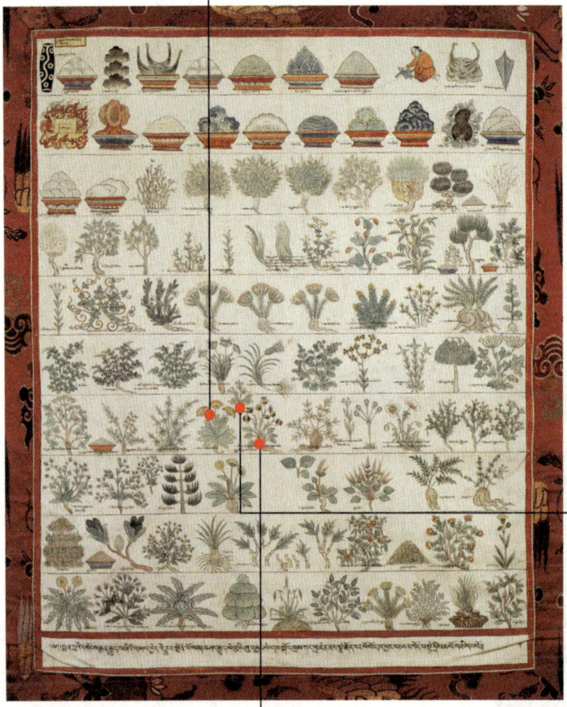

7.68 野紫菀

野紫菀（译音“勒目果巴”）是生长于草地、沼泽等地的一种草本药。主根黑黄、小，根须多，叶青绿似剑状，叶背灰，根部叶似莲花座，花瓣青灰，花蕊黄。有人认为是熏倒牛，其实为野紫菀。

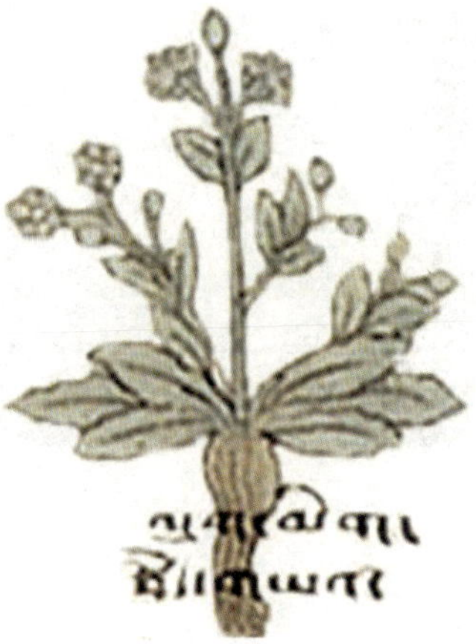

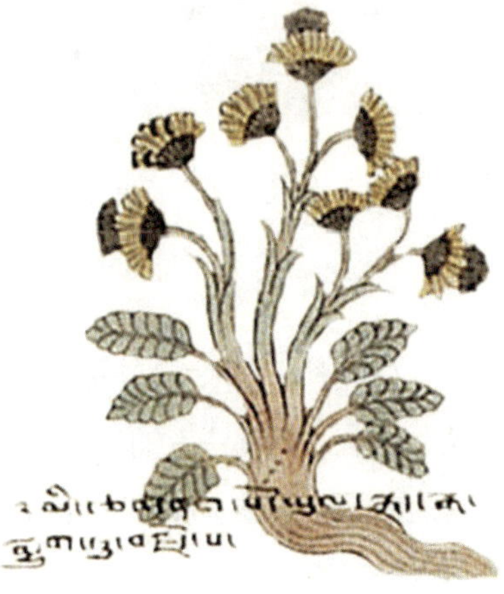

7.69 熏倒牛

熏倒牛（译音“芒尖那布”）是生长于高山、阴坡、裸岩等处的一种草本药。根淡红，根须多，茎高 1 拃许，被淡黄毛，叶似莲叶油腻而黏，花似金轮，花蕊黄黑似紫菀，常误认为是“欧嘎”，气味臭。功能消肿，治麻风和疼痛类疾病，对鬼祟病、瘟病、中毒症等有效。

7.70 熏倒牛下品

熏倒牛下品（译音“芒尖那布曼巴”）是生长于高山、裸岩等处的一种草本药。长1拃或1肘许，叶大而长，茎叶全被绵白毛，黏腻，黄花似伞如“卓玛”花，气味臭。味微苦，功能消肿，治麻风、疼痛类疾病，对鬼祟病、瘟病、中毒症有效。

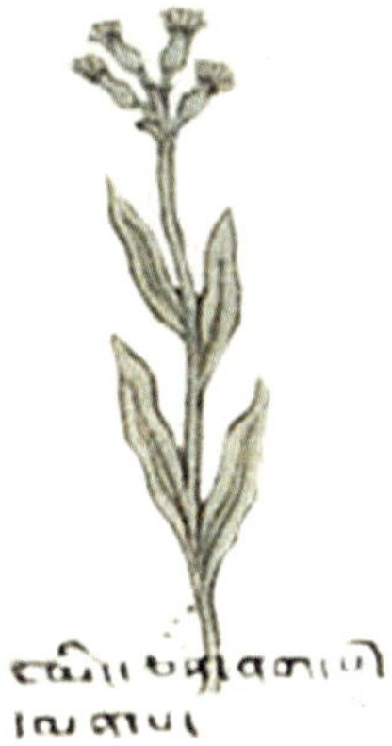

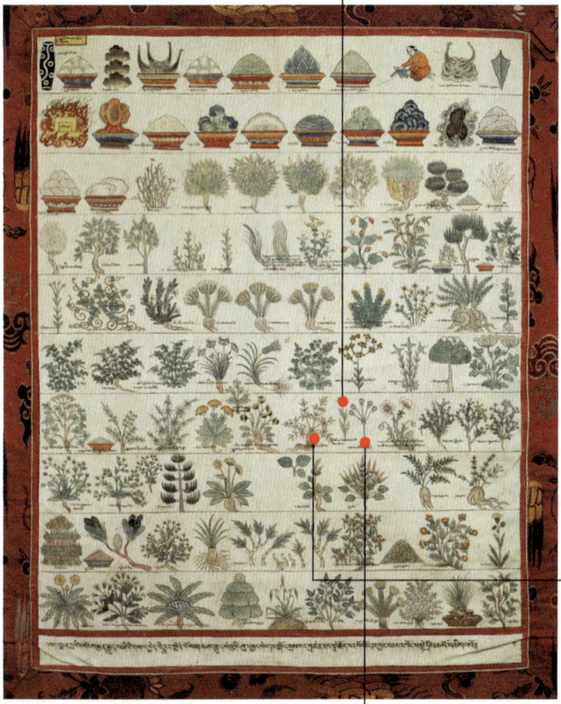

7.71 石苇

石苇（译音“哲勾赛头”）或叫“直合百”，是生长于岩崖、磐石、草地等处的一种草本药。叶绿具锯齿斜生，叶背有两排黄点。味甘，微苦，功能治珍宝中毒症、赤巴瘟病，对躯干创伤有效。

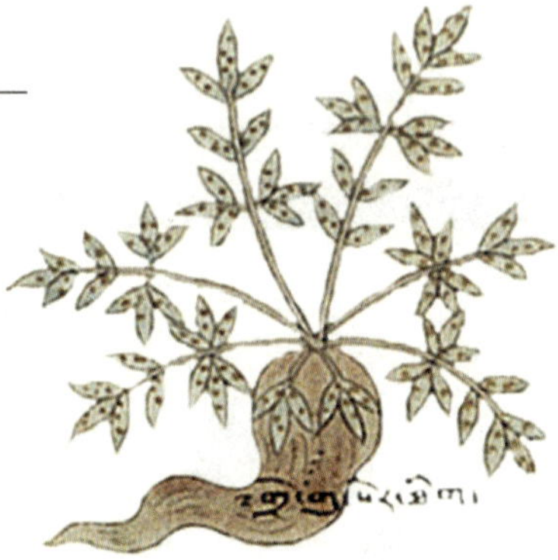

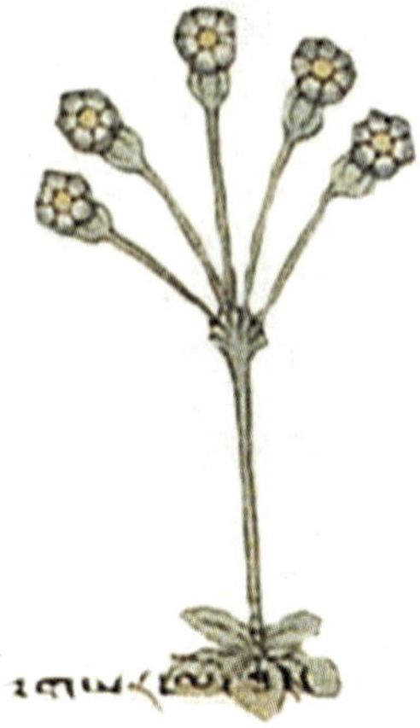

7.72 天山报春花

天山报春花（译音“亚日毛堂”）是生长于草地、山川各处的一种草本药。叶灰绿细而疏，叶缘具齿铺地而生，红花小而泛红，可改变地面颜色，在初春开花4~5朵。味甘，功能消肿，愈疮，配以蜜酒可干黄水。

7.73 莲藕

莲藕（译音“百扎”）是生长于池塘、湖泊等处的莲花之根。根白粗而中空，有节，横生，叶青绿、圆、大，浮于水面，花红白不一，芳香。由于环境不同，把生长于池塘中的红花者称为“刚拉”；把生长于高山湖水中的白花者称为“本扎日嘎”，本品为“刚拉”之根。味甘、涩，消化后性平，功能治火焰疮。

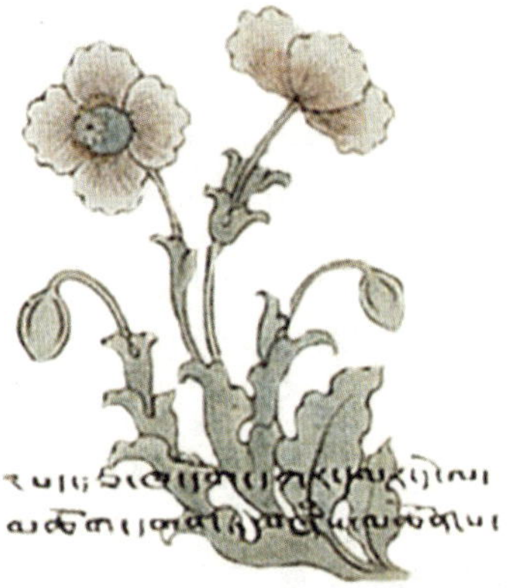

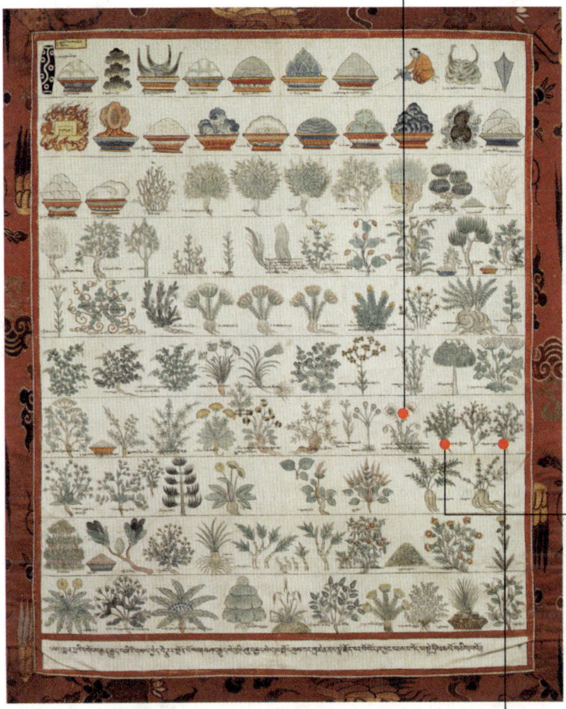

7.74 “乃玛吉玛”

“乃玛吉玛”（倒提壶之一种）是生长于田埂地头等的一种草本药。色黄绿，从一主茎分枝，茎四棱、较粗糙，攀缘他物生长，叶粗碎，有丘疹，花白泛青光，种子似蛙卵，易黏附在衣物上。味苦、甘，功能对创伤有效。

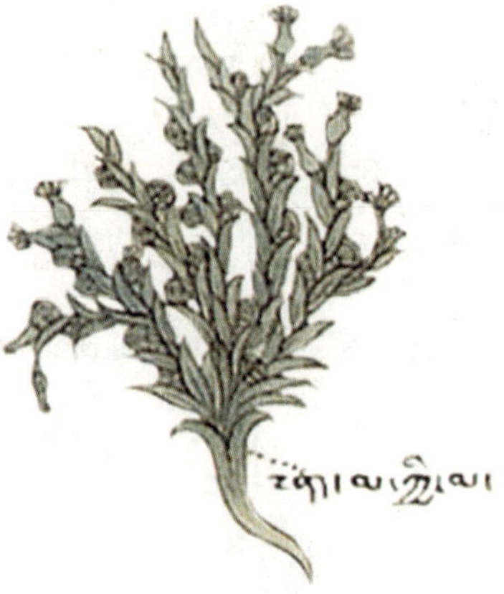

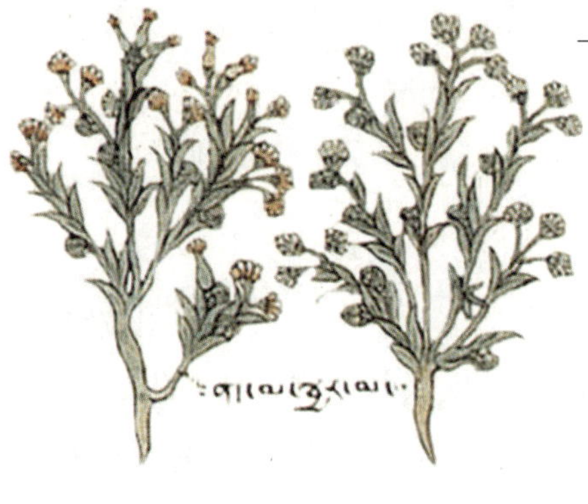

7.75 “乃玛加日玛”

“乃玛加日玛”（倒提壶之一种）是生长于黑土和旧畜栏等地的一种草本药。茎偏红，叶碎小有丘疹，粗糙，花分红灰和青灰 2 种，种子圆而被粗毛，易黏附在衣物上。味苦、甘，功能愈合创伤。

7.76 “乃玛门吾”

“乃玛门吾”（倒提壶之一种）是生长于游牧旧址、黑土、河滩等地的一种草本药。叶像苦苣菜，有丘疹，无叶柄，铺地生长，花蓝，花碎小 5 瓣，种子似莨菪子。味苦、甘，热敷对子宫瘤有效。

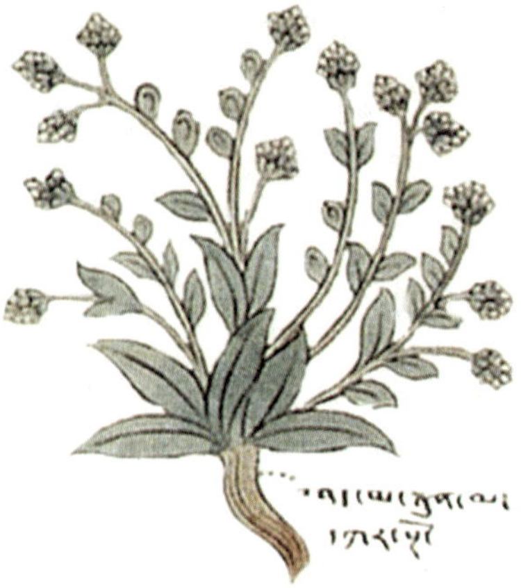

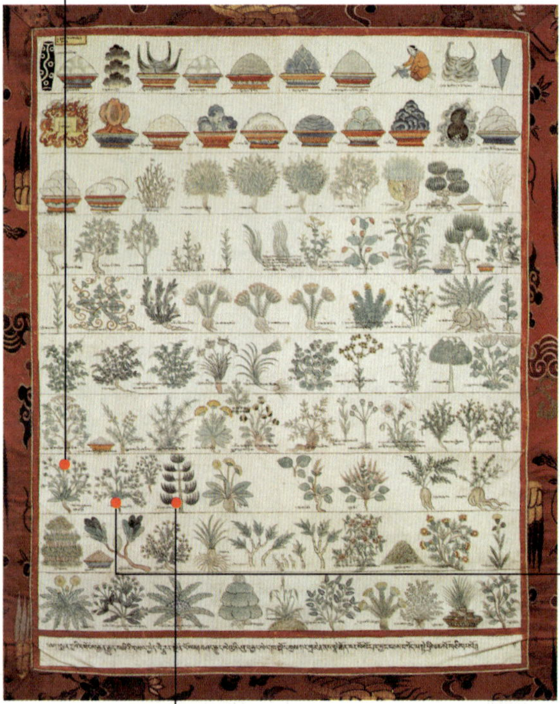

7.77 “乃玛玉洛”

“乃玛玉洛”（倒提壶之一种）是生长于黑土、旧畜栏等地的一种草本药。枝弯曲、铺地而生，花如犊角尖，色淡青、中央发黄。茎被毛刺，种子黏附他物。味苦、甘，功能愈伤、干脓，根治虫牙。

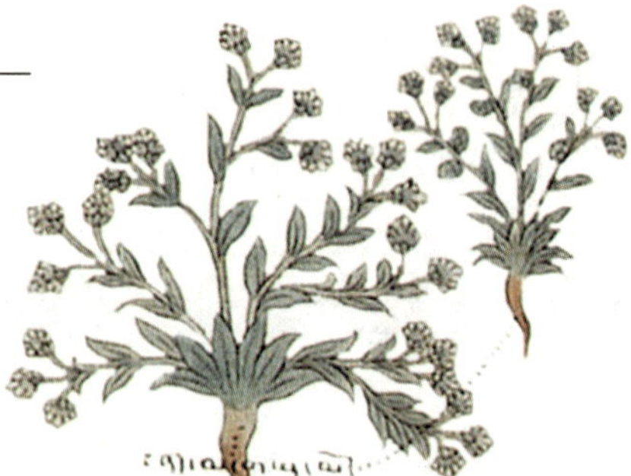

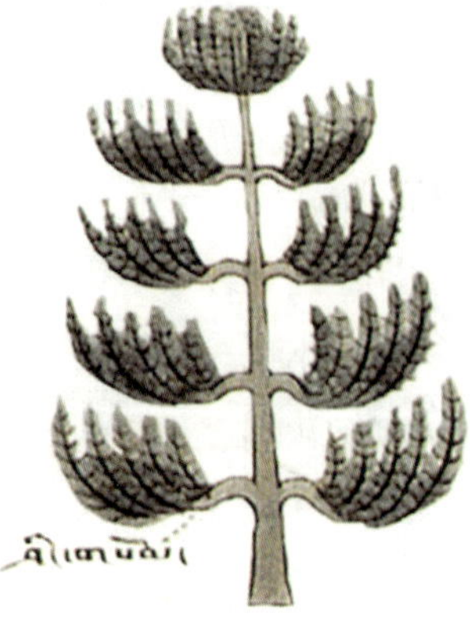

7.78 冷杉

冷杉（译音“相索”）是生长于高山、阴坡等地的一种乔木。树干粗直，皮黑紫龟裂，枝对生成排，叶绿状如针，针叶多层生。味苦、涩，灰对梅毒有效。

7.79 “欧嘎”

“欧嘎”，即尼泊尔垂头菊，是生长于山川阴面的一种草本药。茎绿长而柔软，根小须多，叶似鹿耳扁长，缘具齿，叶背灰，互生，花及花蕊黄，垂头。味苦、辛，功能治热病、胆病和头痛病等。

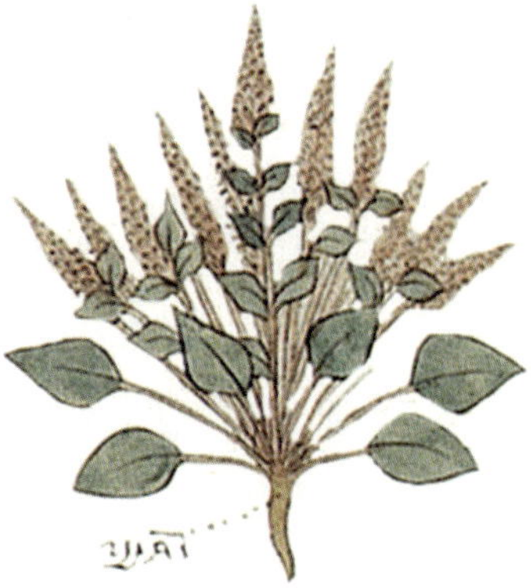

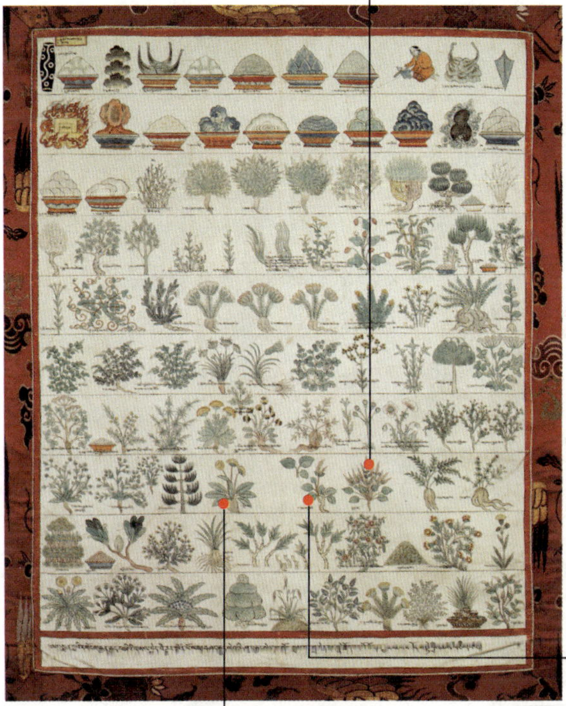

7.80 肾叶山蓼

肾叶山蓼（译音“勒肖”）是生长于高山裸岩与草地之间以及河边等地的一种草本药。茎紫红、细而中空，2~3 支一齐铺地而生，叶灰绿，肉厚而圆滑，叶柄红长，花红黄 4 瓣，开于茎顶，种子呈三角形叠生似穗。味甘、酸，功能发痘疹，治疮热。

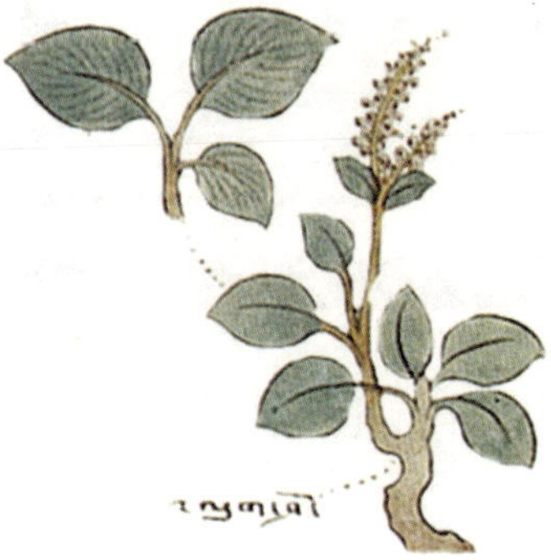

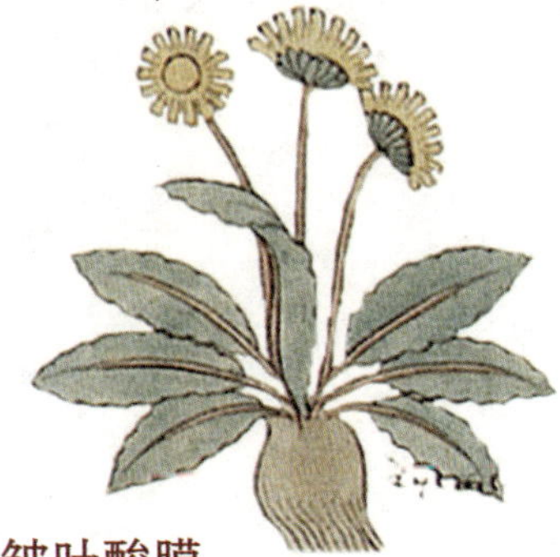

7.81 皱叶酸膜

皱叶酸膜（译音“甲肖”）是生长于水沟等潮湿地带的一种草本药。茎大，体像白芥，从一主根分出许多支根，叶形比紫花酸膜（博肖）椭圆而尖锐，叶茎绿或淡紫不一，花似紫花酸膜，但比之光亮有加，花朵似丘疹，呈穗状。味甘、苦，功能清骨热，对疮疡有效。

7.82 腺女娄菜

腺女娄菜（译音“勒叟”）是依其叶茎大小和颜色分类的蝇子草之一种，生长于高山砾石和鹅卵石滩等地带。茎青紫而泛白，多枝杈，叶青而细短，对生。根白、粗大。味甘，性凉，根煅灰治大便不通，涂之可干黄水。

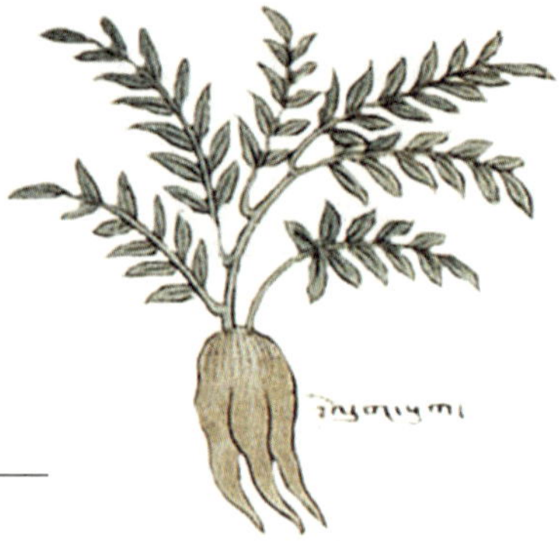

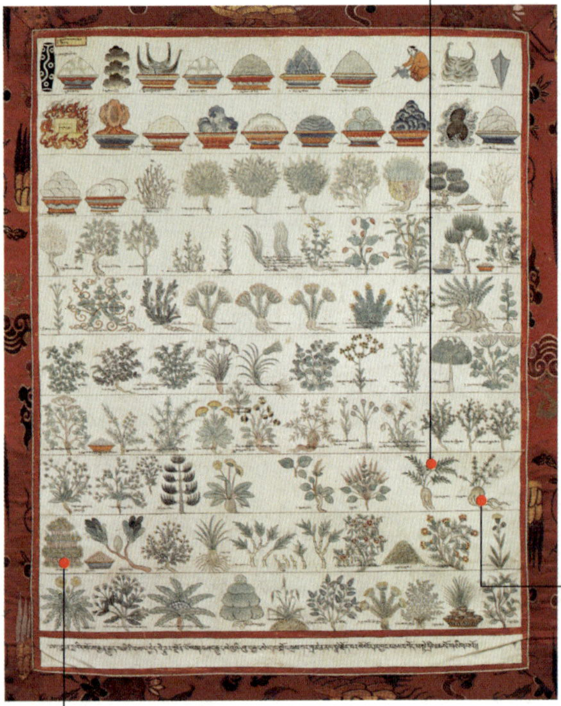

7.83 细蝇子草

细蝇子草（译音“然叟”）是生长于高山砾石和鹅卵石滩等地带的一种蝇子草。根、花、果实较腺女娄菜稍小，色偏黑。味苦，性凉，根煅灰治大便不通，涂之可干黄水。

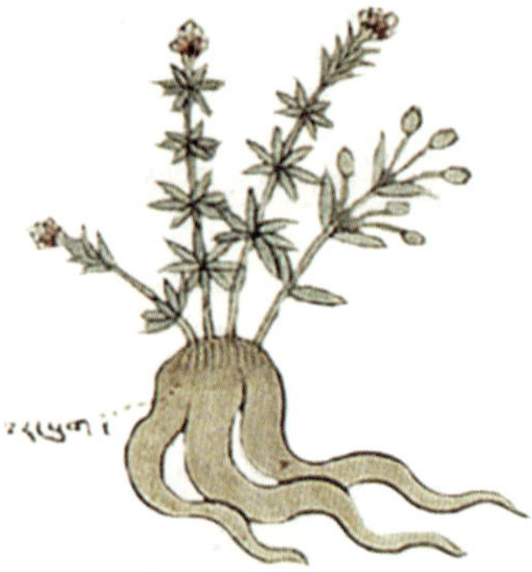

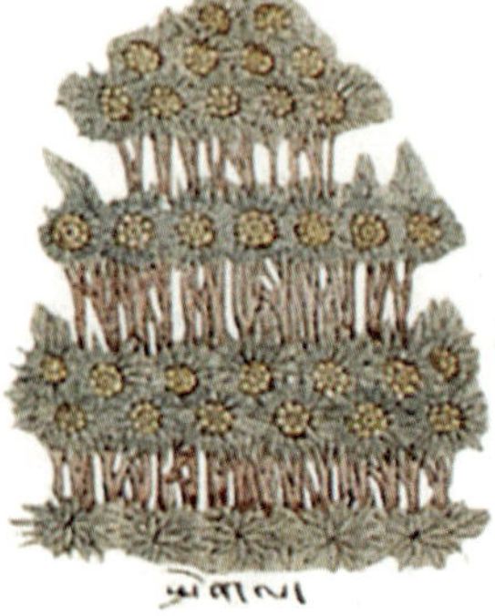

7.84 黑银露梅

黑银露梅（译音“班那合”）是生长于高海拔地区的小灌木。茎干细红，分枝众多，外皮薄，分内外两层，色灰或淡红，叶紫绿小，缘具齿，小黄花5瓣像蔷薇花，花蕊黄。味涩，煅烧成灰治严重乳房病，可将腹水从脉道排出。

7.85 “居才”

《蓝琉璃》说：“‘居才’通常只有此一名，虽未见标本实物，但此为来自汉地云南丽江的一种谷物，对疮疡有益。”据此可认为是从云南丽江和西藏山南、门隅等热带地区来的一种谷物。功能益于疮疡。

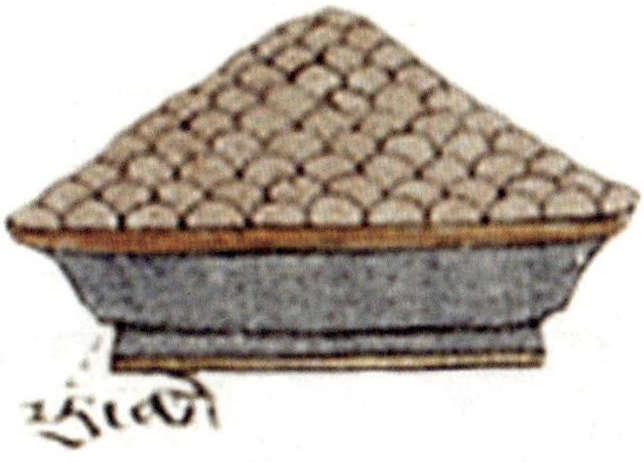

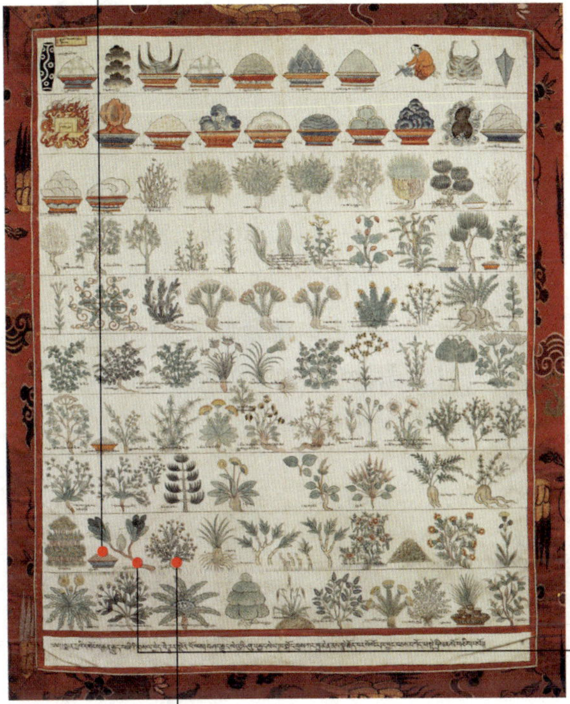

7.86 紫草

紫草（译音“智目”）是生长于河滩等地的一种草本药。根较粗、长，外皮褐紫易剥，茎干青灰、柔软，3~4 枝共生，叶灰似剑，叶茎被白毛，紫花呈筒状。台级式聚生在茎顶。味甘、微苦，功能治肺病，根止鼻血，治肺穿孔等各种血热性肺病，解毒。

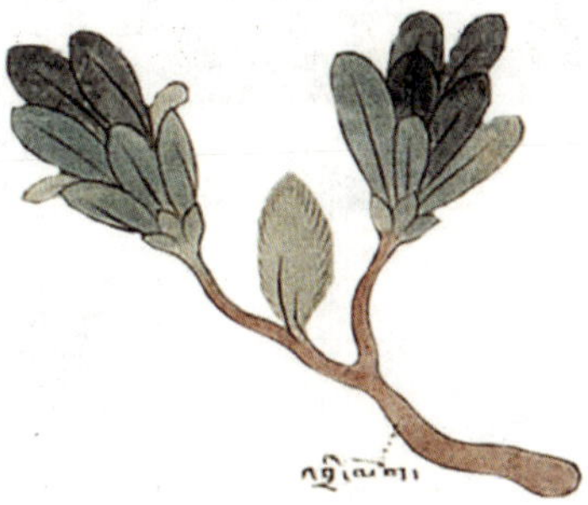

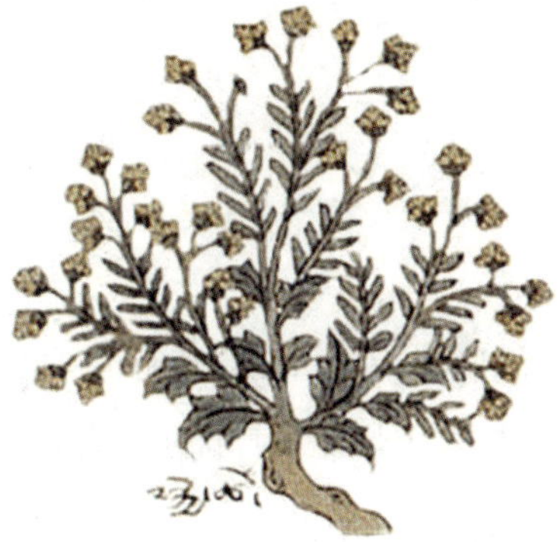

7.87 印度焊菜

印度焊菜（译音“格才”）是种植的一种作物。根细多毛根，茎细色紫，茎上部多分枝，叶黑绿形似矛头、缘具齿，开黄花，荚果细长内有黄圆小籽，全株被白毛。味辛，性糙，功能消肿，治炭疽、舌病等；根治虫病。

7.88 “哇拉”

“哇拉”是种植于印度和汉地的一种草本药。根灰黄似菖蒲，有像茅草样的细长小须根，叶黄绿而粗糙形似剑，长如山岩上的野蒜。功能对妇科疾病有益。

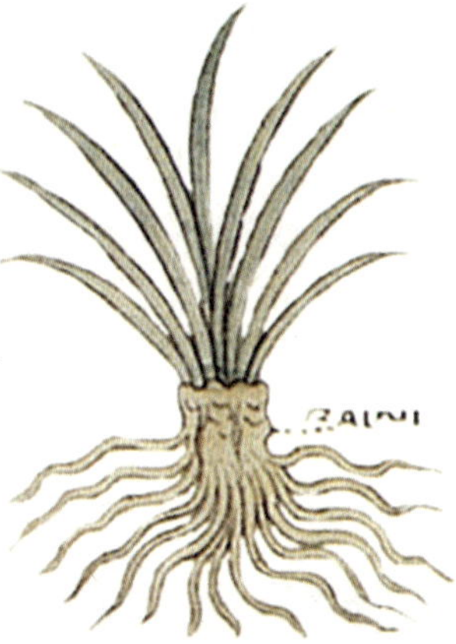

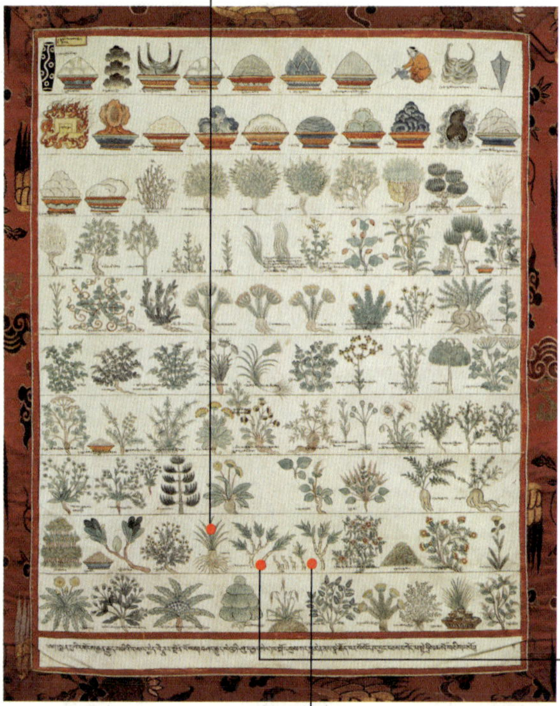

7.89 白茅草

白茅草（译音“匝然巴”）或叫“多日哇”，是生长于田埂、河谷地带的一种草。根淡黄细长，多节横生，叶淡绿，叶鞘包叶柄，穗紫似猛兽尾巴。味涩、甘，消化后性凉，功能杀死腹中虫豸，消毒，利尿通淋。

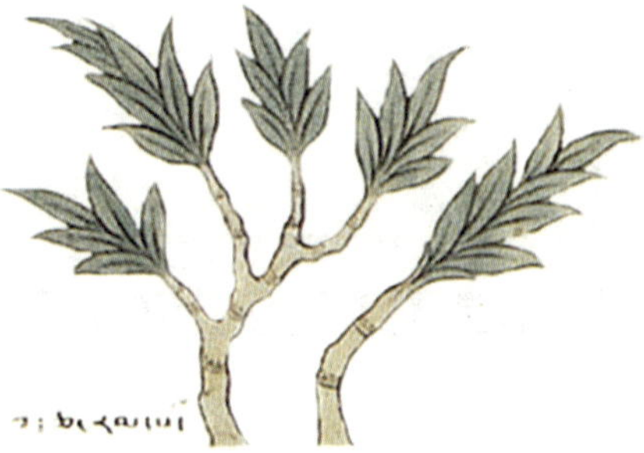

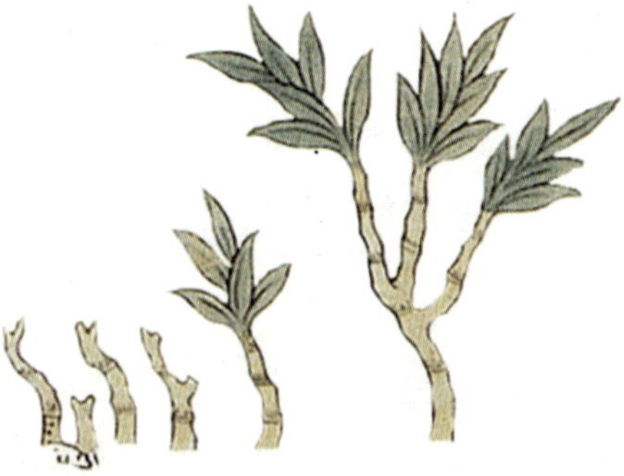

7.90 茅草幼芽

茅草幼芽（译音“色吾”），根多节，色淡黄，细而长，叶淡绿似稻叶和青稞叶，叶鞘包叶柄而生，常用以洗涤硫黄味。味涩、甘，消化后性凉，功能对以头部为主的创伤有效。刚出土的幼苗叫“索日哇”，对脉断失血有益。

7.91 豌豆

豌豆是种植的一种作物。茎细长弯曲，上部生枝，枝端生出许多铁钩状蔓互相攀附，叶呈羽状，小而对生，花似蝴蝶，果荚扁长，内有 5~6 颗黑白不等的球状种子。味甘，消化后性凉，花治赤巴病、肺穿孔、止血；叶也对赤巴病有效。

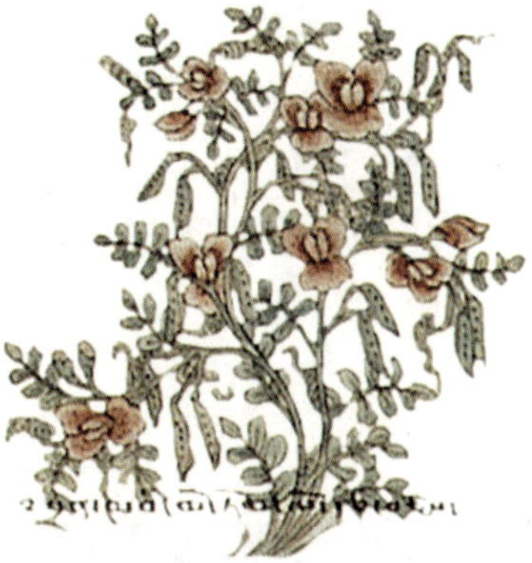

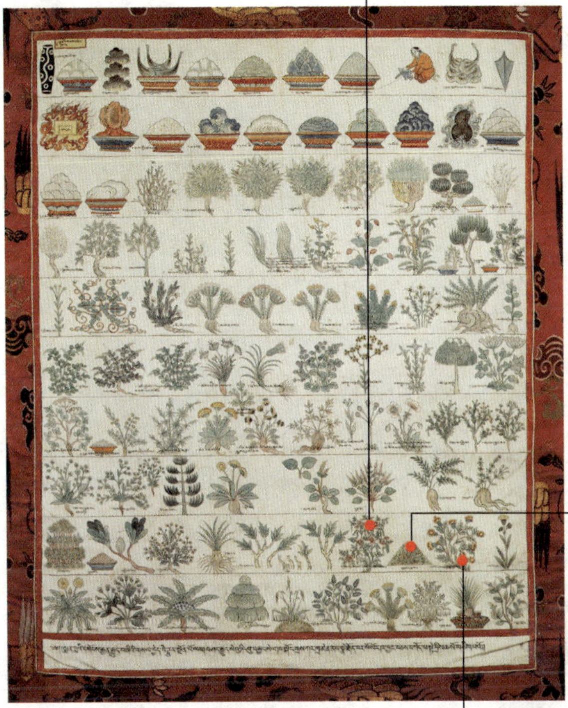

7.92 豌豆荚

取掉豌豆粒的干荚果，烟熏后对邪魔症有效，罨敷对腹绞痛有效。

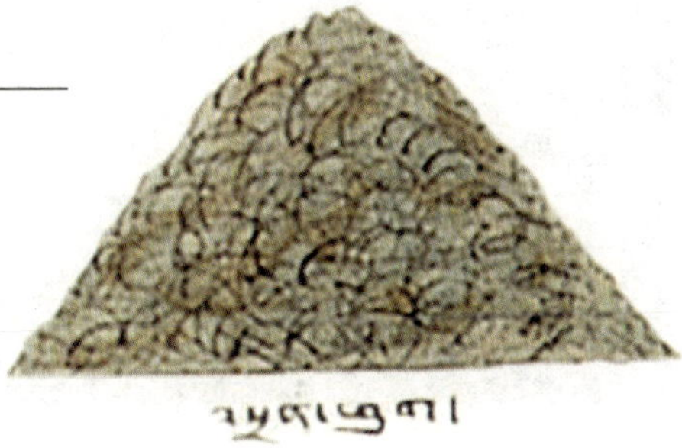

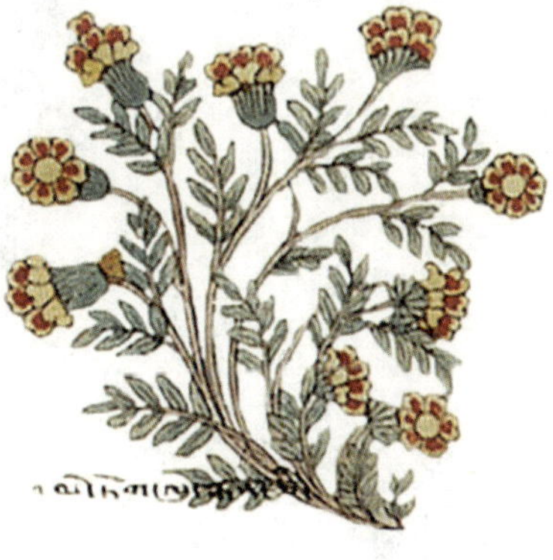

7.93 万寿菊

万寿菊（译音“美朵勒干孜”）是种植在花园的一种草本药。茎红紫细短，单株直立生长，叶和枝横生，不美观，枝上开似尼泊尔红花 8 瓣，内为红色，外为红黄色，花蕊筒状。味甘、苦，功能接脉，对创伤有益。

7.94 射干

射干（译音“巴多拉”或“甲科日”）是生长于各地的一种草本药，叶似剑，斜生，茎长，上部生枝，断之渗出乳汁，叶、茎、枝被黑色小毛，花瓣和花蕊黄。味苦，功能治赤巴病、各种热病。

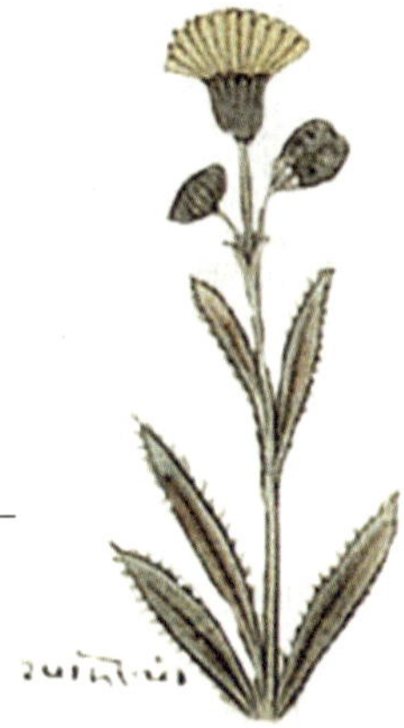

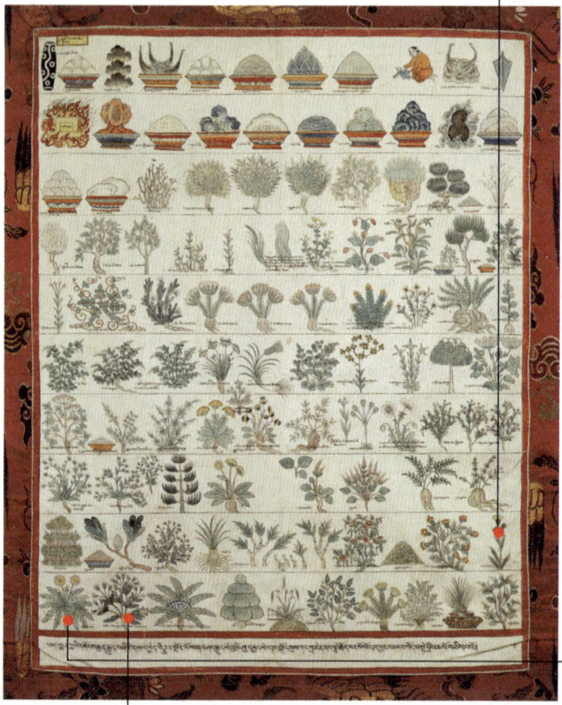

7.95 羽状叶蒲公英

羽状叶蒲公英（译音“科日玛”）是生长于各地的一种草本药。单株上部黑色外皮，叶呈羽状，深裂，横生，叶柄红长，2~3 叶共生，根、茎、叶折断处渗出乳汁，花瓣和花蕊黄。味苦、甘，根治一切热病，尤胃热；叶治木布病（紫色培根病）；乳汁对疮疡有益。

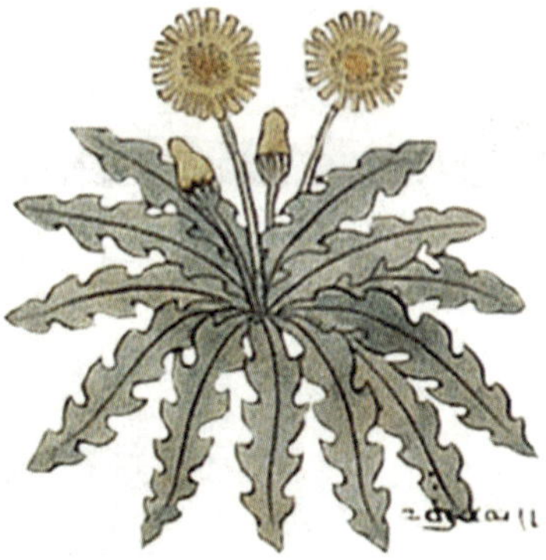

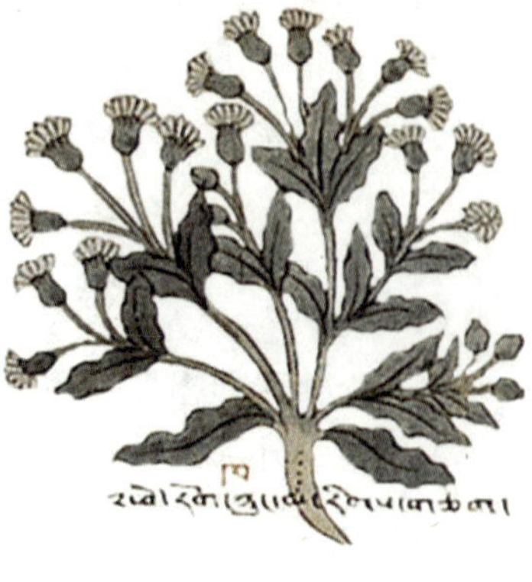

7.96 南藏菊

南藏菊（译音“泼若合娘玛”）是生长于沙地的一种草本药。叶缘具齿，叶背灰，铺地生长，花淡红、聚生于各叶中央，像紫花绢毛菊花，成熟后冠毛飞散；根似萝卜，外红内白。味甘，功能治肺热和黄水病。

7.97 “泼若合目”或“夏若合闹日吾”

有人认为“泼若合目”是蓝石草（巴叶合）的种子。蓝石草是生长于田埂和路旁等处的一种草本药，叶青、小、光滑，卵形，铺地而生，种子红紫，似心脏，成熟后变红紫。味甘、微苦，根益肺，引肺脓；叶愈疮；种子治心脏病。

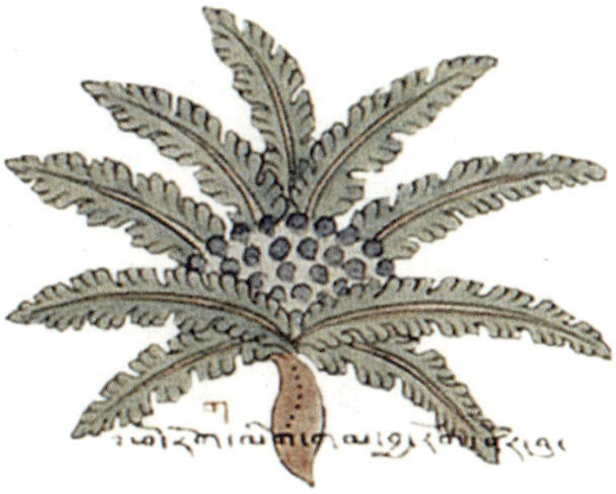

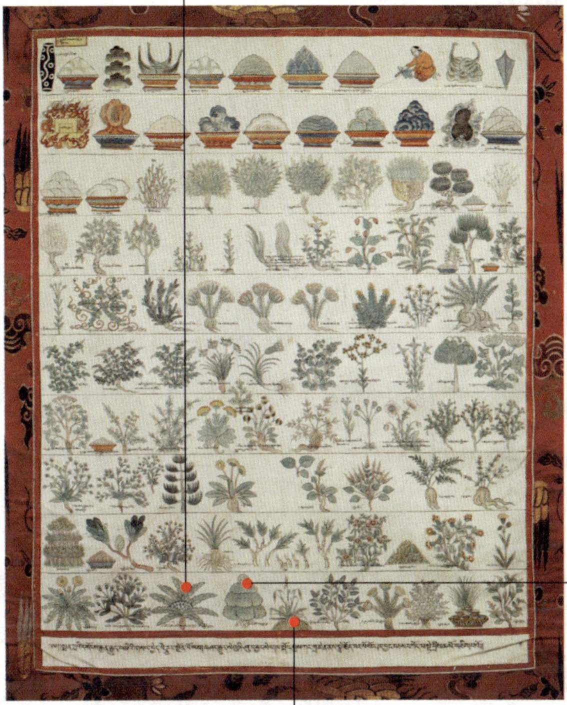

7.98 绵参

绵参（译音“邦灿布日”）是生长于高山裸岩地带的一种草本药，又叫“杜孜刚先”和“车尖库日洛则巴”等。叶似心，被细毛，叶盖住茎干，老后生刺，白花泛红，花蕊似雀目开放在叶茎之间和茎顶。味甘、苦，功能愈脏腑创伤，接脉，干肺脓。

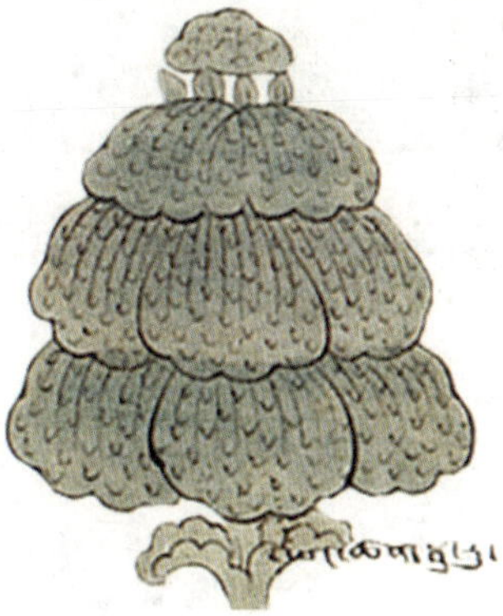

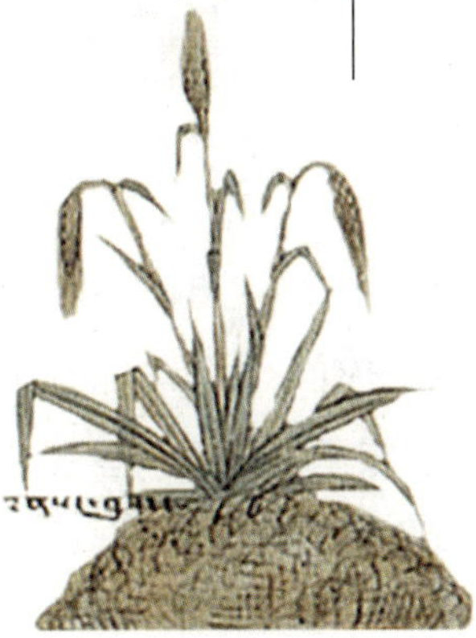

7.99 青稞糠皮

是具芒类谷物青稞的糠皮，青稞茎细有节，中空，直生，叶青绿、扁长、较糙，穗长1食指，每颗粒均被糠皮叠生。味和消化后味皆甘，糠皮可除咽喉扎刺。

7.100 “俄赤合角”

“俄赤合角”（意为止血草）或称滇西风毛菊（译音“关巴盖吉”），俗称“塞那玛”，是生长于草地平川等的一种草本药。根淡黄细长，有2~3小支根。茎青绿、细短，小枝，被细白毛。叶青、小，羽状，对生。花青紫。功能止血，对疮疡有效。

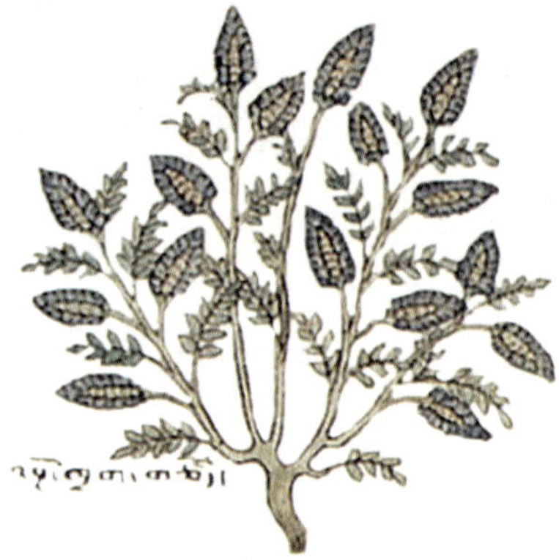

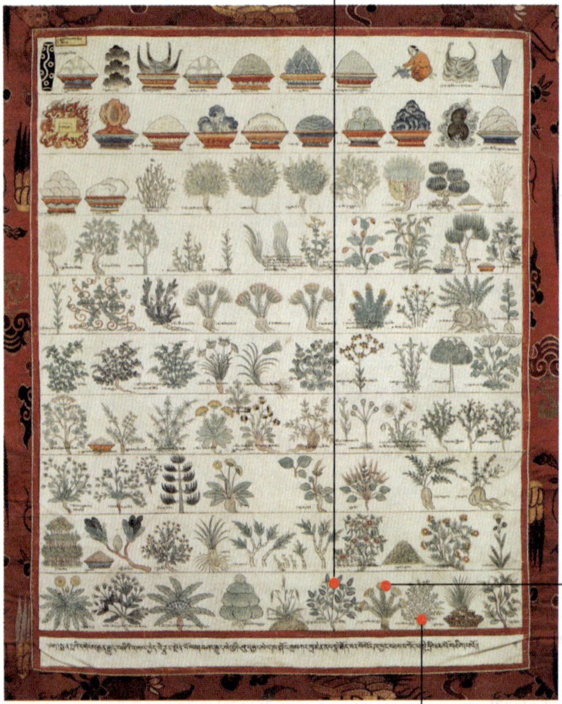

7.101 火绒草

火绒草（译音“扎卫托合勾”）是一种多年生草本药。根淡黄细长，多支根，茎干细而直立，3~4茎齐生。叶绿而扁小，被白毛，对生，包裹于茎两侧。花黄，花瓣呈莲座状，花蕊似鸟舌分3层开放。味涩，消化后苦，治中毒（矿物合成毒）。

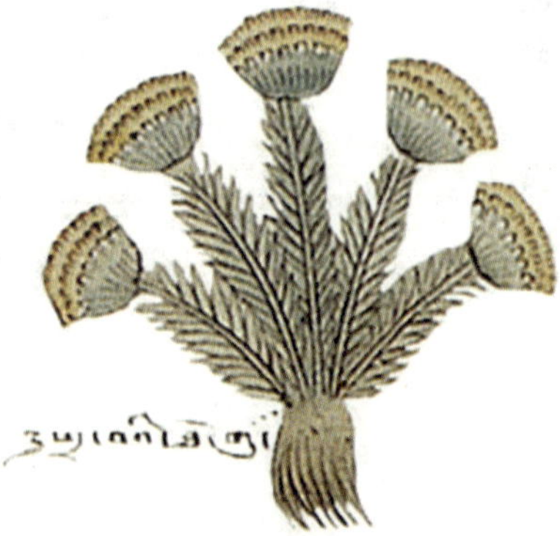

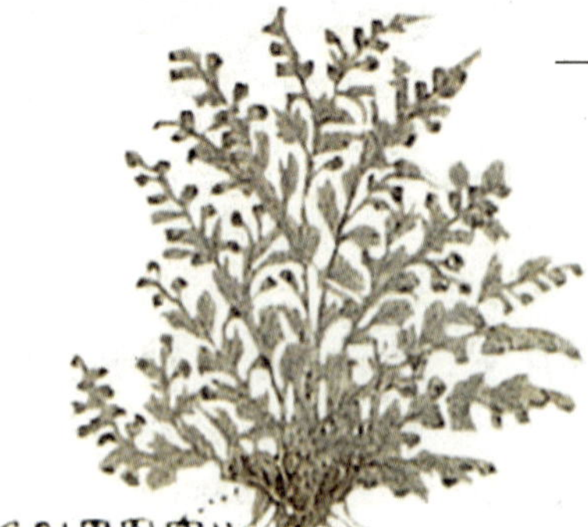

7.102 丛生亚菊

丛生亚菊（译音“坎群”）是一种多年生草本药。根淡黄细长，有零星小支根，茎紫多分枝。叶青灰，缘具齿，叶背灰，叶茎被绒白毛。花淡红，开放于茎枝端。味苦、辛，功能对肌肉伤有效。

7.103 川香附

川香附（译音“曼娄拉刚”）是生长于草地、山川等地的一种草本药。根紫，大小、形状等似蕨麻，有 5~6 个块茎。叶淡绿，粗糙，形似剑，尖利。茎干 3~4 条。味甘，功能治瘟热，特别对肺和小肠疾病有效。

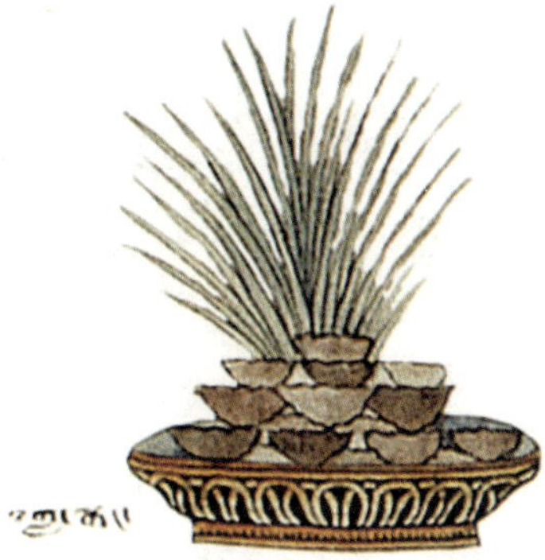

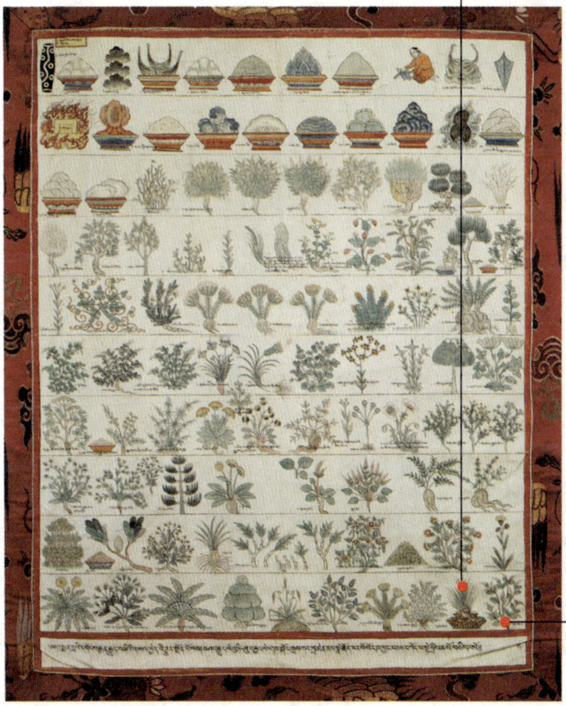

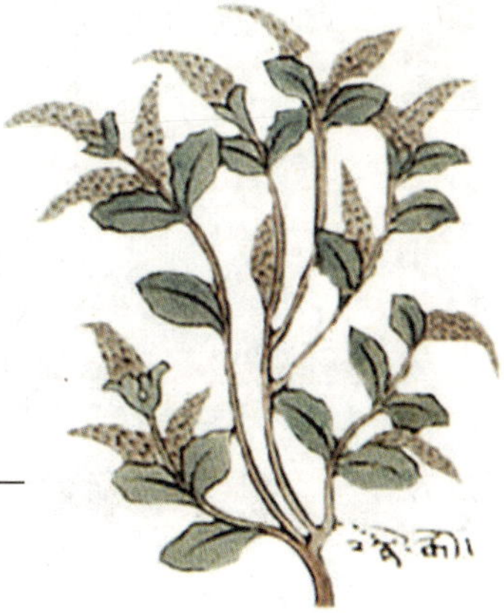

7.104 野藜

野藜（译音“乃果力”）又名藏蓝藜，是生长于田间的一种草本药。茎绿紫、细、圆，枝和分枝繁多。叶青绿、圆似松耳石扇，叶背密被粉粒，果绿而小，如羊蹄根叠生，成熟后外皮变红，内有许多白而小的种子。味甘、微辛，功能通便。

图三十二 补充药物（二）

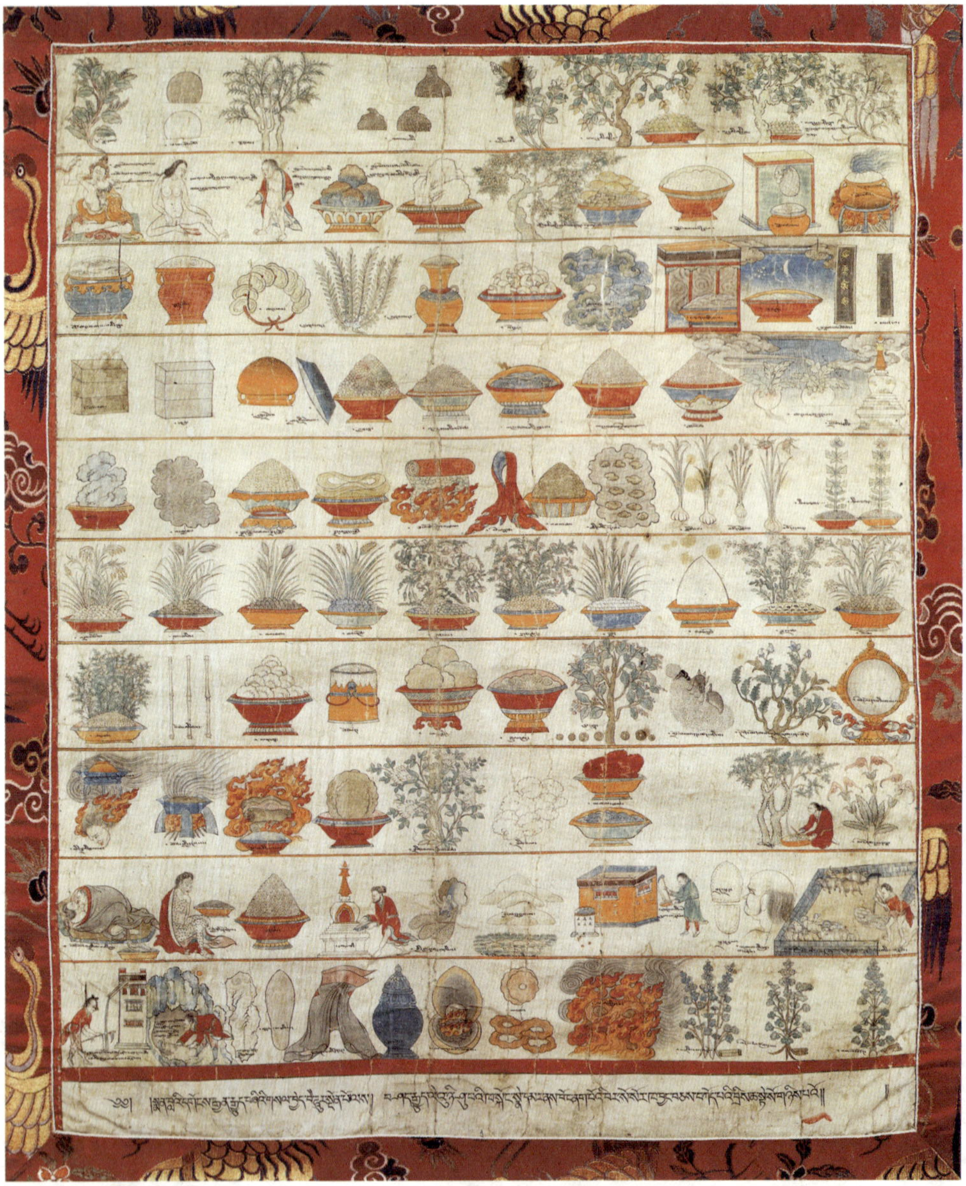

在《论述部》第二十章单味药物功效中，还补充了《卓玛本草》等其他三部医著中所载的一些特殊药物，如红藜等草本药，水银和一肘深地下土等珍宝药、土石类药。此外，还补充了炒青稞蒸气、旧鞋底、红白菩提精、铜镜锈等共104种药物的味、性、效。

7　补充药物（2）

7.105 红藜

红藜是生长于各地花园和田间的一种草本药。叶深裂如蛙掌，但叶角更长更细，从叶柄根至叶端密被露状粉粒，气味浓，成熟后叶茎等变红，花粉红细小，如穗开于茎顶。味甘、辛，功能治心热病、流窜于皮肉的毒，杀虫等。

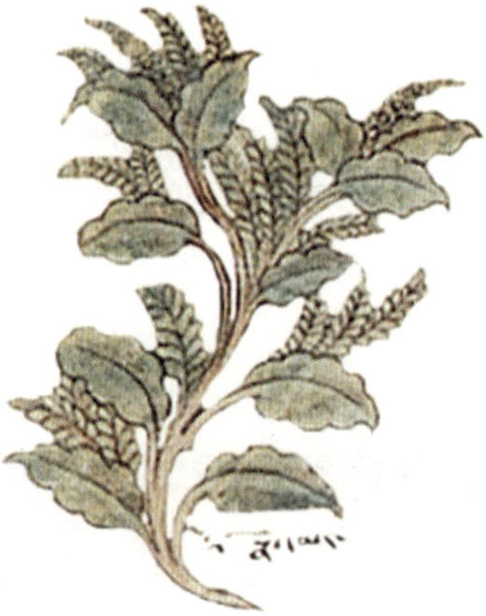

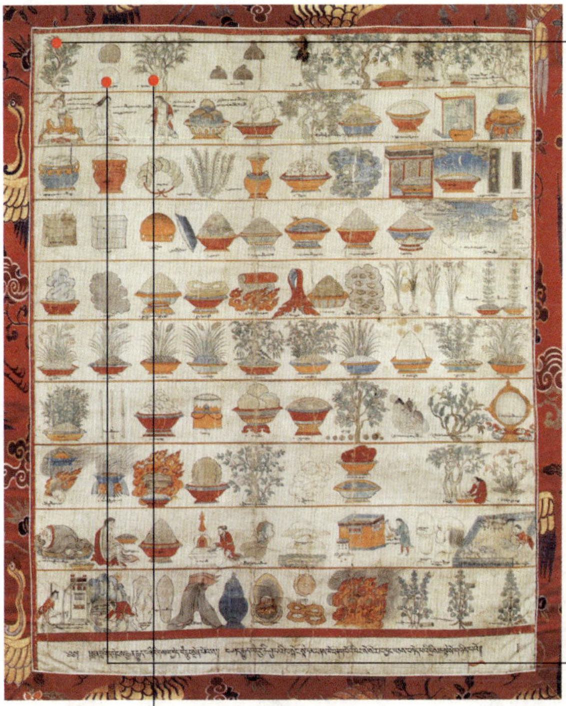

7.106 马尿泡

马尿泡（译音“帕哇果果”）是生长于草甸的一种蘑菇。色白如银泡，外皮白薄，遍布细小黄色斑点，内有干酪素样粉末，成熟后外皮变陶褐色，其内充满烟状粉末，称为“无火之烟”。味苦、辛，功能止血、愈伤，对梅毒有特效。

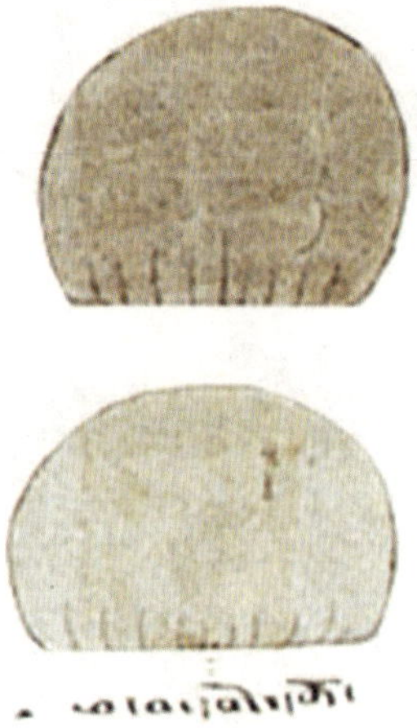

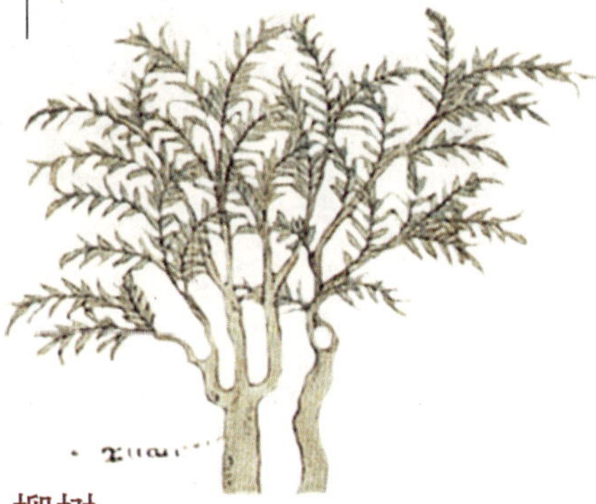

7.107 柳树

柳树素称黑柳，是生长于高原水沟边的一种乔木。树干细而弯曲，新生枝条黑紫似竹挺直；叶青黑而小，叶背灰，对生。味苦、涩，功能镇中毒引起的疼痛，特别能消中毒引起的肿胀。

7.108 “夏玛利”

“夏玛利”是一种具刺的乔木，《蓝琉璃》称“产自‘杂日’山的一种树木果实。形状似小泥像，称为青杜树果的便是，功能对痔疮有效”。

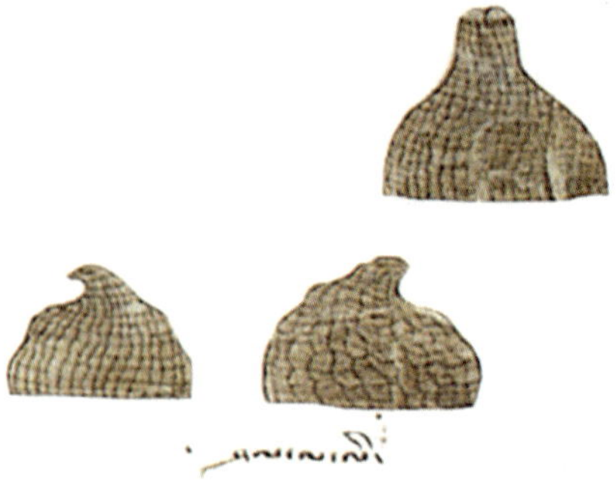

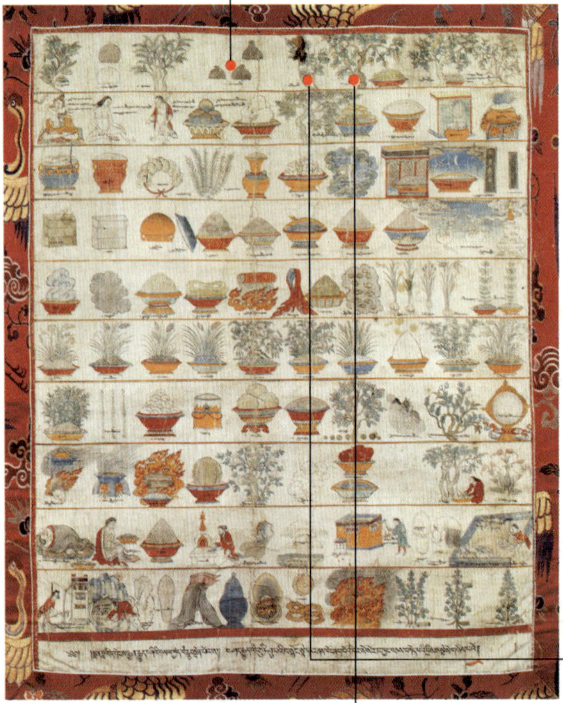

7.109 白花鼠尾草

白花鼠尾草（译音“吉孜嘎布”）是生长于较干燥地区的一种草本药。方言为“孜巴嘎托巴”，茎紫，花白，形状似唐古特青蓝，花蒂味甜，叶圆、小、稍扁长，缘具齿。味甘、苦，功能清胃热、肝热。

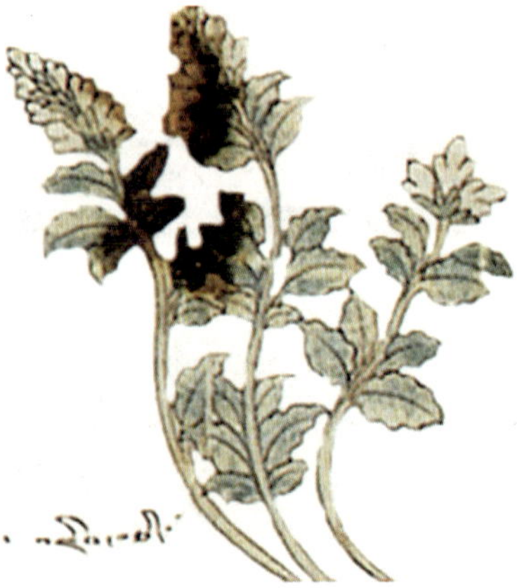

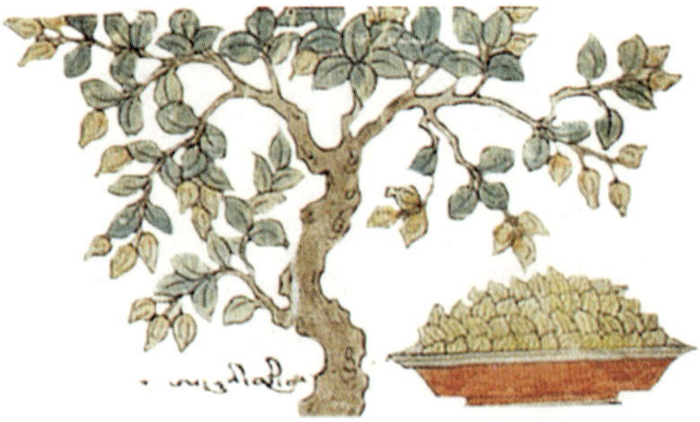

7.110 诃子核

即三果之一的诃子核。树干似核桃树，果实黄，两头细，腹部粗，内有坚硬果核。功能干燥热邪所致的水液充斥和黄水，对肝有益。

7.111 毛诃子核

即三果之一的毛诃子核，又叫“直刚”。树干淡黄，果实青绿似诃子，成熟后变黄绿。功能干燥热邪所致的水液充斥和黄水，对肝有益。

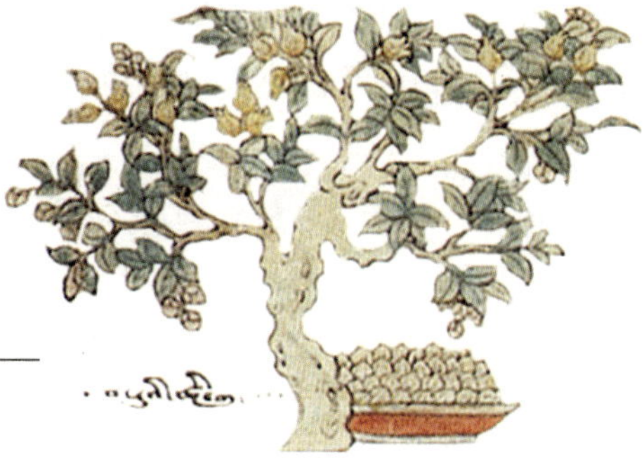

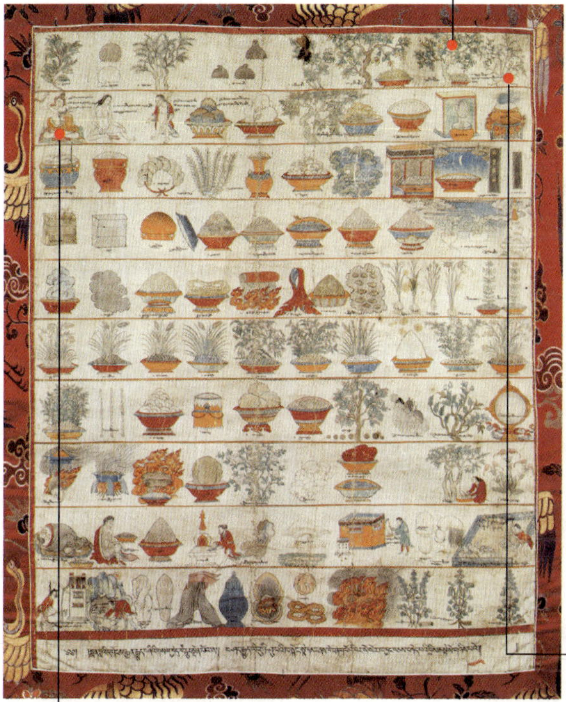

7.112 蒙古绣线菊

蒙古绣线菊（译音“玛日夏力”）是生长于河滩等较干燥地区的一种灌木，茎干似白刺，但比之较小，无果实。叶淡绿而小，卵状。花白小 5 瓣，花朵簇生。《秘诀部》列入八木之一。味甘、苦，功能清骨热。

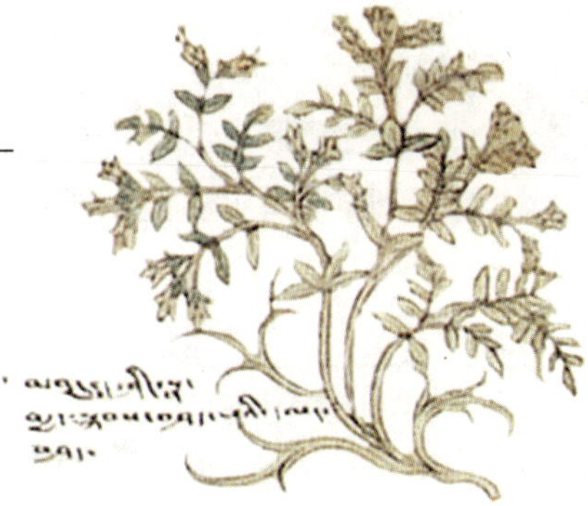

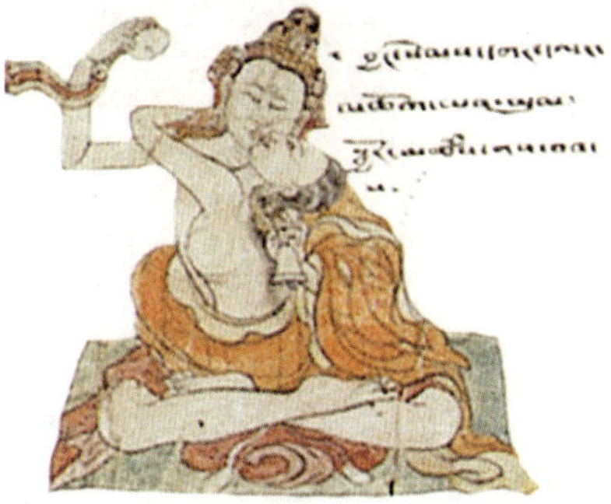

7.113 红白菩提精上品

红白菩提精上品（译音“相散嘎玛尔”）是标准四喜物中的菩提精，或指男女初行的红白菩提精。此对火焰疮、遗精、月经不止、腹水、疮疡等有效，具有多种滋补功能。

7.114 红白菩提精下品

红白菩提精下品是指健康男女平时所行的红白菩提精。对遗精、月经不止、腹水、疮疡等有效，并具有滋补功能。

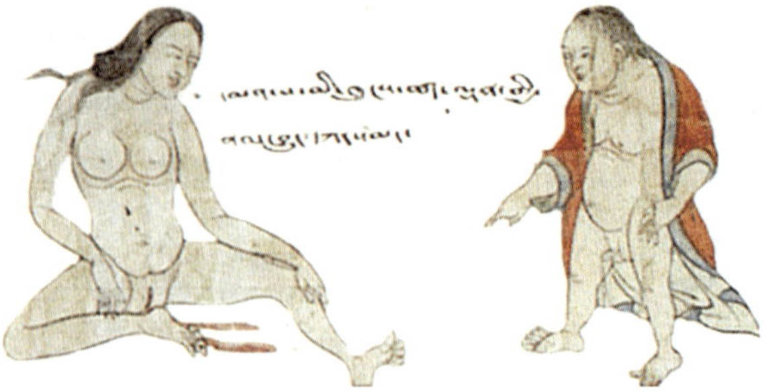

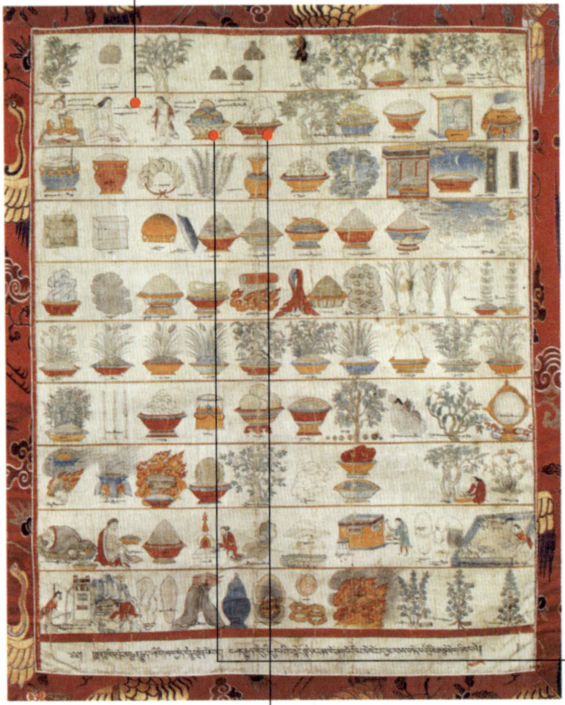

7.115 红白菩提精代用品铁岩精

红菩提精代用品铁岩精（译音“吉合雄”），其外表绵滑有光泽，色黄紫似红糖膏，性重、硬，水泡之汁黄紫。味苦、甘、涩，消化后性平，对火焰疮、遗精、月经不止、腹水、疮疡等有效，并具有滋补功能。

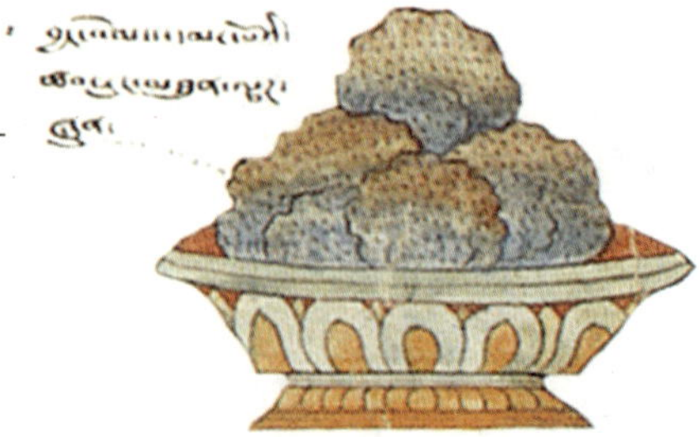

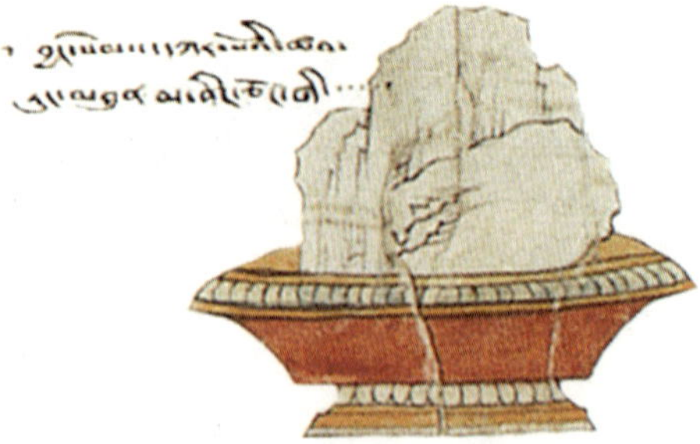

7.116 红白菩提精代用品中性寒水石

白菩提精代用品中性寒水石（译音“玛囊君西”），其石质似脂肪，较硬而脆，易碎，可在上面划出白印，烧熟后泡于水中化成酪状。其味甘，消化后性平，对火焰疮、遗精、月经不止、腹水、疮疡等有效，并具有滋补功能。

7.117 杏核

杏核是杏肉内的坚硬果核。杏树树干高大，异常坚硬，叶似汉柳叶，花红白 5 瓣，在两爿粗硬相合的杏核中有形似心脏的果仁，榨之出油。味甘，油可治眉毛和胡须脱落，核仁烧成灰可干黄水。

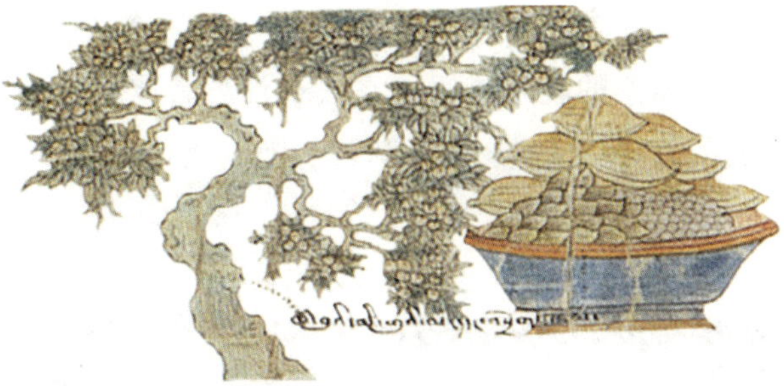

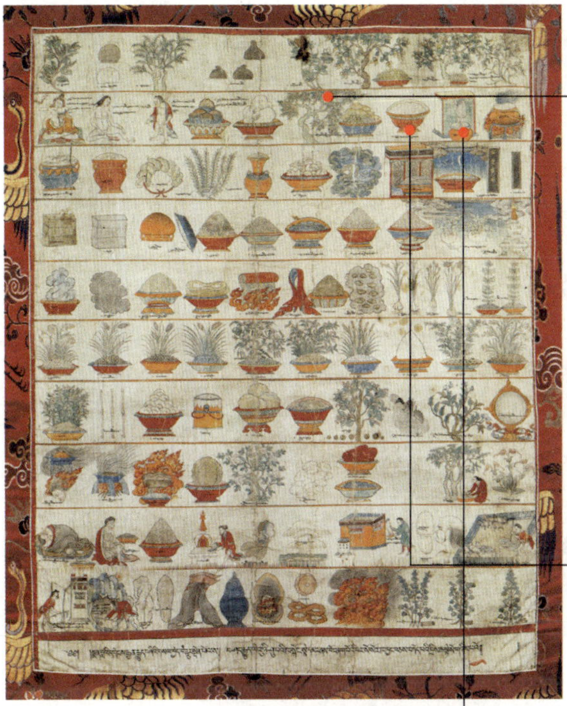

7.118 乳酪酵母

乳酪酵母（译音“雪则”），在西藏尧波地方俗称“则”，《论述部》论述酸性饮料类时将奶酪曲或酵母称为“则”，实为陈奶酪。味甘、酸，功能治隆病、皮肤病，止泻。

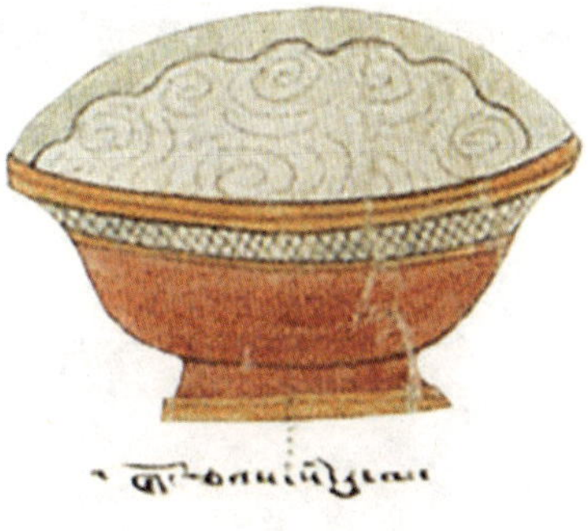

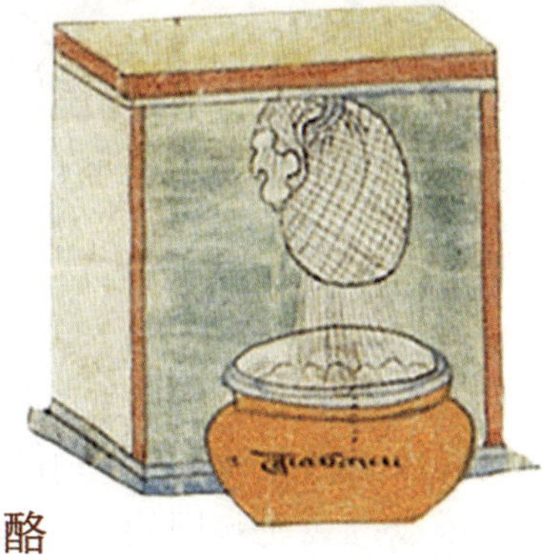

7.119 干奶酪

干奶酪（译音“雪孜合”）是指做成奶酪后用布包裹挂在高处滤去水汁，变成非常酸而具泡沫的干乳制品。味酸，功能治疮疡。

7.120 煮奶酪

把熬煮的乳浆或奶酪滤去水汁后，放入酥油汁中再熬成的浓汁叫作煮奶酪。味甘、酸，功能干燥大便，止泻。

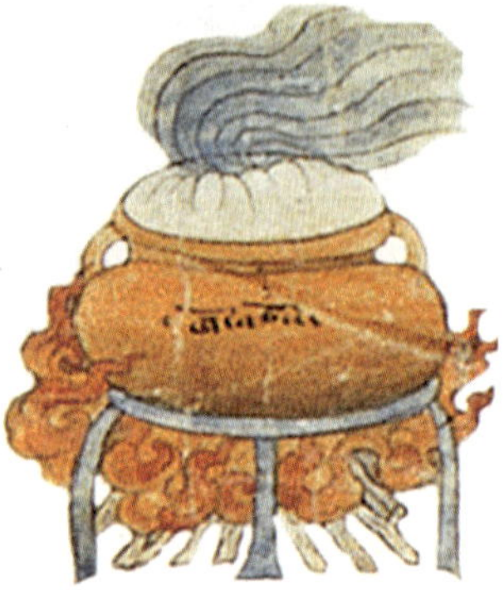

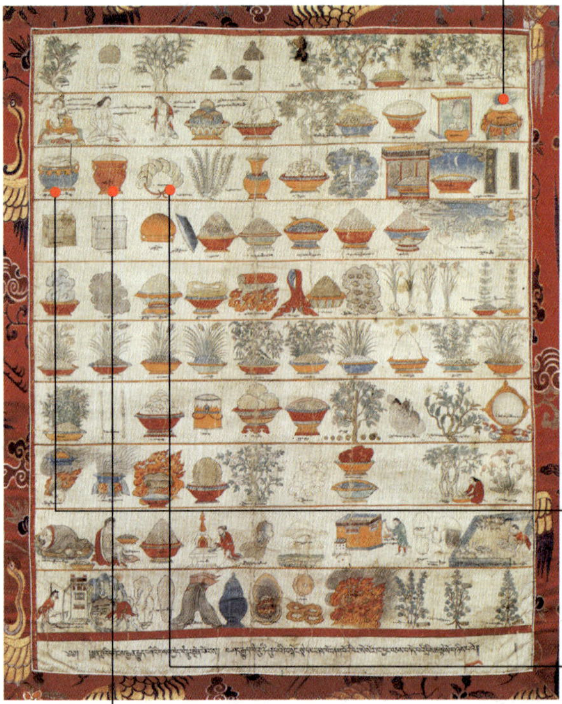

7.121 酪上浮水

奶子煮开后放入酵母发酵成奶酪后，浮在奶酪表面的清水称为酪上浮水。味稍酸，功能治大肠疾病，疏通脉道，长齿。

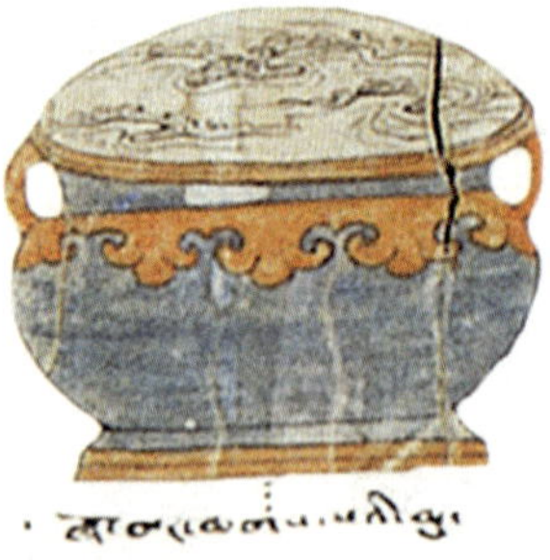

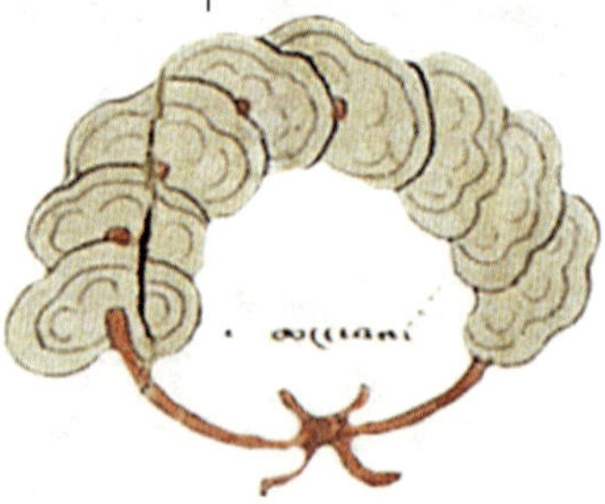

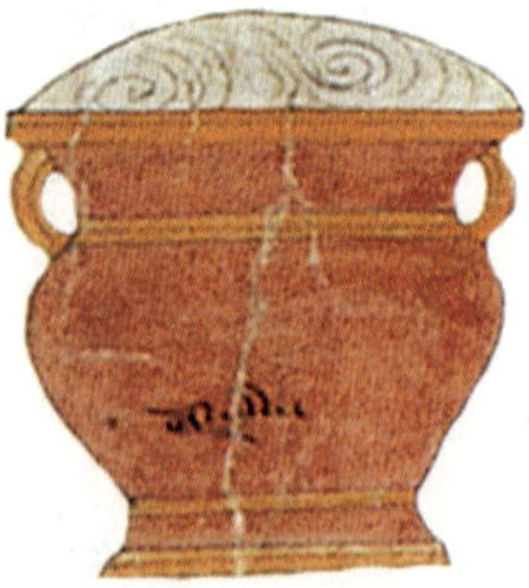

7.122 奶皮

奶子发酵成奶酪后，奶酪表面凝结的一层薄薄油脂称为奶皮。味甘、酸，功能接脉，壮阳。

7.123 酒曲

酒曲即酿酒酵母，将小麦面或青稞面等用水调和后加入适当酵母发酵，发酵后做成捻线砣状圆块晾干即可。味甘、酸，功能愈疮，治糌粑和酒不消化，筋腱伤肿，小儿脐病，妇女子宫疾病等。

7.124 白芥子

白芥子是藏地均有种植的一种油料作物。植株细长，多分枝，茎干被细毛，叶似油菜翻多，粗而具齿，花似黑芥子花，色黄4瓣，果荚细长，多紫红色种子。味甘，消化后性温，功能敛毒，治皮肤病。

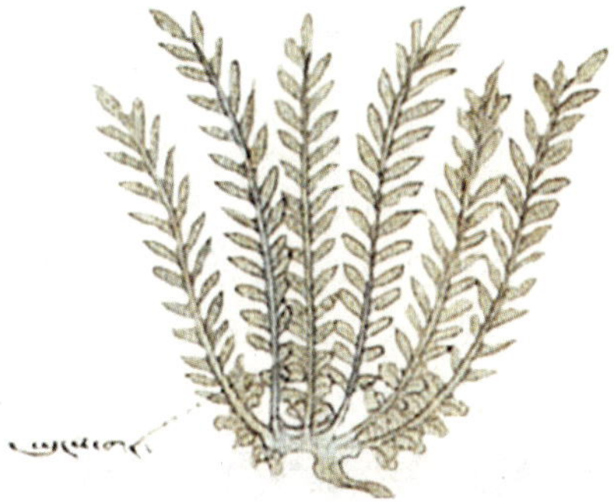

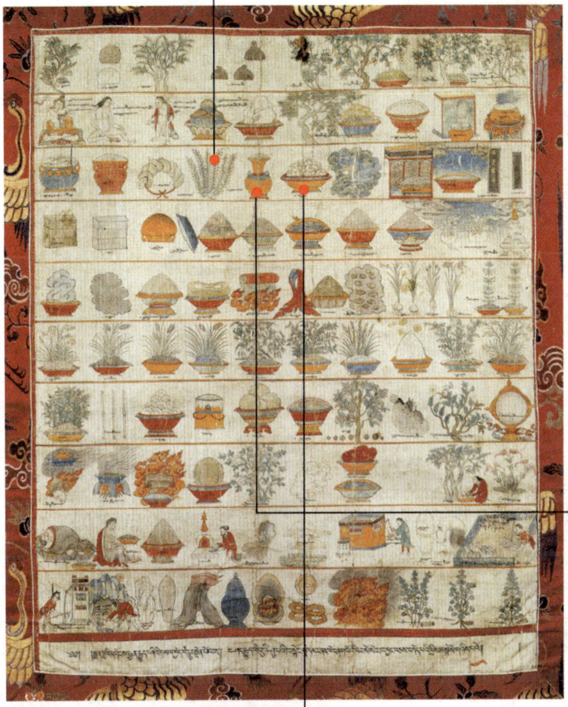

7.125 白芥子油

即白芥子稍炒后榨出的油。味甘，功能治隆病、耳病。

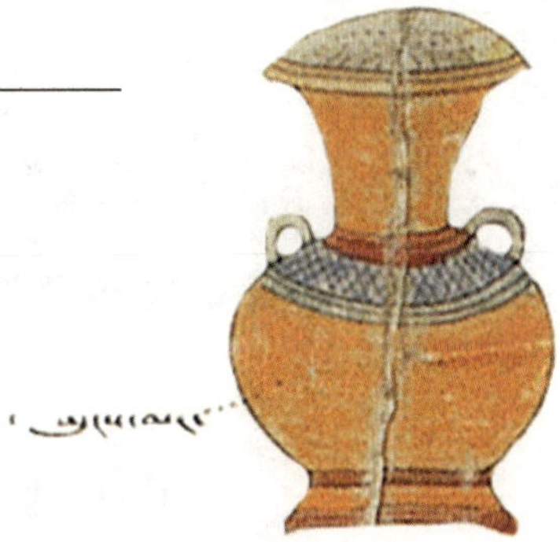

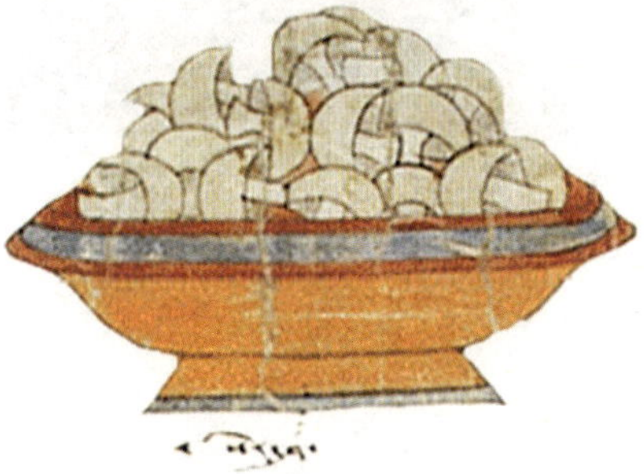

7.126 黄蘑菇

黄蘑菇是生长于草甸的一种蘑菇。外形似伞，色白，菌伞边缘具黄色光泽，菌株似伞把，菌伞内淡黄，多皱如伞辐。味甘、绵，涂之可消肿。

7.127 水绵

水绵（译音“曲哇”或“杜巴夏哇”）是生长于藏地池塘、水沟等处的一种藻类植物。色青或黑绿，似毛片丢于水中，手拿之黏滑。味涩，功能对热性喑哑和疮疡有效。

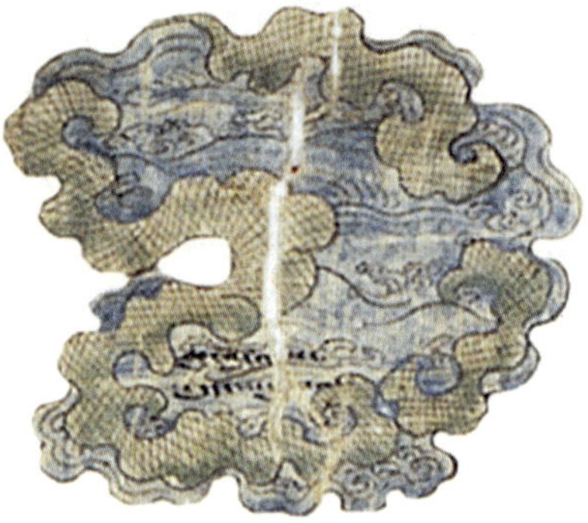

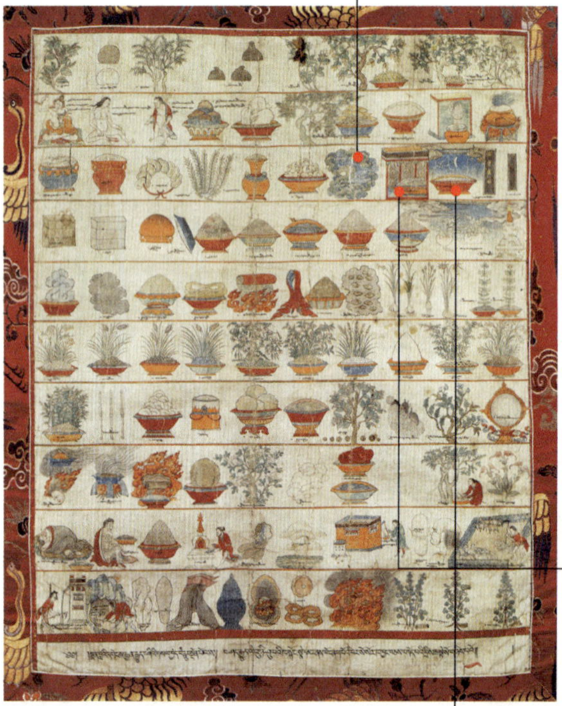

7.128 屋内焦烟灰

即屋梁、椽子、墙壁被长期烟熏结成的黑褐色焦油烟灰。功能治痛风、皮肤病、子宫疾病、合成毒中毒。

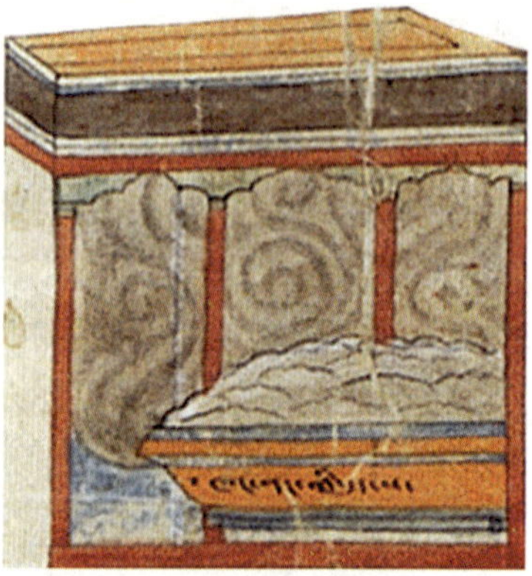

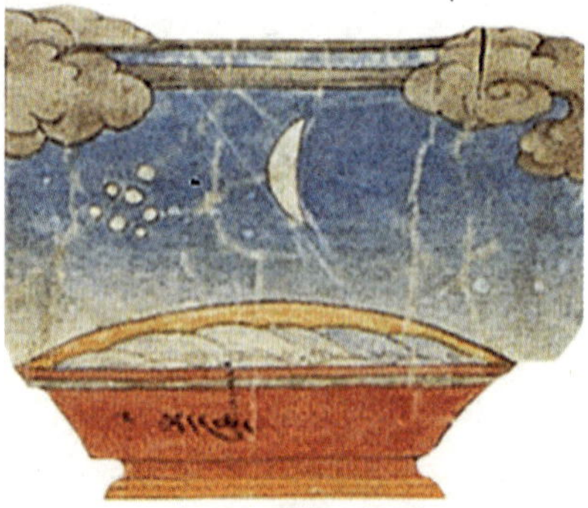

7.129 星水

星水是当夜晚出现第一颗星宿时，将取自山岩之水或雪水，放至黎明星辰消失之前，取水，非常冷凉。冷激身体可治热病，阻止成熟热蔓延。

7.130 京墨上品

即用产自五台山的“更杜桑布”佛香原料制成的墨。香气浓，块厚，宽 2~3 横指，长 5~6 横指至 5 指拳，金花闪烁。无论何种，具芳香者为上品。功能治火焰疮等一切疫疠（传染病）和胃热。

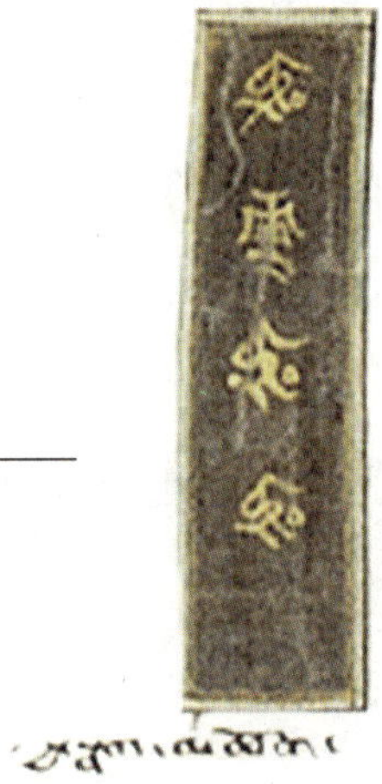

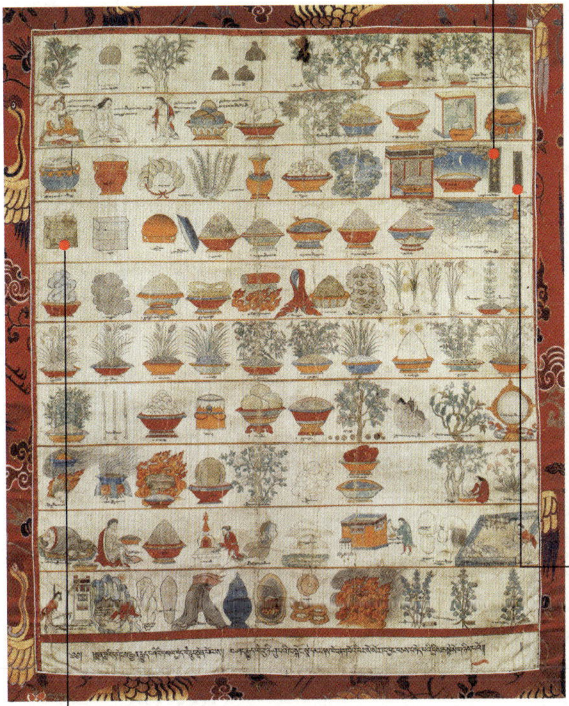

7.131 京墨下品

即用产自五台山的“更杜桑布”佛香原料制成的墨。四方形，细长而薄，不那么芳香者即为京墨下品。功能治火焰疮等一切疫疠（传染病）和胃热。

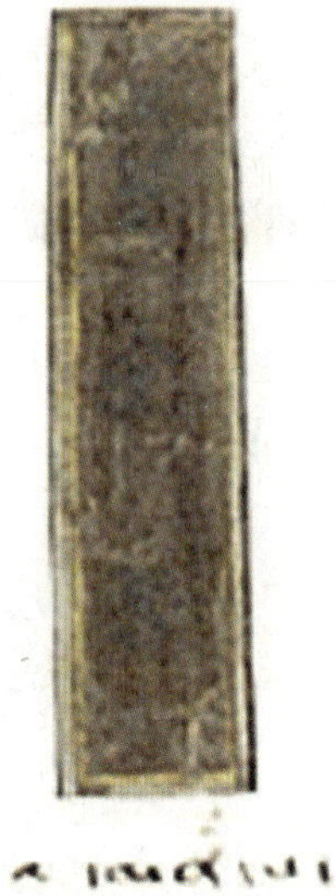

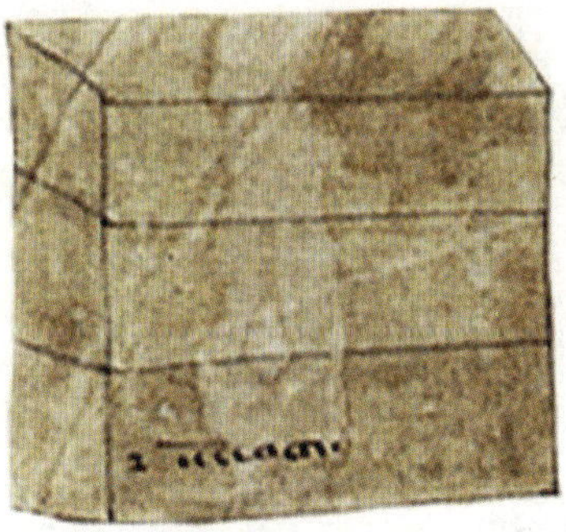

7.132 砖块熬汁

用好土做坯，经烧制淬火新出窑的瓦片或砖块放入水中熬煮的水汁。功能治口干，喉干，口渴病等，若无则有用纯白陶罐和瓷碗片替代之说。

7.133 土坯

采用好土制成并比一般厚一点的干土坯，在火中烤热，然后热敷大椎等隆穴，或热敷疼痛处，对寒热对抗引起的疼痛等有效。

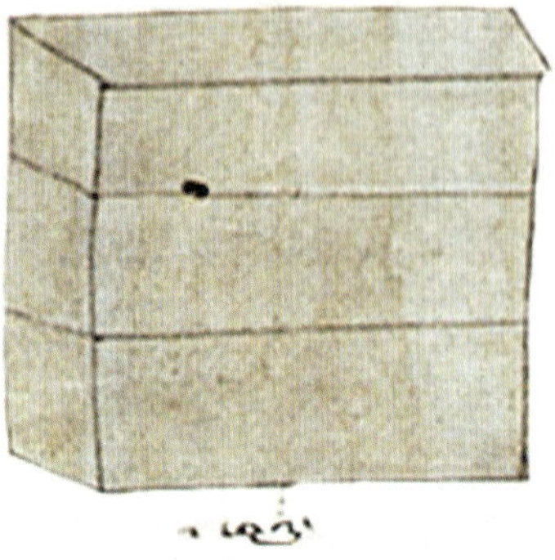

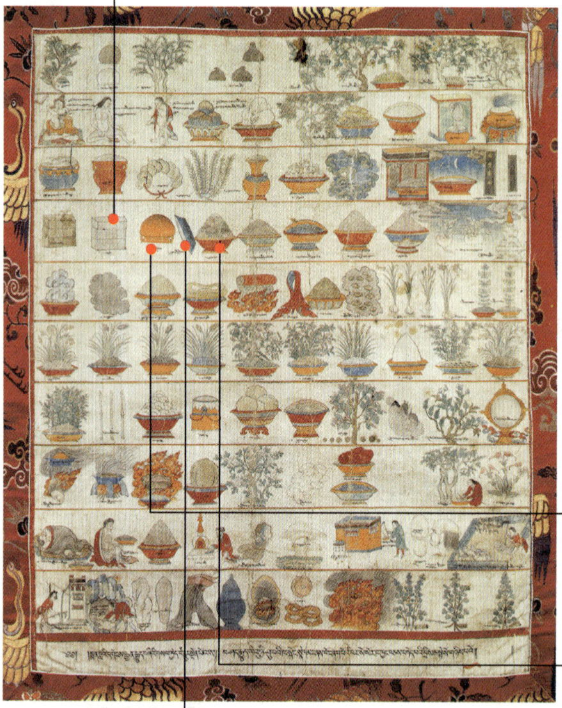

7.134 陶罐垢

陶罐等长时烧茶、烟火熏烤，外表结成的层层坚硬黑垢且易掉落者。功能治妇科病。

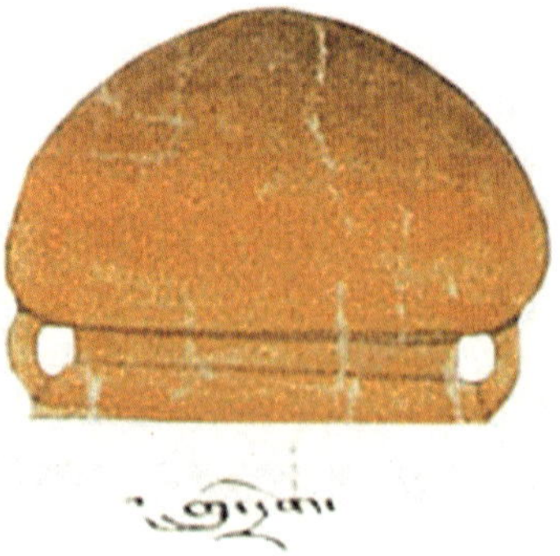

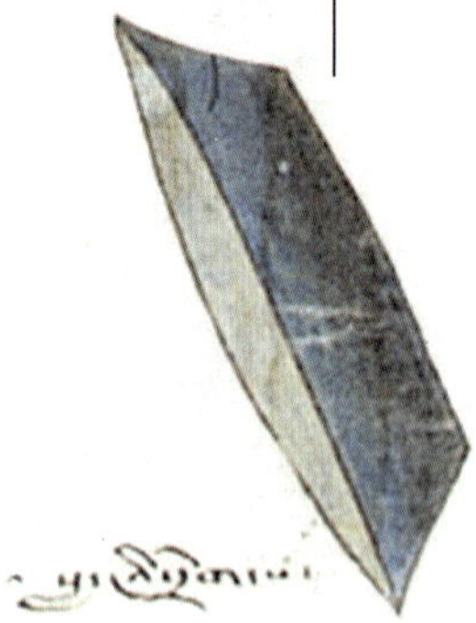

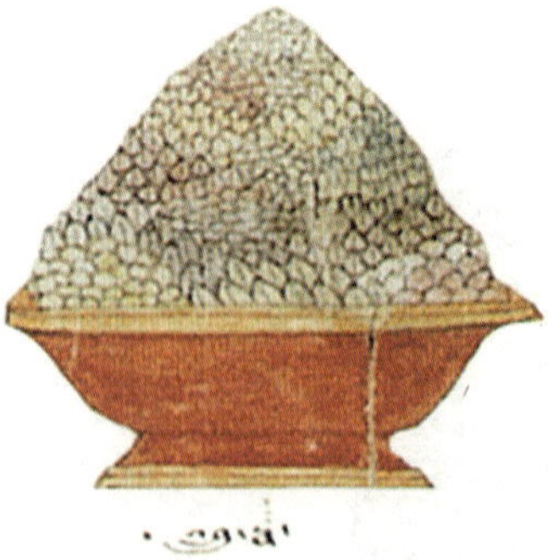

7.135 锅墨

长久烧锅，烟火熏结的烟墨，用白酥油调和后涂之可治疮疡。

7.136 各种谷物

找全白青稞、小麦、米、大麦等谷类煮熟，用其水汁洗浴，可治关节、脉管、筋腱疾病，热敷对妇科严重乳病有效。

7.137 莱菔子

即萝卜种子，萝卜是种植的蔓菁类植物，主根白而圆长，叶大、扁长，深裂，被细小白毛。白花泛红，果荚长圆 5 横指长，种子淡红似白芥子、繁多。味辛，种子治胃寒、肾寒，对大肠、脾脏伤热扩散和头病有效。

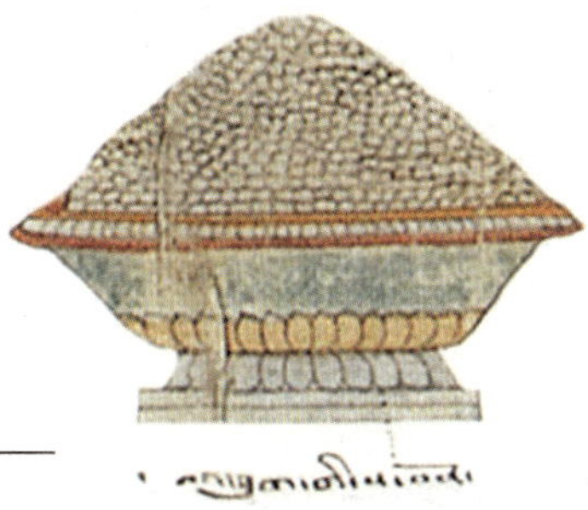

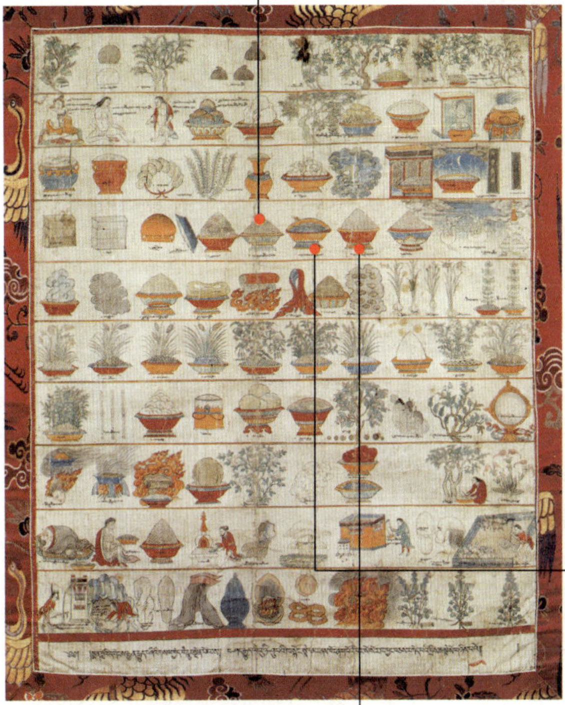

7.138 萝卜汁

即榨取的萝卜汁。萝卜主根白而圆长，叶大、扁长，深裂，被细小白毛。白花泛红，果荚圆长 5 横指长，种子淡红繁多。味辛，纯净萝卜汁滴耳可治耳病和头病。

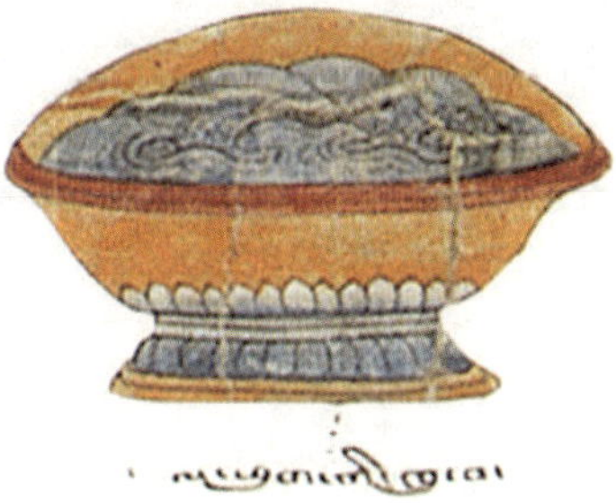

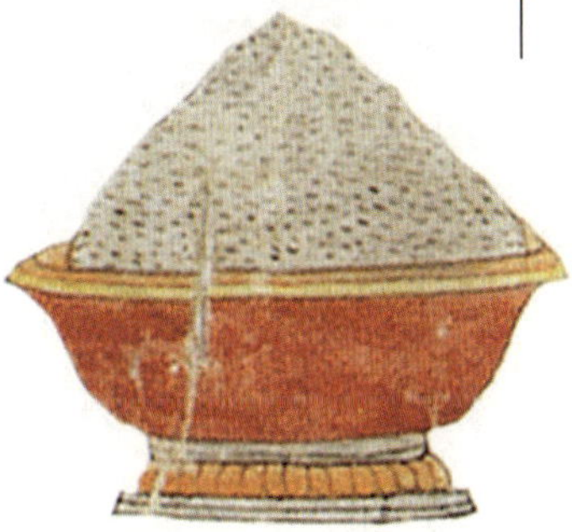

7.139 萝卜炭

主根白而圆长，叶大、扁长，深裂，被细小白毛，白花泛红光，果荚圆长 5 横指长，种子淡红繁多。萝卜干透后煅烧成炭灰，内服治便秘。

7.140 蔓菁籽

即蔬菜蔓菁的种子。蔓菁叶大、扁长，深裂，主根圆扁，色白红，光滑，主茎多分枝，果荚圆、长、多。籽解一切毒，特别是合成毒所致的喉部阻塞等。

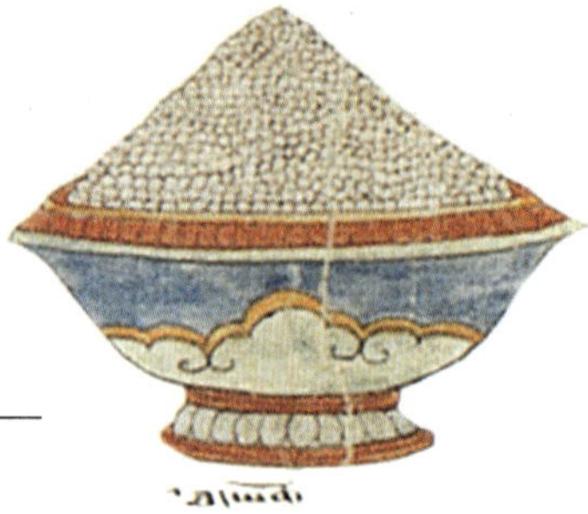

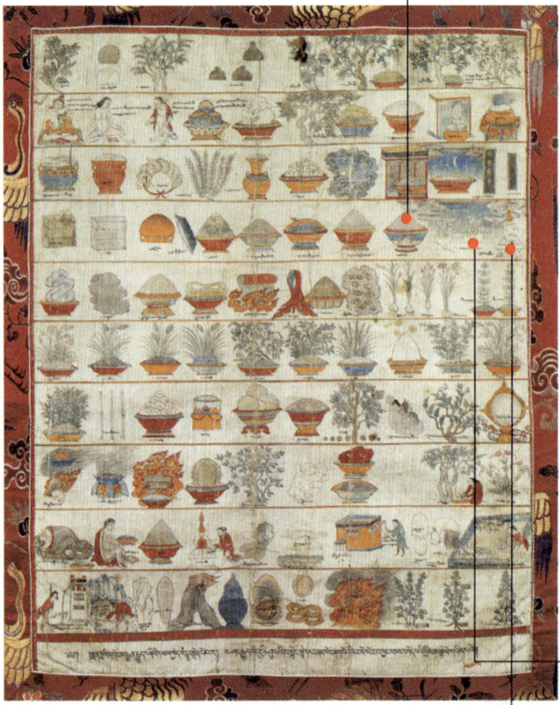

7.141 旱地蔓菁

种植于阴坡地、靠下雨生长的蔓菁，叶大、扁长，深裂，主根白红，光滑，圆扁。味甘，消化后性温，功能清除合成毒中毒最佳，放置9年的陈旧蔓菁膏可除一切毒。

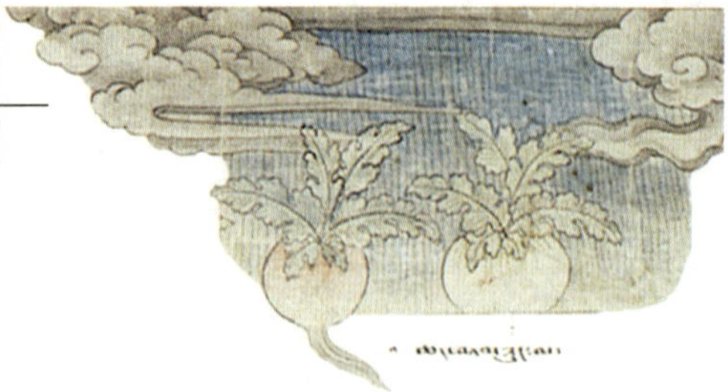

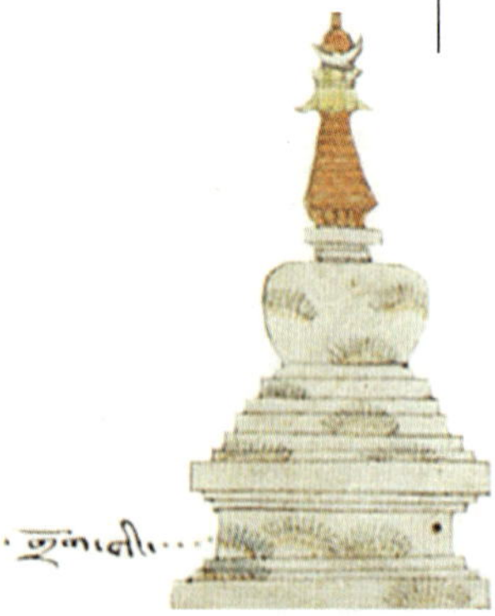

7.142 苔藓

上品为生长于佛塔和佛堂屋顶的苔藓；下品为在下雨后旧墙、断崖表面生长出如草、花蕊样，1~2横指长短的苔藓。功能对疮疡有效，热罨治肾寒痛、腹胀、尿涩、肝绞痛等。

7.143 蓝黏土

一种土类药物。质地软，易碎，色青白，由细小颗粒聚合而成块，手和纸碰之变成蓝色，过去做染料的即为本品。功能消热肿，对疮疡有效。

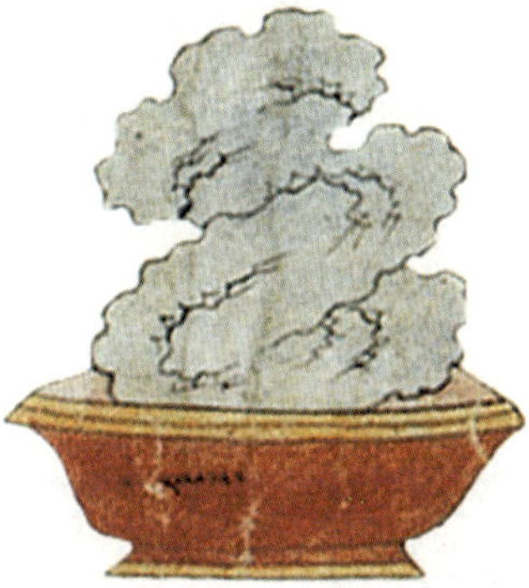

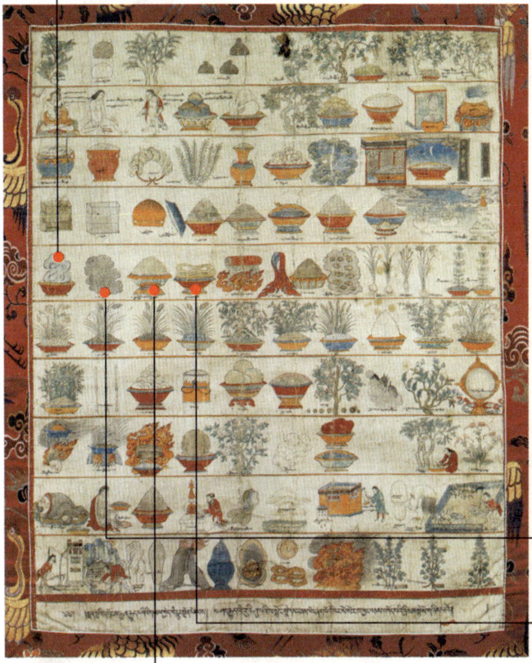

7.144 泥皮

泥皮是岩石间和积水处澄淀且没有沙石的黑色薄泥层，尝之味甘，有白红黄各色。功能消热肿，对疮疡有效。

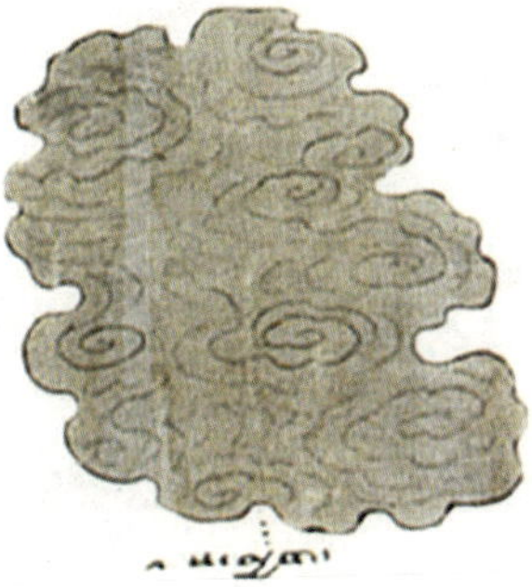

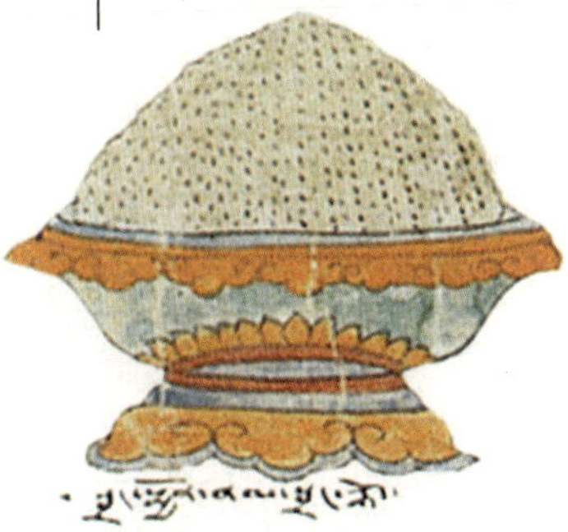

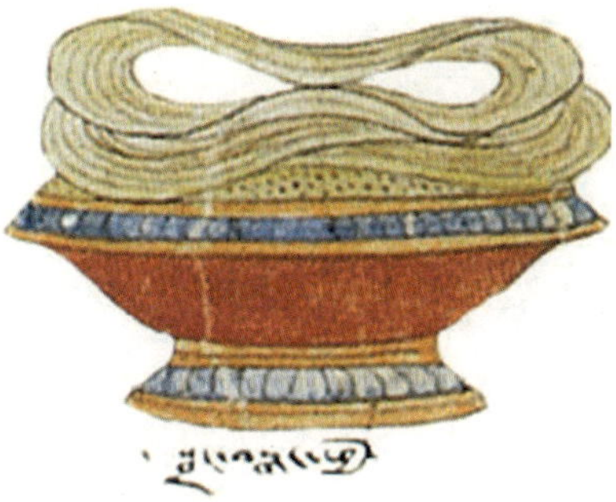

7.145 生蜂蜜

蜂蜜是蜜蜂采集百花之蜜而酿成的蜜，似白酥油白而黏，或白中泛黄光。味甘，消化后性温、平，功能治培根喉阻症（食道癌），对白内障、疖痈有效。

7.146 炼蜂蜜

将蜂蜜放入锅中用文火煮沸，待水分蒸发尽，灭火冷却，用手扯拉可成丝者即为炼蜂蜜。功能对躯干疮疡有效。

7.147 锦缎炭

锦缎是由丝绸和金线交织而成，显现彩虹和孔雀翎般的缤纷色彩。锦缎焖烧的灰可止血干脓水，治鼻病，止血。

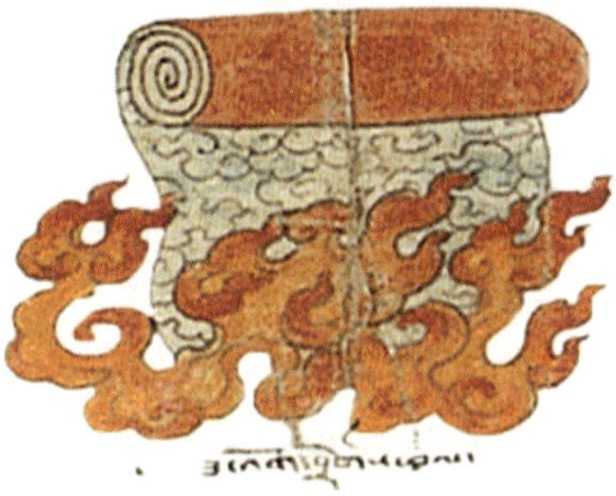

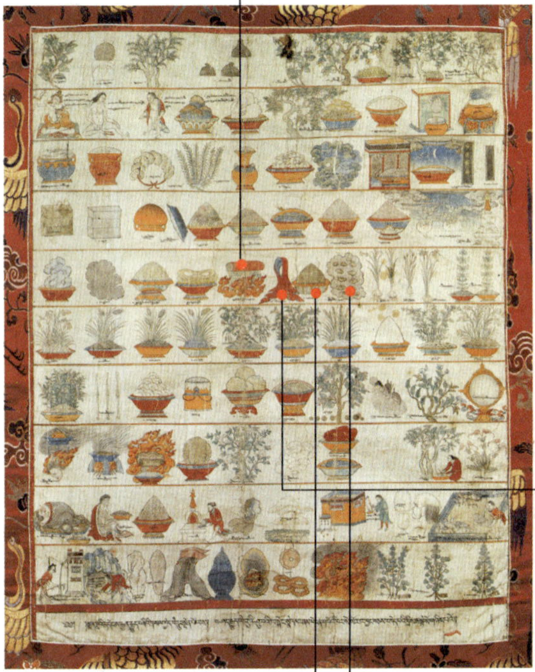

7.148 红丝绸

即红色或橘黄色的丝绸。将此盖在疮伤之上，或做成滴漏管塞入伤口，愈创伤有效。

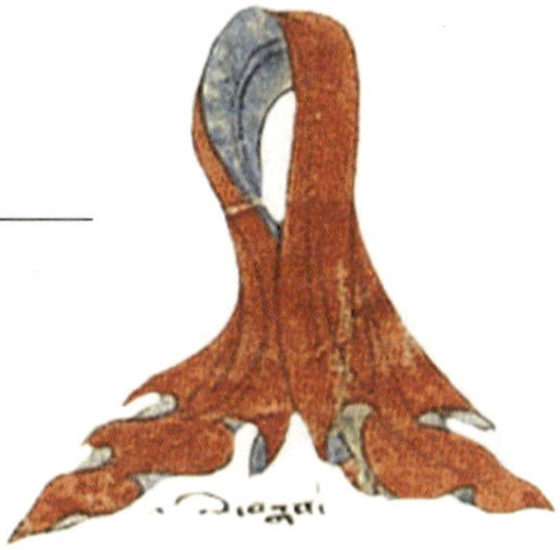

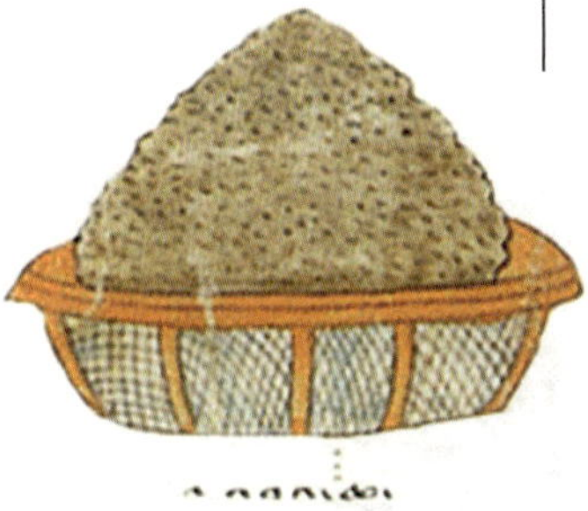

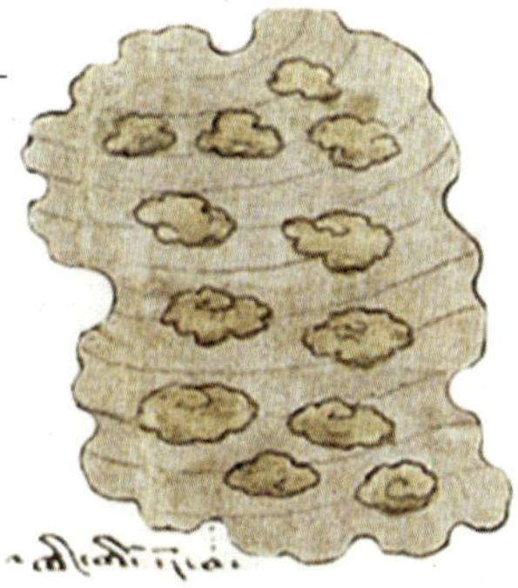

7.149 油渣

即芝麻、黑白芥子、菜籽等榨取油后剩下的渣子。将渣子在锅中炒热后用布包扎，热罨可止虚热疼痛，对伤热扩散于关节和鱼肌、骨痈、尿闭、命隆病等有效，可治创伤腐烂。

7.150 田中坷垃

即田中翻出的土块。用火烧热热罨可治剑突培根病（胃病之一）和消化不良。

7.151 蒜

蒜是每年种植的调味类蔬菜。根白，5~6 瓣鳞茎。外皮淡红，很薄。叶青绿似剑，花白或淡红，花朵小、簇生。味甘、辛，消化后性温，功能治隆病、耳病、麻风等，预防瘟病和罗睺（邪气）侵犯。

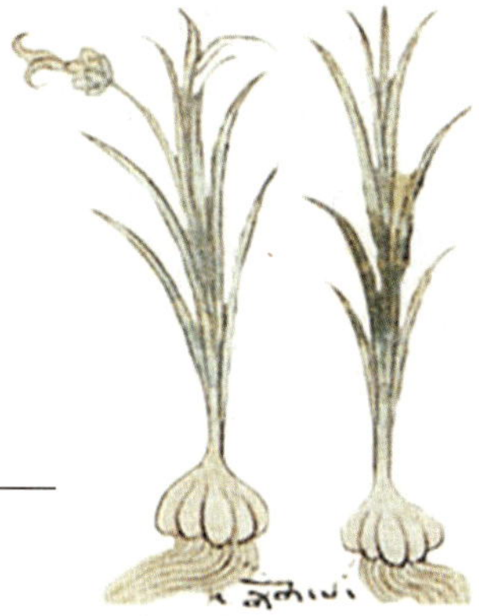

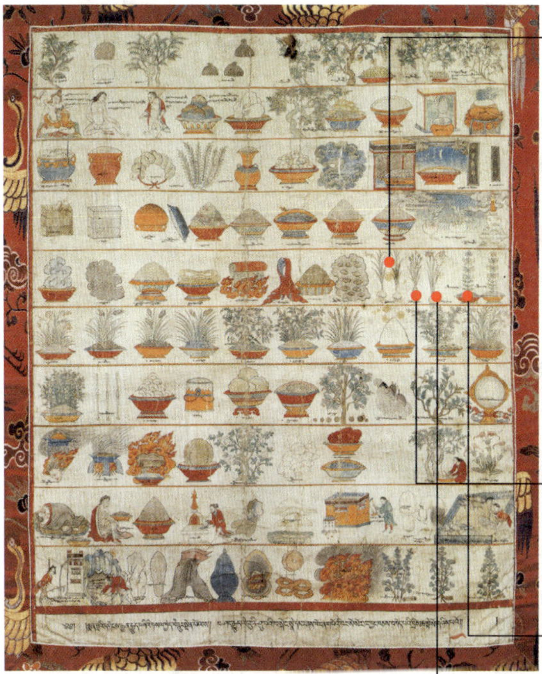

7.152 野葱

野葱是生长于山上或菜园内的一种调味类野菜。叶长圆、中空、端尖，鳞茎白色形圆、多层。味辛，消化后味苦，功能治黄水病和妇科严重风病。

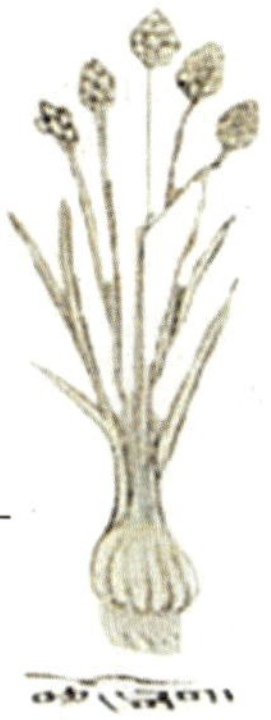

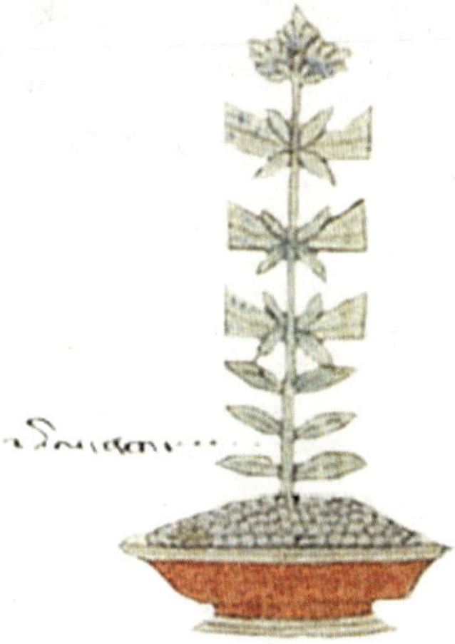

7.154 黑芝麻

黑芝麻是每年种植的一种谷物。茎干黑绿、柔软、直立、长 1~2 尺、被黑黄色细毛，枝不大，叶青绿、心脏形，缘浅裂，被细毛，叶柄短、对生，枝顶开蓝花，长圆蒴果内有许多细黑籽。味甘，功能对疖痈、胃肝寄生虫、皮肤病、子宫瘤等有效，用于壮阳。

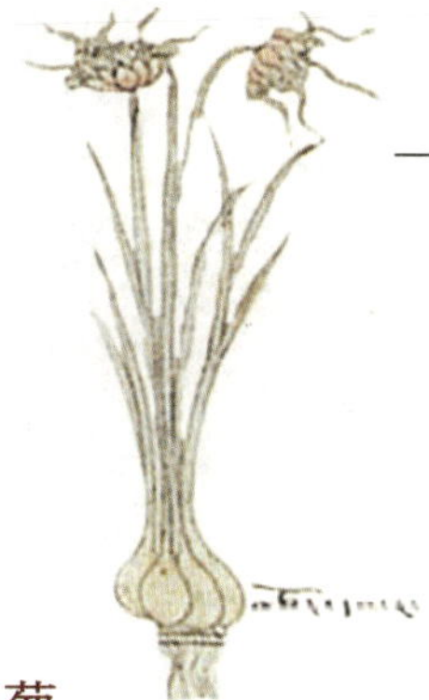

7.153 红葱

红葱是生长于山上和菜园中的一种调味蔬菜。叶长圆、中空、色红、尖细，鳞茎白色、圆短、多层。味辛，消化后味苦，功能治妇科严重风病和黄水病等。

7.155 白芝麻

白芝麻是每年种植的一种谷物。茎干黑绿、较粗、直立、长 1~2 尺、被黑黄色细毛，枝不大，叶青绿呈心脏形，缘浅裂、被细毛，叶柄短、对生，枝顶开青紫花，成熟后长圆蒴果内有许多白籽。味甘，功能对疖痈、胃肝寄生虫、皮肤病、子宫瘤等有效，用于壮阳。

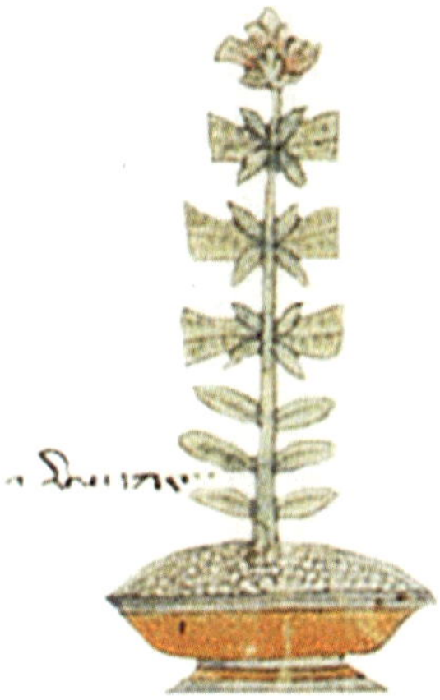

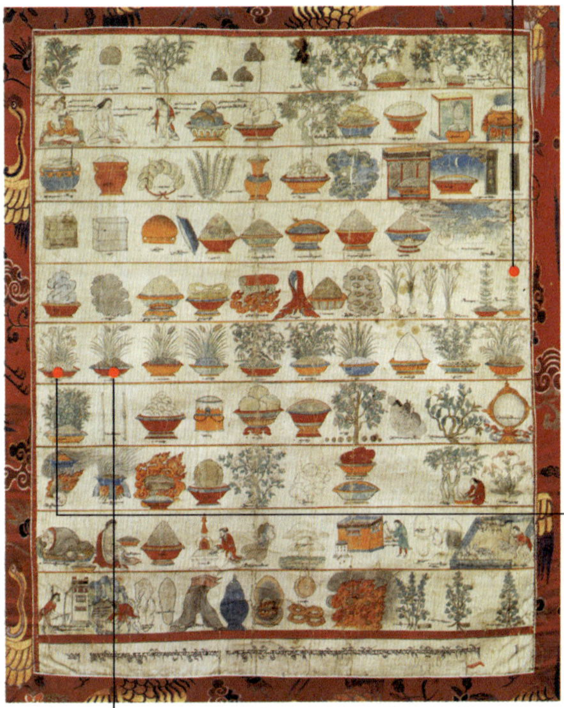

7.156 炒米

为水田中生长的稻谷，叶如小麦扁细而长，尖锐，穗如沿沟草下垂，薄稃皮内有白色米粒。炒熟的米功能止吐、止泻。

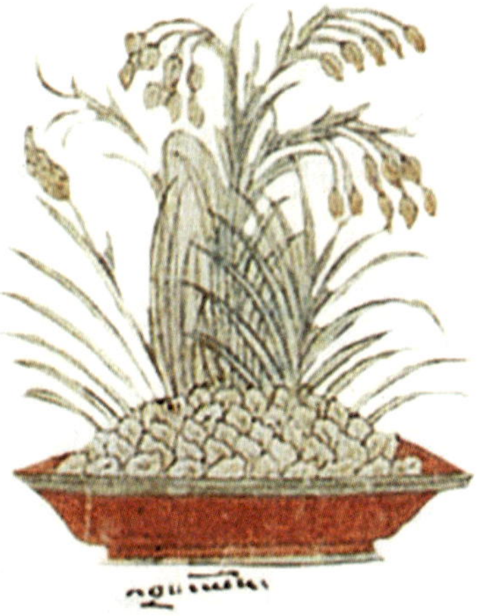

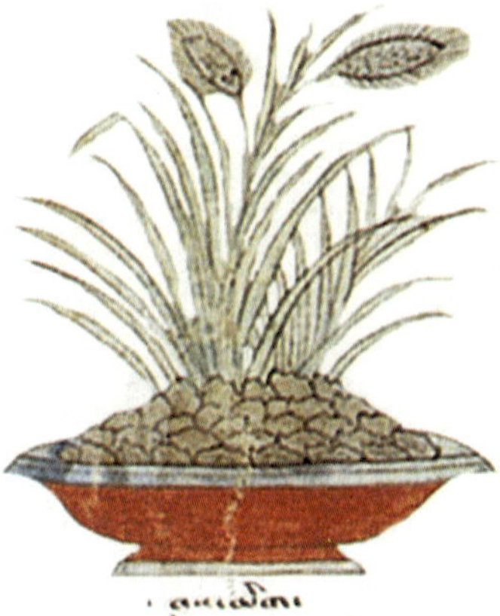

7.157 焦青稞

青稞是具芒类谷物。秆细具节、中空、直生，叶青绿微糙，形似矛头，穗长 1 指，呈四棱排列的稃内各有一粒种子，稃尖有芒。炒焦青稞对创伤有效，也治脉（血管）结病。

7.158 黑青稞

黑青稞是具芒类谷物之一。秆细具节，中空，直生，叶青绿形似矛头，微糙，穗长 1 指，稃内有灰而偏黑种子，稃尖具芒。味甘，消化后味甘，功能对创伤有效。

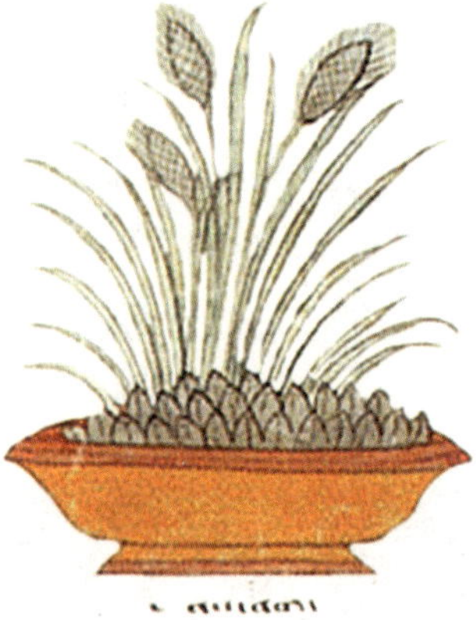

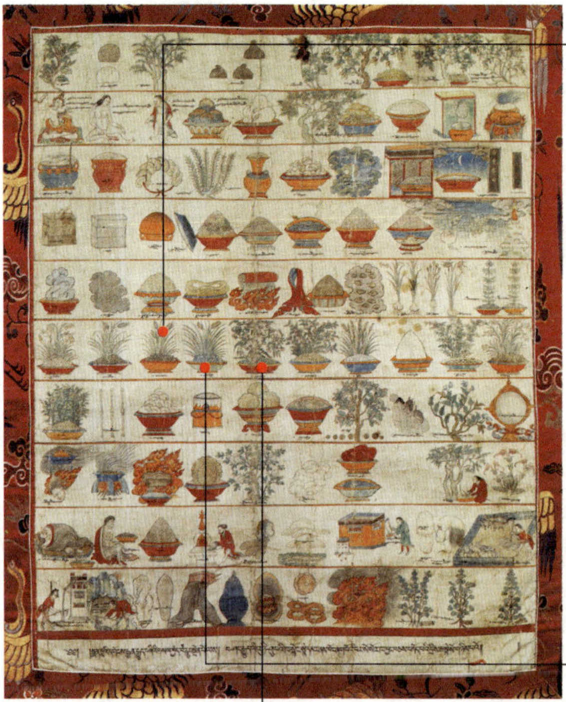

7.159 蓝青稞

蓝青稞是具芒类谷物之一。秆细具节，中空，直生，叶青绿微糙，形似矛头，穗长 1 指，稃内有灰而发青的种子。味甘，功能对小儿剧咳多痰、菌痢有效。

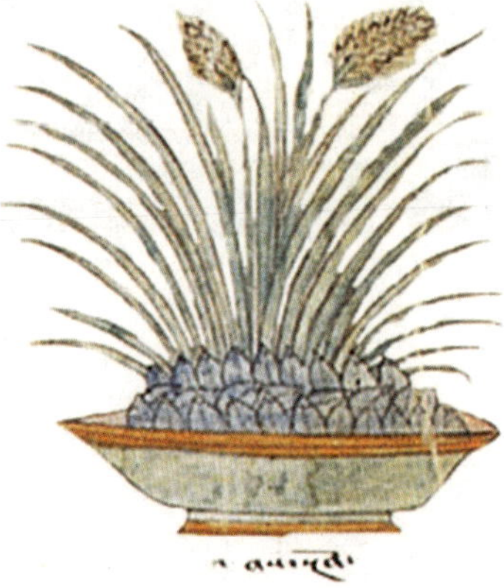

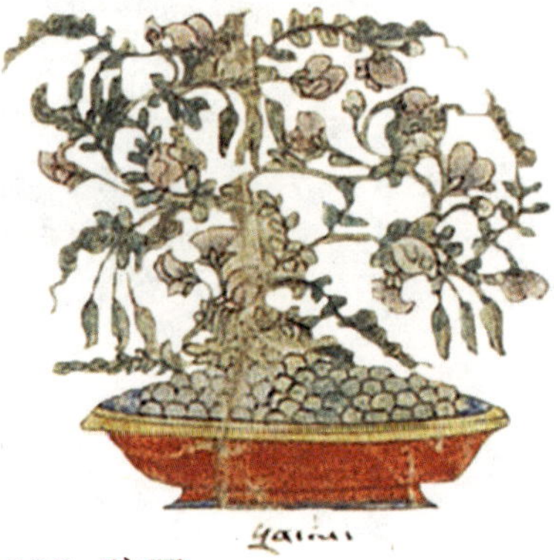

7.160 豌豆

豌豆是具荚类作物之一。茎细而长，上半端分枝，叶青绿、卵形、对生，叶柄淡绿、柔而软、多枝，先端分叉呈环状缠抱，花似蝴蝶，色多为淡红，成熟后扁长荚果内有 4~8 粒豆子。味甘，功能收敛扩散于腑的毒素，汲取胆汁中的油脂，对痘疹和疮疡有效。

7.161 兵豆

兵豆是具荚类作物之一。叶小呈羽状，茎细而软，花白或淡青，形似蝴蝶，荚果扁小，内有圆而微扁豆子。味甘，功能虽可激发三邪，但糊剂可治火焰疮和痛风、血病，对痔疮和疖痈有效。

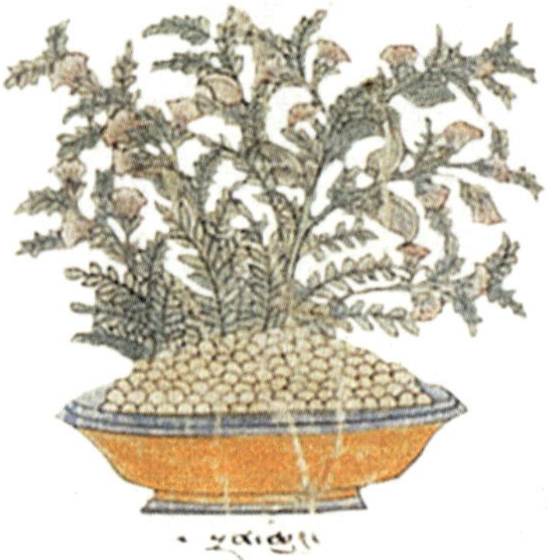

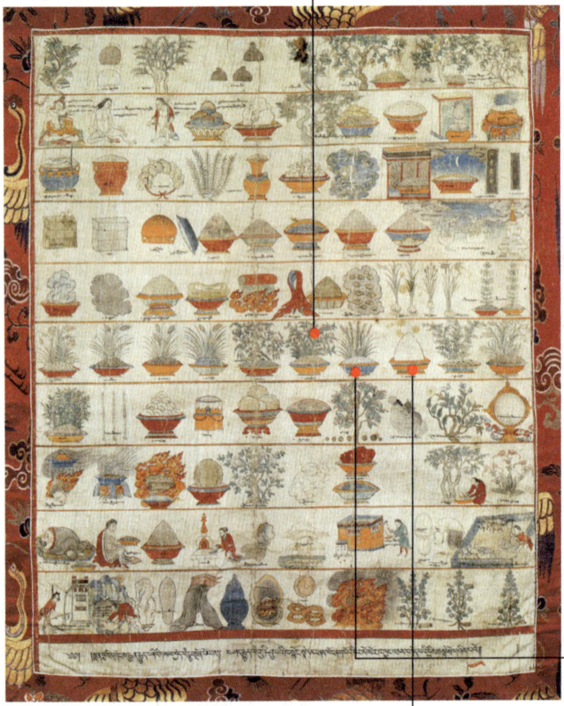

7.162 小麦

小麦是每年种植的一种谷物。植株与青稞相似，叶细而扁长。由于品种不同芒长短各异，麦粒长圆，一面有芽迹。味甘，功能收敛扩散于腑的毒素。

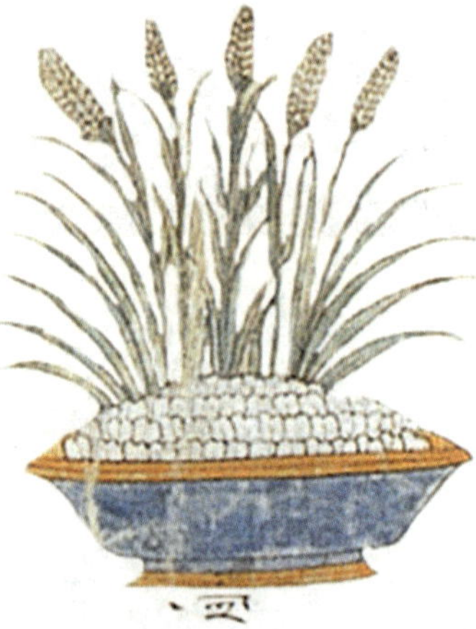

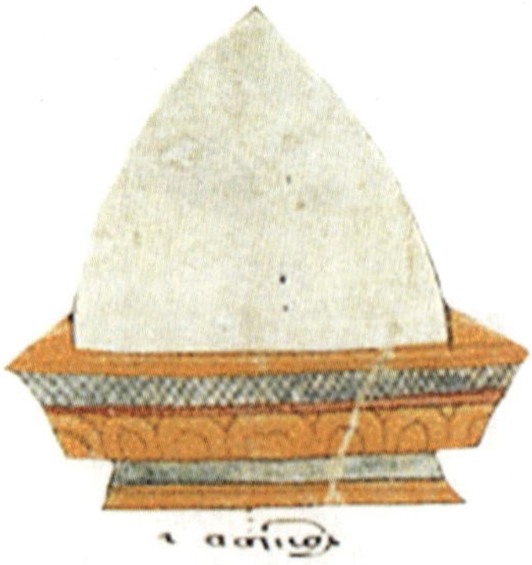

7.163 小麦面

小麦面是人的主食之一，馍和面条的原料。味甘，与牛羊脑浆或奶酪、酥油、水调和后涂抹对疮疡等炎肿有效。

7.164 蚕豆

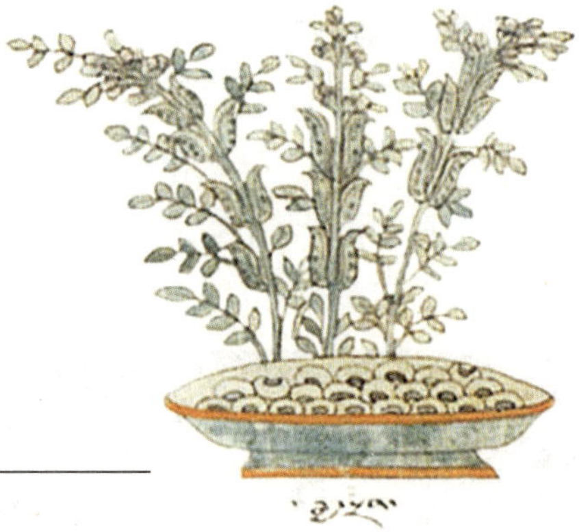

蚕豆是具荚类作物之一。茎四棱，色灰青，长而直生，叶圆长、较厚，被零星细毛。果荚圆长拇指大小，内有数个淡黄色指头大豆子。味甘，功能治培隆病、多痰、哮喘、痔疮、尿道结石，但食之过多可激发血热和赤巴。

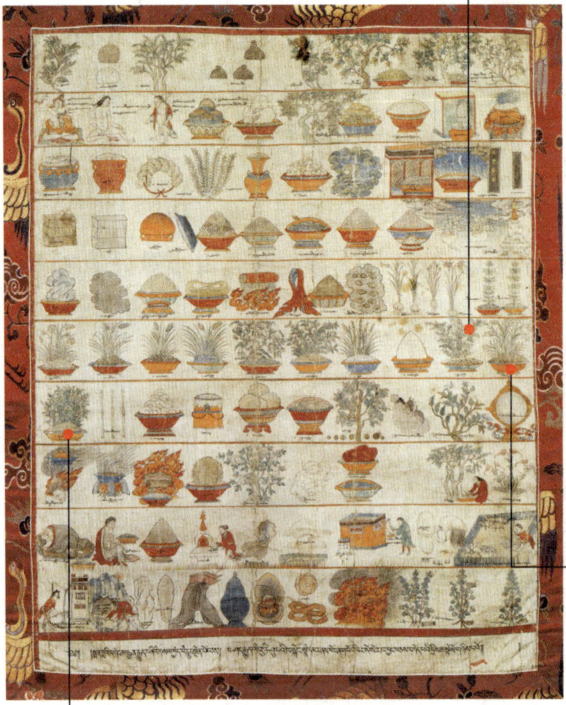

7.165 大麦

大麦是具芒类谷物之一。秆细具节，中空，直生，叶青绿与青稞大体相似。种子修长，去稃壳难。味甘，功能治培赤病，排出体内弹片等遗物。

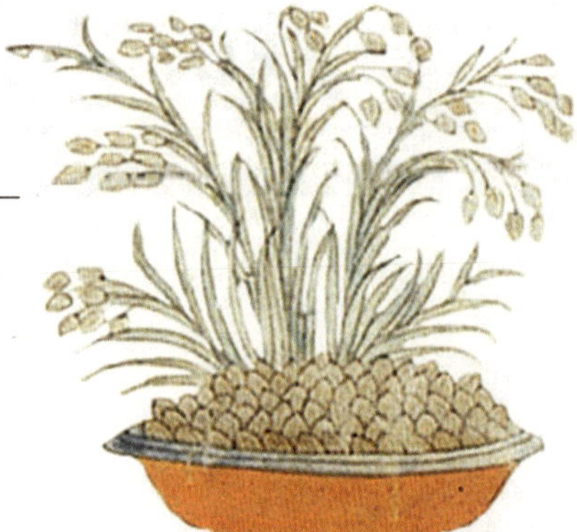

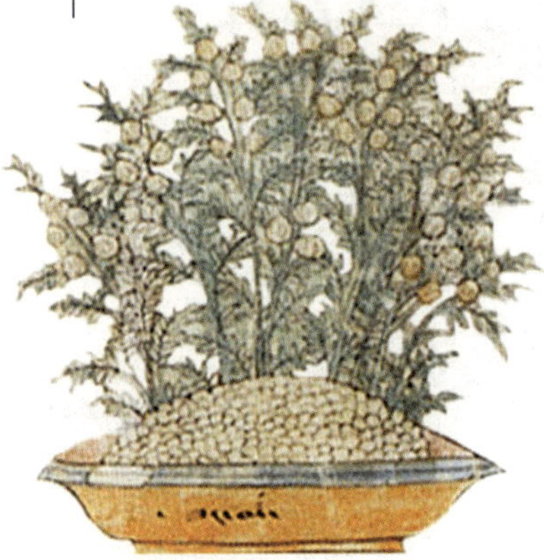

7.166 胡麻

胡麻是具荚类作物之一。茎干细短，分蘖多，茎多分枝，叶扁长而小，互生。花蓝有光泽，5瓣，瓣上有青白眉纹，蒴果内有细小籽，浸汁发黏。味甘，功能促使炎肿排脓。

7.167 秸秆节

小麦、青稞、大麦等麦类作物的秸秆节，熬汁后可治酒不消化症。

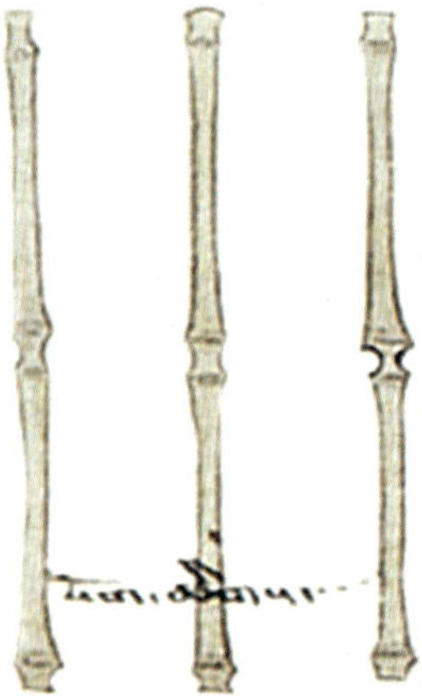

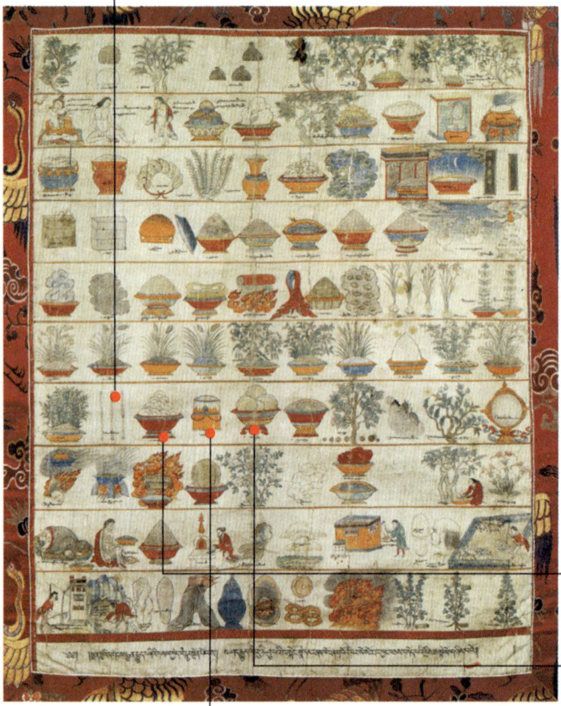

7.168 食盐

一般从海水和地下咸水中提取，色有白或青白或微红等，用于调味。味咸，涂抹皮肤或内服对疮疹和酒醉有效。

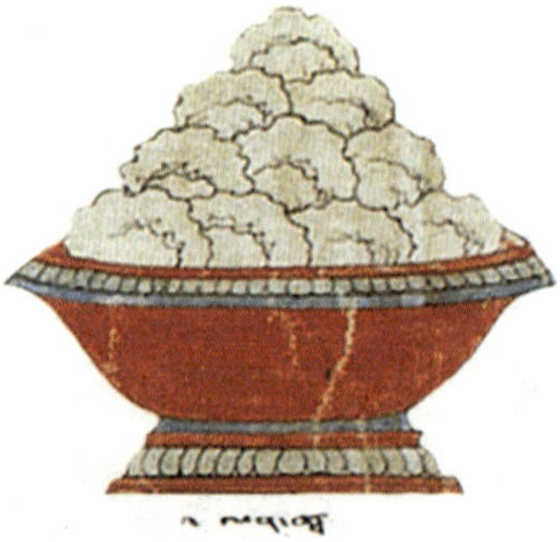

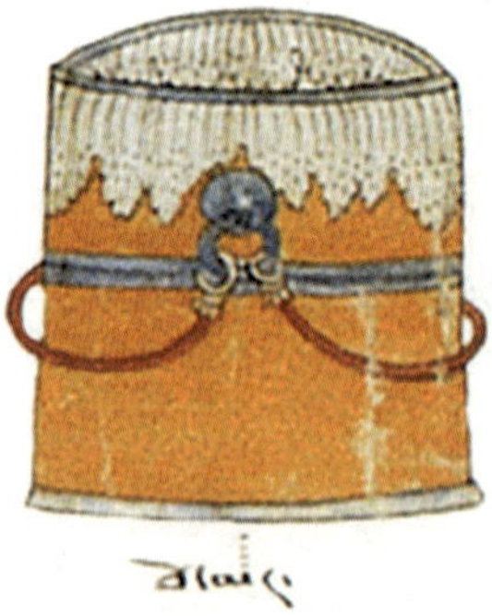

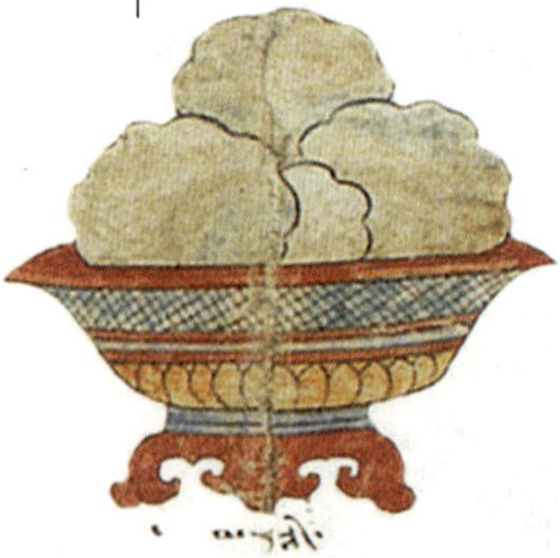

7.169 桶边油垢

即挤奶桶边长时凝结的油垢。功能治渗出性黄水、皮肤病、培隆病有效。

7.170 陈酥油

从牦牛、犏牛、山羊、绵羊奶中提取的酥油放置 1 年以上，变得苦辣者便是陈酥油。味甘、苦、辛，功能治癫狂病。

7.171 水银

水银是一种液态金属。色白具光，性重而动，撒在地上像佛舍利碎成颗粒，重似铁，无味无泡沫，质净闪光。精心炮制成的粉末或与他药配制的药剂，可治疫疠、麻风、痘疹等，干热性水肿和水瘤。

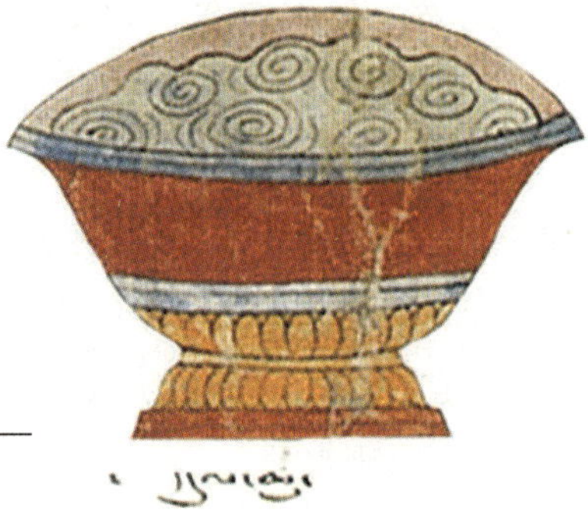

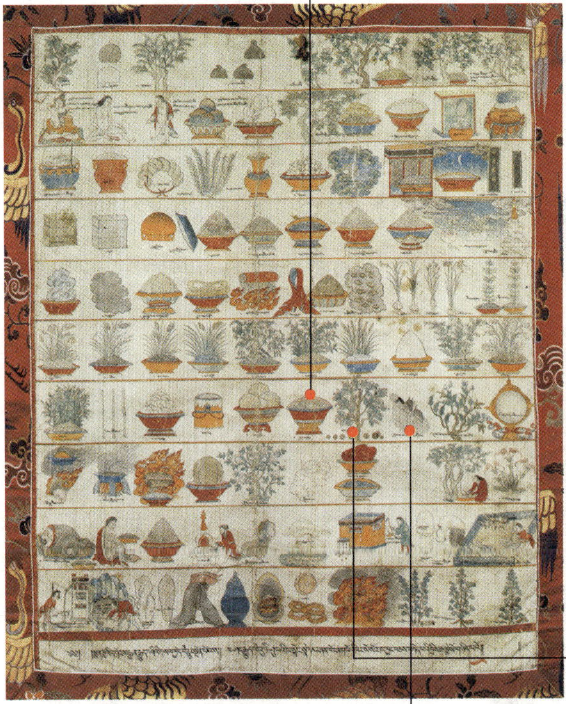

7.172 金刚子

金刚子（译音“如拉恰”）为多年生木本药。树干大小不一，形似杨树，叶子比杨树叶柄长而大，色青绿，果实圆似苹果，有 1 粒或 7~8 粒不等，其中六棱无眼者为上品，有眼者为下品。功能祛邪，鉴别毒。

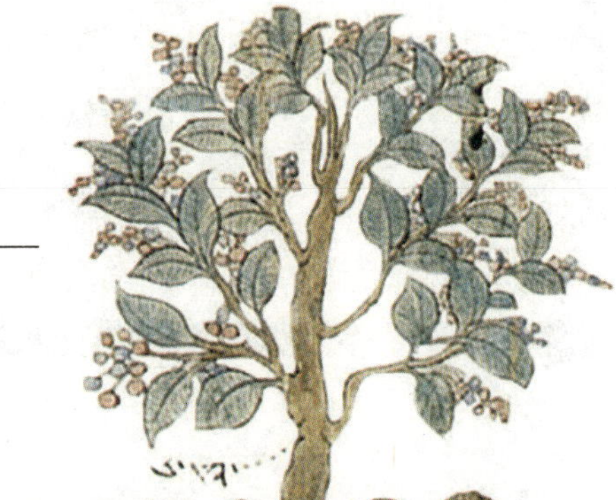

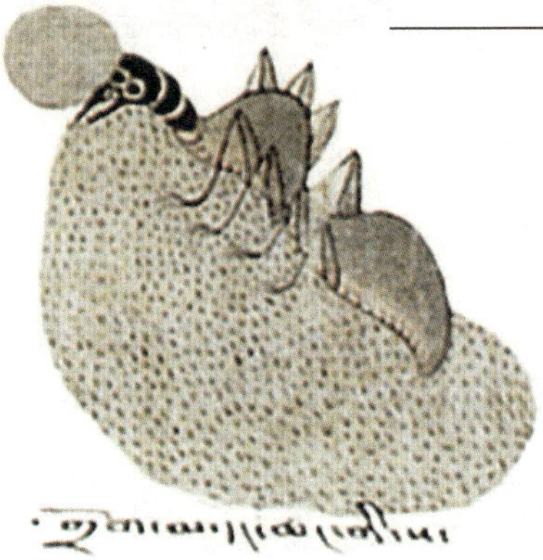

7.173 蚂蚁和蚁穴土

蚂蚁为小昆虫，头、胸、腹大，颈、腰非常细，有两触角、六足，能搬动比自身重很多之物，群居生活。蚂蚁功能扩张脉管，排出水肿；蚁穴土可热敷消肿。

7.174 小叶棘豆

小叶棘豆（译音“宛莫恰占达夏”）是生长于沙滩、砾石之间的一种草本药。主根淡黄细而长，叉生毛根，叶柄淡黄较长，对生，扁小，缘具齿似蓝花棘豆（“赛那合”），蓝花似弯角，果荚淡黄，三组并生，似镰形棘豆果荚。味甘、苦，功能引排水肿。

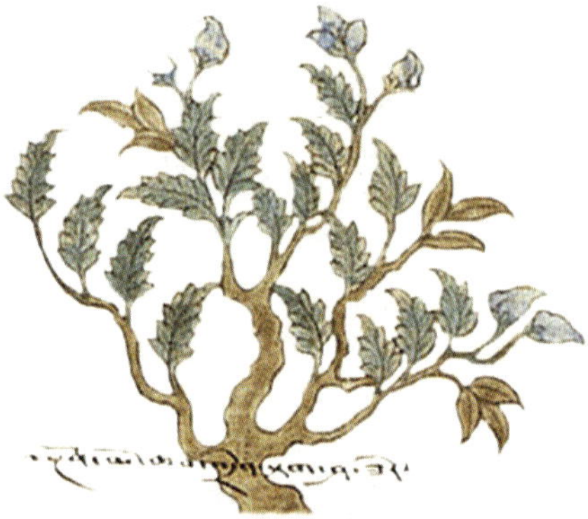

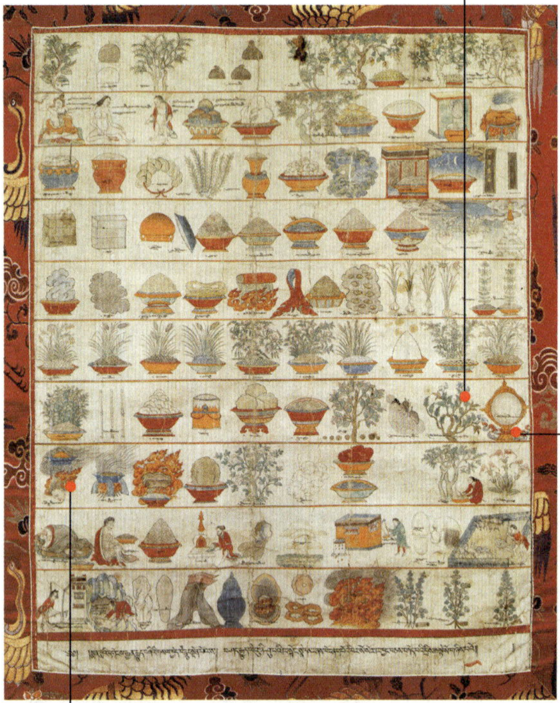

7.175 铜镜锈

在铜做的镜子上面涂上黄锡、石灰华、新鲜酥油，放置数天后生出的蓝锈。涂于眼，对治沙眼有效。

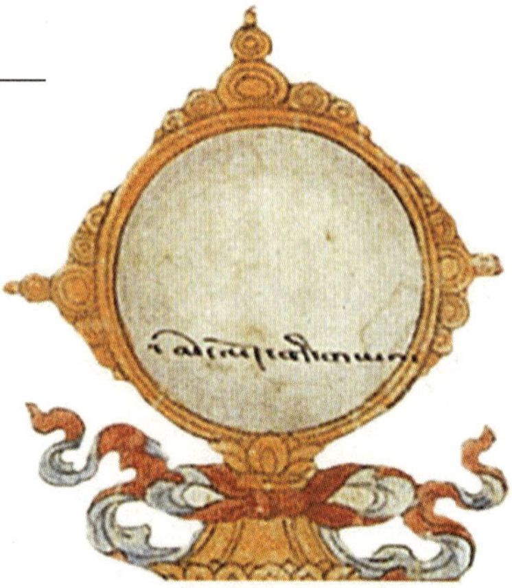

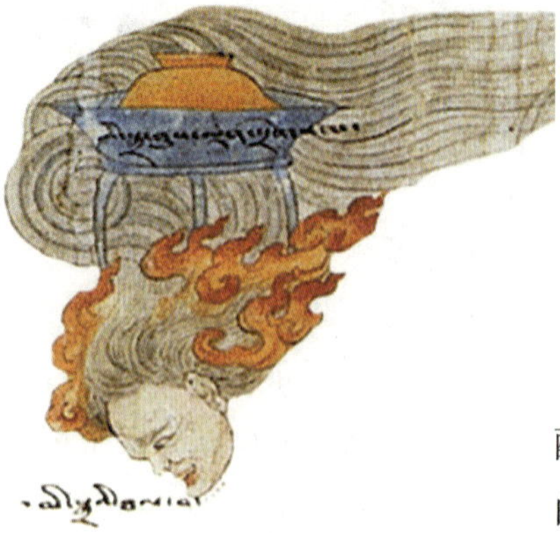

7.176 血余炭

不论老幼，任何人的头发焖烧成灰后，调以新鲜酥油和铜镜锈，涂于眼内对治沙眼有效，用燃烧头发的烟熏患处可治眼病、祛邪，对痔疮有效。

7.177 炒谷物蒸汽

用锅中炒青稞或小麦等谷物发出的蒸汽熏鼻，可治鼻塞性感冒。

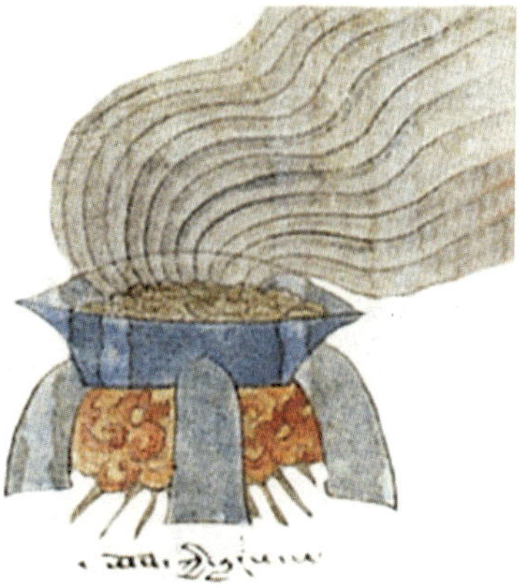

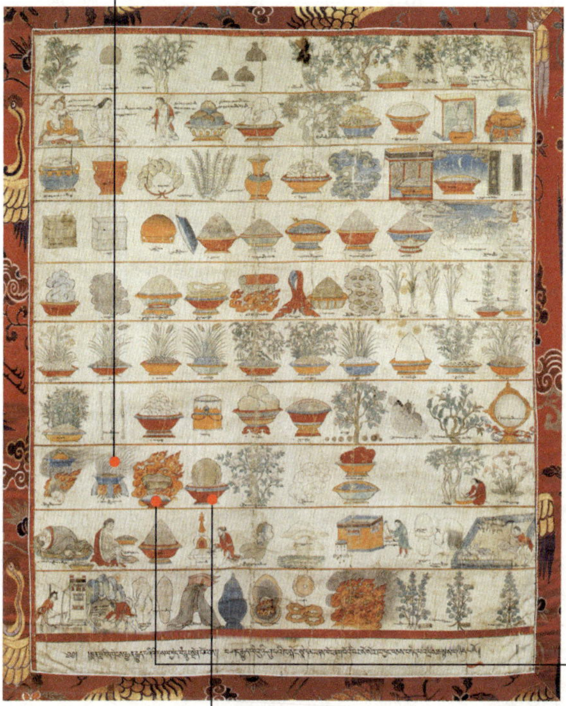

7.178 桦皮灰

桦树是一种成林乔木。叶青绿形圆滑，皮灰或红黄，多层，可当纸写字。把皮烧成灰撒在创口可愈伤，撒入耳内治耳病。

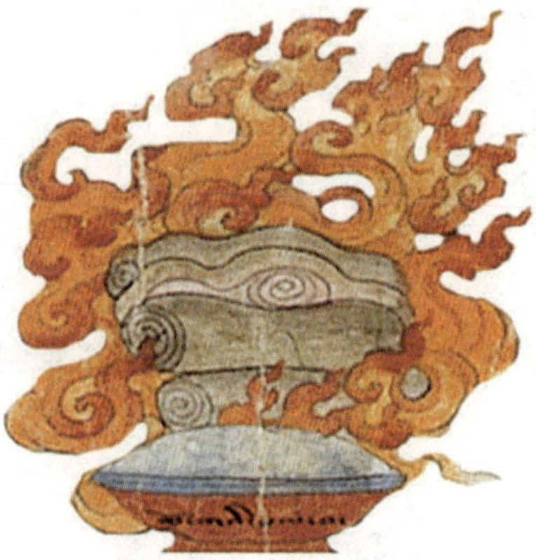

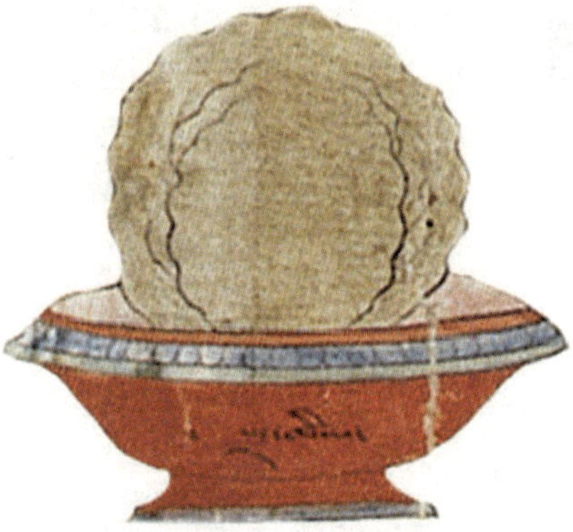

7.179 蜂蜡

蜂蜡是蜂蜜的糟粕，炼蜂房获取的似羊脂肪样的油脂，白而软，火烧之如酥油融化冒出油烟。涂之治淋巴结炎和皮肤病。

7.180 棉籽

棉花是生长于印度和汉地等的一种矮小木本植物。茎干细，一人高，花柄粗大分枝少，叶缘具齿互生，黄花 5 瓣，棉桃形圆，先端收口，成熟后开裂，内有棉花和被短毛棉籽。棉籽粉末撒入鼻腔对亚马虫病有效。

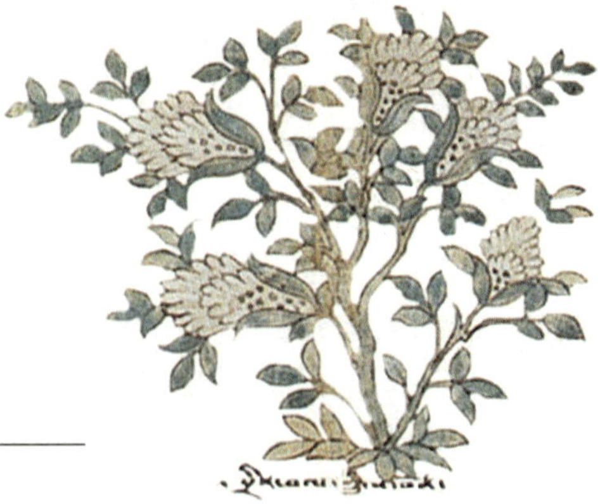

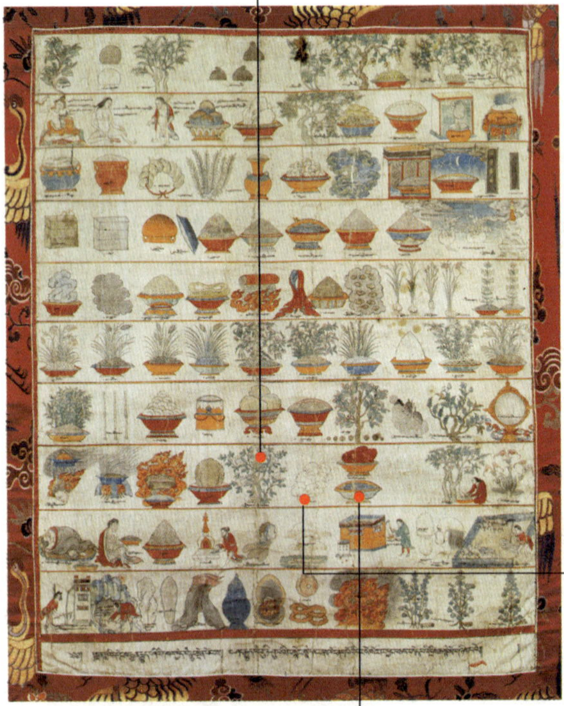

7.181 棉花

棉花是生长于印度和汉地等的一种矮小木本植物。茎干细，一人高，花柄粗大分枝少，叶缘具齿互生，黄花 5 瓣，棉桃形圆，先端收口，成熟后开裂，内有棉花和被短毛棉籽。棉花裹以磁铁吞入腹中，可吸出腹内误吞的金属物，也可做最佳清创物。

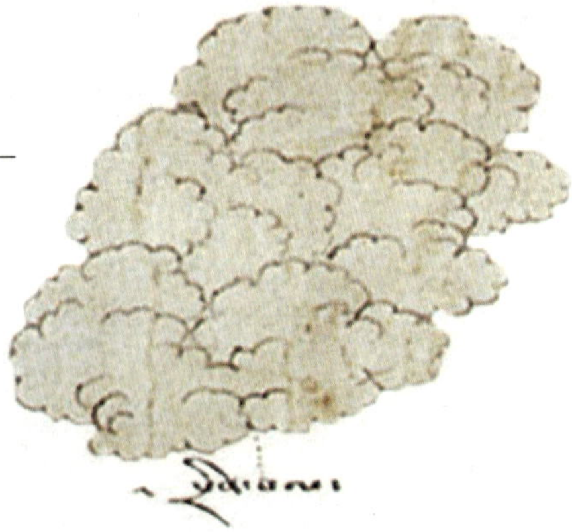

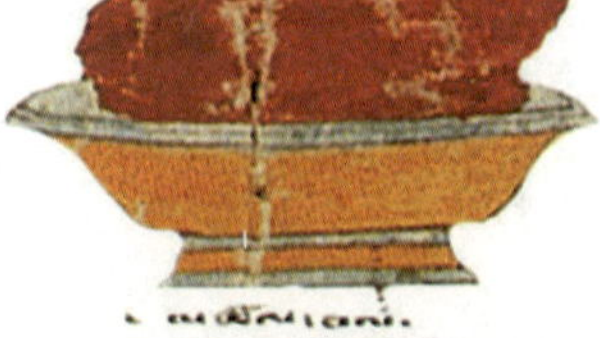

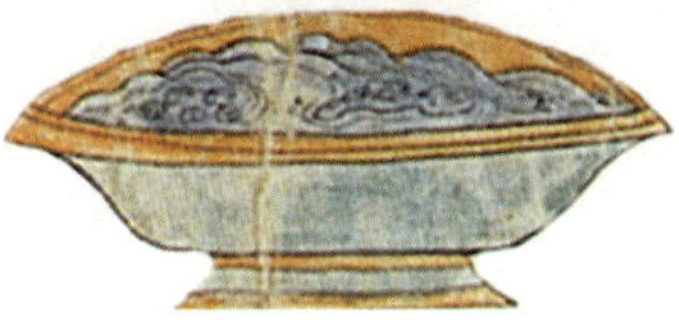

7.182 朱砂灰

朱砂灰是炼出水银后的渣子煅灰。朱砂是一种矿物药，紫红闪光，粉碎后淡紫，朱砂装入罐中烧煅后变为灰色，取下冷却，取出析结于罐盖上的水银，剩下的朱砂灰对治创伤和疮疡腐肉有效。

7.183 肉托果树脂

肉托果树是生长于温热农区的一种高大乔木。枝多，皮灰，幼枝柔软，老后粗糙，叶椭圆、互生，花黄绿5瓣，果实坚硬、细小、扁圆，黄色。夏季剥皮后渗出很臭的汁液。功能对治创伤、疮疡腐肉有效。

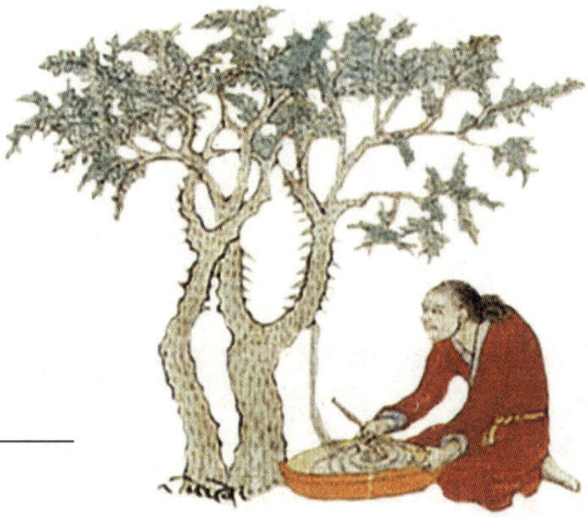

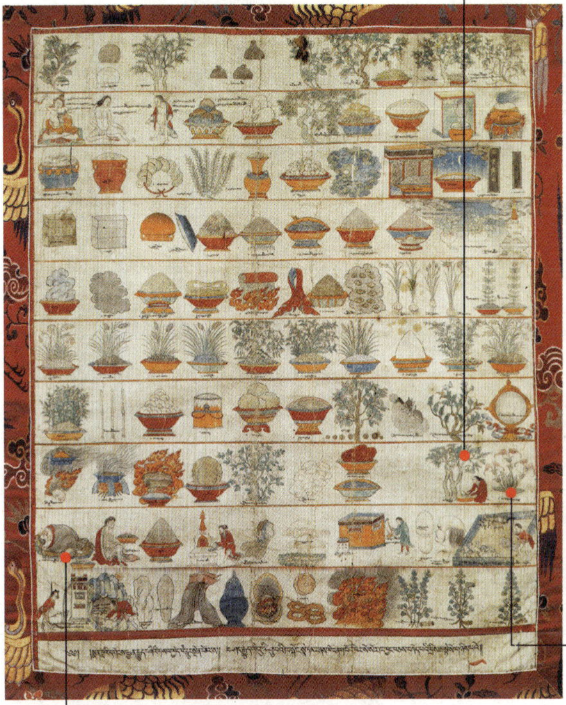

7.184 全叶马先蒿

全叶马先蒿是生长于草甸、草地的一种草本药。主根淡黄细而短，有零星细小支根，茎青绿细短，2~3株，一般无分枝，叶黑绿扁长，缘浅裂对生，花紫红，中央花冠似象鼻。味甘、涩，功能干骨中黄水。

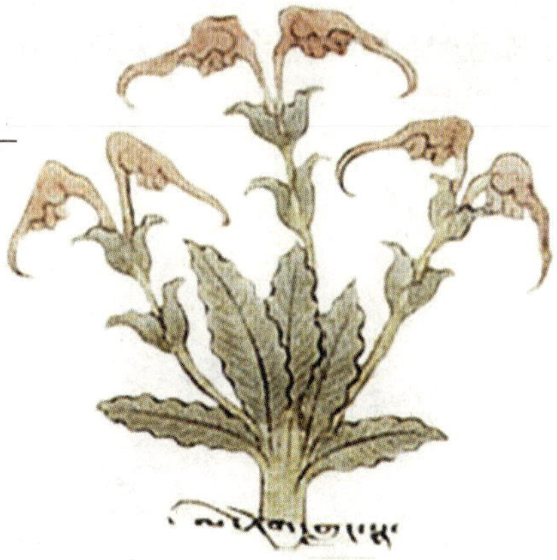

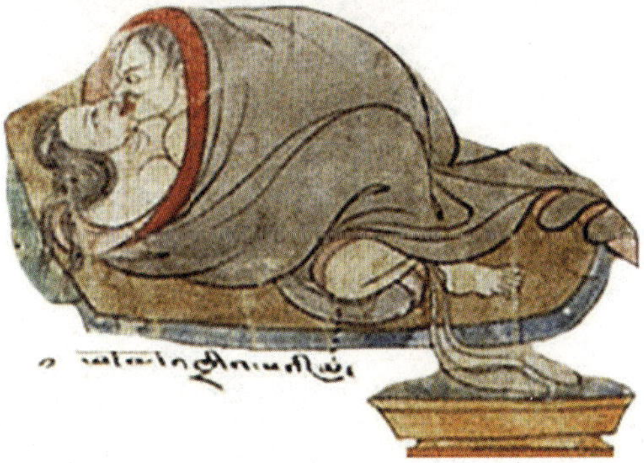

7.185 “魄姆触曲”

涂之对火焰疮等疮疡有效。

7.186 痘疹痂皮

取自以前得过天花病人身上的痘疹干痂皮，研细内服对痘疹有效。

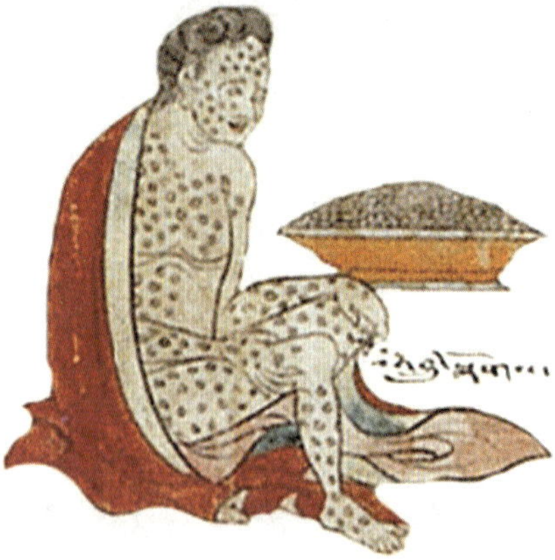

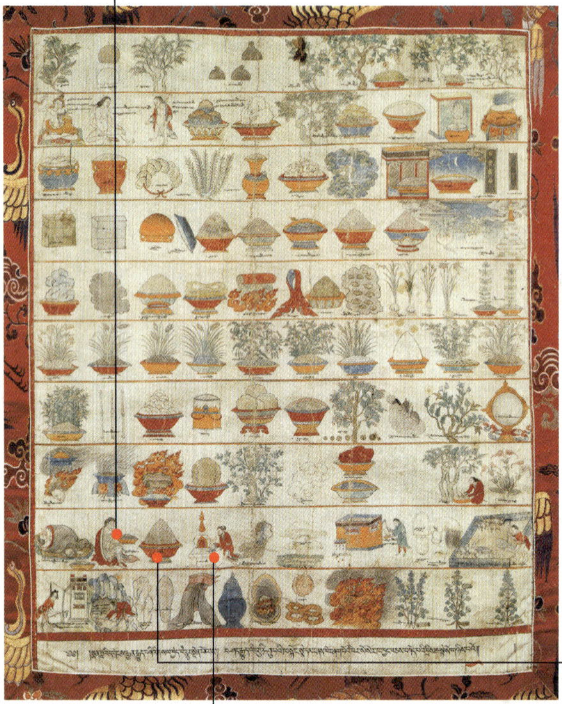

7.187 酒糟

将青稞、小麦煮熟后撒上酒曲发酵起泡变成酸甜的醪糟，用此洗浴，对治小儿脐病、新旧疮疡、溃脓等有效。

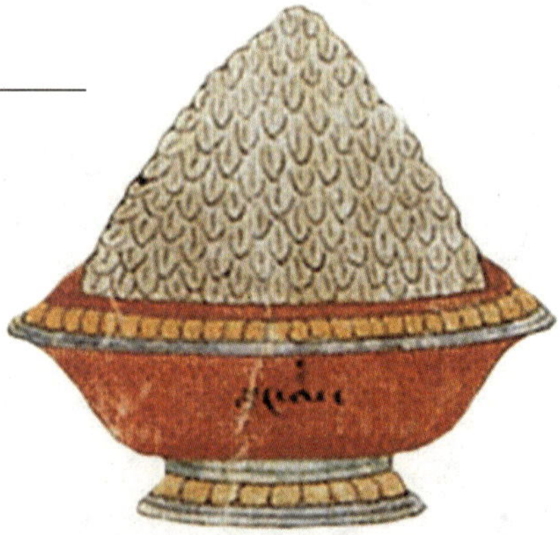

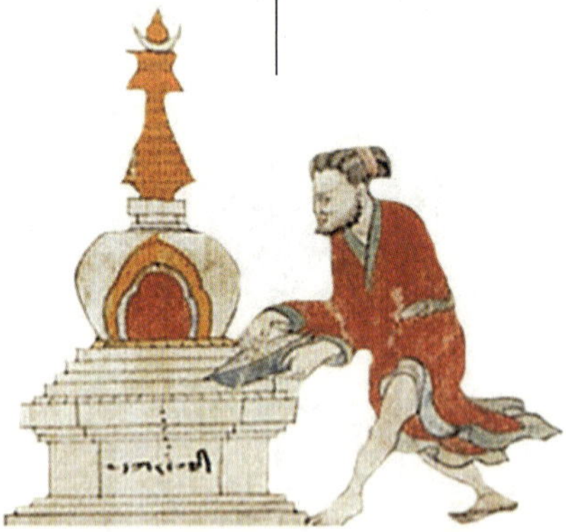

7.188 白灰

白灰（译音“嘎日孜”）一般指佛塔上刷的白灰。上品为产自西藏羊八井等地的不夹杂其他石沙，非常洁白且具腻的白石灰；下品为夹杂有细沙的白石灰。味涩、辛，涂之对妇科疾病有效。

7.189 东向旱獭洞土

即旱獭洞口朝东的土。罨敷之对寒隆病，尤其是对严重妇风病、妇血病有效。

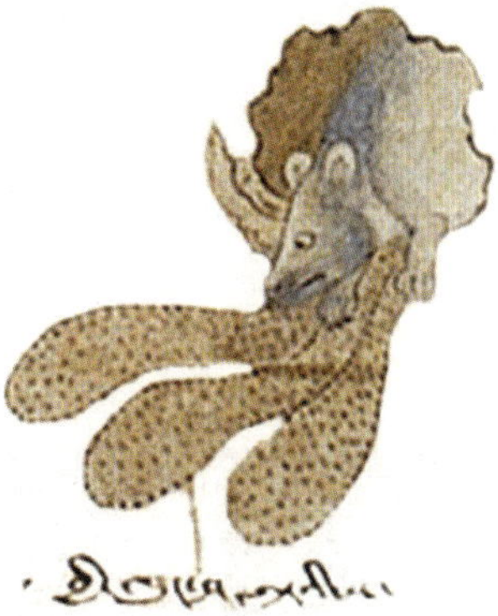

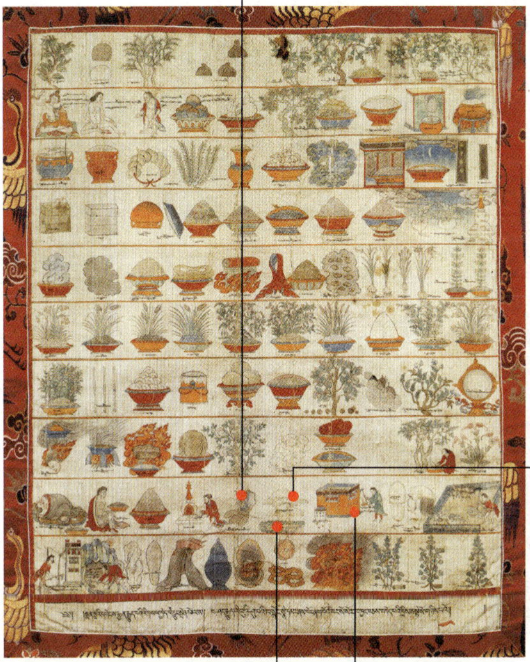

7.190 净沙

即淤积于湖池、水溪边等处不夹杂碎石、泥土的净沙。热罨对肾寒有益，湿沙冷罨对关节外伤扩散有效。

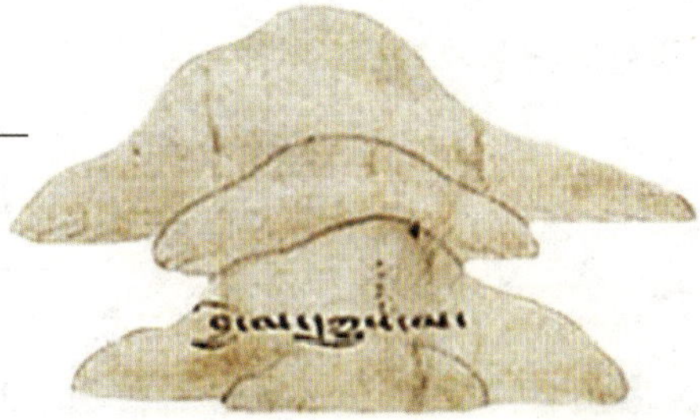

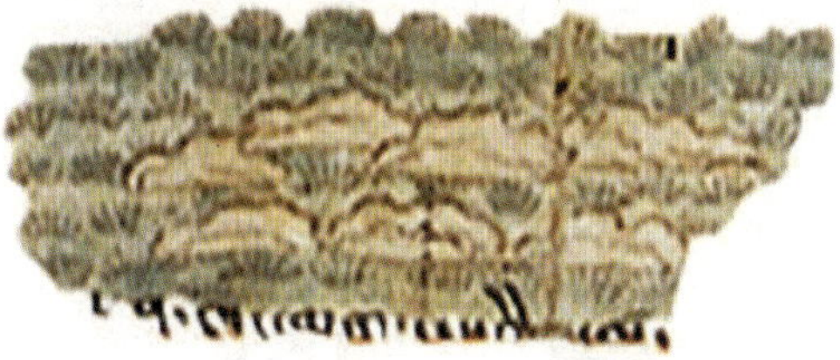

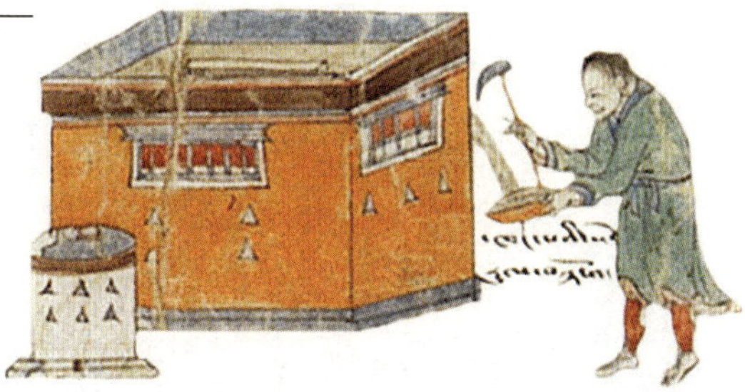

7.191 沼泽碱土

即凝结在沼泽草地上的碱土。内服或热敷可通淋利尿。

7.192 馊土

即旧房壁、旧墙根、崖根等处析出的碱土。色淡黄，常做皮硝原料。味苦，功能通淋利尿。千年馊土性凉、绵，对治瘟病有效。

7.193 “掌寨”与“寨如”

“掌寨”功能解毛毒；“寨如”对疮疡有效。

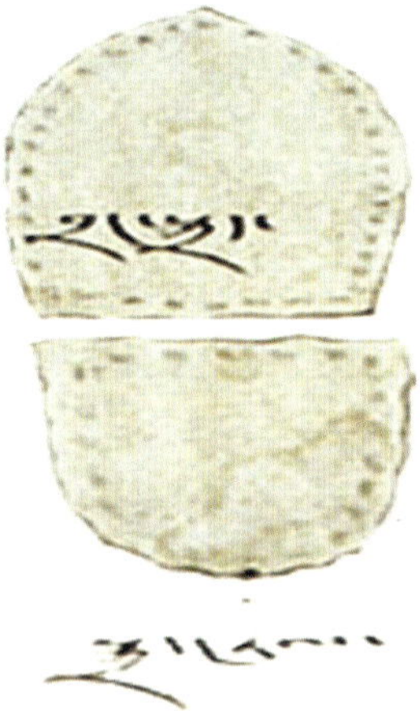

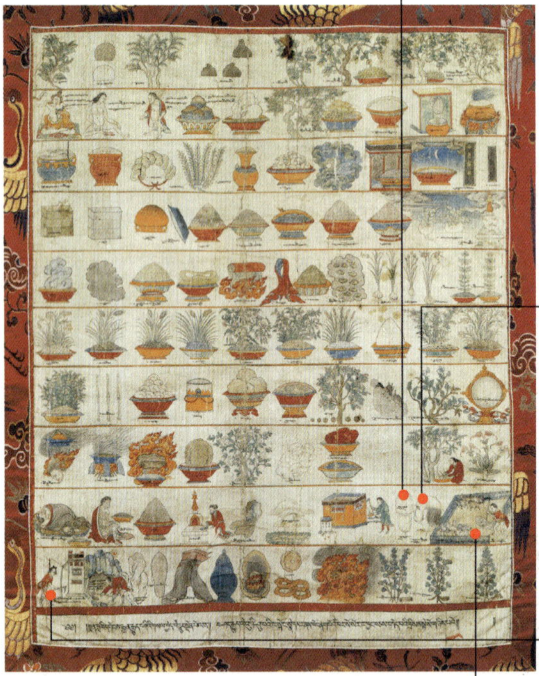

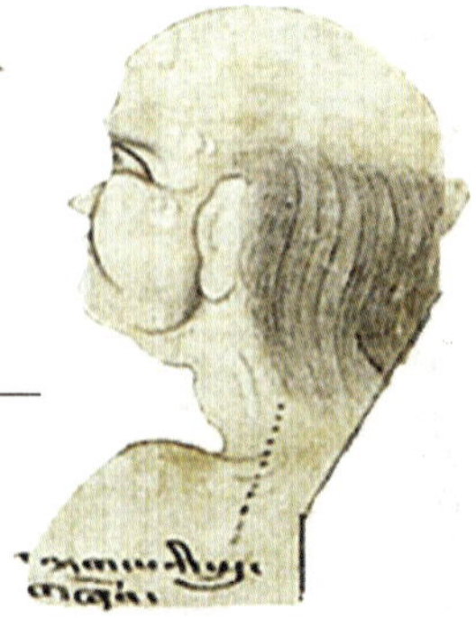

7.194 枕骨血余炭

即烧焦的人的后脑勺上的头发。功能解毛毒，即误食动物毛或用手长时抓握动物毛而中毒疼痛者。

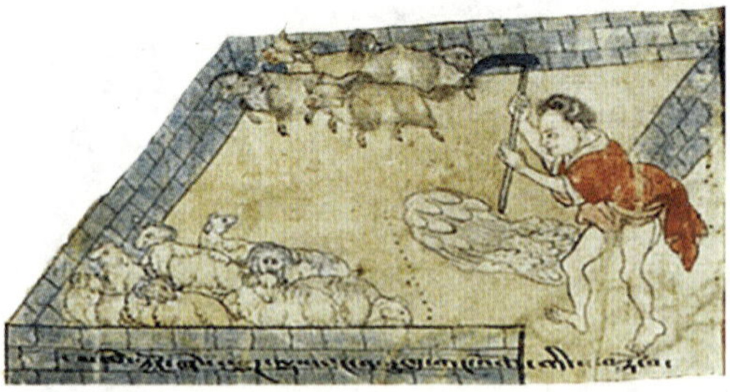

7.195 畜栏土

即牛羊等畜栏被长期雨淋和尿液浸泡之地下 1 肘深处挖出的土。冷敷治转化毒引起的咽喉肿塞有效。

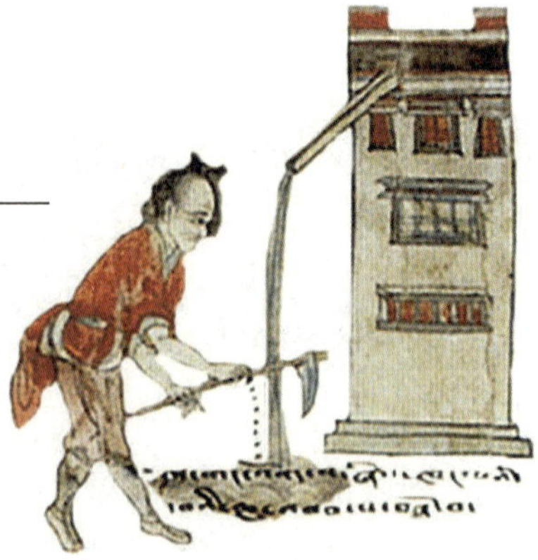

7.196 漏水槽下土

即从漏水槽下 1 肘深处挖出的土。冷敷治疮疡、疖痈有效。

7.197 北向岩洞土

即岩洞口朝北内一肘深处挖出的土。冷敷对治合成毒中毒有效。

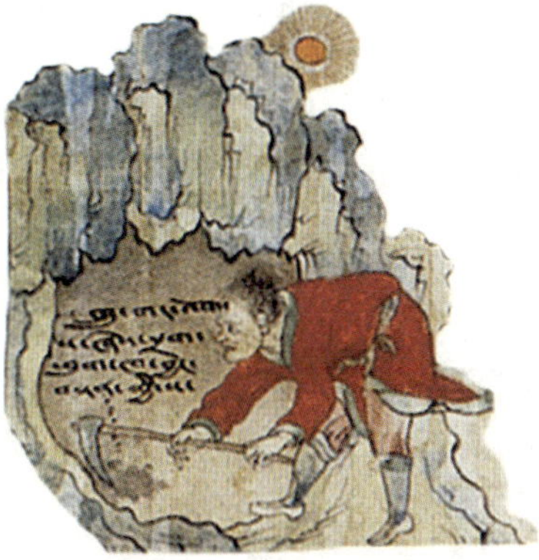

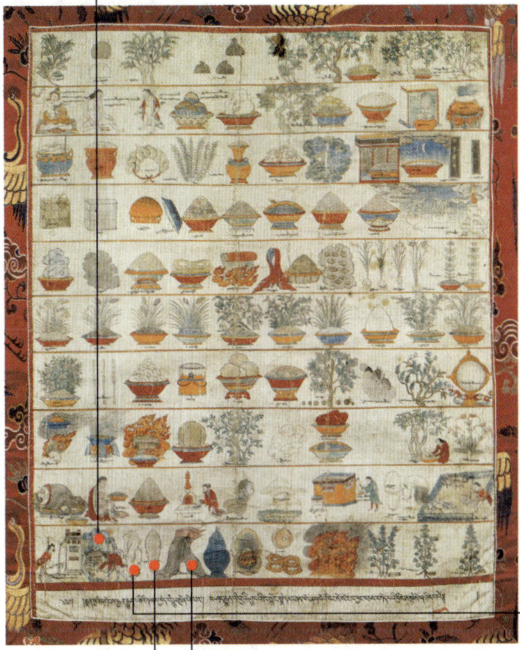

7.198 虫蚀白脂石

一种石类药。色白，形状与大小不一，质地重而硬，断面不齐，相互击打时出现火花，石上有似虫蚀小孔。冷敷治虚热。

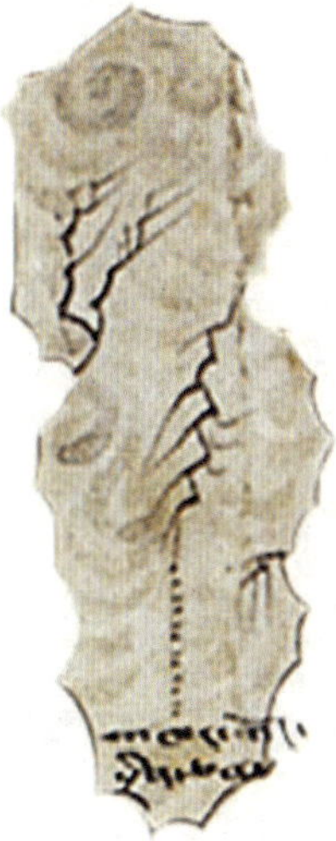

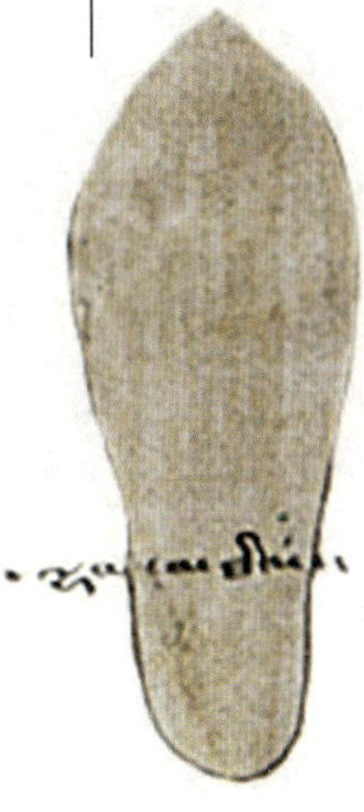

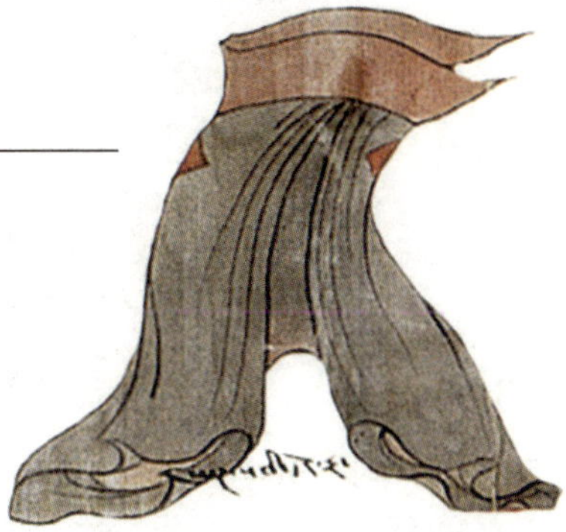

7.199 靴底

用牛皮做的靴底，穿久变旧，敷之对治口疮有效。

7.200 “佑瑟道尔达”

“佑瑟道尔达”可预防星曜中邪，对疮疡有效。

7.201 瓦片

指陶瓮片或盖屋顶的瓦片。若找不到也可用长期雨淋日晒的无油腻陶罐片替代，热罨治肠鸣、深陷的寒证。

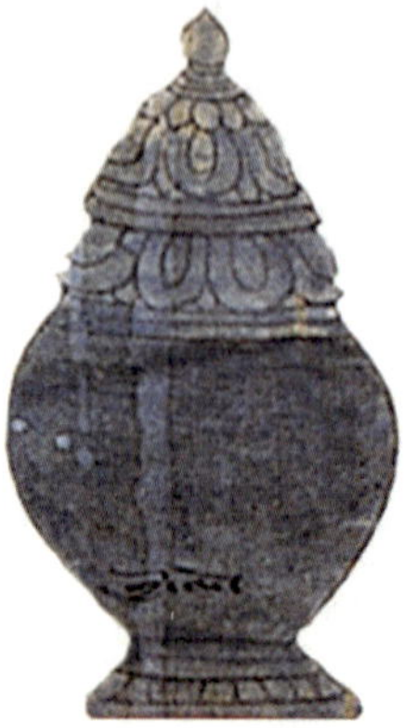

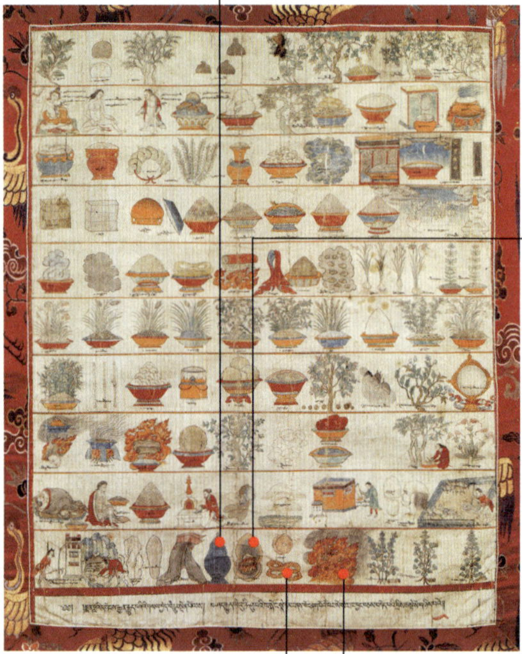

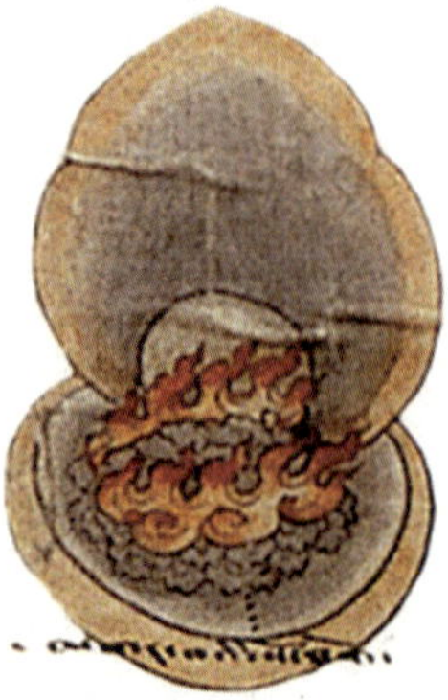

7.202 铁渣

从铁匠捶打烧红的铁件上掉落的铁垢或夹杂有炭灰的熔化铁渣。此可消散感染引起的肿胀，对疮疡有效。

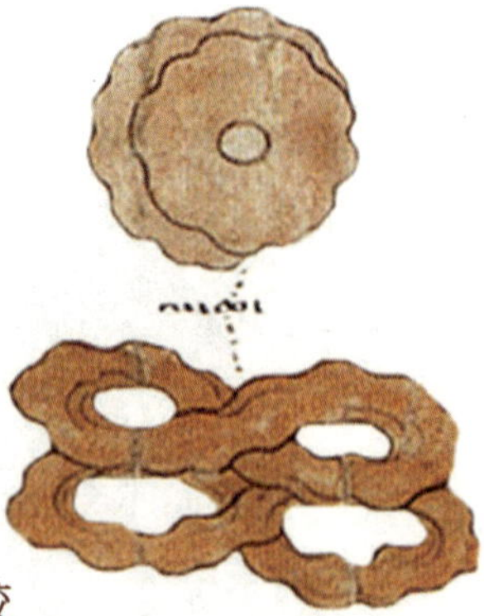

7.203 紫胶

即榨去紫草茸汁后所剩的渣滓，在山矾叶中放入紫草茸长久熬煮，汁成红紫色，取其汁液，将剩下的渣滓趁热做成泥疙瘩冷却变硬即得。味苦、涩，功能治肺和肾扩散伤热，对眼病有效。

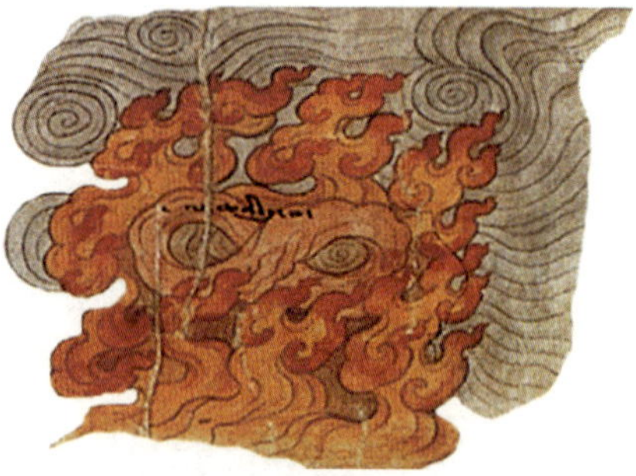

7.204 紫胶烟

取紫草茸汁后剩下的渣滓，燃之冒出的烟，熏病人全身或住房，可以防龙魔为主的魔邪引起的麻风病。

7.205 白乌头（船盔乌头）

即按颜色所分的白乌头。茎干中空，植株小而柔软，2~3 个分枝，叶似蛙爪，深裂，花蓝似鸡冠，块根小，新旧块根双双连生。味苦，功能治各种中毒症。

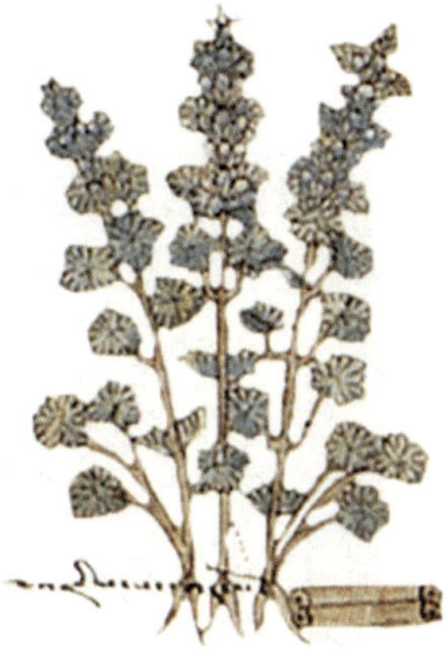

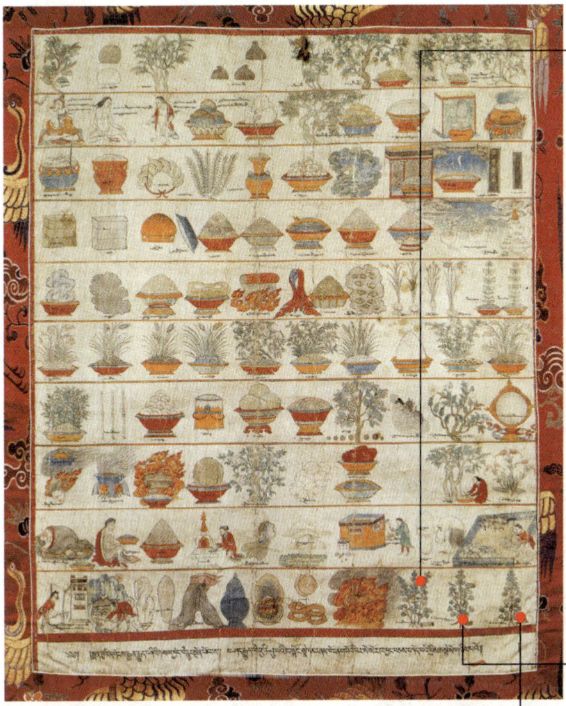

7.206 黄乌头（毛茛状金莲花）

即按颜色所分的黄乌头。茎干中空，植株小而柔细，2~3 个分枝，叶似蛙爪，深裂，花稍泛黄，块根小，新旧块根双双连生。味苦，功能治各种中毒症。

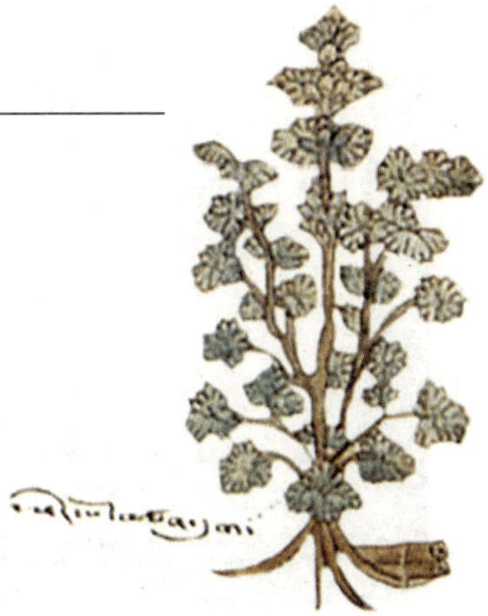

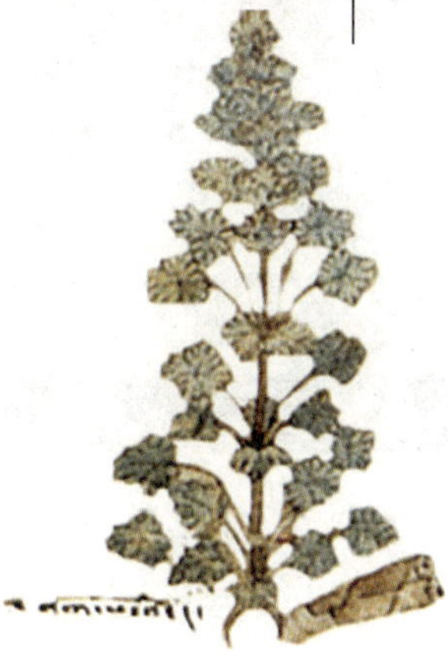

7.207 黑乌头（铁棒锤）

黑乌头是不动毒之首毒。茎干中空直生，无分枝，叶圆，缘密具齿，花青黑，新旧块根双双连生，旧根黑、皱纹大，新根淡黄、皱纹小。味苦，功能治疫疠、白喉、炭疽、鬼祟病及心隆病等有效。

图三十三　补充药物（三）

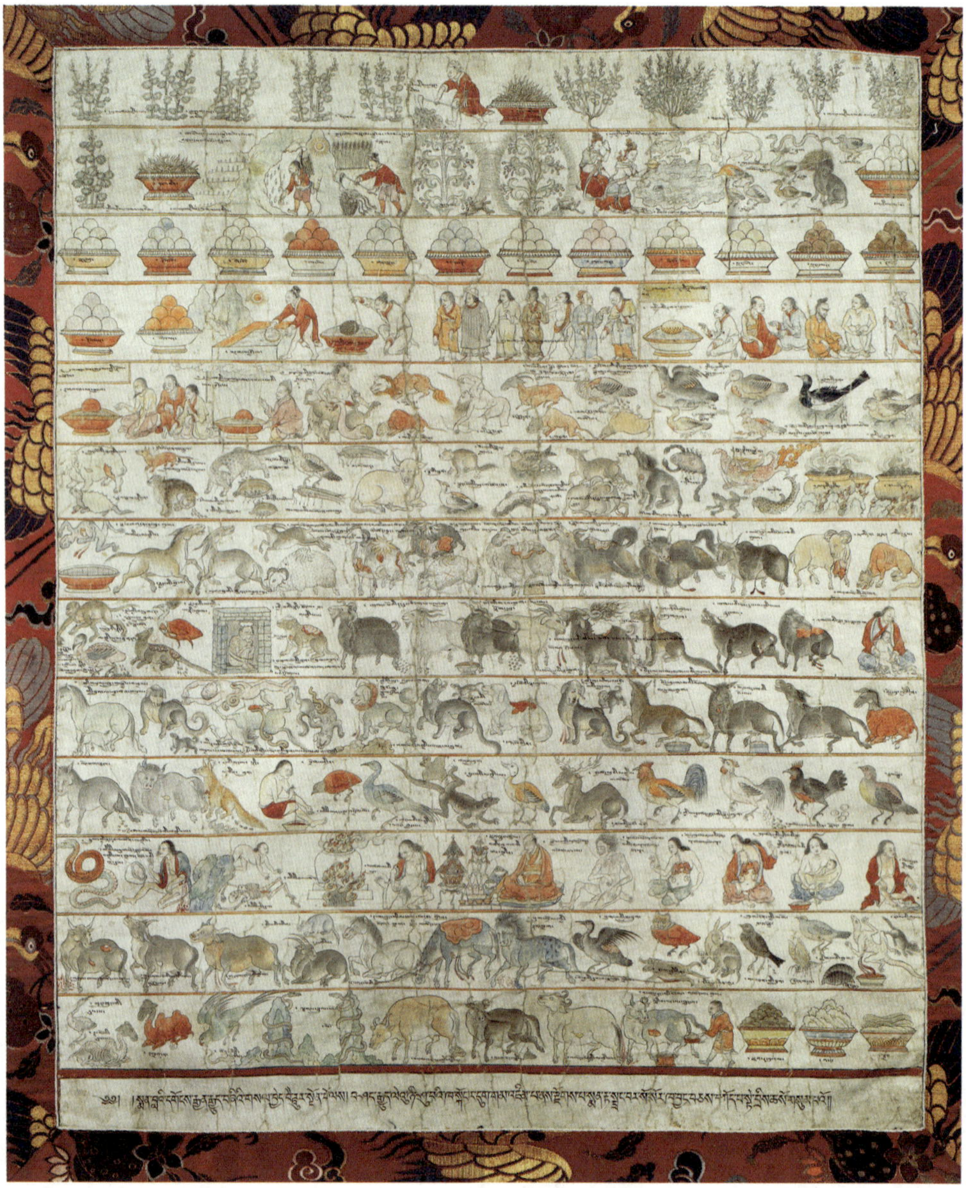

本图除表述《论述部》所述草本药之外，从其他医书中补充草本药如乌头类和在阴阳山坡生长的草本药，以及珍宝丸、法药甘露、八岁童便、哺乳食肉动物类药、禽类药、生活于旱地和水中虫类药等的功效。

7 补充药物（3）

7.208 黄华

黄华（译音“嘎布拉斗巴”）是黑乌头中块根为白色的一种，生长于河谷两岸的林地。茎干细直，单枝或2~3个分枝，枝顶叶长圆、光滑，缘具齿，肉厚，花白青或蓝，有人称“拉斗巴”，叶、花、种子入药。味苦，消化后性凉，功能对各种毒症有效。

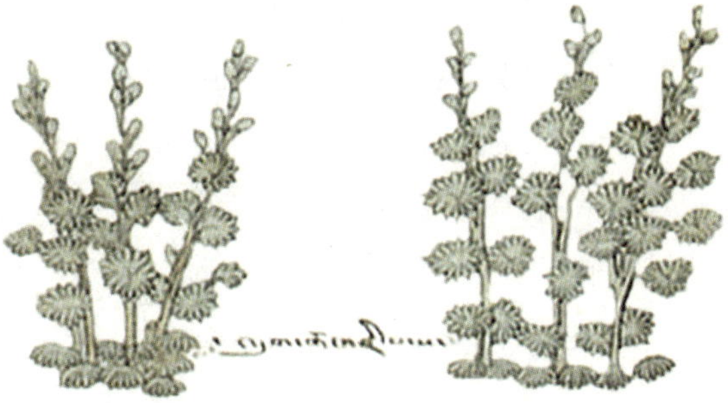

7.209 另一种“江斗巴”

“江斗巴”（公英叶风毛菊）是以花色分类的黑乌头的一种。另一种“江斗巴”植株象黄华，茎干细直，单枝或2~3分枝，叶圆长，光滑，肉厚，缘具齿，花冠似鸡冠，红黑，有人称“江斗巴”，根、叶、种子入药。味苦，消化后性凉，功能对各种毒症有效。

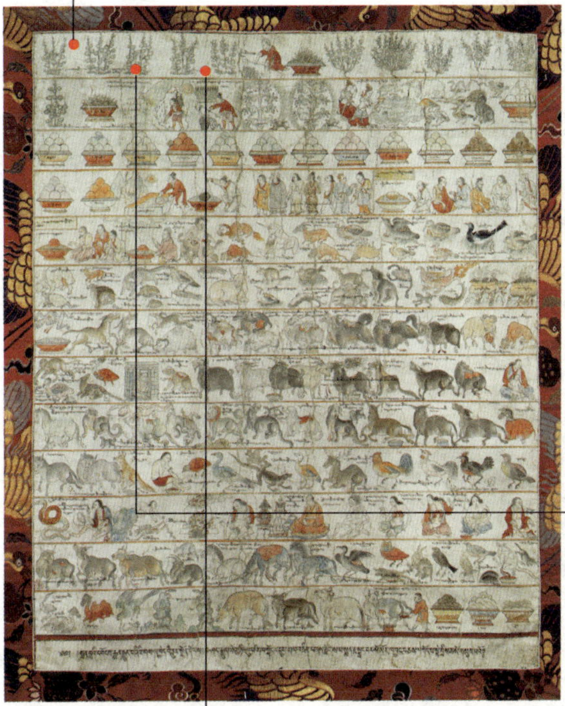

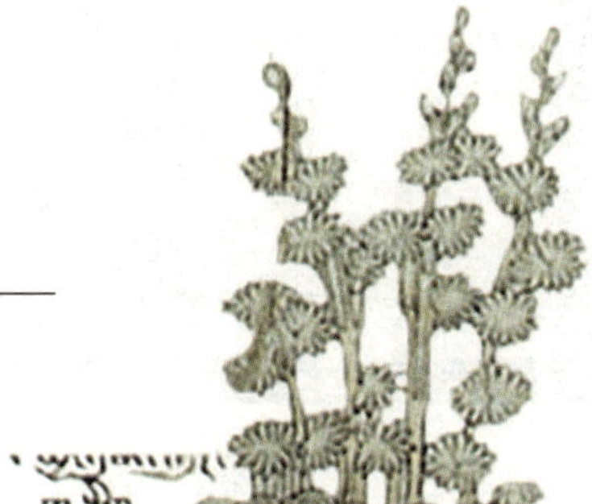

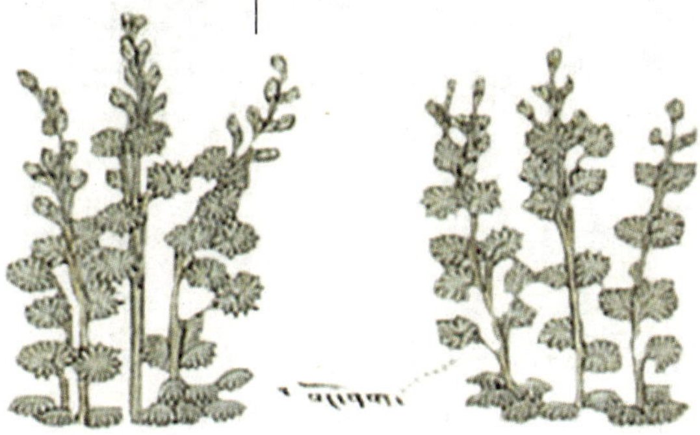

7.210 黑乌头

黑乌头（译音“旺阿那布”）属不动毒首品。植株与黄华、公英叶风毛菊相似，茎干细直，无分枝，叶圆长，缘具齿，肉厚，花分青黑和青黄2种，有2种皆为黑乌头之说。叶、茎干、花、种子入药。功能治痹病、疫疠（传染性疾病）、白喉、心隆病、炭疽。

7.211 另一种外“增巴”

黑乌头分为3种，其中灰青和蓝者被认为是“增巴”。“增巴”又分为外“增巴”、内“增巴”和秘“增巴”3种。有人认为外“增巴”是按时采挖的块根。味甘，消化后性凉，功能对治白喉、炭疽等疫疠、鬼祟病、心隆病、黄水病等有效。

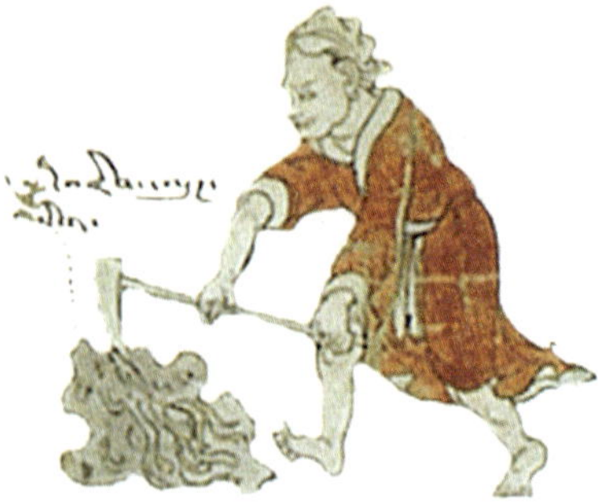

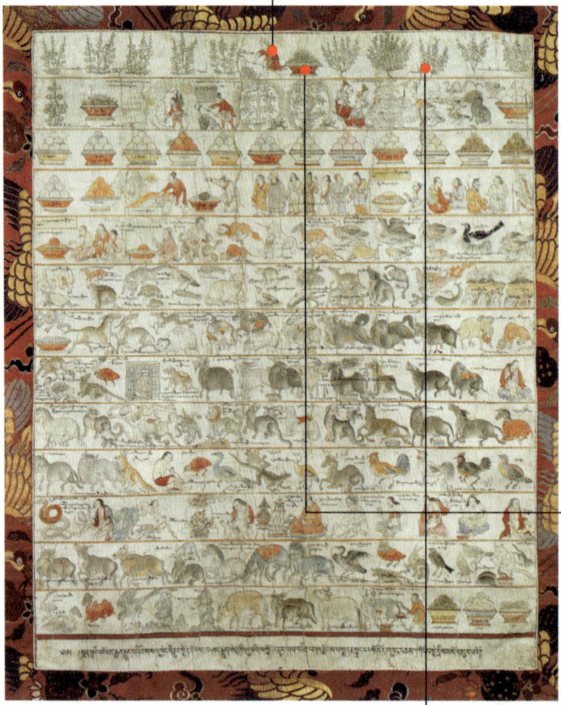

7.212 外“增巴”

外“增巴”，本派（强巴派）认为是黑乌头中花色灰青和蓝者按时采挖的块根。味甘，消化后性凉，功能治白喉、炭疽等疫疠，对治鬼祟病、心隆病、黄水病有效。

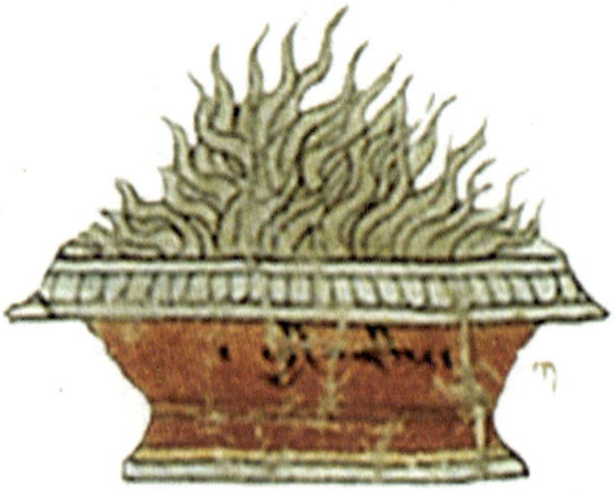

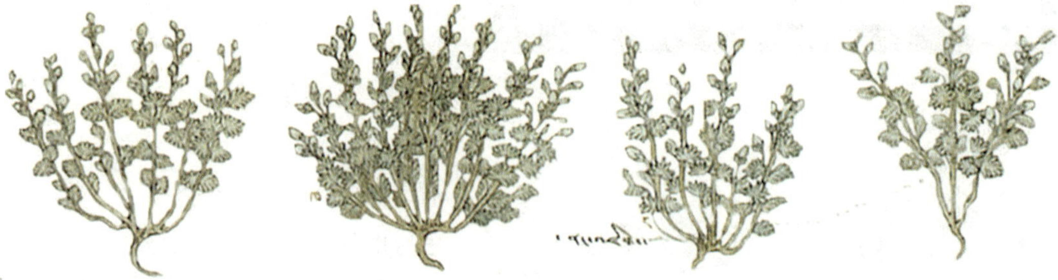

7.213 内“增巴”

内“增巴”，本派认为是黑乌头中花色灰青和蓝者，有单数枝头（5、7、9个）。味甘，消化后性凉，功能治白喉、炭疽等疫疠，对治鬼祟病、心隆病、黄水病有效。

7.214 秘“增巴”

秘“增巴”，本派认为是黑乌头中花色灰青和蓝者其种子生成达一年的全草。味甘，消化后性凉，功能治白喉、炭疽等疫疠，对治鬼祟病、心隆病、黄水病有效。

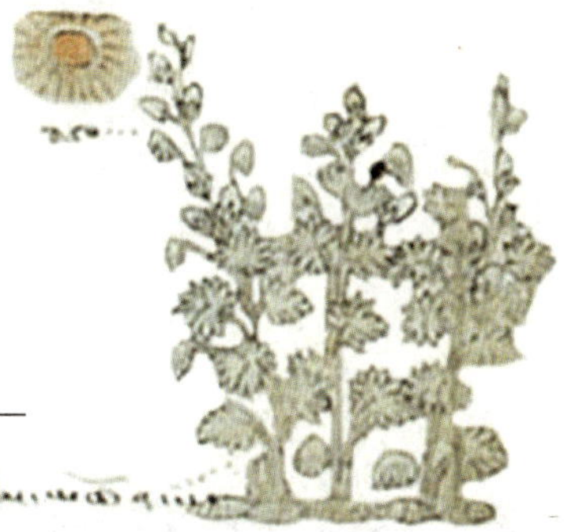

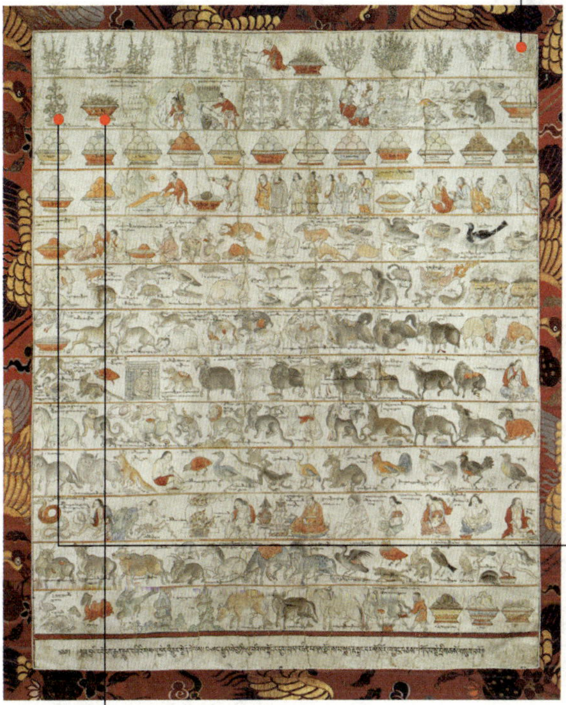

7.215 另一种外“增巴”

对于外“增巴”，也有人认为是黑乌头中花色灰青和蓝者的花梗、花瓣、花蕊。味甘，消化后性凉，功能治白喉、炭疽等疫疠，对治鬼祟病、心隆病、黄水病有效。

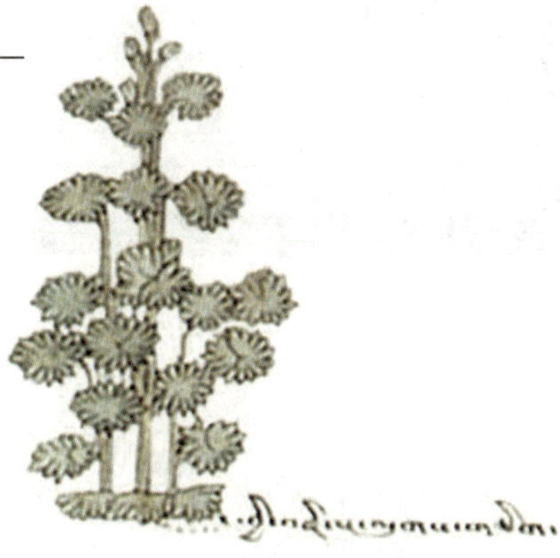

7.216 另一种内“增巴”

对于内“增巴”，也有人只认为是黑乌头中花色灰青和蓝者的块根。味甘、苦，消化后性凉，功能治白喉、炭疽等疫疠，对治鬼祟病、心隆病、黄水病有效。

7.217 另一种秘“增巴”

对于秘“增巴”，也有人认为是黑乌头刚破土的嫩苗。味甘、苦，消化后性凉，功能治白喉、炭疽等疫疠，对治鬼祟病、心隆病、黄水病有效。

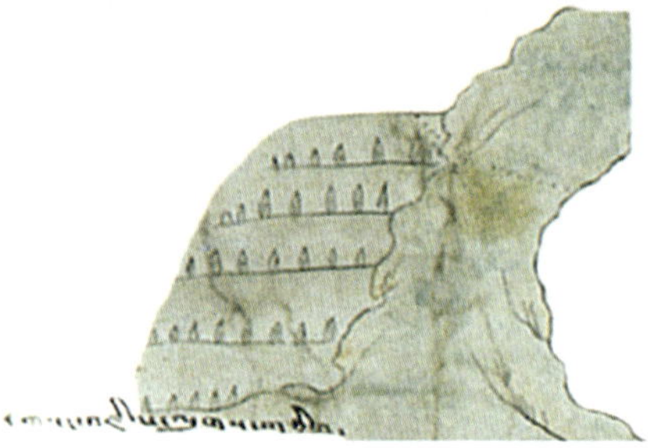

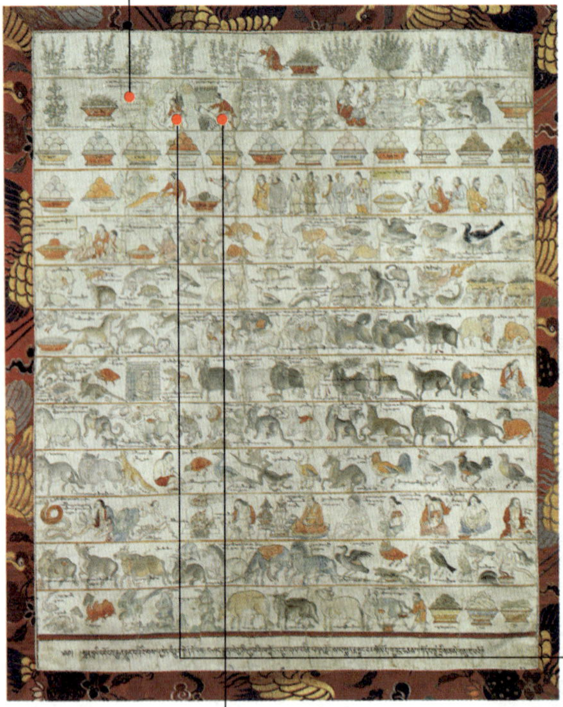

7.218 阴坡生“增巴”叶

由于环境的差异，“增巴”功能也有所不同，生长于阴坡的“增巴”顶部枝叶和破土而出的嫩苗，性凉。味甘、苦，功能干热性腹水。

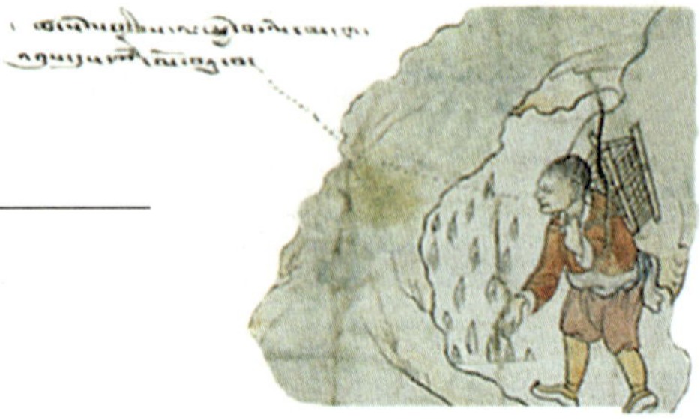

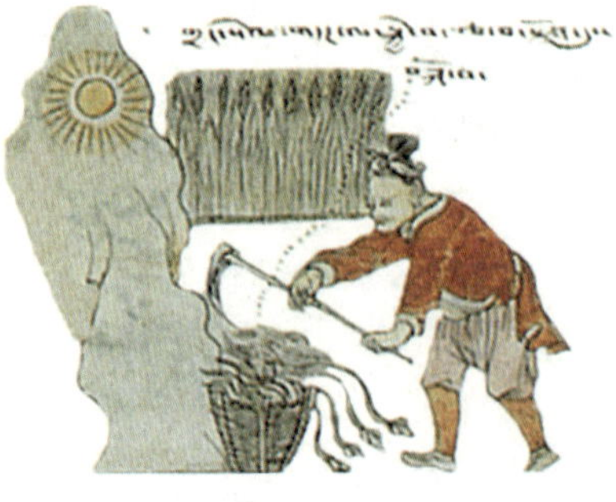

7.219 阳坡生“增巴”根

由于环境的差异，“增巴”功能也有所不同，生长于阳坡的“增巴”秋季采挖的块根，性热。味甘、苦，功能干寒性腹水。

7.220 另一种“江斗巴”

“江斗巴”是黑乌头的一种。茎干黑红，叶缘具齿，叶背有斑。花色黑红下垂、毒性大，离其1拃地方不生草，狼触之则会毒死（故名“江斗巴”——毒死狼）。味苦，消化后性凉，功能对治各种毒症有效。

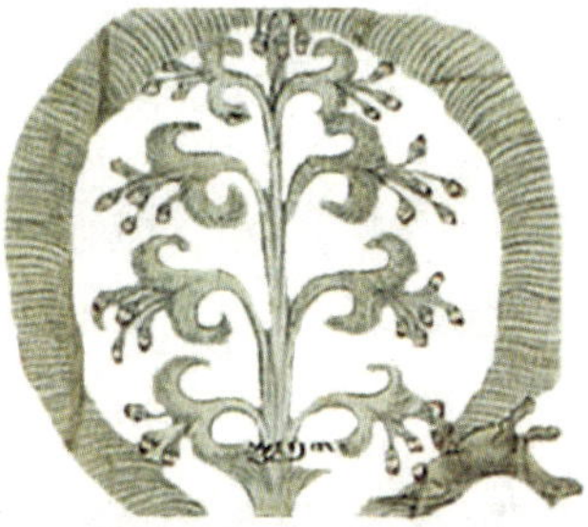

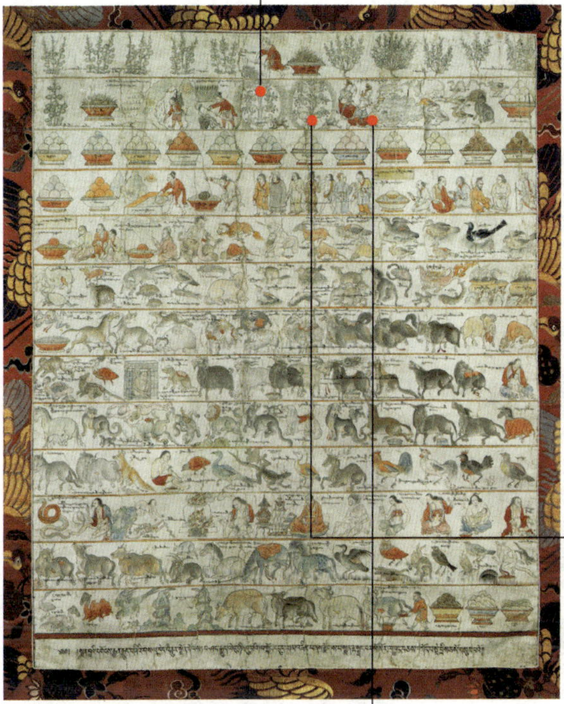

7.221 又一种“江斗巴”

“江斗巴”是黑乌头的一种。茎干灰，叶缘具齿，叶背有斑。花黑红下垂，毒性大，离其1拃地方不生草，狗闻其味昏厥。

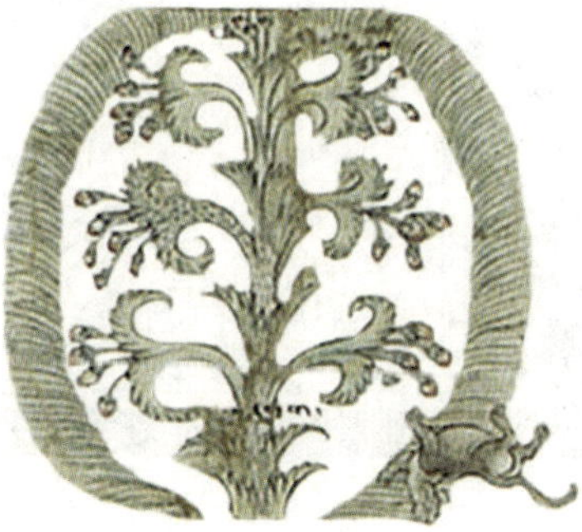

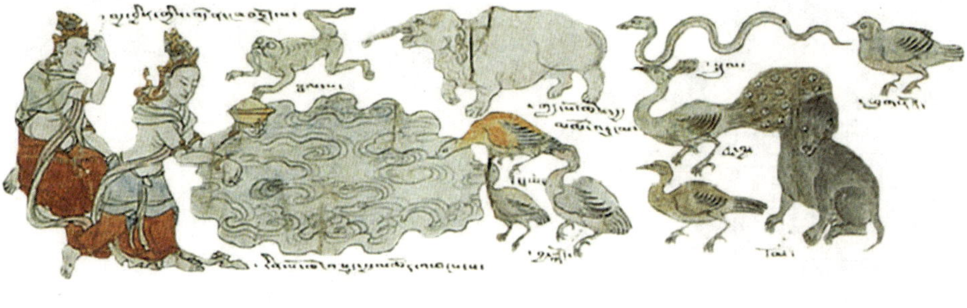

7.222 天神的教诫

吠陀历史中说：“帝释讲授事理真谛，并提炼五宝精华抛入大海，大象、孔雀、岩鸽等动物饮之，便出现了白色和绿色等10种动物宝（结石）。”

7.223 白动物宝

白动物宝是从大象等动物根器和脏腑中析结的珍宝类药。颜色微白，内外层次分明，质地重而坚硬，具光。味甘、苦、涩，功能对陈旧肝病、胃热、肝热、肾热有特效。

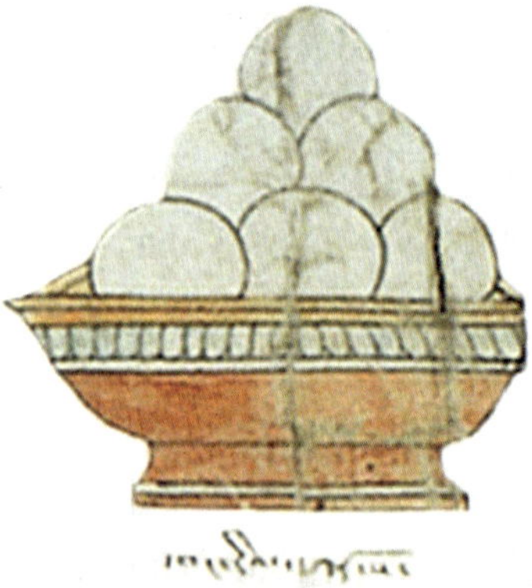

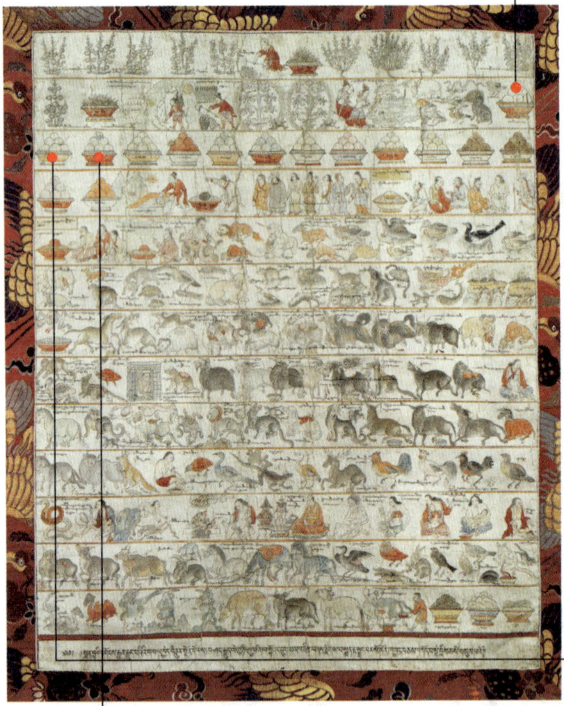

7.224 绿动物宝

绿动物宝是从蛇等动物根器和脏腑中析结的珍宝类药。颜色微绿，内外层次分明，质地重而坚硬，具光。味甘、苦、涩，功能对陈旧肝病、胃热、肝热、肾热有特效。

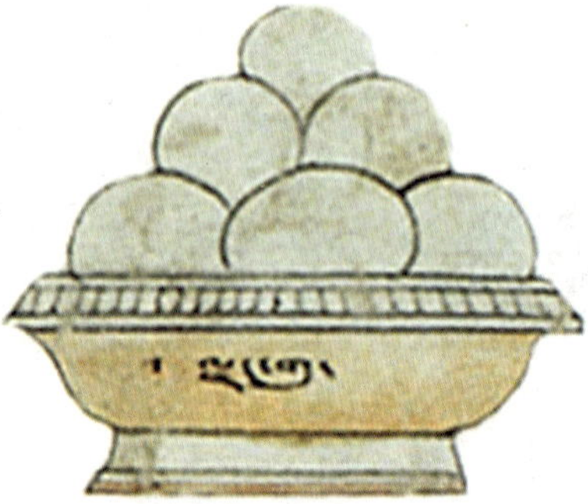

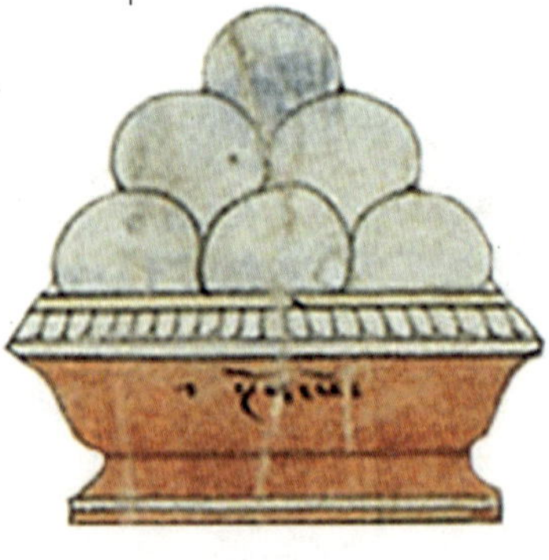

7.225 蓝动物宝

蓝动物宝是对蛙等动物根器和脏腑中析结的珍宝类药。颜色微蓝，内外层次分明，质地重而坚硬，具光。味甘、苦、涩，功能对陈旧肝病、胃热、肝热、肾热有特效。

7.226 黄动物宝

黄动物宝是从黑熊等动物根器和脏腑中析结的珍宝类药。颜色微黄，内外层次分明，质地重而坚硬，具光。味甘、苦、涩，功能对陈旧肝病、胃热、肝热、肾热有特效。

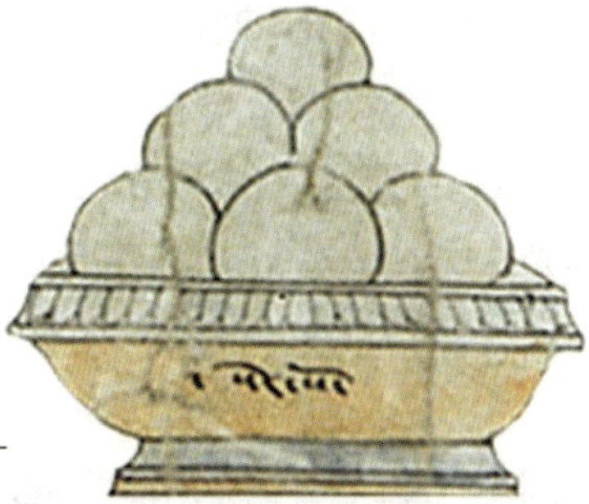

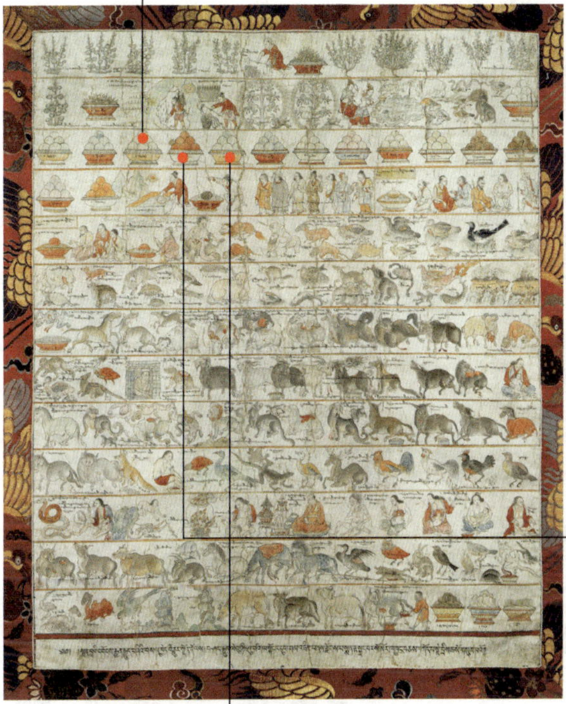

7.227 红动物宝

红动物宝是从孔雀等动物根器和脏腑中析结的珍宝类药。颜色微红，内外层次分明，质地重而坚硬，具光。味甘、苦、涩，功能对陈旧肝病、胃热、肝热、肾热有特效。

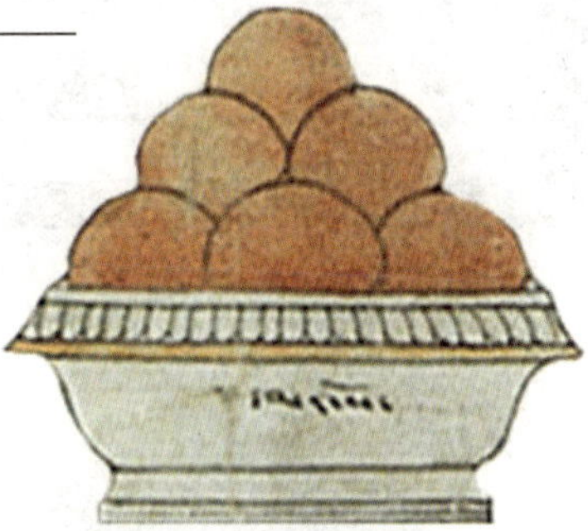

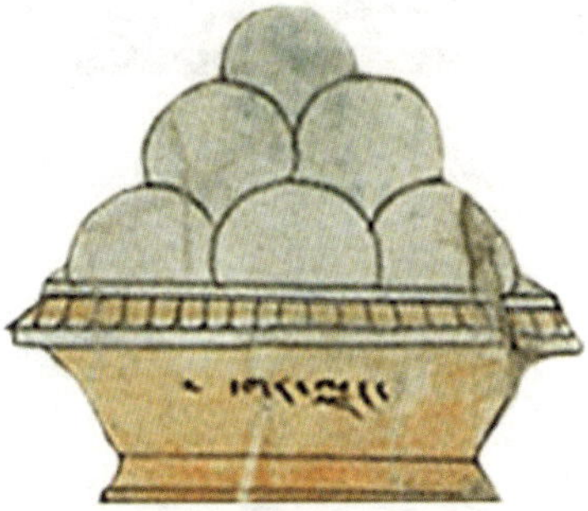

7.228 淡绿动物宝

淡绿动物宝是从秃鹫等猛禽根器和脏腑中析结的珍宝类药。白中泛绿，内外层次分明，质地重而硬，具光。味甘、苦、涩，功能对陈旧肝病、胃热、肝热、肾热有特效。

7.229 淡青动物宝

淡青动物宝是从大天鹅等飞禽根器和脏腑中析结的珍宝类药。颜色微白青，内外层次分明，质地重而硬，具光。味甘、苦、涩，功能对陈旧肝病、胃热、肝热、肾热有特效。

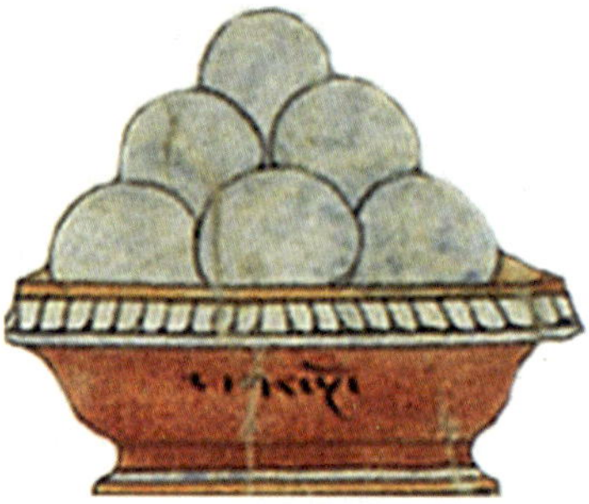

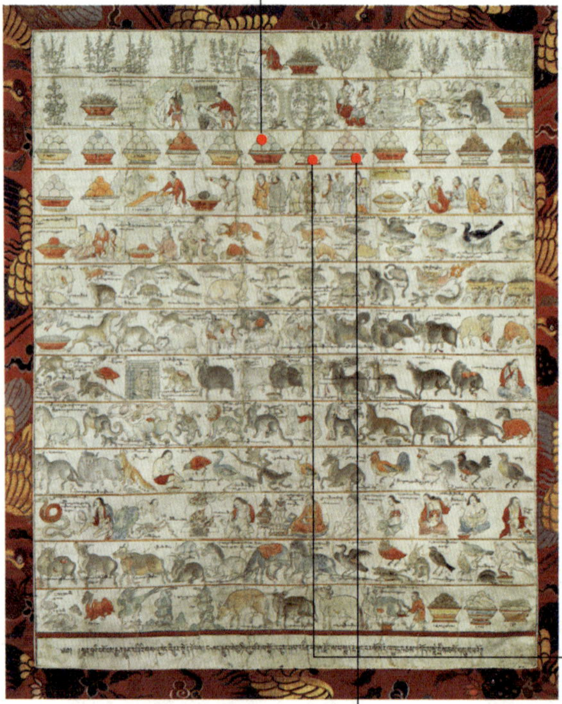

7.230 淡黄动物宝

淡黄动物宝是从岩鸽等飞禽根器和脏腑中析结的珍宝类药。颜色微白黄，内外层次分明，质地重而硬，具光。味甘、苦、涩，功能对陈旧肝病、胃热、肝热、肾热有特效。

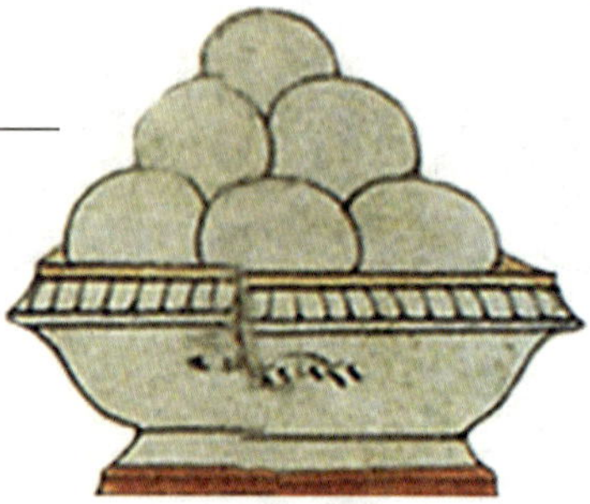

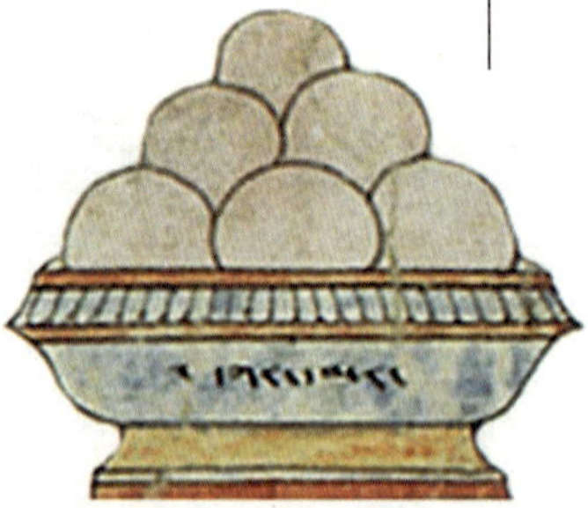

7.231 红白动物宝

红白动物宝（译音“昂日嘎玛”）是从大象、蛇等动物脑或脏腑中凝结成的白色或红色宝贵物质，重而坚硬，有光泽。味甘、苦、涩，功能对陈旧肝病、肝热、胃热、肾热有特效。

7.232 蓝绿动物宝

蓝绿动物宝是从蛇等动物根器和脏腑中析结的珍宝类药。颜色微蓝绿，内外层次分明，质地重而硬，具光。味甘、苦、涩，功能对陈旧肝病、胃热、肝热、肾热有特效。

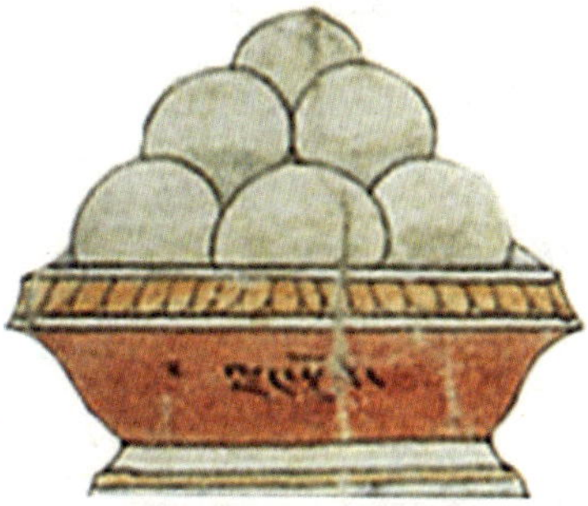

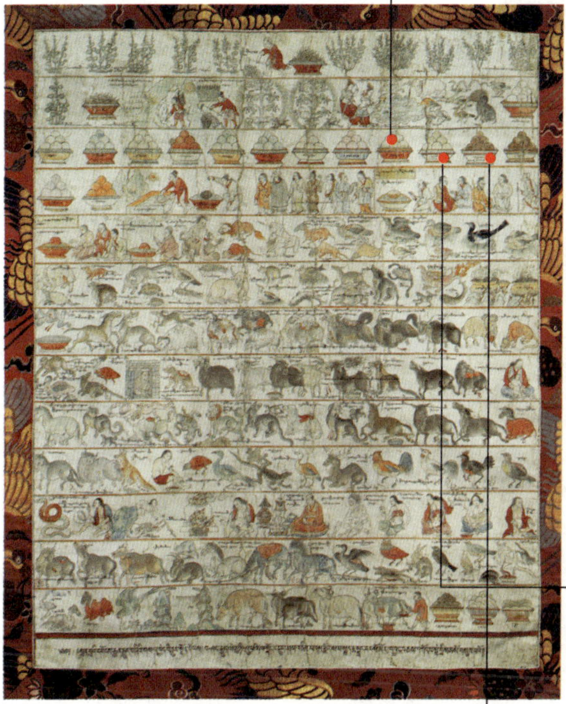

7.233 黄绿动物宝

黄绿动物宝是从蛇和黑熊等动物根器和脏腑中析结的珍宝类药。颜色微黄绿，内外层次分明，质地重而硬，具光。味甘、苦、涩，功能对陈旧肝病、胃热、肝热、肾热有特效。

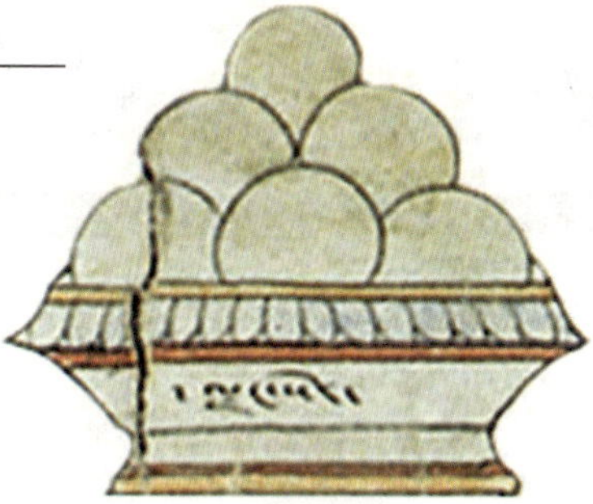

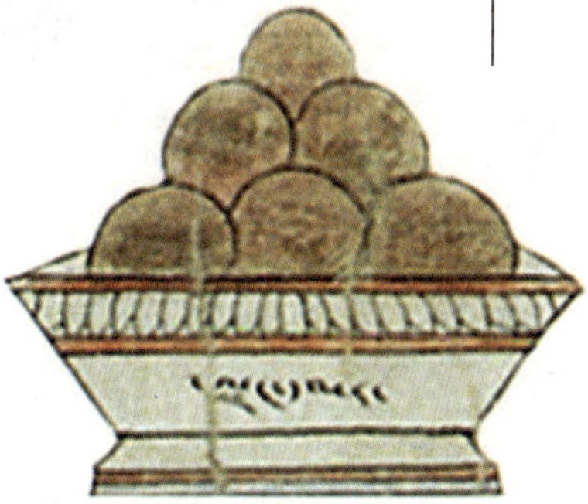

7.234 红绿动物宝

红绿动物宝是从孔雀等动物根器和脏腑中析结的珍宝类药。颜色微红绿，内外层次分明，质地重而硬，具光。味甘、苦、涩，功能对陈旧肝病、胃热、肝热、肾热有特效。

7.235 青黄动物宝

青黄动物宝是从大象等动物根器和脏腑中析结的珍宝类药。颜色微青黄，内外层次分明，质地重而硬，具光。味甘、苦、涩，功能对陈旧肝病、胃热、肝热、肾热有特效。

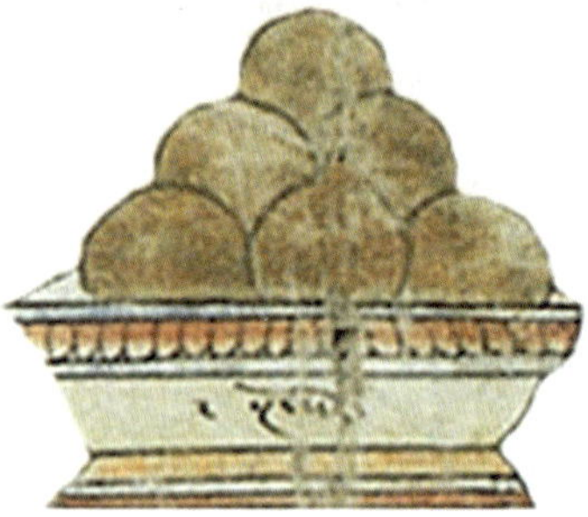

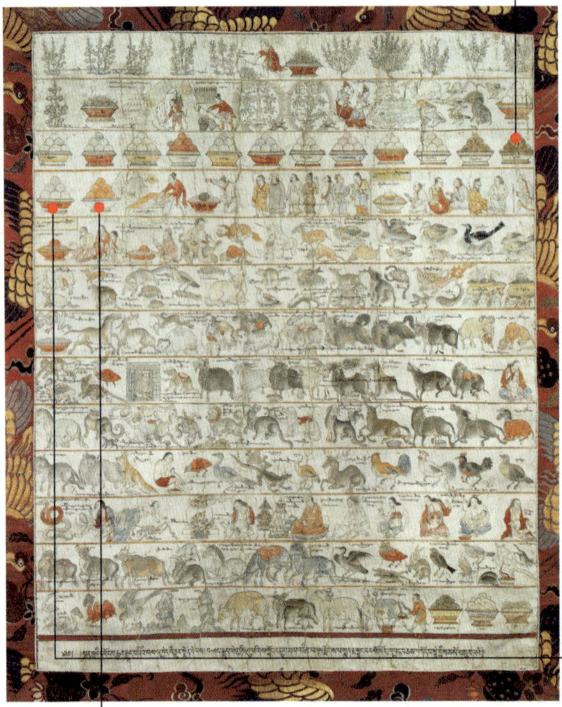

7.236 青红动物宝

青红动物宝是从孔雀等动物根器和脏腑中析结的珍宝类药。颜色微青红，内外层次分明，质地重而硬，具光。味甘、苦、涩，功能对陈旧肝病、胃热、肝热、肾热有特效。

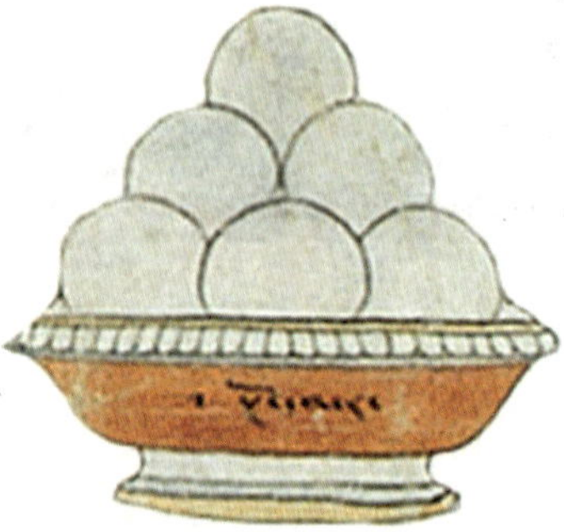

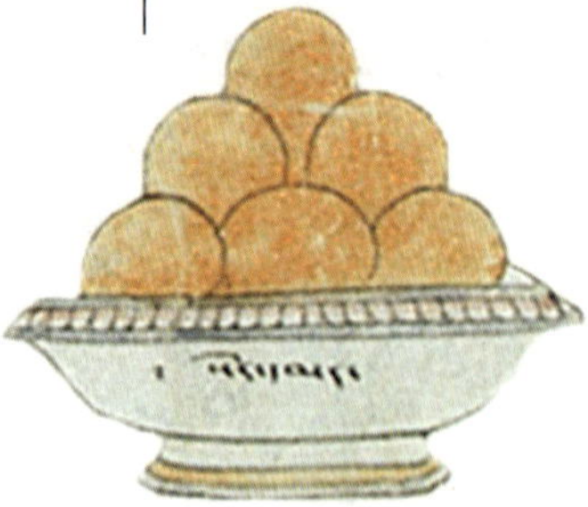

7.237 红黄动物宝

红黄动物宝是从大象等动物根器和脏腑中析结的珍宝类药。颜色微红黄，内外层次分明，质地重而硬，具光。味甘、苦、涩，功能对陈旧肝病、胃热、肝热、肾热有特效。

7.238 动物宝鉴别

动物宝的优劣真伪鉴别方法是日出之时取东向泉水盛于铜盘中，撒入铁棒锤粉末搅和，再放入动物宝进行观察。

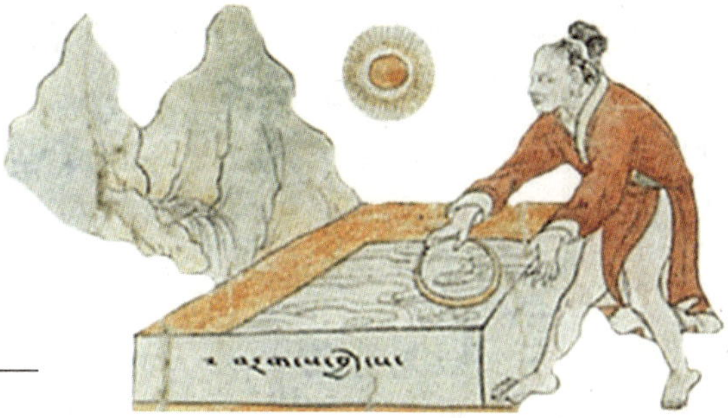

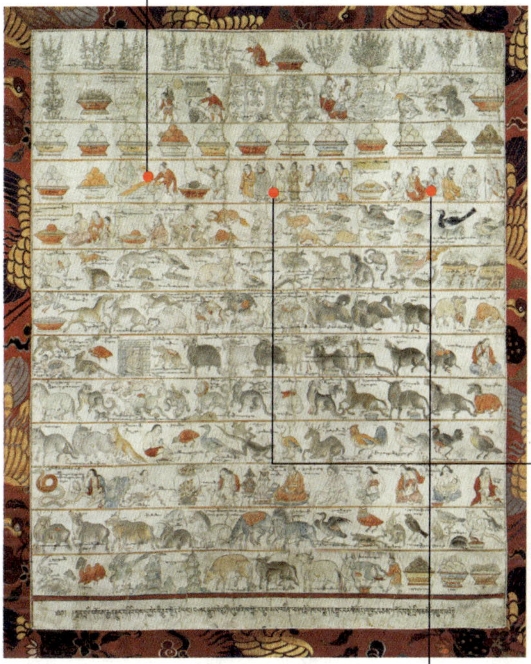

7.239 极品动物宝

日出之时取东向泉水盛在铜盘中，撒入铁棒锤粉末搅和，再放入动物宝进行观察，如果铁棒锤粉吸附在整个动物宝上，即为极品动物宝。其 1 粒能救活 7 个中毒者性命。

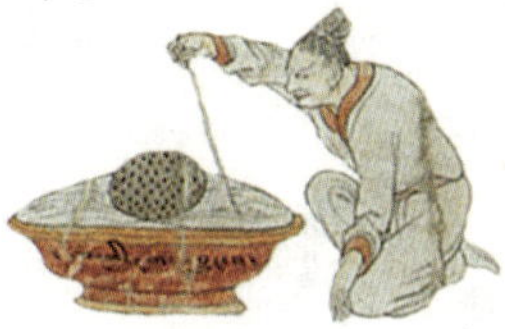

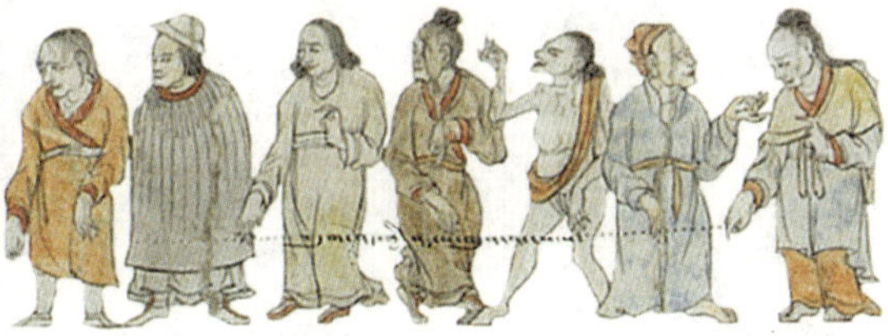

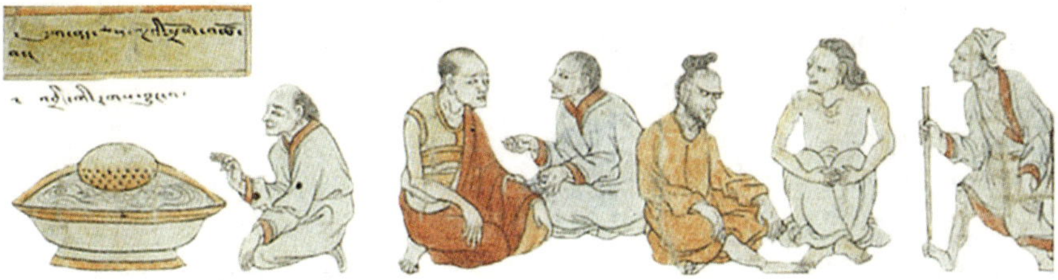

7.240 中等动物宝

日出之时取东向泉水盛在铜盘中，撒入铁棒锤粉末搅和，再放入动物宝进行观察，如果铁棒锤粉末从水底如卷毡样吸附在一半动物宝上，即为中等动物宝。其 1 粒可救活 5 个中毒者性命。

7.241 劣等动物宝

日出之时取东向泉水盛在铜盘中，撒入铁棒锤粉末搅和，再放入动物宝进行观察，如果铁棒锤粉末从盘边缘吸附在动物宝上，为劣等动物宝。其1粒可救活3个中毒者性命。

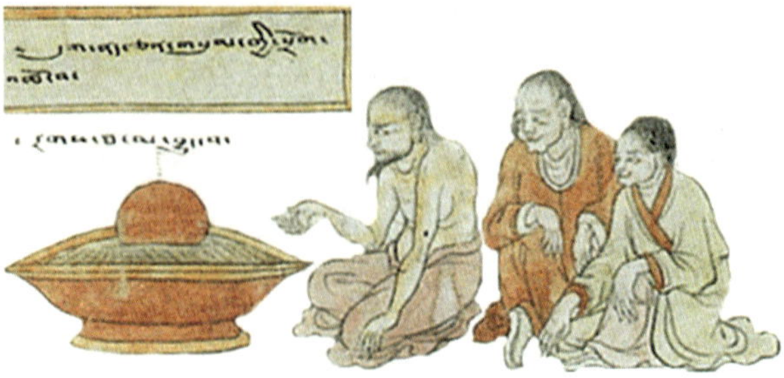

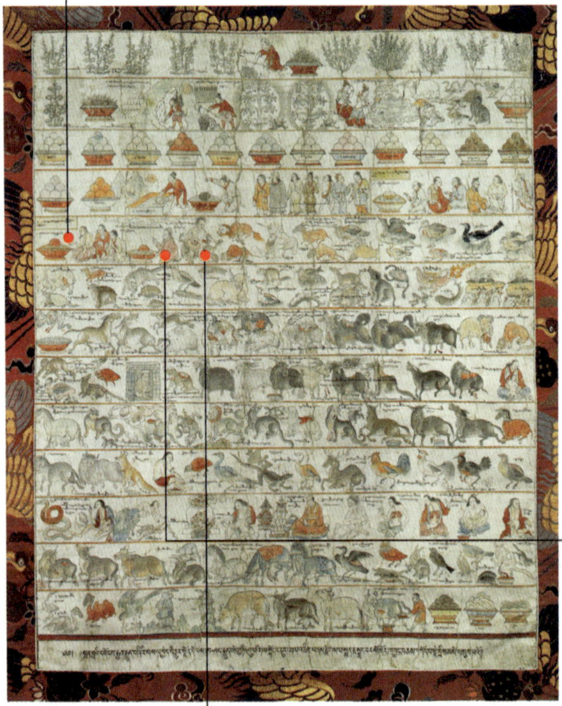

7.242 杜如卡地区用于求雨

在杜如卡（古突厥）等地区，常用动物宝求雨。据说上等动物宝可求来3夜雨，劣等动物宝可求来7天雨。

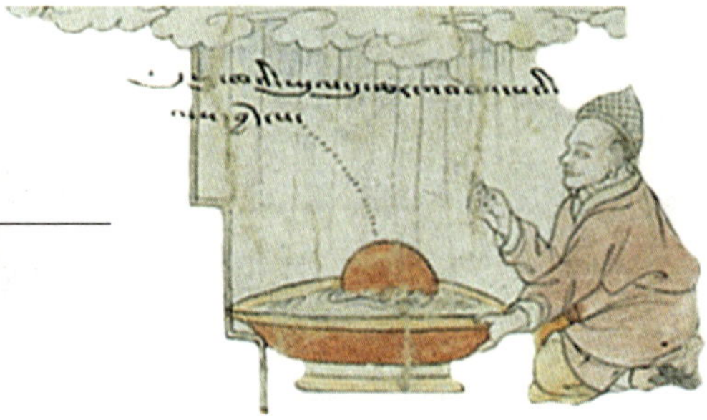

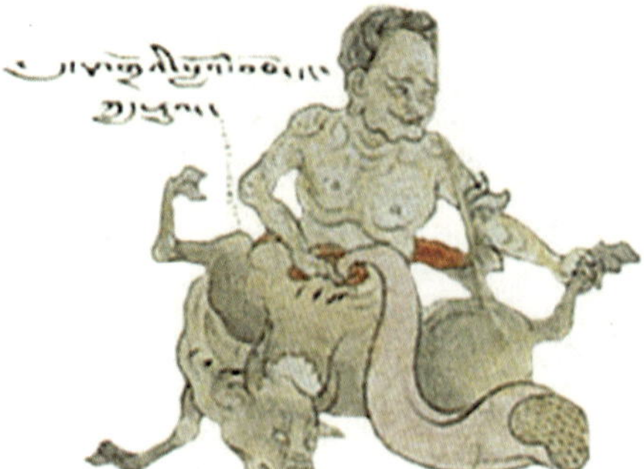

7.243 牲畜食糜和脑浆

宰杀牛羊等牲畜后立即取出瘤胃中食糜热敷，对治白脉病（神经障碍）、韧带拉伤、小儿肝病有效。用陈旧山羊、绵羊脑浆敷罨治淋巴肿大、小儿脐病有效。

7.244 狮肉

狮子是一种食肉猛兽。体形像猫，头面部大，四肢粗壮，尾长、尖端有绒球，皮毛淡黄，雄狮头顶和脑后、腮颊、颈项、喉部有黄褐色鬃毛，雌狮无鬃毛。其肉味甘，消化后性温、重，功能增体力，避邪，治鬼祟病。

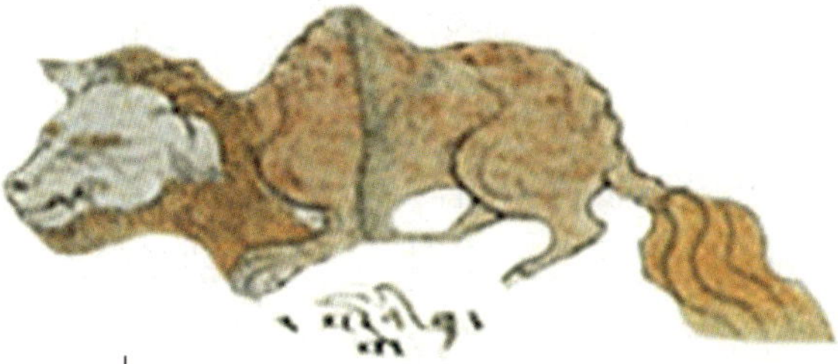

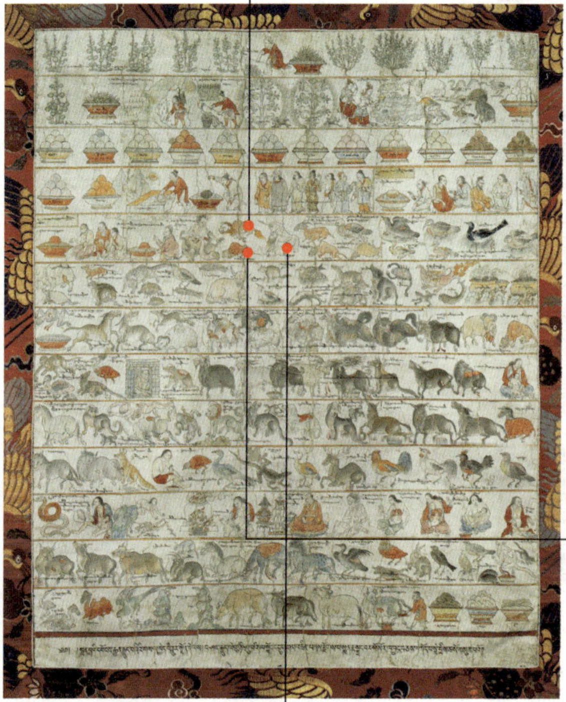

7.245 豹子肉

豹子是一种食肉猛兽。头圆耳短，四肢粗壮，尾长，犬齿和爪子锋利，皮毛淡黄、布满大小不一斑纹，善于奔跑。其肉味甘，消化后性温，功能增胃火，消食，避邪，治鬼祟病。

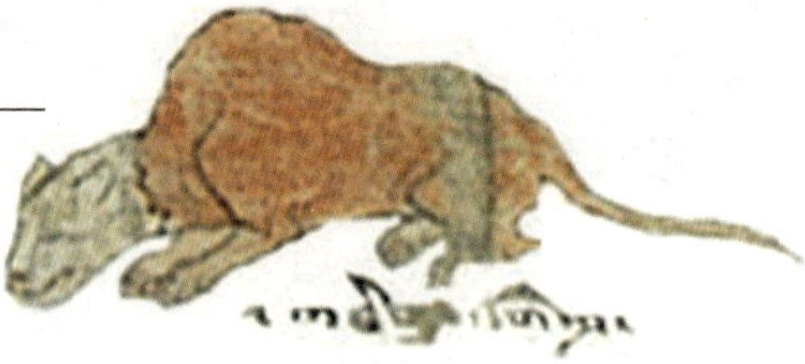

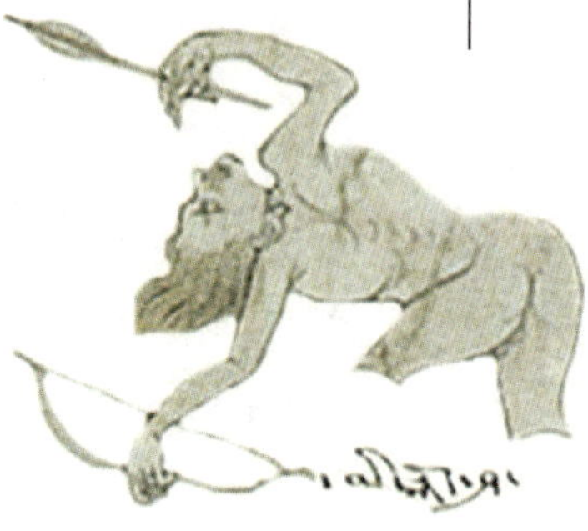

7.246 “么果暇欠”

“么果暇欠”味和消化味甘，功能治疫疠、隆病、鬼祟病，破痞瘤，对眼有益。

7.247 岩羊肉

岩羊属大型食草类动物，体形像山羊，但无须，四肢稍短，偶蹄，无上门齿，善于攀岩，角上有横棱纹，直立，毛色黄褐或灰褐、淡灰等。其肉味甘，消化后性凉，功能治兼有隆邪的热病、鬼祟病。

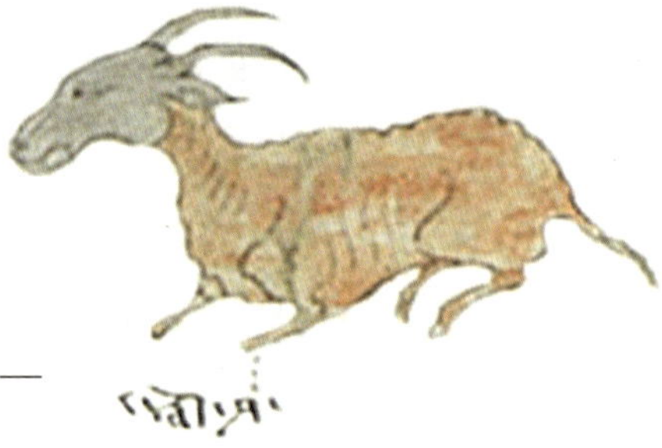

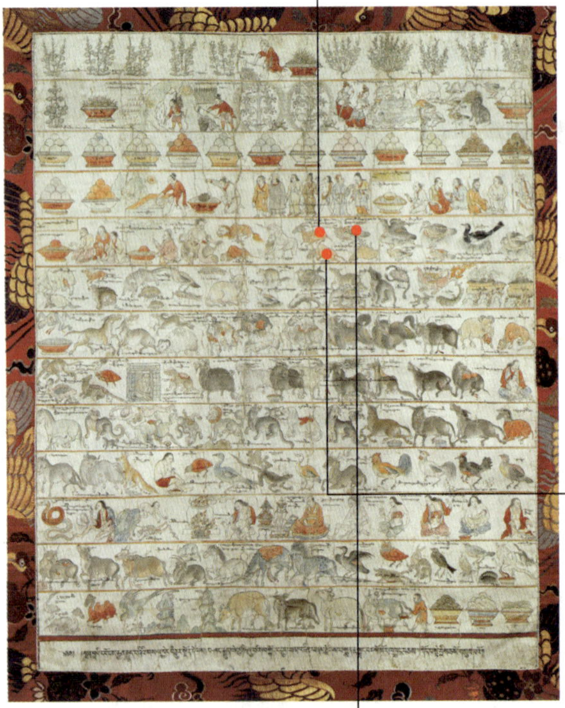

7.248 草豹肉

草豹是一种中等食肉猛兽。体形似虎，皮毛上有黑白圆和圆长夹杂斑纹。其肉味甘，功能避邪，治鬼祟病。

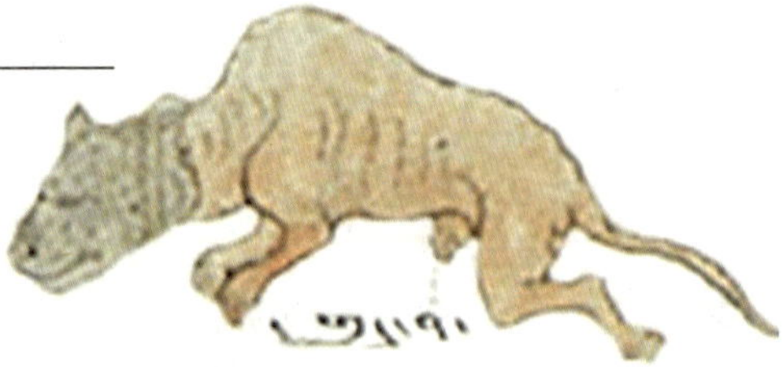

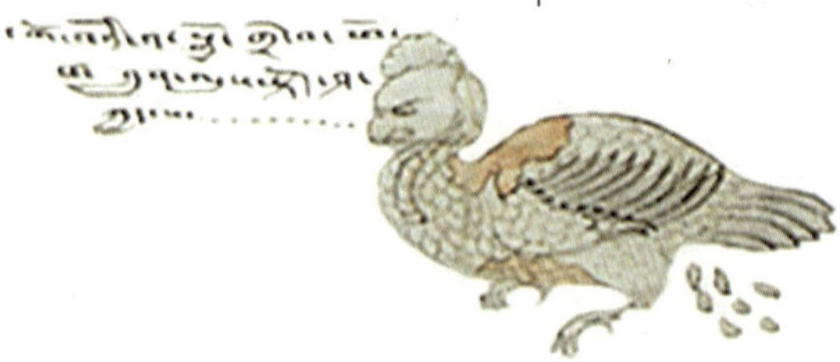

7.249 胡兀鹫肉

胡兀鹫是一种栖于岩缝等喜欢吞食骨头的猛禽。喙锋利下勾，足粗短，爪大弯曲，头部羽白，腹等淡黄或白黄，其他部分灰。其肉味甘，消化后性温，功能增胃火，消瘿瘤，羽毛避邪；喉管治骨刺梗喉；胃和粪破痞瘤；脑浆干脓。

7.250 野猪肉

野猪是大型哺乳食草类动物。毛如针，粗糙，毛色不一，体形像家猪，但吻部和鬃毛更长，獠牙露出嘴外，群居，喜欢在山原泥泽地拱土觅食。其肉味甘，消化后性凉，功能避邪，獠牙灰可排除体内弹片等遗物。

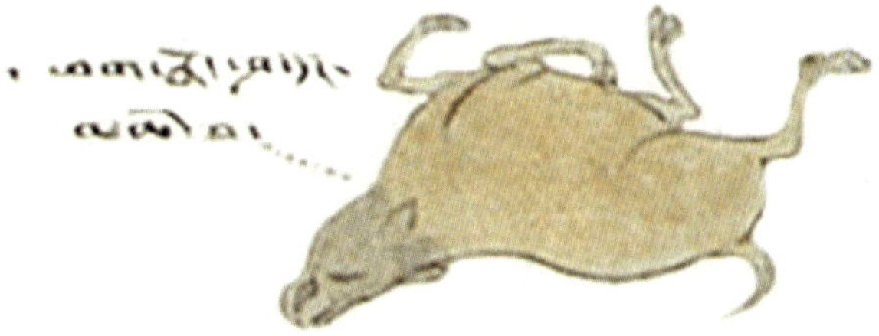

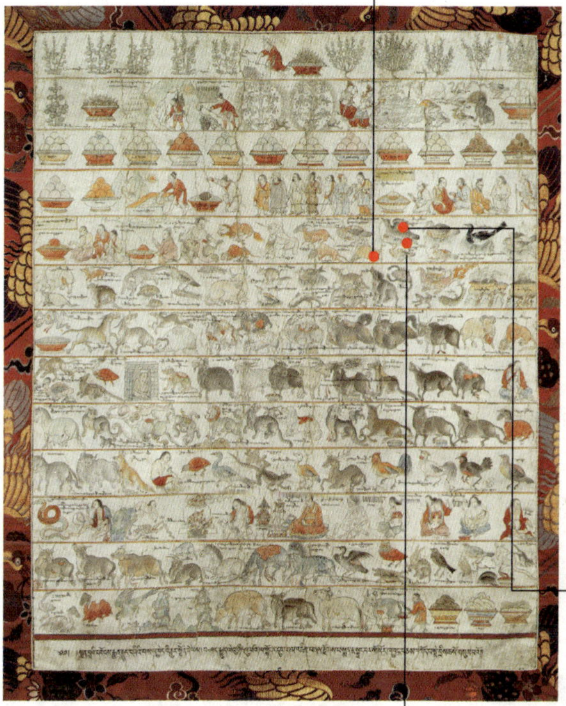

7.251 渡鸦肉

渡鸦是用爪觅食的一种鸟。体形较乌鸦大，喙、爪及头等羽黑，具光，喙大，耐寒，雌雄同栖，生活于高原。其肉味甘，消化后性温，功能增胃火，治鬼祟诸病，羽毛避邪，尾羽对疮疡有效，心脏血可避罗睺邪，粪可镇痛。

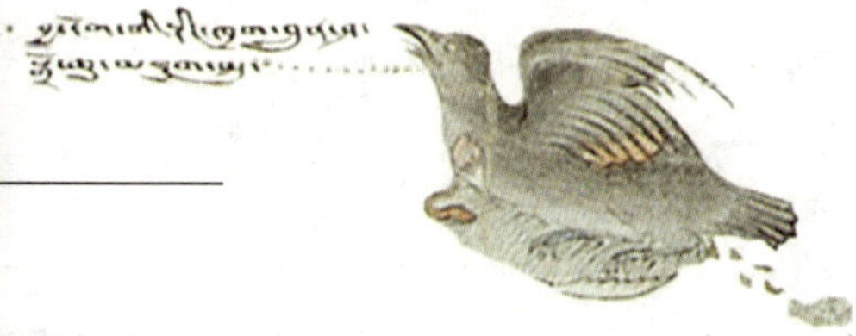

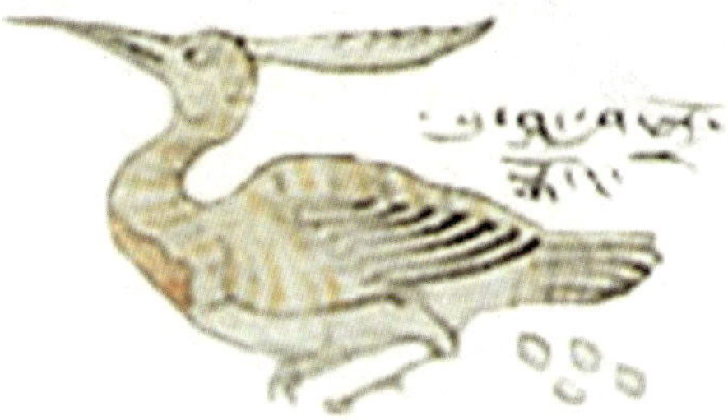

7.252 戴胜鸟肉

戴胜为一种鸟，喙利而长，腿短，头顶羽冠褐黄，尖端发黑，落地后羽冠向后收复，飞翔时羽具一道白色横斑。其肉和蛋味甘，消化后性温，肉羽避邪，羽毛治孔雀蛋中毒。

7.253 长耳鸮肉

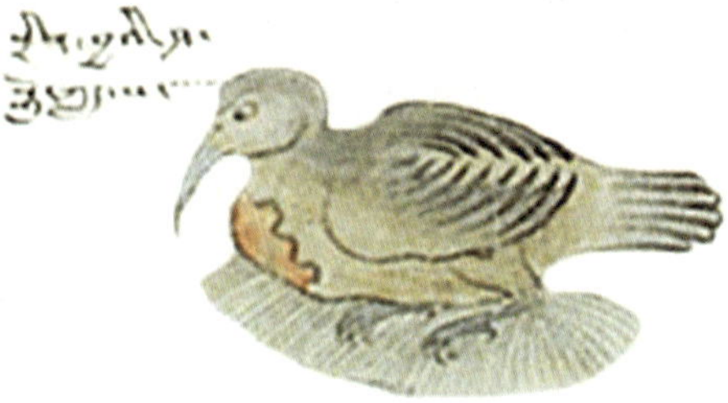

长耳鸮是用爪觅食的一种猛禽。眼黄圆，头和体形似雕鸮，但比之较小，头、背上端、翅羽灰褐有纹状小黑斑，胸腹灰，喙和爪子锋利似铁钩，夜间眼明，觅食小型兽类。其肉味甘，消化后性温，功能治鬼祟病、狂症、喑哑有效；羽毛灰治邪魔病；脑浆对接脉止血、肺外伤扩散有效。

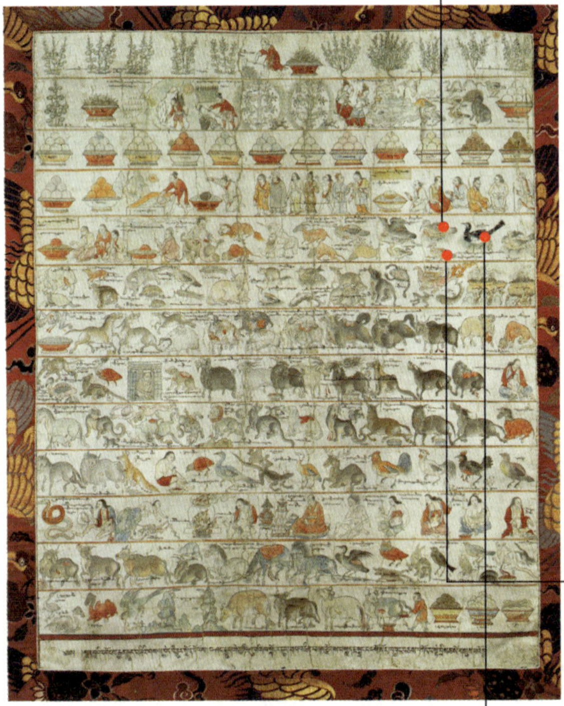

7.254 松鸡肉

松鸡（译音“赛日毛”），《蓝琉璃》中为刺猬，一般认为是一种鸟。头顶有羽冠，全身羽毛灰白，腹部两肋灰黄，尾下覆羽，两腿、眼皮色红，面部和喙色黑，飞行能力差，但奔跑疾快。其肉味甘，消化后性热，功能滋补、增精液；上体肉治中毒症；骨炭止血。

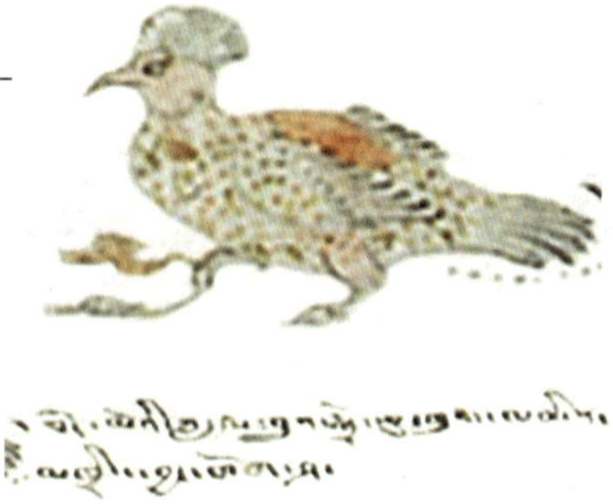

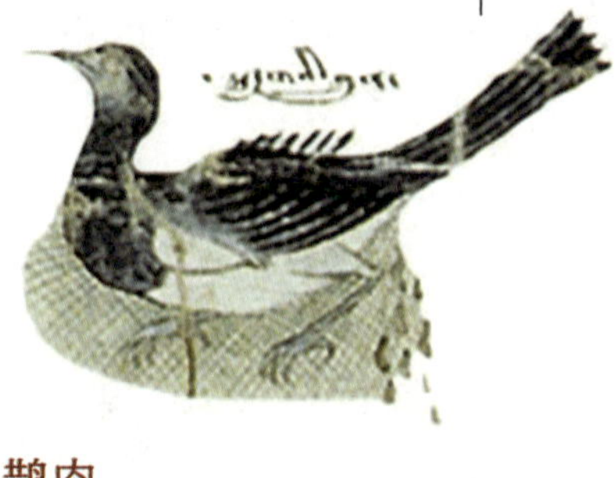

7.255 喜鹊肉

喜鹊是觅食谷物和肉类等的一种杂食鸟。头颈、背部、尾羽黑中泛绿，腹和两肋白，翅羽尖端白。其肉味甘，消化后性温，功能消瘿瘤；粪可消肿、化脓。

7.256 大鹫肉

鹫（译音“查”）是一种用爪子觅食的猛禽。头微扁，目圆而红，喙黑而利呈弯勾状，全身羽毛色灰微有黑斑纹，喉部、腹、翼下覆羽灰白，足黄绿，可在空中悬停。未破损的蛋拴于阴部可防治陈旧精漏症，粪可消肿、溃脓。

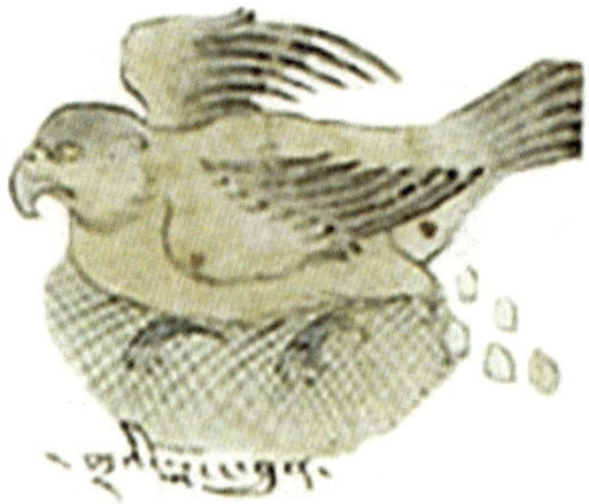

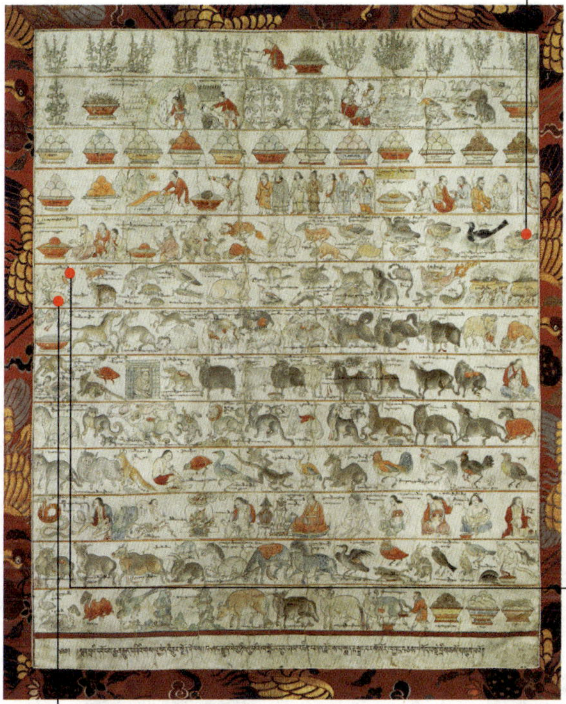

7.257 大象肉

大象是生活于印度等南方热带地区的一种大型动物。体形非常高大，四肢粗壮，耳大似扇，眼小，皮灰、厚、多皱纹，毛稀疏，象牙淡黄、非常长，鼻管用以卷食、饮水。其肉味甘，消化后性平，功能增体力，治鬼祟病；胆治因中毒而致的干瘦病。

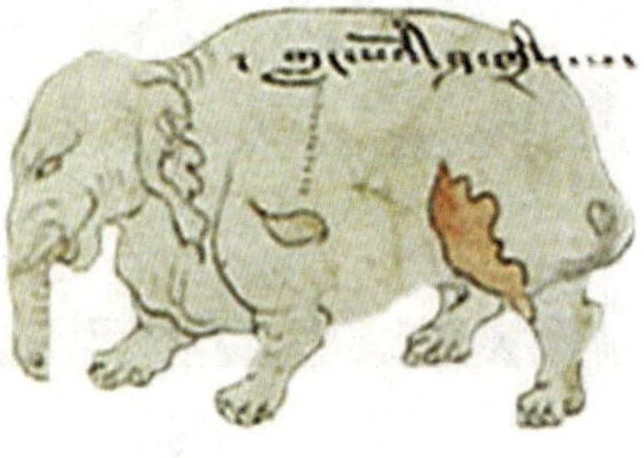

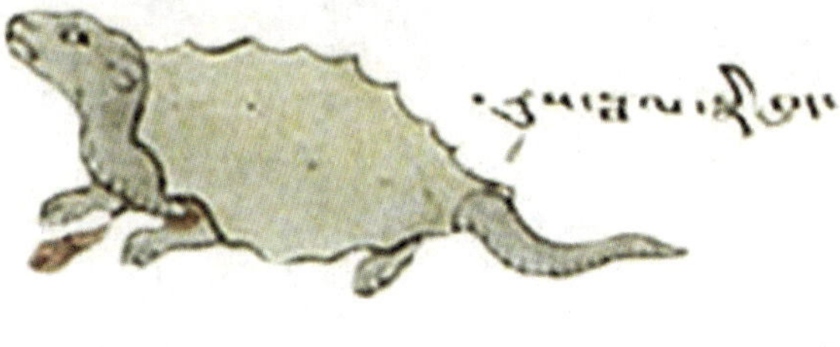

7.258 龟心肉

龟是生活在汉地等温热干旱或潮湿地方的一种动物。头似蛇，颈细长，四肢扁平，趾间有蹼，背有硬壳如穿铠甲。其心肉味甘，消化后性平，功能愈头部创伤；龟肉探查体内弹片等遗物。

7.259 鼬肉

鼬是一种小动物，毛色淡黄，体小柔软，四肢短，尾巴长，犬齿和爪子尖利，嘴边触须较长，主要栖居于岩缝等处，善于攀缘树木和墙壁。其肉味甘，消化后性温，功能治口腔疾病和合成毒中毒；触须治鸟类毒中毒。

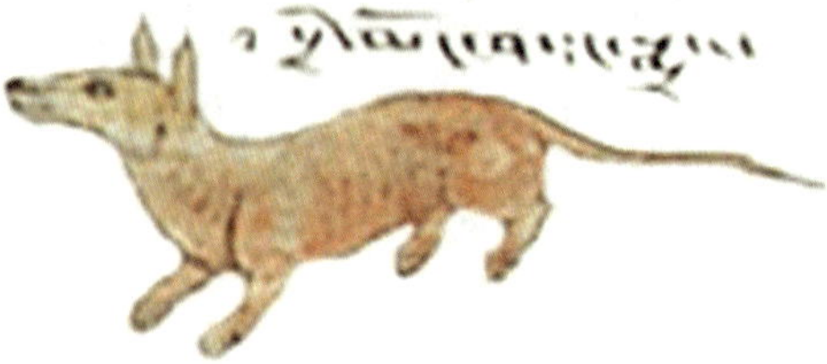

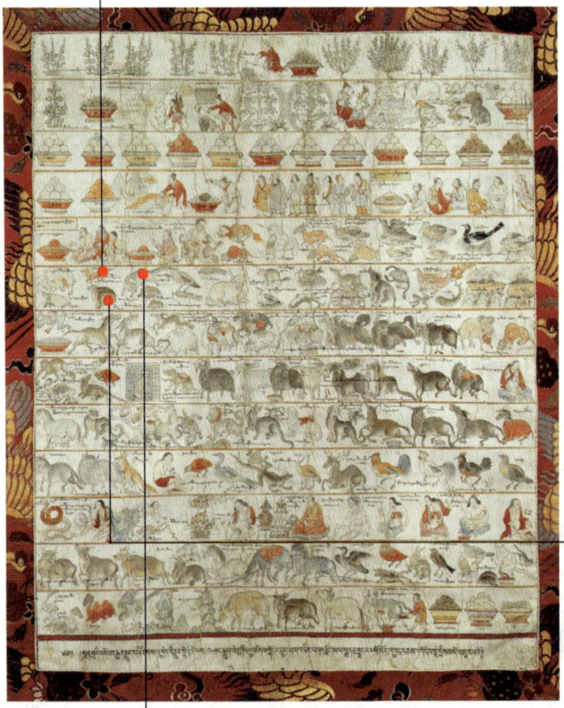

7.260 猫骨

猫是一种家养食肉动物，毛色不一，眼黄，瞳孔黑暗中变圆，在阳光下成条，犬齿和爪子尖利，尾巴长，善于扑杀小雀和老鼠。其骨味甘，消化后性平，功能治会阴瘘；粪治鬼祟病、狂症；尾骨壮阳；皮热罨对痔疮有效。

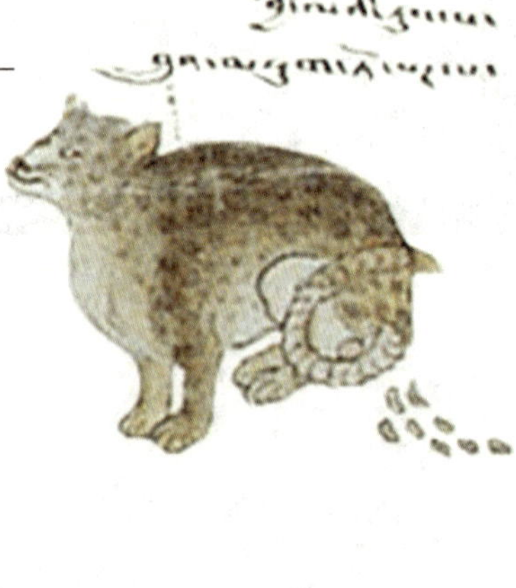

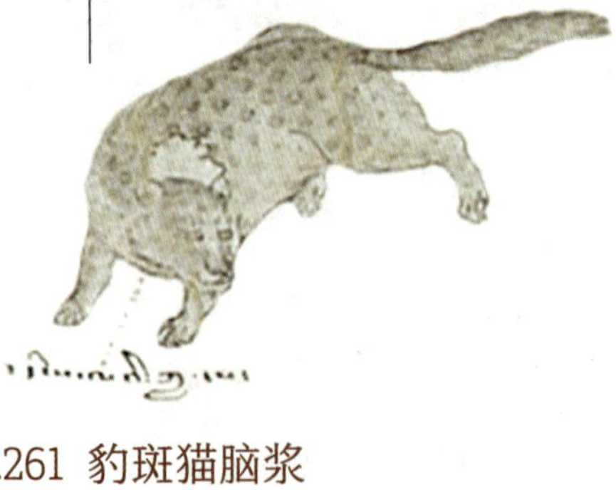

7.261 豹斑猫脑浆

对豹斑猫说法众多，这里指黑皮毛者，体较大，眼黄圆，犬齿和爪子非常尖利，尾巴长，善于扑杀地鼠和虫蝇、小雀、兔子等小动物。其脑浆治头部创伤。

7.262 大金龟子

大金龟子（译音“丝嘀拉切巴”）是一种昆虫，大小如拇指头，外翼淡黄，中翼薄，立夏后夜晚围着蔷薇等活动，飞行时发出“嗞嗞”之声。功能对尿闭、疫病、小儿脐硬症有效。

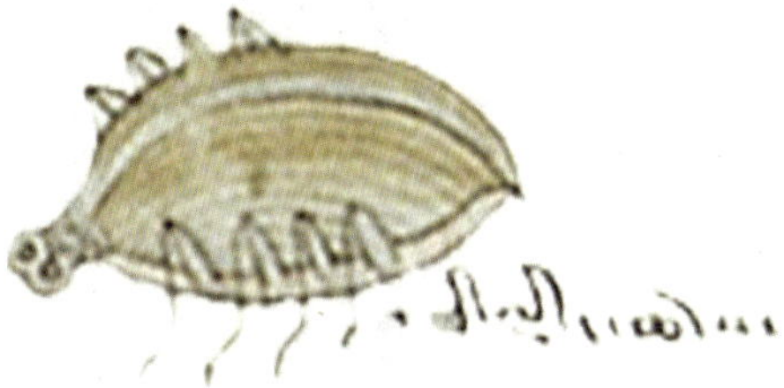

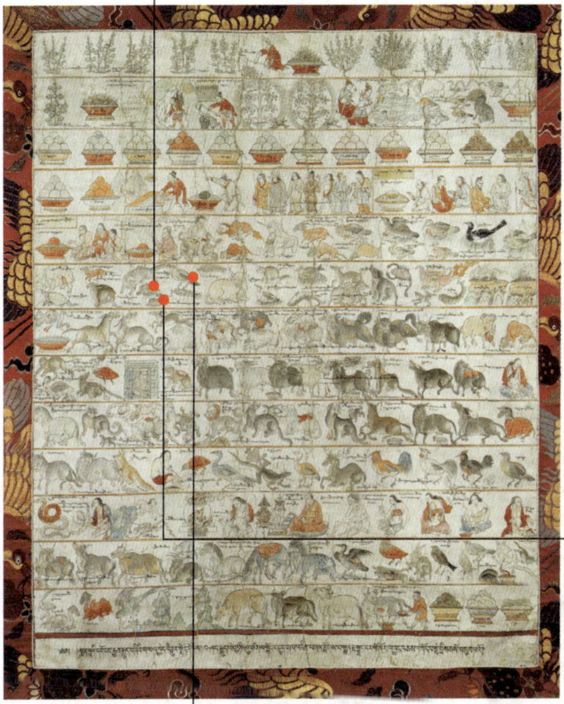

7.263 小金龟子

小金龟子（译音“丝嘀拉琼巴”）是一种昆虫。大小如拇指头，外翼淡黄，中翼薄，只在夜晚活动，飞行时发出“嗞嗞”之声。功能对尿闭、疫病、小儿脐硬症有效。

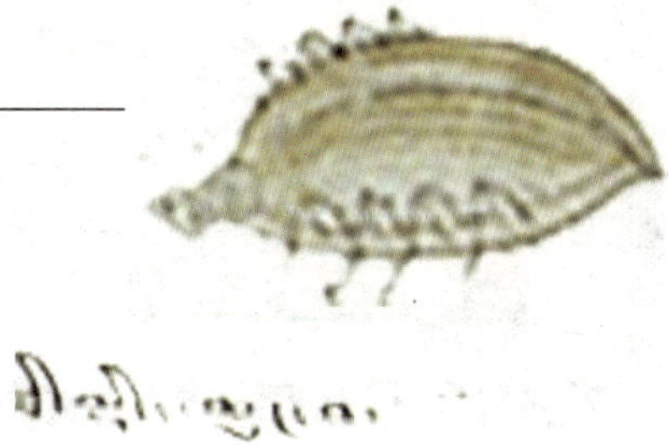

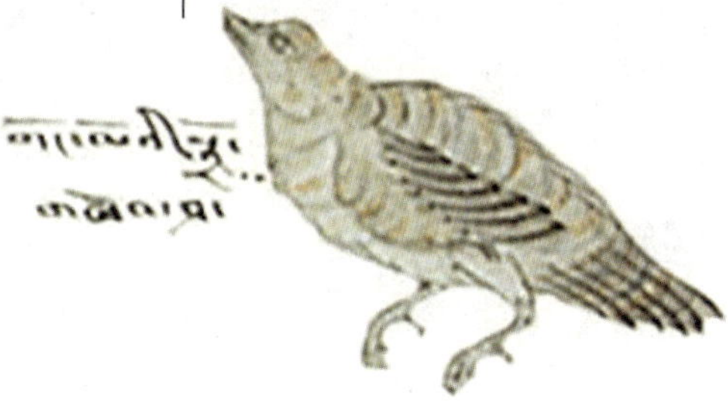

7.264 雪鸡

雪鸡是一种生活在旱地用喙觅食的鸟，常生活于雪线附近的裸岩地带，耐寒力强，头颈和背上部羽色灰褐泛青，腹部和大腿根白，羽翅、背下部和尾羽有白斑，眼周围和足红。其肉可滋补，治妇科病；粪可避邪、消肿。

7.265 飞蝗

飞蝗是一种小昆虫，头有 2 个触角，身有 6 足，后两足大而长，蹦跳远，外翅灰，中翅红，身体淡红，飞行时发出“喳喳”声。其头治斑蝥中毒，口液如紫甘露治脑震荡、泻脉病。

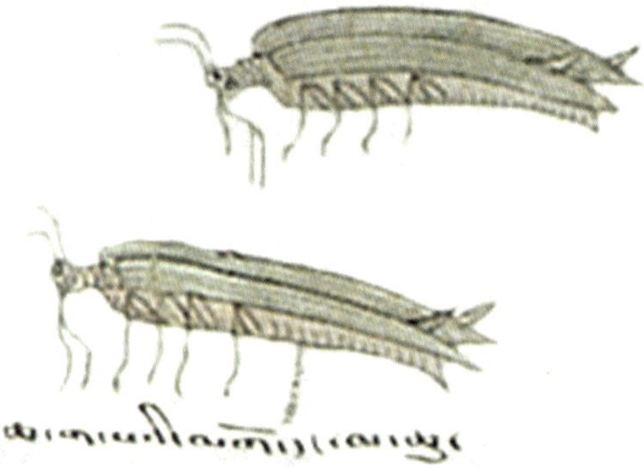

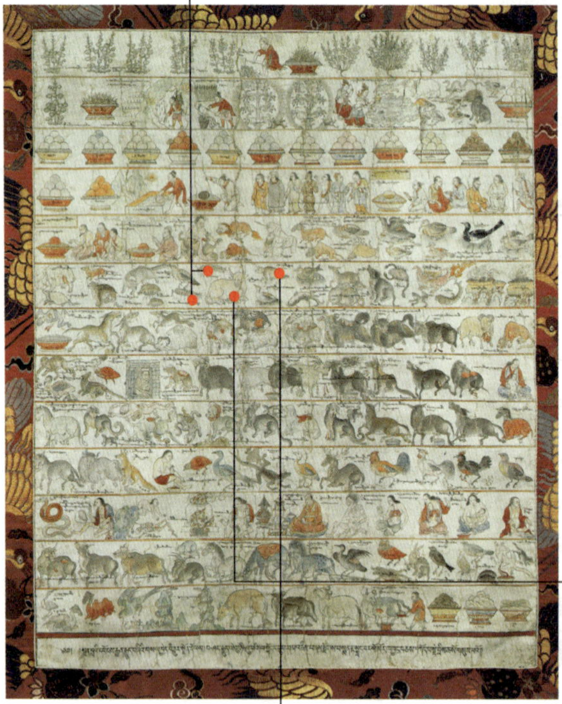

7.266 热带黄牛角

生活在印度等热带地区的一种哺乳动物的角，形似水牛的角，但比之小，犄角圆长，偶蹄，尾巴细长，毛色一般浅黄。角（灰）可干燥脓血。

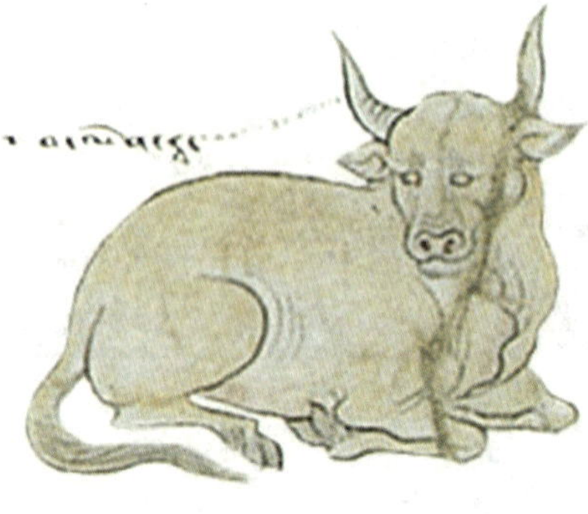

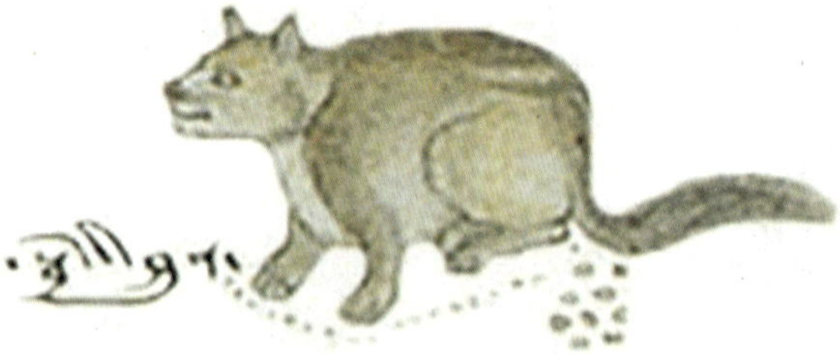

7.267 沙狐粪

沙狐是一种食肉动物，形似狐狸，针毛黄，但比狐狸针毛粗糙，体小，耳朵尖，尾巴根细而先端粗。其粪消肌肉肿胀；髋骨（灰）治白喉、炭疽；用尿液土、阴毛敷罨对唇疮有效。

7.268 白鹭肉

白鹭是生活于湿地的一种鸟，羽毛灰白，颈细长，喙扁直尖利，翅和足长，趾有蹼，栖于海湖边，以捕食鱼类为生。其羽焦可化脓，肉治鱼肉中毒症、肾腰寒隆症。

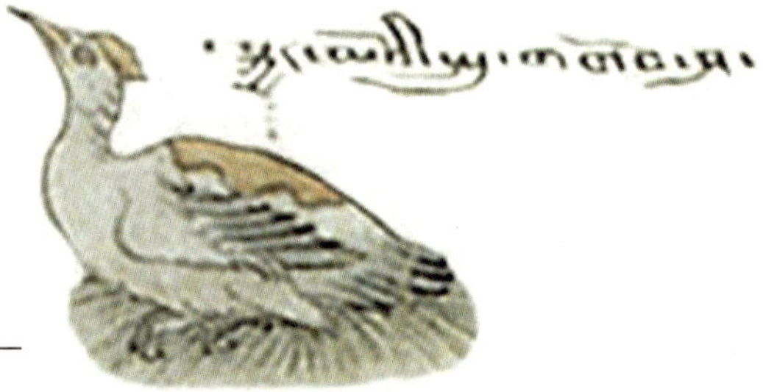

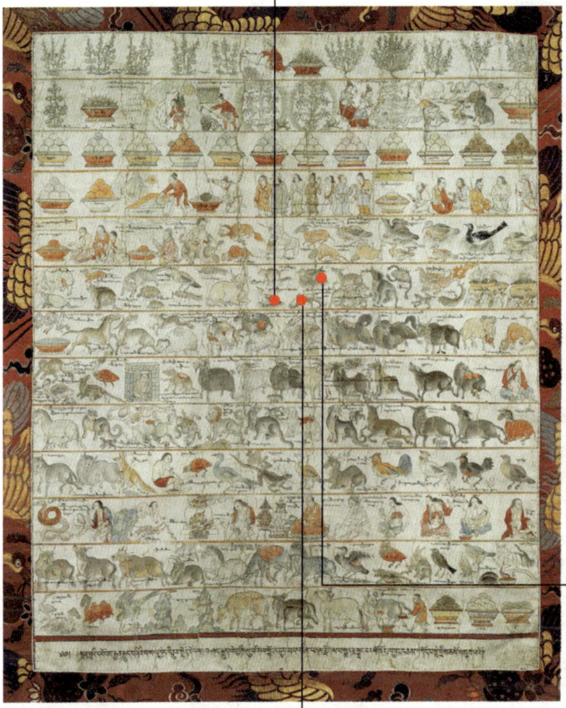

7.269 小云雀

小云雀是生活于干旱地区的一种小鸟，形似麻雀，但比之较大，背羽一般为灰白色，上有褐斑，常春天飞翔并发出鸣叫声，能在空中停顿几秒。其蛋可解孔雀蛋中毒；喉治喑哑；脑浆治聋哑病有效。

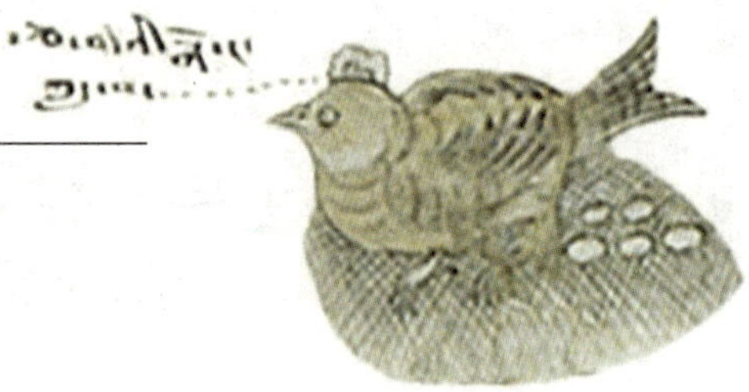

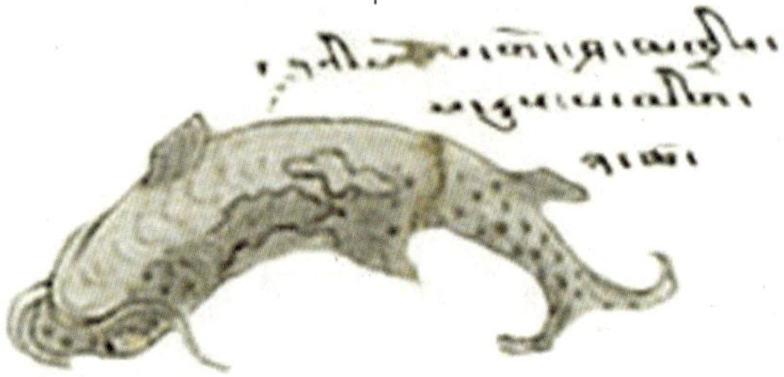

7.270 鱼

鱼是生活于水中的一种动物，上粗下细，背有斑纹或鳞，腹白滑有光，颈、脊、尾部有 6 鳍。其肉可破脓包，治培赤合症，对疖疽有效；胆治白内障、烧伤等；骨干燥水肿，涂于眼睛可防瞌睡。

7.271 麝粪

麝是一种哺乳食草动物，毛尖褐黑、粗硬、中空、尖细，偶蹄，颈和耳朵较长，尾巴短，雄麝犬齿长，脐部有麝香而雌麝无。其粪粒热罨治所有脉（神经）病、隐热引起的疼痛、疫瘟窜于脑，对躯干创伤有效。

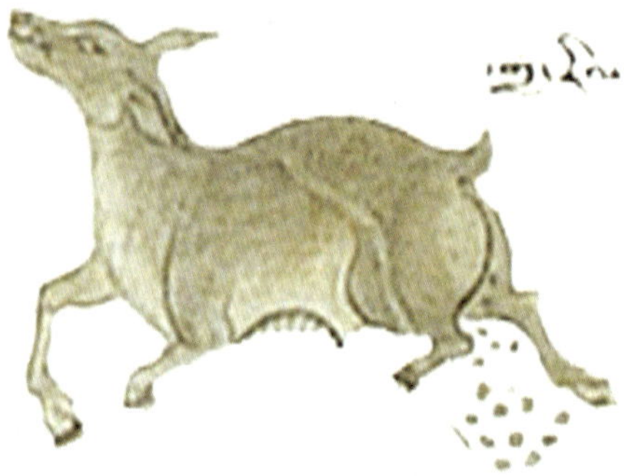

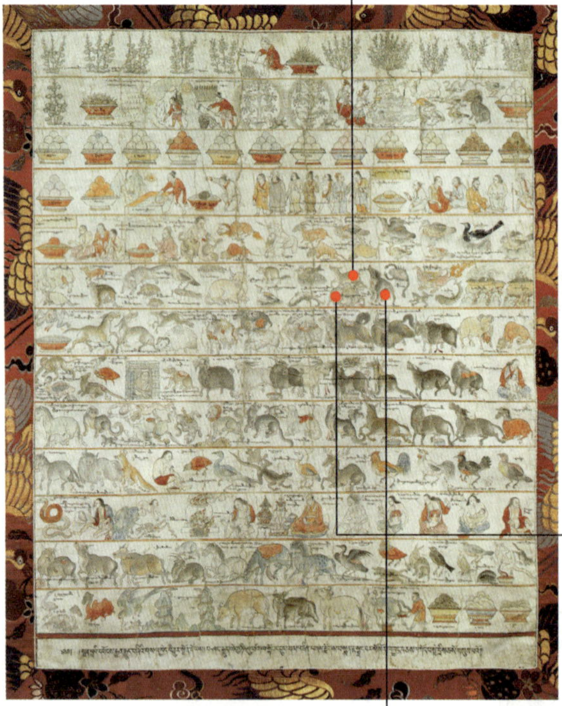

7.272 岩羊

岩羊是哺乳食草类动物，形似羊但全身毛色灰褐，腹毛灰白，尾背毛尖发黑，四肢细，偶蹄，经常栖息于裸岩高山。其角可除鱼骨梗喉，干躯干脓水；血防酒醉；尾毛缚敷治严重乳房病。

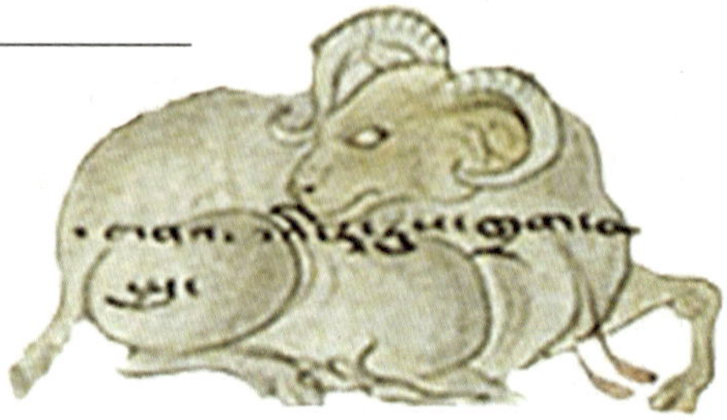

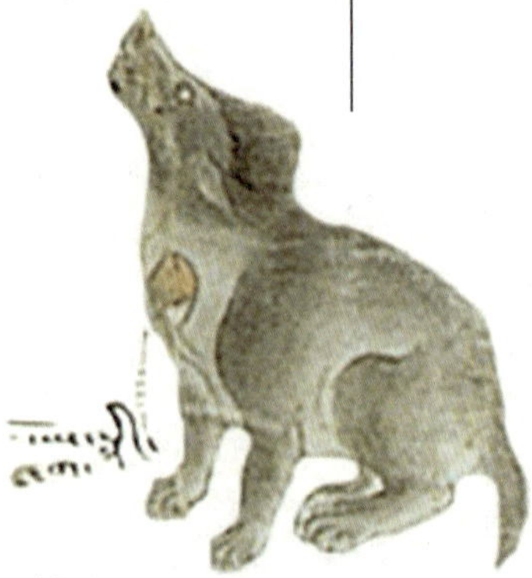

7.273 黑熊心

黑熊是猛兽类动物，体大，毛黑粗糙有光，胸毛白似月牙儿，头宽大，吻较短，两眼小圆，四肢粗壮，爪子锋利内勾，犬齿长，食肉和野草等。其心可治妇女严重心脏病。

7.274 蝎子

蝎子是穴居类节肢动物，约有拇指头大，胸腹粗扁，有皱纹，尾部细长 5 节，尾尖似铁钩有毒，可转动，左右脚 5 对，最前面一对螯粗大 3~4 节。其肉治小腿转筋、眼病有效。

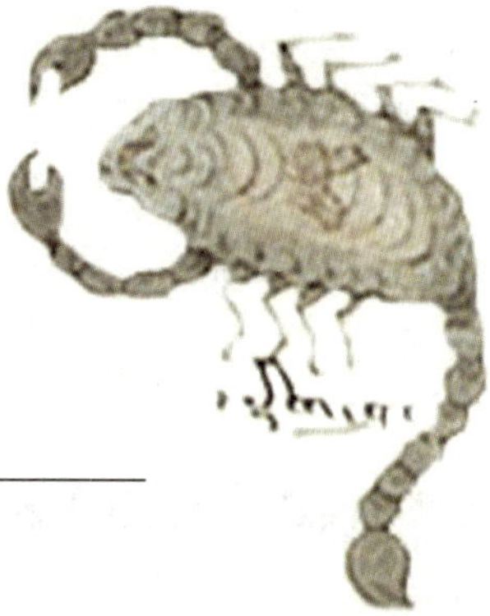

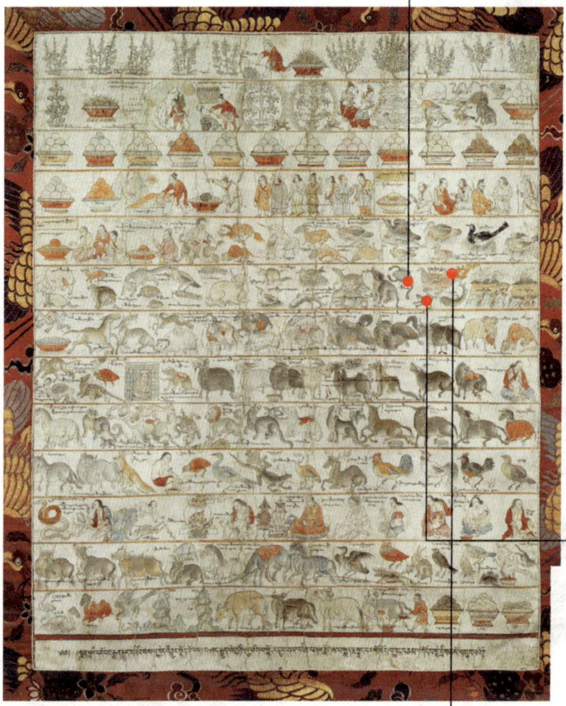

7.275 蝌蚪

蝌蚪是蛙幼虫，起初只生活于水中，体圆有尾巴，稍长变为扁平状，手足短小，短尾巴的蛙。其肉治疫疠最佳，对肾腰寒隆病有效，可壮阳、滋补，治肺痨。

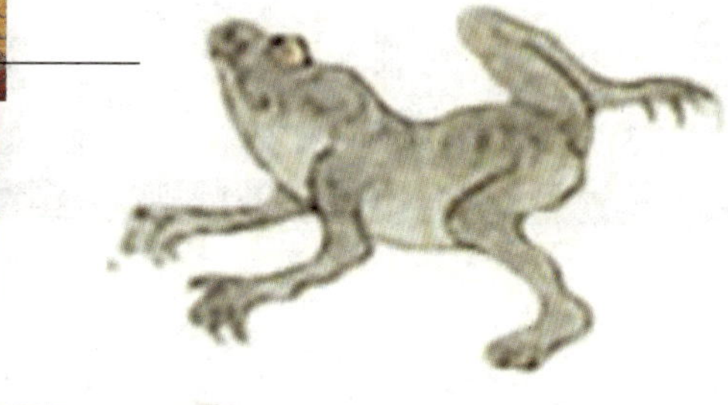

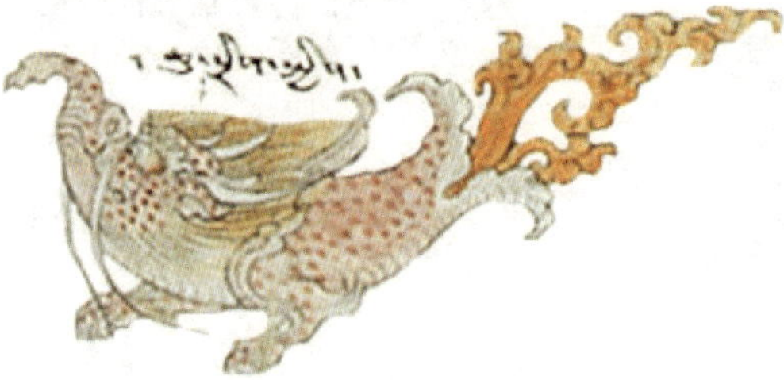

7.276 摩羯胶

摩羯胶是从水兽摩羯（龟鲸）腹中取出的色黄清澈黏物。其功能可除培根黏液、培根引起的眼翳，做清除腐肉后和陈旧腹泻后的肠黏膜等的黏合剂，对疮疡有效。

7.277 鱼子胶

鱼子胶是取鱼腹中黄色黏物即鱼卵制成的胶。其功能可除培根黏液、培根引起的眼翳，做清除腐肉后和陈旧腹泻后的肠黏膜等的黏合剂，对疮疡有效。

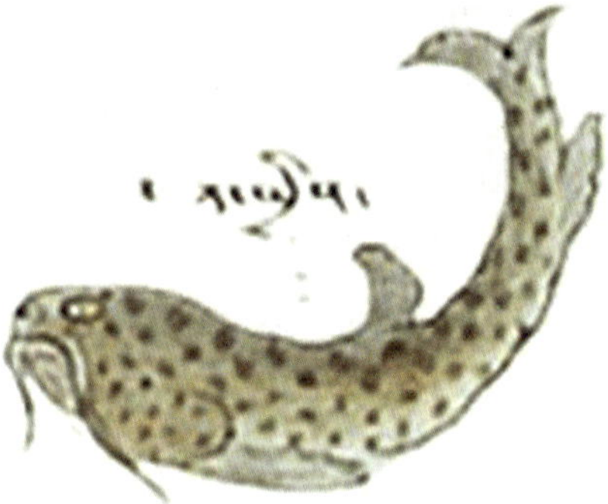

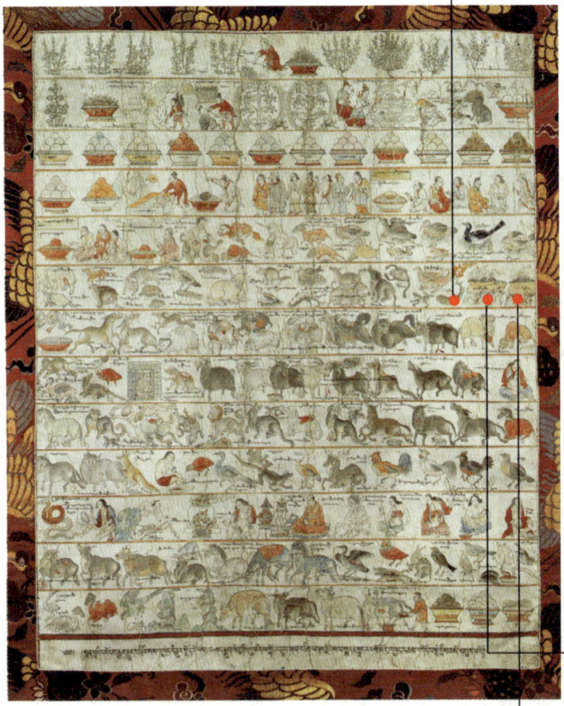

7.278 鹿角胶

鹿角胶是马鹿和斑鹿之角弃去杂质和血水等，长时熬煮制成的胶。上品清净透明，中品色淡黄，下品色黄紫。功能可除培根黏液、培根引起的眼翳，做清除腐肉后和陈旧腹泻后的肠黏膜等的黏合剂，对疮疡有效。

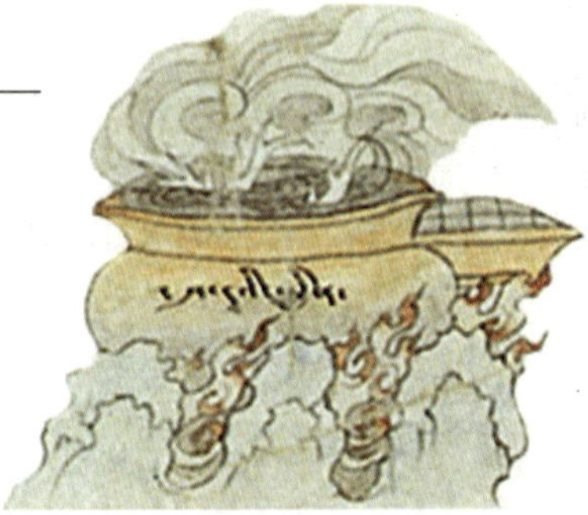

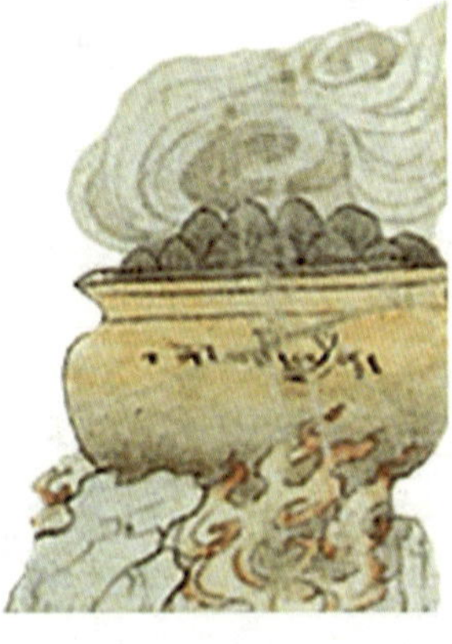

7.279 皮胶

皮胶是鹿、牦牛、黄牛、驴等大型动物的新鲜皮张，除去杂质和血水等，割成块，放入锅长时熬成的胶。上品清净透明，中品色淡黄，下品色黄紫。功能可除培根黏液、培根引起的眼翳，做清除腐肉后和陈旧腹泻后的肠黏膜等的黏合剂，对疮疡有效。

7.280 蟾蜍肉

蟾蜍是穴居爬行动物蛙的一种，体黑，体表有黄疙瘩和毒腺，眼突出，嘴巴大，前肢短，后肢长，趾间有蹼。其肉可治炭疽、麻风、合成毒中毒；肉汤消舌肿；血治小腿转筋、烧伤等；肝、胆治合成毒中毒。

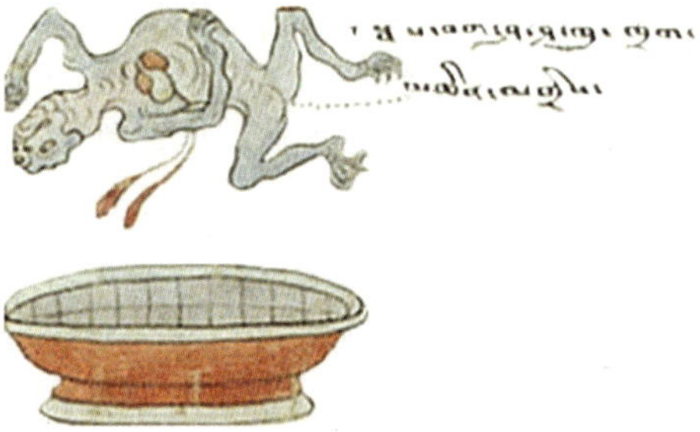

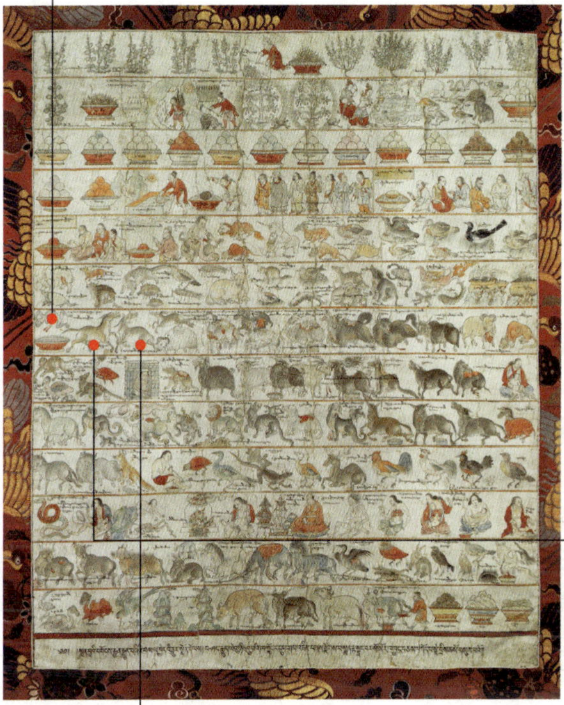

7.281 野驴喉管

野驴是一种哺乳食草野生动物，体形似骡，但鬃毛短、竖立，毛皮灰白，耳、眼、鼻等反应灵敏，警惕性高，奔跑疾快，成群生活于羌塘（藏北）草原。其喉管治瘿瘤（甲状腺肿大）。

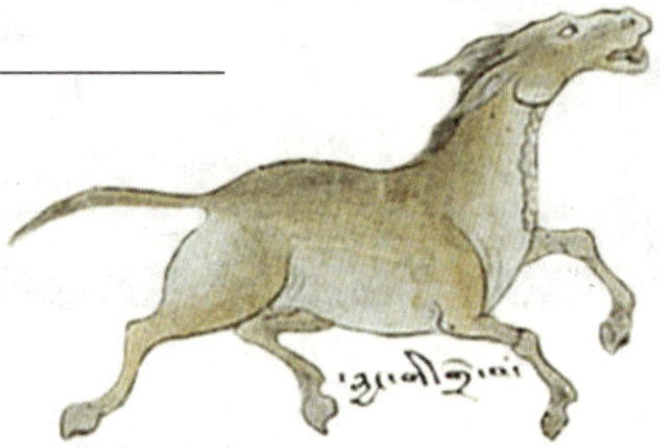

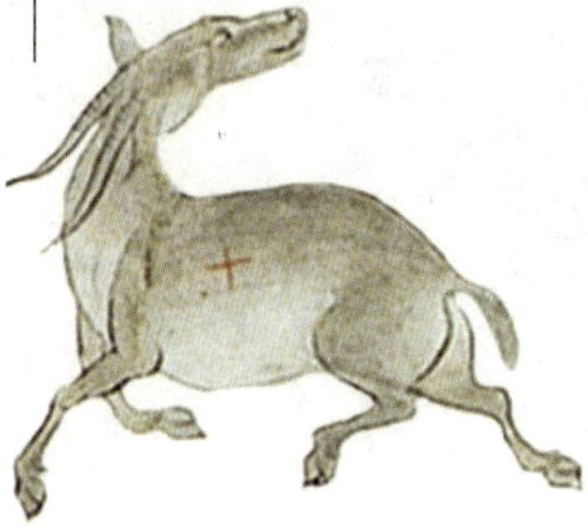

7.282 藏羚喉管

藏羚是一种生活于草原的哺乳食草野生动物，大小似原羚，毛色灰，针毛红褐，胸腹灰白，颈和四肢长，偶蹄，尾巴短，雄羚角黑细，上有横棱，长短约 1 尺，尖端变细，无横棱光滑；雌羚无角，比雄羚体形小，群居生活。其喉管治瘿瘤。

7.283 原羚喉管

原羚是一种群居于草甸等地的哺乳食草野生动物，体形似山羊，毛灰中带白，头、颈、背灰褐，臀部白，有圆斑，四肢细短，偶蹄，头小颈长，两耳较大，尾巴短，雄羚有角，黑长1拃多，上有横棱，雌兽无角。其喉管治瘿瘤有效。

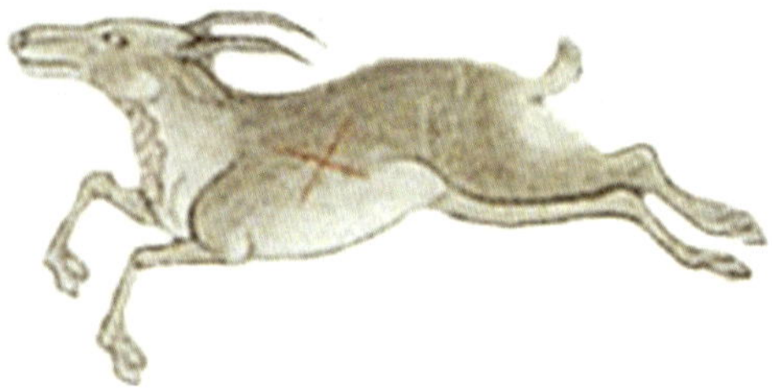

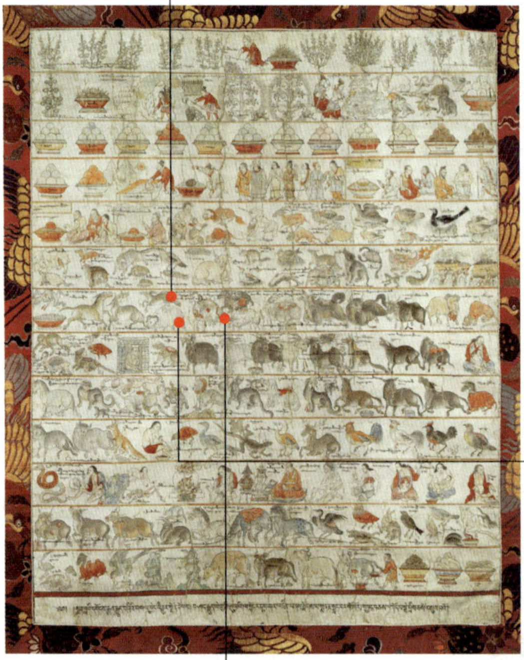

7.284 种羊

种羊是未阉割的公羊，体形大，力强，角粗壮，盘生，有横棱，四肢短，偶蹄。其尿治鼻病，止鼻血，睾丸为壮阳佳品。

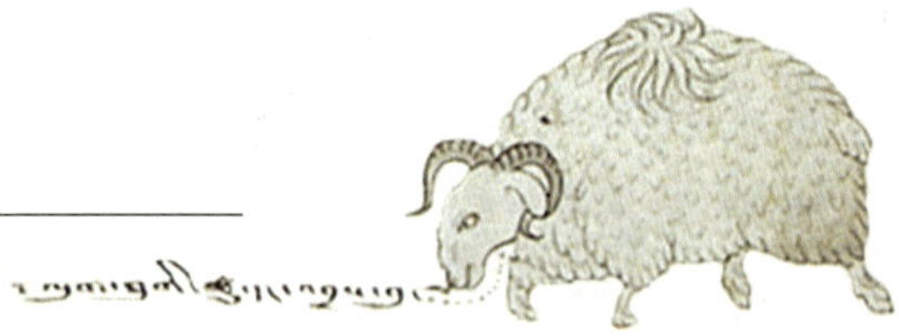

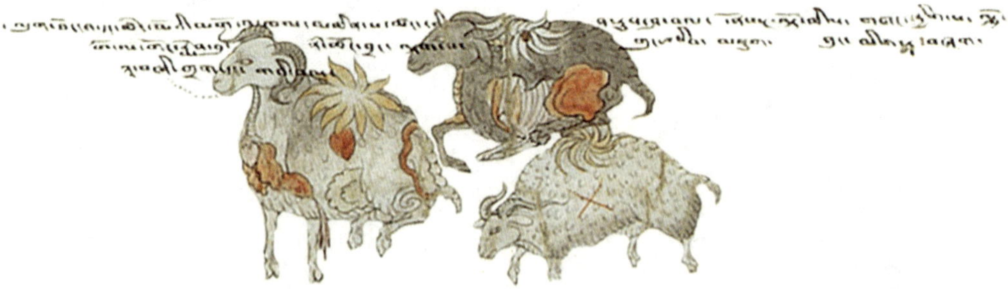

7.285 三岁公羔和母羔

三岁公羔和三岁母羔的头颅汤治隆病；肾为治肾病佳品；肝治肝隆病和眼翳；髋骨肉治妇女严重骨病；毛垢油可将高热病排出体外；胸口毛团治热狂病有效；五脏等治妇女严重风病；胸骨治所有妇科病；喉头治喉阻；粪罨敷治四肢积水病有效。

7.286 绵羊

除了三岁公羔、母羔和种羊，其他公羊和母羊骨肉可治隆病；蹄子灰敛疮；胆治疮病；血和乳治中毒症。

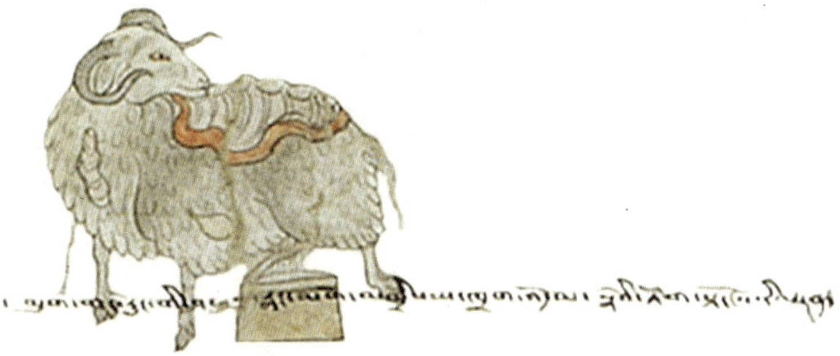

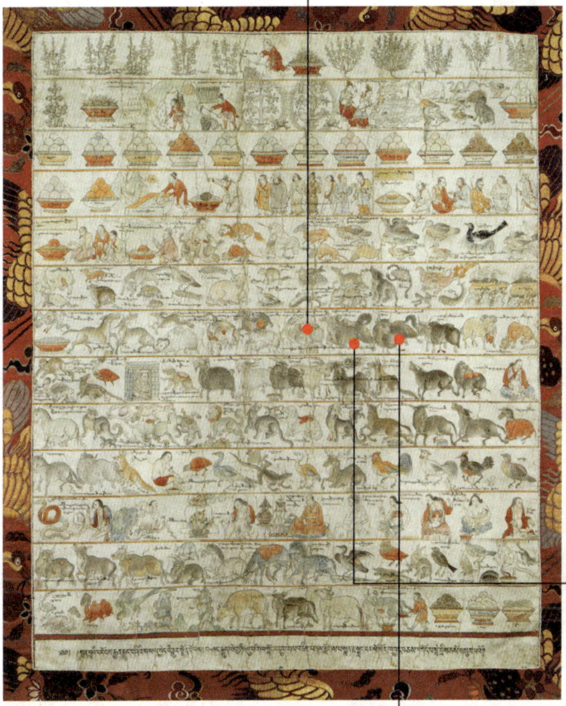

7.287 种野牦牛

种野牦牛是一种大型野生动物，形似家牦牛，体强力壮，两角粗，长有1庹许，偶蹄，蹄大，尾巴粗长，牛毛黑，粗糙而长，绒多，生活于高山峡谷，非常凶猛。其骨增体热；肉干腹水；喉管治瘿瘤；骨髓对疮疡有效。

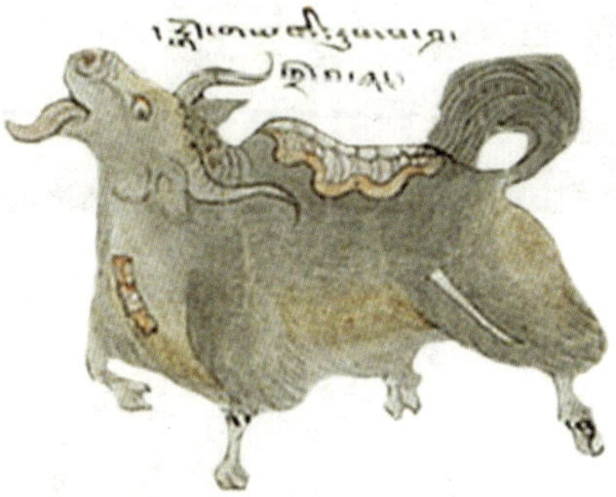

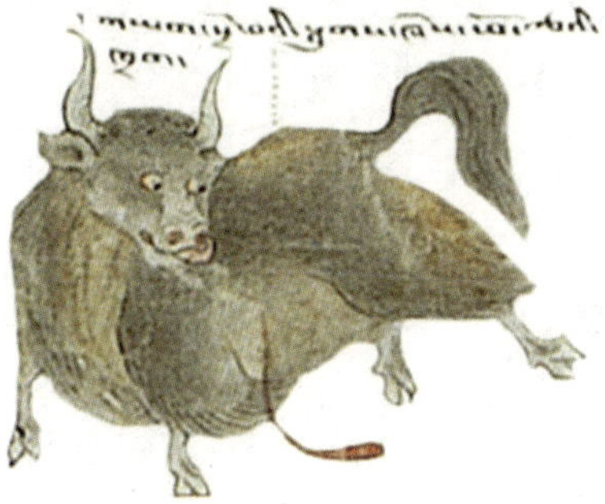

7.288 烟色牦牛体腔血

牦牛是一种大型哺乳食草家养动物，牛毛长，毛根有绒，毛黑黄或褐，吻和鼻色灰，体强力壮，两角大而长，四肢短，偶蹄，用以驮运和乘骑。其中烟色牦牛体腔血治创伤。

7.289 烟色犏牛体腔血

犏牛是一种哺乳食草家养牲畜，种黄牛与母牦牛杂交而生，体形比黄牛大，烟色，绒毛多，两角细长，吻、鼻、眼等大，四肢短，偶蹄，农区做耕牛。其中烟色犏牛体腔血对创伤有效。

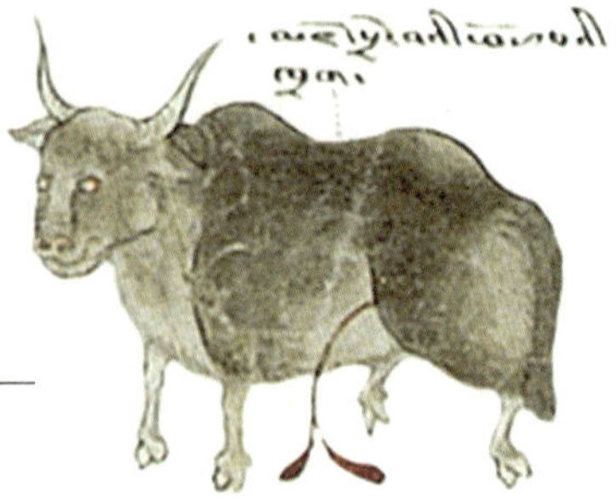

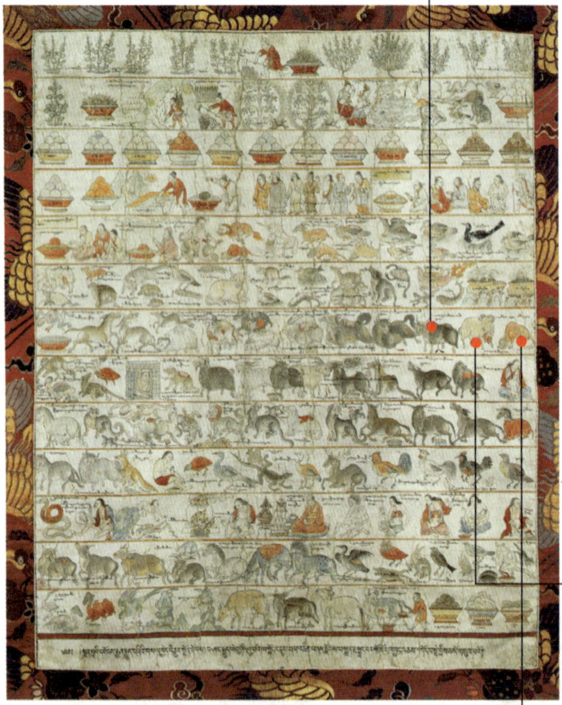

7.290 母盘羊肺

盘羊是一种哺乳食草野生动物，形似绵羊，但比之大，褐灰带白，喉部和四肢灰白，胸部黄褐，臂部有白斑，尾巴黑短，角大盘生，雌羊角比雄羊小。母盘羊肺味甘，消化后性平，功能治妇女严重小肠病。

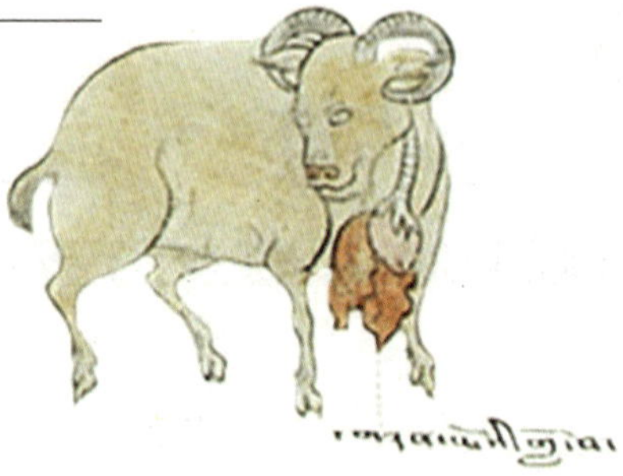

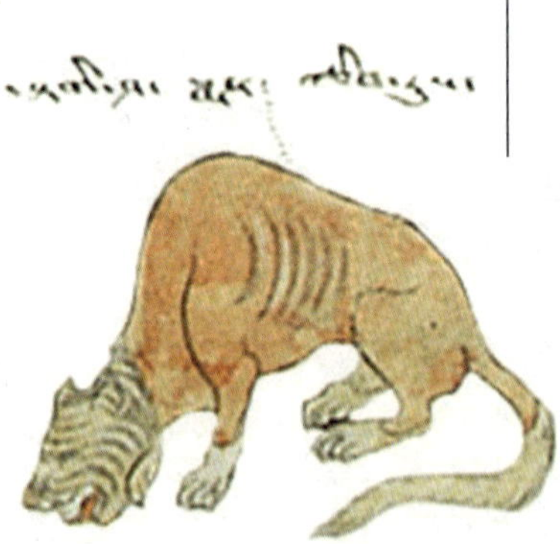

7.291 虎

虎是一种食肉猛兽，形似猫，但比之高大强壮、凶猛，头椭圆，耳短尾长，犬齿尖利，毛色淡黄有黑条斑纹，胸腹白。其肉为避邪佳品；虎须解毒；肋骨可探寻体内弹片等异物。

7.292 猴

猴是栖居于林中以野果、树叶为生的动物，体形与人相像，毛色黄，脸和屁股无毛、发红，尾巴细长，善于攀跳树冠，用手进食。其胆汁治合成毒中毒，对疮疡有效；粪尿可治鬼祟类疾病。

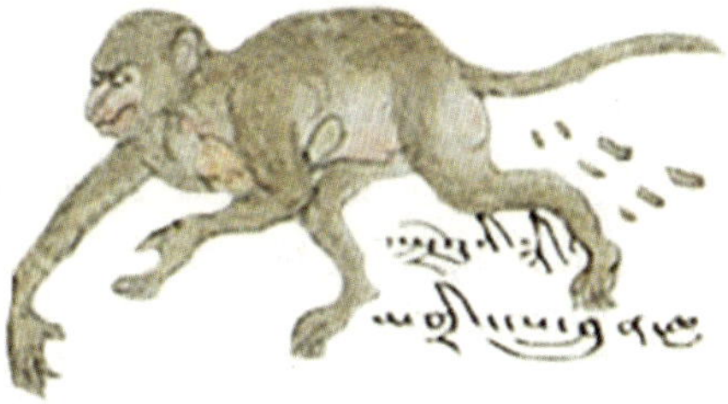

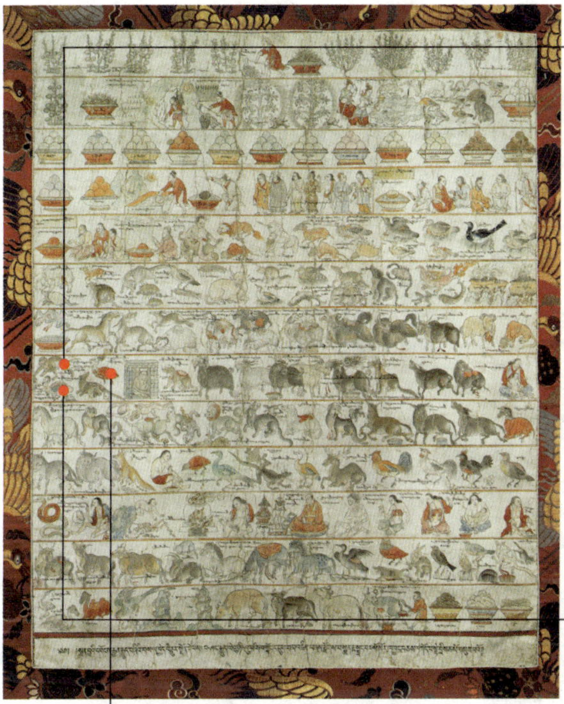

7.293 秃鹫

秃鹫是专食动物尸体的猛禽，颈长体大，眼明，善飞，喙和爪子非常尖利，有“唐嘎”和“唐那合”即胸羽发白和发黑 2 种。其骨利尿通淋；胆汁治疮疡；喉管治肉类不消化；心增强记忆力；胃增体热、破痞瘤、消肿；粪、尿、羽可治鬼祟病。

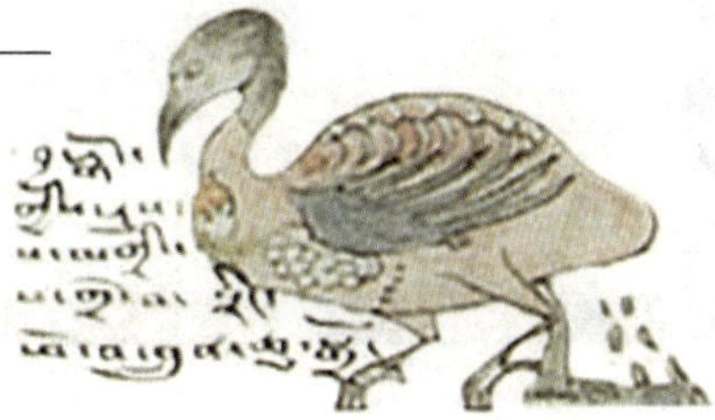

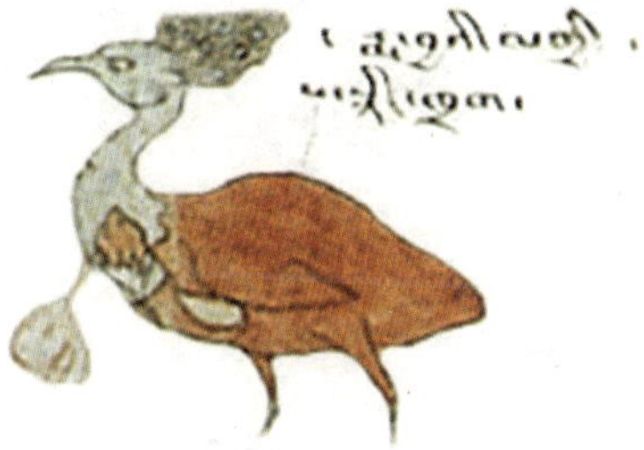

7.294 孔雀

孔雀是用爪觅食的一种鸟类，比马鸡稍大，颈色蓝、长，喙、腿长而黑黄，羽冠色青边缘发绿，头背青绿具光，尾羽长，每根梢部有如虹花斑，开屏似伞，美丽。其胆汁对合成毒有效，心血可避罗睺邪。

7.295 水獭

水獭是生活于水中的一种动物，形似旱獭，但比之长，头扁宽，四肢短，趾间有蹼，两对犬齿，有触须，体毛短而光滑，毛色灰紫或黑褐，喉部、胸口灰。其尾巴可壮阳；骨、粪可干腹水；鼻、犬齿熬汁对鱼骨梗喉有效。

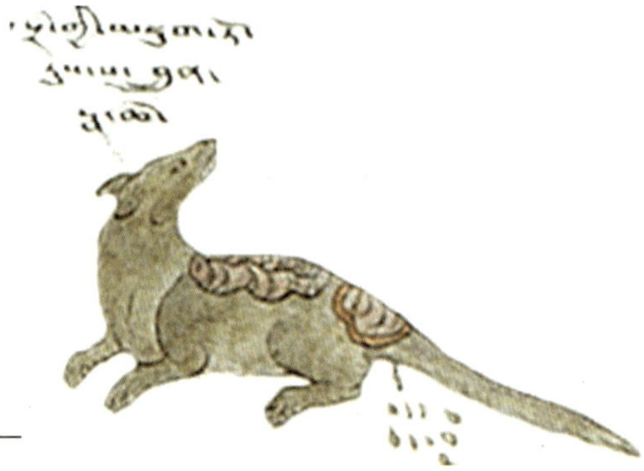

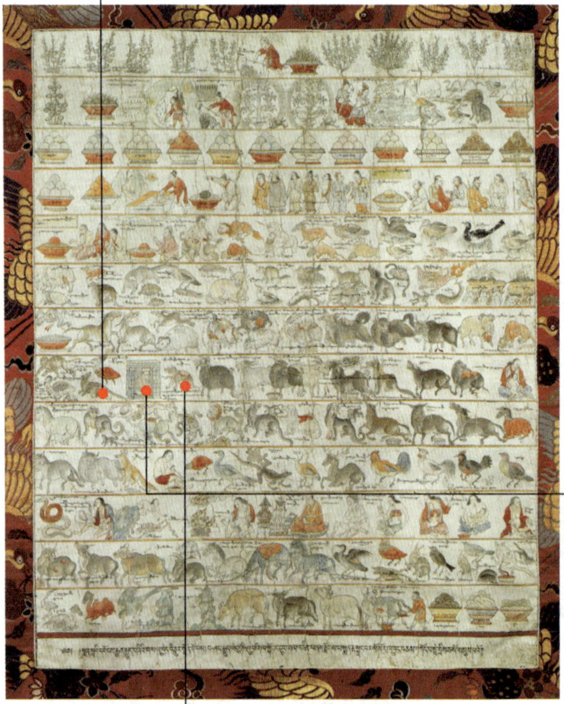

7.296 “髑日赖”

“髑日赖”可治坏血增盛引起的疖痈恶疮。

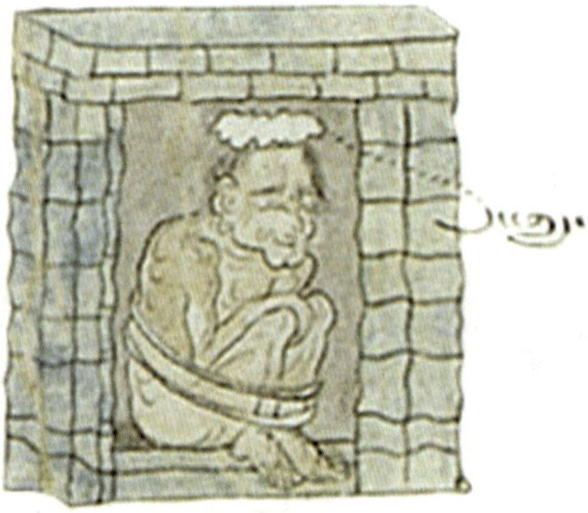

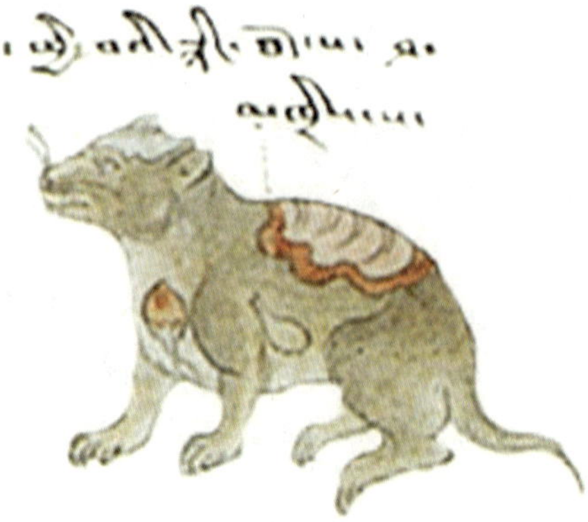

7.297 旱獭

旱獭是穴居类动物，全身淡黄，针毛有黑点，耳和四肢短，尾巴短扁，吻黑而豁，爪子尖利，冬眠夏出，见敌后直立发出惊叫声。其心治妇女严重心脏病；额骨治腹水；肉治隆病和妇科病有效；胆汁可醒酒，对疮疡有益。

7.298 种山羊

即未阉的公山羊，形似绵羊，但比之小，毛色白黑不等，粗糙，有下颌须，两角向上直立，四肢短，偶蹄，喜欢攀爬。其髋骨灰治白喉；粪治鬼祟病，特别治狂证；睾丸壮阳；尿排体内弹片等异物，治鼻病亦有效。

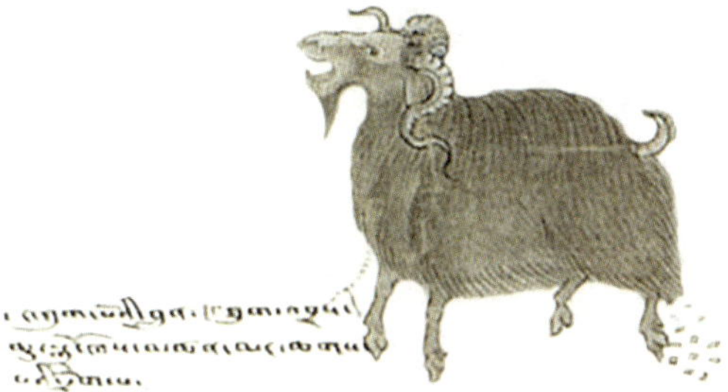

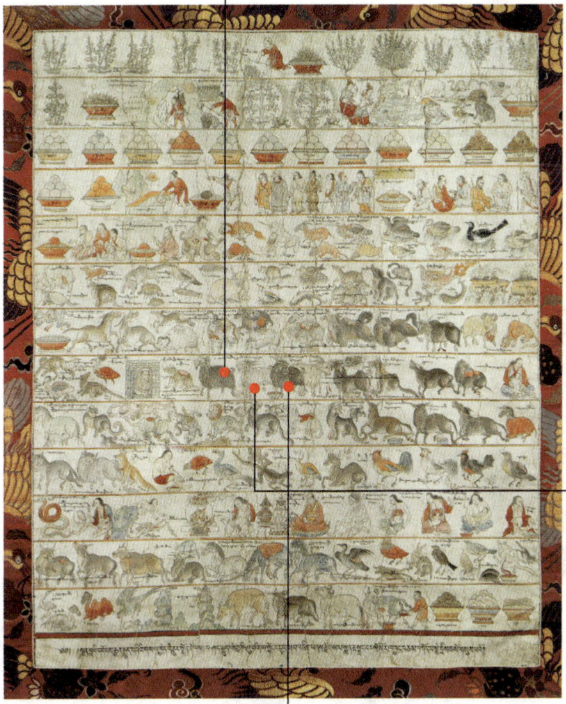

7.299 白山羊

白山羊是一种家养动物，形似绵羊，但比之小，两角向上直立，四肢短，偶蹄，有下颌须，喜爬山岩，毛白有绒。其角烧成灰治神志不清、瘟病；右角灰治毛孔热；毛灰治鬼祟病和水疱疹有效。

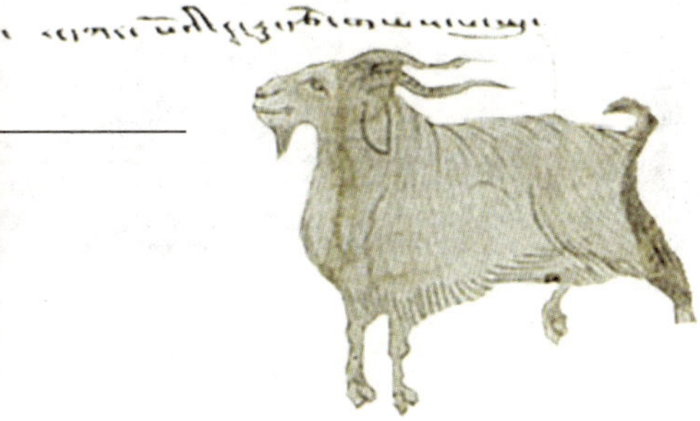

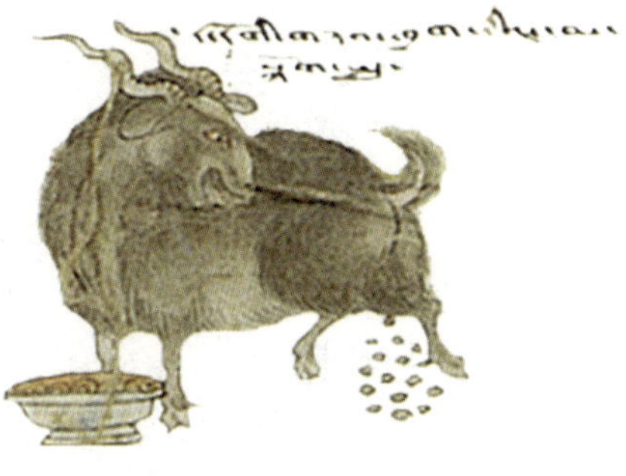

7.300 栗色山羊

即毛尖黑或栗色的山羊，形似绵羊，但比之小，两角向上直立，四肢短，偶蹄，有下颌须，喜爬山岩。其项血收敛关节黄水；粪粒敷罨治麻风；须灰对疮疡有效。

7.301 淡黄山羊

淡黄山羊形似绵羊，但比之小，两角向上直立，四肢短，偶蹄，有下颌须，喜爬山岩。其鼻血治各种疮疡。

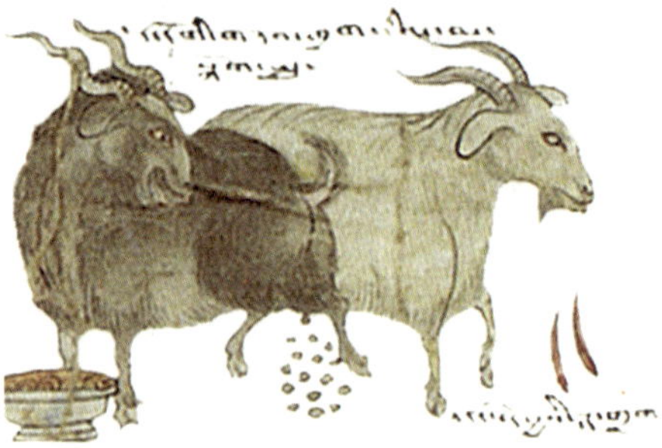

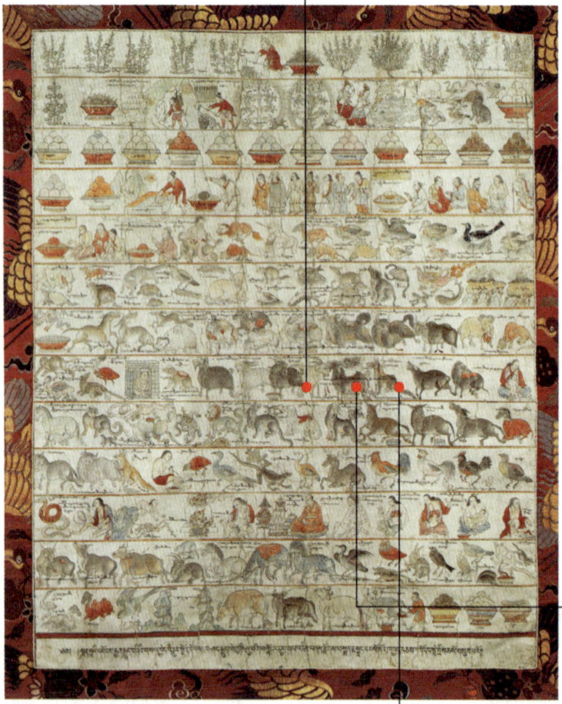

7.302 所有山羊

不分公母、毛色的山羊，其肝、肺、心、脾、皮等治虫病有效；脂肪治梅毒；脾收敛毒扩散于关节；脑浆对筋腱断离有效；蹄灰治疮疡和白喉、炭疽；乳治哮喘、眼病、热泻等；绒灰可使疮疡生新肉；刚生下还未舔去身上胎衣的羔羊脑浆治脑震荡；肺治肺病有效。

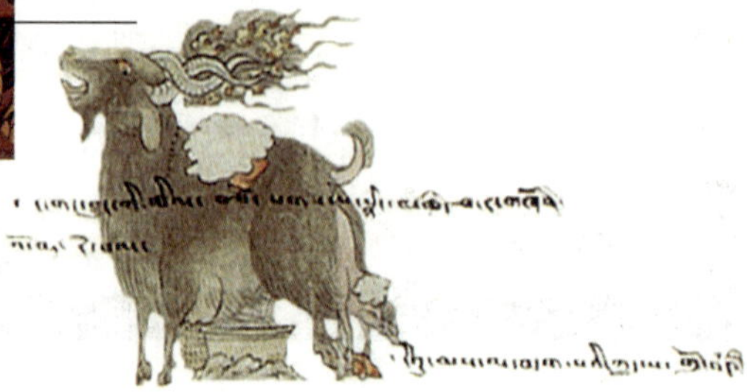

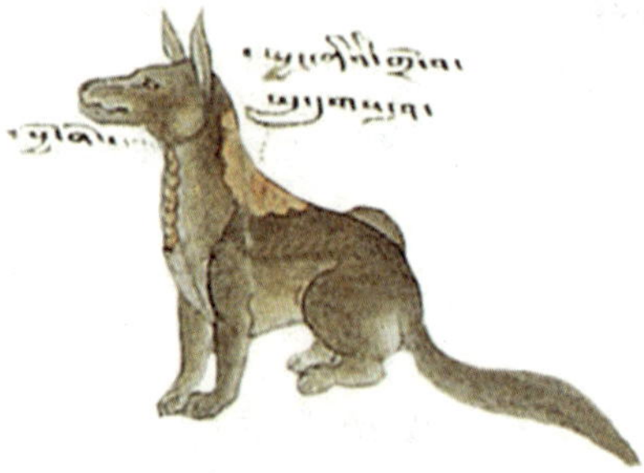

7.303 狼

狼是食肉野兽，形似犬，面部长，吻细，尾巴下垂，毛色淡黄，但春季变红黄，腹部白黄，捕食羊和野兔等动物。其喉管治瘿瘤；毛敷罨干腹水；肉补养身体；对因寒发炎的疮疡有效。

7.304 猪

猪是人饲养的一种动物，两耳扁大下垂，鼻轮状，拱地找食吃，四肢短，偶蹄，尾巴短，毛色白黑不一，鬃竖立，毛细而粗糙。其额骨灰治水肿；胆汁治中毒和疮热；髓能生发、生眉。

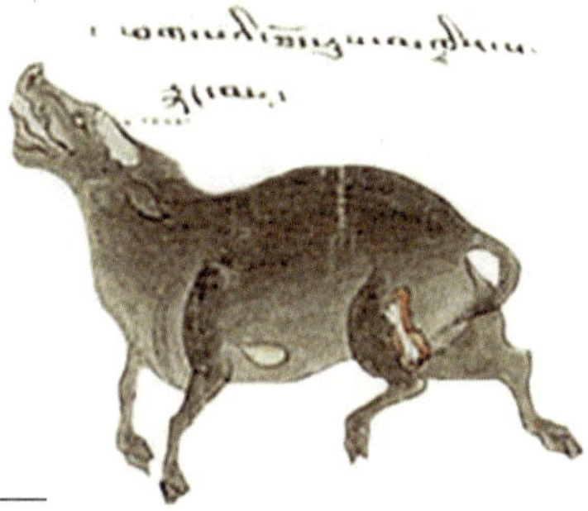

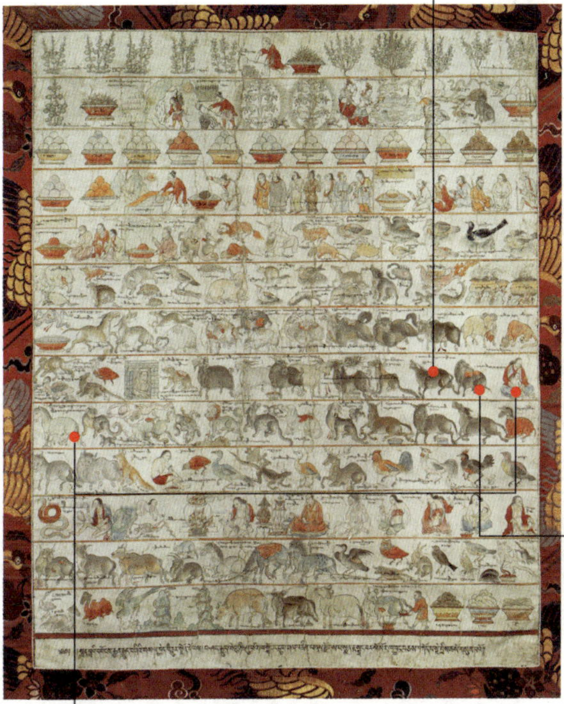

7.305 黑猪

两耳扁大下垂，鼻轮状，拱地找食吃，四肢短，偶蹄，尾巴短，鬃竖立，毛细黑而粗糙。其鼻治小腿转筋；肉探查体内弹片等异物；鼻血收敛关节黄水。

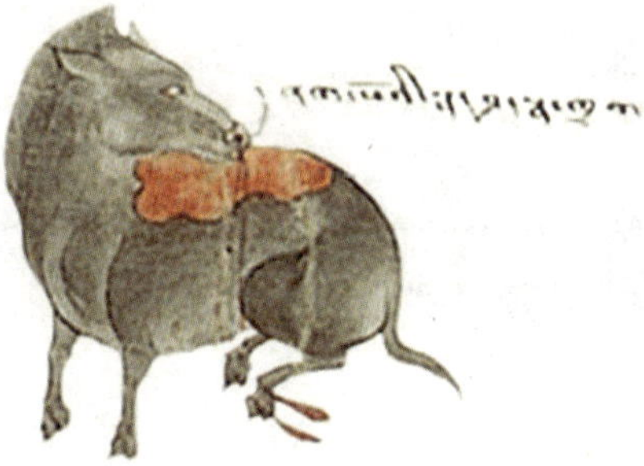

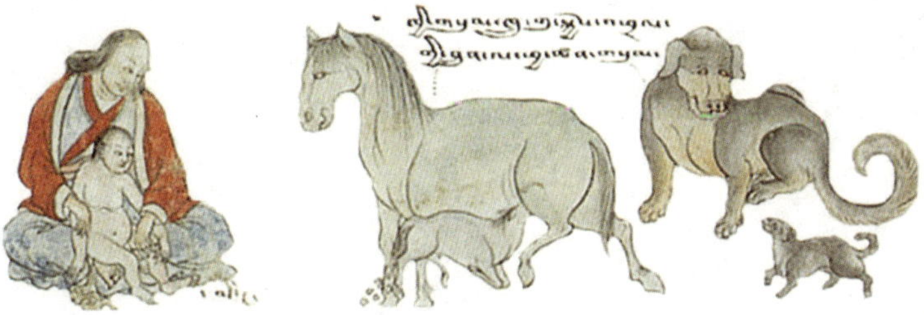

7.306 三胎粪

即人、马、犬刚出生还未吃过奶的幼子拉出的粪便，色多黑紫黏腻。治中毒症尤佳。

7.307 三死胎粪

即人、马、犬刚出生便死去的幼子腹中的粪便。治中毒症尤佳。

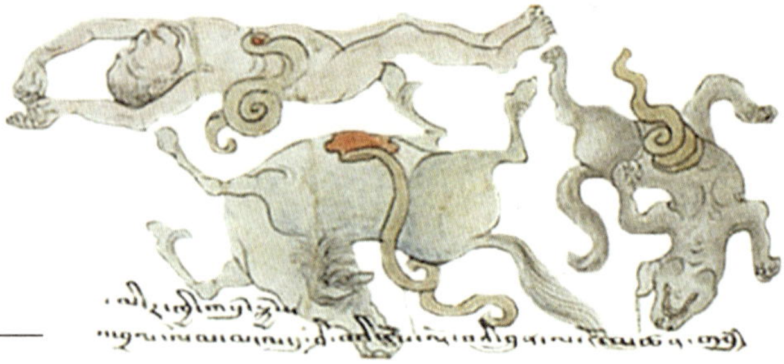

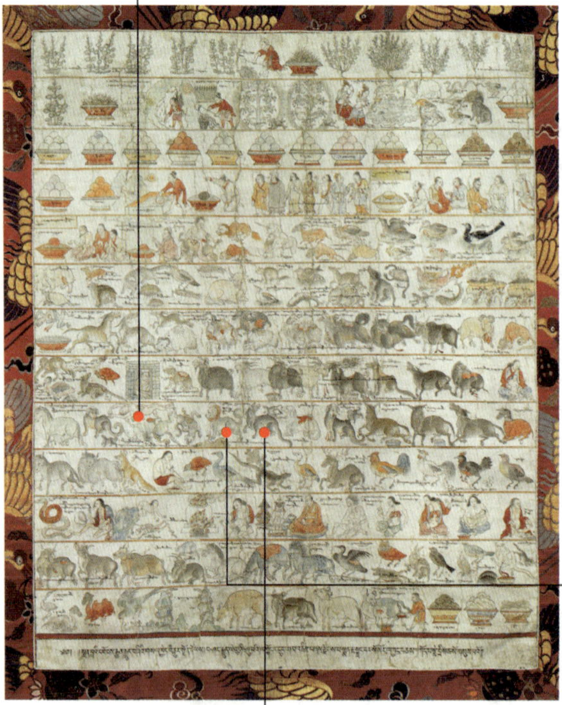

7.308 獒

獒是人饲养的一种兽，毛色多种，眼红犬齿长，四肢较长，爪子短尖，耳较大下垂，奔跑疾快，嗅觉灵。其毛灰杀虫、干耳脓；犬齿治白喉；脑浆退外翳；血治麻风病；阴部垢破唇疱疹；阴囊毛灰干口疮脓水。

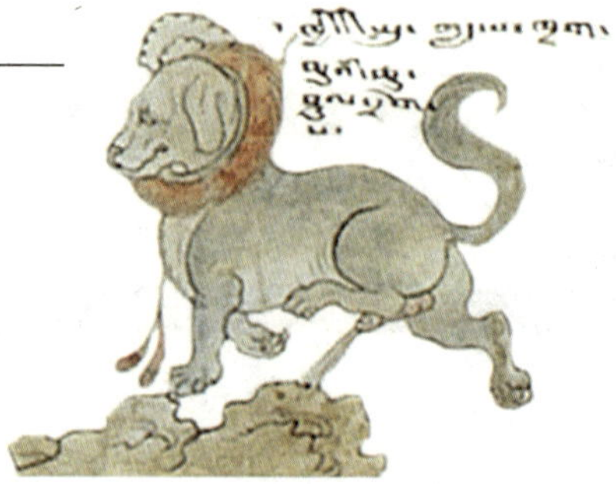

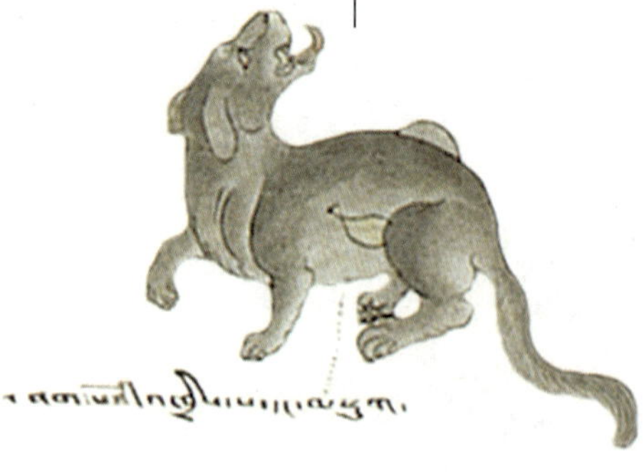

7.309 黑狗

眼红大，嗅觉灵，吻长犬齿利，常吐舌喘气，四肢较长，爪子短利，耳大下垂，用以看家护院。其胆汁接体腔脉管、止血；尾毛灰愈恶疮。

7.310 狂犬犬齿

得狂犬病发疯的狗，耳聋不闻声，眼瞎或模糊，张口流涎，低头夹尾，弓着身到处流窜，咬伤则得狂犬病。其犬齿治白喉。

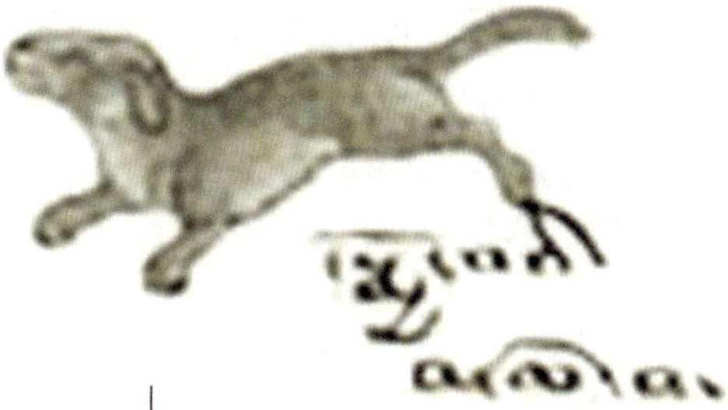

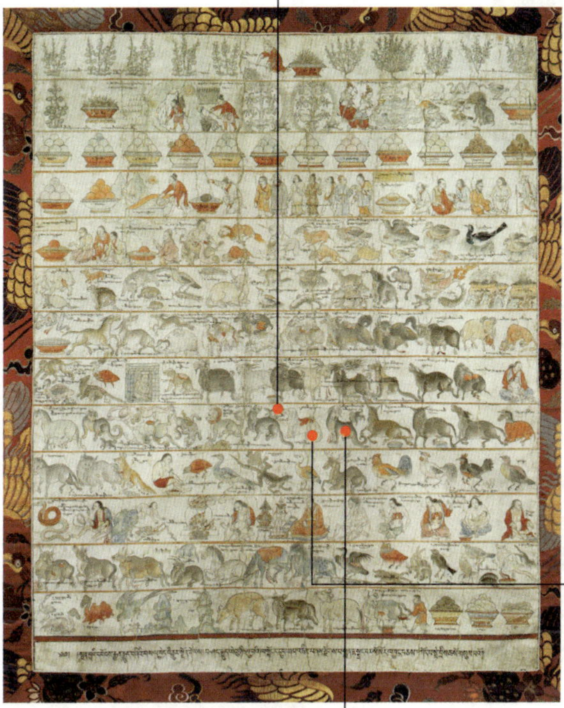

7.311 白狗肉

白狗眼红大，嗅觉灵，四肢较长，爪子短利，耳大下垂，奔跑疾快，凶猛，当作猎犬或守家。其肉可探查体内弹片等遗物。

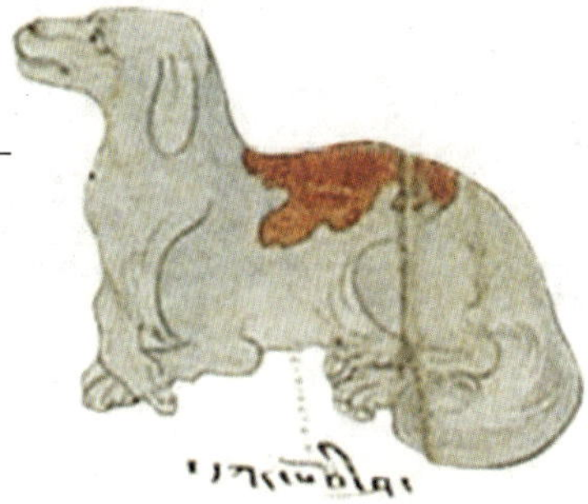

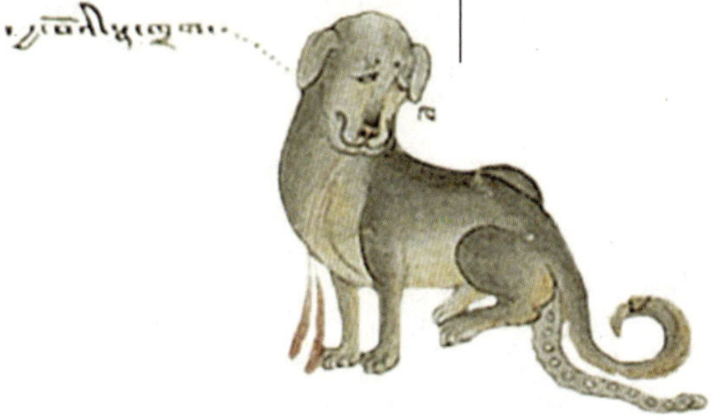

7.312 黑褐狗鼻血

背黑腹黄的狗，四肢较长，爪子短利，耳大下垂，奔跑疾快，嗅觉灵，当作猎犬或守家。其鼻血愈创伤。

7.313 未睁眼狗崽脑浆

无论是白狗或背黑腹白狗等所有生下来还未睁开眼睛的幼崽脑浆，功能治脑震荡。

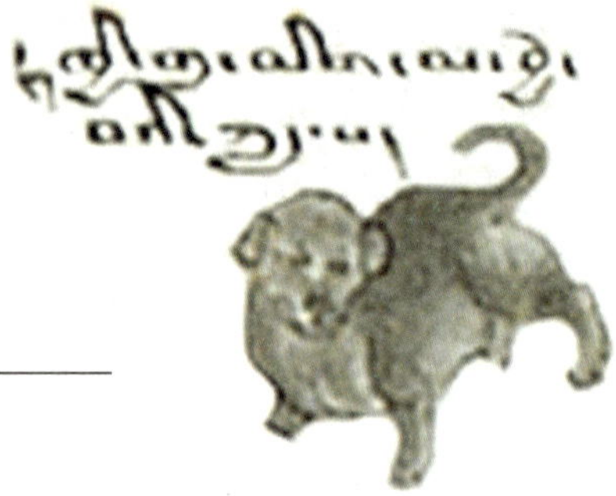

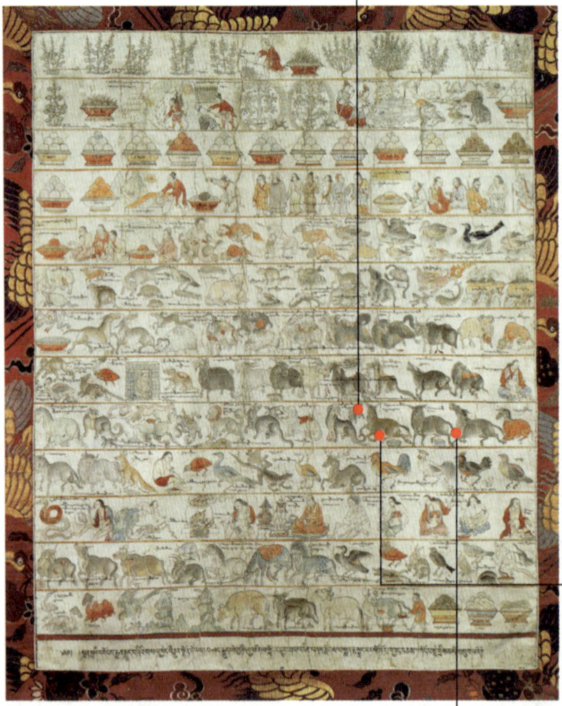

7.314 白额驴乳

白额驴是人饲养的一种哺乳食草牲畜，形似野驴，但比之小，两耳大而长，鬃短竖立，四肢细短，奇蹄较小，毛色多种，一般背黑腹白。额头有白斑者,其乳治头部创伤；尾血愈各种创伤。

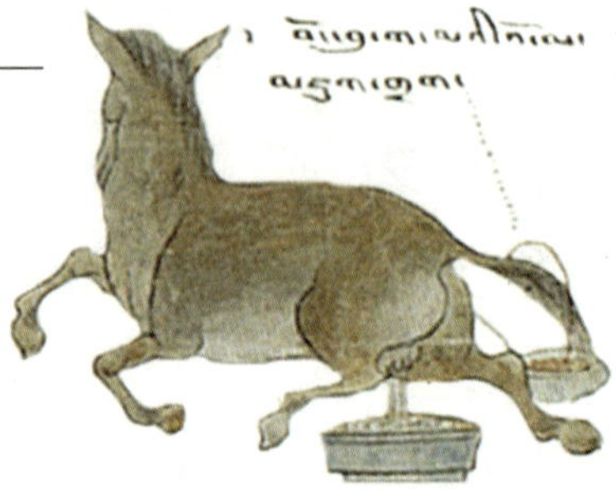

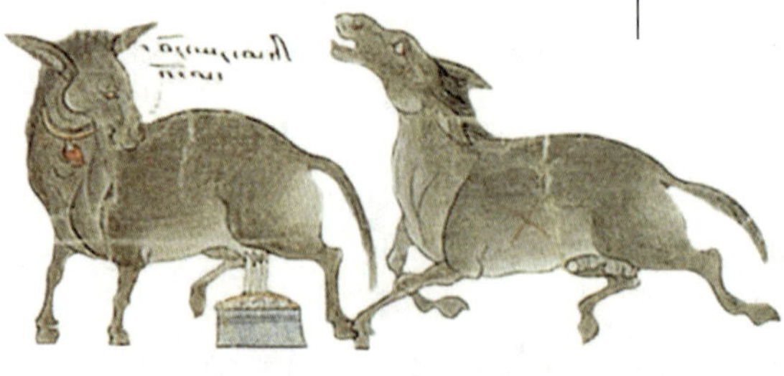

7.315 哺乳期驴乳

家驴形似野驴，但比之小，两耳大而长，鬃短上竖，四肢细短，奇蹄，毛色灰白不一，产驹未满一年，正在哺乳期的驴奶治肺痨。

7.316 驴肉

驴是人饲养的一种哺乳食草牲畜，形似野驴，但比之小，两耳大而长，鬃短竖立，四肢细短，奇蹄，毛色多种。其肉补养身体。

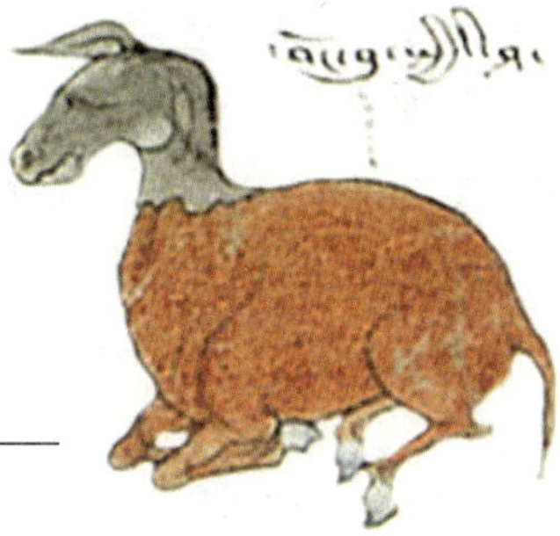

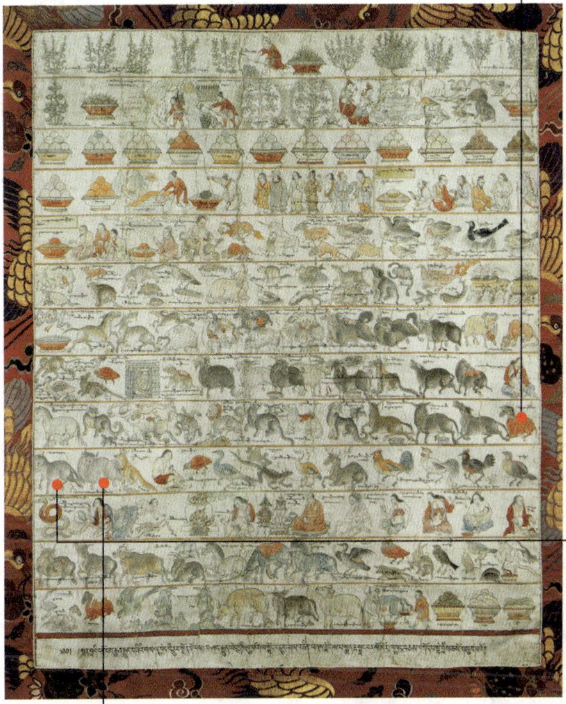

7.317 黑驴粪

家驴形似野驴，但比之小，两耳大而长，鬃短上竖，四肢细短，奇蹄。将黑驴粪用布包裹挤出粪汁治疮疡有效。

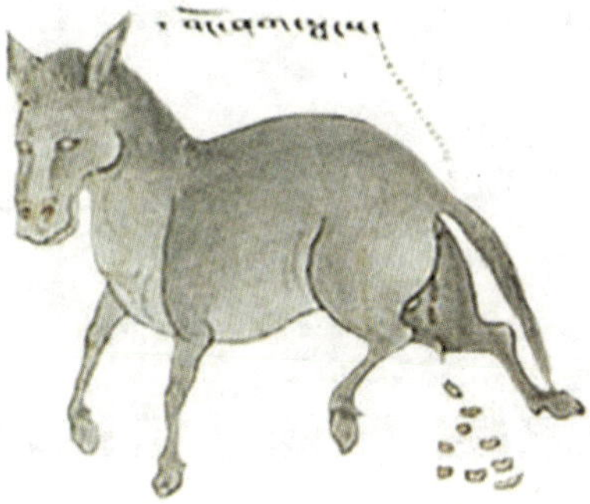

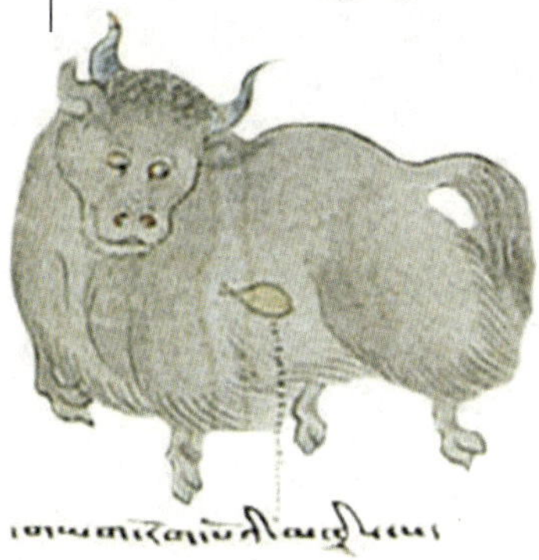

7.318 栗色牦牛胆

牦牛是藏地主要家畜，其中栗色牦牛与所有牦牛一样身强力壮，两角大而粗，四肢短，偶蹄，尾巴粗长，腹毛粗而长绒，耐寒。其胆汁可接体腔脉管、止血。

7.319 狐狸脑浆

狐狸是野生兽类，吻细鼻尖黑，犬齿和爪子尖利，竖耳，针毛淡红，胸口和腹部白，尾巴下垂、大而先端有白斑，一般昼伏夜出觅食。其脑浆接脉管、止血；心脏排腹水；粪尿可治鬼祟类病，特别对癫狂症有效。

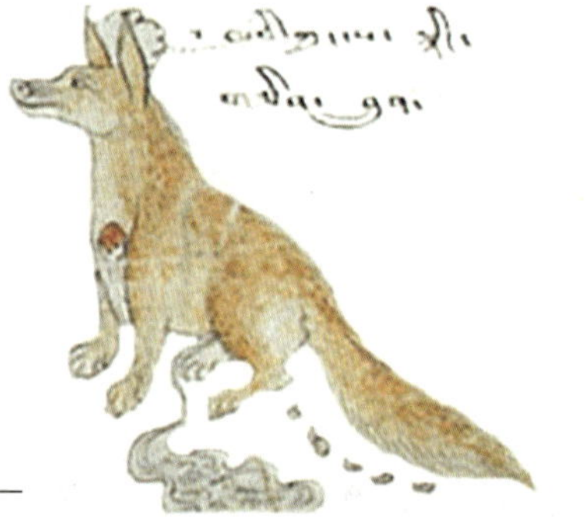

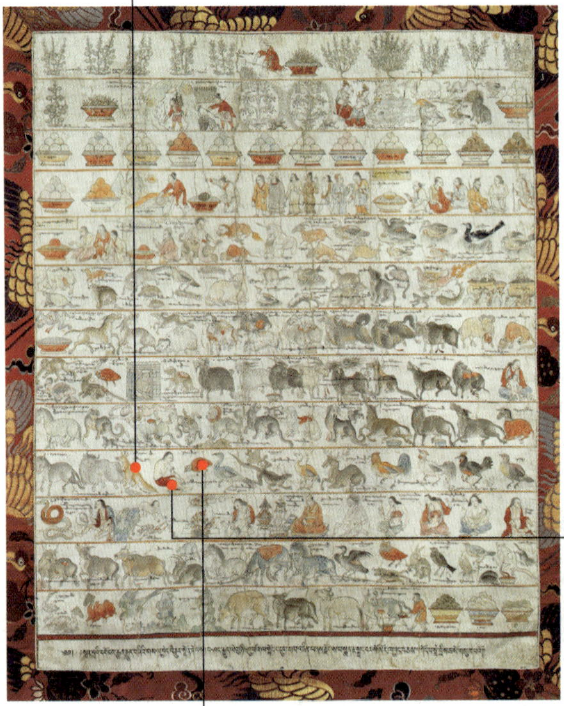

7.320 放血血液

放血血液灌入病人鼻中，治鼻虫有效，一切牲畜新放血血液治鬼祟类疫病，特别对癫狂症有效。

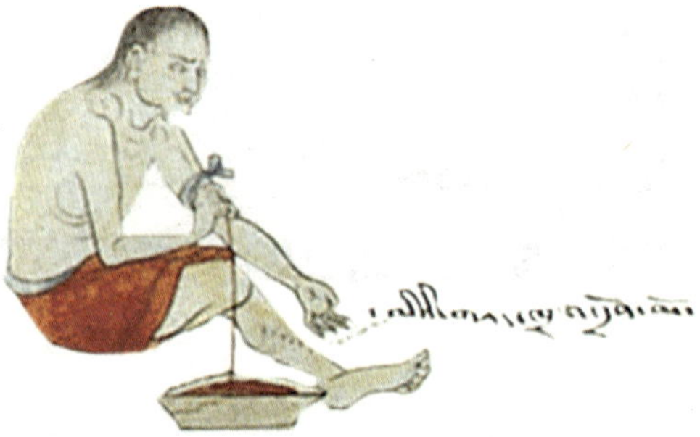

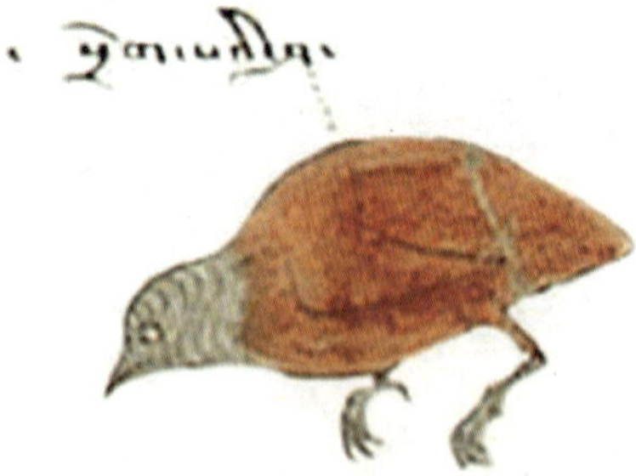

7.321 斑翅山鹑肉

斑翅山鹑是生活在干旱地区的一种用爪觅食的鸟类，比鸽子稍大，腿、喙、颈、翅、尾羽皆短，全身羽毛黑花或褐花，有方形白斑，前额和喉部羽毛黄长似颌须，腿红。其肉味甘，消化后性温，功能补养身体，增强体质，愈创伤。

7.322 马鸡粪

马鸡是生活在林间的一种鸟类，大小似公鸡，喙、腿红，羽青灰有光，颈羽黑花而短，前颈和胸白，尾羽黑长泛绿光，眼皮四周红。其粪治鬼祟病有效。

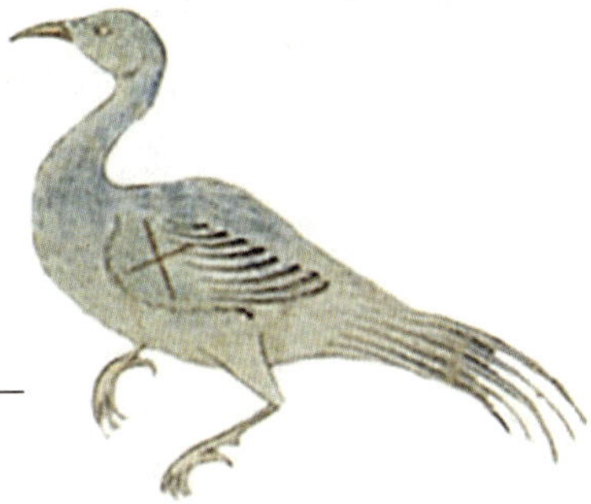

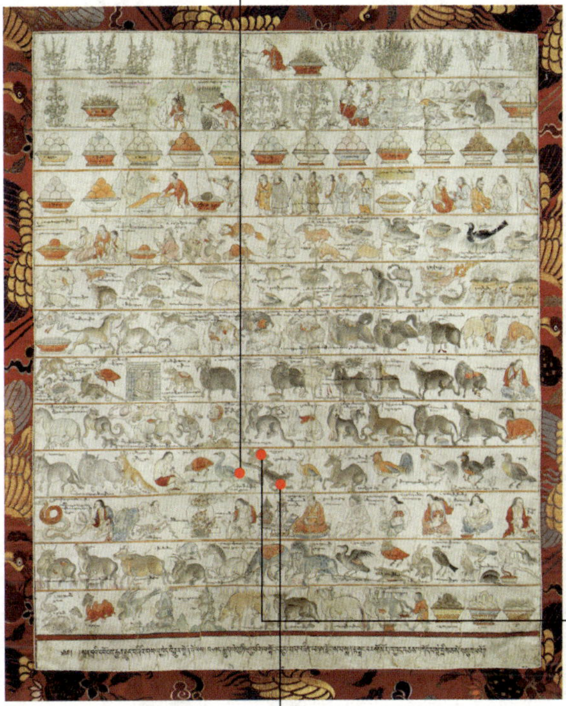

7.323 蝙蝠粪

蝙蝠是鼠兔类动物，两眼大，有触须，形似老鼠，耳较大，毛色有淡褐或灰白等多种，两手至足之间有飞蹼，蹼尖端有非常尖利的爪子，白昼抓住树枝垂悬而栖，夜晚出没。其粪治鬼祟病有效。

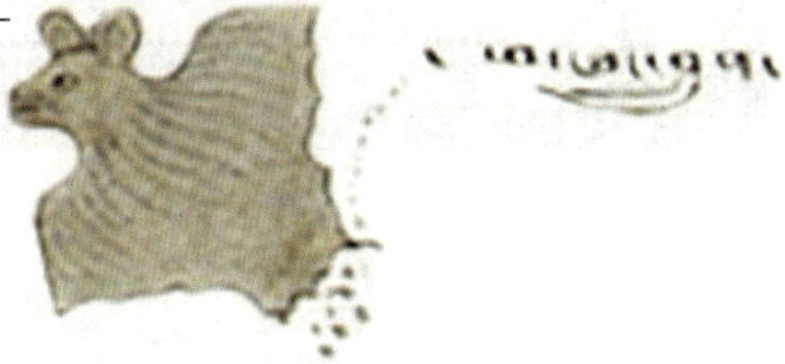

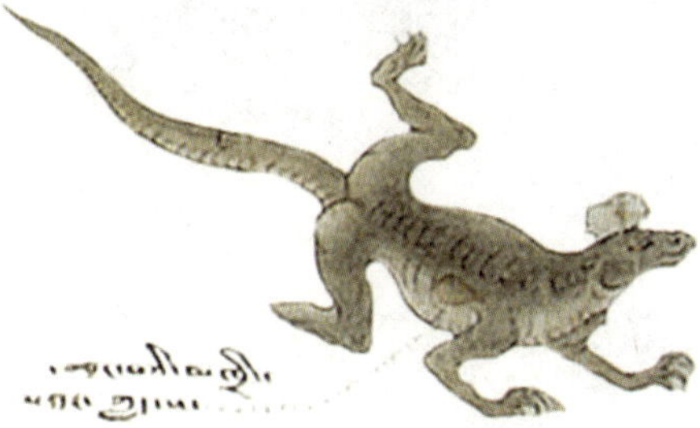

7.324 鬣蜥

鬣蜥是一种穴居爬行动物，形似沙蜥，但比之大，头似蛇头，身有细而平的鳞，颈较长，胸比腹粗，四肢各有 5 趾，尾巴非常长，全身灰黑，腹部灰白。其胆汁和脑浆能使头伤长出新肉。

7.325 沙麻鸭胆

沙麻鸭是生活在湿地的一种鸟类，喙紫扁长，头颈淡黄或鹅黄，躯体羽毛橙色，翼尖和尾羽黑，腿红，趾有蹼，雌雄栖于湖边等地。其胆汁治小腿转筋。

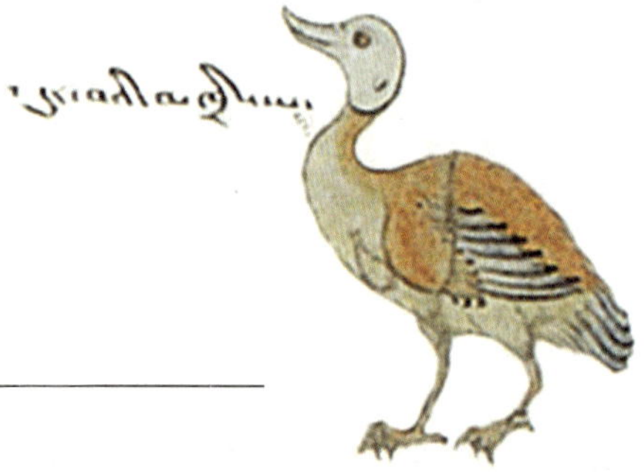

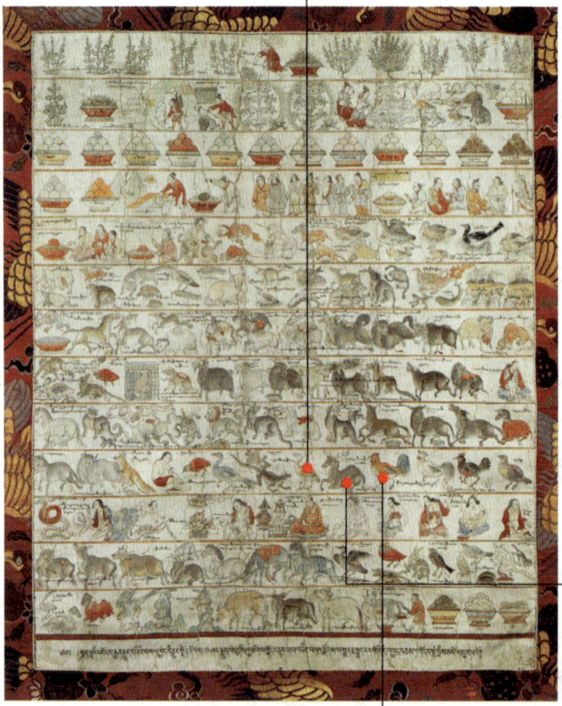

7.326 鹿胃中糜草

鹿是生活在高山的反刍类动物，形似狍，但比之大，颈和四肢长，尾巴短，耳较大，全身灰褐，四腋窝灰，雄鹿有一对角，2~3 分叉，每年 3~4 月干角脱落，5~6 月逐渐长出新角或茸。用刚杀的鹿胃中的热草糜敷罨对一切虫病有效。

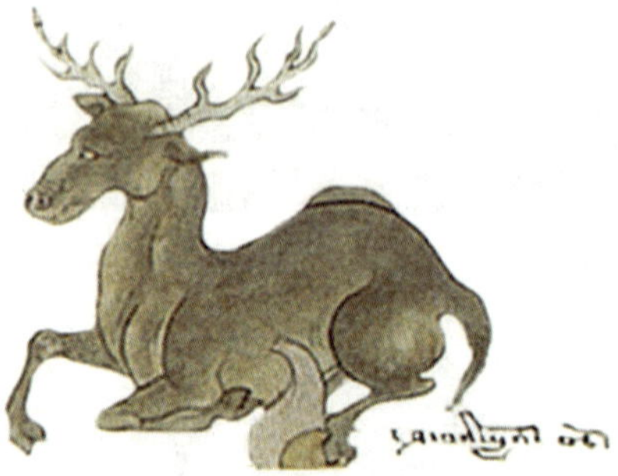

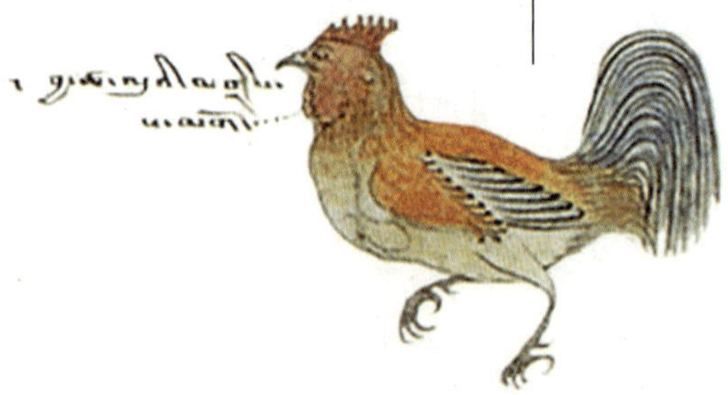

7.327 红色土鸡胆汁

土鸡是人饲养的一种家禽，大小如雪鸡，颈和身上羽毛红，脖子长，冠红，左右颊下各有一红色垂肉，司晨打鸣。红色土鸡胆汁治孔雀等的蛋中毒，头可壮阳、愈疮疡。

7.328 家鸡蛋粪

家鸡是人饲养的家禽，大小如雪鸡，颈长，冠红，左右颊下各有一红色垂肉，雄鸡黎明打鸣，羽色多种。其蛋是壮阳佳品，粪糊治眼有效。

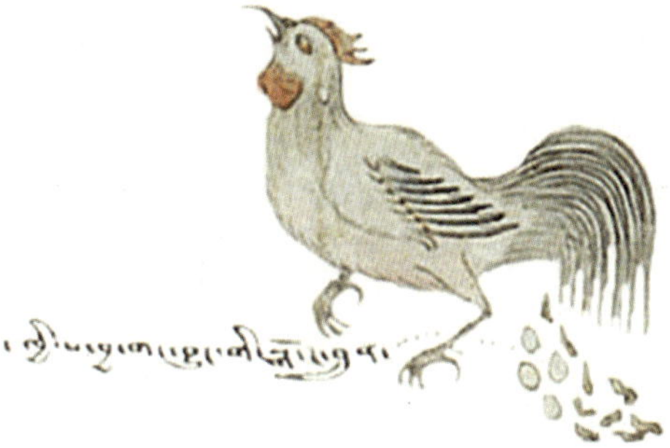

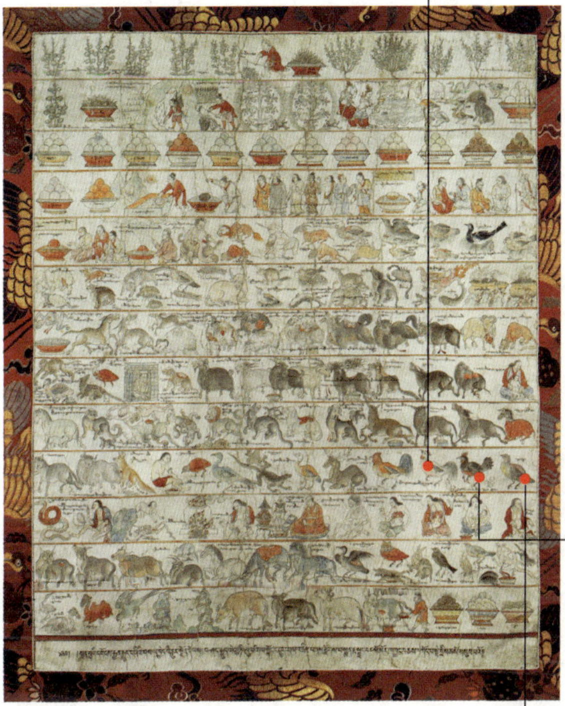

7.329 母乌鸡

家禽中羽色发黑的母鸡，大小如雪鸡，颈长，冠黑，颊下垂黑肉，产蛋后鸣叫。其肉治合成毒中毒，蛋清、血可探寻体内弹片等异物。

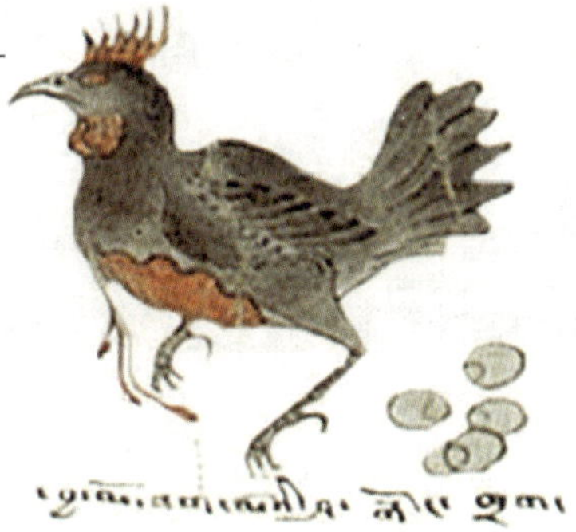

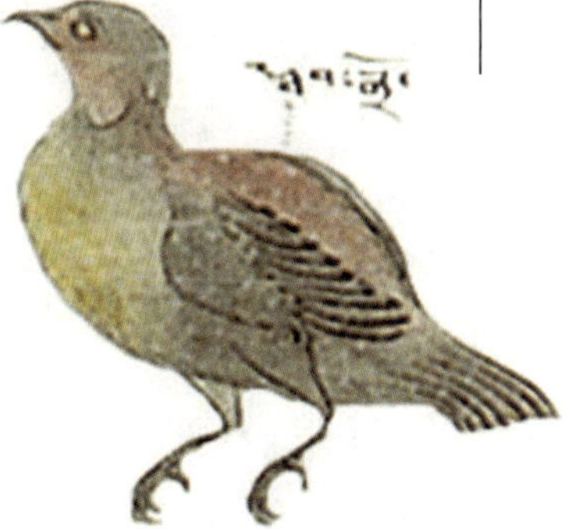

7.330“巴”鸟羽

“巴”鸟是栖居于悬崖的一种鸟，胸颈红，脊红灰有白斑，喙尖下弯，腿长，爪子非常尖利，常在瀑布中觅食。其羽毛灰对一切肺病有效。

7.331 蛇

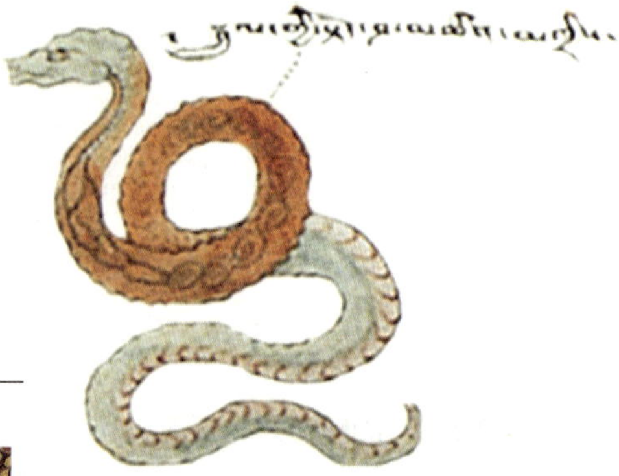

蛇是穴居类动物，体圆细长，头扁目圆，全身被鳞，色有灰白、纯白、红多种，具光，有花斑。用腹爬行，犬齿有毒。其上体肉治侵入肝胆的合成毒中毒。

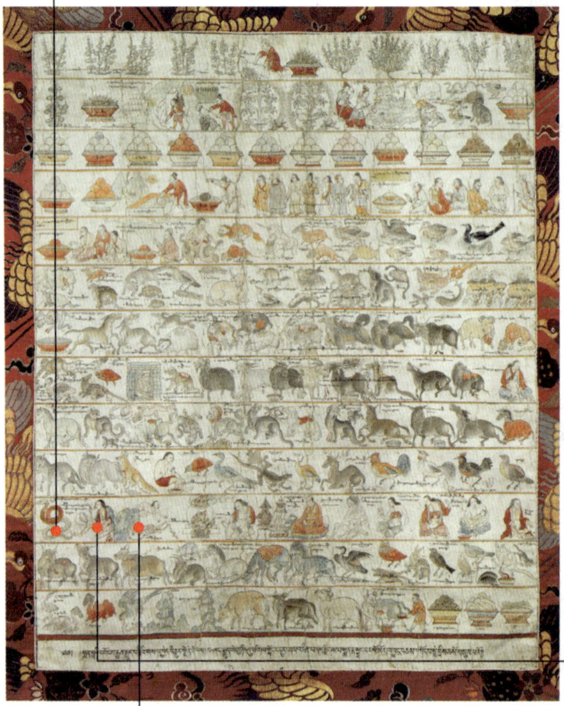

7.332 “么”

“么宜久道”能壮阳；“么宜冈果”治疖痈；“赤巴”可帮助脉道防止瘟疫毒素流窜，对疮毒和胆病有效，止泻；“么宜查合”对麻风有效；天灵盖软骨对头部创伤有效；“么茨”祛隆（风），治疱疹；骨（灰）愈疮疡。

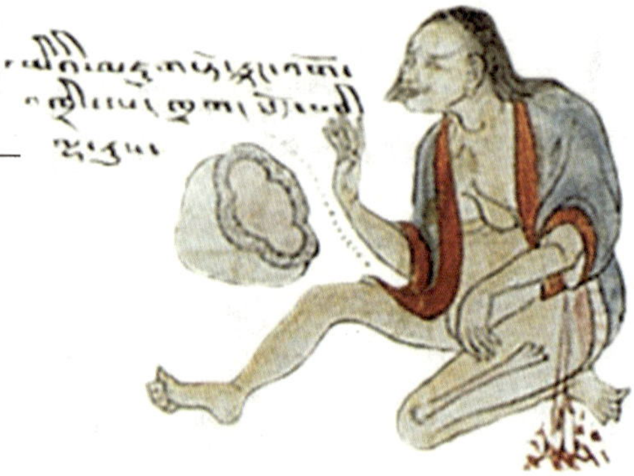

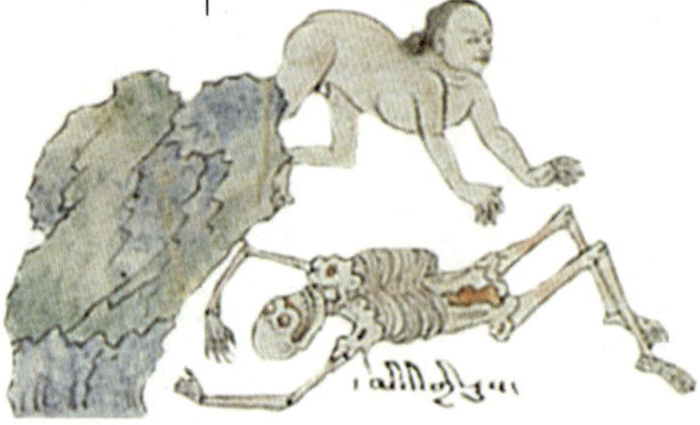

7.333 “么宜旨瑞”

“么宜旨瑞”对愈合各种创伤有效；其犬齿和菖蒲包扎佩戴于脖颈可防一切瘟病。

7.334 骨灰

骨灰可治男魔为主的各种鬼祟病。

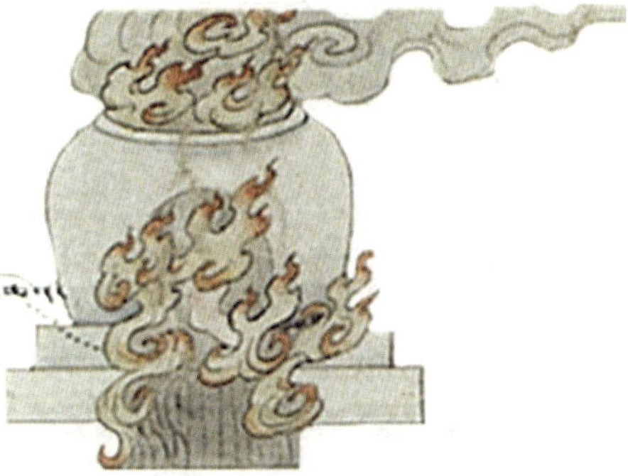

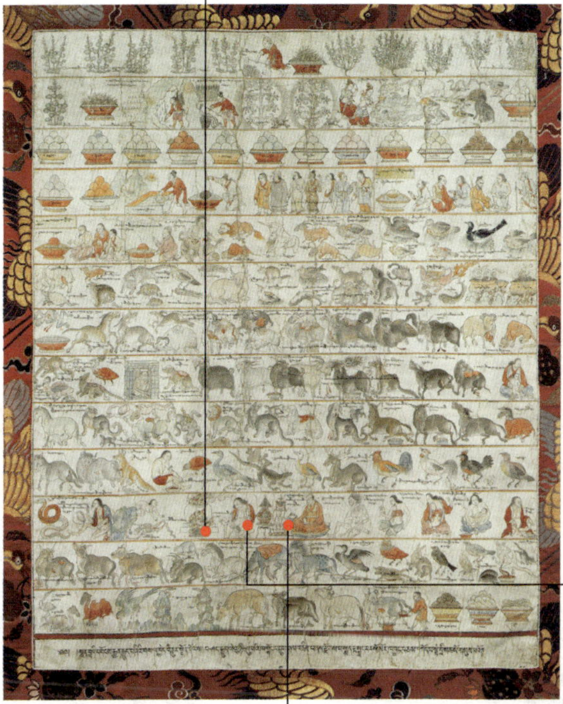

7.335 “鄱宜芒布”

“鄱宜芒布”治男魔为主的各种鬼祟病，也可助妇女分娩。

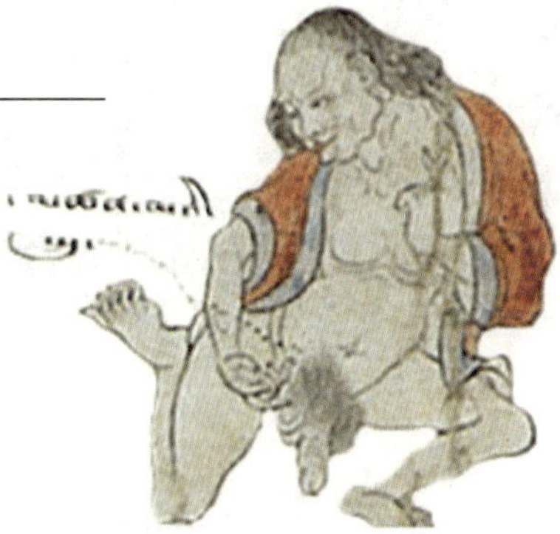

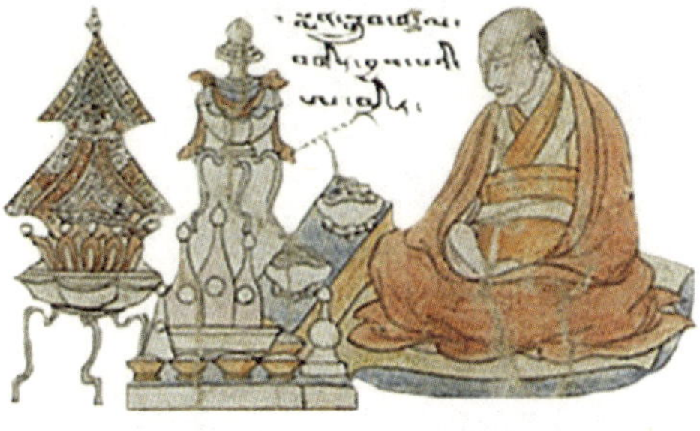

7.336 法药甘露

法药甘露是依新旧密宗威猛本尊之修药仪轨制成，称之“阿木达”。有时也用守戒比丘、法力高强的咒师、德行谨严上师尿液所制的法药。其功能除毒，镇热痛。

7.337“侣酯和珂瓦”

治妇女子宫病。

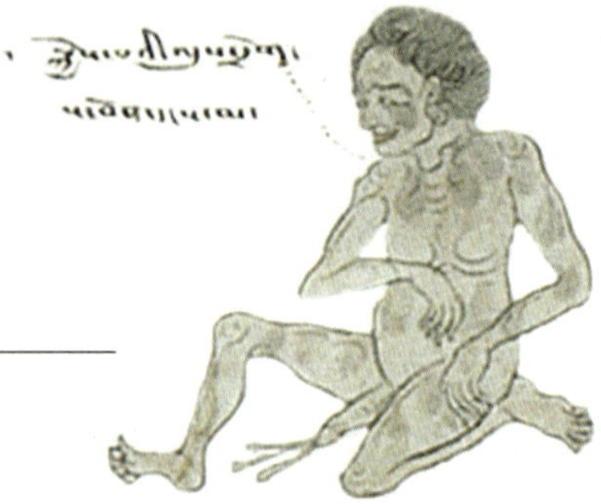

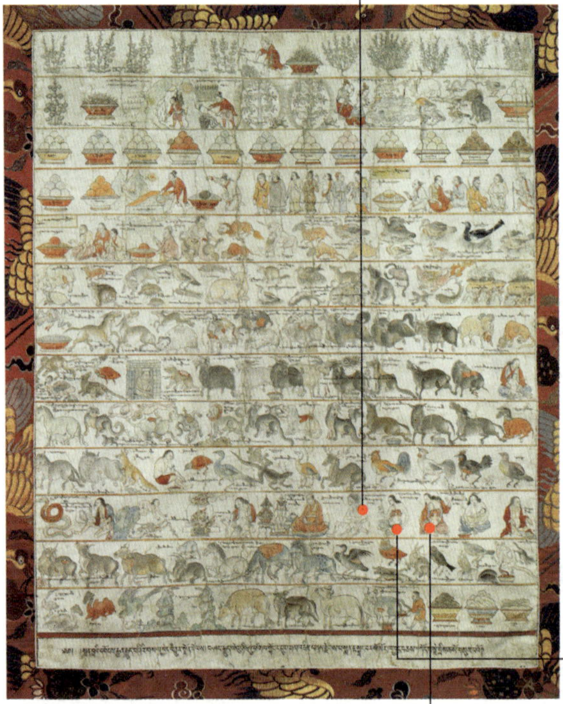

7.338 五岁少女“东呃昂呃”

五岁少女“东呃昂呃”对日光毒和空气传播毒所致的中毒症有效。

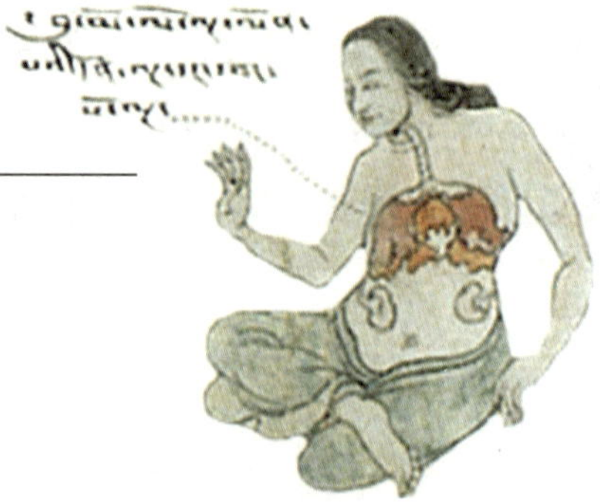

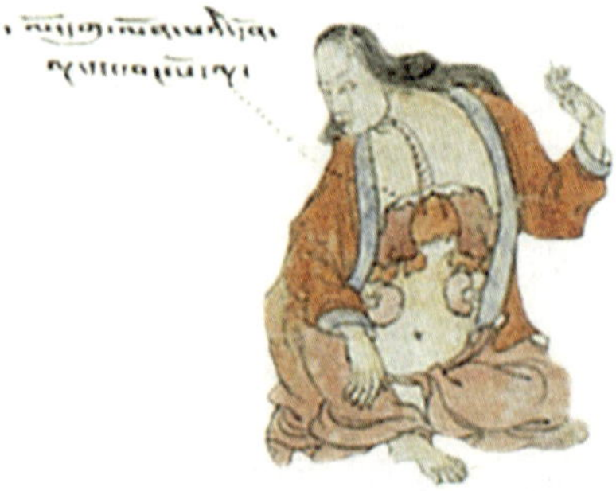

7.339 九岁少女“东呃昂呃”

九岁少女“东呃昂呃”对毒气所致的中毒症有效。

7.340 女人顶发、哺乳期乳汁

青春焕发、年轻女人头顶百会处的血余炭，可助妇女生育；妇女哺乳期的乳汁可治配制毒，止泻止吐，对止呃逆有效。

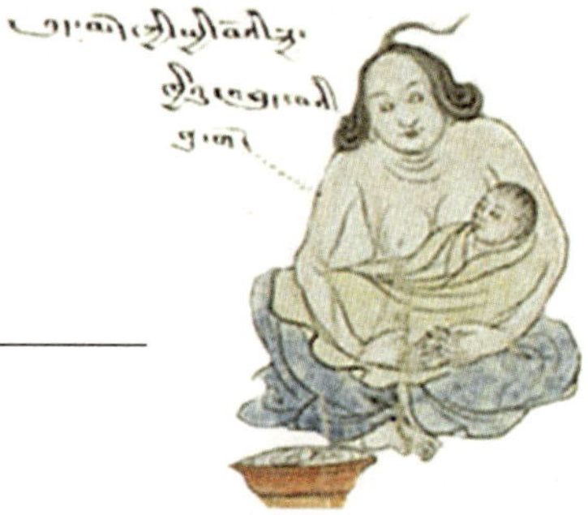

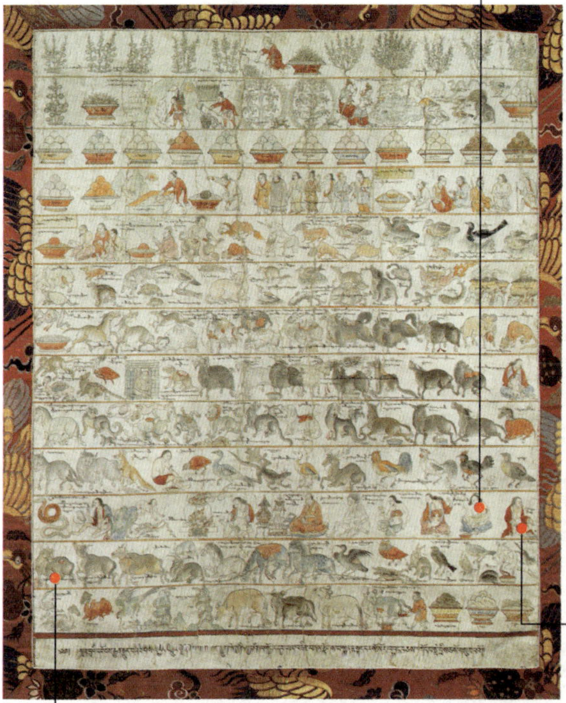

7.341 八岁童便

良家健康无病八岁儿童的尿液，可治疫疠、瘟病、鬼祟病、毒陷入骨、哮喘等病。

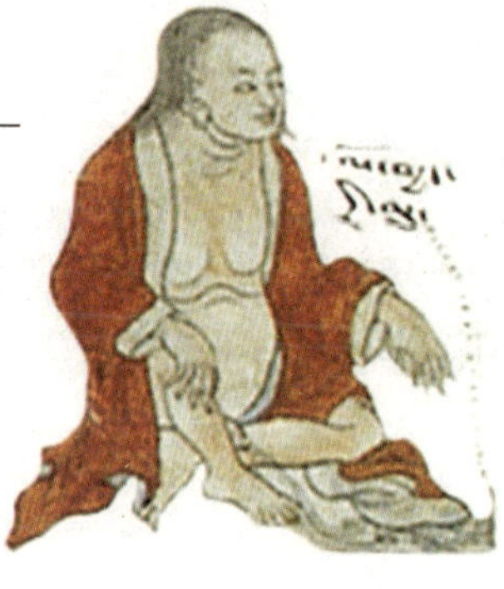

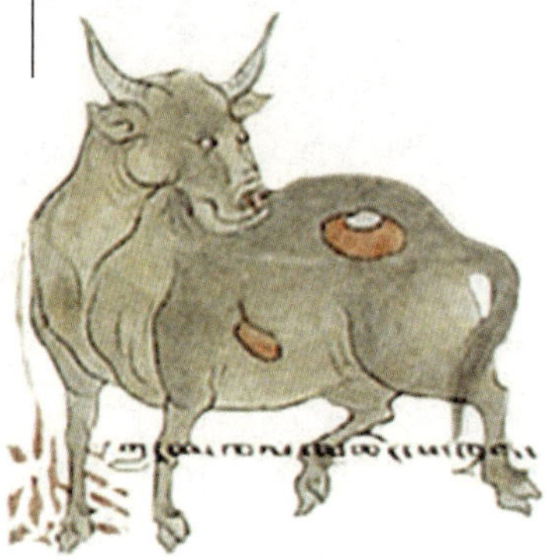

7.342 公黄牛

黄牛是人饲养的哺乳食草家畜，毛色多种，两角短钝，颈下有垂肉，四肢粗壮，偶蹄，尾巴细长，雌叫“哇”即母黄牛，雄叫“郎”即公黄牛。公黄牛肾对肾病有效；脾可清疮毒；血可敛毒。

7.343 黑公黄牛胆和阴囊毛

黄牛是人饲养的一种牛，两角短钝，颈下有垂肉，四肢粗壮，偶蹄，尾巴细长，雌叫“哇”，雄叫“郎”。其中黑公黄牛胆汁可清除侵入眼中的合成毒；角（灰）治麻风；阴囊毛（灰）对疮疡有效。

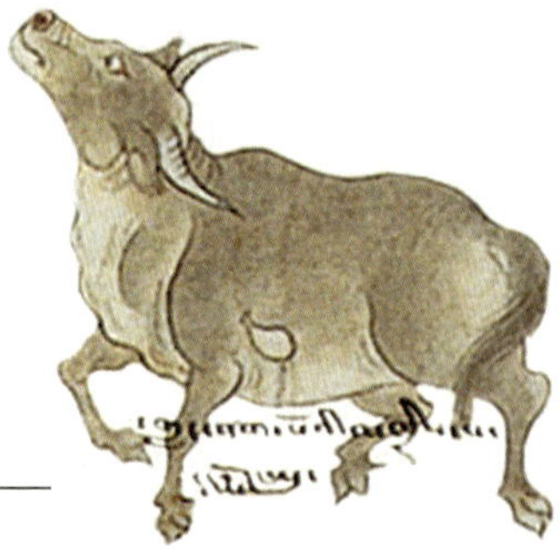

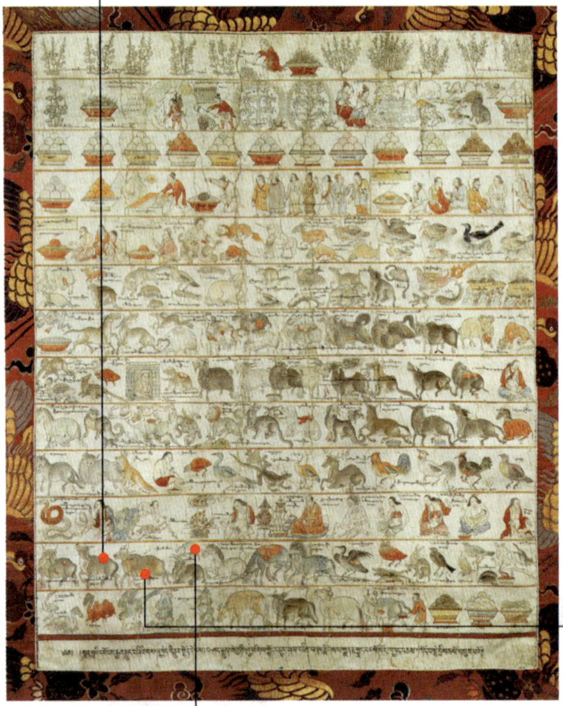

7.344 红公黄牛血

红公黄牛是以毛色划分的一种公黄牛，两角短，角尖钝，颈下有垂肉，四肢粗壮，偶蹄，尾巴细长，雌叫“哇”，雄叫“郎”。其中红公黄牛的血能除毒，阻止毒素窜入脉道。

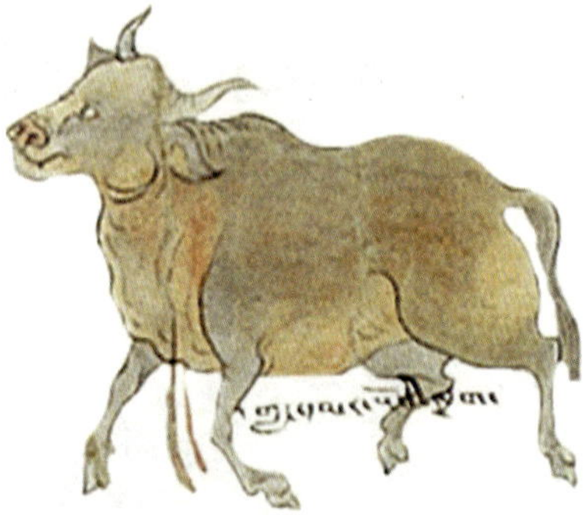

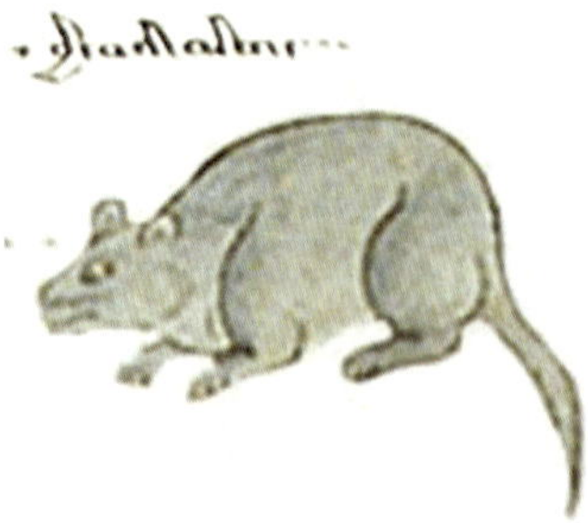

7.345 鼠目

鼠是一种穴居杂食小动物，毛色多为灰白、褐黄，二门齿大长，耳特小向前伸，四肢爪子小而尖利，尾巴细长，食谷、肉油等。其眼球涂抹眼睛可防瞌睡。

7.346 鬣羚脂肪

鬣羚是一种哺乳食草野生动物，形似山羊，角黑、尖利、有细小棱纹，四肢长，偶蹄，尾巴短，幼羚毛褐红或灰红，成年后变黑，老后变灰，分散生活在森林和山岩间。其脂肪可治麻风病。

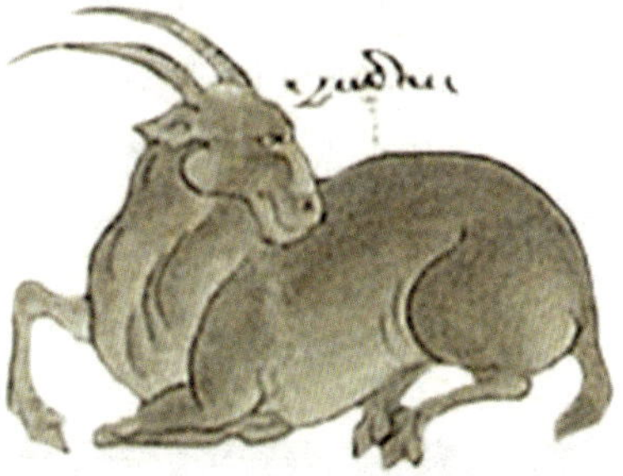

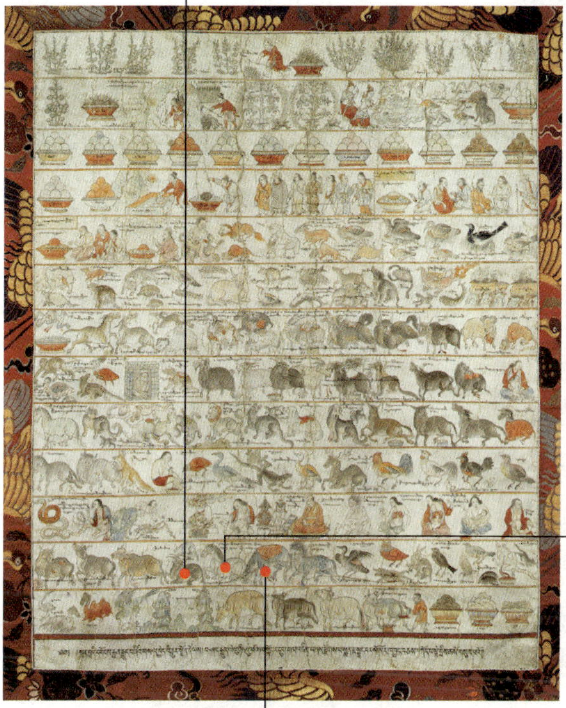

7.347 白马蹄

马是一种哺乳食草家畜，形似野驴，但比之大，鬃厚，尾长，奇蹄，蹄大，善跑，毛短光滑，毛色随年龄变白。其蹄（灰）治一切皮肤病。

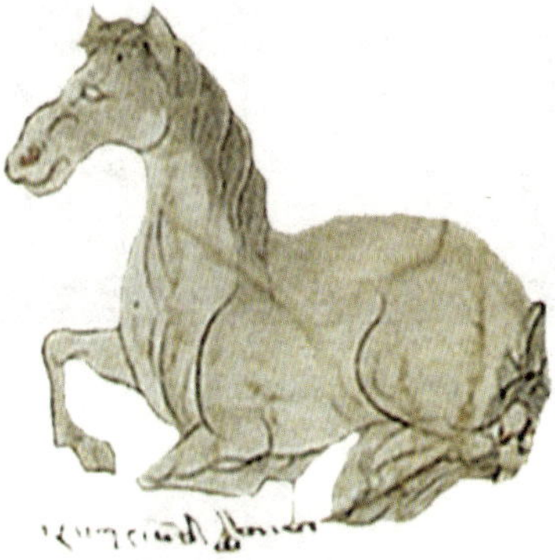

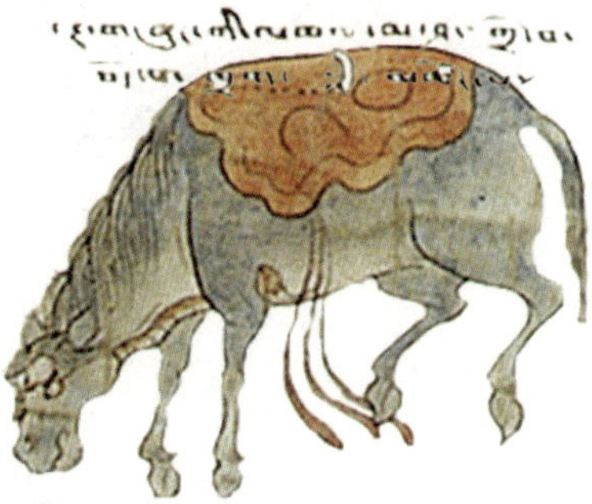

7.348 所有马

马是一种哺乳食草家畜，形似野驴，但比之大，鬃厚，尾长，奇蹄，蹄大，善跑，毛短光滑，毛色多种。所有马肾治严重妇女肾病；心收敛扩散于关节之毒；脾对疮疡有效；肉治隆病（风病）；喉管治瘿瘤；额骨（灰）治腹水；血治疮疡和麻风病有效。

7.349 花斑黑马颚血

马是一种哺乳食草家畜，形似野驴，但比之大，鬃厚，尾长，奇蹄，蹄大，善跑，毛短光滑，毛色黑褐。有花斑点的马上颚血对疮疡有效。

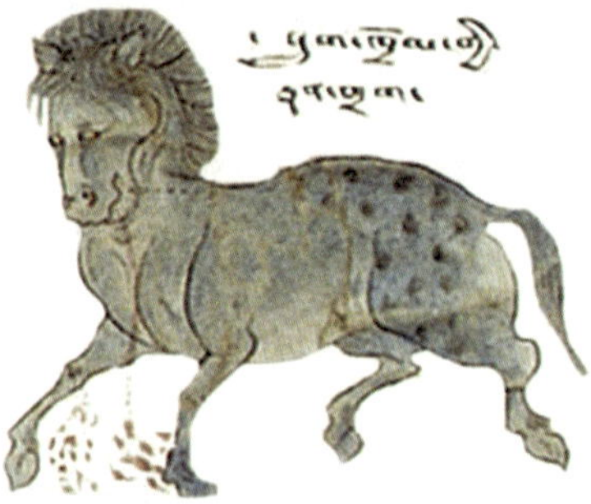

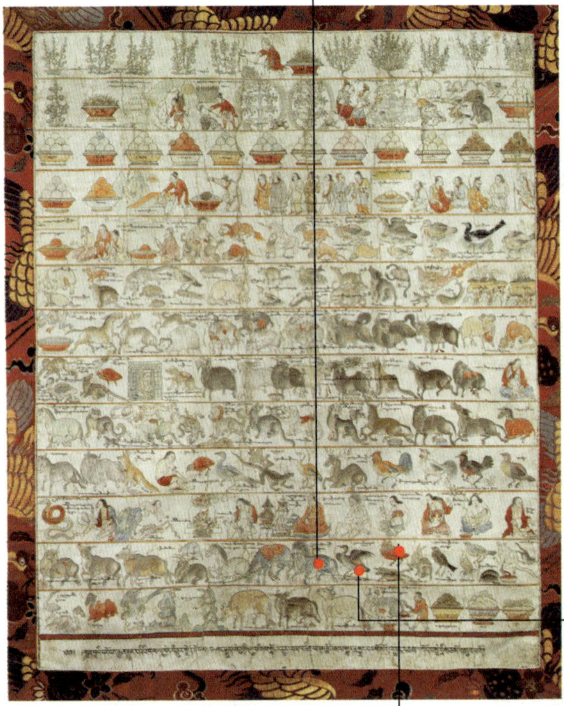

7.350 鸬鹚

鸬鹚是一种生活于水边以捕食鱼为生的鸟类，羽黑，但前颈有白斑，喙扁长尖利微勾，脖子、翅膀较长，腿黑，4趾间有蹼。其骨（灰）干腹水；肉对鬼祟病有效；肉汤治鱼骨梗喉有益；喉管助消化和排脓；喉头治瘿瘤有效。

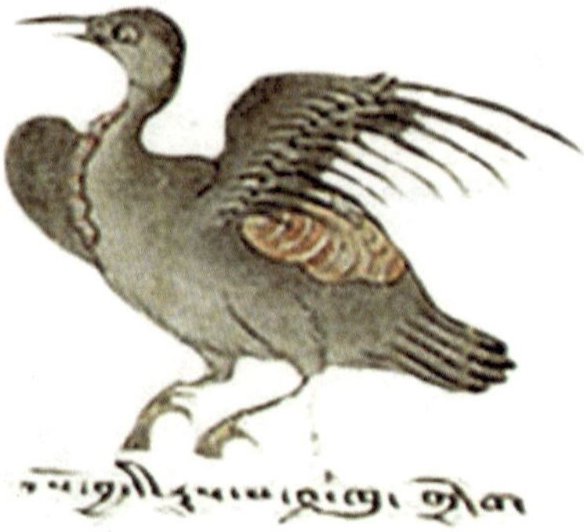

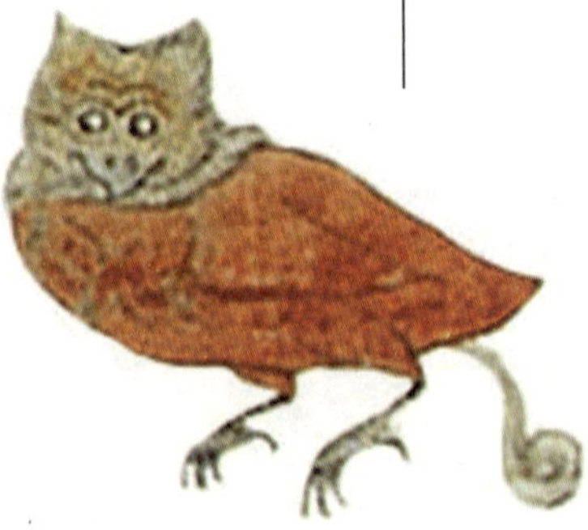

7.351 鸱鸮

鸱鸮是用爪子觅食的一种鸟类，头似鼠头，耳羽竖，头背上部羽色黑褐有斑点，喙和爪子黑青尖勾，眼黄圆大，白天视力弱，夜间眼明，昼伏夜出，捕食老鼠等小动物。其肉治因受寒发炎的疮疡；粪治鬼祟病，特别是狂症。

7.352 鼯鼠肉

鼯鼠形似老鼠，有犬齿般爪子，两眼大，有触须，四肢间有肉蹼，夏季毛红黄，针毛黑，冬季浅黄。其肉对避邪有益。

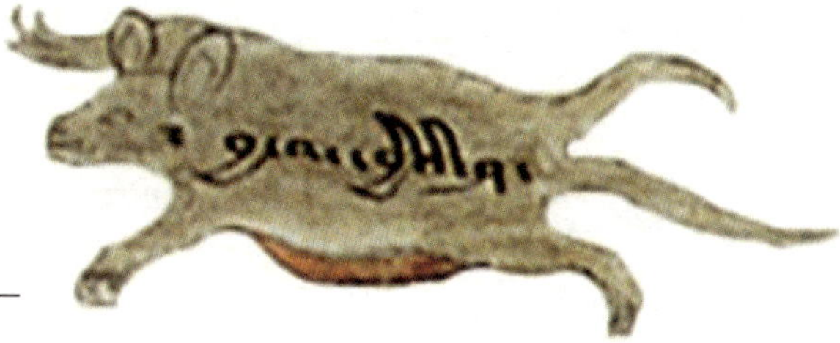

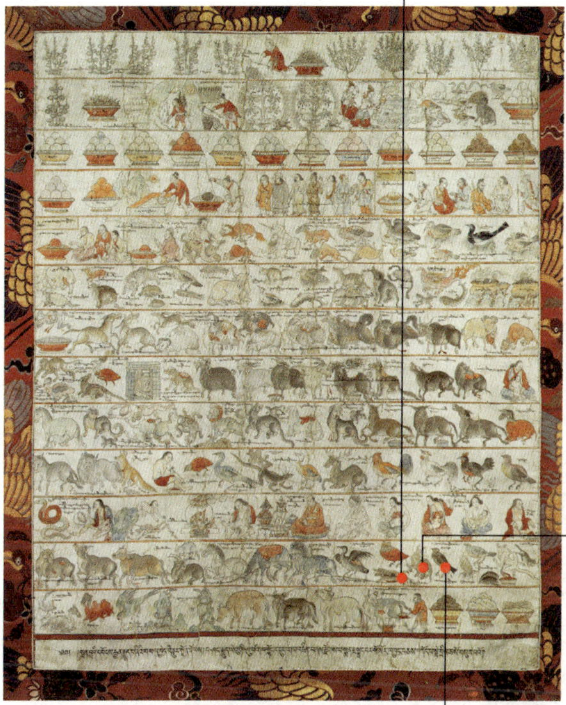

7.353 野兔肉

野兔是一种哺乳食草动物，两耳大竖，前肢短后肢长，爪子裹在毛内，眼红黄圆大，二前门牙向前并突，上唇裂为两瓣，毛青灰，针毛灰黄，尾梢有斑点。其肉敛疮疡扩散，阻止骨刺生长；尿治头部创伤。

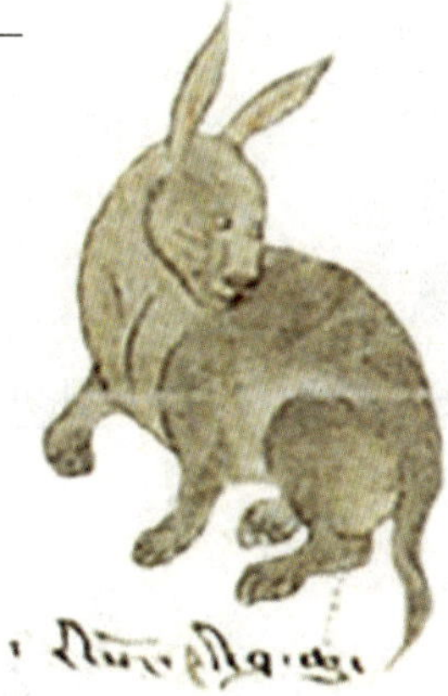

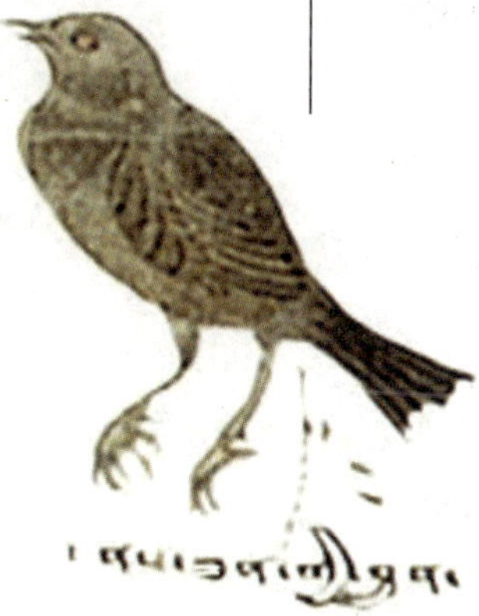

7.354 麻雀粪

麻雀是一种栖居于人家附近的小雀，头羽淡红偏褐，背、翼、尾羽黄褐有黑斑，腹、腿根灰褐，眼、喙、前颈皆黑，脖颈左右白，耳两边有眼状黑纹，足小，爪子非常尖利。其粪治呃逆。

7.355 岩鸽头和羽毛

岩鸽是生活于干旱地带、用喙觅食的一种鸟类，大小如红嘴鸦，头、颈、翼灰青，颈羽青绿红紫似彩虹，两腿红细，爪子尖利。其头肉壮阳生精液；羽毛（灰）对肺病有效。

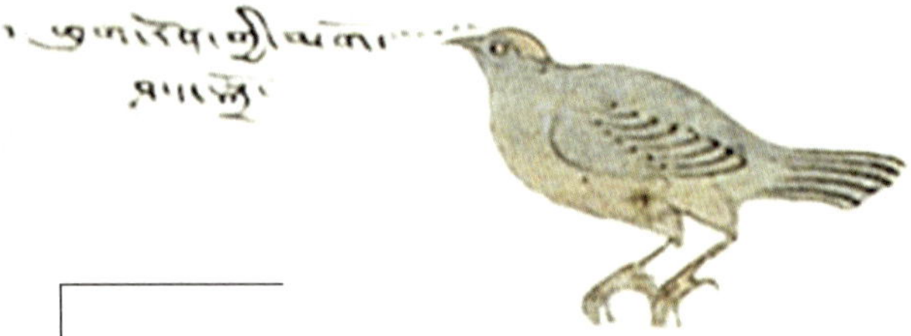

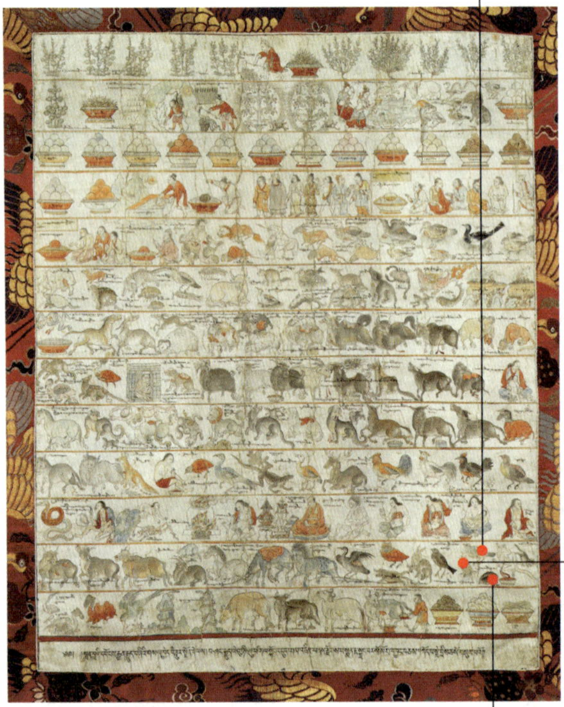

7.356 绢蝶肉

绢蝶是一种黄花蝴蝶，有两对前翅和后翅，翅薄黄有黑色带纹，缘围有黑环，触之有灰样黏附物，头顶有两触角张开，背布满黄色光滑毛，前胸左右有三对足。其肉治牙虫，对小腿转筋有效。

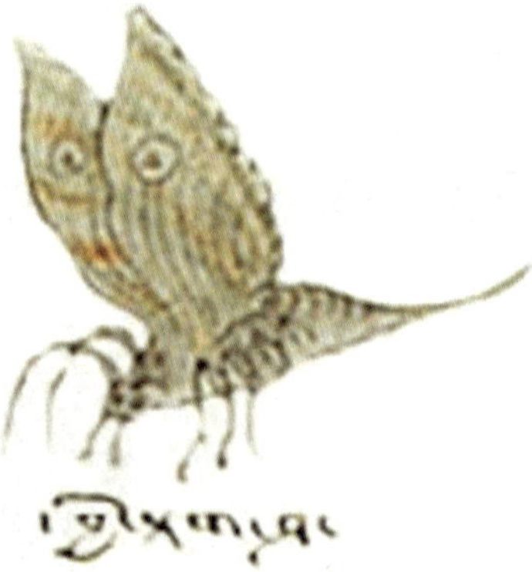

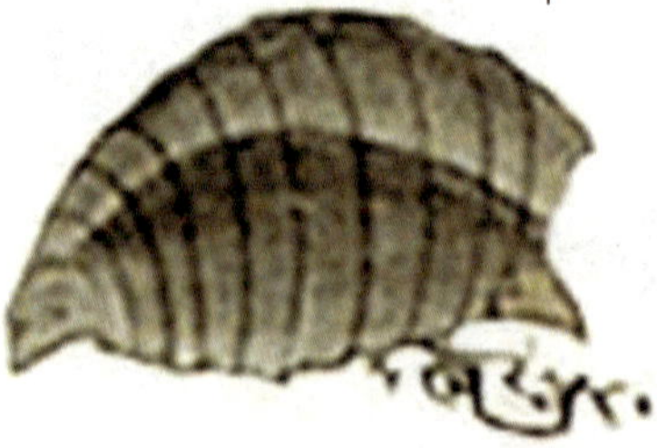

7.357 水虱

水虱（译音“雪布日”或“布日角合”）是生活于沼泽和水沟的一种节肢小虫。两眼突出，有两触角，手足三对，后一对更大，在水面和水中行走疾快。背有甲，色黑绿，有光泽。内翼藏收。功能对黄水病有效。

7.358 沙蜥血

沙蜥是一种穴居类爬行动物，形似鬣蜥，头三角似蛇头，皮灰夹杂白点，腹灰，四肢短有 5 指（趾），尾巴长，爬墙壁等疾快。其血治躯干创伤有效。

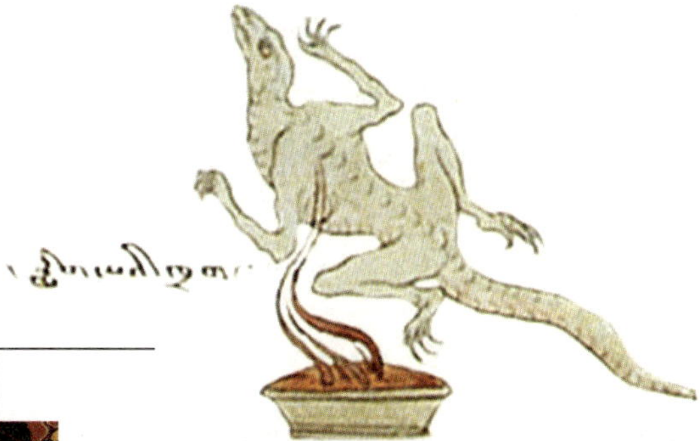

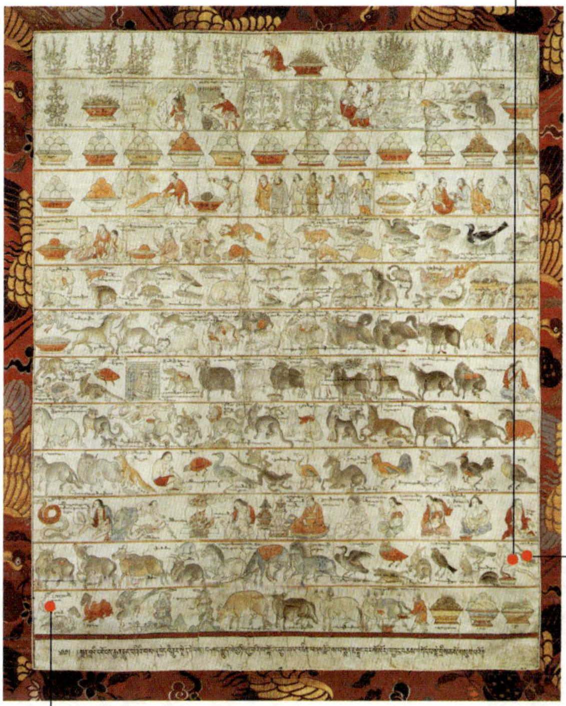

7.359 艾虎脑浆

艾虎是在草原等地掘穴而居的一种动物，奔跑疾快，身体细而柔软，颈和尾巴长，四肢短，善于爬墙和崖壁，用放臭屁的方式逃生，以捕食草原鼠兔等为生。其脑浆治合成毒潜于心脏。

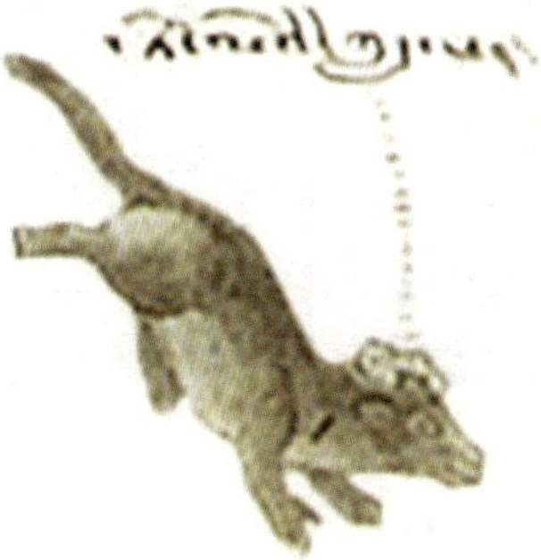

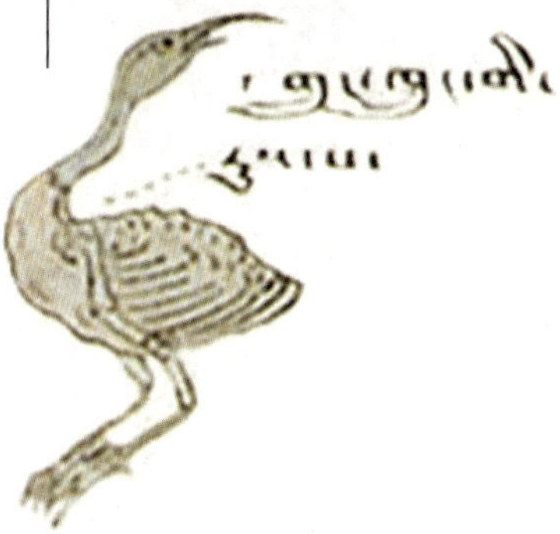

7.360 黑颈鹤骨

黑颈鹤是一种生活于湿地的鸟类，全身白，颈、腿、喙皆长而黑，头、尾、翅膀先端黑，头顶皮肤裸露似补丁，飞行时常伸直头颈列队飞行，发出鸣叫。其骨利尿通淋。

7.361 骆驼骨

骆驼是适应沙漠环境的一种大型动物，头、耳较小，鼻孔可以开闭，上唇裂两瓣似兔唇，脖颈和四肢细长，背具二肉峰，雄性生殖器向后，食草和盐为主。其骨利尿通淋。

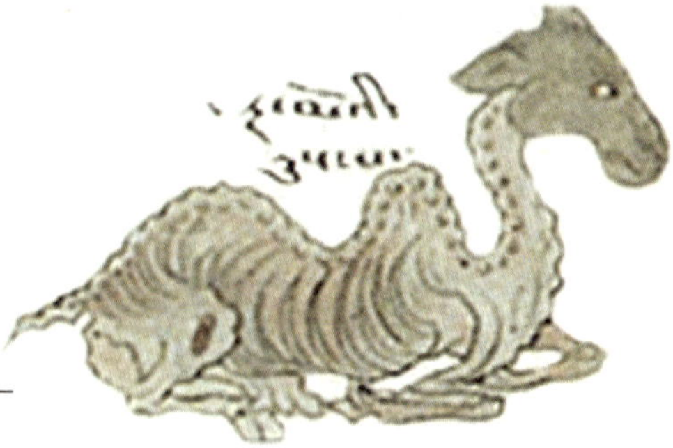

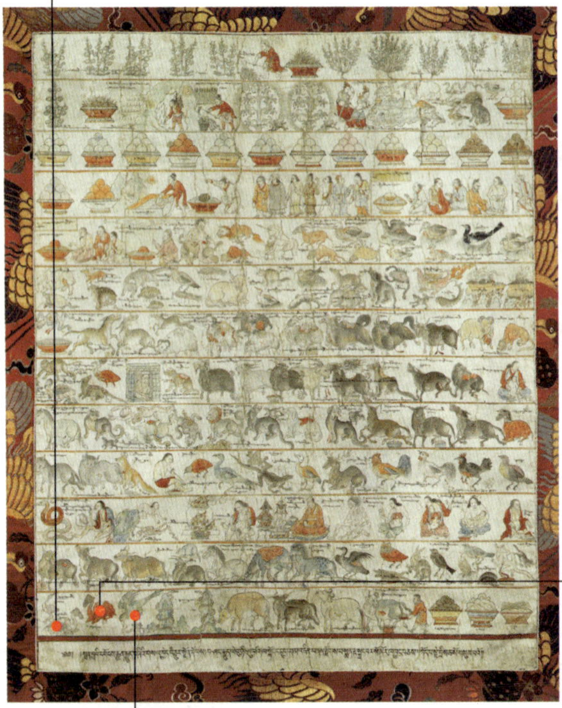

7.362 羔驼肉

羔驼是骆驼刚生下的幼驼，头、耳小，鼻孔可以开闭，上唇裂两瓣似兔唇，脖颈和四肢细长，背具二肉峰。其肉能使创伤处长新肉。

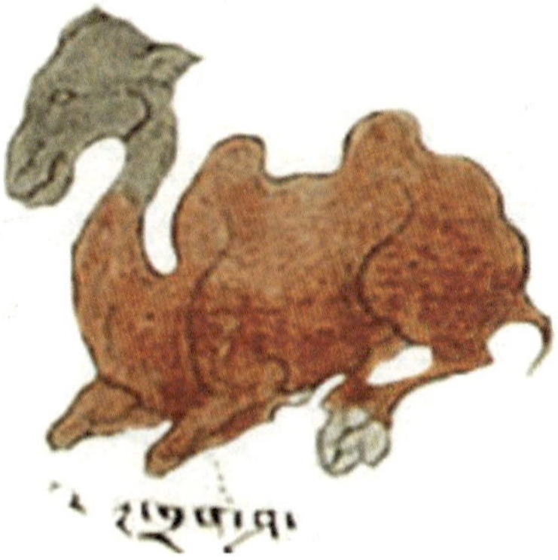

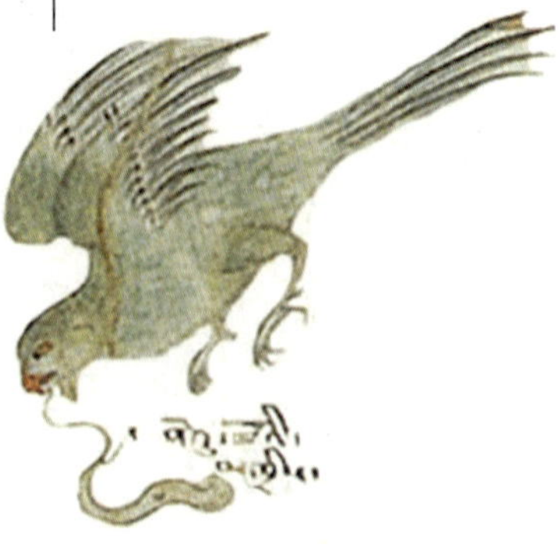

7.363 鹦鹉胆

鹦鹉是群居于密林、用喙觅食的鸟类，比鸽子小，头扁喙红向内勾，背、尾羽绿，翅膀黄绿，胸口腹部蓝中泛红，眼前、下嘴基部和翼尖黑，学说人话。其胆汁清合成毒。

7.364 雄铁蛇

生活在石崖和岩缝等干旱地区的一种蛇，头小、身体长而粗者为雄蛇，其色如铁青黑，腹灰白而泛红，全身有鳞甲分布均匀，专食蛇和老鼠等小动物。除去蛇毒的蛇肉可去眼翳，治干涩沙眼。

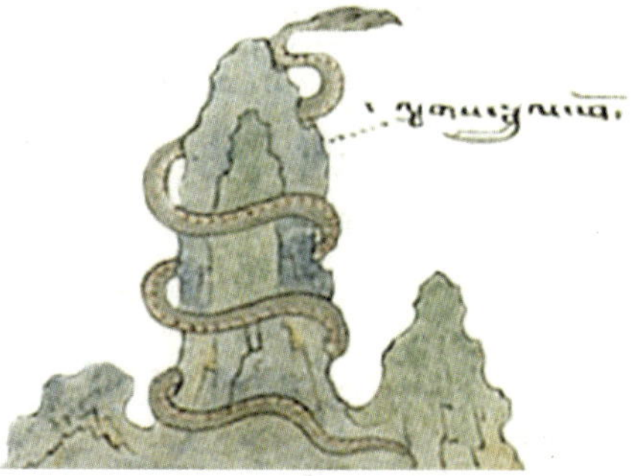

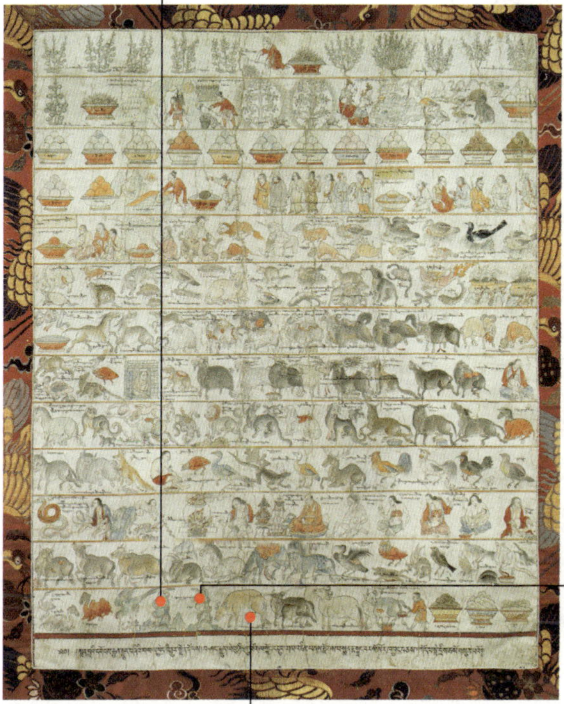

7.365 雌铁蛇

生活在岩缝等干旱地区的一种蛇，头小、身体细而短者为雌蛇，其色如铁青黑，腹灰白而泛红，全身具鳞甲分布均匀，专食蛇和老鼠等小动物。除去蛇毒的蛇肉可去眼翳，治干涩沙眼。

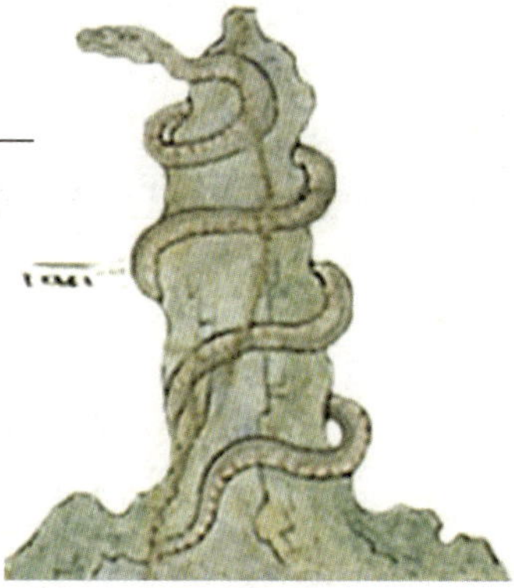

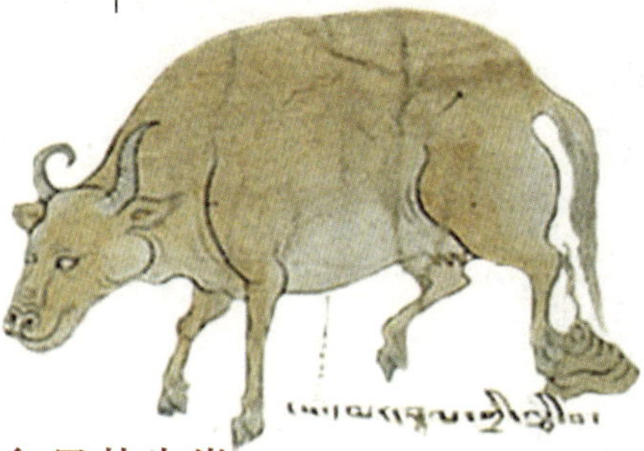

7.366 橙色母黄牛粪

黄牛是母牦牛与公黄牛交配的杂种牛，哺乳食草家畜，两角圆而尖钝，四肢粗，偶蹄，尾巴细长，毛色多种。其中橙色母黄牛粪罨敷可干黄水性疱疹，治由虫引起的眼病和眼睛灼痛有效。

7.367 年幼母黄牛粪

按年龄划分的一种母黄牛，两角圆而尖钝，四肢粗，偶蹄，尾巴细长，毛色黑褐等多种，体形等与其他母黄牛相似。其粪治哮喘。

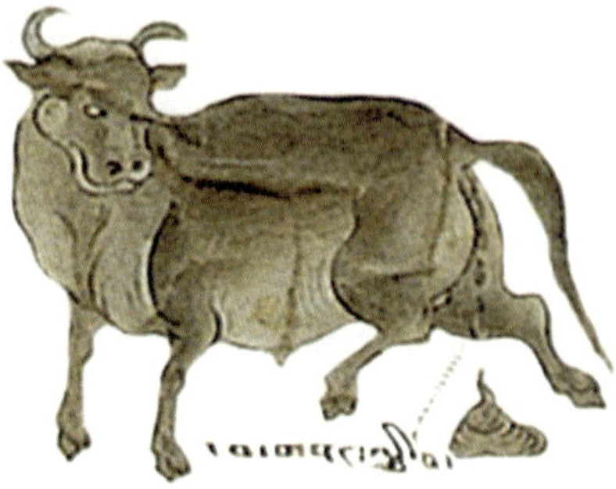

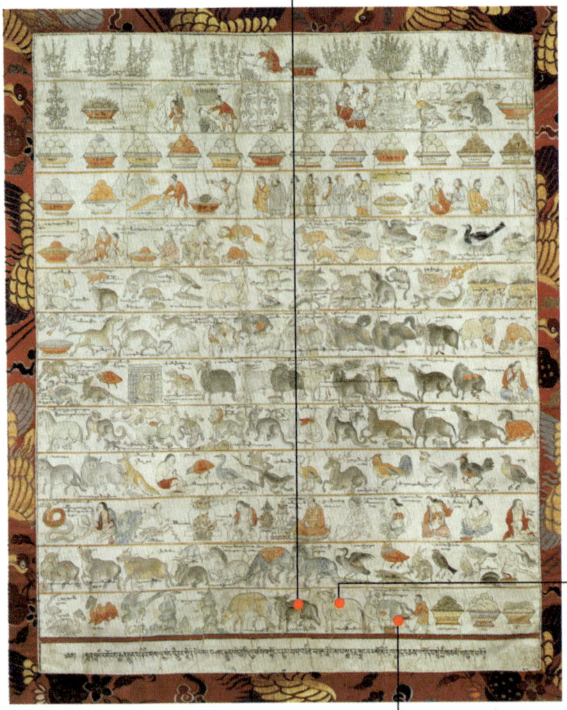

7.368 黄色母黄牛

按毛色划分的一种母黄牛，体形等与其他母黄牛相似，两角圆而尖钝，四肢粗，偶蹄，尾巴细长。其胆汁治癫狂症。

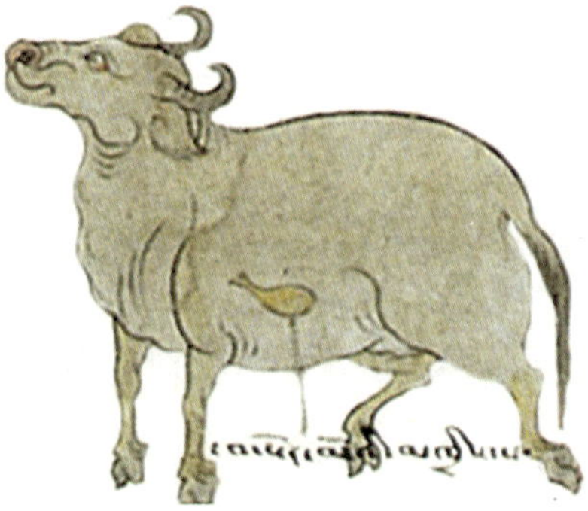

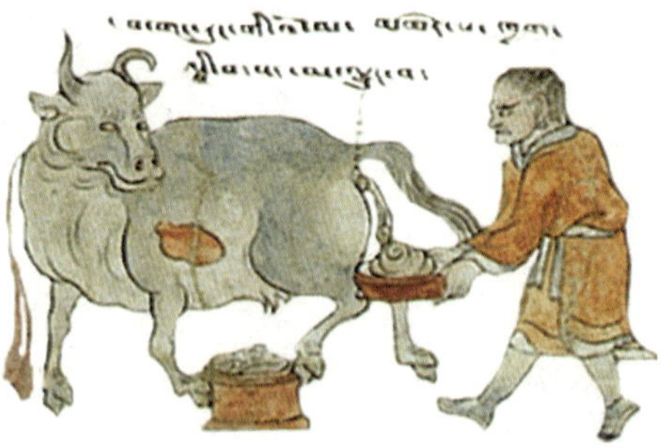

7.369 母黄牛

所有母黄牛两角圆而尖钝，四肢粗，偶蹄，尾巴细长，毛色不一，其乳可增生肠黏膜、止泻；脾治眼病和中毒症；血可敛毒；未落地尿清化合毒有效。

7.370 引药红糖

引药红糖是用野生和种植的甘蔗汁熬制的糖，甘蔗是一种有节杆的木本植物，坚硬，色绿、黄、紫等多种，叶似剑，糙而宽大，花穗灰白，煮熬甘蔗汁去泡沫和表面脂皮，中间洁净的便是红糖，色黄紫。味甘，消化后性温，是治疗培隆寒病、隆病的引药。

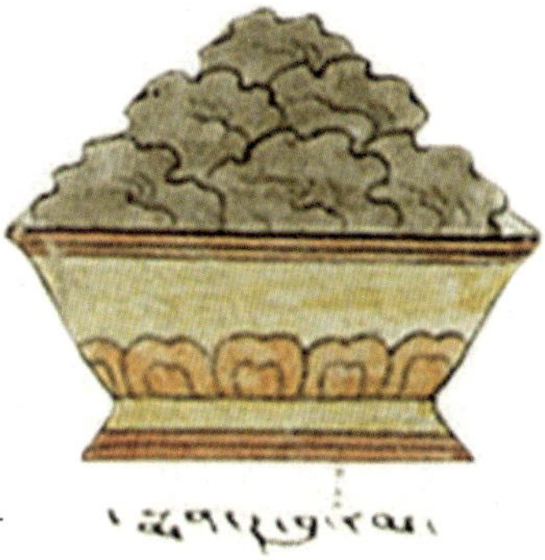

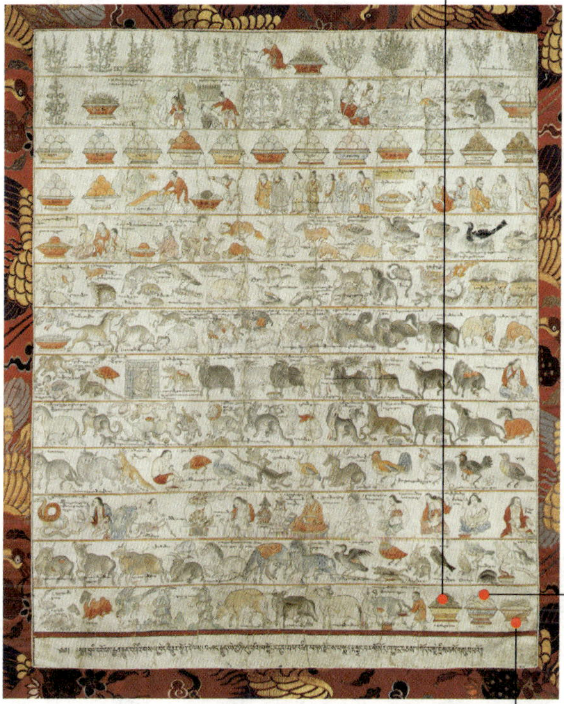

7.371 白糖

白糖是用“力卡拉”木（一种甘蔗）熬煮而成，色白，干燥，似寒水石粉末，也有冷却后凝成块状的，非常洁净，坚硬，具光。味甘，消化后性凉，是治赤巴血热病的上品引药。

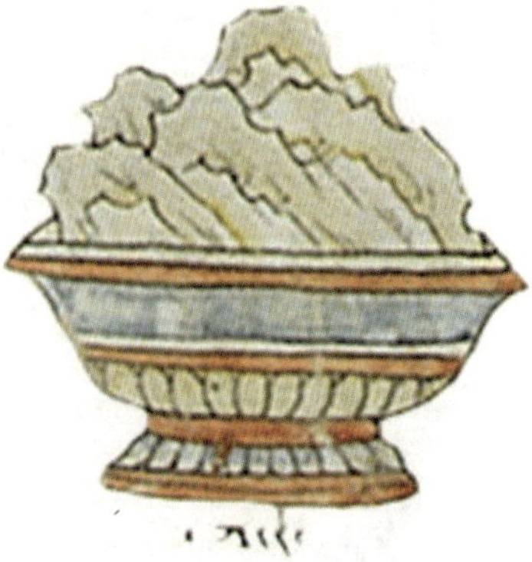

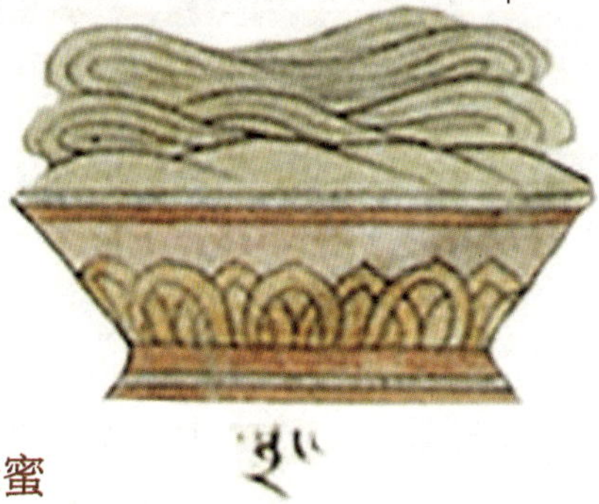

7.372 蜂蜜

蜂蜜是蜜蜂采集百花酿成的蜜，色白黄，黏稠，倒时缓慢流出。蜂蜜经过煮熬蒸发去水分，扯拉成线者为熟蜂蜜。味甘，消化后性温、平，功能治培根病和黄水病，是上品引经药。

图三十四　药物分类（一）

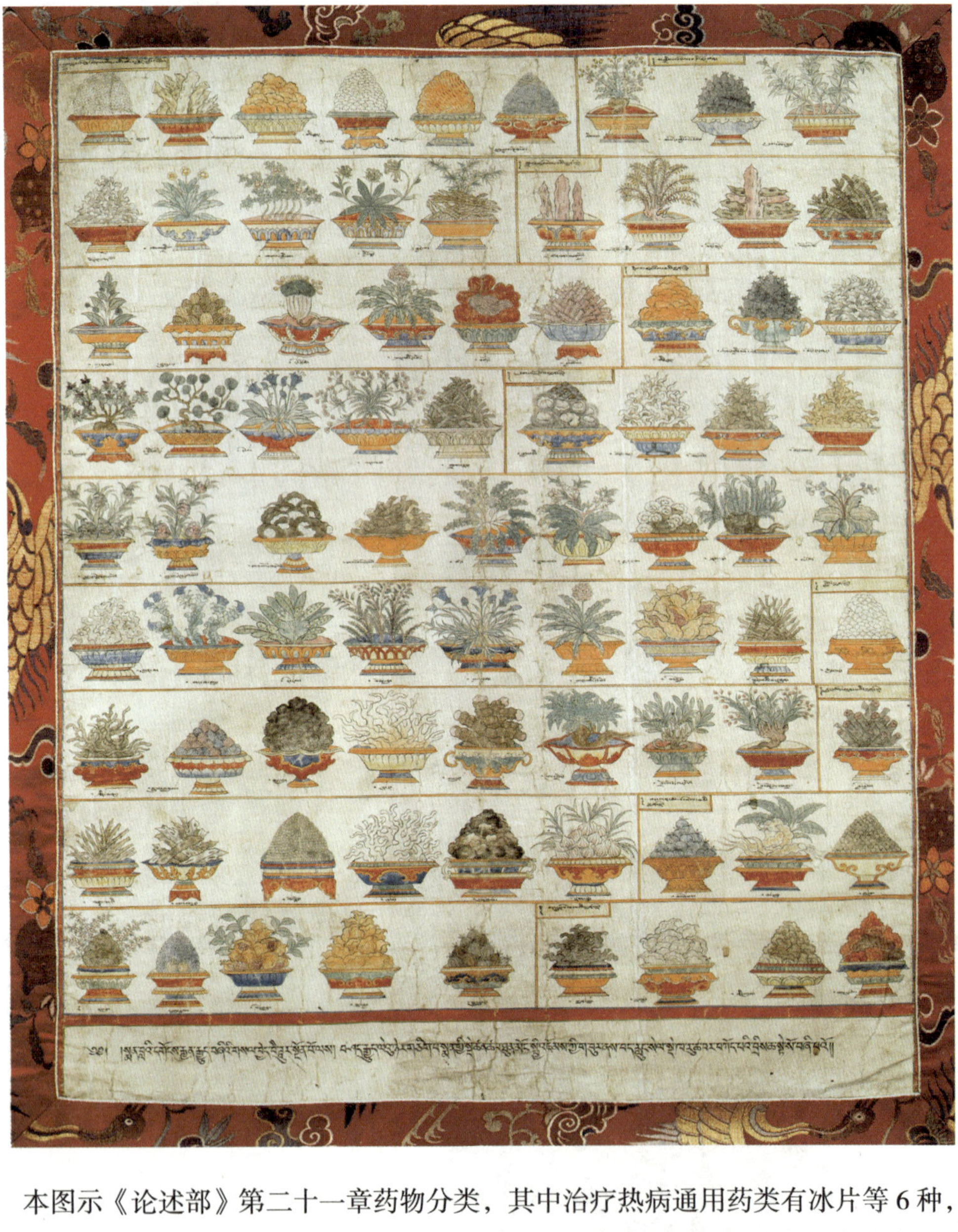

本图示《论述部》第二十一章药物分类，其中治疗热病通用药类有冰片等 6 种，治疗赤巴病药类有獐牙菜等 8 种，治疗血病药类有红檀香等 10 种，治疗瘟病药类有牛黄等 8 种，清毒药类有麝香等 21 种，治疗肺病药类有竹黄等 9 种，治疗隆热病药类有宽筋藤等 7 种，治疗培热病药类有干姜等 8 种药物，讲述各味药物的形态、颜色、性味、功能等。

第二十一章 药物分类及配伍

一、治疗热病通用药类

1 冰片

冰片有3种，其中樟脑香（译音“协力”）色白而脆，似冰；艾纳香（译音“达合司”）泛黄光多横棱；龙脑香（译音“芒”）泛黄光，长条状，绵软。3种均可摧毁高热，根除深陷体内的陈旧热等热病。

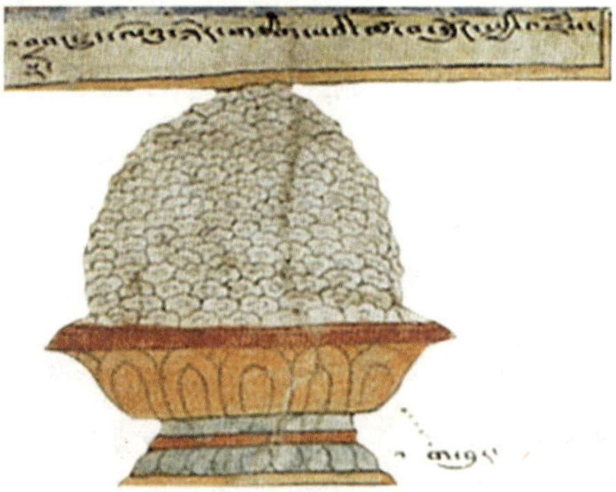

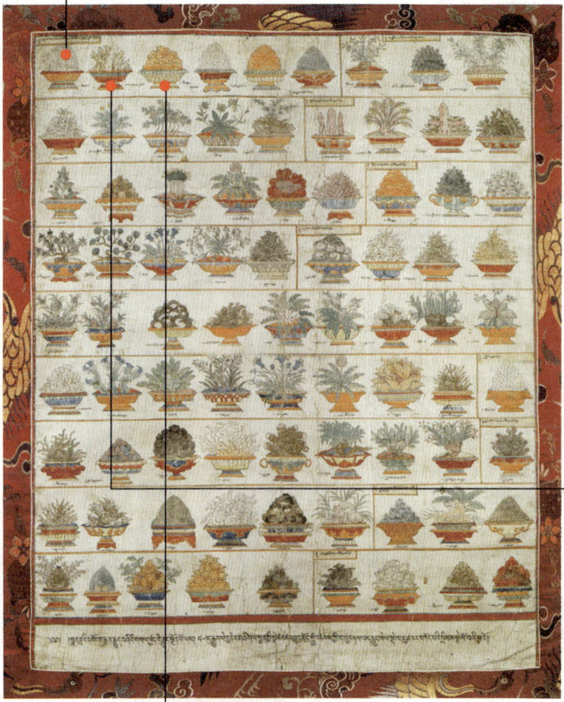

2 白檀香

白檀香是生长于热带的小乔木，树干白，质硬，叶绿稀疏。春季在滚沸的酥油汁中放入箭杆长白檀香，油汁即刻冷却者被认为是上品。功能清热，治肺、心紊乱热等病。

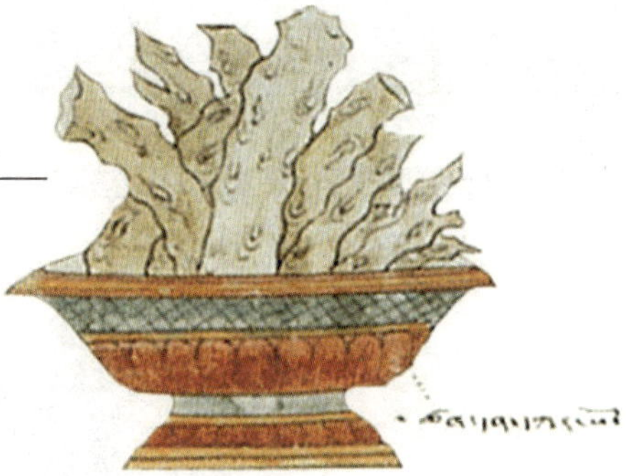

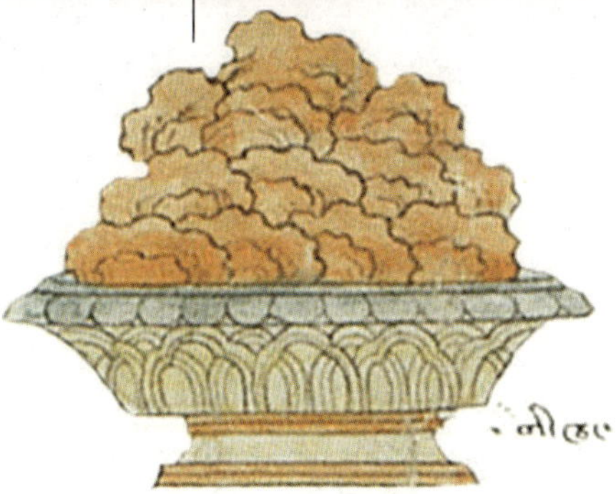

3 牛黄

牛黄是大象或黄牛、猪等动物肝胆中的结石，属精华类药，色黄紫，层次分明。紫色者为上品，黄而绵软者为下品。功能清热解毒，治瘟病、中毒症、肝热、腑热等。

4 竹黄

译音“居冈”,分竹“居冈”、水“居冈”和土“居冈”（石灰华）3种，其中，竹“居冈”即为竹黄，是一种竹子内的髓膜，色白泛黄，无味，质地滑，油性的绵软物质，性凉而钝。功能清热，治肺热、疮热、热陷于骨等各种热病。

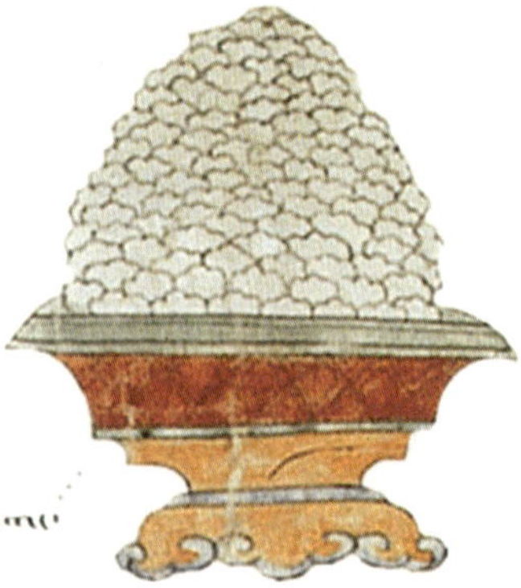

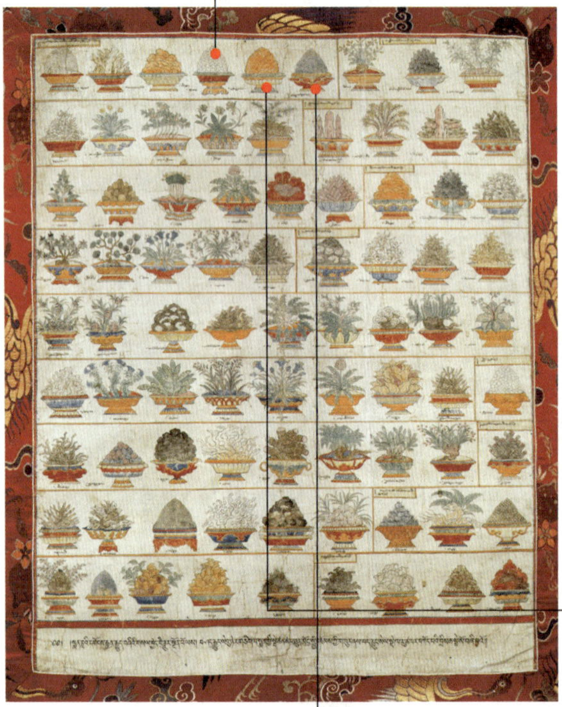

5 红花

红花一般分3种，西红花产自克什米尔地区，花蕊丝长，色红黄，非常有光泽，为上品；尼泊尔红花花蕊丝短，为下品；草红花植株长1肘许，叶与总苞上布满刺，总苞中央花蕊丛生。以上通称为三红花。功能清热活血，治各种肝病，接脉止血。

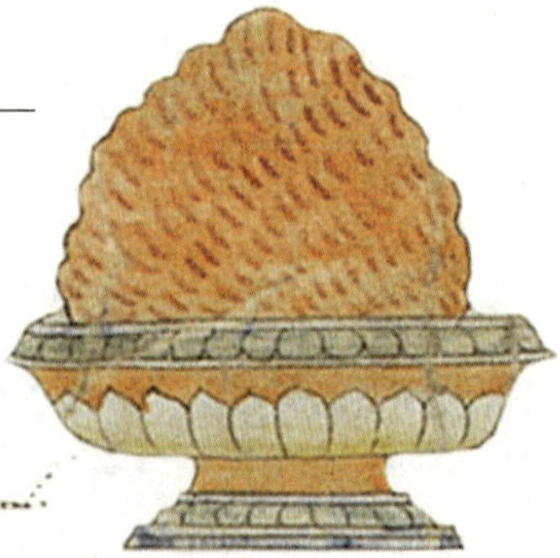

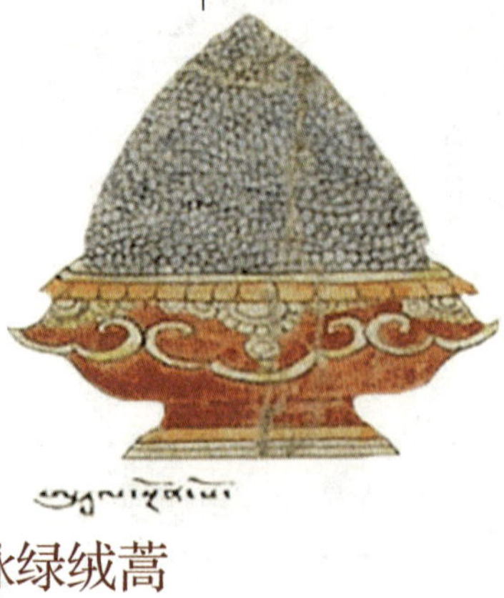

6 五脉绿绒蒿

绿绒蒿（译音“吾巴力”）以花色分为白、红、黄、蓝等多种，其中五脉绿绒蒿叶绿，似剑，茎中空细长，被绿黄色小毛，枝顶开花5瓣，似虞美人花。功能清热，治一切肝热。

二、治疗赤巴病药类

1　獐牙菜

獐牙菜（译音“斗达”）分印度獐牙菜、尼泊尔獐牙菜、西藏獐牙菜等。优品为印度獐牙菜，茎干黑青、绿黄不一，木质疏松，叶于枝干前后左右对生，花黄、美丽。功能清热，治一切赤巴病。

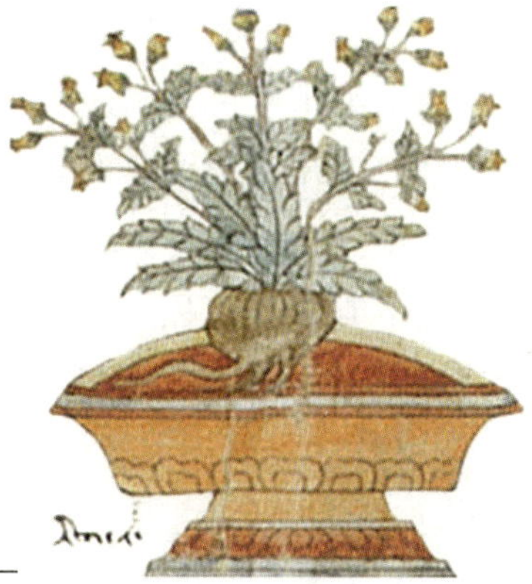

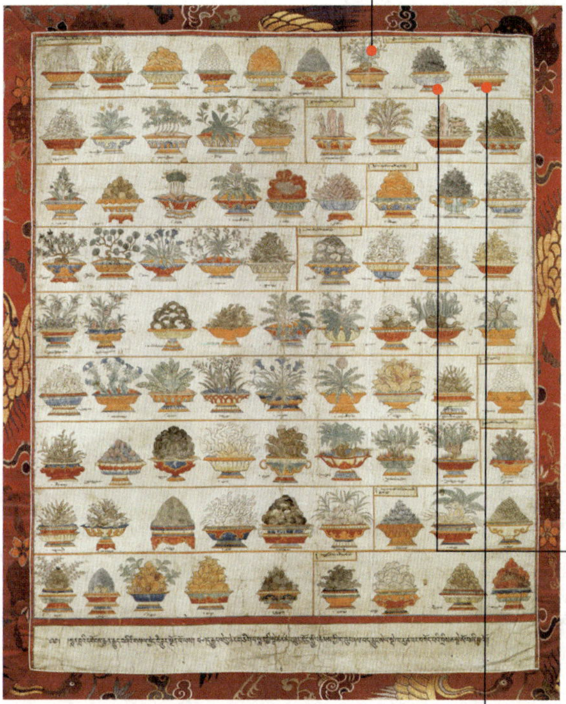

2　波棱瓜子

波棱瓜子（译音“赛吉美朵”）茎干细长，攀缘绳子或他物生长，叶大，花黄有光泽，果实似木匠钻头。其果实功能清热，治腑热和胆热等热病；其皮治痔疮有效。

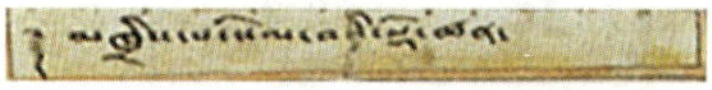

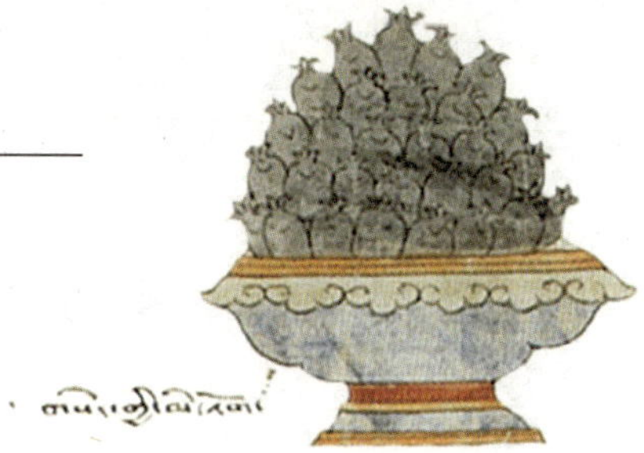

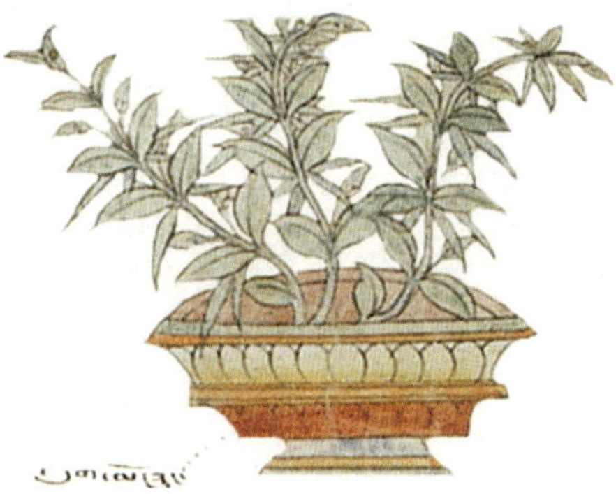

3　止泻木子

止泻木子（译音“斗毛娘”）是生长于汉地等较热地带的一种乔木。茎、叶绿，花淡黄，果荚似小匣内有似鸟舌籽，籽大者为上品或为雄；籽小者为下品或为雌。其籽功能清热止泻，治热性腹泻。

4 白乌头

白乌头是生长在藏地高山裸岩、草地、林间等各处的一种草本药。块根小，叶似蛙掌，叶柄顶开花 2~3 朵，花似鸟头，荚果似弓，套内有许多虮子状白细小种子。味苦，性凉，功能清热解毒，治瘟病、中毒症、胆热等。

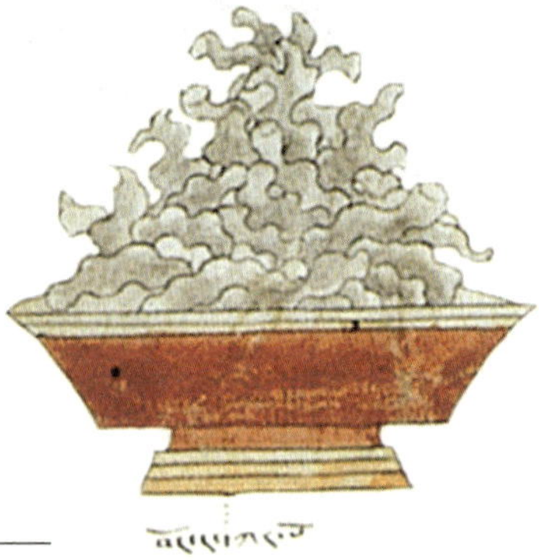

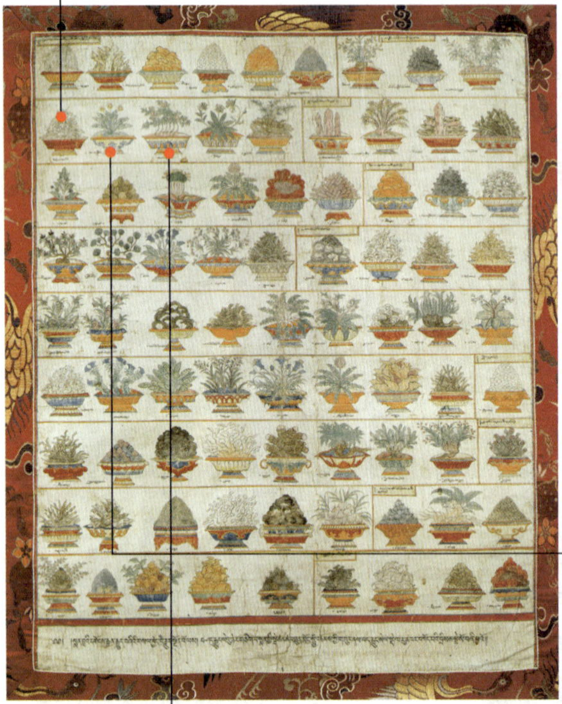

5 “乍赤”

“乍赤”的植株和形状与蒲公英相似，叶绿粗糙，花黄 4 瓣，折断有乳状汁液滴下。味苦，性糙，功能清热，治胆病。

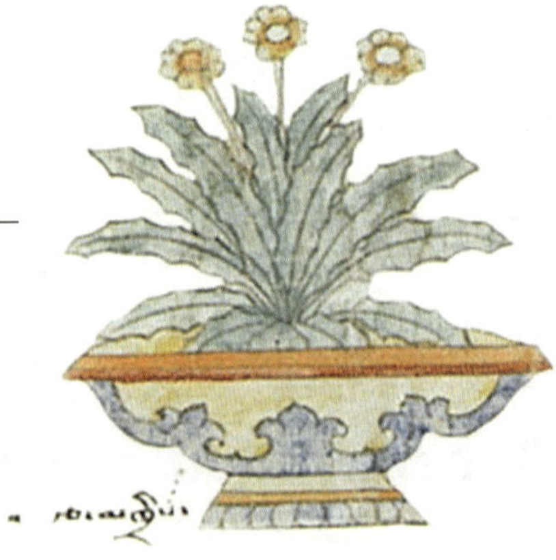

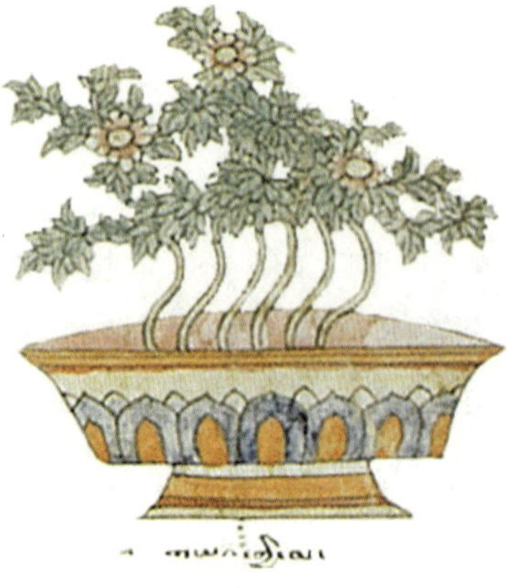

6 “亚吉玛”

“亚吉玛”（金腰子）生长在高山裸岩地带，叶绿较圆，稀疏，茎细，花青灰。花大者称君，小者称妃。味苦，性凉、干、糙，用作平息和泄下一切赤巴病的通药。

7 麻花艽

麻花艽（译音“吉杰嘎布”）生长于草地，叶绿肥厚，光滑扁长，白花似龙胆花，茎干绿，种子黑似铁屑。味苦，性凉、糙，功能清热，治腑热、赤巴热、痛风、热痺、毒热等。

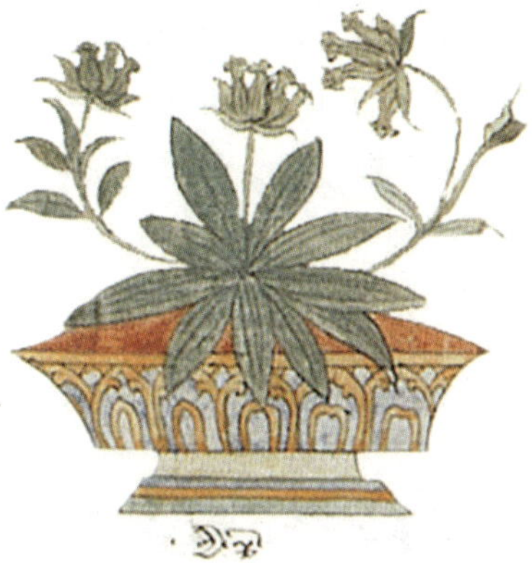

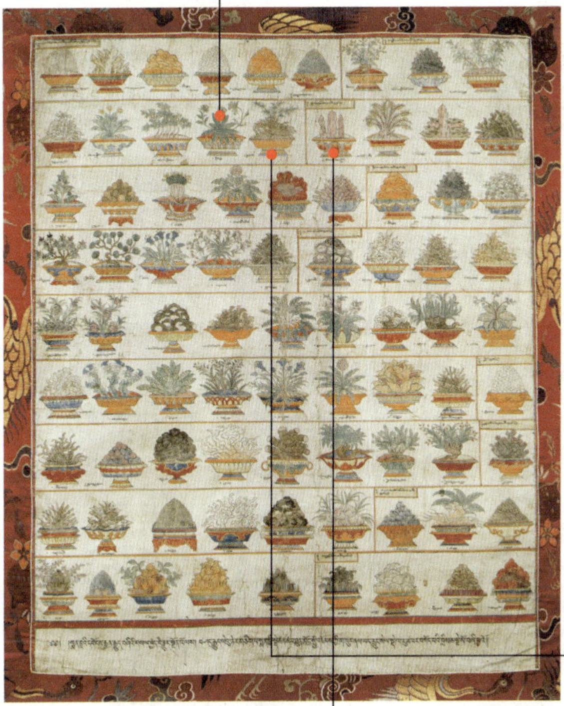

8 小檗

小檗（译音“吉日巴”）是生长于各地的一种小乔木。树干高而具刺，外皮银白，中皮和木质黄似金，花黄，种子红。其根味苦，性凉、糙，功能清热敛毒，用以收敛毒扩散，治黄水类疾病、肾热、陈旧瘟病等。

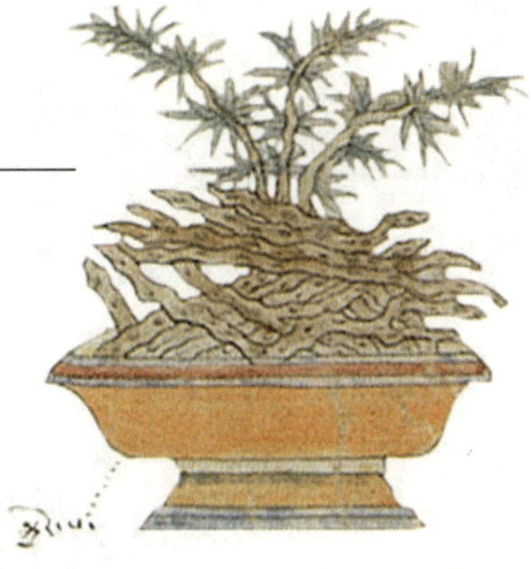

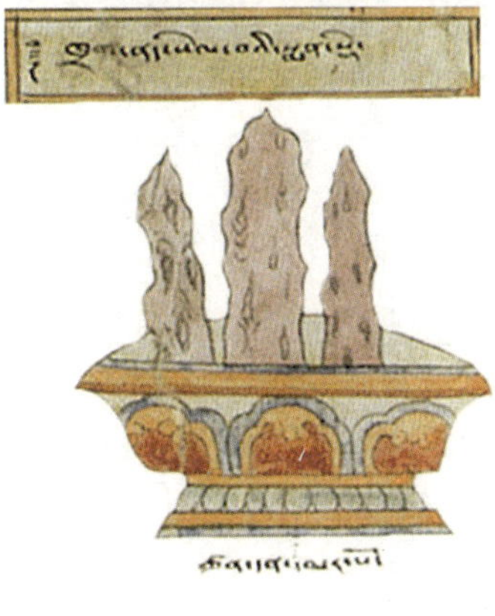

三、治疗血病药类

1 红檀香

红檀香生长于热带，树干粗而直，枝叶茂盛，外皮黑黄，木质红紫，坚硬似角，质重，半沉于水，焚之气味芳香。味苦、涩，性凉、轻，功能清热活血，治血热病，对心热等也有益。

2 鬼箭锦鸡儿

鬼箭锦鸡儿（译音“左毛香”）是生长于山坡等地的具刺灌木。植株比短叶锦鸡儿（“扎玛”）大，密布白刺，叶细小，开黄花，根粗而硬，似红檀香。根味苦、涩，性凉、轻、钝，功能清热凉血，治血热病、严重妇女病等。

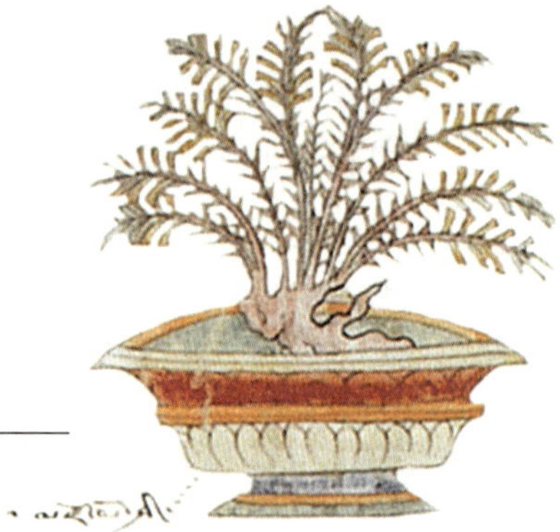

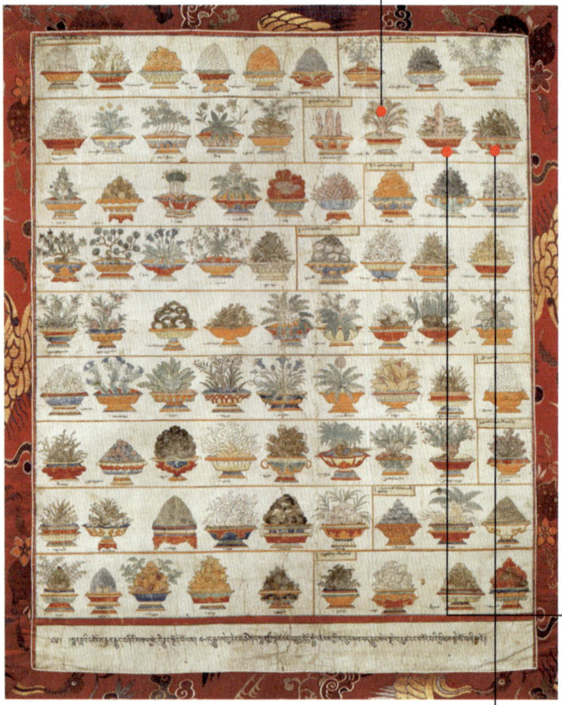

3 文冠木

文冠木（译音“桑当”）按种类或颜色分为檀香桑当、小檗桑当和松桑当，皆生长于热带山区，树干大而坚硬，断面有虚孔，老后变紫，叶似猪鬃。木质煮熬后制成的软膏，味微苦，性轻、温、干，用于干坏血增盛所致的黄水。

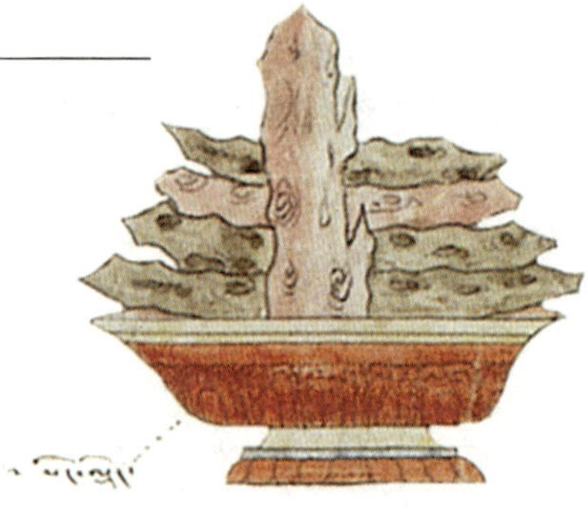

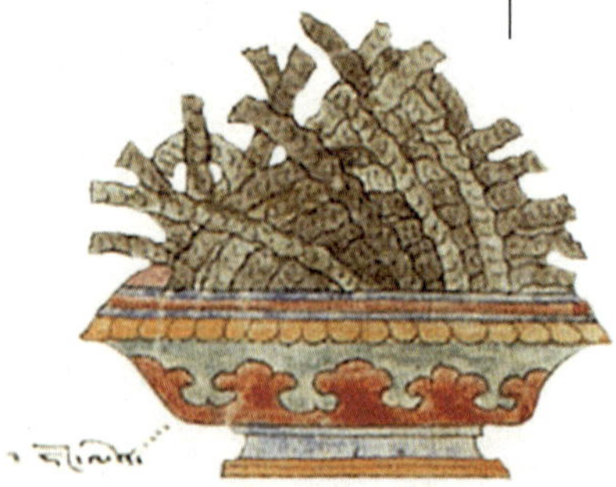

4 藏黄连

藏黄连（译音“黄连”）有雌、雄 2 种，皆生长于高山裸岩与草地之间，叶似剑，雄者开蓝花，根似秃鹫粪；雌者无花，根似虫体。味苦、涩，性凉、轻、糙，清热活血，治坏血增盛、木布病、脉热，对紊乱热、肠热也有益。

5 “巴夏嘎”

“巴夏嘎”（有人认为是鸭嘴花）生长于西藏山南农区森林，树干高大，似幼核桃树，中虚疏，在枝腋处有如鸟爪的节，花淡黄，茎端嫩枝叶可做菜肴，有白、红、青 3 种，为上品；下品产于藏地，叶、茎等似黄香薷，开蓝花。味苦、涩，性凉、糙，清热活血，治血热、肝热等。

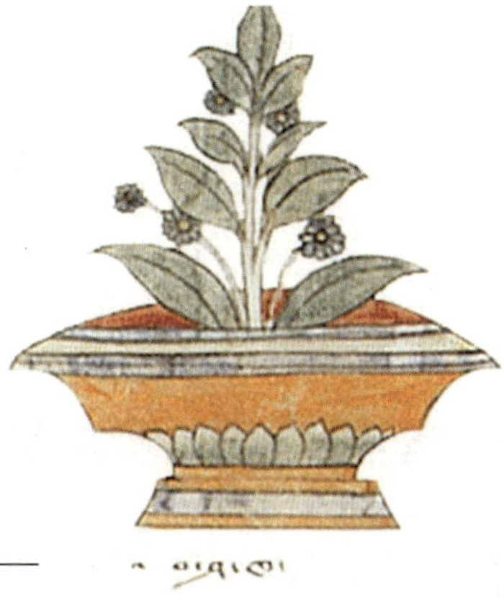

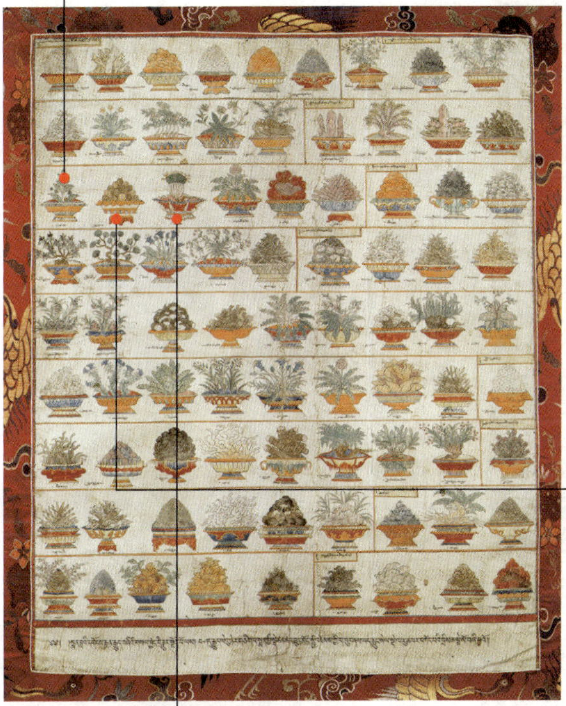

6 余甘子

余甘子生长于热带，树干长而柔软，叶似猪鬃，花红黄，果圆六角，颜色有白、黑 2 种。味酸、涩，性凉、钝，治血热，对培赤合病和热性黄水病等有益。

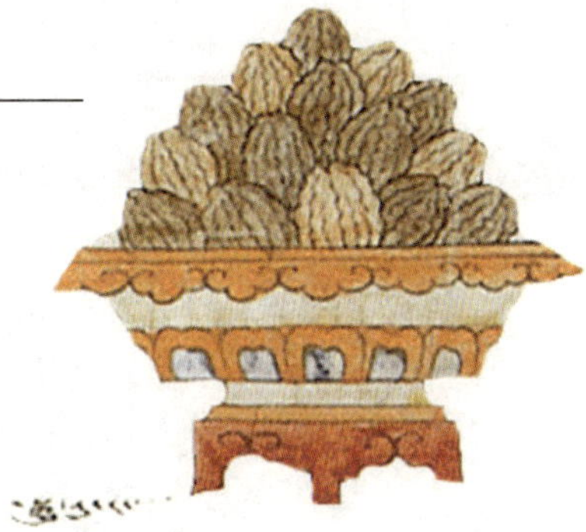

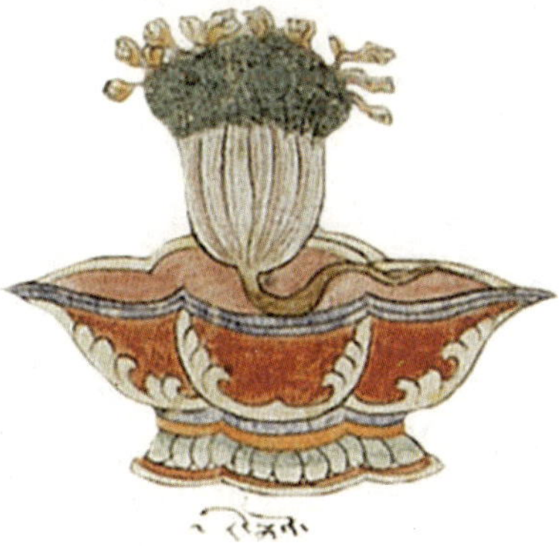

7 尼泊尔紫堇

尼泊尔紫堇（译音“热衮”）是生长于高山裸岩、草地等处的一种草本药。一根茎长出 8 条红紫色茎干，花黄具光，常有露状分泌物，气味芳香。味甚苦，性凉，治血热增盛、木布病、脉热、紊乱热、腑热等血热引发的各种疾病。

8 翼首草

翼首草（译音“邦孜多沃”）是生长于山顶和河谷地带的一种草本药。茎干细长，叶缘具齿，白花似老人头。味苦，性轻、糙、凉，治血紊乱，对瘟病、中毒症、紊乱热、陈热等有效。

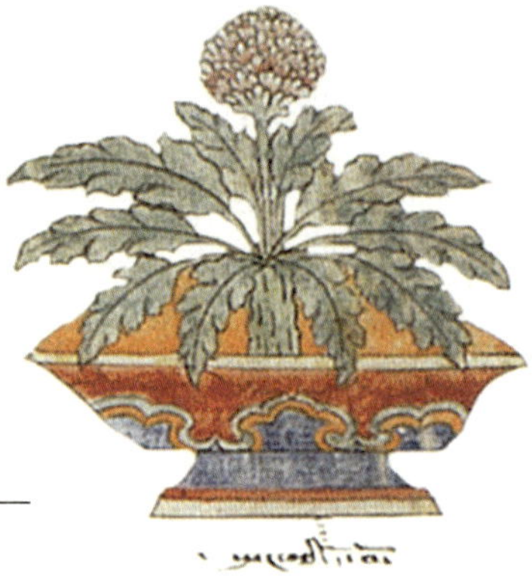

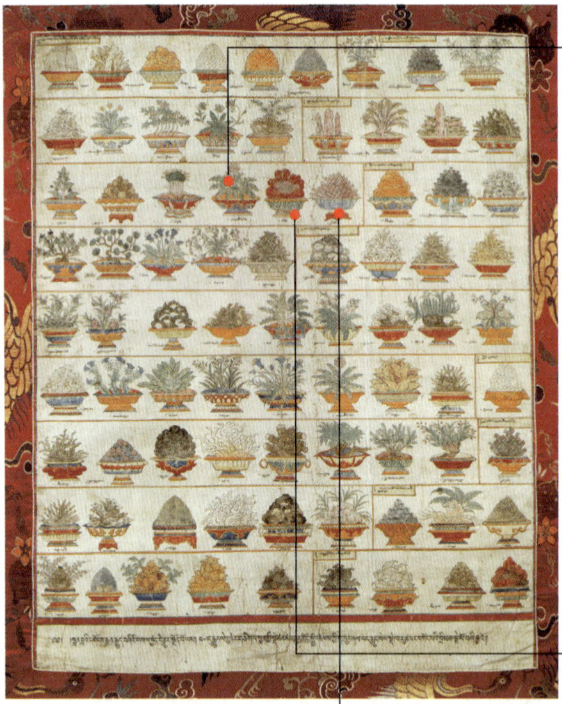

9 茜草

茜草（译音“左力”）是生长于草甸、平川的一种草本药，茎干四棱，色绿，管状，被有白刺毛，铺地而生，叶淡绿，心脏形，花黑紫，根红紫、长、具小孔节。味苦、辛，性凉而重，治血热、血紊乱、扩散伤热等。

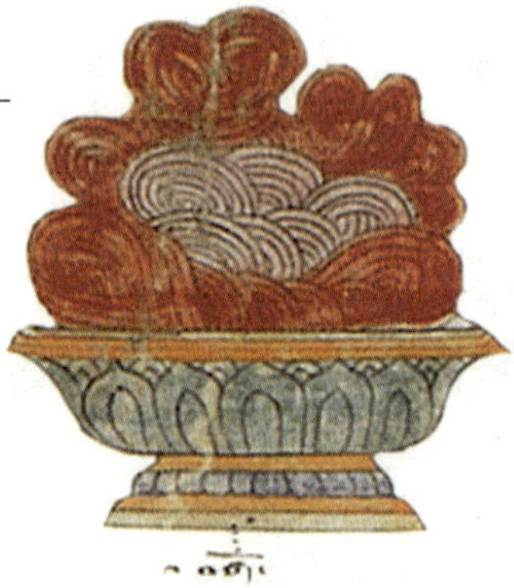

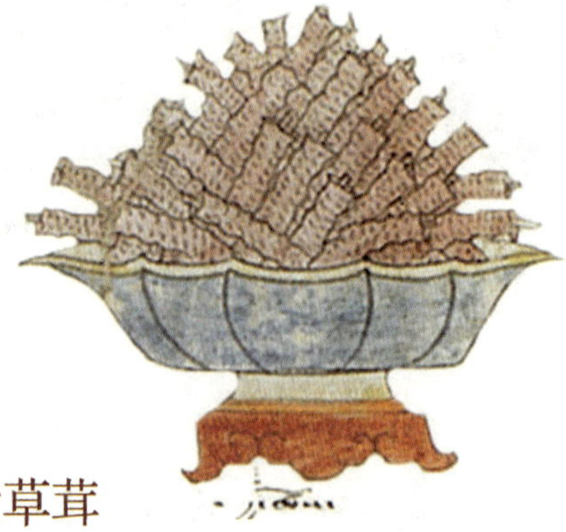

10 紫草茸

紫草茸（译音“加崔”）是生长于森林、农区的一种草本药。茎干似大花杜鹃，坚硬，分枝多，叶绿似心脏，肥厚有光，花瓣内红背黑，花蕊黄。树脂（实为虫胶）依气候不同分“卓崔”（热紫草茸）和“那合寿”（黑紫草茸）2 种，味苦、辛，性糙、凉，治因血病和扩散伤热所致的血紊乱等疾病。

四、治疗瘟病药类

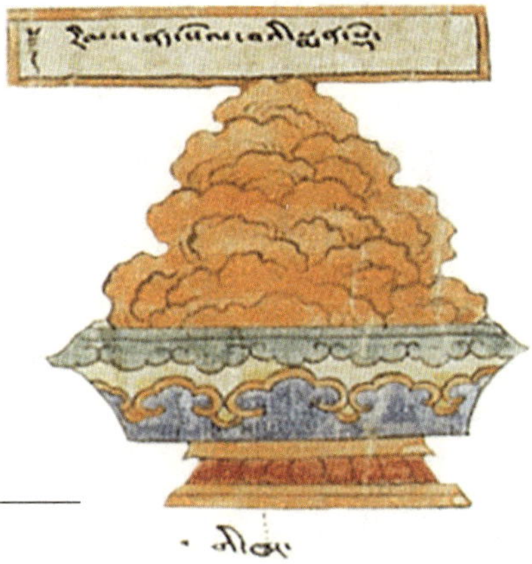

1 牛黄

牛黄产自大象、黄牛、猪等大多数动物的肝胆中，色黄紫，外有膜。色紫者为上品，色黄绵软者为下品。味苦、微甘，性重、凉，主治瘟热，对毒热、肝热、腑热等也有益。

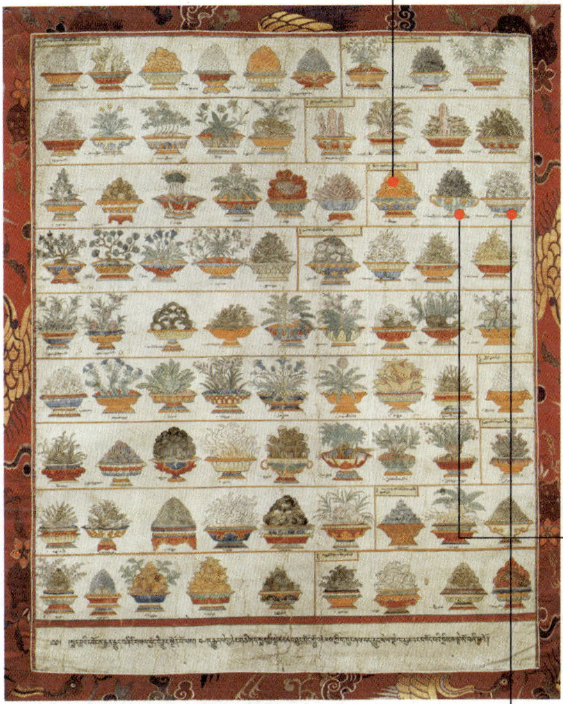

2 波棱瓜子

波棱瓜子（译音“赛吉美朵”）攀缘绳子和他物生长，茎干细长，叶大，花黄有光，果实似木匠钻头。味非常苦，性凉、糙、锐，治瘟热，也治胆热、腑热等疾病。

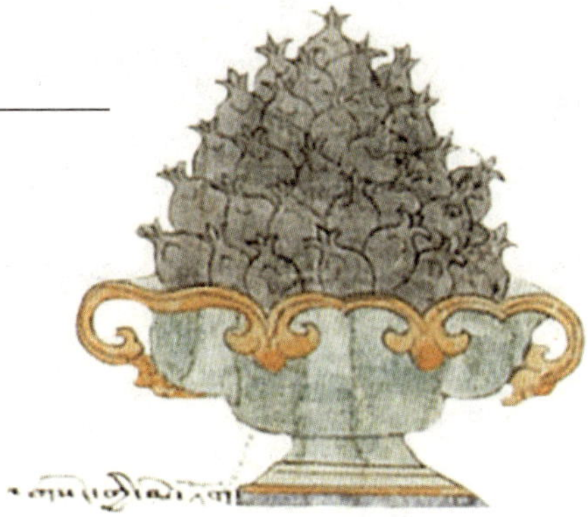

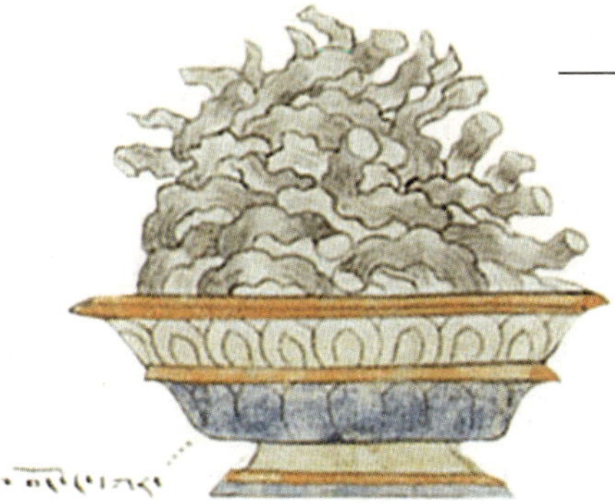

3 白乌头

乌头（译音“旺阿”）分白、黄、红、黑4种，其中白乌头茎干小而柔软，叶青而扁，叶缘7~8裂，花白青，泛红光。味苦，性凉、轻，治瘟热、疫热、菌痢、热泻等。

4 岩白菜

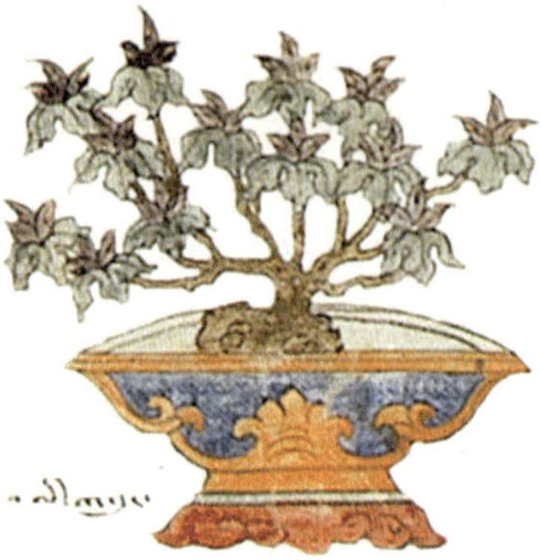

岩白菜（译音“力嘎多日”）茎干高大，叶似稻叶肥厚，花似鸟喙，正品根茎内淡红，外似渡鸦爪子黑而疏松，根似干枯肉瘤，根据根的粗细分为雄雌。下品也产自藏地，叶似白乌头叶，茎淡红，花黄绿。味辛、涩，性凉、干、糙，治流感、瘟热，对肝热、脉热也有益。

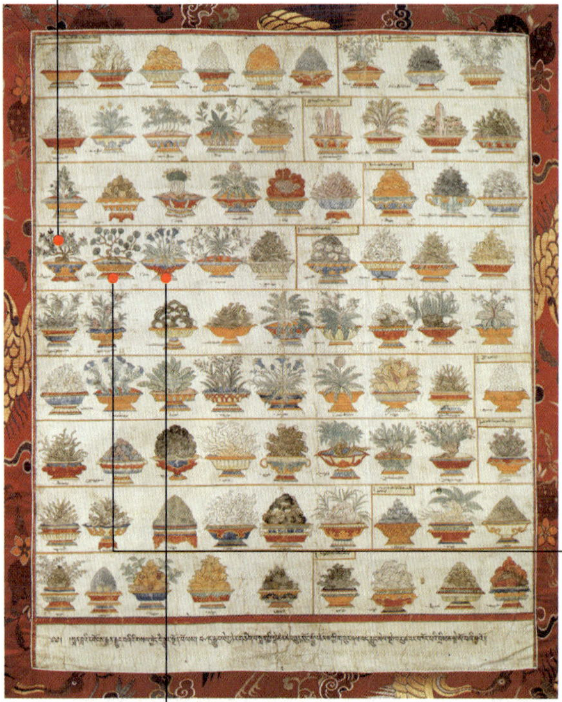

5 苍耳子

苍耳子（译音“西才日”）生长于沙地等较干燥地方，茎干黄绿、深黑，有如氆氇边毛刺，叶小而黄、肥厚，苞果挂衣。味苦，性凉，治流感、瘟热等。

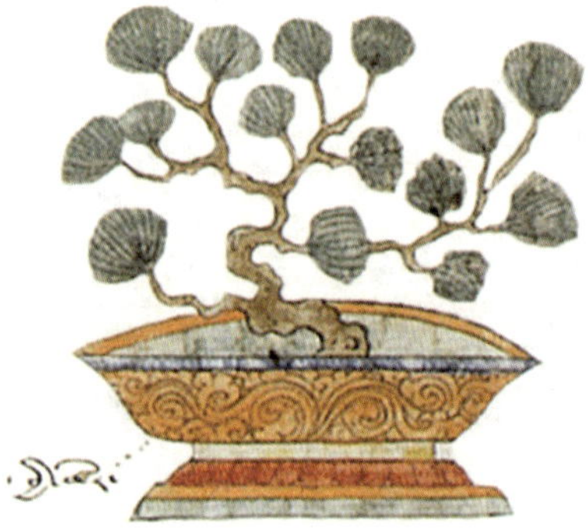

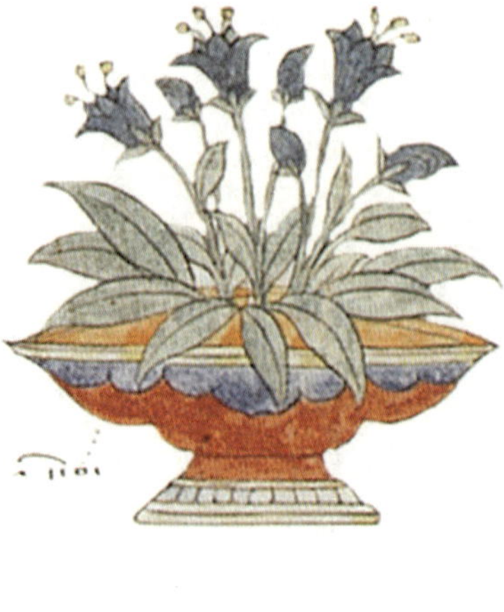

6 “相德哇”

“德哇”分“相德哇”（山杨）和“欧德哇”（暗绿紫堇）2 种，其中“相德哇”又称山杨（“麻嘎力”），植株等与杨树相似，叶淡绿、光滑、全缘，叶背灰。味苦、涩，性凉、钝，治瘟热和疫热等。

7 角茴香

角茴香（译音“巴日巴达”）是生长于黑土地和田边等处的一种草本药，茎细，叶、茎绿，贴地横生，花白，果荚如油菜，种子似四季豆。味苦，性凉，治瘟热、毒热和胆热病。

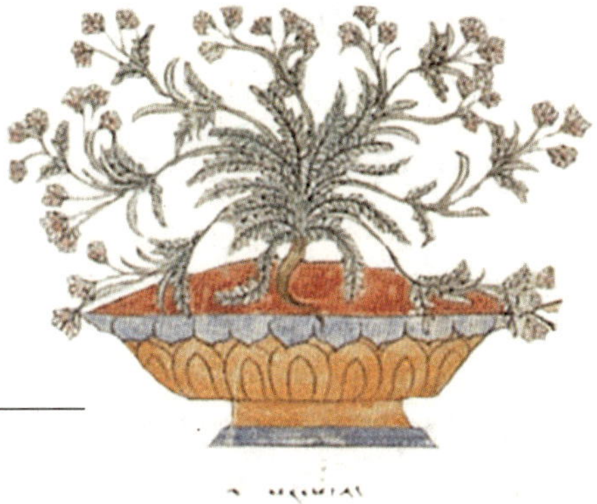

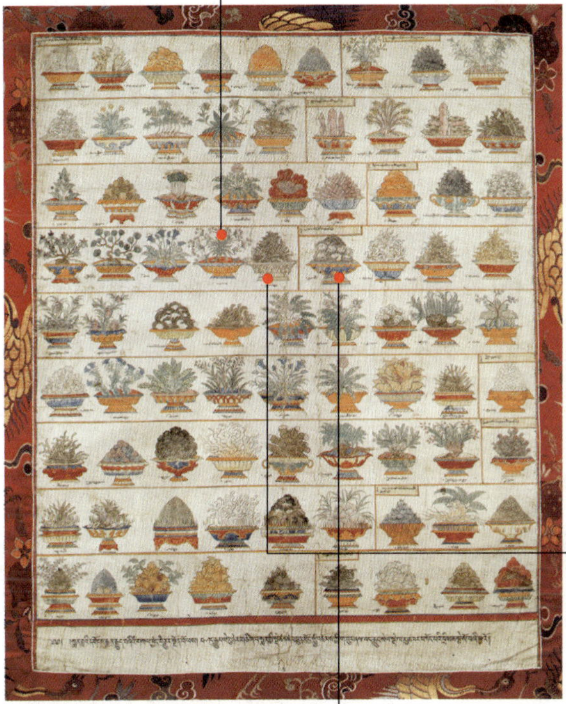

8 黄连

黄连（译音“娘孜哲”）生长于西藏门隅森林、高山草地，茎长而细、柔软，叶薄似草玉梅，缘具齿，花黄，根黄具细毛。味苦，性凉、糙，治疫热、炭疽、赤痢等，干脓水，愈疮疡。

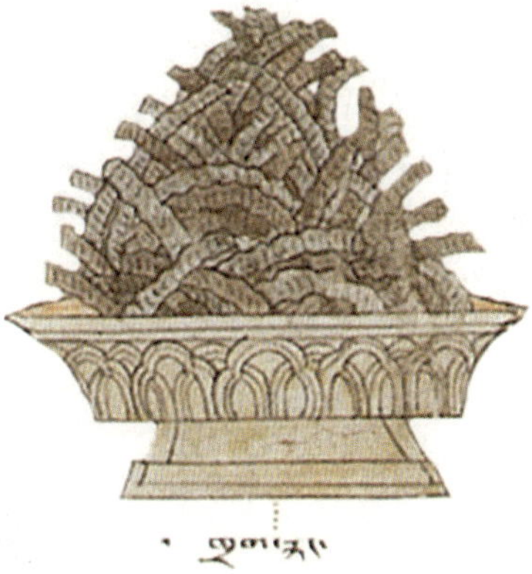

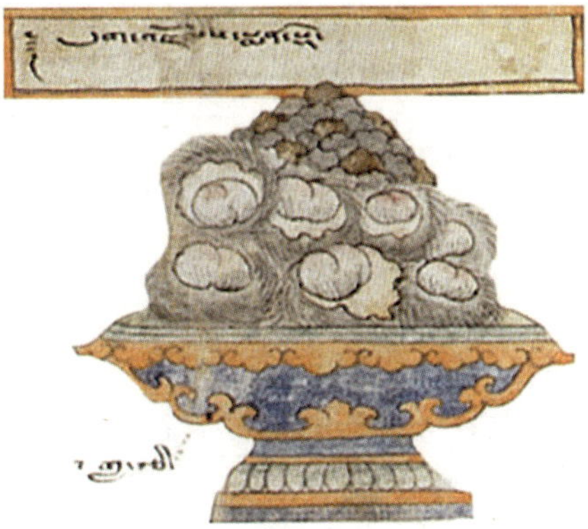

五、清毒药类

1 麝香

麝香是雄獐子脐内分泌物，颗粒状，色黑油亮，芳香四溢者为上品；下品为无颗粒粉末。味苦、辛，功能解毒，杀虫，治肾病、肝病、眼病、脉病及麻风病等，可利尿通淋。

2 白乌头

白乌头（译音“旺阿嘎布”）生长于雪山之麓、高山裸岩之间，茎干小而柔软，叶绿而扁，缘有7~8个锯齿，花青白有光。根味苦，性凉、轻，功能解蛇、蝎等各种毒，治瘟热、疫热、胆热等。

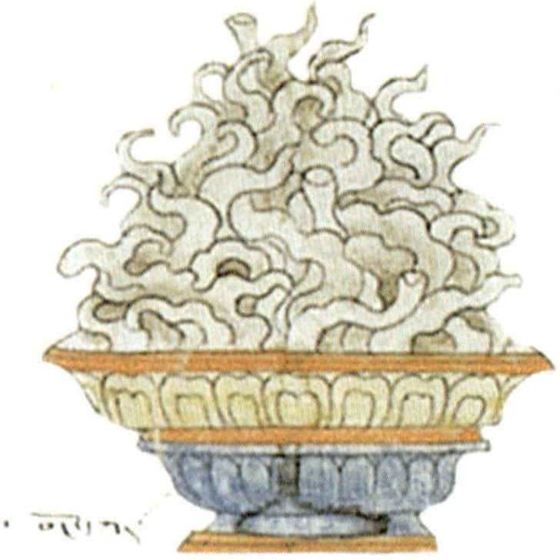

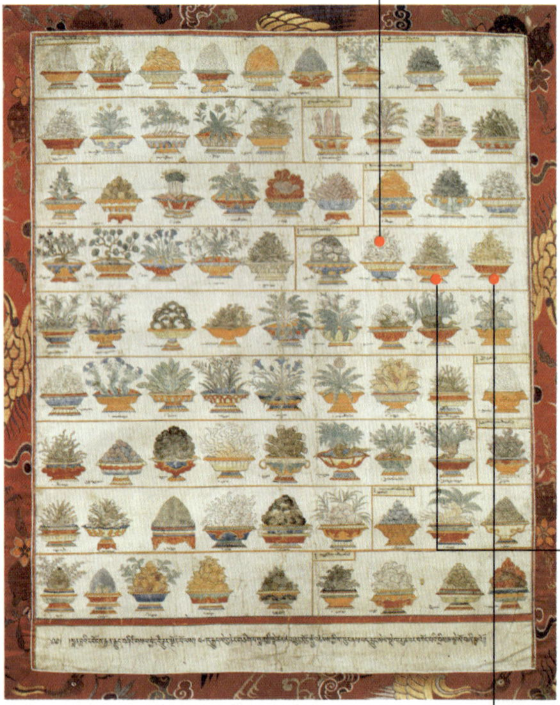

3 黄乌头

黄乌头（译音“旺阿赛布”）生长于草地、平川等地，茎小而柔软，下部3~4片叶，其叶缘有7~8个锯齿，花黄有光。味苦，性凉，解肉毒、乌头毒等各种毒。

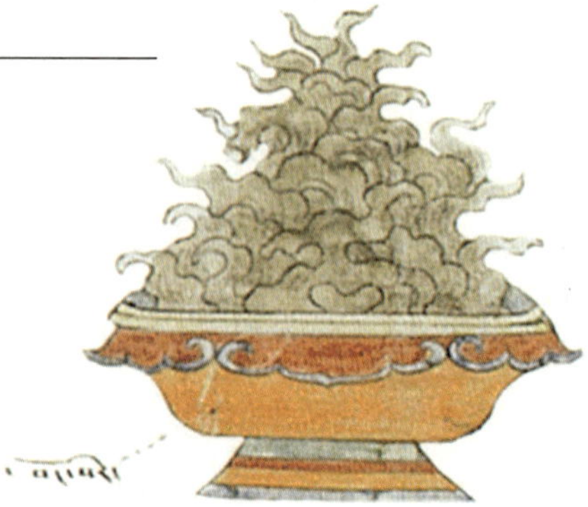

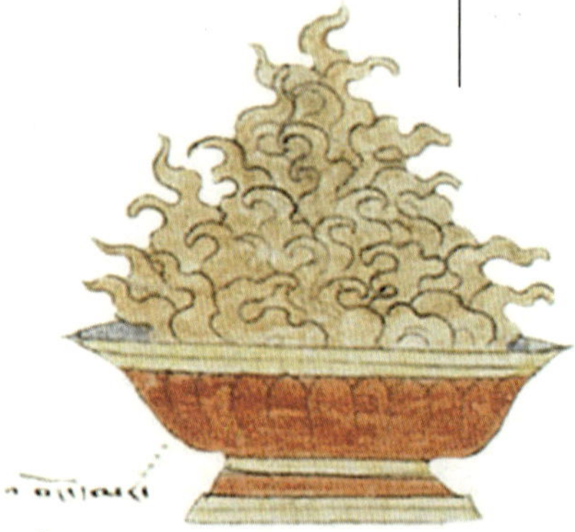

4 红乌头

红乌头（译音“旺阿玛布”）生长于西藏门隅和扎日等地区，茎小柔软，下部3~4片叶，其叶缘有7~8个锯齿，花红，具紫草茸光，根红而坚硬，断面有光泽。味苦，性凉，解肉毒、乌头毒等各种毒。

5 白钩藤（攀茎钩藤）

白钩藤（译音“琼代日嘎布”）生长于热带林区，茎青白，从茎芽中长出分枝，叶青大圆、对生，叶左右有如公鸡趾藤钩。花青泛红。味苦，性凉、钝、轻，功能清毒热。

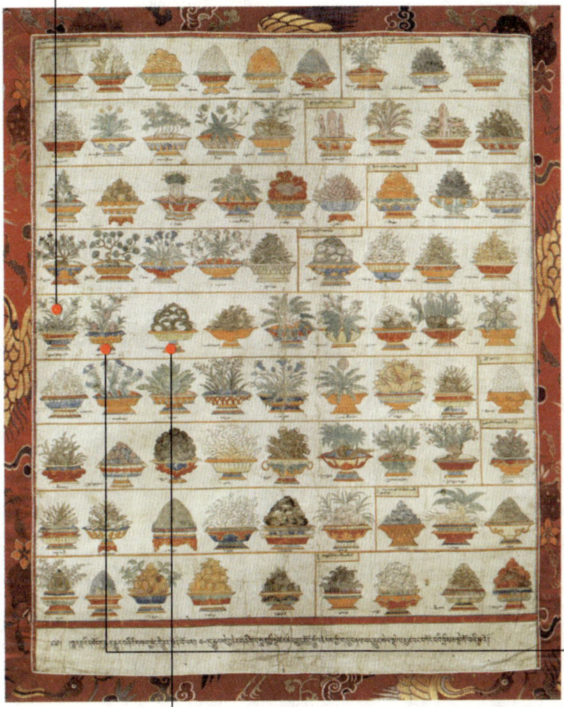

6 紫钩藤

紫钩藤（译音“琼代日木布”）生长于热带沼泽等地，茎叶红紫，铺地而生，花淡红，叶绿细长，叶左右如渡鸦爪子藤钩。味苦，性凉、钝，功能清热解毒。

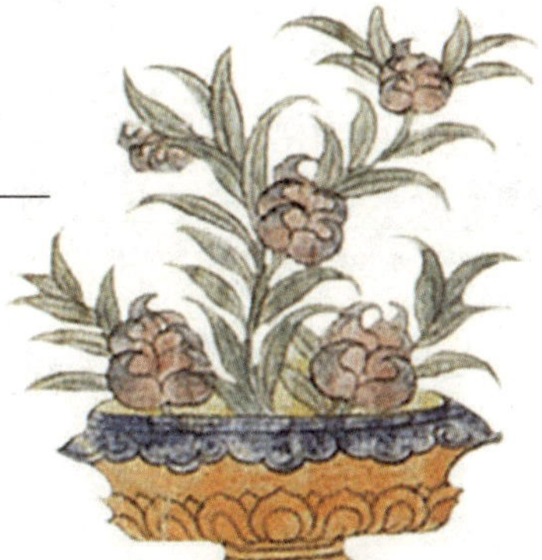

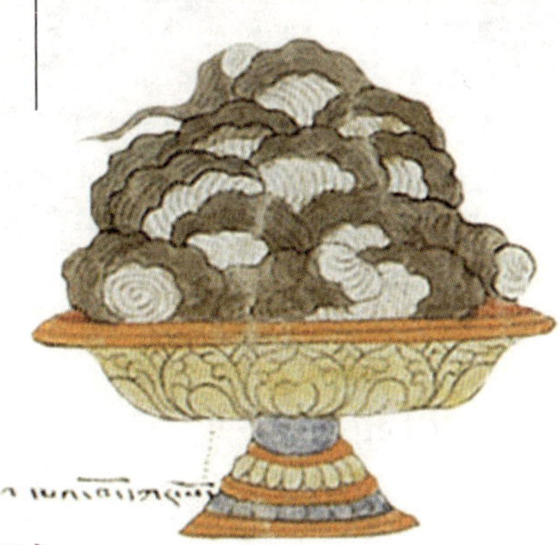

7 商陆

商陆（译音“巴布嘎布”）生长于土质松软的地方，茎、叶等形似喜马拉雅紫茉莉，叶柄红紫，茎枝众多、直生，花白5瓣，根似萝卜，断面有一轮轮圆形纹路，内有山柰状纤维。味苦，性凉，功能清热解毒。

8　黄秦艽

黄秦艽（译音“巴布赛布”）生长于土质松软的地方，茎叶形似喜玛拉雅紫茉莉，叶柄红紫，茎枝众多、直生，花黄5瓣，根空黄，似切开的萝卜。味苦，性凉，清一切毒热。

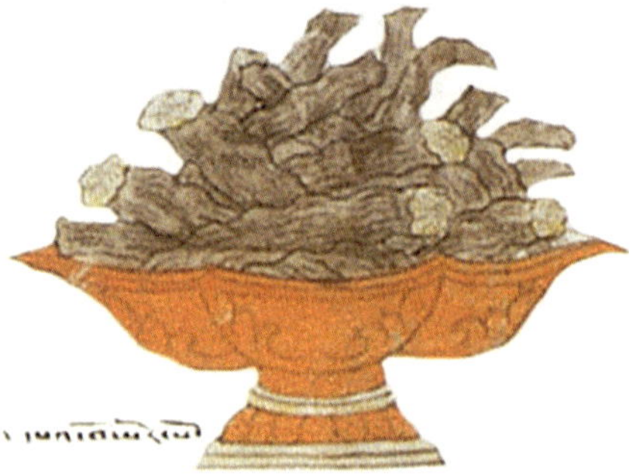

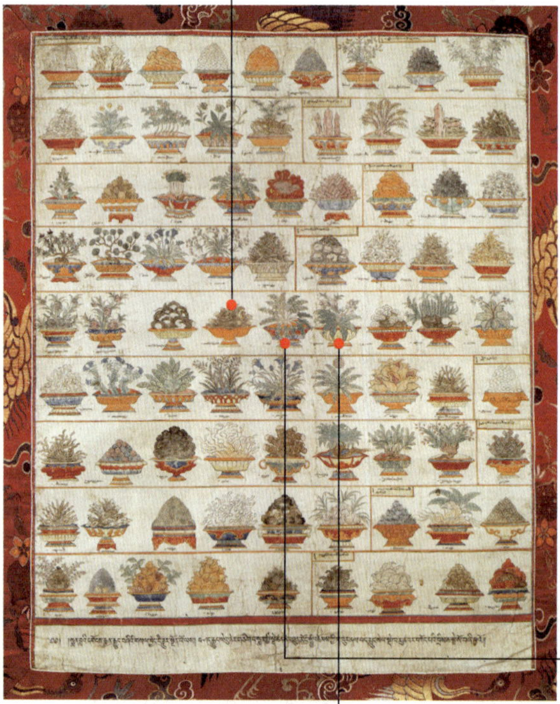

9　西藏棱子芹

西藏棱子芹（译音“则力”）生长于阴山，茎直立，叶青细有光，缘具齿，花白黄碎小，果实扁而密集，食之有花椒气味。味苦，性凉、糙，功能解草毒（草类合成毒）、肉毒、精华毒、珍宝毒等所有中毒症。

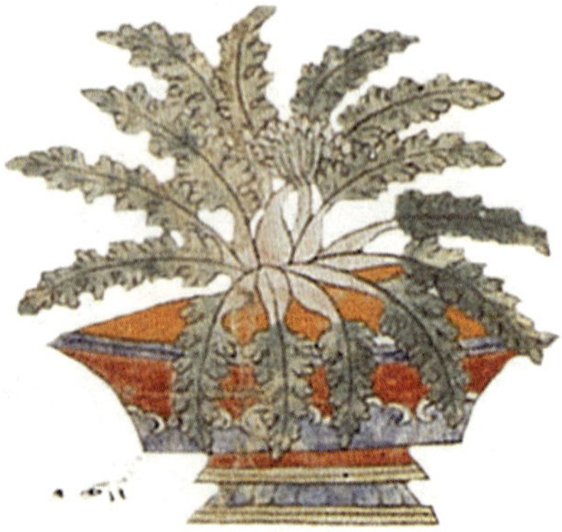

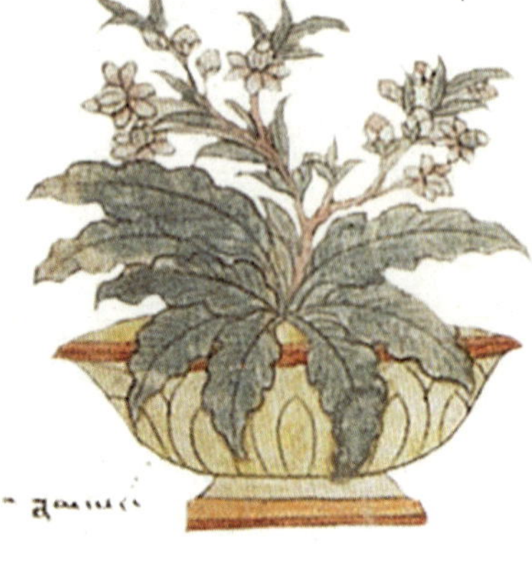

10　川西千里光

川西千里光（译音“玉勾相”）根据环境分为白、黑2种，生长于山地者为白“玉勾相”即为本品，茎紫长，叶大而缘具齿，内淡紫外淡绿，枝干众多，花小而色白被小毛。味苦、涩，性凉、钝、糙，清毒热、肝热、胆热、疫热等。

11 “勾土”

“勾土”（有人认为是芜菁陈膏）生长于裸岩阴坡，叶花均小，种子黑红似伞，块根大而白似大象身体。味苦、涩，功能解各种毒，治一切热病、瘟病。

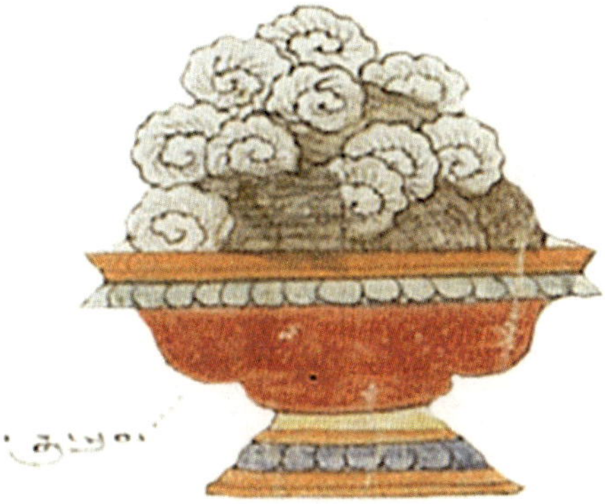

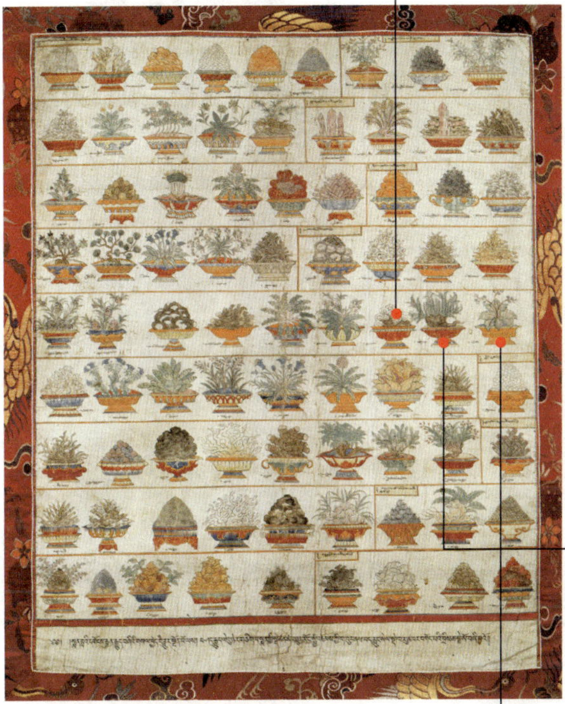

12 镰形棘豆

镰形棘豆（译音“大合夏”）以颜色分为白、黑 2 种，其中白“大合夏”即为本品，茎绿，枝叶繁多，叶似青稞，花青红微糙，穗三角形似匣。味苦、甘、辛，甚腻，性凉、钝、轻、糙，治严重毒热，愈疮，止泻，引吐，消肿。

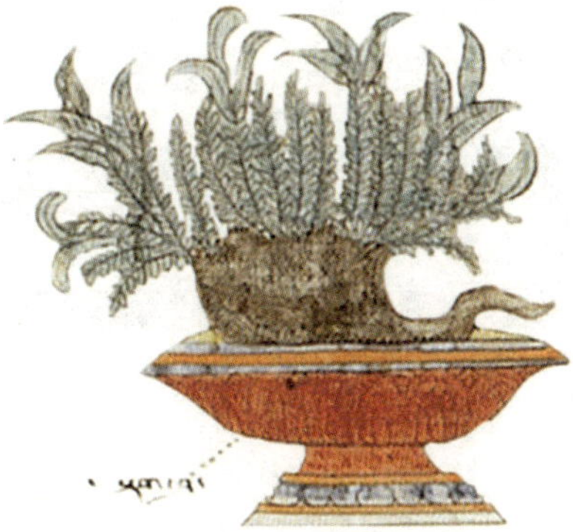

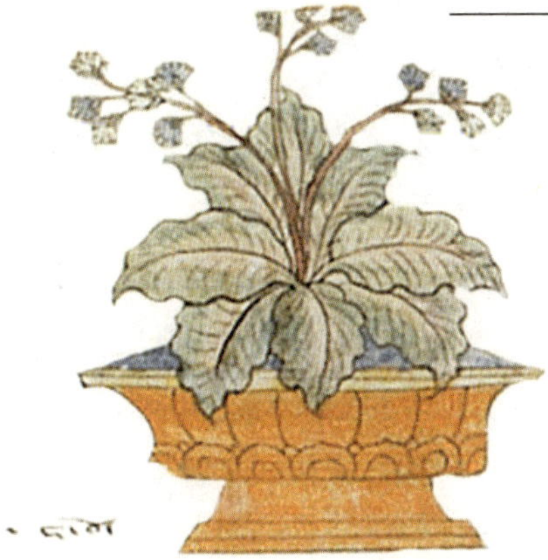

13 卷丝苣苔

卷丝苣苔（译音“直合甲哈吾”）生长于山岩旁，叶扁大而肥厚，缘具齿，铺地而生，花白青，老后变白。味苦、涩，性钝、干、稳，解合成毒、转化毒等一切毒症，也可治“三木塞”（女卵巢，男精囊）病、肾病，止热泻，愈疮疡。

14　姜黄

姜黄（译音“云哇”）生长于温带，茎叶似大蒜，根外皮似高良姜，里面红黄有光，素称“嘎赛”（黄良姜）。味苦、辛，性温，解毒，祛腐肉，治疫热，对尿频有益。

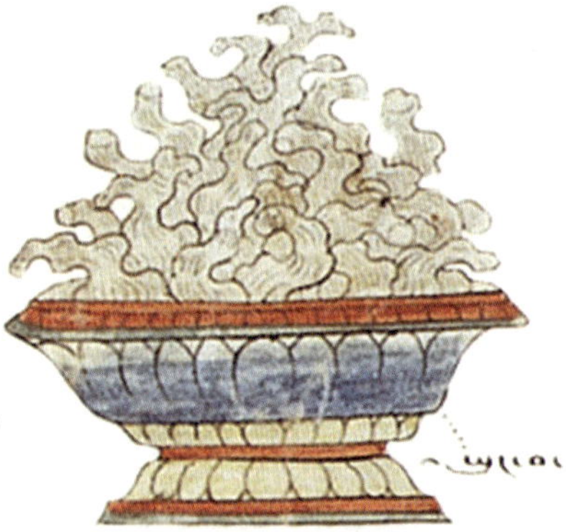

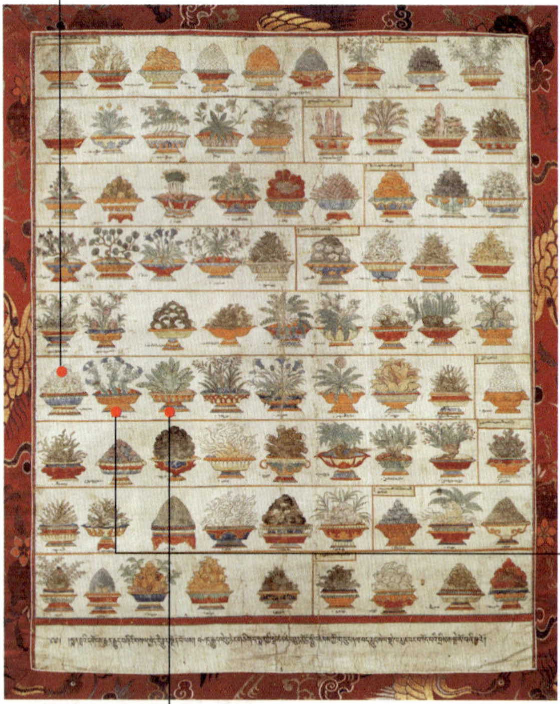

15　乌奴龙胆

乌奴龙胆（译音“冈嘎琼”）生长于高山砾石、草地等，茎紫而短，叶四角八面似宝幢，顶端开铃状蓝花，花口朝天，根如筋拧。味苦，性凉、糙，治严重毒热，对流感、瘟病、脉道破裂木布病、咳嗽等疾病也有益。

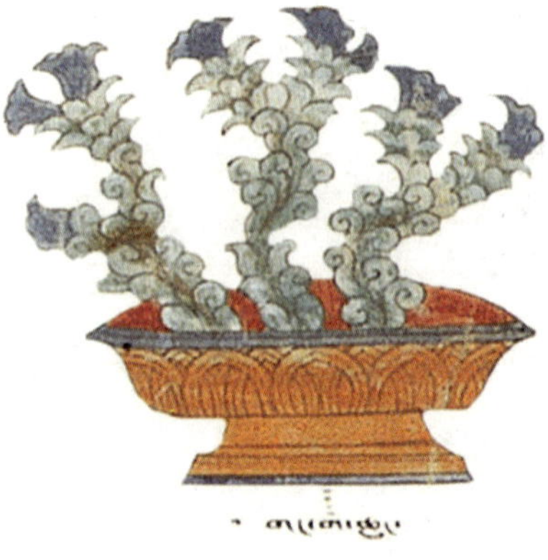

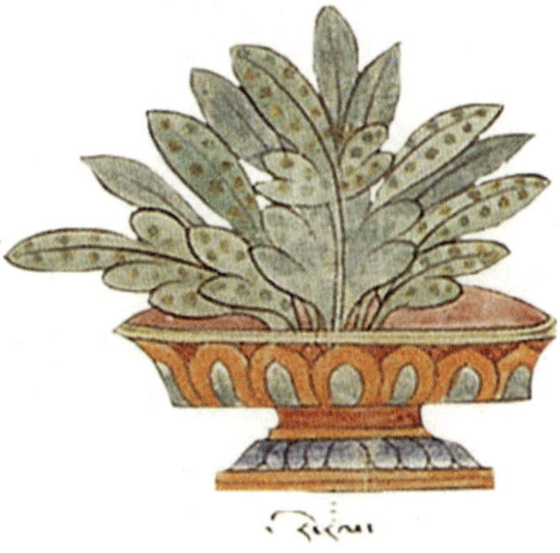

16　骨碎补

骨碎补（译音“东吾柔热”），“柔热”分君“柔热”、妃“柔热”和臣“柔热”3种，其中君“柔热”或“东吾柔热”即为本品，生长于岩石阳面，叶绿似火焰或剑，叶背有黄色斑点，根长被鳞毛，剥去皮似蓝蛇，不剥皮似猴尾，生长于高山者又称“卫吉柔热”。味甘、涩，性凉、糙，治肉毒、合成毒中毒。

17 水柏枝

水柏枝（译音“翁吾”）生长于水边、沙石等潮湿地带，茎干紫长，叶细绿，花红紫，丛生像穗。味涩、苦，性凉、钝、重，解肉毒、合成毒中毒，对胆热、日形脓肿也有益。

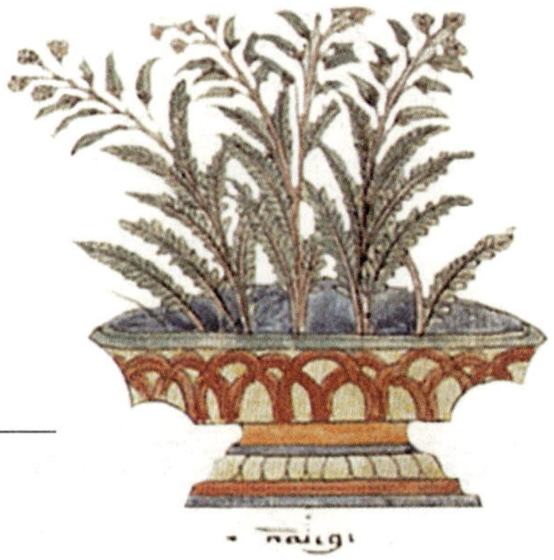

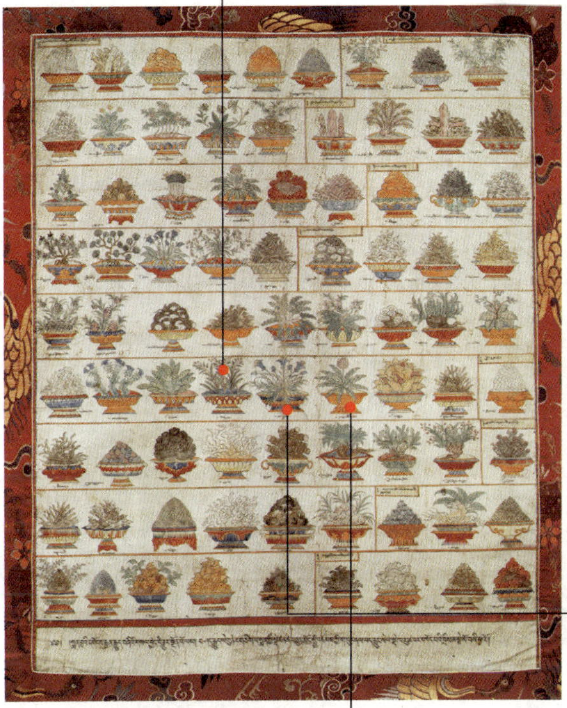

18 高山龙胆

高山龙胆（译音“邦尖”）根据花色分为白、青、花 3 种，其中白花龙胆即本品，生长于草甸，叶绿小、椭圆似麻花艽叶，茎细，花青白似铃嘴，根淡黄细而众多似筋条。味苦，性凉，清毒热，对喉病、热瘟病等也有益。

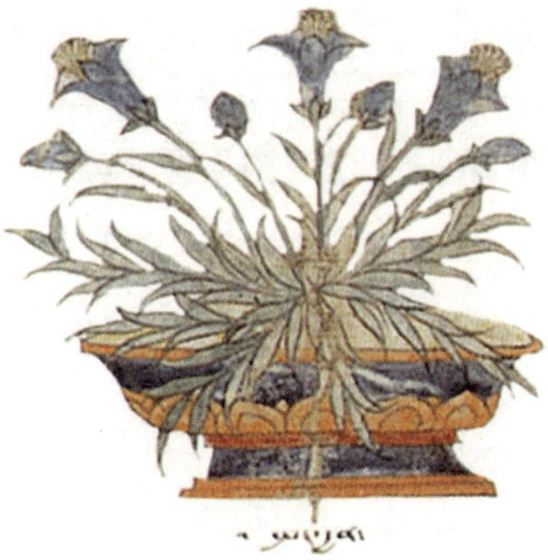

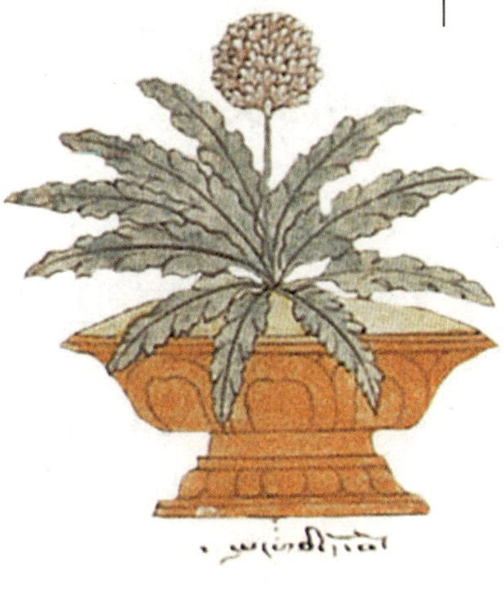

19 翼首草

翼首草（译音“邦孜多布”）分 3 种，其中“勒孜多布”即本品，生长于草甸，叶缘具绵毛，花红泛白光，茎短，气味芳香。味苦，性轻、糙，解瘟毒，对陈热也有益。

20　扁刺蔷薇皮

扁刺蔷薇（译音“色果力”）生长于阴山林中，茎干外皮紫，中疏虚，遍布小刺，花淡红，果实红绿被毛。其皮味甘，性重、凉，功能敛毒，治严重毒热。

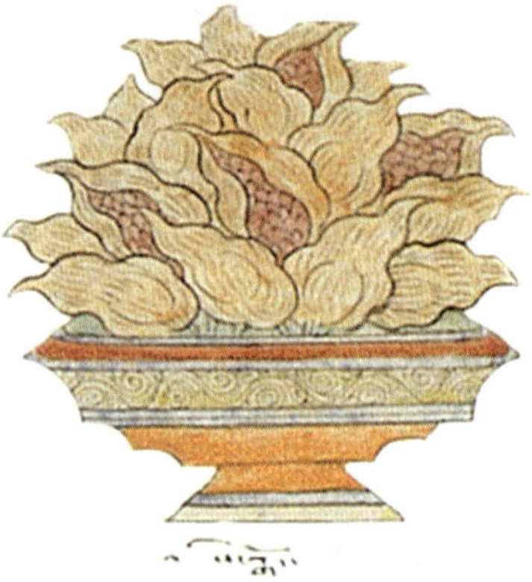

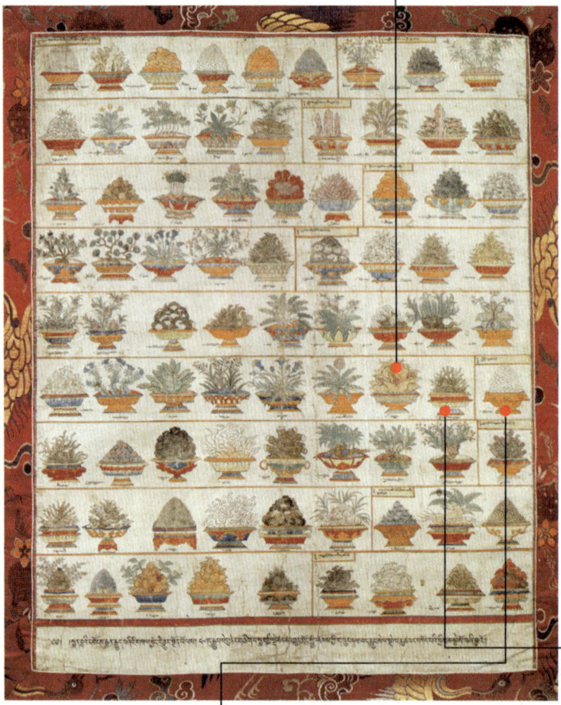

21　小檗皮

小檗（译音“吉哇”）是生长于各地的一种小灌木。树干被刺，外皮银白，木质黄，花黄，果实红。其内皮味苦，性凉、糙，功能敛毒，解严重毒热。

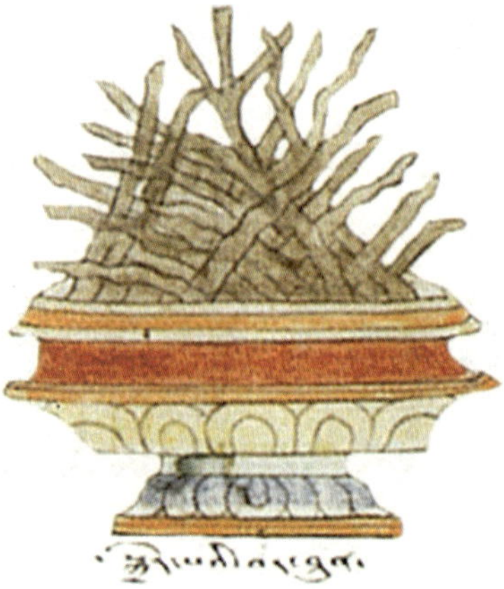

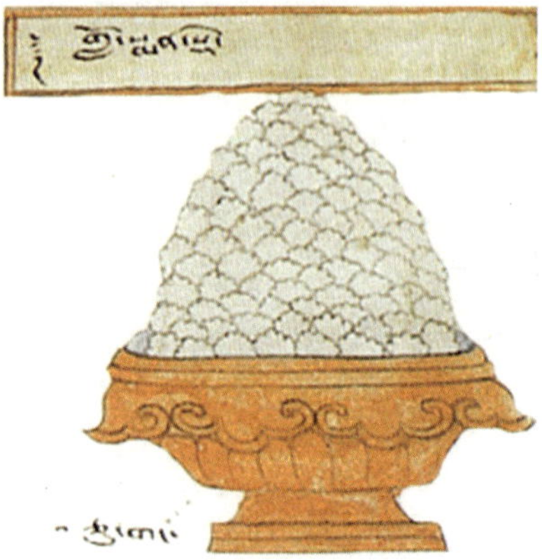

六、治疗肺病药类

1　竹黄

竹黄（译音“居冈”），分竹“居冈”、水“居冈”和土“居冈”3种。竹“居冈”即竹黄，是一种竹子的内腔髓膜，色淡黄，无味，光滑，油腻，绵软。性凉、钝，治肺热、肺痨等各种肺部疾病。

2　甘草

甘草生长于花园和水边等地，茎干细柔，分枝直生，叶绿黄椭圆，从枝上直生，由于环境不同，生长于花园中的为雄属上品，生长于水边的为雌，生长于森林水边的为中性属下品。根味甘、苦，性凉、绵，治肺热、咳嗽、咽喉发炎、脉疱疹等肺部疾病。

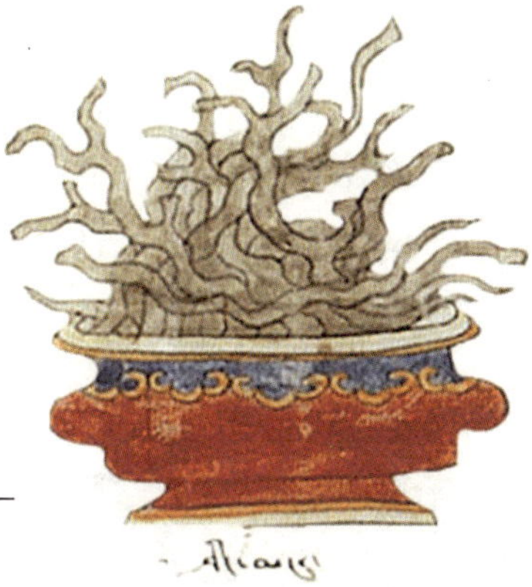

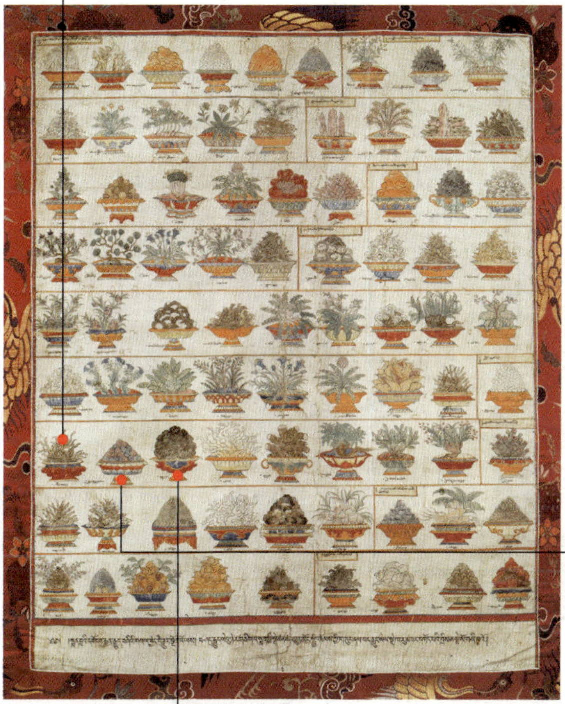

3　葡萄

葡萄种植于农区林中和花园中，茎细长、柔软似铁线莲、攀缘他木生长，花细小，不易看见，果实卵圆、红黄。味甘，性轻、凉，治肺热、小儿肺病等。

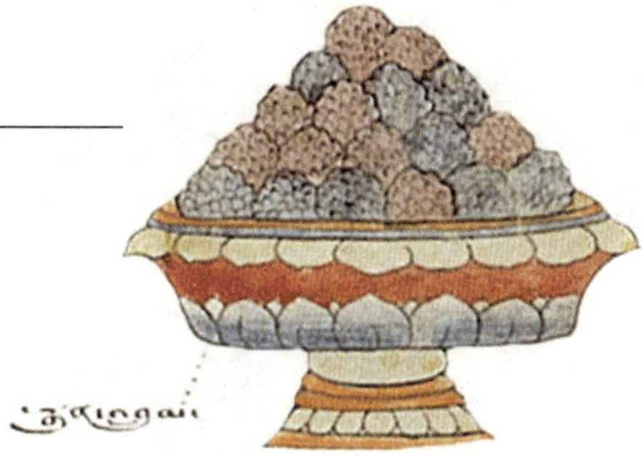

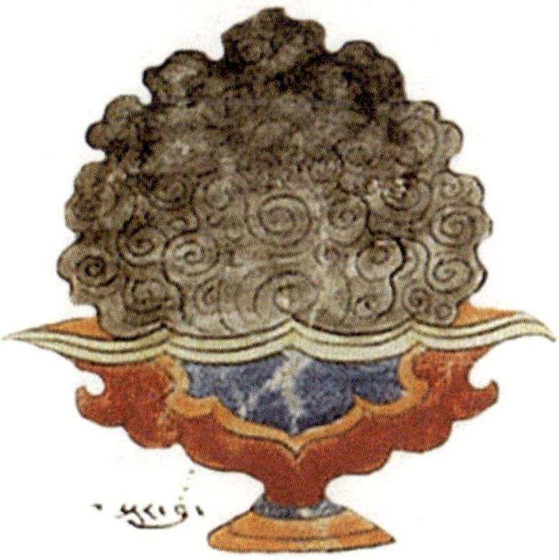

4　沙棘果

沙棘（译音“达日吾”），分白、黑2种，皆茎干较大具刺，叶长小、对生，果实球状有如小豆大，色黄。味非常酸，性热、干、腻，除肺脓，止培根，活血化瘀，镇痛，也治热病。

5　广木香

广木香（译音“如达”）生长于花园等地，茎黄绿，叶肥圆被白绵毛，花白，根似鹿角。味辛、苦，性腻、糙、温，治肺病、隆血抗衡症（隆血综合征）、白喉，祛腐肉。

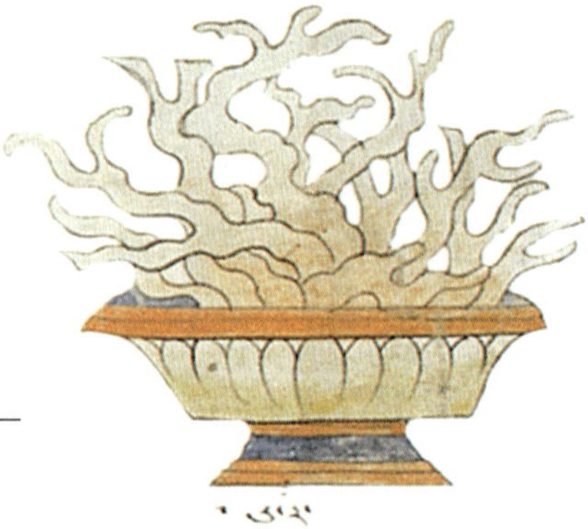

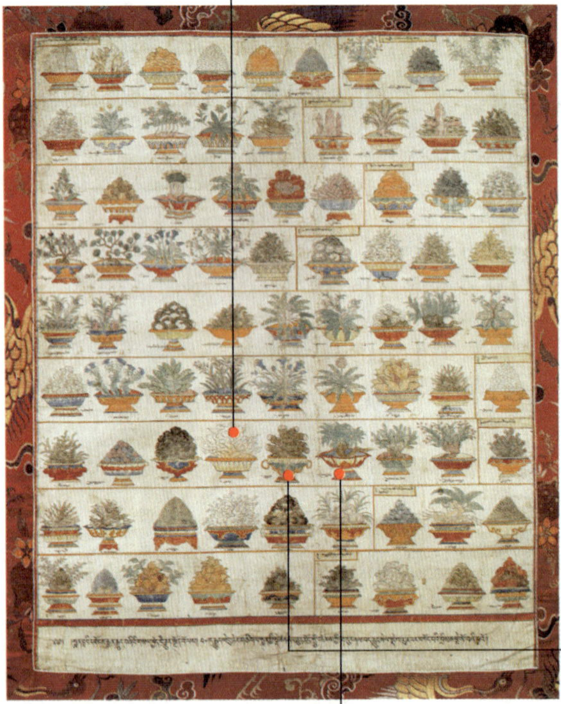

6　岩白菜

岩白菜（译音“嘎多日”）有雌、雄2种。“嘎多日”即“力嘎多日”茎干大，叶似稻叶肥厚，花似鸟喙，内淡红、外似渡黑鸦爪子，茎空，根似干肉瘤，根细者为雌、粗者为雄，皆为上品。下品叶似白乌头，茎淡红，花淡红。味辛、涩，性凉、干、糙，治肺热、瘟热等。

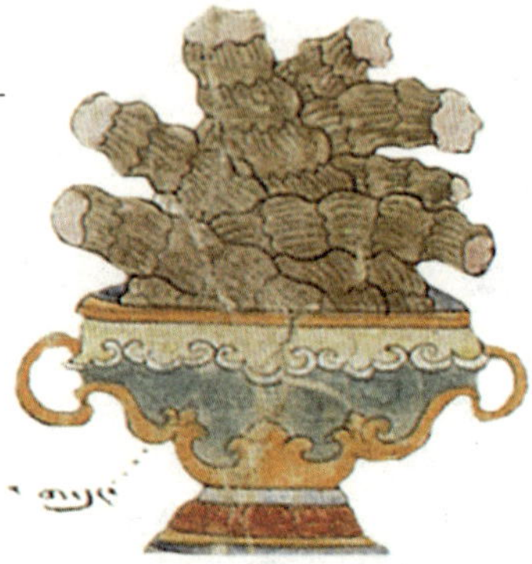

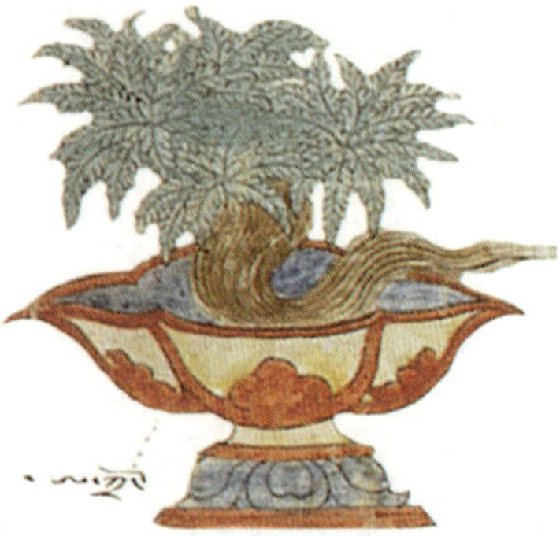

7　雪灵芝

雪灵芝（译音“阿庄”）分4种，其中“杂阿庄”即为本品，生长于高山草甸，茎矮细，叶青披针形，缘钝齿状，叶间开淡紫或黄色小花，根似木头坚硬，支根众多。味涩、甘，性凉、钝，功能止痰，治痰鸣、泡沫痰、痰阻、肺热等肺部疾病。

8 无茎芥

无茎芥（译音“索洛嘎布”），“索洛”有多种，其中白“索洛”即为本品，生长于高山砾石、高山裸岩等地，根白细而长，茎淡紫，叶淡绿肥厚，布满绵毛，花白泛红光，气味芳香，果荚扁大似月牙儿。味甘、涩、辛，性凉、腻，清肺热，止咳，治气喘等肺部疾病。

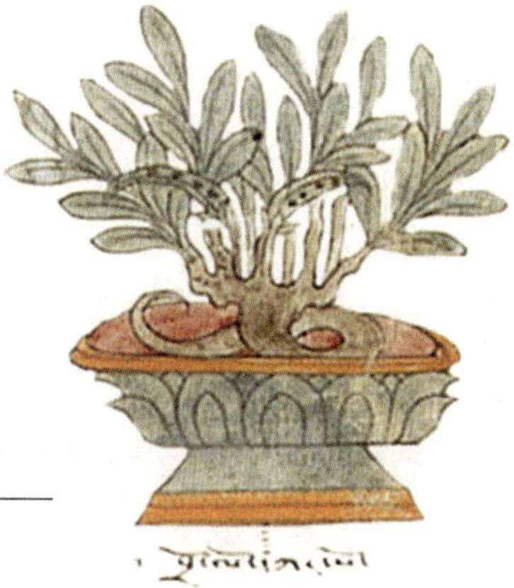

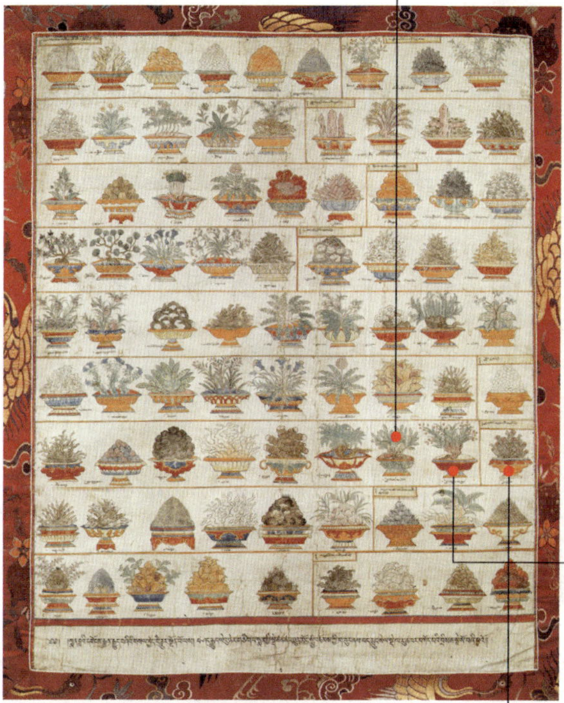

9 丛菔

丛菔（译音“索洛曳扎”），“索洛”有多种，其中丛菔生长于高山砾石、高山裸岩等地，叶青灰，花白泛红光，似油菜果荚，状如鹿角，根淡黄细长，支根众多。味甘、辛，性凉、糙、不油腻，治咳嗽多、咯痰不止、肺高热、胁肋疼痛等肺部疾病。

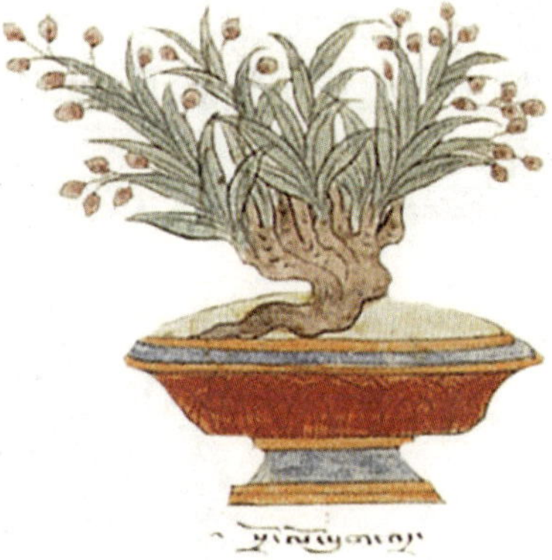

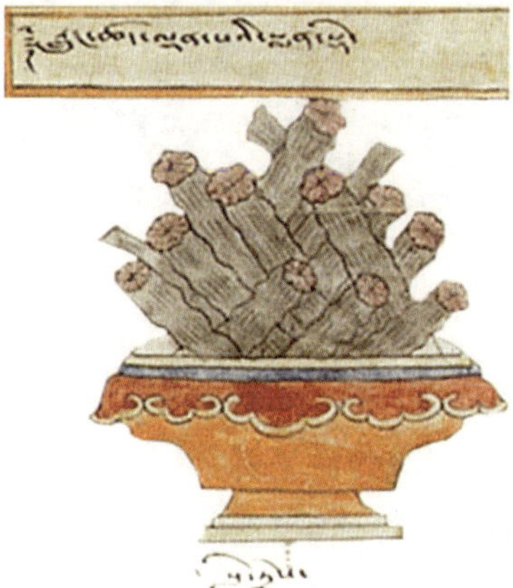

七、治疗隆热病药类

1 宽筋藤

宽筋藤（译音“勒哲”）生长于阴阳坡之间，茎细长、攀缘他物而生，外皮淡黄、光滑似“扎玛”短叶锦鸡儿，断面多棱槽，叶柄对生，叶青绿似心脏、缘具齿。味甘、苦、涩，性腻、凉，治隆热抗衡症（寒热往来）、隆赤合症等。

2 紫色悬钩子

紫色悬钩子(译音“干扎嘎日”)生长于阴山林中，茎干绿、中虚、具刺，叶似山杨叶，花白黄，果实红、簇生。味甘、苦、辛，性重、凉、腻，治隆兼热症、瘟热、紊乱热、感冒发热等。

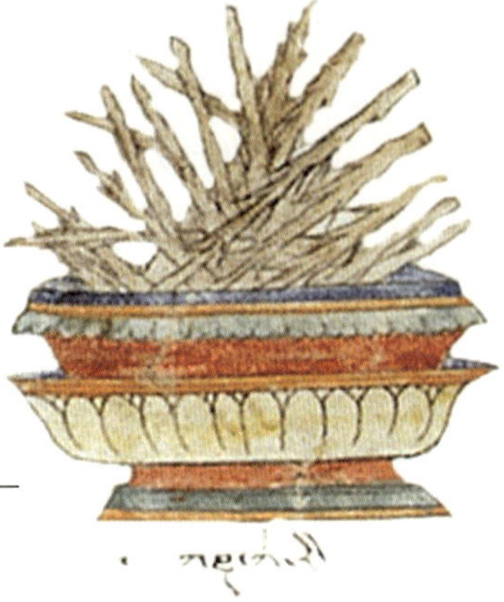

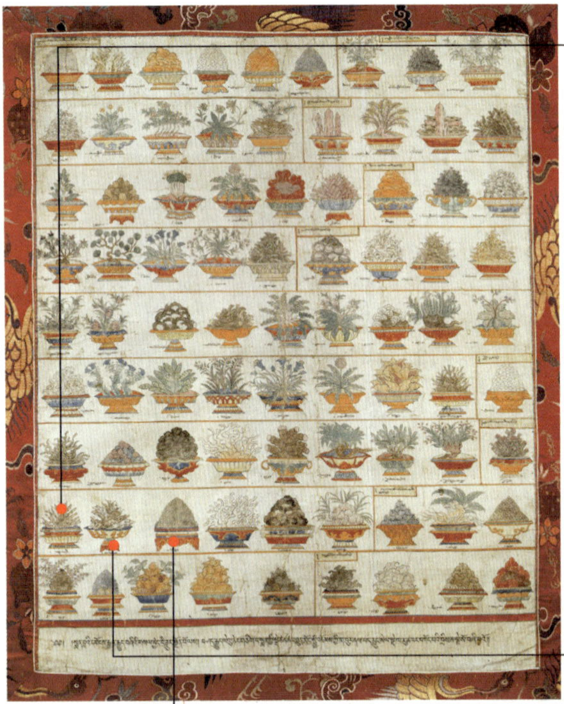

3 沉香

沉香（译音“阿嘎如”）分“阿日那合”（紫沉香）、“阿日加”（白花丁香）、“阿嘎日果虐”（茴香木）等，其中紫沉香生长于印度热带地区，木质紫、油腻似野牦牛角；“阿日赛”（黄樟木）树干高大、木质黄，叶圆小黄绿被毛，花青白芳香；“阿嘎日巴秀”（巴秀沉香）木质淡紫等。各种沉香皆味苦、辛，性凉，治心隆病、命脉隆病、兼有热或紊乱热的隆病。

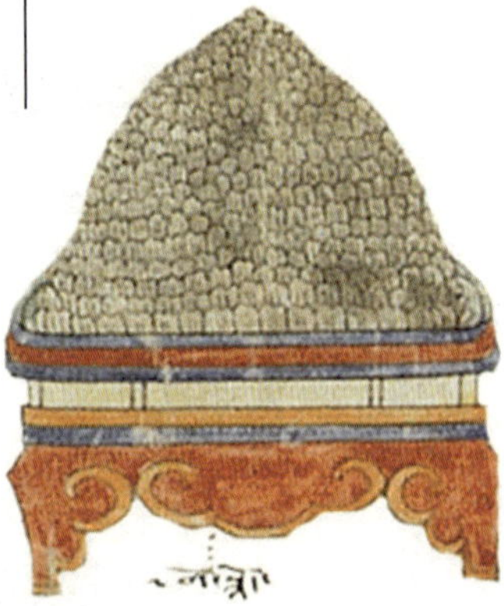

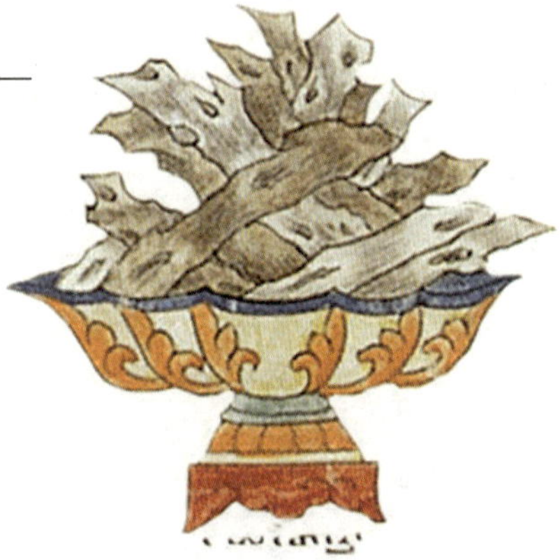

4 葛缕子

葛缕子（译音“果虐”）生长于石滩和田边等，叶披针形深裂，茎细，花白，花序伞形，花瓣椭圆，果实细扁。味苦、辛、涩，性平、腻，治一切隆热兼症，特别治心脏隆热病。

5 广木香

广木香（译音“如达”）生长于花园中，茎干黄绿，叶肥圆、布满白绵毛，花白，根似鹿角。味辛、苦，性腻、糙、温，治隆血抗衡症、肺病、白喉，祛腐肉；灰治菌痢有益。

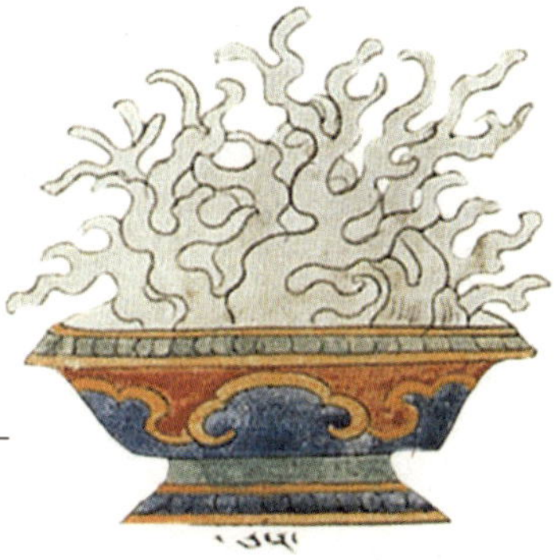

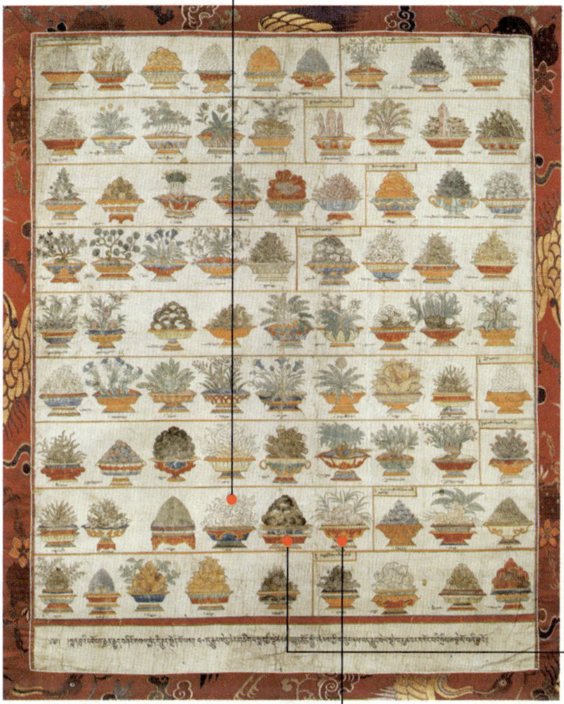

6 没药树脂

没药树脂（译音“勾格力”）分白、黑2种，为一种树干红黄、皮厚、叶黄绿较大的没药树树脂，其中色黄黑、明净似胶卷者为白“勾格力”（安息香）；纤维短、浑浊者为黑“勾格力”（胶质没药）。味苦、涩，性凉、钝，治隆热兼症，清除白喉、炭疽、中风、疫热增盛症，对麻风病也有益。

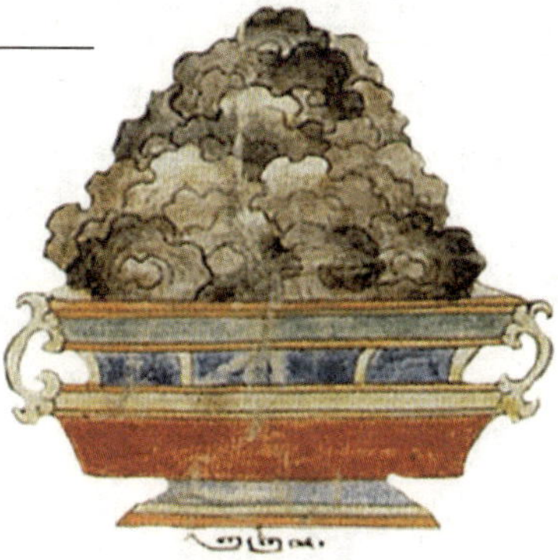

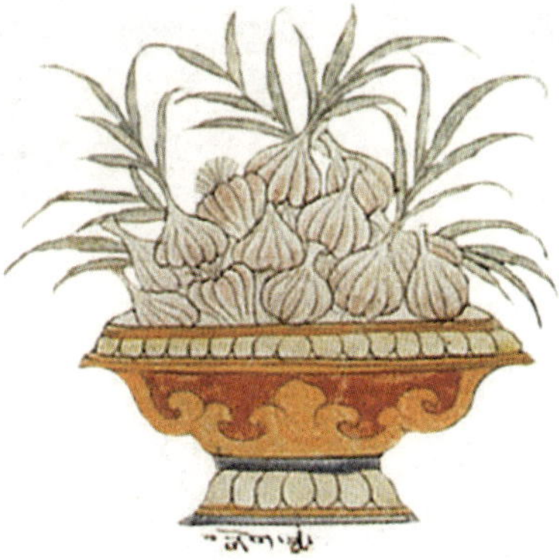

7 白蒜

白蒜种植于菜园中，叶扁长，鳞根球形、色白、外皮薄。味辛、甘，性锐、重，增胃火、开胃，治隆热兼症，杀虫，清除黄水。

八、治疗培热病药类

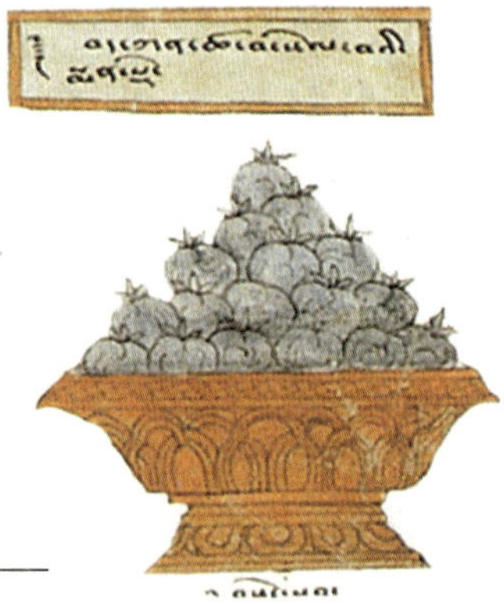

1 毛叶木瓜

毛叶木瓜（译音“塞耶”）生长于地势较低地带，树干与苹果树相似但具刺，叶大、矛头形，花白泛红光5瓣，果实似凝结的红糖，内核非常坚硬似紫铆子。味酸、甘，性辛、干、腻，治胃病和因寒所致的木布病等热性培根病。

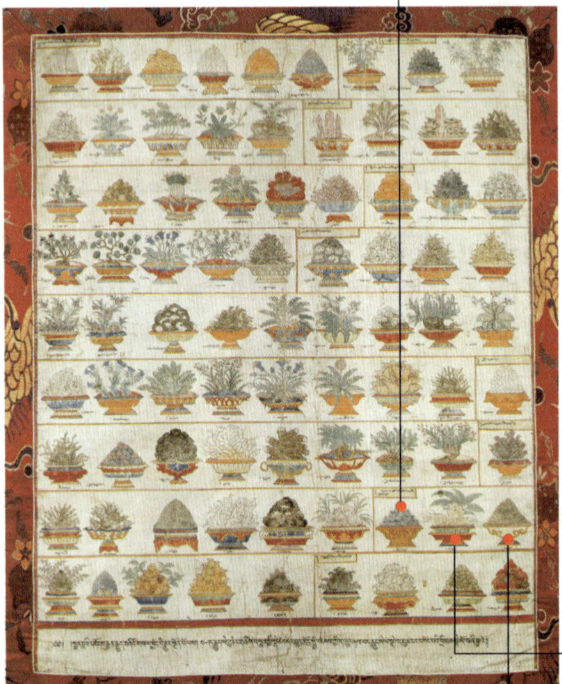

2 藏木香

藏木香（译音“玛奴”）生长于花园中，茎干长、中空虚，叶黄绿、叶背被毛，花黄有光，根白。味甘、苦、辛，性平，治血隆抗衡症（隆血综合征）和因寒所致的木布病、因培隆未成熟所致的瘟热病等。

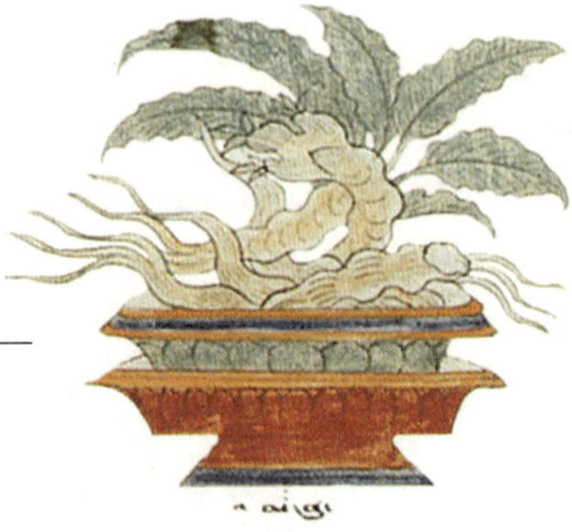

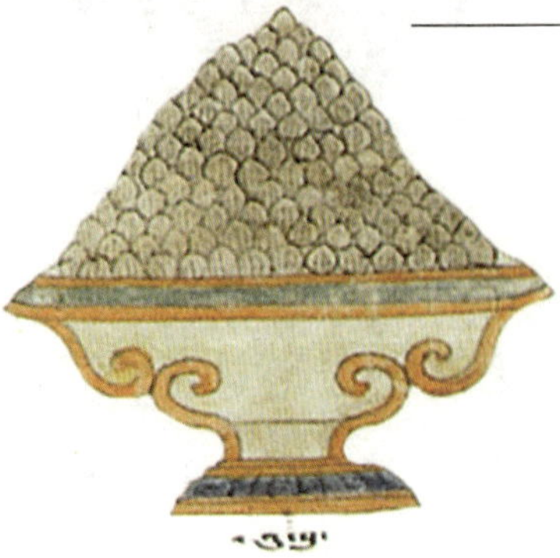

3 芫荽子

芫荽（译音“吾须”）生长于花园中，茎细长，叶扁、深裂，白花似伞钝圆，果实似两爿闭合的佛龛，气味非常浓。其籽味辛、甘、咸，性凉、腻、糙，治胃中培根和培隆增盛、寒性腹绞痛及因寒所致的木布病等热性培根症。

4 沙棘果

沙棘（译音“达日吾”）有白、黑2种，皆茎干大而具刺，叶小长圆、对生，果实球形如小豆，色黄。味非常酸，性温、干、腻，除肺脓，止培根黏液。

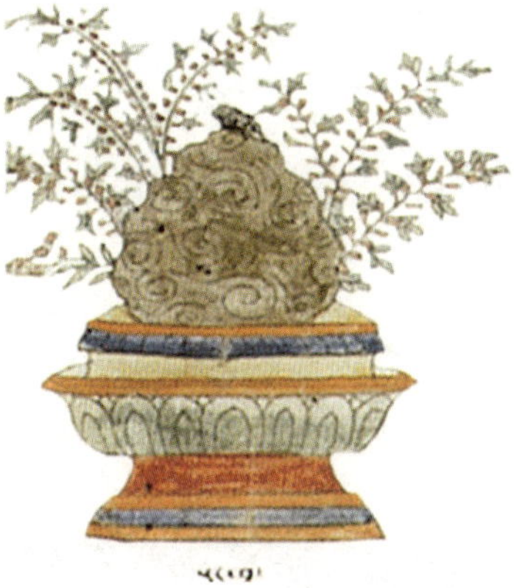

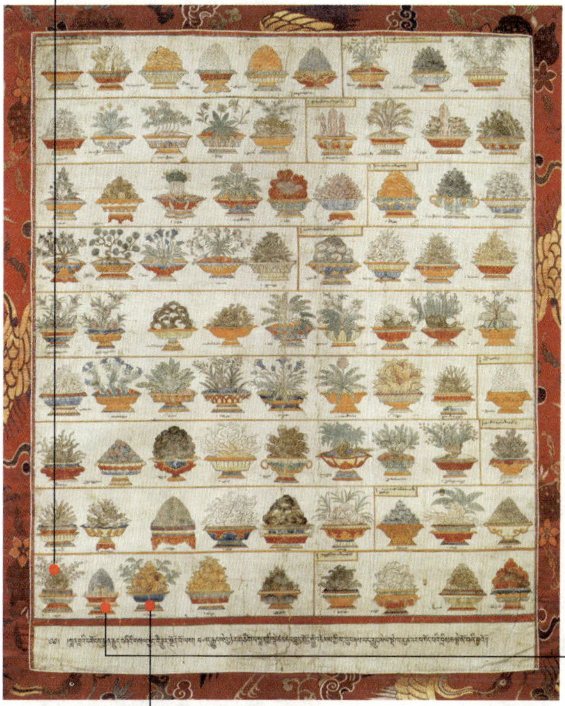

5 绿绒蒿

绿绒蒿（译音“吾巴力”）以花色分为白、红、黄、蓝等多种，其蓝花五脉绿绒蒿叶茎绿、剑形，茎中空细长，叶黄绿被小毛，枝端开花5瓣，花似虞美人。味甘、涩，性凉、重，治热性水肿、青腿牙疳水肿，也治肺热和肝热。

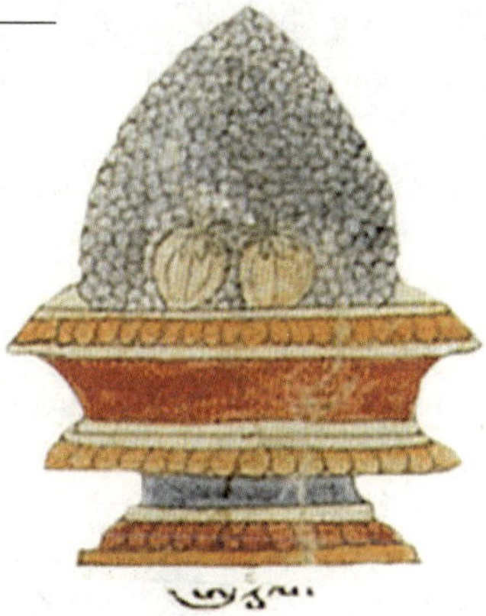

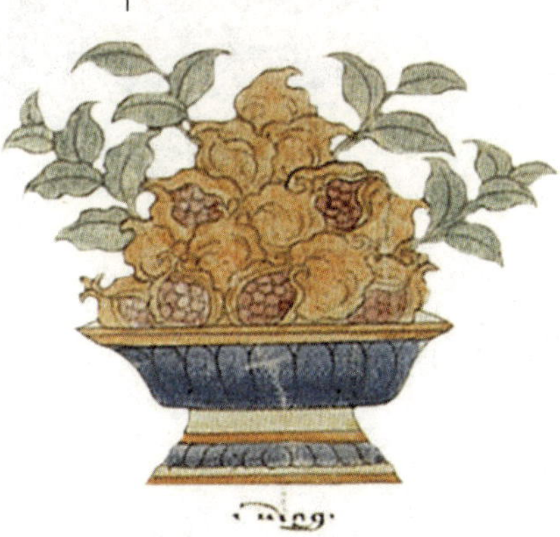

6 石榴子

石榴生长于温热地带，树冠似伞下弯，叶圆小，花白极美，果荚圆似葫芦、内布满红色果肉和种子。其籽味酸、甘，性温、腻，治胃火衰弱、食欲不佳、不消化等热性培根症。

7　干姜

姜（译音“嘎甲”）种植于花园中，茎细柔软，无分枝，叶黄绿、长而粗糙，花淡紫似鸟喙，根似黄精疙里疙瘩。味辛、涩，性温、锐，治培隆合症、胃火衰弱、胃脘胀满、偏寒木布病等培根热症。

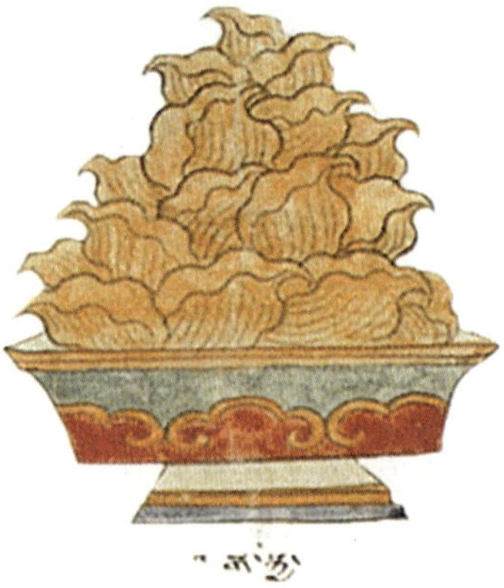

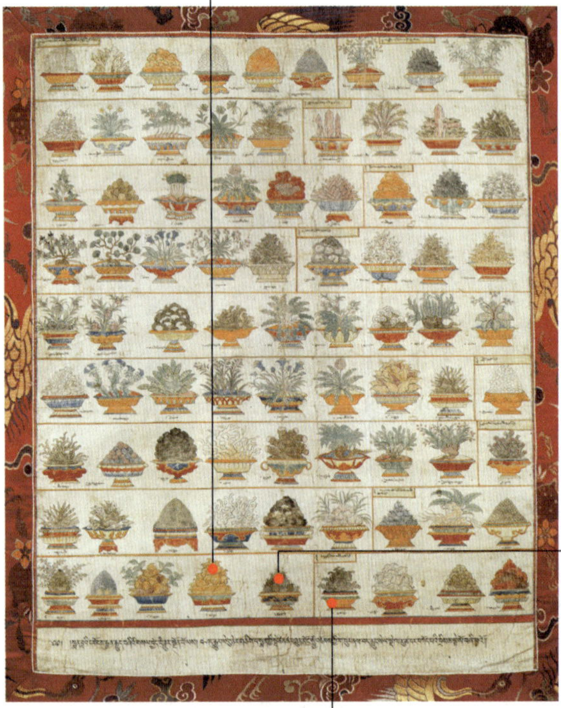

8　余甘子

余甘子（译音“吉日拉”）生长于温热地带，茎干长而柔软，叶似猪鬃，花红黄，果实圆六角形，色有白、黑2种。味酸、涩，性凉、钝，治热性水肿病、坏血增盛症，对培赤合症和脱发等也有益。

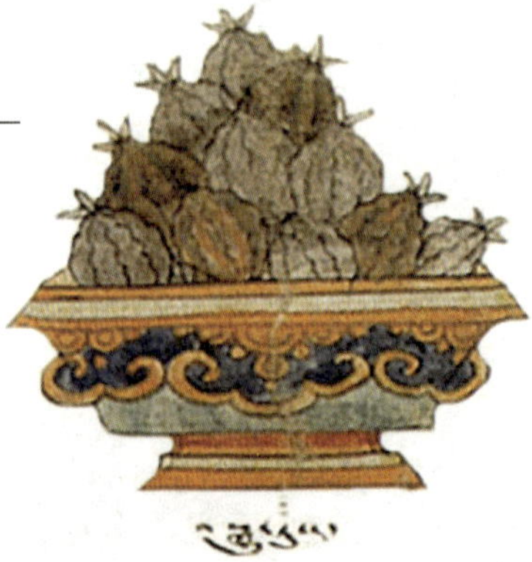

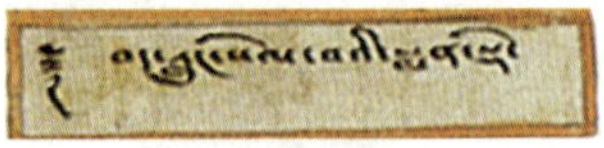

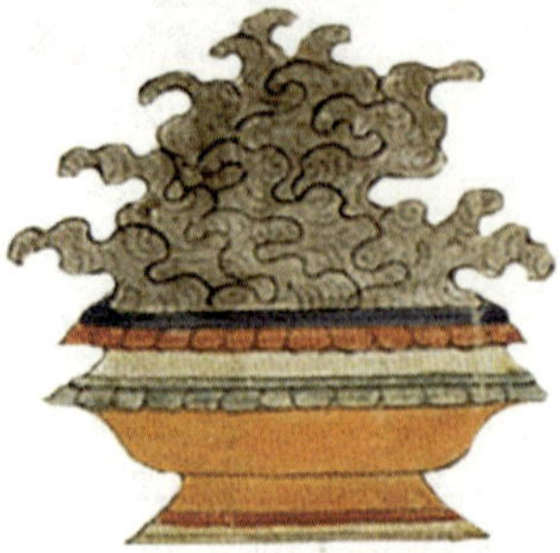

九、治疗培隆病药类

1　高良姜

高良姜（译音“曼嘎”）种植于温热地带，叶绿似心脏，花白泛黄、多瓣，根似干姜（“嘎甲”），色白泛红，质硬具纤维，断面白、微油腻。味辛、苦、涩，性温，治培隆合症，对胃火衰弱、寒性隆病也有益。

2 山柰

山柰（译音“嘎甲”）种植于花园中，茎细而柔软，无枝，叶黄绿、长而粗糙，花淡紫似鸟喙，根似黄精根疙里疙瘩。味辛、涩，性温、锐，治培隆合症，对偏寒木布病、消化不良等有益。

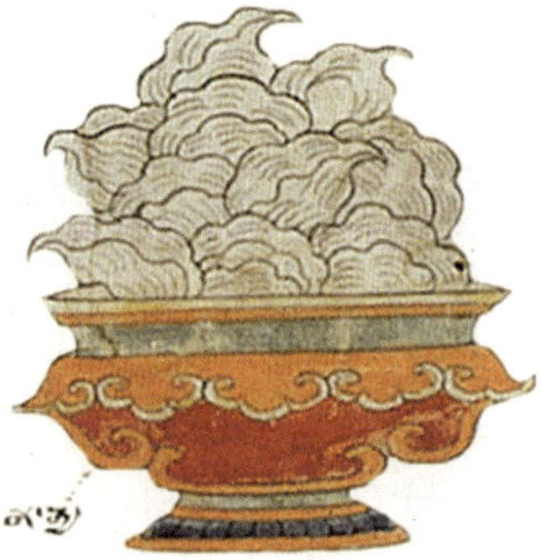

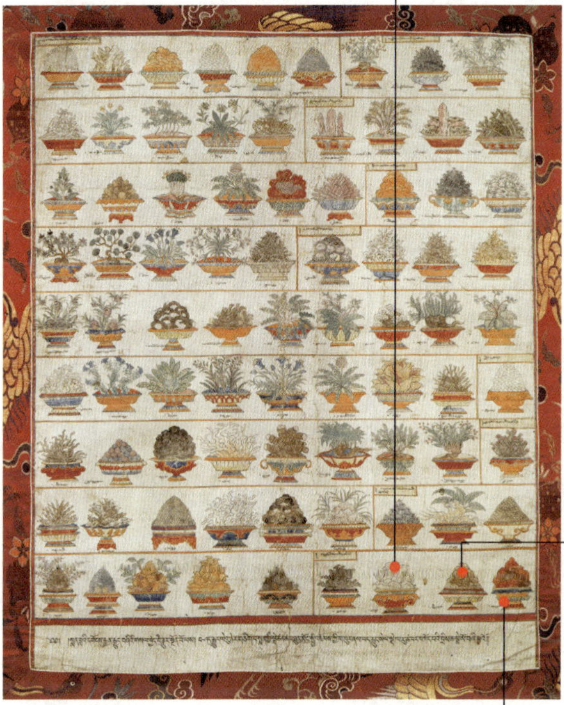

3 阿魏

阿魏（译音“相更”）为“布嘎嘎”树树脂，似干脑浆，气味非常浓，涂在白线上变蓝。味苦、辛，性轻、温、腻、干，治寒性疾病、心隆病等培隆合症，也可滋生胃火。

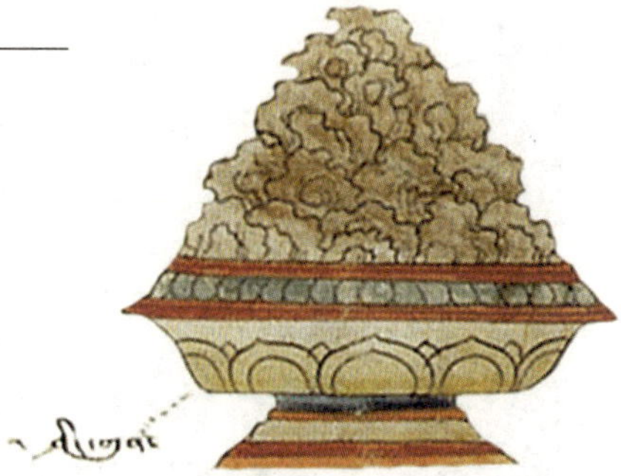

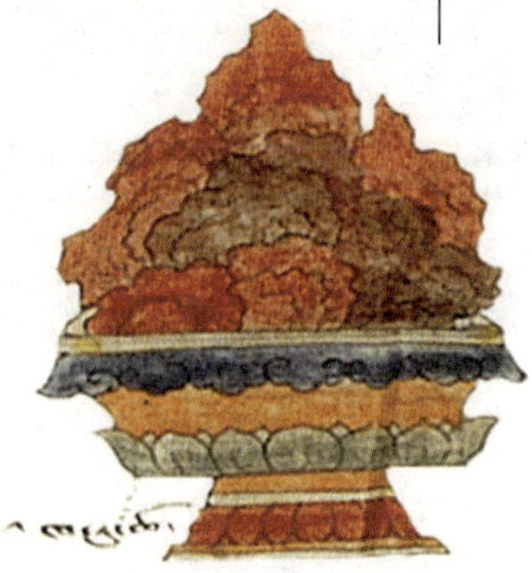

4 紫硇砂

紫硇砂（译音“卡如察”）上品为天然盐，色红紫，明净，状如碎寒水石，有光泽，有燎角样气味或腐烂气味。味咸，性温、重、腻，治上体培根病和下体隆病、腹胀等培隆合症，也可滋生胃火。

图三十五　药物分类（二）

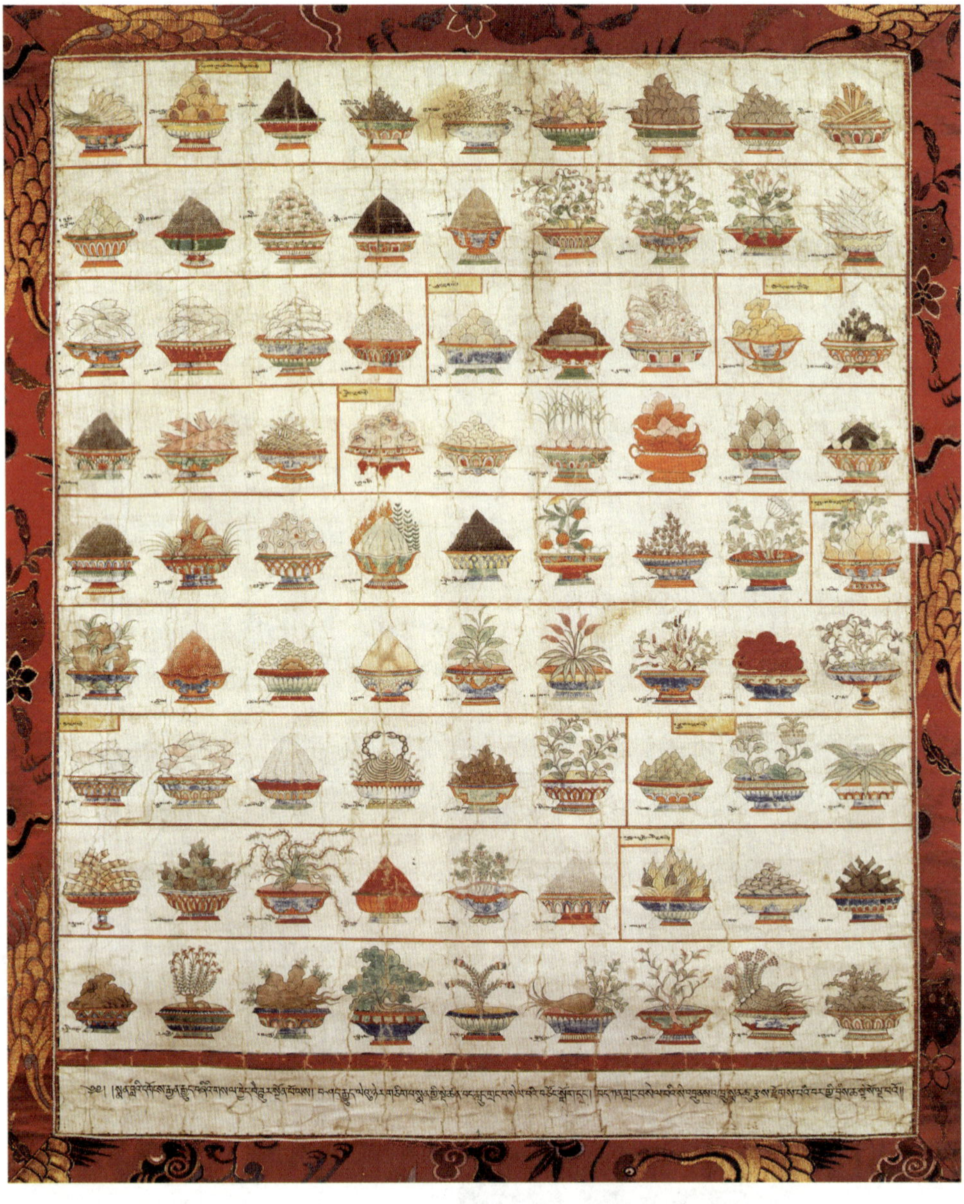

本图示《论述部》第二十一章药物分类，内容有治疗寒性培根病药物类石榴子等 21 种；治疗隆病药类肉豆蔻等 3 种；治疗黄水病药类乳香等 5 种；治疗虫病药类麝香等 14 种；止泻药类葫芦子等 10 种；利尿药类白硇砂等 6 种；引吐药类“索恰”等 9 种；下泻药类长嘴诃子等 12 种药物的形态及功能主治等。

5 葱

有野生和种植的 2 种。叶长圆管状，须根。味辛，性重、温，治不消化、无食欲等培隆合症，也滋生胃火。

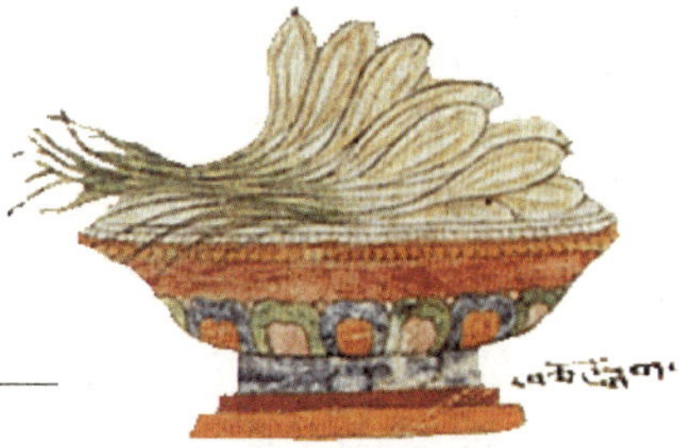

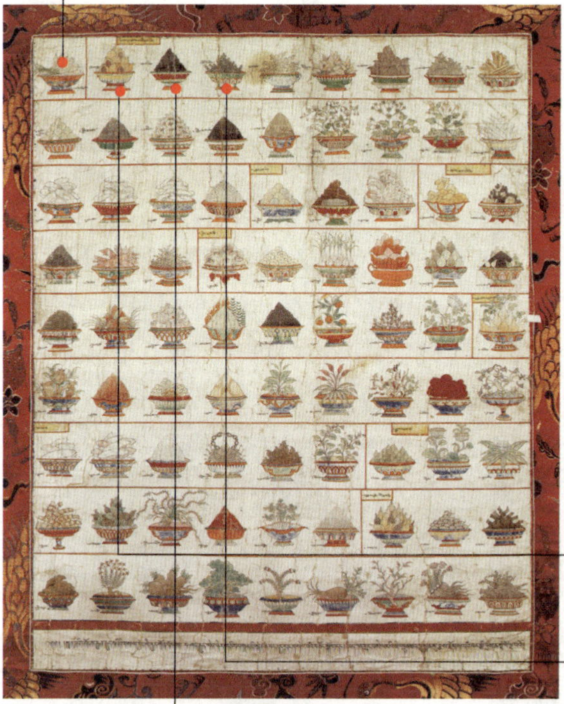

十、治疗寒性培根病药类

1 石榴子

石榴子是生长于温热地带的一种树之果实。树冠似伞下弯，叶圆小，白花极美，果荚似葫芦，其内充满红籽。其籽味酸、甘，性温、腻，治胃隆病、不消化、铁垢培根病等寒性培根病，可滋生胃火。

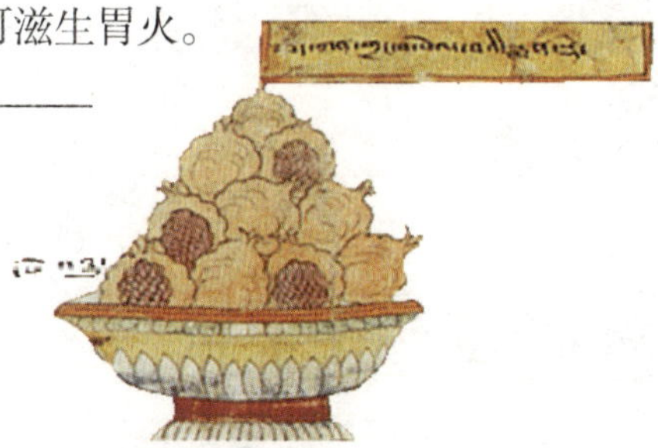

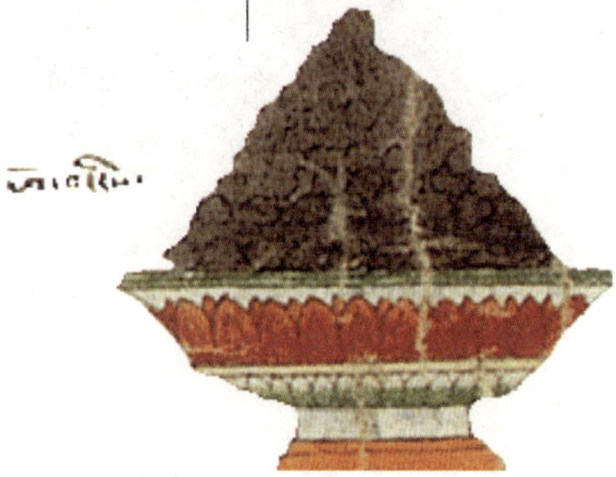

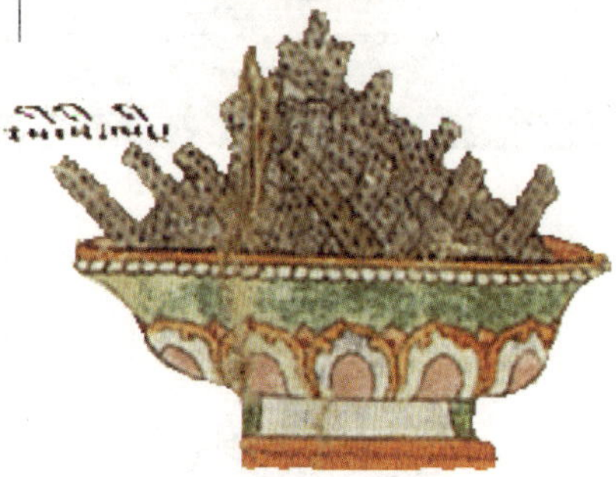

2 胡椒

胡椒分白、黑 2 种，其中黑胡椒树干细短 1 肘许，叶绿圆，枝细，果实圆，干后变为黑色，多皱纹。味辛，性温、糙、锐，治胃火衰弱、哮喘、寒隆病等寒性培根病。

3 荜拨

荜拨生长于热带地区，树干细而有节，多分枝，叶黑绿、肥圆，果序长圆有锉纹、色青黑，果实灰。味辛，性温、糙、锐，治胃火衰弱、哮喘、寒隆病等寒性培根病。

4　高良姜

高良姜（译音“曼嘎”）种植于热带地区，叶绿似心脏，花白泛黄、多花瓣，根似干姜白中泛红、坚硬、纤维状，断面白、微油腻。味辛、苦、涩，性温，治胃火衰弱、食物不消化、剑突培根病等寒性培根病。

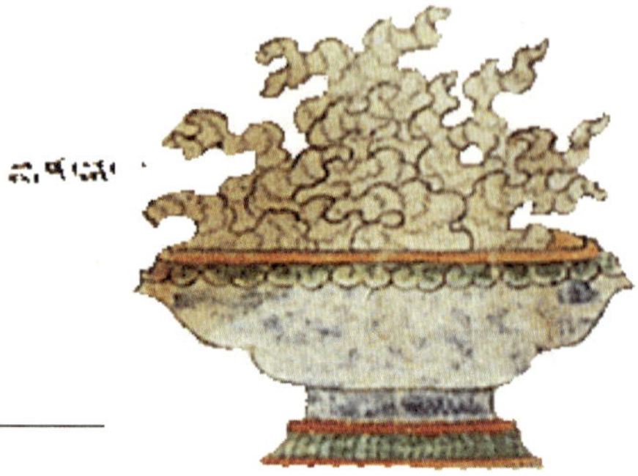

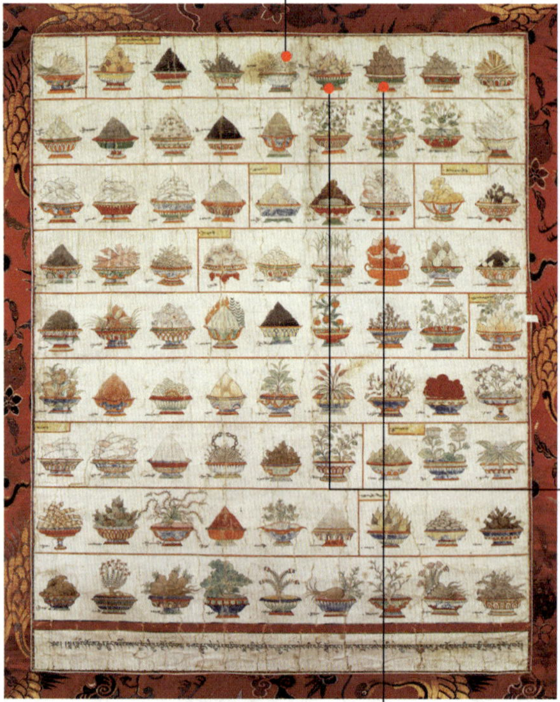

5　小米辣

小米辣（译音“孜扎嘎”）有多种，其中茎干青绿，高约1肘许，上部分枝多，叶像山柳叶，缘具齿，白花无光5瓣，果实红黄，食指大小，内有众多淡黄扁籽者为本品。味辛，性糙、温、轻，增胃火、体温，治痔疮、水肿等寒性培根病。

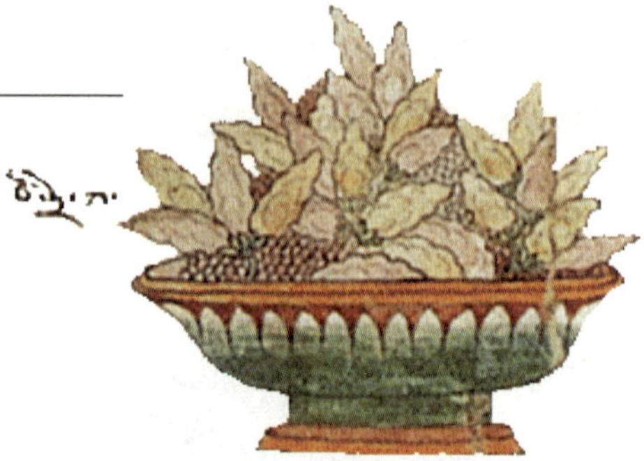

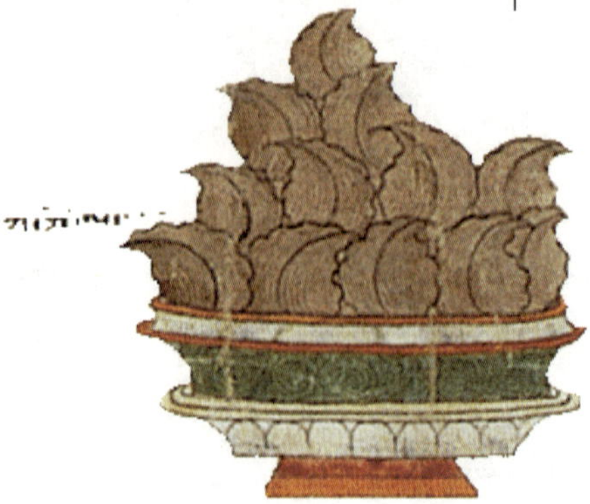

6　草果

草果（译音“嘎果拉”）生长于印度东西部和“里域”（和田、于田）农区，茎干黄绿、直立，无分枝，叶青绿、薄长、宽大，花红紫5瓣、重叠开于茎端，果实淡红、圆长、疏虚。味辛、甘，性轻、温、热，治胃火衰弱、培根入脾腹胀满等寒性培根病。

7 白豆蔻

白豆蔻（译音“叟买力”）产自印度南方和玛拉雅，果荚色白、三角形，尖端弯似铁钩，内有种子为三角形，锉纹突出，气味芳香。味辛、甘，性腻、温、干、锐，治培隆寒邪引起的各种疾病，特别治下腹寒症、肾脏培隆症。

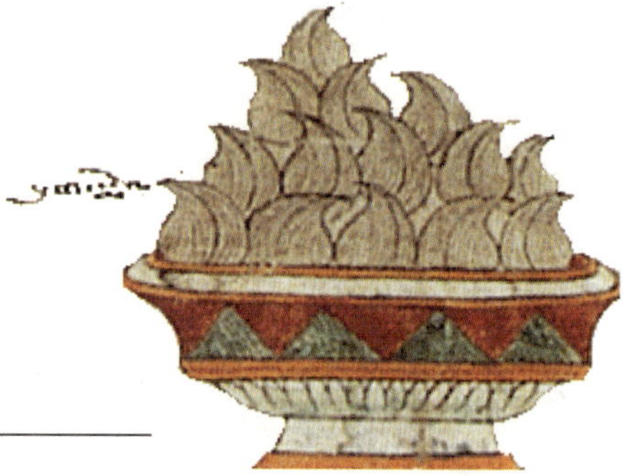

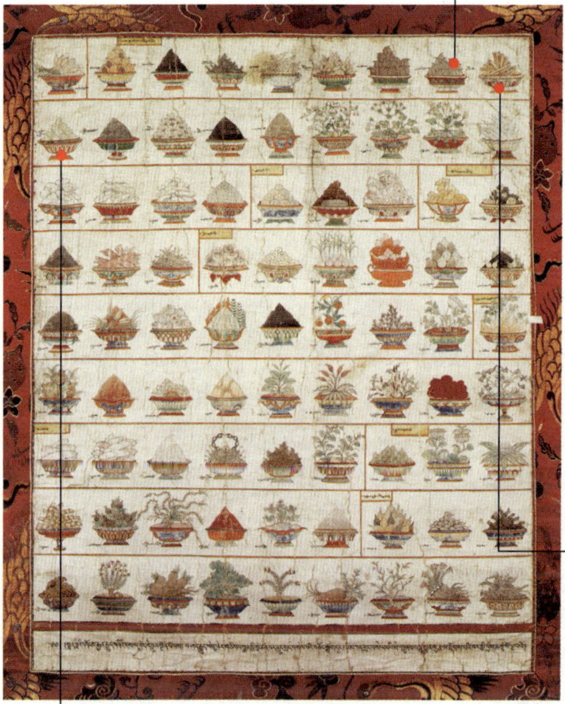

8 肉桂

肉桂（译音“相察”）生长于热带农区茂密山林中，树干高大、坚硬，叶小。皮红，有薄、厚2种，首次雷鸣和杜鹃来时采集为宜。味辛、甘、涩，性腻、温、轻，治胃、肝脾寒隆病等，可增体温。

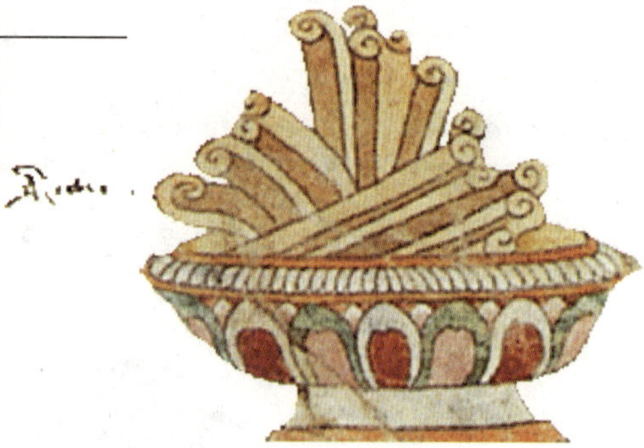

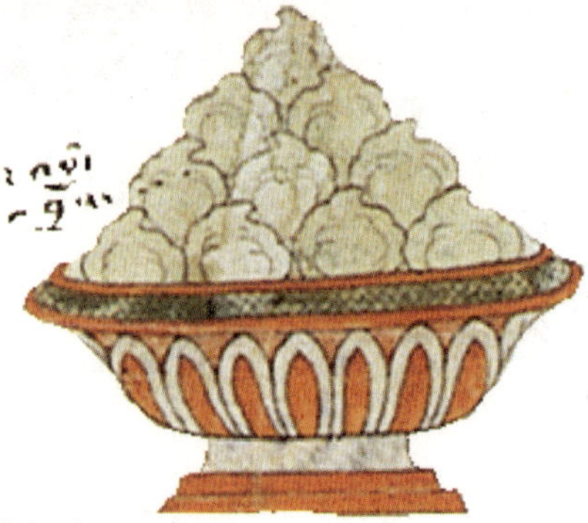

9 大托叶云实

大托叶云实（译音“坚木哲”）生长于印度和尼泊尔等热带林间，树干黑而短小具刺，分枝繁多，叶披针形，花黄似豌豆花，果荚微圆，内有绿灰色卵形果实，在耳边摇动时发出“咕咕”响声。味辛、涩、苦，性温，治肾冷、肾功能衰弱、肾寒症等寒性培根病。

10 酸藤果

酸藤（译音“西当嘎”）生长于西藏波密、墨脱等的树丛中，树干青绿细长，分枝繁多，叶灰、小、长圆、粗糙，花青红、小，果实灰红似霜打后的豌豆。其果味酸、甘，性辛、锐，治胃火衰弱等寒性培根病、一切虫病。

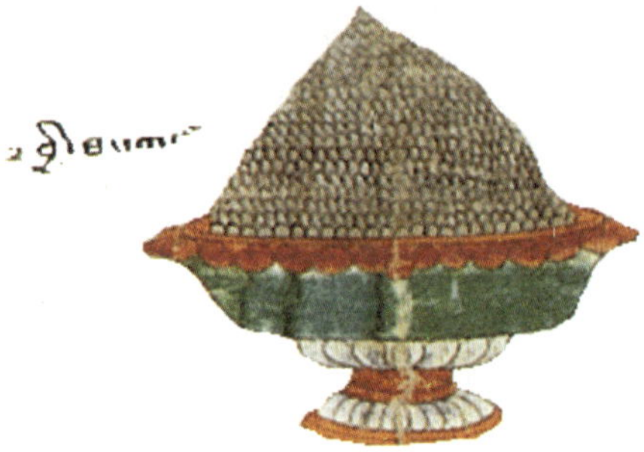

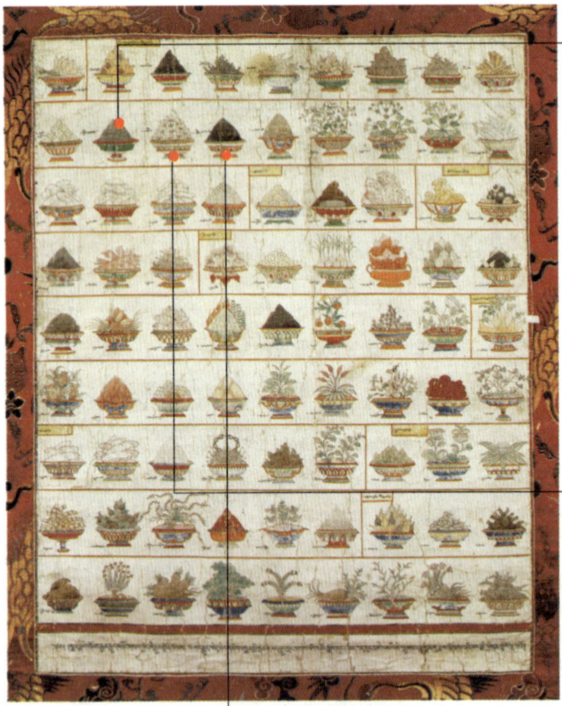

11 烈香杜鹃

烈香杜鹃（译音“达力”）生长于高山阴坡，木质茎灰、坚硬，皮薄且龟裂，分枝繁多。顶开白花泛红，花瓣多。味苦、涩，性温、锐，治灰色浮肿、水土不服、寒热往来培根症。

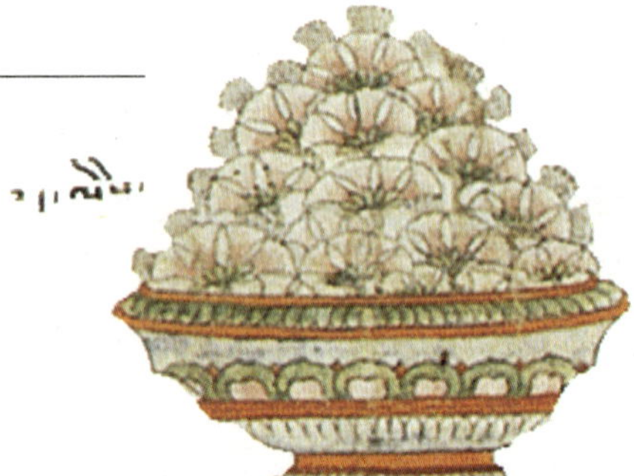

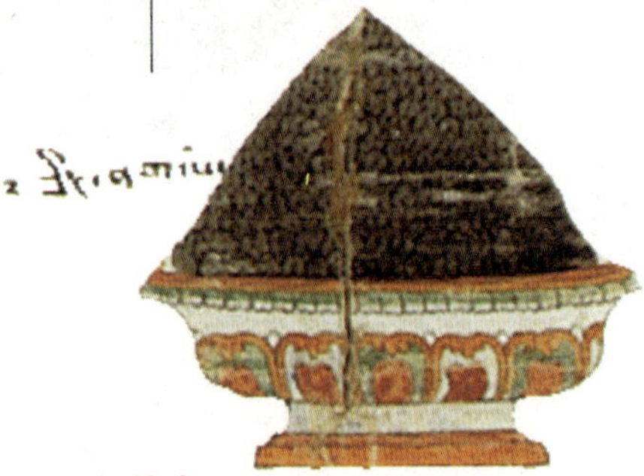

12 黑种草籽

黑种草（译音“司拉那布”）是生长于印度、尼泊尔等地的一种湿生草药。茎干青灰细长，茎上部枝繁，叶青绿、圆小、油腻，花蓝、小，籽黑、呈三角形，似花苜蓿。其籽味甘、辛，性温、腻，治寒性肝病、胃火衰弱等寒性培根病。

13 瘤果芹

瘤果芹（译音“拉拉扑”）是生长于热带的一种湿生草药。茎较细，植株与葛缕相似，叶绿、呈羽状，花白、瓣小似伞，籽较葛缕子小，但气味非常浓。味辛，性轻、糙、干，治胃火衰弱、腹胀鸣、食欲不佳等寒性培根症。

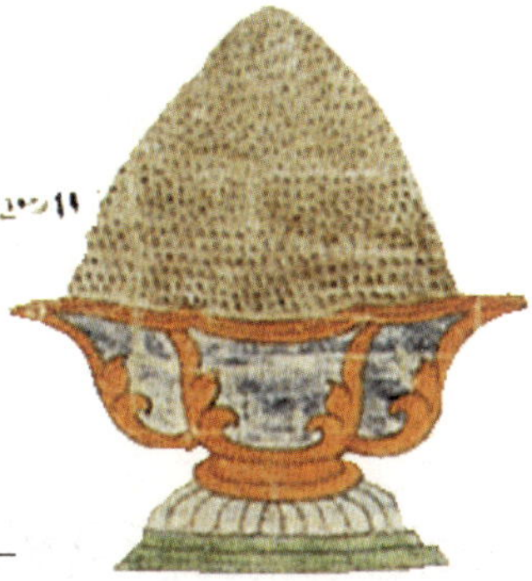

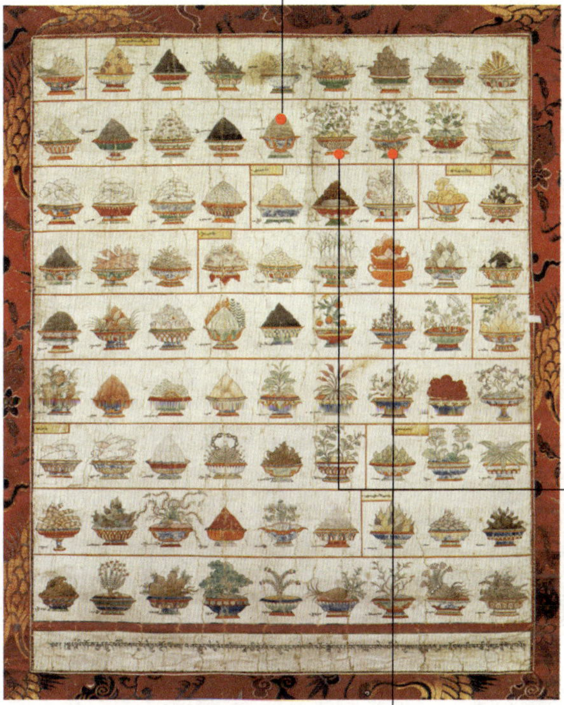

14 短尾铁线莲

铁线莲（译音“叶芒”）分白、黑、花3种，阳山和阴山皆有生长，茎细长，攀缘他木生长，分枝繁多具节，叶黑绿、粗糙，花黄、4瓣。味辛、微甘，性轻、温、糙、锐，治胃火衰弱、食物不化、寒性肿瘤、大肠肿瘤、黄水病等寒性培根病。

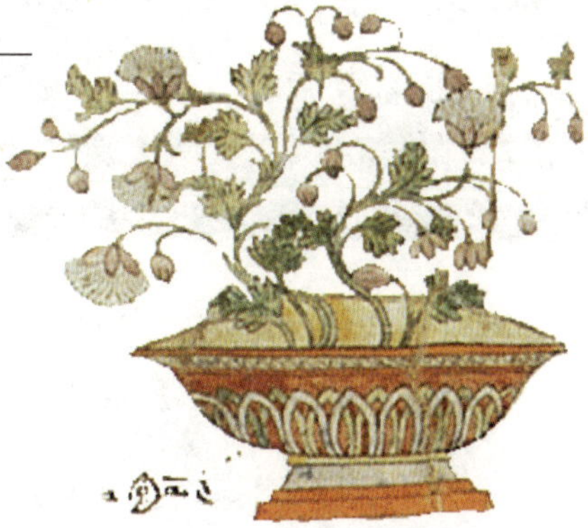

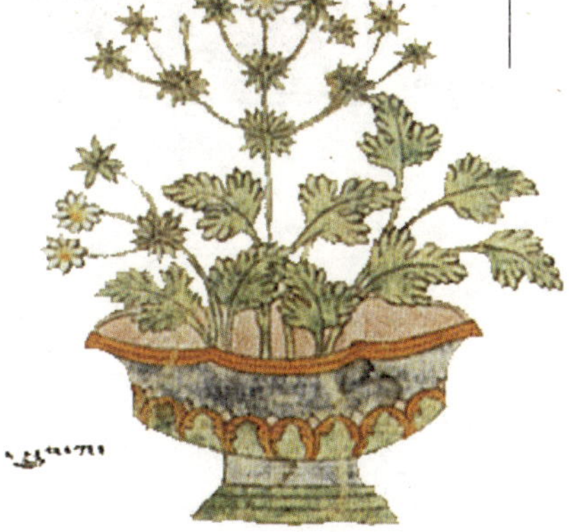

15 草玉梅

草玉梅（译音“宿嘎”）是生长于田埂等地的一种湿生草药。茎直立、柔软，叶绿、大、三出复叶、深裂，花白瓣多，果小簇生，先端似铁钩。味辛、苦，性温、糙、干、锐，治胃火衰弱，干黄水，破寒性肿瘤等寒性培根病。

16　卤盐

卤盐（译音“则如察”）是产自水和山岩中的天然盐类，非常白，形似矛头，或四方形等。味咸，性辛、锐，治一切培根病及食欲不振等寒性培根病。

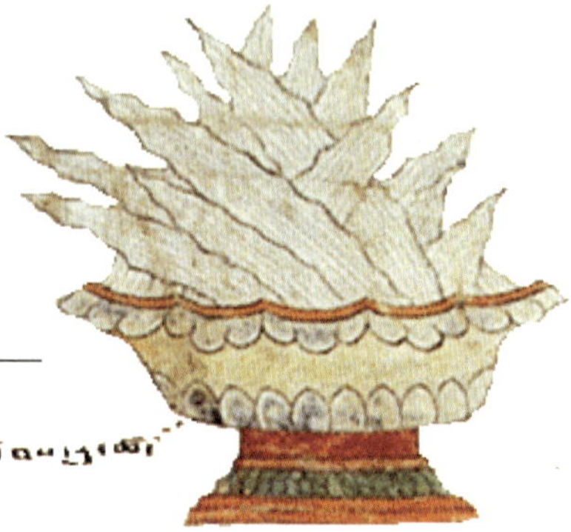

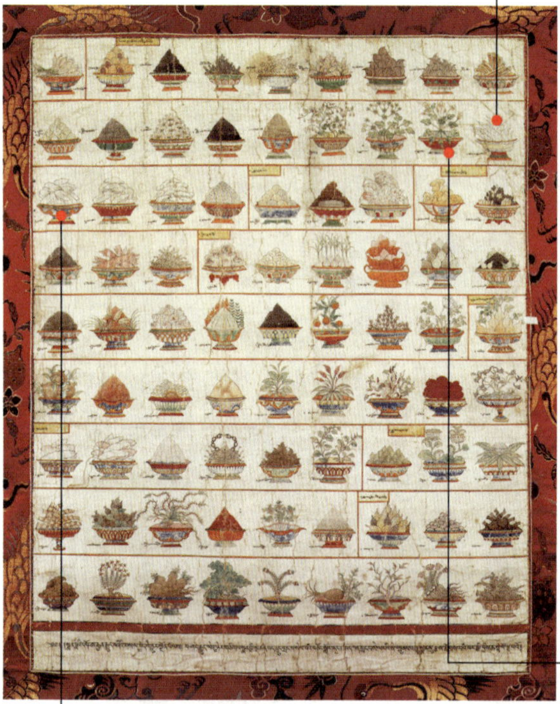

17　高原毛茛

高原毛茛（译音“杰察”）是生长于阴山沼泽、草甸的一种湿生草药。根较细，叶绿、缘具齿，花黄5瓣，尝之非常辣。味辛，性温、轻、干、锐，治胃火衰弱、寒性肿瘤、体腔积水等寒性培根病，可扩脉门。

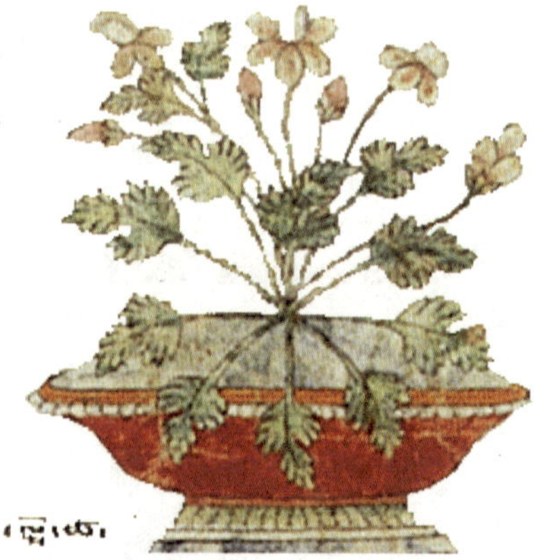

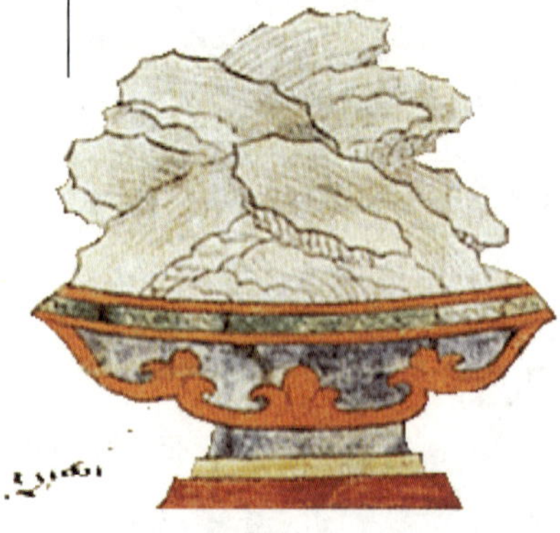

18　白硇砂

白硇砂（译音“甲察”）是产自山岩的一种盐，晶莹透明，似碎子寒水石（板状石膏）。味咸，性辛、锐、腻、重，治体腔积水、尿闭不通等寒性培根病。

19　光明盐

光明盐（译音“坚木察”）是产自海洋等的一种盐，晶莹透明，形似雄寒水石（方解石），怎么砸皆成四方体。味咸、甘，性温、轻、腻，治胃火衰弱，对食物不化等寒性培隆病有益。

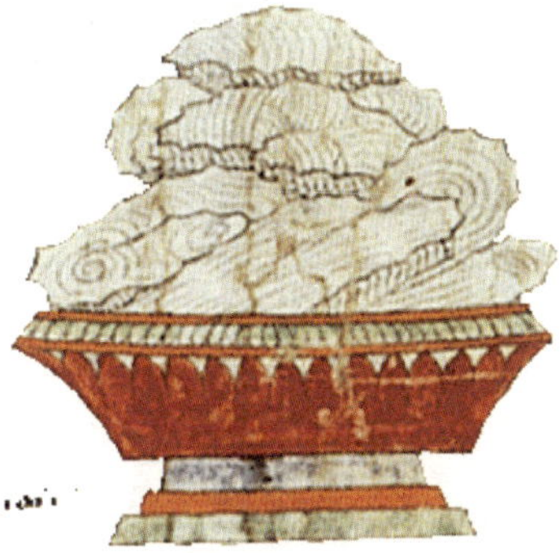

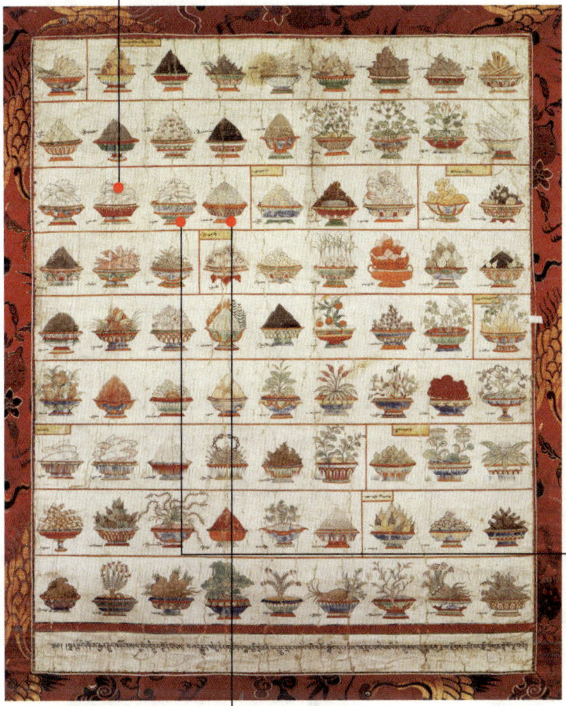

20　角盐

角盐（译音“拉察”）是用野牦牛、岩羊、山羊、绵羊、黄牛等角烧制的一种盐，形状和颜色不一，似角，有焦角味。味辛，性温、糙，治胃、大小肠等各腑寒症。

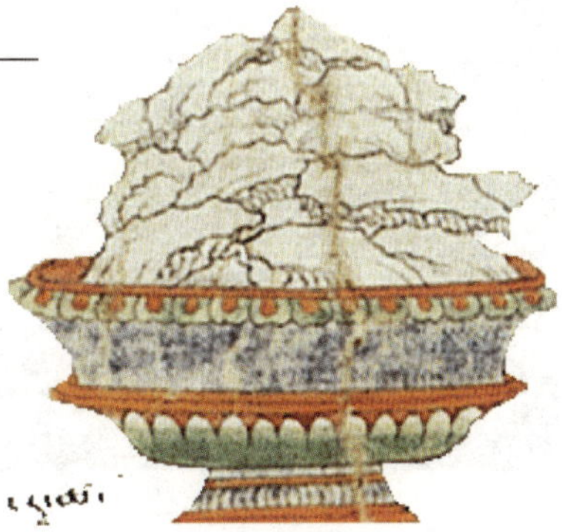

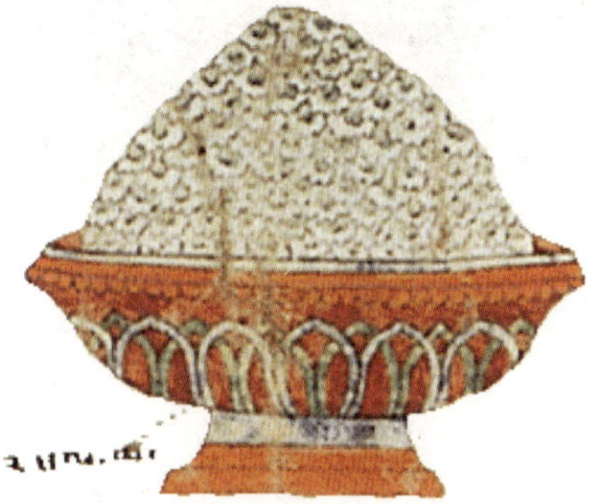

21　灰盐

灰盐（译音“塔察”）是将高山栎、文冠木等各种树木和湿生草等焚烧成灰的一种盐，形状和颜色不一。味咸、辛，性温、糙、热，治胃寒、肠寒、胀鸣、不消化等。

十一、治疗隆病药类

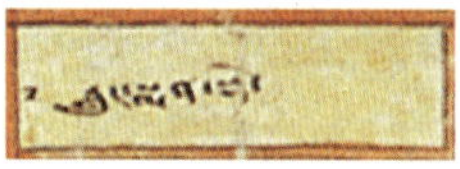

1　肉豆蔻

肉豆蔻是一种生长于热带地区的“那玛”树之果实。树干白、高大、坚硬，叶绿，花似豌豆花，果实烟褐色，气味香，摇之“咕咕”作响。味辛、甘，性重、腻、温、绵，治心隆病、癫狂症、癫痫症、白脉病、四肢瘫痪等隆病。

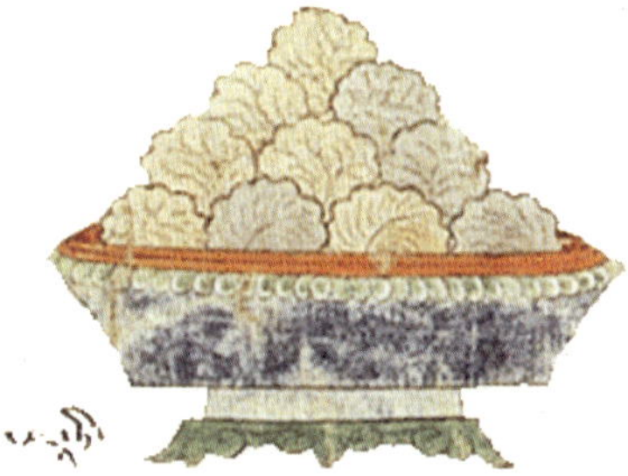

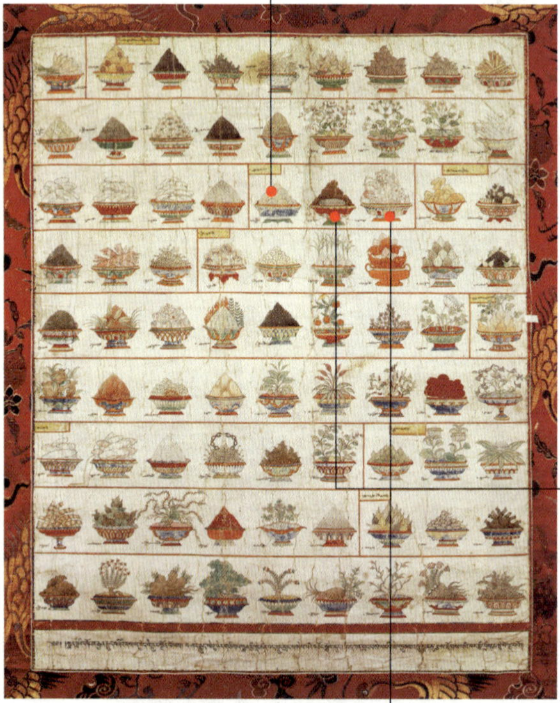

2　红糖

用野生或田园中种植的甘蔗熬煮后，去其泡沫和浮皮，取中间一层精华，即为红糖，色黄紫。味甘，性温、重，治隆病，为滋补佳品。

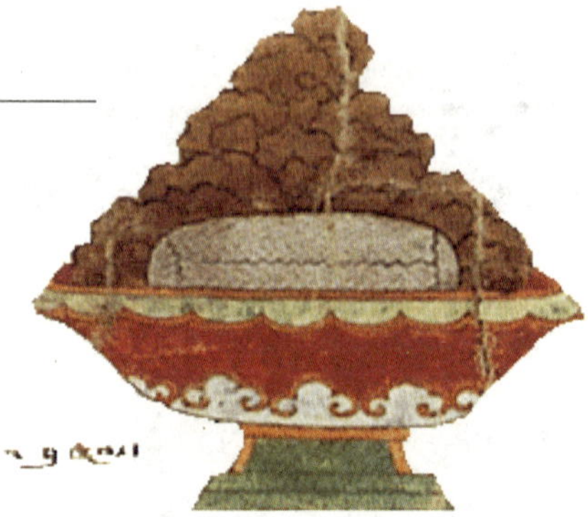

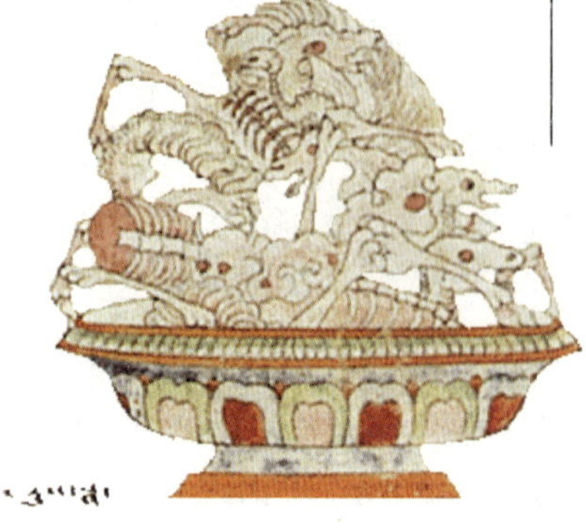

3　多种骨汤

用马、犬、猪、鹿等的跗骨、骶骨和胛骨柄等，或头骨等各种骨头熬制的骨汤。味甘，性腻、温，治头隆病、心隆病等。

十二、治疗黄水病药类

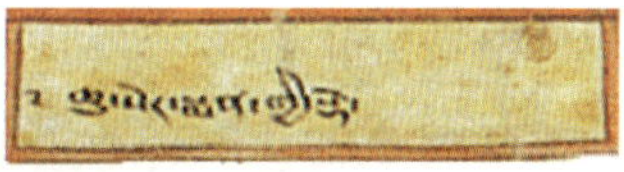

1 乳香

乳香（译音“贝嘎日”）是热带森林中的一种树脂。树干大，形似核桃树，分枝繁多，叶黄绿、圆、被小白毛，开白花，树脂淡黄似马牙。味苦、涩，性凉、钝，治黄水病、疝气、阴囊肿胀等。

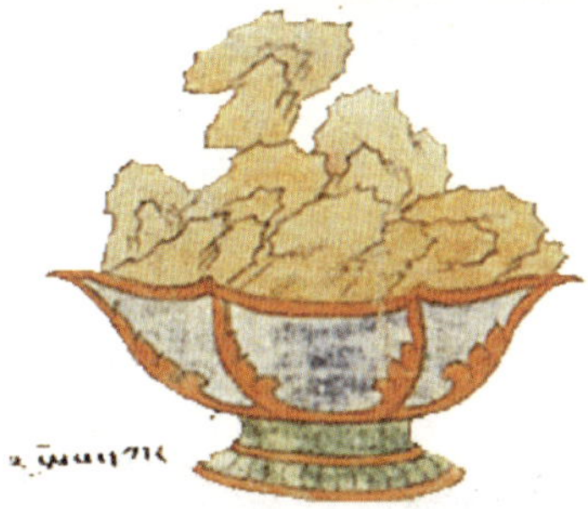

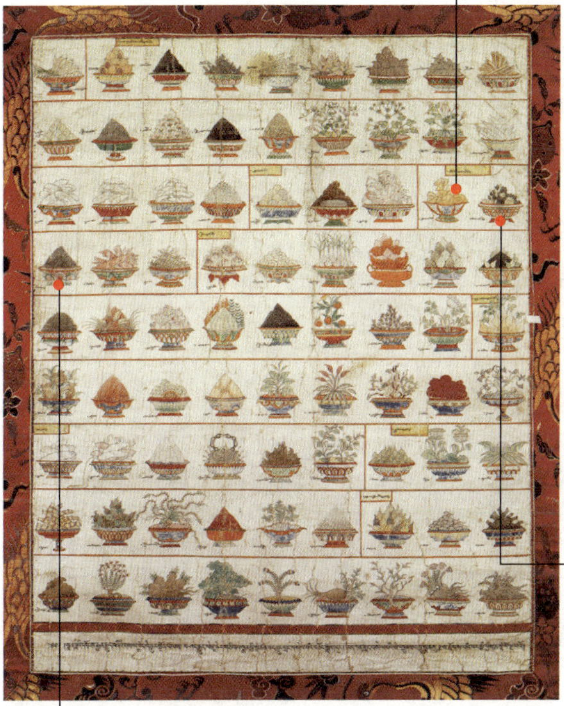

2 草决明

草决明（译音“塔嘎多杰”）是生长于热带地区的一种树木种子。茎干青绿而细，1肘多高，分枝繁多，叶青绿而圆，花黄、小、像豌豆花，果荚色黄有纵棱，种子似犬阴茎龟头、坚硬。味苦、涩，性凉、糙、干，治各种皮肤病，干黄水。

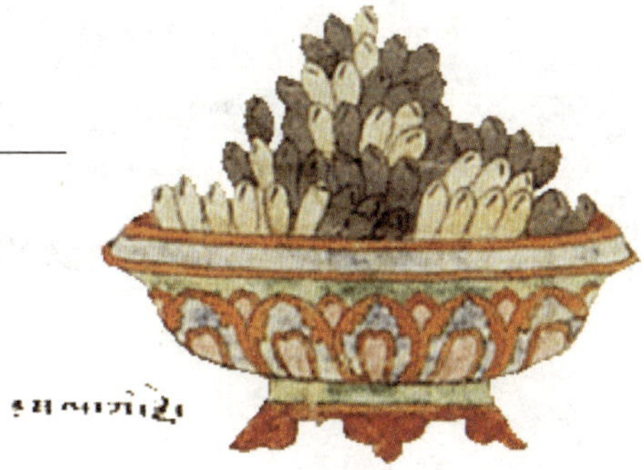

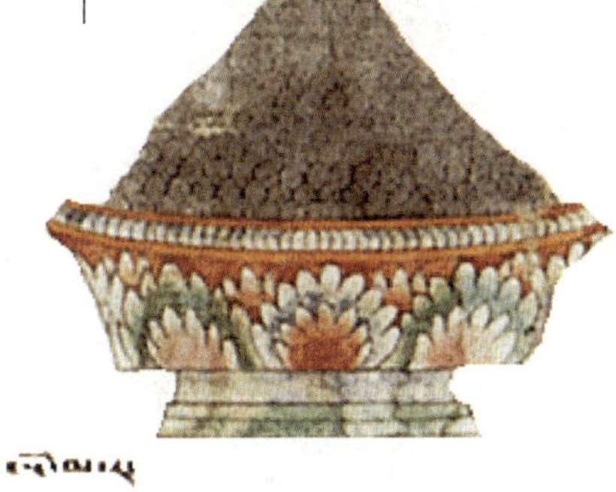

3 黄葵子

黄葵（译音“索马拉乍”）生长于山谷地带，茎干细长，叶小缘具齿，花似莨菪花，果荚呈三角形，内有许多似肾、指纹理的小籽。其籽味辛、苦，性轻、糙、干，治黄水病、麻风病、皮肤疮疹、瘙痒等，干黄水。

4 文冠木

文冠木（译音“桑当”）按种类和颜色分为檀香桑当（文冠木）、小檗桑当（西藏猫乳）、松桑当（粗榧）等，它们皆生长于热带山上，树干高大而坚硬，叶似猪鬃，用该木熬制的软膏称“齐拉瓦日”。味甘、涩，性轻、温、干、糙、动，治坏血增盛、黑白黄水病等。

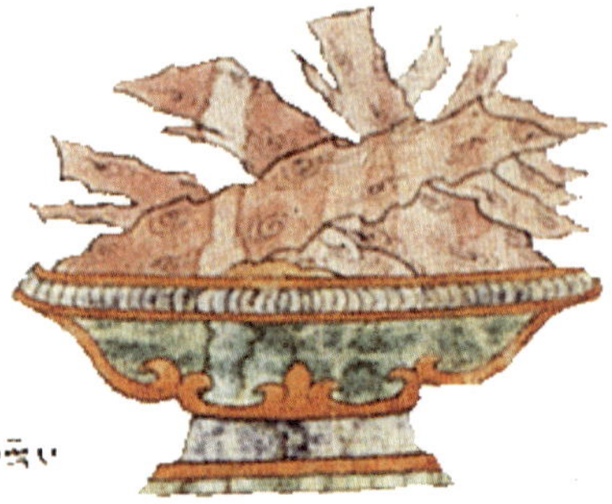

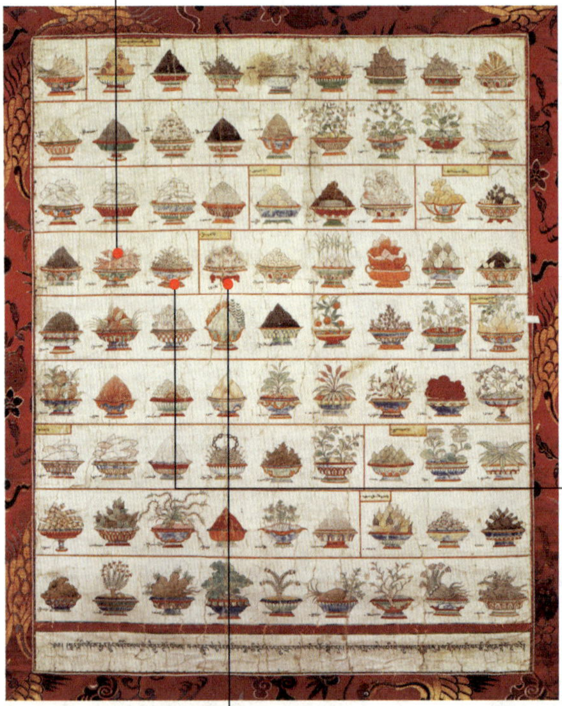

5 小檗皮

小檗（译音“吉日巴”）在各地都有生长，茎干长而有刺，外皮银灰，中皮和木质黄似金，花黄 5~6 瓣，种子红、长圆。根味苦，性凉、糙，治黄水病、沙眼，止遗精、白带、经漏。

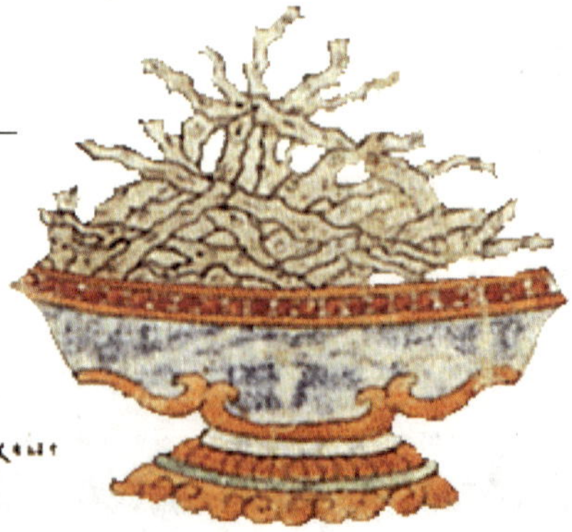

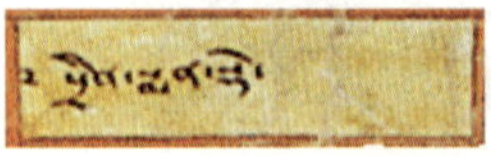

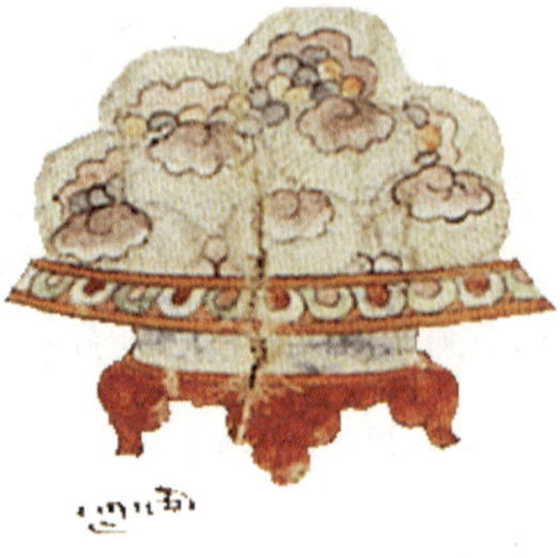

十三、治疗虫病药类

1 麝香

麝香是雄獐子脐内的分泌物，色油黑、疹粒状，芳香四溢者为上品，下品为无疹粒状粉末。味苦、辛，性凉，杀肠内寄生虫，治虫引起的牛呻吟腹绞痛、疫病引起的肿胀、刺痛、肾热等。

2 阿魏

阿魏（译音“相更”）为“布嘎嘎”树树脂，状似干枯的脑浆，气味非常浓，涂在白绳上可变蓝绳。味苦、辛，性轻、温、腻、干，功能杀虫，对寒病和心隆病也有益。

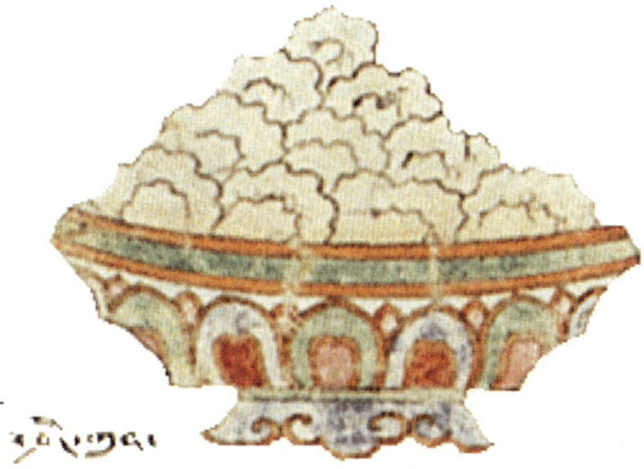

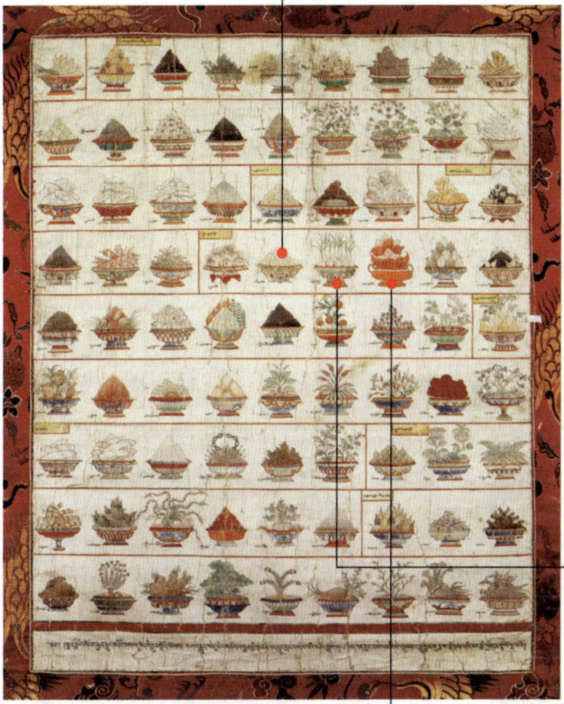

3 白蒜

白蒜种植于菜园，叶扁长，鳞根圆白，薄皮裹着蒜肉。味辛、甘，性温、锐、重，治虫病，增加睡眠，对肉斑、痔疮也有益。

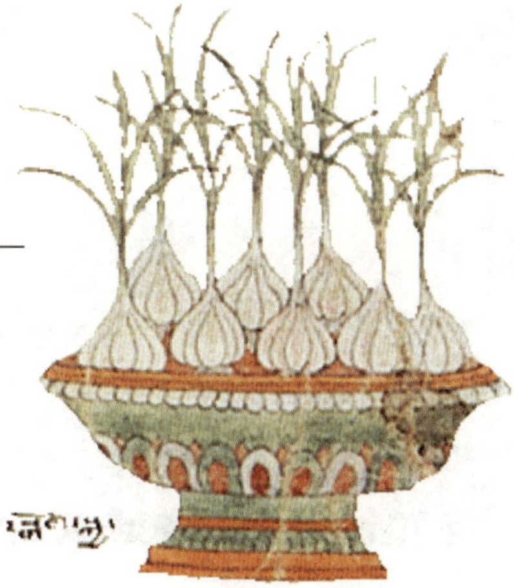

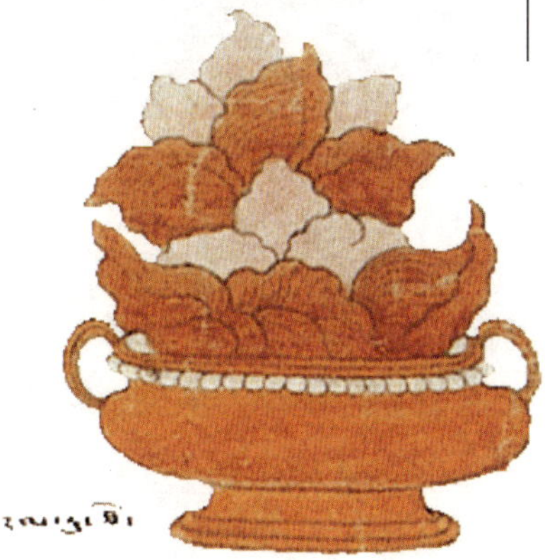

4 紫铆

紫铆（译音“玛如泽”）生长于温暖地区，树干粗大而长，外皮黑绿，枝繁，叶青绿、肥厚，花萼蓝、花尖黄，果荚黄红被毛，内有5粒红紫似小雀肝脏大粒。味苦、甘，性凉、钝，功能治头虫、亚马脑虫、腹内寄生虫、肛门蛲虫。

5　山莨菪

山莨菪（译音“唐冲”），有白、黑2种，白者（唐古特马尿泡）生长于高山裸岩与草甸交界处，黑者（山莨菪）生长于河谷地带，长法虽有所不同，但果荚相似，果荚外皮僵硬，状似皮袋，有网状脉纹，种子多，色黄黑，较扁，肾形。味苦，性凉、糙、锐，功能镇痛，治牙虫、腹内寄生虫等，对虫引起的牛呻吟腹绞痛等有效。

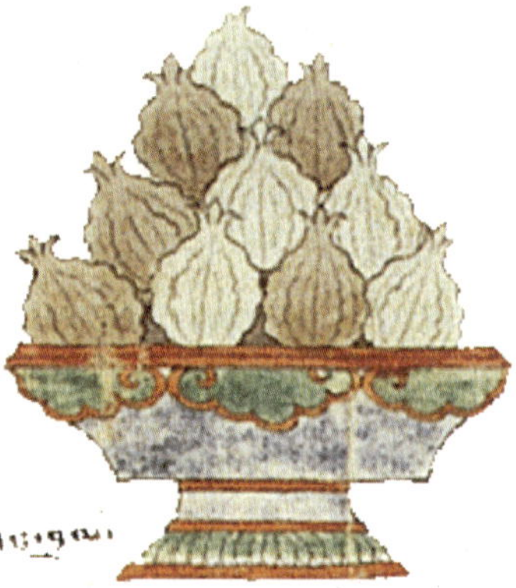

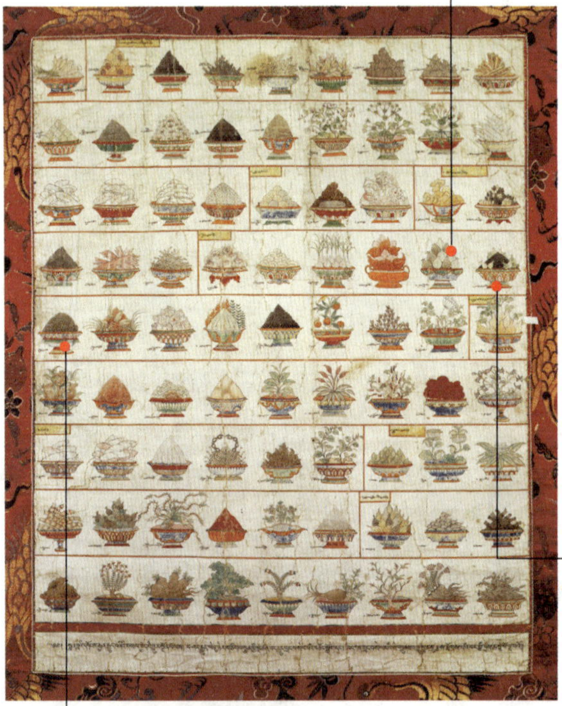

6　天仙子

天仙子（译音“郎唐泽”）生长于河滩，茎干细长，叶绿、缘具齿、布满毛刺，花灰白呈铃形，果荚似净瓶，内有很多芝麻大扁籽，籽表面有锉纹。味苦、辛，性腻、温、钝、糙，功能镇痛散肿，杀腹内寄生虫、亚玛脑虫、牙虫等，治咽炎、痈疮等。

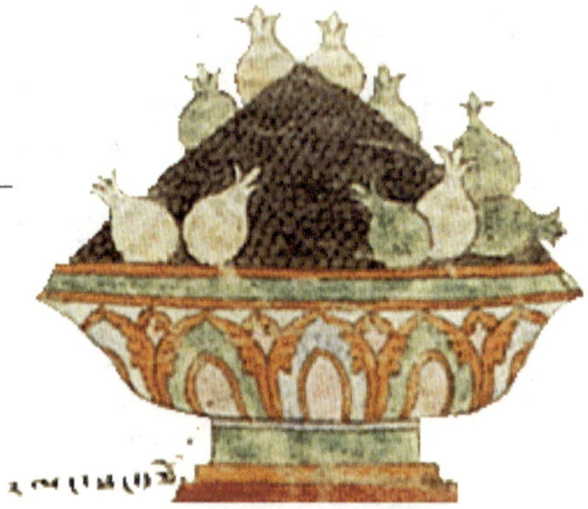

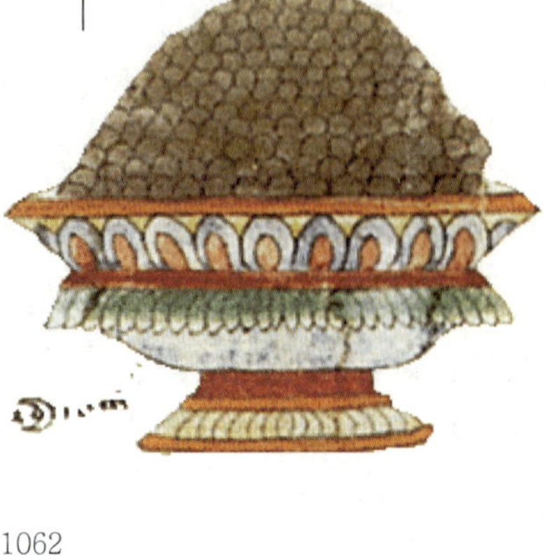

7　酸藤果

酸藤（译音“西当嘎”）产自西藏波密、墨脱等地，生长于树丛，茎干青绿细长，枝繁，叶灰、小、长圆、粗糙，花青红、碎小，果实淡红似霜打后的豌豆。其果味酸、甘，性辛、锐，功能治血虫、培根虫、隆虫等虫病，对痔疮也有益。

8 马蔺子

马蔺（译音“哲玛主”），分雌、雄、中性3种，均茎根淡黄，根须繁多，叶青绿扁似剑，花青紫5瓣，花蕊黄繁，果荚青灰、形似草果，内有许多黑紫、三角形籽。其籽味甘、辛，性干、糙，功能杀腹虫，治虫引起的牛呻吟腹绞痛等。

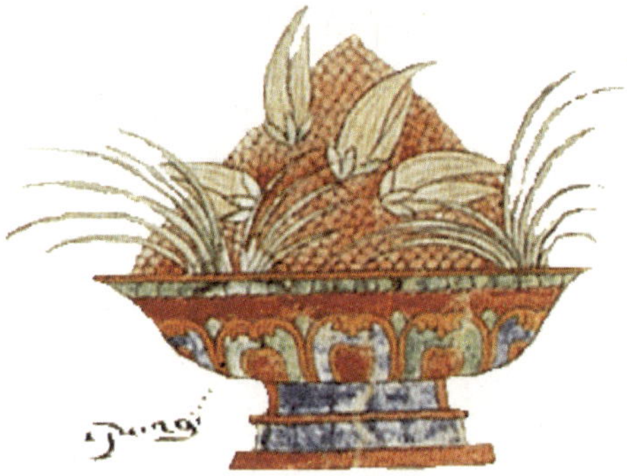

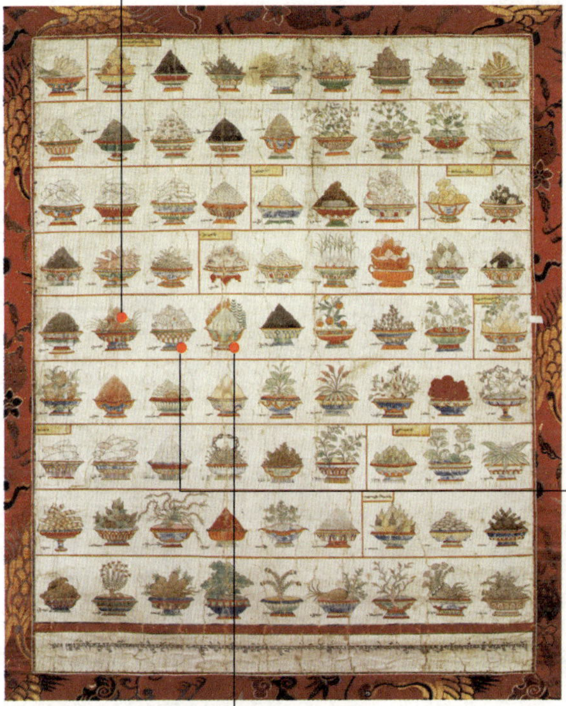

9 田螺壳

田螺壳（译音“布角合”）又称“那文吾毛”（蜗牛），是雨后爬行于草地，体软、有黏液的一种虫的壳。色白质脆，状似海螺，约有食指头大。味涩、甘，性凉、锐，治肠虫等虫病，排除腹水。

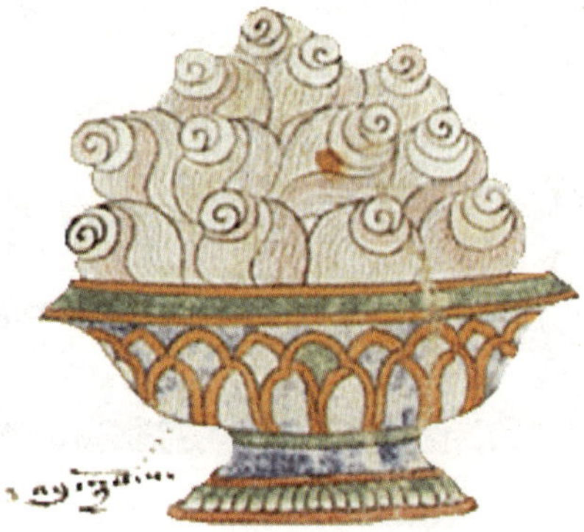

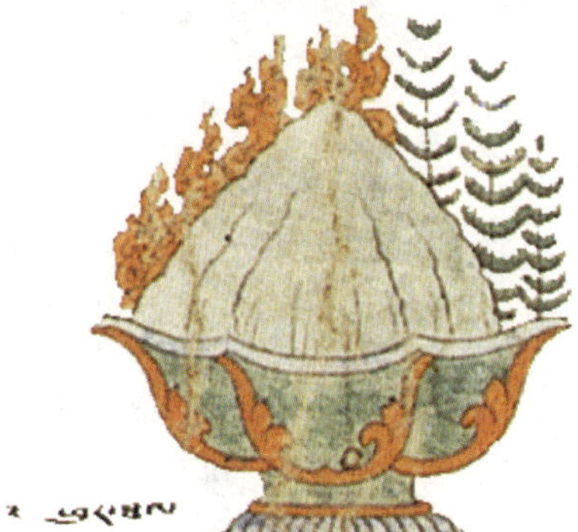

10 牛尾蒿灰

牛尾蒿（译音“普日塔”），分黑、白、紫3种，其中黑“普日塔”即牛尾蒿，生长于阴山根，茎干黑紫，细而直立，茎下部枝繁多，被灰白厚毛，叶深裂呈条形，色黑绿，花青黑，味不香。味苦、辛，烧制的灰性凉、糙，功能杀菌，治疫虫病、虫引起的牛呻吟腹绞痛、虫疹、细菌引起的炎肿等。

11　唐古特瑞香子

唐古特瑞香（译音“森相主”），生长于阴阳坡之间，茎干绿紫细长，像藤攀缘生长，皮银白，叶绿呈条形，茎长、柔软、泛紫光，花淡红5瓣，种子紫红，成熟后变黑。其籽味甘、涩，性温、糙、轻，治亚玛脑虫和腹虫等虫病。

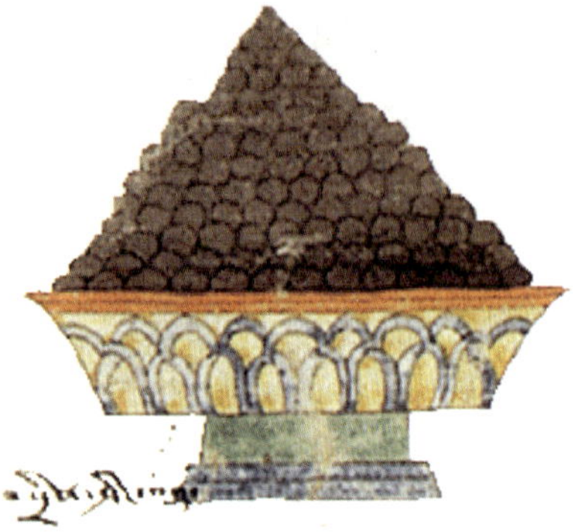

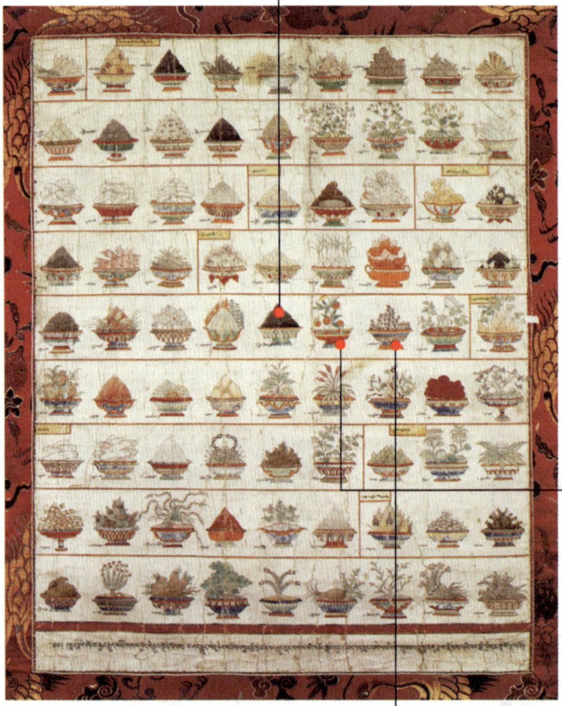

12　天南星

天南星（译音“达哇”）是生长于山地的一种湿生草药，茎青绿呈圆柱状、中空，叶黄绿、深裂，花黄呈筒状，尖向下弯，幼果灰青，成熟后变为珊瑚红、簇生，块茎圆白，比鸟蛋稍大。味辛，性轻、糙、锐、热，治虫疹和肉斑等虫病。

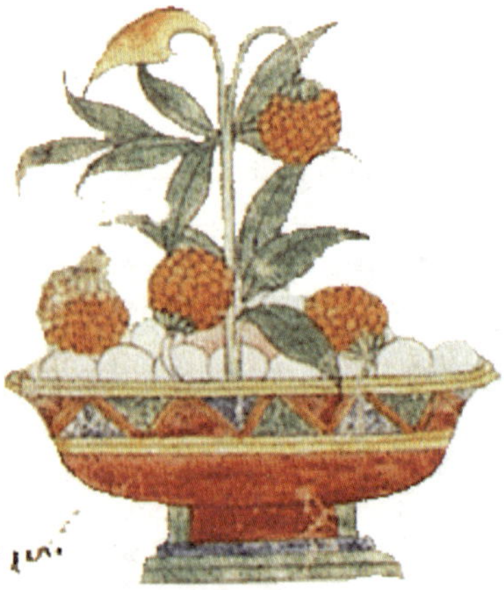

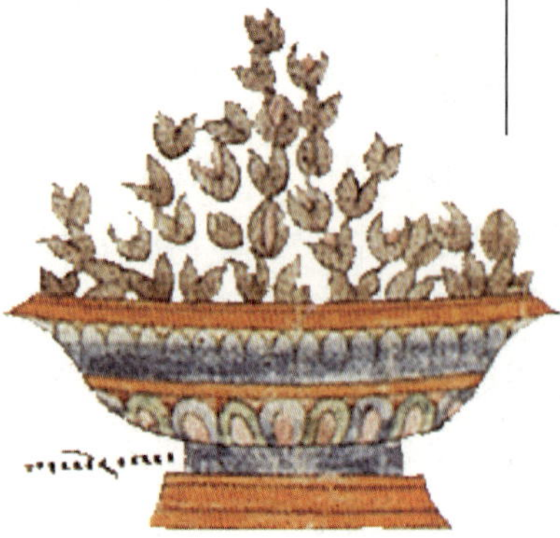

13　花椒

花椒是农区种植的一种乔木，树干黑紫粗大，小枝繁多刺，叶黑绿呈羽状、缘具齿，花黄5瓣，果实小、圆，成熟后变红，果实开裂后露出黑籽。味辛、苦，性温、热、糙、锐，杀肠虫、牙虫等，扩张血管，对瘙痒有效。

14 羌活

羌活（译音“珠玛”）分白、黑 2 种，皆生长于山川地区，茎直立、内虚，叶大缘具齿，叶背布满灰毛，花白似伞，瘦果扁、皮薄，根白虚，外皮淡黄，小根多。味苦、辛，性平，治疫热、肠虫等，止血，破痈疽。

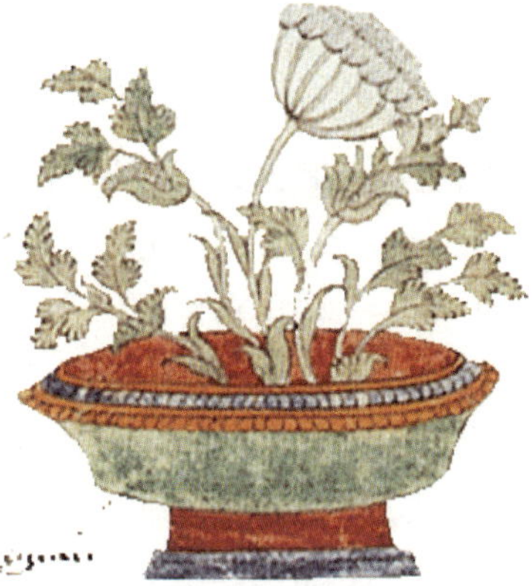

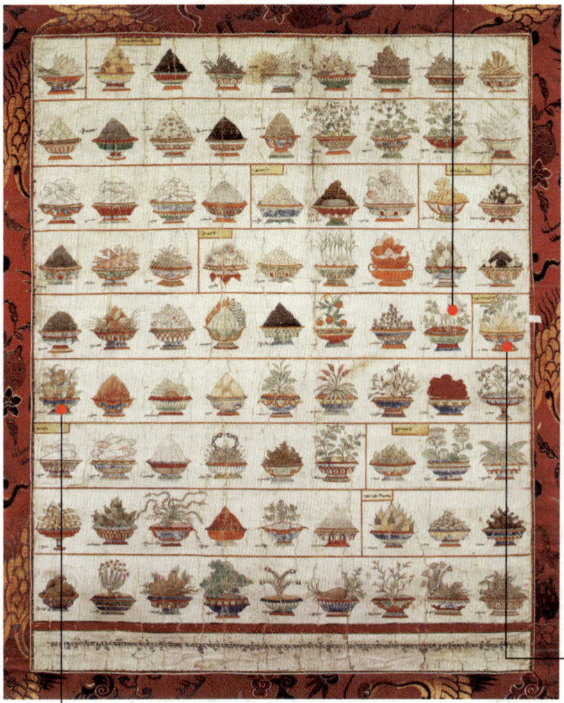

十四、止泻药类

1 葫芦子

葫芦（译音“嘎拜”）生长于热带地区，藤茎细长攀缘他物生长，被白毛，叶淡绿、缘具齿，从叶茎节处生，花白 5 瓣。果实黄紫有拳头至羊肚子大，内有许多白扁种子。其籽味涩，性热、腻，止寒热类腹泻。

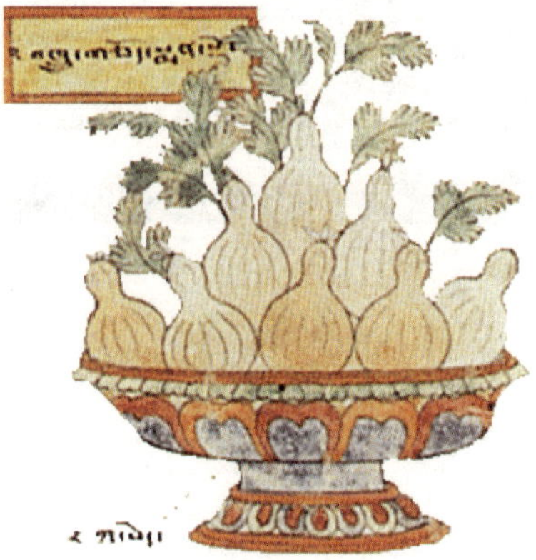

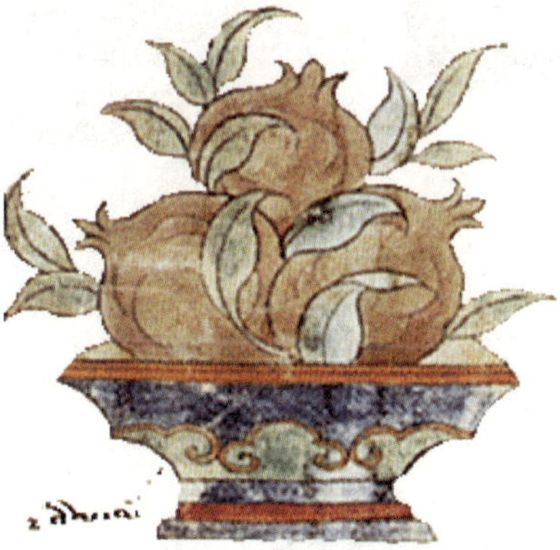

2 木橘

木橘（译音“吾力哇”）生长于热带地区，树干黑绿高大、坚硬，枝和分枝繁多，叶绿似剑、三出复叶，花白 5 瓣，果实黄紫如拳头大、球形，内布满白疏籽子。味酸、涩，性温、干，止寒热腹泻、一切新发和陈旧腹泻。

3 “达周”

“达周”生长于热带森林，树干高大、外皮灰、龟裂，花红小，叶圆，种子似羊虱卵，坚硬，气味不大，成熟后变红扁，实为漆树属植物果实，而五味子为代用品。味涩，性热、腻，止寒热腹泻和合并症引起的腹泻，止一切新发和陈旧腹泻。

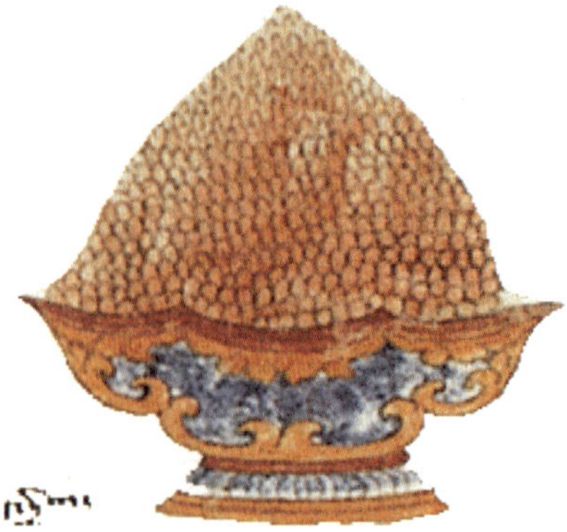

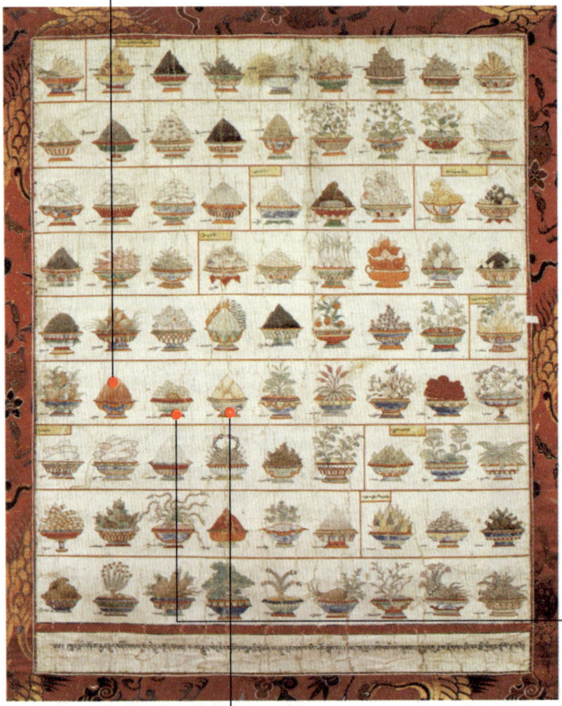

4 栎树脂

栎树脂（译音“曼恰拉”）为老高山栎（“歪多”）砍断后流出的树脂，树干粗长，外皮褐黑而厚，分枝繁多，叶青蓝、肥厚、僵硬似卵、浅裂、具刺，叶背遍布厚厚的淡黄绵毛，花淡黄小如穗，果实黄绿，成熟后变紫黑，内有白鱼鳞状种子。味苦、涩，性重、锐，止腹泻。

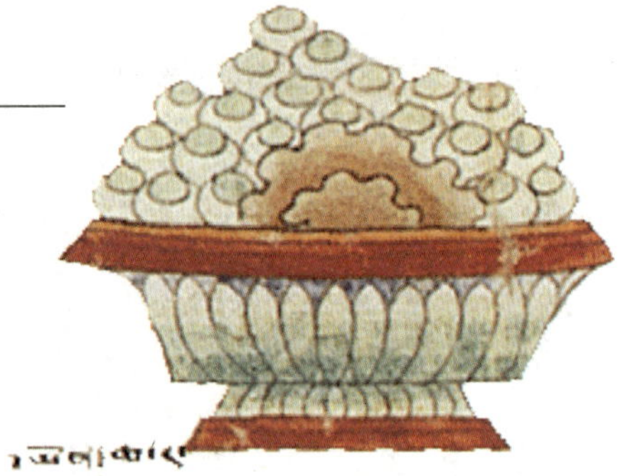

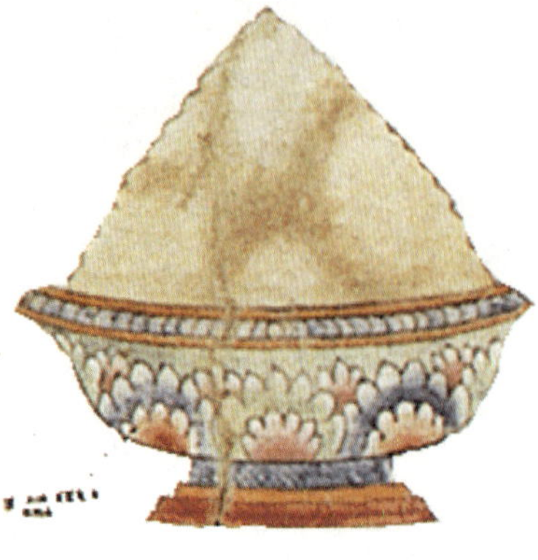

5 莎木面

莎木面（译音“木合”）为“玛来仲”树剥皮后木质磨成的粉。树干粗长、直立，上部枝繁，叶细而碎小。味涩，性热、干、轻，止一切寒热腹泻。

6 车前子

车前（译音“塔然”）生长于田埂、路旁，根淡黄呈锥形、根须多，叶绿油腻、缘具齿，铺地而生，花白红、非常小，花葶细而直立，有 8~9 株，花序绿如穗，似老鼠尾巴。其籽味甘、涩，性轻、凉，止热泻，治烧伤，止血，对创伤恶化、黄水等有益。

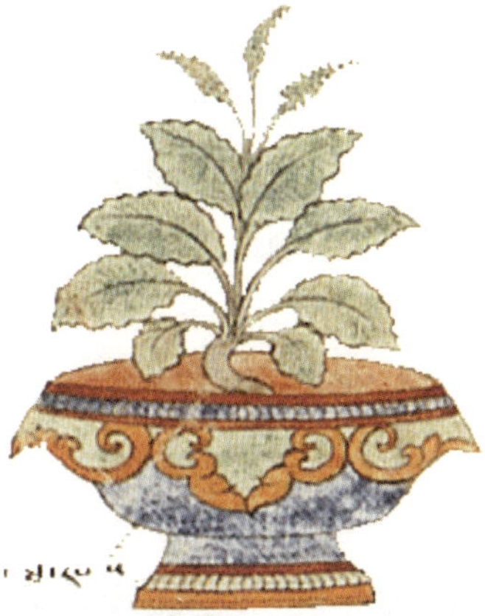

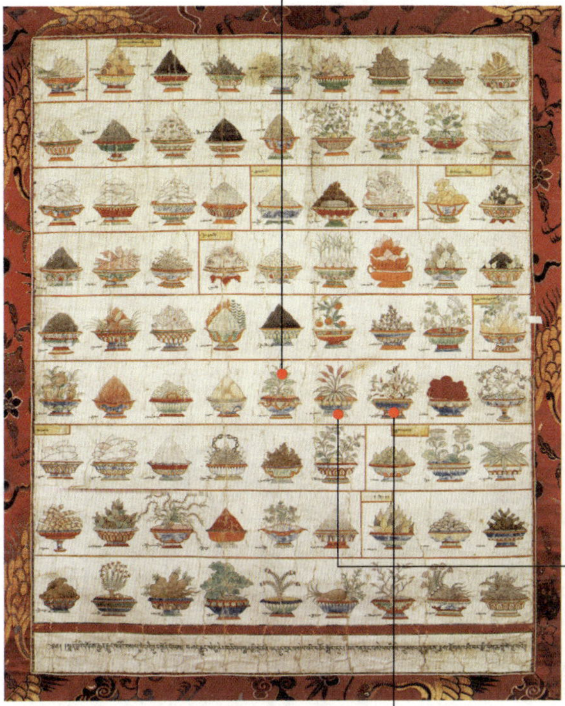

7 海韭菜

海韭菜（译音“纳然”）生长于草甸、平川等，主根黄黑，毛根多。叶绿、微圆，铺地而生，有 5~7 株花葶，细而直立。花灰白，果实红小如穗，状似狗尾巴。味涩，性凉、糙，止泻，也治疫热。

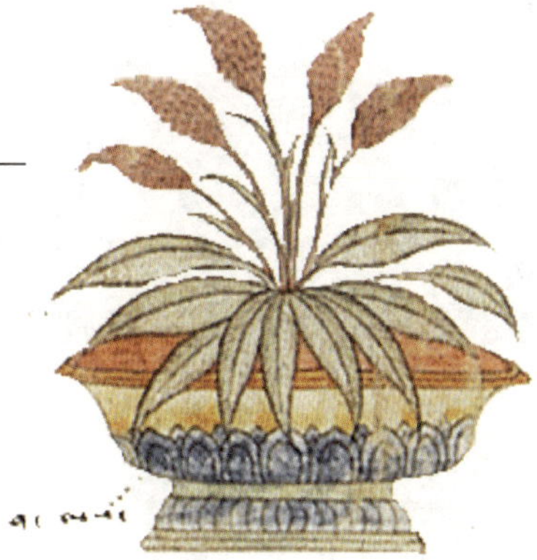

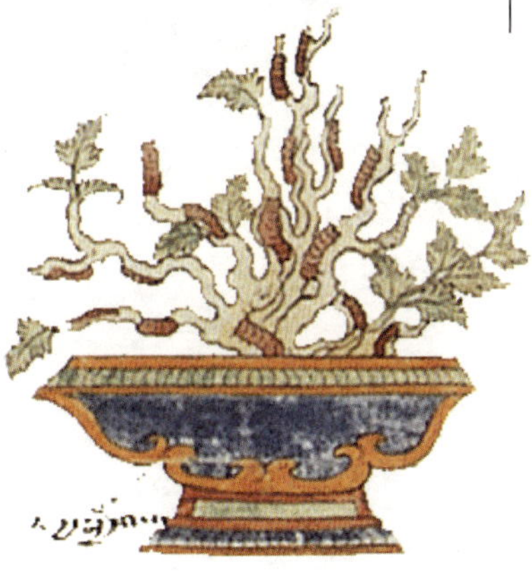

8 紫草茸

紫草茸（译音“甲吉合”）是一种生长于热带地区的树脂，像陇蜀杜鹃灰而坚硬，分枝繁多。叶似心脏，色绿、肥厚、有光。花瓣内红背黑，花蕊黄。树脂由于季节原因分为明净和黑红 2 种。味苦、涩，性重、锐，功能止泻。

9 茜草

茜草（译音“作力”）是生长于草甸、平川的一种草药。茎四棱、色绿、被白色粗毛。茎细管状铺地而生。叶绿全缘，花黑紫似铃嘴，根黑紫、长而具节、有小孔。味苦、辛，性凉、重，功能清热，止热泻，治血病、扩散伤热、肠炎等。

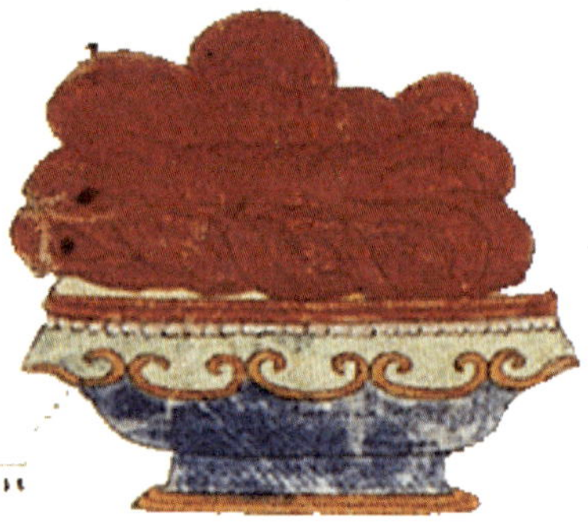

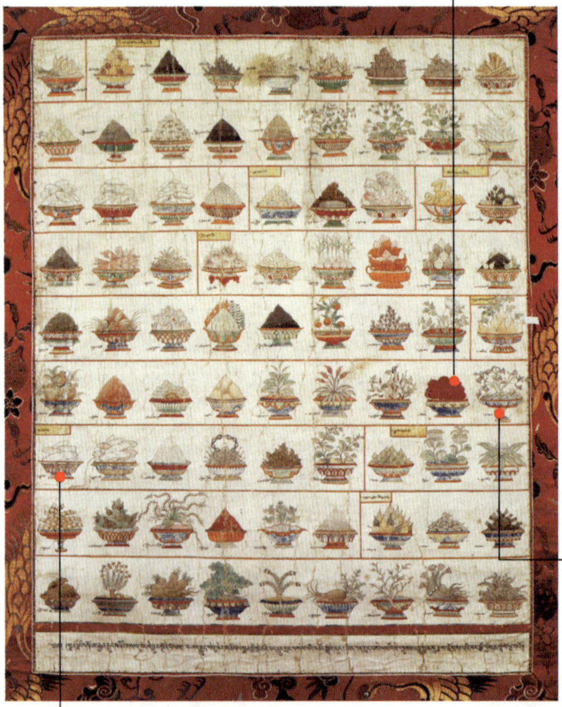

10 翠雀花

翠雀花（译音“夏冈巴”）在阴阳山均有生长，茎灰白、细，布满白色小毛，叶青绿圆、缘具齿，花青红似鸡爪开于茎顶。生长于高山砾石的植株矮小，生长于河谷地带的植株美丽，称为“洛赞”（草花翠雀）。味苦，性凉，止热泻，干黄水，愈疮疡。

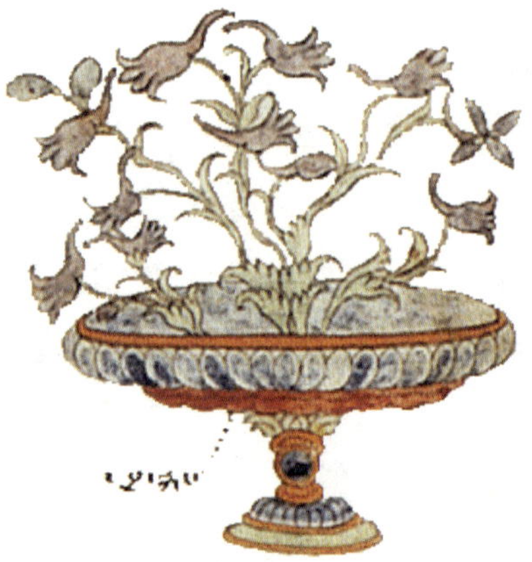

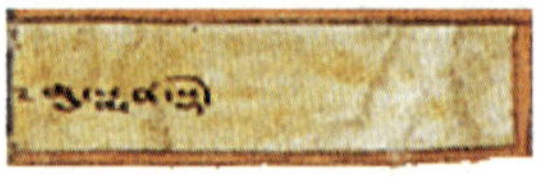

十五、利尿药类

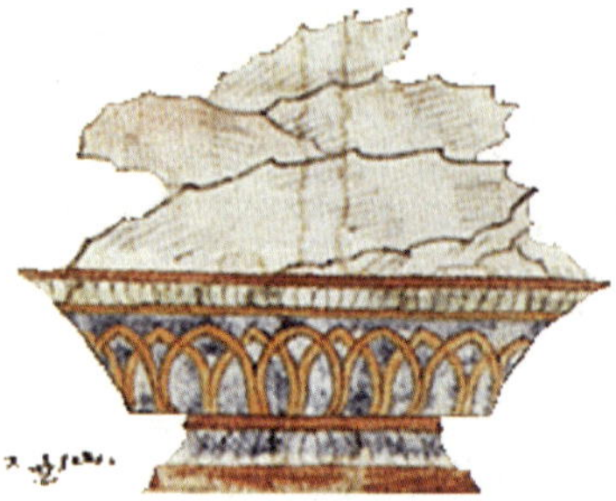

1 白硇砂

白硇砂（译音“甲察”）是产自山岩的一种矿物盐，透明，似碎子寒水石。味咸，性热、锐、腻、重，治尿潴留、尿闭。

2 光明盐

光明盐（译音“尖察”）是一种海盐。透明，状似雄寒水石，无论怎样砸皆成四方形。味咸、甘，性温、轻、腻，治培隆寒性引起的尿闭、不消化、胃火衰弱。

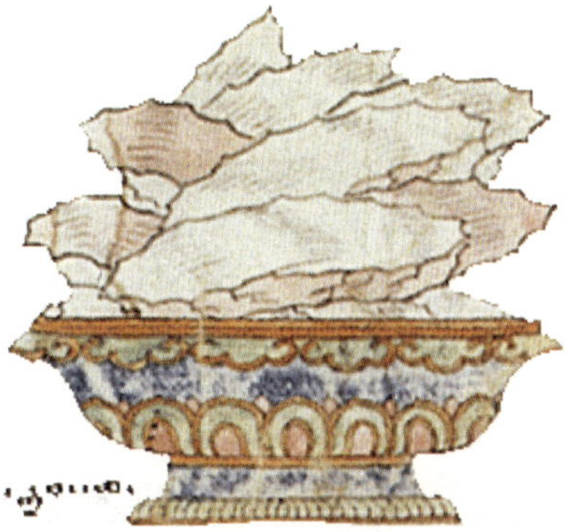

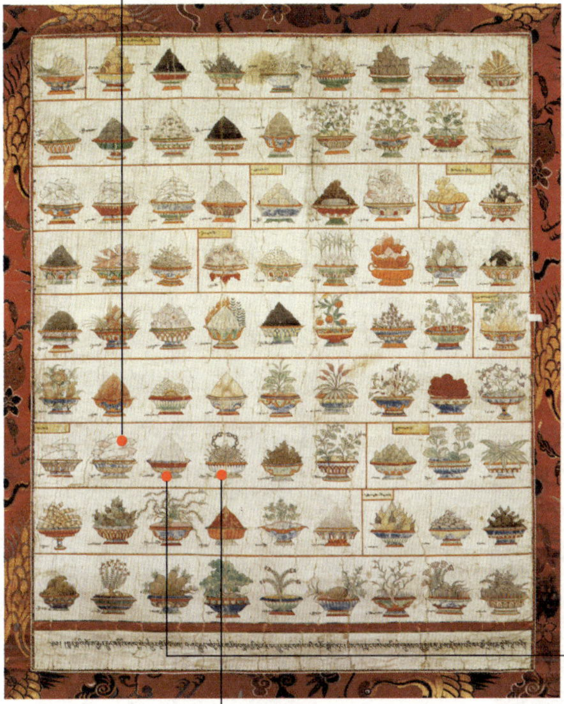

3 溪中碎云母

溪中碎云母（译音“赛日西”）是产自海边、河边、白花岗岩边等的一种沙子。粒细小而扁，薄如纸，色如黄纸有光，断面尝之微咸，牙咬之片片脱落，色白或黄者为佳品。味微咸，性温、稀，治肾功能衰弱、尿闭。

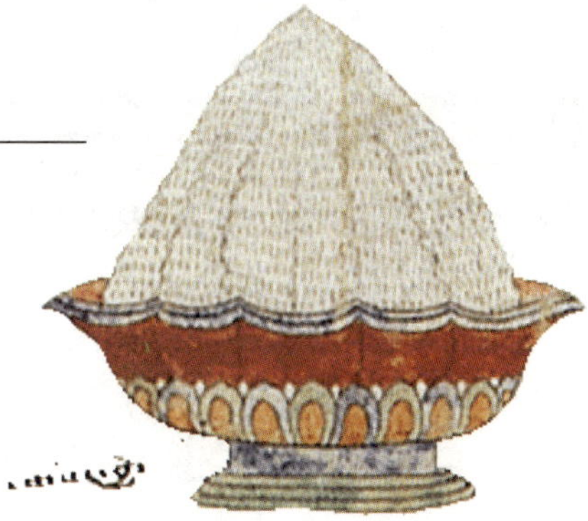

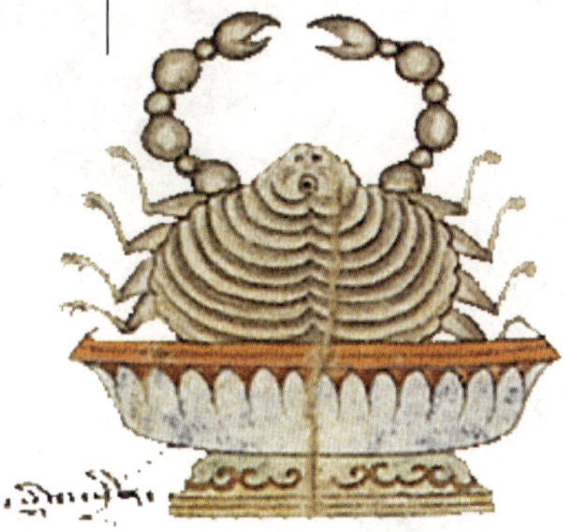

4 螃蟹

螃蟹是生活于海洋中的一种动物，体圆扁，无尾巴，背紫泛黄，腹淡黄，体左右各有4对足、2螯，螯足黄紫，中空，具3~4关节。味甘、辛，性温、锐，治肾冷、肾功能衰弱、尿潴留。

5　白豆蔻

白豆蔻（译音“叟买力”），又称小豆蔻、草豆蔻，产自印度南方玛拉雅等地，果荚白呈三角形，尖端似铁钩，内有三角形、扁锉纹种子，气味芳香。味辛、甘，性腻、温、干、锐，利尿，治寒隆性肾病。

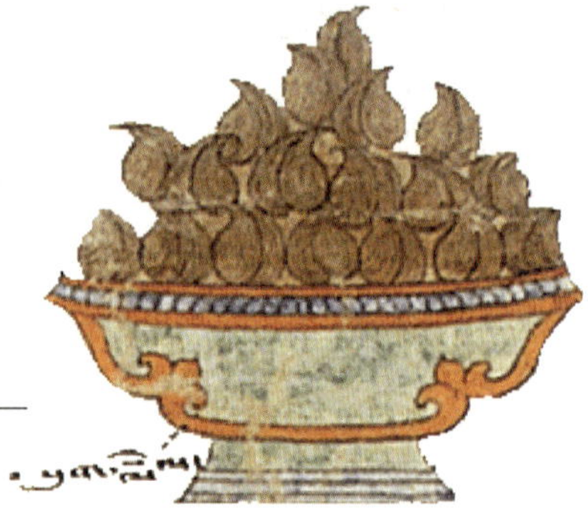

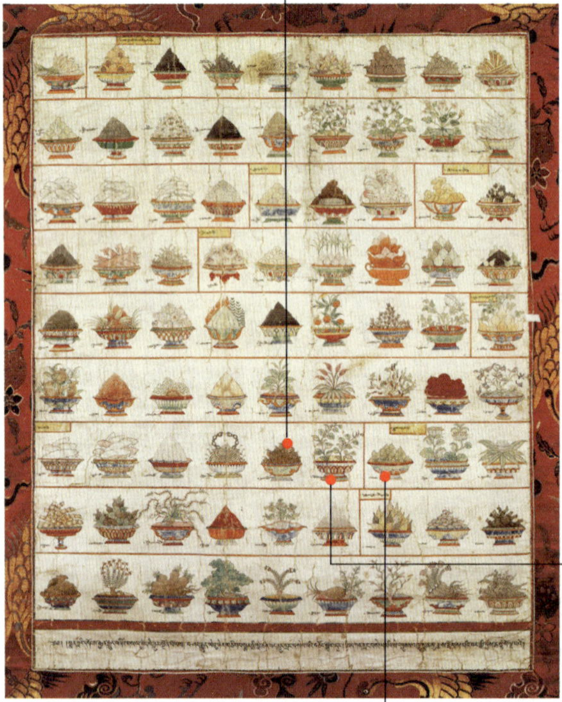

6　冬葵子

冬葵（译音“尼嘎”）是生长于低洼地带的一种草药，茎淡绿、直立，上有4~5分枝，叶青绿、肥厚、4深裂和多浅裂，花白大多瓣，种子白薄呈车轮形，叶茎布满白毛。其籽味甘，性温、腻，治尿闭、肾热。

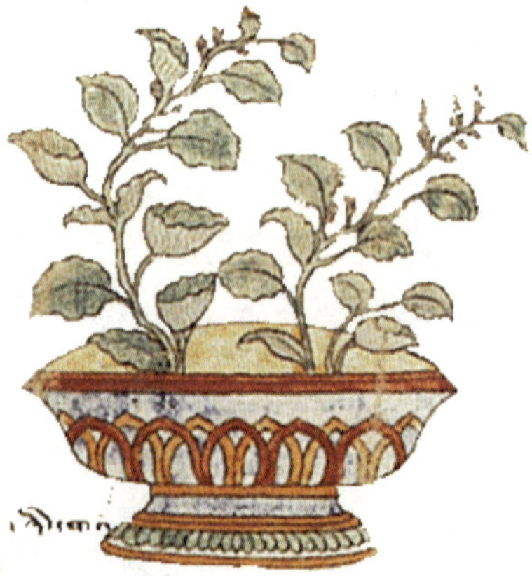

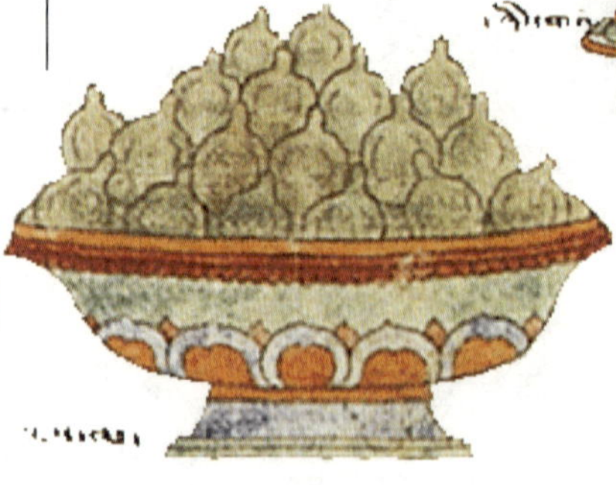

十六、引吐药类

1　“索恰”

“索恰”（一种树木）生长于温暖农区，茎干白，高大而坚硬，具刺，叶油腻而细，花白黄，果实褐色似老人干瘪睾丸，内有状似腊肠豆种子。味辛，性轻、腻，功能引吐培根病，治不消化，解毒等。

2 黄帚橐吾

黄帚橐吾（译音“日肖”）是生长于高山的一种“肖”类植物。茎直立，无旁枝，叶黄绿、肥厚、微长圆、缘具齿，黄花有光开于茎顶、呈伞形，果实似莲子。味甘、苦，性稀、柔、温，引吐不消化食物，治胃培赤疾病、陈旧病，对中毒和黄水病等也有益。

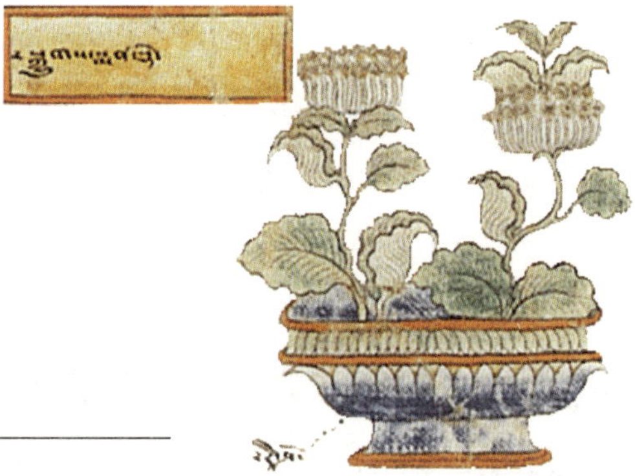

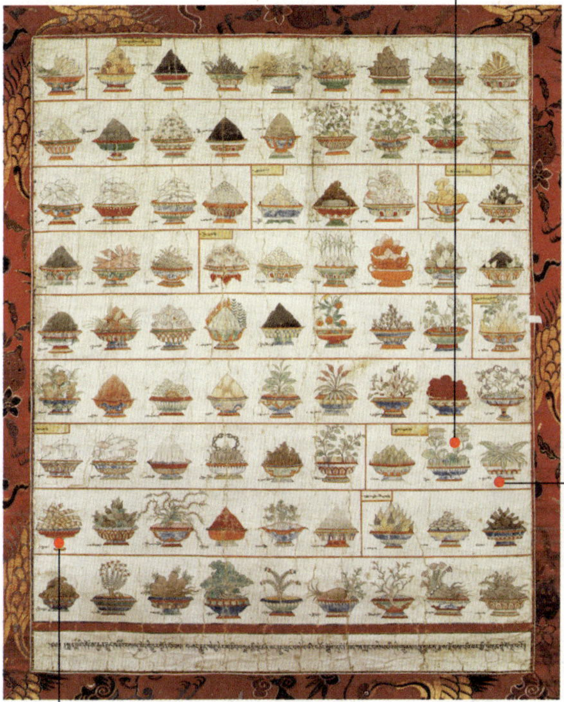

3 刺参

刺参（译音“江才日”）是生长于阴山黑土地的一种湿生草药。根粗壮，外皮黄，木质白。叶长、淡绿似剑，布满尖刺，叶中央开花，白中泛黄，花短簇生。味甘、涩，性微温，引吐不消化食物，治培根病等。

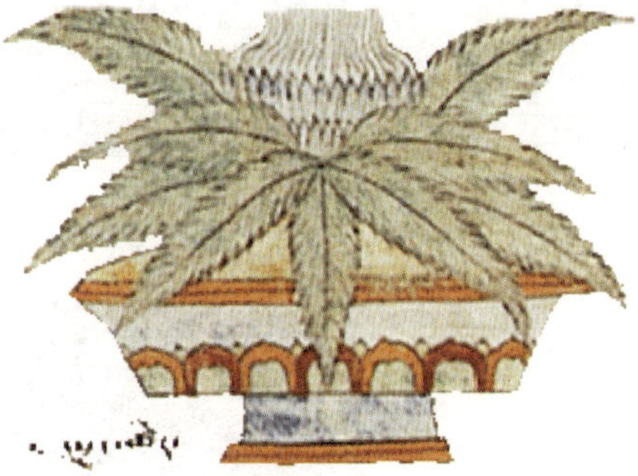

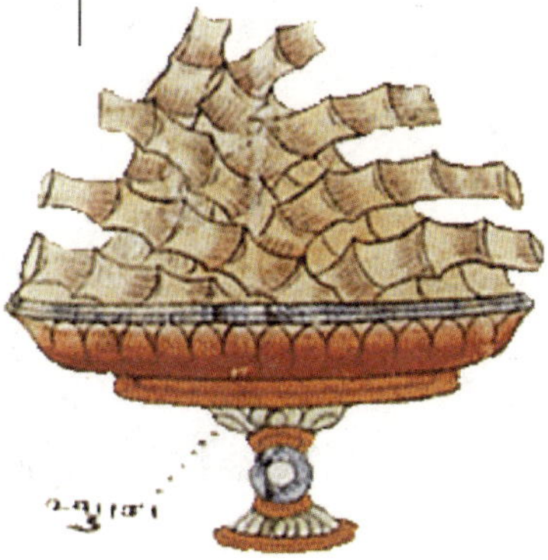

4 水菖蒲

水菖蒲（译音“虚斗合”）花分黄绿、白 2 种，前者为黑菖蒲，叶黑绿似剑，两侧包茎而生，根黑，气味浓，质地坚硬，具节和皱纹，像老人指关节。味辛、苦，性轻、糙、温，引吐饮食不消化，治疫热。

5 丝瓜子

丝瓜子（译音“赛日蒲”）是一种种植的瓜种子，叶茎绿有纵棱，攀缘他物生长，花黄，果实像“卫达”（椰子），被棕须包裹，内有如无头屎壳郎黑种子。味苦，性凉、钝、糙、动，引吐培赤病和赤巴病等。

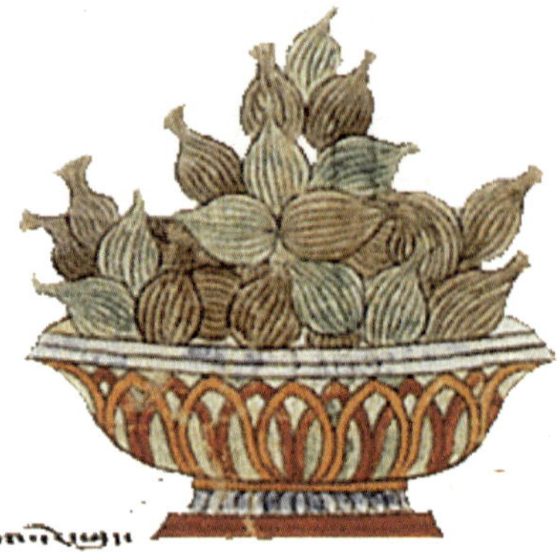

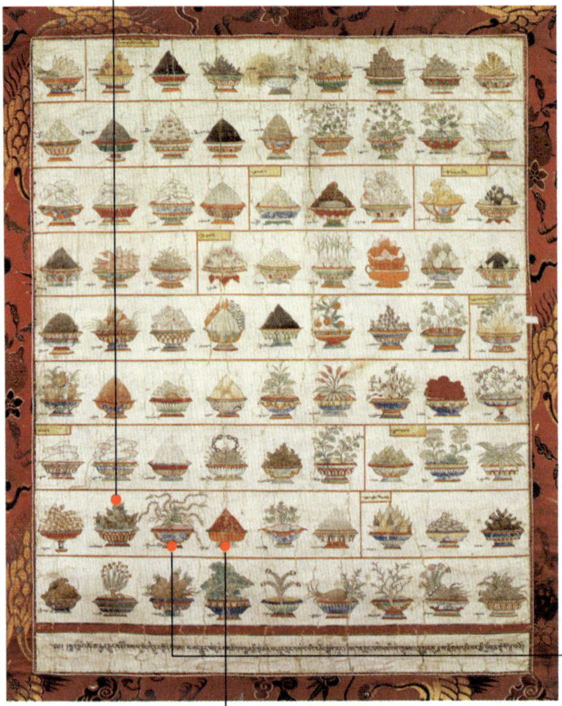

6 短穗兔耳草

短穗兔耳草（译音“直达萨增”）是生长于高海拔地带的一种旱生草药。茎干红长，铺地而生，叶绿、椭圆，叶多数在根部丛生，花白黄碎小，根黄褐、细根众多。味甘、苦，性温、动、钝，引吐脓血和黄水等。

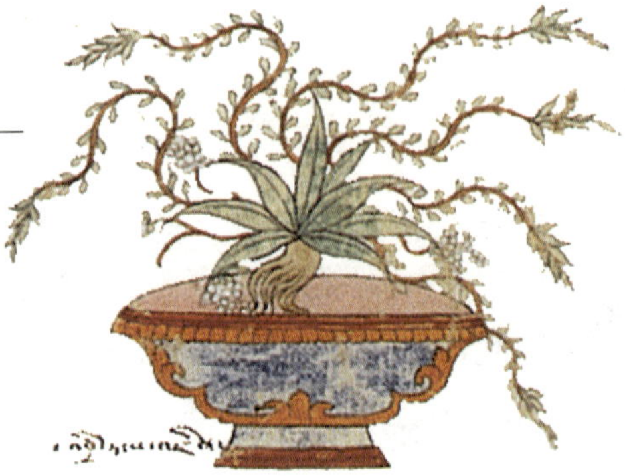

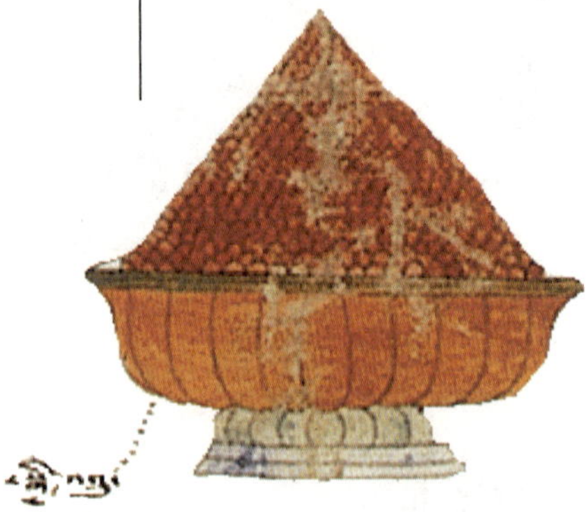

7 沙生槐子

沙生槐（译音“吉珠”）是生长于各地的一种木本药。茎干灰、具刺、丛生，枝短繁多，先端尖利，叶灰青、椭圆、细小，花灰青，果荚长圆，内有红色籽。其籽味非常苦，性凉、锐，引吐窜入胃中胆汁。

8 金腰子

金腰子（译音“亚吉玛”）生长于高山风化砾石间，叶微圆、色绿呈条形，茎细，花灰青、大。味苦，性凉、干、糙，引吐或泄下一切赤巴病。

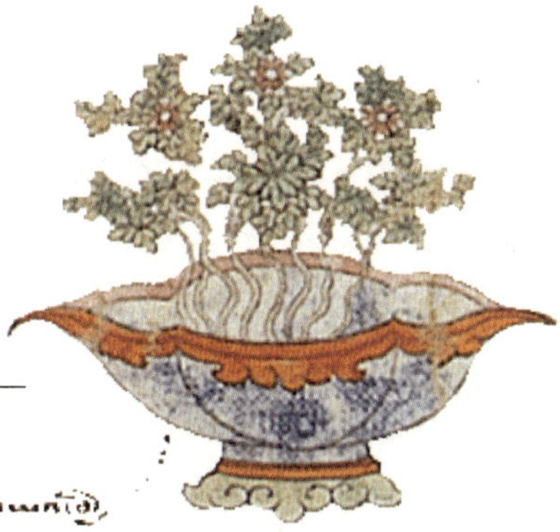

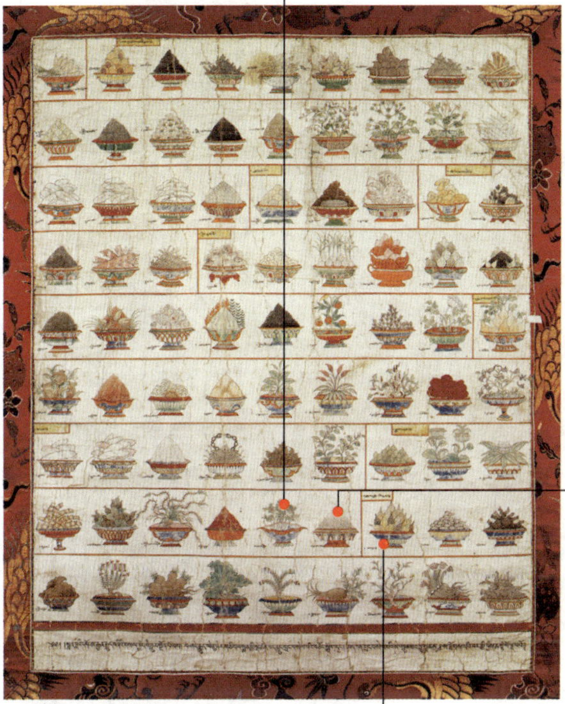

9 白芥子

白芥（译音“央嘎日”）是一年生油料作物，茎长直立，枝繁，叶青绿、肥厚、缘具齿，花黄 4 瓣，果荚细长，内有许多淡黄圆种子。其籽味辛、甘，性糙、腻，功能敛毒、引吐。

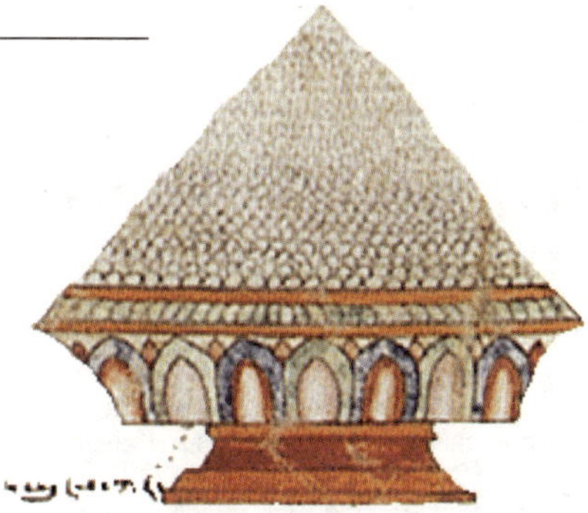

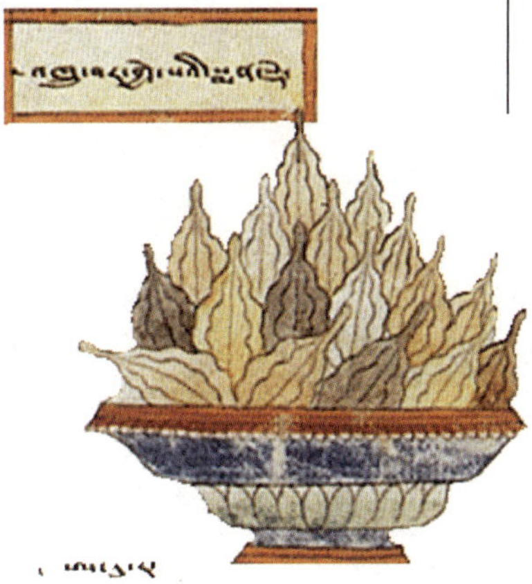

十七、下泻药类

1 长嘴诃子

长嘴诃子（译音“阿如曲让”）是产自印度、尼泊尔等地的一种树的果实。树干高大，外皮似核桃树皮，叶黄绿、圆大、较肥厚，花黄 5 瓣开于叶腋，果实黄、头尾细而腹部粗大，干后生皱纹。味甘、苦，性重、凉，下泻侵入脏器的血热和赤巴。

2 巴豆

巴豆（译音“旦达”）生长于热带地区，茎中空，植株似大黄，具节，布满小刺。叶似大黄叶，较粗糙。花白，果荚似三只头对头龟，内有黑、小而非常光滑的种子。蓖麻子（译音“旦查”）生长在阴山林中，攀缘他物生长，叶和果荚同上，种子似断头屎壳郎。味甘、辛、苦，性重、凉，下泻诸病。

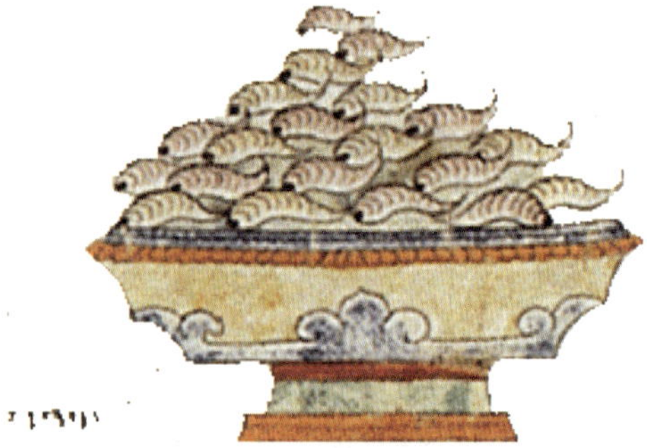

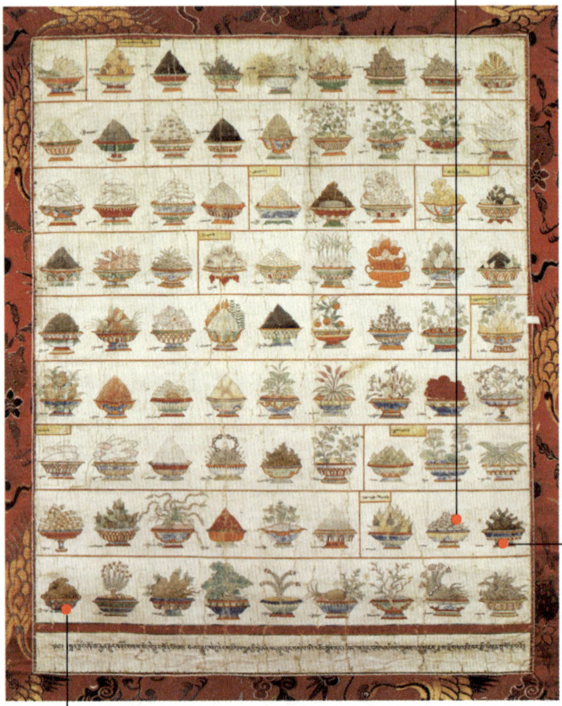

3 腊肠果

腊肠果（译音“东嘎”）生长于热带地区，藤茎粗长，攀缘他物生长，叶似矛头，花黄小、花瓣多，果实黑紫似血肠，长1肘许。味甘、辛，性重、凉、腻，下泻肝毒等肝病和布木病。

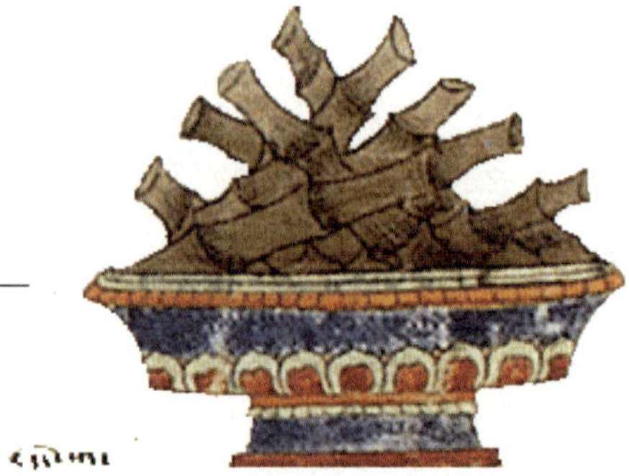

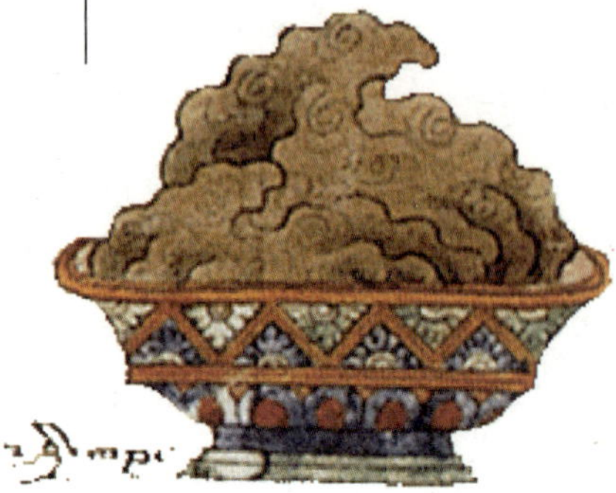

4 漆树脂

漆树脂（译音“西日堪扎”）是“色相嘎布”树树脂，植株与马兜铃相似，攀缘他物生长，根尖粗细一致，似绳，无叶花，断之渗出乳液，撒于皮肤出现疱疹，其乳液与米粉拌和做出块状酒曲，未拌和者似红糖。味涩、苦，性温，能峻泻一切疾病，治痈疮。

5 锡金大戟

锡金大戟（译音“都日西”）是生长于沙地的一种湿生草药。茎红直立、4~5 茎齐生，叶黄绿圆、对生，花黄小 5 瓣，开于茎顶，果实呈三角形。一主根，外皮红，木质白，叶茎断之皆渗出很多乳液。味甘，性温、糙、锐，下泻一切寒热疾病，也治虫病和皮肤病。

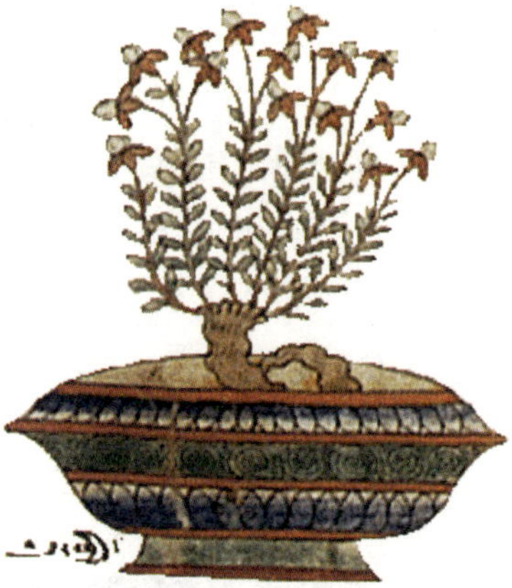

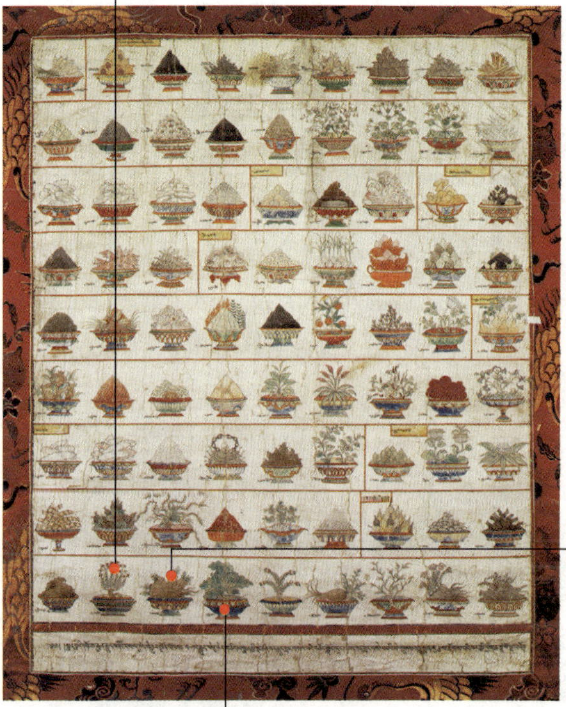

6 疣果大戟

疣果大戟（译音“塔日奴”）生长于河滩、平川，根淡褐似萝卜。茎红紫细长，多茎丛生。叶黄绿圆、互生。花黄小 5 瓣开于茎顶。果实红小似余甘子，开裂后内见种子。味辛，性稀、钝、糙，下泻一切寒热疾病，灰可止吐。

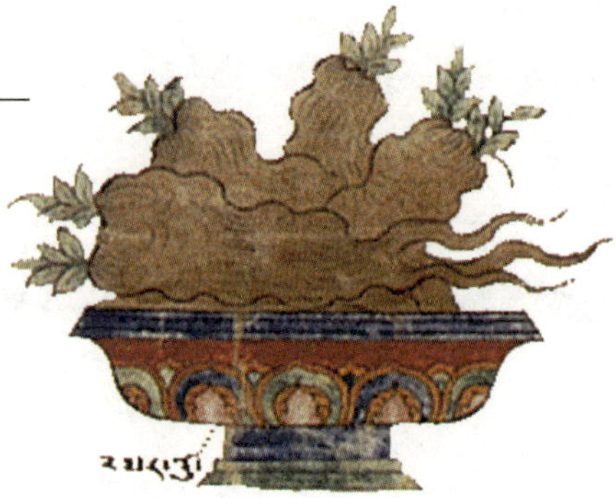

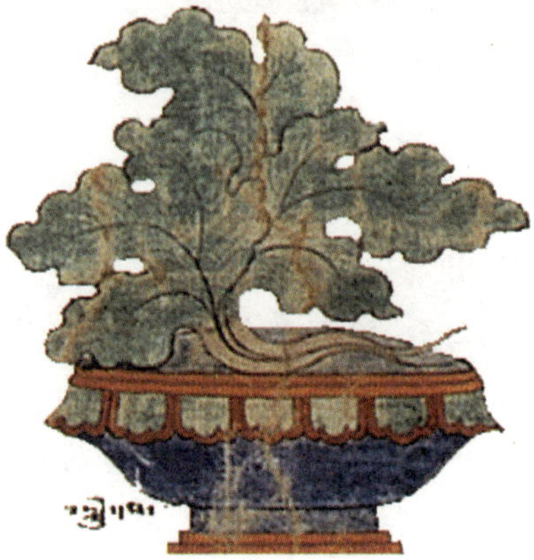

7 大黄

大黄（译音“京木乍”）是生长于高山砾石及山岩等地的一种湿生草药。茎干独立、中空、长而有节，茎上部生枝，老后色变红紫。叶黑绿、非常大，缘具齿。花淡红无光，果实红扁、三角形。根黄、粗大，细根众多。味酸、涩，性平，下泻毒热、腑热、培根病等。

8 蓝钟花

蓝钟花（译音“宛吾”）是生长于高山砾石与草甸之间的一种湿生草药。一主根，如拇指粗细，木质白，外皮黄黑。茎细短，4~5茎伏地而长。叶灰青，铺地而生。味甘、辛，性糙、轻、动，下泻胆病、黄水病、中毒症。

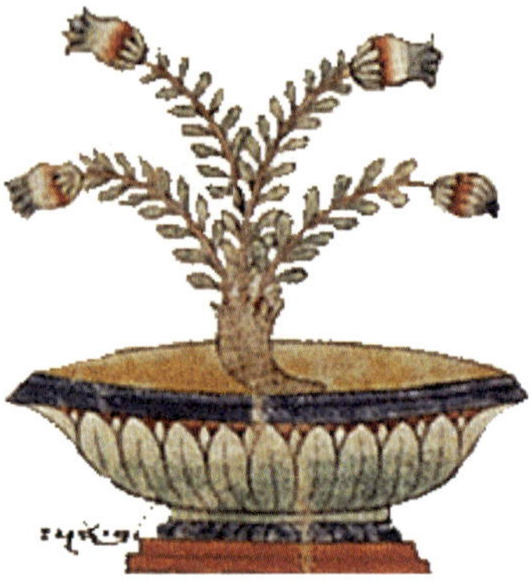

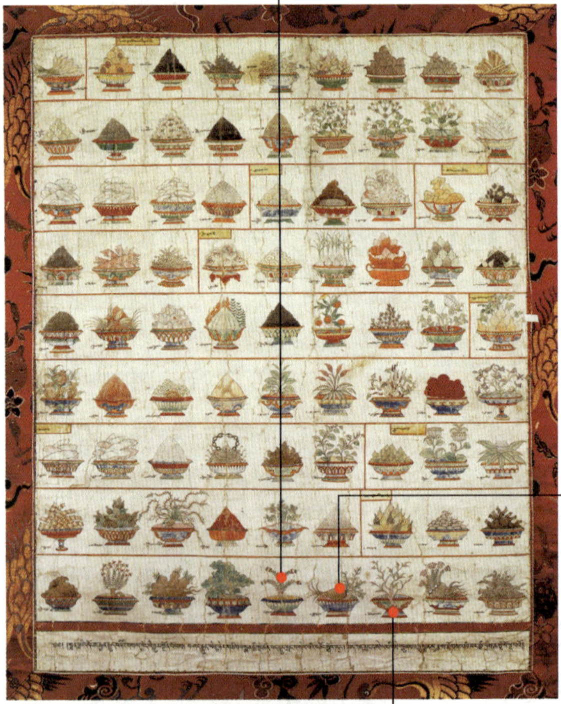

9 高原大戟

高原大戟（译音“川吾”）是生长于草甸的一种旱生草药。茎紫细，长1拃许。叶青绿似鸟舌。花黄5瓣，果实圆小。块根似萝卜，外皮黄黑，肉质灰、疏虚，断之渗出乳液。味甘、涩，性绵、重，缓泻胆病、毒热等。

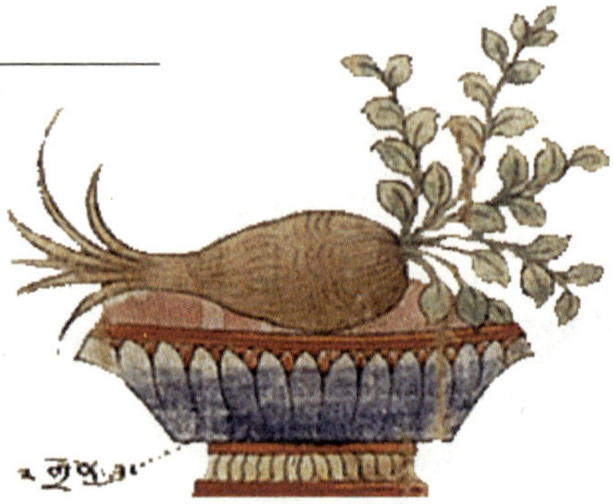

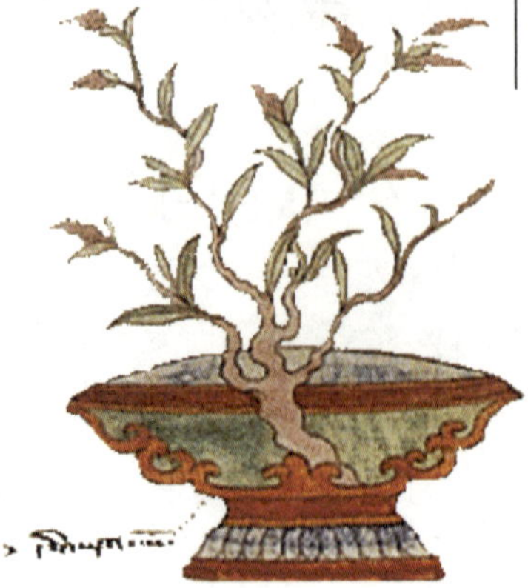

10 西北利亚蓼

西北利亚蓼（译音“孜达毛”）是生长于草甸、平川的一种旱生草药。茎红分枝多，叶蓝似剑，穗镰刀状，幼时绿，老后变红黄。味酸、甘，性凉、重，下泻黄水、腹水等一切水肿疾病。

11 狼毒

狼毒（译音“热吉合巴”）是生长于草甸、平川的一种旱生草药。茎细直立，无分枝，多茎丛生。叶圆，色淡绿、肥厚，对生。花白泛红，许多似伞开放，根细长，外皮灰，肉质白、虚疏。味苦、辛，性轻、糙、动，下泻疫病，治痈疮。

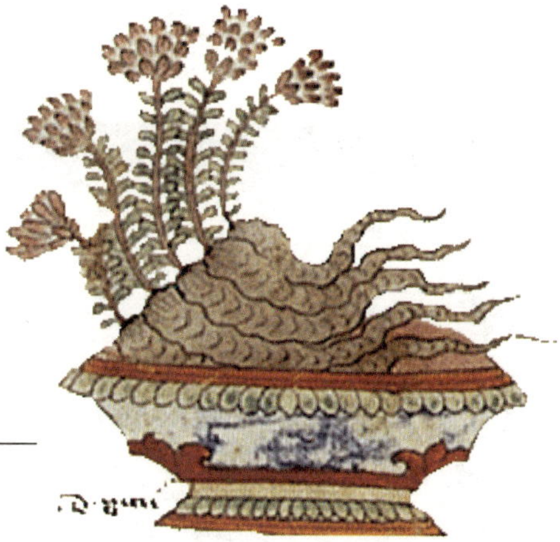

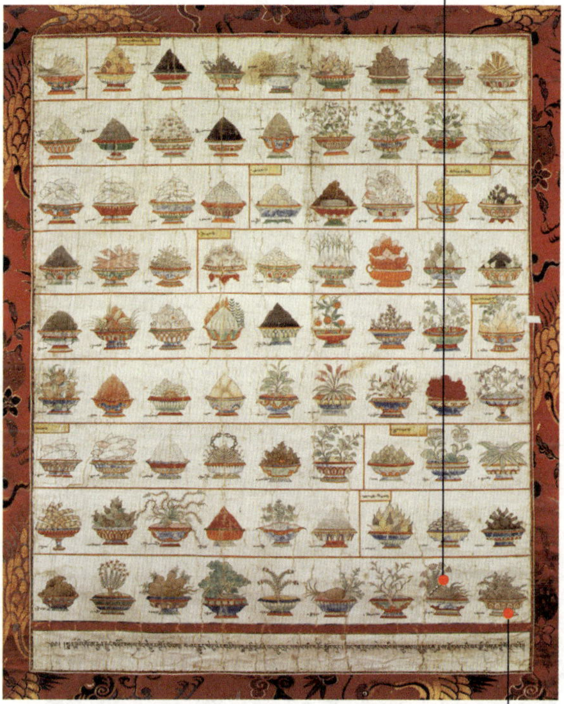

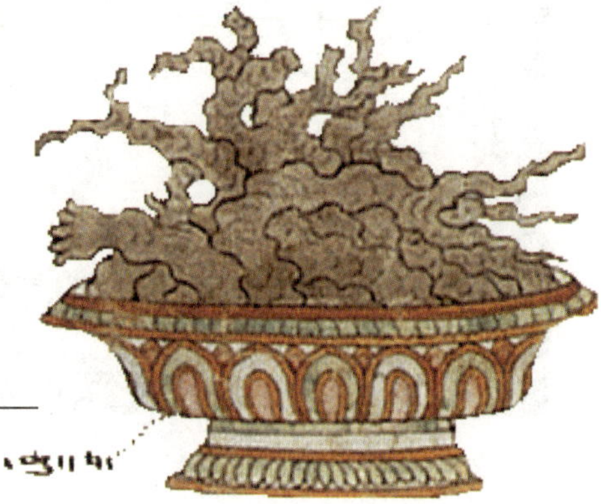

12 亚大黄

亚大黄（译音“曲乍”）是生长于高海拔砾石、草甸的一种湿生草药。茎管状，中空，短而具节，直生。叶黄绿、大、圆，叶柄红。花淡红无光。果实红绿，扁，三角形。根粗壮，多细根，外皮烟褐色，肉质黄。味酸、苦，性稀、糙、重，下泻各疫病，也愈疮疡溃烂。

图三十六　手术器械

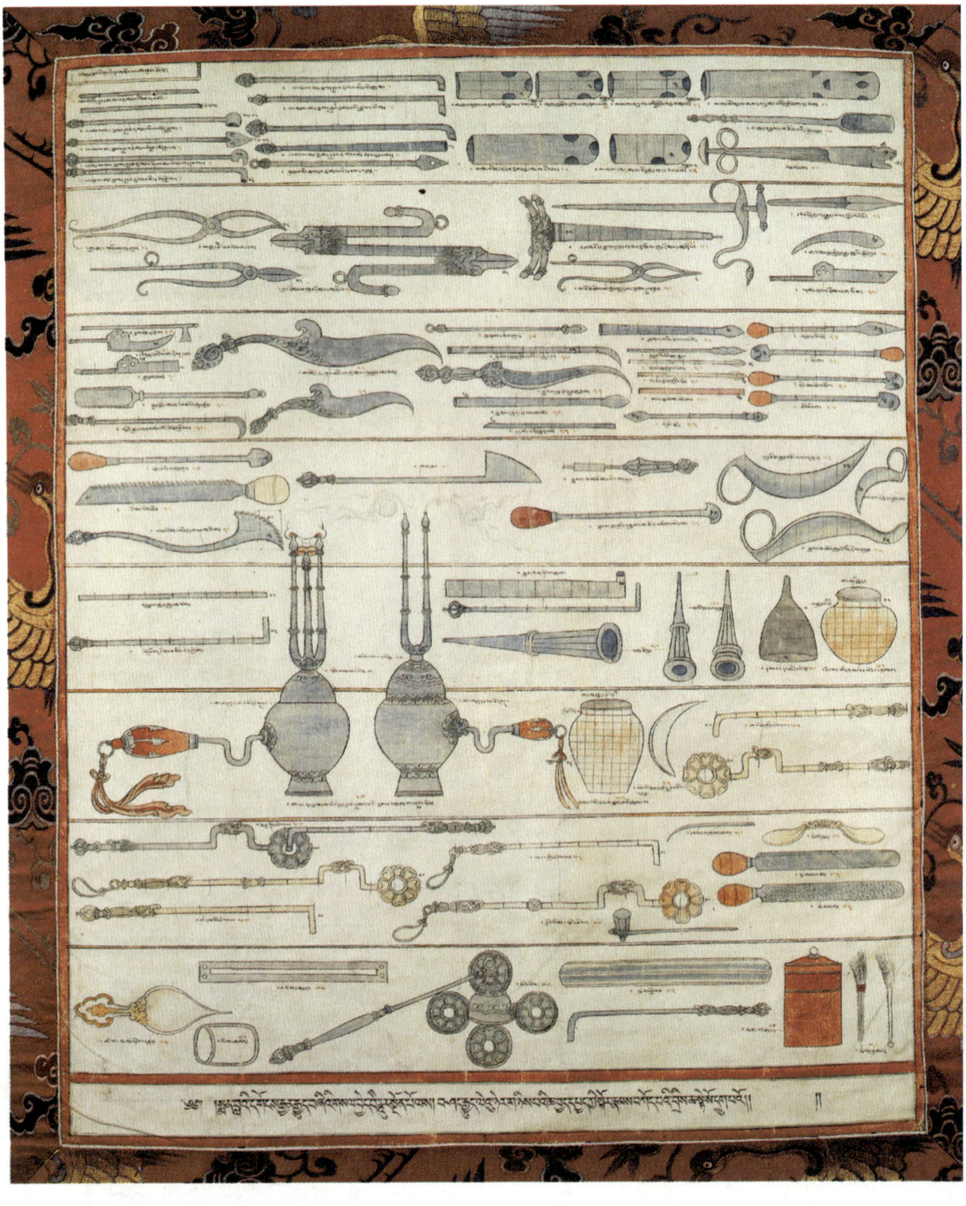

本图示《论述部》第二十二章手术器械，内容有探测体内异物探针 18 种、拔除异物钳 7 种、剖腹和清除异物刀具 9 种、穿刺器械 12 种、各种小型器械 27 种、医典所述药勺等器械 11 种，共计 84 种器械的形状及功用。

第二十二章 手术器械

一、探测骨折器械

1 头骨骨折探器

1.1 两种探针

长 6 横指，圆柱形，粗细似麦秆，头尾均匀。用以探测头骨是否骨折。

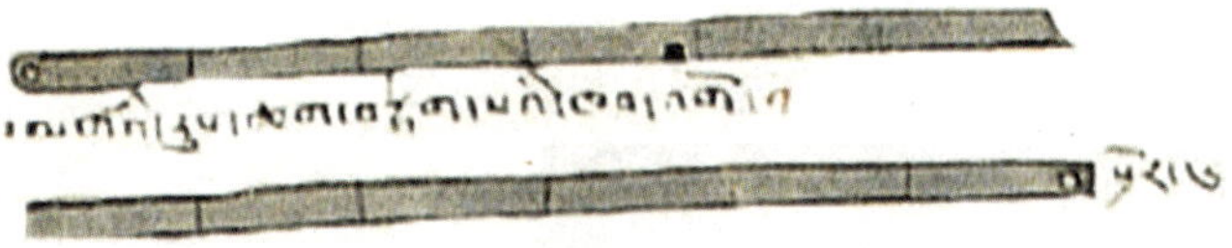

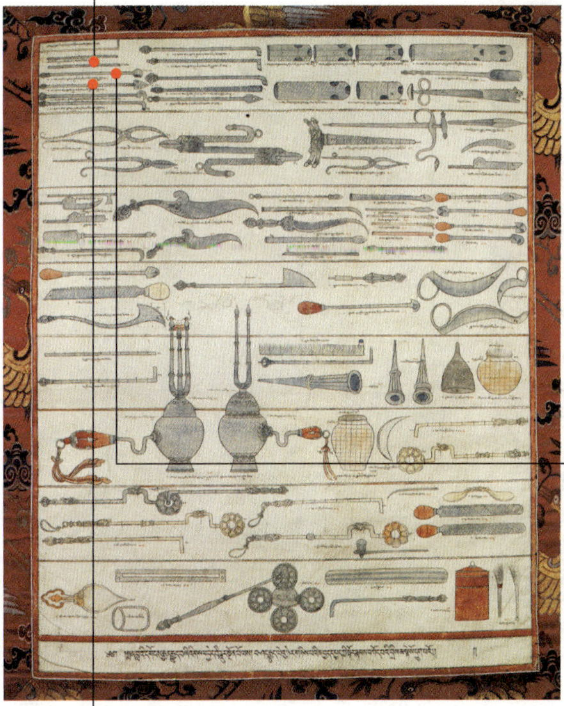

2 四肢骨折探器

2.1 圆头针

细而直，光滑，长 12 横指，先端圆似豌豆，一面凹陷。用以探测四肢肌肉中是否有子弹等异物遗留。

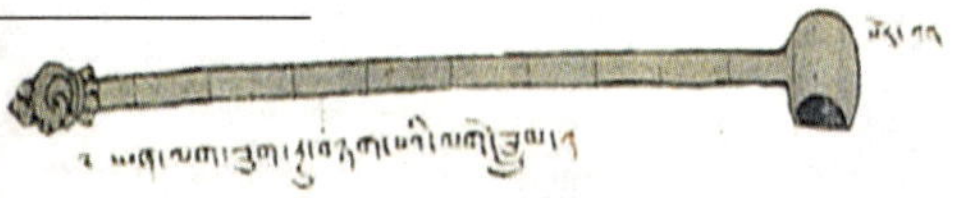

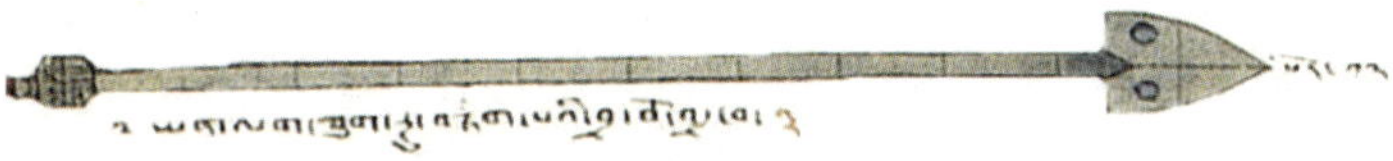

2.2 三角头针

细而直，光滑，长 12 横指，先端三角形似荞麦。主要用以探测四肢肌肉中圆头针无法探明的异物遗留。

2.3 尖弯针

细而直，光滑，长 12 横指，先端有一青稞粒长弯钩。主要用以探测四肢肌肉内三角头针无法探明的异物遗留。

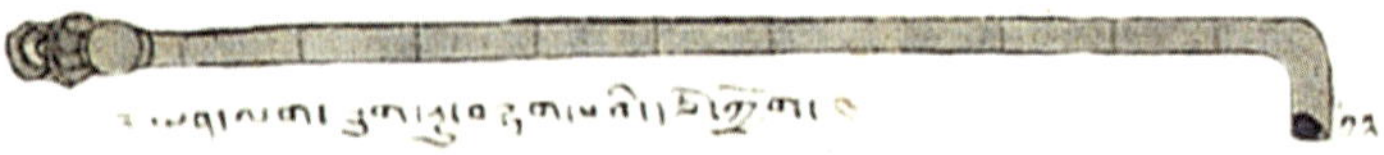

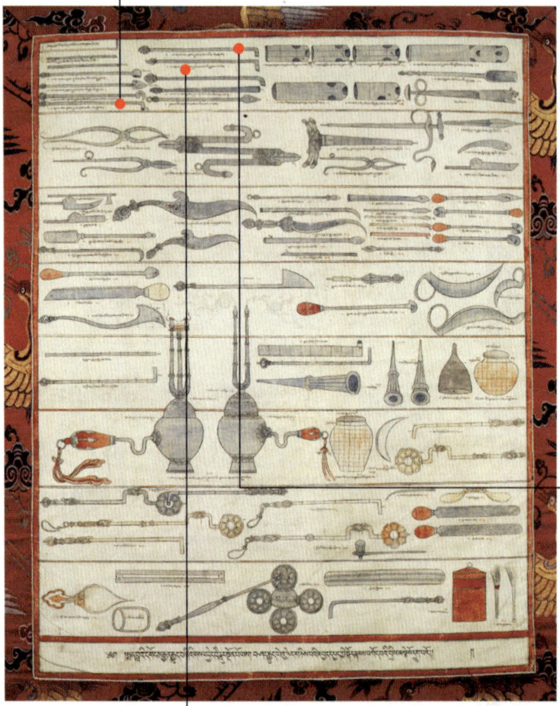

2.4 尖钩针

细而直，光滑，长 12 横指，尖弯如钩。主要用以探测四肢肌肉内三角头针、尖弯针无法探明的异物遗留。

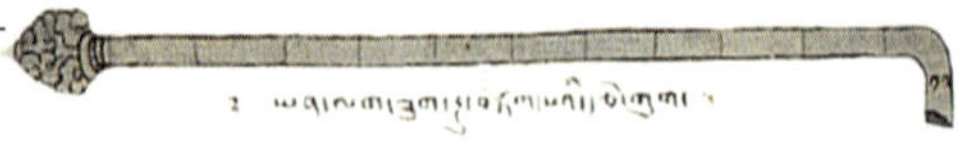

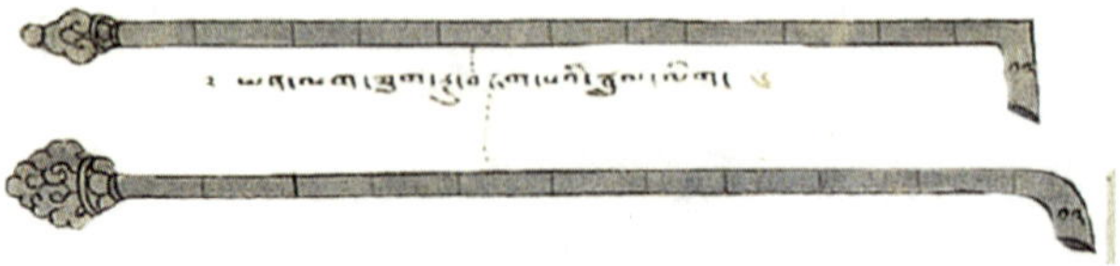

2.5 蛇眼针

细而直，光滑，长 12 横指，先端似昂首蛇头，尖端弯曲有小孔。用以探测肌肉内尖弯针、尖钩针等无法探明的异物遗留。

2.6 铜号口针

细而直，光滑，长 12 横指，根部较细，尖端如铜号口状，中空。主要用以探测四肢肌肉内尖弯针、蛇眼针等无法探明的异物遗留。

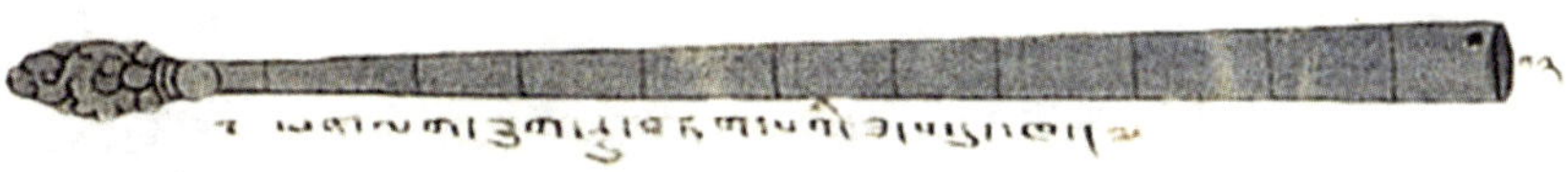

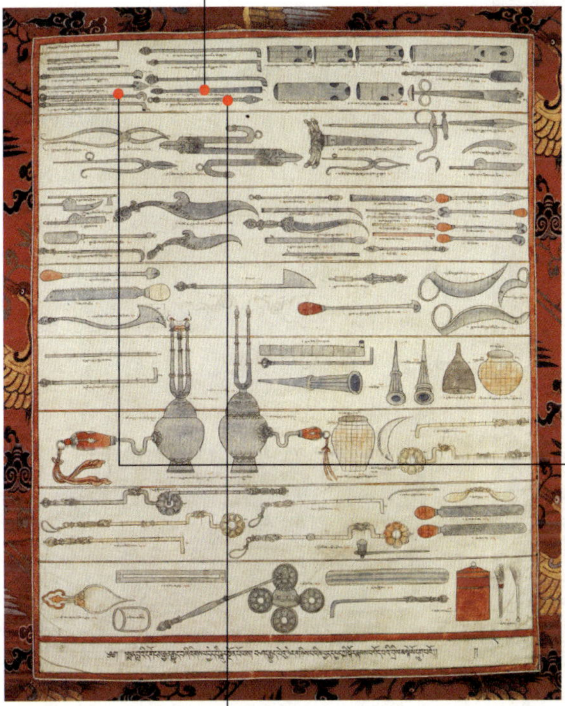

2.7 圆头豁口针

细而直，光滑，长 12 横指，先端圆，一侧有豁口。主要用以探测四肢肌肉内蛇眼针、铜号口针等无法探明的异物遗留。

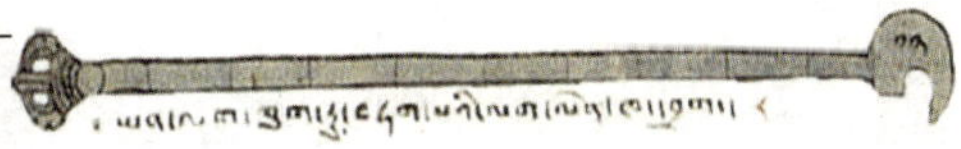

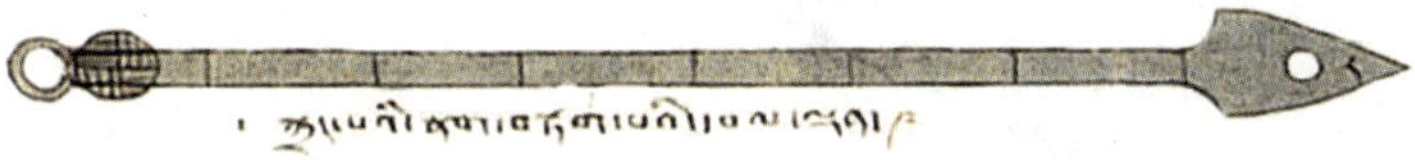

3　探脓器械

3.1 矛头针

细而直，光滑，长 8 横指，先端尖利呈四棱状，中央有似针眼小孔。用以探测肿块是否溃脓，有脓时小孔中流出脓，无脓时小孔中流出血，由此可知。

4 探痔和切痔器械

4.1 男用筒

状似乳房，中空，长 3 横指，先端圆顶，圆顶长半横指，圆顶外又长半横指。两侧有似熟豌豆粒大两小孔。根据肛门大小，筒粗或周长可为 5 横指，也可容拇指者为男用探痔器。

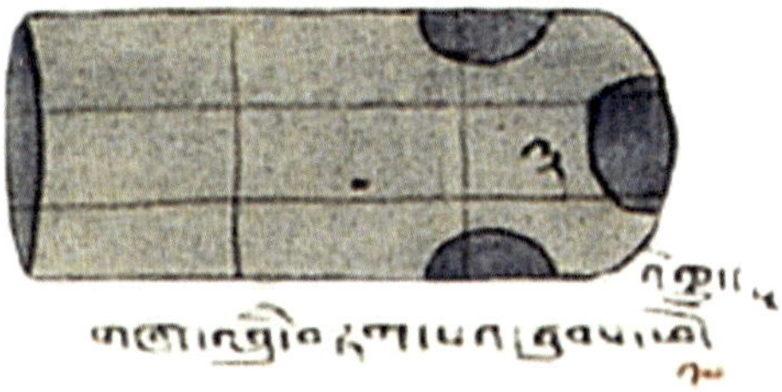

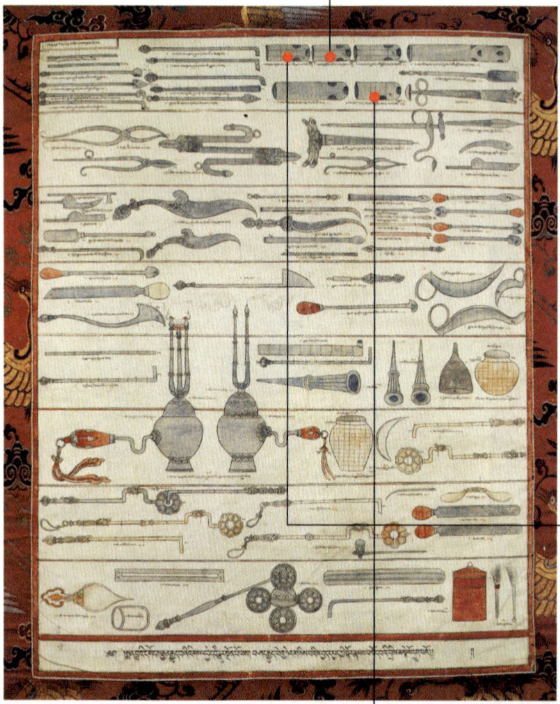

4.2 女用筒

状似乳房，中空，长 3 横指，先端圆顶，圆顶部长半横指，圆顶外又长半横指。两侧有似熟豌豆粒大两小孔。根据肛门大小，筒粗或周长可为 6 横指，顶比男用筒顶大，内可容拇指者为女用探痔器。

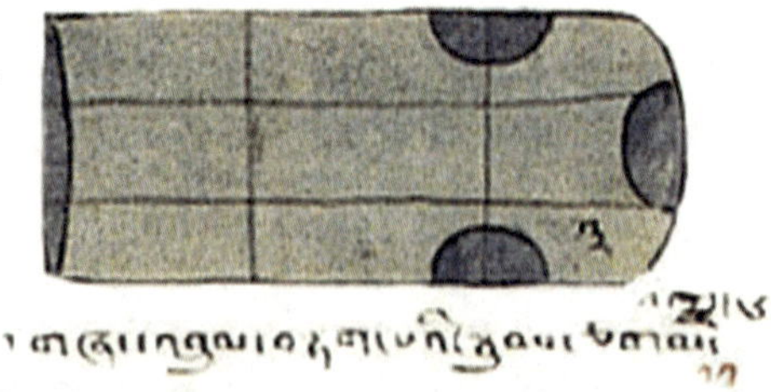

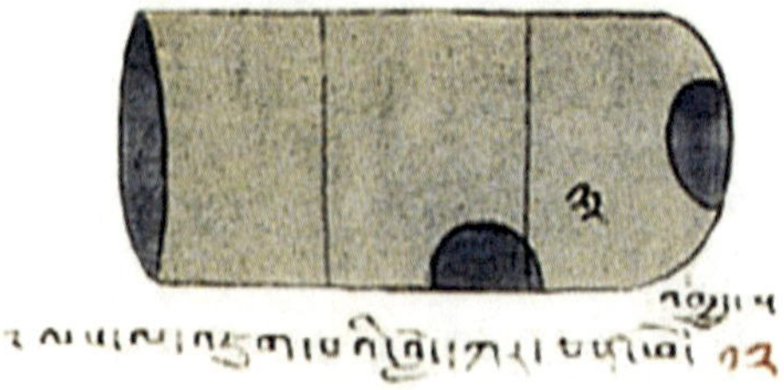

4.3 男用侧孔筒

探测并切除痔疮的男用侧孔筒，中空，左右具孔，3 横指粗或 5 横指周长，顶端和右侧各有一观察孔，发现后将痔疮纳入筒内，用配套的小铲刀切除。

4.4 女用侧孔筒

探测并切除痔疮的女用侧孔筒，中空，左右具孔，长 3 横指，周长 6 横指，顶端和两侧各有一观察孔，发现后将痔疮纳入筒内，用相配套的小铲刀切除。

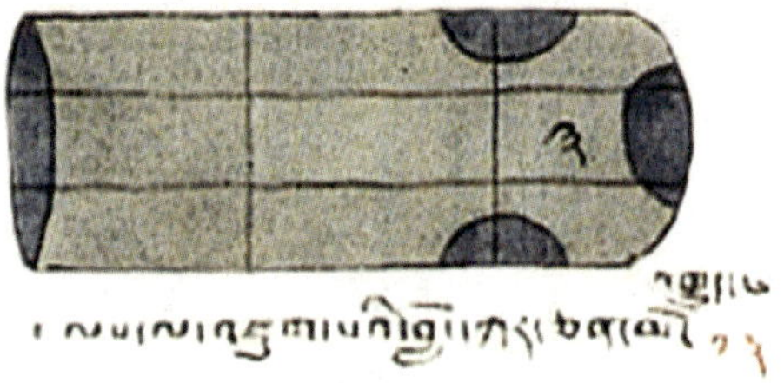

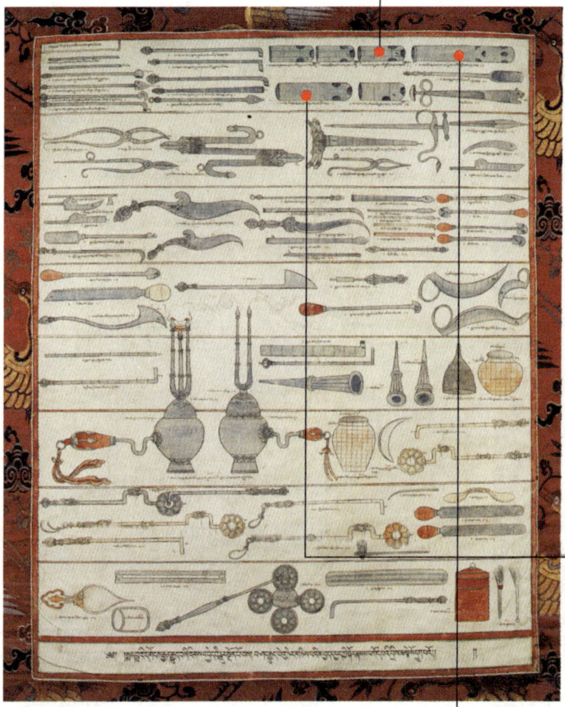

4.5 两孔筒

探测到痔疮在何处并切除时，用左右两孔中的任一孔筒观察痔疮位置，发现后将痔疮纳入筒内，用配套的小铲刀切除。

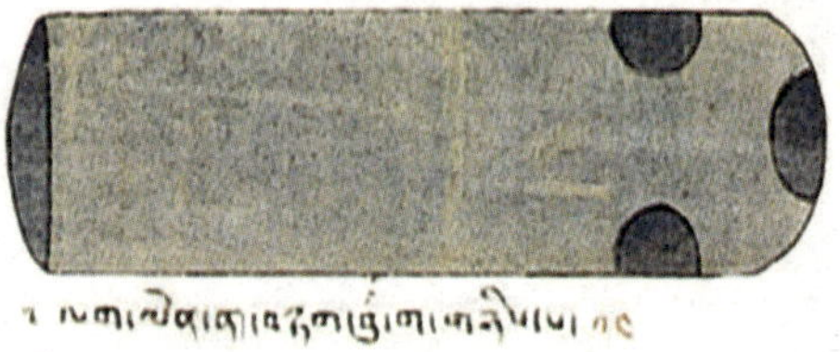

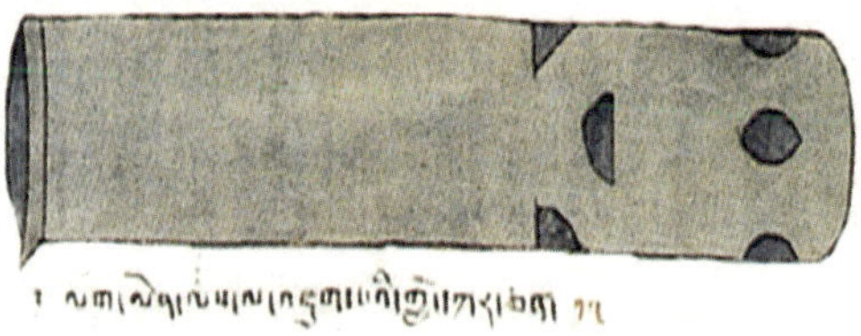

4.6 侧孔筒

探测到痔疮在何处并切除时，用左右两孔中的任一孔筒观察痔疮位置，发现后将痔疮纳入筒内，用配套的小铲刀切除。

4.7 小铲刀

柄细较长，铲头宽 1 横指，长 3 横指，四方形，边缘稍内弯，在探痔筒中活动方便，可切除痔疮。

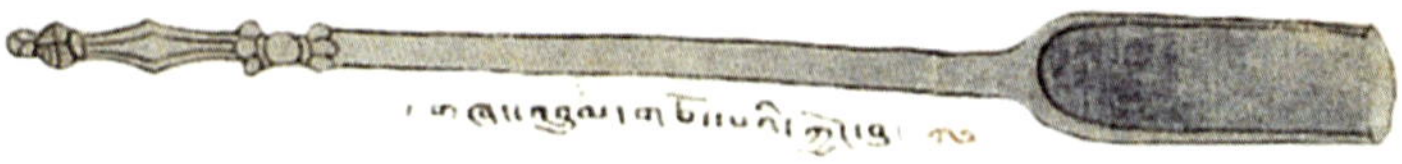

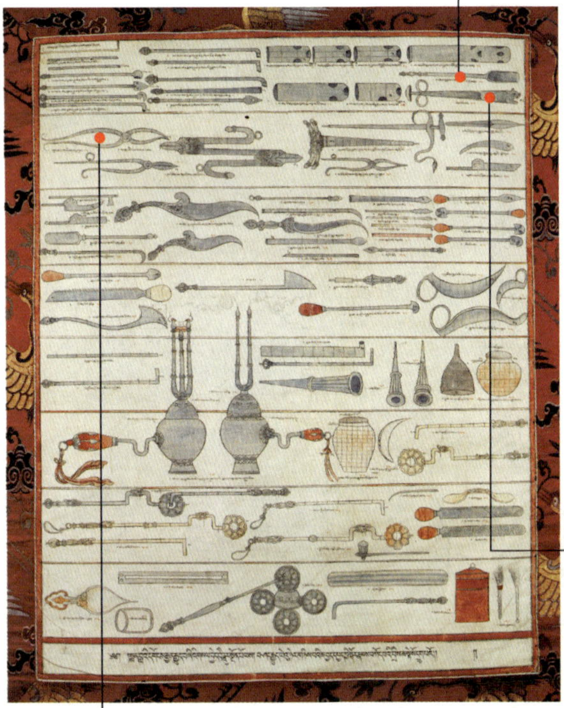

二、取异物之钳

1　取骨中异物之钳

1.1 狮子钳

柄细长，全长约 18 横指，钳头似狮子口粗短，柄左右两侧有手握圆环。用以夹取骨中异物。

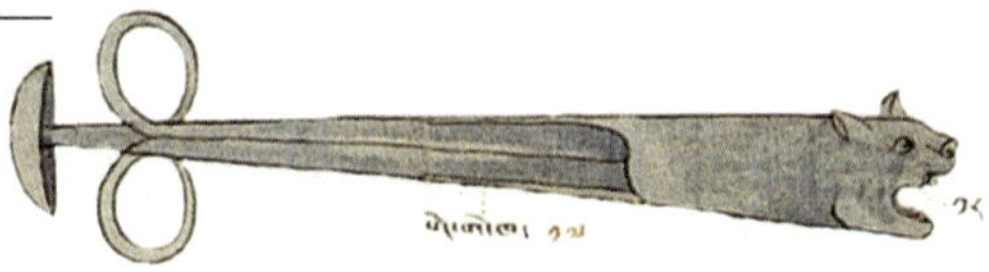

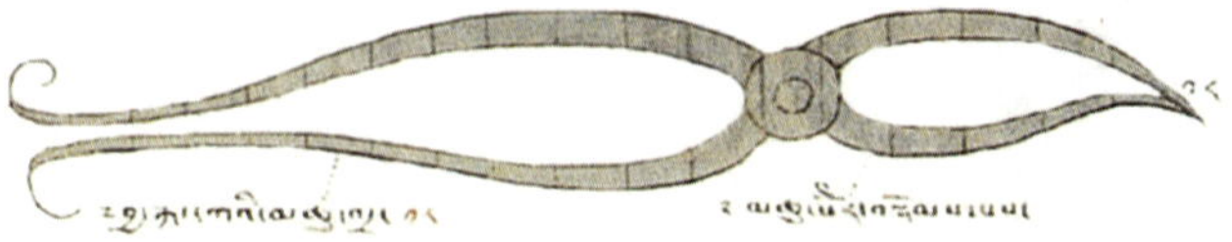

1.2 鹫喙钳

长约 18 横指，两手柄呈铁钩状向外略弯，钳头连接处有钉轴，钳子像鹫鹰喙弯钩，细而锋利，长 4 横指。用以取出深陷肌肉处的骨中遗留异物。

1.3 鸦喙钳（2 种）

长约 18 横指，一柄呈铁钩状弯曲，另一柄挺直，带有手握环。钳头似渡鸦喙；另一种一柄两头各有一龙头钳，两钳尖粗而短似渡鸦喙，另两柄呈弯钩状，在外弯道有环。这两种鸦喙钳皆用以取出深陷肌肉处的遗留异物。

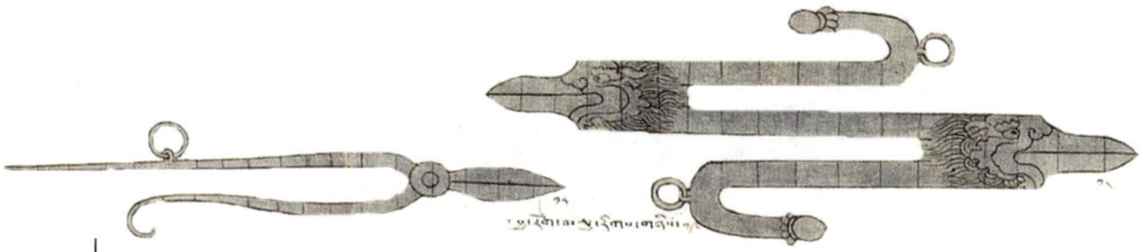

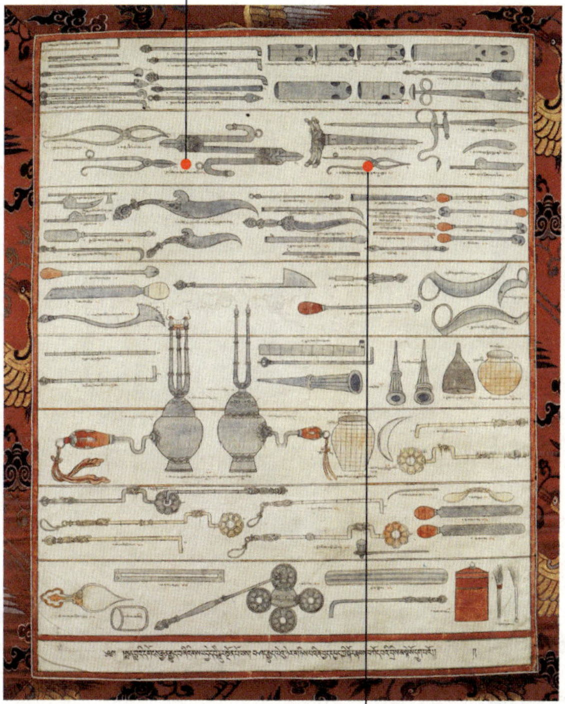

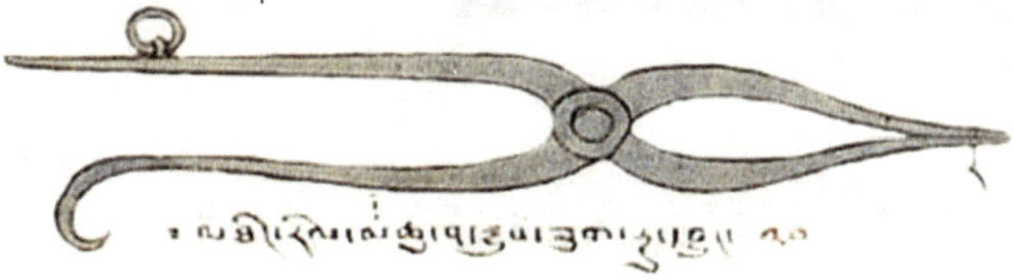

2　取肌肉、筋中异物之钳

2.1 草鹬喙钳

长约 18 横指，柄方，较宽，两柄弯钩，钳口长 8 横指，钳形似草鹬喙非常细。用以取出肌肉、筋腱间的遗留异物。

3 取创伤深处异物之钳

3.1 一种芦管嘴钳

柄管状，长 12 横指，先端细，根部较粗，内有一细铁蕊，尖端有钳口，铁蕊可以推拉，手柄头似牛角，有 4 个“水兽”头，水兽嘴吐长舌。用以取出创伤深处的遗留异物。

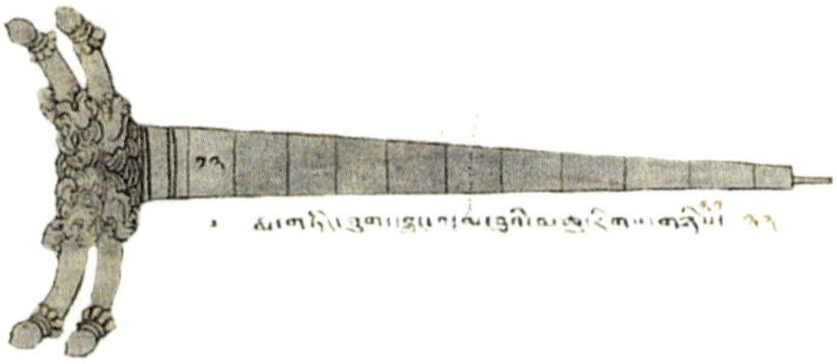

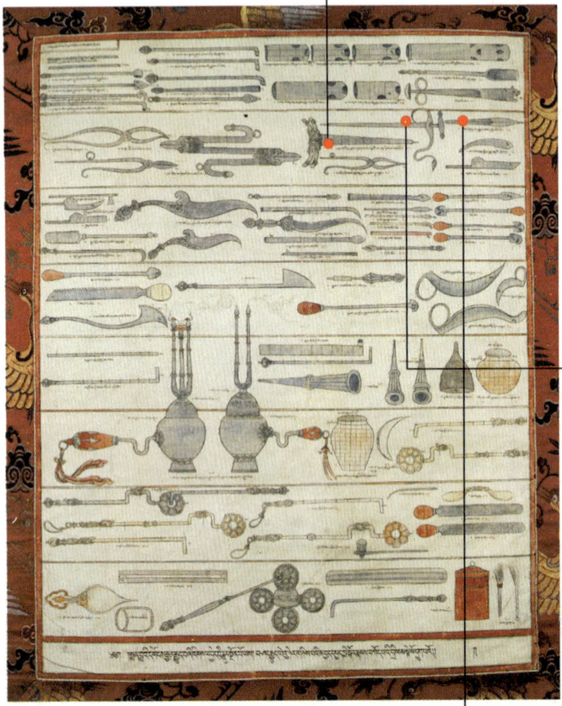

3.2 另一种芦管嘴钳

柄管状，长 12 横指，中空，平直，内有一细铁蕊，尖端有细如针钳口，便于推拉，柄似大雁脖子。用以取出创伤深处的遗留异物。

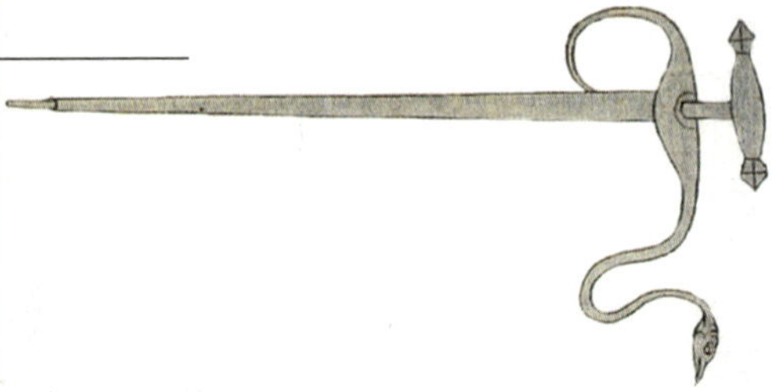

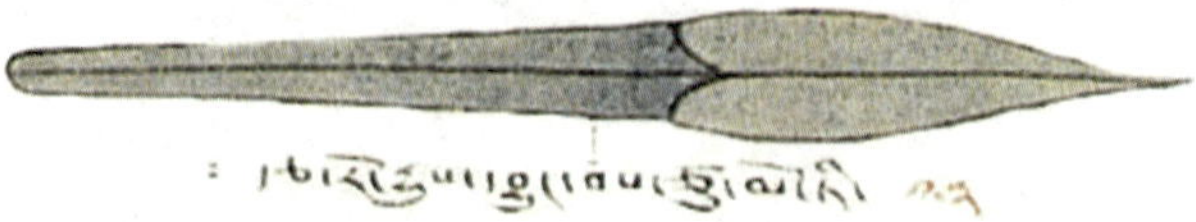

4 夹取断脉断筋之镊

4.1 笔头镊

尖非常细，两半黏合，根部有箍。用以夹取创伤深处断碎的脉、筋和骨刺。

三、解剖刀具

1　麻雀羽翎刀

形似麻雀羽翎，长 6 横指，尖端较圆，弧长一青稞或一竹笔头。用以肌肉中单一血管上放血。

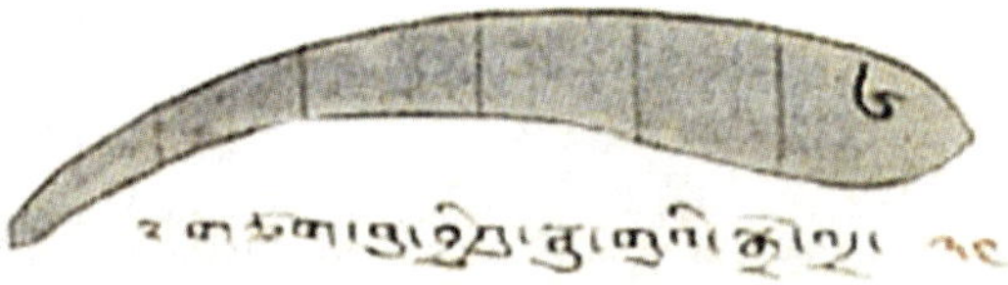

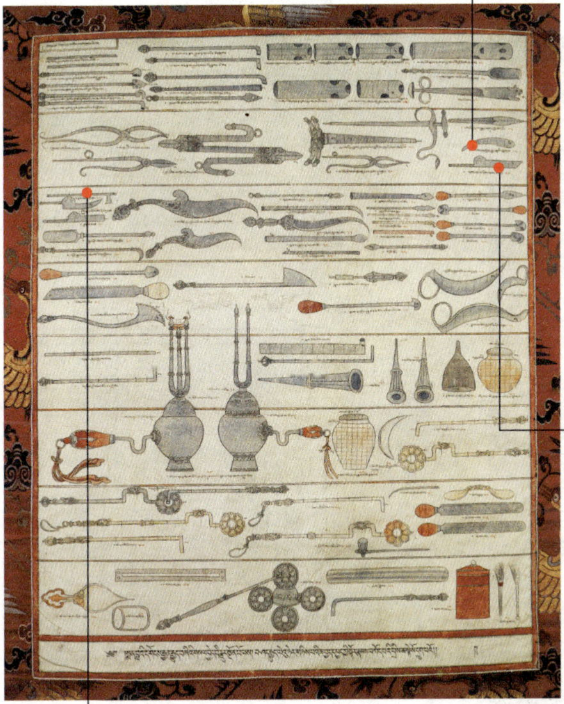

2　斜口刀

长 6 横指，竹刀状，尖端有 2 横指仰卧状斜刃，斜口前后两尖锋利。用斜刃刺“诺嘎”脉和小尖脉等动脉放血。

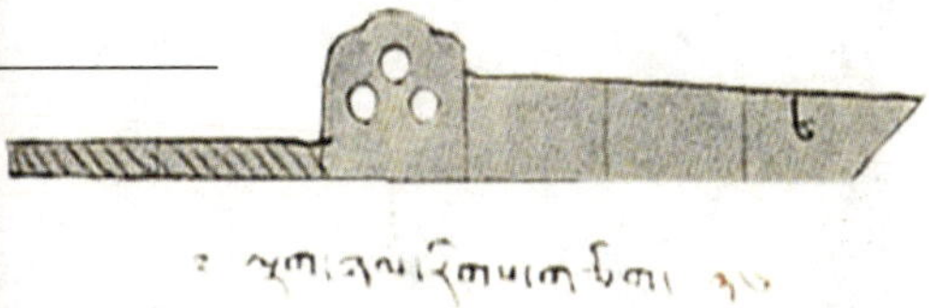

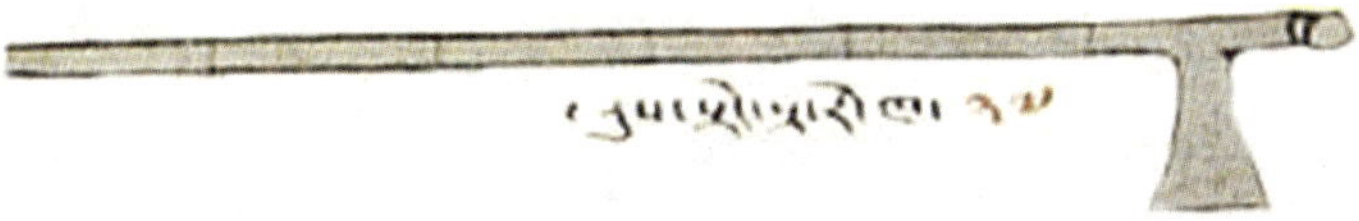

3　斧刃刀

长 6 横指，柄圆，为了便于手握和不使刀转动中部做有冠瓣扣手，尖端有斧刃刀。用以骨上血管放血。

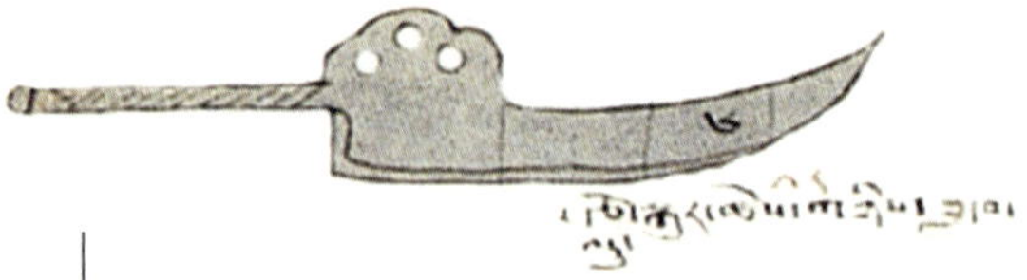

4　弯月刀

长 6 横指，形似初二月牙儿，刀刃坚韧，锋利。用以骨上血管放血。

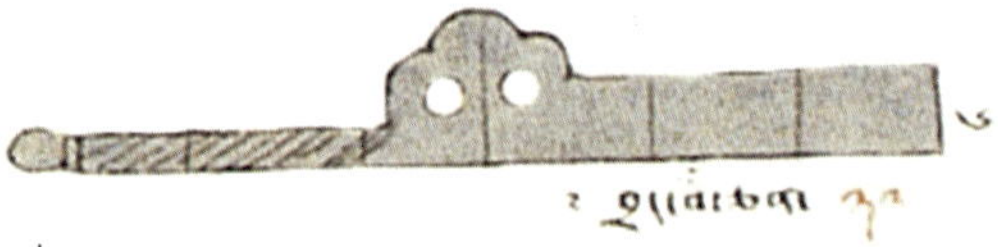

5　直刃膛口刀

柄细有螺纹，为了便于手握和不使刀转动中部做有冠瓣扣手，尖端有膛口利刃，似剃毛刀。用以复割头部创伤。

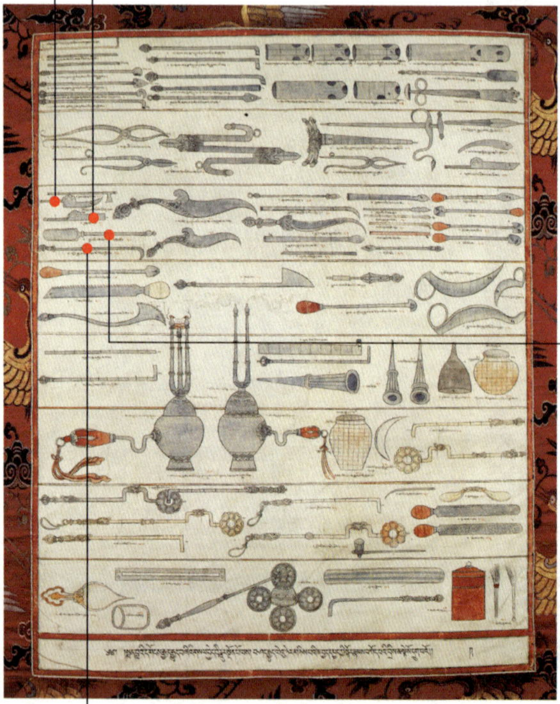

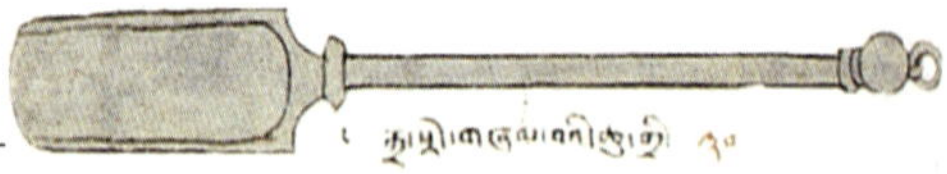

6　快刀

柄圆，细长，长 6~8 横指，一端扁如铲，边微上翘，前刃锋利似剃头刀。用以捅破肿块取出腐肉。

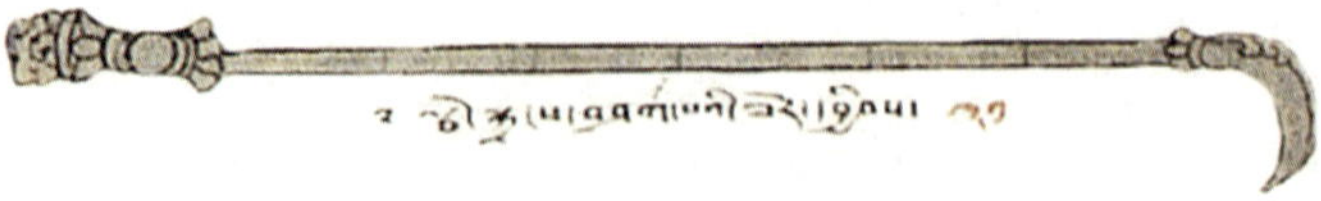

7　镰形刀

长约 8 横指，柄圆，细长，尖端如镰，刃利坚韧。用以割刺舌肿。

8　割头伤膛口刀

像直刃膛口刀，但比之大，刀刃似削笔刀，膛口突出，有大、小 2 种。用以复割头部创口等。

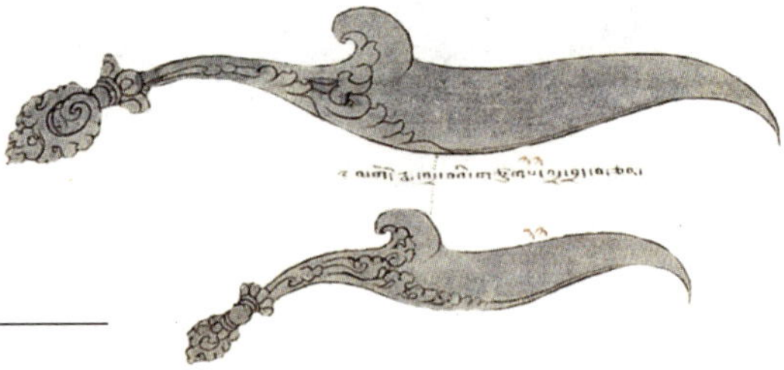

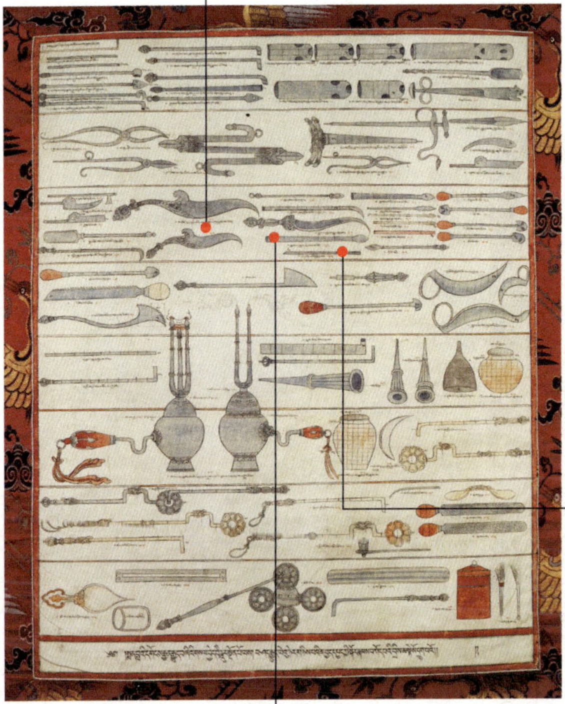

四、穿刺器械

1　穿刺器械

长 6 横指，颈细，尖端比柄身粗大，柄根较粗钝，腰部细直。用以穿刺皮肤等组织。

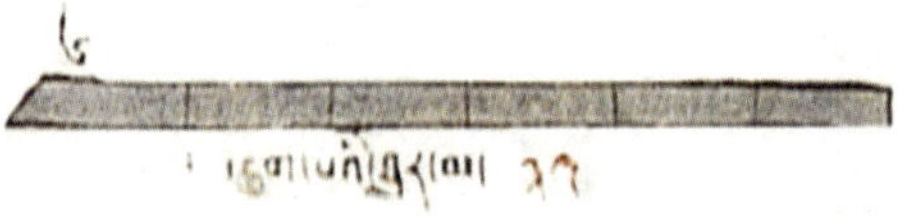

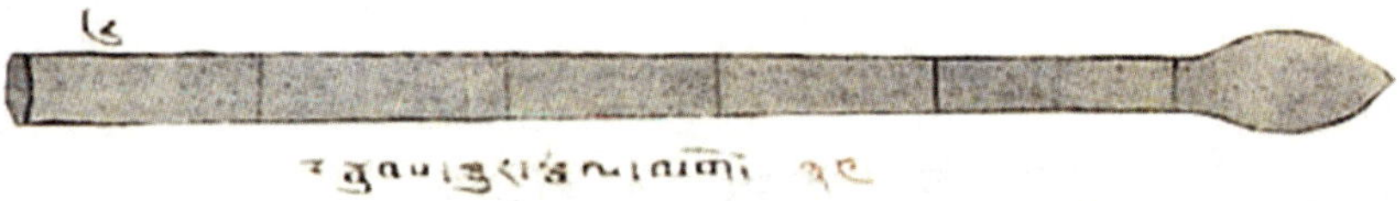

2　空心穿刺针

2.1 空心蛙头针

长 6 横指，细如麦秆，中空，挺直，尖似青蛙头，颈部有小孔。用以穿刺培根、隆气回旋、心包积水、肝腹水。

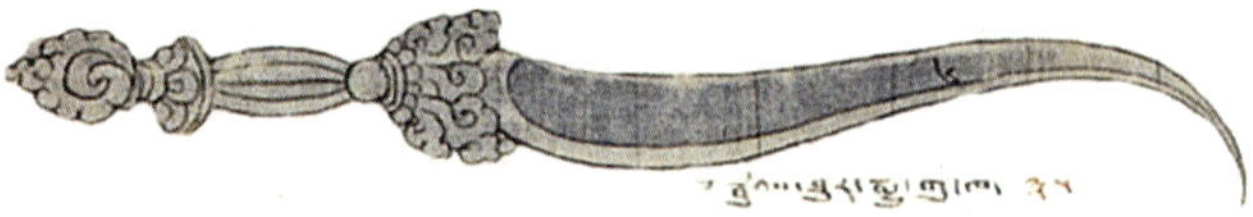

2.2 空心笔头针

长 12 横指，细如麦秆，中空，挺直，尖似竹笔头，用以刺放腹水。

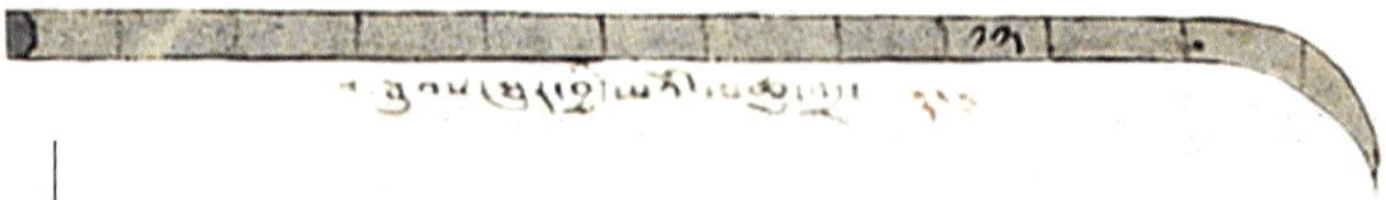

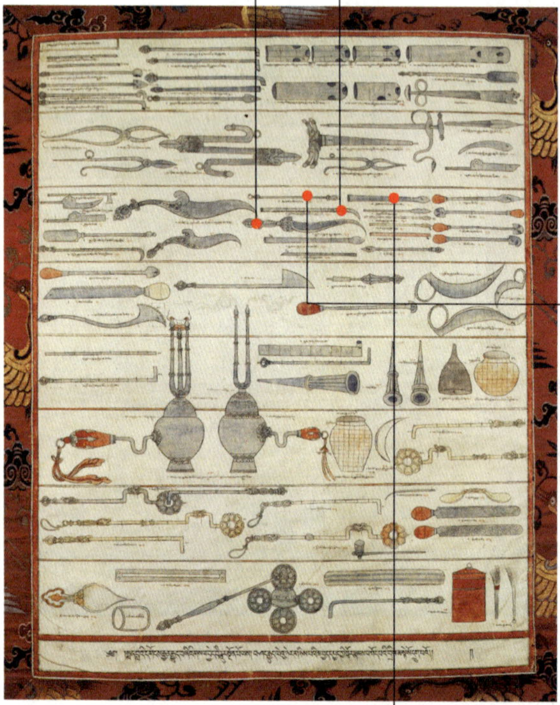

2.3 空心雀喙针

长 12 横指，细如麦秆，尖似麻雀喙，上喙包住下喙，喙略张。用以穿刺躯干排脓。

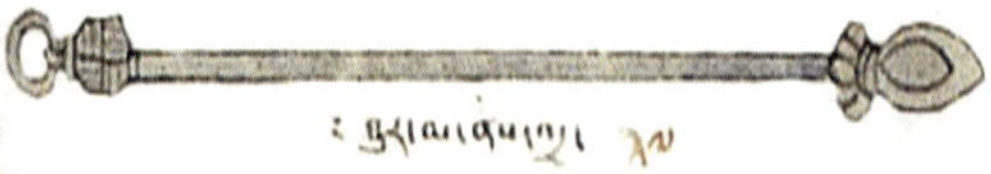

3 实心穿刺针

3.1 青稞头针

实心，细长，尖端似青稞粒。用以切除脊椎骨痞瘤。

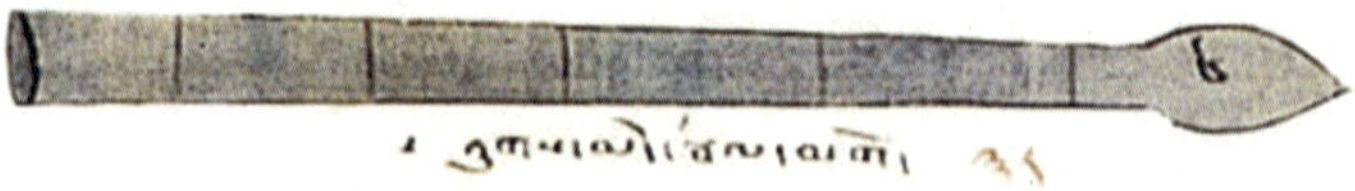

3.2 实心蛙头针

长 6 横指，柄根较粗，逐渐变细，先端有一横指大呈蛙头状、圆而锋利的尖。用以切除肺、心、小肠、大肠、肾等脏腑痞瘤。

3.3 “夏利”眼针

实心，长 1 拃，挺直光滑，尖圆具两横槽，锋利。用以切除肺、心、大肠、小肠、肾等脏腑痞瘤。

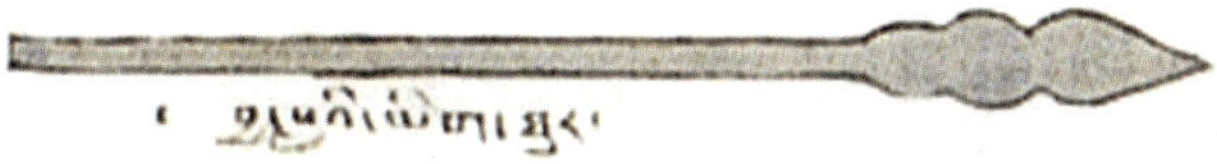

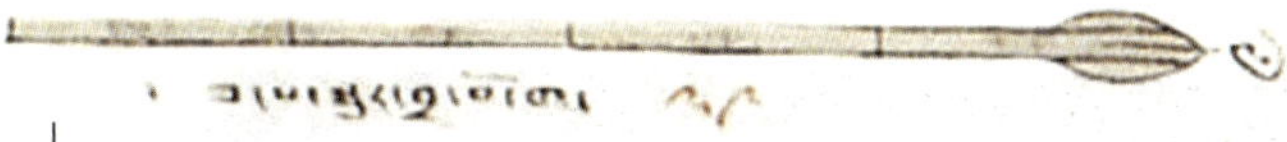

3.4 荞麦头铜针

实心，长 4 横指，针腰方粗，针柄根细，尖长 1 横指许，形似荞麦。用以除去眼障、翳雾（白内障）。

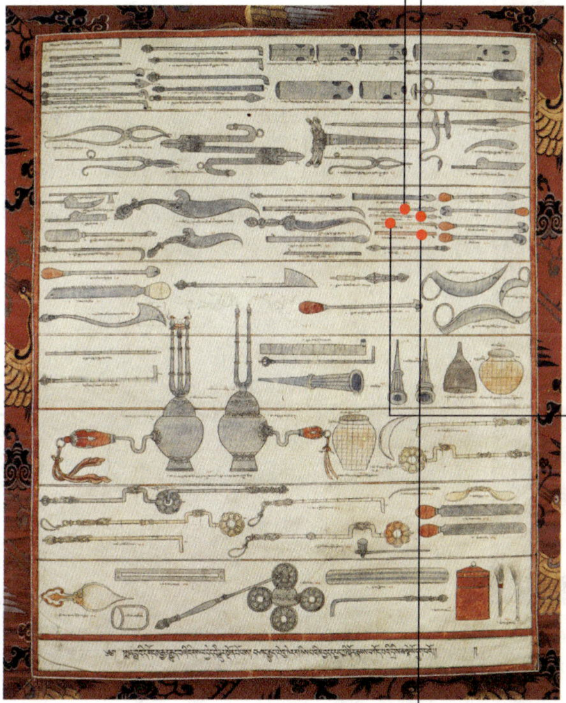

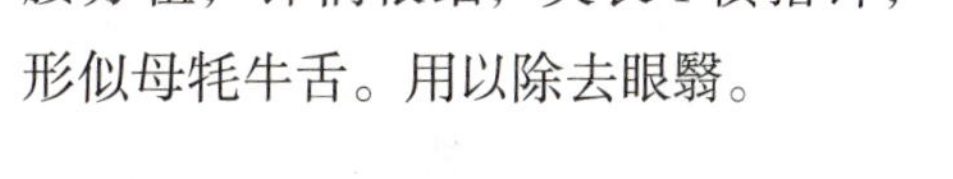

3.5 牛舌铜针

用铜打制，实心，长 4 横指，针腰方粗，针柄根细，尖长 1 横指许，形似母牦牛舌。用以除去眼翳。

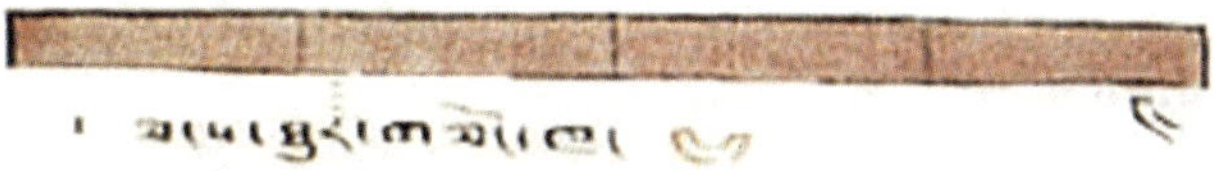

3.6 凿口铜针

用铜打制，实心，长 4 横指，针腰方粗，针柄根细，尖长 1 横指许，形似凿口。用以除去眼翳。

3.7 牦牛舌针

长1拃，针柄根细扁，尖长1横指许，形似母牦牛舌头，尖微利。用以穿刺四肢关节痞瘤、黄水等。

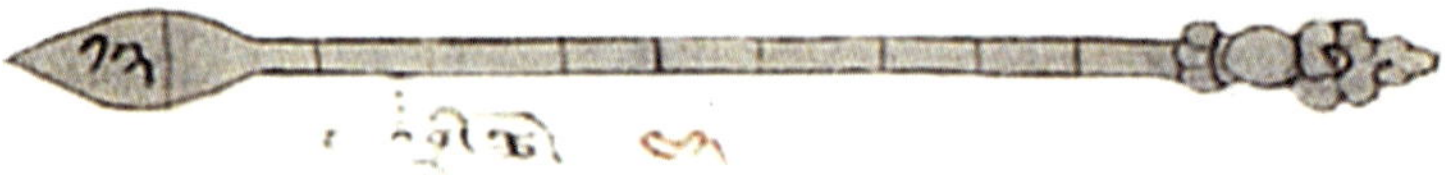

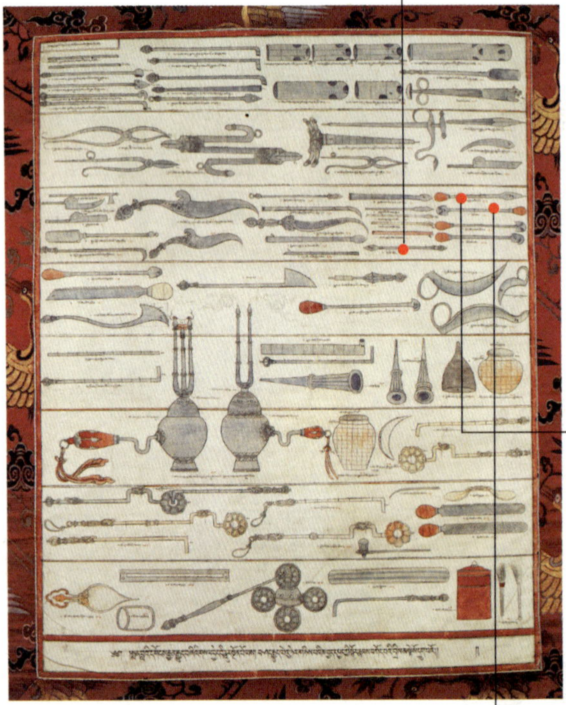

3.8 矛头针

1拃长，针柄粗细均匀，尖似矛头，刃锋利，柄头安有木把。用以穿刺四肢脓水。

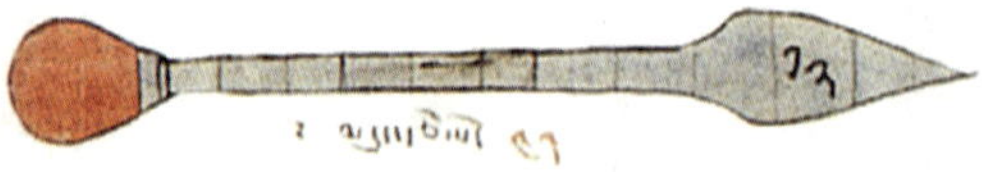

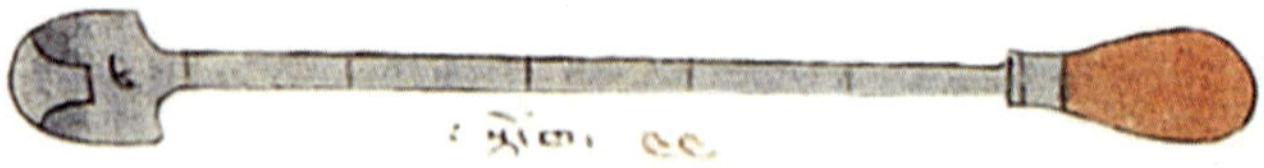

五、零星器械

1 挖取头骨骨折碎片之器械

1.1 单刃锛口匙

用优质金属打制，长6横指，尖端似锛，木柄。用以挖取头部等处的骨折碎片。

1.2 双刃锛口匙

用优质金属打制，长 6 横指，尖端似锛。一面锛口无刃，另一面锛口有刃，木柄。用以挖取头部等处的骨折碎片。

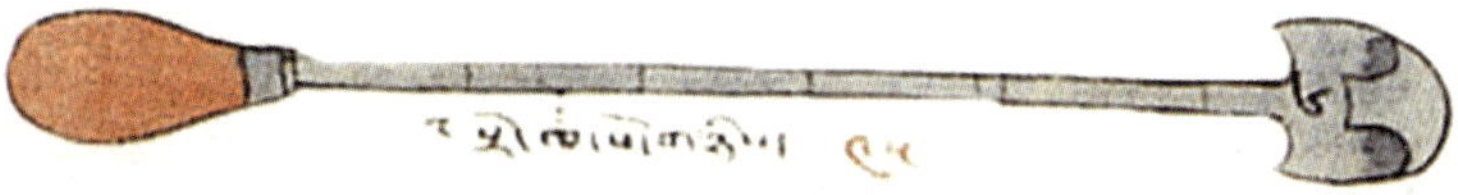

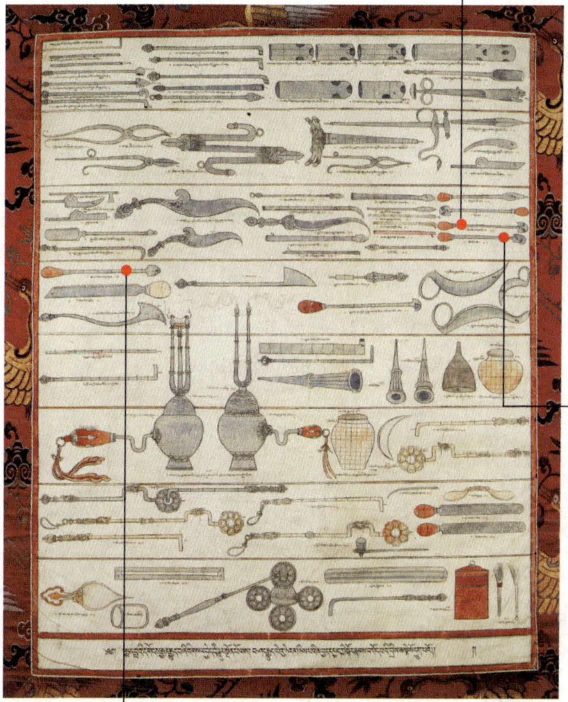

1.3 犊唇口匙

用优质金属打制，长 6 横指，尖端似牛犊嘴唇，刃圆，木柄。用以挖取头部等处的骨折碎片。

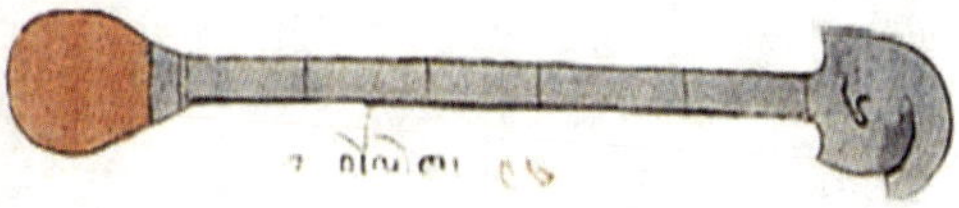

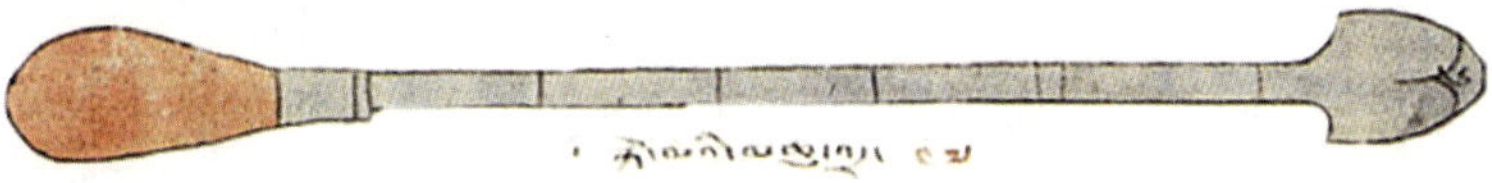

1.4 锄头匙

用优质金属打制，长 6 横指，尖端似小锄头，尖内弯，左右及尖皆有刃。用以挖取头部等处的骨折碎片。

2　截骨锯

2.1 骨锯

用优质柔韧金属打制，薄厚适中，宽 2 横指，长 10 横指，锯口非常细。用以锯断不能取出的断骨。

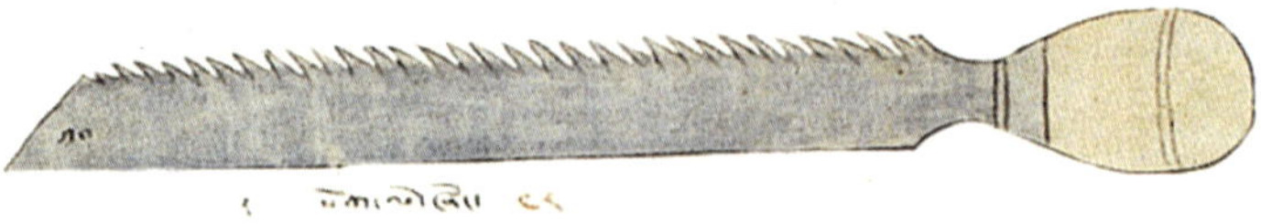

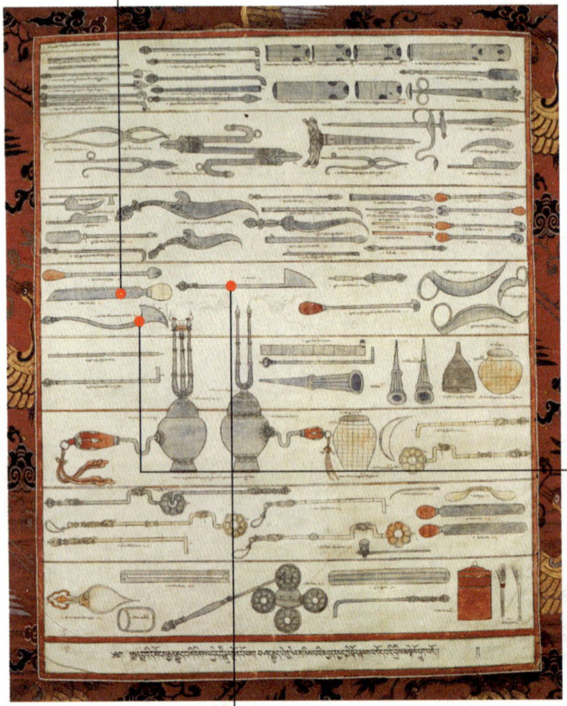

2.2 另一种骨锯

用优质金属打制，柔韧，长 10 横指，柄细长弯曲，尖似割皮刀，长 2 横指，宽 2 横指，锯口较细。用以锯断不能取出的断骨。

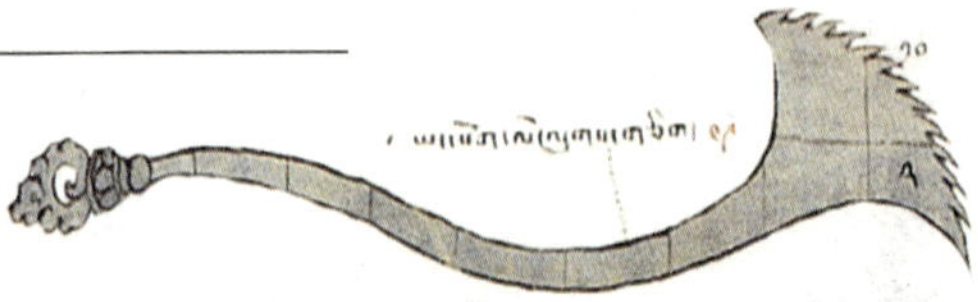

3　割断筋腱钺

柄挺直细长，尖如三角形铲子，非常锋利。用以割断不能取出的筋腱残余。

4 骨钻

空心，长 5 横指，空心，管的一端开有细小锯齿，腰部安有用铁或石做的转轮。用以头骨上钻孔。

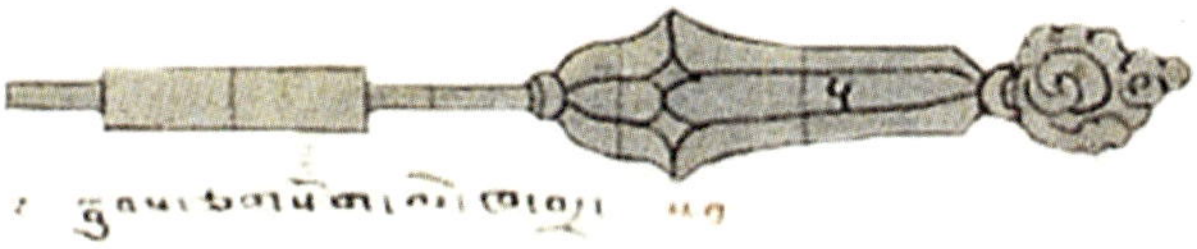

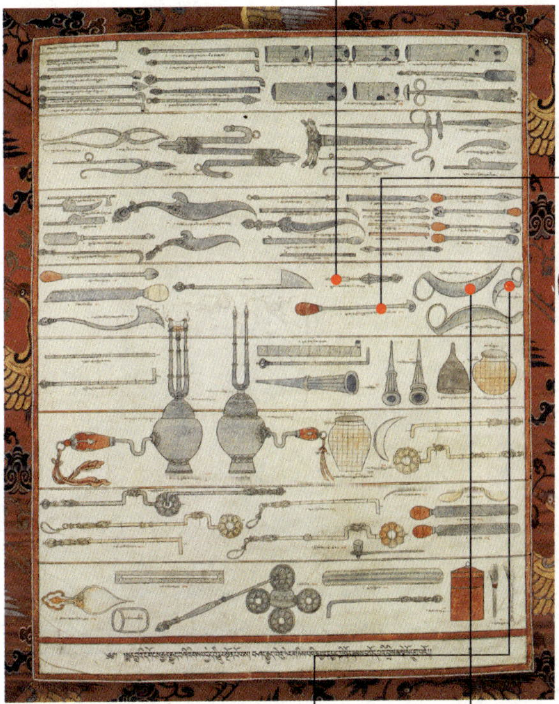

5 尖钩犊唇刀

长 10 横指，尖较弯，似牛犊嘴唇，锋利。用以割取耳、鼻、咽喉内的丘疹。

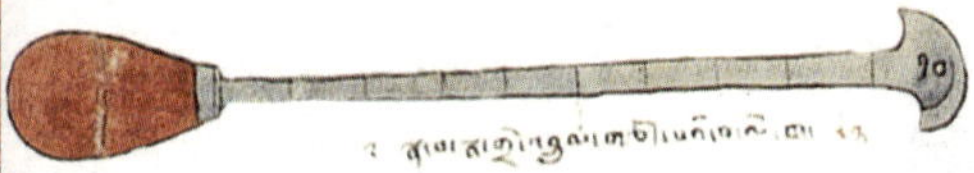

6 子宫刀

6.1 取死胎刀

长 1 拃，尖钩似弯月，柄端有套进指头的圆环。用以取出子宫内死胎。

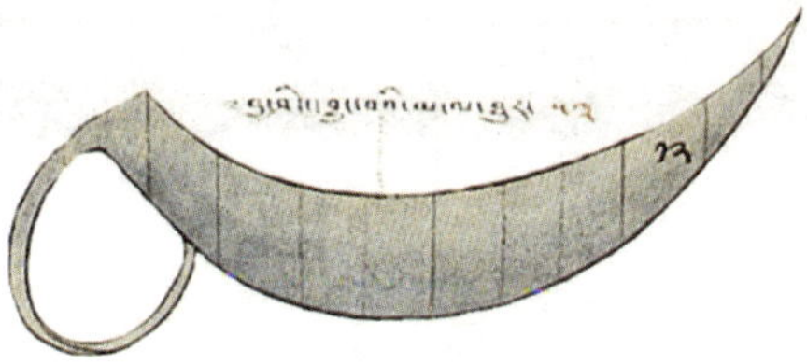

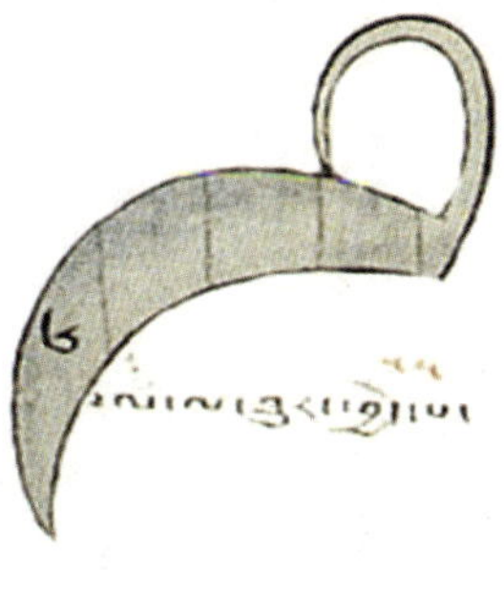

6.2 取死胎小刀

尖钩似弯月，柄端有套进指头的圆环，比子宫刀稍小。用以取出子宫内死胎。

7 蛇头夹

长1拃，柄端有套进指头的圆环，中等麦秆粗的尖端如一昂首蛇头弯，钩内面具齿状粗糙。用以取出尿道结石。

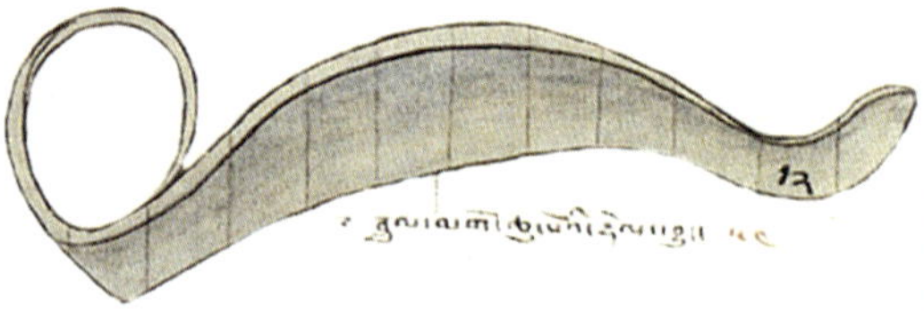

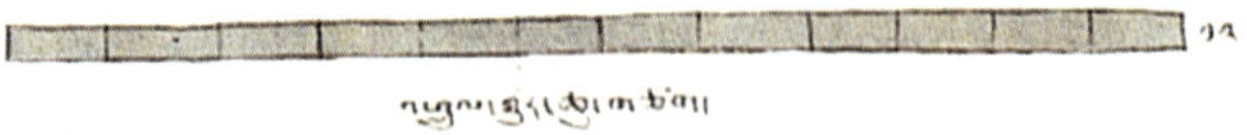

8 导尿管

长12横指，空心，中等麦秆粗，挺直光滑。尿道塞阻时用以导尿。

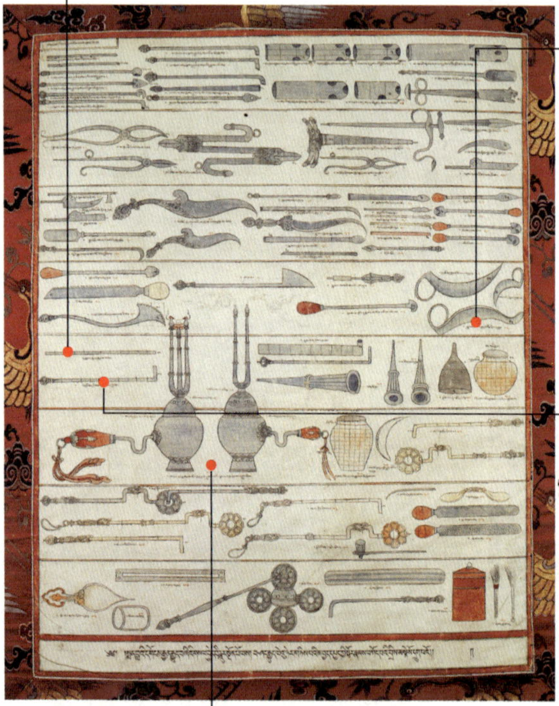

9 曲尖烧龋器

长10横指许，中等箭杆粗，尖弯似锥并有尖套。用以烧灼龋齿。

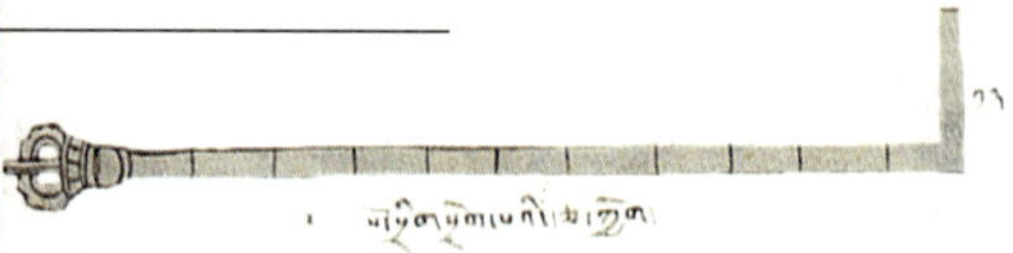

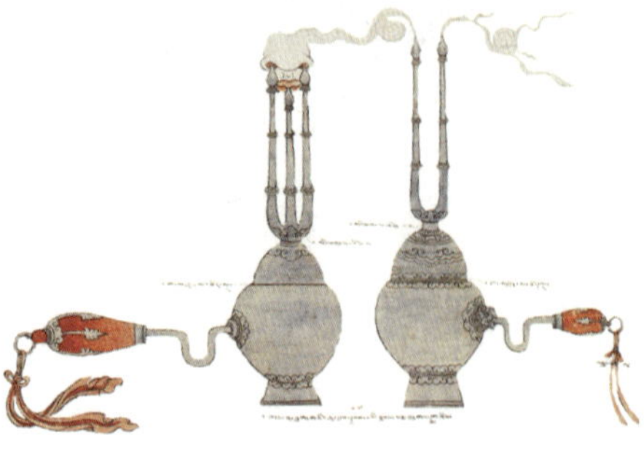

10 口鼻吸烟器

形似瓶，高10横指，内空，顶瓶内直径5横指，顶端安有三叉管，管逐渐变细，管口可纳一豌豆粒，用嘴和两鼻孔吸药。另有一种为双叉管者，用两鼻孔吸药烟。这两种吸烟器皆用以熏杀虫病。

11　台阶状吹药管

空心，细箭杆，长 10 横指许，顶端呈台阶状，另一端似竹笔口，口内盛药末，用口气吹撒在咽喉处，特别在管内插有一烧红铁杆露出顶端台阶口。用以烧灼悬雍垂（小舌）肿垂。

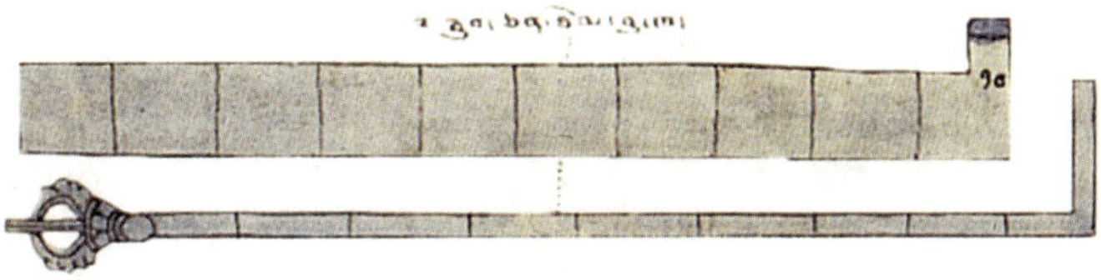

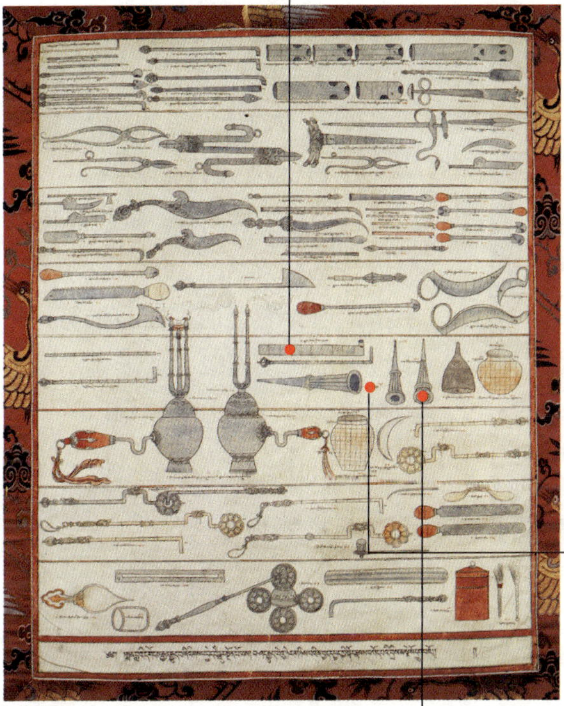

12　灌肠器

用铜或铁打制，空心，长 8 横指，尖逐渐变细，根管径大，可纳一拇指，尖部管径小，可纳一豌豆粒，腰部和近根部有二箍。用以文灌肠或峻灌肠。

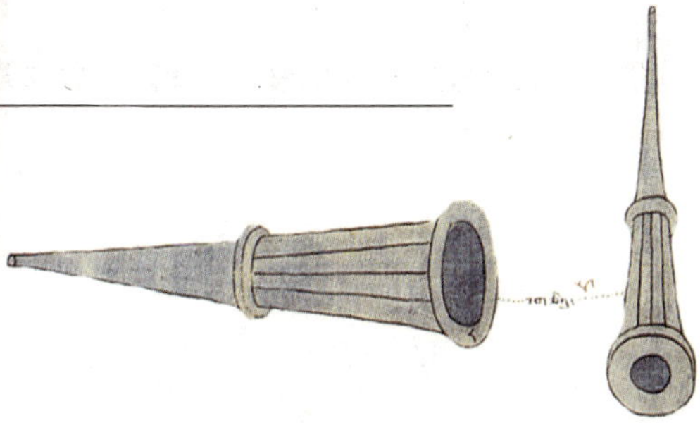

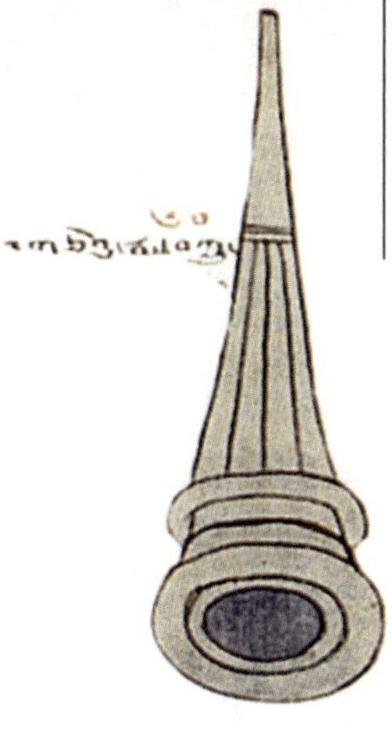

13　洗疮器

与灌肠器相似，根部管径宽大，尖端管径细小，挺直光滑，有麦秆粗。用以冲洗疮口、创口。

14 吸角

用黄牛角做的吸角，高 5 横指，底宽 3 横指，尖端做成乳头状和莲蕊状，中有可纳白芥子小孔。用以吸取黄水。

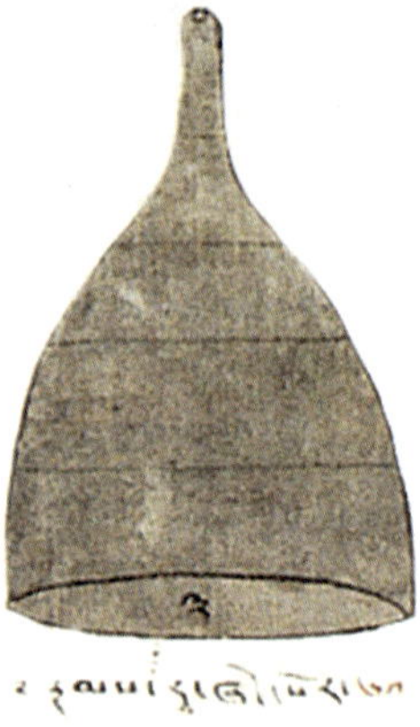

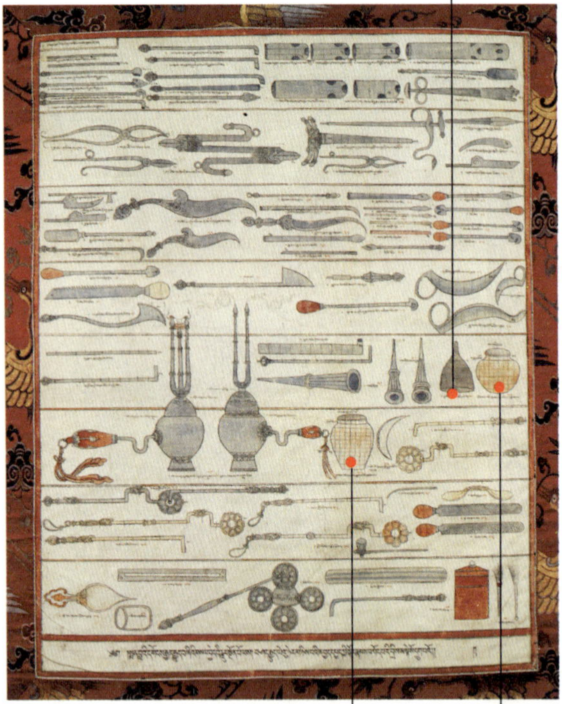

15 火罐

15.1 标准火罐

用铜等金属制成，罐腹周长 18 横指，高 12 横指，口圆可容并排 4 手指，内置燃烧的桦皮、纸等，扣于疾病部位。用以吸取隆血不和所引起的刺痛，消除外部肿块。

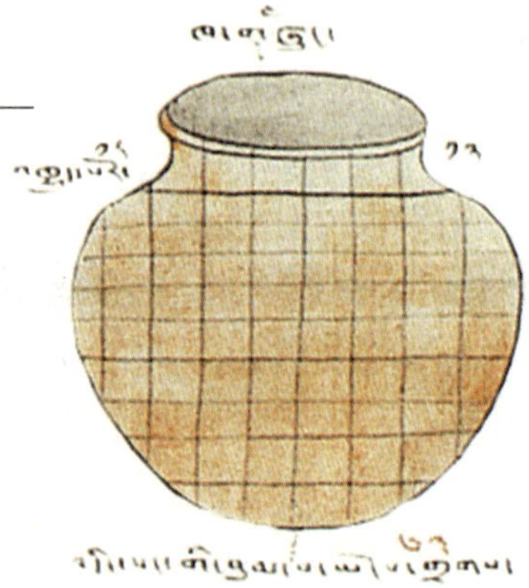

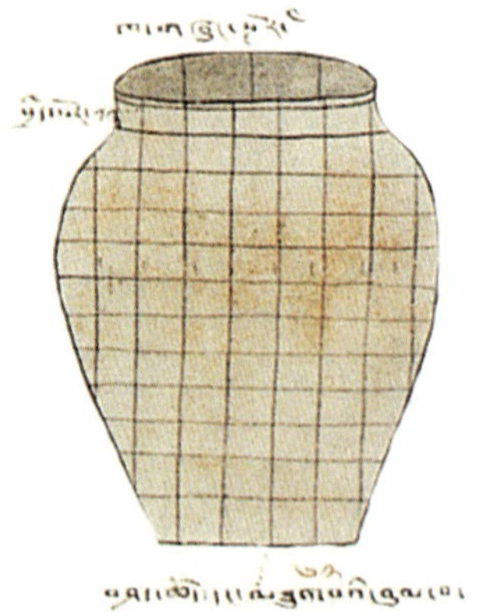

15.2 现用火罐

用铜等金属制成，罐腹周长 18 横指，高 12 横指，口圆可容并排 4 手指，内置燃烧的桦皮、纸等，扣于疾病部位。用以吸取隆血不和所引起的刺痛，消除外部肿块。

16 剃发刀

用破碎铜镜磨制而成，状似初二月牙儿，刃非常锋利。用以剃发。

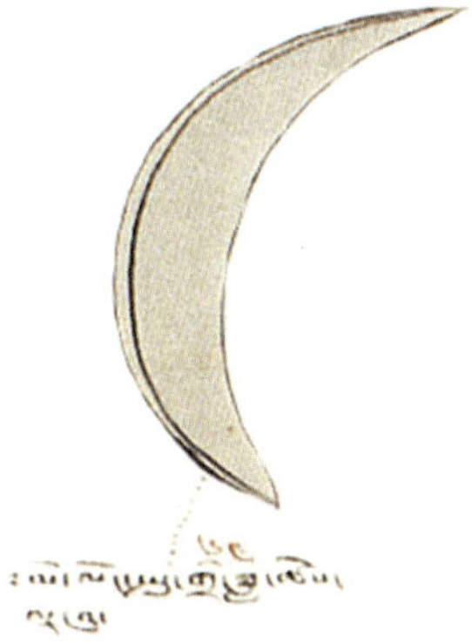

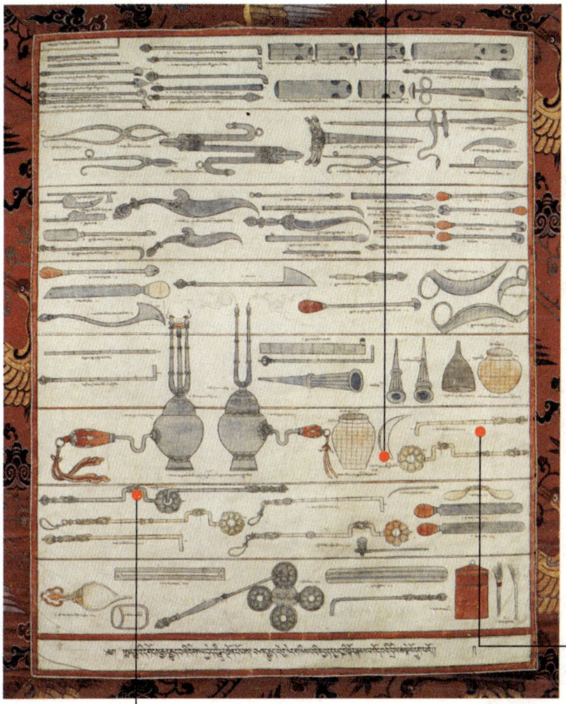

17 烙器

17.1 金烙

用金制作而成，柄长10横指，直径1横指，烙头似炒青稞用的搅棍，尖端弯折2横指，便为金烙；长短粗细与金烙相同，烙头圆而有孔者为金烙砧，将此放在穴位上，用金烙烧灼，治疗痈疽等一些突发肿块。

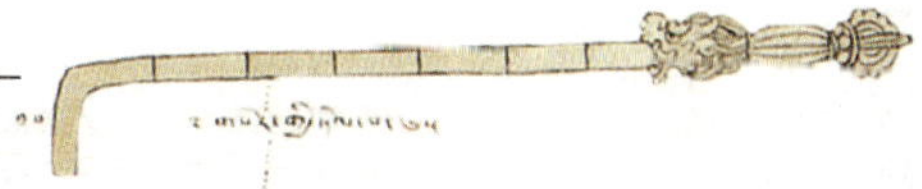

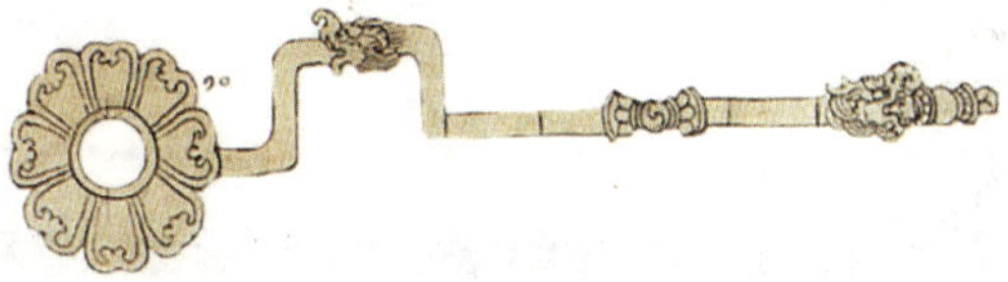

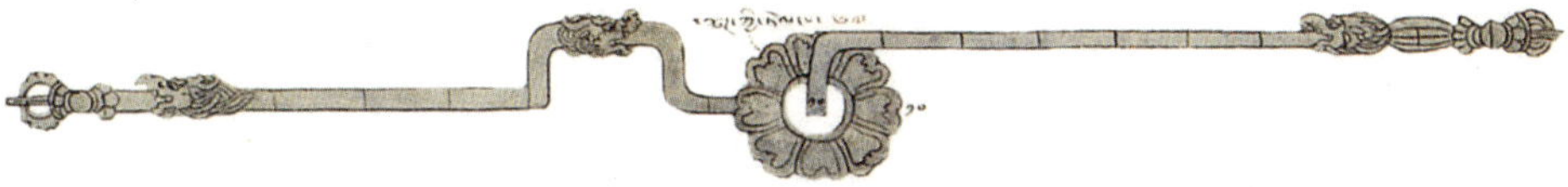

17.2 铁烙

用铁制作而成，柄长10横指，直径1横指，烙头似炒青稞搅棍，尖端弯折2横指者为铁烙；长短粗细与铁烙相同，烙头圆而有孔者为铁烙砧，将此放在穴位上，用铁烙烧灼，治疗痈疽等一些突发肿块。

17.3 青铜烙

用青铜打造而成，柄长 10 横指，直径 1 横指，烙头似炒青稞搅棍，尖端弯折 2 横指者为青铜烙；长短粗细与青铜烙相同，烙头圆而有孔者为青铜烙砧，将此放在穴位上，用铁烙烧灼，治疗痈疽等一些突发肿块。

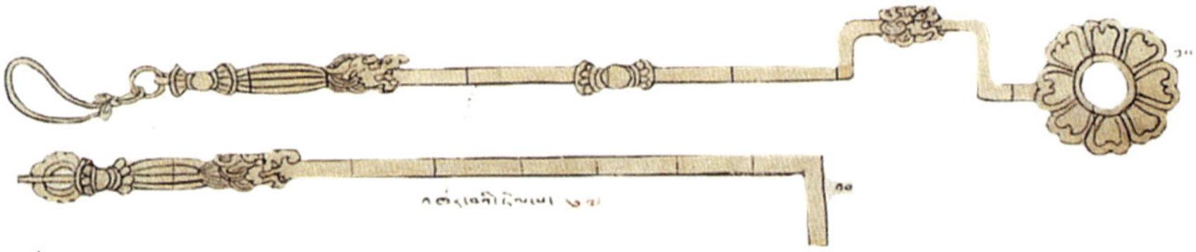

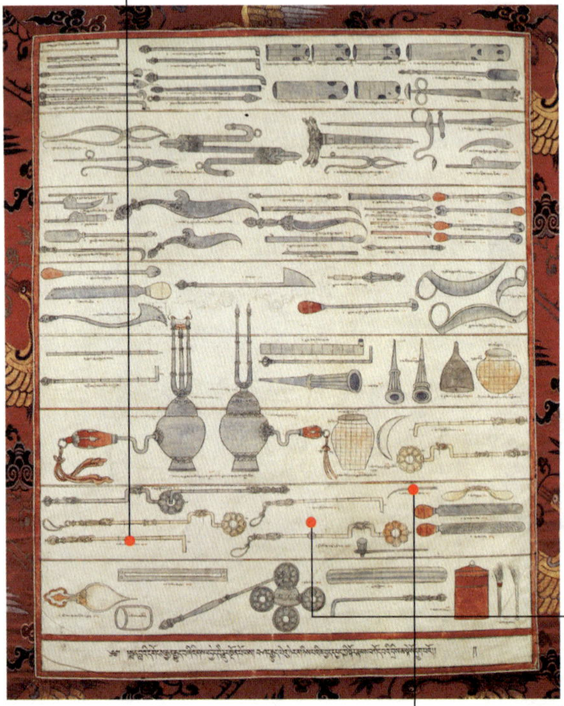

17.4 红铜烙

用红铜打造而成，柄长 10 横指，直径 1 横指，烙头似炒青稞搅棍，尖端弯折 2 横指者为红铜烙；长短粗细与红铜烙相同，烙头圆而有孔者为红铜烙砧，将此放在穴位上，用红铜烙烧灼，治疗痈疽等一些突发肿块。

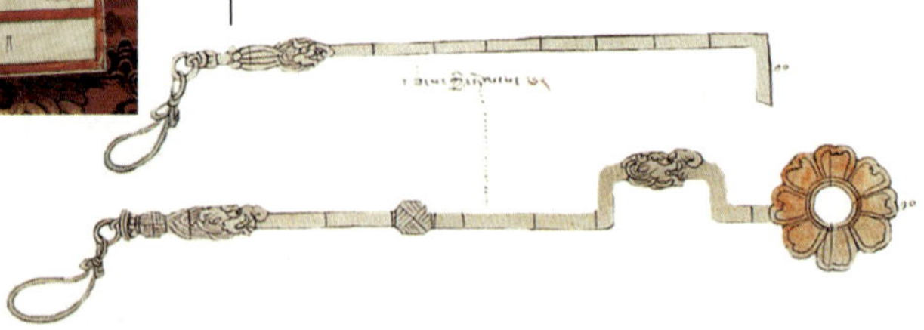

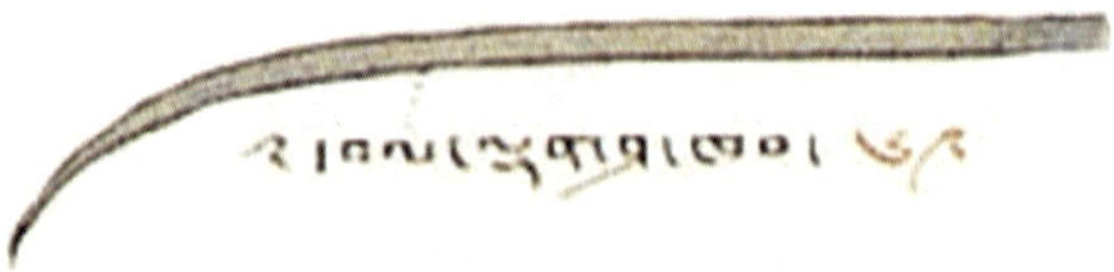

18　缝合针

针头似矛，细而光滑，尖端特意弯曲，又称肉针。用以缝合肌肉和皮肤。

六、辅助器械

1　字形舌印器

柄细长，尖端似锤，顶面平，镌有字，醮上藏红花药液在新生儿额头和舌面打字用。

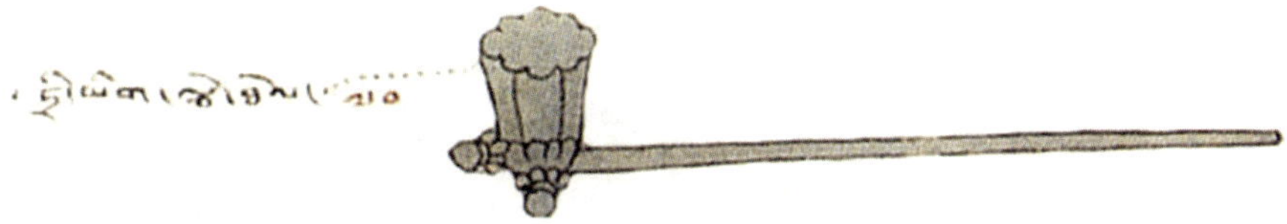

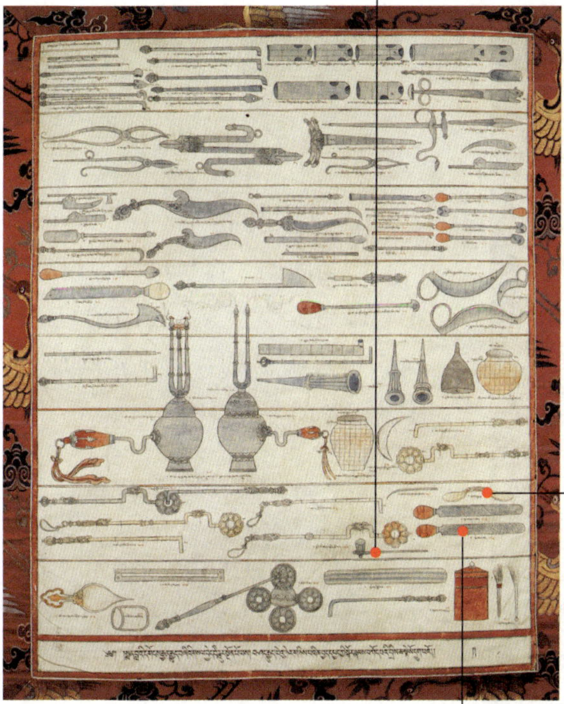

2　药匙

用金、银、铜、铁中任何一种金属打制而成，像吃饭的小勺子，中央凹陷，较小，是量取散剂的工具。

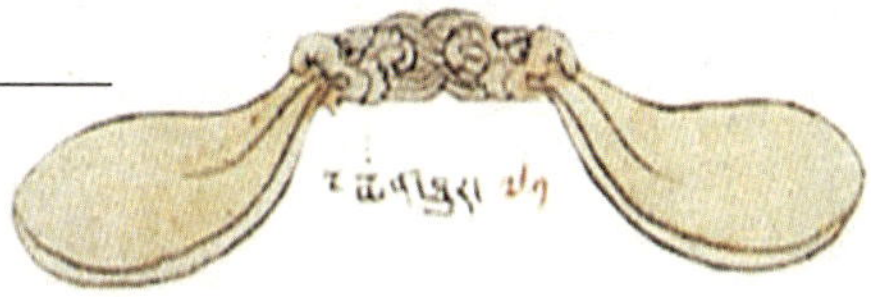

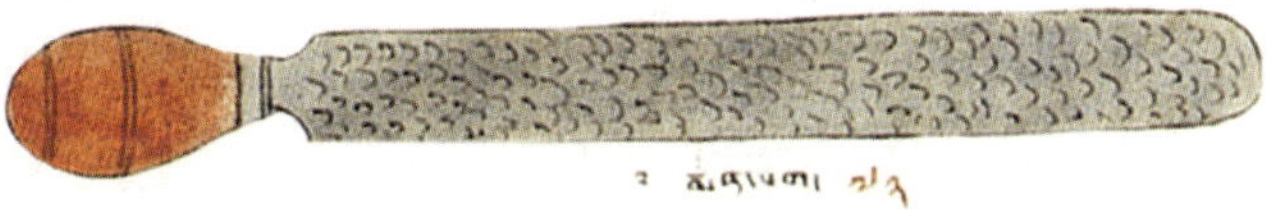

3　药锉

用金属制成，扁长，上有蒺藜状三角牙齿，齿尖朝向一方。用以磨角和木类药。

4　锉铁

用金属制成，比较宽大，长四方形，上有锉纹或较深的条形棱纹。用以锉金属类药。

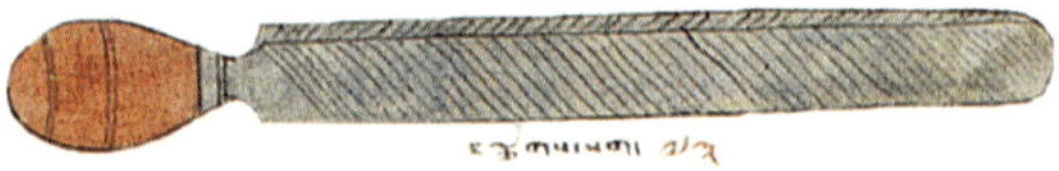

5　点眼勺

中央凹陷似瓢，勺尖端细长，一端有柄。用以眼内滴药。

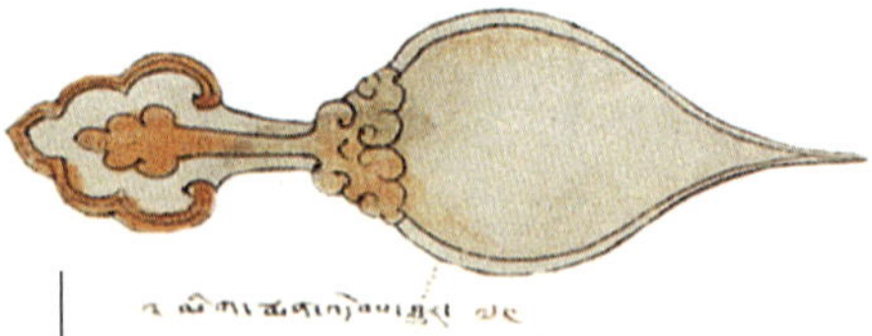

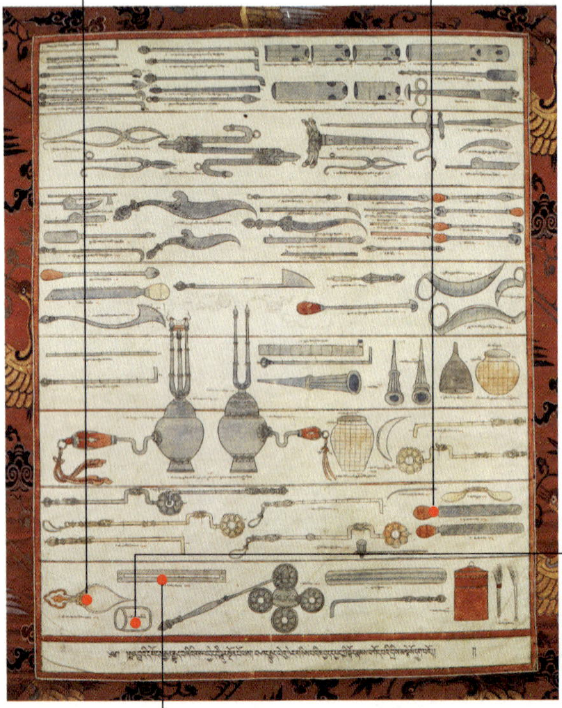

6　压眼器

口与腹圆，体呈筒状，内径大小与眼睛大小相等，筒柄较细，两端有口连腹，是一种压在眼球上，不让眼睛闭合的器械。

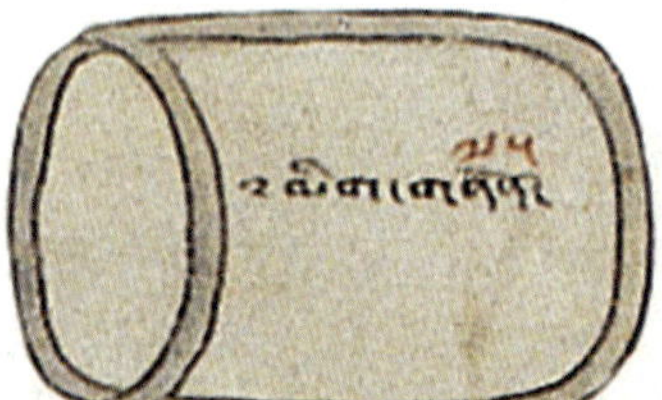

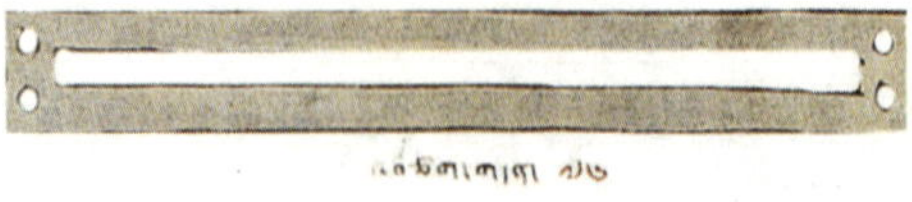

7　刺脉压条

长方形，较窄，中央开一条缝，压在脉上，使脉管显露于外。用以固定脉管便于穿刺放血。

8 四眼烙砧

柄细长，尖端四面各有一圆孔的砧子。用以烧烙眼睛，疏通眼睛四门闭塞。

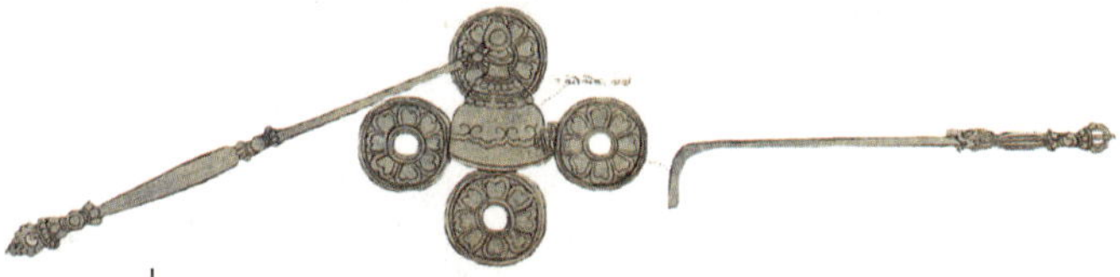

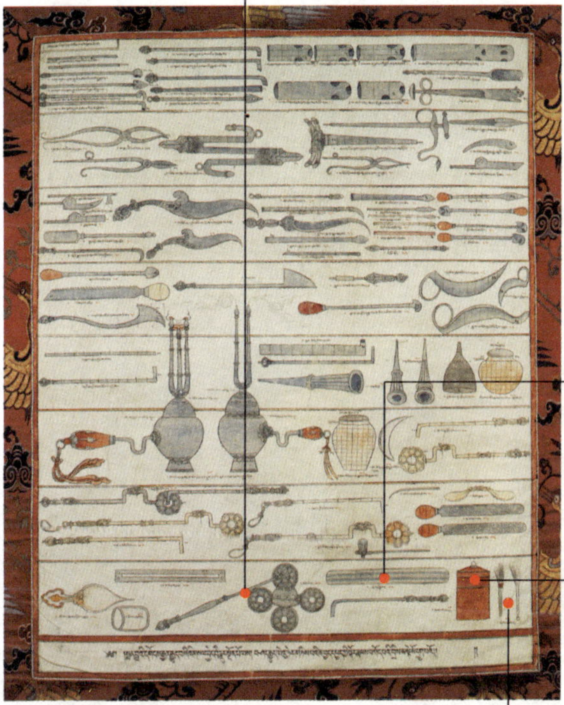

9 药铲

长 3 横指许，扁，长方形，两端较圆似半月，为量取散剂的工具。

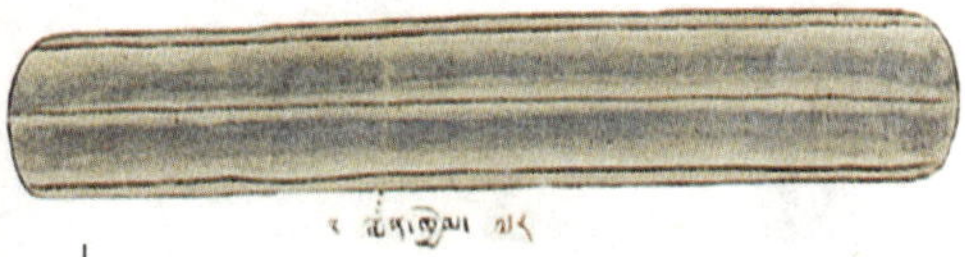

10 药筛

形似桶，内有用绫等制作的纱窗。用以筛选磨碎的药末。

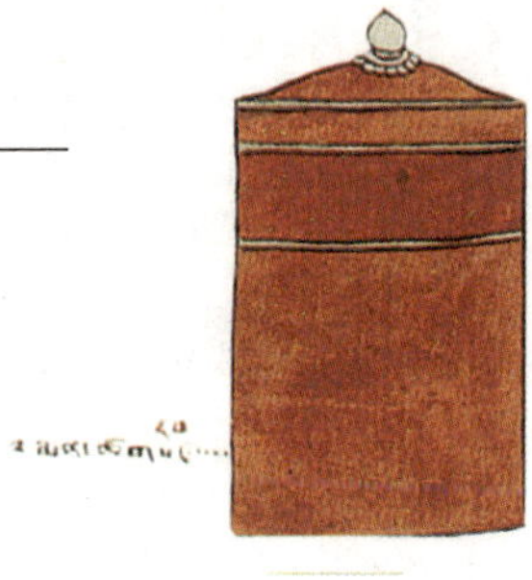

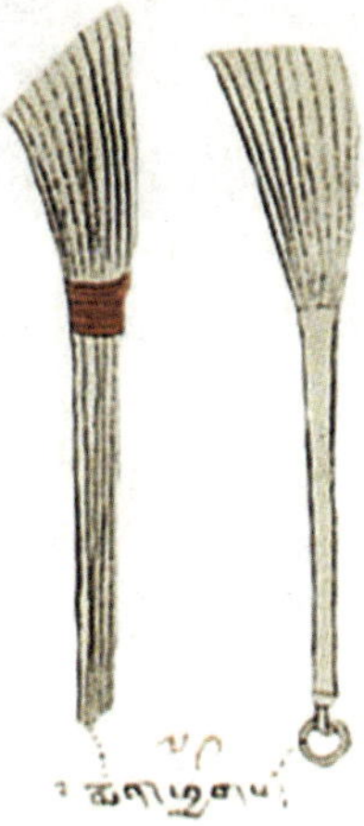

11 药刷

用猪鬃等做成的刷子，将药筛下面的药末扫在一起。

图三十七　养生、诊断及治则

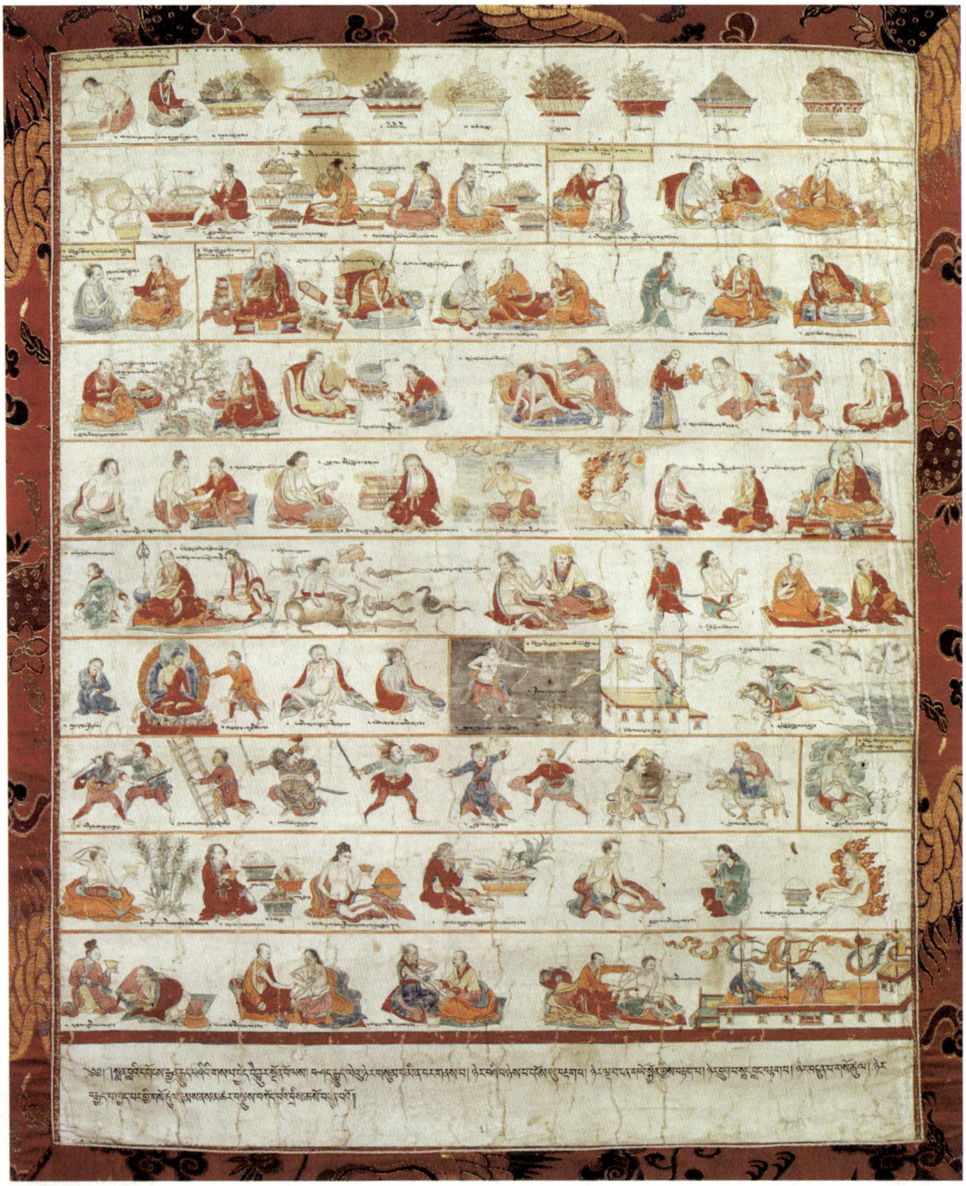

本图示《论述部》养生滋补法，三邪病直接诊断法，取巧诊断法，四边取舍诊断法及治疗原则，具体法则详述等内容。

第二十三章　养生滋补法

一、滋补法先行

1　沐浴

未行滋补之前要做准备。滋补对象不能过于老迈，除了年过七十，体质衰弱不胜滋补者之外，都可进行滋补。滋补期间居住地要清洁宁静、优美，选吉日良辰，禁忌剧烈劳身、酸腐生食、葱蒜咸辣，要沐浴净身。

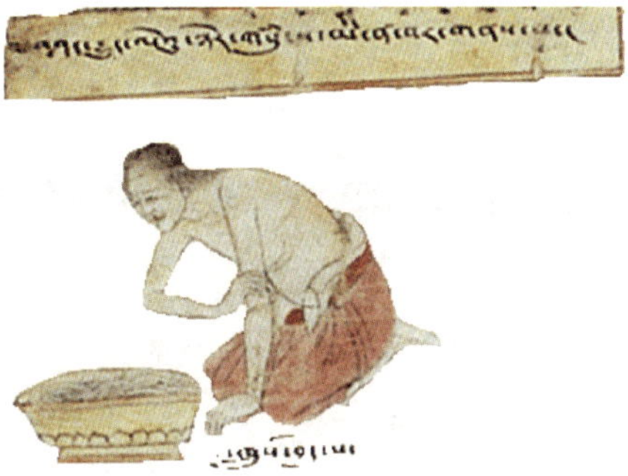

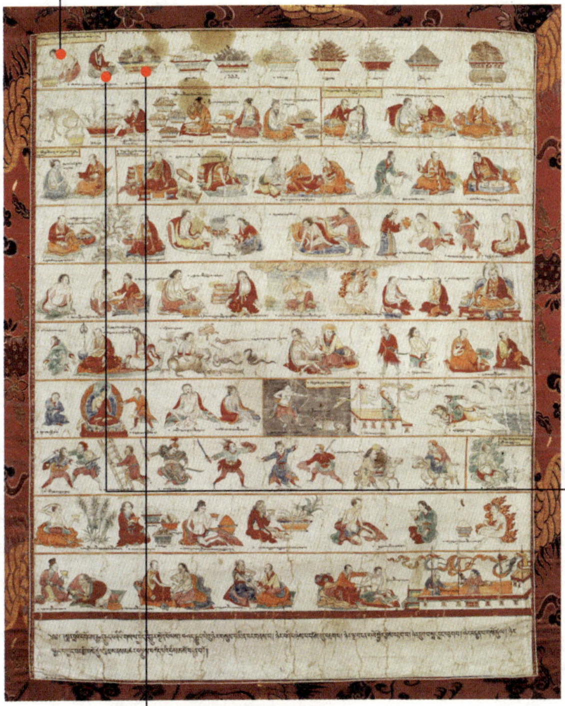

2　禁欲

抑制情欲，特别禁忌过度性交。保持身心放松，精力充沛，精血旺盛，为滋补正行做好准备。

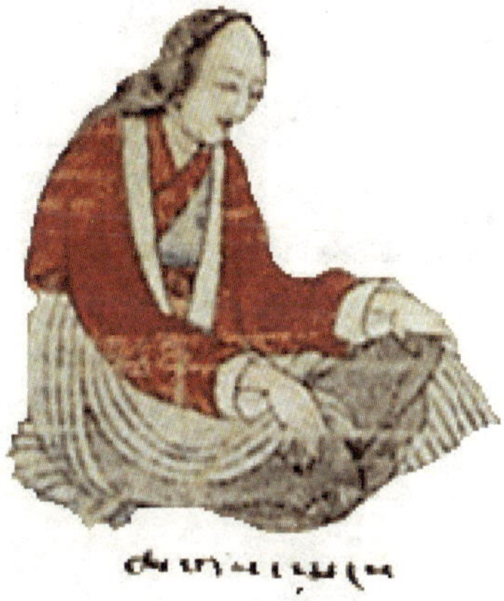

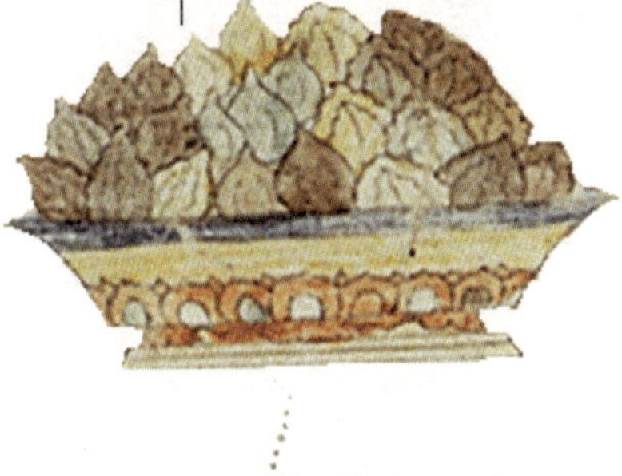

3　清腹

3.1 服三果方

服三果方（诃子、毛诃子、余甘子），其中诃子治一切寒热疾病；毛诃子治培赤合症、黄水病、隆病；余甘子治培赤合症、血病、隆病、尿频等。此为滋补先行清腹除病主方。

3.2 加光明盐方

滋补先行要服三果加光明盐清腹方。光明盐是一种产自海洋的盐类，无论怎样砸毁皆成四方，清白透明像雄寒水石。功能治培隆合症、消化不良等寒证。

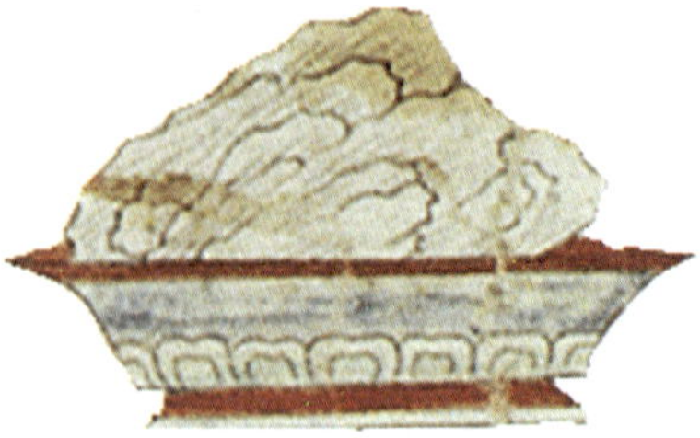

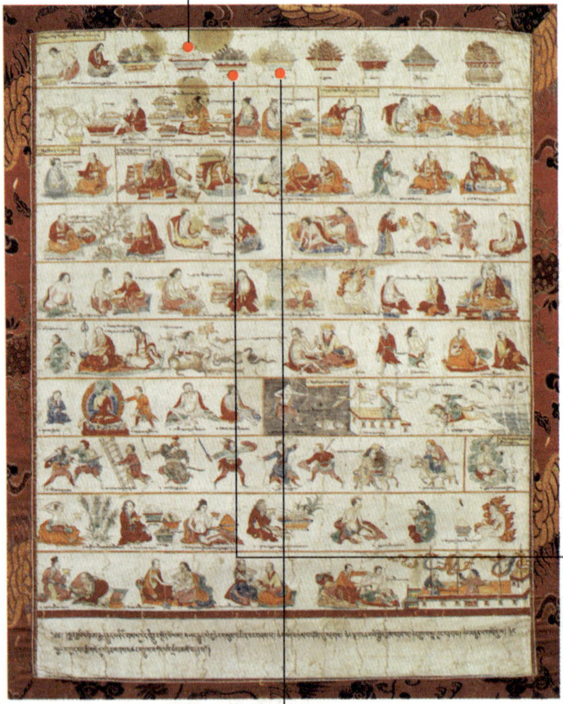

3.3 加荜拨方

滋补先行要服三果加荜拨清腹方。荜拨为产自热带地区的一种乔木果实，形长圆，色青黑，细似蚁腰。功能温中祛寒，治寒隆症、脾病等。

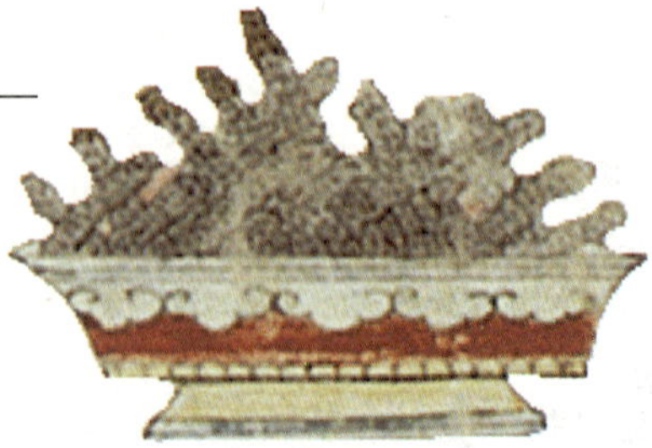

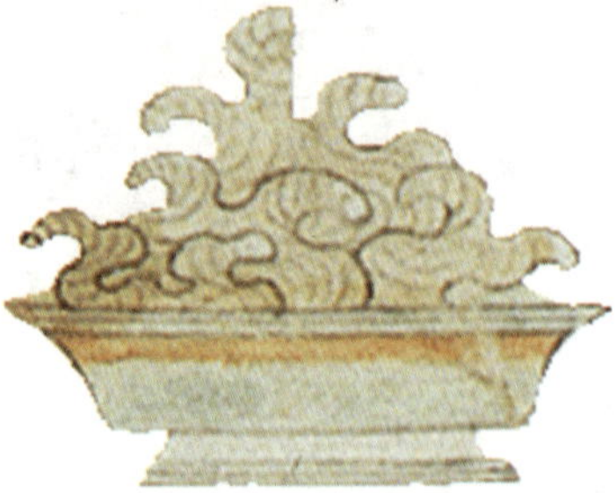

3.4 加干姜方

滋补先行要服三果、荜拨加干姜清腹方。干姜为姜之一种，根白泛红，质非常坚硬，砸碎后色白少油腻或色褐红多油腻。功能生胃火、祛寒、消食，治培隆合症。

3.5 加水菖蒲方

滋补先行要服三果、干姜等加水菖蒲清腹方。水菖蒲产自西藏地区，根外皮黑而肉质白，气味芳香，性重、坚，具节多纹，似老人手指。功能消食，生胃火，治白喉、炭疽。

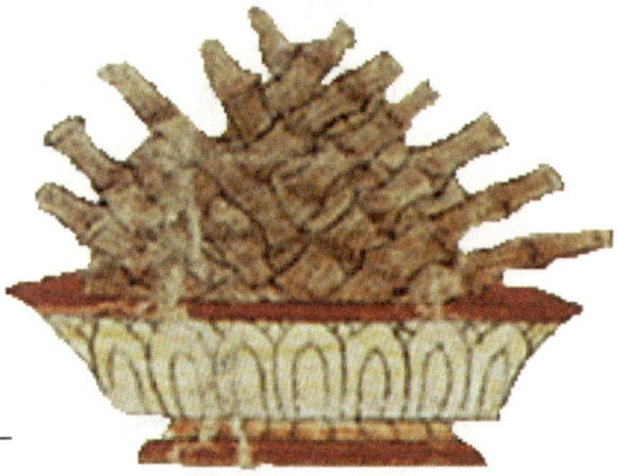

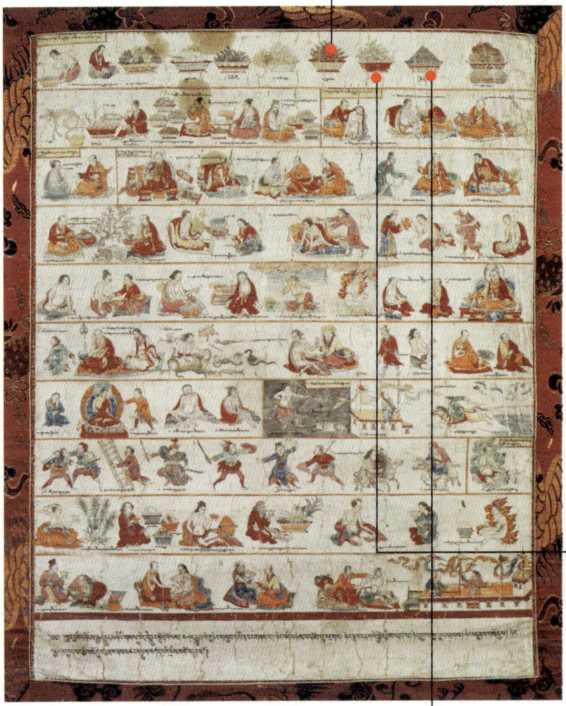

3.6 加姜黄方

滋补先行要服三果、光明盐、水菖蒲等加姜黄清腹方。姜黄又称为黄姜，根外皮红黄，具节皱纹，长有细毛。功能解毒，祛腐肉，治疫，利尿。

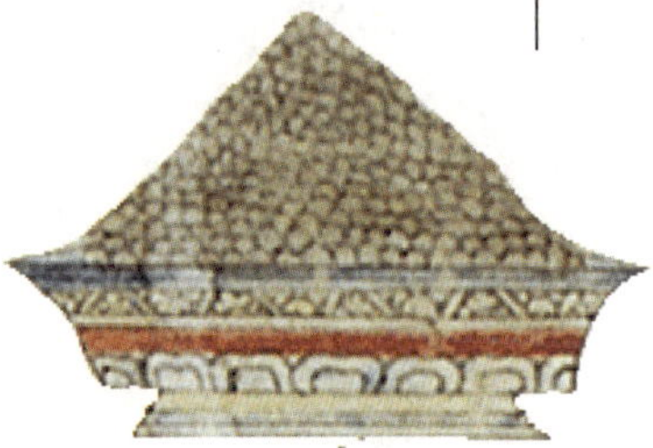

3.7 加酸藤果方

滋补先行要服三果等加酸藤果清腹方。酸藤果产自印度等地，色淡红，形似霜打过的豌豆粒，搬动时发出“桑桑”响声。功能杀虫，生胃火。

3.8 加红糖方

滋补先行要服三果、光明盐、酸藤果等加红糖清腹方。红糖为甘蔗熬汁后形成的膏，色淡紫。功能祛寒，滋补，增力，清脑。

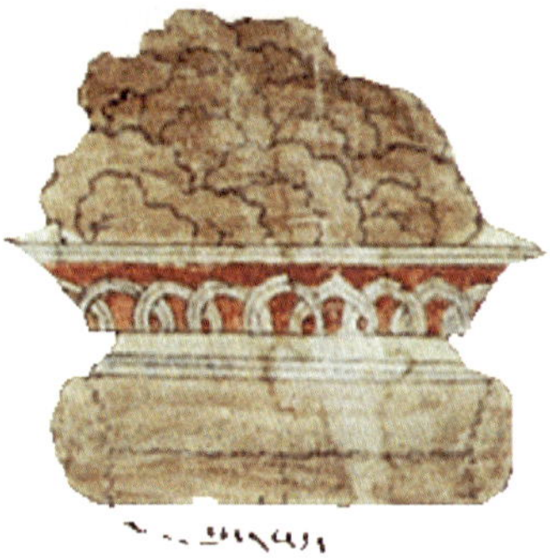

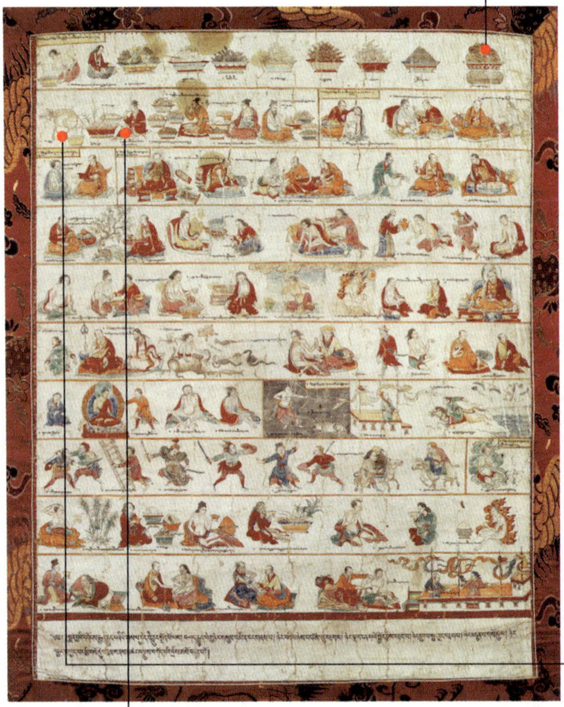

3.9 加红色黄牛尿

滋补先行要服三果加上述各药研末后，用橙色母黄牛尿调合成丸的牛尿方丸，丸如豌豆粒大。根据肠腹的硬软（易下泻或不易下泻）度，治胆亏、培根寒症不散及积水等。

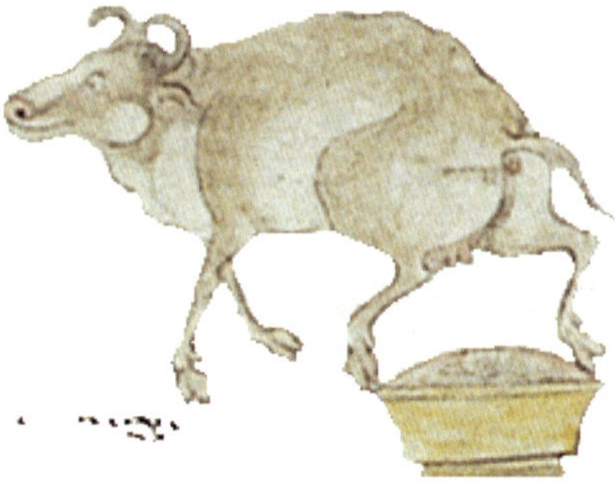

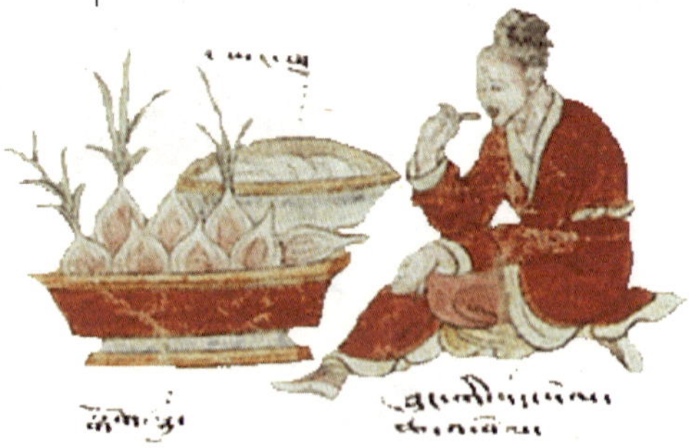

二、滋补正行

1 治隆病且益寿之药油膏

大蒜药油膏，取无伤疤大蒜 11 两，水中煮后捣碎，加融酥油 21 两，拌匀，装入罐封口，埋入青稞堆 21 天后取出，21 天服完，治隆病，特别能滋补，强身益寿。

2　治赤巴病且益寿之药

取热季从岩缝中流出的含有五种金属的岩精，研末，再将适量金、银、铜、铁煅烧成灰，两药倒入铁臼中捣细调和，逐次加大口服量，治赤巴病为主的三邪病，特别能滋补，增力益寿。

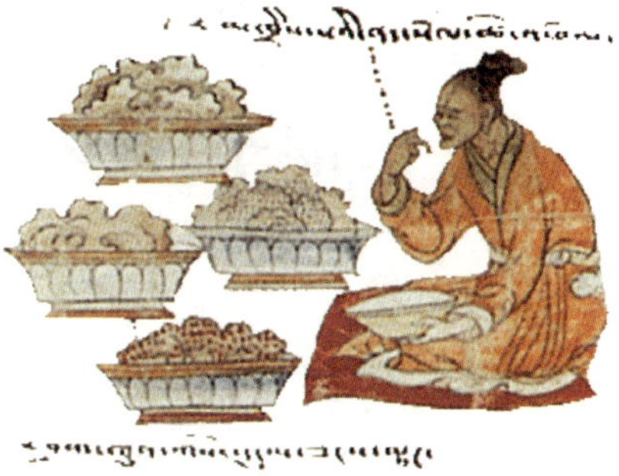

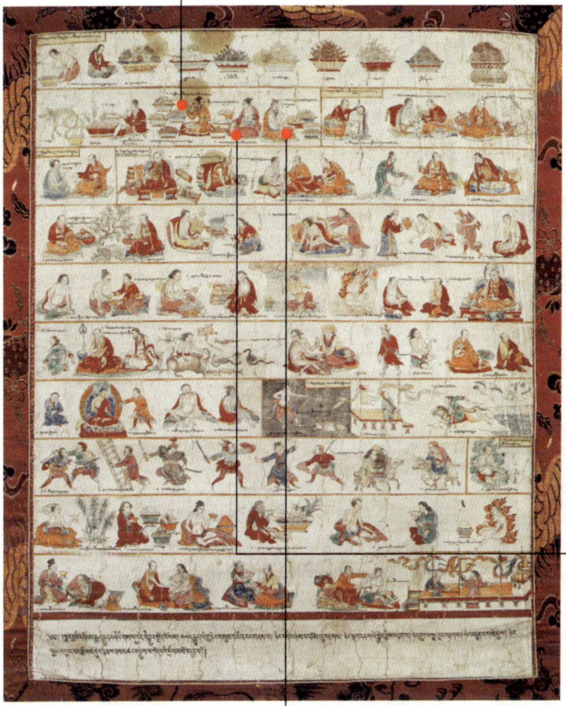

3　治培根病且益寿之蜜丸

小米辣为产自印度等热带地区的木本药，味极辛，热性药物之王，取其研末，再取适量酥油和蜂蜜如法炮制成蜜丸。口服能使胃火大增，治培根病等，强身益寿。

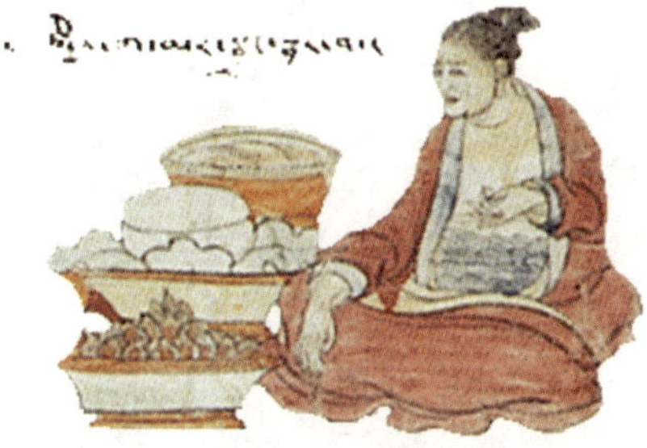

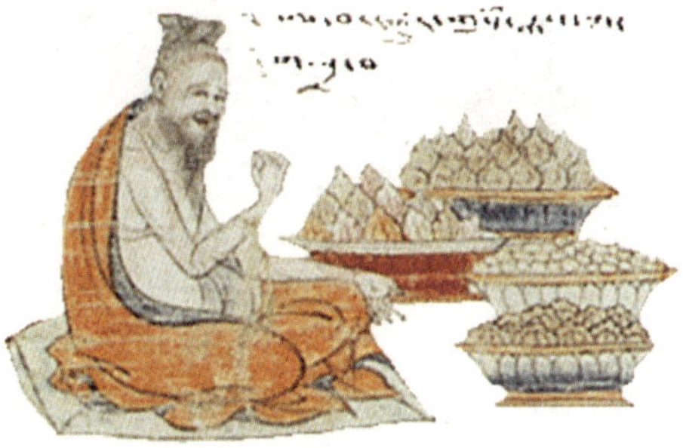

4　抗衰老之药油膏

三果药（诃子、毛诃子、余甘子）研末加酥油煮熬，如法制膏。口服能使五官更加清明，精气旺盛，身心强健，也可抗衰老，延年益寿。

第二十四章　三邪病直接诊断法

一、三邪病直接诊断法

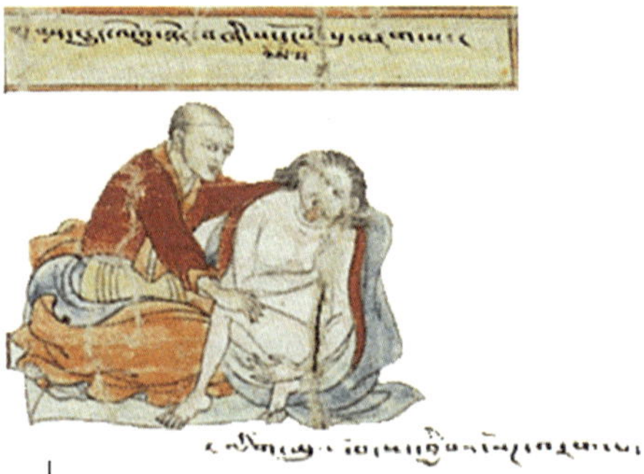

1　望诊

医生用眼睛观察患者整个身体或部分肢体，望体型大小、神态、皮肤色泽，特别是舌苔情形和尿液颜色、蒸气、沉淀物等。望诊是为了方便而常使用目光加思维判断的一种诊断法。

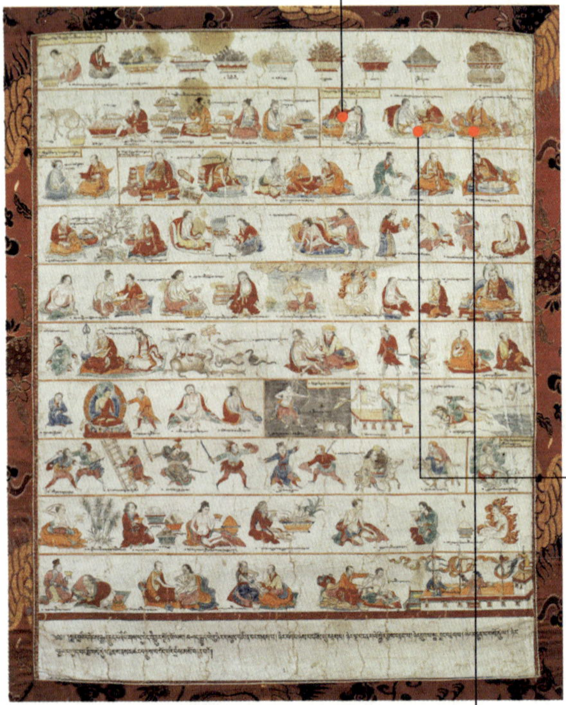

2　切诊

医生用手触摸病人，查体温高低、皮肤光滑凹凸等情况，特别是切脉，脉是医患交流信息的信使，按照医典论述的切诊脉像可以辨识疾病。切诊是通过细微触觉察知隐匿症状的一种诊断法。

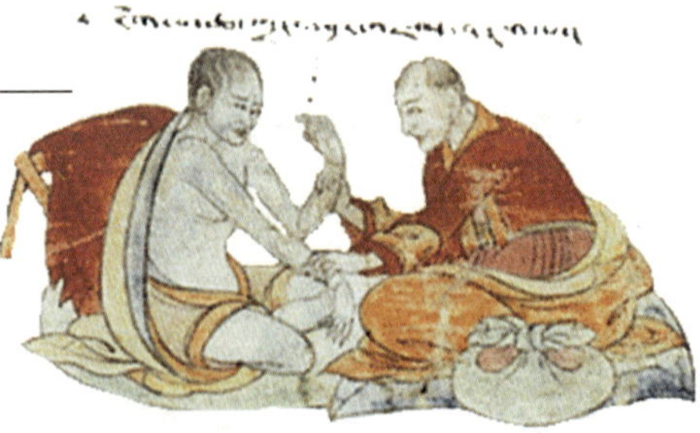

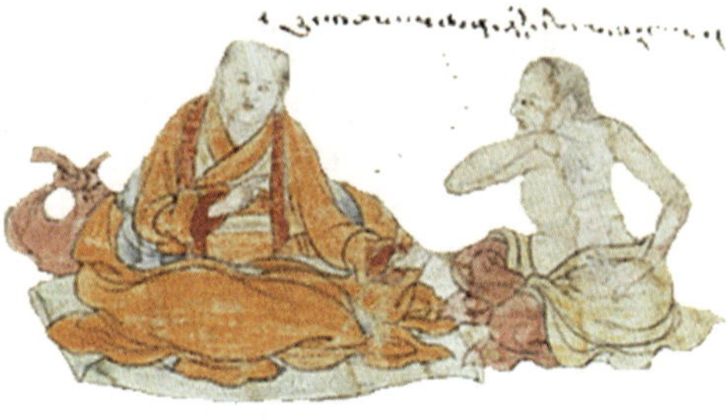

3　问诊

医生询问病因，症状，痛处，居地干旱、潮湿、油腻等环境，冬夏、早晚何时发病，特别是详细询问发病病因和病情。问诊是通过语言查病的一种诊断法。

第二十五章 取巧诊断法

一、取巧诊断法

医生暗中派遣与患者熟悉的使者，用巧语套取患者何处痛、怎样痛、用了何饮食和药物、医生为难、病程几何等情况，很好地掌握后，待面诊时不用患者开口便可详细道出病情，使患者惊讶和心悦诚服。

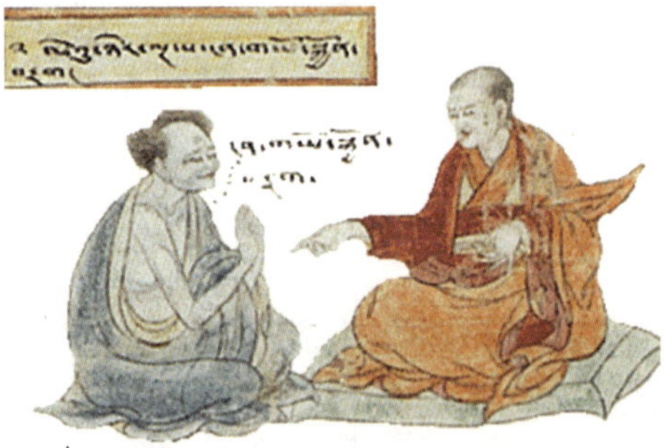

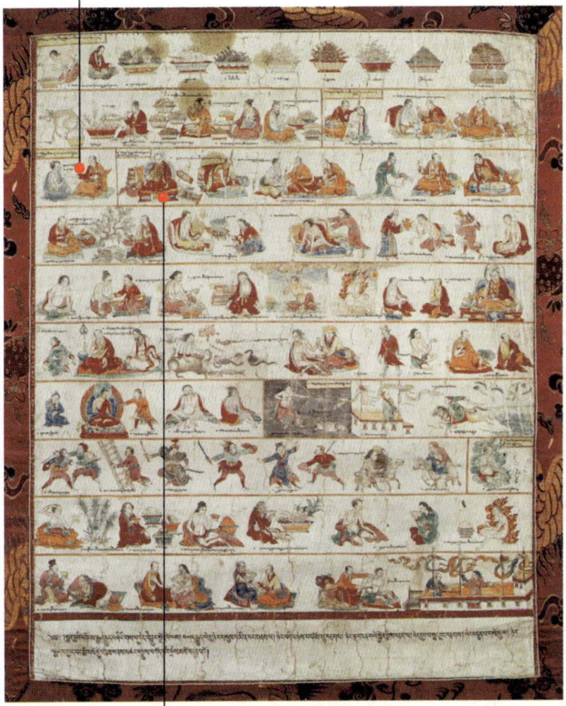

第二十六章 四边取舍诊断法

一、四边取舍诊断法

医生诊断时要察知哪些患者可以治愈，则予以治疗；哪些患者治也无效，则放弃治疗。采用易治、难治、安慰治、不予治疗等 4 种方式进行诊断。

1 医生方面的易治条件

1.1 知识渊博

患者遇到悲悯苍生、精通医学为主的十明文化、享有名望、受人尊敬 4 种优越条件的良医，疾病则易治。

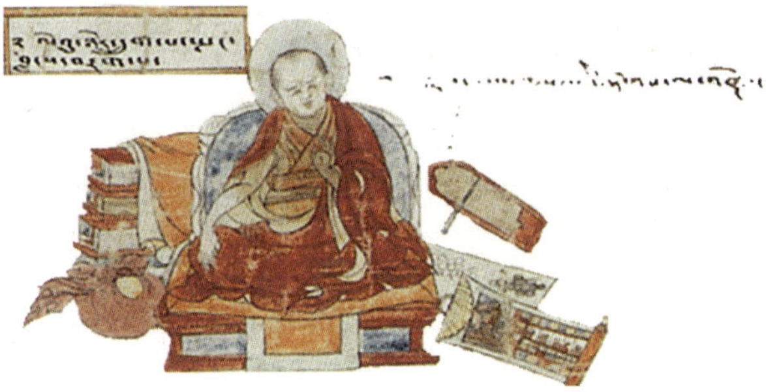

1.2 精通医理

患者遇到精通《四部医典及其注释》《八支精要及其注释》等医学经典内容，掌握一切秘诀的良医，疾病则将易治。

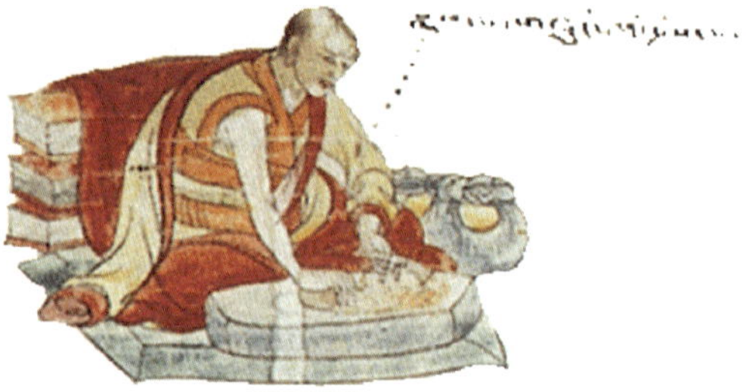

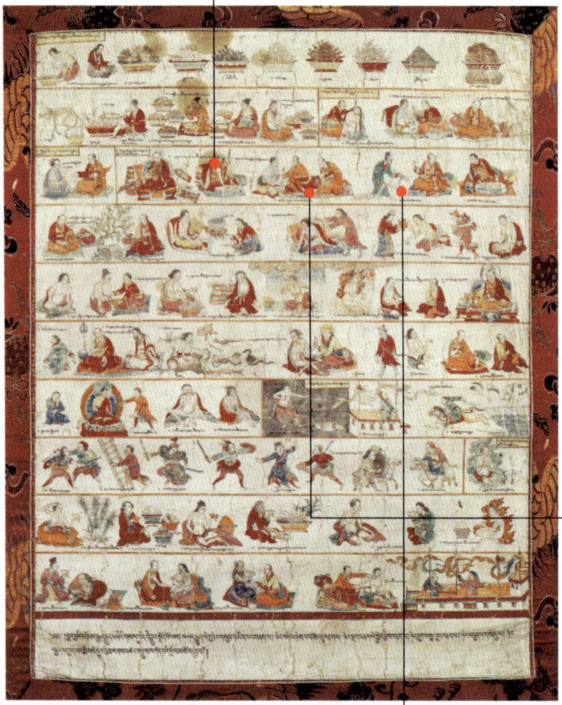

1.3 实践丰富

患者遇到诊断、治疗及遣方布药、放血艾灸、饮食起居调理，即药、械、食、行四方面得到名师真传，医疗实践丰富的良医，疾病则将易治。

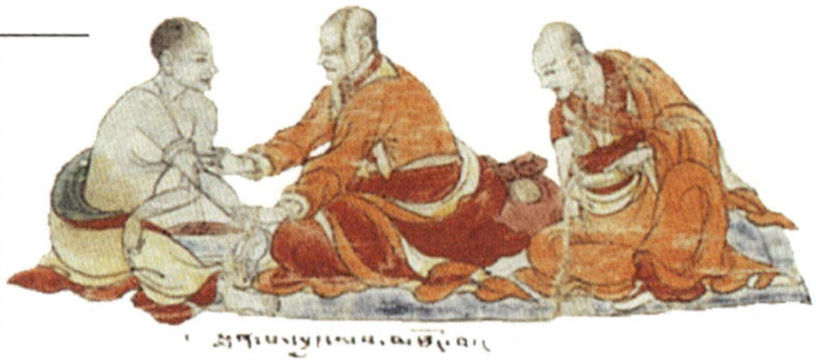

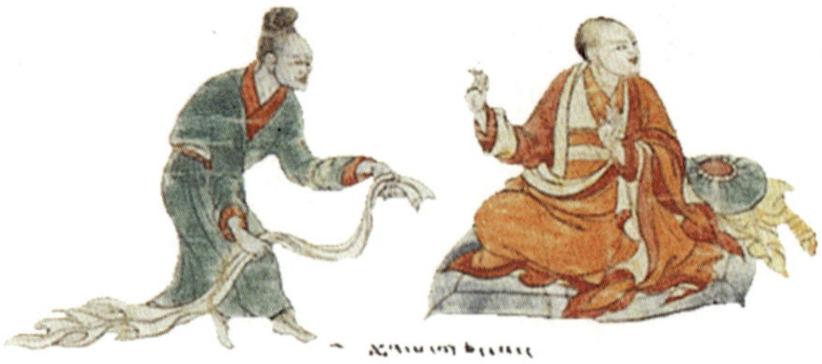

1.4 医德高尚

患者遇到出身高贵，不贪患者财物，大公无私，心怀慈悲，一丝不苟，不骄不躁，身、语、意三门清白的良医，疾病则将易治。

2　药物方面的易治条件

2.1 药物制剂规范

药物按法炮制，对症施药，药味齐全，配伍得法，丸散汤各制剂制作规范，药品齐全，患者则将易治。

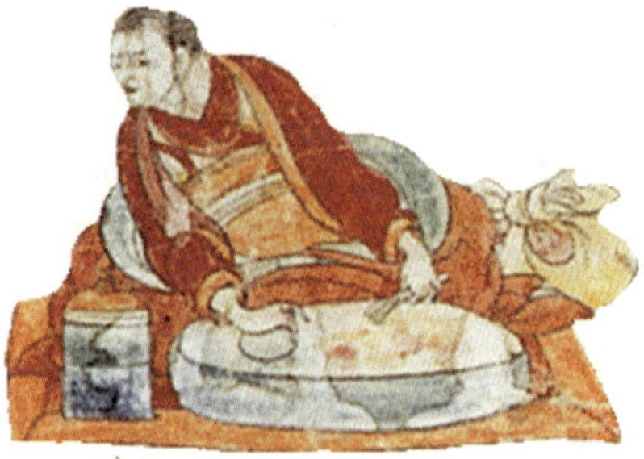

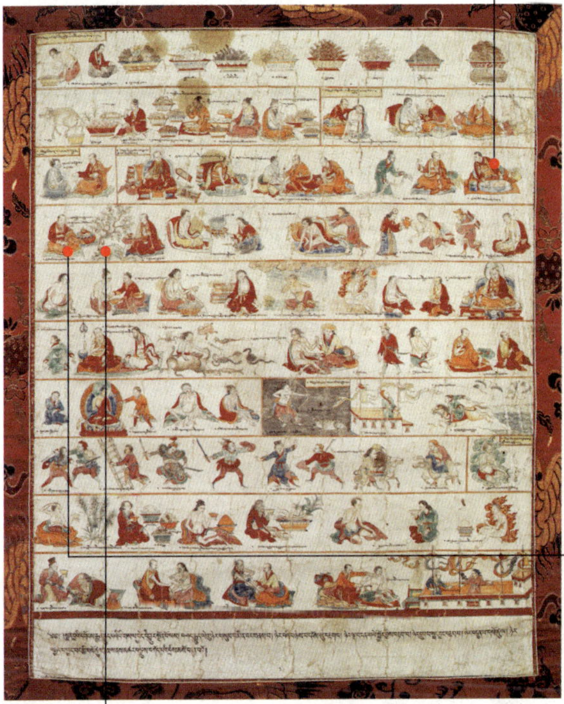

2.2 药物功效显著

按医典教导从最佳产地和最佳季节采药，针对患者体质和疾病，实施按药物六味八性配伍遣方 12 条，才能根除疾病，患者则将易治。

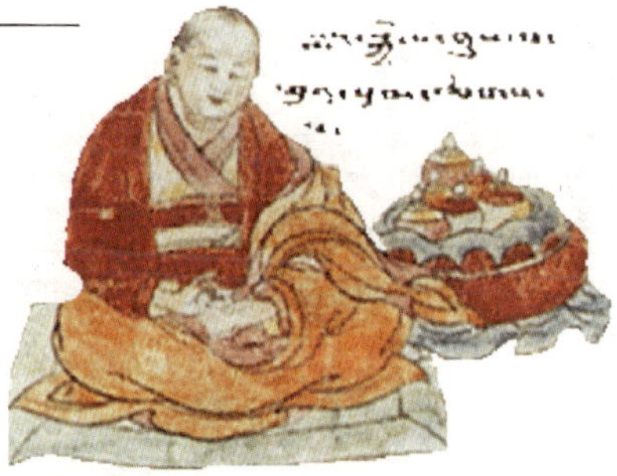

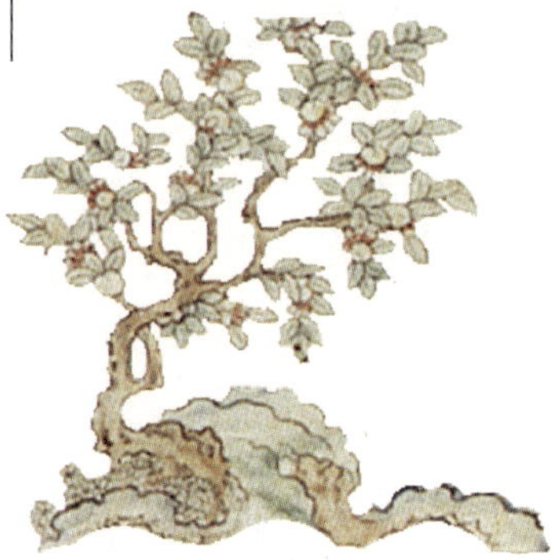

2.3 采地道药物

草药各有自己特殊产地，采药要采属地内的药物，要采无污染、环境优美、圣人大德曾亲临加持过的地方药。寒药采于阴地，热药采于阳地等，具备 7 种优越条件的药，患者则将易治。

2.4 如法配制

药味要按六味、八性、三消化后味等规则配伍，结合患者病情对症下药，才能发挥更好效能，患者则将易治。

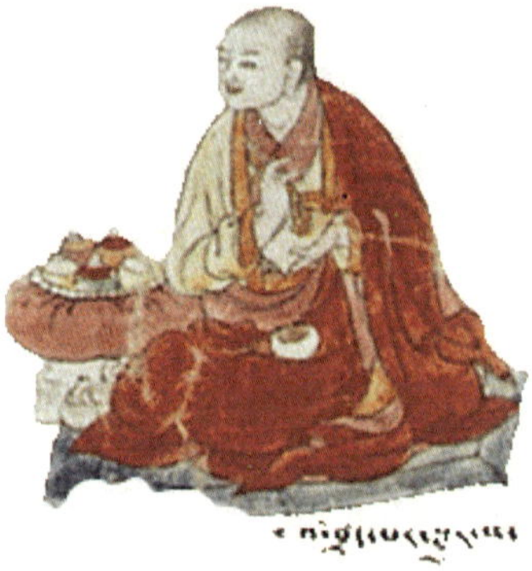

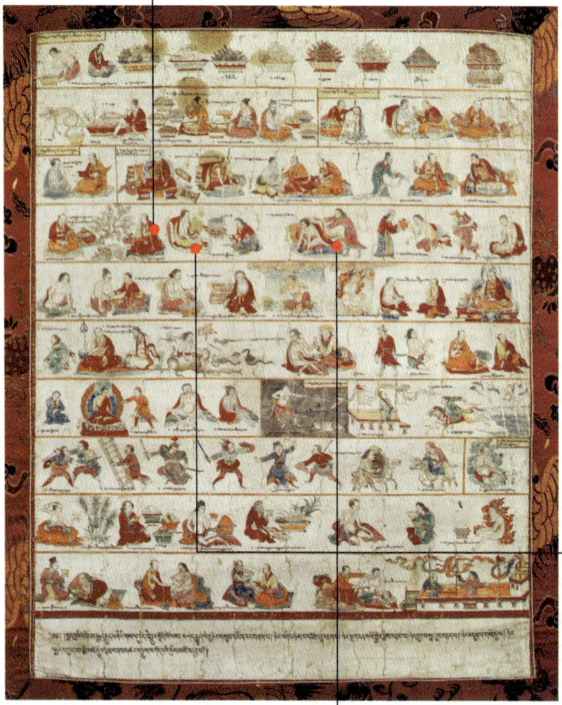

3 护理人员方面的易治条件

3.1 聪明

护理人员思想敏锐，技术娴熟，对病人的饮食起居照料入微，遵从医嘱谨慎护理，患者则将易治。

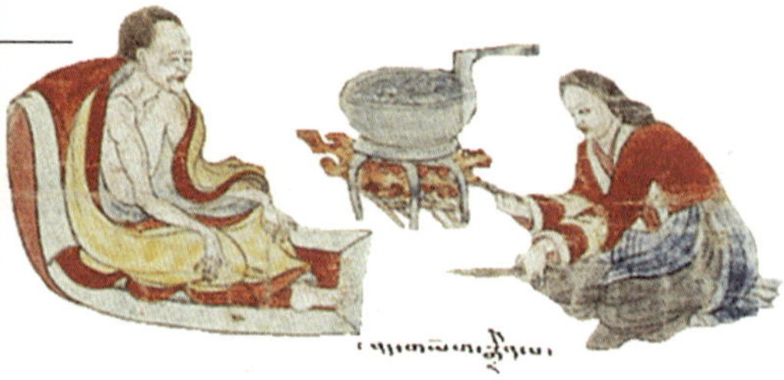

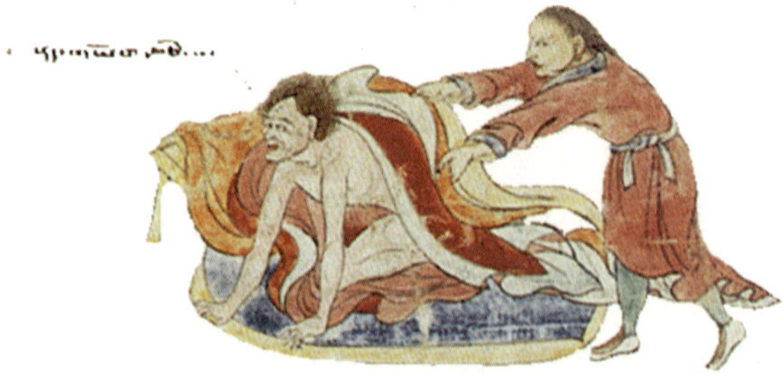

3.2 善良

护理人员对被疾病折磨得痛苦不堪的患者要大发慈悲，要有救人生命的善心，患者则将易治。

3.3 讲究卫生

护理人员身、语、意纯净，注意自身清洁卫生，勤洗患者餐具、衣服、被褥，关心患者，语言和蔼，患者则将易治。

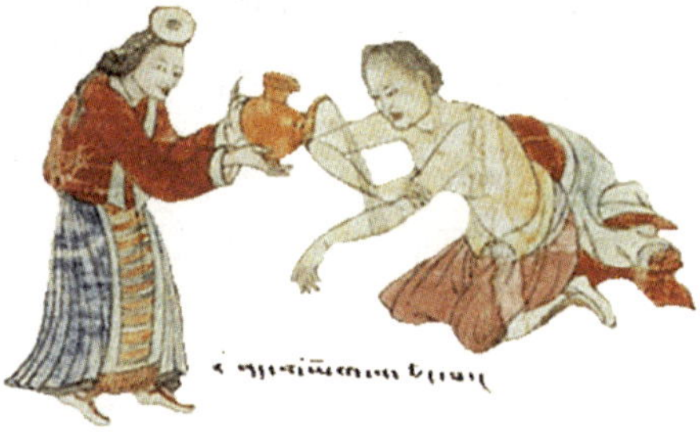

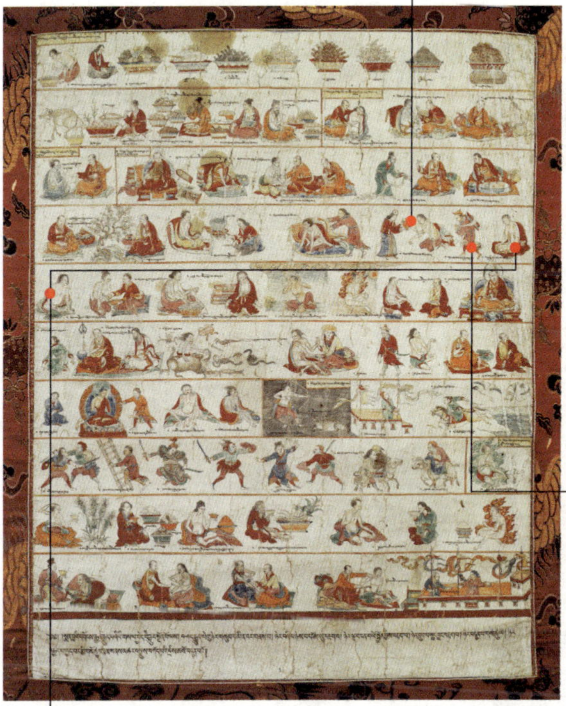

3.4 具智谋

护理人员牢记医嘱，知晓医理和饮食起居利弊，如实上报病人病情好坏，护理周到，患者则将易治。

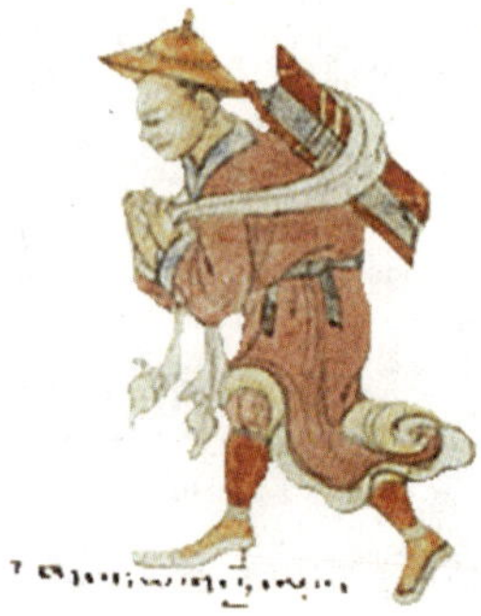

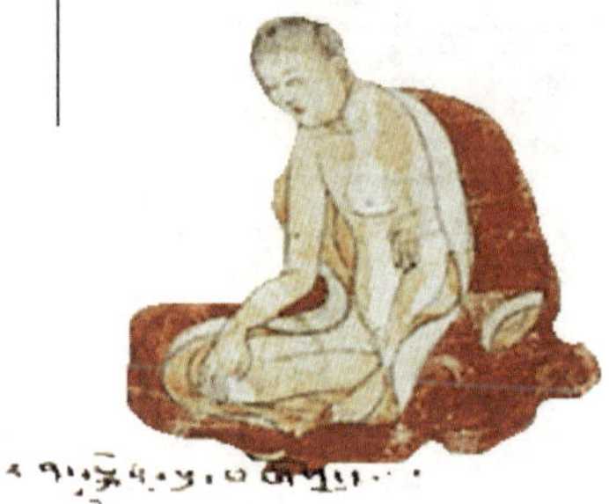

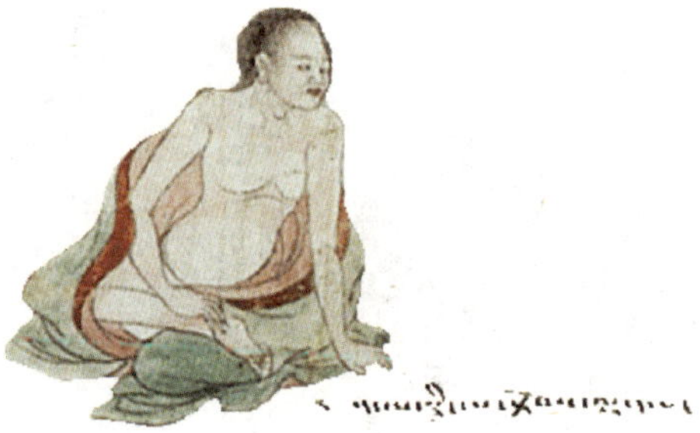

4 患者方面的易治条件

4.1 有毅力

患者不是女人、不是年迈老人、不是年幼儿童，而是年轻力壮，性情温和，舍得花钱，不怕疼痛，有毅力的人，疾病则将易治。

4.2 能忍耐医疗疼痛

病人年富力强有毅力，能服平息和下泻药，忍受缓峻外治等任何治疗带来的疼痛，疾病则将易治。

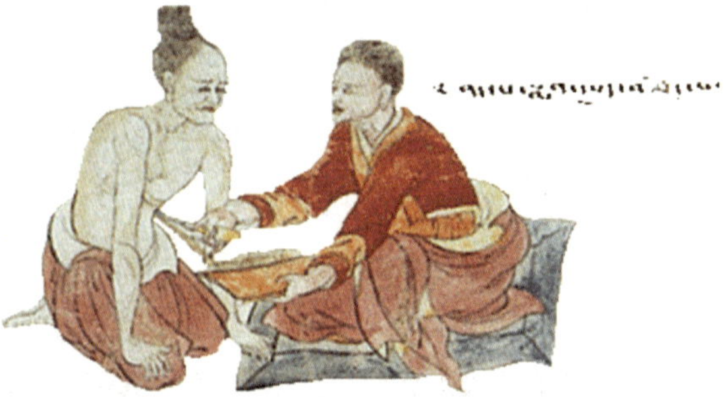

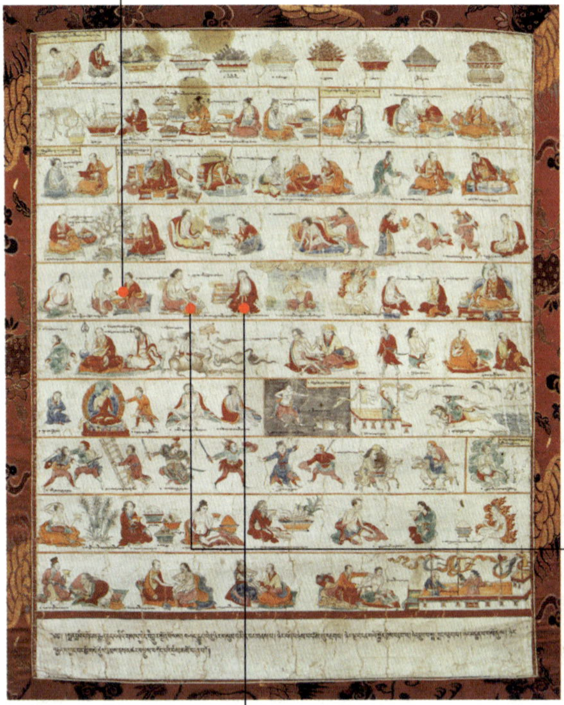

4.3 家境富有患者

易医分支，能承担医疗及佛事费用，财物富裕，又舍得出钱，有能力购买昂贵药品，能虚心听从医生和护理人员有益于治疗的嘱咐和劝告，服从和配合治疗，疾病则将易治。

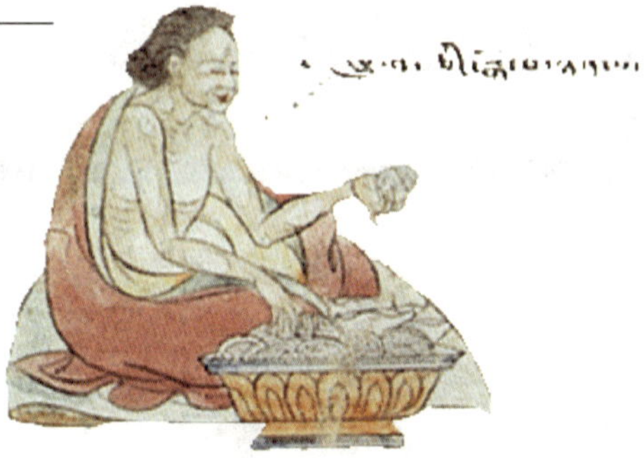

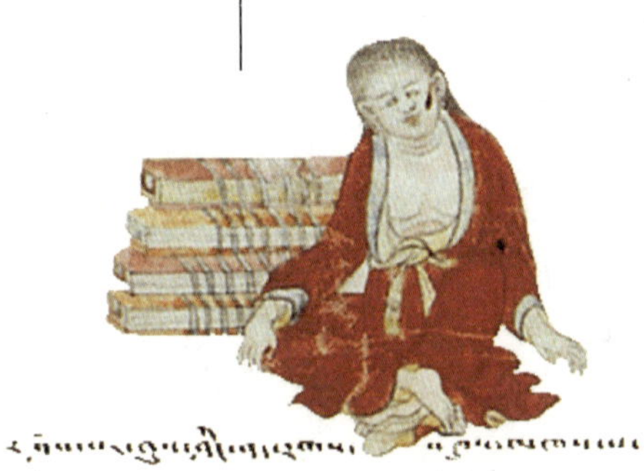

4.4 善于应答医生询问

患者清楚自己疾病的内外原因，能从容无误地应答医生对疾病成因、何处疼痛等询问，疾病则将易治。

5 疾病方面的易治条件

5.1 居地、时令性质与疾病性质相异则易治

发病原因、病原、病情、疾病性质、症状及人体七精华等生理物质与居地环境、时令气候等无不关系。如果居地寒冷风大，发病时令为夏季，患者为隆型体质，这样居地、时令、体质性质与疾病性质不一致或具其中一两种因素，疾病则将易治。

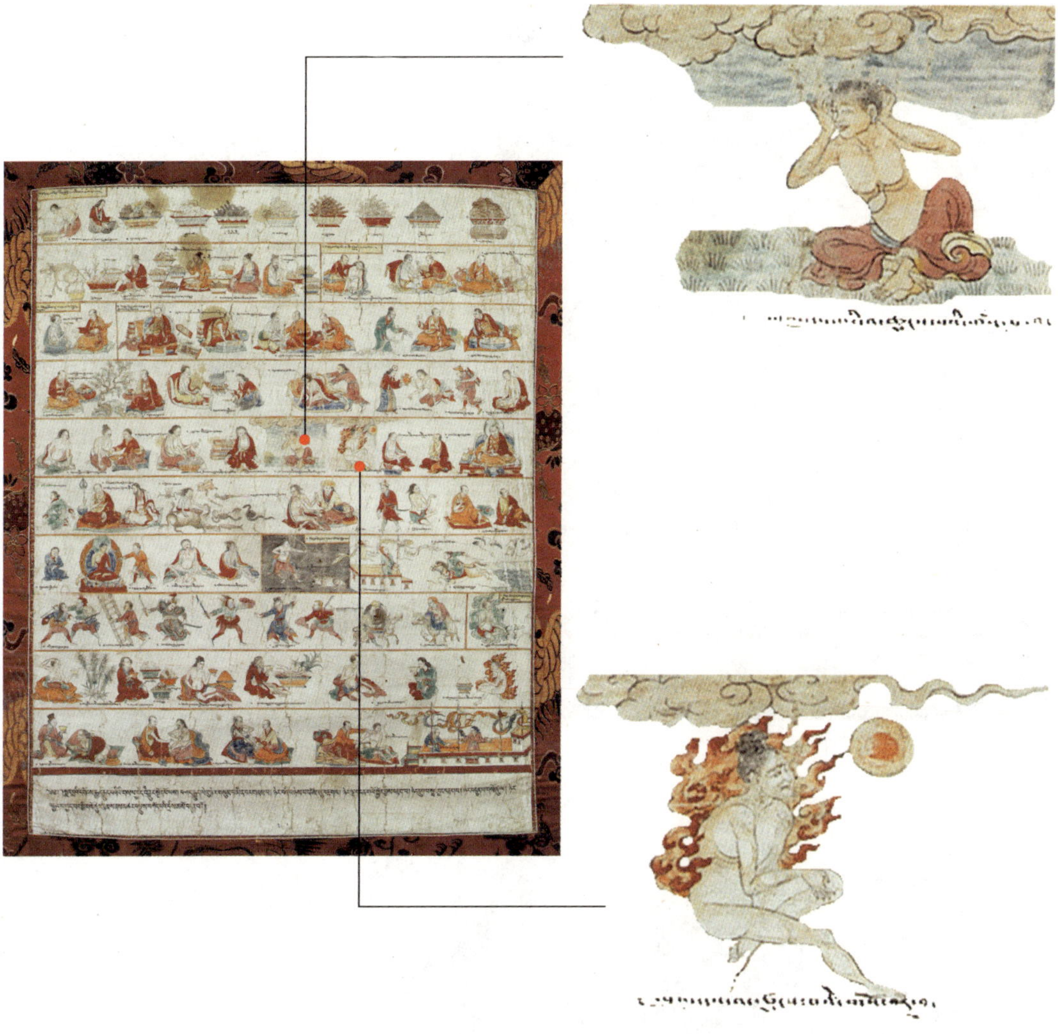

5.2 居地、时令性质与疾病性质相同则易治

一些疾病性质与居地、时令性质相同，七精华等生理物质平衡，疾病虽为陈旧，但也能易治，如瘟病患者，居地干旱、炎热，发病时令为秋季，发病时辰为中午或午夜，如是居地、时令性质与疾病性质相同，瘟病容易成熟而易治。

6 安慰性治疗

与易治和难治相反，安慰性治疗就是对于不治之症，用患者以前所习惯和喜爱的饮食和起居进行调治，一时有益于疾病。此法是对寿数已尽，一时还未断气病人的人道疗法。

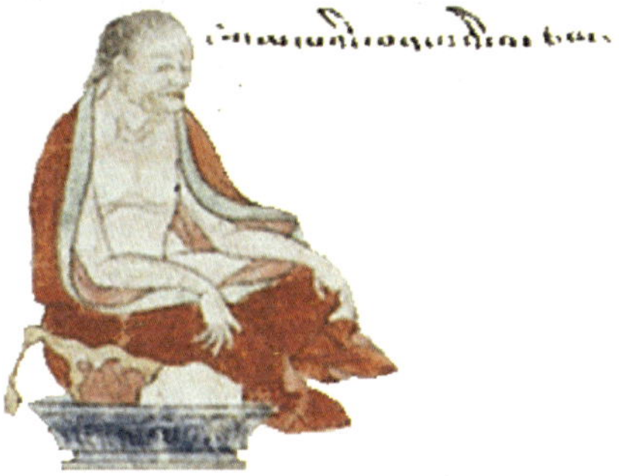

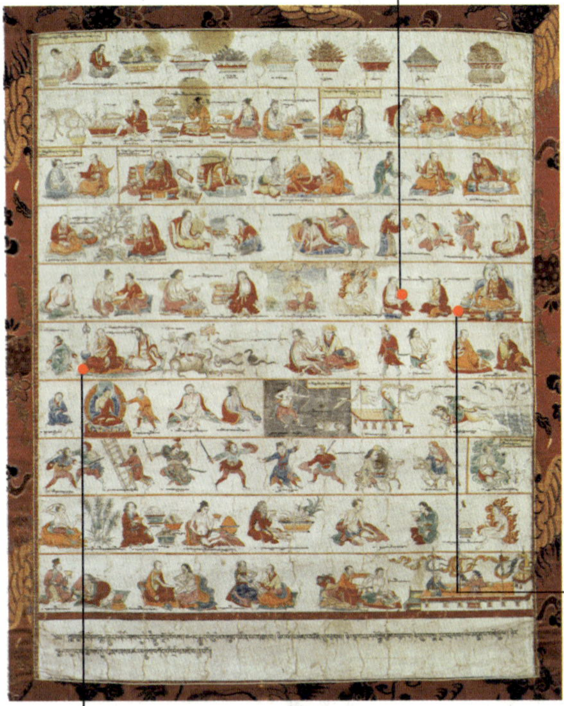

7 故意放弃治疗

7.1 憎恨法王的患者

弃医分支，对法王即上师、地方官、国王等大家拥戴的人，产生憎恨，与之背道而驰的病人，属于医弃之列，即使有医治办法，为了防止众人诽谤也可放弃。

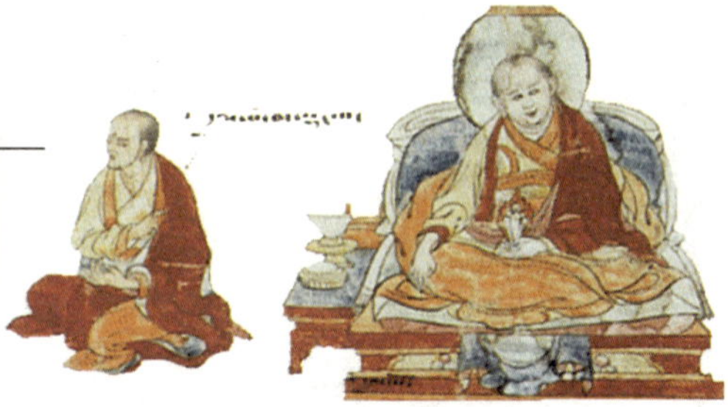

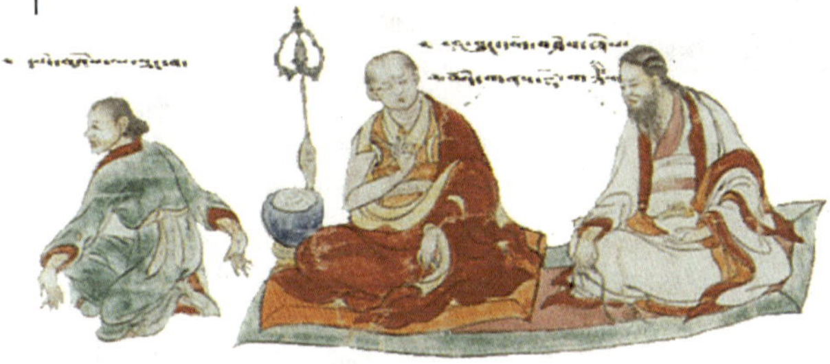

7.2 憎恨师长的患者

弃医分支，凡是憎恨身、语、意温存谦和的大德及出家修行僧人等慈悲众生、谋福祉的人，与他们持邪见的病人，属于医弃之列，即使有医治办法也要放弃，待其憎恨之心消解后仍可竭力治之。

7.3 憎恨众生的患者

弃医分支，一切有情皆可能是自己前世的父母，故要像父母一样对待。与此相反，对经常无故憎恨、欺凌、侵害和屠杀有情，造成福田和善业被断送，做出下地狱恶业的病人，属于医弃之列，即使有医治办法也要放弃，待其忏悔后，仍要竭力治之。

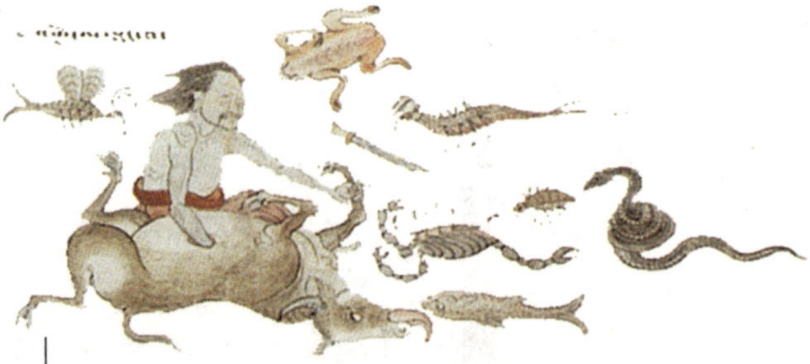

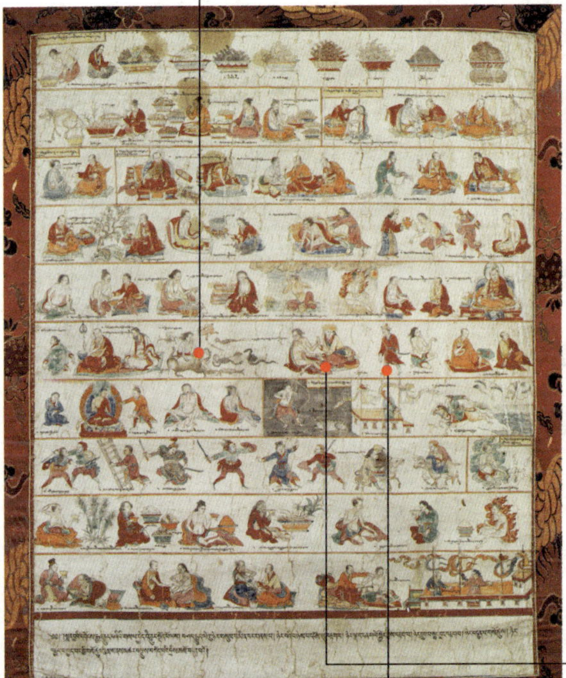

7.4 欺负医生的患者

弃医分支，任何对有恩于自己的医生不去思报，反而进行欺负和残害，制造痛苦的病人，属于医弃之列，即使有医治的办法也要放弃，或劝其改正，不听劝告者，推荐给其他医生治疗。

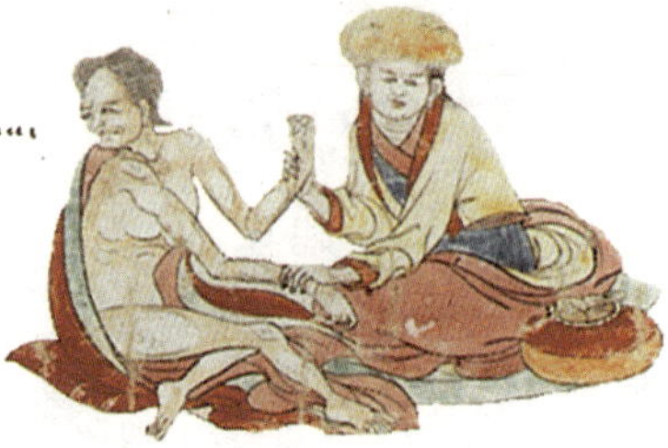

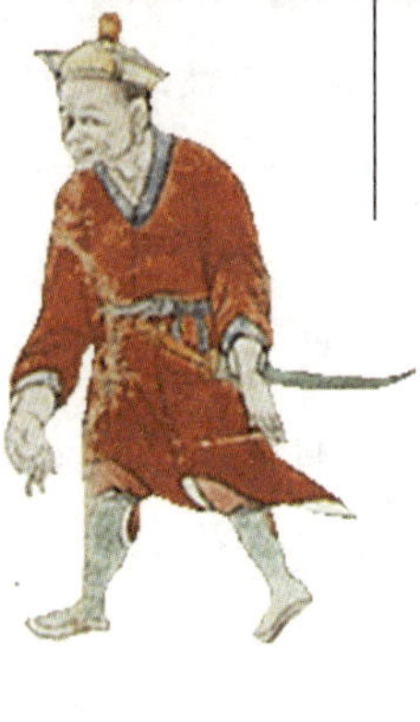

7.5 急躁的患者

弃医分支，急躁、慌乱，不能给予诊治机会的病人，属于医弃之列，会造成医生诊断困难，药物和外治反而伤害患者，或造成不对症，治疗不会有效果，因此即使有医治的办法也要放弃，待其平静出现就诊机会之时，仍要予以诊治。

7.6 贫困患者

弃医分支，无钱看病，不能支付药、手术及佛事等费用，特别是无条件支付治疗费的贫困病人，属于医弃之列。对此虽有放弃的说法，但仍要想方设法找到药等予以治疗。

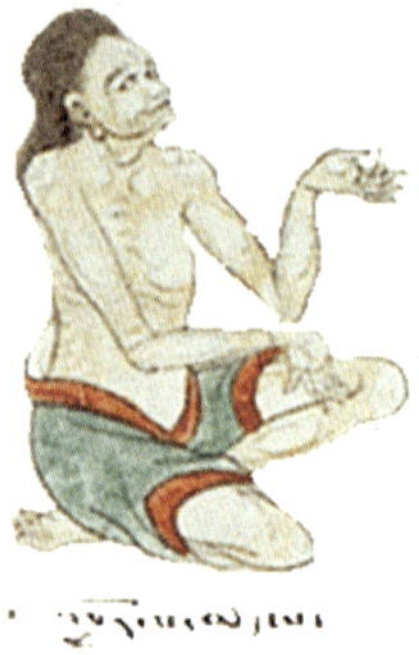

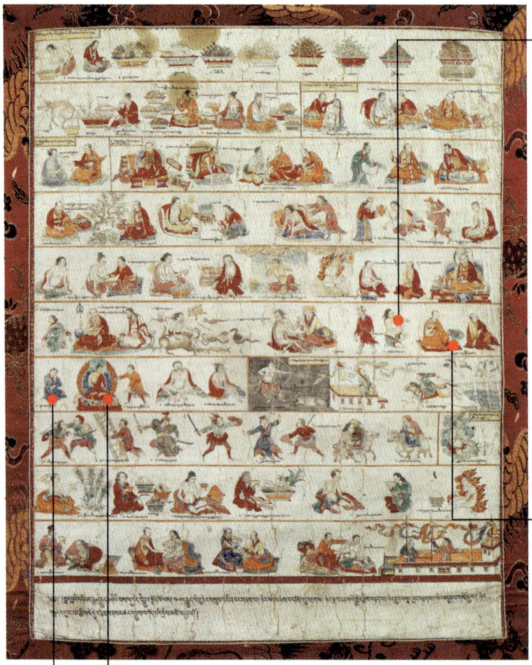

7.7 不听医生教导的患者

弃医分支，任何不听医生和护士的有益教导，如对如何服药、如何手术、如何饮食起居调理等教导采取阳奉阴违的病人，属于医弃之列。为了避免药不对症，出现反治，虽有医治办法也要暂时放弃，待其改变态度后仍予以治疗。

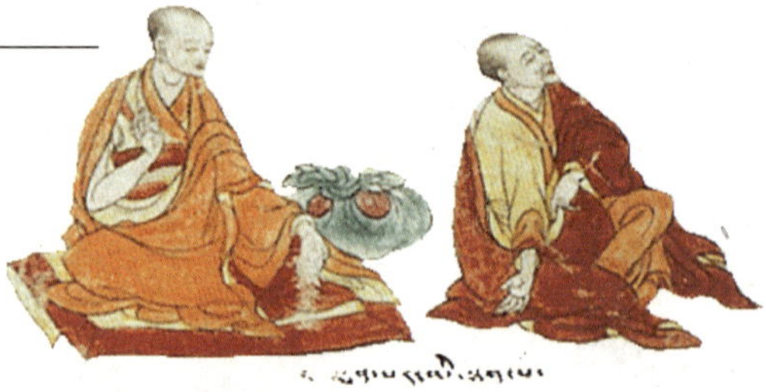

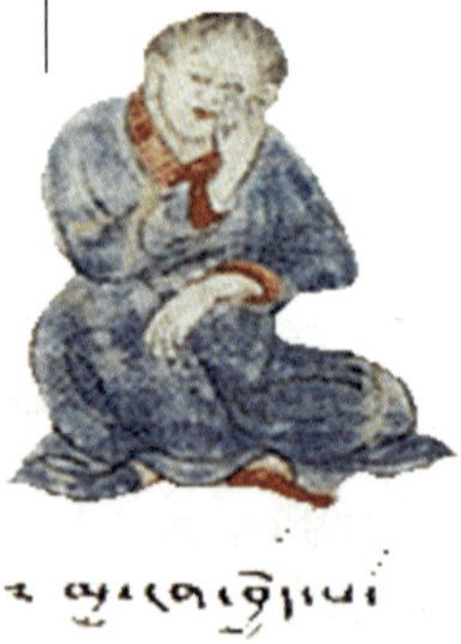

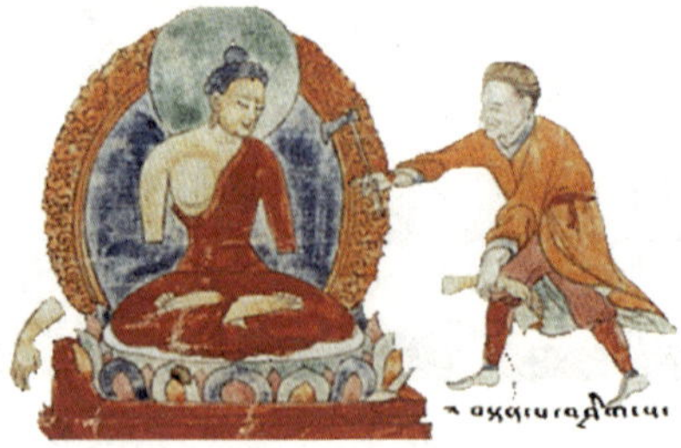

7.8 忧愁颓废的患者

弃医分支，经常受强烈忧愁或灾难折磨、精神痛苦欲轻生的病人，属于医弃之列。即使有医治的办法，但因精神痛苦药效不能达到病灶而要放弃，经过好言劝导，心投意合的朋友陪伴，精神好转后仍予以治疗，收效会大。

7.9 破坏佛教的患者

弃医分支，持与佛祖释迦牟尼的总教义和具体教义、宗喀巴大师和莲花生大师等的教义相违背的邪见，从事破坏佛教活动的病人，对人类和谐有害的病人，属有医治办法也要放弃之列。但待其迷途知返，仍要治疗。

8 无法医治而放弃的病人

8.1 出现死兆的患者

乏术分支，医生尽力医治亦无效，出现视物不见等有即将死亡征兆的病人，虽属乏术而放弃治疗之列，但未死亡之前，仍要勉治不怠，这是非常之善举。

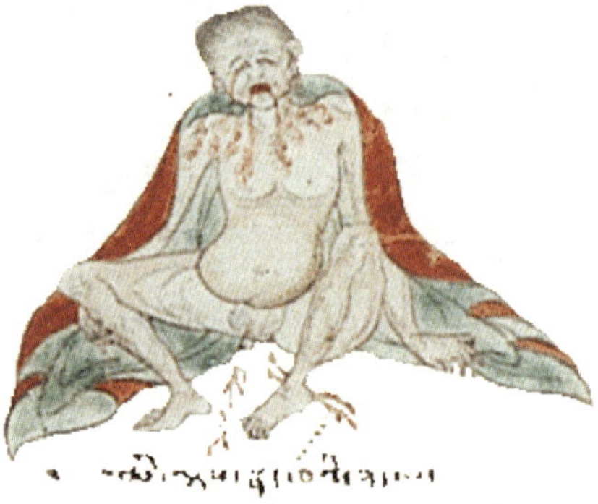

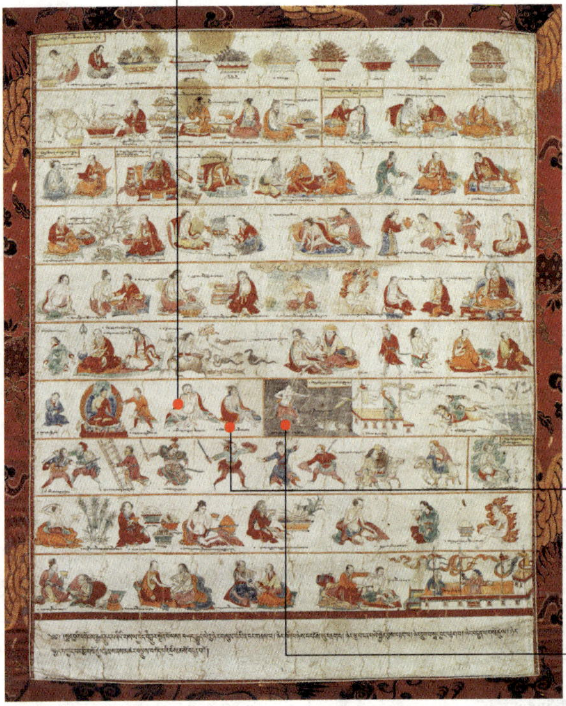

8.2 得绝症的患者

乏术分支，凡是患有九绝症及生命寿数、前世业缘和福田等生命三根本完结的病人，治疗无力回天，虽属乏术而放弃治疗之列，但未死亡之前，仍要谨慎医治不怠。

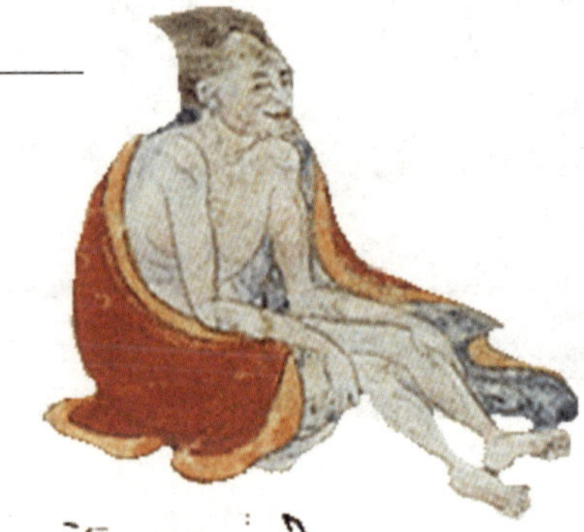

第二十七章 治疗原则

一、治疗原则

1 无治疗原则的治疗犹如黑暗中放箭

疾病有很多治疗方法，但是非常有益的治疗原则只有疾病在本位蓄积之初进行熄灭的总原则和猫逮老鼠样等具体原则。如果没有这些原则就等于黑暗中放箭不知去向。

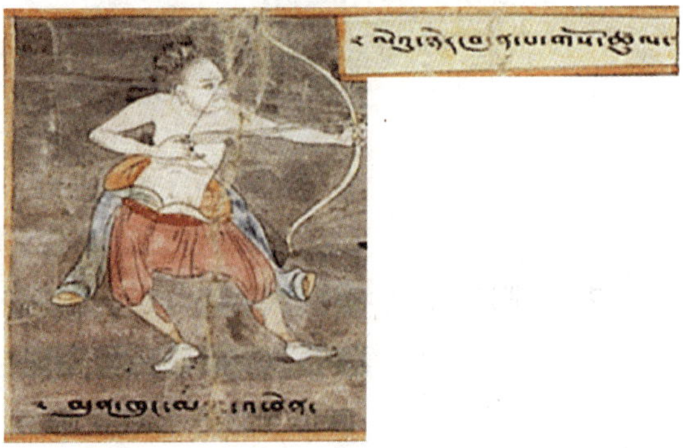

2 具体治疗原则（9条）

2.1 猫逮老鼠法

不能诊断寒热等具体疾病，有怀疑、治疗无把握时，要像猫隐伏等待老鼠出洞捕获一样，先以试治药治之，确诊后再用各种对症药物治之。

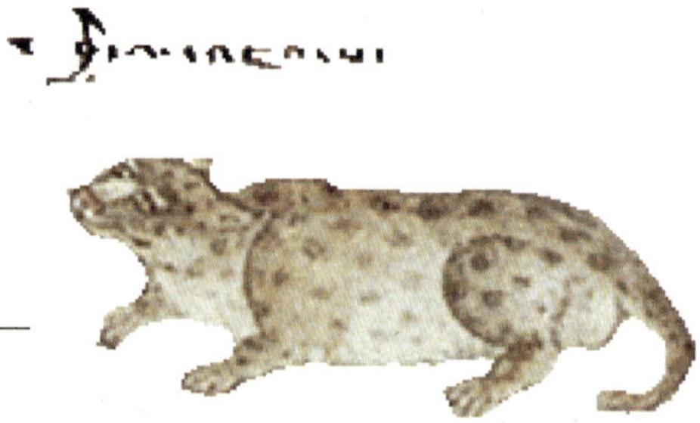

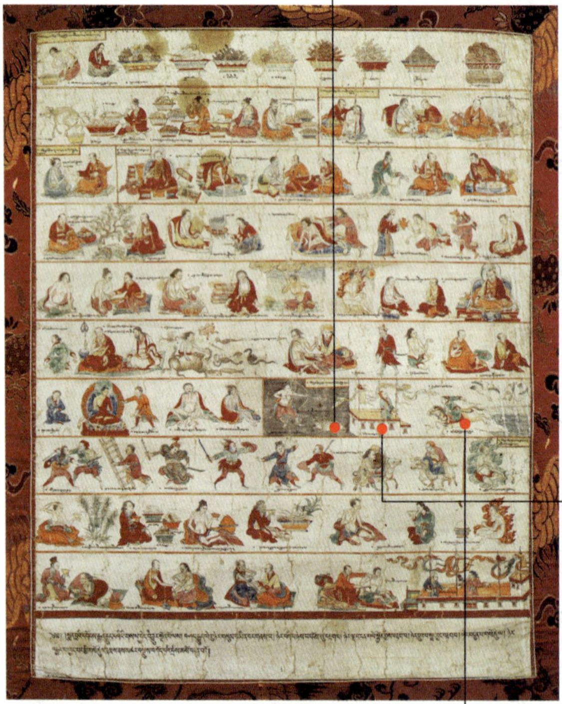

2.2 山顶扬旗法

通过望、问、切很好地诊断疾病，做到心中有把握后，要像山顶扬旗鲜明地用对症药物治之。

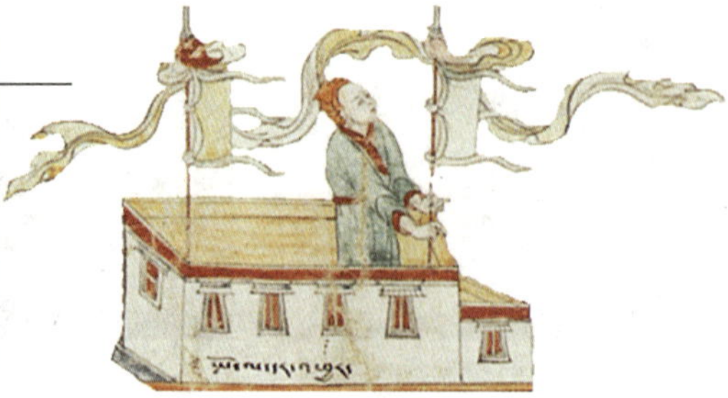

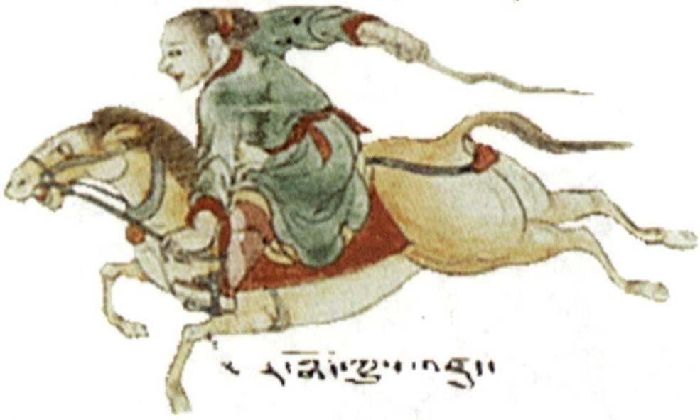

2.3 驯服野马法

虽然确诊了疾病，但由于该病合并症的力量过大，药力不能到达该病灶时，要像将野马驱入窄道慢慢驯服那样，首先要让各药归经，促进疾病成熟、收敛和分离地治疗。

2.4 白鹭捕鱼法

对经其他医生治疗无效的疾病，详察施药太过、不足、相反三弊端中的任何弊端，像白鹭捕鱼先看准鱼在哪里，准确无误地进行治疗。

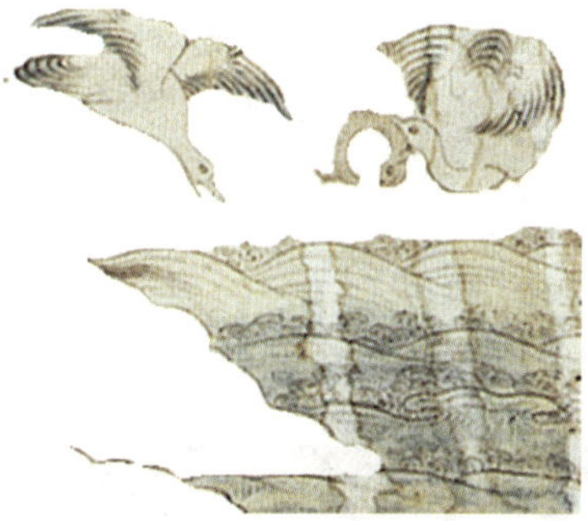

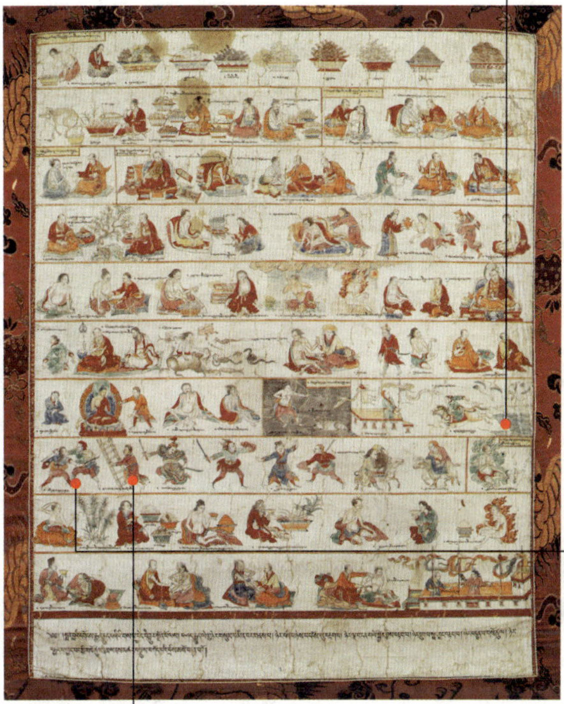

2.5 狭路逢敌法

对热势或寒势非常强盛的疾病，要从药、械、食、行四法，尽力配合治疗加强药力功效，要像杀狭路相遇杀父仇人那样进行治疗。

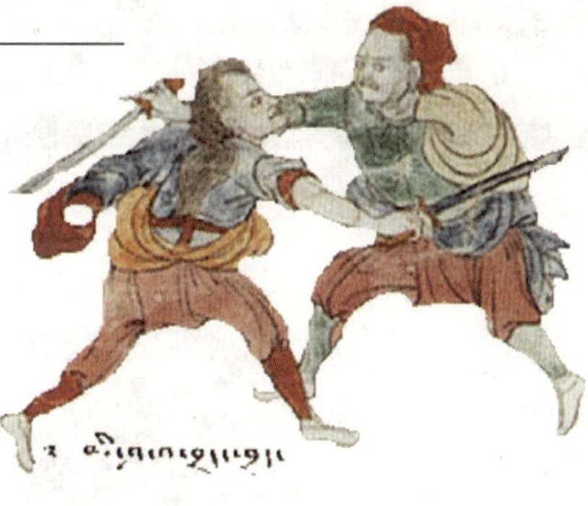

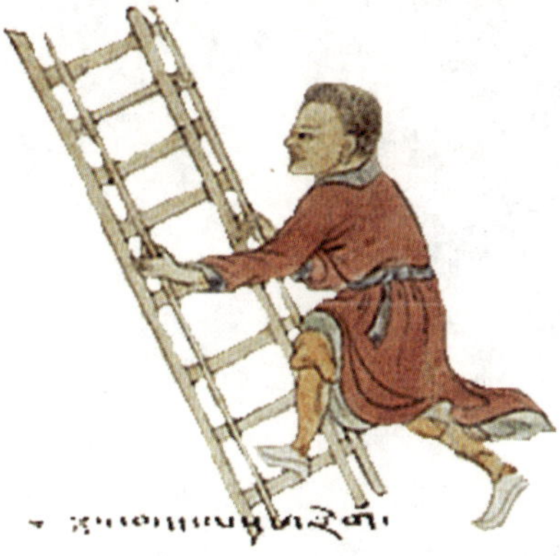

2.6 登梯向上法

对轻微不消化、轻微感冒等病势较弱的疾病，应用起居、饮食、药物和外治四方面依次像登梯上房般循序渐进施治。

2.7 勇士克敌法

对于单一病即无培隆二合症、隆赤培聚合症等合并症的疾病，要像勇士制伏敌人（只降伏敌人而不伤及他人）那样治疗。

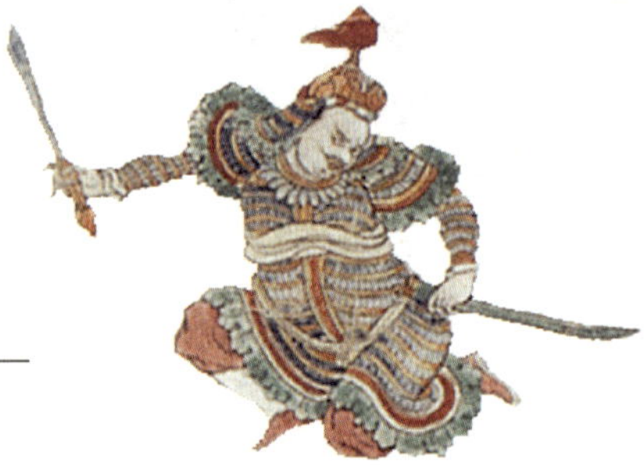

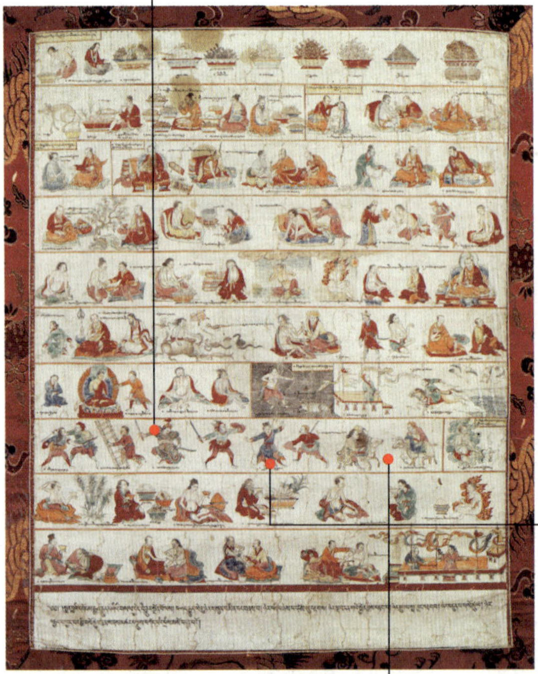

2.8 调解内讧法

与治疗单一病相反，对于隆赤等二合、三合等合并症的疾病，采用平衡（隆、赤巴、培根）三合的方法，即像地方官调解同族间内讧相杀那样治疗。

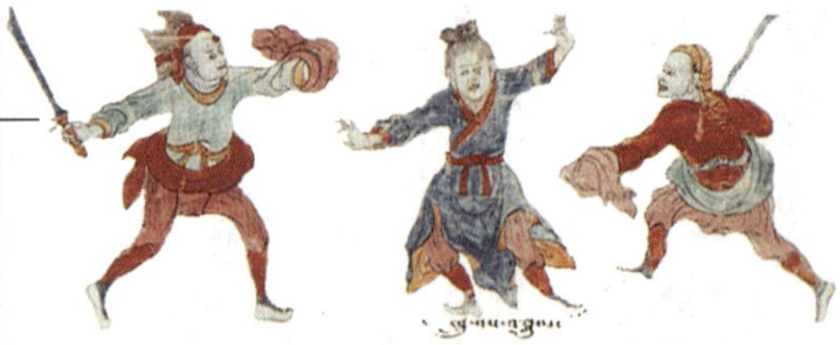

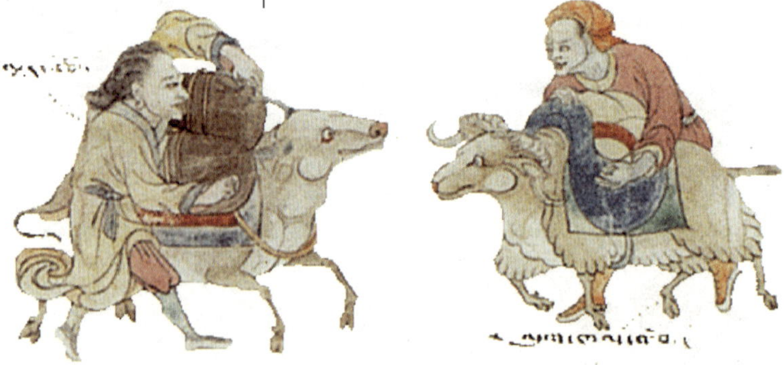

2.9 牛负牛驮、羊负羊驮法

对于一切疾病要结合人体生理物质、居地、时令、秉性、年龄、疾种、部位、胃火、体力强衰和生活习惯等十方面情况，像犏牛负犏牛的驮子、羊负羊的驮子那样量力而行，因人而异地进行治疗。

第二十八章 具体法则详述

一、具体法则详述

1 猫逮老鼠法

1.1 隆病用跗骨汤试治

医生在诊断初期，对患者所患疾病、用药情况产生怀疑时，如果怀疑为隆病者则先用跗骨汤试治，有效则为该病，无效则排除该病。

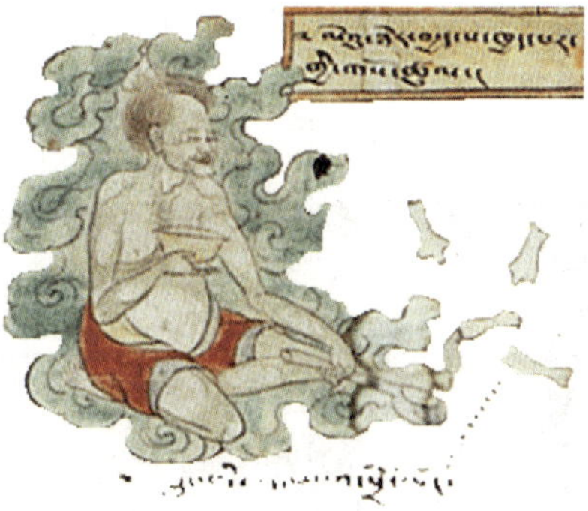

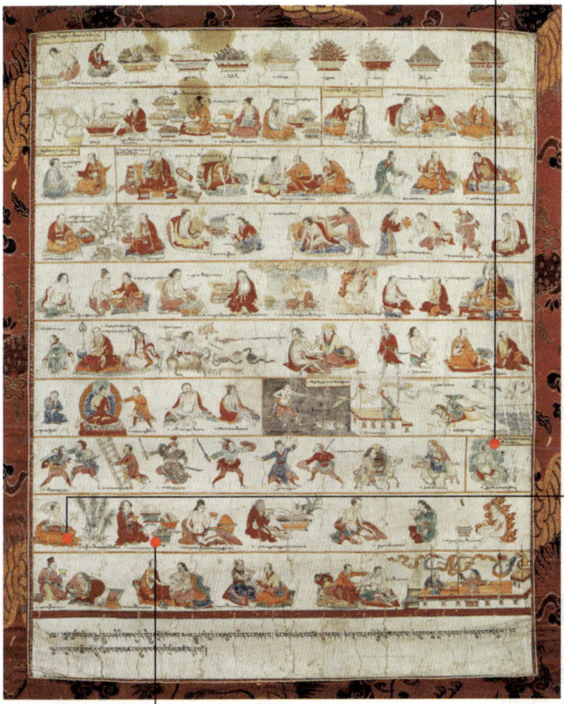

1.2 赤巴病用獐牙菜汤试治

医生在诊断初期，对患者所患疾病、用药情况产生怀疑时，如果怀疑是赤巴病者则先用獐牙菜汤试治，有效则为该病，无效则排除该病，确诊后再对症施治。

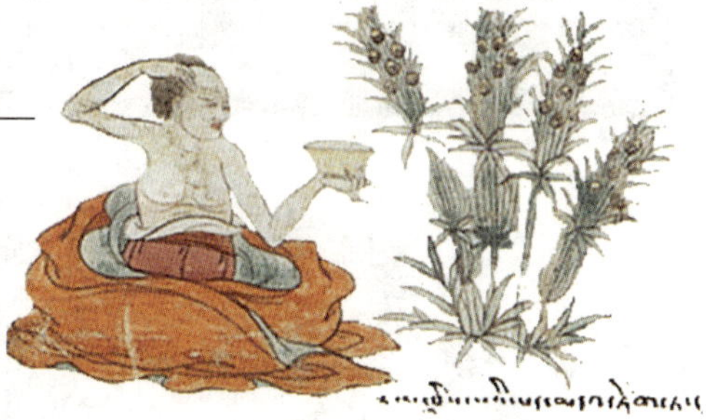

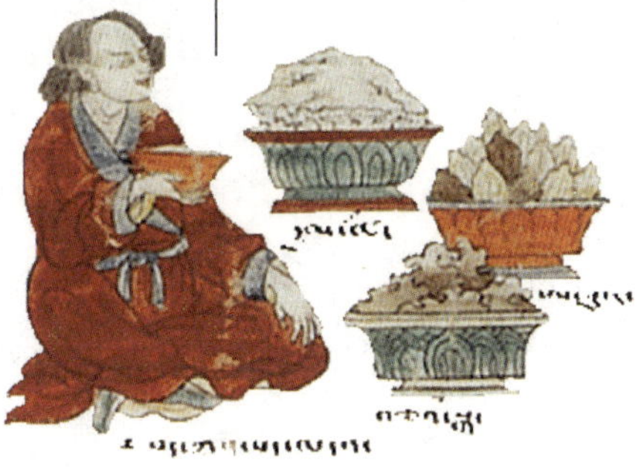

1.3 培根病用光明盐汤试治

医生在诊断初期，对病人所患疾病、用药情况产生怀疑时，如果怀疑是培根病者则先用光明盐汤试治，有效则为该病，无效则排除该病，确诊后再对症施治。

1.4 疠虫病用五鹏散试治

医生在诊断初期，对病人所患疾病、用药情况产生怀疑时，如果怀疑是肠胃病和疠虫病者则用五鹏散试治，有效则为该病，无效则排除该病，确诊后再对症施治。

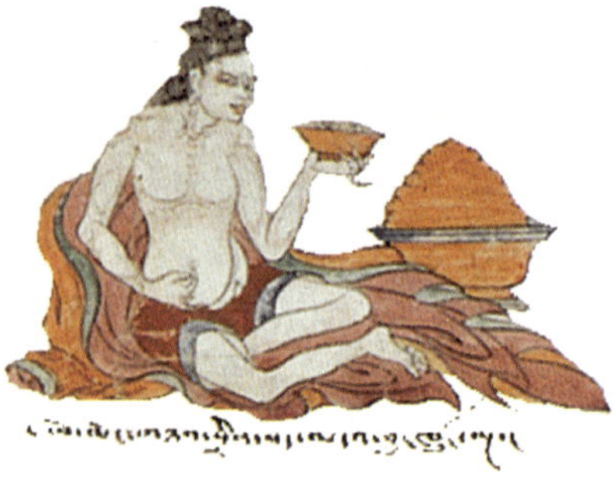

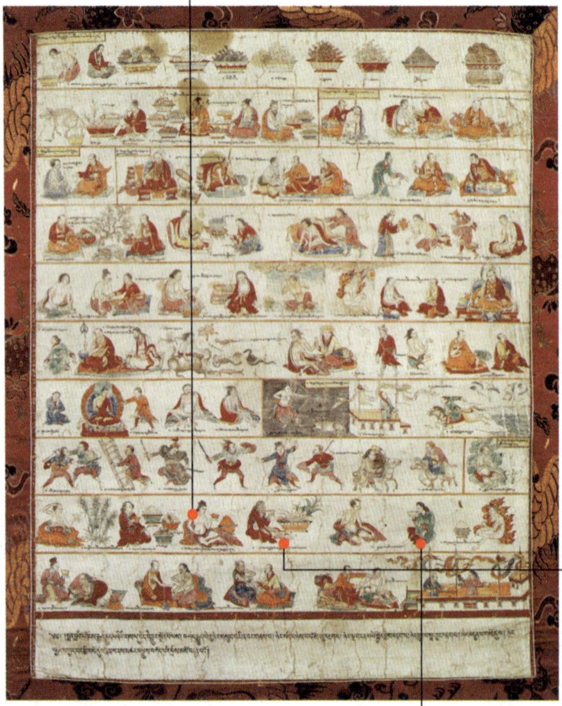

1.5 血隆病用四味藏木香汤试治

医生在诊断初期，对病人所患疾病、用药情况产生怀疑时，如果怀疑是血热和隆致疼痛病患者则用四味藏木香汤试治，有效则为该病，无效则排除该病，确诊后再对症施治。

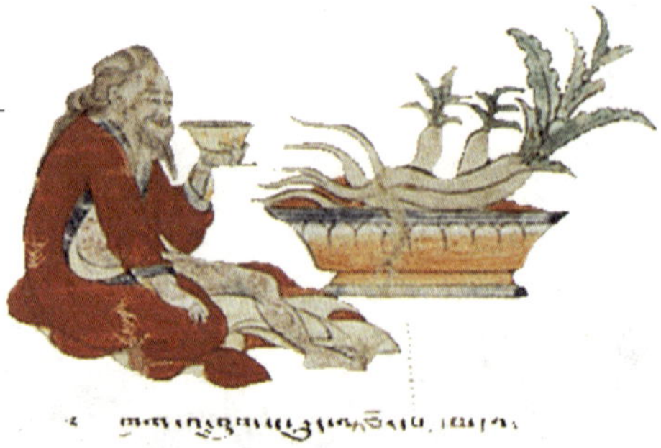

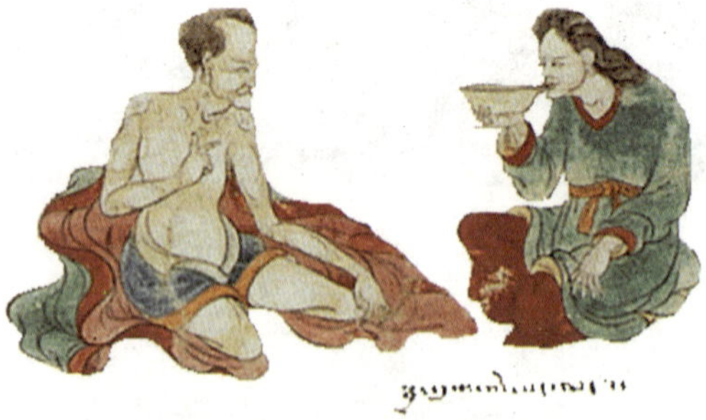

1.6 合成毒中毒用收敛汤试治

医生在诊断初期，对病人所患疾病、用药情况产生怀疑时，如果怀疑是合成毒中毒者则用十三味汤收敛之，出现收敛征候则为该病，无收敛征候则排除该病，确诊后再对症施治。

1.7 寒热间杂症用生活习惯试治

医生在诊断初期，对病人所患疾病、用药情况产生怀疑时，如果怀疑是寒热间杂症者则用病人习惯的饮食、起居进行试治，分辨清对寒热疾病有效或有害之后，再对症施治。

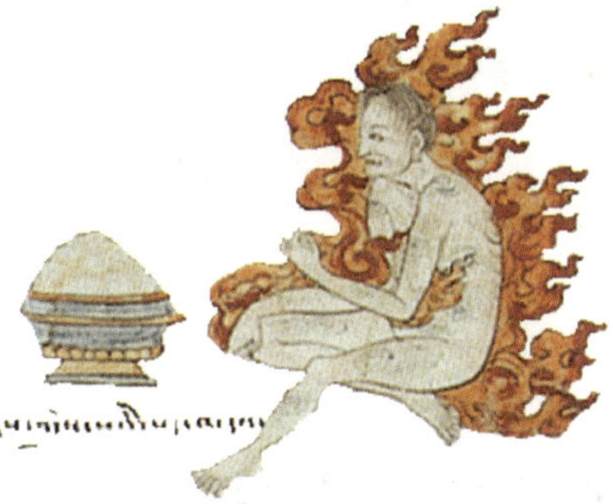

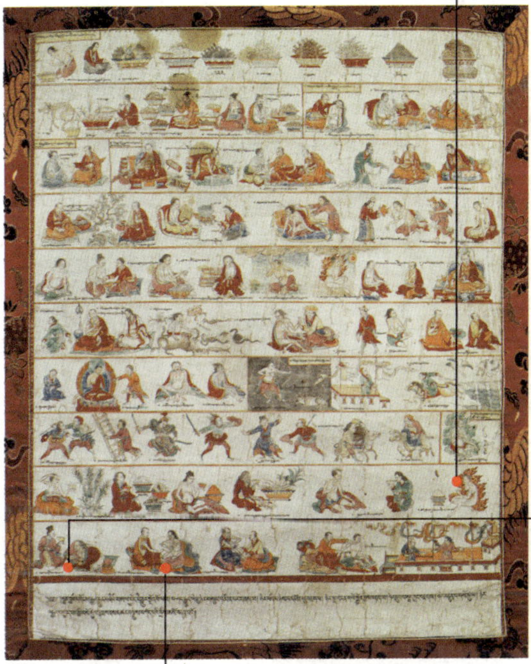

1.8 硬腹或软腹用肠鸣汤试治

医生在诊断初期，对需要用下泻法治疗的疾病，分辨不清患者到底属于硬腹（难泻）还是软腹（易泻）时，用清肠汤和肠鸣汤试治，饮后即下泻者为软腹，不泻者为硬腹，掌握好腹的硬软度后再对症下泻。

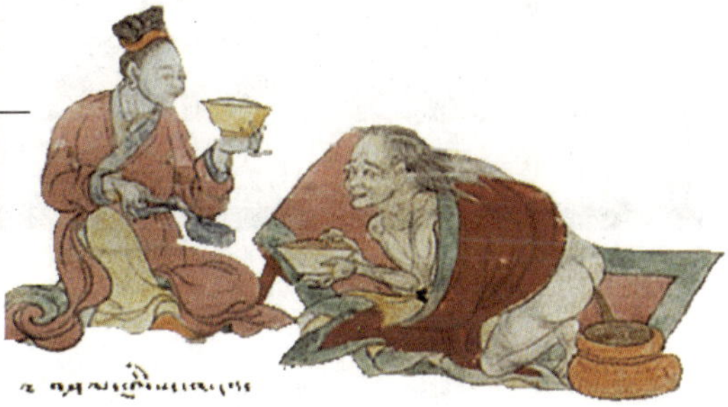

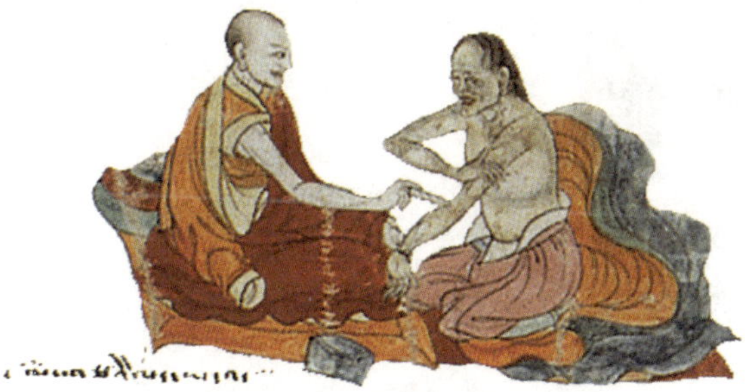

1.9 能否灸治用热敷试治

医生在诊断疾病初期，能否对该病进行火灸治疗产生怀疑时，可先用油煎的毡片热敷，如有效果者则灸，无效果者则不能灸。

1.10 能否放血用冷敷试治

医生在诊断疾病初期，能否对该病用放血疗法产生怀疑时，可先用冷石和激冷水等冷敷，有效则实施放血，无效则不能放血。

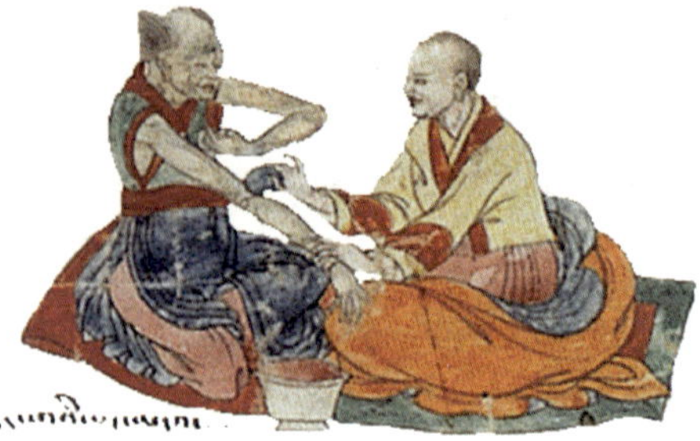

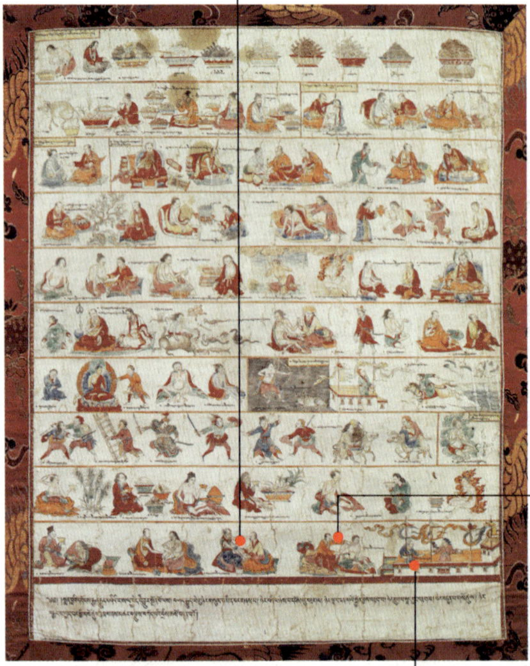

1.11 是否有脓用针刺试治

医生在诊断疾病初期，对肿块是否化脓产生怀疑时，可先用有眼针按操作法扎刺，如针眼中带有脓证明已溃疡，未带脓说明还未化脓，确诊后再对症治疗。

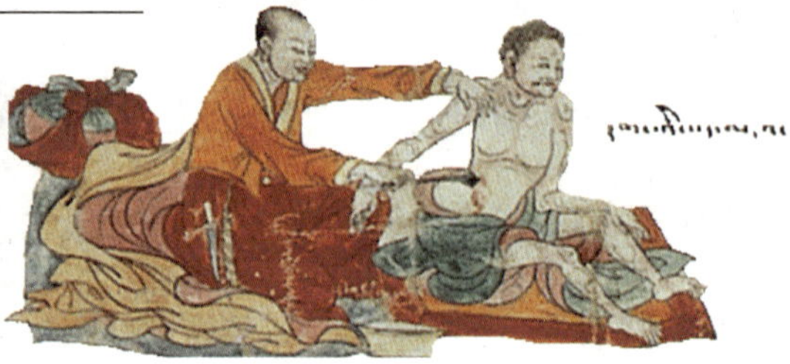

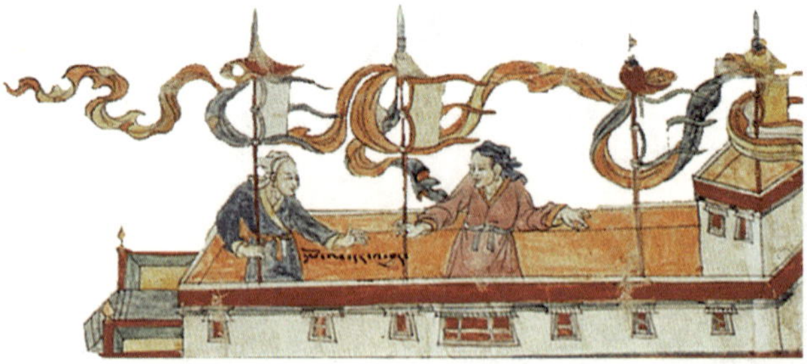

2 山顶扬旗法

医生对疾病性质等诊断有了把握后，要明言此病性质、发病内外因、目前症状、最后转归、治法、痊愈时间，或出现哪种情况则不愈，甚至死亡等情况皆要像山顶扬旗那样清楚地告知大家。

图三十八 治法和分症治法

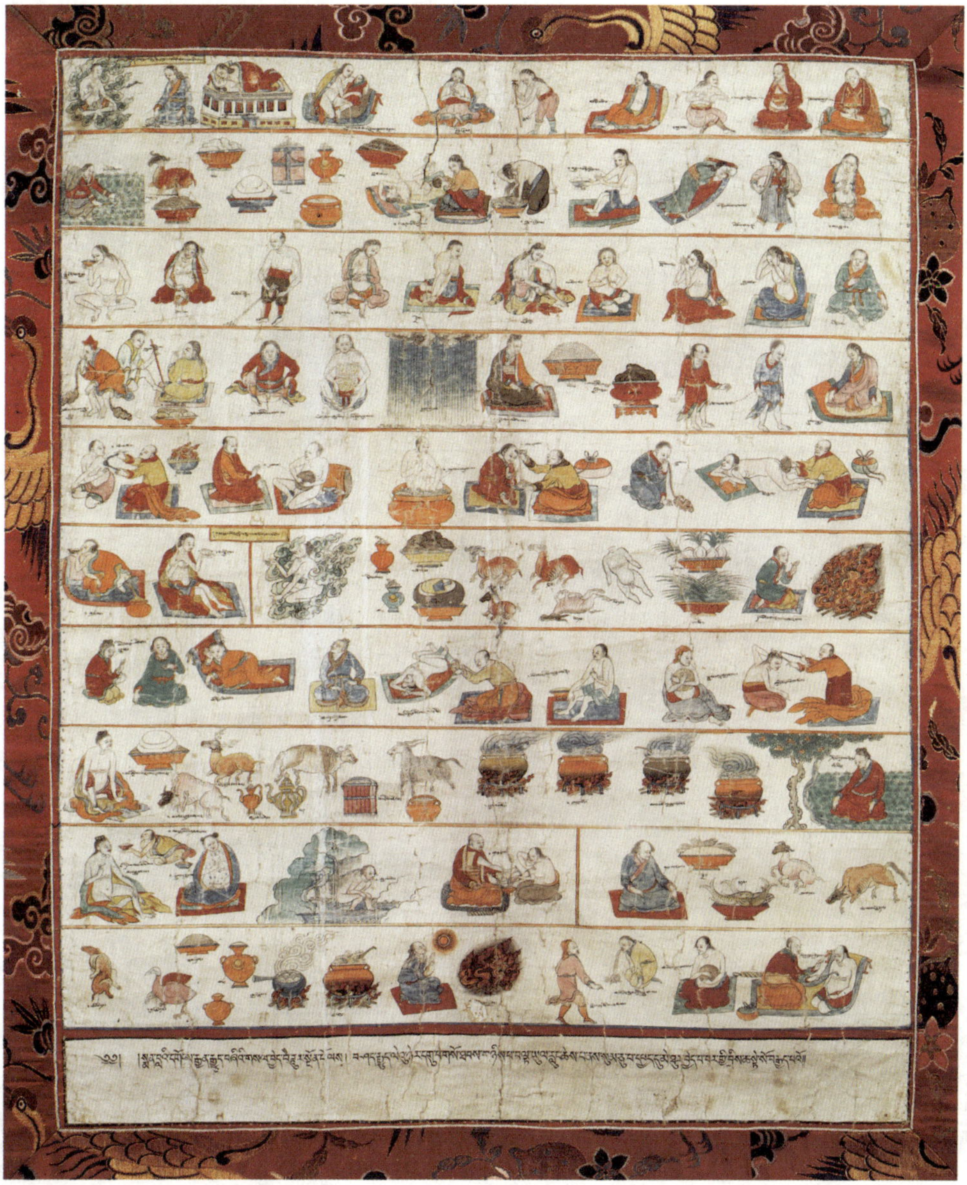

本图示《论述部》第二十九章两种治疗法即补法和消法。补法包括补益对象有隆偏盛体质者等 11 种，滋补食物如羊肉等 6 种，药物有药油丸，外治如文灌肠等 3 种，行为起居如睡眠足等 2 种。消法包括施术对象消化不良患者等 17 种，消法有引吐、下泻等法。第三十章分症治疗法包括隆病的食、行、外治法 19 种，赤巴病的食、行、药、外治法 16 种，培根病的食、行、药、外治法 26 种等内容。

第二十九章 2种治法

一、2种治法

1 补法

1.1 补益对象

1.1.1 隆偏盛者

人有7种体质，其中隆偏盛体质型人，其特征为肌肉干瘦、驼背、多语、多动等，用羊肉等新鲜营养品及保证睡眠等各种方法进行滋补，可益寿。

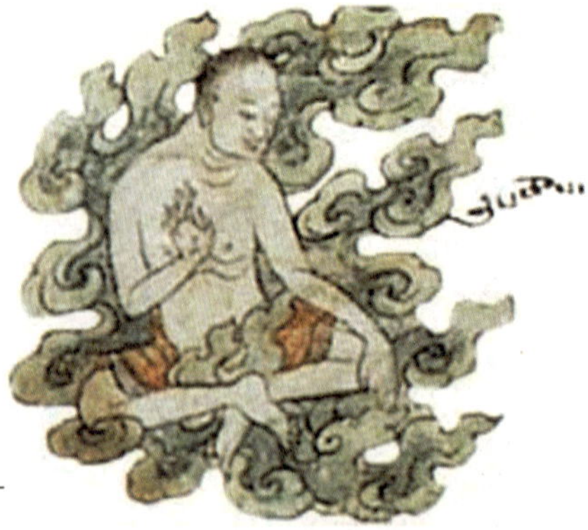

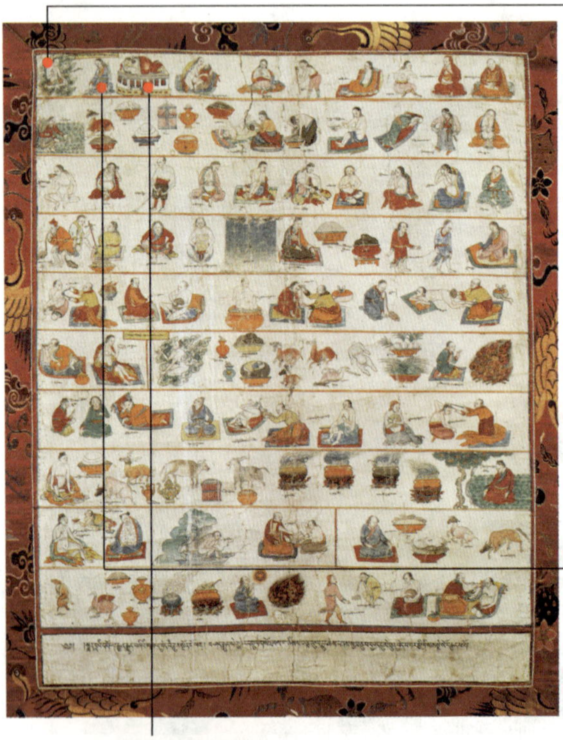

1.1.2 正精耗损者

被刀箭等利器损伤而失血过多，下泻、呕吐过急；流鼻血过多、极度痛苦等，造成正精损耗者，要实施滋补法，用以恢复体力。

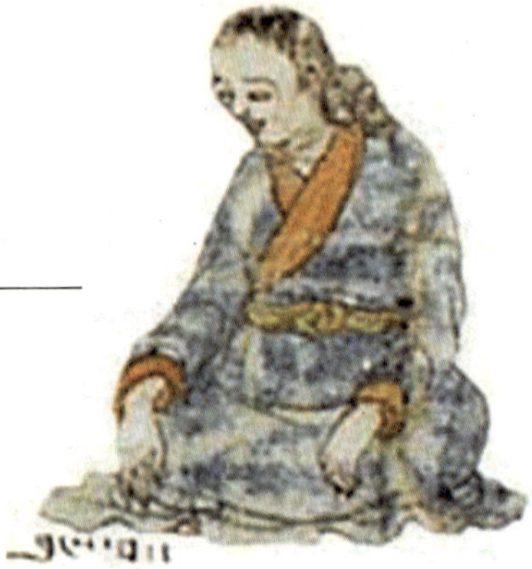

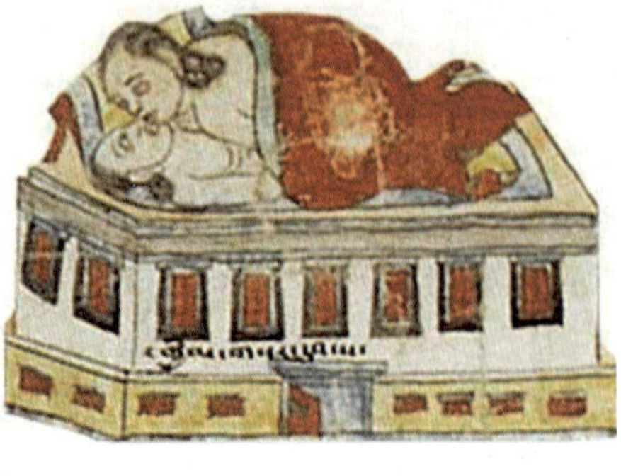

1.1.3 新婚劳累者

刚结婚时，超过春秋两季每两夜一次、夏季每半月一次的房事限度，过多淫乐者，宜用肉汤等营养品滋补，用以恢复体力。

1.1.4 产后失血者

妇女生小孩后失血过多，造成正精损耗，身体虚弱者，宜用羊肉、酒、奶乳等营养品滋补身体。

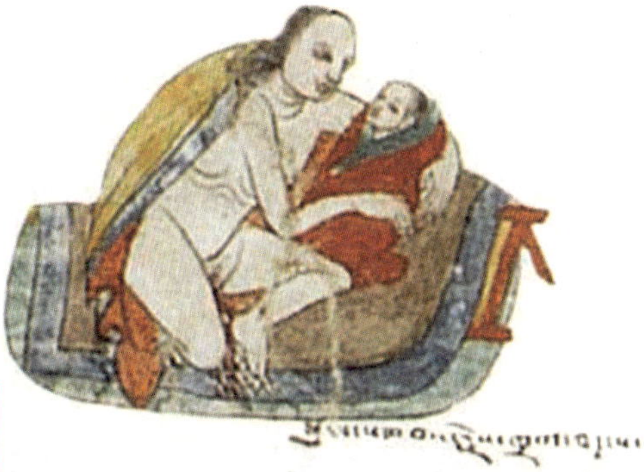

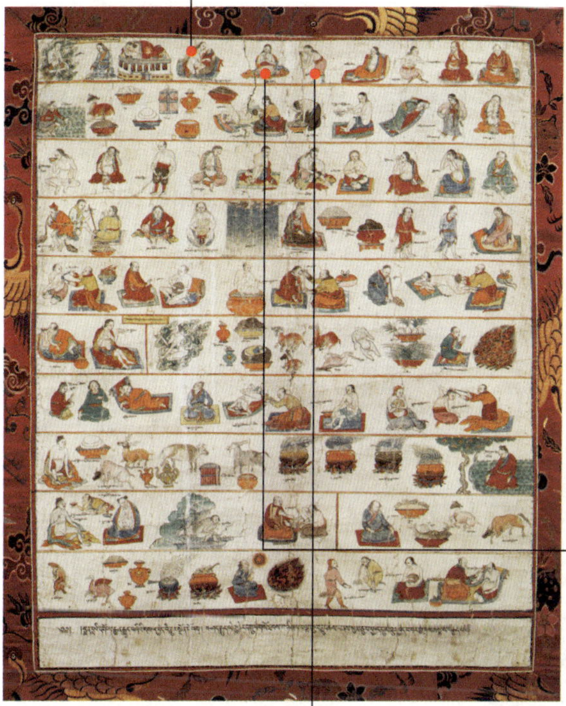

1.1.5 肺空洞者

肺叶毛细血管等破裂咯血，咳嗽不止，长期受疼痛折磨或正精耗竭者，宜饮三红等方剂，以增强正精和体力。

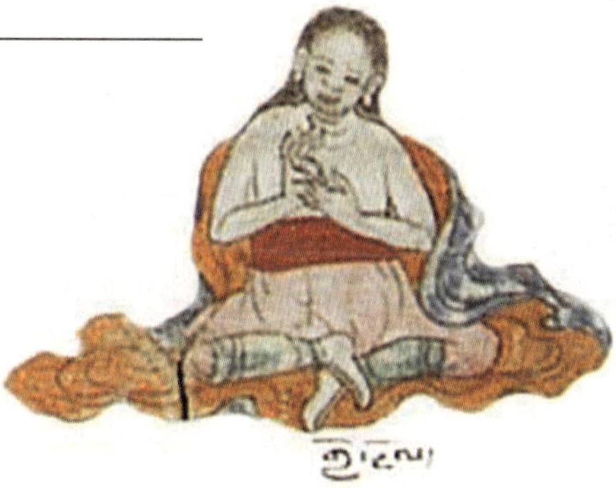

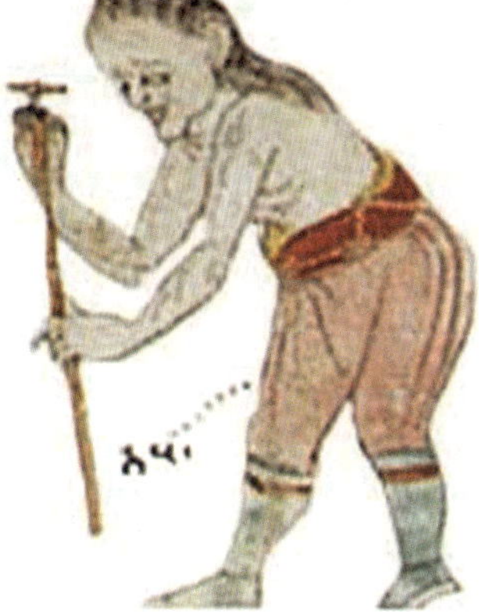

1.1.6 年老者

年过70岁老人，身体五元衰损，体力减弱，五官不敏，行动不便者，宜用四药五精滋补，用以恢复正精，增强体力。

1.1.7 失眠者

因劳神过多、悲痛伤心等故，致夜晚失眠或不能舒服入睡，造成白天无精打采，神志昏沉者，宜用“巴散”药油丸等滋补，用以增强体力、压抑隆（风）势，增强睡眠。

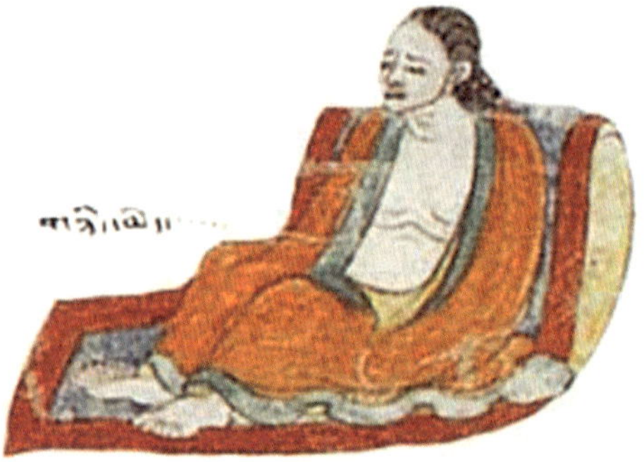

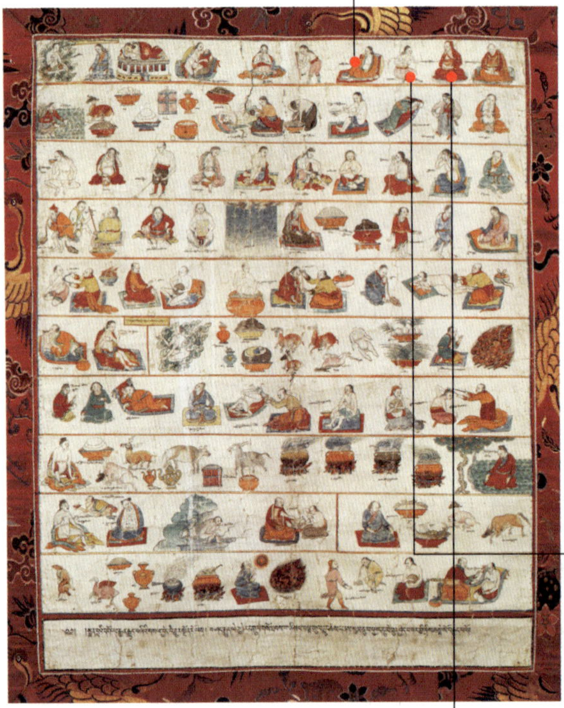

1.1.8 悲伤者

因伴侣死亡等致精神受到强烈痛苦，造成正精损耗者，宜知心朋友安慰，用营养品进行滋补强身。

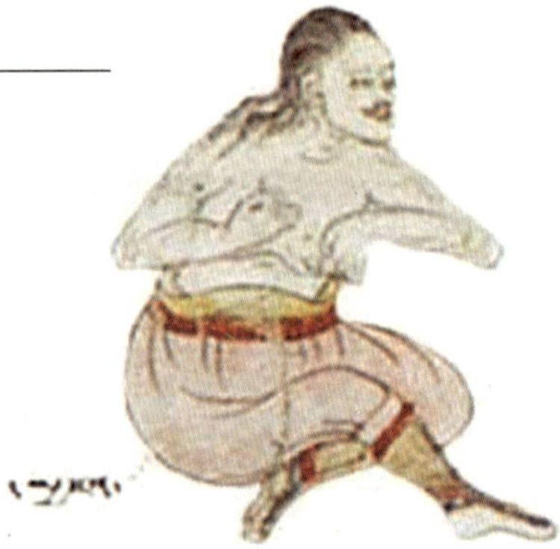

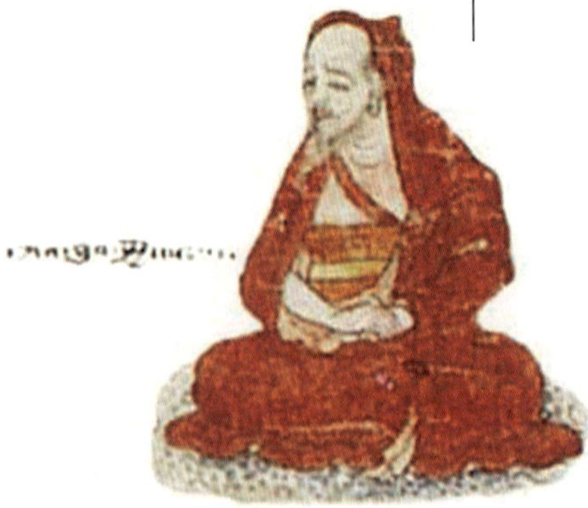

1.1.9 苦修者

长期苦禅身、语、意三门而身心疲劳者，宜用各种滋补法来恢复正精，增强体力。

1.1.10 劳累者

因剧烈劳作或费心过多而苦累，造成体力衰损，体内五元失衡者，宜用各种方法进行滋补，可增强正精和体力。

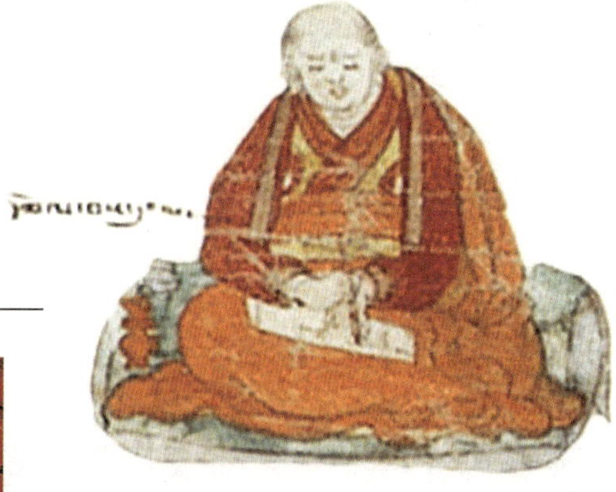

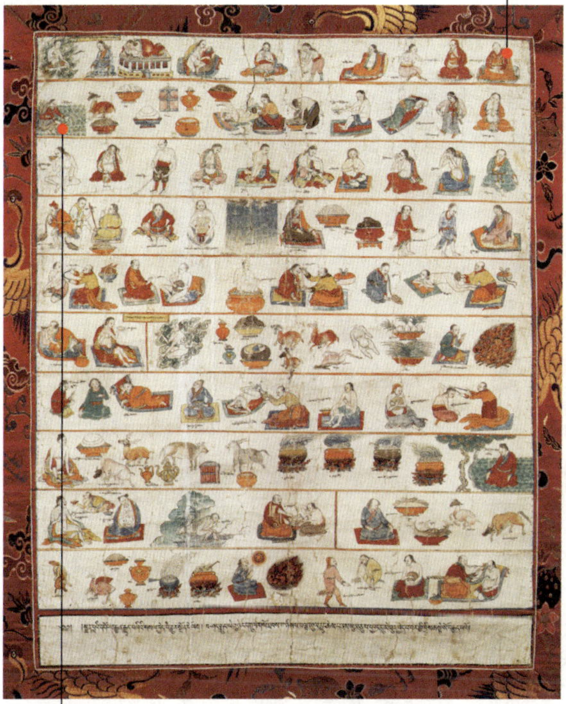

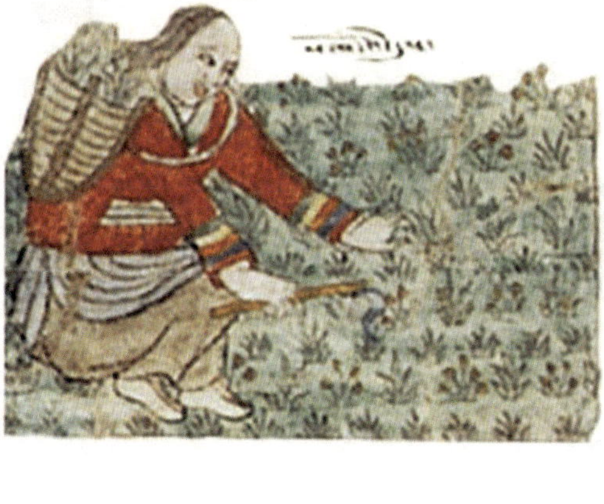

1.1.11 暖季

藏历四月十六至六月十五日为暖季，此时天气炎热，空气糙轻，体内五元功能减弱，造成失眠多汗、身体疲乏等毛病，宜用各种办法进行滋补。

1.2 滋补方式

1.2.1 食补

1.2.1.1 羊肉

最佳为秋天宰杀的肥羊肉，除了老羊、瘦羊及病死的羊肉，其他羊肉也可。煮烂或剁成肉末熬汁食用，其味甘，性热，富有营养，可增强体力。

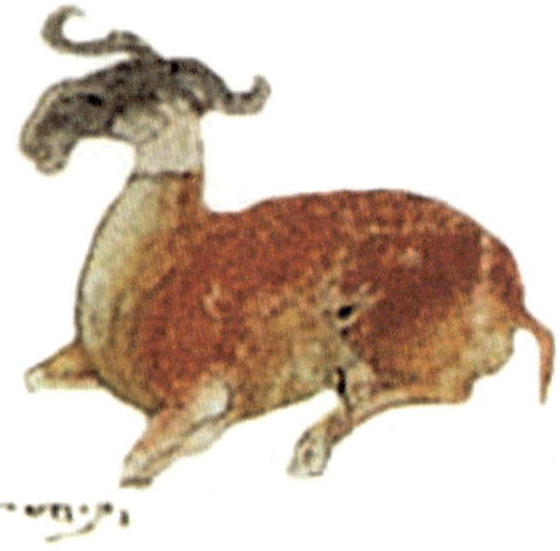

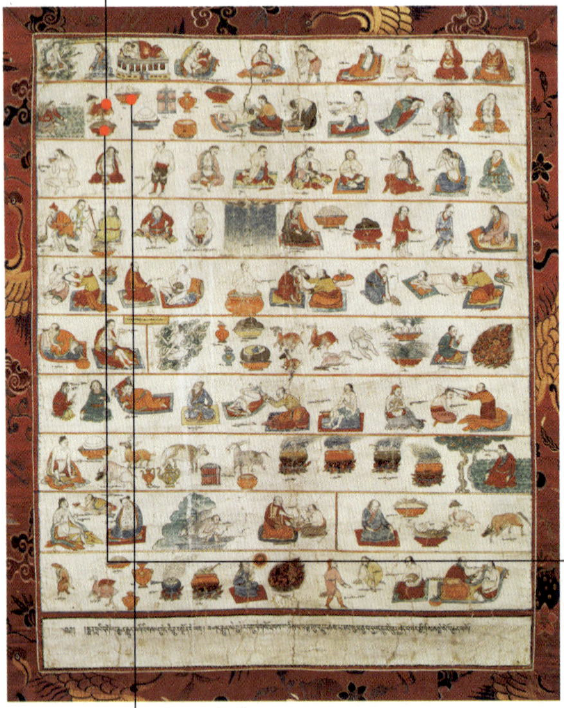

1.2.1.2 红糖

红糖是由甘蔗榨汁熬成的，甘味可增强体力，经常食用红糖或调入茶中饮用，可压抑隆（风）势，消除隆的糙性等。

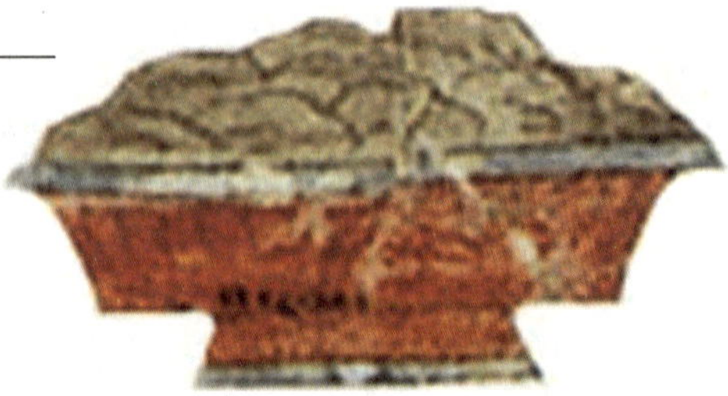

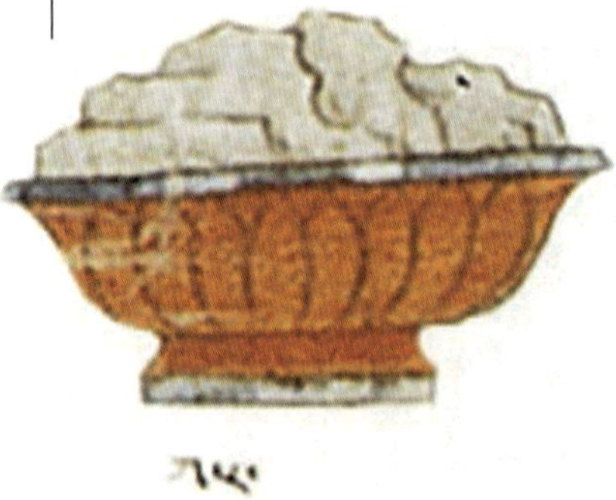

1.2.1.3 白糖

味非常甘，甘味特别适宜身体，增强正精和体力，是隆偏盛者、身体衰弱者和老年人的滋补品，经常食用可清爽身体、清明五官。

1.2.1.4 酥油

酥油是从黄牛和牦牛等母畜奶子中提取的油脂物质，具备植物营养，味甘，营养丰富，可滋补强身。

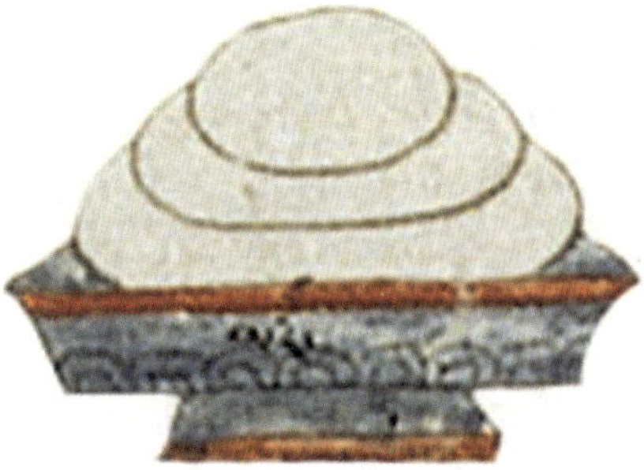

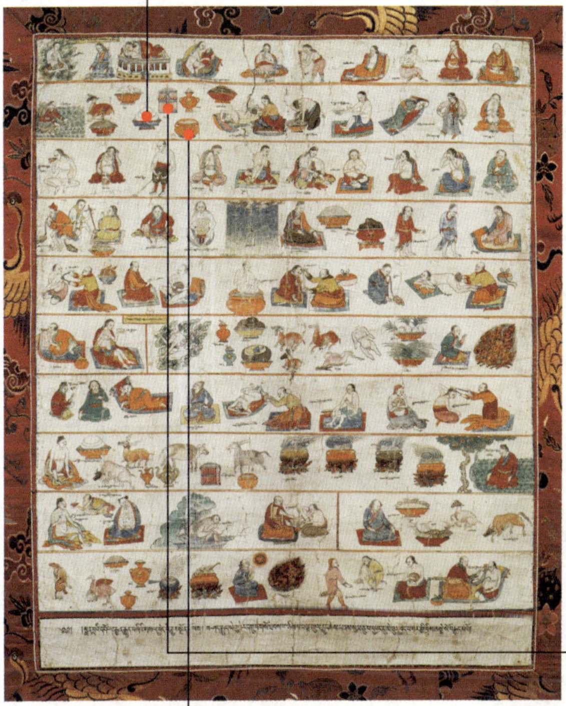

1.2.1.5 乳类

奶乳是从黄牛、牦牛和绵羊等奶子中提取的营养油脂物质，味甘，营养丰富，是身体衰弱、新婚房事过度、产后、老人等的滋补佳品，可恢复体力，强壮身体。

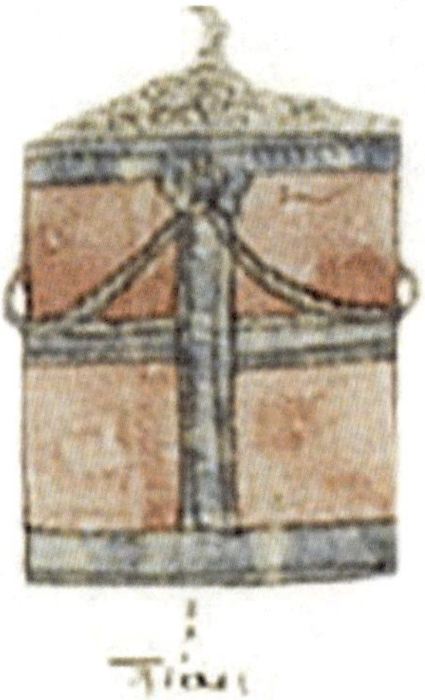

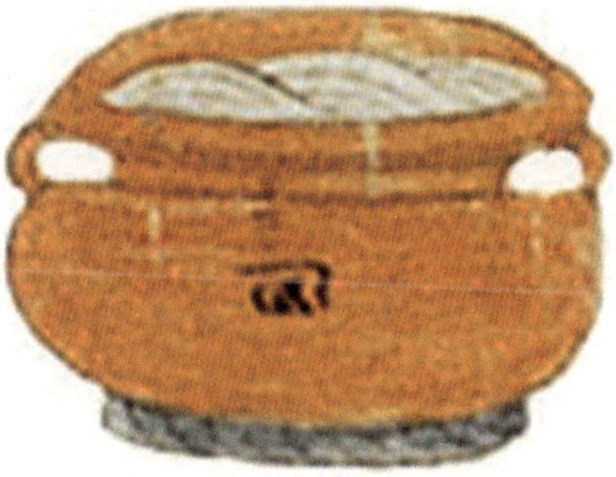

1.2.1.6 奶酪

奶酪是用黄牛、牦牛和绵羊奶子发酵而成的，味甘、酸，营养丰富，有帮助消化和吸收等辅助功能，是失眠者、劳累者、老年人的滋补佳品，可恢复体力。

1.2.1.7 酒类

酒是将青稞、小麦等谷物煮熟后放入酒曲酿成的，味酸、辛，营养丰富，功能消食、增强胃火、帮助吸收等，隆偏盛者、失眠者、身体虚弱者等饮用，可滋补强身。

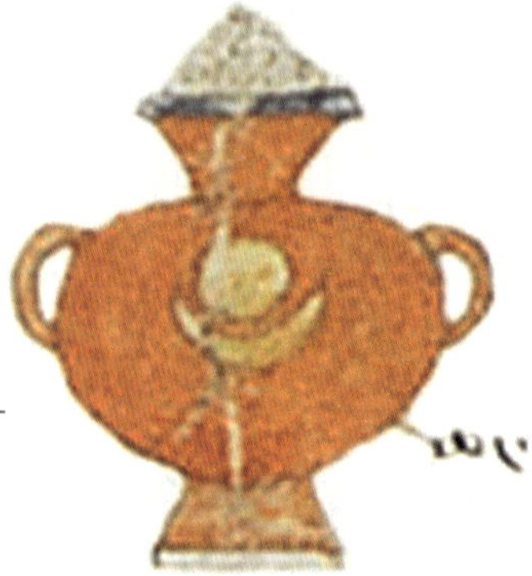

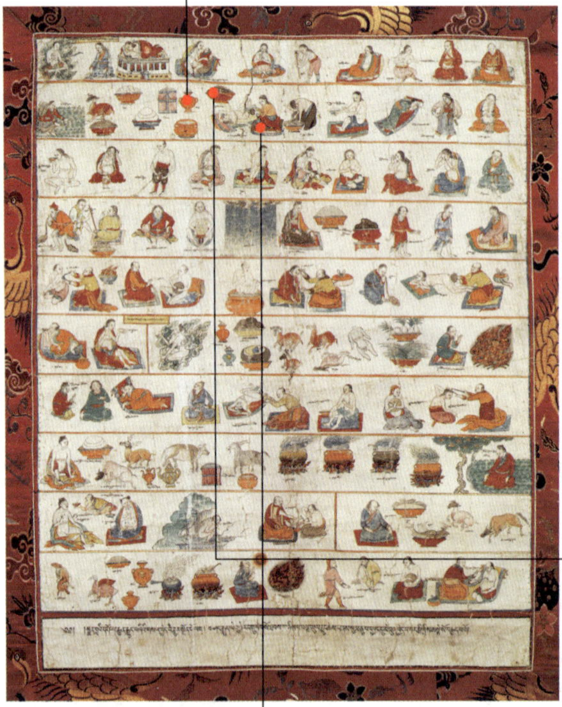

1.2.2 药补

1.2.2.1 药油丸

药油丸是遴选对疾病有疗效的各种药物进行熬汁，加入酥油等制成蜜丸，如“巴散”药油丸等，食用可使老人、体力衰弱者等强身壮体。

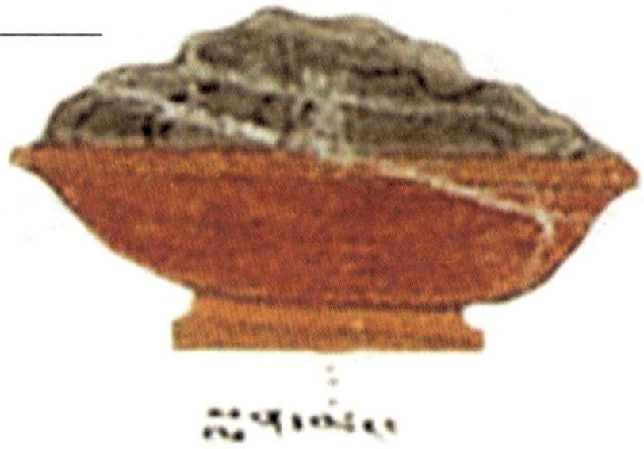

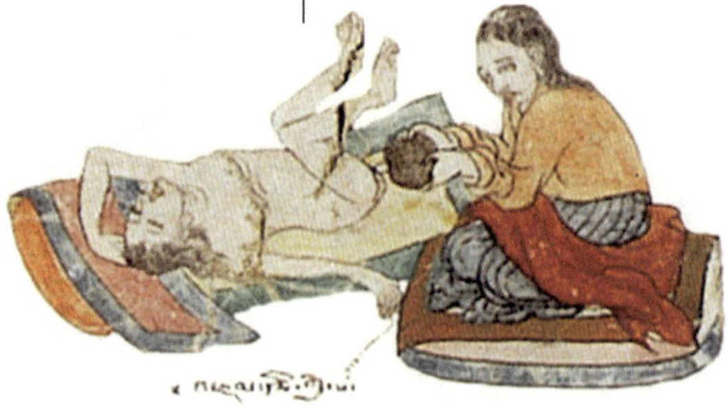

1.2.3 外治滋补

1.2.3.1 文灌肠

在肉汤、奶子中加入下泻药物，制成文灌肠剂，其中又分柔灌肠剂、洗灌肠剂、柔洗二联灌肠剂 3 种，从肛门灌入，可治脐以下部位隆病、肾腰寒冷、肠虫等，使正精很好地循行于脉道，增强体力。

1.2.3.2 洗澡

是一种起居疗法，用温水等洗澡可使毛孔清洁，有壮阳生精、增强胃火、清爽神志、美容养颜、强身壮体的作用。

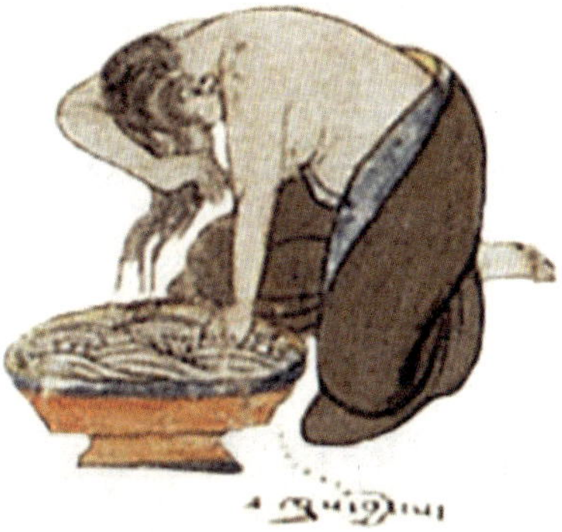

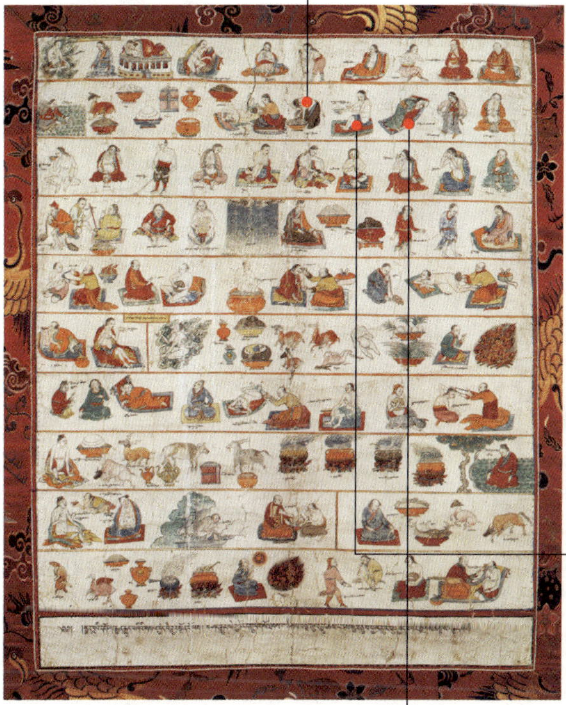

1.2.3.3 涂油按摩

属温和外治疗法，用清油等各种油类涂抹身体，然后揉搓按摩，可治疗强直拘挛等隆病，引导正精循行脉道，起到滋补强身作用。

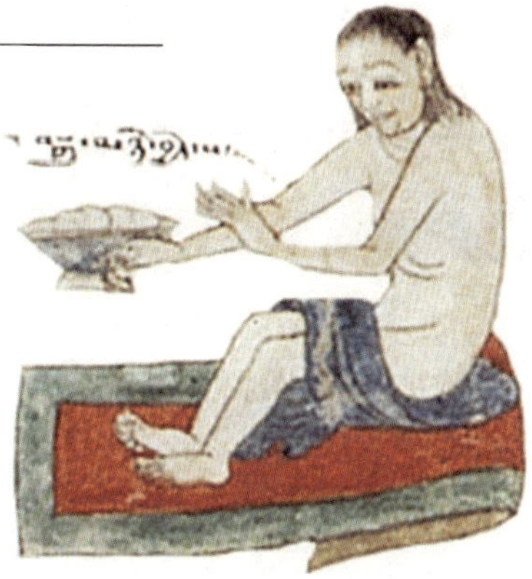

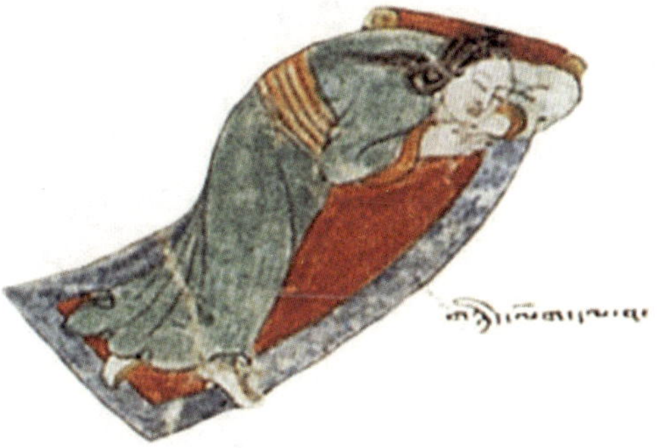

1.2.4 起居滋补

1.2.4.1 睡眠足

睡眠充足或舒服地睡觉是解除身心疲劳的一种最佳滋补方法，它可很好地增强体力，抑制隆病等疾病发生。

1.2.4.2 乐观

经常无痛苦、不劳心，保持愉快，与知心朋友交往，做自己想做的事，这样会身心清爽、健康无病、精力旺盛。

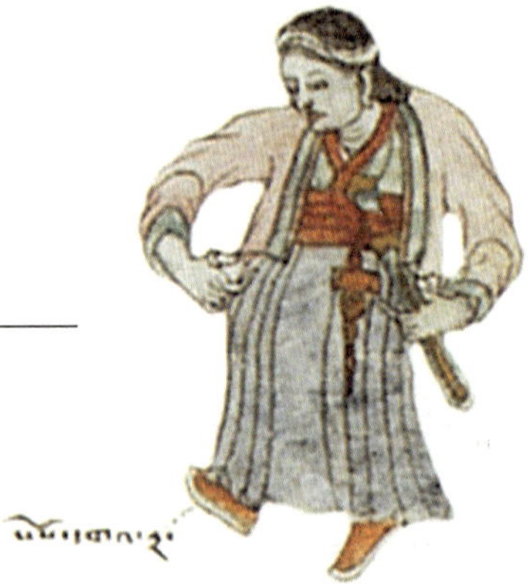

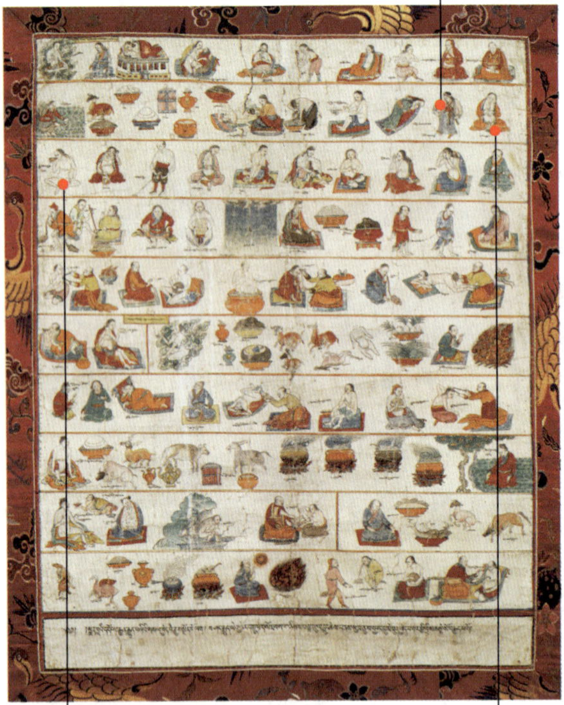

2 消法

2.1 消法对象

2.1.1 消化不良

由于三胃火功能衰弱，不能很好地糜碎、消化、分解清浊，造成消化不良症。初冬等时节禁食，坚持三昼夜，可使消化不良得到改善，使正精正常循行，身体安康。

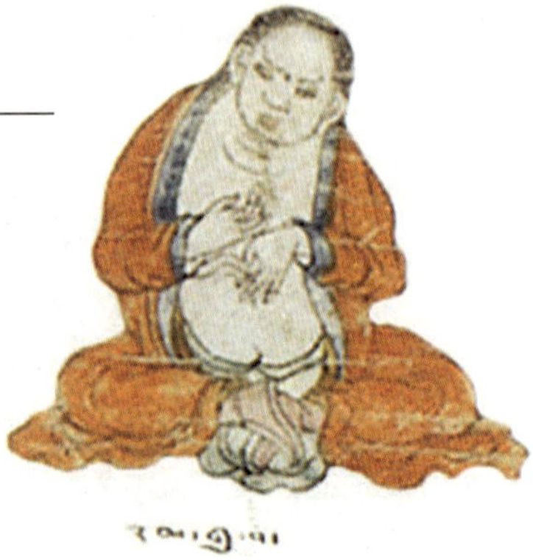

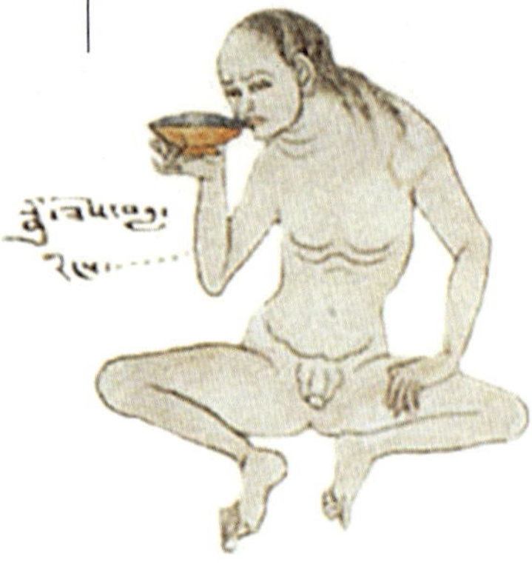

2.1.2 隆病大腿僵直

由于培根脂肪增盛而沉积于大腿内，导致筋腱和肌肤等僵硬，遇冷疼痛，无知觉，麻木沉重，行动艰难如患隆病者，要用消法治疗培根脂肪增盛。

2.1.3 瘟病

瘟病是因四季不及、太过、相反致饮食起居失当，引起赤胆火燔扬逐次侵入六门，或者受到秽气侵害而传染的一种病。此病自始至终禁用油腻、营养品，要用消法治疗。

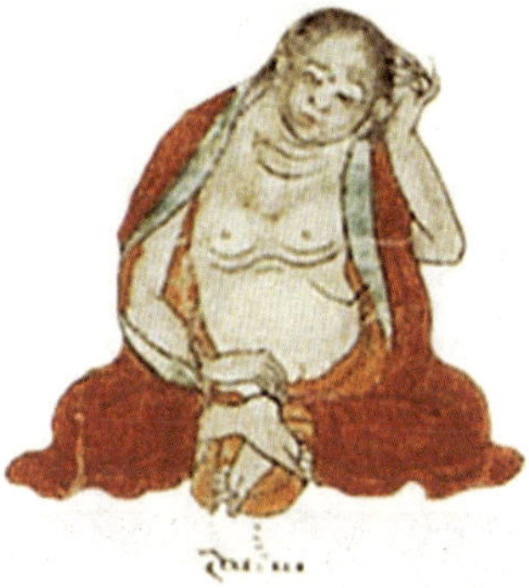

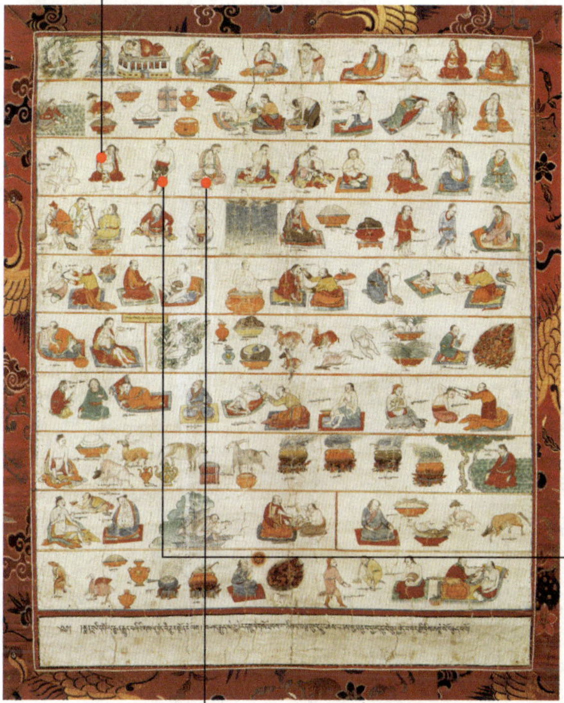

2.1.4 尿频“沙口”病

成因是培根脂肪增盛，未生化为正精，通过糟粕通道，与尿液混合进入膀胱，导致肾脏、膀胱变寒的一种病，故要禁用三甘、羊肉等扰乱血热、赤巴热的饮食，用消法治疗。

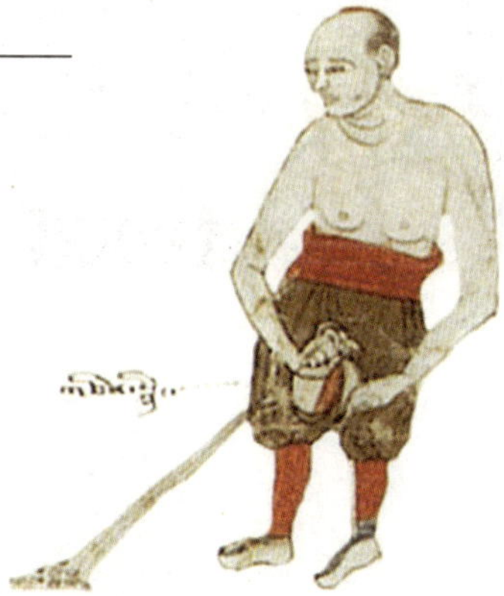

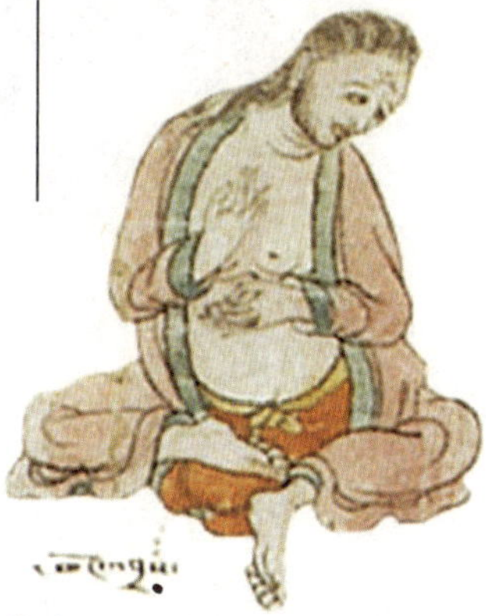

2.1.5 体内疖痈

这是体内正精因伤扩散或饮食精华未生化成熟等引起，坏血增盛窜入脉道被隆（风）邪卷结。机体部分出现大小不等的坚硬肿块。对此要禁用坏肉、油腻、营养品、腐化变质、未熟等引起坏血增盛的饮食，用消法治疗。

2.1.6 痛痹

这是一种因饮食和起居不当而引起的体内隆血紊乱，肘关节和趾关节处结紫黑垢，非常疼痛的疾病。故要禁用油腻营养品及增盛血脂的饮食，用消法治疗。

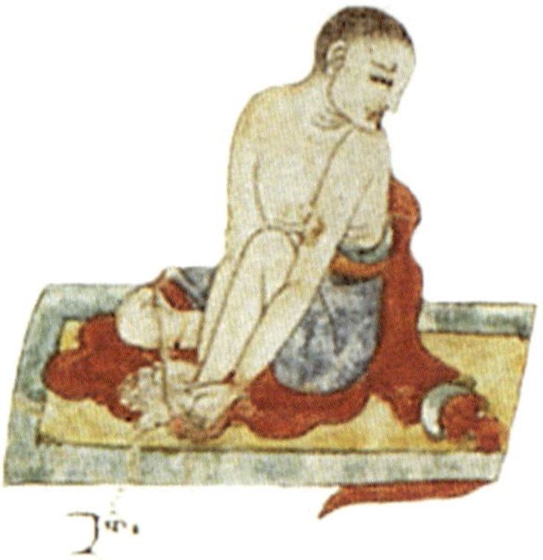

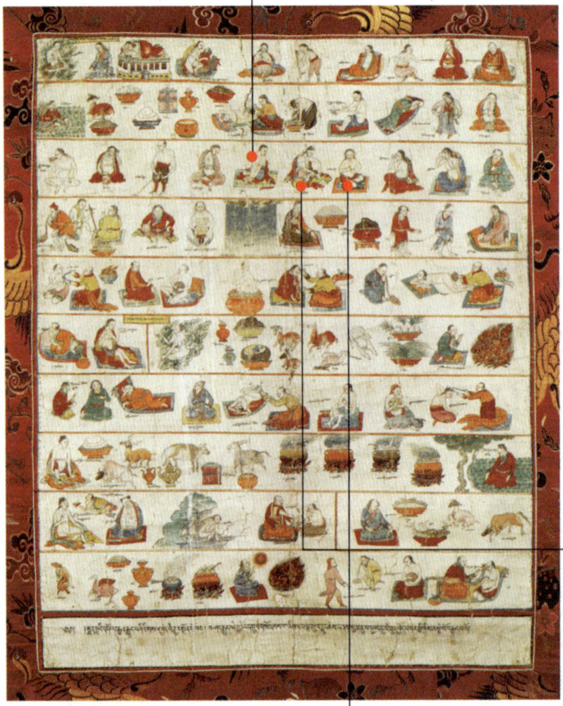

2.1.7 湿痹

这是一种消化不良和坏血增盛引起的四肢关节等充斥黄水，使能合培根功能衰弱，关节发生脆酥的疾病。故要禁用营养食物，特别是营养饮料，用消法治疗。

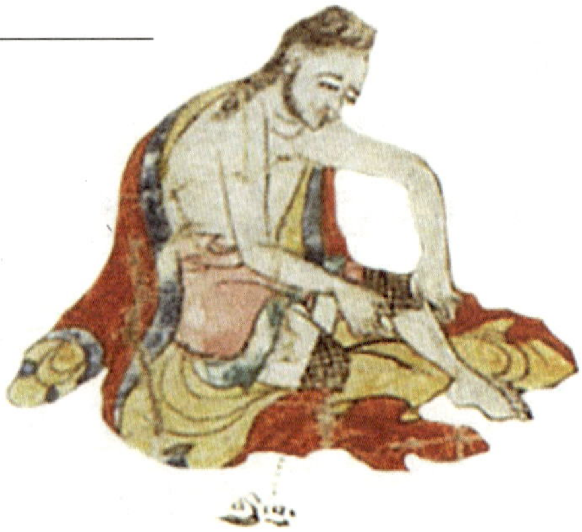

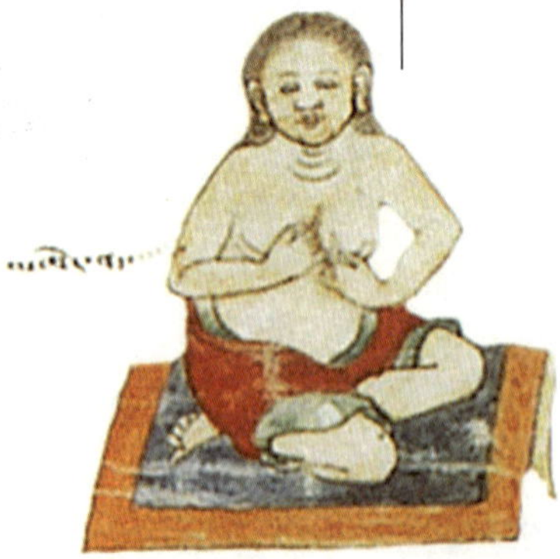

2.1.8 脾病

脾为血库，是能糜培根的帮手，是肉核（淋巴）的依所，专司唾液、眼泪等机体水分的脏器，脾有病则出现胃胀、肉核肿大、唇裂等培根病症状。故要全面节制饮食，用消法治疗。

2.1.9 喉病

咽喉是能依培根运行的通道，与气管相连。由于培根属寒，咽喉发生疾病则会说话困难，培根的蒸气增盛会导致喉阻病。故要全面用节制饮食，用消法治疗，以减少培根增盛。

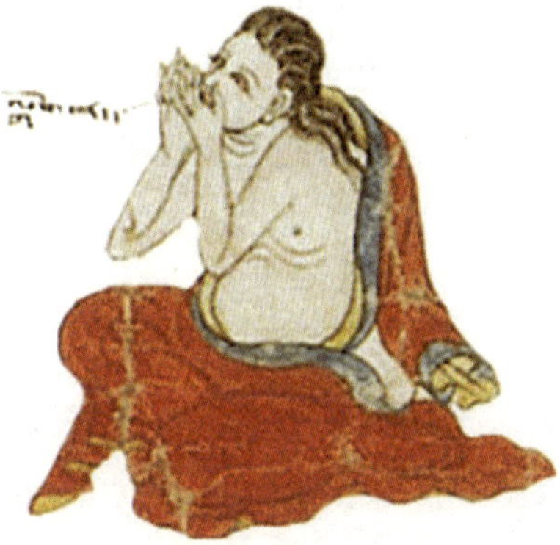

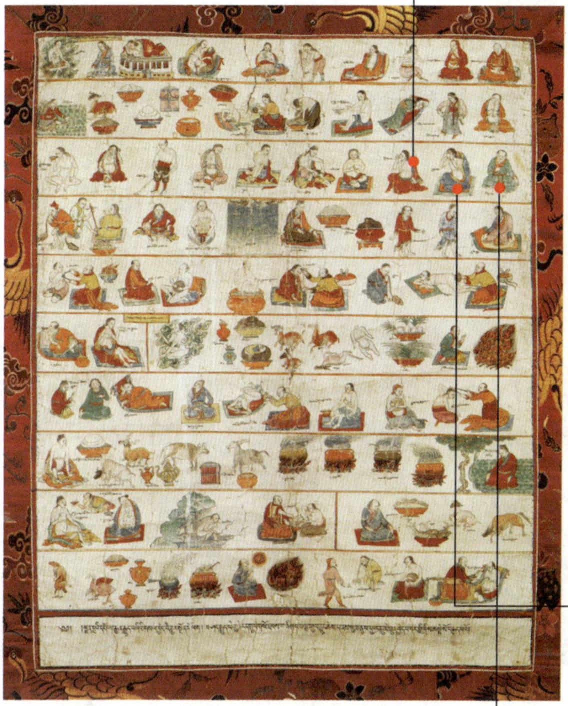

2.1.10 脑病

脑子是土水元培根物质和痴愚的依所，是一切白脉的源头，由于培根之故出现隆（风）流通障碍，导致意识不清、神志模糊等。为了减少培根脂肪，故要全面节制饮食，用消法治疗。

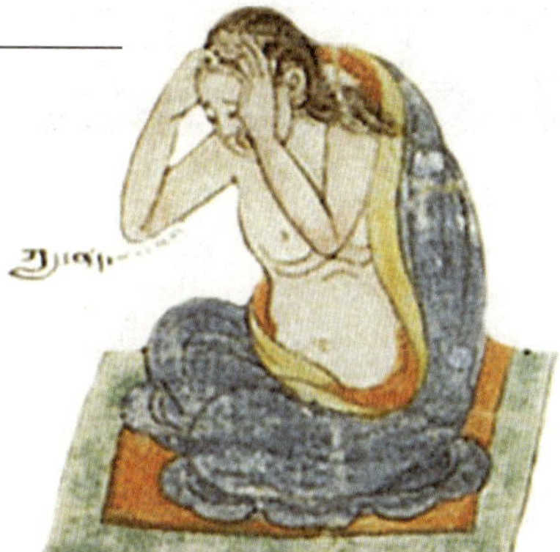

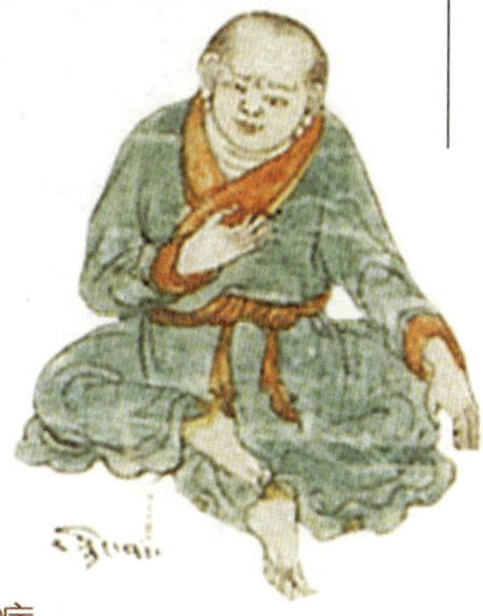

2.1.11 心脏病

心为血门，动脉之泵，是隆和培根的基地，发生疾病则会出现心神不安、健忘失眠、癫狂昏厥等培隆病症状。故要全面节制饮食，用消法治疗。

2.1.12 因热吐泻

久居印度、尼泊尔等炎热之地，中暑或肝热窜入大小肠等侵占能消赤巴的位置，使其外溢，导致上吐下泻，故要全面节制饮食，用消法治疗。

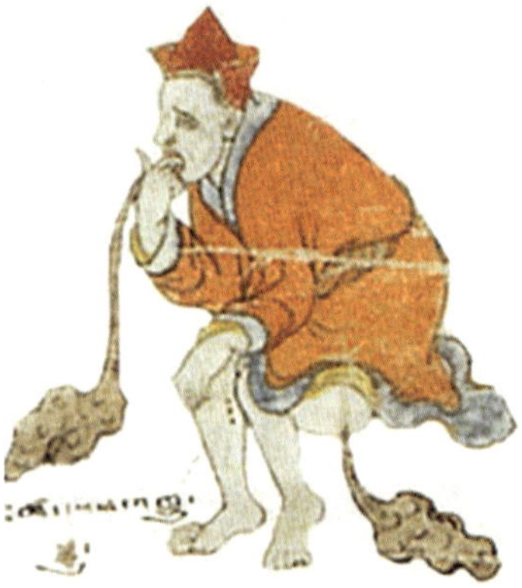

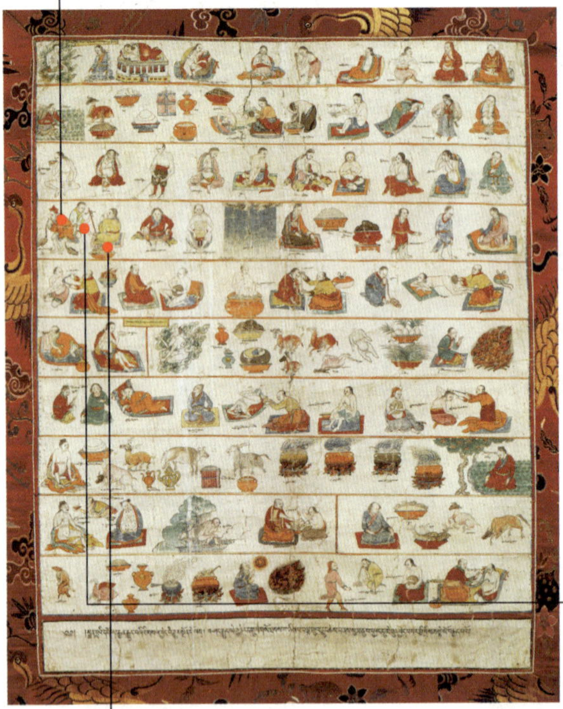

2.1.13 身体沉重

饱食后静坐不动，白昼睡觉，身卧湿地，过食肉、油等性重、腻食物等，引起培根的七特性中的重性偏盛，导致身心沉重，体力不支，故要全面节制饮食，用消法治疗。

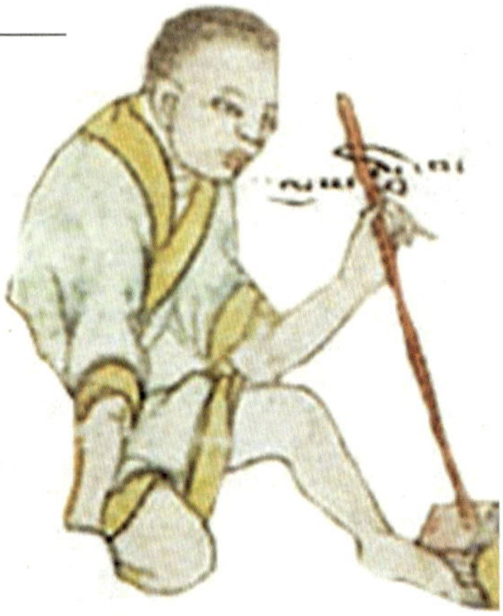

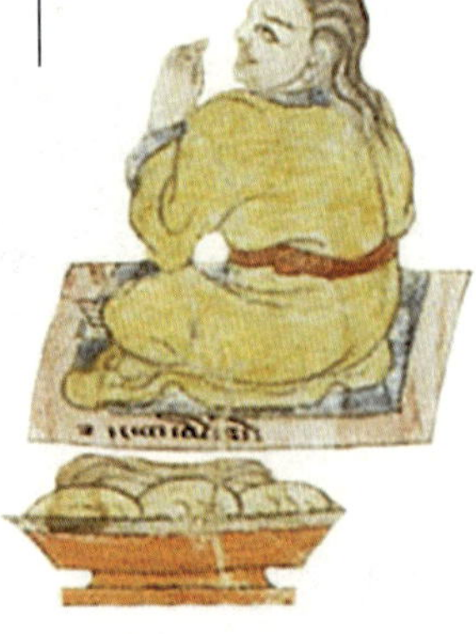

2.1.14 食欲不佳

由于不消化，培根增盛，或白昼睡觉，或培根功能紊乱，培根邪窜入心脏，能依培根发生病变等原因导致食欲不佳。病因为培根邪，故要全面节制饮食，用消法治疗。

2.1.15 两便闭塞

因饮食不及、太过或相反，或鬼魔作祟，引起体内功能紊乱，导致大小便闭阻。如不节制饮食，则两便增多加重病情，疼痛更甚，危险越大，故要用消法治疗。

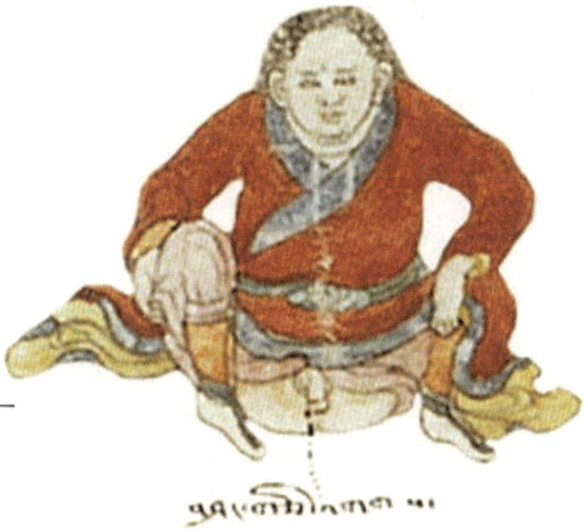

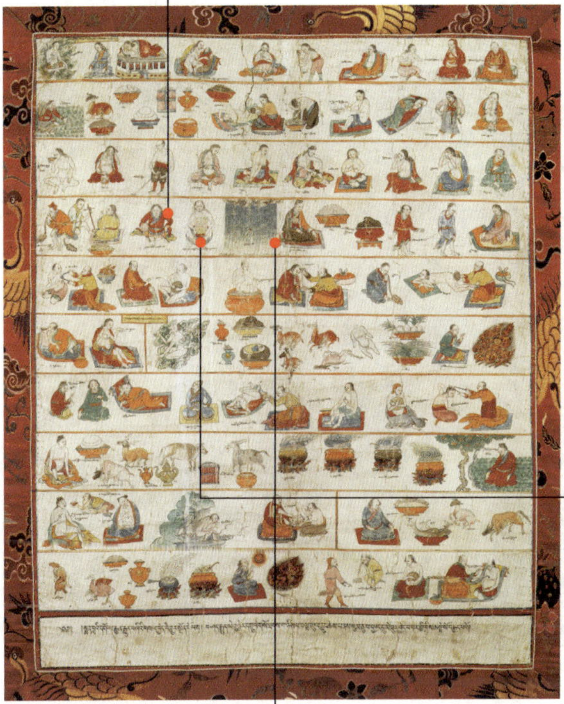

2.1.16 过于肥胖

肥胖是由于人体七精华中的肌肉、脂肪增盛所致，过于肥胖则会反应迟钝，引起尿频、疖痈、肉核病、咳嗽、脂肪增多。故要用消法治疗。

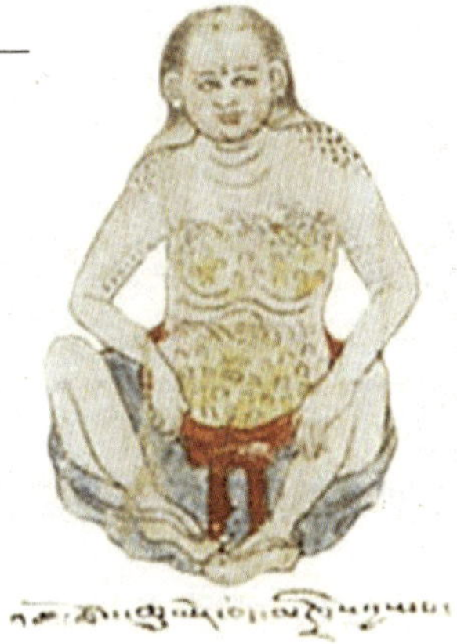

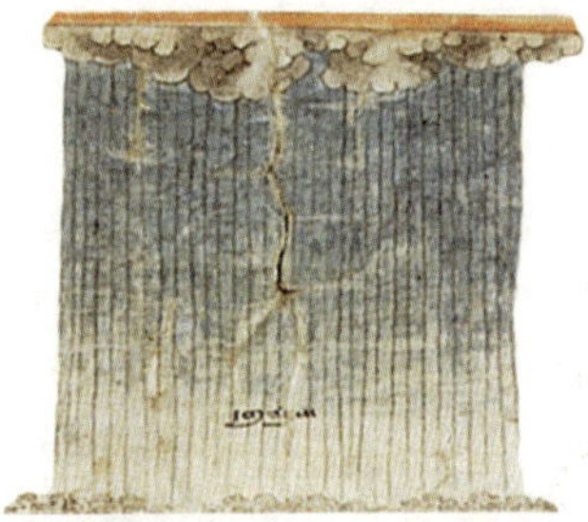

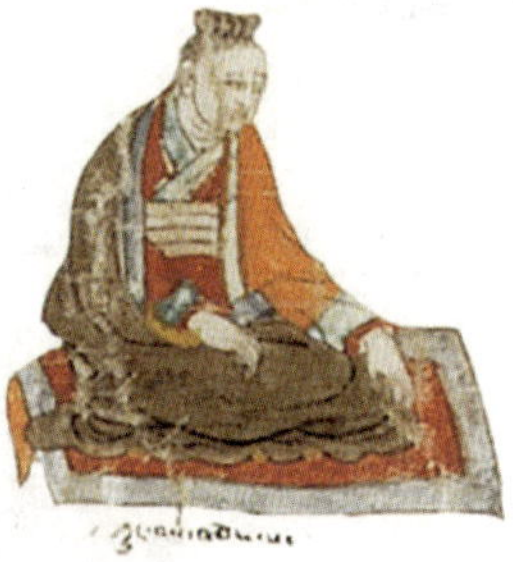

2.1.17 冬季实施消减法

冬季水风元增盛，天气非常寒冷，气候腻而重，培根物质在体内增盛、积蓄。故要全面节制饮食，用消法治疗，消减培根和脂肪等。

2.2 消法规程

2.2.1 食物消法

2.2.1.1 易消化食物

食物不消化，或进食油性大的食物，或大腿僵直、瘟病、肥胖和体虚者，要长期节制饮食，若饥不可忍，要进食少许米粥或易消化食物。

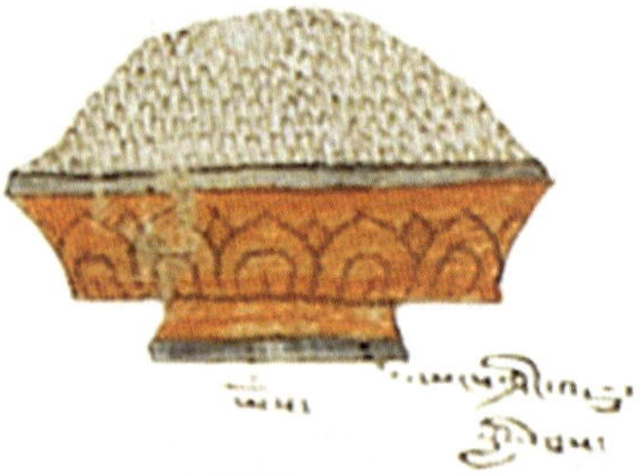

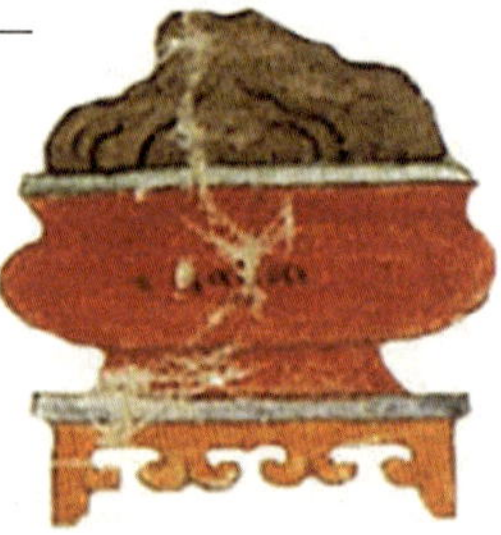

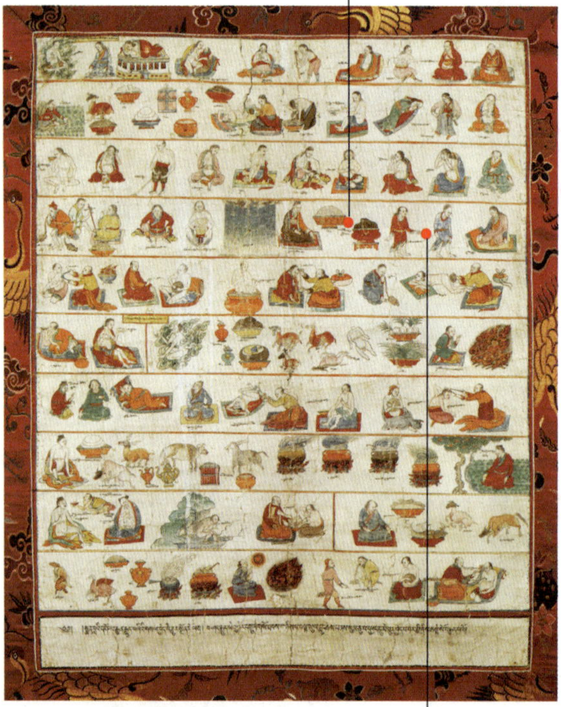

2.2.2 起居消法

2.2.2.1 活动锻炼

大腿僵直、尿频、内痈、痛痹、咽喉病、脑病、热病所致的吐泻等患者，如有一定体力，不仅要经常用消法治疗，还要进行锻炼，出微汗为止，以消减培根脂肪。

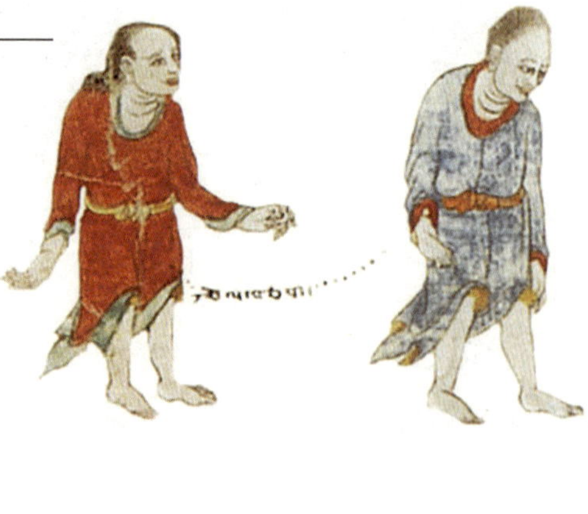

2.2.2.2 发汗

食物不消化，或进食油性大的食物，或内痈、痛痹、湿痹、脾病、喉病、体沉、胃口不佳、黄水充斥和培赤偏盛者，如有一定体力，不仅要经常节制饮食，实施消法，还要蒙上衣被发汗，或跑步出汗，以消减体内培根土、水元功能亢盛。

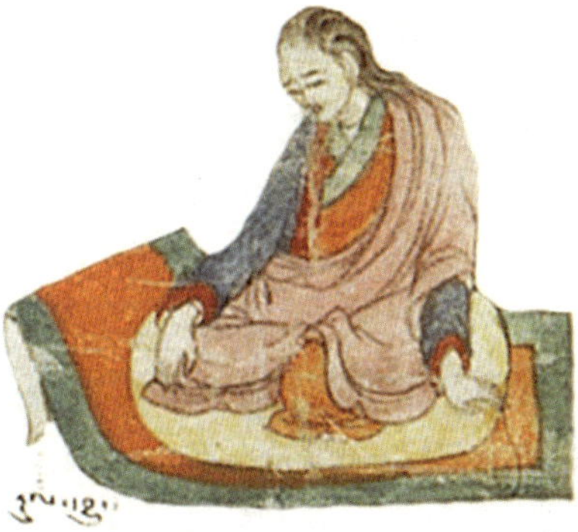

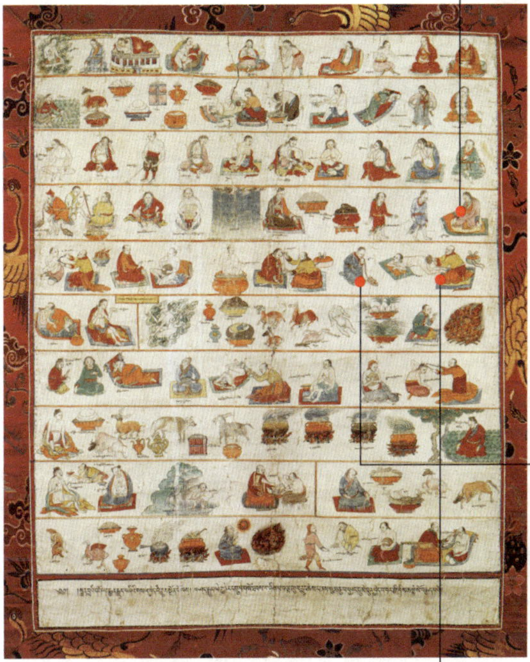

2.2.3 药物消法

2.2.3.1 引吐

食物不消化，或进食油性大的食物，或内痈、痛痹、咽喉病、脑病、热病所致的吐泻、身沉、胃口不佳者，如有一定体力，要节制饮食，活动锻炼，如属于未消化部位的胃病等病还要用引吐法治疗。

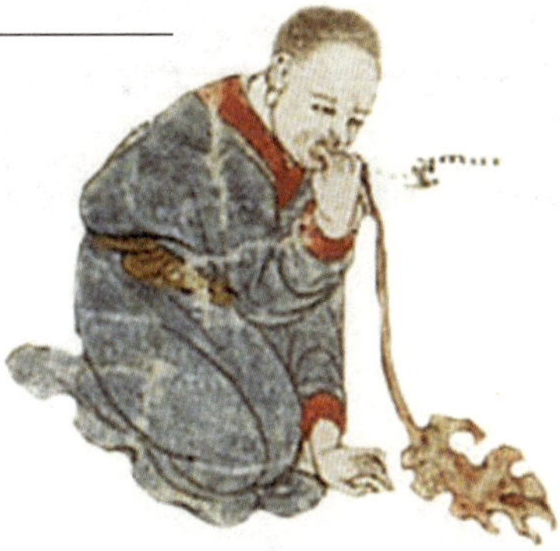

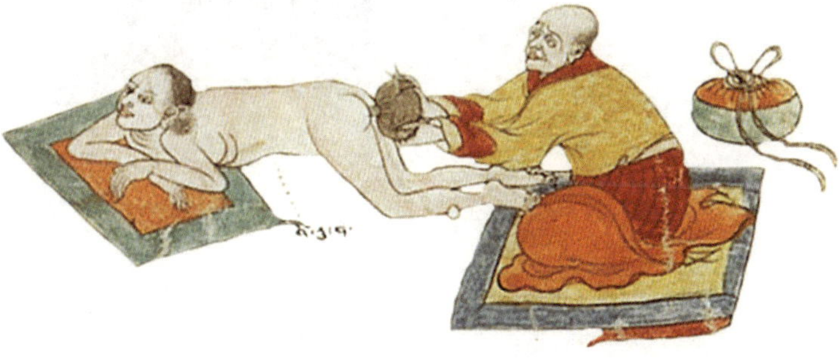

2.2.3.2 峻灌肠

两便闭塞、尿频、中暑腹泻、瘟病、痛痹、湿痹、黄水充斥患者，如有一定体力，要节制饮食，活动锻炼，对属于消化部位的大肠等疾病要用峻灌肠法治疗。

2.2.3.3 下泻

食物不消化，或痞瘤、痛痹、湿痹、灰色浮肿、腹水等黄水偏盛的患者，如有一定体力，要节制饮食，活动锻炼，用服药下泻法排出疾病。

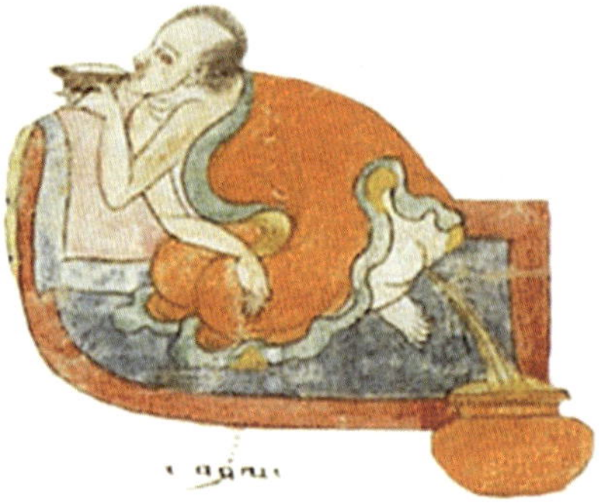

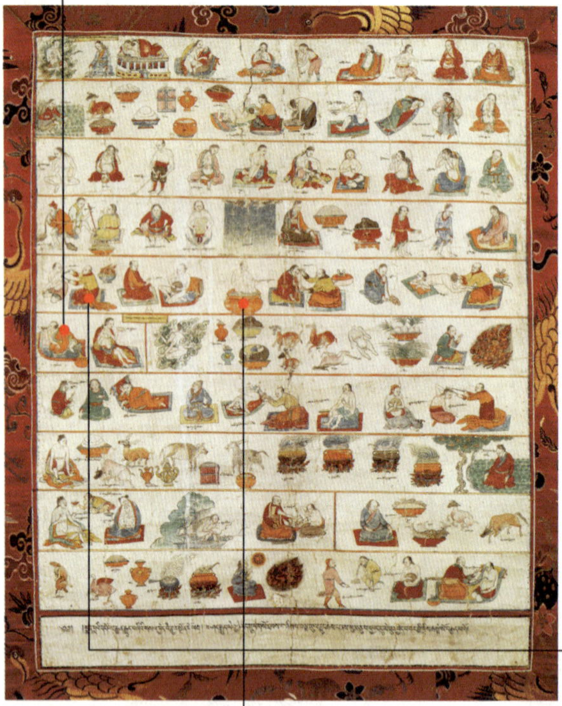

2.2.4 外治消法

2.2.4.1 火灸

大腿僵直，或尿频、内痈、痛痹、湿痹、喉病、脑病，以及两便闭塞、肥胖、黄水充斥者，如有一定体力，在节制饮食的同时，要火灸第二椎穴、胃穴、痞瘤穴等治疗培根寒症的穴位，以消减培根脂肪，消化不化食物，破除痞团，干燥黄水。

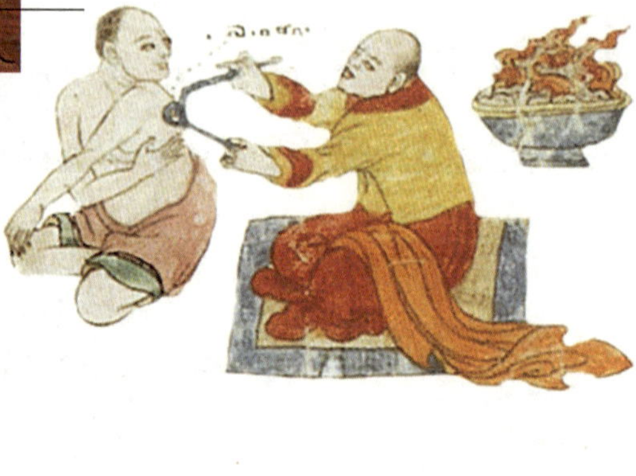

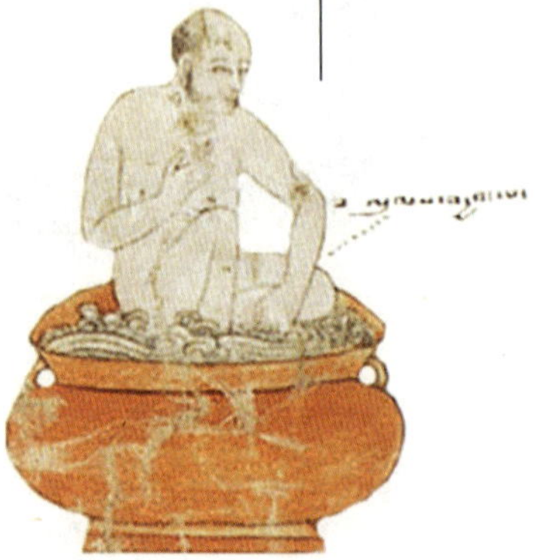

2.2.4.2 药浴

痛痹、湿痹、黄水充斥、脑病、内痈患者，如有一定体力，不仅要节制饮食，还要洗药浴发汗，促使痞肿成熟；内痈要用人腿骨、鱼肉、羌活、狼毒酒共煮后的水液洗浴；骨痹用发霉人骨和喜马拉雅紫茉莉共煮后的水液洗浴治疗。

2.2.4.3 熨敷

食物不消化，或进食油性大的食物，或大腿僵直、内痈、痛痹、湿痹，以及胃口不佳者，如有一定体力，要在节制饮食的同时，出现胃肠不消化，把砖块或陶片烧热后热熨；痞瘤要用鸽粪热熨；痛痹要用宽筋藤和湿牛粪冷熨；寒性尿闭用油渣和鸟粪热熨。

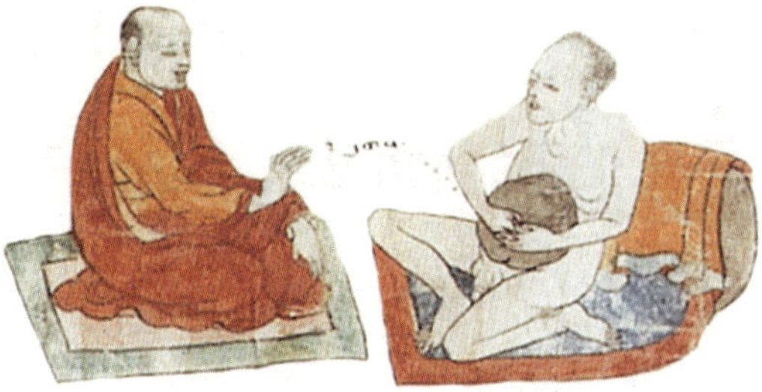

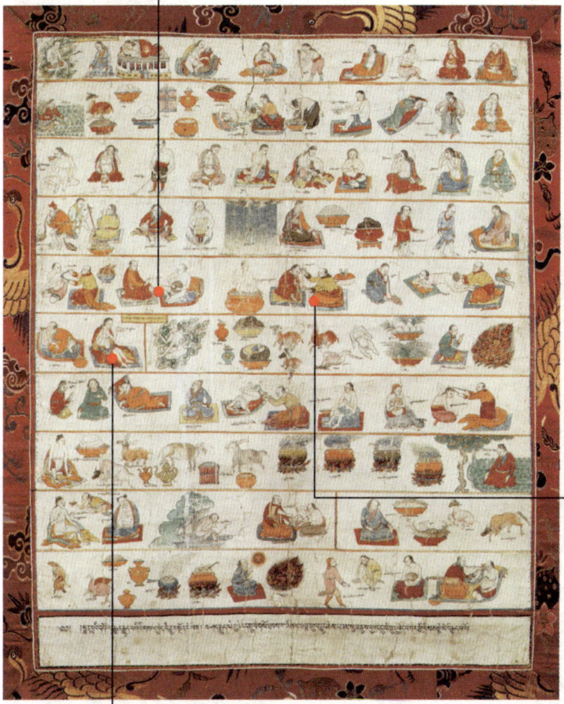

2.2.4.4 放血

瘟病、痛痹、湿痹、脾病、脑病、热病所致的吐泻、两便闭塞、黄水充斥、培赤偏盛患者，如有一定体力，不仅要节制饮食，还要用放血疗法降低血压，痛痹要在痛痹脉放血，疖痈要在小尖脉放血。

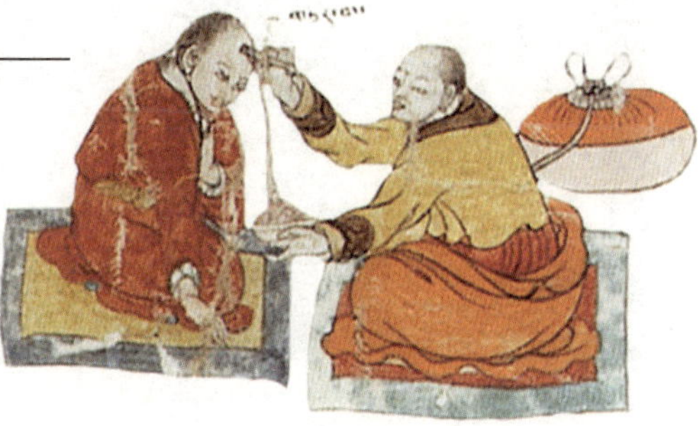

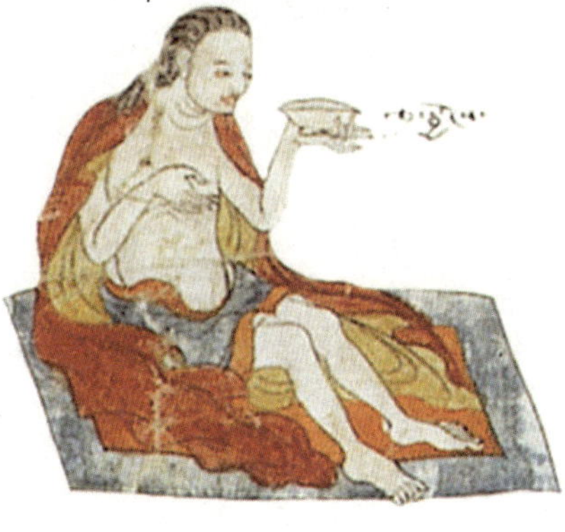

2.2.4.5 泻脉（利尿）

痛痹、湿痹、内痈、瘟病、腹水及血热赤巴偏盛患者，如有一定体力，要节制饮食，活动锻炼，要用泻脉（利尿）法将疾病排出体外。

第三十章　具体治法

一、隆病治法

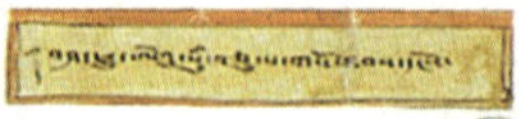

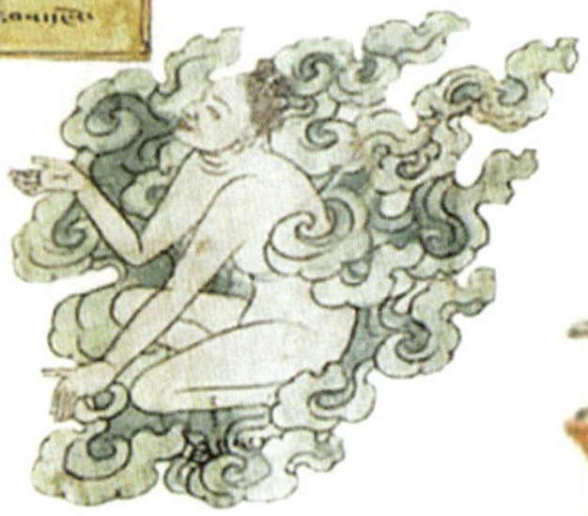

1　隆病的食治

1.1 芝麻油

用黑白芝麻榨的油，味甘，性重、腻而温，可治隆病，增力，生热，滋生精液和正精，生发。

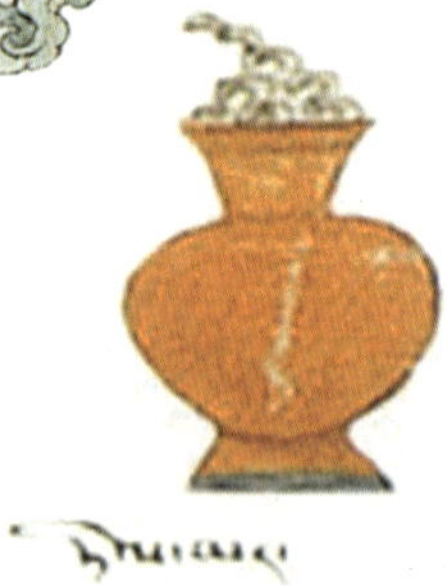

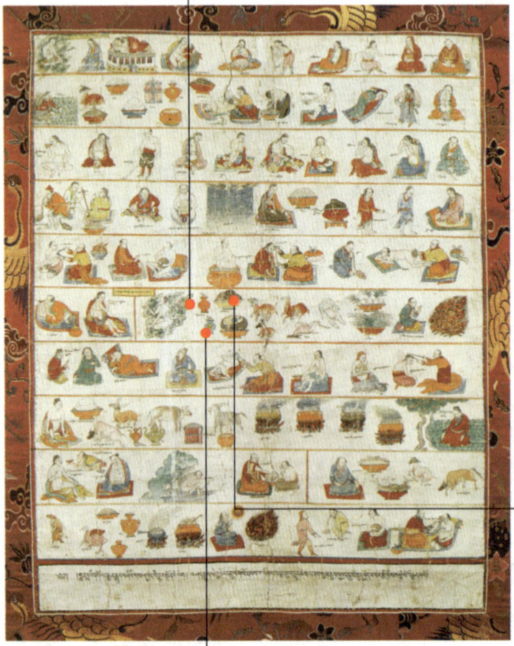

1.2 红糖

用野生甘蔗或种植的甘蔗榨汁制成的，色紫黄，新鲜的性凉，陈旧的性温而重，对隆病有益，可养颜增力、滋生精液，是滋补佳品。

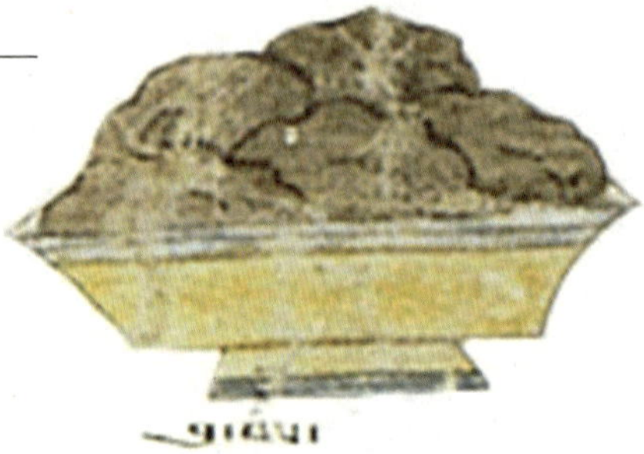

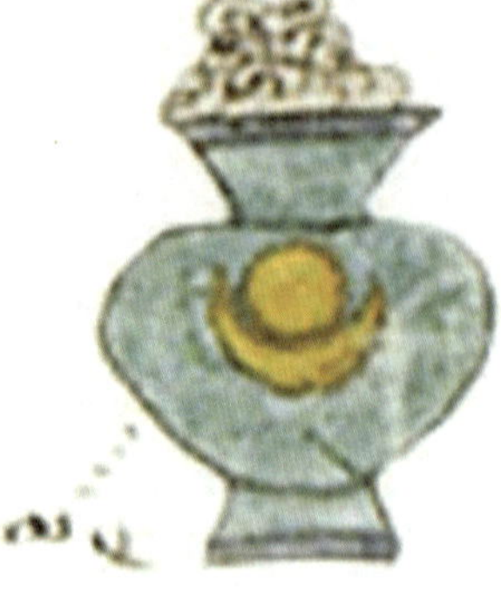

1.3 麦酒

将青稞或小麦等谷物煮熟，撒上酒曲酿制的谷物精华，味甘、酸、辛，性锐、温、糙、细，可生体热，壮胆量，增睡眠，可治正精亏损和培隆偏盛等。

1.4 陈旧酥油

用犏牛、黄牛、山羊、绵羊等母畜奶子搅制而成，放置年余的旧酥油，其味甘、苦、辛，性重、腻、温，可滋补壮阳，增力养颜，对隆引发的癫狂、健忘等有益。

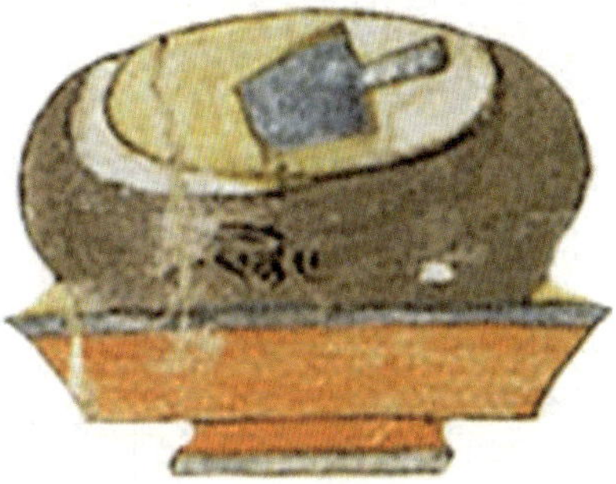

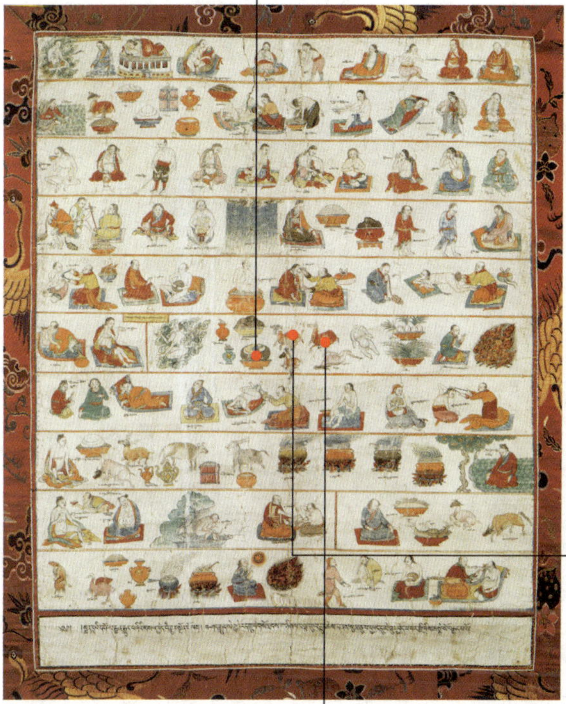

1.5 经年羊肉

三岁公羊或母羊肉，放置年余，风干而未腐坏的肉，味甘，性重而温，可治培隆性头晕和精液衰损，补正精，壮体力，增睡眠。

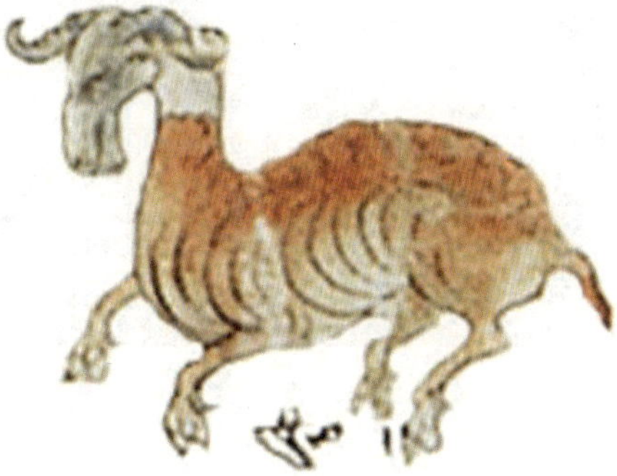

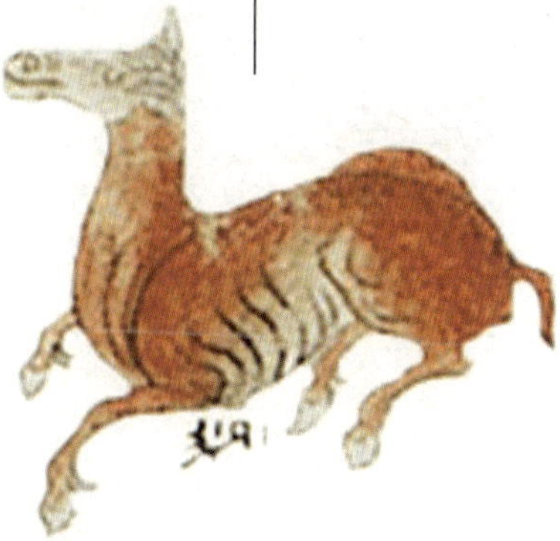

1.6 马肉

马是一种哺乳、食草、奇蹄、尾长、体格较野驴大的家畜，随着年龄变换毛色，毛色多种，力大，奔跑快。新杀之肉，味甘，性腻、温，可治胃腰等寒病，特别能止脓干脓，治寒性黄水病。

1.7 旱獭肉

旱獭居于山川各地，上肢短，尾巴扁，唇裂，眼和唇黑，全身毛色随所居环境有所差别，但一般为淡黄，针毛黑，冬眠。其新鲜肉味甘，性腻、重、温，对肾腰风寒和骨头、关节疼痛等有益。

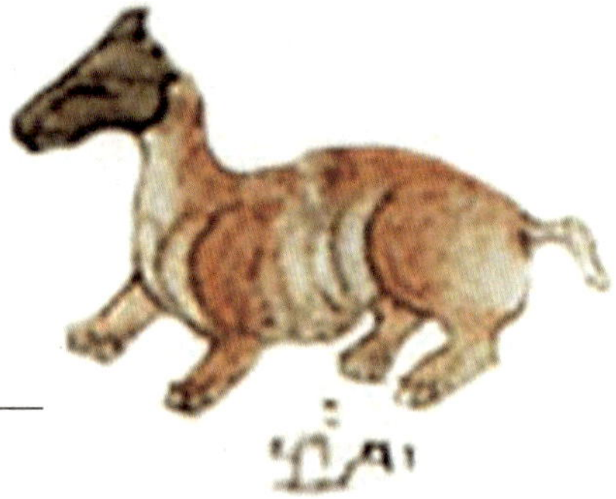

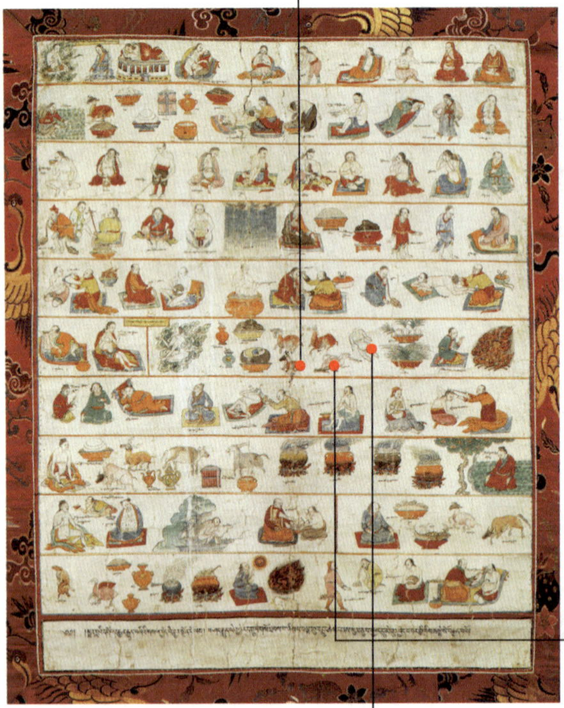

1.8 驴肉

驴是一种哺乳、食草、奇蹄、体格似野驴的家畜，耳朵长，四肢较短，毛色有瓦灰、灰白或黑色多种。其新鲜肉味甘，性腻、温，增体热，滋正精，可治风头病、肾腰风寒和黄水病等。

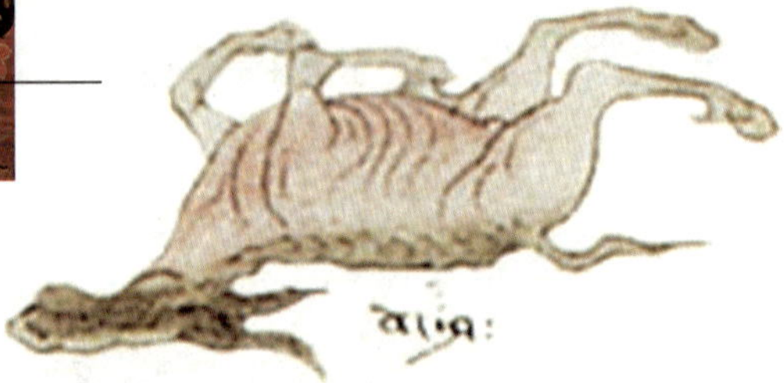

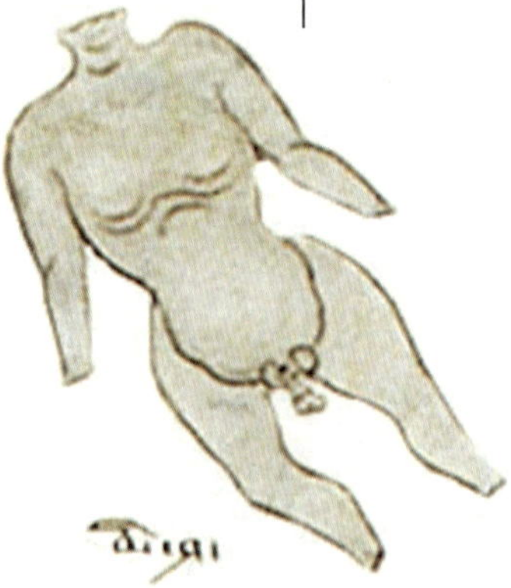

1.9 “么暇”

“么暇”味甘，性非常腻、重、温，可治头隆、心隆、骨隆、妇风病等一切隆（风）病。

1.10 大蒜

为每年种植的一种调味蔬菜，叶青绿似剑，花白或淡红，花冠细小，鳞茎白 5~6 瓣，裹以淡红膜薄外皮。味甘、辛，性温、锐、重，对一切隆病、失眠、热病后期转的隆病（风）等有益。

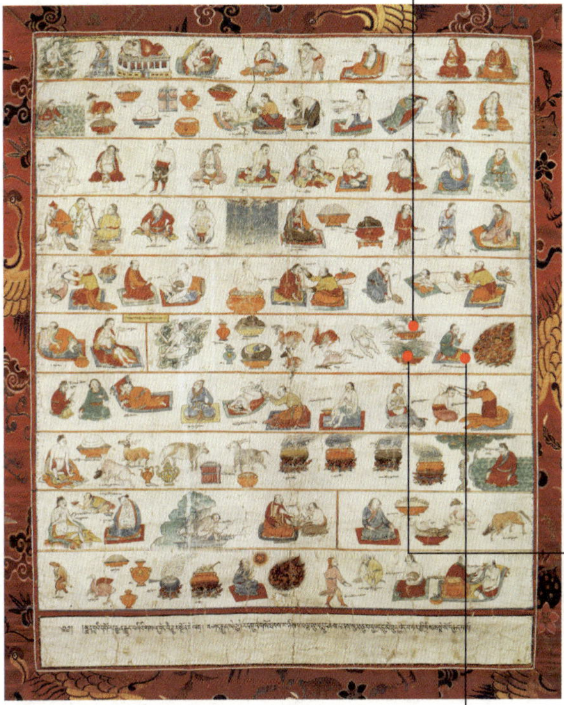

1.11 葱

葱分野生和种植 2 种，为调味蔬菜，叶绿、圆，中空，尖锐。外皮白，里外重叠，鳞茎圆。味辛，性重、凉，可增睡眠，开胃，对头隆病有益。

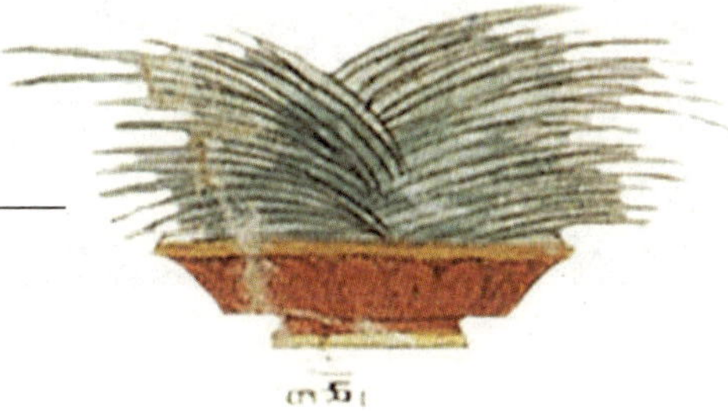

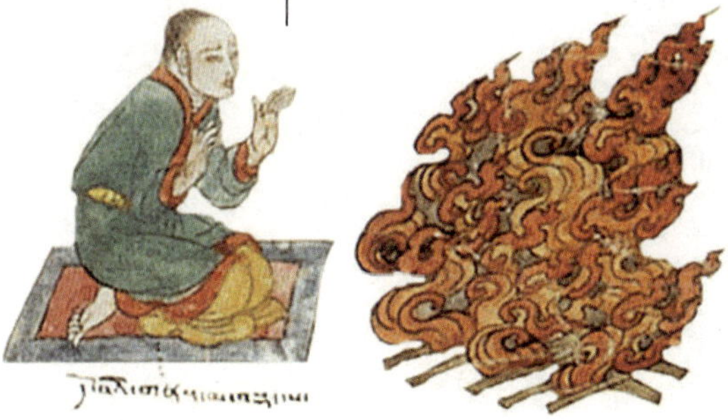

2 隆病的起居治疗

2.1 住地温暖

无阳光下，居住在昏暗而非常温暖的地方，可使心神安宁、隆和意识安于本位。温暖可消除隆寒。

2.2 意中人相伴

要与自己情投意合的人相伴，听好听悦耳的话语，保持心情舒畅，有益于隆病。

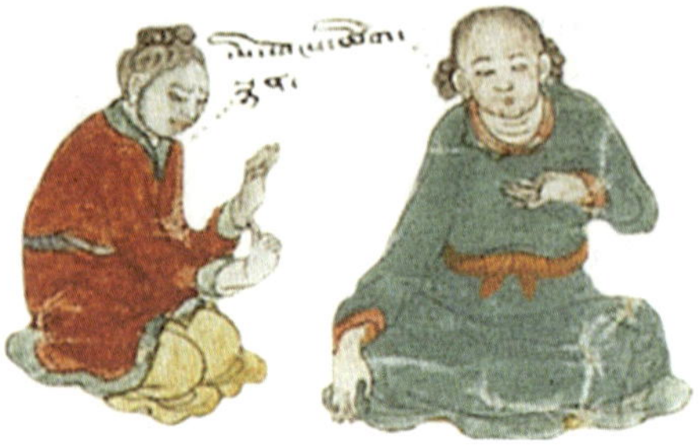

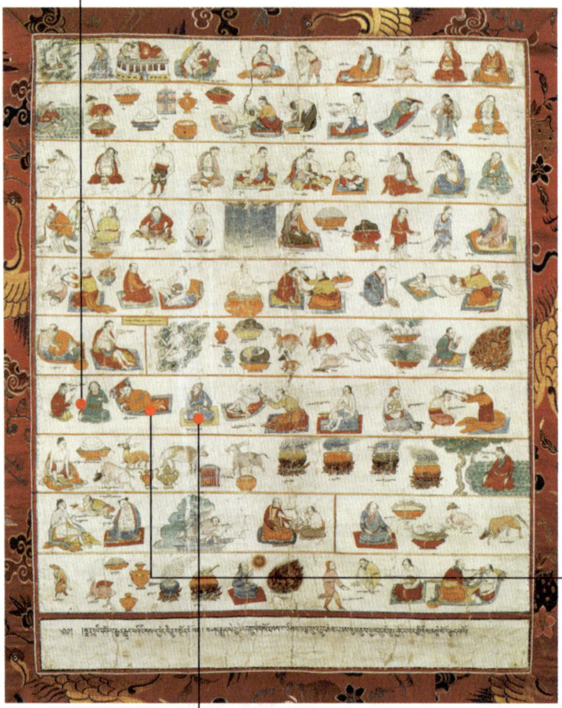

2.3 睡觉

夜晚睡得好，则会使隆意识不乱，安于本位，但白昼睡觉则使身体脂肪沉积变重，体力损亏，引起头昏耳鸣。睡觉对解除悲伤、劳顿及抗衰老有益。

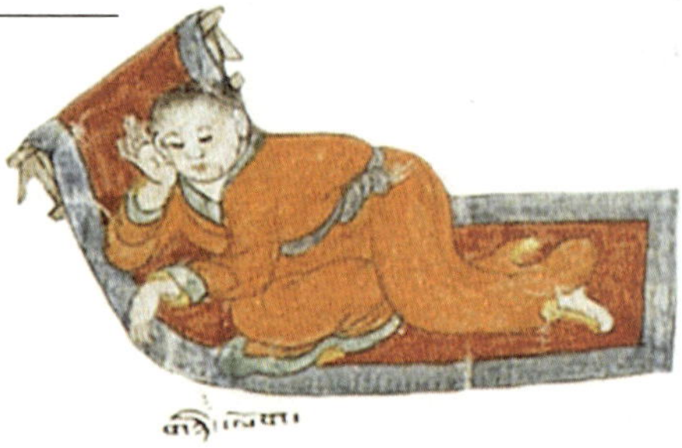

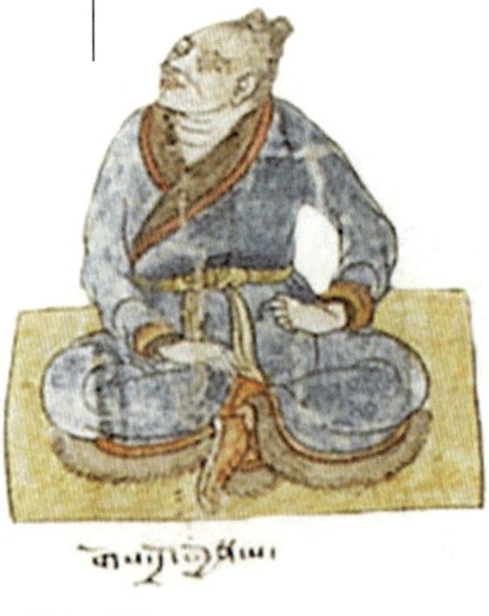

2.4 衣着温暖

穿皮衣、棉靴，保持温暖，可防御外界风寒侵害，温暖能抑制内风寒势，阻止隆增盛。

3 隆病的外治

3.1 陈酥油文灌肠

将肉、酥油、奶子等营养食物与温和泻药，或用三营养骨汁，或用四祛除剂等配制，总之用腻而温性方剂灌肠，可治单一性隆病、隆赤合病、培隆合病等疾病。

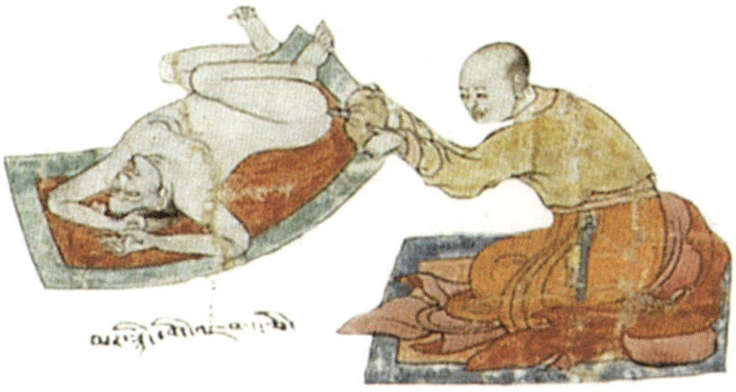

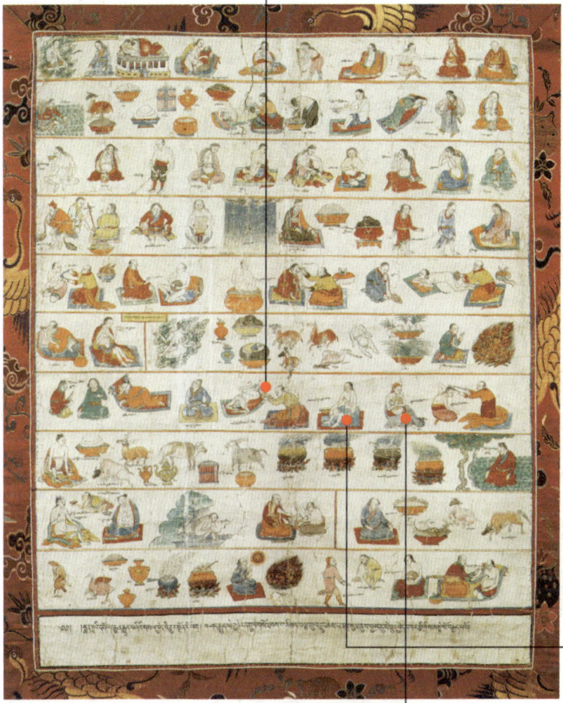

3.2 陈年酥油按摩

用放置一年的陈年酥油和陈植物油涂擦身体并按摩，会将油脂渗出毛孔，可摧毁隆的坚、微特性，治头晕、隆病陷骨、心隆病，增加睡眠。

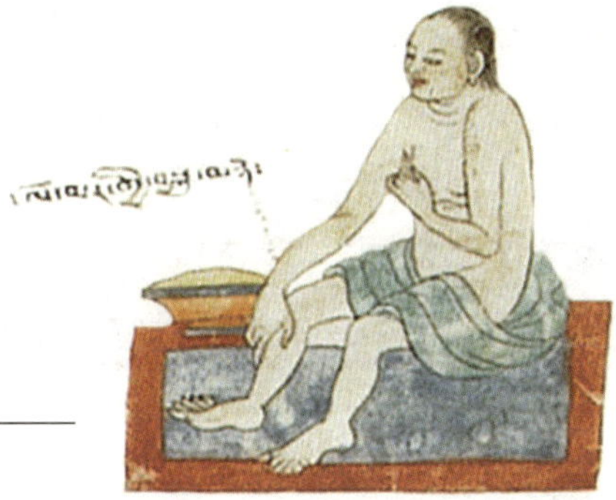

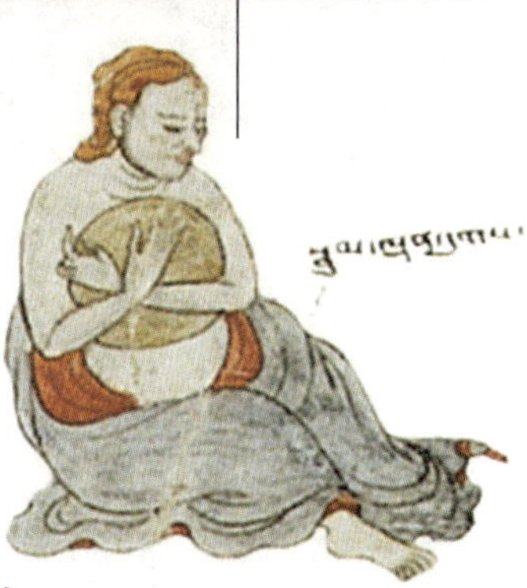

3.3 油腻物热熨

将蘸油的毡片或陈油渣烘热，或用喷过酒的陈骨等热熨百会、第一椎等隆穴，或热熨疼痛处，可治风痛、虚热病、隆引起的肿胀及培隆合病等。

3.4 火灸

灸百会、第一椎、第六椎、第七椎、第十六椎及膻中等穴位，因火灸性热、锐、腻，可治风痛、寒性头晕、心隆病、隆陷骨病、白脉病等一切隆病。

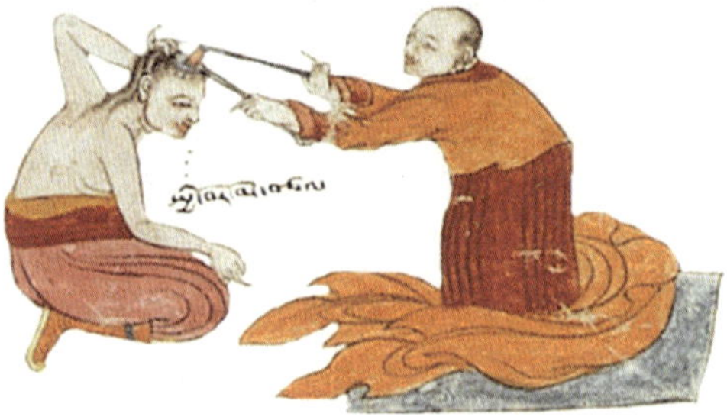

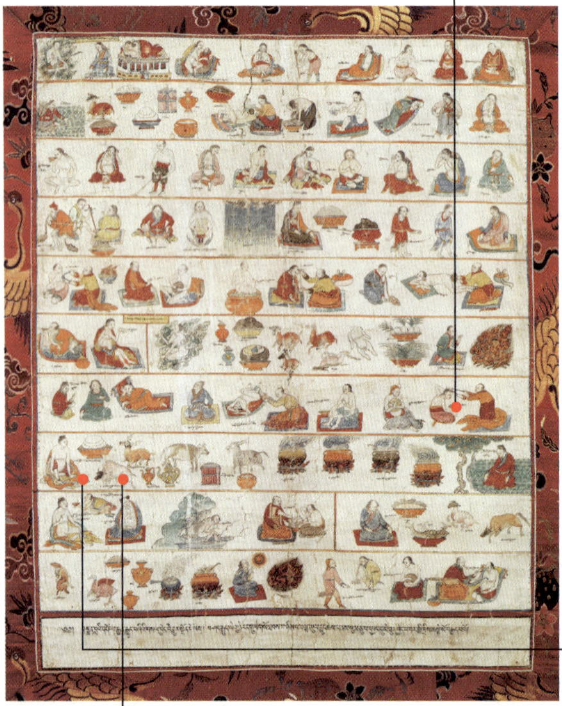

二、赤巴病治法

1 赤巴病的食治

1.1 新鲜酥油

从黄牛奶、山羊奶中提取的新鲜酥油，味甘，性重、稳、凉，可壮阳强体，美容，对赤巴热病有益。

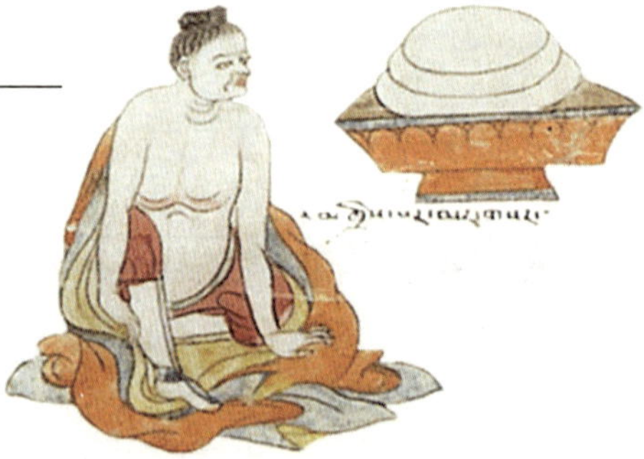

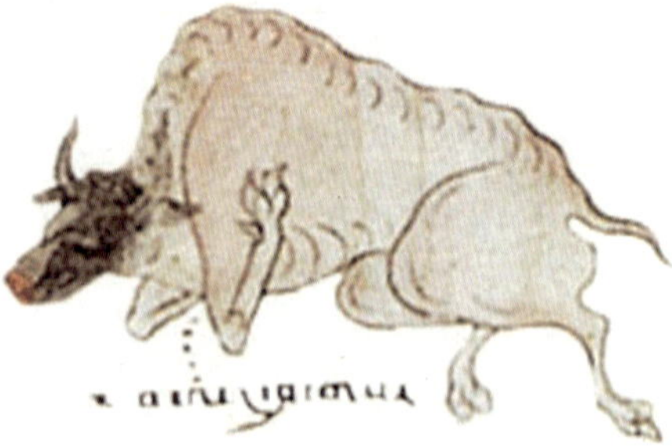

1.2 黄牛鲜肉

黄牛是一种哺乳食草类家畜，母牛藏语名为“哇”，公牛为“郎”，毛色多种，角短，乳房大而多奶，四肢短，尾较细，毛短，偶蹄。新杀的鲜肉，味甘，性腻、凉，可治兼隆的热症和寒隆两病。

1.3 野生动物鲜肉

鹿、野兔、野猪、獐子等食草动物，虎、豹、熊等食肉动物的鲜肉，味甘，性凉、轻、糙，可治兼有隆或培根的热病。

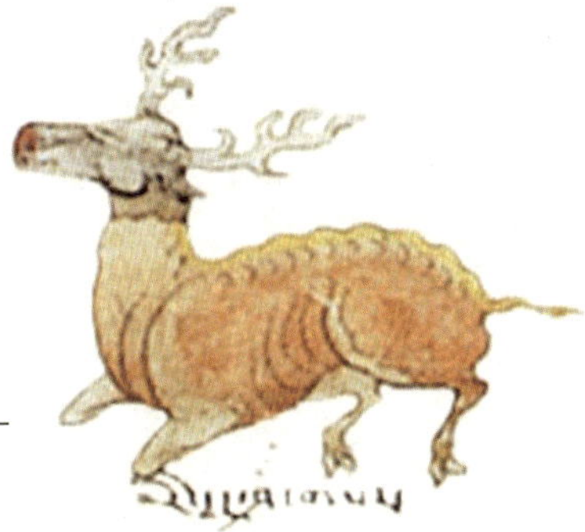

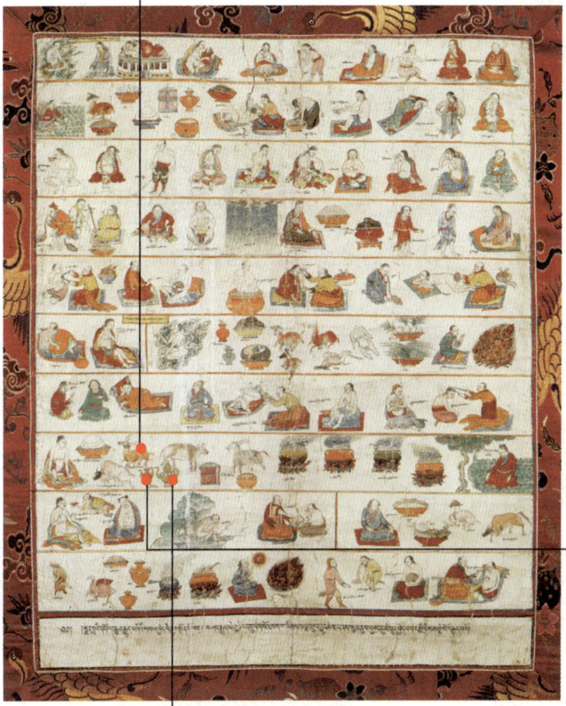

1.4 凉水

高山泉水、雪水等非常寒凉，天亮之前所取的水，由于水质非常凉，饮用或洒在身上，可治口渴、身热、血赤巴热病，也可使成熟热病半途逆返。

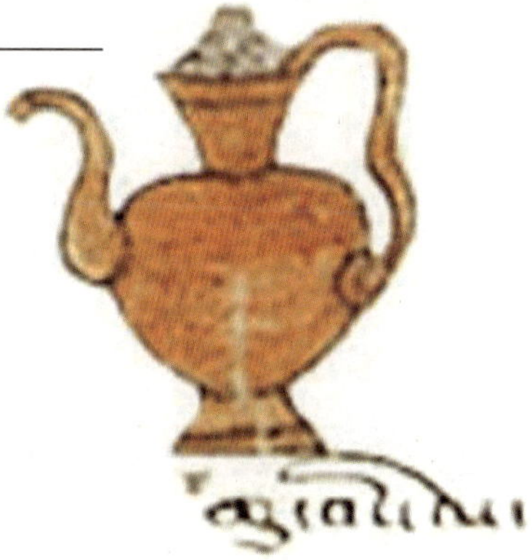

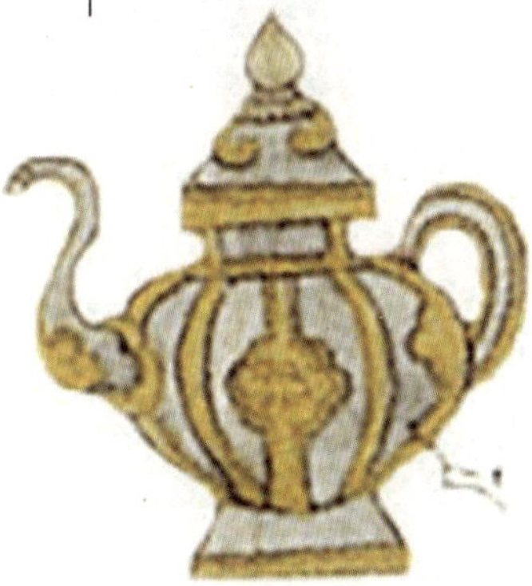

1.5 茶水

未加调料的茶水，味甘，性凉，对风热、流感、疮热等有益。

1.6 黄牛、山羊奶酪、奶浆

黄牛、山羊奶酪是黄牛奶或山羊奶发酵而成的，其奶浆是提取酥油后剩下的奶水。奶酪味酸，性凉、腻，可治隆热病，开胃；奶浆味涩、酸，性轻，可治瘟病和血赤巴热病。

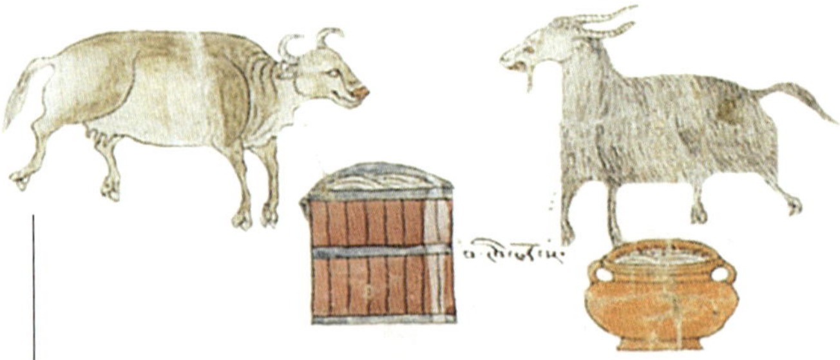

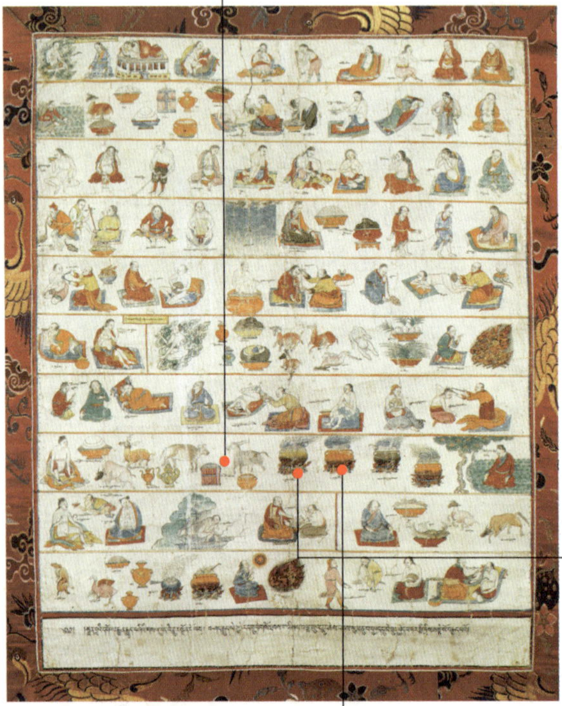

1.7 白花蒲公英菜

白花蒲公英叶呈羽状，多裂，柔软，铺地而生，茎中空，细而柔软，花茎从叶基生出，顶开白花，老后种子如毛飘飞。花茎断裂处流出乳汁状液，其菜汤味微苦，性凉，对顽固陈热、赤巴热症、痨热、难治旧疮等有益。

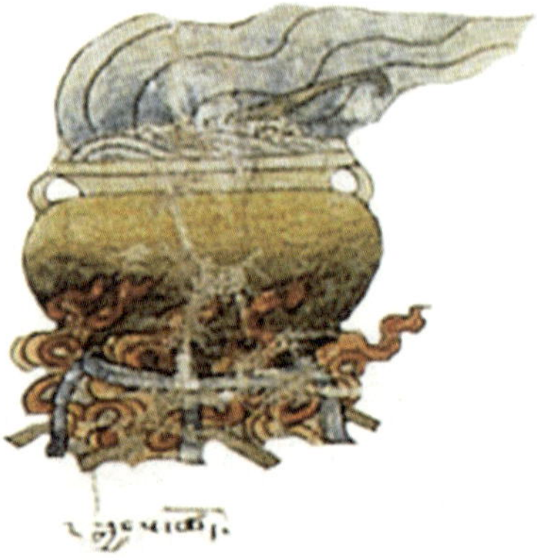

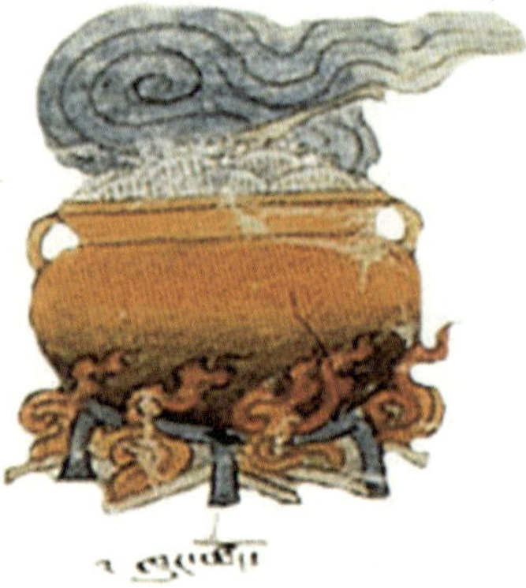

1.8 蒲公英菜

蒲公英分“加库日”和“哇库日”2种，主根一条，上包有黑色外皮，叶呈羽状，多裂，柔软，铺地而生。茎中空，细而软，顶开黄花，老后种子如毛飘飞，花茎断裂处流出乳汁状液，菜汤味微苦，性凉、糙，对热病、瘟病和血赤巴病有益。

1.9 嫩青稞片粥

尚未成熟的嫩青稞捣成碎片，不加盐和调料熬成的稀粥，味甘，性凉、轻，对赤巴病有益。

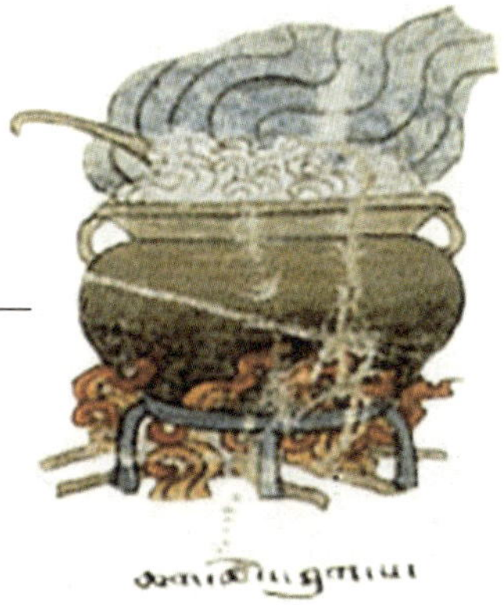

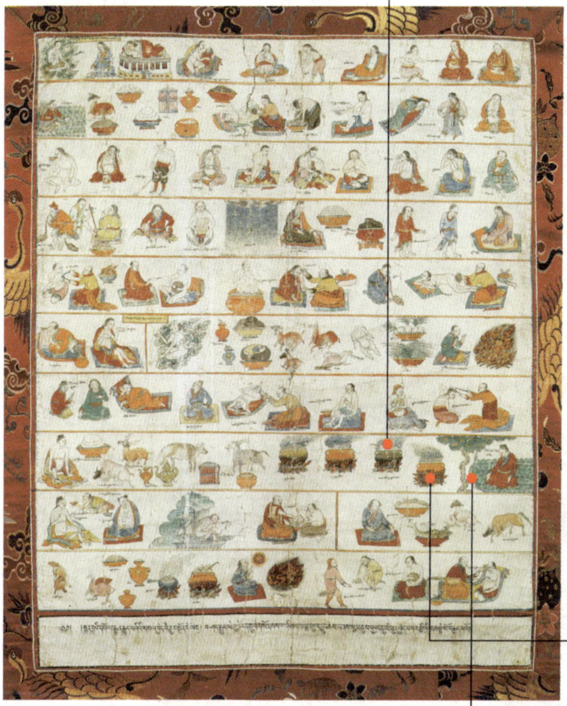

1.10 麦面粥

小麦磨成面粉后，熬成稀粥，不加盐和调料，性凉、轻，可治口渴、赤巴热病、赤巴病等。

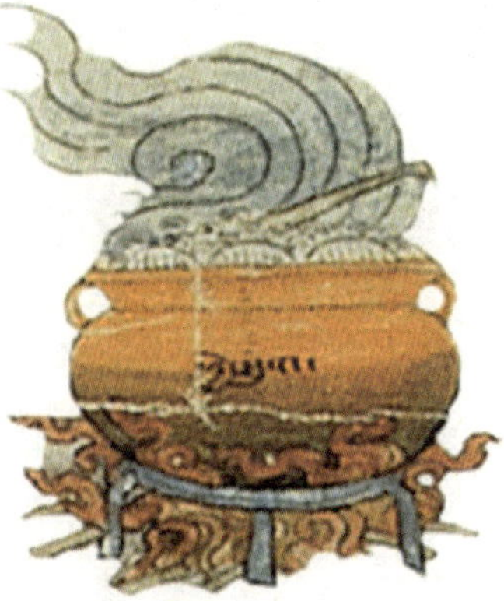

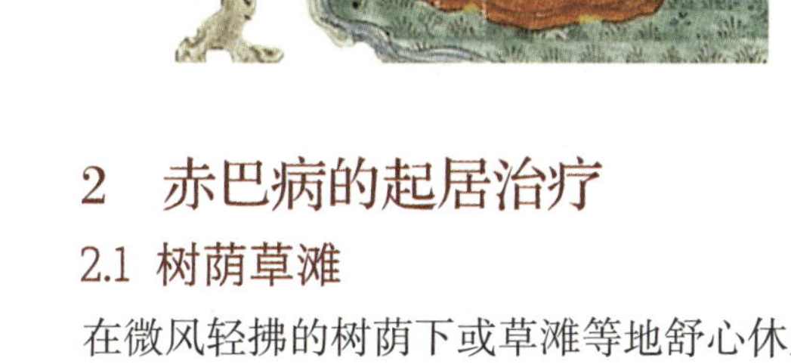

2 赤巴病的起居治疗

2.1 树荫草滩

在微风轻拂的树荫下或草滩等地舒心休息，有益于高热病、脏腑热病、瘟热病等所有热病。

2.2 涂芳香凉药

居于水边等凉爽地方，身上涂冰片、石斛等人们喜欢的芳香凉药，非常有益于赤巴热病、新旧热症及疠热等。

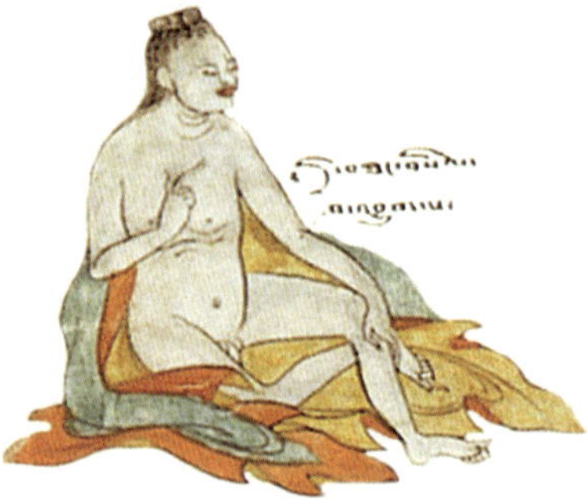

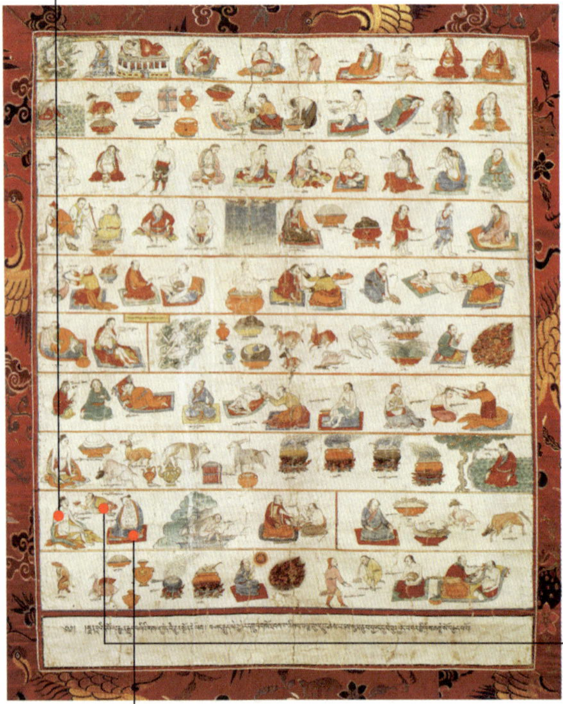

3 赤巴病的药治

3.1 甘味药泻治

赤巴病要用味甘、苦、涩，性凉的药物治疗，特别不能离开有泻胆功能的药，因此要用土水元偏盛地方生长的药，如腊肠豆、喜马拉雅大戟、长嘴诃子等泻药治疗。

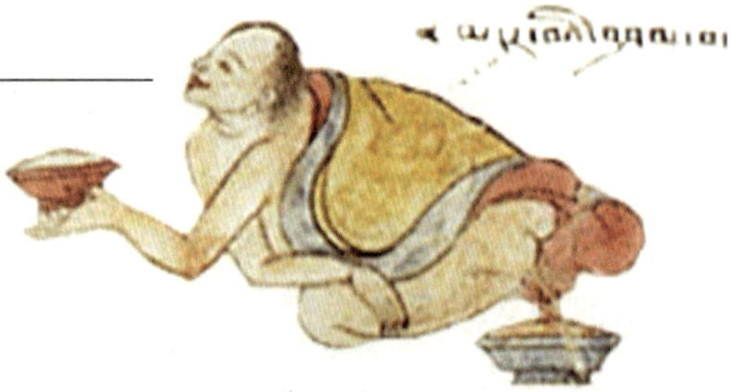

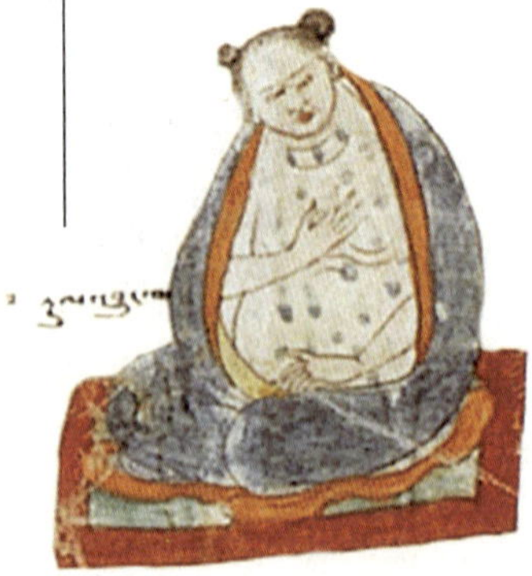

4 赤巴病的外治

4.1 发汗

赤巴病初期停留在皮肤汗液中，因此要用有疏导功能的方药发汗治疗，将赤巴病的依所——汗和能依——热排出体外。

4.2 水激

将取自天亮之前的冷水喷于患者全身，或逐步用冷水泼激全身，可灭外热邪火焰疮，再从鱼肌、髋部、臑边缘依次水激，可灭扩散热邪；在阳光温暖时用水激可治隆邪的旧热症，热性血赤巴病可采取灵活方法治疗。

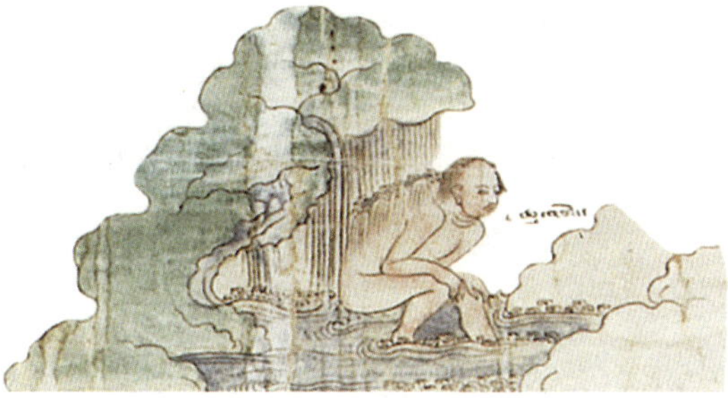

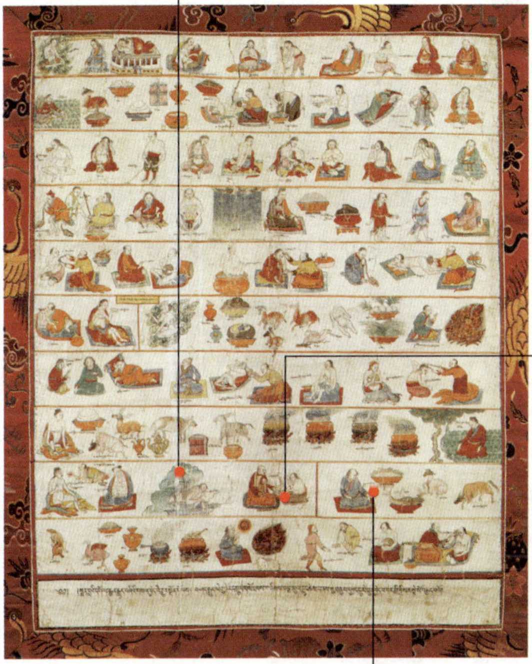

4.3 放血

因热邪藏于胆与血液之中，故在离病最近最显的脉管上刀刺放出坏血和残留病根。心热于“诺嘎”脉、肺热于六合脉、肝热于短角脉、脾热于笼头脉、肾热于腨端脉、六腑热于各自脉管放血。

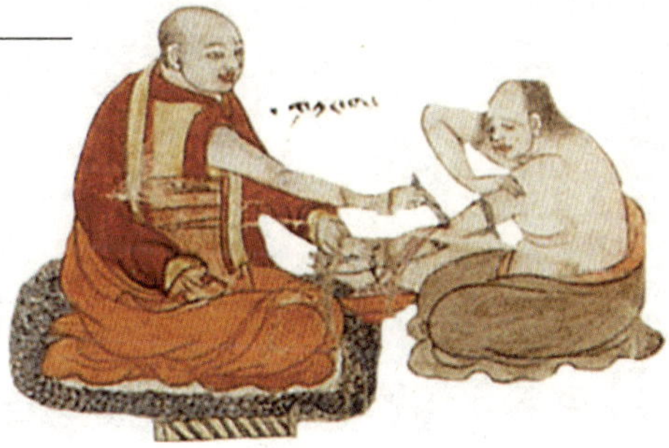

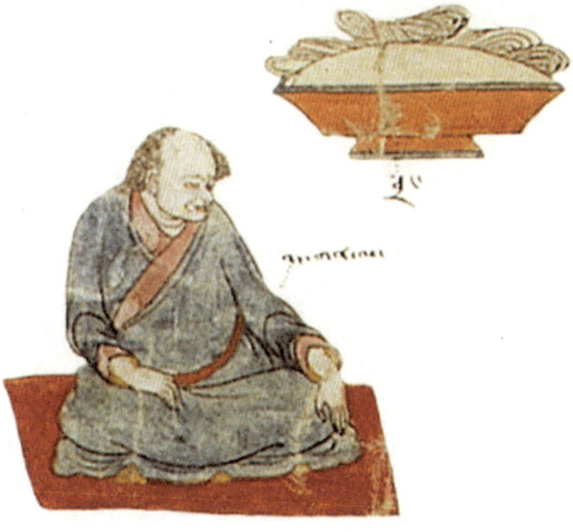

三、培根病治法

1 培根病的食治

1.1 蜂蜜

蜜蜂采集百花之味而酿成的精华，色白黄，黏稠，向外倒时流动缓慢。清除水分的蜜，味甘，性温、平，功能治培根邪和黄水侵入关节腔、肾腰寒冷等培根疾病。

1.2 鱼肉

鱼为水生动物，上粗下细，背有斑纹或鳞甲，腹白，光滑，颈、脊、腹、尾有鳍。其肉味甘，性温、糙，可治肾腰风寒和培赤合病，破脓，开胃。

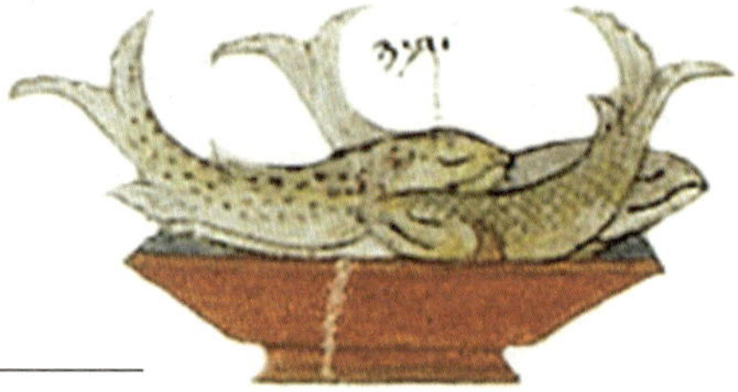

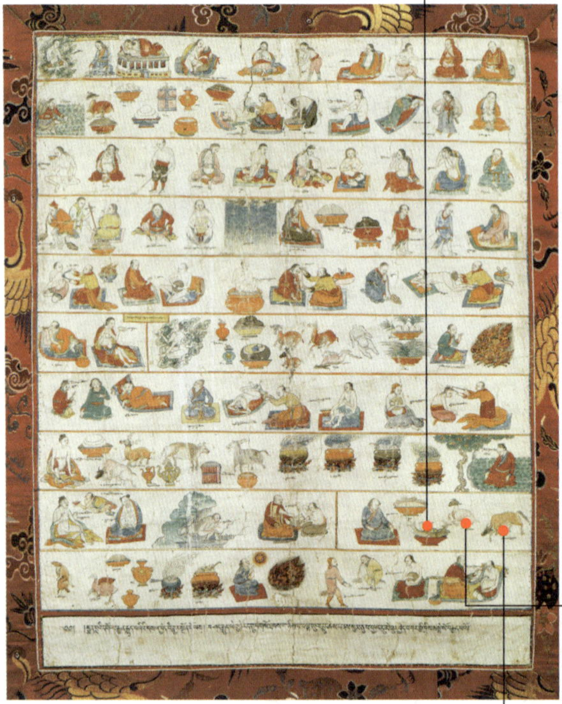

1.3 绵羊肉

绵羊肉是三岁公羊或三岁母羊之经年陈肉。绵羊一般毛色白，也有毛色黑的；两角或无角。其肉性腻、温，经常少食，可滋补强身，治隆病和培根病，开胃。

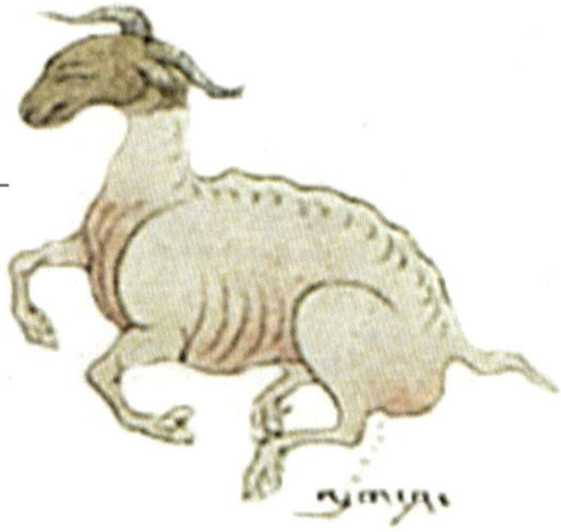

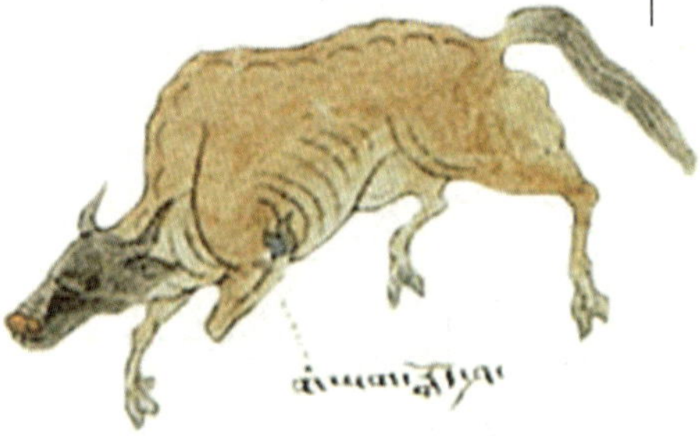

1.4 野牦牛肉

野牦牛体形与家牦牛相同，但比之大；角黑而粗大，光滑；尾巴大，绒和长毛多，耐寒能力强，群居于高原裸岩与河谷等地，也有单独活动的。经常少食其经年陈肉，可治培根寒症等疾病。

1.5 猞猁肉

猞猁体形似猫，但比之大，头椭圆，耳大顶尖，尖上有一撮黑毛，四肢较长，爪甲和犬牙锐利，尾巴短小。其经年陈肉，性糙、温，经常少食一点，可治培根寒症。

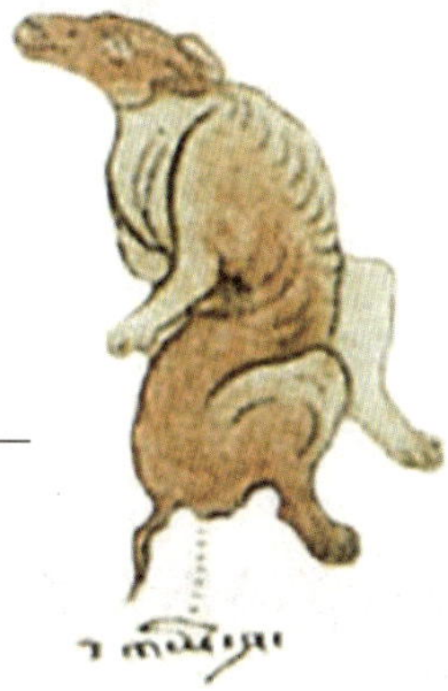

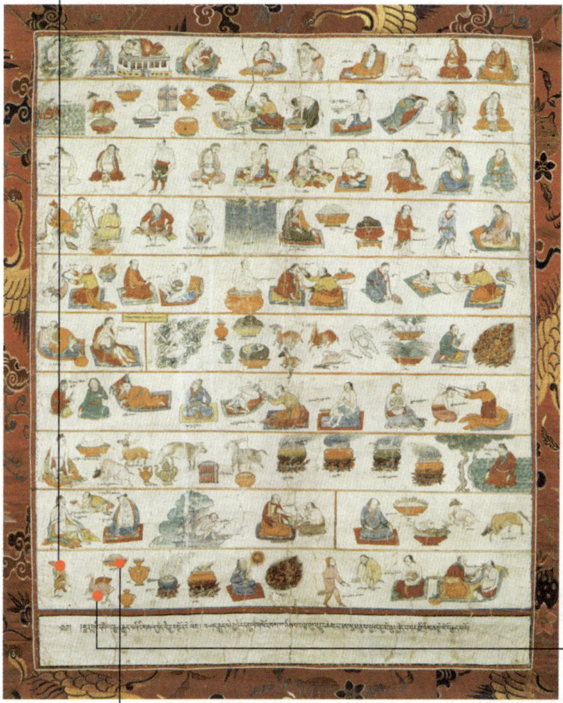

1.6 秃鹫肉

秃鹫专食动物尸体，颈长，体形较大，眼睛锐利，胃消化功能强，善于飞翔，搏击长空。其经年陈肉，性温、糙、轻、锐，经常少食一点，可治胃火衰败、食物不化、瘿瘤等。

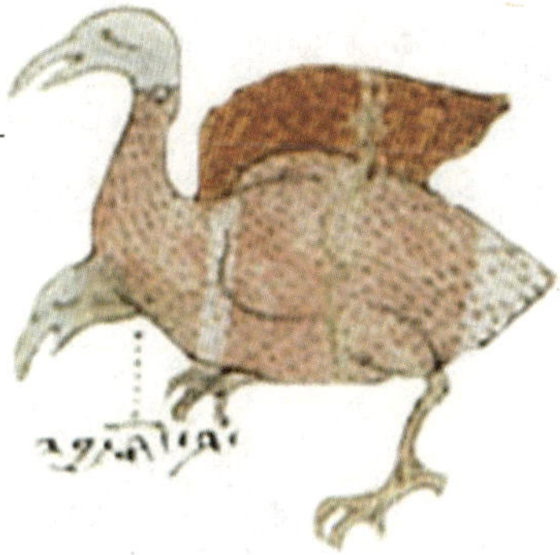

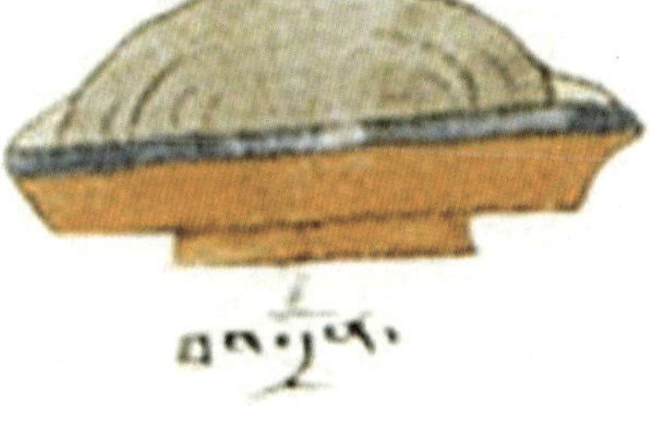

1.7 热糌粑

开水、酥油和青稞炒面调和后，用手捏出的面团，性轻、绵，不要过饱，适当食用，容易消化，可治培根病。

2 培根病的饮治

2.1 酒

青稞或小麦煮熟后加入酒曲酿成的谷物精华，时间较长酒味未散失的酒，性锐、温、糙微，经常少饮，可增热壮胆，增睡眠，滋补，对培隆滋生有益。

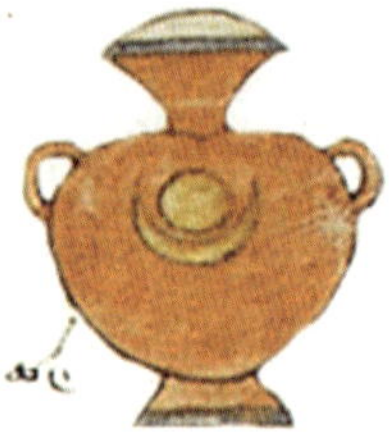

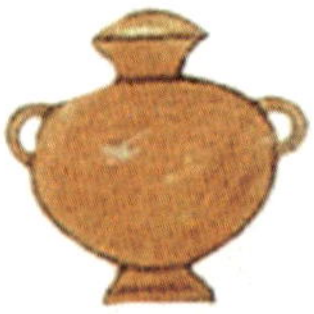

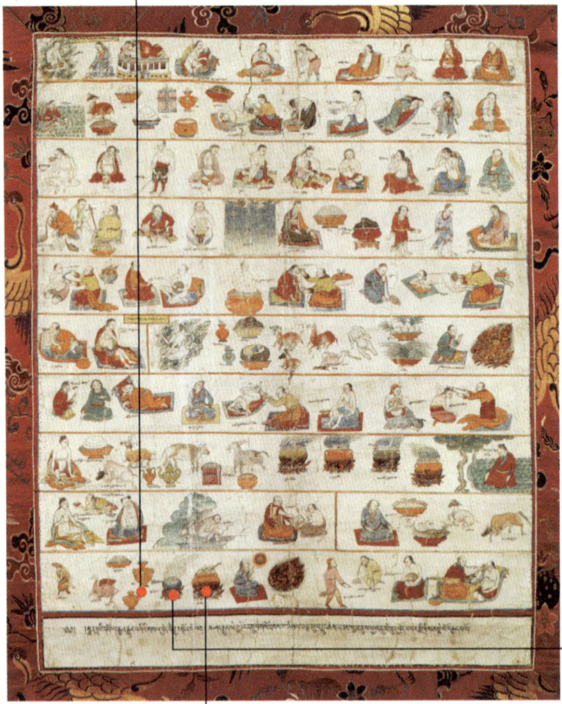

2.2 开水

烧开的水，性轻、糙、温，经常少饮，可增体温，消化食物，除呃逆，治培根腹胀、哮喘、感冒、瘟病初起等。

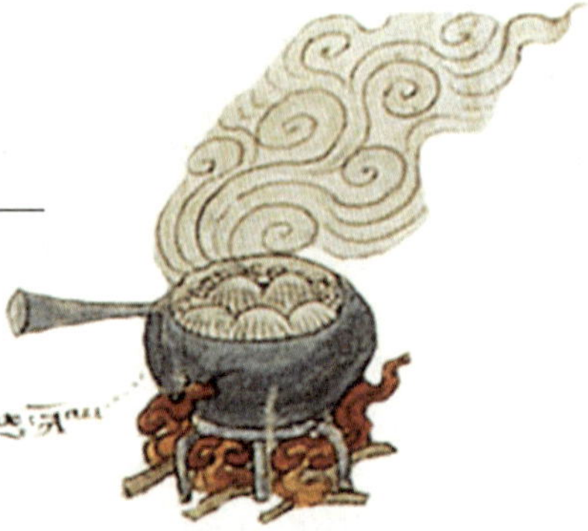

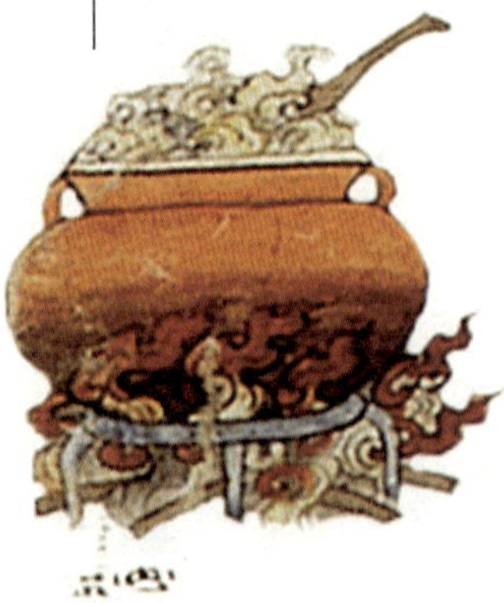

2.3 姜水

将姜投入水中煮熬的水，适量饮之，帮助消化，对培隆合病和胃火衰弱等寒隆病有益。

3 培根病的起居治疗

3.1 晒太阳、烤火

胃火衰弱、食物不化、腹寒胀、肝萎缩等培根患者，要晒太阳、烤火，居住温暖处，穿皮衣、靴等保持暖和。

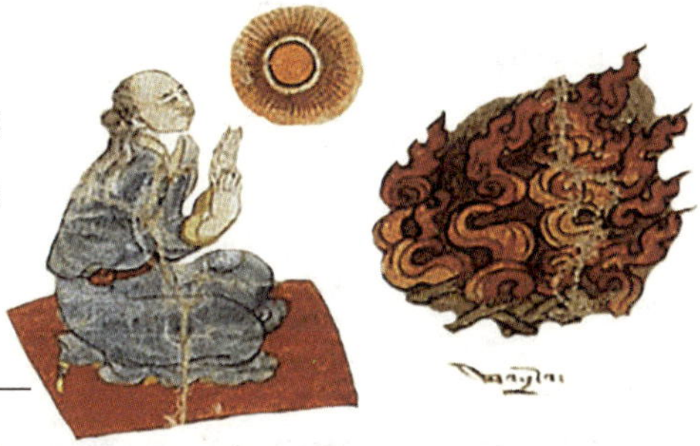

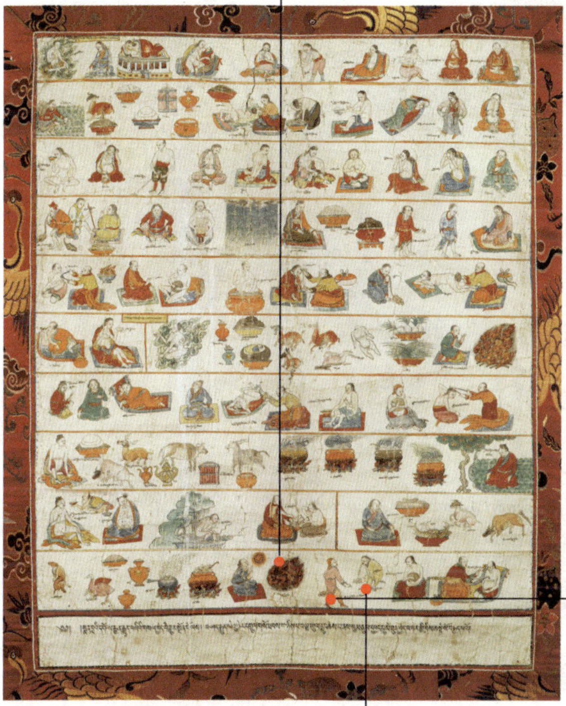

3.2 在干燥地方活动

寒性痞瘤、腹水以及肾寒等培根寒症患者，要在不潮湿、无雨水的干燥地方进行适度出汗的锻炼，但不做负荷重物、勉力拖拉等剧烈活动，不能劳心。

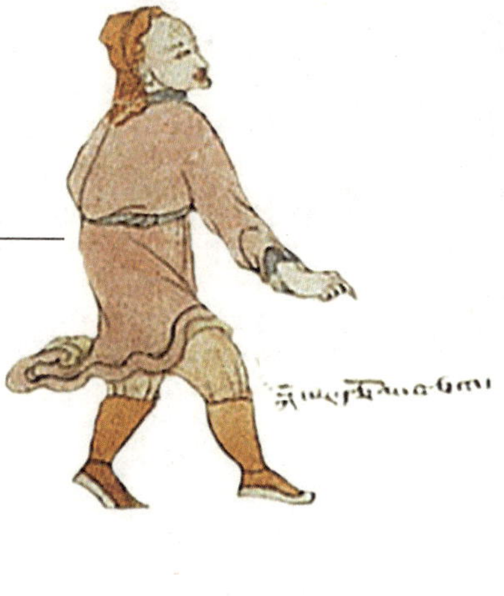

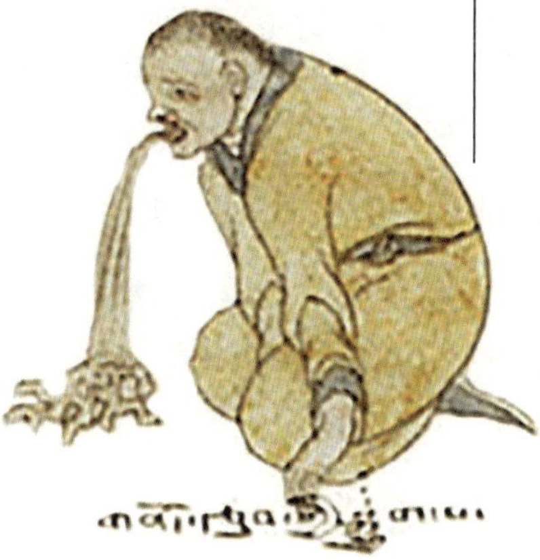

4 培根病的药治

4.1 引吐药

培根病药味辛、酸，性轻、糙、锐，特别是由于培根病居于食物还未消化的胃部和上身，要用飞廉、丁座草等引吐药排泄治疗。

5 培根病的外治

5.1 热熨

将盐巴、土坯、鸽粪、陶片等烧热熨敷，或用狗皮、狼皮等毛绒厚密的皮毛围腰等治疗培根寒症有益。

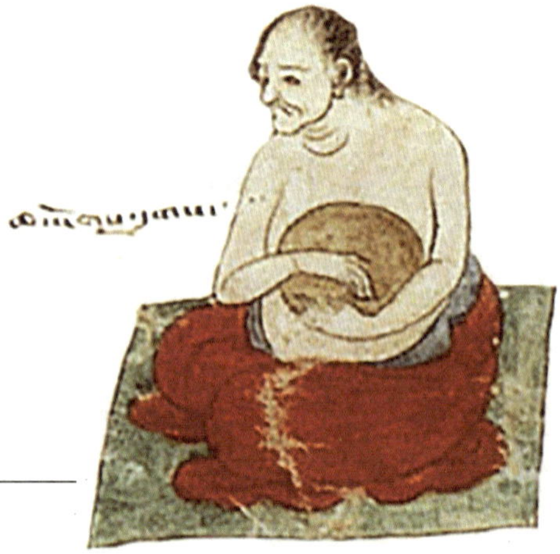

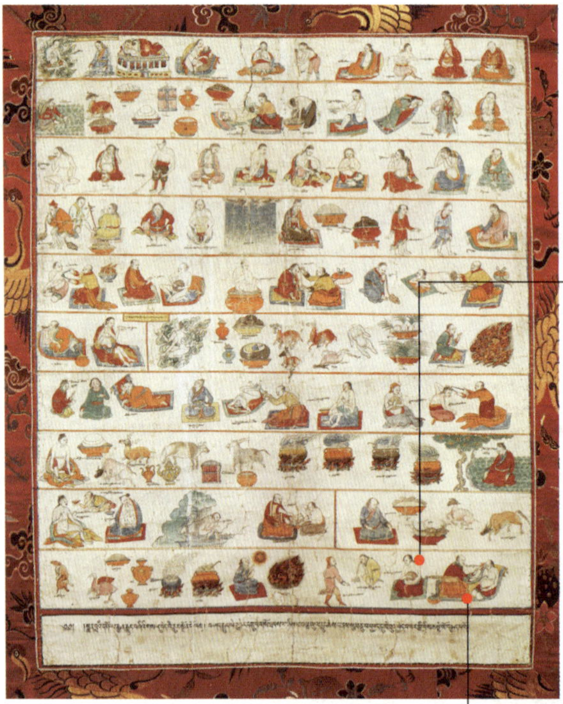

5.2 火灸和热针

寒证偏盛者要用火灸或热针治疗，培根火衰症、剑突瘤，可在剑突穴、痞瘤穴、火衰穴等三穴及背部有关穴位灸之，以增强体热；寒性痞瘤、腹水病等要用热针破瘤，放出黄水等。

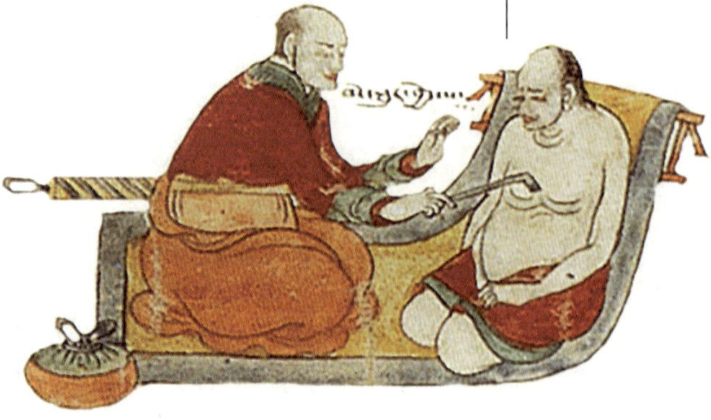

图三十九　医德及《论述部》讲述化身还原情况

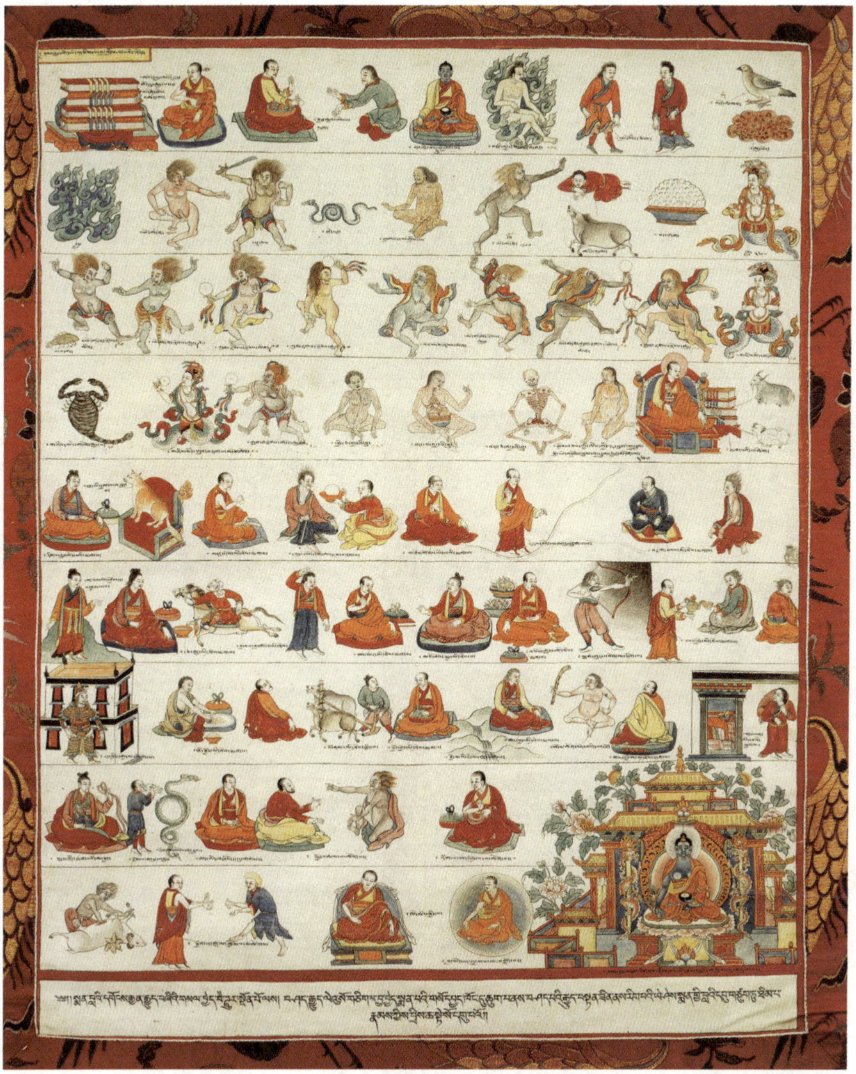

本图示《论述部》第三十一章医德内容。医生要具备六素质，即具智慧、善良、守信、掌握六誓言、二对待、三知识；人体 8 万种魔障中的五毒归于烦恼三毒中，嫉妒的根源贪欲导致血热和隆病，贪欲使女魔等侵入人体的情况，以及良医标准，庸医 12 种弊病，医生的语言，特殊的职责，最终的使命等。

第三十一章 医 德

一、医生素质

1 智慧

良医要具有智慧：具有精通一切医学理论的大智、恒心和善于诊治的耐心。具备这三点就要娴熟地掌握全部医典内容并进行临床实践，细心诊察清楚了解患者生死和药物配制等知识。

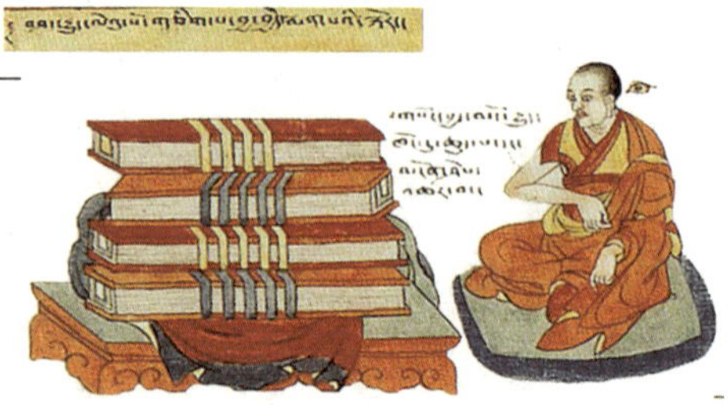

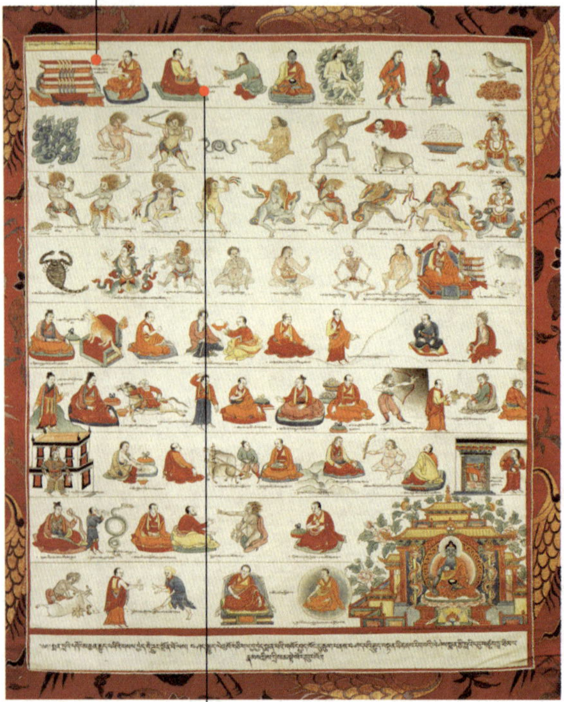

2 高尚

良医要情操高尚：要像对待父母一样对待一切众生，要有怜悯慈悲之心，即对坠入恶趣不能忍受的痛苦要怜悯，对众生要像对独生儿样仁爱，为大家脱离苦难而高兴，无亲疏好恶之见，一心为他人谋福祉。

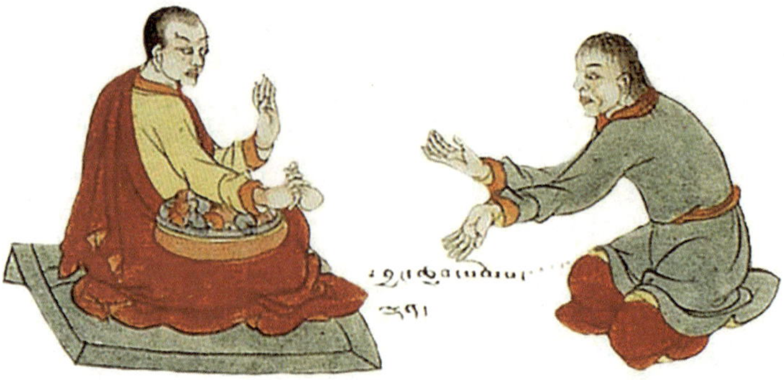

3 守信

3.1 将己当作琉璃光王

良医要守信：当加持药物成为甘露时，要把自己一时当作右手结供施印并执金诃、左手结定印并托盛装甘露的盂钵，跏趺而坐的琉璃光王，祈祷佛祖保佑病人和自己吉祥、福分圆满。

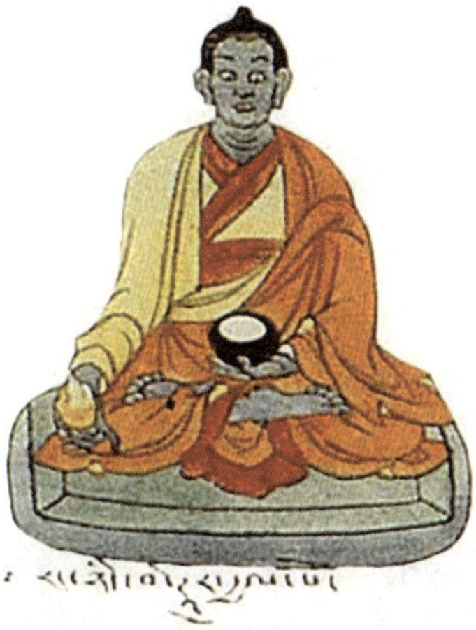

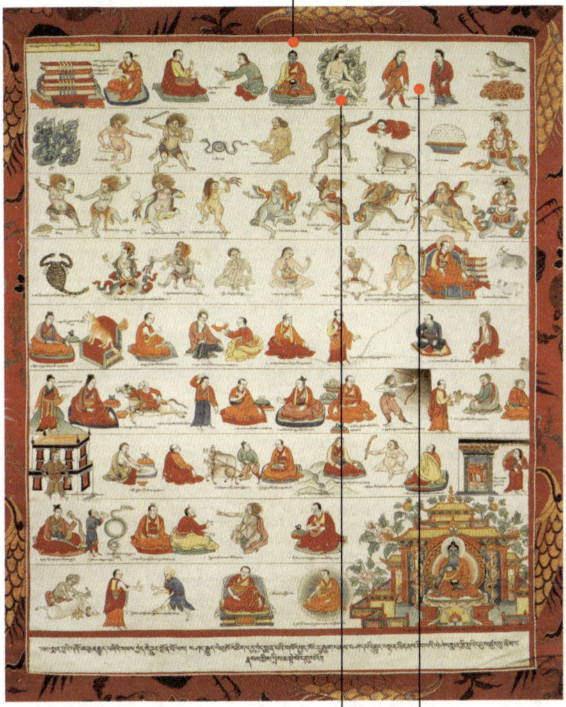

3.2 消除 404 种疾病

良医要守信：消除由三因分为 101 种，由主次分为 101 种，由病位分为 101 种，由种类分为 101 种，共计 404 种疾病的折磨，祈祷佛祖保佑病人和自己获得吉祥、福分。

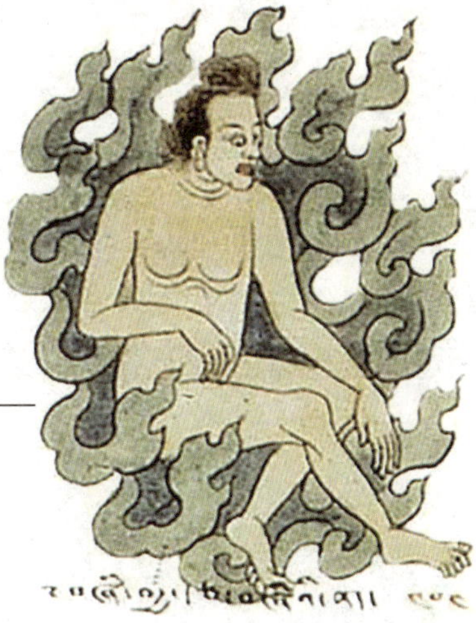

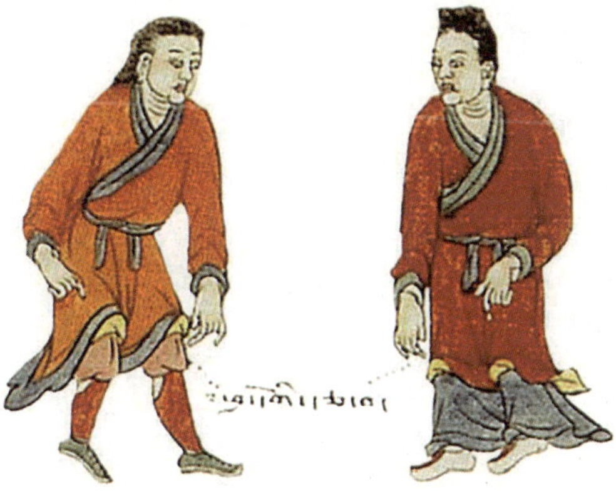

3.3 疾病内因——嫉妒

疾病种类分为和合失调 4 大类，由此又分出 404 种等多个疾病，究其内因则为贪、嗔、嫉、傲、痴五毒，五毒又归结为烦恼三毒，其中嫉（嫉妒）的根源为贪（贪欲），可引发血热和隆病。

3.4 疾病内因——贪欲

疾病种类分为和合失调 4 大类，由此又分出 404 种等多个疾病，究其内因则为贪、嗔、嫉、傲、痴五毒，五毒又归结为烦恼三毒，其中嫉（嫉妒）的根源为贪（贪欲），其性轻而动似鸟，贪可引发血热和隆病。

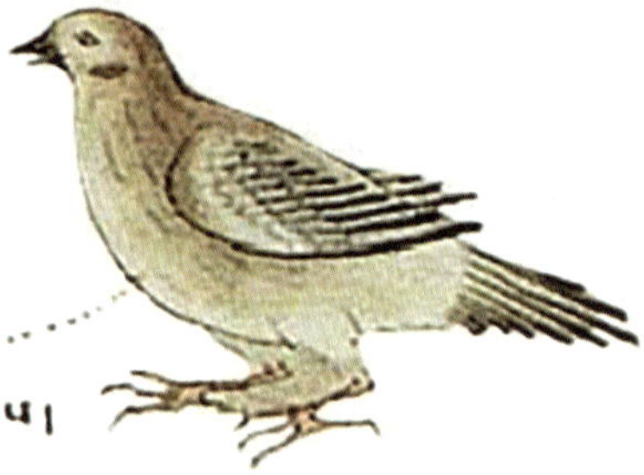

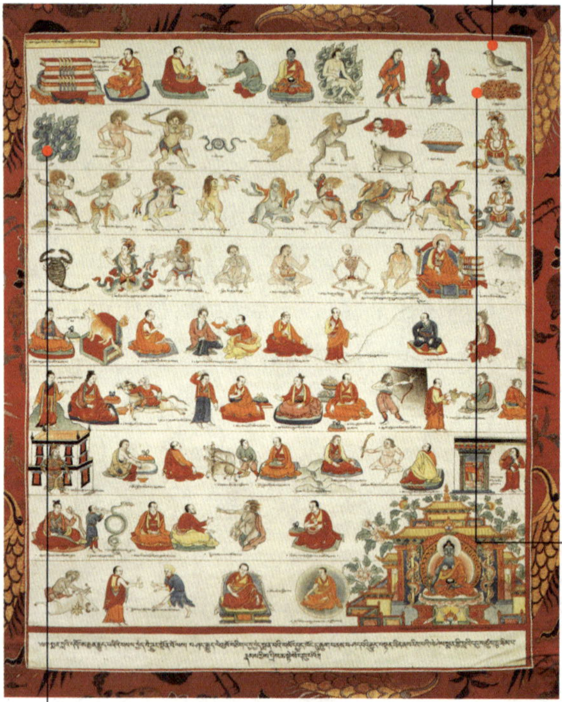

3.5 引发黄水病

疾病种类分为和合失调 4 大类，由此又分出 404 种等多个疾病，究其内因则为贪、嗔、嫉、傲、痴五毒，五毒又归结为烦恼三毒，其中嫉（嫉妒）的根源为贪（贪欲），可引发血热和隆病。因之贪性轻而动似鸟，是由女魔作祟引发黄水病的。

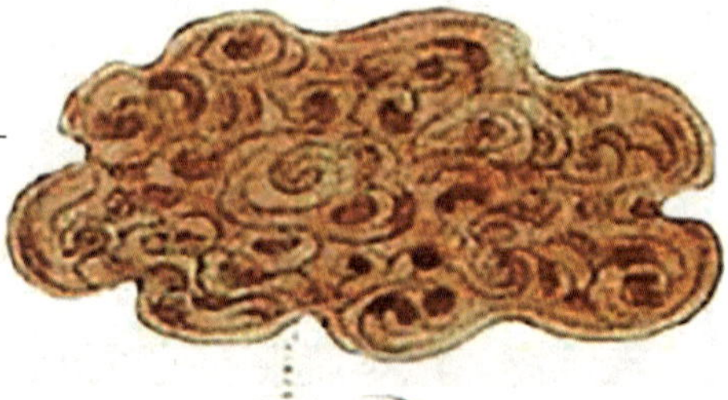

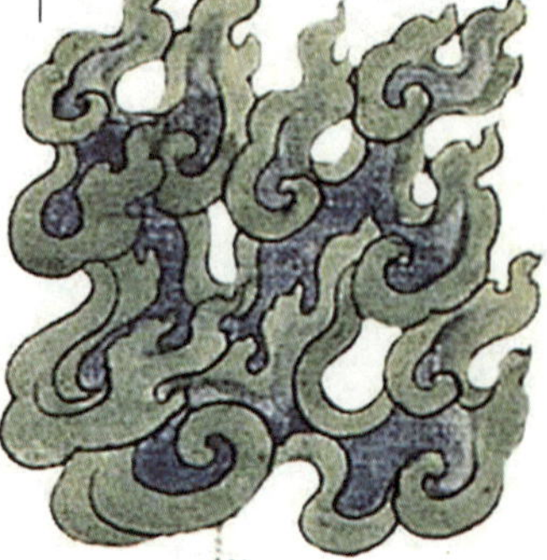

3.6 引发隆病

疾病种类分为和合失调 4 大类，由此又分出 404 种等多个疾病，究其内因则为贪、嗔、嫉、傲、痴五毒，五毒又归结为烦恼三毒，其中嫉（嫉妒）的根源为贪（贪欲），可引发血热和隆病。因之贪性轻而动似鸟，是由女魔作祟引发隆病的。

3.7 招致女魔作祟

疾病种类分为和合失调 4 大类，由此又分出 404 种等多个疾病，究其内因则为贪、嗔、嫉、傲、痴五毒，五毒又归结为烦恼三毒，其中嫉（嫉妒）的根源为贪（贪欲），可引发血热和隆病。因之贪性轻而动似鸟，是由女魔作祟引发的。

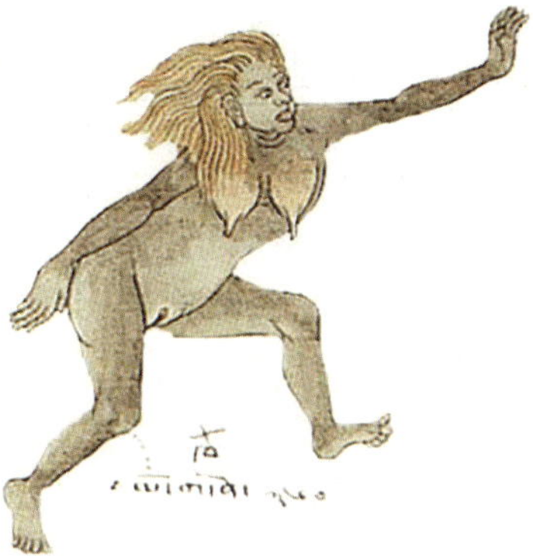

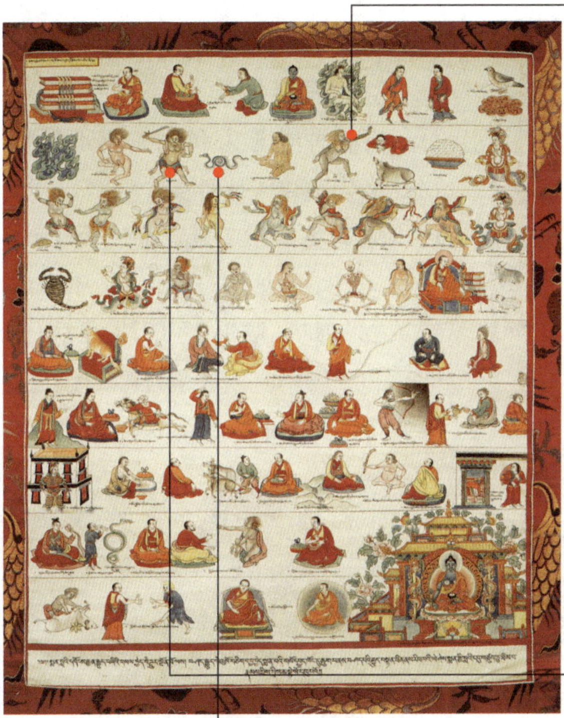

3.8 疾病内因——骄傲

疾病种类分为和合失调 4 大类，由此又分出 404 种等多个疾病，究其内因则为贪、嗔、嫉、傲、痴五毒，五毒又归结为烦恼三毒，其中傲（傲慢）之果为嗔（嗔恨），可引发虫病和赤巴病。

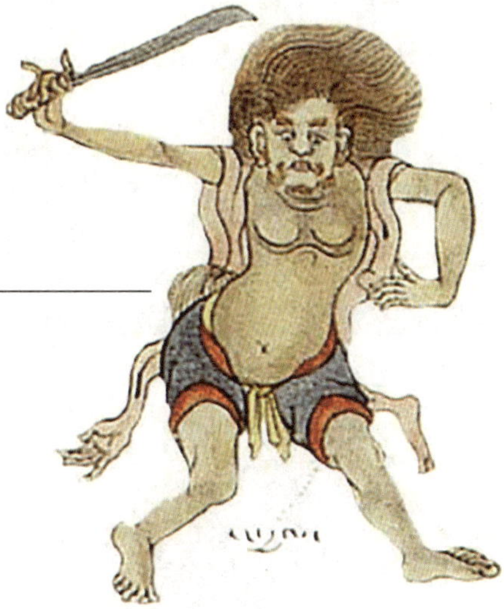

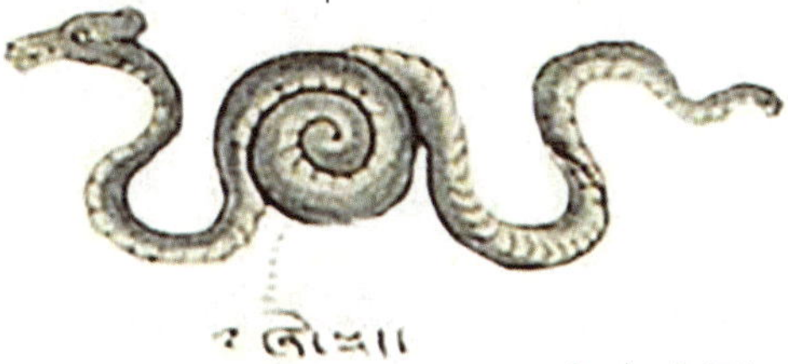

3.9 疾病内因——嗔怒其性似蛇

疾病种类分为和合失调 4 大类，由此又分出 404 种等多个疾病，究其内因则为贪、嗔、嫉、傲、痴五毒，五毒又归结为烦恼三毒，其中傲（傲慢）之果为嗔（嗔恨），其性似蛇可引发虫病和赤巴病。

3.10 血热和赤巴病

疾病种类分为和合失调 4 大类，由此又分出 404 种等多个疾病，究其内因则为贪、嗔、嫉、傲、痴五毒，五毒又归结为烦恼三毒，其中傲（傲慢）之果为嗔（嗔恨），可引发血热和赤巴病。

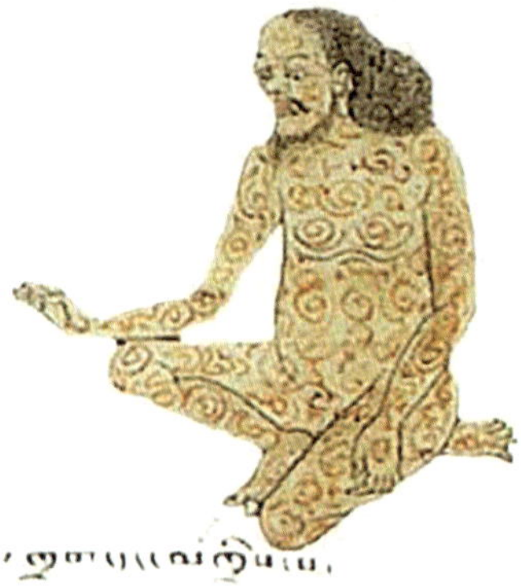

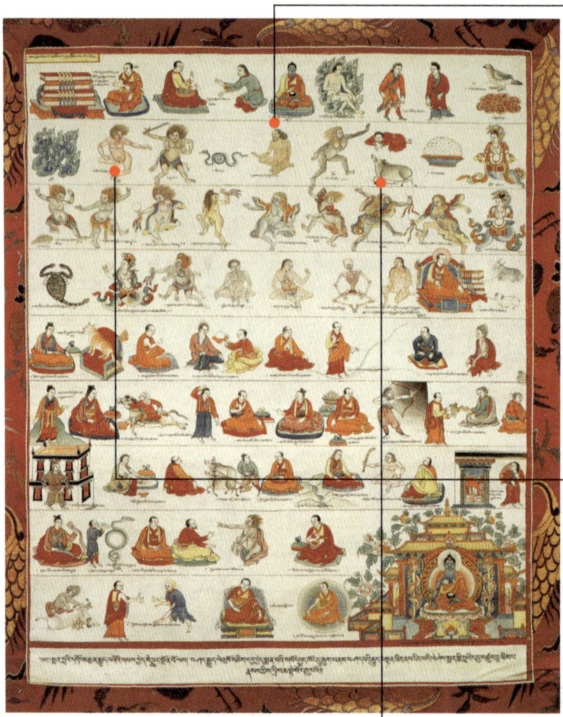

3.11 男魔作祟

疾病种类分为和合失调 4 大类，由此又分出 404 种等多个疾病，究其内因则为贪、嗔、嫉、傲、痴五毒，五毒又归结为烦恼三毒，其中傲（傲慢）之果为嗔（嗔恨），可引发虫病（血热）和赤巴病。因之嗔性似蛇，是由男魔作祟引发的。

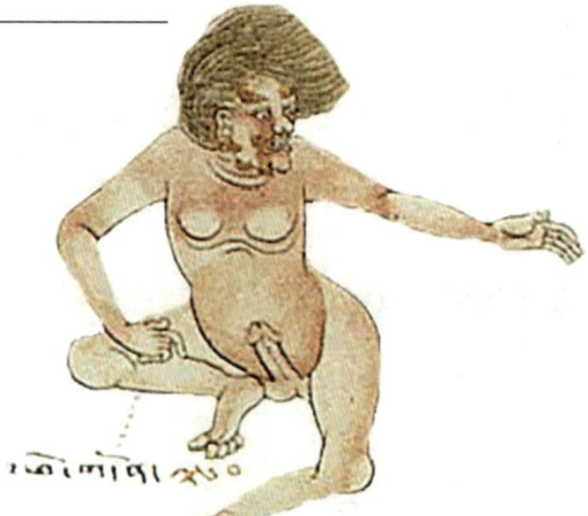

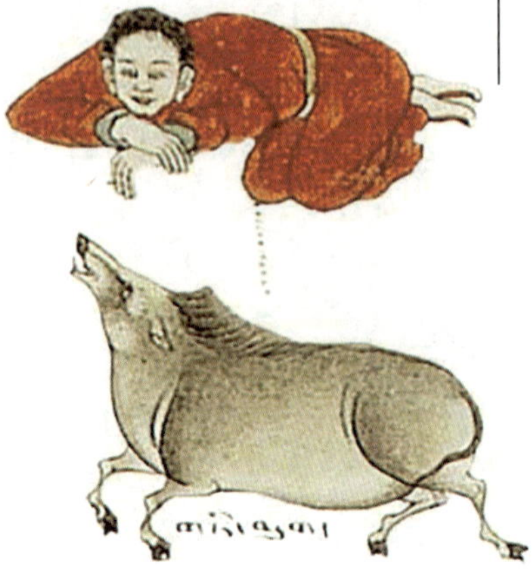

3.12 疾病内因——愚痴之性似猪

疾病种类分为和合失调 4 大类，由此又分出 404 种等多个疾病，究其内因则为贪、嗔、嫉、傲、痴五毒，五毒又归结为烦恼三毒，其中痴（愚痴）其性似猪可引发培根病。

3.13 培根病

疾病种类分为和合失调 4 大类，由此又分出 404 种等多个疾病，究其内因则为贪、嗔、嫉、傲、痴五毒，五毒又归结为烦恼三毒，其中痴（愚痴）其性似猪，可引发培根病。

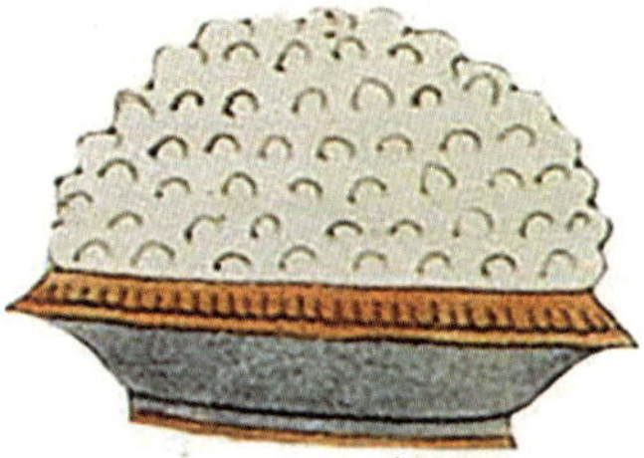

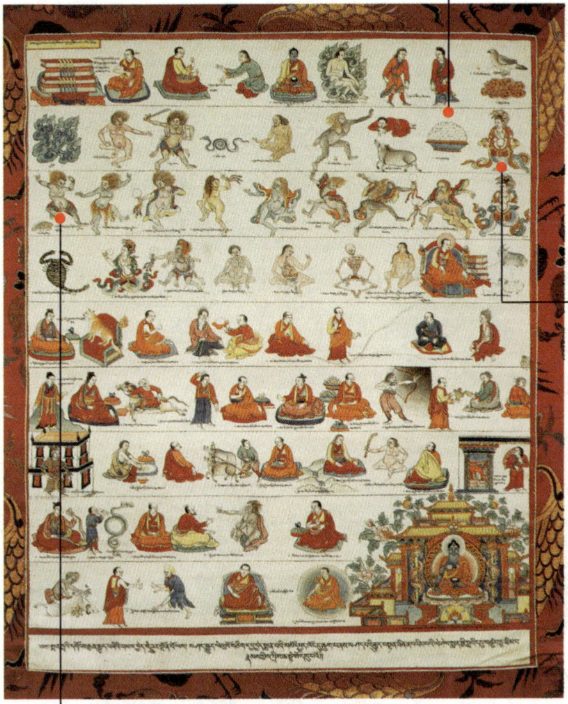

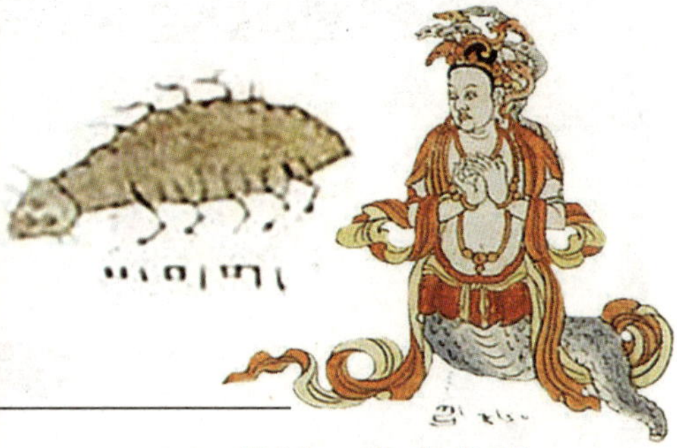

3.14 地神、龙魔作祟

疾病种类分为和合失调 4 大类，由此又分出 404 种等多个疾病，究其内因则为贪、嗔、嫉、傲、痴五毒，五毒又归结为烦恼三毒，其中痴（愚痴）其性似猪可引发培根病，是由地神、龙魔作祟引发的。

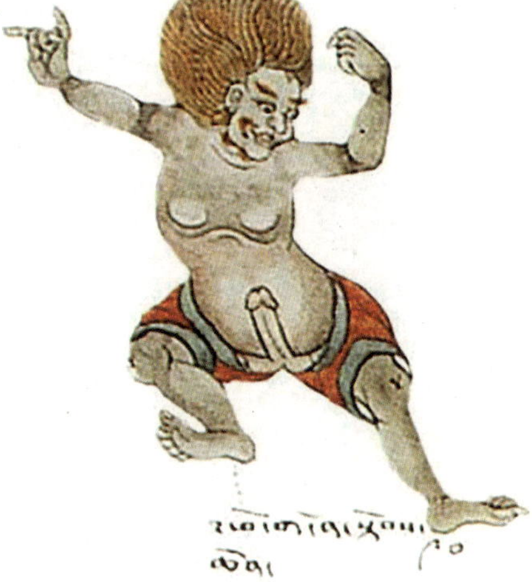

3.15 90 种大力男魔

良医要常祈祷："按照仪轨炮制的良药融入病人你的身体吧！全部消除男魔和鬼王等 90 种大力男魔招致短命和阻挠夙愿实现的魔障吧！"

3.16 90种小力男魔

良医要常祈祷：“按照仪轨炮制的良药融入病人你的身体吧！全部消除男魔、鬼王等的嘱咐90种小力男魔招致短命和阻挠夙愿实现的魔障吧！”

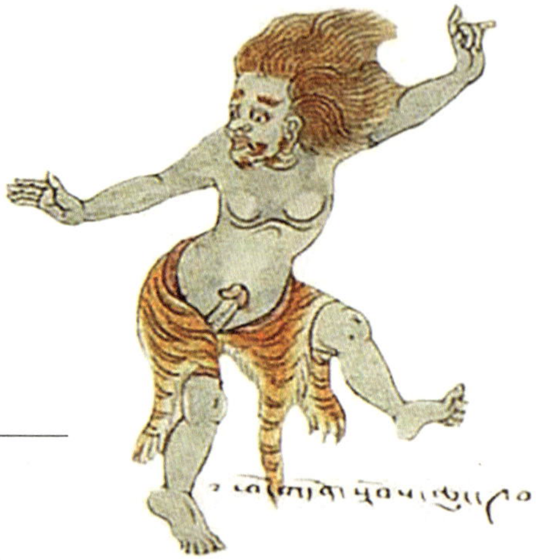

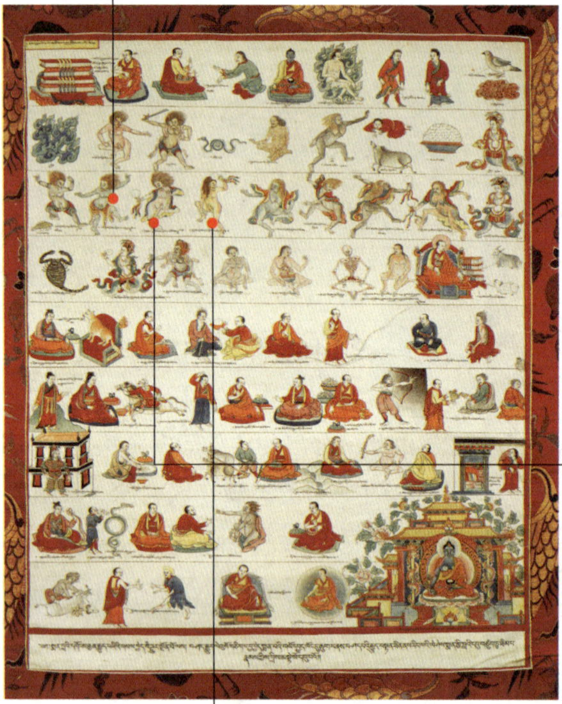

3.17 90种大力遍计男魔

良医要常祈祷：“按照仪轨炮制的良药融入病人你的身体吧！全部消除男魔中遍计或临时因缘鬼部的一王所属的90种大力男魔招致的短命和阻挠夙愿实现的魔障吧！”

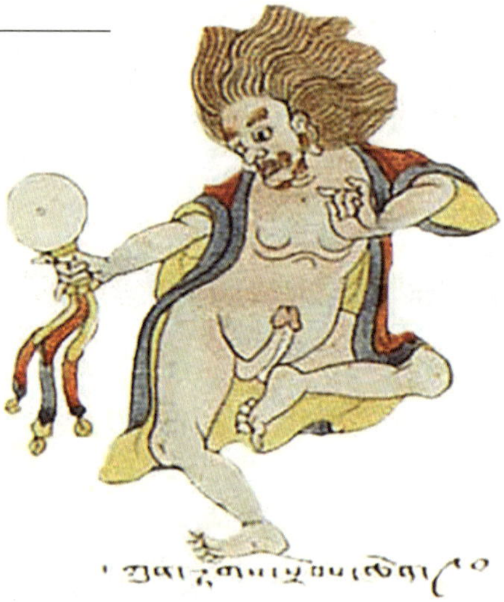

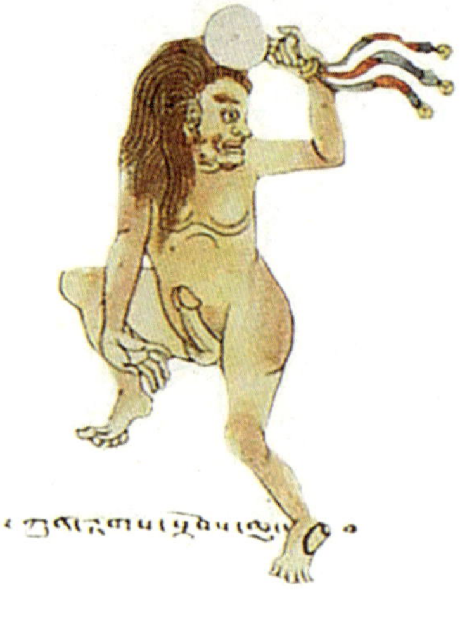

3.18 90种小力遍计男魔

良医要常祈祷：“按照仪轨炮制的良药融入病人你的身体吧！全部消除男魔中遍计或临时因缘鬼部的一王所属的90种大力男魔招致短命和阻挠夙愿实现的魔障吧！”

3.19 90种大力女魔

良医要常祈祷："按照仪轨炮制的良药融入病人你的身体吧！全部消除危害众生的女魔、龙魔和女妖等90种大力魔类所招致短命和阻挠夙愿等的魔障吧！"

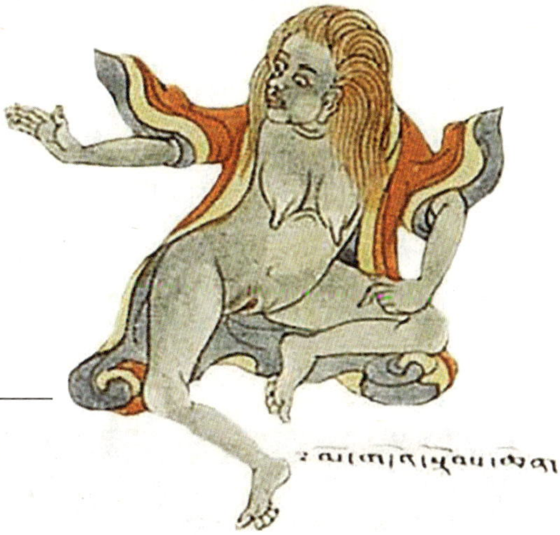

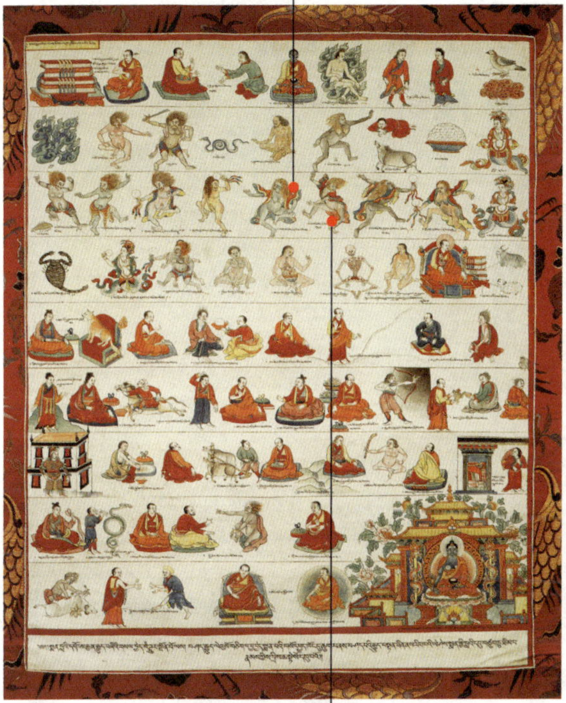

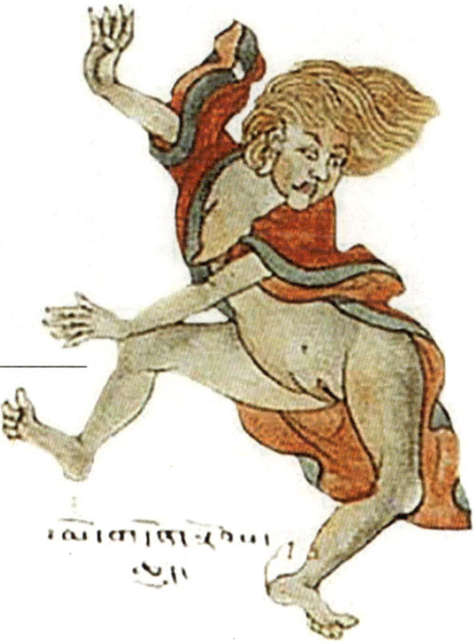

3.20 90种小力女魔

良医要常祈祷："按照仪轨炮制的良药融入病人你的身体吧！全部消除危害众生的龙魔和女妖等90种小力女魔招致短命和阻碍心想事成的魔障吧！"

3.21 90种大力遍计女魔

良医要常祈祷："按照仪轨炮制的良药融入病人你的身体吧！全部消除女魔中遍计或临时因缘鬼部的一王所属的90种大力女魔招致短命和阻挠夙愿实现的魔障吧！"

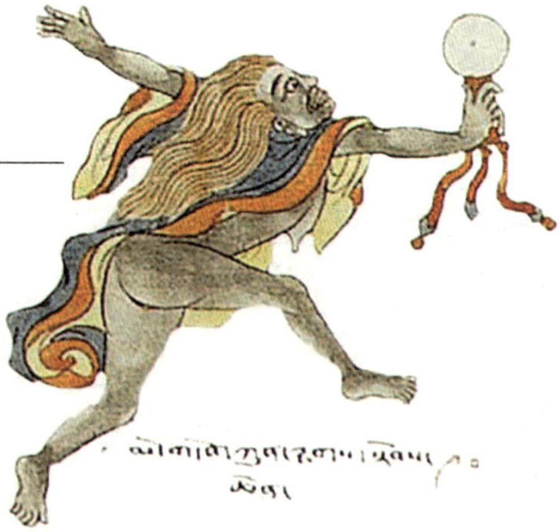

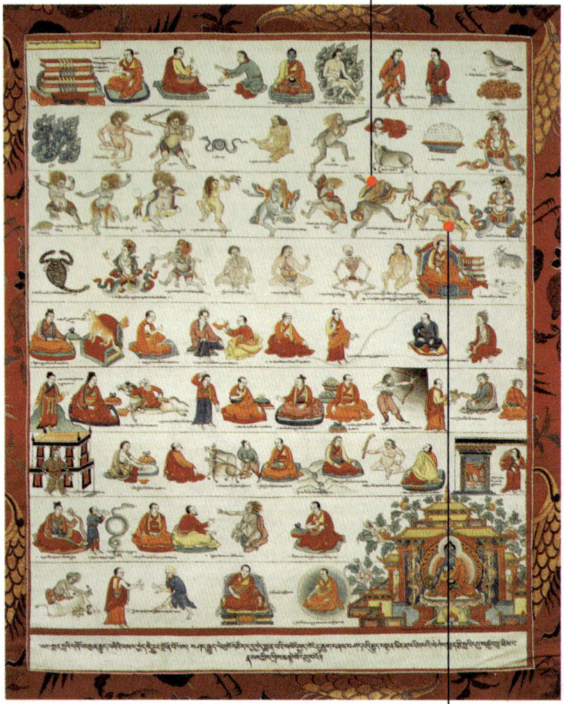

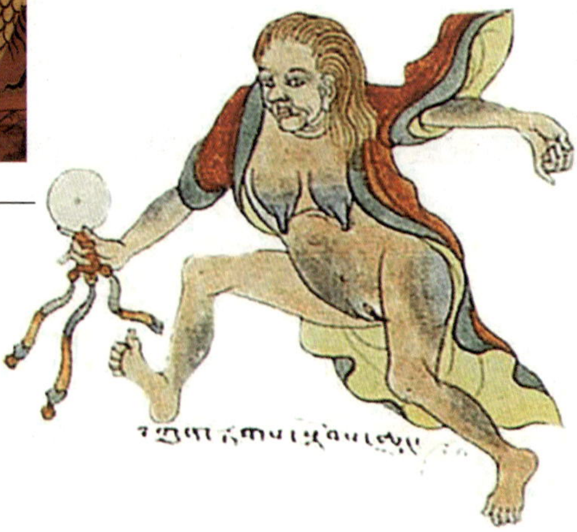

3.2 2 90种小力遍计女魔

良医要常祈祷："按照仪轨炮制的良药融入病人你的身体吧！全部消除女魔中遍计或临时因缘鬼部的90种小力女魔招致短命和阻挠夙愿实现的魔障吧！"

3.23 独一无二的大魔

良医要常祈祷："按照仪轨炮制的良药融入病人你的身体吧！全部消除独一无二的龙魔、地神等 90 种为害众生的大魔招致短命和阻挠夙愿实现的魔障吧！"

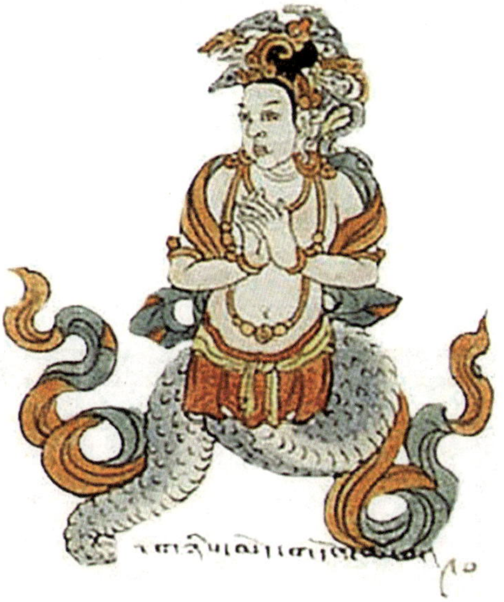

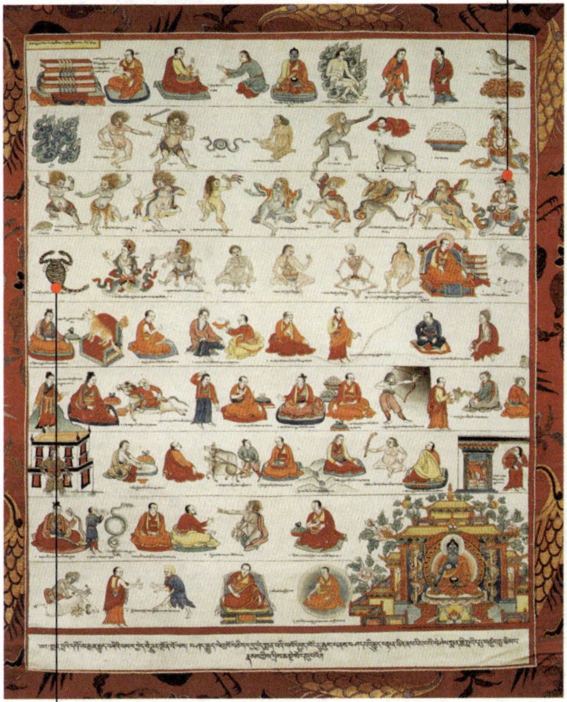

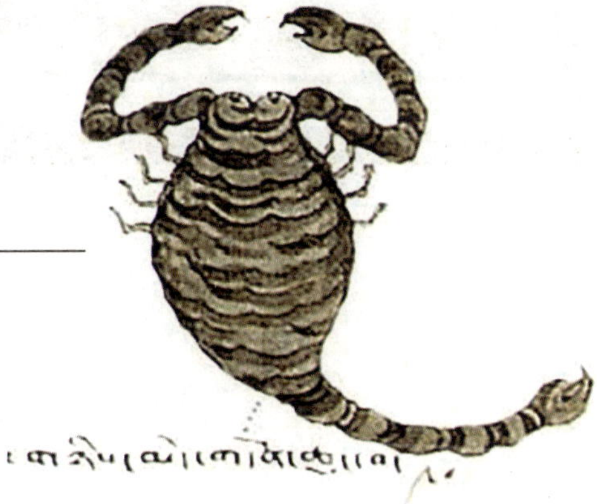

3.24 独一无二的小魔

良医要常祈祷："按照仪轨炮制的良药融入病人你的身体吧！全部消除独一无二的龙魔、地神等 90 种为害众生的小魔招致短命和阻挠夙愿实现的魔障吧！"

3.25 独一无二的遍计大魔

良医要常祈祷："按照仪轨炮制的良药融入病人你的身体吧！全部消除独一无二的遍计或临时因缘鬼部的一王所属的 90 种大魔招致短命和阻挠夙愿实现的魔障吧！"

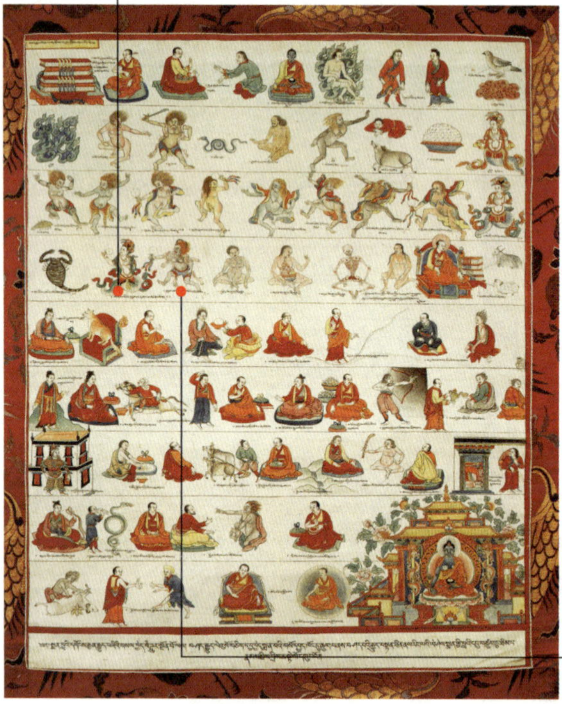

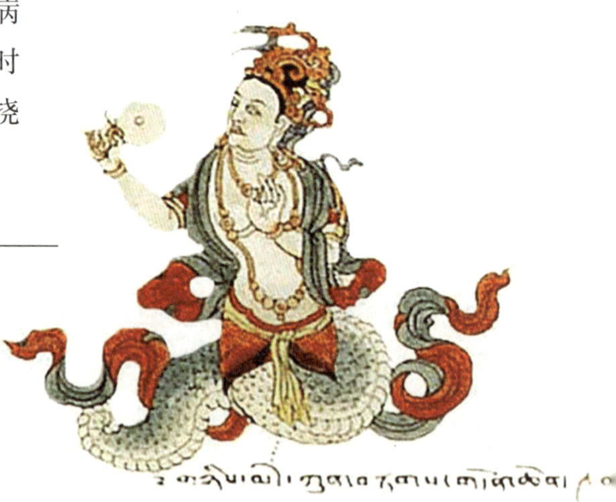

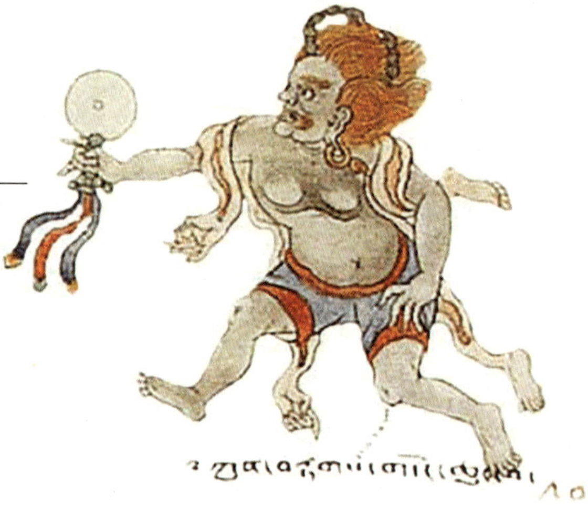

3.26 独一无二的遍计小魔

良医要常祈祷："按照仪轨炮制的良药融入病人你的身体吧！全部消除独一无二的遍计或临时因缘鬼部的一王所属的 90 种小魔招致短命和阻挠夙愿实现的魔障吧！"

3.27 120 条外脉俱生鬼

良医要说："此良药融入病人你的身体吧！与 120 条外脉俱生相伴而来的同体鬼有 120 种，由于突发烦恼障造成人心烦意乱，称之'阴卓'鬼作祟，请消除'阴卓'鬼的魔障吧！"

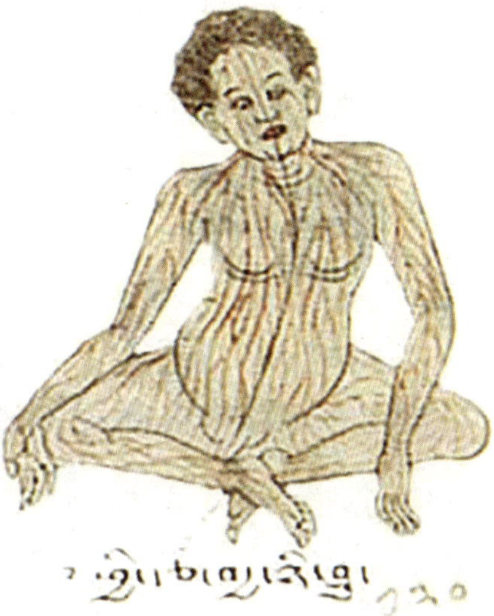

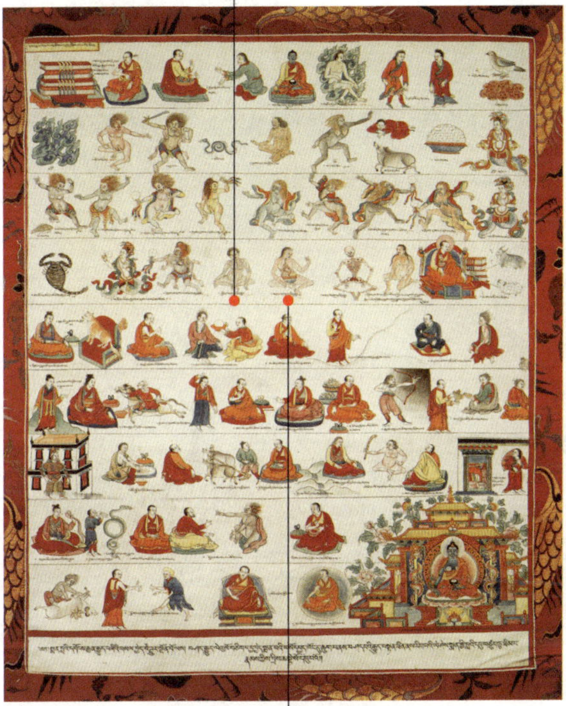

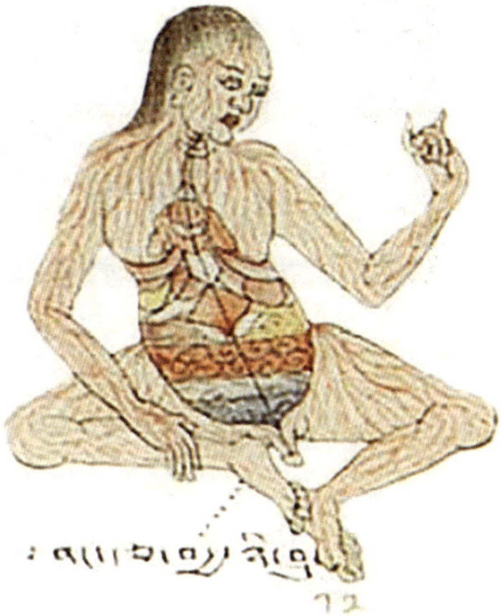

3.28 120 条内脉俱生鬼

良医要说："此良药融入病人你的身体吧！与 120 条内脉俱生而来的同体鬼有 120 种，由于突发烦恼障造成人心烦意乱，称之'阴卓'鬼作祟，请消除'阴卓'鬼的魔障吧！"

3.29 120条中脉俱生鬼

良医要说："此良药融入病人你的身体吧！ 消除与120条中脉俱生并随之而来的同体鬼有120种，由于突发烦恼障造成人心烦意乱，称之'阴卓'鬼作祟，请消除'阴卓'鬼的魔障吧！"

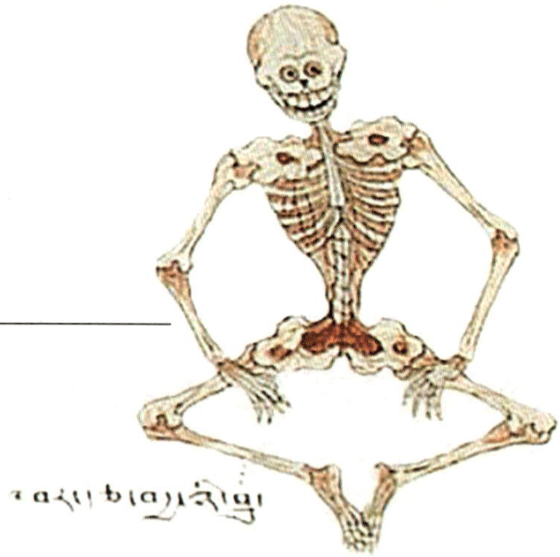

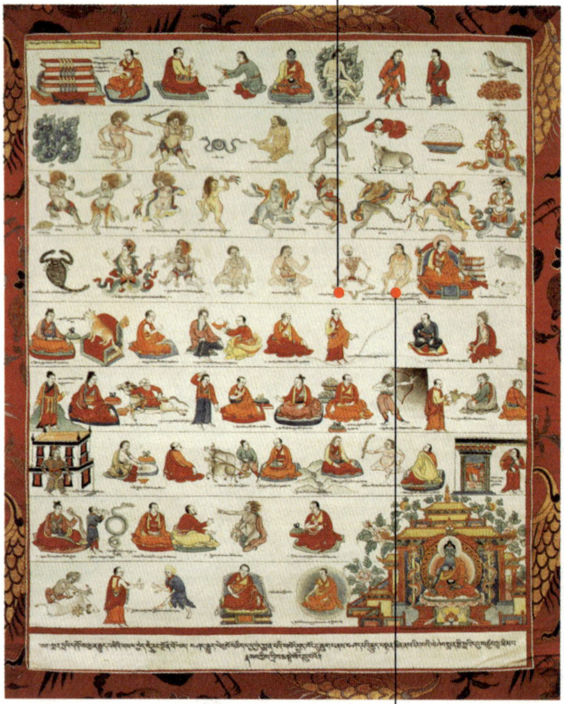

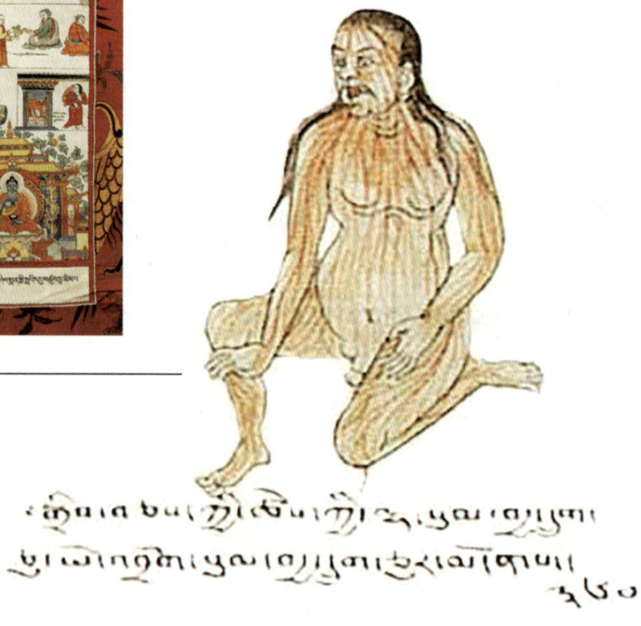

3.30 360种"阴卓"鬼

人体有细小脉360条，与这些脉俱生相伴的同体鬼神有360种。因真谛离障之故，每一条脉附着一本尊神种子，谓之360神。由于突发烦恼障引起360种"阴卓"鬼作祟与温良之心一起危害人体。

二、医生分类

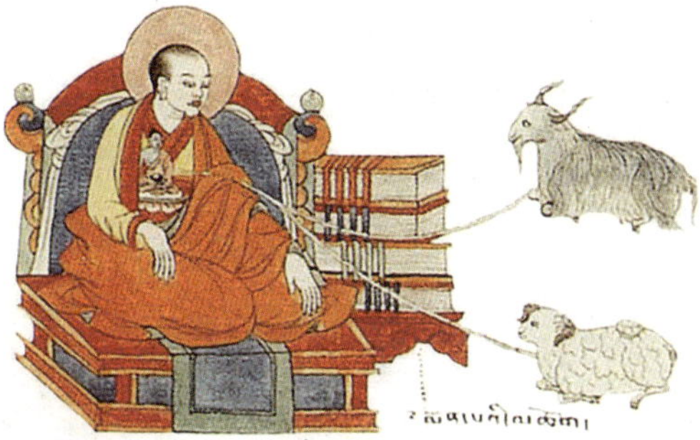

1 良医

出身高贵，具有智慧，常守六誓言，本性善良，慈悲为怀，精通医理，实践经验丰富的医生是本尊，即众生患者的救星、药王的化身。

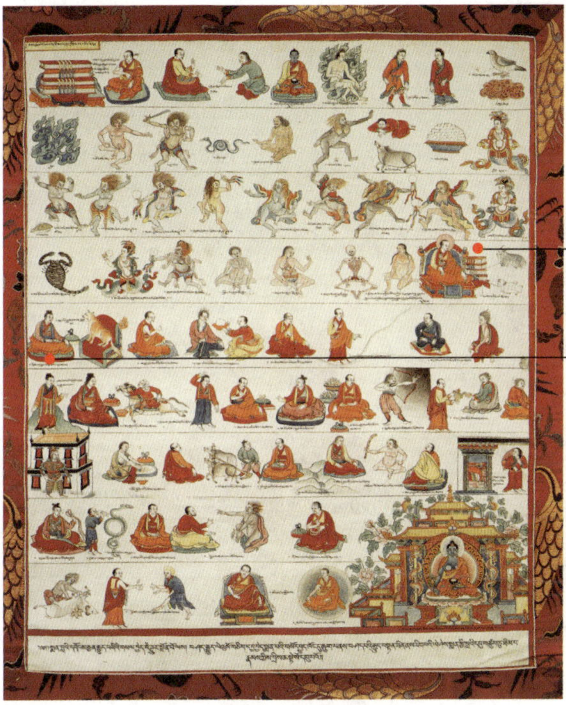

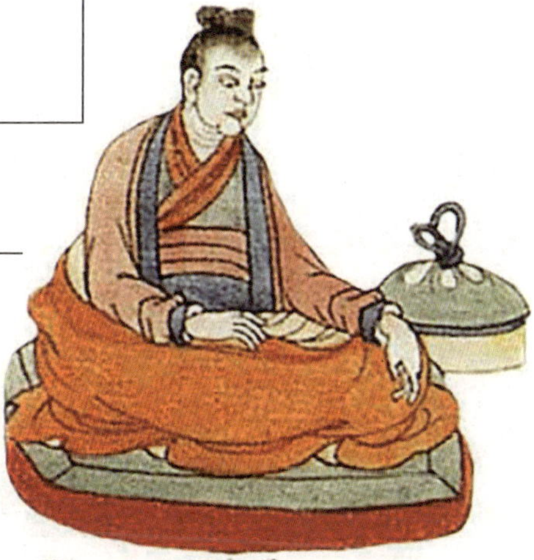

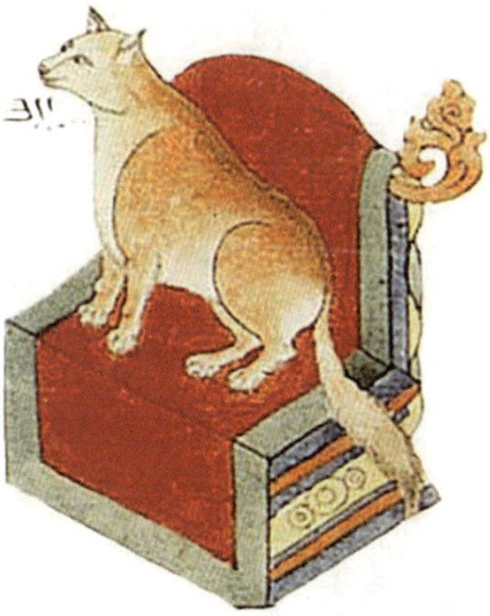

2 非医家传承的医生

非医学世家传承，没有受过灌顶、教证或教授，没有临床经验等法统；非高贵种姓，出身如屠夫等劣等种姓的医生，犹如狐狸占据狮王的位置，得不到众人尊重，不能为众生谋福。

3　不懂医理的医生

不懂医学理论的医生，就不懂一般疾病和具体疾病发病内外因、症状、诊断和治法等，不能分辨通病和个病及其治法，犹如向盲人示物，不能治愈疾病。

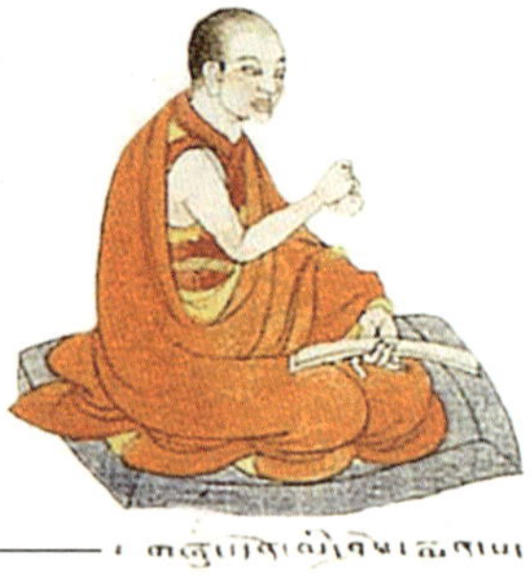

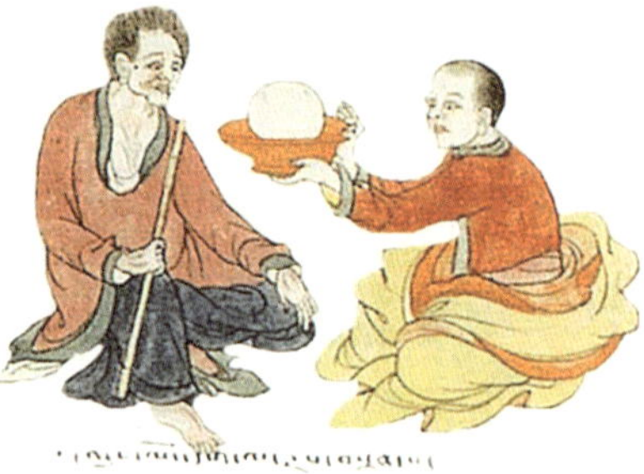

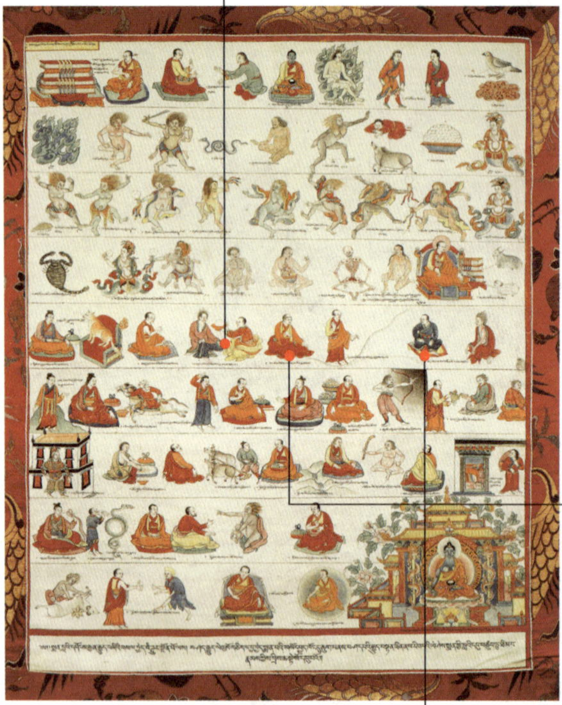

4　没有临床经验的医生

虽略知一些医理，但未曾投奔经验丰富的导师，没有临床实践和经验的医生，犹如身处陌生路段，陷入疑网，不能诊治疾病。

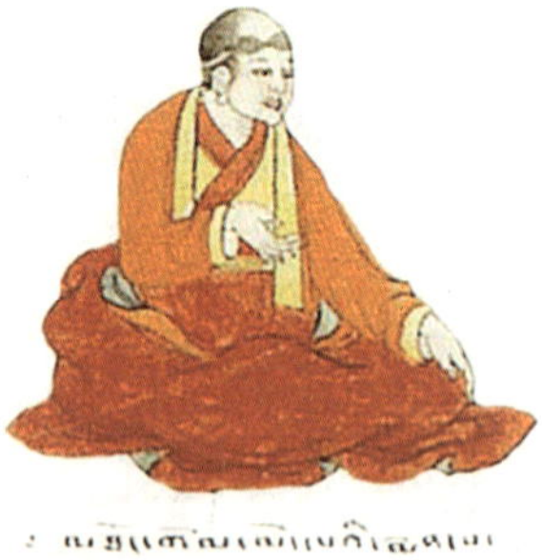

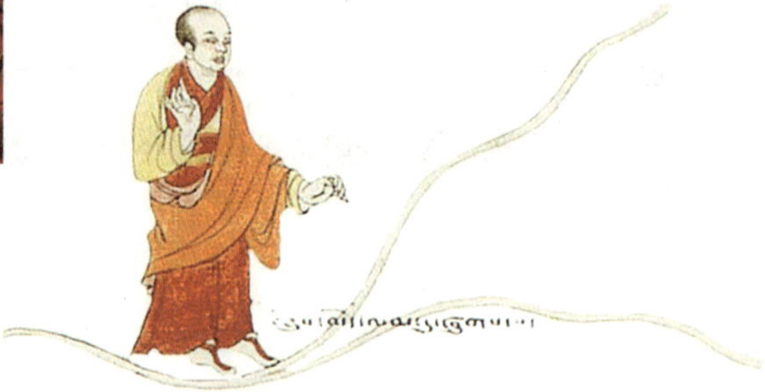

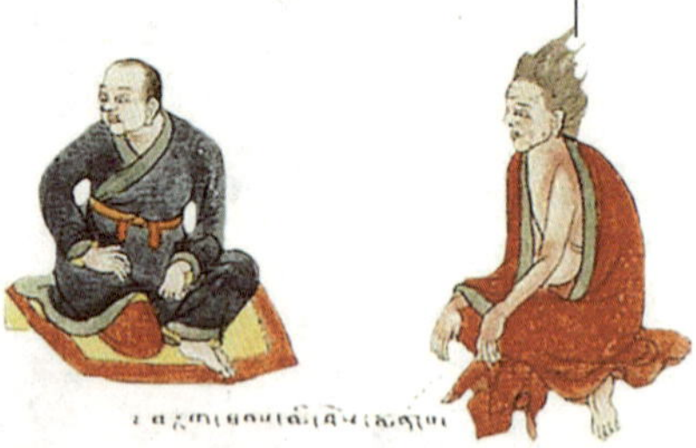

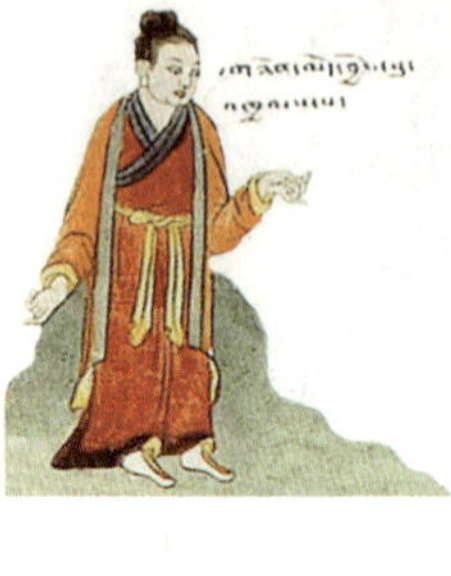

5　不懂诊断法的医生

不懂望、问、切等诊断方法的医生，犹如游荡于陌生地方，无熟人的流浪者那样，一种疾病也诊断不出。

6 不懂切脉察尿的医生

不懂脉、尿诊断法，即不懂寒热十二脉象和察尿三时辰九诊法的医生，犹如探子不能传送敌人是否来侵犯的消息那样，不能言明寒病或热病。

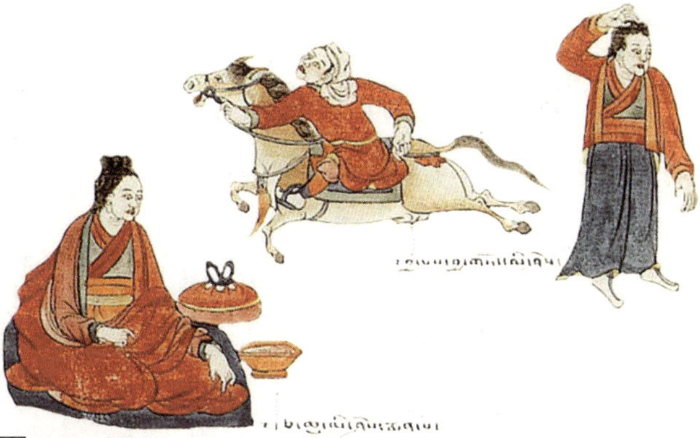

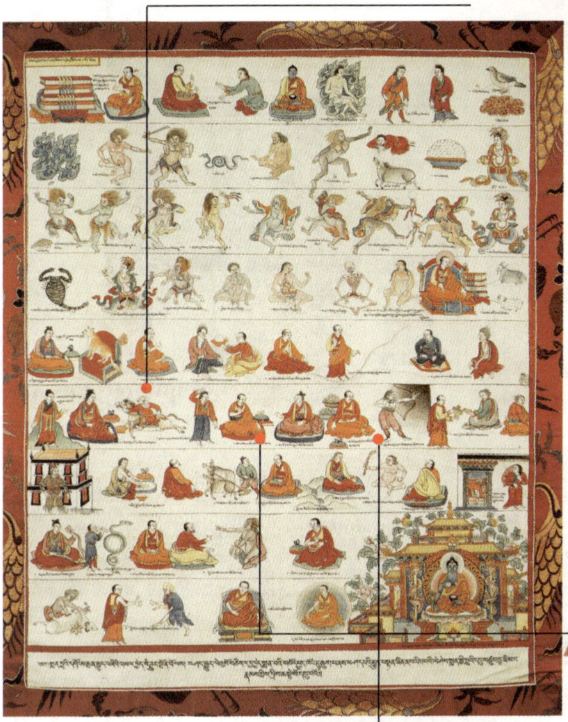

7 不知预后的医生

不能明断病人易活或难活、病势轻或重等的医生，犹如不善辞令的地方官说话说不到点子上，在众人面前惭愧受毁誉那样，不能为人造福。

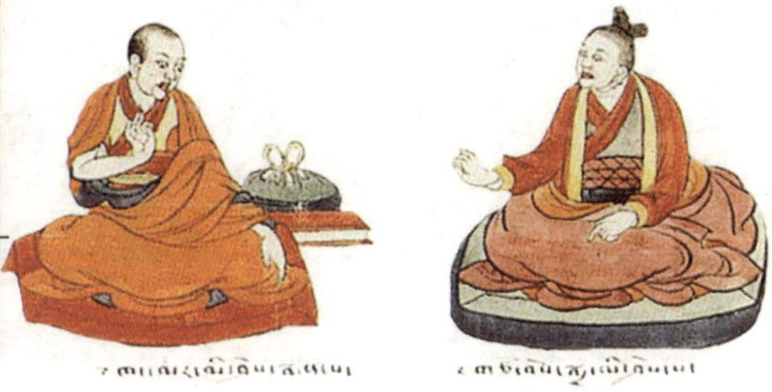

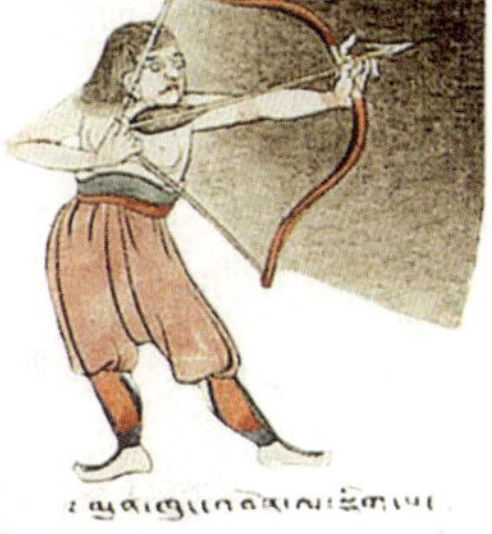

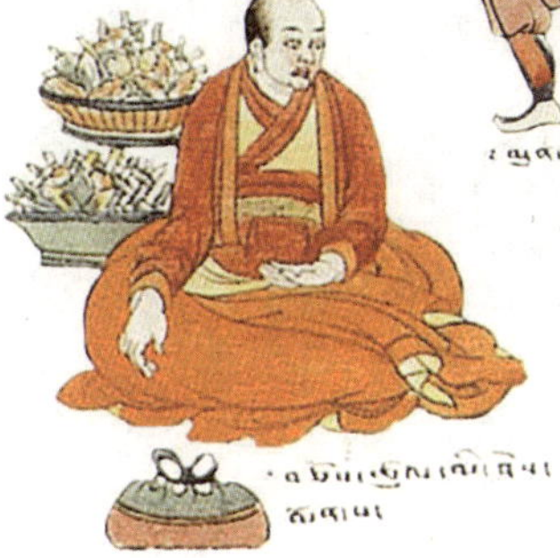

8 不懂治法的医生

虽能诊断出疾病，但不知用什么药来治疗的医生，犹如黑暗中搭箭射靶那样，药不能到达病灶。

9　不懂饮食调理的医生

不懂结合饮食取舍调治疾病的医生，犹如自己的亲朋近邻变成敌人那样，调治不当，饮食会变成病势加重的帮凶，摧毁正精。

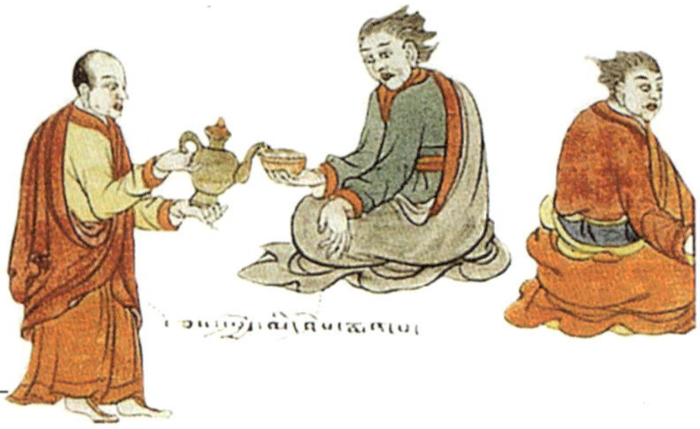

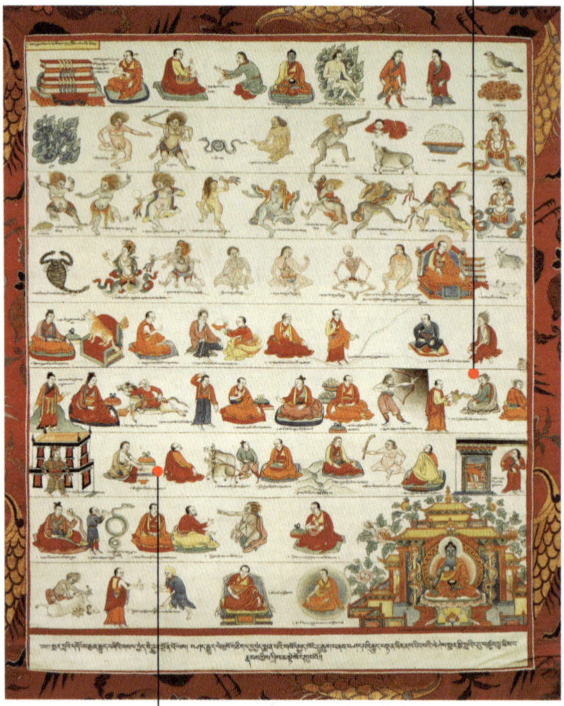

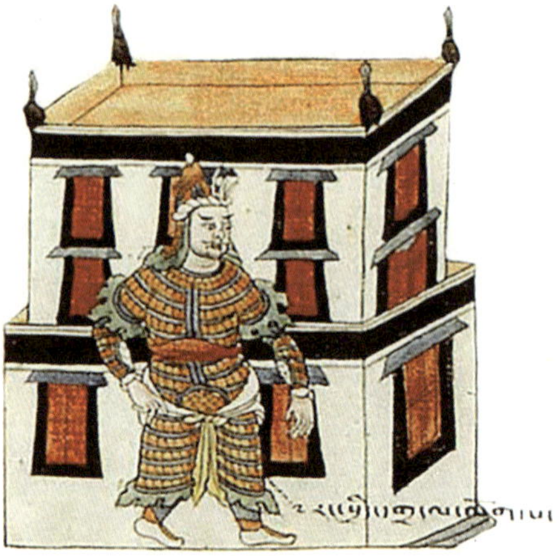

10　不懂平息法的医生

治疗分平息法和排泄法 2 种，平息法是用汤、散、丸等剂型药物将疾病平息于体内的一种疗法。不懂 10 种平息法的医生，犹如不懂浇水施肥的农民那样，使汤、散、丸等药方配伍不足、太过或相反，反倒加重疾病。

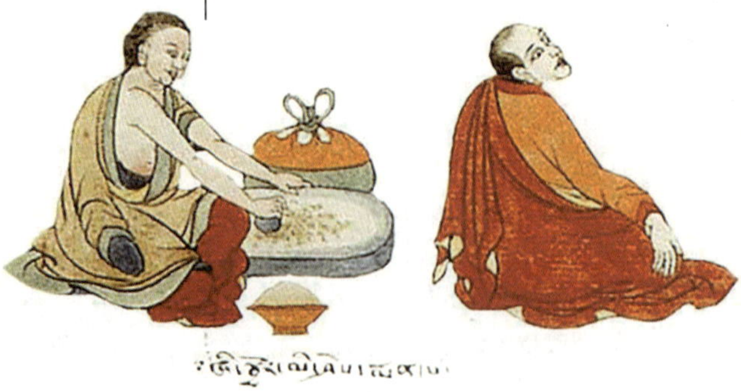

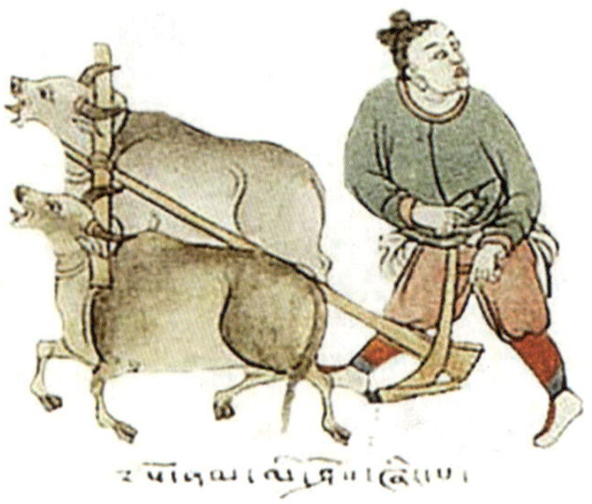

11 不懂排泄法的医生

治疗分平息法和排泄法 2 种，其中排泄法是服用汤药后，将体内疾病引吐或排出体外的一种疗法。不懂引吐、排泄法的先行、正行和善后的医生，犹如水冲沙山最后水沙两失那样，将疾病和正精一并毁之。

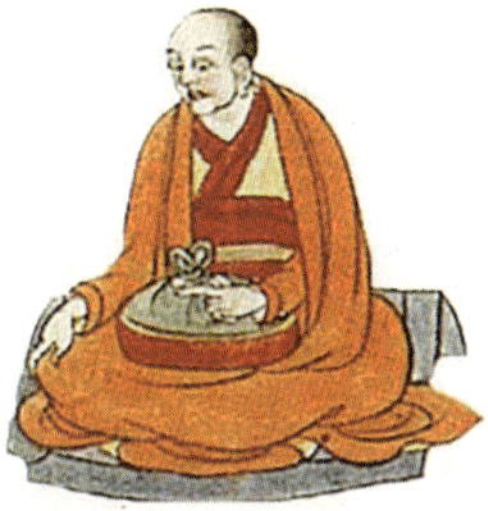

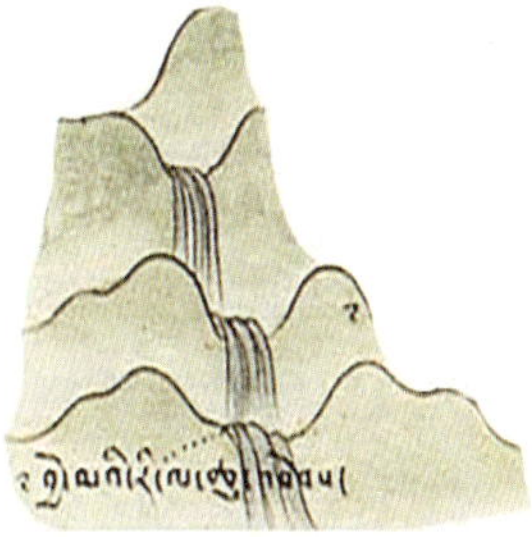

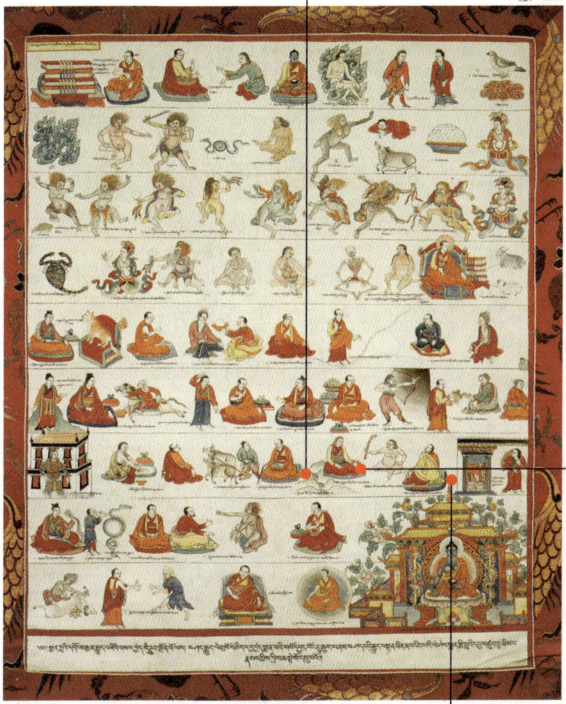

12 无手术器械的医生

无探针等手术器械和不具备治疗一般寒热疾病、具体疾病药物等的医生，犹如无盔甲和武器的赤手勇士上阵那样，不能摧毁疾病敌阵。

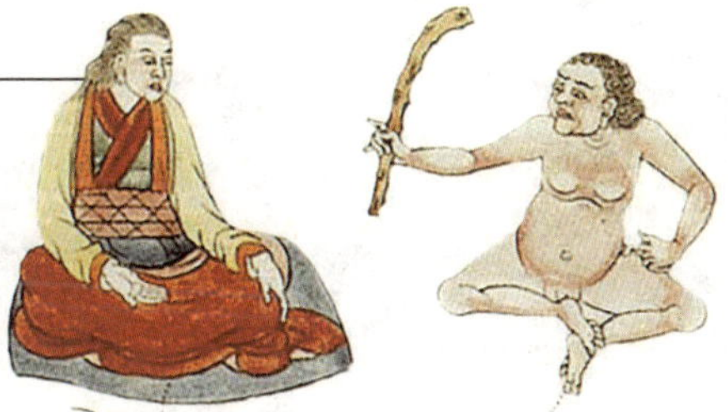

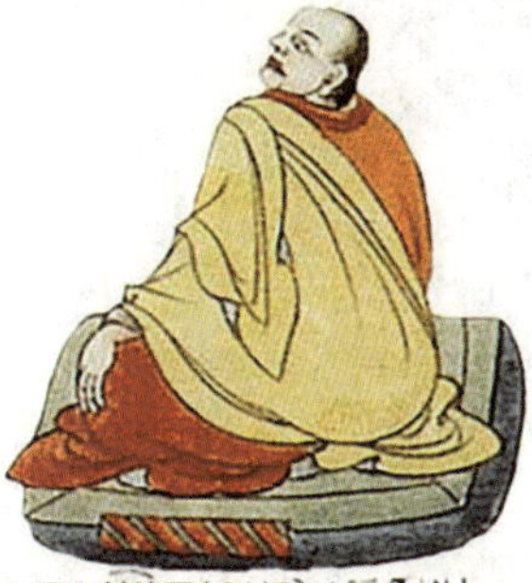

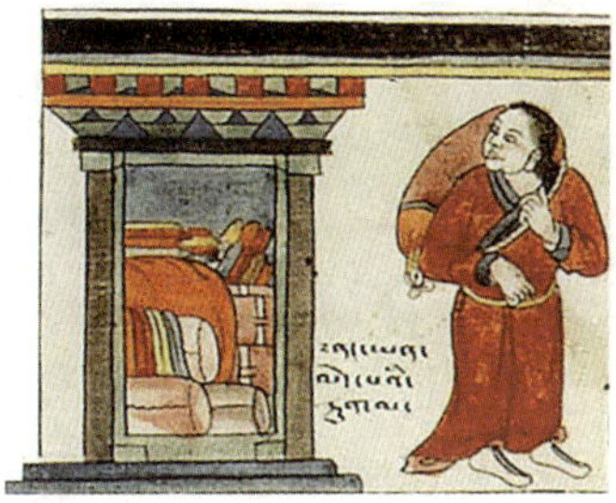

13 不懂放血和灸法的医生

不懂放血疗法、灸法、敷法、浴法、涂抹法等实践经验的医生，犹如无内应的盗贼那样，病与外治不相宜而发生错误。

14　将魔鬼当作医疗器械的医生

不懂医理，有十二毛病及其他缺点的庸医，会将轻病误诊为重病，进行反治，犹如将魔鬼作为医疗器械的医生——手执阎罗的索命绳剥夺病人生命那样，绝不可与这种人打交道。

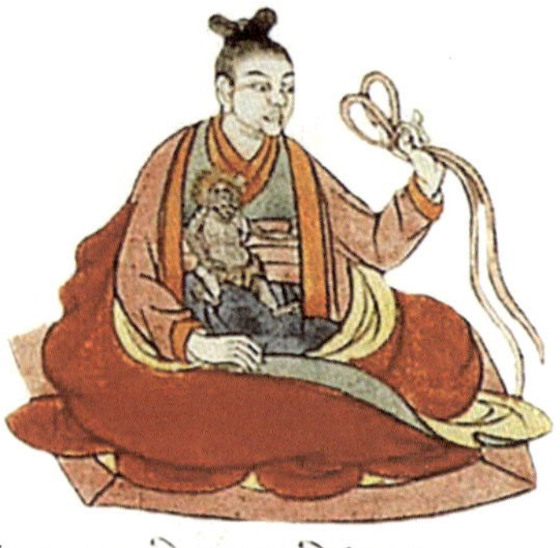

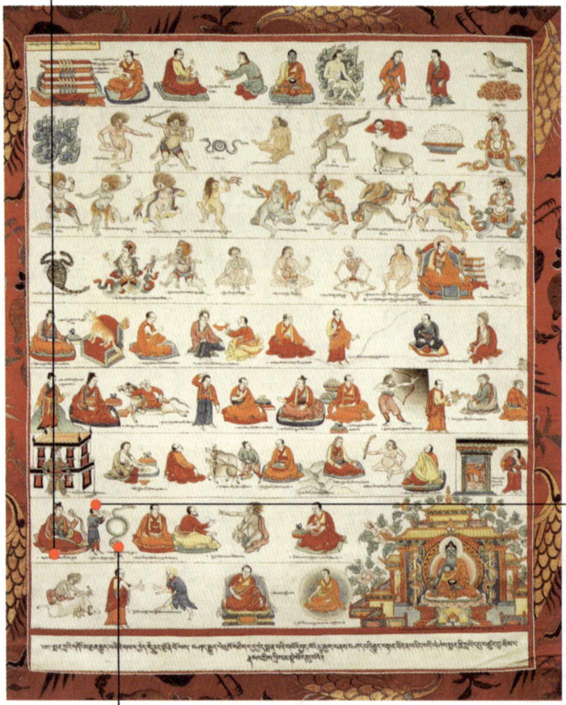

三、医生的职责

1　掌握后吹螺样公布

对疾病的内外因、症状、病势强弱以及治疗方案等胸有成竹后，犹如集市上吹海螺那样，当众告知哪些是存活的疾病，无大碍，或者如此会死亡。

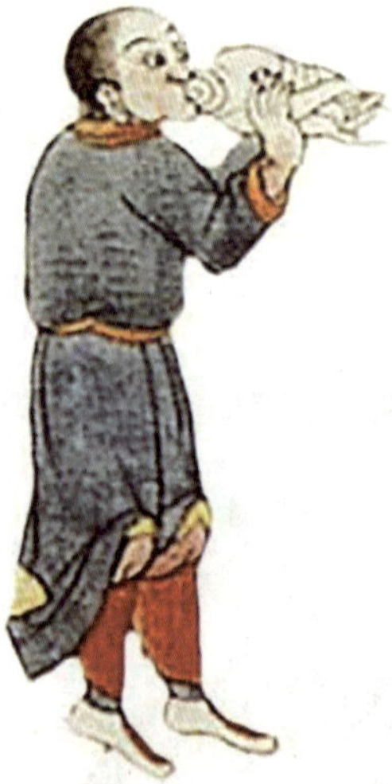

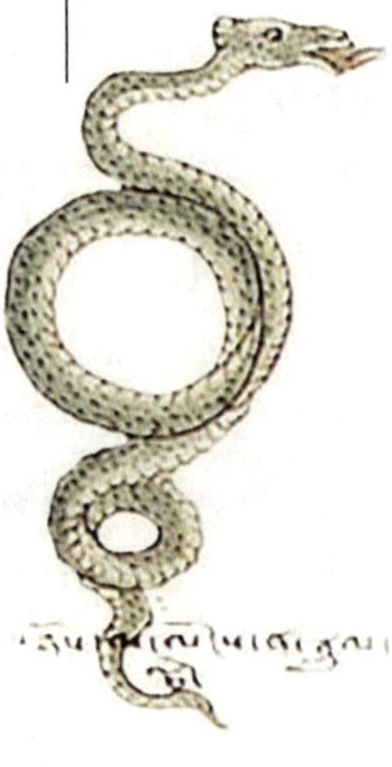

2　无把握时作蛇舌含糊其词

对病人生死、病情轻重等无把握时，犹如蛇舌有药舌毒舌那样，做出存亡好坏两可的含糊诊断，据此给予相应的治疗。

3 做到四无限

医生对疾病诊断清楚后要做到四无限：无限仁爱——对所有病人多做使其脱离苦难的善事；无限慈悲——将病人从痛苦中解救出来；无限安乐——使病人永享无痛苦的欢乐；无限中庸——平等待人，不偏不倚地做人。

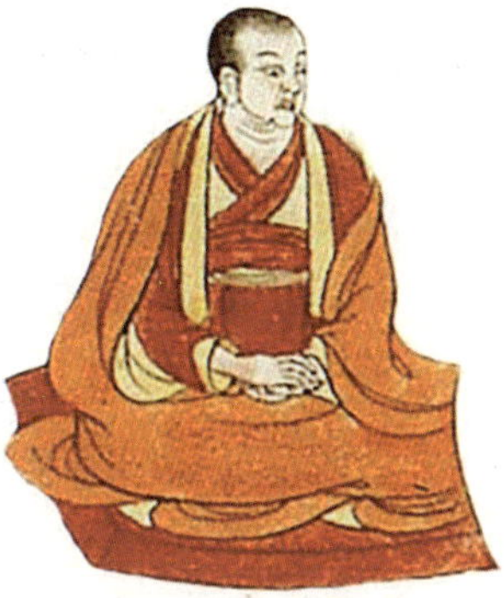

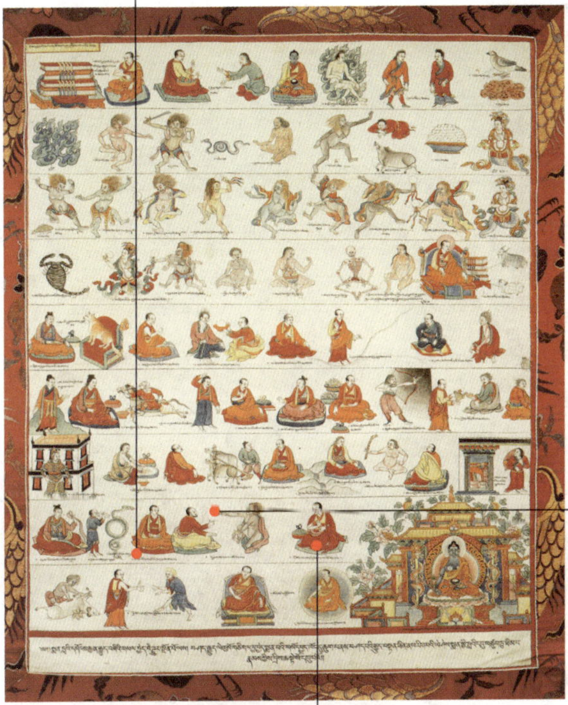

4 忌狂妄

无知识却想与学者平起平坐，治病看情面及狂妄、骗人、捣鬼、食言、酗酒、懒惰、重权力，这些是当医生的不明智行为。因此要禁忌这些妄自尊大、狂妄、乱言、粗鲁、恶语等毛病。

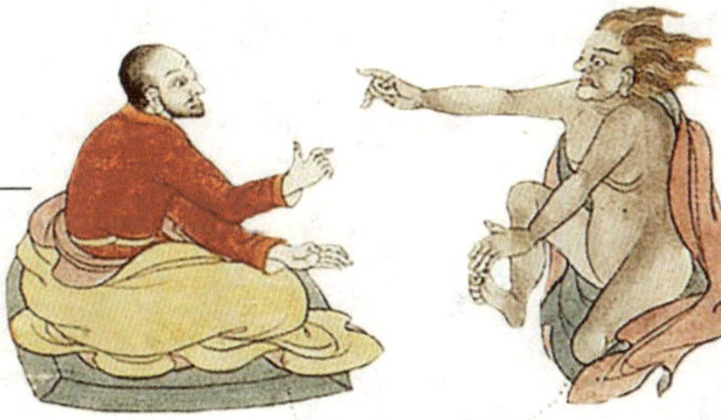

5 忌作孽

医生忌杀生害命、伤害有情，不能对别人杀生害命幸灾乐祸，忌教唆他人杀生害命等一切作孽行为。

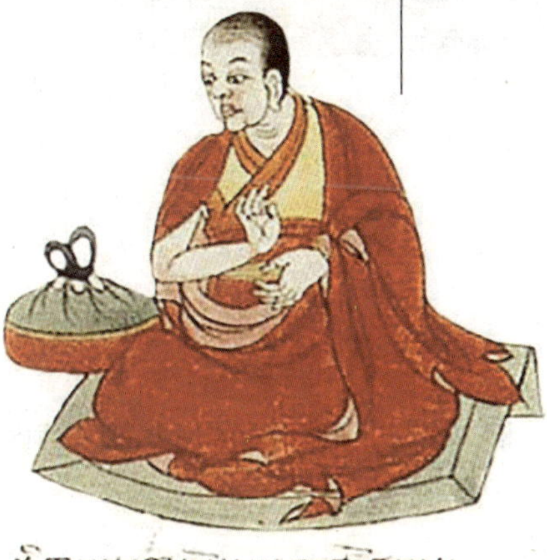

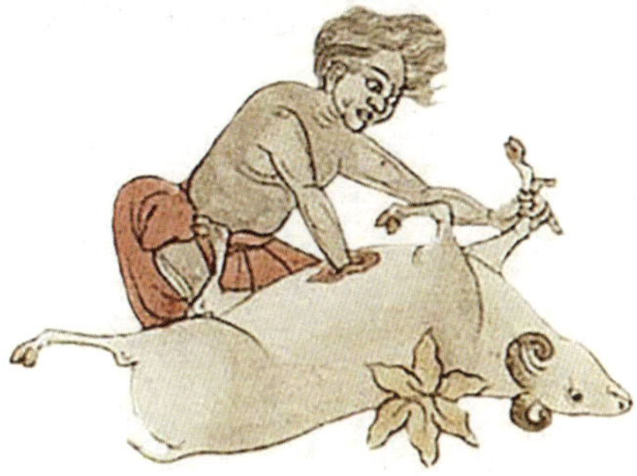

6　布施守戒

医生要遵守四度：布施度——毫不吝啬地施舍药物等；救难度——勇敢地救死扶伤；精进度——诊治病人勤奋专注；持守度——坚守为众生做事的戒律等。

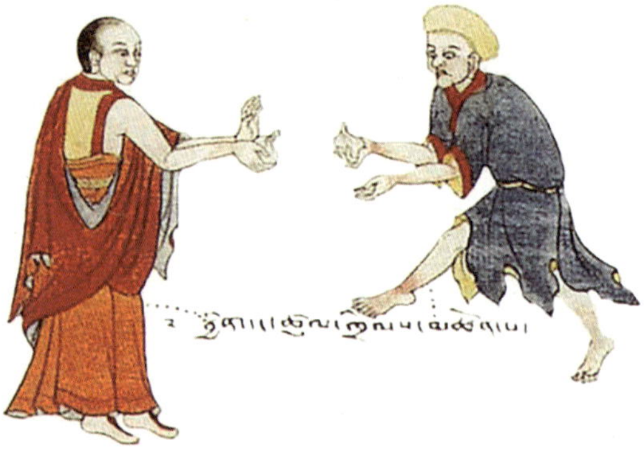

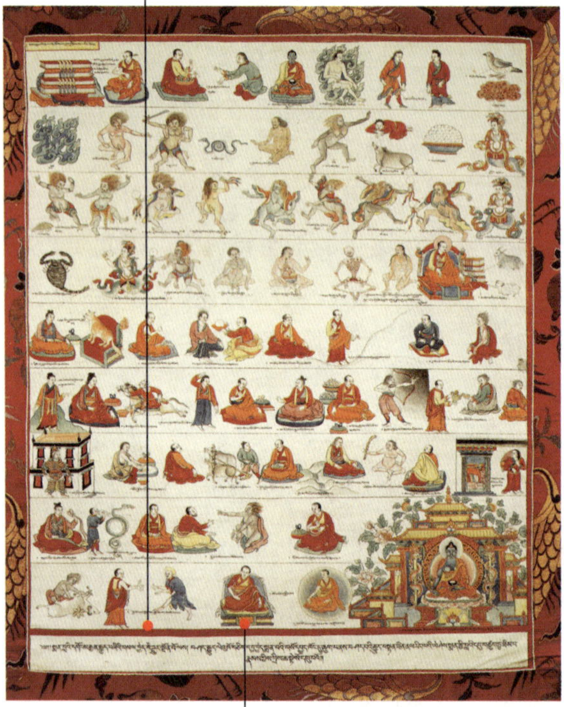

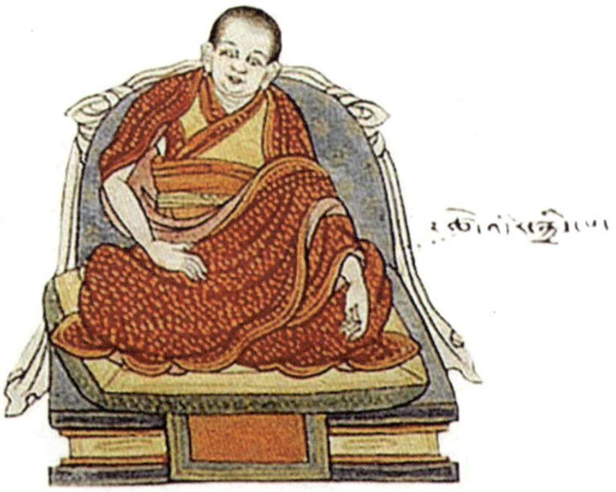

四、医生追求的境界

1　今世幸福

具备六要素和不犯四错的大慈大悲医生，最后达到的境界有暂时和永久 2 种。暂时境界为无疾病等痛苦，今世幸福，受他人尊重，心想事成，得到富贵。

2　最终成佛

药王说："具备六要素和不犯四错的医生，达到的最终境界是摒弃欺骗、自私等，大发慈悲救治身受折磨的病人，这样的医生能迅速征得最高佛界。"一切向往脱离苦海的人们应实践这一教诫。

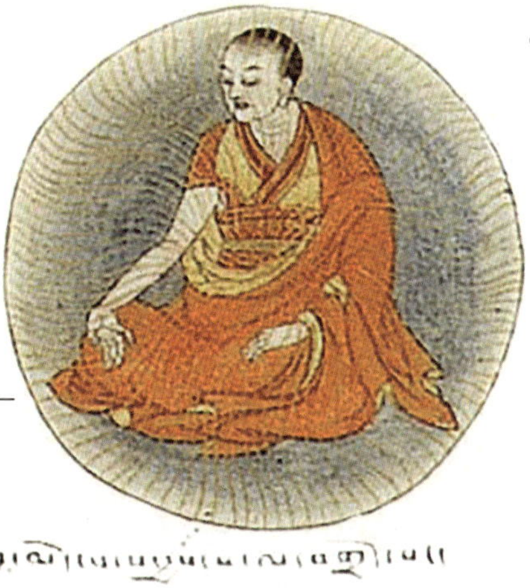

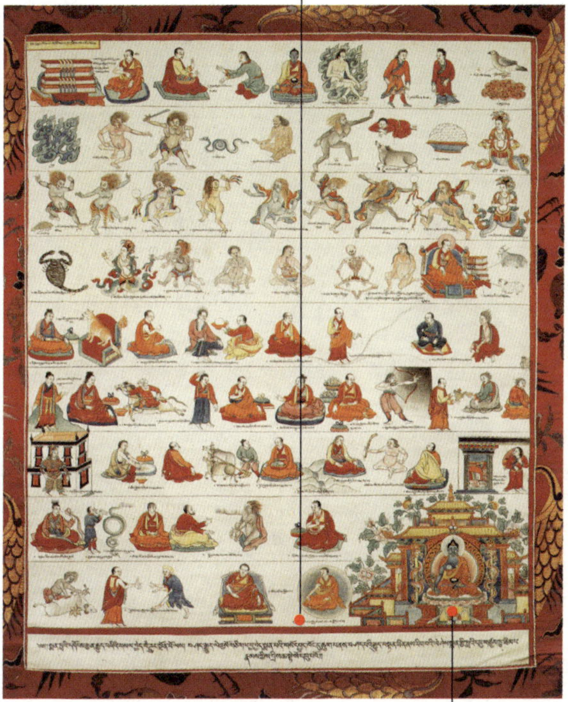

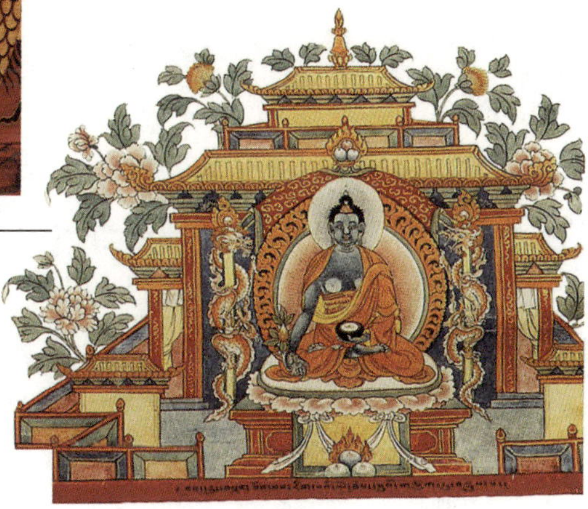

五、化身还原情况

1　明智圣人融入药师佛头顶

明智圣人通俗易懂地讲述完人体生理病理、药物、治法原则以及医德四部分即《论述部》的十一处、三十一章内容之后，这个实为大日如来的化身——明智圣人融入药师佛头顶。

秘诀部

图四十 火灸、穿刺、放血等穴位（正面）

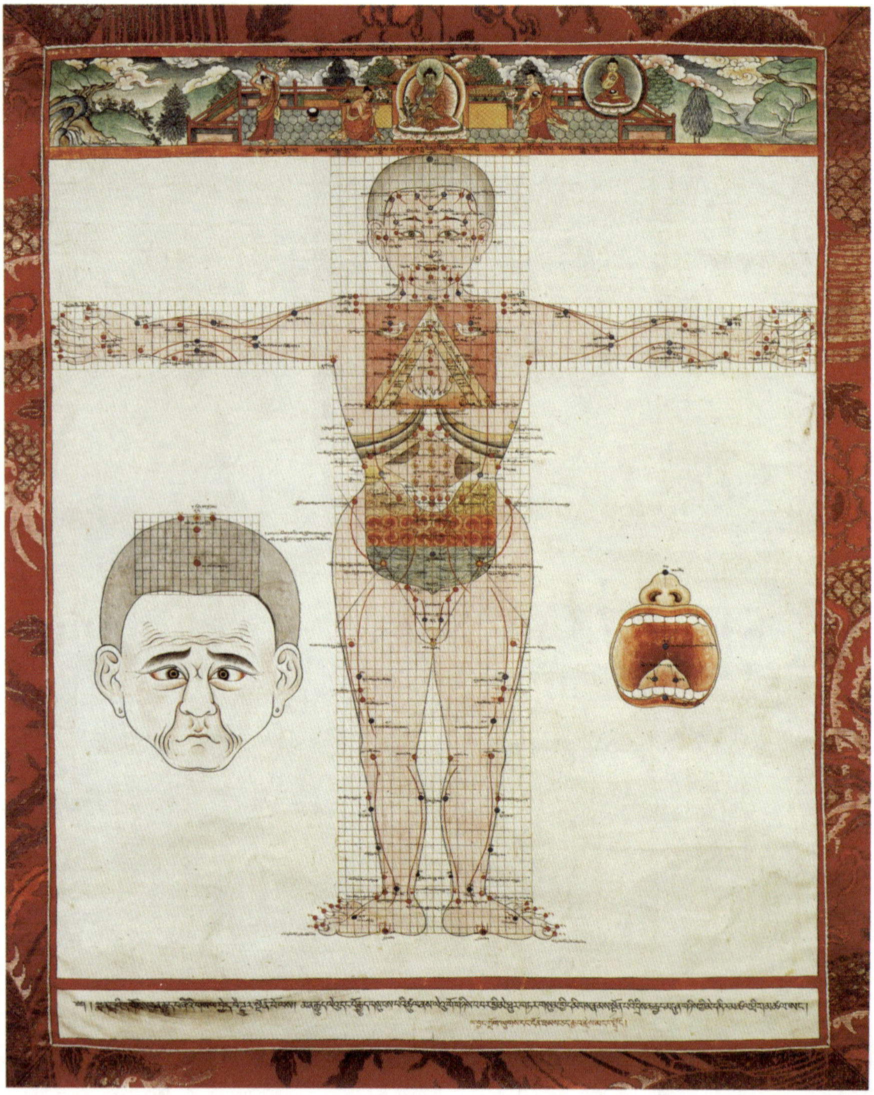

本图示《四部医典》秘诀部第一章、第二章隆病治疗至第九十二章哺育后嗣治疗各病所使用的火灸、放血和穿刺等的前身穴位。

第一章 火灸、穿刺、放血等穴位（正面）

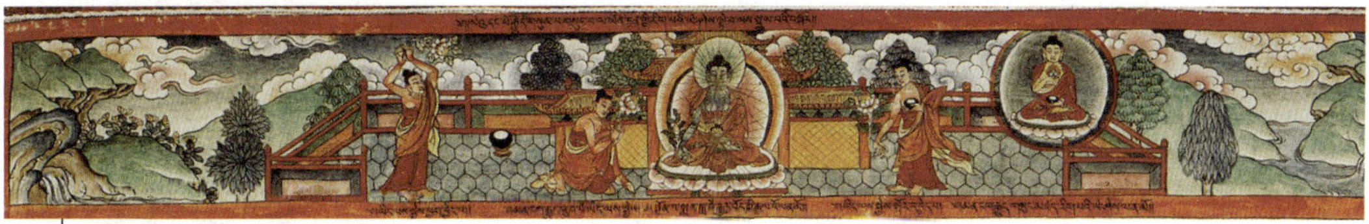

讲述《秘诀部》的佛祖化身

为了讲述《秘诀部》药师佛入定“心想事成”三摩地，从头顶放出千百道光芒普照十方，消除众生痛苦和疾病之后，收复于脐。佛祖功德幻化出一个名叫明智的圣人，坐在众师徒前方空中；从语言幻化出一个名叫意生的圣人，向佛祖顶礼膜拜并绕匝一周，两位圣人以一问一答的形式讲授起《秘诀部》。

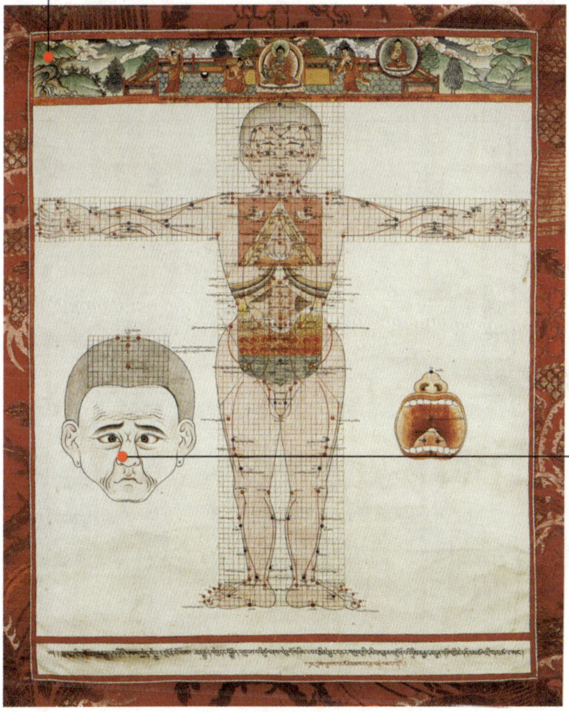

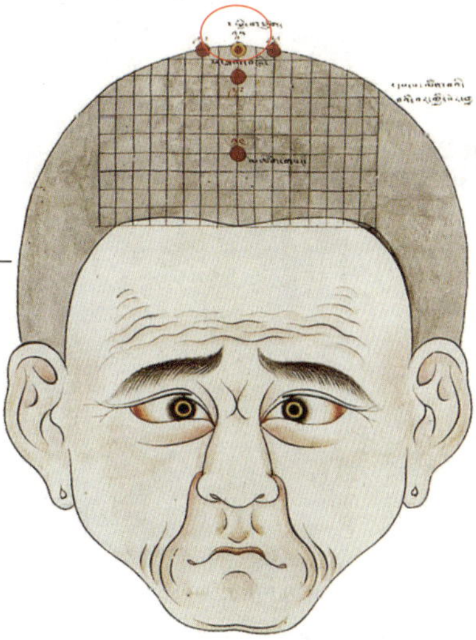

一、火灸、穿刺、放血等穴位（1）

1 百会

位于印堂至枕骨顶连线，左右耳尖连线，两线交叉处便为本穴。灸之对头晕、耳鸣、神志不清和培隆引起的眼翳、鼻血不止、昏厥等有效。

2 膻中

位于左右两乳头连线正中。灸之对昏迷、发狂和全身颤抖、心神不安等有效。

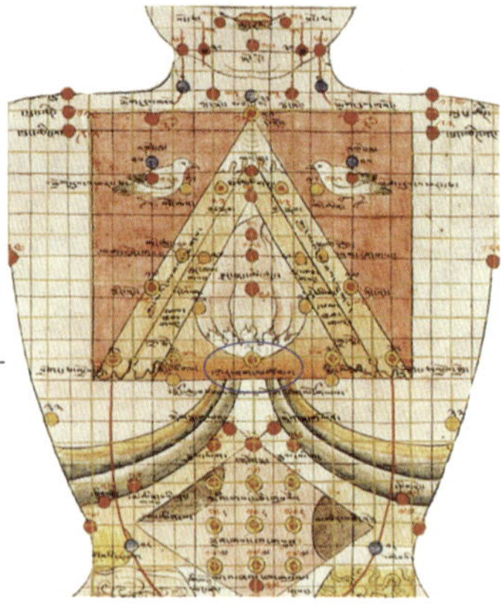

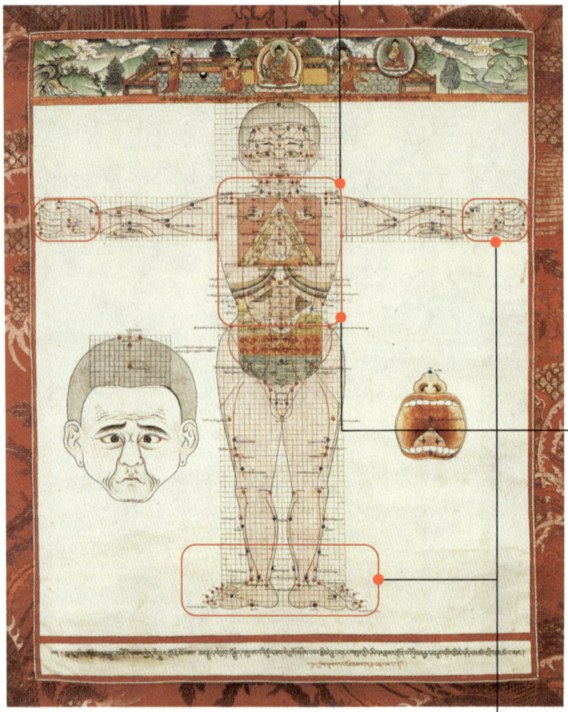

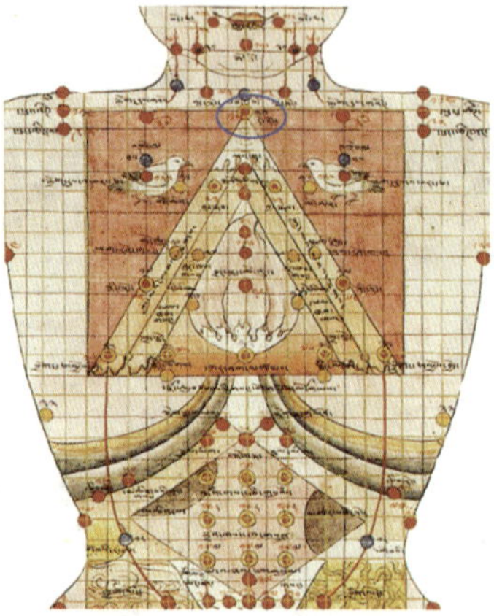

3 天突

位于锁骨与胸骨头连接处上方凹陷中。灸之对昏迷不醒、无故怔忡、食后呕吐或空呕、呃逆不断、喉管和支气管阻塞、隆引起的瘿瘤等有效。

4 二十宣

《治疗隆病哑结》一节中所述，二十宣位于手足二十个指（趾）甲前指（趾）纹处。灸之对隆病引起的哑结、白脉病（神经障碍）、昏厥等有效。

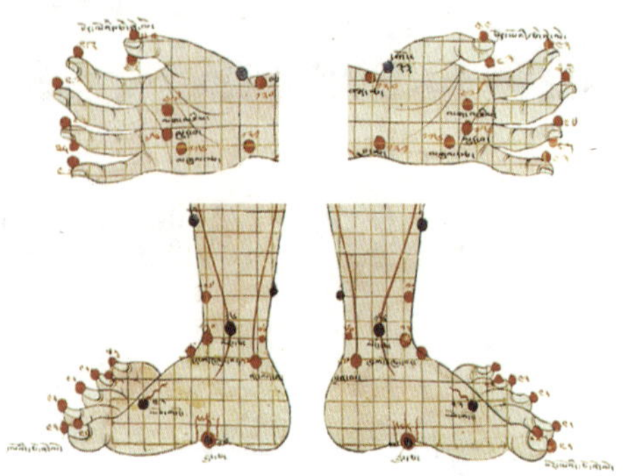

5　命脉狂穴

《治疗隆病所致哑结》一节中所述，命脉狂穴位于左右两乳头各向后量 1 寸处。灸之对隆邪侵入命脉和隆邪所致的哑结等有效。

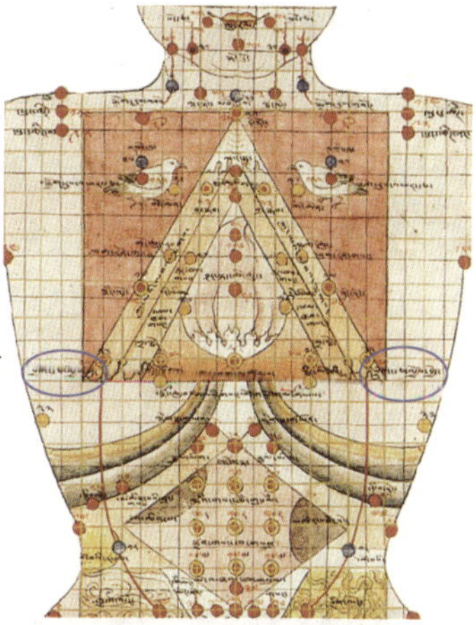

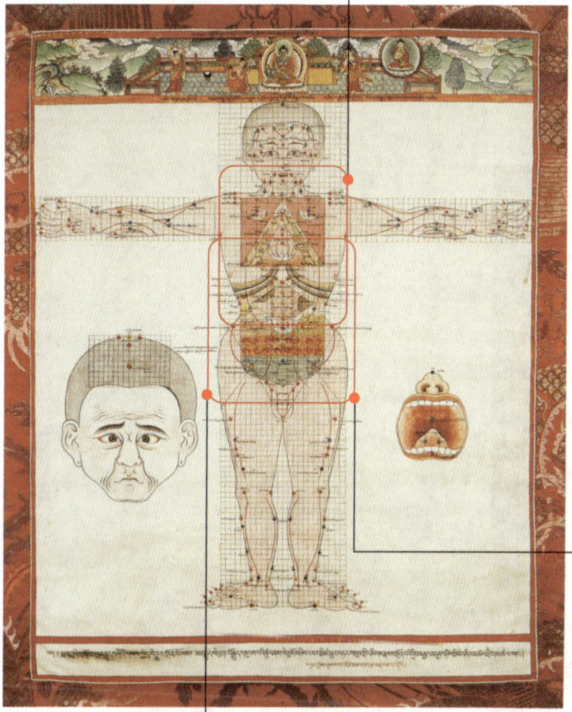

6　大肠端穴

《治疗大肠隆病（肠风）》一节中所述，大肠端穴位于脐左右各量 2 寸处。灸之对大肠瘤、腹胀鸣、腹泻不止、不能行走等有效。

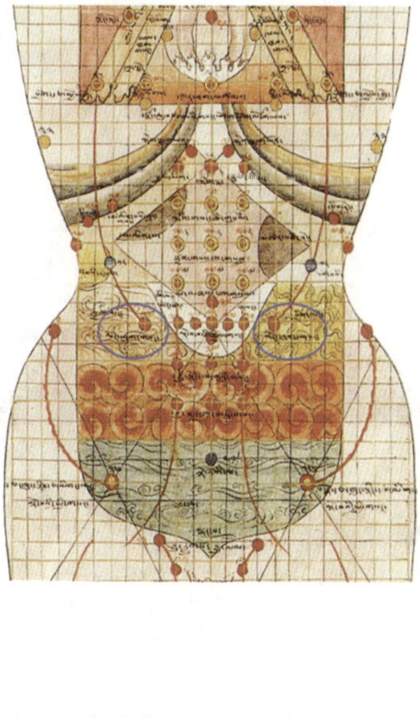

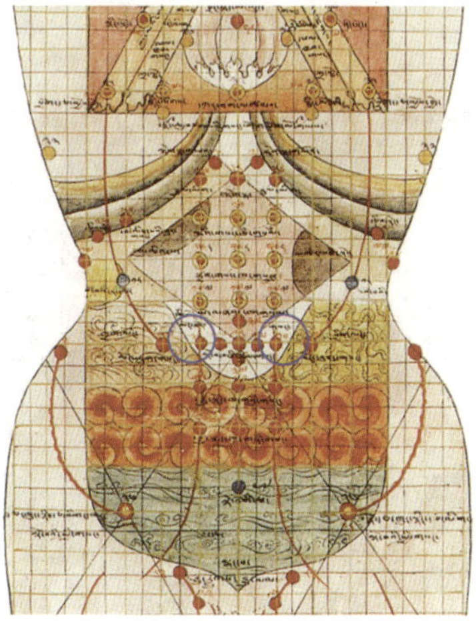

7　大肠侧穴

《治疗赤巴寒症》一节中所述，大肠侧穴位于脐左右各量 1 寸处。灸之对大肠瘤、腹胀鸣、经常腹泻等有益。

8 “诺嘎”脉

《治疗肝增大或肝出血症》一节中所述，“诺嘎”脉是位于左右肘窝内面各向小臂背面延伸的一条脉。放血对肺咳嗽、肺脓肿、瘀血、呼气不畅、胸膈膜和胸背刺痛、心脏不适、两午（中午和午夜）身感沉重、迷蒙、鼻衄、手指麻木、胃肠赤巴病等有效。

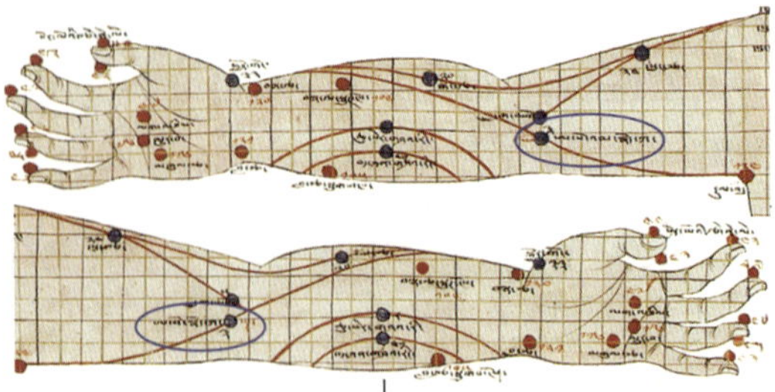

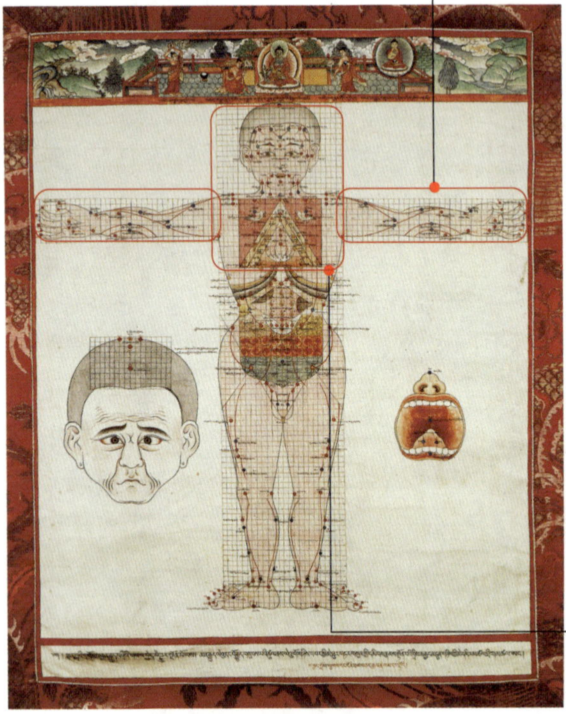

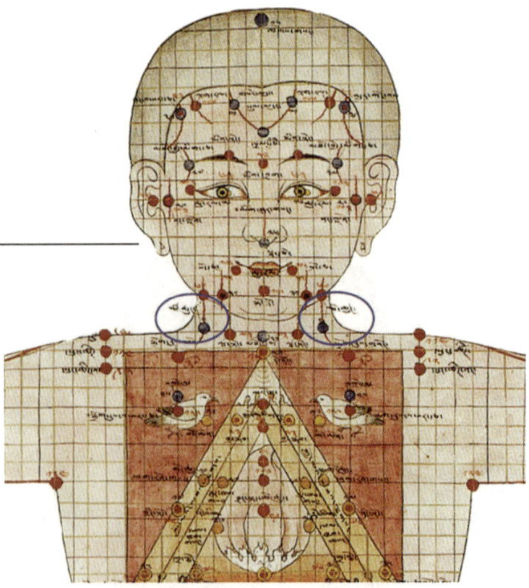

9 小尖脉

《治疗赤巴肤黄症》一节中所述，小尖脉位于锁骨内端各向上量4横指处，即上提耳垂时突出的一条脉。放血对脑虫病、上体积血、利刃损伤五脏、高热、紊乱热、外伤扩散于子肺、心肺肝脏充血、呕吐、头部骨折、发烧、肿胀、疖痈等有益。

10 六头脉

《治疗赤巴肤黄症》一节中所述，六头脉是从手臂向肘窝走向的一脉。放血对肺热所致的肺脓血增多、咯血痰、上体沉重、呼吸不畅、肝充血、胸膈膜扭痛、“木布”病、虫病、培赤病等有益。

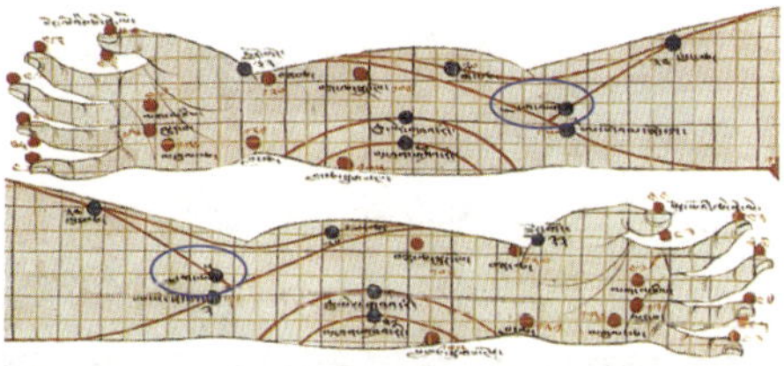

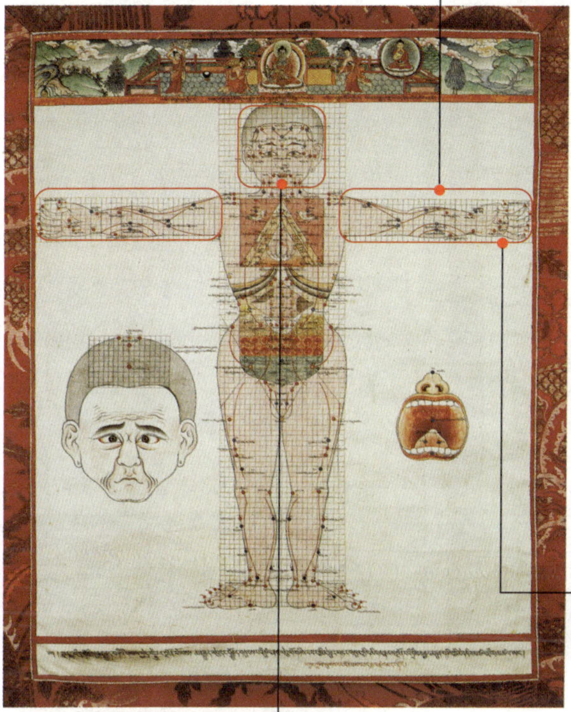

11 黄水“夏让”脉

《治疗黄胆病或胆溢症》一节中所述，黄水“夏让”脉是从左右小臂内面向背面外角下行的第二脉。放血对身沉嗜睡、培根血积于胃、皮肤瘙痒、肿胀、嘴唇肿胀等有效。

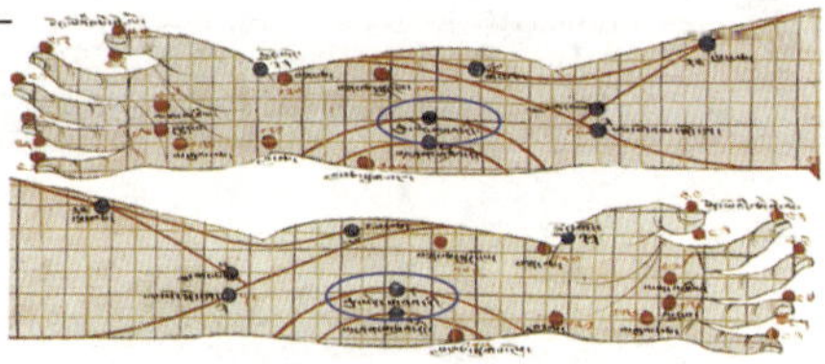

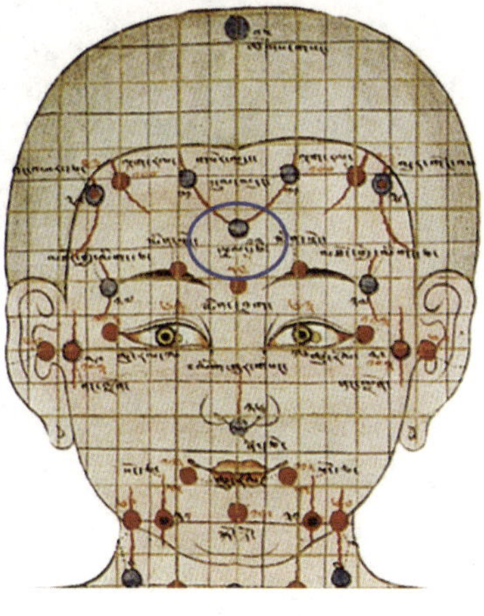

12 额脉

《治疗赤巴溢于眼睛症》一节中所述，额脉位于从前额中央向发际量 1 横指处。放血对赤巴病侵入头、遇火或阳光囟门沉重疼痛、饮酒头痛、眼皮耷拉、癫狂、感冒不愈、鼻病等有效。

13 剑突穴（3 口）

《治疗培根剑突症》一节中所述，剑突穴（3 口），位于从鸠尾向下量 1 寸，再左右旁开 1 寸（3 口）处。灸之对培根剑突症、胃痞瘤、吐泻嗳气、胃黏液增盛等有效。

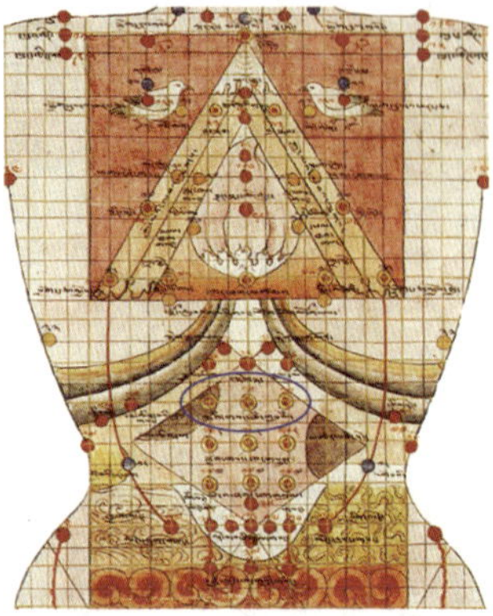

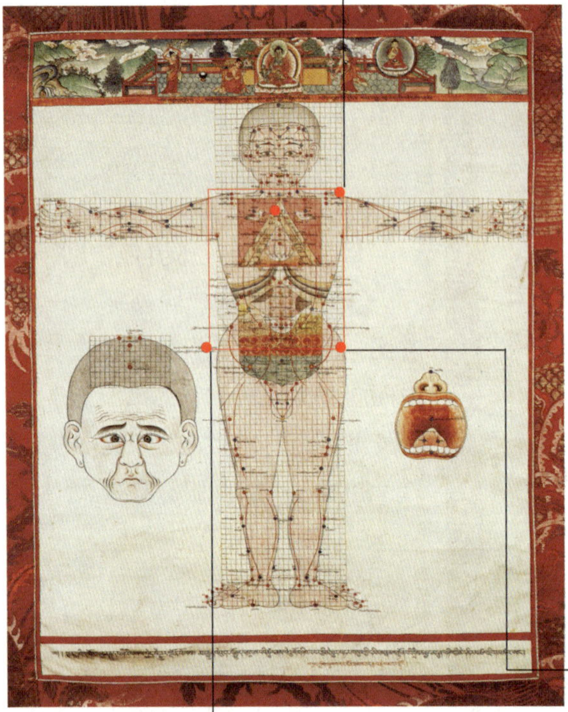

14 痞瘤穴（3 口）

《治疗培根铁垢症》一节中所述痞瘤穴（3 口），位于从剑突尖向下量 1 寸，再左右旁开 1 寸（3 口）处。空腹灸之对吐酸水、口腔与面部肿胀、胃火衰弱、胃痞瘤等有效。

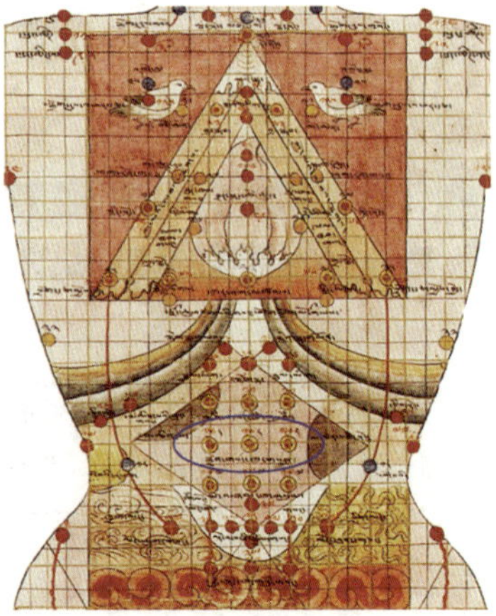

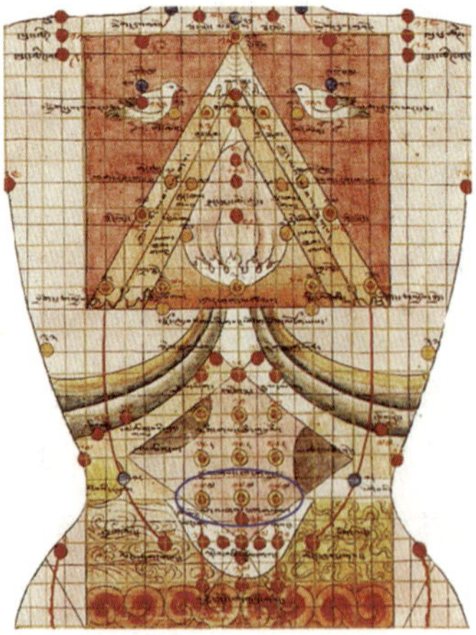

15 火衰穴（3 口）

《治疗培根火衰症》一节中所述，火衰穴（3 口），位于从鸠尾向下量 3 寸，再左右旁开 1 寸（3 口）处。灸之对肝上部疼痛、吐血、胃寒胀、腹胀满、食物不化等有效。

16 囟门脉

《治疗培根能足症》一节中所述，囟门脉位于前额发际正中向上量 4 横指处。放血对囟门沉重、饮酒或受热后头痛、眼皮耷有效。

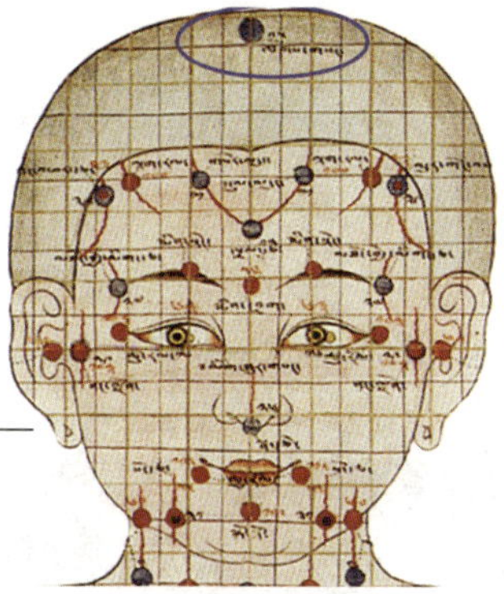

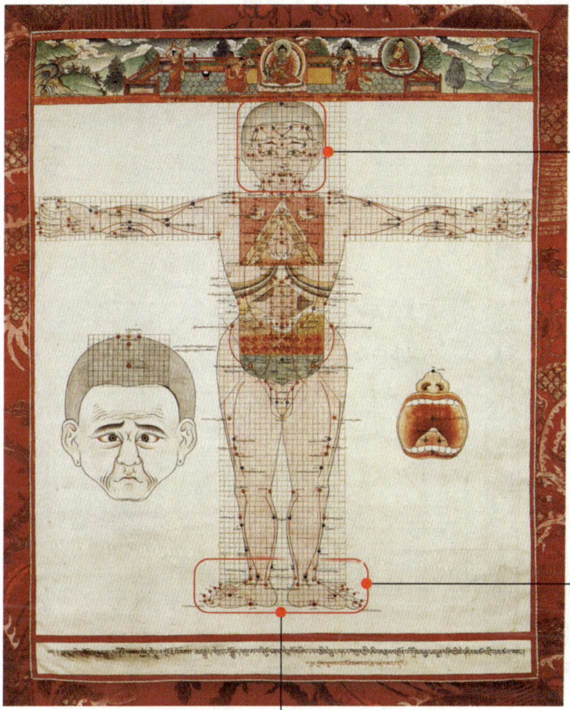

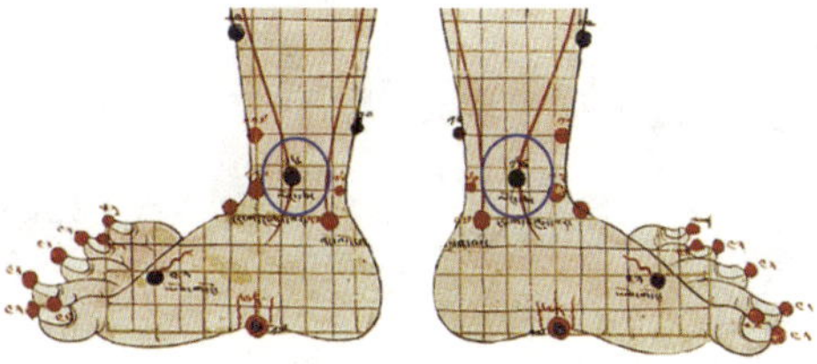

17 内踝脉

《治疗聚合培根“木布”高热病》一节中所述，内踝脉位于左右两足内踝向上 1 寸处。放血对大、小肠疾病引起的便血、牛呻吟状腹急痛、尿闭、子宫瘤、经血淋漓、膝关节疼痛等，总之对下体疾病均有益。

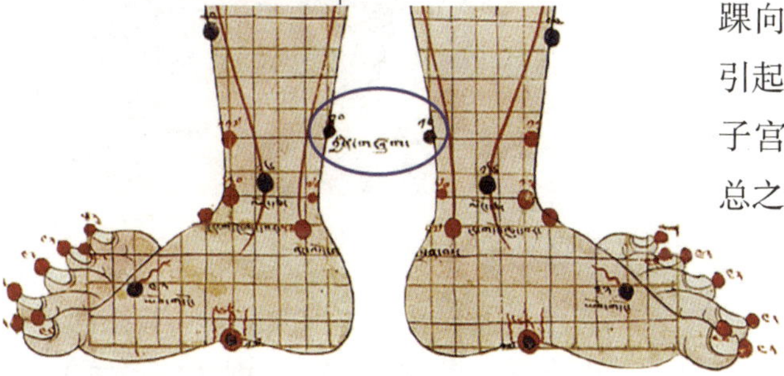

18 腨端脉

《治疗培根“木布”扩散于肾》一节中所述，腨端脉位于从左右两足跟高突向上量 1 食指处。放血对肾伤热、下体沉重、跛足、髋臼刺痛、尿血、尿道烧灼、遗精、下肢创伤、疖痈和日形脓肿等有效。

19　胃角脉

《治疗培根“木布”扩散于胃》一节中所述，胃角脉位于从剑突尖向下量 2 寸，再左右旁开 3 寸处。放血对胃隐热或紊乱热、陈旧胃热和胃虫病、大肠虫病及陈旧血热病和黄水病等有效。

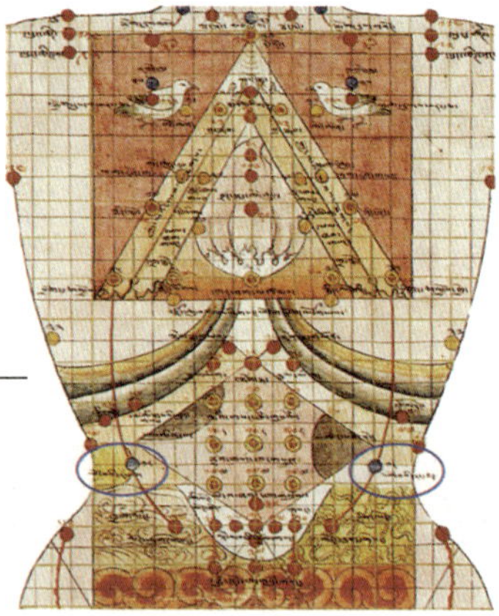

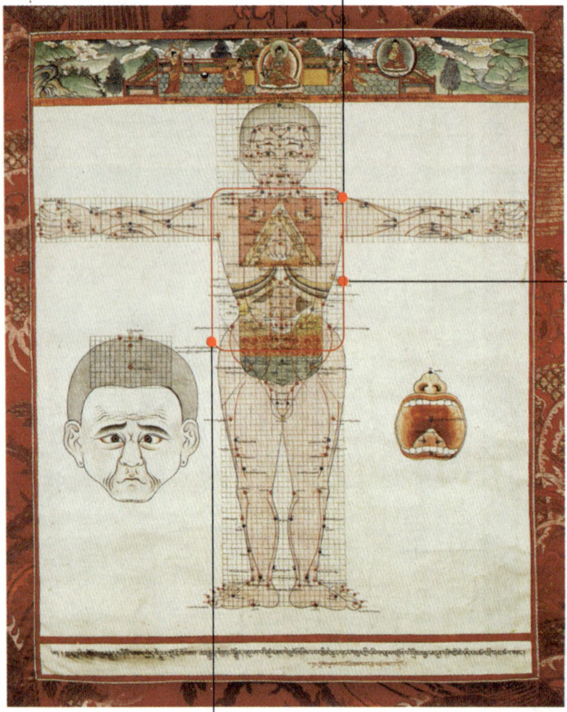

20　蛇眼穴

《治疗寒性痞瘤》一节中所述，蛇眼穴位于从剑突左右各量 1 寸处。灸之对寒性胃瘤和大肠隆(风)等有效。

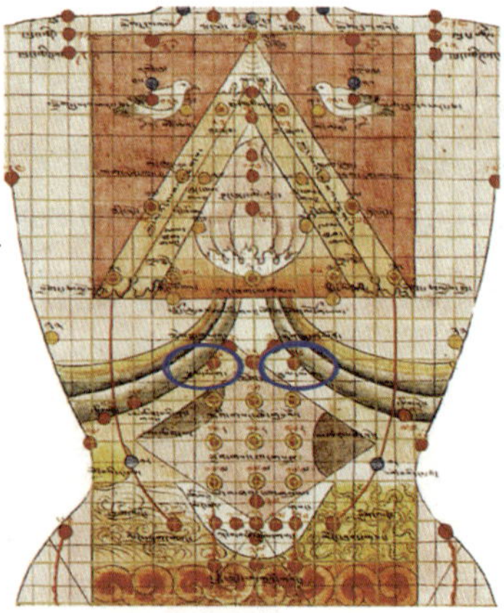

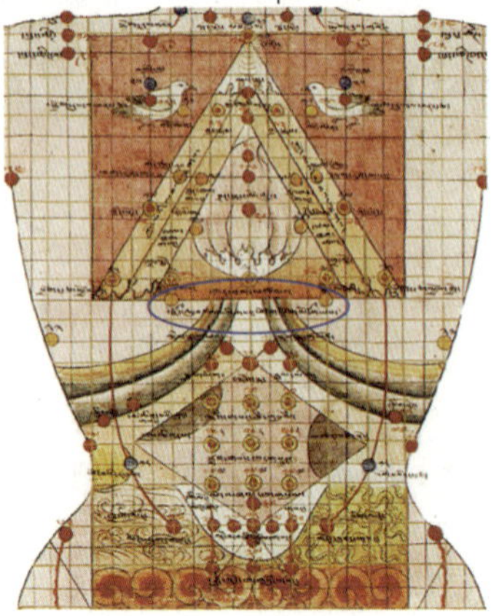

21　心包积液穿刺穴（男左女右）

《治疗心包水痞瘤》一节中所述，心包积液穿刺穴位于膻中向下量 1 寸左右处。穿刺治心包积液、心隆（风）病。

22 脐十字穴

《治疗痼疾腹水之干涸大海法》一节中所述，脐十字穴位于脐中央向四周各量 1 寸，即左、右、上、下各量 1 寸处。灸之封堵病毒流入脉道并能迅速止痛且压制隆病蔓延。

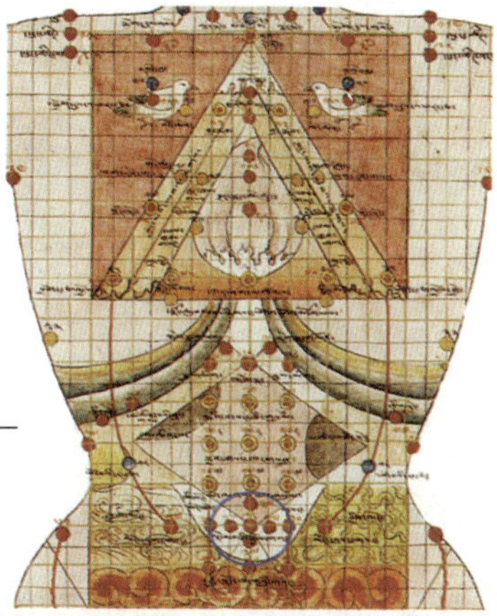

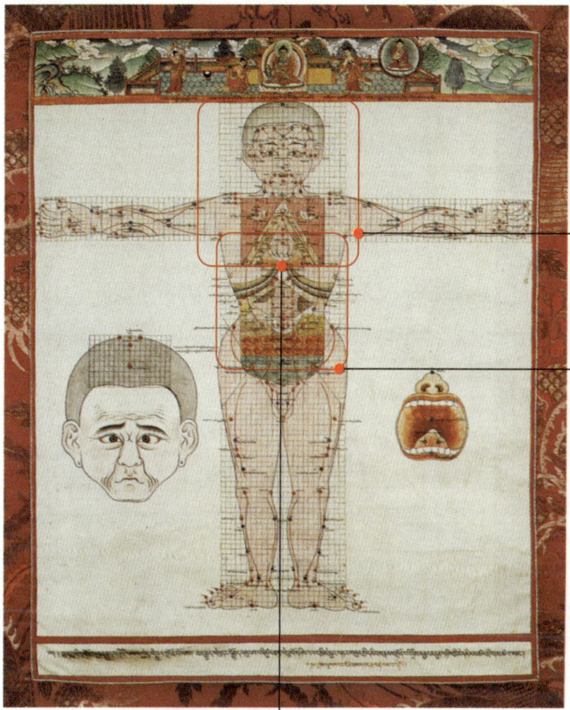

23 剑突穴

《治疗痼疾腹水之干涸大海法》一节中所述，剑突穴位于胸骨下端高突处。灸之三口对上体胀满、纳呆、胃黏液增多、囟门沉重、感冒等有效。

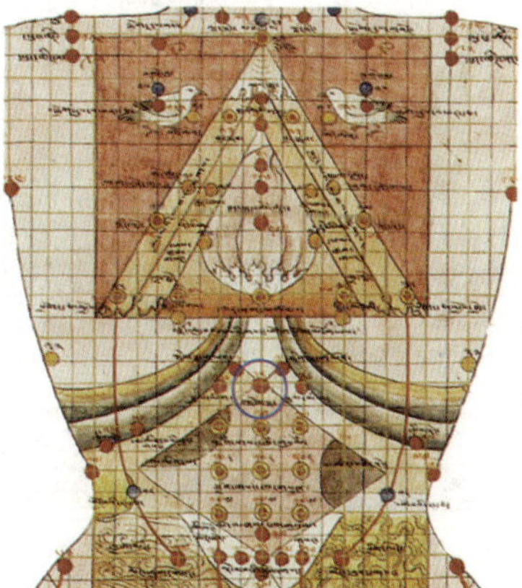

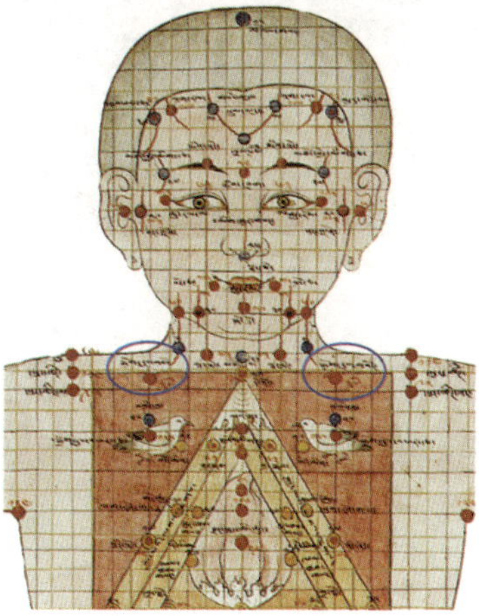

24 锁骨上窝穴

《治疗痼疾腹水之干涸大海法》一节中所述，锁骨上窝穴（缺盆）位于左右两肩关节内侧 1 寸处，或肩关节到天突之间的锁骨凹陷处。灸之对肺干瘪和严重咳嗽及疼痛有效。

25 胫面脉

《治疗痼疾腹水之引海水入渠法》一节中所述，黄水胫面脉位于左右两足足背骨关节正中向上量1“恰”（4横指）的两筋间隙处。放血对下落水肿、腹水、“赤巴恰亚”病、脾受伤炎肿、上体病窜于下体、麻风、肉斑、膝关节扭伤、两脚酸麻等有效。

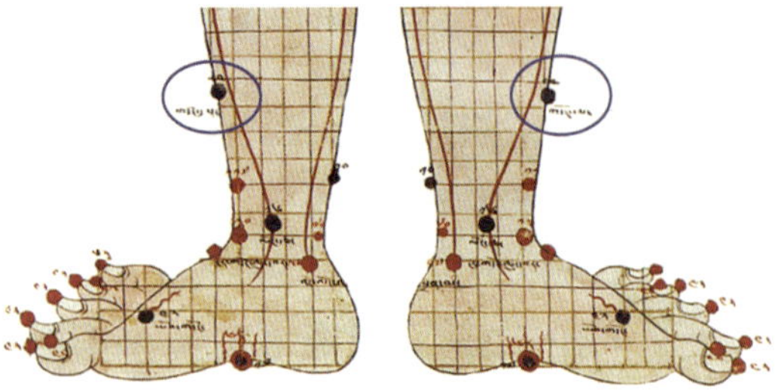

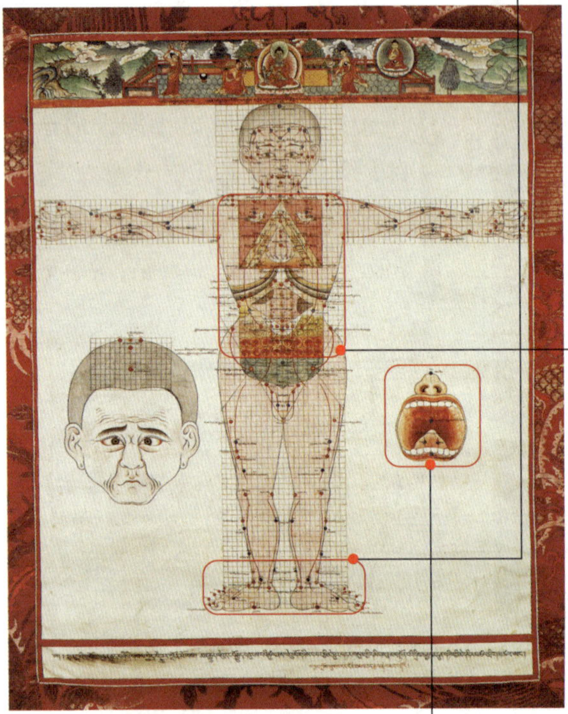

26 剑突下一寸穴（3口）

《治疗痼疾腹水之引海水入渠法》一节中所述剑突下一寸穴（3口），位于鸠尾下量1寸，再左右旁开1寸处。穿刺之可压制隆（风）势、破寒瘤、散培根和隆气旋聚；清除腐肌，排除引起肿胀之邪气、黄水；外排脓血、黄水、腹水。

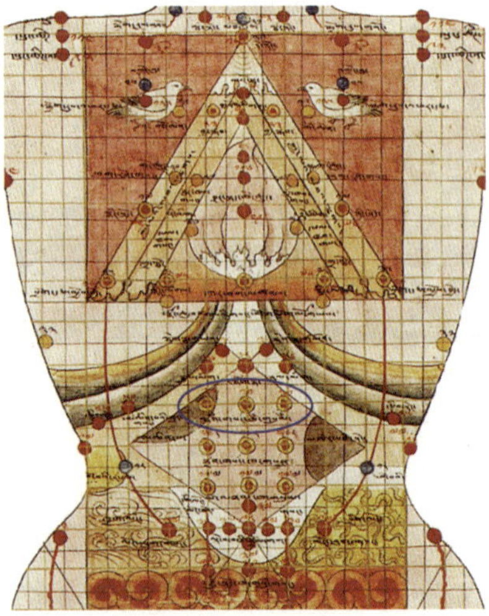

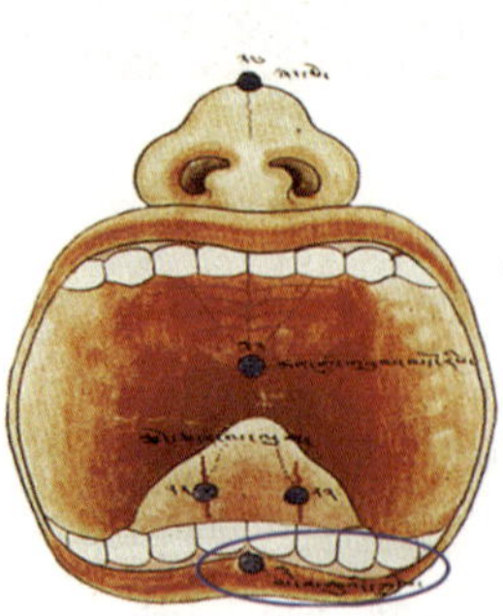

27 承浆

《热病通治章之六可用火灸封闭热邪乱窜》一节中所述，下唇中央穴（承浆）位于下唇中央陷窝长毛处。灸之对风瘟所致失语、哑结、记忆丧失、谵语等有效。

28 舌脉山羊、绵羊穴

《热病通治章之热邪所致哑结治法》一节中所述，舌下隐脉（舌脉）是张口用木夹将舌上卷，舌背左右各有一条粗血管，左为山羊舌脉，右为绵羊舌脉。放血对心热病引起的口苦、口渴、食欲不佳、口吃、发声蹇涩、舌裂、舌后缩、呕吐不止等有效。

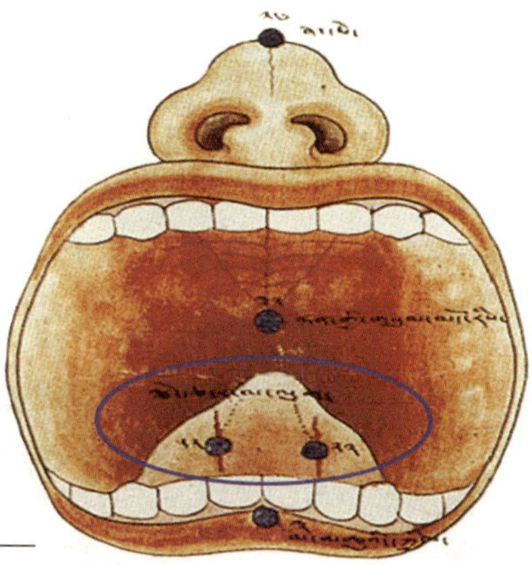

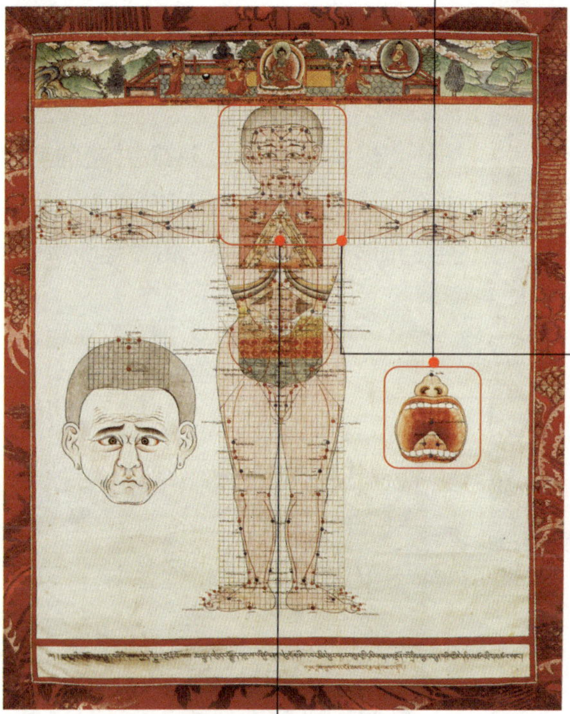

29 “通”脉

《热病通治章之热邪所致哑结治法》一节中所述，“通”脉位于天突窝向上量 1 寸处。放血对心热病引起的意识不清、浑噩、咳嗽、喑哑、哮喘、血紊乱上壅（高血压）等有效。

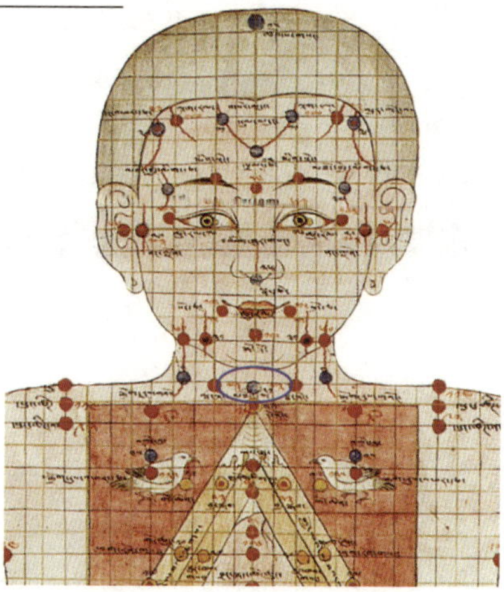

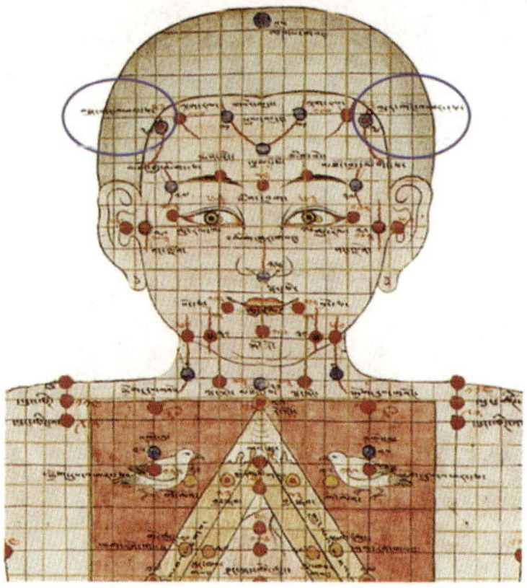

30 颞颥动脉穴

《热病通治章之头痛灸治》一节中所述，颞颥动脉穴位于左右耳前侧发丛中（太阳穴）。灸之对血、赤巴病引起的头刺痛、牙刺痛或闪痛、头晕、昏厥、谵语、下肢不支、晕倒等有效。

31 囟门穴

《热病通治章之热邪引起的呃逆》一节中所述，囟门穴位于前额发际正中向上量4横指处。灸之对头痛、头晕和视线模糊有效。

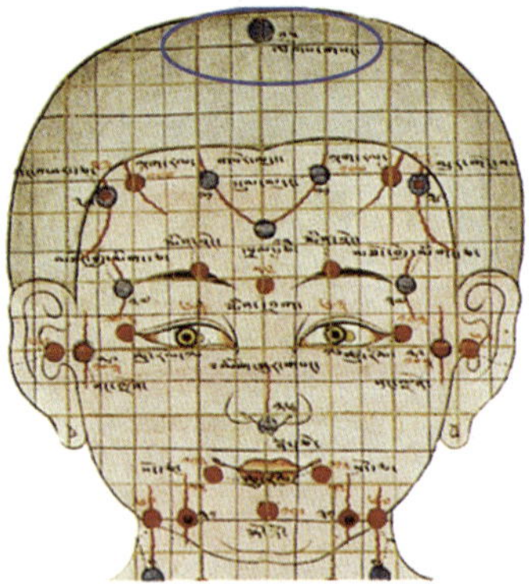

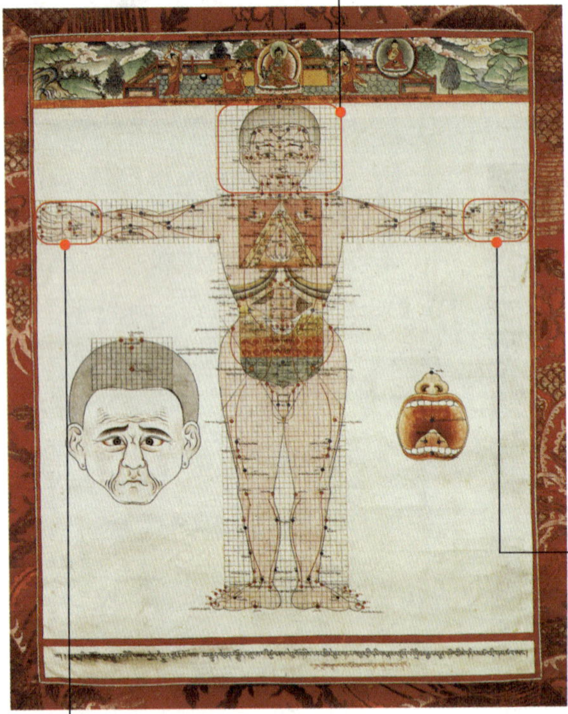

32 拇指穴

《热病通治章之热邪引起的呃逆》一节中所述，拇指穴位于左右手大拇指指甲根。灸之治热性呃逆。

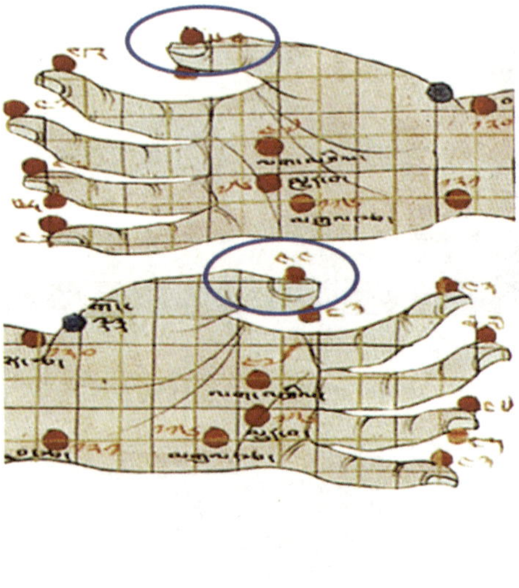

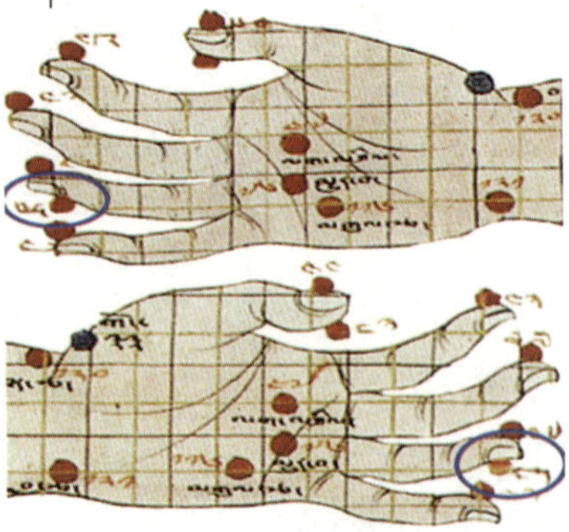

33 无名指穴

《热病通治章之热邪引起的呃逆》一节中所述，无名指穴位于左右手无名指指甲根。灸之治热性呃逆。

34 百会脉

《治疗高热窜入命脉病》一节中所述，百会脉位于印堂与后颈窝连线，左耳尖与右耳尖连线，两线交叉处。放血或灸之对头晕、记忆丧失，培隆所致眼翳、耳出血、耳鸣、晕倒等有益。

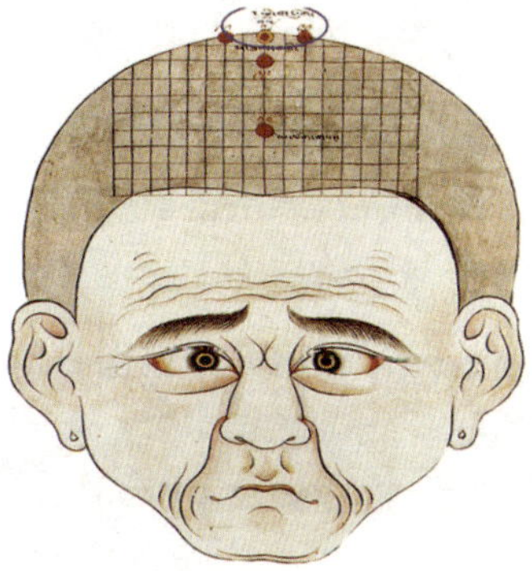

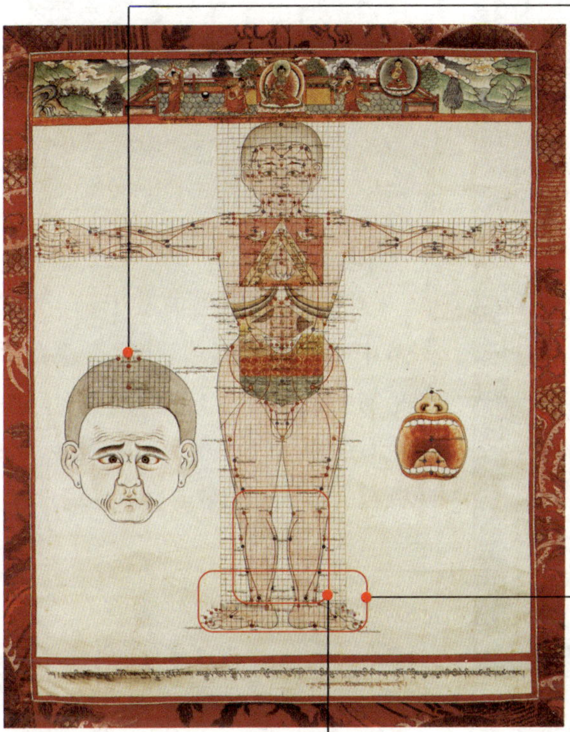

35 行脉

《治疗高热窜入命脉病》一节中所述，足掌行脉位于左右两足跟骨与中趾尖连线的二分之一中央内侧有皱纹的弯膛处，这里有3条粗壮血管便为本脉。放血对头病落于心脏、心刺痛、严重心脏病、小肠血热增盛等有效。

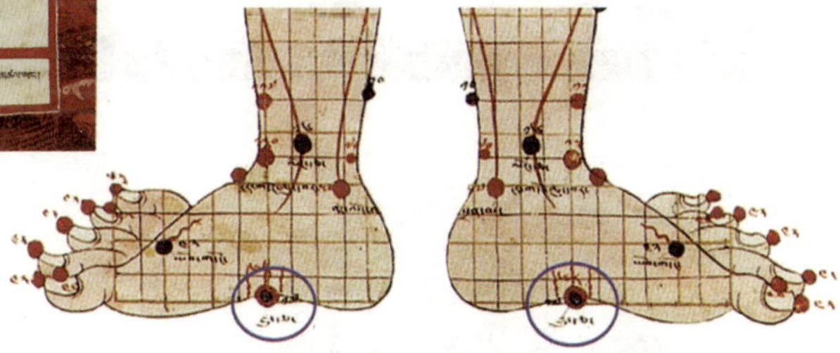

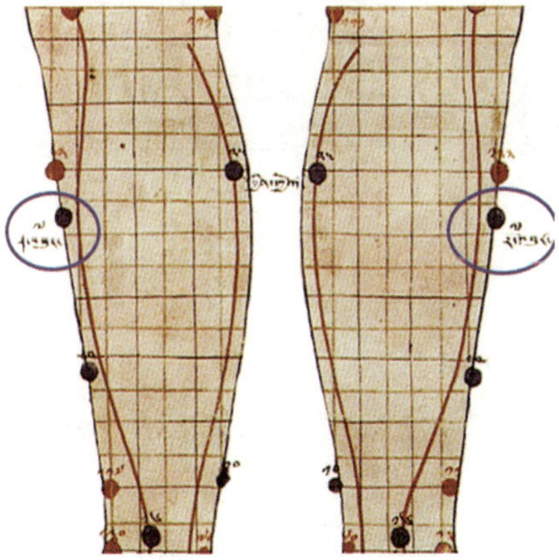

36 马笼头脉

《治疗脾热》一节中所述，马笼头脉位于左右两脚胫骨内侧至胫棱处，此脉像马笼头横行。放血对脾外伤扩散、脾脏热胀，毒和“木布”邪窜于脾、全身疱疹瘙痒、口唇发肿、赤巴热证、热性下落水肿等有效。

37 拇指尖指纹穴

《虚热章之虚热证灸治》一节中所述，拇指尖指纹穴位于左右手拇指尖和足拇指尖指纹处。灸之治虚热症。

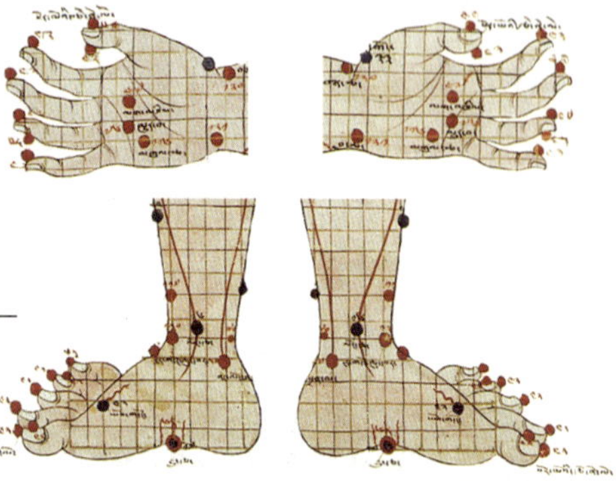

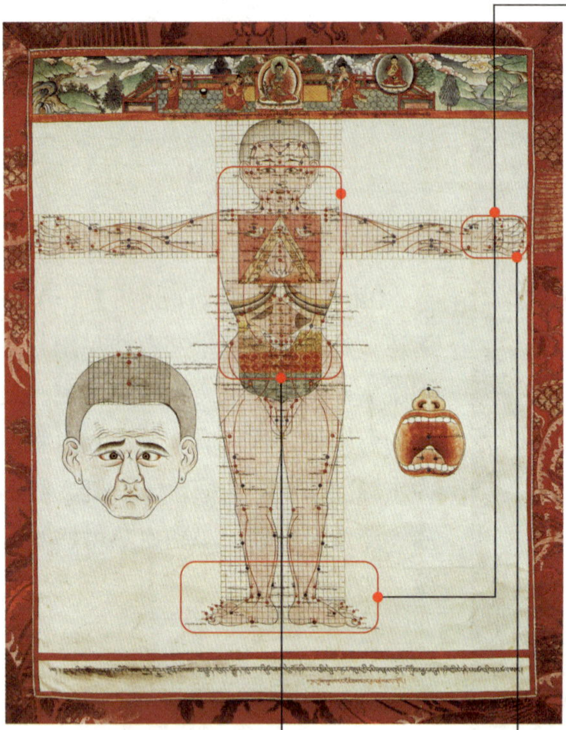

38 “觉公”脉

《伤热章之伤热扩散于肺灸治》一节中所述，“觉公”脉位于左右手拇指与食指根向上1寸处。放血对咳嗽带有脓血、气上壅、呼吸困难、喉咙嘶哑、哮喘等有效。

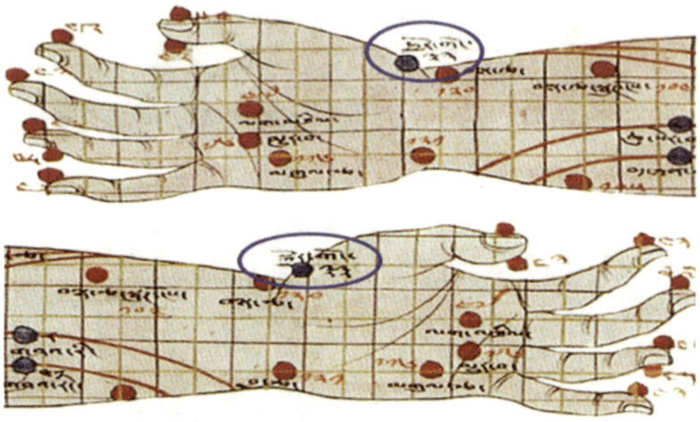

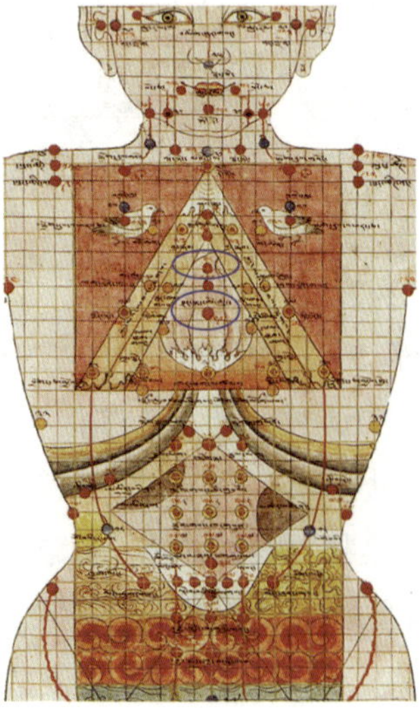

39 大、小胸梯穴

《伤热章之肺伤热灸治》一节中所述，大、小胸梯穴位于从膻中向上量1寸处为大胸梯，再向上量1寸处为小胸梯，像梯子样层叠。灸之清除肺热下降后遗留的热邪。

40 肝角穴

《伤热章之伤热扩散于肝灸治》一节中所述，肝角穴位于左右乳头各向下量 3 寸处。灸之治伤热扩散于肝。

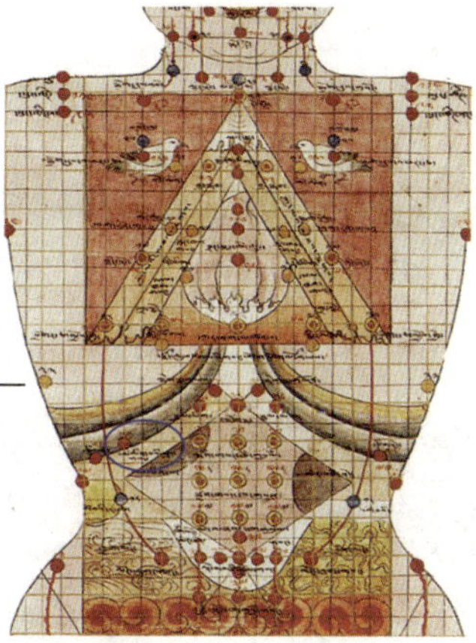

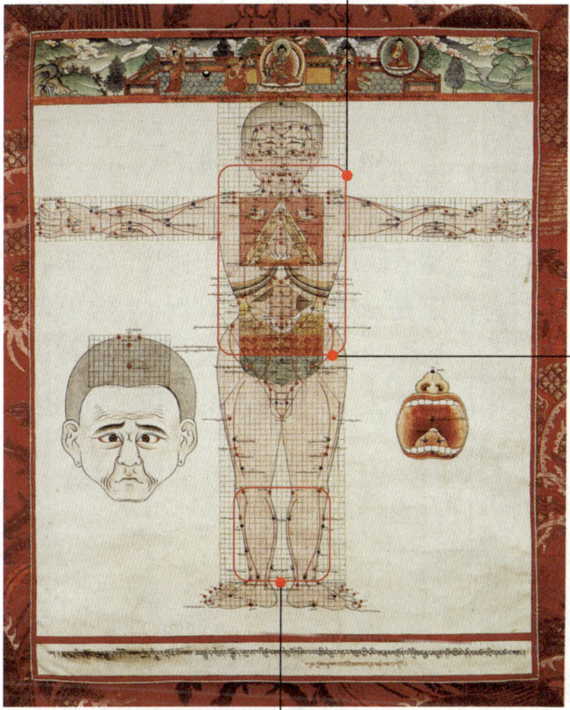

41 肋上穴

《伤热章之伤热扩散于肝灸治》一节中所述，肋上穴位于左右短肋各向上量 1 横指处，右面于黑膈膜上，左面于花膈膜与黑膈膜间隙处。灸之治膈膜伤热扩散。

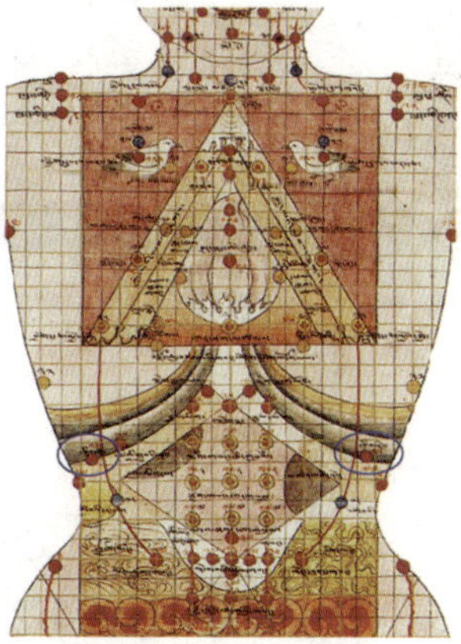

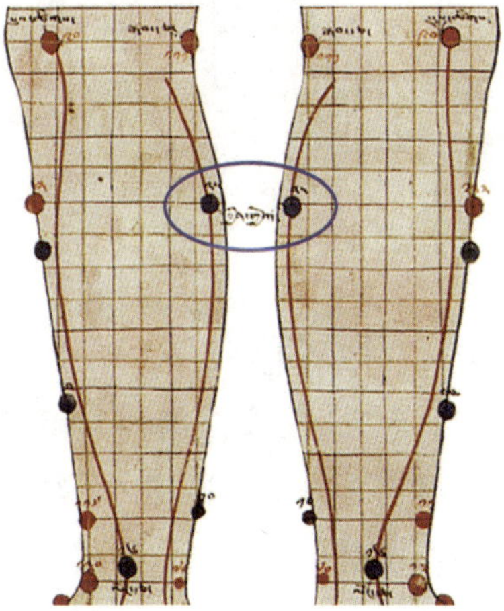

42 鱼弯脉

《伤热章之伤热扩散于“三木塞”治疗》一节中所述，鱼弯脉位于两小腿鱼肌外侧各向胫面弯曲走向的一脉。放血对肝血降于肾、肾腰欲断样酸麻刺痛、肾日形脓肿、子宫病引起的不孕症、痛风、痹症、黄水充斥关节等有效。

43　铁豆穴

《治疗天母瘟章之用施灸封闭瘟邪窜入脉道法》一节中所述，铁豆穴位于左右两足内踝骨突下陷中。灸之可封闭瘟邪窜入脉道。

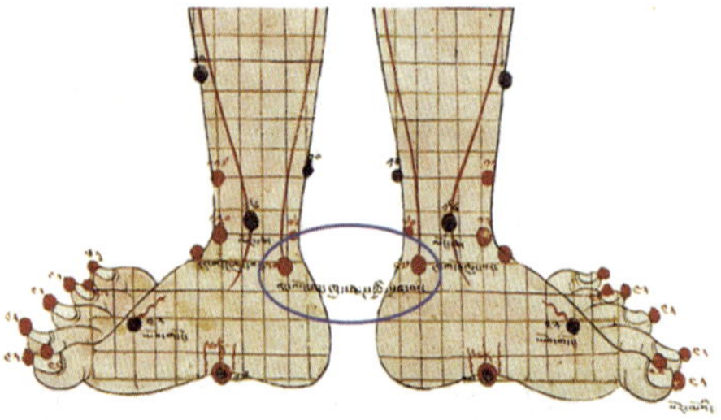

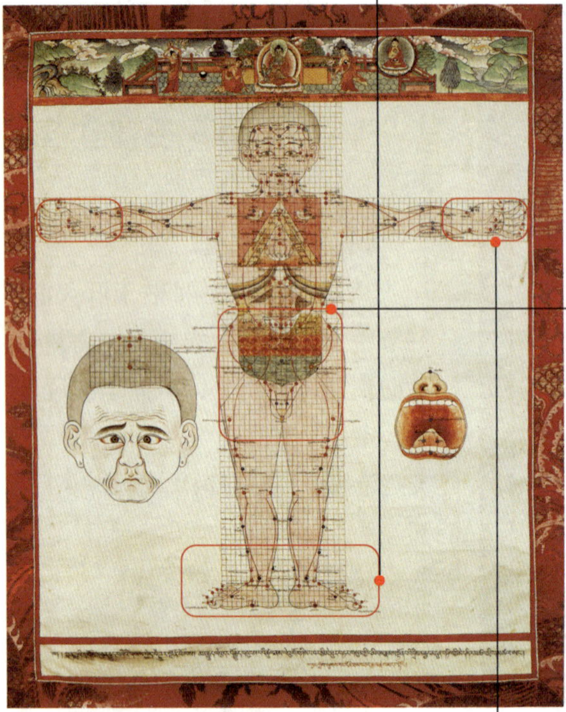

44　红眼心脉穴

《治疗天母瘟章之施灸封闭瘟邪窜入脉道法》一节中所述，红眼心脉穴是从十三椎向命脉伸出的一条动脉，脉端从小腹与大腿之间鼠蹊沟向外露出。灸之可封闭瘟邪窜入脉道。

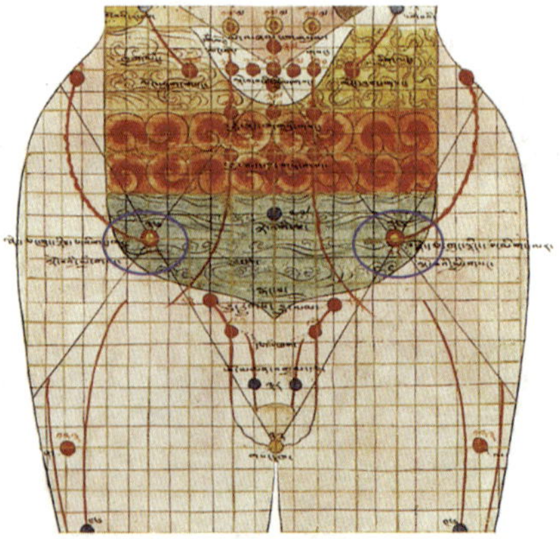

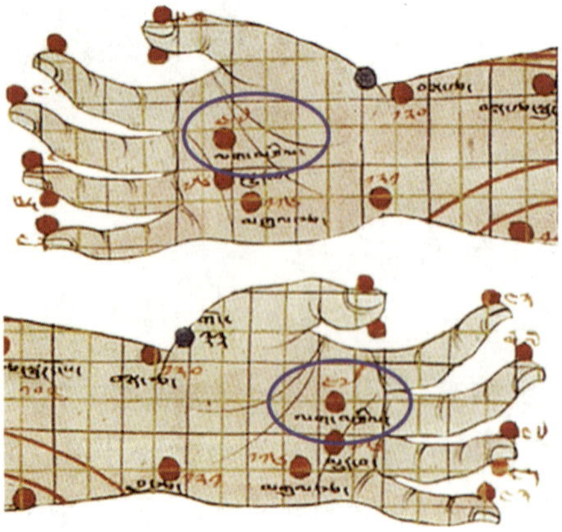

45　手掌心穴

《治疗天母瘟章之施灸封闭瘟邪窜入细脉法》一节中所述，手掌心穴位于左右手掌中央。灸之可封闭瘟邪窜入细小脉管。

46 金矛、银矛脉

《治疗头病章之隆（风）致头痛放血》一节中所述，金矛和银矛 2 脉位于印堂左右旁开 1 寸，再各向上量 4 横指发际处，右为金矛脉，左为银矛脉。放血对额部刺痛、眼皮耷拉、沙眼、严重妇风病、睫毛脱落等有效。

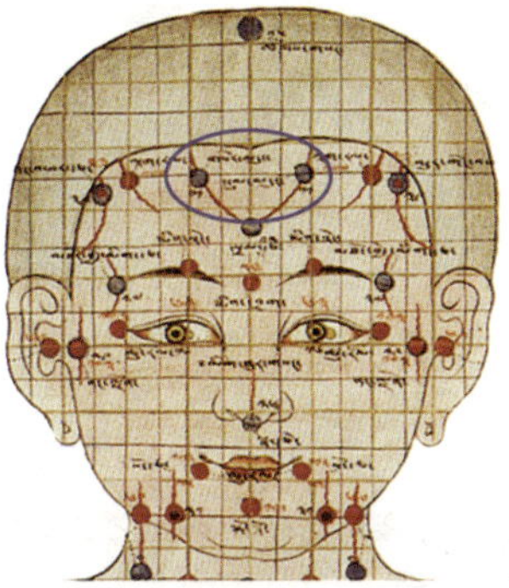

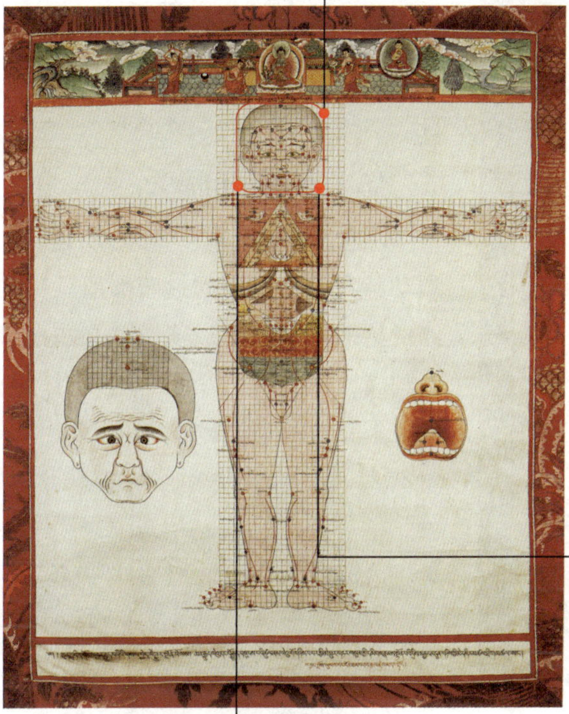

47 鼻准脉

《鼻病通治》一节中所述，鼻准脉位于鼻尖中央。放血对鼻塞、鼻腔疱疹、严重干沙眼等有效。

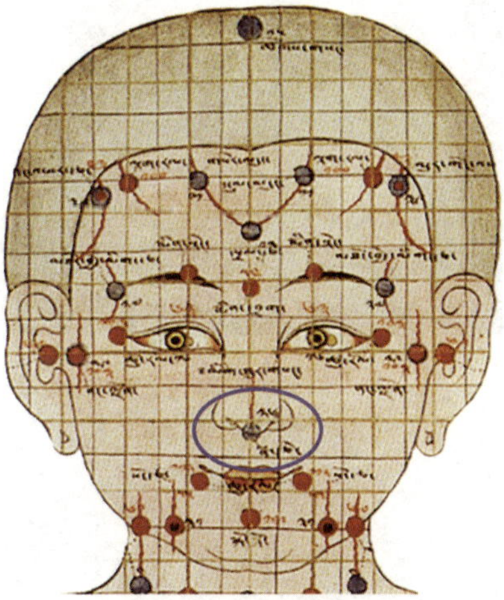

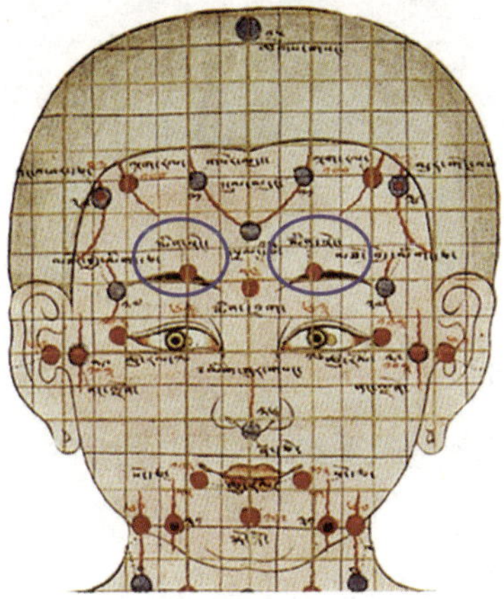

48 眉穴

《眼病通治章之灸治燃痛眼病》一节中所述，眉穴位于左右眉框上。灸之治隆（风）所致燃痛眼病。

49　眼脉

《眼病章之云翳放血治法》一节中所述，眼脉位于左右眉尾以上发际处（两动脉）。放血对眼部充血、眼云翳、视线模糊、睫毛脱落等有效。

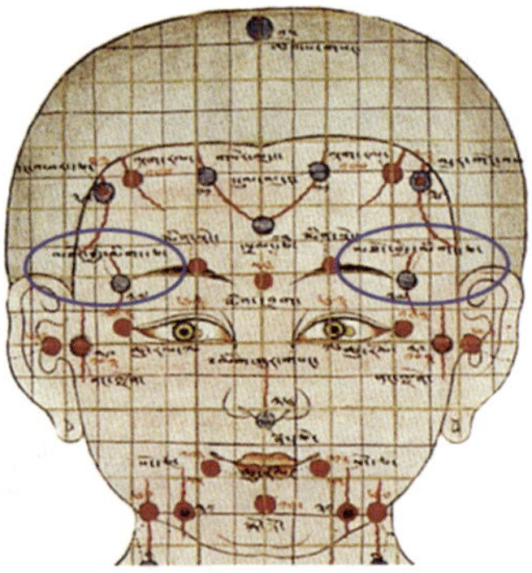

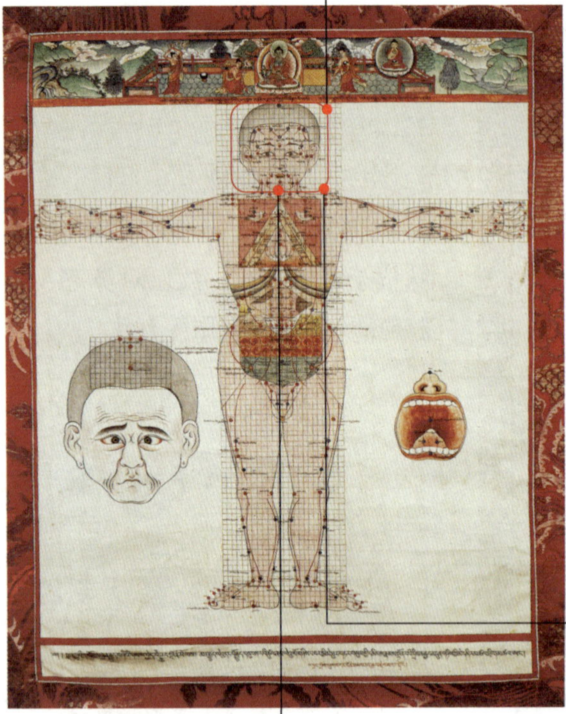

50　颞颥动脉穴

《治疗眼病镇逆》一节中所述，颞颥动脉穴位于颞颥超过咀嚼肌耳尖前侧发丛中（太阳穴）。灸之对血虫所致头刺痛、牙刺痛、头晕、昏厥、谵语、下肢不支、晕倒等有效。

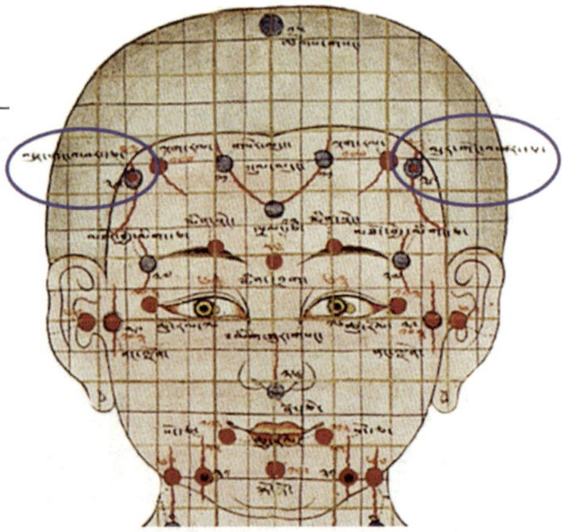

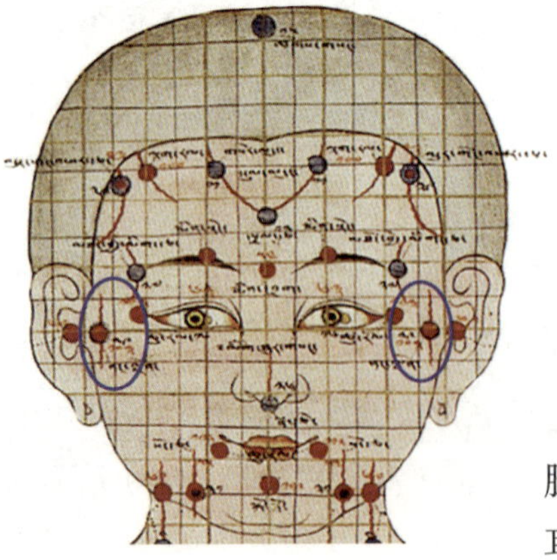

51　内树脉

《治疗耳病章之血致耳病》一节中所述，内树脉位于左右耳孔正前 1 寸处。放血对耳聋、耳刺痛、耳出血等非隆（风）引起的耳病有效。

52 肩纹穴

《治疗鼻出血》一节中所述，肩纹穴位于左右臂上举时肩冈上出现皱纹正中处。灸之对手臂瘫痪、目障、鼻衄等有效。

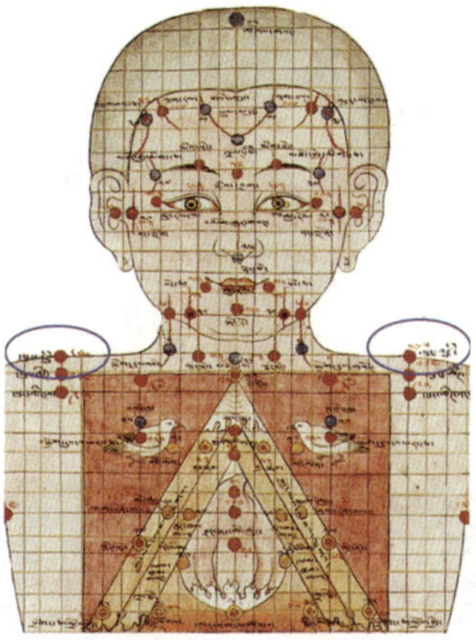

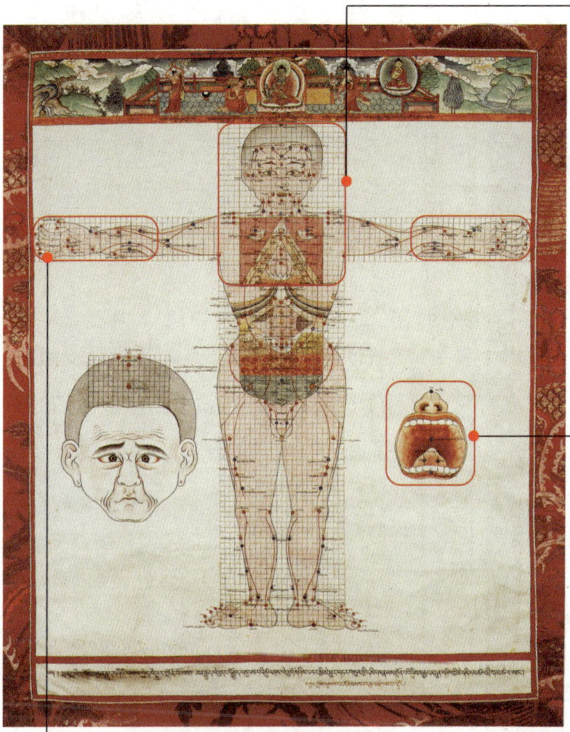

53 腭脉

《口腔病章之治疗上腭、牙龈病》一节中所述，腭脉是嘴巴大张时所见的上腭中央一脉。放血对牙病、舌病、嘴唇充血、口腔病、胃病、中毒症等有效。

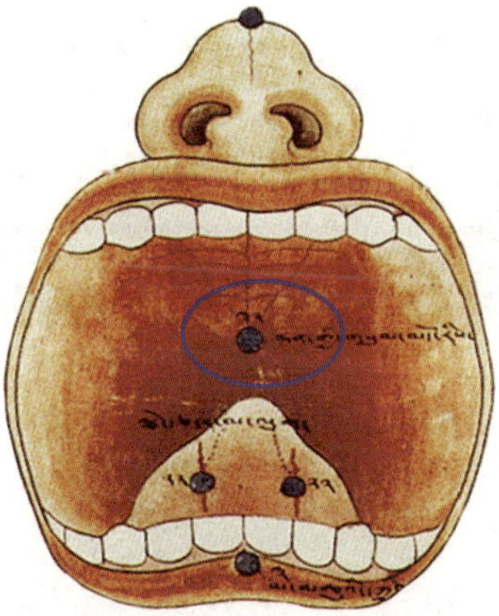

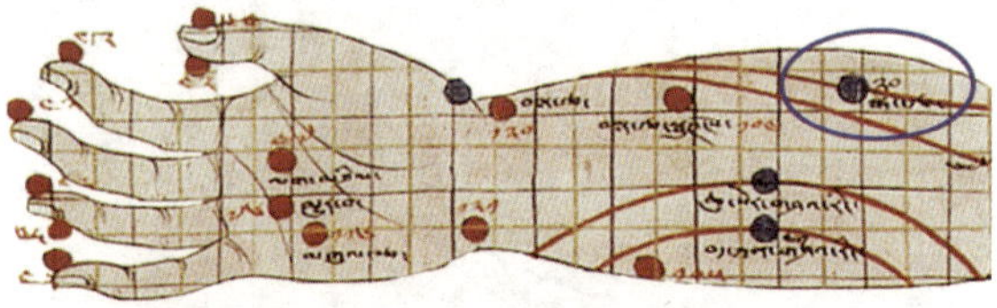

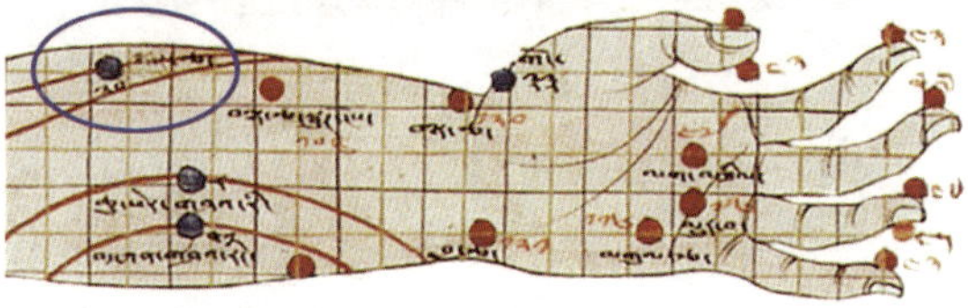

54 “冈”脉

《治疗喉病》一节中所述，“冈”脉位于肘关节前方桡骨上端高冈角量4横指处。放血对肺热引起的上身沉重、刺痛、咯血痰、呼吸急促、鼻衄、喑哑、肺痨、四肢麻木等有效。

55 臑脉

《治疗瘿瘤》一节中所述，臑脉位于左右上臂（臑）三角肌端向下量3横指处。放血对肺热引起的上体沉重、刺痛、肺充血、肺外伤扩散、头痛、左右胁肋刺痛、头骨骨折、牙痛等有效。

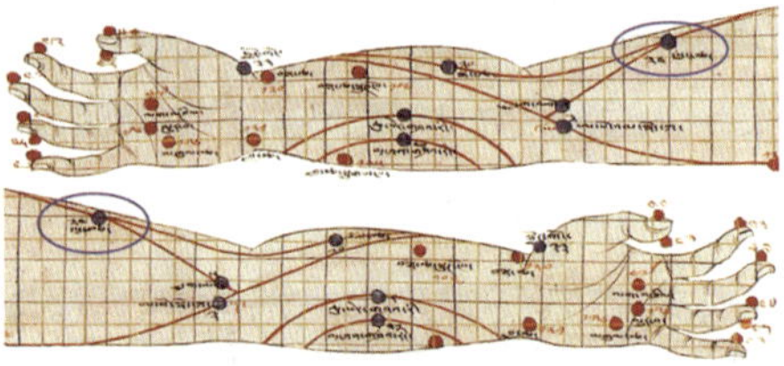

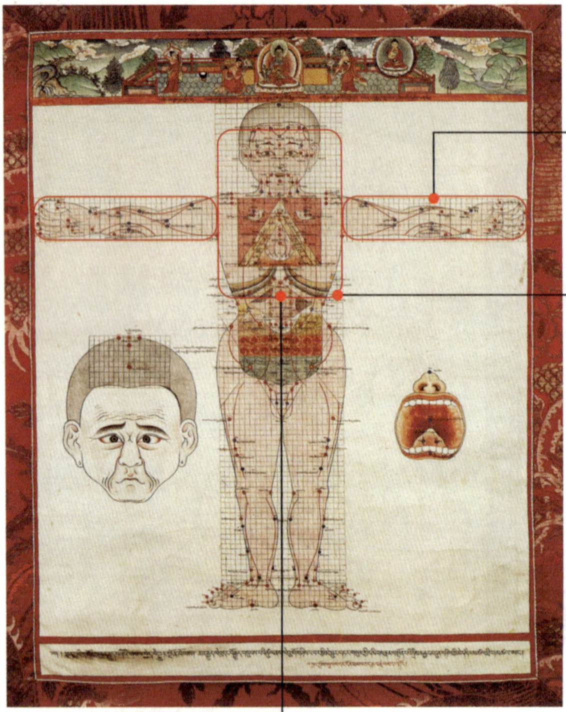

56 心上穴

《治疗心隆病》一节中所述，心上穴位于左右乳头各向上量1寸处。灸或穿刺可治心隆病。

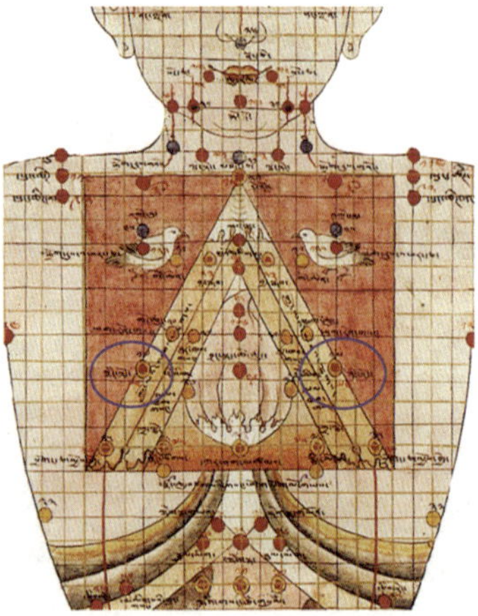

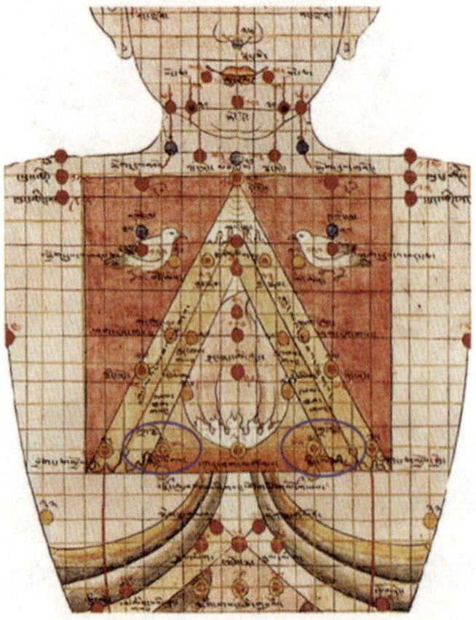

57 心旁穴

《治疗心隆病》一节中所述，心旁穴位于左右乳头各向内量1寸处。灸或穿刺可使培根和隆（气）回旋，清除肌肉腐烂和肿胀时产生的隆及黄水，排除脓血、黄水等。

58　疾穴

《心脏病章之面黑口斜心病灸治》一节中所述，疾穴位于左右无名指中关节内屈时出现皱纹下面。灸之治面黑口斜心病。

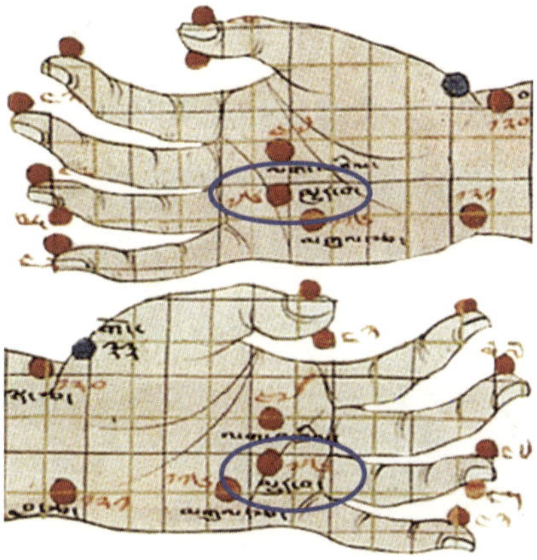

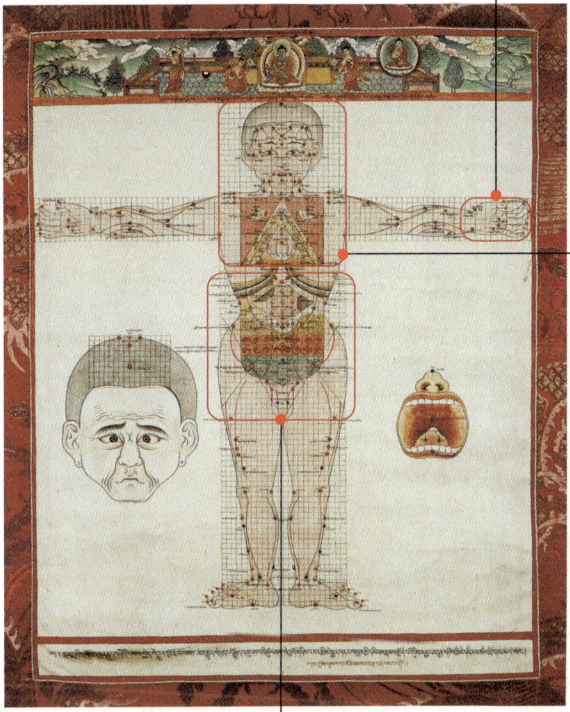

59　渡鸦眼穴

《肺病章之肺灰色浮肿灸治》一节中所述，渡鸦眼穴位于天突窝向下量 1 寸半，再左右旁开 1 寸 1 分处。灸或穿刺对隆（风）侵入心脏、命脉、气上壅、呼吸闭塞等有效。

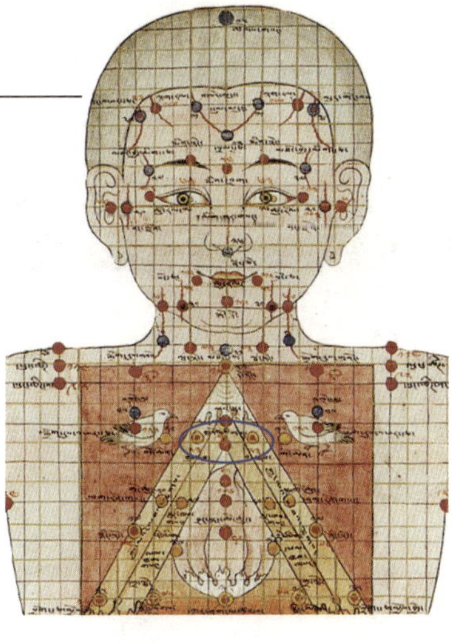

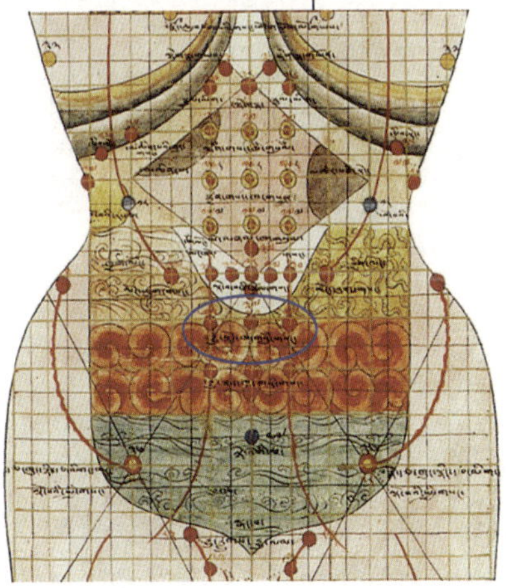

60　脐下一寸穴（3 口）

《灸治肠扭》一节中所述，脐下一寸穴，位于脐下 1 寸，再左右旁开 1 寸（3 口）处。灸之对寒风侵入小肠、腹泻等寒隆症有效。

61 阴茎侧脉

《男阴茎强中放血疗法》一节中所述，阴茎侧脉位于阴茎两侧。放血对阴部肿胀、瘙痒、疱疹、烧灼、渗黄水以及会阴瘘等有效。

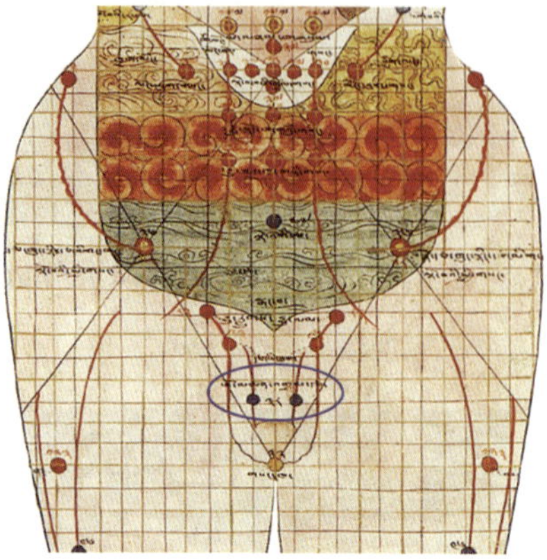

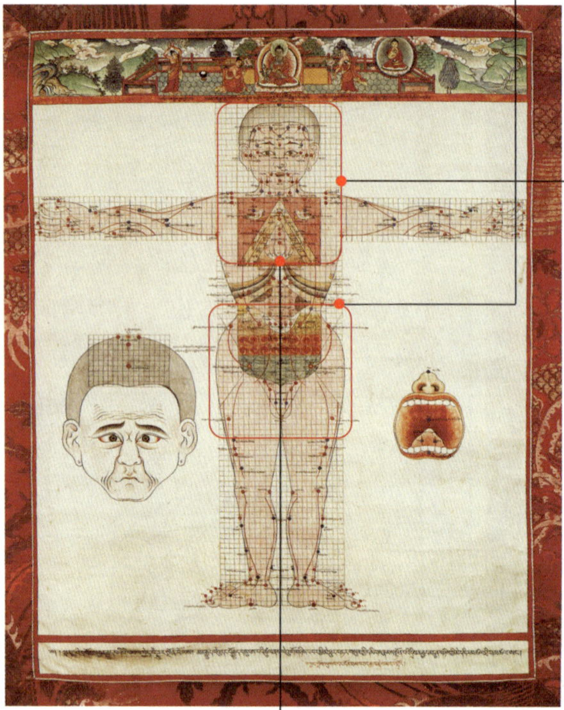

62 "果欠"（大隙）穴

《治疗哮喘》一节中所述，"果欠"穴位于渡鸦眼穴向外1寸处，即上一肋骨缝隙中。穿刺对胸内气回旋、心脏扭拧、上体胀满、气短促等有效。

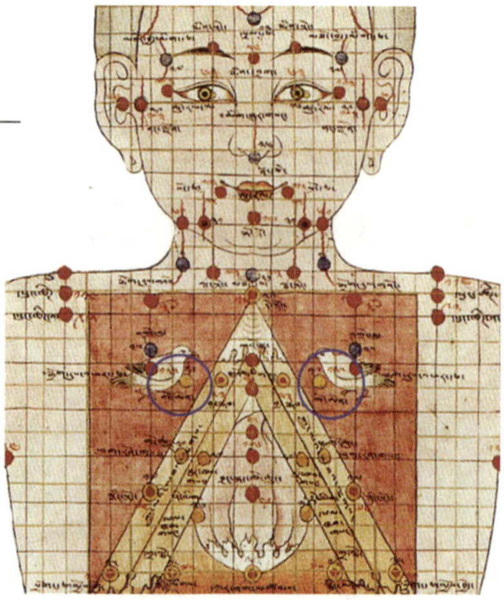

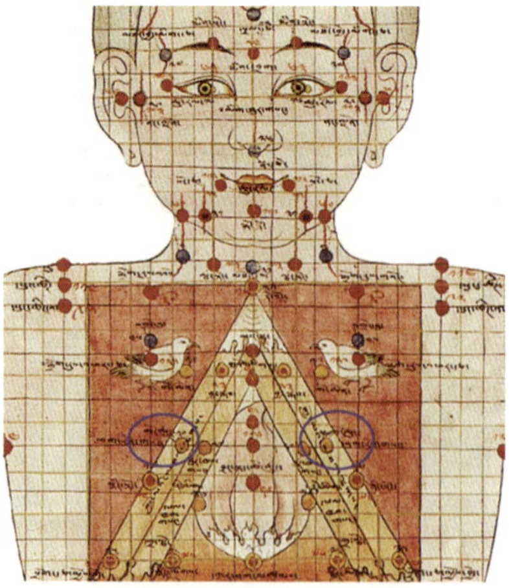

63 "果琼"（小隙）穴

《治疗哮喘》一节中所述，"果琼"穴位于"果欠"穴向下1寸处，即下一肋骨缝隙中。穿刺对胸内气回旋、心脏扭拧、上体胀满、气短促等有效。

64 脐角脉

《“木布”病章之“木布”综合征治疗》一节中所述，脐角脉位于脐左右各量1横指处。放血可治“木布”综合征。

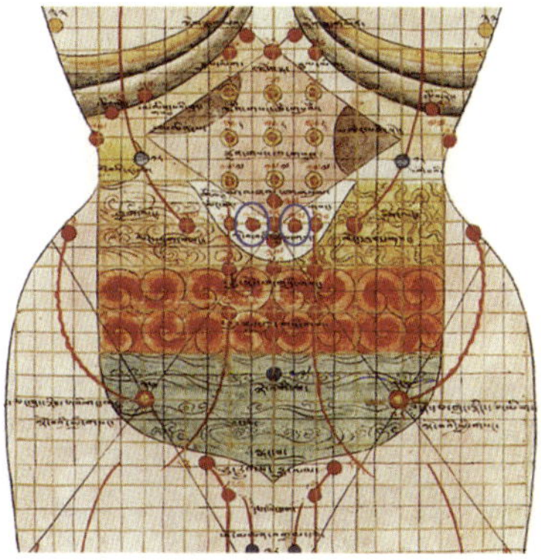

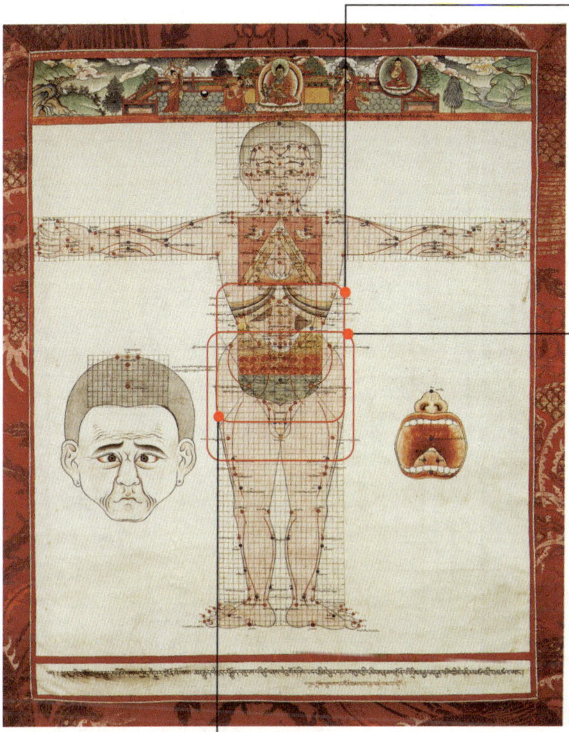

65 生殖器口穴

《治疗尿闭症》一节中所述，生殖器口穴即男女尿道口。尿闭时用空心针（男用长12横指，麦秆粗细；女用4横指，青稞秆粗细）插入导尿。

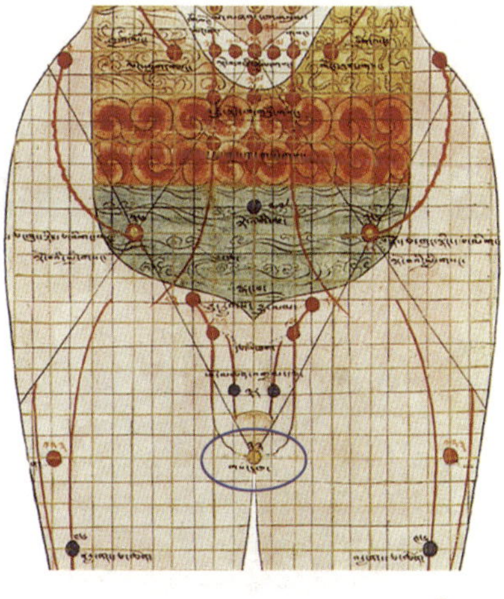

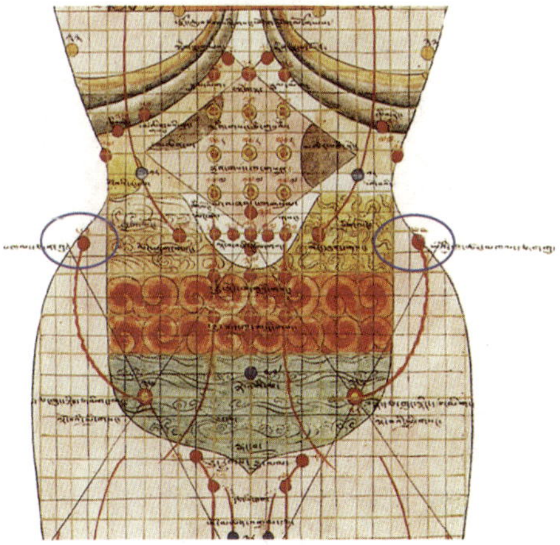

66 “那勾”肾脉穴

《白脉病章之跛足灸治》一节中所述，“那勾”肾脉穴位于左右髋骨向背量4横指处。灸之治跛足。

67 膝关节穴

《白脉病章之足瘫灸治》一节中所述，膝关节穴位于左右两膝关节骨突出内角。灸之治跛足。

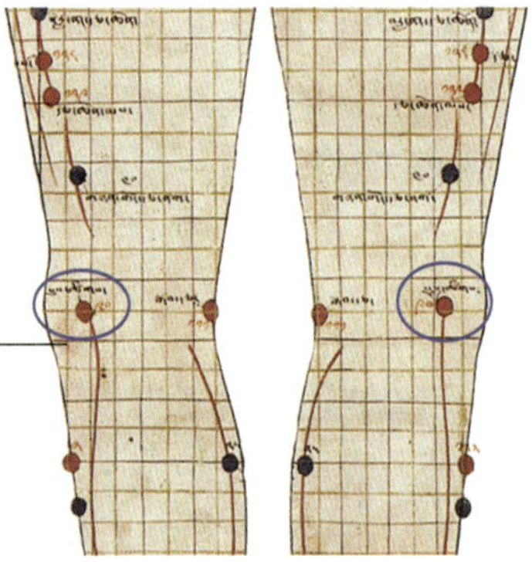

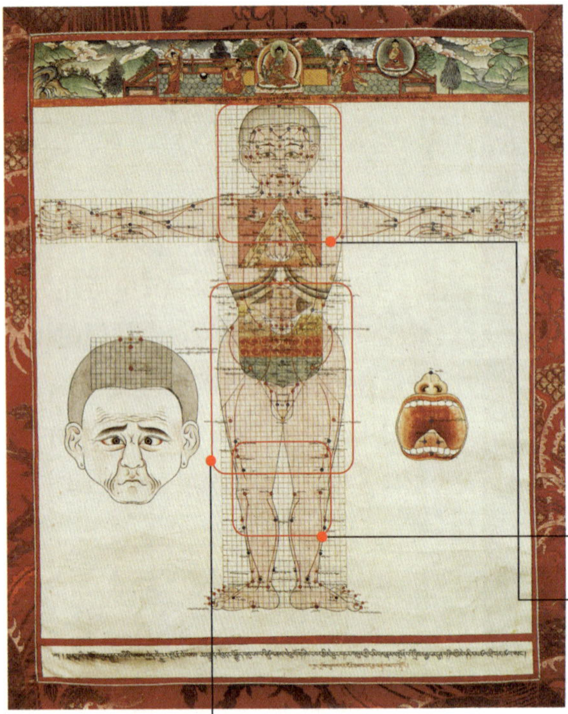

68 肩关节穴

《白脉病章之臂瘫灸治》一节中所述，肩关节穴位于左右两肩关节内侧。灸之治手不能动。

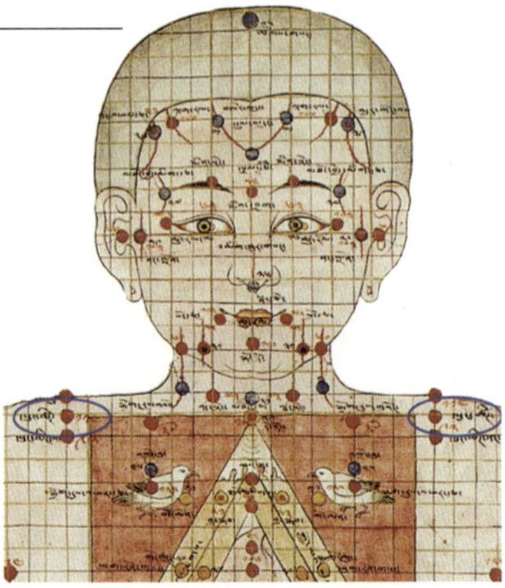

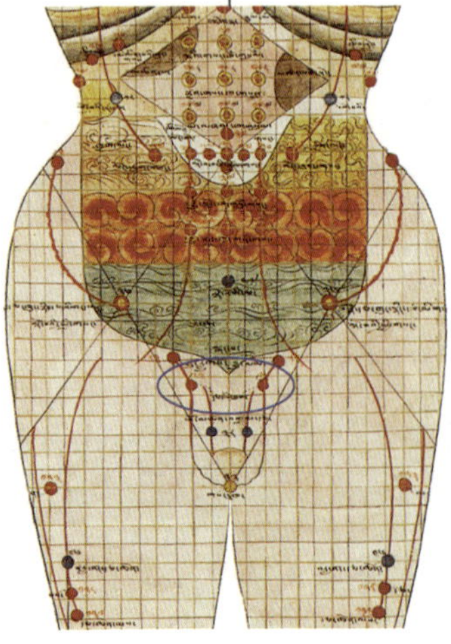

69 阴毛丛穴

《疝气章之尿毒致阴囊下垂灸治》一节中所述，阴毛丛穴位于阴毛丛中。灸之治阴囊下垂。

70 小肠垂落道穴

《治疗小肠疝》一节中所述，小肠垂落道位于从脐下量 3 寸为膀胱穴，再下量 1 寸为大腿弯穴（两个坐骨孔），右侧为小肠疝穴，左侧为小肠垂落道穴。灸之治小肠疝。

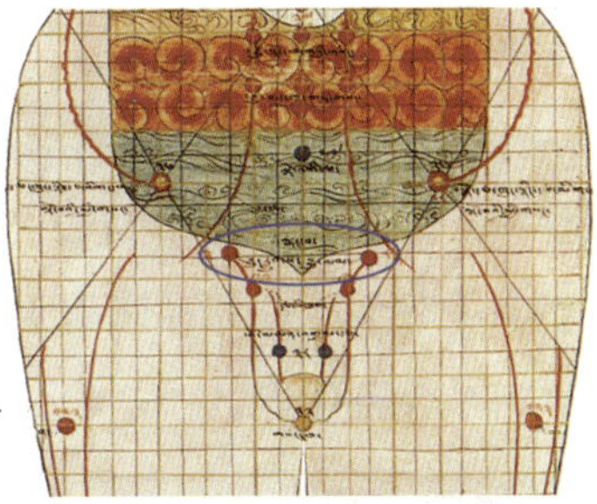

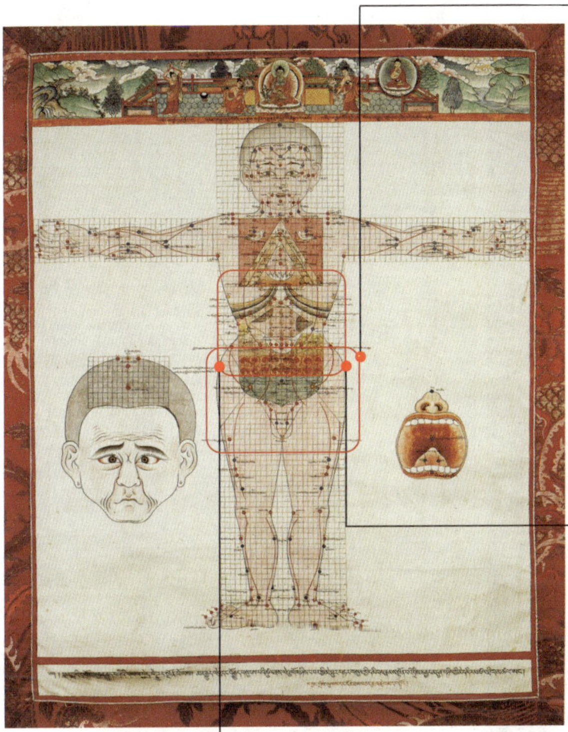

71 短肋穴

《小儿病章之寒致赤巴热合并肝病治疗》一节中所述，短肋穴位于未直接与剑突相连的左右两短肋上。灸之治肝寒症。

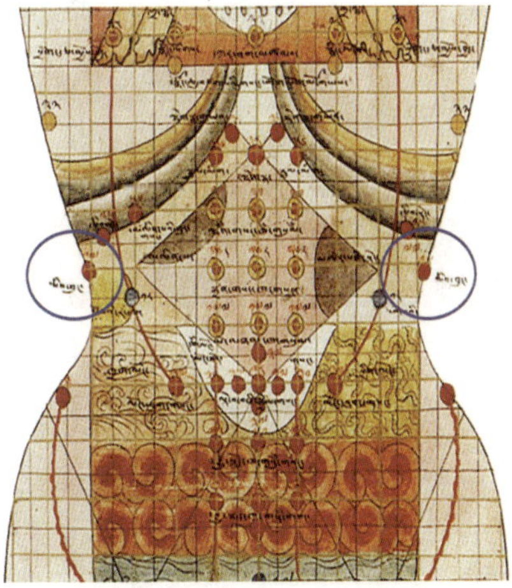

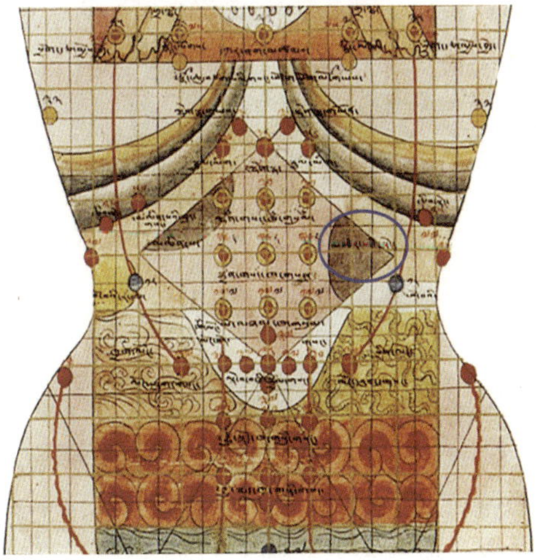

72 脾上穴

《妇科疾病章之妇血脾病治疗》一节中所述，脾上穴位于从左胸短肋尖向胃角量 1 食指处。灸之治严重妇血脾病。

73　镫脉

《妇科疾病章之妇血凝结病治疗》一节中所述，镫脉位于左右脚背关节顶向上量1寸处。放血对脚掌和脚背肿胀灼热、膝关节麻木酸痛有益。

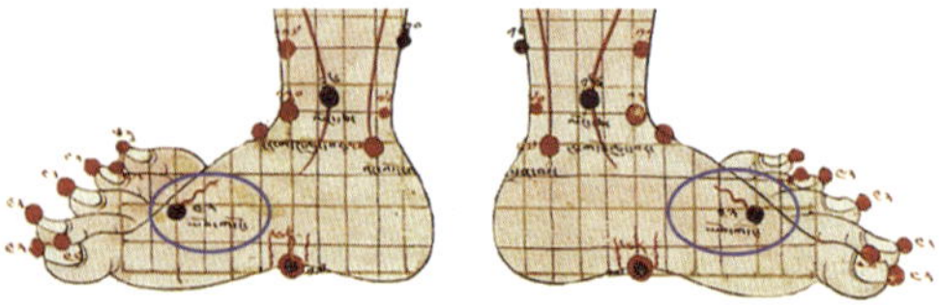

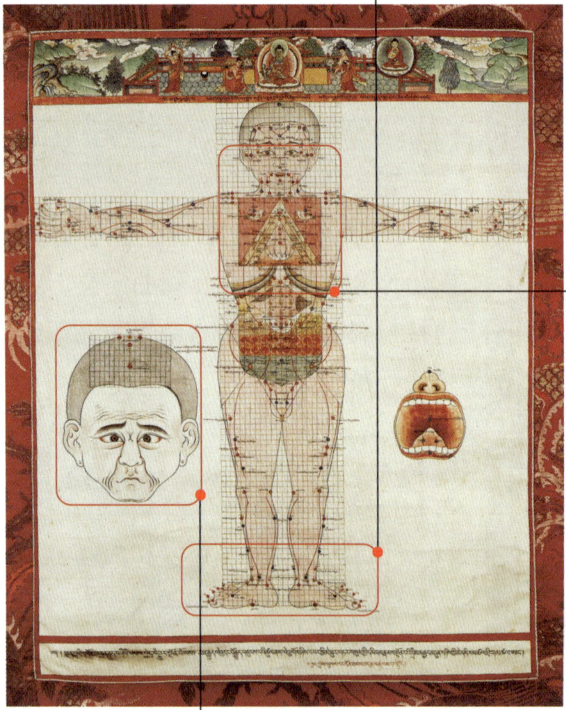

74　能狂命脉穴

《癫痫病灸刺疗法》一节中所述，能狂命脉穴位于左右两乳头背面1寸处。灸或穿刺可治癫痫。

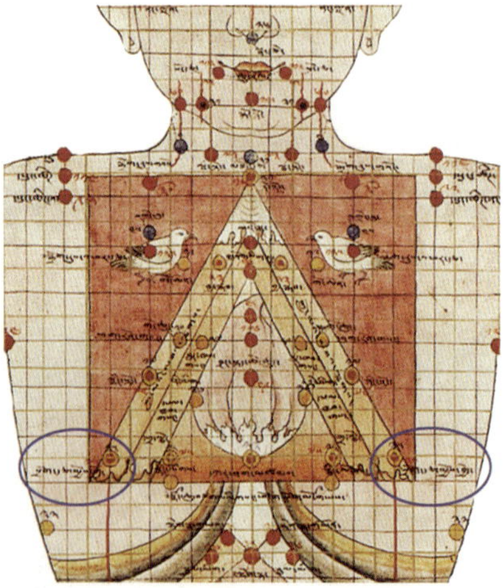

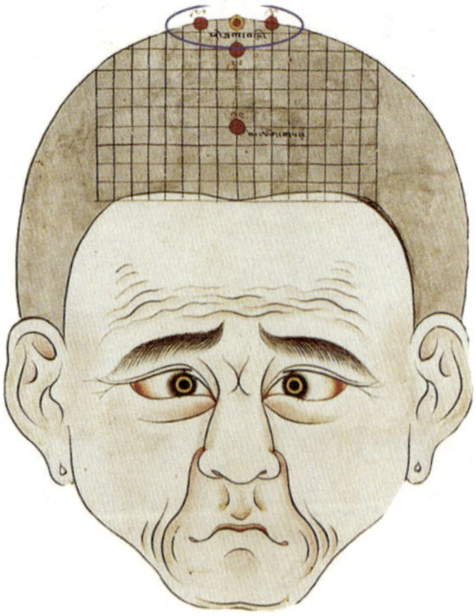

75　四线穴

《头部创伤章之治肌肉分离》一节中所述，四线穴位于头顶百会四周各1寸处。灸之能使创伤所致头部肌肉分离得到愈合。

76 枕发穴

《头部创伤章之灸治肌肉分离》一节中所述，枕发穴位于头部左右颞颥咀嚼肌过去一点耳尖前方发丛中。灸之能使创伤所致头部肌肉分离得到愈合。

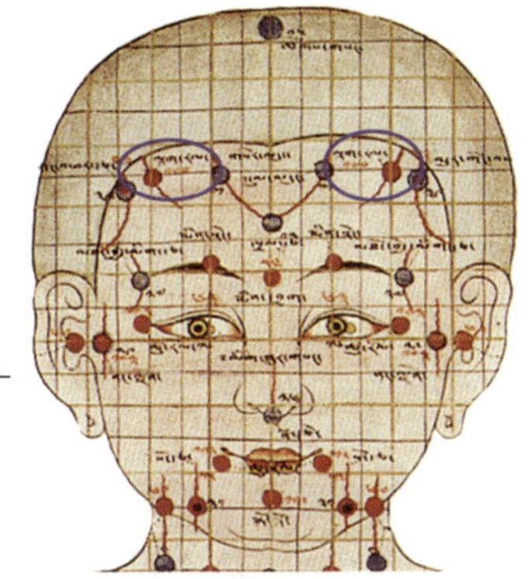

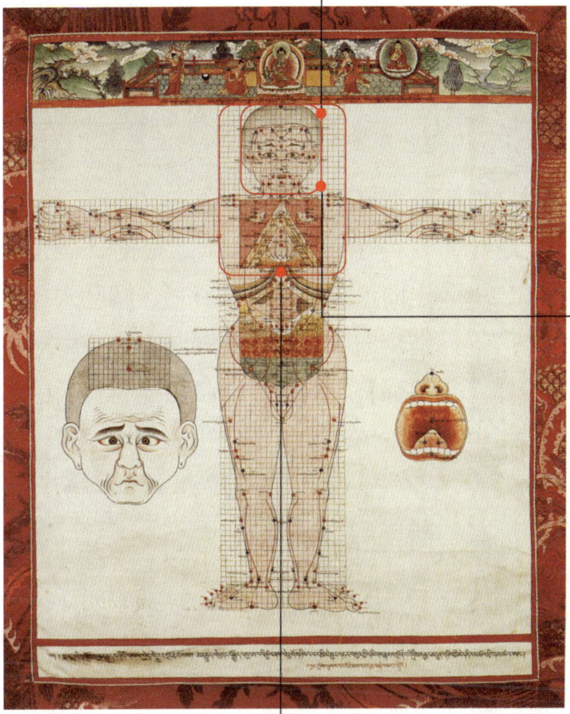

77 下颌缝穴

《头部创伤章之灸治呃逆不止》一节中所述，下颌缝穴位于下颌中央凹陷处。灸之对舌肿胀和语言困难者有效果。

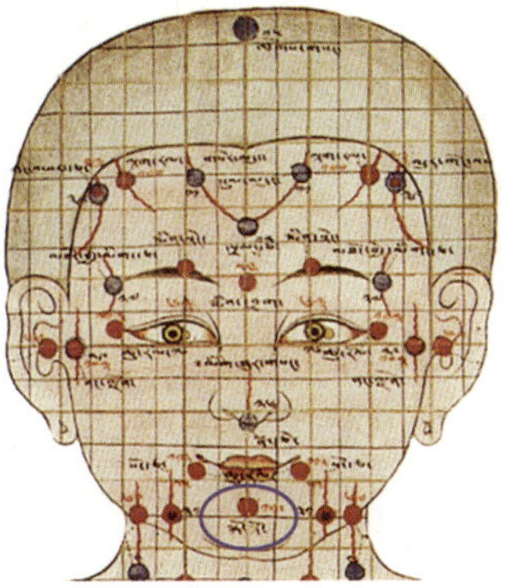

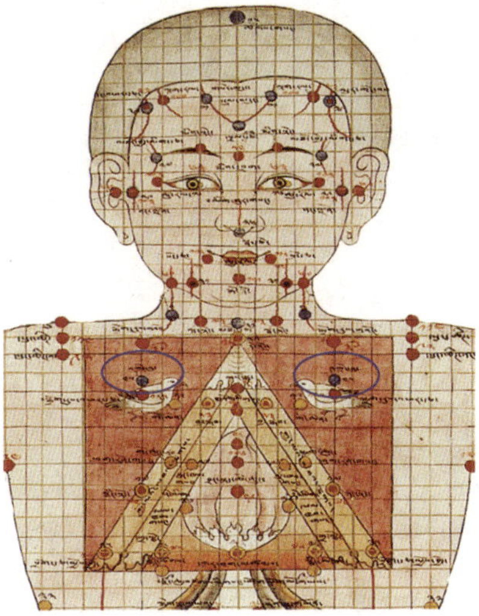

78 竖立穴

《头部创伤章之灸治湿气窜逸》一节中所述，竖立穴位于左右两乳头各向上至锁骨下一穴处。灸之治湿气窜逸。

79　股内大脉

《躯干部创伤章之根据受伤部位治疗》一节中所述，股内大脉位于左右两膝关节内侧各向上量 4 横指处。放血对大、小肠外伤扩散、阴囊肿胀、痔疮、子宫出血、大小肠疼痛、下体中毒、血热扩散等有效。

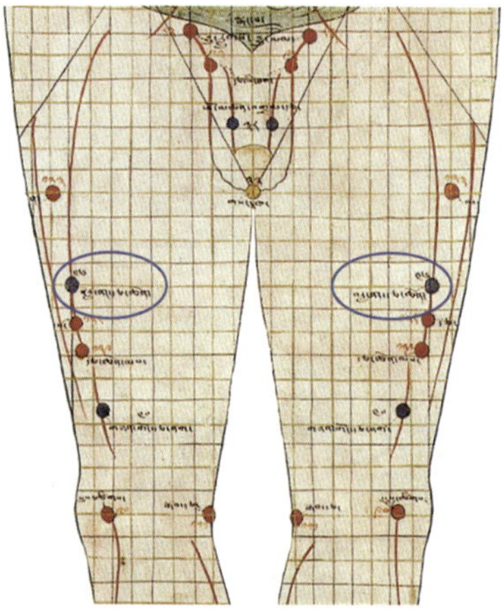

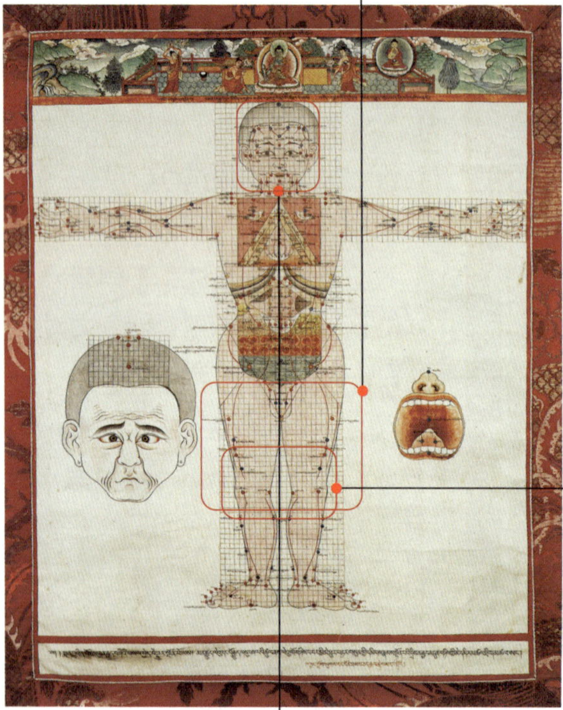

80　腘脉穴

《躯干部创伤章之根据武器伤口走向治疗》一节中所述，腘脉穴位于腘窝向下 4 横指处腘脉上。灸之对脊柱强直、后仰、髋腰困痛，肾病引起的下落水肿、子宫出血等有效。

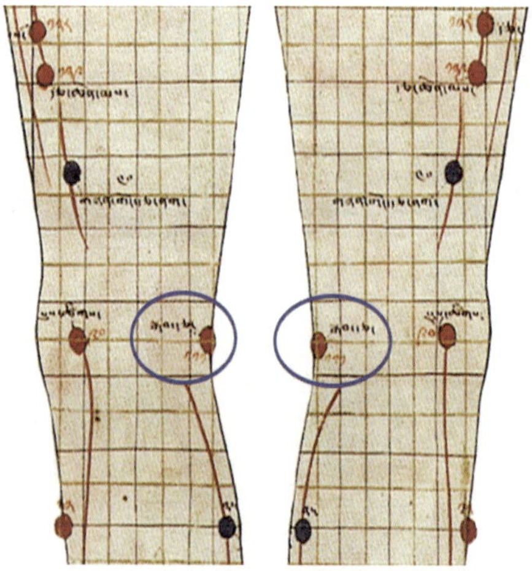

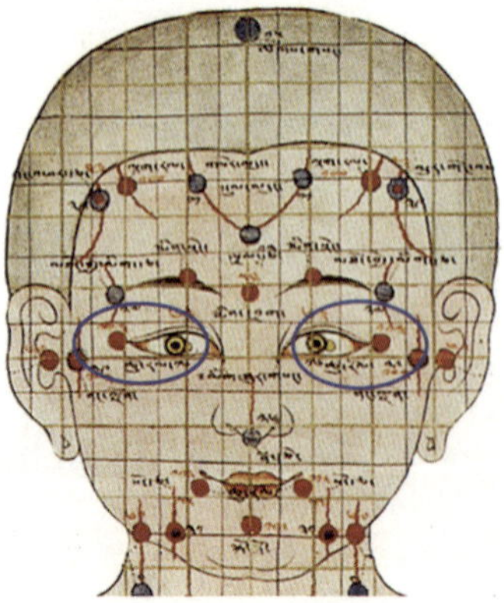

81　“次若”穴

《四肢创伤章之风脉病变引起口眼歪斜治疗》一节中所述，“次若”穴位于嘴巴和两眼左右两角处。灸之治口眼歪斜。

82 黑动脉穴

《四肢创伤章之治疗头痛》一节中所述，黑动脉穴位于左右两手小指中关节内缝下面。灸之治头痛。

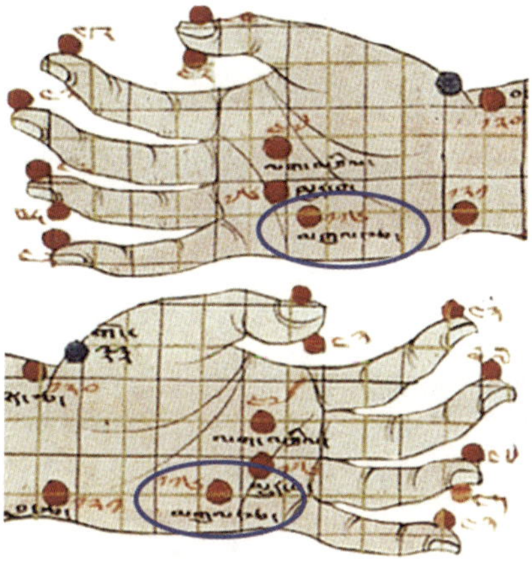

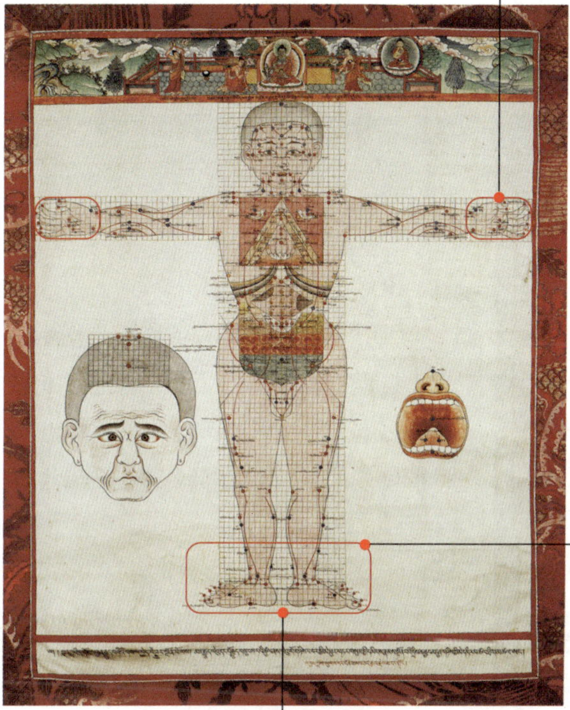

83 金柱脉穴

《四肢创伤章之金柱脉受伤所致牙关紧闭治疗》一节中所述，金柱脉穴位于左右两小腿胫嵴骨突处。灸之治脊柱脉受伤引起的牙关紧闭症。

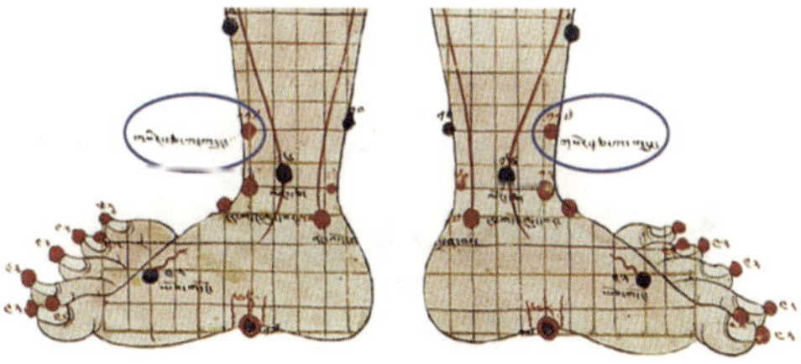

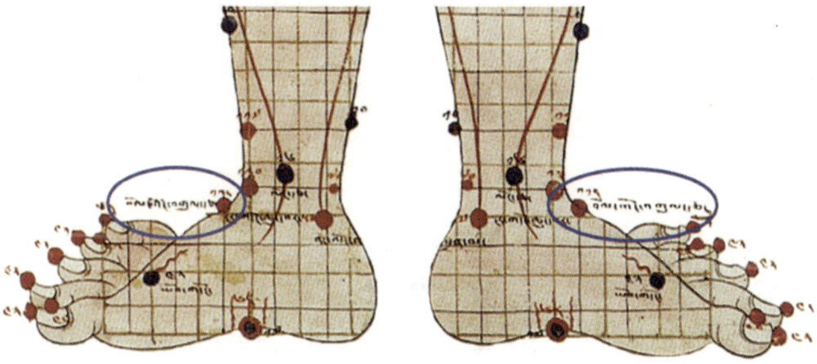

84 足背动脉穴

《四肢创伤章之心脉受伤治疗》一节中所述，足背动脉穴位于左右两足足背骨嵴突上。灸之治心脉受伤。

85 胫嵴筋腱穴

《四肢创伤章之小腿鱼肌僵直治疗》一节中所述，胫嵴筋腱穴位于左右两腿膝关节骨突下面胫嵴冈上。灸之治遗精。

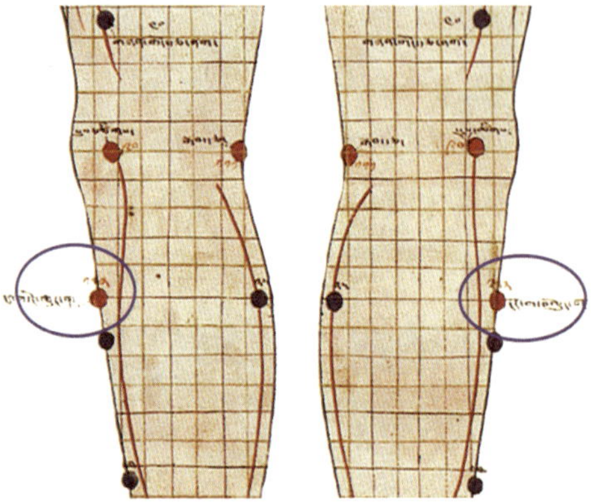

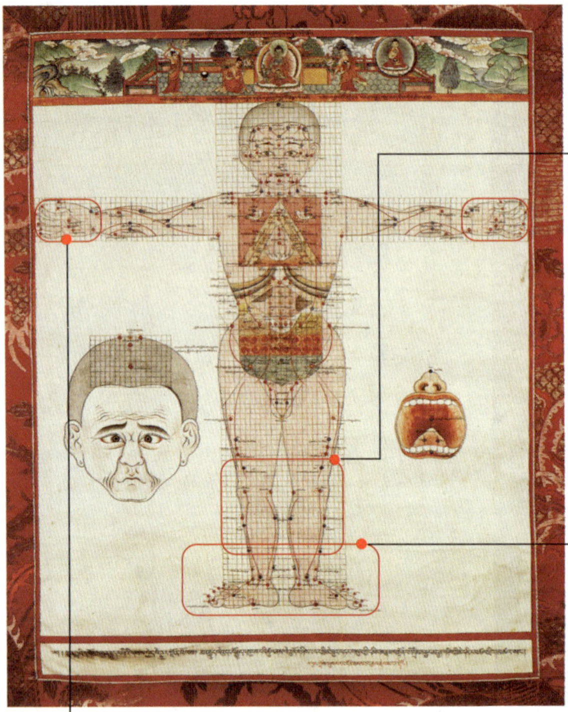

86 鱼肌尾穴

《四肢创伤章之足夺掌脉受伤引起小肠疼痛治疗》一节中所述，鱼肌尾穴位于足踝关节上一点小腿鱼肌末尾处。灸之治小肠疼痛。

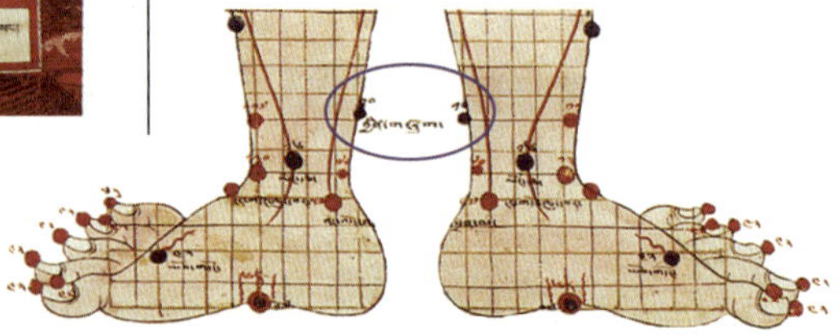

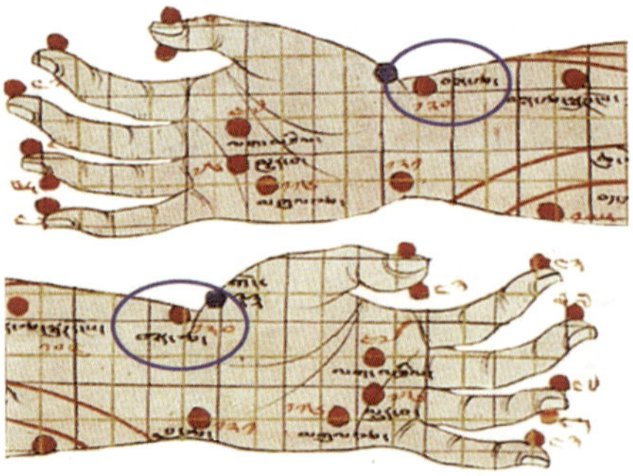

87 诊脉穴

《四肢创伤章之心脉受伤灸治》一节中所述，诊脉穴位于左右两手腕第一长纹向下量 1 寸桡骨茎突上缘壁上。灸之治心脉受伤。

88 魂脉穴

《四肢创伤章之心脉受伤灸治》一节中所述，魂脉穴位于左右两手腕下角两筋腱间隙上 1 寸处。灸之治心脉受伤。

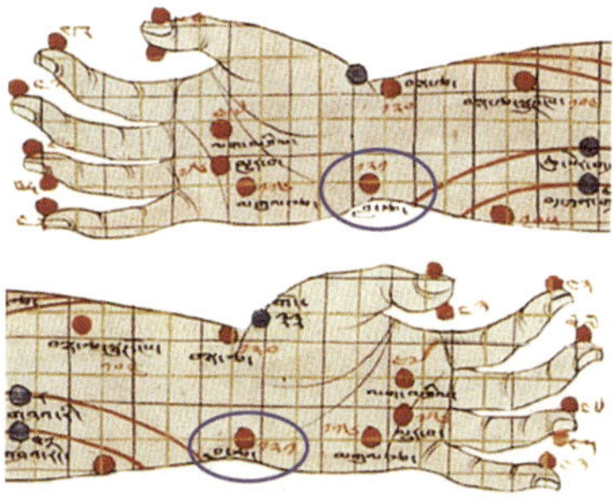

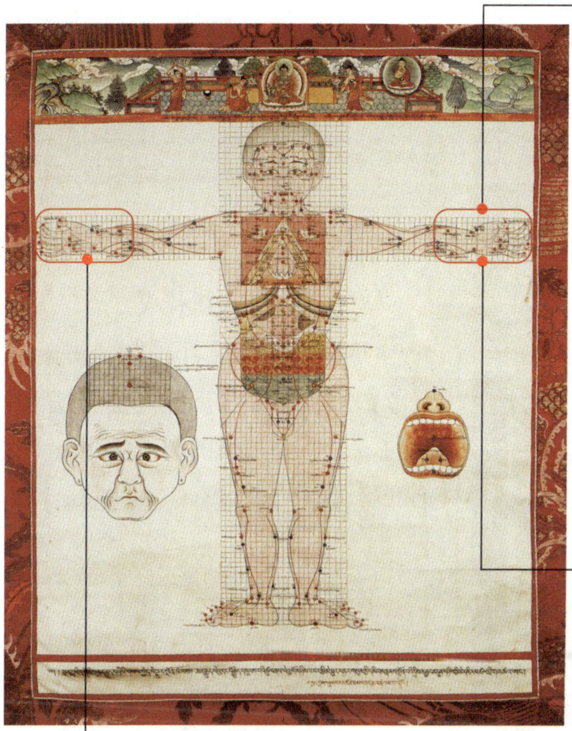

89 诊脉管面穴

《四肢创伤章之创口肌肉热邪潜伏灸治》一节中所述，诊脉管面穴位于左右两手腕诊脉向上桡骨冈量 2 横指处。灸之治创口肌肉热邪潜伏。

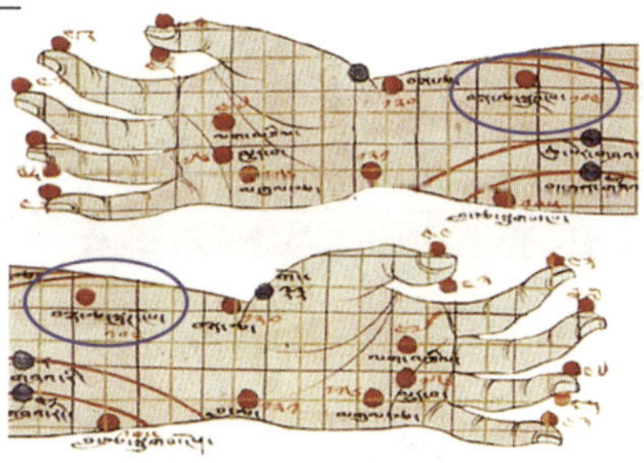

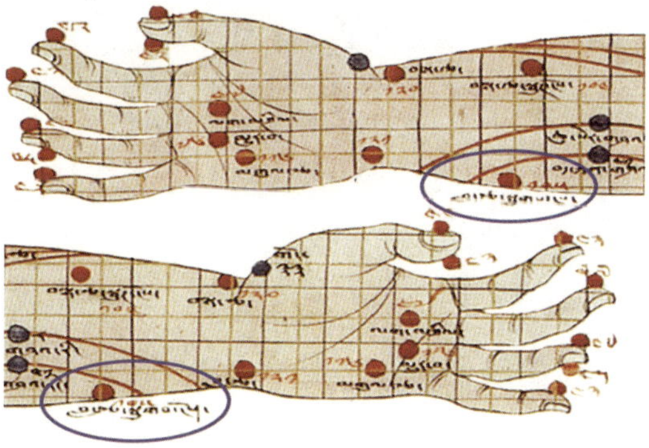

90 魂脉管面穴

《四肢创伤章之创口肌肉热邪潜伏灸治》一节中所述，魂脉管面穴位于左右两手的魂脉穴向上小臂内侧量约 2 横指处。灸之治创口肌肉热邪潜伏。

91 聚汗穴

《四肢创伤章之灸治颤抖》一节中所述，聚汗穴位于左右手大汗聚集处即腋窝下。灸之治四肢创伤所致颤抖不停。

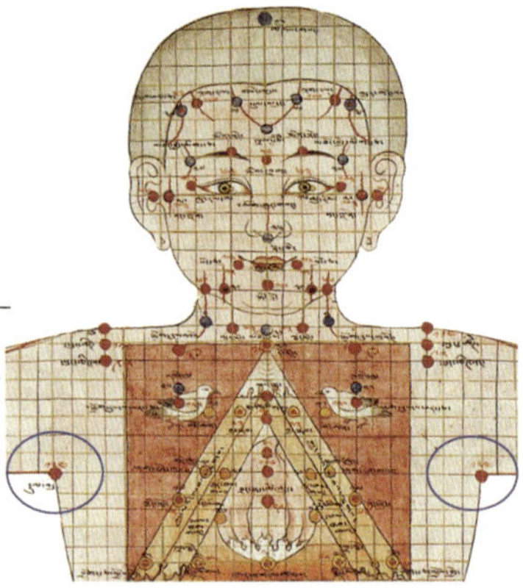

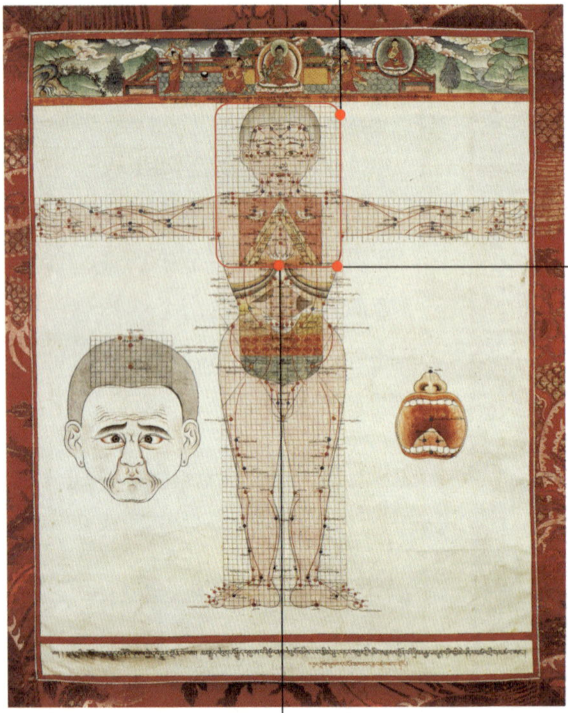

92 锁骨动脉穴

《四肢创伤章之汗聚脉断伤灸治》一节中所述，锁骨动脉穴位于锁骨陷中向下量3横指处的鸽子穴中。灸之治汗聚脉断伤。

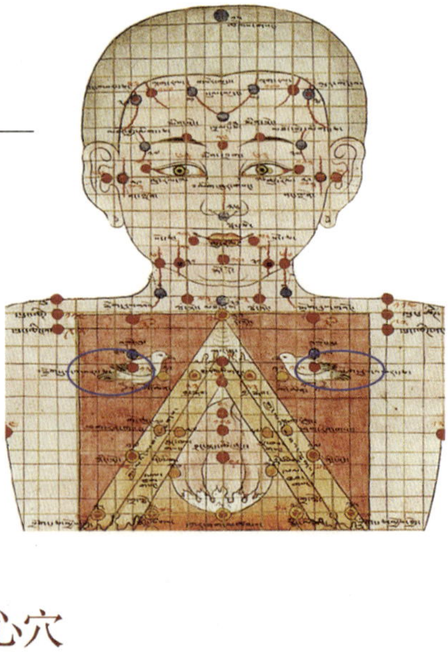

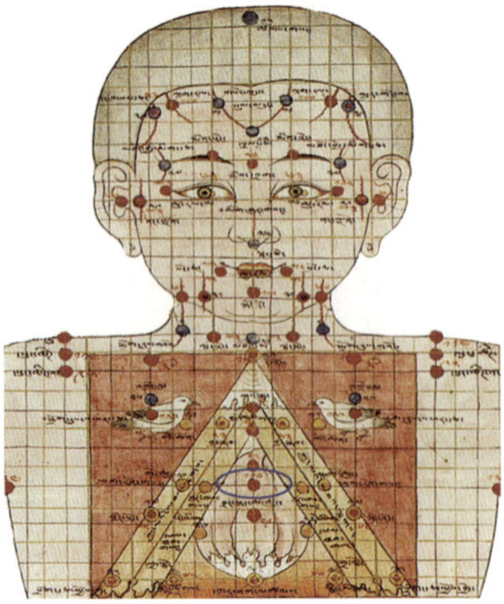

93 心穴

《四肢创伤章之灸治多语、眼脉暴突》一节中所述，心穴位于胸中央心尖向左所示位置。灸之对心颤、心神不宁、郁闷、不想进食等有效。

94 陷骨肾脉穴

《四肢创伤章之灸治尿闭》一节中所述，陷骨肾脉穴位于左右两股大肌冈边。灸之治创伤后造成的尿闭症。

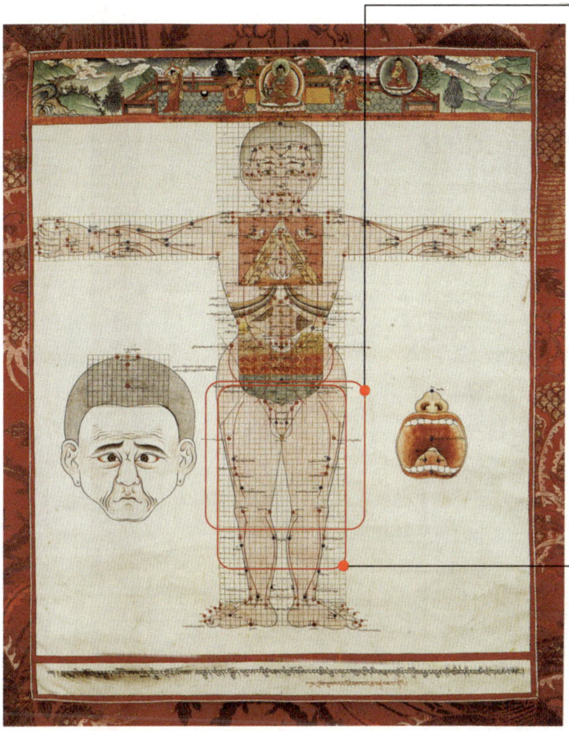

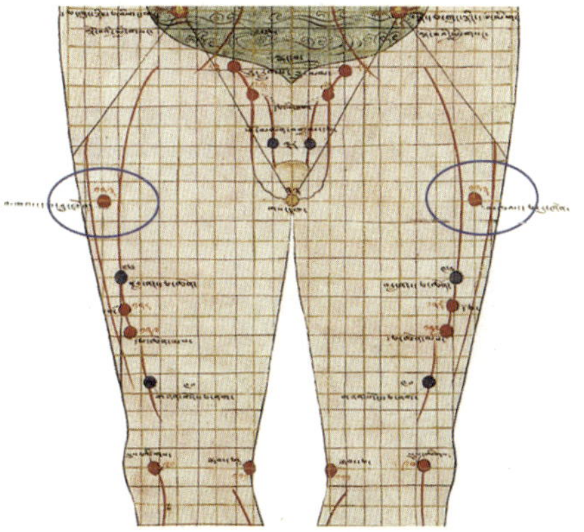

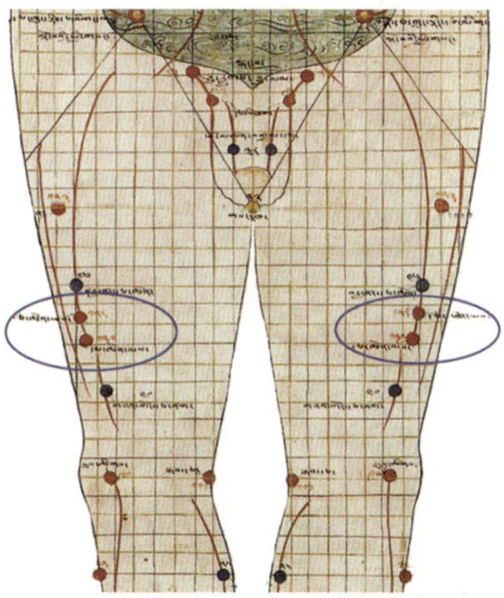

95 上下大脉穴

《四肢创伤章之灸治股内侧大脉断伤》一节中所述，上下大脉穴位于左右膝关节内侧向上量 2 横指的股内侧大血管上。灸之治大脉断伤。

图四十一
火灸、穿刺、放血等穴位(背面)

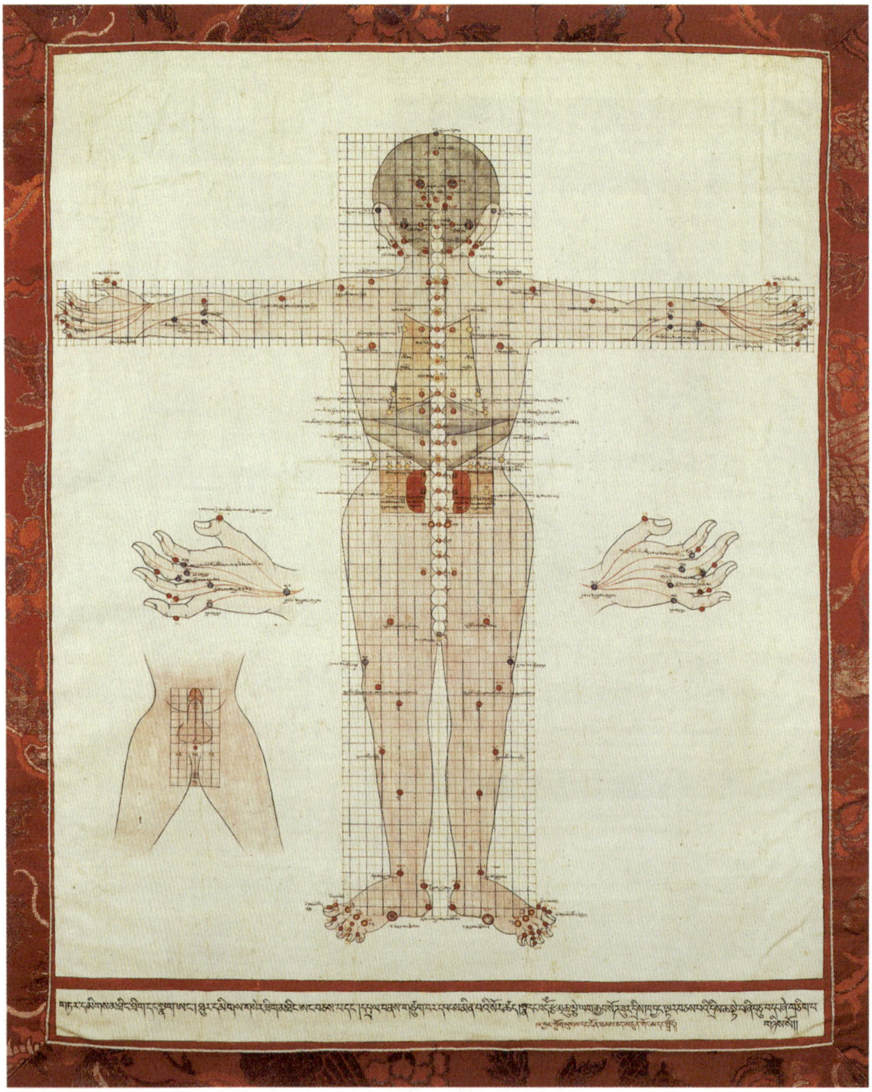

本图示《四部医典》秘诀部第二章隆病至第九十二章后嗣之间治疗各病所使用的火灸、放血、穿刺疗法进行整合，然后指出背面穴位。

一、火灸、穿刺、放血等穴位（2）

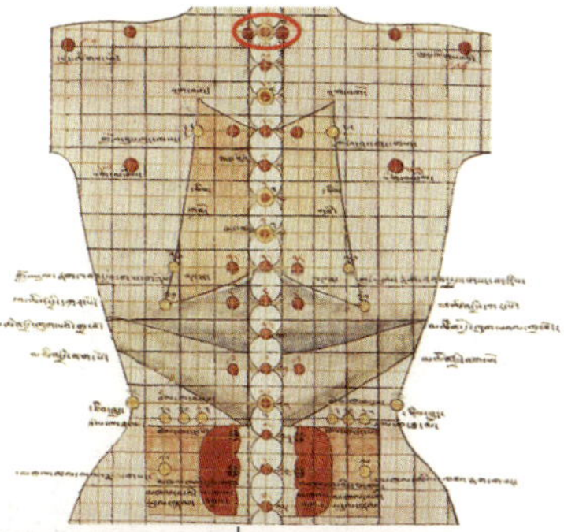

1 大椎穴

《隆病通治章》中所述，大椎穴位于低头时颈后最高突椎骨凹陷处。灸之对疯癫、心神不安、风致哑结、颤栗、失眠、白昼萎靡、耳聋、颈项强直、头病等有效。

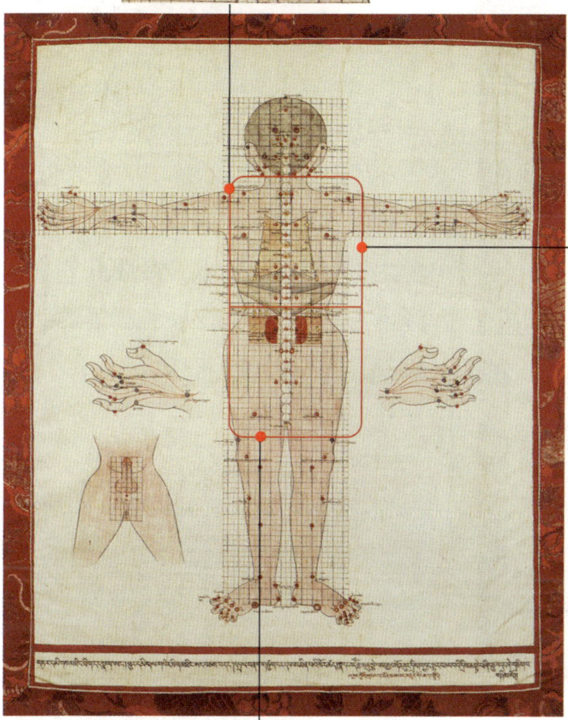

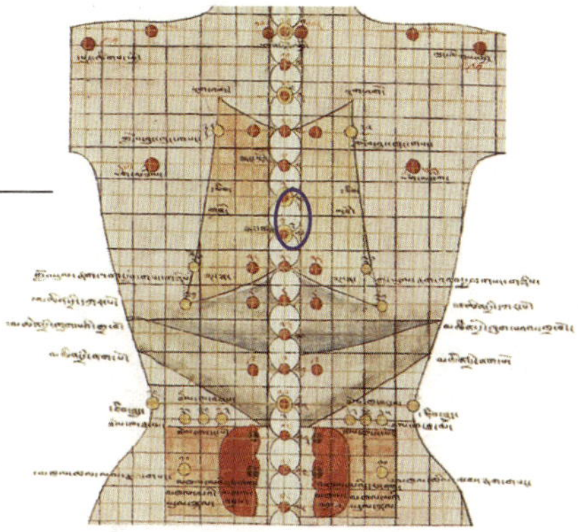

2 六椎和七椎穴

《隆病通治章》中所述，六椎穴和七椎穴从大椎向下数第六椎为命脉穴和第七椎为心穴。灸之对心神不安、癫狂、昏厥、健忘、失眠、易怒、心包积液、黄水和隆邪侵入命脉等有效。

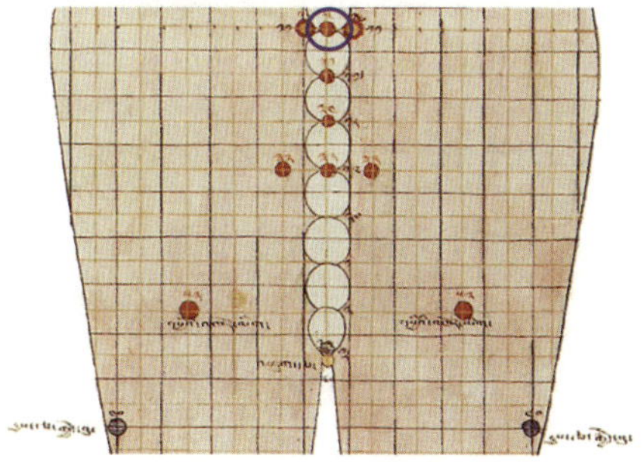

3 十六椎穴

《隆病通治章之下泻隆发生病变所致疾病治疗》一节中所述，十六椎穴从大椎向下数第十六椎为大肠穴。灸之对大、小肠作鸣，大肠痞瘤，尿闭或尿淋、痔疮等有效。

4　五椎穴

《隆邪侵入肺治疗》一节中所述，五椎穴从大椎向下数第五椎为肺穴。灸之对隆邪侵入肺，瘟病引起的迷蒙、肺充血、癫狂昏厥、胸刺痛、呕吐等有效。

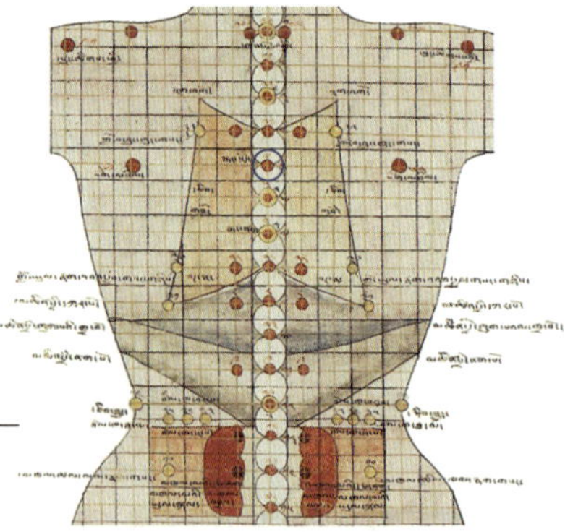

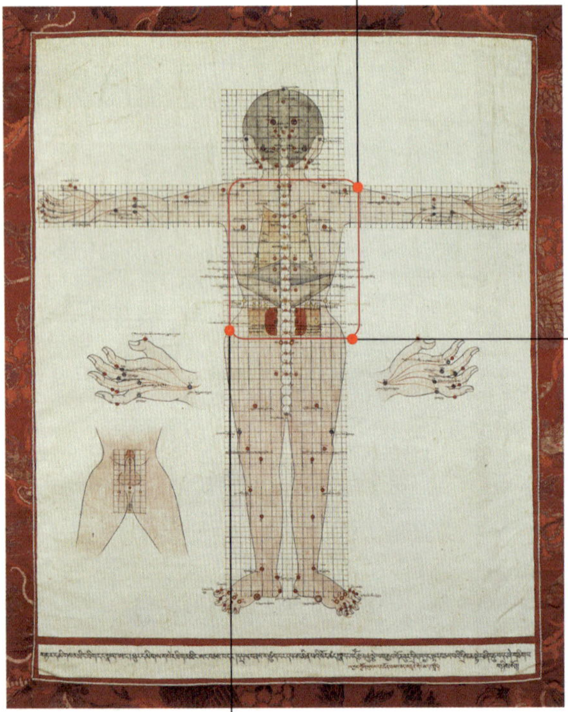

5　九椎穴

《隆邪侵入肝治疗》一节中所述，九椎穴从大椎向下数第九椎为肝穴。灸之对嗳气、呕吐、寒性肝病、培隆邪侵入肝、吐酸水、肝萎缩、横膈膜拧痛、肝隆等有效。

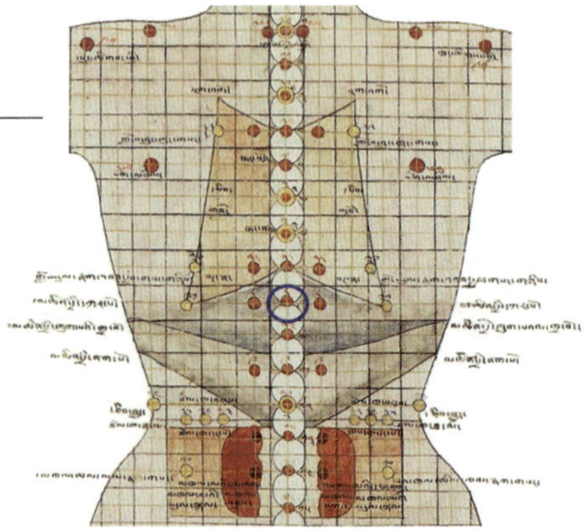

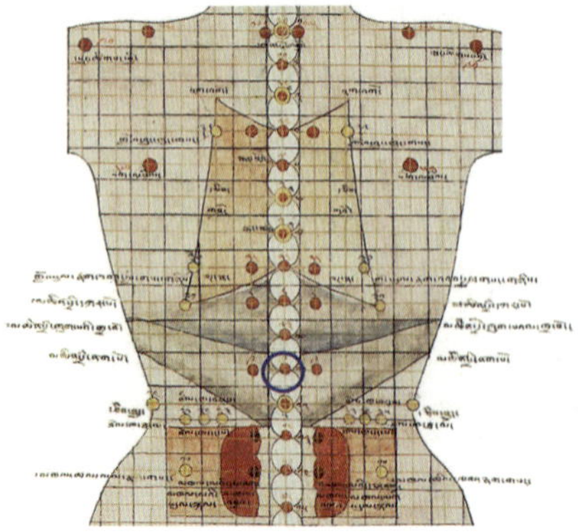

6　十一椎穴

《隆邪侵入脾治疗》一节中所述，十一椎穴从大椎向下数第十一椎为脾穴。灸之对不消化、腹胀鸣、耳鸣、面容干燥、嗜睡等有效。

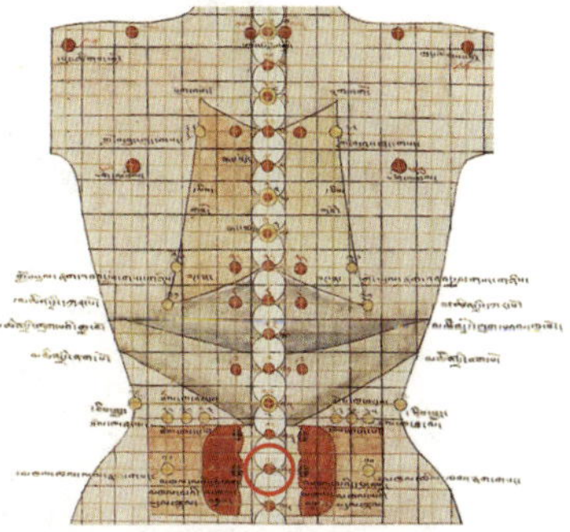

7 十四椎穴

《隆邪侵入肾治疗》一节中所述，十四椎穴从大椎向下数第十四椎为肾穴。灸之对寒隆充斥肾脏，腰冷、尿涩、阴部肿胀、阴茎不举、大便不禁、只生女孩等有效。

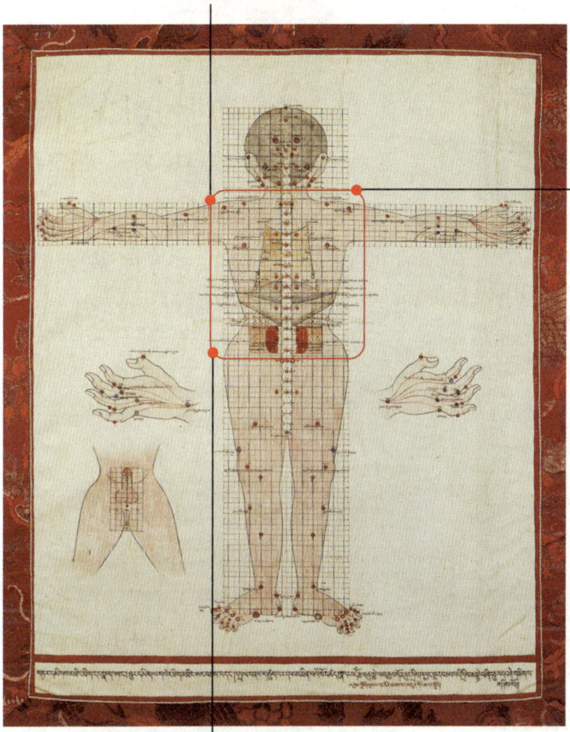

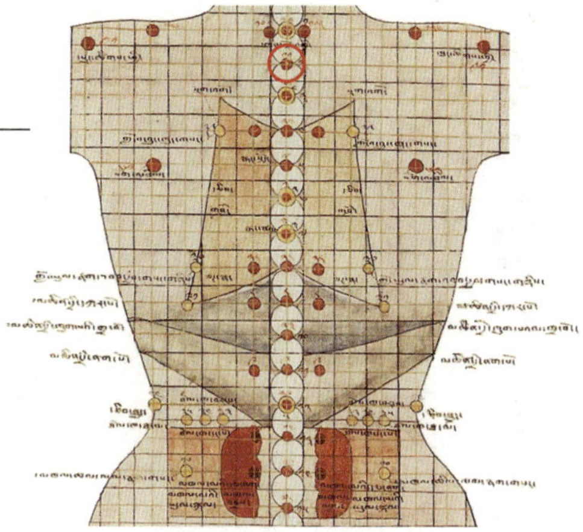

8 二椎穴

《隆邪侵入胆囊治疗》一节中所述，二椎穴从大椎向下数第二椎为赤巴穴。灸之对寒性胆病非常有效。

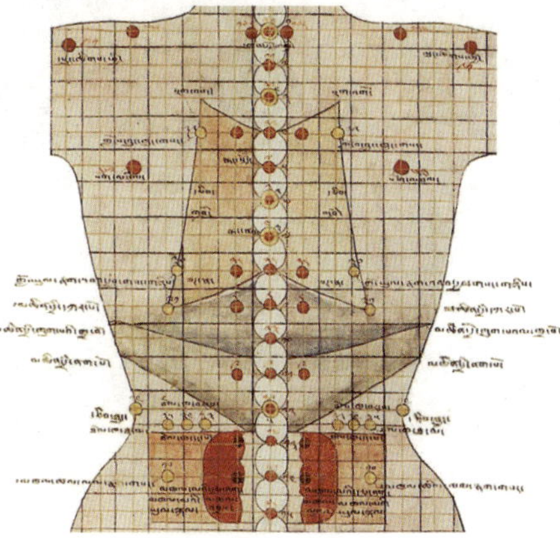

9 十三椎穴

《伴火隆病变治疗》一节中所述，十三椎穴从大椎向下数第十三椎为“三木塞”穴。灸之对遗精、子宫痞瘤、寒隆充斥子宫，子宫病引起的心神不安，大、小肠胀满，大便干燥等有效，无病灸之可减肥。

10 后囟门穴

《隆邪侵入头治疗》一节中所述，后囟门穴位于从百会向背量 4 横指处。灸之对隆邪侵入头，郁闷、目黄、头晕、昏倒等有益。

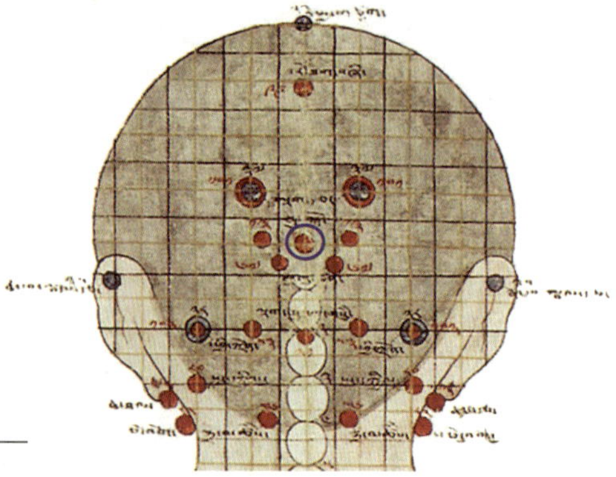

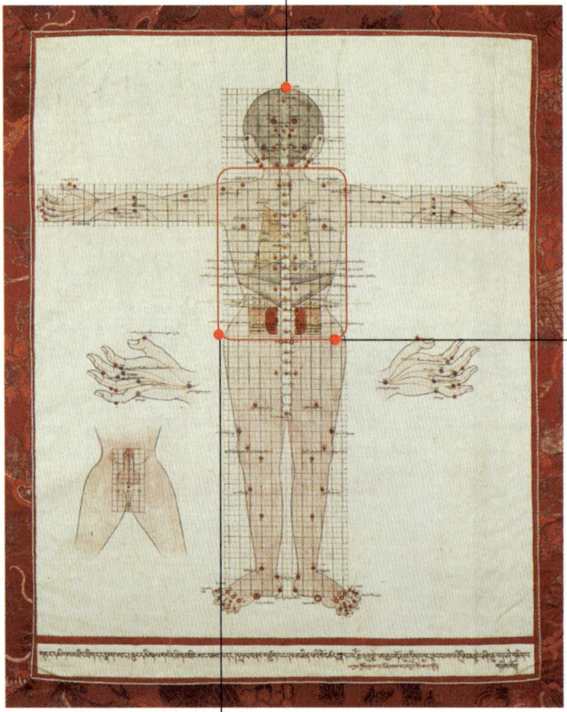

11 “安东”穴

《隆病所致跛足治疗》一节中所述，“安东”穴位于左右两肩关节横连线，百会与尾骨纵连线，两线交叉处。穿刺对隆病引起的跛足有益。

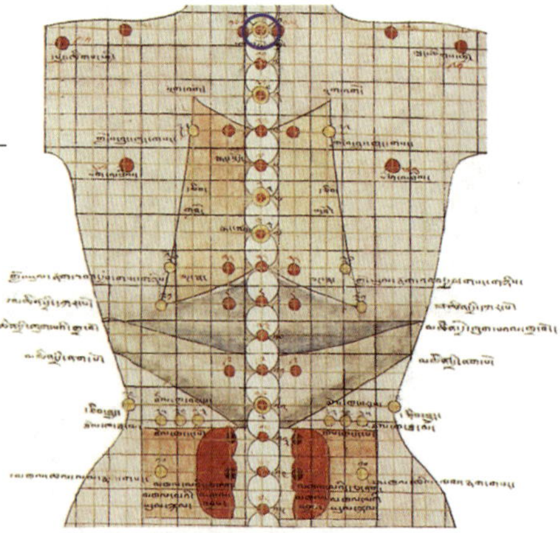

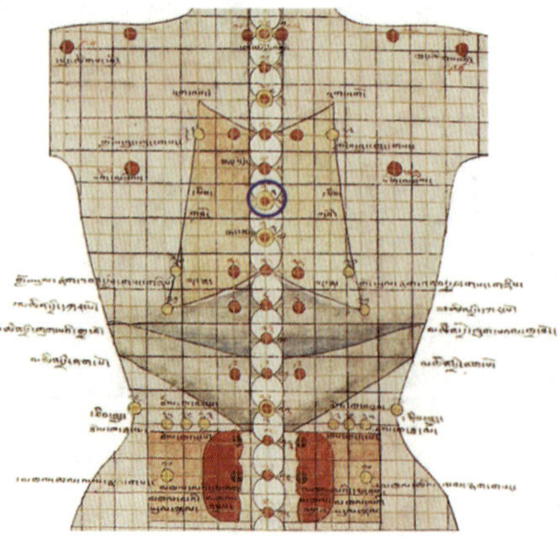

12 命脉穴

《隆病所致跛足治疗》一节中所述，命脉穴从大椎向下数第六椎为命脉穴。穿刺对隆邪和寒邪侵入命脉有效。

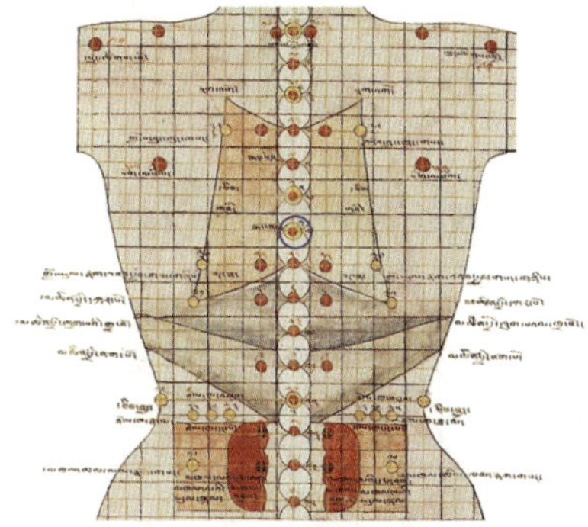

13 心窝穴

《隆病所致跛足治疗》一节中所述，心窝穴从大椎向下数第七椎为心窝穴。穿刺对黄水和培隆引起的气回旋、隆邪和寒邪侵入命脉有效。

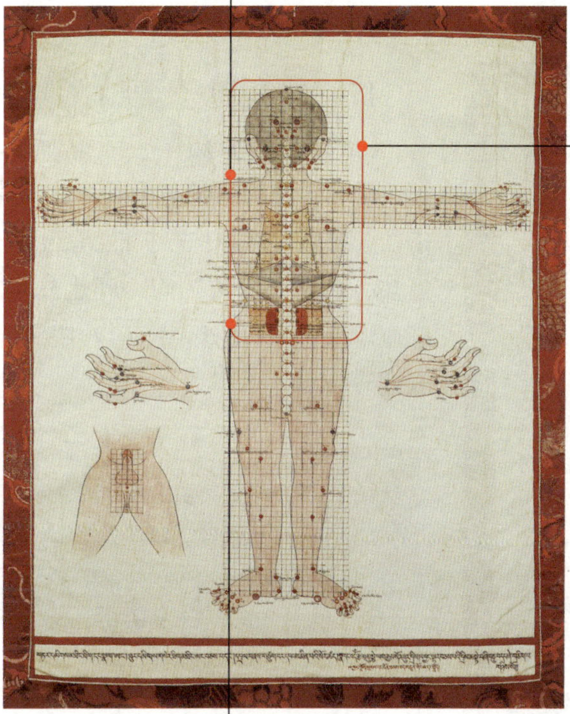

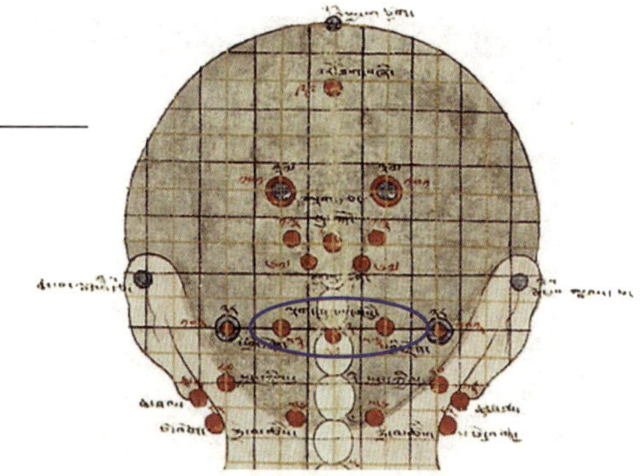

14 后颈窝穴（3 口）

《隆邪侵入头治疗》一节中所述，后颈窝穴（3 口）位于大椎与百会连线，左右两耳尖背连线，两线交叉处。灸之对隆邪侵入头脑，头昏、眩晕等有效。

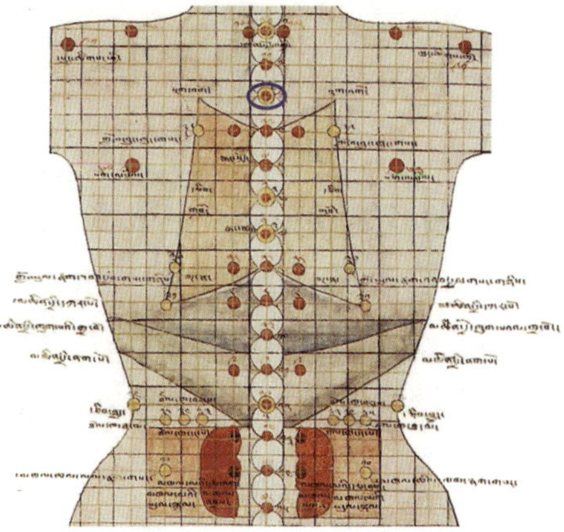

15 三椎穴

《隆邪致肺病灸治》一节中所述，三椎穴从大椎向下数第三椎为培根穴。灸之对寒隆增盛、陈热陷入骨，颈痛、瘿瘤、肺病、心脏病、头痛等有效。

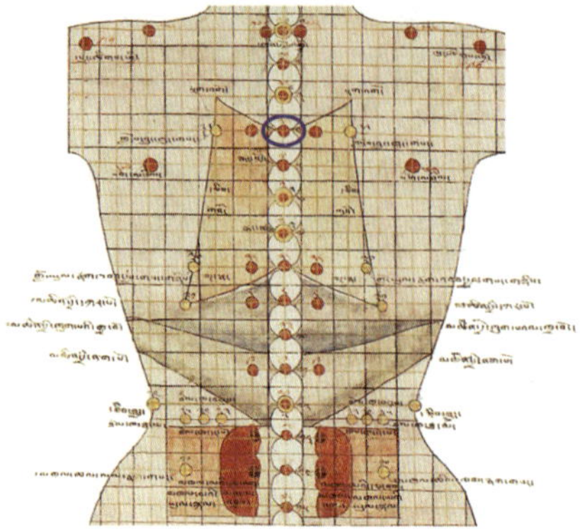

16 四椎穴

《隆邪致肺病灸治》一节中所述，四椎穴从大椎向下数第四椎为母肺穴。灸之对隆邪侵入肺，鼻塞、背上部不适、食不甘味、肺病上体刺痛、陈热引起的阵痛等有效。

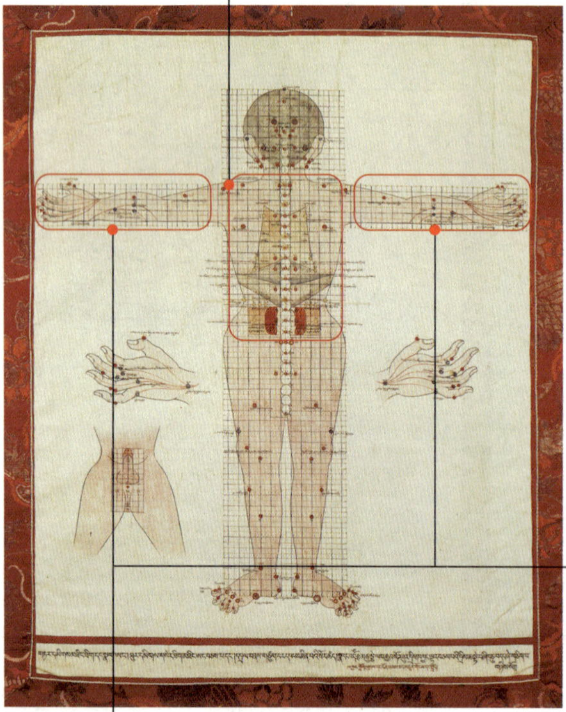

17 短角脉

《治疗热性胆病》一节中所述，短角脉位于肘鹰嘴尖向小臂背量4横指处。放血对肝脾伤热扩散、紊乱热、瘟热、热性“木布”瘤、肝热充血、肝血窜入胃引起的热泻、红沙眼病等有效。

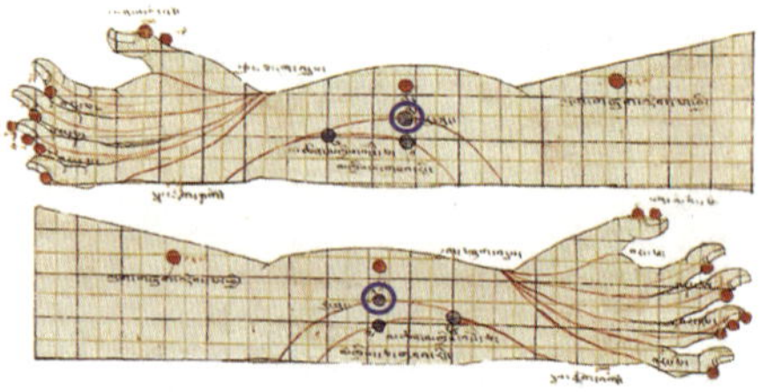

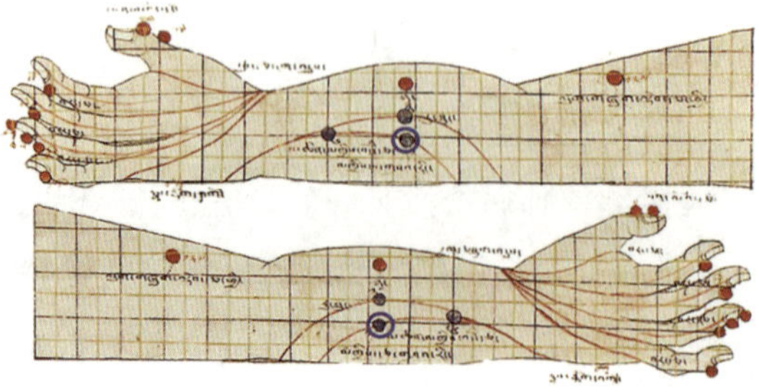

18 “赤巴霞让”脉

《治疗热性胆病》一节中所，“赤巴霞让”脉是从小臂背向下角循行的一脉。放血对身沉、嗜睡、赤巴瘟病、胆病窜于胃、天母瘟、目黄、胆病陈旧等有益。

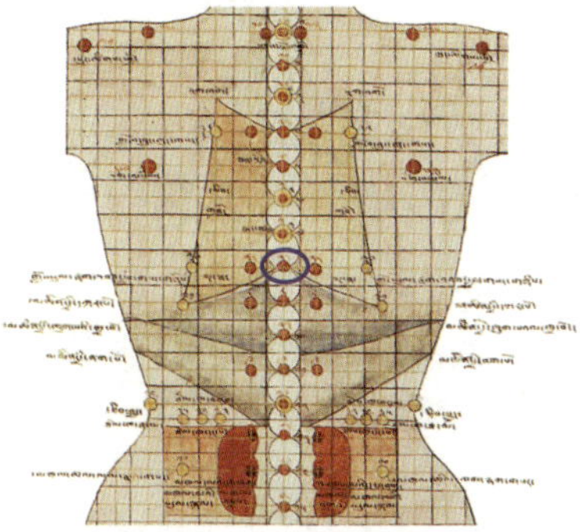

19　八椎穴

《治疗寒性胆病》一节中所述，八椎穴从大椎向下数第八椎为肝横膈膜穴。灸之对培根侵入肝横膈膜困痛、短肋刺痛、寒性胆病等有效。

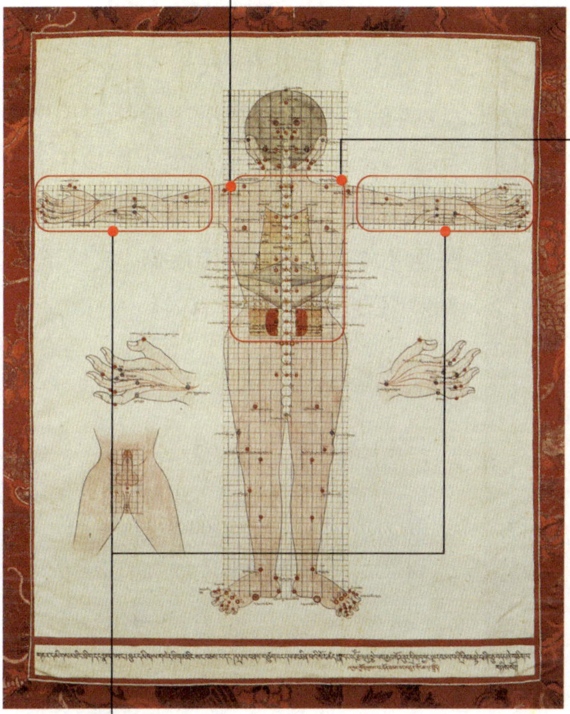

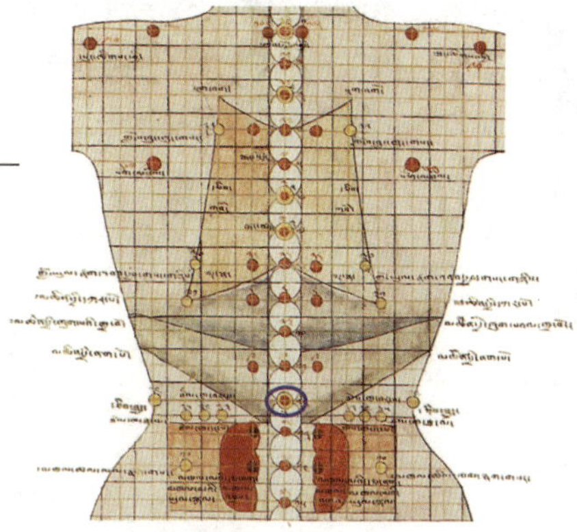

20　十二椎穴

《治疗寒性胆病》一节中所述，十二椎穴从大椎向下数第十二椎为胃穴。灸之对胃火衰败、培根引起的剑突培根病和铁垢培根症、寒性痞瘤、脊椎两旁肌肉强直、久泻、寒性胆病等有效。

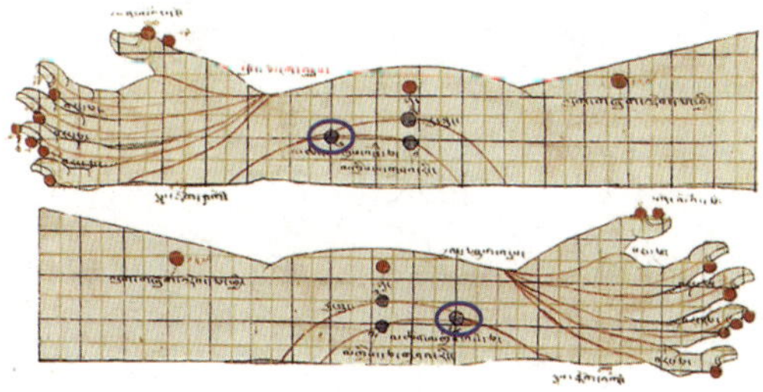

21　肝胆合脉

《治疗赤巴病目黄》一节中所述，肝胆合脉位于从肘鹰嘴尖向腕背量 8 横指处。放血对肝热发于胆囊的血赤巴病、肝萎缩、食欲不佳、胆痞瘤等有效。

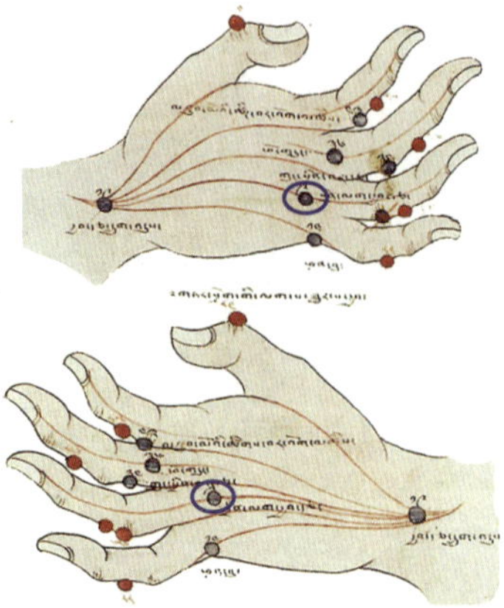

22　无名指背脉

《治疗隆邪侵入脾》一节中所述，无名指背脉位于无名指近关节背向上量 1 寸处。放血对血痢、血紊乱病、胃热、腹胀等有效。

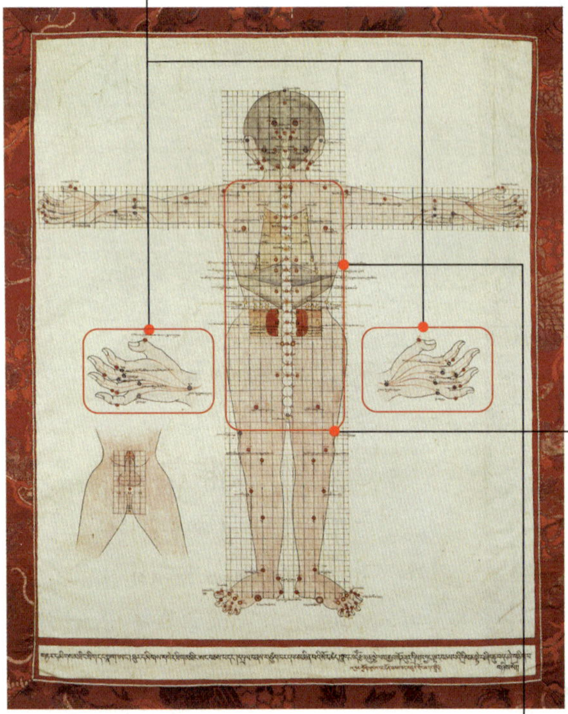

23　十九椎穴

《治疗胆病章之巩固治疗》一节中所述，十九椎穴从大椎向下数第十九椎为骶骨第一孔固精穴。灸之对遗精不止、经血不停、阴部和髋腰疼痛、大便干燥、四肢强直不能行动等有效。

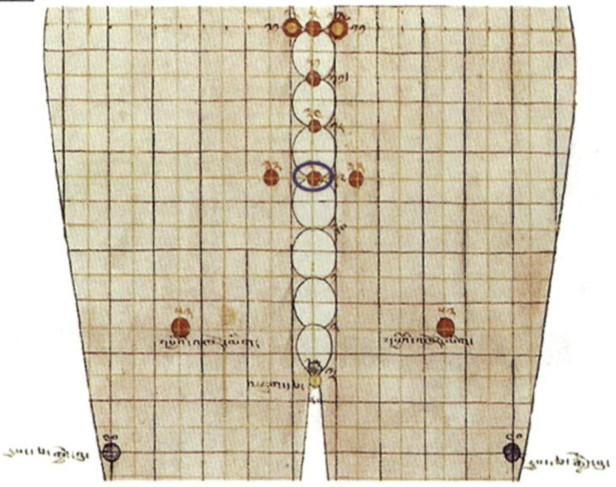

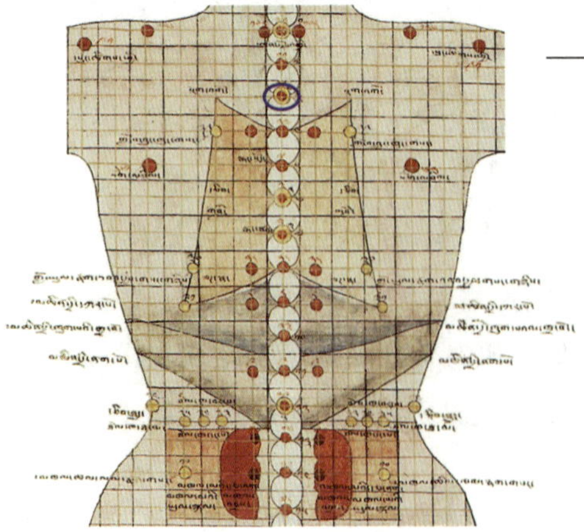

24　三椎穴

《培根病通治》一节中所述，三椎穴从大椎向下数第三椎培根穴。穿刺对培根和寒性“木布”病等有效。

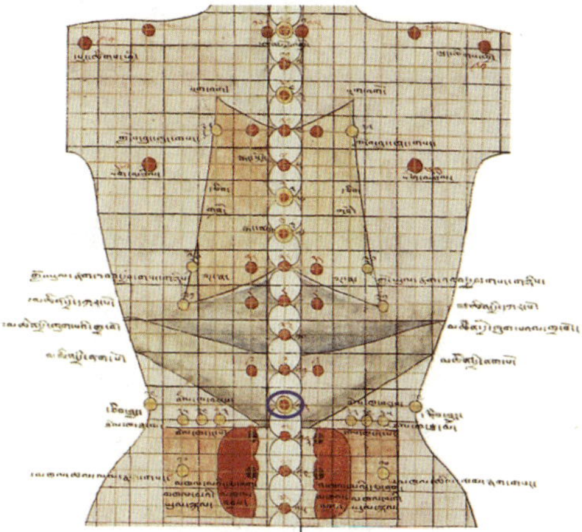

25　十二椎穴

《培根病通治》一节中所述，十二椎穴从大椎向下数第十二椎为胃穴。穿刺对不消化、剑突培根病、铁垢培根症等非常有效。

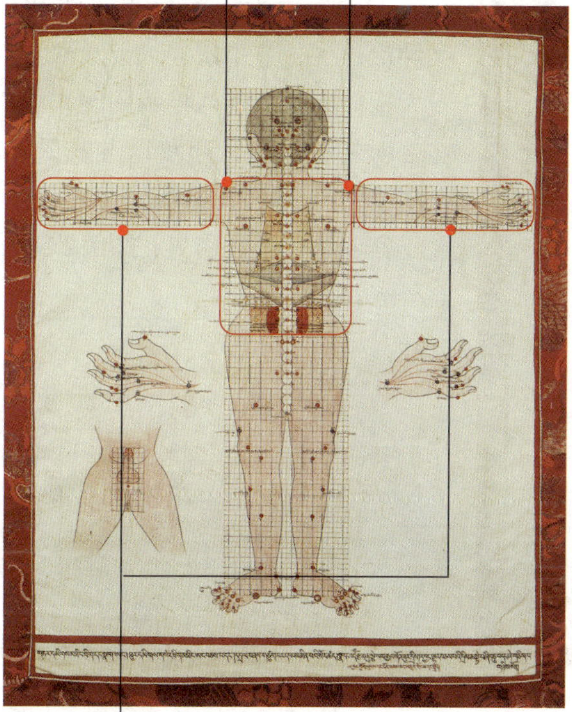

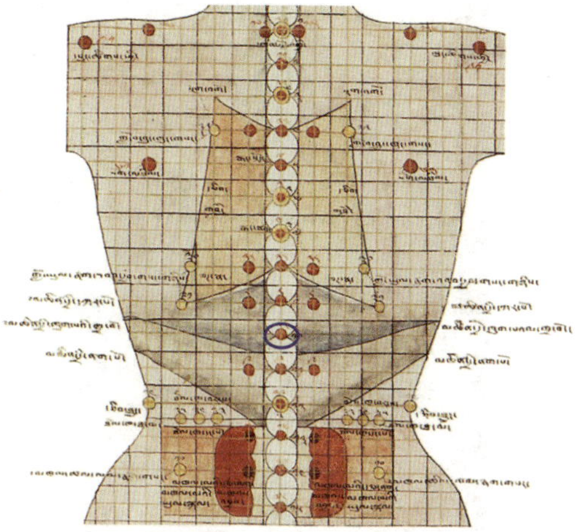

26　十椎穴

《培根病落入胆囊治疗》一节中所述，十椎穴从大椎向下数第十椎为胆囊穴。灸之对不消化、目黄、胆痞瘤、大便不通、口鼻流黄水、视线不明、胃火衰败等有效。

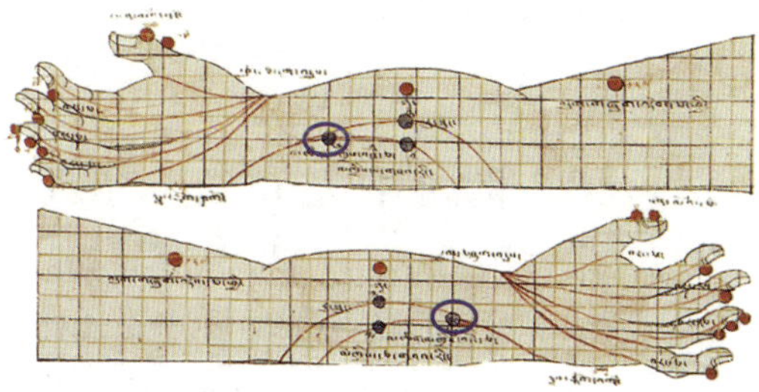

27　手背六合穴

《培根“木布”病散布于肝治疗》一节中所述，手背六合穴位于腕关节向手背量 4 横指的中指掌骨冈上。灸之对胃、肝充血，肺咳嗽，上体刺痛，子宫充血等有效。

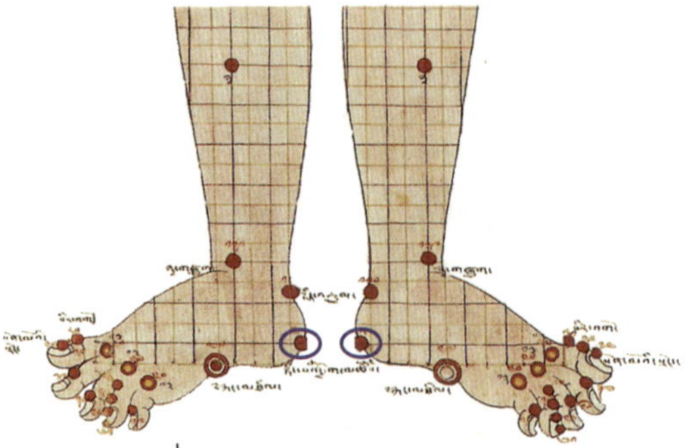

28　足跟垢界穴

《培根胃腐打嗝治疗》一节中所述，足跟垢界穴位于足跟结垢（黑白肉际）上。灸之对湿涩眼病、癫狂、昏厥、鬼邪附体等有效。

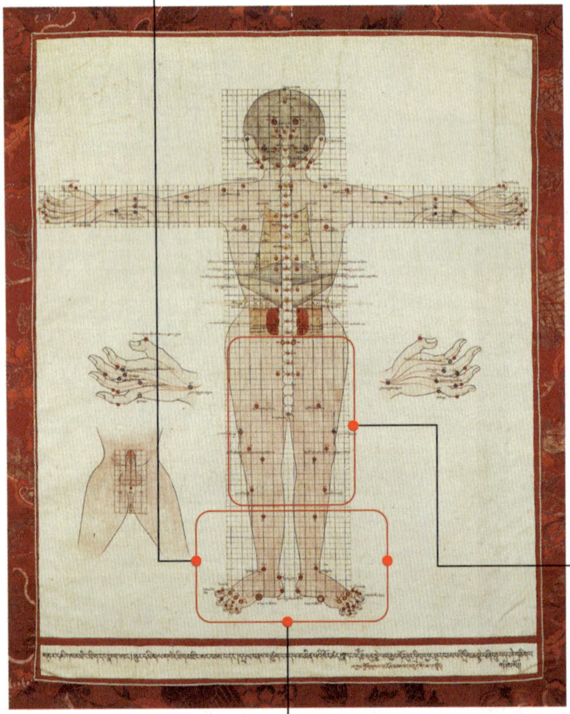

29　十八椎穴

《灰色浮肿章之隆引起的灰色浮肿治疗》一节中所述，十八椎穴从大椎向下数第十八椎为膀胱穴。灸之对膀胱结石、寒致尿淋或尿涩、阴茎强中、肿胀、经漏、子宫垂落、子宫卷结、产后伤风、膝关节寒冷等有效。

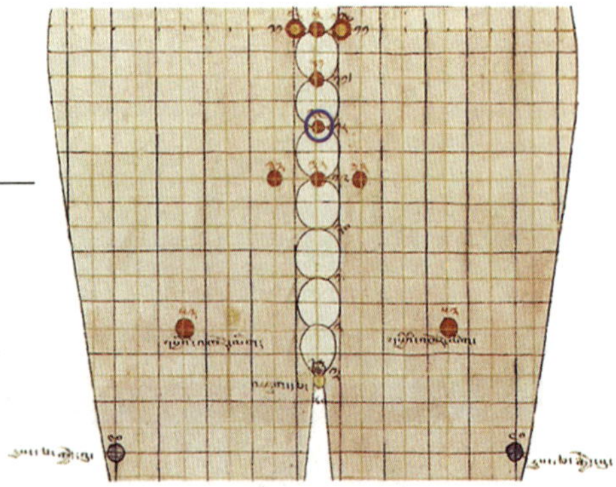

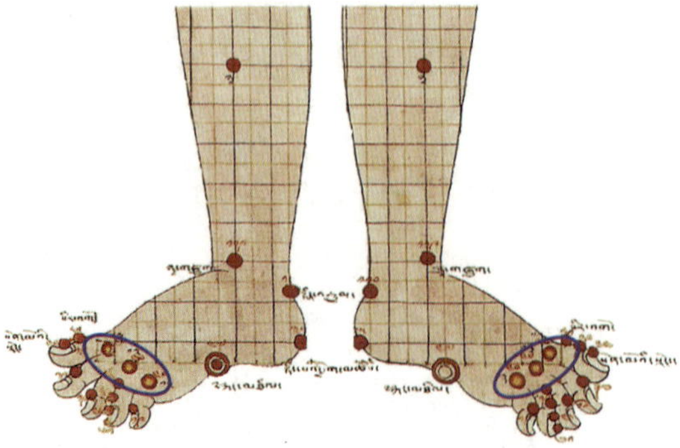

30　拇趾中关节上一寸穴

《肝浮肿治疗》一节中所述，拇趾中关节上一寸穴位于足拇趾大关节向上 1 寸处。穿刺可祛风、封闭黄水通道。

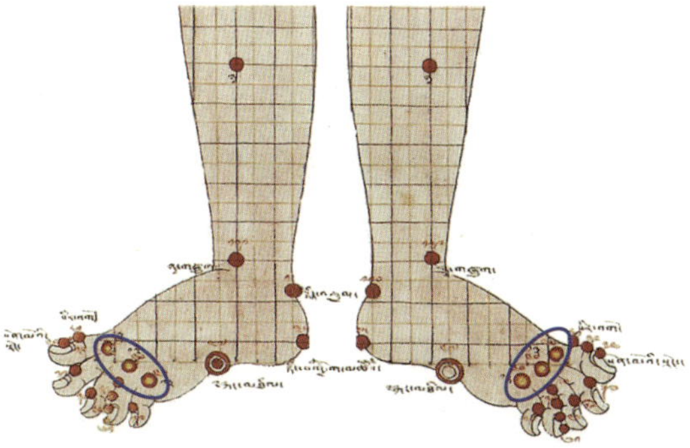

31 三趾穴

《痼疾腹水章》之第四节中所述，三趾火灸穴为第二、三、四趾各中关节向上 1 横指处。灸之对引出腹水所开的创口愈合有效。

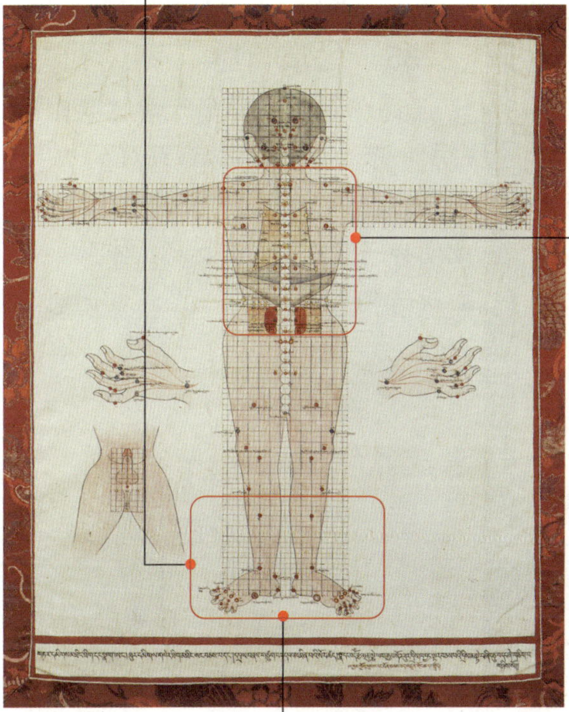

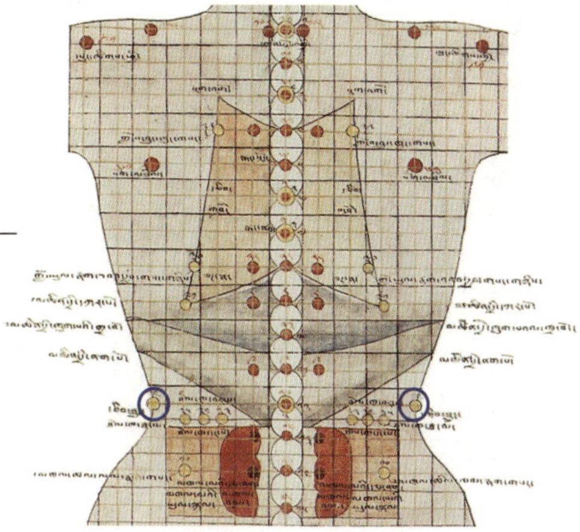

32 短肋穴

《腹水章之药治乏术》一节中所述，短肋穴位于第十二椎左右侧短肋上。穿刺可排除所有黄水。

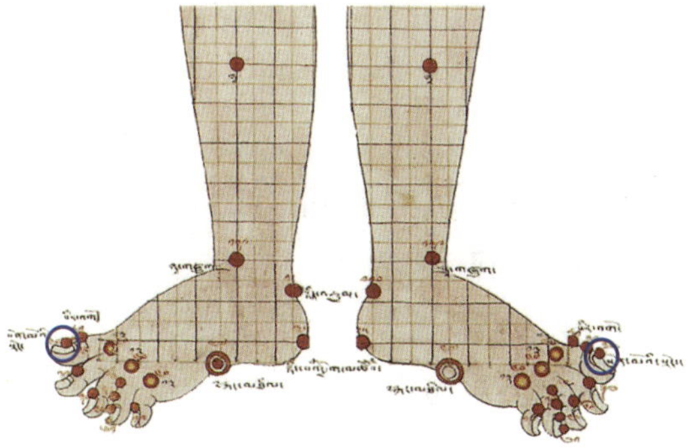

33 拇趾穴

《热病章之热性呃逆治疗》一节中所述，拇趾穴位于拇趾屈时突出的大关节上。灸之对热性呃逆有效。

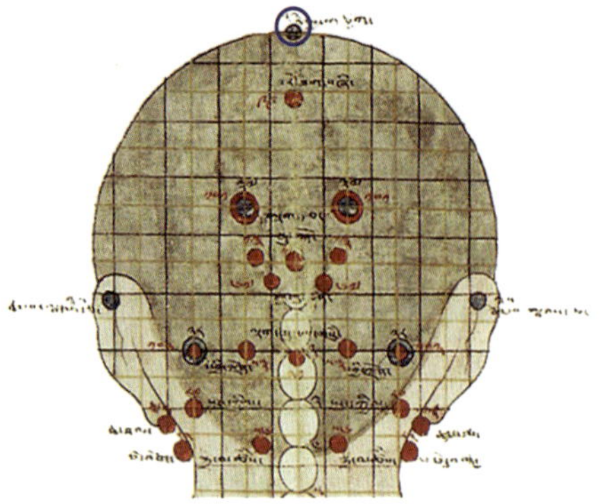

34 百会脉

《高热章之热邪窜入命脉治疗》一节中所述，百会脉位于印堂与后囟中央连线，两耳尖连线，两线交叉之处。放血对头重、迷糊；严重妇风病引起的疯狂；瘟病后遗症如头痛、后仰、头晕、脱发；热邪窜于心和命脉引起的头刺痛、昏厥；血热引起的眼病等有效。

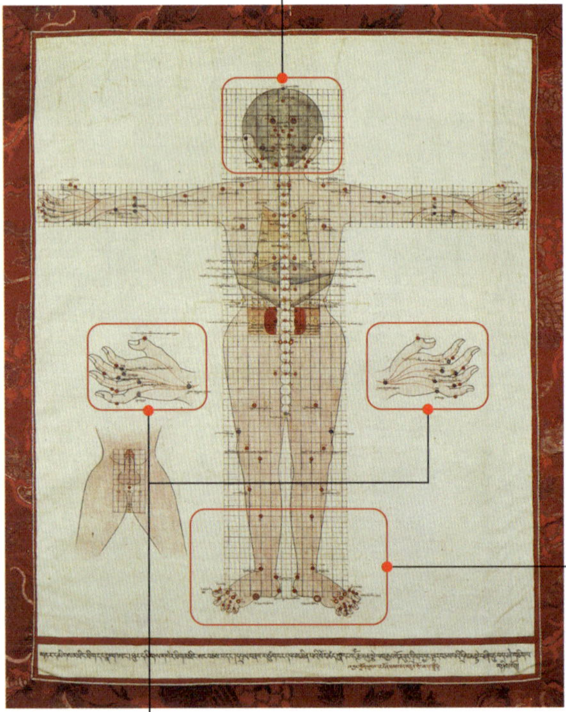

35 足掌行脉

《高热章之热邪窜入命脉放血治疗》一节中所述，足掌行脉位于中趾与足跟连线二分之一处的内侧弯膛，此处有三脉，中间一脉即为本脉。放血对高热邪窜入命脉，昏厥、谵语等有效。

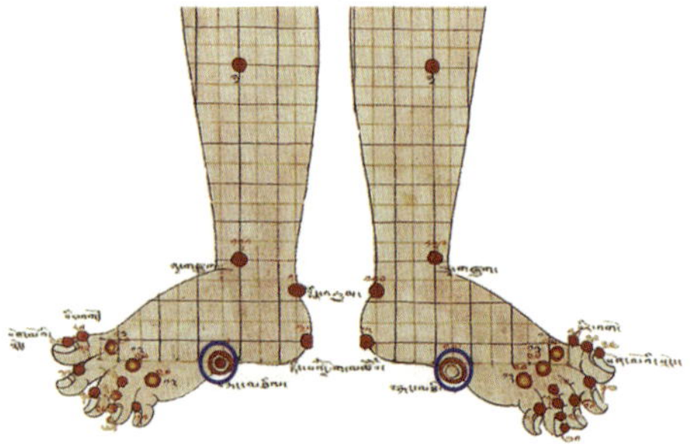

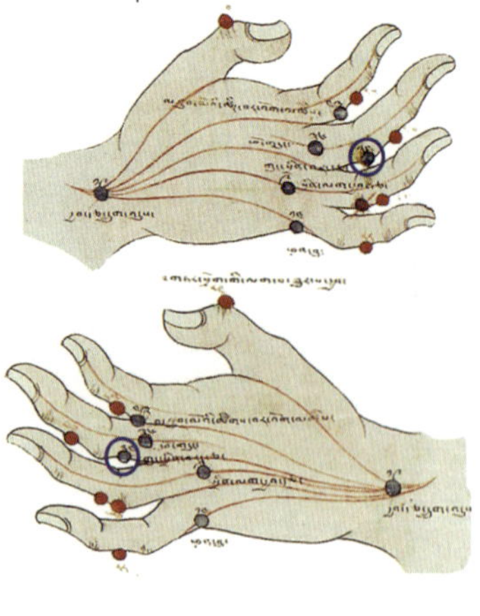

36 中趾与无名趾缝脉

《伤热章之脾伤热治疗》一节中所述，中趾与无名趾缝脉位于足中趾和无名趾两缝向上量3横指处。放血对伤热扩散于脾者有效。

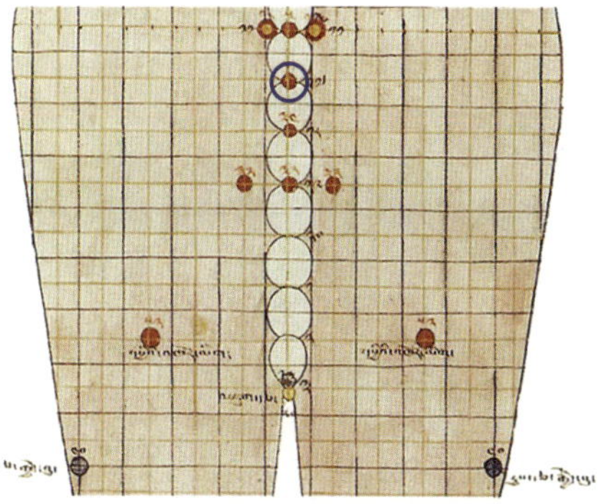

37 十七椎穴

《伤热章之小肠伤热治疗》一节中所述，十七椎穴从大椎向下数第十七椎为小肠穴。灸之对小肠瘤、尿涩、陈热内陷、下泻黏液不止等小肠疾病有效。

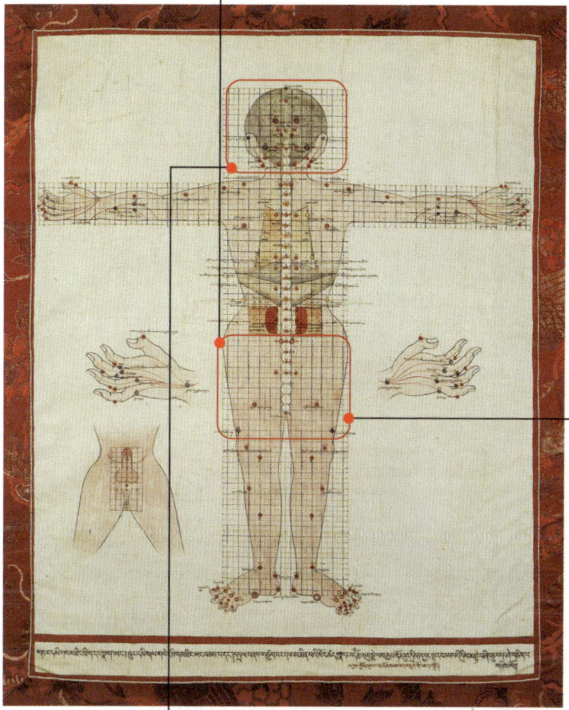

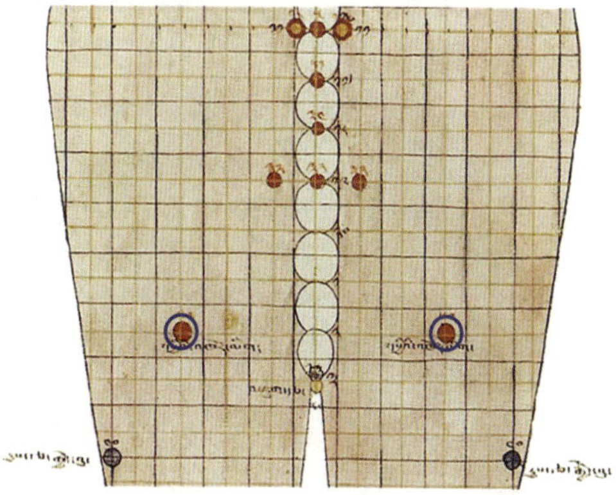

38 髋眼穴

《瘟病章之风瘟治疗》一节中所述，髋眼穴位于尾骨端向左右量 4 寸髋关节处。灸之对黄水窜于腹、大便干燥、寒性痞瘤、下落水肿、高热窜于髋骨、湿痹等有效。

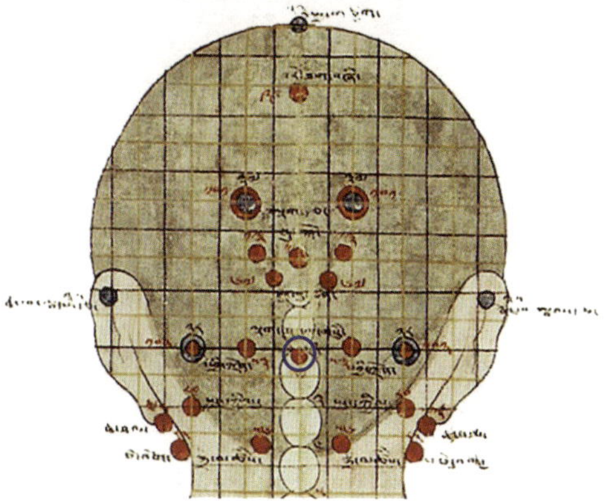

39 后颈窝穴

《瘟病章之风瘟灸治》一节中所述，后颈窝穴位于枕骨和第一颈椎相接处。灸之对疟疾有效。

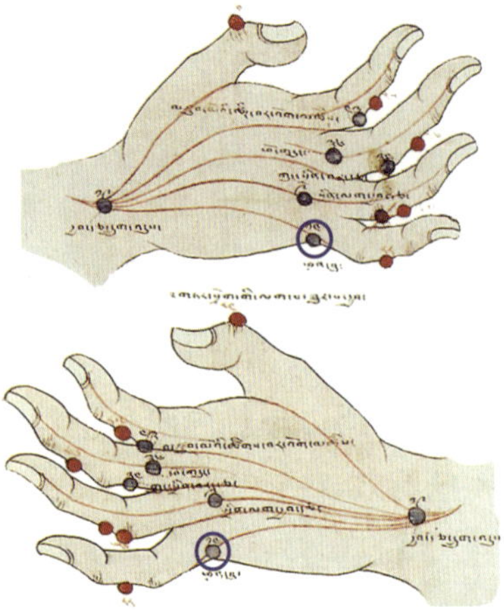

40　细小脉

《瘟病章之治疗高热不降》一节中所述，细小脉位于从手腕外侧向无名指近关节量 4 横指处。放血对药不能降热的热病有效。

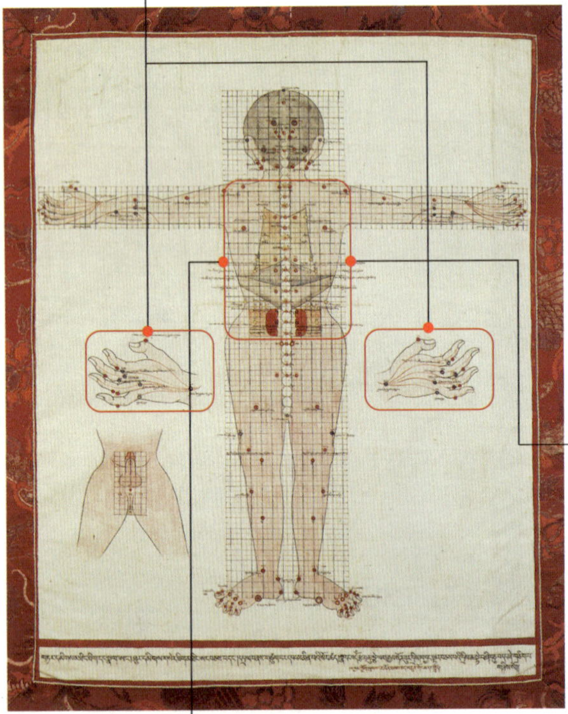

41　肾黑脉穴

《治疗瘟疫降于肾》一节中所述，肾黑脉穴位于从大椎向下数第十四椎左右旁开 1 寸 1 分处。灸之对瘟疫降于肾脏者有效。

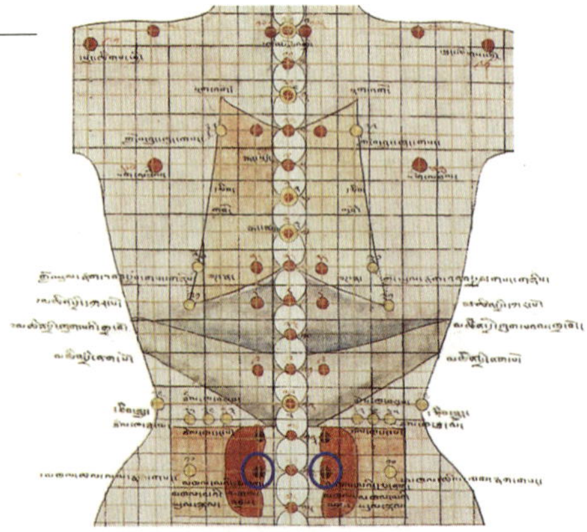

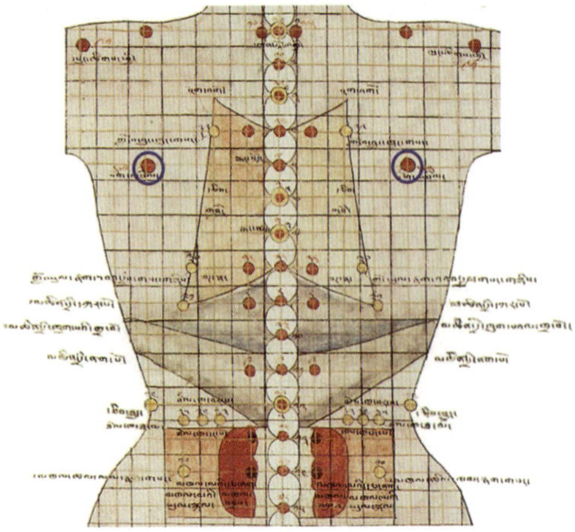

42　胛骨镜穴

《白喉、炭疽章之炭疽疽治疗》一节中所述，胛骨镜穴位于从大椎向下数第五椎左右旁开 3 寸半处。灸之对炭疽非常有效。

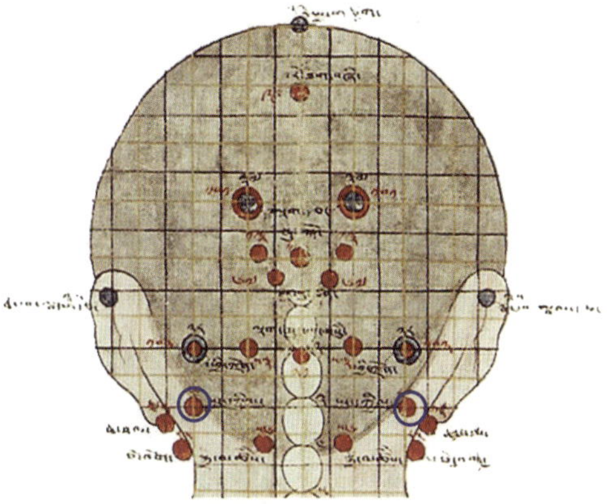

43 风池穴

《眼病章之焮痛眼病》一节中所述，风池穴位于第三颈椎左右旁开 3 横指处发旋中。灸之对隆致眼病和耳病等非常有效。

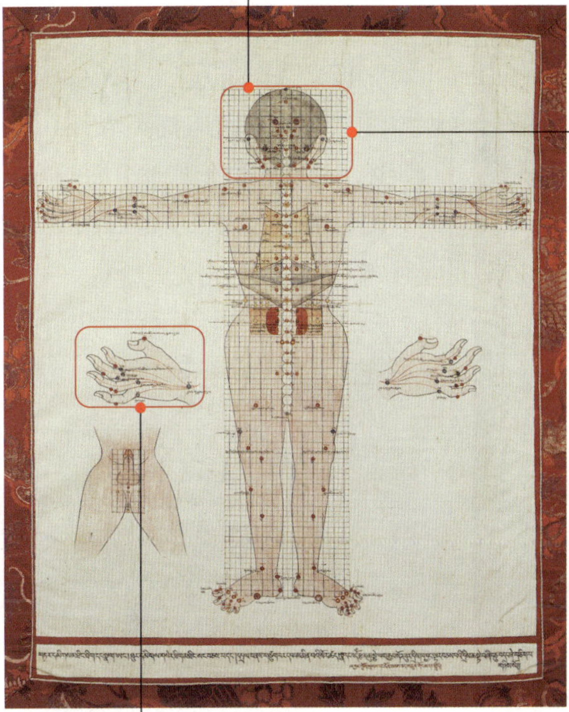

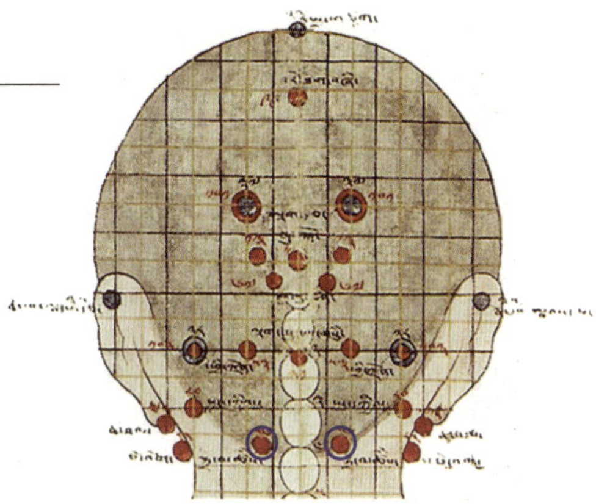

44 项发际穴

《眼病章之肌肉伤热》一节中所述，项发际穴位于第四颈椎左右旁开 1 横指处。灸之对眼病、肌肉伤热扩散等有效。

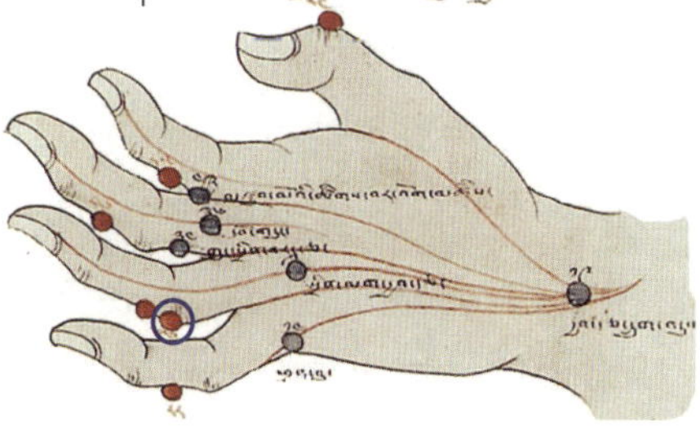

45 左手无名指中关节穴

《口腔病章之培根邪引起口腔疾病治疗》一节中所述，左手无名指中关节穴位于左手无名指中关节。灸之对培根邪引起的口腔疾病有效。

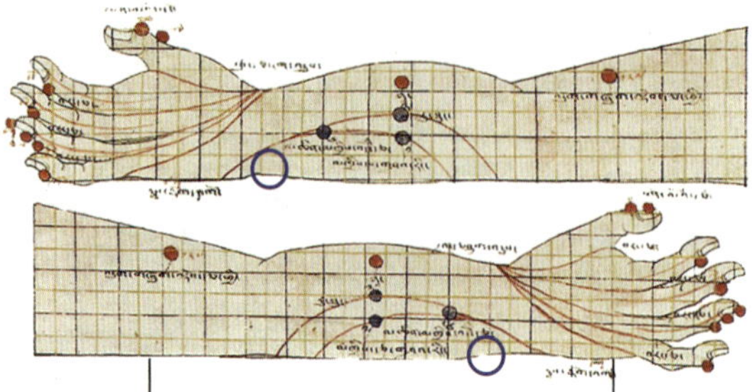

46 腕骨端穴

《口腔病章之虫牙灸治》一节中所述，腕骨端穴位于左右手腕骨突即尺骨端之上。灸之对龋齿等有效。此穴只在从藏地传入蒙古的《曼唐医学挂图》中有，其他《曼唐》中无。

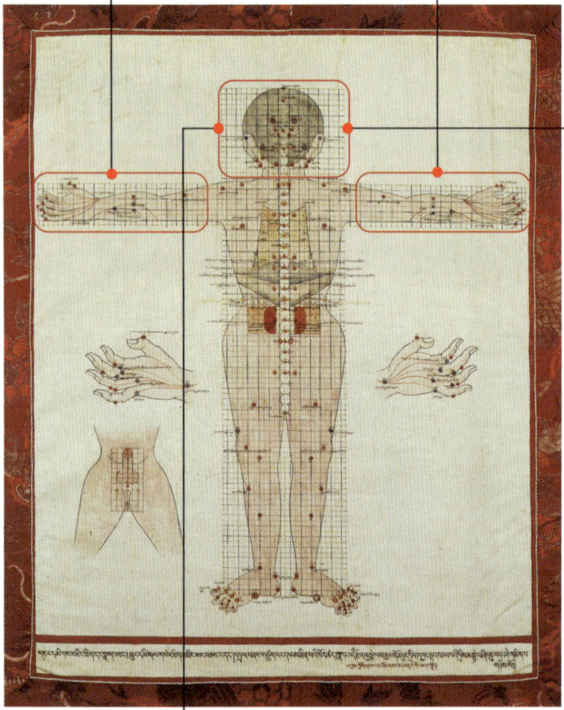

47 耳垂穴

《口腔病章之喉痈灸治》一节中所述，耳垂穴位于耳垂下面凹陷中。灸之对喉痈、肉核（淋巴结）肿大有效。

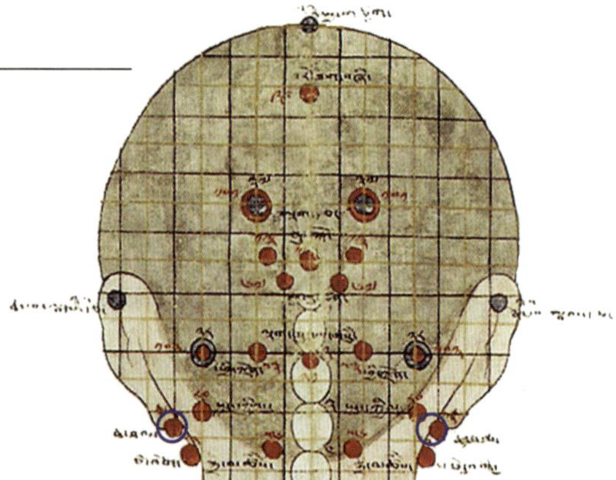

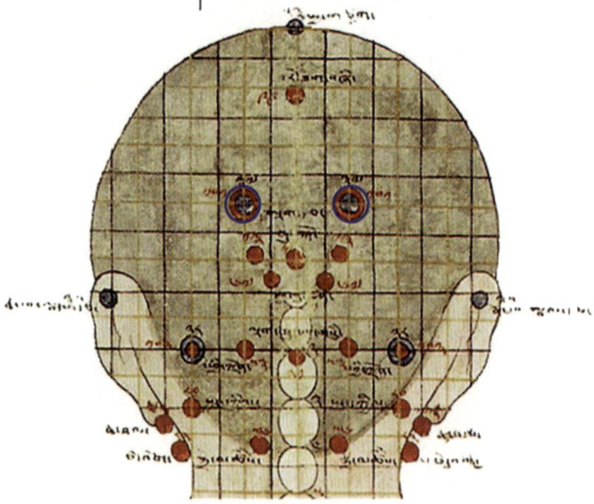

48 枕骨脉

《肾伤热扩散于上体治疗》一节中所述，枕骨脉位于从后囟门向上量 3 横指处。放血对颈项强直、颈不能转动、脑刺痛、肾病扩散于上体等有效。

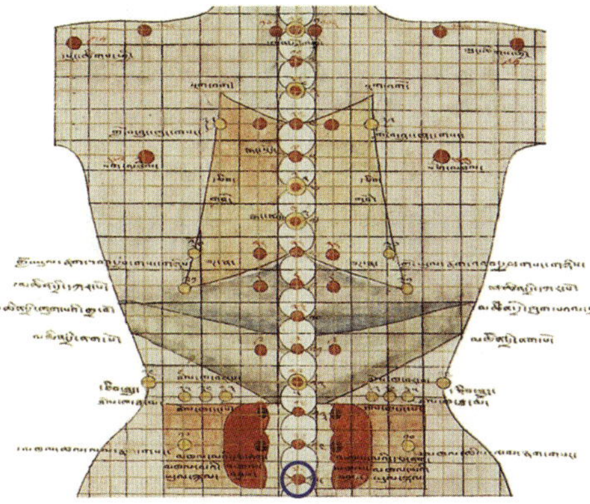

49　十五椎穴

《痹病章之湿痹灸治》一节中所述，十五椎穴从大椎向下数第十五椎为脏腑总穴。灸之对痹病中的湿痹和寒隆（风）增盛、不孕症、“赤巴恰亚”症（黑胆病）等有效。

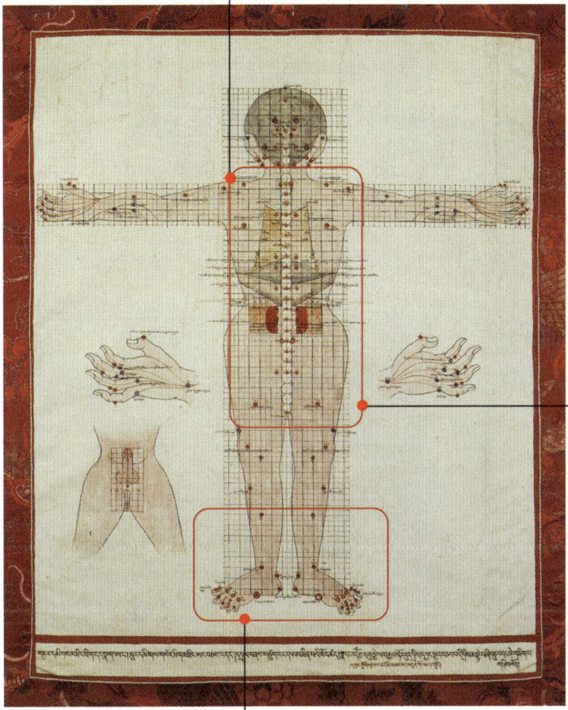

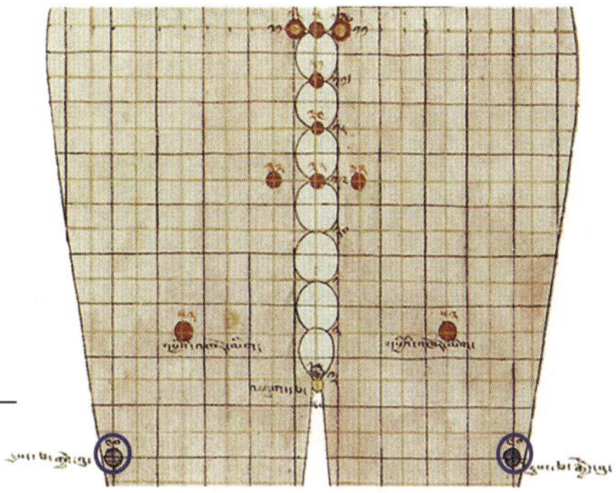

50　三石灶骨脉

《痹症章之黑痹治疗》一节中所述，三石灶骨脉位于髋眼向下斜量4寸的股外侧。放血对黑痹（热性痹病）、腿不能举等有效。

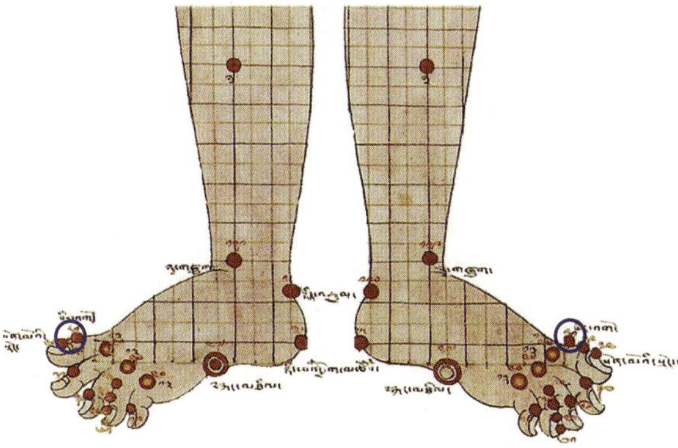

51　鳖头穴

《白脉病通治章之初发严重白脉病治疗》一节中所述，鳖头穴位于左右两足拇趾远关节高突处。灸之对白脉病（神经病）初期有效。

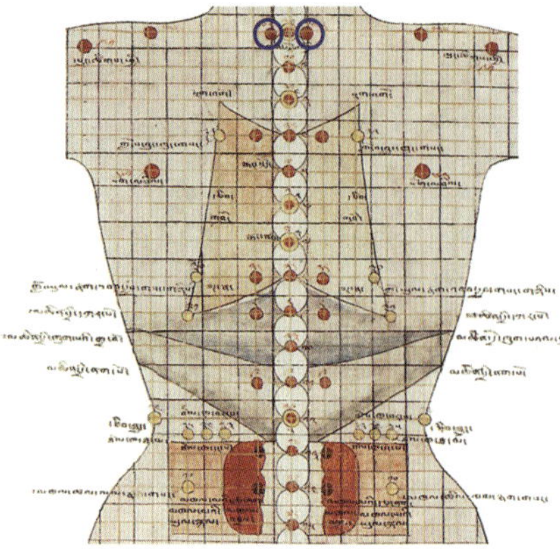

52 “安东”旁穴

《白脉病章之头部白脉病治疗》一节中所述，“安东”旁穴位于大椎左右旁开 1 分处。灸之对白脉病窜于头有效。

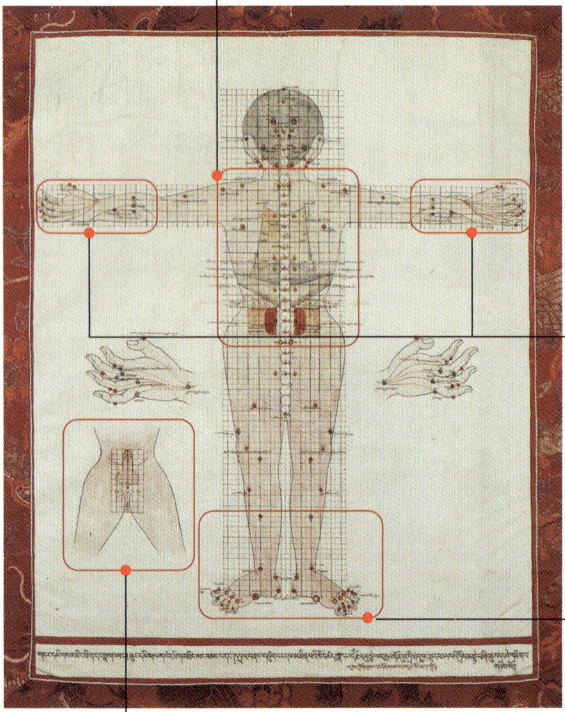

53 四无名指（趾）尖穴

《白脉病章之白脉病降于内脉治疗》一节中所述，四无名指（趾）尖穴位于左右手、足四无名指（趾）指甲尖结垢处。灸之对白脉病降于内脉有效。

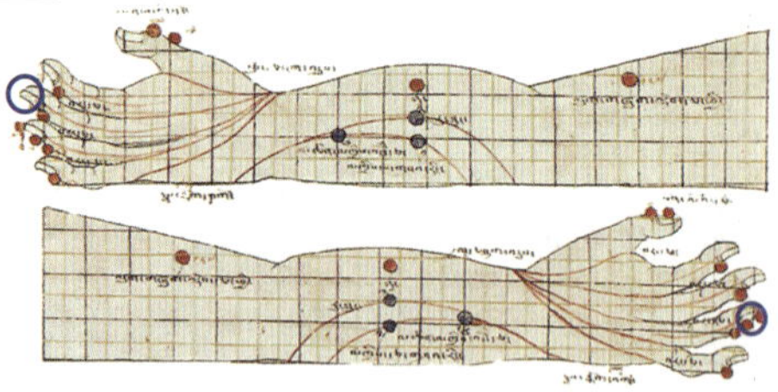

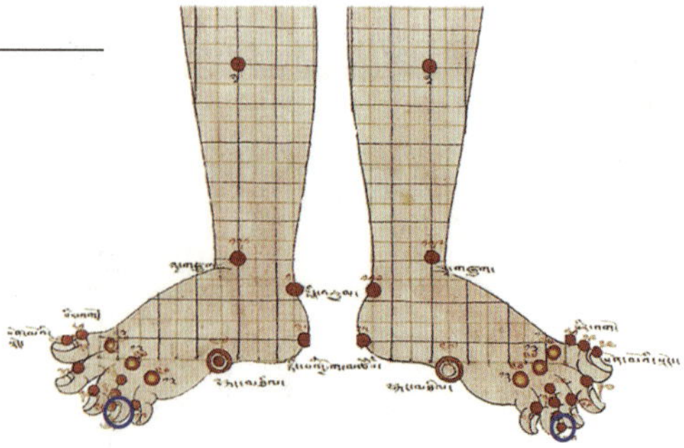

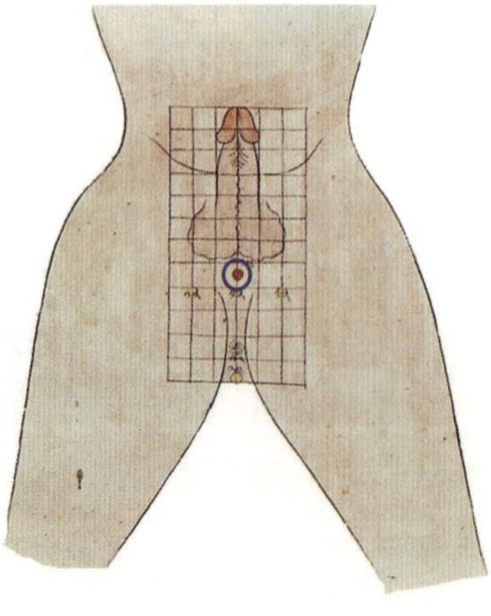

54 会阴穴

《白脉病章之触觉衰弱、瘫痪、体温消失等的治疗》一节中所述，会阴穴位于阴囊与肛门之间。灸之对白脉病有效。

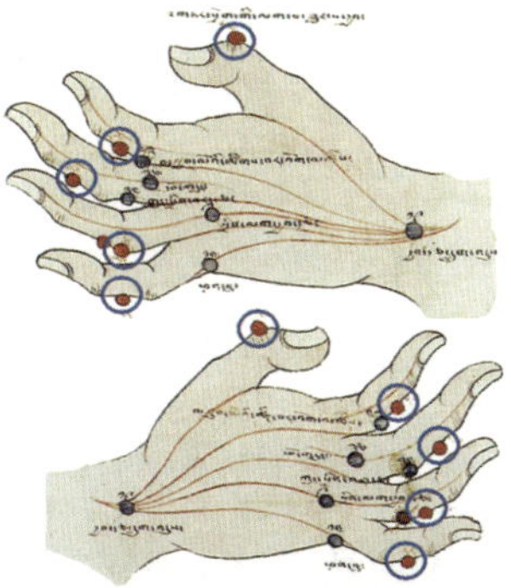

55 十宣穴

《白脉病章之白脉病降于脏腑治疗》一节中所述，十宣穴中拇指指纹穴治心脏、小肠病；食指指纹穴治肺、大肠病；中指指纹穴治肝胆病；无名指指纹穴治脾胃病；小指指纹穴治肾、“三木塞”和膀胱病。

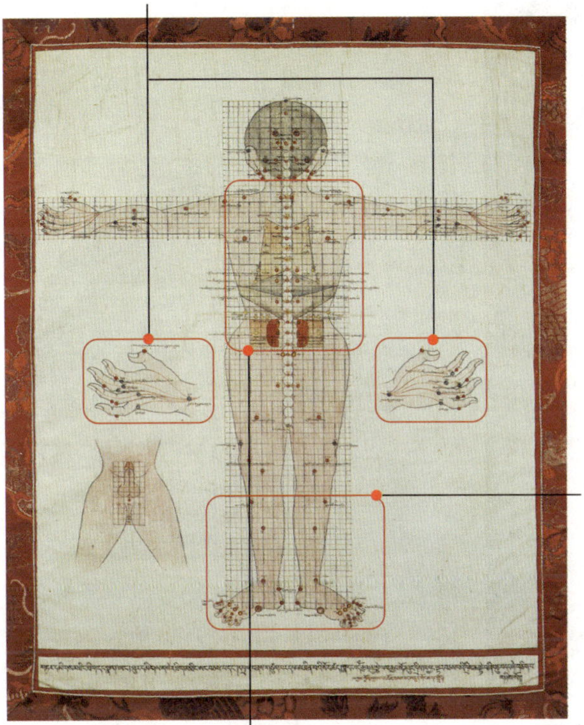

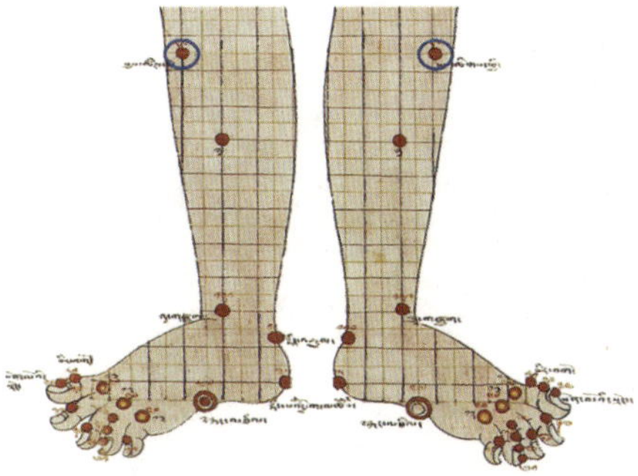

56 膝关节外穴

《白脉病章之治疗腿拖行》一节中所述，膝关节外穴位于左右膝关节外角向下量6横指处。灸之对跛足、拖行有效。

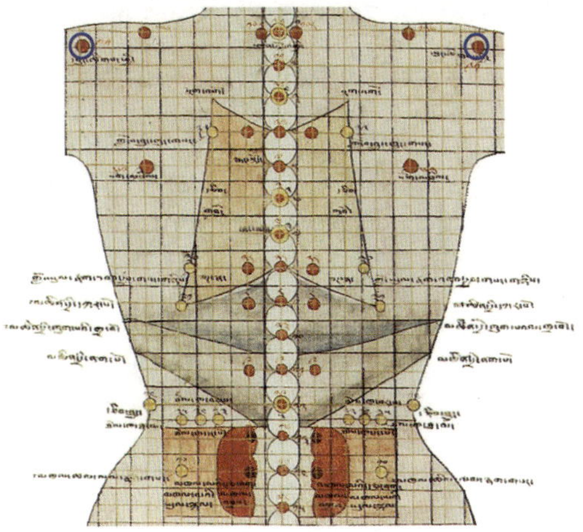

57 肩关节外穴

《白脉病章之手臂拖垂治疗》一节中所述，肩关节外穴位于肩笑纹即举臂时出现皱纹处向三角肌外侧量1寸处。灸之对手臂拖垂、不能上举等有效。

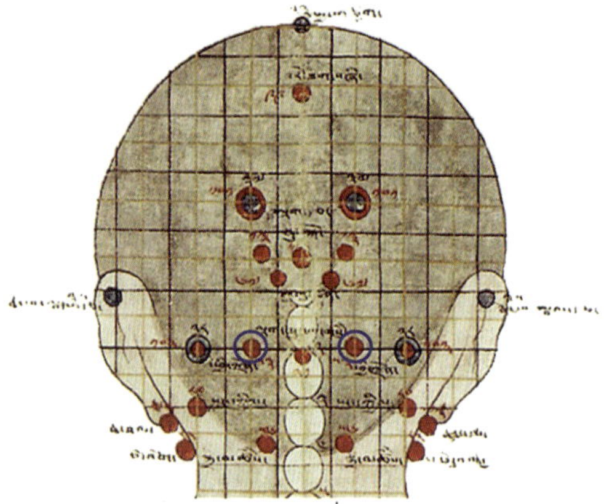

58　后颈窝左右穴

《小儿病治疗所述》一节中所述，后颈窝左右穴位于第一和第二颈椎连接处左右旁开 1 寸处。灸治小儿颈项强直。

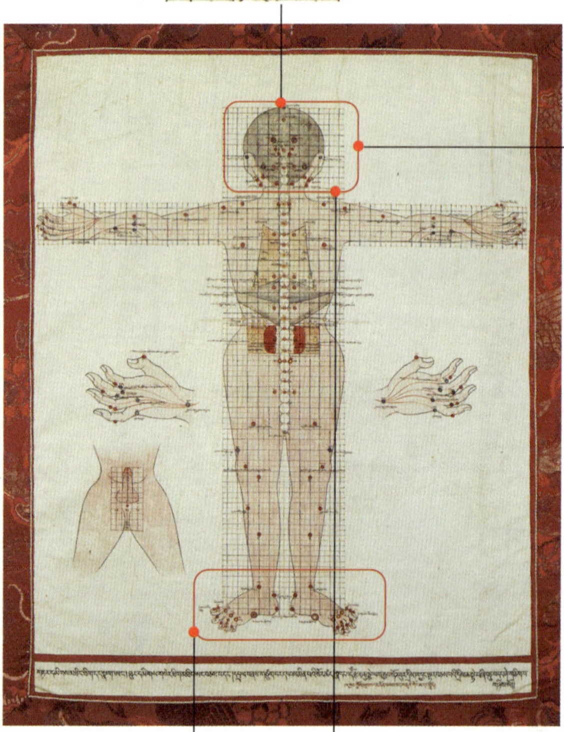

59　外树穴（2 口）

《头部创伤章之伤热扩散于肌肉治疗》一节中所述，两外树穴位于耳孔向后颈量 2 寸处。灸治伤热扩散于肌肉。

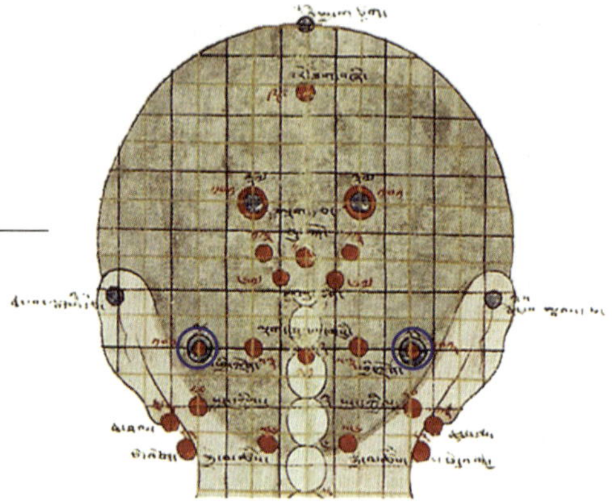

60　枕骨脉穴

《头部创伤章之伤热扩散于肌肉治疗》一节中所述，枕骨脉穴位于脑后枕骨兀突左右旁开 1 寸处。灸治伤热扩散于肌肉。

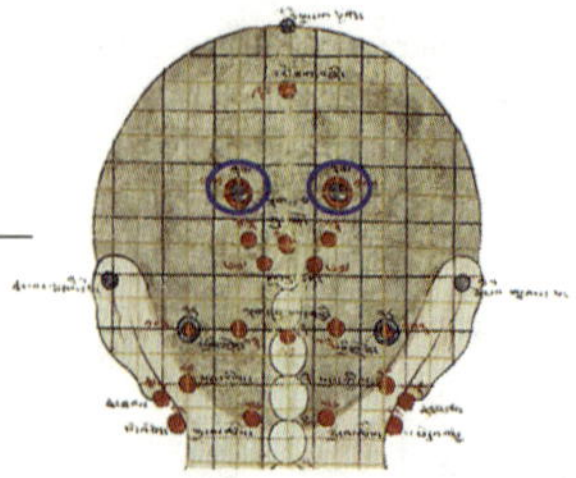

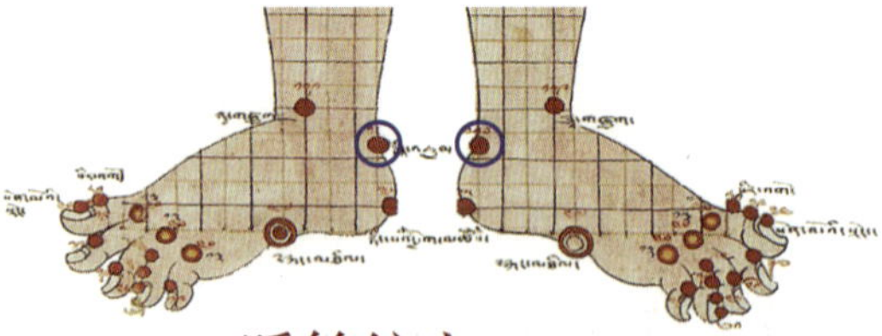

61　踵笑纹穴

《头部创伤章之眼球下垂治疗》一节中所述，踵笑纹穴位于左右两足跟结垢处（皮肤黑白界限处）、脚活动时出现在皱纹之上。灸之对眼干涩、沙眼、昏厥、眼球下垂等有效。

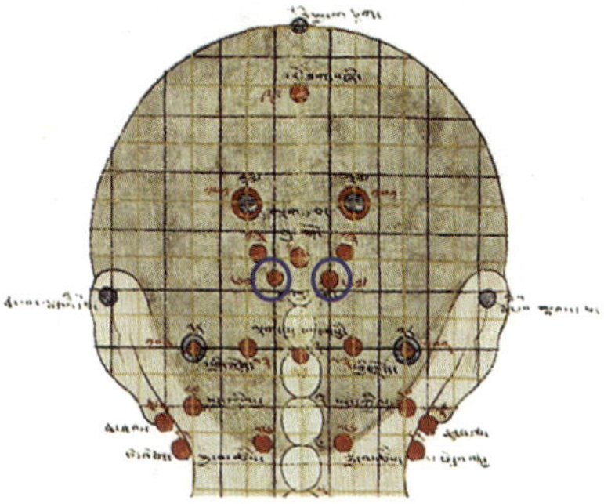

62 项筋穴

《头部创伤章之脊柱强直后仰治疗》一节中所述，项筋穴位于第一颈椎左右旁开 1 寸处。灸之治脊柱强直、后仰。

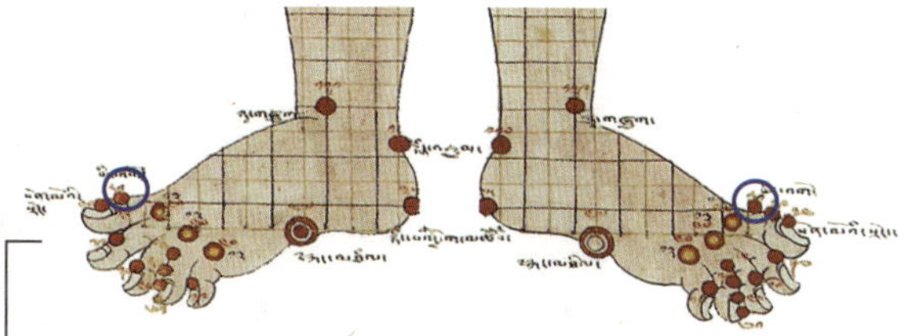

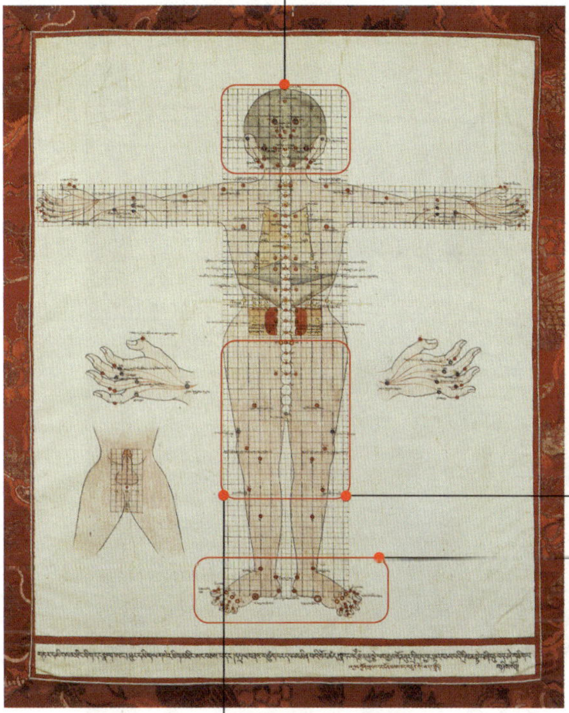

63 拇趾毛丛穴

《躯干创伤章之内脉断离治疗》一节中所述，拇趾毛丛穴位于左右足拇趾长毛处。灸之对癫狂、妄言、昏厥及体腔内脉管断离有益。

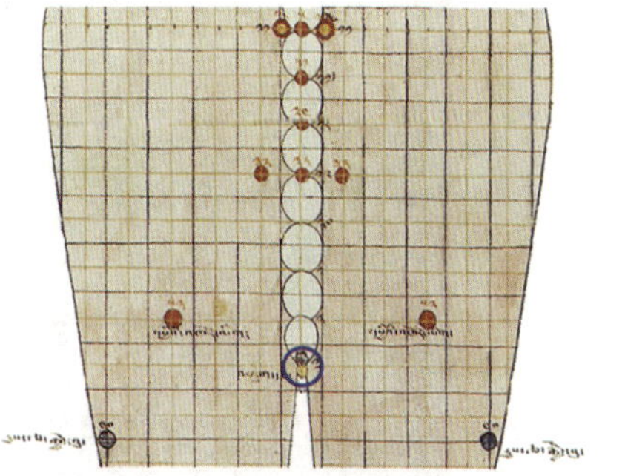

64 尾骨脉

《躯干创伤章之肛门创伤灼痛治疗》一节中所述，尾骨脉位于尾骨。放血可治肛门受伤灼痛。

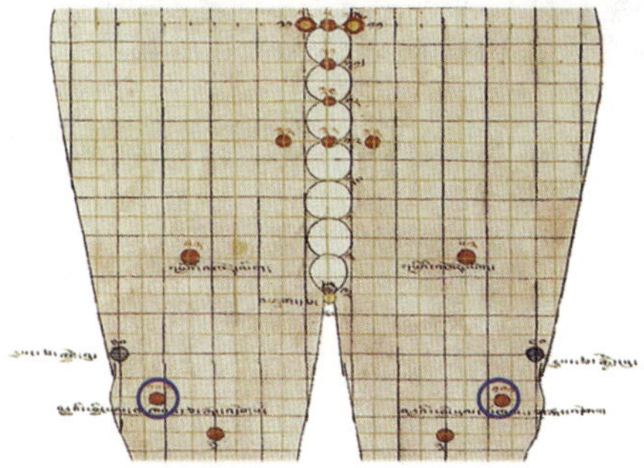

65 风市穴

《四肢创伤章之跛足治疗》一节中所述，风市穴为站立时两手下垂中指所至大腿外侧处。灸之对白脉病和创伤造成的跛足难行等有效。

图四十二　隆病至痞瘤病内外因

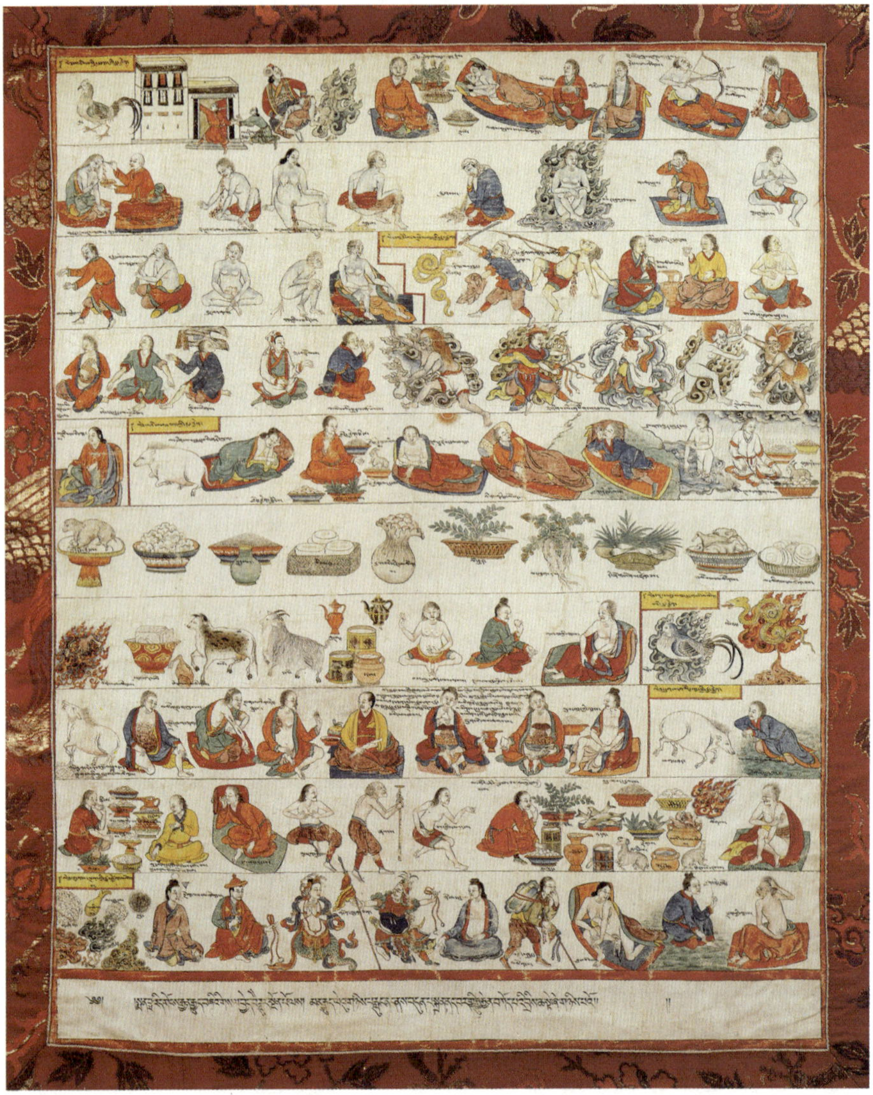

本图示隆病、赤巴病、培根病、“木布”病、消化不良、痞瘤等各病内因、外因及其症状等内容。

第二章 隆病内外因

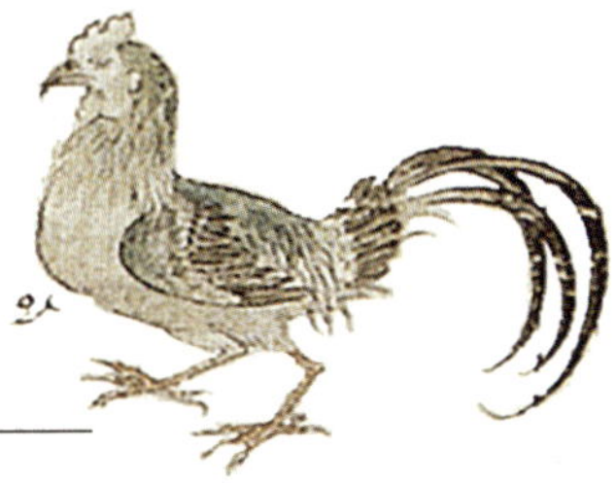

一、隆病内因

1 贪婪（鸡）

隆病远内因为三毒中之贪婪。贪婪是对中意的物品或对世间繁华产生贪恋难离的一种心理。鸡是最为贪婪、性欲强的动物，故以此作为贪婪的标志。

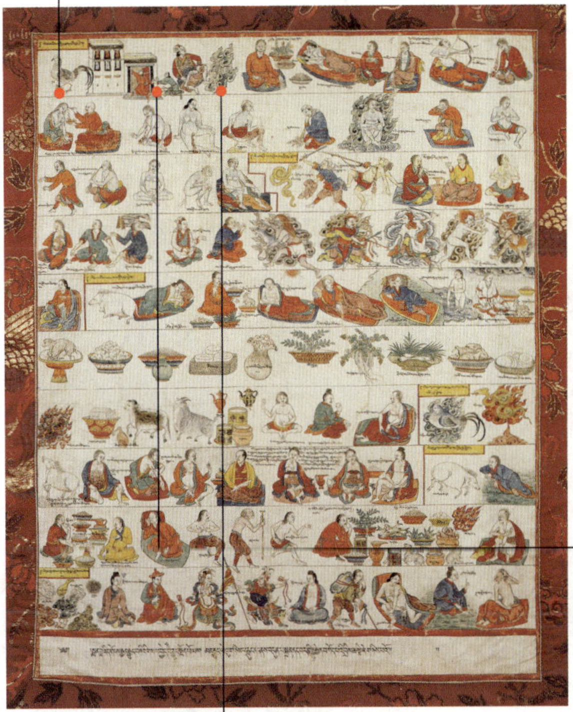

二、隆病外因

1 贪婪来自无明

从我执无明中，产生对中意的世间繁华、享受等的贪恋难离之心，其心浮气躁与隆（风）的特性相一致，故可引起隆之六特性偏盛而发隆病。

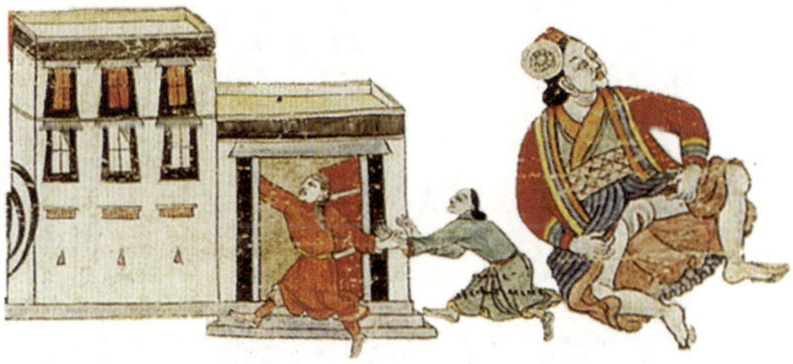

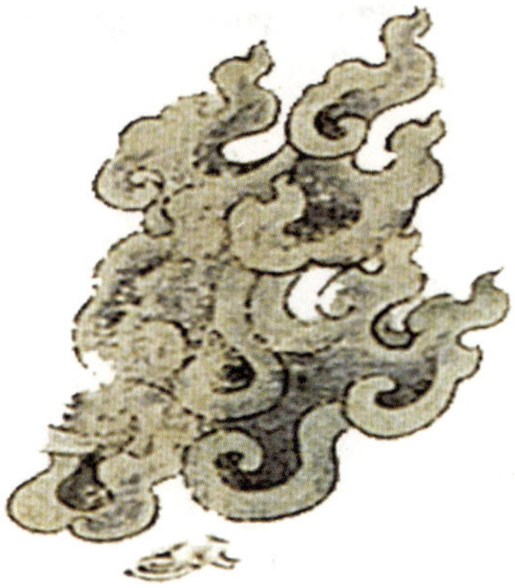

2 隆

未变异的隆是隆病的近因，隆主要依居于脐以下阴部和心脏、大脑、黑白命脉之中，过食轻、糙饮食和过分负重、伤心痛苦、挨饿熬夜等外因可引起隆偏盛而发隆病。

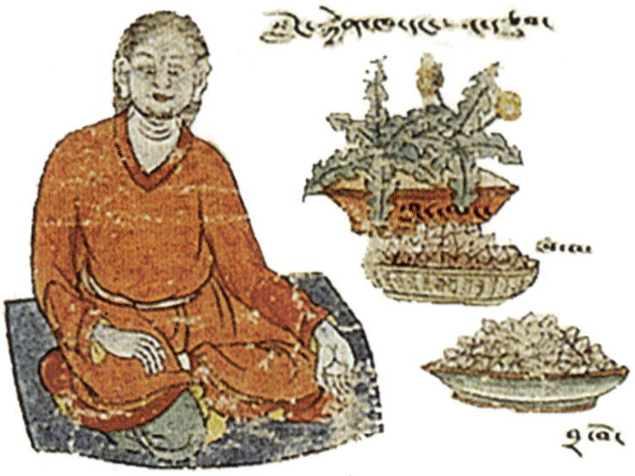

3　外因为过食苦、轻、糙食物

过食味苦和性轻、糙的蒲公英、稷、荞麦、山羊肉、茶等食物，因这些食物性轻、糙、动、凉，与隆的凉、轻、糙、动特性相一致，故能引起隆偏盛而发隆病。

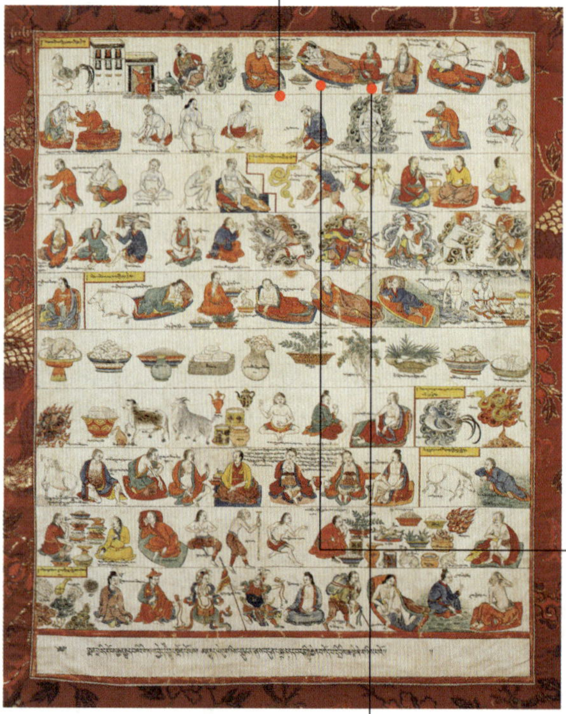

4　房事劳累

房事过度则会损伤红白精华，造成体内精华和精气损耗，可引起隆的动、轻等特性偏盛而发隆病。

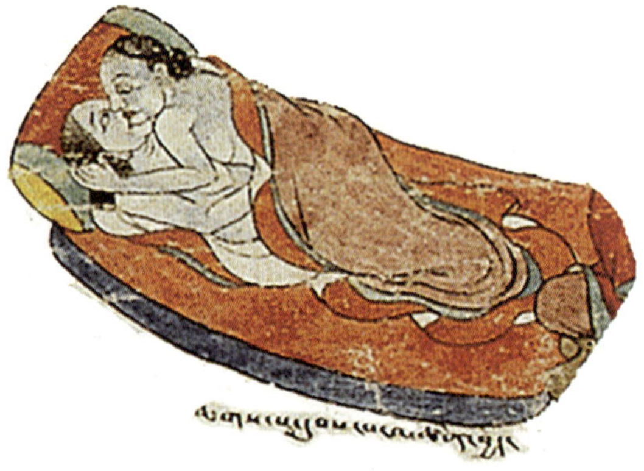

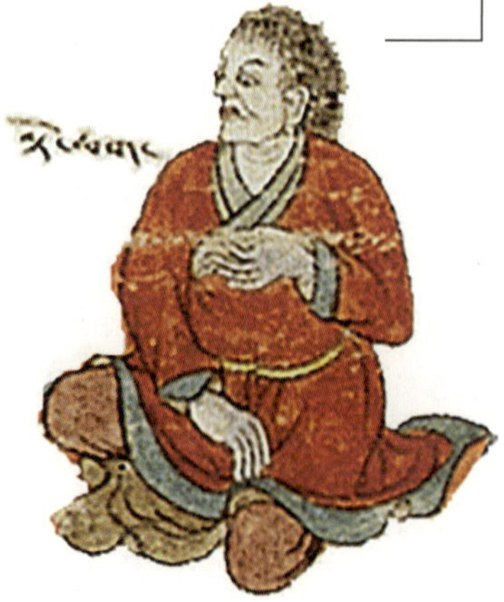

5　饥饿

闭门修行、生活艰苦、斋戒禁食等长时不进饮食，或有食物也很少进食等造成严重饥饿，引起机体营养不足，导致原本具有平衡六特性的隆偏盛而发隆病。

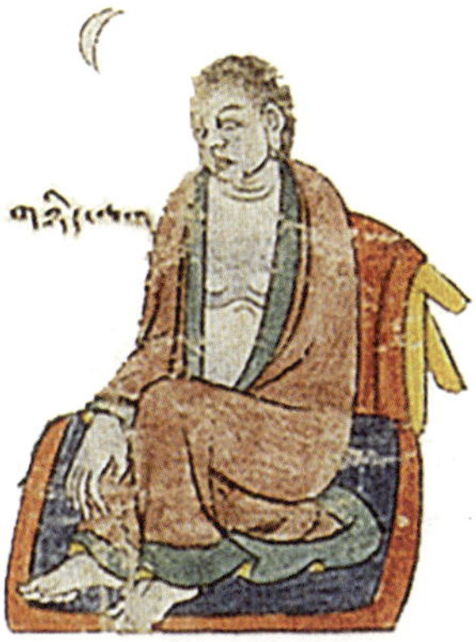

6 熬夜

连续几昼夜不睡觉，或多日失眠，或睡眠太少，造成身体困倦、油脂营养等精华损耗，可引起隆的糙等特性偏盛而发隆病。

7 空腹剧烈劳作

不进早餐，空腹极力拉强弓或读书诵经等过度劳作，造成精力迅速衰竭，可引起隆的诸多特性偏盛而发隆病。

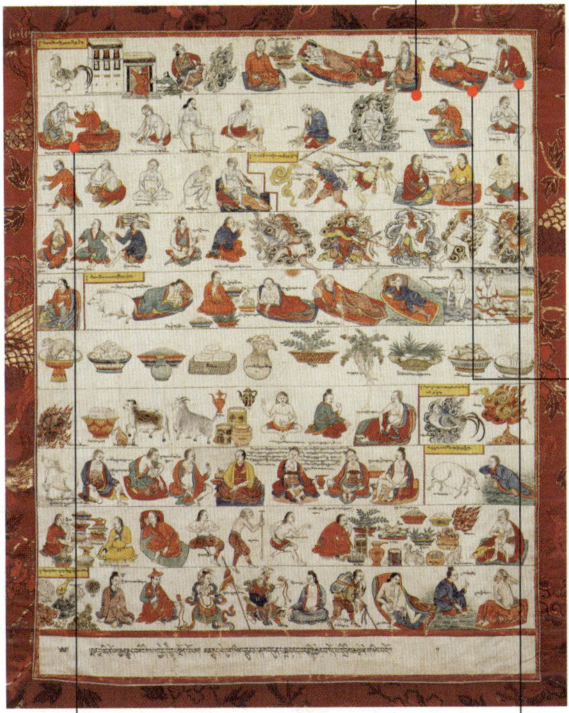

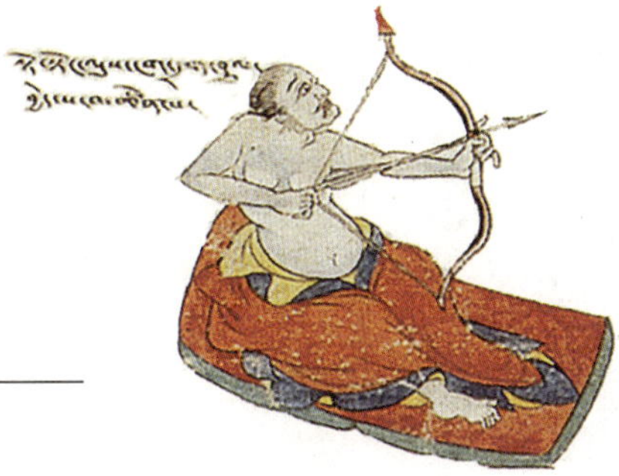

8 失血过多

箭、刀、矛、石等器械击伤头颈、躯干等部位失血过多，造成体质和胃火衰弱，引起隆的轻、动等特性偏盛而发隆病。

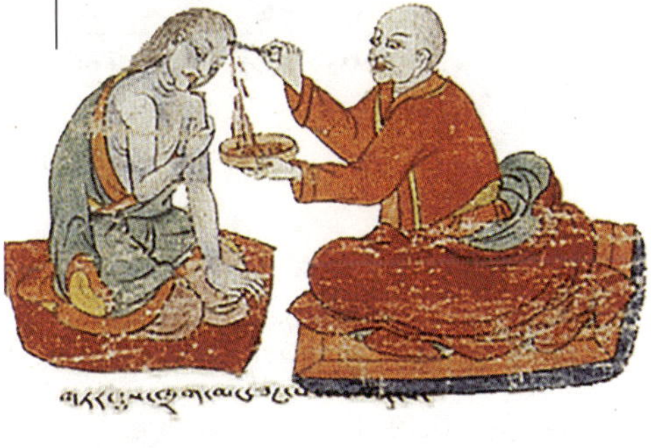

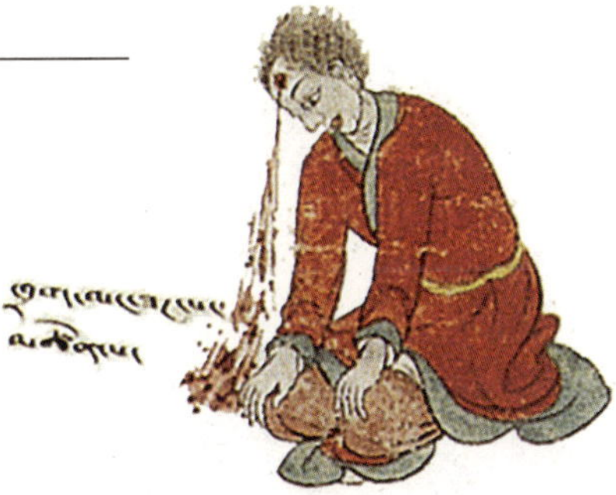

9 放血过多

赤巴邪充斥目、头部及血瘀刺痛等，在额脉等脉位放血过多，造成营养损失，导致胃火衰竭，引起寒性痞瘤、灰色浮肿、腹水等发生。

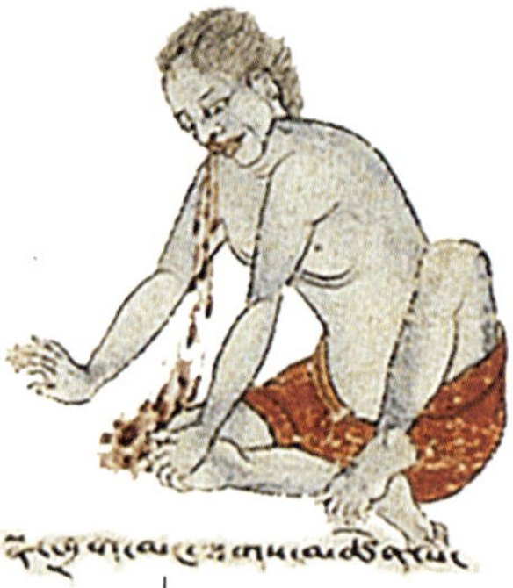

10 鼻衄

箭、刀、矛、石等利器击伤鼻子，或体内坏血增盛造成鼻腔大量出血或多次出血，导致体内腻、重性的精华、营养损耗，引起隆的轻、动等特性偏盛而发隆病。

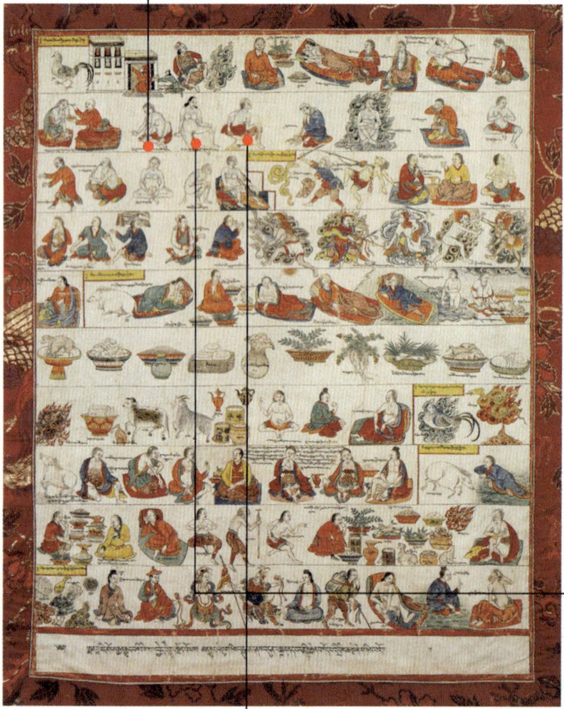

11 子宫出血过多

产后隆（风）和血所致疾病，造成崩漏或流血不止，导致子宫营养和血、赤巴热性损耗，引起轻、糙等隆的特性偏盛。

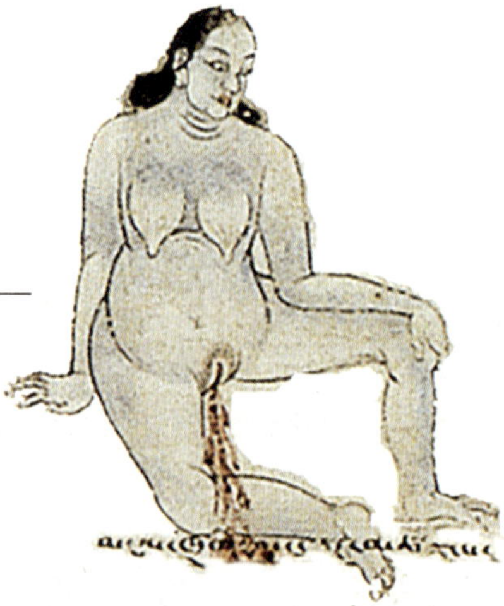

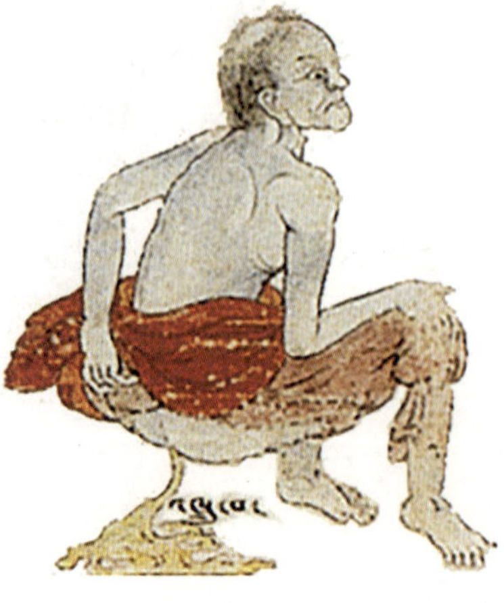

12 下泻

由于消化不良、胃火衰败、胃肠受寒、胆汁降于小肠及肝热降于腹，造成饮食精华与糟粕一起不断下泻，引起营养供给不足，导致隆邪偏盛。

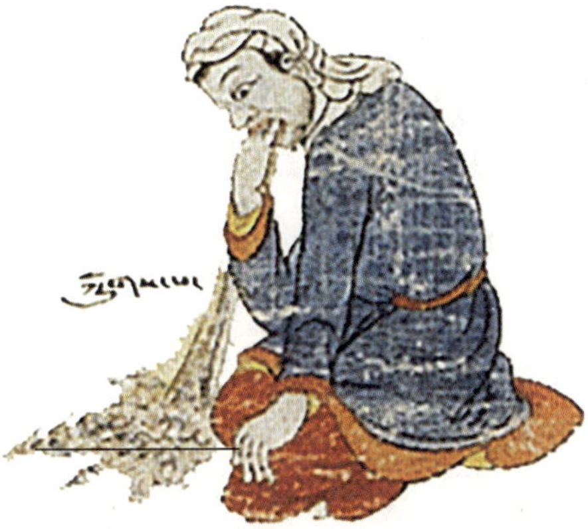

13 呕吐

由于消化不良、培根剑突症、培根铁垢症、脏腑痞瘤、培根“木布”病、虫及上体隆紊乱，或看见恶心的东西等，造成频繁呕吐，饮食精华与糟粕不能很好分解，营养不能吸收，导致隆邪偏盛。

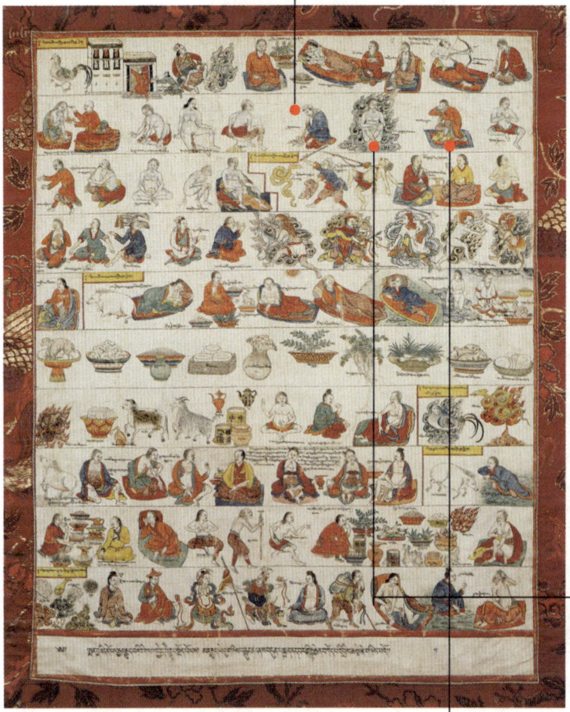

14 遭受风寒

冬季或春季寒风凛冽，身体长时受到侵袭，因气候与人为一体，致人体内隆的轻、动等特性偏盛，引起胃火式微和隆病。

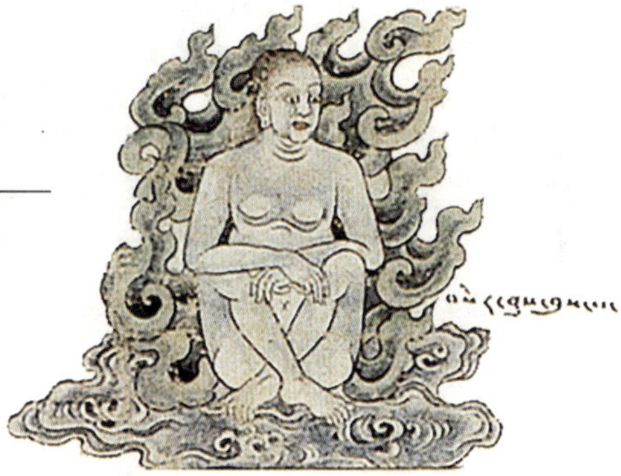

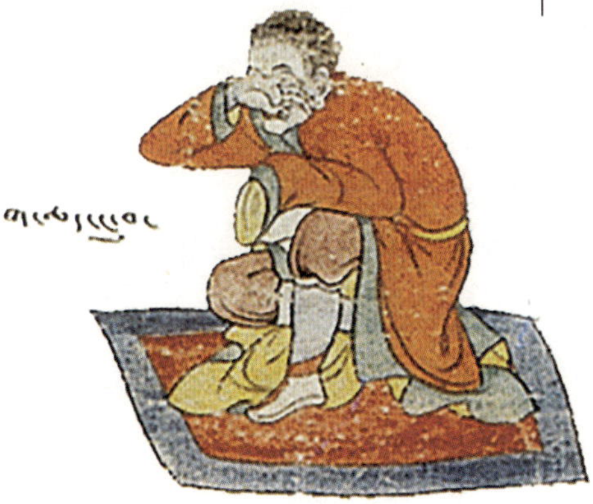

15 过分哭泣

因父母兄弟死亡或事业不成等故，长时悲哭，身心受到极大折磨，造成胃火衰弱、食欲不佳，引起上身隆偏盛而发心隆、头隆等各种隆病。

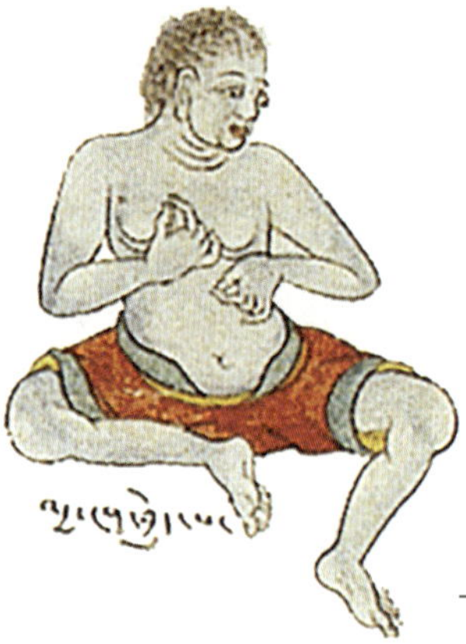

16 悲伤过度

由于父母兄弟死亡或暴发牲畜大瘟疫等，长期遭受痛苦和灾难折磨，引起体内遍行隆紊乱，造成体力衰减，不思饮食，胃火式微。

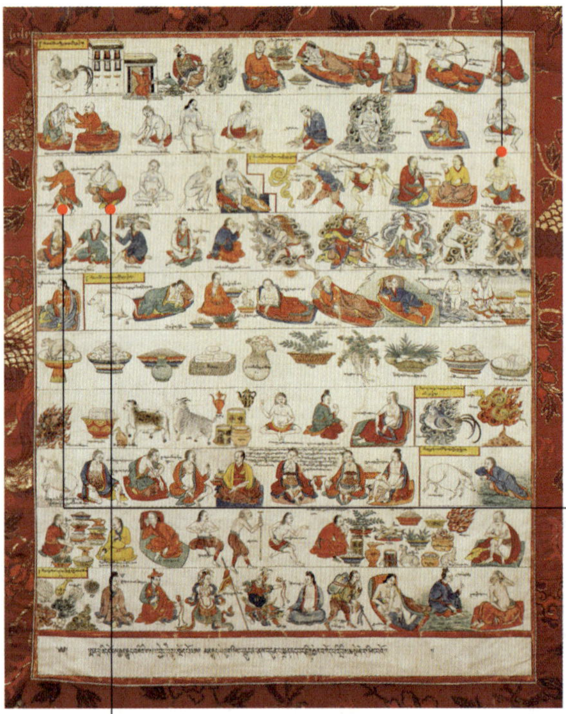

17 讲话过多

长时读书诵经、辩论等讲话过多，造成身心疲劳，引起上行隆等紊乱而发隆病。

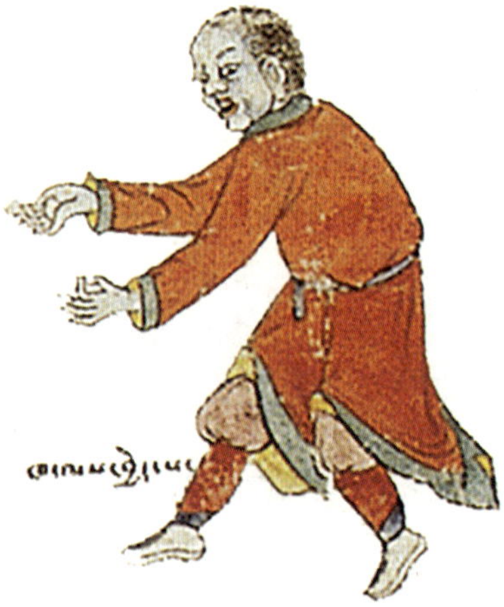

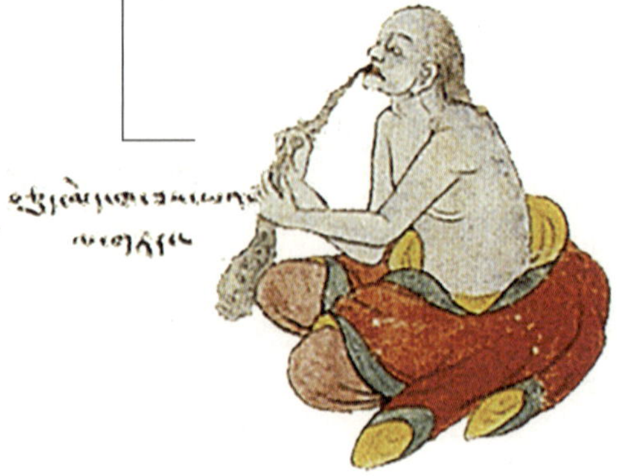

18 营养缺乏

长期吃无营养的蔬菜及腐烂食物，因这些食物性轻、糙、无脂，造成体质衰弱、胃火熄灭，加之残留热邪被扇起而引发虚热等疾病。

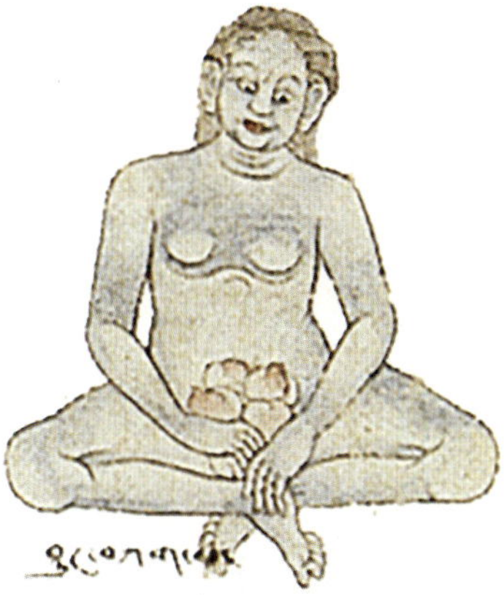

19 强忍

在饥饿、口渴、呕吐、打哈欠、嗳气、呼吸、瞌睡、吐痰、吐唾沫、排便、放屁、排尿、排精之时，强忍而不能顺其自然，则会引起下泄隆逆返，致功能紊乱而引发疾病。

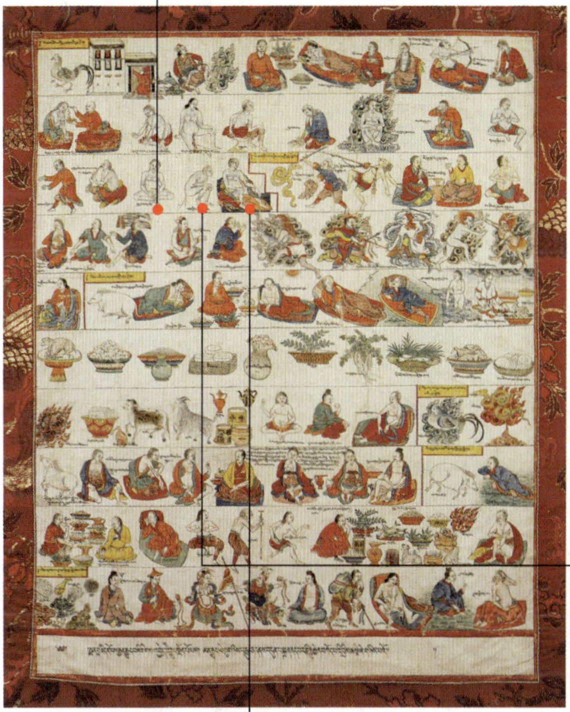

20 努责

饥饿、口渴、呕吐、打哈欠、嗳气、呼吸、瞌睡、吐痰、吐唾沫、排便、放屁、排尿、射精等时机还未到来，或者没有上述行为时，努责强行，引起下体专司排精、血、便、尿的下泄隆功能紊乱而引发疾病。

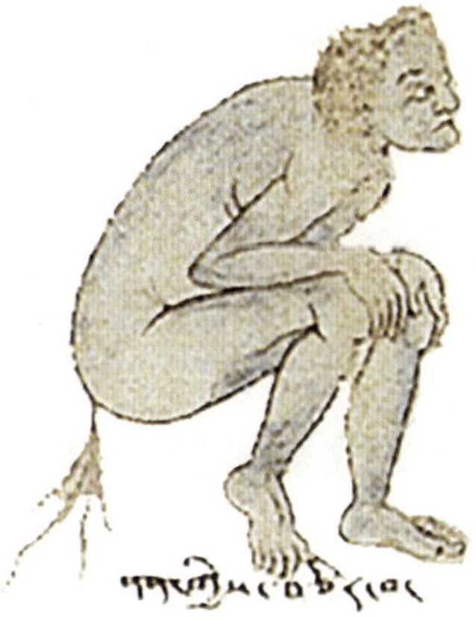

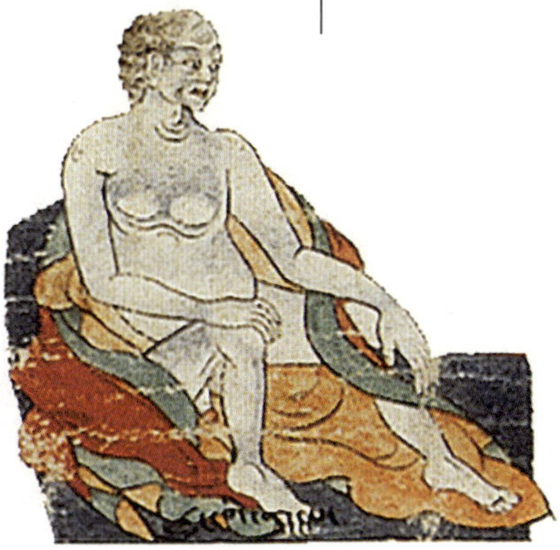

三、隆病患者

常食用性轻、糙饮食，斋戒、遭受风寒、失血过多等饮食起居反常，引起隆病发生，症见皮肤发青、打哈欠、发抖、伸懒腰、恶寒发冷、关节疼痛、痛无定处、空吐、五官不聪、意识模糊、饥饿时腹部疼痛等。

第三章　赤巴病内外因

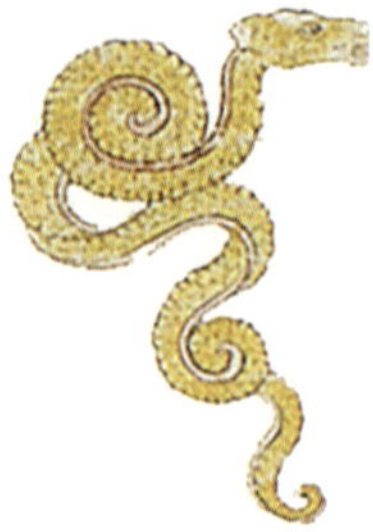

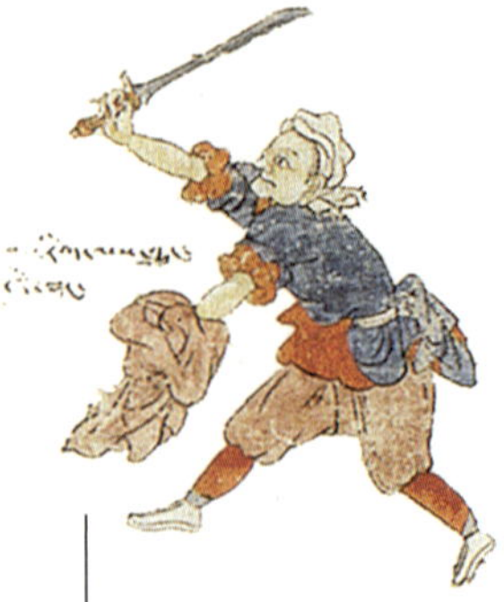

一、赤巴病内因

1　嗔恨（蛇）

所有赤巴病内因来自无明错误，不乐见他人的知识和财富而产生坏心，恨怒产生具有腻、糙、锐、热等七特性的生理性赤巴。蛇是最具嗔恨的动物，故以蛇作嗔恨标志。

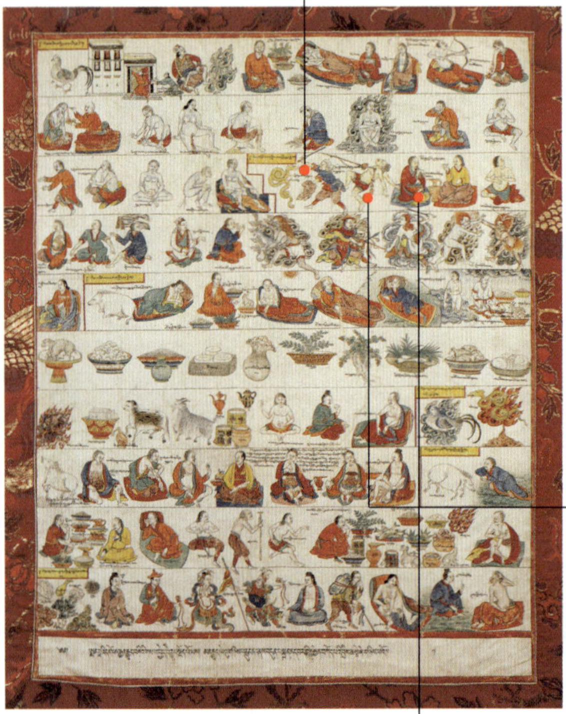

二、赤巴病外因

1　利器中要害

箭、刀、矛、石、棒等利器伤及五官及脏腑、阴部等要害部位，感染扩散，扰乱血热，引起赤巴热邪燔起，造成具有血、赤巴性质的各种疾病发生。

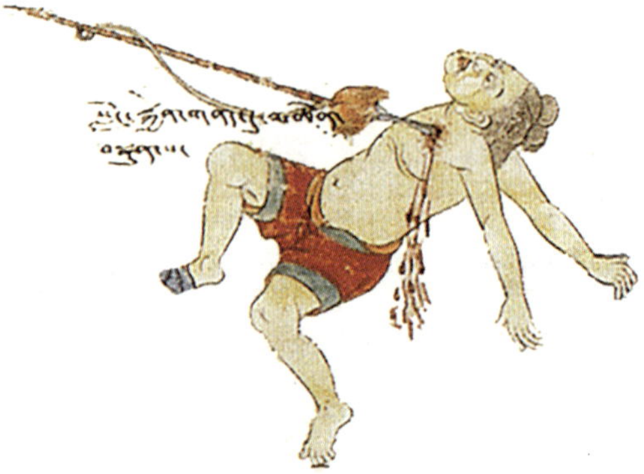

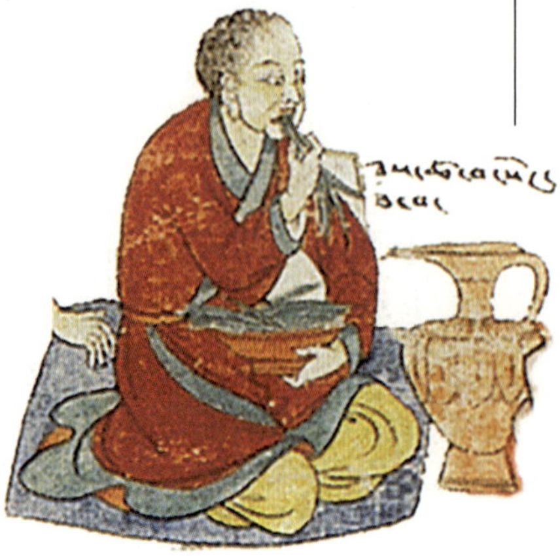

2　热性饮食

过食酒、小米辣、荜拨等性热佐料，以及陈年酥油、菜籽油等性腻、重的食物，这些食物具轻、糙、热、锐、动、腻六性，与赤巴的特性锐、腻等相一致，可引起赤巴偏盛而引发赤巴病。

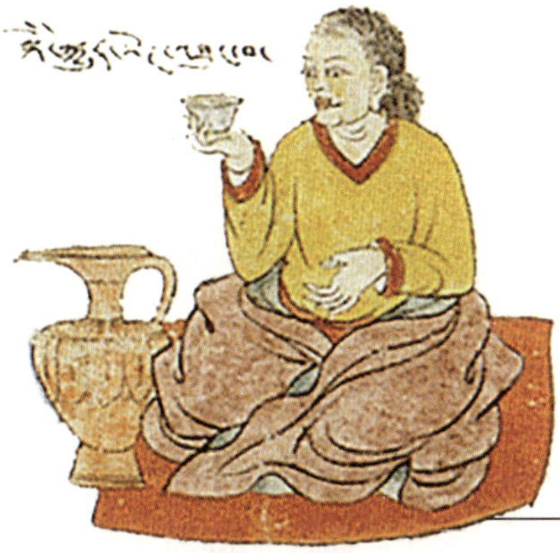

3 过饮酸味

酒放置过久味变酸，过饮酸酒或过食酸果子、大黄等性锐、热、干、糙等酸味食物，可引起具有热、锐等特性的赤巴偏盛而引发赤巴病。

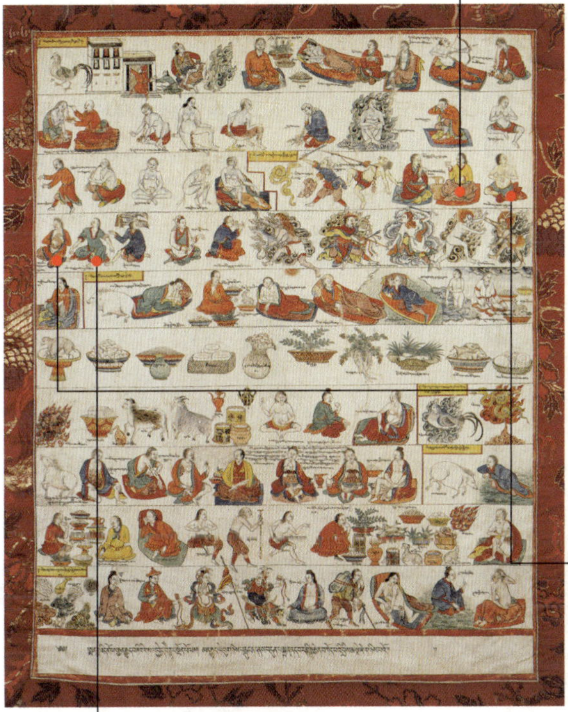

4 不合胃口食物

过食热、酸性食物和腐烂馊变食物，或鸡蛋与鱼肉同食等不合胃口的食物，造成三胃火功能衰弱致食物不消化，食物营养与糟粕混杂窜入肝胆，引起寒性赤巴病发生。

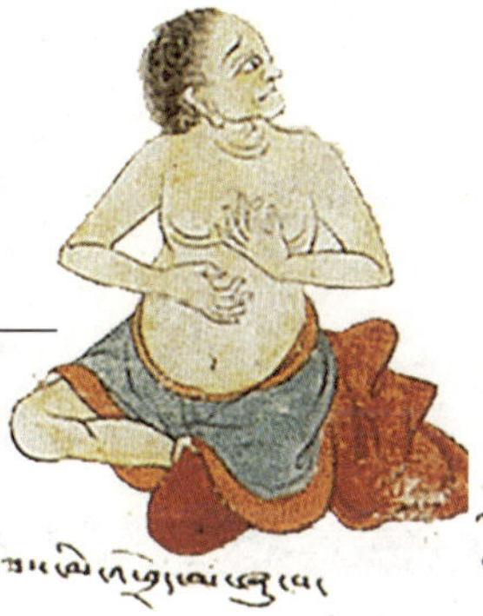

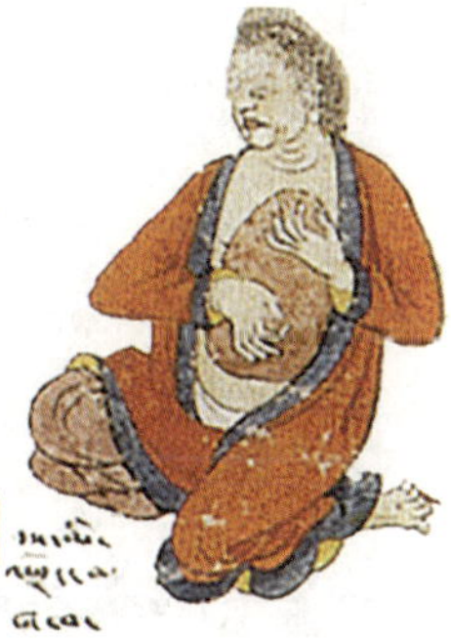

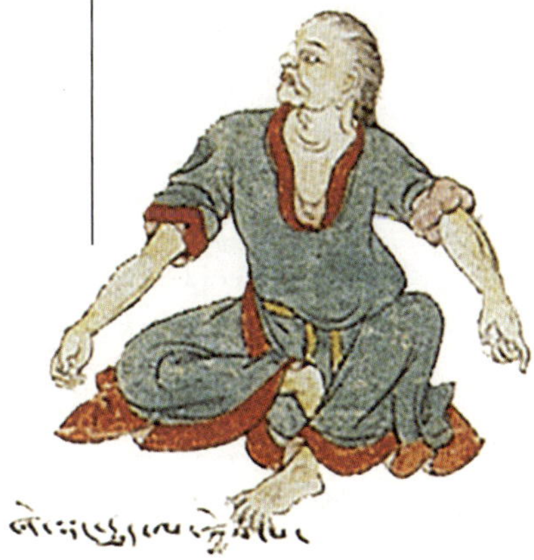

5 心生嗔恨

对别人的知识和财富等产生不满和仇恨的坏心，嗔恨则会扰乱血热，引起热性赤巴病发生。

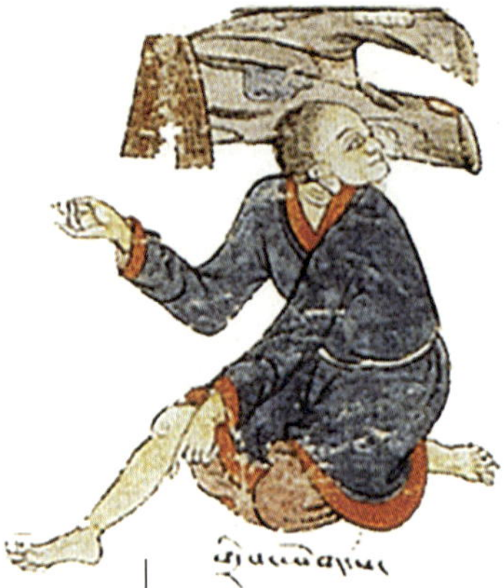

6 遭受晦气

触碰寡妇内裤遭受晦气，或吸入传染病秽气，或吸入污染烟尘等，扰乱体内五元，引起瘟热等病发生。

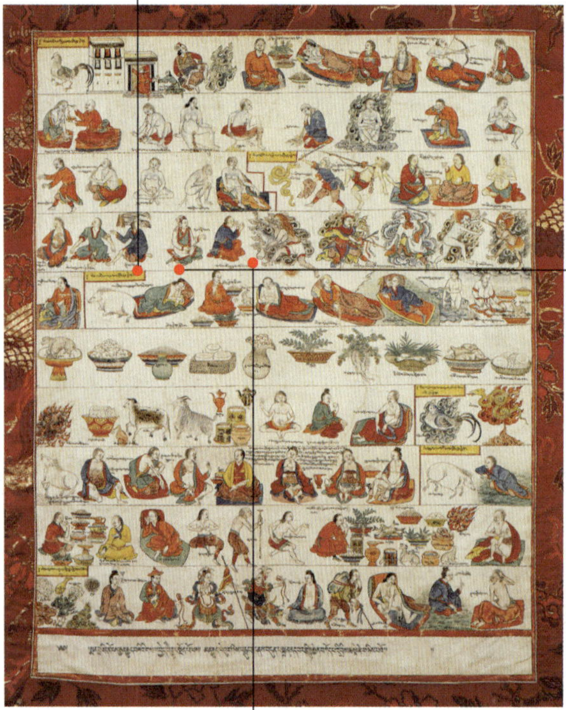

7 触犯神灵

灶中烧燎白红食物，用屠夫污血玷污神灵，或违背誓言做出悖逆之事，致使保护自己的神灵离去或生气报复而引发赤巴病。

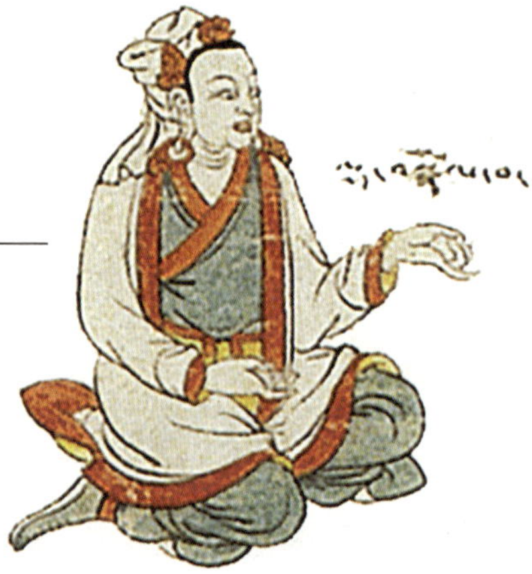

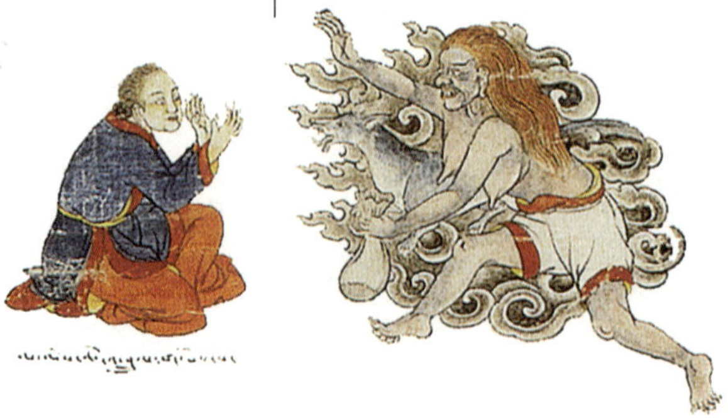

8 女魔作祟

中了认为自己是造物主的女性魔鬼制造的致病毒气可引发热病。

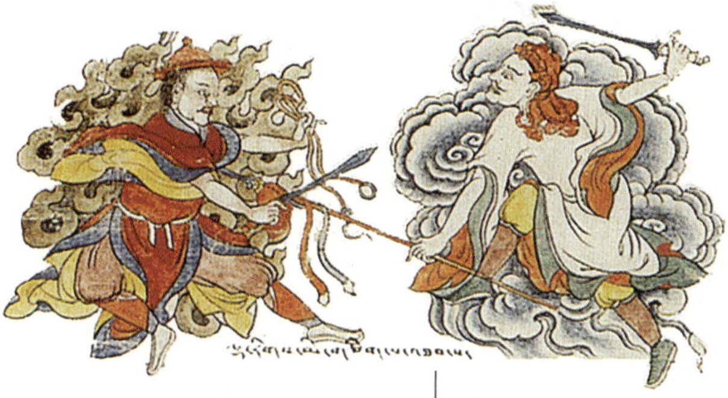

9 异类神灵争斗

灶中烧燎白红食物而冒起焦烟，或用屠夫污血玷污神灵，触犯自己的保护神或其他神灵，引起异类神灵间相互争斗，产生的晦气和喷出的毒气侵害人体而引发赤巴病。

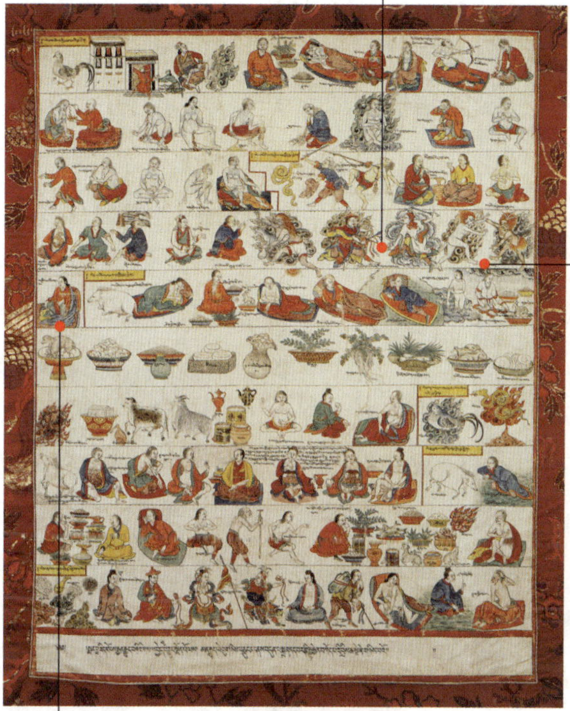

10 鬼魔争斗

灶中烧燎白红食物而冒起焦烟，或用屠夫污血玷污神灵，引起鬼们相互争斗，喷出的毒气和晦气引发赤巴病。

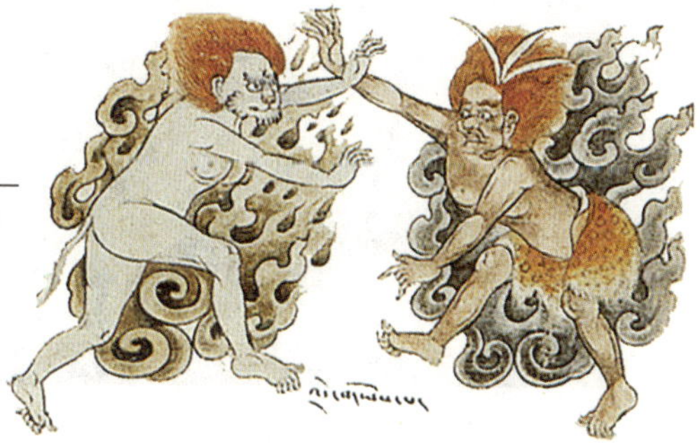

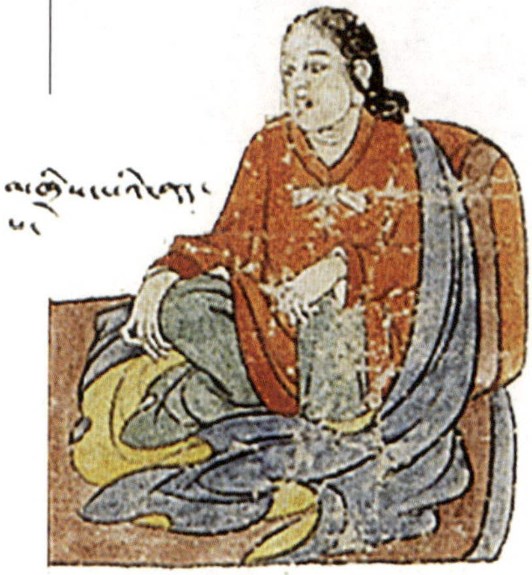

三、赤巴病患者

过食菜籽油、陈年酥油、浓酒等性锐、热的饮食，长时烤火、晒日等性锐、热的起居，可引发赤巴病，症见目、皮肤发黄，口苦，头痛，发烧，上体剧痛，食物消化之后腹部特别疼痛等。

第四章　培根病内外因

一、培根病内因

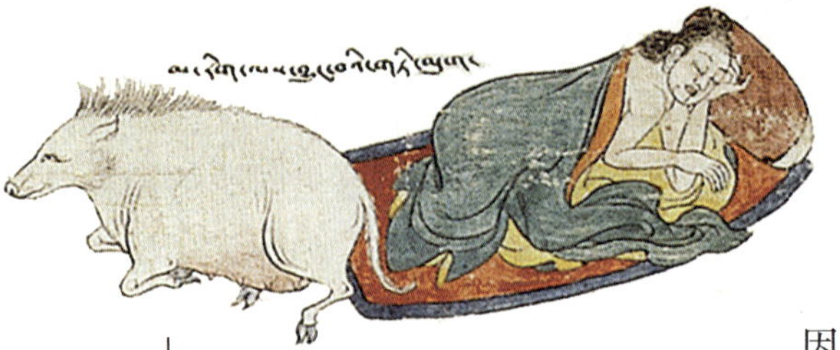

1　痴愚（猪）

培根病内因来自我执俱生的无明，因不谙取舍而谓之痴愚。痴愚则产生具有腻、凉、重、钝、绵、稳、粘等七特性培根，培根居于人体上部，尤其居于头部。猪是最为痴愚的动物，故以猪作为培根标志。

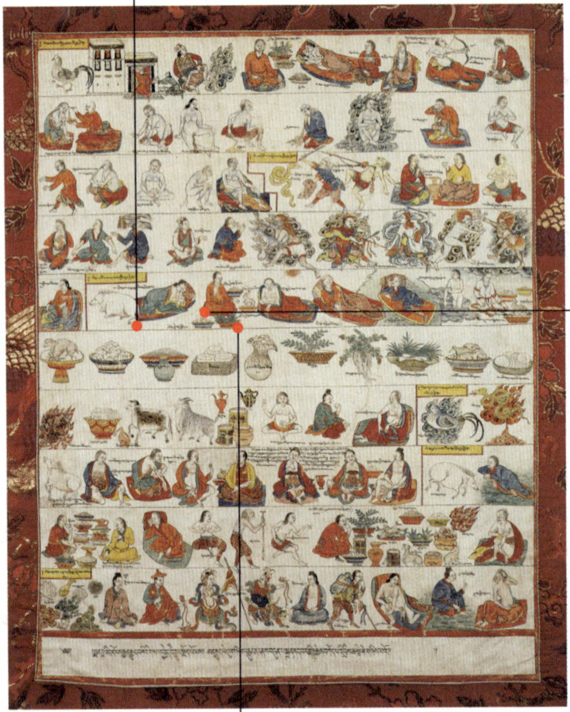

二、培根病外因

1　过食油腻

过食旱獭肉和植物油、酥油等性重而腻的食物，因其性腻、重，可造成三胃火不能很好分离食物精华和糟粕，致糟粕混入营养通道，引起新旧消化不良而引发培根病。

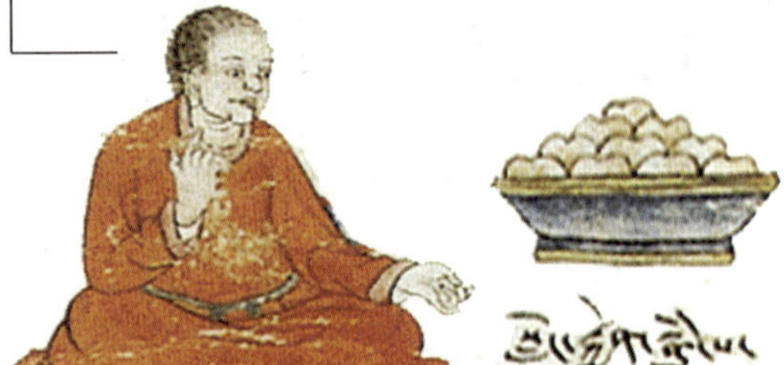

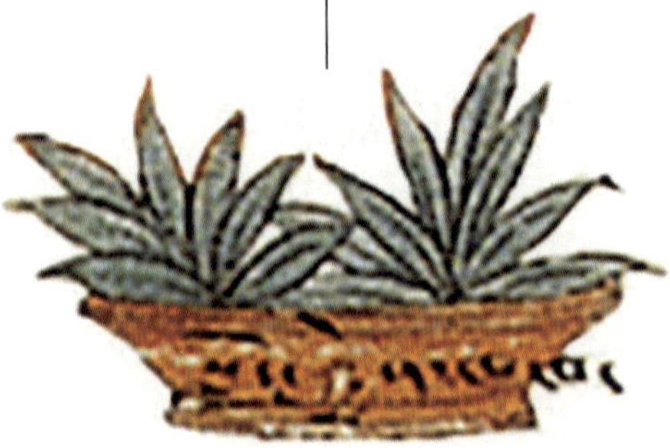

2　过食苦味

苦味是由水风元功能生化而成，性钝、凉、软，过食蒲公英和苦苣菜等苦味食物，可引起培根的凉、钝等特性偏盛，导致不消化、火衰培根病等各种寒性培根病发生。

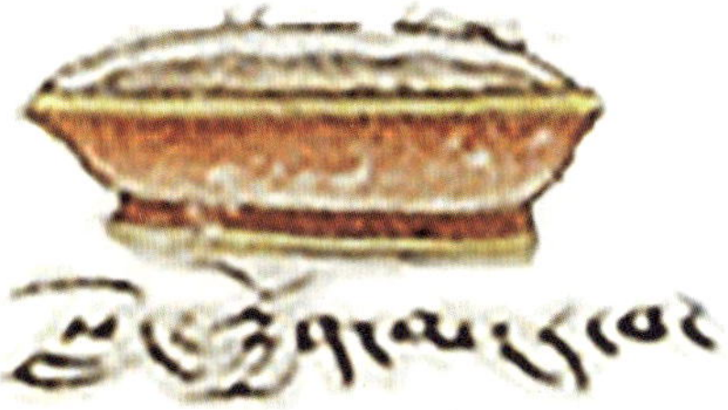

3 过食甘味

甘味是由土水元功能生化而成，性腻、重、绵、稳、凉、钝、软，过食奶乳、红糖或猪肉等甘味食物，可引起三胃火难以消化，导致各种培根病发生。

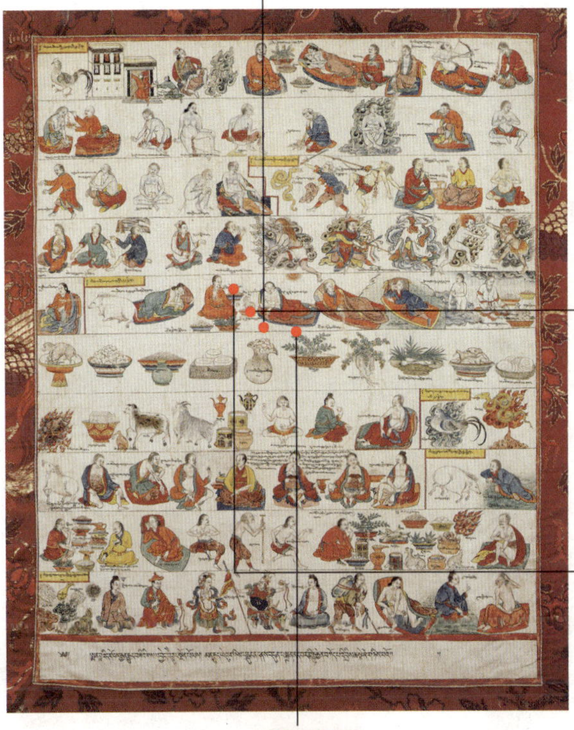

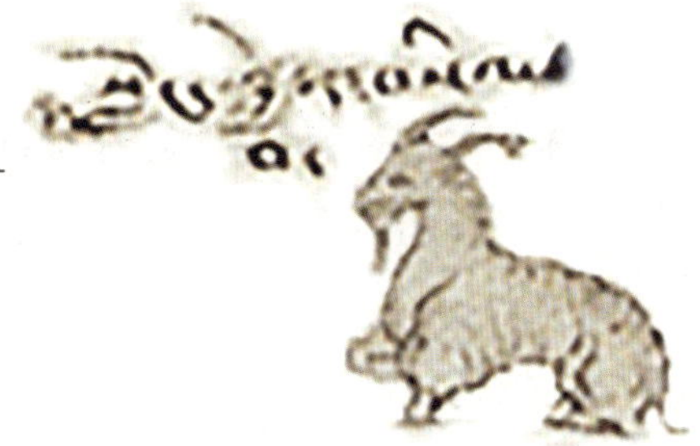

4 凉性食物

过食山羊肉、犸力巴牛肉等性极凉的食物，可引起培根的凉、重特性偏盛，造成三胃火不能很好消化而引发不消化等疾病。

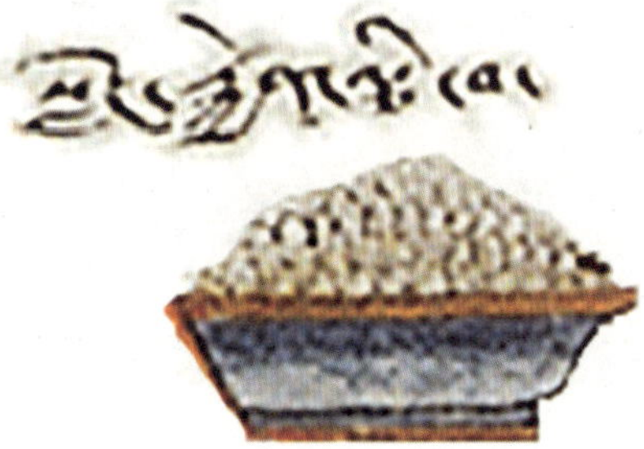

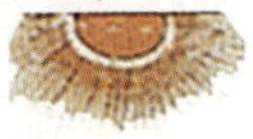

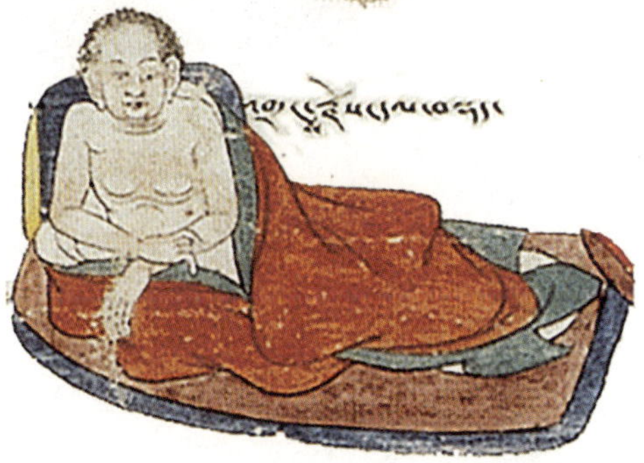

5 性重食物

过食油脂、未熟水果等性重食物，因其性与培根的重特性相一致，可造成三胃火不能很好地消化和分解精华与糟粕，引起不消化等培根病发生。

6 饭后闲坐

吃饱喝足后闲坐不活动，造成胃火衰弱，引起培根的腻、重特性偏盛，可导致寒性疾病发生。

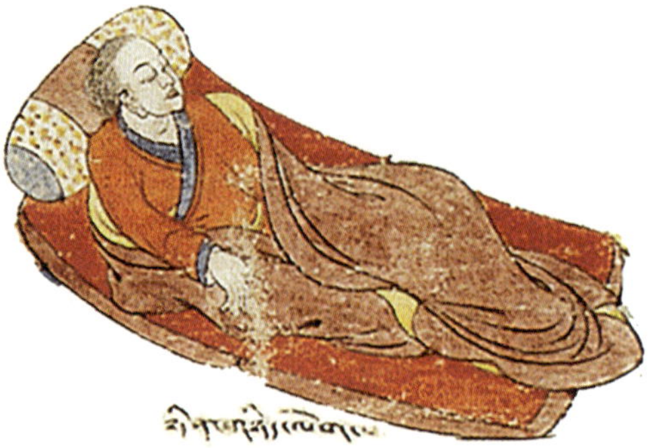

7 白昼睡觉

在夏日炎热时露天睡觉，或睡觉无规律，造成体内腻、重等功能偏盛，扰乱培根平衡，出现头痛、神志模糊、懒怠等症状。

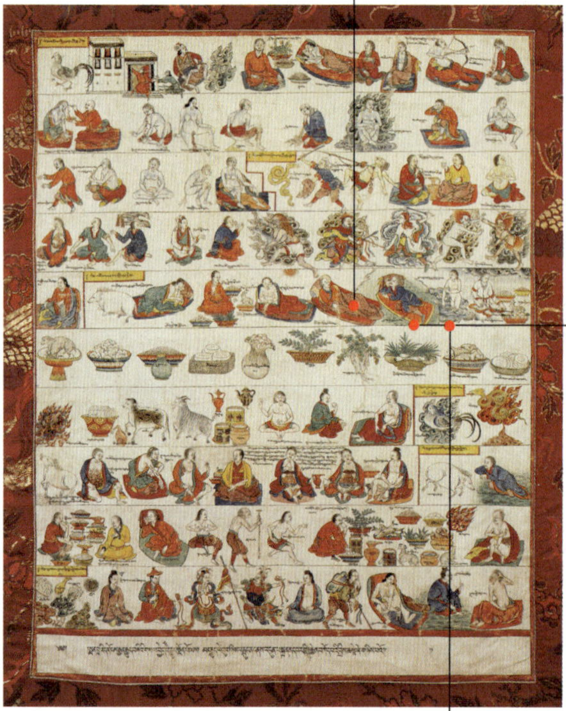

8 久卧湿地

不用毡垫久卧河边、沼泽等非常潮湿之地，造成肾寒，可引起肾风和肾痼疾等培隆性疾病发生，症见关节畸形、跛足拖地、髋腰刺痛、尿涩不利、尿液混浊、骶棘肌疼痛等。

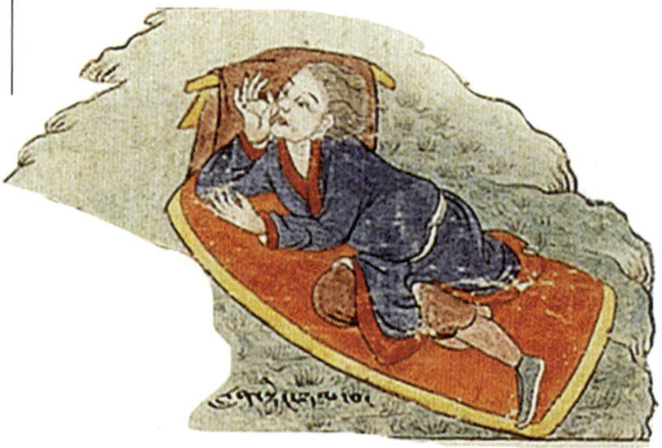

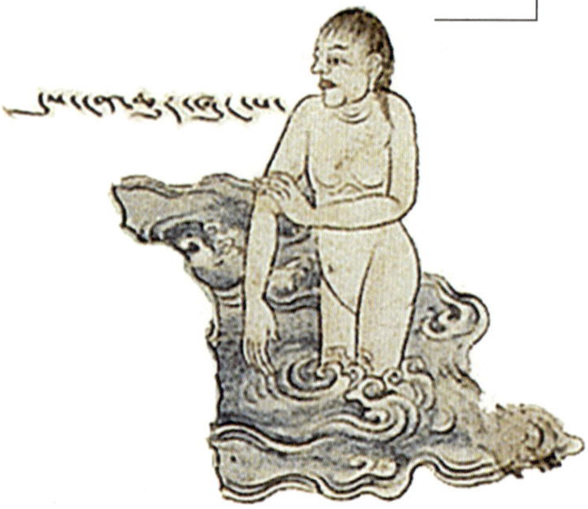

9 寒冬涉水

天气寒冷时涉水或游泳而受寒，导致培根凉、粘等特性偏盛，可引起火衰培根症、肾痼疾等培根性疾病发生。

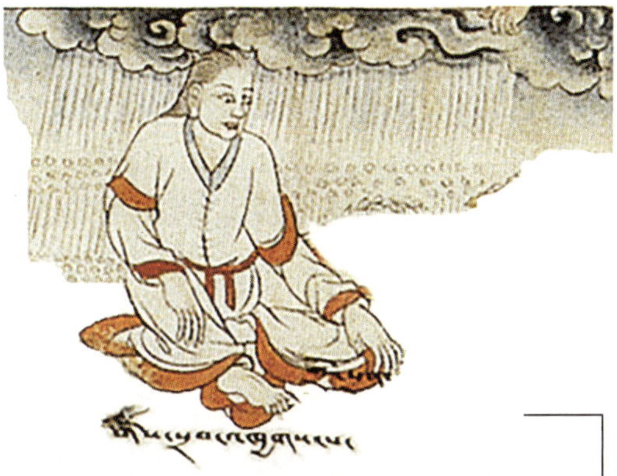

10 衣单受冻

在乌云密布、天降暴雨之时，穿着单薄受寒，可引起体内水元功能偏盛而引发培根性疾病，症见身体湿润、沉默寡言、胃口不佳、嗜睡、涎涕乖多等。

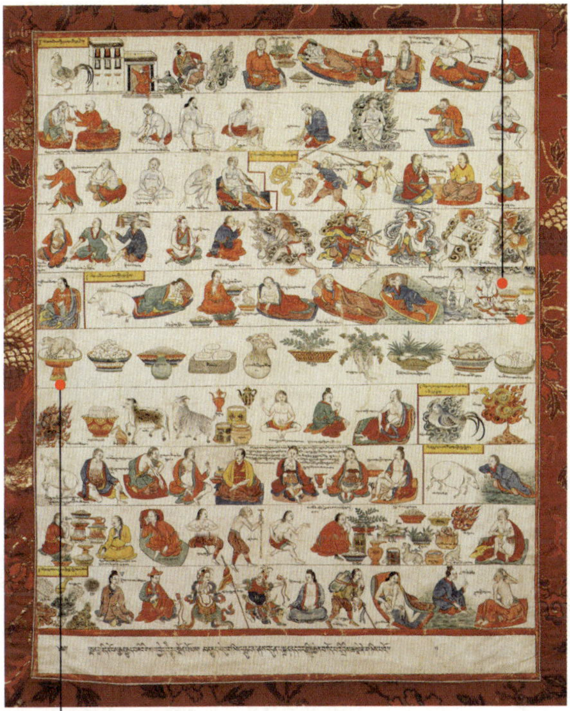

11 过食未成熟或腐变食物

未成熟或未加工的小麦、豌豆、杏子等，陈旧腐烂变质的肉等食物性重而凉，过食造成胃火衰弱，可引起培根的凉、重、粘、腻等特性偏盛而引发寒性培根病。

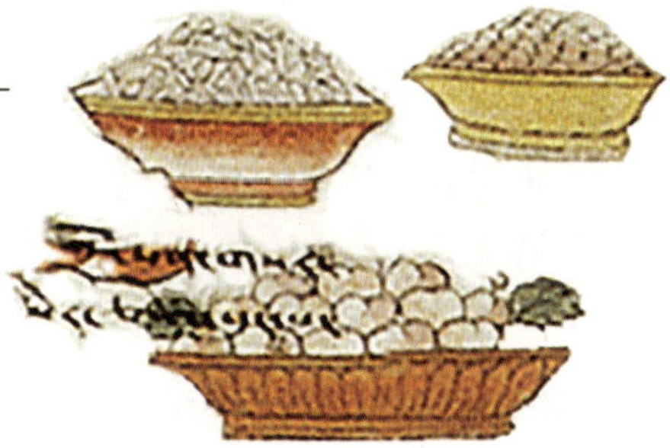

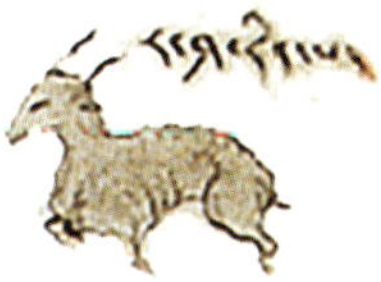

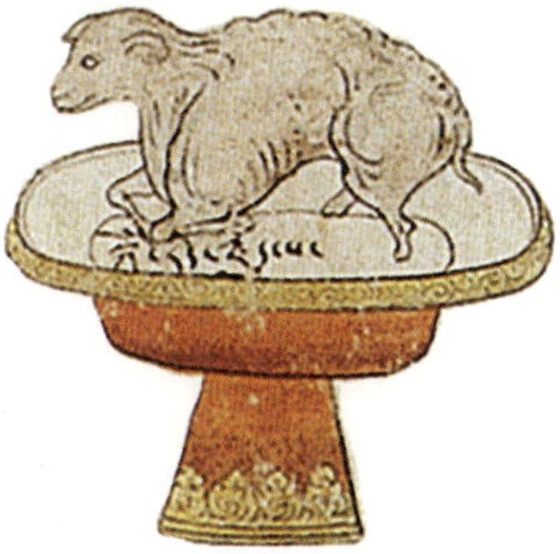

12 过食瘦山羊肉、犏力巴牛肉

非常瘦的山羊肉、犏力巴牛肉等食物性重而凉，过食造成胃火衰弱，可引起培根的凉、重等特性偏盛而引发寒性培根病。

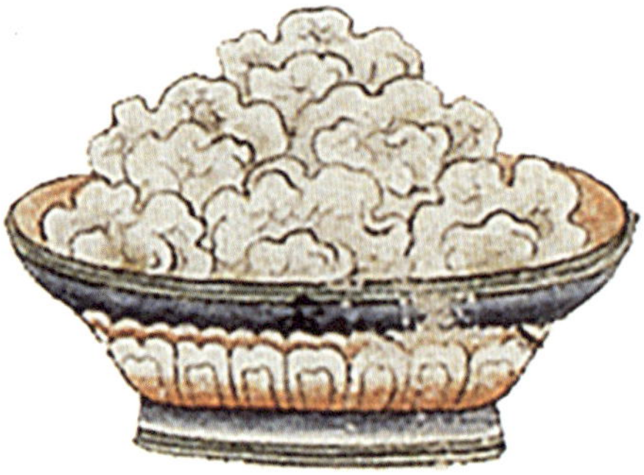

13　过食油脂

动物油脂、骨髓等性腻、重的食物，过食造成胃火衰弱而引发消化不良。症见腹胀痛，吐泻完食。

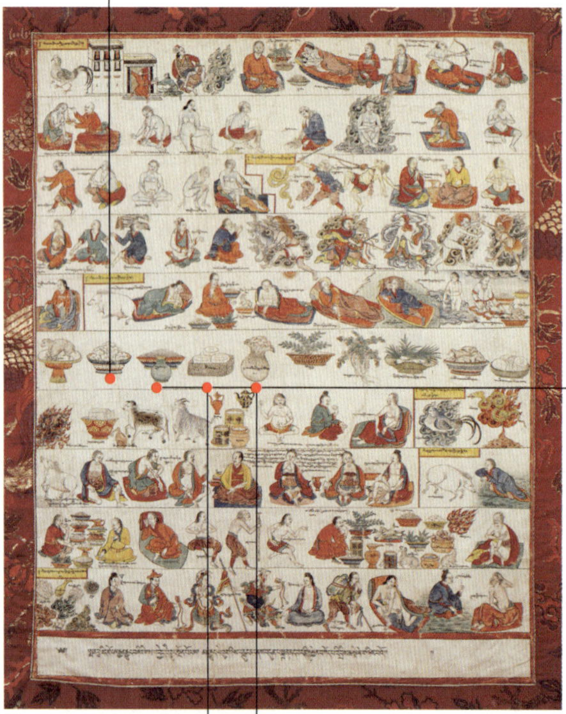

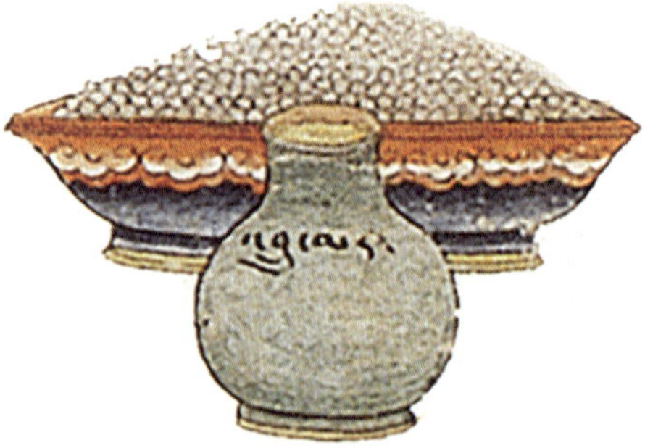

14　过食菜籽油

菜籽和胡麻等各种植物油性腻而重，过食造成培根的腻、重等特性偏盛，三胃火不能很好地将食物糜变、消化、分解精华与糟粕而引发消化不良和寒泻等疾病。

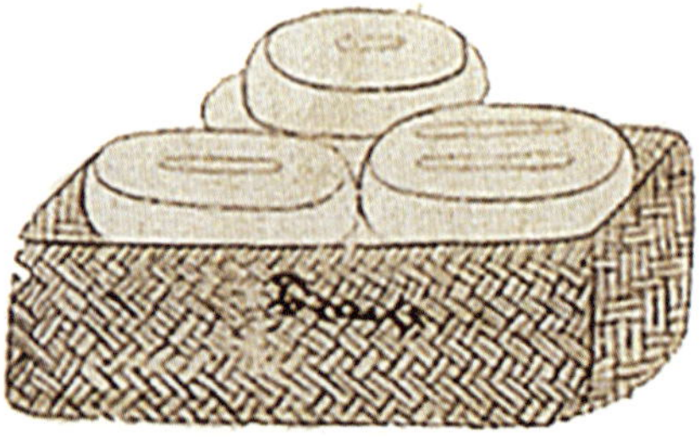

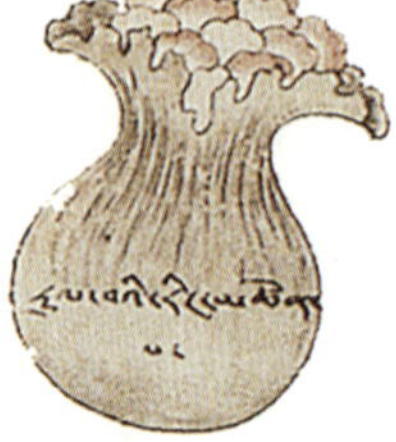

15　过食酥油

从牦牛奶、绵羊奶、犏牛奶等乳中提取的酥油性腻而重，过食造成胃火衰弱而引发寒性疾病，症见腹胀痛，吐泻油脂等完谷。

16　过食腐食

过食长期置于铜器中的酥油，或过食变腐的肉类，可损伤胃火，造成不消化，引起火衰培根症和寒泻等寒性培根疾病发生。

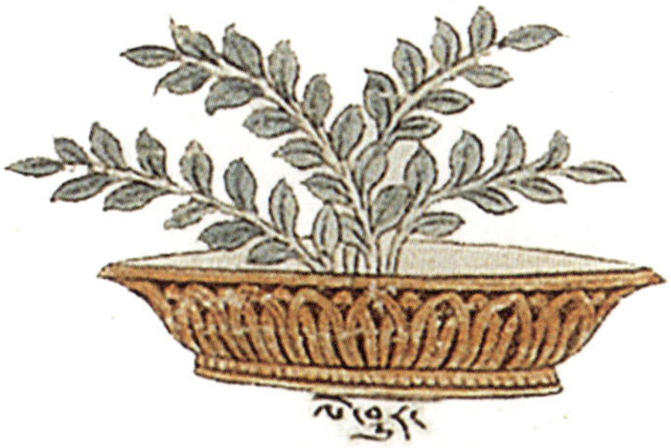

17 过食枯叶

过食蔫枯的豌豆叶等菜叶，造成胃火损伤、消化功能衰弱而引发消化不良和铁垢培根症等寒性培根病。

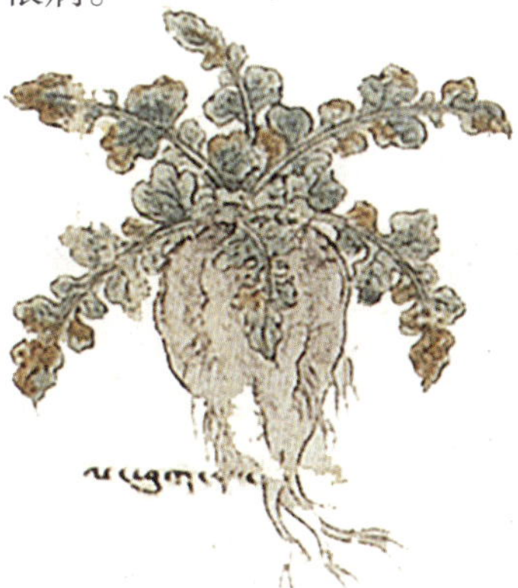

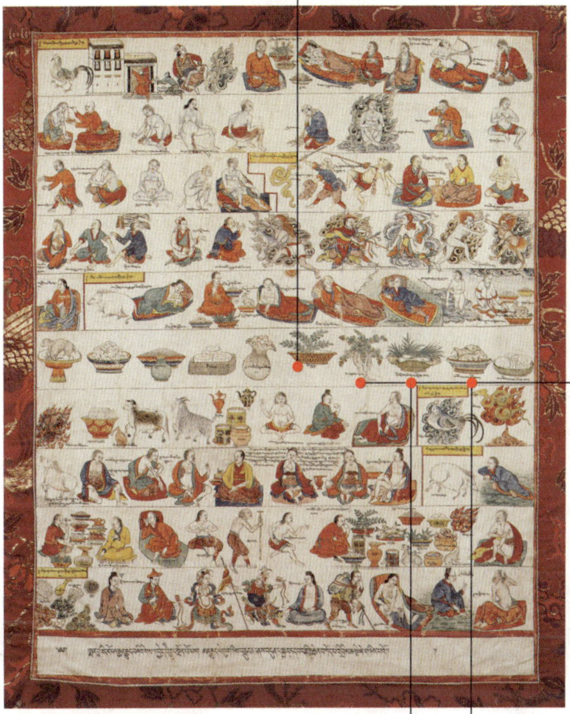

18 过食糠萝卜

过食快要腐烂空虚或变糠的萝卜，造成胃火衰弱不能很好地分解精华和糟粕，糟粕同精华一起进入营养通道而引发消化不良等疾病。

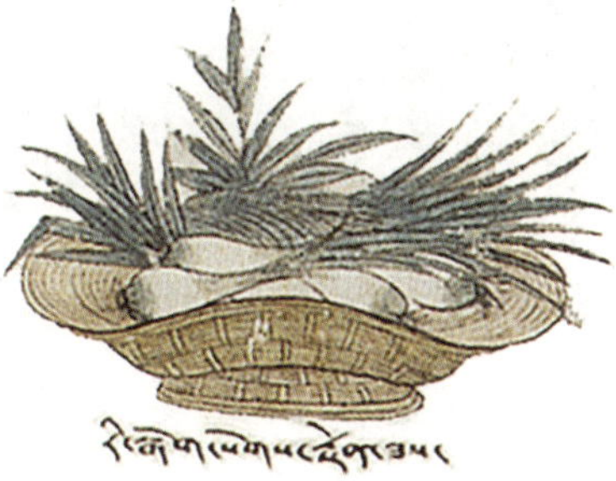

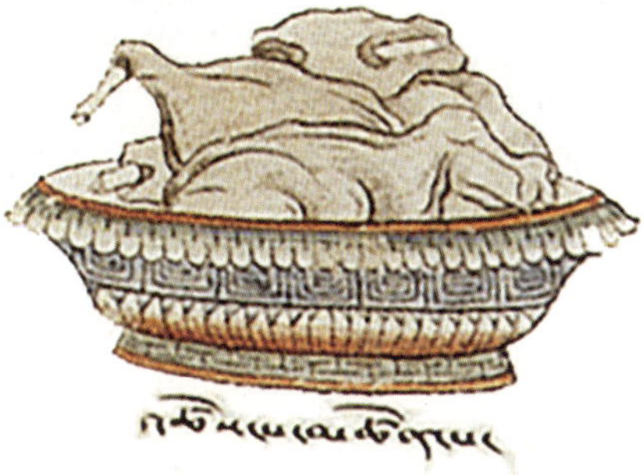

19 过食生食

过食野蒜、小麦面、脂肪等未经加工的生食，造成胃火衰弱，使胃黏液偏盛而引发培根病。

20 未煮熟食物（1）

过食肉、脂肪、萝卜等未煮熟的食物因其性重而湿，可造成胃火衰弱，食物壅塞胃中，引起胃不舒服，进食后立即产生不适感等。

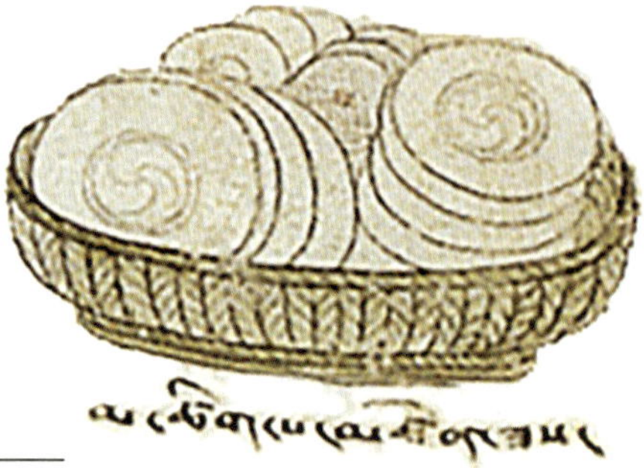

21　未煮熟食物（2）

过食未煮熟或未烤熟的面食、肉、饼子等，造成三胃火衰弱，可引起寒盛，出现上吐下泻等症状。

22　过食焦食

过食烧焦的肉、面食等，造成胃火损伤，消化不良，可引起培根剑突症和火衰症等寒性疾病发生。

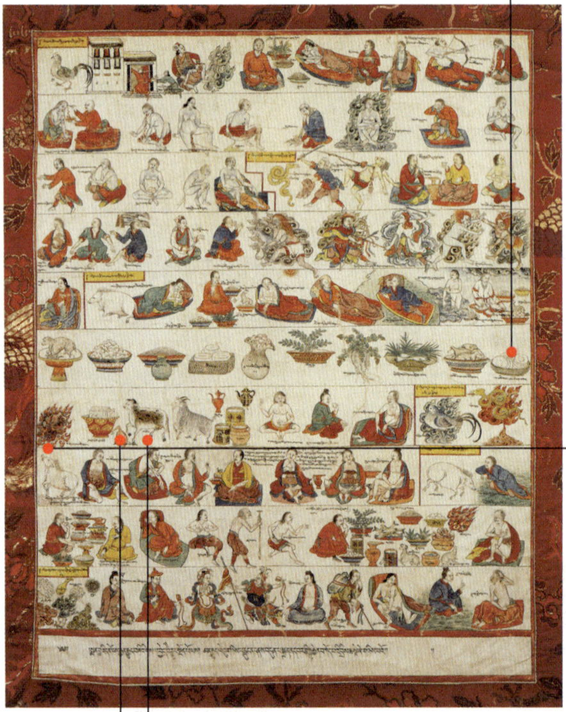

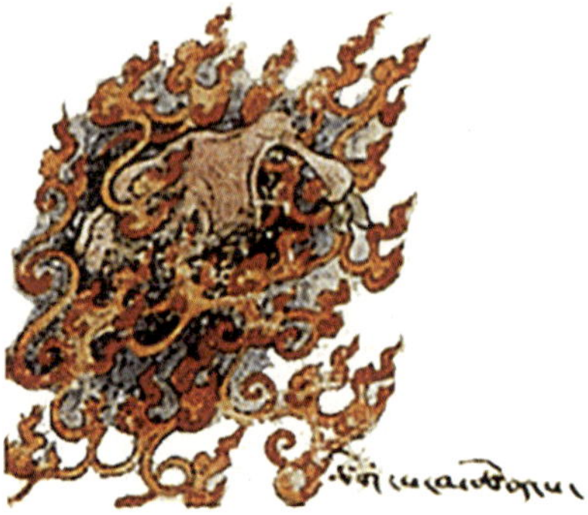

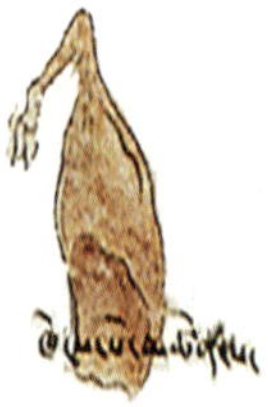

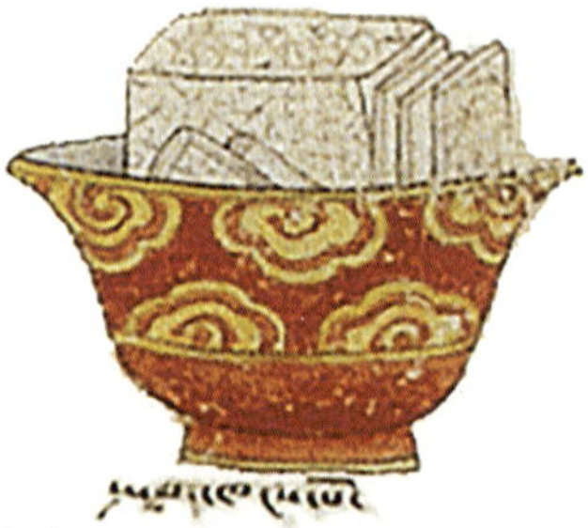

23　腐变糌粑团

过食腐肉或变馊发臭的糌粑团等，造成胃火衰弱，可引起不消化等寒性培根病发生。

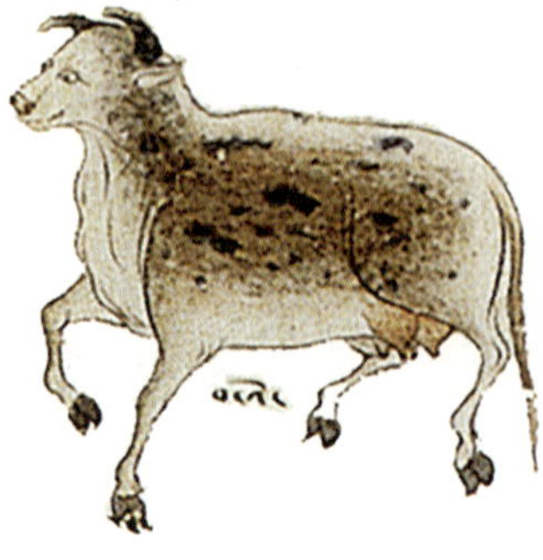

24　黄牛奶

黄牛奶味和消化后味皆甘，性重、凉，饮之过多或尚未消化后又饮之，造成胃火衰弱，引起腹胀肠鸣、胃口不佳、水样下泻等。

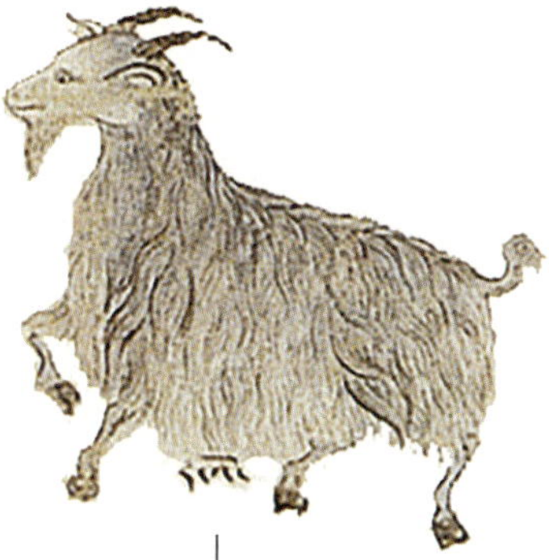

25 山羊奶

山羊奶味和消化后味皆甘，性凉，未经煮沸过多生饮，造成胃火衰弱，可引起寒泻等疾病。

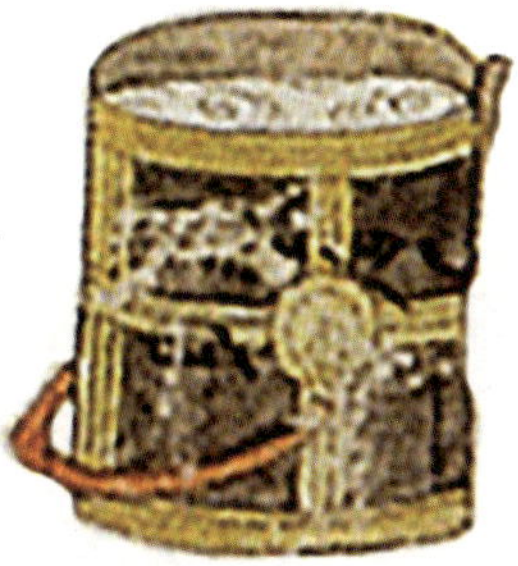

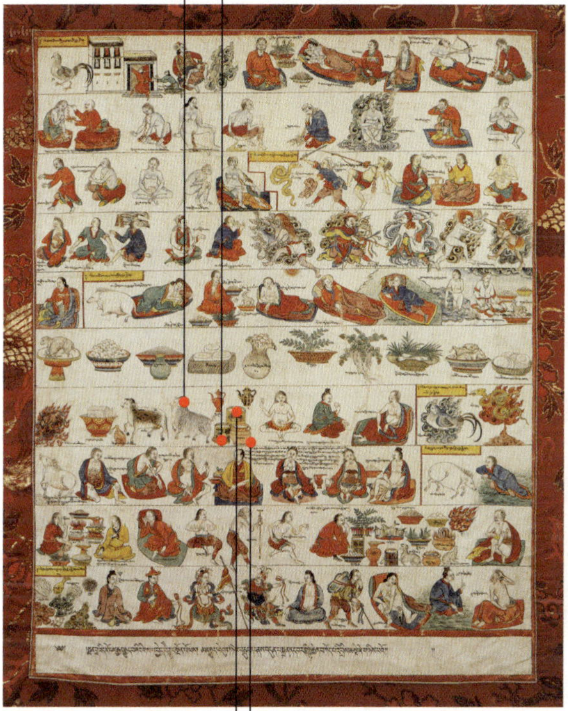

26 奶乳

牦牛、犏牛、黄牛等奶子一般味和消化后味皆甘，性重、腻、凉，饮之过多可造成胃火衰弱而引发消化不良等疾病。

27 未发酵奶酪

未发酵的奶酪，因其性凉而腻，久食或过食造成胃火衰弱，可引起胃口不佳、胀鸣等症状发生。

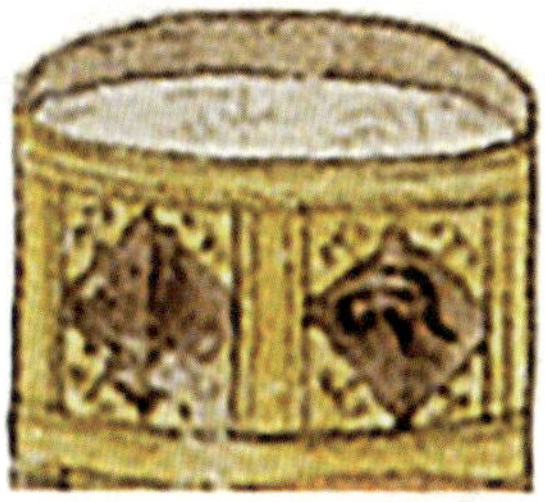

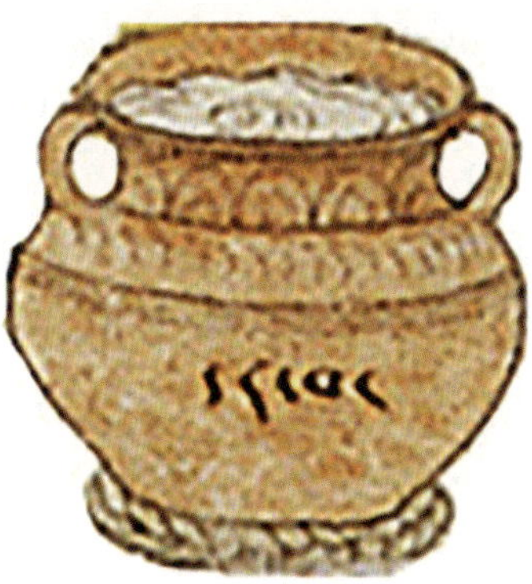

28 腐变酪浆

酪浆放置过久腐变，其性变重，饮之过多则会导致三胃火不能顺利消化，特别伤害胃火，可引起不消化寒性疾病发生。

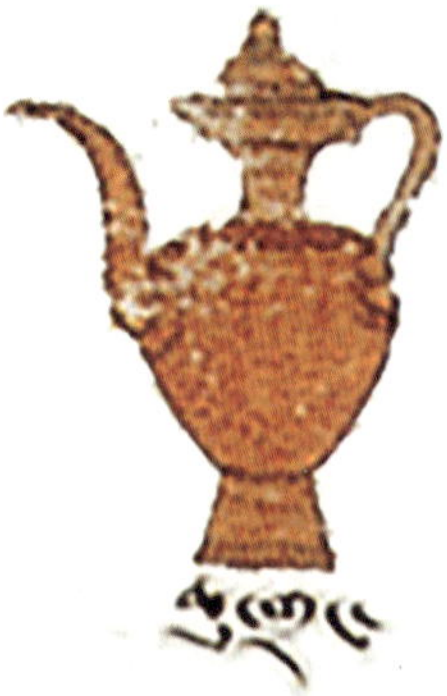

29 冷水

在晨星还未消失之前取的高山水、雪水等冰冷之水，因其性非常凉，饮之过多则会损伤胃火，引起培根的凉、重等特性偏盛，可引发消化不良症。

30 冷茶

冷茶饮之过多，其性凉，会伤害胃火，引起培根的凉等特性偏盛而引发培根病。

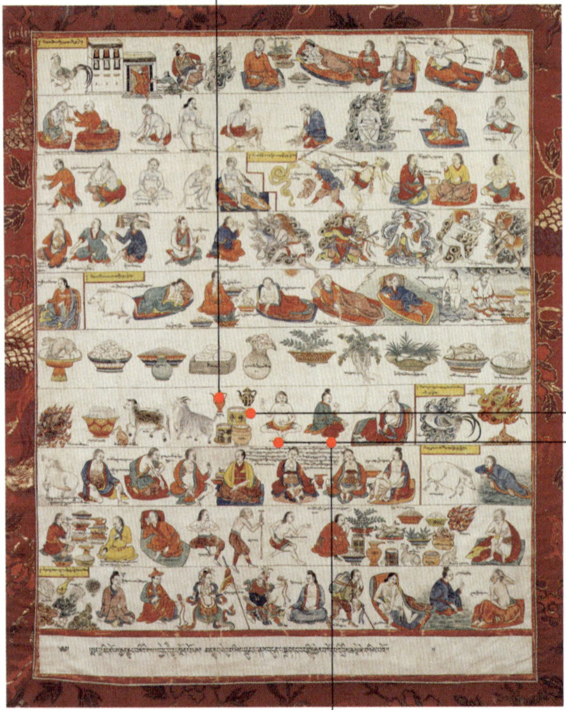

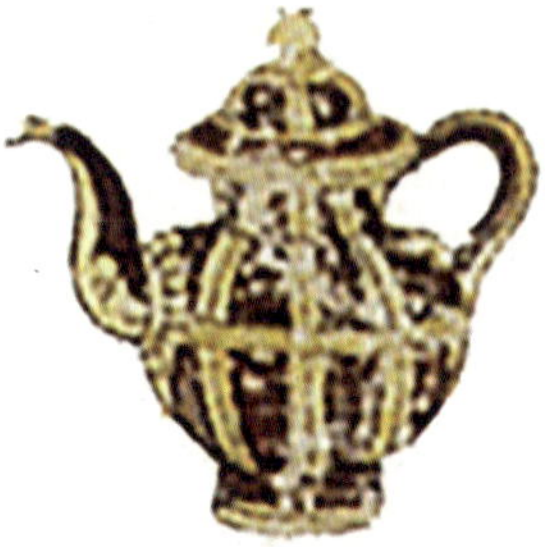

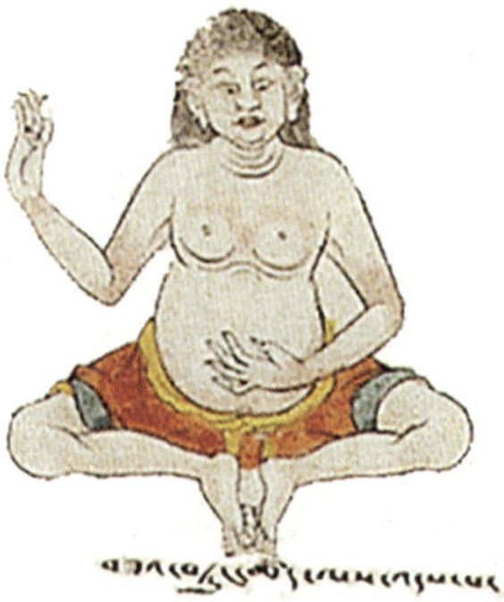

31 饮食过量

任何饮食用之过量，也就是说食物占胃的四分之二，饮料占四分之一，留空四分之一，如果超过此限量则会造成三胃火损伤，可引发不消化等疾病。症见食物不化、胃脘胀满、嗳气、肠鸣、下泻等。

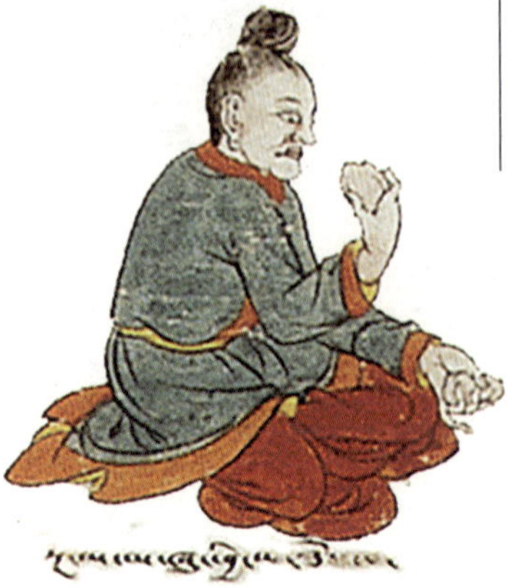

32 前食未化又进食

性质不同、不合胃口的食物尚未消化又继续进食，造成三胃火功能衰弱，不能很好地糜变、消化、分解精华与糟粕，可引起各种新旧消化不良等疾病。

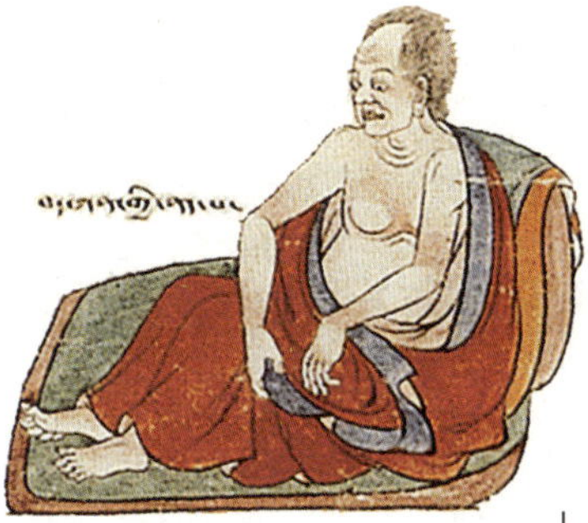

三、培根病患者

过食旱獭肉、枯菜叶、奶乳等性重而腻的饮食，并久卧湿地、水中作业太久等重而腻的生活起居，可引发培根病。症见皮肤发白、胃口不佳、消化困难、反复呕吐、食不甘味、胃脘胀满、身心沉重、体内外发冷、进食后立即感到不舒服等。

第五章 聚合“木布”病内外因

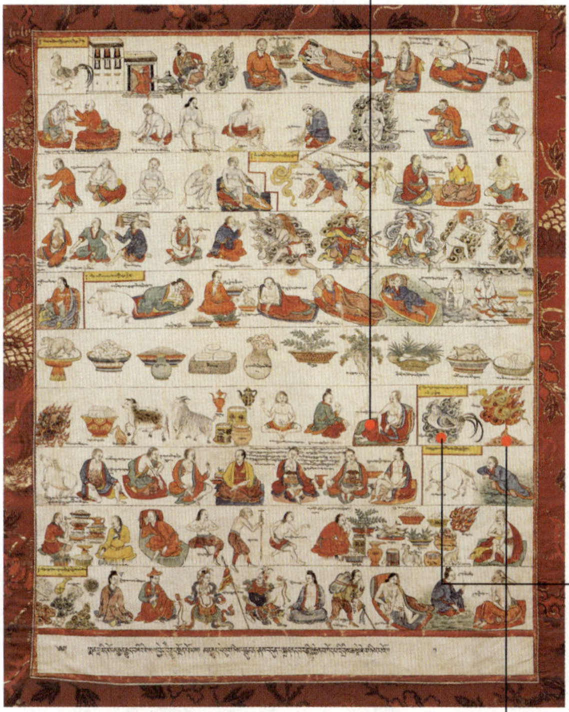

一、聚合“木布”病内因

1 贪婪

因我执意识俱生无明之故，羡慕世间繁华，而不能自拔，谓之贪婪。贪婪产生具有六特性的隆，隆与血热赤巴、培根、黄水等聚合为“木布”病发生的内因。

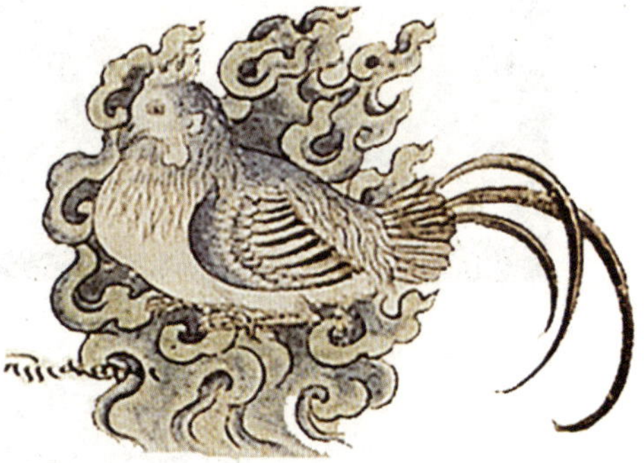

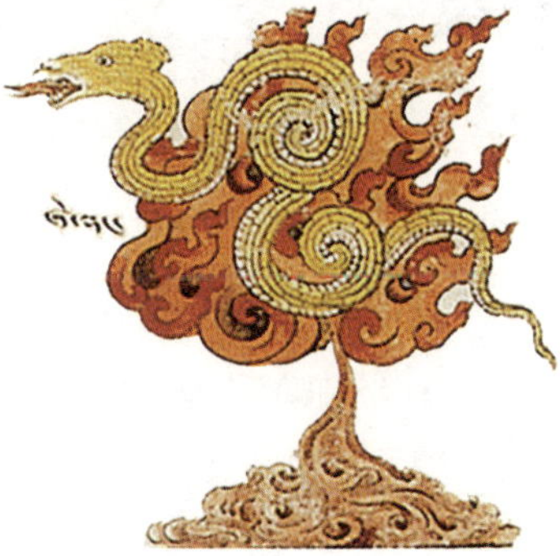

2 嗔恨

因我执意识俱生无明之故，对他人的知识和财富产生嫉妒和仇恨之坏心，谓之嗔恨。嗔恨产生具有腻、糙、锐、热等七特性的赤巴，赤巴和血热与隆、培根、黄水等聚合为“木布”病发生的内因。

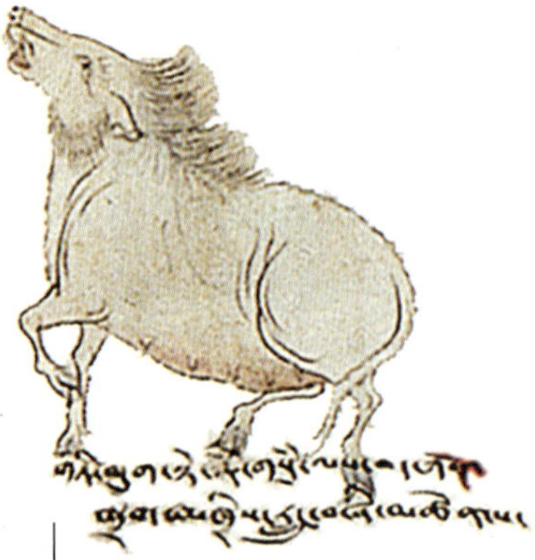

3 愚痴

因我执意识俱生无明之故，不明是非，不知取舍，谓之愚痴。愚痴产生具有腻、凉、重、钝、绵、稳、粘七特性的培根，培根与隆、血热、赤巴、黄水等聚合为“木布”病发生的内因。

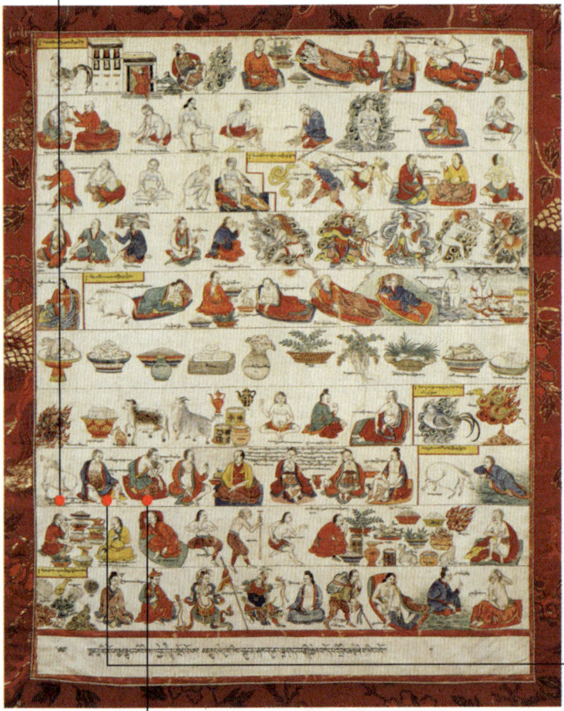

二、聚合“木布”病外因

1 瘀血过多

箭、刀、石、棒等利器击伤肤、肉、脉、骨等四外组织和脏腑等器官，坏血窜入脉道落入肝脏，成为热性“木布”病发生的外因。

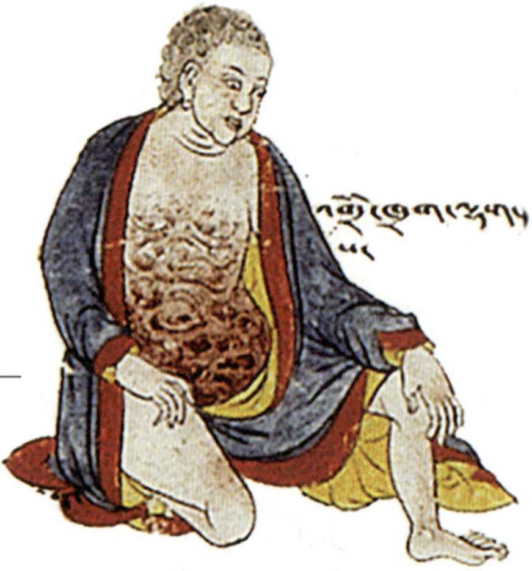

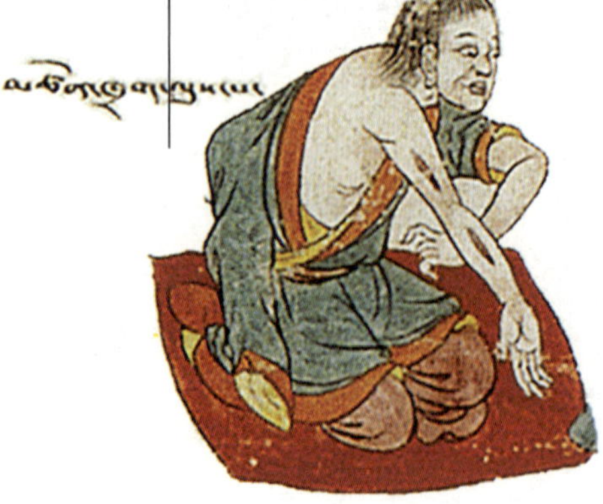

2 伤血遗留

身体肤、肉、脉、骨等四外组织和脏腑等器官被利器损伤后，坏血窜入脉道落入肝脏，成为热性“木布”病发生的外因。

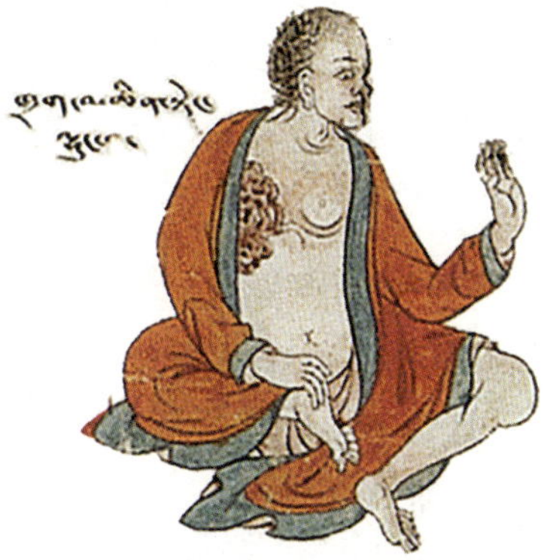

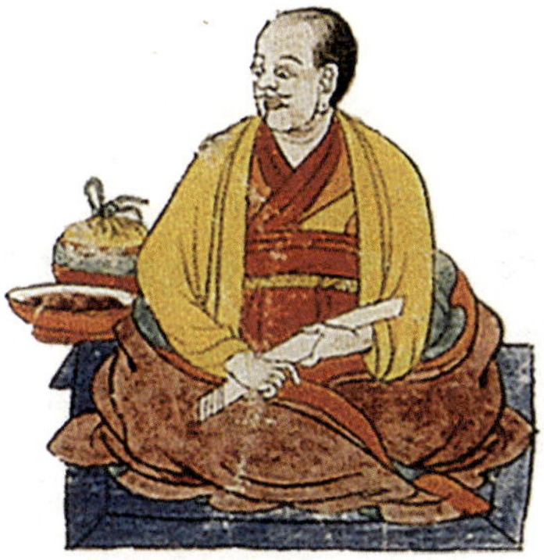

3 血落于肝

体内正精因外伤蔓延引起坏血增盛，窜入脉道落入肝脏，引起血热、赤巴热偏盛，成为热性“木布”病发生的外因。

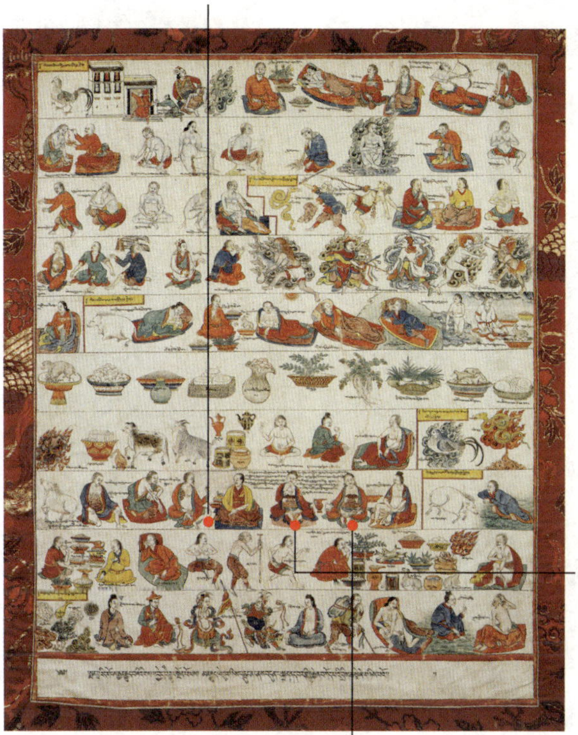

4 上落“木布”病

伤血瘀积，或箭镞遗留体内，瘀血窜入肝脏；或过食辛酸食物，造成血热偏盛，充斥肝脏。这些血未能生化为正精，经肝入胃，与胃中培根混合腐变，落入小肠与赤巴相混变成烟汁色物质，又落入大肠与隆相伴产生“木布”病，故叫作上落“木布”病。

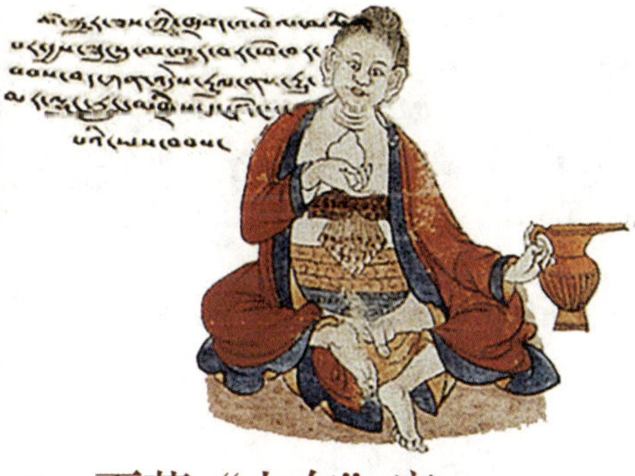

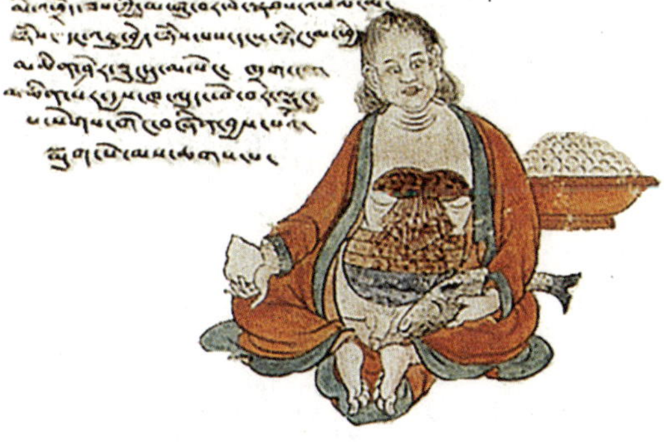

5 下落“木布”病

过食难消化食物和不合胃口的食物，未能消化，引起胃黏液增盛，导致能消赤巴功能等衰弱，食物精华与糟粕不能分解便窜入肝脏，未能生化为正精而变成坏血充斥肝脏，然后依次落入胃、小肠、大肠产生“木布”病；因培根偏寒，“木布”病又像狐狸善于隐伏，故叫作下落“木布”病。

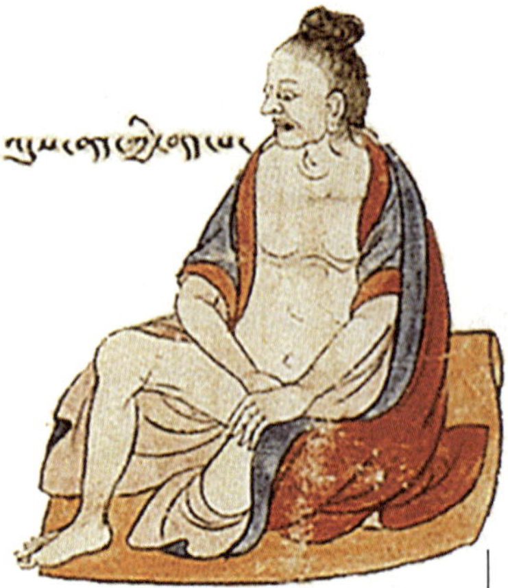

三、聚合“木布”病患者

坏血瘀积或箭镞遗留体内出血等热性因素，饮食难消化，或过食不合胃口饮食造成消化不良，饮食未能生化成正精等寒性因素，引起坏血充斥肝脏，依次落入胃、小肠、大肠等发生“木布”病。症见皮肤发紫，胃、肝绞痛，口有鱼腥味，大便干紫似鹿粪，胃饱也疼痛、饥也疼痛等。

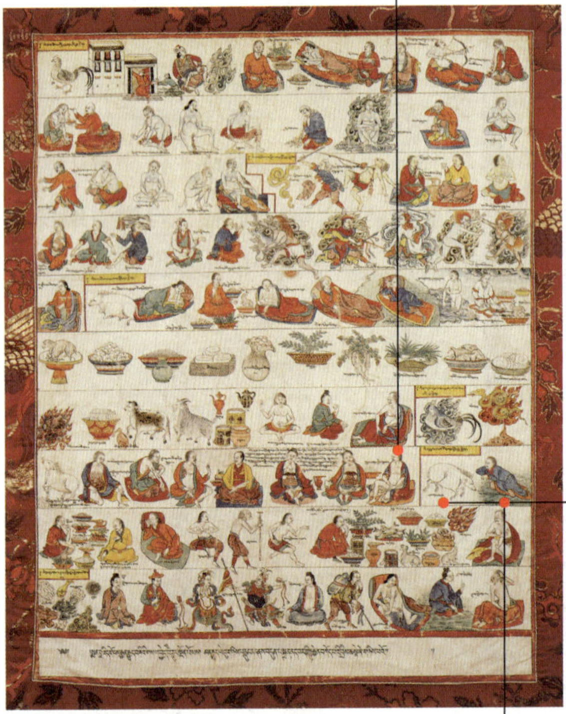

第六章　消化不良内外因

一、消化不良内因

1　白猪（愚痴）

因我执俱生无明故，不明取舍，称之愚痴。愚痴产生生理状态下的培根，培根发生病变后引起培根黏液偏盛，阻塞隆运行的细小脉管，成为培根剑突症、铁垢症及火衰症等痼疾类疾病发生的内因。猪是最为愚痴即培根性强的动物，故以猪作为标志。

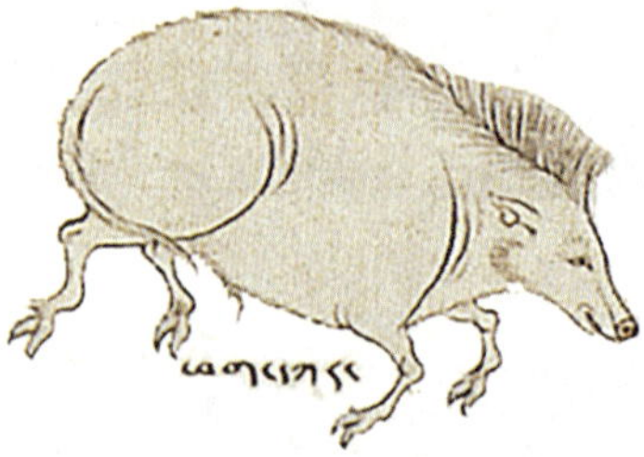

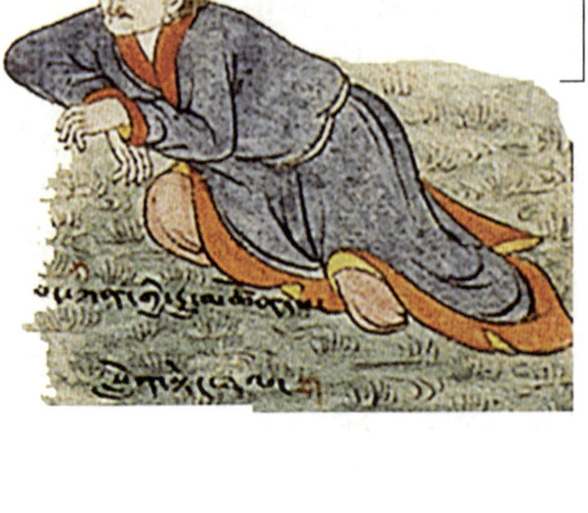

二、消化不良外因

1　久卧湿地

久卧于河边、沼泽等非常潮湿之地会由于天人一体，引起体内湿气和培根偏盛，导致胃火衰弱而引发消化不良症。

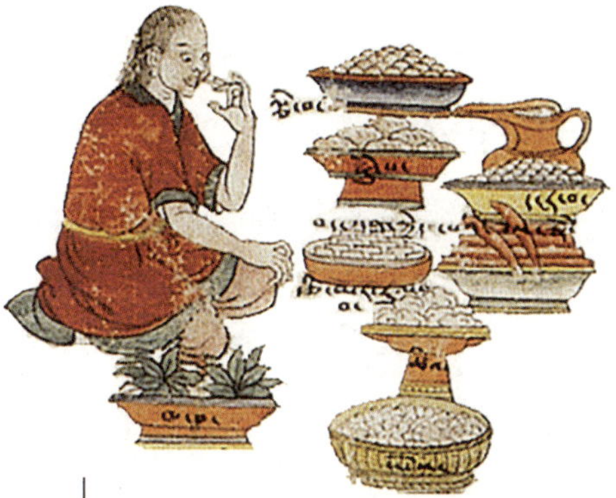

2 过食甘味，重、腻性食物

过食蒲公英等苦味，肉、乳等甘味，坏酥油等性重而腻的食物，以及山羊肉、猪肉、酪浆、脂肪等凉性食物，引起三胃火衰弱不能消化食物，致培根黏液偏盛，引发剑突培根症、铁垢症等疾病。

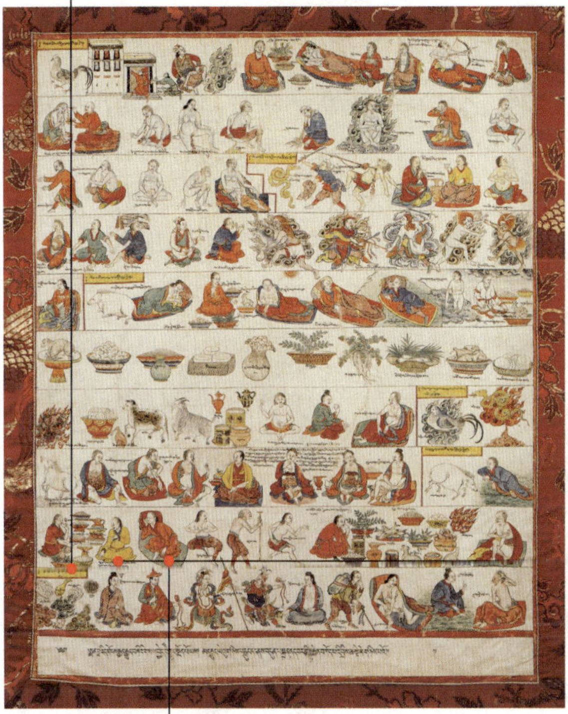

3 身体羸瘦、无营养

培隆型人，身体羸瘦，常食炒青稞等无油脂无营养食物，造成胃火衰弱不能消化食物而引发消化不良症。

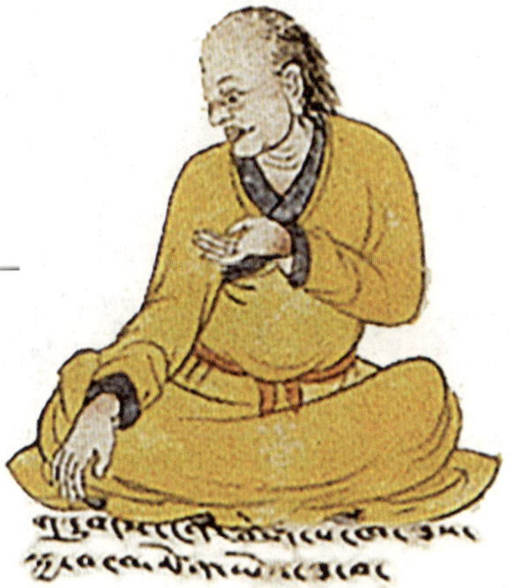

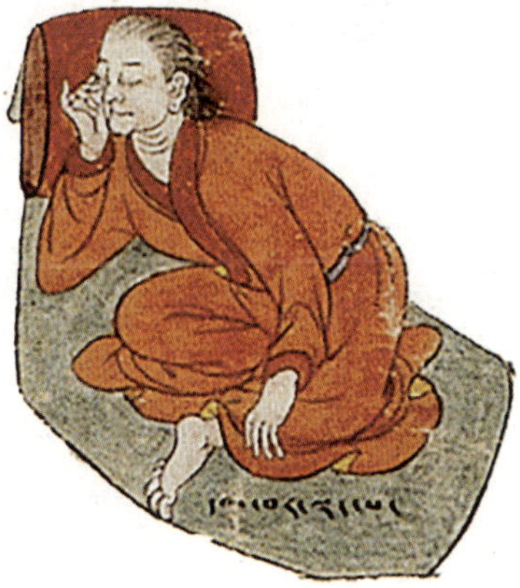

4 久坐不动

不运动、不劳动，吃饱后卧床睡觉，养尊处优，造成胃火衰弱不能消化食物，引起消化不良。

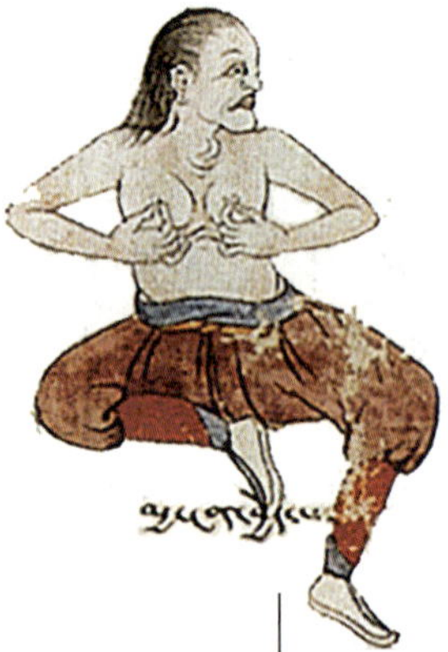

5 过度悲伤

因与父母兄弟等亲属生离死别，或牲畜染严重瘟疫，悲伤不已、劳心过度，引起体内三和合紊乱，特别会引起胃火衰弱、不消化。

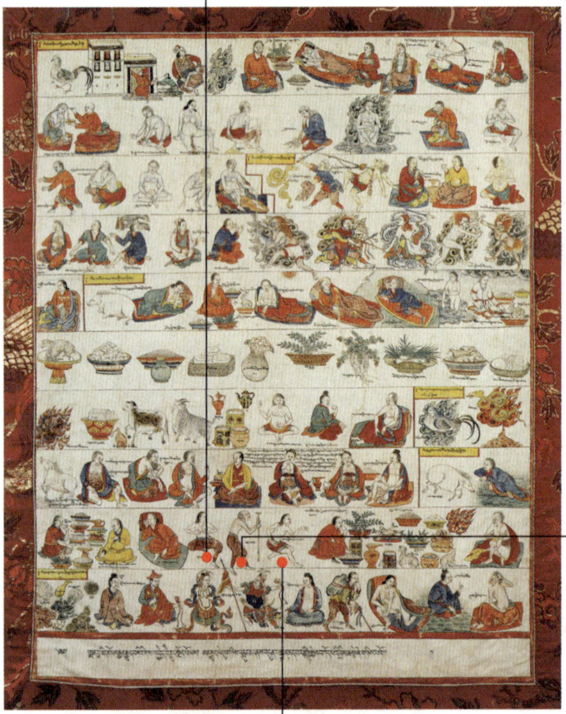

6 老迈

年龄70岁以上，身体五元功能衰弱，五官不聪，面容憔悴的老人，由于三胃火衰弱及其功能失去平衡，进任何食物皆难以消化，易发消化不良症。

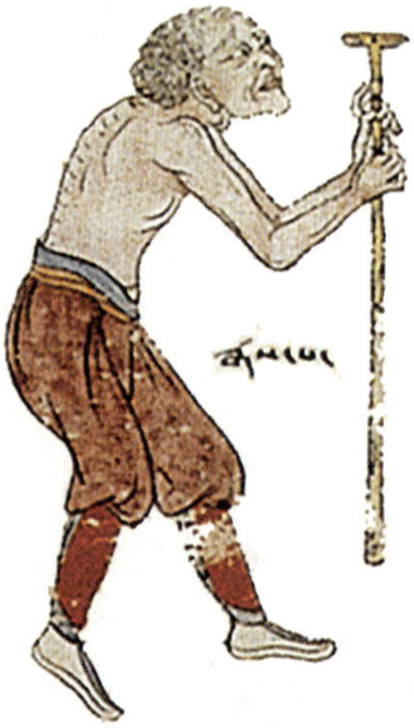

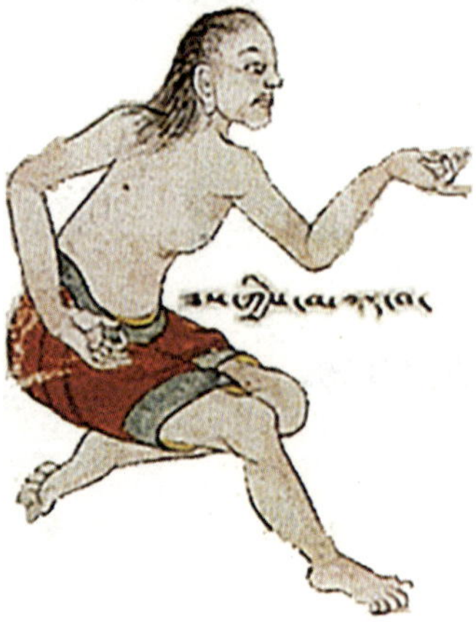

7 食物伤害

因受饥饿折磨，或者因修行和斋戒不能进食，长期挨饿之后，不论任何食物，饱食饱饮则可造成胃火衰弱，不能消化食物而发消化不良症。

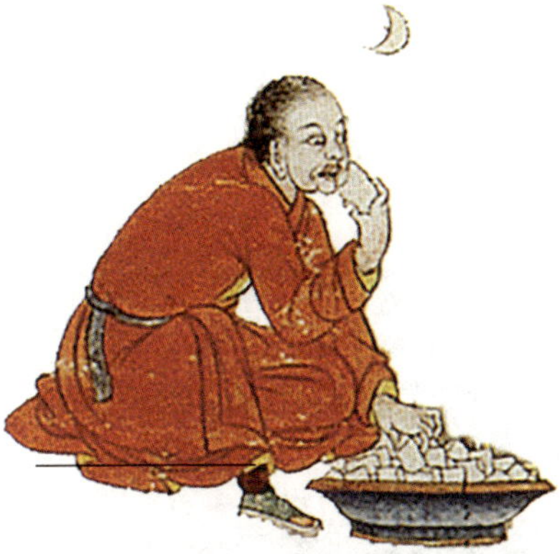

8　不习惯食物

食用自己不习惯的食物，或不规律进食，或食用从未食用过的食物，则会造成三胃火不能很好糜变、消化、分解精华和糟粕，导致消化不良发生。

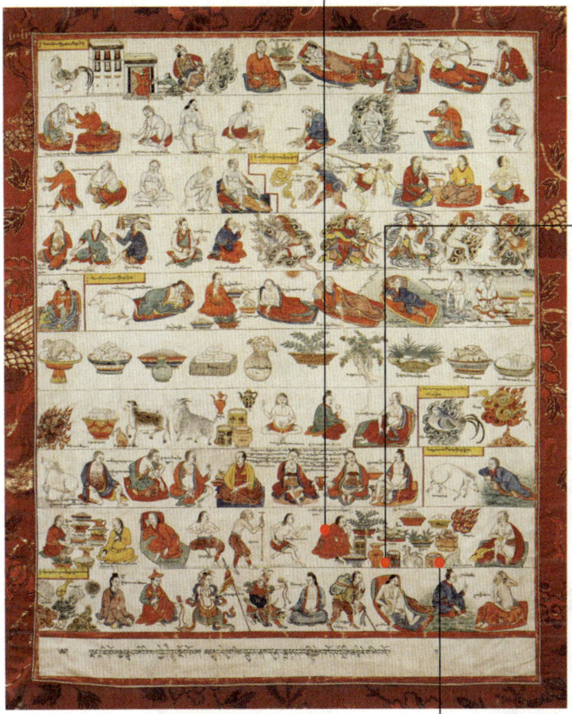

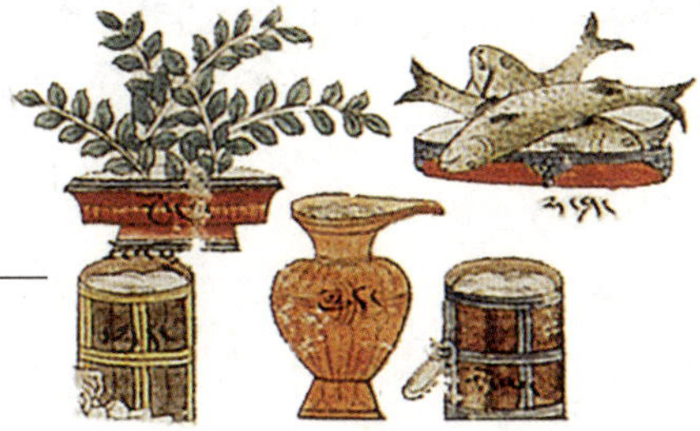

9　不适宜食物

如同时进食奶制品、酸食、蔬菜、奶乳、鱼肉等食物，会因性质不同而相互抵触，明知未消化又进食，则会伤害胃火，不能消化食物而引发消化不良症。

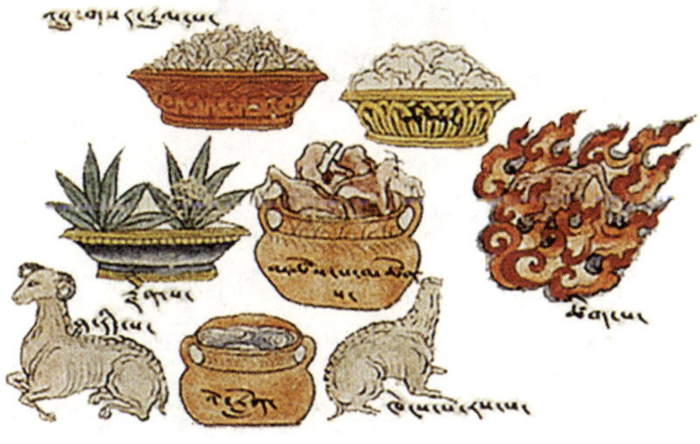

10　本质不消化食物

未成熟或腐变谷物、瘦肉、脂肪和生冷奶子等未煮（烧）熟、烧焦、糠、馊食物，或粥等加水后未煮沸，不规律、无节制地食用这些食物，会因食物性质难消化而引起消化不良症。

三、消化不良患者

在进食蔬菜、乳制品、腐变、不熟的生食之后，又食用鸡蛋、鱼肉等食性相互矛盾的食物，或者前食未消化又进食等，造成胃中食物未能很好糜化、消化、分解精华和糟粕，而导致消化不良，症见大便闭塞或腹泻、腹胀，有时胀后下泻、倦怠无力等。

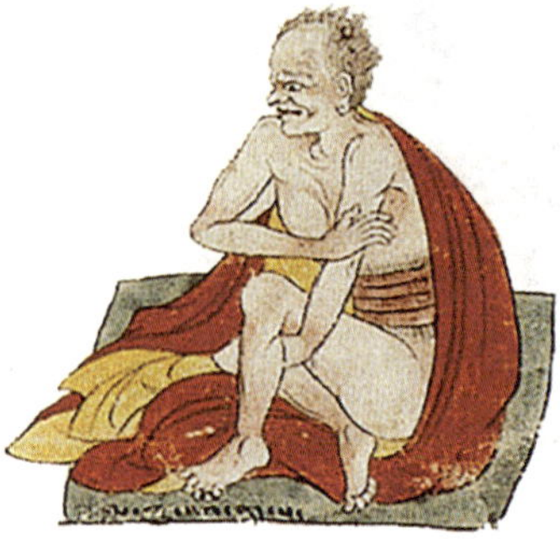

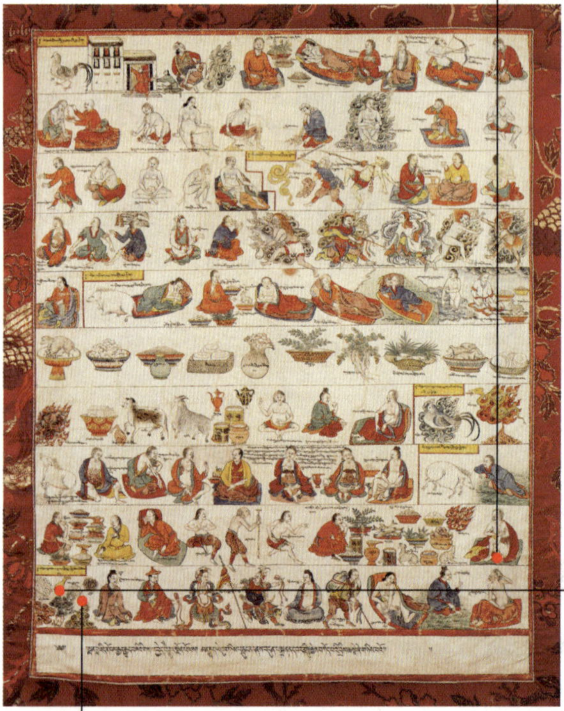

第七章 痞瘤内外因

一、痞瘤内因

1 赤巴

精华不消化，坏血充斥肝脏，肝脏坏血落入小肠与赤巴相混，血与赤巴为因结成痞块形成小肠赤巴痞瘤；或肝血落入胆囊引起胆汁凝结成痞块形成胆囊赤巴痞瘤等。

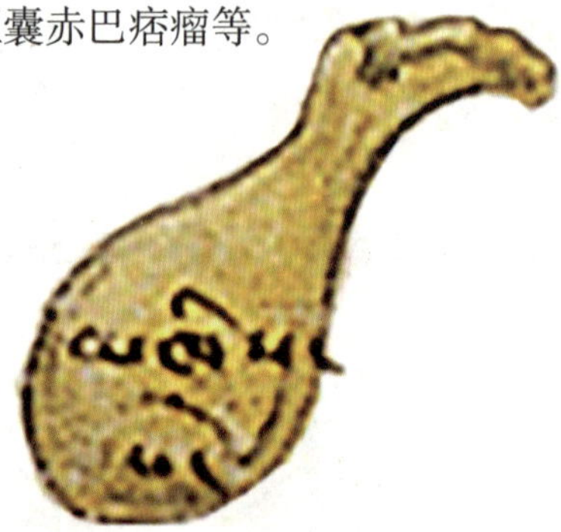

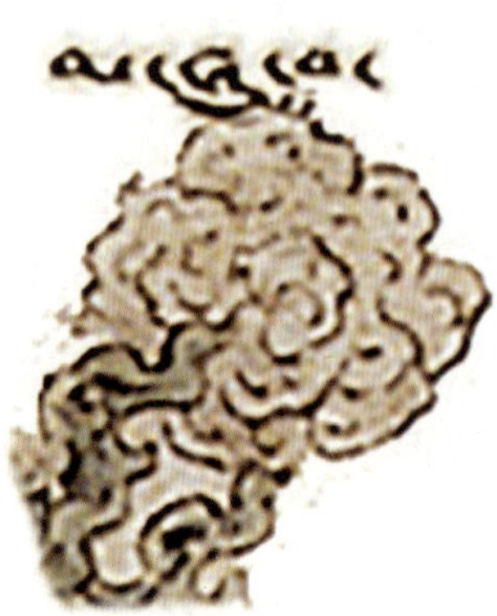

2 消化不良

蔬菜、乳制品、酸酒、鱼肉和腐变食物等食性相互矛盾的食物在胃中不能很好糜变、消化、分解精华和糟粕，未消化食物被胃黏液卷结成痞块，形成糟粕不消化的食痞瘤。

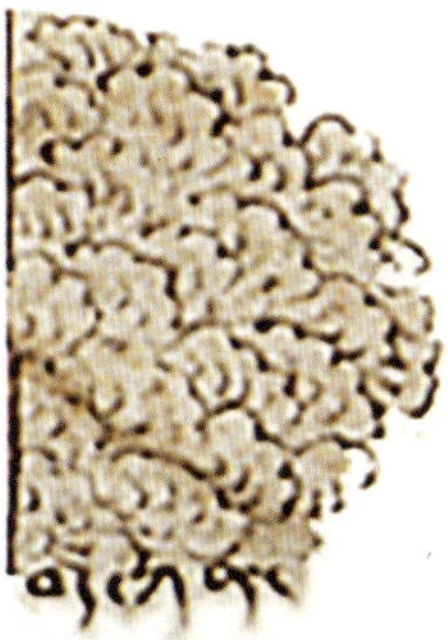

3　培根

食物糟粕因不消化久留胃中，引起培根胃黏液增盛，被隆（风）卷结成团，不断增厚变硬，形成剑突痞瘤和精华不消化的石痞瘤等。

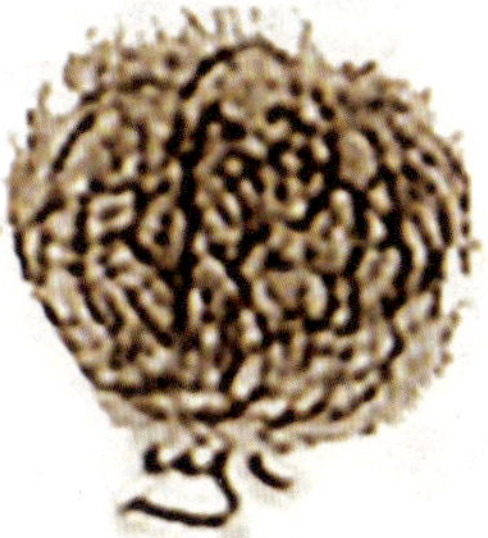

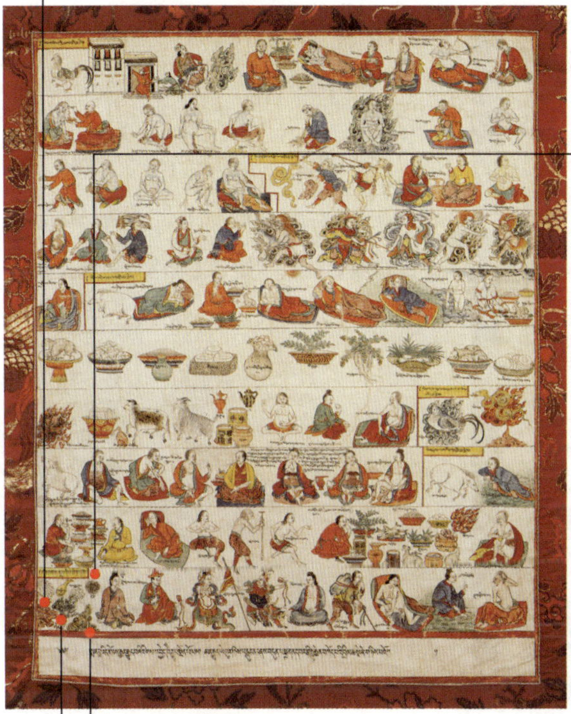

4　毛

因经常从事毛皮工作，将毛食入胃中，或毛类混入食物吃进胃中，在胃或膀胱中形成毛团引发毛痞瘤，症见病灶位置疼痛，有疙瘩隆起。

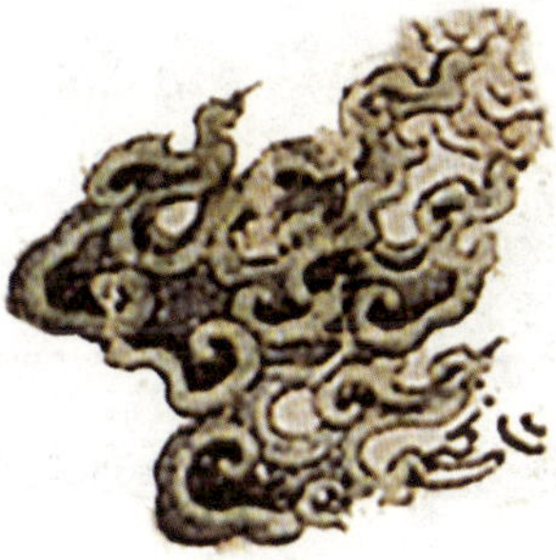

5　隆

隆痞瘤常出现于胃、大肠和子宫之中，痞块因被隆鼓动而不停移动、变化大小。隆痞瘤皆由二合邪和聚合邪卷结而成，单一隆邪不会形成痞瘤，这是因为单一隆邪无物，故不形成隆痞瘤。

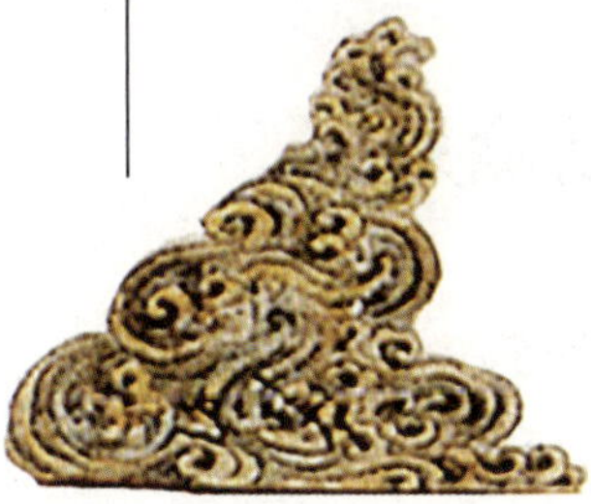

6　黄水

不消化之食物精华窜入脉管后进入脏腑，在脏腑边缘形成充斥黄水的水泡而引发水痞瘤。心包水痞瘤的症状为胸部出现细小虫疹，引发性情暴躁，急躁不安，如身处温泉心脏有压抑感。

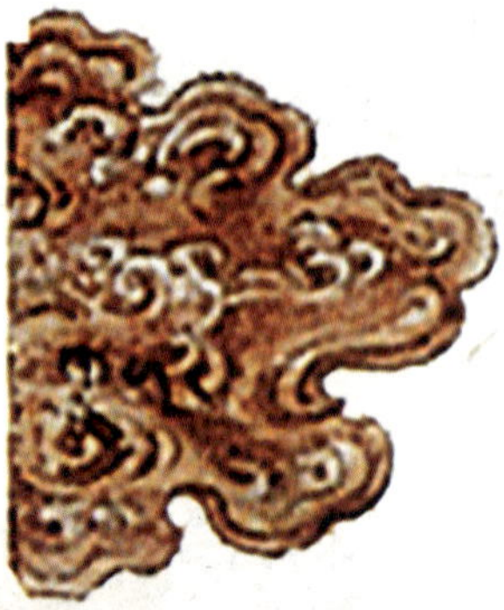

7 血

精华不消化，坏血充斥肝脏，肝脏底部析结血珠，血珠增扩，形成肝血痞瘤。同样，坏血充斥脾脏，血珠增扩，形成脾血痞瘤；肝脏坏血降于胃，由培根黏液腐化，血热烘之，凝结成块，形成“木布”痞瘤。

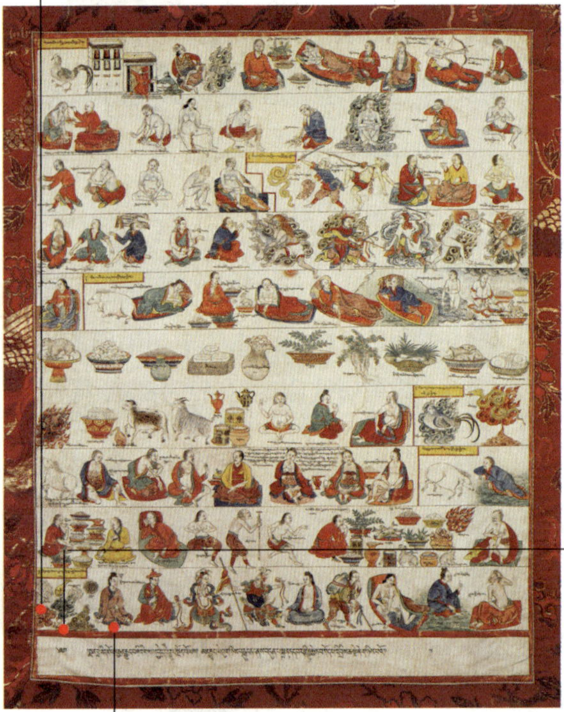

8 虫

居于胃、大肠中的寄生虫，被扰怒后，缠绕成团，谓之虫痞瘤。症见疼痛难忍，疼痛停止后舒服如初。

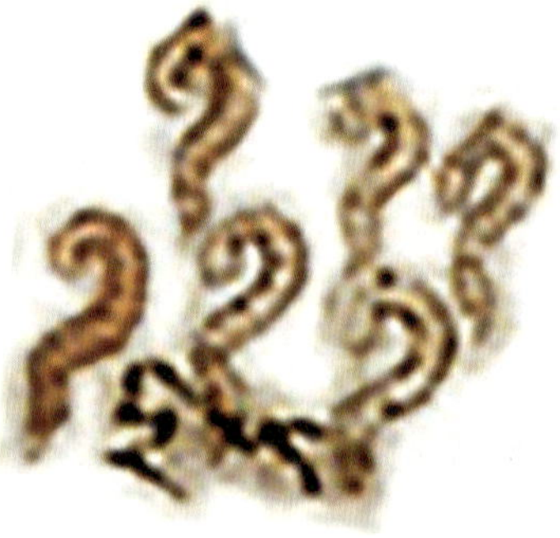

二、痞瘤外因

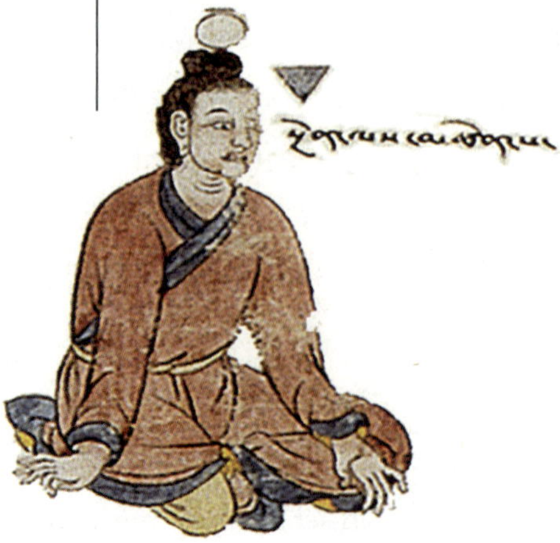

1 前世孽业

以消化不良、培根、赤巴、血热、虫等为内因，由前世所积恶业报应为外因，可在体内、中、外，以及脏腑等处形成石痞瘤、脓痞瘤、血痞瘤等各种痞瘤。

2 恶魔作祟

以消化不良、培根、赤巴、血热、虫等为内因，以天神、恶龙、地煞三者作祟为外因，可在肺、肝、胃、肾、肌肉、皮肤、脉管等各处产生食痞瘤、毛痞瘤、血痞瘤、脓痞瘤等痞瘤。

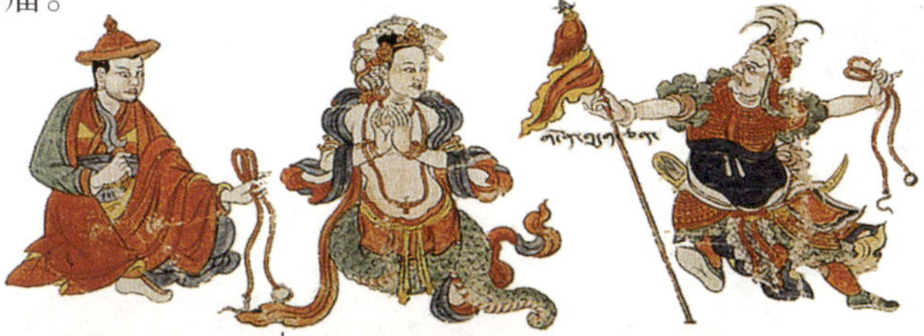

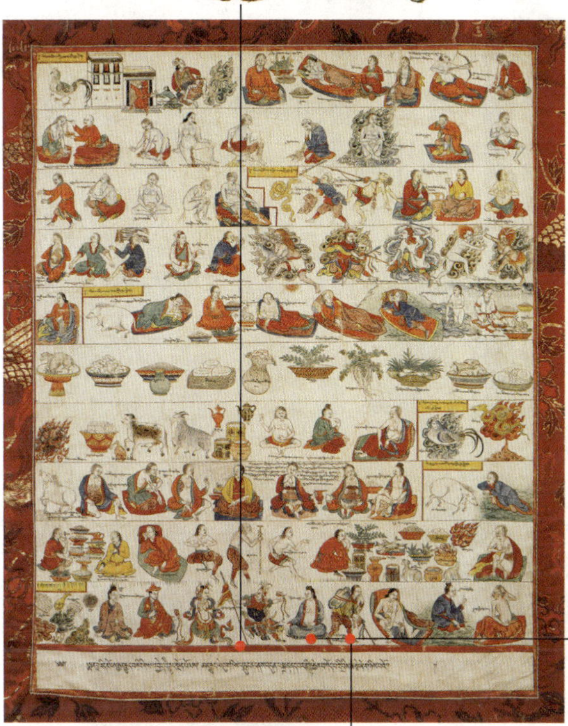

3 胃不消化

食物在胃中未能很好糜变、消化、分解精华和糟粕，而滞留胃肠，被培根黏液卷裹形成食痞瘤；未消化食物进入精华运行通道，形成肝痞瘤、胆痞瘤、脾痞瘤等痞瘤。

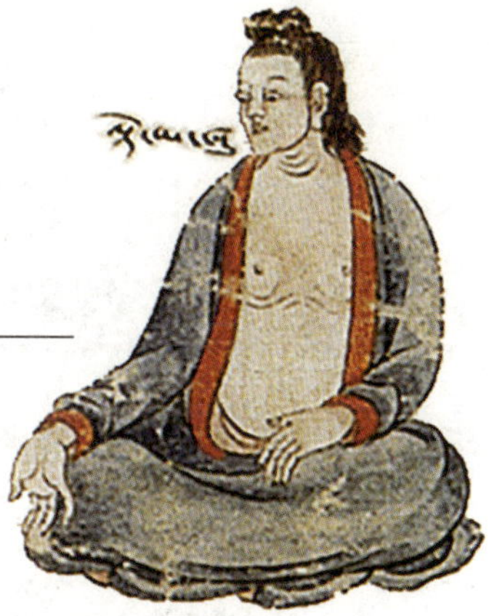

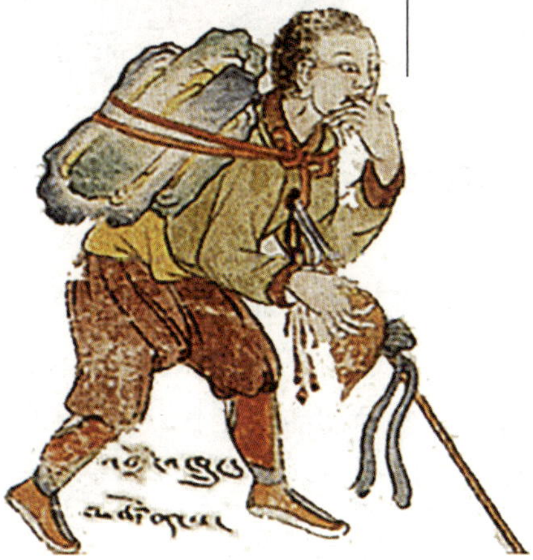

4 外伤扩散

被箭、矛等利器中伤，利器所伤之处流血瘀积，或跌入悬崖，或马背跌落，瘀积伤血落入胃、肠、肝、脾、肺、心等脏腑形成痞团而发血痞瘤和“木布”痞瘤等。

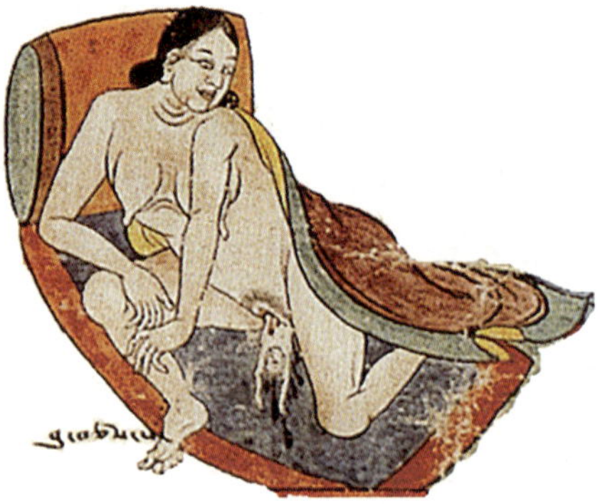

5　产后恶露

妇女产后恶露遗留，在子宫卷结成团而发坚硬血瘤等。症见残留血液卷结成团似胚胎，腹内有块状物感，小腹阵发性疼痛。

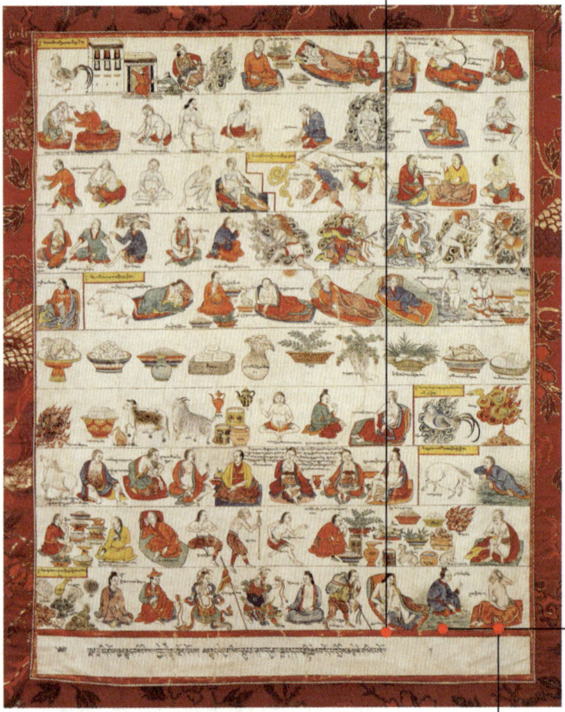

6　久卧湿地

不用铺垫，久卧河边、沼泽等潮湿之地，引起体内湿寒，造成胃火衰弱，导致飘忽不定，增损较快的隆引起的痞瘤和培根痞瘤发生。

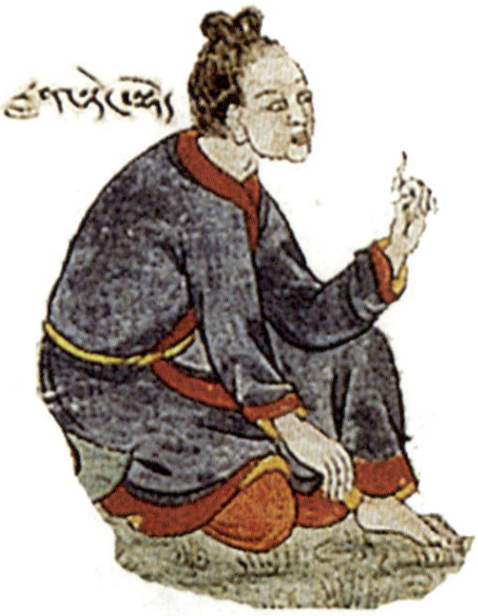

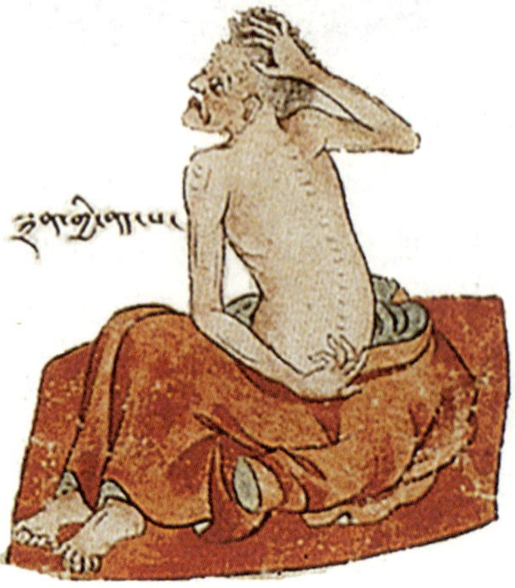

三、痞瘤患者

因食物不消化、培根、血热、赤巴、虫、黄水、毛等引发的胃肠和脏腑等处的食痞瘤、毛痞瘤、脓痞瘤、水痞瘤等各种痞瘤的总症状为痞瘤所在部位皮肤结垢、饮食不化，易引发寒性嗳气和呕吐，特别是进食生食和酒醅之后引起呕吐、便秘、消瘦等。

图四十三 灰色浮肿至高热病内外因

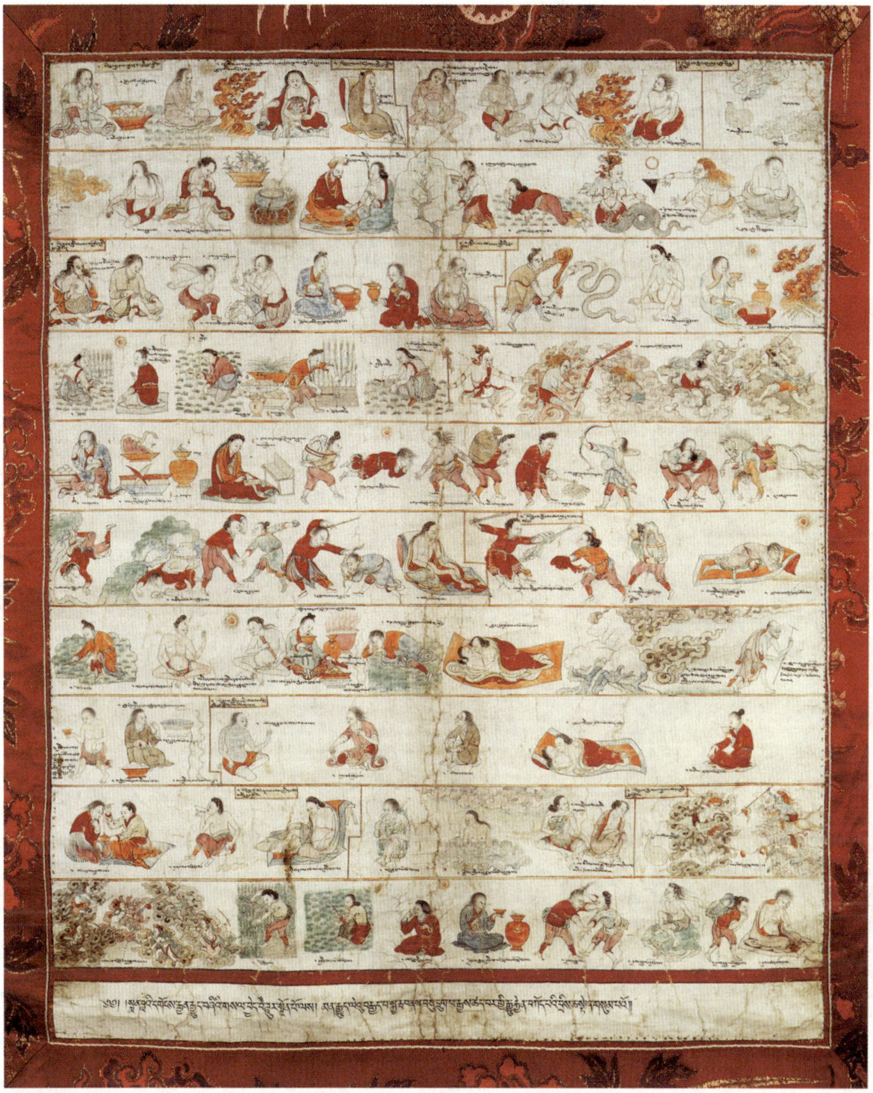

本图示灰色浮肿、下落水肿、腹水和耗精瘤疾、一般热病、真假寒热病、临界热病、未成熟热病、高热病等各病病因、病机、症状等内容。

第八章　灰色浮肿内外因

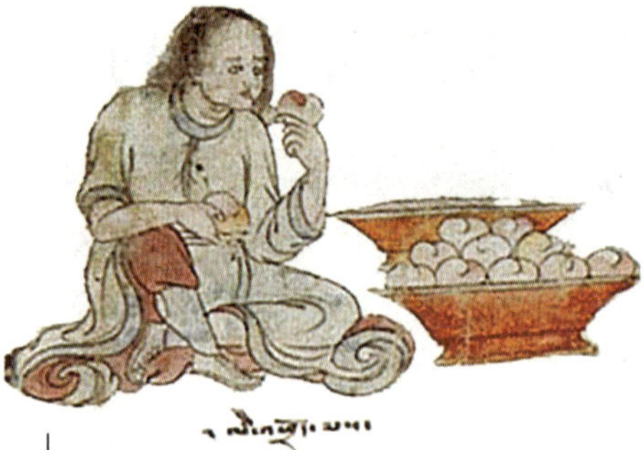

一、灰色浮肿内外因

1　饮食不调

过食难消化、不成熟、馊变食物，造成胃火衰弱、不消化，食物糟粕侵入精华（营养）运行通道而进入肝脏，肝脏未能正常生化为健康血，导致灰色浮肿发生。

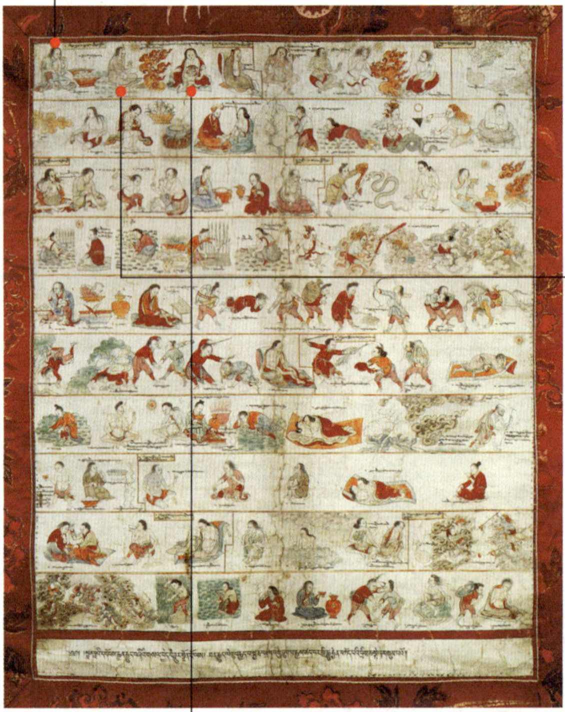

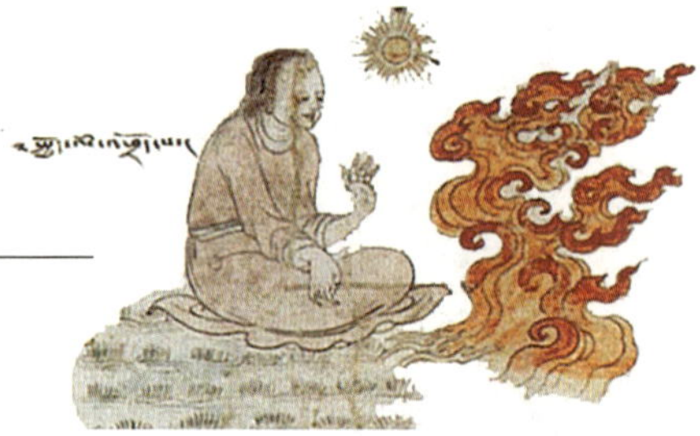

2　起居不当

久坐潮湿地方，或炎热时节暴晒、烤火等起居不当，造成体内隆、血热紊乱，赤巴增盛，侵害培根和皮肤、肌肉、血液而引发灰色浮肿。

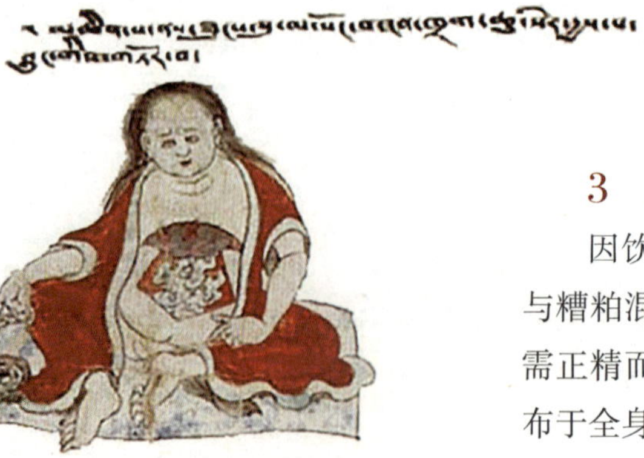

3　肝中坏血增盛

因饮食起居不当，食物未能消化，精华与糟粕混合进入肝脏，肝脏未生化成身体所需正精而变成坏血和黄水，在隆的作用下散布于全身而发灰色浮肿。

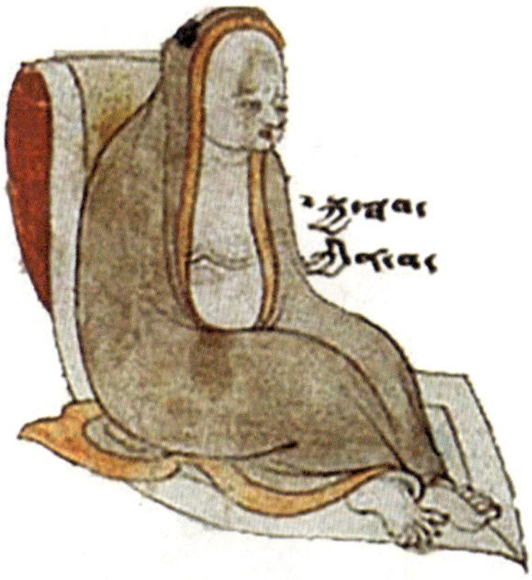

二、灰色浮肿患者

饮食起居不当，造成胃火衰败，食物糟粕侵入精华运行通道进入肝脏，肝脏未生化为健康血，导致坏血、黄水不断增盛，被隆带往全身各处而发灰色浮肿病。症见皮肤颜色发灰，眼睑、腿胫浮肿，进食不消化等。

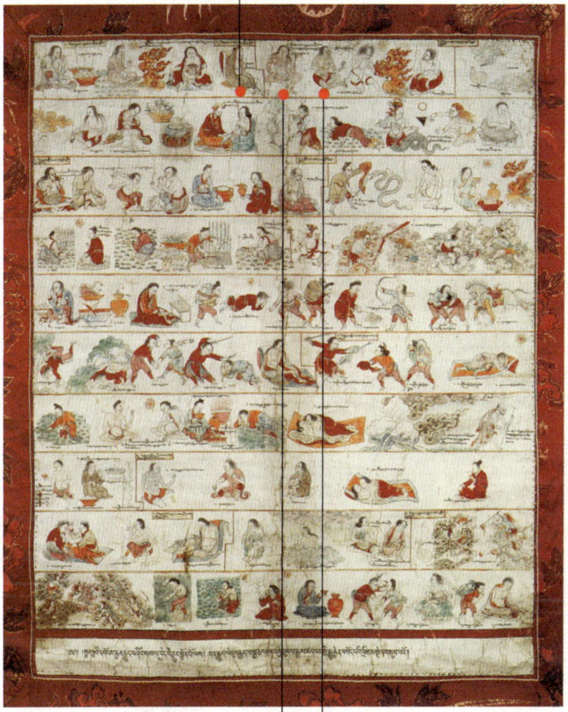

第九章　下落水肿内外因

一、下落水肿内外因

1　坏血增盛

饮食不调，食物未能被正常消化糟粕侵入精华通道，精华与糟粕混合进入肝脏，肝脏未能生化为正精而变成坏血，坏血不断增盛，引起下落水肿发生。

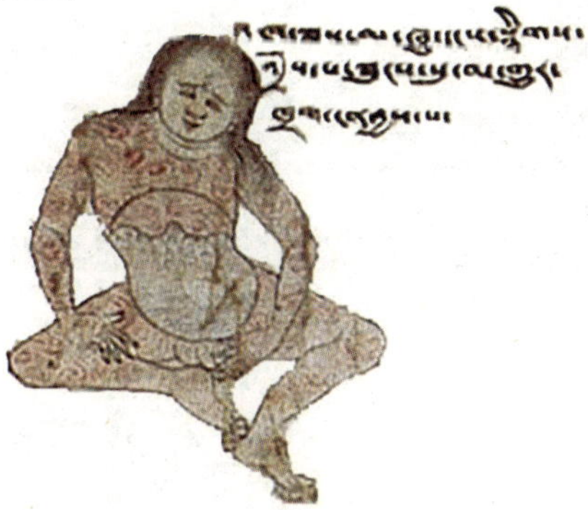

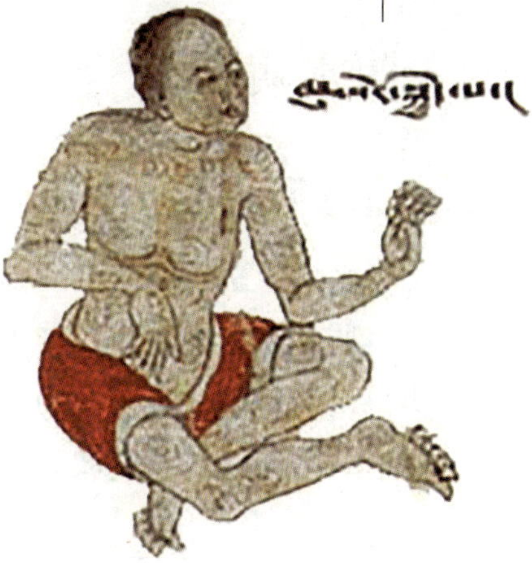

2　引发黄水

饮食不调，食物未能正常消化，胃、小肠等未能很好分解食物精华与糟粕，精华与糟粕混合侵入肝脏，肝脏最终未生化成正精而变成坏血，不断增盛，散布于皮肤、肌肉而引发黄水。黄水浮肿又引发下落水肿。

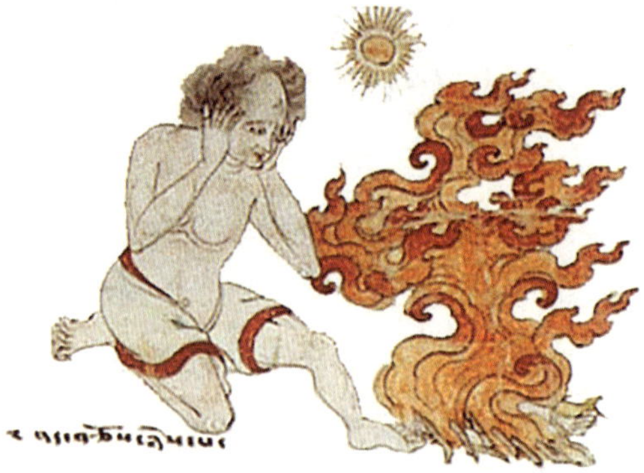

3 误治

不懂热病凉药治、寒病热药治的原则，用药相反而误治，可引发下落水肿。

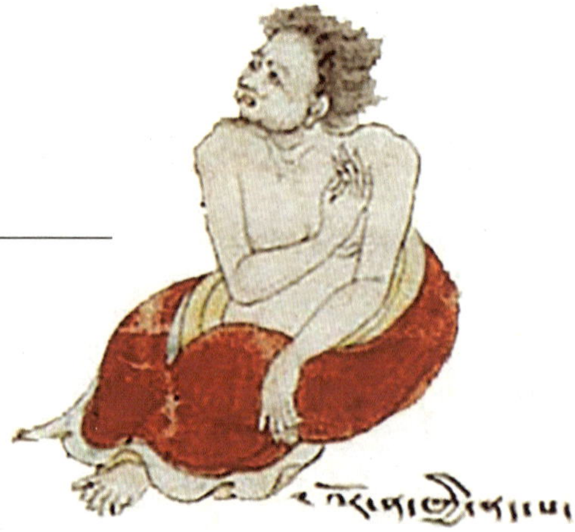

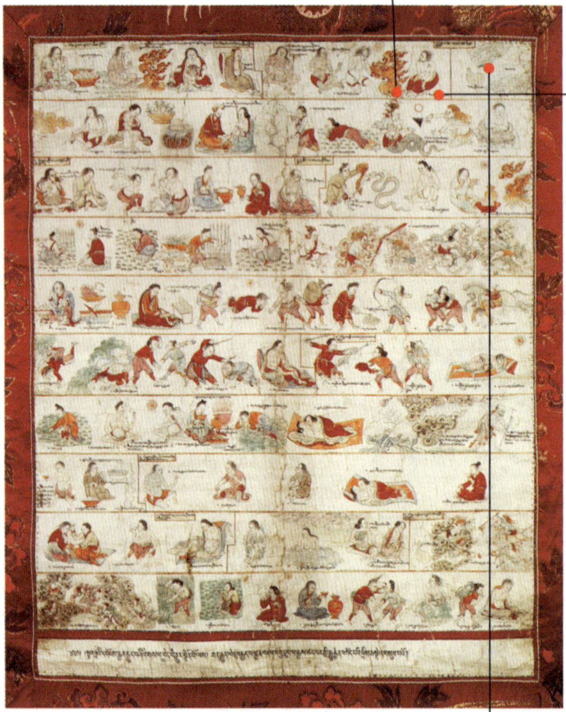

二、下落水肿患者

饮食不当或疾病误治致使陈旧灰色浮肿转化为下落水肿，症见体温低、不消化、无食欲，特别是全身浮肿，体位低的部位肿胀更甚。

第十章 腹水病内外因

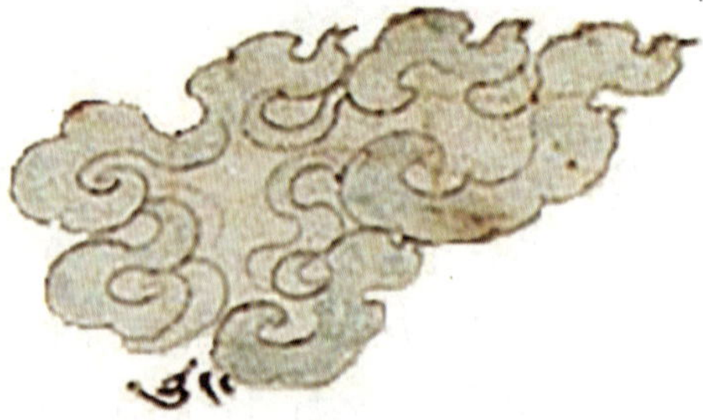

一、腹水病内因

1 隆

隆邪是腹水病的总内因之一，隆主要居于脐下、阴部、心脏、脑、白脉和黑脉。由于负重、伤心痛哭、寝食俱废等外因，可引起隆偏盛，超过常量而引发腹水病。

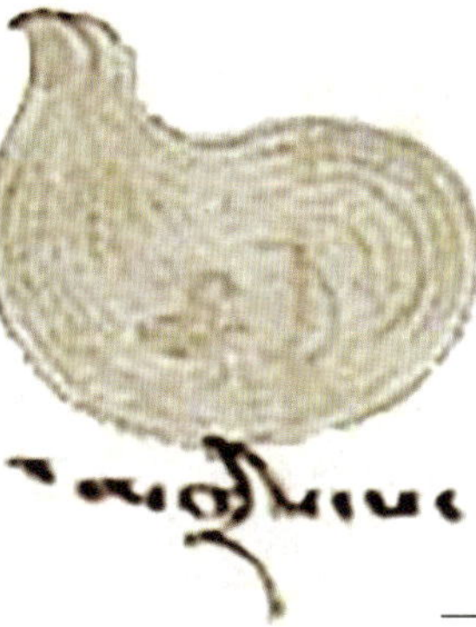

2 赤巴

赤巴邪是腹水病总内因之一，赤巴属火元，是全身温热之源，主居肝脏和身体中部，主要功能为滋生体温、消化食物。但由于身受到石、棍打击等外因，赤巴功能倒行逆施，可引起腹水病发生。

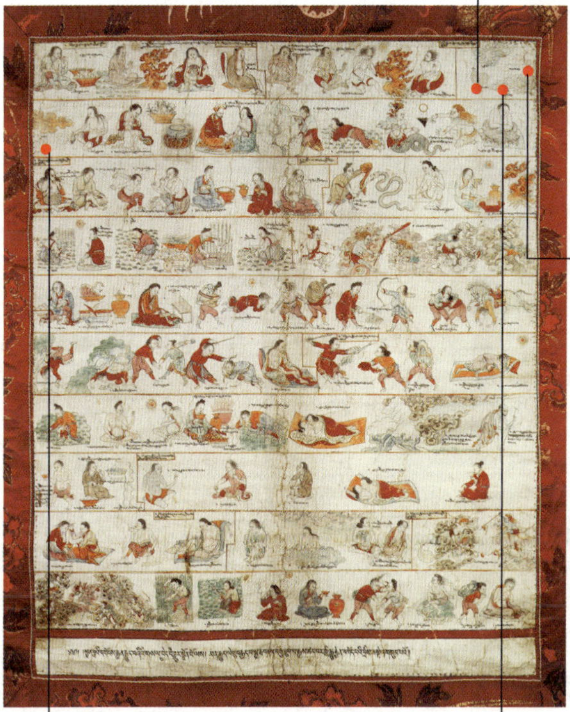

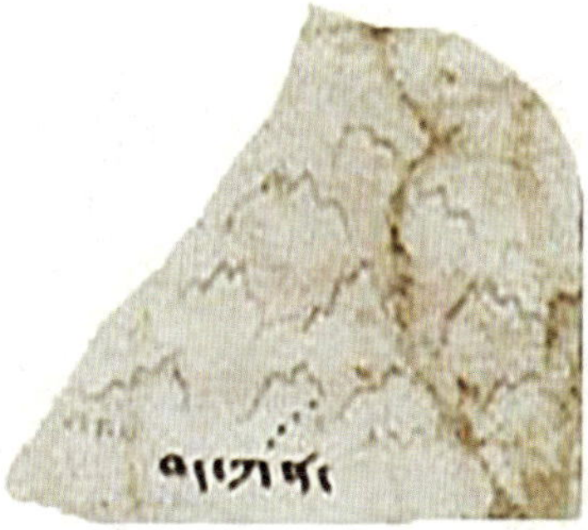

3 培根

培根邪为腹水病总内因之一，培根属土水元，主居人体胸以上部位，功能滑、腻、润。但由于食用性凉而重的饮食及涉冷水，卧湿地等外因而发生病变，可引发腹水病。

4 黄水

黄水为腹水病总内因之一，黄水是由胆汁生化的一种黄色液体，主居皮肤与肌肉之间、关节等处，功能光滑、湿润。但由于久居潮湿之地和水中作业等外因，可引起腹水病发生。

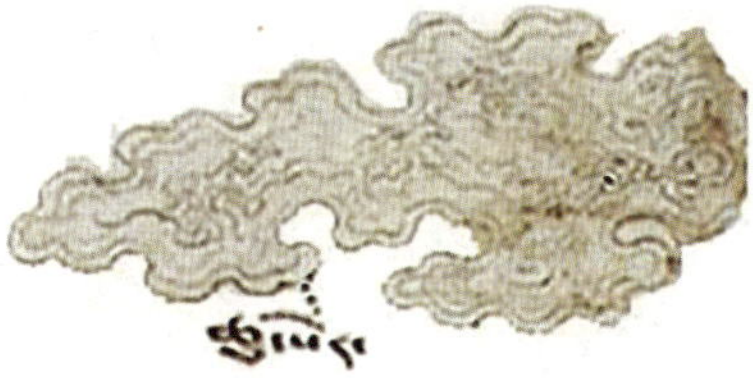

5 血

血为腹水病总内因之一，血为身体七精华物质之一，由饮食精华所生成，功能为湿润机体、滋养生命，是赤巴所依靠的基础物质。过食辛酸饮食和剧烈劳作可引起血紊乱，导致腹水病发生。

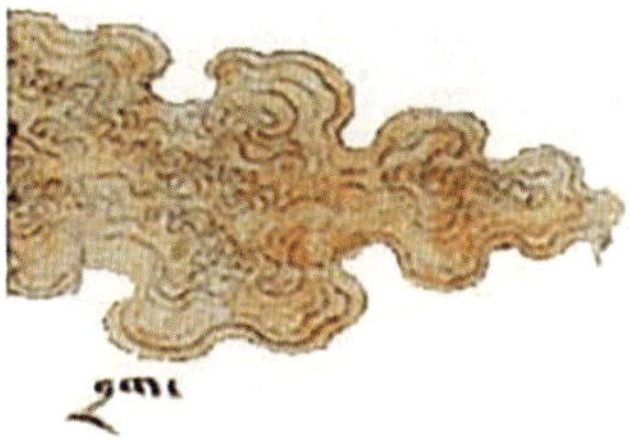

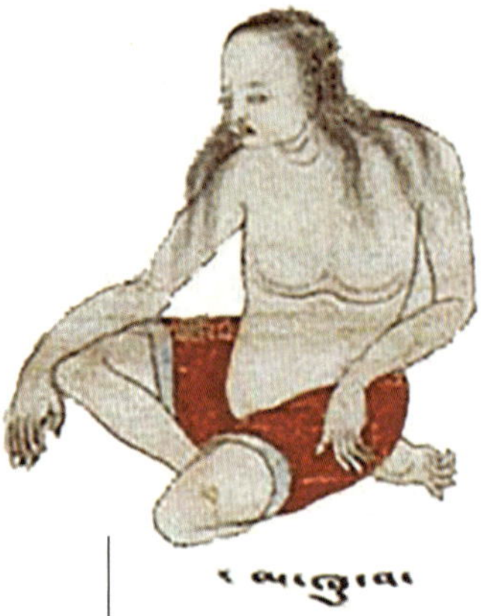

二、腹水病外因

1　消化不良

因三胃火衰弱导致食物不能糜变、消化、清浊不分，引起培根增盛，阻塞尿液、下泄隆的通道。若下泄隆逆返将尿液带入精华运行通道，则会造成皮下和脏腑周围充斥水液而引起腹水病发生。

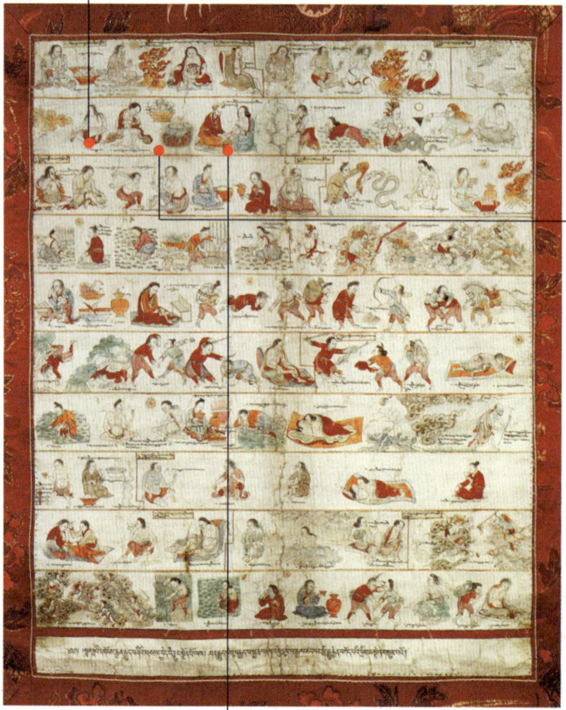

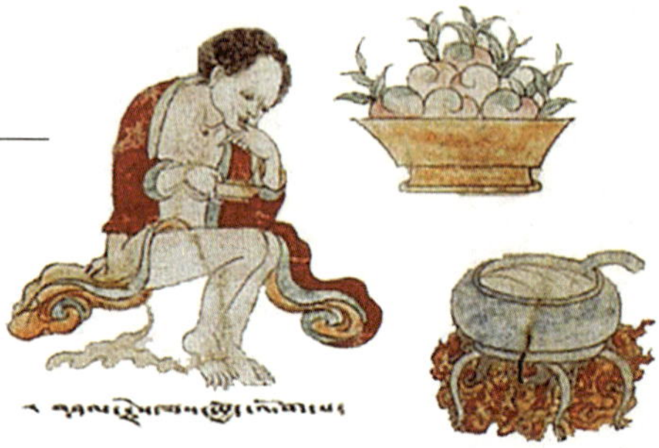

2　腹泻后饮食起居不当

对血热赤巴病等热病，特别对胆汁降于腑等病实施下泻后，不食用性轻而易消化的饮食，反而食用性凉而难消化的饮食，加之居地寒冷等饮食起居失当，可造成胃火熄灭而引起腹水病发生。

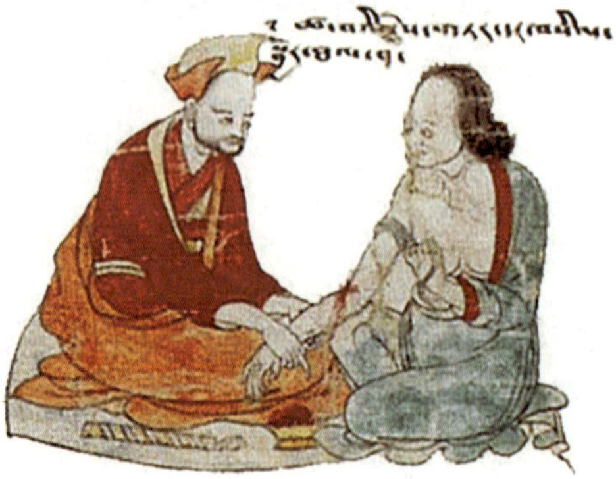

3　热病后放血过多，过服寒性药

如热病治愈后连续使用放血疗法，或过服寒性药，会造成胃火熄灭、饮食不化，糟粕侵入精华运行通道散布于脉，可引起腹水病发生。

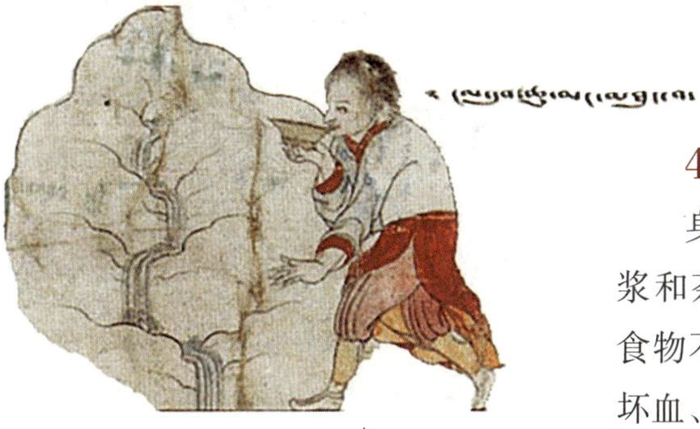

4 劳累后饮水过多

身体劳累后过饮冷水、薄酒、奶酪、酪浆和茶等性凉而重之饮料，造成胃火消弱，食物不消化，糟粕被带入精华运行通道导致坏血、黄水增盛，可引起腹水病发生。

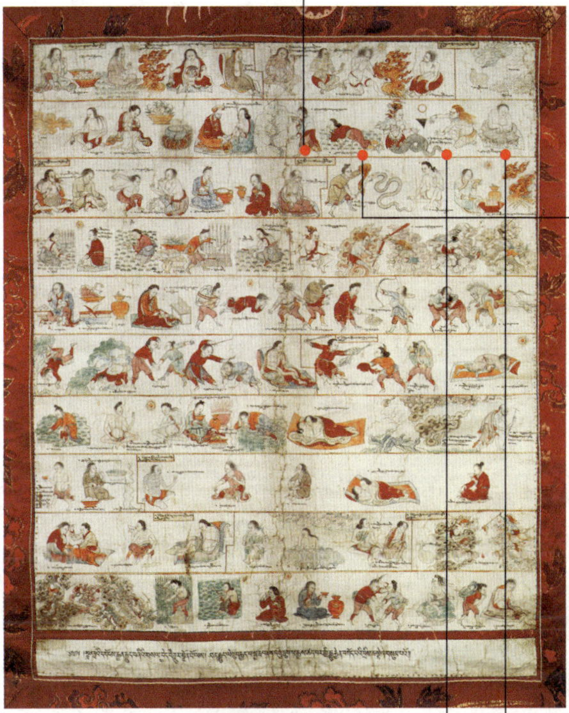

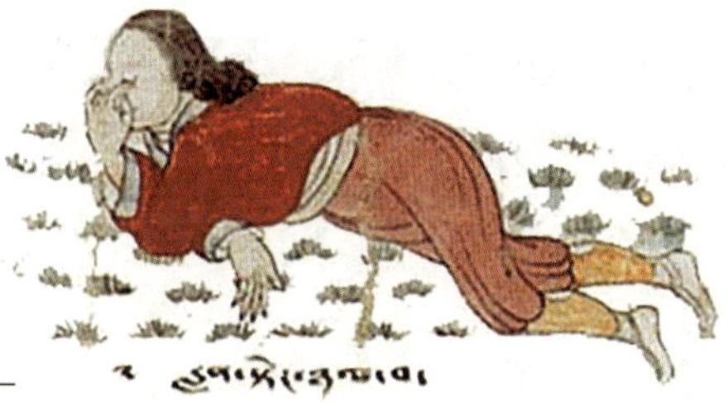

5 久卧湿地

长期在沼泽、草地等潮湿之地睡觉或居住，或长期在水中作业等造成胃火衰弱，食物不消化，导致坏血、黄水增盛，可引起腹水病发生。

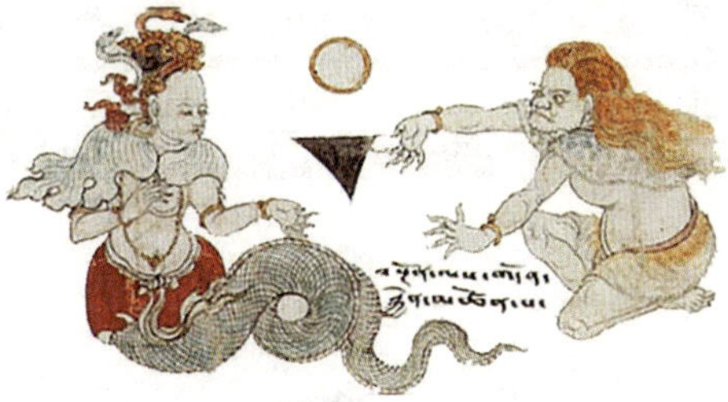

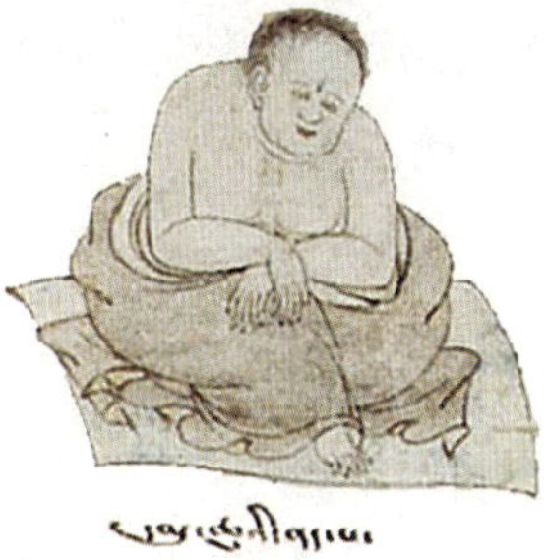

6 宿业及鬼魔作祟

前世所积恶果得到报应，或乱挖神山、滥伐神树，引起地神、龙魔等五行水魔发怒，可引起腹水病发生。

三、腹水患者

消化不良、鬼魔作祟、下落水肿日久不愈等各种原因可引起腹水发生，症见身体臃肿煞白，皮下和脏腑周围充斥水液，腿胫、眼睑等八水府肿胀，腹内水液充斥等。

第十一章　耗精痼疾内外因

一、耗精痼疾内外因

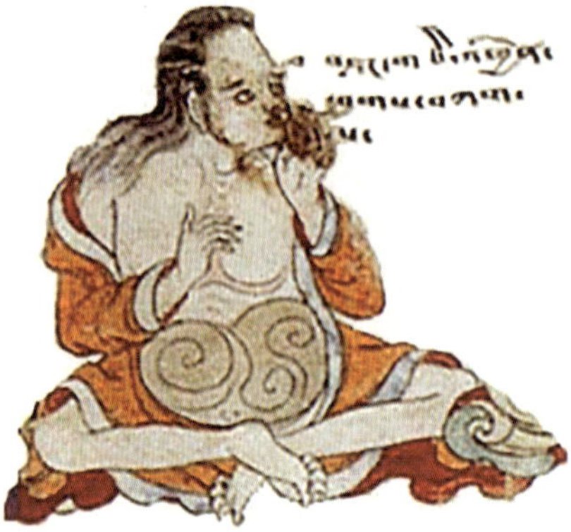

1　强忍大小便、矢气、呼吸

强忍大小便、矢气和呼吸等，不能适时排放，引起三邪紊乱或人体正精运行通道发生阻塞，功能发生异变，造成正精损耗而引发耗精痼疾。

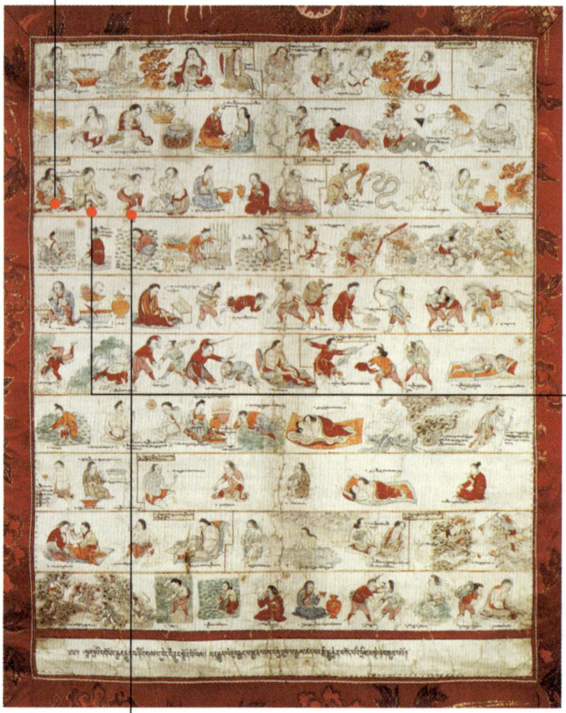

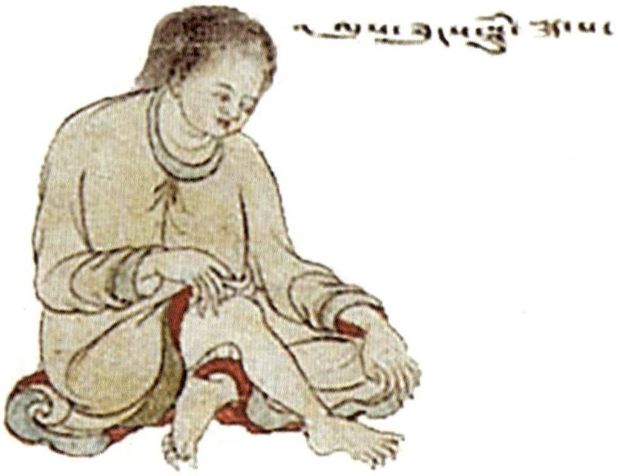

2　正精营养耗损

因胃火过于强盛，造成正精、血液、脂肪等人体精华与营养耗损、干涸，即饮食营养不能生化成人体正精，则可导致耗精痼疾发生。

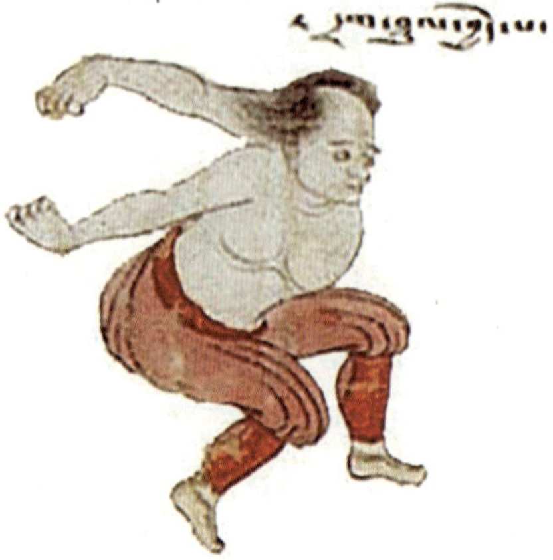

3　剧烈劳作

剧烈跑跳、背负重物、强拉硬弓等剧烈劳作，可引起三邪紊乱，阻塞精华运行通道或大开通道，正精未在本位运化成熟而变成废物，可导致耗精痼疾发生。

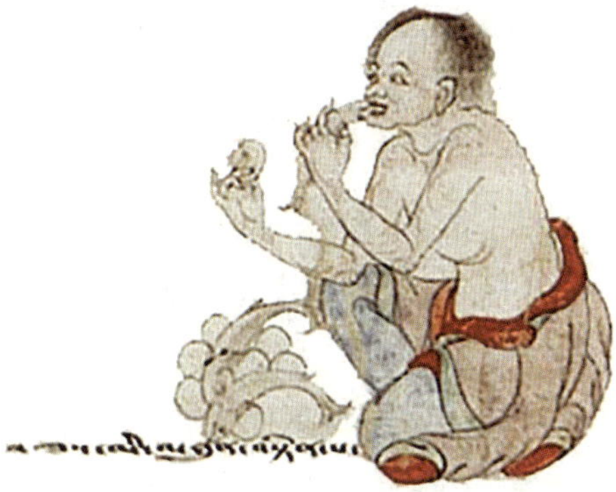

4 进食不当

过食辛酸和腐败食物，或同食鸡蛋和鱼肉等，可引起三邪和正精运行通道紊乱，导致胃火式微，正精未在本位运化成熟而变成废物引发耗精痼疾。

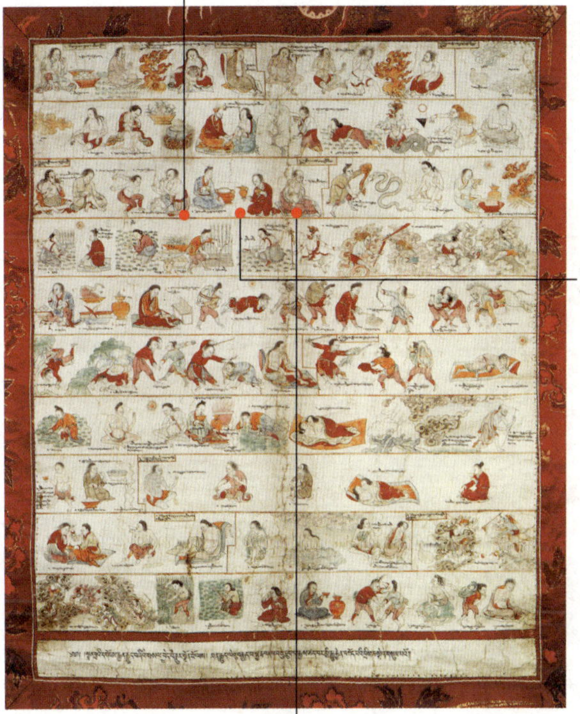

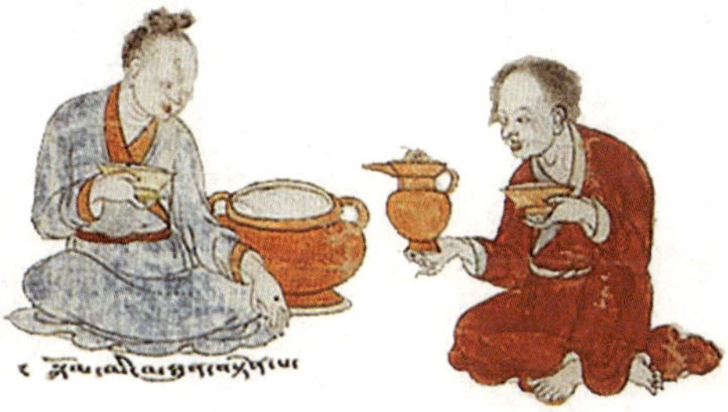

5 饮料不当

饮用春水、碱水、森林水、腐水等与自己体质不相宜的饮料，可引起三邪和正精运行通道紊乱，导致正精未能在本位运化成熟而变成废物，遂引发耗精痼疾。

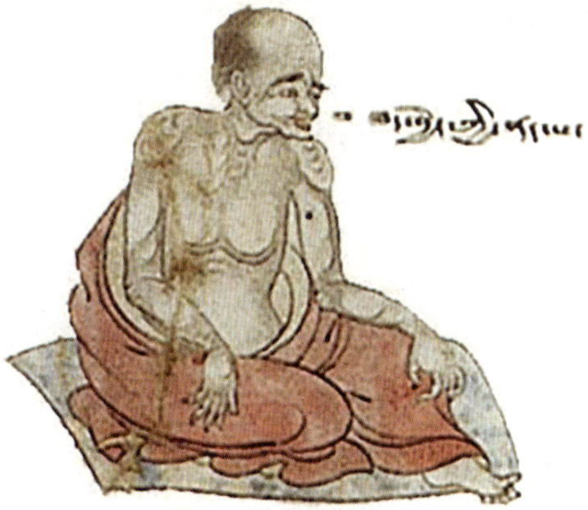

二、耗精痼疾患者

饮食、起居不当，食用性质相反或不适宜的饮食，引起三邪和正精运行通道发生紊乱而引发耗精痼疾。症见干瘦、体力衰弱、胃火式微、食欲不振、感冒不愈等。

第十二章　热病通病内外因

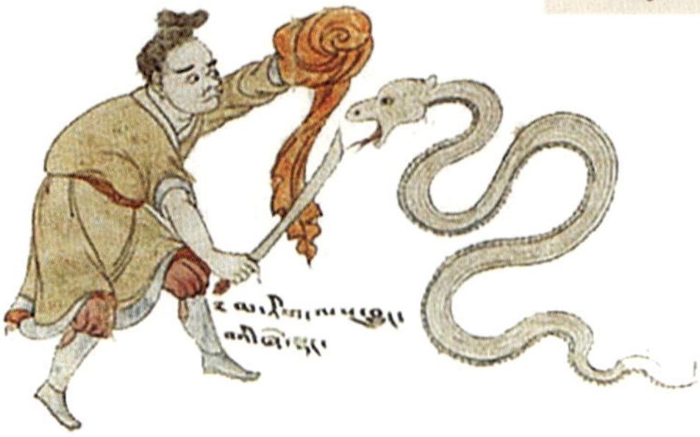

一、热病通病内因

1　远内因为源自无明的嗔恨

因我执意识无明，仇恨他人的知识和财物，看见他人做自己不喜欢的事，憎恶他人妨碍自己的欲望，谓之嗔恨，嗔恨可引起病理性赤巴偏盛而引发热病。

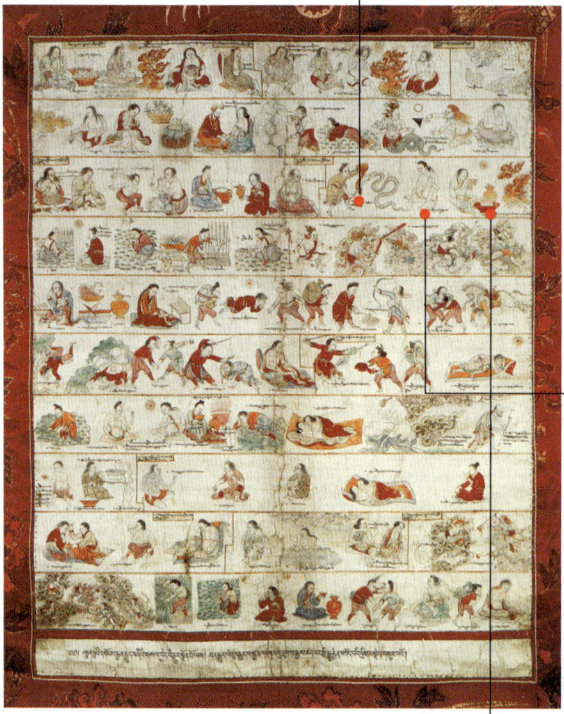

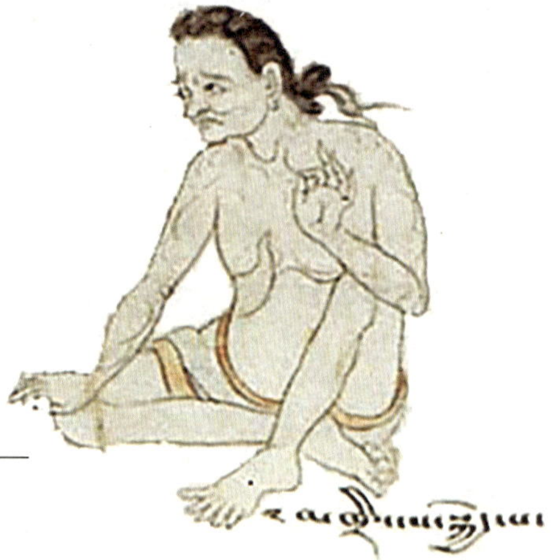

2　近内因为源自赤巴病变

一切热病的近内因是具有腻、锐等七性的生理性赤巴，在过食辛、酸食物，进行剧烈劳作等诸外因作用下发生紊乱、超过常量等病变，成为一切热病发生的因素，焚烧体内七精华和三秽物等物质。

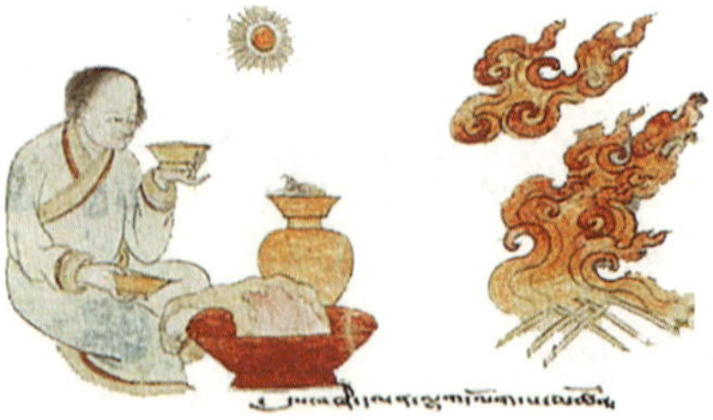

二、热病通病外因

1　四季太过、不足、相反

春夏秋冬四季饮食起居未与季节相适应而出现太过、不足、相反等情况，例如春秋两季正午、子夜等炎热之时，不进味甘性轻、凉的饮食，反而食用辛、酸的酒和性腻、重的肉食，则会立即引起赤巴邪的发作。

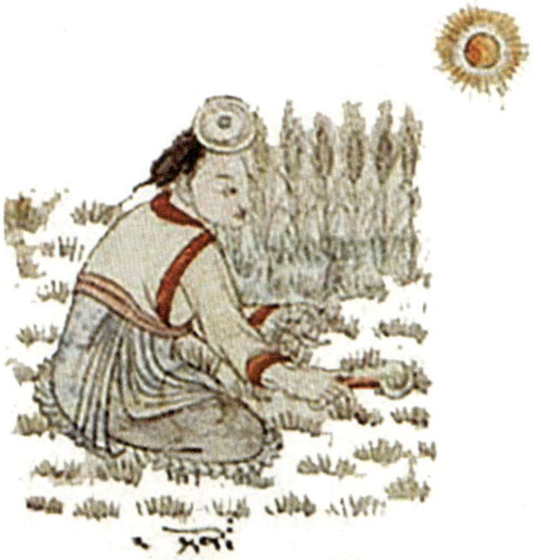

2 秋季

秋季气候酷热，人体温度也随之增高，特别是夏季气候腻、锐，引起人体赤巴增盛并积蓄，到了秋季阳光暴晒，导致积蓄的赤巴邪立即被激起而引发热病。

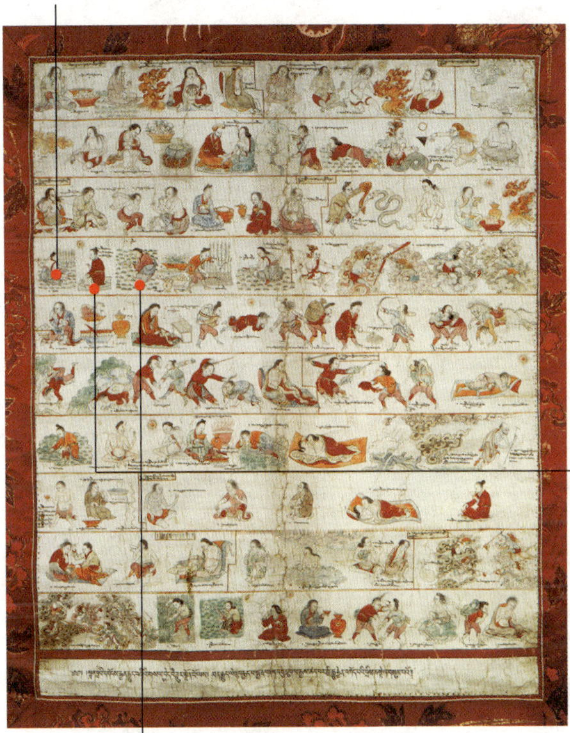

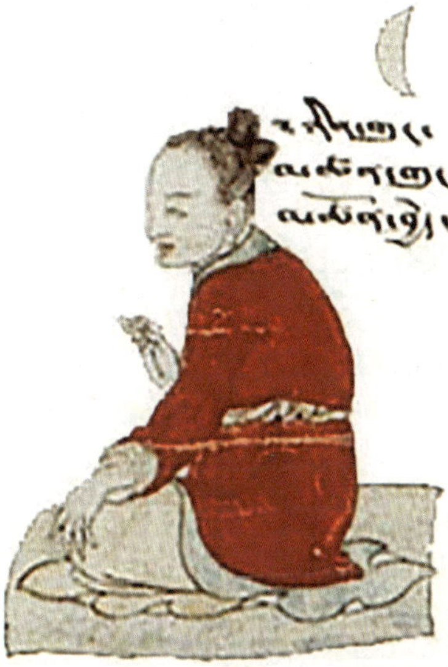

3 正午、子夜

以昼夜而言，正午和子夜为非常炎热时刻，天人一体，人体内的血和赤巴也随之增盛，被激发而引发热病。

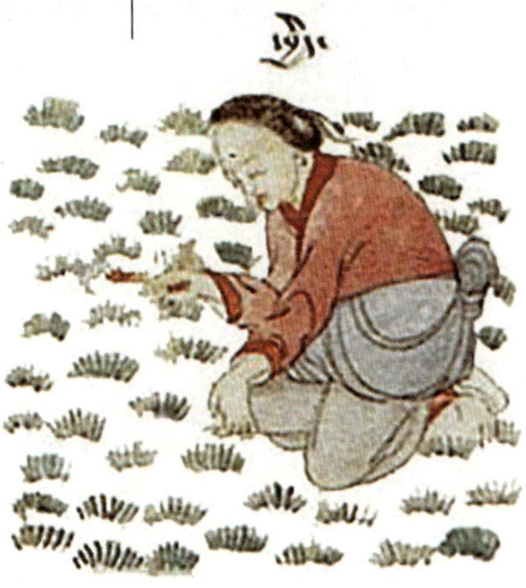

4 春季

春季为温度较高时期，晒太阳或在强光下锄草劳动，天人一体，居于人体血液中的赤巴诸性质随之发生偏盛，导致热病发生。

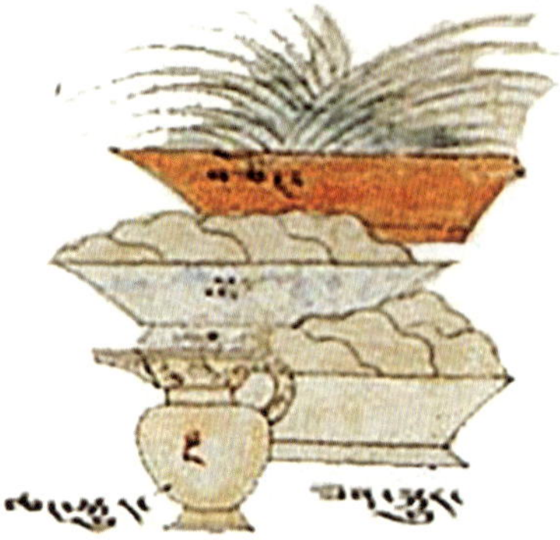

5　辛、酸食物

长时过食葱、姜、酸酒、发酸糌粑等辛、酸食物，因其性热、糙、锐，可引起赤巴的热、锐等七性偏盛而发热病。

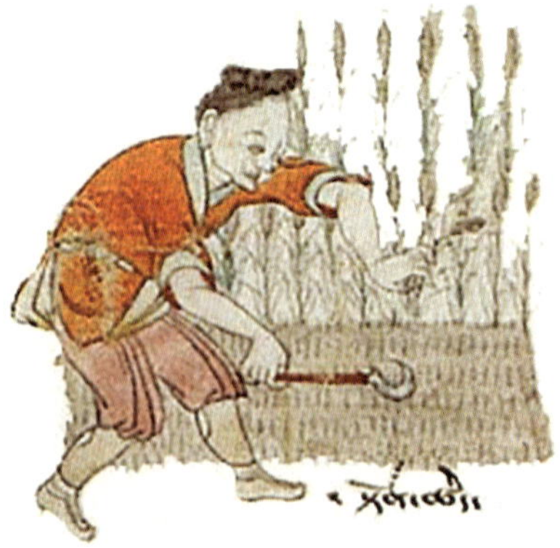

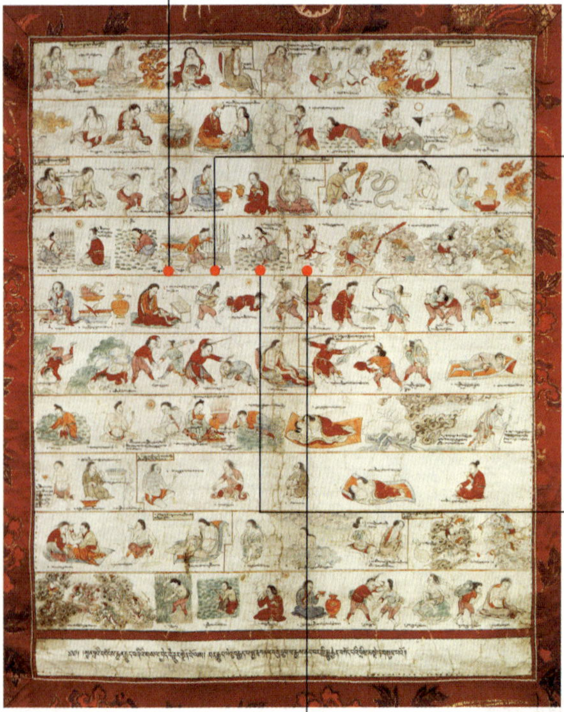

6　秋热时

秋季阳光非常强烈，进行割麦、打碾等剧烈劳作会引起人体血液、赤巴的热、锐、糙等特性偏盛而发热病。

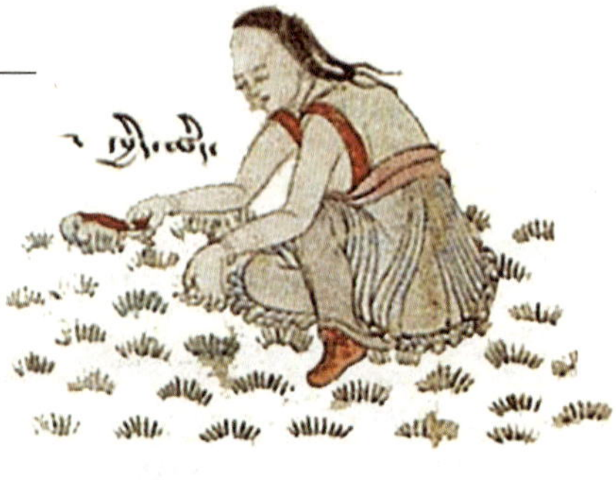

7　春热时

春季天气非常炎热，进行播种、栽树等剧烈劳作，天人一体，则会导致人体赤巴的七特性偏盛而发赤巴病。

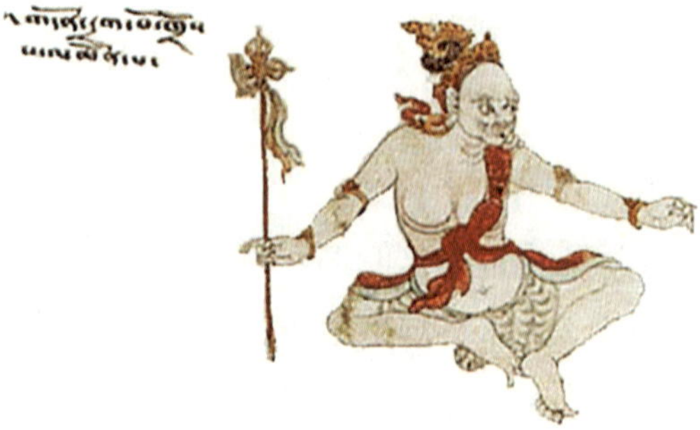

8　恶魔发怒

因乱挖神山、滥伐神树等异端行为激怒三只眼大自在天恶神，其额头黄眼暴突，目光所射到之处可引发热病。

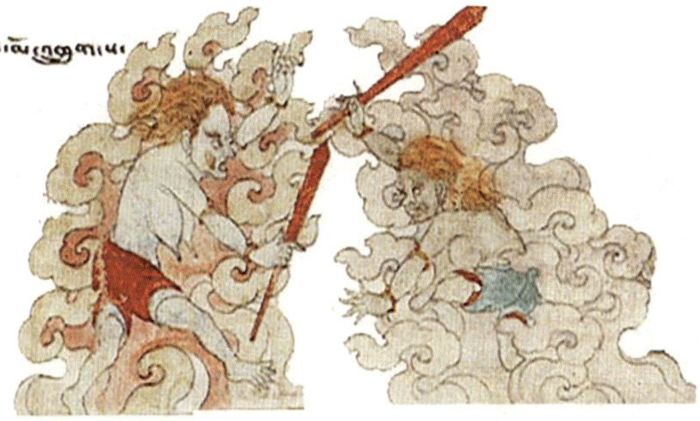

9　女魔争斗

认为自己是造物主的女魔相互攻诘，口中喷出的毒气所及之处可引发热病。

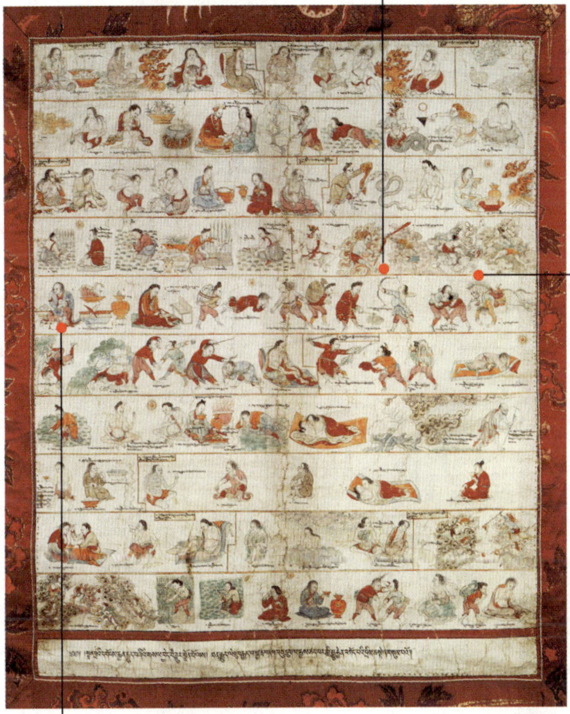

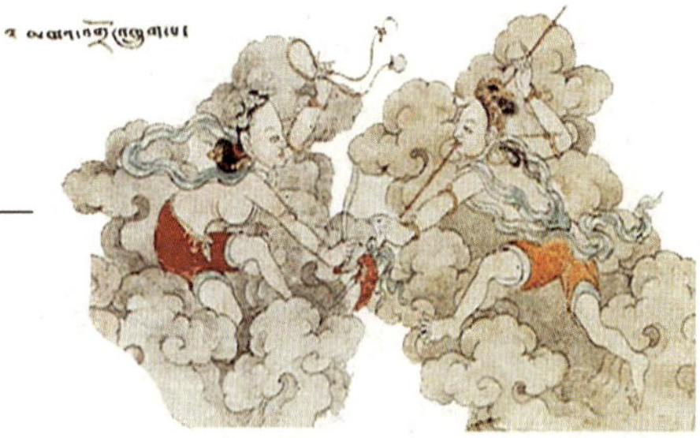

10　空行女争斗

运用神力横行天空的五行女魔相互争斗，口中喷出的毒气所及之处可引发热病。

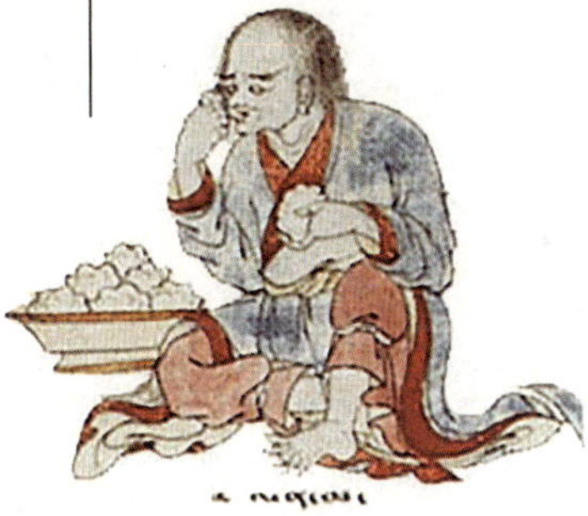

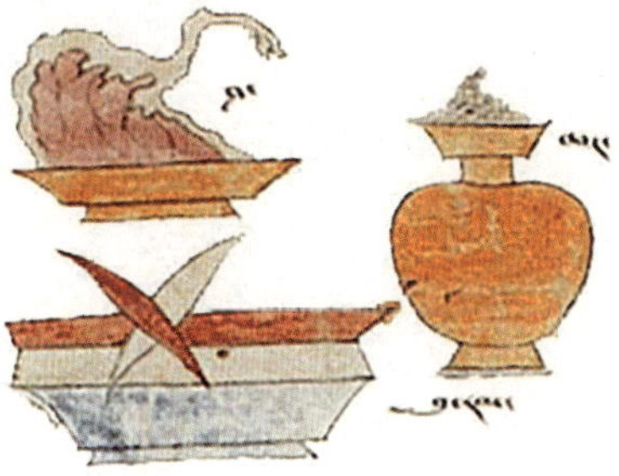

11　饮食不当

过食咸盐、羊肉、酸酒、红糖等具有油腻和营养的食品，可导致赤巴的锐、热、腻等特性偏盛而引发赤巴病。

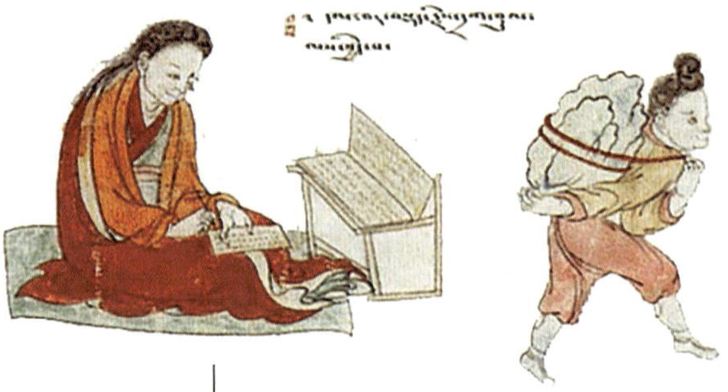

12　久坐后剧烈劳作

长期在屋内养神、睡觉、参禅等之后，突然起身竭力负重、剧烈活动，则引法赤巴病。

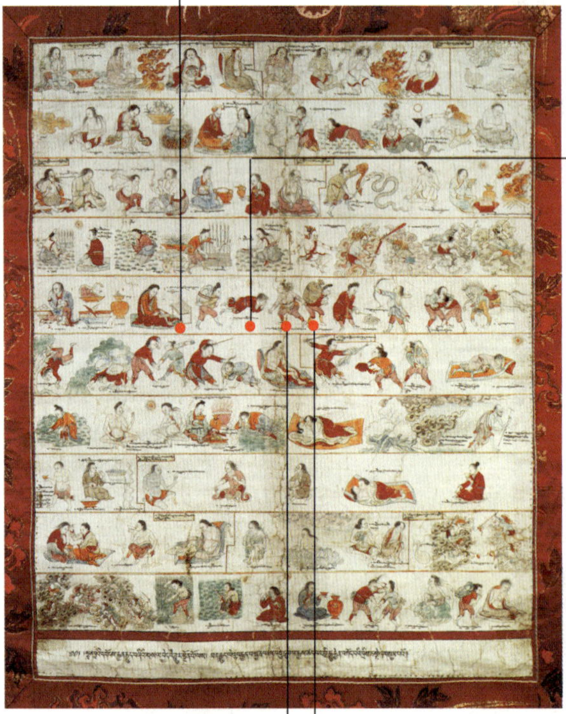

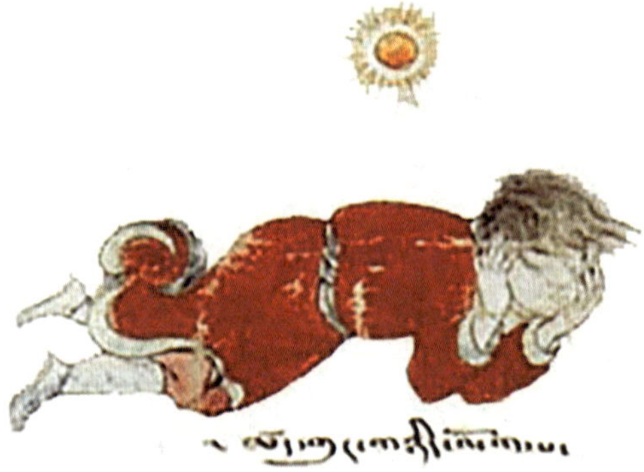

13　热天午睡

在春、秋等季节非常炎热之时，在毫无遮掩的情况下顶着烈日睡觉，导致人体腻、热、重功能增强，引起血热、赤巴偏盛，引发热病。

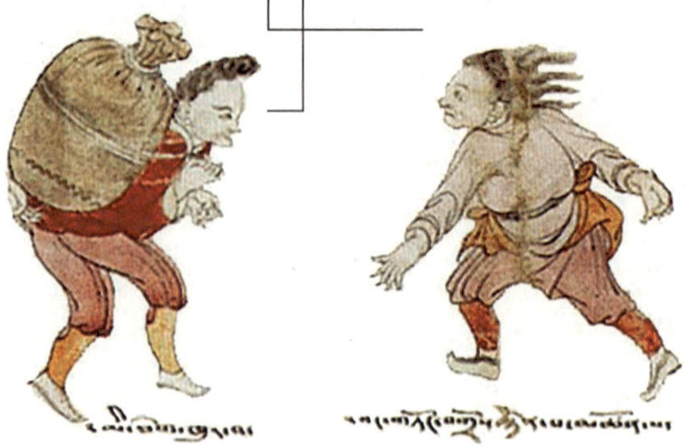

14　急行赛跑

长时疾步远行，或赛跑等剧烈活动，伤害身体，引起血热和赤巴热偏盛、紊乱，则引发热病。

15　勉负重物

竭力背负重包、巨石或竭力举巨石等，损伤肌肉、筋腱，造成血液紊乱，引发赤巴热病。

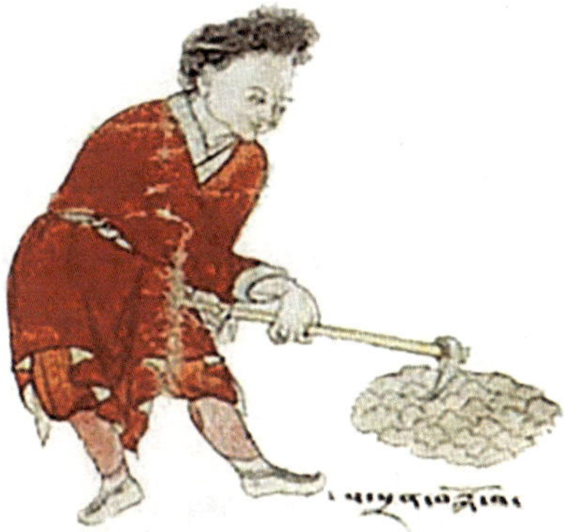

16　强挖硬土

长期挖掘硬石、硬土，损伤七精华物质造成血热紊乱，引起血热赤巴热病发生。

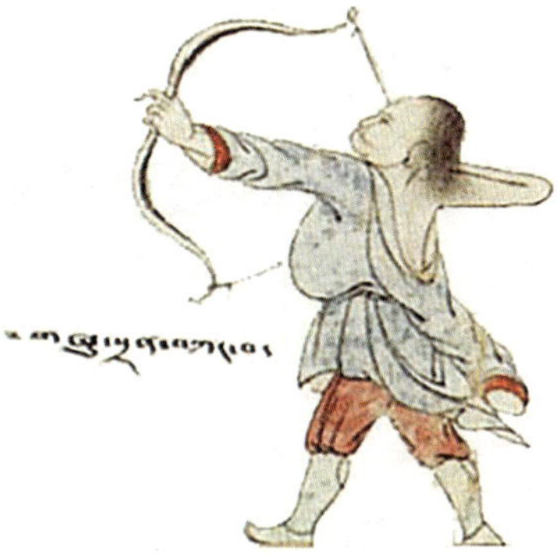

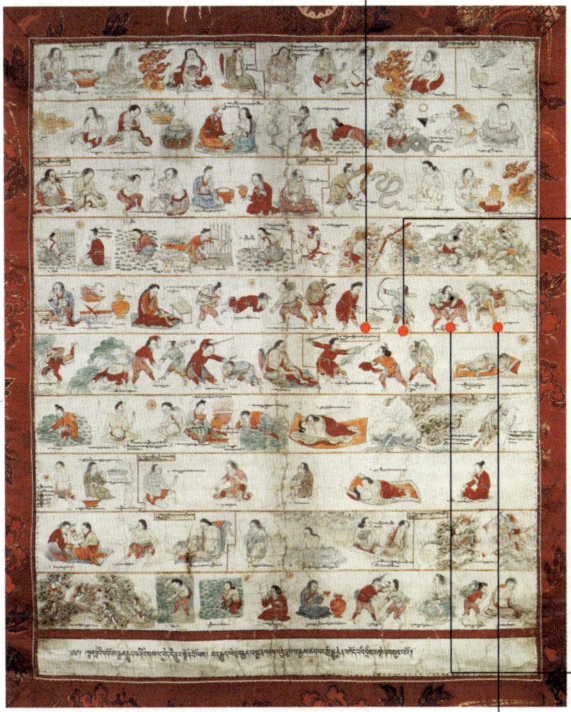

17　强拉硬弓

长期开拉硬弓放箭，损伤筋腱等，造成血热赤巴紊乱，则引发赤巴热病。

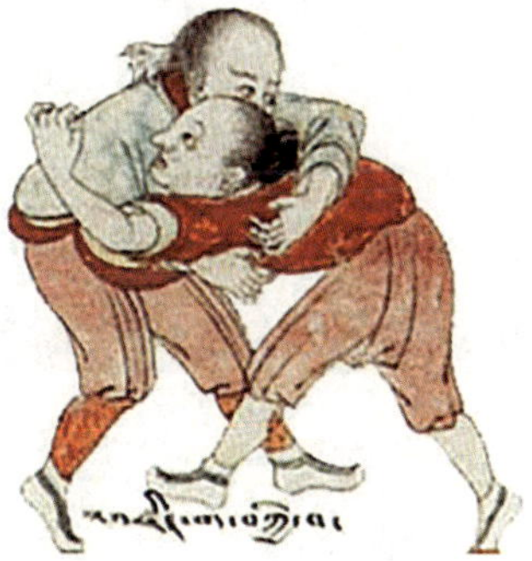

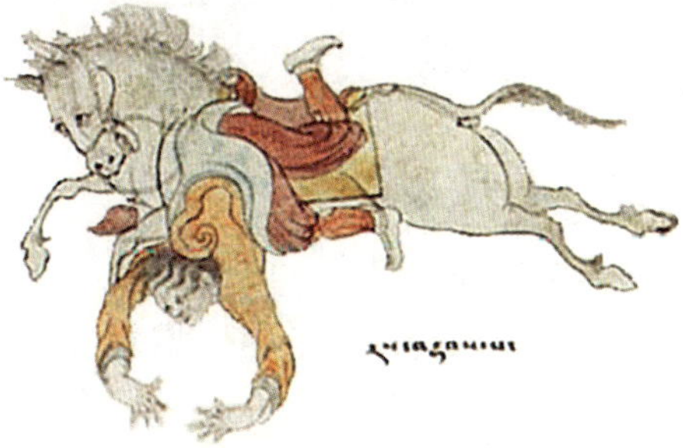

18　摔跤争强

心有嗔怒就会萌发害人之心，发生你死我活的格斗或摔跤争强会损伤七精华物质和肌肤，导致血热紊乱，引发赤巴热病。

19　马背跌落

乘骑未驯服的烈马，从马背跌落会损伤肌肉、骨、筋和脏腑等机体，导致血热紊乱，引发赤巴热病。

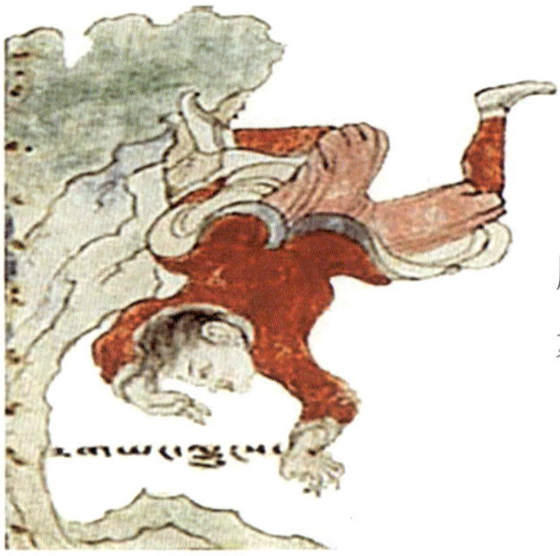

20　坠落悬崖

从悬崖、树梢、房顶等高处坠落，损伤肌肉、骨、脉、筋腱四物以及五脏六腑，导致血热紊乱，引发赤巴热病。

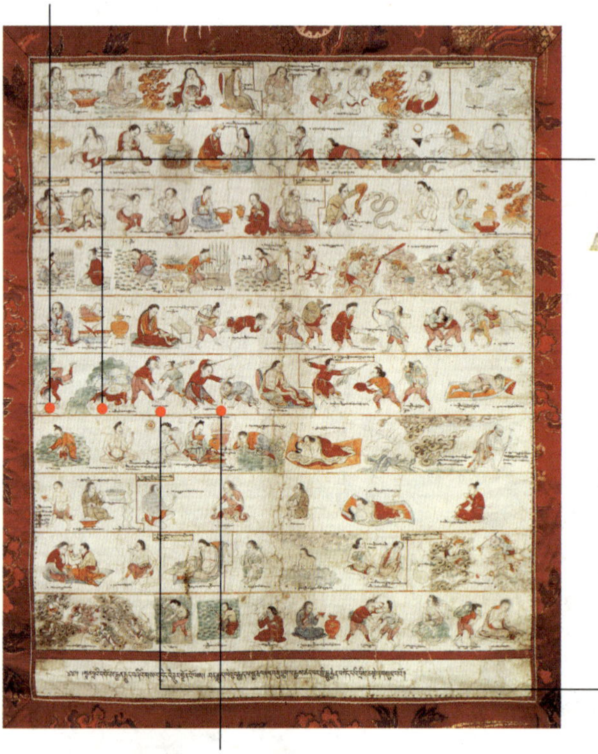

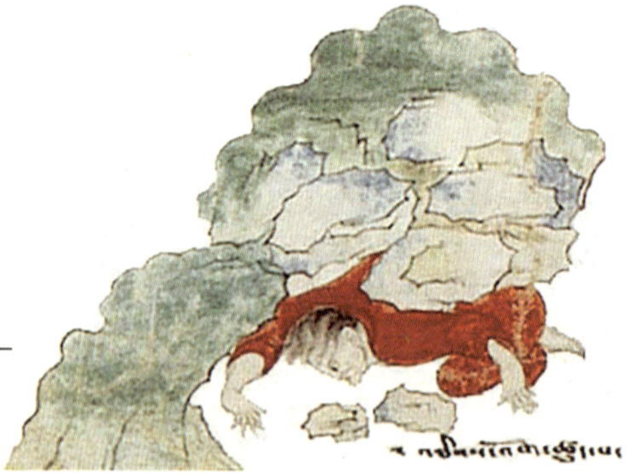

21　困于塌方

困于山岩、墙壁和房屋等倒塌之中，损伤肌肉、骨、脉、筋腱四物以及五脏六腑，导致居于血液中的赤巴紊乱，引发赤巴热病。

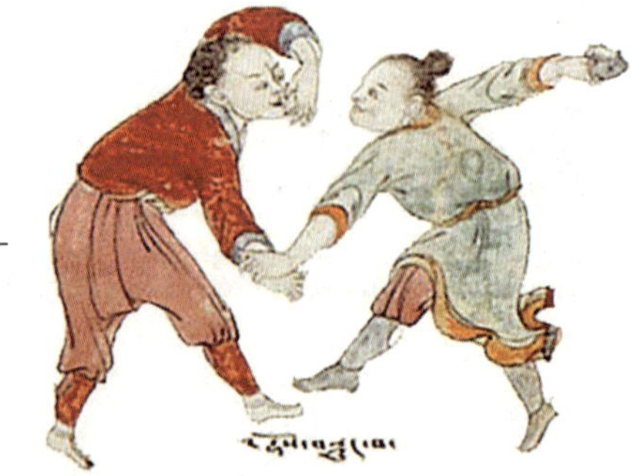

22　石块砸伤

在战争或争斗中被石器击中，伤及肌肉、骨、脉、筋腱四物以及心脏、胃等脏腑，导致居于血液中的赤巴紊乱，引发赤巴热病。

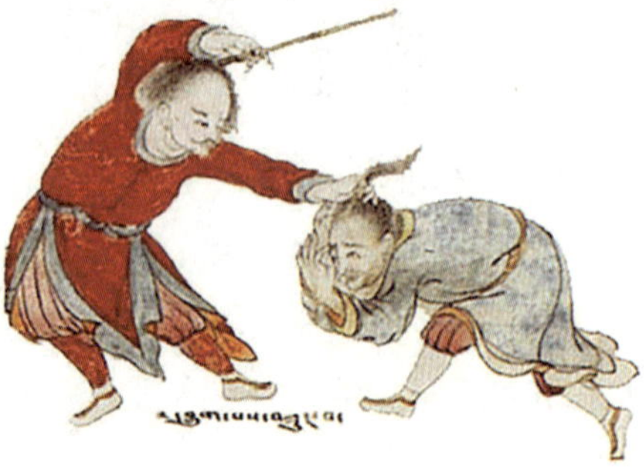

23　棍棒击伤

在战争或争斗中受到棍棒打击，损伤肌肉、骨、脉、筋腱等四物以及心脏、胃等脏腑，导致居于血液中的赤巴紊乱，引发赤巴热病。

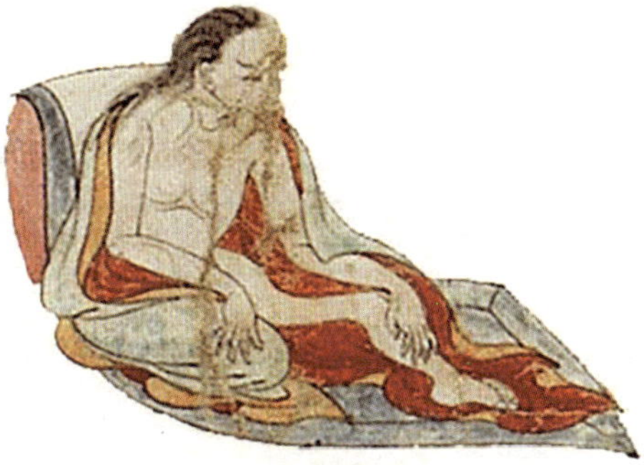

三、热病患者

过食辛、酸饮食或剧烈劳作，或受秋热和春热的侵害等，会引起赤巴超过常量而引发热病。症见身体发烧、面部油腻、气味恶臭、脉搏急数、夜晚少眠等。

第十三章 真假寒热病内外因

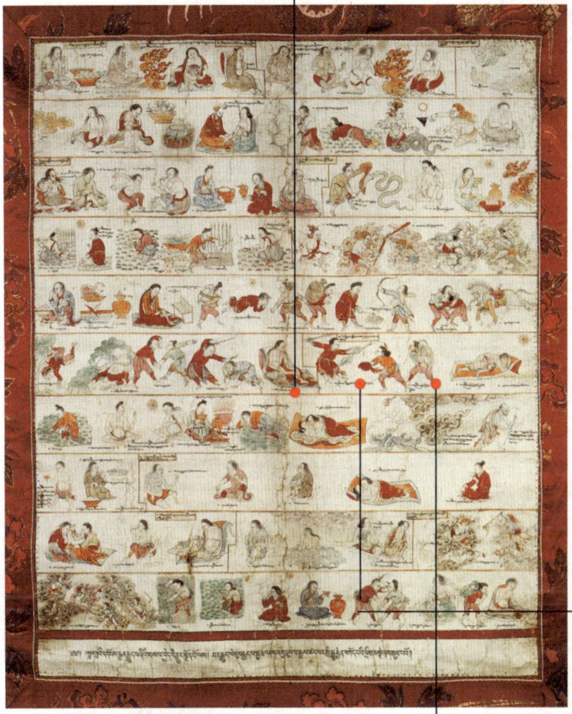

一、热病

1 内外因

1.1 内因为嗔怒产生的赤巴

由于我执意识无明，区分内外亲疏，即对别人财物和知识等产生嫉恨，萌生害人之心，这是产生赤巴病的内因。

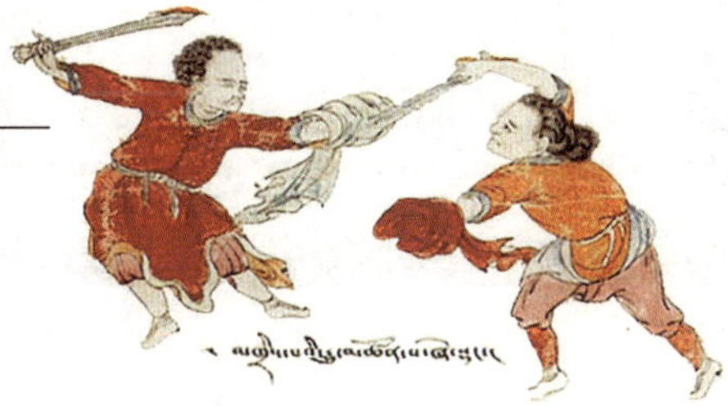

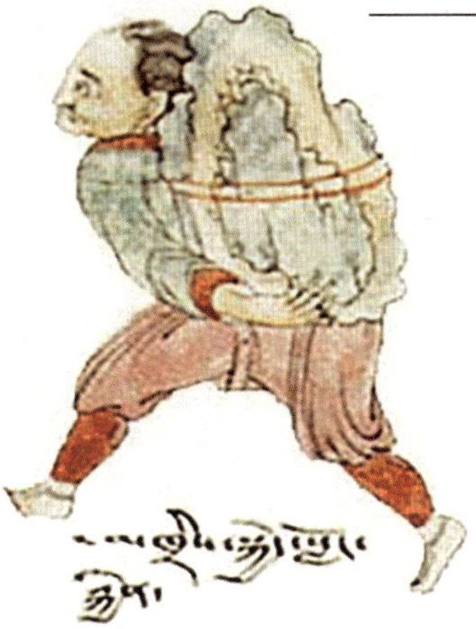

1.2 强负重物

勉力背负巨石、挑重担等重活，损伤肌肉、骨、筋腱等组织，导致血热紊乱，造成赤巴的热、锐功能偏盛引发热病。

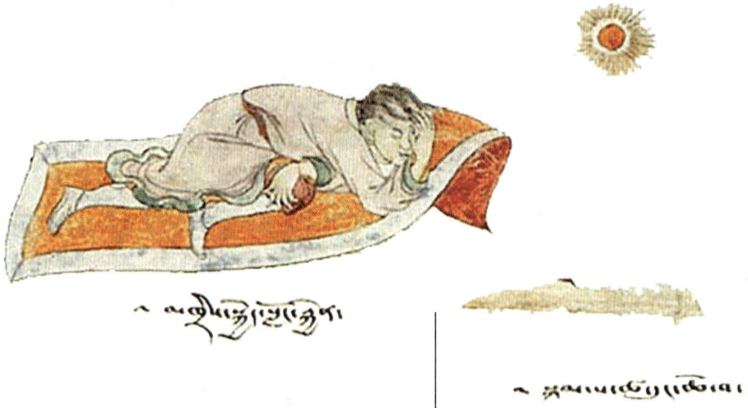

1.3 久卧干热之地

久卧干燥地或在露天烈日下睡觉，造成内外五元偏盛相一致，导致体内赤巴偏盛引发热病。

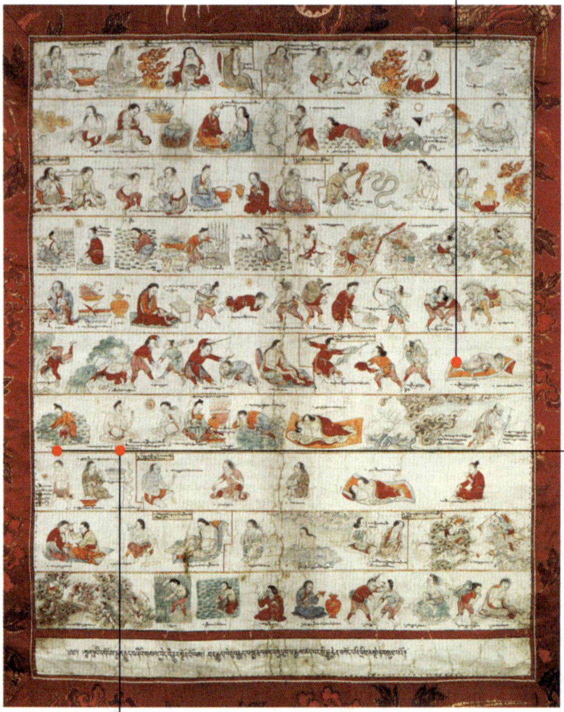

1.4 暖季

暖季（4、5月）久居非常燥热的地方，或外出干活，造成体内外五元中的火元偏盛相一致，导致体热偏盛引发赤巴病。

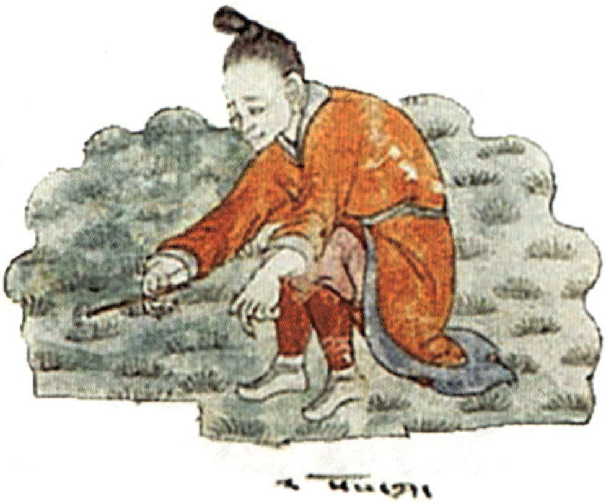

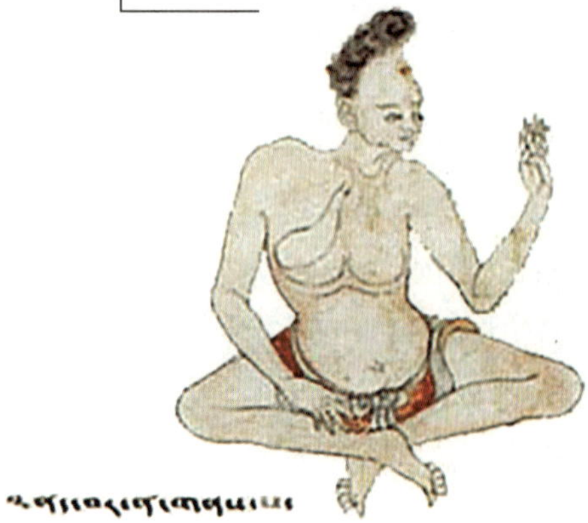

1.5 赤巴居于身体中部

具有七特性的病原赤巴，在健康无病状态下主要居于肝、胆两器官，即居于人体中部，当发生病变时引起血热紊乱、胆热偏盛。

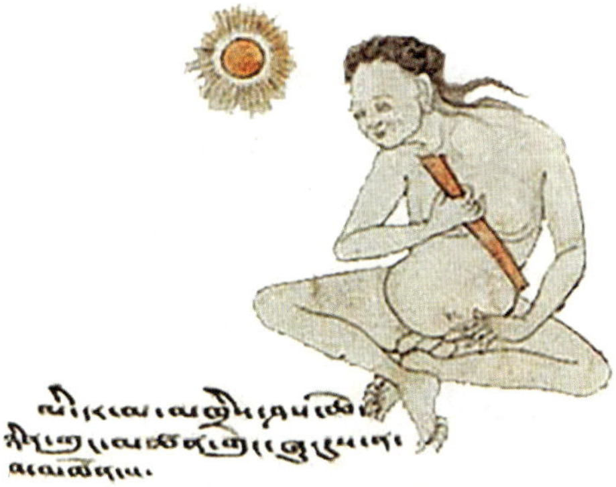

1.6 壮年人赤巴偏盛，在中午、子夜和食物消化时易发病

从 16 岁至 70 岁之间，风、脉、明点成熟者为壮年人，壮年人赤巴偏盛，在中午、子夜等热势强盛的时刻或食物消化的时刻容易发生赤巴病。

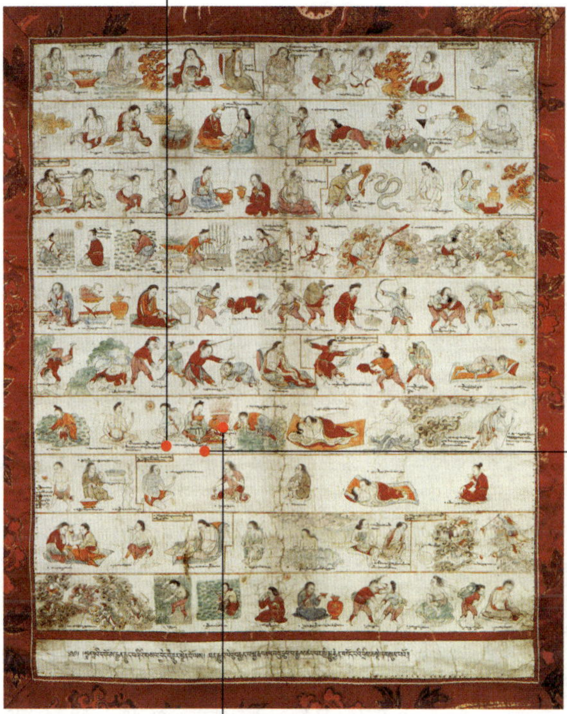

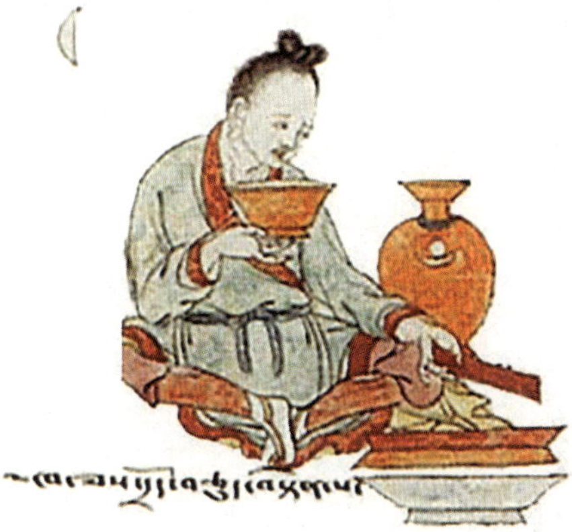

1.7 久食热性、营养食品易发病

久食肉、油、红糖、陈酒等性热而富有营养的食物，由于食物性锐、热、糙，则会造成赤巴的锐、热、腻等七特性中的某一特性偏盛而易发赤巴病。

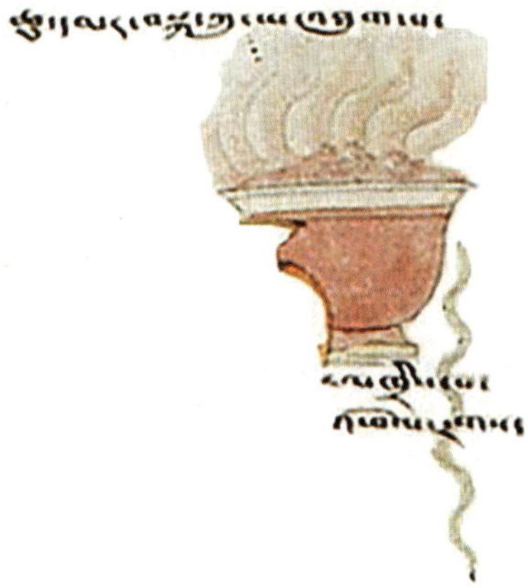

2 真假热病症状

2.1 真热病表里俱热

居地、时令、素质、年龄等导致热病的内外因素俱全则引发赤巴病，如果出现体温高、大渴、尿红、尿质稠、垢亚（悬浮物）多、脉弦急等症状者，称之表里俱热的真热病。

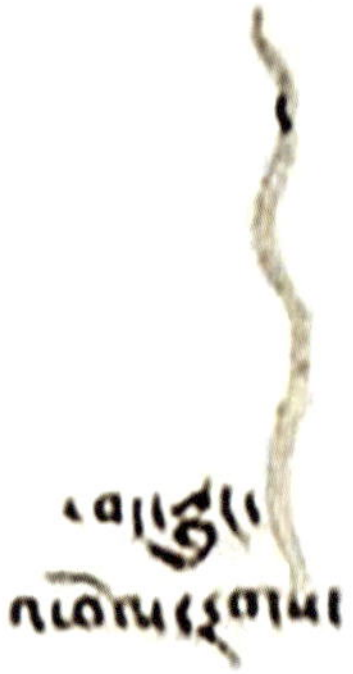

2.2 假热病表寒里热

居地、时令、素质、年龄等导致热病的内外因素俱全则引发赤巴病，如出现胃火式微、食物不化、身体沉重、多语头晕、神志不清、空呕等隆偏盛的症状者，称之表寒里热的假热病。

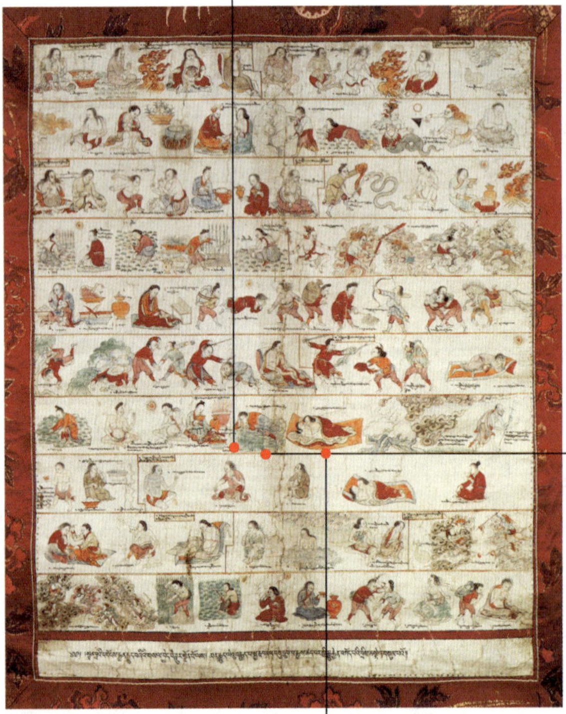

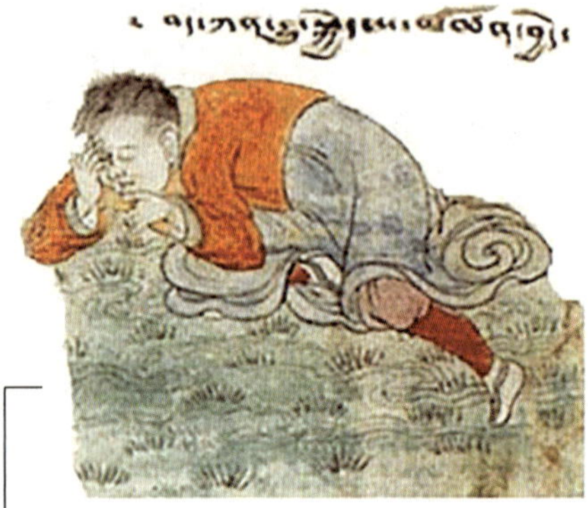

二、寒病

1 内外因

1.1 内因为培根，外因为久卧湿地等

饱食后闲坐，久卧湿地或长期生活在寒冷、寒风之中，天人一体，引起体内培根和隆的特性偏盛。

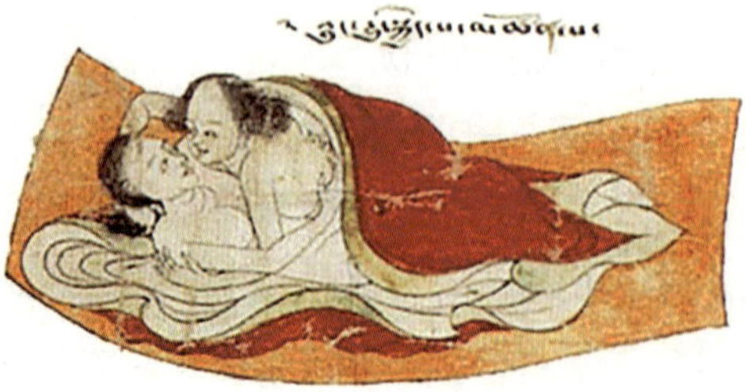

1.2 内因为隆，外因为房事过度等

男女因纵欲过度而疲劳，或忍饥、熬夜和负重等行为，造成体内正精损耗，引起隆的寒、动、轻等六特性偏盛或某一特性偏盛。

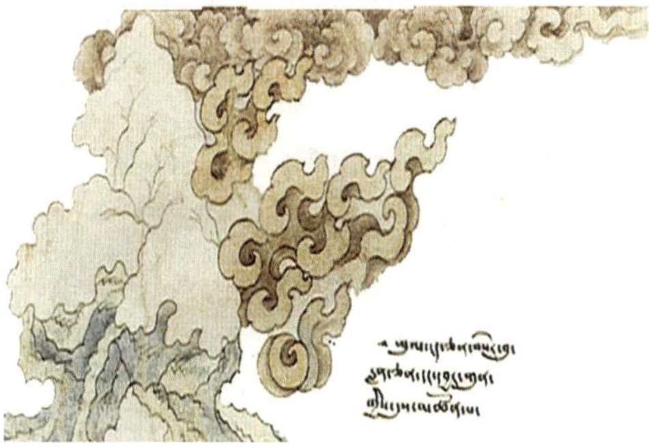

1.3 夏、冬季

夏季氐宿月、心宿月、箕宿月、牛宿月等 4 个月为风雨较多时节；冬季室、娄、昴、觜 4 个月为寒冷时节，天人一体，引起人体内的隆和培根偏盛并蓄积。

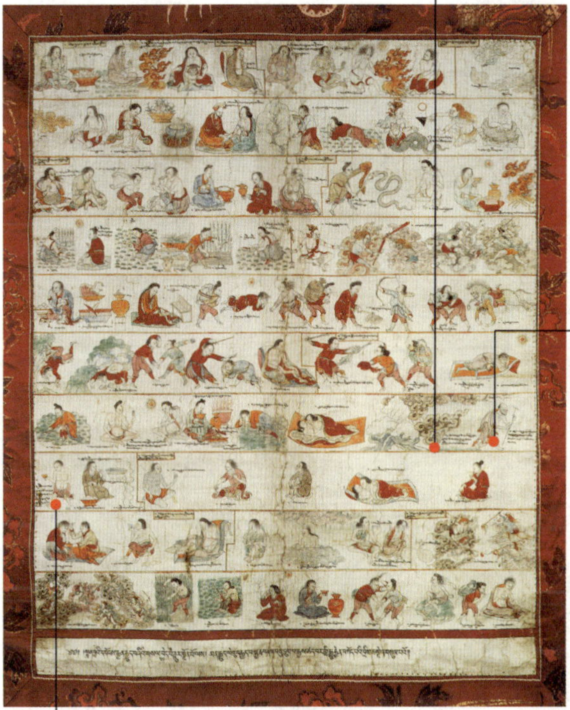

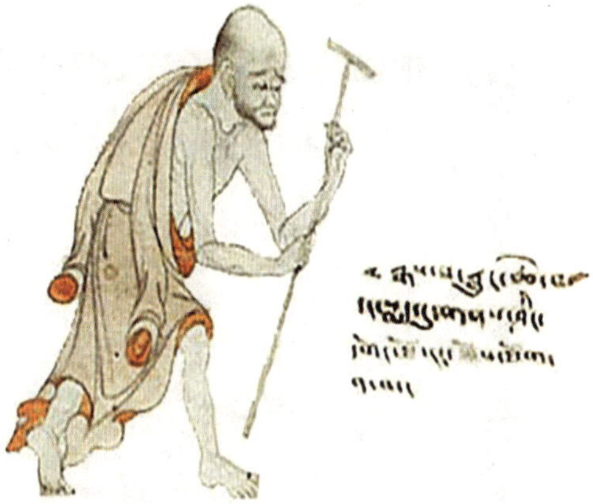

1.4 老人属隆型人、隆居于下体，黎明、黄昏和饭后易发病

年龄超过 70 岁，风、脉、明点衰竭的老人属隆型人，隆居于脐下，黄昏、黎明和消化后最容易发生隆病。

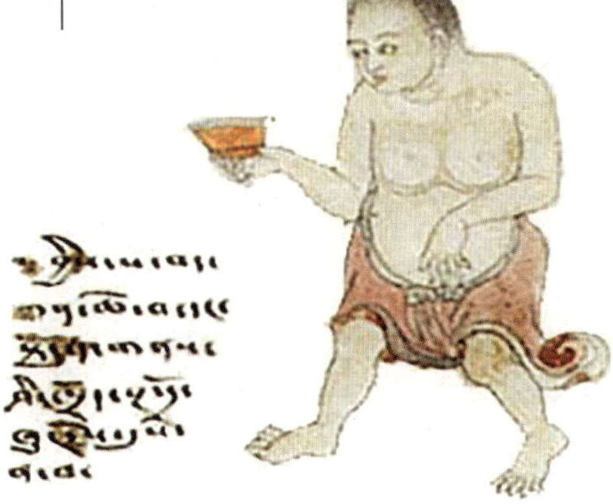

1.5 儿童培根偏重，培根居于上体，初更、早晨易发病

年龄不到 16 岁，风、脉、明点不健全，属培根型人，培根居于胸口以上部位，初更、早晨和饭后易发病。

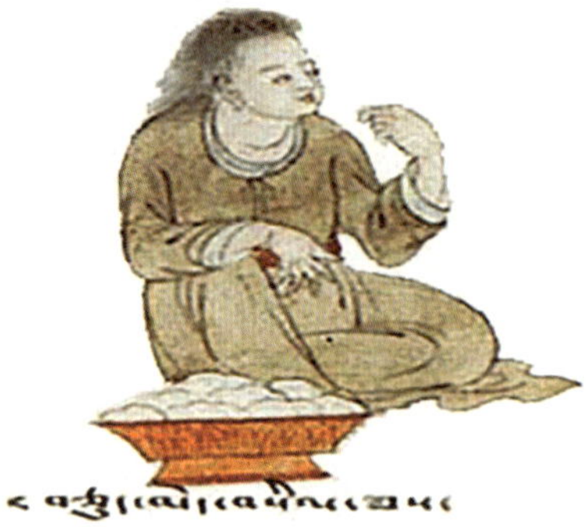

1.6 无营养、凉性食物

久食蔬菜、荞麦、花椒等性轻、糙、无油且无营养或凉性食物，可引发隆病；凉性食物可引发培根病。

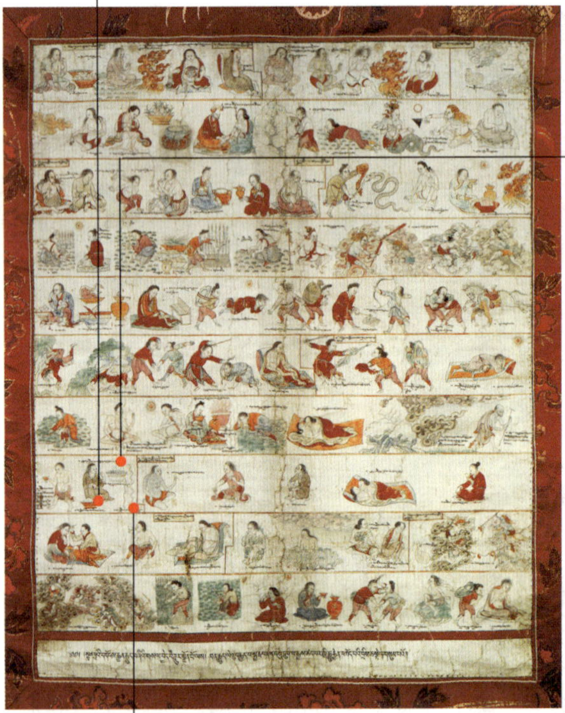

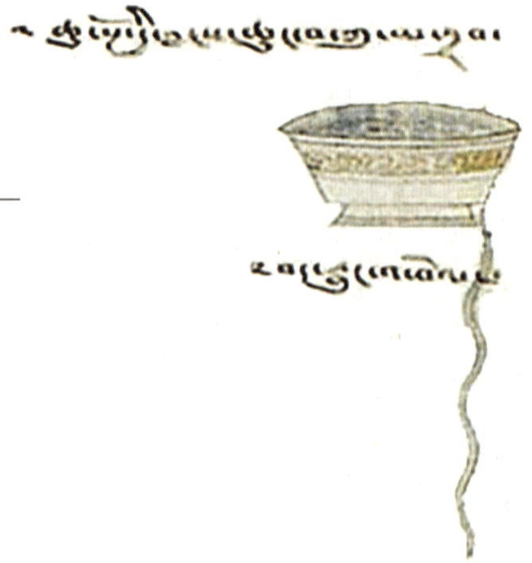

2 真假寒病症状

2.1 真寒病表里俱寒

居地、时令、素质、饮食起居等引发寒病的内外因素俱全则引发培根寒病。出现尿色如草滩积水样发青、垢亚（悬浮物）薄、脉沉迟等症状者，称之表里俱寒的真寒病。

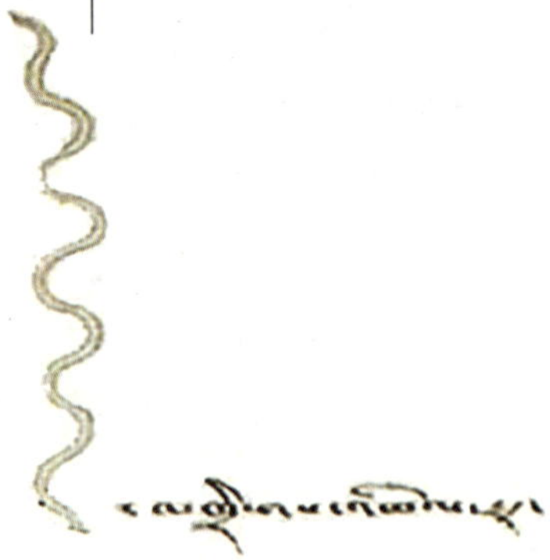

2.2 假寒病表热里寒

居地、时令、素质、饮食起居等引发寒病的内外因素俱全则引发培根寒病。出现两便色黄、肤黄、目黄和脉数洪而弦等症状者，称之表热里寒的假寒病。

第十四章 临界热病内外因

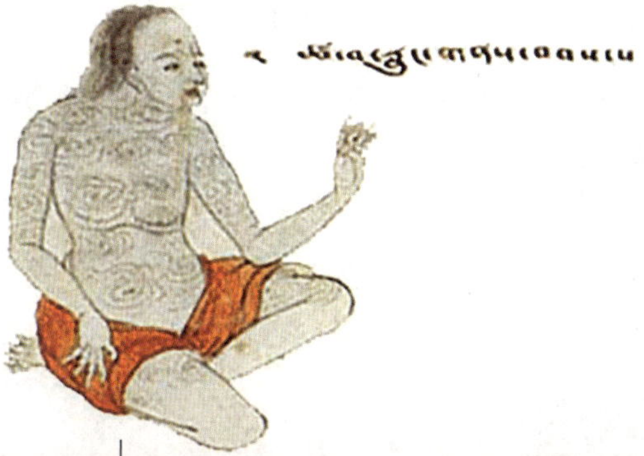

一、隆临界热病

1 热邪降于隆位

年迈老人、隆性偏盛人，当热邪降于髋腰、关节、耳、大肠、命脉等隆依居的部位，在此类热势被平抑之时，又将隆病激发起来形成杂隆（风），杂隆又使余热燔起，出现热象。

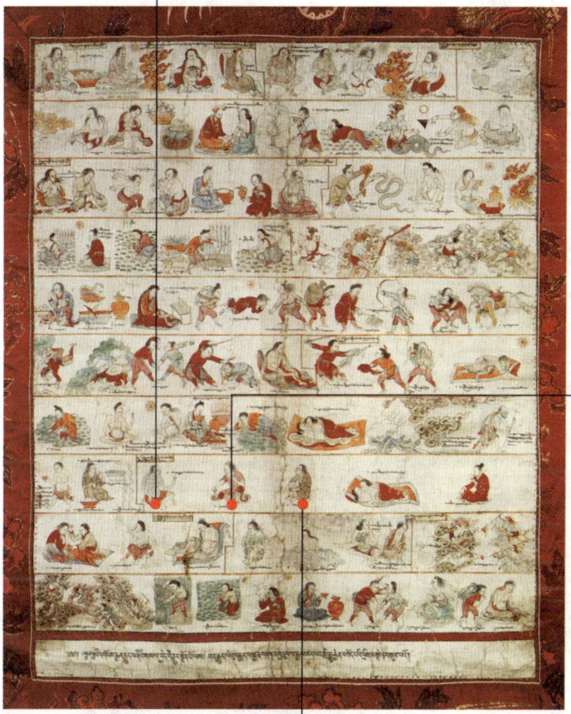

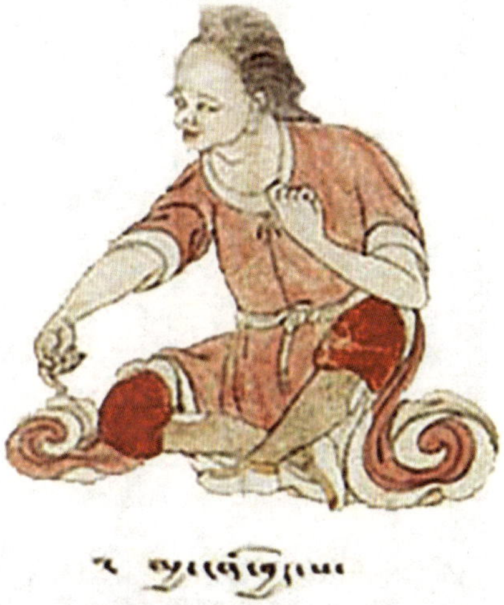

2 忧愁

当遇到不如意或失望产生忧愁等这些立即引发隆病外因，在此类热势被平抑之时，又将隆病激发起来形成杂隆（风），杂隆又使余热燔起，出现热象。

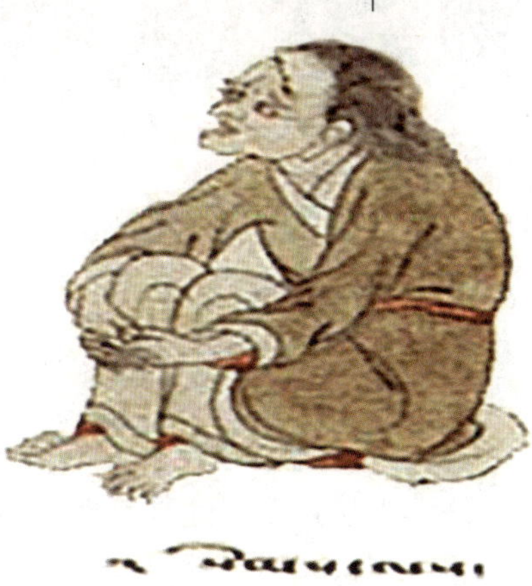

3 劳神

因遇到烦事而伤脑筋，或讲话过多等这些引发隆病的外因，在此类热势被平抑之时，又将隆病激发起来形成杂隆（风），杂隆又使余热燔起，出现热象。

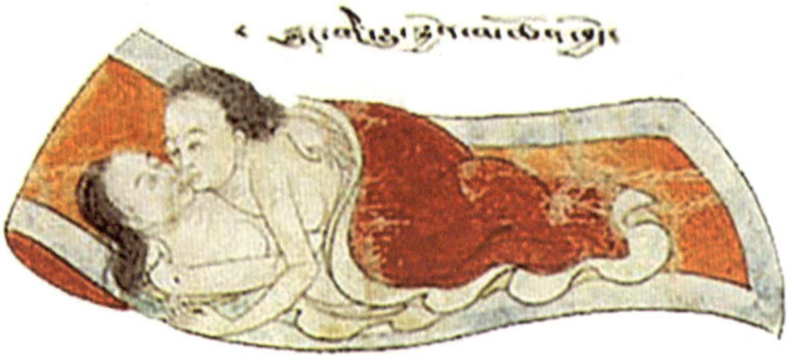

4 房事

房事过度、挨饿熬夜、久食无营养食物等，这些立即引发隆病的外因，在此类热势被平抑之时，又将隆病激发起来形成杂隆（风），杂隆又使余热燔起，出现热象。

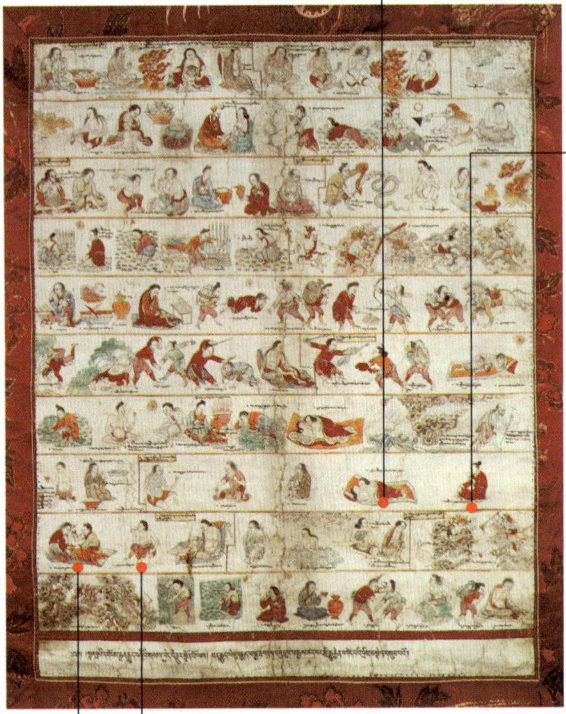

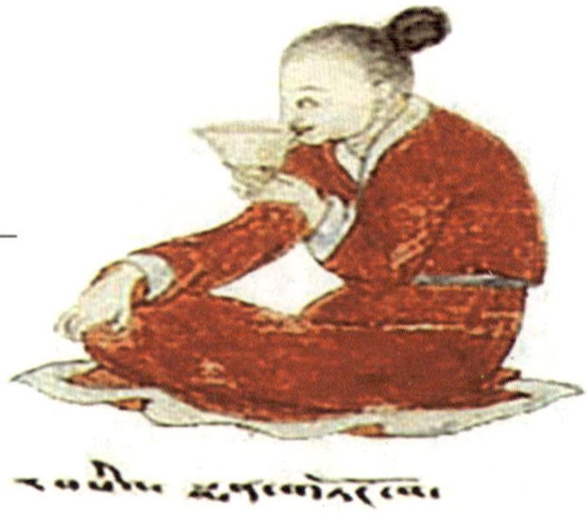

5 服用凉药

热病过多服用冰片、檀香等凉性药，虽然暂时平复此类热势之时，但凉药激起隆病抬头形成杂隆（风），杂隆又使余热燔起，出现热象。

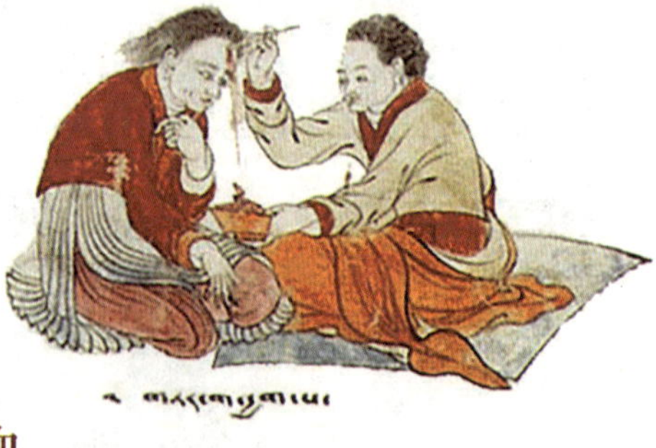

6 放血

对上下身和脏腑热病的各自穴位过度放血，这种凉性外治虽压住了热病势头，但又损耗了体内正精，激起隆邪抬头形成杂隆（风），杂隆又使热邪燔起，出现热象。

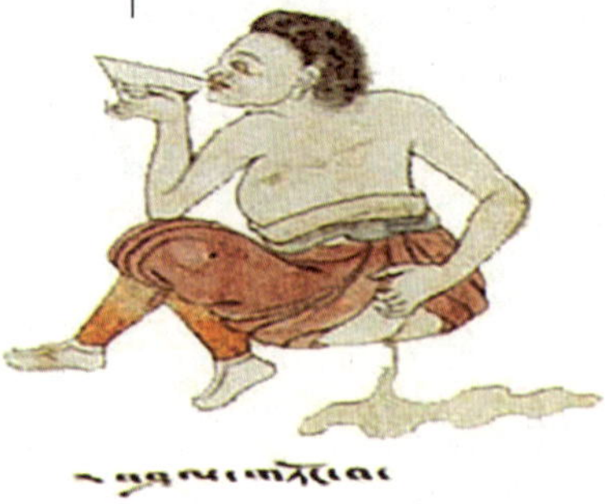

7 下泻

当血热赤巴病落于大、小肠时，采取腹泻法或脉泻法等平热过度，这种凉性外治虽压住了热病势头，但又耗损了正精，激起隆邪抬头形成杂隆（风），杂隆又使热邪燔起，出现热象。

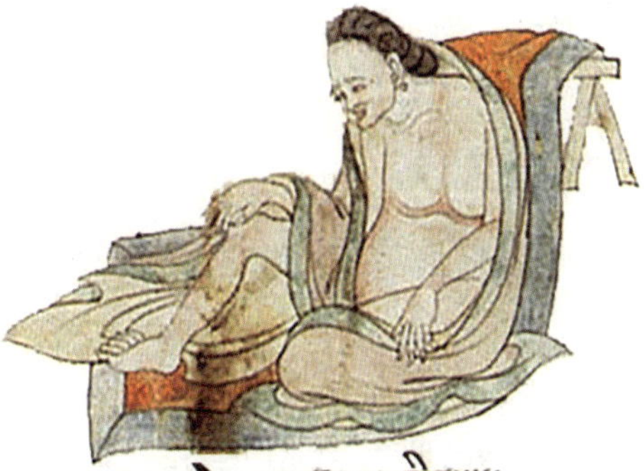

二、隆临界热患者

老人、病位为骨头者等病人，其性质属隆偏盛人，若患热病，或患热病后过度服用凉药、过度放血、下泻，在压制了热病势头的同时，又激起隆邪抬头，带动余热燔起，出现脉象数、尿色红、体温高、口大渴等症状，这就是热将尽，隆（风）未生的隆临界热患者症状。

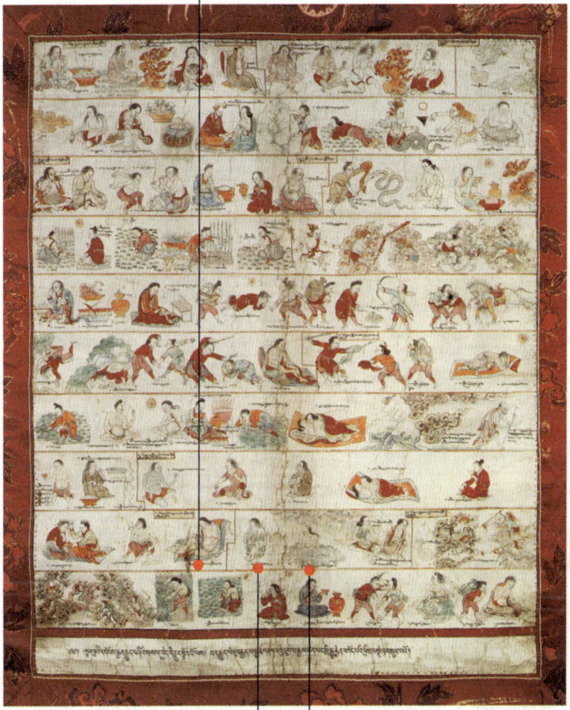

第十五章　未成熟热病内因

一、未成熟热病内因

1　培根隆邪

当热病伴有培根邪、隆邪时，隆邪将热病带入正精；培根压制热病势头不能逞强，犹如湿柴生火，燃烧之前先冒浓烟那样，热病与邪伴尚未分离，热势尚未消退，病势尚在之时，则会出现未成熟热病。

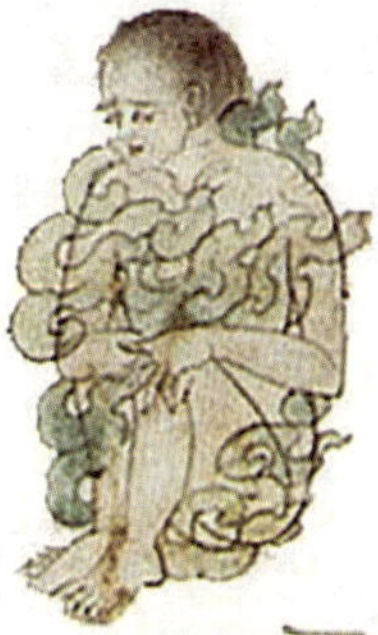

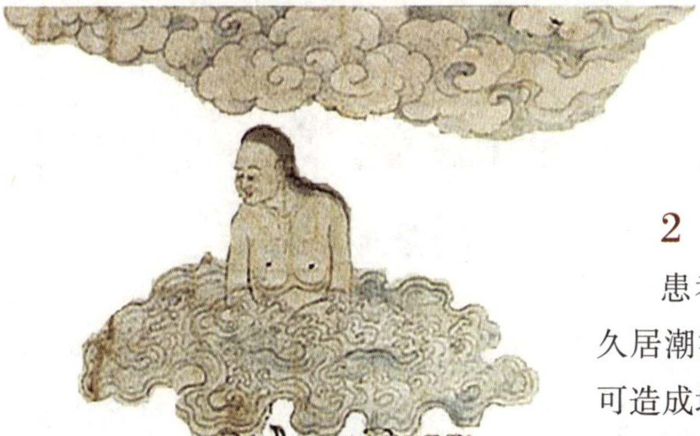

2　培根、隆增盛、紊乱

患者为血、赤巴偏盛的人，遇风寒、久居潮湿地等激发培、隆病的起居外因，可造成培隆紊乱，引发热病兼培隆寒病的未成熟热病。

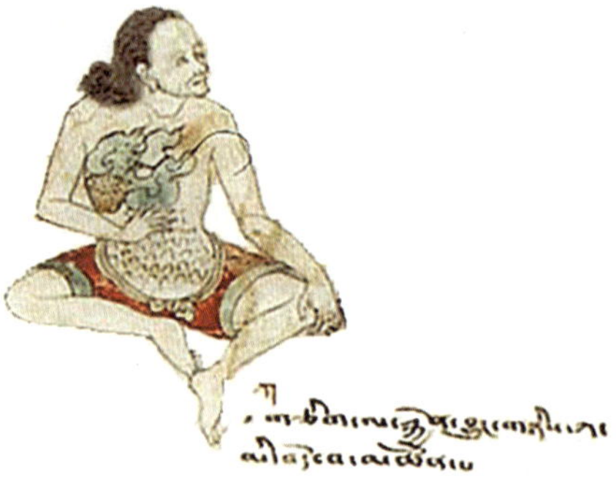

3　两败俱伤

未成熟热病伴有培隆两邪的情况是，隆、赤巴、培根犹如三兄弟，一人遭殃则会累及其他两人不适。在时令、鬼祟、饮食、起居四外因扰乱下赤巴邪引起赤巴病发生时，连累培根、隆两邪也紊乱而不适，热病兼有培根、隆邪则会产生未成熟热病。

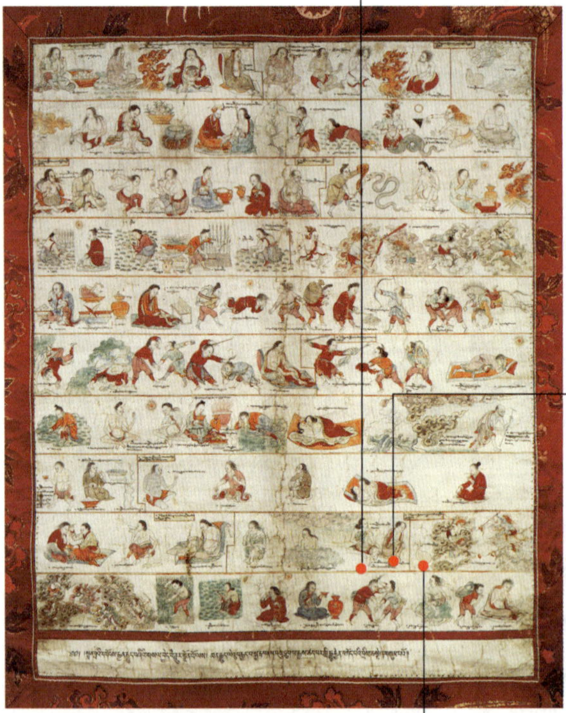

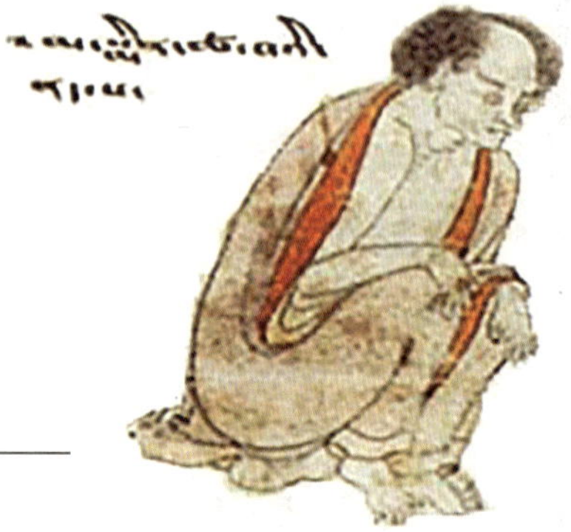

二、未成熟热病患者

素质为培隆型人、时令为冬夏、病位为骨头者遇到引发培隆寒病的饮食起居等外因时，则会引起热邪伴随培隆邪引发未成熟热病，症见哈欠频发、怠倦无力、头痛、鱼肌关节疼痛、恶寒、多梦等。

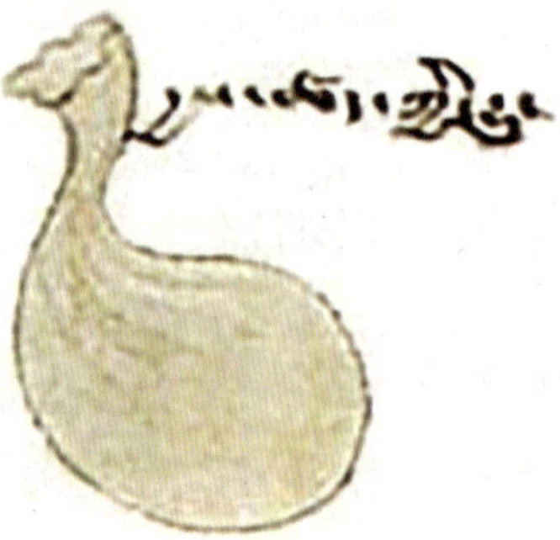

第十六章　高热病内外因

一、高热病内因

高热病的内因是隆、赤巴、培根三邪中具有热、锐、腻等七特性在未发生病变时病原赤巴处于平衡状态，当受到时令、鬼祟等外因干扰时，赤巴超过常量，功效偏盛则引发高热病。

二、高热病外因

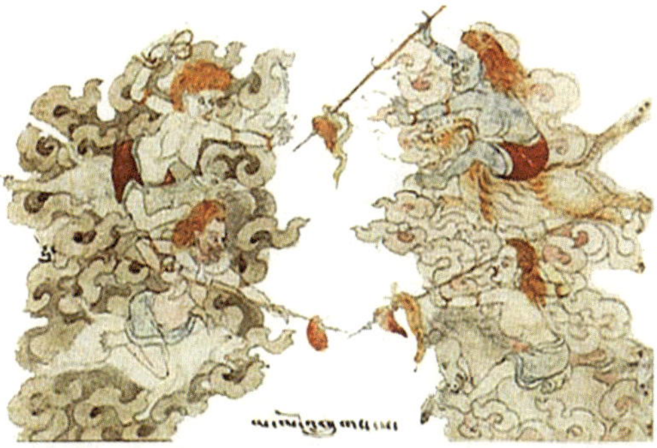

1　女魔争斗

认为自己是造物主的女魔间相互攻诘，口中喷出的恶气秽气，则可引起高热病发生。

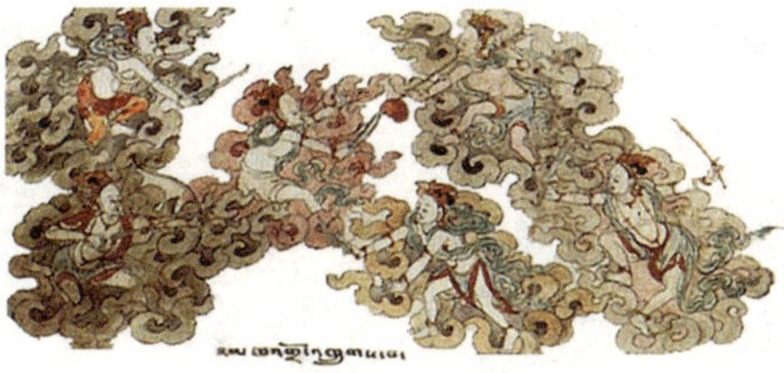

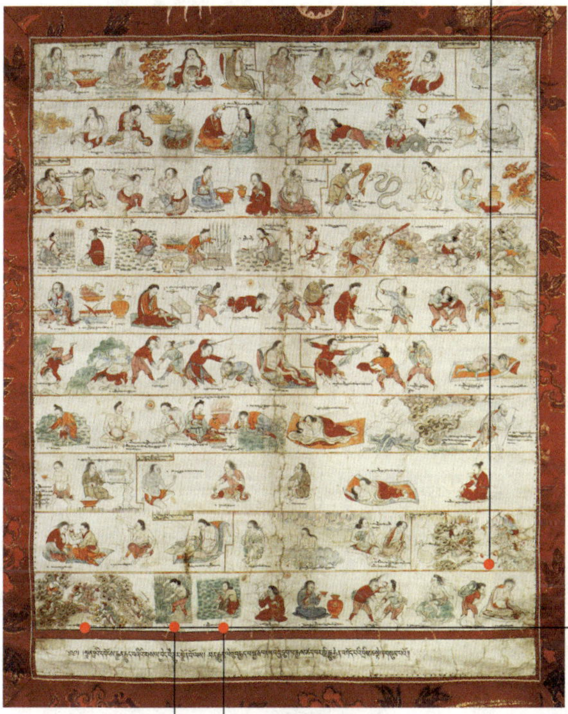

2　空行女争斗

运用神力横行天空的女性天神间相互争斗，口中喷出的恶气秽气，则可引起高热病发生。

3　秋季

秋季阳光强烈时进行割麦、翻地等剧烈劳作，天人一体，人体内的热会偏盛或血热紊乱，可引发高热病。

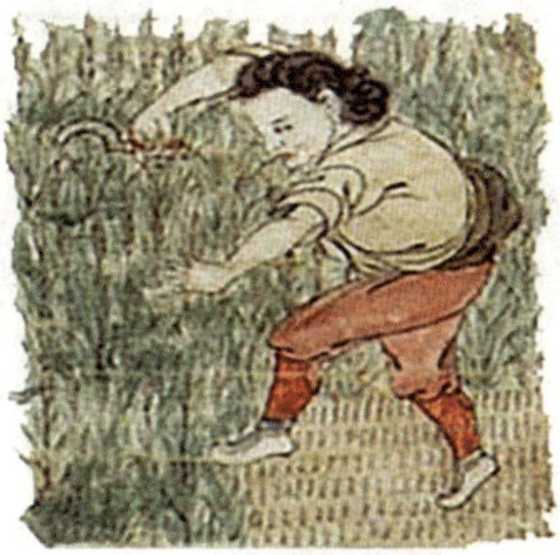

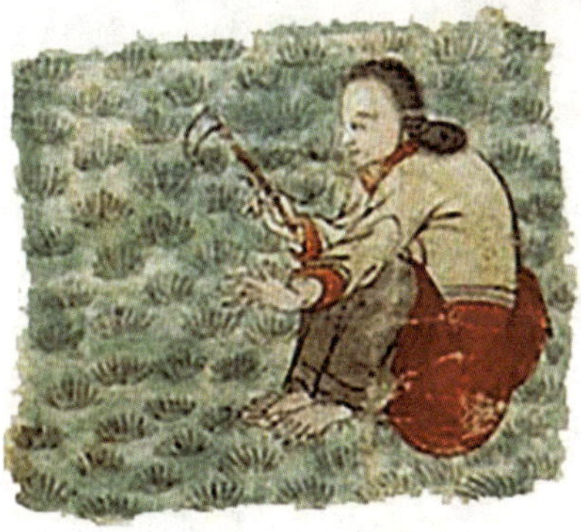

4　春季

春季阳光转暖，在阳光下种田、锄草等剧烈劳作，天人一体，人体内的热会偏盛或血热紊乱而引发高热病。

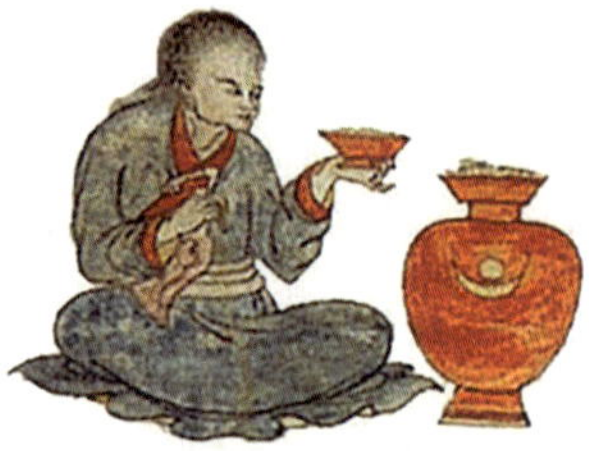

5　食用高热量营养食品

过度食用肉、陈酒等高热量的营养食品会使赤巴的热、锐、腻特性偏盛，可引发高热病。

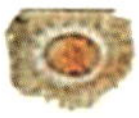

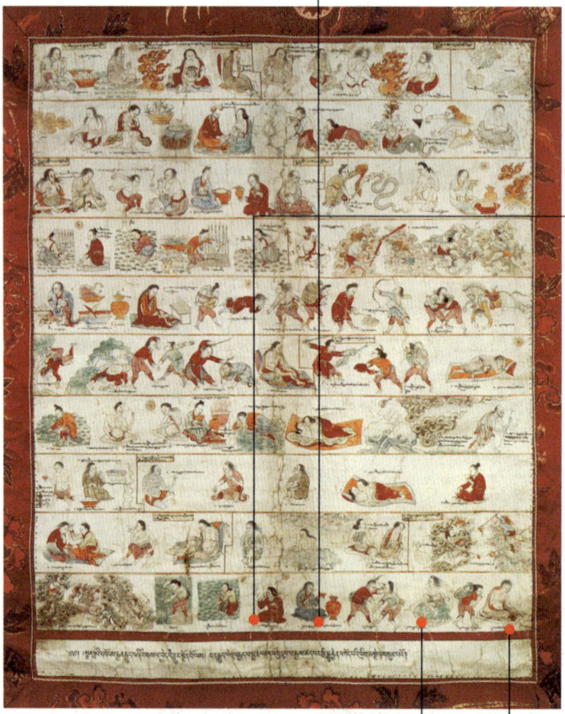

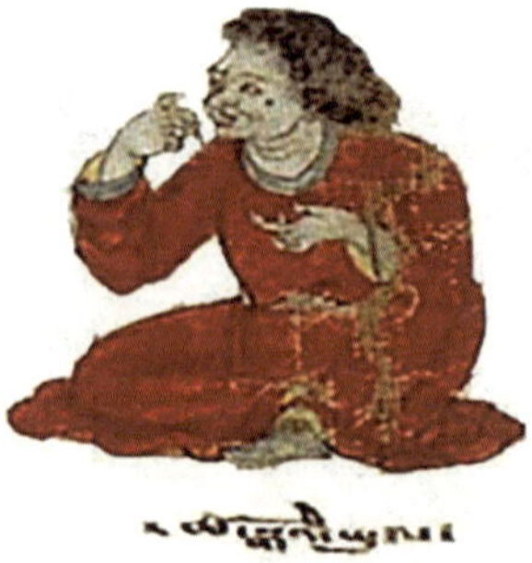

6　居地干热

居地为缺乏湿润、草木不生、风干物燥的干旱地区；时令为阳光酷热时节，这些外因可激发体内赤巴偏盛，功能紊乱可引发高热病。

7　剧烈劳作

争论不休、强负重物、跑跳竞技等剧烈劳作，会使肌肉、骨骼、脉络、筋腱四物和五脏六腑受伤造成血热紊乱、赤巴偏盛，可引发高热病。

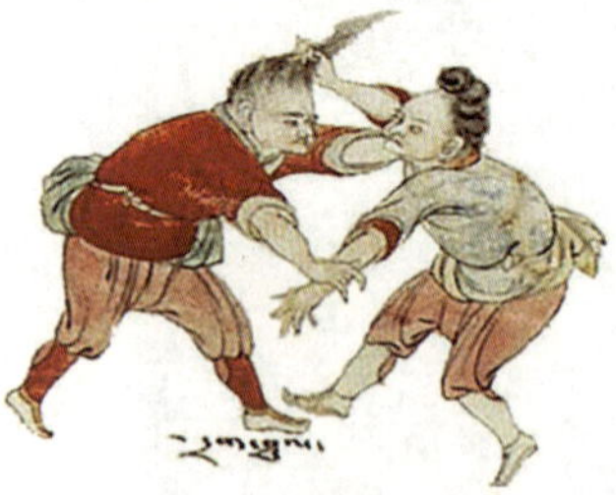

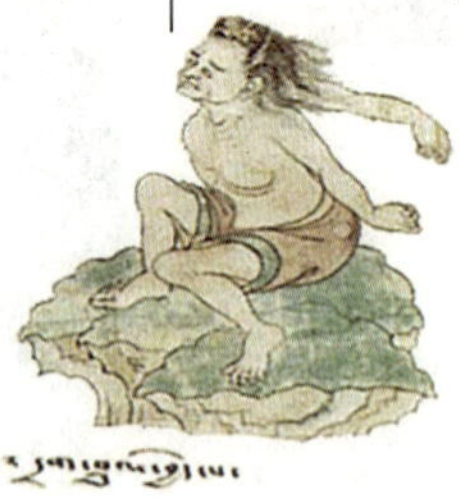

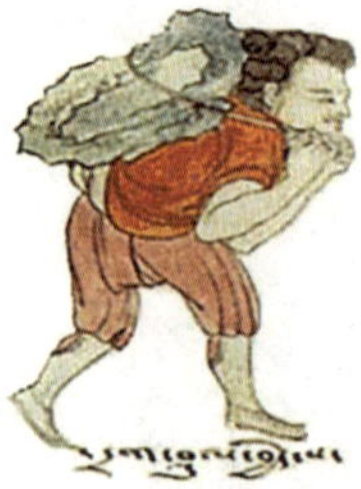

三、高热病患者

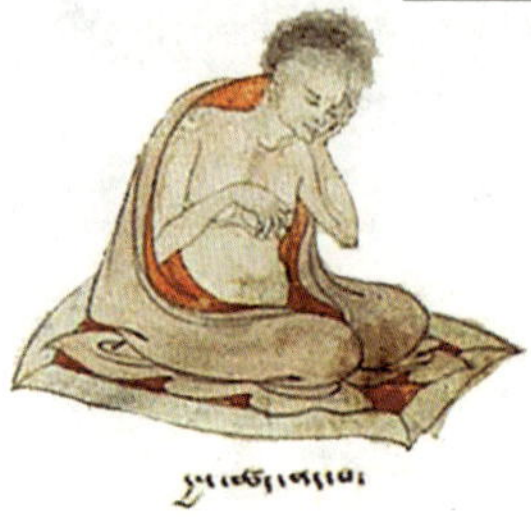

居地干旱、炎热，女魔、空行女争斗，过食高热量营养食品和剧烈活动等外因，会导致体内赤巴超过常量而引发高热病，症见呼吸急促、剧烈疼痛、口干身沉、喜冷、身热多汗、气味发臭等。

图四十四　虚热至瘟热等诸热病的内外因

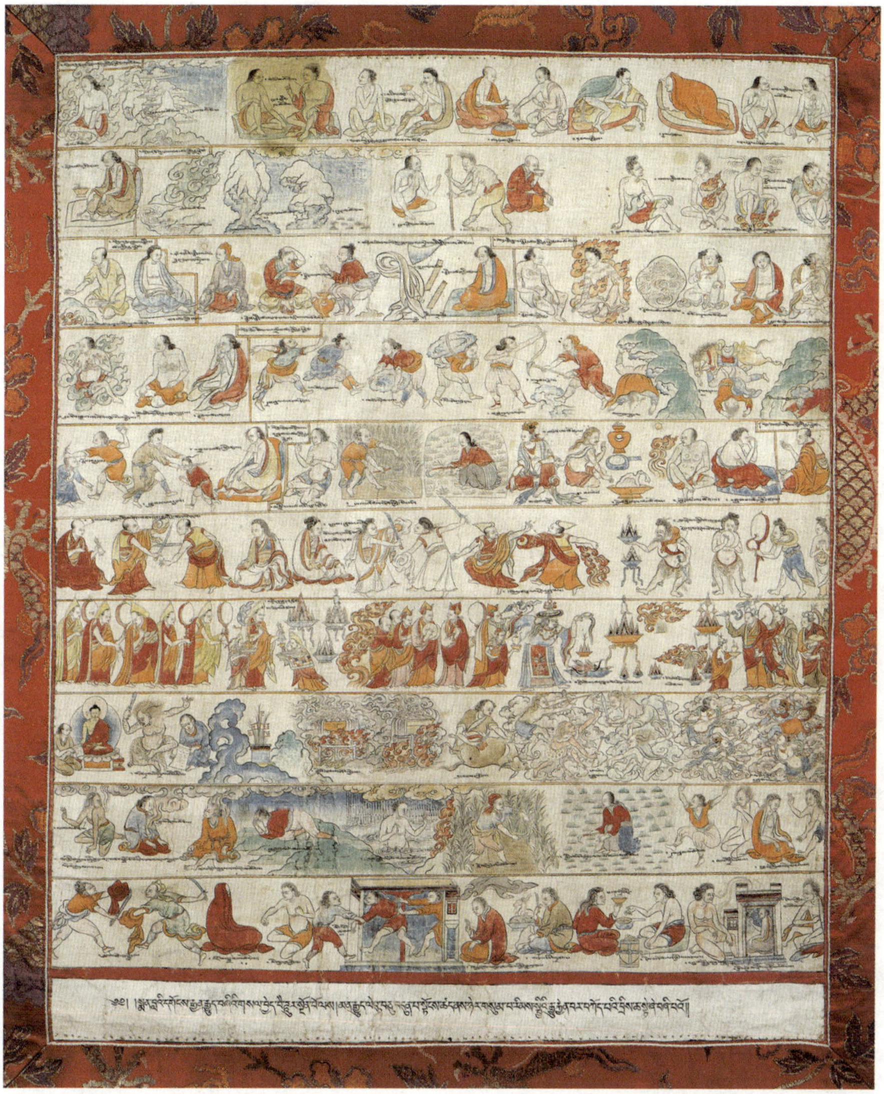

本图示引发虚热、隐热、陈热、伤热、紊乱热、瘟热诸病的内外因。

第十七章 虚热病内外因

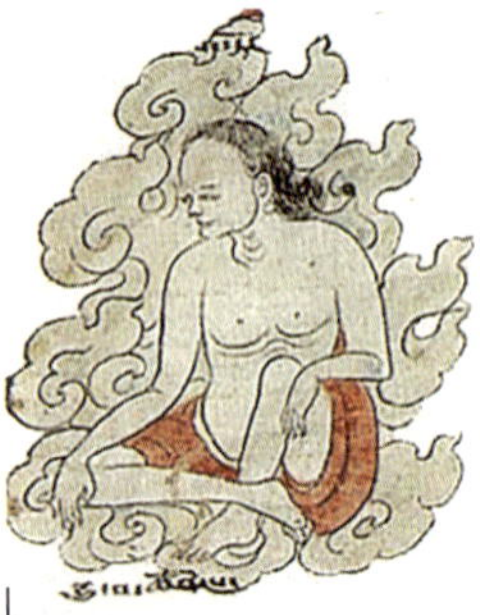

一、虚热病内因

虚热病的内因是具有六种特性的隆，一般情况下处于平衡状态，但在居地、时令寒冷等外因干扰下，病变为隆邪与体内热邪并在。患者服用凉性汤、散药剂及应用放血等疗法使热邪势头被压制下去的同时，又激起隆（风）邪抬头，使遗留余热燔起而发虚热病。

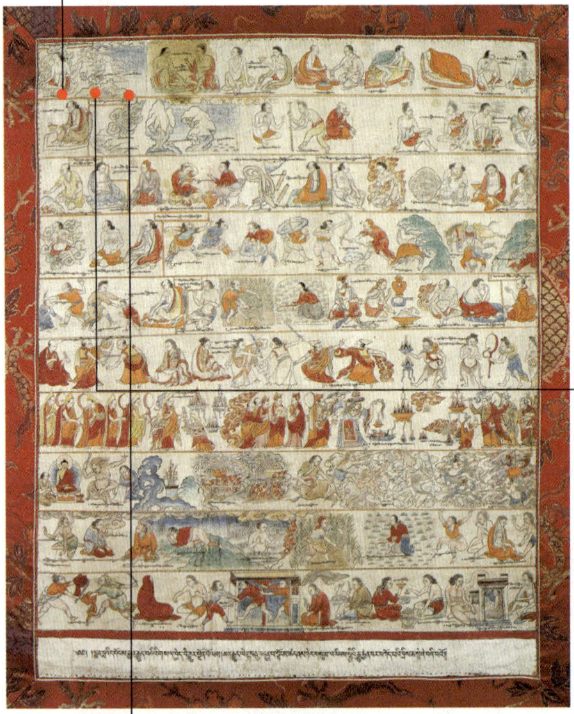

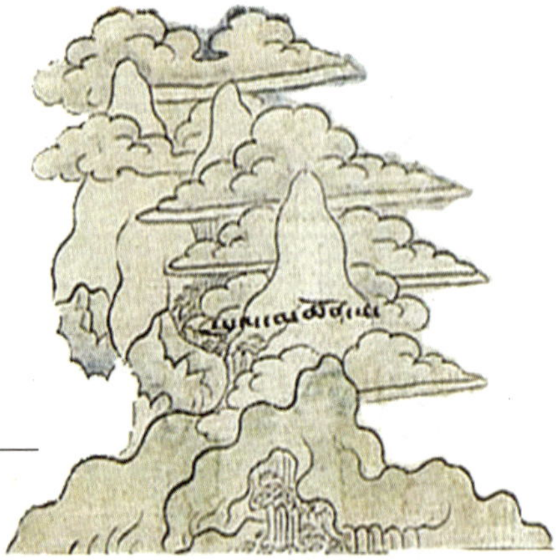

二、虚热病外因

1 自身虚热病

1.1 居地外因

久居潮湿、寒冷地区的培隆偏盛的人，逐渐染上瘟病，因兼有隆邪成为风瘟或紊乱热之时，一旦被隆邪鼓动，则可变成虚热病。

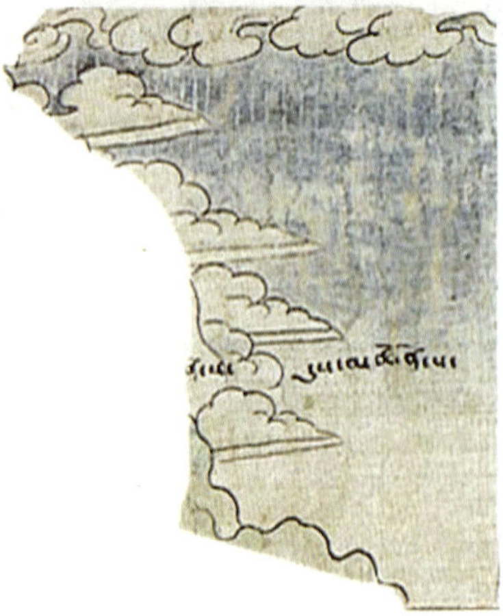

1.2 时令外因

草木茂繁和多雨的夏季、地冻冰封极为寒冷的冬季，由于外界潮湿或寒冷季节容易引发隆病，此病若兼有瘟邪则为风瘟或紊乱热，一旦被隆（风）邪鼓动则可变成虚热病。

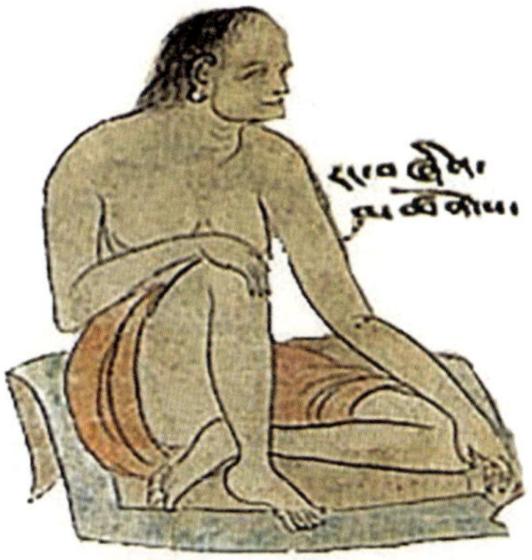

1.3 素质

驼背、干瘦、肤青、话多、恶寒、恶风、走动时骨骼作响、睡眠轻、身材矮小、爱唱歌、好争斗是隆型人的素质特征。隆型人一旦患上隆病隆邪将热邪鼓动起来则可变成虚热病。

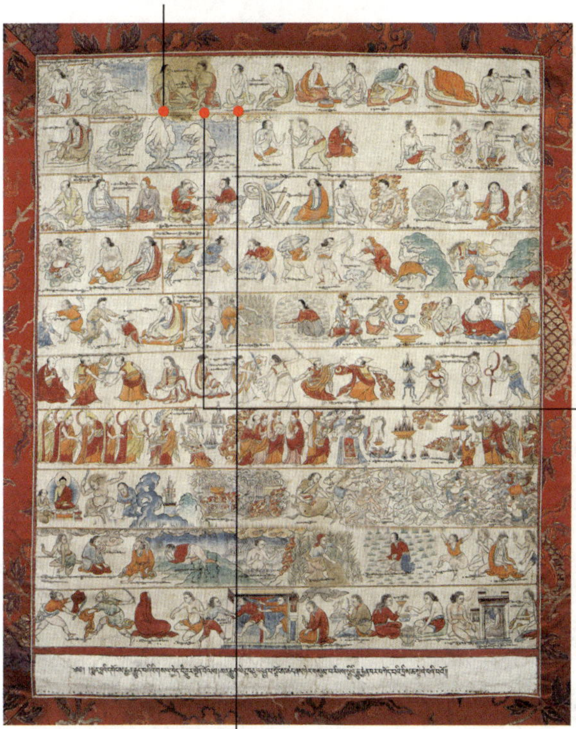

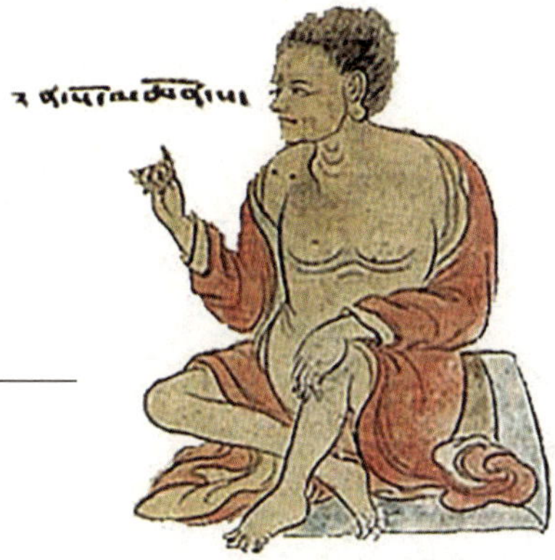

1.4 年龄

年龄超过 70 岁，体内风、脉、明点等衰竭，五元中的风元特性发生偏盛，出现颤抖、干瘦、失眠等症状。隆偏盛的人一旦患上热病，隆邪将热邪鼓动起来则可变成虚热病。

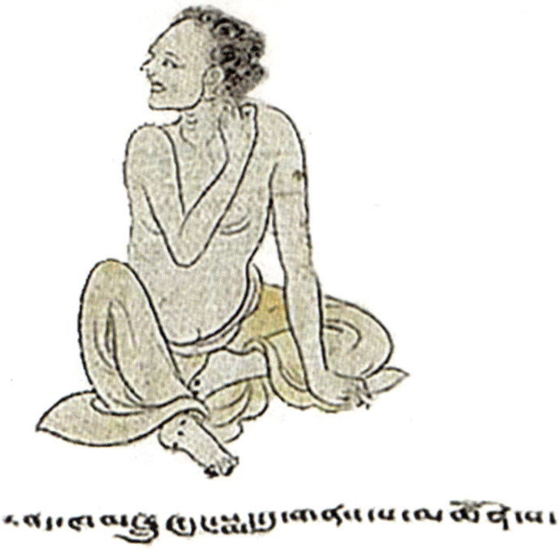

1.5 隆居于下体

具有六种特性的隆一般情况下居于人的髋腰、关节、耳朵、消化系统的大肠及命脉等处，如果这些部位出现热病，隆邪将处于该位的热邪鼓动起来则可变成虚热病。

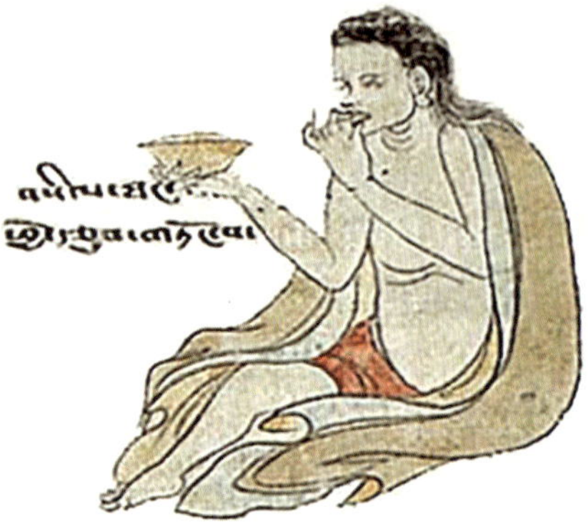

2　外因虚热病

2.1 凉性汤、糙性散剂

隆偏盛的热病服用五味獐牙菜汤、三果汤、八味獐牙菜散、二十五味冰片散等，用性糙而凉的汤剂、散剂治疗过度，在压制热病势头的同时，又激发起隆邪，将遗留余热燔起，则引发虚热病。

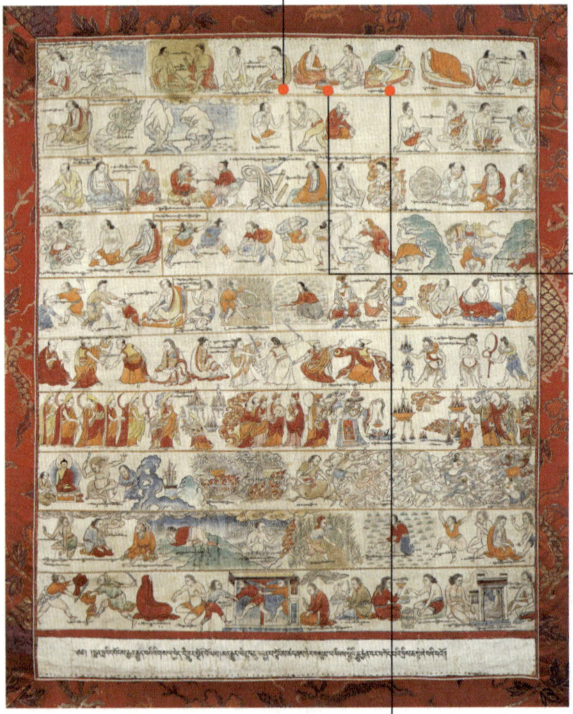

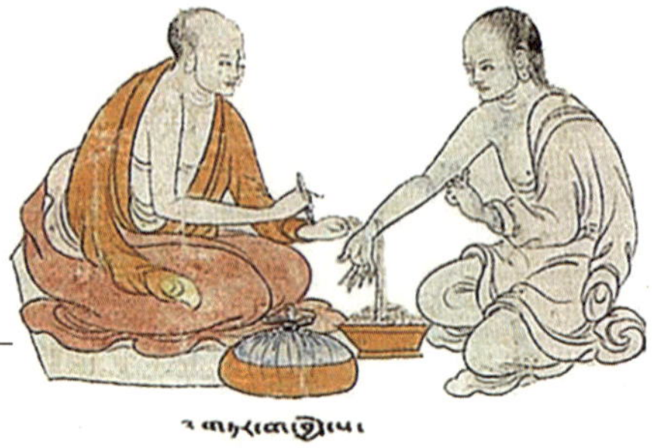

2.2 放血过度

隆偏盛的热病蔓延至上体，要在小尖脉和冈脉放血；降于下体，要在大肠脉和腨端脉放血；落于肝胆，要在“诺嘎”脉和短角脉放血。但放血过度，则会损耗正精，同时因凉性放血疗法在压制住热病势头的同时，又激发起隆邪，隆邪鼓动余热则引发虚热病。

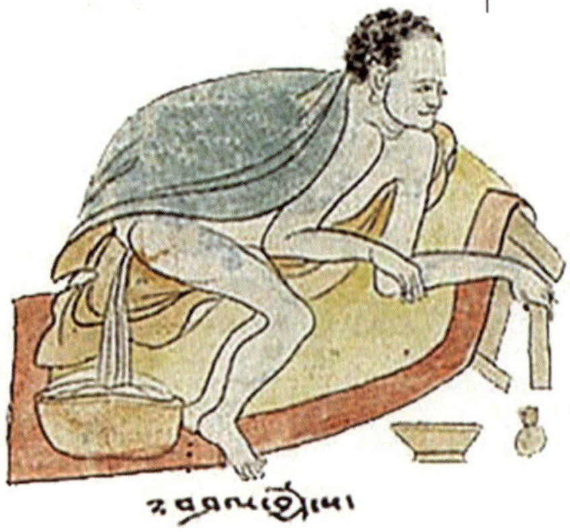

2.3 下泻过度

热病用下泻法治疗，一旦下泻过度，由于凉性下泻法在压制住热病势头的同时，又激发起隆邪，隆邪鼓动余热则引发虚热病。

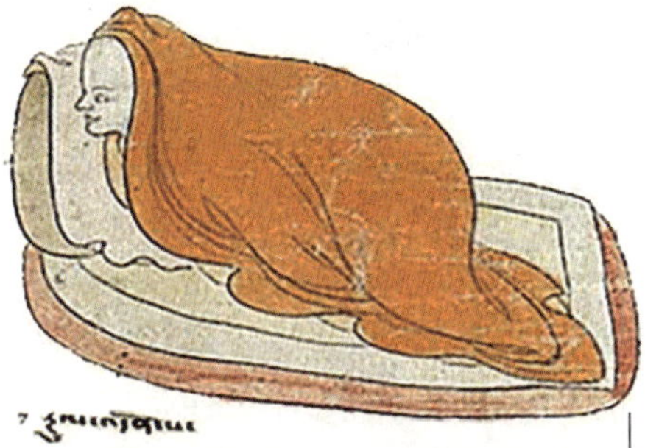

2.4 发汗过度

热病服用八味“夏布日”散，或用藜菜蒸汽熏后盖被子发汗，如发汗过度，在压制住热病势头的同时，又激发起隆邪，隆邪鼓动余热则引发虚热病。

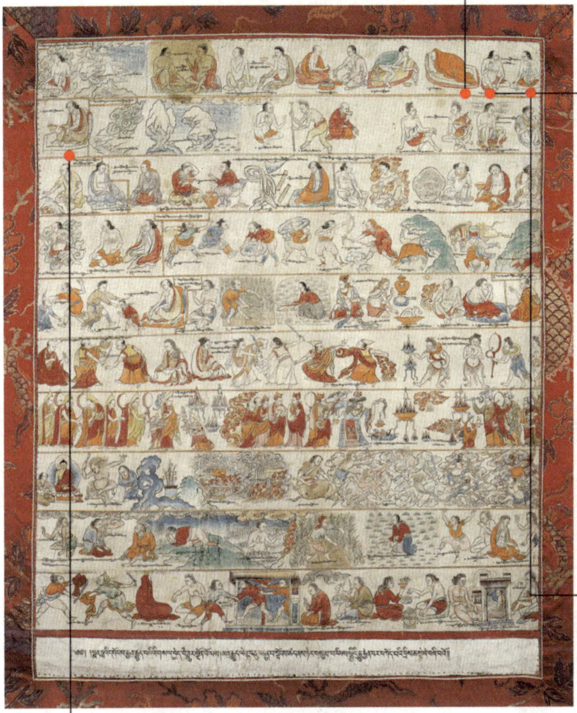

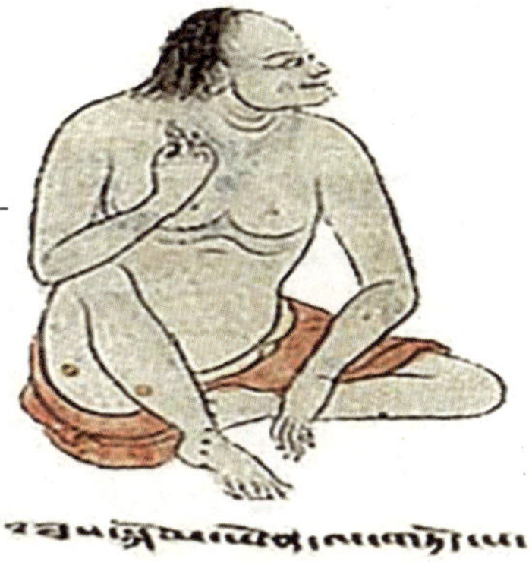

2.5 缺乏营养

热病者长期食用蔬菜及腐烂、发馊变质等性轻、糙、无油且无营养饮食，可激发起且隆邪，隆邪又鼓动余热则引发虚热病。

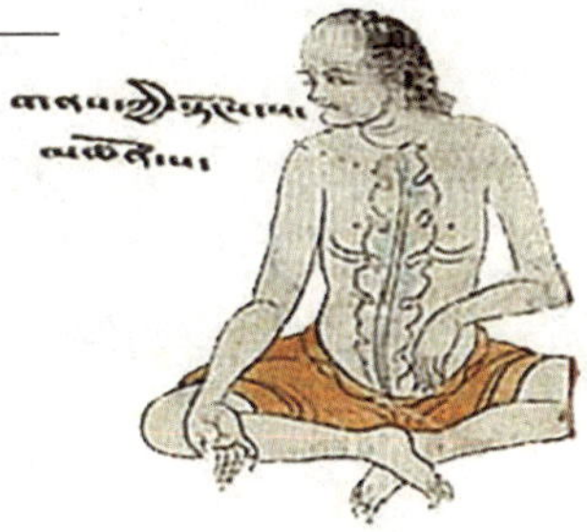

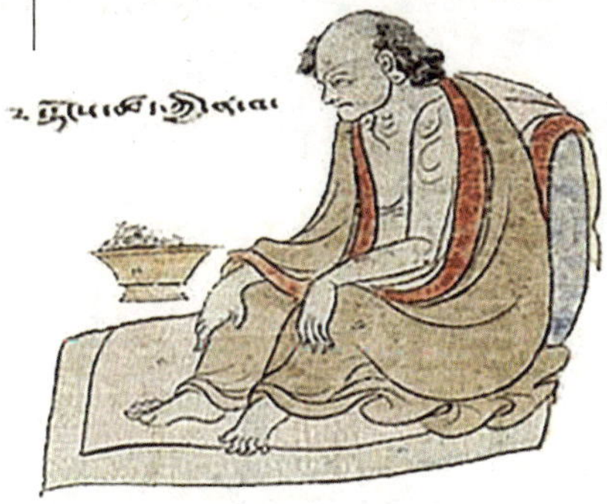

3 部位虚热病

热病降于命脉部位，因命脉是隆和培根的依所，命脉中的隆邪将热邪直接鼓动起来可引发虚热病。

三、虚热病患者

居地寒冷，时令在夏、冬等湿寒季节，由于湿寒外因引起隆偏盛，隆邪将热邪从本位带动起来。或热病过服凉性方剂和过度放血，在热病势头被压制下去的同时，又激起隆邪，隆邪鼓动起余热则引发虚热病。症见呼吸急促、喘气、体温高、眼脉暴突、鼻孔大张等。

第十八章　隐热病内外因

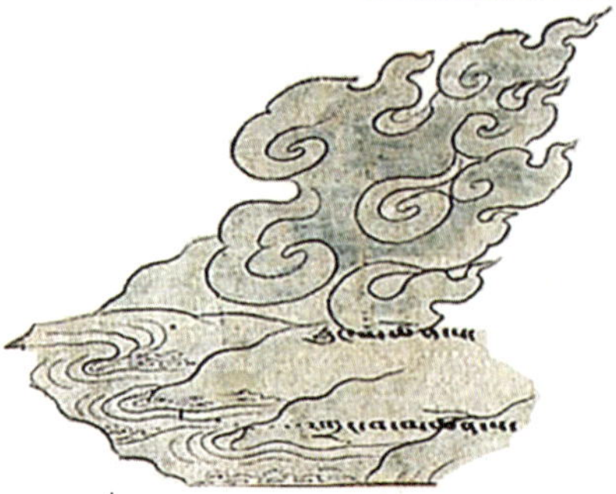

一、隐热病内因

隐热病的内因是培根和隆，犹如火上面覆盖一层冷灰，为寒邪与隆邪掩盖住热邪，则可产生外寒内热之隐热病。

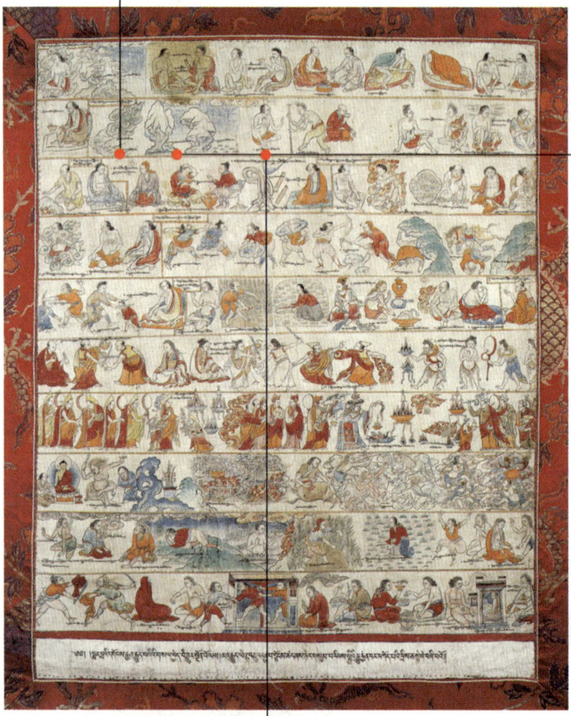

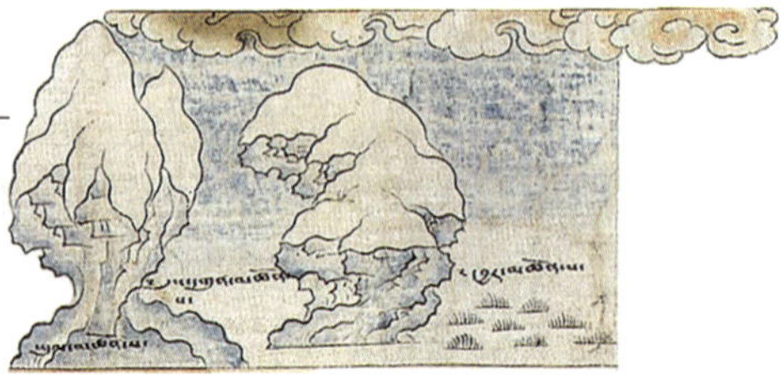

二、隐热病外因

1　自性隐热病外因

1.1 居地、时令

居地为潮湿、阴凉、水边等；时令为草木茂盛、多雨的夏季，地冻冰封的冬季，人体中培隆偏盛，若发生轻微热病，因寒隆邪掩盖住热病势头，则出现隐热病。

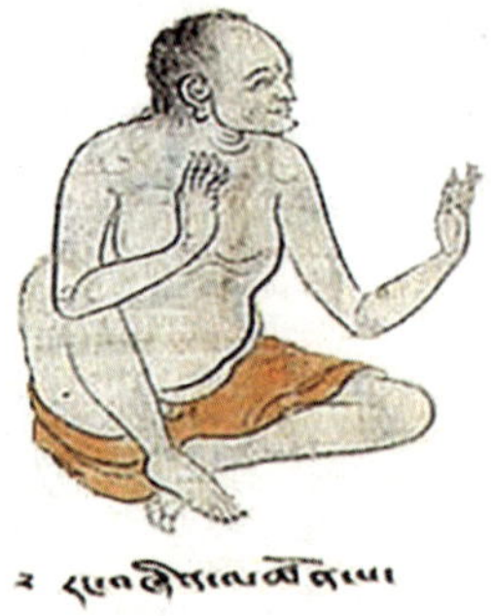

1.2 素质

驼背、干瘦、肤青、多话、恶寒、恶风、贫穷、短寿、睡眠轻、身材矮小、爱歌舞等为隆型人的素质特征。隆偏盛的人患上轻微热病时，培根、隆邪掩盖住热病势头，则引发隐热病。

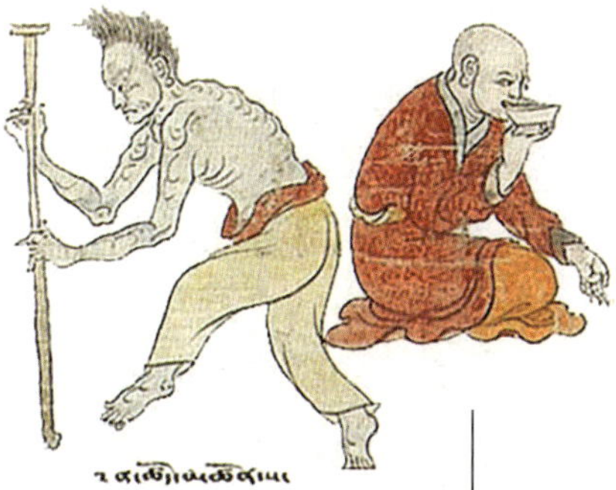

1.3 年龄

年龄在 70 岁以上，体内五元和精力耗尽者变得肌肉干瘦、失眠等，这种隆偏盛的老人微患轻热病时，一开始就被培根、隆邪所掩盖，则可发生隐热病。

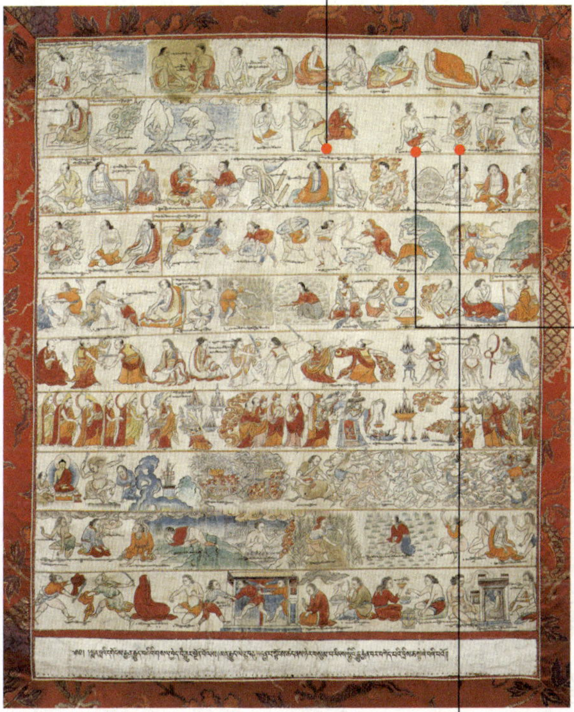

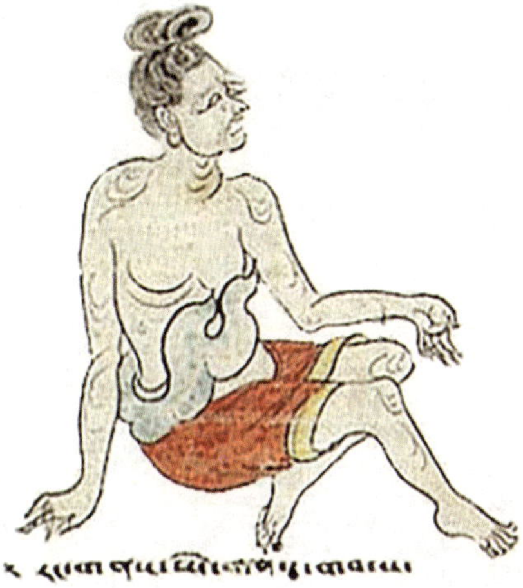

1.4 . 本位原有的隐热病

居地寒冷，时令为夏、冬季，素质为隆型人，年龄为 70 岁以上的寒隆病患者，若发生轻微热病，热邪原本被培根、隆邪所掩盖，谓之本位原有的隐热病。

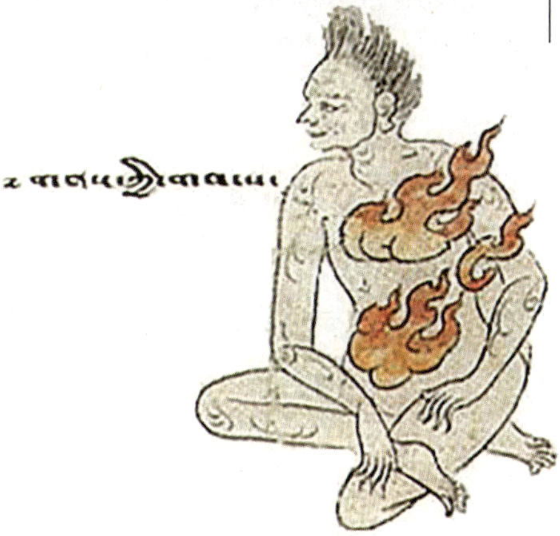

2 部位隐热病

2.1 部位隐热病

部位隐热病发于胃、肾、心脏三部位，胃是能糜培根的依所，肾是寒性培根的依所，心脏是隆和培根的依所。这三个部位若发生热病，由于病位是寒隆的居地，热邪被寒隆掩盖在深处则成为隐热病。

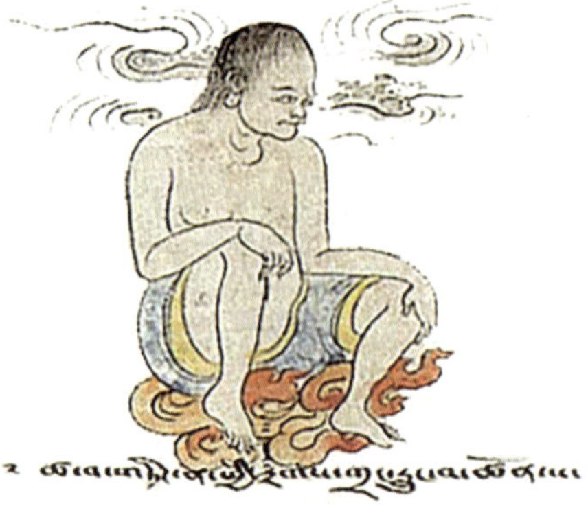

2.2 部位隐热病症状

胃隐热病，症见刺痛、胀满、不消化、打嗝；肾隐热病，症见喜热、尿涩、遇冷疼痛；心隐热病，症见神志不清、健忘、失眠、发狂昏厥、战栗等，热邪被掩盖在深处，表象显寒隆病症状。

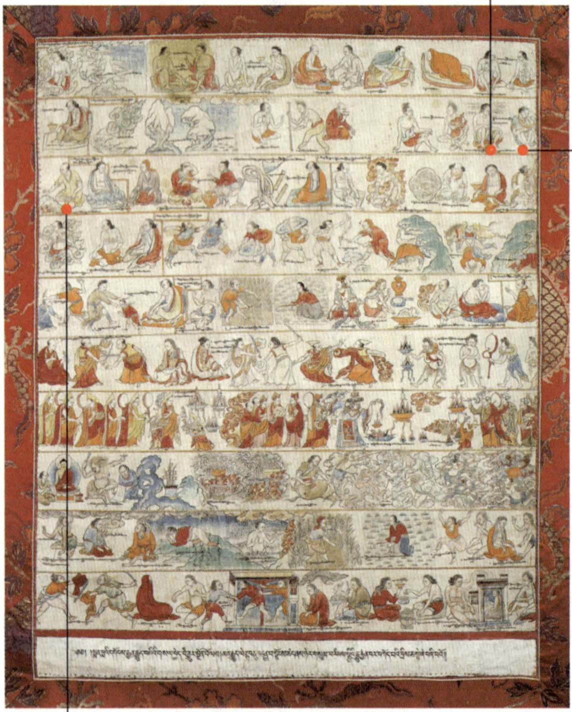

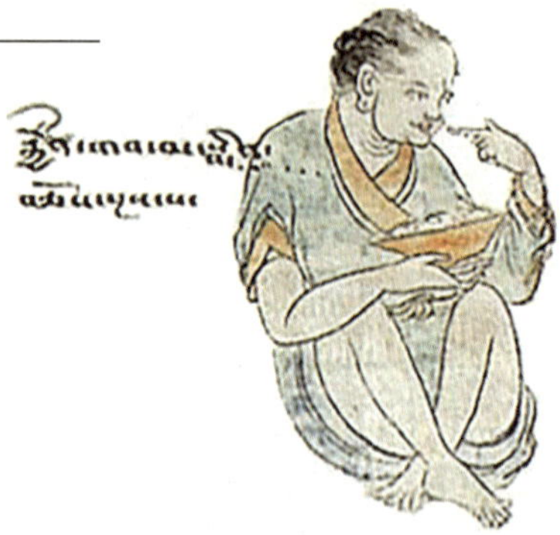

3　外因隐热病

用饮食起居未消除未成熟热覆盖寒性病头之前，过早服用凉性药，药物的凉性做培根、隆邪的朋友，将培隆激发起来，或者在培根临界之时，过度食用营养食物，导致寒隆偏盛，犹如冷灰盖住的火一样，变成隐热病。

三、隐热病本质

犹如冷灰下面隐藏着火一样，由于寒隆将热病之头掩盖起来，在培根、隆邪下面隐匿着热象。

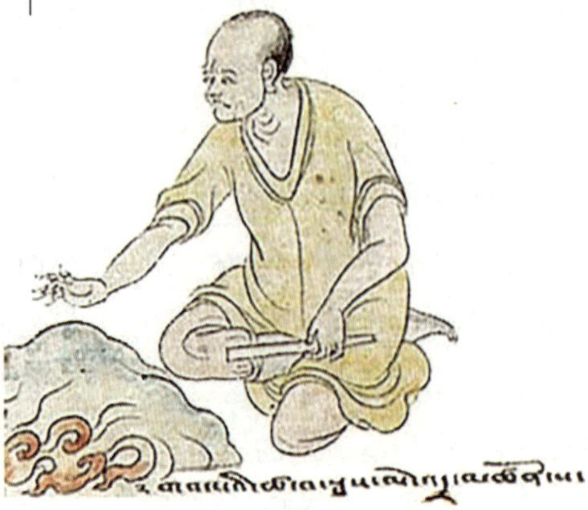

四、隐热病患者

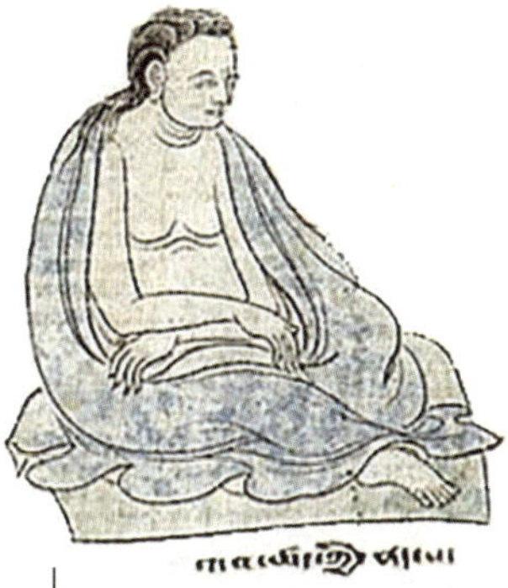

居地为寒冷地区，时令为夏、冬湿寒时节，隆型人和老年人等隆偏盛的人，最初患轻微热病时，热邪就被隆邪掩盖而成为隐热病。或胃、肾、心等寒隆的依所发生热病，被寒隆深藏而成为隐热病。或未成熟热病治疗过早和在培根临界之时，过早食用营养品而成为隐热病。症见热病被隐藏在深处而出现培隆寒病症状。

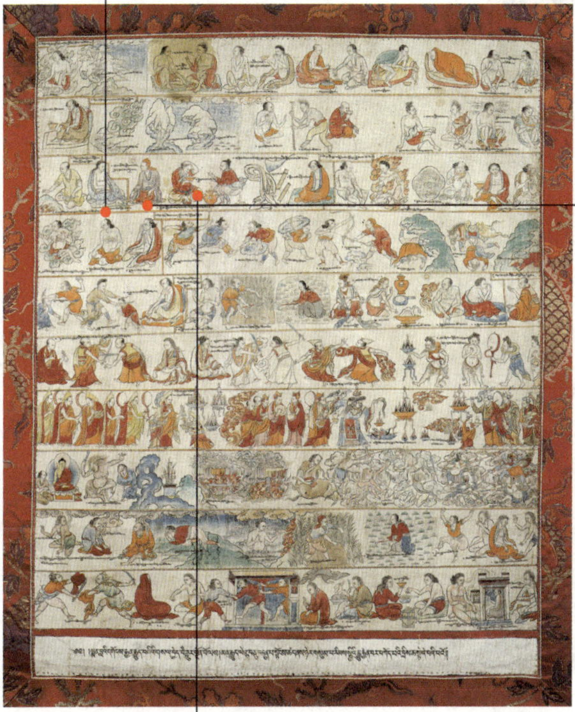

第十九章 陈热病内外因

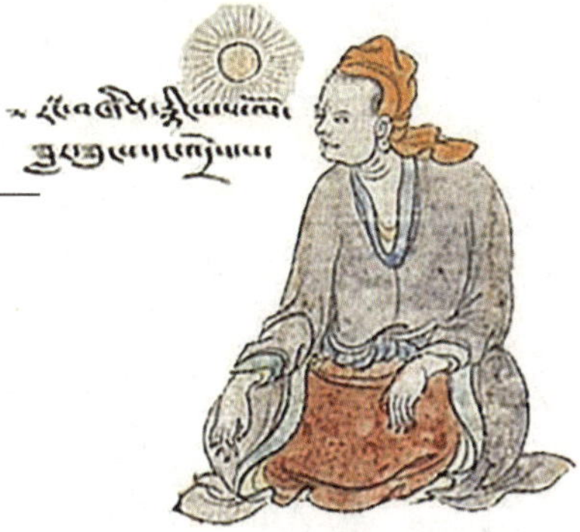

一、陈热病内外因

1 自性陈热病

培根“木布”病、毒热症是依靠血液而发的热病，热病产生后经年累月与身体正精混在一起，则变为陈旧热病。

2 外因陈热病

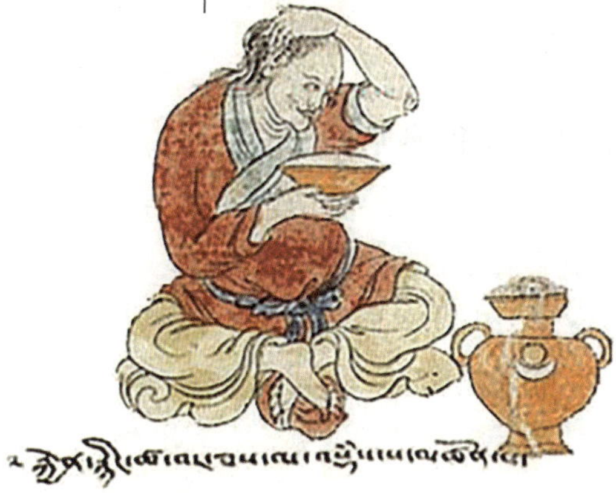

患轻微热病后，不禁忌饮食起居而恣意享用，虽此微小因素未将热病力量激强，但也未将余热平息下去；或者对于未成熟热病和赤巴偏盛的患者，治疗过早将隆邪激发起来，也就是治一生一热病未息而热与隆邪抗衡日久，则可引发陈热病。

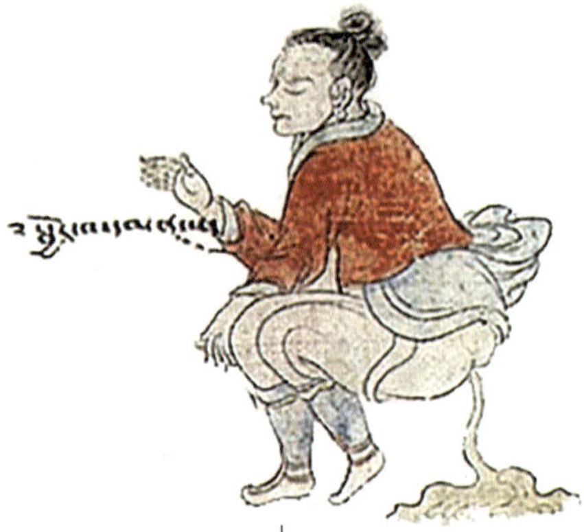

3 药力不足陈热病

对患轻微瘟病、感冒病或轻微外伤扩散者，因对治不足，未抑制住病势，天长日久则会引发陈热病。

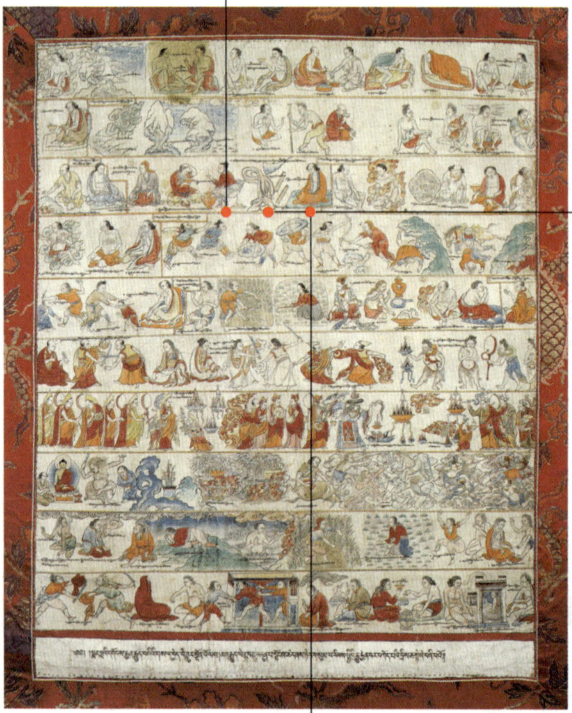

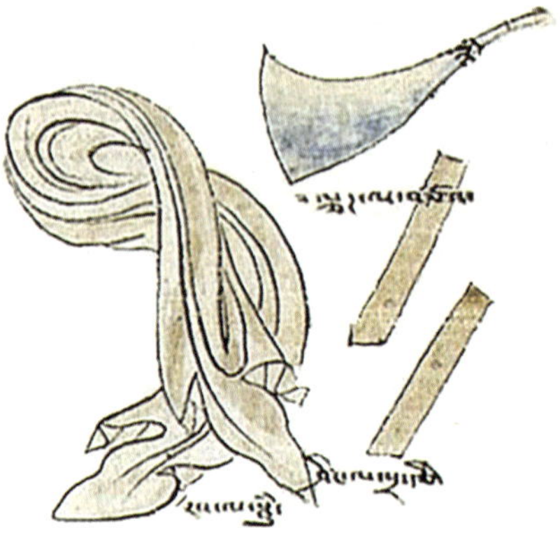

二、陈热病本质

如热病经年累月不愈，热邪与人体正精相混而深陷，犹如铁之锈、骨之油、木之漆，深陷于正精的热病很难排出。

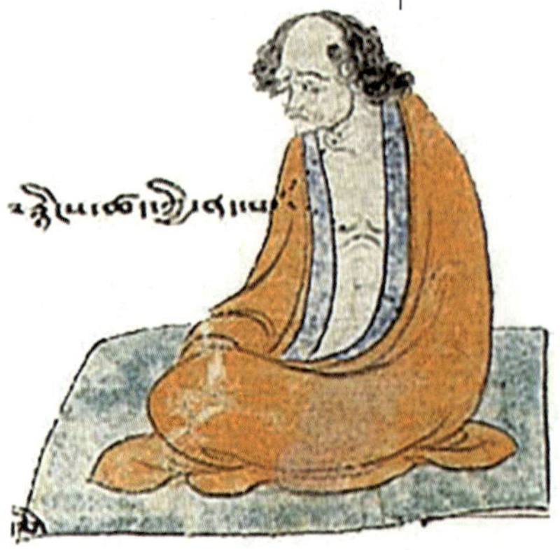

三、陈热病患者

经年累月不愈的陈热病，症见无隆邪时脉象细而弦、尿液红、蒸气长时不消失、上体疼痛、四肢和下体沉重麻木、喜凉；兼有隆邪时的症状如恶寒喜温、毛孔发噤、无故出汗、关节疼痛等。

第二十章　浊热病内外因

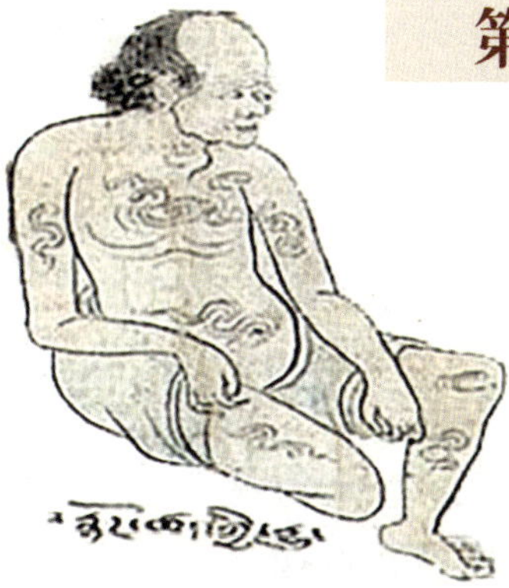

一、浊热病内因

浊热病的内因为黄水。变色赤巴将饮食精华生化成血液，血液分清浊，浊者生化成胆汁，胆汁又分清浊，清者生化成黄水，黄水常量约有 4 捧，居于肌肉、关节等处。

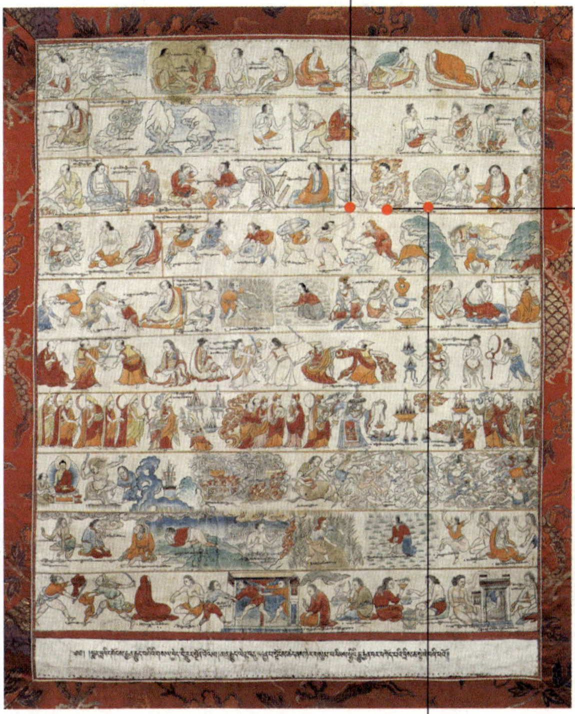

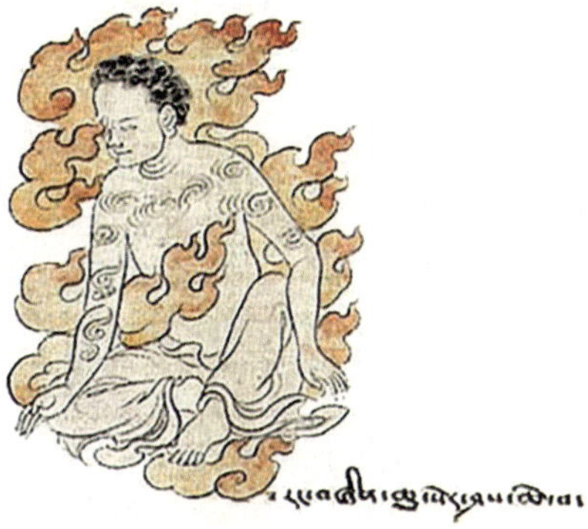

二、浊热病外因

1　自性浊热病

黄水偏盛的热病，治疗后热邪落于病原之上，犹如泉眼被搅浑，或水沙混合变为浑浊一样变成浊热病。

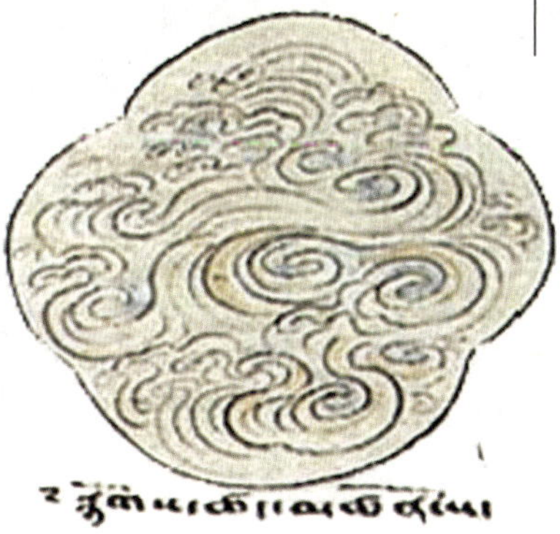

2　浊热病本质

浊热病是隆、血、黄水混杂的一种热病，这些与正精混淆犹如泉眼被搅浑，或泥沙与水相混变得浑浊那样，或因治疗失误，造成热邪与正精混淆，故命名为浊热病。

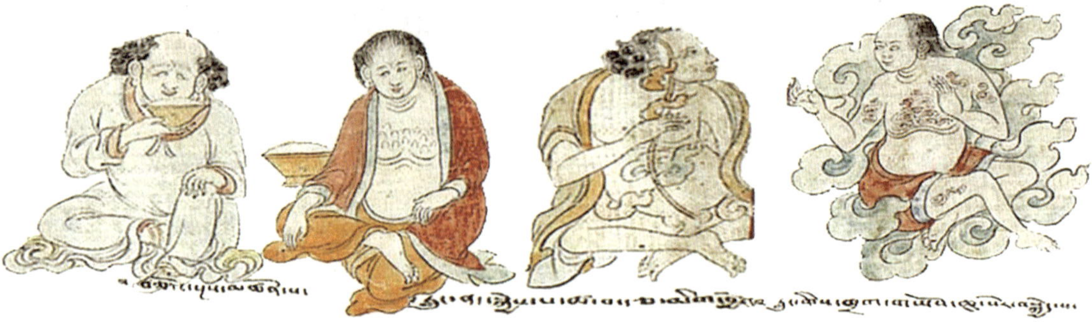

3 外因浊热病

3.1 治疗过早

如未成熟热病用药、械、食、行治疗过早，导致培根邪偏盛，造成胃火散失，引发隆病，将热邪窜散于脉孔，隆邪引起血液紊乱，造成黄水偏盛而引发浊热病。

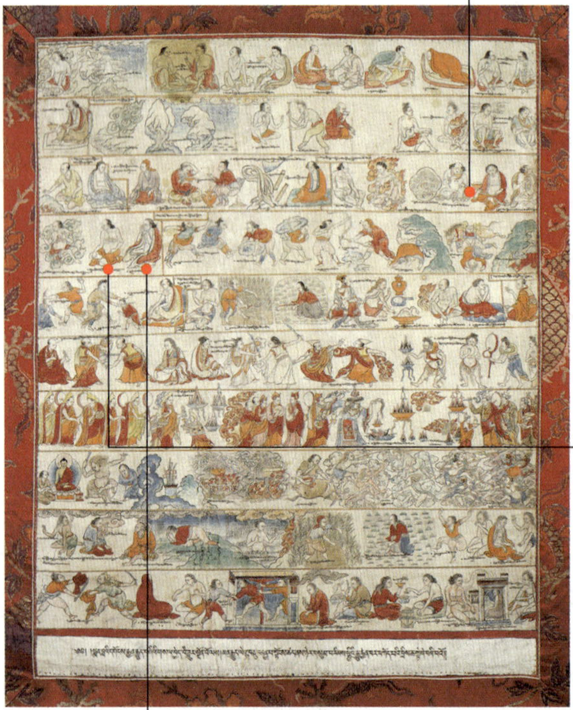

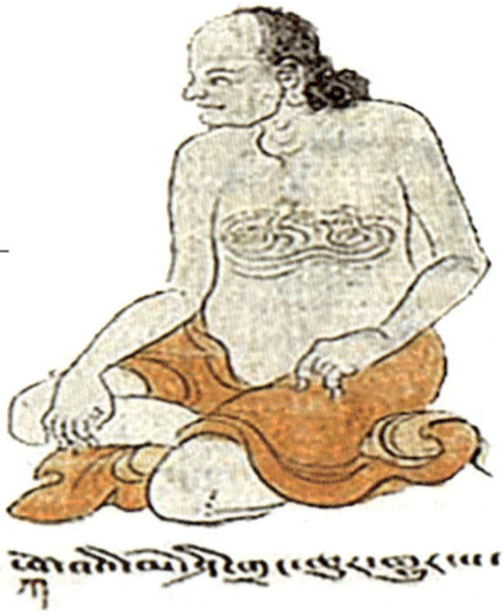

3.2 治疗过度

培根临界热病之时，服用凉性药过猛，造成精华物质未能在本位生化成熟，胃火被熄灭，变成寒性水病。

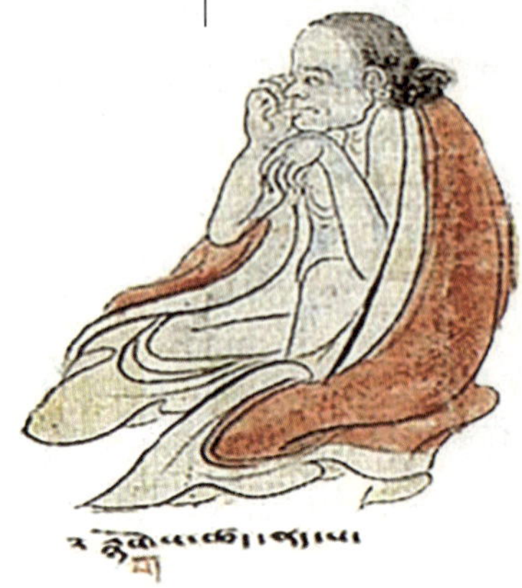

三、浊热病患者

浊热病的本质为隆、血、黄水混杂，如误治造成病与正精一起混杂变浊而致浊热病，症见热性浊热病尿色发红似涮过紫草茸的水液，脉象细数，喘急，体力衰弱，易出汗等；寒性浊热病症见胸、腹、足背等肿胀，舌苔和牙龈发白等。

第二十一章 伤热病外因

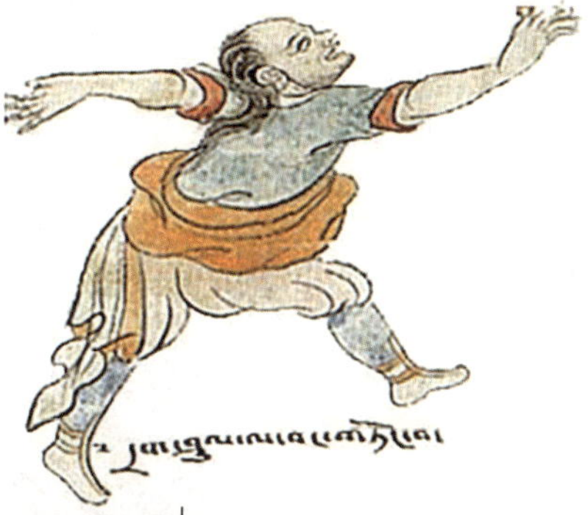

一、伤热病外因

1 剧烈劳作

爬高山、走长路等剧烈活动，造成正精损伤，引起血热紊乱，导致具有锐、热、腻性的赤巴超过常量而引发伤热病。

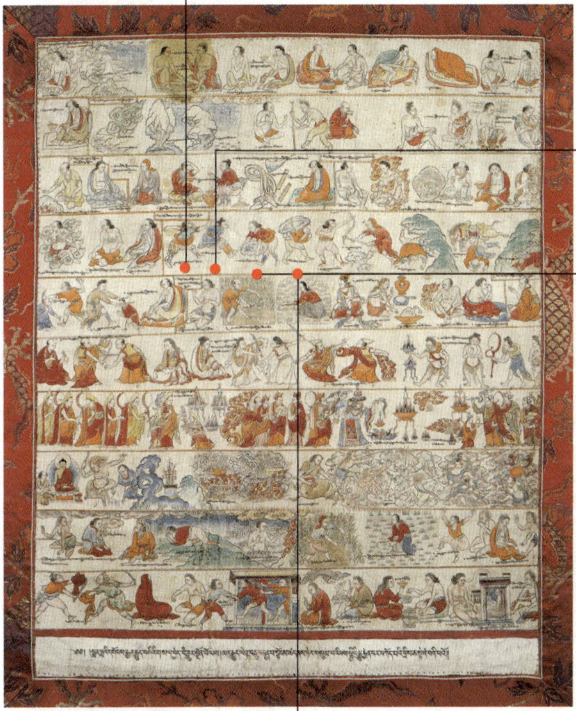

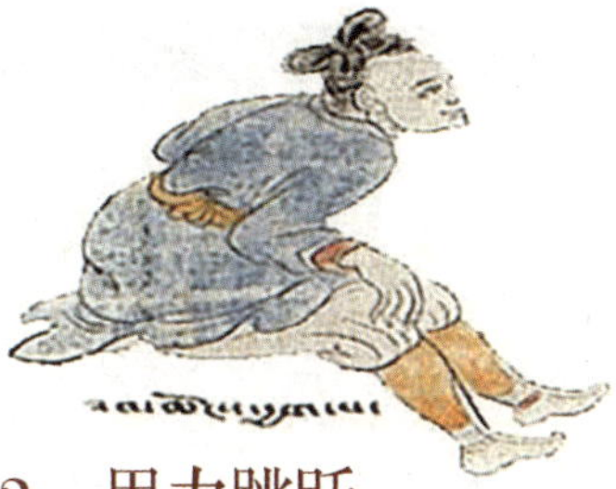

2 用力跳跃

用力来回蹦跳、用力左腾右挪、用力伸屈四肢、用力扭动腰髋等活动，损伤肌、骨、筋、腱等组织，引起血热紊乱而引发伤热病。

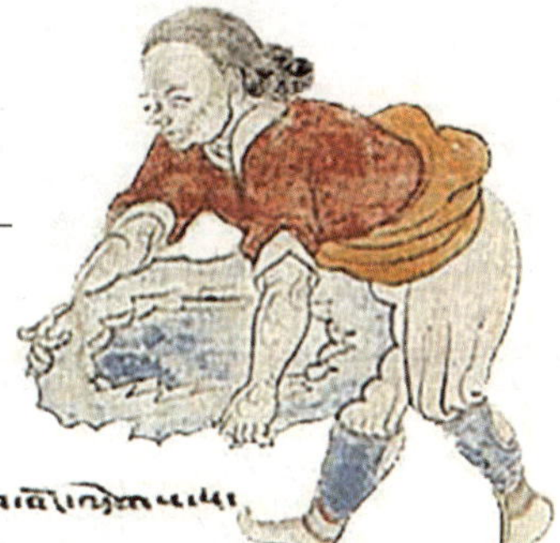

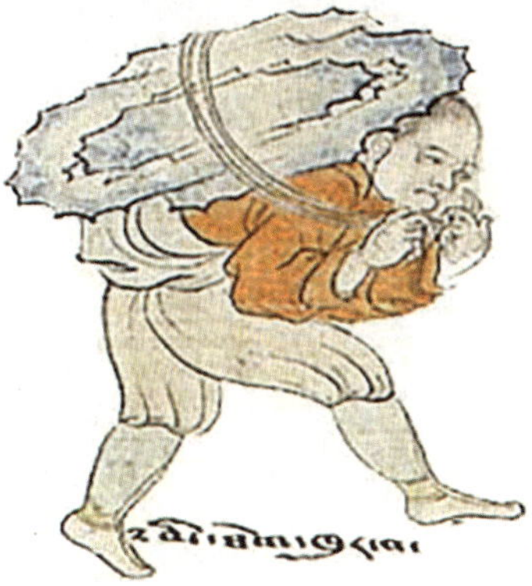

3 强举巨石

费力扛举重物，损伤骨骼和肌肉，导致血和赤巴紊乱而引发伤热病。

4 强负重物

费力背负巨石等不但损伤肌、骨、筋、腱，而且引起血热紊乱，导致与血热同处一起的赤巴的腻、锐、热等特性偏盛而引发伤热病。

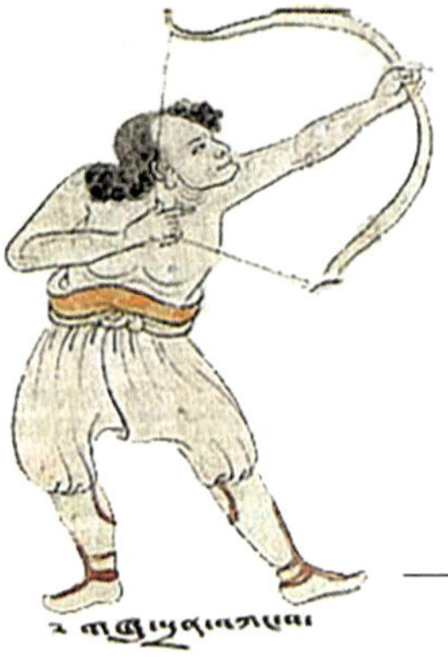

5 强拉硬弓

用力频繁拉硬弓损伤手臂筋、腱、骨、肉，扰乱血热的平衡，引起与血热同处一起的赤巴的腻、锐、热特性偏盛而引发伤热病。

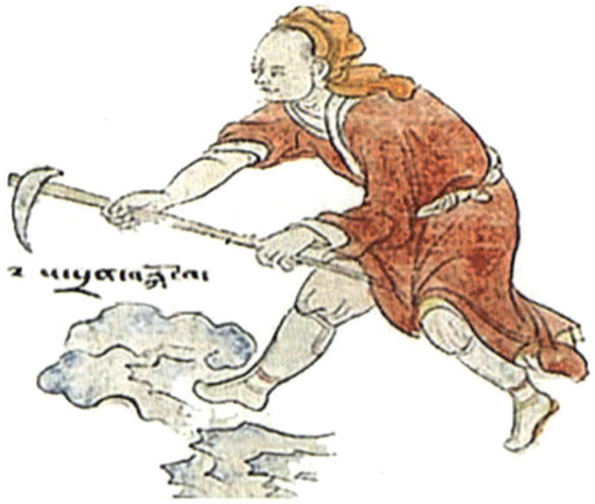

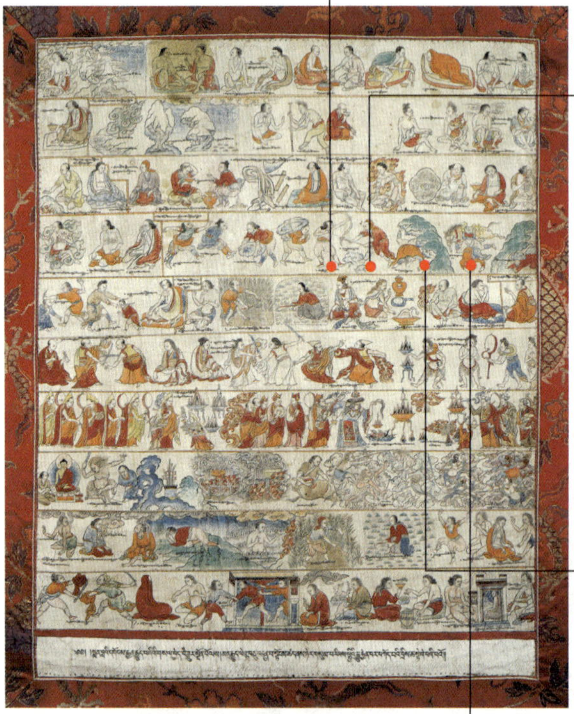

6 力挖硬地

用力长时挖掘坚硬土地，损伤骨、肉、脉、筋，同时扰乱血热和赤巴而引发伤热病。

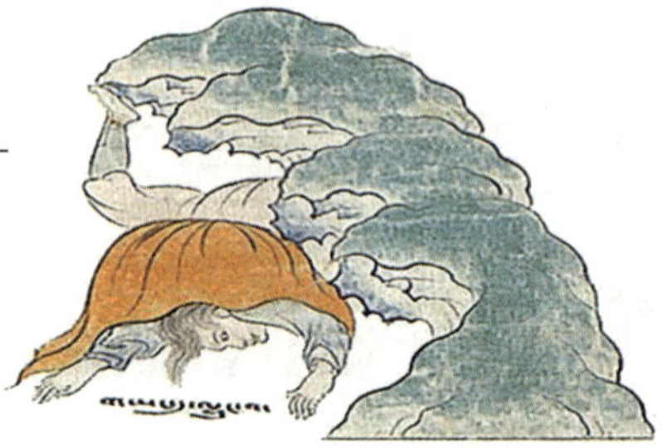

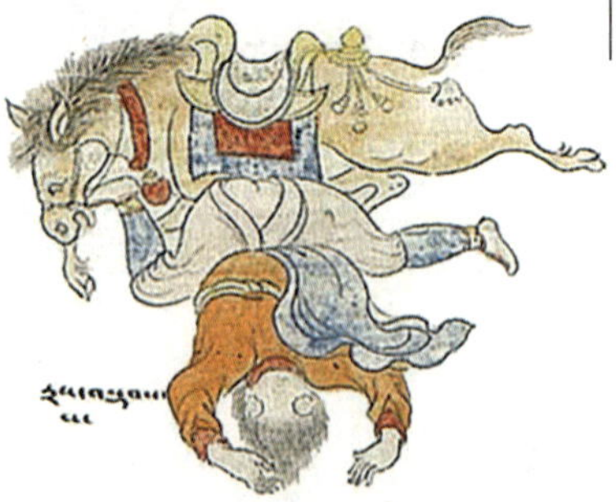

7 坠落悬崖

从石崖、土崖或房顶坠落，损伤骨、肉、脉、筋及五脏六腑，引起血热和赤巴紊乱而引发伤热病。

8 坠落马背

如乘骑未驯服的烈马被摔落或从飞驰马背坠地，损伤骨、肉、脉、筋及五脏六腑，引起血热和赤巴紊乱而引发伤热病。

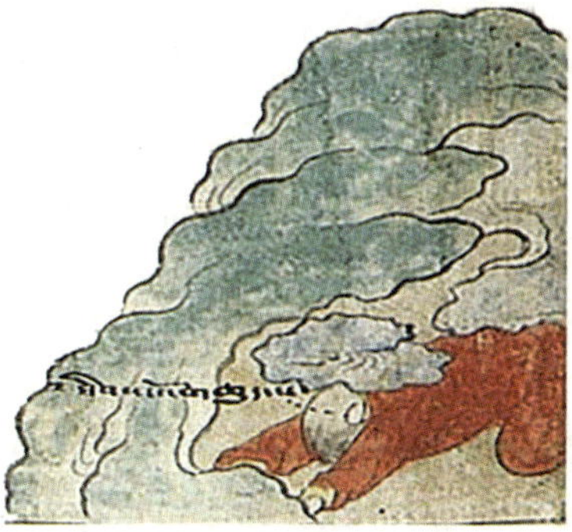

9 塌方压伤

山崖、墙壁等塌落伤及骨、肉及五脏六腑，致受伤部位血热和赤巴紊乱而引发伤热病。

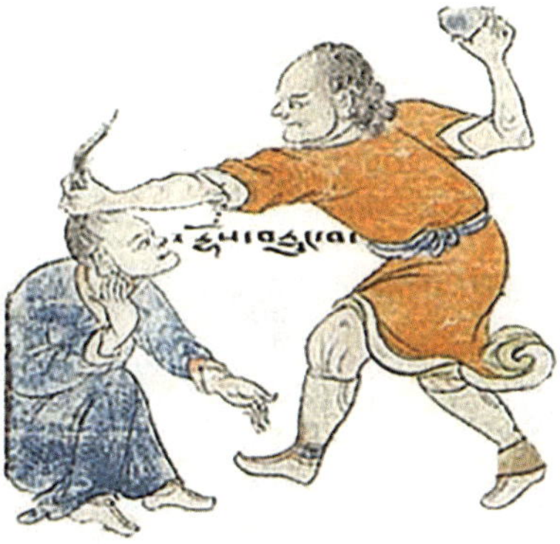

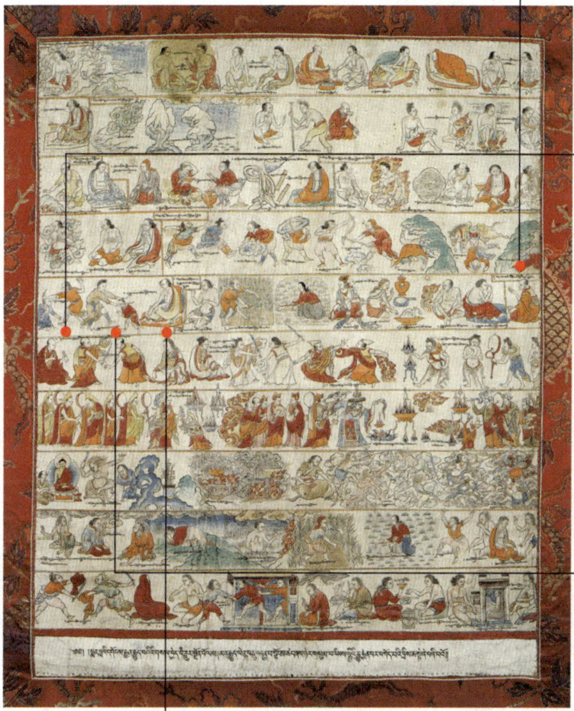

10 石块砸伤

石块砸伤骨、肉、筋、脉及五脏六腑，致受伤部位正精或脏腑的血热与赤巴紊乱而引发伤热病。

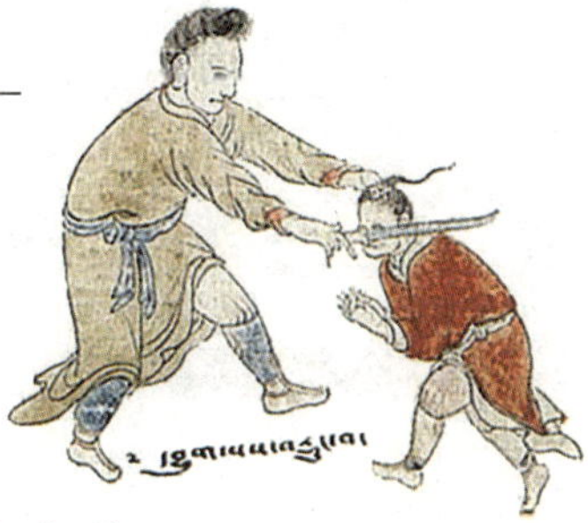

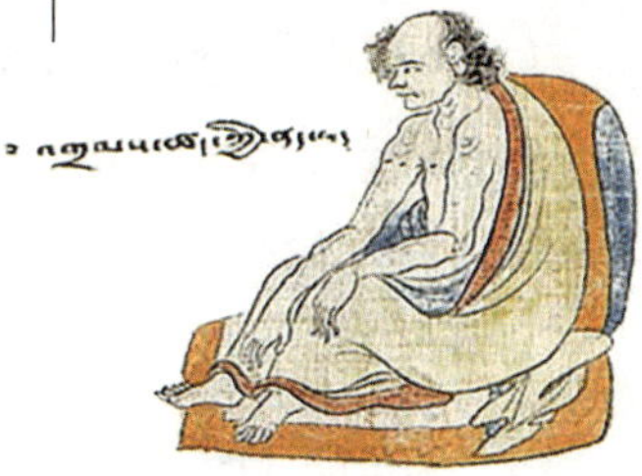

11 棍棒击伤

棍棒击伤肌骨、肉、筋、腱及五脏六腑，致受伤肌骨或脏腑之血液与赤巴紊乱而引发伤热病。

二、伤热病患者

从马背跌落、悬崖坠落、石棍击伤、塌方压伤等任何外因损伤骨、肉、脉、筋和五脏六腑，可引发血热紊乱而导致赤巴热病的发生。症见受伤处刺痛、脉象细弦、尿色红而臊臭、面部油腻、呼吸喘急、行动困难等。

第二十二章　紊乱热病内外因

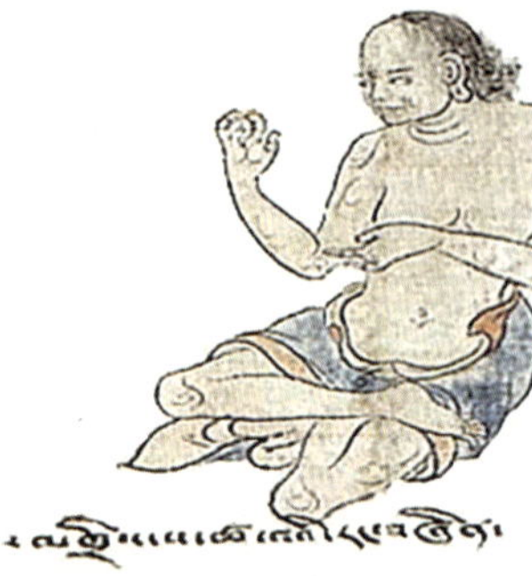

一、紊乱热病内因

内因为正常状态下的赤巴七特性中的热，热性在炎热、鬼祟和饮食起居不当等外因干扰下，造成三邪紊乱，致所依血热偏盛，燃烧身体七精华物质而引发紊乱热病。

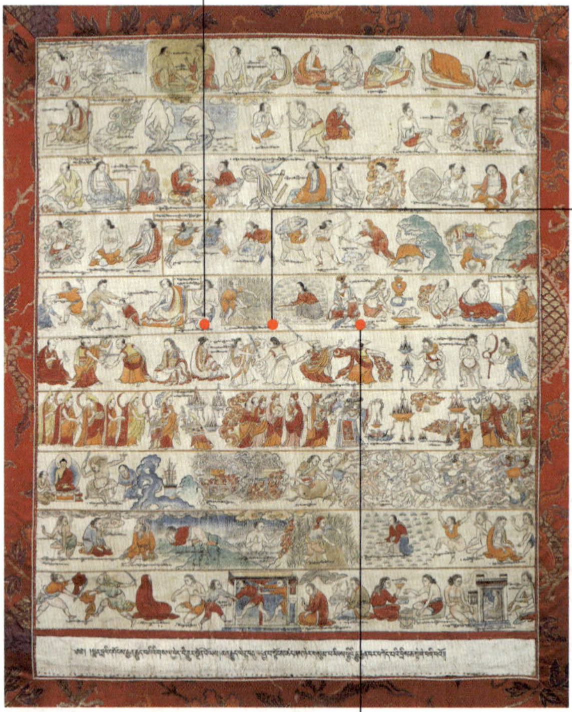

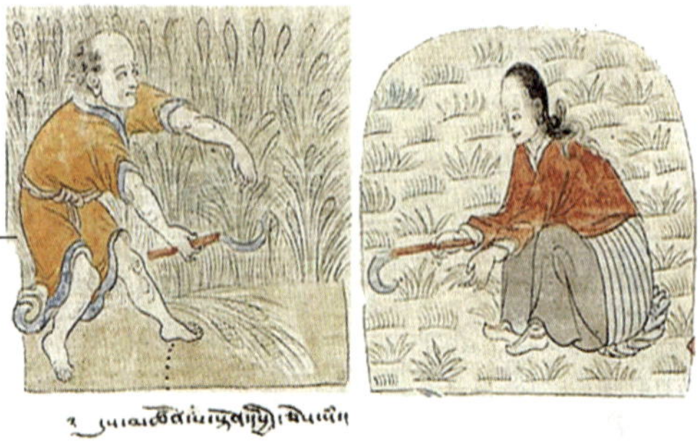

二、紊乱热病外因

1　时令炎热

居地干旱炎热，时令春、秋等太阳炎热时，进行割麦、打碾等剧烈劳作，引起体内平衡状态下的赤巴七特性中的热性功能偏盛和血热增盛，可引发紊乱热病。

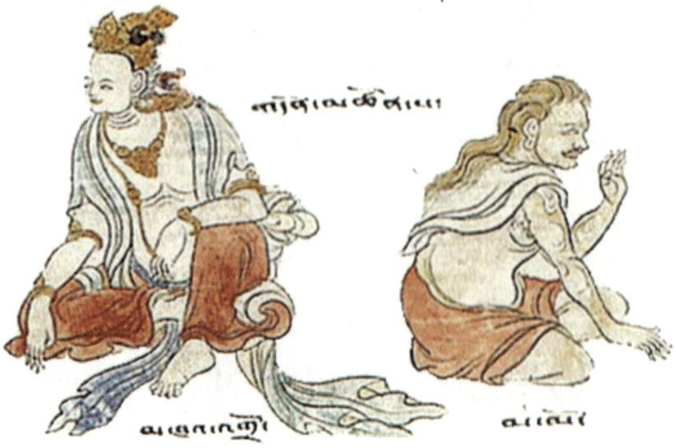

2　神魔作祟

认为自己是造物主的女魔，或者空行女运用法力横行天空的五行女性天神等相互争斗，口中喷出的恶气和秽气引发紊乱热病。

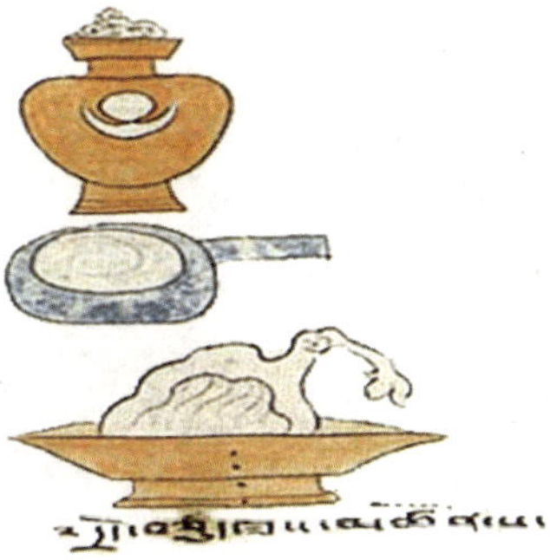

3 饮食不当

长期食用羊肉、陈酥油、陈红糖等性锐、热、糙的营养品，导致赤巴的锐、热、腻等特性偏盛，造成身体七精华物质和三秽物受热腐烂而引发紊乱热病。

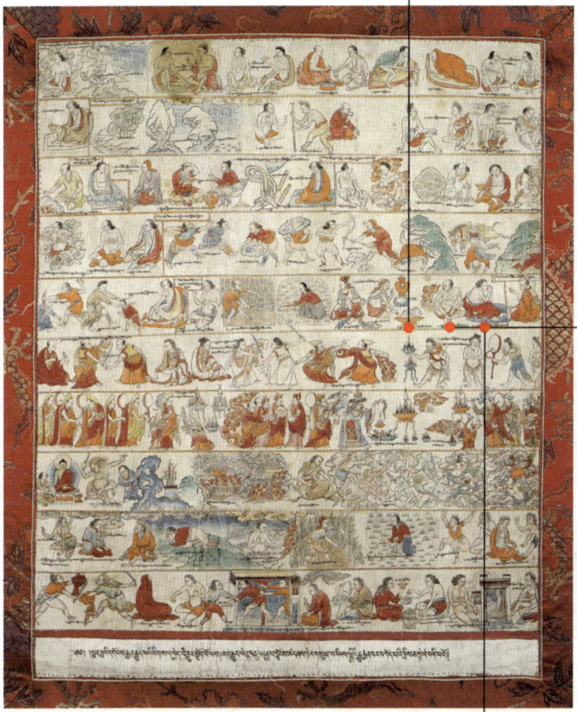

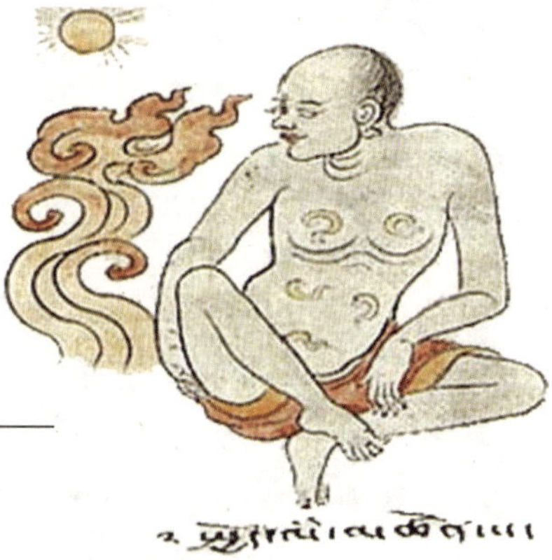

4 起居不当

在阳光强烈时剧烈劳作，或向阳烤火等起居不当，或一反常态，或情绪暴怒造成体内具有七特性的赤巴发生紊乱偏盛，导致热邪燃烧七精华物质而引发紊乱热病。

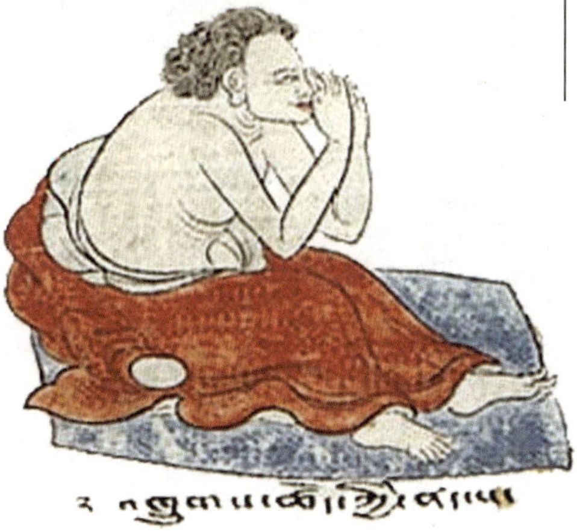

三、紊乱热病患者

处于平衡状态下具有七特性的赤巴，在时令、鬼祟、饮食、起居四外因的干扰下发生紊乱而偏盛，导致热邪燃烧体内七精华物质而引发紊乱热病。症见脉象洪实而数，尿色红黄臊臭、蒸汽大，恶寒，呼吸喘急，痰色红黄等。

第二十三章　瘟病内外因

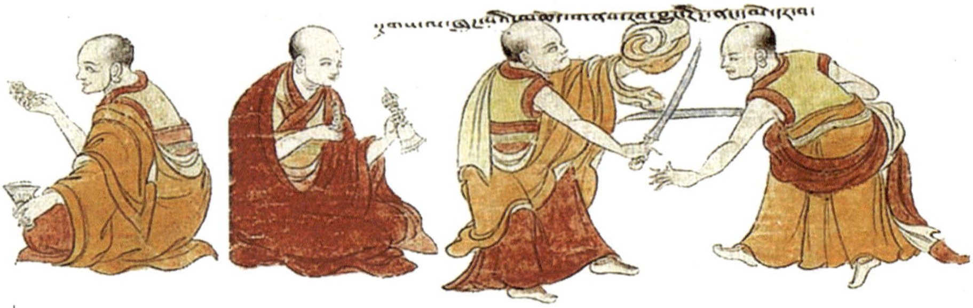

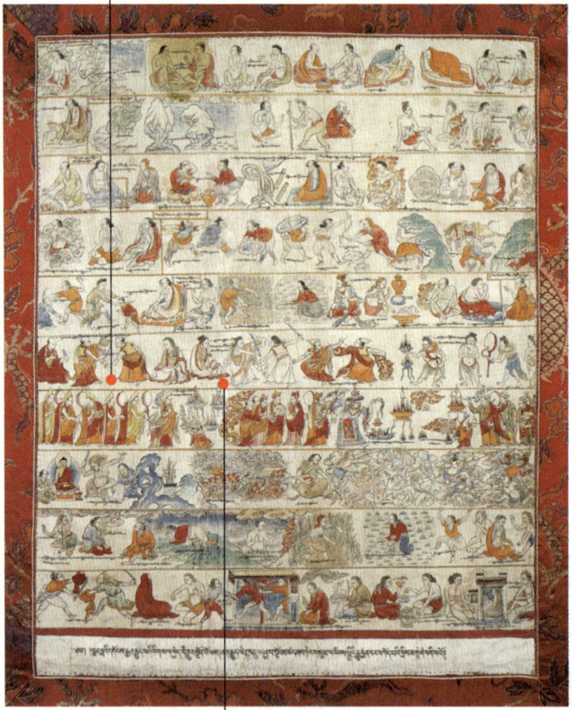

一、瘟病内外因

1　密宗教徒内讧

当十个五百年的后期到来之时，人们为了私欲背叛佛教，行十不善之事，特别是佛教显密两宗中修习密宗的教徒发生内讧，成为引起瘟热的内外因。

2　白衣密宗教徒内讧

当十个五百年的后期到来之时，佛教显密两宗中修习新旧密咒的教徒，虽守持金刚乘戒一致，但他们颠倒取舍，发生伤及生命的内讧，成为引发瘟热的内外因。

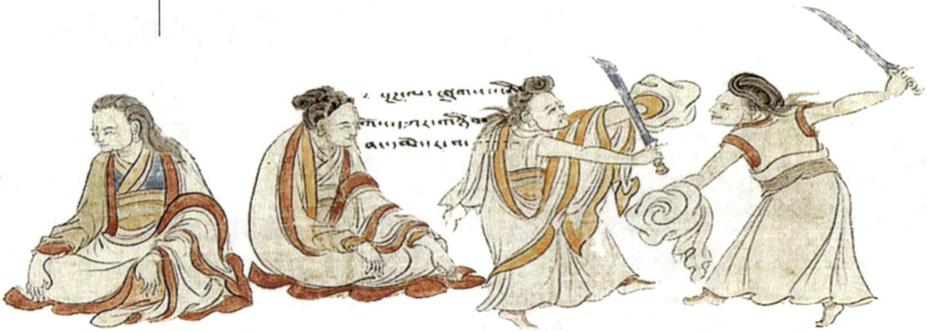

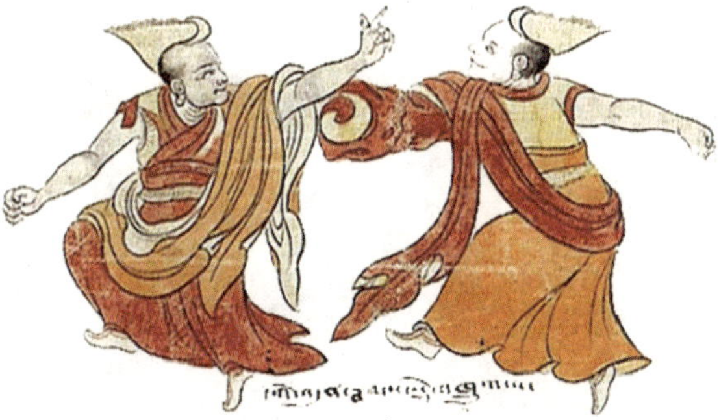

3 显宗教徒内讧

当十个五百年的后期到来之时，佛教显密两宗中修习显宗的僧伽不务别解脱戒律和不进行闻思，各教派和大小康村之间发生内讧，成为引起瘟热的内外因。

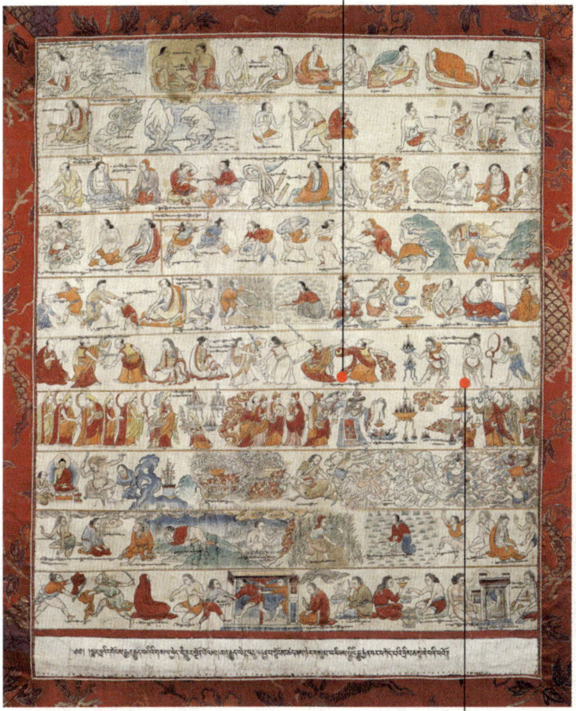

4 外道及类似外道教徒施咒

当十个五百年的后期到来之时，印度外道和藏地类似的大德外道等迷恋威猛法，损害佛教教义，不顾十恶，向心灵单纯者鼓动诛业即密咒和法术，向他人施咒，其威力引起瘟热病发生。

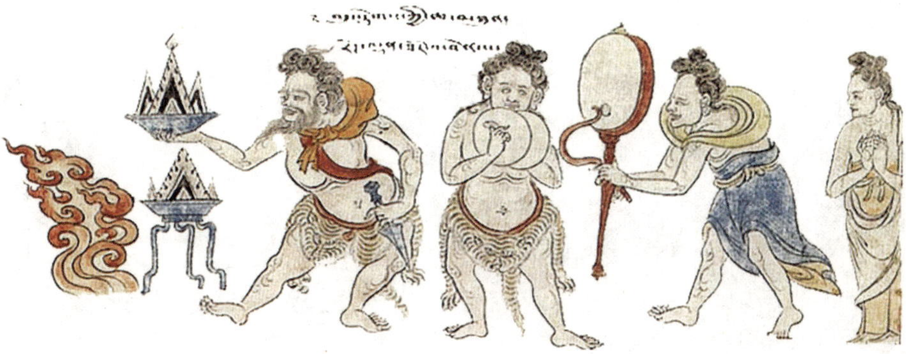

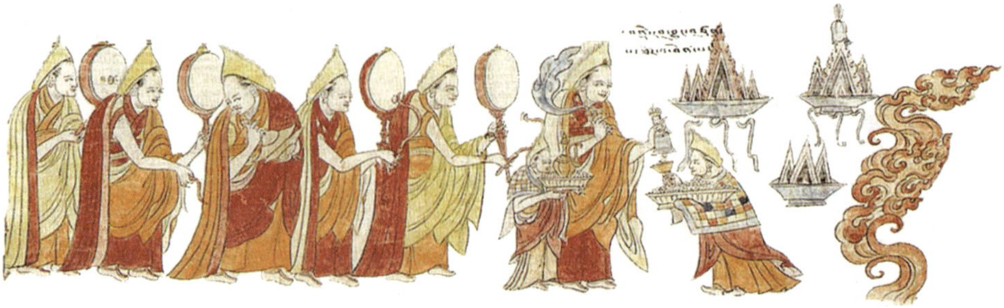

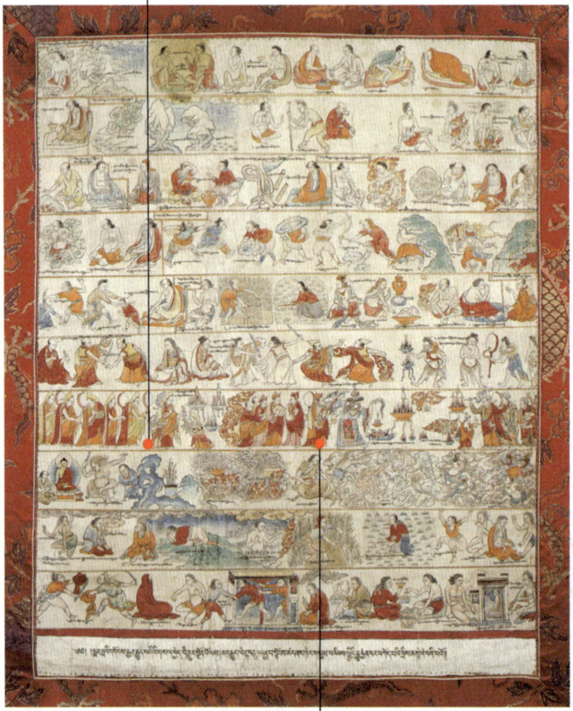

5　僧人放咒

当十个五百年的后期到来之时，居家和出家两类佛教徒中的出家修行僧人迷恋威猛法，损害教义，不顾十恶，向心灵单纯者鼓动诛业，即密咒和法术，向他人施咒，其威力引发瘟热病。

6　居家白衣长发僧人放咒

当十个五百年的后期到来之时，居家和出家两类佛教徒中小沙弥和白衣长发僧人迷恋威猛法，损害教义，不顾十恶，向心灵单纯者鼓动诛业即修炼密咒和法术，向他人施咒，其威力引发瘟热病。

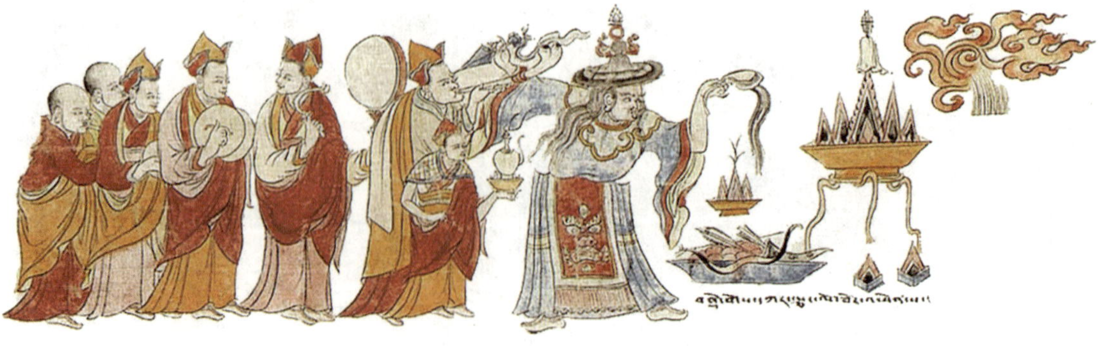

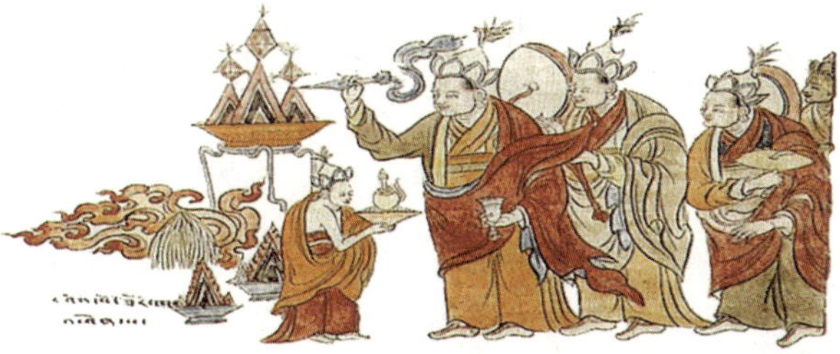

7 苯教徒放咒

当十个五百年的后期到来之时，苯教徒中迷恋威猛法的人，损害佛教教义，不顾十恶，向心灵单纯者鼓动诛业，向他人放咒，其威力引发瘟热病。

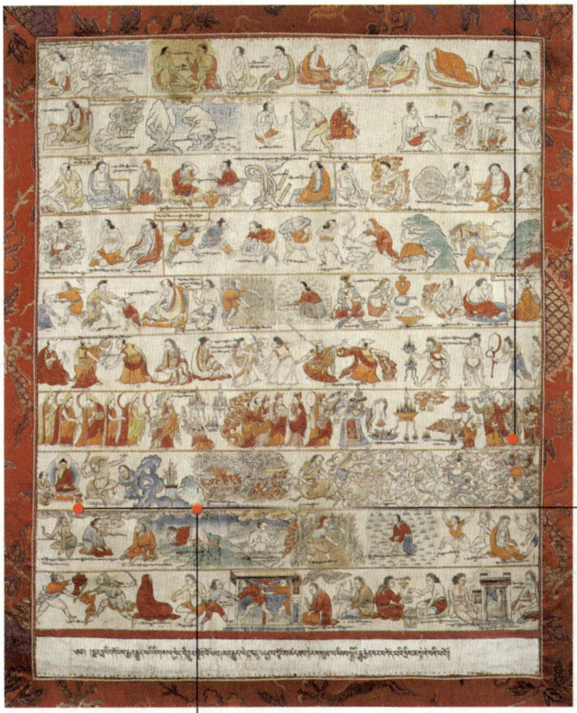

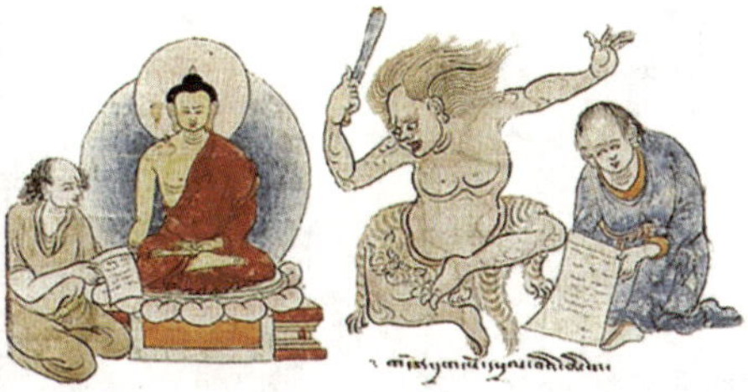

8 背弃誓言

当十个五百年的后期到来之时，人们背弃向三宝、神和三只眼大自在等立下的誓言，受到三宝和神的惩罚，或被天魔的黄色怒眼照射而引发瘟热病。

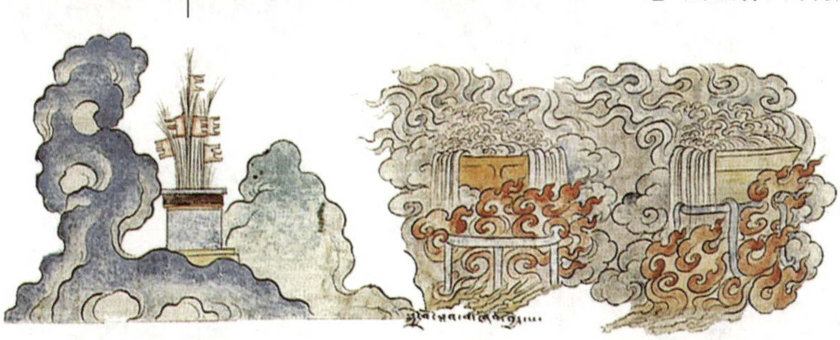

9 熏污神鬼

当十个五百年的后期到来之时，人们为了自己方便，向神鬼和龙魔居住的地方，烧燎奶子、酪浆等白色食物和血肉等红色食物，腥臭味和焦烟味弥漫四周，致使神灵和龙魔等发怒引发瘟热病。

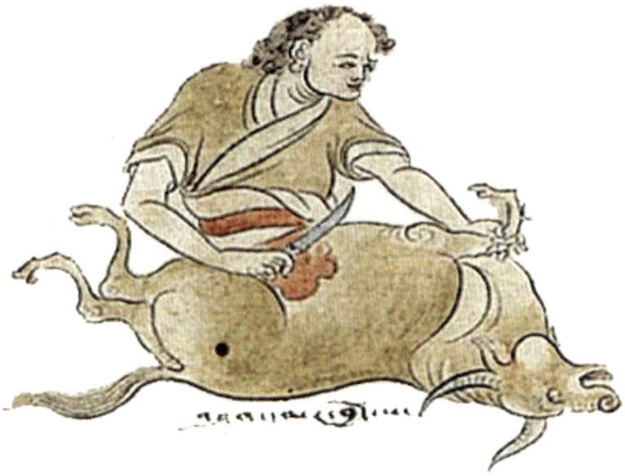

10 玷污神鬼

当十个五百年的后期到来之时，人们为了自己方便，在神鬼和龙魔居住的地方屠杀生灵，大行腥风血雨的残忍恶业，惹怒神灵和龙魔引发瘟热病。

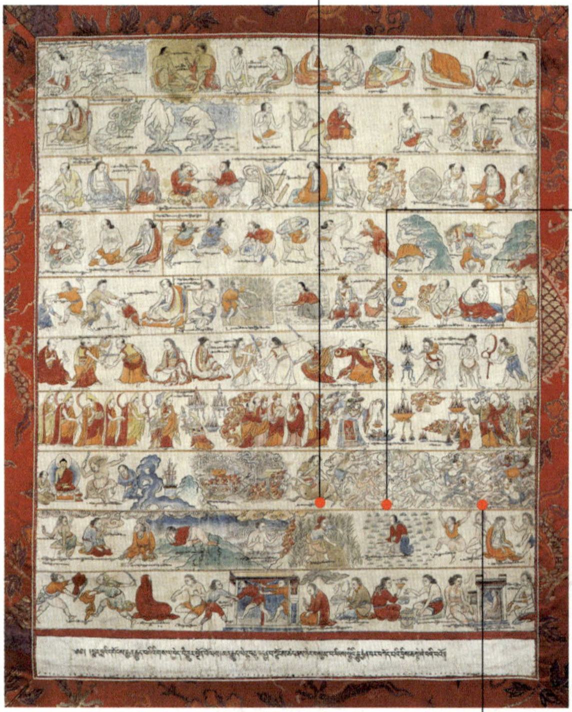

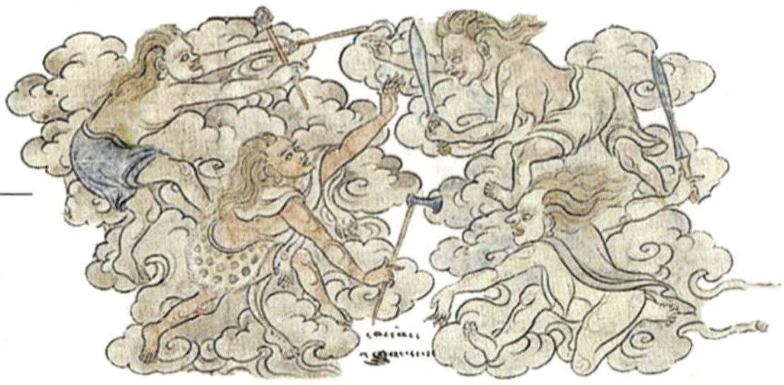

11 女魔争斗

当十个五百年的后期到来之时，人们为了自己方便，在灶膛中烧燎奶、肉等白、红食物，在圣地屠杀生灵，引起主宰世界生灭的女魔相互放咒，若触及女魔口中喷出的恶气则引发瘟热病。

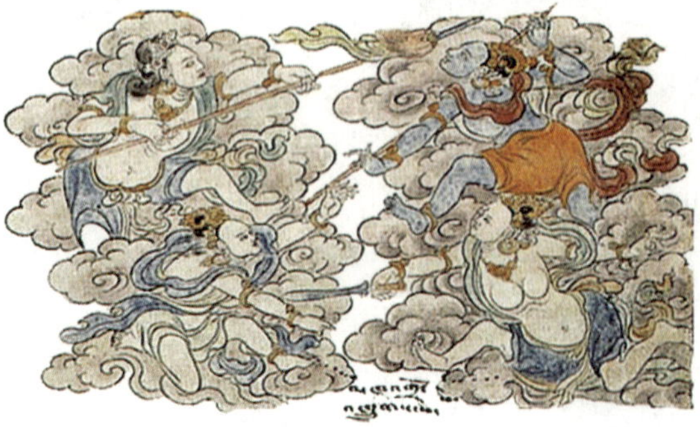

12 空行女争斗

当十个五百年的后期到来之时，人们为了自己方便，在灶膛中烧燎奶、肉等白、红食物，在圣地屠杀生灵，引起主宰世界生灭、横行天空的五行女神相互争斗，若触及空行女口中喷出的恶气则引发瘟热病。

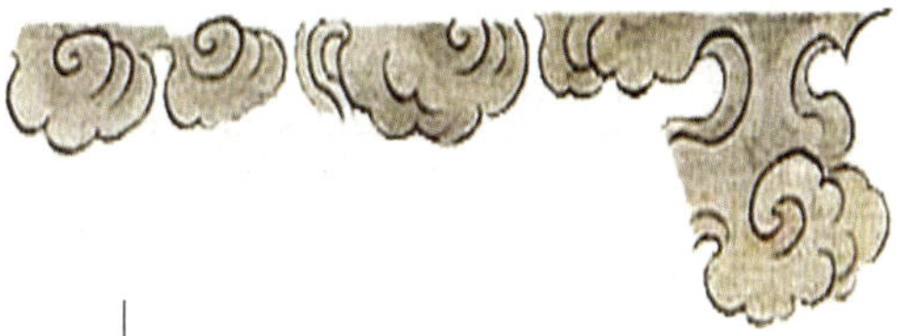

13 病气变成云雾传播

主宰世界生灭的女魔与运用法力横行天空的空行女发生争斗，口中喷出的黄、红、黑色瘟疫病气变成云雾，落在福泽较浅的众生身上，则引发瘟热病。

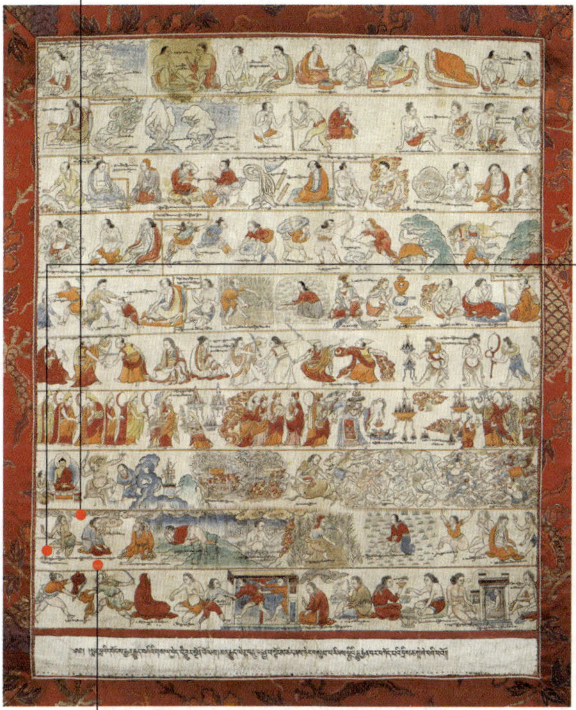

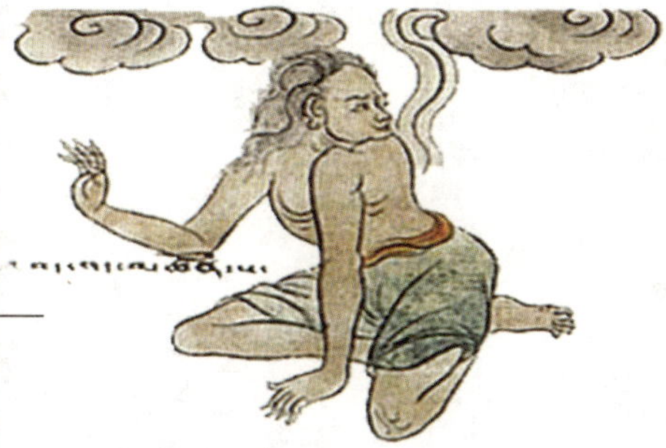

14 天母瘟

主宰世界生灭的女魔与运用法力横行天空的空行女发生争斗，口中喷出的黄色瘟疫病气变成云雾，落在福泽较浅的众生身上，则引发母瘟病，症见恶寒、四肢关节疼痛、倦怠无力、多梦迷等。

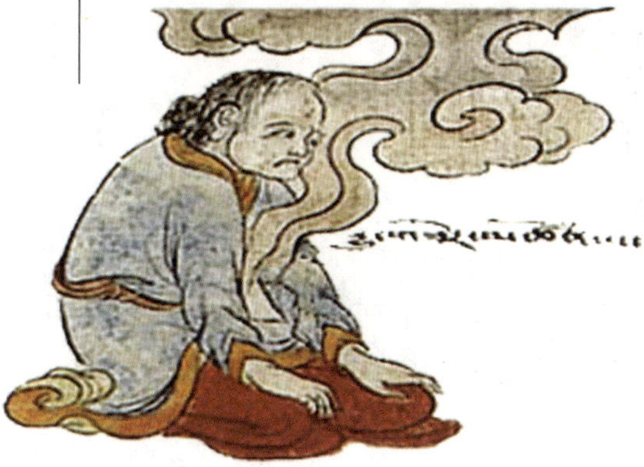

15 赤痢

主宰世界生灭的女魔与运用法力横行天空的空行女发生争斗，口中喷出的红色瘟疫病气变成云雾，落在福泽较浅的众生身上则引发赤痢，症见小肠刺痛、腹泻不止。

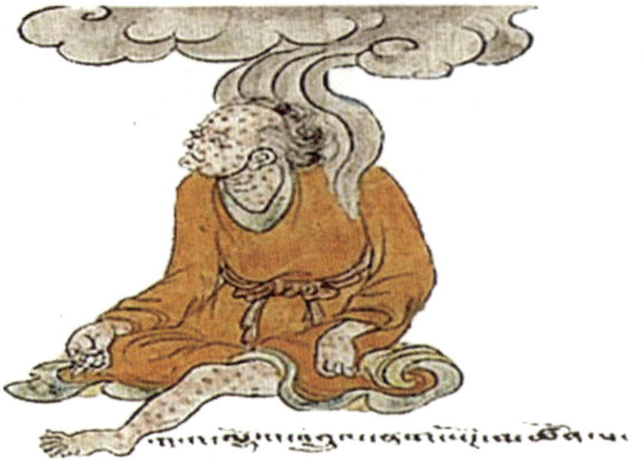

16　白喉、炭疽、天花

主宰世界生灭的女魔与运用法力横行天空的空行女发生争斗，口中喷出的黑色瘟疫病气变成云雾，落在福泽较浅的众生身上，则引发白喉、炭疽和天花。

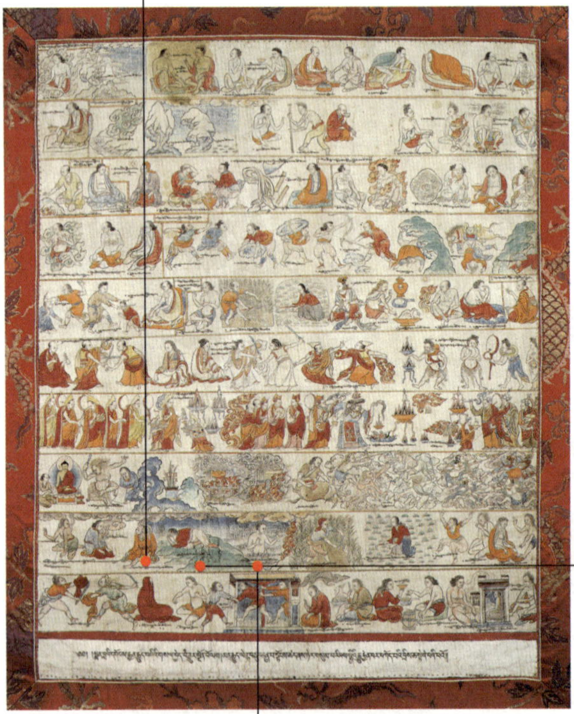

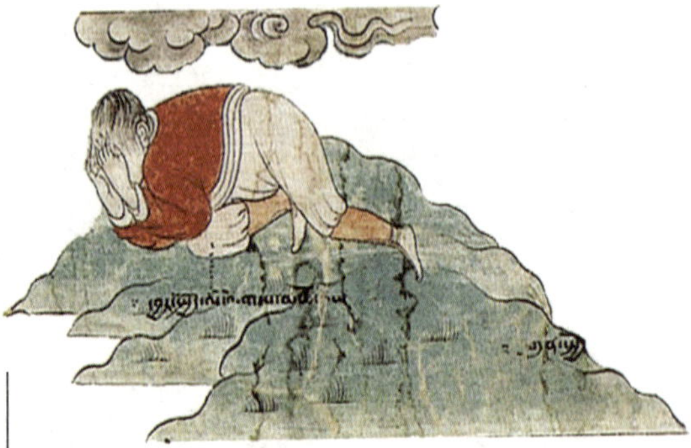

17　夏季起居失当

夏季气候潮湿多雨，在露天不用铺盖睡于山谷等地，引起体内五元或血热等功能紊乱而引发瘟热病。

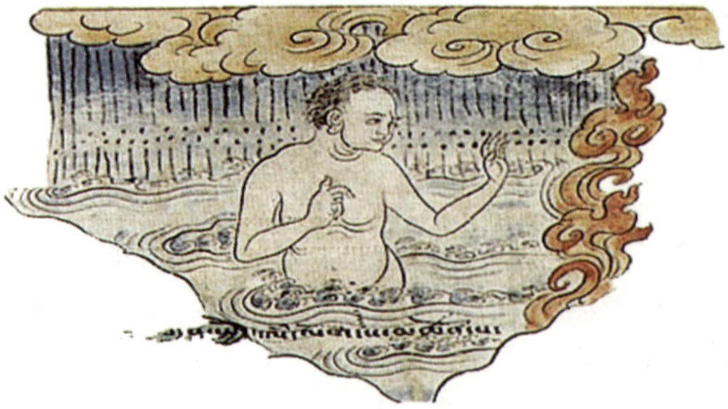

18　冬季起居失当

冬季天气寒冷，或降雪之时，用冷水洗澡、游泳等，使身体受寒，这些反季节起居，造成体内培根邪偏盛，影响其他两邪而引发瘟热病。

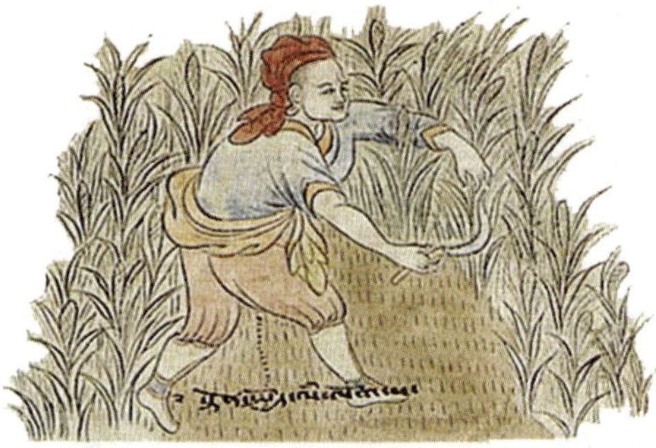

19 秋季起居失当

秋季天气炎热之时，穿上厚衣长靴、头缠围巾等进行割麦打场，或向阳烤火的反季节起居，造成血热和赤巴功能紊乱而引发瘟热病。

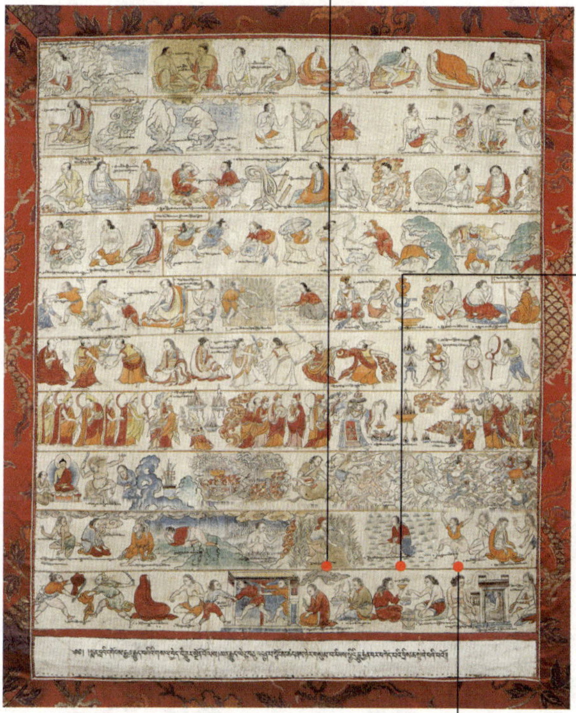

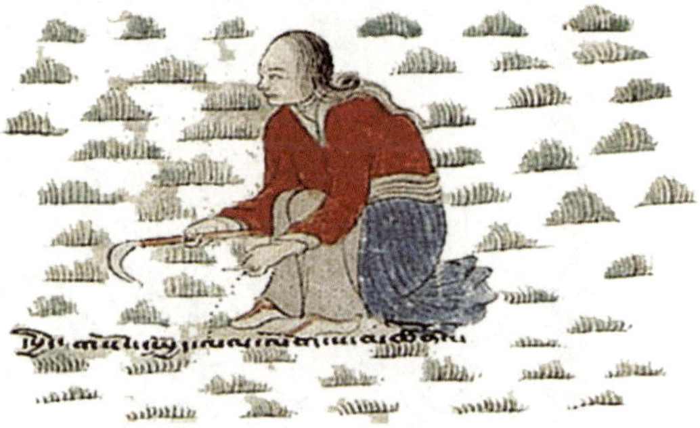

20 春季起居失当

春季时节，阳光非常温暖，此时进行除草、割草等体力活动，致体内血热和赤巴热偏盛而引发瘟热病。

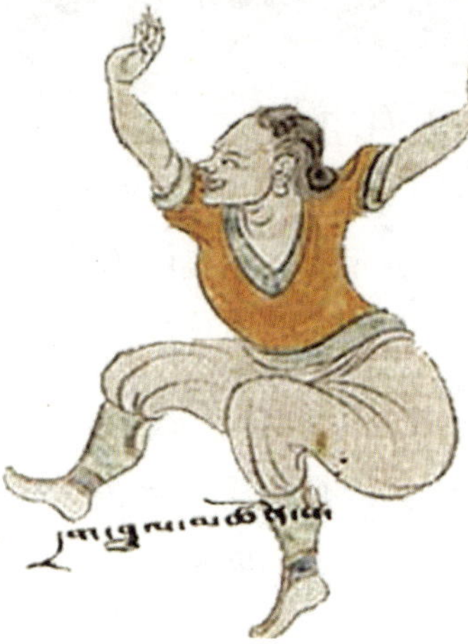

21 剧烈劳作

跳高长跑、负荷重物、强拉硬弓等各种剧烈劳作可伤害骨、肉、筋、腱，致血热紊乱、赤巴热偏盛而引发瘟热病。

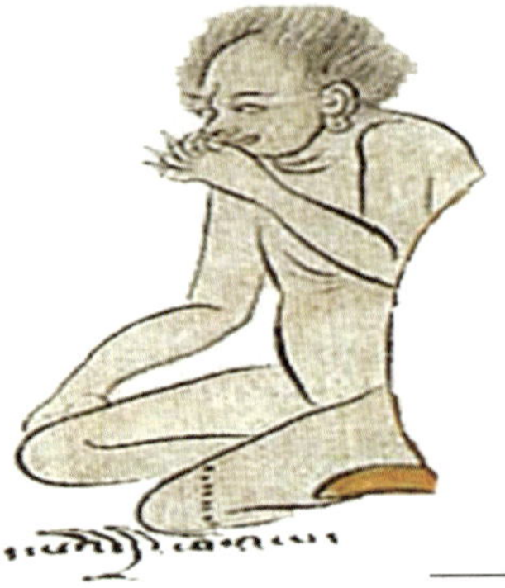

22　病人秽气传染

患瘟热病长久不愈，若传染上病人的秽物或呼出的脏气可引发瘟热病。

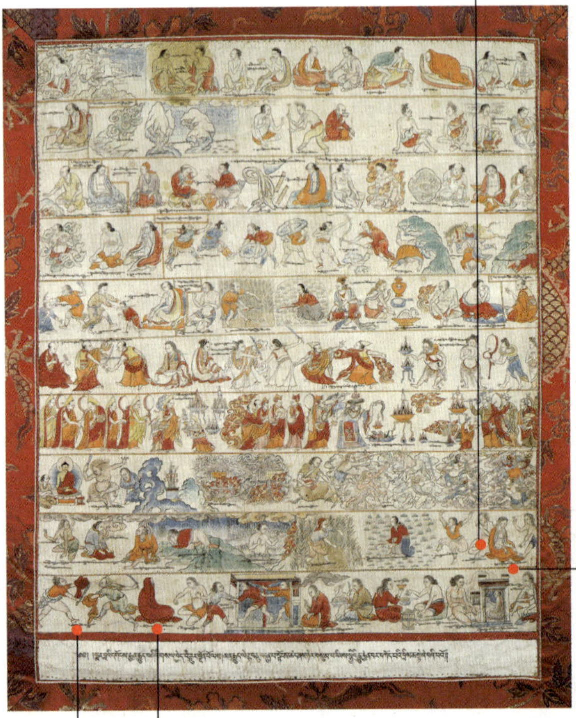

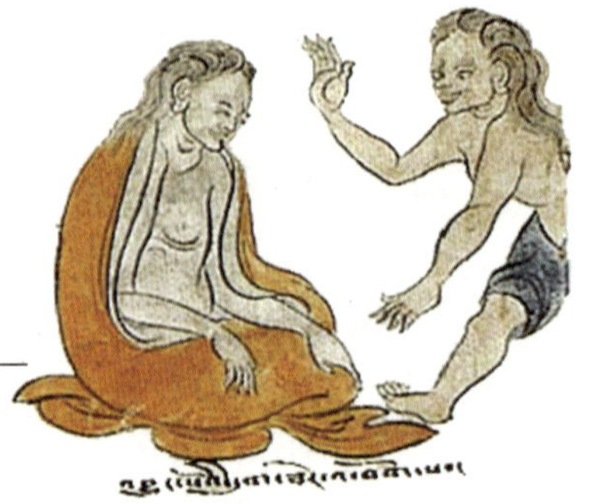

23　身中魔毒

身中天神、非天、寻香、龙魔等十八种巨魔施放的毒气，造成三邪特别是赤巴邪紊乱可引发瘟热病。

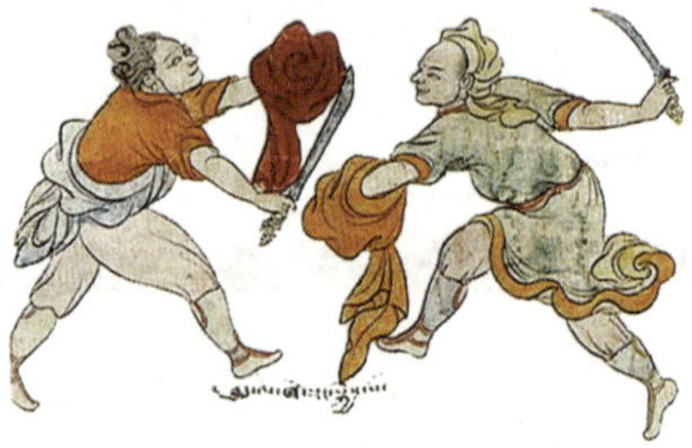

24　心生憎恨

因我执意识无明，故嫉妒和憎恨他人财富而起争斗，引起体内热邪和赤巴热紊乱而引发瘟热病。

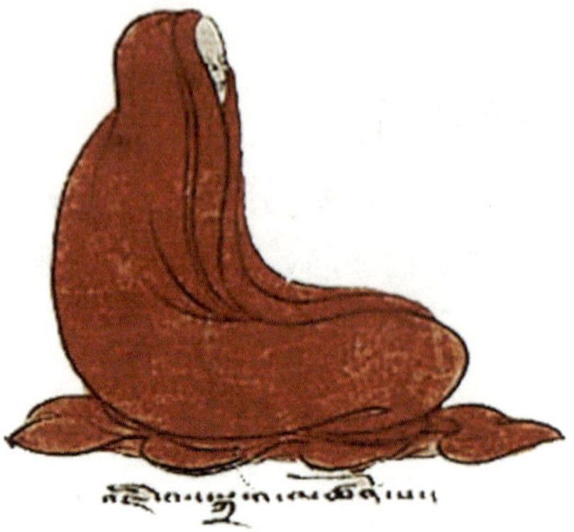

25　受到惊恐

夜晚只身滞留在山崖、深沟、空旷谷地受到惊吓，造成正气衰弱，引起体内五元紊乱而引发瘟热病。

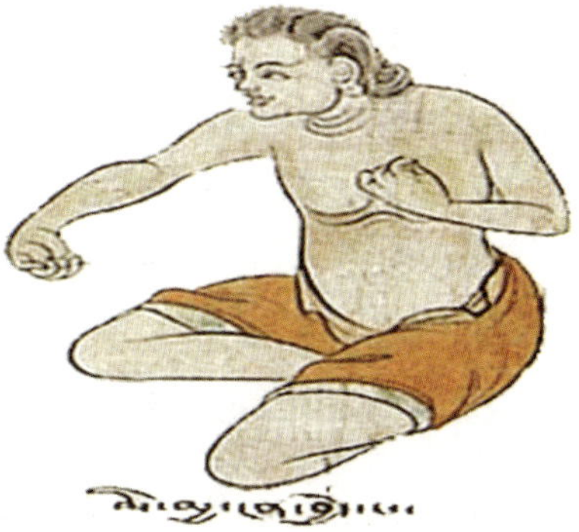

26　心情悲伤

因自己牵挂的人或父母或兄弟死亡或别离，长期身受痛苦和折磨致心情悲伤，使体内五元紊乱而引发瘟热病。

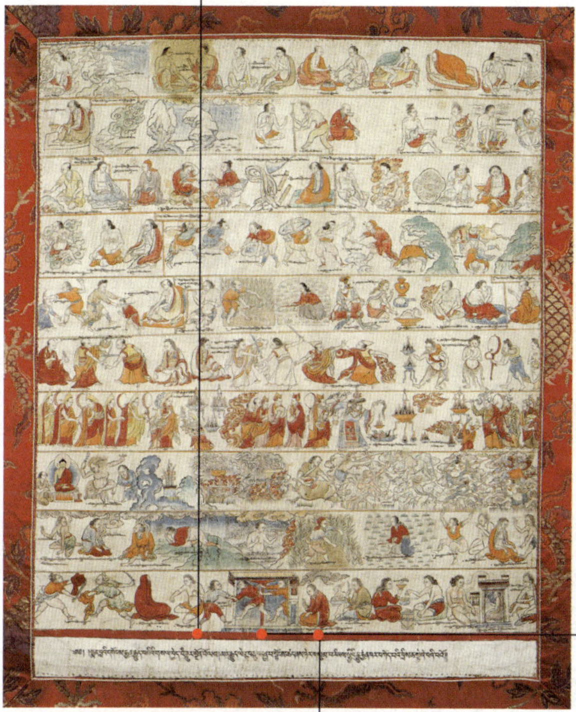

27　痛恨和思念

因自己家人、兄弟及房屋被人侵害、抢劫，产生痛恨和思念，引起体内五元紊乱而引发瘟热病。

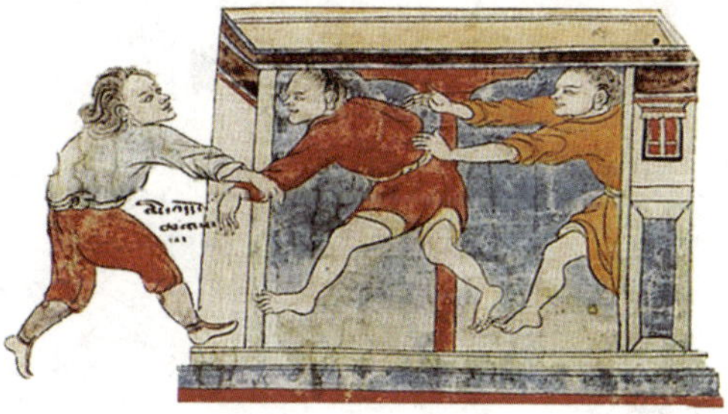

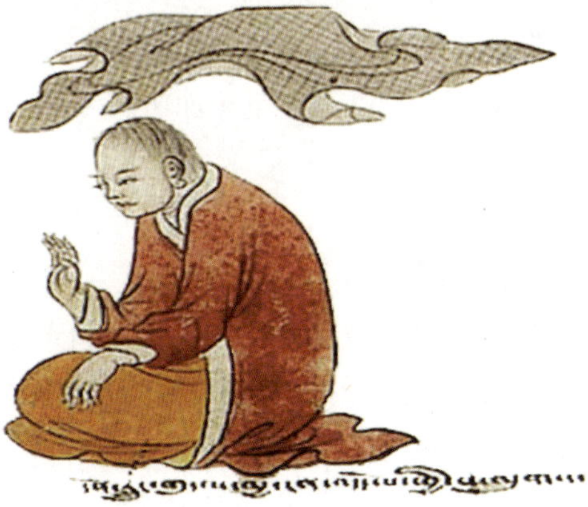

28　悲伤萦怀

因自己家人、兄弟等死亡或离散，产生极度悲伤，或对家乡和财产特别贪恋，引起体内隆偏衰等五元功能紊乱，可引发瘟热病。

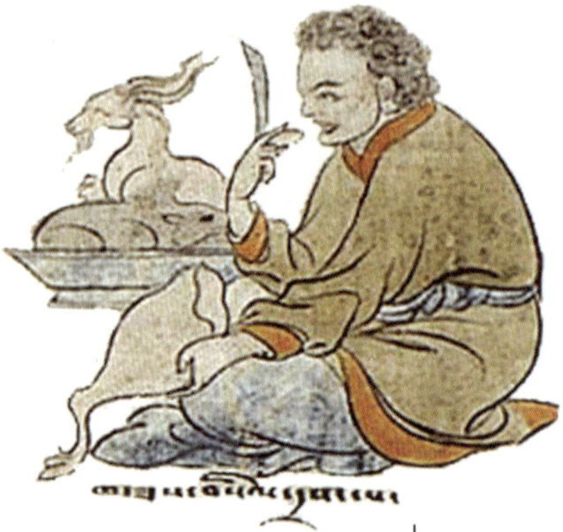

29　饮食过凉

过食山羊肉、猪肉、蔬菜等凉性食物；过饮高山冷水、雪水和星辰未散之时所取之水，该类饮食性凉而重，易引起体内培根偏盛、赤巴偏衰，扰乱五元平衡而引发瘟热病。

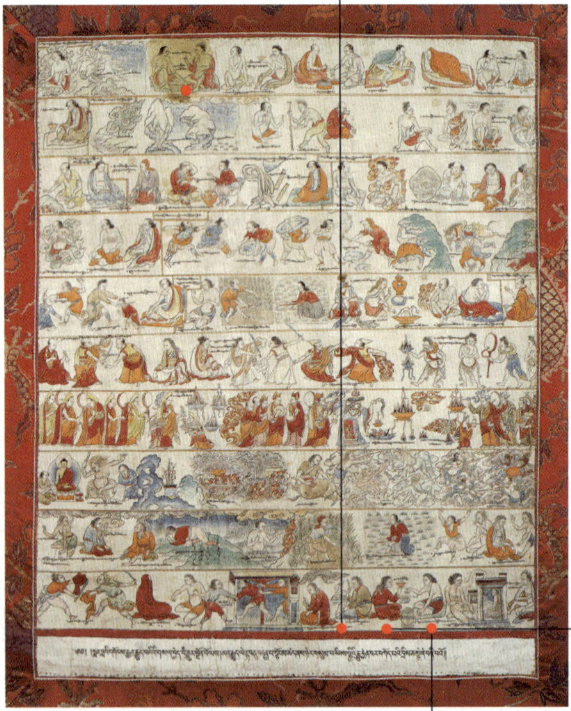

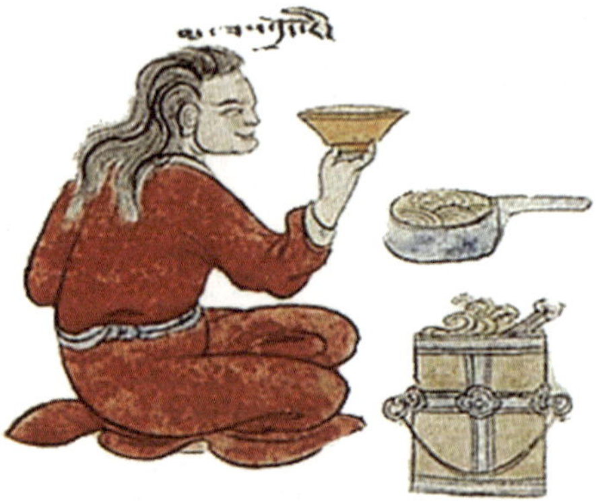

30　饮食过热

过食绵羊肉、野牦牛肉、猛兽肉等性腻、热和营养食物；过饮牦牛奶酪、酪浆和浓酒等性热的饮料，这些饮食性锐、热而糙，易引起赤巴偏盛、培根偏衰，扰乱五元平衡而引发瘟热病。

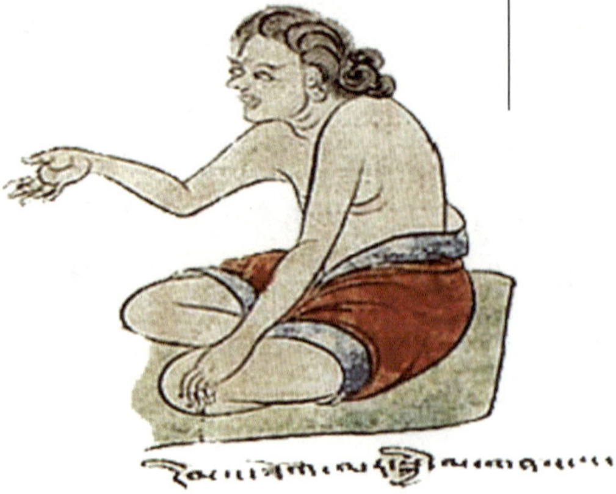

31　瘟病先侵皮肤

时令、鬼祟、饮食、起居等外因激起体内赤巴热偏盛，成为瘟热病的本质。瘟热病初发之时首先侵入皮肤的毛孔进入汗腺，接着依次窜入培根、赤巴、隆等。

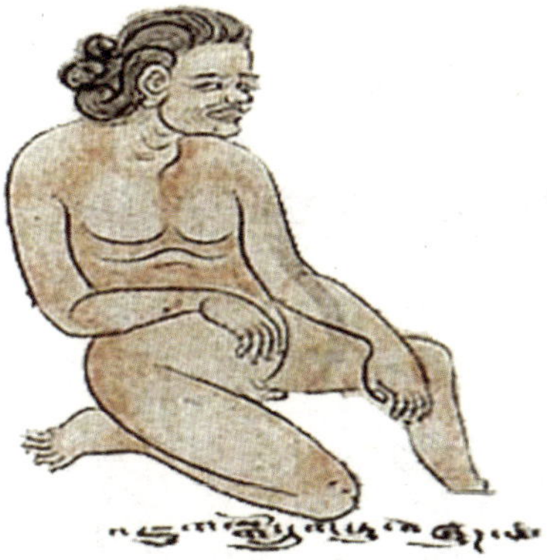

32 入侵六通道

时令、鬼祟、饮食、起居等外因激起体内赤巴热偏盛而引发瘟热，瘟邪侵入身体依次蔓延至肌肉、皮肤、脉道、骨、脏、腑等六个通道。

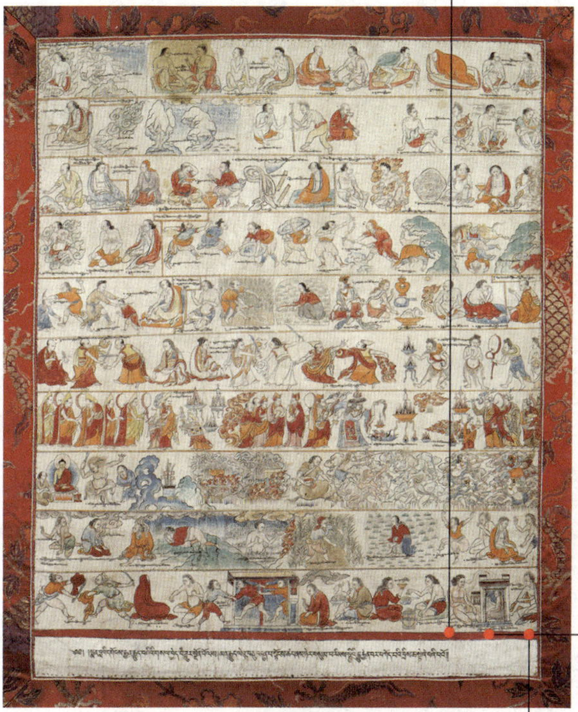

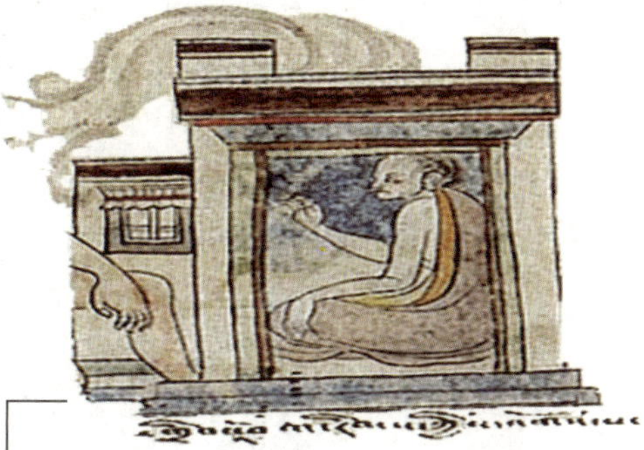

33 秽气传染

身染瘟热病人的秽气或吸入带有瘟病的烟、风浊气之后，可引发瘟热病。

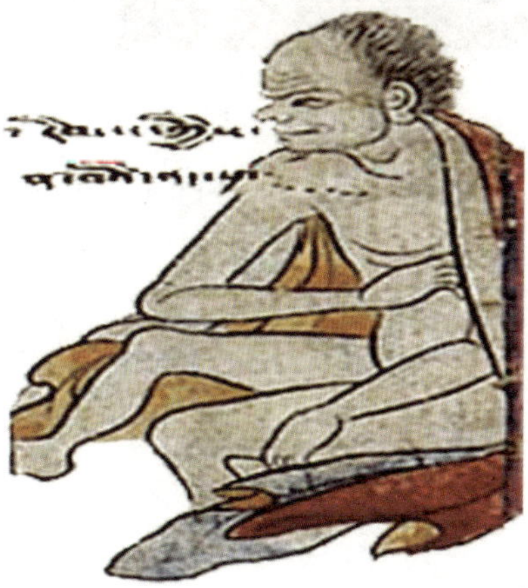

二、瘟病患者

时令、鬼祟、饮食、起居等外因激起体内赤巴热偏盛而引发瘟热病，症见瘟病未成熟时全身发冷，头、脚、四肢关节疼痛；成熟后出现多汗、发臭、头痛、口渴；后期出现髋腰疼痛、空呕、头昏等症状。

图四十五　天花至男阴病各疾病内外因

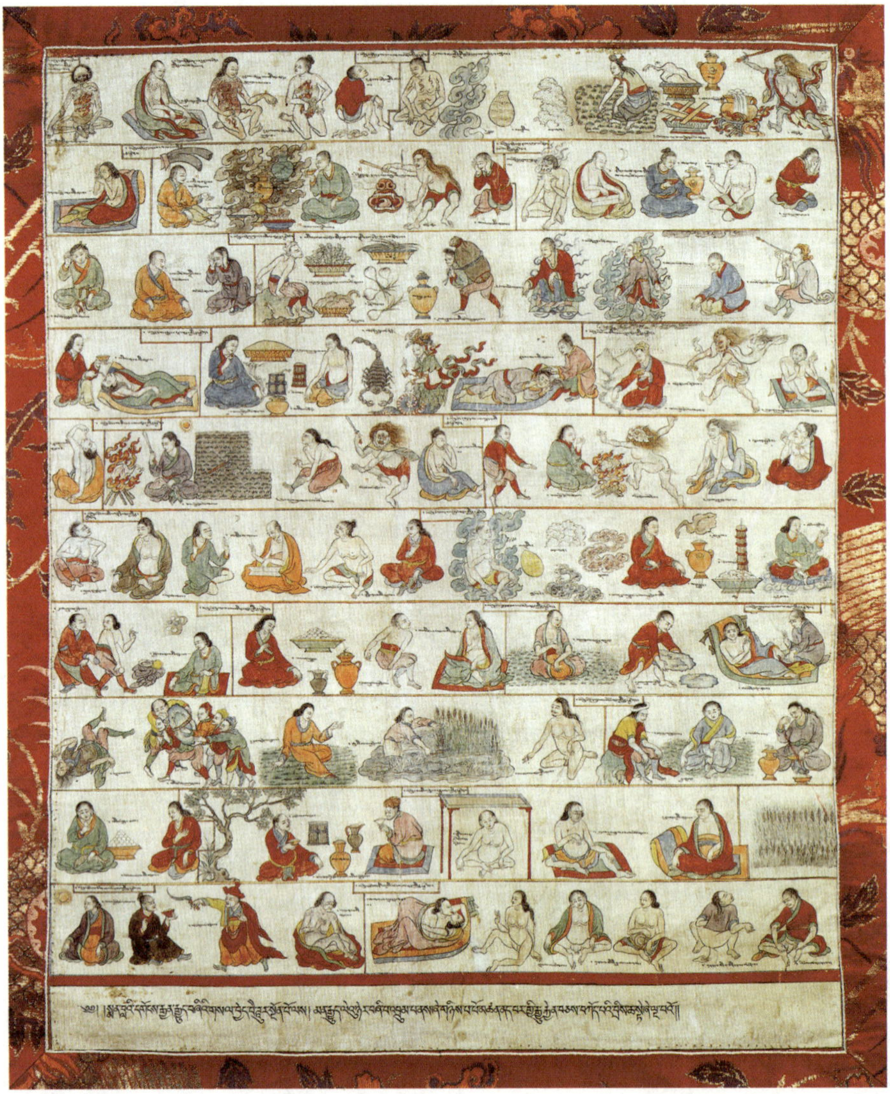

本图示天花，白喉，炭疽，流感，五官即眼、耳、鼻、口等疾病，五脏即心脏、肺、肝、脾、肾，六腑即胃、小肠、大肠等疾病，以及男阴病等各疾病的内外因和症状等内容。

第二十四章 天花内外因

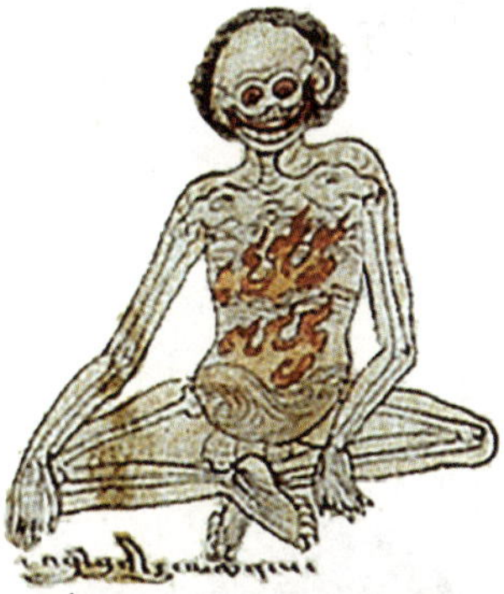

一、天花内外因

天花内因与总瘟病内因相同，是人们为了个人享乐而背叛佛教教义，行十不善等恶业，在神龙鬼魔居住的地方烧燎白红（乳品、血肉），杀生害命等，引起体内热性黄水泛滥遍布全身，导致天花在骨、骨髓、骨松质等深处发生，散布于所有正精。

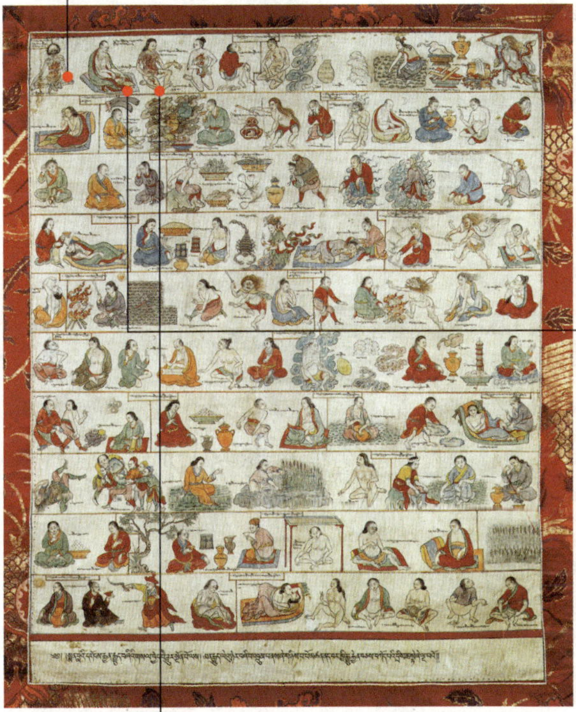

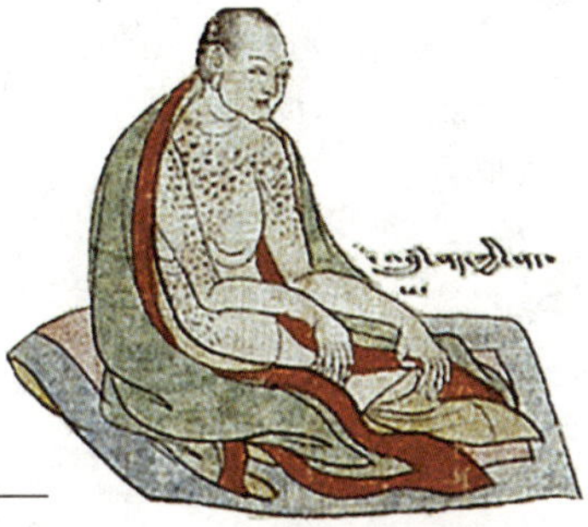

二、天花患者

初期天花未成熟时，出现头痛、心搏急快、肌肤红焮、肉噤酸痛等症状；中期天花疱疹生出时，稍感舒服；最后阶段变成黑、白2种天花，其中黑天花由血热和赤巴邪所致，出现头痛，脉、尿、肌肤发烧等症状；白天花由培根邪所致，出现流感样疼痛症状，但体温较低。

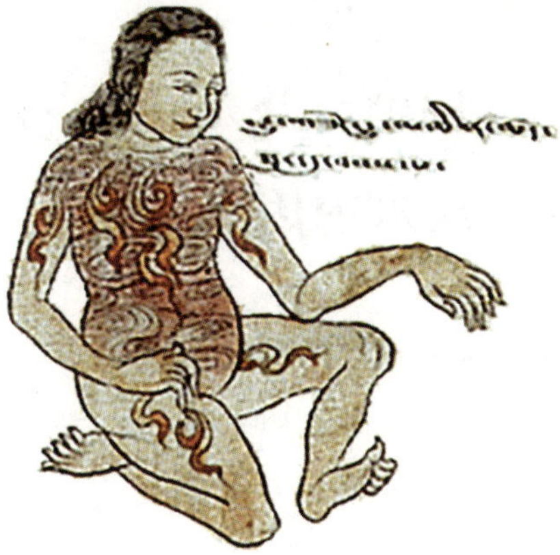

第二十五章 赤痢内因及本质

一、赤痢内因

血痢内因与总瘟病内因相同，最后一个五百年到来之时，人们为了个人享乐而背叛佛教教义，行十不善等恶业，出家人之间发生内讧、放咒等，引起肝中血热向下落于小肠，导致赤痢发生。

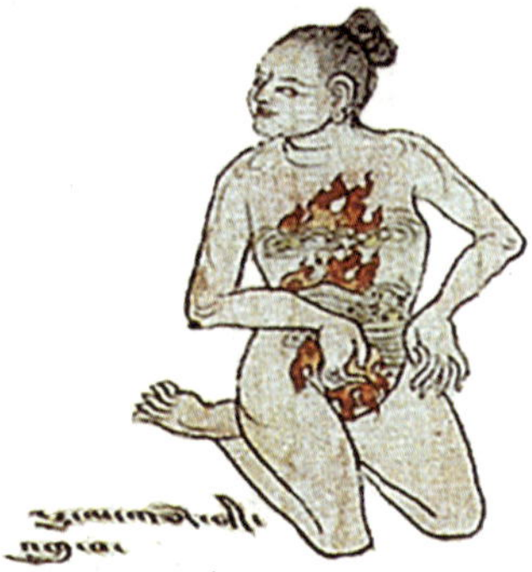

二、赤痢本质

赤痢本质为肝中血热下降落于小肠，激起疫疠、黄水及赤巴热等发生，导致小肠刺痛、下泻黏血和呕吐，称之赤痢。

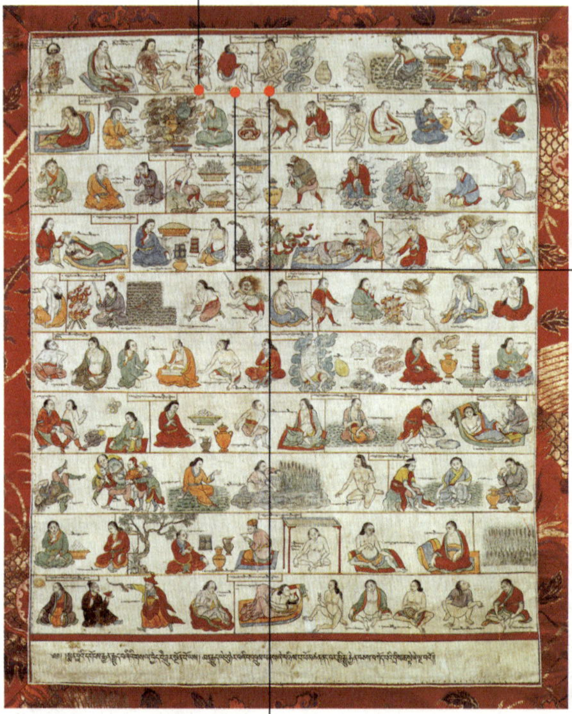

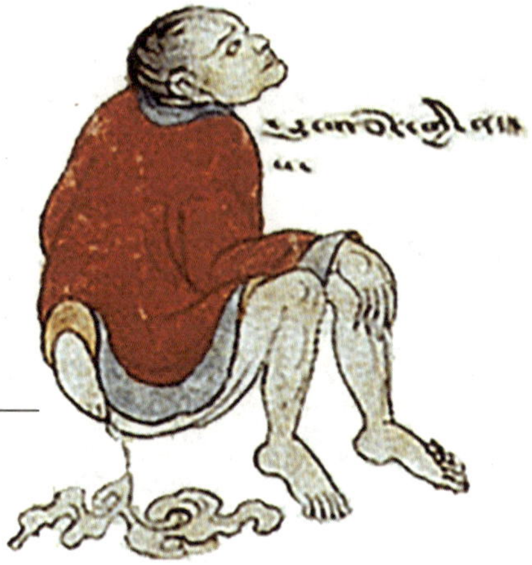

三、赤痢患者

肝热下降激起疫疠、黄水和赤巴热所致的赤痢，症见起初头及四肢关节疼痛、恶寒、小肠刺痛下泻，泻物量少，下泻时痛，泻物色红、黄，呈黏状，或紫红色，或呈胃涎状。

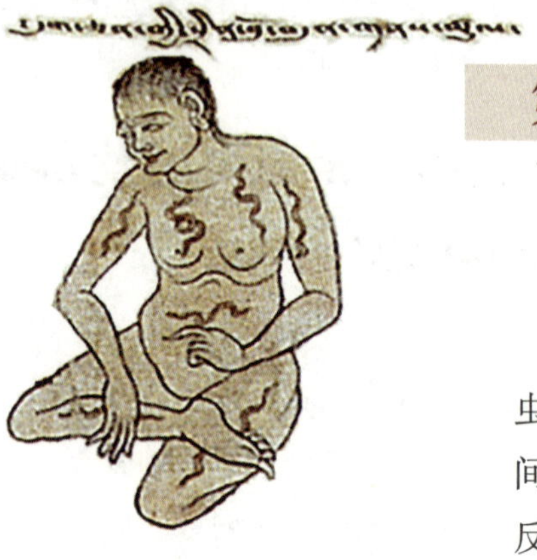

第二十六章 白喉、炭疽内外因

一、白喉、炭疽内因

内因是人体与生俱来的血液中的七种毒虫，毒虫色如红铜，形似针，圆而细，肉眼看不见，刹那间从头窜至足。无外因干扰时成为增强体力的助手，反之变为吞噬人体正精的害虫。

二、白喉、炭疽外因

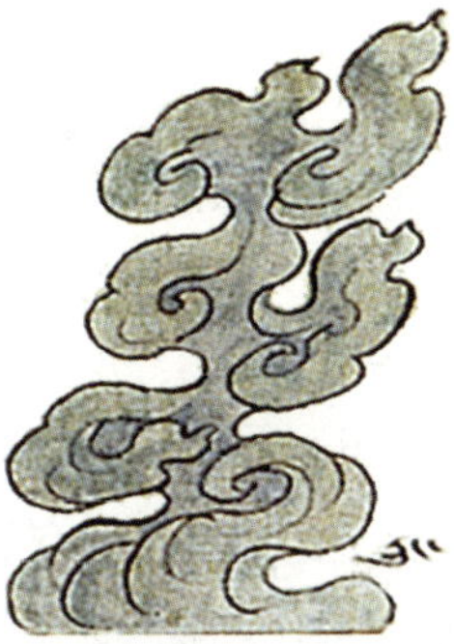

1 隆邪

正常状态下隆主居于阴部、心脏、大脑、黑白命脉等处，具有六特性，管理五官意识。当遇到饥饿、熬夜、悲伤等外因时，则导致隆邪和血液中的毒虫发生病变而引发白喉、炭疽病。

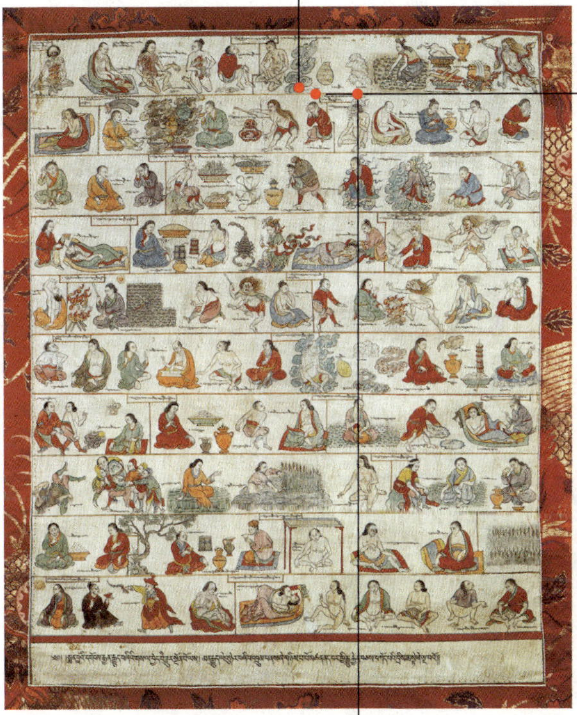

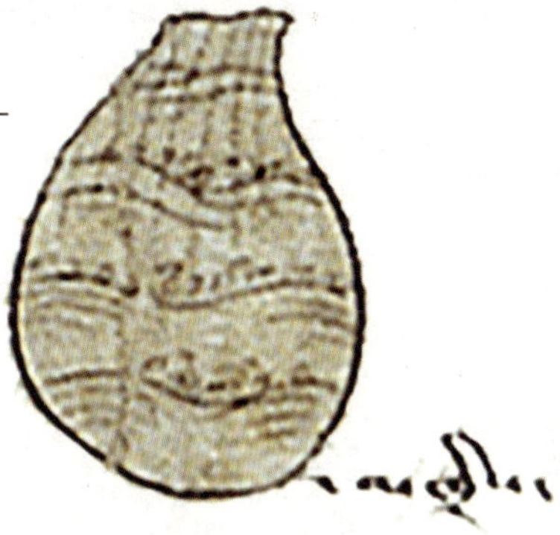

2 赤巴邪

正常状态下赤巴主居于胸口以下和脐以上部位，具有七特性，主司人体温热、食物消化等。当遇到被困于塌方、被石棍击伤等外因时，则引起赤巴超量，导致赤巴邪和毒虫发生病变而引发白喉、炭疽病。

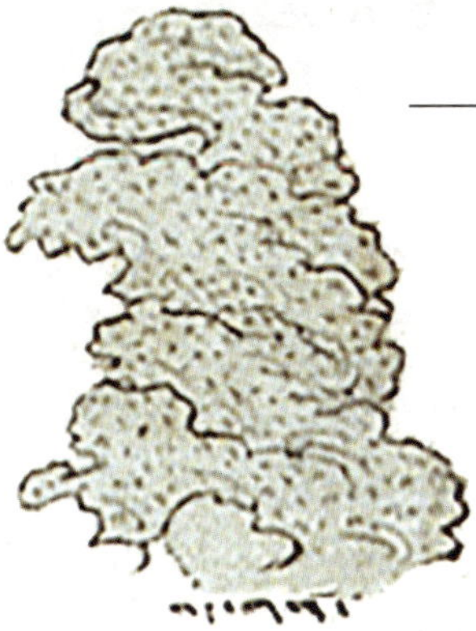

3 培根邪

正常状态下培根主居于胸口以上部位，具有七特性，主司机体的柔软、油腻和湿润，过食凉、重等难以消化的饮食，或涉水、久卧湿地等外因会导致培根邪和毒虫发生病变而引发白喉、炭疽病。

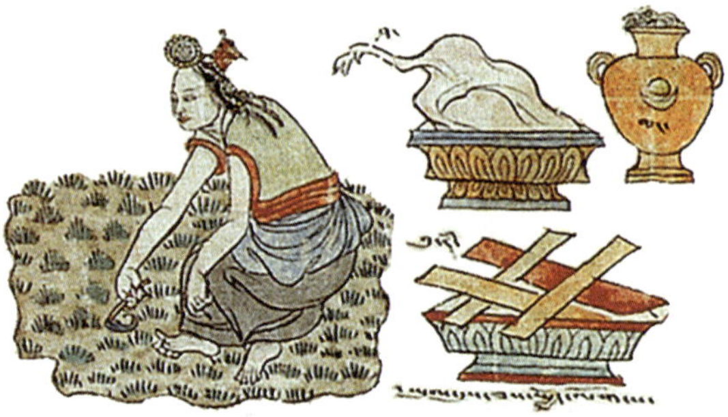

4 居地、时令、饮食、起居不当

久居潮湿、寒冷地区，秋季、暖季等炎热季节，过食肉、红糖、酒等甘酸饮食，在神、龙、鬼、疠魔居住的地方，烧燎乳品、肉血等恶行，激怒血中毒虫，吞噬人体正精而引发白喉、炭疽病。

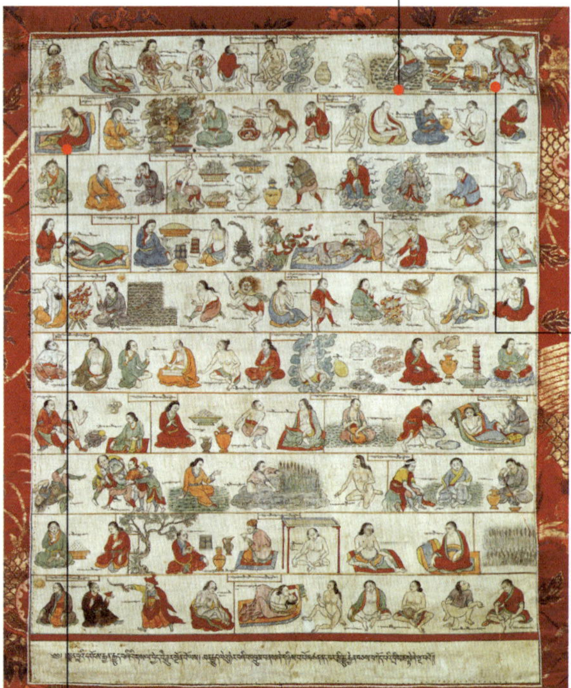

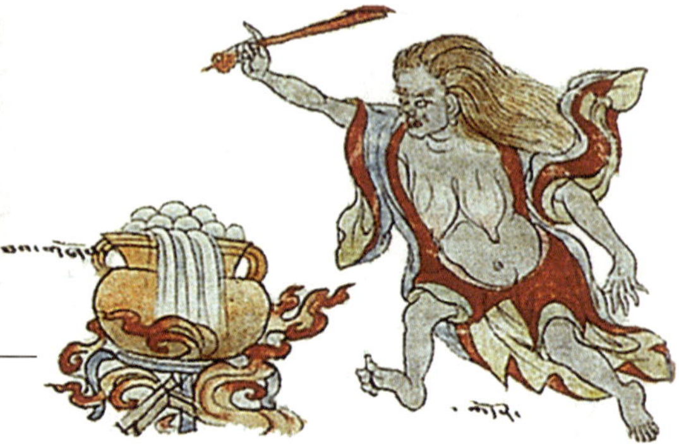

5 鬼祟

与生俱来的人体毒虫，受到八部龙魔、疫魔等干扰，被激怒窜行，吞噬人体正精而引发白喉、炭疽病。

三、白喉、炭疽患者

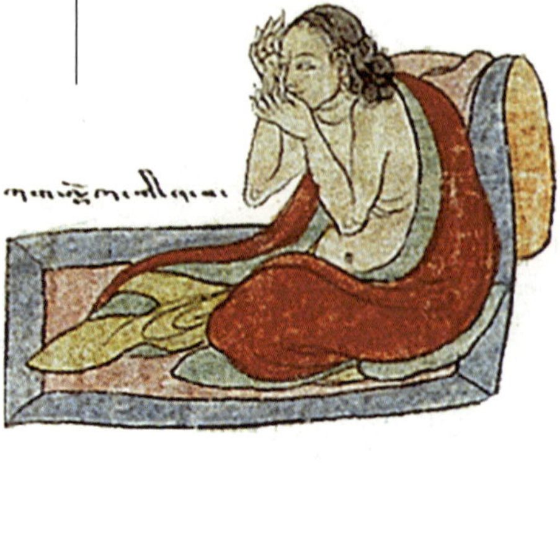

与生俱来的人体毒虫，受到隆、赤巴、培根等邪的干扰，加之居地、时令、饮食、起居不当、鬼祟等外因的干扰而引发白喉、炭疽病。症见肿包似天花疱疹或水泡状，或鱼、蛇、蛙、蝌蚪等虫豸状，颜色红黑、紫、花，恶寒发冷、关节疼痛、口苦纳差、神志不清、腋窝出红疹等。

第二十七章 流感外因

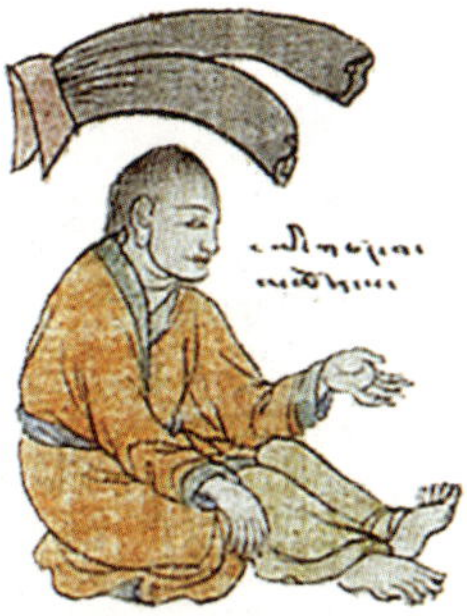

一、流感外因

1 不洁

遭遇寡妇内裤晦气、食用污染有脓血和秽气等饮食，以及住在不洁地方等不当饮食起居，扰乱人体五元平衡而发流行性感冒。

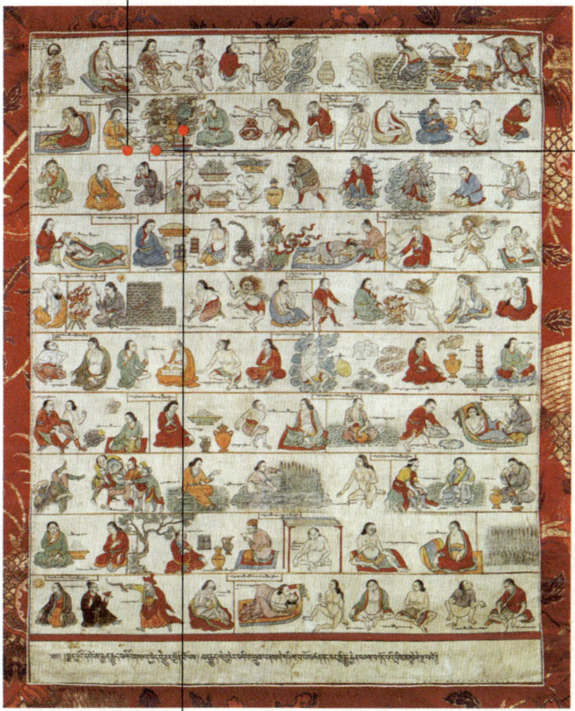

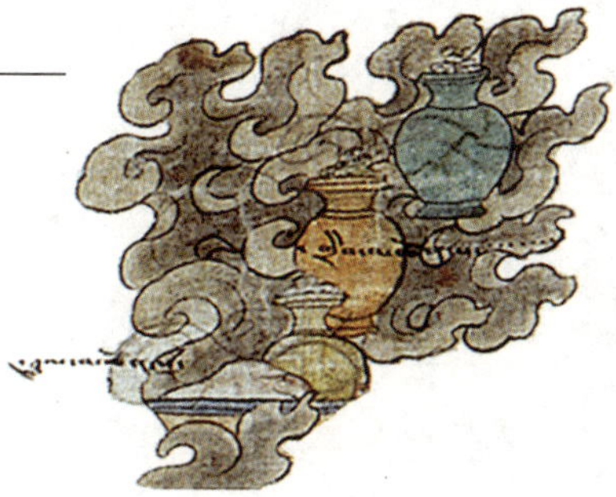

2 飞尘

身处尘土飞扬的地方，过多吸进飞尘，飞尘侵入鼻孔后，击中鼻孔左右下端似喇叭口的左脉和右脉，被飞尘征服而引发流行性感冒。

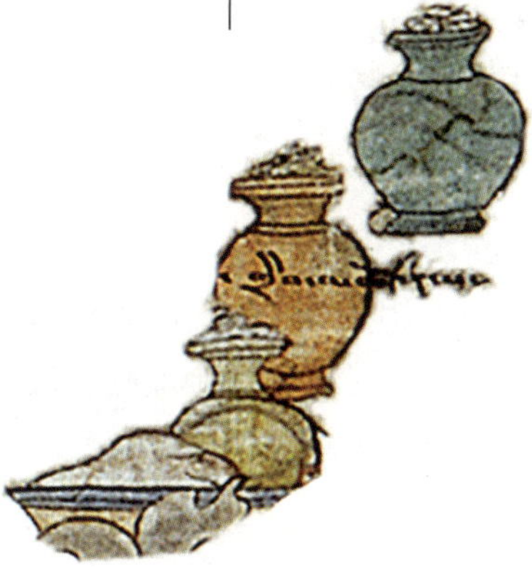

3 中晦气

遭遇寡妇晦气或屠宰牲畜的血气等污秽，晦气侵入鼻孔左右下端似喇叭口的左脉和右脉，被晦气征服而引发流行性感冒。

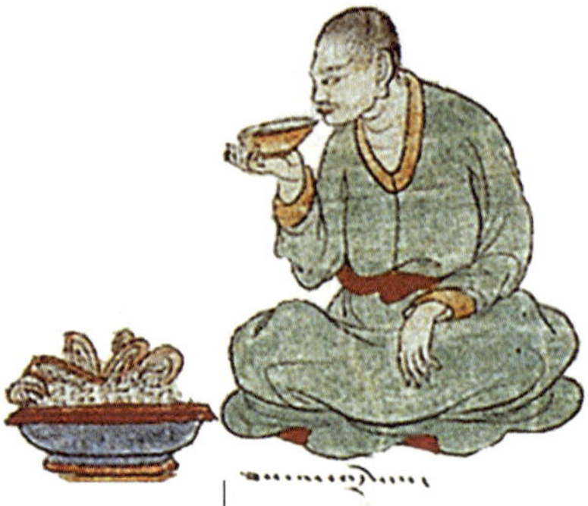

4　污秽食物

食用不干净或染有血腥秽气等饮食，导致人体五元紊乱而引发流行性感冒。

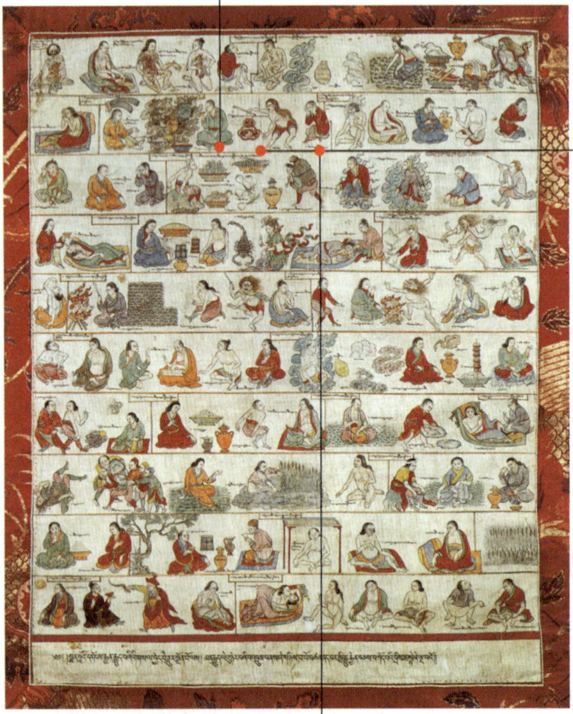

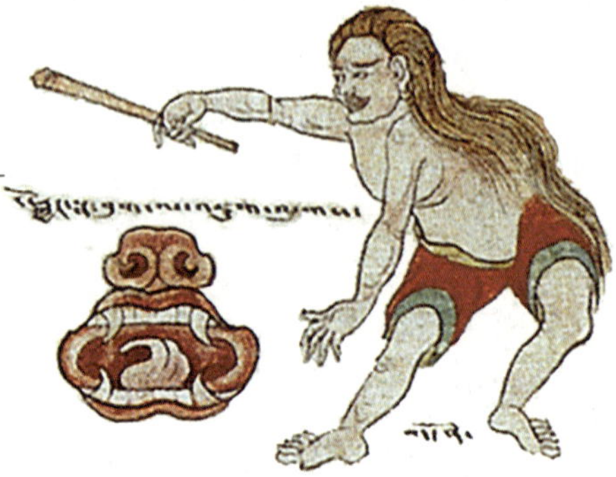

5　鬼祟

神、龙、疠魔、游神等非人，侵害鼻孔左右下端似喇叭口的左脉和右脉被征服而引发流感。

二、流感患者

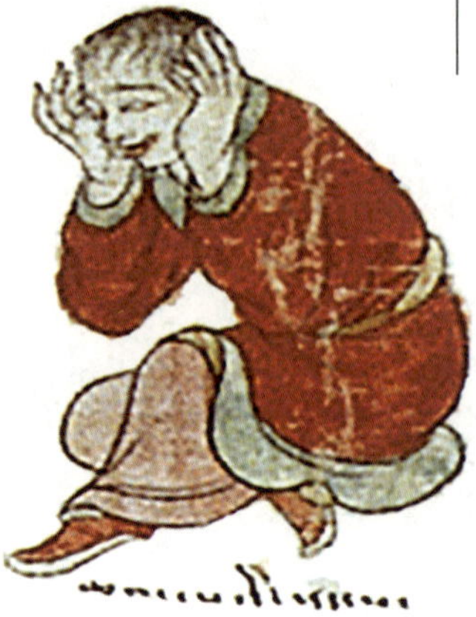

飞尘、污秽和晦气侵害鼻孔左右下端似喇叭口的左脉和右脉而引发流感，症见起初咽、腭、鼻腔灼痛，流清涕，多喷嚏;中期咳嗽频繁，头和胸背疼痛；后期咯吐脓痰等。

第二十八章 头痛病内外因

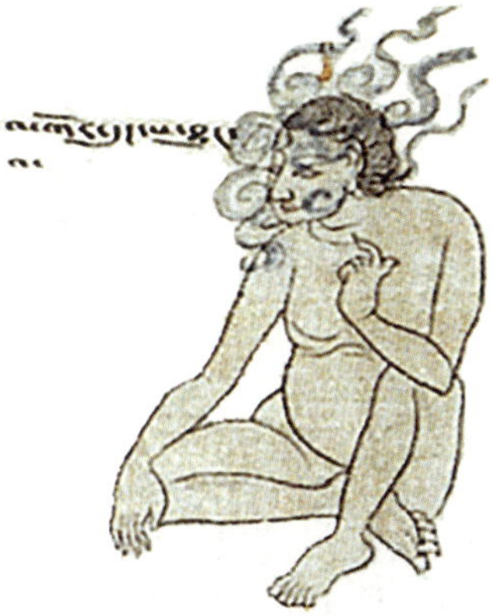

一、头痛病内外因

1 烟雾

久处浓烟环境，口、鼻吸入过多烟雾，扰乱人体五元，引起隆、赤巴、血热、培根等偏盛，发生8种主要头痛病和6种一般性头痛病。

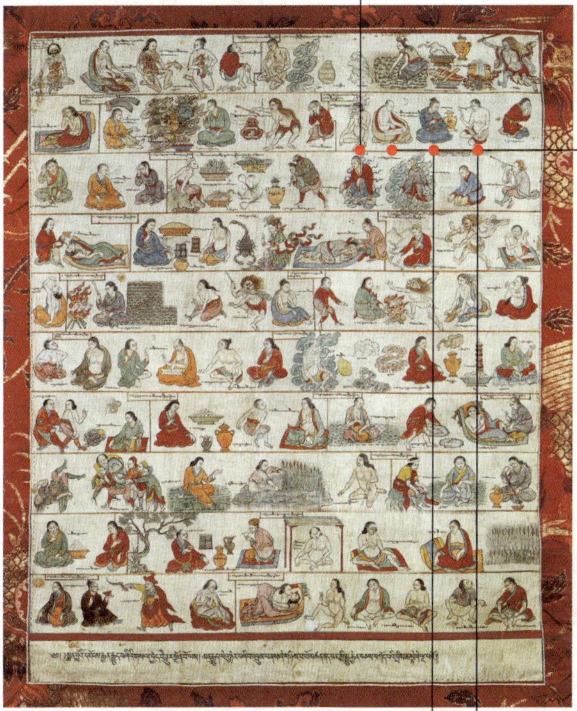

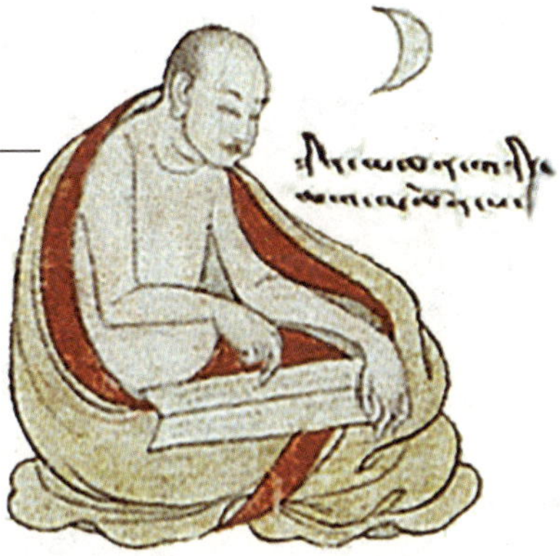

2 昼夜不眠

因连日废寝忘食地苦读、修行等，引起隆偏盛，导致头隆病等发生。

3 饮酒过量

过多饮用酸酒、烈酒，它们的锐、热、糙性引起赤巴的锐、热等性偏盛，导致血热紊乱，血气涌入头部，造成血赤巴头痛病发生。

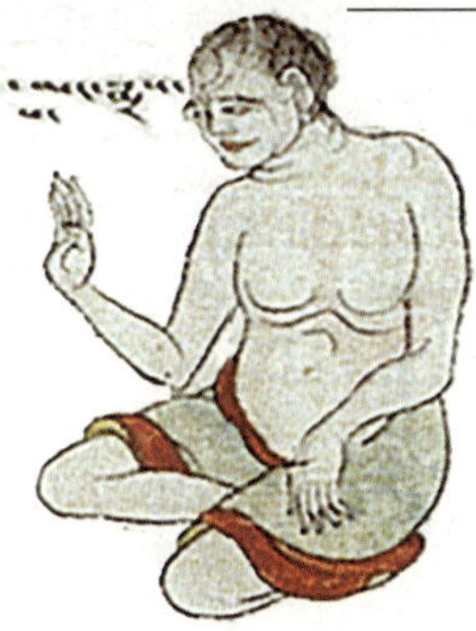

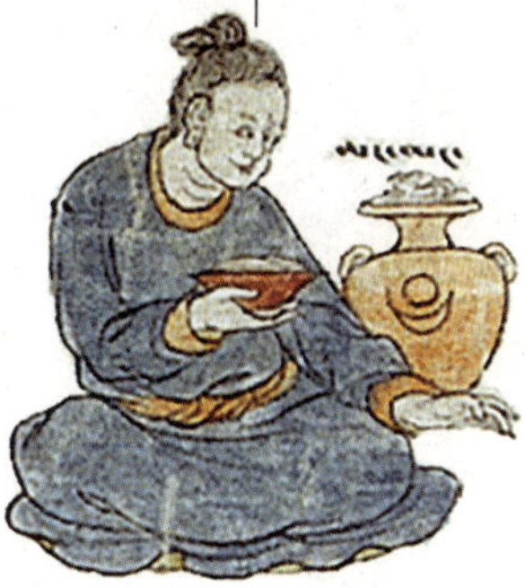

4 讲话过多

讲话过多或长时诵经、读书，引起隆的轻、动等特性偏盛，导致与此性质相同的头痛病等发生。

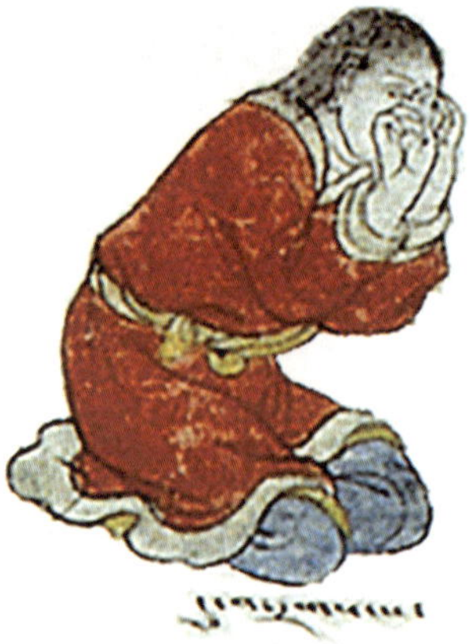

5 恸哭过度

因他人抢去财物，或父母兄弟死亡，而嚎啕恸哭过度，引起隆的轻、动等特性偏盛，导致与此性质相同的头痛病发生。

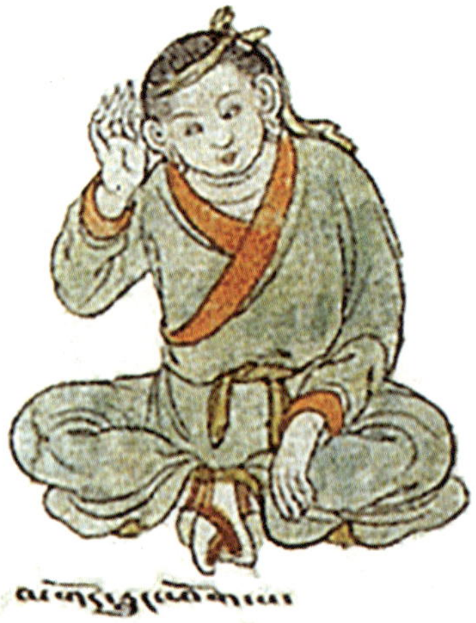

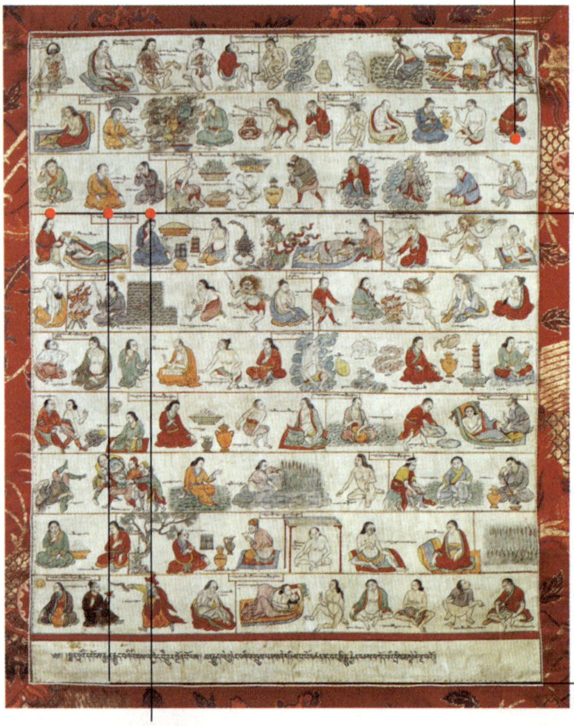

6 受到风寒

在暴风中行走或被大风长时侵袭头部，引起隆的轻、动等特性偏盛，导致与此性质相同的头痛病等发生。

7 吸入不习惯气味

自己从未接触的气味长时侵入鼻腔，引起隆、赤巴、培根功能紊乱，导致与三因性质相同的各种头痛病发生。

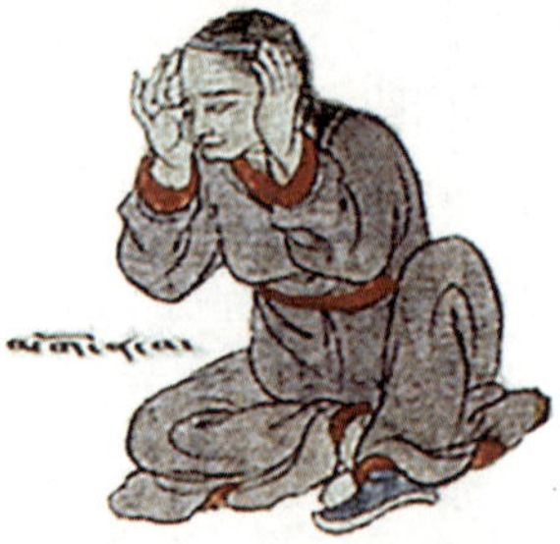

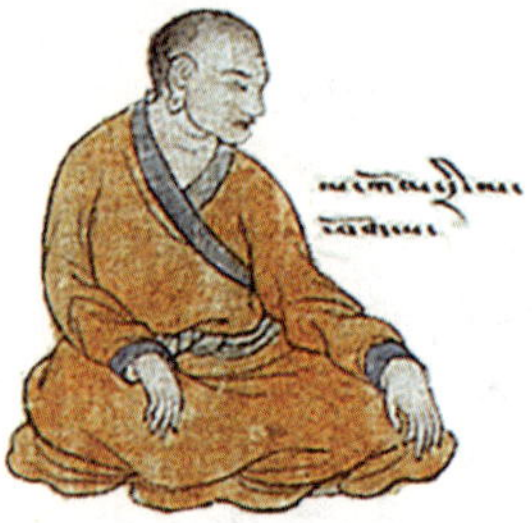

二、头痛患者

熬夜、过度饮酒、讲话过多、寒风侵袭头部、吸入不习惯气味等外因，引起头痛病发生，症见头和颞颥刺痛、耳鸣、牙齿和两颊疼痛、脉闪动、羞明等。

第二十九章 眼病内外因

一、眼病内外因

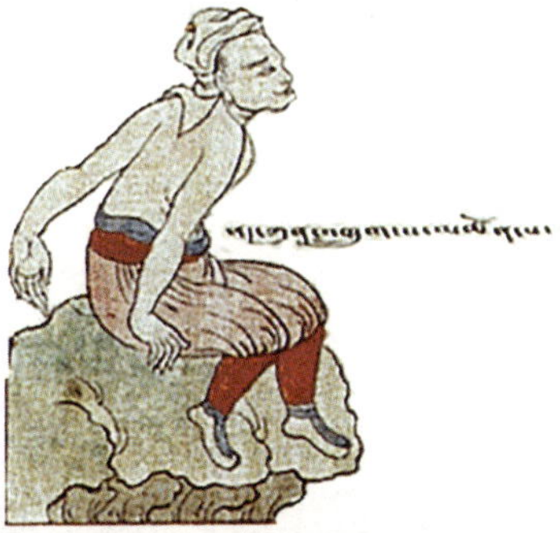

1 遇到引发病邪的外因

过饮未发酵奶酪与搀有新酒的饮料；过食白芥叶菜等引发培根、赤巴邪的食物；跳山崖或白昼睡觉等异常行为，致培根、赤巴窜入脉道，严重侵害眼脉而引发眼病。

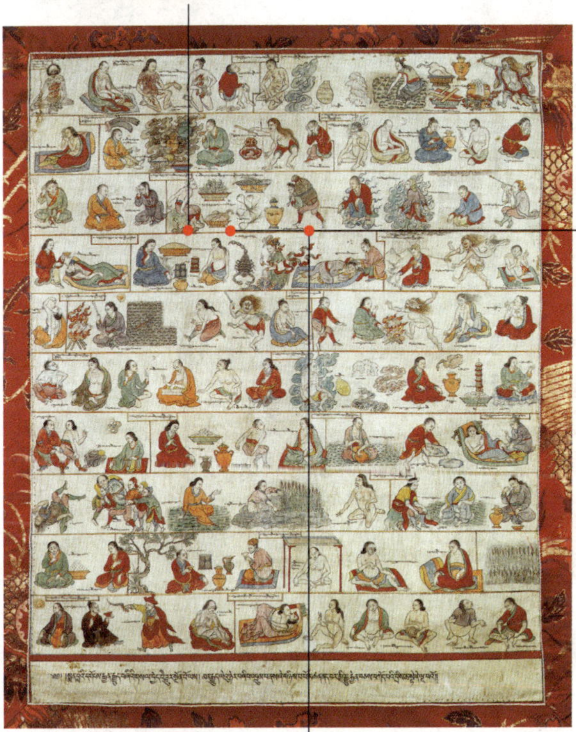

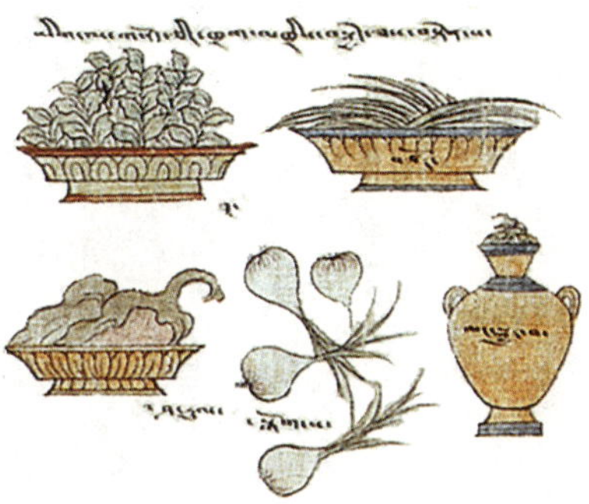

2 食用引发血热、赤巴邪的饮食

过食腐败肉类和葱蒜、酸酒等容易引发血热和赤巴邪的饮食；过多食用白花蒲公英、蒲公英和凉水等引发培隆邪的饮食，造成三邪紊乱窜入脉道，导致各种眼病发生。

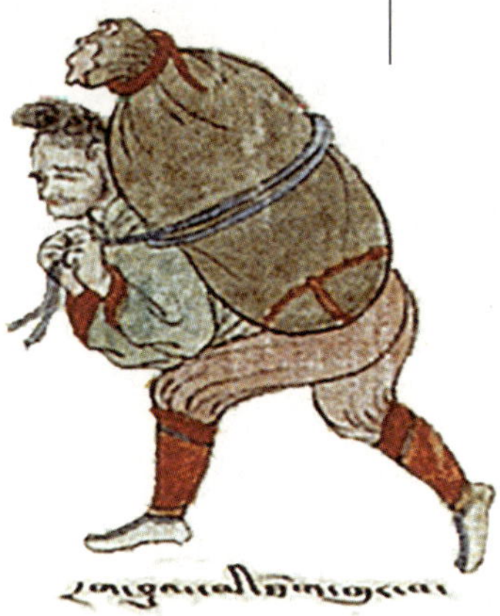

3 剧烈劳作

剧烈活动或负荷巨石、重担等，引起赤巴的锐、热等特性偏盛，导致血热紊乱窜入脉道而引发眼病。

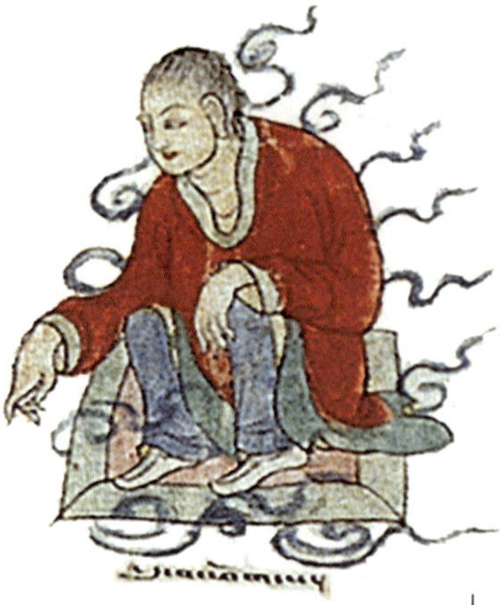

4 烟熏

长期处于浓烟之中，眼睛受到烟熏或口中吸入很多烟尘，引起体内三邪紊乱窜入脉道而引发各种眼病。

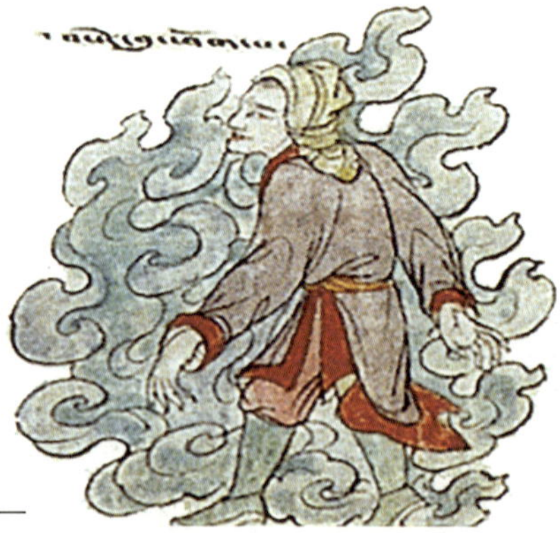

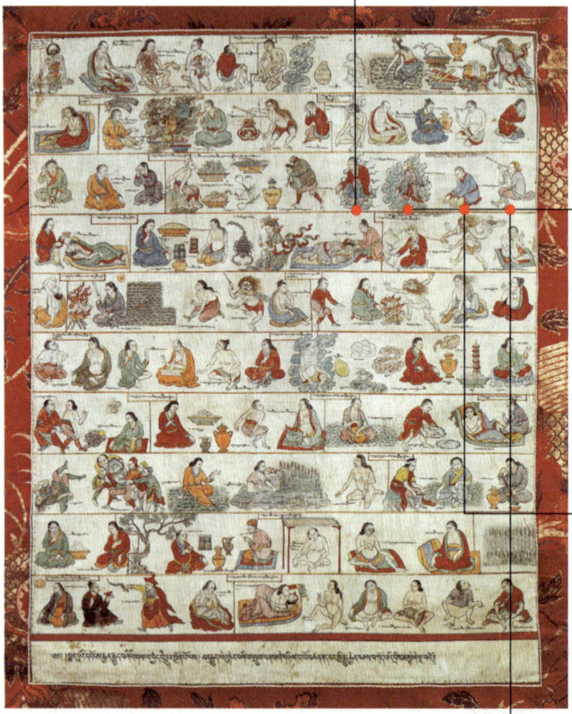

5 受寒

长期停留在风中，或长时间骑马行路，眼睛受到冷风吹袭，导致风眼病发生。症见流泪、眼有尘沙填满之感、闭合困难等。

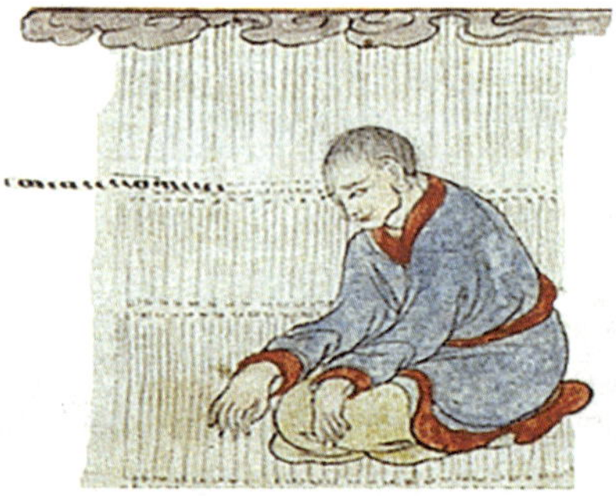

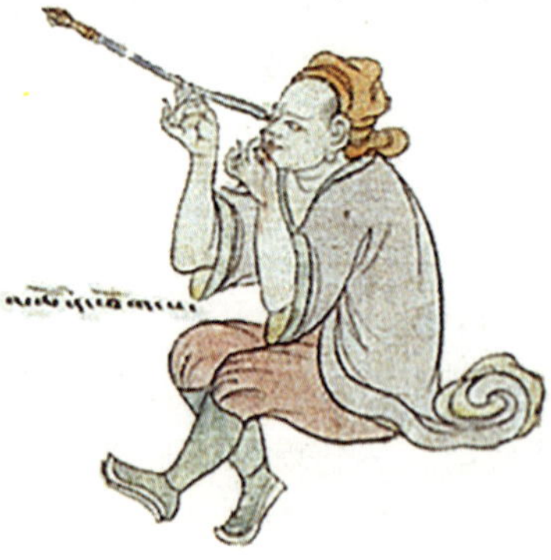

6 雪光刺伤

在雪地里长时间行走，眼睛被雪光照射，使眼睛受到刺激，造成雪盲，引起血热和赤巴衰损，致培根隆寒邪偏盛而引发培根眼病。症见眼睑内遍布白色细疹、眼皮下垂、眼部发痒刺痛等。

7 器械击伤

箭、刀、矛、棍等利刃击伤眼睛四宫，造成血热紊乱，致赤巴热偏盛引发血、赤巴各种眼病。

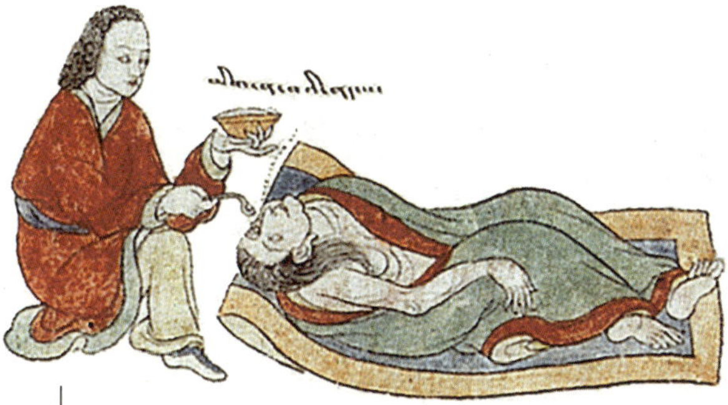

二、眼病患者

因饮食起居不当，引起三邪紊乱窜入眼脉，或被各种器械击伤而引发33种眼病。对于其中的眼障、眼翳等，将诃子、麝香、熊胆研末置于青铜器内配制滴眼，可除之。

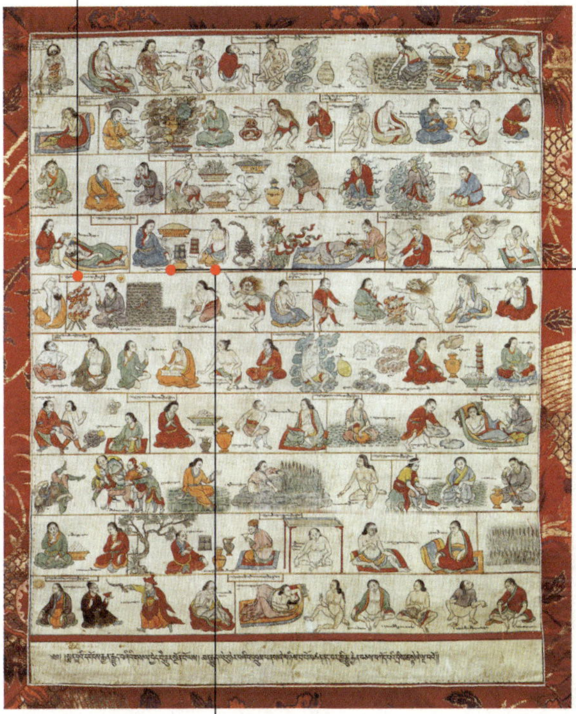

第三十章 耳病内外因

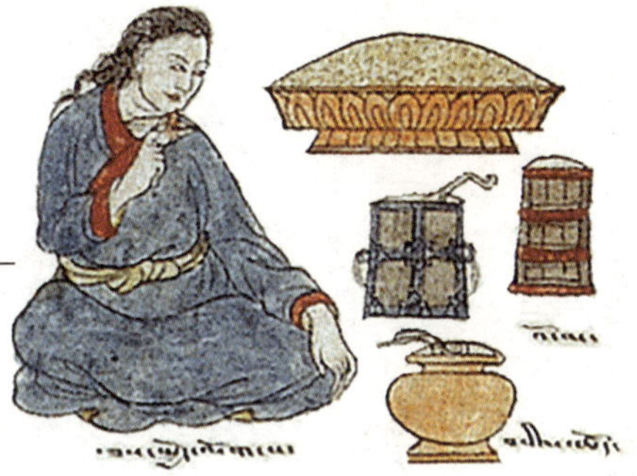

一、耳病内外因

1 饮食起居失当

饮用凉水、山羊奶、白花蒲公英、蒲公英等非常性凉的饮食；剧烈劳作、久处风寒等，扰乱体内隆、赤巴、培根的平衡，则引发各种耳病。

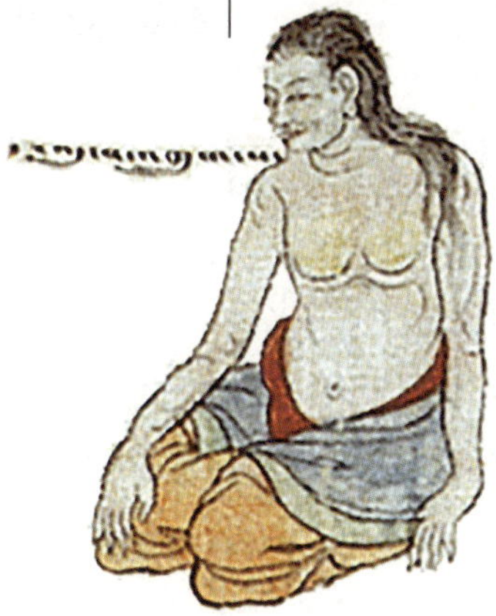

2 和合紊乱

饮食和起居不当，龙魔等鬼祟侵害等外因，扰乱体内隆、赤巴、培根发生偏盛和紊乱，则引发各种耳病。

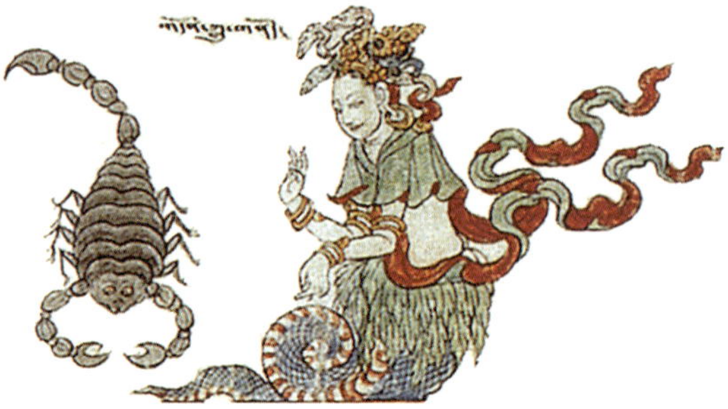

3 鬼魔为害

鬼神八部之一的恶龙、地神、疠魔、罗刹等鬼魔作害，致体内黄水偏盛、正精腐烂，则引发各种耳病。

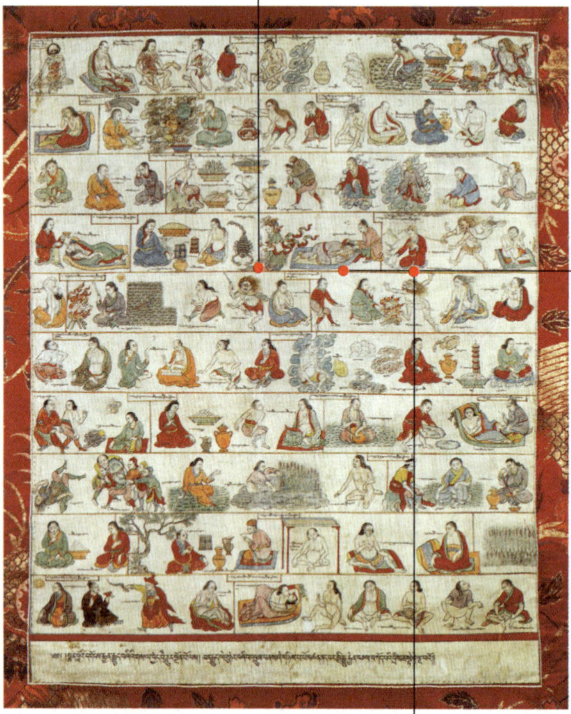

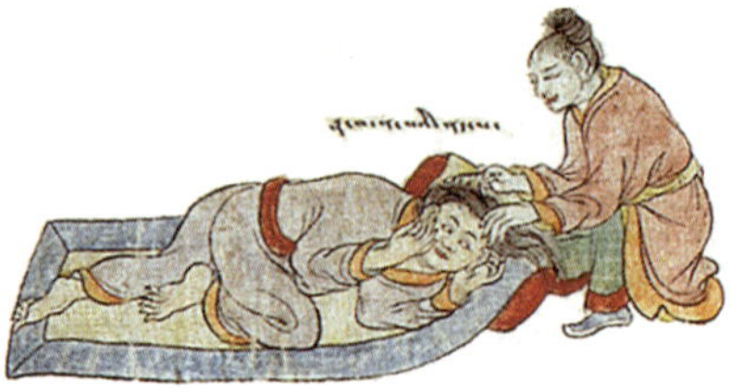

二、耳病患者

由于饮食起居失当和鬼魔为害，扰乱体内隆、赤巴、培根等和合，则引发隆耳病等6种耳病和4种耳聋症计10种耳病。培根所致耳病症状为头和两颊沉重，耳内发痒肿胀，成熟后流稠脓。

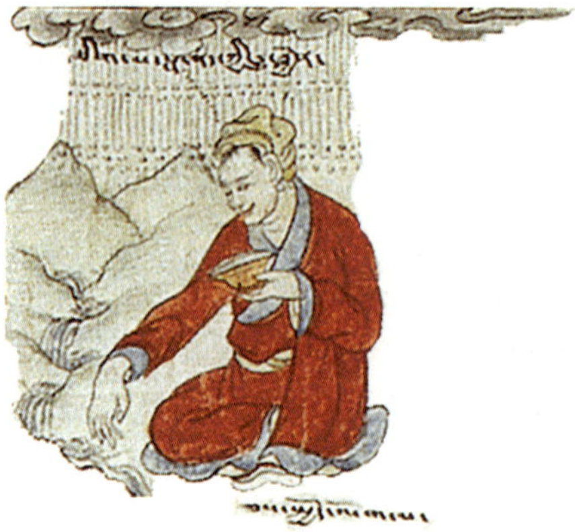

第三十一章　鼻病内外因

一、鼻病内外因

1 饮食起居失当

夏季天空乌云密布，大雨倾盆，冲刷尘土和沙石。过多饮用这时的浊水或在夏季炎热时身着棉衣棉靴、围头巾等饮食、起居失当，扰乱体内和合，则引发5种鼻病。

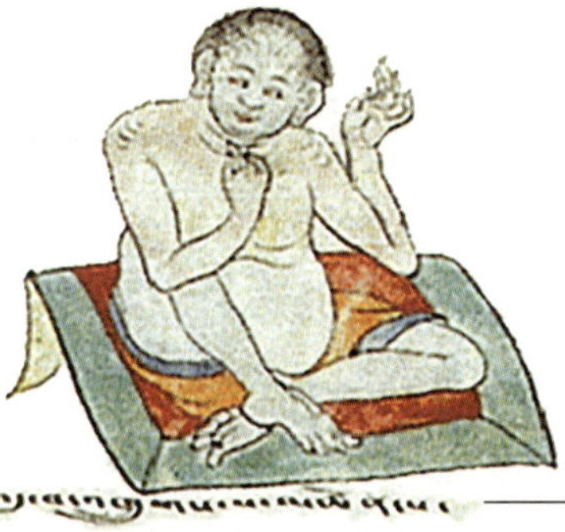

2　和合紊乱

饮食起居失当或龙魔等神鬼为害，扰乱体内隆、赤巴、培根等和合平衡，则引发鼻塞、鼻疹、鼻息肉、脓鼻等 5 种鼻病。

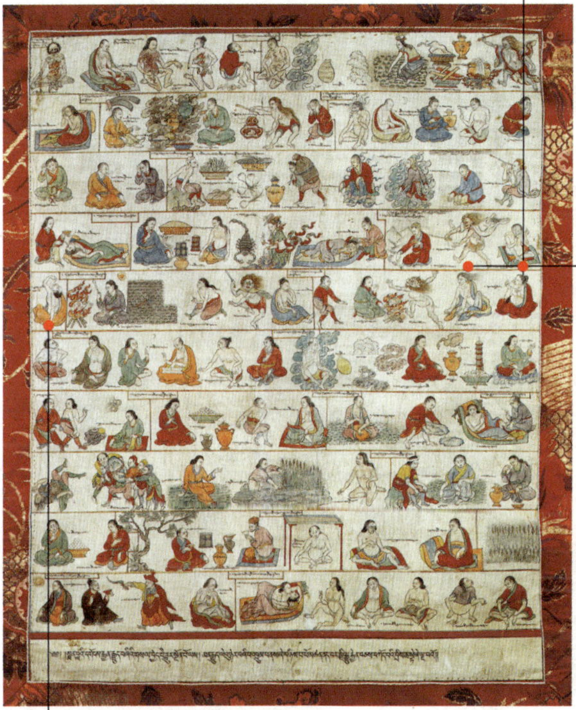

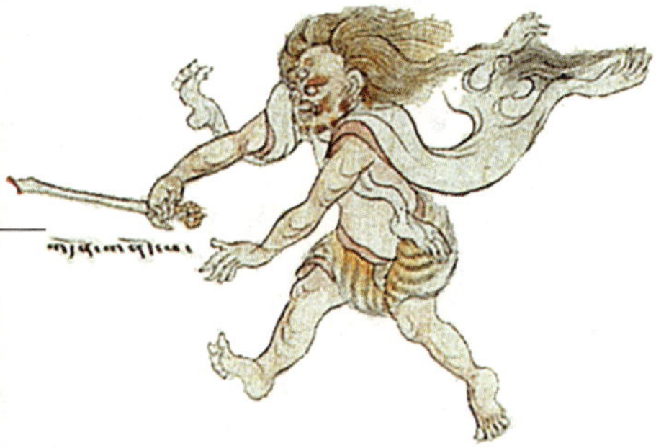

3　鬼魔为害

恶魔三只眼大自在天发怒，被忿怒目光射中或侵害，则会扰乱人体和合，而引发各种鼻病。

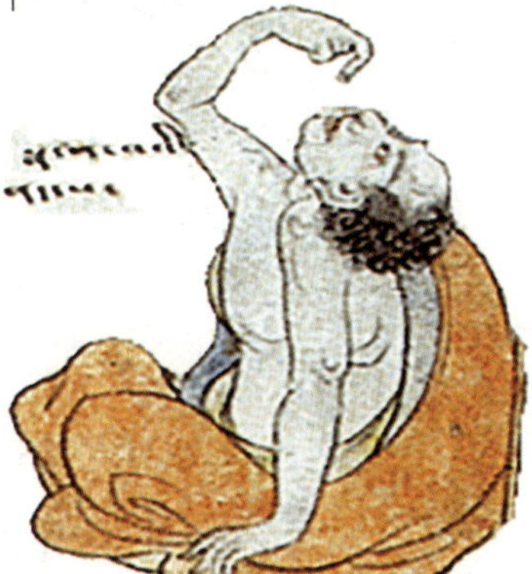

二、鼻病患者

过食不洁饮食或夏季衣着过热，或遭到鬼魔侵害等多种原因，扰乱体内隆、赤巴、培根三和合，而引发 5 种鼻病。其中鼻塞病症状为呼吸急促、溃脓、后鼻腔发出“嘘嘘”声等。

第三十二章　口腔病内外因

一、口腔病内外因

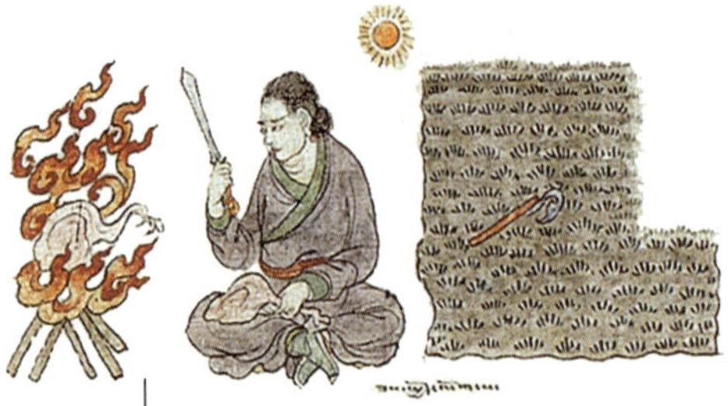

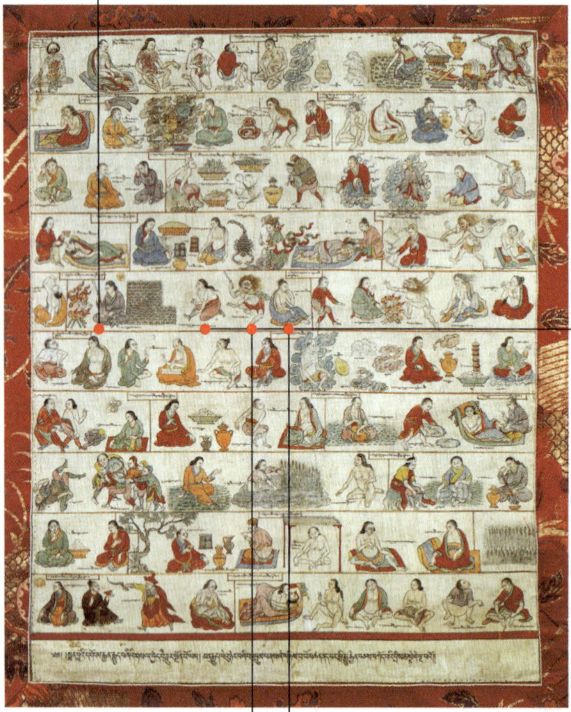

1　饮食起居失当

过食烧焦或不熟的羊肉等，或暖季锄草等剧烈劳作，引起隆、赤巴、培根三和合紊乱，导致唇、龈、齿、咽、腭等生疹和充血等疾病发生。

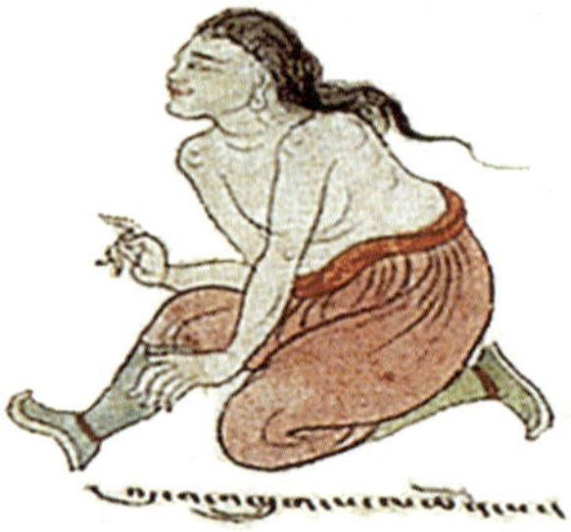

2　和合紊乱

因饮食起居失当、龙魔等神鬼侵害，引起体内三和合紊乱，于唇、龈、舌、腭、咽等处发生由血热、赤巴、培隆所致的各种疾病。

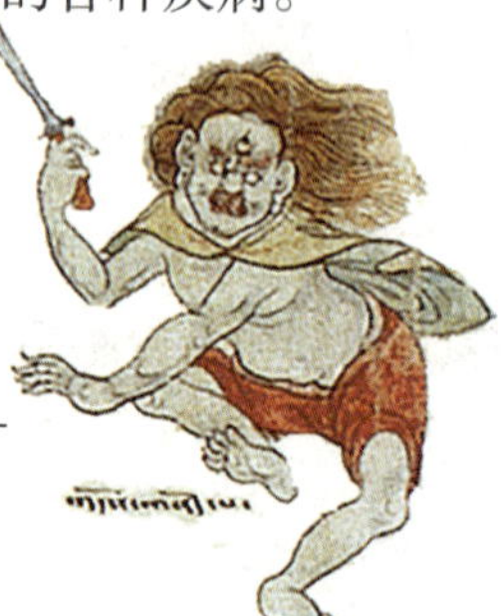

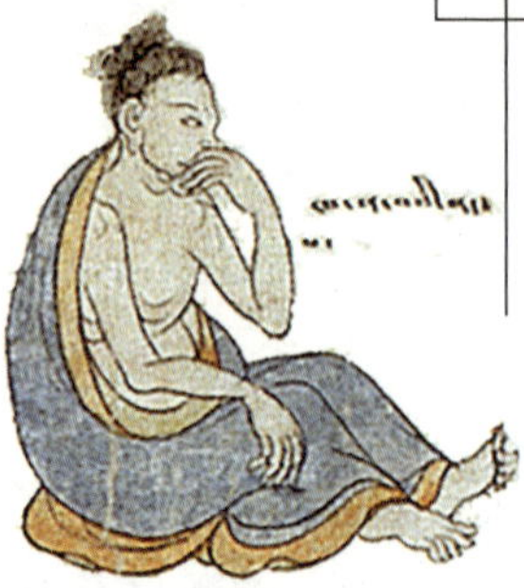

3　鬼魔为害

三只眼恶魔等发怒，用目光直接伤害或这些鬼魔作祟，引起体内三和合紊乱，则引发30种口腔疾病。

二、口腔病患者

过食烧焦和不熟饮食，或暖季锄草等剧烈劳作，或鬼魔为害等引起体内三和合紊乱，导致舌、唇、腭、咽等处发生由血热、赤巴及培隆所致的各种疾病。其中血热所致口腔病症状为肉色发紫、肿胀。

第三十三章 瘿瘤内外因

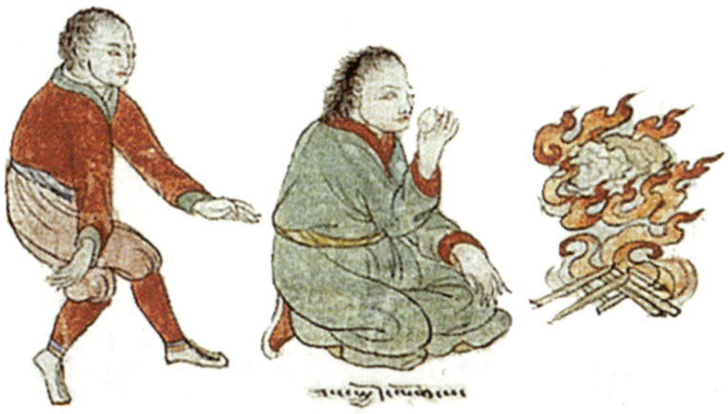

一、瘿瘤内外因

1 饮食起居失当

因行走过度、过食焦食或不熟食物，引起体内隆、赤巴、培根三和合失去平衡，发生偏盛而紊乱，导致瘿瘤发生。

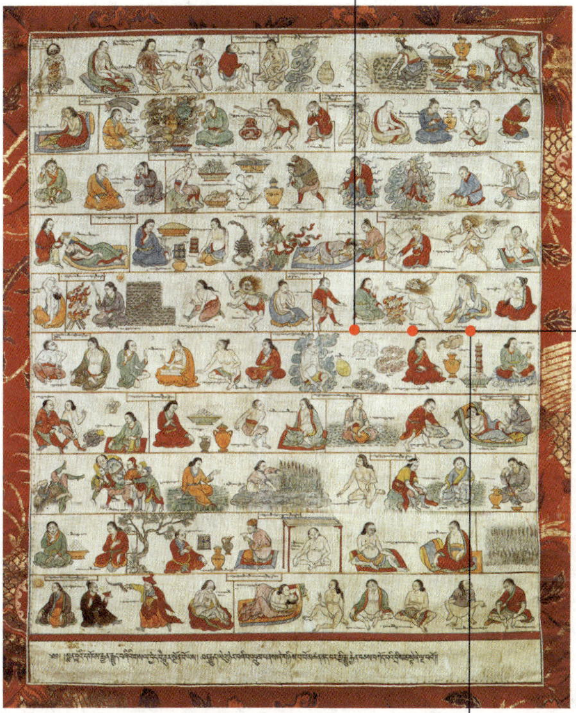

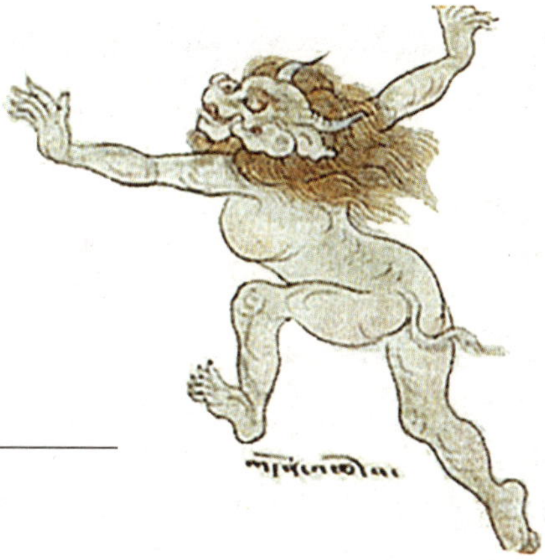

2 鬼魔为害

三只眼恶魔等发怒，用目光直接伤害或作祟，引起体内三和合功能紊乱而引发隆瘿、赤巴瘿、培根瘿等单一和混合瘿瘤。

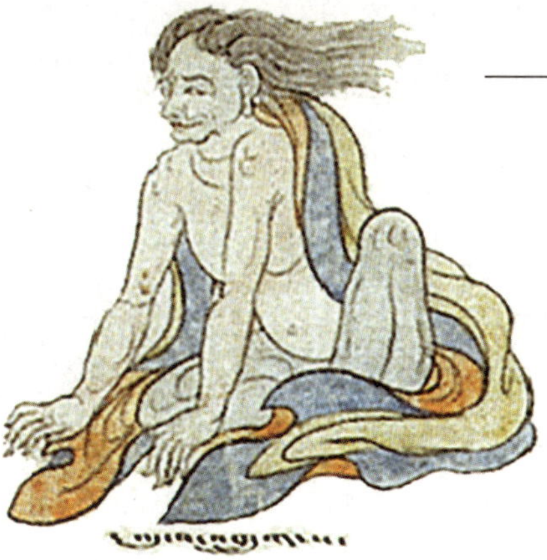

3 和合紊乱

因饮食起居失当、鬼魔等为害，引起体内三和合失去平衡，发生偏盛紊乱，发生由隆、赤巴、血、培根所致的各种瘿瘤。

二、瘿瘤发生

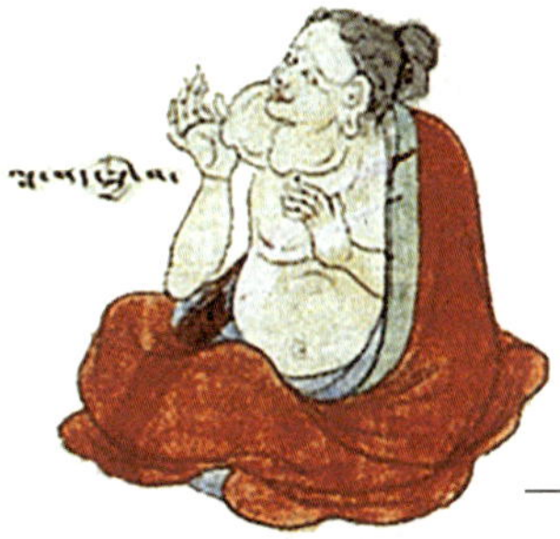

因起居失当、食用烧焦或不熟的食物，或鬼魔为害，引起体内三和合失去平衡，发生偏盛紊乱，导致各种瘿瘤发生。其中隆致瘿瘤症状为瘿瘤头多而中空。

第三十四章　心脏病内外因

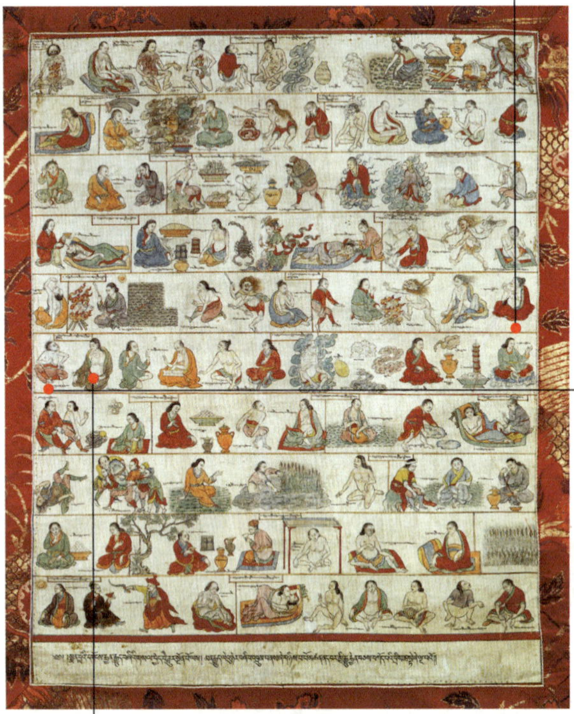

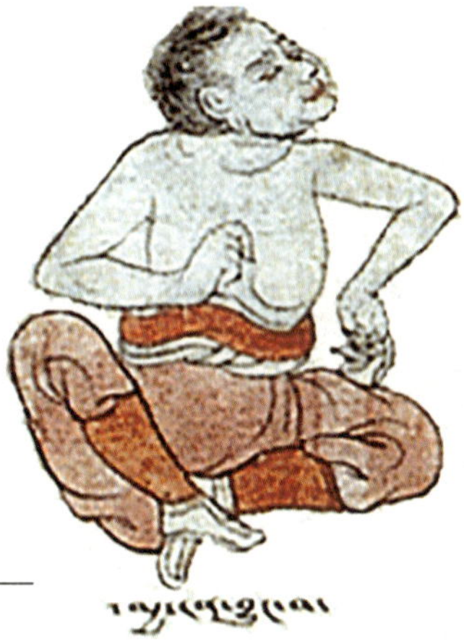

一、心脏病内外因

1　悲伤

父母兄弟等亲人死亡、分离或牛羊受灾等原因，长期受痛苦、悲伤折磨，劳心过度，引起体内正常隆、命隆等物质的功能发生偏盛偏衰，则引发心风、心悸等心脏病。

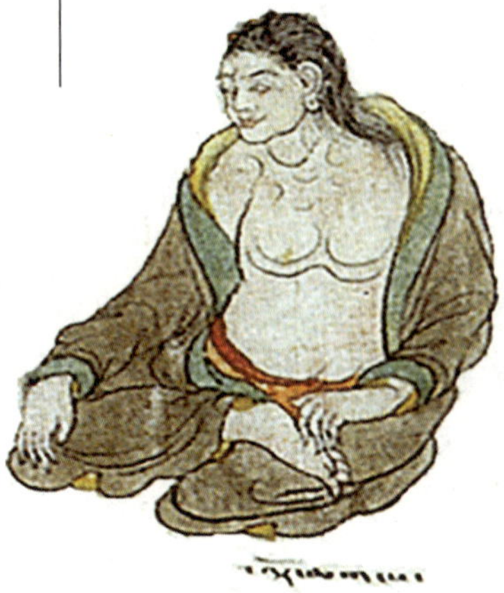

2　饥饿

斋戒、修行等长时不进食，或缺饮食，造成严重饥渴，导致体内腻、重等正精耗尽，引起具有六种特性的隆偏盛，而引发心风等心脏病。

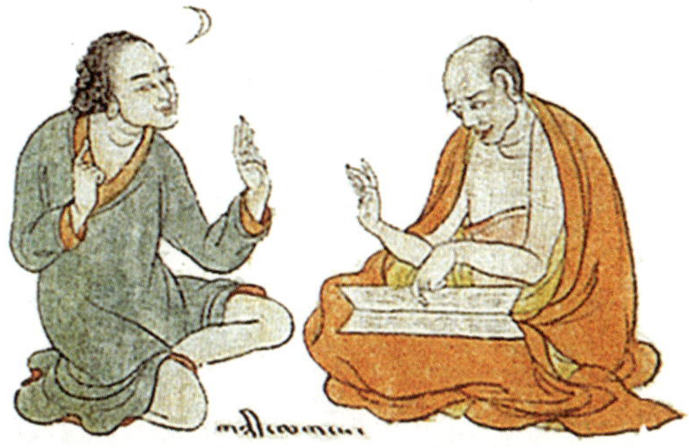

3 熬夜

彻夜读书、讲话、闲谈，引起正常隆功能，特别是命隆功能紊乱，则可引发心悸等心脏病。

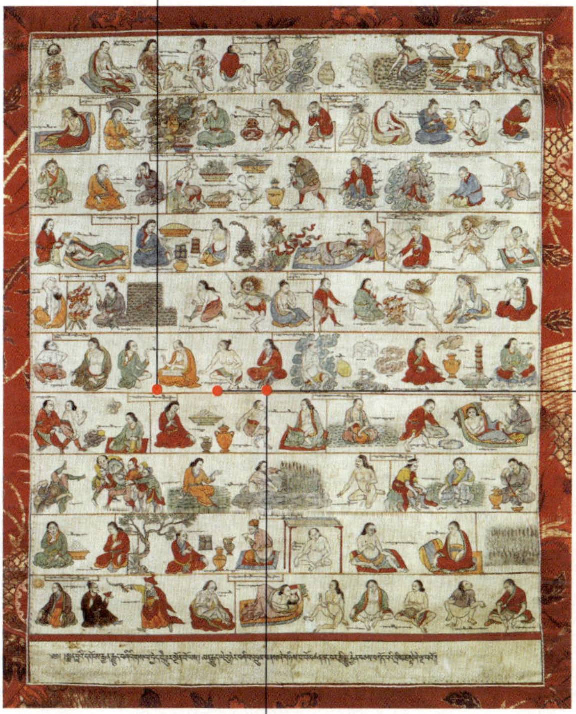

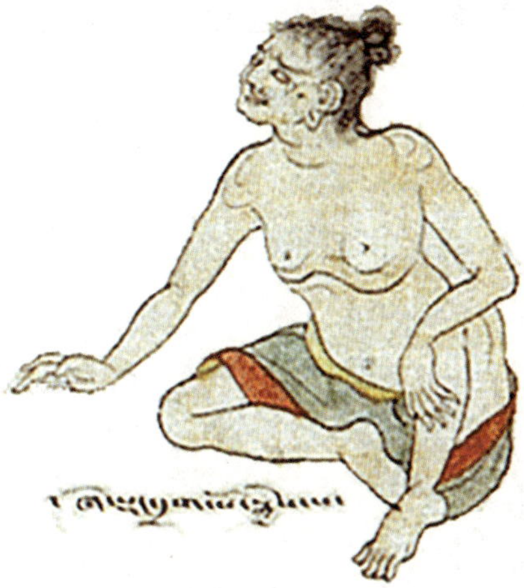

4 强烈嗔恨

因嫉妒他人学识和财富等，引起血热和赤巴功能紊乱，而引发心绞痛、心热等热性心脏病。

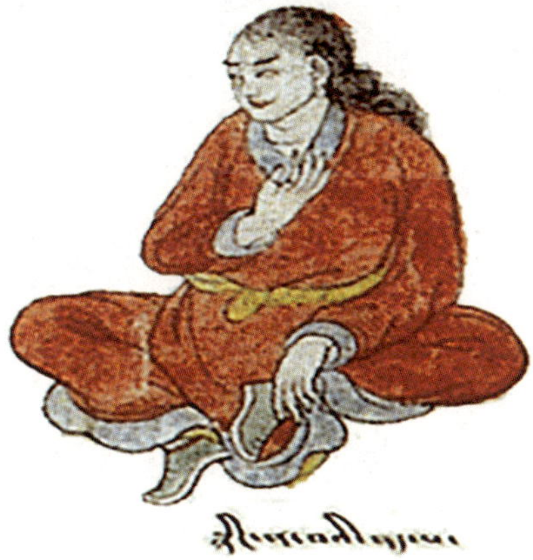

二、心脏病患者

因过度痛苦、悲伤和劳心、长期忍饥挨饿、熬夜，强烈愤怒等，引起居于心脏的隆、血、赤巴等功能紊乱，导致心悸、心热等 7 种心脏病发生。症见心神不安、神志不清、妄言多语、上体刺痛等。

第三十五章 肺病内外因

一、肺病内因

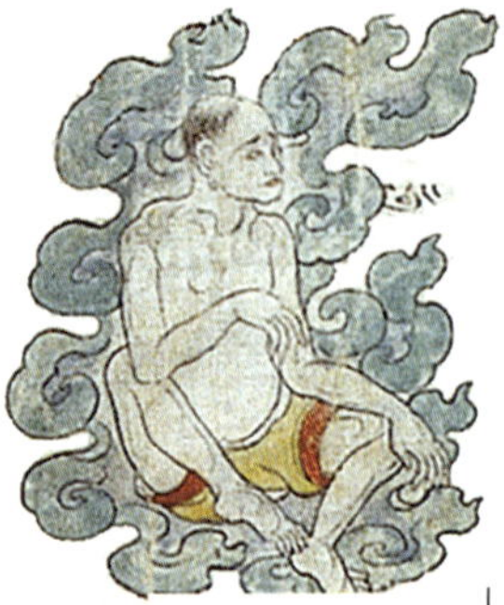

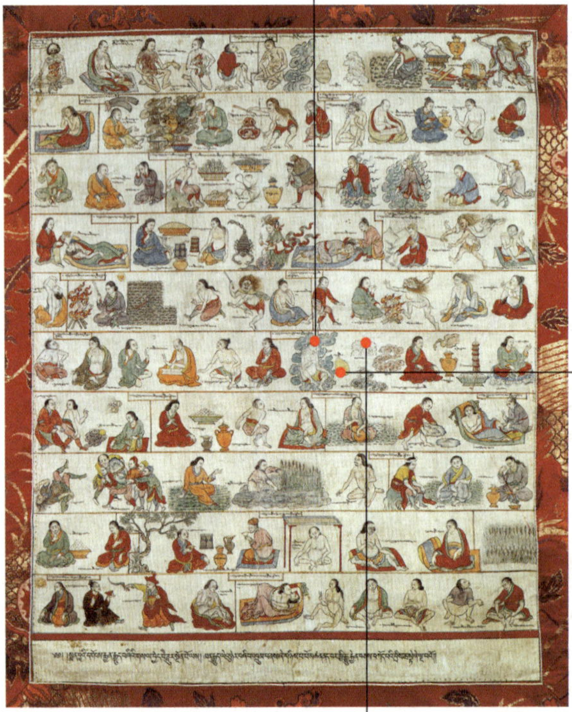

1 隆邪

隆邪为肺病致病内因之一。隆居于脐以下的阴部，以及心脏、大脑、黑白命脉，主司五官神识。隆具有轻、动等6种特性。由于熬夜、悲伤、劳心过度等外因，导致隆失衡发生偏盛，变成隆邪，而引发肺风咳、肺灰色浮肿等隆邪所致的肺病。

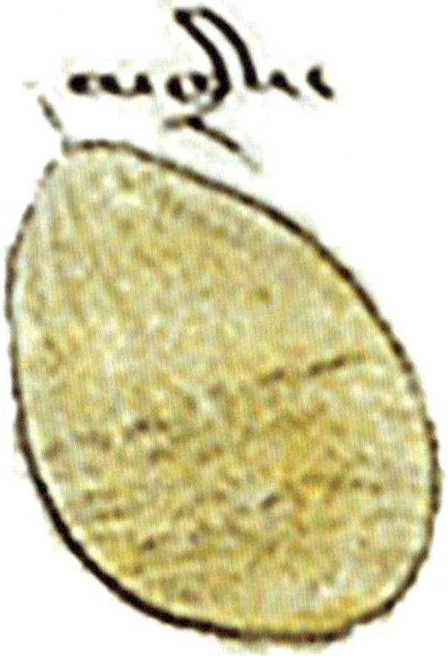

2 赤巴邪

赤巴邪为肺病致病内因之一。赤巴主司人体温热、生胃火、消食物，具有热、锐等七特性。困于塌方、被石棍击伤等外因，导致赤巴失衡发生偏盛，变成赤巴邪，而引发肺热、肺肿大等肺病。

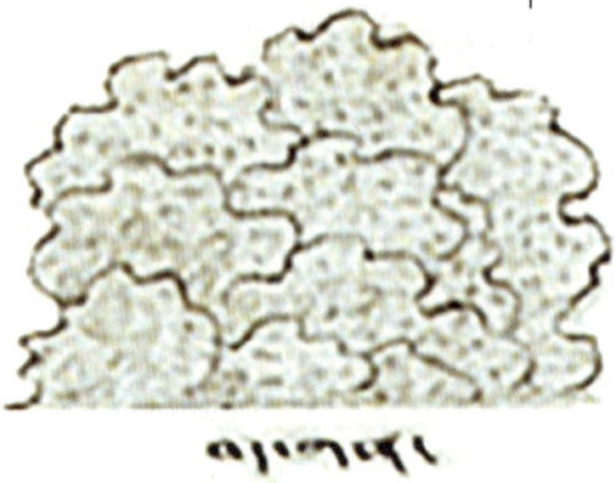

3 培根邪

培根邪为肺病致病内因之一。培根属土水元，居于胸口以上部位，主司机体的光滑、油腻、湿润，具有重、腻、凉等七特性。过食性凉、重以及难以消化的饮食，或涉水、久卧湿地等外因，变成培根邪，而引发肺水失、肺湿咳等培根邪所致的肺病。

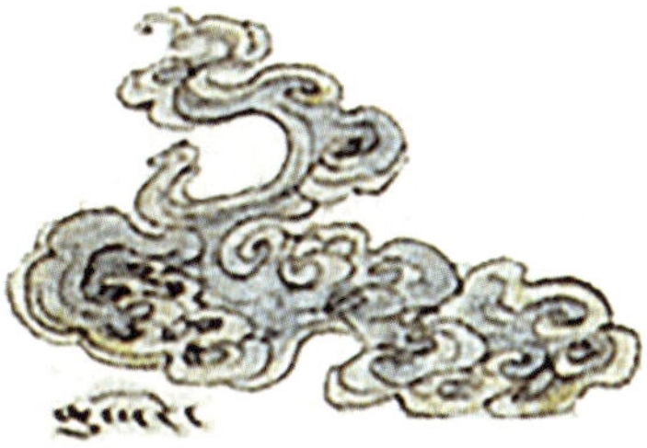

4 黄水

黄水为肺病致病内因之一。黄水是由胆汁精华生成的黄色液体，主居于肌肤之间、关节中，主司肌肤、关节润滑、湿润。久居湿地或长期浸水等外因，则引起黄水泛滥，引发黄水所致的肺病。

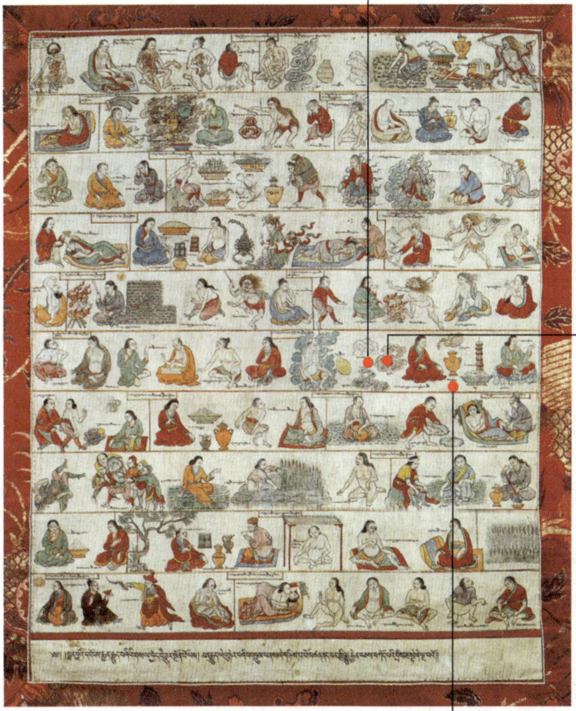

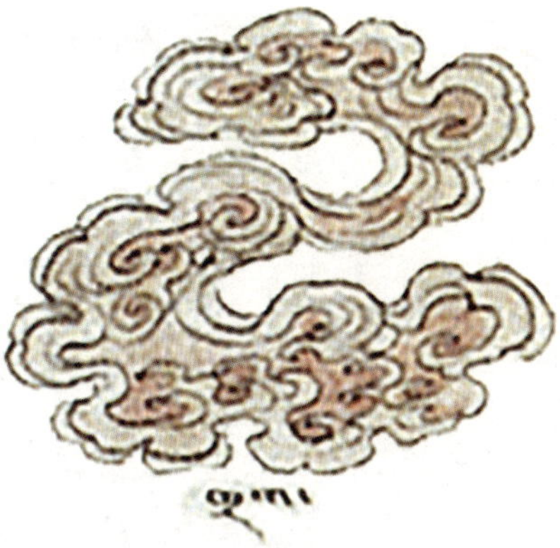

5 血

血为肺病致病内因之一。血是人体七精华之一，是由饮食精华生成的红色液体，可滋润机体、营养生命、作赤巴的依所。过食辛、酸饮食、剧烈劳作，则可扰乱血液，引起血功能紊乱，则引发血所致的肺瘤疾、肺肿大等肺病。

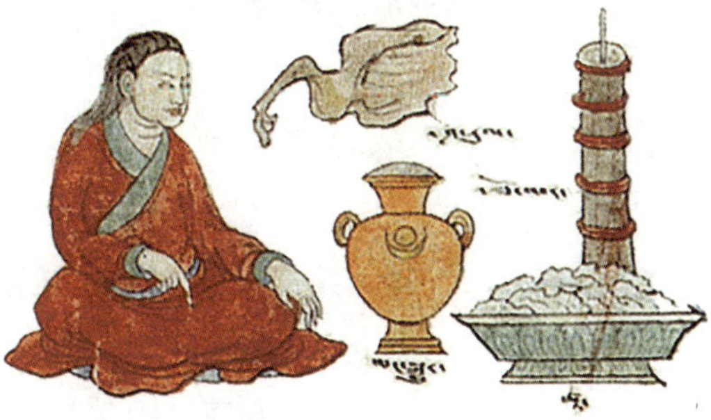

二、肺病外因

1 腐败、酸味食物

过食腐烂的羊肉等，过饮酸酒；过进酸食、白硇砂和光明盐等盐类及桶边陈酥油等，这些饮食味酸、辛、咸，性锐、热、糙、重，容易引起血热、赤巴功能紊乱而引发热性肺病。

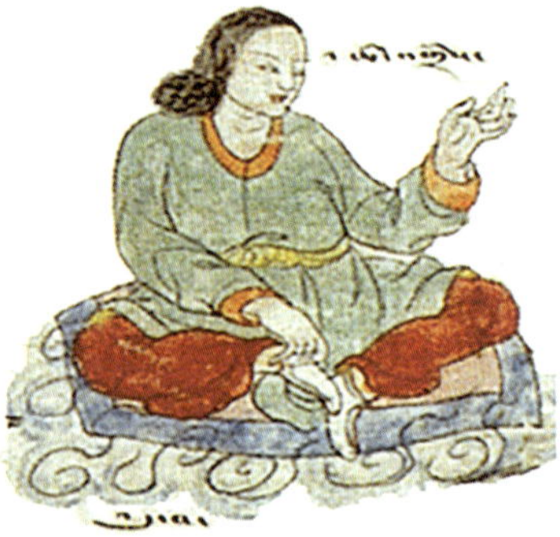

2 烟熏、感冒

久居柴烟、煤烟弥漫之地，吸入烟尘过多；感冒感染肺部，则会引起肺感冒、肺痼疾等肺病发生。

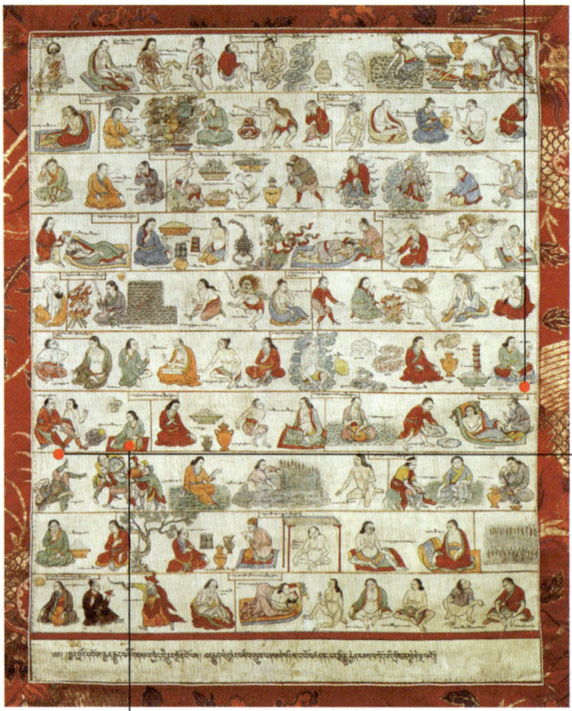

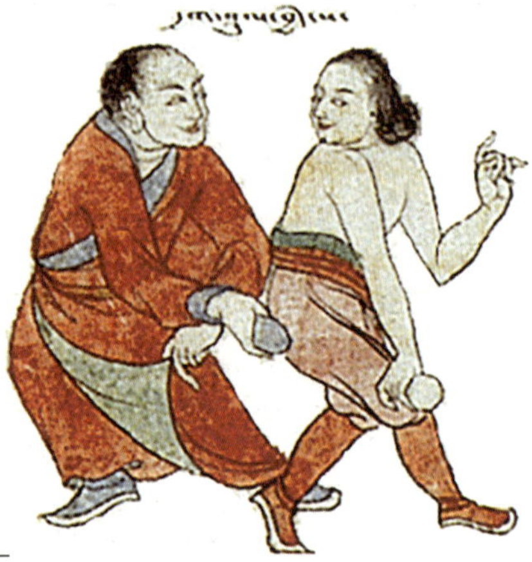

3 剧烈劳作

搬重石、跳高、奔跑、举磐石等剧烈劳作，会引起赤巴的锐、热、腻等特性偏盛，扰乱血热，则导致热性肺病发生。

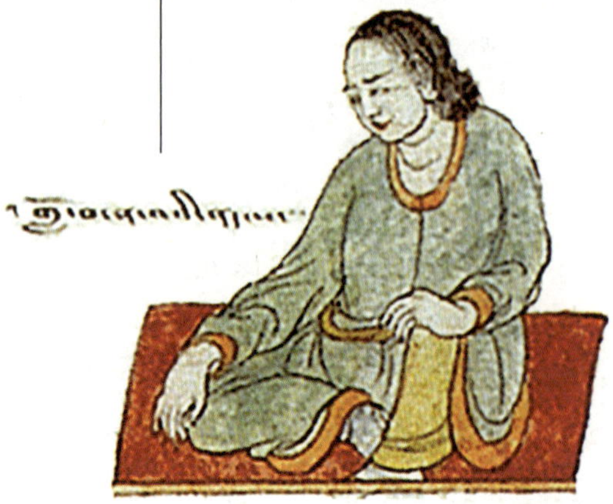

三、肺病患者

过食腐烂、酸味、陈旧、咸味食物，引起隆、赤巴、培根、血热、黄水等功能紊乱，产生肺风咳、肺灰色浮肿等8种肺病，其中肺灰色浮肿症状为咳嗽、多痰、上体胀满、足背和眼睑肿胀等。

第三十六章 肝病内外因

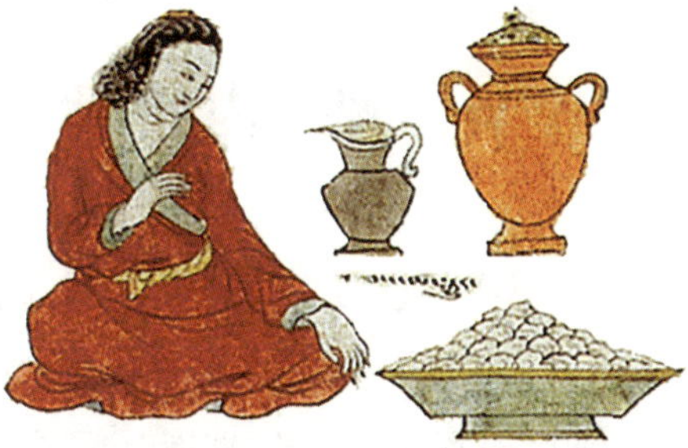

一、肝病内外因

1 过食辛、酸食物

长期过食葱、蒜、干姜、小米辣、酸酒、发酸糌粑等辛、酸类饮食，因这些饮食性锐、热、糙，会引起赤巴的锐、热特性等偏盛而引发肝病。

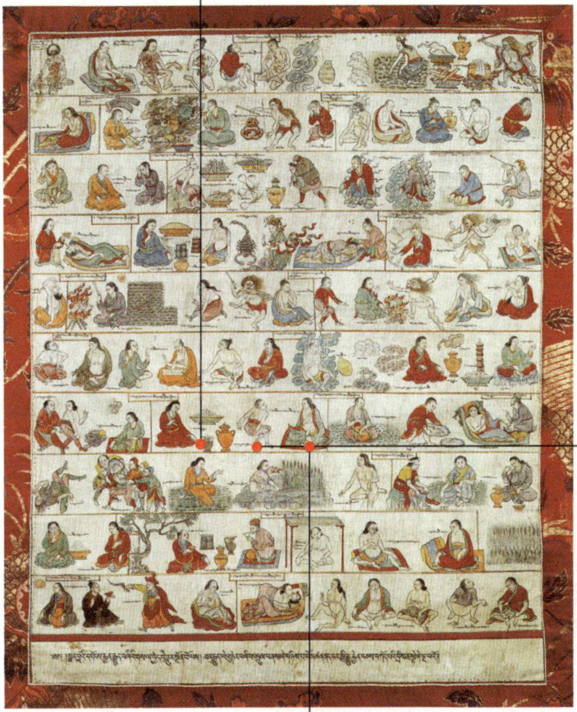

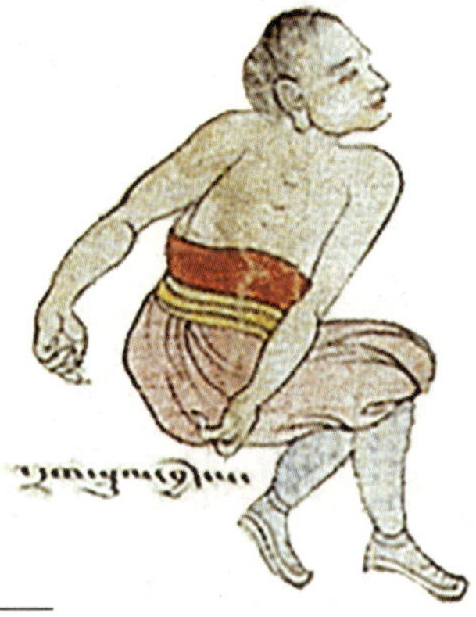

2 剧烈劳作

跑跳、负重、拉硬弓、争斗等剧烈劳作，可引起血热功能紊乱、赤巴偏盛而引发中毒性肝病等各种热性肝病。

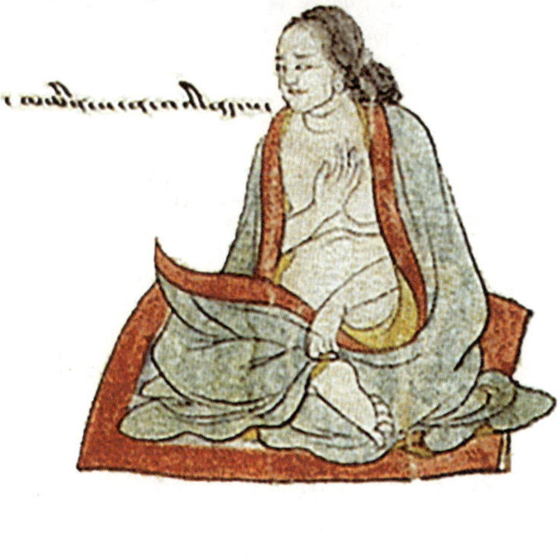

二、肝病患者

长期过食辛、酸、腐、馊、酸酒等饮食，加之剧烈劳作等各种不当起居，引起 13 种热性肝病和 5 种寒性肝病发生。其中黄疸性肝病，症见左右短肋肿痛，身体和囟门沉重，上体刺痛等。

第三十七章　脾病内外因

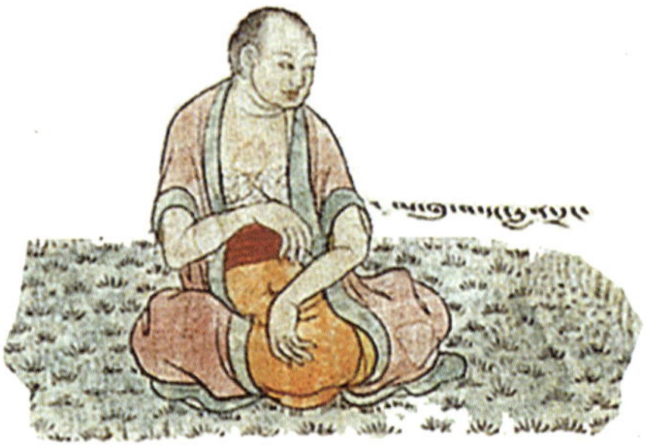

一、脾病内外因

1　食物不消化、久处湿冷地

前食未消化又进后食，或暴食暴饮引起胃消化不良；久处潮湿之地和冷风中，衣服单薄受凉，引起培隆功能紊乱而引发脾风病、培根脾病等寒性脾病。

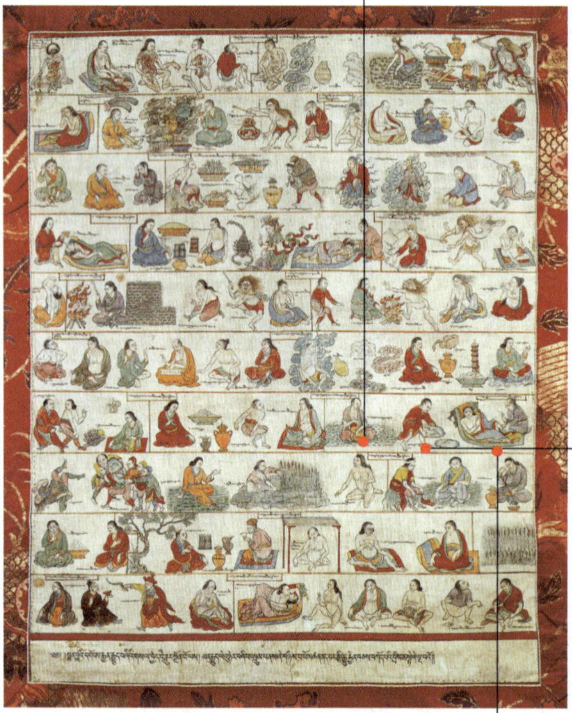

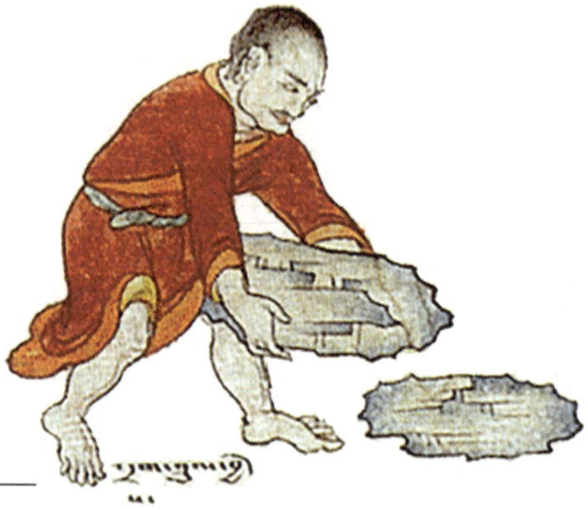

2　剧烈劳作

强举磐石、强挑重担、跳高、奔跑等剧烈劳作，引起正精受损，致血热功能紊乱、赤巴偏盛而引发脾热症和脾血肿等热性脾病。

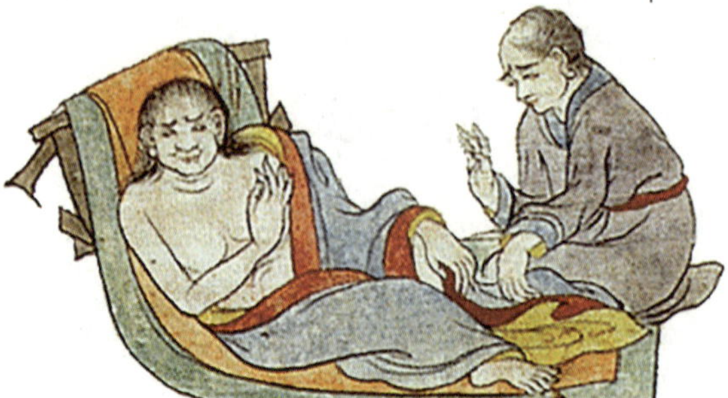

二、脾病患者

因食物不消化、久处湿冷风寒地、剧烈劳作，可引起5种脾病发生，其中脾热症症状为晒太阳等受热时发生腹胀、舌苔花斑、左侧短肋下刺痛、唇与脸发紫、手足麻木等。

第三十八章 肾病内外因

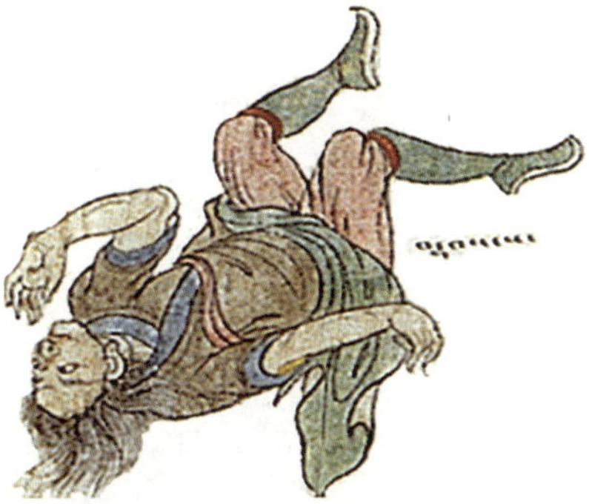

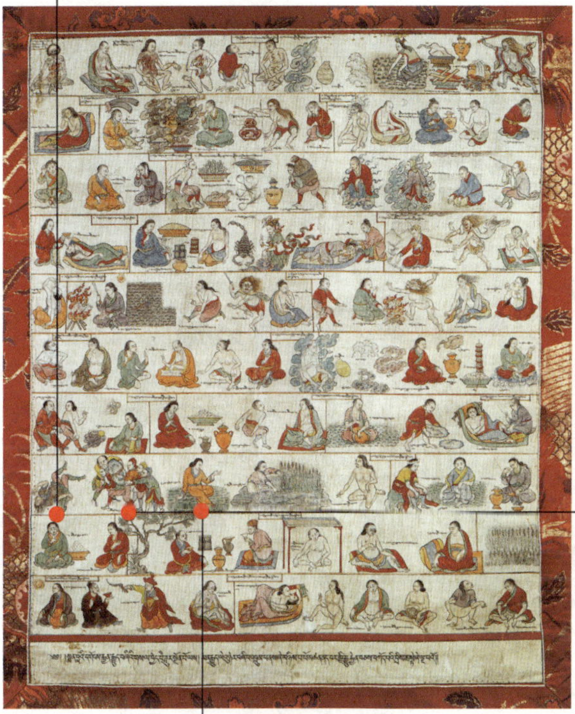

一、肾病内外因

1 跌伤

从高崖坠落、马背跌伤以及剧烈活动等会损伤肾脏，出现肾腰困痛、躬腰行走、迈足艰难、拖足跛行，股外侧和小腿鱼肌、膝关节疼痛等症状。

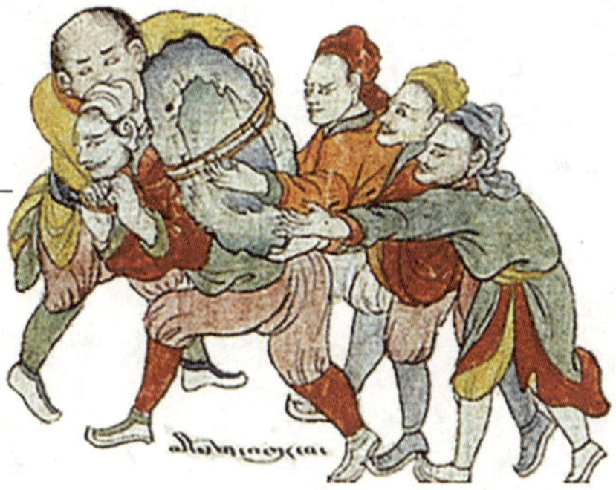

2 强负重物

强负重物会损伤腰关节、肌、骨、脉、筋等，引起肾水失症、肾伤热，症见跛足、尿涩、髋腰刺痛等。

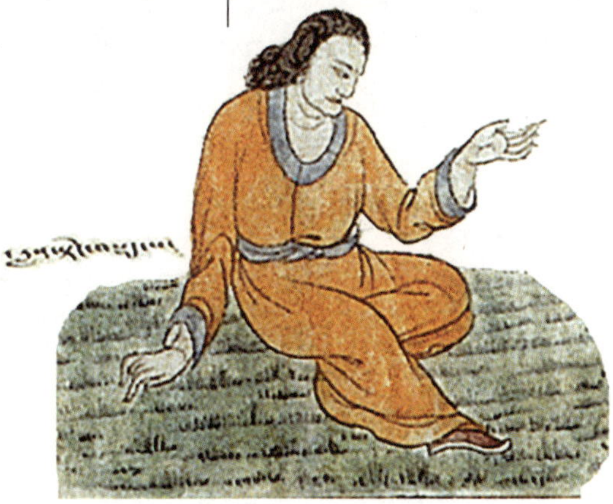

3 久居湿地

久居河边、沼泽等潮湿之地，引起肾热衰弱而引发肾风症、肾痼疾等培隆性疾病，症见关节变形、拖足跛行、髋腰刺痛、尿涩不利、白浊淋漓、骶棘肌疼痛等。

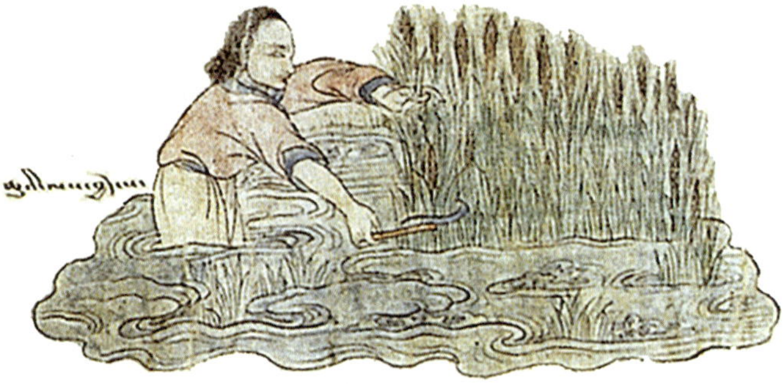

4 水中作业

割水稻、冬季涉水、游泳等水中作业过久，引起肾热衰弱而引发肾风症、肾痼疾等培根性肾病。

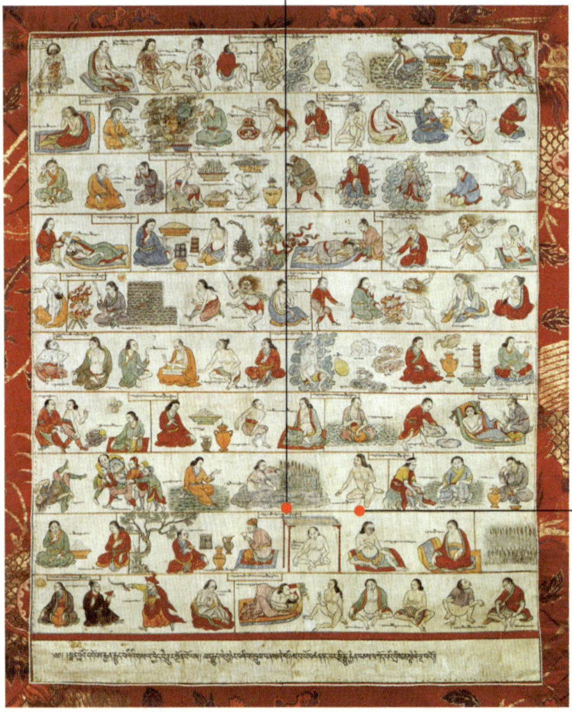

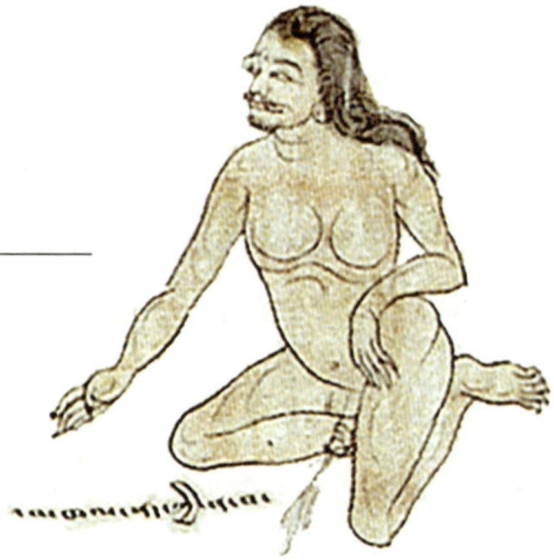

二、肾病患者

从马背跌伤、强负重物、久居湿地、水中作业等过久会引起肾风症、肾痼疾等8种肾病，症见肾腰疼痛、骶棘肌拉痛、遗精等。

第三十九章　胃病内外因

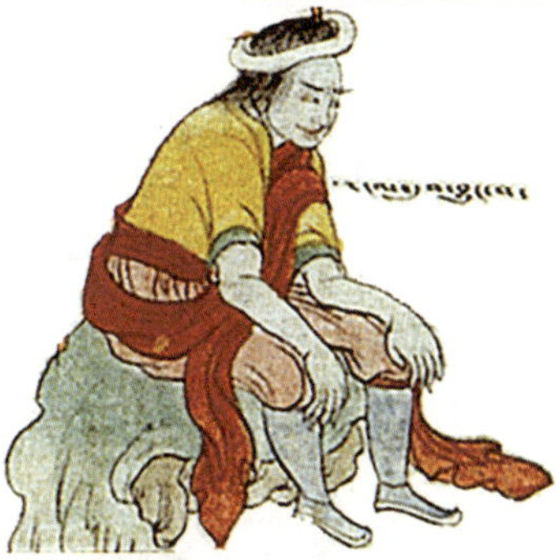

一、胃病内外因

1　劳累、悲伤

长期剧烈劳作、痛苦悲伤等原因造成身心疲惫，引起胃中三火功能紊乱，出现饮食不化、胃脘胀满、食欲不佳等。

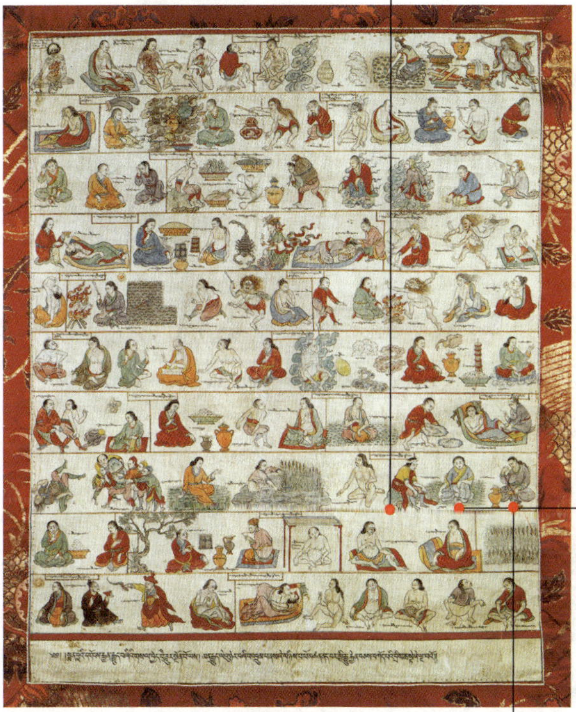

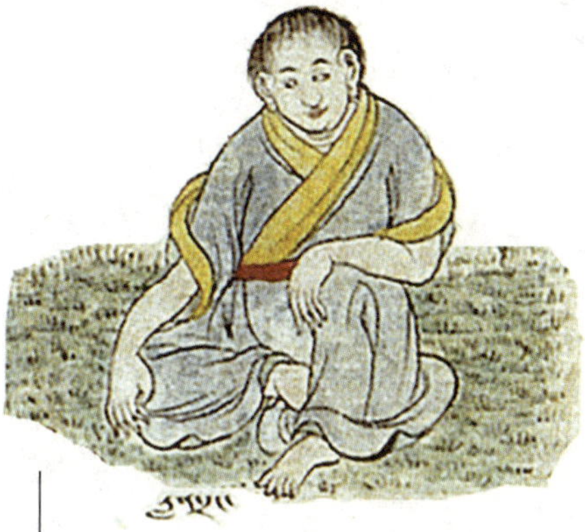

2　久处湿冷地

久居江边、沼泽等潮湿之地，或遭受寒冷，造成胃火式微和培隆寒邪偏盛，引起胃不消化症、培根铁垢症、剑突培根症等培根性胃病，症见食物不化、胃脘胀满、鸣响等。

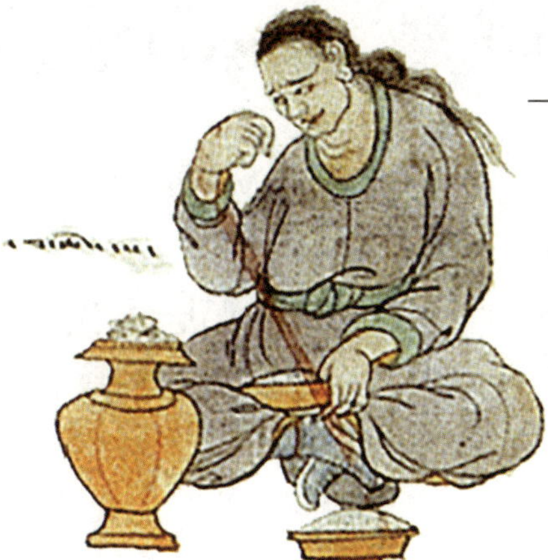

3　饮食过饱

饮食超过限量，或前食未消化又进后食，引起能糜培根和能消赤巴、伴火隆等三胃火功能衰弱，导致不消化，症见食物不化、胃部壅塞、嗳气纳呆、胃鸣下泻等。

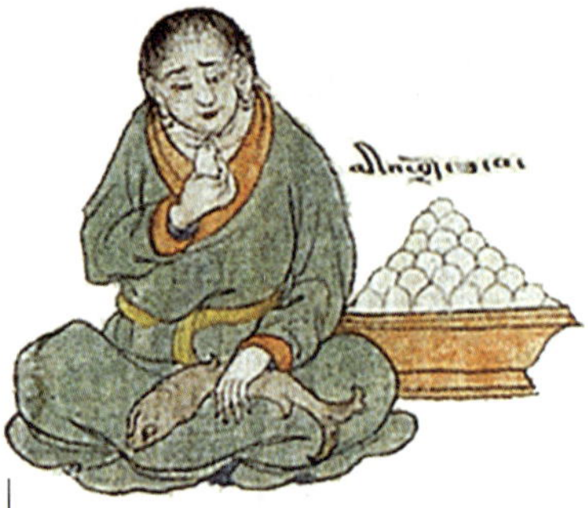

4 饮食不当

鸡蛋与鱼肉同食，豌豆菜与红糖、奶酪同食等，同时进食性质相悖的食物，这些食物与胃火相遇时，因性质不同而变成毒物，则会引起吐泻、胃肠刺痛等。

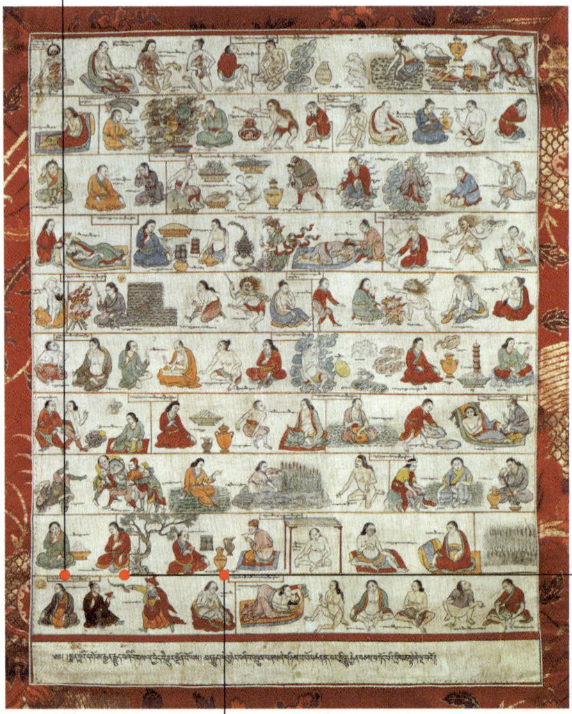

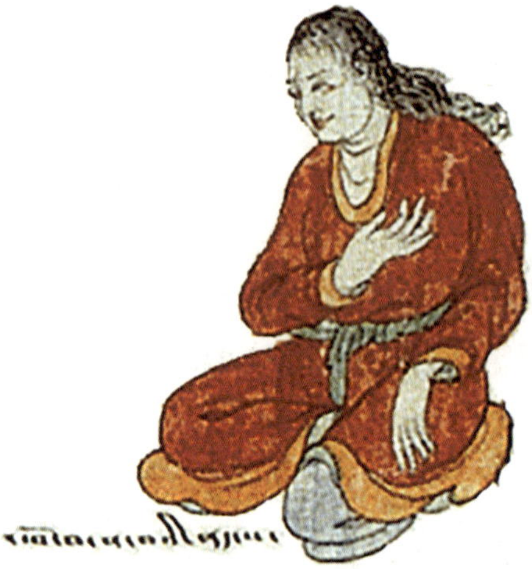

二、胃病患者

身心劳累、久居湿地、遭受寒冷、饮食不当等，引发16种胃病。症见胃脘刺痛、胃部壅塞、纳食不化、胃肠鸣响等。

第四十章　小肠病内外因

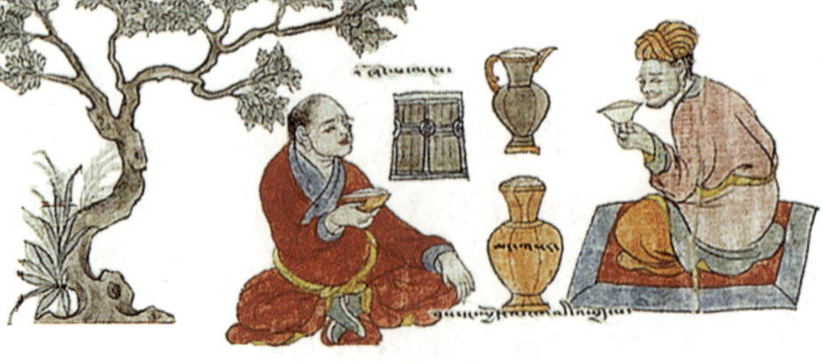

一、小肠病内外因

1 饮食起居不当

久居阴凉之地、同食未发酵奶酪与新酒等，这些性质相悖饮食在胃内与胃火相遇时变成毒物，扰乱体内和合引发小肠病。

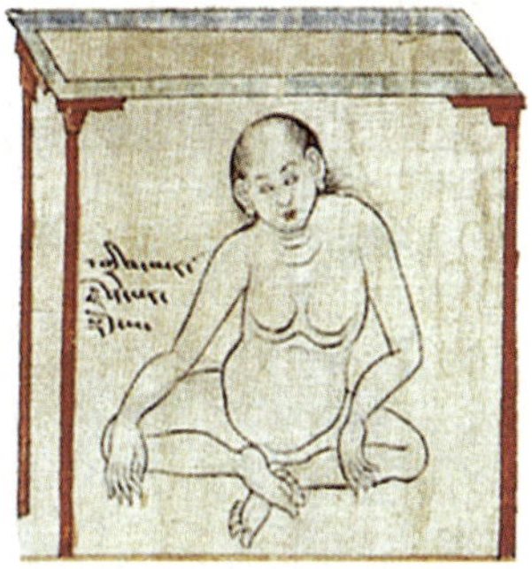

2 赤身久坐树荫

劳累之后赤身坐在树荫下受凉，导致三胃火功能紊乱而引发肠鸣、肠滞僵等培根性小肠病。

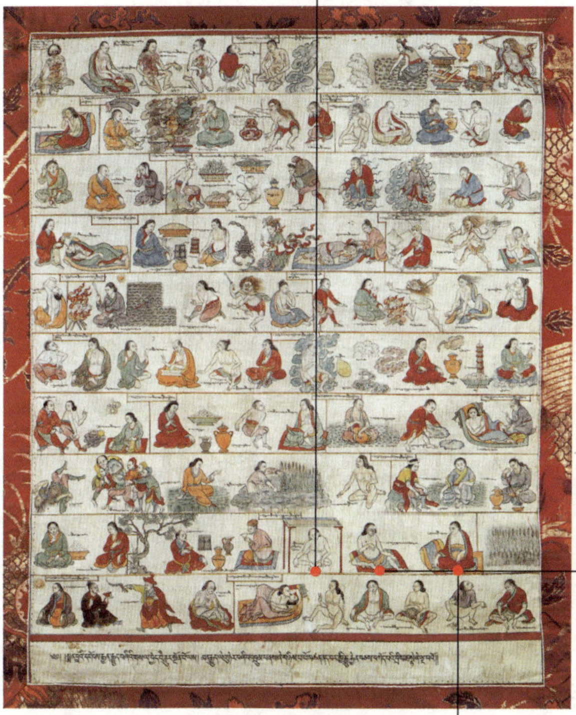

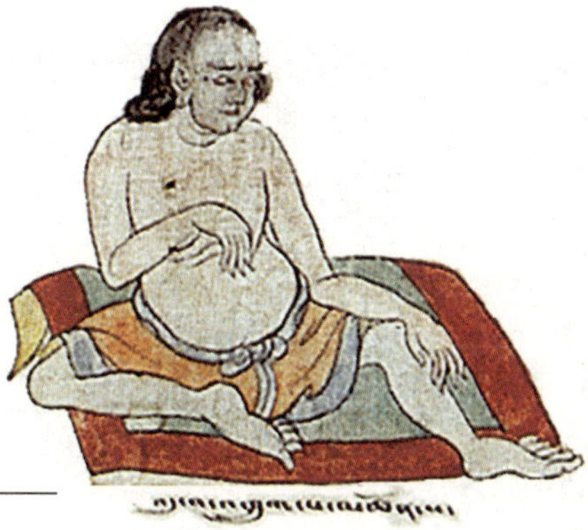

3 和合紊乱

饮食不合胃口、衣着单薄、身受寒冷、水中作业过度等，则会引起体内隆、赤巴、培根三和合发生偏盛或偏衰，导致其功能紊乱而引发小肠病。

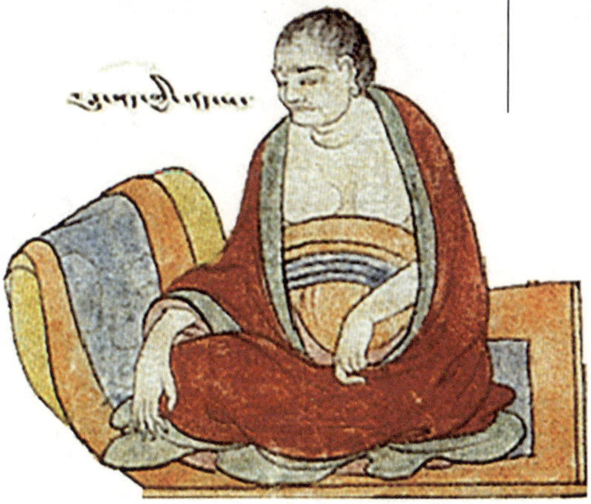

二、小肠病患者

饮食不当，起居不足、太过或相反，造成隆、赤巴、培根三和合功能紊乱而引发5种小肠病，症见胃脘疼痛、腹鸣腹泻、矢气时通时闭等。

第四十一章　大肠病内外因

一、大肠病内外因

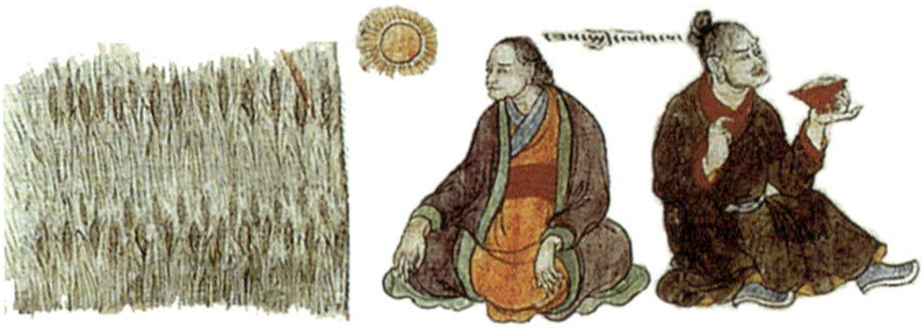

1　饮食起居不当

春、秋温热时节穿厚衣晒太阳，进食腐坏、发酸、发馊和未熟生食等，不当起居行为，导致大肠内的隆邪紊乱而引发大肠病。

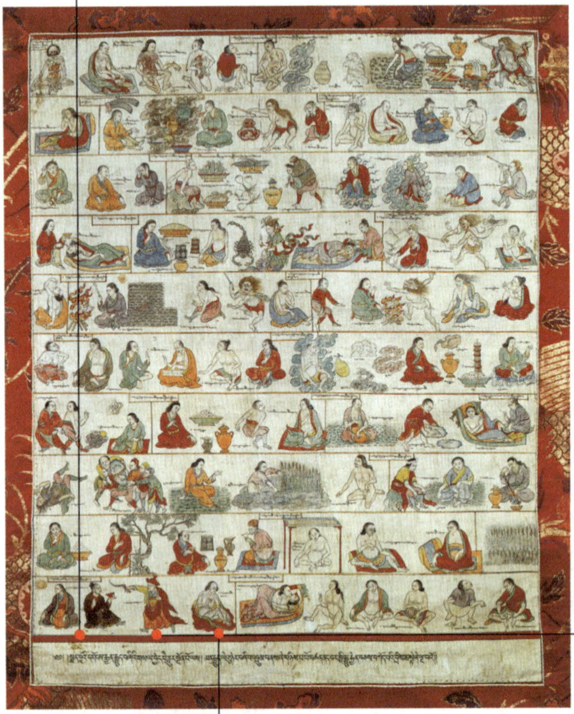

2　鬼祟

因鬼王、神、龙魔等非人作祟，致大肠内三邪紊乱而引发寒胀、寒滞、久热等各种大肠病。

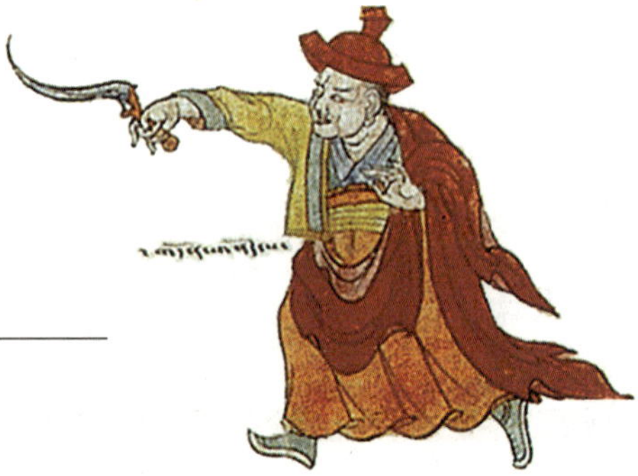

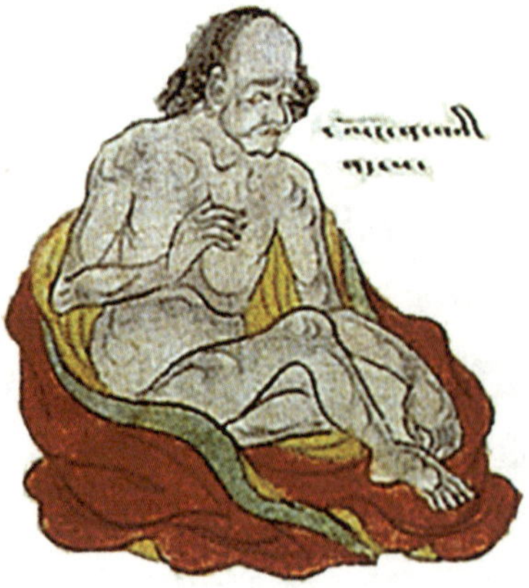

二、大肠病患者

因饮食起居不当、鬼祟等外因引起寒胀、寒滞、陈热侵入大肠发各种大肠病，症见大肠胀满、肠鸣、脐部疼痛，有时有便秘、肾腰疼痛等症状。

第四十二章 男阴病内外因

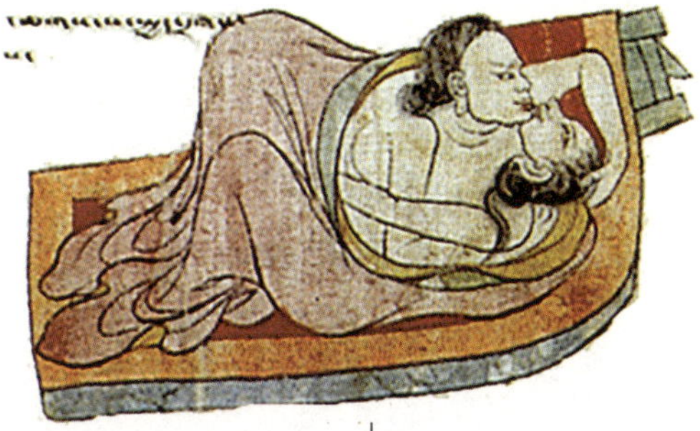

一、男阴病内外因

1 房事过度

男女交媾过度致少腹灼烧，引起三邪功能紊乱，使阴茎发生疮疹、强中不倒等症状。

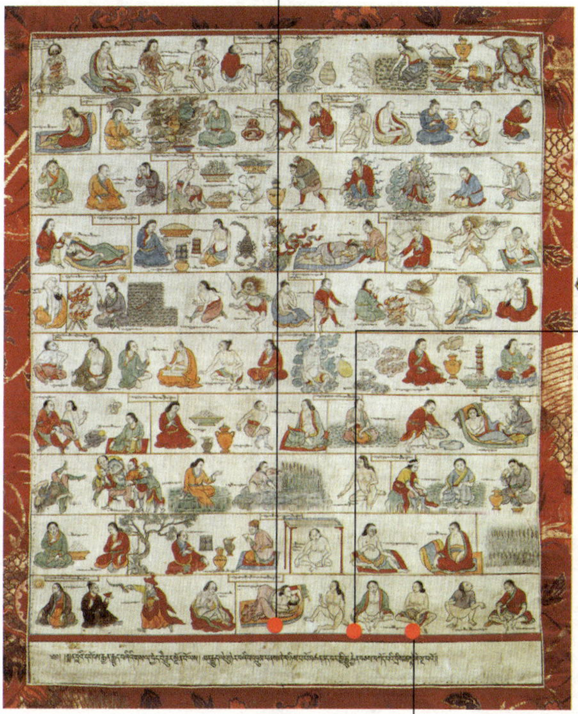

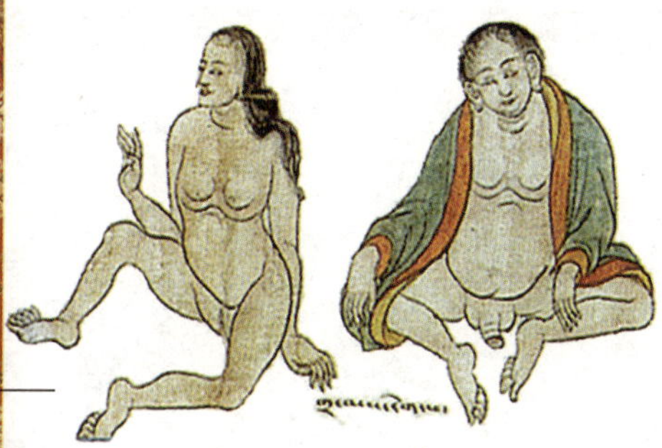

2 芒刺

不讲卫生，起居不当，芒刺进入尿道或划伤阴茎等，引起阴茎生发疮疹，内有芒刺塞满之感。

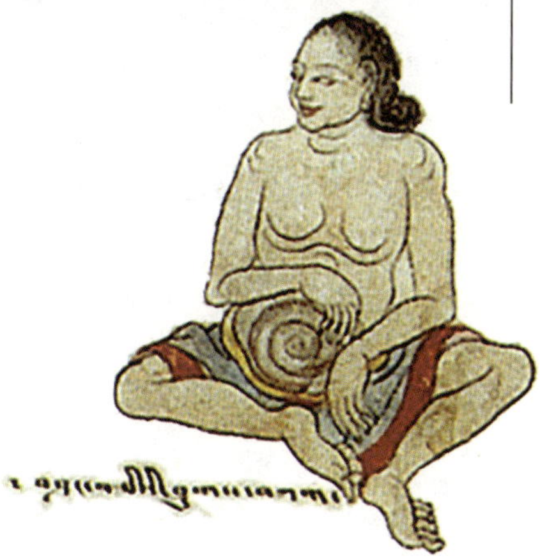

3 强忍两便

强忍大小便及精液，引起下泄隆逆返、功能紊乱，出现阴茎红肿、出血、睾丸肿胀等症状。

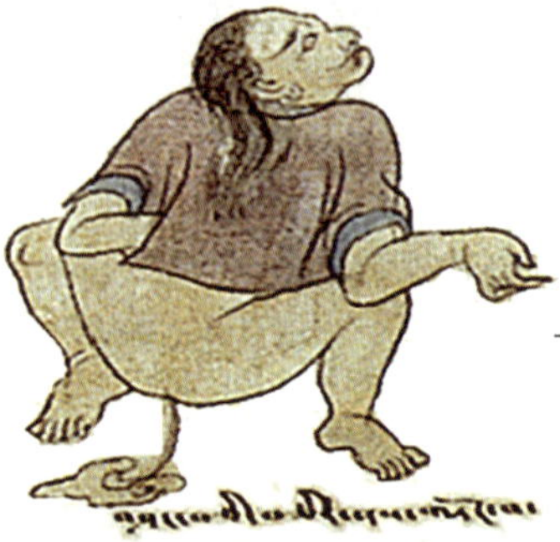

4　努责两便

无大小便却努责硬排，引起居于下体的下泄隆功能紊乱，出现阴茎不举、出血、龟裂、芒刺感、灼刺等症状。

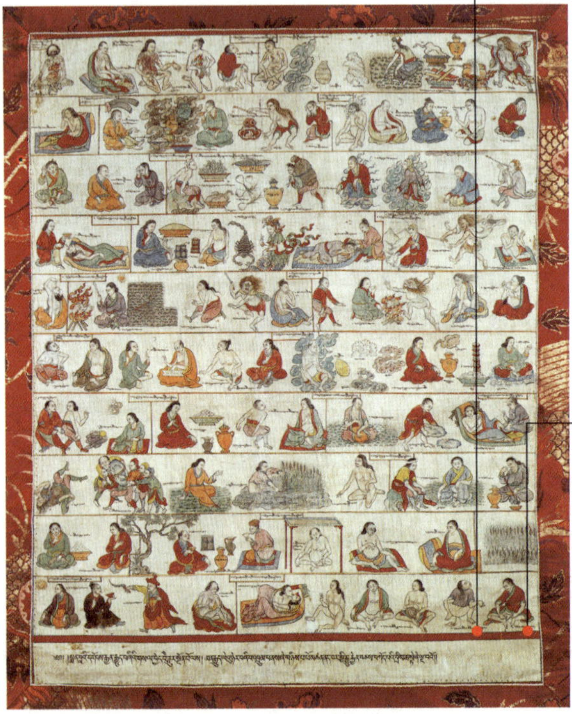

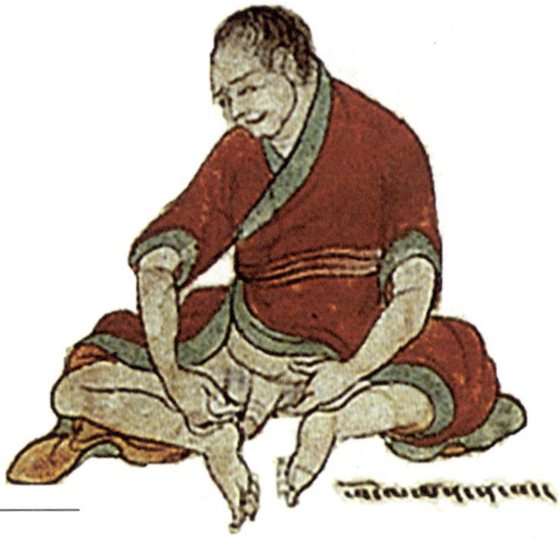

二、男阴病患者

房事过度、芒刺划伤、强忍两便和精液或努责硬排等，引起下泄隆功能紊乱而引发强中、生疹等9种男阴疾病。其中赤巴致强中症状为红肿、灼烧。

图四十六　女阴病至痔疮各病内外因

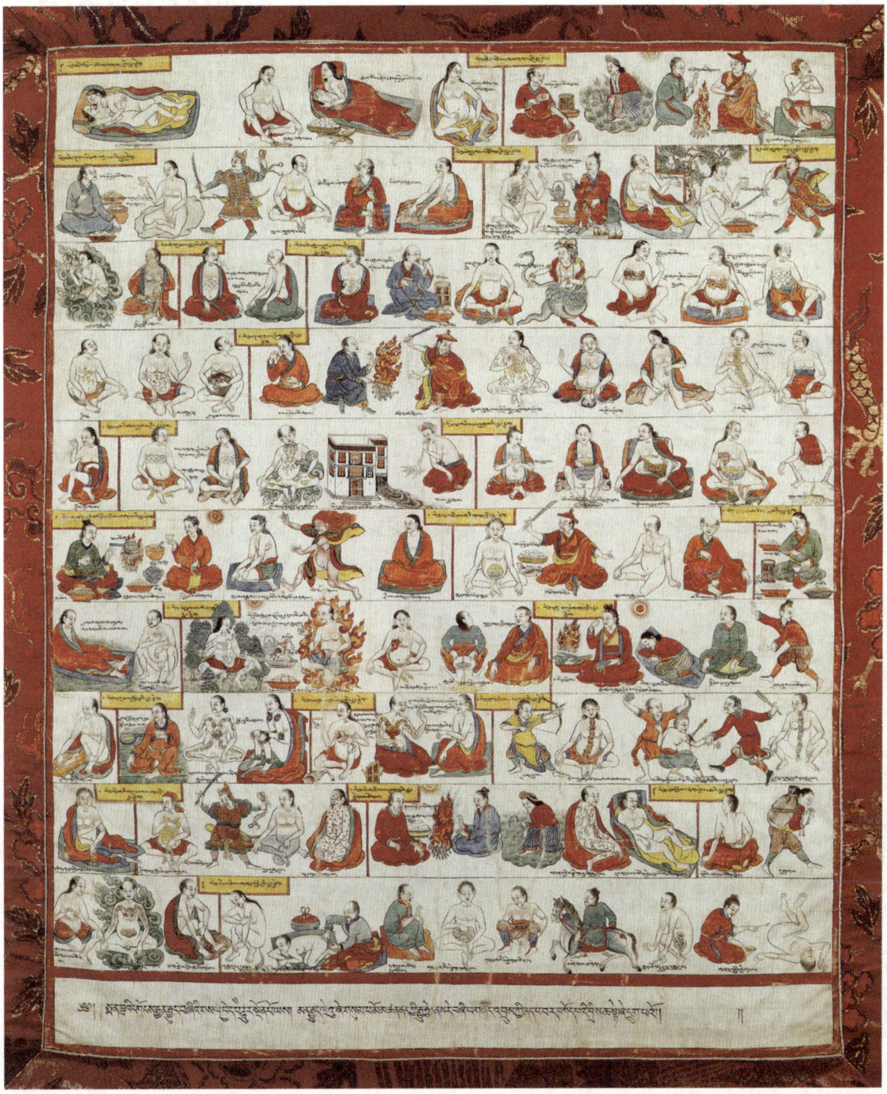

本图示女阴病病因、症状及喑哑、胃口不佳、口渴、呃逆、哮喘、腹绞痛、虫病、呕吐、腹泻、便秘、尿闭、热泻、痛痹、痹症、黄水病、白脉病、零星杂病等各病病因和症状等内容。

第四十三章　女阴病内外因

一、女阴病内外因

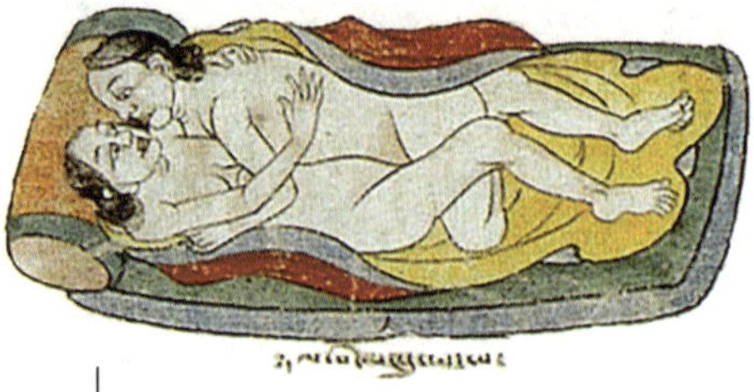

1　交媾过多

性欲旺盛，交媾过多，损伤宫颈，引起隆、赤巴、培根三邪偏盛和功能紊乱，出现经血清稀，淋漓不断，宫颈扭拧、灼痛、流脓血、瘙痒等症状。

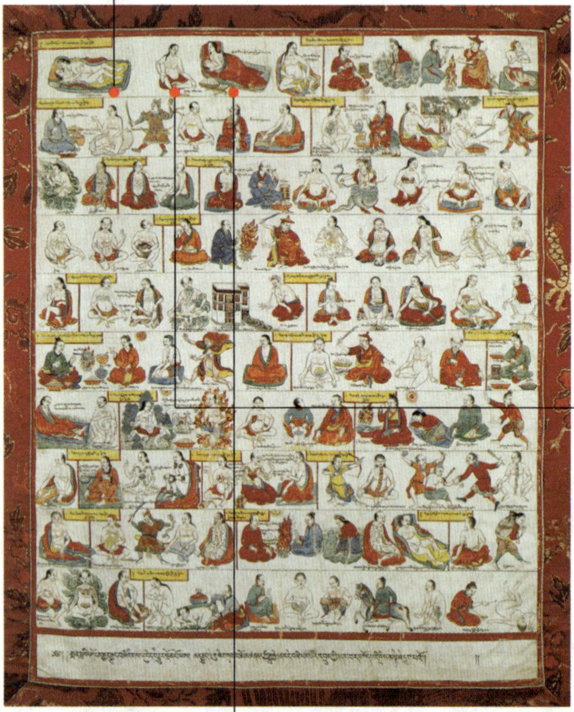

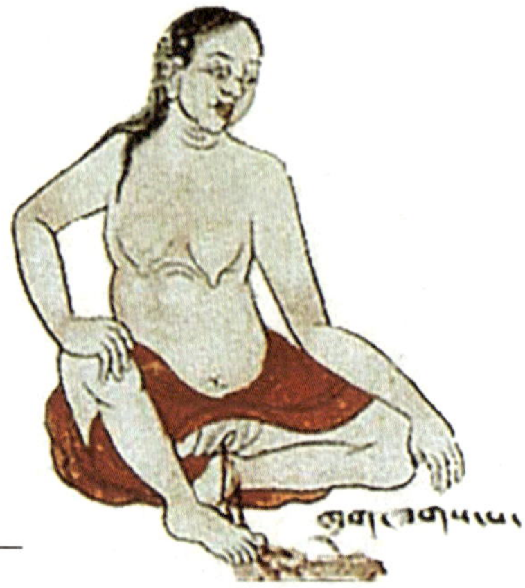

2　闯红

妇女行经时交媾，容易损伤子宫，引起热血、赤巴等功能紊乱，出现经血发黄或发青或发黑、发臭，阴道灼痛、身体发烧，甚至流脓血等情况。

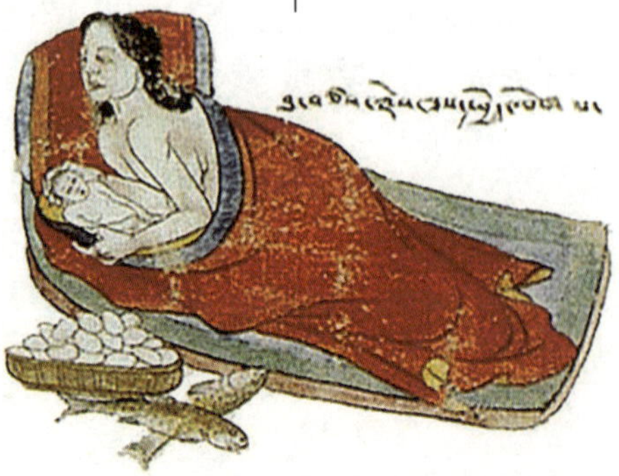

3　产后起居不当

妇女生产后立即食用鱼肉、鸡蛋等不适宜的食物，或过食腐坏、馊变食物，或剧烈劳作，或涉冷水、交媾等，则会引发各种阴道疾病。

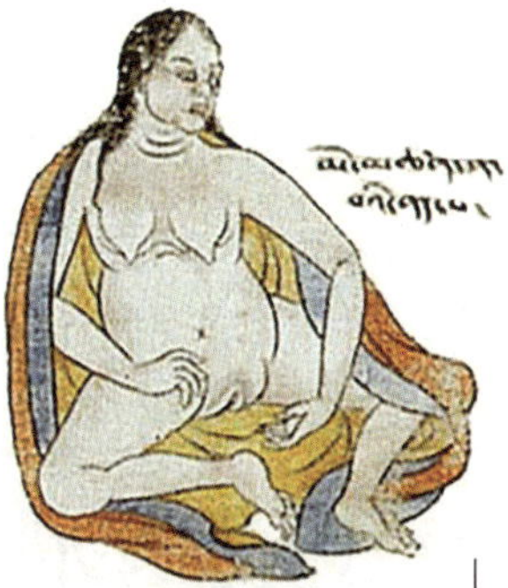

二、女阴病患者

因交媾过多、行经时性交和产后饮食起居不当等原因，引起体内隆、赤巴、培根、热血等功能紊乱，导致阴道和子宫疾病发生，出现崩漏、经血滞结、腰肾疼痛、尿频、尿道灼痛、流脓样白带等症状。

第四十四章 喑哑病内外因

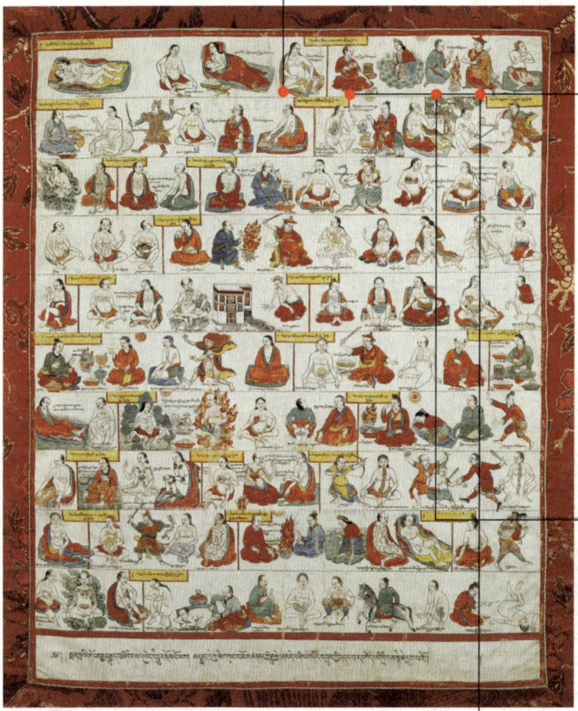

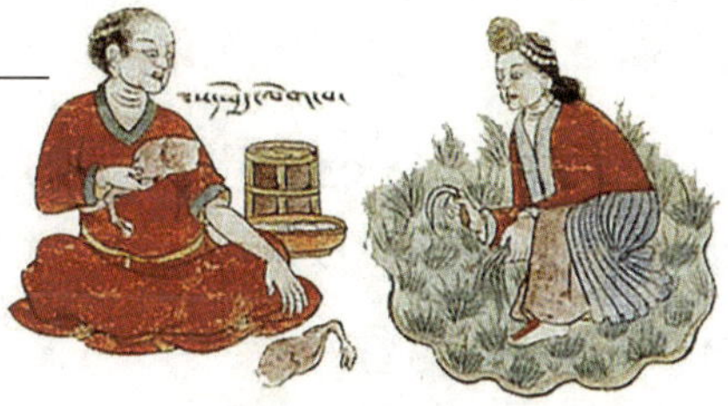

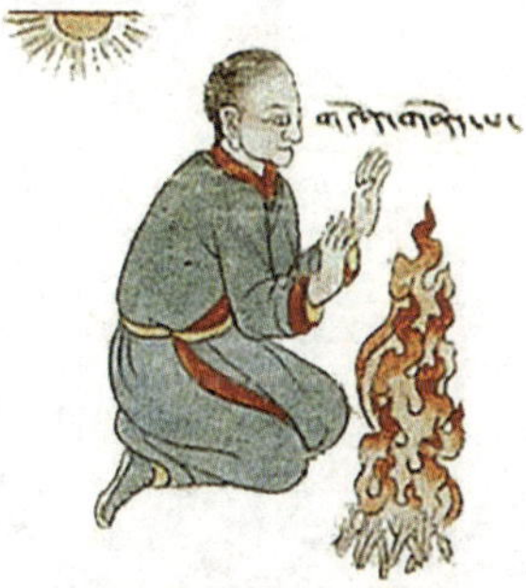

一、喑哑病内外因

1 起居不当

过食羊肉、酥油、酸酒等性热且营养的食物，或在烈日下播种、穿着棉衣棉靴烤火等起居失当行为，会引起体内隆、赤巴、培根三邪偏盛和功能紊乱，导致咽喉像感冒样炎肿而引发喑哑病。

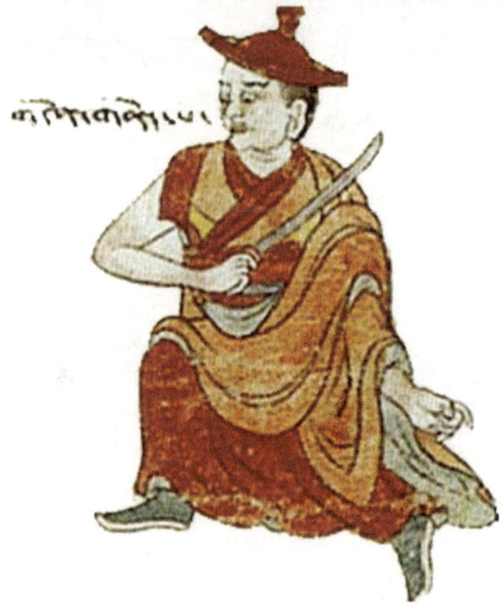

2 鬼祟

魔、鬼王等依附人体作害，引起体内隆、赤巴、培根三邪和血热等功能紊乱，导致声音哑涩不亮。

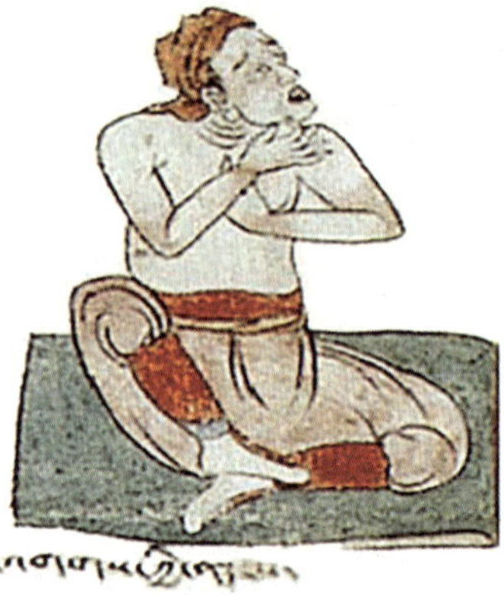

二、喑哑患者

过用性热营养饮食和在烈日下烤火、剧烈劳作等起居不当行为，或鬼魔作祟，引起和合功能紊乱，可引发喑哑病，症见咽喉炎肿、声音嘶哑、发音时抑时扬等。

第四十五章　胃口不佳病内外因

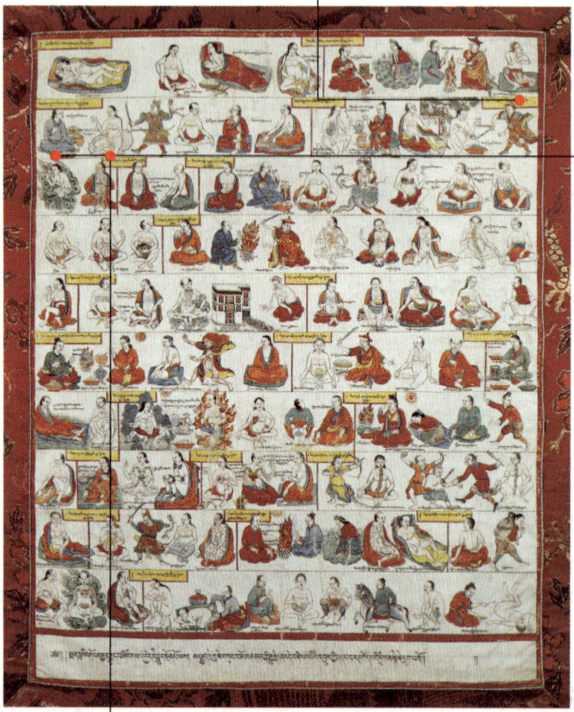

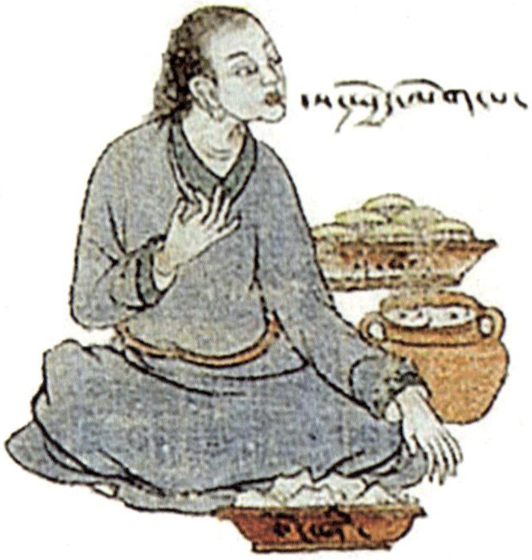

一、胃口不佳病内外因

1　饮食不当

食用寒水石后又食蘑菇、荞麦面或麦面饼子，或非进食时间过食不合口胃、不习惯的饮食，使食物变成毒物或胃火衰弱导致不思饮食，胃口不佳。

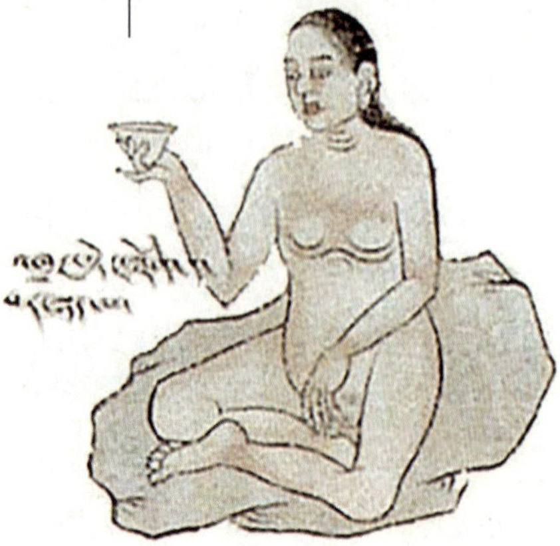

2　起居不当

赤身久坐雪山边、冰上、水边等非常寒冷的地方，导致体热和胃火消衰，引起不消化，不思饮食。

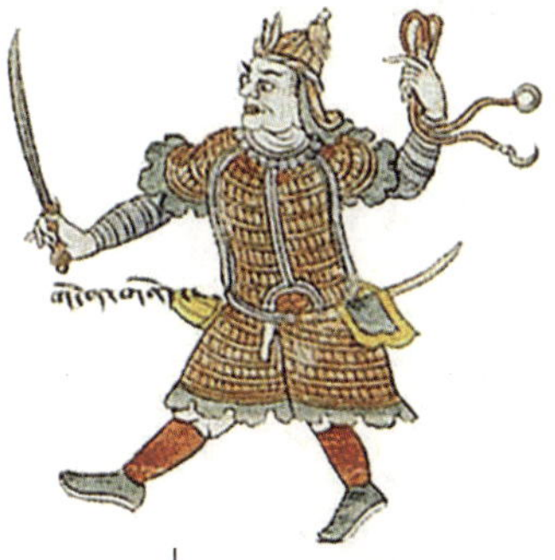

3 鬼祟

天神、龙魔等非人作害，扰乱三和合平衡而发病，病邪陷入舌头、心脏，出现心神不宁，昏聩糊涂，发怒骂人，坐立不安，不思饮食等症状。

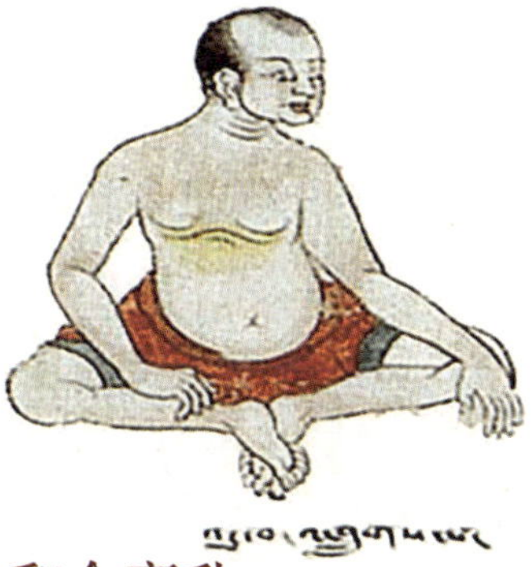

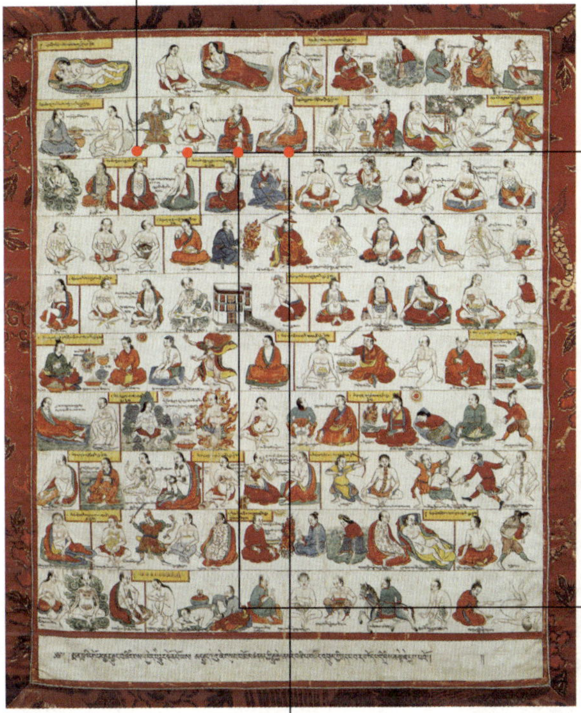

4 和合紊乱

过食不合口胃或不习惯的饮食，或赤身久坐冰上，或神龙妖魔作祟等外因，引起体内隆、赤巴、培根三和合功能紊乱，导致不思饮食。

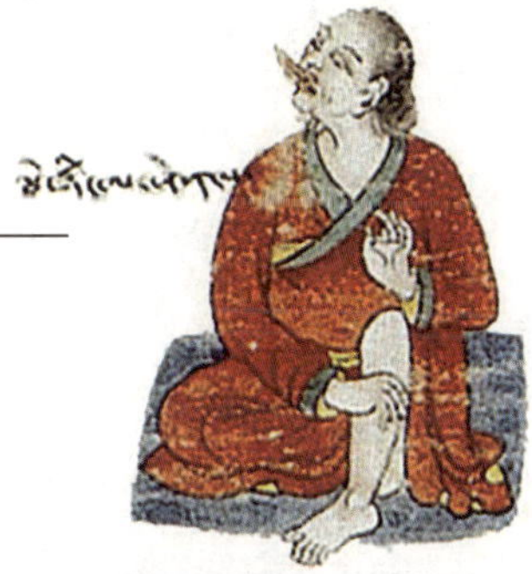

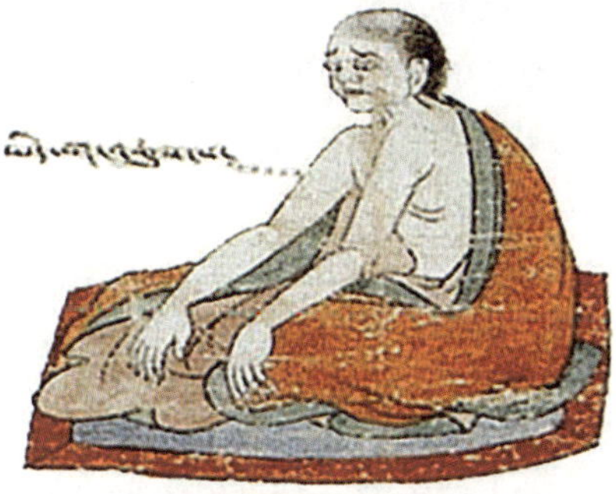

5 病邪陷入舌头、心脏

过食不合胃口的食物，或赤身久坐冰上，或突然遭到鬼魔侵害等外因，引起体内和合功能紊乱，病邪陷入舌头和心脏，导致不思饮食。

二、胃口不佳病患者

饮食起居不当或鬼魔作祟等外因，引起体内和合功能紊乱，病邪陷入舌头、心脏而引发胃口不佳，症见隆所致者无食欲，口涩；赤巴所致者口苦；培根所致者口甘；聚合所致者食不甘味。

第四十六章　口渴病内外因

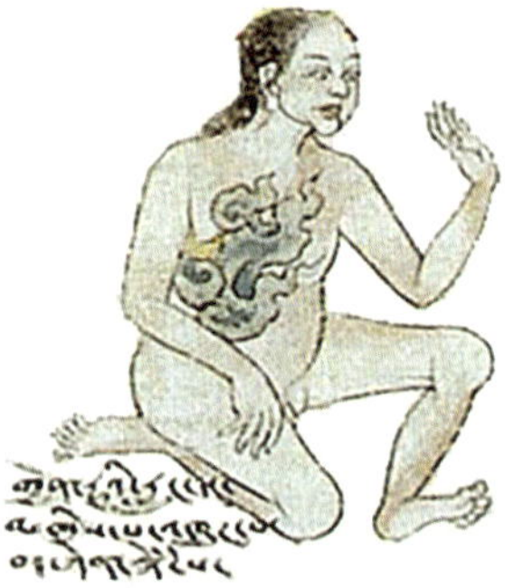

一、口渴病内外因

1　上行隆和赤巴功能紊乱导致培根干涸

口渴病发于胸部，是由于运行于鼻、舌、喉部的上行隆功能及赤巴的锐、热两特性功能发生紊乱，引起培根湿润干涸而引发口渴病。

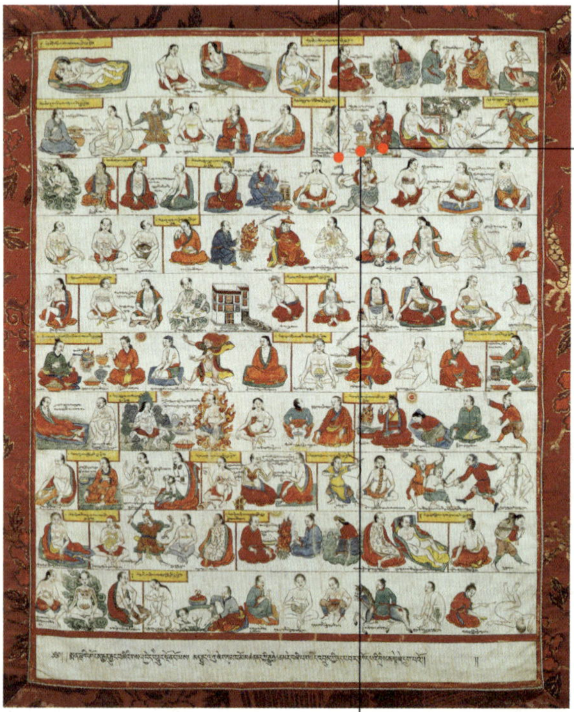

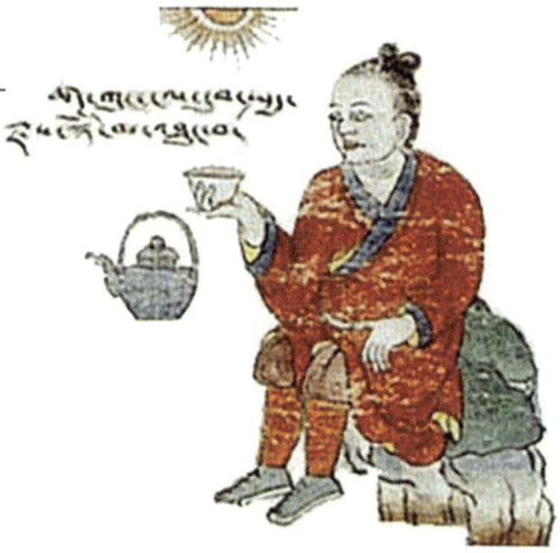

2　正午劳累后不喝水

在中午炎热时强负重物、强挖硬地、进行竞技比赛等剧烈劳作之后不喝水解渴，则可引起体火增高，属土水元的培根干涸而引发口渴病。

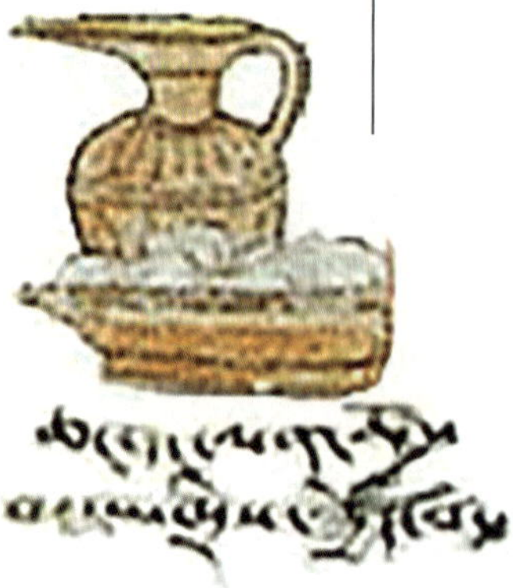

3　酒、盐过度导致培赤偏盛

酸酒性热，功能锐、热；各种盐味咸，消化后性热。若食之过度会引起体火升高，属土水元的培根干涸而引发口渴病。

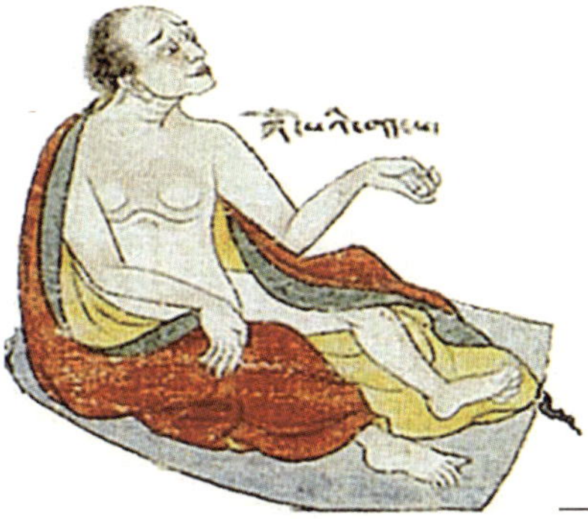

二、口渴病患者

过度饮酒、食盐，失水后不喝水等外因，引起口渴病发生，症见口、舌、咽等干燥，不想进食，舌瘫喑哑，口干欲饮等。

第四十七章 呃逆病内外因

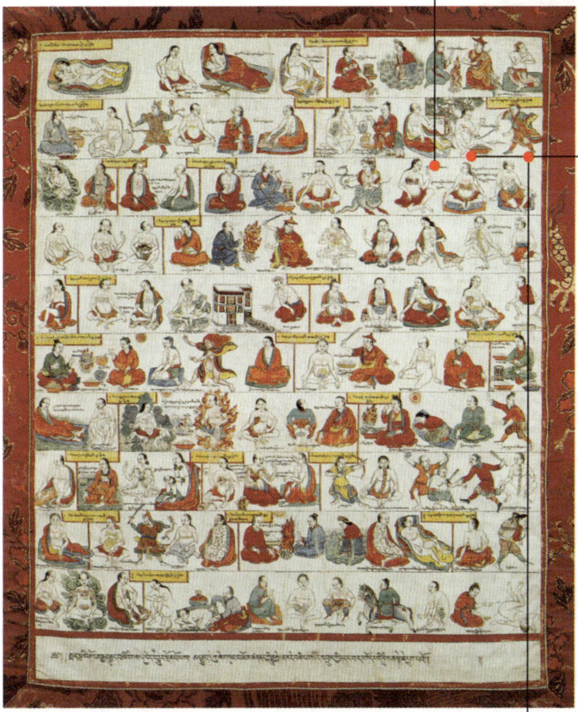

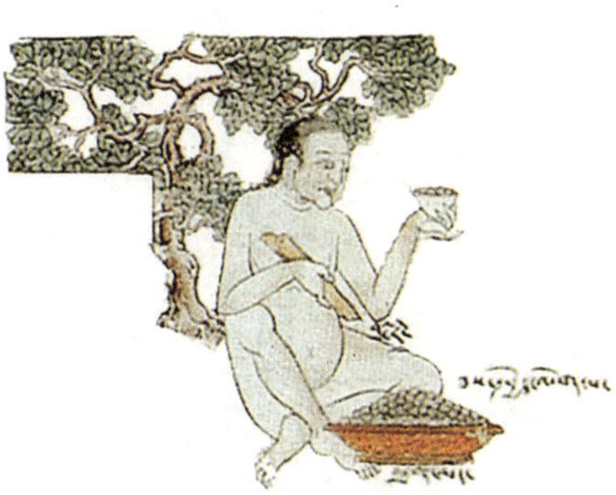

一、呃逆病内外因

1 饮食起居不当

同食豌豆菜、红糖与奶酪等食性相悖的食物，赤身久居阴凉受冷等不当的饮食起居，扰乱隆邪偏盛堵塞胸中上行隆通道而引发呃逆病。

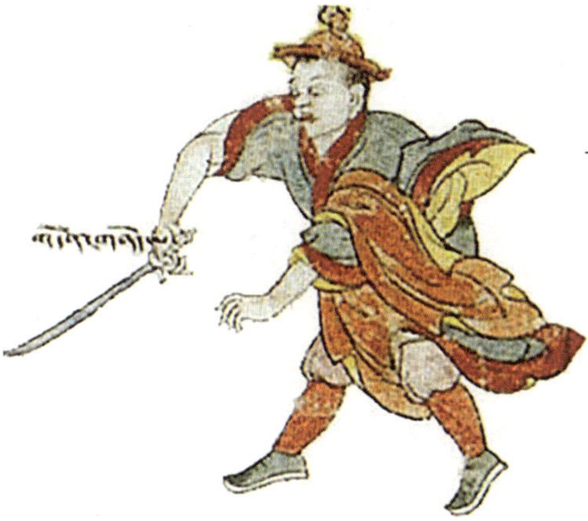

2 鬼魔作祟

龙魔、游神等非人鬼魔作害，引起原本平衡的隆偏盛和隆之六特性功能紊乱，堵塞上行隆通道而引发食物呃逆和零星呃逆等呃逆病。

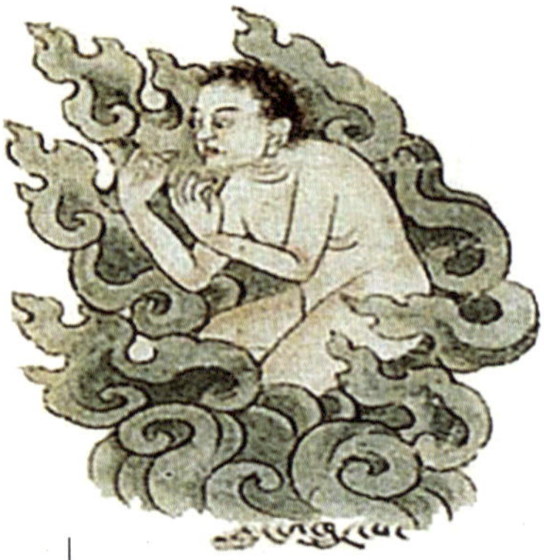

3　隆紊乱

同食性质相反的食物、赤身久居阴凉之地使身体受寒、鬼魔作祟等外因，扰乱具有六特性的隆功能紊乱而引发呃逆病。若老年人和体质衰弱者得此病则病情更重。

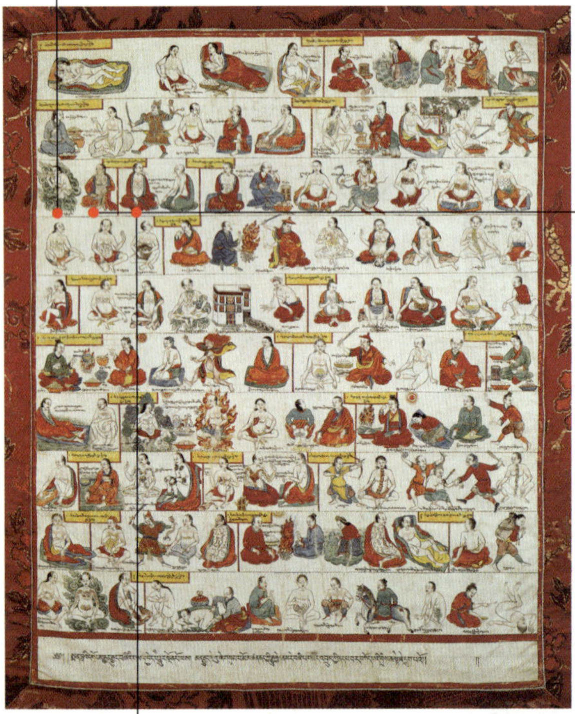

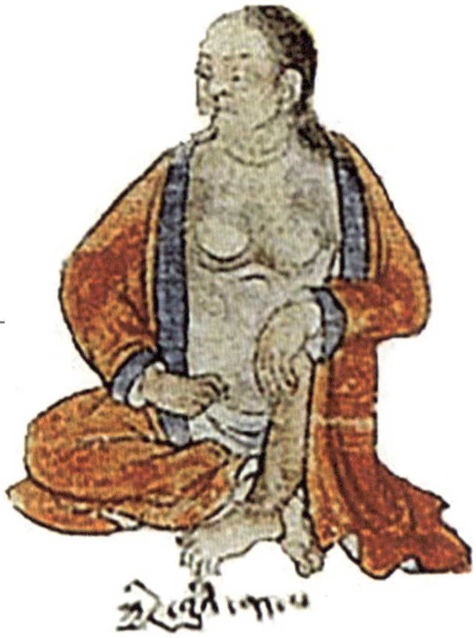

二、呃逆病患者

饮食起居不足、太过、相反，或鬼魔作祟等，可引起隆功能紊乱堵塞上行隆通道而引发呃逆病，严重呃逆的症状为呃逆不止，连发且猛烈，双目直视，不能言语等。

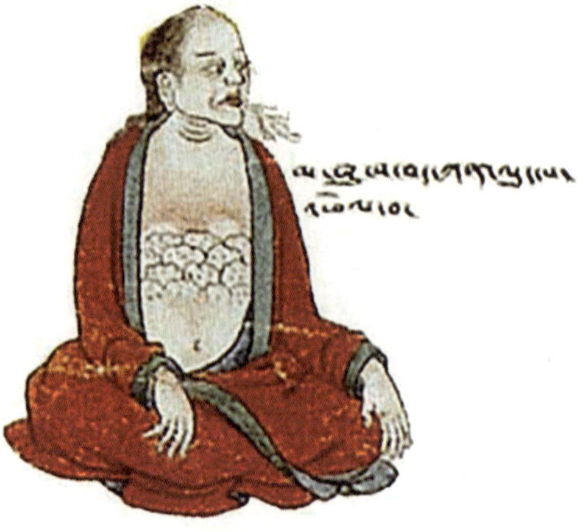

第四十八章　哮喘病内外因

一、哮喘病内外因

饮食不能被三胃火消化，引起黏性津液偏盛堵塞营养通道，或痰涎偏盛堵塞气息通道，导致哮喘病发生。

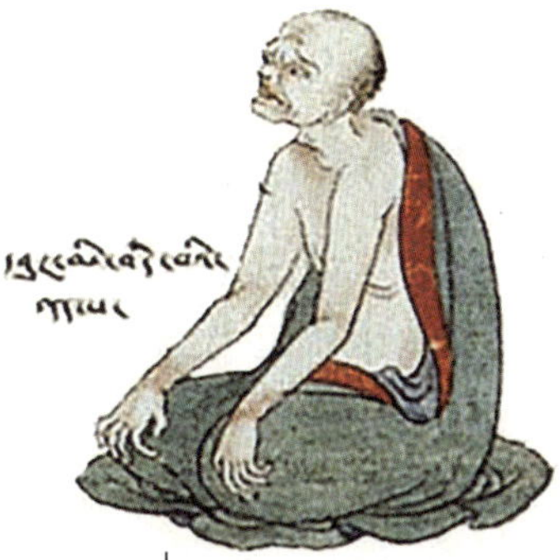

二、哮喘病患者

体内黏性津液偏盛，堵塞营养通道，或突然气管中痰涎过多，堵塞气息通道而引发哮喘病。症见哮喘、胸口和胁肋鼓气样胀满、腹胀、气粗、呼气困难或气息内藏。

第四十九章　腹绞痛内外因

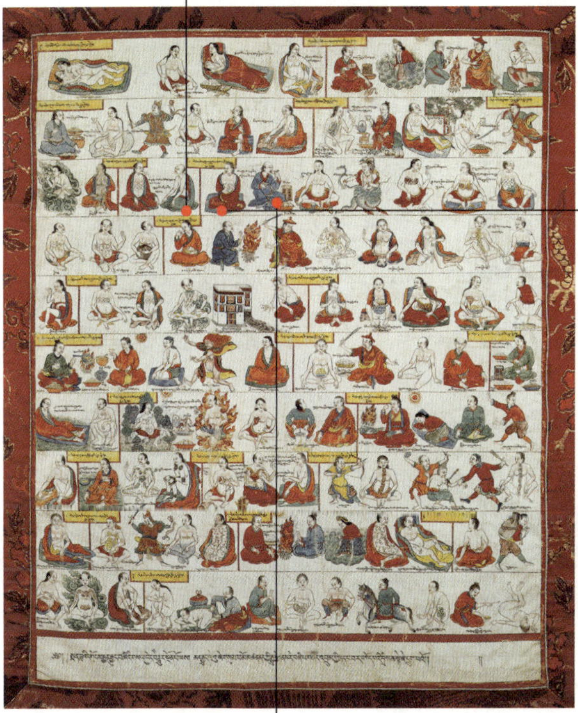

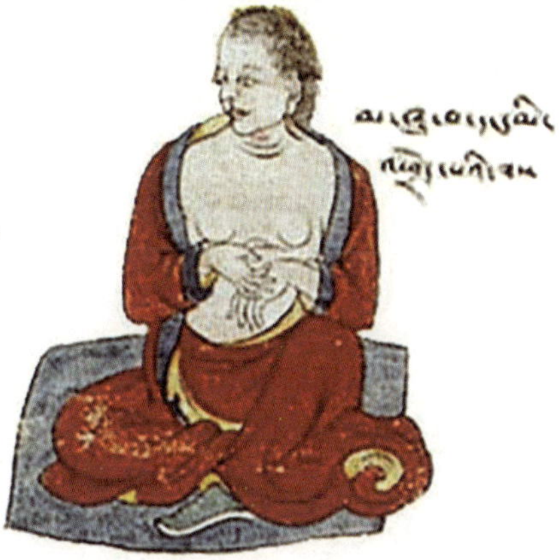

一、腹绞痛内外因

1　消化不良

三胃火功能衰弱，未能将食物糜碎、腐烂、分解清浊而塞满胃中，导致胃脘胀满、上吐或下泻、腐气上壅、疼痛难忍等。

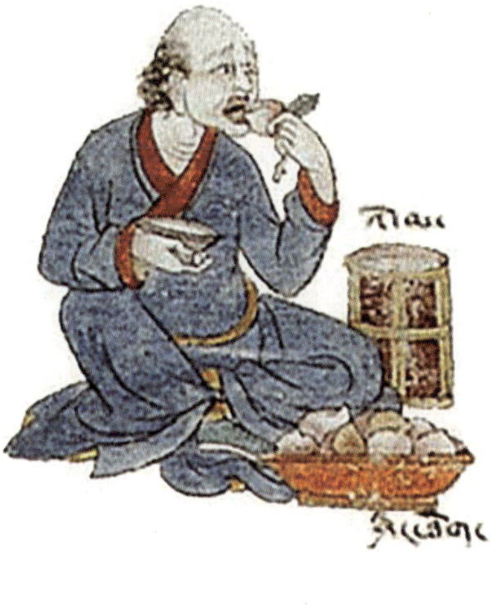

2　饮食不当

杏子、柏子仁、苹果、尼泊尔石榴、余甘子等大部分水果与奶子同食会中毒，袭扰腹虫，引发急腹痛，出现嗳腐频发、呕吐、食后即痛（剑突、脐下和脐左右疼痛尤重）等症状。

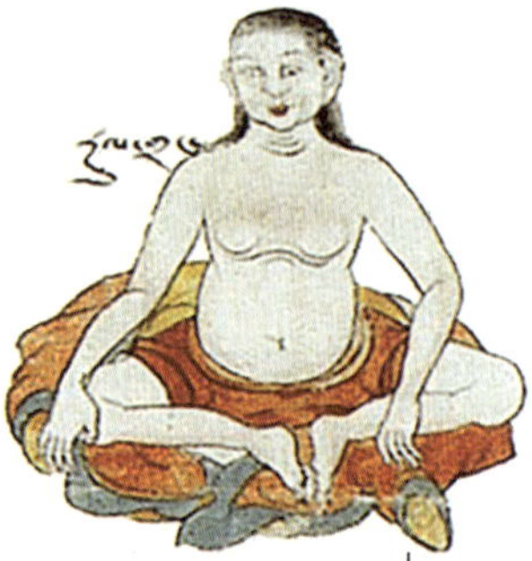

3 汗后受寒

负荷重物、蹦跳长跑、攀登石崖等剧烈活动后大量出汗，汗后脱衣或喝冷水等使身体突然受寒，袭扰腹虫蠕动而引发腹绞痛。

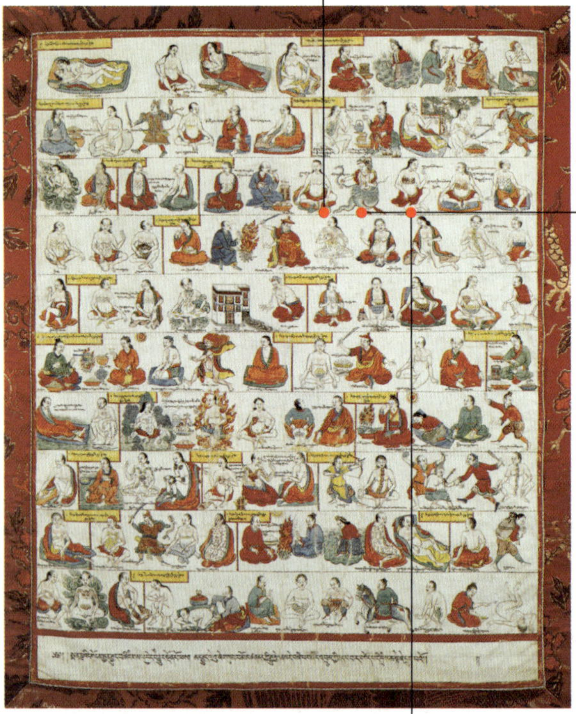

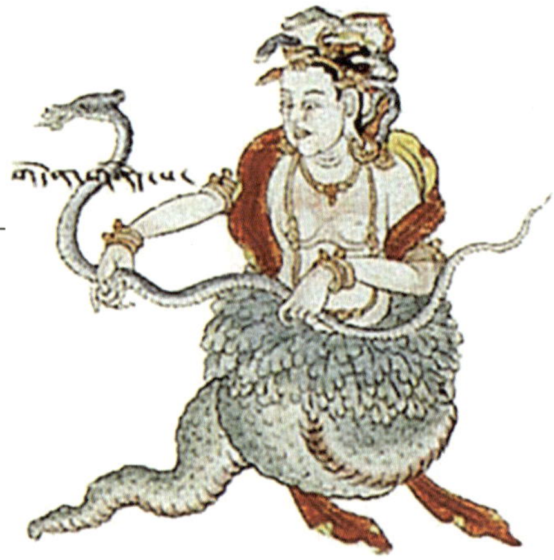

4 鬼魔作祟

龙魔、游神等鬼魔作祟，扰怒疠虫而引发腹急痛，出现腹胀鸣、肝刺痛、脐左右疼痛等症状。

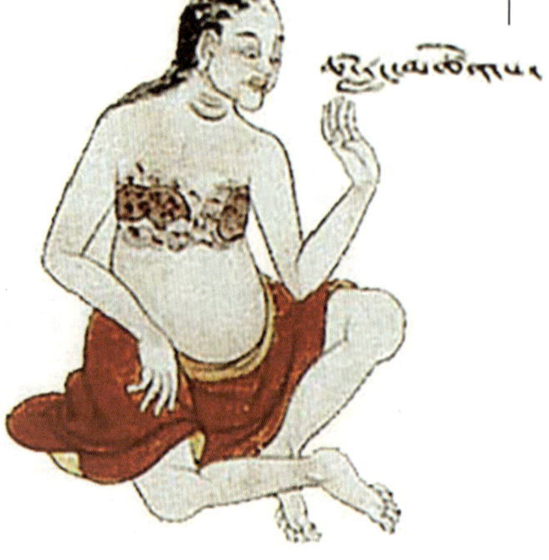

5 热致腹绞痛

肝血、脾血受冷，血热、胆汁窜入胃肠；长时间晒太阳、烤火，或过食性热营养品等，引起腹绞痛，症见吐血、泻血或胆汁，受寒后疼痛和嗳腐加重，后背与胸膈膜交替疼痛、灼烧。

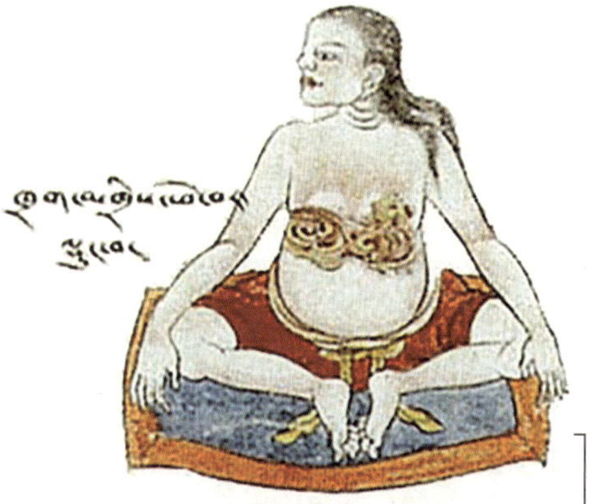

6 血、胆汁窜于胃

热致腹绞痛是血和胆汁超过常量，功能紊乱，落入胃和大肠中发生的。血降于胃肠，受冷后疼痛加剧，嗳腐，恶心欲吐，后背和肝区膈膜交替疼痛；胆汁降于胃肠，则出现口干、口渴、口苦，吐胆汁，刺痛和嗳气等症状。

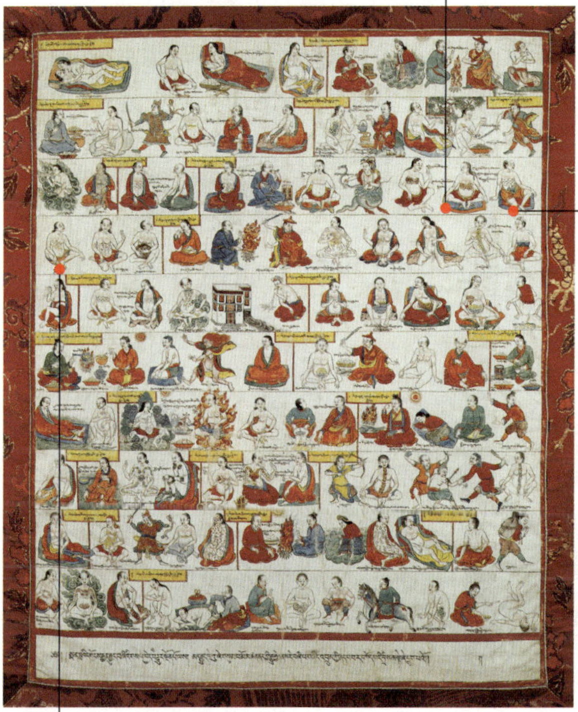

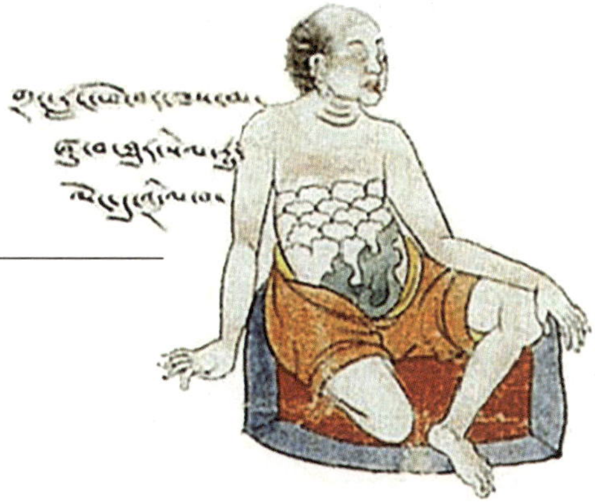

7 寒致腹绞痛

是指未消化食物落于胃，大小肠内下泄隆卷结，大肠中“木布”（紫色培根邪）混杂及寒冷饮食起居等原因引发的腹绞痛。症状为胃不间断疼痛，食物不化，呕吐培根黏液。大肠中“木布”混杂者，饱食后或夜间特别疼痛，饥饿时或白天疼痛较轻等。

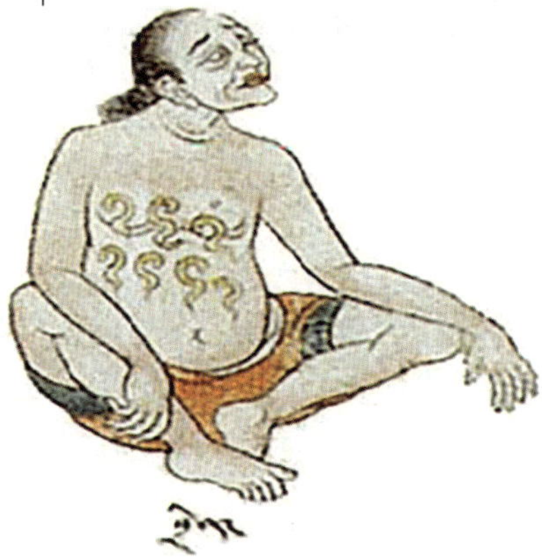

8 虫致腹绞痛

是指胃与大肠内虫打结。饮用奶酪、生乳等白色饮料，食用白糖、红糖、蜂蜜等甜食，身体受寒后虫被侵扰而引发腹绞痛，症见腹中有虫子卷团感，灼痛欲穿，疼痛阵发，痛不可忍，身体蜷缩等。

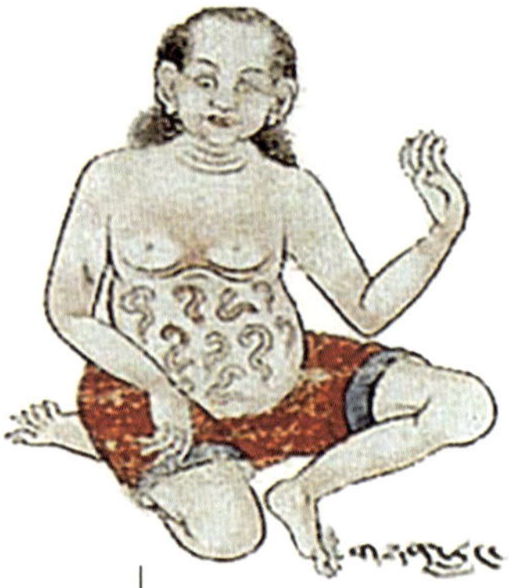

9　疫致腹绞痛

瘟疠降于胃、肠而引发腹绞痛，症见胃与小肠剧痛如刀割，胃似扭拧样疼痛，四鱼肌干瘪，汗毛倒立，脉扭拧，耳软后贴，睫毛下垂，便秘等。

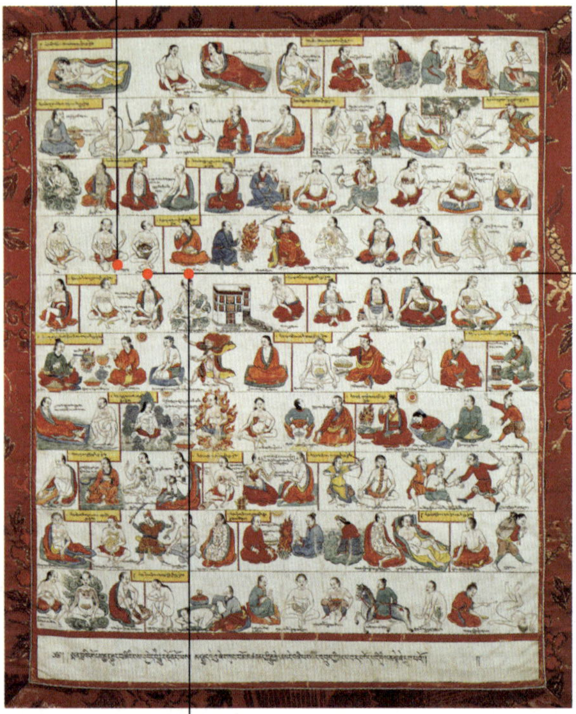

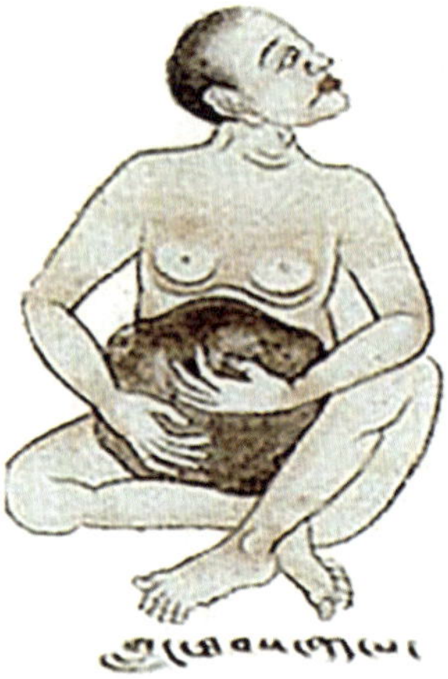

二、腹绞痛患者

进不易消化和不合胃口的食物、汗后受寒等外因，扰怒腹内虫子，或鬼魔作祟而引发牛呻吟般腹绞痛。症见肝、胃、大肠等部位突然剧烈疼痛，痛不可忍等。

第五十章　虫病内外因

一、虫病内外因

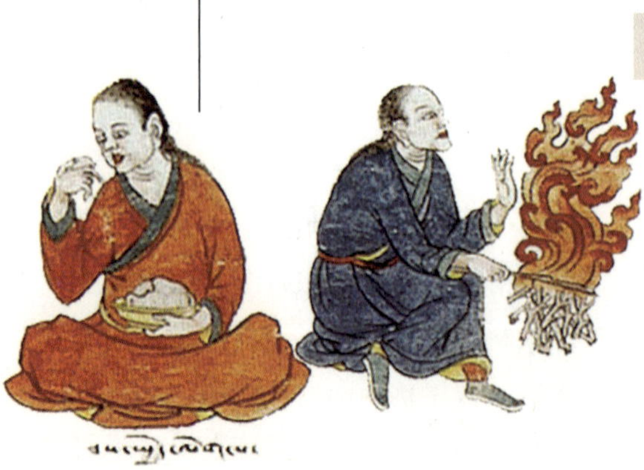

1　饮食起居不当

饮食用未发酵的奶酪、生乳等白色饮料，食用白糖等甜食及藜菜等生菜，久居湿地，烈日下烤火等不当饮食起居，扰乱体内三和合平衡而引发虫病。

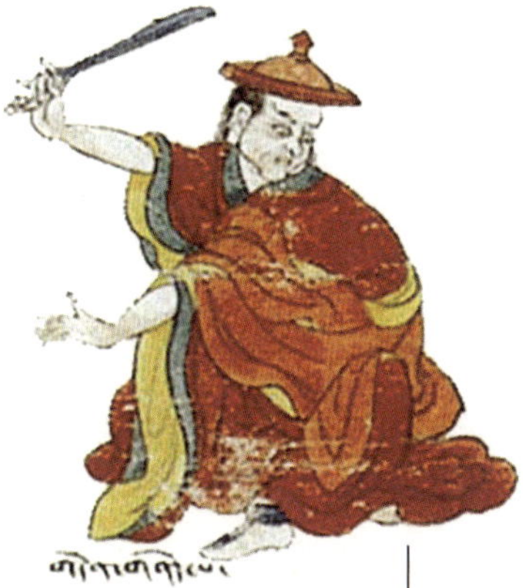

2 鬼魔作祟

神、龙、魔、游神等作祟，扰乱体内隆、赤巴、培根三和合平衡，引起体内隆虫、赤巴虫和培根虫等虫病发生。

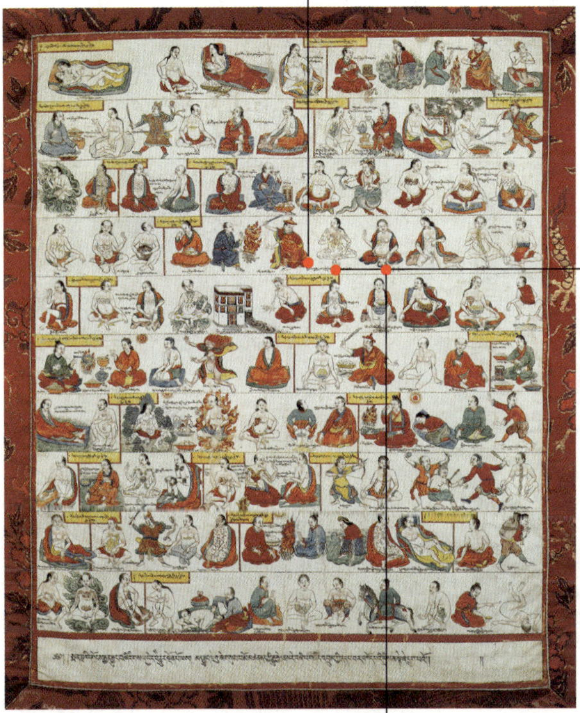

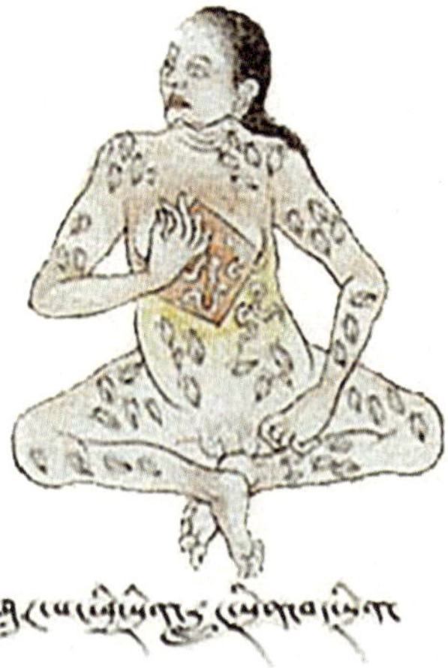

3 和合紊乱

饮食起居不当、鬼魔作祟等外因，扰乱体内隆、赤巴、培根三和合平衡，侵扰虱、虮和大肠中的杆状隆虫、胃中球状培根虫等而引发虫病。

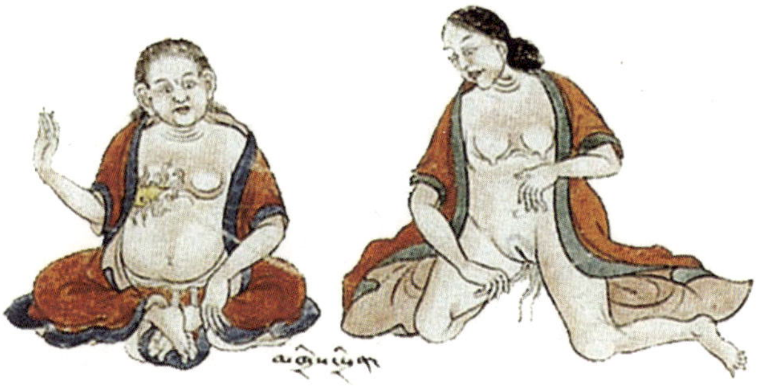

4 赤巴虫

赤巴虫状似鹿毛或针尖，主要居于牙齿、眼睛、皮肤、肛口、阴道。食用白色乳制品和糖类、身体受寒等外因而引发虫病。症见疼痛时重时轻，无故生气，发痒等。

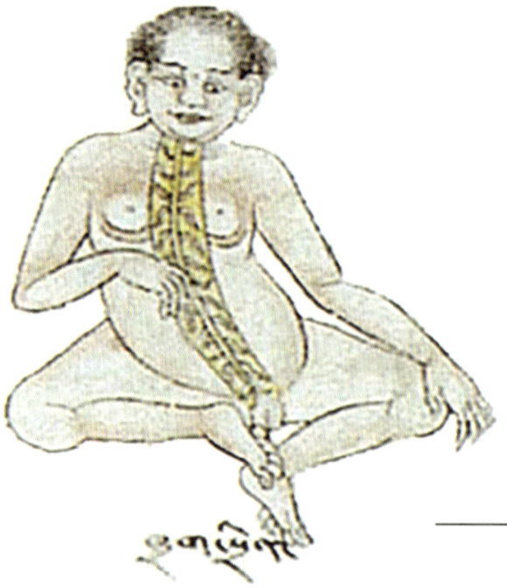

5 血虫

血虫无手足，球形，色红，主要居于血液中，窜行于全身脉管，若饮食起居不当或受到鬼邪作祟等外因侵扰，引起血虫变异。血虫是所有疠病的病因，也是麻风病的病因，黑、白两“亚马”脑虫也由它滋生。

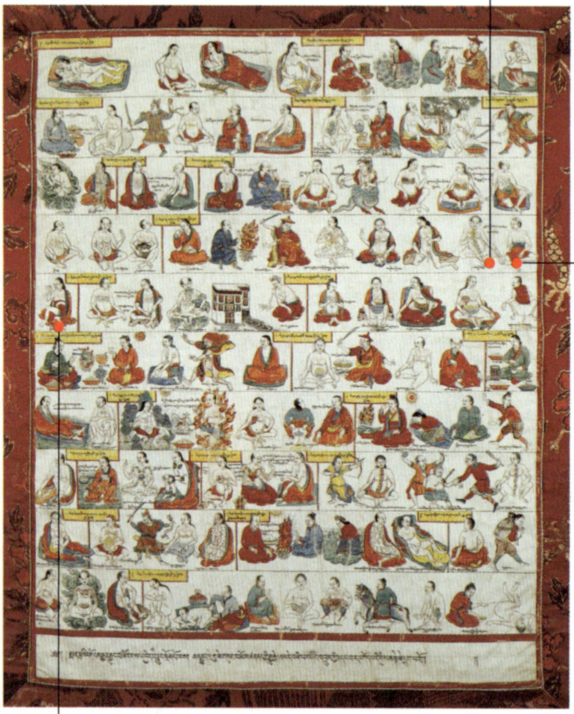

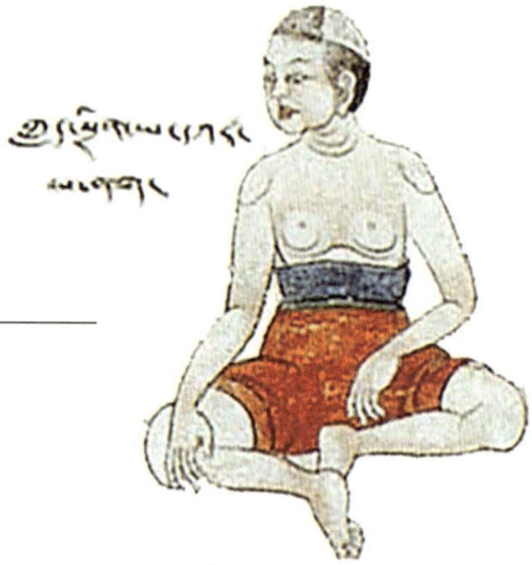

6 黑、白“亚马”脑虫

黑、白“亚马”脑虫由血虫引发，血虫主要侵入大脑，根据寒热性质、病势轻重分为黑、白2种。性热病势严重者为黑“亚马”虫；性寒病势弱者为白“亚马”虫，但无论哪种皆产生放射性或弥漫性疼痛。

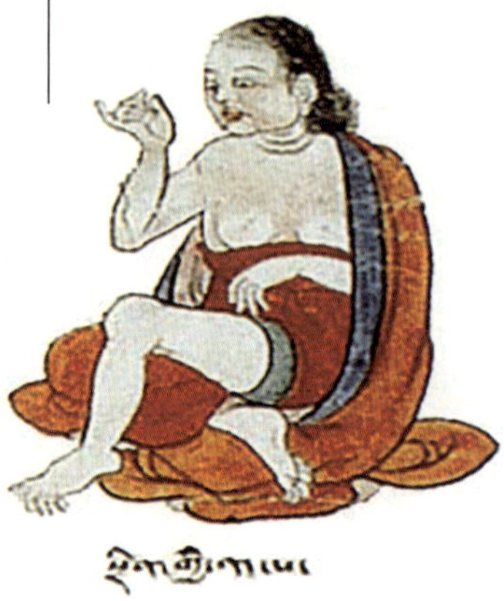

二、虫病患者

若饮食起居不足、太过、相反，或鬼邪作祟等外因，扰乱和合平衡而引发虫病。症见腹胀挺起、时重时轻，无故生气，放射性或弥漫性疼痛等。

第五十一章 呕吐病内外因

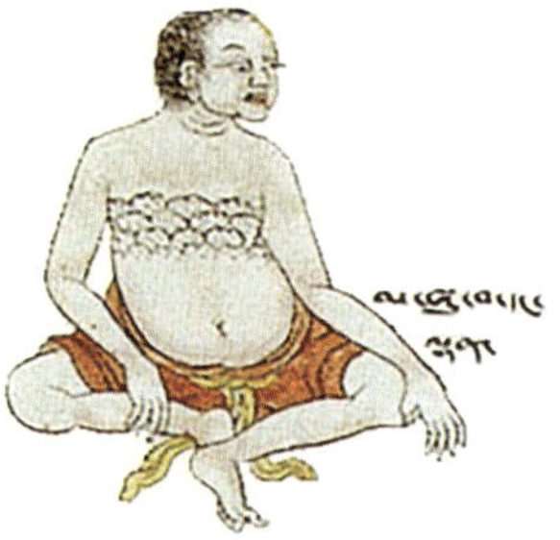

一、呕吐病内外因

1 不消化和剑突培根所致呕吐

食物进入胃后三胃火不能很好糜碎、腐烂、分解清浊，造成不消化的食物逆吐；由于不消化引起胃中黏液偏盛，黏液聚积于剑突下，导致剑突培根病，呕吐酸水和黏性津液。

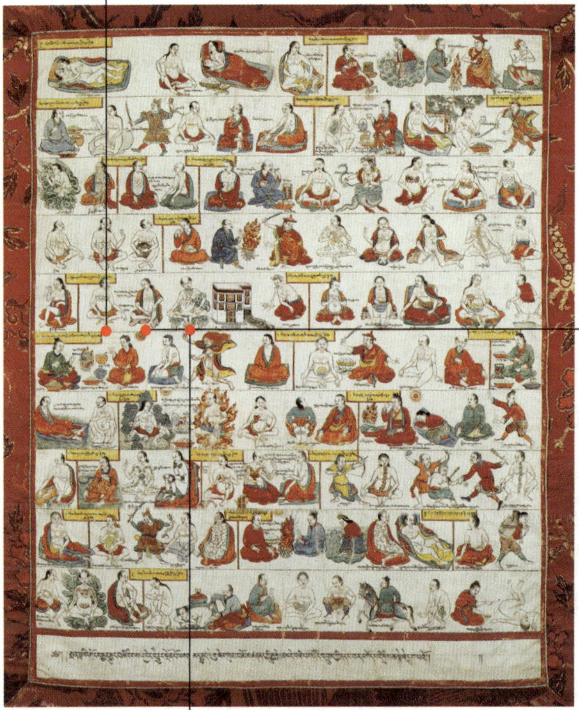

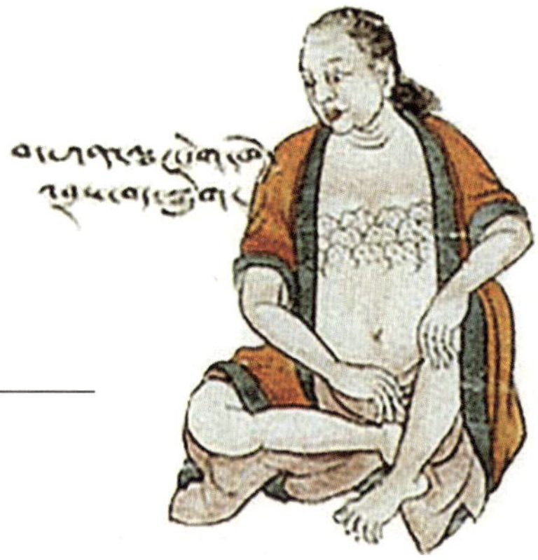

2 铁垢培根、内痈和培根“木布”所致呕吐

不消化引起胃黏液偏盛，造成胃内皱壁结铁锈样青黑垢即铁垢培根所致呕吐，呕吐酸水和黏液；胃和大肠内长有痈所致呕吐，呕吐所进食物，由于这样造成食欲特别强；培根“木布”所致呕吐，上吐如刷洗煮过紫草茸的锅样的水和烟汁样的水。

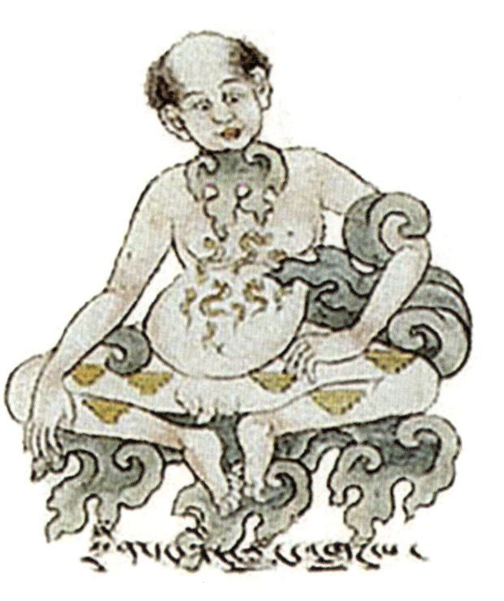

3 腹虫和上行隆紊乱所致呕吐

若腹内有虫病则呕吐虫；主居于胸、运行于鼻、舌、喉间的上行隆紊乱，即使没有食物、虫、酸水等可吐，也引发空呕。

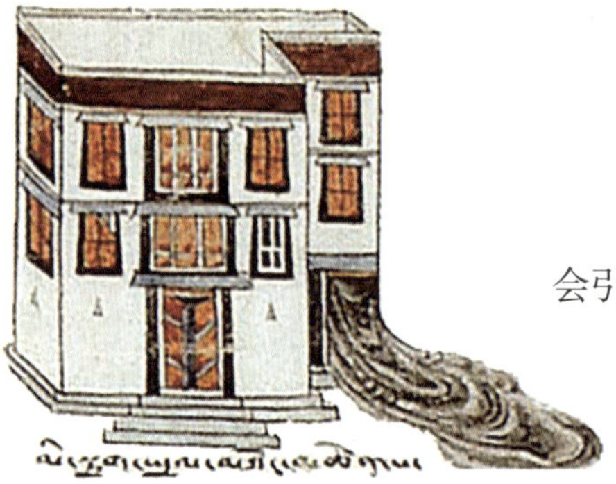

4　眼见秽物

看见或触及脓血、难闻秽物、腐烂物及屎尿等，会引起恶心空呕或呕吐所进食物。

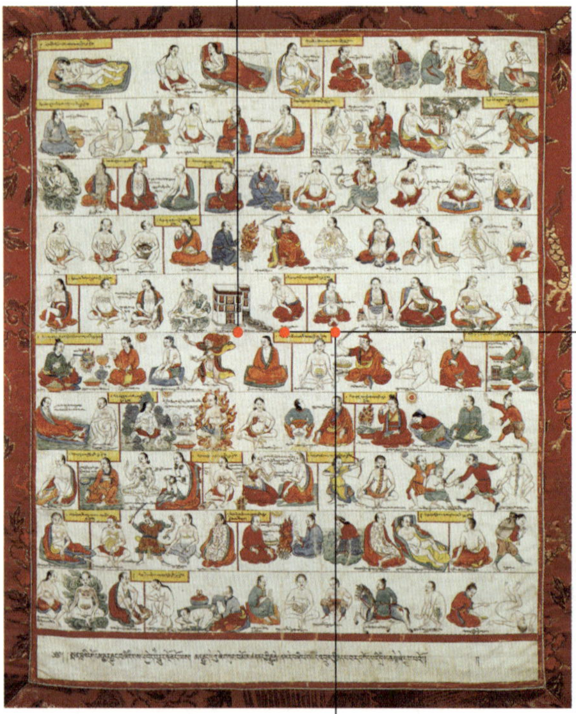

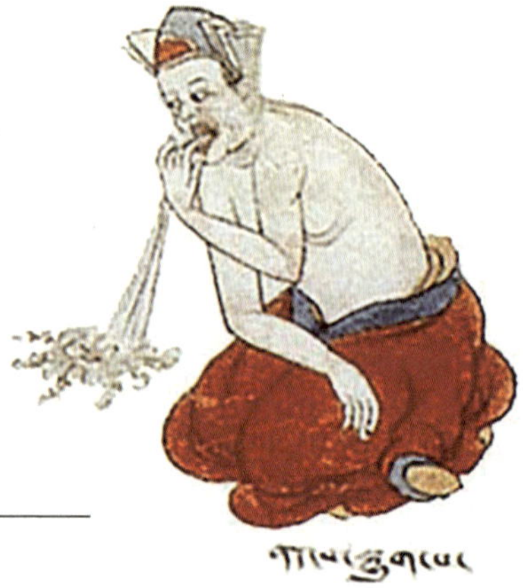

二、呕吐病患者

食物不消化、剑突培根、铁垢培根、内痈、“木布”、虫和隆邪等原因引发的呕吐病，症状为呕吐、酸水、培根黏液、紫草茸样水或烟汁样水、虫等；上行隆紊乱所致呕吐，症状为空呕。

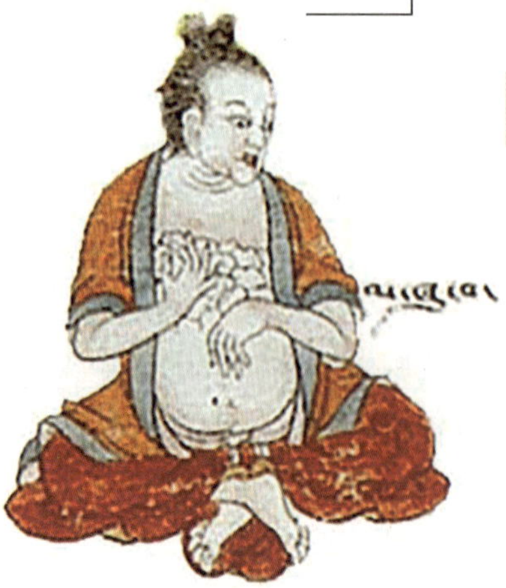

第五十二章　下泻病内外因

一、下泻病内外因

1　不消化

所进饮食未能被能糜培根、能消赤巴、伴火隆等三胃火很好地腐烂消化时，可引起无任何外因的无故胀满与下泻。

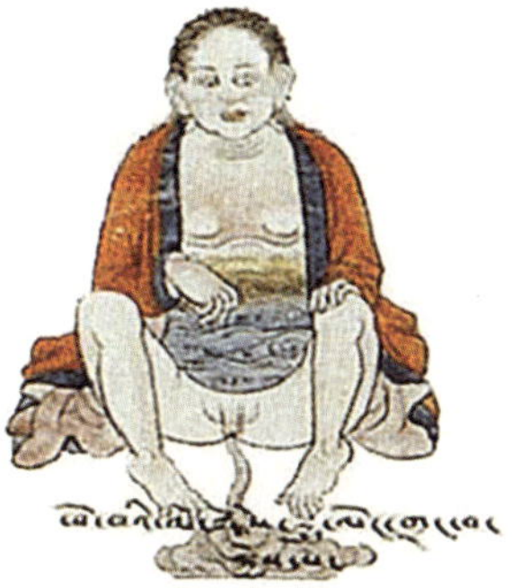

2 胃火式微和肠寒

胃火式微不能将食物糜碎、腐烂和分解清浊，引起下泻；大、小肠有寒病则导致肠鸣、带响泄泻，特别是身体受寒时引起腹泻。

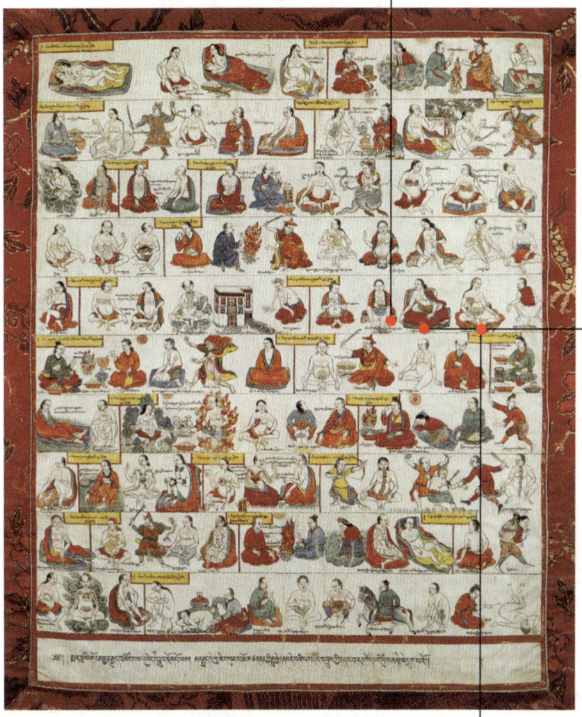

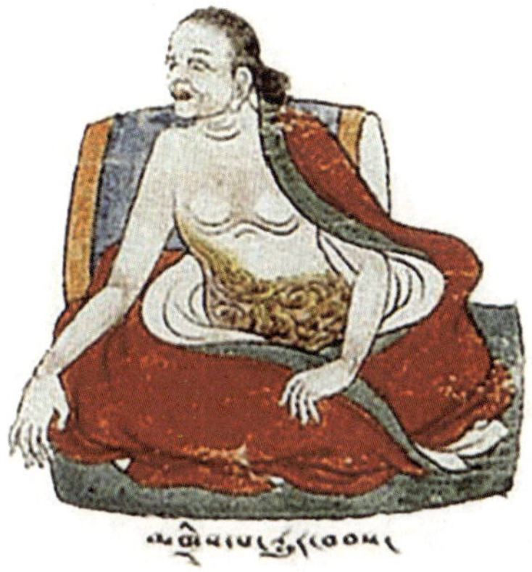

3 胆汁降于小肠

大量胆汁降于胃、小肠和大肠等腑器所致下泻的原因是胆汁增盛未按自己运行通道运行，未能发挥正常功能而降于小肠，引起下泻黄色物，大肠、肛门灼烧，体温升高。

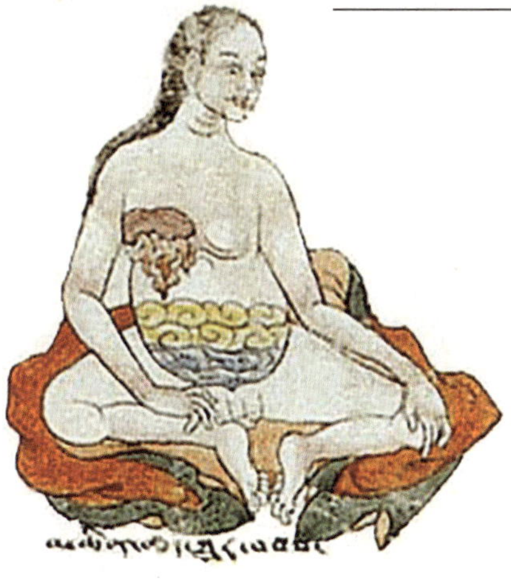

4 肝热下落

肝受热后功能衰弱，所生成的坏血与残留热邪下落于大、小肠等引起下泻，泻出红紫或黑如烟汁样物。

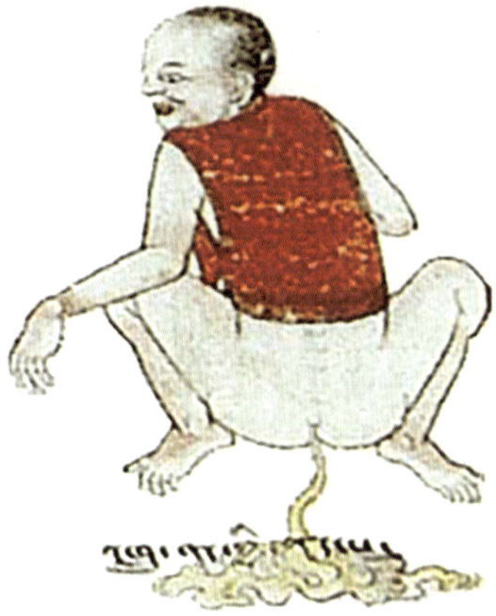

二、下泻病患者

因不消化和胃火衰弱，造成大、小肠肠寒，胆汁下落于腑，肝热下降于腹等因引发腹泻，腹胀肠鸣，下泻完谷或泻黄红物，或黏液物。

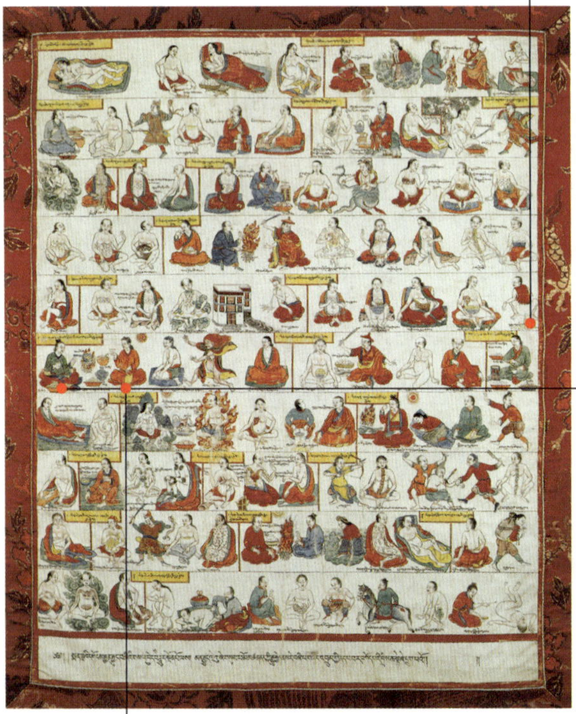

第五十三章　便秘内外因

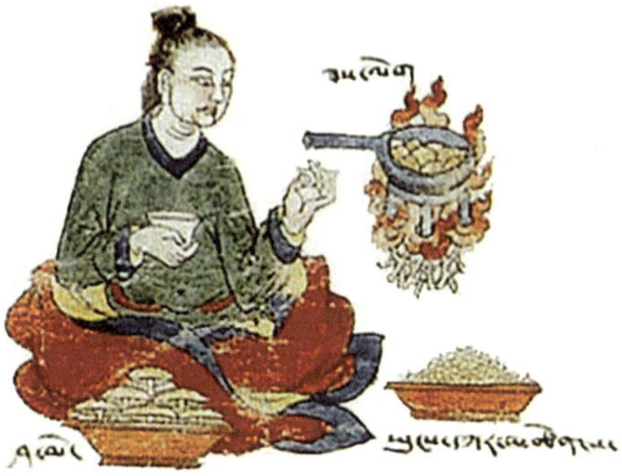

一、便秘内外因

1　饮食不当

食用黑白芥子油炒的蘑菇菜，或炎热时饮用性热有营养的肉汤和酒等不当饮食，引起中毒或血热、赤巴热偏盛，导致大便干燥而引发便秘。

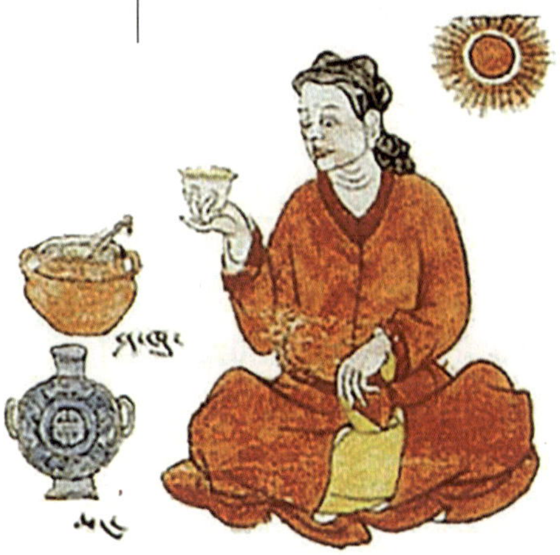

2　起居不当

夏季非常炎热时，穿厚衣、戴围巾等反常起居，造成锐、热等特性的赤巴失去平衡，引起大、小肠水元衰损失润，导致大便干燥而引发便秘。

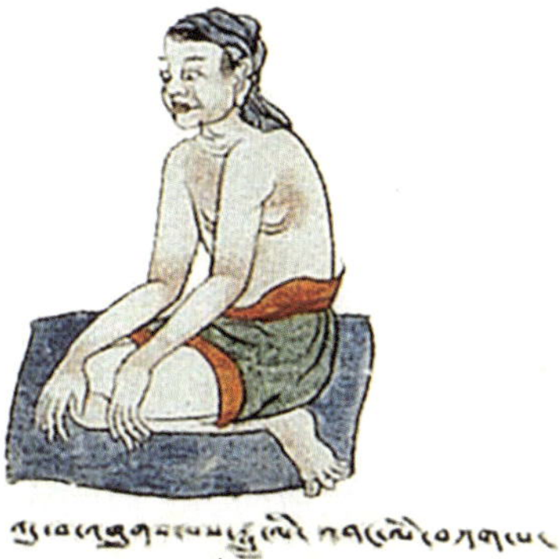

3　和合紊乱

进食性热多营养食物和久处烈日下等不当起居，扰乱体内隆、赤巴、培根三和合发生增、损、紊乱，引起大便通道失润，导致大便干燥而引发便秘。

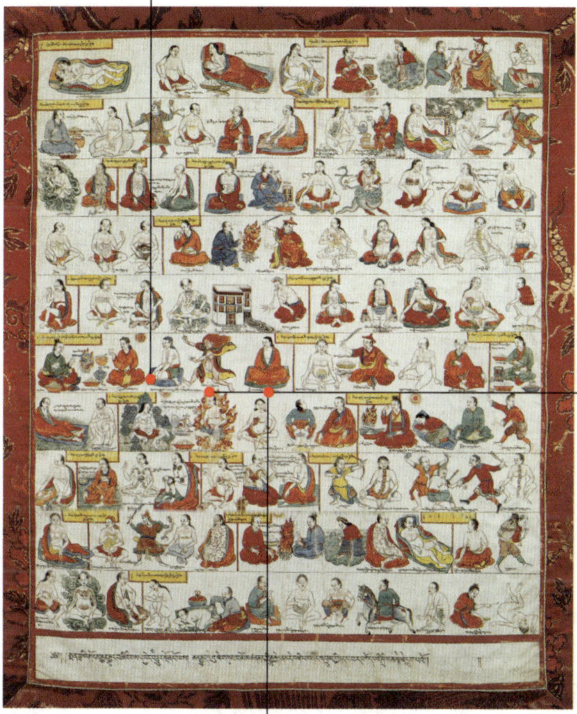

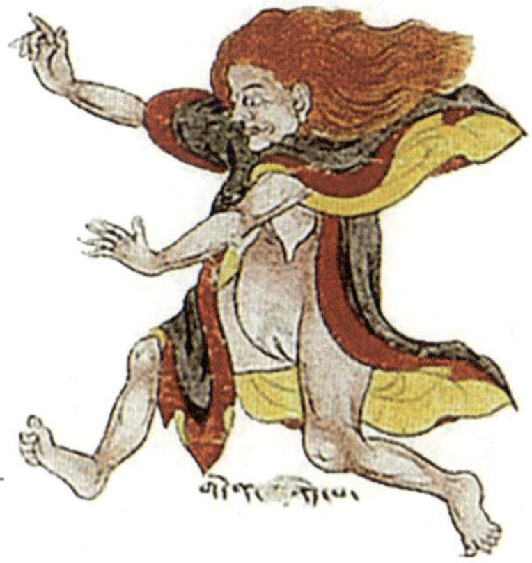

4　鬼魔作祟

因龙魔、游神等非人作害，引起体内和合发生增、损、紊乱，导致小肠、大肠失润，致大便干燥，不能自然排出而引发便秘。

二、便秘患者

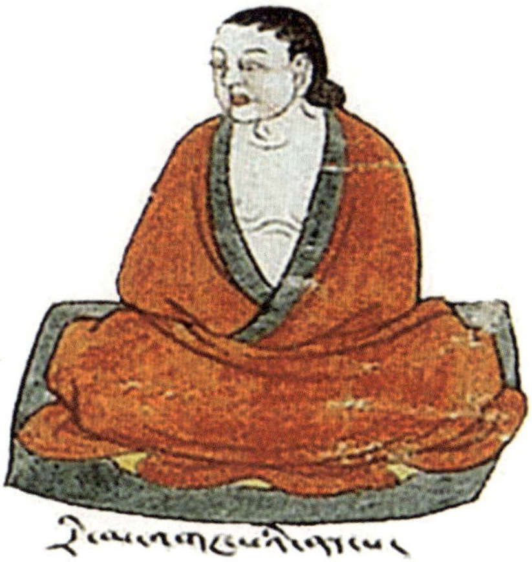

饮食起居不足、太过、相反，或鬼邪作祟等诸多外因，扰乱体内和合，造成大肠干燥而引发便秘。隆致便秘症状为腹鸣，大便干似鹿粪，难排；赤巴致便秘症状为少腹刺痛、肠拧而发硬；培根致便秘症状为腹沉、嗳气、腹肿；虫致便秘症状为肛门瘙痒、下泄隆逆返，矢气不通等。

第五十四章　泌尿疾病内外因

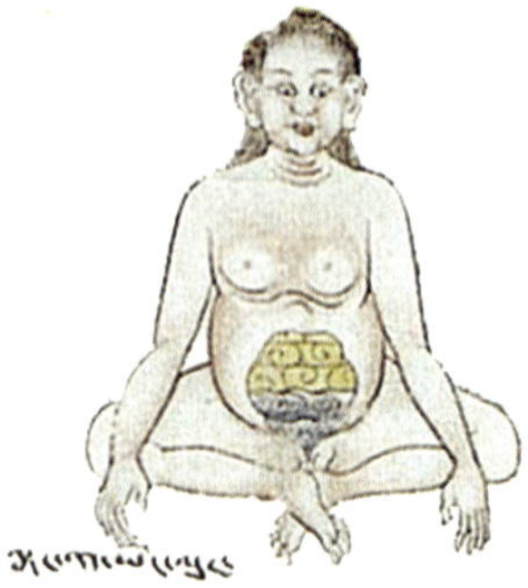

一、泌尿疾病内外因

1　膀胱病病因

膀胱口朝下，两侧有尿道与小肠相连。若饮食起居不足、太过、相反，或鬼邪作祟等诸多外因造成体内和合紊乱，致三邪侵入膀胱脉道而引发尿闭症。

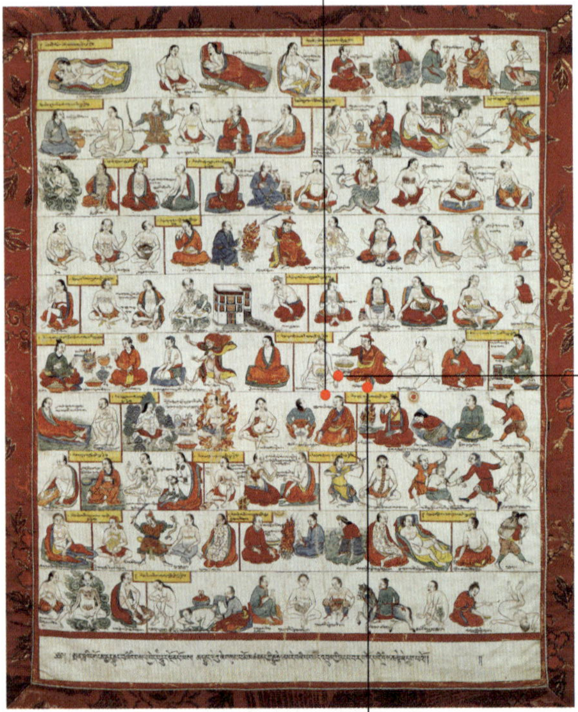

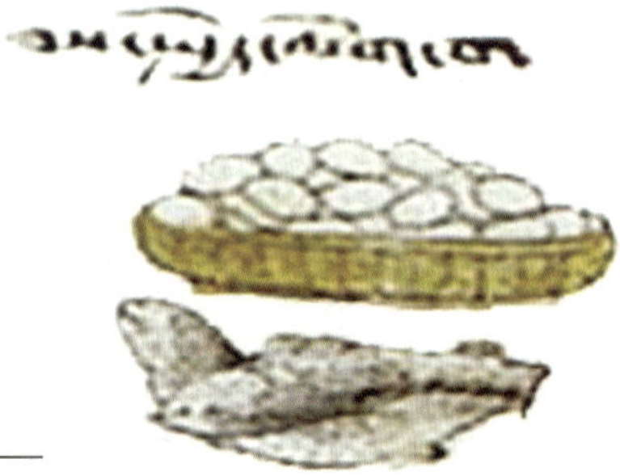

2　饮食起居不当

鸡蛋与鱼肉同食，赤身久坐受寒等不当饮食起居，造成体内隆、赤巴、培根三和合紊乱，致三邪侵入膀胱脉道，引起膀胱口扭拧或下泄隆卷结，尿道发肿而引发尿闭症。

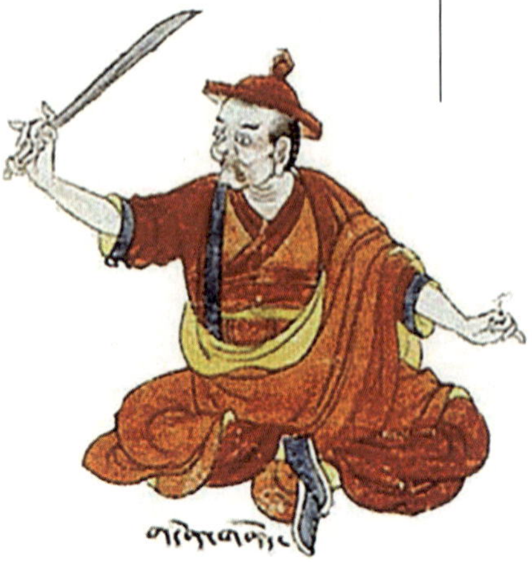

3　鬼魔作祟

因龙魔、游神等凶恶鬼神作害，引起处于膀胱的隆、赤巴、培根发生增、损、紊乱，导致隆、赤巴等所致的尿闭症发生。

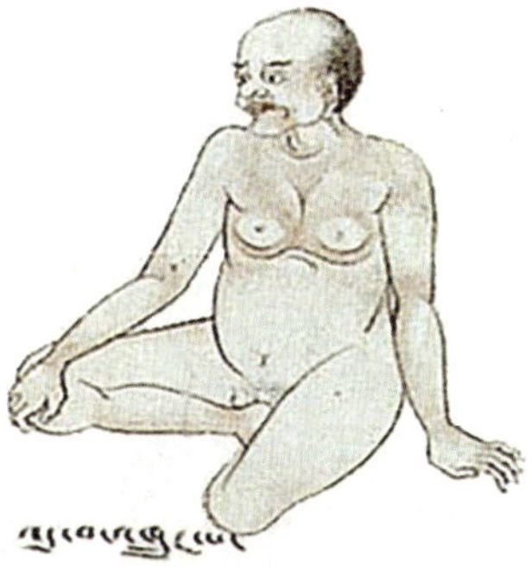

4　和合紊乱

因饮食反常，起居不足、太过、相反等，引起体内隆、赤巴、培根发生增、损、紊乱，造成膀胱功能衰弱而引发尿涩、尿闭等疾病。

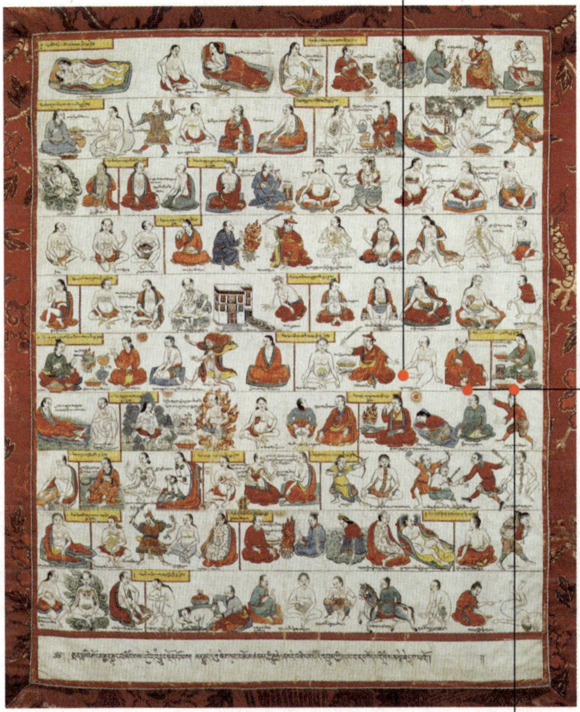

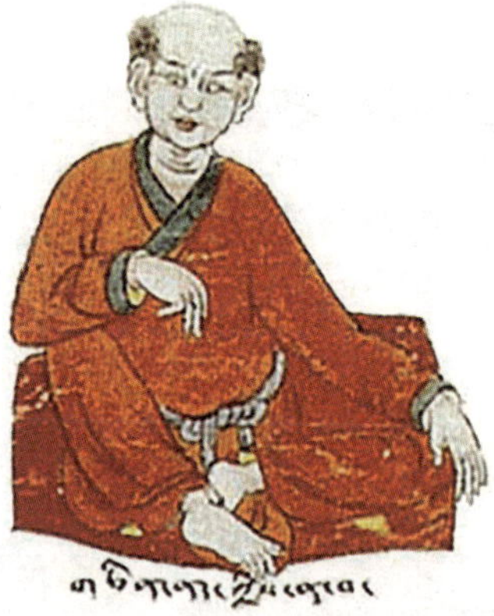

二、泌尿疾病患者

饮食起居不足、太过、相反，或鬼邪作害等外因，引起体内和合紊乱，致三邪侵入膀胱脉道而引发泌尿疾病。此病分为尿涩和尿闭 2 种。尿涩症状为尿量少，排尿时间长，难下；尿闭症状主要是膀胱口扭曲阻挡尿流，排尿艰难。

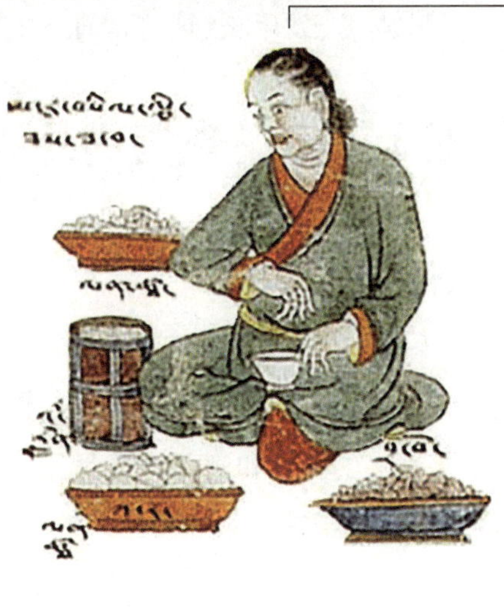

第五十五章　尿频内外因

一、尿频内外因

1　进甘、凉、重食物

久进咸味、糖、荞麦、生奶等甜类，以及性凉、重饮食，造成培根偏盛，脂肪增多，脂肪不能生化成正精而成为尿液慢慢滴入膀胱引发尿频。

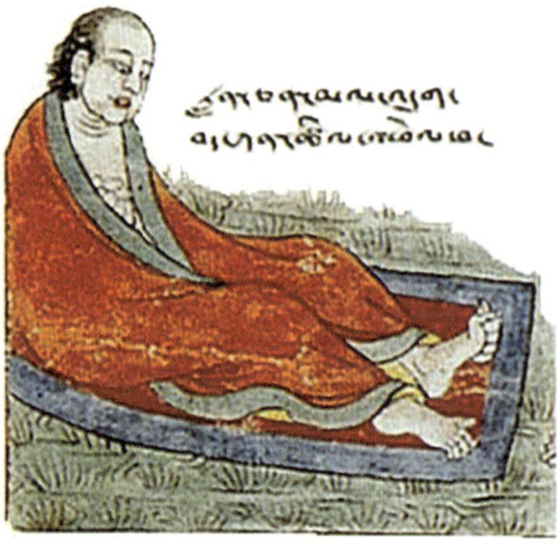

2　久卧湿地

久卧江边、水池、草滩等潮湿之地，引起土水元的培根偏盛，致脂肪超量，不能生成正精，变成尿液慢慢滴入膀胱而引发尿频。

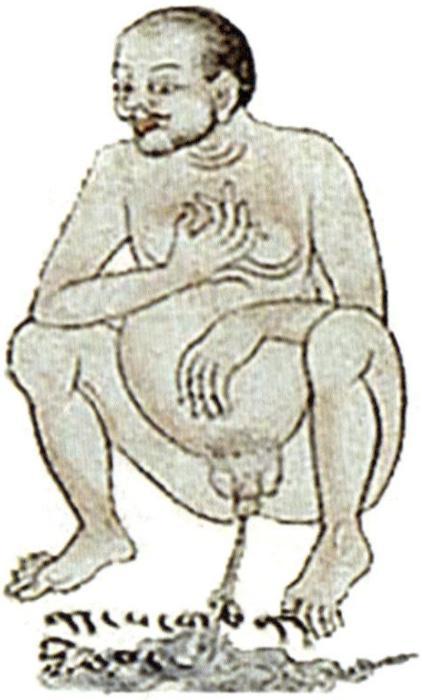

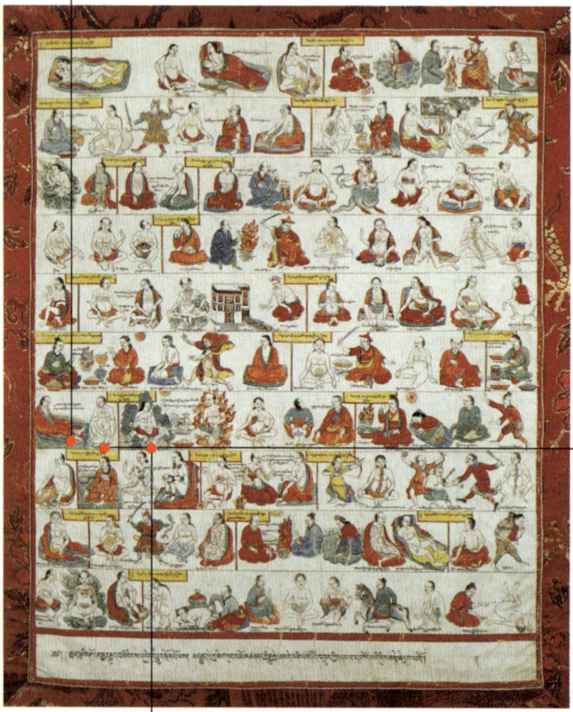

二、尿频患者

过食咸味、甜味和性凉、重食物，久居潮湿之地等外因，造成培根偏盛，致脂肪不能生化成正精，慢慢滴入膀胱，引起尿增多而引发“沙库”（尿频）。症见嗜睡、无端出汗、汗味发臭、发甲长、尿迹常有苍蝇麇集。

第五十六章　热泻内外因

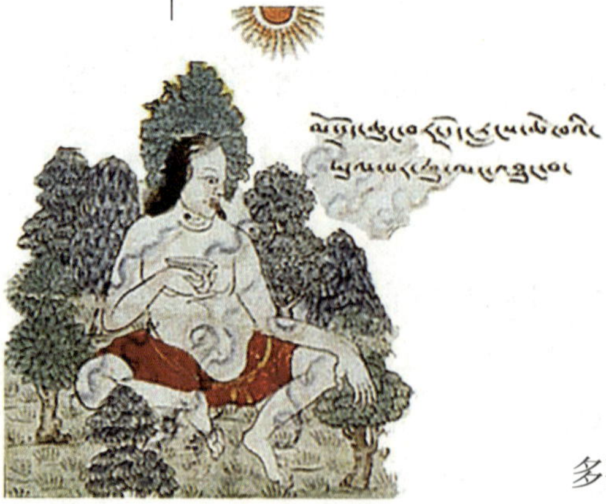

一、热泻内外因

1　胃火衰弱者在热地饮水过多

胃火衰弱者，在炎热和潮湿地区饮用过多凉水，导致胃火外散而引发热泻。

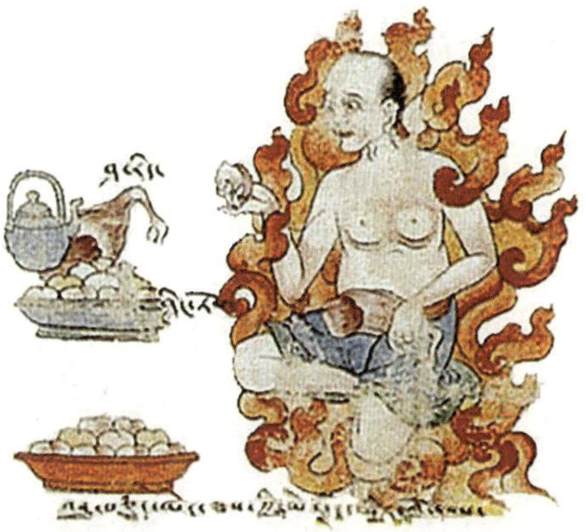

2 营养不良引起胃火外散

久食瘦肉、未成熟水果、未成熟谷物等无营养食物，导致胃火外散而引发热泻。

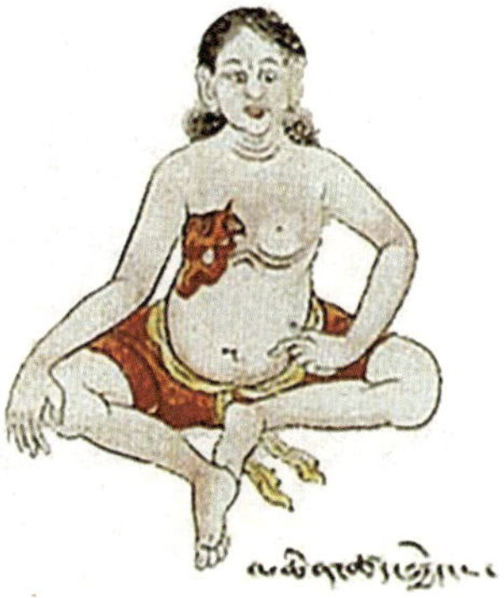

3 肝热增盛

久居低海拔、炎热和湿气大的地区，天人一体，导致肝热增盛，降于小肠等腑器而引发热泻。

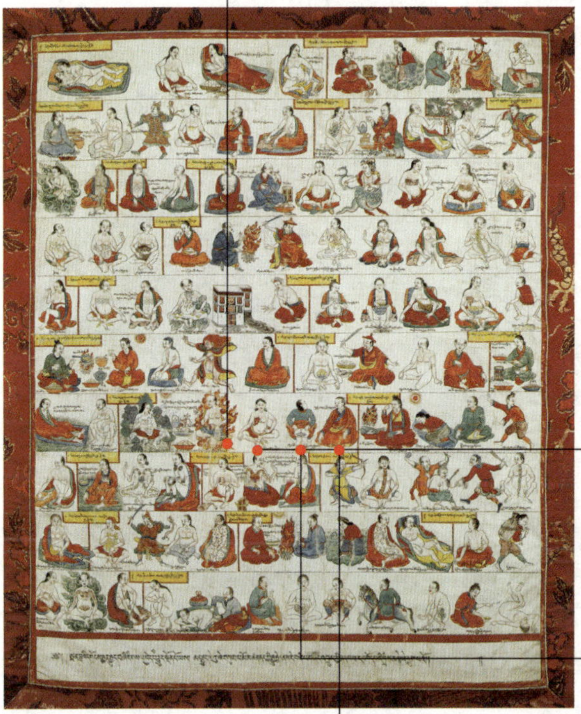

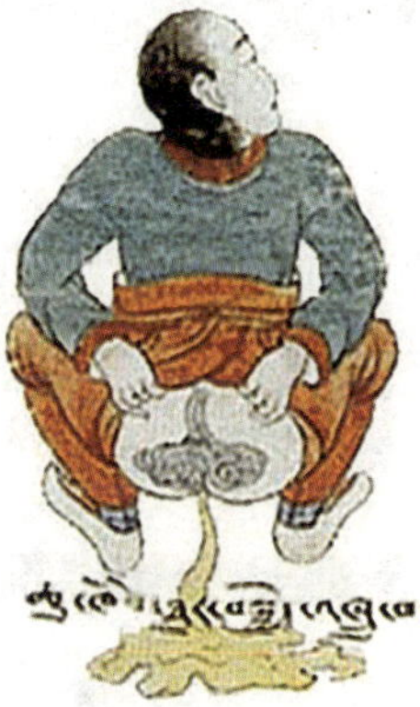

4 水湿下行

久居印度、尼泊尔等炎热、湿气大的地区，导致肝热增盛，落于大、小肠等腑器，致体内所有水液向下运行而引发热泻。

二、热泻患者

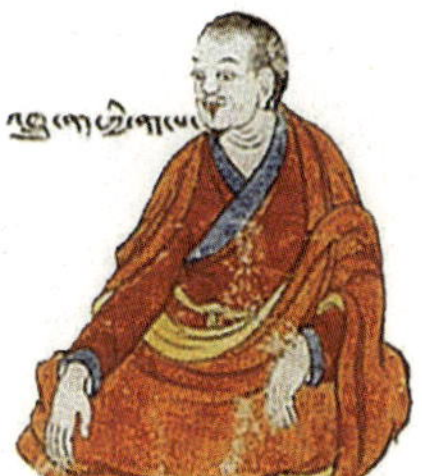

胃火衰弱者久居湿热地区饮食起居失当导致胃火外散；潮气过大导致肝热增盛和机体水湿下行等引发热泻。主要症状为胁肋刺痛，起初便溏不断，臭味较小，后期便稠甚臭。

第五十七章　痛痹内外因

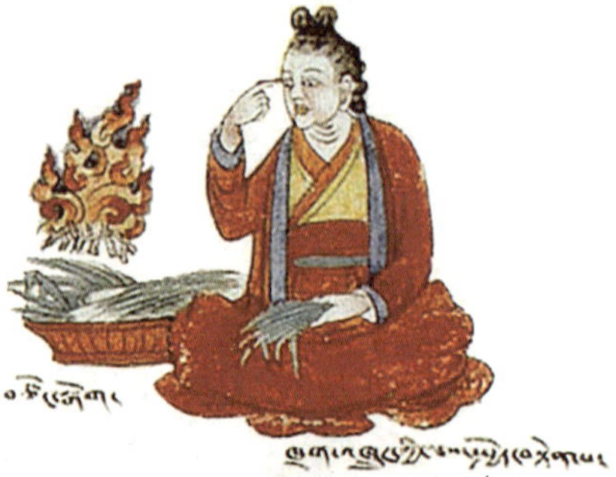

一、痛痹内外因

1　过食葱、蒜

过食葱、蒜等辛辣，性极腻、热的食物，导致赤巴的热、锐、腻等特性偏盛，引起黄水增盛，降注于足拇趾、手肘等部位而引发痛痹。

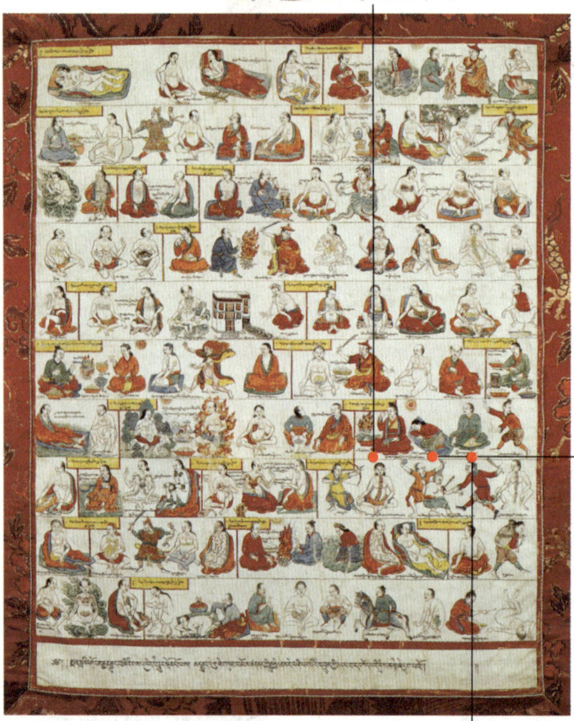

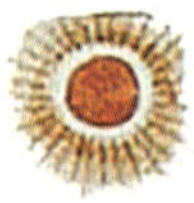

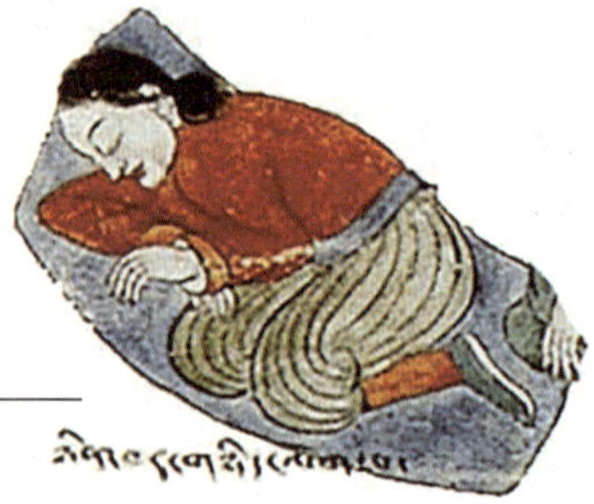

2　白昼睡觉

夏季在烈日下睡觉，长时烤火，引起体内热、锐、腻、重等功能偏盛，扰乱隆和血热平衡而引发血、赤巴性痛痹。

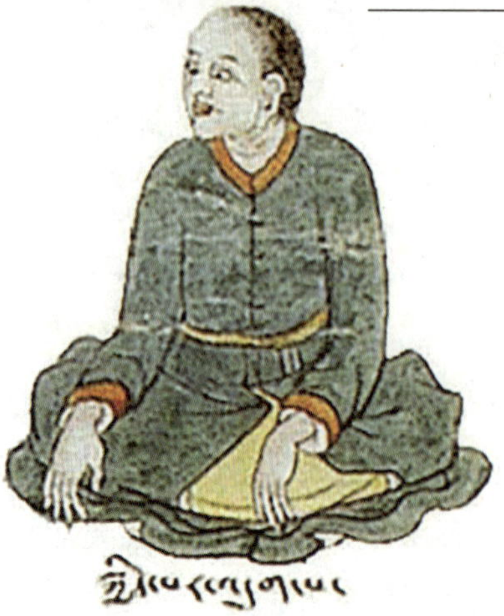

3　养尊处优

常食肉、脂肪、油、酒等甘甜营养品，不进行任何体力活动，过度闲居，养尊处优，导致体内腻、重、绵等功能偏盛和紊乱而引发培根性痛痹。

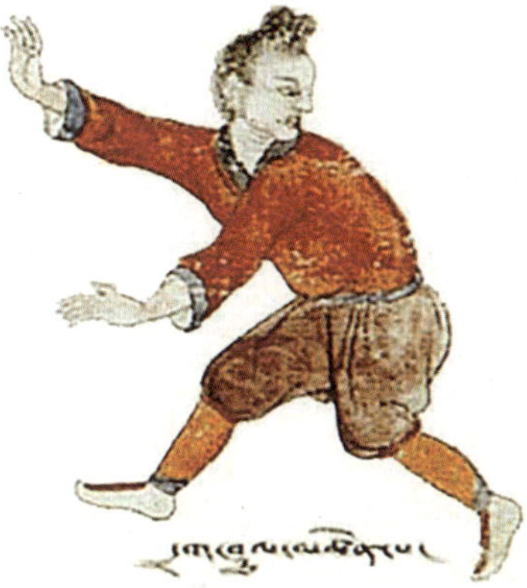

4 剧烈劳作

因蹦跳、负荷重物等剧烈劳作，损伤肌肉、骨骼、筋腱等，或造成正精衰竭而引发血、赤巴性或隆偏盛性痛痹。

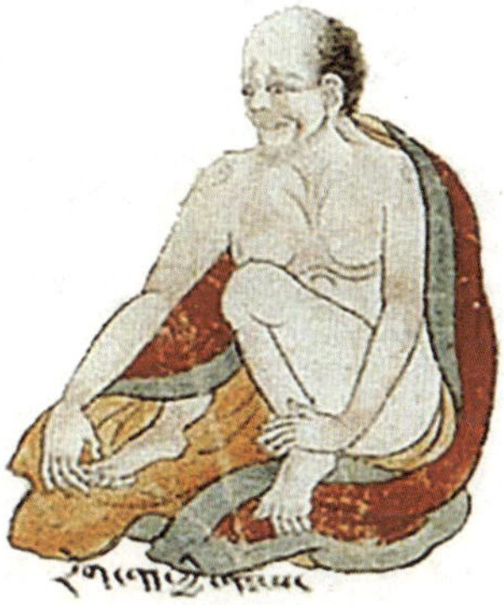

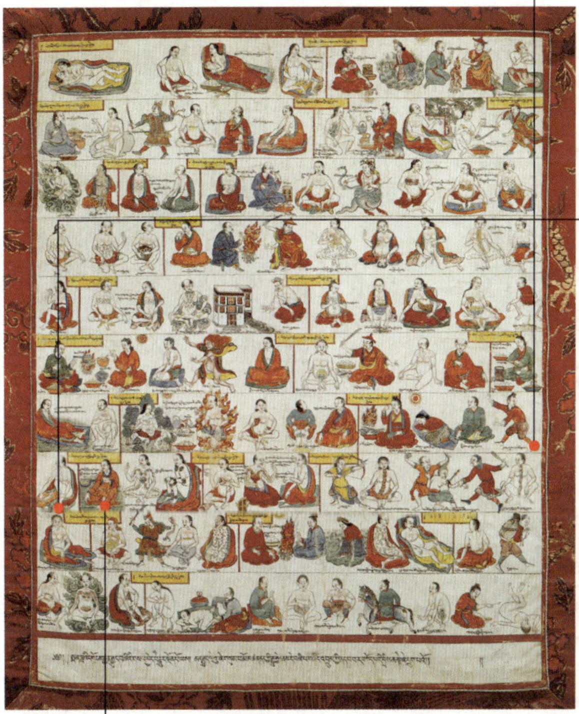

二、痛痹患者

因饮食起居失当，引起隆、血热功能紊乱而引发痛痹。症状为起初足拇趾、手肘部等处发病；迁延日久蔓延到全身脉、筋腱、骨头、关节、肌肉、脂肪等，进一步肿胀，疼痛难忍；后期病势加重，导致拘挛、跛行。

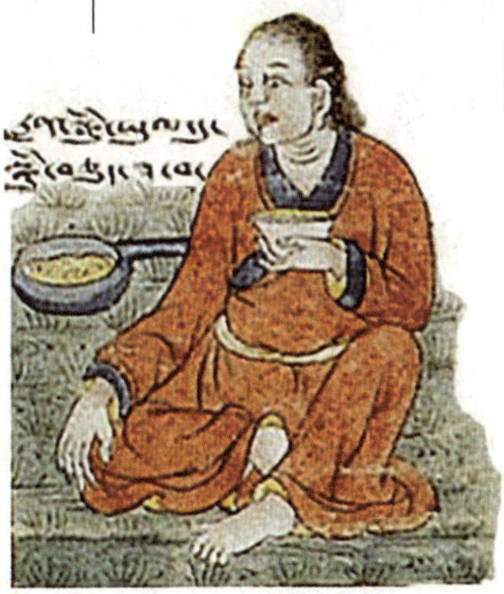

第五十八章 湿痹内外因

一、湿痹内外因

1 久处湿腻，过食油腻营养品

久居草滩、河边、草丛、森林等潮湿之地，过食酥油、肉、脂肪等油腻营养品，导致不消化引起培根和黄水等偏盛，渗于肌、骨、脉、筋等处伤害机体而引发湿痹。

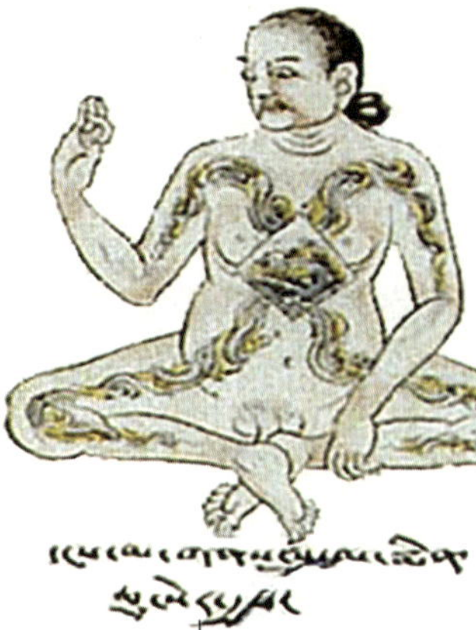

2　精华未成熟致黄水增盛

过食肉类、脂肪、植物油等油腻营养品，三胃火不能将精华生化于本位，其糟粕侵入精华运行通道未生化成正血，引起坏血和黄水增盛，渗于肌、骨、脉、筋处而引发湿痹。

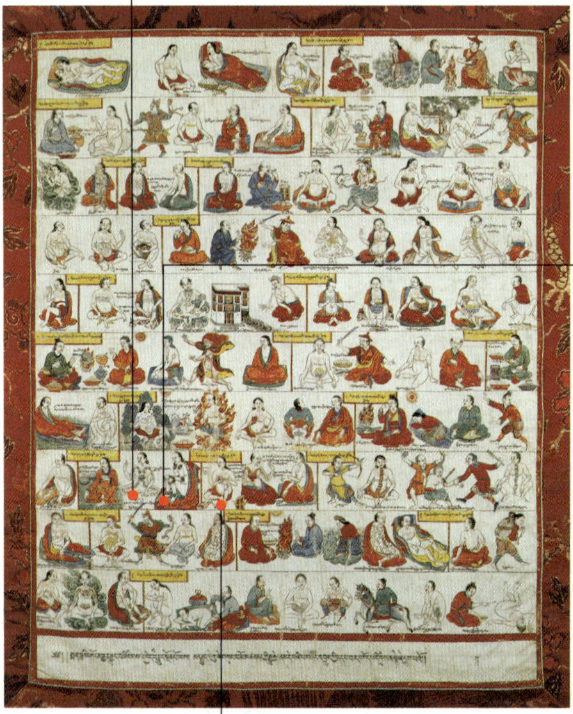

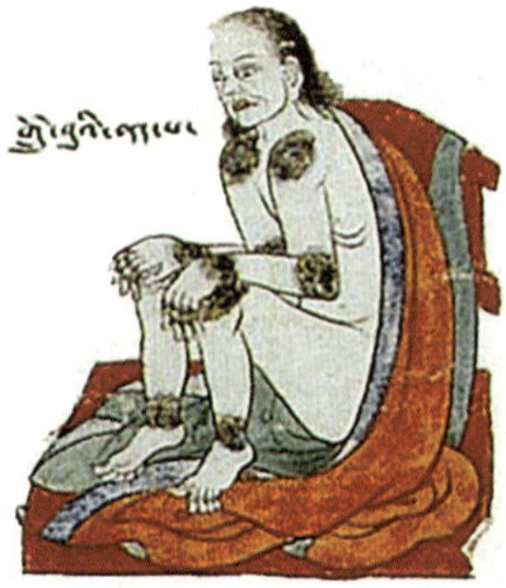

二、湿痹患者

久居湿腻之地，过食油腻营养品，精华未能生化于本位，引起黄水增盛，渗于肌、骨、脉、筋等处而引发湿痹。症见关节骨折样疼痛、恶寒，头和髋腰刺痛，活动时疼痛更甚，最后累及肩关节、肘关节、腕关节、膝关节和足关节等变成畸形。

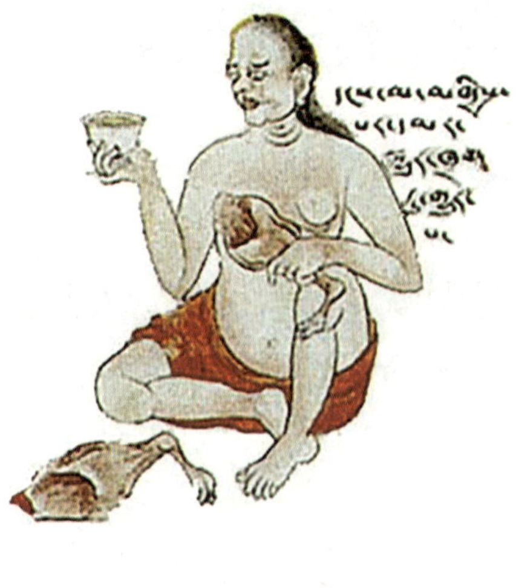

第五十九章　黄水病内外因

一、黄水病内外因

1　饮食精华生成血液

食物入胃经能糜培根糜碎、能消赤巴消化、伴火隆分解清浊，清者经变色赤巴生化成血液，循环于大小血管，在各自的本位生化成正精。

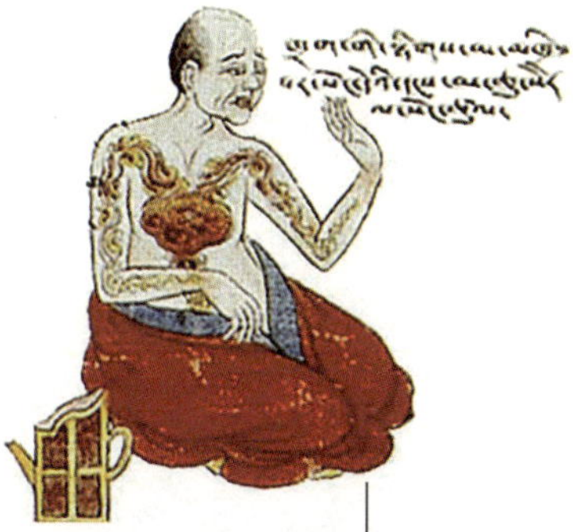

2　血糟粕进入胆囊生成黄水

饮食的清者（精华）生成血液，血又分清浊，其浊者（糟粕）积于胆囊生化成胆汁，胆汁又分清浊，其清者（精华）生化成黄水，分布于肌肉、骨骼、脏腑等全身组织，特别分布在肌肤之间和四肢关节之中，黄水常量为本人手 4 捧。

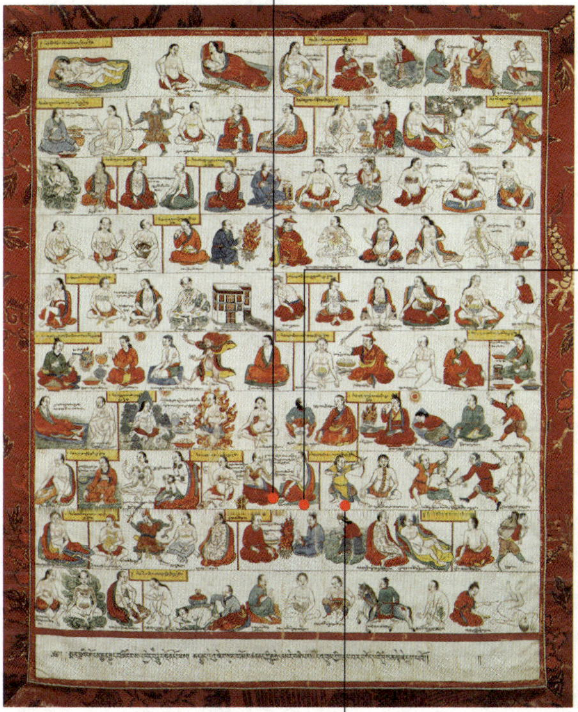

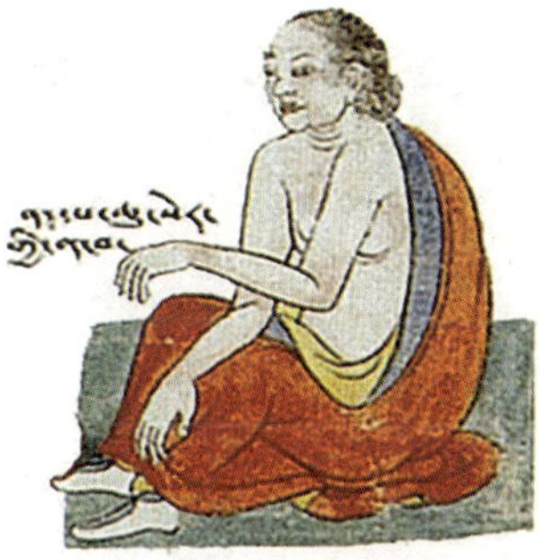

二、黄水病患者

久卧湿地、水中作业、雨淋受寒等遇到寒性外因，容易引发培、隆寒性白黄水病；向阳烤火、喝酒等热性营养饮料，秋季气候炎热等热性外因，易引发血热、赤巴热性黑黄水病。症见发痒、出现片疹、全身肿胀、肤色青而糙、出现丘疹、发眉脱落等症状。

第六十章　白脉病内外因

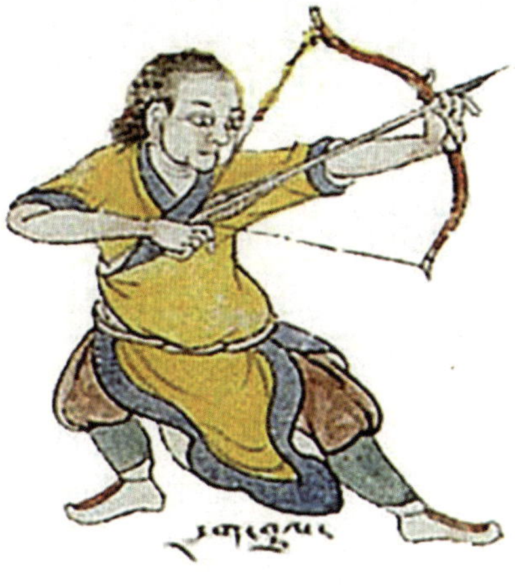

一、白脉病内外因

1　剧烈劳作

强拉硬弓、奔跑竞技、负荷重物等剧烈活动，损伤白脉（神经），引起隆的运行紊乱，功能衰弱，导致四肢肿胀、僵直、瘫痪等各种症状的白脉病发生。

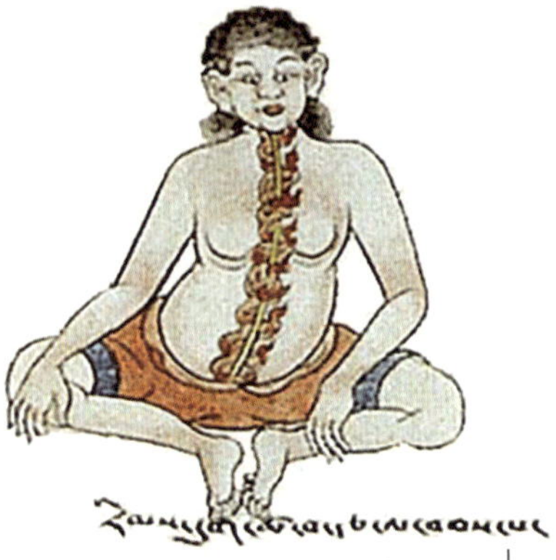

2 瘟毒侵入脉管

瘟疠、毒、热邪等侵入白脉，引发具有赤巴热性的白脉病，出现发热、剧烈疼痛等症状。

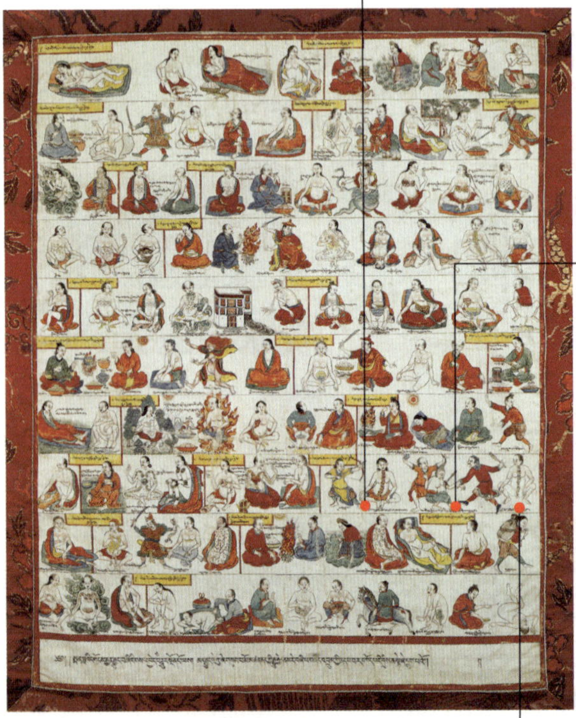

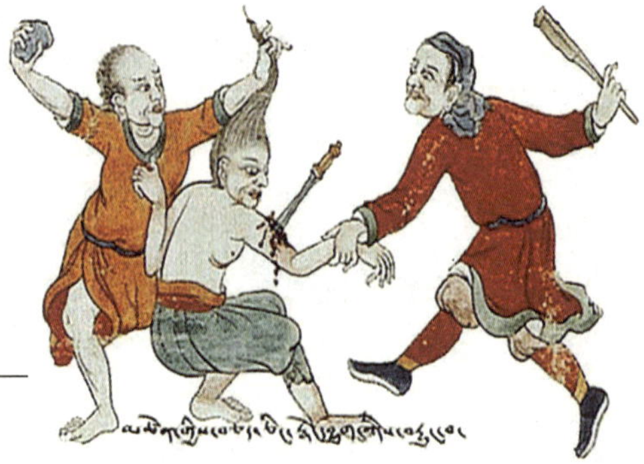

3 利刃损伤

被刀、箭、矛等利器截断白脉，或被石、棒等钝器砸伤白脉，立即造成白脉病，如伤及头或上体右侧，可导致左侧运动功能丧失，出现麻木、跛行等症状；如伤及身体左侧，可导致右侧运动功能丧失。

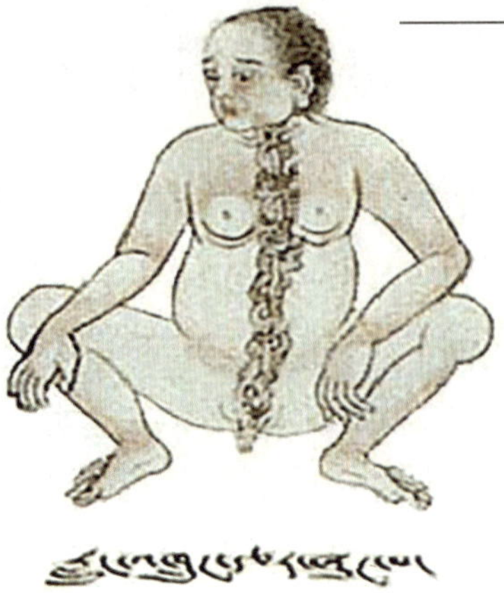

4 隆邪侵入脉道

若饮食起居不足、太过、相反，引起生理性六特性的隆功能紊乱，隆邪侵入脉络立即引起白脉病。症见身颤、打哈欠、口干、意识错乱等。

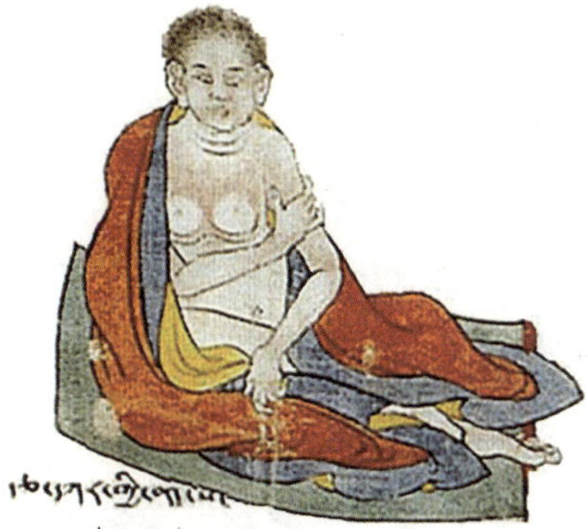

二、白脉病患者

剧烈劳作损伤脉络；瘟病、毒、热邪侵入脉道；利器断脉、石棒伤脉等外因引起隆、血热紊乱侵入脉道立即产生白脉病。症见口眼歪斜、哑结不语、四肢拘挛、两便失禁（或不通）、仰俯艰难、伸屈不利等。

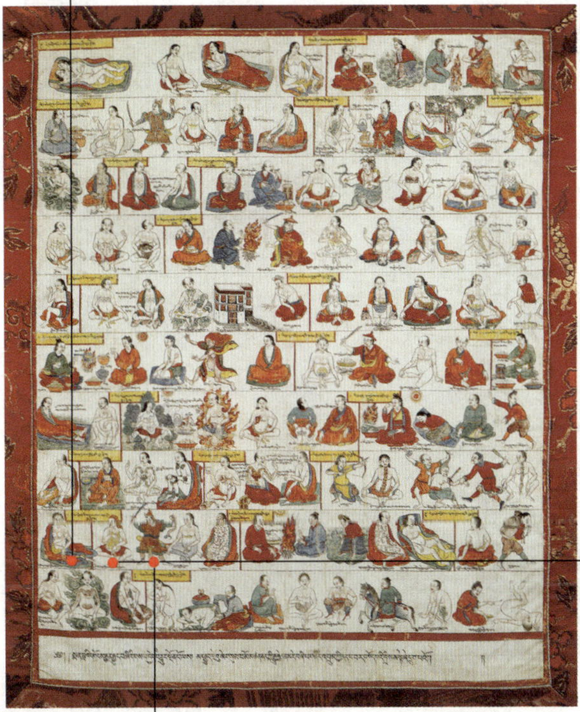

第六十一章 皮肤病内外因

一、皮肤病内外因

1 虫和黄水增多

体内先天俱生的 84000 微虫和居于肌肤、四肢等所有关节中的黄水，因饮食起居不当发生紊乱，则引发肉斑、牛皮癣等各种皮肤病。

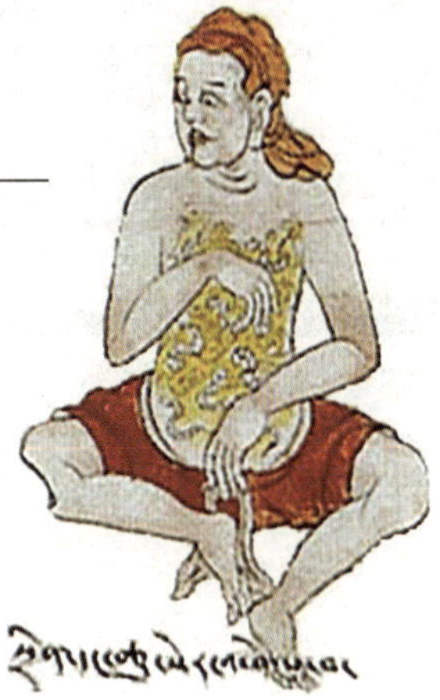

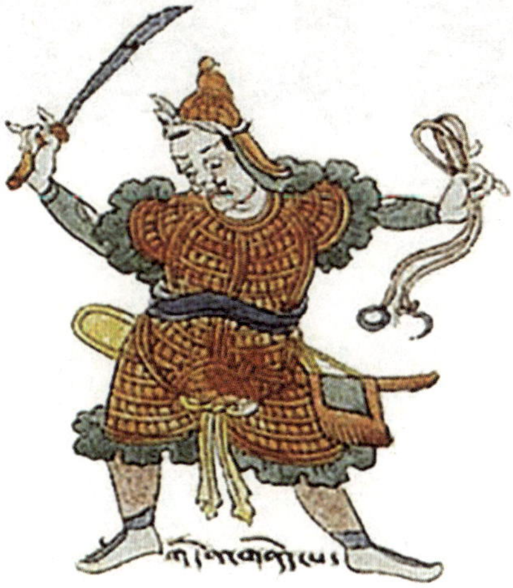

2 鬼魔作祟

龙魔、游神等凶神恶煞作害，扰乱体内隆、赤巴、血热及黄水等和合平衡，引发各种皮肤病。症见皮肤颜色花白或发灰，出现丘疹、流脓、渗黄水、皮肤发痒等症状。

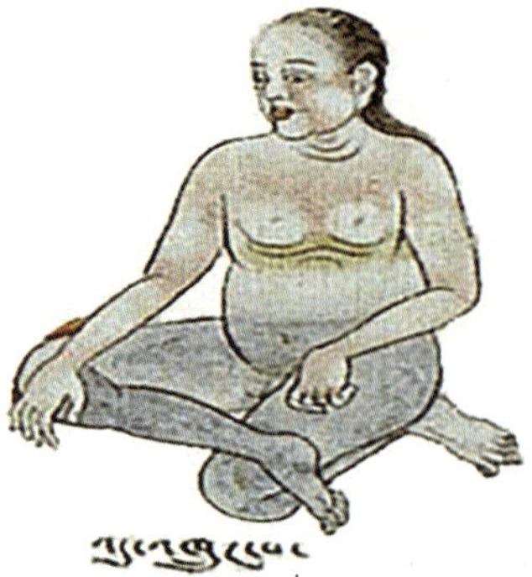

3 和合紊乱

饮食起居不足、太过、相反，或鬼邪作害，引起体内隆、赤巴、培根及血热、黄水等和合偏盛，功能紊乱可引发各种皮肤病。

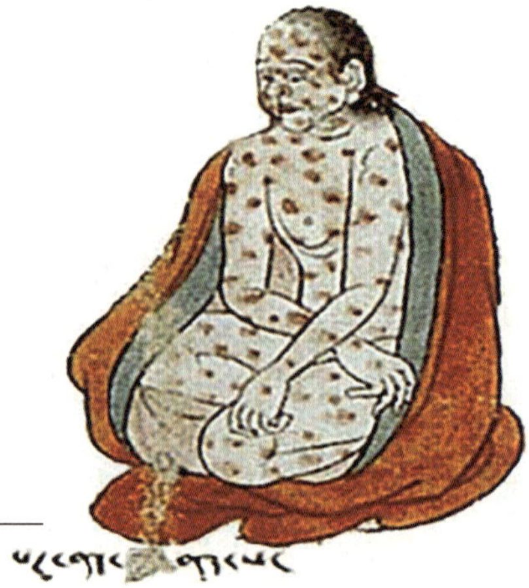

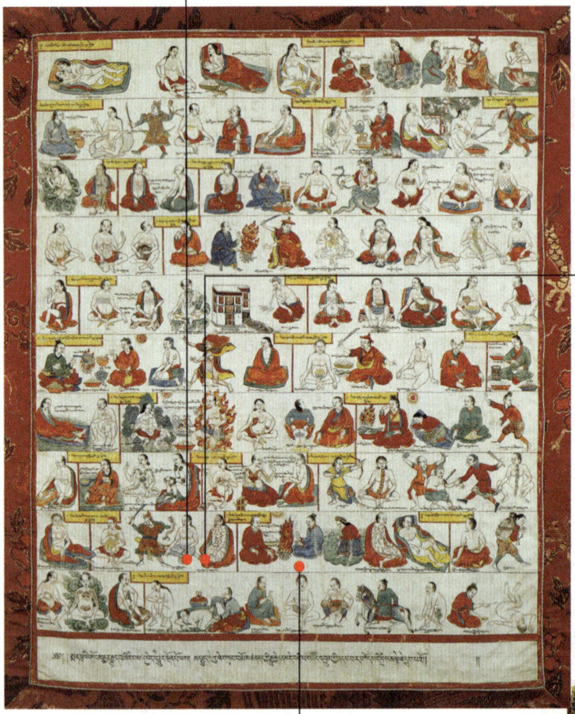

二、皮肤病患者

虫和黄水增盛及鬼邪作祟可扰乱三和合平衡，造成功能紊乱而引发各种皮肤病。症见皮肤发痒、出现陷蚀癣、虫疹、黑疣遍布全身等与三邪性质相一致的各种症状。

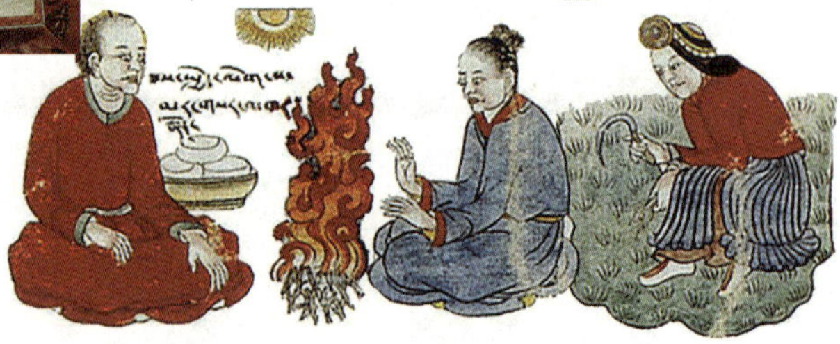

第六十二章 杂病内外因

一、杂病内外因

1 饮食起居不当

食用放置于青铜或红铜器具内过十余昼夜的新酥油；春秋阳光炎热时烤火；暖季锄草等不当饮食起居，导致体内血热和赤巴紊乱，引起手足、鱼肌转筋等杂病发生。

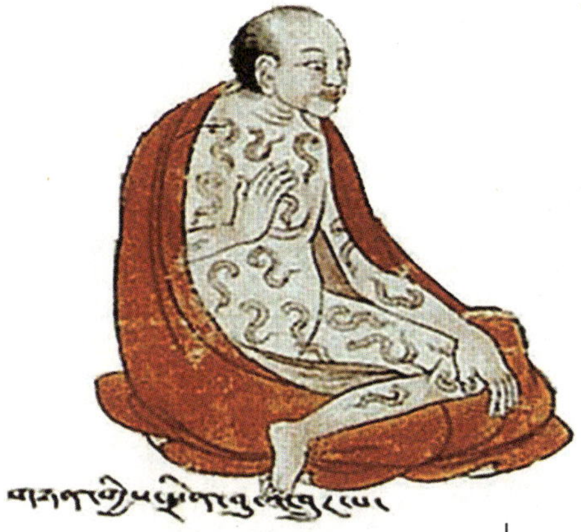

2 瘟疠扰乱毒虫

外界的毒微虫“巴日巴达”和体内先天俱生的微虫被侵扰，产生毒瘟，毒瘟降于手足鱼肌可引发各种转筋症。

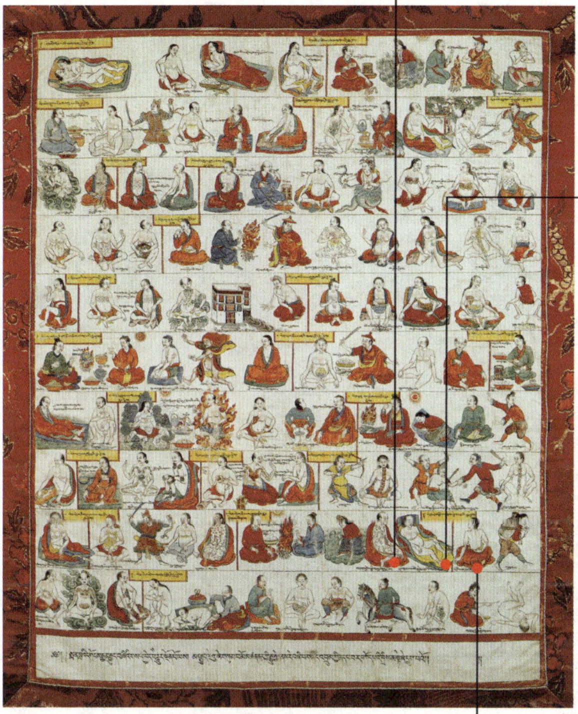

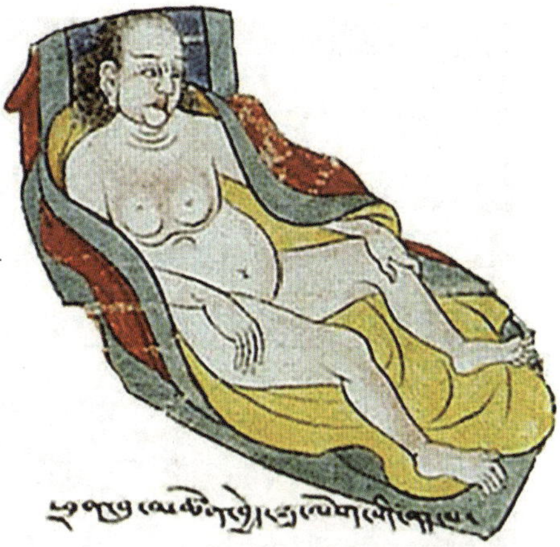

二、鱼肌转筋患者

过食辛、酸食物或食用铜器中过久的新酥油；起居不足、太过、相反以及激怒疠虫均可引发转筋症。症见脉象紊乱、口渴引饮、眼球深陷、鱼肌转筋、上吐下泻等。

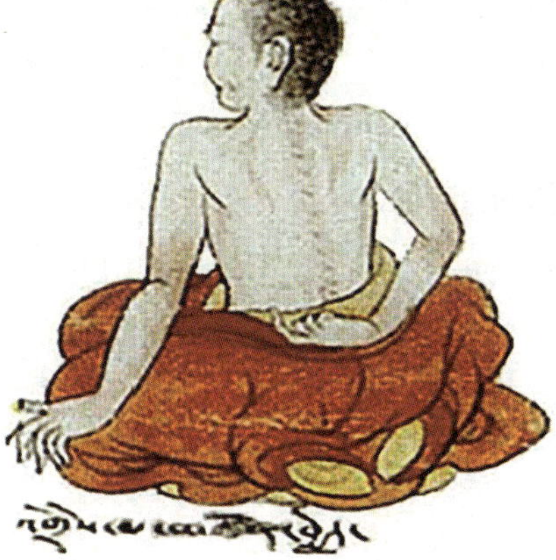

第六十三章 疖痈内外因

一、疖痈内外因

1 外伤

从马背跌落、坠落深壑、石棒击伤等外因，损伤机体，引起体内坏血、黄水增盛，被隆邪卷结成块，散布于全身上下则产生各种大小疖痈。

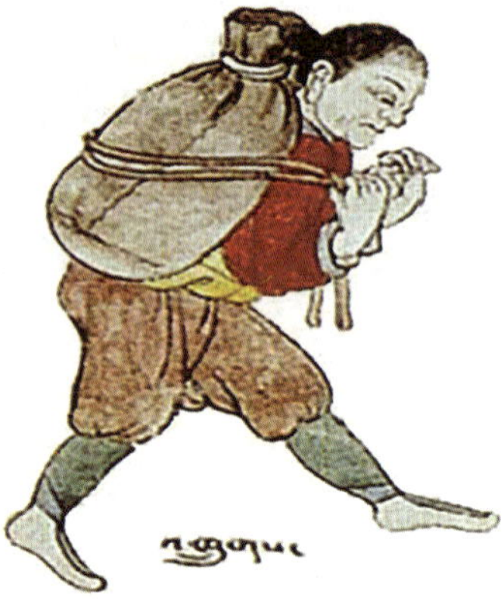

2　血紊乱

因负荷重物、挖掘硬地、强拉硬弓等剧烈劳作，损伤肌、骨、筋、腱等组织和五脏六腑，引起血紊乱，坏血、黄水增盛，最后被隆邪卷结成团产生疖痈。

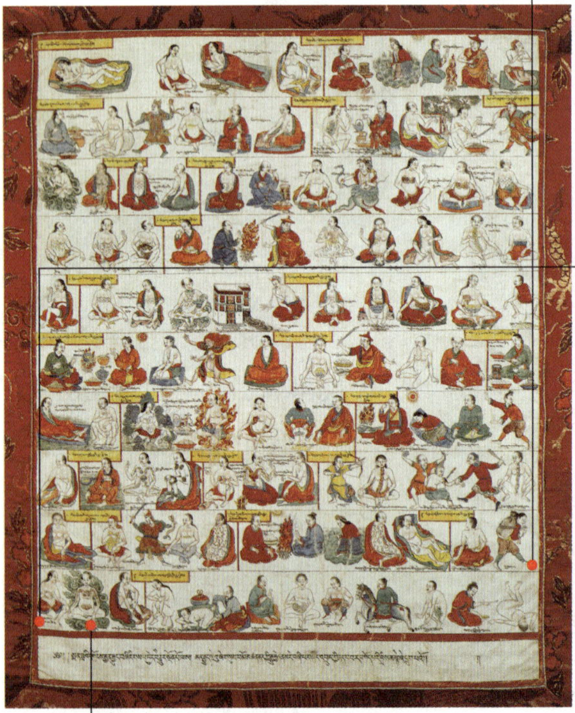

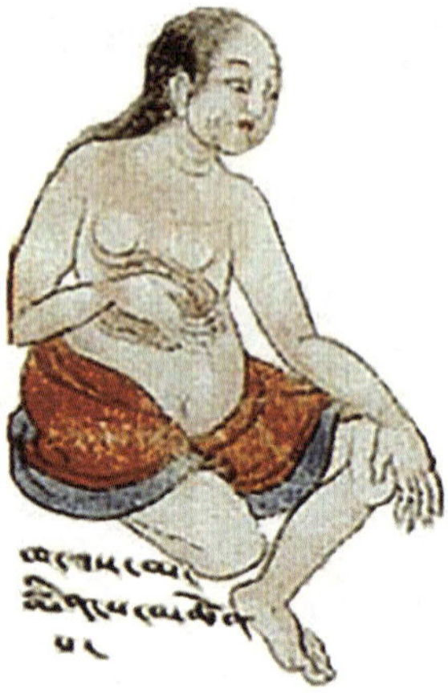

3　食物未消化

所进饮食未能被三胃火糜碎、消化，未能很好地分解清浊，糟粕窜入精华运行通道，引起坏血增盛散布于脉道，被隆邪卷结成团产生疖痈。

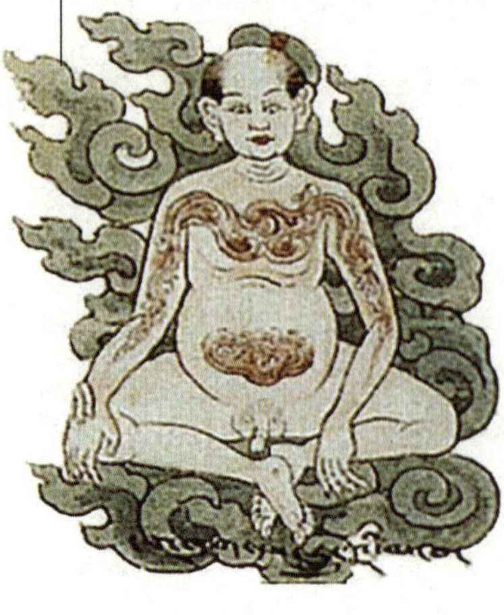

4　坏血增盛被隆邪卷结

食物糟粕窜入精华运行通道，引起坏血增盛，或外伤引起坏血增盛，或利器损伤瘀血遗留体内，这些坏血未能生成正血而窜入脉道，被隆邪卷结成椰子果样坚硬的东西，其成熟后成为非常难治的疖痈疮。

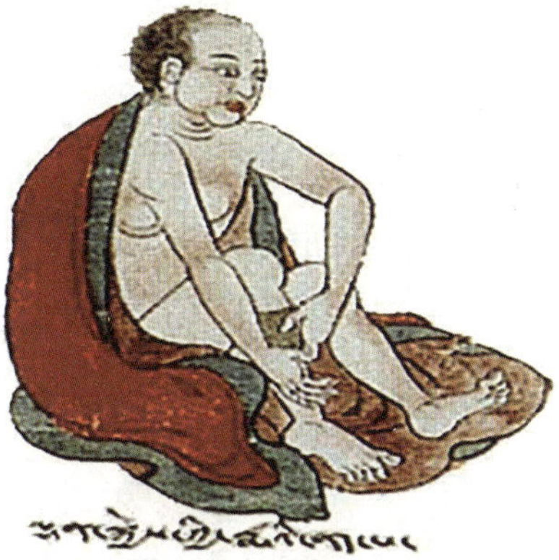

二、疖痈患者

因外伤及饮食精华未能生化成正精而引起坏血增盛，坏血窜入脉道被隆邪卷结成团而成疖痈。症见脉象细而颤动，肿块坚硬不移，触之疼痛小，罨敷化瘀等治疗不能平息。

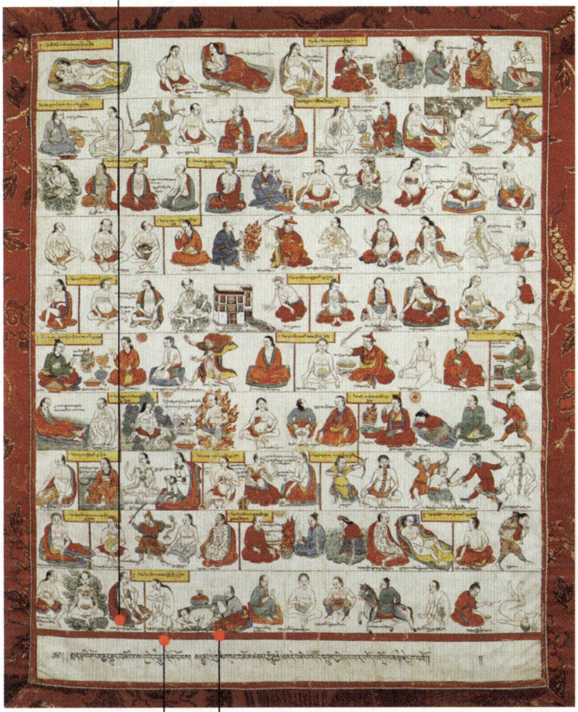

第六十四章　痔疮内外因

一、痔疮内外因

1　久泻

因三胃火未能很好地消化饮食，引起腹泻；胃火衰弱引起腹泻；大小肠受寒引起腹泻；肝热下降引起腹泻等腹泻过久过猛可引发痔疮。

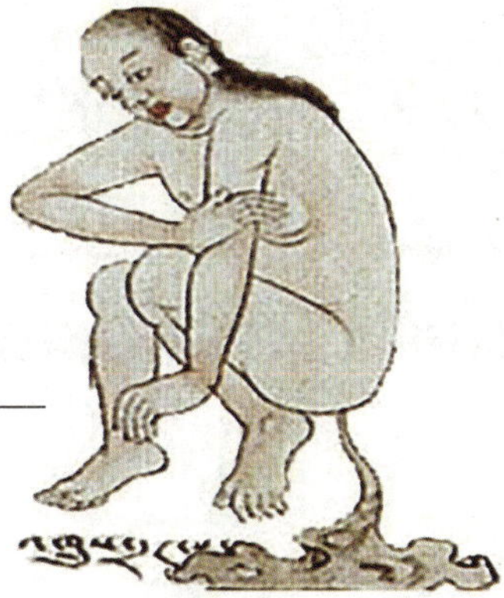

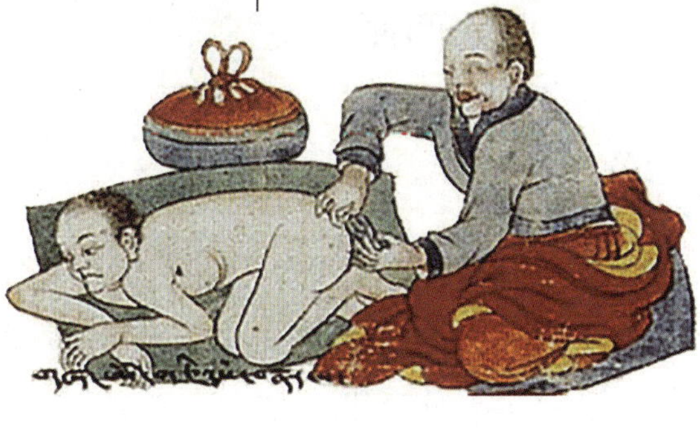

2　肛门受伤

庸医进行缓灌肠和峻灌肠治疗时导管划伤肛门致血、赤巴紊乱引发赤巴性痔疮。症见痔丘似珊瑚或鬼臼果，发红，灼痛，用力大便时大量出血。

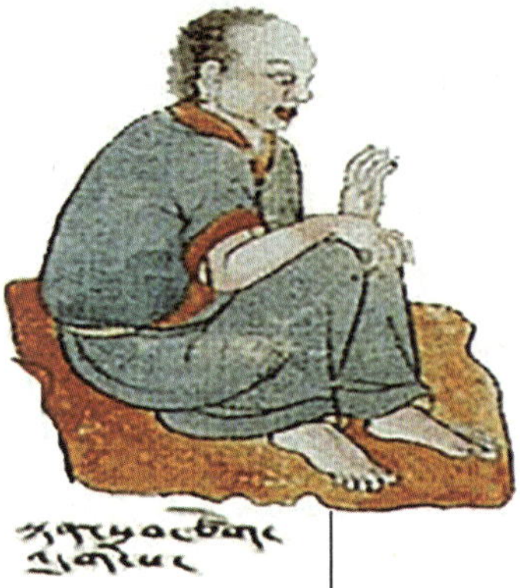

3 久坐薄垫

如久坐过薄毡垫，引起居于肛门的三邪隆、赤巴、培根，特别是下泄隆紊乱引发痔疮。

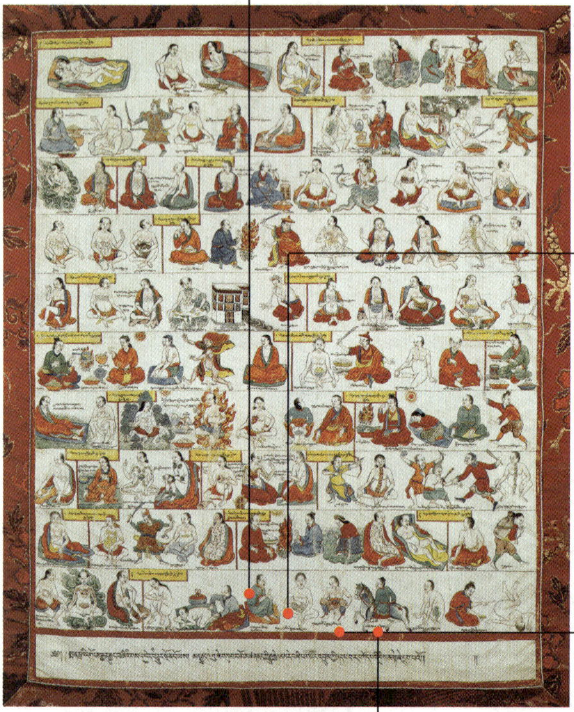

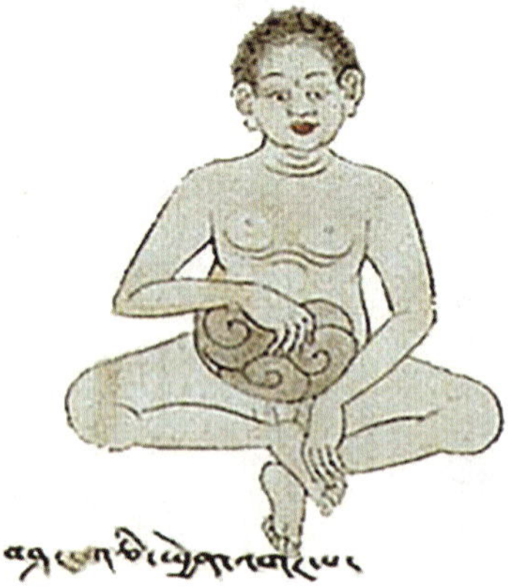

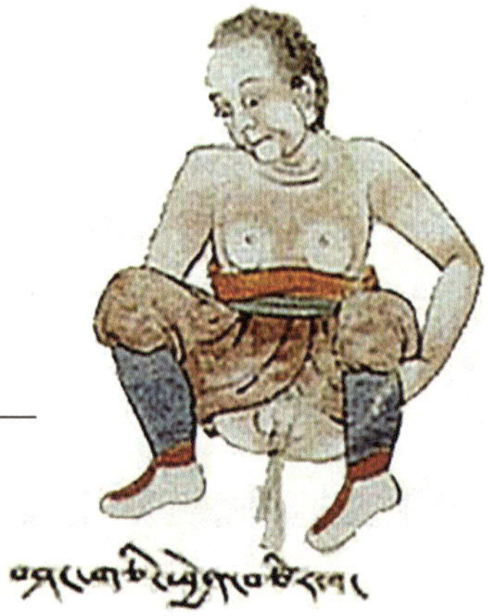

4 强忍两便、矢气

强忍或努责两便、矢气，引起下泄隆功能紊乱引发痔疮。

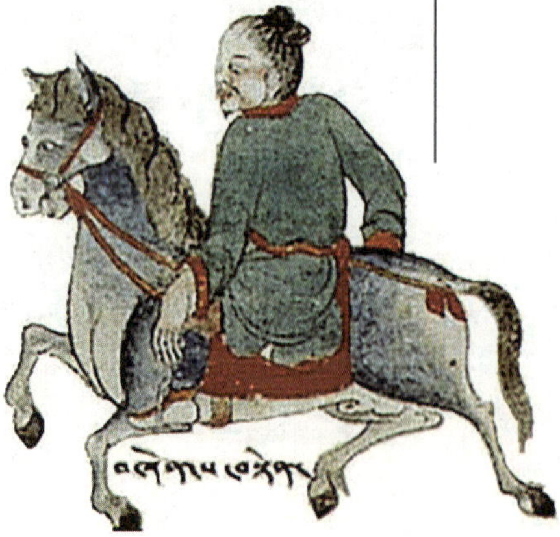

5 长久骑马

长久骑马、骑骆驼、骑骡等会挫伤屁股肌肤，引起隆、血热功能紊乱，导致下泄隆功能衰弱，导致逆返运行则引发痔疮。

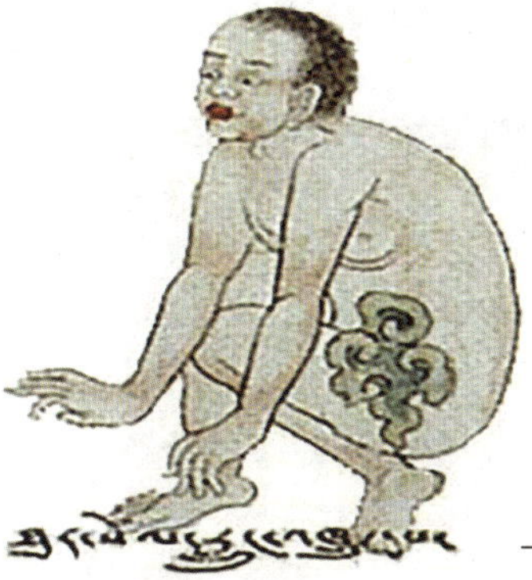

6　下泄隆紊乱

下泄隆为五根本隆之一，主要居于阴部、肛门等处，主司屎尿、精血等的排控。由于强忍或努责二便、矢气等，引起下泄隆逆返运行引发痔疮。

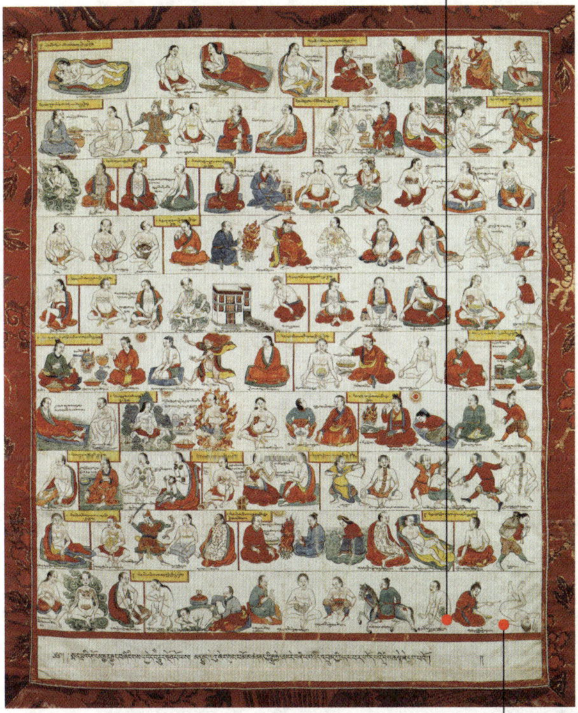

二、痔疮患者

下泻过猛或灌肠时划伤肛门；久坐薄毡；强忍或努责二便、矢气；长久乘骑等，引起下泄隆逆反运行引发痔疮。症见痔丘增大阻封肛门、体温低、腹胀、腹泻、便秘、出血等。

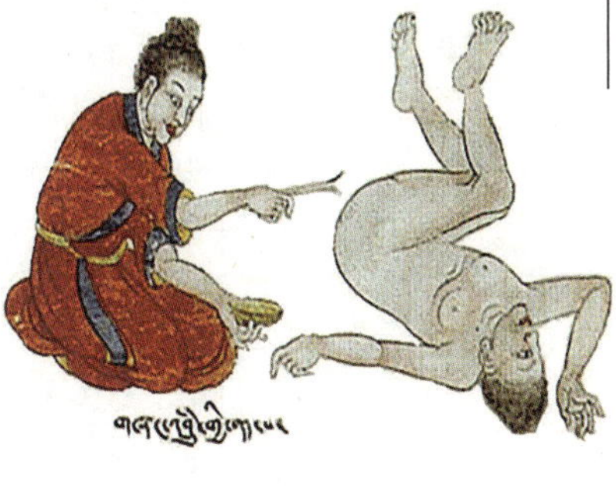

图四十七　火焰疮至小儿鬼祟病各病内外因

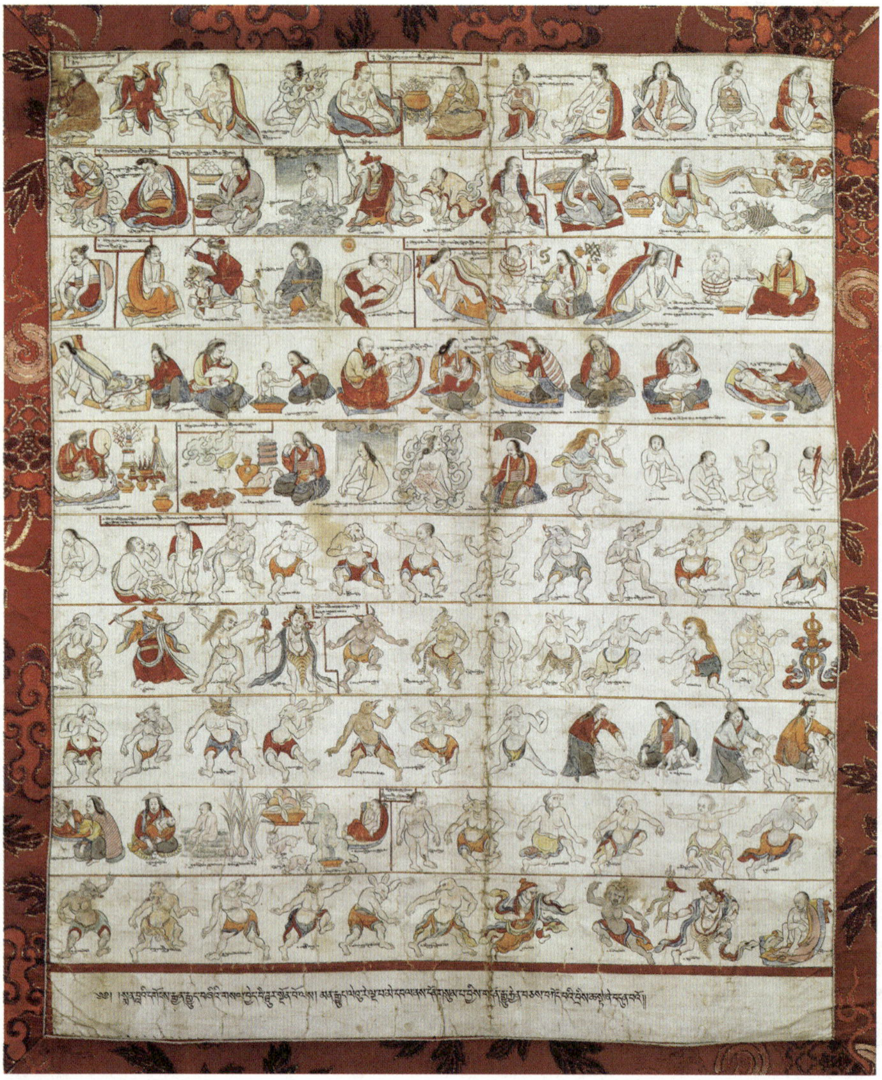

本图示俱生疮疡中的火焰疮、日形脓疮、肉核疮、疝气、青腿牙疳、会阴漏管等6种疾病及小儿养育、小儿疾病中的小儿鬼祟病等内外因、症状及治疗等内容。

第六十五章 火焰疮内外因

一、火焰疮内外因

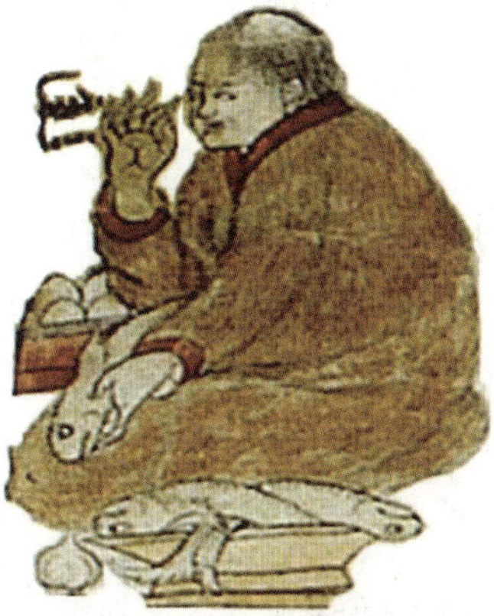

1 饮食起居失当

进食葱、蒜等辛、酸食品；进食鱼肉、鸡蛋等不可同食的食物；白昼睡觉以及劳作过度等不当饮食起居，引起体内血热、赤巴以及黄水偏盛，被隆邪鼓动而引发火焰疮。

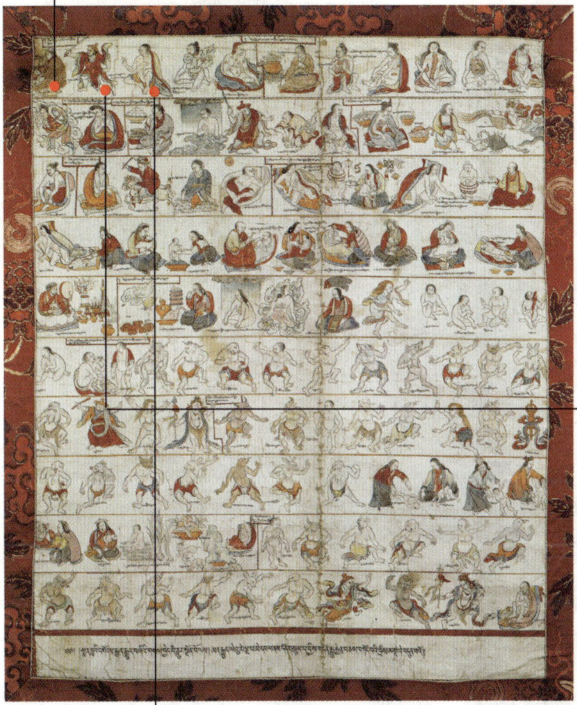

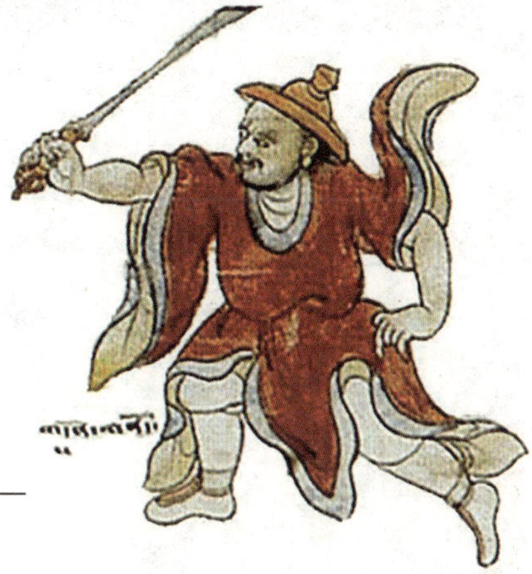

2 鬼魔作祟

神龙、游神等凶神恶煞作害，引起体内和合紊乱，扰乱体内血热和赤巴邪，导致黄水增盛，被隆邪鼓动而引发火焰疮。

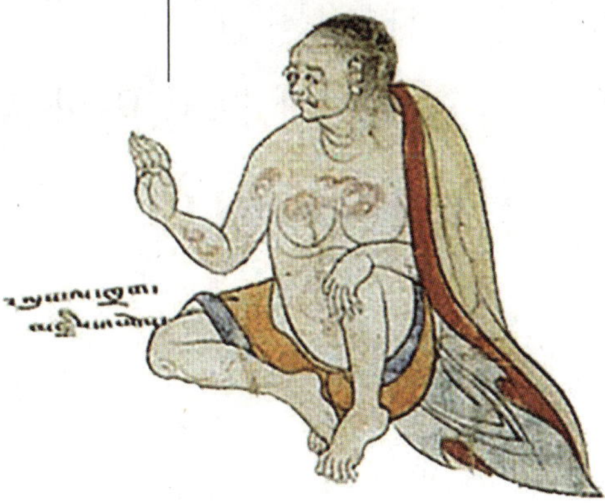

3 体内血热赤巴增盛

若饮食起居不足、太过或相反致体内血热和主司体热的赤巴增盛，则引发赤巴性火焰疮。症见皮肤焮红，扩散迅速，口苦，口渴引饮等。

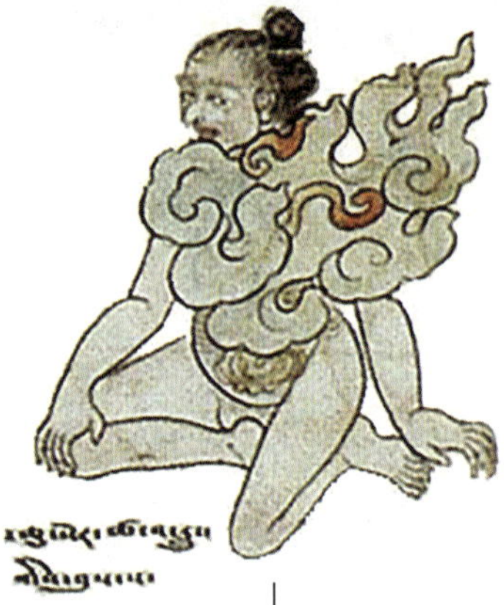

4　隆邪引起的热性黄水

过食辛、酸类饮食；起居不足、太过或相反；鬼魔作祟等原因引起血热、赤巴、黄水增盛，被隆邪鼓动引发火焰疮。

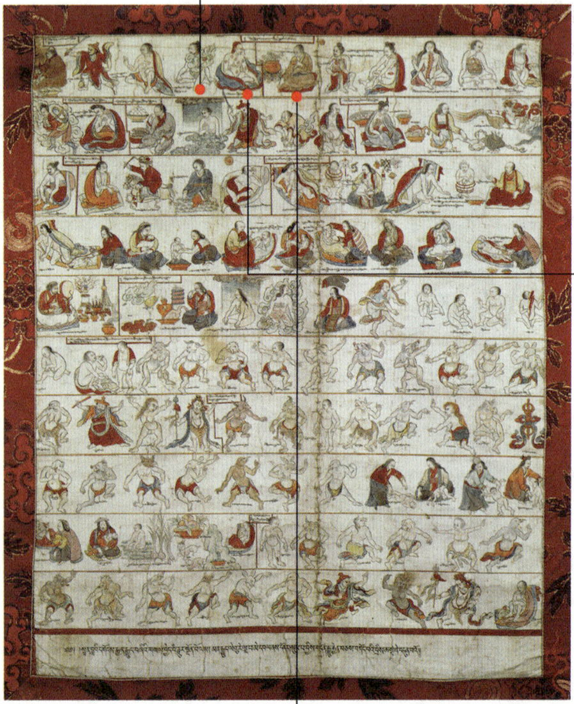

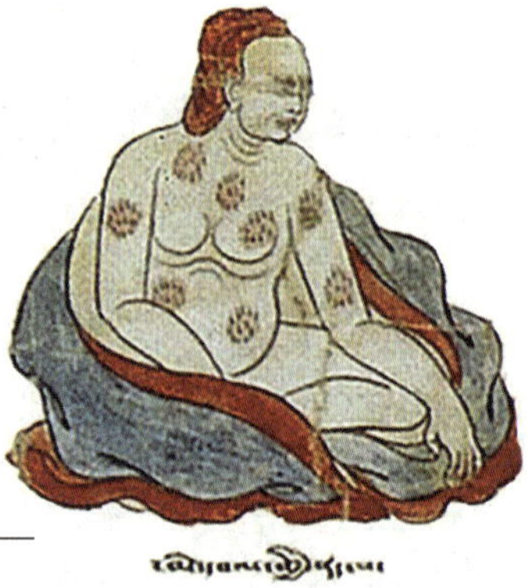

二、火焰疮患者

饮食起居不足、太过或相反，鬼魔作祟等外因，引起血热、赤巴增盛和黄水泛滥，被隆邪鼓动引发火焰疮。症见隆所致者身颤、发噤；赤巴所致者肤红，口渴等；发于肺、心脏者，出现心识迷乱，体力衰损，皮肤发热刺痛、口渴引饮等症状。

第六十六章　日形脓疮内外因

一、日形脓疮内外因

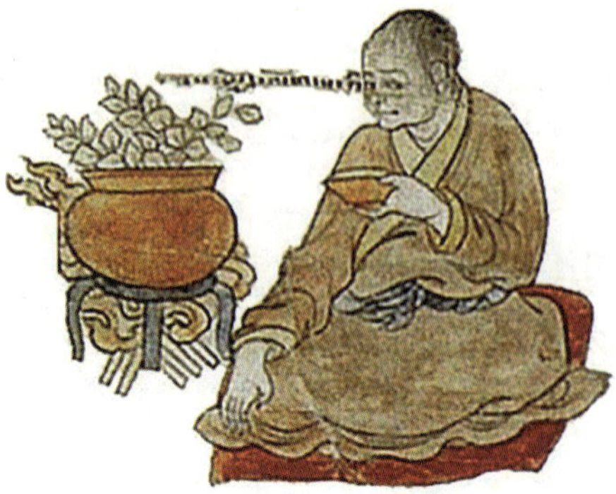

1　饮食起居失当

过食葱、蒜和酒等辛、酸食物；春秋炎热时节晒太阳等不当饮食起居，引起坏血和黄水增盛，瘀积于各脏腑脉络引发日形脓疮。

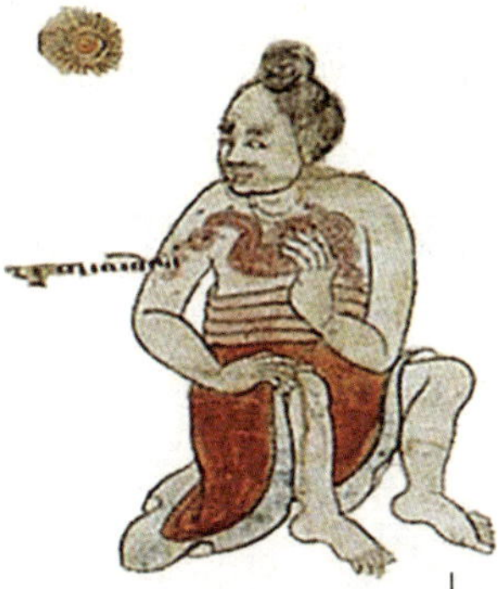

2 血热增盛

过食热性营养品和辛酸食物；春秋炎热时节剧烈劳作等，引起体内坏血、黄水增盛，未生化成正精而窜入脉络中形成日形脓疮。

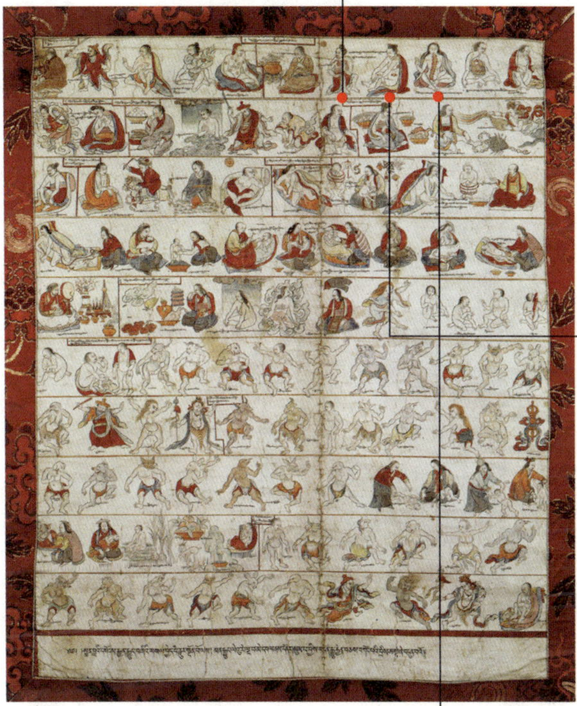

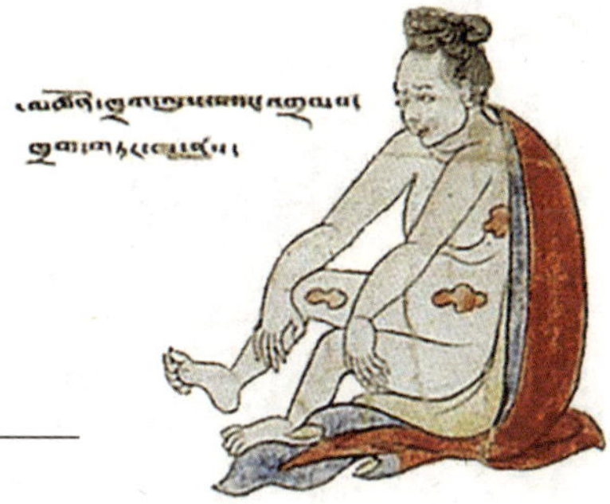

3 伤血遗留，放血未尽

被箭、石、刀、矛等利器击伤，伤血遗留体内。扩散于正精的伤血经放血治疗又未能放尽，致遗留的坏血、黄水瘀积脏腑脉络，炎肿溃脓如疖痛形成日形脓疮。

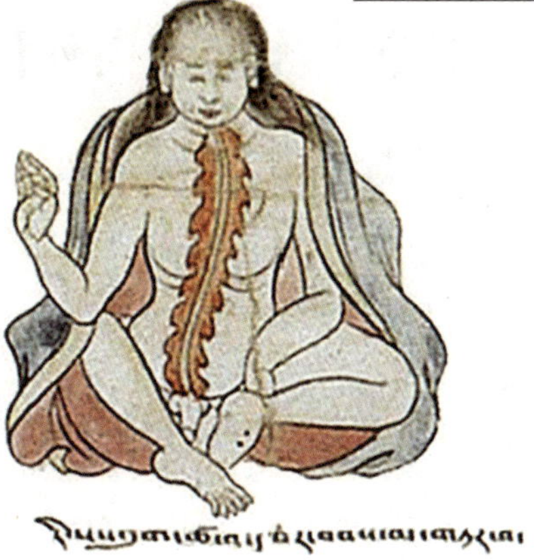

4 瘟毒热邪降于脉未施放血

当瘟热、毒热降于脉络后，必须实施放血疗法，若不放血，坏血和黄水窜入脏腑各脉道，瘀积于肺和肝脏炎肿溃脓形成日形脓疮。

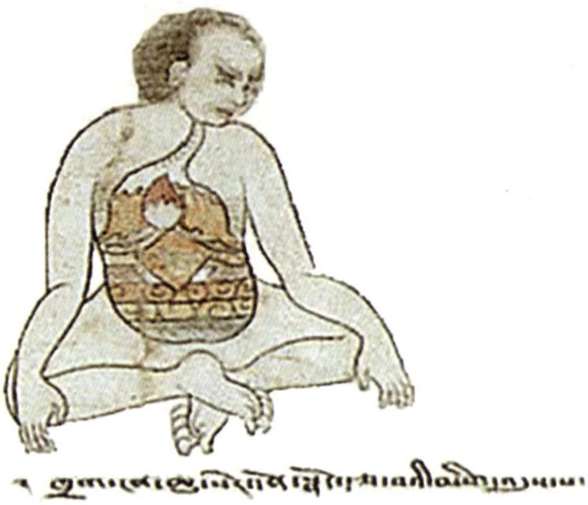

5　坏血黄水瘀积于脏腑脉道

饮食起居失当，引起坏血增盛，或利器刺伤，使伤血遗留体内；或对伤血实施放血疗法又未能放尽；或瘟热、毒热降于脉络未能实施放血疗法，遗留坏血、黄水瘀积于脏腑脉道，形成炎肿溃脓而发日形脓疮。

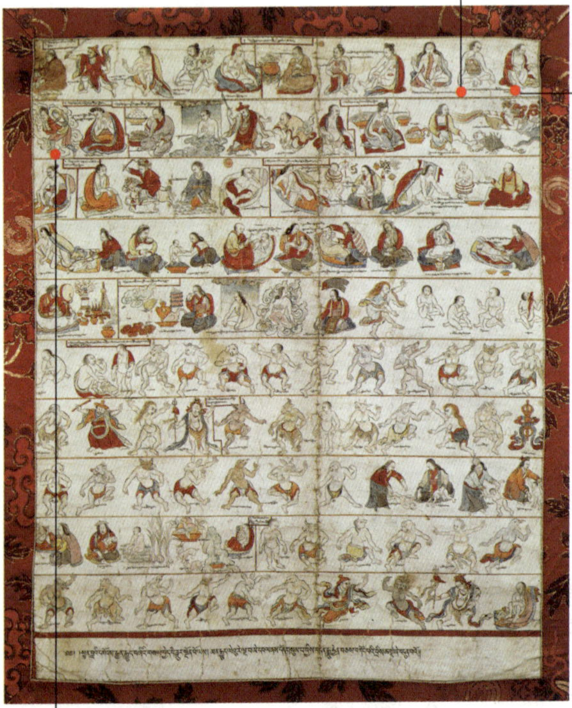

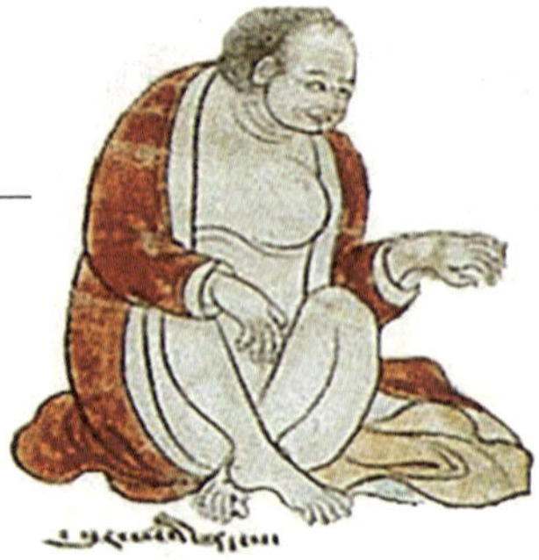

二、日形脓疮患者

饮食起居失当，引起坏血增盛，或利器刺伤，使伤血遗留体内；或对伤血实施放血疗法又未能放尽；或瘟热、毒热降于脉络，未行放血疗法，造成坏血、黄水瘀积于脏腑脉道而发日形脓疮。症见炎肿溃脓，成熟后流脓血和腐肉，有时积于肺内引起咳嗽。

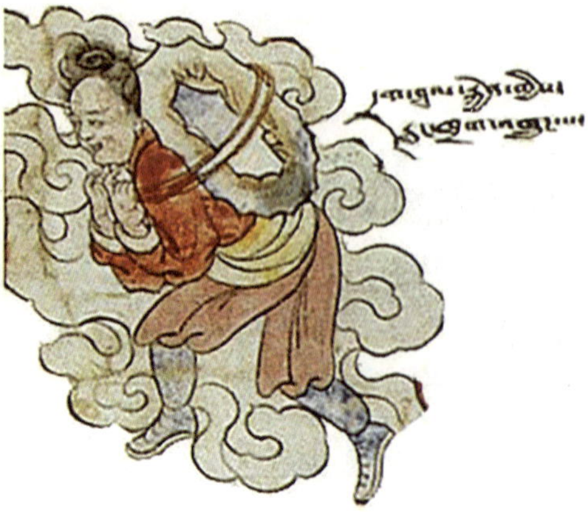

第六十七章　肉核疮内外因

一、肉核疮内外因

1　剧烈劳作扰乱隆血

炎热时节强力负重、强拉硬弓等剧烈劳作损伤正精，或扰乱隆和血热平衡，隆血紊乱一般落于颈部、眼角、腋窝、鼠蹊沟 4 处肉核（淋巴）引发热性肉核疮。

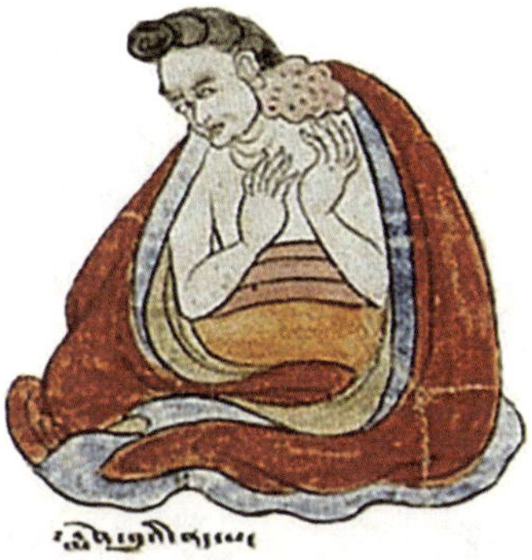

二、肉核疮患者

剧烈劳作损伤正精，或隆血紊乱落于肉核而引发肉核疮。症见隆所致者炎肿面如吹胀的尿泡；赤巴所致者肿块红黄，灼热，溃脓；血热所致者热甚，肿块焮红，易发于脉管等，出现与所致病邪性质相同的症状。

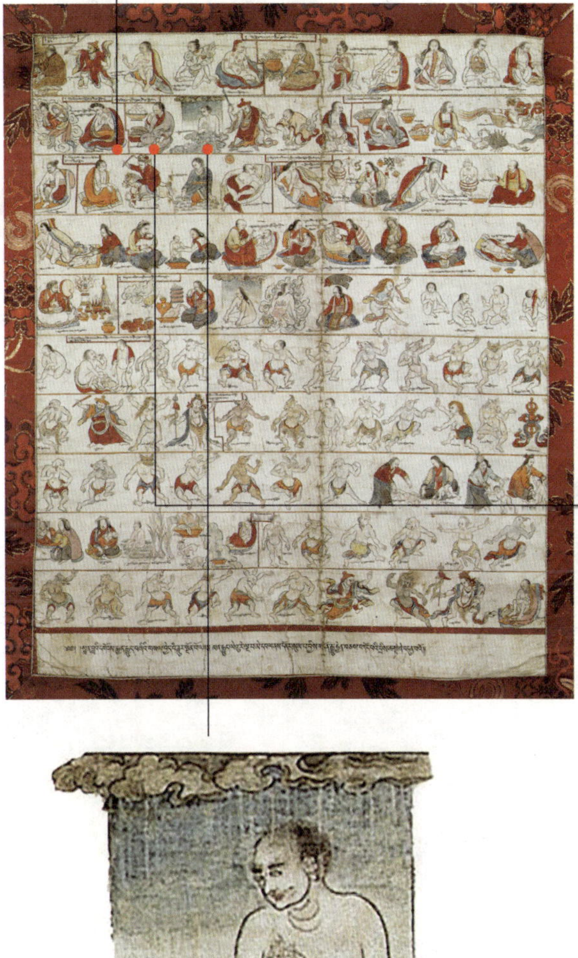

第六十八章 疝气内外因

一、疝气内外因

1 食物不当

若同食鸡肉与奶酪或用介子油炒黄蘑菇菜，同食鸡蛋与鱼肉等相反食物则会中毒，扰乱隆、赤巴、培根三和合平衡，引起小肠、尿液、脂肪等进入阴囊而引发疝气。

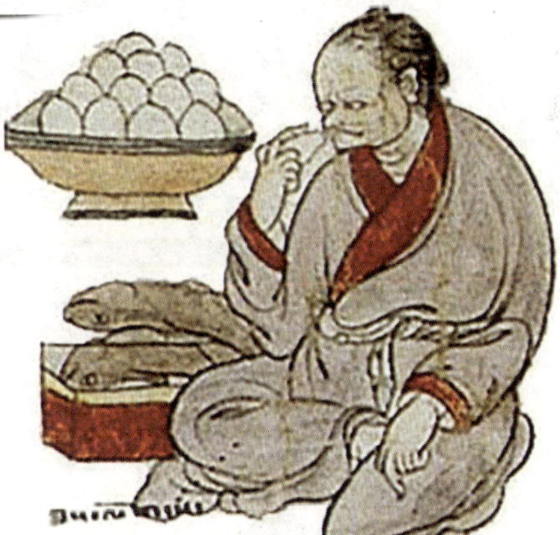

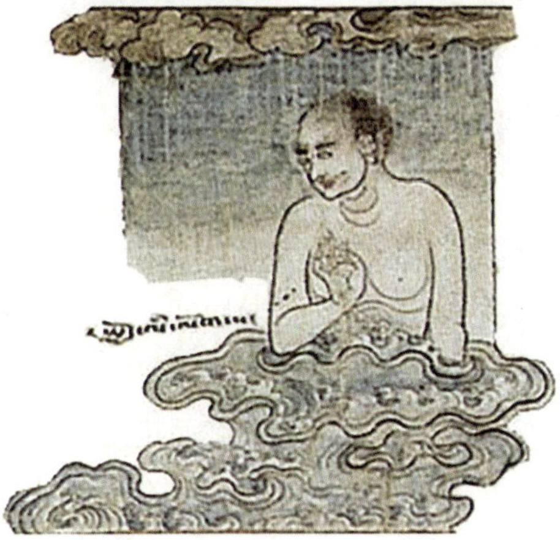

2 起居不当

阴天下雨时进入水塘、河水洗澡，或淋雨受寒等，引起隆、赤巴、培根三和合紊乱，导致小肠、尿液、脂肪进入阴囊而引发疝气。

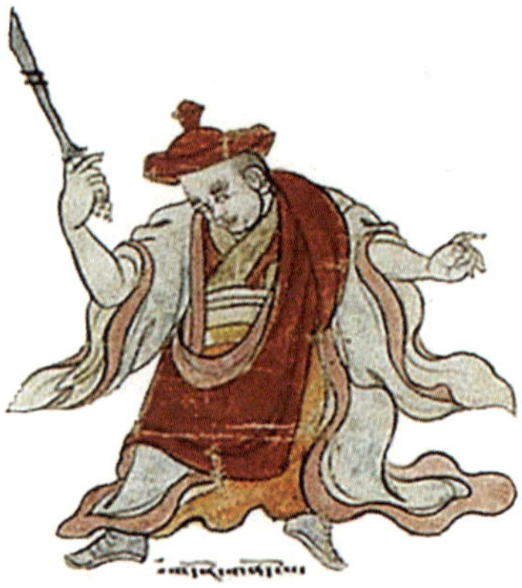

3 鬼魔作祟

因天神、龙、游神等恶魔侵害，引起体内隆、赤巴、培根三和合增、损、紊乱，导致小肠、尿液、脂肪进入阴囊而引发疝气。

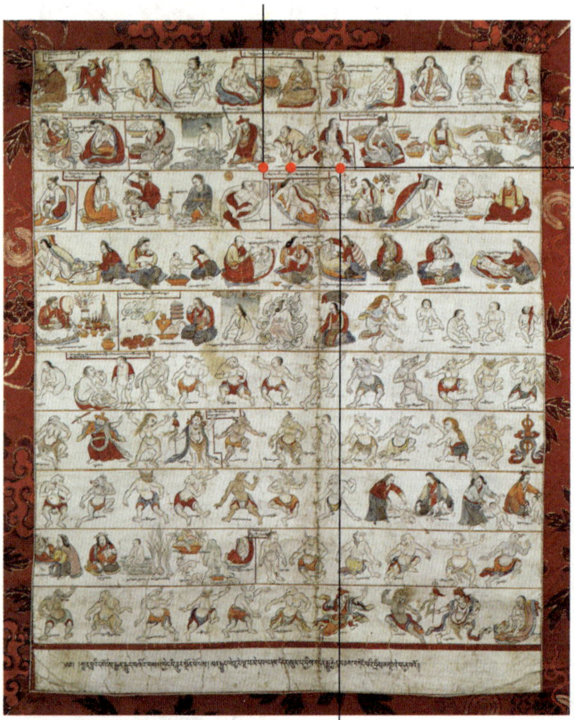

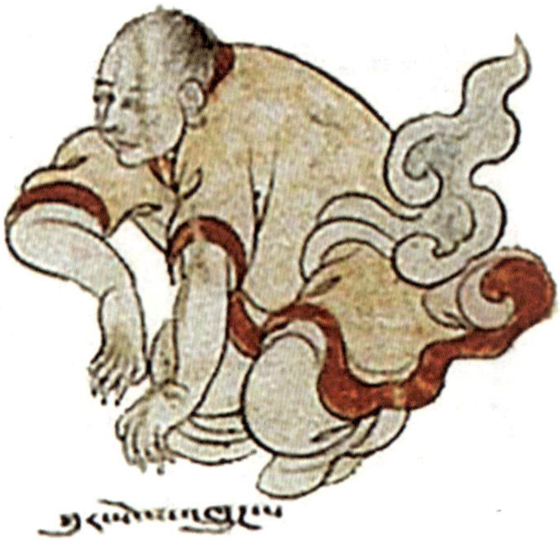

4 下泄隆紊乱

下泄隆主居于阴部和肛门，主司两便、精液、经血等排控，由于各种原因扰乱，引起下泄隆逆返运行，进入阴囊而发疝气。

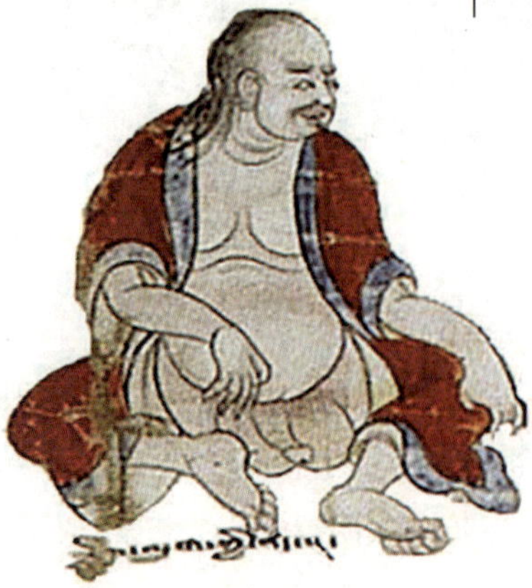

二、疝气患者

若饮食起居不足、太过或相反，或鬼魔作祟，使下泄隆紊乱逆返运行，引起尿液、小肠等进入阴囊而引发疝气。症见隆所致者像吹足气的皮袋，触及粗糙；赤巴所致者红而热甚；培根所致者少痛而发冷，沉重坚硬等。

第六十九章 青腿牙疳内外因

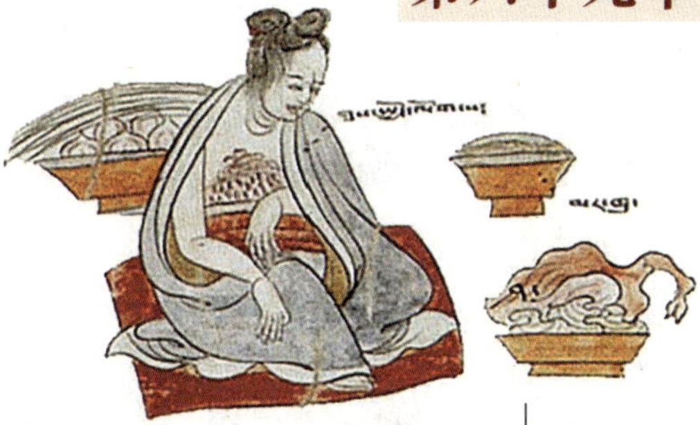

一、青腿牙疳内外因

1 起居不当

过食葱、蒜、酥油汁、羊肉等辛、甘味和腻、重性饮食；不做任何体力劳动或运动，悠闲静坐等，引起培根和血热增盛而发青腿牙疳病。

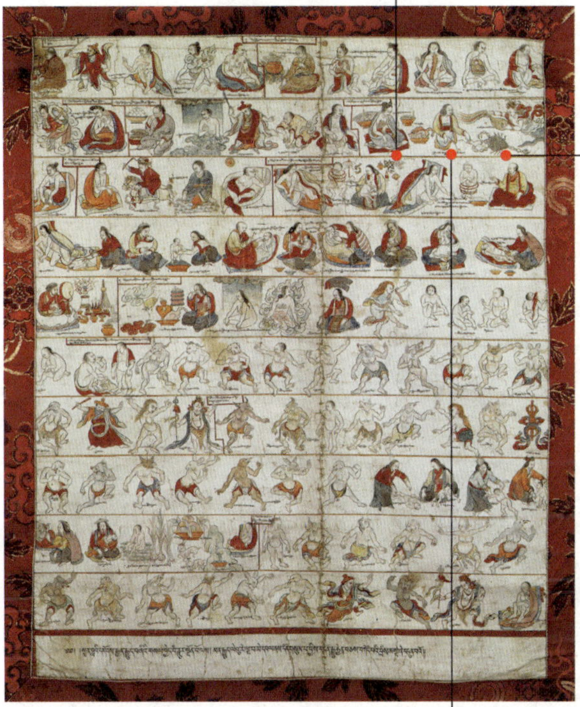

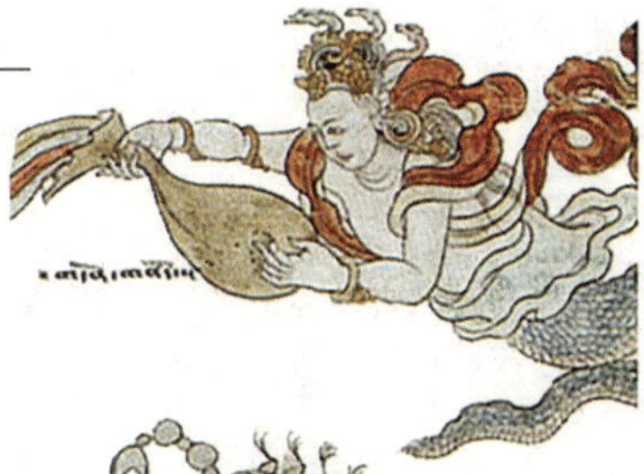

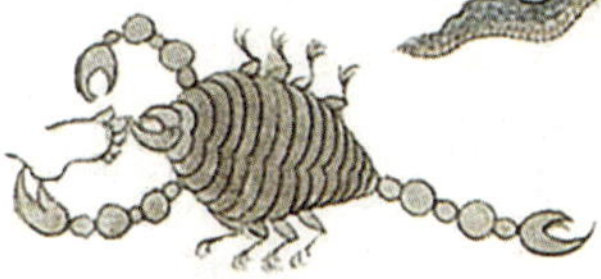

2 鬼魔作祟

被地神、龙女等恶魔侵害，引起体内隆、赤巴、培根增盛，功能紊乱，导致全身肌肉、骨骼等处引发青腿牙疳病。

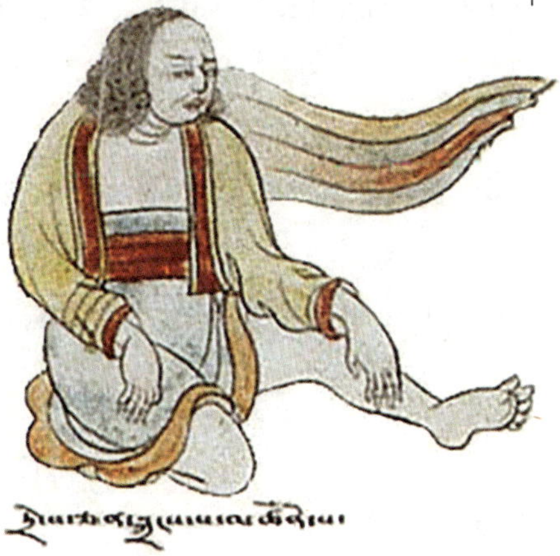

3 肿胀坚硬

饮食起居不足、太过或相反；被鬼魔侵害等，引起培根和血热增盛，窜入肌肉和骨骼形成肿块坚硬，疼痛不甚。

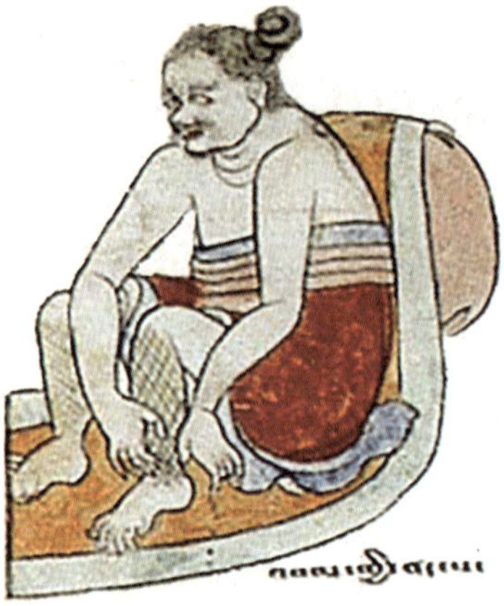

二、青腿牙疳患者

饮食起居失当，或鬼祟侵害等原因，引起培根、血热增盛而发青腿牙疳，病患多发于足、手、耳、唇、鼻等处。症见隆所致者触之粗糙、肿块发黑；赤巴所致者色黄而灼痛，逐渐发病；培根所致者身和脚沉重，疼痛较小，肉疣遍身等。

第七十章　会阴漏管内外因

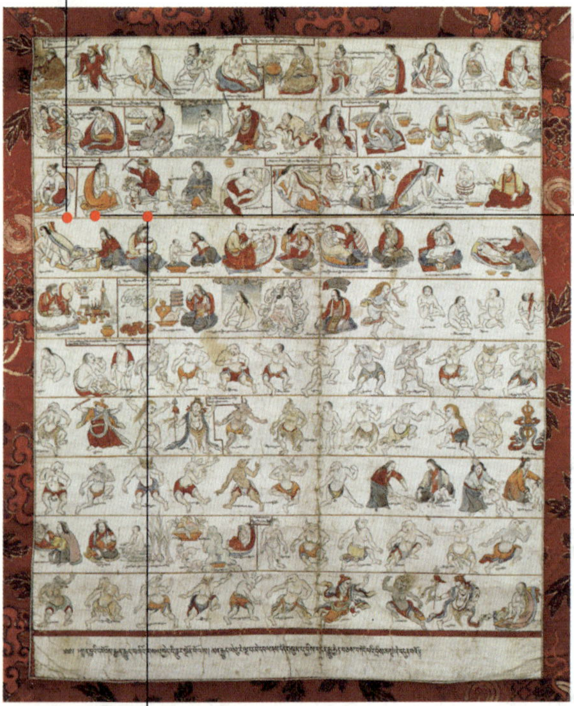

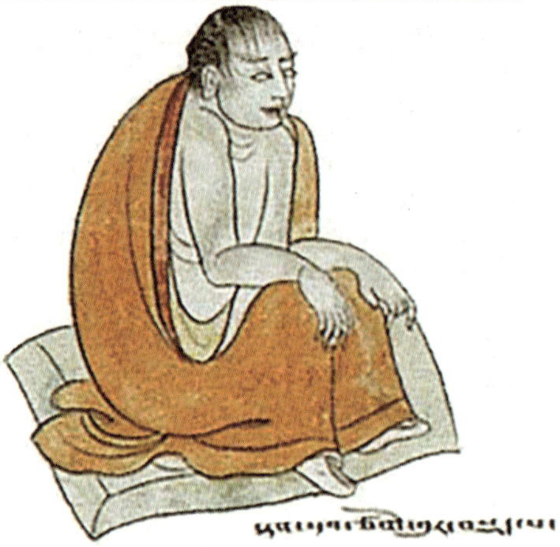

一、会阴漏管内外因

1　久坐薄垫

在薄垫上蹲坐时间过长，导致会阴等肛门附近的肌肉、血管被压迫受阻引发会阴漏管，症见色红、灼痛、蔓延快等。

2　长时骑马

骑马、骆驼、骡等时间过长，造成肛门、阴部受伤，扰乱血热平衡引发赤巴性会阴漏管，症见色红、灼痛等。

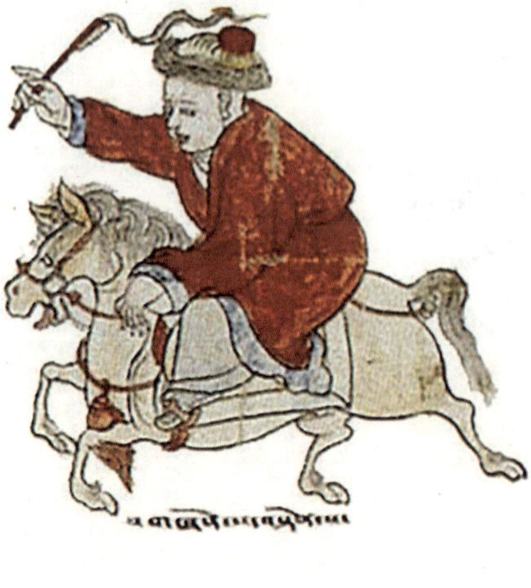

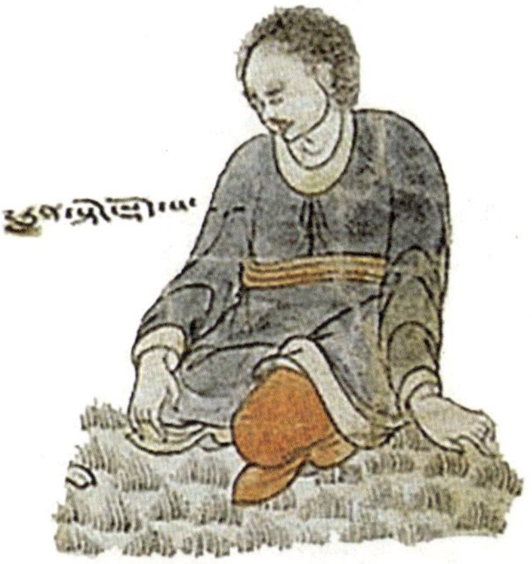

3 久居湿地

在河边、湖旁、草滩等潮湿之地，无任何铺垫久坐，或常在水中作业，则引发培隆性会阴漏管。症见疮疡难以成熟，疮面发黑等。

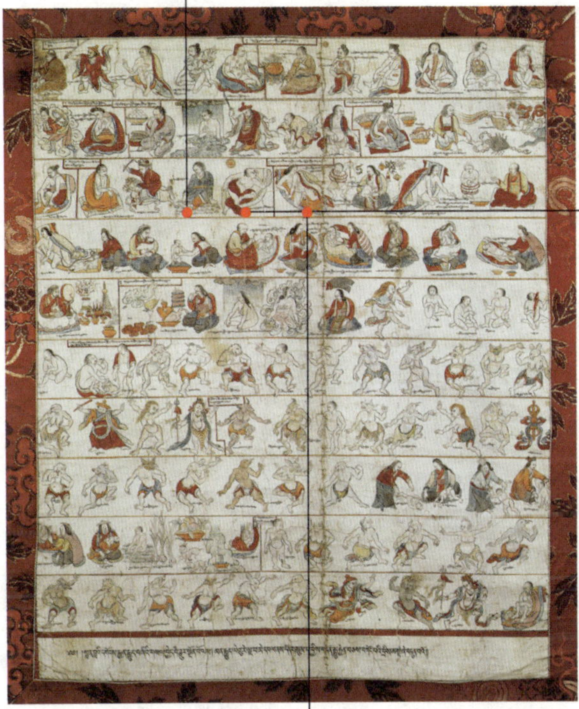

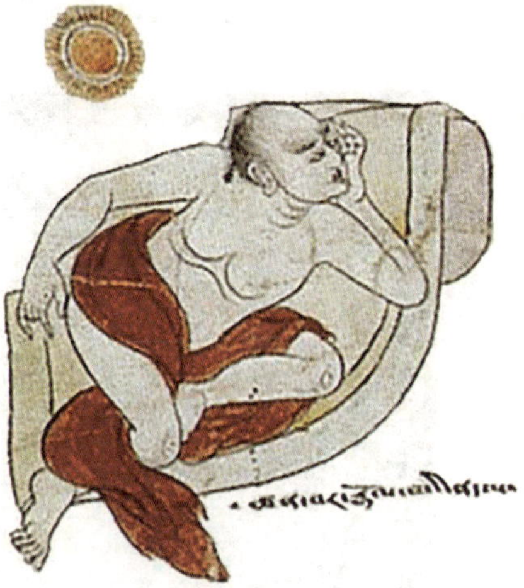

二、会阴漏管患者

久坐薄垫，常骑马骡，无铺垫久坐湿地等原因引发会阴漏管。症见会阴处生疹、流黄水，成熟后流出脓血及虫子，不易愈合。或一次愈合后又复发，最后大小便失禁、流出精血等症状。

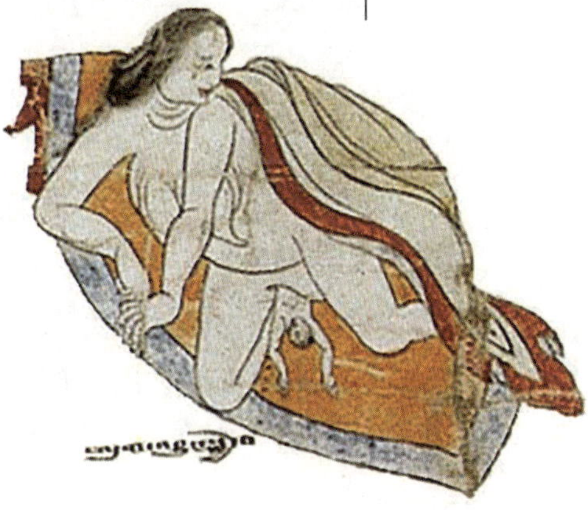

第七十一章 吉祥婴儿的产兆

一、吉祥婴儿的产兆

1 顺产

娩出时婴儿头先露且仰身出生者，为正常分娩，是吉祥和幸福圆满之征兆。

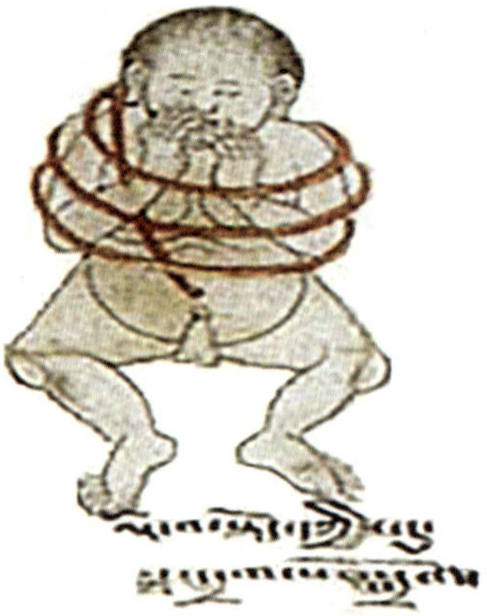

2　脐带上绕，啼哭声洪亮

娩出时婴儿脐带缠绕上身，啼哭声洪亮者，容易养育，人财两旺，幸福圆满之征兆。

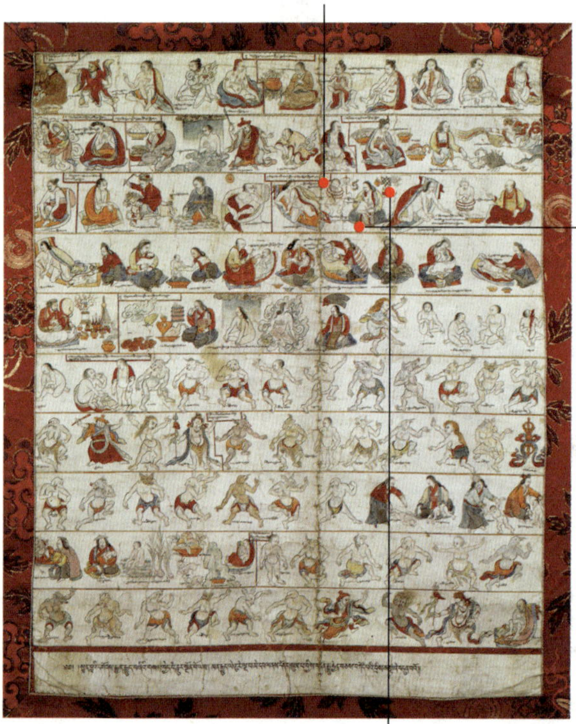

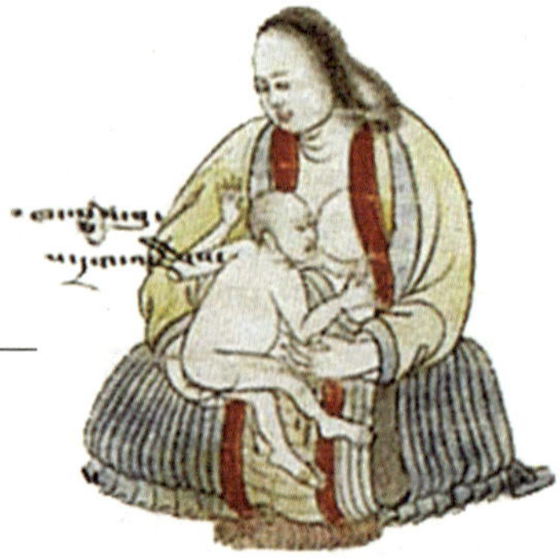

3　吮乳有力

婴儿出生不久，吮吸乳头有力，容易惊怕，头顶高，头颅硬，囟门小，发际高，皮肤净，耳轮展等者，容易养育，人财两旺，幸福圆满之征兆。

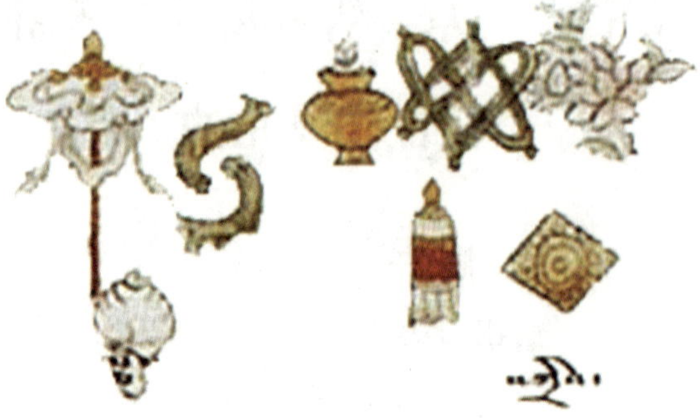

4　吉祥

婴儿分娩时，头先露且仰身娩出，脐带缠绕上身，啼哭声洪亮，脑门宽大，吮乳有力等者，为人财两旺，长寿健康之吉兆，用八瑞相即宝盖、白海螺、宝瓶、吉祥结、胜利幢、妙莲等表示。

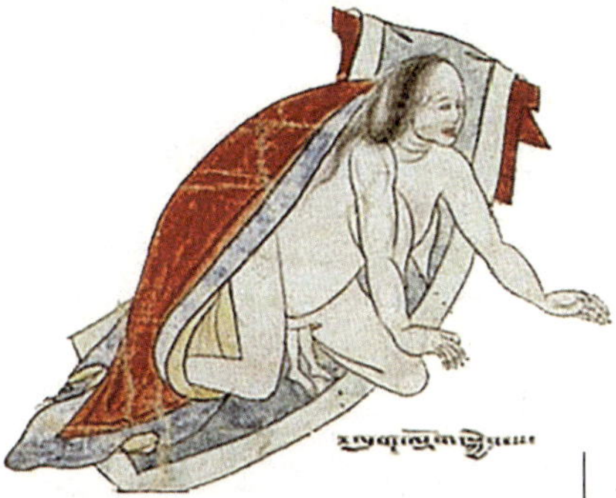

二、不吉祥婴儿的产兆

1　倒产

婴儿分娩时，两腿先出且俯身出生者，为不太吉祥，人财不旺，得不到幸福和圆满之兆。

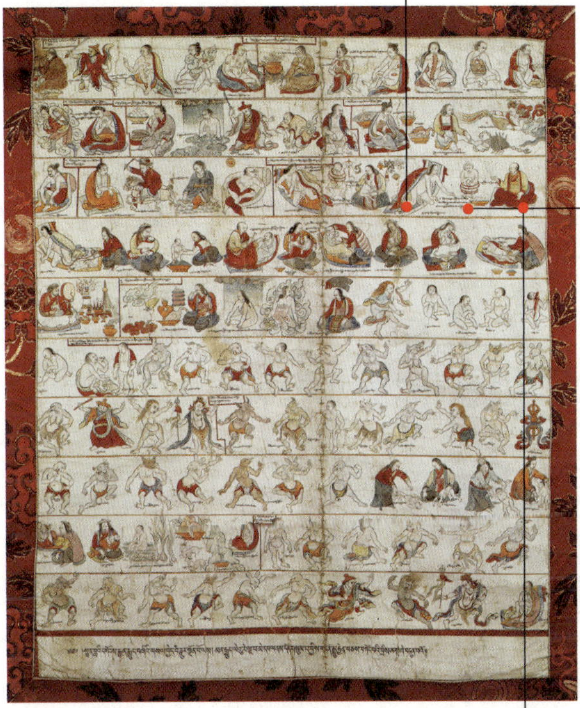

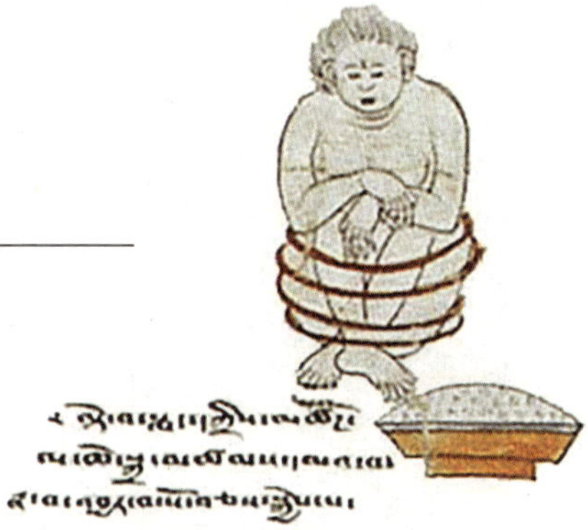

2　脐带下绕，长有牙齿

婴儿分娩时，脐带缠绕下身，囟门大，发际低，耳紧贴，长有牙齿，啼哭声微弱，吮乳无力等者，为养育艰难，人财不旺、不吉祥之兆。

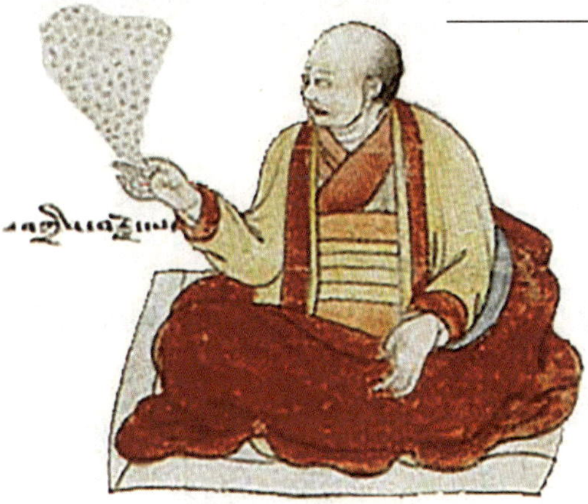

三、言语吉祥

不论婴儿产兆吉祥与否，分娩后必须立即对着婴儿耳边说吉祥语：儿，你是我心肝，愿你长命百岁，存活百秋，获得长寿、好运和声誉，战胜一切灾祸，人财两旺，幸福圆满！

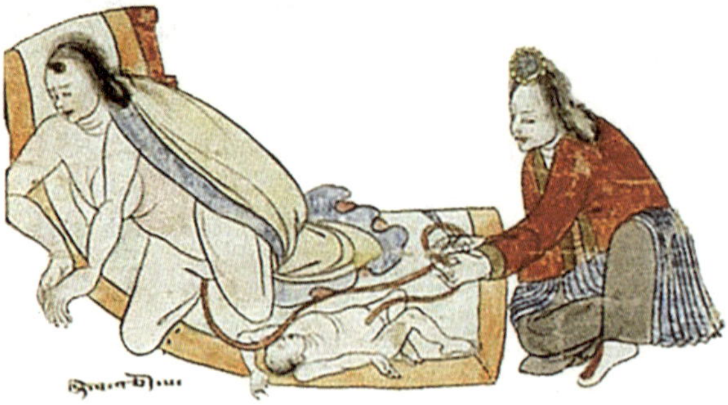

四、剪断脐带

婴儿出生后要将脐带内血液挤入婴儿，留 4 横指长的脐带，在其上下两端用羊毛线松松绑住，中间剪断，用川木香拌芝麻油涂擦。

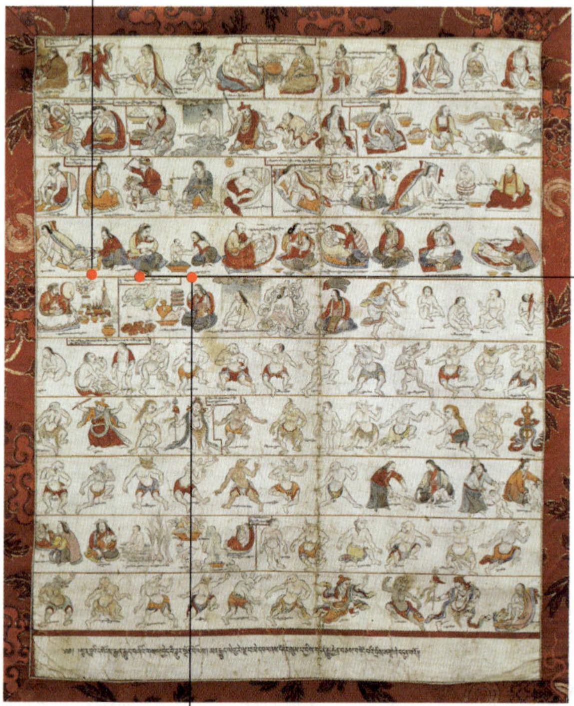

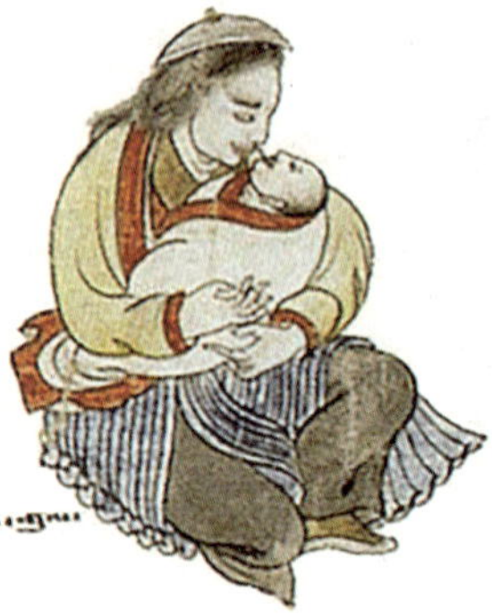

五、抱入怀中

如法剪断脐带后，让父母兄弟俱全、人财两旺、长寿健康、吉祥有福的人抱入怀中，避免跌伤，精心养育。

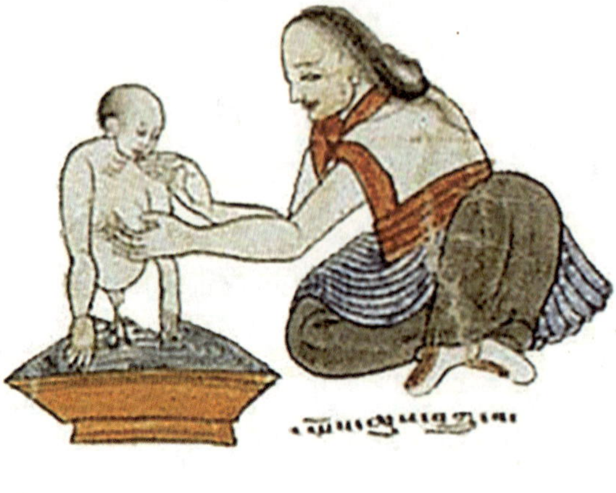

六、香水洗浴

为了使小儿面容和皮肤湿润光滑，用红花、肉豆蔻、陈皮、白豆蔻、乳白香青、木棉花等芳香药浸泡的温香水洗浴全身。

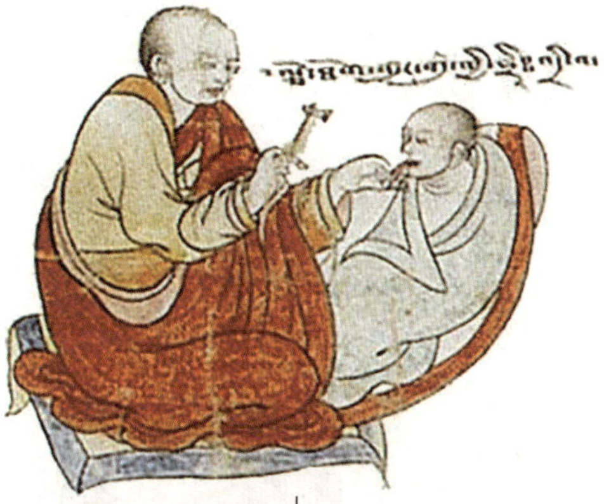

七、舌面用红花水写梵文“དྷཱིཿ”字

为了使小儿能说会道，舌面用红花水写梵文“དྷཱིཿ”字，“དྷཱིཿ”字表示佛祖之语言种子。

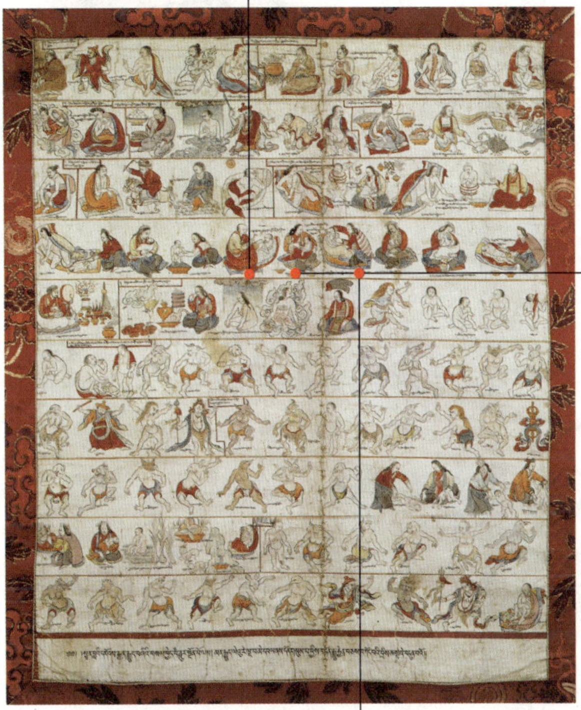

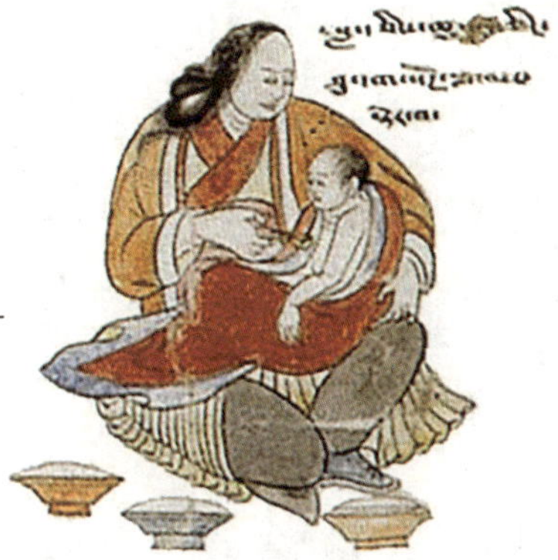

八、灌麝香水和喂藏菖蒲蜂蜜

为了防止土地神、龙、地煞等的侵害，要灌麝香水；为了长智慧、长寿等，要喂川木香、麝香、诃子、海金沙、白芥子与蜂蜜或酥油调和的流食。

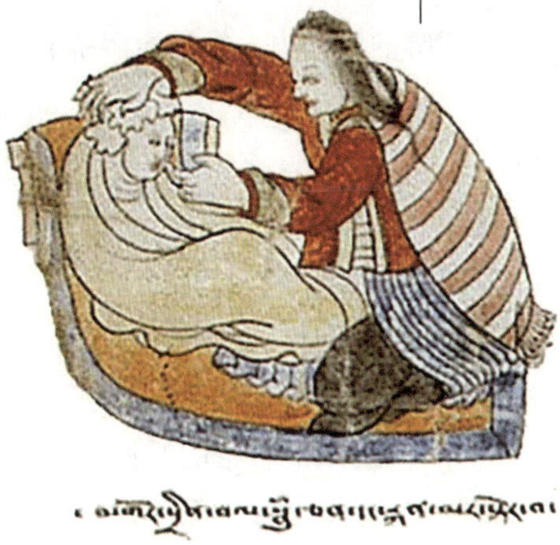

九、用油煎棉布包头，抵住上腭喂酥油

为了防止土地神、龙、地煞等的侵害，洗净右手食指后，抵住小儿上腭喂蜂蜜与酥油调和的流食，用油煎棉布包头。

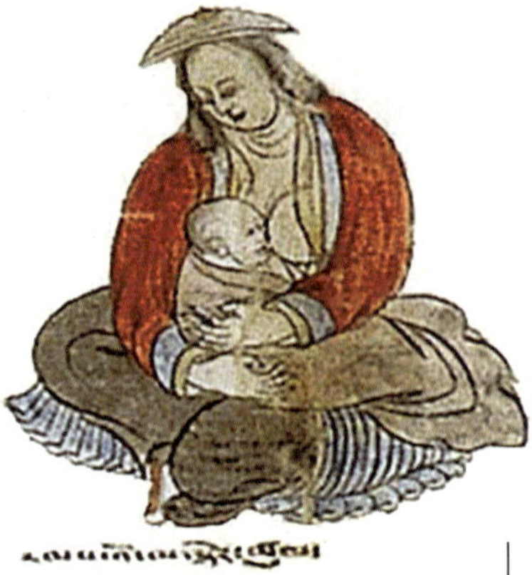

十、喂母乳

喂母乳时，先要喂奶子、油脂和甘味流食，让婴儿坐起来，但不能过立或过躺，抱姿要得当。

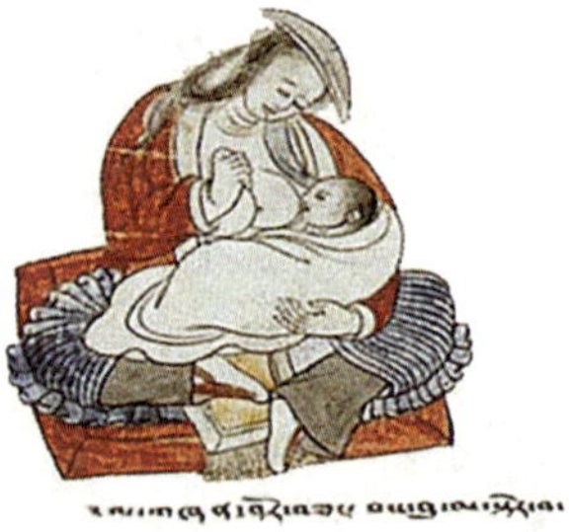

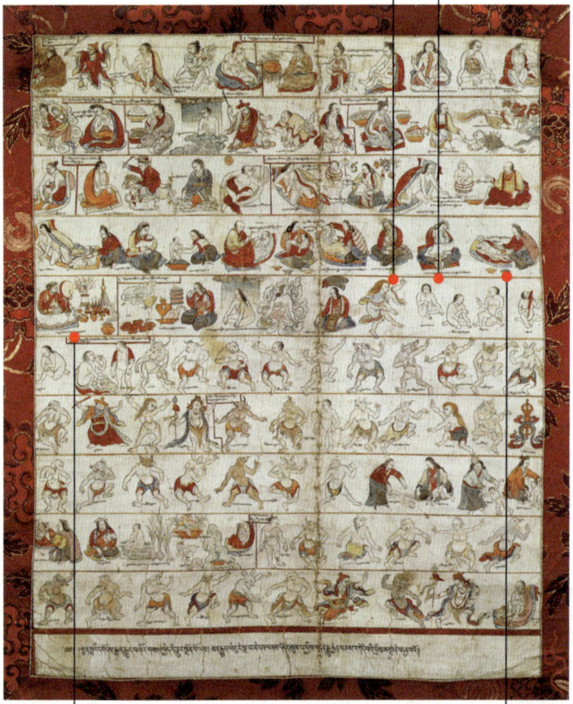

十一、出身名门妈妈喂奶

若亲娘乳头干瘪无奶者，可寻找出身名门望族、健康、生育过与此小儿性别相同孩子，特别对此小儿有感情，且自己小孩健在，奶量充足的妇女做奶妈。

十二、川木香调以酥油涂脐部

为了让小儿健康成长，不患脐病等，要用酥油调和川木香膏涂擦脐部。

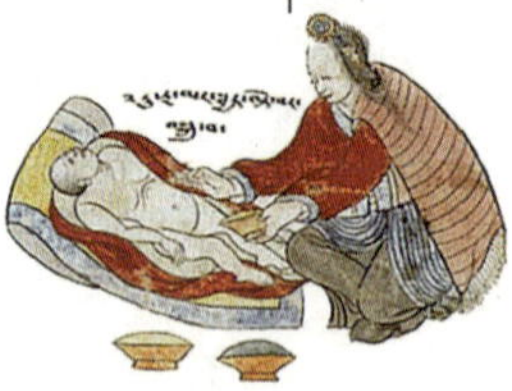

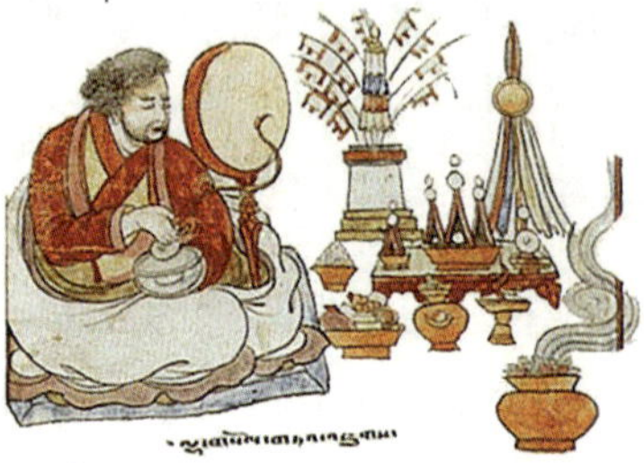

十三、祭神禳解

小儿一般有一点小原因就容易生病，出生三日后要进行祭神活动，给护佑自己的神煨桑，供净水；为防鬼魔侵害，要做禳解、保佑仪轨，每月要抛“朵马”，献小供馔，为小儿赎命等。

第七十二章 小儿病内外因

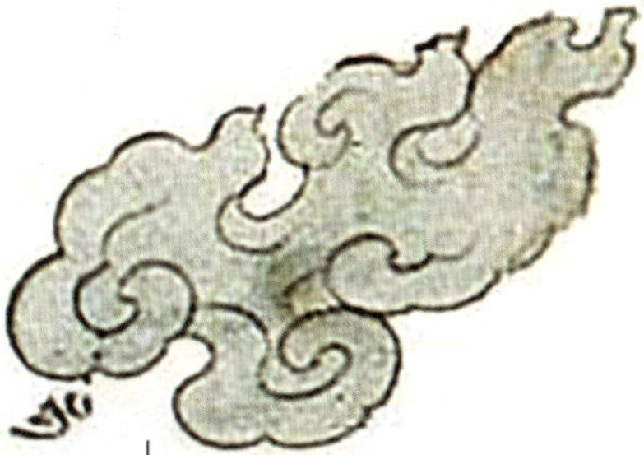

一、小儿病内因

1 隆

隆具轻、动等6种特性，主要居于阴部、髋腰，常量为本人1膀胱量。在流血过多、过度痛苦、过度饥饿等引起隆病变的外因干扰下，导致隆的性能增盛和功能紊乱引发小儿疾病。

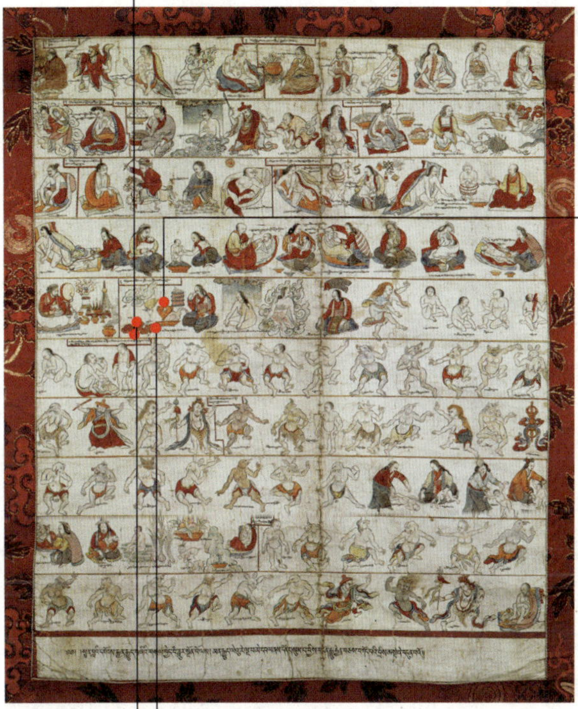

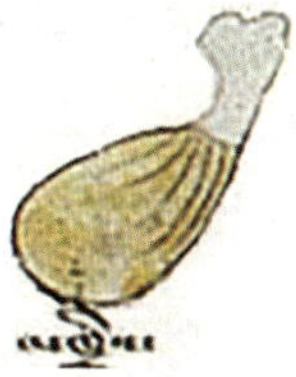

2 赤巴

赤巴具锐、热等7种特性，主要居于肝、胆及身体腰部，常量为本人1阴囊量。在跌打损伤、震动等引起赤巴病变的外因干扰下，导致赤巴的性能增盛和功能紊乱引发小儿疾病。

3 培根

培根属土元与水元，具重、凉等7种特性，主要居于头脑等上身。常量为本人3捧量。在过食凉性食物、卧于潮湿地方等引起培根病变的外因干扰下，导致培根的性能增盛和功能紊乱引发小儿病。

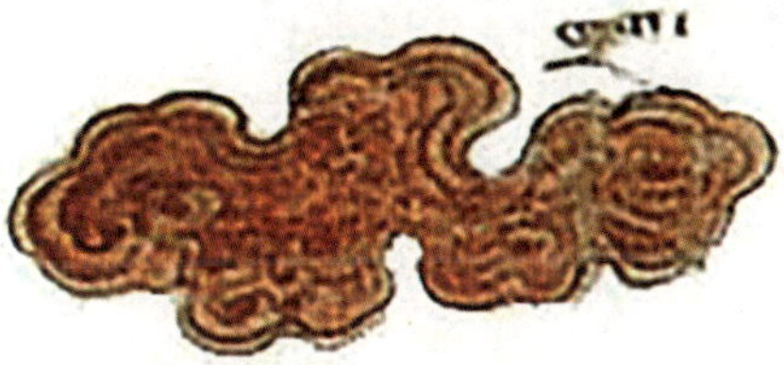

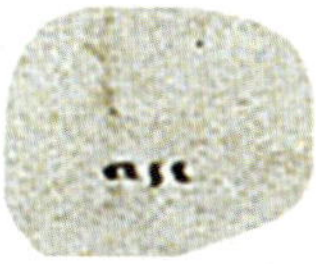

4. 血热

血来自饮食之精华，本性湿润、赤色，依赖居于心脏的遍行隆的功能而运行于全身血管，主司全身润泽、生命活动，作赤巴的后盾。在过食辛、酸饮食，烈日暴晒等热性外因干扰下，导致功能紊乱引发小儿疾病。

二、母遗传的小儿病

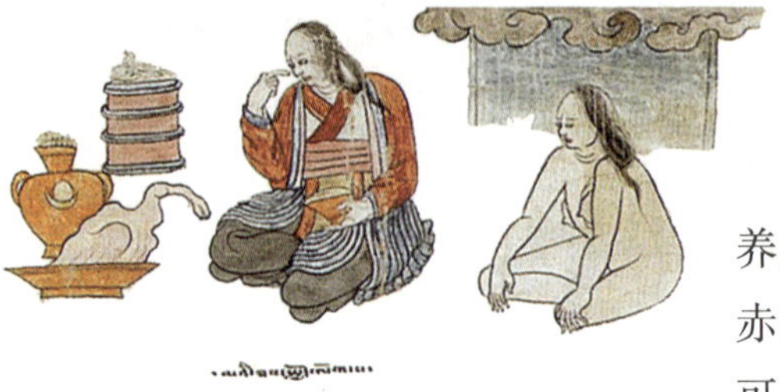

1　母之饮食不当

母亲过食羊肉，过饮酸酒、奶子等性热营养品；在雨中受寒等失当起居，引起体内隆、赤巴、培根三和合功能紊乱，窜入胎儿身上，可导致胎儿跛瘸、佝偻、兔唇等症发生，这是先天性疾病，不能治愈。

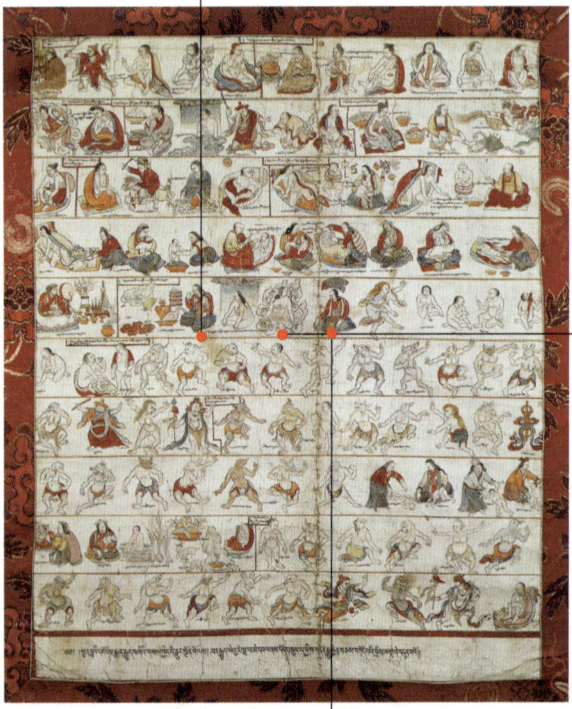

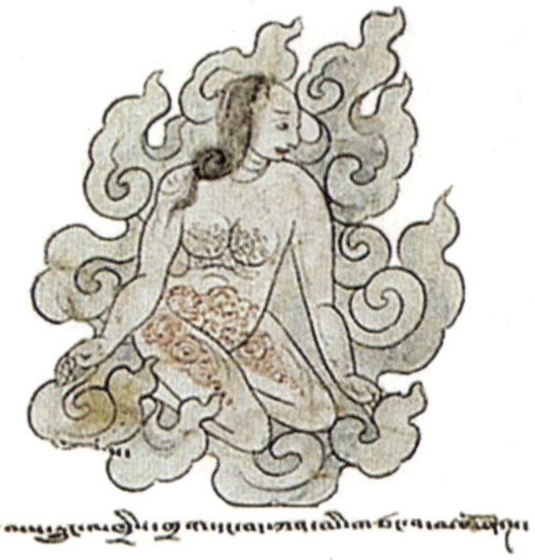

2　母遗传隆、赤巴、培根病

若母亲饮食起居不足、太过或相反，导致体内隆、赤巴、培根的功能紊乱而致病。如不及时医治，落在胎儿身上，可导致跛瘸、佝偻、兔唇等症发生，这是先天性疾病，不能治愈。

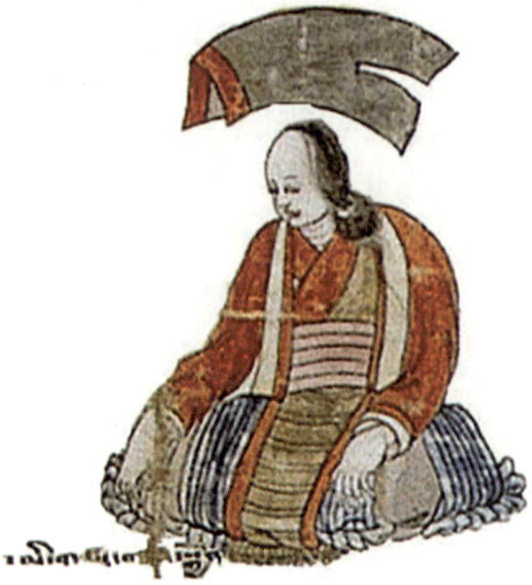

3　中晦气

如孕妇接触寡妇内裤晦气，或中了屠夫秽气和血腥气，导致体内隆、赤巴、培根的功能紊乱而致病，落在胎儿身上，可导致聋子、瞎子、结巴等症发生，这是先天性疾病，不能治愈。

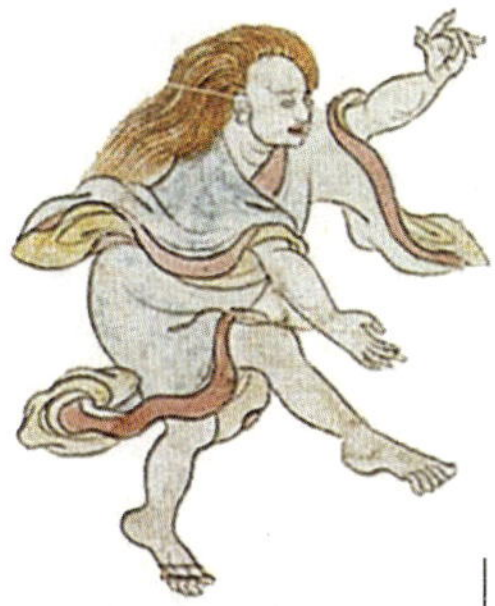

4 鬼魔侵害

如孕妇受到神龙、地煞、游神等加害，引起体内隆、赤巴、培根三和合发生功能紊乱而引发疾病，落在胎儿身上，可导致佝偻、四肢瘫痪、兔唇等症发生。

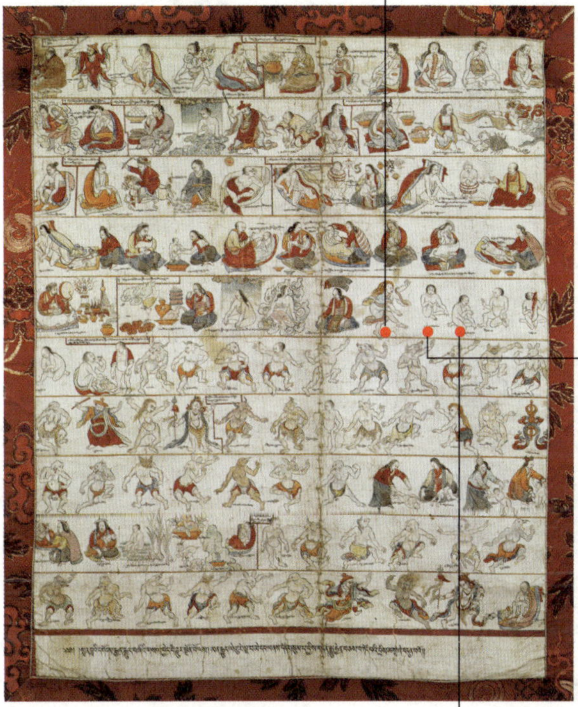

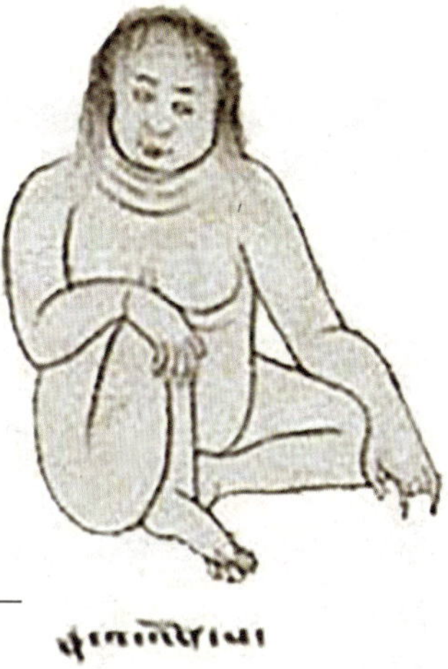

5 失聪

如母亲饮食起居不足、太过或相反，引起隆、赤巴、培根三和合功能紊乱引起的疾病，落在胎儿身上，侵入胎儿耳朵，导致耳聋，这是先天性疾病，食药不治。

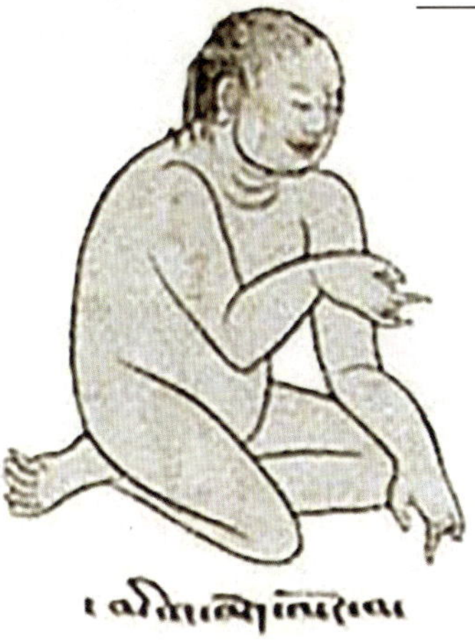

6 失明

因母亲饮食起居不足、太过或相反，或因中不洁晦气，或因鬼魔作祟致病，落在胎儿身上，侵入胎儿双目，导致失明，这是先天性疾病，食药不治。

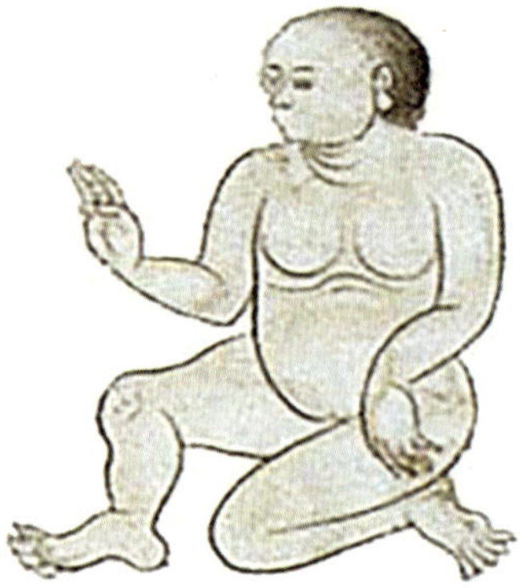

7. 声哑结巴

若母亲饮食起居不足、太过或相反，或中了不洁晦气，所致疾病落在胎儿身上，侵入胎儿发声器官，导致发音不清，讲话不利的结巴，这是小儿先天性疾病，食药不治。

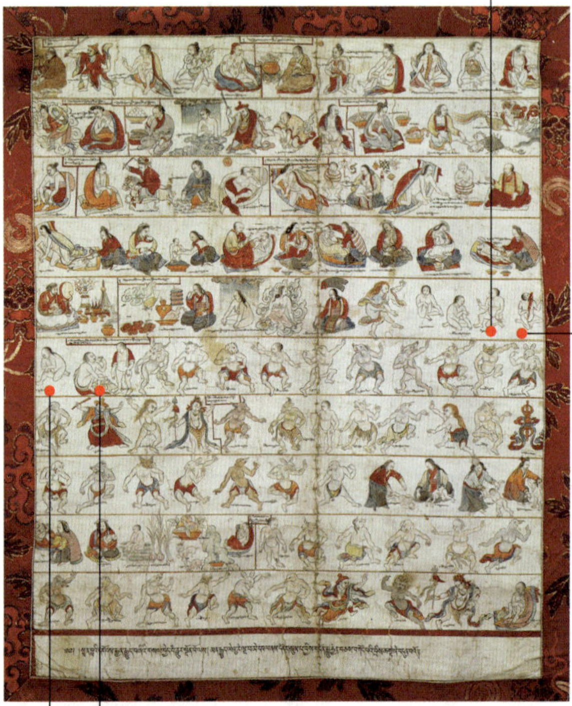

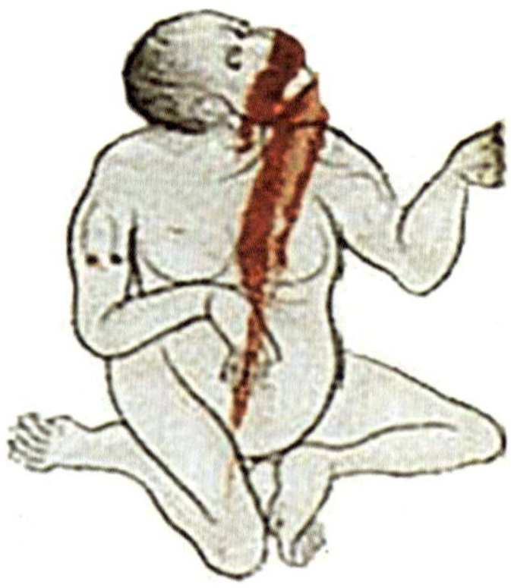

8 跛瘸或瘫痪

若母亲饮食起居不足、太过或相反，或鬼魔作祟，所致疾病侵入胎儿四肢，导致筋腱拘挛僵直，四肢不能屈伸，变成跛瘸或瘫痪，这是小儿先天性疾病，食药不治。

9 驼背佝偻

若母亲饮食起居不足、太过或相反，或鬼魔作祟，所致疾病侵入胎儿脊椎，导致驼背佝偻，这是小儿先天性疾病，食药不治。如果是鬼魔作祟所致，可诵经作佛事。

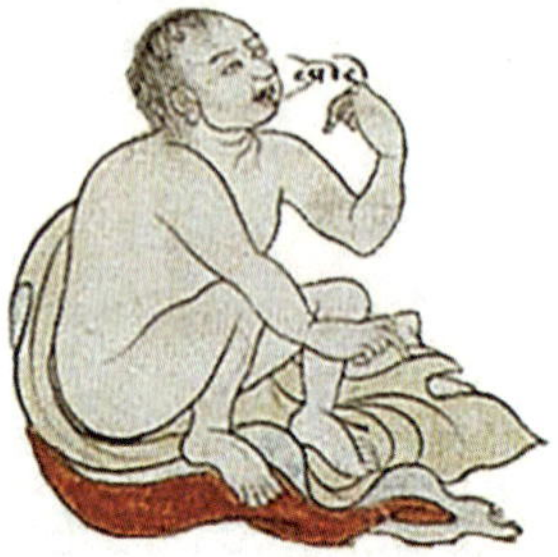

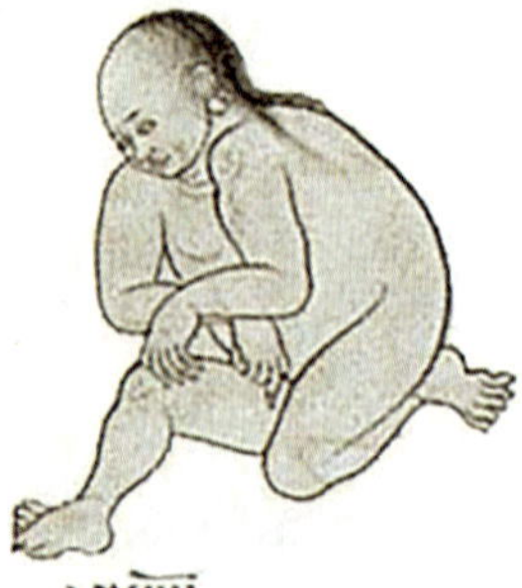

10 兔唇

如母亲中不洁晦气，或鬼魔作祟所致疾病侵入胎儿口中，导致唇裂即兔唇，这是小儿先天性疾病，可用手术愈合。

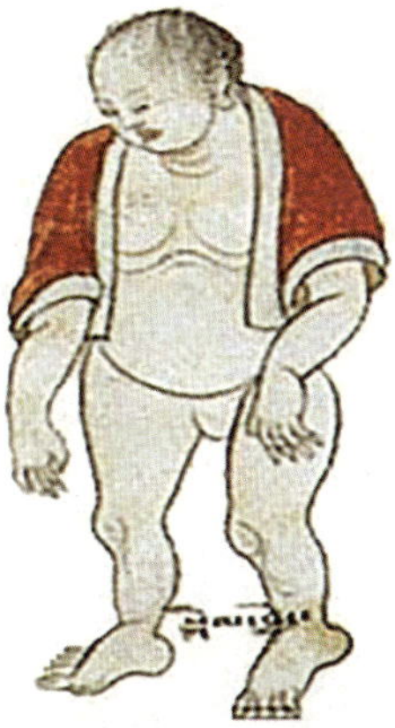

三、小儿鬼祟病

1 医学所说十二大魔和两阎罗差役

1.1 男旱魃

旱魃为六面童子的化身，男儿身。若被它擒住，则会出现头颤动、一只眼流泪、多汗、呃逆、磨牙，颈强直、手抓肛门、不吃奶等症状。

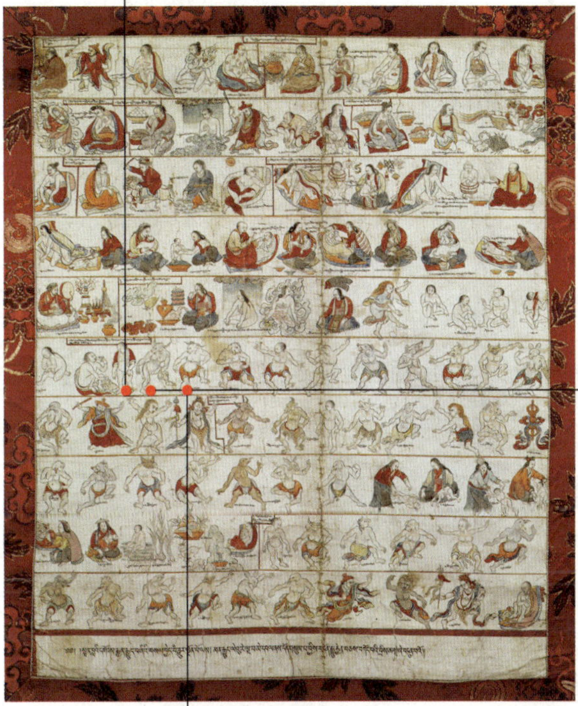

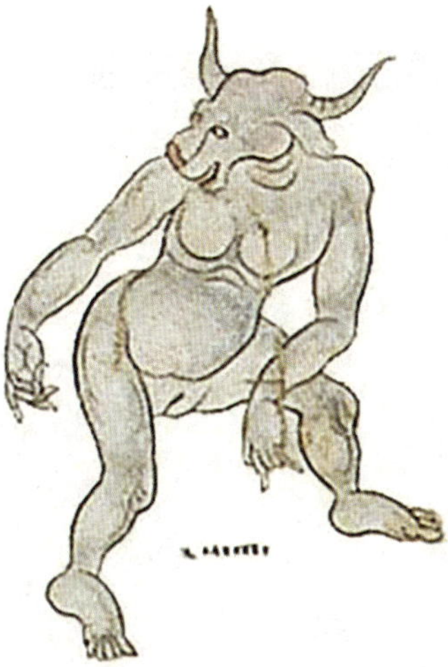

1.2 氐宿魔

氐宿魔为六面童子幻化的小儿鬼，男儿身。若被它擒住，则会出现失眠不寐、意识不清、目视天空、口吐白沫、咬母亲乳头和自己舌头等症状。

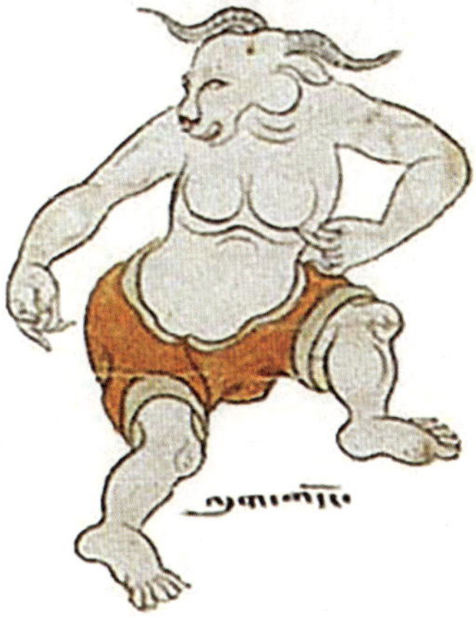

1.3 羊头魔

羊头魔为六面童子的化身，男儿身。若被它擒住，则会出现呻吟哼哧、腹脘肿胀、上吐下泻、四肢颤抖、多咳、目赤、呃逆、攥拳等症状。

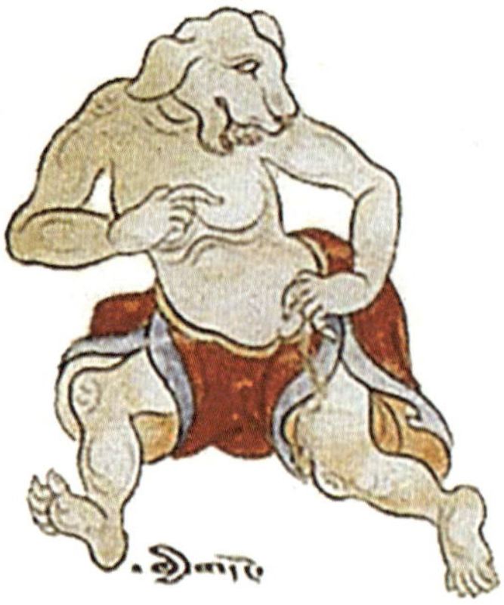

1.4 狗头魔

狗头魔为六面童子的化身，男儿身。若被它擒住，则会出现身颤、出汗、闭眼、舌低腭发声及上吐下泻物甚臭等症状。

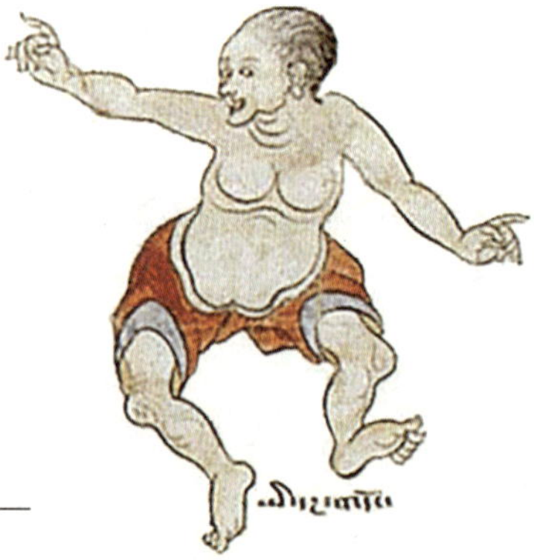

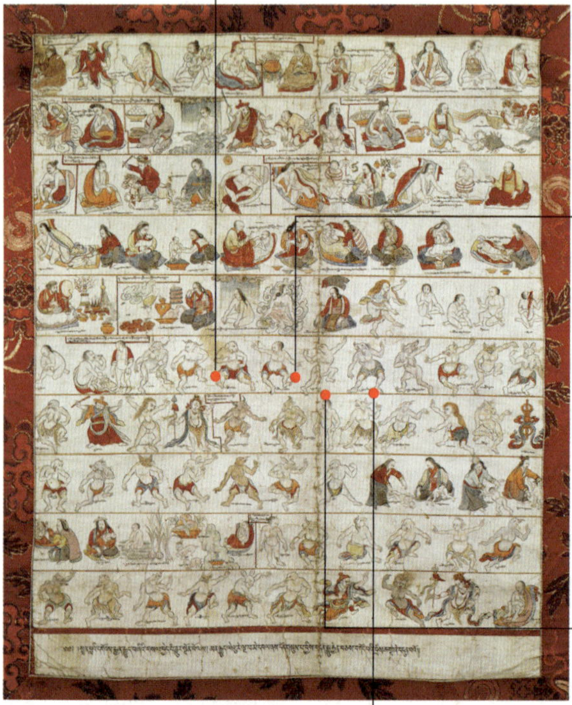

1.5 饿魔

饿魔为六面童子的化身，男儿身。若被它擒住，则会出现惊恐、上吐下泻、咳嗽、哈欠多、口苦、身体干瘦等症状。

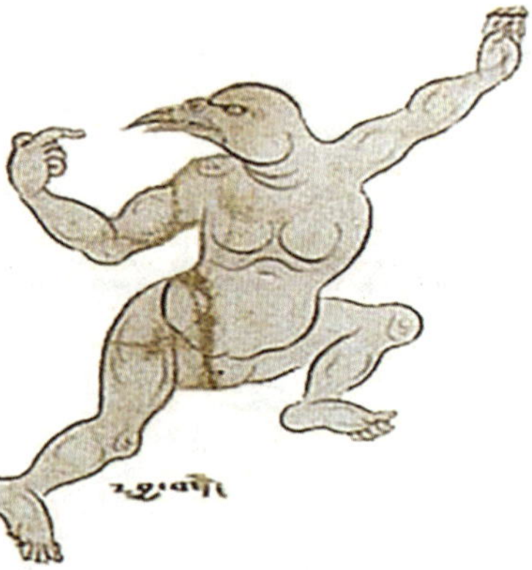

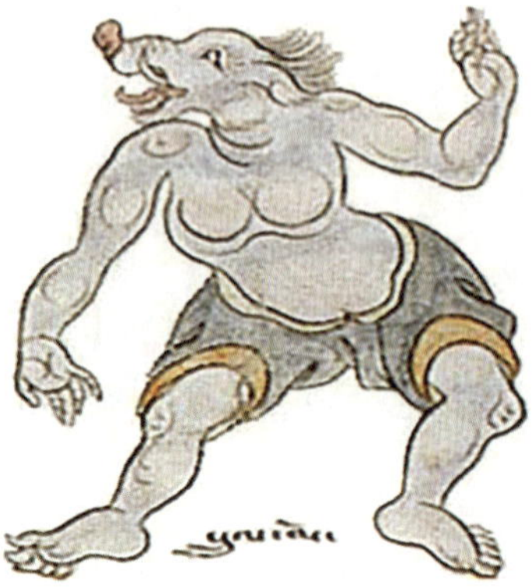

1.6 鸟头魔

鸟头魔为六面童子的化身，女人身。若被它擒住，则会出现发烧、下泻、舌歪、腭生疱疹等症状。

1.7 褴褛女魔

褴褛女魔为六面童子的化身，女人身。若被它擒住，则会出现吐泻、多呃逆、口渴等症状。

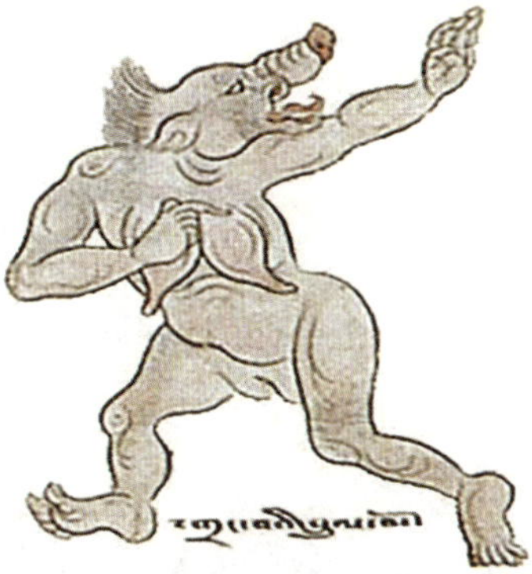

1.8 寒褴褛女魔

寒褴褛女魔为六面童子的化身，女人身。若被它擒住，则会出现身颤、斜眼看物、肠鸣、四肢一侧热一侧冷等症状。

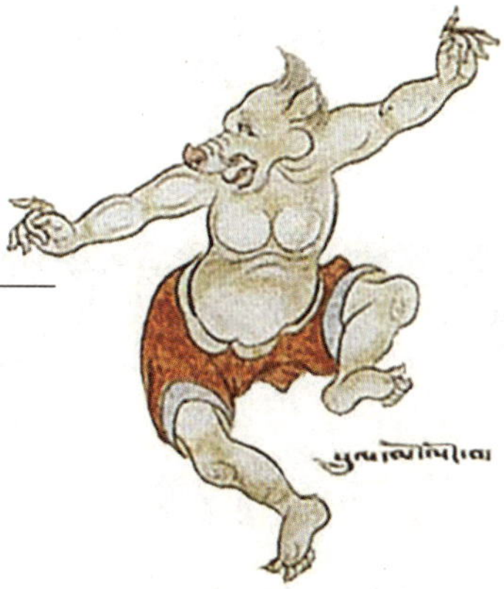

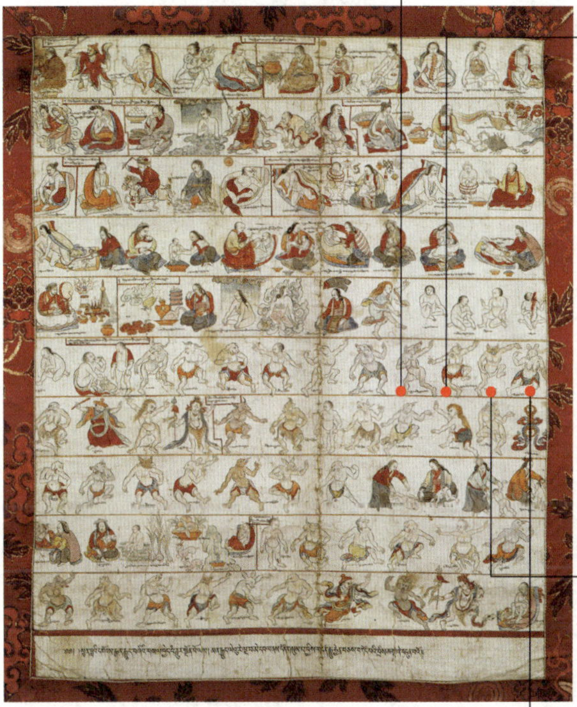

1.9 褴褛盲女魔

褴褛盲女魔为六面童子的化身，女人身。若被它擒住，则会出现眼肿、视力模糊、上吐下泻、发烧、咳嗽、不想吃奶等症状。

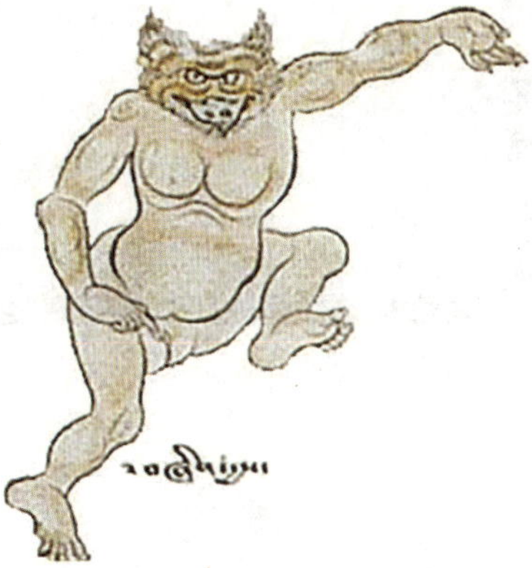

1.10 颜美魔

颜美魔为六面童子的化身，女人身。若被它擒住，则会出现颜容美丽、发烧、不想进食、腹部黑脉网遍布等症状。

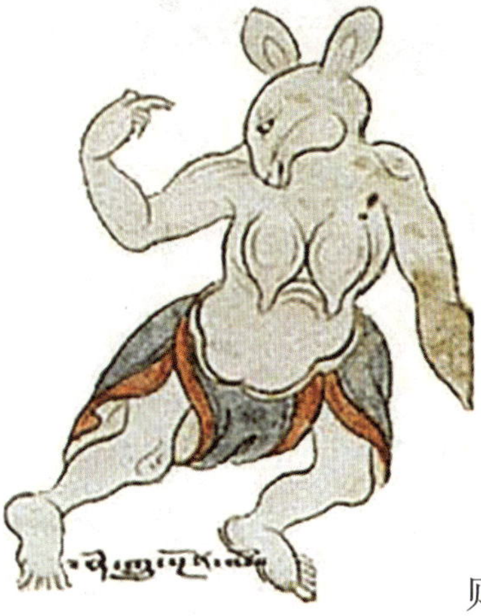

1.11 蓝奎宿魔

蓝奎宿魔为六面童子的化身，女人身。若被它擒住，则会出现泻物发青、频发呃逆、口歪、发烧、皮肤发青等症状。

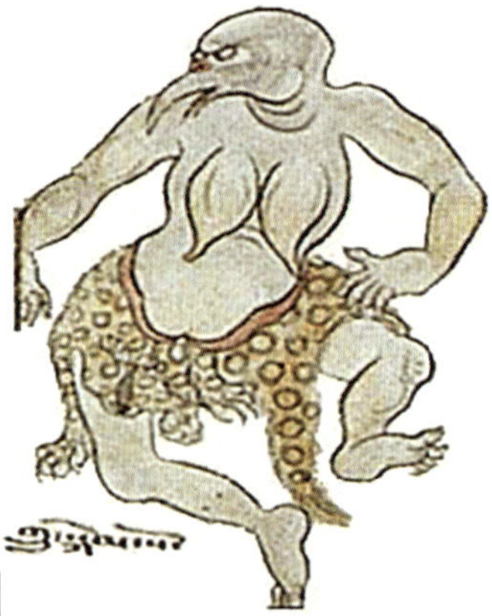

1.12 干瘦奎宿魔

瘦奎宿魔为六面童子的化身，女人身。若被它擒住，则会出现发烧、头发脱落、声音低弱、泻物色杂等症状。

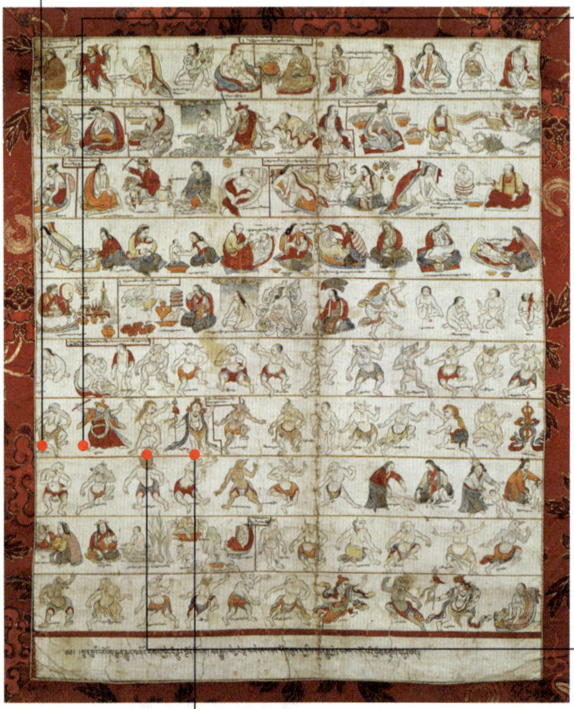

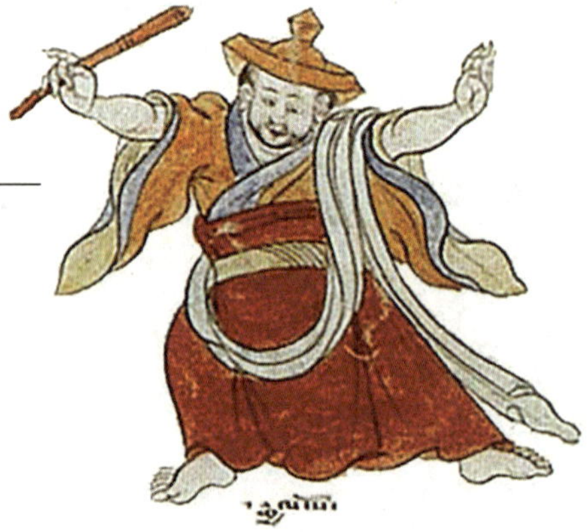

1.13 鬼王

若被财神鬼王“白哈尔”擒住，则会出现惊恐、颤栗、眼睛上翻、黎明啼哭等症状。

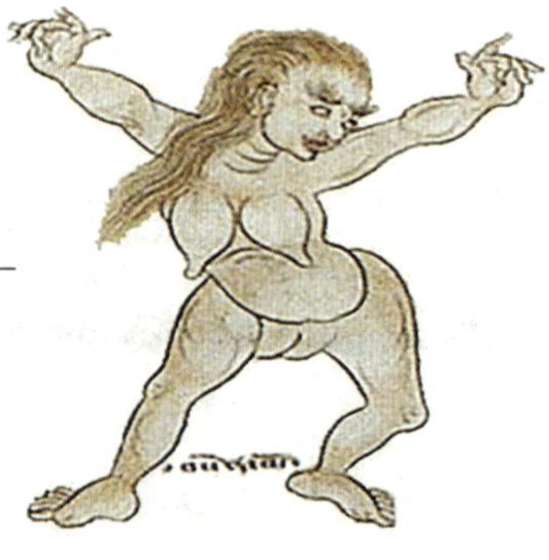

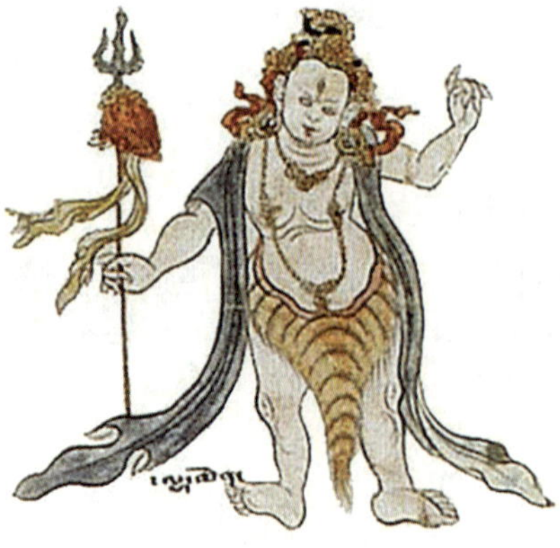

1.14 女妖

女妖即女罗刹吸血独髻母。若被它擒住，则会出现神志浑噩、发烧，黄昏时疼痛、啼哭等症状。

1.15 大自在天

大自在天发怒加害，症见惊恐、哼哧、少眠、哈欠不止、牙咬下唇、突然用指甲抓撕母亲、不想吃奶、眼睛上视、口吐白沫等症状。

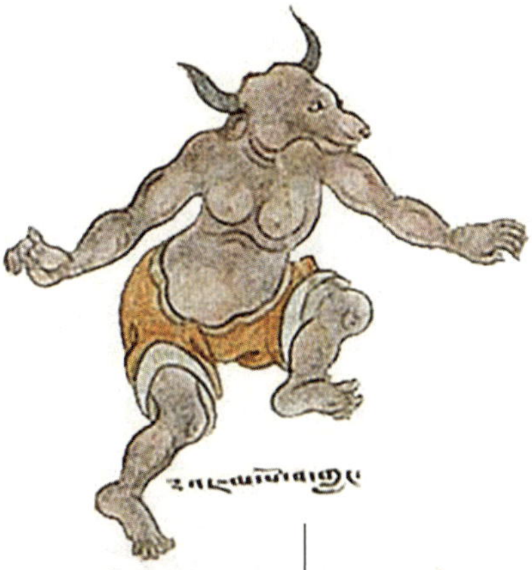

2 普通小儿魔（15 种）

2.1 温和牛头魔

若被温和牛头魔加害，导致体内隆、赤巴、培根三和合发生增、损、紊乱，引起 24 种小儿疾病发生。症见不玩耍、呼吸不畅、声音哑结等。

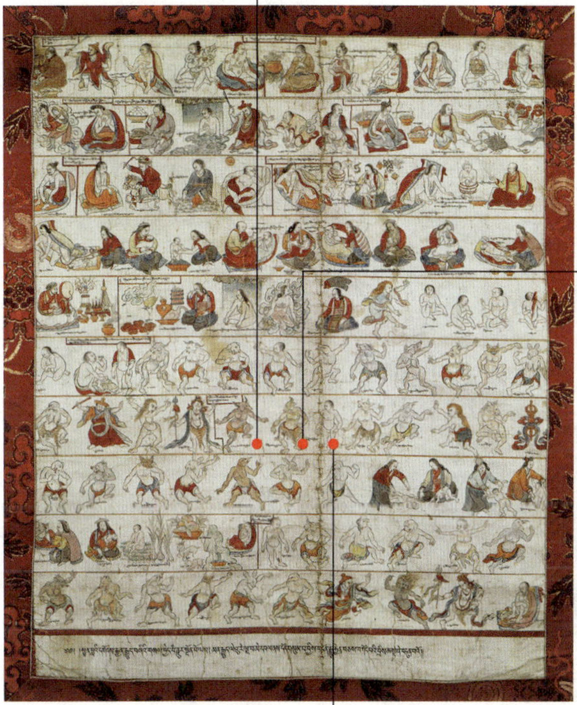

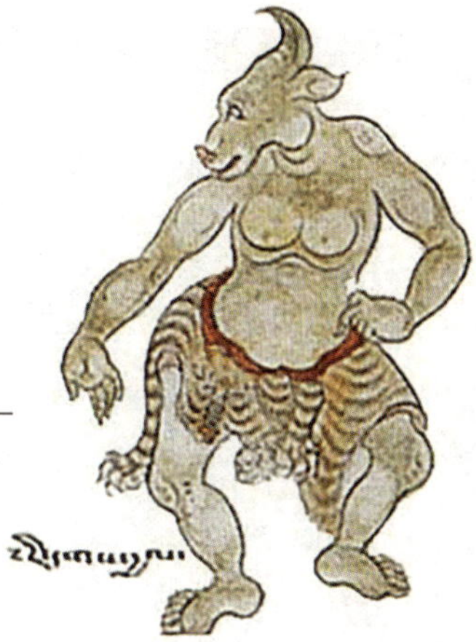

2.2 兽王魔

若被兽王魔擒住，扰乱体内隆、赤巴、培根三和合发生增、损、紊乱，引起肺、肝疾病和上吐下泻等大病，头痛、喑哑等小病，以及肉核病、命脉病等零星病发生。

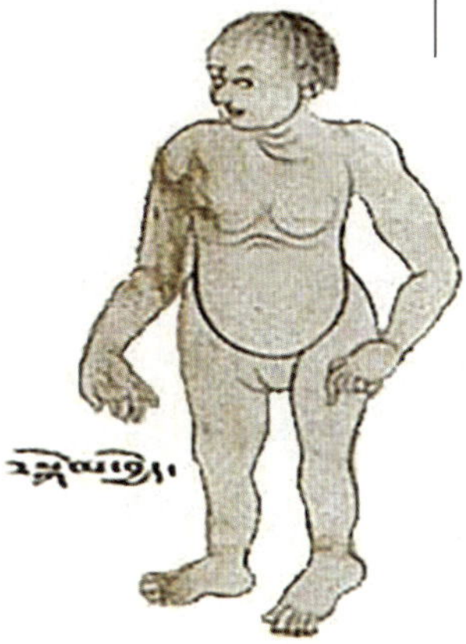

2.3 女旱魃

旱魃为六面童子的化身，男儿身。如遭此害，扰乱体内隆、赤巴、培根三和合功能紊乱，引起 24 种小儿病中的肺、肝病发生。

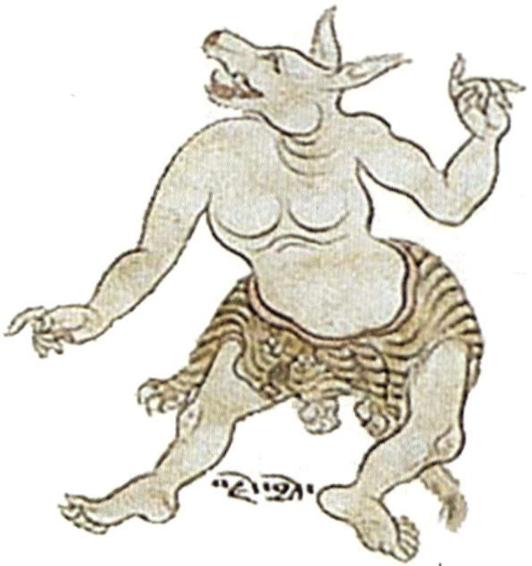

2.4 癫痫魔

若被癫痫魔擒住，扰乱体内隆、赤巴、培根三和合发生增、损、紊乱，引起肺病、肝病和胸病发生。

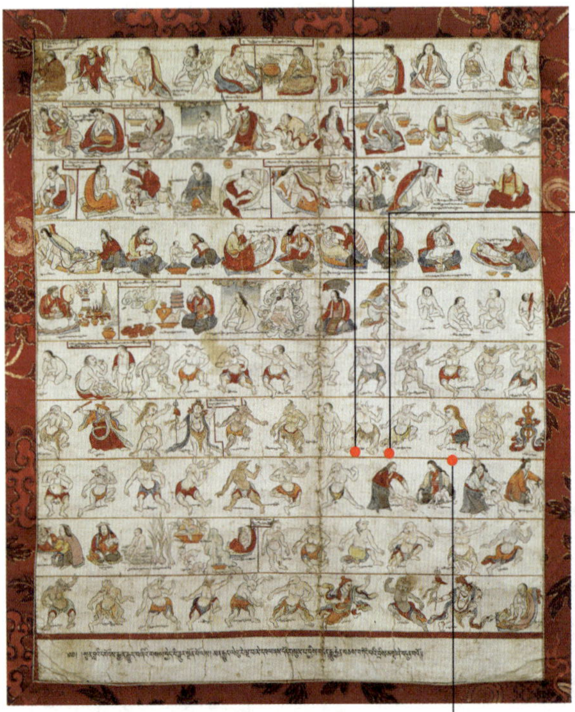

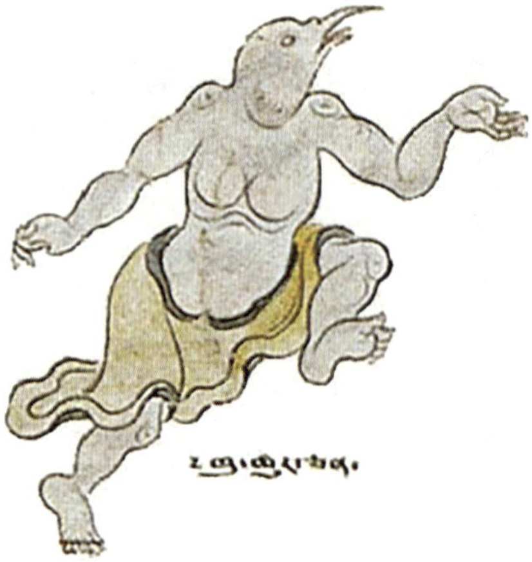

2.5 拳头魔

被拳头魔加害，扰乱隆、赤巴、培根三邪发生增、损、紊乱，引起与三邪相应的目、耳、口腔疾病。

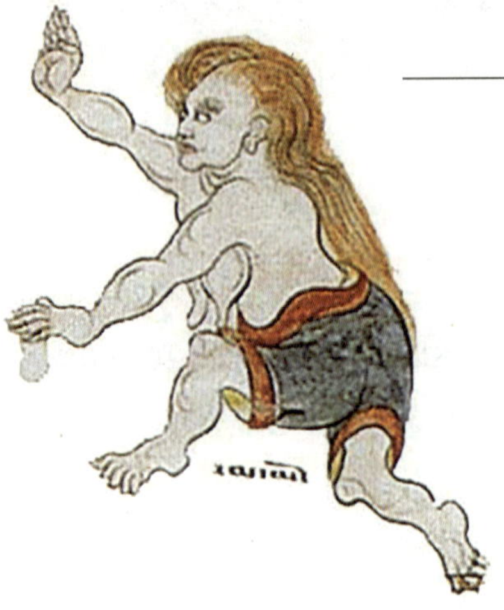

2.6 女魔

被女魔加害，扰乱隆、赤巴、培根三邪发生增、损、紊乱，引起与三邪相应的肺、肝、胃、肠等疾病。

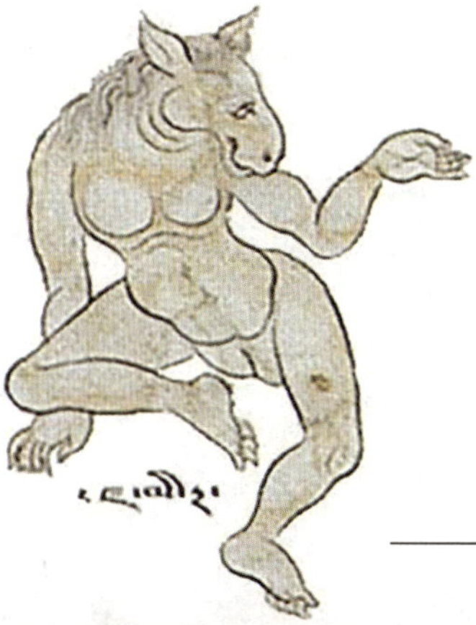

2.7 “乍木达”魔

被“乍木达”魔（马头魔）加害，扰乱体内隆、赤巴、培根三和合发生增、损、紊乱，引起24种小儿病中的任何一种与三邪相应的疾病。

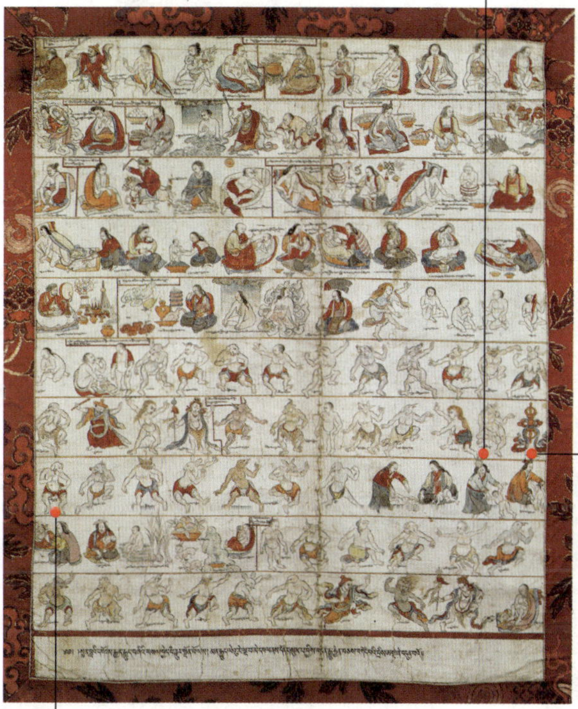

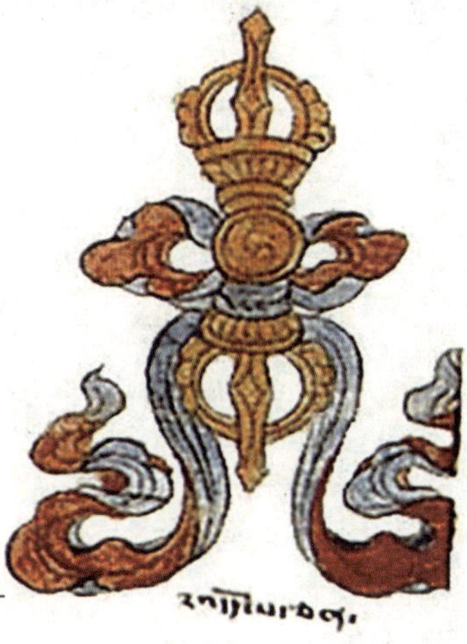

2.8 贪恋魔

被贪恋魔加害，扰乱体内隆、赤巴、培根三和合发生增、损、紊乱，引起头肿、喑哑、胆囊病和胃病等疾病发生。症见常哭啼、手抓疼痛部位等众多症状。

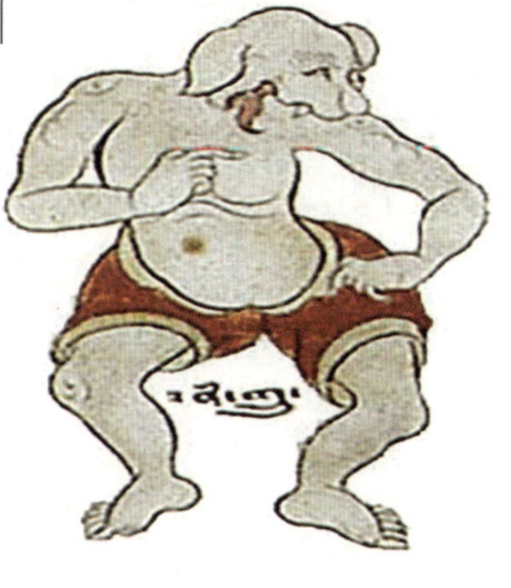

2.9 奎宿魔

被奎宿魔加害，扰乱体内隆、赤巴、培根三和合发生增、损、紊乱，引起大、小、零星各种疾病发生。症见眼睛难睁、面色发黑、胃口不佳等。

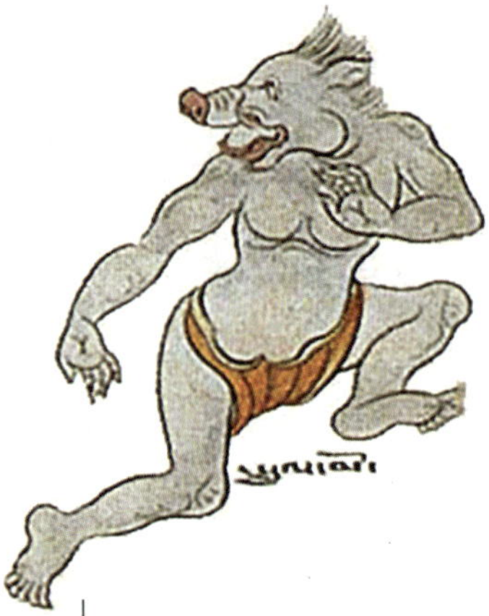

2.10 男褴褛魔

若被小儿病大魔男褴褛魔擒住，扰乱体内隆、赤巴、培根三和合发生增、损、紊乱，引起 24 种小儿病中的任何一种与三邪相应的疾病，症状各有不同。

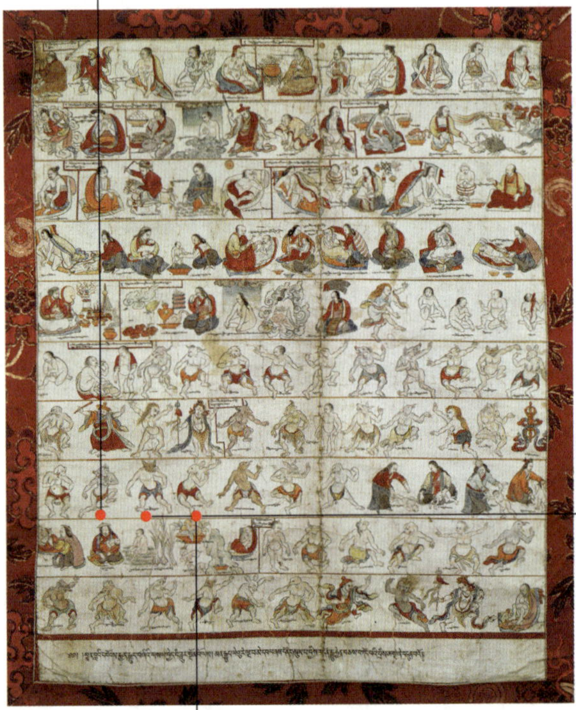

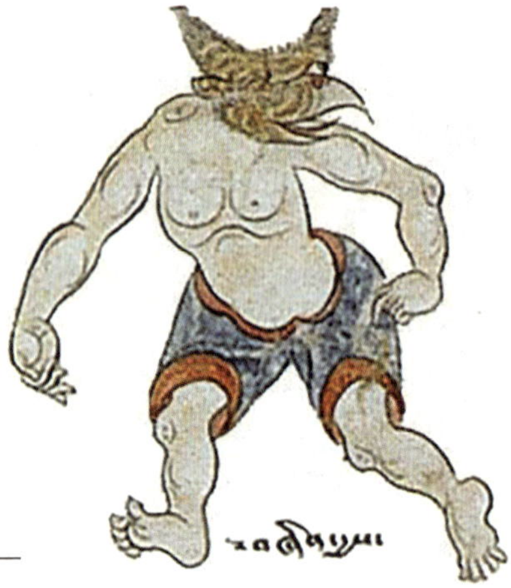

2.11 男颜美魔

若被男颜美魔擒住，扰乱隆、赤巴、培根三和合发生增、损、紊乱，引起与三邪相应的 24 种小儿病中的任何一种疾病，症状各有不同。

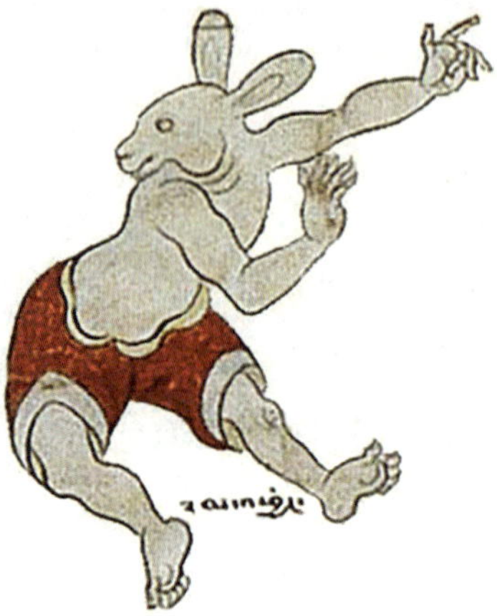

2.12 “玛羌”魔

若被“玛羌”魔（兔头魔）擒住，扰乱体内隆、赤巴、培根三和合发生增、损、紊乱，引起 24 种小儿突发病中的任何一种病发生。

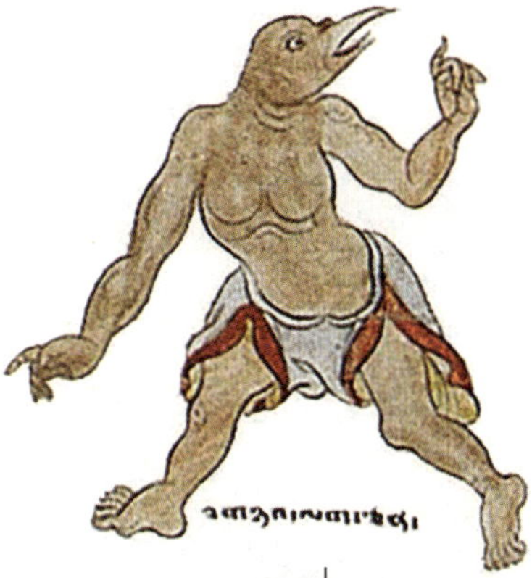

2.13 “尼勒坚”魔

若被“尼勒坚”魔（鸦头魔）擒住，扰乱体内隆、赤巴、培根三和合发生增、损、紊乱，引起上吐下泻、瘟病等突发病。

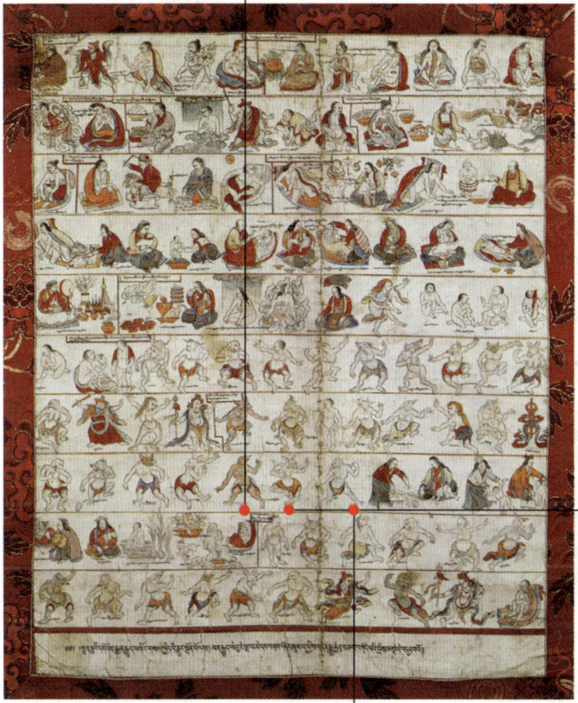

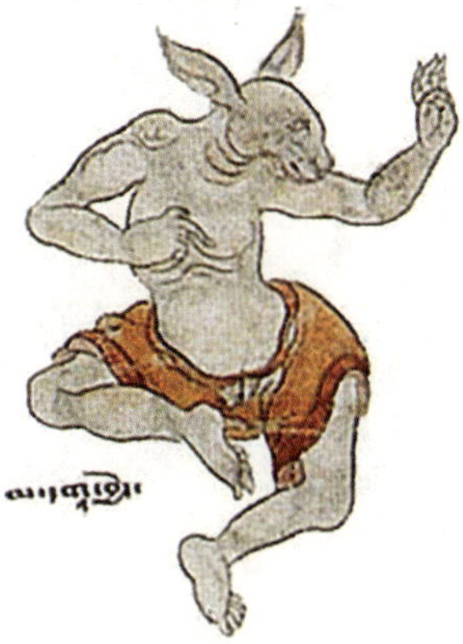

2.14 “玛嘎西”魔

若被“玛嘎西”魔（狮头魔）擒住，扰乱体内隆、赤巴、培根三和合发生增、损、紊乱，引起 24 种小儿突发病中的任何一种病发生。症见常哭啼、手抓或手捂疼痛部位等。

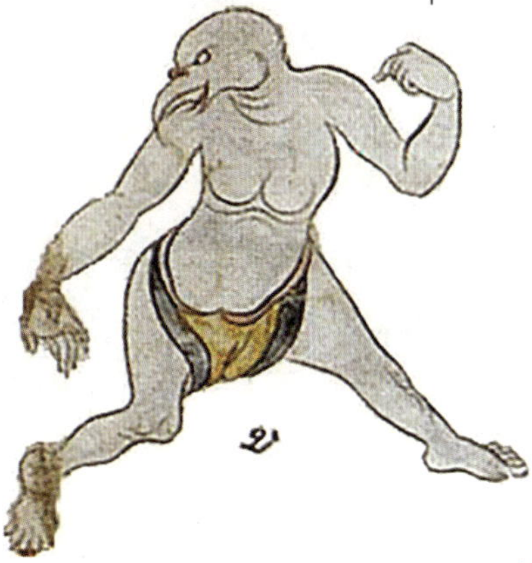

2.15 鸟魔

若被鸟魔擒住，扰乱隆、赤巴、培根平衡，引起 24 种小儿突发病中的任何一种病发生。症见常哭啼、手抓或手捂疼痛部位、面色发黑、声音嗄哑、指甲尖利等。

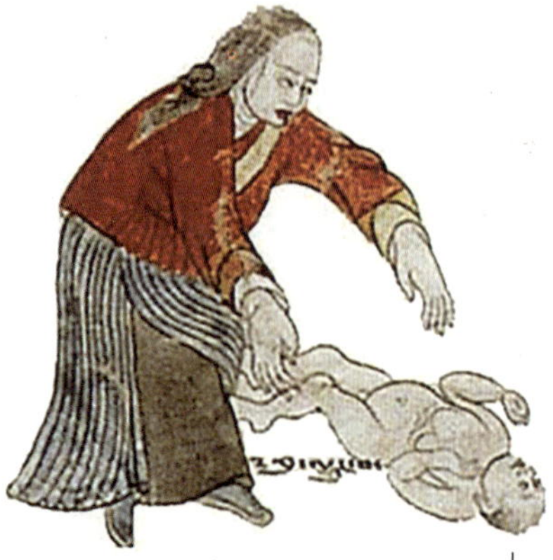

3 起居外因

3.1 小儿跌伤

母亲和保姆等人看护小儿不小心，发生跌落地面等伤害可引发24种小儿疾病中的任何一种疾病发生。

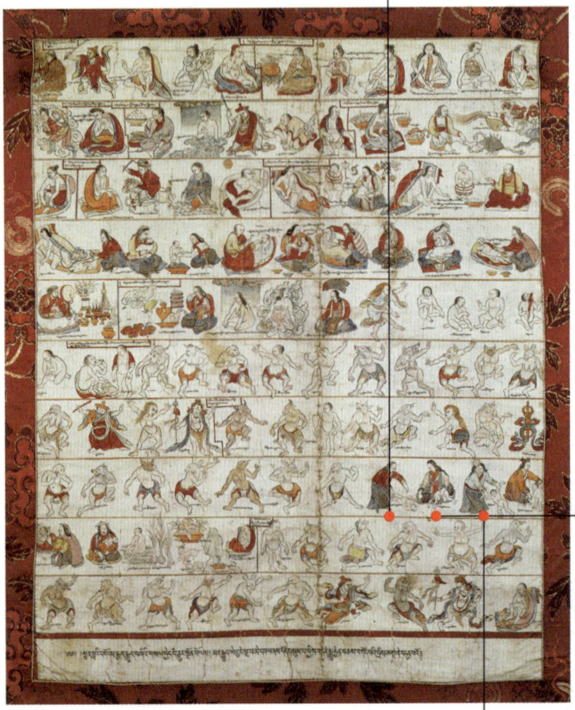

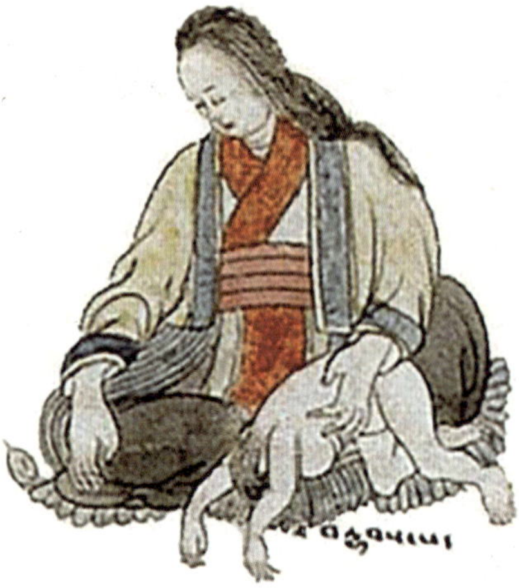

3.2 碰伤

母亲和保姆等人看护小儿不小心，发生碰撞等伤害可引发24种小儿疾病中的任何一种疾病发生。

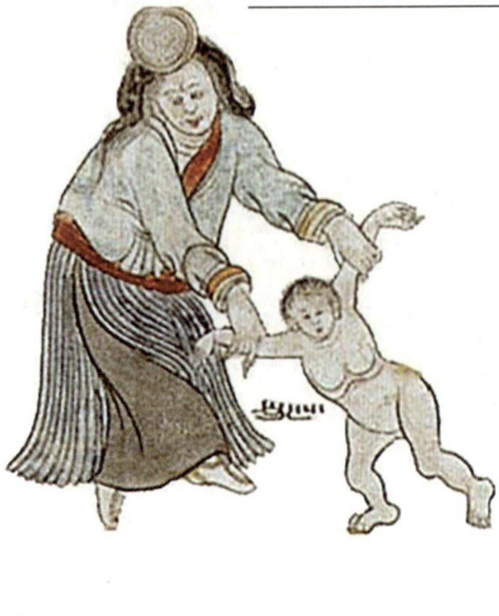

3.3 摇震

因小儿四肢发育不成熟，母亲和保姆等人在看护小儿时不小心摇震可引发24种小儿疾病中的任何一种疾病发生。

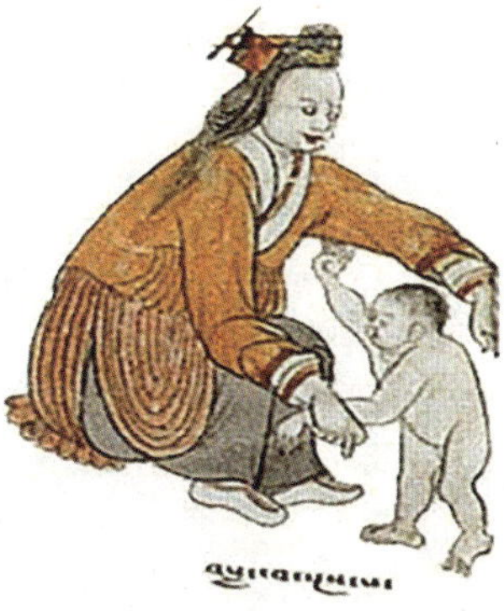

3.4 过早扶立

因小儿脏腑和骨骼等未发育成熟，如果过早扶他（她）站立可引起 24 种小儿疾病中任何一种疾病发生。

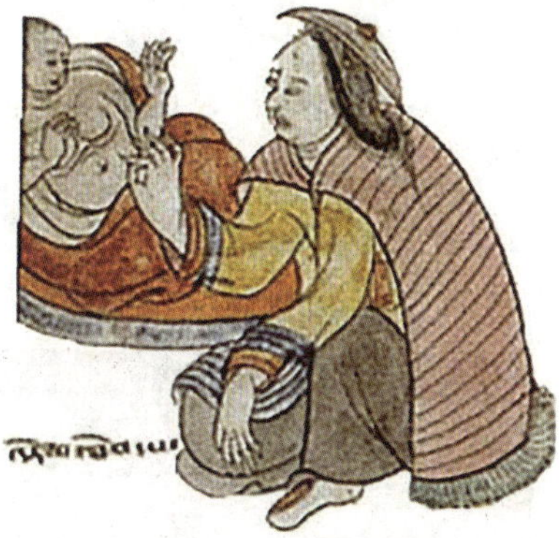

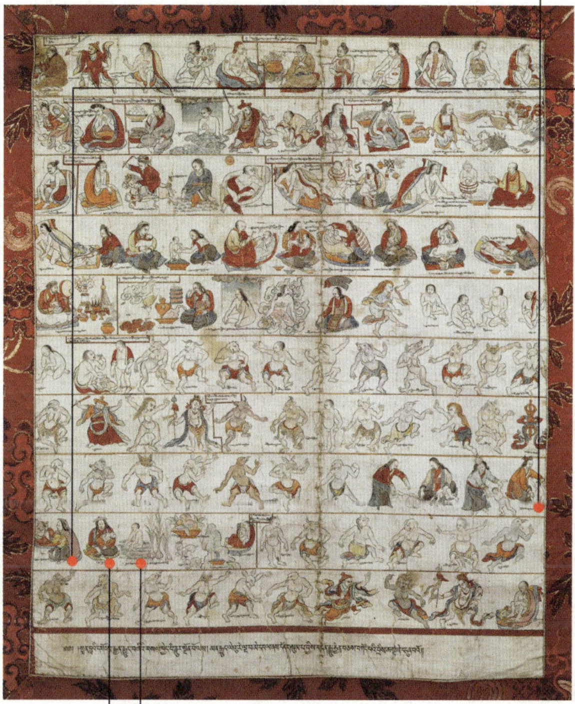

3.5 扯拉脐带

婴儿出生 7 天后脐带干落，但这之前扯拉脐带可引起化脓等各种小儿疾病发生。

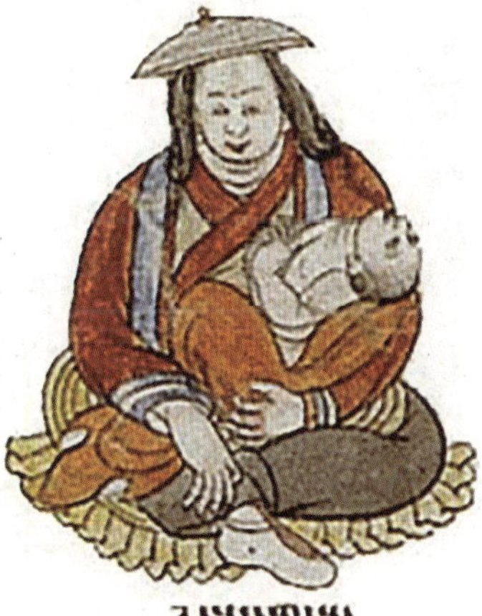

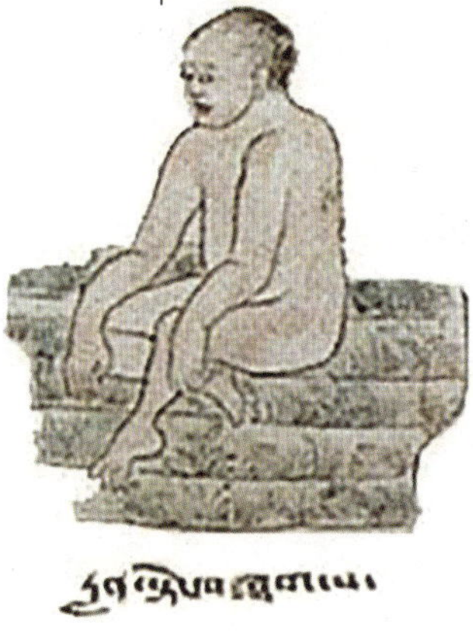

3.6 啼哭过度

母亲和保姆不能很好地看护小儿，放任自流致啼哭过度可引起脐内出血，导致脐硬等疾病发生。

3.7 置于湿地

在无铺垫的情况下，让小儿赤身久坐草坪、草滩等潮湿之地，引起体内培根的土水元偏盛，造成寒性小儿疾病发生。

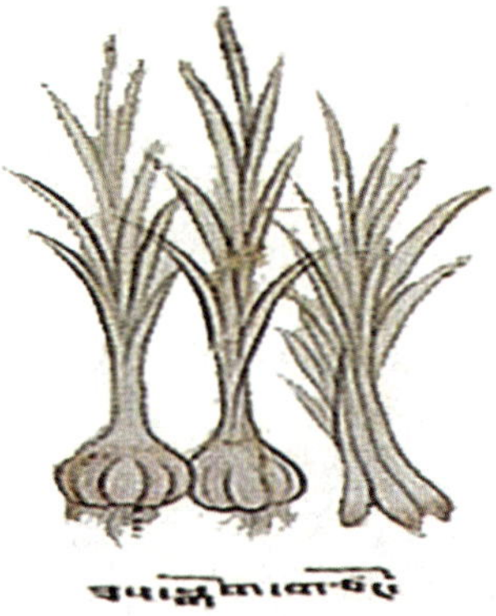

4 饮食外因

4.1 葱、蒜

小儿过食葱、蒜等味辛，性锐、热的食物，造成体内赤巴的锐、热等特性偏盛，引起热性疾病发生。

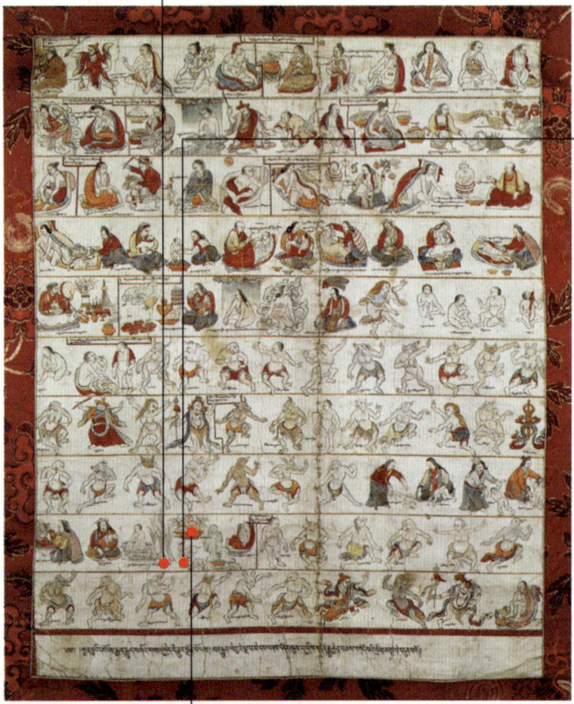

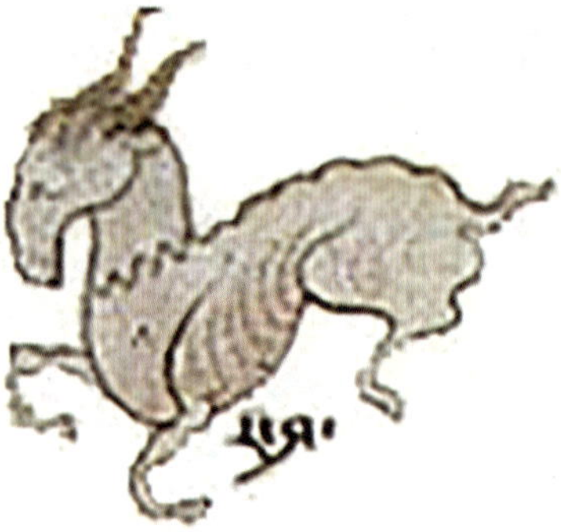

4.2 山羊肉

小儿过食山羊肉等性凉、重的食物，由于不消化引起培根凉、重等特性偏盛，出现胃脘沉重、上吐下泻等症状。

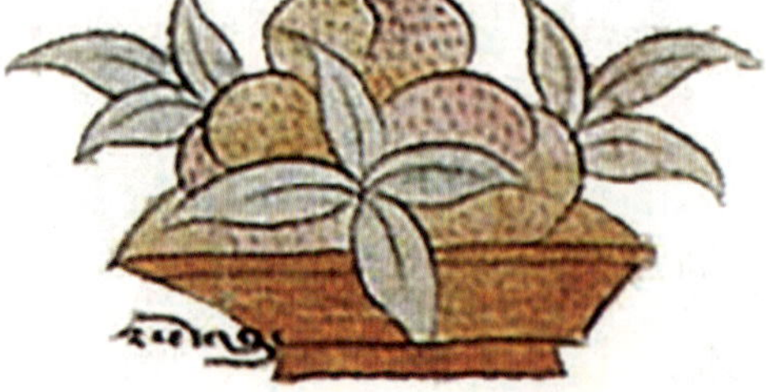

4.3 石榴

小儿过食石榴等味酸，性热、锐、糙、动、腻、干的食物，造成赤巴的腻、锐、轻等特性偏盛，引起热性小儿疾病发生。

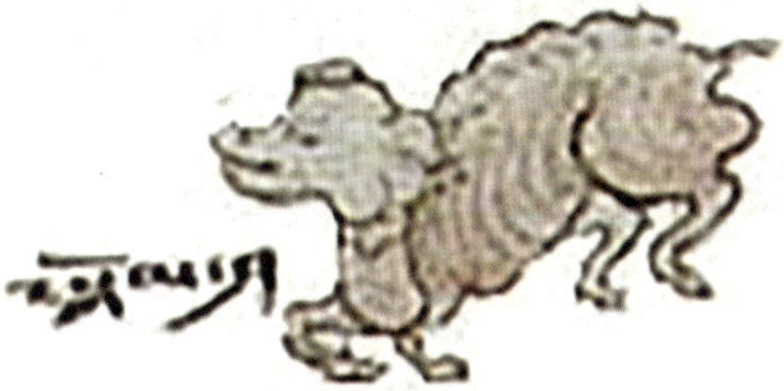

4.4 犏力巴牛肉

小儿过食牦牛与黄牛或犏母牛杂交的犏力巴牛肉，其性重而凉，造成胃不能消化，引起上吐下泻、胃口不佳、呼吸不畅、声音哽咽等。

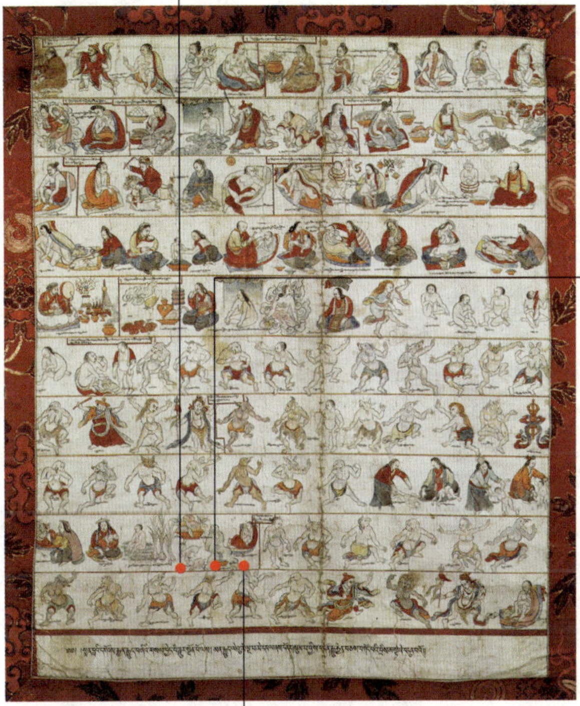

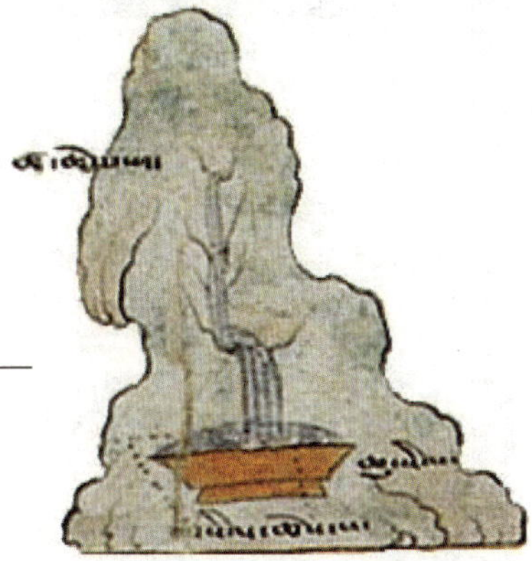

4.5 凉水

小儿过饮雪水、高山水、雨水等非常凉的水能摧毁胃火，引起寒泻、消化不良、呕吐等小儿疾病。

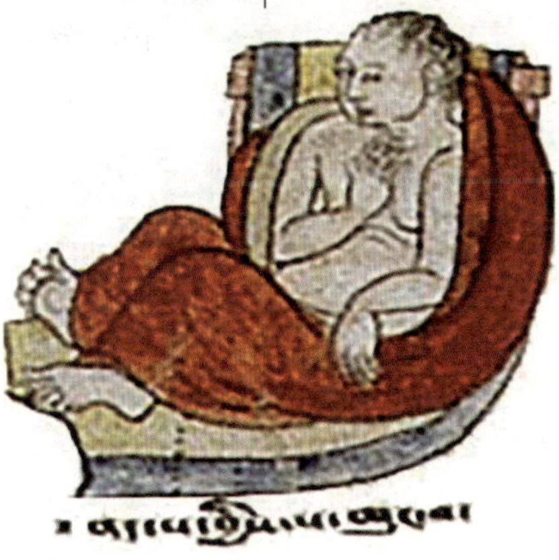

四、患病小儿

隆、赤巴、培根等内因和由于母子两人饮食起居失当，或鬼魔作祟等外因干扰，引起耳聋、跛瘸、兔唇等 24 种小儿疾病发生。症见经常啼哭、目难开闭、面容发黑、食欲不佳、不喜玩耍、声音嘶哑、哼哧喘气、不断触摸疼痛处等。

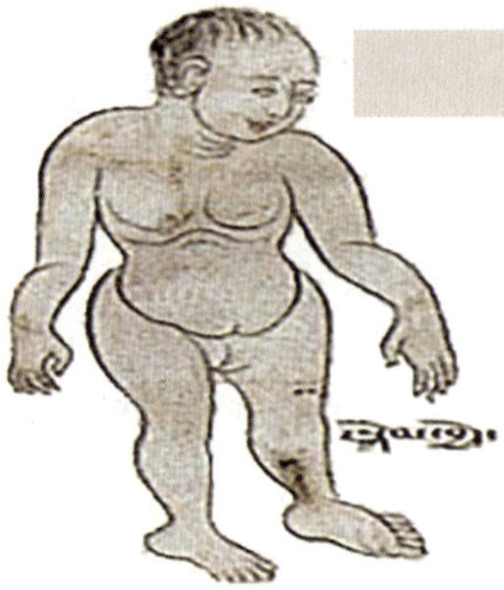

第七十三章　小儿鬼祟病内外因

一、鬼魔作祟种类

1　旱魃

引发小儿病的男儿身鬼魔之一，若被其擒住，症见摇头不止，一只眼流泪，多汗、呕吐、磨牙、颈僵直、手抓肛门、不吃奶等。

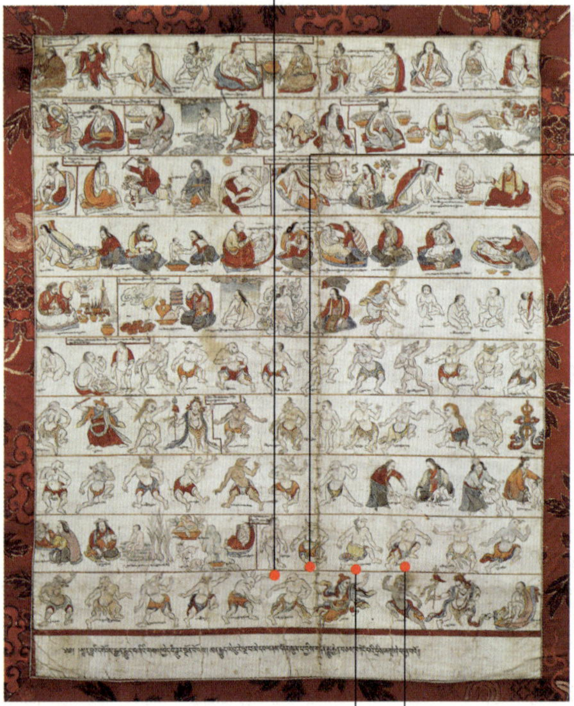

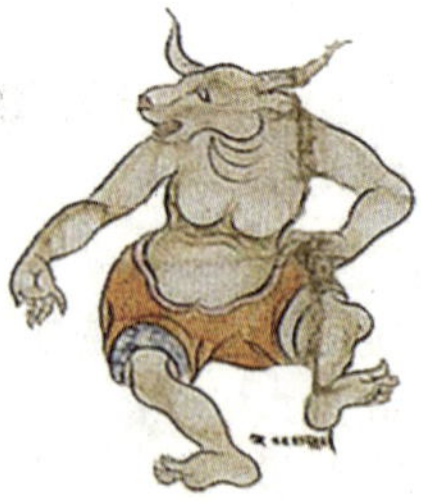

2　氐宿魔

引发小儿病的男儿身鬼魔之一，若被其擒住，症见失眠不寐、意识不清、口吐白沫、咬母亲乳头和自己舌头、目视天空等。

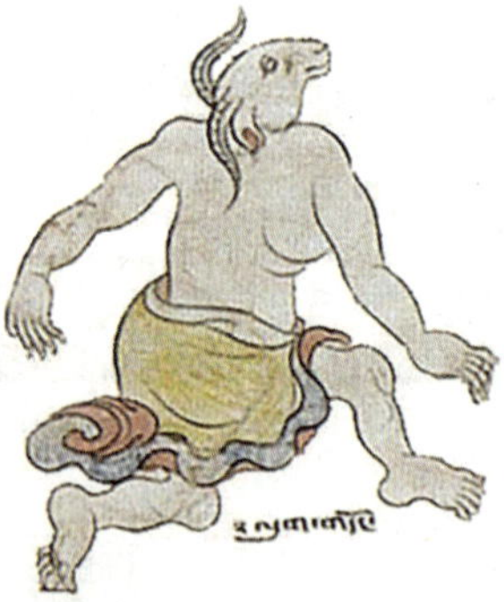

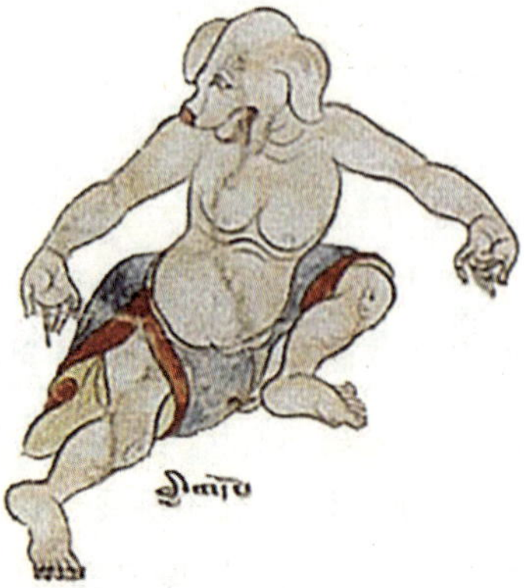

3　羊头魔

引发小儿病的男儿身鬼魔之一，若被其擒住，症见呻吟哼哧，腹部肿胀、上吐下泻、四肢颤抖、多咳呃逆、眼球红赤、手握拳等。

4　狗头魔

引发小儿病的男儿身鬼魔之一，若被其擒住，症见身颤、出汗、闭眼、舌抵腭发声、上吐下泻、大便甚臭等。

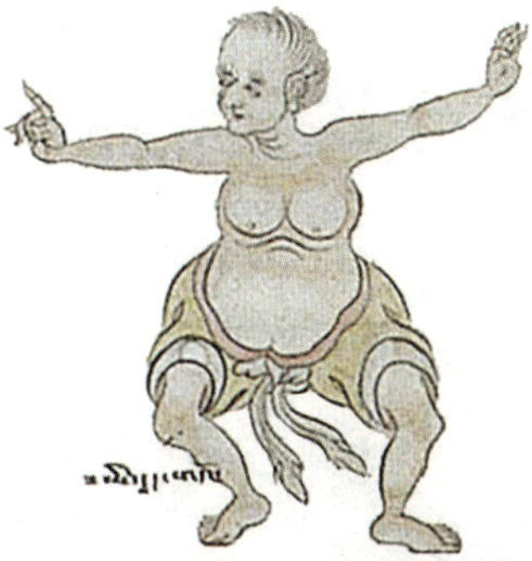

5　饿魔

引发小儿病的男儿身鬼魔之一，若被其擒住，症见惊恐不安、上吐下泻、咳嗽、连打哈欠、口苦、身体干瘦等。

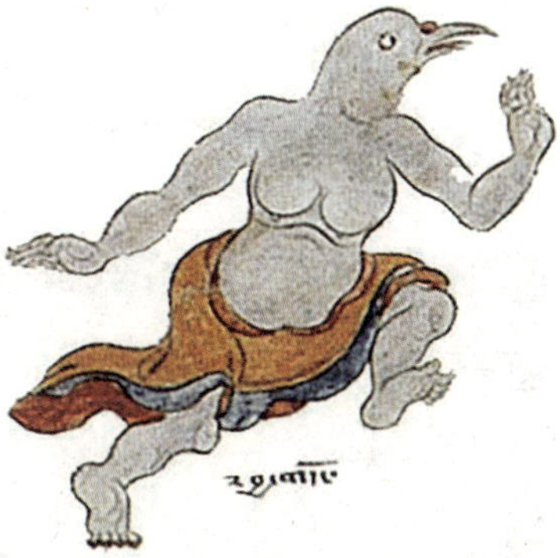

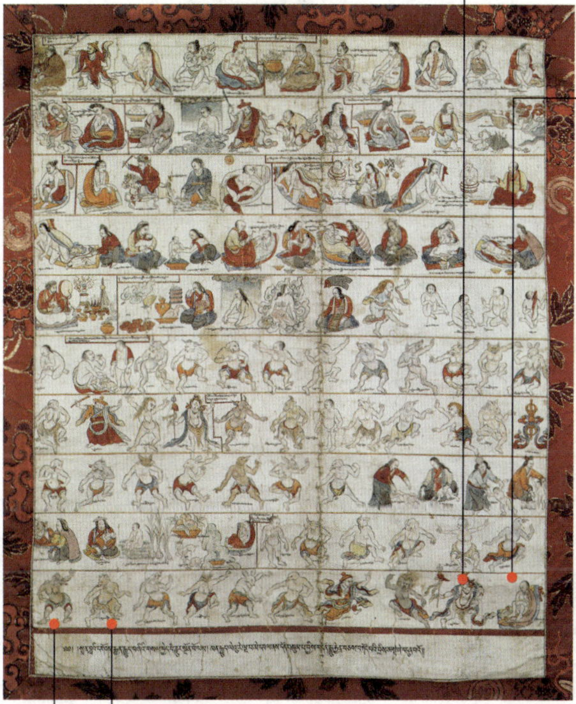

6　鸟头魔

引发小儿病的女人身鬼魔之一，若被其加害，症见发烧、下泻、舌歪、喉头和上腭生长疱疹等。

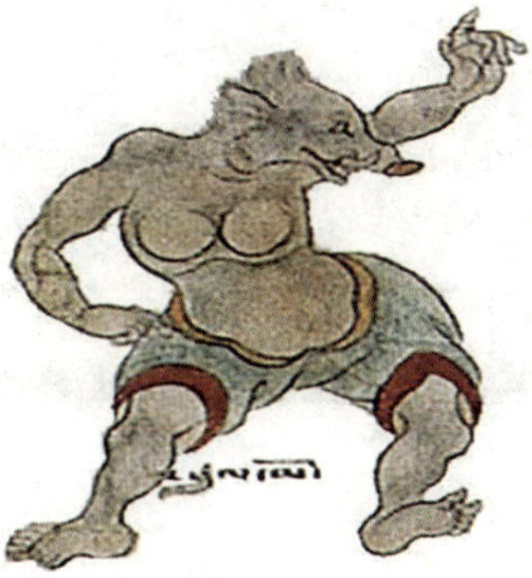

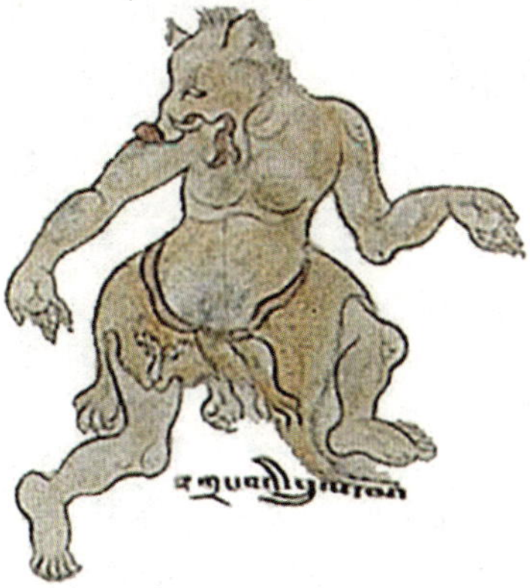

7　褴褛女魔

引发小儿病的女人身鬼魔之一，若被其加害，症见上吐下泻、呃逆、口渴欲饮等。

8　寒褴褛女魔

引发小儿病的女人身鬼魔之一，若被其加害，症见身颤、斜眼看物、肠鸣和身体一侧热一侧冷等。

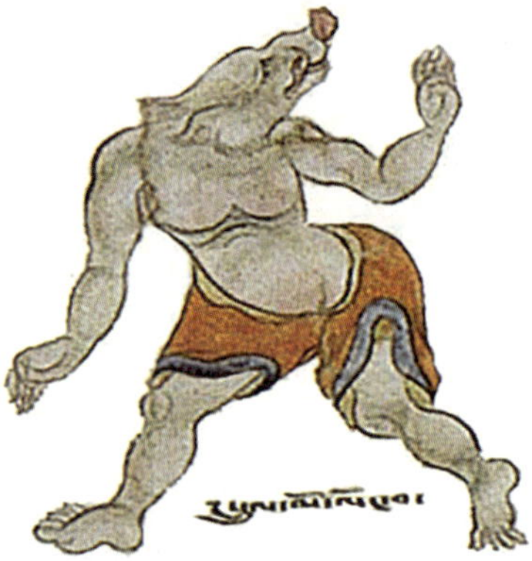

9 褴褛盲女魔

引发小儿病的女人身鬼魔之一，若被其加害，症见眼肿、视力模糊、上吐下泻、发烧、咳嗽、不吃奶等。

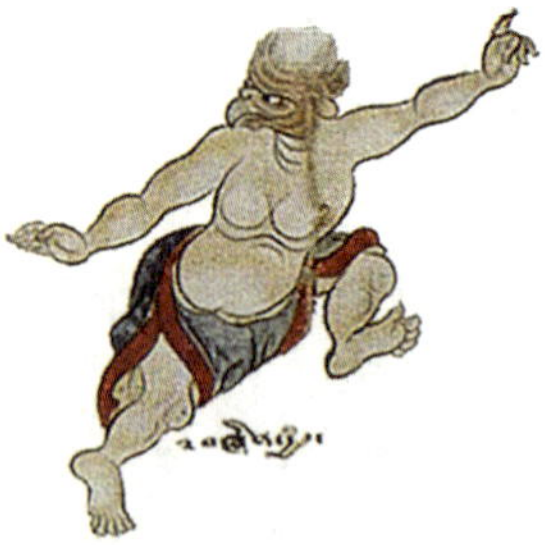

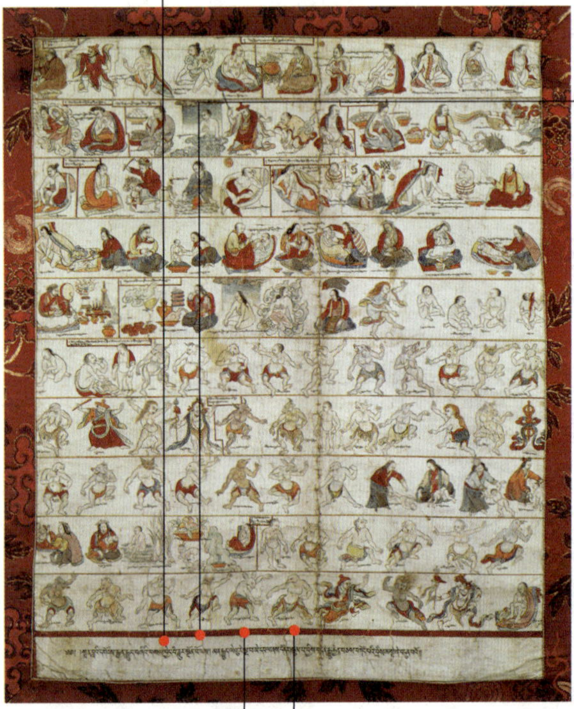

10 颜美魔

引发小儿病的女人身鬼魔之一，若被其加害，症见面容变美、发烧、不思饮食、腹部黑脉网遍布等。

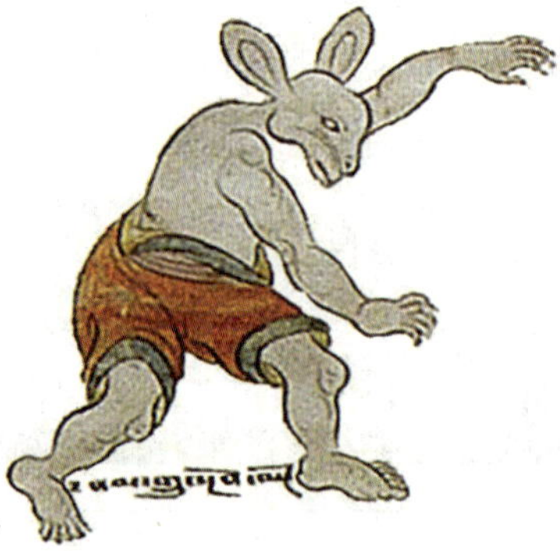

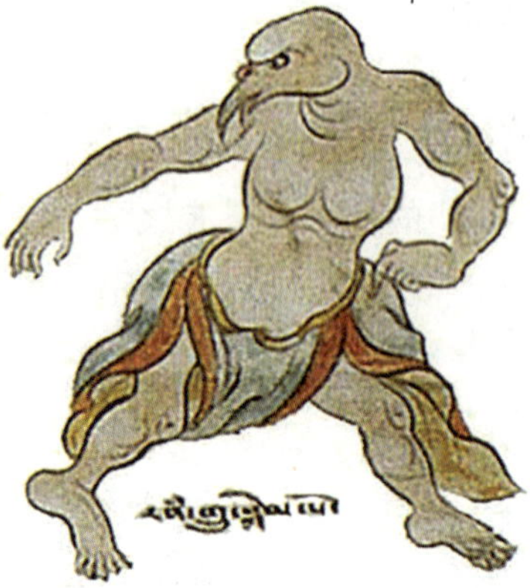

11 奎宿魔

引发小儿病的女人身鬼魔之一，若被其加害，症见泻物发青、呃逆频发、口歪、发烧、皮肤发青。

12 干瘦奎宿魔

引发小儿病的女人身鬼魔之一，若被其加害，症见身体发烧、头发脱落、声音弱小、泻物色杂。

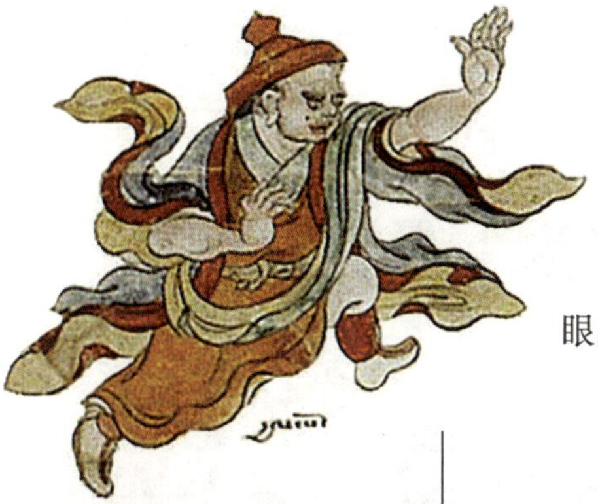

13 鬼王

若被引发小儿病的鬼魔擒住，症见惊恐颤栗、眼睛上视、黎明啼哭、睡眠轻、哈欠多、撕抓母亲等。

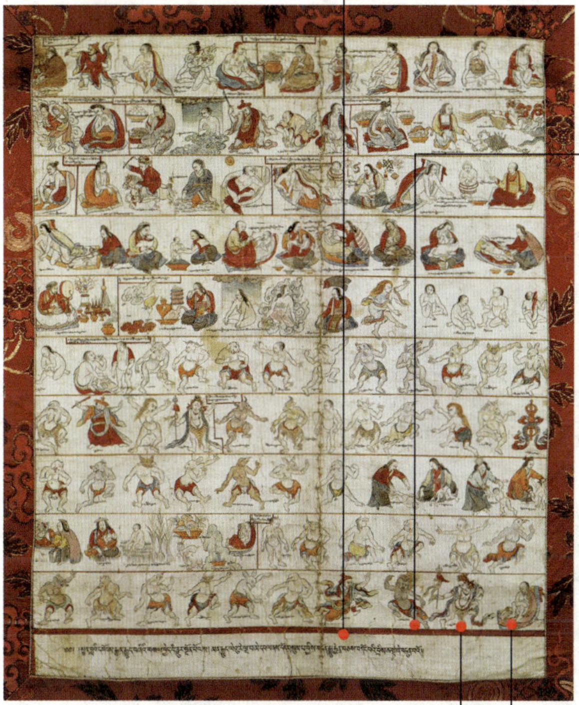

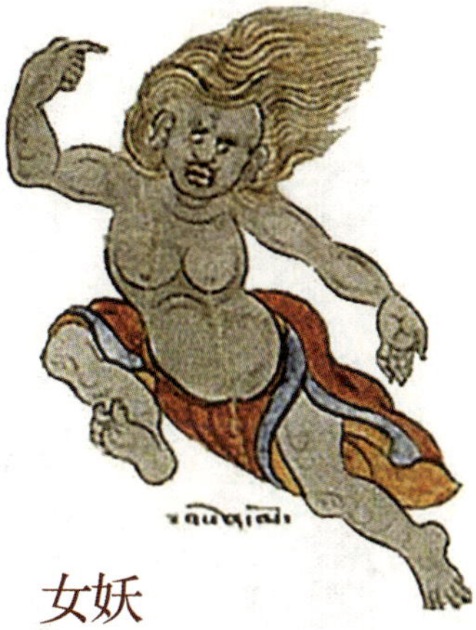

14 女妖

若被引发小儿病的魔鬼擒住，症见神识浑噩，身体发烧、黄昏疼痛、撕抓母亲、不吃奶、萎靡不振，目上视、口吐白沫等。

15 大自在天

若被引发小儿鬼邪病的大自在天擒住，症见经常啼哭、惊恐不安、哼哧呻吟、睡眠轻、多哈欠、牙咬下唇、突然用指甲撕抓母亲四肢、不吃奶、拒绝乳头、目上视、口吐白沫等。

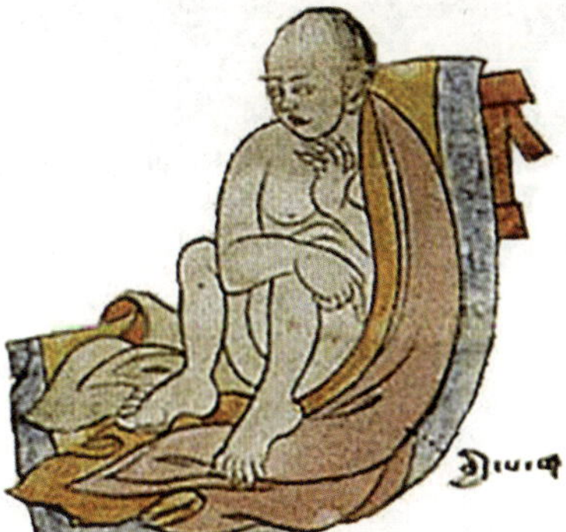

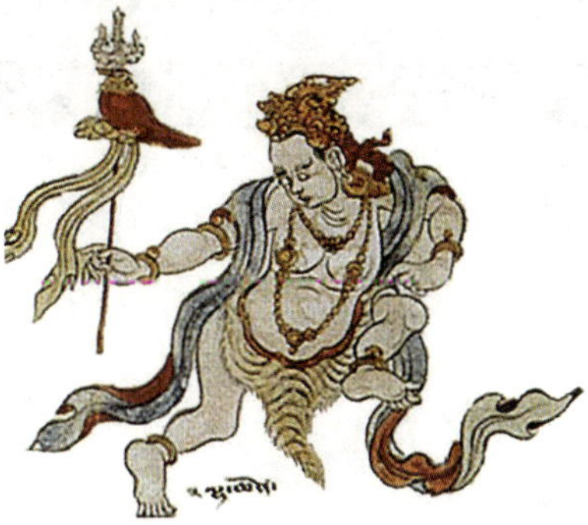

二、鬼祟病患儿

若小儿被十大鬼魔加害生病，症见为经常啼哭、惊恐不安、哼哧呻吟、睡眠轻、哈欠频发、牙咬下唇、撕抓母亲、拒绝乳头、身体萎靡、目上视、口吐白沫等。

图四十八　妇科疾病至创伤内外因

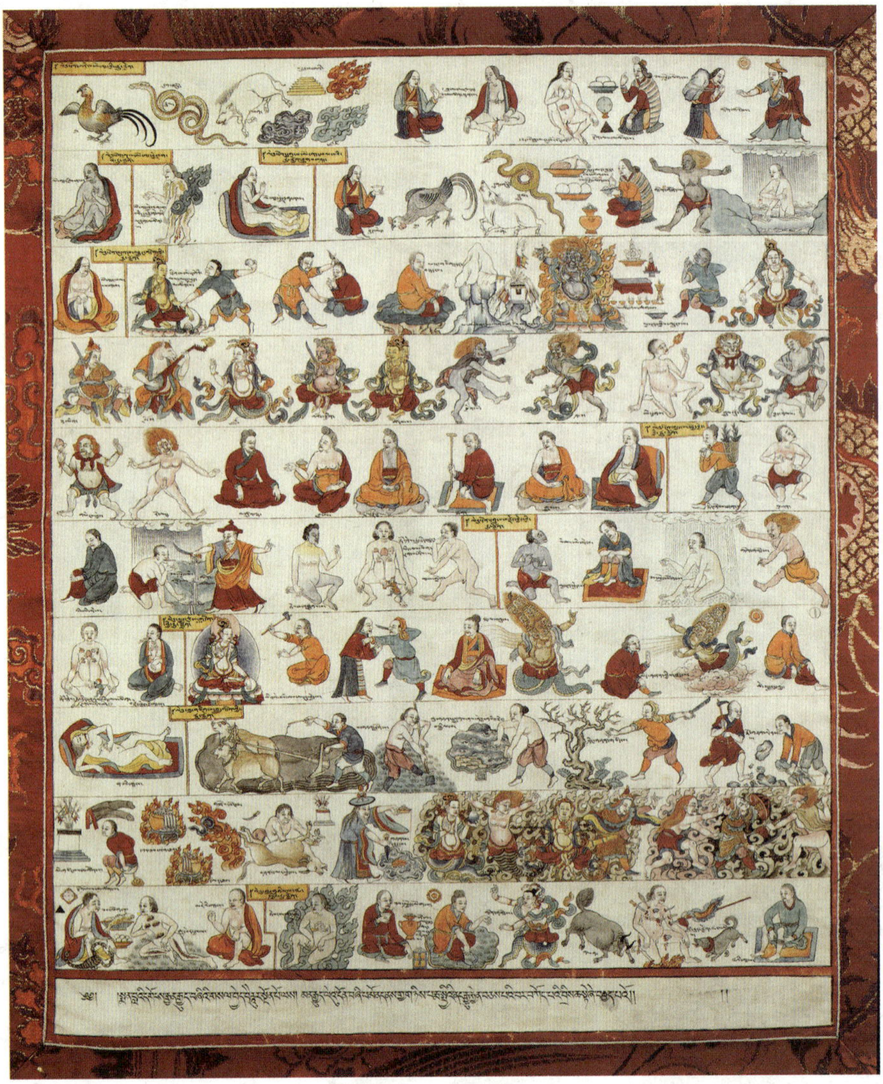

本图示妇科病、妖魔病、狂病、癫痫、中风、麻风病及一切创伤内外因、症状等内容。

第七十四章　妇科病内外因

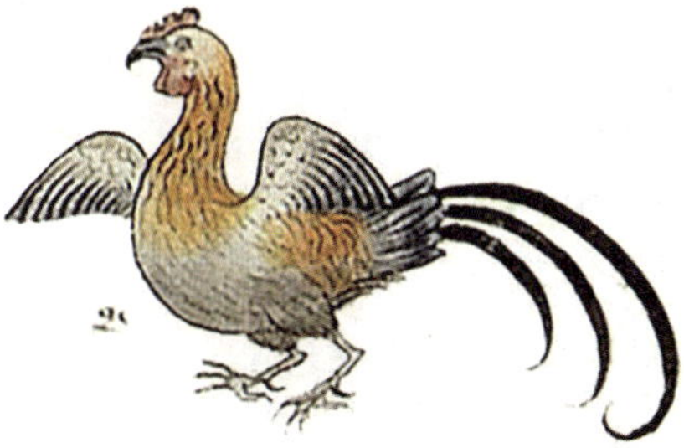

一、妇科病内因

1　贪

胚胎形成的因素归于真识。真识可被三毒所障染，三毒之一为贪，即贪婪心，对可意的人间享受产生贪婪之心而不能自拔。鸡为贪婪之王，故以鸡作为贪的标志。

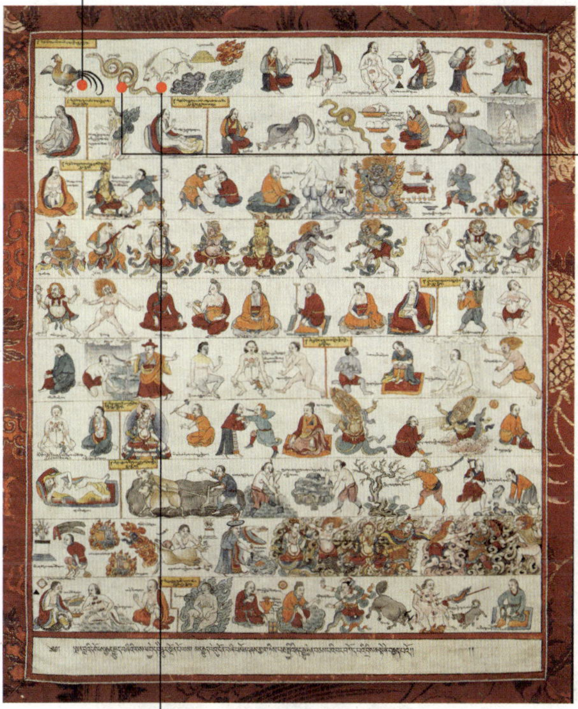

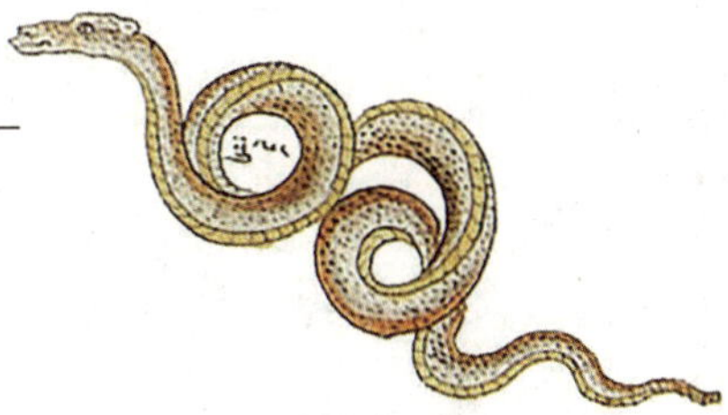

2　嗔

胚胎形成的因素归于真识。真识可被三毒所障染，三毒之一为嗔，即嗔怒心，对他人的知识、财富感到不高兴，产生嫉妒和忿恨之心。蛇最具嗔怒，故以蛇作为嗔的标志。

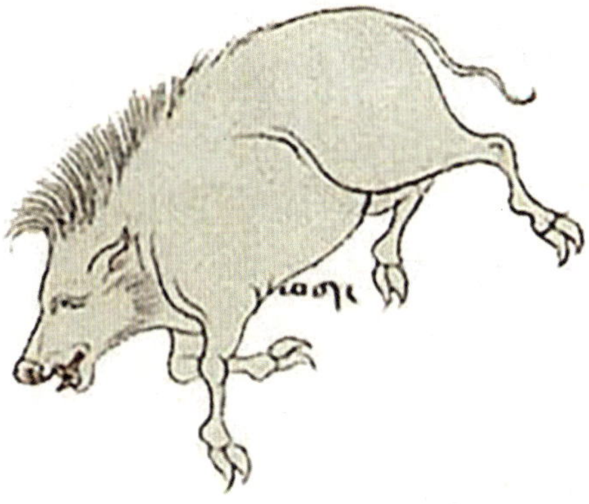

3　痴

胚胎形成的因素归于真识。真识可被三毒所障染，三毒之一为痴，即愚痴心，不知取舍而迷茫，不能明辨是非。猪最具痴愚，故以猪作为痴的标志。

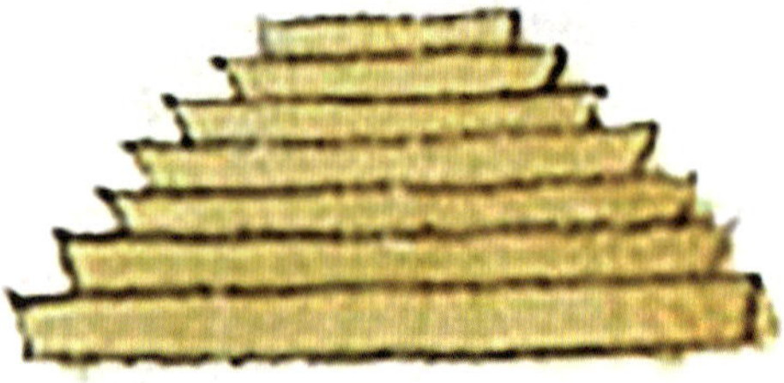

4　土元

五元为胚胎的形成因素之一,五元中的土元特性固而硬，它的功能是主人体肌肉、骨骼等组织的坚硬，主司鼻及其嗅觉。

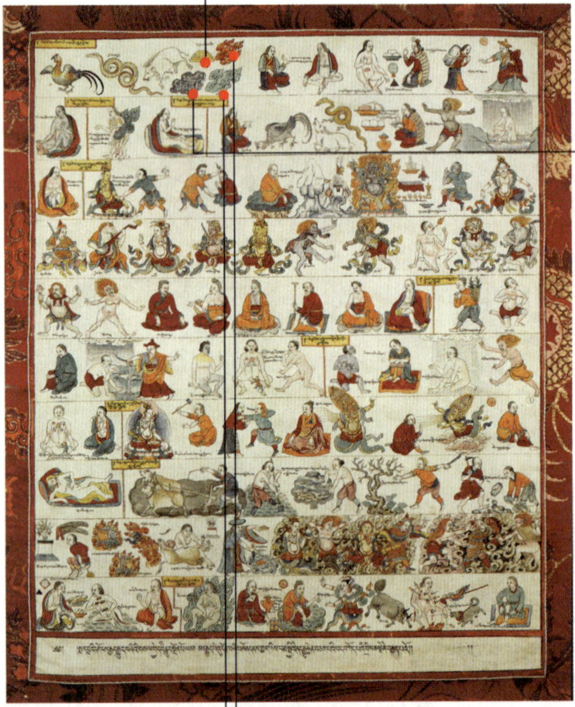

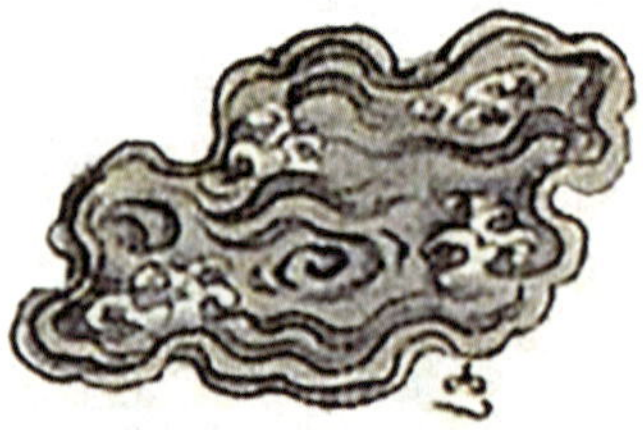

5　水元

五元为胚胎形成的因素之一,五元中的水元特性湿而润，它的功能是主人体血液、黄水等物的湿润，主司舌及其味觉。

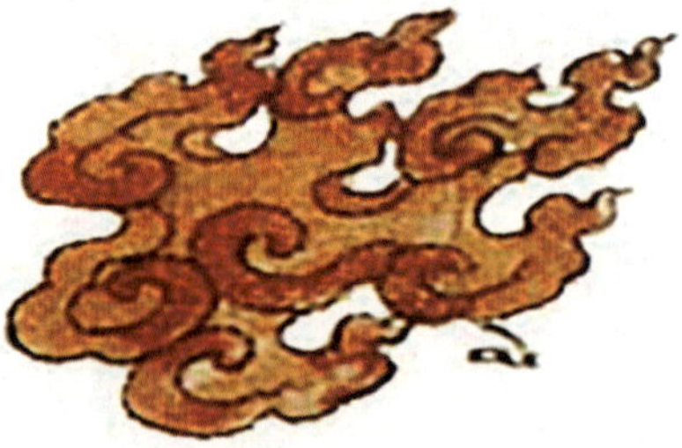

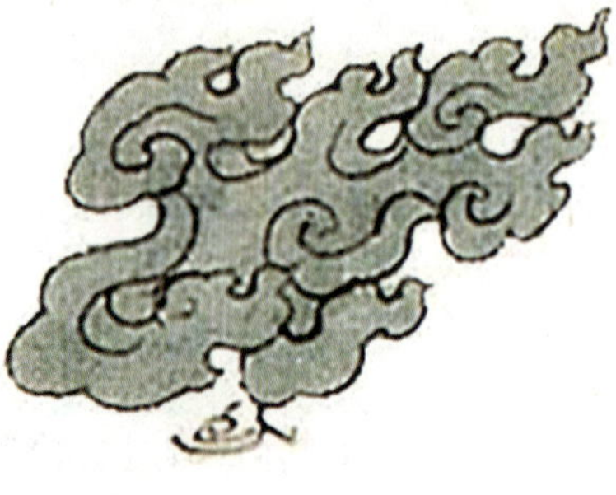

6　火元

五元为胚胎形成的因素之一,五元中的火元特性热而锐，它的功能是主人体温热和皮肤光滑，主司目及其视力。

7　风元

五元为胚胎形成的因素之一,五元中的风元特性轻而动，它的功能是主人的呼吸、运动、触觉及心脏的开合跳动等。

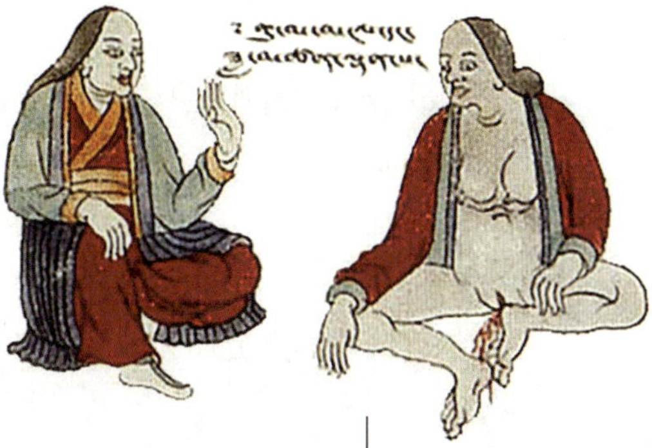

8　女人多乳房、子宫和月经

女人比男人多乳房、子宫和月经。月经由人体七精华的红、白精液中的红精糟粕生成，每月从子宫流出。

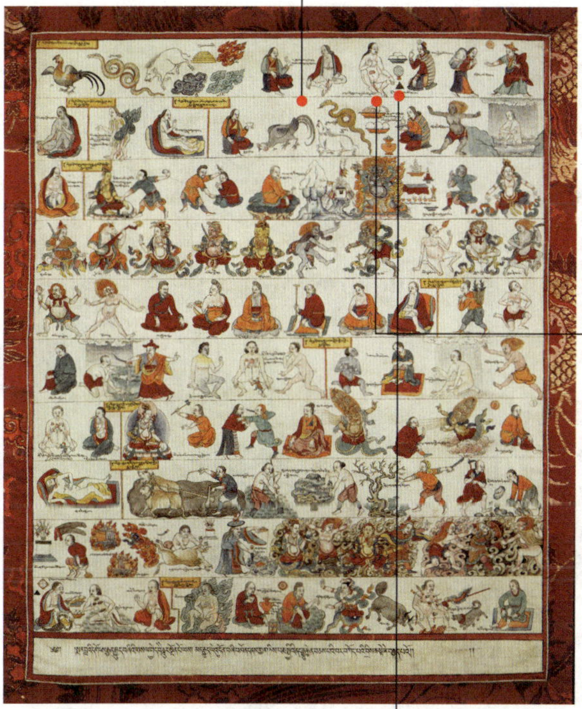

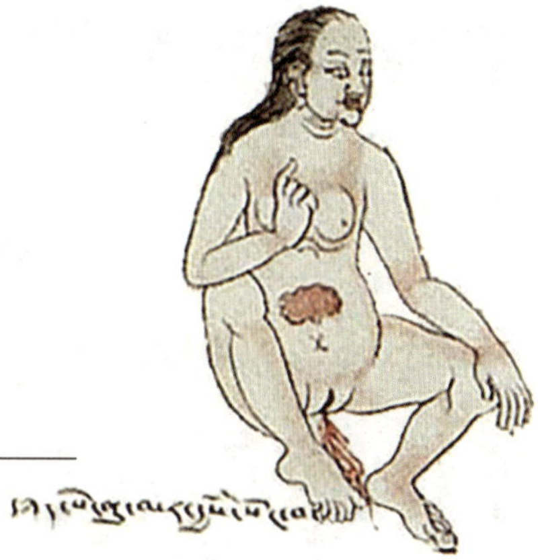

9　红、白两精

妇女体内七精华中有红、白两精，其中由红精糟粕所生成的月经，一般在12~50岁之间从子宫流出，每月一次，红精的精华在子宫与男子精子结合，形成胎儿肌肉等物质；白精的精华滋养母亲身体，糟粕形成乳房、生成乳汁，育养婴儿。

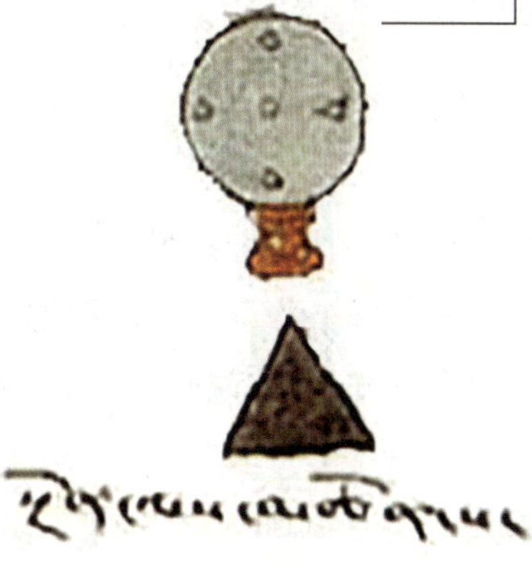

二、妇科病外因

1　前世业缘

前世所做恶业在今世遭到报应，可发生5种子宫疾病、16种脉病以及肿瘤、虫病等各种妇科疾病。

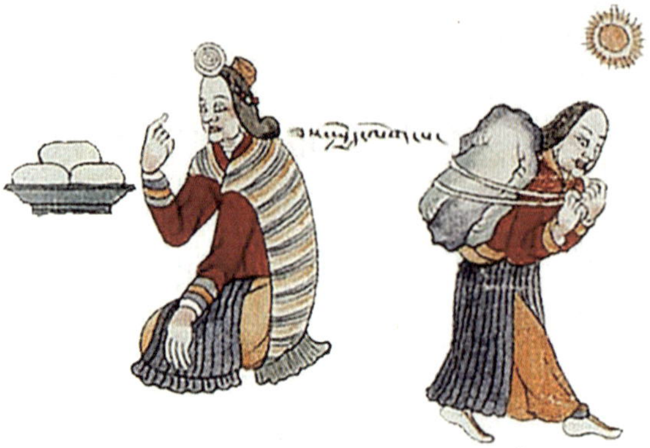

2　饮食起居不当

进食放在铜器中过 7 天的酥油等有毒食物，过食山羊肉、猪肉等性凉难消化的食物；在秋季、春季太阳炎热时搬巨石、负重物等剧烈劳作，则引发各种妇科疾病。

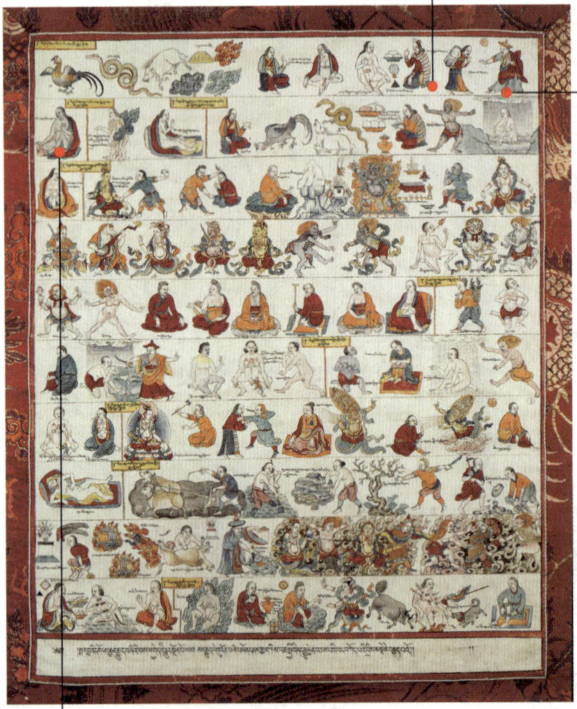

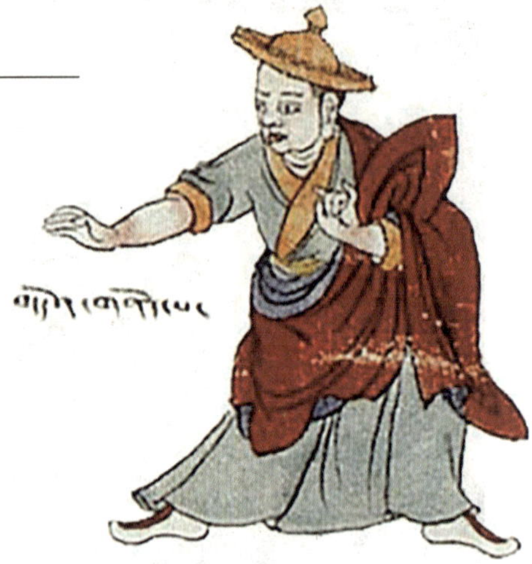

3　鬼魔作祟

被龙魔凶鬼加害，扰乱体内隆、赤巴、培根三和合发生增、损、紊乱等变化，则引发 32 种主要妇科疾病和 8 种一般妇科疾病。

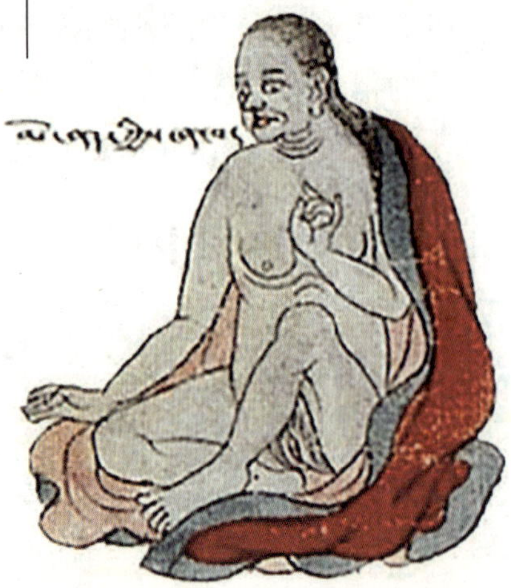

三、妇科病患者

前世宿业报应和饮食起居发生不足、太过或相反，以及鬼邪作祟等外因，可引发隆、赤巴、培根、血和并发等 5 种妇科病、16 种脉病、9 种肿瘤病、2 种虫病，计 32 种病。症见小腹灼痛、子宫流血、经血旋闭、心神不宁、阴部疼痛、流浊液白带等。

第七十五章　妇科各病内外因

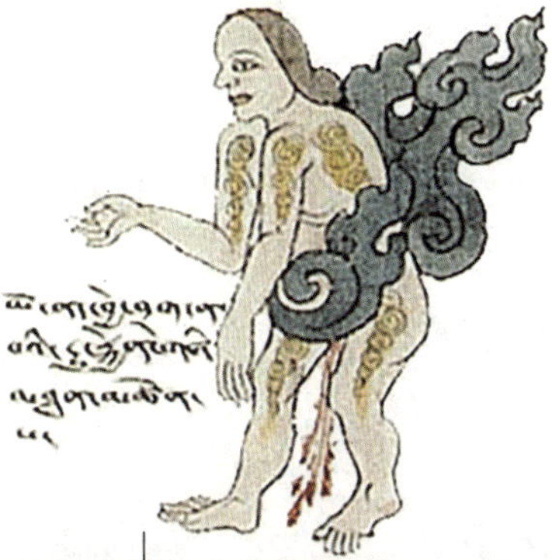

一、妇科各病内外因

妇血病、妇隆病和妇痞瘤等的主要内因是每月从子宫流出的月经被黄水和隆邪扰乱后，窜入脉道和脏腑等器官造成16种脉病，疾病新发时称妇血病，陈旧后伴有隆病者称妇隆病；黄水、隆邪与月经卷结成妇痞瘤。

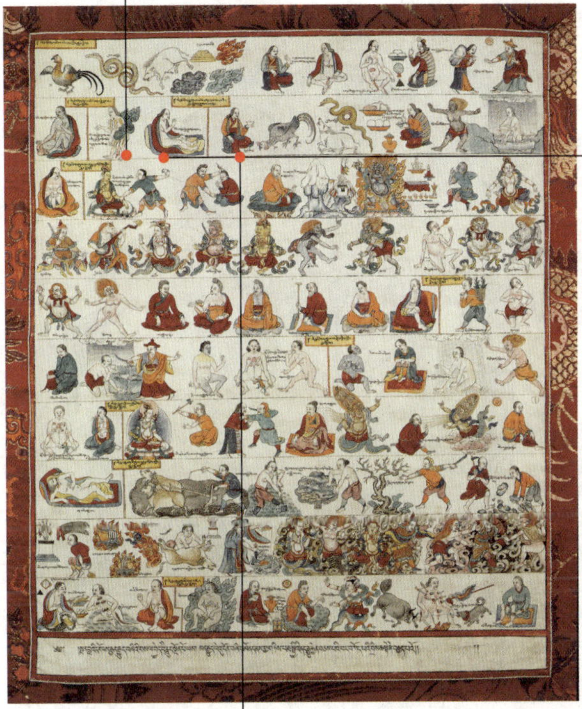

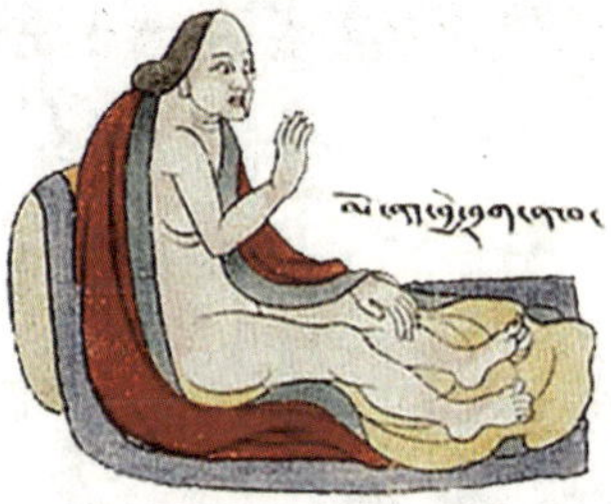

二、妇科各病症状

妇血病症状为腰和阴部以下的骨头困痛、小腹灼痛、横膈膜刺痛、生发细疹、子宫出血；妇隆病症状为骨骼困痛、心神不安、肌肉肿麻、小腹阴部紧缚、流浊液白带、月经淋漓；妇痞瘤症状如怀孕样硬而成团，有时发胀刺痛，流黄水。

第七十六章　产科疾病内外因

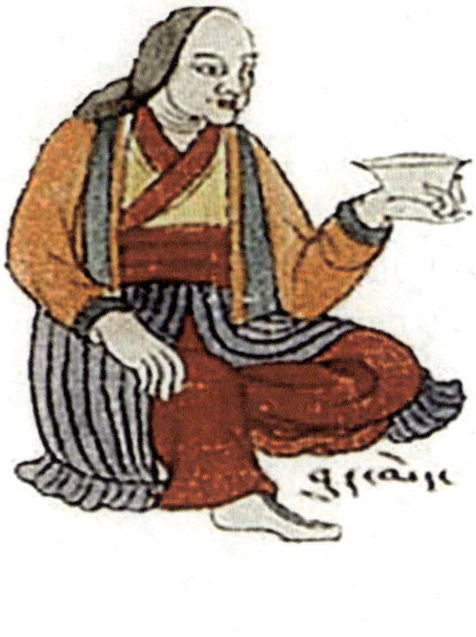

一、产科疾病内因

1　女人

健康的父母精血、被三毒污染的中阴灵魂，在前世业果和烦恼的促使下，五元和合形成胚胎，但是由于前世业果和福分的不同，又受烦恼与贪婪驱使，接触一些临时因缘而生成了女身。

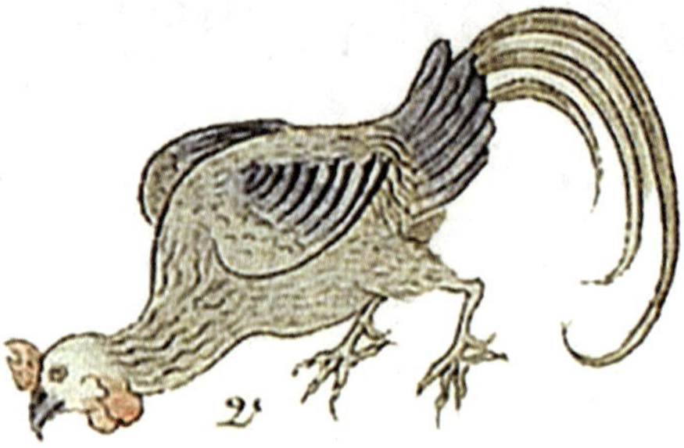

2 贪（鸡）

真识是受孕因素之一。真识可被三毒所污染，三毒之一为贪，即贪婪心，对喜爱的物品或对他人财务产生贪婪之心。鸡最具贪婪，故以鸡作为贪之标志。

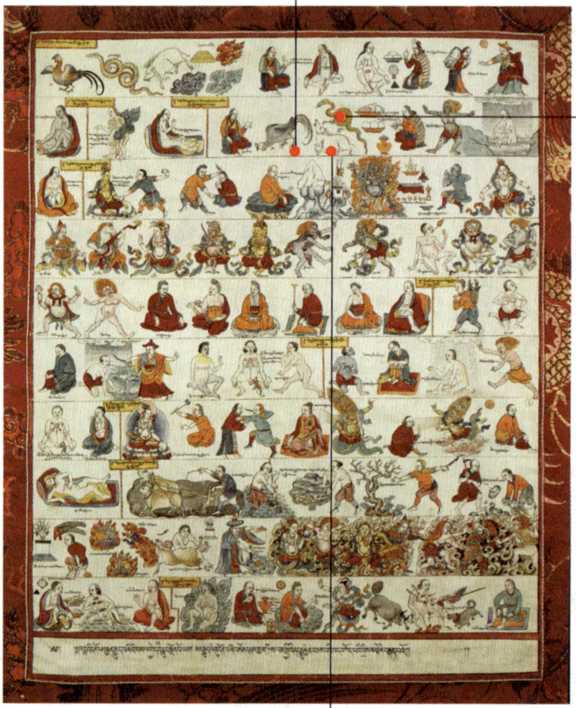

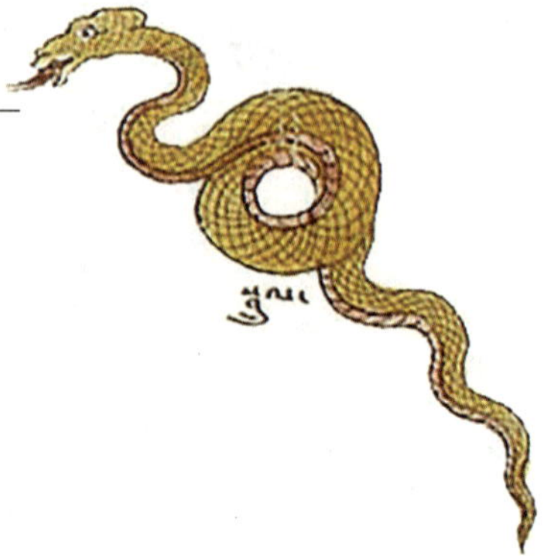

3 嗔（蛇）

真识是受孕因素之一。真识可被三毒所污染，三毒之一为嗔，即嗔恨心，对他人知识、财富等感到不高兴，产生嫉妒和忿恨之心。蛇最具嗔怒，故以蛇作为嗔之标志。

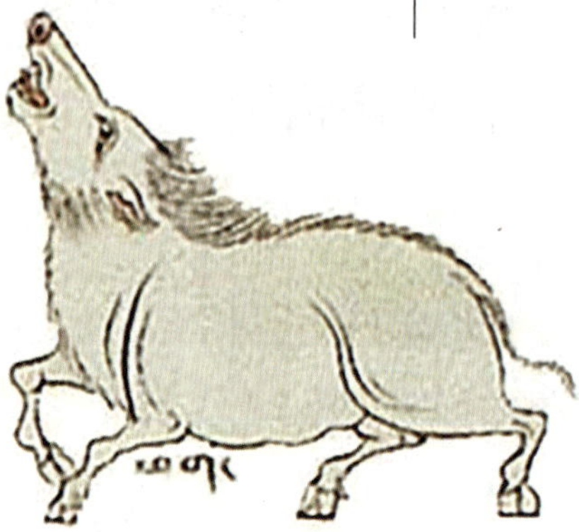

4 痴（猪）

真识是受孕因素之一。真识可被三毒所污染，三毒之一为痴，即愚痴心，不知取舍，不能明辨是非。猪最具愚痴，故以猪作为痴之标志。

二、产科疾病外因

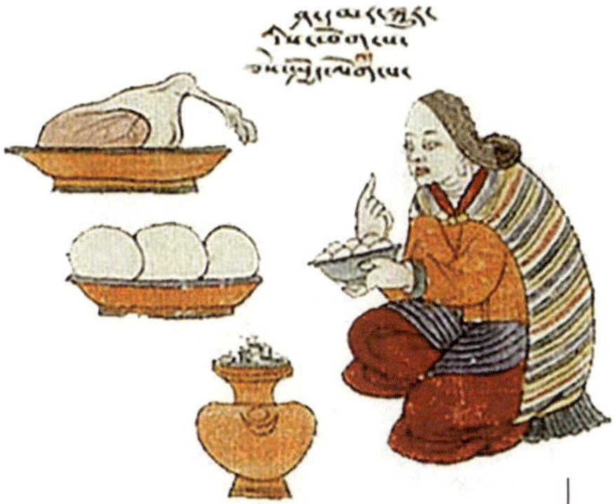

1　饮食不当

久居湿地，常饮奶子、乳酪、酪浆等白色乳制品和酒等酸性饮料，常食受到污染和过夜的糌粑引起中毒，扰乱体内隆、赤巴、培根三和合平衡而引发各种产科疾病。

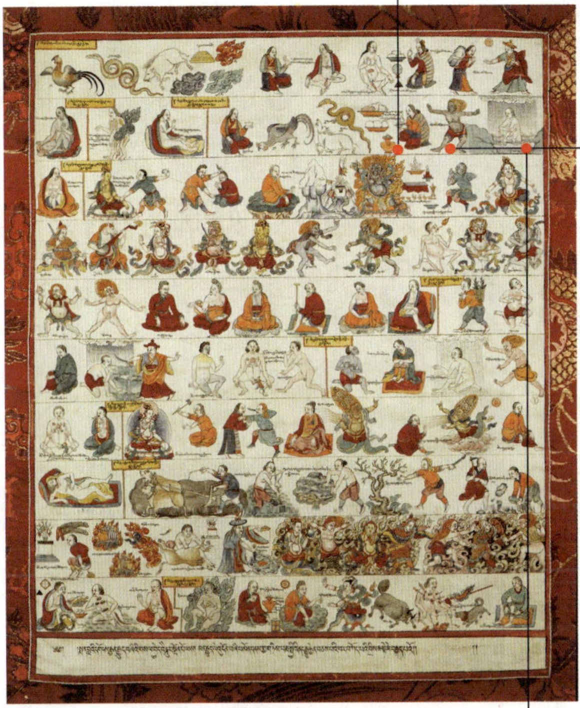

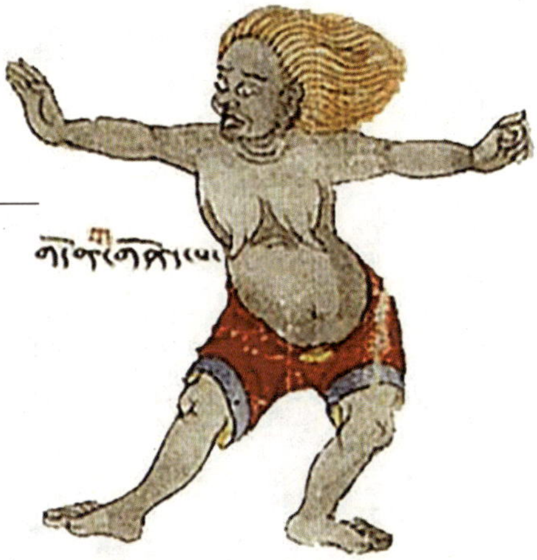

2　鬼魔作祟

因龙魔、游神等凶神恶煞为害，扰乱体内隆、赤巴、培根三和合平衡而引发妊娠病、难产、胎盘不下、臀位、子宫脱垂、崩漏不止、恶露遗留、产后热毒等各种产科疾病。

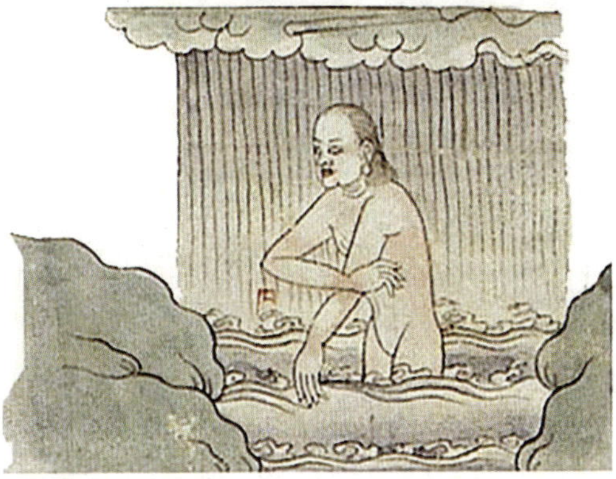

3　起居失当

夏季暴雨多发和天冷时入水洗澡或水中作业等使身体严重受凉，导致体内血热和赤巴偏衰，培根和隆偏盛，引发妊娠病、子宫脱垂等各种产科疾病。

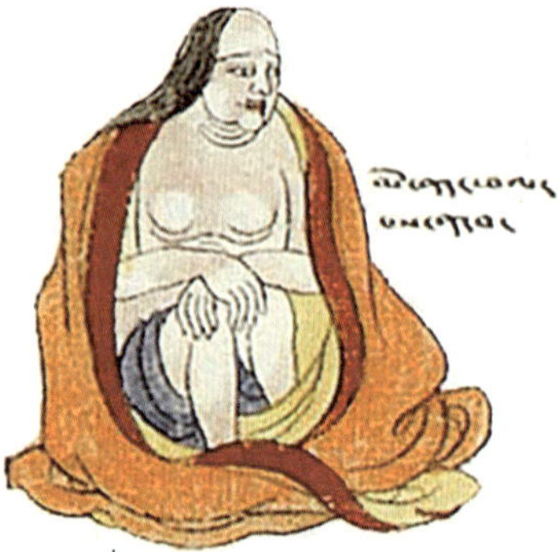

三、产科病患者

饮食起居不当、鬼邪作祟等原因，可引发妊娠病、难产、胎盘不下、臀位、子宫脱垂、崩漏不止、恶露遗留、产后热毒等 8 种产科疾病。

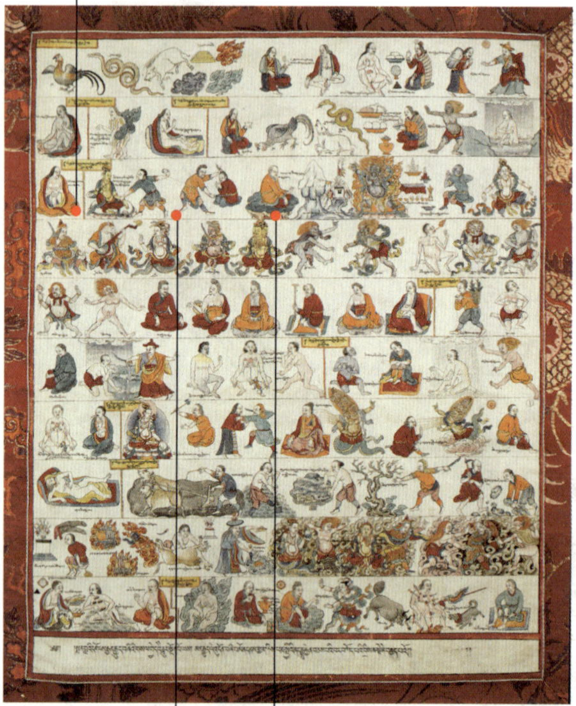

第七十七章 妖魔病内外因

一、妖魔病内外因

1 作恶多端

毁坏佛像、神坛、经书，欺侮父母、上师，杀生害命等作恶多端，激怒凶神恶煞，伺机报复而引发妖魔病（译音“君段”）。

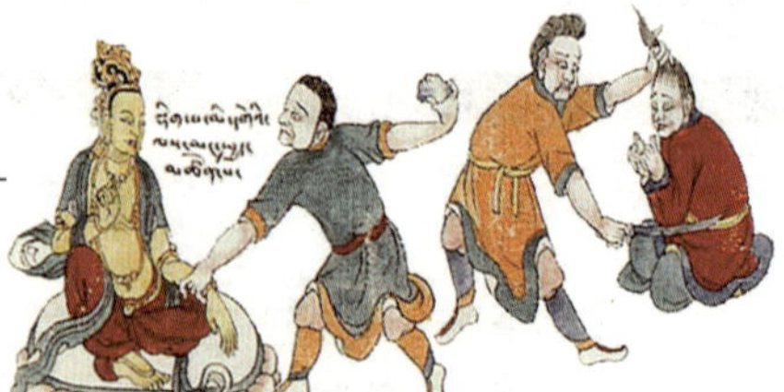

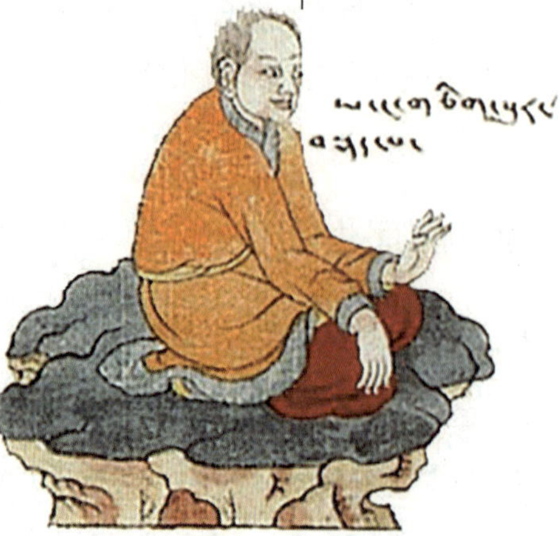

2 独处恐怖

无父母兄弟朋友陪伴，只身一人坐在石洞、深渊等恐怖的地方，身受巨大惊吓，鬼邪为害可引发妖魔病。

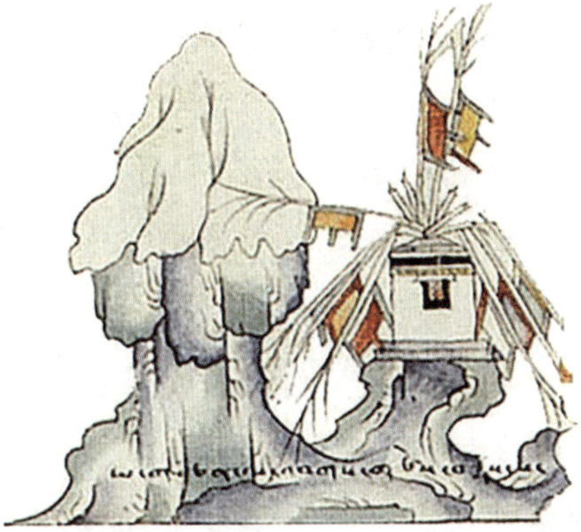

3 冒犯鬼神

用污血、秽物玷污神灵、龙魔、疠魔等的住地，用污血等不洁物污染供品，冒犯亵渎鬼神，引起鬼神发怒报复则发妖魔病。

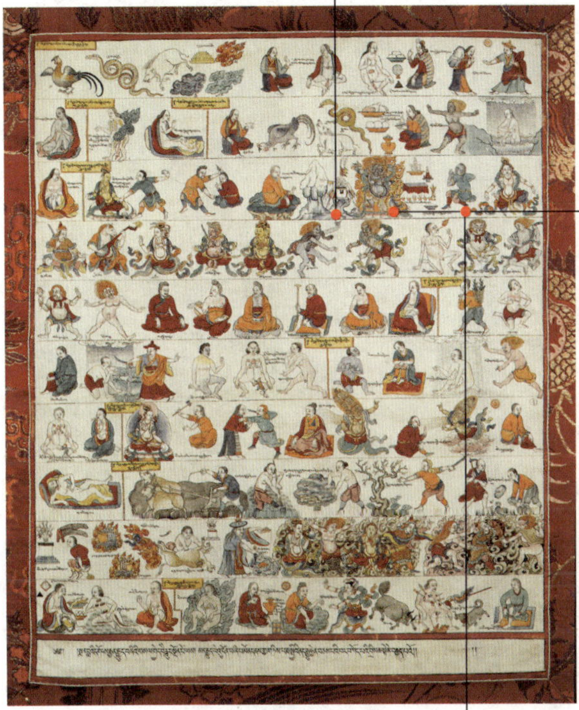

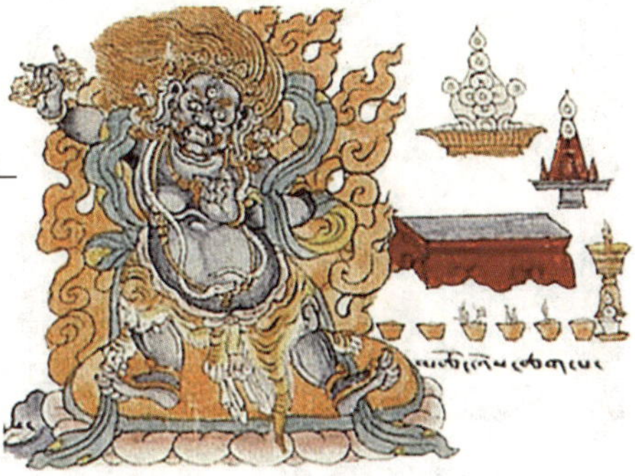

4 中断供品

中断三宝、本尊、空行女、护法神、地方神等自己一直崇敬和供奉的神佛供品，引起这些神灵发怒，扰乱人的身、语、意发生异变。

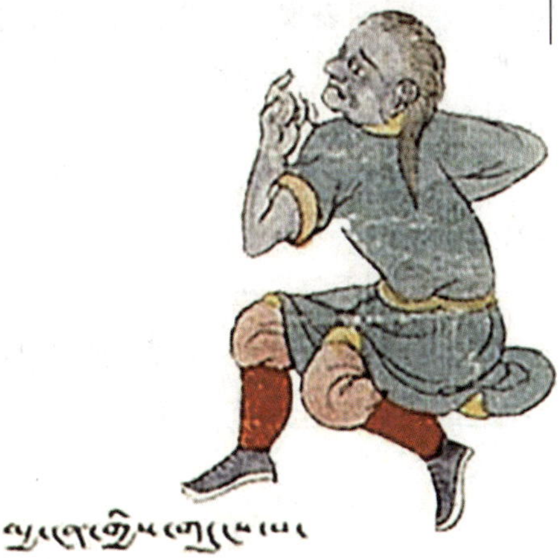

5 悲伤

因父母兄弟等亲人死亡而悲伤，遇到牛羊损失、大灾难等难以忍受的痛苦，恣意做违背身语规范的事情，引起非人等妖魔侵害可发妖魔病。

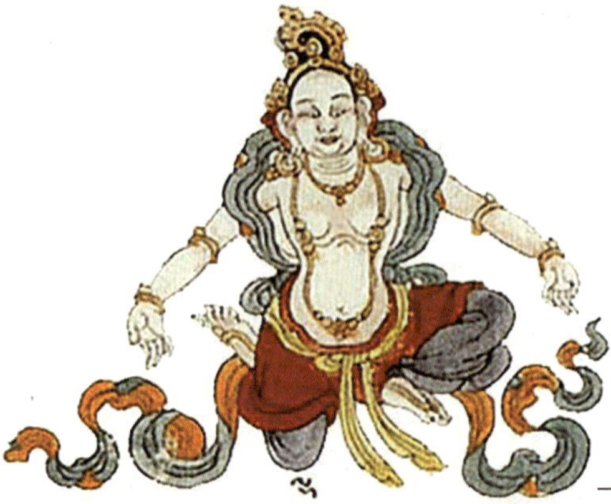

二、神鬼分类

1 天神

天神分为属于六道众生的神和不属于六道众生的神2种，前者喜欢佛教，居住于须弥山顶33层天，具有身体发光，运用神通行走天空等本领。一旦被这种天神擒住，则表现出能说梵语、语言悦耳、少睡不眠、面容华美、讲究卫生等举动。

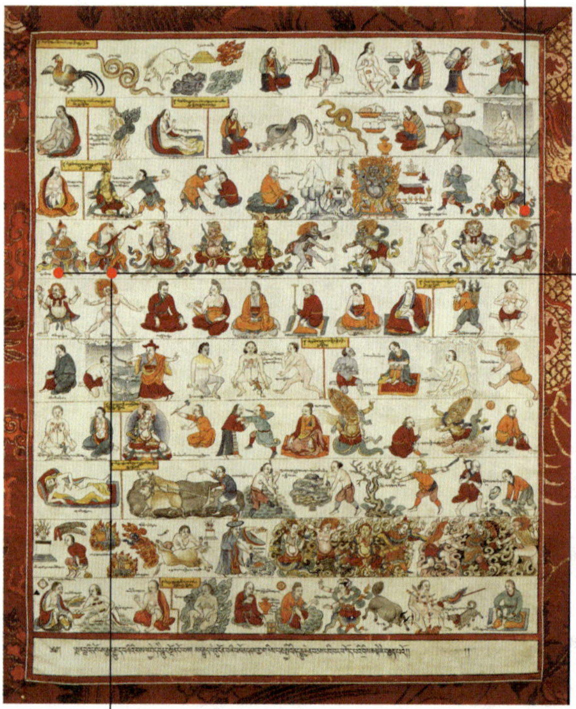

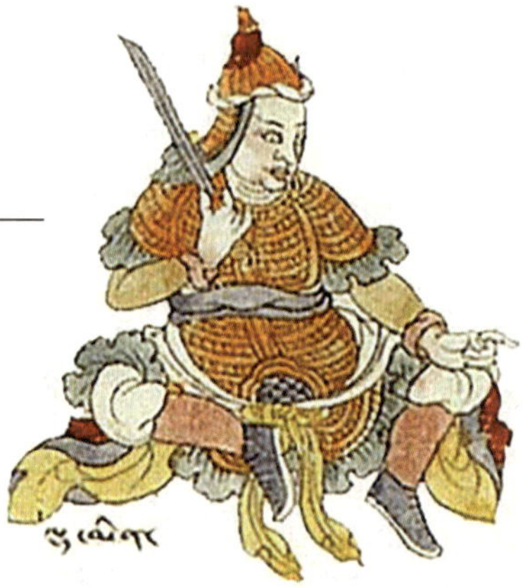

2 阿修罗

阿修罗属六道众生之一，居住于须弥山腰，神通比天神小，心绪高傲，经常争斗，做盛怒的一些事情。若被它擒住，则表现出贪吃酒肉、斜目而视、无故发怒、高傲自大、做事草率等举动。

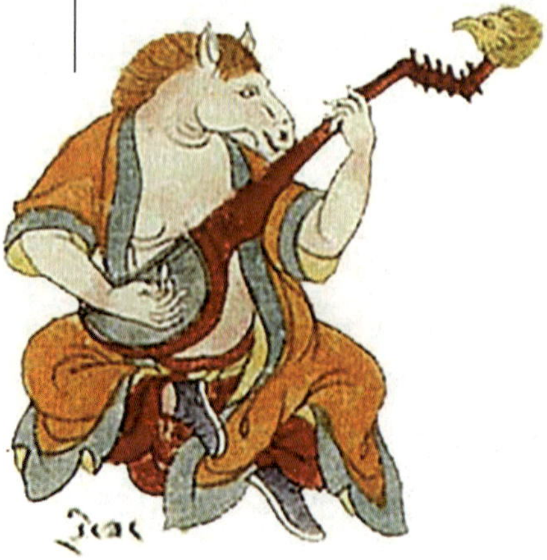

3 寻香

寻香分贪恋香气、处于中阴的灵魂和天界乐师2类。若被它擒住，则表现出爱打扮、喜芳香、自我欣赏、痴迷歌舞、喜穿红衣等举动。

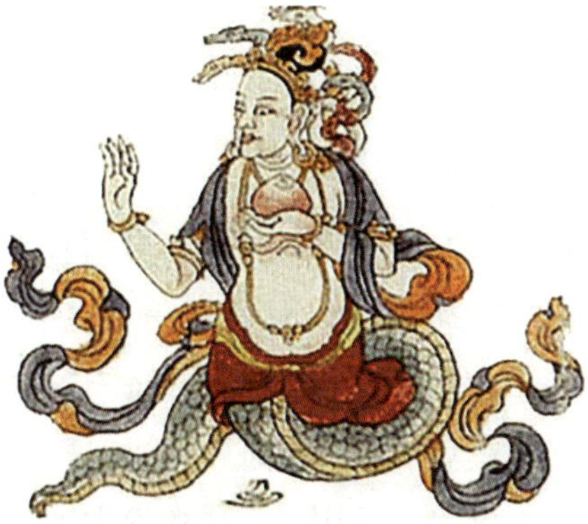

4 龙魔

龙魔为神龙八部之一，居住于泉眼、海洋、沼泽等地，体形一般为人头蛇身或人头鱼、蝌蚪身,分为“塔业”“角后布”等8大类。若被它擒住，则表现出容光焕发、目赤直视、喜白红食、吐舌头、俯卧等举动。

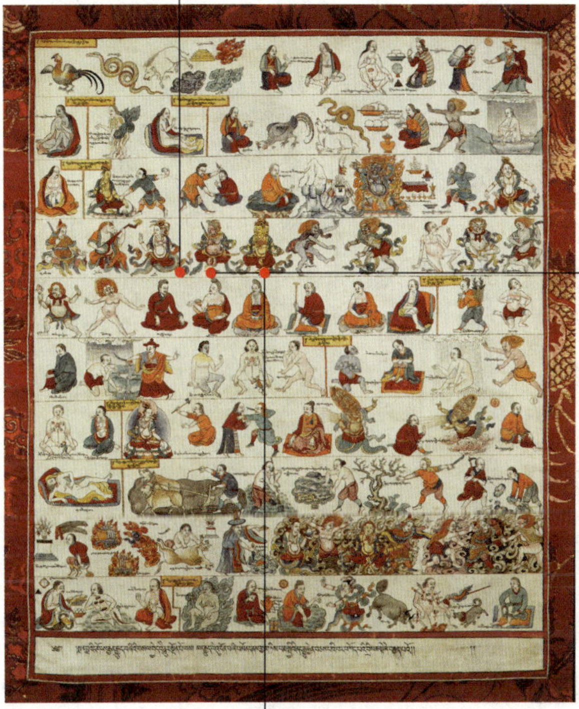

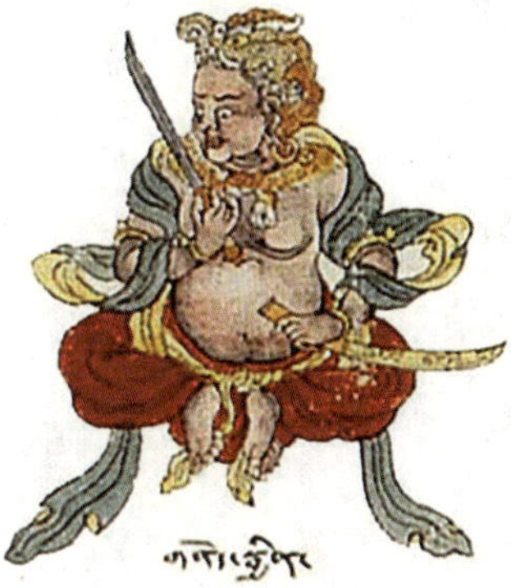

5 夜叉

夜叉为神龙八部之一，是所有魔鬼的统治者,有些居住于北方杨柳宫，为害他人获取供奉，食肉、脂肪，或食“朵马”食子，若被它擒住，则表现出乐善好施、自言自语、仇恨医生、仇恨婆罗门、爱吃鱼肉的举动。

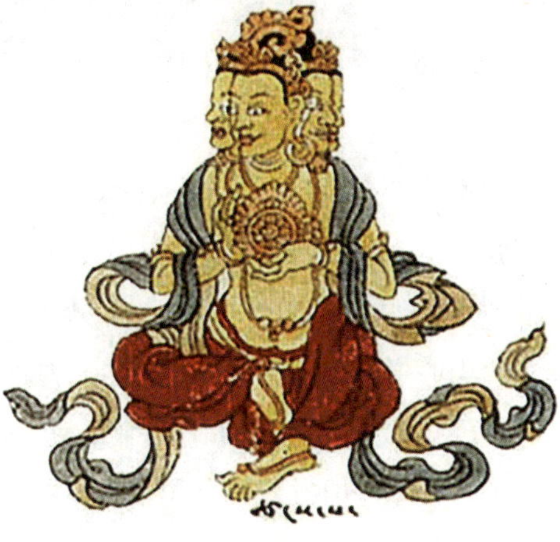

6 梵天

梵天为一天神名,《吠陀》中说梵天为众生之主，有一头、三头、四头3种，其中具四头者称为主宰梵天，据说世界上的第一种文字由他创造。若被他擒住，则表现出口中连称“嗒嗒”、诵念经文、打自己、恐吓他人、爱笑的举动。

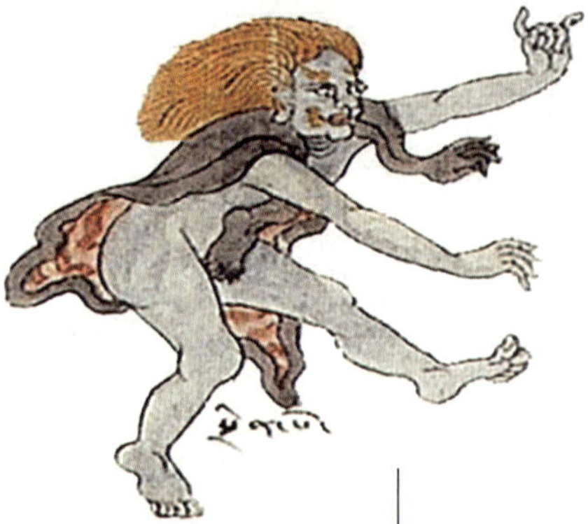

7　罗刹

罗刹为一种非常喜欢食肉喝血的魔。若被它擒住，则表现出不吃饭也有力量、口出粗语、贪恋红肉、发怒打人、奔跑疾快、啼哭、吓唬人、无瞌睡、喜夜游、不知羞耻、不讲卫生，见红色念珠、血肉等立即用舌头舔食等举动。

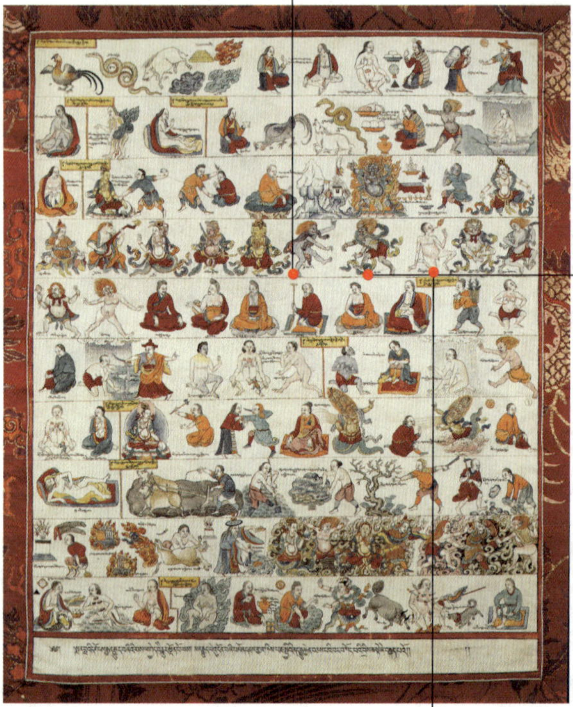

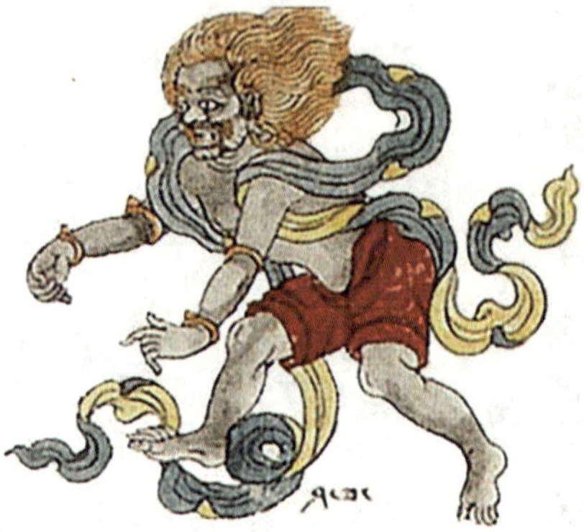

8　食肉魔

食肉鬼为十八大妖魔之一，喜食血肉，据说面黑高大。若被它擒住，则表现出怕羞、声音低，有时装出昏厥样子、无故啼哭、抓地、胡言乱语等举动。

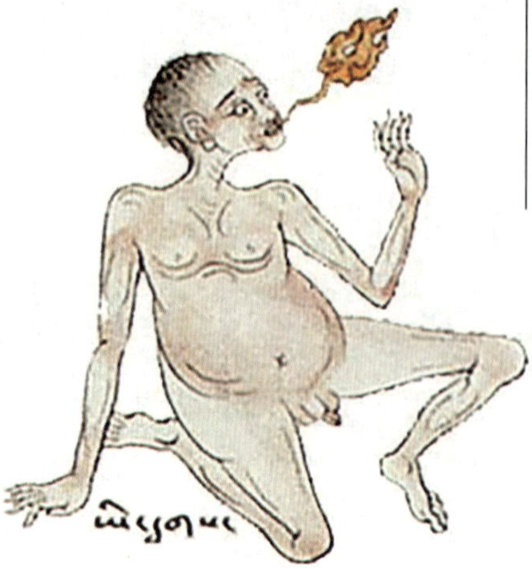

9　饿魔

饿鬼为六道众生中的一员，据说居于地下五百由旬处，口小如针眼，颈细如马尾丝，腹大如山，常为吃喝奔忙，但一无所获。若被它擒住，则表现出骨瘦如柴、贪吃贪喝，见到人或其他所有生物皆害怕发颤，不思饮食的举动。

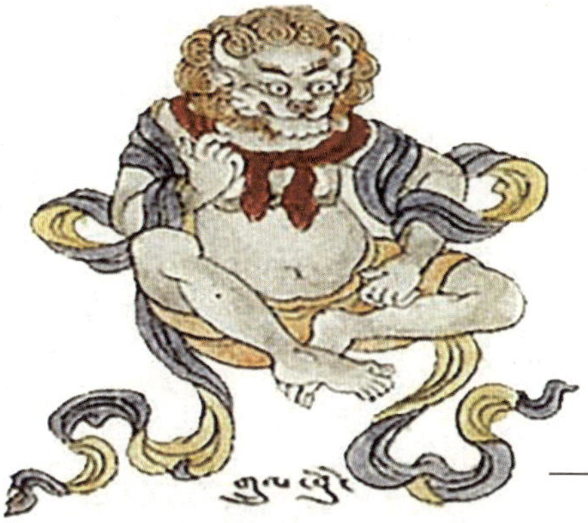

10　瓶腹魔

瓶腹鬼为十八大妖魔之一，居住于大海，形状多种，头似各种动物头，在四肢关节、耳尖有肉丘。若被它擒住，则出现脸面发黑、行动缓慢、睾丸肿大等症状。

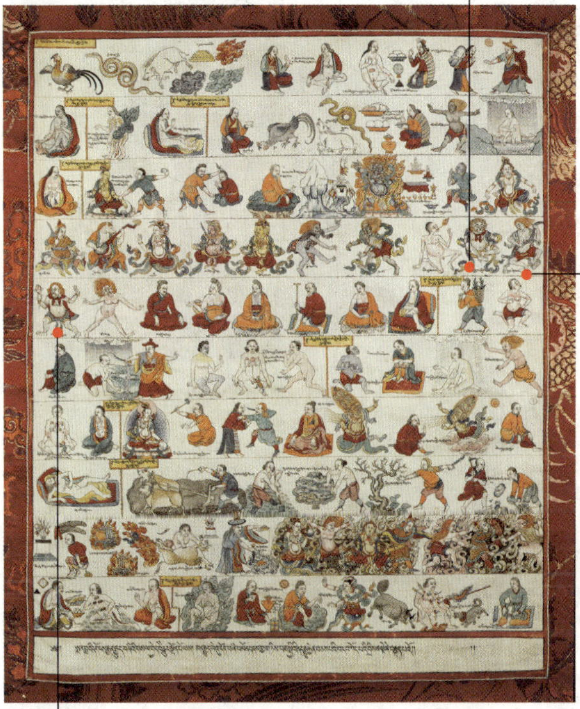

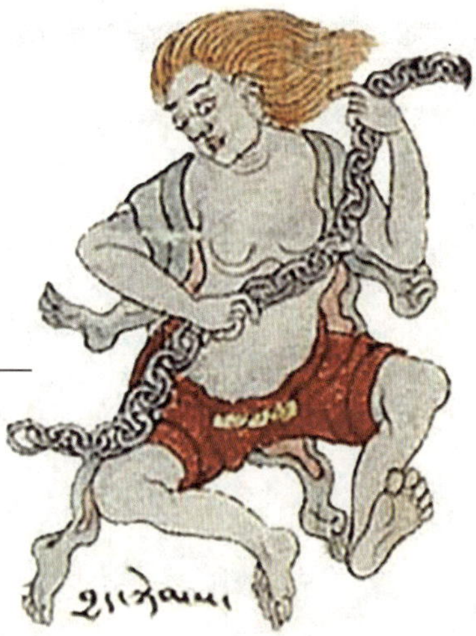

11　诅咒魔

诅咒魔是一种靠诅咒和特殊能力为害他人的魔。若被它擒住，则表现出手持木棍、赤身奔跑、喜居空地、喜食芝麻、贪婪酒肉、口出粗言等举动。

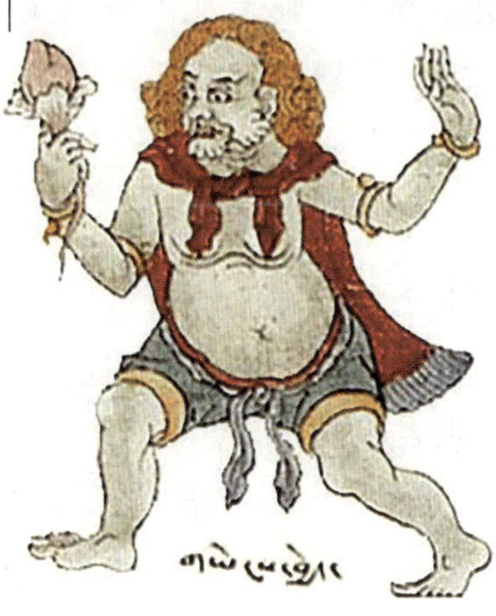

12　漂荡魔

漂荡魔是主要居于河流、海洋中的一种夜叉。若被它擒住，则表现出特别喜欢水，口中惊叫、不思饮食、不乞讨、眼睛红赤、口出粗语等异常举动。

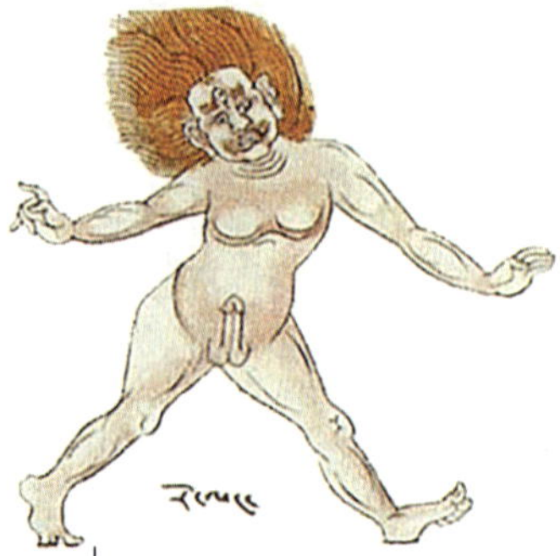

13 诈尸魔

诈尸魔为十八大妖魔之一。若被它擒住，则表现出口讲真话、嗜睡，喜欢手铃、佛珠等饰品，身体颤栗等举动。

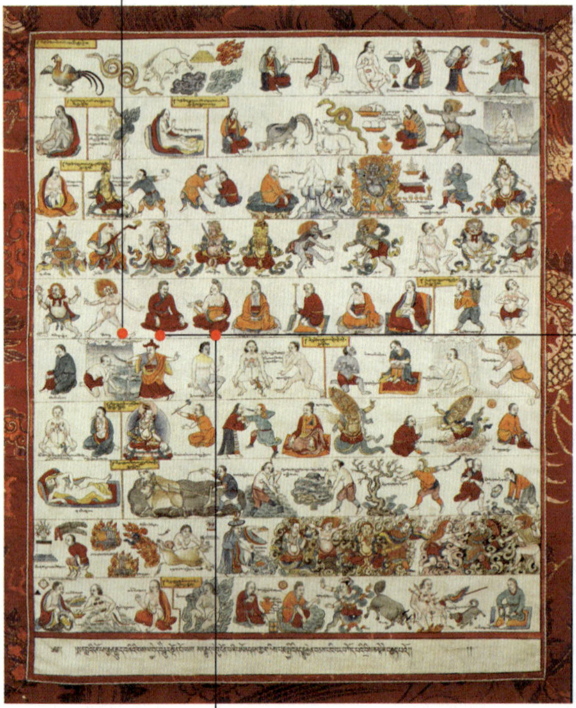

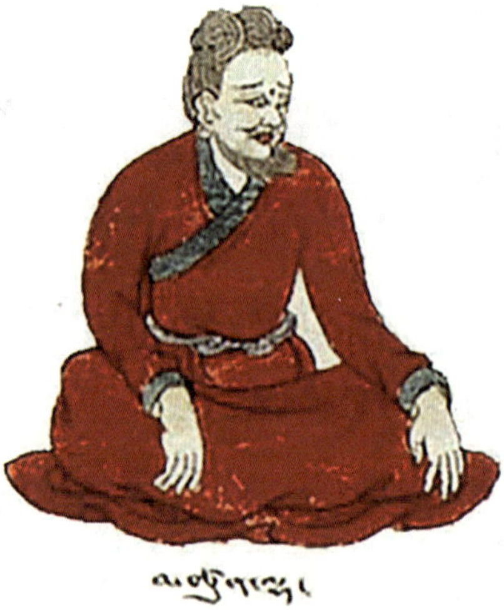

14 祖神

祖神是已死父母的灵魂，但这里指的是一些装扮成已死祖父母模样，居于坟地，与其亲朋交往的饿魔。若被它擒住，则表现出口干、眨眼，喜食肉、红糖、芝麻等的举动。

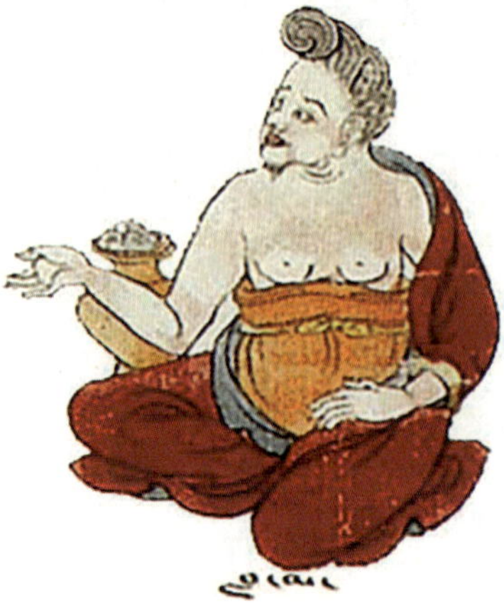

15 上师

木曜也名神上师，上师与神上师同属一类。若被他擒住，则表现出信仰更笃、知识渊博、意志坚强，身、语、意行为变化良多等特征。

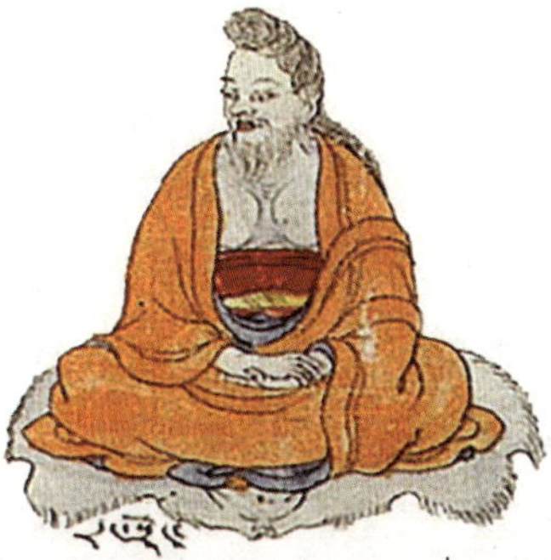

16 圣人

顶髻有天神的圣人，其咒语能为人谋利。若被他擒住，则表现出信仰更笃、知识渊博、意志坚强，身、语、意行为像圣人的特征。

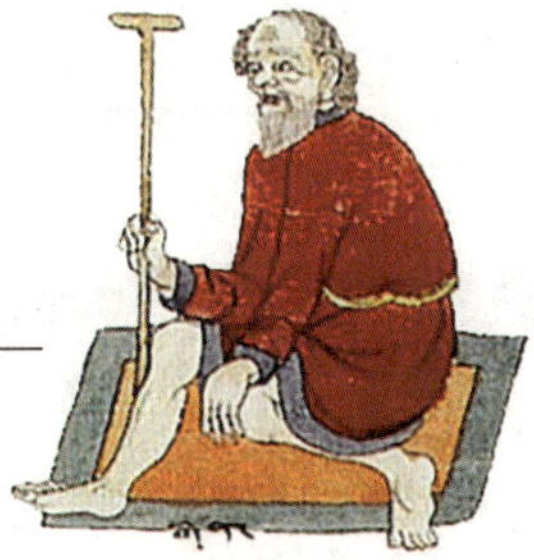

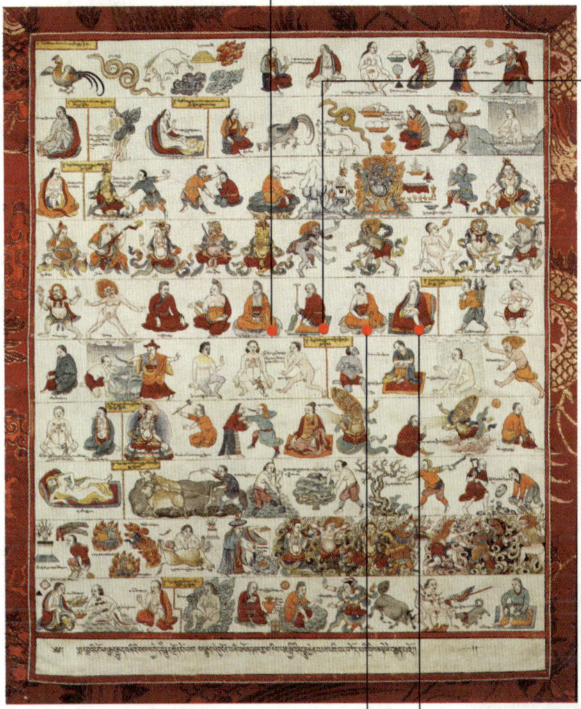

17 老者

在诸神中老者以通晓修辞和多闻著称，自恃是众生之主，由于修持明咒走火入魔，出现了与其相似的神通。若惹怒他被侵害，则表现出信仰更笃、见识和魄力更大，身、语、意行为比此前更好等样子。

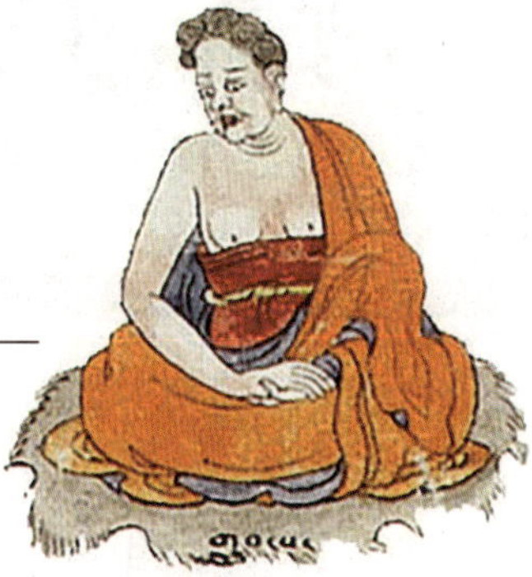

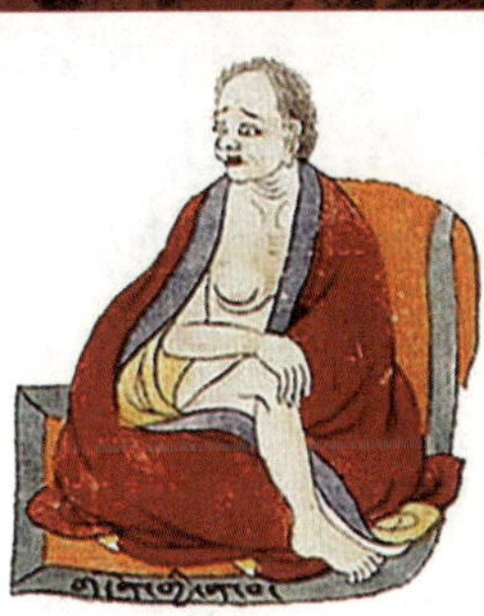

18 苦修者

苦修者是修持明咒、证得成就的神。若被它擒住，则表现出身、语、意行为变化，知识渊博、魄力大等与修成正果魔相同的样子。

三、因魔为患

若被十八大妖魔擒住，则引发疾病，表现出所擒各魔的行为特征，即信仰更笃、知识广博、赤身行走、头发上卷、心神不安、感到痛苦等，身、语、意行为异变的举动。

第七十八章　狂病内外因

一、狂病内外因

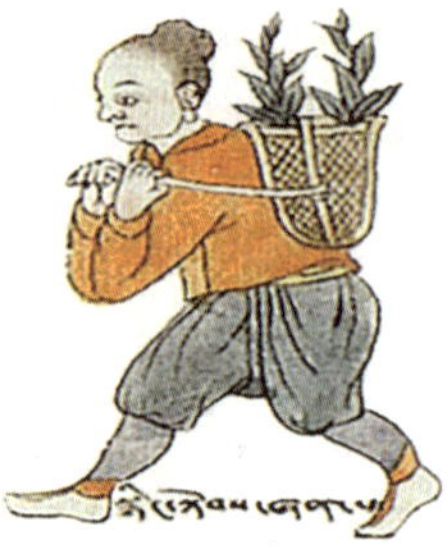

1　胆小

特别胆小，加之在没有父母、兄弟、朋友的情况下，单身久处深壑空谷等恐怖的地方受到惊吓，引起体内隆功能紊乱，阻塞意识运行通道，致意识逆行，出现心神不定、记忆衰弱，行为像脱缰野马，一切行为失去控制。

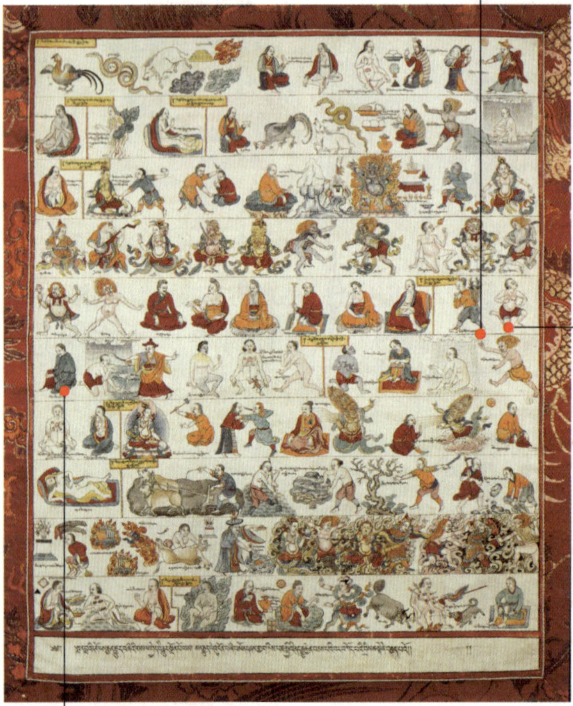

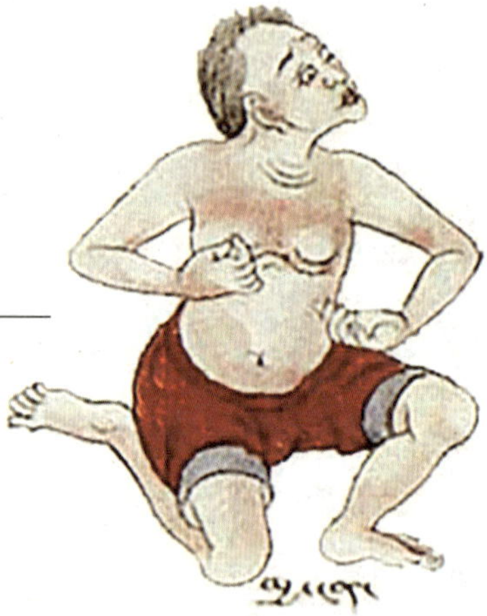

2　悲伤

遭受巨大灾难或父母、兄弟生离死别等悲伤的折磨，引起体内隆功能发生紊乱，侵入六识运行通道，致意识逆行，出现不能记事、心痛、神志紊乱、记忆衰弱等症状。

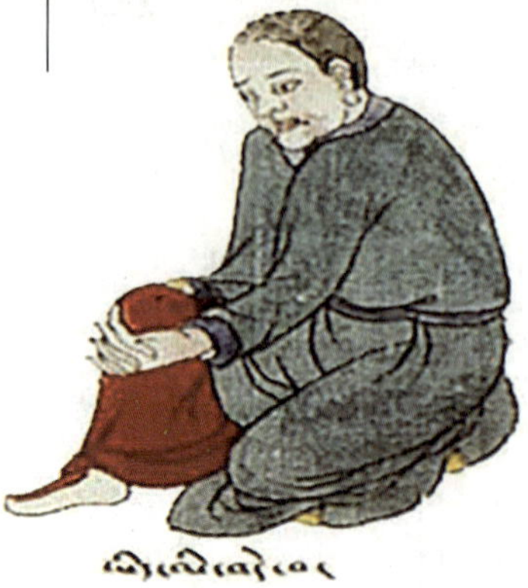

3　心神不安

因剧烈劳作或痛苦煎熬，造成心神不宁、劳神过度，引起命隆功能紊乱，阻塞意识运行通道，致意识逆行，出现神志恍惚、记忆衰弱、发狂等症状。

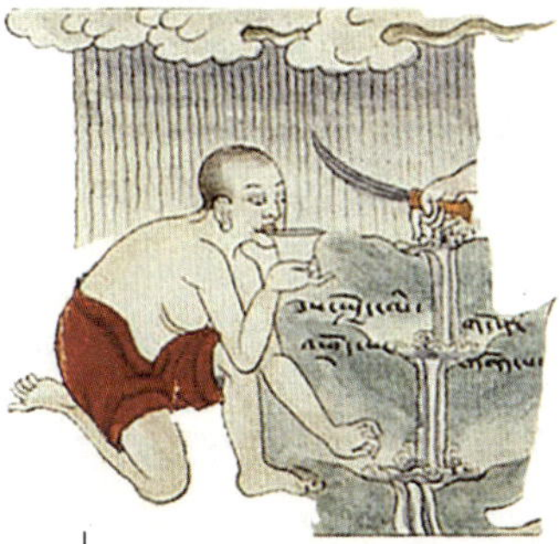

4 饮食起居失当

过饮雨水、雪水和高山水等冷水，或夏季遭遇雨淋、衣单受凉等反常饮食起居，造成体内水元增盛而发培根性狂病。症见身体潮湿、少言寡语、胃口不佳、嗜睡多眠、涕涎乖多等。

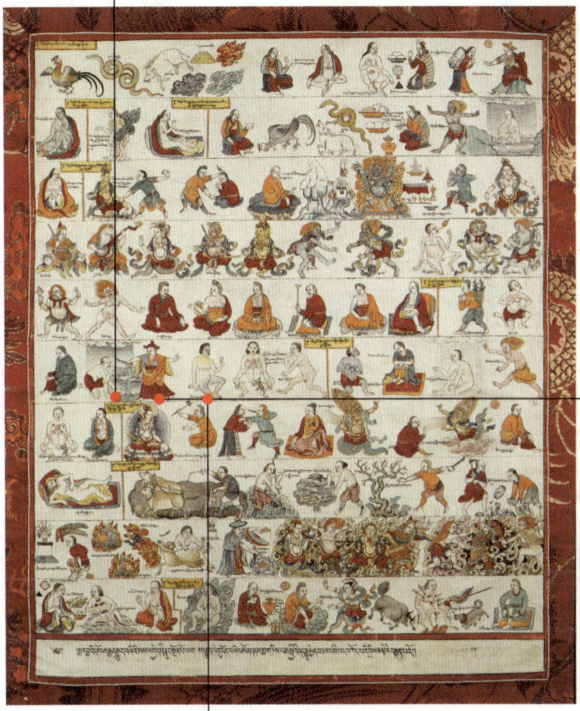

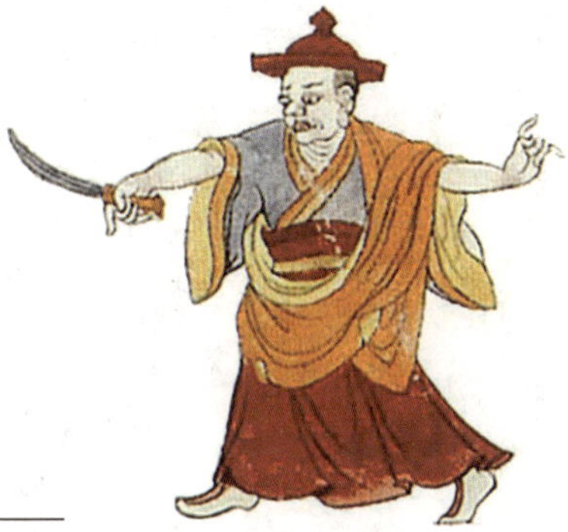

5 鬼魔作祟

心脏内有一马尾丝样细微的脉王“阿哇杜狄”，其四周和上下有6条支脉，内有六识运行。如果龙魔、疠魔、游神等魔邪通过前面一脉侵入下面的“杜狄”脉，就会阻塞意识运行通道，导致意识逆行，出现神志模糊、记忆丧失而发狂病。

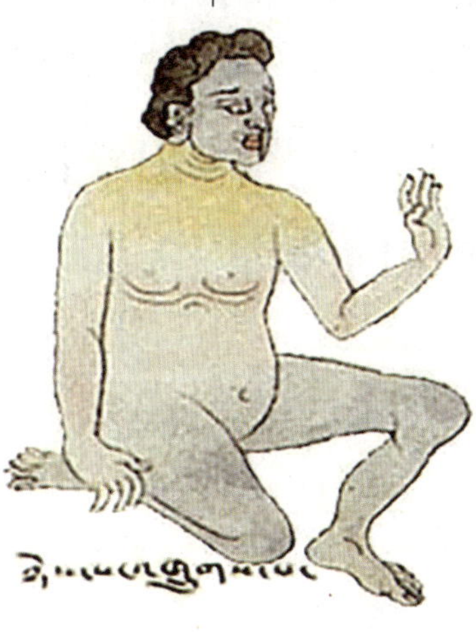

6 三邪紊乱

饮食起居不足、太过或相反，或鬼邪作祟等外因，扰乱隆、赤巴、培根三邪紊乱引发与三邪特征相同的各种狂病，其中隆邪所致症状为肌肉消瘦、口吐白沫、喋喋多语、哭泣奔走；赤巴所致的症状为易怒打人、目泪色黄；培根邪所致的症状为身体潮湿、寡言少语、胃口不佳、嗜睡多眠、涕涎乖多等。

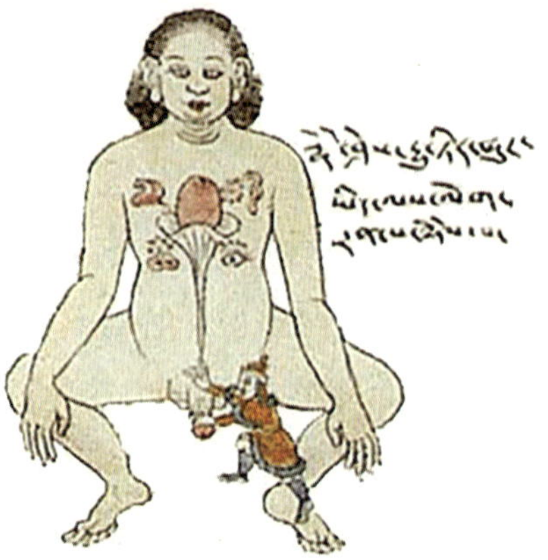

7　病邪侵入中脉，意识错乱

胆小者劳心过度、鬼魔作祟和饮食起居不当等外因引起病邪侵入中脉，中脉即心脏内一马尾丝样细微的脉王“阿哇杜狄”，中脉四周及上下有6条运行的六识支脉，病邪经过中脉前面的支脉侵入下面的“杜狄”脉，阻塞意识运行通道，造成意识逆行，出现神志模糊、记忆丧失而发狂病。

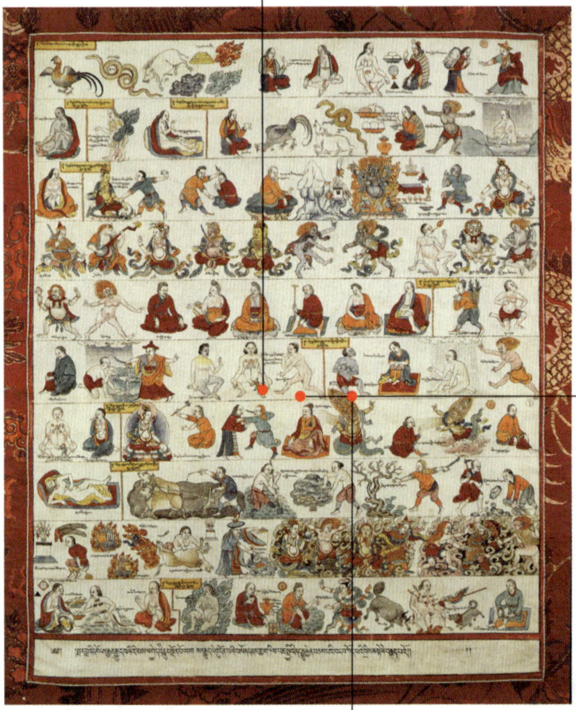

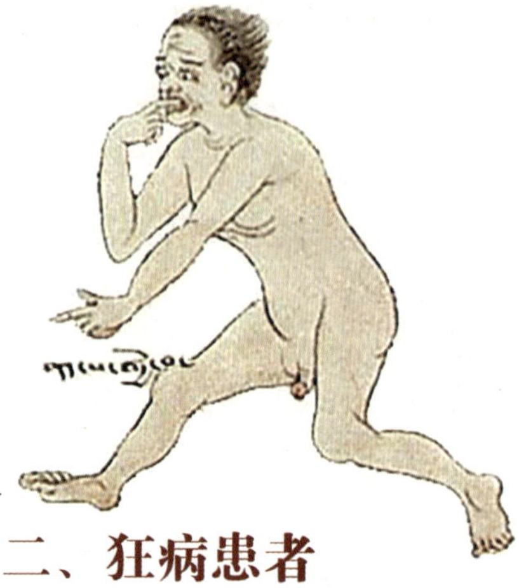

二、狂病患者

天生就胆小者，由于悲伤、劳心过度、饮食起居不当和鬼魔作祟等外因引起体内三邪功能紊乱，病邪侵入六识运行通道并阻塞通道致意识逆行而发狂病。症见意识恍惚、记忆丧失、语多骂人、无故哭笑、见人逃跑等。

第七十九章　癫痫内外因

一、癫痫内外因

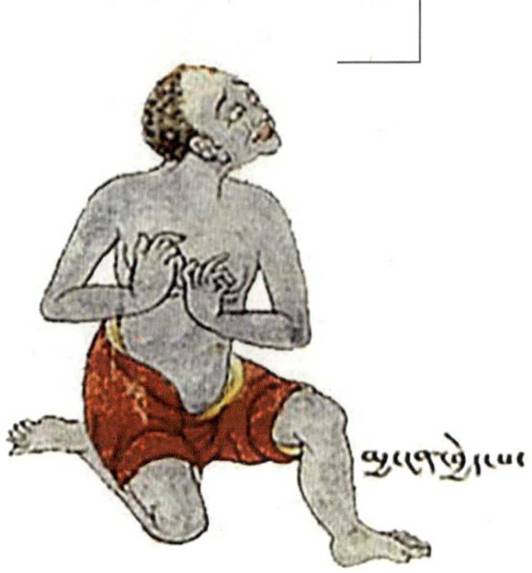

1　悲伤

因父母、兄弟或爱人等突然死亡，或受他人欺负、遭遇天灾等长期悲伤，扰乱体内隆、赤巴、培根三和合功能，出现记忆丧失、心脏颤抖、头脑昏噩、突然昏倒、牙关紧咬等症状。

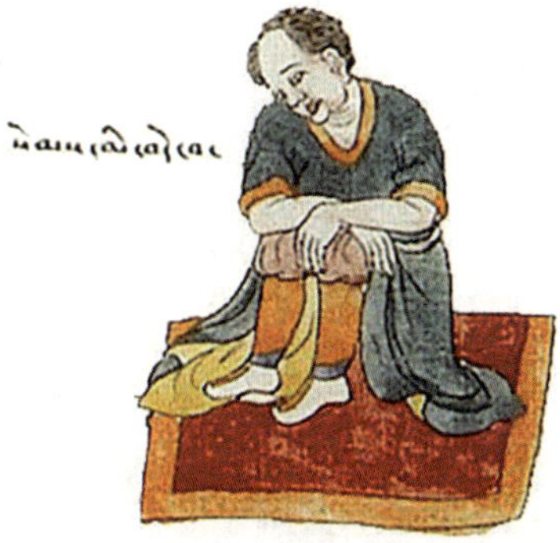

2 心神不安

因长期悲伤、遭受灾害等难以忍受的痛苦，引起心神不安，扰乱体内隆、赤巴、培根三和合功能，严重损害心脏及其意识，出现记忆力衰退而发癫痫病。

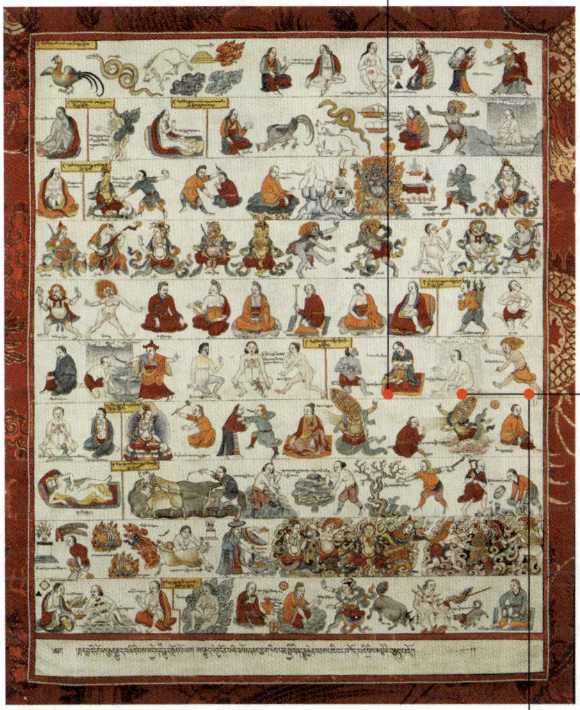

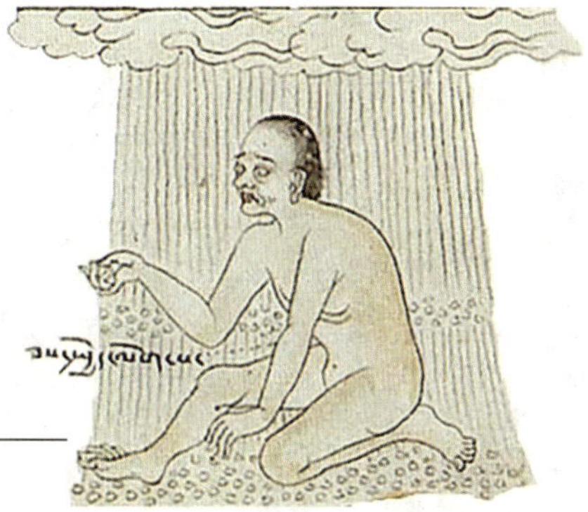

3 饮食起居失当

夏季乌云密布、大雨倾盆之时，遭受雨淋，或久居潮湿寒冷之地，或食用未成熟食物和凉食等不当饮食起居，扰乱体内隆、赤巴、培根三和合，出现心脏颤动、头脑昏噩、神志不清、记忆丧失等症状。

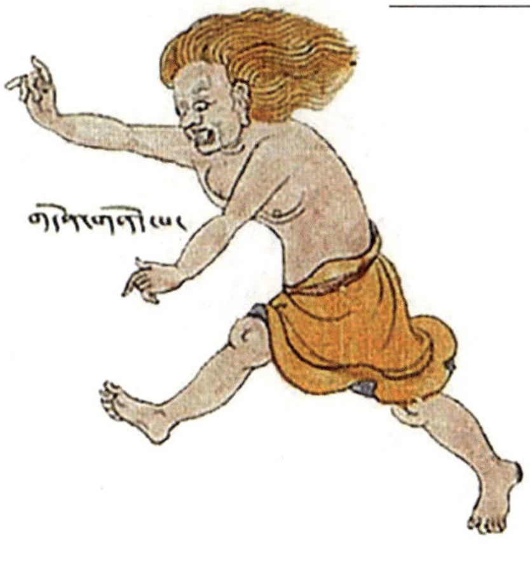

4 鬼魔作祟

因龙魔、疠魔、游神等鬼邪加害，扰乱体内隆、赤巴、培根三和合功能，造成心脏和依赖心脏的意识受到巨大损害而引发神志不清、严重健忘的癫痫病。

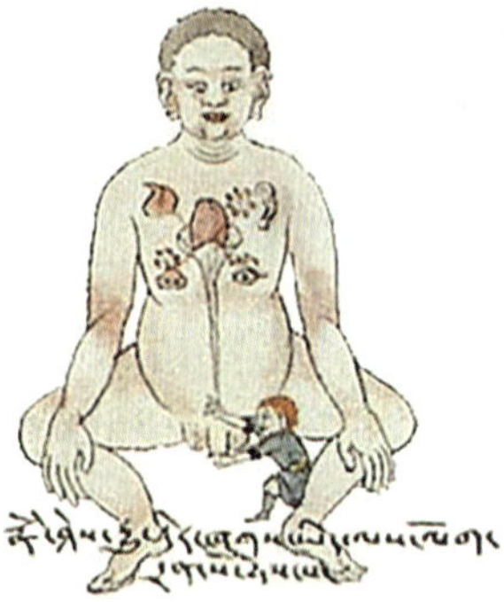

5 病邪侵入中脉，意识错乱

由于悲伤、心神不安、饮食起居不当和鬼邪作祟等外因，心脏内有一马尾丝样细微的脉王“阿哇杜狄”，称之中脉，中脉四周及上下有6条六识运行的支脉，导致病邪经过中脉前面的支脉，侵入下面的“杜狄”脉，阻塞意识运行通道，造成意识逆行，出现意识恍惚、记忆丧失而发癫痫。

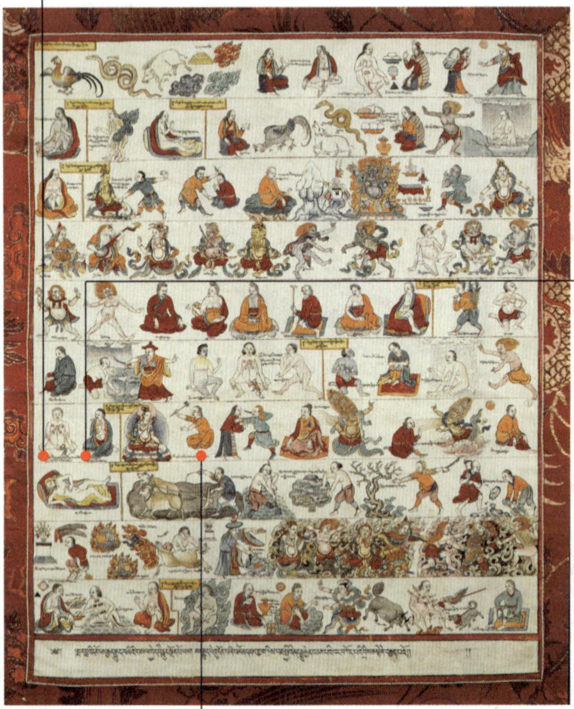

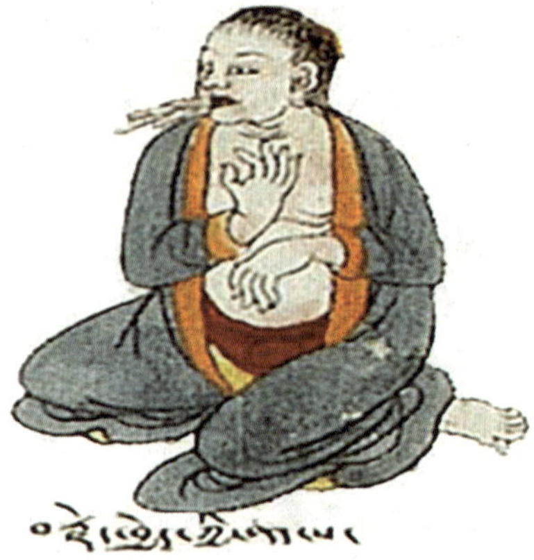

二、癫痫患者

由于悲伤、劳神过度、饮食起居不当和鬼邪作祟等外因，引起记忆丧失而发癫痫。症见心颤、头晕、出汗、腹胀、无力、手足关节疼痛、涕涎乖多、发病后昏扑、牙关紧咬、手足抖动等。

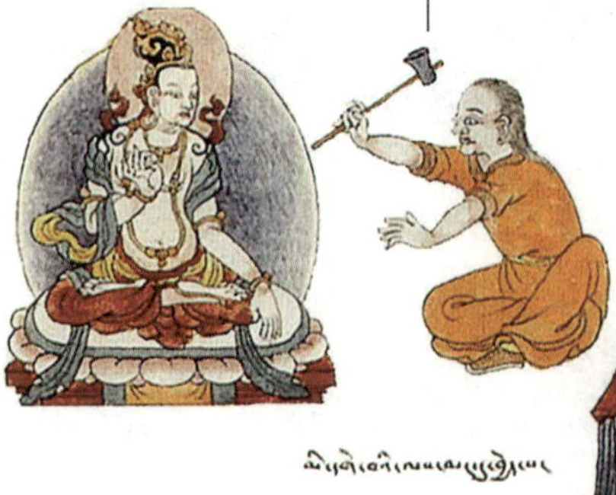

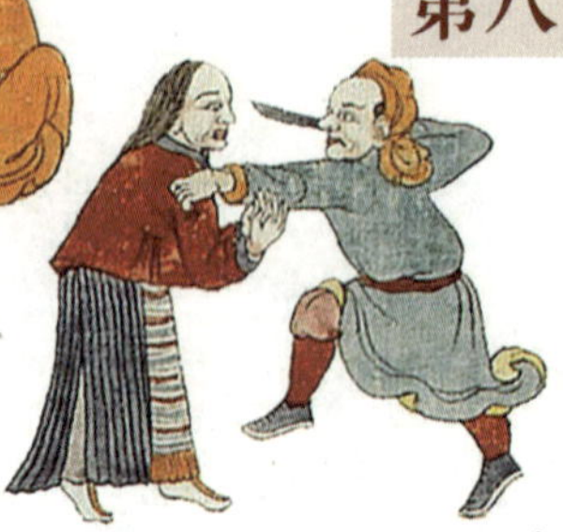

第八十章　中风（星曜病）内外因

一、中风（星曜病）内外因

1 多行不义

如毁坏佛像、神坛、经书，杀人、说谎、淫乱、贪欲等不义之举，引怒七曜魔加害而发中风。

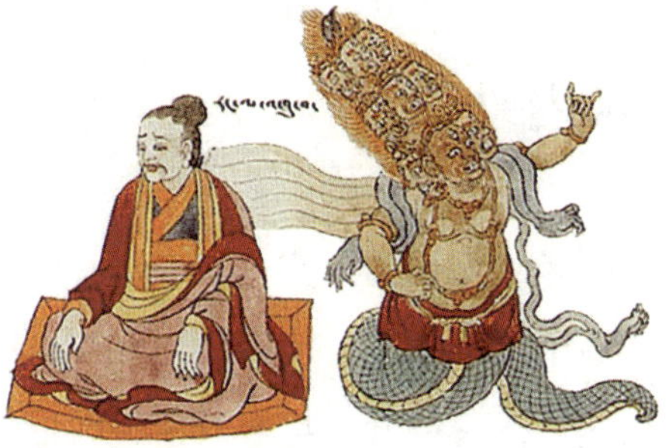

2 背叛自己

咒师不知取舍；僧伽不修别解脱戒，不行闻思，多行不义，仇恨和冲撞自己信仰的神佛，遭到巨大曜魔（罗睺曜）的报复而发中风。

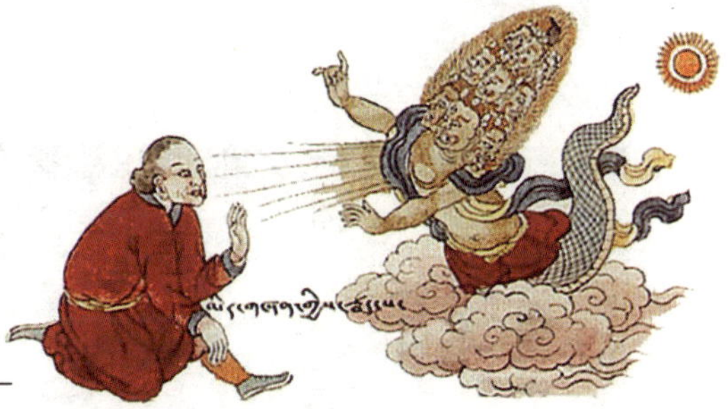

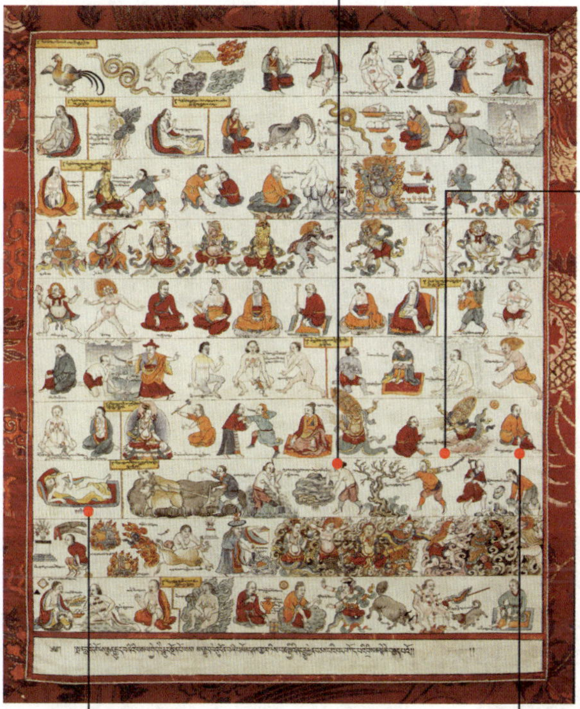

3 他人施咒

人们为了自己享福，背离佛道做十不善恶业，或违背誓言、胡作非为，引怒三宝和众神使其施出恶咒惩罚而发中风。

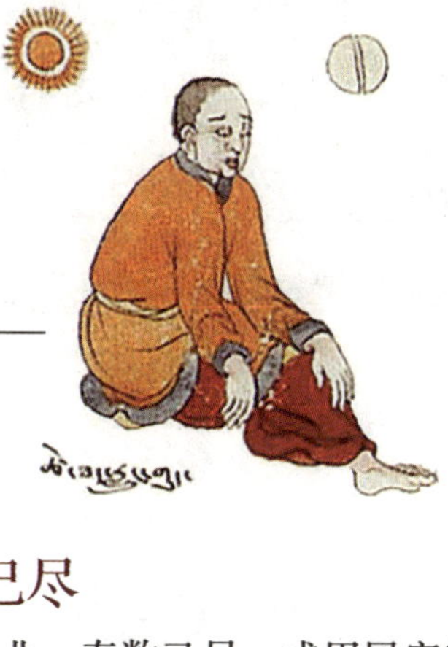

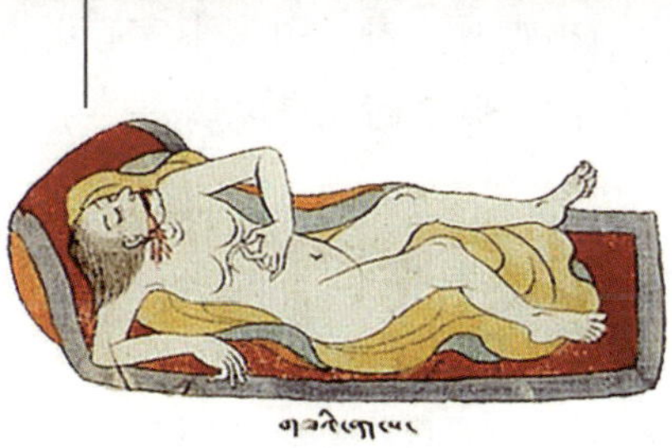

4 寿数已尽

由于多行恶业，寿数已尽，或用屠宰牲畜的污血等秽物玷污财神，或气运衰弱等原因而引发中风。

二、中风患者

由于多行十不善。咒师和僧伽憎恨自己信仰的神佛、他人施咒；俗人寿数已尽、亵渎财神、气运衰弱等原因而引发中风。症见半身不遂、眼脉怒张、声哑不语、歪嘴哭笑等。

第八十一章　麻风内外因

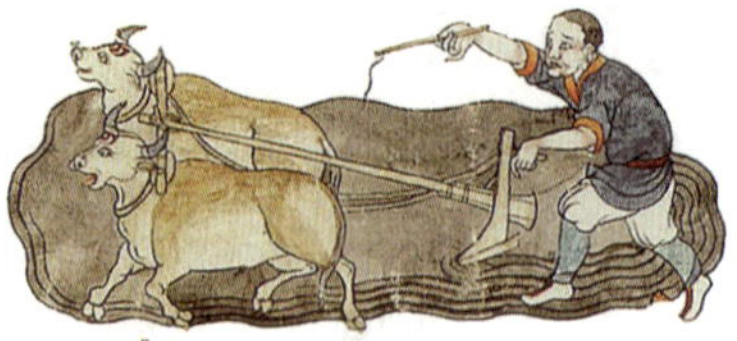

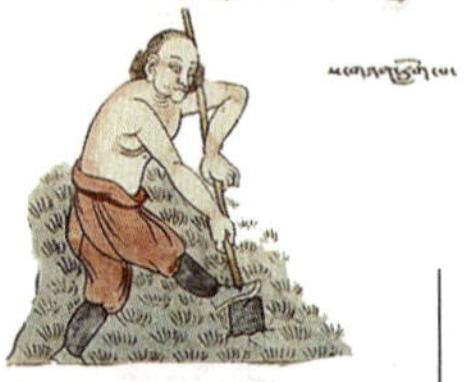

一、麻风内外因

1　扰怒地煞

最后一个五百年来临之际，人们为了私欲，将附有煞气的土地、开垦成田地等，扰怒八大龙魔和龙魔王及其四类或五类一般庶族，放出与梅毒、光毒、口汽毒、心识毒等类同的麻风毒害人体而发麻风病。

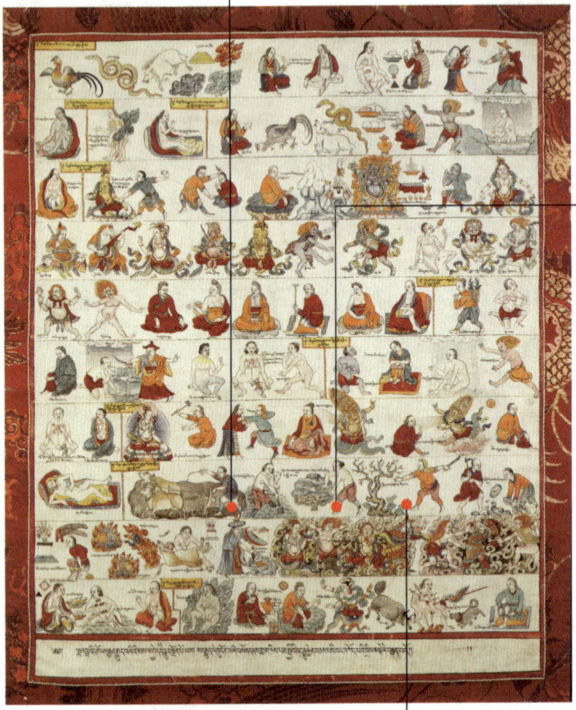

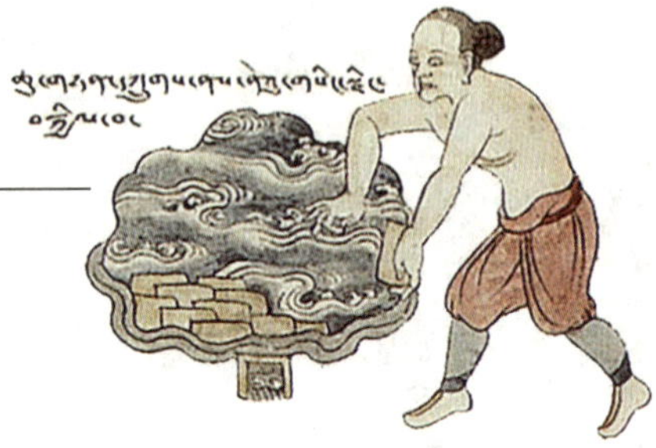

2　扰怒水煞

最后一个五百年来临之际，人们为了私欲，搅浑附有煞气的水域，或将沼泽蓄成水塘，扰怒居住于此的八大龙魔、疠魔、罗刹及各种神鬼，放出与梅毒、光毒、口汽毒、心识毒等类同的麻风毒而发麻风病。

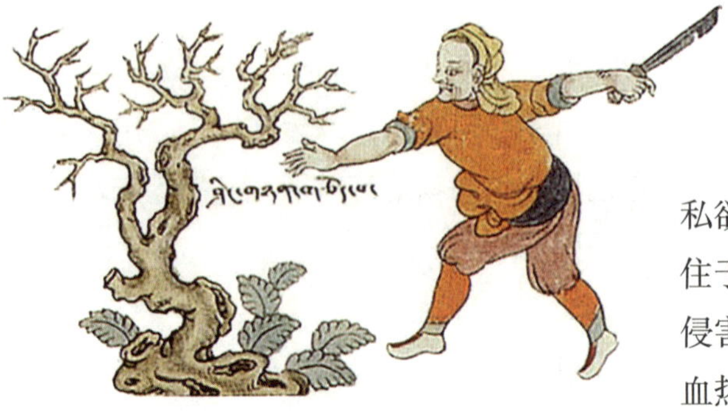

3　扰怒木煞

最后一个五百年来临之际，人们为了私欲，砍伐许多附有煞气的树木，扰怒居住于此的八大龙魔、龙魔王族等放出毒气，侵害人体，导致三和合紊乱，引发黑黄水、血热、赤巴邪并发的麻风病。

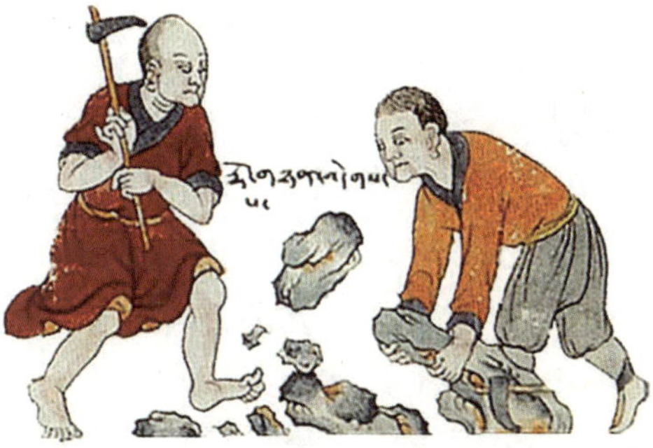

4　扰怒石煞

最后一个五百年来临之际，人们为了私欲，将附有煞气的石头或买卖或搬走等，扰怒居于此处的神通广大的龙魔放出与梅毒、光毒、口汽毒、心识毒等类同的麻风毒而发麻风病。

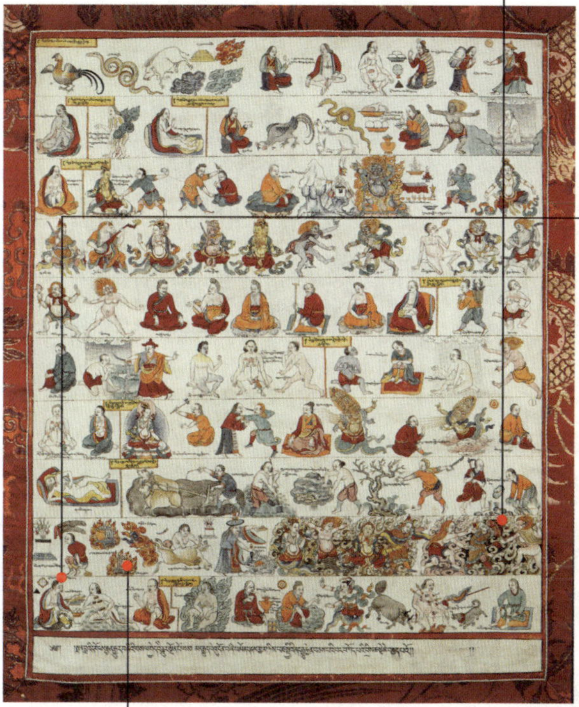

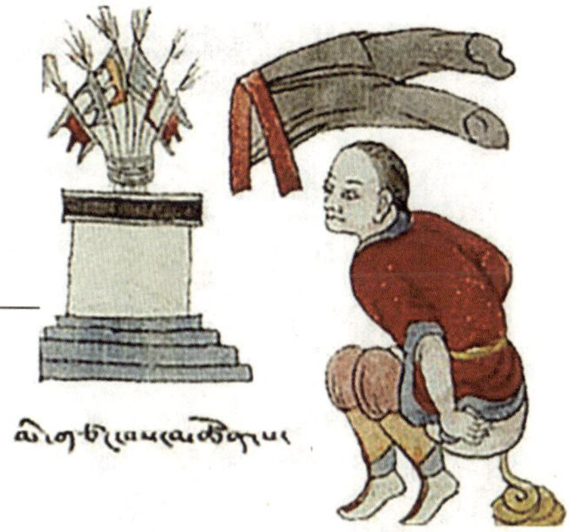

5　秽物玷污

最后一个五百年来临之际，人们为了私欲，在神、龙魔居住或经常去的地方拉屎撒尿，或丢弃寡妇内裤等有晦气的衣物，扰怒那里的神、龙魔、疠魔、罗刹等放出与梅毒、光毒、口汽毒、心识毒等类同的麻风毒而发麻风病。

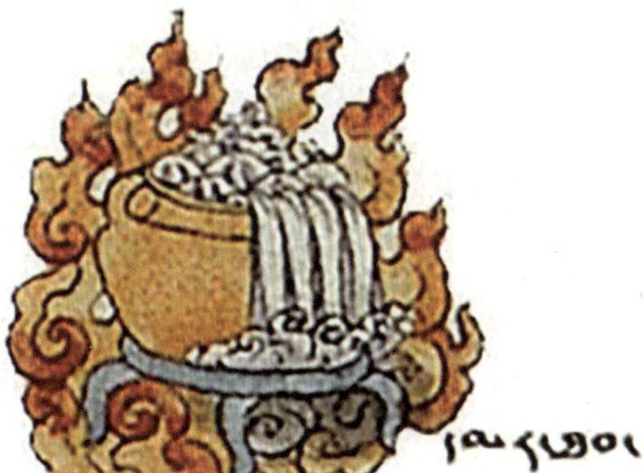

6　白黑灶焦烟

最后一个五百年来临之际，人们为了私欲造孽，在神、龙魔居地煮奶子，奶子溢出浇灭灶火称之白灶；烧开水滚沸溢出浇灭灶火称之黑灶，造成焦烟污染，扰怒神、龙魔等放出与梅毒、光毒、口汽毒、心识毒等类同的麻风毒而发麻风病。

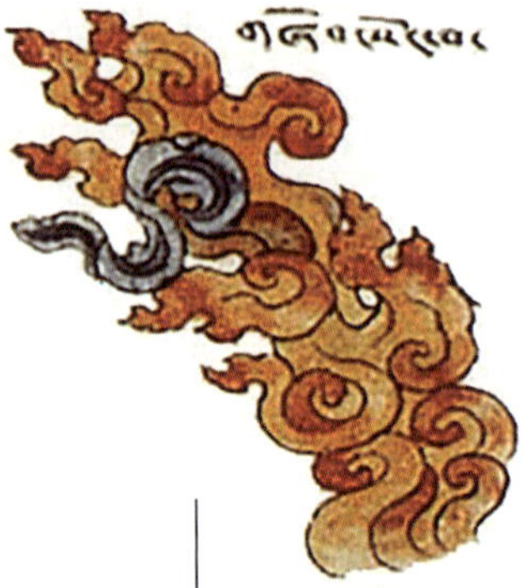

7 烟熏火燎

最后一个五百年来临之际，人们为了私欲造孽，在神、龙魔居地烧肉、皮、骨、毛等污染环境，扰怒神、龙魔等放出与梅毒、光毒、口汽毒、心识毒等类同的麻风毒而发麻风病。

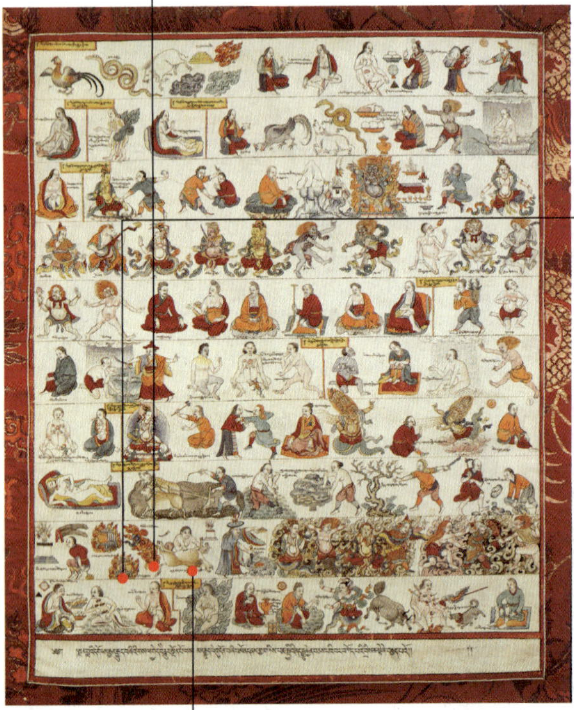

8 红灶焦烟

最后一个五百年来临之际，人们为了私欲造孽，在神、龙魔居地煮肉，血水和肉汤溢出烧焦冒烟称之红灶，扰怒神、龙魔等放出与梅毒、光毒、口汽毒、心识毒等类同的麻风毒而发麻风病。

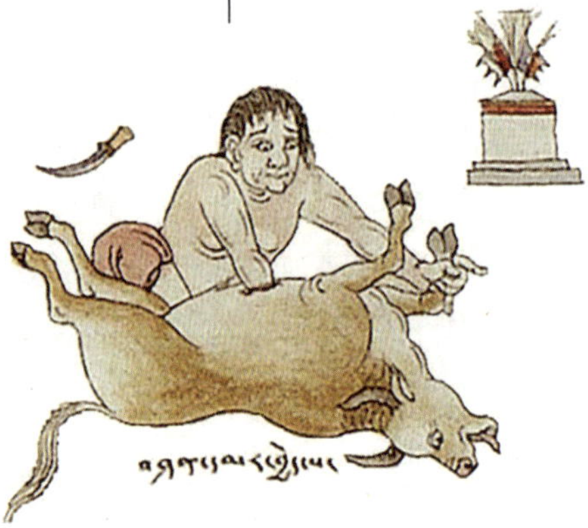

9 涂抹生灵血肉

最后一个五百年来临之际，人们为了私欲造孽，在神、龙魔居地宰杀绵羊、山羊等生灵，玷污圣地，扰怒神、龙魔等放出与梅毒、光毒、口汽毒、心识毒等类同的麻风毒而发麻风病。

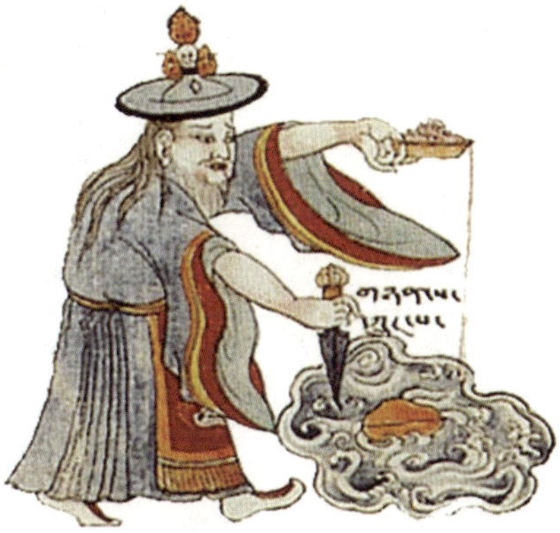

10 破坏圣地

佛教徒和苯教徒无暇念修属于自己的戒律，而去圣地放咒降冰雹等以期征服敌人，咒物抛在圣地，扰怒居住于此的八大龙魔等放出毒气，人体中毒而发麻风病。

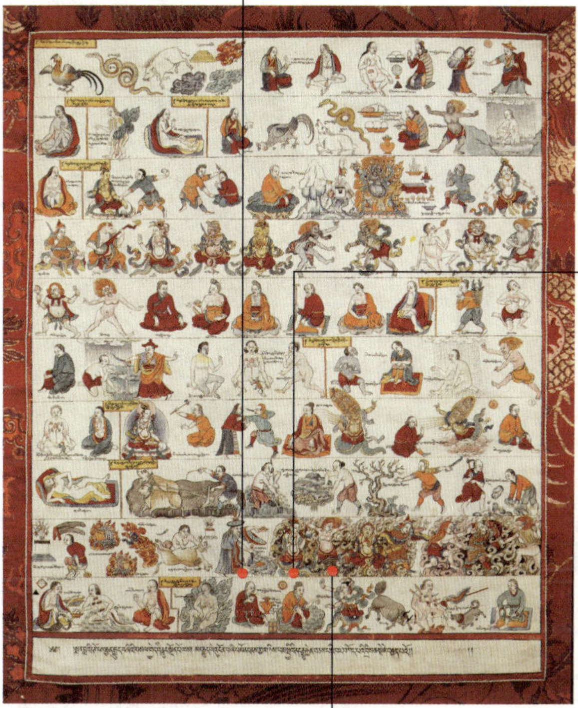

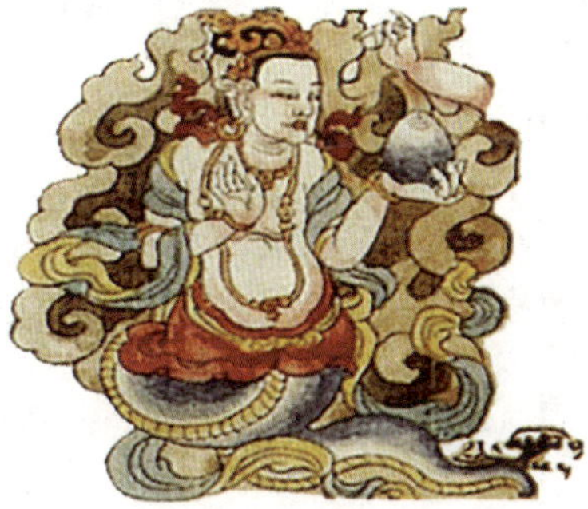

11 搅扰龙魔

龙魔主要居于泉、海洋和沼泽等地，体形一般似蛇、蛙、鱼、蝌蚪，种类有“塔意”“觉杰”“道居”“柔旦”及“当江”等8种大龙魔和“王族”“庶族”等5种小龙魔，扰怒这些龙魔而引发黄水病、麻风等疾病。

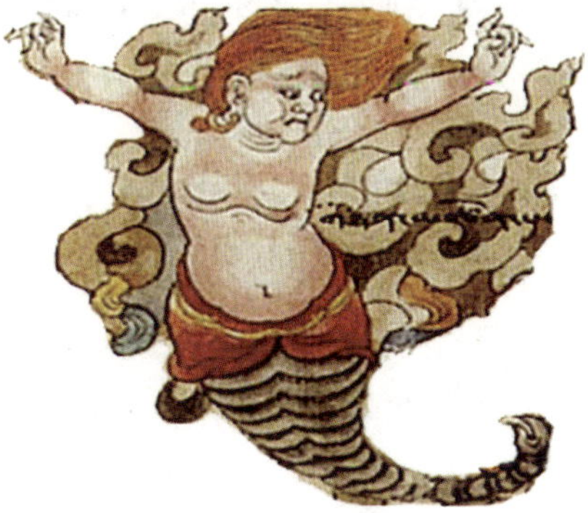

12 扰怒煞神

煞神属神龙八部中的龙魔部，居住于地、水、山、崖等地方，有具海螺头松耳眉者、“巴力巴达”毒虫等与人体内先天俱生的微虫相遇，便立即被扰怒则引发恶毒的麻风病。

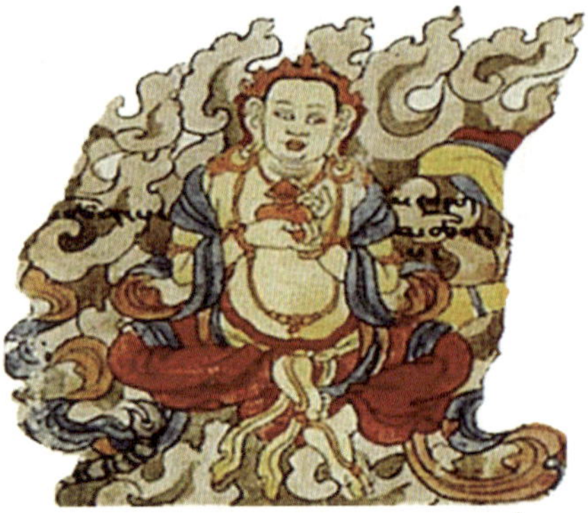

13 扰怒地神

地神为地上神女“丹玛”，16位君臣土地神和持地巨手神等在各自领地称雄。扰怒地神则放出梅毒、光毒、口汽毒、心识毒等而发麻风病。

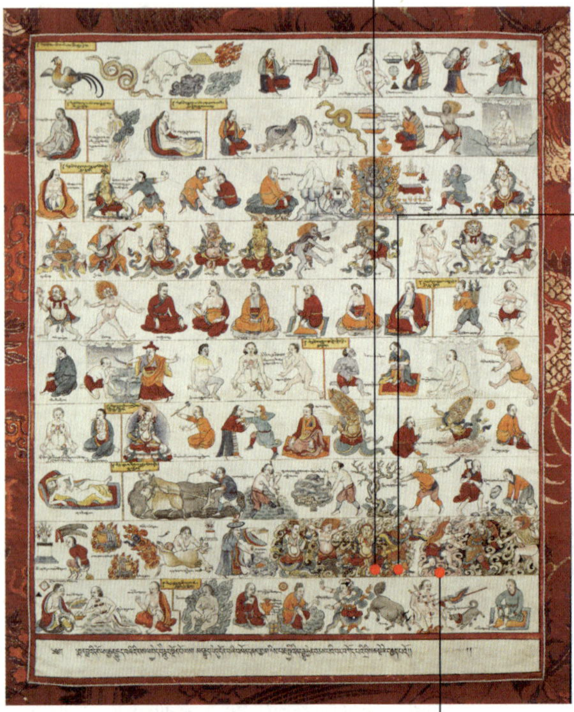

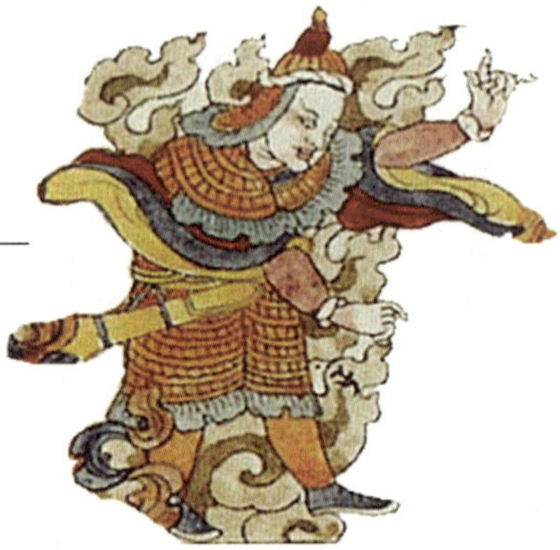

14 扰怒天神

天神分为属于六道众生的神和不属于六道众生的神2种。前者为喜欢佛经、福气大的非天一类，后者为佛教徒们所信仰的密宗事部三怙主。若中断供奉香火等原因，扰怒天神，则祸害人类而发麻风病。

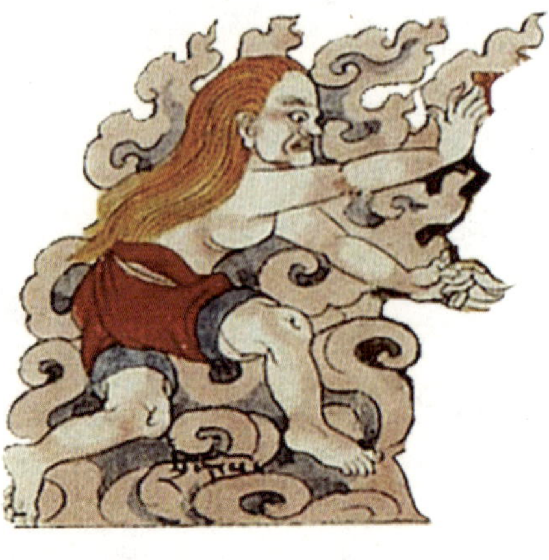

15 扰怒罗刹

罗刹，佛教解释为非常喜欢吃人肉的一种魔鬼。若扰怒罗刹则放出与梅毒、光毒、口汽毒、心识毒等类同的麻风毒而引发麻风病。

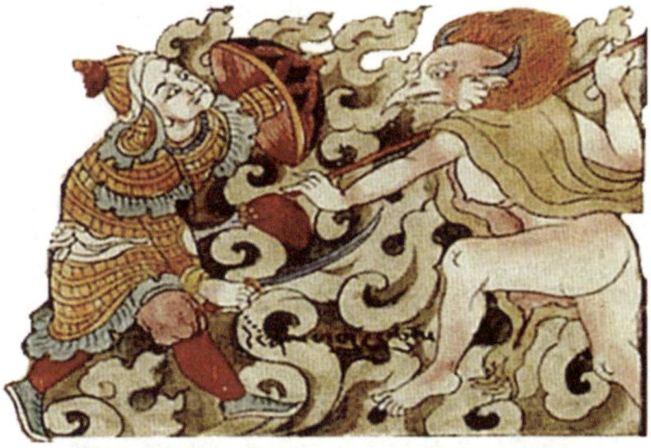

16　扰怒神鬼

有时他们以怙主、天神等身份行善，有时以鬼、罗刹等名义行恶。如烟熏火燎或用杀生血肉等秽物扰怒他们，会放出口汽毒、心识毒、光毒等，中之造成人体三和合紊乱，导致黑黄水、血热、赤巴邪并发而得麻风病。

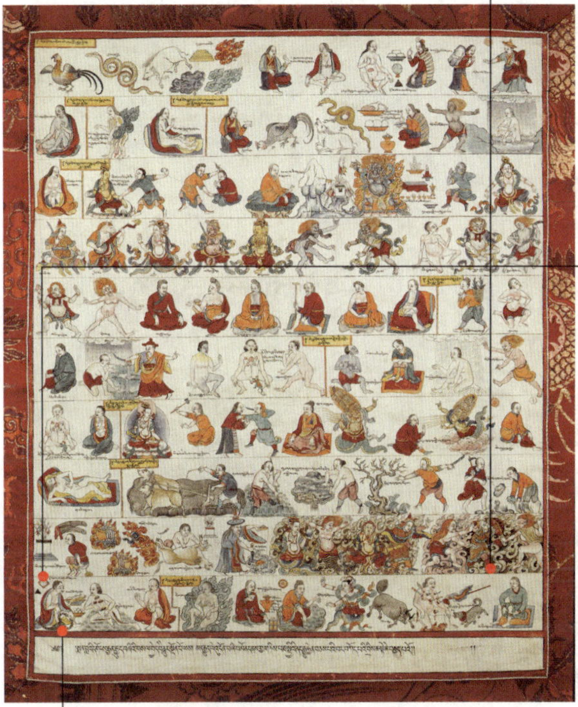

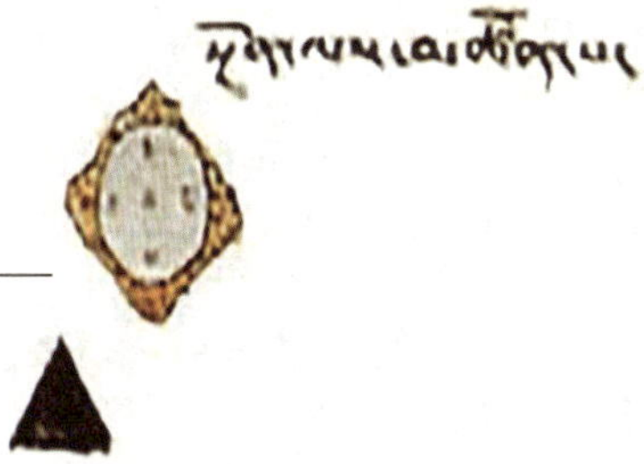

17　前世孽业

由于前世造孽今世受到报应，导致体内三和合紊乱，黄水偏盛，与血热、赤巴邪并发而得麻风病。

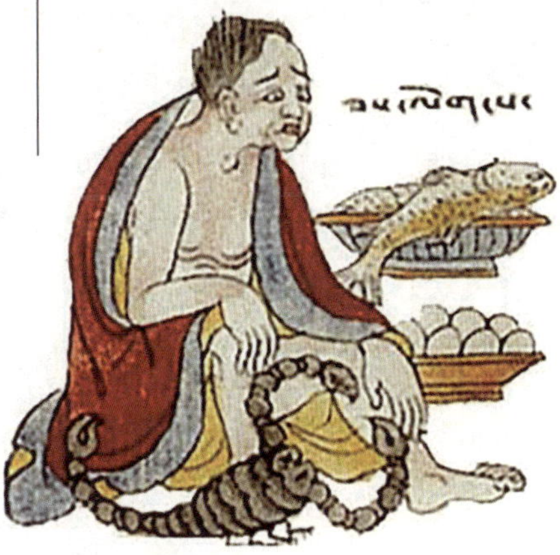

18　饮食失当

鸡蛋与鱼肉同食，或食用煮熟趁热长时封闭、热气未散的肉，或用芥子油炒的蘑菇菜等失当饮食，食物变为毒物，扰乱体内三和合功能，引起黄水偏盛，与血热、赤巴邪并发而得麻风病。

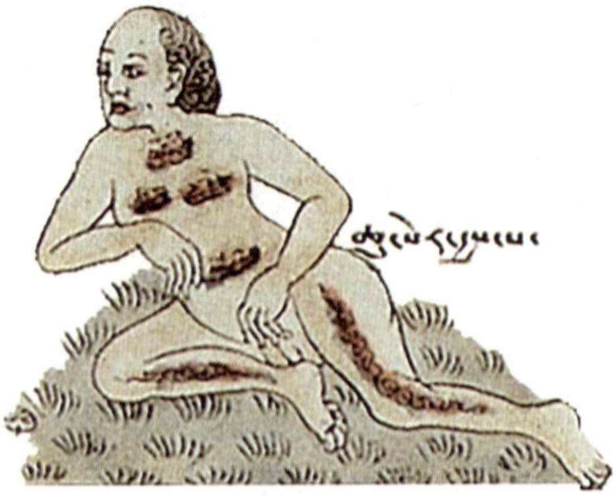

19 黄水偏盛

黄水是胆汁的精华所生成的物质，色褐黄，居于肌肤、关节等各处，因久卧河边、沼泽等潮湿地方等不当起居，导致黄水失衡，与血热、赤巴邪一起窜散于肌肤、骨骼、关节、脏腑等，引发麻风病。

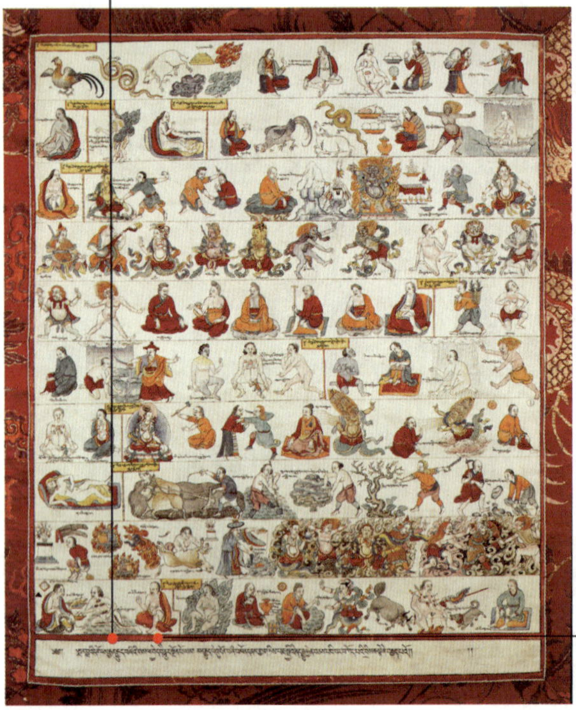

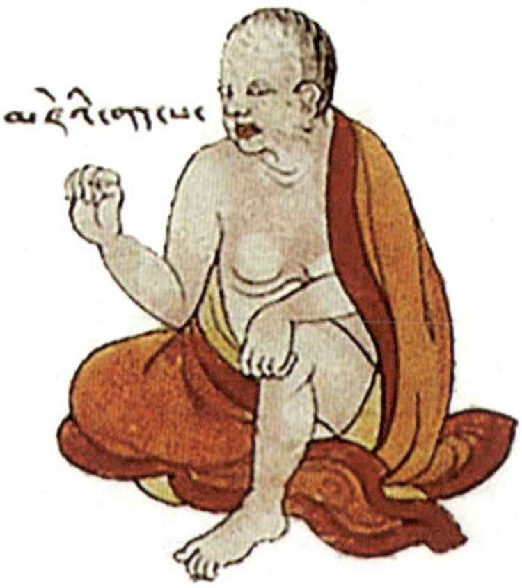

二、麻风患者

最后一个五百年来临之际，人们为了私欲造孽，在神、龙魔的地方烟熏火燎、烧烤红肉等做出玷污神灵的事，扰怒龙魔加害人们，导致体内黑黄水偏盛，引发听之发麻闻之惊骇、自己看见自己尸体、与亲朋等生离死别的麻风病。

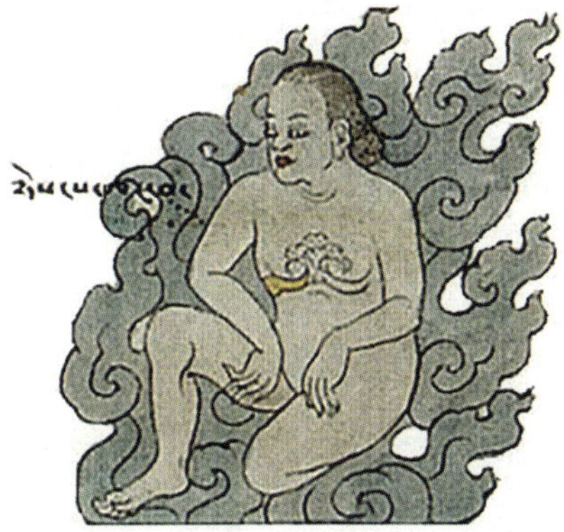

第八十二章　创伤内外因

一、创伤原因

1　三邪俱全

自生疮疡的内因是处于生理状态的三邪，外因是饮食起居不当或突遭鬼魔加害，引发外疮溃烂、内疮糜烂、中疮刺痛等8种自生疮疡的任何一种。

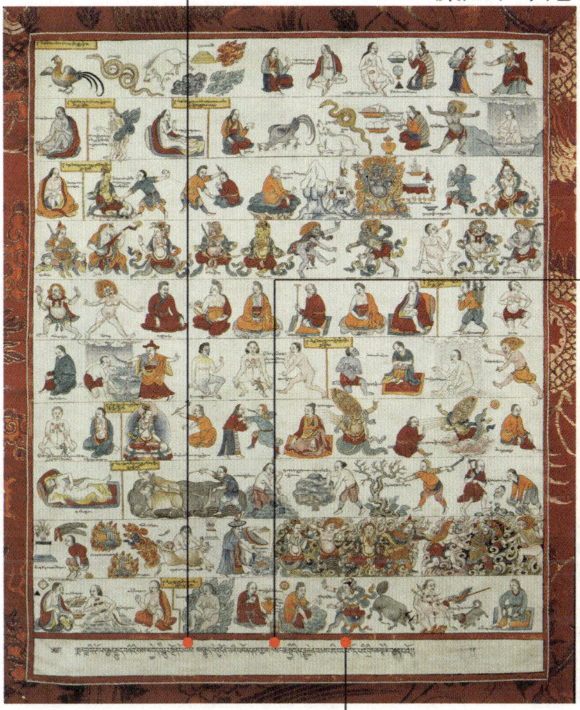

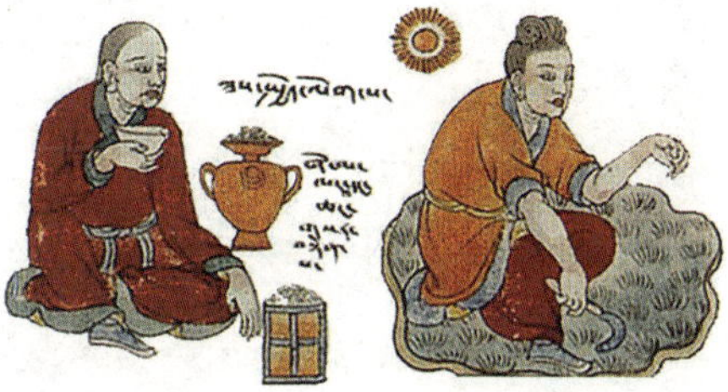

2　饮食起居失当

未发酵的奶酪与新酒同饮，鱼肉与奶子等同食；夏季炎热时锄草、搬抬巨石等不当饮食起居，致体内隆、赤巴、培根三和合发生病变而引发各种疮疡。

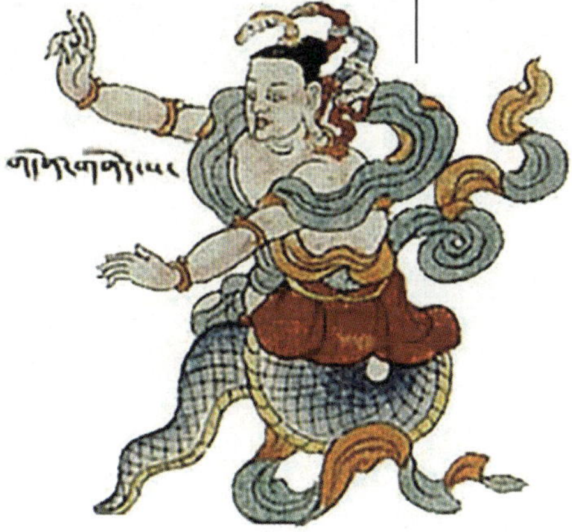

3　龙魔侵害

因突遭神通广大的龙魔加害，扰乱体内三和合发生增、损、紊乱而引发疖痈、痔疮等各种疮疡。

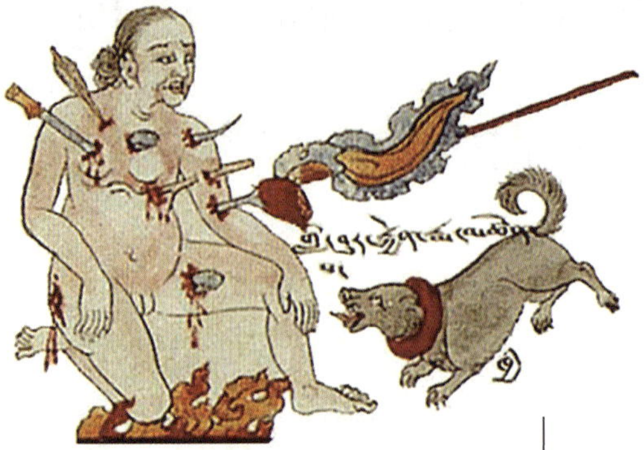

二、创伤内外因

被刀、箭、矛、石等利器损伤，或被牦牛、黄牛等畜牲顶伤，狗等动物咬伤以及火烧伤等各种原因，造成突发创伤。

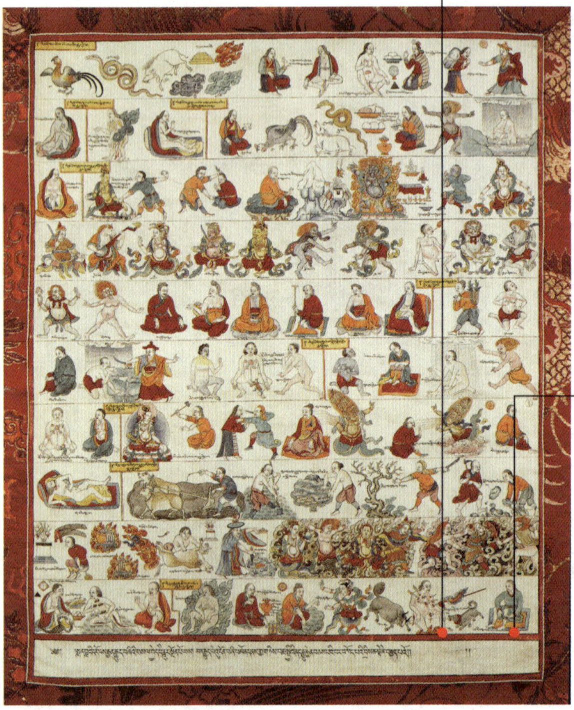

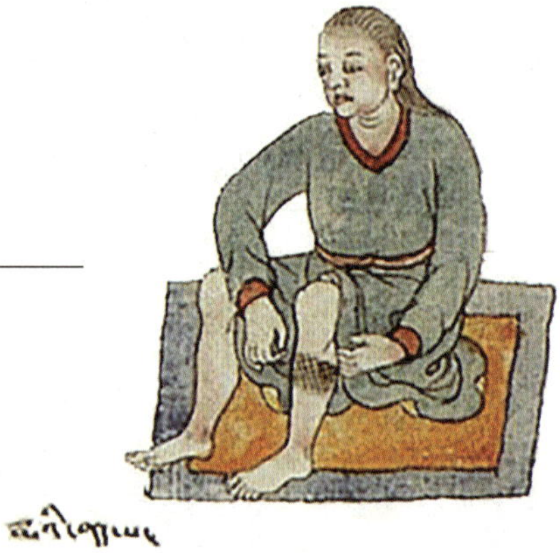

三、创伤患者

被利器刺伤，或牛角顶伤，或被狗等动物撕咬造成创伤。症见流血、流脓、流黄水，创口发臭、疼痛剧烈、体力立衰、肌肉腐烂等症状。

图四十九
头、颈、躯干及四肢的创伤原因（正面）

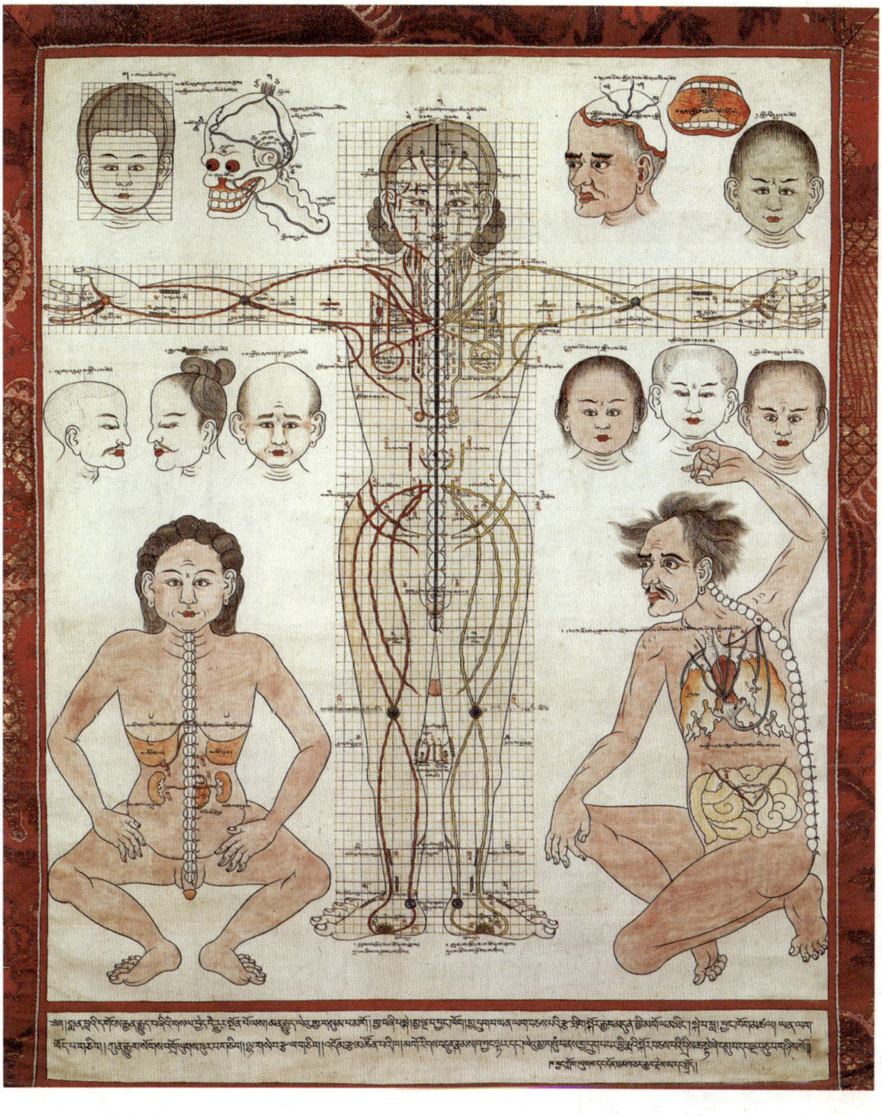

本图示的内容为头部创伤：7 种头型、头部脉络中包括脑脉、颅骨脉、肌肉脉等的分布；颈部创伤：颈部动脉、静脉的分布；躯干创伤：内脉、外脉及其联络头、颈、四肢、脏腑支脉的分布；四肢创伤：隆脉、血脉、动脉等 3 种脉络的分布情况等。

第八十三章　头部创伤原因

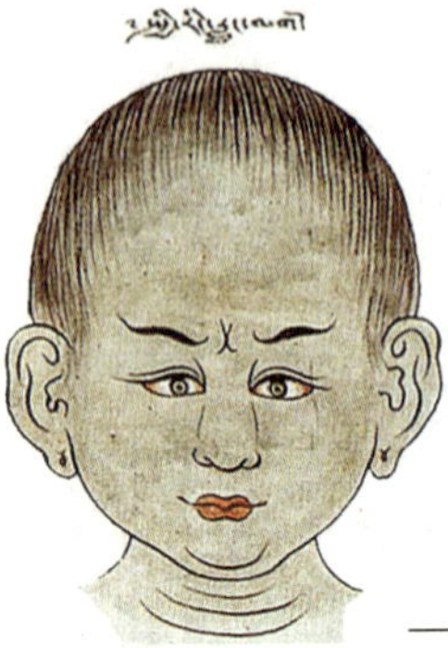

一、头型

1　顶高者为隆型头

顶高者是隆偏多人的一种头型，特征为头顶骨高、长，骨质良好，脑格子和脉突较少，脑为肉脑（肌肉样质地较硬），即使箭矛扎伤也无大碍。隆型人体质虽劣，但头型为优。

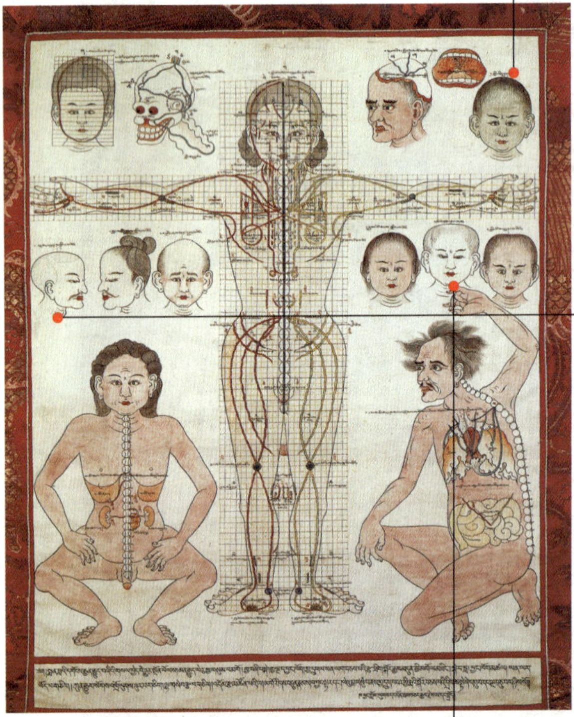

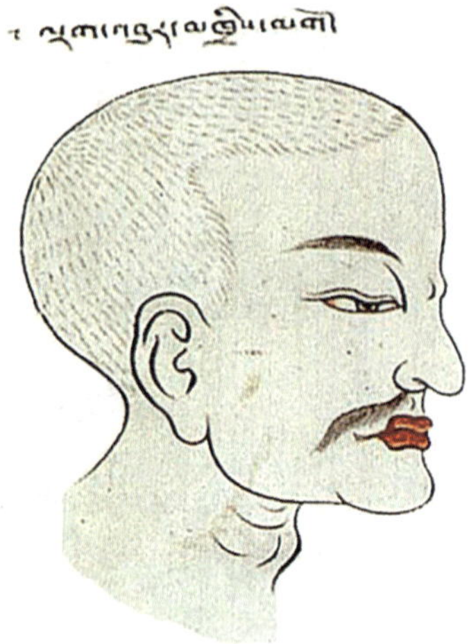

2　枕突者为赤巴型头

枕骨突出者为赤巴型头，特征为枕骨高突，脑为酥油脑（软脑）。

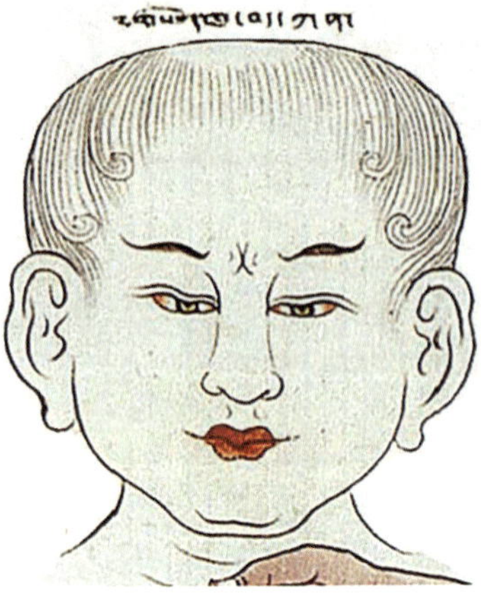

3　胛骨状者为培根型头

胛骨状者为培根型头，特征为头似肩胛骨呈三角形，脑子非常洁白，像一块块胡桃，脑壳宽广而包裹严实，大脑似蜂巢。

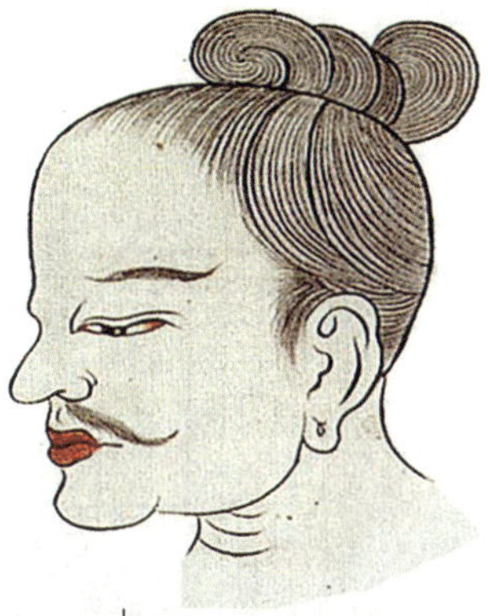

4 四方形者为隆赤型头

四方形者为隆赤巴型头，特征为颅骨呈四方形，大脑如奶子与酪浆混合状或如稀酪状。

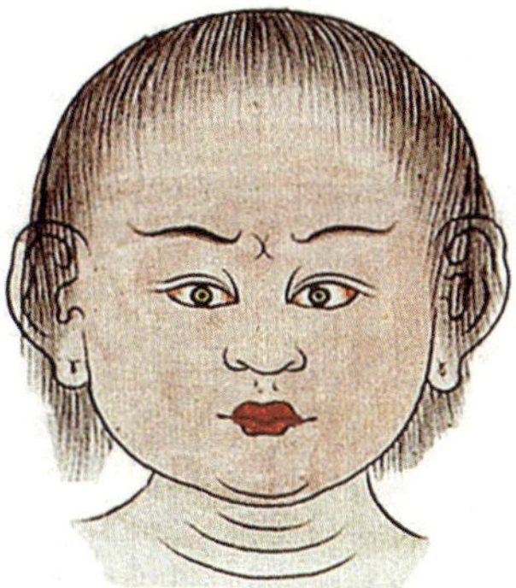

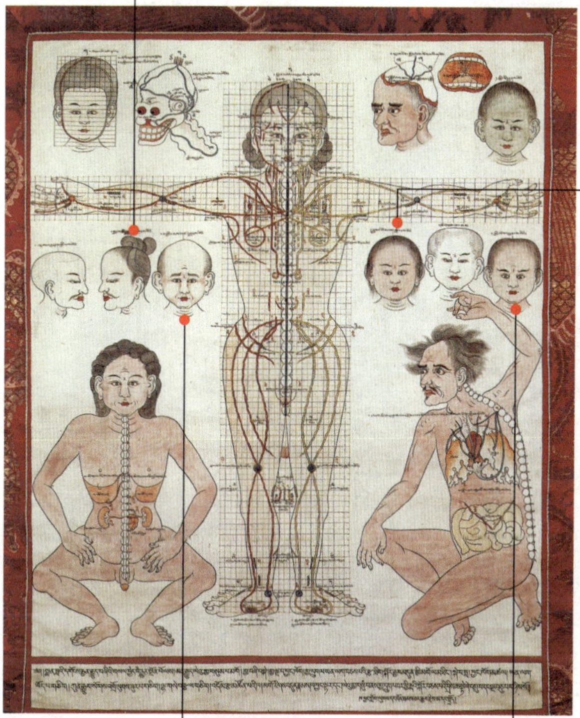

5 椭圆形者为培赤型头

椭圆形者为培赤型头，特征为颅骨如圆球或椭圆状，大脑似奶酪。

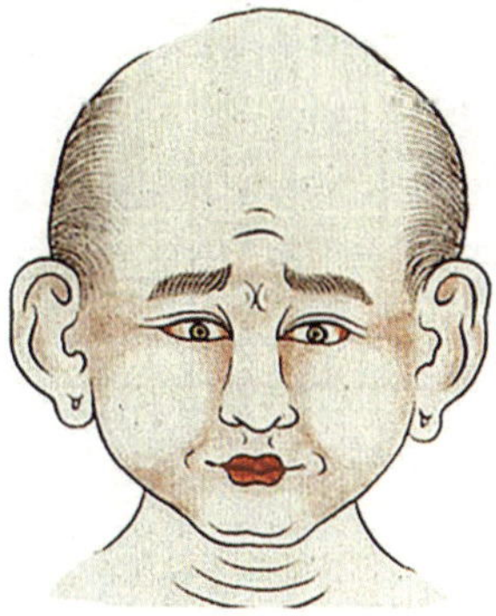

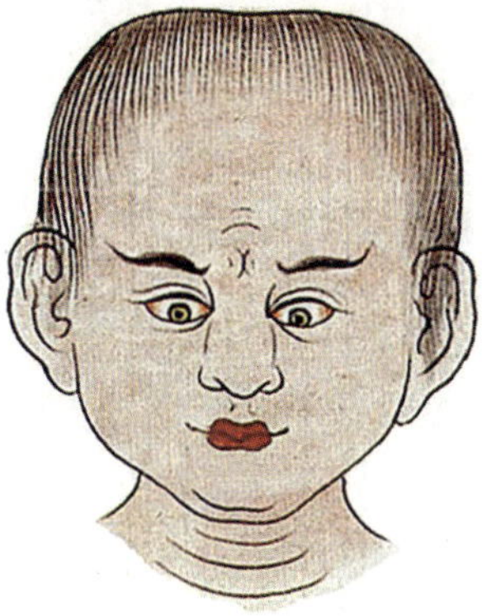

6 横卧形者为培隆型头

横卧形者为培隆型头，特征为枕骨至前囟门扁长，脑如乳状。

7 顶扁形者为混合型头

顶扁形者为隆、赤巴、培根三者混合型头，特征为颅骨顶部扁、低，骨质不良、块裂和脉突较多，脑如水状，箭矛等利器击之易碎。

二、头部脉络

1 脑脉

1.1 滋养脑膜脉（7条）

1.1.1 四线脉

四线脉位于耳朵后即耳后颈窝的2黑脉和位于耳前脸部的2睡脉，计4条，延伸分布于脑膜如叶脉状。

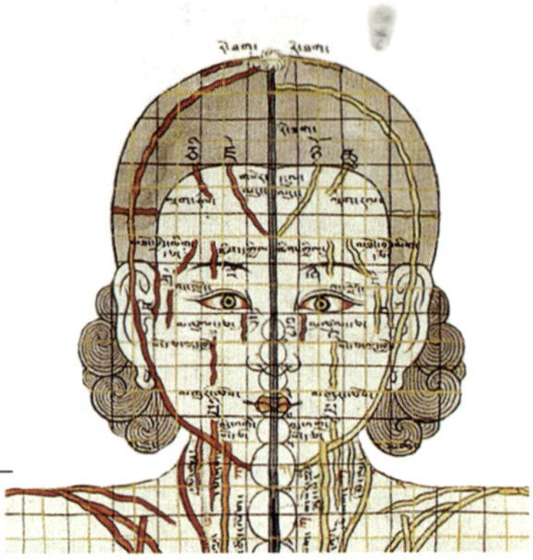

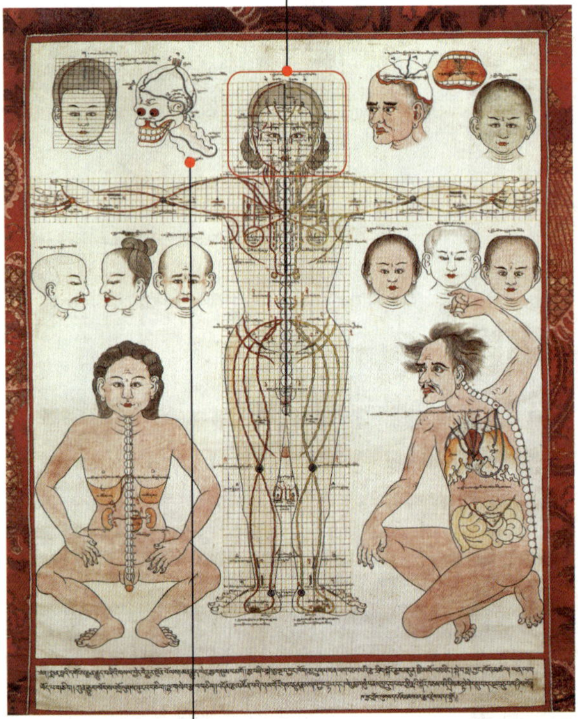

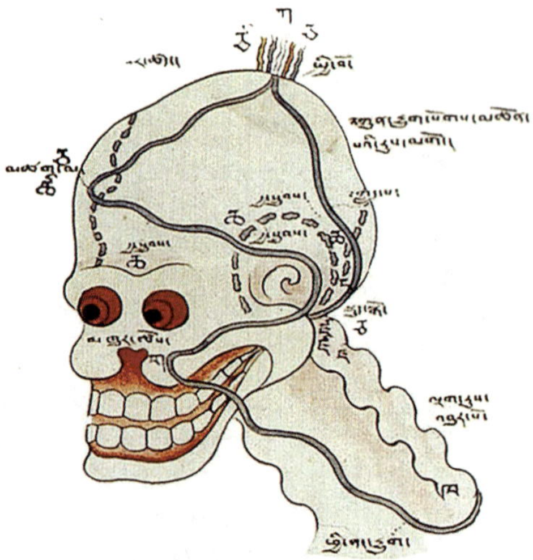

1.1.2 两内外驰脉

两内外驰脉为驰行于脑膜与颅外的2条脉，它们从枕骨开始，到达颧骨，又返回脑部，与头顶中央梵天孔、从百会向前量4横指处的囟门、脑后枕骨上的后囟门相连，从颅缝时出时入，似缝合的线迹样分布。

1.1.3 梵天线脉

梵天线脉是肌肉脉、颅骨脉和脑脉 3 脉汇合于头顶梵天孔或百会梵天孔之脉。

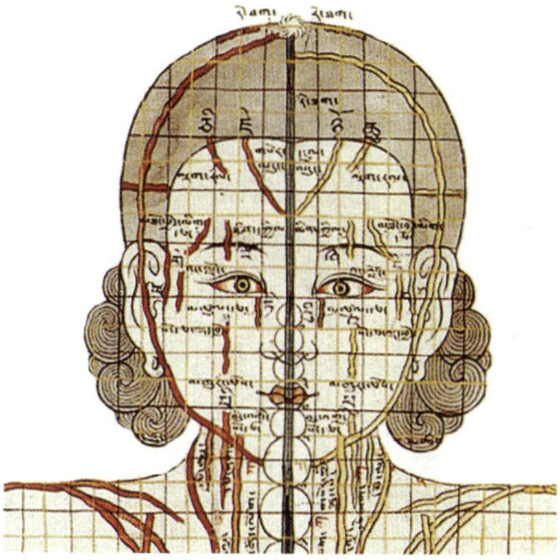

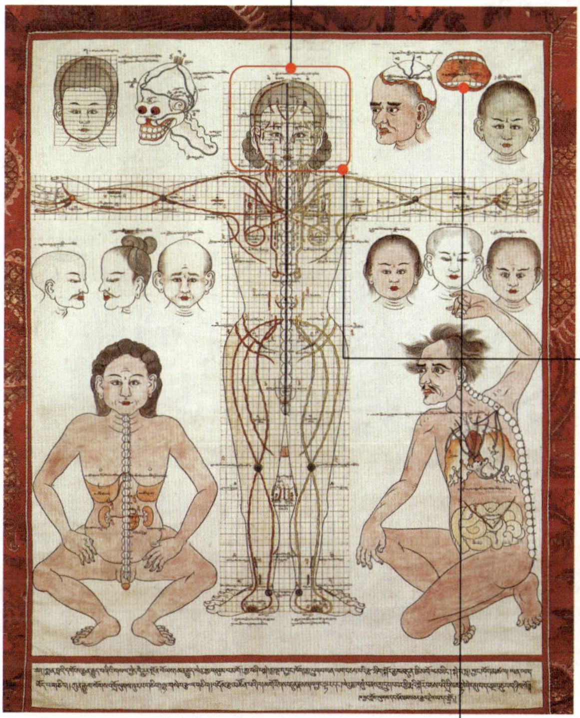

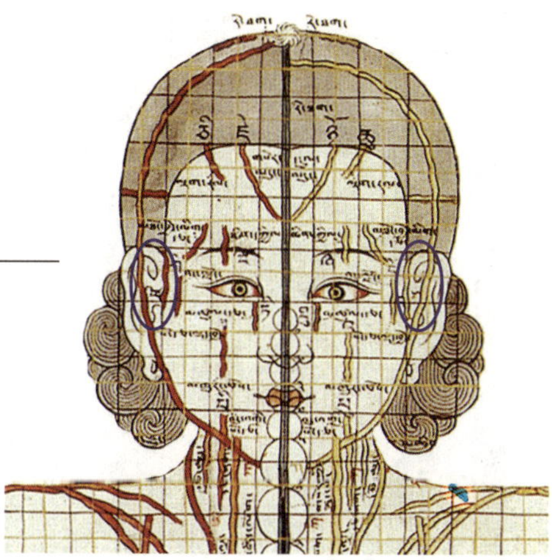

1.2 维系四肢水脉（神经）

1.2.1 两咀嚼脉

两咀嚼脉位于左右腮颊上，在咀嚼东西时耳前有肌肉突显之处。

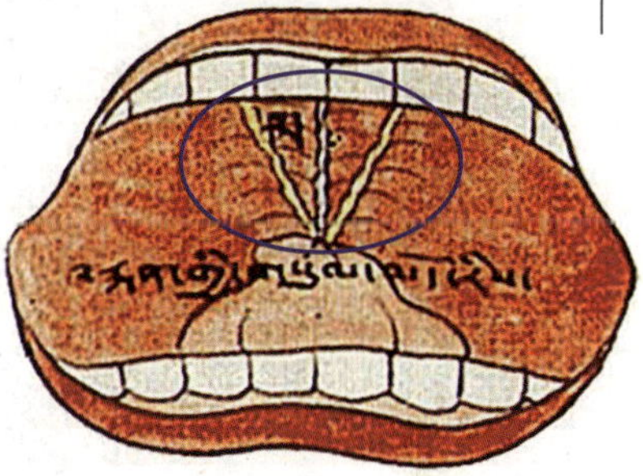

1.2.2 三岔纹合脉

三岔纹合脉即舌、目、鼻、耳四器官主司视觉、味（嗅）觉、听觉的三脉于腭中央汇合为一脉。

2 颅骨脉

2.1 矛立骨脉

矛立骨脉，如头盖骨上钉有铁钉样的脉，百会有1条，从前额发际向上量2寸囟门有1条，后囟门及其左右1寸处各1条，脉计3条，眉心处2条，颧骨高冈处2条，共分布于5处，计9条脉。

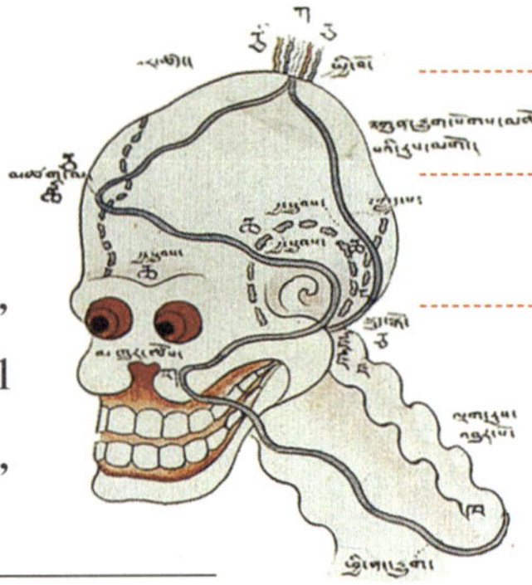

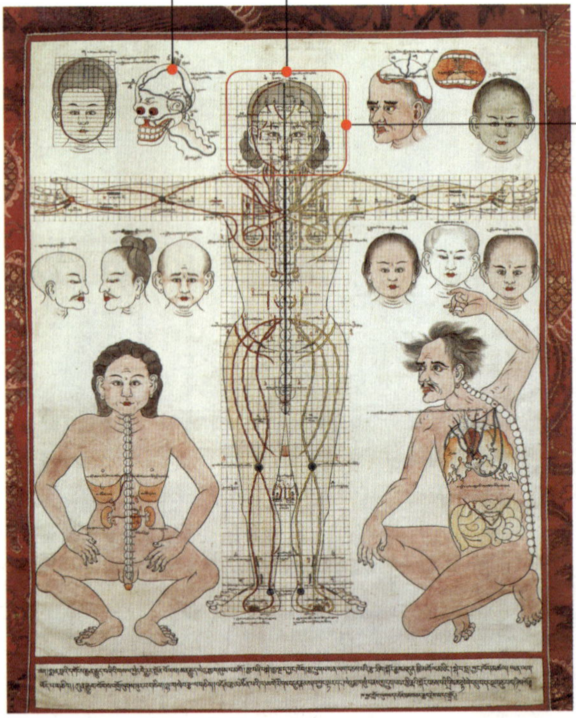

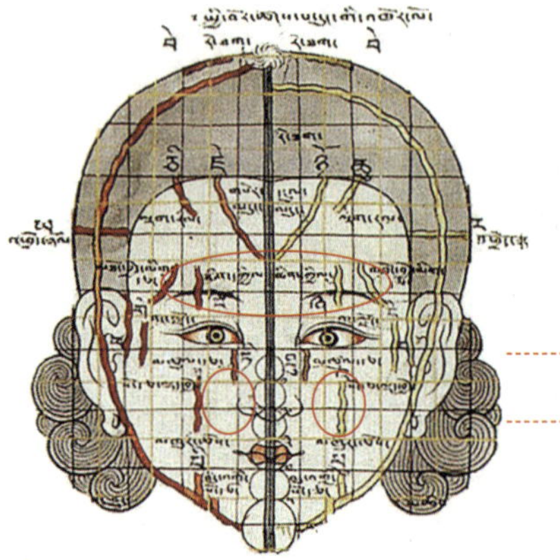

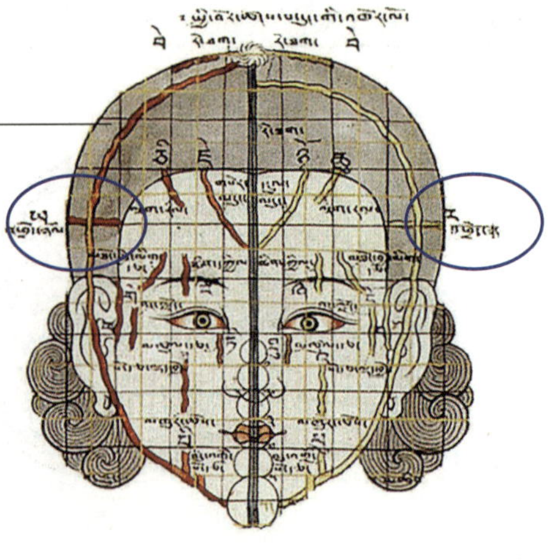

2.2 横卧骨脉

横卧骨脉是位于耳尖1寸处头骨的骨松质中向后横量4横指，名叫苯教天灵盖的骨松质上的一脉。

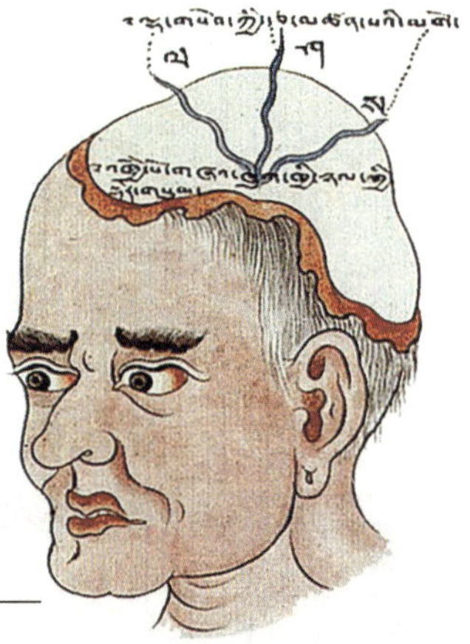

2.3 流浪骨脉

流浪骨脉有潜伏、犬卧、鼠爪三脉，行无定处，分布于骨松质间，锉磨颅骨时渗出细微血点，状似青色珠子，此脉究竟在何处还需细察。

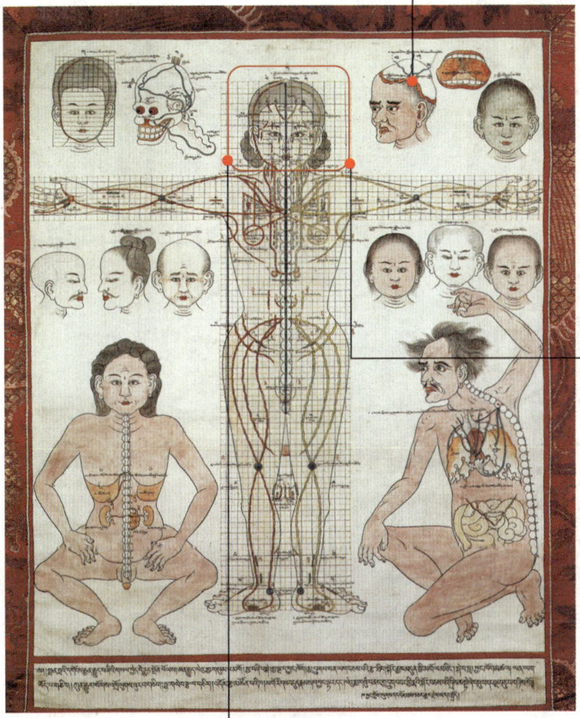

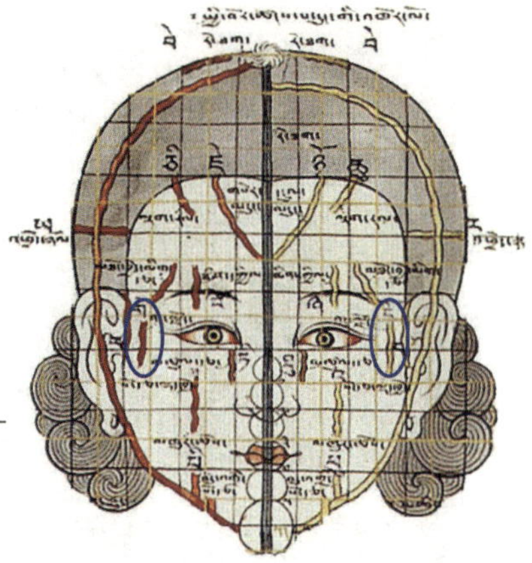

3 肌肉脉

3.1 内树脉（2 条）

内树脉位于两耳孔向前量 1 寸处，为小尖脉向耳前延伸并走向颞颥的一脉。

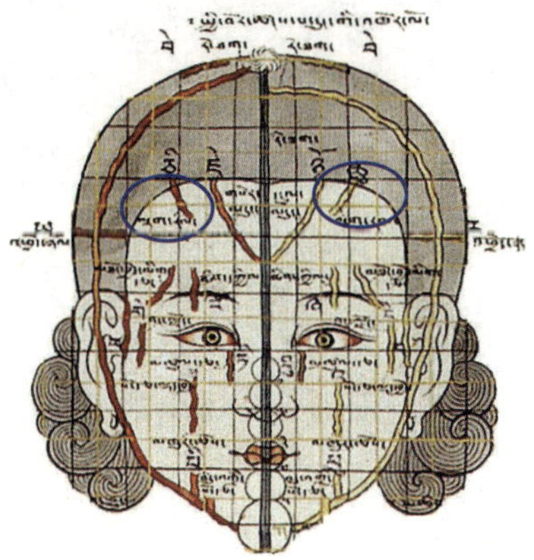

3.2 枕辫脉（2 条）

枕辫脉是越过咀嚼肌即咀嚼食物时突突跳动的一肌肉位于耳尖正前方颞颥发际中闪动的一脉，状似男子枕骨侧留的小辫。

3.3 金矛、银矛脉

金矛、银矛 2 脉位于前额中央左右旁开 1 寸处，右为金矛脉、左为银矛脉。

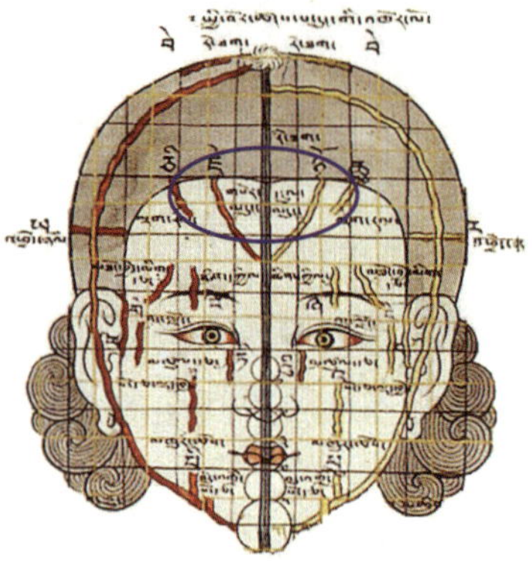

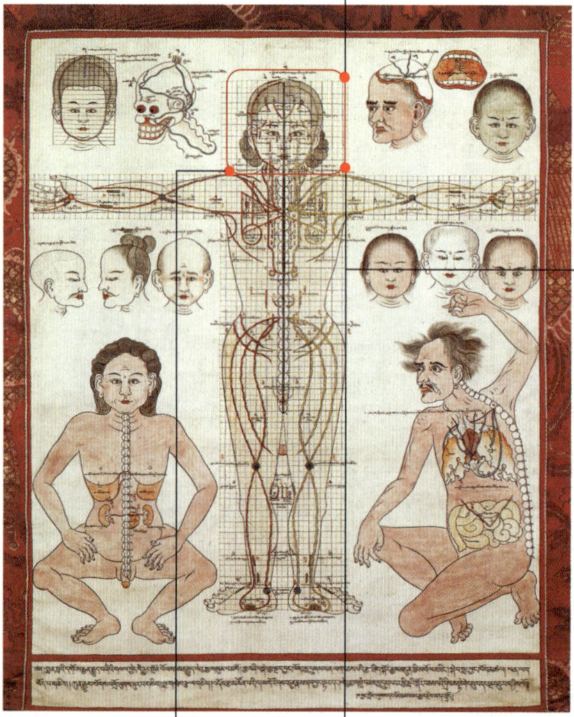

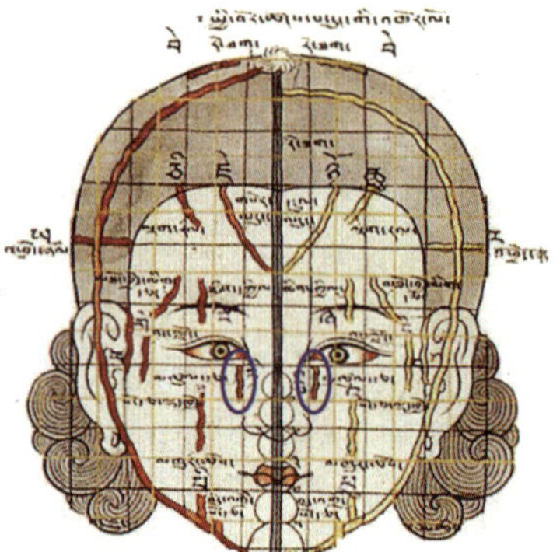

3.4 黑腭脉（2 条）

黑腭脉为位于软腭边即经过左右两鼻翼和眼睛内角、软腭两边向上运行的 2 条动脉。

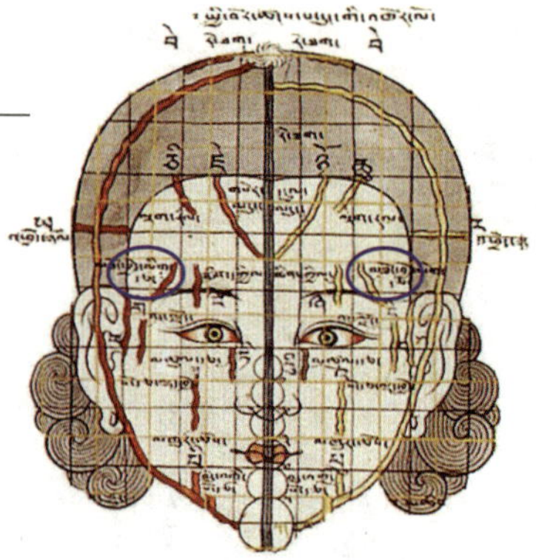

3.5 眼脉（2 条）

眼脉为经过左右两眉梢处颞颥陷中的 2 条脉。

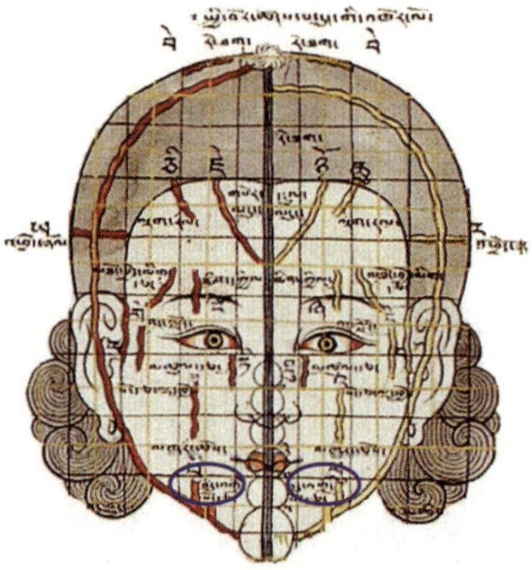

3.6 齿动脉（2 条）

齿动脉为从两嘴角纹向下颌量 1 横指处左右腮上运行的 2 条动脉。

第八十四章　颈部创伤原因

一、外脉

1　动脉

1.1 金线脉

金线脉位于喉管和食道之间，如此脉断裂，似羔羊患羊羔风样，下颌僵硬、头颈后仰，在 11 天内死亡。

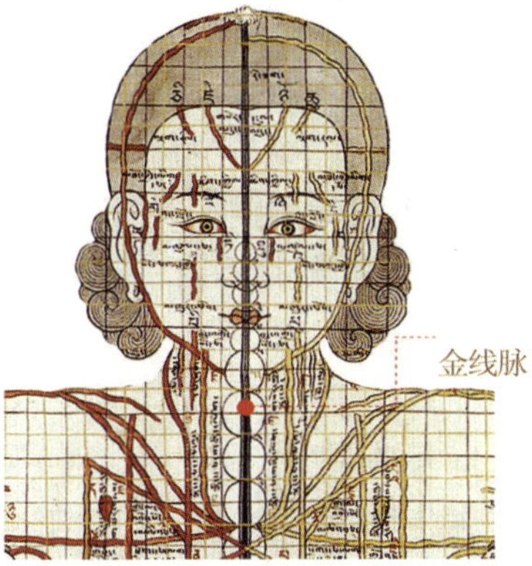

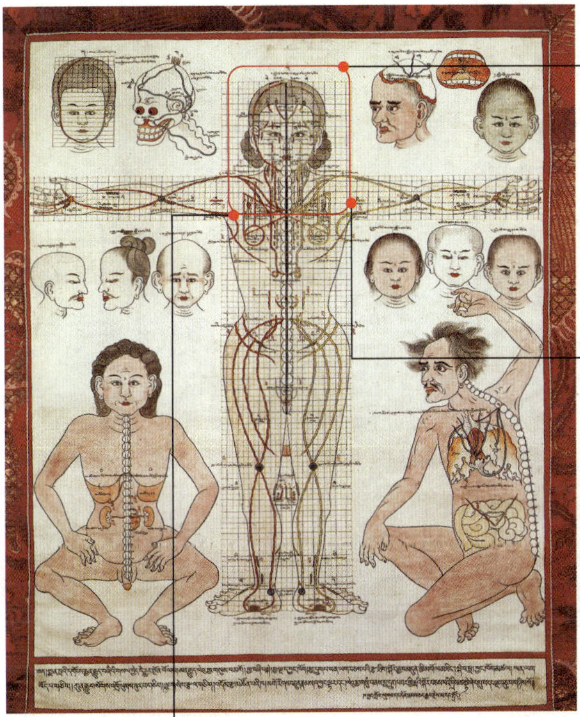

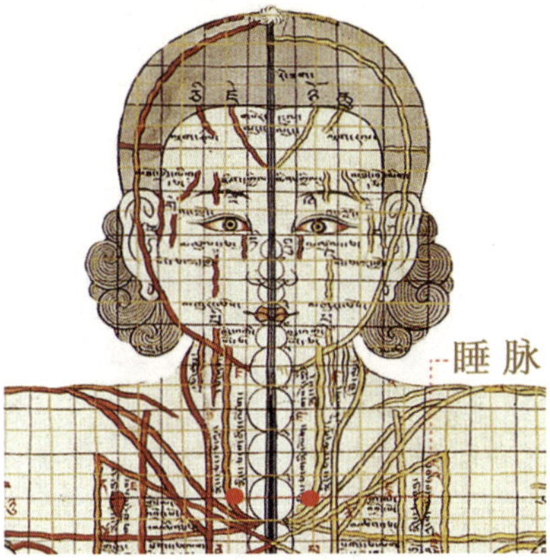

1.2 睡脉（2 条）

从喉管和食道左右旁开 1 寸向上运行，上端连接叶脉状脑膜，若断之则必死无疑；若受到撞击立即晕倒。

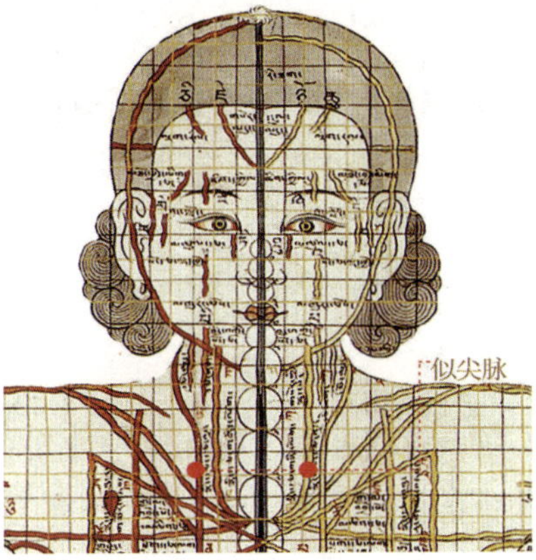

1.3 似尖脉（2 条）

从喉管和食道左右旁开 1 寸向上运行，上端连接叶脉状脑膜，若斩之则必死无疑，受到撞击则立即晕倒。

1.4 黑尖脉（2条）

位于喉管左右旁开1寸1分处，如未完全断裂则有救治机会，若受到猛烈撞击等则立即要于该脉上下灸治。

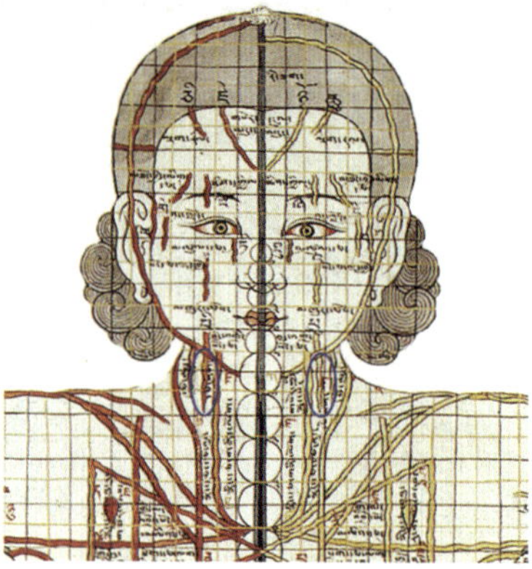

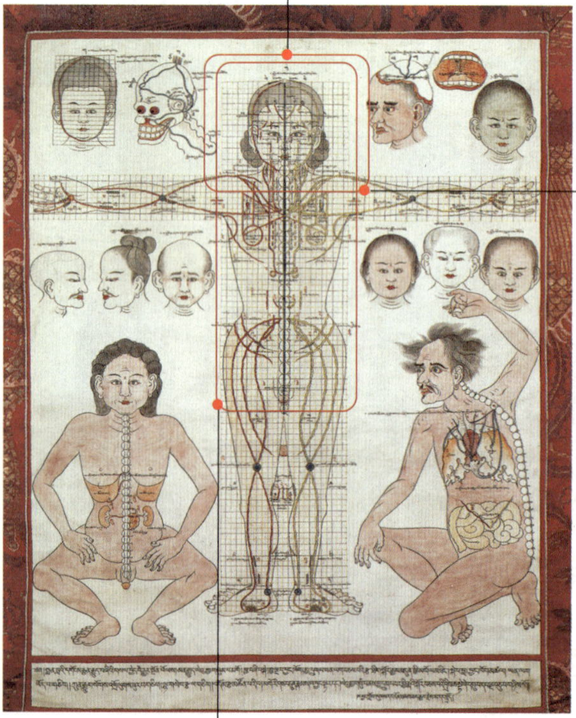

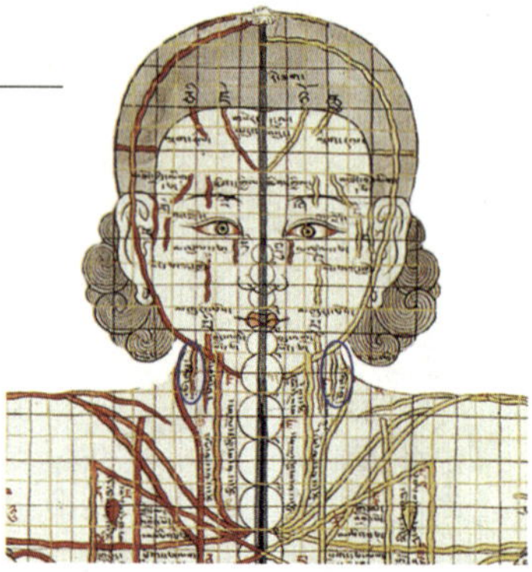

2　静脉

2.1 小尖脉（2条）

位于喉管左右旁开1寸又1横指处。准确的找法为上提耳垂，有一脉随即显露出来即为该脉，横断之则会流血不止、休克而死。受到损伤则要立即于此脉上下灸治。

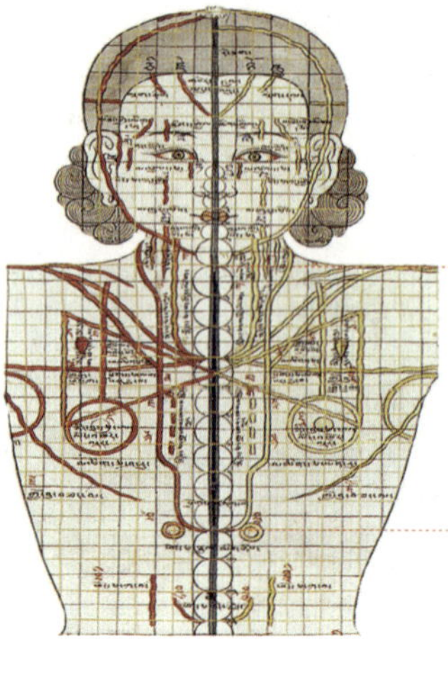

黑命脉

第八十五章　颈部、躯干创伤原因

一、内脉

1　黑命脉

命脉分黑、白2种，其中黑命脉指脊椎内侧有中等箭杆粗细、松树样挺立的脉。其支脉连接头颈、四肢及脏腑等各种器官。若此脉断之则失血而死，伤之则产生血热、瘀血伤毒流入脉中。

2 白命脉

白命脉指脊柱内侧似倒立的松树头朝下般向骶骨延伸的脉（脊髓），其支脉连接头、颈、四肢、脏腑，主司隆的功能，如果此脉或断或伤，则运动功能丧失而瘫痪，甚至变成僵尸而死亡。

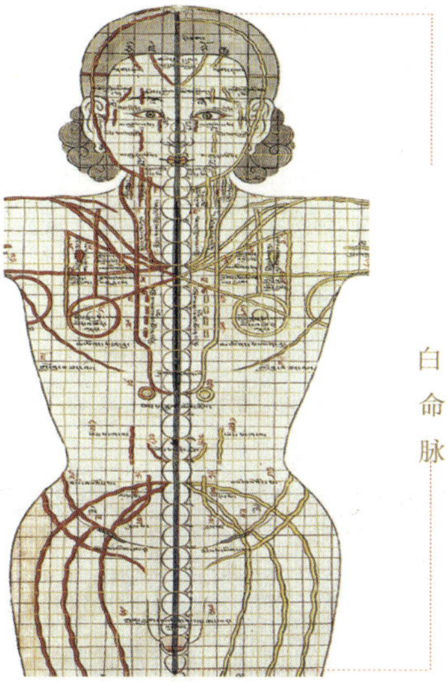

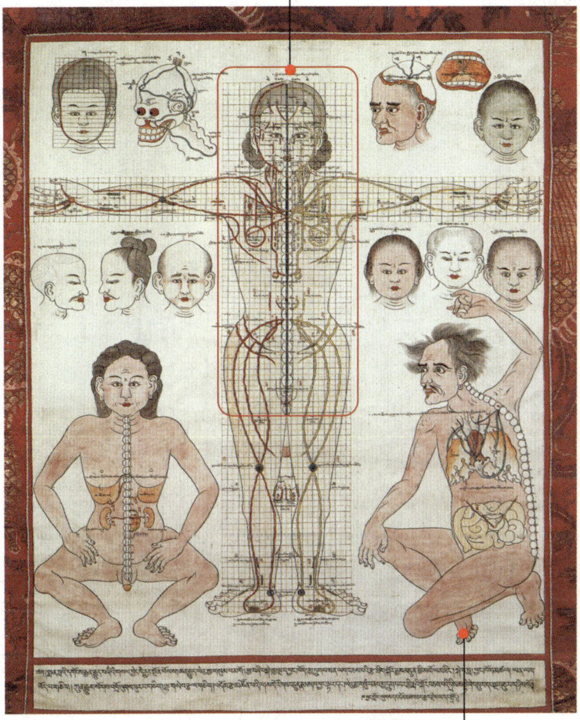

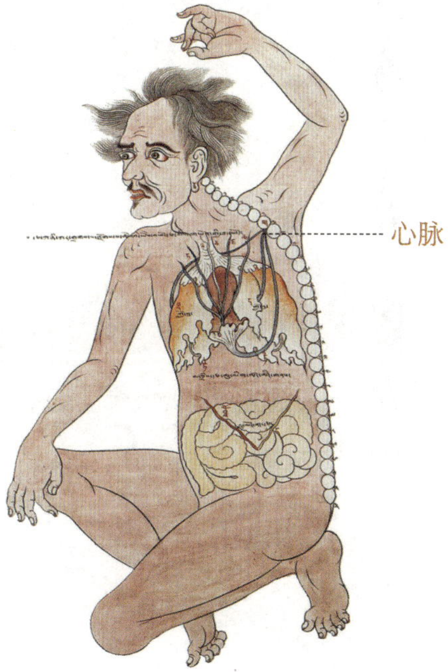

3 心脉

位于第三胸椎正面，从黑命脉主干像树枝般分出 3 条脉，中央一脉形成果实样心脏，心脏外层黑白心肌间有 3 个褶子，其中中央一褶中有 5 条脉，中央一脉为隆脉，其他 4 条脉为动脉，分布在隆脉的前后左右。断之则失血而死。

4 肺脉

从黑命脉主干分出3条脉直向第三椎前方运行，其中左右2脉伸向子肺左右2褶，从此又分出许多肺内脉，似外面包有薄皮的麦秆捆，较空虚病邪容易侵入，难以清除，需要长久防治。

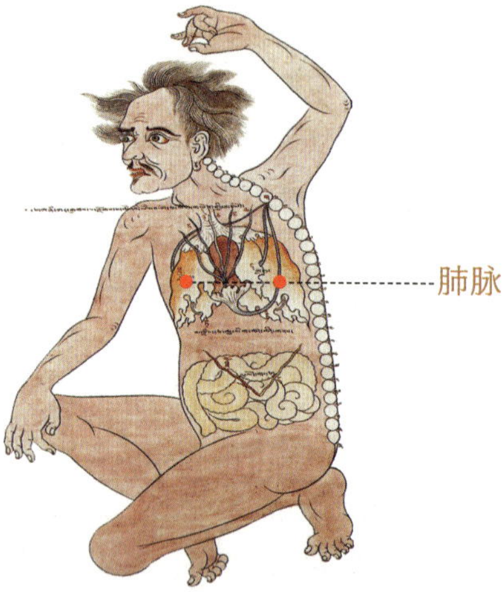

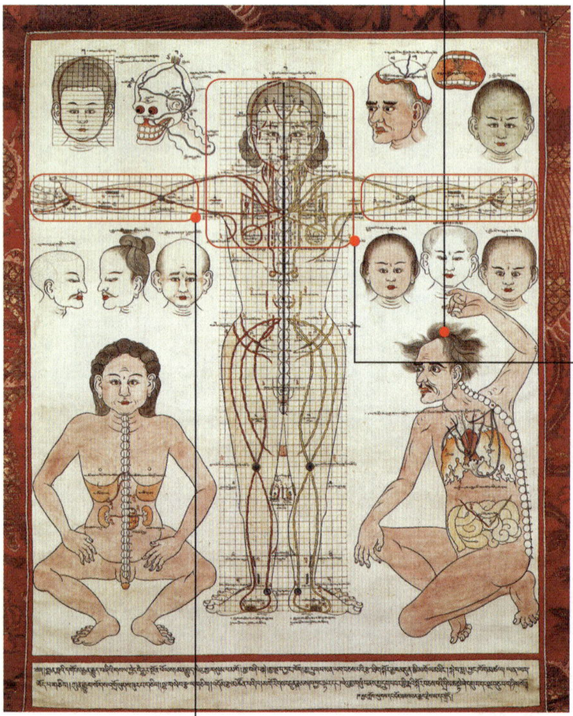

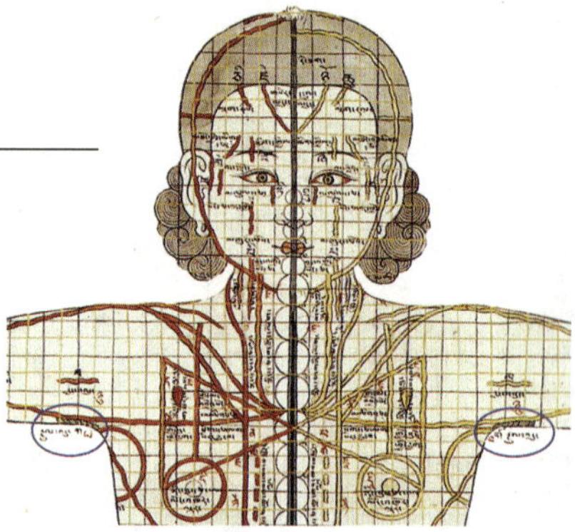

5 命脉分支在上肢的分布

5.1 聚汗脉（2条）

第四、五椎正前方，有从黑命脉伸出的2支脉延至上肢，其中从腋窝根走向臑内侧突出的那脉便是聚汗脉。断之则要死亡，击伤则引起上体发烧、心肺发颤、胃脘不适、呕吐、胡言乱语等。

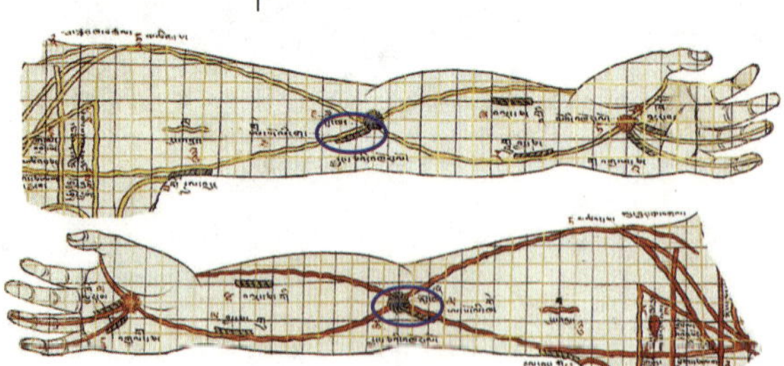

5.2“阿索力嘎”脉（2条）

第四、五椎正前方，有从黑命脉伸出的2支脉伸向上肢，于肘窝突显在外的那脉便是“阿索力嘎”脉（肱动脉）。断之则会死亡，伤之则引起上体发烧、心肺发颤、胃脘不适、呕吐，胡言乱语等。

5.3 隆脉轮（2条）

隆脉轮为运行于左右腋窝的两聚汗脉和运行于左右肘窝的两“阿索力嘎”脉汇合之脉，谓之隆脉轮。断之则会死亡，伤之则伤处形成瘀血，造成伤毒流入脉中。

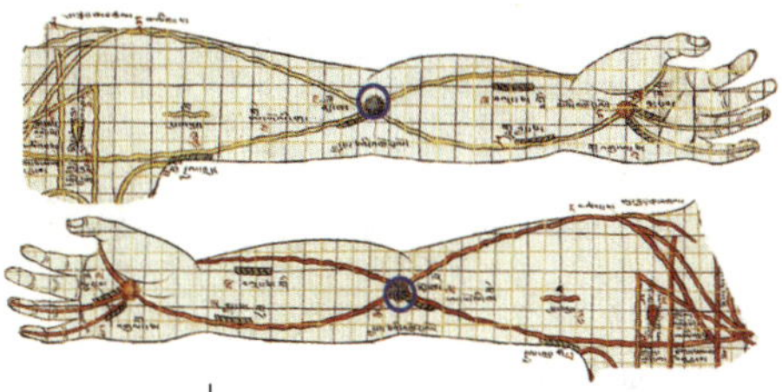

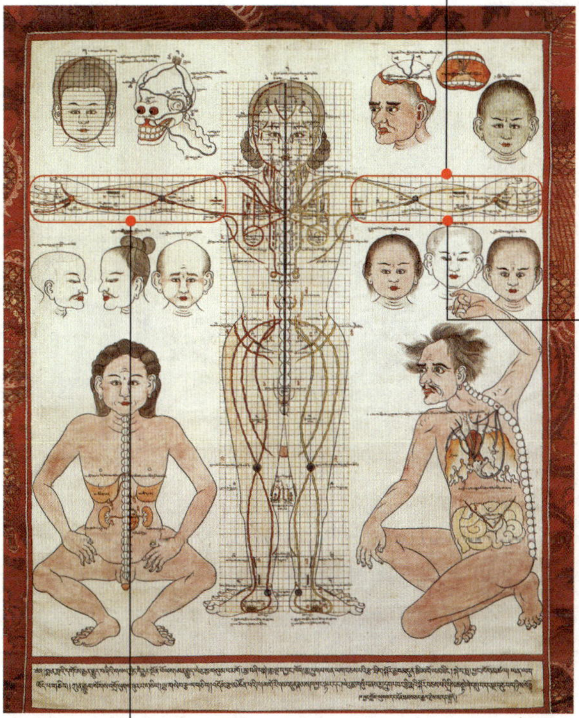

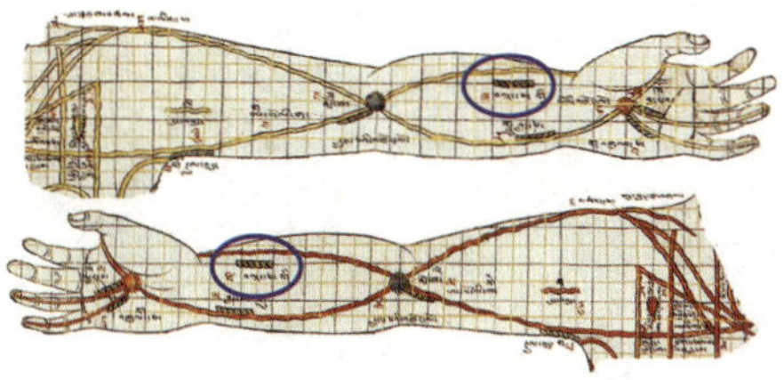

5.4 诊脉（2条）

诊脉是从第四、五椎正前的黑命脉开始伸向左右臂即经过腋窝及肘窝，脉尖伸向腕部桡骨茎突侧的动脉。断之则会死亡，伤之则伤处形成瘀血，造成伤毒流入脉中，导致失眠、神志不清。

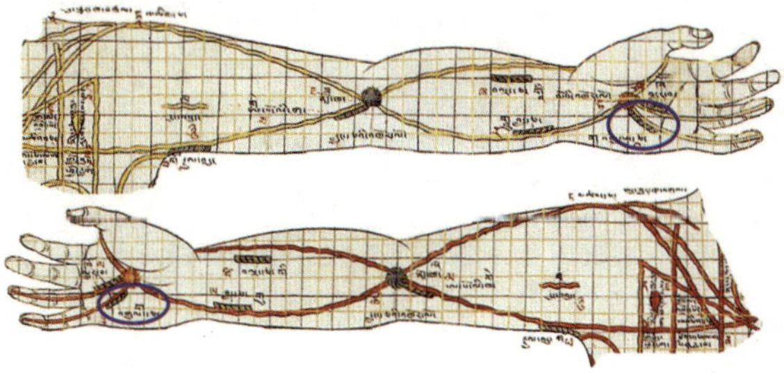

5.5 手动脉（2条）

手动脉是隆脉轮伸向腕部桡骨茎突侧的诊脉走向手掌从拇指与食指之间显出，又从手背走向小指下面的一脉。断之则会死亡，伤之造成鱼肌僵硬、呕吐、手指拘挛。

5.6 魂脉（2条）

从第四、五椎正前的黑命脉分出的2支脉延至手掌，即分出的2脉经过腋窝和肘窝，又分为2叉，一叉走向腕下角的筋腱缝隙，此条动脉便为魂脉。断之则会死亡，伤之则造成失眠、神志不清。

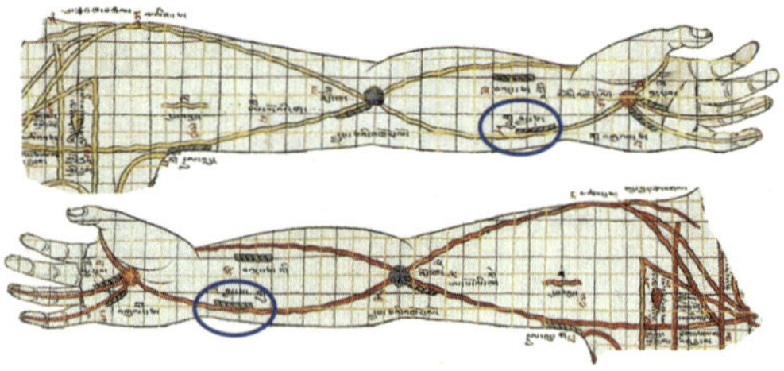

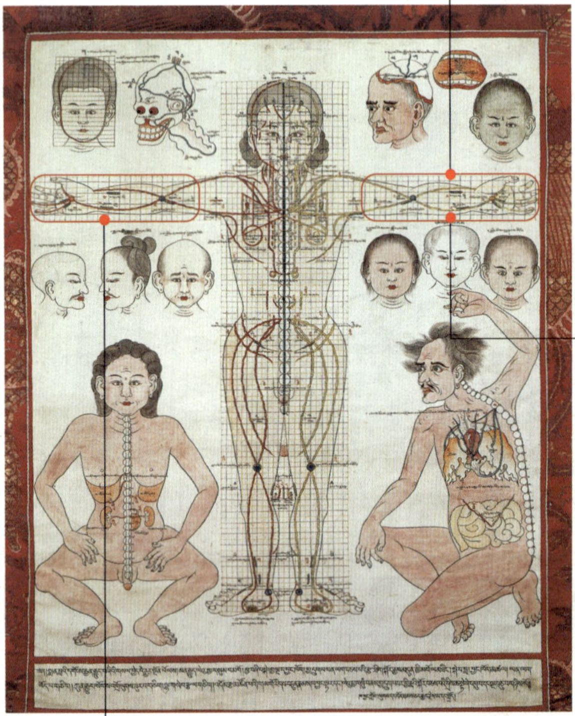

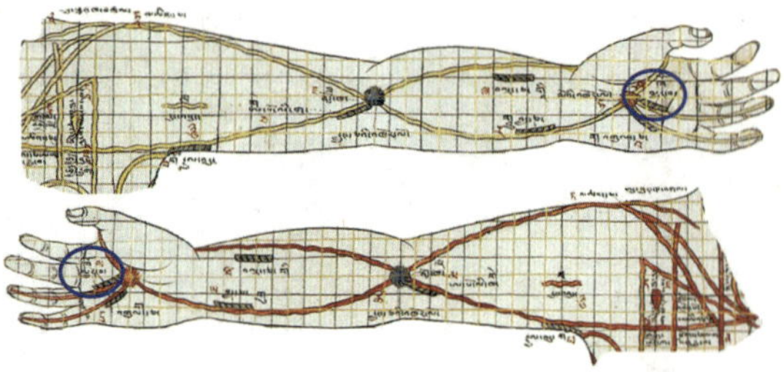

5.7 急脉（2条）

魂脉的脉尖走向手掌至无名指屈时所及之处一脉，称为急脉。断之会造成空呕、头痛、惊恐、颤栗、剧痛、心口刺痛等。

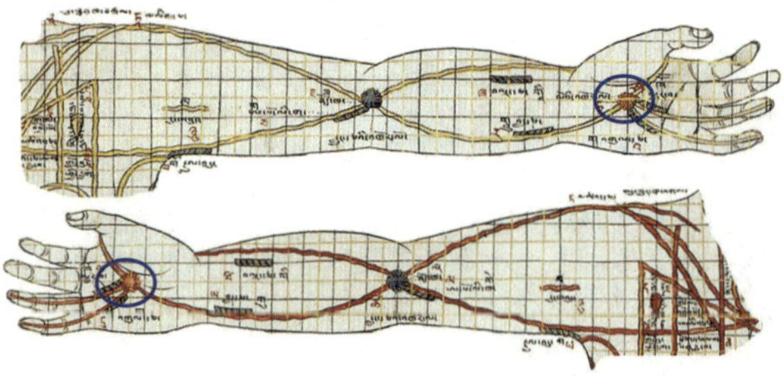

5.8 火脉轮

火脉轮指左右手小指下的两动脉与无名指下两急脉汇合于手掌心之脉。断之则会死亡，伤之则伤处形成瘀血，伤毒流入脉中。

6　命脉支脉在头部的分布

6.1 睡脉（2 条）

第四、五椎正前方黑命脉分出的 2 支脉，经喉管左右侧向上运行，称之睡脉，此脉上端连接叶脉状脑膜。断之则必定死亡，伤之则立即昏倒。

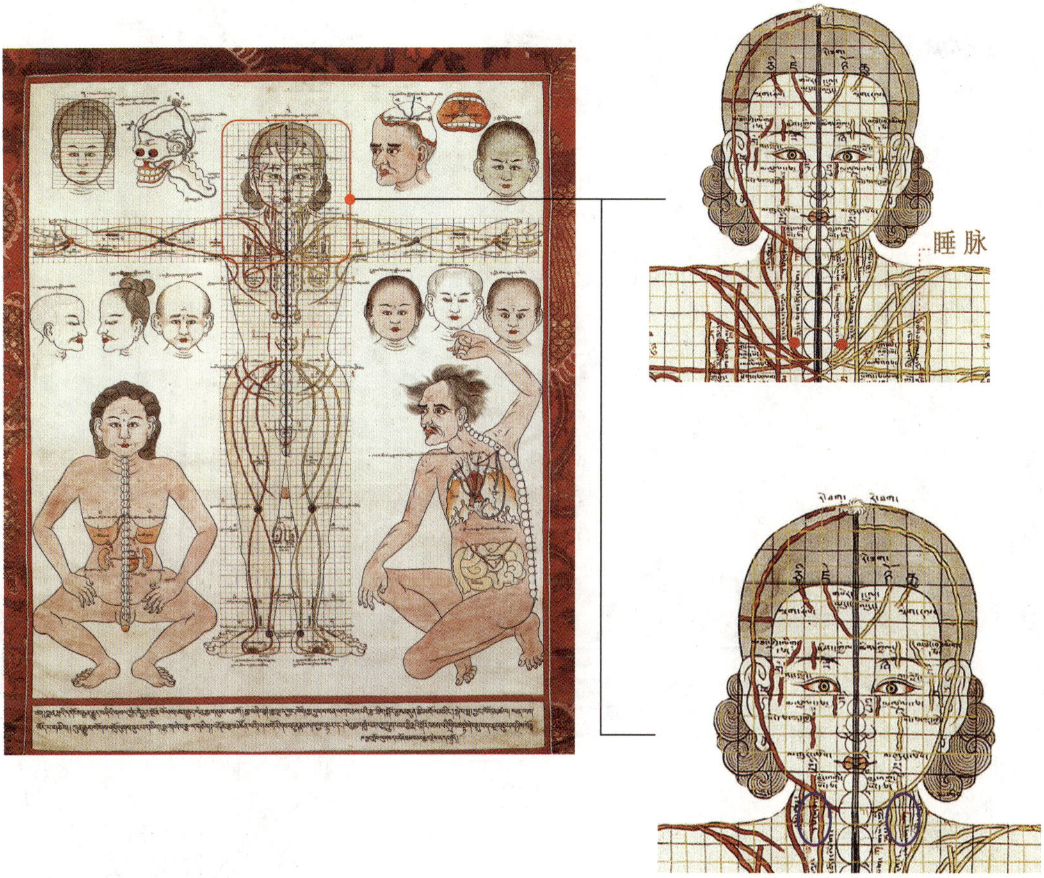

6.2 黑尖脉（2 条）

从第四、五椎正前方黑命脉分出的 2 支脉，经喉管左右旁开 1 寸 1 分处向头部运行，称之黑尖脉，此脉端逐步变细，连接叶脉状脑膜。若此脉未完全断裂则有救治机会，伤之则要立即于所伤部位上下频频灸治。

7 命脉支脉在脏腑的分布

从第九椎正前方黑命脉分出1脉进入肝脏，连接镰状肝韧带与黑膈膜上面；从第十一椎正前方黑命脉分出1脉进入脾脏；从第十四椎正前方分出2脉进入肾脏；从第十三椎正前方分出1脉连接“三木塞”。脏腑内脉千头万绪、交错复杂。

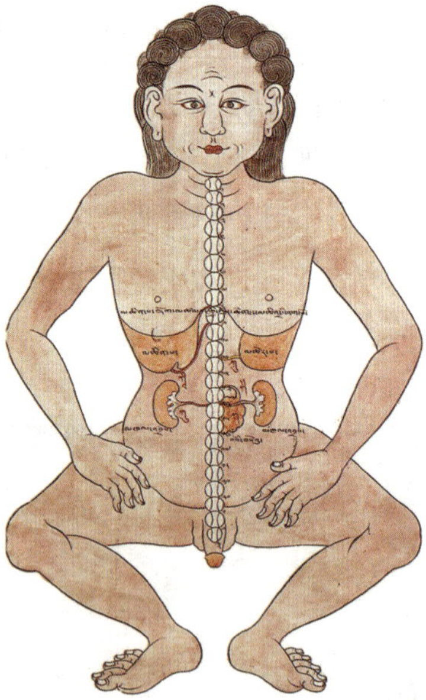

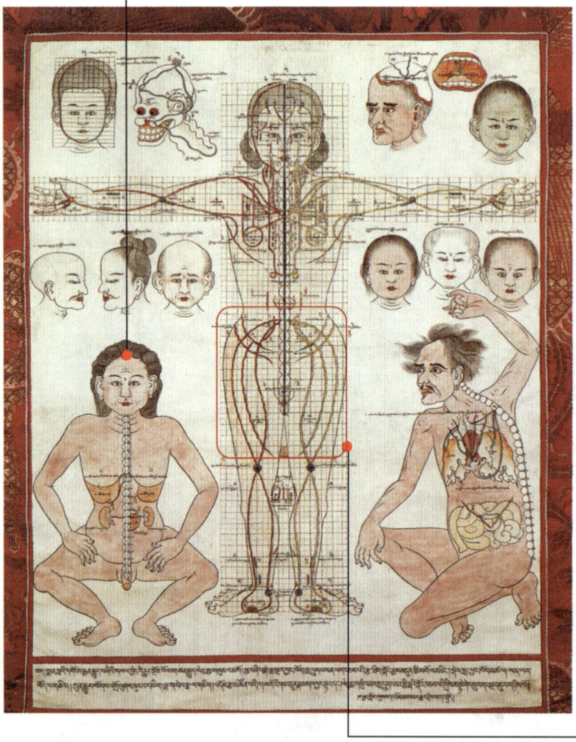

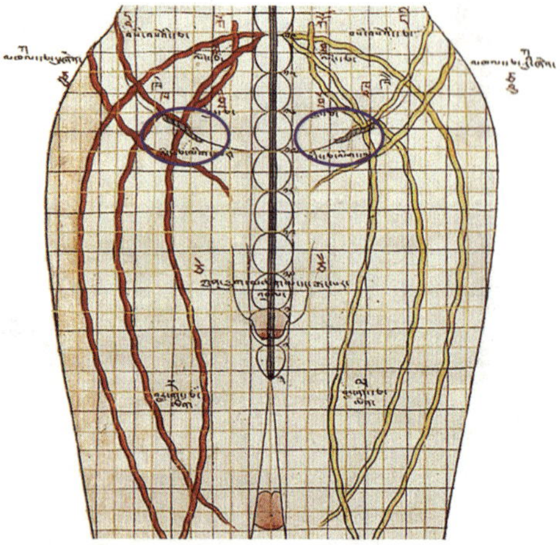

8 命脉支脉在下肢的分布

8.1 红眼心脉（2条）

从第十四椎正前方黑命脉向左右分出2脉，显露于左右鼠蹊沟，称之红眼心脉，此脉经大腿、膝盖、胫前嵴向下运行，连接脚背跗骨。断之会死亡，伤之造成心颤脚抖。

8.2 水脉轮（2 条）

从第十四椎正前方黑命脉向左右分出 2 脉，其中 1 脉伸向左右髂嵴显露于外，1 脉伸向左右鼠蹊沟显露于外，再走向左右膝盖，于膝盖“年光”处汇合为一脉，此便是水脉轮。断之会死亡，伤之则伤处形成瘀血，造成伤毒流入脉中。

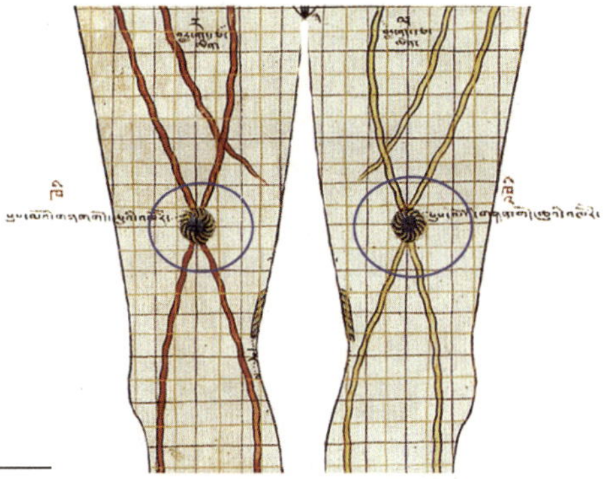

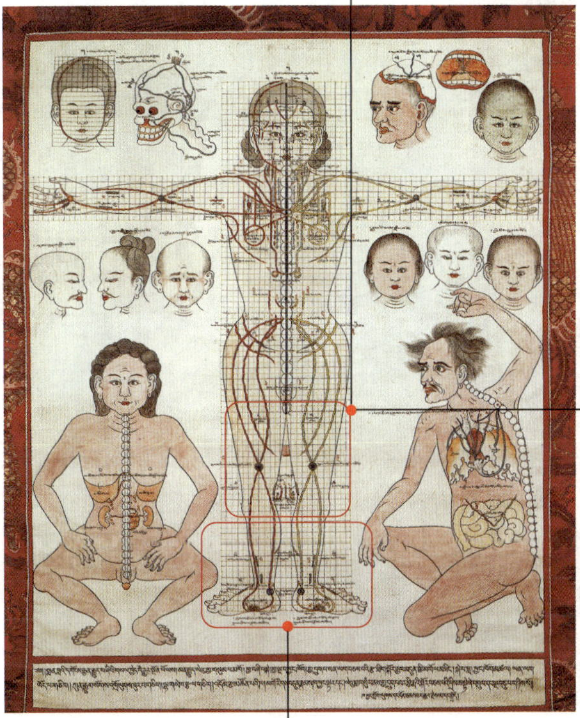

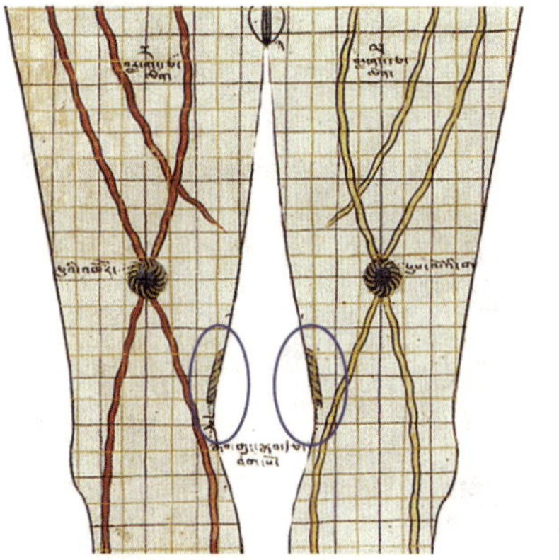

8.3 黑腘脉（2 条）

从第十四椎正前方黑命脉向左右分出 2 红眼心脉，其脉端显露于两鼠蹊沟，又分出 2 脉，其中 1 脉走向腘窝显露于外，此便为黑腘脉。断之会失血死亡，伤之则伤处发生肿胀。

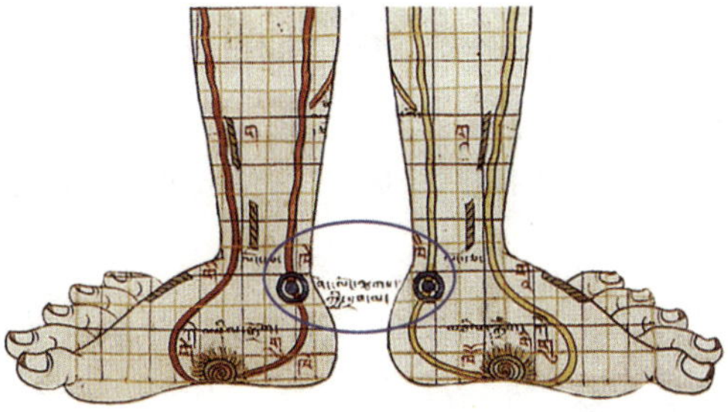

8.4 铁豆脉（2 条）

从第十四椎正前方黑命脉向左右分出两红眼心脉，其脉端达到左右鼠蹊沟，又分出 2 脉，其中 1 脉经腘窝到达内踝窝显露于外，此脉便为铁豆脉。断之会死亡，伤之则伤处形成瘀血，伤毒流入脉中。

8.5 两似箩脉（ 2 条）

从黑腘脉下端经足内踝茎突内侧向下运行至足掌心显露于外，此脉便为似箩脉。断之则会死亡，伤之则伤处形成瘀血，伤毒流入脉中。

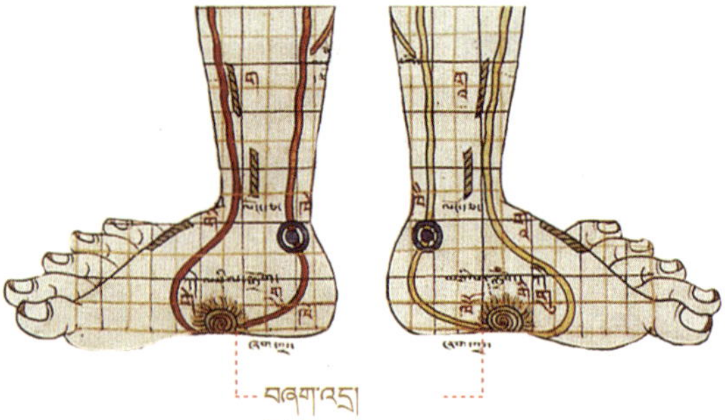

似箩脉

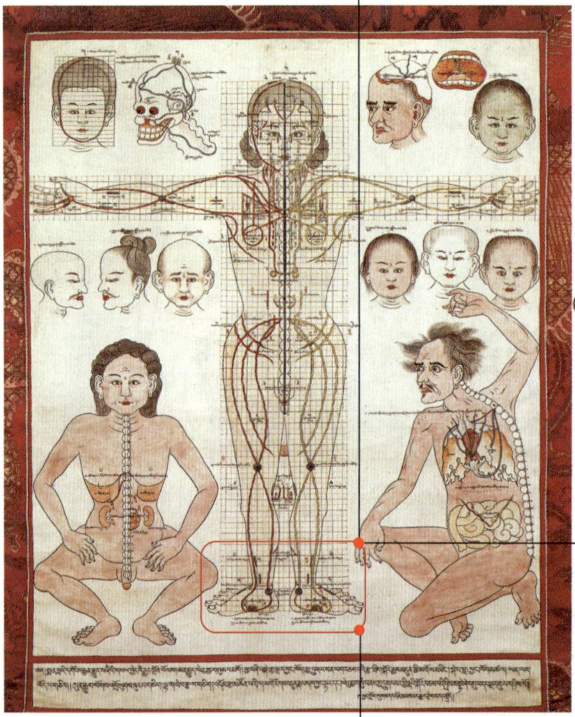

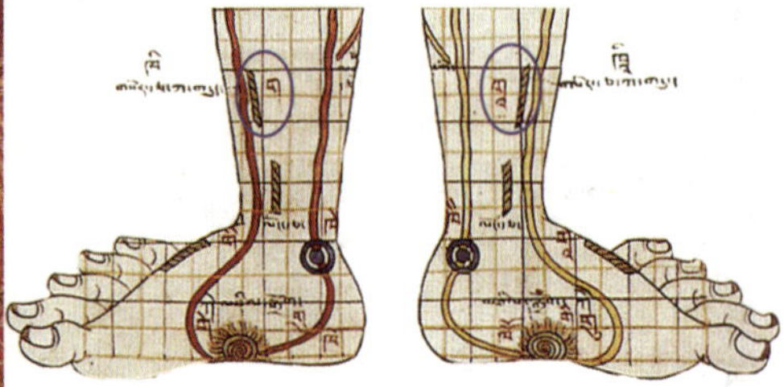

8.6 两柱状金脉（ 2 条）

膝盖“年光”处的水脉轮之一脉经膝盖至胫前嵴显露于外，此脉便是柱状金脉。断之则会死亡，伤之则伤处形成瘀血，造成伤毒流入脉中导致呃逆。

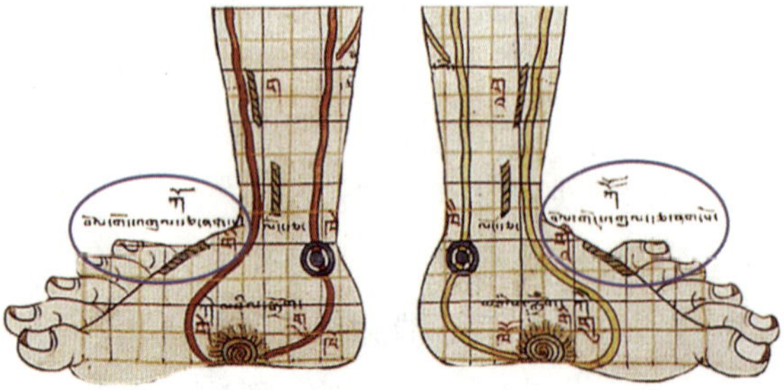

8.7 黑动脉（ 2 条）

水脉轮之一脉经膝盖至胫前嵴显露于外，称之柱粱金脉，此脉走向左右两足足背跗骨显露于外，此脉便是黑动脉。断之则会死亡，伤之则伤处形成瘀血，伤毒流入脉中。

8.8 夺掌脉（2条）

从第十四椎正前方黑命脉向左右分出2红眼心脉，经鼠蹊沟至腘窝，再向下经内踝至足掌心显露于外，这便是夺掌脉。断之则会死亡，伤之则伤处形成瘀血，造成伤毒流入脉中和空呕。

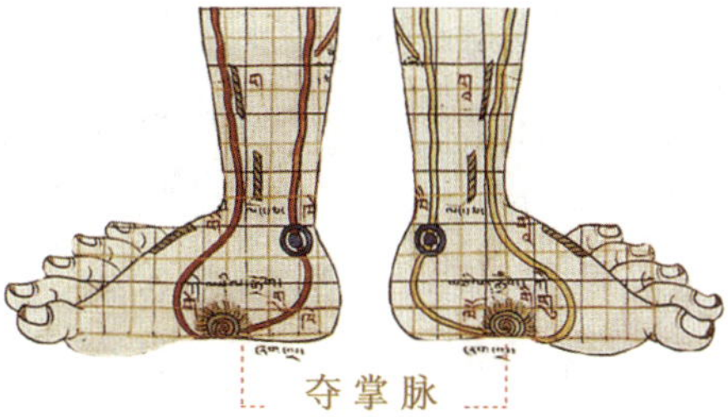

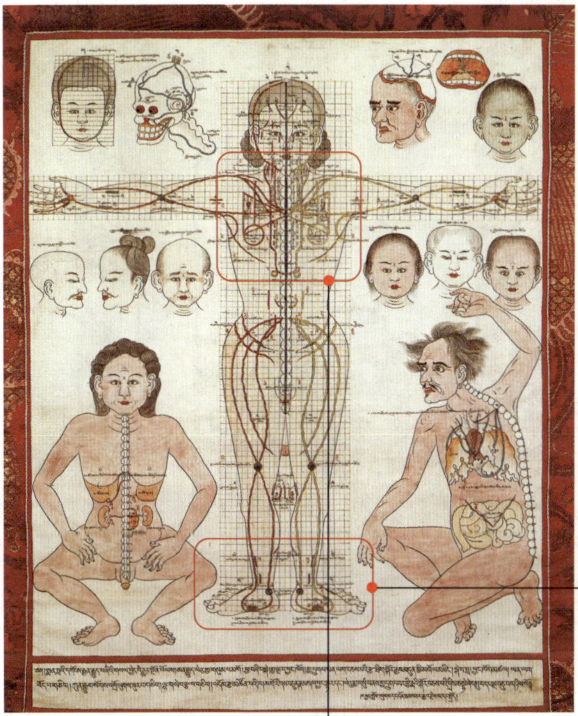

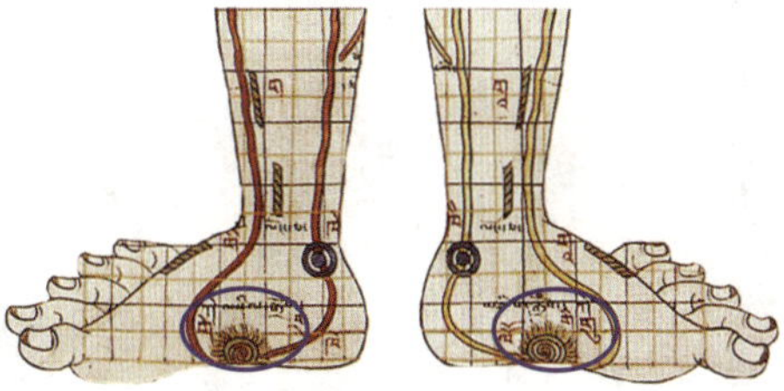

8.9 收摄脉轮（2条）

夺掌脉和似箩脉在足掌心汇合，称之收摄脉轮。断之则会死亡，伤之则伤处形成瘀血，伤毒流入脉中。

二、外脉

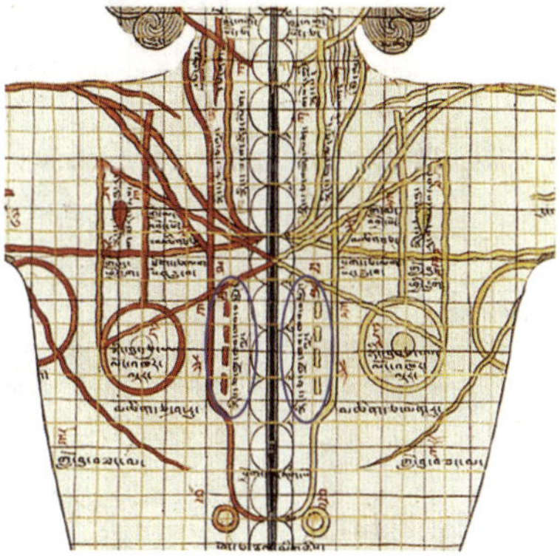

1 心脉（6条）

1.1 细针心脉（2条）

胸骨左右至乳头前方2寸处各有1条脉，如胸口插针直立运行，此脉便是细针心脉。断之一般会死亡，症见面黄、哈欠频发、昏厥样子；伤之则伤处形成瘀血，伤毒流入脉中出现红肿、筋脉扯痛等症状。

1.2 钉突心脉（2条）

从左右锁骨中端向下两乳头方向量1寸处各有1脉，状如钉子头突显，此脉便是钉突心脉。断之则会死亡，症见面黄、昏厥样子；伤之则伤处形成瘀血，伤毒流入脉中，过三昼夜，发烧蔓延上体。

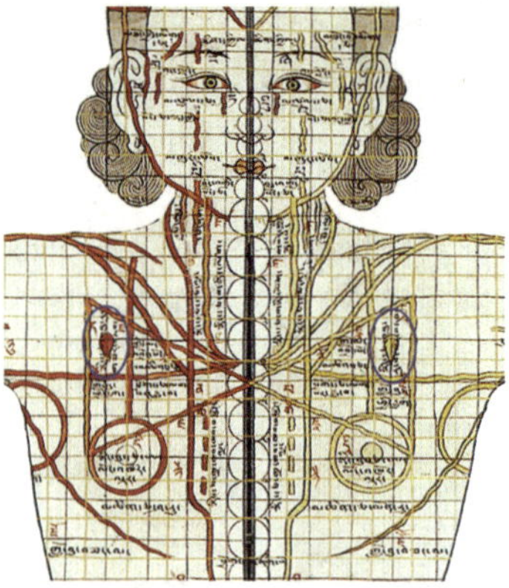

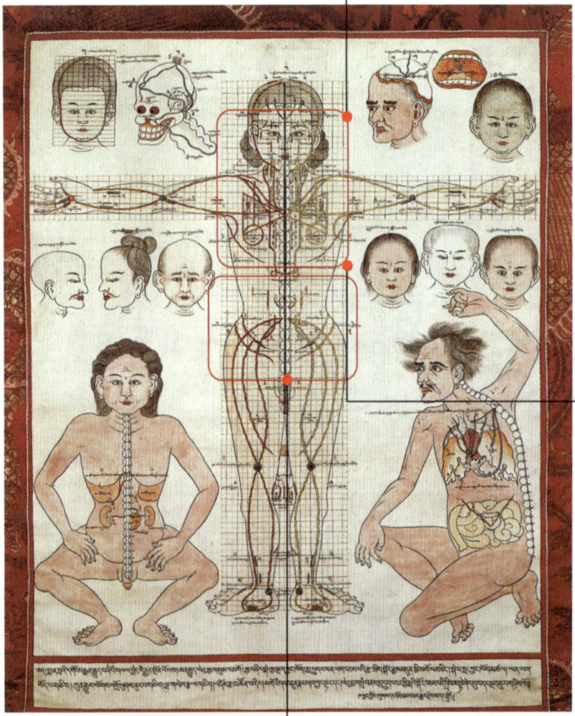

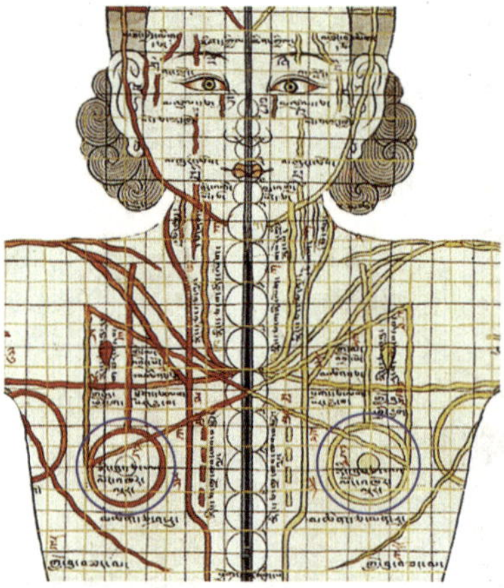

1.3 环状心脉（2条）

两乳头左右上下各旁开1寸处，有一环形围绕乳头的脉，此脉便是两环状心脉。断之则会死亡，伤之则伤处形成瘀血，伤毒流入脉中，红肿、出现昏厥样子。

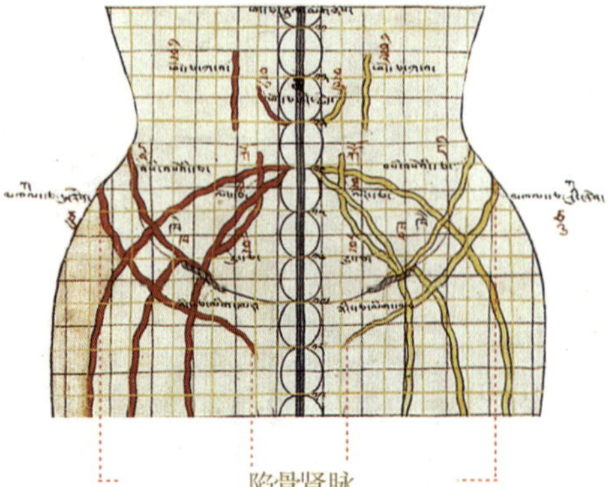

陷骨肾脉

2 肺脉（24条）

2.1 椎旁分出的两陷骨肾脉

从第十四椎正前方黑肾脉分出4条支脉，其中2条显露于髂嵴上面，称“那勾”肾脉，脉端向下运行至股冈，此脉便为两陷骨肾脉。断之则会死亡，伤之则伤处形成瘀血，伤毒流入脉中。

2.2 椎旁分出的遍驰脉（2 条）

两陷骨肾脉的脉尾向下驰行，经鼠蹊沟和大腿内侧连接阴部和膀胱，这便是两遍驰脉。断之则会死亡，伤之则伤处形成瘀血，伤毒流入脉中。

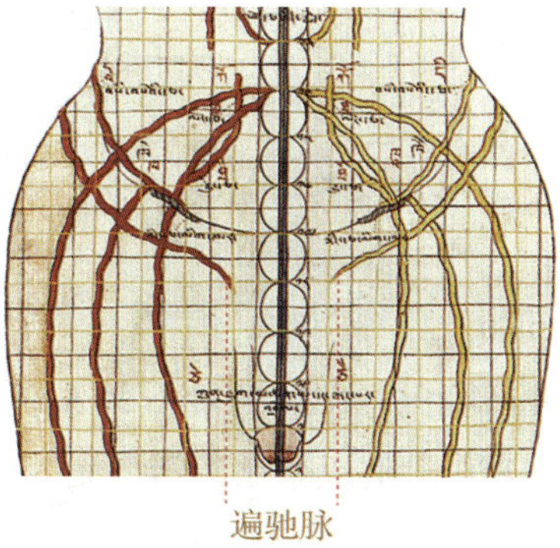

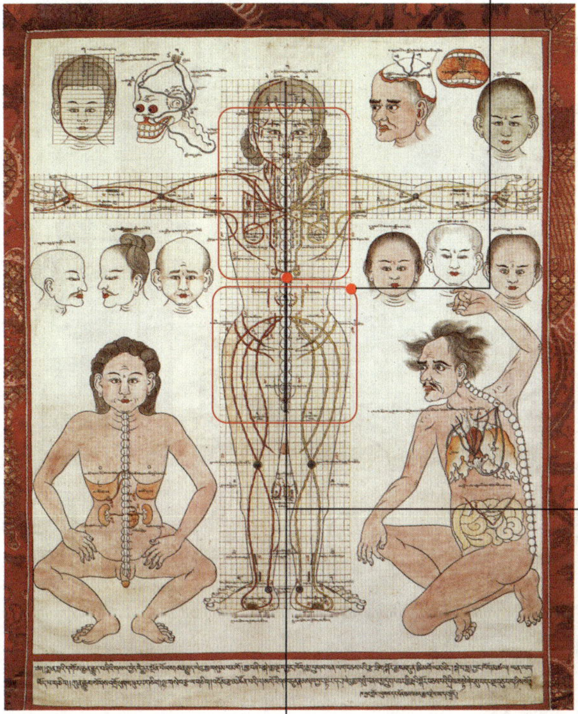

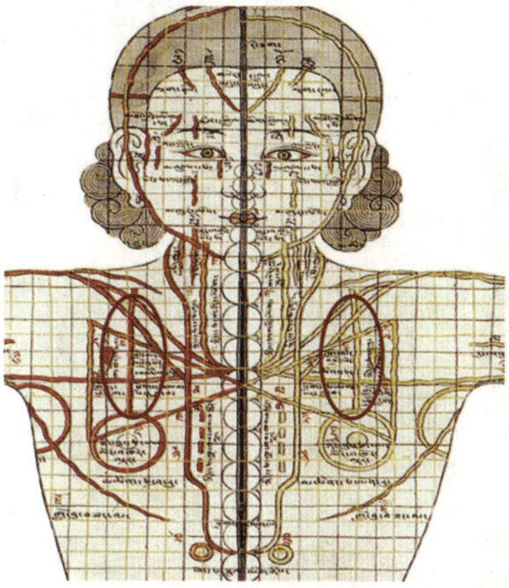

2.3 竖立脉（2 条）

从母肺下叶发出 2 条脉，脉端至两乳头正前方，又走向锁骨下方，称之两竖立脉。断之则会死亡，伤之则伤处形成瘀血，伤毒流入脉中。

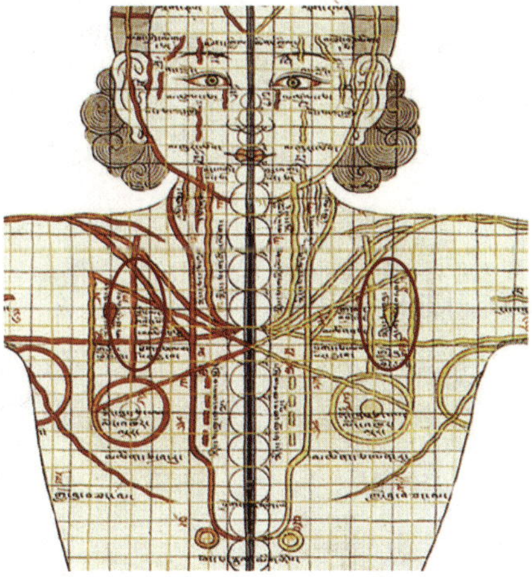

2.4 外驰脉（2 条）

从子肺心宫叶发出 2 条脉，脉端至乳头，又伸向腋窝 1 寸处，又上行连接锁骨与胸骨，此脉便是两子肺外驰脉。断之则会死亡，伤之则伤处形成瘀血，伤毒流入脉中。

2.5 交叉脉（2条）

从子肺辐鼻叶分出2条脉，脉端从外驰脉即左右乳头各走向腋窝内侧1寸处，又向上左右交叉后伸向锁骨，此脉便是二交叉脉。断之则会死亡，伤之则伤处形成瘀血，伤毒流入脉中。

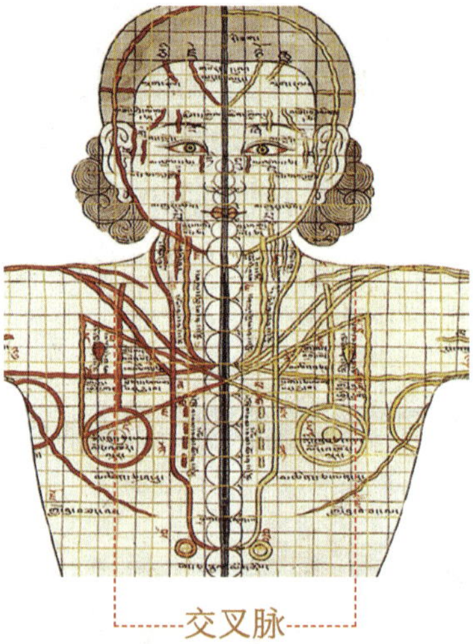

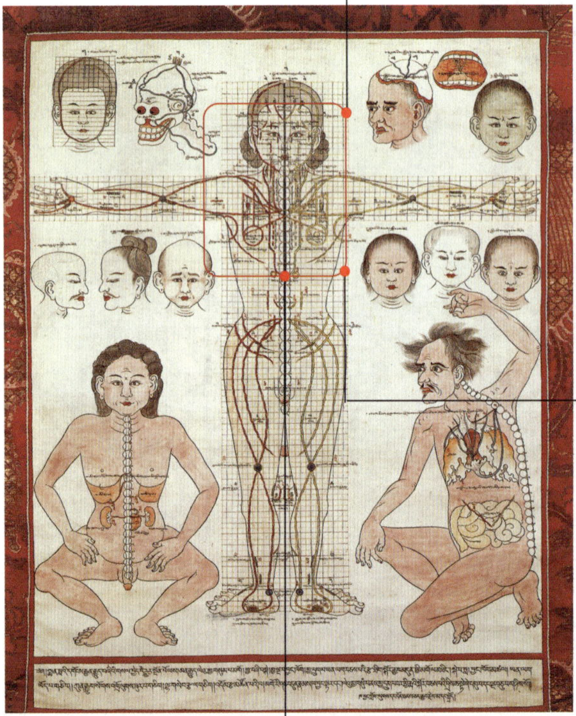

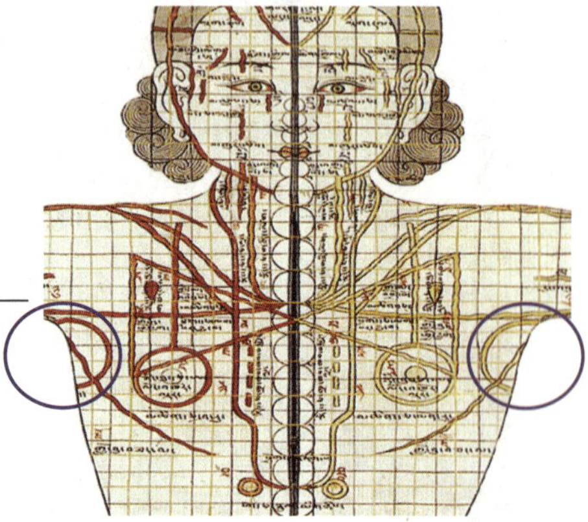

2.6 钉头肺脉（2条）

从子肺鸟腰叶分出2条脉，脉端至腋窝，在前后上下量4横指处形成一钉头状环形脉，此脉便是两钉头肺脉。断之则会死亡，伤之则伤处形成瘀血，伤毒流入脉中。

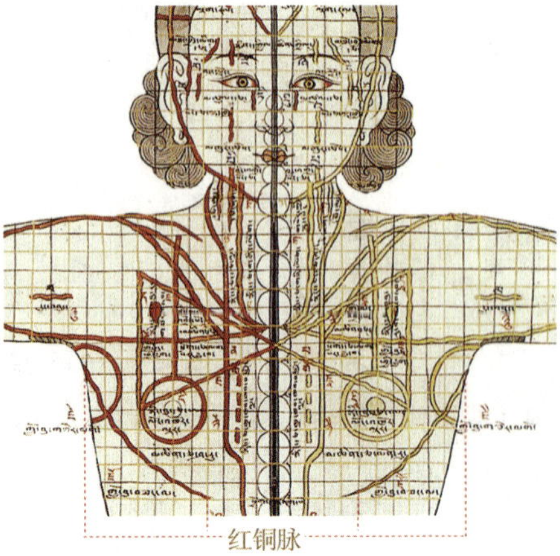

2.7 红铜肺脉（2条）

从子肺敌舌（“扎节”）叶分出2条脉，脉端到达腋窝下方，一直走向连接剑突的长肋上面，此便是红铜肺脉。断之则会死亡，伤之则伤处形成瘀血，伤毒流入脉中。

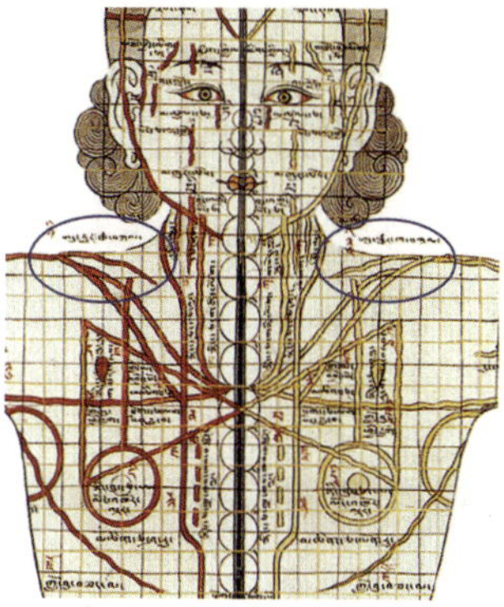

2.8 环弯脉（2条）

从母肺和子肺分出2条脉，走向肩关节向头部方向量4横指的“吾索”即肩骨下陷处，横搭于此处，这便是两环弯脉。断之则会死亡，伤之则伤处形成瘀血，伤毒流入脉中。

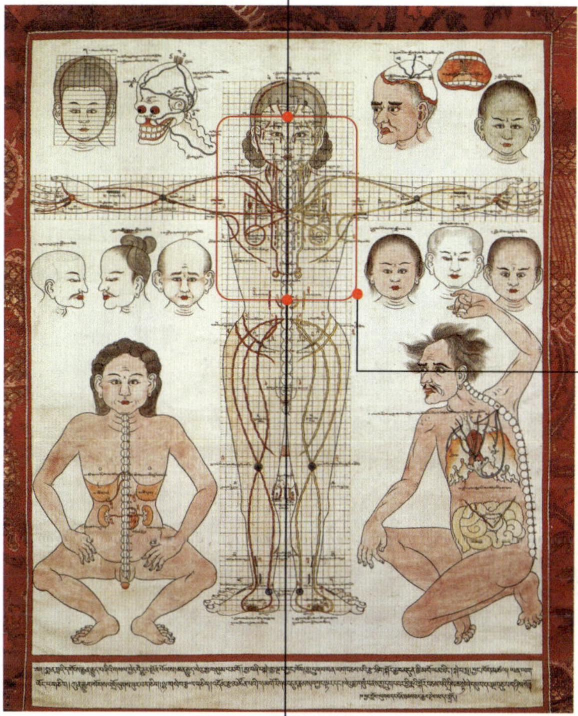

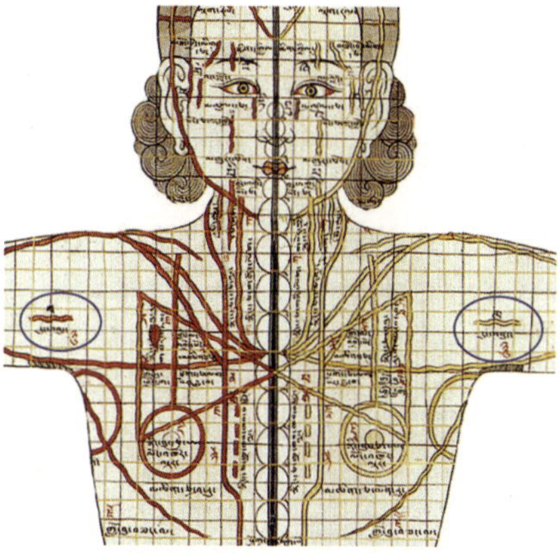

2.9 吹螺肺脉（2条）

从蜂巢状肺泡间分出2条脉，脉端至臑内侧，又向下伸向1恰（4横指）处，这便是吹螺肺脉。断之则会死亡，伤之则伤处形成瘀血，伤毒流入脉中。

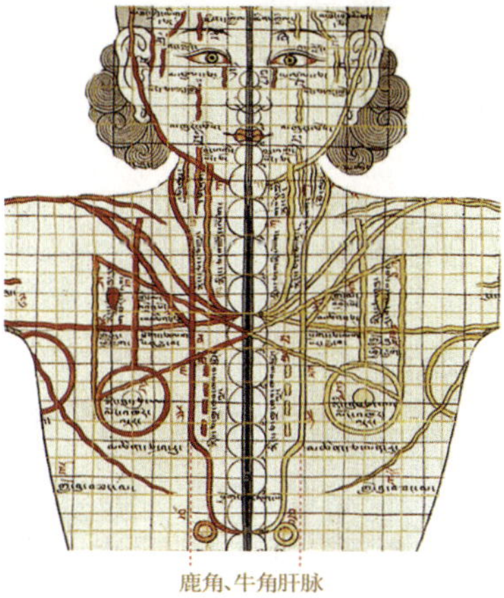

鹿角、牛角肝脉

3 肝脉——鹿角、牛角2脉

鹿角、牛角2脉从黑膈膜与肝脏连接处分出，显露于剑突根，又向上走向乳头正前方2寸处，此处较凶险，从这又向下1恰（4横指）处各分出2条脉，共4条脉，其中2条脉走向左右臑部，2条脉走向左右耳背部。2脉断之则会死亡，伤之则伤处形成瘀血，伤毒流入脉中。

4 胆脉——泉眼脉

两金色泉眼胆脉位于左右蜂巢状肺泡间。断之则会死亡，伤之则伤处形成瘀血，伤毒流入脉中。

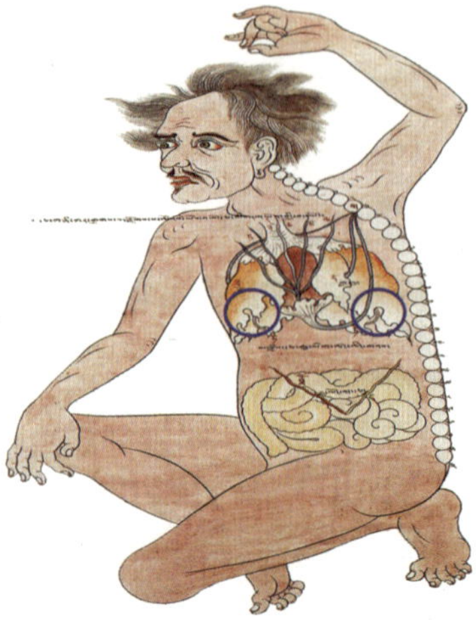

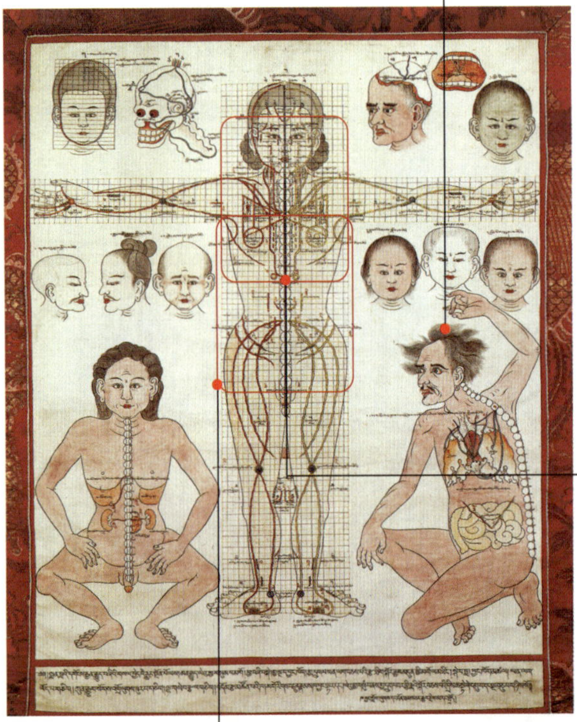

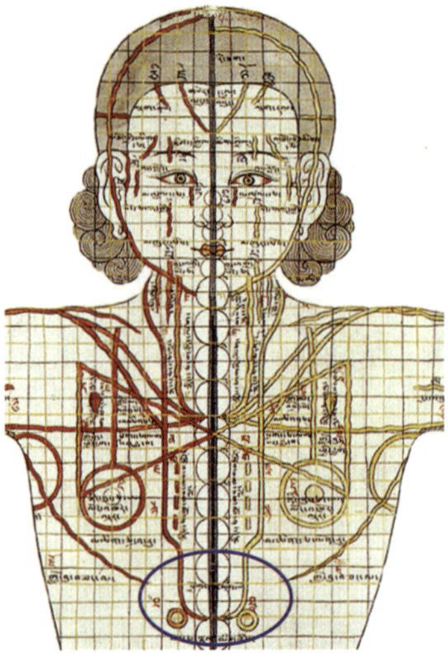

5 胃脉

5.1 蛇眼胃脉

鸠尾左右旁开 1 寸处有 2 条圆而小、似蛇眼的脉即为蛇眼胃脉。断之则会死亡，伤之则伤处形成瘀血，伤毒流入脉中。

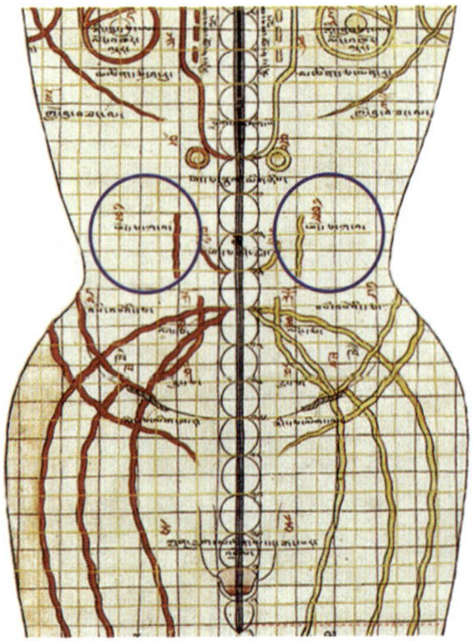

5.2 柱状胃脉

两柱状胃脉位于鸠尾向下 3 寸的伴火穴左右旁开 3 横指处，似柱子竖立。断之则会死亡，伤之则伤处形成瘀血，伤毒流入脉中。

5.3 驴鞦胃脉

驴鞦胃脉位于脐上 1 寸处，左右分为 2 叉，两尖向上弯如朔月，状似驴鞦。断之则会死亡，伤之则伤处形成瘀血，伤毒流入脉中。

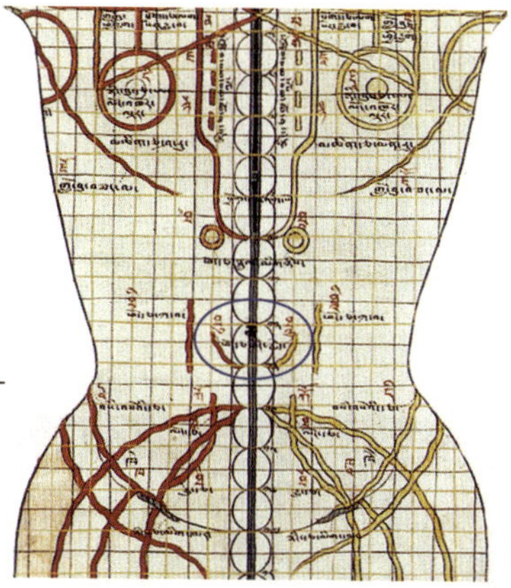

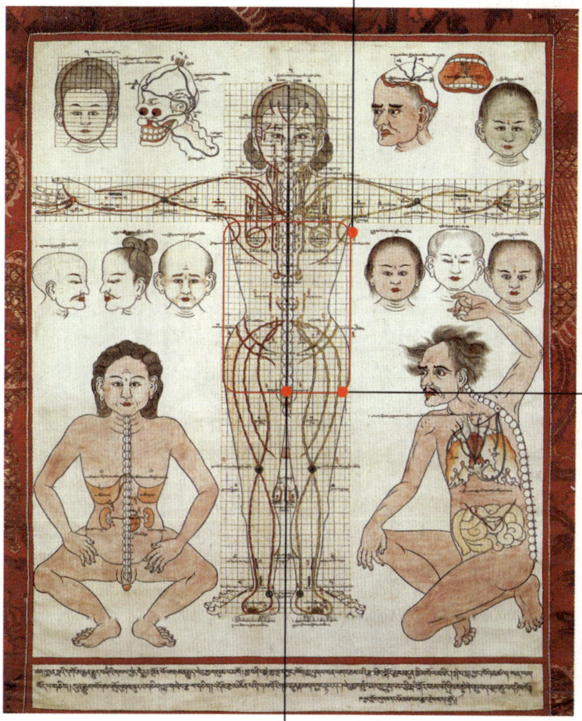

大肠脉

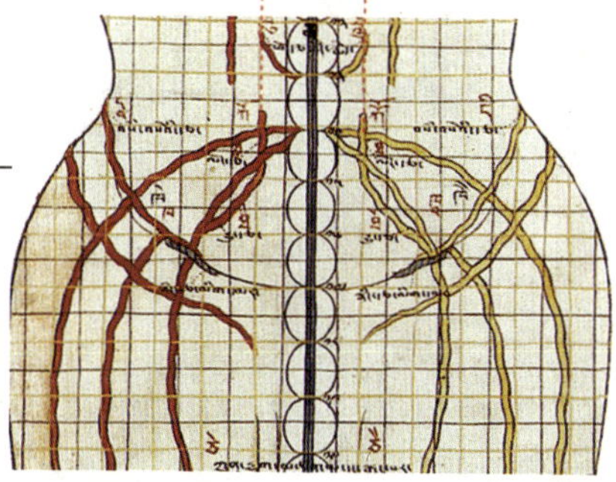

6　大肠脉

大肠脉位于脐左右旁开 1 寸处，上下走向。断之则会死亡，伤之则伤处形成瘀血，伤毒流入脉中。

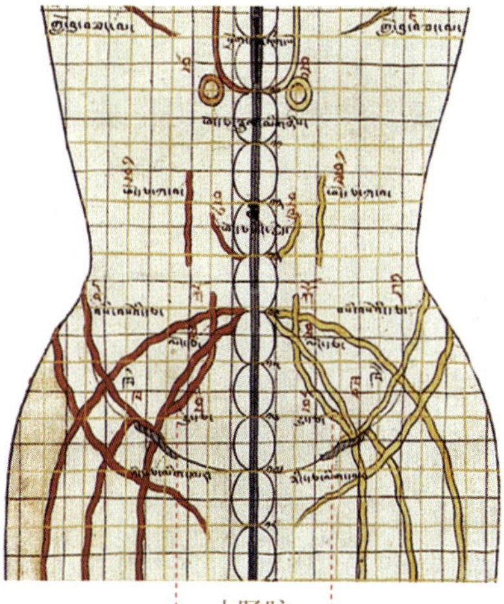

小肠脉

7　小肠脉

两条小肠脉位于脐左右旁开 1 寸处大肠脉末端，即伸向左右两侧的鼠蹊沟中。断之则会死亡，伤之则伤处形成瘀血，伤毒流入脉中。

8 大、小肠内脉

大、小肠内脉位于小肠和大肠的弯曲处，与肠上网络状脂肪连接。断之则会死亡，伤之则伤处形成瘀血，伤毒流入脉中。

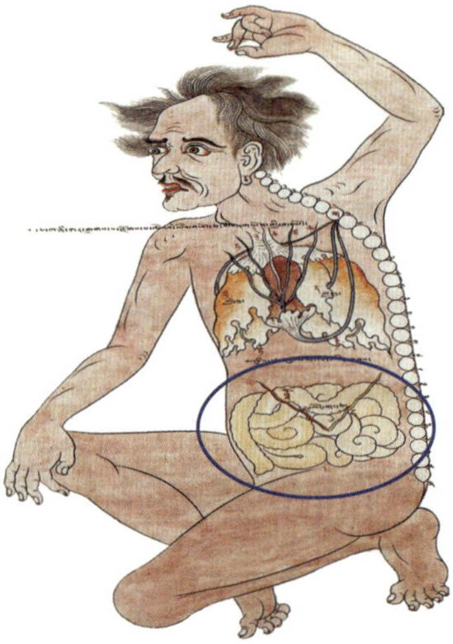

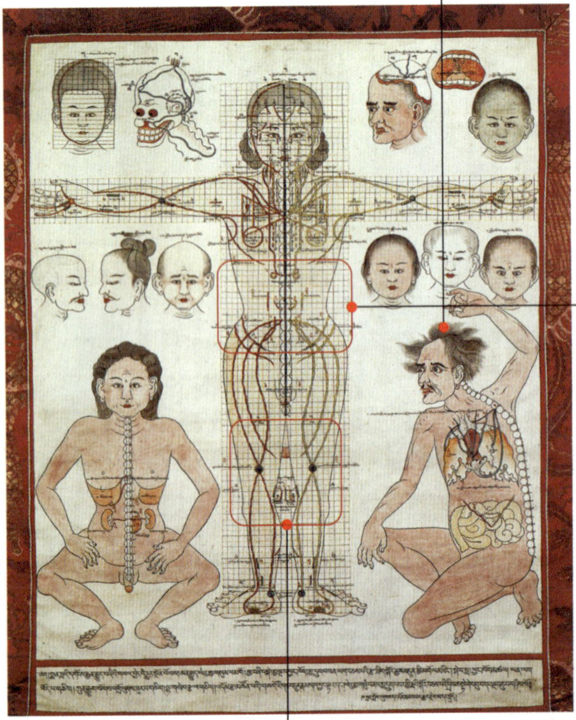

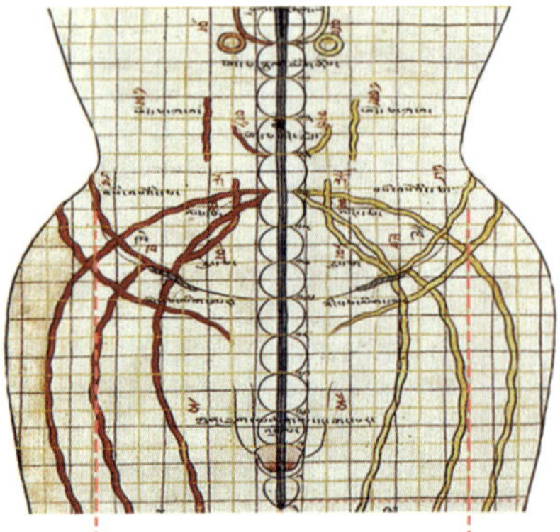

“三木塞”脉

9 “三木塞”脉

“三木塞”脉为从左右髂嵴上面向斜下方鼠蹊沟走向的2脉。断之则会死亡，伤之则伤处形成瘀血，伤毒流入脉中。

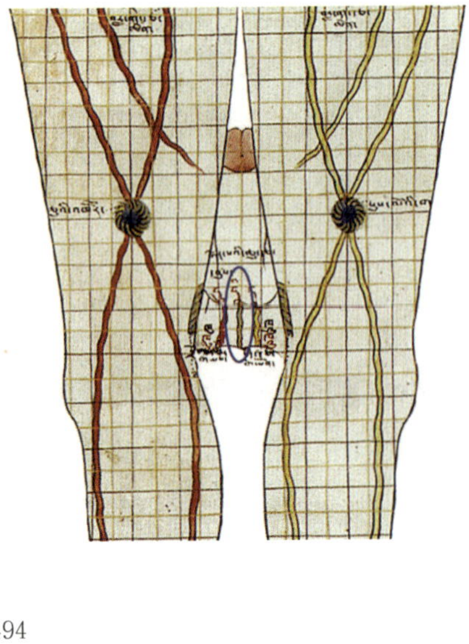

10 膀胱脉

10.1 水脉

男子阴囊与肛门，女子阴道与肛门之间即会阴中央及其左右有3条脉，其中中间一脉运行水，这便是水脉。断之则会死亡，伤之则伤处形成瘀血，伤毒流入脉中。

10.2 命脉

男子阴囊与肛门，女子阴道与肛门之间即会阴中央及其左右有 3 条脉，其中右边一脉运行隆，存在生命，这便是命脉。断之则会死亡，伤之则伤处形成瘀血，伤毒流入脉中。

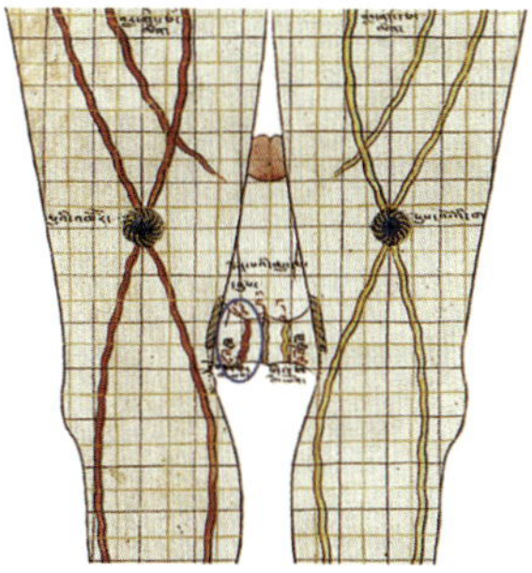

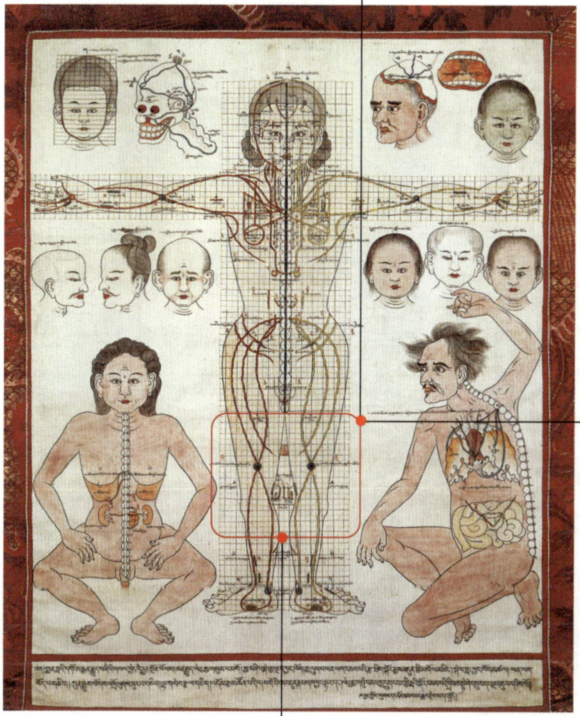

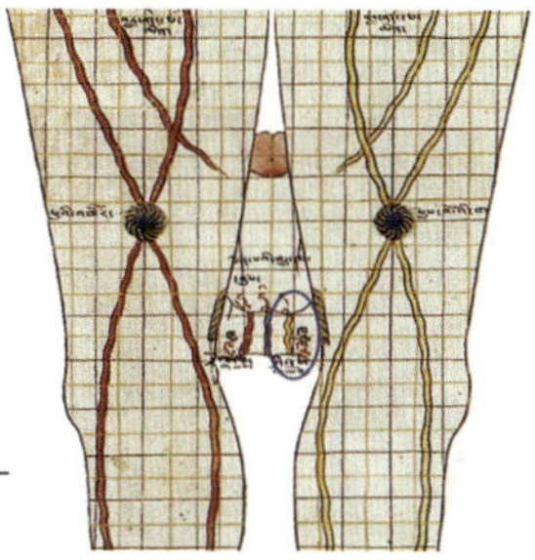

10.3 嗣脉

男子阴囊与肛门，女子阴道与肛门之间即会阴中央及其左右有 3 条脉，其中左边一脉便是嗣脉，供男子精液和女子卵子运行，繁衍后代。断之则会死亡，伤之则伤处形成瘀血，伤毒流入脉中造成不育症。

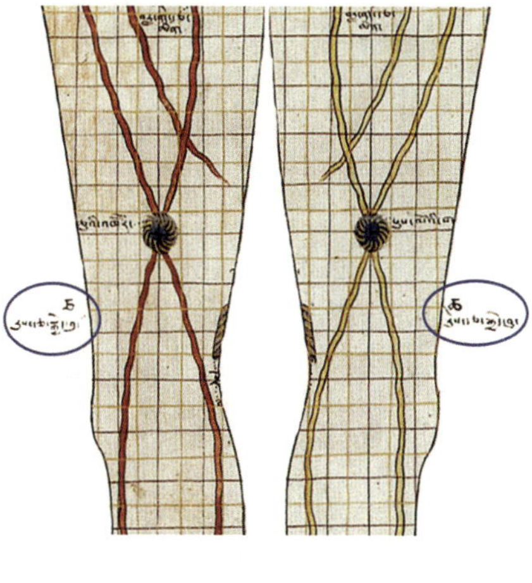

第八十六章　躯干、四肢创伤原因

一、要害隆脉

1　支锅石骨脉（2 条）

支锅石骨脉位于左右膝关节缘向上 4 横指“年光”处，犹如品字形支锅石样分布。此脉受伤或受到打击则导致隆（风）妄行、下肢屈伸功能障碍。

二、要害血脉

1 吹螺肺脉

从蜂巢状肺泡中分出，走向上肢，位于左右臑内侧向下量4横指处，这便是吹螺脉，属肺脉。此脉受伤或受到打击则导致伤毒流入肺中。

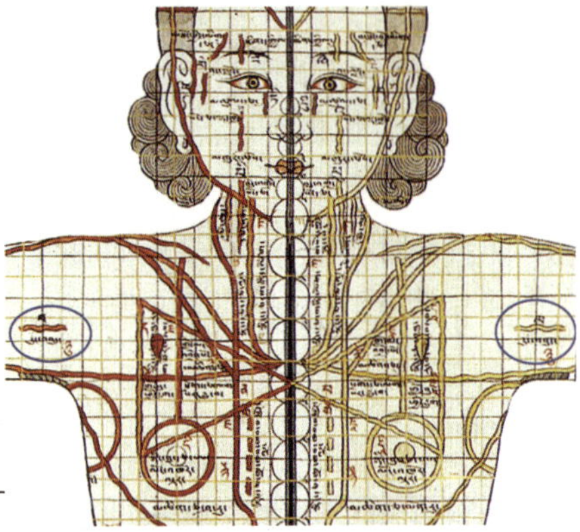

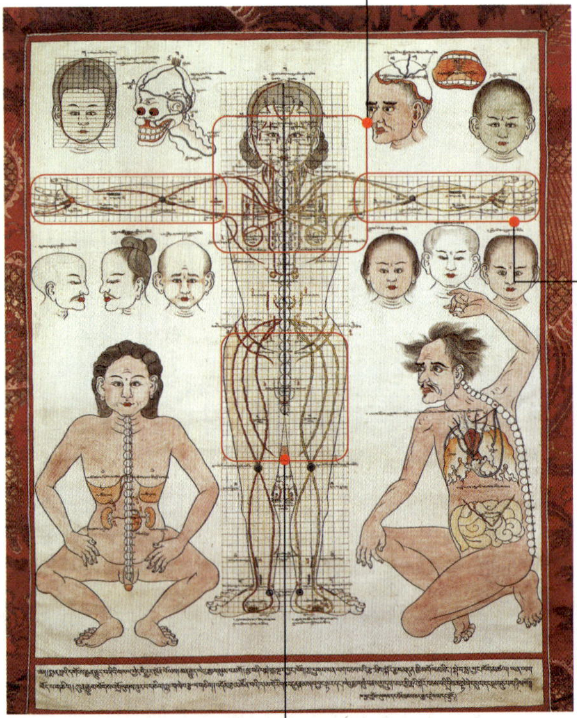

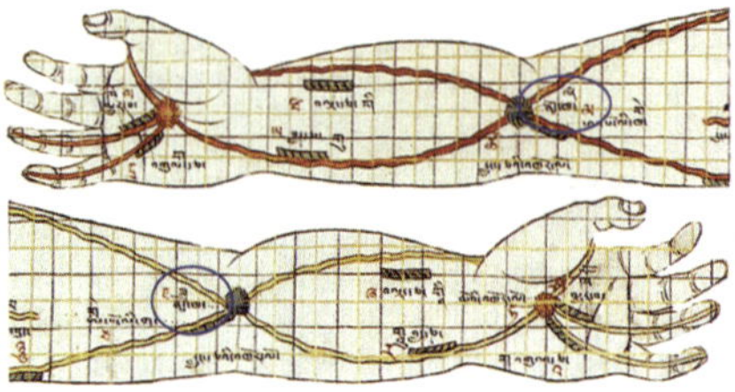

2 “诺嘎”脉

“诺嘎”脉是位于肘窝的2条粗大血脉，色黑，此脉显露于体外。武器伤之则血流不止，属要害之脉。

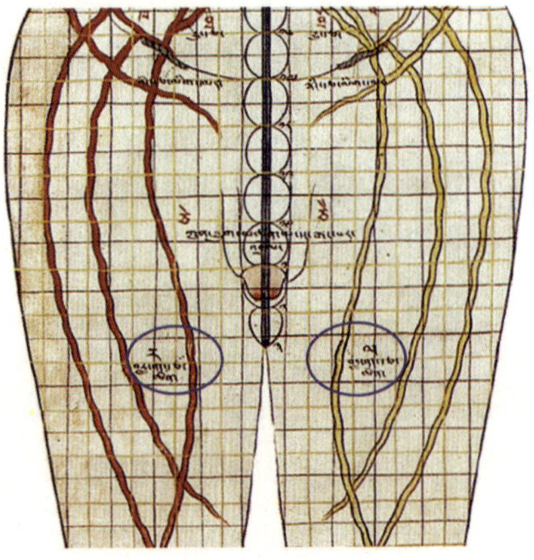

3 股大脉

股大脉为从左右鼠蹊沟内侧向两膝关节边缘循行的2条粗而长的血脉，显露于体外。武器伤之则血流不止，属要害之脉。

4 陷骨肾脉

陷骨肾脉为从左右髂嵴向下两鼠蹊沟方向循行的“那勾”肾脉末端走向股冈的 2 条脉。武器伤之则可引发寒性培根病，属要害之脉。

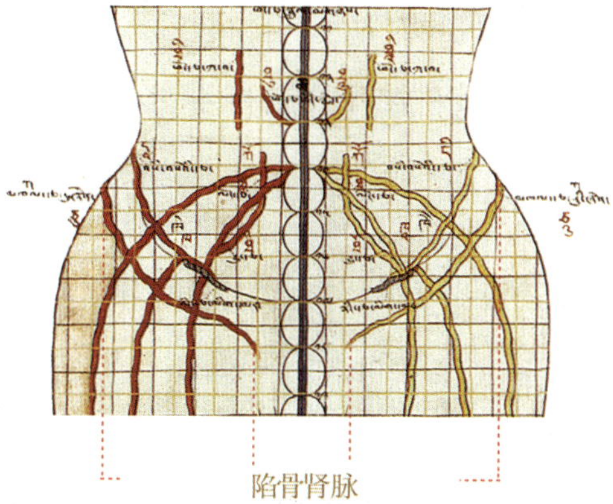

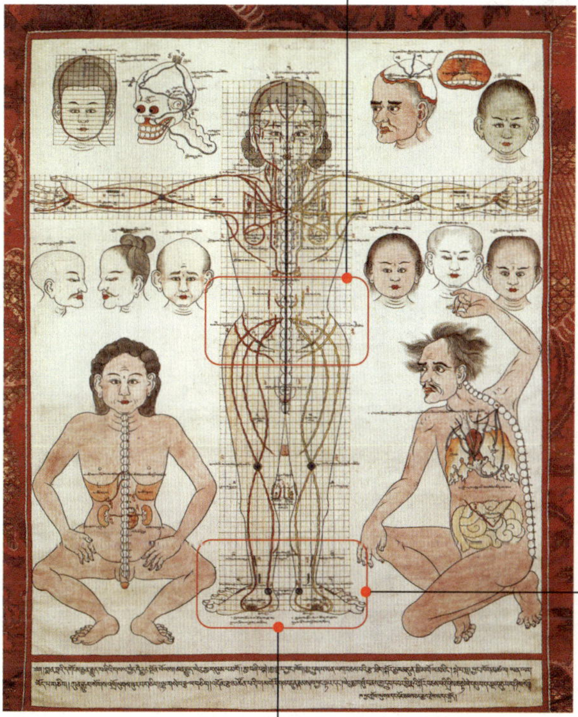

三、要害动脉

1 夺掌脉（2 条）

夺掌脉位于左右足掌中趾的螺纹处，显露于体外。武器伤之则引起上体发热或失温，有性命之忧，属要害之脉。

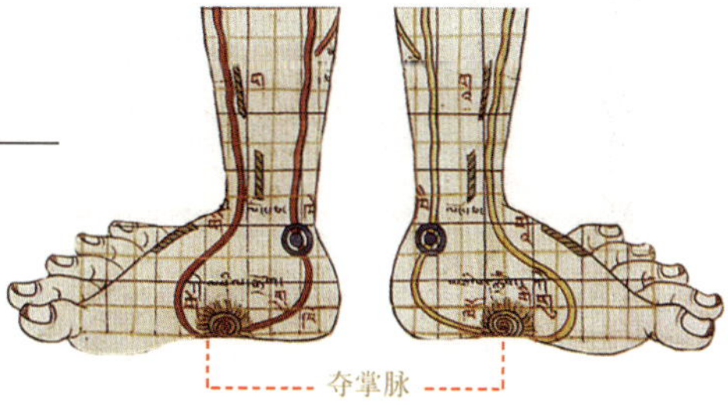

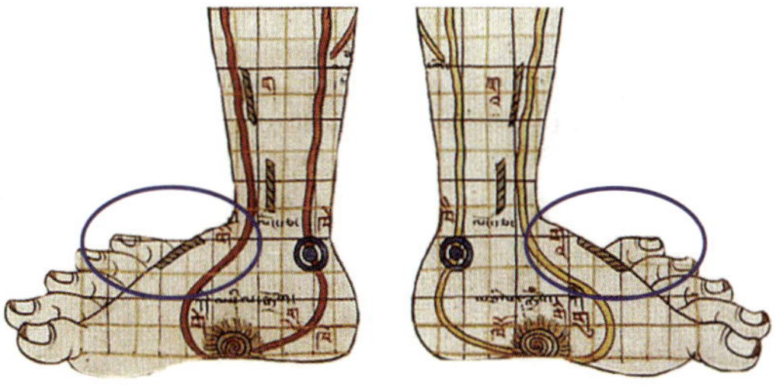

2 黑动脉（2 条）

黑动脉位于左右足背跗骨冈上，突显于体外。武器伤之则引起上体发热或失温，有死亡危险，属要害之脉。

3　铁豆脉（2条）

铁豆脉为红眼心脉之脉端经腘窝至内踝窝一脉，突显于体外。武器伤之则引起上体高热或失温，有死亡危险，属要害之脉。

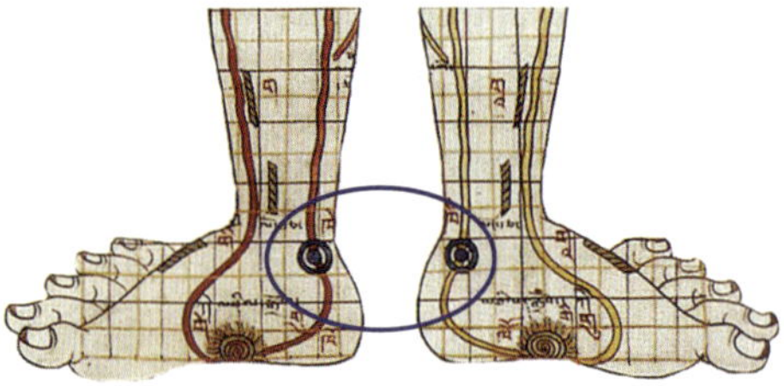

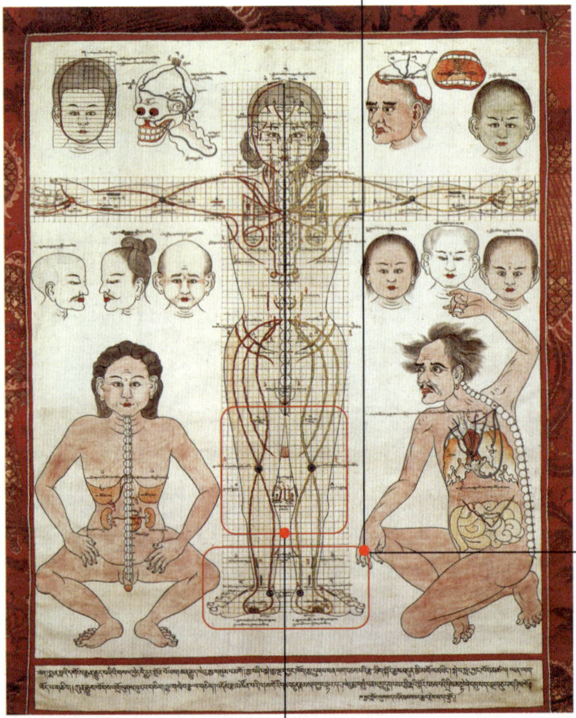

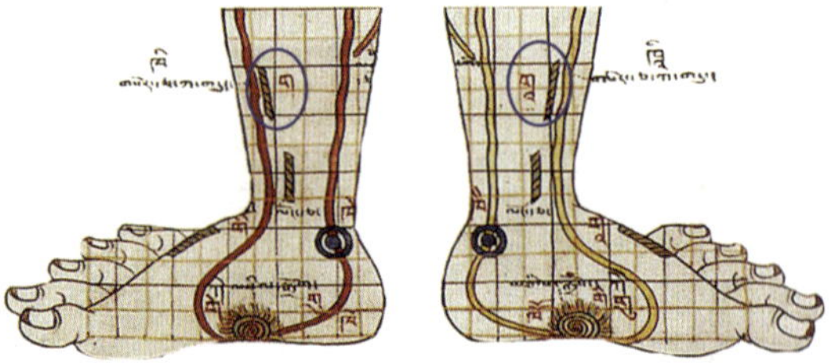

4　柱状金脉（2条）

柱状金脉位于左右足内踝关节缘向上4横指的胫前嵴下方，突显于体外。武器伤之则引起高热或失温，有死亡危险，属要害之脉。

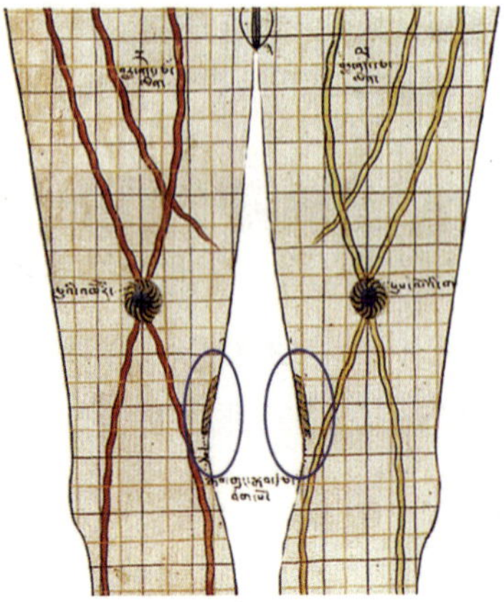

5　腘脉（2条）

腘脉位于左右腘窝，突显于体外。武器伤之则引起高热或失温，有死亡危险，属要害之脉。

6 红眼心脉（2条）

红眼心脉位于左右鼠蹊沟上，突显于体外。武器伤之则引起高热或失温，有死亡危险，属要害之脉。

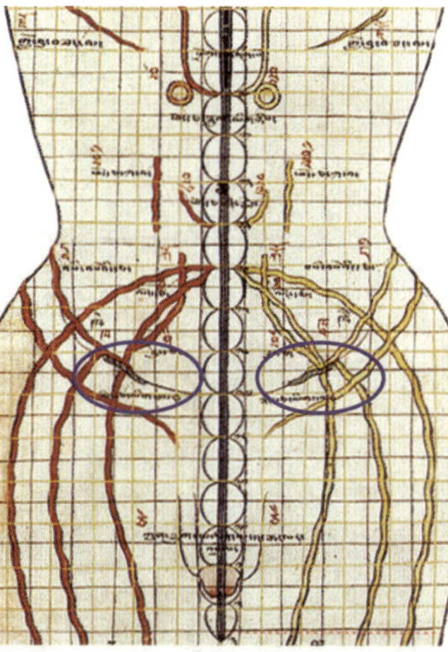

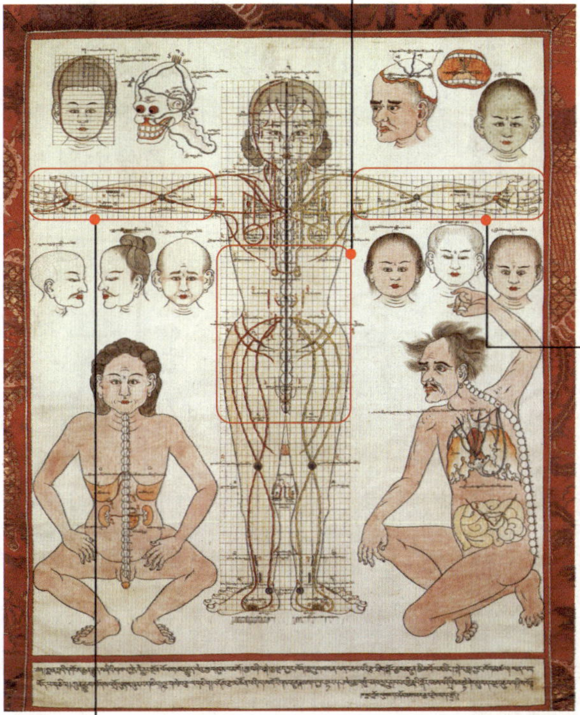

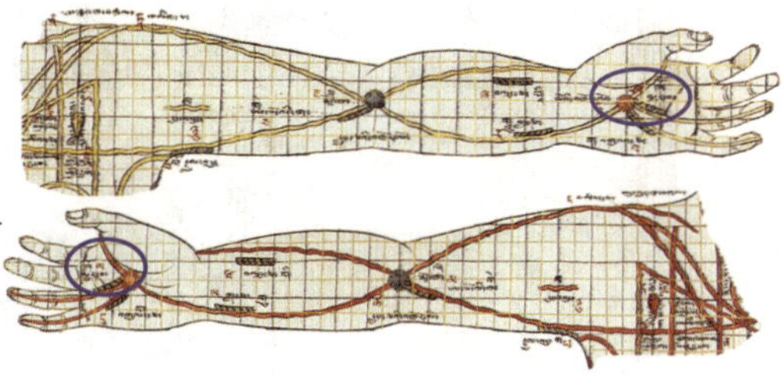

7 急脉（2条）

急脉位于左右手掌无名指弯曲所及处，突显于体外。武器伤之则引起高热或失温，有死亡危险，属要害之脉。

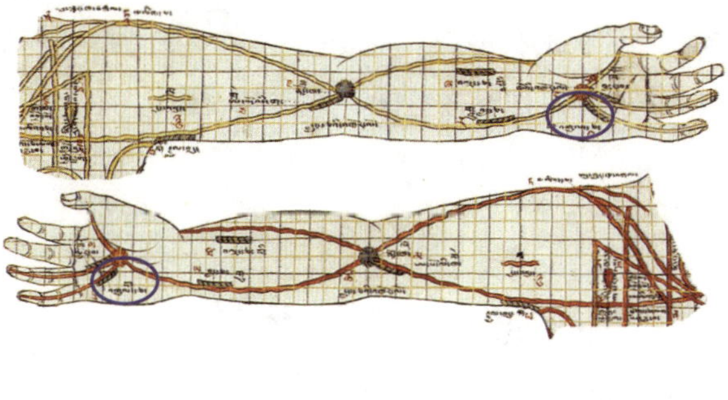

8 手动脉（2条）

手动脉位于左右手掌小指下端，突显于体外。武器伤之则引起高热或失温，有死亡危险，属要害之脉。

9　诊脉（2条）

诊脉位于左右手腕桡骨茎突壁，突显于体外。武器伤之则引起高热或失温，有死亡危险，属要害之脉。

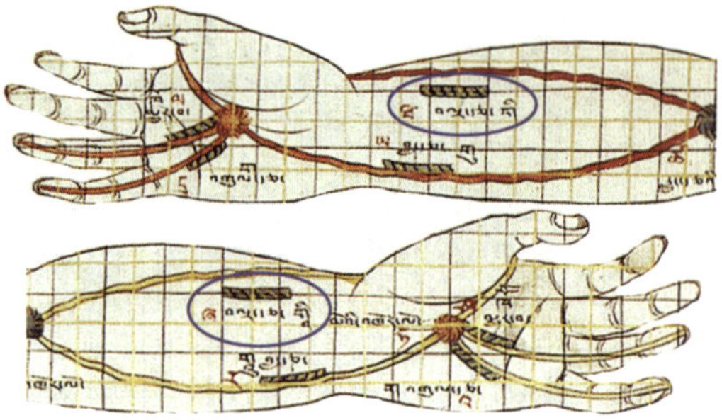

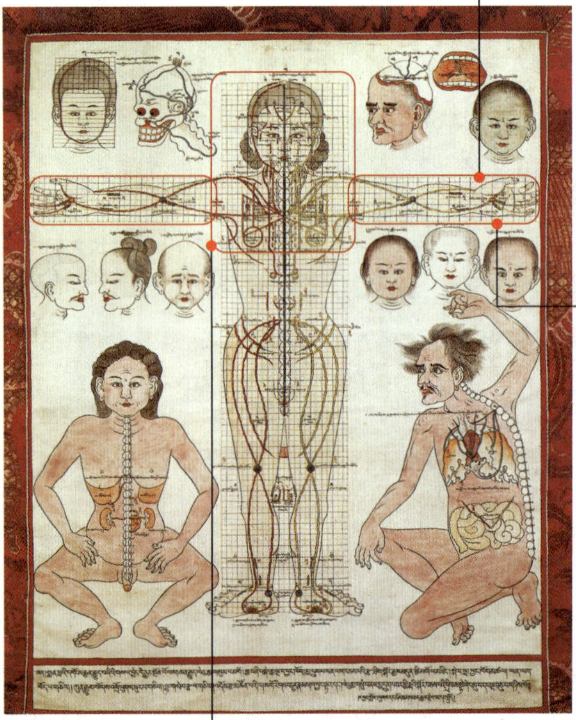

10　魂脉（2条）

魂脉位于左右手腕下角筋腱缝隙中，突显于体外。武器伤之则引起高热或失温，有死亡危险，属要害之脉。

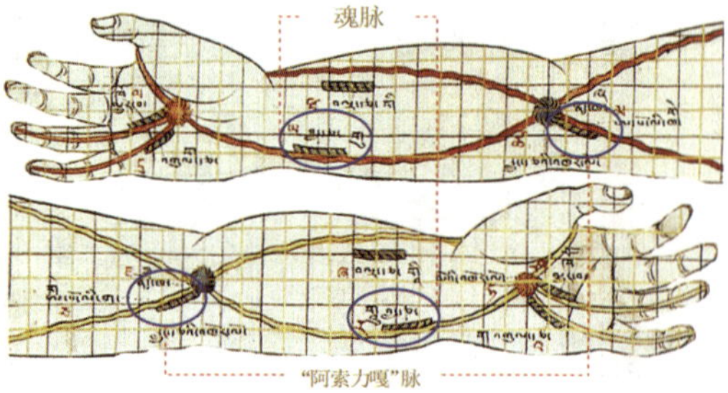

11　“阿索力嘎”脉（肱动脉，2条）

肱动脉位于左右肘窝，突显于体外。武器伤之则引起高热或失温，有死亡危险，属要害之脉。

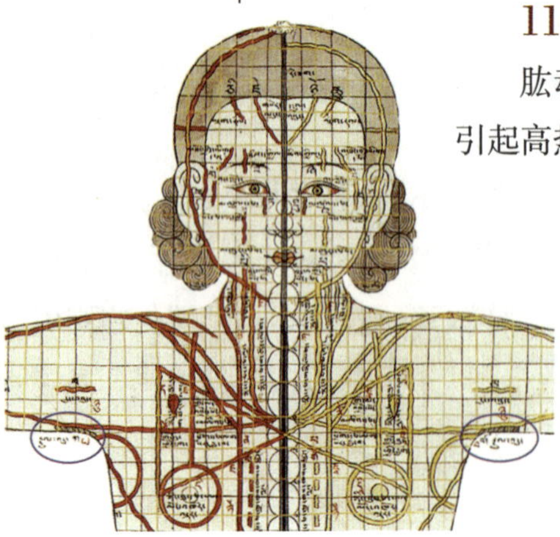

12　聚汗脉（2条）

聚汗脉位于左右腋窝根，突显于体外。武器伤之则引起高烧或失温，有死亡危险，属要害之脉。

图五十 头、颈、躯干及四肢的创伤原因和患者（背面）

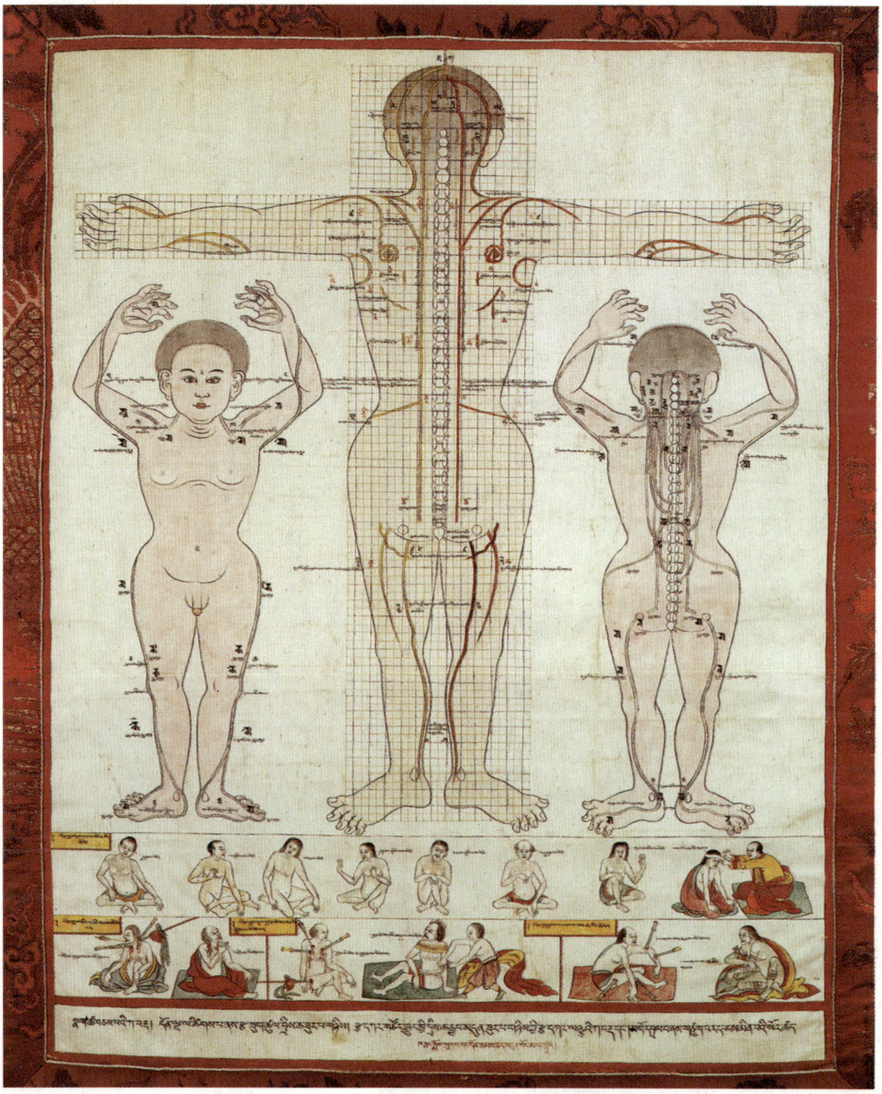

本图示的内容为头部创伤：连接脏腑的13条垂丝脉和连接四肢的外脉水脉、肌肉脉；颈部创伤：连接内外及其他的水脉；躯干部创伤：外脉肺脉、脾脉、胆脉等；四肢创伤：要害隆脉和要害血脉等脉络的分布情况。

第八十三章　头部创伤原因

一、脑脉

1　连接脑内外及其他的水脉

1.1 内脉

1.1.1 垂丝脉（13 条）

1.1.1.1 隆脉（4 条）

体内有 13 条垂丝脉，从脑桥分出后进入颈内向下运行，连接五脏六腑，其中隆通行的脉有 4 条，其中 2 条在第七椎左右与心脏连接，其他 2 条在第十七椎左右与小肠连接。隆脉断裂，则造成遍行隆逆返，导致四肢瘫痪无知觉等，圣医也治疗乏术。

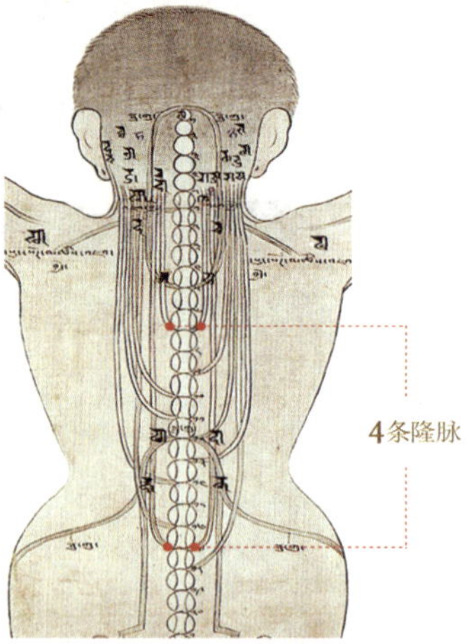

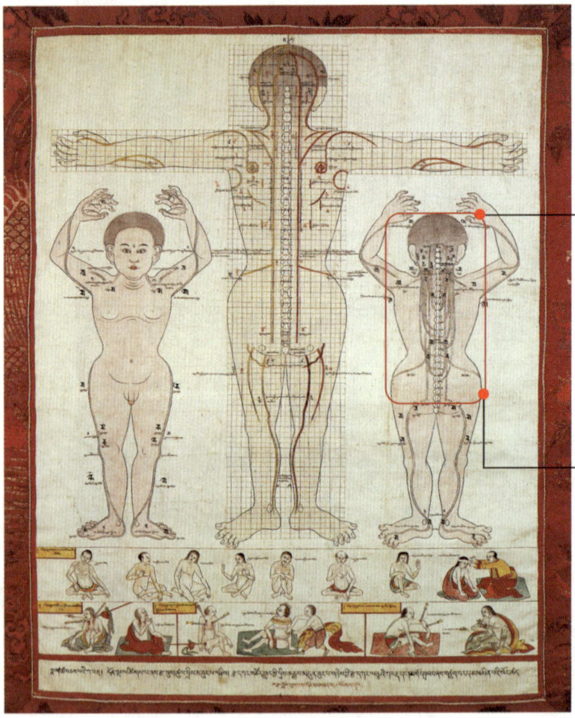

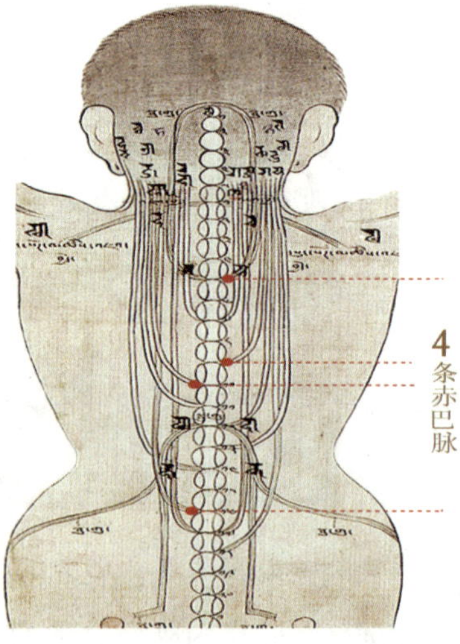

1.1.1.2　赤巴脉（4 条）

体内有 13 条垂丝脉，从脑桥分出后进入颈内向下运行，连接五脏六腑，其中赤巴通行的脉有 4 条，其中 1 条在第五椎与肺连接，1 条在第十六椎与大肠相连，1 条在第九椎与肝脏相连，1 条于第十椎与胆囊相连。赤巴脉断裂，则造成目等五官识觉丧失，出现口苦、目黄、舌干等症状，圣医也治疗乏术。

1.1.1.3 培根脉（4条）

体内有13条垂丝脉，从脑桥分出后进入颈内向下运行，连接五脏六腑，其中培根通行的脉有4条，其中1条在第十二椎与胃相连，1条在第十一椎与脾相连，1条在第十四椎与肾相连，1条在第十八椎与膀胱相连。培根脉断裂，则造成排泄功能衰弱，导致两便闭塞等，圣医也治疗乏术。

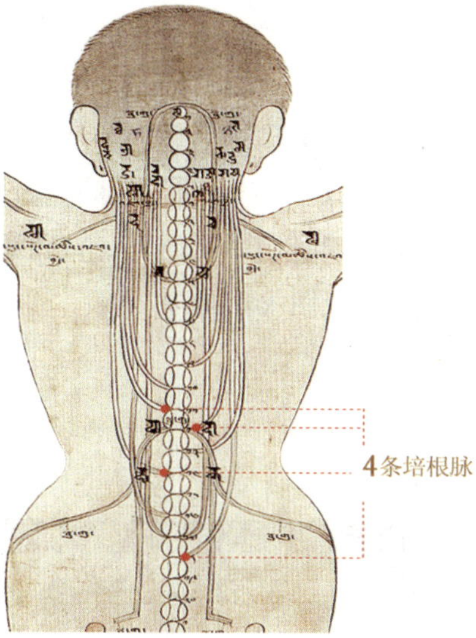

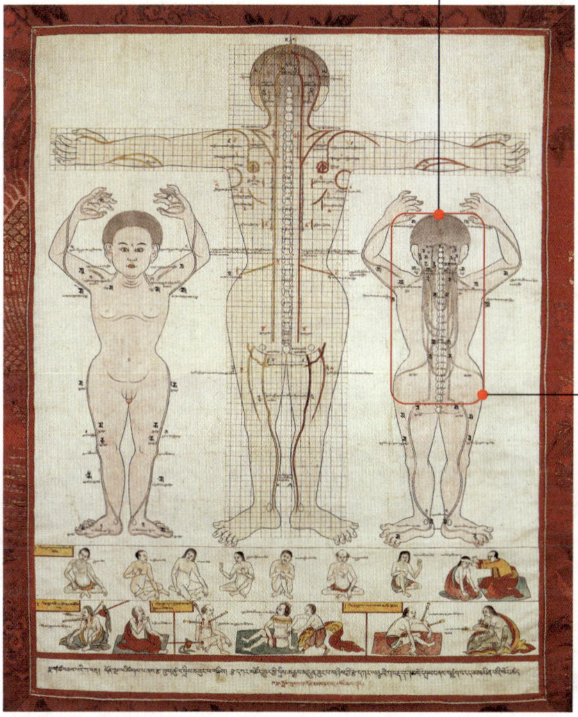

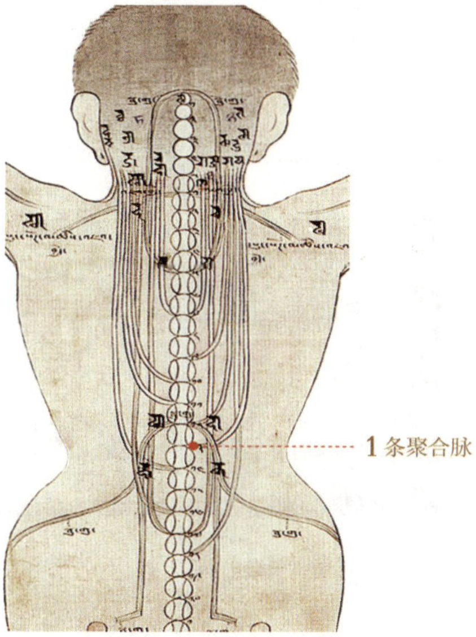

1.1.1.4 聚合脉（1条）

体内有13条垂丝脉，从脑桥分出后进入颈内，其中隆、赤巴、培根通行的聚合脉有1条，在第十三椎与“三木塞”相连。此脉断裂可造成头晕、呕吐等，圣医也治疗乏术。

1.2 外脉

1.2.1 管状水脉（2 条）

两条管状水脉由后囟门分出，沿后脑大筋左右向下运行。若左管状水脉断裂，可造成右侧瘫痪、麻木、运动障碍、颈项强直；右脉断裂，可造成左侧残废等。管状水脉末端伸向下肢，可造成下肢跛瘸、两便闭塞，导致死亡。

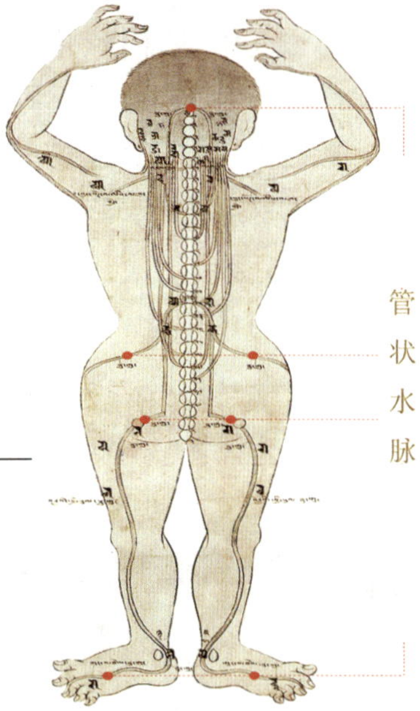

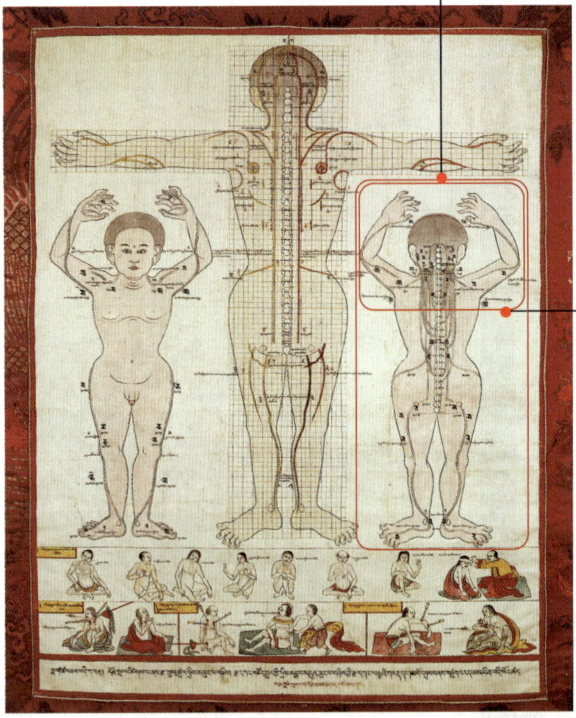

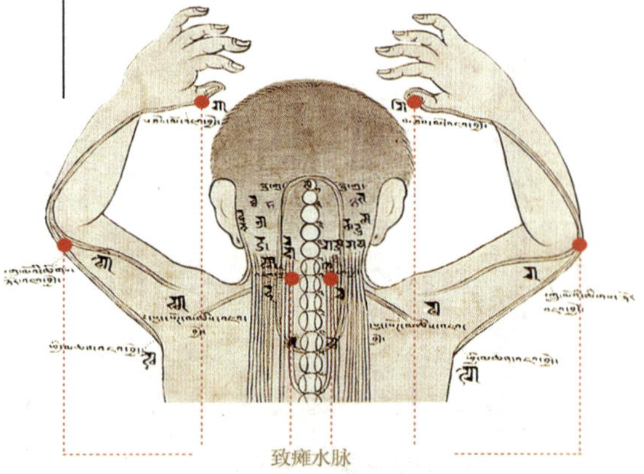

1.2.2 致瘫水脉（2 条）

两致瘫水脉从脑桥分出，至两风池显露于外，于后脑大筋左右旁开 1 寸处向下运行。如果断裂，则出现交叉弊病，即左水脉断裂可造成右侧瘫痪、麻木、运动障碍、颈项强直；右脉断裂可造成左侧残废等。致瘫水脉末端伸向下肢可造成下肢跛瘸、两便闭塞，导致死亡。

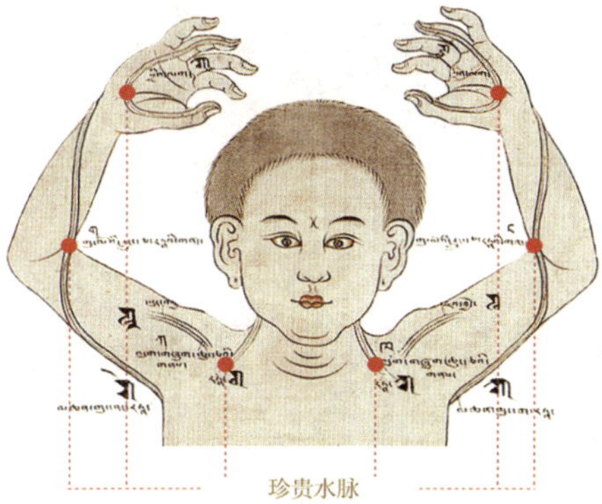

1.2.3 珍贵水脉（2 条）

两珍宝水脉从脑桥分出，脉尖到达两耳垂下，后没入两锁骨内，又经两腋窝内侧和肘窝转到肘鹰嘴向下连接无名指端，又转向手掌皱纹下，与致瘫水脉末端相连。如此脉断裂则造成上体瘫痪、麻木、运动障碍。

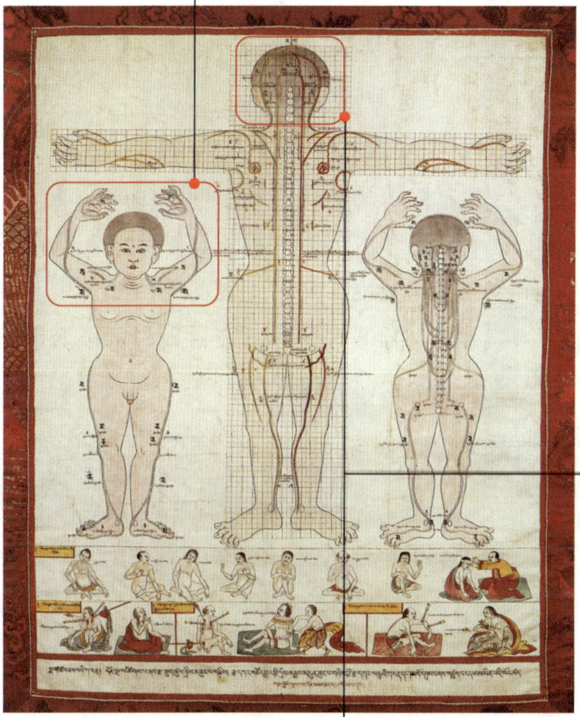

二、肌肉脉

1 四线脉

四线脉，头顶梵天孔前后左右旁开 1 寸处各有一脉，即为本脉。

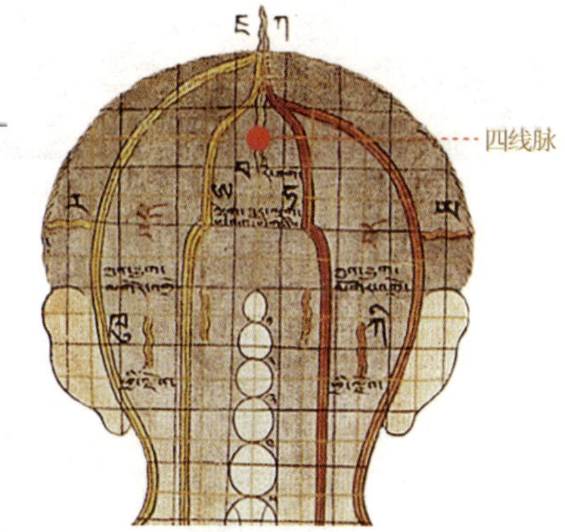

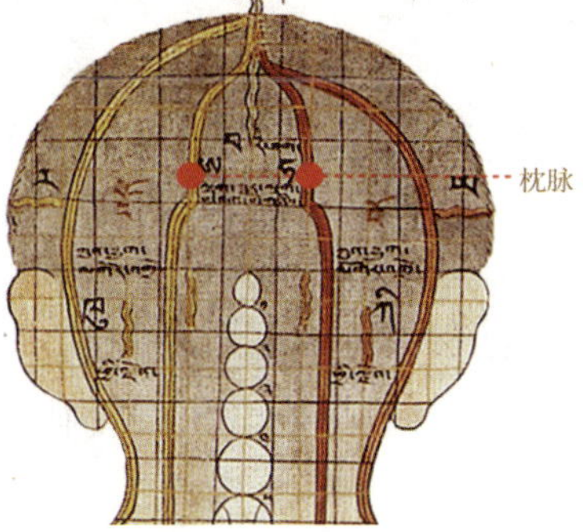

2 枕脉（2 条）

两黑枕脉位于后囟门左右旁开 1 寸再向上量 1 寸枕骨边上。

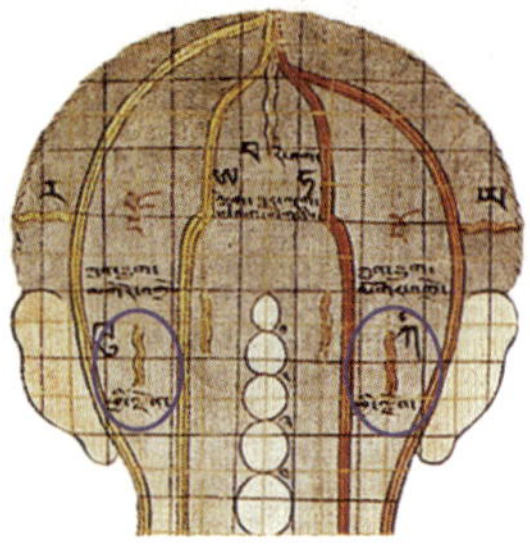

3　耳外树脉（2 条）

两耳外树脉位于两耳孔向后各量 1 寸处上、下走向。

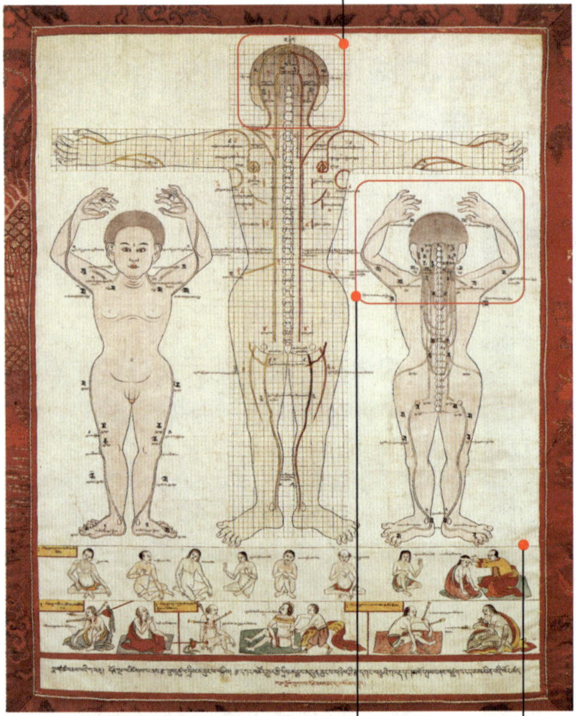

第八十四章　头部、颈部创伤原因

一、外脉

1　水脉

1.1 管状水脉

两管状水脉位于后脑大筋左右。此脉断裂导致交叉状毛病，即右脉断裂造成左侧瘫痪、麻木、运行障碍、肿胀；左脉断裂造成右侧残废。又因此脉源于后脑而引起后颈强直；脉下端到达下肢，则引起下肢跛行、两便闭塞，导致死亡。

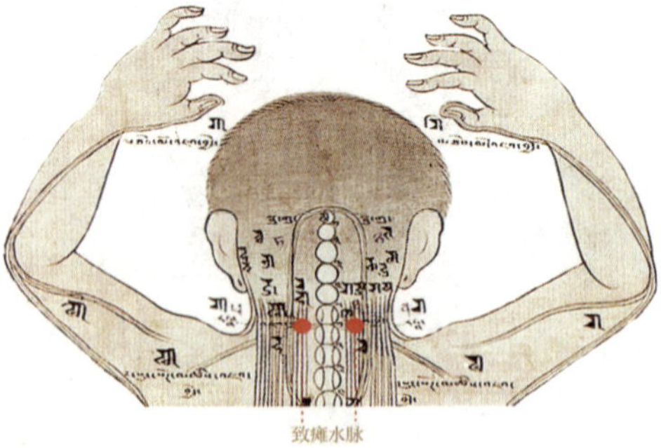

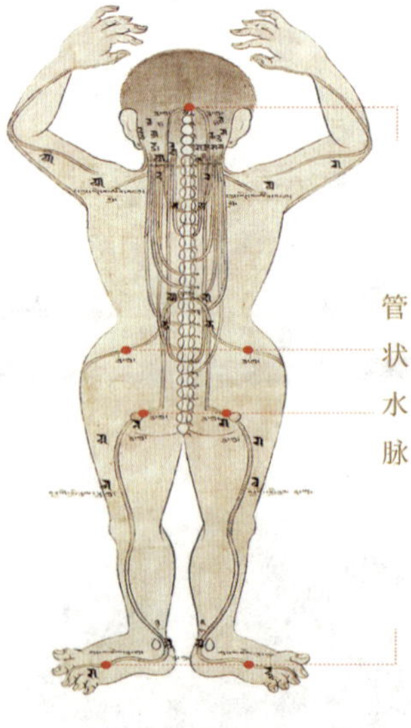

1.2 致瘫水脉（2 条）

两致瘫水脉位于后脑大筋左右旁开 1 寸处。若此脉断裂则导致交叉状毛病，即右脉断裂则造成左侧上下肢瘫痪；左脉断裂造成右侧上下肢瘫痪、麻木、运动障碍和肿胀，导致死亡。

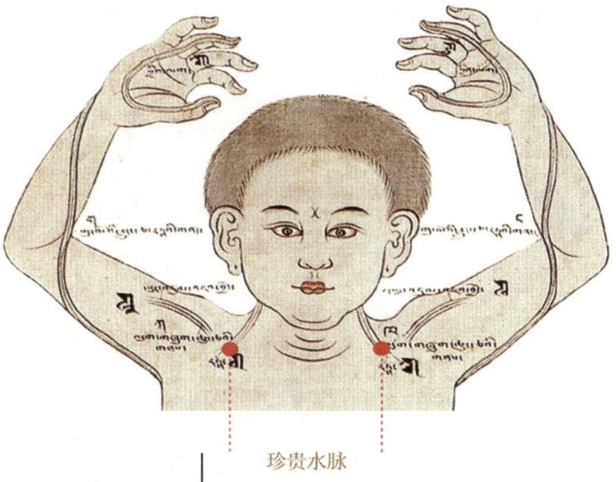

1.3 珍贵水脉（2 条）

两珍贵水脉位于两耳垂下凹陷中，因其脉端循行于上肢，断裂会出现手臂拘挛、麻木、运动障碍。

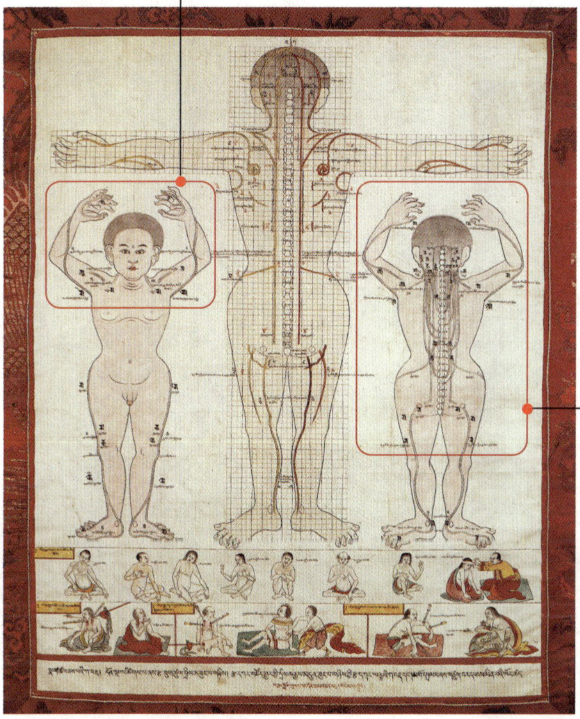

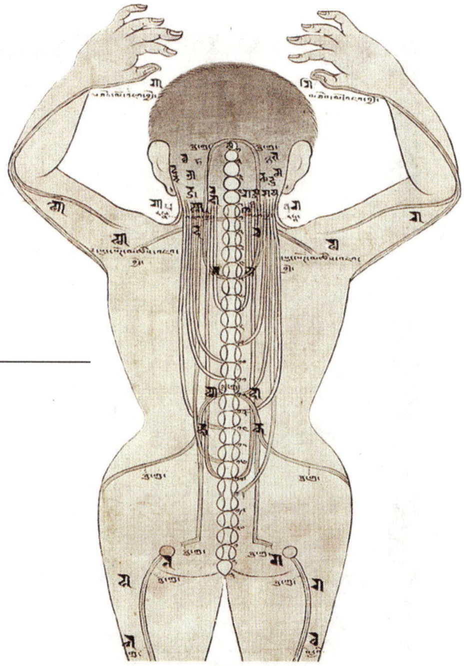

二、内脉

1 垂丝脉（13 条）

13 条垂丝脉从脑桥分出后进入颈内，向下运行与五脏六腑、“三木塞”相连。若断裂则会出现大小便闭塞、四肢拘挛、麻木、目等五官识觉丧失、口苦舌燥、面容油腻、眼白黄染、头晕呕吐等症状，圣医也治疗乏术。

第八十五章 躯干创伤原因

一、外脉

1 肺脉（24条）

1.1 椎旁脉（2条）

两椎旁脉为从母肺肋辐叶分出，循行于脊椎左右旁开1寸1分处，遍行上下体，此脉在第四椎正前方显露，故属凶险脉。若此脉断裂则死亡，伤之则出现瘀血，伤毒进入脉中。

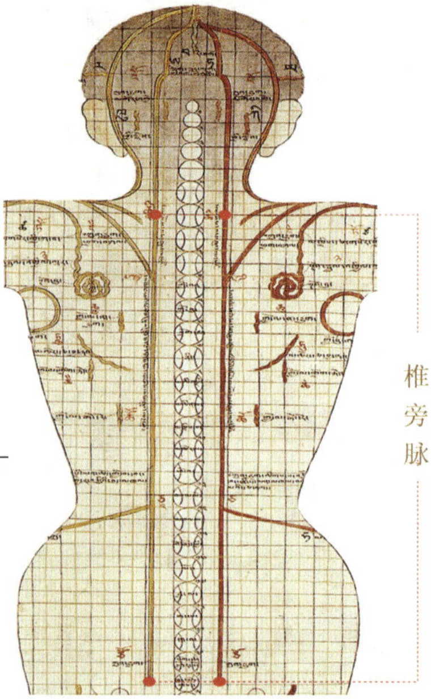

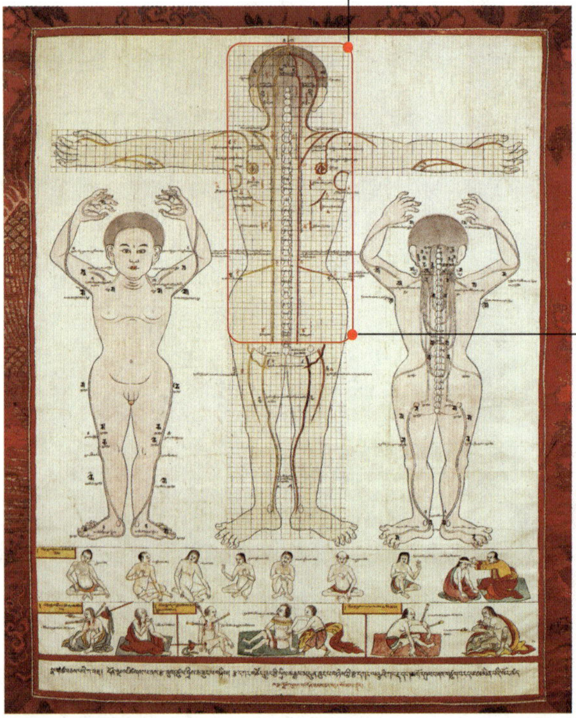

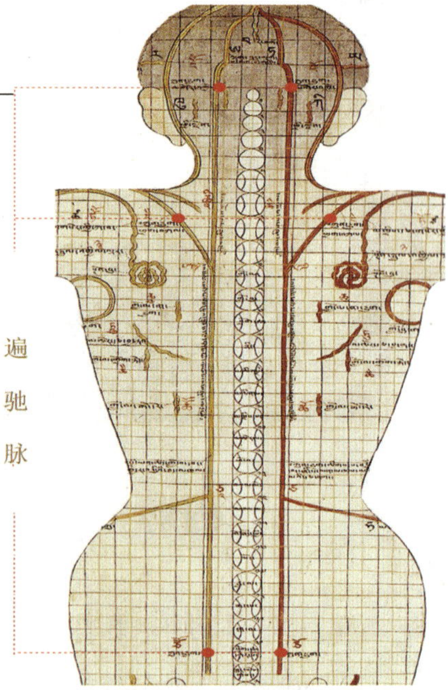

1.1.1 遍驰脉（2条）

从母肺肋辐叶分出的两椎旁脉于脊椎左右旁开1寸1分处向上下遍行。从第四椎正前方出来，位于左右旁开1寸处，称为两遍驰脉。若此脉断裂则死亡，伤之则出现瘀血，伤毒进入脉中。

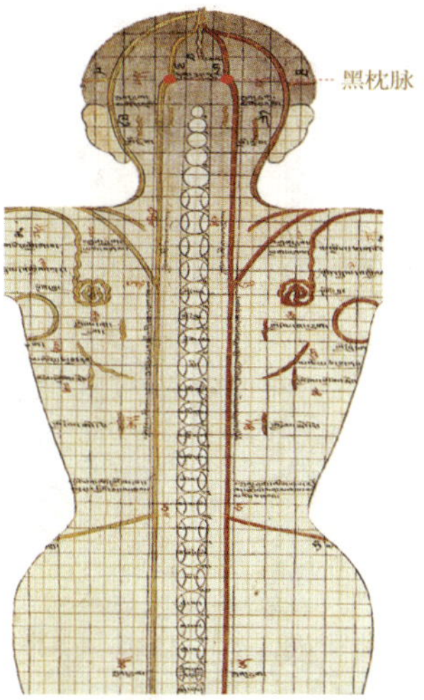

1.1.2 黑枕脉（2 条）

从母肺肋辐叶分出的两椎旁脉位于脊椎左右旁开 1 寸 1 分处，偏行上下体。从第四椎正前方出来，向左右各分出 2 脉，计 4 条脉，其中 2 脉从后脑扁筋边循行于头部，称为两黑枕脉。若此脉断裂则死亡，伤之出现瘀血，伤毒进入脉中。

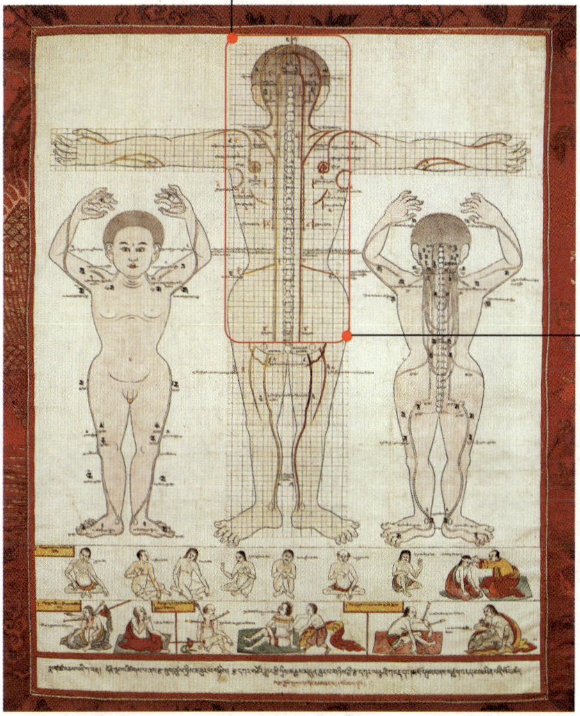

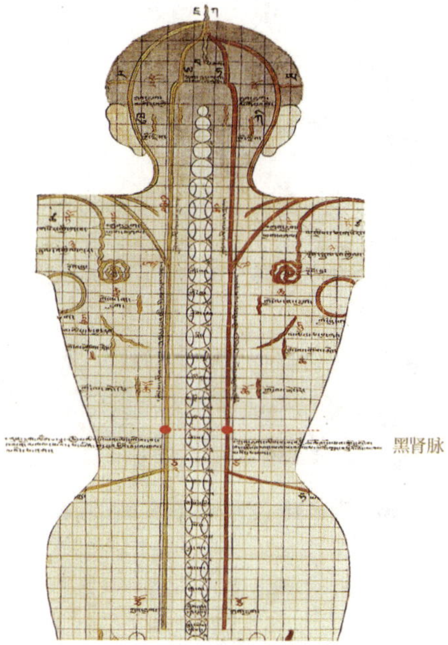

1.1.3 黑肾脉（2 条）

从母肺肋辐叶分出的两椎旁脉位于脊椎左右旁开 1 寸 1 分处，遍行上下体。横膈膜以上属于肺区，故将这一区域的脉称为肺脉，而以下区域脉则称为肾脉。第十四椎左右旁开 1 寸 1 分处的脉，称为黑肾脉。若此脉断裂则死亡，伤之出现瘀血，伤毒进入脉中。

1.1.4“那勾”肾脉（2条）

从母肺肋辐叶分出的二椎旁脉位于脊椎左右1寸1分处，遍行上下体。第十三椎以下部位称为黑肾脉，在第十三椎左右分出4条脉，其中2脉下行髂嵴外露，称为“那勾”黑肾脉。若此脉断裂则死亡，伤之出现瘀血，伤毒进入脉中。

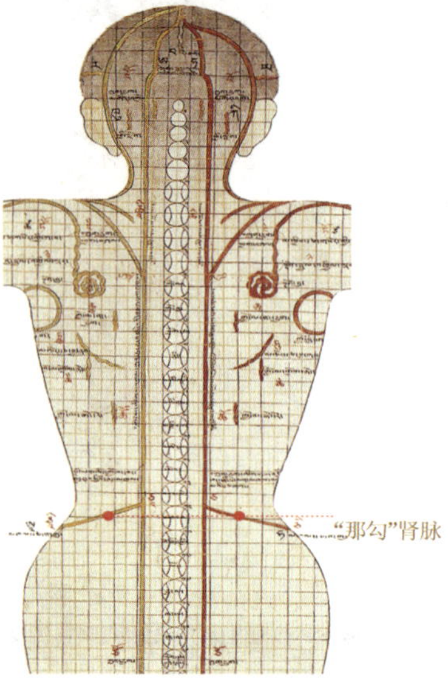

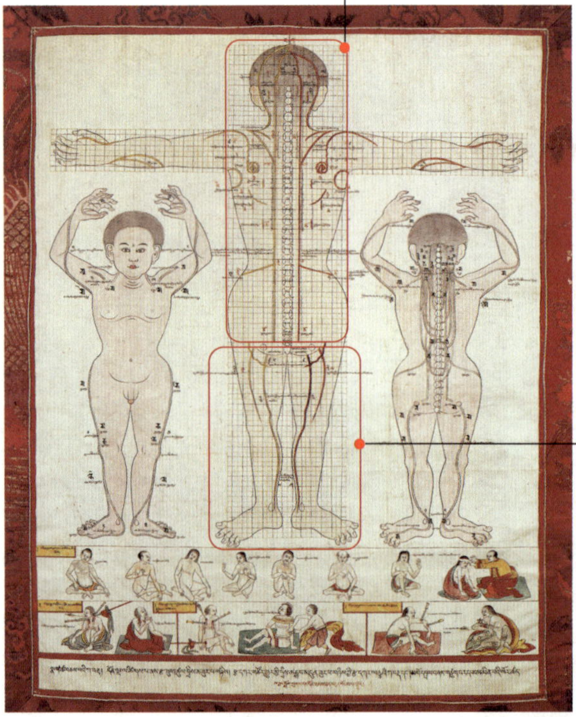

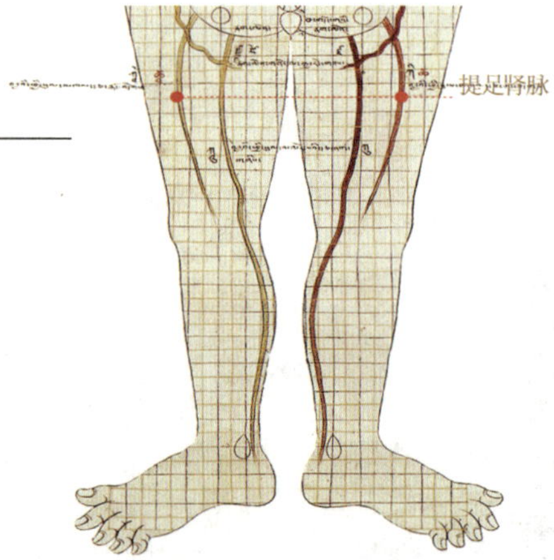

1.1.5 提足肾脉（2条）

从母肺肋辐叶分出的两椎旁脉位于脊椎左右旁开1寸1分处，遍行于上下体。第十三椎以下称为黑肾脉，黑肾脉向左右分出4条脉，另外两条从第十四椎正前方向股外褶纹运行，把此脉称为二提足肾脉。若此脉断裂则死亡，伤之出现瘀血，伤毒进入脉中。

1.2 内驰脉（2 条）

从母肺肺冈叶分出的两内驰脉，位于第六椎正前方左右旁开 5 横指之处。若断裂则一般要死亡，伤之出现瘀血，伤毒流入脉中。

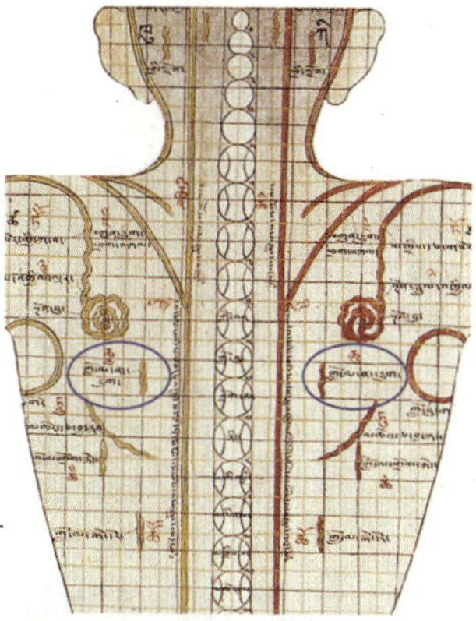

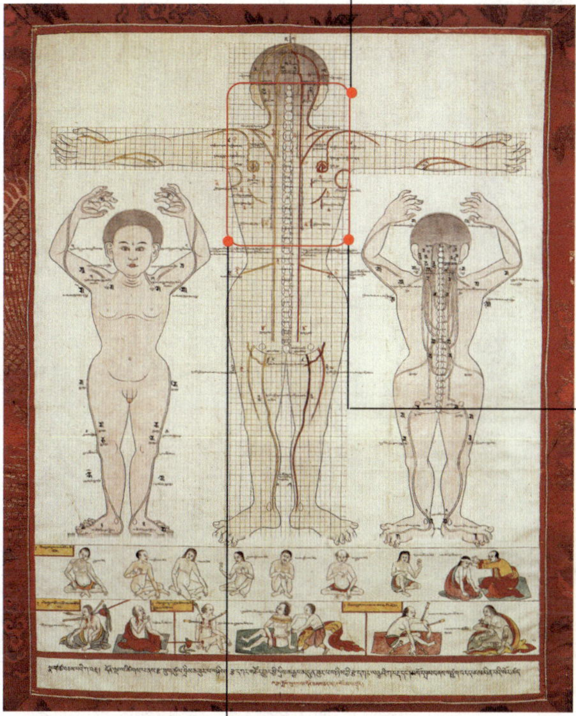

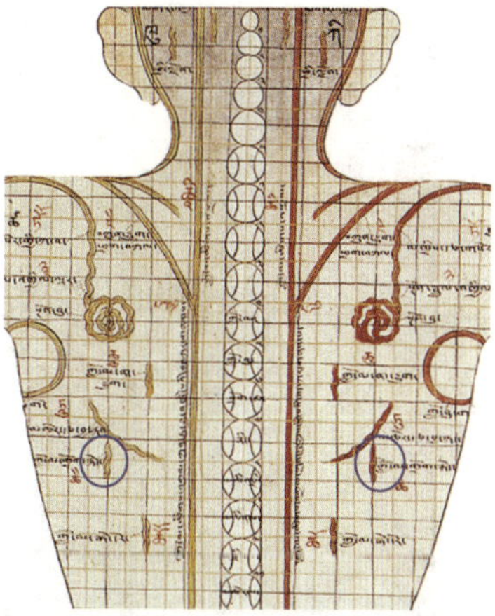

1.3 蚁腰脉（2 条）

从母肺虎头叶分出的蚁腰脉，位于第六椎正前方左右旁开 7 横指处。若断裂则一般会死亡，伤之出现瘀血，伤毒流入脉中。

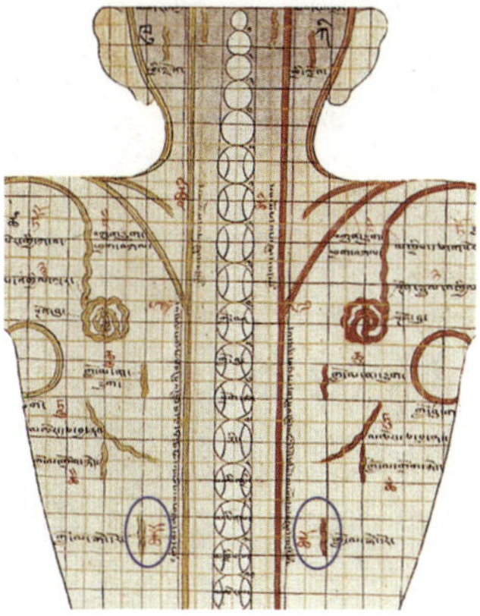

1.4 “盖多日”脉（2 条）

从母肺漏端叶分出的两“盖多日”脉，位于第十椎正前方左右旁开 4 横指处。若断裂则一般会死亡，伤之出现瘀血，伤毒流入脉中。

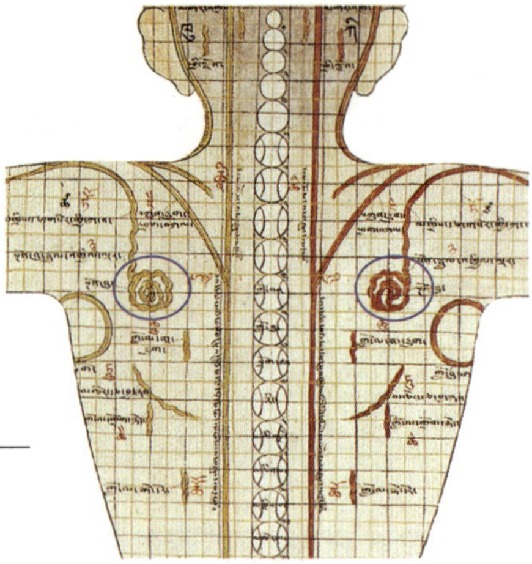

1.5“宛吾”脉（2条）

从子肺驹眼叶分出的两“宛吾”脉（蛇盘脉）位于两胛骨镜中央稍下一点，如蛇盘状。若断裂则一般会死亡，伤之出现瘀血，伤毒流入脉中。

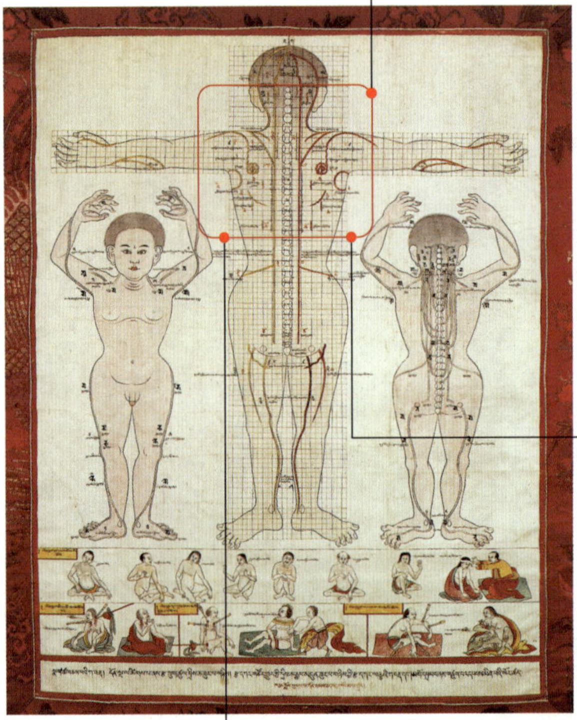

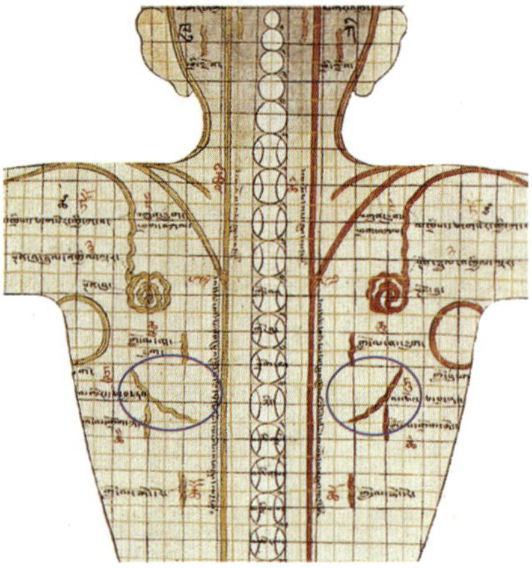

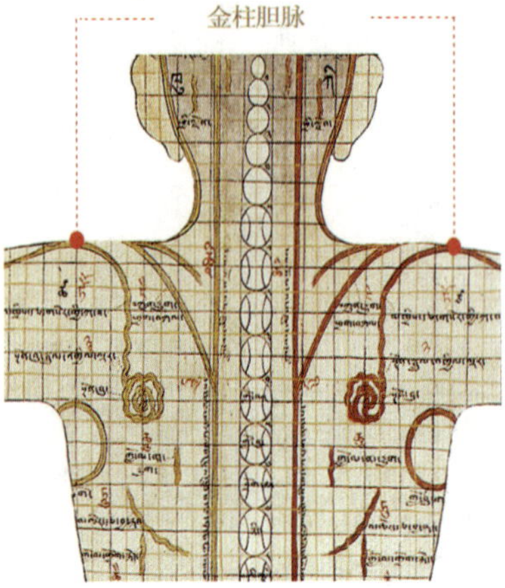

2 鸡爪脾脉（2条）

两鸡爪脾脉位于从胛骨镜中央量1食指处即为胛骨柄马肌，从马肌中间再斜上量4横指处。若断裂则一般会死亡，伤之则出现瘀血，伤毒流入脉中。

3 金柱胆脉（2条）

两金柱胆脉位于臑与肩胛骨柄之间的关节缘。若断裂则一般会死亡，伤之则出现瘀血，伤毒流入脉中。

第八十六章　四肢创伤原因

一、要害隆脉

1　三角肌腱要害

三角肌腱要害位于臑上羊尾肌（三角肌）与腋窝外缘之间，若击伤此处隆脉则导致隆妄行，造成上肢伸屈等功能障碍。

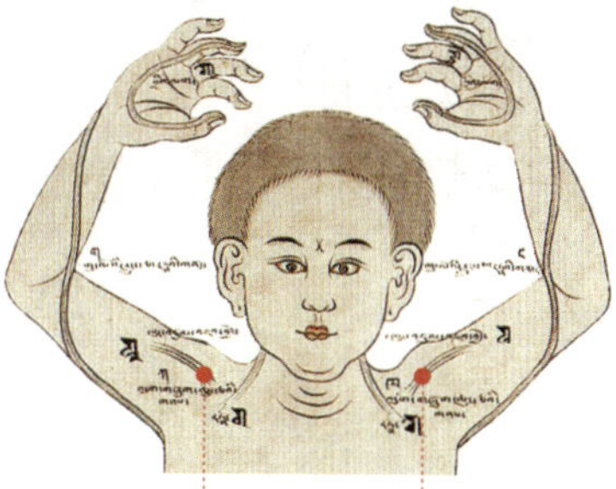

三角肌腱要害

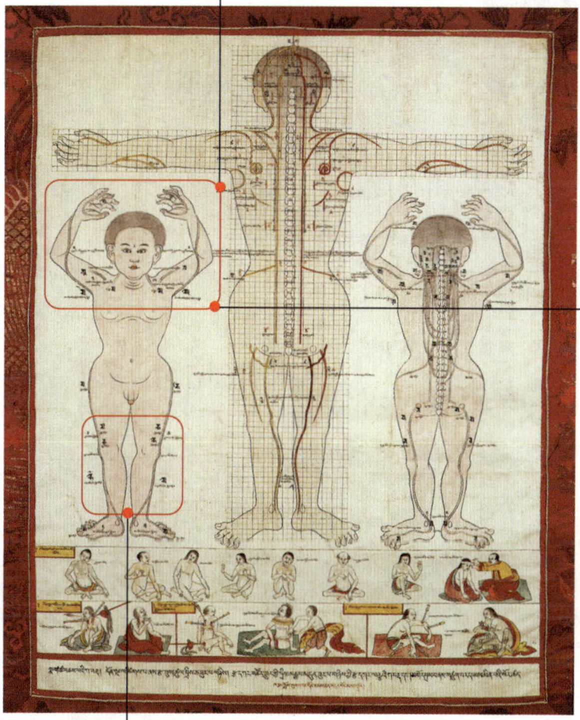

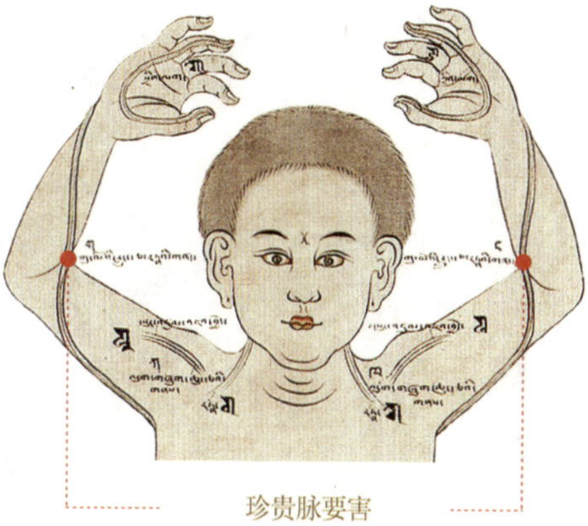

珍贵脉要害

2　珍贵脉要害

珍贵脉要害位于左右肘关节缘与鹰嘴之间，若击伤此处脉则导致隆妄行，造成上肢伸屈等功能障碍。

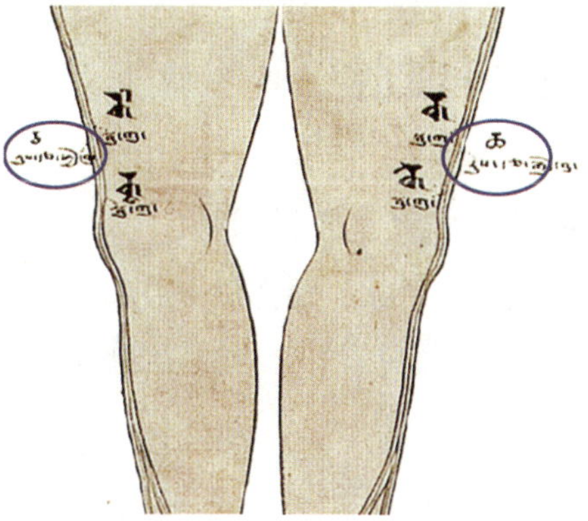

3　支锅石骨脉要害

支锅石骨脉要害位于左右两腿膝关节上缘量 4 横指处的“年光”（危险）处，若击伤此脉则导致隆妄行，造成下肢伸屈等功能障碍。

4 足跟筋脉要害

足跟筋脉要害位于足跟骨与脚踝之间。若击伤此处脉则导致隆妄行，造成下肢伸屈等功能障碍。

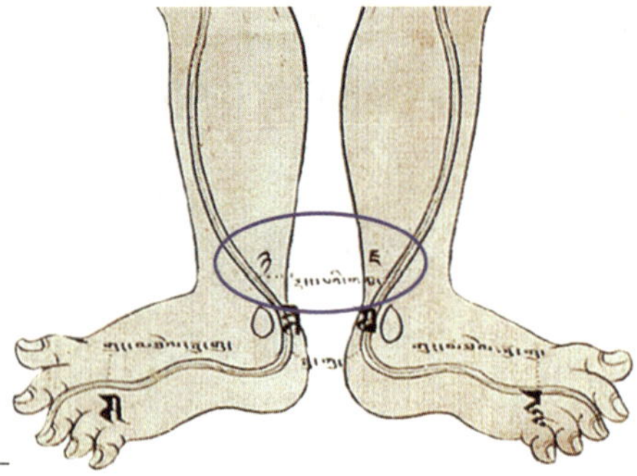

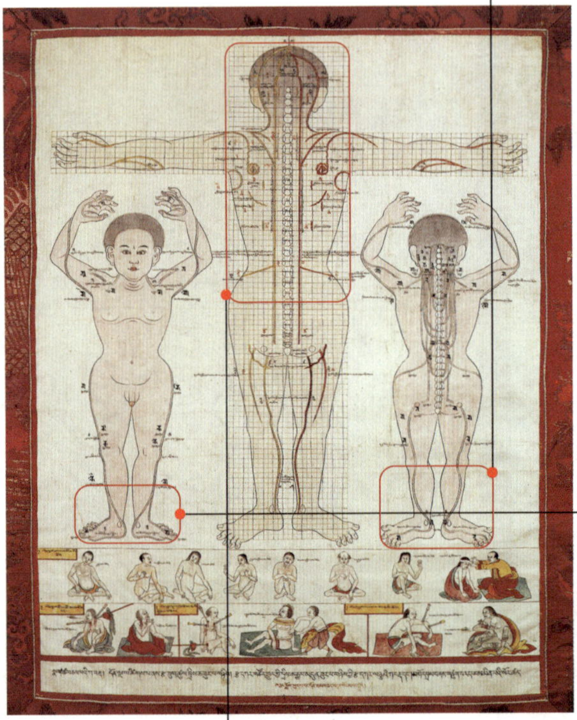

5 拇趾毛丛脉要害

位于左右足拇趾上面长毛处。若击伤此脉则导致隆妄行，造成拇趾拘挛等运行障碍。

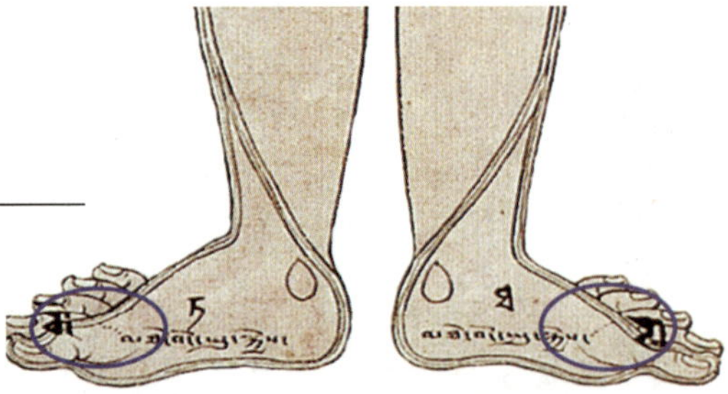

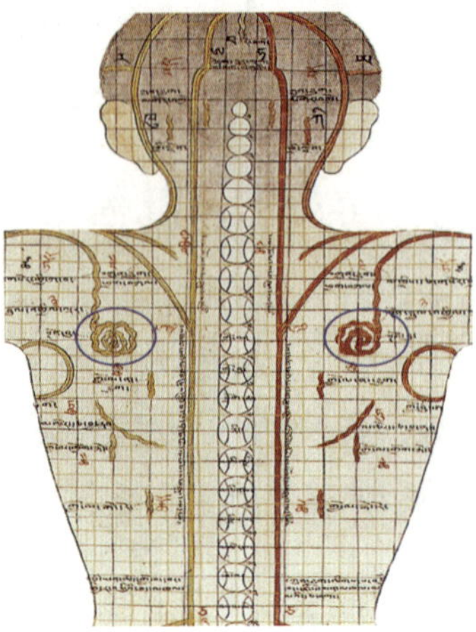

二、要害血脉

1 “宛吾”脉（2条）

“宛吾”脉（蛇盘脉）要害位于左右胛骨镜之下，如蛇盘状，属肺脉。若击伤此脉则导致内脏瘀血，伤毒流入脉中。

2 “阿索日”窝脉（2条）

“阿索日”窝脉要害位于左右肩关节缘向上4横指的“阿索日”窝内，此脉像口袋样横搭于此，属肺脉。若伤之则导致内脏瘀血，伤毒流入脉中。

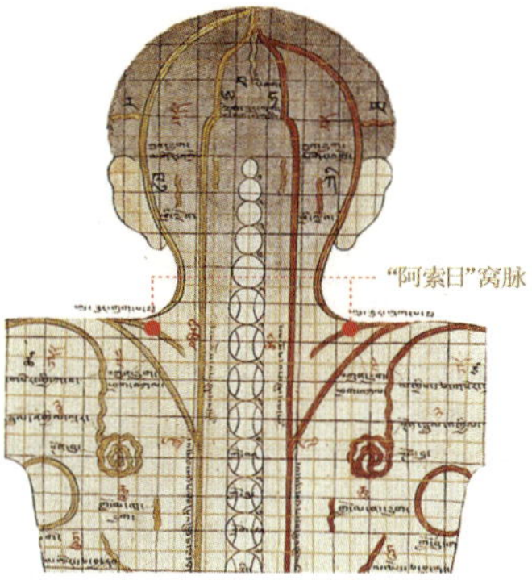

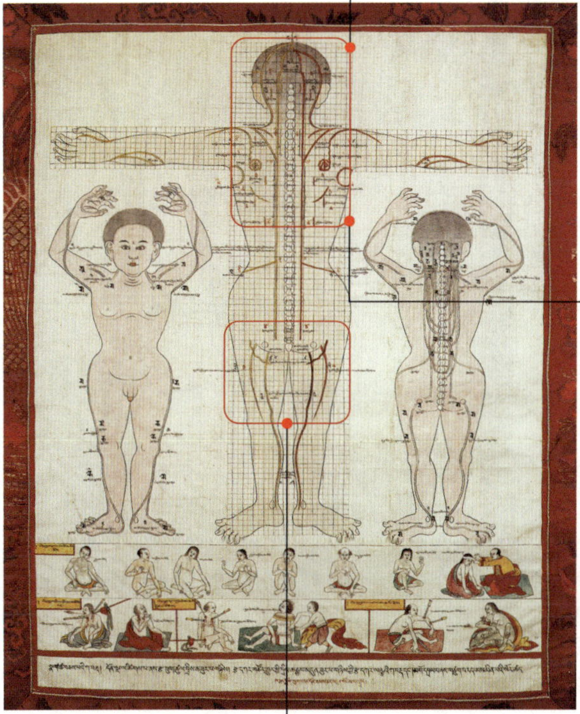

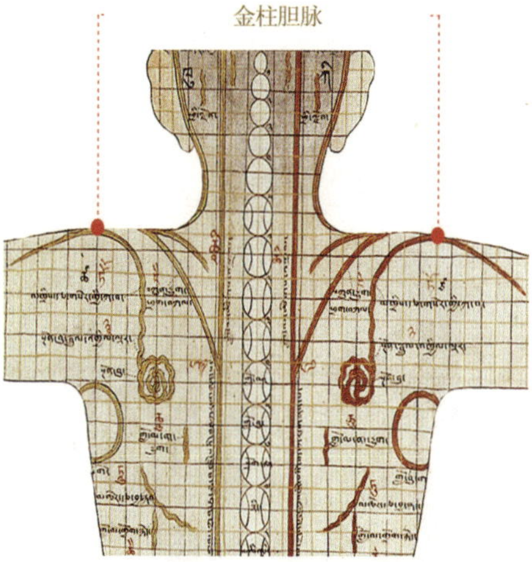

3 金柱胆脉（2条）

金柱胆脉要害位于臑与胛骨之间的金柱胆脉末端，也就是位于肩与胛骨柄相接之处。若伤之则引发胆热。

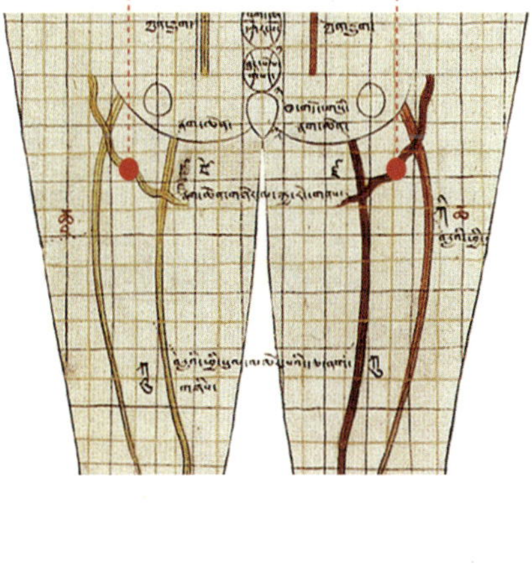

4 “甲让”胆脉（2条）

“甲让”胆脉要害位于臀部大肌面上，即站立时臀大肌出现一条长纹之上。若伤之则引发胆热。

5 短角脉（2条）

短角脉要害位于左右手肘鹰嘴向小臂背面量4横指处。如伤之会流血不止，故为要害。

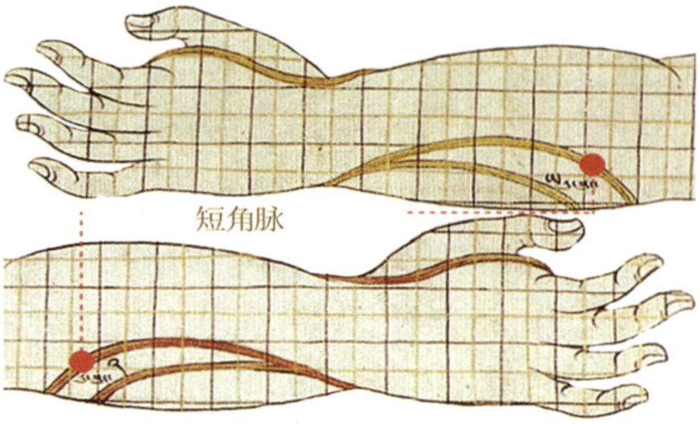

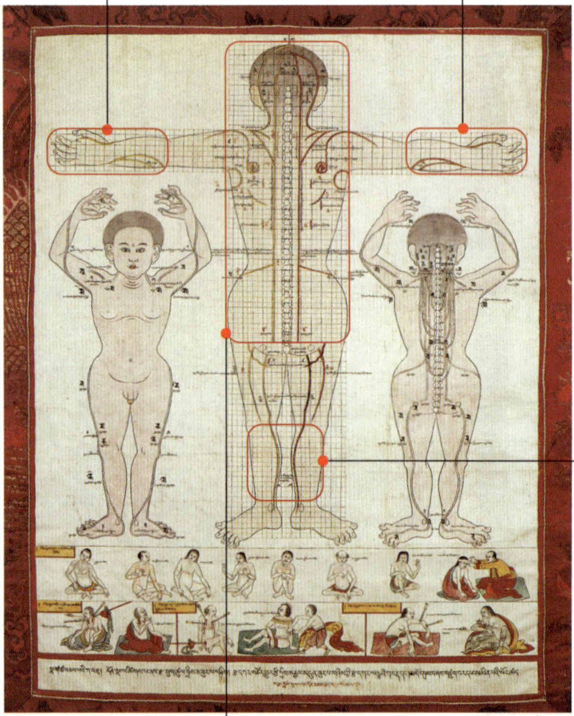

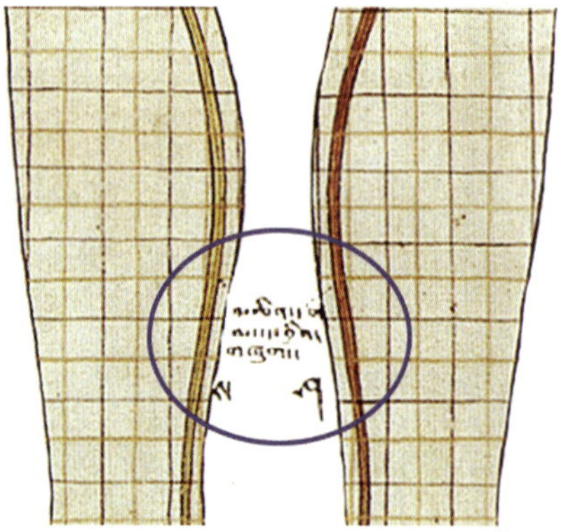

6 下肢肝脉（2条）

下肢肝脉即两腨端脉，位于两足跟结垢界（黑白肉际）向上量5横指处。如伤之则流血不止，故为要害。

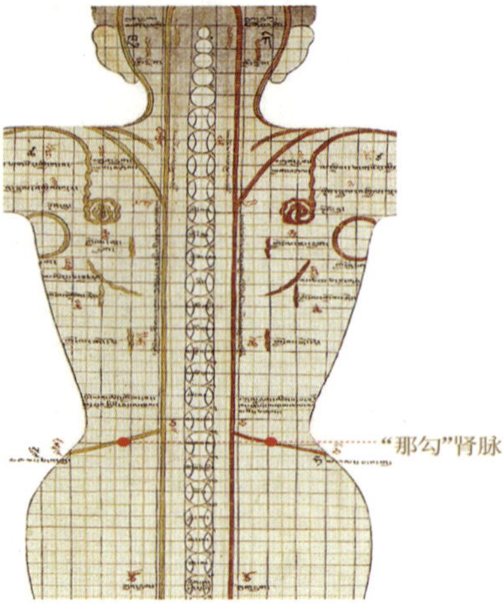

7 “那勾”肾脉（2条）

“那勾”肾脉要害位于靠股冈方向的髂骨浅嵴上。如伤之则引发寒性培根病。

8 提足肾脉（2条）

提足肾脉要害位于两股外侧肌肉褶缝中。如此脉受到伤害则引发寒性培根病。

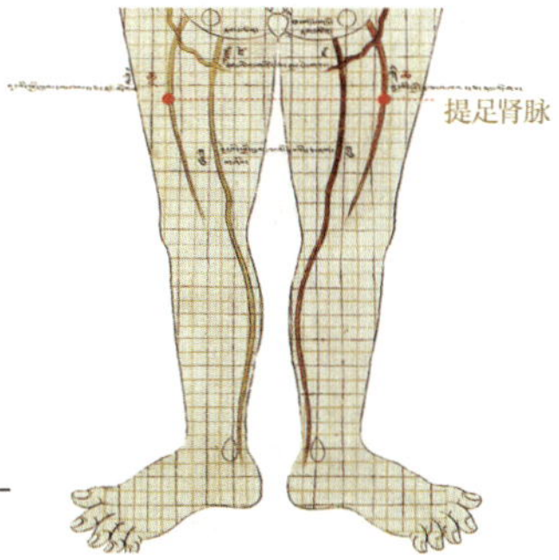

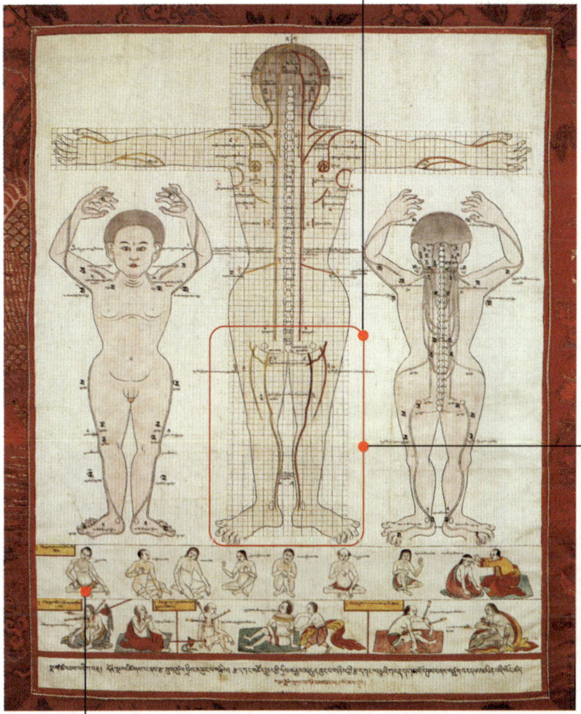

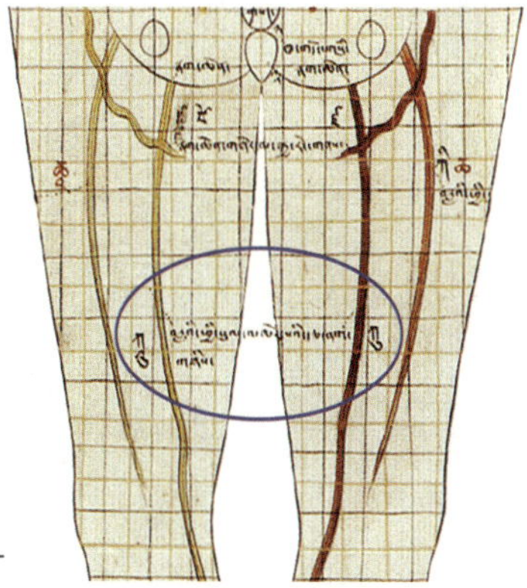

9 黑脾脉（2条）

黑脾脉经左右髂嵴至股外侧肌缝。如此脉受伤则引发寒性培根病。

第八十三章 头部创伤原因

一、头部创伤患者

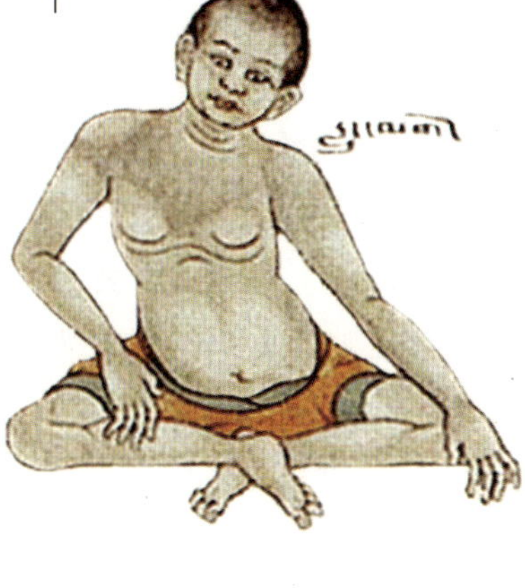

1 隆型头

顶长隆型头脑，格子和脉突少，颅骨坚固，被箭、矛等轻微破之无大碍，颅骨被刺破但无箭镞遗留者为良好头颅，脑浆固于本位，不会流出黏性蜘蛛网状脑液，无需治疗。

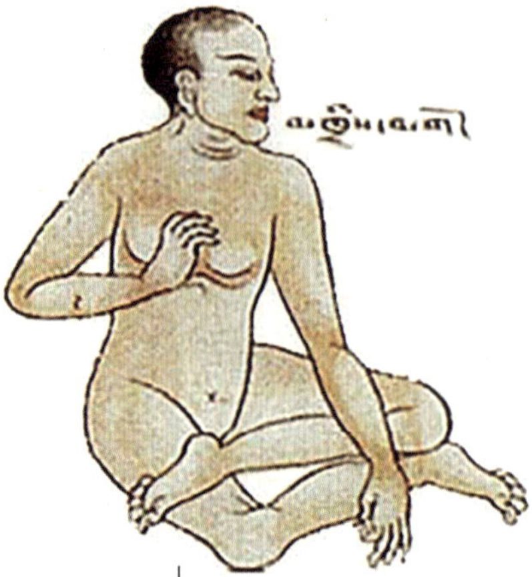

2 赤巴型头

枕骨高突赤巴型头，脑格子和脉突较少，颅骨坚固，被利器轻微破之会造成严重伤害，颅骨被穿刺但无箭镞遗留者则会流出黏性蜘蛛网状红色脑液。

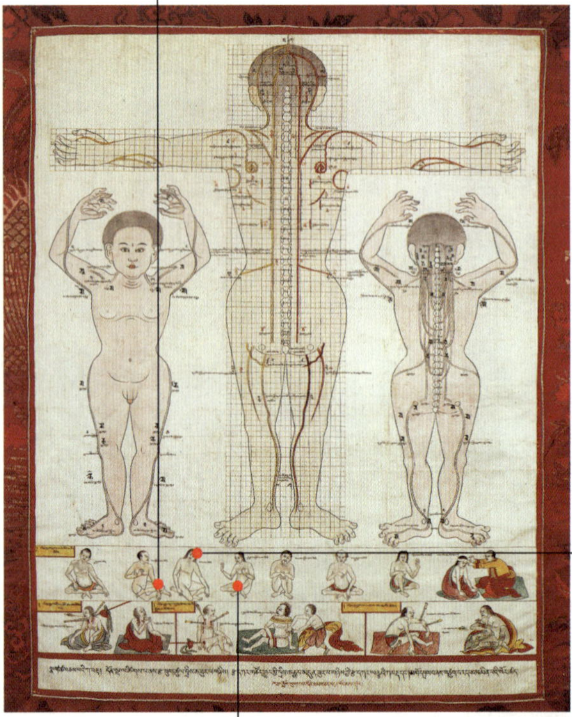

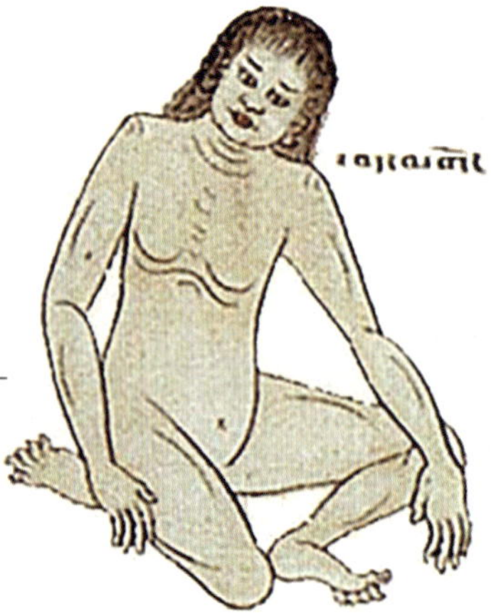

3 培根型头

三角形培根型头脑，颅骨较牢，脑浆非常白，一块块呈胡桃状，外部由网状脑脉包裹，大脑与外壳间有空隙像蜂巢。颅骨虽被利器击破但无箭镞遗留者会流出粘性蜘蛛网状蓝色脑液。

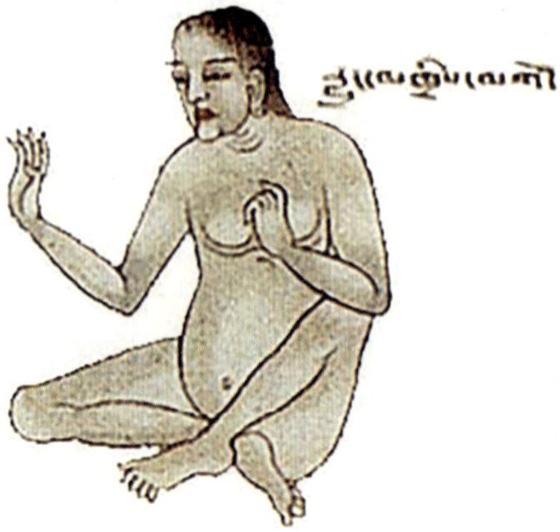

4 隆赤型头

四方形隆赤型头，颅骨较劣，虽被利器轻微伤之便出现问题，脑浆像乳酪，被利器伤之但无箭镞遗留会流出黏性蜘蛛网状脑液，出现谵语、神志不清等症状。

5 培赤型头

椭圆形培赤型头，颅骨和脑浆较劣，被利器伤之问题较大，会漏出脑浆，出现发烧口渴、胃口不佳、脉搏无力、胡言乱语等症状。

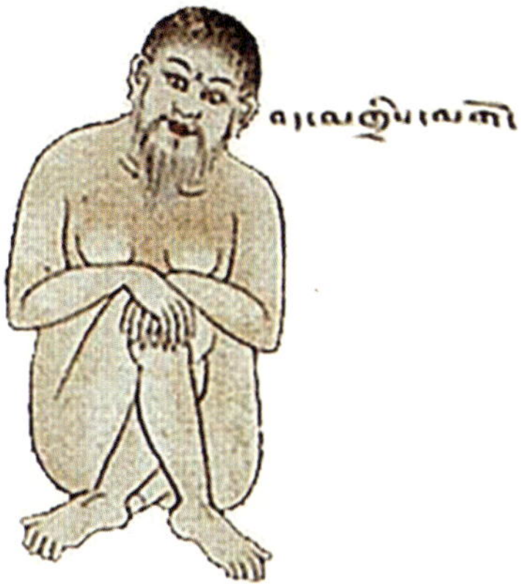

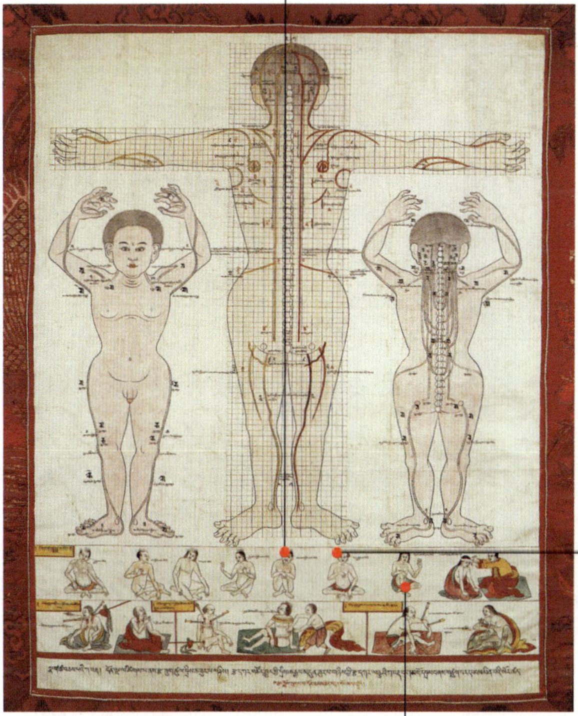

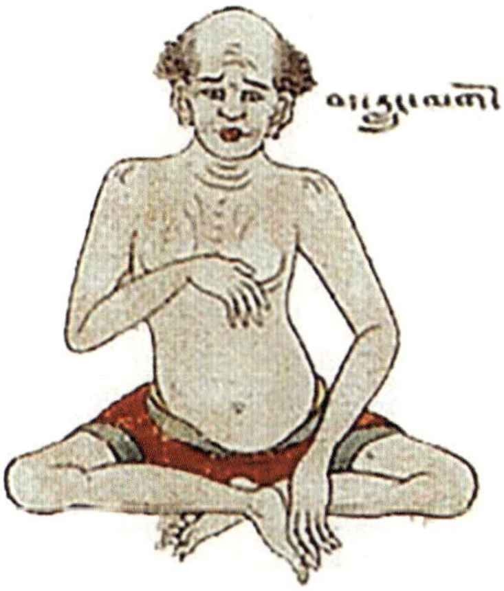

6 培隆型头

横卧状培隆型头，颅骨和脑浆较劣，被利器伤之问题较大，会漏出脑浆，出现谵语、神志不清、脉搏无力等症状。

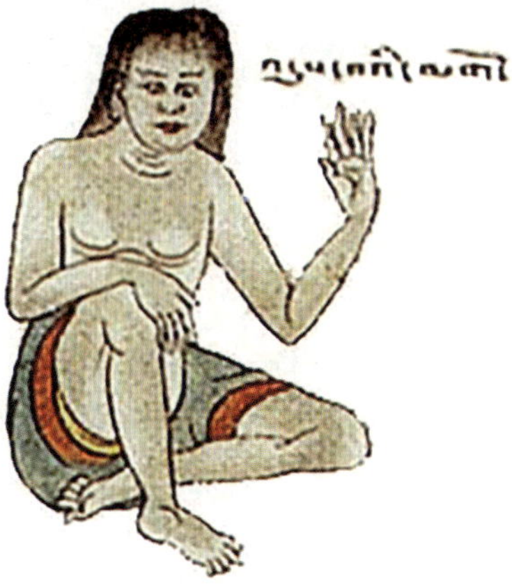

7 混合型头

顶平混合型头，颅骨较劣，脑格子和脉突多，被利器轻微破之也会出现大问题，被利器刺破但无箭镞遗留也会漏出黏性脑液。

8 头伤患者

被箭、矛、刀、石等利器损伤头部肌肉者要封闭脉道，割除腐肉、培育新肌；伤及颅骨要缝合，要交叉包扎；骨折者要接骨，骨陷者填平，错骨者正之；脑震荡者交叉绑缚；脑膜破裂者、脑破损者用药敷缚等方法治疗。

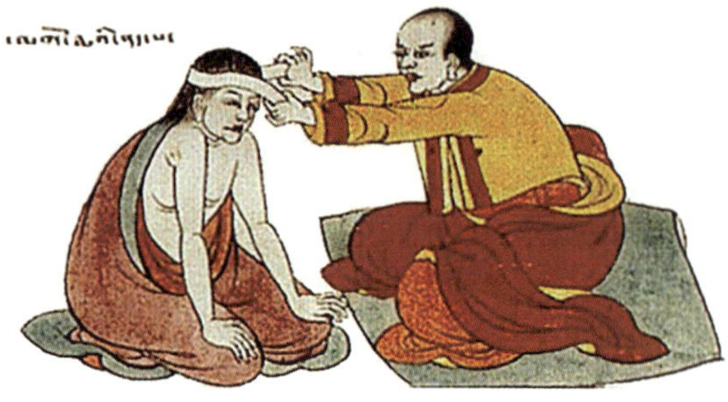

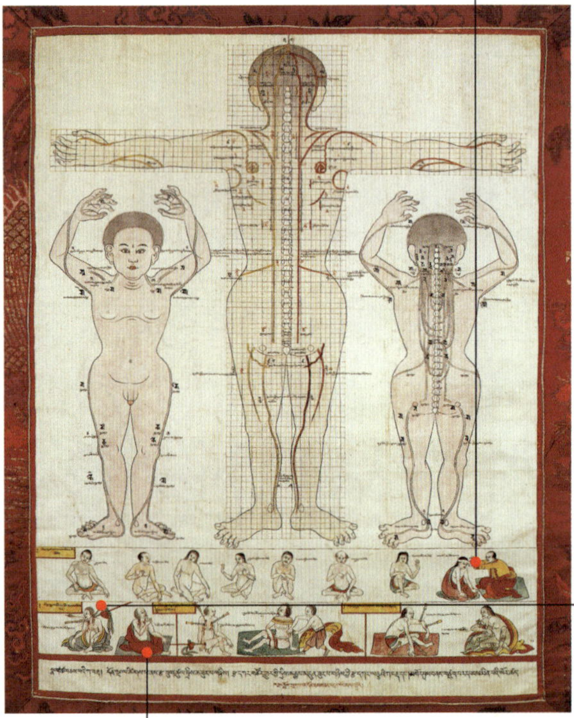

第八十四章　颈部创伤患者

一、颈部创伤患者

1　颈部损伤

被箭、矛、刀、石等利器损伤颈骨则会造成骨松质开裂；伤及颈脉则会造成失血不止、血瘀伤毒积蓄；伤及鱼肌要害则会造成肿胀；伤及筋腱要害则会造成拘挛等。

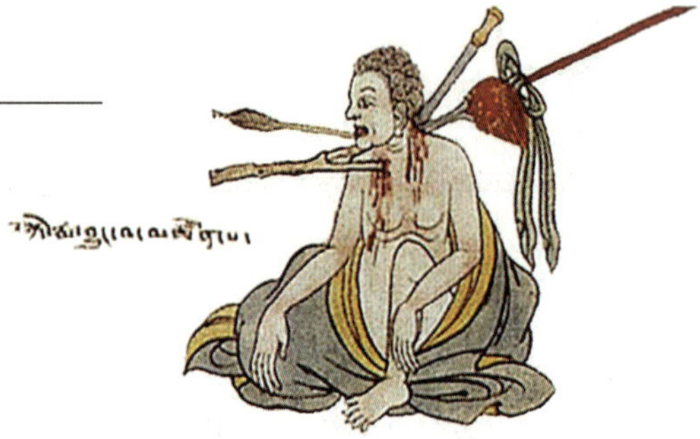

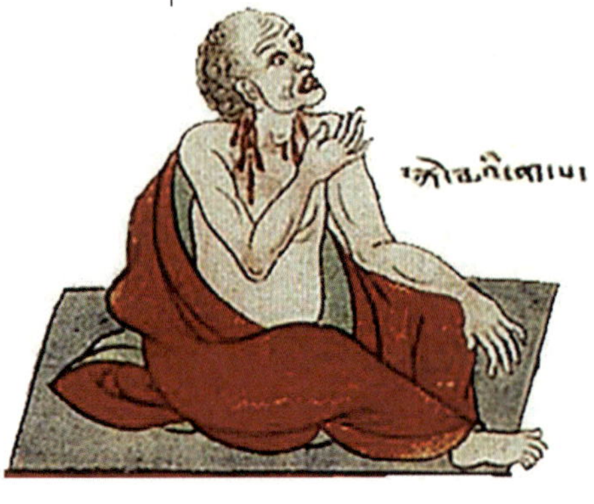

2　颈伤患者

被箭、矛、刀、石等利器损伤颈骨，造成断裂者要接骨，骨陷者要平复；创伤扩散感染者要消炎恢复；损伤颈脉者用火灸、放血、药物等接脉、止血、封闭脉穴；损伤要害肌肉要敷药吸出，总之用息怒法等治之。

第八十五章　躯干创伤患者

一、躯干创伤患者

1　躯干部创伤

被箭、矛、刀、石等利器损伤上下体腔肌肉，造成黄水扩散、严重肿胀；损伤脏腑则非常凶险，造成失血不止立即毙命；损伤脉管一般会死亡，致伤之瘀血、伤毒流入脉中。因损伤部位不同而出现多种症状。

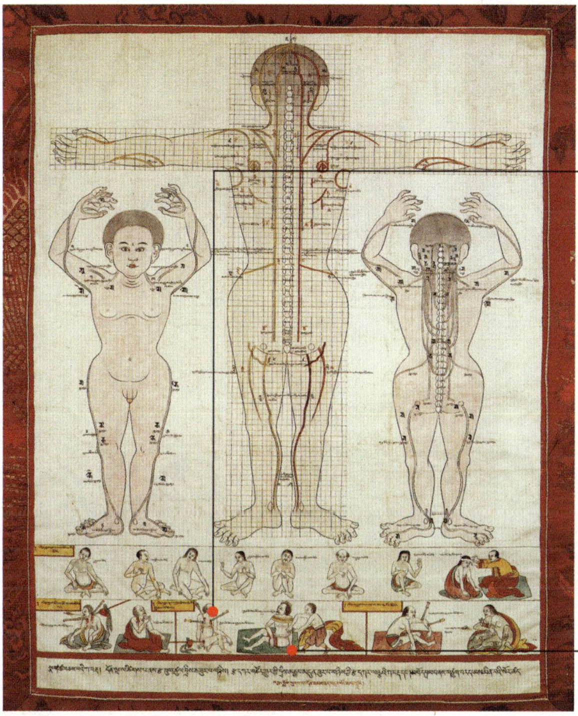

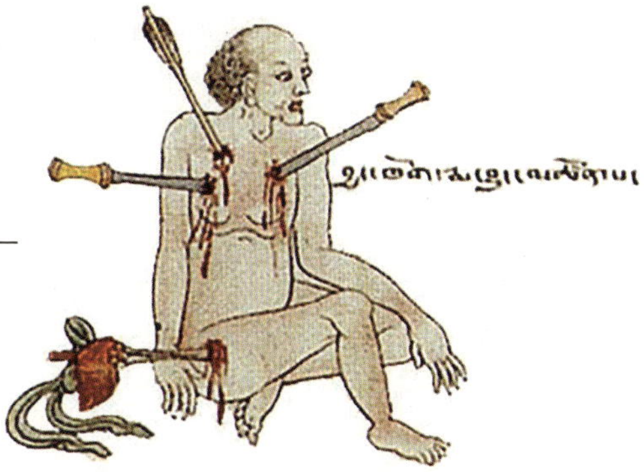

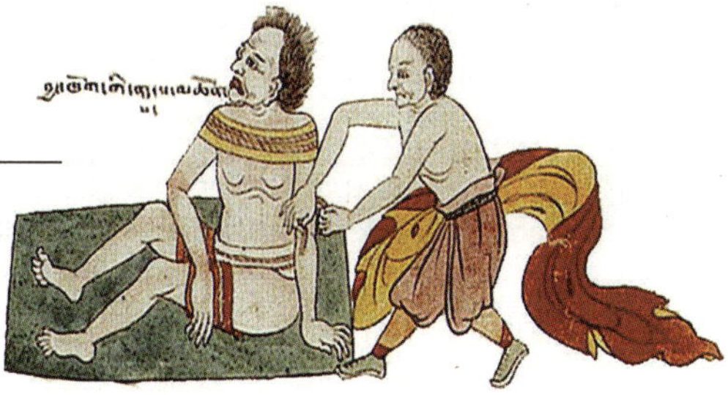

2　躯干部创伤患者

被箭、矛、刀、石等利器伤及躯干部脏器虽不能立即死亡，但首先要为防止伤毒流入脏器、瘀血糊住创口，产生脏热，要用凉性药物治之；损伤脉要害可用火灸、放血、药物进行接脉、止血、封闭脉穴；损伤肌肉要害要敷药治之。

第八十六章　四肢创伤患者

一、四肢创伤患者

1　四肢创伤

被箭、矛、刀、石等利器伤及四肢鱼肌要害会发生肿胀；伤及肉核（淋巴结）要害会突然发肿；伤及隆脉要害会造成隆妄行、活动障碍；伤及血管要害会失血不止、引发赤巴热，导致死亡；伤及骨要害会产生剧烈刺痛，长时迁延不愈；损伤筋腱要害会造成拘挛，不能屈伸。

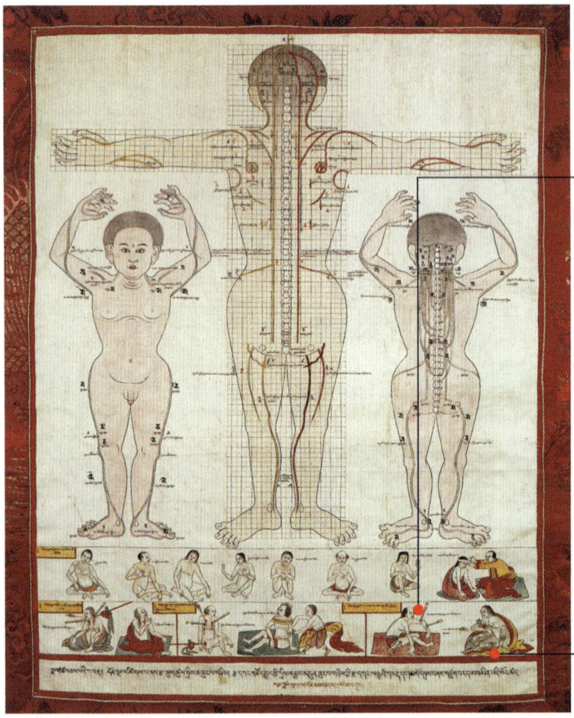

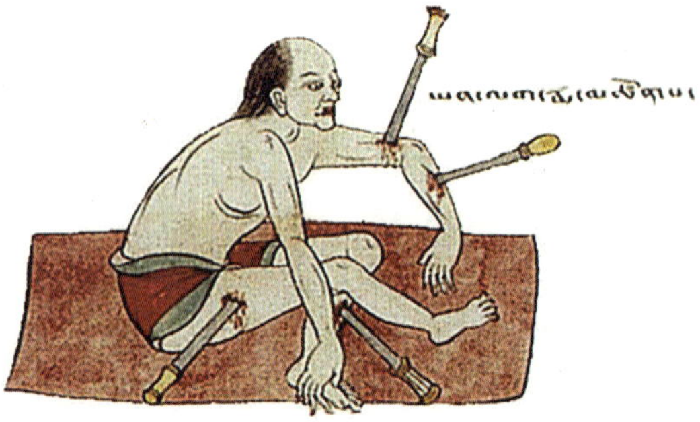

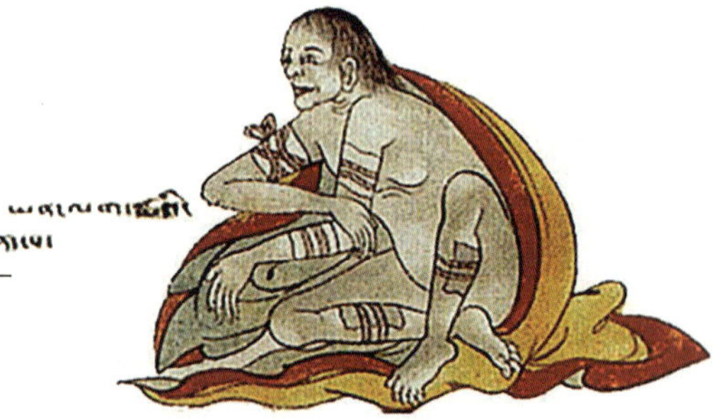

2　四肢创伤患者

被箭、矛、刀、石等利器损伤四肢肌肉要害要敷药吸附，消除肿胀；损伤脉要害用火灸、放血、药物等摧毁发病因素；损伤关节要害则要根据关节生理和损坏程度进行压填、绑扎、夹板固定等用复原法治之。

图五十一　躯干创伤原因及人体划线定位法

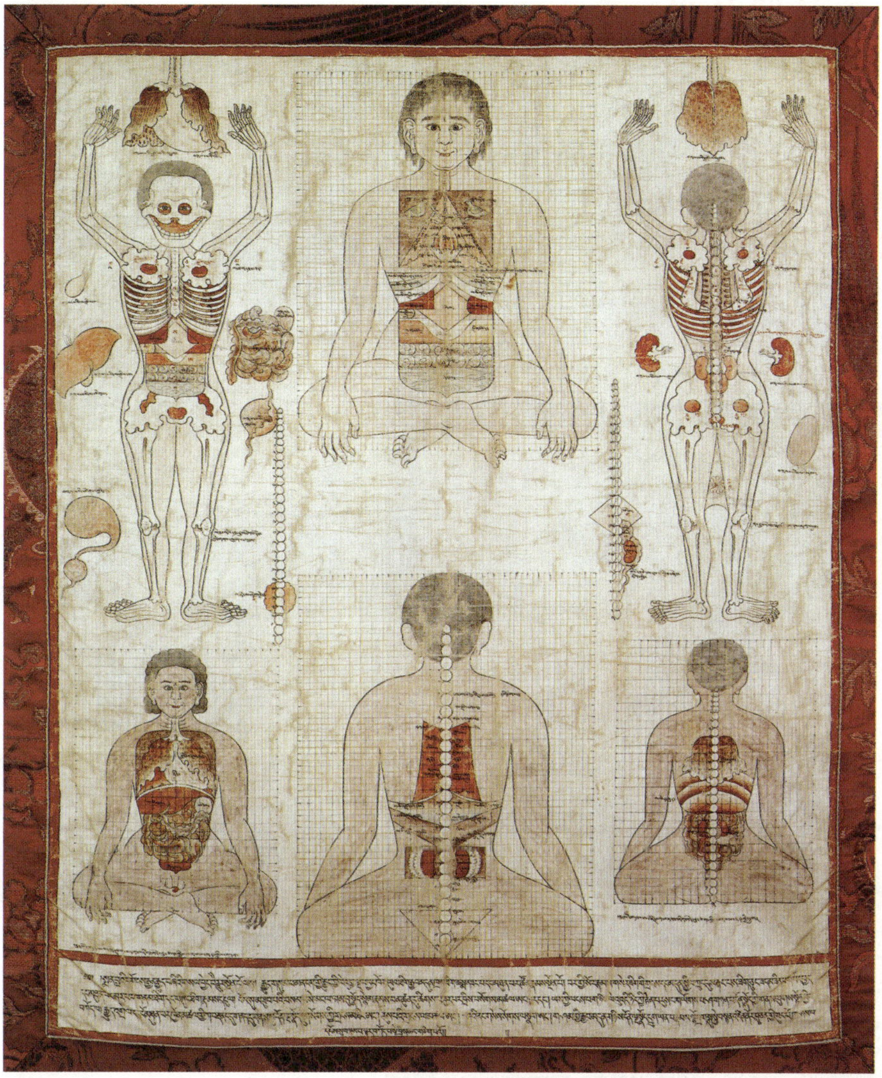

本图示躯干部创伤治疗内容，有躯干部骨骼、肌肉、脏腑的分布位置，以及用划线定位法定位等。上腔有心脏、母肺、子肺；中腔有白、黑、花三膈膜；下腔有胃等器官，最后示洛扎·丹增诺布活佛实际察看尸体后所绘脏腑等的位置及其形状等。

第八十五章　躯干创伤原因（1）

一、骨骼分布

1　脊椎骨

脊椎骨位于身后，上下层叠，起着支撑身体作用。脊椎状似纺线砣，有 28 块，其中颈椎 5 块；大椎以下（包括大椎）20 块分胸椎、腰椎，皆为火灸穴位，下泄隆穴以下有骶骨 3 穴。脊椎非常危险，若利器未伤及脊髓、无箭镞遗留则可活命。

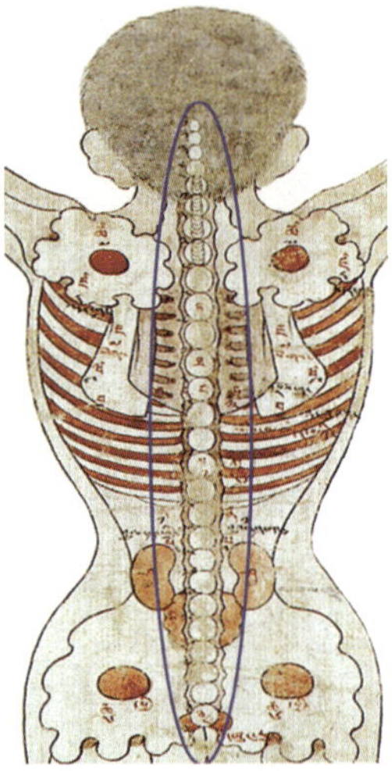

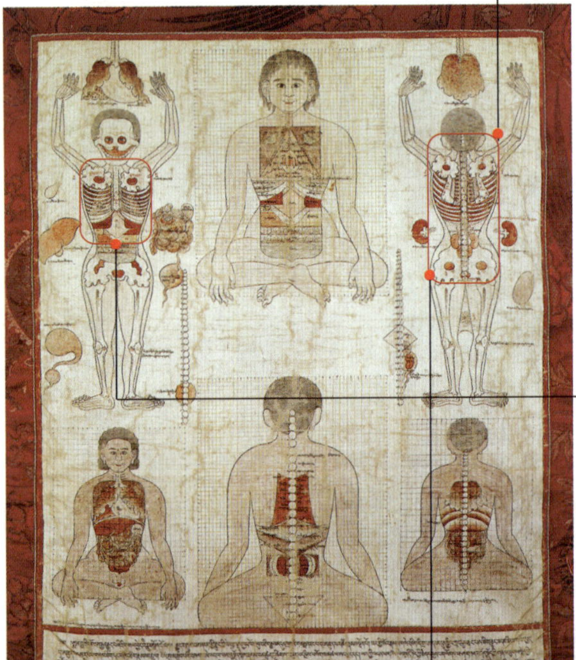

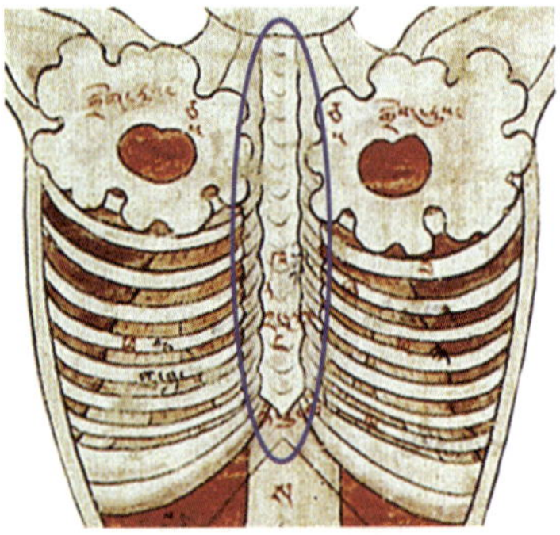

2　胸骨

胸骨上端与锁骨、左右两侧与 24 条软骨相接，下端为剑突，骨质为软骨，形似梯子。如果受伤则骨松质开裂易形成痈疽。

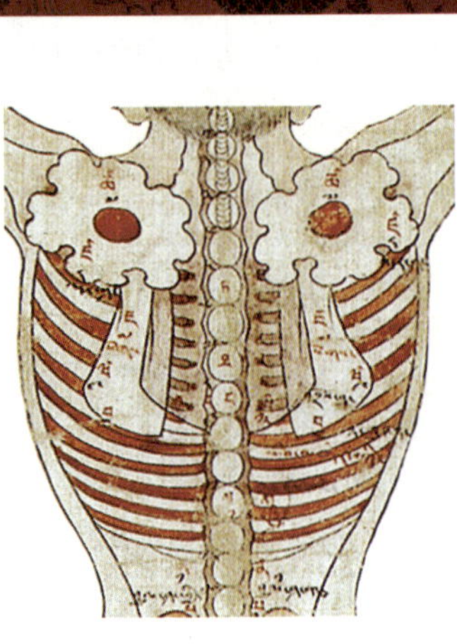

3　肋骨

肋骨左为 12 条，右为 12 条，计 24 条，连接背部脊椎和前身胸骨，如搭起的帐篷，内有非常危险的心肺。若伤之，虽危险性不大，但非常疼痛。

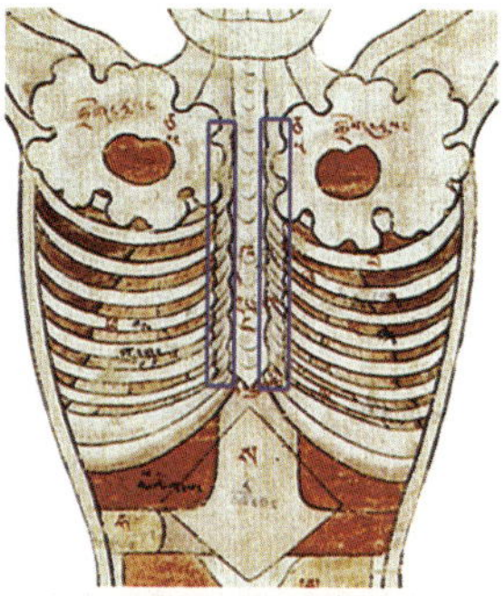

4 肋软骨

肋软骨位于肋骨骨端，上端与胸骨相连，肋软骨似 24 条肋骨的垫子，起着稳固肋骨的作用。如被利器伤之，虽危险性不大，但非常疼痛。

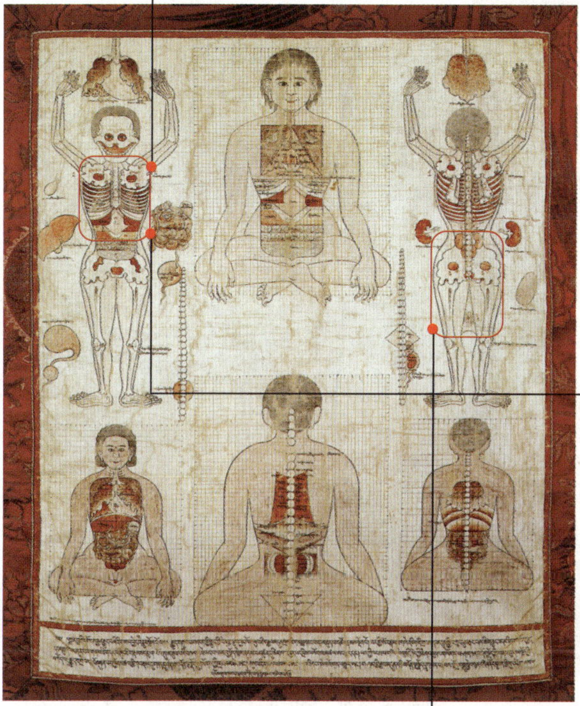

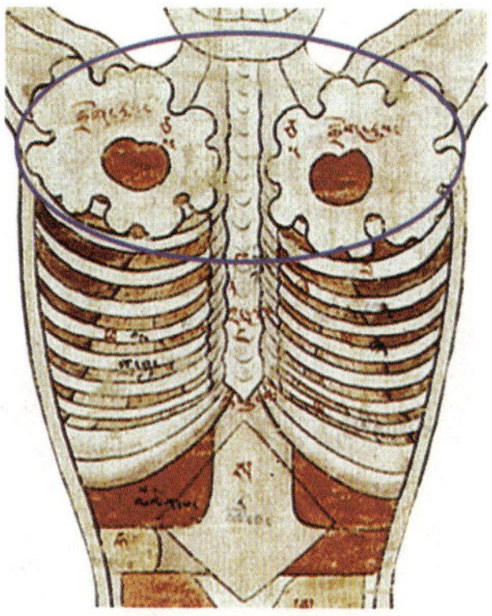

5 锁骨

两锁骨位于上体腔顶横卧，一端与胸骨，另一端与肩胛骨相接，似给天突至肩峰之间的骨骼上了锁一样，加固各骨。如伤之，虽危险性不大，但非常疼痛。

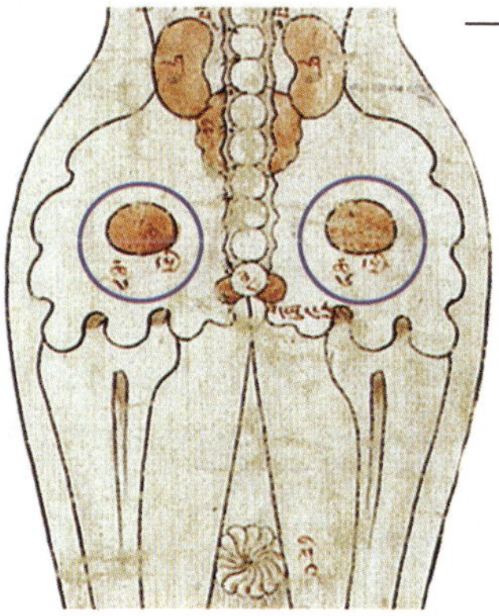

6 髋骨

髋骨位于体腔下部，是块大骨，背面与脊椎的骶骨相连，前面髋臼与股骨头相连，状似墙基，起着支撑身躯的作用。若伤之或骨折，危险程度中等，可以治愈。

7　肩胛骨

肩胛骨位于肩后，一端连接锁骨和肱骨，一端之面贴于肋骨上，将众骨摄拢于中央不散离，起着固定作用。若伤之或骨折，危险程度中等，可以治愈。

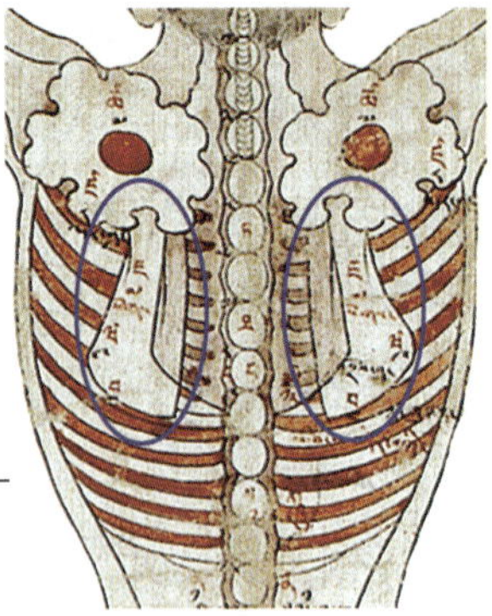

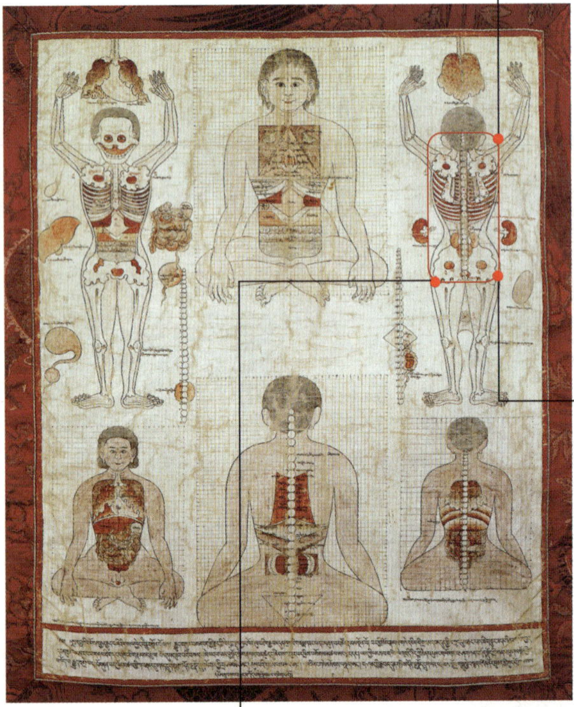

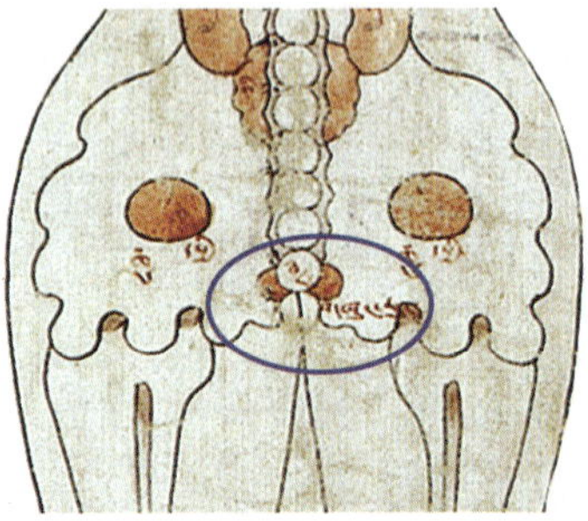

8　骶骨

骶骨位于脊椎末尾，状似狐吻，称为狐脸，由3块纺线砣状骨头组成，骶骨、髋骨两骨组成骨盆，托起膀胱、大肠等器官。若伤之，则危险性大，若不伤及脊髓、无箭镞遗留则可活命。

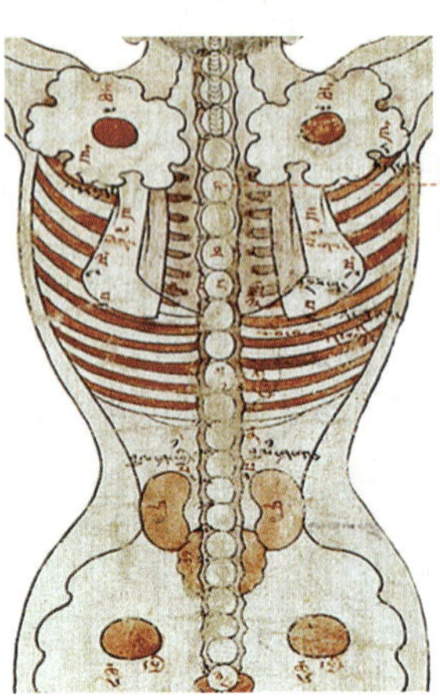

椎体

9　椎体

椎体由28块纺线砣状骨串连而成，非常危险，若利器未伤及骨髓或无箭镞遗留者可活命，伤及骨髓则导致头颈后仰、两腿盘行、下肢跛行或瘫痪、大小便不通，七日内死亡。

10　椎体连缝（纵韧带）

椎体连缝为上下椎体互相连接之缝隙，非常危险，若利器未伤及骨髓、无箭镞遗留者可活命。

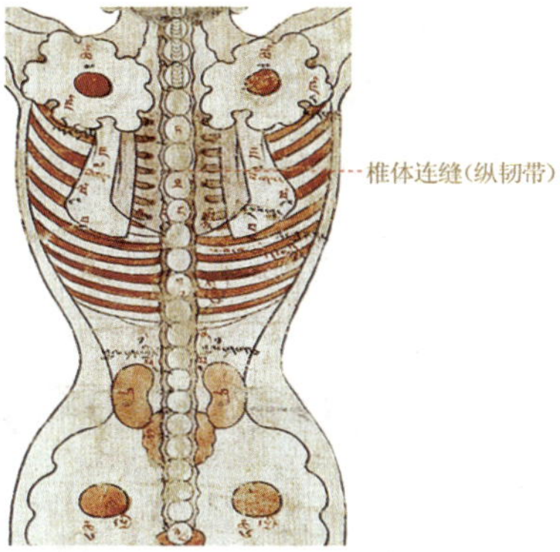

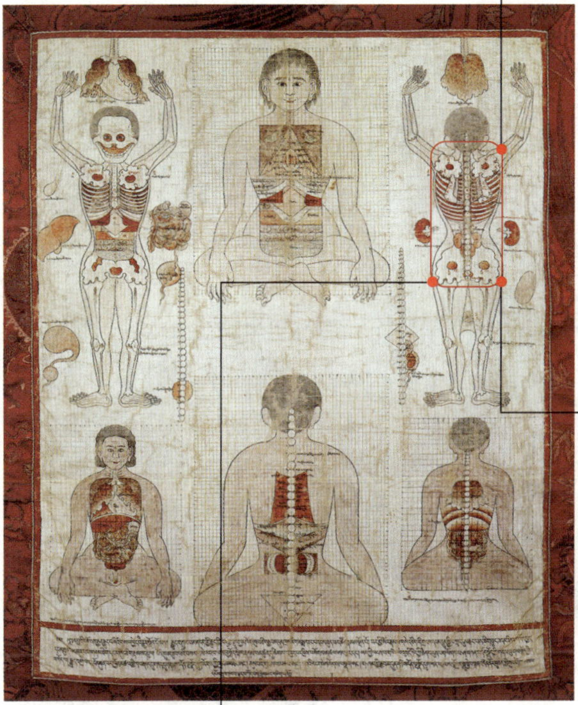

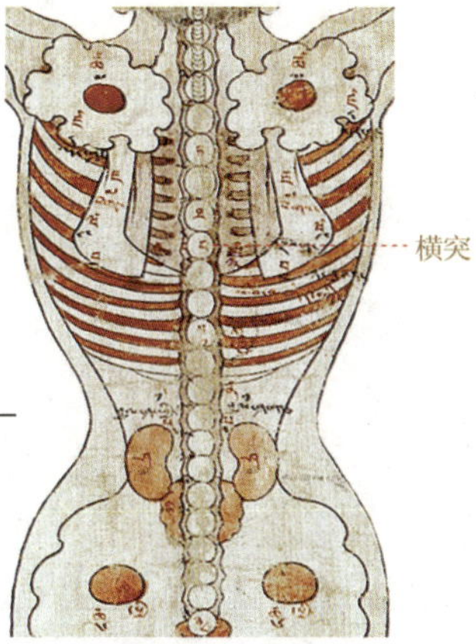

11　横突

横突是 28 块纺线砣状椎骨左右和背面似鸟翼突出的三块扁骨之名，危险程度中等，若伤之或骨折，可以治愈。

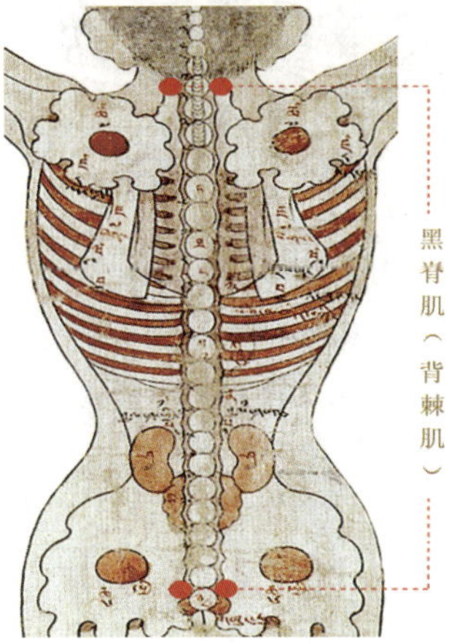

二、肌肉分布

1　黑脊肌（背棘肌）

黑脊肌为脊柱旁内外的白、黑两肌肉，非常危险。若外脊肌被利器割断，可导致肿胀和驼背；若内脊肌断裂，可出现后仰和黄水散布、创口肿大。

2　胸乳肌

胸乳肌位于乳头周围，属中等危险。若伤之，则无大碍，但可引起黄水散布、创口肿大。

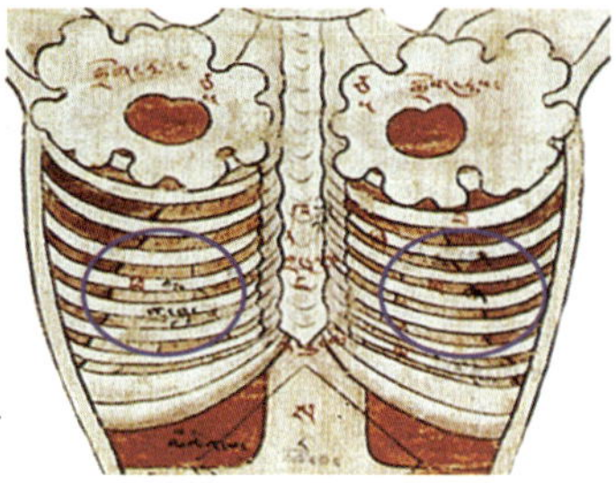

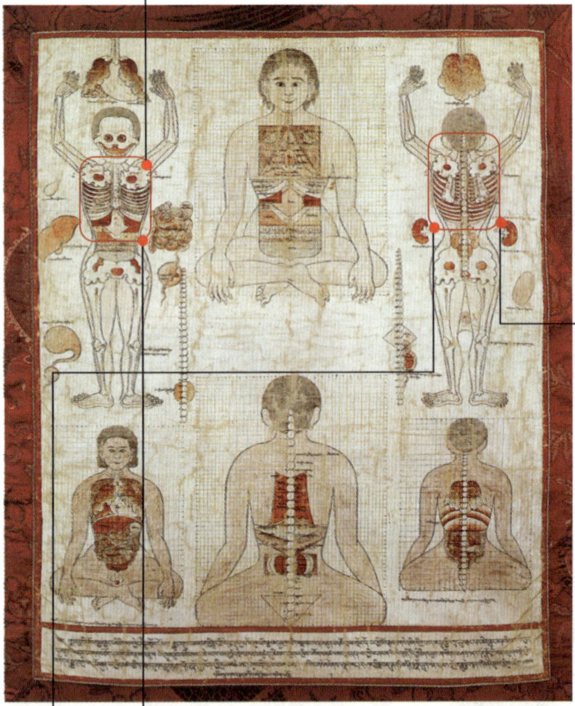

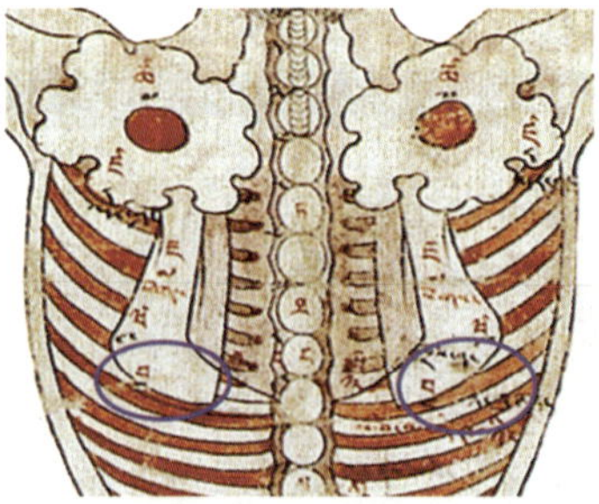

3　小圆肌

小圆肌位于左右肩胛骨周围，举臂时出现硬而圆的肌肉块者便是，属中等危险。若被利器伤之，可导致臂不能举、黄水散布、肿胀。

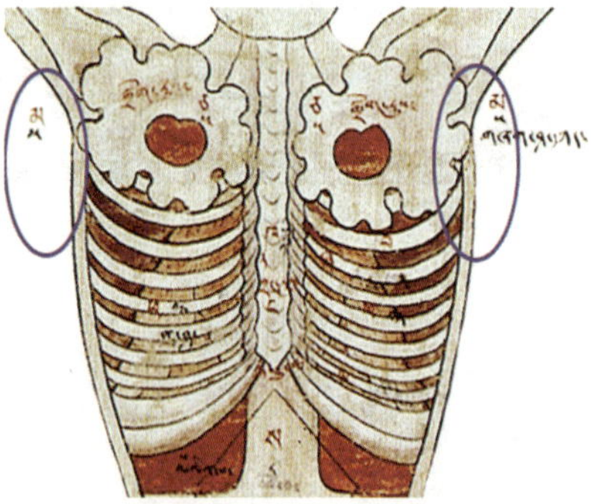

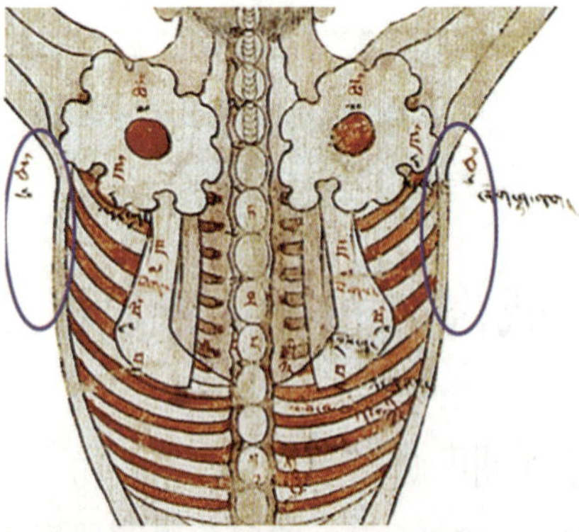

4　腋白肌（前锯肌）

腋白肌位于左右腋窝前方，属中等危险。若被利器伤之，则造成脓积、痛甚、脓黄水散布、肿胀。

5　腋里肌

腋里肌位于左右腋窝里面稍斜下肋冈之上，属中等危险。若被利器伤之，则造成脓积、疼痛、黄水散布、肿胀。

6 斜方肌

两项肌横卧于肩关节上缘，向颈部量4横指处，属中等危险，若被利器伤之，则造成颈转动困难、黄水散布、肿胀。

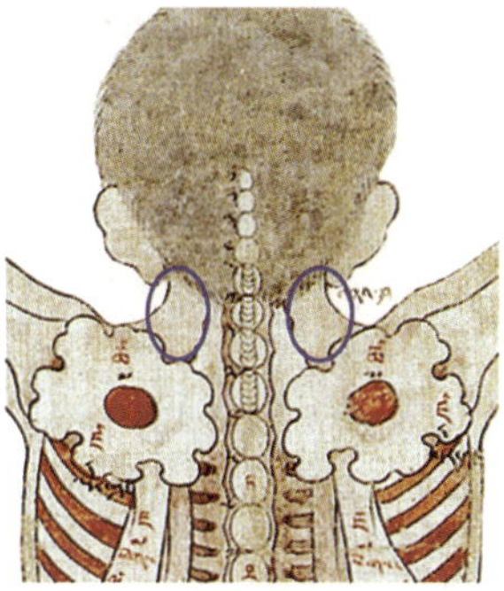

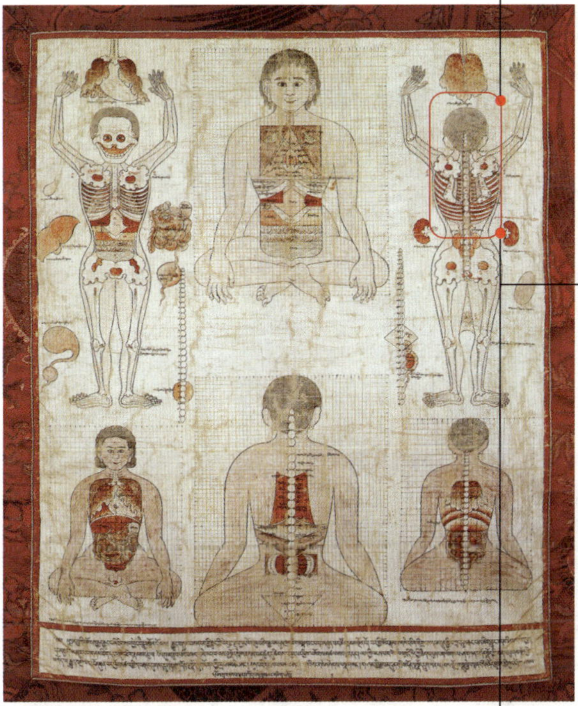

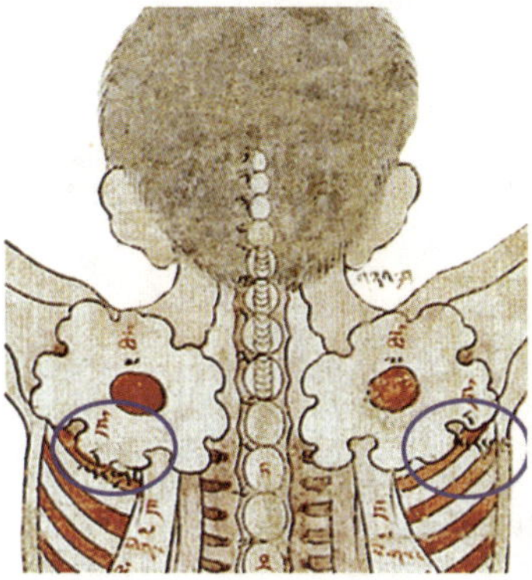

7 大圆肌

大圆肌位于肋骨上，是一胛骨转动时发颤样移动的肌肉，属中等危险，若被利器伤之，则造成脓积、疼痛、黄水扩散、创口炎肿。

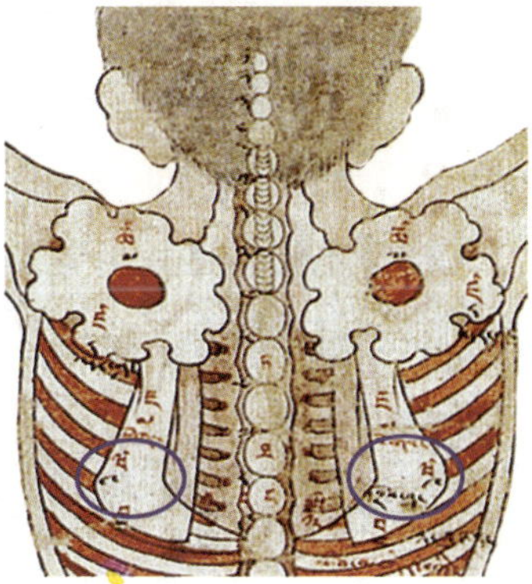

8 冈上肌

冈上肌位于左右胛骨镜底，属中等危险，若被利器伤之，则造成黄水散布、创口肿甚。

三、脏腑分布

1　心脏

心为君脏，是寿、命、意识的依所，血之门，隆之户，众黑脉之根。心脏大小为自己拳头大，它凭借遍行隆的力量将血脉泵入脉道循环，维持生命活动。若被箭镞等利器击中，会损伤大命隆，待拔出箭镞后立即死亡。若损伤心脏脂肪，则会昏厥扑倒、惊悸颤栗、面容失色。

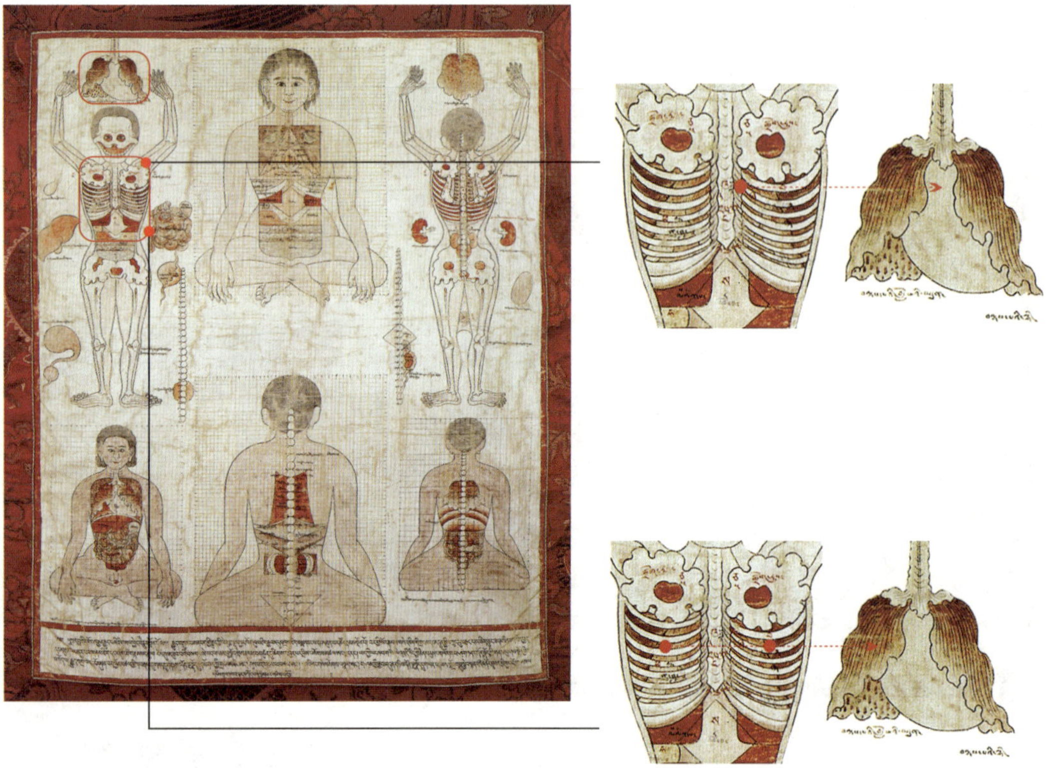

2　子肺在前

肺为臣脏，肺上端与气管相连，垂悬于胸腔。肺有子肺五叶似太子居于心君前面。若子肺被利器击中，则立即死亡，最迟不过三昼夜。症见气喘、创口冒气泡、吐气泡状血等。

3 母肺在后

肺为臣脏，母肺五叶，居于心脏之后，似慈母抱子状保护心脏，肺为隆之依所，主司呼吸。若被利器击中，则造成不能清痰、语言含糊、呼吸似烈日下喘气的狗、创口走气、吐气泡血。

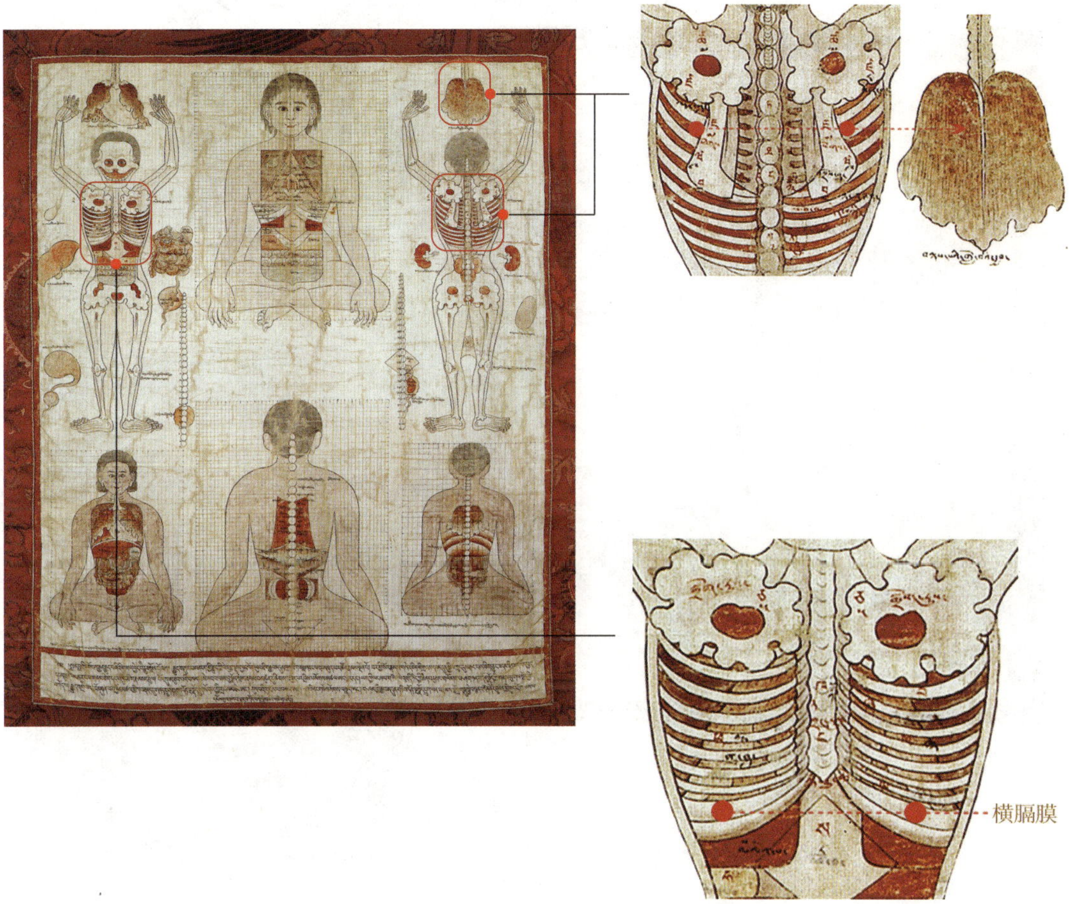

4 横膈膜

白、黑、花三横膈膜似绸帘子将胸腔与腹腔隔开。若被利器穿破，则造成上体血流入下体，下体隆窜入上体，立即死亡；若断之，则造成气闭不能发声、吐黑血、嘘气、眼脉怒张、疼痛、嗳气频发等。

5　肝脏

肝脏位于腹腔右上肋骨下，肝为血脏，胆汁的源泉，主司体热。若被利器击中，则造成肝华丧失，严重者吐血后死亡；若跌伤或击伤，则出现眼红、视物皆青、哼哧呻吟、面容油腻，活动时脉管暴张等症状。

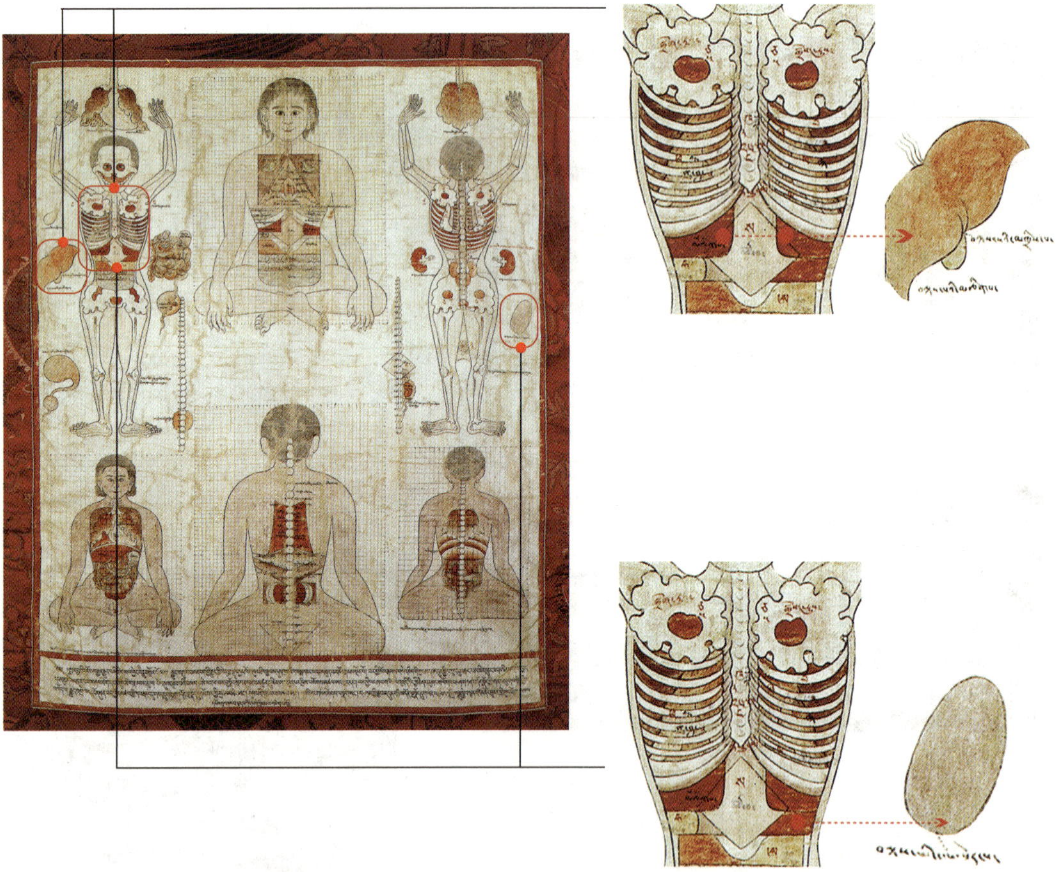

6　脾脏

脾位于腹腔左上肋骨下，脾为血液和肉核（淋巴腺）的依所，主司身体湿润和消化食物，扁形，状似边厚中薄的饼子。若被利器击中边缘，则导致心颤、恶寒、腹胀、便闭，五昼夜死亡；若击破中央，则导致腹胀、下泻或两便不通等症状。

7 肾脏

肾为水脏，主司身体水分、皮肤湿润、分解尿液、生精壮骨等，两肾似双手举大梁的大力士。若被利器击中，则造成肾华丧失而死；若肾小管断裂，则腿不能收屈、嘘气，一昼夜死亡；若肾脂肪中伤，则出现身沉、四肢难屈、尿闭不通、耳聋不聪等症状。

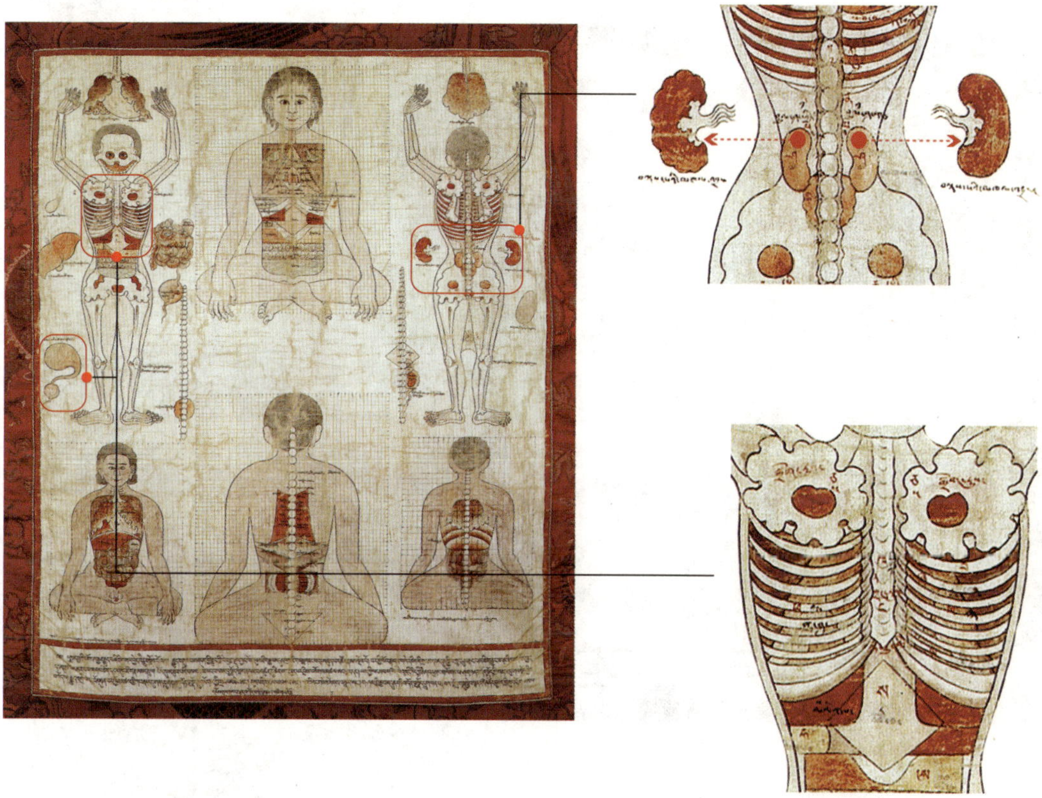

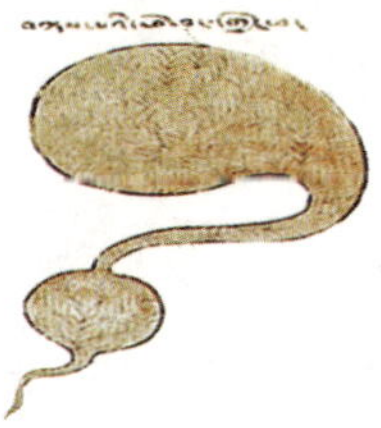

8 胃腑

胃为食府，是能糜培根的依所，贲门与食道相连，幽门与小肠相连，形状上大下小，具四竖褶，状似四棱萝卜。若胃小弯被利器击破，可存活，而胃大弯被击破则死；若伤之，则出现牛呻吟状腹绞痛、尿闭、体力衰弱、进食即吐等症状。

9 胆囊

胆囊位于肝镰韧带下缘，主司体热，是能消赤巴的依所，功能为增生体热、消化食物，状如金色皮袋。若被利器击破，则口吐胆汁而死；若伤之，则出现目和肌肤黄染，若不急治，5昼夜内死亡。

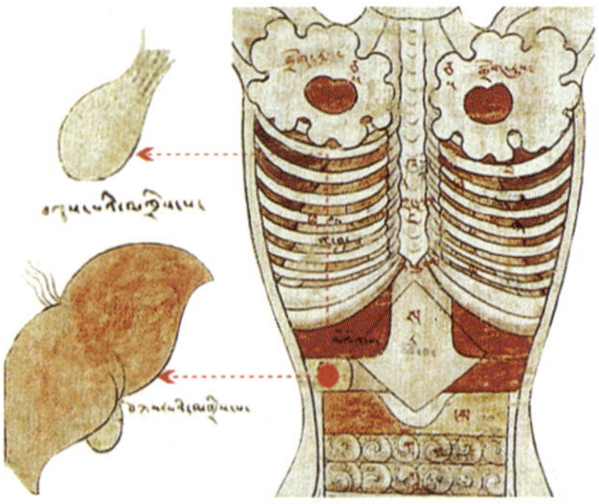

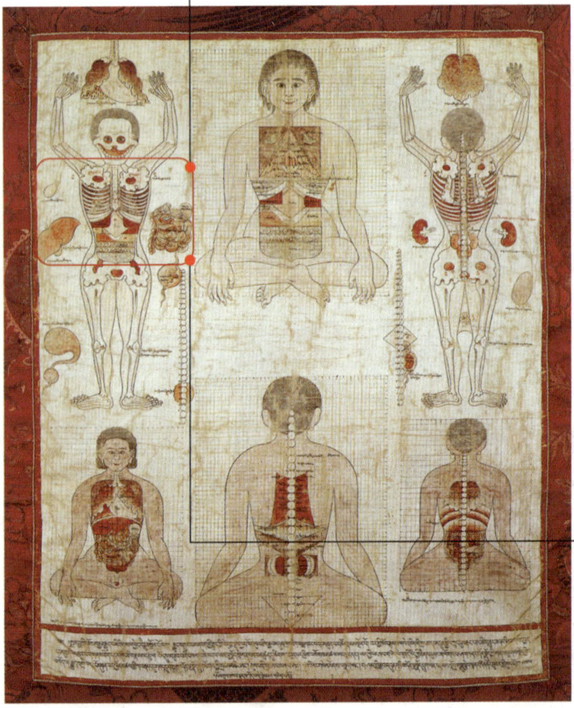

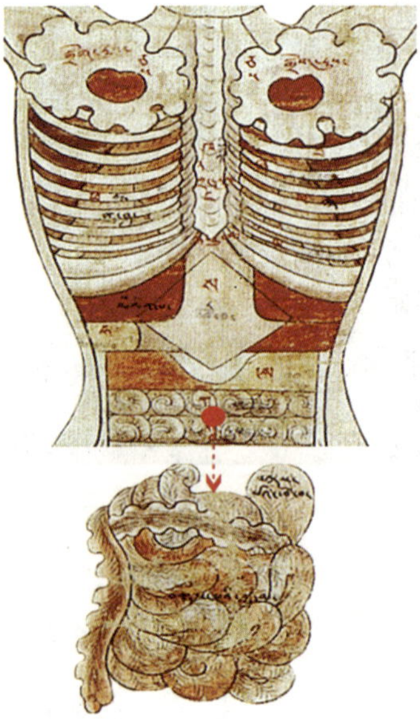

10 小肠

小肠上端与胃相连，下端与大肠相接，小肠为能消赤巴的依所，功能为消化食物，分解清浊，状似水渠。若被利器击穿，则痛甚不能蹲坐，肠穿孔者一昼夜死亡，小肠脱漏者可治愈；若被击伤或断裂，则出现口苦、发烧、刺痛、泄泻，目睑黄染、尿色发黄等症状。

11 大肠

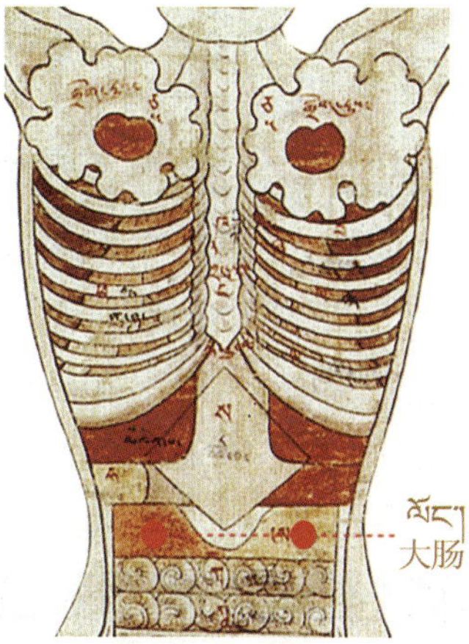

大肠上端与小肠相连，下端与乙状结肠相接，形成 3 个拐弯，是隆的糟粕和食物糟粕的容器，状似金蛇被鞭抽后缩为三折。若被利器穿破，则出现牛呻吟状腹急痛、下泻和呕吐坏血，9 昼夜内死亡；若降结肠被穿破，则吐虫泻虫；若直肠被穿破，则腹胀、两便闭塞。

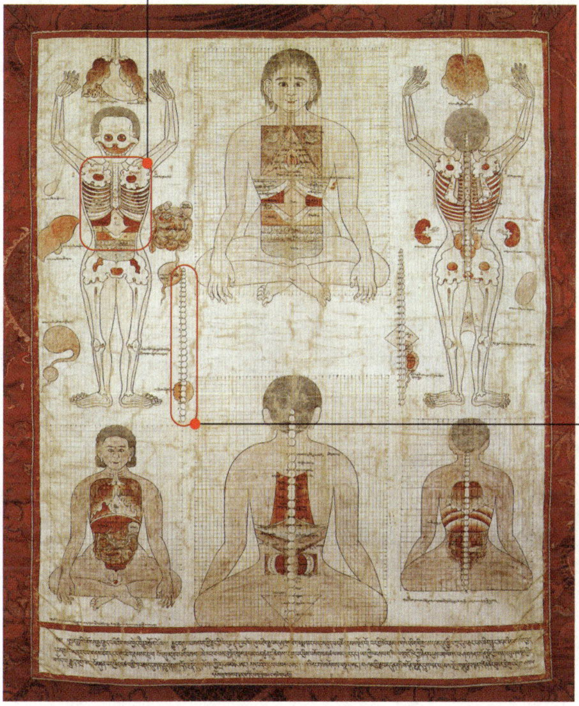

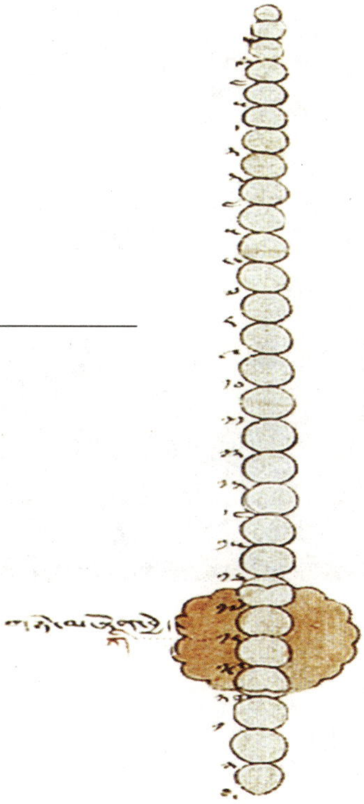

12 乙状结肠

乙状结肠位于骨盆内上端与大肠相连，下端与直肠相接，状似排成圆圈浇上酥油汁的招福供食团。若被利器击穿，则出现吐虫、嚎哭、击掌、疼痛难忍等症状，一昼夜便死。

13　膀胱

膀胱位于少腹，膀胱左右有两条细管与两肾相连，功能为积蓄和排泄从肾分泌出的尿液和“勾亚”（混浮物），似口朝下的皮袋。若被利器击伤或穿破，则小便不利或失禁，特别伤在膀胱口者，将不治而死，伤在底部者可存活。

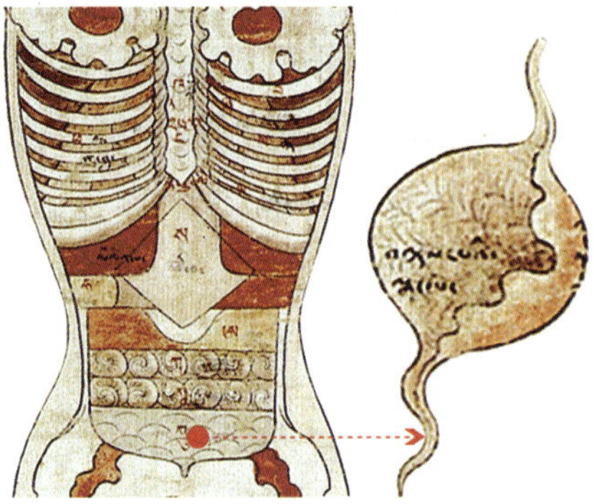

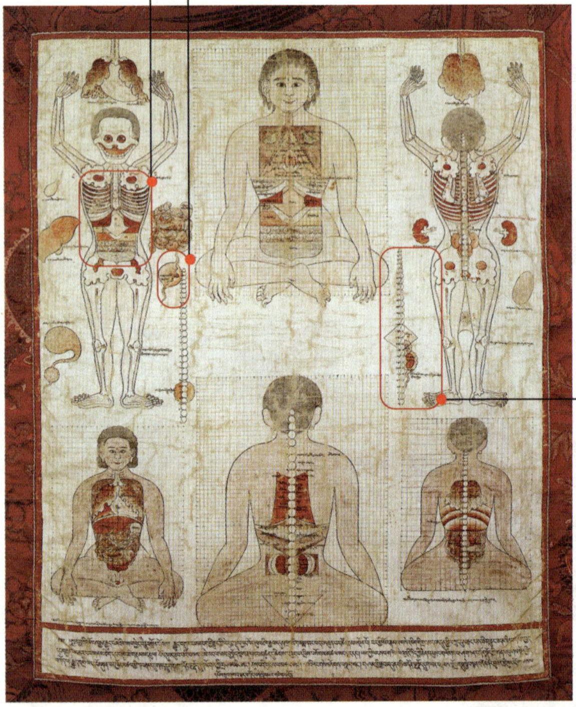

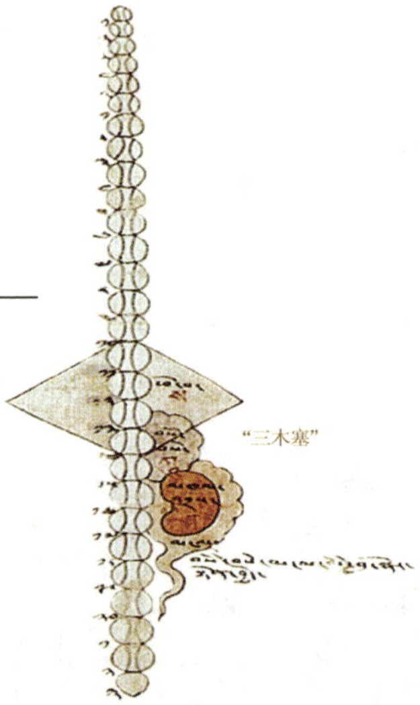

14　“三木塞”

“三木塞”（男精府、女卵巢）位于第十三椎下，功能为积蓄红、白两精液，产生性欲和快感，状似脉结或肉核。若被利器击伤，则出现全身麻木、地上不断打滚等症状，病情轻微者可存活。

15 直肠

从肛门向上量 4 横指为白直肠，再向上量 4 横指为黑直肠。功能为蓄积、排控粪便，状似爬行的蛇。若被利器击伤，则大便失禁或闭塞，若黑直肠受伤，则难以存活；若白直肠受伤则可治愈。

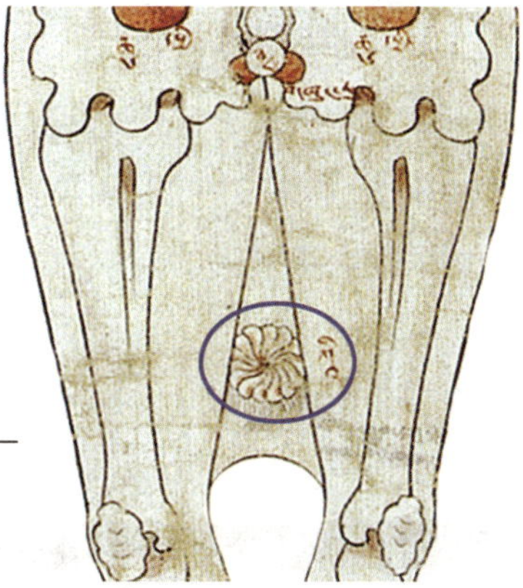

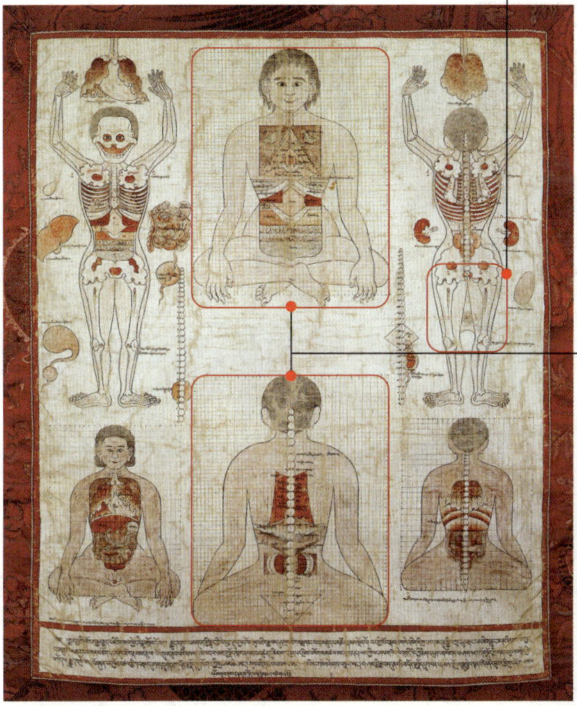

四、人体划线定位法

1 白膈膜位置

第八椎向前为最下短肋，向上数 3 肋为长肋，从长肋尖向上腋窝下面 1 寸处划一线，而后再从剑突根侧划一线，这样上下如帘分隔之间为白膈膜的位置。

2 黑膈膜位置

从剑突与胸骨接壤处至第十三椎之间流水样渐次向下划一线为黑膈膜的位置。

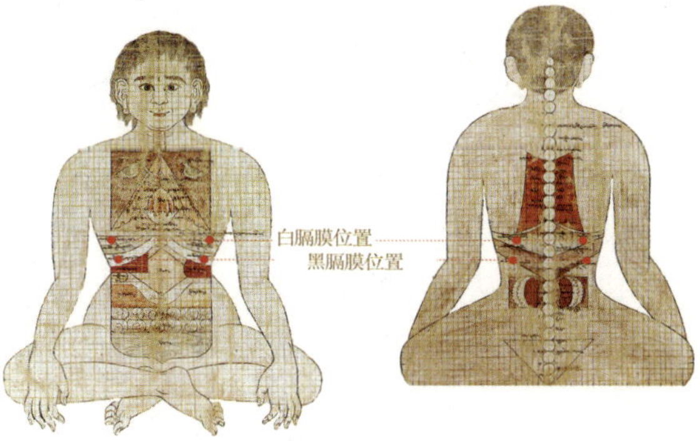

3 花膈膜位置

第八椎至第十三椎之间，即长肋上非肉非皮的白肌与黑肌相融之处为花膈膜的位置。

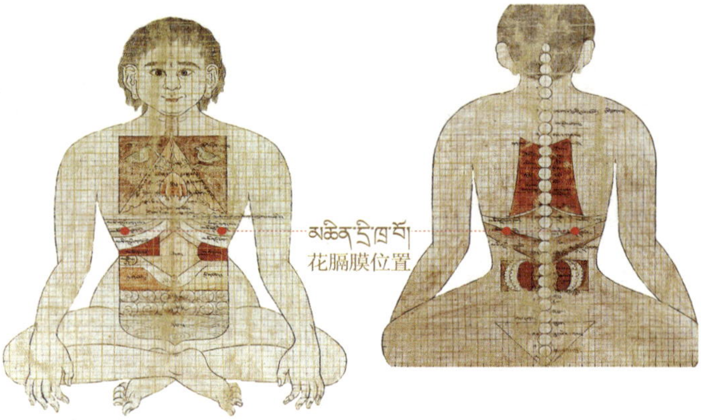

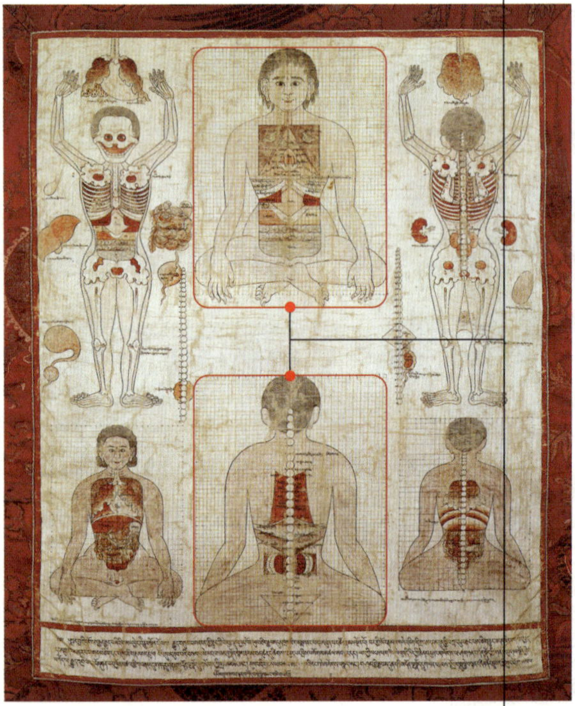

4 天线

端正盘坐在平坦毡垫上，脊椎伸直，头颈微勾，两臂自然下垂，两手置于膝盖之上，前面从左右肩笑纹（举臂时出现凹纹处）至天突窝；后面从左右肩笑纹至第一椎（即大椎）划一直线为天线。

5 纵线

端正盘坐在平坦毡垫上，脊椎伸直，头颈微勾，两臂自然下垂，两手置于膝盖之上，后面从第一椎至尾骨，前面从天突中央至阴部划一直线为纵线。

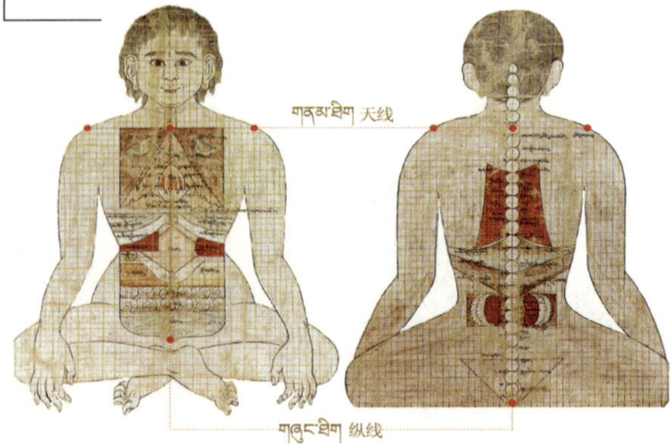

6　母肺虎头叶位置

从第四椎与第三椎缝正前向左右划一上斜4横指线，从第八椎与第九椎缝正前向左右划一下斜1食指线，将两边线端连接成一个四角突出的四方形。从第四椎和第八椎各划一横线，截去四角。再在中央图内划两条竖线，将此图分为三格，两边格占三分之一，中央格占三分之二，再在全图中央划一横线、一纵线。横线上面左右两角便为母肺虎头叶所在位置。

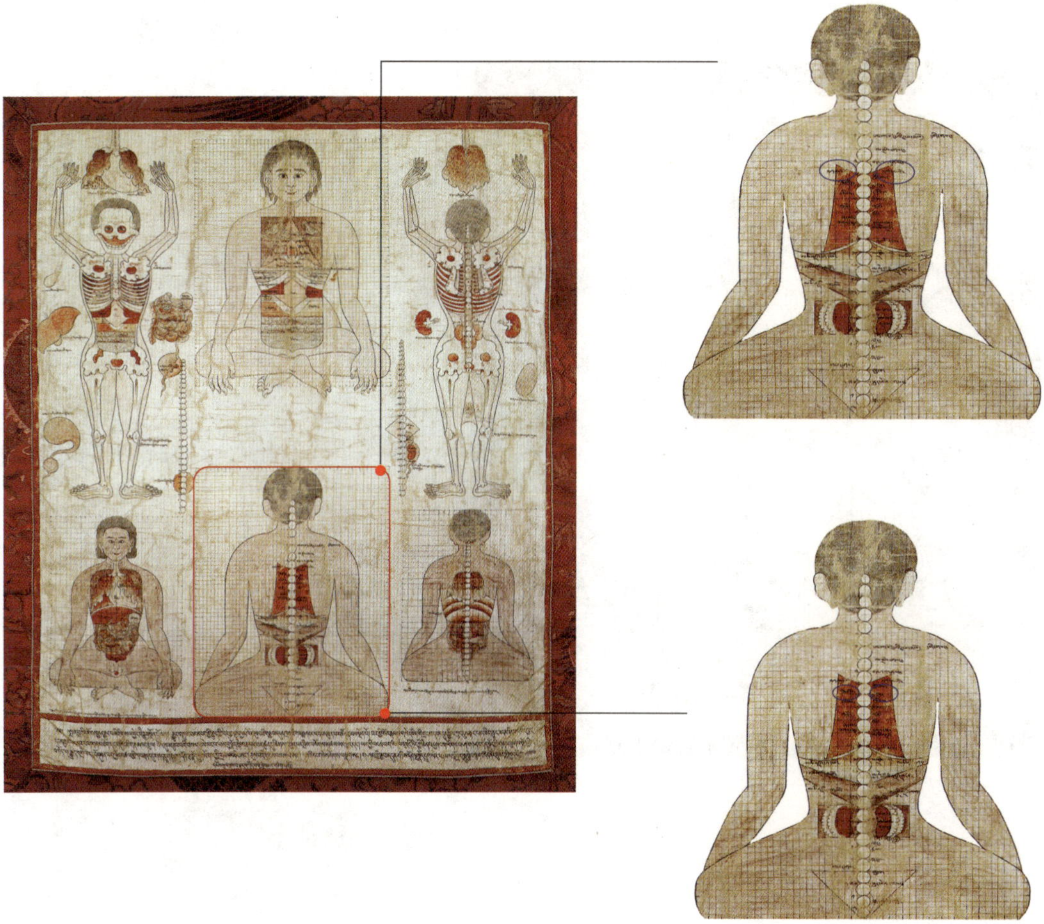

7　母肺上冈叶位置

从第四椎与第三椎缝正前向左右划一上斜4横指线，第八椎与第九椎缝正前向左右划一下斜1食指线，将两边线端连接成一个四角突出的四方形。从第四椎和第八椎各划一横线，截去四角。再在中央图内划两条竖线，将此图分为三格，两边格占三分之一，中央格占三分之二，再在全图中央划一横线、一纵线。中央横线上面两格便为母肺上冈叶所在位置。

8　母肺下冈叶位置

从第四椎与第三椎缝正前向左右划一上斜 4 横指线，第八椎与第九椎缝正前向左右划一下斜 1 食指线，将两边线端连接成一个四角突出的四方形。从第四椎和第八椎各划一横线，截去四角。再在此中央图内划两条竖线将此图分为三格，两边格占三分之一，中央格占三分之二，再在全图中央划一横线、一纵线。中央横线下面两格便为母肺下冈叶所在位置。

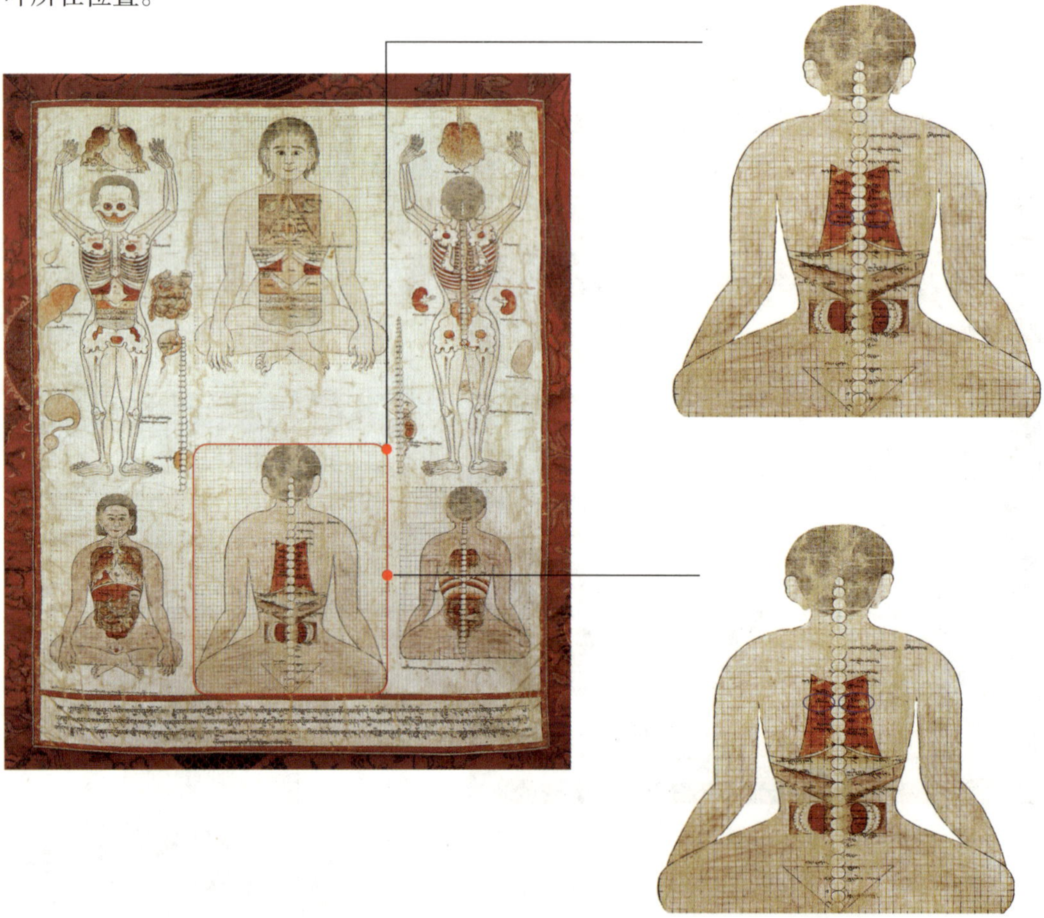

9　母肺肋辐叶位置

从第四椎与第三椎缝正前向左右划一上斜 4 横指线，第八椎与第九椎缝正前向左右划一下斜 1 食指线，将两边线端连接成一个四角突出的四方形。从第四椎和第八椎各划一横线，截去四角。再在中央图内划两条竖线将此图分为三格，两边格占三分之一，中央格占三分之二，再在全图中央划一横线、一纵线。中央横线上面两边格便为母肺肋辐叶所在位置。

10 母肺肺下叶位置

从第四椎与第三椎缝正前向左右划一上斜 4 横指线，第八椎与第九椎缝正前向左右划一下斜 1 食指线，将两边线端连接成一个四角突出的四方形。从第四椎和第八椎各划一横线，截去四角。再在中央图内划两条竖线，将此图分为三格，两边格占三分之一，中央格占三分之二，再在全图中央划一横线、一纵线。中央横线下面两边格便为母肺肺下叶所在位置。

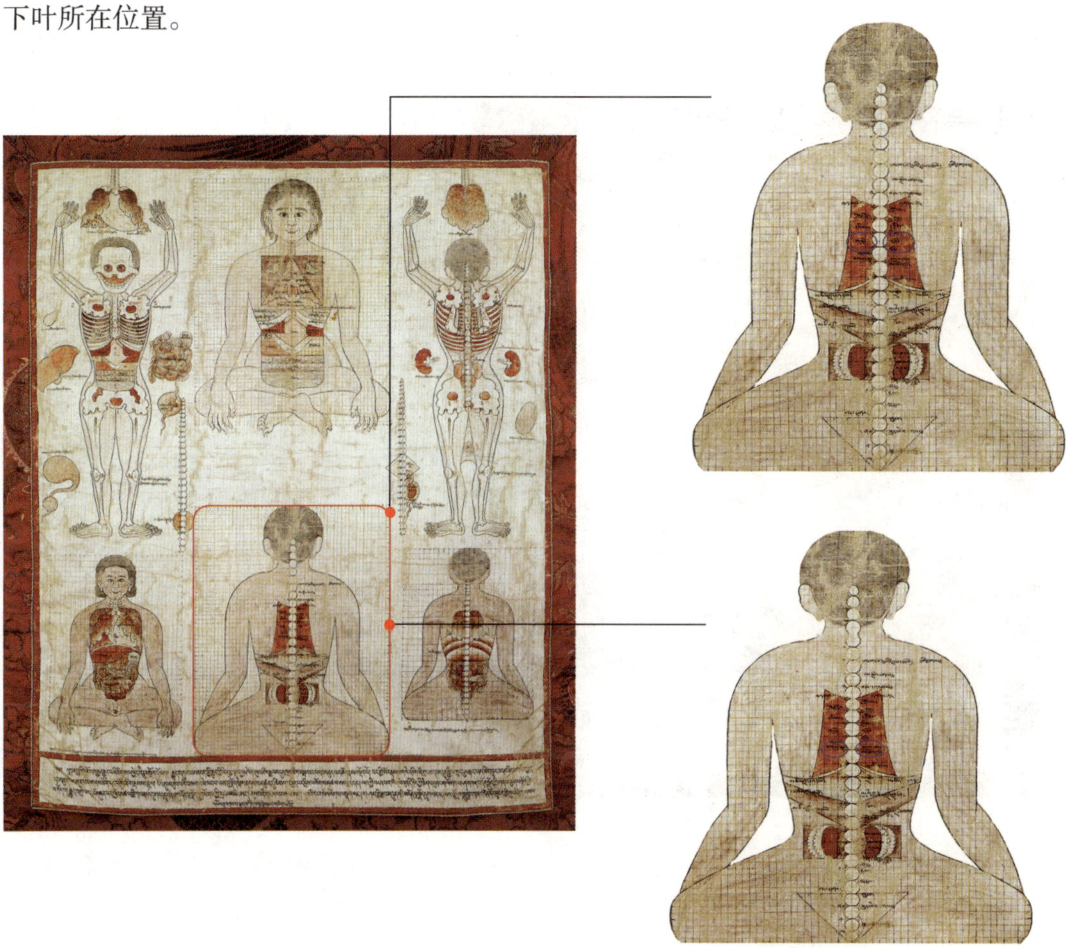

11 母肺漏端叶位置

从第四椎与第三椎缝正前向左右划一上斜 4 横指线，第八椎与第九椎缝正前向左右划一下斜 1 食指线，将两边线端连接成一个四角突出的四方形。从第四椎和第八椎各划一横线，截去四角。再在中央图内划两条竖线将此图分为三格，两边格占三分之一，中央格占三分之二，在全图中央划一横线、一纵线。中央横线下面左右两边格便为母肺漏端叶所在位置。

12　心脏位置

从两乳头向内1寸、天突向下4横指，即第三椎正前方所对的点作尖端，划三角形，其中央便为君脏心脏位置。心尖朝上的说法是依照世俗者的想象，作为一种吉祥说法。由于男女智慧有别，意识进出的孔窍之尖分别处在心脏左右，但一般男女无差别，心尖在胸部左侧朝下。

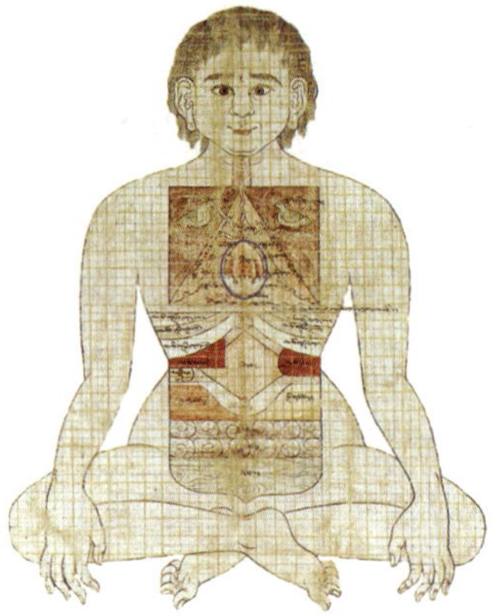

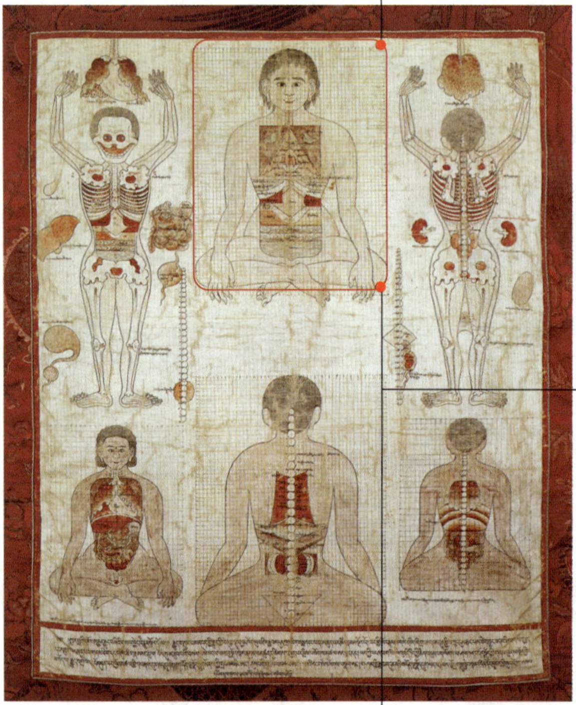

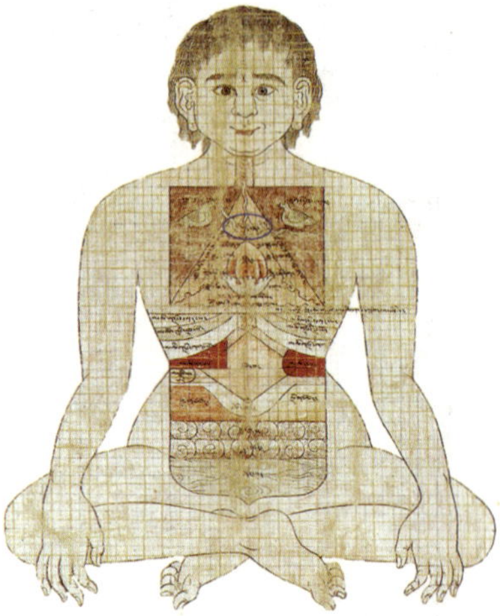

13　子肺蝙鼻叶位置

两乳头向下2横指，天突向下2横指即后背第二椎正前所对的三点连成一三角形，在其顶点划一横线，将上述三角形截成一个小三角形，此为子肺蝙鼻叶所在位置。

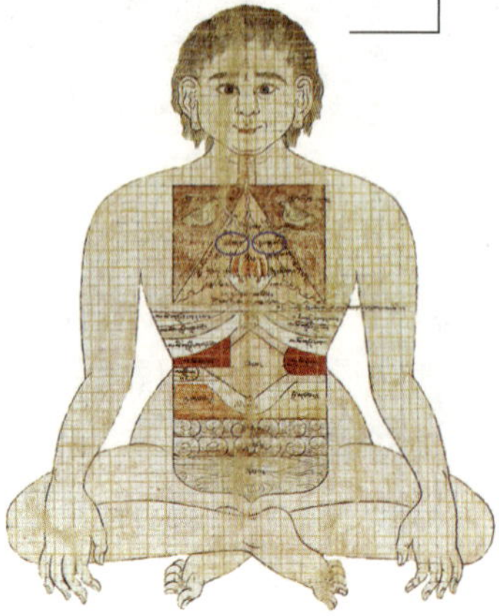

14　子肺鸟盖叶位置

两乳头向下2横指，天突向下2横指即后背第二椎正前所对的三点连成一三角形，这一三角形与心脏三角形位置不共有的部分，从心脏位置三角形顶点向下划3条同等间隔的横线，第二条横线以上两格便为鸟盖叶所在位置。

15 子肺心堡叶位置

两乳头向下 2 横指，天突向下 2 横指即后背第二椎正前所对的三点连成一三角形，这一三角形与心脏三角形位置不共有的部分，从心脏位置三角形顶点向下划出 3 条同等间隔的横线，第二条横线以下两格便为心堡叶所在位置。

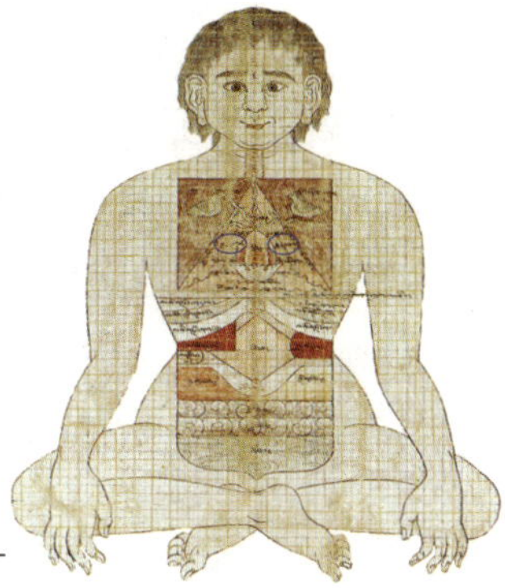

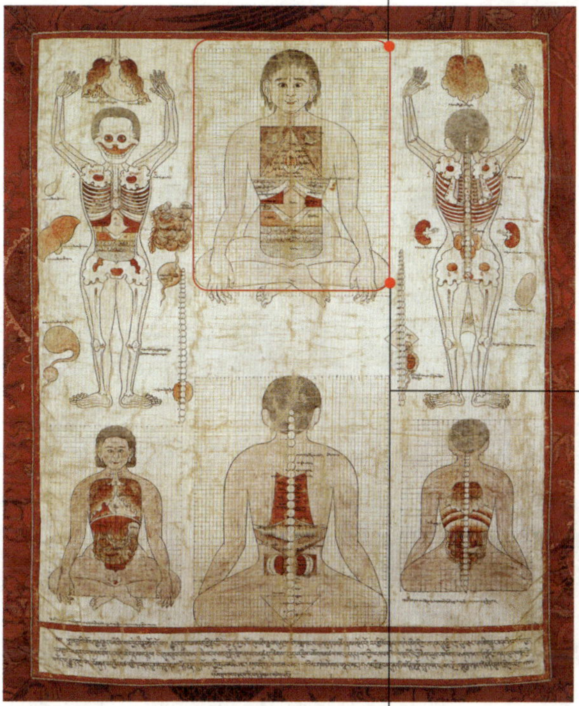

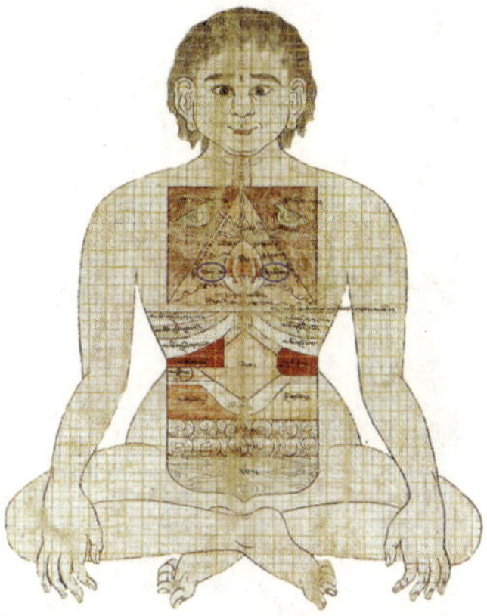

16 子肺驹眼叶位置

两乳头向下 2 横指，天突向下 2 横指即后背第二椎正前所对的三点连或一三角形，这一三角形与心脏三角形位置不共有的部分，从心脏位置三角形顶点向下划出 3 条同等间隔的横线，第三条横线以上两格便为子肺驹眼叶所在位置。

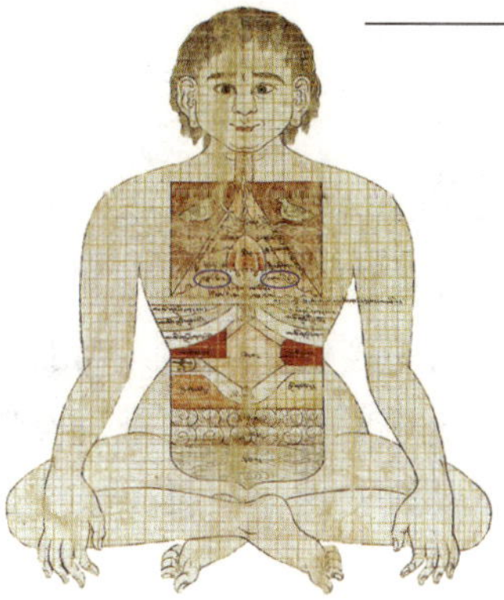

17 子肺敌舌叶位置

两乳头向下 2 横指，天突向下 2 横指即后背第二椎正前所对的三点连成一三角形，这一三角形与心脏三角形位置不共有的部分，从心脏位置三角形顶向下划出 3 条同等间隔的横线，第三条横线以下两格便为敌舌叶所在位置。此叶子肺好像于心脏底下扶持着心脏。

18　母肺边缘

从两乳头外分别向腋窝量 2 横指，再向下量 1 横指，向左右外量 1 寸为两点、天突窝为一点，划三角形，这个三角形与子肺位置的三角形不共有的部分便是身后母肺五叶边缘。

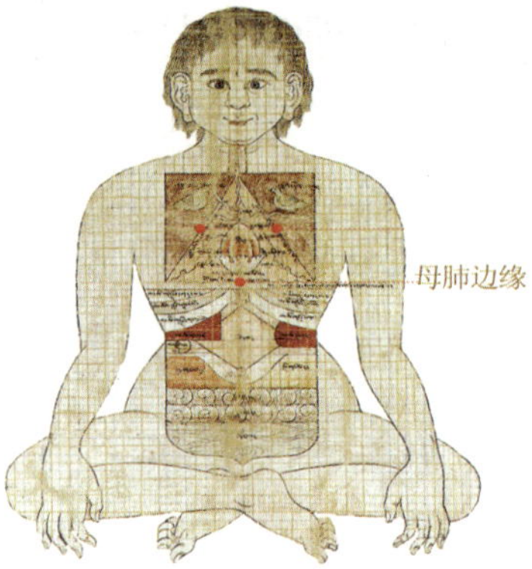

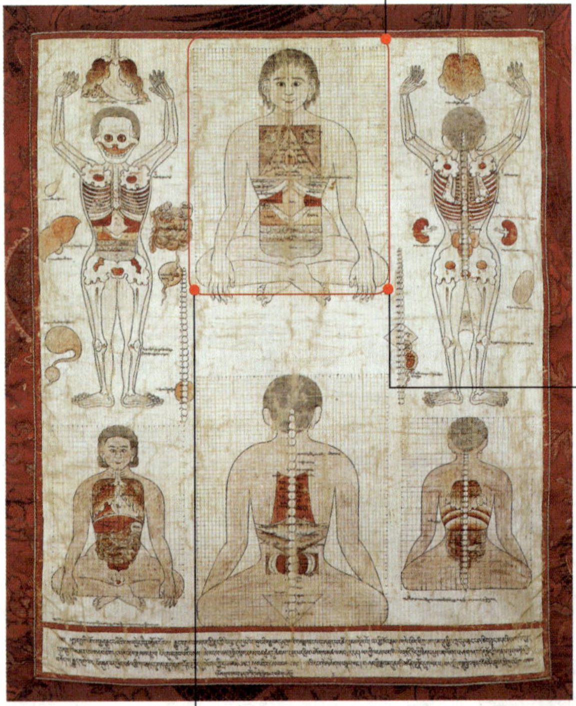

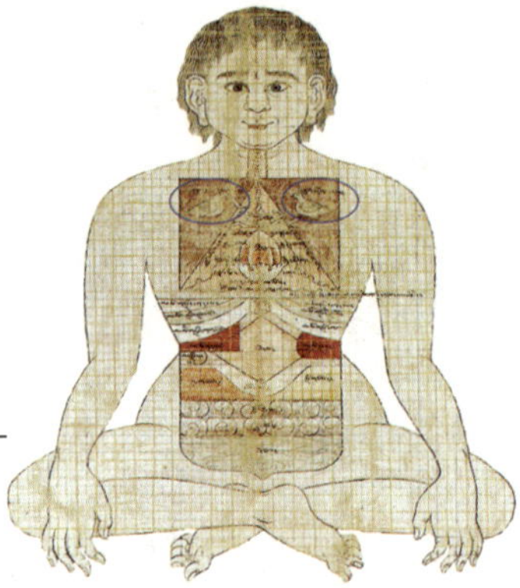

19　鸽子穴

从母肺边缘的两下角顶向上直至锁骨划二条直线，横膈膜之上至锁骨下的空隙即为鸽子穴。

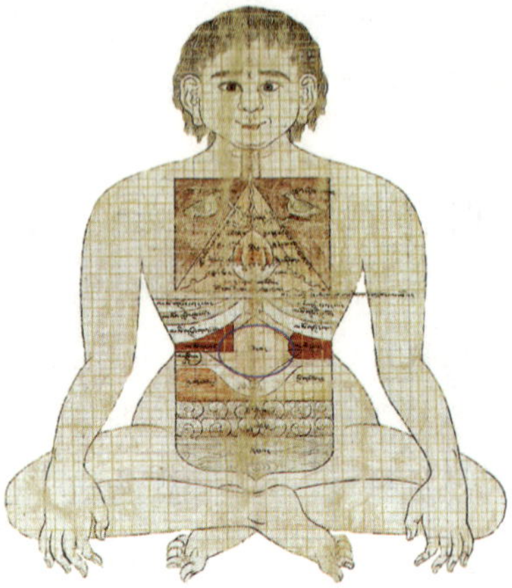

20　胃的位置

鸠尾与胃左右肋骨边缘即身后第十一椎正前左右旁开 6 横指两端连线，两端又与脐眼连线构成一个菱形，此菱形之高即脐至剑突距离为 8 横指，宽为 12 横指范围便为胃的位置。

21　肝脏的位置

从剑突中央即第八椎正前向右量 1 寸与右手拇、食两指抓住右耳垂，肘尖从胃中央向后伸所及的范围为肝的位置，实际上就是第八椎与剑突向右量 1 寸所及的横线之下，为横膈膜与肝脏之界，肘尖所及的范围即为肝脏的位置。

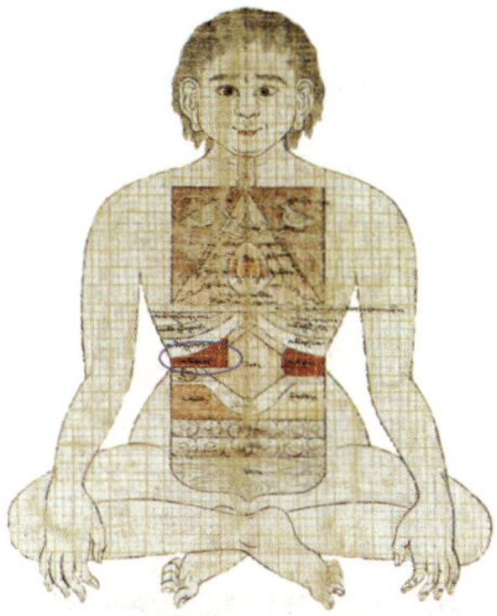

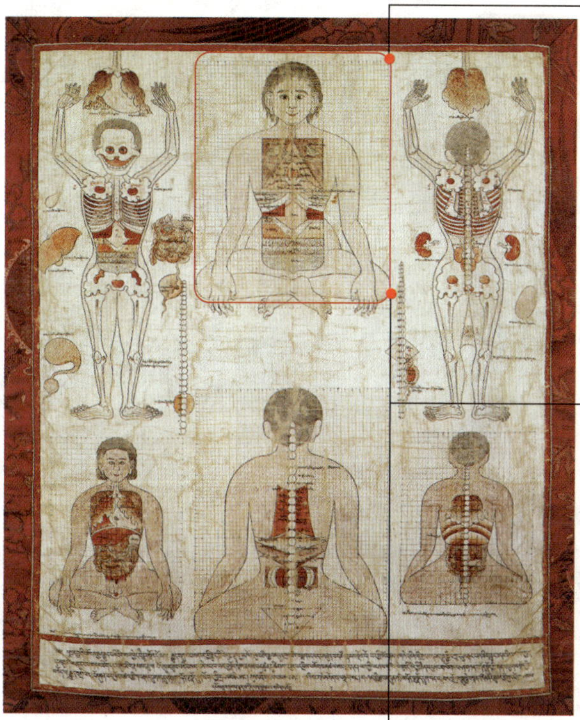

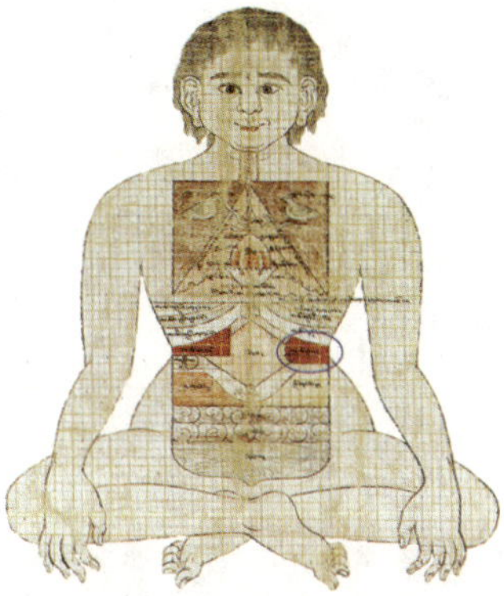

22　脾脏的位置

前身左侧短肋尖至胃左侧 1 横指处为脾的上缘，上下高 5 横指范围为脾脏的位置。

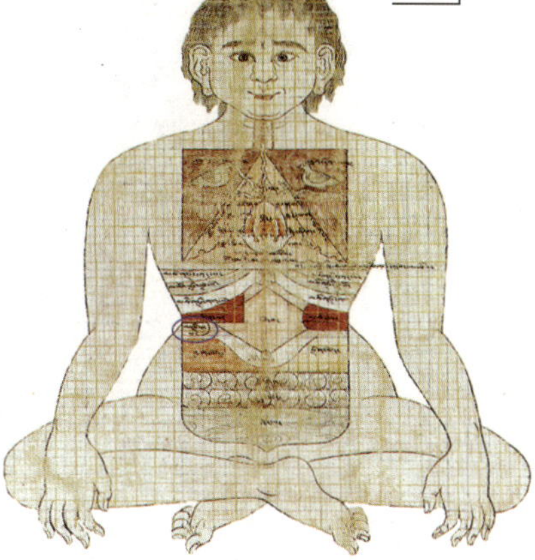

23　胆囊的位置

胃部有 9 个火灸穴，其中央一火灸穴，从鸠尾向下量 2 寸，再向右量 7 横指处为胆囊的上缘，从上缘向下量 6 横指、宽 3 横指处为胆囊的位置。

24　大肠的位置

脐上下各 1 寸，即高 2 寸、宽 8 寸处为大肠的位置，大肠分三段，右为血肠（升结肠）、左为虫肠（降结肠）、中间为食肠（横结肠）。

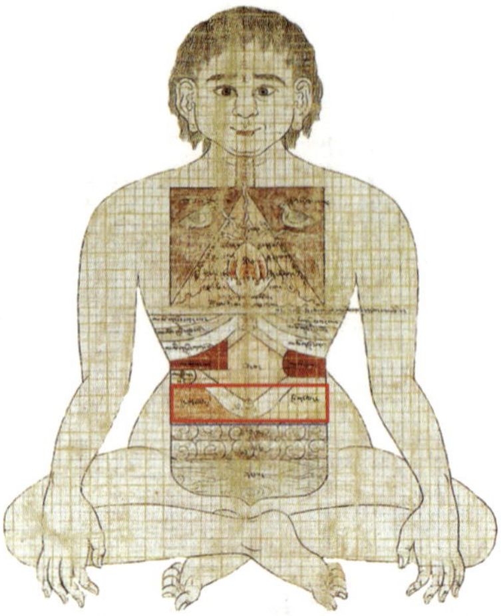

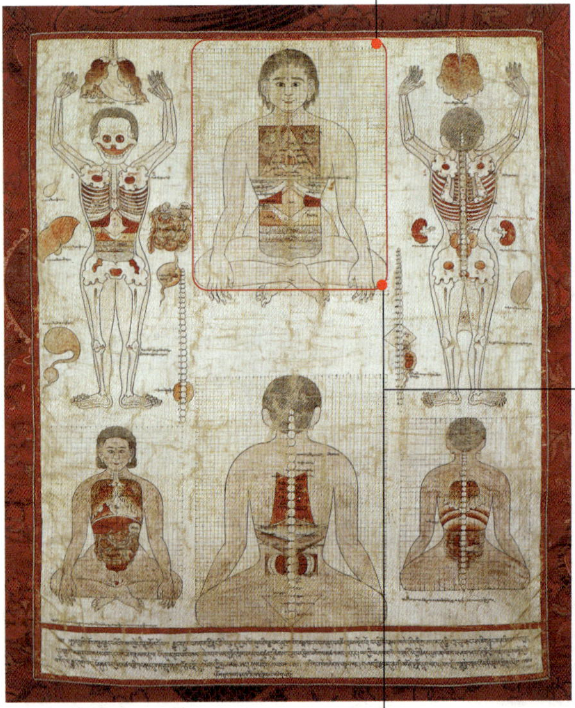

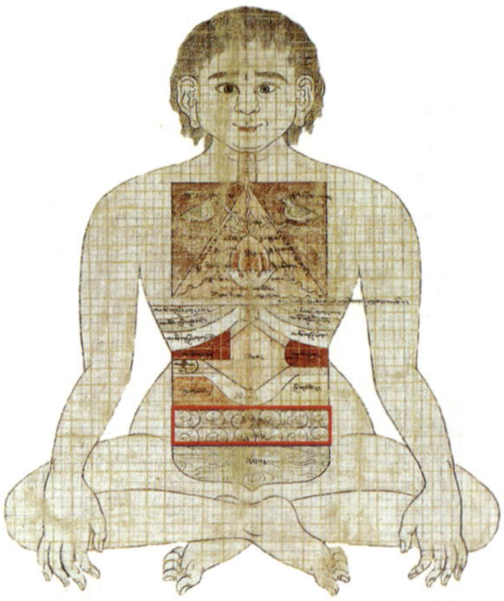

25　小肠的位置

大肠区域下 2 寸为小肠上部，再下 1 寸为小肠下部，宽度与大肠区域相等。

26　膀胱的位置

小肠区域左右两角与阴部上划三角形，此三角形为膀胱的位置，膀胱在直肠前方，口朝下，尿满时高有 3 寸许。

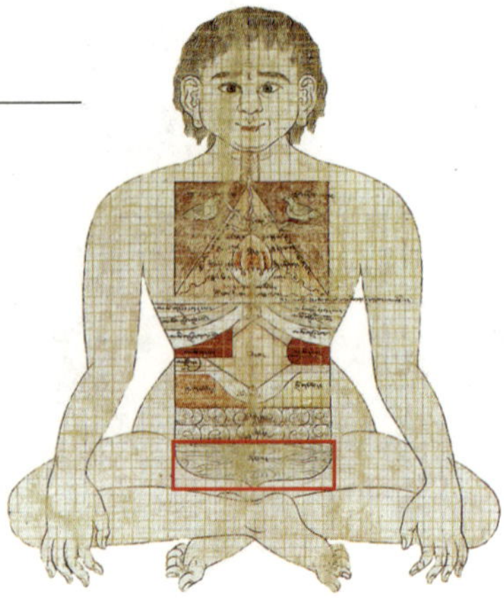

27 乙状结肠的位置

小肠区域左右两角与阴部上划三角形，膀胱在此三角形前，乙状结肠在后。

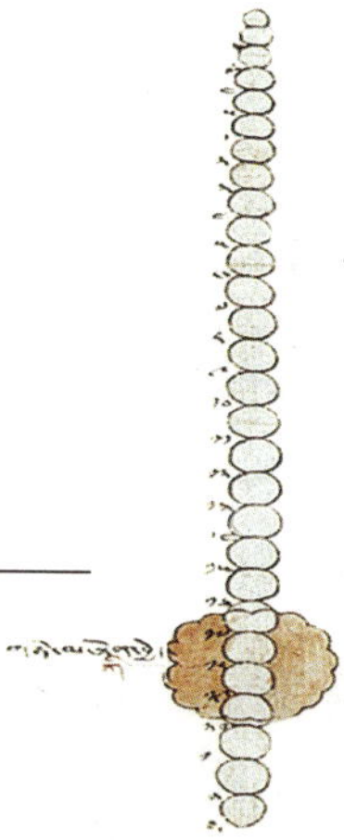

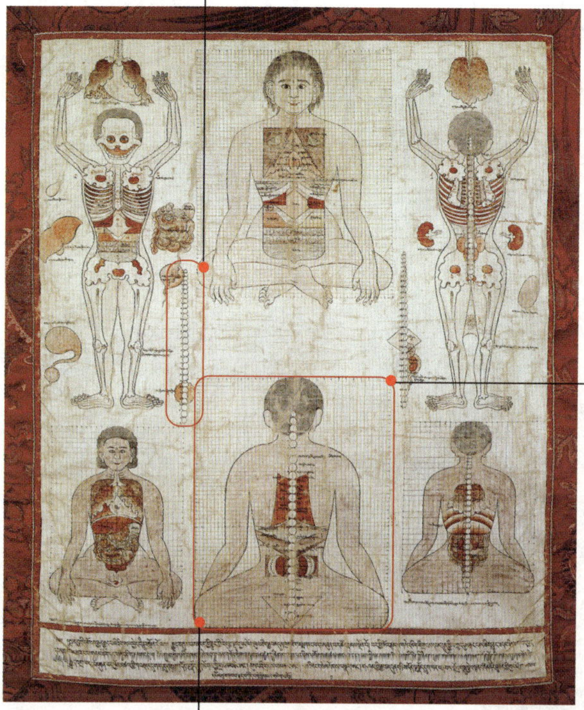

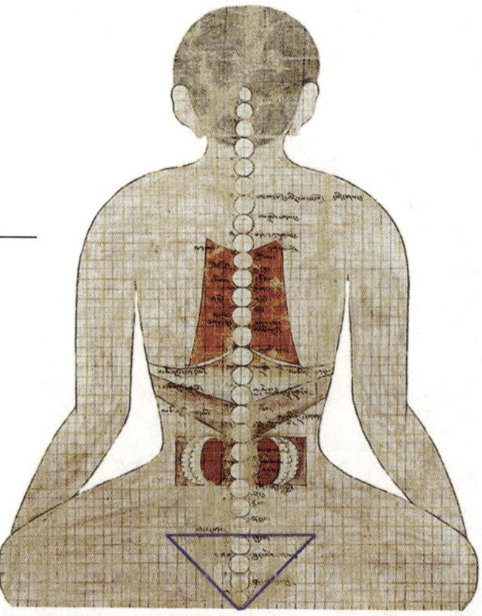

28 直肠的位置

从背部第十八椎左右各量 8 横指之两端斜向肛门眼划线，此范围为直肠的位置。

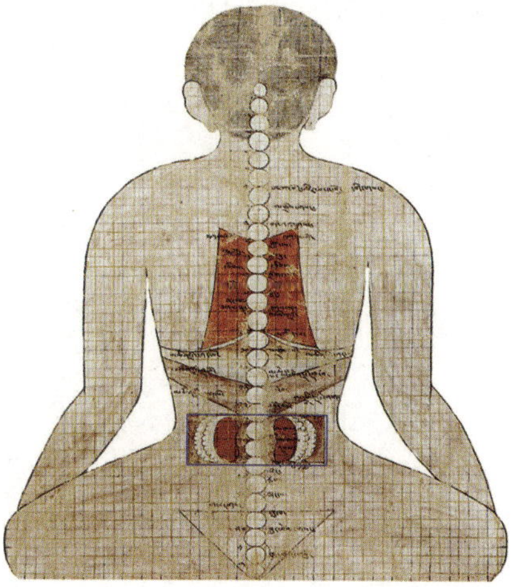

29 肾区的定位

从第十四椎左右各量 7 横指（长为 14 横指），上下共量 5 横指的范围为肾区。

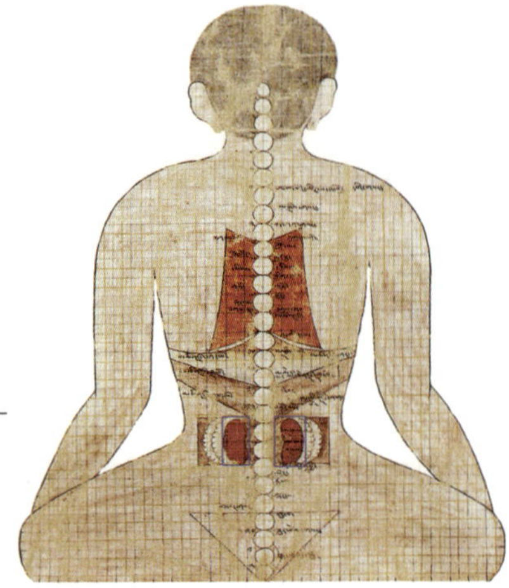

30 肾脏的位置

从第十四椎左右各量 2 寸，上下共量 5 寸为肾的位置，肾大小与本人耳朵相等。

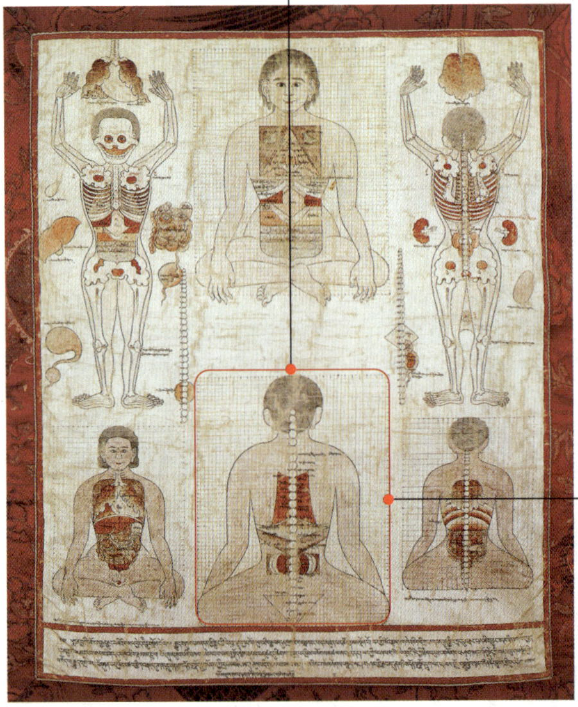

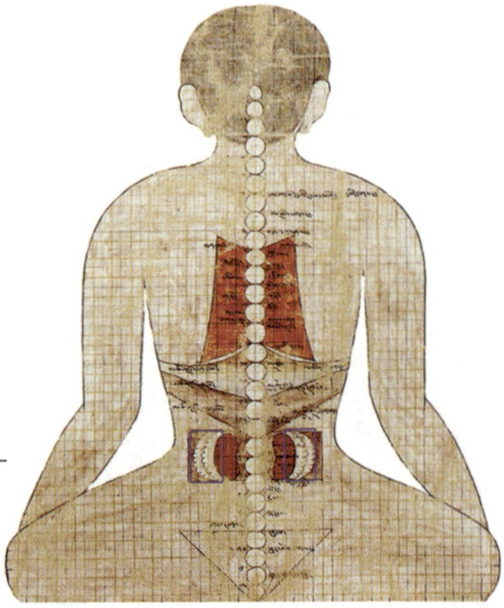

31 肾脂的位置

从肾左右边缘向外各量 1 寸为肾脂的位置，肾脂分布于肾的边缘，如从腹部两侧算之，肾脂应于两短肋之下。

32 “三木塞”定位

“三木塞”（男精府、女卵巢）在脐左右蜷居，与左肾相连，位于第十三椎下。子宫是“三木塞”的一部分，位于第十三椎与第十五椎内侧，“三木塞”形似膀胱，其大小变化不定。

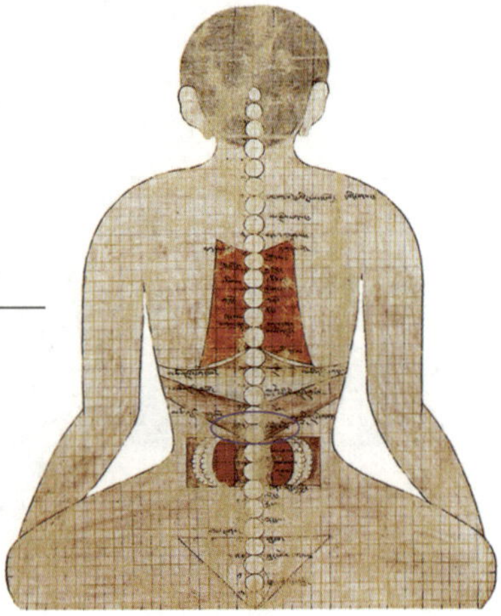

33　洛扎·丹增诺布活佛所绘脏腑图（正面）

洛扎·丹增诺布活佛察看尸体后所绘的心脏图，心尖在左侧面朝下，肺覆盖心脏左右，白膈膜的两端朝下，肝脏上斜，胃位于左侧短肋下，胆囊位于肝下微露，脾不显露，小肠如盘蛇满布小腹，大肠在腹部左右围绕小肠边缘，膀胱似瓶，尖朝下。

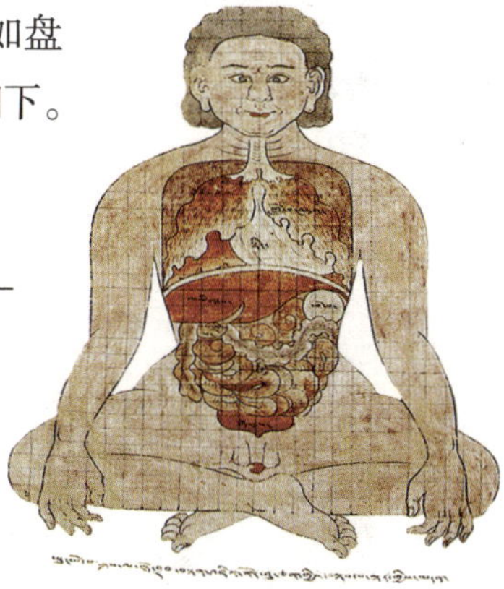

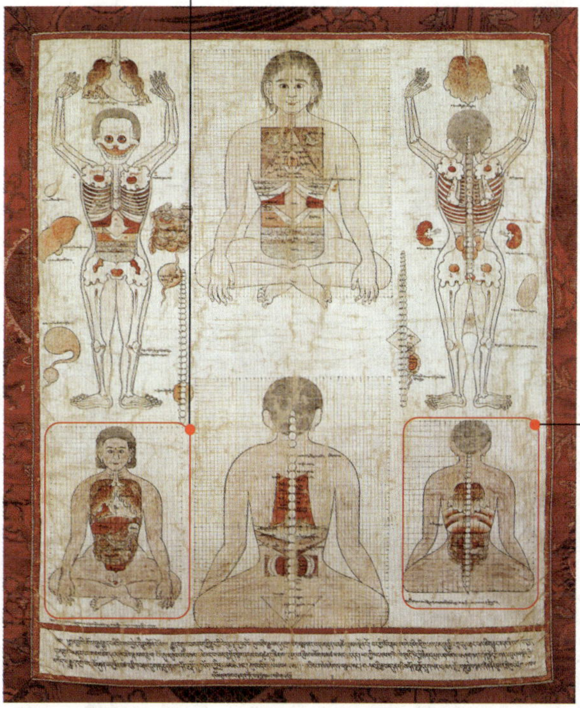

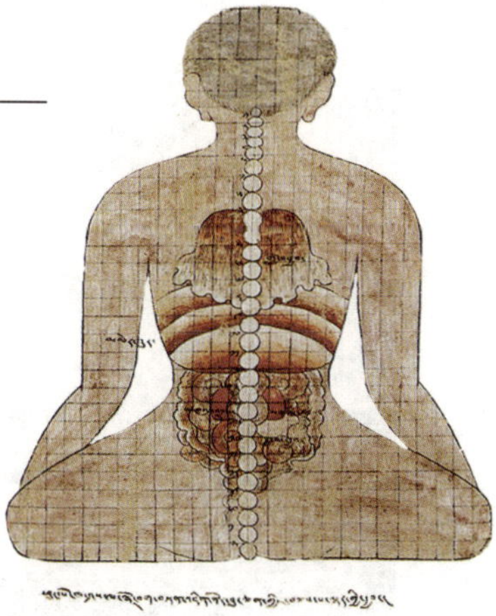

34　洛扎·丹增诺布活佛所绘脏腑图（背面）

肺位于第四椎左右至第八椎之间，肺脏边缘抵住膈膜冈，黑、白、花三膈膜似虹在膈膜上、中、下依次分布，小肠充满第十二椎左右至第十七椎之间，大肠围绕小肠边缘，两肾位于第十四椎左右，乙状结肠位于第十八椎左右，连接大肠。

图五十二　按躯干测量图诊断溃脓位置

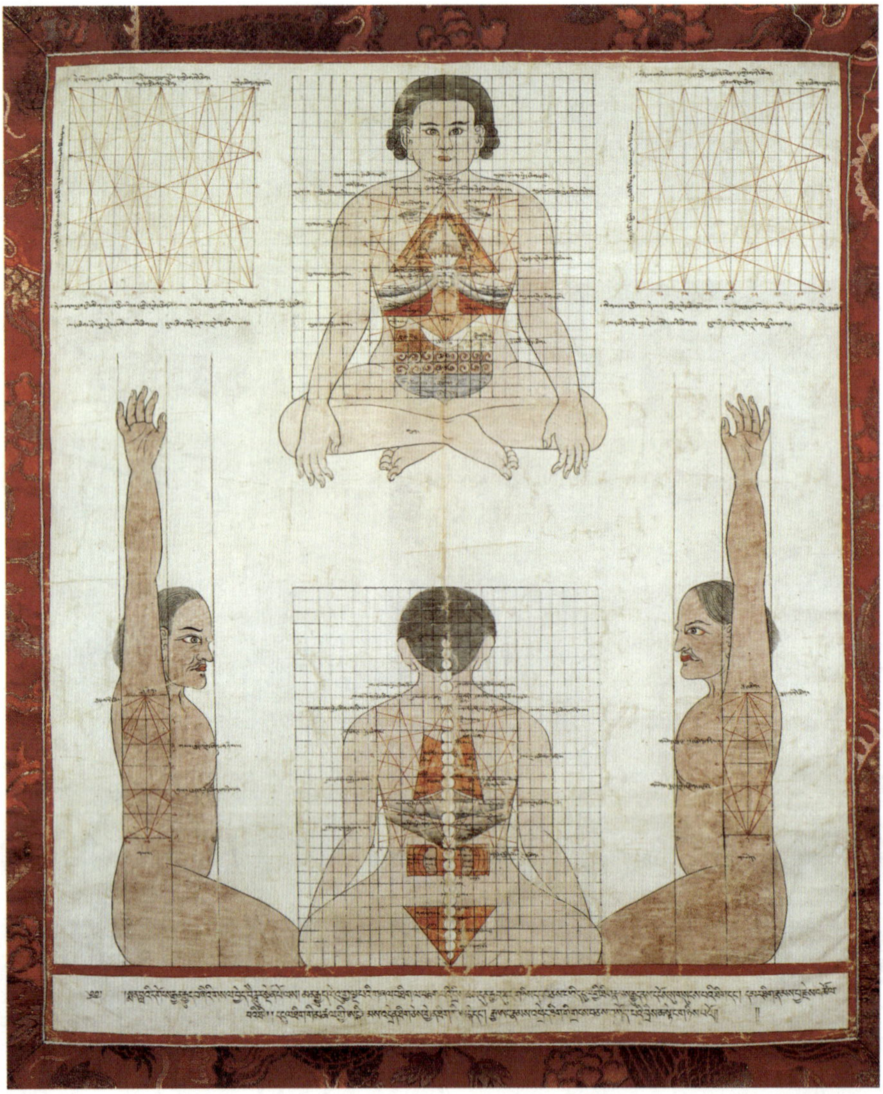

前后身各划天线、地线、侧线及其16条竖线、6条横线等组成躯干测量图，按各线交叉、各线之间的格子比其他格子大或交叉处的形状等诊断脓包在何处。

第八十六章 躯干创伤原因（2）

一、人体划格定位法

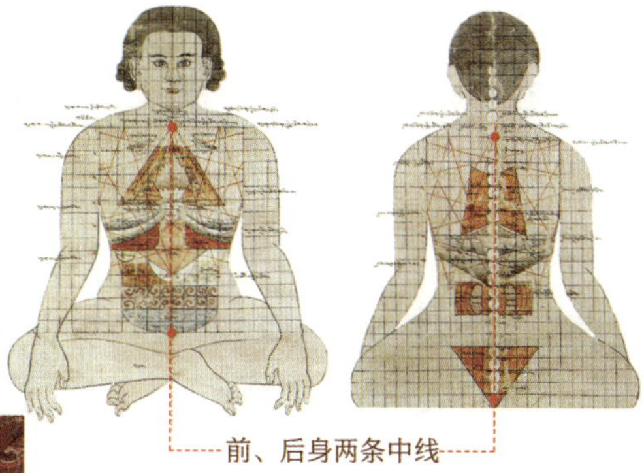

1 前、后身两条中线

前身从天突至阴部，后背从第一椎至尾骨划 1 条竖线，前身的竖线称前身中线，后背竖线称后背中线。

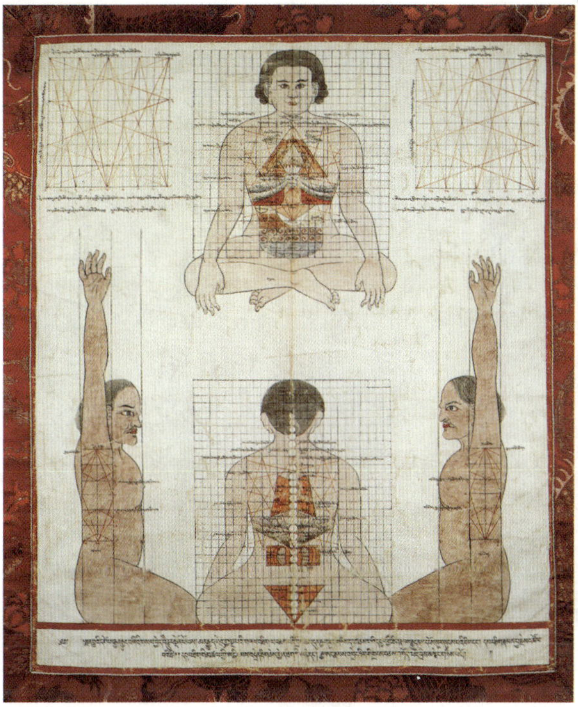

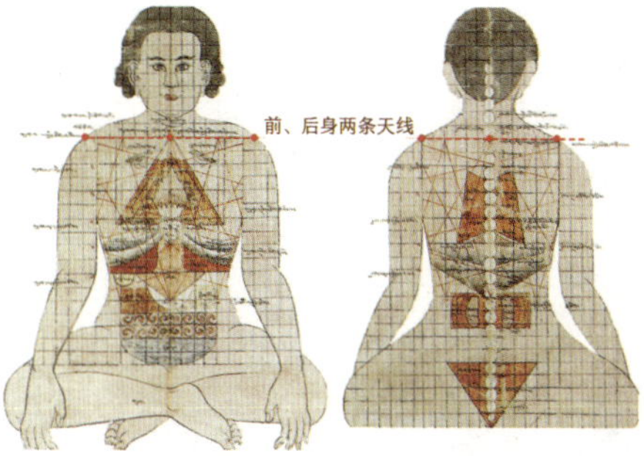

2 前、后身两条天线

前身两肩笑纹至天突，后背第一椎至两肩笑纹各划 1 条直的横线，前身的横线称前身天线，后背的横线称后背天线。

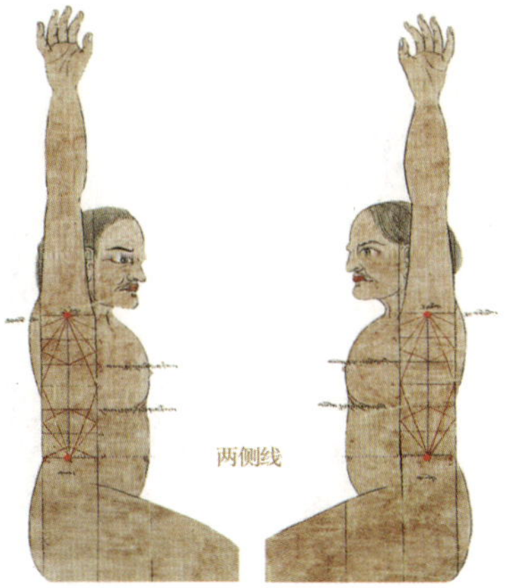

3 两侧线

前身中线至后背中线之间的中段划线将前后分为一半的侧线，从腋窝中央向短肋上各划 1 条，此便为两侧线。

4 两侧天线

腋窝中央上下划的侧线上面横划1条天线，称为侧天线。

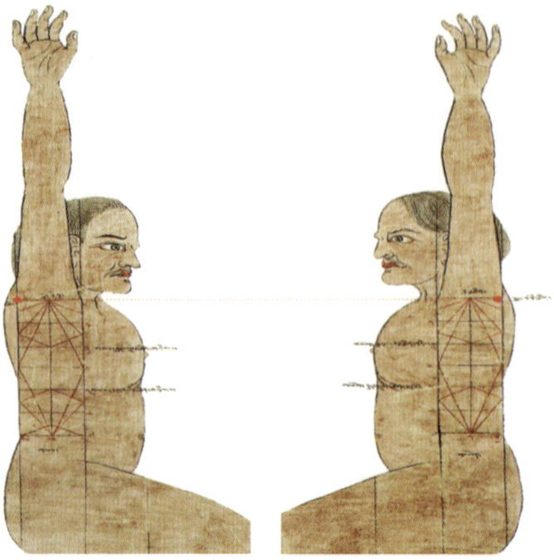

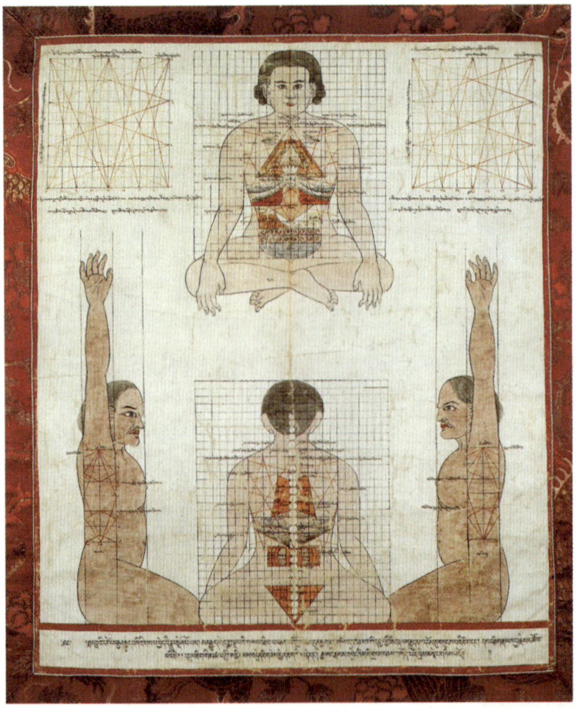

5 竖线（16条）

在两侧线和两中线之间四大块的二分之一处各划1条竖线，再在前后身内划等间隔的6条竖线，这样前、后身各有7条竖线，计14条，加上侧身2条竖线，共计16条。

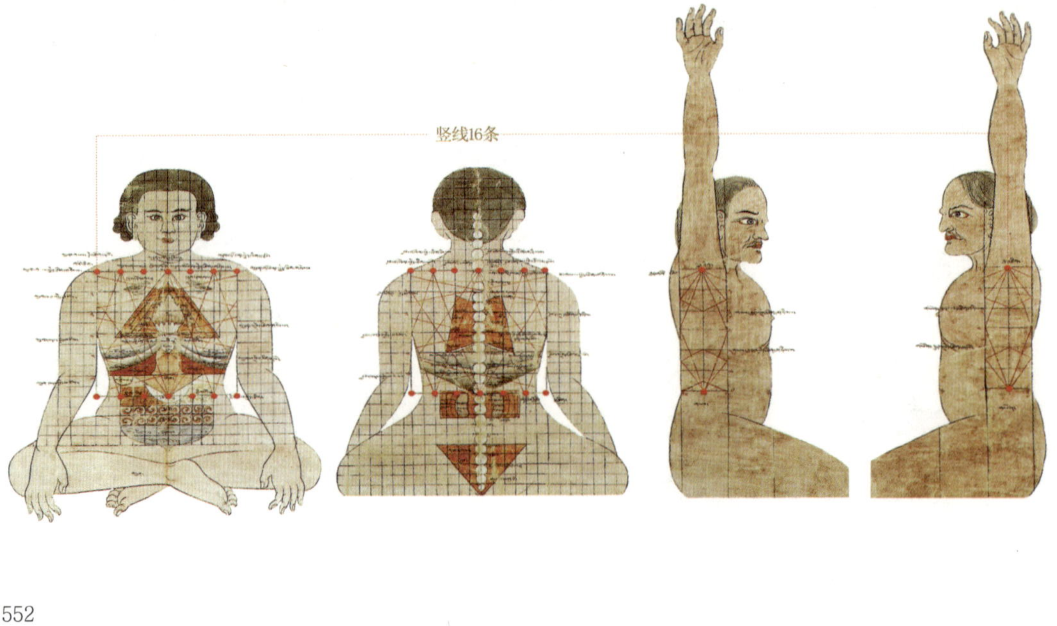

6 横线（7 条）

第十三椎至前身脐眼左右划 1 横线为下横线，下横线至天线之间划 3 条等间隔横线，再在两线的二分之一处各划一横线，共计 7 条。

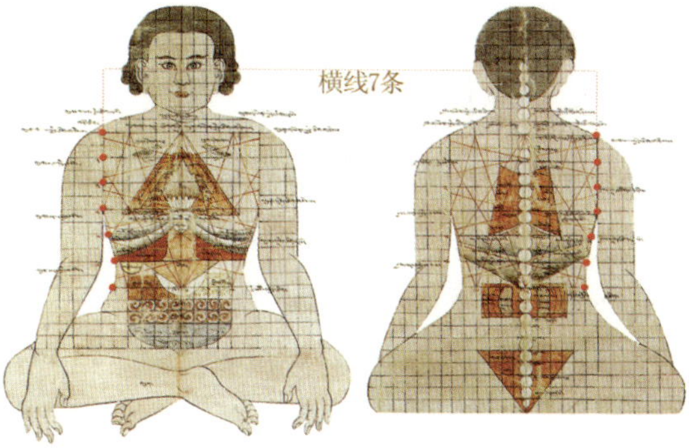

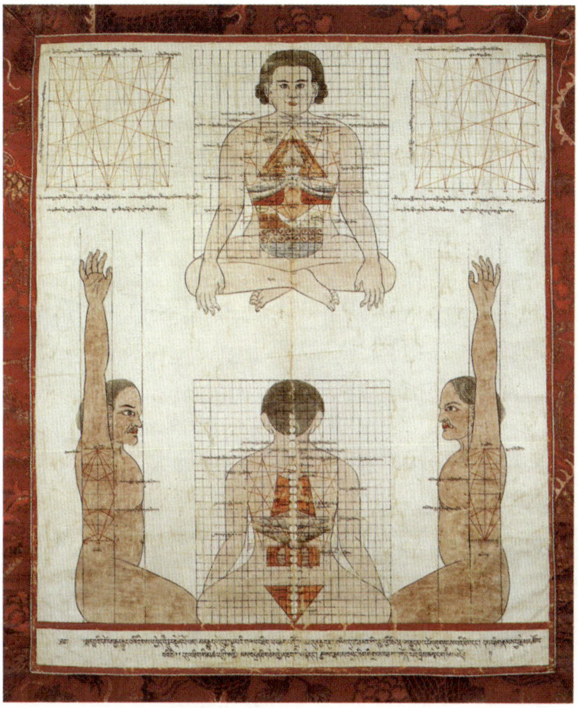

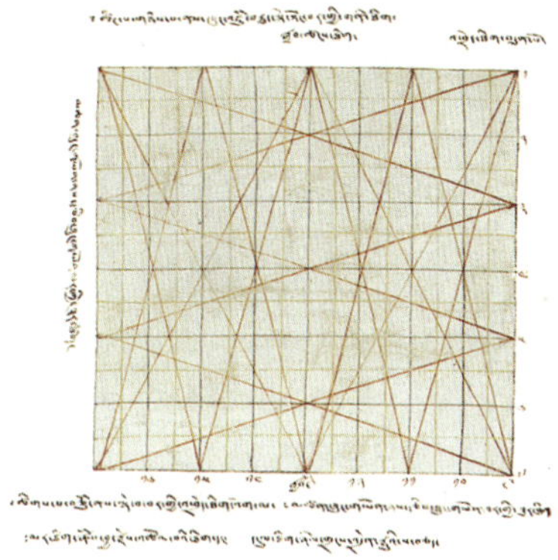

7 背部的交叉线

包括背部中线全身竖线共 16 条，横线 7 条，各线两两相交形成鸡爪状交叉线，各线之间呈四方形，如果某处的交叉线和四方形比别处的大或形状变样，则证明该处有脓。

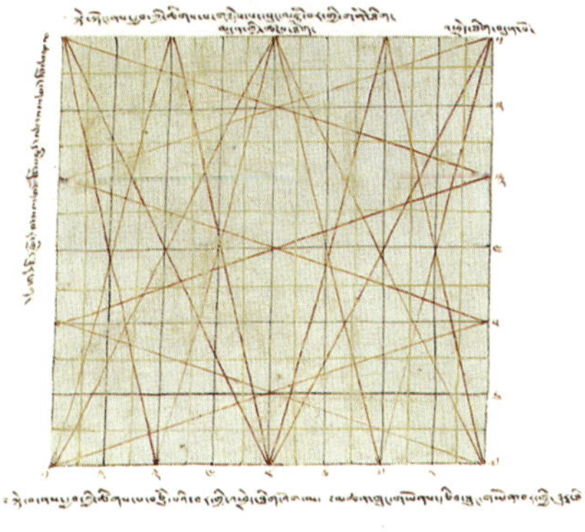

8 前身的交叉线

包括前身中线、全身竖线共 16 条，横线 7 条，各线两两相交形成鸡爪状交叉线，各线之间呈四方形，如果某处的交叉线和四方形比别处的大或形状变样，则证明该处有脓。

9 左侧的交叉线

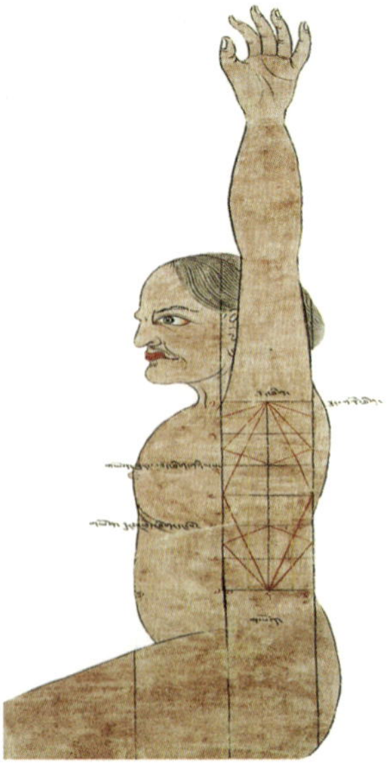

包括左腋窝的侧线，左侧有3条竖线，横线包括侧身天线7条，各线两两相交形成鸡爪式交叉线，各线之间呈四方形，如果某处的交叉线和四方形比别处的大或形状变样，则证明该处有脓。

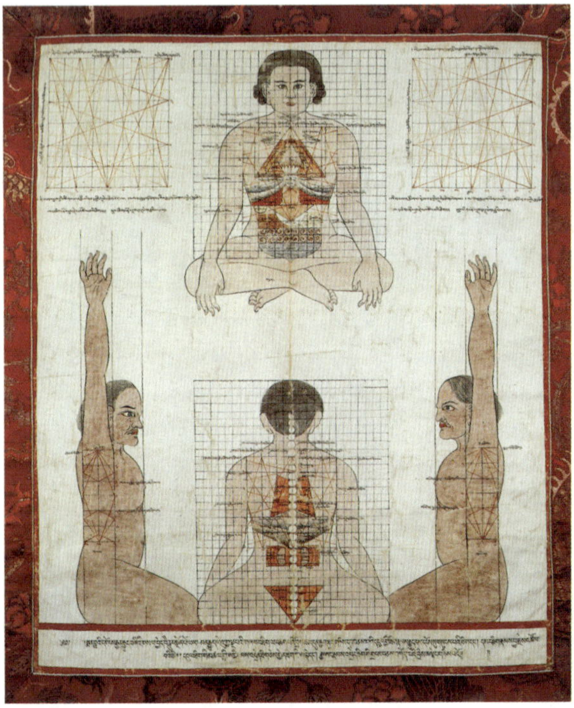

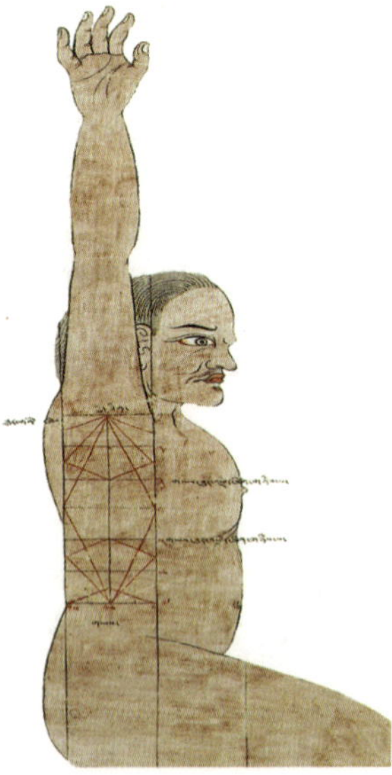

10 右侧的交叉线

包括右腋窝的侧线，右侧有3条竖线，横线包括侧身天线7条，各线两两相交形成鸡爪式交叉线，各线之间呈四方形，如果某处的交叉线和四方形比别处的大或形状变样，则证明该处有脓。

藏医药传世经典丛书

༄༅། གསོ་རིག་རྒྱུད་བཞིའི་སྨན་ཐང་འགྲེལ་པ།

四部医典曼唐图解

（第三卷）

青海省藏医药研究院　编译

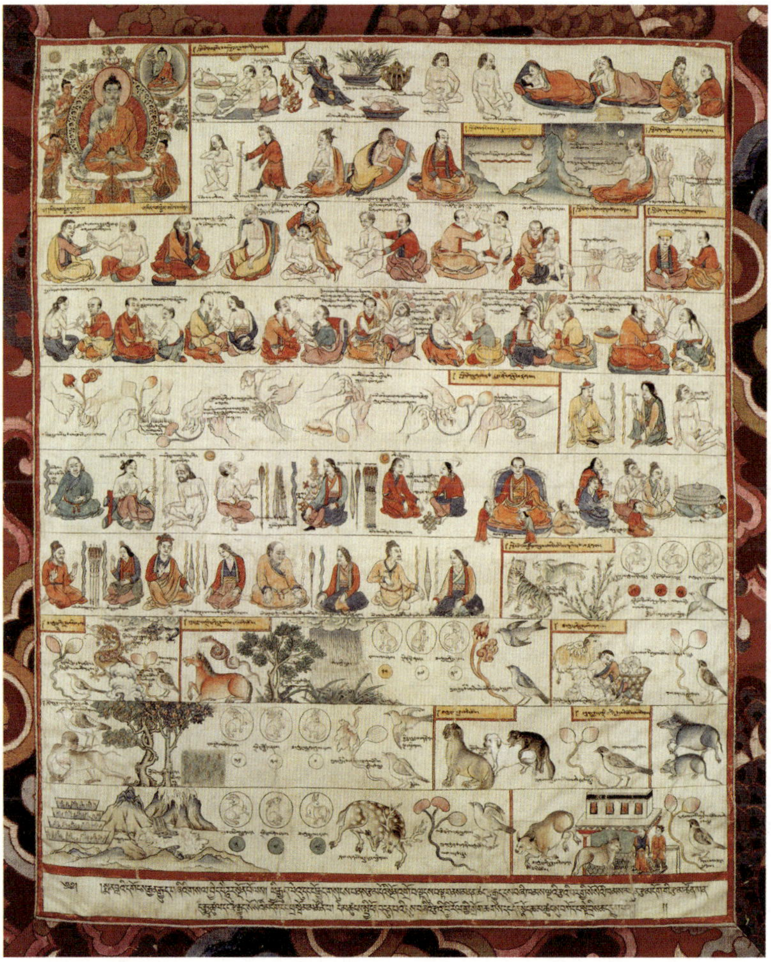

青海人民出版社

第三卷目录

后续部

图五十三　合成毒至天然毒的中毒原因

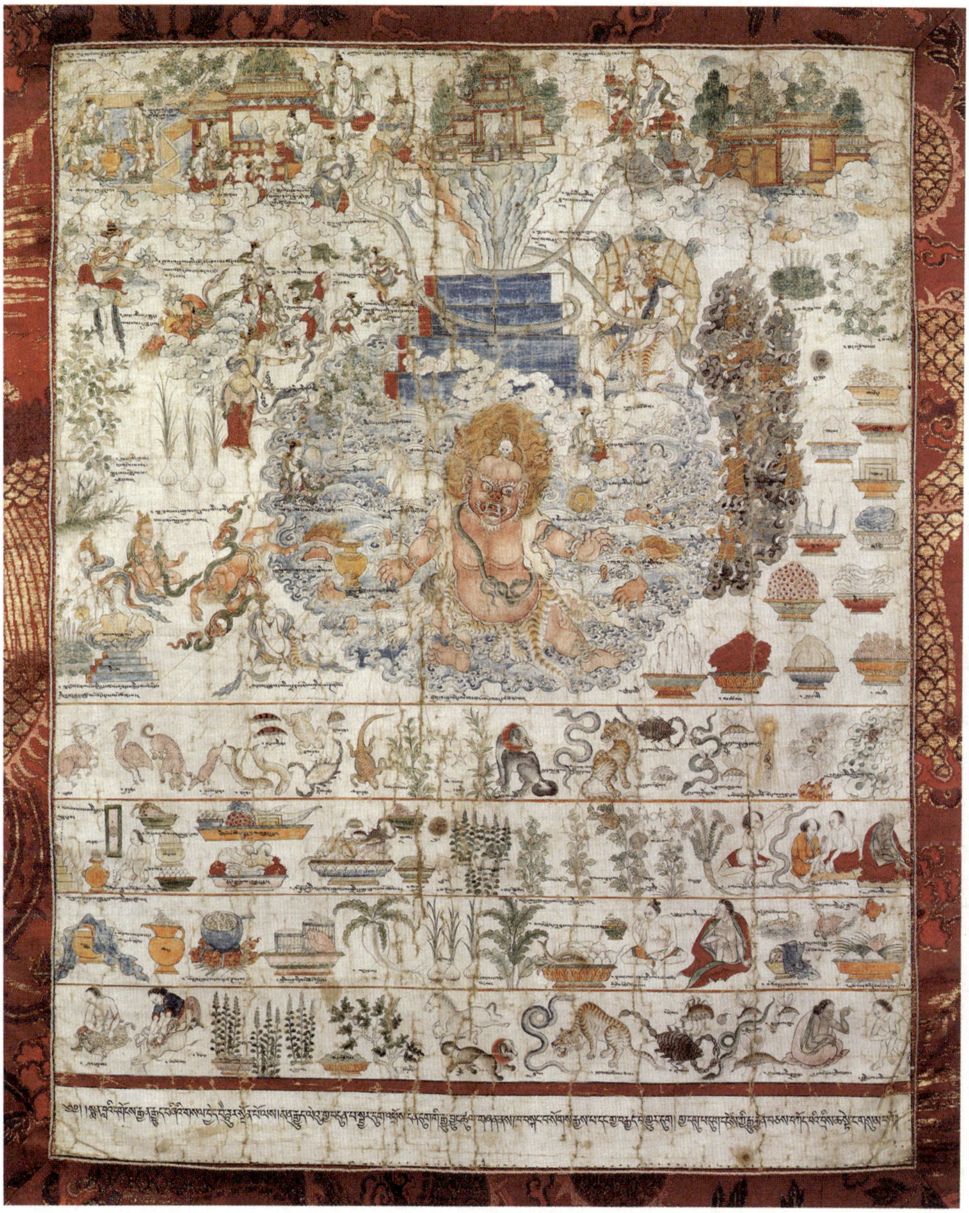

本图引用吠陀经典传说，表述动毒和不动毒等的起源及治疗这些毒的药物起源；毒传播的媒介、毒的种类、施药者、中毒症状；化合毒、自然毒及其中毒症状等内容。

第八十七章　合成毒中毒原因

一、毒产生原因

1　毒的起源

起初，传说大海中有一只盛满甘露的瓶子，天神和阿修罗们想得到它，遍入天将须弥山变为搅海的棍子，龙王奥杰或持边大仙变成蛇作为巨绳，大梵天从须弥山顶往下压，自在天站在巨龟背上搅动大海。

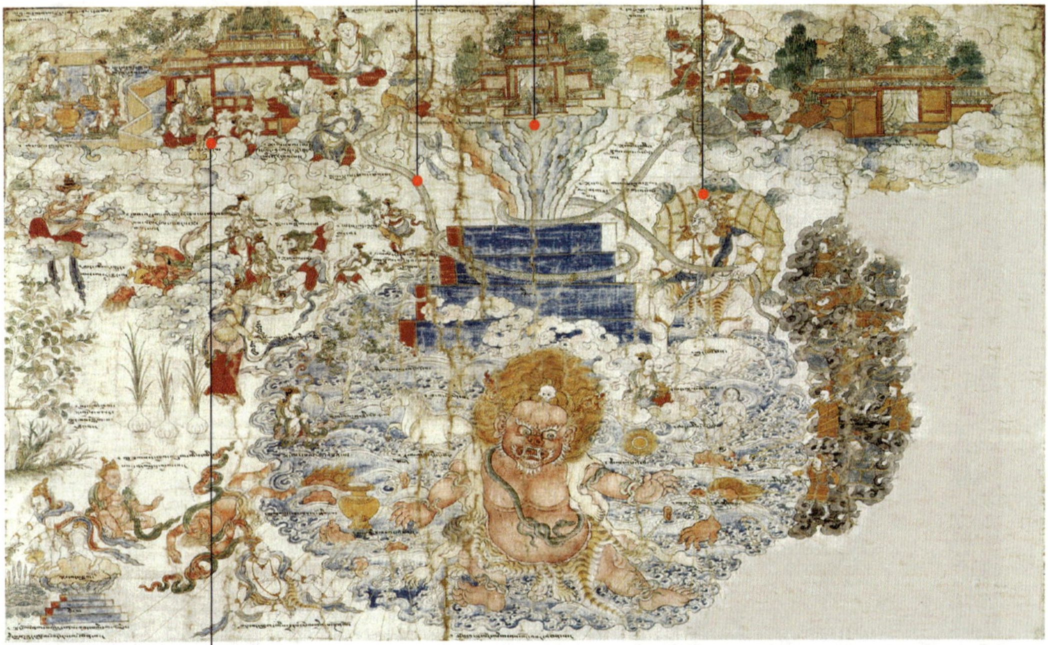

2　天神净土

天神居于须弥山顶三十三层天。天神有属于六道众生和不属于六道众生 2 种，喜欢佛经，福气大，属于非人的一类。他们自身发光，具有游走于天空的神功，经常嬉戏作乐。

3　阿修罗净土

非天阿修罗主要居于须弥山内部，神功比天神低，傲慢易怒，经常争斗不止。

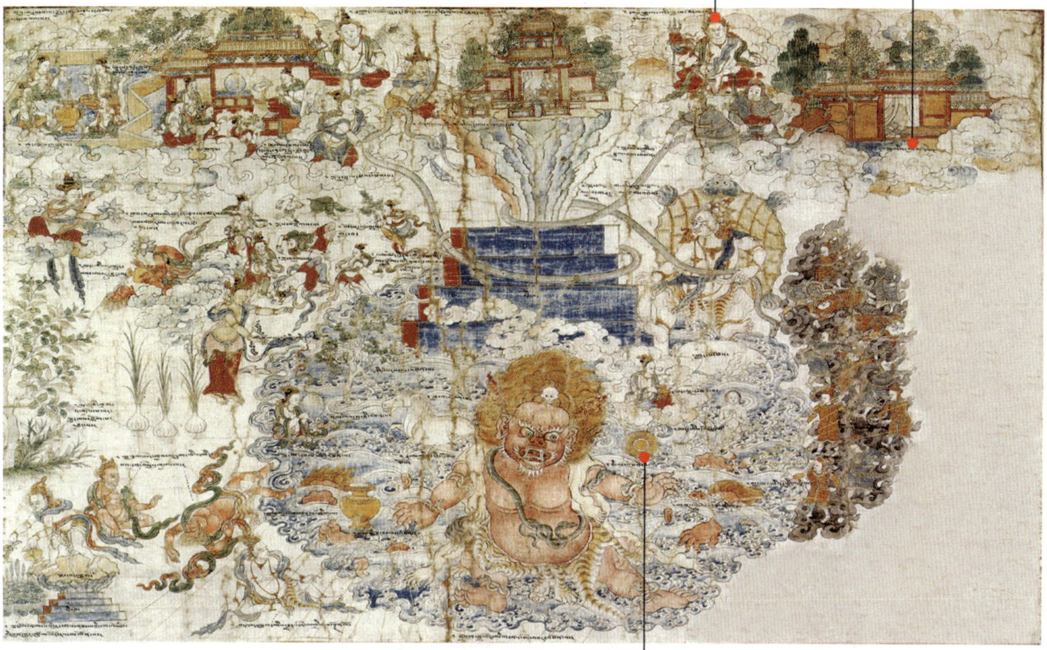

4　搅出太阳

天神和阿修罗搅动大海，最先搅出太阳，众生称“葵花有母亲了”，故名为太阳（葵花之母）。

5　搅出月亮

天神和阿修罗为了得到不死甘露而搅动大海，在未得到甘露之前搅出月亮，大自在天拿去作为自己的桂冠。

6 搅出长颈马

天神和阿修罗为了得到不死甘露继续搅动大海，在未得到甘露之前搅出长颈马，又名天马“高处闻”，帝释作为自己的乘骑。

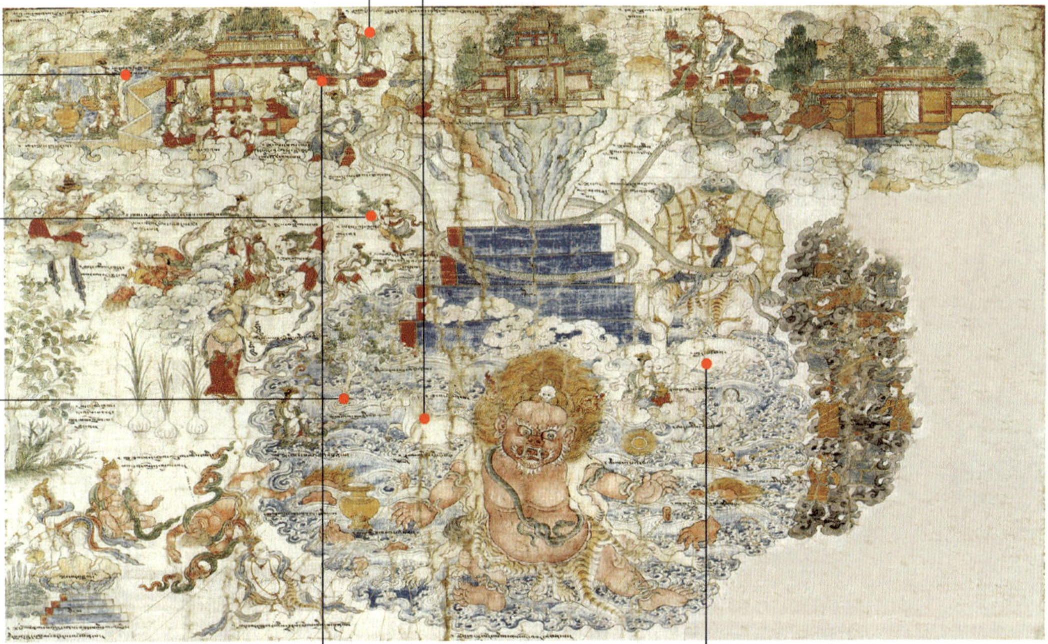

7 搅出大象

天神和阿修罗为了得到不死甘露继续搅动大海，在未得到甘露之前搅出大象，帝释把它作为自己的乘骑。

8 搅出如意树

天神和阿修罗为了得到不死甘露继续搅动大海，在未得到甘露之前搅出如意树，天神拿去作为公共财物。

9 搅出巴姆天女和“果杜布”珍宝

天神和阿修罗为了得到不死甘露继续搅动大海，在未得到甘露之前搅出巴姆天女和“果杜布”珍宝，商议将巴姆作为天神妃子，珍宝作为公共财物。

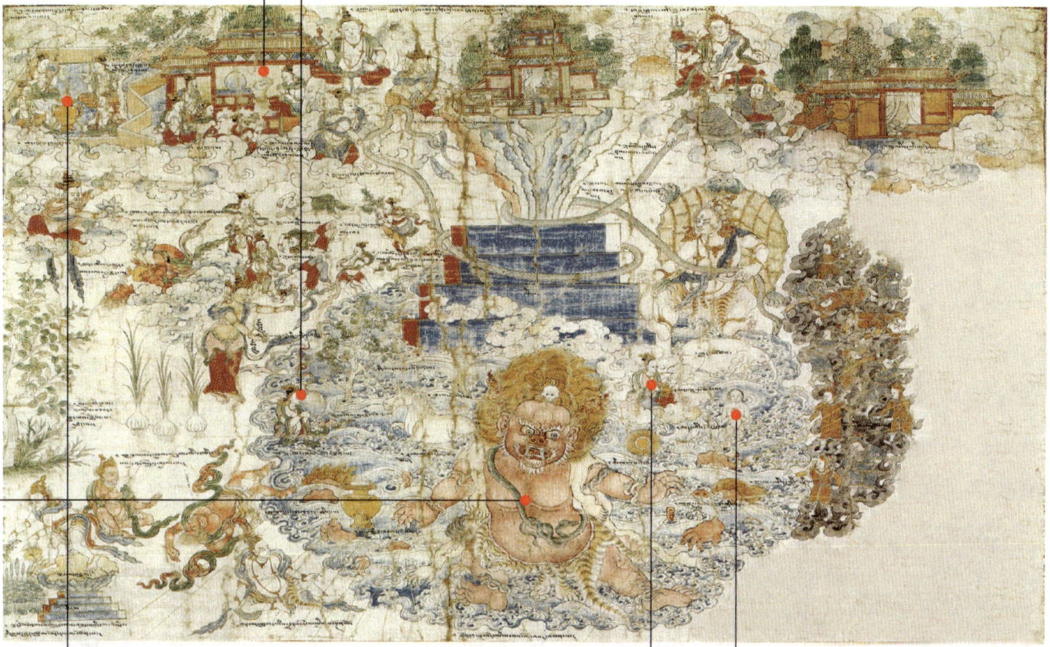

10 酒的历史

天神和阿修罗为了得到不死甘露继续搅动大海，在未得到甘露之前搅出一个非常美丽的女人，问她“你是谁？”“我是酒，饮之要醉倒，会变成骄傲狂妄等样子。”敢饮的被称为天神，不敢饮的被称为阿修罗。

11 搅出黄发喷火人

天神和阿修罗为了得到不死甘露继续搅动大海，在未得到甘露之前搅出一个头披黄发、眼中喷火、龇嘴獠牙、非常恐怖者，见之有的发疯，有的昏厥，有的中毒，众生皆痛苦不堪，故取名为毒。

12　天神昏扑

天神和阿修罗为了得到不死甘露继续搅动大海，出现一头披黄发、眼中喷火、龇嘴獠牙、非常恐怖者，包括梵天众见之立刻昏倒于地。

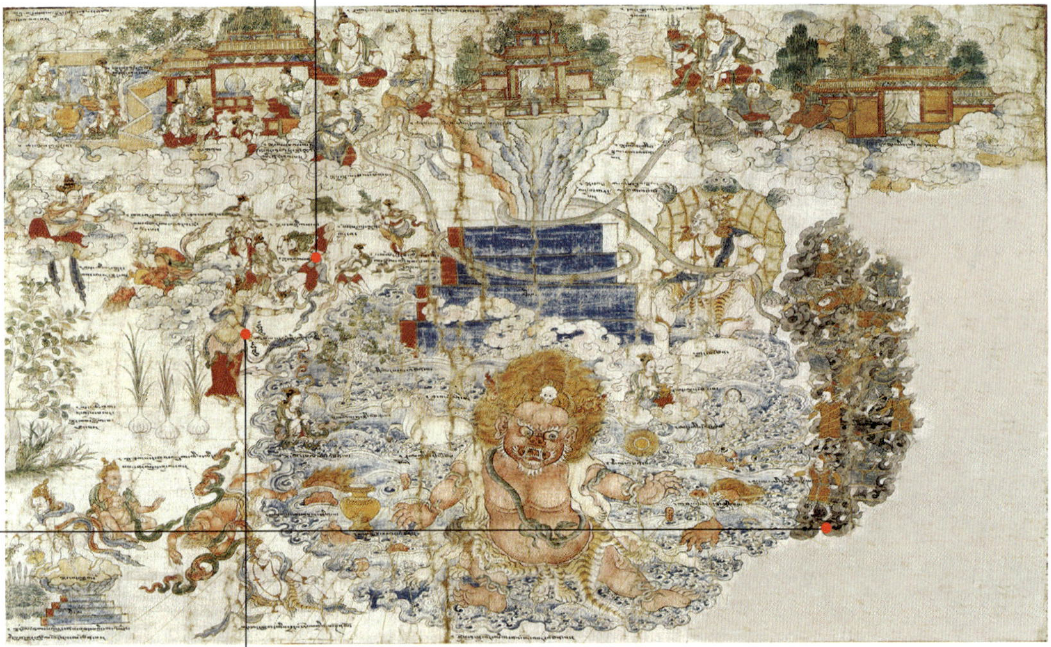

13　梵天长诵一声“哞”咒之

众天神苏醒后向梵天赐教治法，梵天想起先前释迦牟尼“甘露出现之前若出现‘哈拉’‘哈拉’的东西，则对此长诵一声‘哞’咒之，可破”的教诲，令众天神齐声诵“哞”字咒之。

14　阿修罗咒之

天神和阿修罗为了得到不死甘露继续搅动大海，出现一头披黄发、眼中喷火、龇嘴獠牙、非常恐怖者，一些阿修罗见之则昏厥扑倒，一些则变成疯子，慢慢苏醒后阿修罗们也长诵一声“哞”咒之。

15 毒妖像艾绒燃尽

天神和阿修罗为了得到不死甘露继续搅动大海，出现一头披黄发、眼中喷火、龇嘴獠牙、非常恐怖者，经众天神、阿修罗长诵一声“吽”咒之，毒妖像艾绒团分崩，融入固定不动的物体和活动的生物体内。

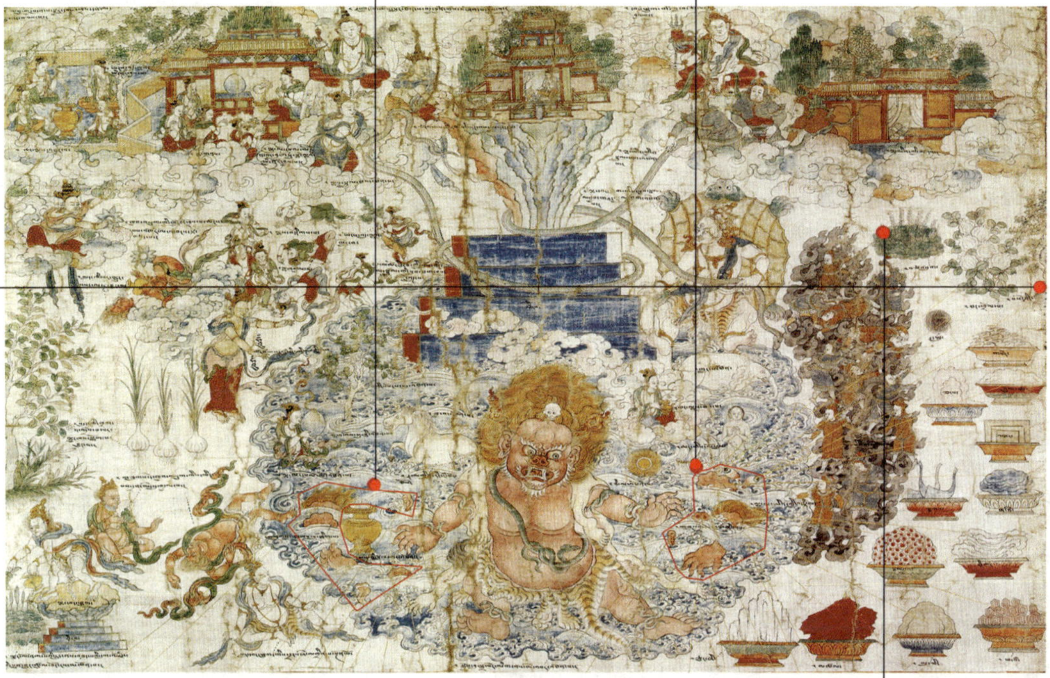

15.1 乌头毒

毒妖像艾绒团分崩，融入固定不动的植物乌头中变成乌头毒，此类毒进入体内则舌唇发麻，舌面龟裂、发黑，呼吸变冷，走动时出现天昏地暗的感觉，意识丧失，昏厥扑倒，手足疼痛僵硬，眼珠上翻，胃脘胀满、痛如刀割。

15.2 肉托果毒

毒妖像艾绒团分崩，融入固定不动的植物肉托果中变成肉托果毒。肉托果树有白、黑、红 3 种，其中白色树的树脂称“西日堪札”。这里介绍红、黑 2 种肉托果树毒，中毒后毒向男女生殖器不断扩散，一旦接触发生炎肿，咽喉、食道 、胃皆发肿，有疮疡之感觉，疼痛剧烈。

15.3 莨菪毒

毒妖像艾绒团分崩，融入固定不动的植物莨菪中变成山莨菪。莨菪有白、黑 2 种，无论中哪种毒都会出现意识恍惚、感觉错乱、胡言乱语及眼前出现各种幻象、体力衰损和步履蹒跚等症状。

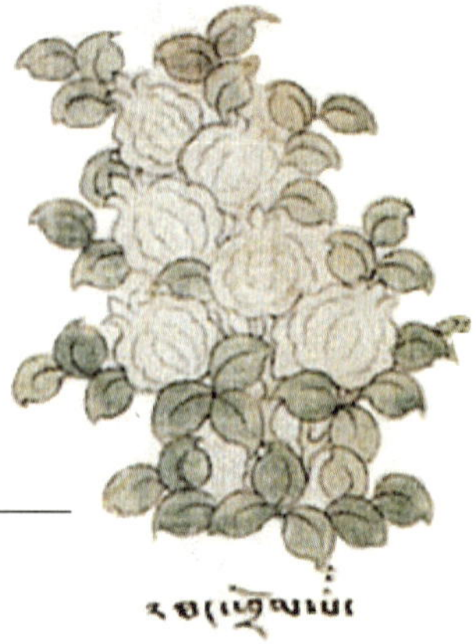

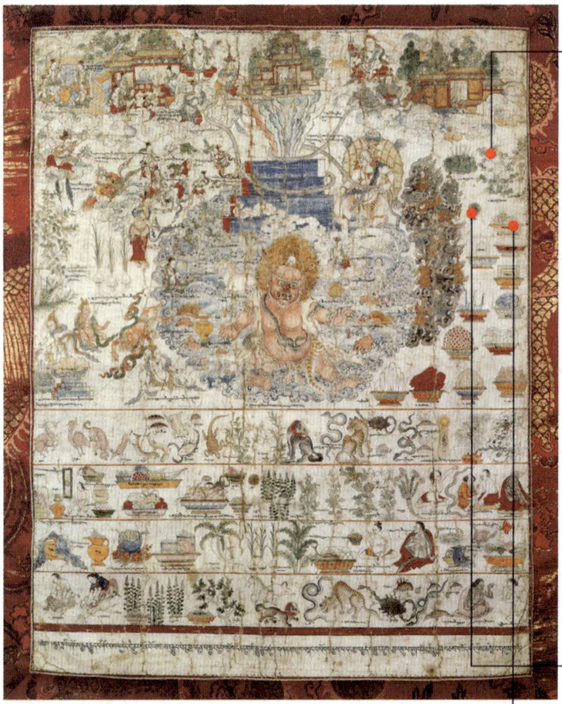

15.4 毛毒

毒妖像艾绒团分崩，融入固定不动的毛中变成毛毒，尤其是马毛即鹅黄色种公马毛，夏季钻入人体，加上饮酸酒和忙碌等，马毛则变成虫子咬蚀内脏，故称为毛毒或马毛毒。此毒窜入脉中可引起囟门刺痛。

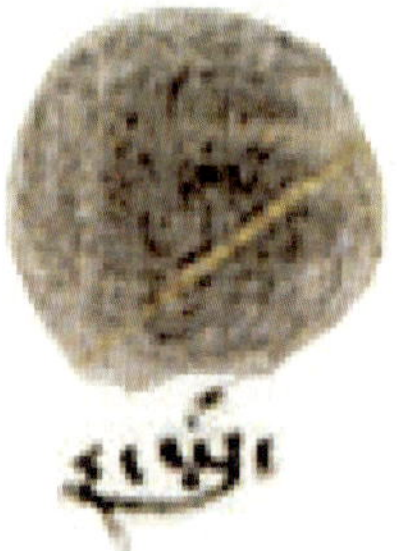

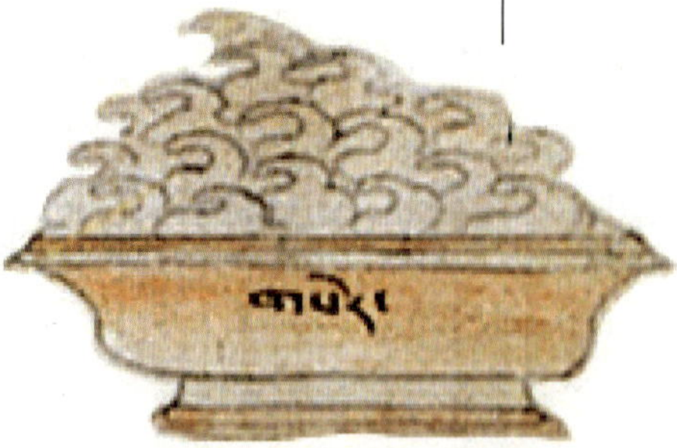

15.5 黄金毒

毒妖像艾绒团分崩，融入固定不动的矿物黄金中变成黄金毒，中此毒后出现胆汁增多、体力衰弱、肌肉干瘦、肤色发青、胃脘冷痛、口有锈味、阴茎不举、眼球黄染、腹胀嗳气、不甚疼痛等症状。

15.6 红铜毒

毒妖像艾绒团分崩，融入固定不动的矿物红铜之中变成红铜毒，中毒后出现口干欲饮、肌肤发青、胃脘冷痛、口有锈味、阴茎不举、眼球黄染、腹胀嗳气、不甚疼痛，饮奶酪后还会出现血便症状等。

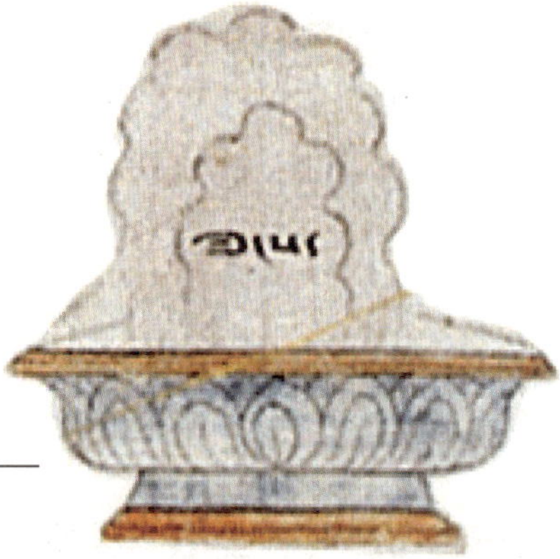

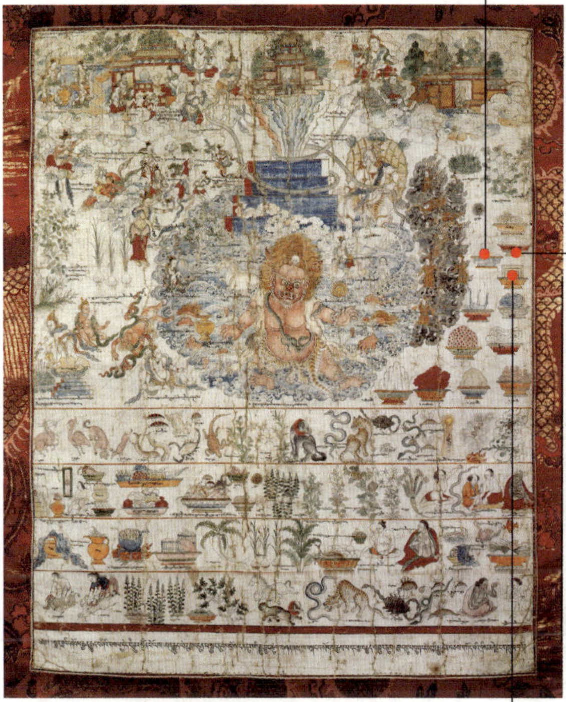

15.7 汞毒

毒妖像艾绒团分崩，融入固定不动的矿物水银中变成汞毒，中汞毒后出现胃肠卷结、口中生疮、肌肉干瘦、肌肤变青、胃脘冷痛、口有锈味、阴茎不举、眼球黄染、腹胀嗳气、不甚疼痛等症状。

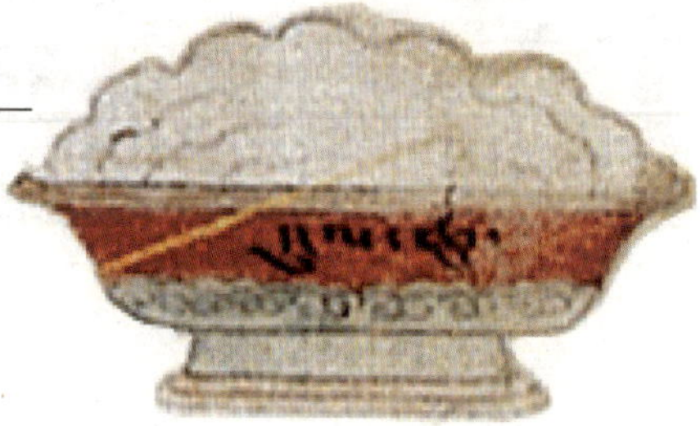

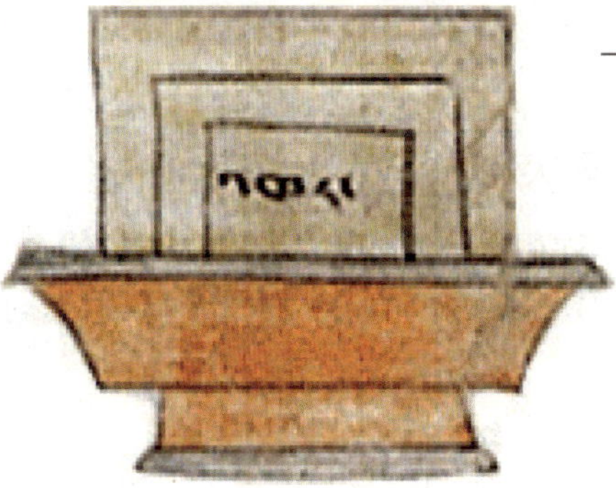

15.8 响铜毒

毒妖像艾绒团分崩，融入固定不动的矿物响铜中变成响铜毒，中毒后出现胃脘沉重、肌肉干瘦、肌肤变蓝、胃脘冷痛、口有锈味、阴茎不举、眼球黄染、腹胀嗳气、不甚疼痛等症状。

15.9 铅毒

毒妖像艾绒团分崩，融入固定不动的矿物铅中变成铅毒，中毒后出现肤色发青、脊椎疼痛、遗精、胃脘冷痛、口有锈味、阴茎不举、眼球黄染、腹胀嗳气、不甚疼痛等症状。

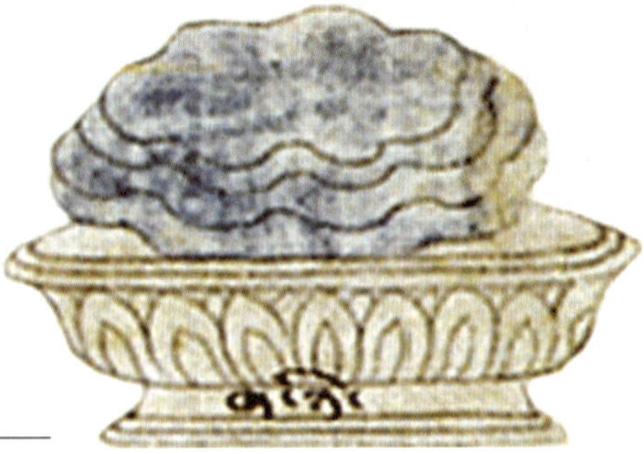

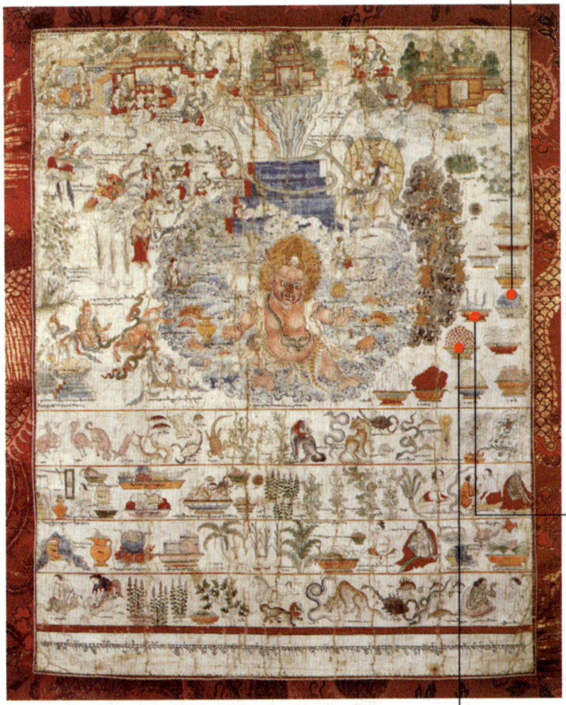

15.10 铁毒

毒妖像艾绒团分崩，融入固定不动的矿物铁中变成铁毒，中此毒后出现肌肉干瘦、肌肤发青、胃脘冷痛、口有锈味、阴茎不举、眼球黄染、腹胀嗳气、不甚疼痛等症状。

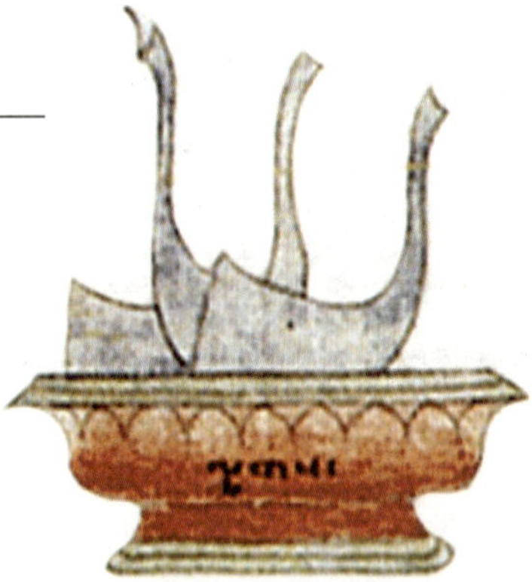

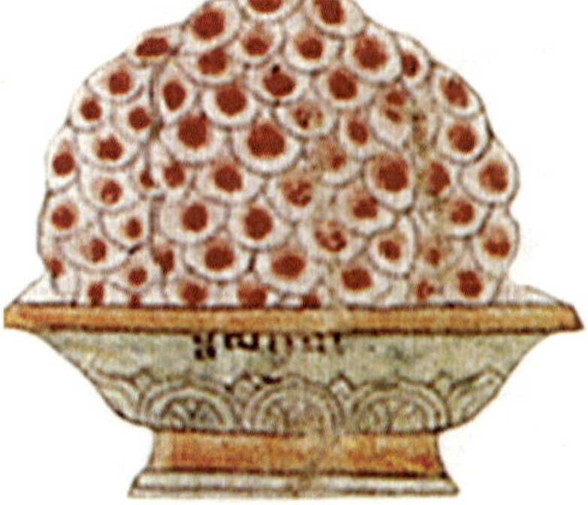

15.11 瘤状硅镁石毒

毒妖像艾绒团分崩，融入固定不动的矿物硅瘤状镁石中变成硅镁石毒，中此毒后胃脘硬沉、四肢变细、脸面肿胀，出现热象实为寒象，肝、胆、胃、脾等脏腑上面生长痞瘤。

15.12 锌毒

毒妖像艾绒团分崩，融入固定不动的矿物锌中变成锌毒，中此毒后胃脘硬沉、四肢变细、脸面肿胀，出现热象实为寒象，肝、胆、胃、脾等脏腑上面生长痞瘤。

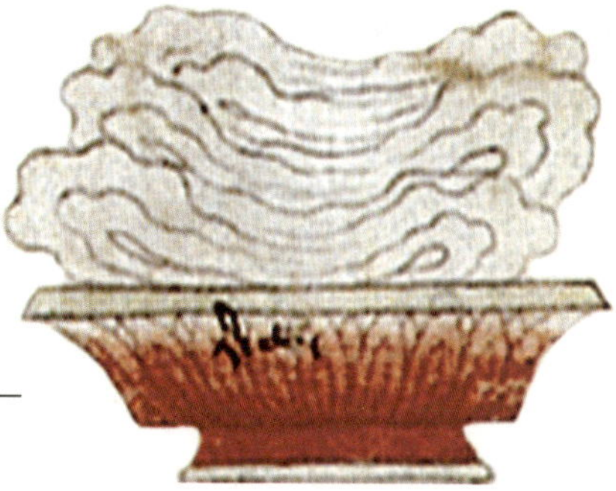

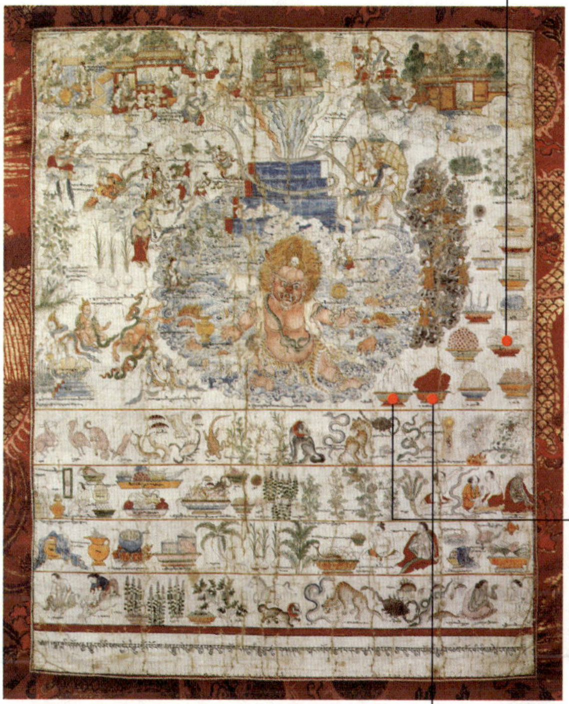

15.13 寒水石

毒妖像艾绒团分崩，融入固定不动的矿物寒水石中变成寒水石毒，中此毒后胃脘硬沉、四肢变细、脸面肿胀，出现热象实为寒象，肝、胆、胃、脾等脏腑上面生长痞瘤。

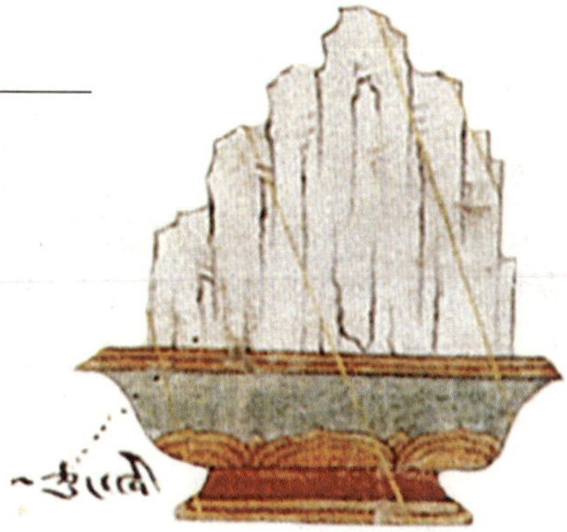

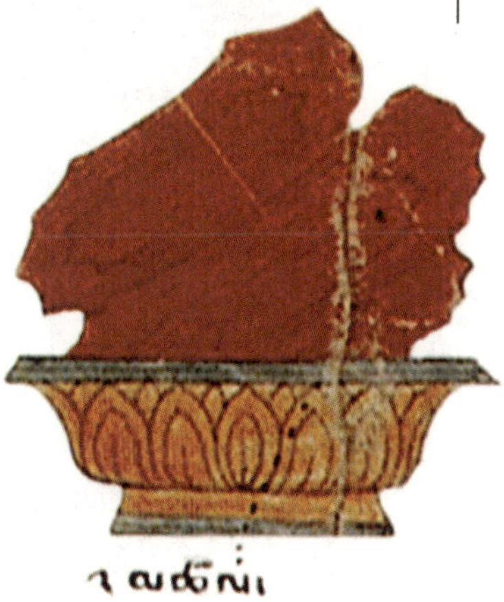

15.14 银朱毒

毒妖像艾绒团分崩，融入固定不动的矿物银朱中变成银朱毒，中此毒后胃脘硬沉、四肢变细、脸面肿胀，出现热象实为寒象，肝、胆、胃、脾等上面生长痞瘤。

15.15 硫黄毒

毒妖像艾绒团分崩，融入固定不动的矿物硫黄中变成硫黄毒，硫黄分白、黄、绿、黑4种，不论何种，中此毒后胃脘硬沉、四肢变细、脸面肿胀，出现热象实为寒象，肝、胆、胃、脾等上面生长痞瘤。

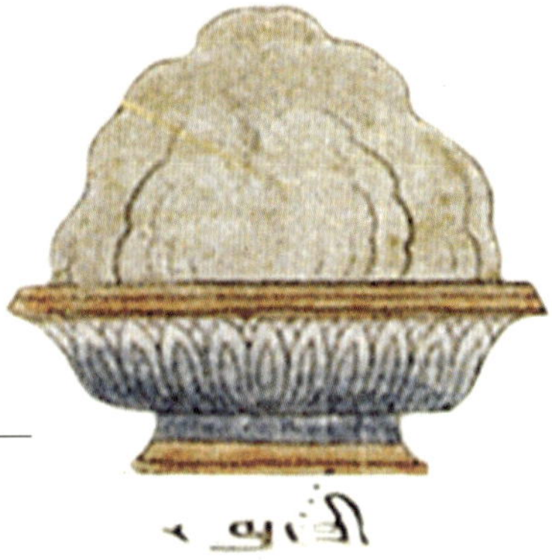

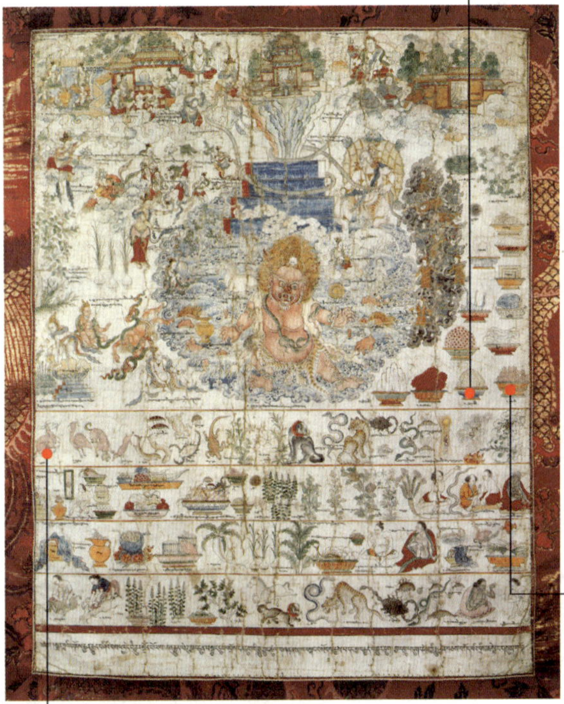

15.16 自然铜毒

毒妖像艾绒团分崩，融入固定不动的矿物自然铜中变成自然铜毒，中此毒后胃脘硬沉、四肢变细、脸面肿胀，出现热象实为寒象，肝、胆、胃、脾等上面生长痞瘤。

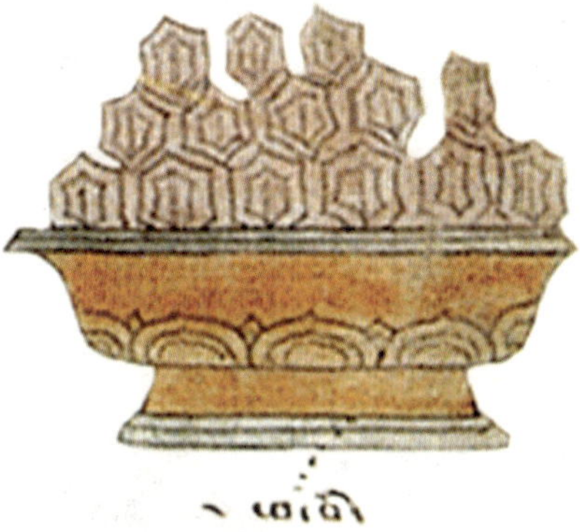

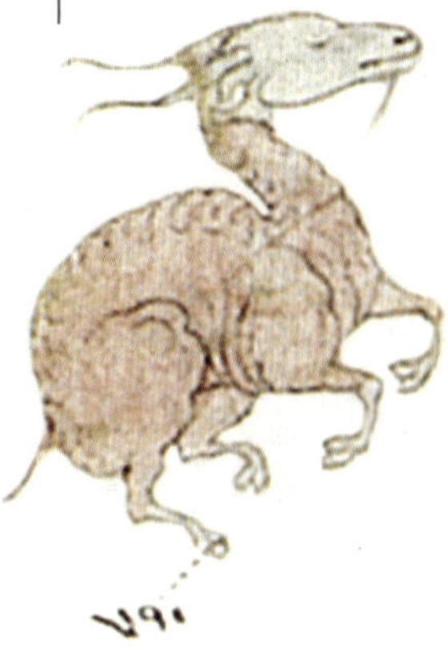

15.17 山羊肉毒

毒妖像艾绒团分崩，融入动物山羊体中变成山羊毒，即使食进拇指大一块，也会产生弥漫性疼痛，然后毒窜入头和四肢，出现胃、肝不适，眼障，咽喉紧闭，声音嘶哑，便血或咯血痰等疾病和症状。

15.18 鸡肉毒

毒妖像艾绒团分崩，融入动物鸡体中变成鸡肉毒，中此毒后出现胃、肝不适，眼珠红赤、眼障，咽喉紧闭，声音嘶哑，便血或咯血痰等疾病和症状。如进食其头、颈、肉和内脏，则毒落入人体对应部位，引起放射性疼痛。

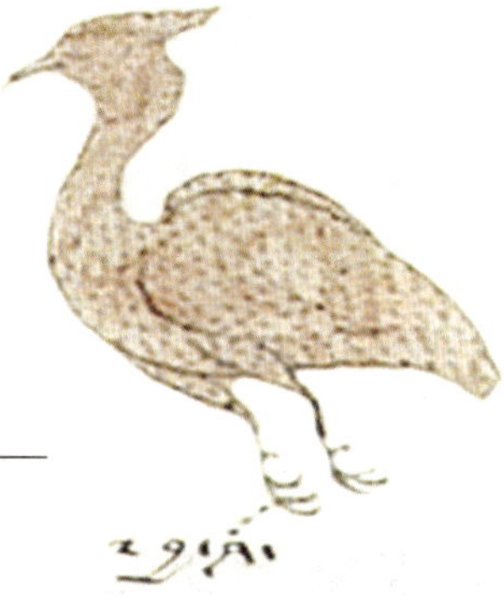

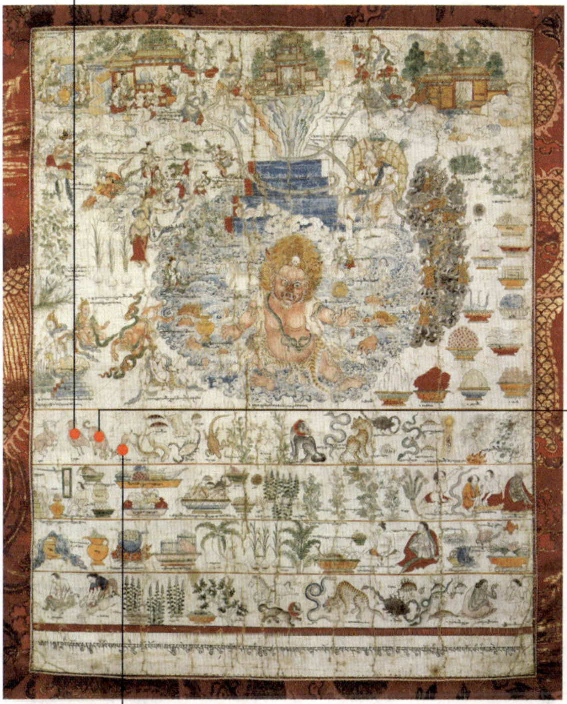

15.19 狗肉毒

毒妖像艾绒团分崩，融入动物狗体中变成狗肉毒，中此毒后出现胃、肝不适，眼珠红赤，眼障，咽喉紧闭，声音嘶哑，便血或咯血痰等疾病和症状。如进食其头、颈、肉和内脏，则毒落入人体对应部位，引起放射性疼痛。

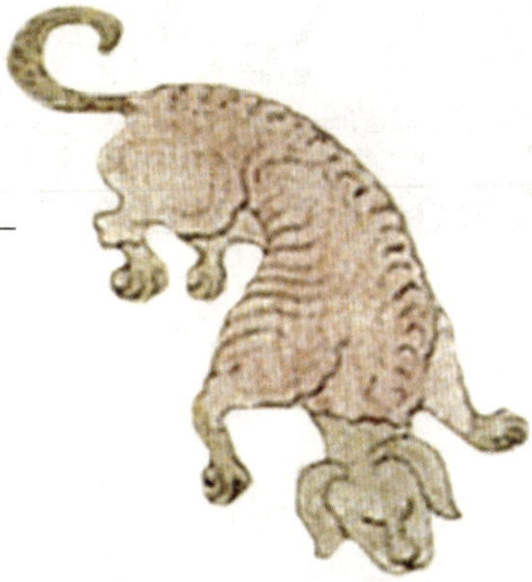

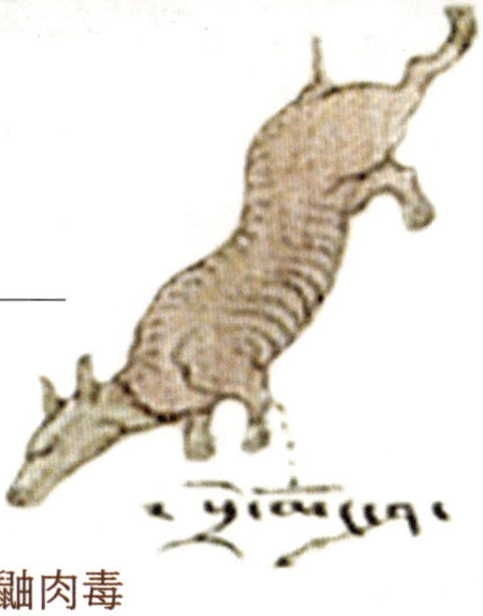

15.20 鼬肉毒

毒妖像艾绒团分崩，融入动物臭鼬体中变成鼬肉毒，中此毒后出现牛呻吟状腹急痛，胃、肝不适，眼珠红赤，眼障，咽喉紧闭，声音嘶哑，便血或咯血痰等疾病和症状。如进食其头、颈、肉和内脏，则毒落入人体对应部位，引起放射性疼痛。

15.21 鱼肉毒

毒妖像艾绒团分崩，融入动物鱼体中变成鱼肉毒，中此毒后出现胃上部不适、身体沉重、眼珠红赤、声音嘶哑、眼障、便血或咯血痰等疾病和症状。

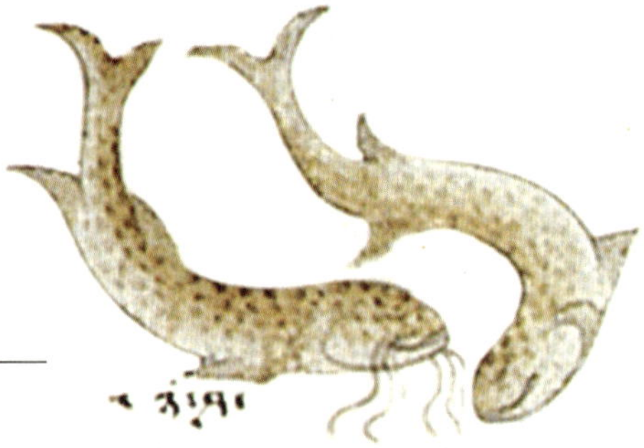

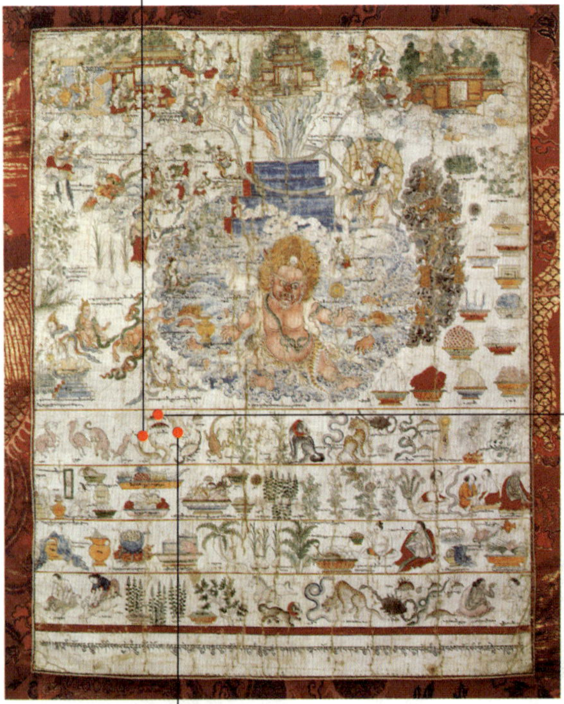

15.22 斑蝥毒

毒妖像艾绒团分崩，融入动物斑蝥体中变成斑蝥毒。斑蝥分花黄、花红、黑色等多种，无论何种，中毒后出现尿闭，脉管和少腹等刺痛，毒窜入脉道后吐血、流鼻血。

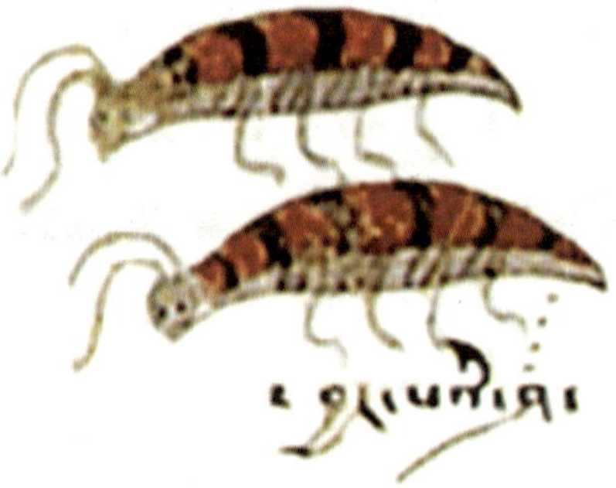

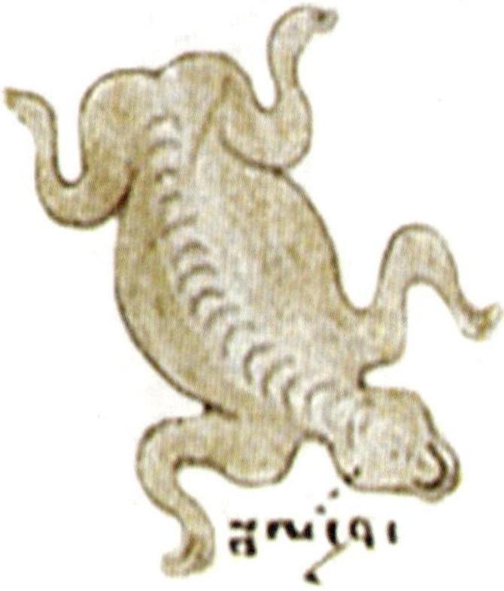

15.23 蟾蜍毒

毒妖像艾绒团分崩，融入动物蟾蜍体中变成蟾蜍毒，中此毒后出现胃、肝不适，眼珠红赤，声音嘶哑，眼障，便血或咯血痰。如食蟾蜍任何部位的肉，则人体对应部位都会出现放射性疼痛。

15.24 蜘蛛肉毒

毒妖像艾绒团分崩，融入动物蜘蛛体中变成蜘蛛肉毒，中此毒后出现皮肤灰色浮肿、阴茎疼痛、眼珠红赤、声音嘶哑、眼障、便血或咯血痰等疾病和症状。如食蜘蛛任何部位的肉，则人体对应部位都会出现放射性疼痛。

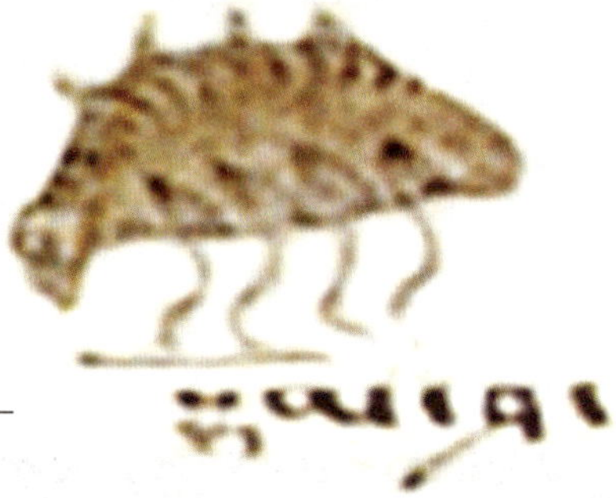

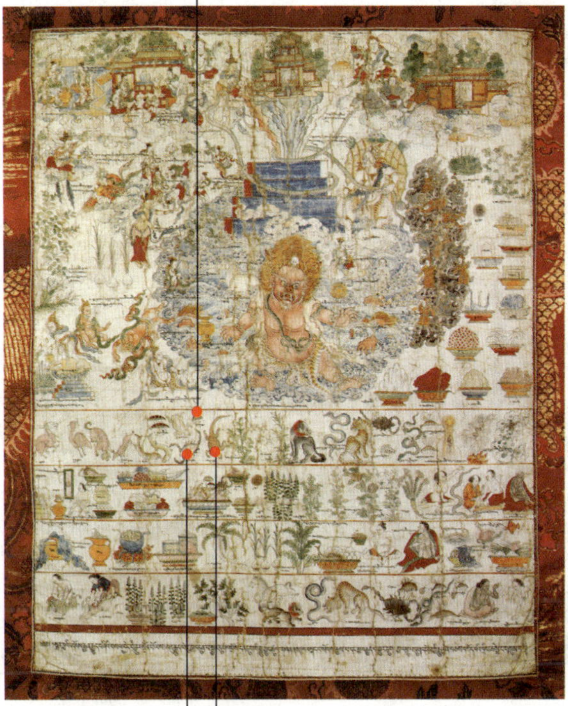

15.25 蝎子肉毒

毒妖像艾绒团分崩，融入动物蝎子体中变成蝎子肉毒，中此毒后出现肌肤发黑，皱纹满布，胃、肝不适，声音嘶哑，眼珠红赤，便血或咯血痰等症状。如食蝎子任何部位的肉，则人体对应部位都会出现放射性疼痛；如再接触蜘蛛毒则出现灼烧和疼痛，肤色变淡红，并迅速扩散。

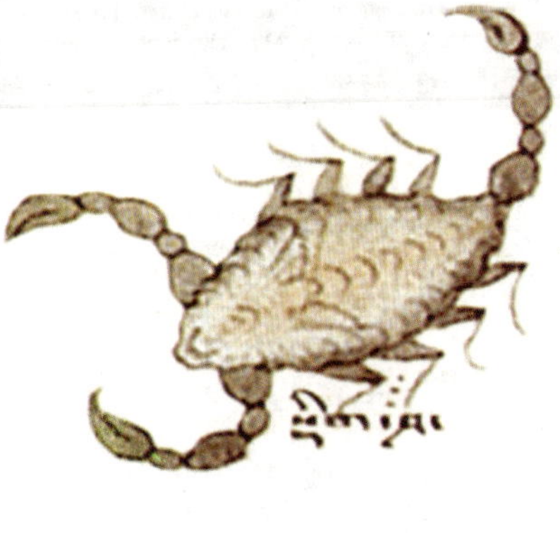

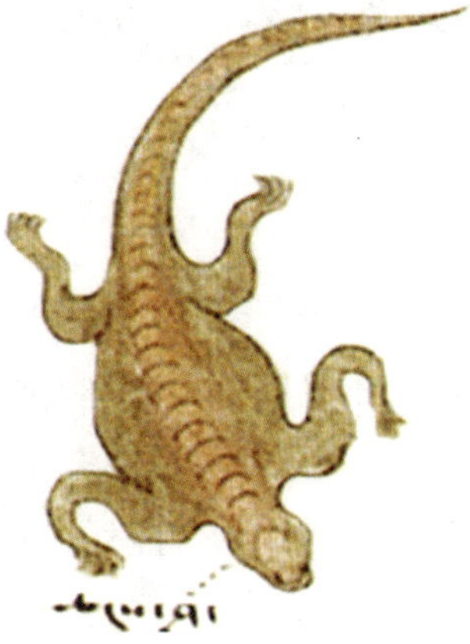

15.26 鬣蜥毒

毒妖像艾绒团分崩，融入动物鬣蜥体中变成鬣蜥肉毒，中此毒后出现胃、肝不适，眼珠红赤，声音嘶哑和便血等症状。

15.27 鬼臼果毒

毒妖像艾绒团分崩，融入固定不动的植物鬼臼果中变成鬼臼果毒，中此草类毒后出现发眉脱落、大腹便便、四肢变细、全身骨骼疼痛、四肢筋腱僵直等症状。

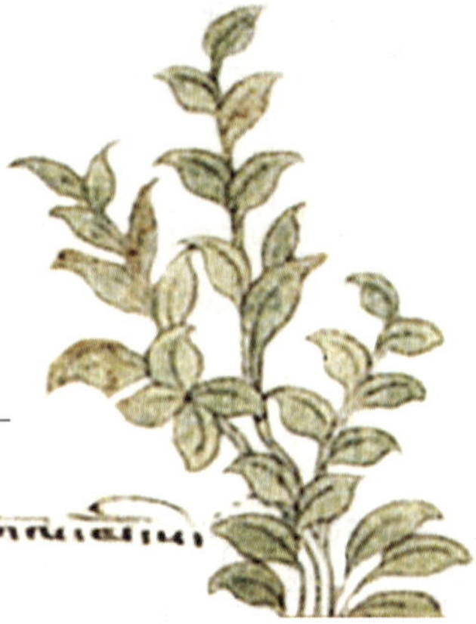

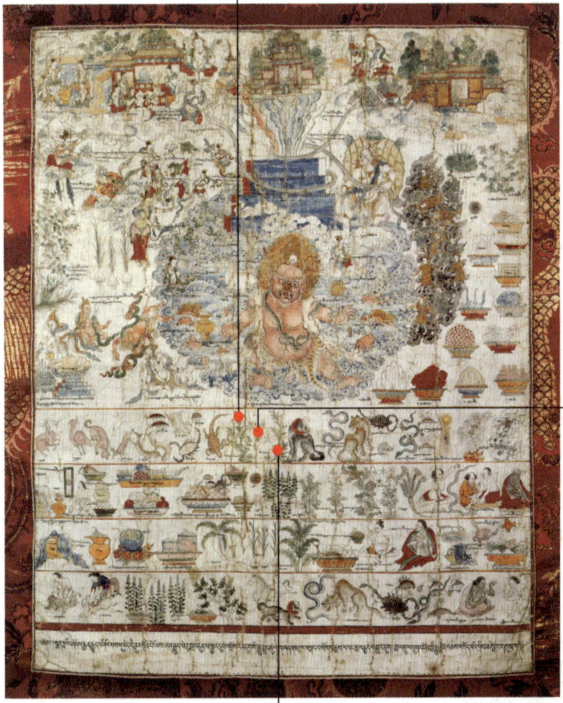

15.28 蒺藜毒

毒妖像艾绒团分崩，融入固定不动的植物蒺藜中变成蒺藜毒，中此毒后出现全身骨骼疼痛、四肢筋腱僵直、体冷心颤、心神不安等症状。此外，有嘴唇发肿之感。

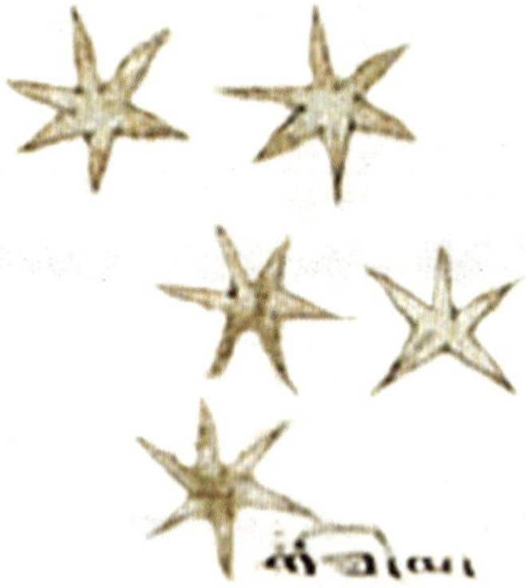

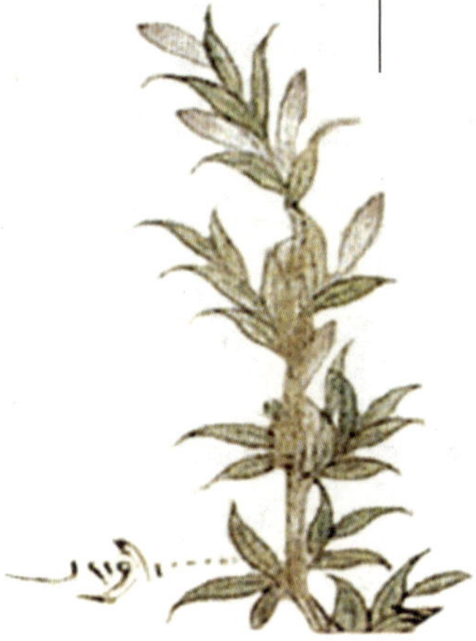

15.29 锡金大戟毒

毒妖像艾绒团分崩，融入固定不动的植物锡金大戟中变成大戟毒，中此毒后出现经常腹泻、全身骨骼疼痛、四肢筋腱僵直、体冷心颤、心神不安等症状。此外，有嘴唇发肿之感。

15.30 狂犬毒

毒妖像艾绒团分崩，融入动物狗体中变成狂犬毒，染有此毒的犬耳聋不闻、眼瞎乱行、口涎滴流、张嘴低头、尾巴下垂、身体摇晃、到处乱窜。如被它咬伤，初期伤口紫黑难看，流黑血，后期恶寒发冷，昏厥扑倒，发出狗吠声。

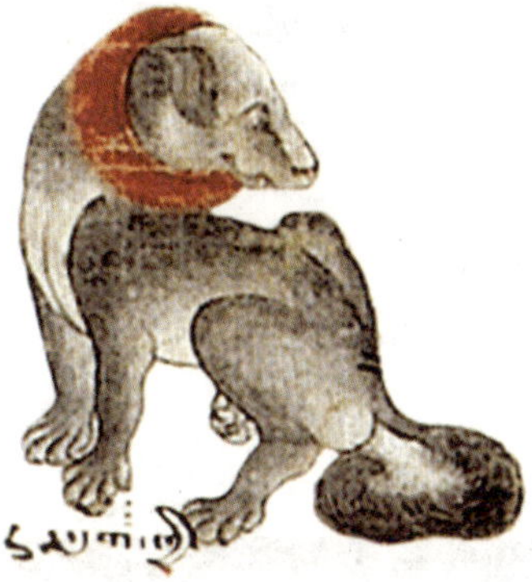

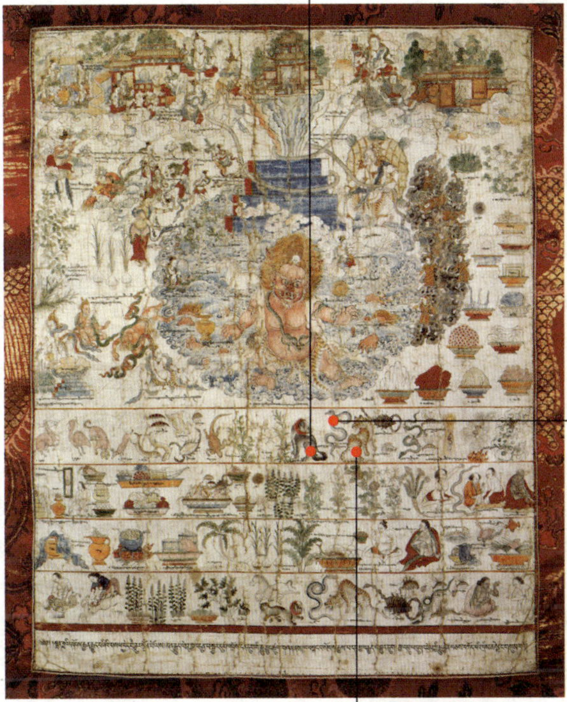

15.31 蛇毒

毒妖像艾绒团分崩，融入动物蛇体中变成蛇毒，蛇的头呈冠形、斑纹形、蛋圆形等多种，无论何种，咬伤后必发烧、肿胀、溃脓，易患瘟病，还会出现睁眼困难，关节和皮肤有脱落之感，下泻，体沉，心口、后背和脊椎等疼痛症状。

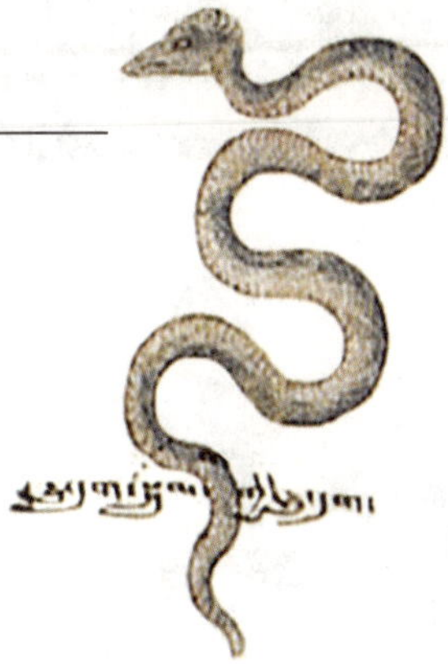

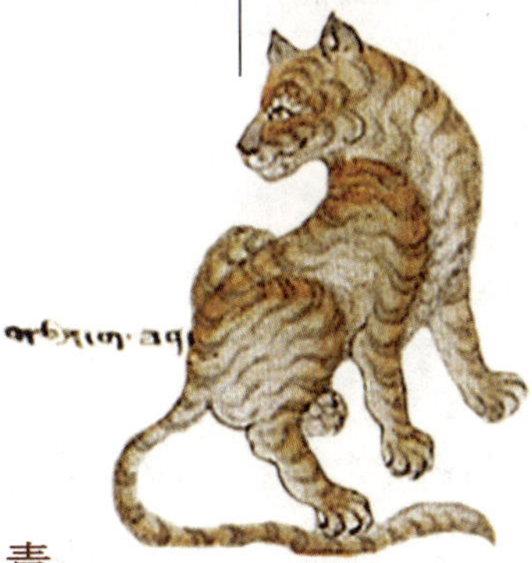

15.32 猛兽毒

毒妖像艾绒团分崩，融入动物猛兽体中变成猛兽毒，如被虎等猛兽咬伤，伤口颜色难看，流黑血，出现心神不宁、颤栗、心口疼痛，有时会出现昏扑，照镜子和看水面时出现猛兽影子，感到惊慌不堪等症状。

15.33 蝎毒

毒妖像艾绒团分崩，融入动物蝎子体中变成蝎毒，如被蝎子蜇咬伤，则出现伤口肌肤发黑、布满皱纹、火样灼痛、红白色花纹迅速扩散等症状。

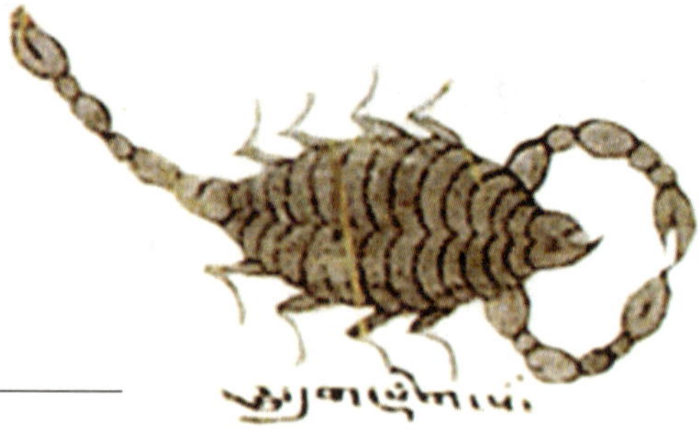

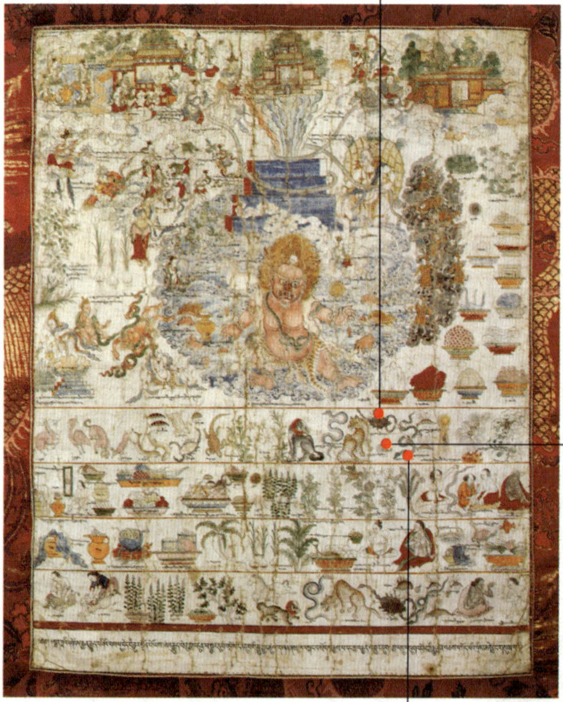

15.34 蜘蛛毒

毒妖像艾绒团分崩，融入动物蜘蛛体中变成蜘蛛毒，如被蜘蛛蜇咬伤，则会出现灰色浮肿、身体僵直、发热或发冷，易患瘟病。

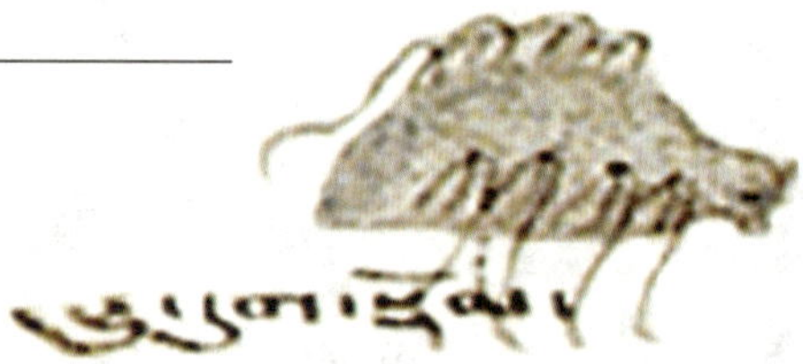

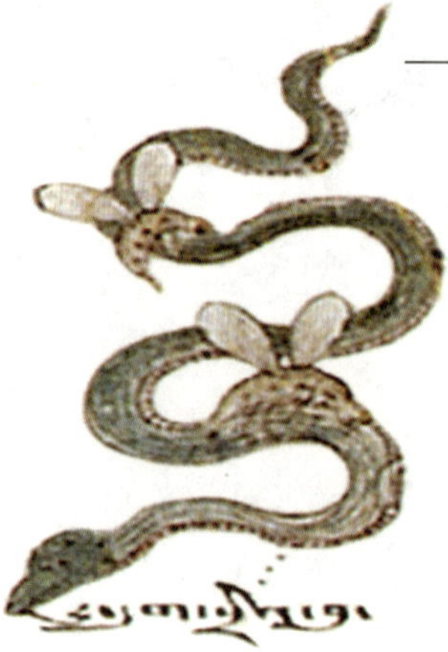

15.35 虫毒

毒妖像艾绒团分崩，融入动物虫豸体中变成虫毒，如被虫豸蜇咬伤，则会发烧、发痒、肿胀，出现疱疹。若被隆虫蜇咬伤，则疼痛剧烈、生风；若被赤巴虫蜇咬伤，则发烧，扩散迅速；若被培根虫蜇咬伤，则发冷，迁延不愈；若被综合虫蜇咬伤，如同蛇咬伤一样。

15.36 蚊子毒

毒妖像艾绒团分崩，融入蚊子体中变成蚊子毒，如被其叮伤，痛似针扎、发热肿胀、出现细疹、渗流黄水和脓。

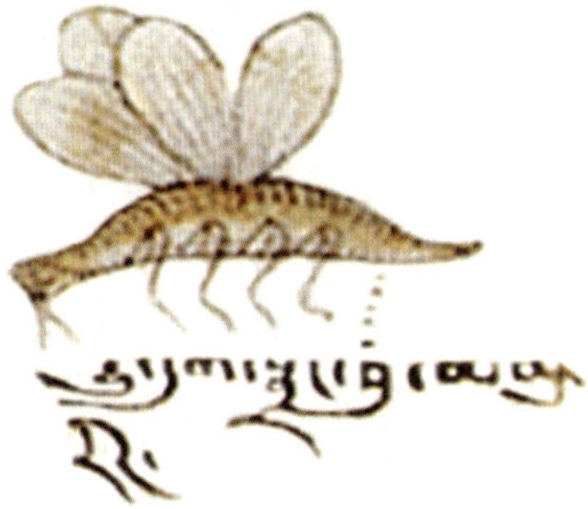

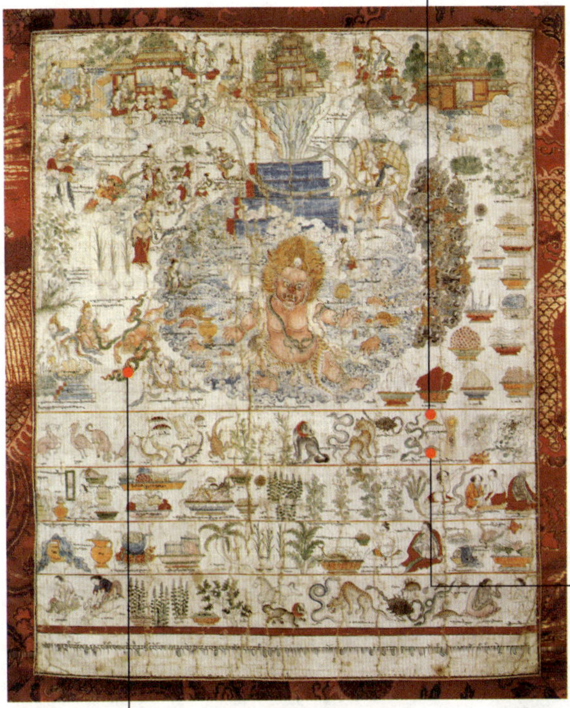

15.37 牛虻毒

毒妖像艾绒团分崩，融入牛虻体中变成牛虻毒，如被其叮伤，脐以上部位痛似针扎、发热肿胀，边缘出现高凸的细疹、渗流黄水和疮疡化脓。

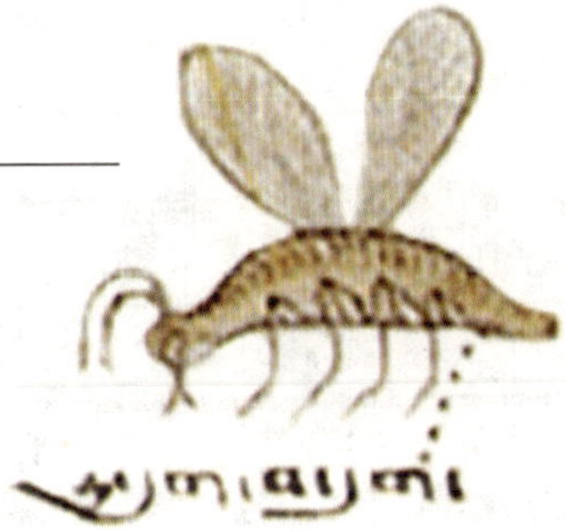

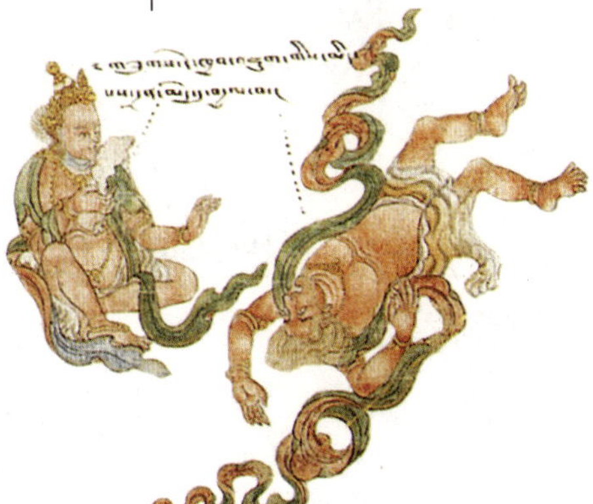

16 遍入天吞下毒妖而昏迷

天神与阿修罗为了得到不死甘露搅动大海，出现一个头披黄发、眼中喷火、龇嘴獠牙、非常恐怖者，被遍入天一口吞下，毒性发作而昏迷不醒。

17 大自在天吞下毒妖而颈部变蓝

天神与阿修罗为了得到不死甘露搅动大海，出现一个头披黄发、眼中喷火、龇嘴獠牙、非常恐怖者，大自在天设法从遍入天喉中取出毒妖，准备吞下，但毒妖停在喉中不下，脖子顿时变蓝。

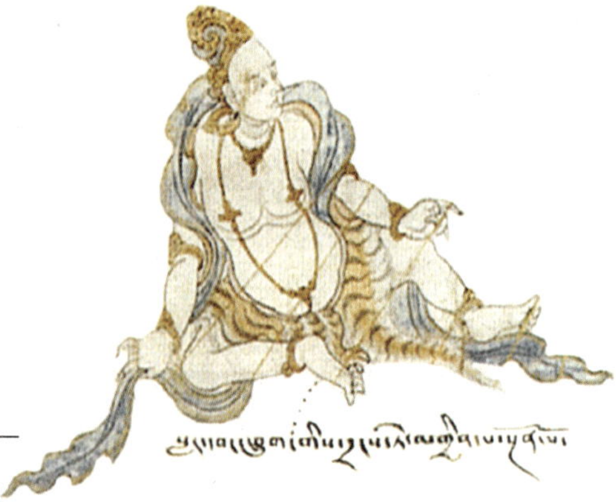

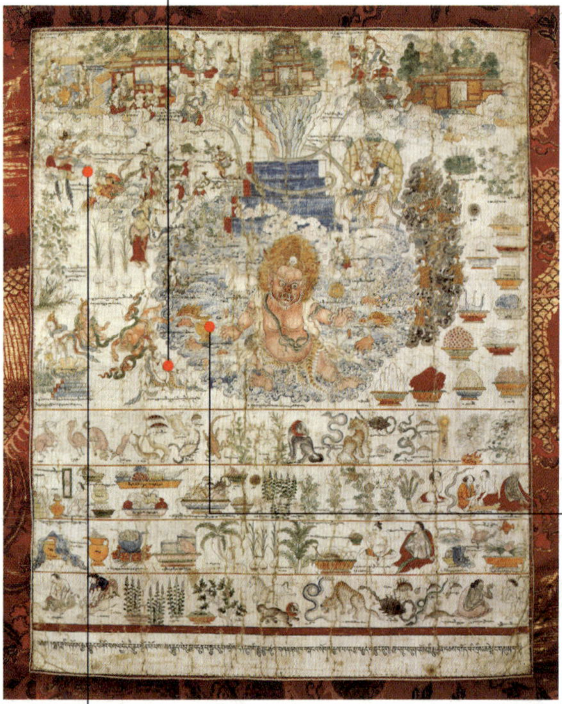

18 捞出盛满甘露的宝瓶

天神与阿修罗想得到不死甘露，继续搅动大海，最后从大海中捞出一只盛满甘露的宝瓶。

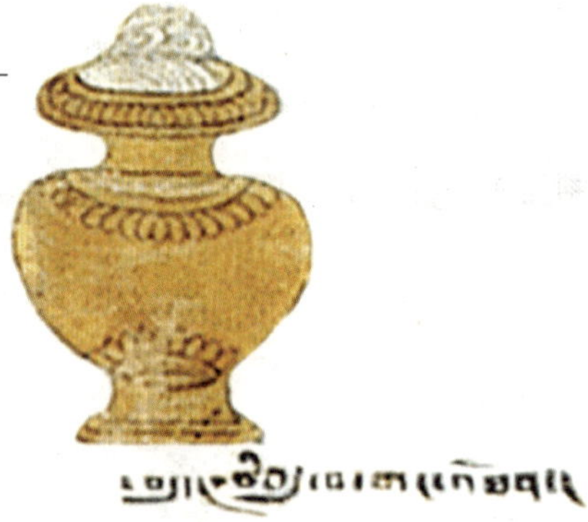

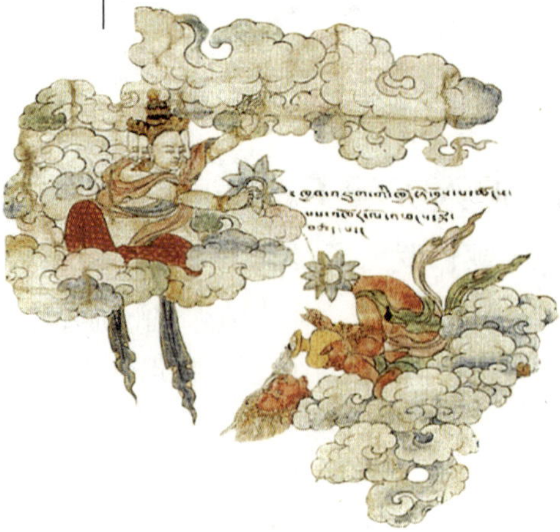

19 遍入天偷走宝瓶，被大梵天砍断脖颈

捞出甘露宝瓶后，天神和阿修罗商量分饮之时，遍入天想一人独饮，于是偷了宝瓶一边饮甘露一边往天上逃，被大梵天抛出的法轮砍断脖颈。

20 生长出诃子

遍入天偷了宝瓶一边饮甘露一边往天上逃，大梵天抛出法轮砍断遍入天脖子，饮下的甘露滴落于地上，生长出诃子树及诃子果。

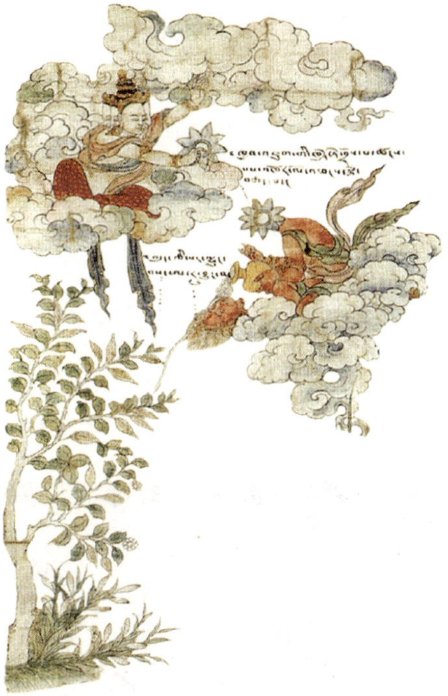

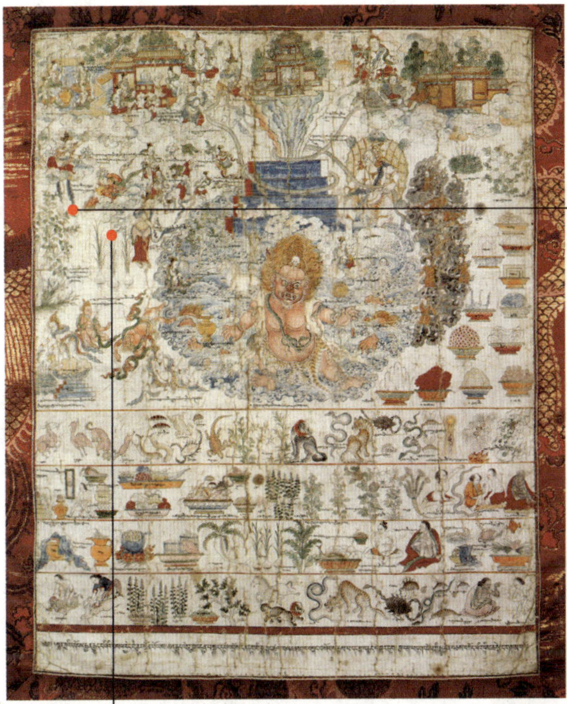

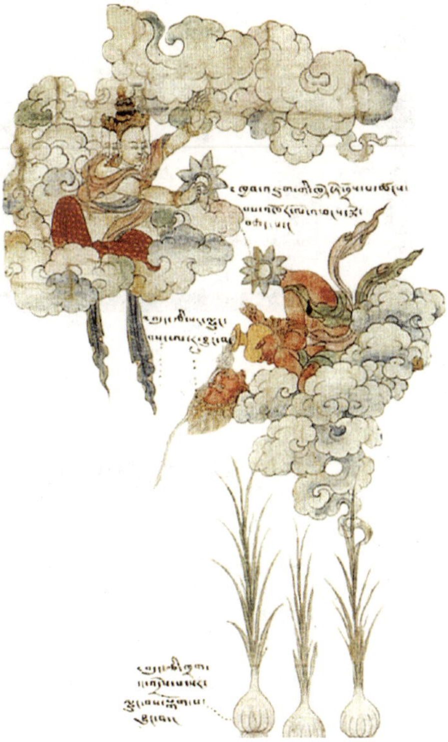

21 生长出大蒜

大梵天抛出法轮砍断遍入天脖子，饮下的甘露混着血液滴落于地上，生长出大蒜。

22　生长出解毒药物

毒妖像艾绒团分崩，融入固定不动的物体中变为不动毒，融入动物体内变成动毒。在众生面临中毒危险时，大自在天看见后亲临须弥山顶，拿着甘露宝瓶，口诵“哈拉灰司周列室”咒语，用如意树叶扬撒甘露，大地上便生长出了各种解毒药物。

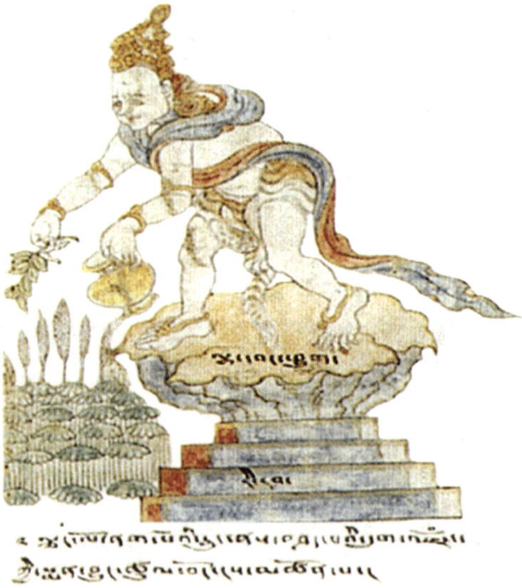

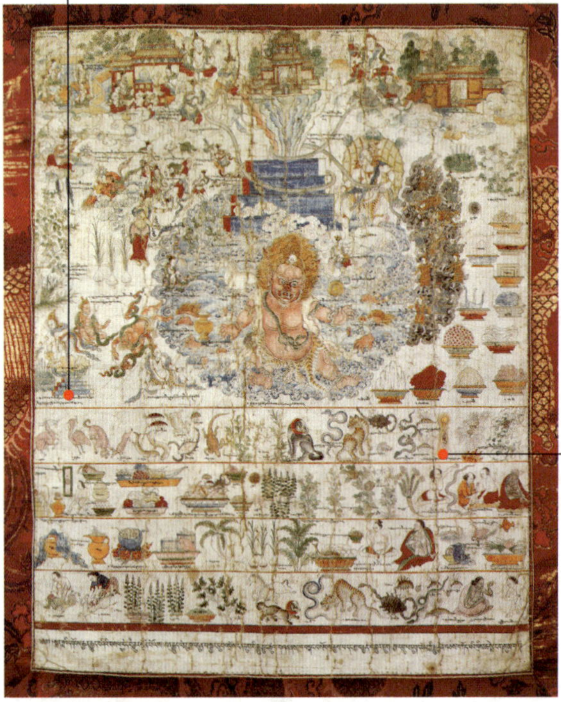

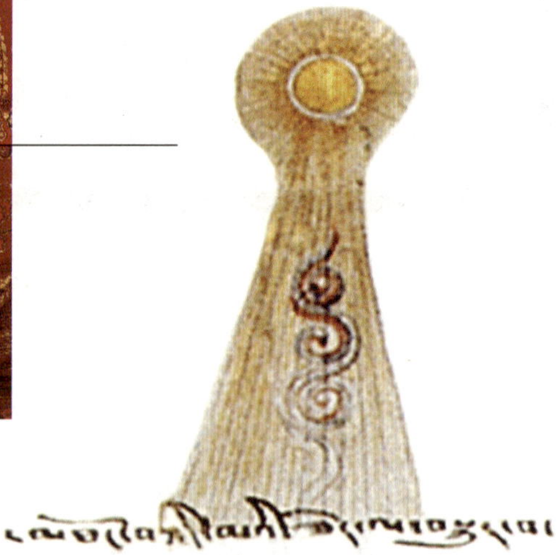

二、毒传播的媒介

1　日光传播光毒

早晨、下午的日光为传播光毒的媒介，此毒侵入皮肤或体内精华物质，症见初期鼻腔灼痛、头痛、全身无力、无故生气、关节和鱼肌疼痛、恶寒发冷；后期严重时出现肿胀、消瘦、手足残废、拘挛似中风。

2 风传播烟尘毒

风为传播烟尘毒的媒介，此毒通过鼻孔、毛孔侵入体内，症见初期鼻腔灼痛、头痛、不想干活、无故生气、关节和鱼肌疼痛、恶寒发冷；后期严重时出现肿胀、消瘦、手足残废、拘挛似中风。

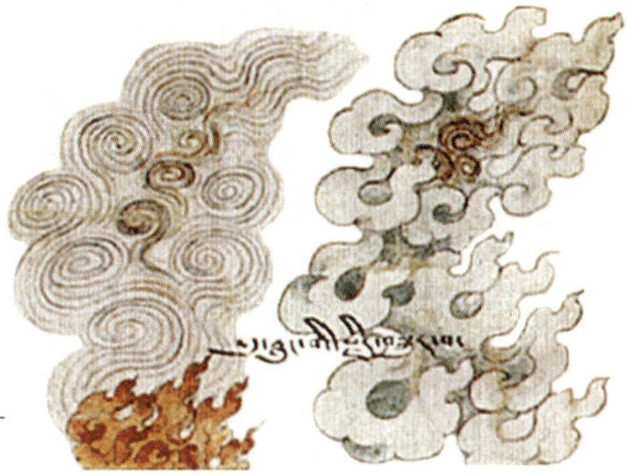

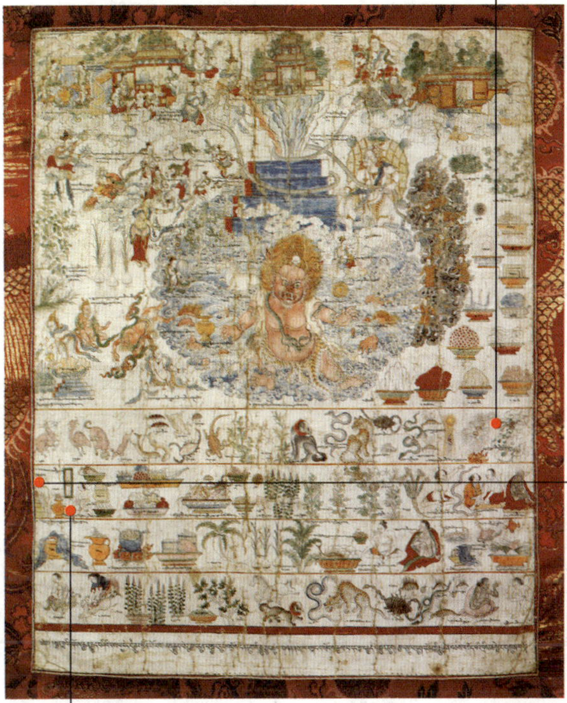

3 地气传播晦气毒

地气为传播人或物的晦气毒的媒介，此毒通过鼻孔、毛孔侵入体内。症见初期鼻腔灼痛、头痛、倦怠无力、无故生气、关节和鱼肌疼痛、恶寒发冷；后期严重时出现肿胀、消瘦、手足瘫痪、拘挛似中风。

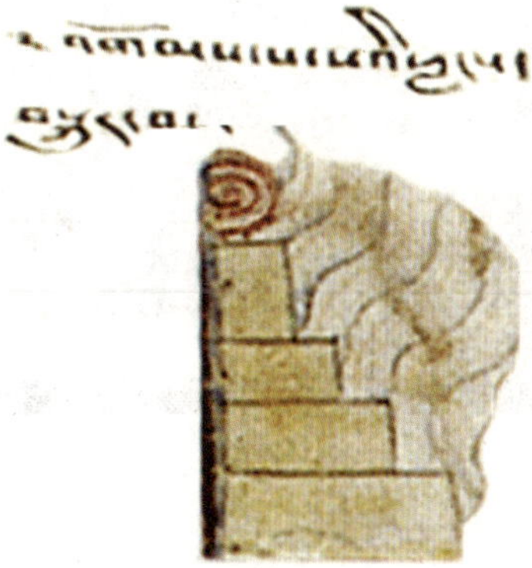

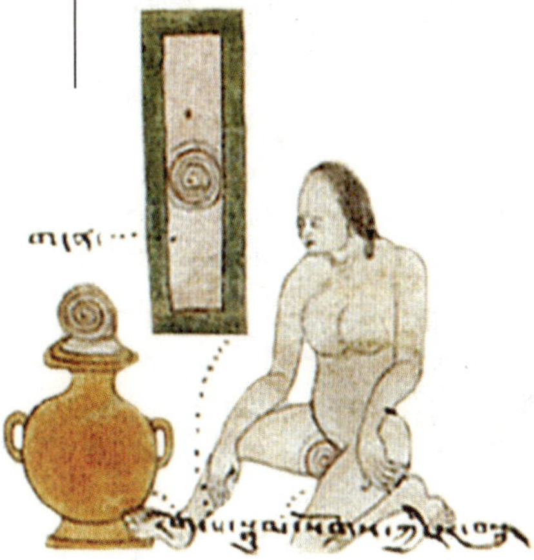

4 油脂传播梅毒

被梅毒病人污染的褥垫、碗及妇女身体等上面的油垢为传播梅毒的媒介，梅毒侵入毛孔到达体内。症见皮肤灼麻、发痒，搔之出现疹子和疱粒或肿凸，有些窜入脉眼等部位，有些变成炭疽，有些变成疖痈，最后引起肌肉腐烂、脉管断破、骨骼腐蚀等。

5　食物传播合成毒

合成毒以饮食为媒介通过口腔进入胃，起先出现嗳气、呕吐、贪食等不消化症状，之后毒以精华营养为媒介逐步散布于人体七精华物质中，出现肝脏疼痛、上体刺痛、脉博闪动，肌肉发青、身体消瘦、骨骼弥漫性疼痛等各种症状。

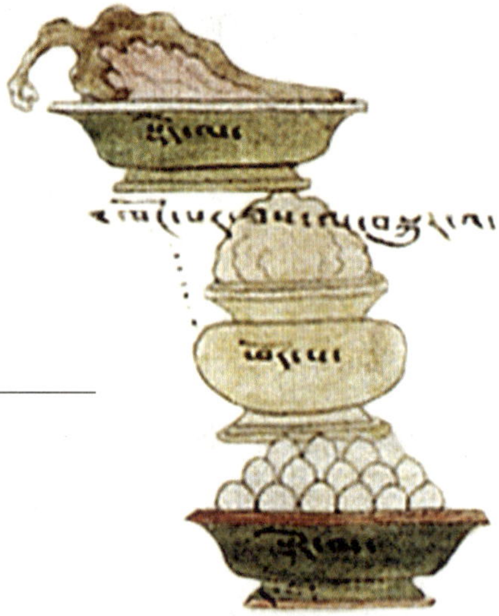

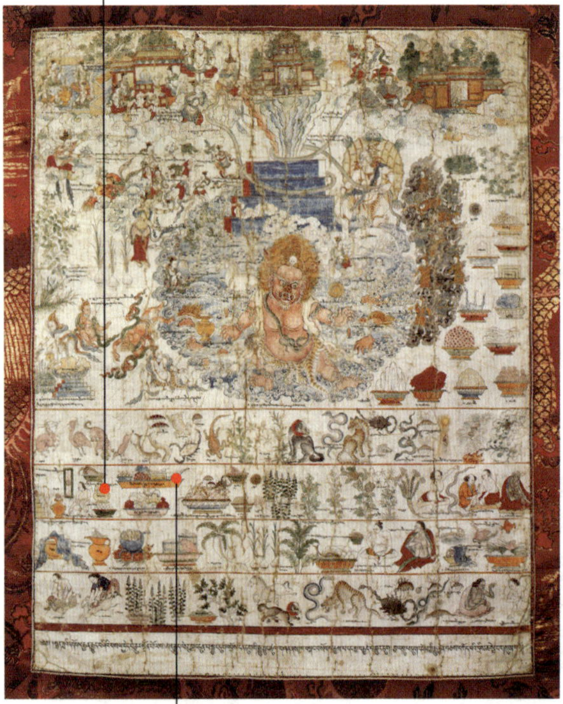

三、毒的分类

1　珍宝毒

珍宝为传播毒的媒介，珍宝毒有金、红铜、响铜、铁、水银、铅等，特别是铅、银居多。中毒症状为气力衰弱、肌肉干瘪、肤色变青、不甚疼痛、胃脘刺痛、胃冷、口有铁锈味、阴茎不举、眼珠黄染、腹胀肠鸣、饮奶酪后出现血便等。

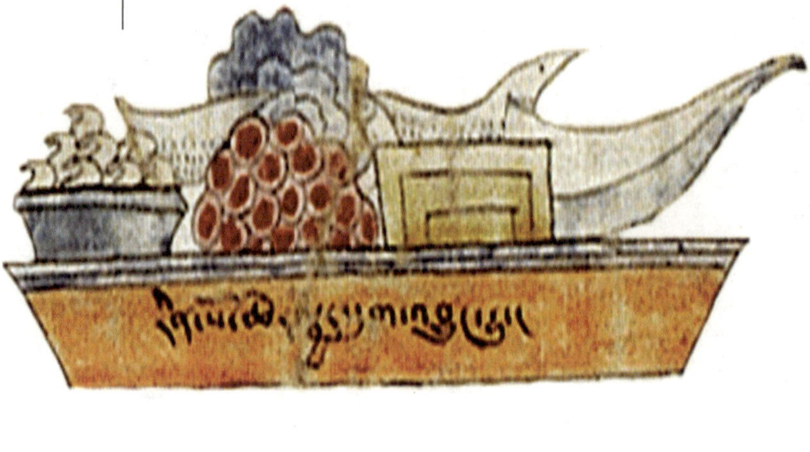

2　石毒

石类为传播毒的媒介，石毒有瘤状硅镁石、寒水石、银朱、硫黄、自然铜等。中毒症状为胃脘硬沉、四肢变细、脸面肿胀，出现热象实为寒象，肝、胆、胃、脾出现痞瘤。

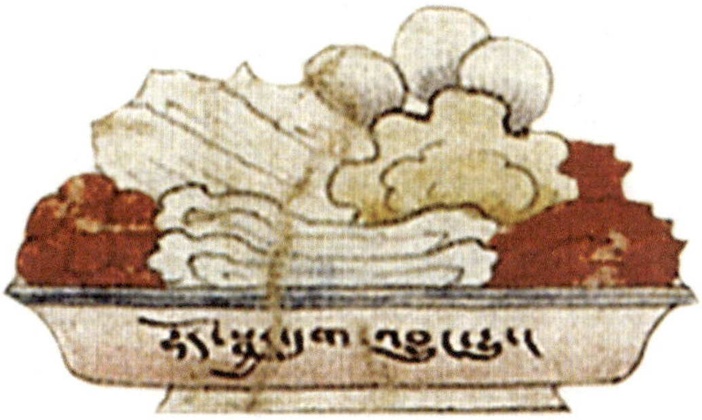

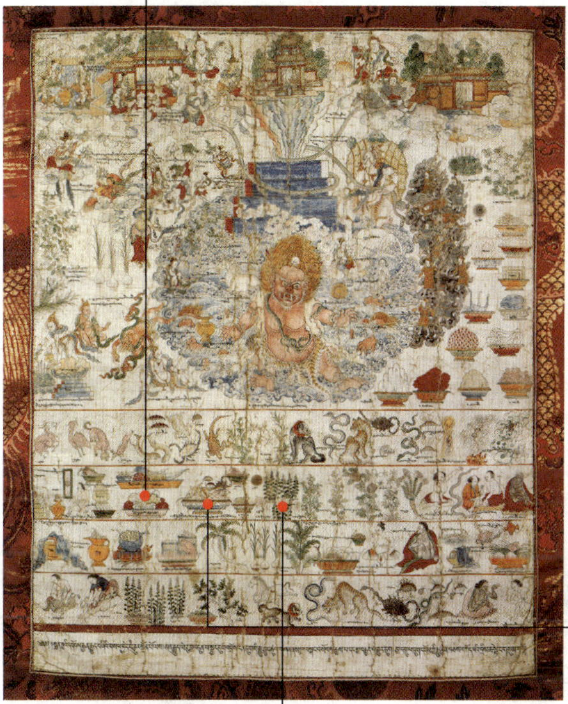

3　动物毒

动物为传播毒的媒介，动物毒有肉、血、胆汁、毛、骨等5种，其中肉毒主要是山羊羔肉、鸟类肉、狗肉、臭鼬肉、斑蝥、鱼肉、蛙肉、蜘蛛、蝎子、鬣蜥肉等，特别是山羊肉、狗肉、鸟肉、斑蝥等居多。中毒症状为胃肝不适、眼珠红赤、眼障、咽喉紧闭、声音嘶哑、便血或咯血痰等。

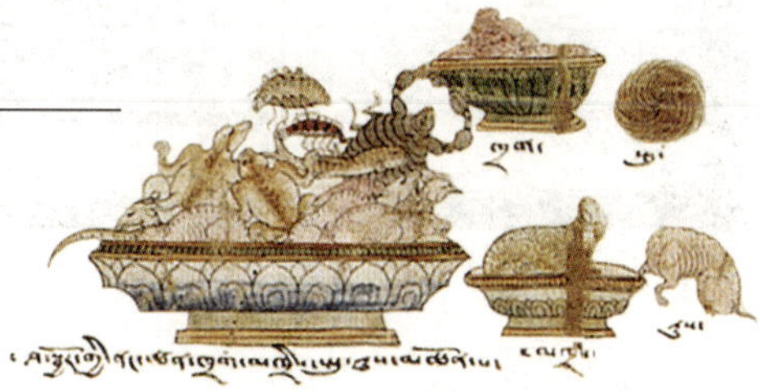

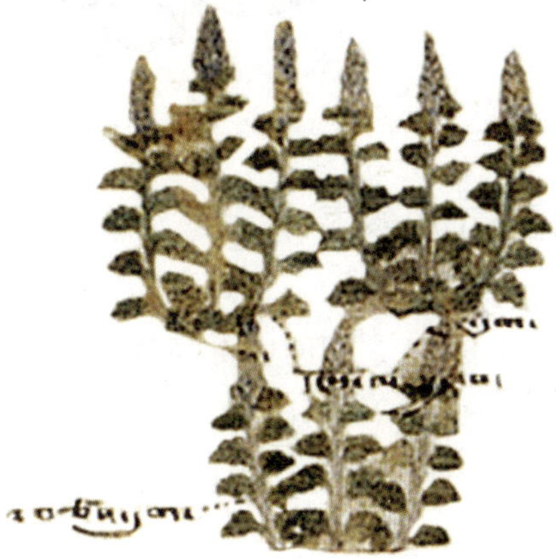

4　天然毒

天然毒有黑乌头（铁棒槌）、伏毛铁棒槌、花锚3种，中毒症状为舌、手指、脉等麻木，眼障、牙齿变黑、舌唇开裂等。

5 草本毒

5.1 莨菪毒

草木为传播毒的媒介，草本植物毒用莨菪者居多，莨菪分白、黑 2 种，无论何种，中毒后出现意识丧失、五官知觉错乱、眼前出现各种幻影、骨骼等疼痛和气力衰竭、步履蹒跚、胡言乱语等症状。

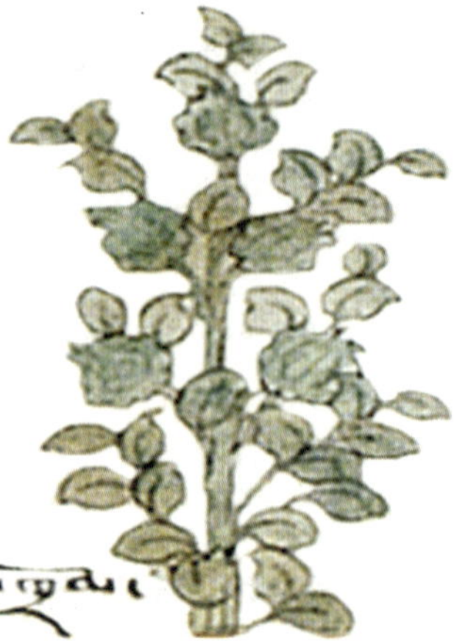

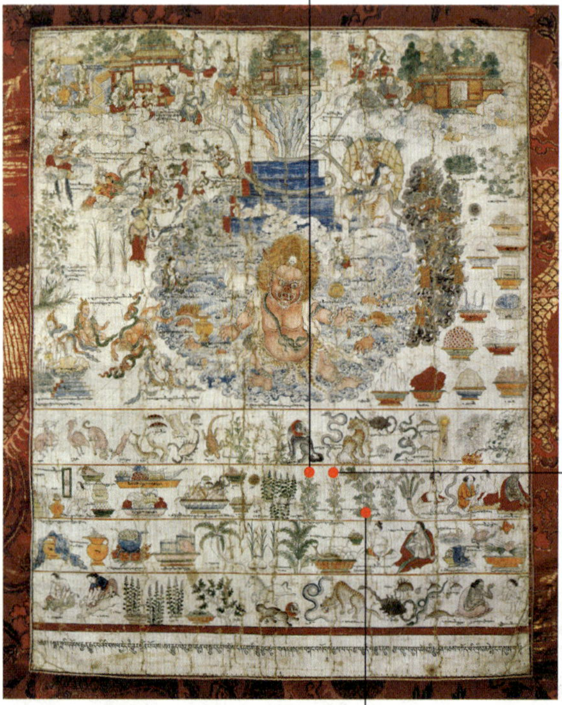

5.2 鬼臼果

鬼臼果的中毒症状为发眉脱落、大腹便便、四肢细小、全身骨骼疼痛、手足筋腱僵直、身冷心颤、神昏、口唇有肿胀感等。

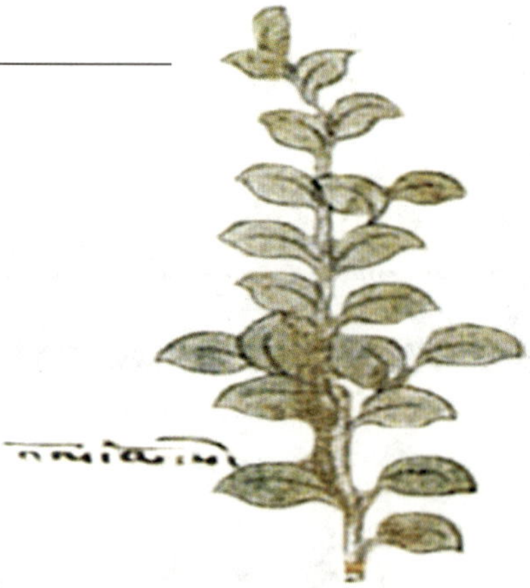

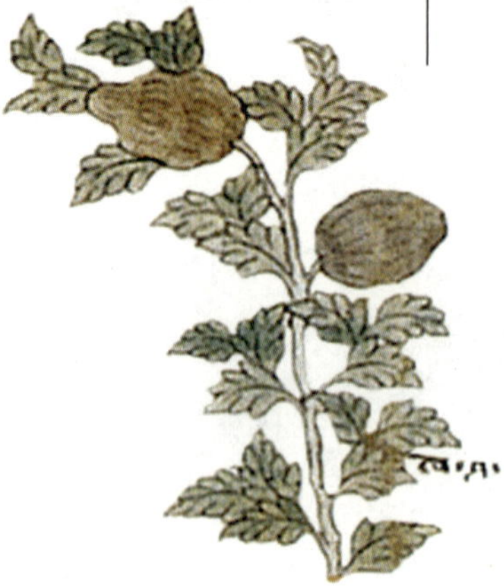

5.3 “肖夏”（广酸枣）

草本植物中的广酸枣、白刀豆、白花油麻藤子称作三“肖夏”，它们的中毒症状为关节、鱼肌和头疼痛，恶寒怕冷、上体和胃肝区刺痛、口舌干燥、嘴唇干裂、牙齿发黑、腹内灼热、意识模糊、多迷梦等。

5.4 蒺藜

草本植物中的蒺藜中毒，症状为全身骨骼疼痛、手足筋腱强直、身冷心颤、神昏扑倒、嘴唇有肿胀感。

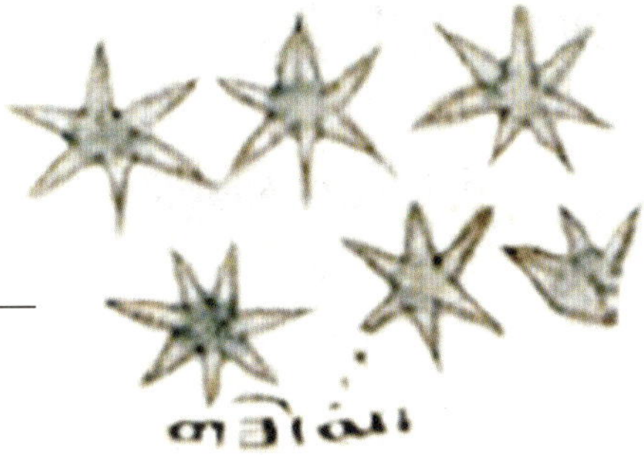

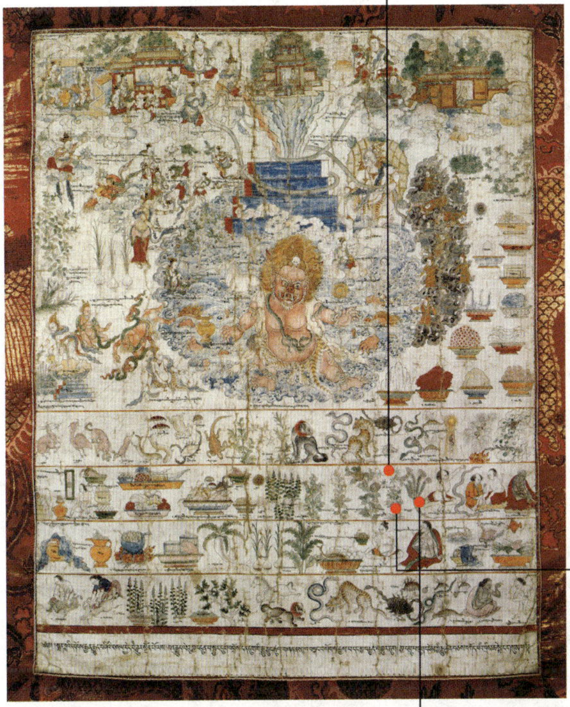

5.5 锡金大戟

草本植物中的锡金大戟中毒，症状为经常腹泻、全身骨骼疼痛、手足筋腱强直、身冷心颤、神志不清等。

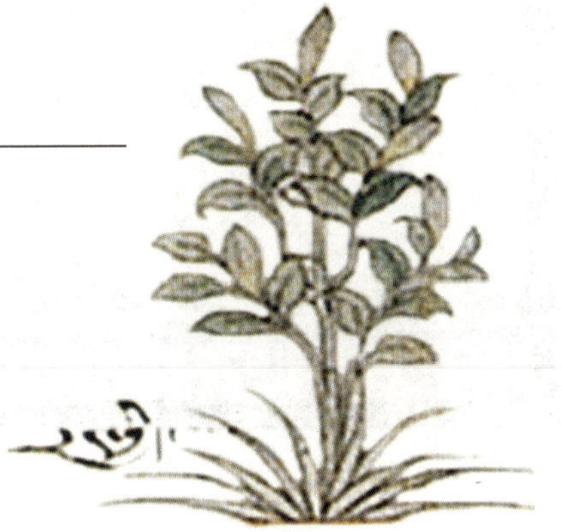

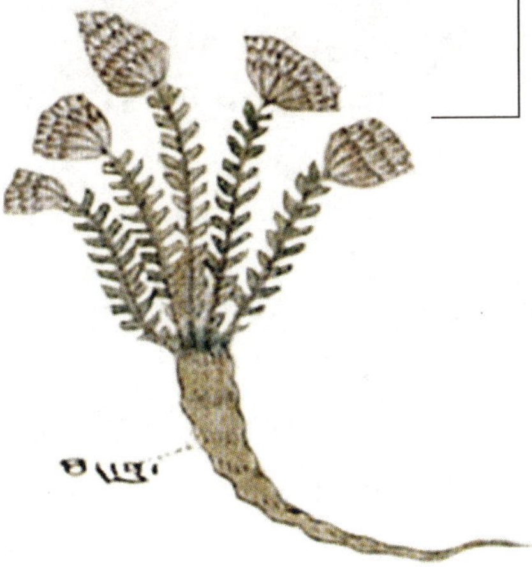

5.6 疣果大戟

草本植物中的疣果大戟中毒，症状为经常腹泻、上体和胃肝区刺痛、口舌干燥、嘴唇干裂、牙齿发黑、腹内灼烧、心颤多梦等。

四、施毒者

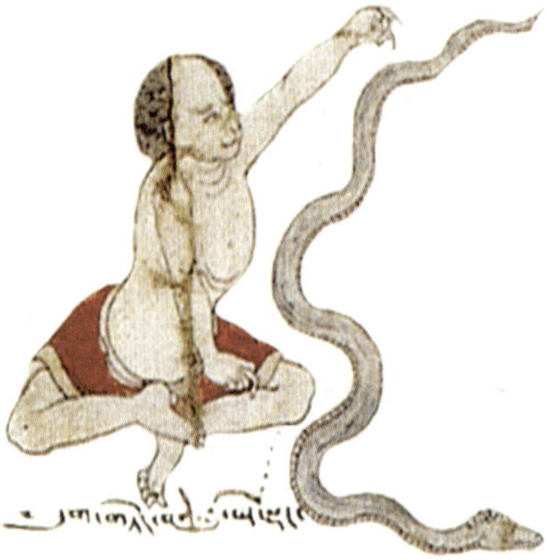

1 施毒内因为嗔怒

由于无明产生嗔怒，心怀害人之念并合成各种毒去戕害他人生命。

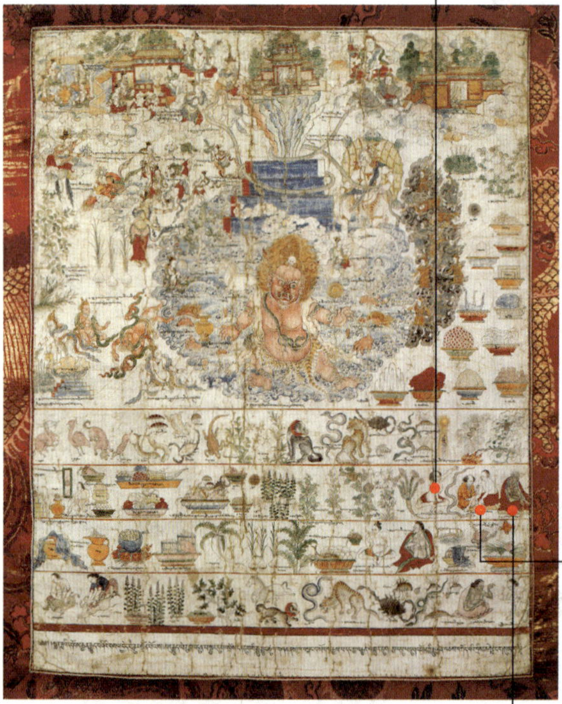

2 施毒对象为高贵人

最后一个五百年来临之时，人们良心变坏，干出各种坏事，信奉外道的一些人心怀杀人恶念，合成各种毒品向比自己高贵的富裕人施毒。

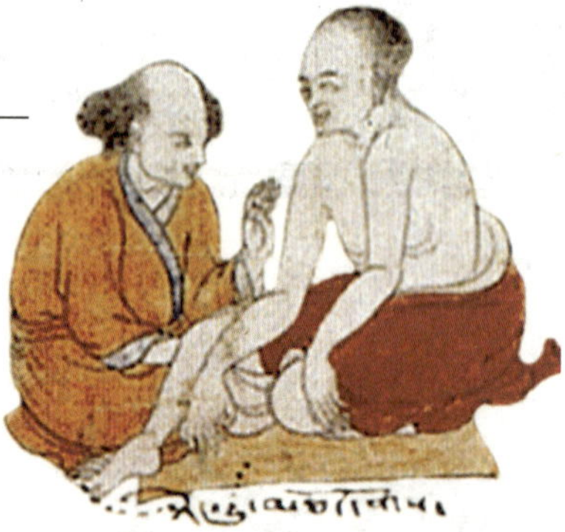

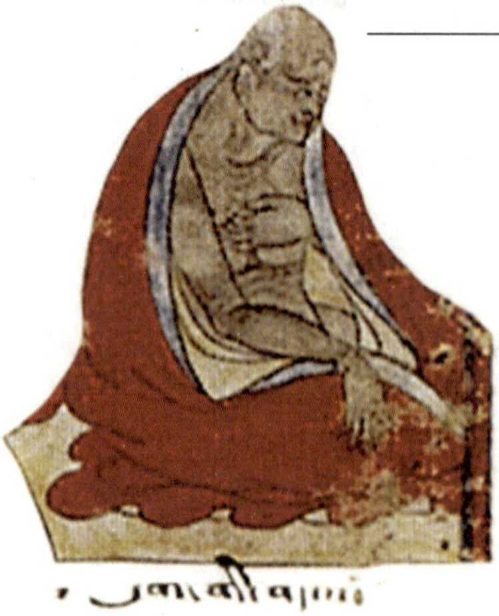

五、中毒病人

中珍宝毒、石毒、肉毒、自然毒和草本毒等毒的人，症见脉象和尿象变化多，出现多种疾病，疼痛复杂，多食无益，体力消失，胃、肝不适，经常似患感冒，无故不悦，肤色青黑等。

第八十八章 化合毒中毒原因

一、化合毒原料

1 未发酵奶酪与酒同饮

新酿之酒与未发酵成熟的奶酪混合饮用或同时食用，或前一饮食未消化又进后食，两食相悖成毒，扰乱三邪，伤害身体。

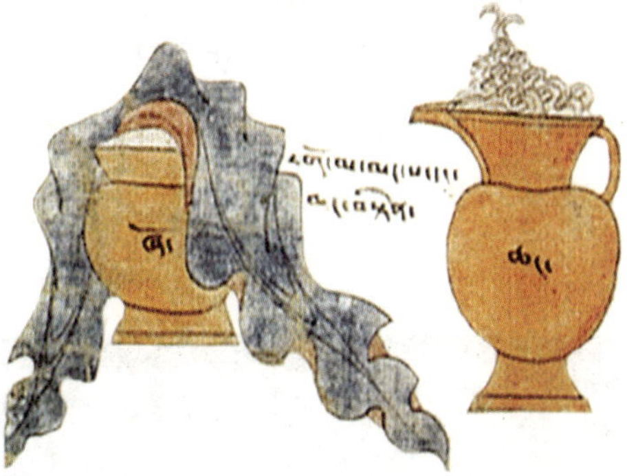

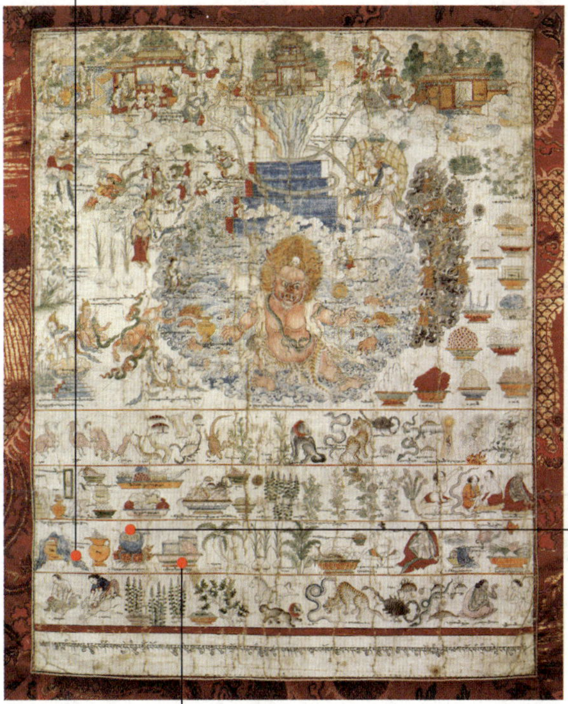

2 蘑菇与芥子油同炒

各种蘑菇用芥子油炒食，此两物性质不同，会伤害胃火，长期食之会毒害身体。

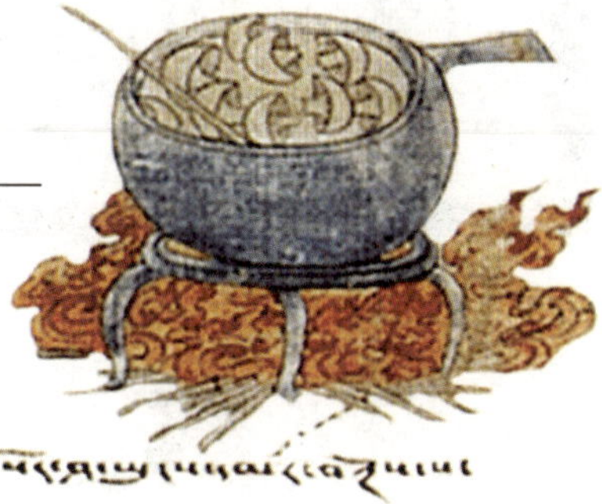

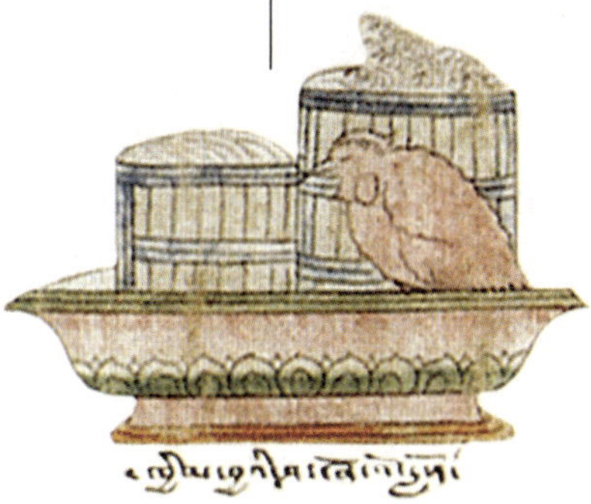

3 鸡肉与奶酪、生奶子同食

鸡肉与奶酪、生奶子同食，或者前食鸡肉未消化，又进食奶酪或生奶子，因它们性质相反，变成对抗物质，扰乱三邪，危害身体。

4　萝卜与大蒜、白芥子叶同食

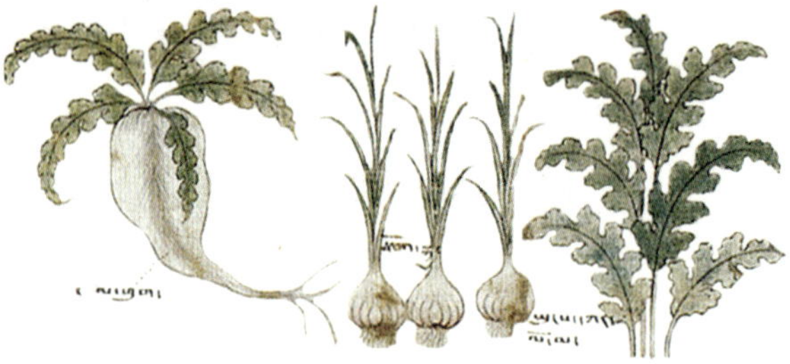

萝卜与大蒜、白芥叶子三种混食，或前食萝卜未消化，又进食大蒜或白芥叶子，因它们性质相反，变成对抗物质，扰乱三邪，危害身体。

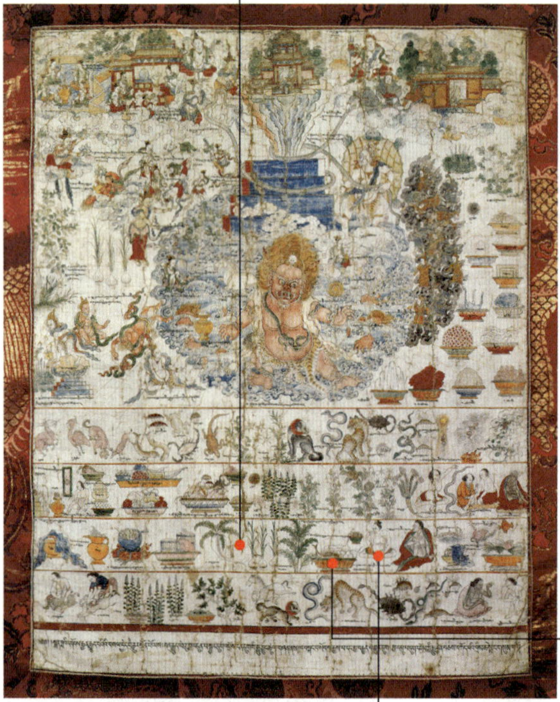

5　鱼肉与鸡蛋、菜籽油、萝卜同食

鱼肉同鸡蛋，鱼肉与新菜籽油，鱼肉与萝卜混食过多，或前食鱼肉未消化，又进食他食，因它们性质相反，互相反应变成毒，则引发痼疾和内脏痞瘤等疾病。

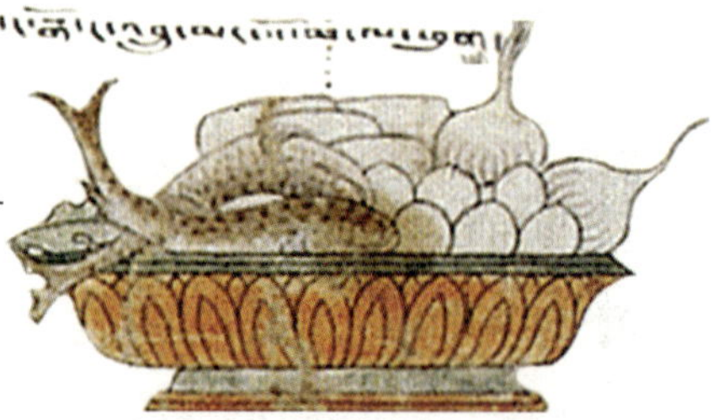

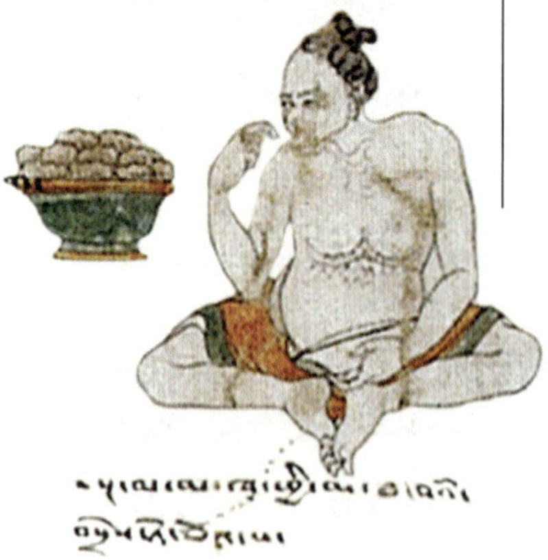

6　前食未消又进后食或混食

前食未消化，又进后食，或相互混食、同食，因性质相悖，扰乱三邪，危害身体。

二、化合毒中毒病人

同食性质不同或不适宜的食物，或相互混食，或前食未消化又进后食，可扰乱三邪而中毒，中毒症状为脉细而弦、尿色红紫、肌肤发青、肌肉干瘦、眼睛模糊、头痛腹胀、食物不化、放射性刺痛、关节肿胀等。

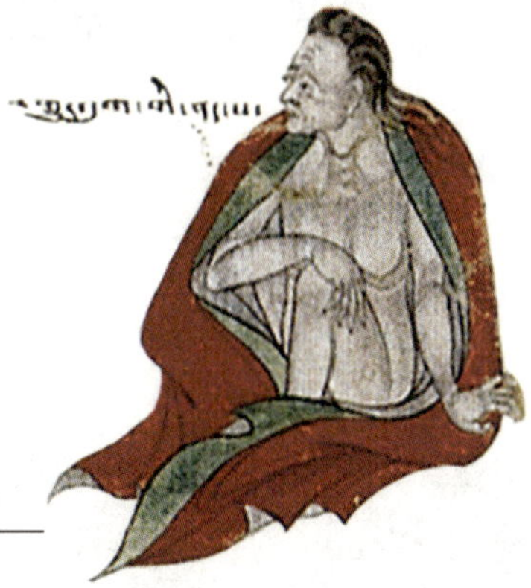

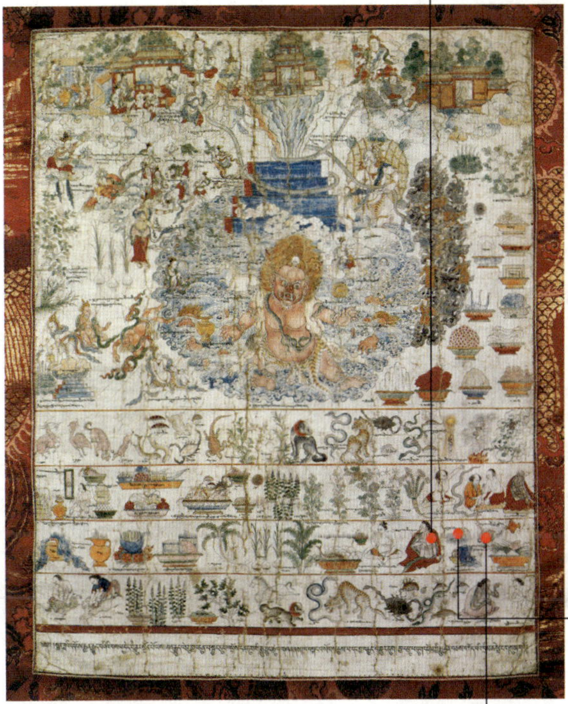

三、肉毒

1 腐坏生肉

生肉埋入地下变腐，若食之则中毒，中毒症状为视物不清、瞳孔散大、胃脘胀满、腹绞痛、咽喉闭阻、声音嘶哑、神志模糊、头晕目眩、立足不稳、步履蹒跚等。

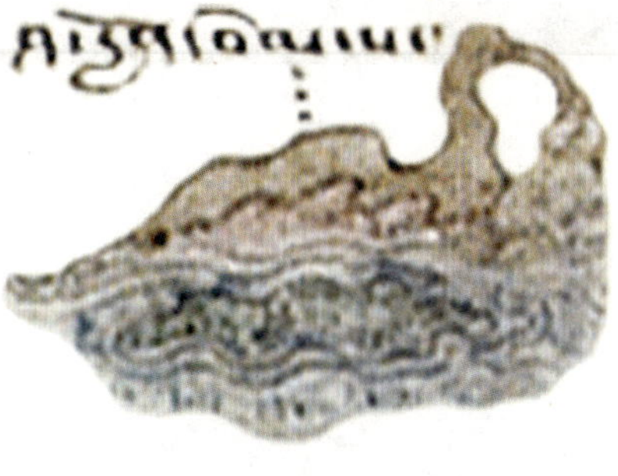

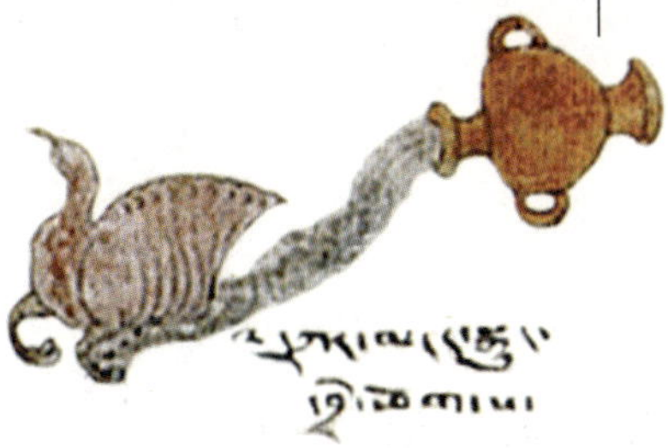

2 被乳制品、酸食、秽物和阳光等污染

在生肉中放入奶子、奶酪等白色乳制品或酒等酸性饮料；生肉中滴入妇女经血或臭鼬尿等秽物；生肉久置阳光下暴晒等会因受到污染而变成毒肉。中毒症状为食道闭阻、声音嘶哑、胃脘胀满、腹绞痛、神志模糊、头晕目眩等。

3　肉刚煮熟后密封过久

肉煮熟后立即置于容器中密封过久会变成毒肉，食之中毒症状为胃脘胀满、腹绞痛、神志模糊、头晕目眩，会立即毙命，必须谨慎治之。

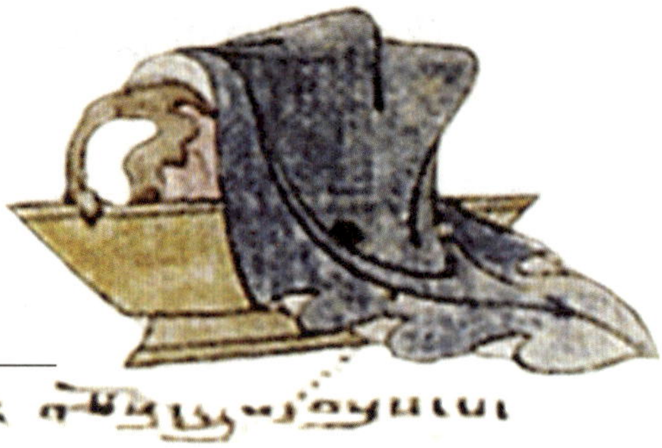

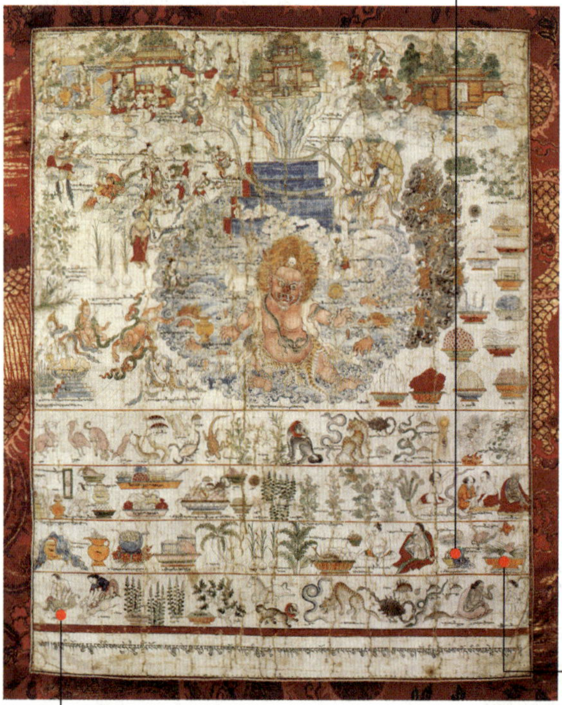

4　肉置于谷堆、炒面、蔬菜中过久

把生肉置于谷堆、炒面、蔬菜中过久会变为毒肉，食之中毒症状为视物不清、胃脘胀满、腹绞痛、食道闭阻、声音嘶哑、神志模糊、头晕目眩等。

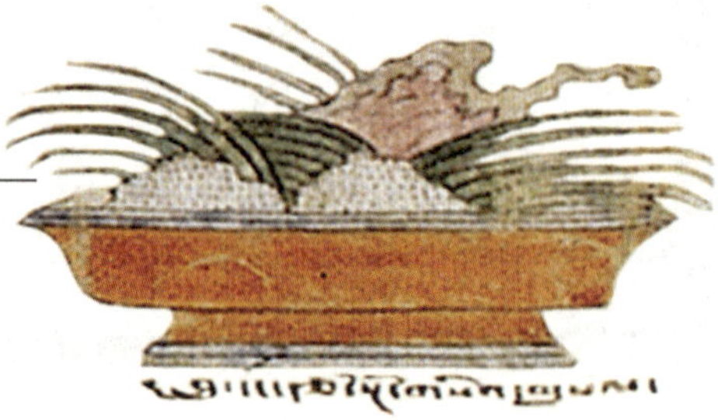

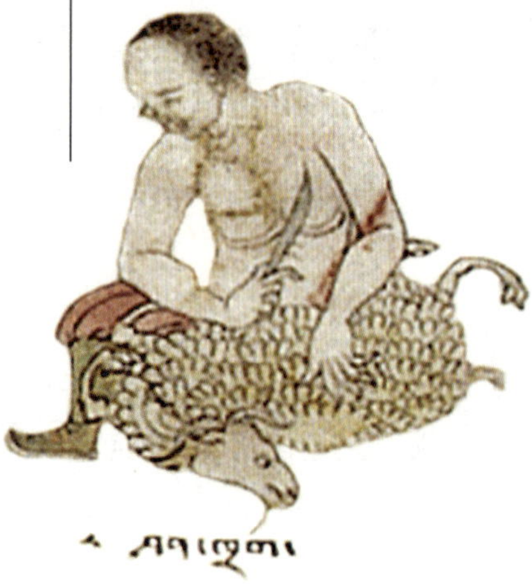

5　滴入屠夫血

腐变生肉和被毒气染污的肉，在春分、秋分即太阳北归、南回之时，滴入屠夫之血，过7天后变为毒，食之则出现头、四肢关节疼痛，头晕目眩，立足不稳等症状。

6 死牛胎肉

怀胎母牛死后 5~6 天，其腹中胎肉变为毒，食之中毒症状为视物不清，瞳孔散大、胃脘胀满、腹绞痛、食道闭阻、声音嘶哑、神志模糊、头晕目眩、立足不稳等。

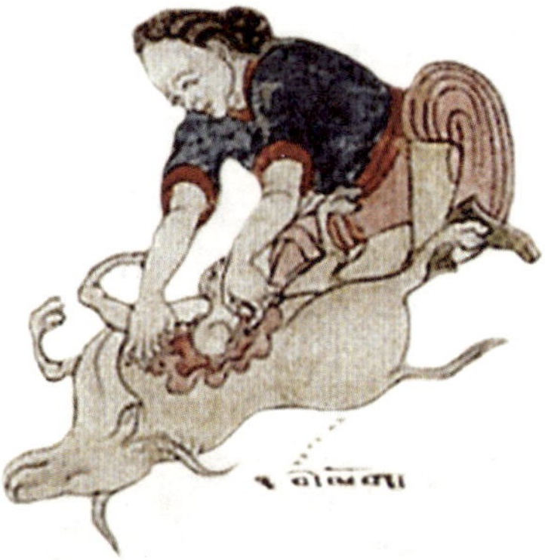

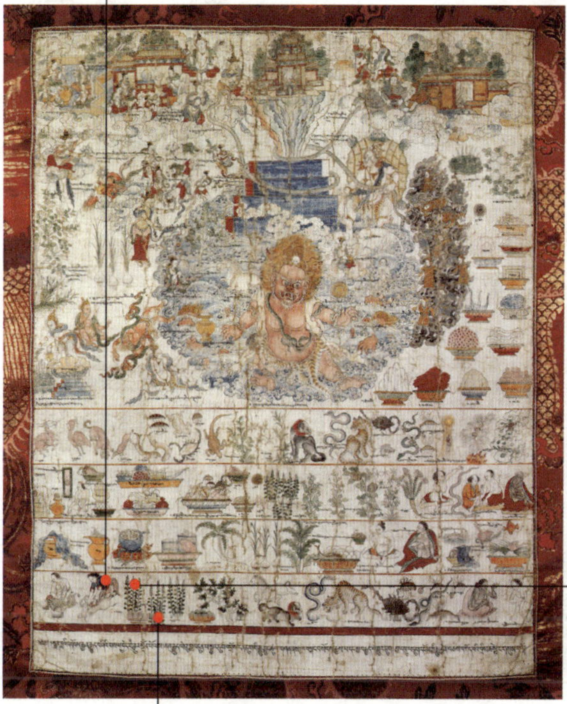

第八十九章 天然毒物中毒原因

一、不动毒

1 乌头毒

乌头为块根，外皮烟色，约拇指头大，肉质有偏白、偏黄、偏黑 3 种颜色，根上端逐渐变细，根部新旧块根相连；花色有淡青、淡黄、淡黑等几种，形似乌头，花瓣多层，毒性特别大。

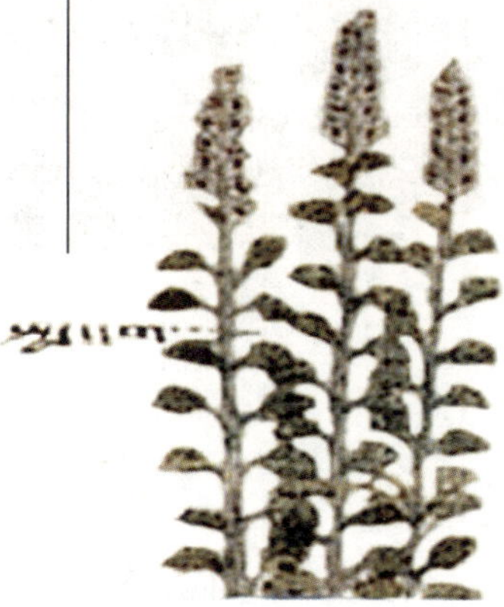

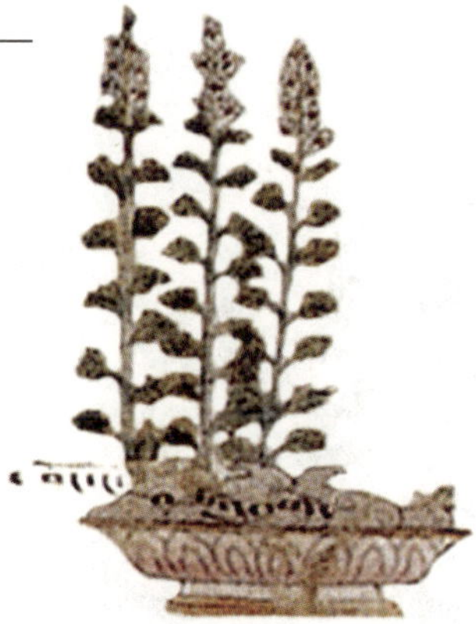

2 "姜斗"

"姜斗" 叶青黑色，深裂，形似滇西风毛菊叶，叶背被白毛，茎有瘤斑，多茎齐长于根上，花色黑紫，手触之有臭味，毒性比较大。

3　花锚

花锚形状基本像黑乌头（铁棒槌），生长于河谷森林中，茎细而直，单基或2~3茎，上端叶圆而光滑，缘锯齿状，肉质厚。花色青白或蓝，毒性大。

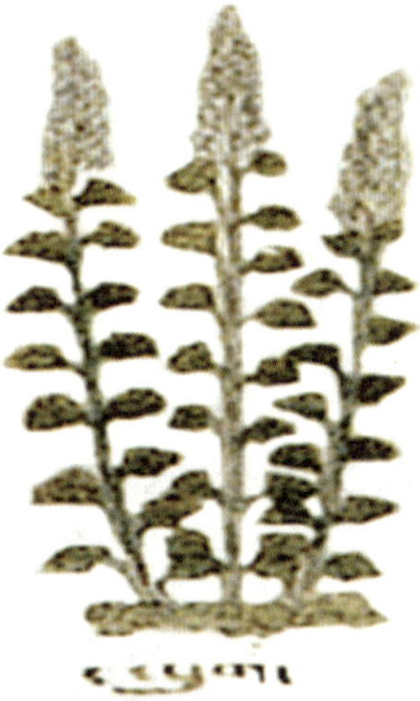

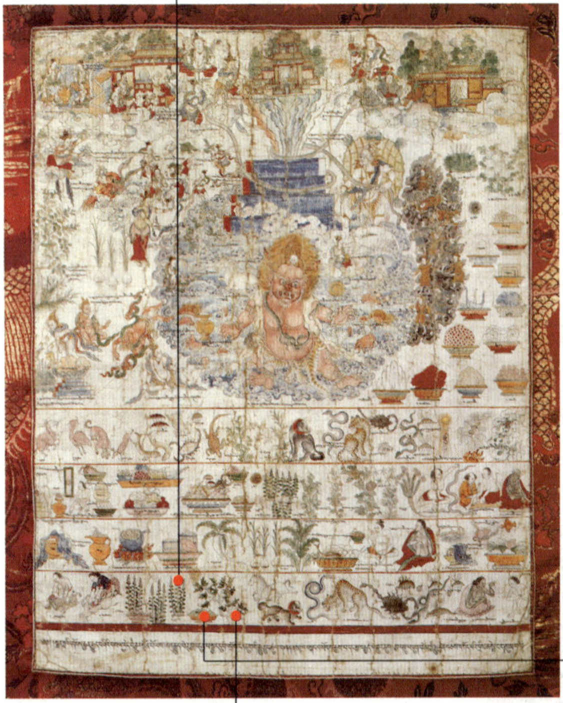

4　莨菪

莨菪有白、黑2种。黑莨菪又名山莨菪，根白、粗大，外皮淡黄，枝多，叶黑绿、叶背色灰，花为淡紫状似铃铛，气味很臭，果荚为球形，有拇指大，内有很多肾形黑色种子，有毒。

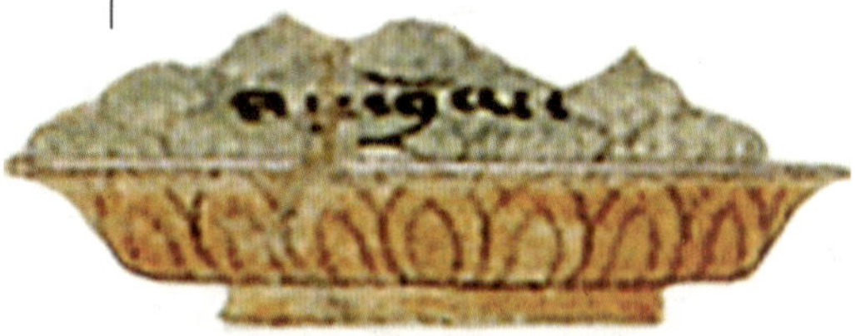

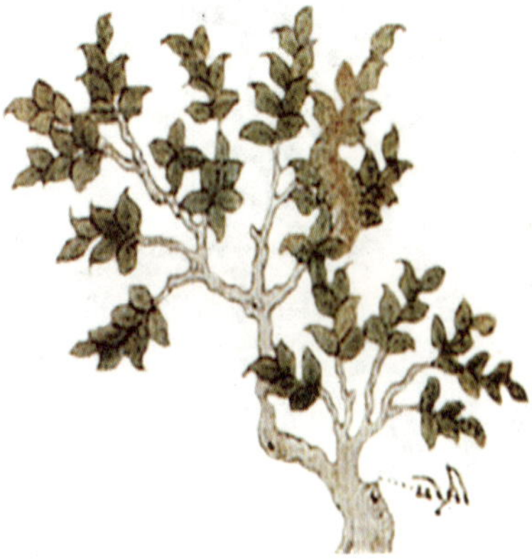

5　肉托果树

肉托果树有白、黑2种，树干较大，叶大而厚、光滑，形长圆或椭圆，上大下小似扇子，气味很臭，花红有5瓣，花落后生出果实，果实黑，外壳似皮袋收口，有毒。接触后出现炎肿，疼痛剧烈。

6 马毛

马毛为黄褐色种公马毛，夏季误入人腹，再饮酸酒，加之身体劳累，便变成虫，咬食脏腑，因此称这种马毛为毛毒，其窜入脉管则引起囟门刺痛。

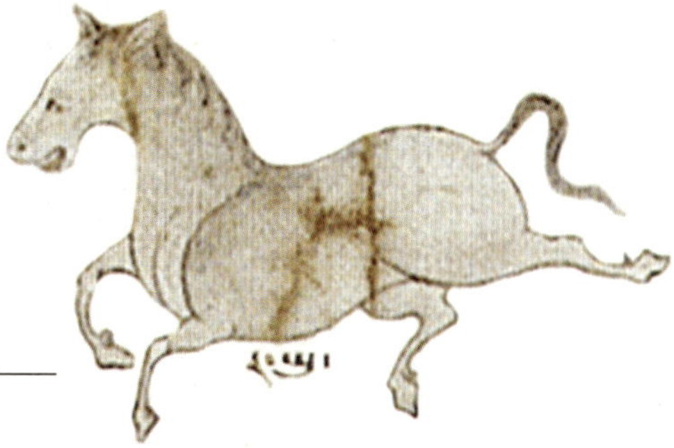

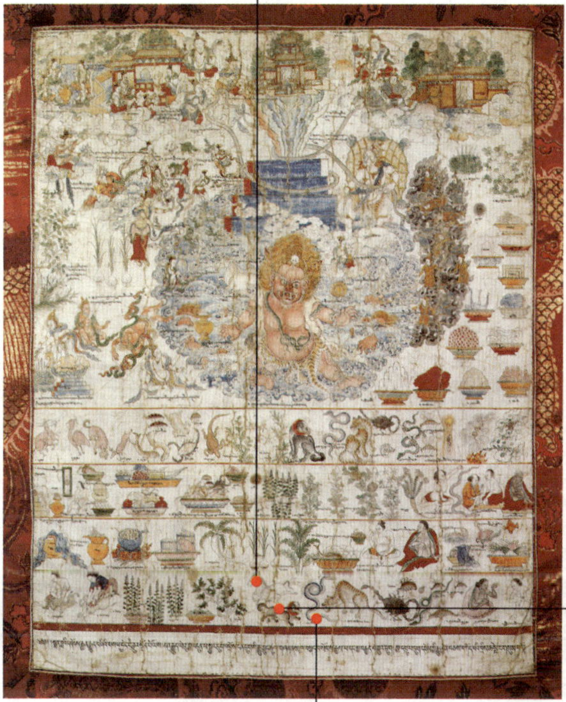

二、动物毒

1 狂犬毒

染有狂犬毒的狗有耳聋不闻、眼睛不见，到处乱窜，张口流涎，垂头拖尾，身体屈弯，盲目行走的现象。被它咬伤症状为胃、肝不适，眼珠红赤，眼生云翳，声音嘶哑，便血或咯血痰等。

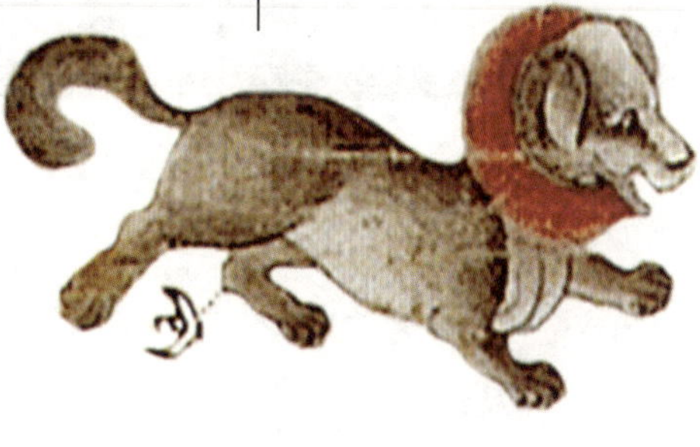

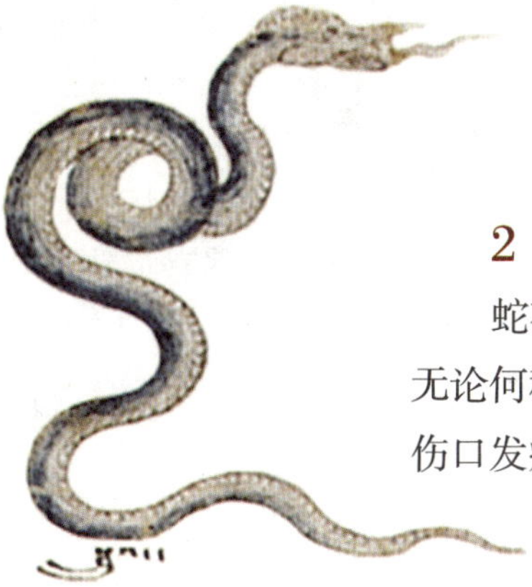

2 蛇毒

蛇有冠冕形、花斑形、卵形，还有具四足的蜥蛇等多种，无论何种，若被它咬伤则会出现高烧、呕吐、昏倒、炎肿、伤口发痒灼痛、呼吸急促、心窝刺痛等症状。

3　虎（猛兽）毒

被虎等猛兽咬伤后，出现伤口颜色难看、流黑血，神志模糊，身体颤抖，心窝疼痛，有时会昏倒，看镜子和水面时，出现该猛兽的影子，心生惊恐等症状。

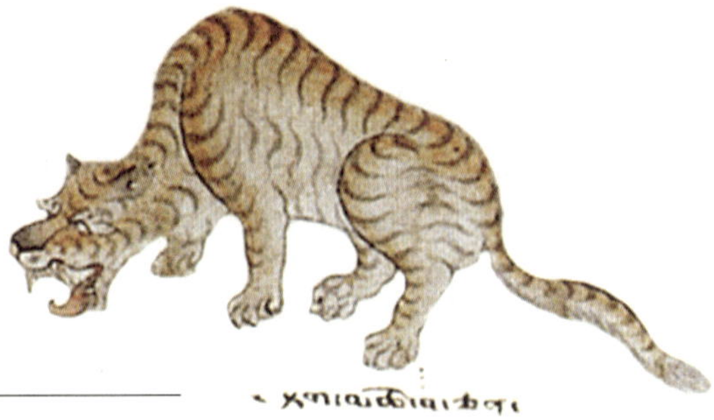

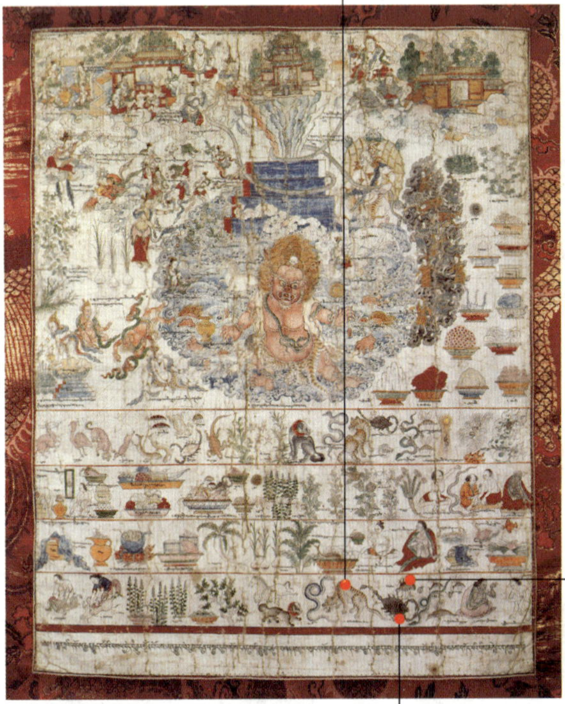

4　蜘蛛毒

食蜘蛛肉中毒后，出现皮肤灰色浮肿，胃、肝疼痛，眼珠红赤，声音嘶哑，眼生云翳，便血或咯血痰。进食蜘蛛相应部位的肉，人体该部位产生放射性疼痛。

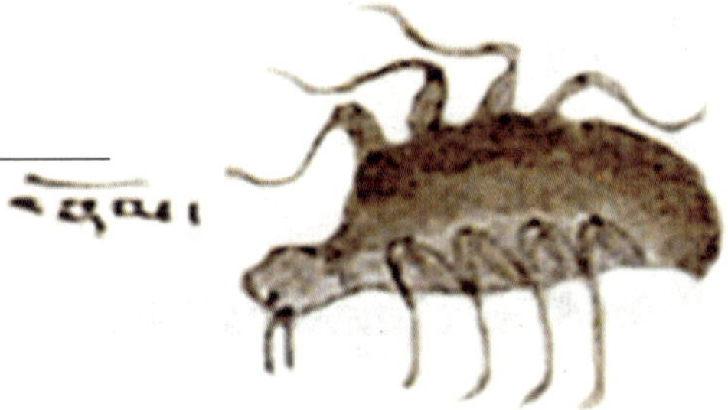

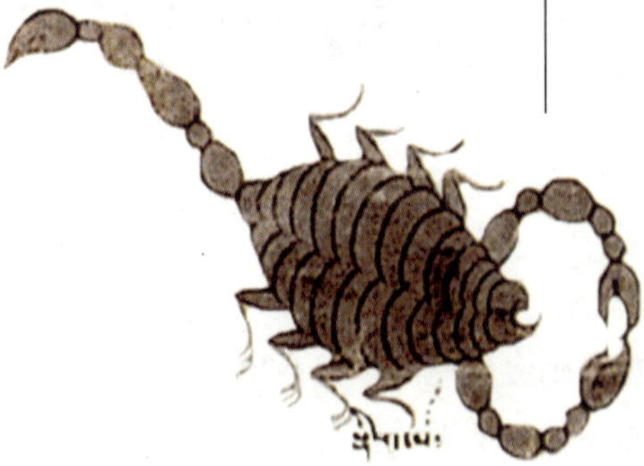

5　蝎子毒

黑蝎子腹部前端较粗，后端细长5节，尾巴黄褐色，1节，末端有毒钩，共10个手足，最前面的二螯较大，7节。中蝎肉毒后胃、胃不适，声音嘶哑，眼珠红赤，便血或咯血痰。

6 虫毒

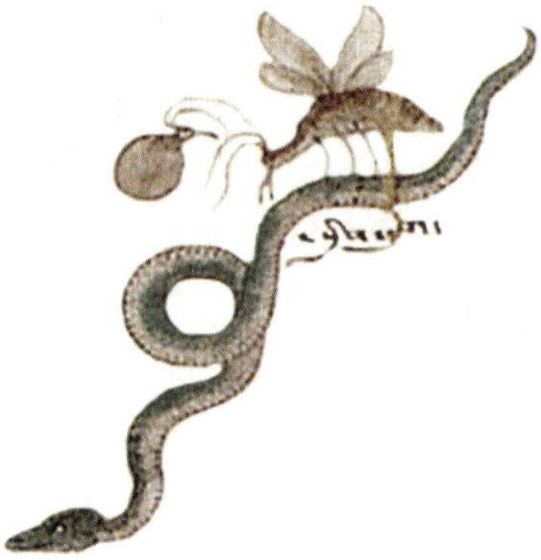

虫毒是指产生于蛇肉、大便、湿牛粪、痰涎、腐烂鸡蛋的一种虫之毒。虫种类有隆虫、赤巴虫、培根虫、综合虫 4 种，被这些毒虫咬伤后伤口发烧、发痒、炎肿生疱疹。被隆虫咬伤后疼痛较甚，生风；被赤巴虫咬伤后发烧、扩散迅速；培根虫咬伤后发冷、迁延不愈；综合虫咬伤后症状同蛇咬伤。

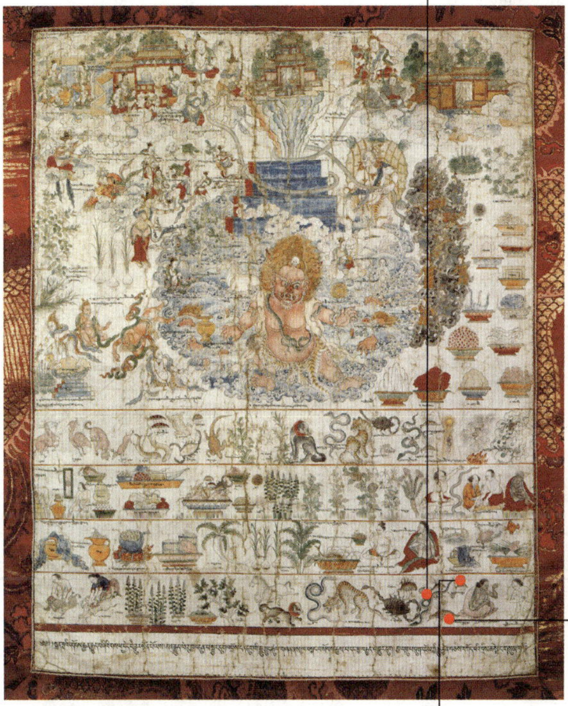

7 牛虻毒

被牛虻叮咬后出现针扎样疼痛、炎肿，及边缘高凸的细疹，渗出黄水或脓水。具体而言，中赤巴牛虻毒出现水泡、发烧，瘟病样症状；中培根牛虻毒出现发冷、皮肤发灰、发痒，寒性瘟病样症状；中隆牛虻毒出现皮肤粗糙、发黑，骨骼和关节疼痛症状。

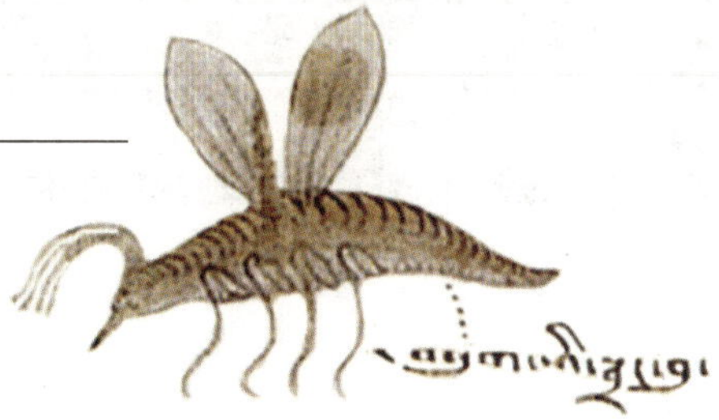

8 长嘴蚊子毒

被长嘴蚊子叮后，皮肤起一圈圈牛皮癣，症状似瘟病，肌肉迅速红肿化脓，脓液所到之处生疮。

三、中天然毒病人

病人症状如中铁棒槌和“姜斗”等天然毒，脉象、尿象变化不定，出现各种疼痛，多饮水多进食也无益。症见体力衰弱，胃、肝不适，经常似患感冒，无故不悦，肤色发黑等。

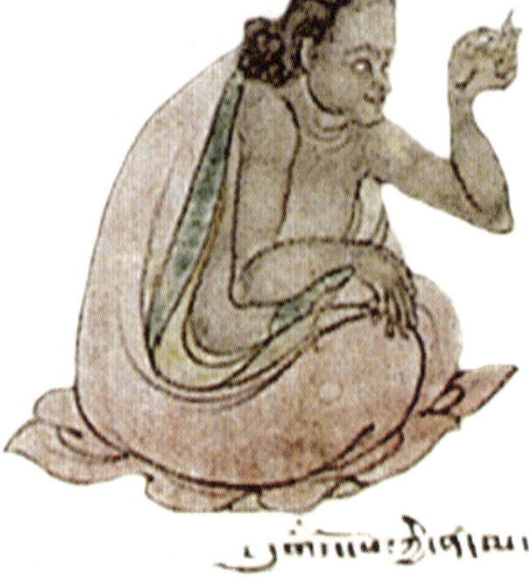

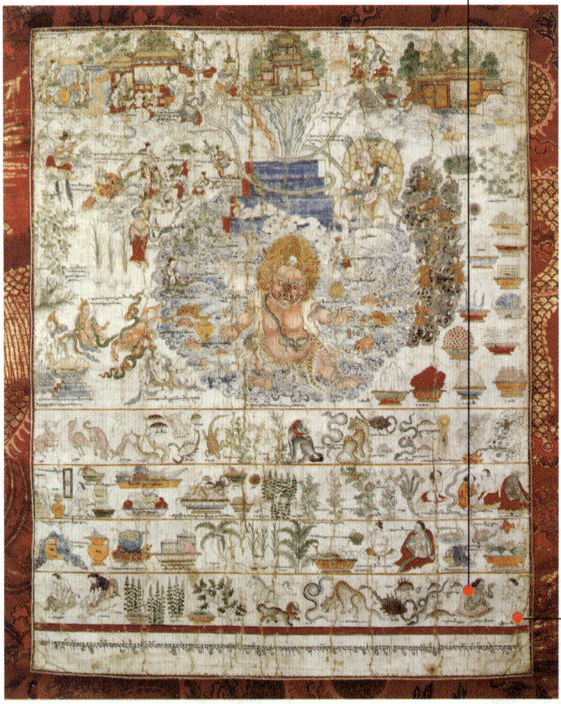

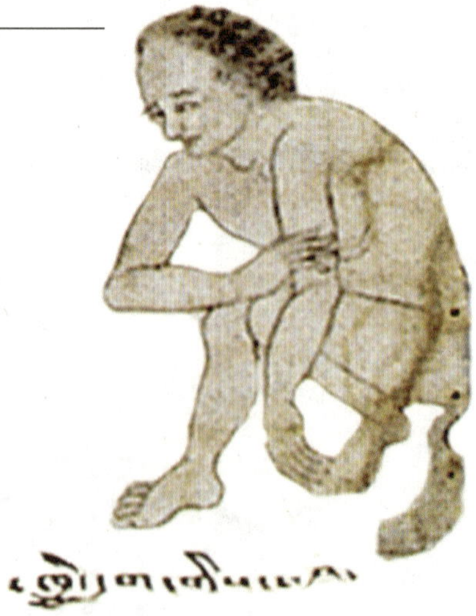

四、狂犬病患者

如被患有狂犬病的狗咬伤，症见伤口黑紫、流黑血，炎肿，时间稍长者则头痛、恶寒发冷、神志模糊、心脏疼痛，在看镜子和水面时出现狗影，心生惊恐等症状。

图五十四 养老滋补

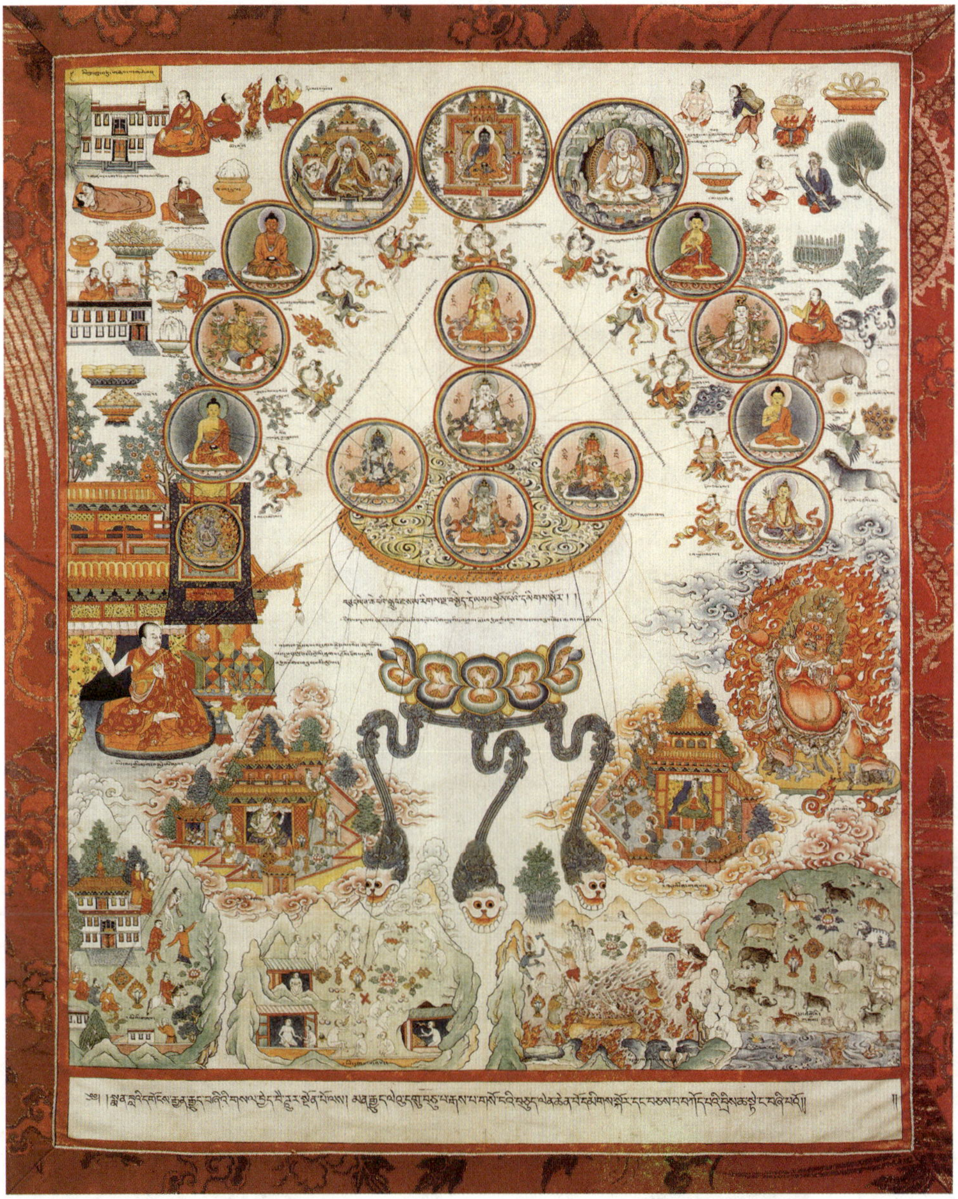

寿命终结或身体衰老的原因是体内五元因年岁增高和身心劳累而衰损，是体内精华、气力消失的结果。对此要很好地遵照养老滋补方法和仪规进行养生，可以起到旺盛精、气、力且长寿的作用。

第九十章 养老滋补

一、养生环境

养生环境要选择干净、清静、舒适、优美，水流树木俱全，无盗贼、无猛兽等干扰的地方。

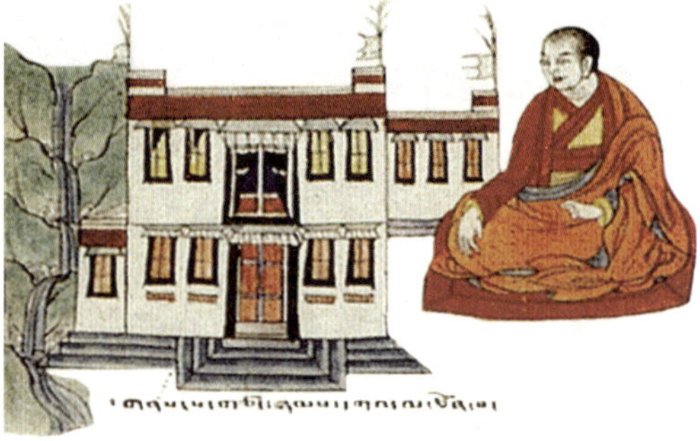

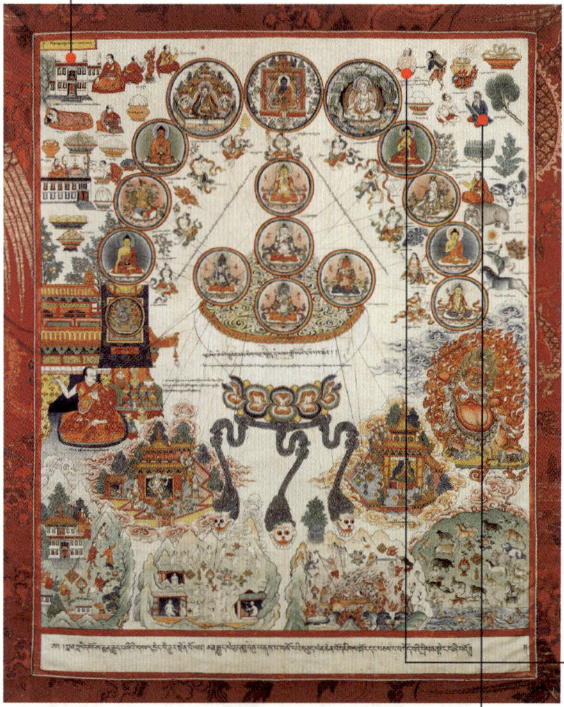

二、养生对象及起居

1 衰老病

寿命终结或身体衰老是由于体内五元因年岁增高和身心劳累所致损，是身体精华、气力消失的结果。

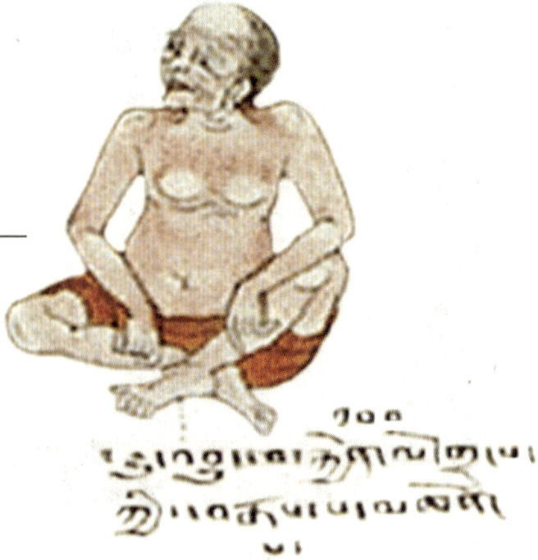

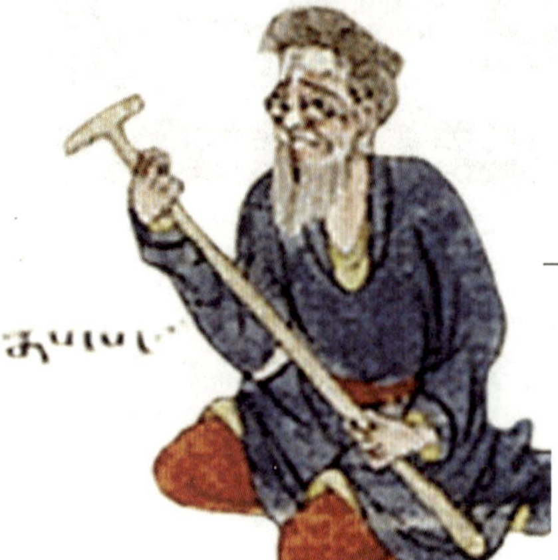

2 不宜过于年迈

养老滋补对象不宜过于年迈，过于年迈则体内五元衰损、精气消失，滋补将不起作用。

3 不宜烤火过度

年岁虽不太老，但经常烤火或烤火过度，天人一体，造成体内的锐、热等特性的赤巴偏盛，而具有稳、钝等特性的培根偏衰，导致短寿，所以要禁止这类行为起居。

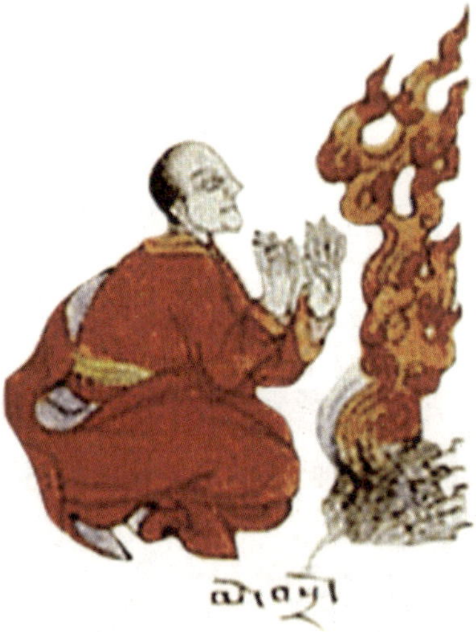

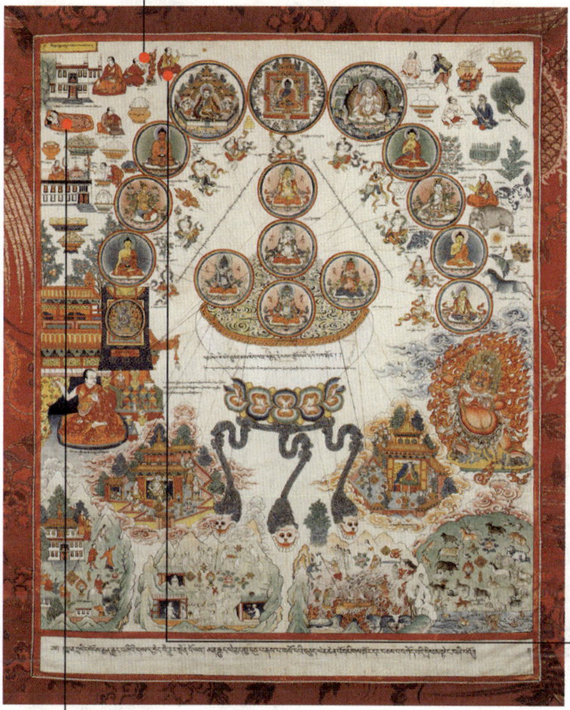

4 不宜晒太阳过度

年岁虽不太老，但经常晒太阳或晒太阳过度，天人一体，造成体内的锐、热等特性的赤巴偏盛，而具有稳、钝等特性的培根偏衰，导致短寿，所以要禁止这类行为起居。

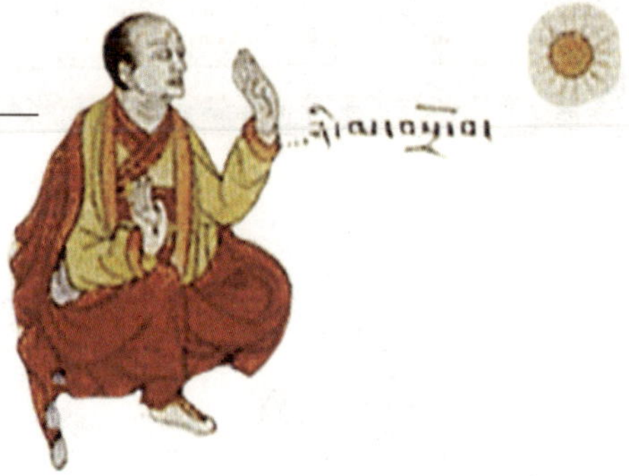

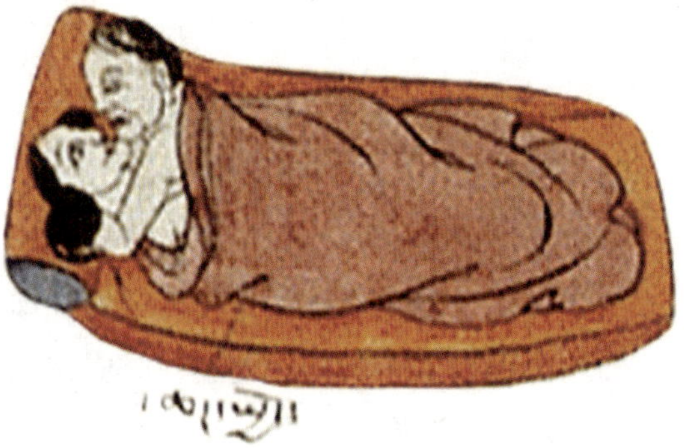

5 不宜同床

年岁虽不太老，但同床过多导致身体七精华中的白精和红精耗损，故养老滋补时应禁止同床。

6 不宜剧烈劳作

年岁虽不太老，但刻经版、跳跑、拉硬弓等剧烈劳作会损耗精力，养老滋补时应禁止这类行为起居。

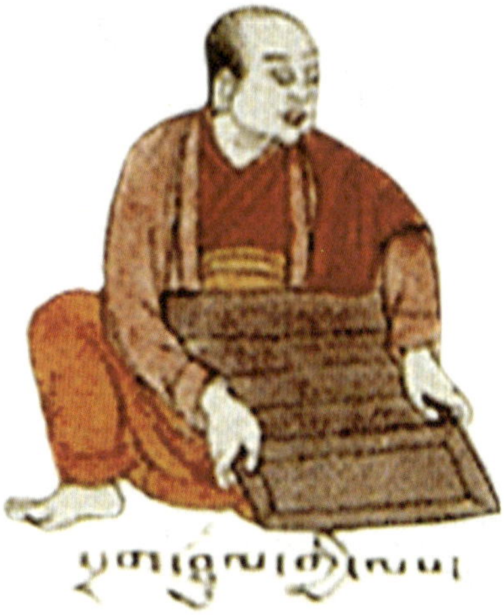

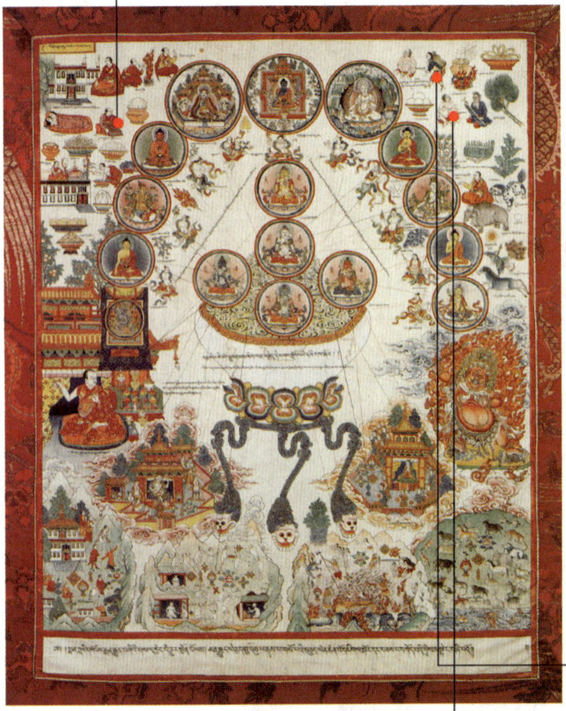

7 不宜劳累过度

年岁虽不太老，但过分负荷重物、爬山上坡等过度劳累会耗损体内五元和精力，养老滋补时应禁止此类行为起居。

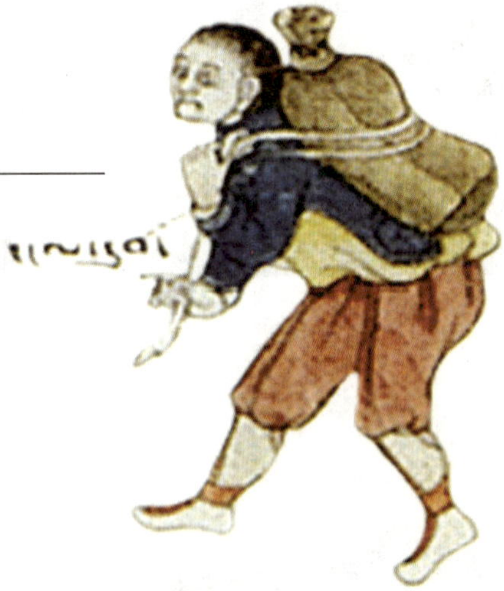

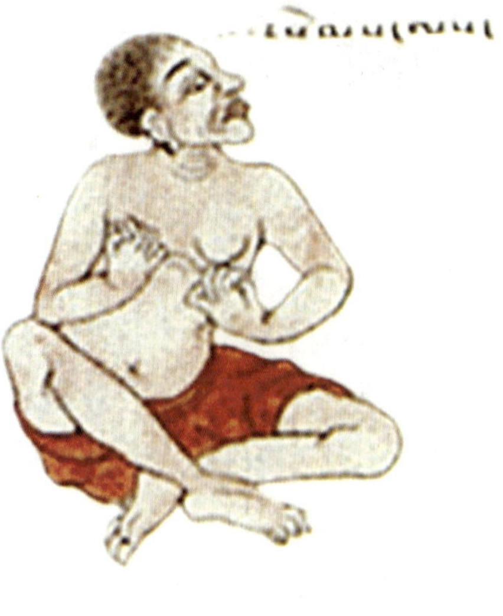

8 不宜劳心过度

年岁虽不太老，但遇到父母兄弟生离死别或遭到大灾难等悲伤过度之事，会扰乱体内三邪功能而发生疾病，养老滋补时应避免劳心，保持心情舒畅。

9　禁食腐坏食物

腐坏食物或煮熟后立即密闭过久变馊的食物会变成毒物，食之会扰乱体内三邪产生疾病，养老滋补时应禁食此类食物。

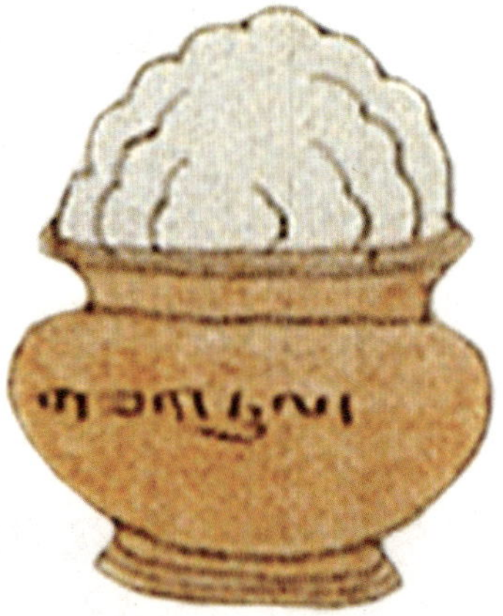

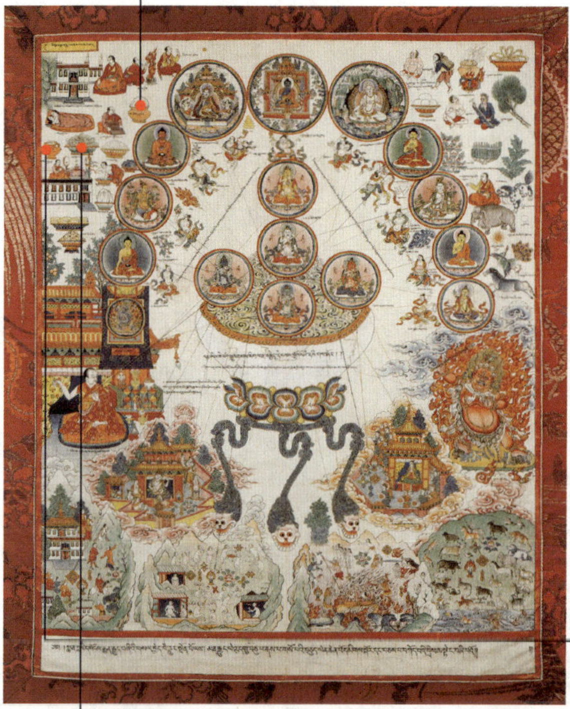

10　禁饮酸酒

过多饮用久置变酸的酒和酸果子、大黄等酸味饮食，会引起体内血热和赤巴偏盛而产生疾病，养老滋补时应禁食此类食物。

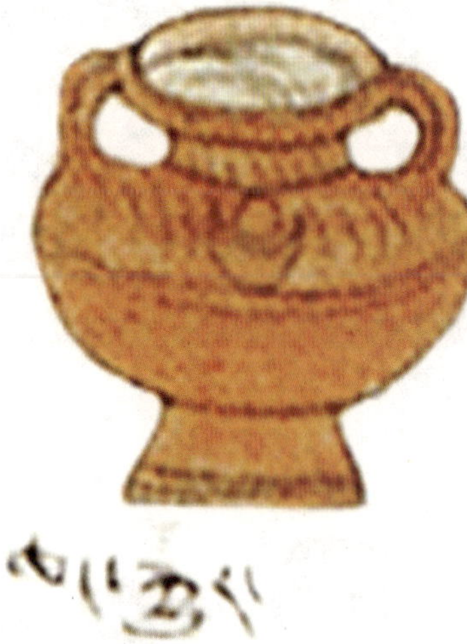

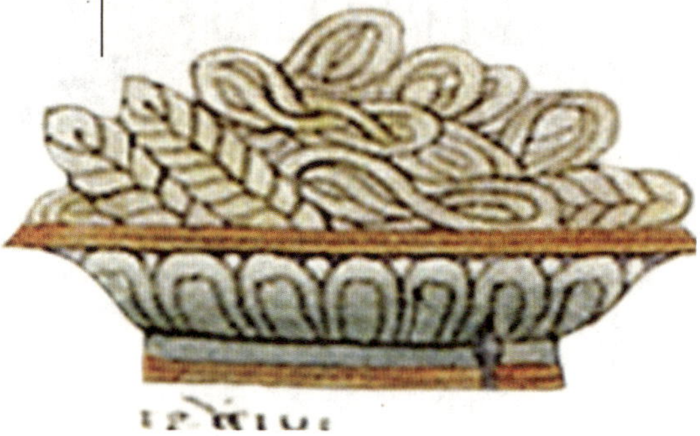

11　禁食生食

未煮熟的面食、肉类、酒等各种生食，食之过多会引起胃火衰败，产生培根病，故养老滋补时应禁食此类食物。

12　不宜多食盐

白硇砂、光明盐、碱等味咸、功能热而锐的食物，食之过度会造成脱发、白发、皱纹增多、力衰，引起麻风、火焰疮等血热和赤巴病发生，故食用盐类应适度。

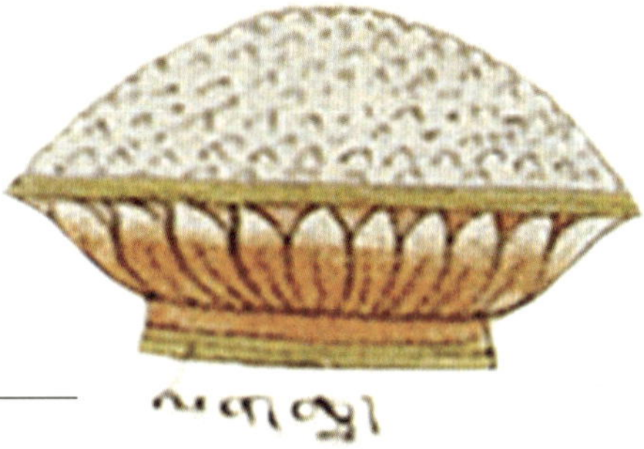

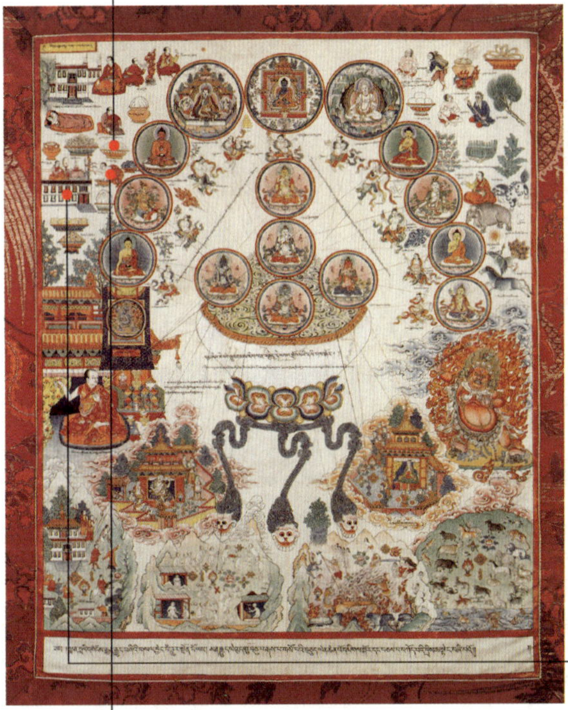

13　敬神

滋补养老之时年岁不能太老，禁止同床、剧烈劳作、腐酸和生冷食物之外，还要选个好日子向神佛祈求护佑，这是养老滋补的一项仪轨。

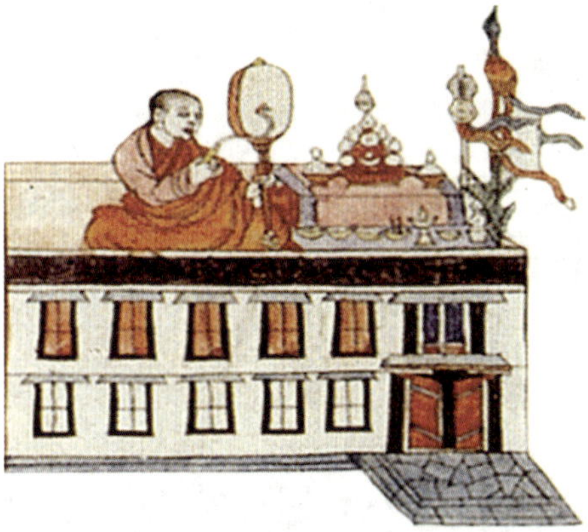

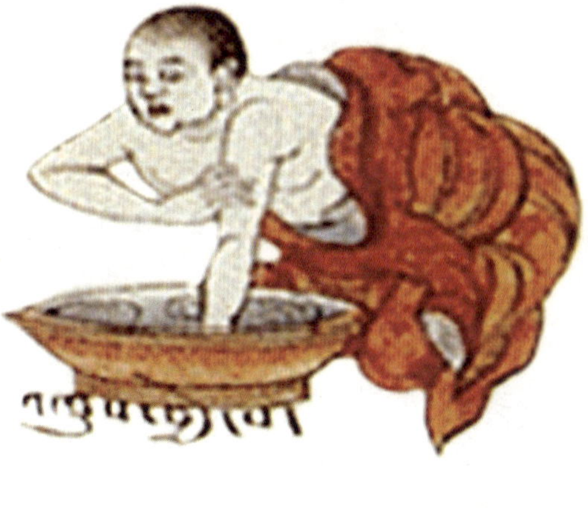

14　沐浴

养老滋补之前要沐浴净身，沐浴可以壮阳、增强胃火和气力，使容光焕发，消除皮肤瘙痒、汗渍，清洁毛孔，辅助增强精气。

三、五精

1 含铁岩精

土之精为岩精，岩精有多种，其中含铁的岩精是养老滋补上品，其色黑，无沙土，有尿臊味，具光泽、油腻性，味苦、涩，性重，含有铁质。与金、银、铜、铁煅烧存性，用奶子冲服，是滋补血、赤巴偏多型人长寿的上品，也可长肌肉强身。

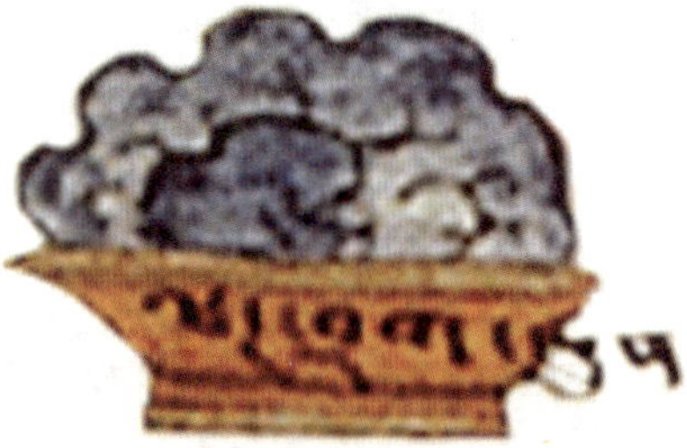

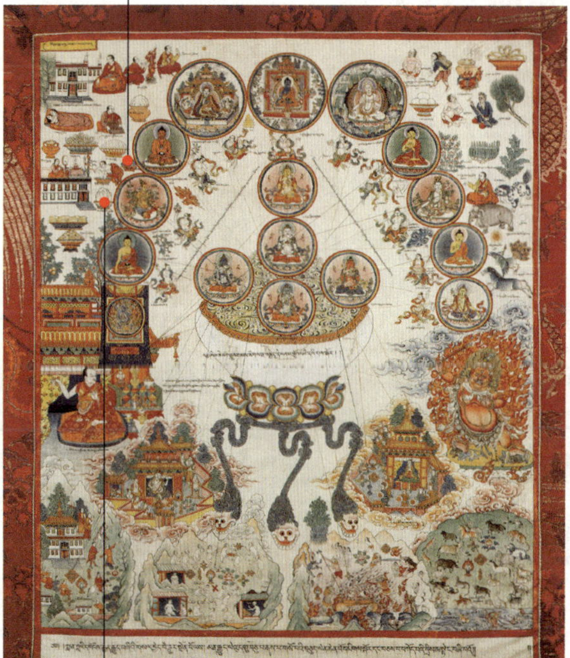

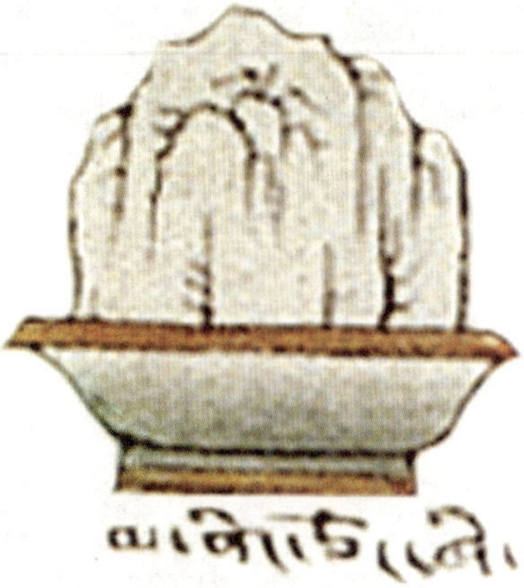

2 中性寒水石

石之精为一切寒水石，特别是红寒水石可养胃，没有时可用中性寒水石替代。大部分地区皆产中性寒水石，色有白、红、黄 3 种，形似长条纤维棉，块大小不一，脆软易碎，火烧变红，泡水变成酪样，功能滋补骨骼。

3 红糖

木之精为正宗甘蔗，养生，由甘蔗汁熬成红糖。甘蔗是一种有节植物，木质坚硬，色绿或黄紫，叶似剑、宽大粗糙不光滑，穗状花白灰，功能增体力、滋补，治隆病。

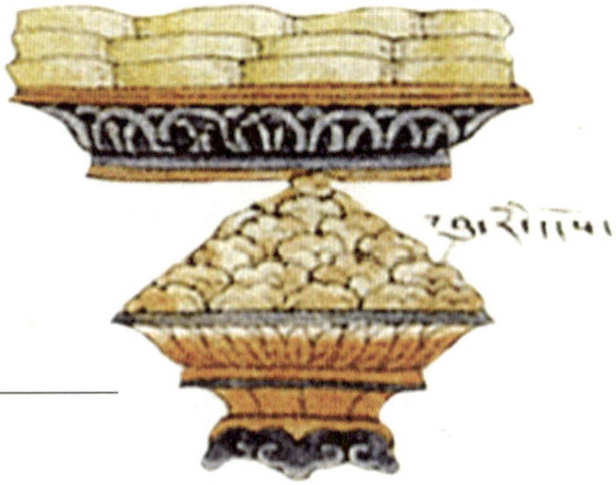

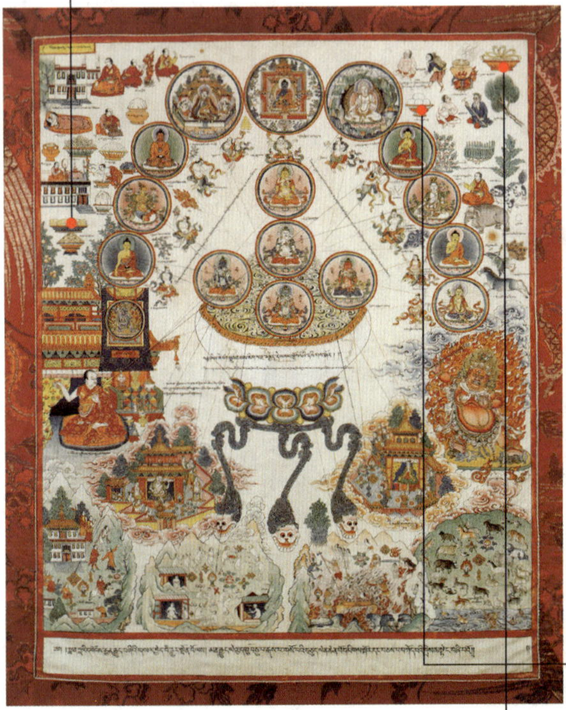

4 白酥油

草之精为酥油，养精，从牦牛奶中提取的酥油称为白酥油，功能治培隆病、增胃火、滋补强身。

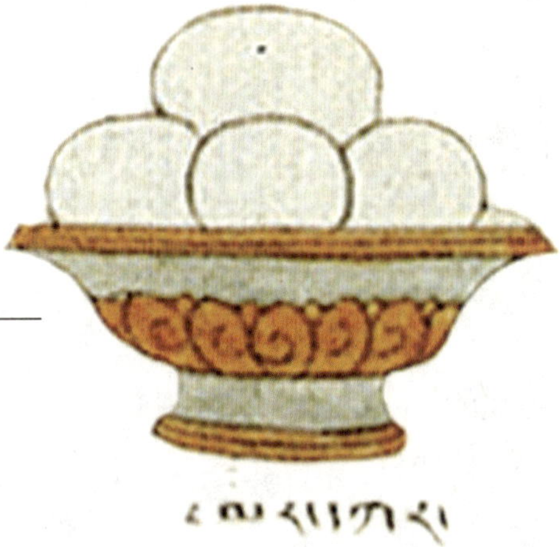

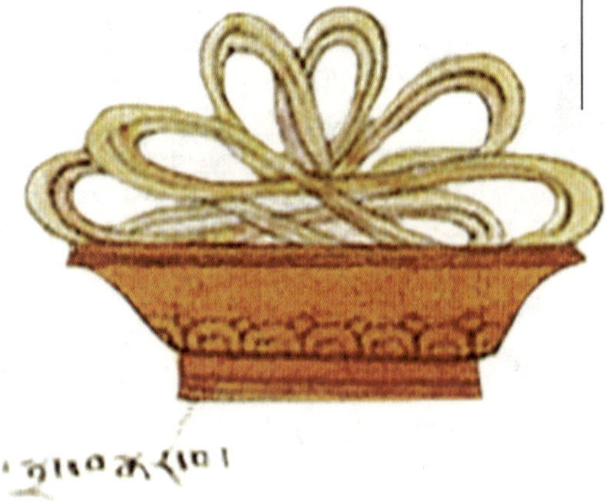

5 炼蜜

花之精为蜂蜜，养精，能得到蚁蜜最好，蜂蜜经过文火煮炼水分蒸发，凝固后可扯成丝者称为炼蜜，可滋补精力。

四、四药

1 柏子仁

柏子仁产自刺柏。刺柏树树身矮小，皮红灰似鱼鳞，皮缝中有稀松胶流出，叶尖如刺，叶朝三个方向轮生，多刺，冬不干枯，叶和果实绿。柏子仁是滋补上品。

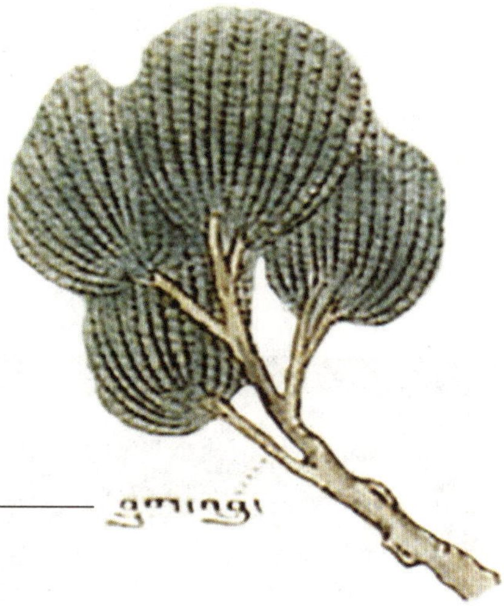

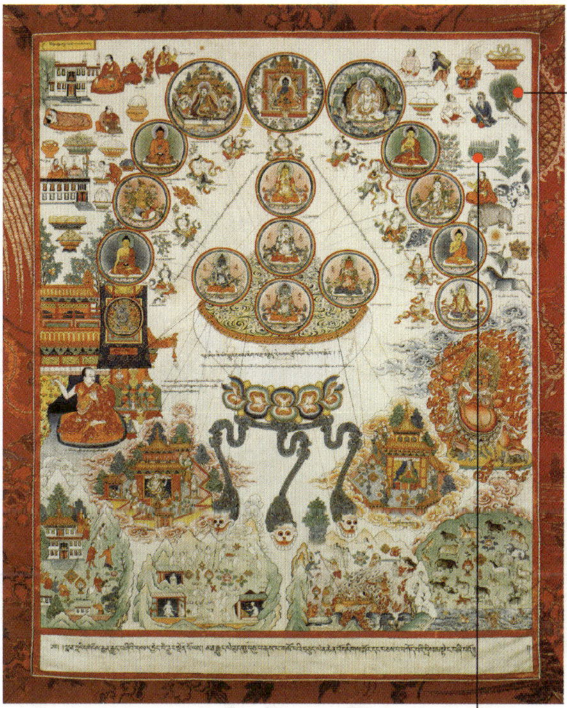

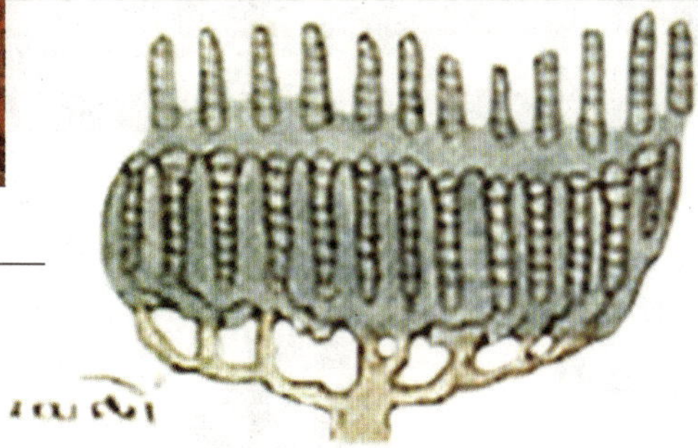

2 麻黄

麻黄生长于草甸和河滩等地，一根丛生许多圆筒形细茎，色绿，茎上开花，色红，柔软、水泡状；果实为坚果状，色黑，茎、花、果实入药。功能止血、治肝，滋补上品。

3　黄花杜鹃花

黄花杜鹃花生长于阴山，是一种植株较高的灌木，茎干灰白，叶子青，花有白、黑 2 种，其中开白花结果实的花叫“达力”，叶子叫“哇力”即为本品。茎、叶、花、果实入药，功能治灰色浮肿等寒热往来培根诸病，能滋补。

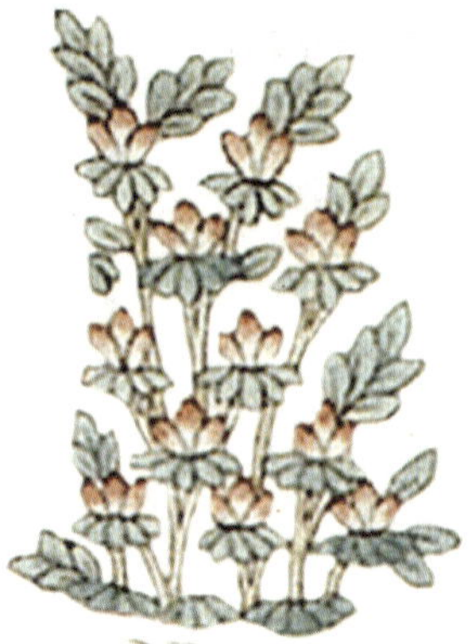

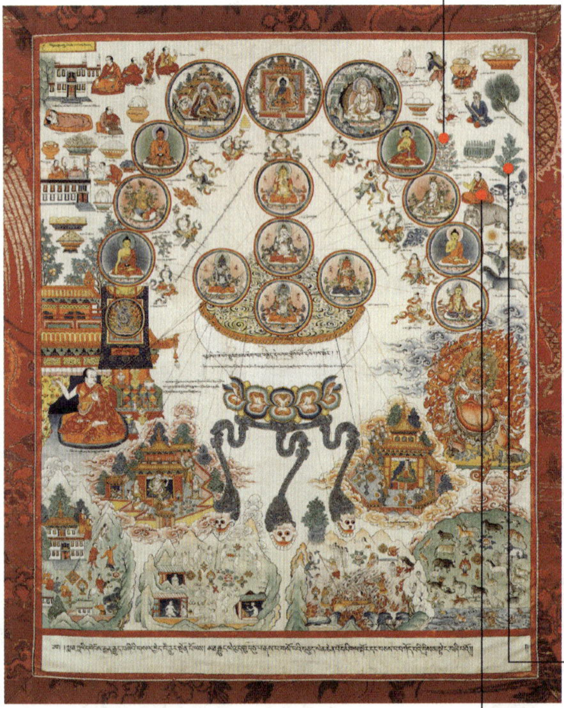

4　冷蒿

冷蒿生长于高山、黑土地等所有地方，茎细，叶青灰，遍被白毛似艾叶，花黄有光、花序半圆，气味芳香。功能治肾病，滋补上品。

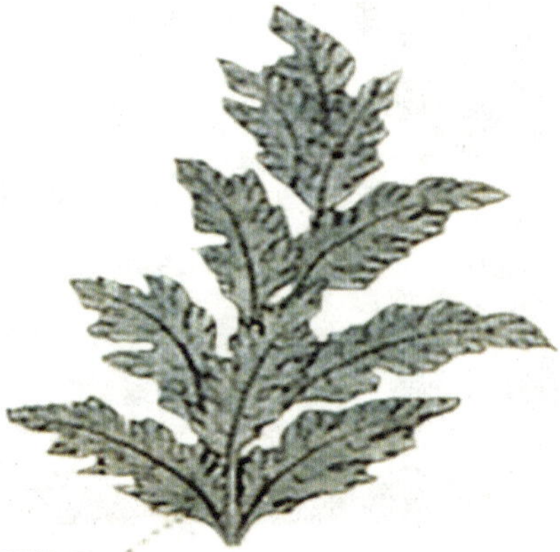

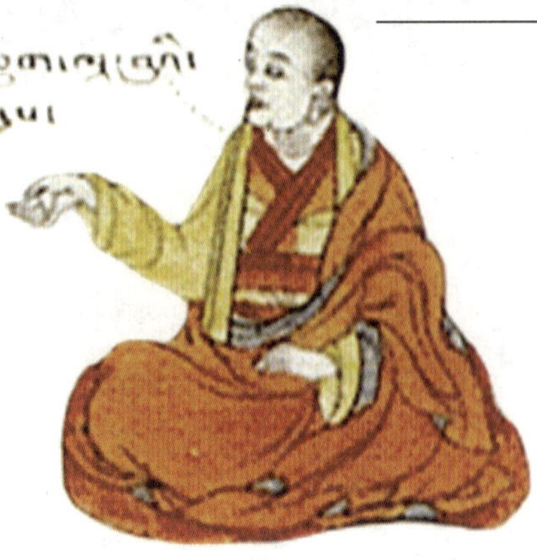

五、滋补功效

1　返老还童

滋补先行、药物配伍、服药等均按标准操作。滋补能消除衰老病，重新获得青春与活力。

2 本领强似雄狮

滋补先行、药物配伍、服药等均按标准操作，则能消除衰老，具有雄狮般的本领。

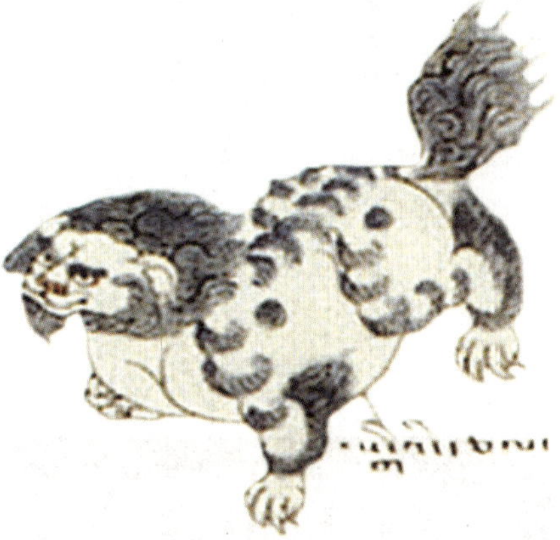

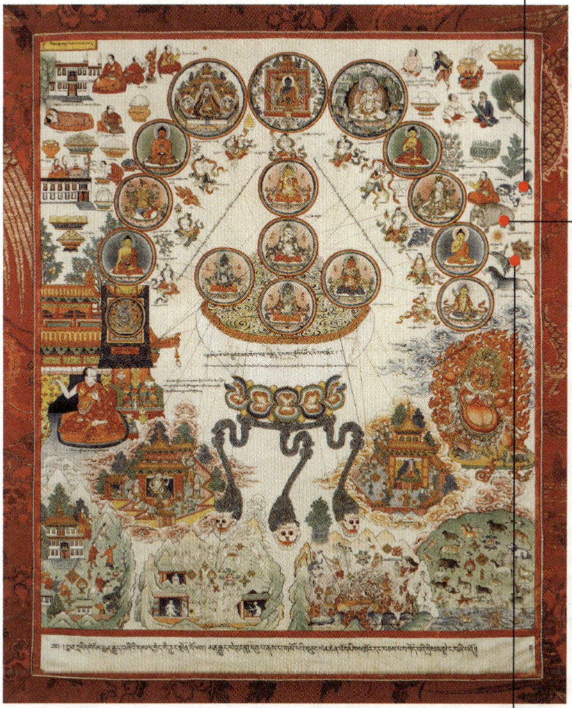

3 力大如象

滋补先行、药物配伍、服药等均按标准进行，则能消除衰老，具有大象般的力量。

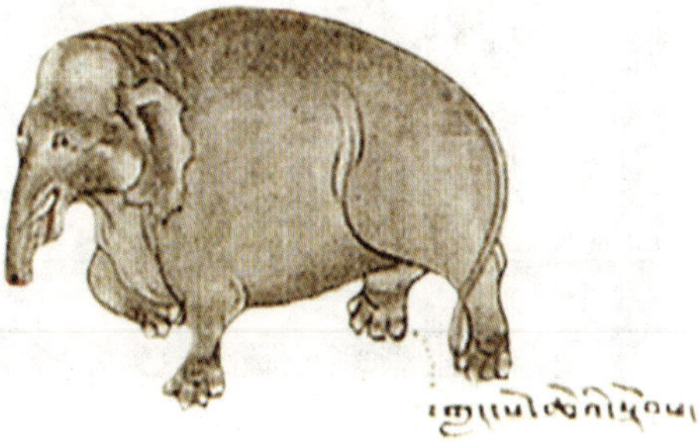

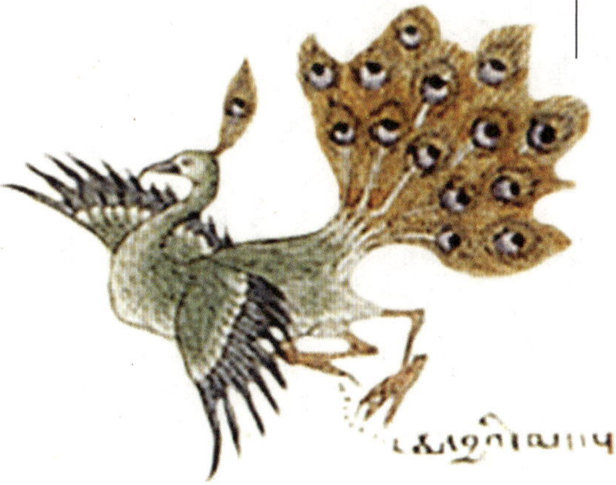

4 美如孔雀翎

滋补先行、药物配伍、服药等均按标准进行，则能消除衰老、五官聪敏、精力充沛、容光焕发，使肤色像孔雀翎样鲜艳。

5 疾如骏马

滋补先行、药物配伍、服药等均按标准进行，则能消除衰老、五官聪敏、神志清醒、体轻步快，疾如骏马。

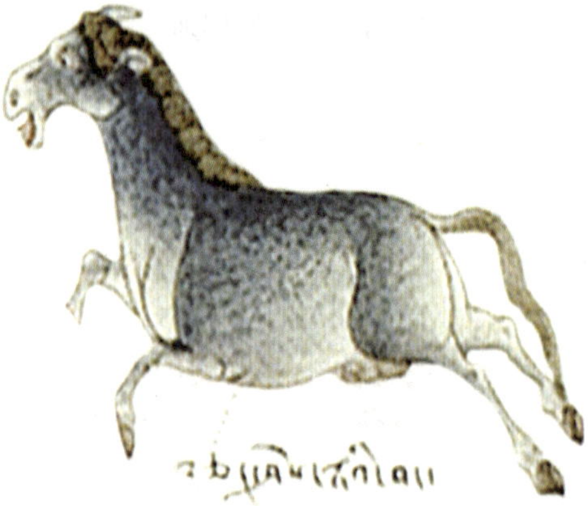

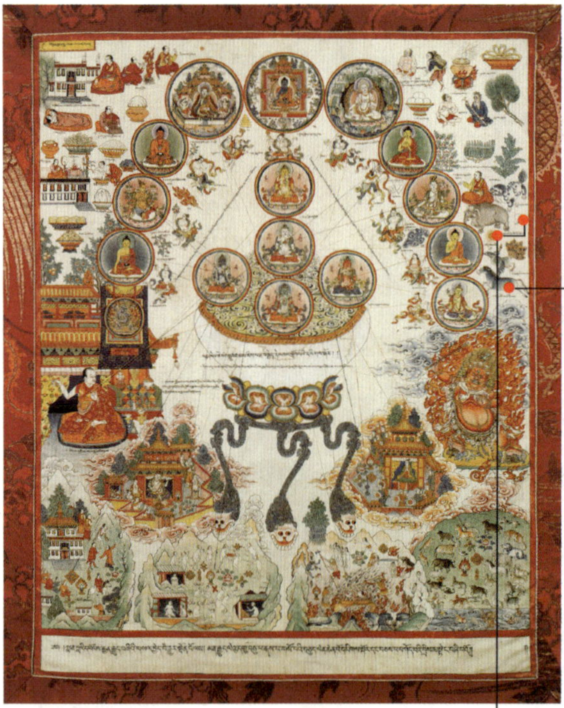

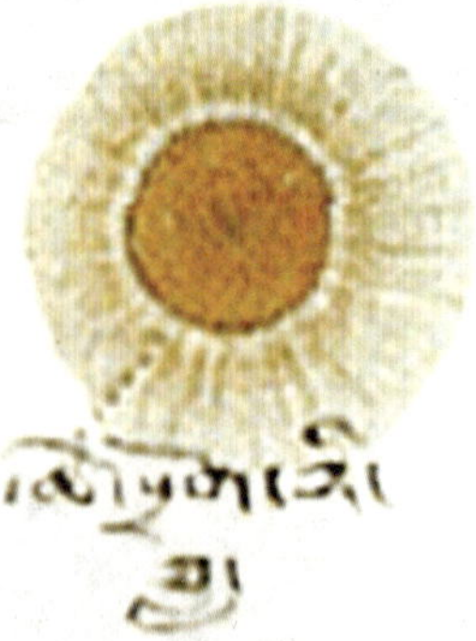

6 寿比日月

滋补先行、药物配伍、服药等均按标准进行，则能消除衰老、精力充沛、容光焕发，寿比日月。

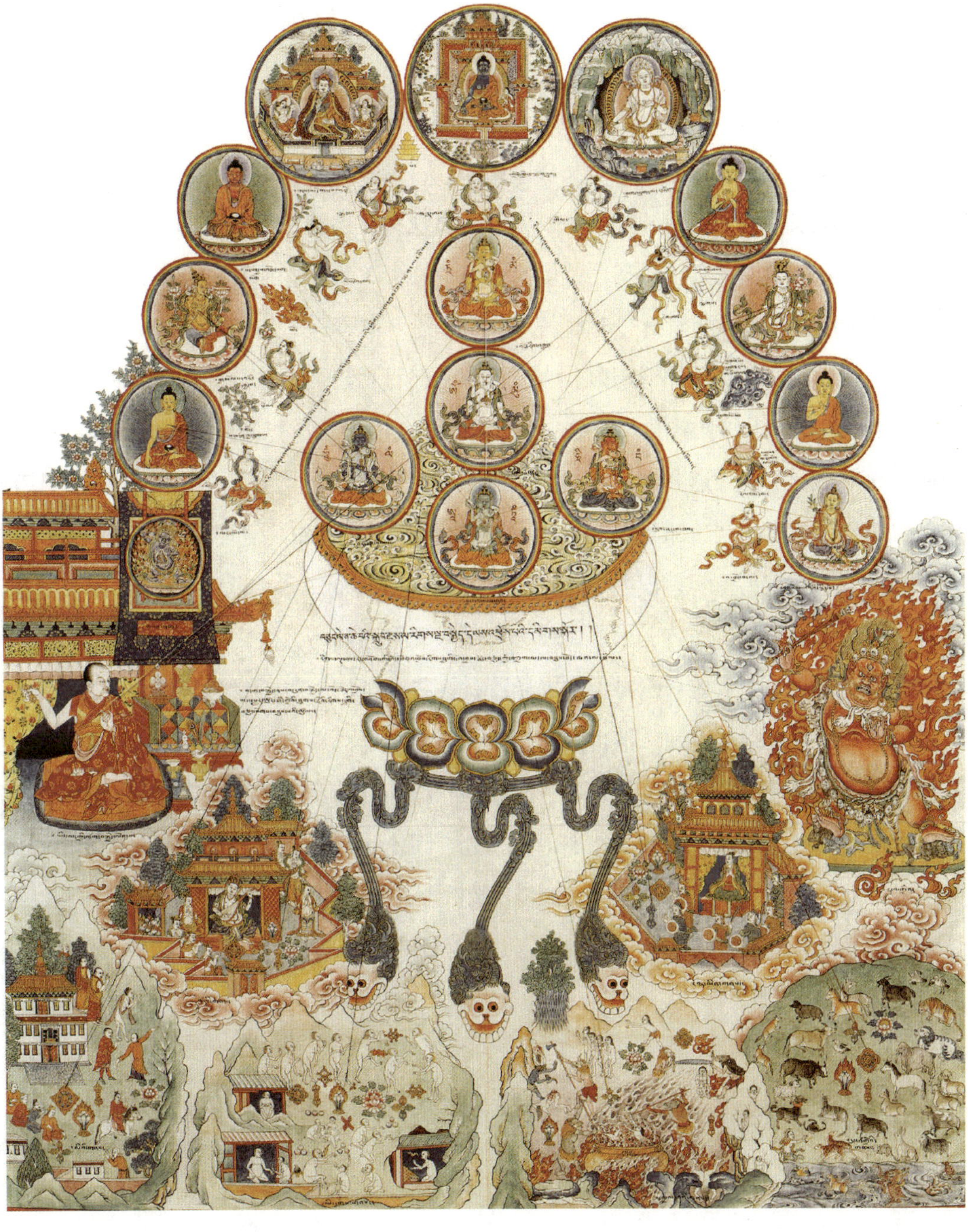

六、禅定

将滋补所用药物放入优良的天灵盖中供奉在前台，之后入静禅定。首先按《甘露瓶》所说祈佛保佑，发菩提心，将自己意想为本尊，感悟空性，意想天灵盖药中“唵”和“哞”字显现左手持天灵盖、右手持法轮的白面大日如来父母；东面“吽”和“兰”字显现手持金刚杵和天灵盖的蓝面金刚萨埵父母；南面“占”和“曼”字显现手持珍宝和天灵盖的黄面宝生如来父母；西面“什”和“万”字显现手持莲花和天灵盖的红面无量光佛父母；北面“唵”和“旦”字显现手持十字金刚杵和天灵盖的绿面释迦牟尼佛父母。意想这些佛的头顶显字、颈窝显出“唵”字，心口显出“吽”字。从心口“吽”字发出彩光。意想一心一意邀请五部佛加持药效。意想五部佛父母平坐拥抱的缝隙中流出白、红菩提精液，变成起死回生的甘露融入药中。意想从本尊的心口发出彩光照在前面五部佛心口，从他们心口又发出无数道彩光，彩光末端照在供奉几个天女及十方所有佛子身上，特别彩光末端照在美丽的“达那斗”（善见城）中的药师佛持明和其他神人、吉祥铜山、“玛拉底嘎”岩洞等处驻锡的莲花生大师和天女“昝扎利”等众文武空行天神身上，皆大欢喜。求这些神佛赐以慈悲、加持、增寿，功力皆融入天灵盖药中。继之意想从本尊心口又发出上述彩光照在一切六道众生身上洗净罪孽，证得药师佛和五部佛父母佛果。之后意想这些佛长寿的寿运将器世间、情世间的精华和五元的光泽即土的黄色、火的红色、水的蓝色、风木的绿色、金的白色集聚在一起，融入盛满甘露药的天灵盖中，从心中自然发出“毗卢遮那唵，班扎萨埵吽，然那山巴瓦扎、阿木达巴什、嘎玛班扎阿”的咒语，此咒语最好念 5 万遍，最少也要念 5000 遍。最后上述五部佛的白、红精液聚在一起，在佛光照耀下完全融入药物之中，变成甘露，由马明王守护。

1 意想为本尊

将滋补药放入天灵盖供于前台，入静禅定，按《甘露瓶》所说进行祈求保佑、发菩提心等先行仪轨，将自己意想为本尊。

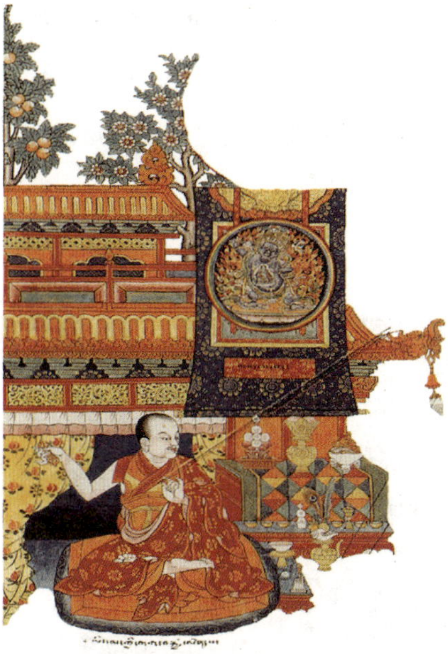

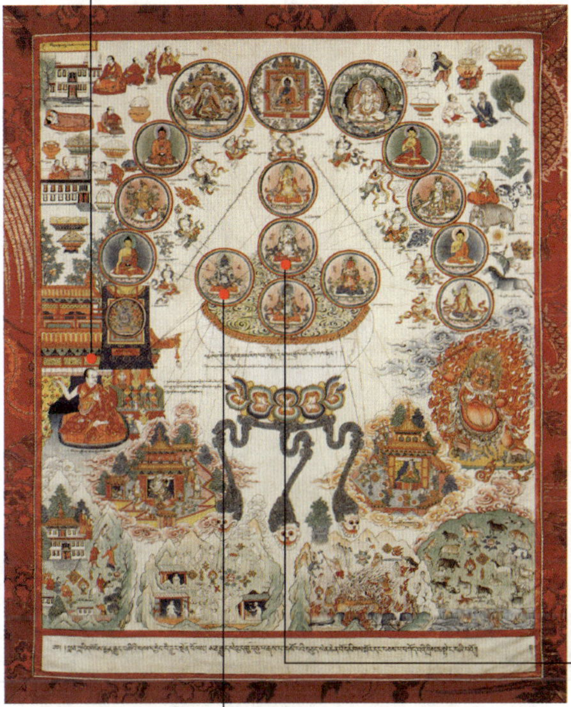

2 中央显现大日如来

感悟空性，意想天灵盖中央“唵”和“哞”字显现右手持法轮、左手持天灵盖的白面大日如来父母。

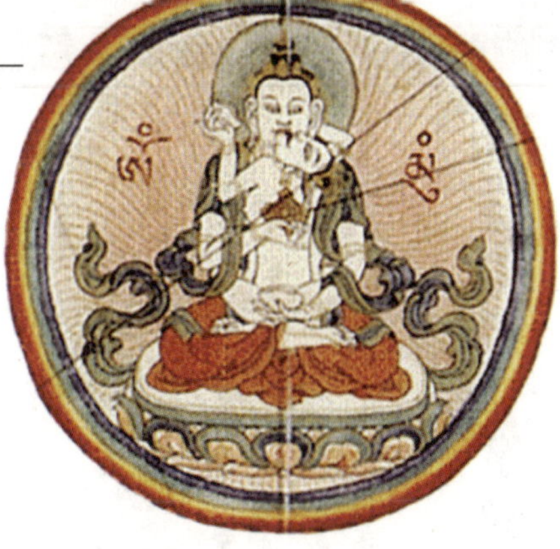

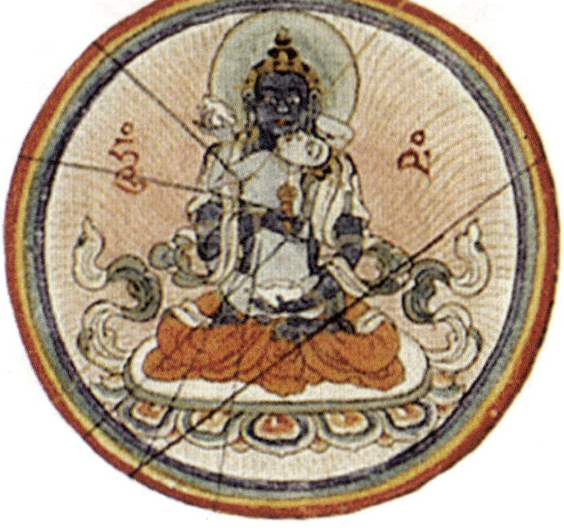

3 东面显现金刚萨埵

意想东面“吽”和“兰”字显现手持金刚杵和天灵盖的蓝面金刚萨埵父母。

4 南面显现宝生如来

意想南面“占”和“曼”字显现手持珍宝和天灵盖的黄面宝生如来父母。

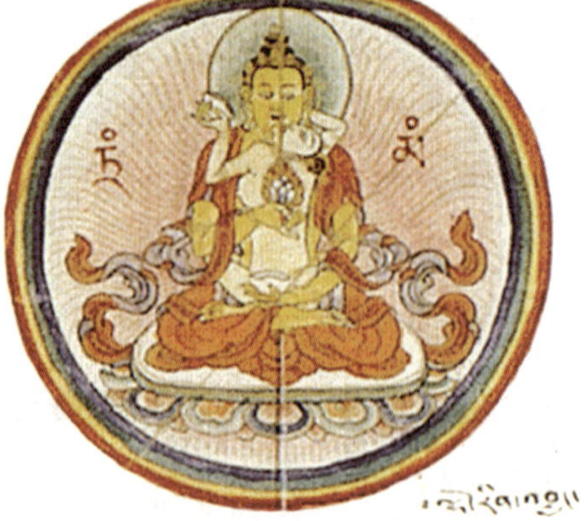

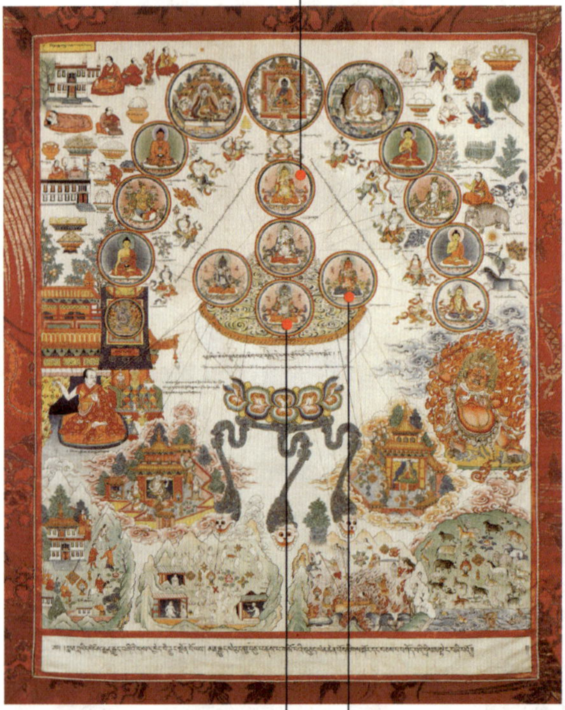

5 西面显现无量光佛

意想西面“什”和“万”字显现手持莲花和天灵盖的红面无量光佛父母。

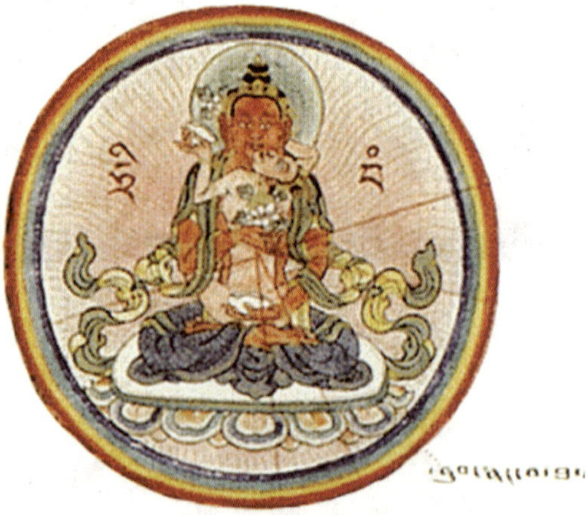

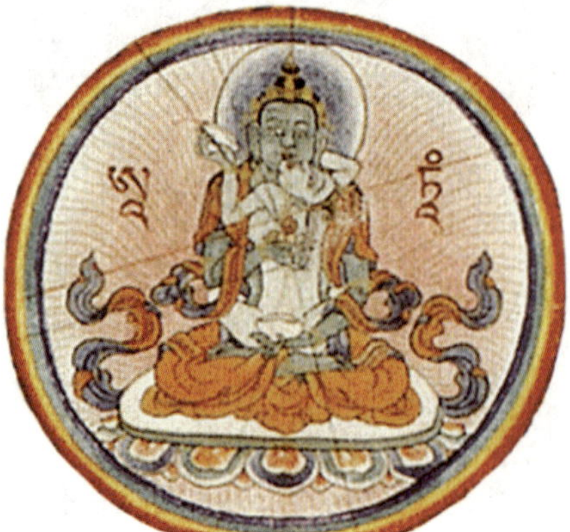

6 北面显现不空成就如来

意想北面“唵”和“旦”字显现手持十字金刚杵和天灵盖的绿面不空成就如来父母。

7 五部佛白、红精菩提精液融入药

意想中央大日如来、东金刚萨埵、南宝生如来、西无量光佛、北不空成就如来等五部佛头顶“唵”、颈窝“阿”、心口“吽”字发出彩光，意想一心一意邀请五部佛父母加持药，意想五部佛父母平坐拥抱的缝隙中流出白、红菩提精液融入药，变成起死回生的甘露。

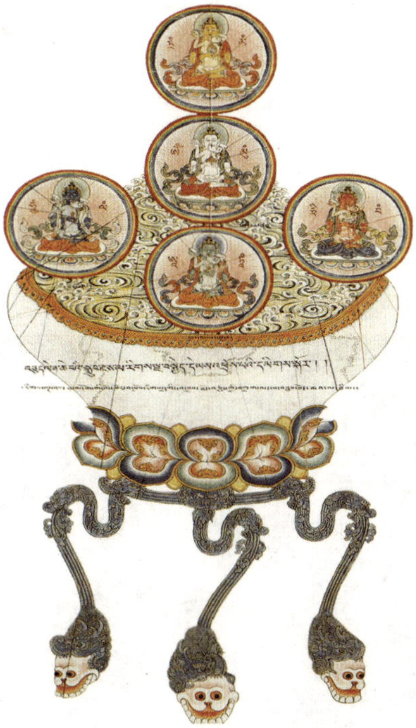

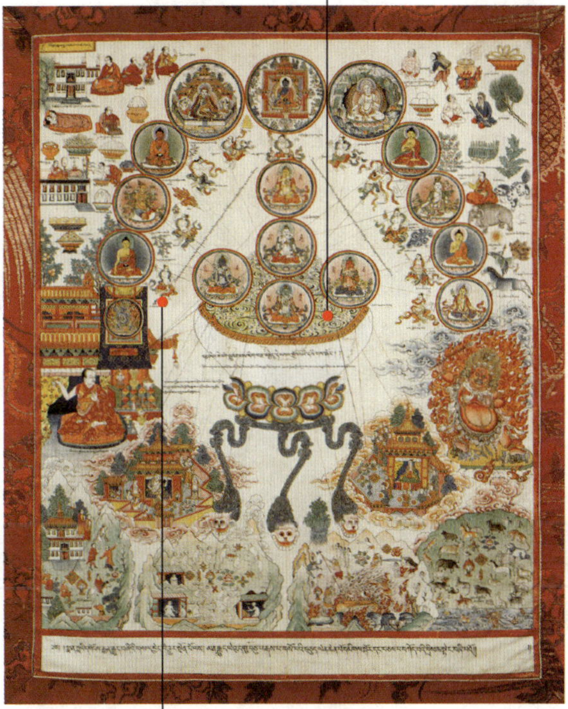

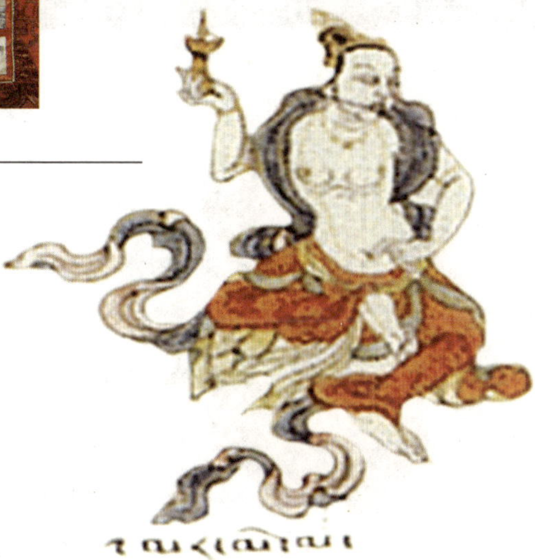

8 司灯天女

从本尊心口发出彩光照在前面诸佛身上，从他们的心口又发出无数道彩光普照十方，照在司灯天女身上，天女心情喜悦，赐以慈悲、加持和寿运，这些功力融入天灵盖药中。

9 司味天女

从本尊心口发出彩光照在前面诸佛身上，从他们的心口又发出无数道彩光普照十方，照在司味天女身上，天女心情喜悦，赐以慈悲、加持和寿运，这些功力融入天灵盖药中。

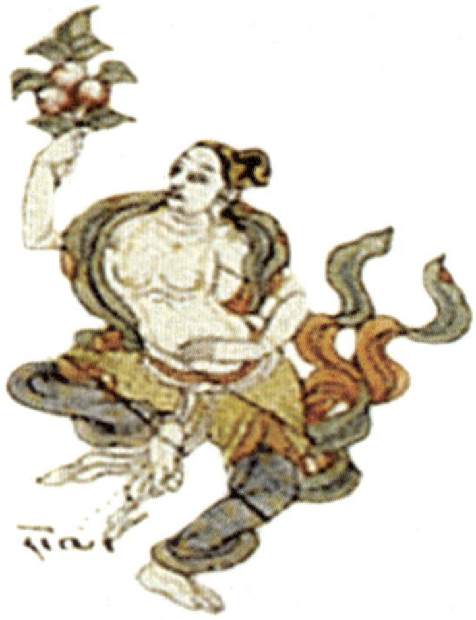

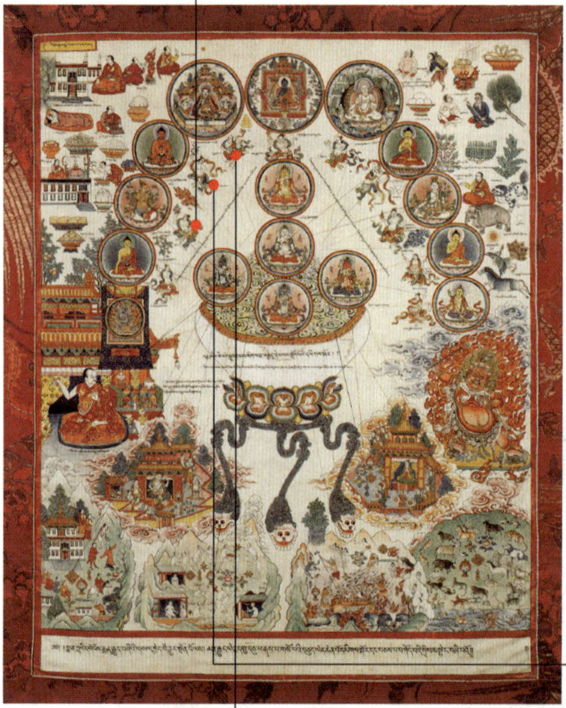

10 司花天女

从本尊心口发出彩光照在前面诸佛身上，从他们的心口又发出无数道彩光普照十方，照在司花卉天女身上，天女心情喜悦，赐以慈悲、加持和寿运，这些功力融入天灵盖药中。

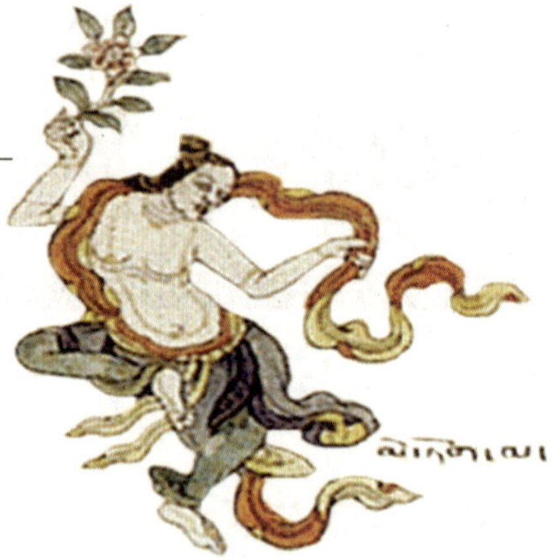

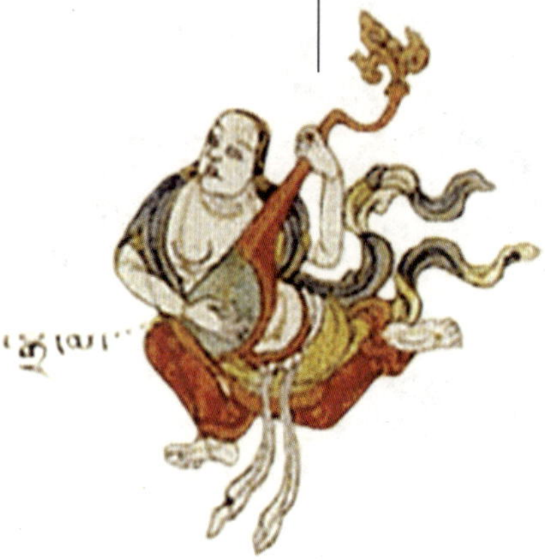

11 司听天女

从本尊心口发出彩光照在前面诸佛身上，从他们的心口又发出无数道彩光普照十方，照在司听觉天女身上，天女心情喜悦，赐以慈悲、加持和寿运，这些功力融入天灵盖药中。

12 司视天女

从本尊心口发出彩光照在前面诸佛身上，从他们的心口又发出无数道彩光普照十方，照在司视觉天女身上，天女心情喜悦，赐以慈悲、加持和寿运，这些功力融入天灵盖药中。

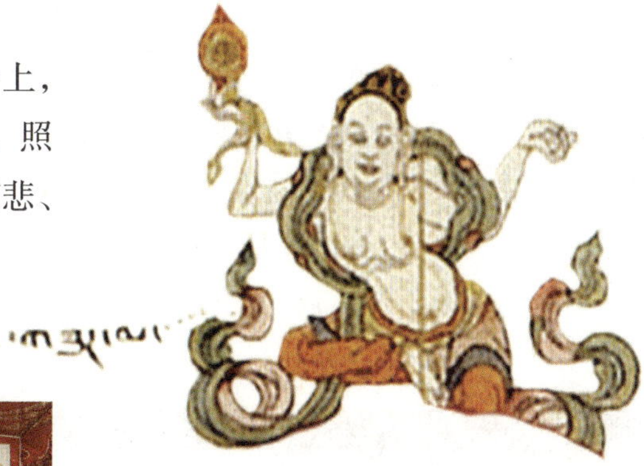

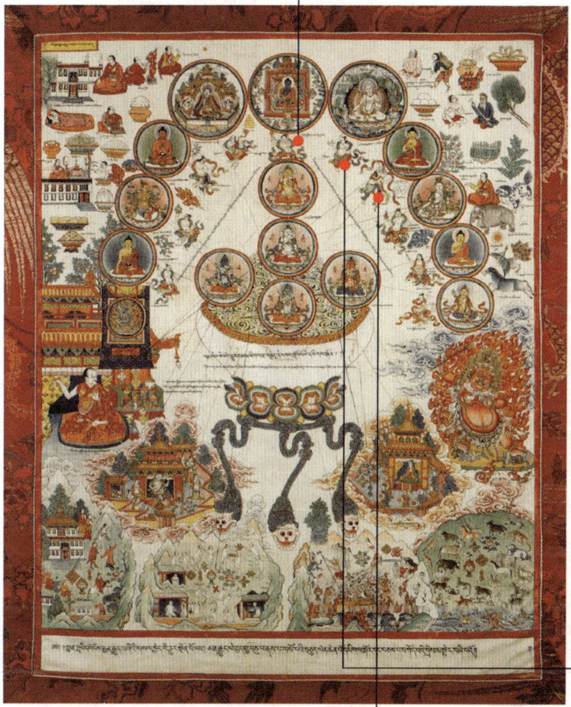

13 司嗅天女

从本尊心口发出彩光照在前面诸佛身上，从他们的心口又发出无数道彩光普照十方，照在司嗅觉天女身上，天女心情喜悦，赐以慈悲、加持和寿运，这些功力融入天灵盖药中。

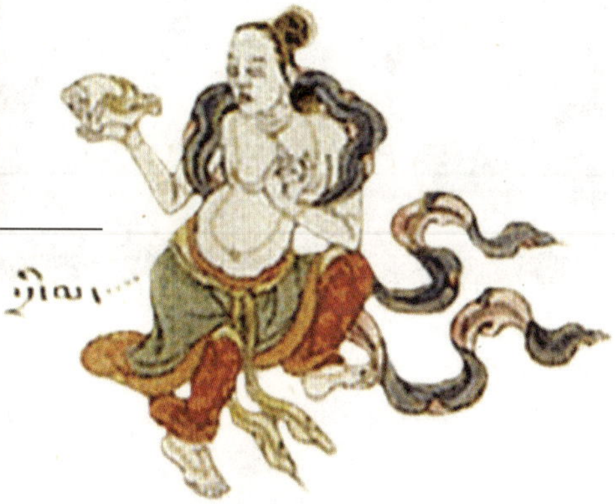

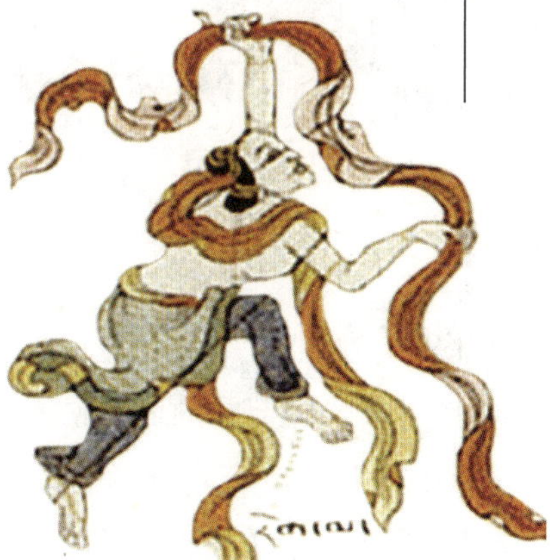

14 司触觉天女

从本尊心口发出彩光照在前面诸佛身上，从他们的心口又发出无数道彩光普照十方，照在司触觉天女身上，天女心情喜悦，赐以慈悲、加持和寿运，这些功力融入天灵盖药中。

15　司香天女

从本尊心口发出彩光照在前面诸佛身上，从他们的心口又发出无数道彩光普照十方，照在司佛香天女身上，天女心情喜悦，赐以慈悲、加持和寿运，这些功力融入天灵盖药中。

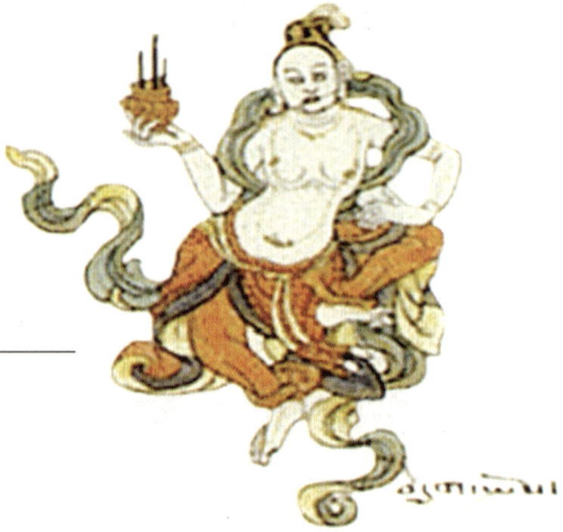

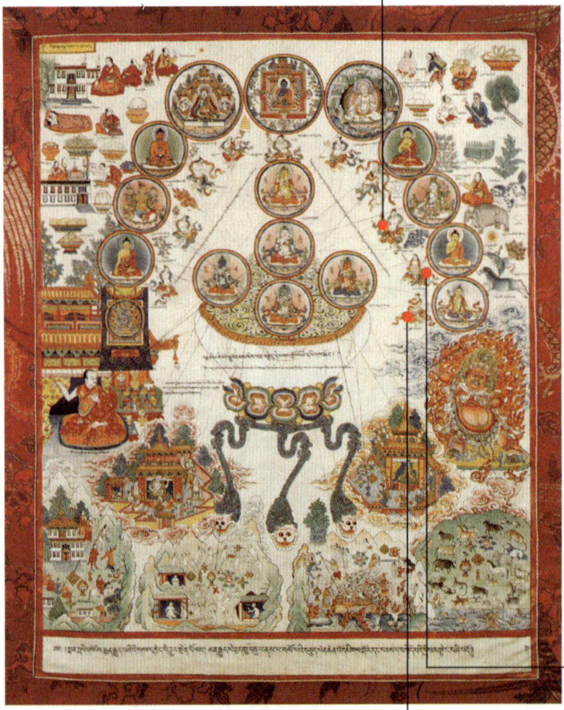

16　司乐天女

从本尊心口发出彩光照在前面诸佛身上，从他们的心口又发出无数道彩光普照十方，照在司乐天女身上，天女心情喜悦，赐以慈悲、加持和寿运，这些功力融入天灵盖药中。

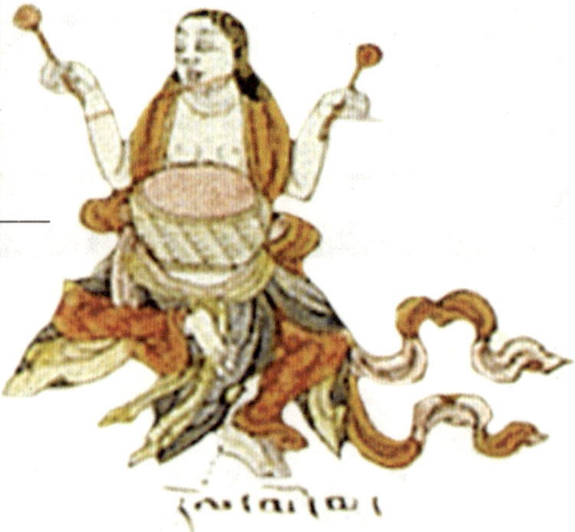

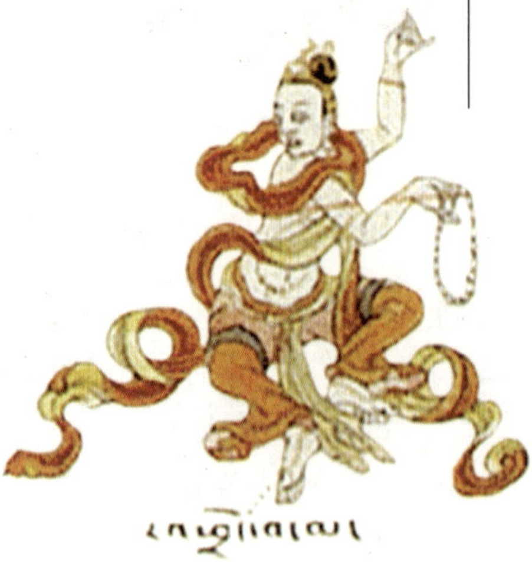

17　司珠天女

从本尊心口发出彩光照在前面诸佛身上，从他们的心口又发出无数道彩光普照十方，照在司佛珠天女身上，天女心情喜悦，赐以慈悲、加持和寿运，这些功力融入天灵盖药中。

18 弥勒佛

从本尊心口发出彩光照在前面诸佛身上，从他们的心口又发出无数道彩光普照十方，照在弥勒佛身上，佛心大悦，赐以慈悲、加持和寿运，这些功力融入天灵盖药中。

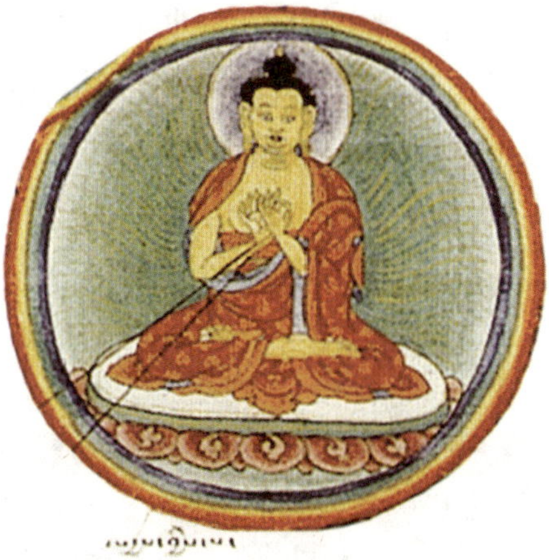

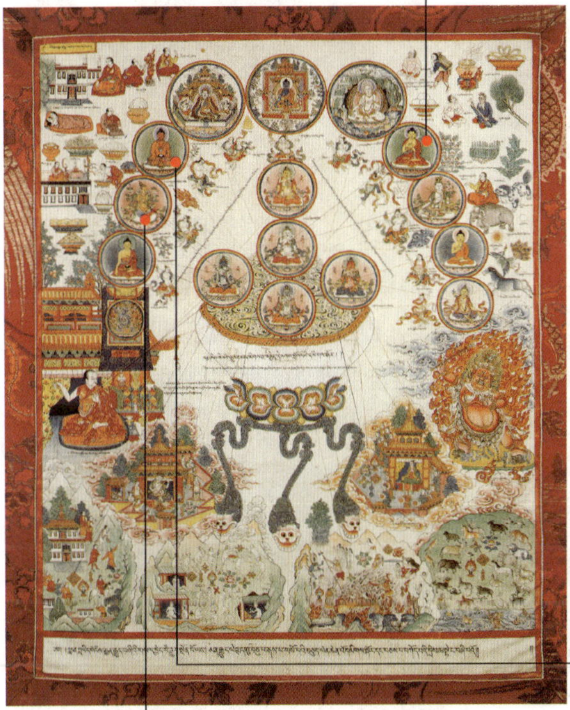

19 无量光佛

从本尊心口发出彩光照在前面诸佛身上，从他们的心口又发出无数道彩光普照十方，照在无量光佛身上，佛心大悦，赐以慈悲、加持和寿运，这些功力融入天灵盖药中。

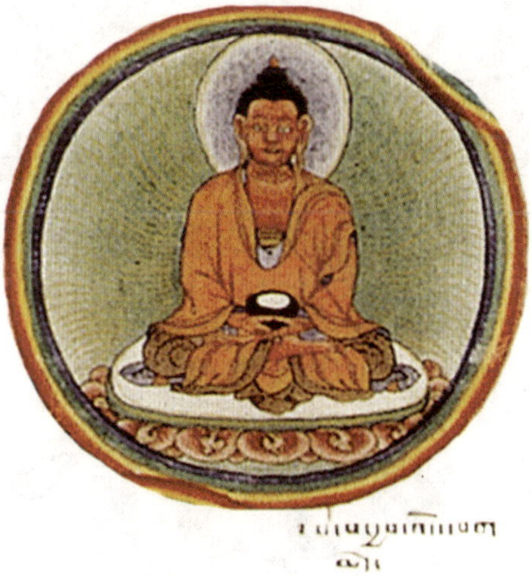

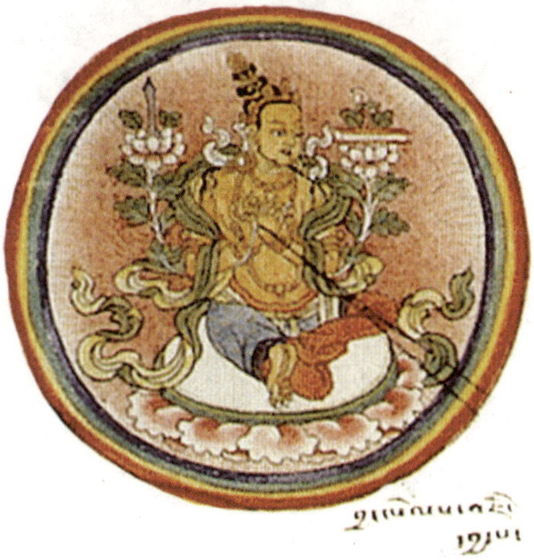

20 文殊菩萨

从本尊心口发出彩光照在前面诸佛身上，从他们的心口又发出无数道彩光普照十方，照在文殊菩萨身上，其心大悦，赐以慈悲、加持和寿运，这些功力融入天灵盖药中。

21　释迦牟尼佛祖

从本尊心口发出彩光照在前面诸佛身上，从他们的心口又发出无数道彩光普照十方，照在释迦牟尼佛祖身上，其心大悦，赐以慈悲、加持和寿运，这些功力融入天灵盖药中。

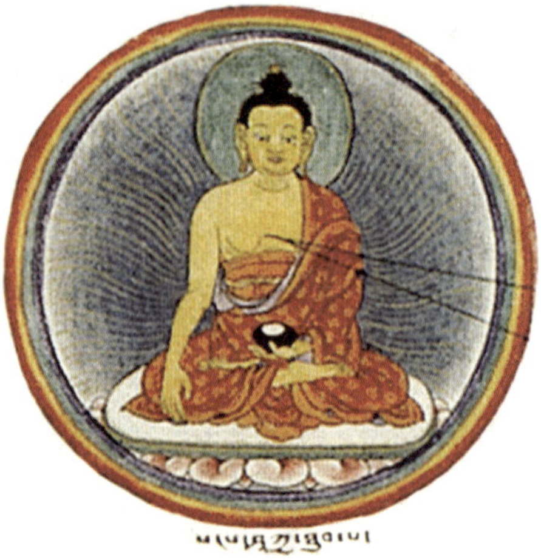

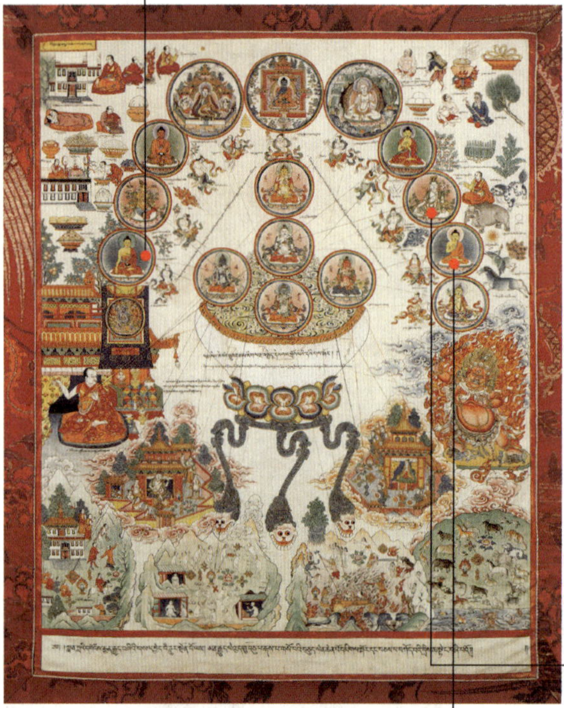

22　观音菩萨

从本尊心口发出彩光照在前面诸佛身上，从他们的心口又发出无数道彩光普照十方，照在观世音菩萨身上，其心大悦，赐以慈悲、加持和寿运，这些功力融入天灵盖药中。

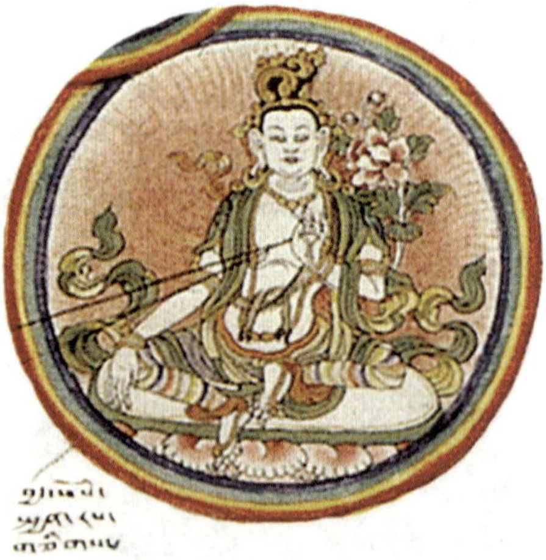

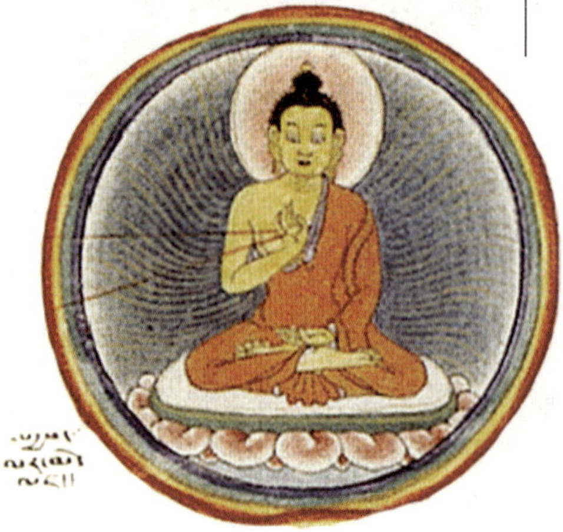

23　燃灯佛

从本尊心口发出彩光照在前面诸佛身上，从他们的心口又发出无数道彩光普照十方，照在燃灯佛身上，佛心大悦，赐以慈悲、加持和寿运，这些功力融入天灵盖药中。

24 地藏菩萨

从本尊心口发出彩光照在前面诸佛身上，从他们的心口又发出无数道彩光普照十方，照在地藏菩萨身上，其心大悦，赐以慈悲、加持和寿运，这些功力融入天灵盖药中。

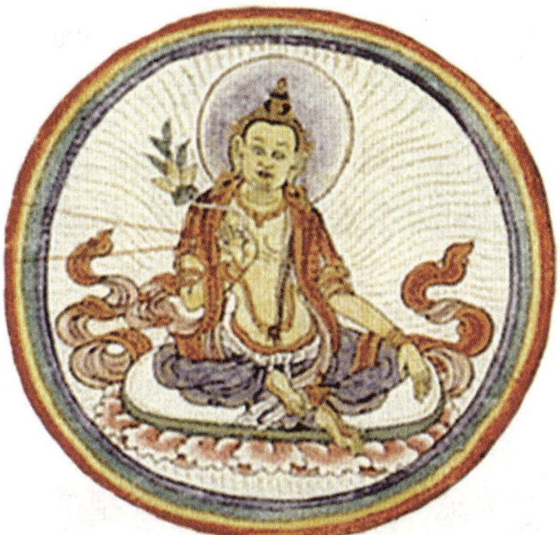

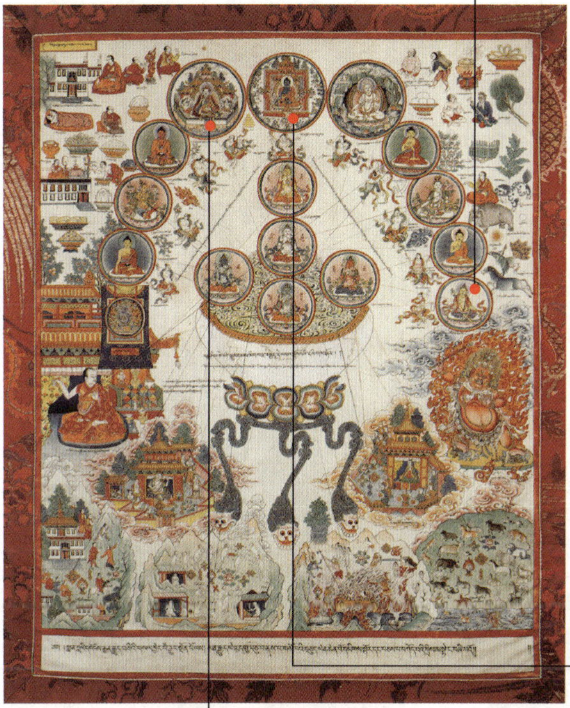

25 “达那斗”城（善见城）

从本尊心口发出彩光照在前面诸佛身上，从他们的心口又发出无数道彩光普照十方，照在善见城“达那斗”中的药师佛、圣人“恒知”和医圣“措西永努”（耆婆）身上，其心大悦，赐以慈悲、加持和寿运，这些功力融入天灵盖药中。

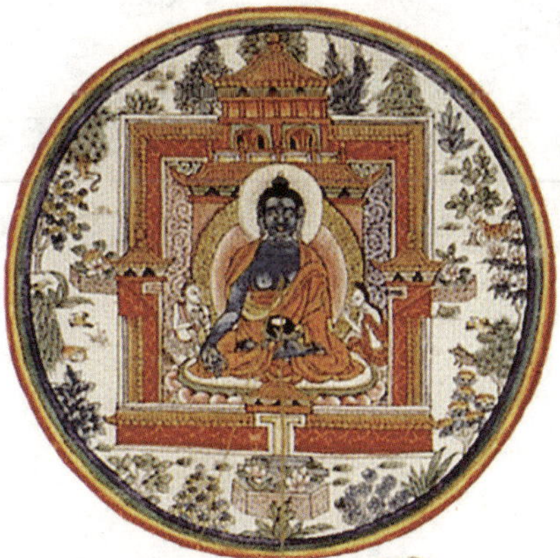

26 吉祥铜山

从本尊心口发出彩光照在前面诸佛身上，从他们的心口又发出无数道彩光普照十方，照在驻锡在吉祥铜山上长生不老的莲花生大师身上，其心大悦，赐以慈悲、加持和寿运，这些功力融入天灵盖药中。

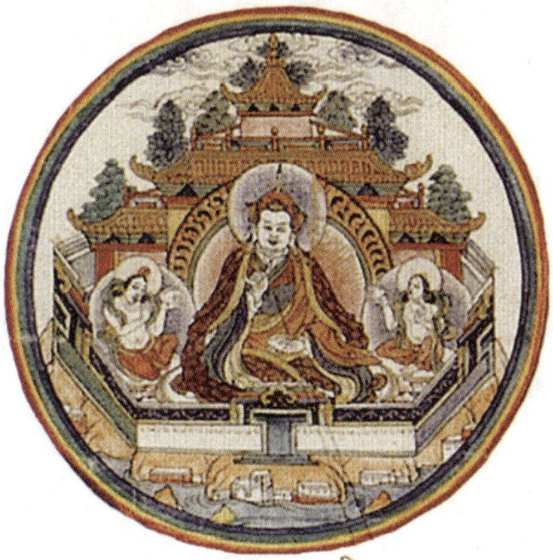

27 岩洞“玛拉底嘎”

从本尊心口发出彩光照在前面诸佛身上，从他们的心口又发出无数道彩光普照十方，照在驻锡在“玛拉底嘎”岩洞的天女“昝扎利”身上，天女大悦，赐以慈悲、加持和寿运，这些功力融入天灵盖药中。

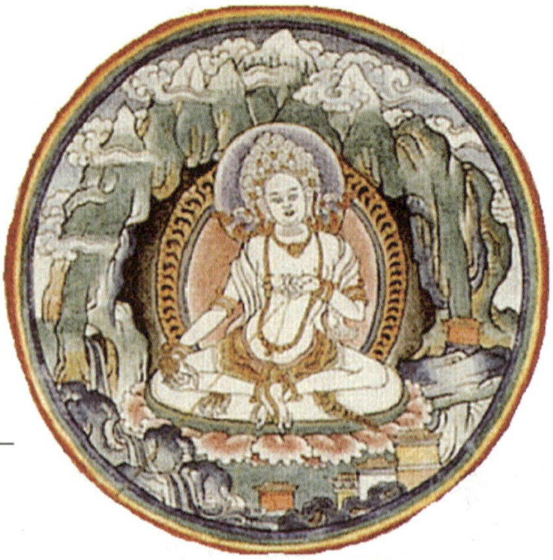

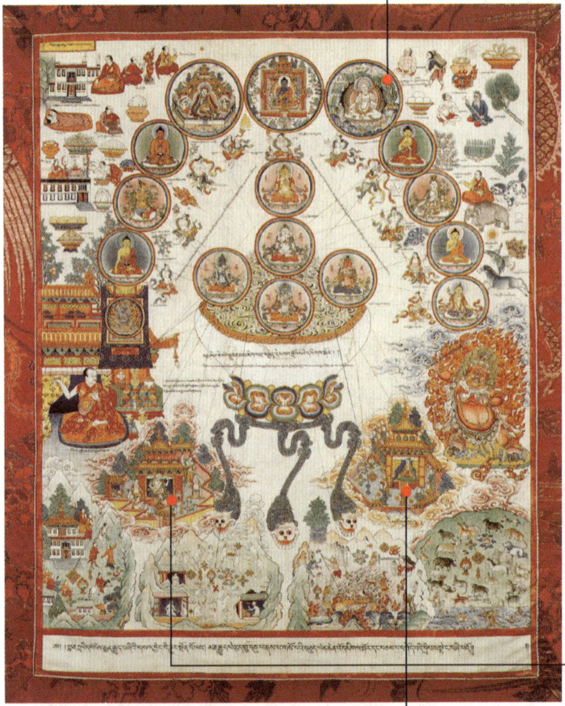

28 天神净土

从本尊心口发出彩光照在前面诸佛身上，从他们的心口又发出无数道彩光普照十方，照在六道众生轮回地之一天神净土，消除孽障，引向药师佛和五部佛父母的境界，于是佛长寿的寿运将器世间和情世间的一切精华汇集在一起融入天灵盖甘露药中。

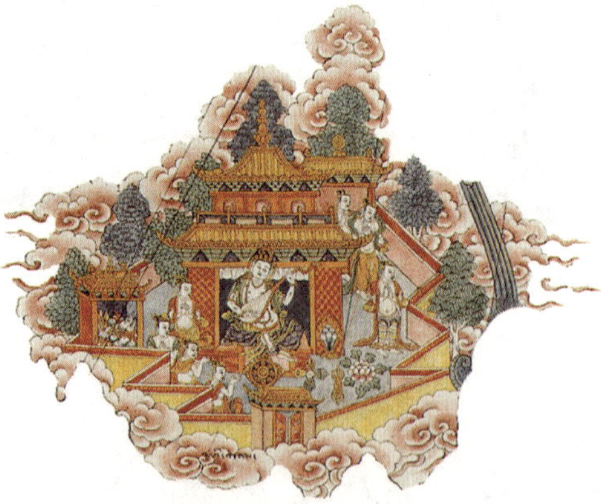

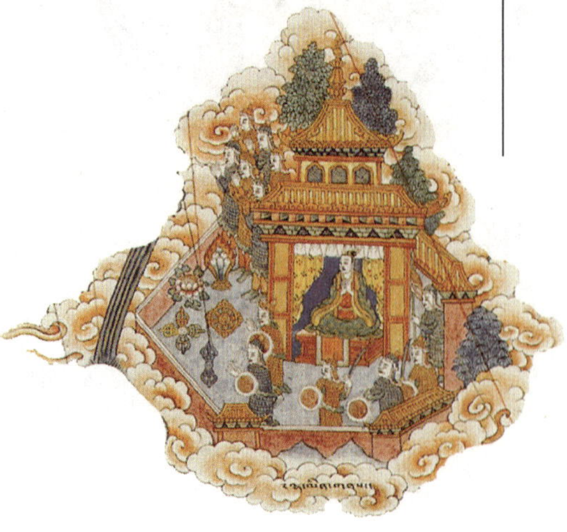

29 阿修罗净土

从本尊心口发出彩光照在前面诸佛身上，从他们的心口又发出无数道彩光普照十方，照在六道众生轮回地之一阿修罗净土，消除孽障，引向药师佛和五部佛父母的境界，于是佛长寿的寿运将器世间和情世间的一切精华汇集在一起融入天灵盖甘露药中。

30 人间

从本尊心口发出彩光照在前面诸佛身上，从他们的心口又发出无数道彩光普照十方，照在六道众生轮回地之一人间，消除孽障，引向药师佛和五部佛父母的境界，于是佛长寿的寿运将器世间和情世间的一切精华汇集在一起融入天灵盖甘露药中。

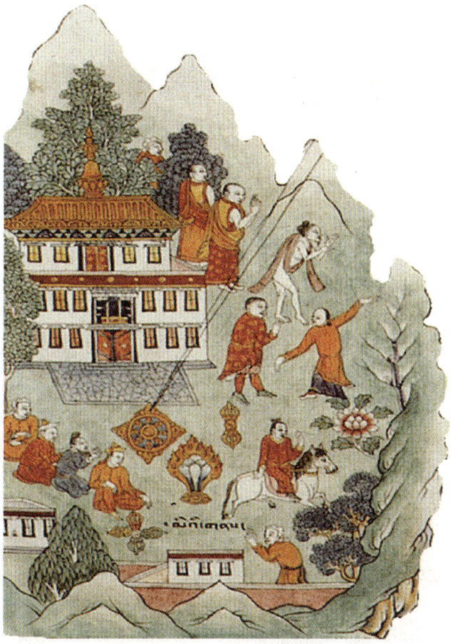

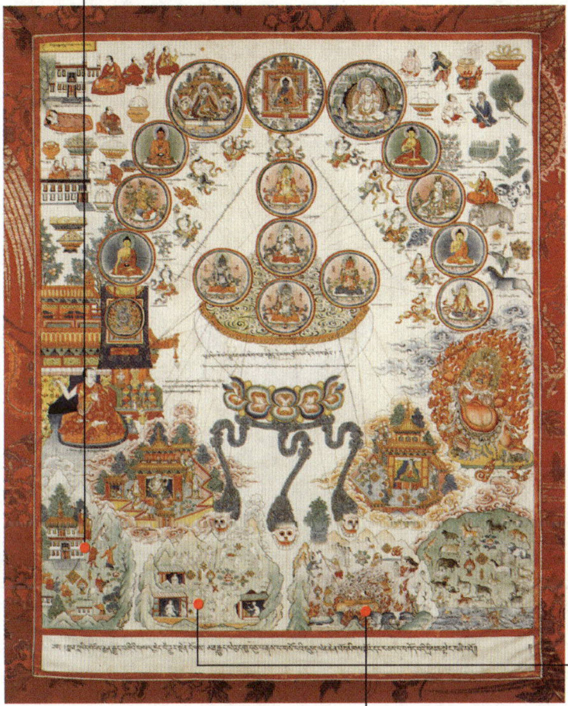

31 饿鬼界

从本尊心口发出彩光照在前面诸佛身上，从他们的心口又发出无数道彩光普照十方，照在六道众生轮回地之一饿鬼界，消除孽障，引向药师佛和五部佛父母的境界，于是佛长寿的寿运将器世间和情世间的一切精华汇集在一起融入天灵盖甘露药中。

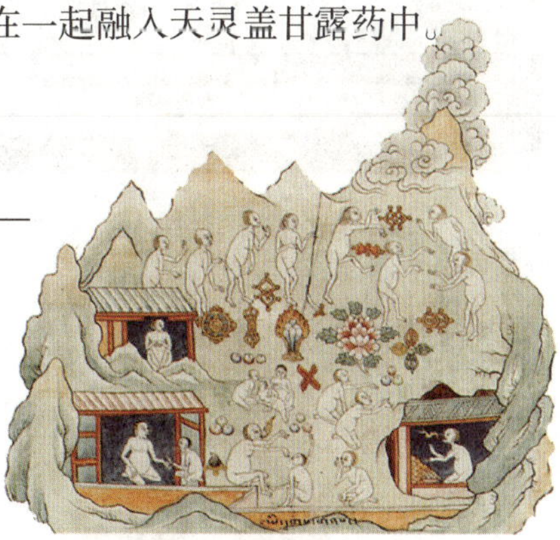

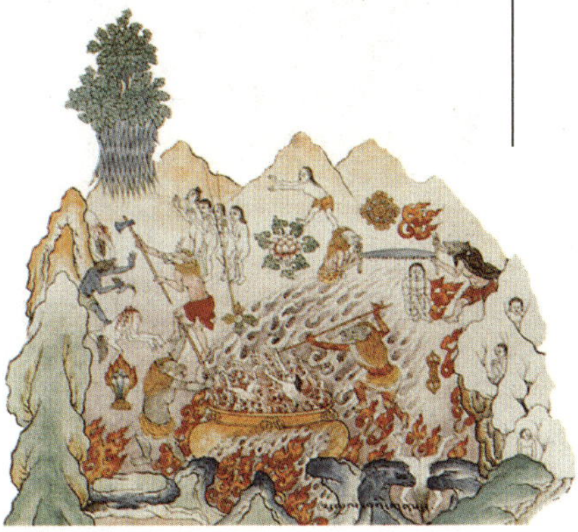

32 地狱

从本尊心口发出彩光照在前面诸佛身上，从他们的心口又发出无数道彩光普照十方，照在六道众生轮回地之一地狱，消除孽障，引向药师佛和五部佛父母的境界，于是佛长寿的寿运将器世间和情世间的一切精华汇集在一起融入天灵盖甘露药中。

33　畜生界

从本尊心口发出彩光照在前面诸佛身上，从他们的心口又发出无数道彩光普照十方，照在六道众生轮回地之一畜生界，消除孽障，引向药师佛和五部佛父母的境界，于是佛长寿的寿运将器世间和情世间的一切精华汇集在一起融入天灵盖甘露药中。

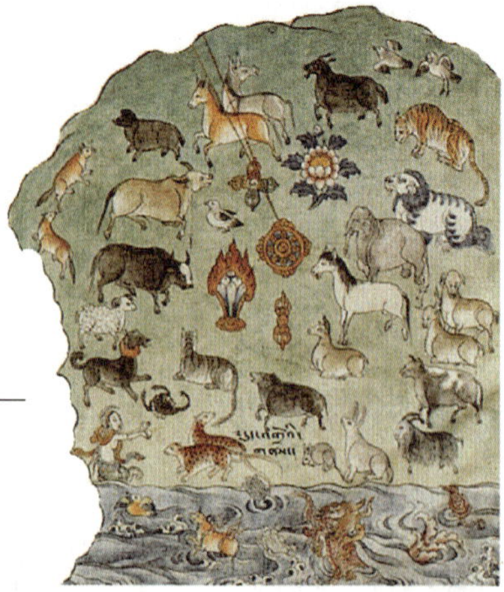

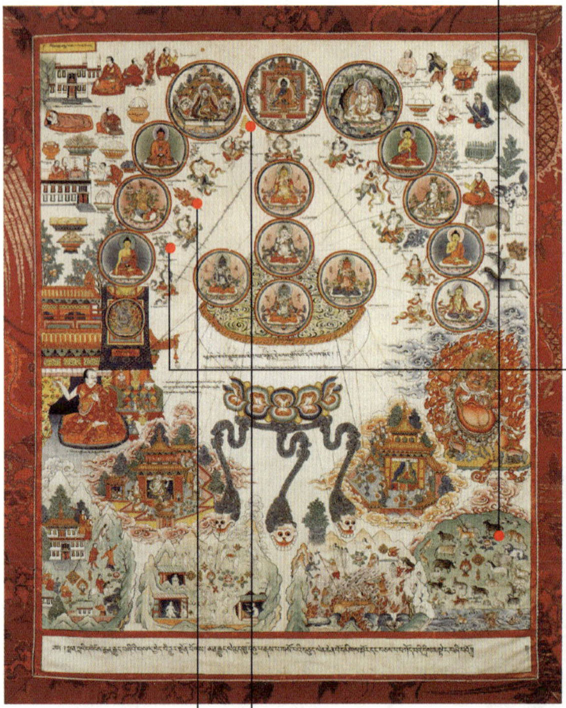

34　木（风）元

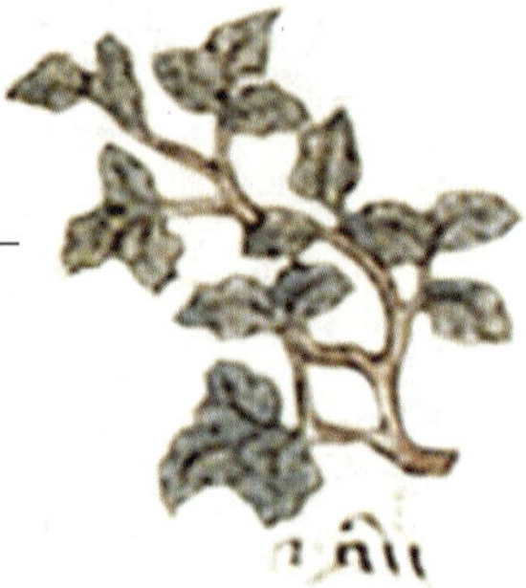

从本尊心口发出彩光照在前面诸佛身上，从诸佛心口又发出无数道彩光普照十方，并将五元中的风（木）元的绿光汇集一起融入天灵盖甘露药中。

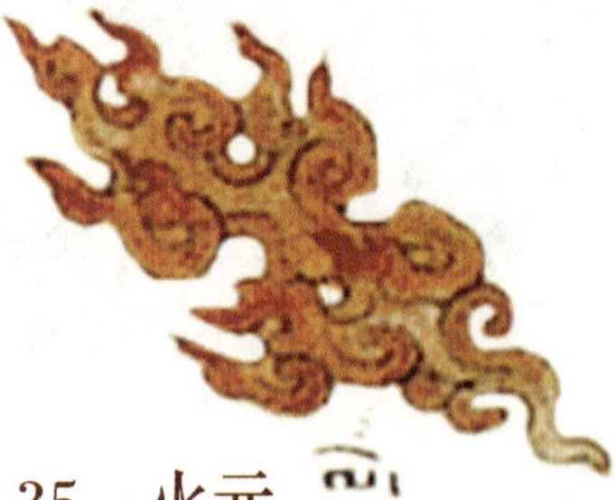

35　火元

从本尊心口发出彩光照在前面诸佛身上，从诸佛心口又发出无数道彩光普照十方，并将五元中的火元的红光汇集一起融入天灵盖甘露药中。

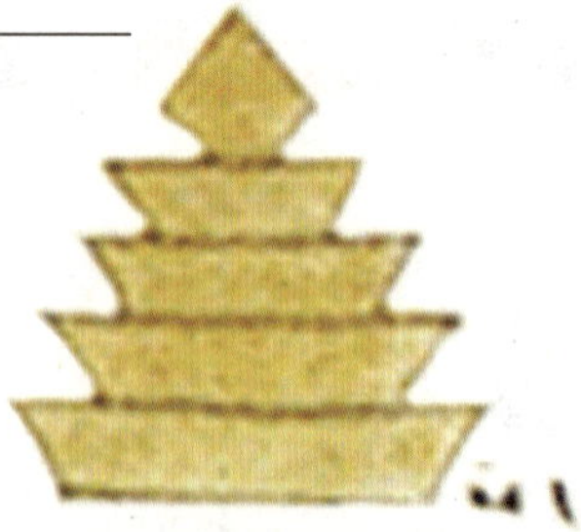

36　土元

从本尊心口发出彩光照在前面诸佛身上，从诸佛心口又发出无数道彩光普照十方，并将五元中的土元的黄光汇集一起融入天灵盖甘露药中。

37 金（空）元

从本尊心口发出彩光照在前面诸佛身上，从诸佛心口又发出无数道彩光普照十方，并将五元中的金（空）元的金光汇集一起融入天灵盖甘露药中。

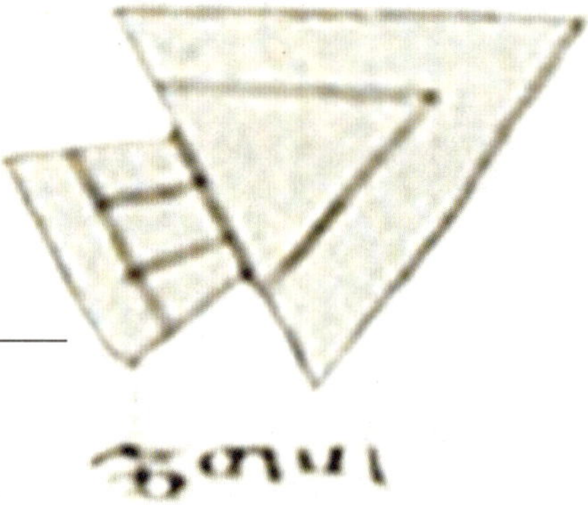

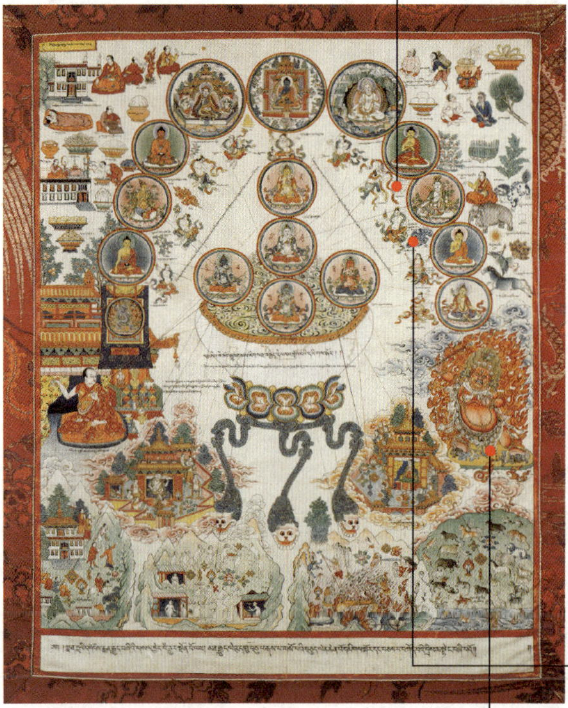

38 水元

从本尊心口发出彩光照在前面诸佛身上，从诸佛心口又发出无数道彩光普照十方，并将五元中的水元的蓝光汇集一起融入天灵盖甘露药中。

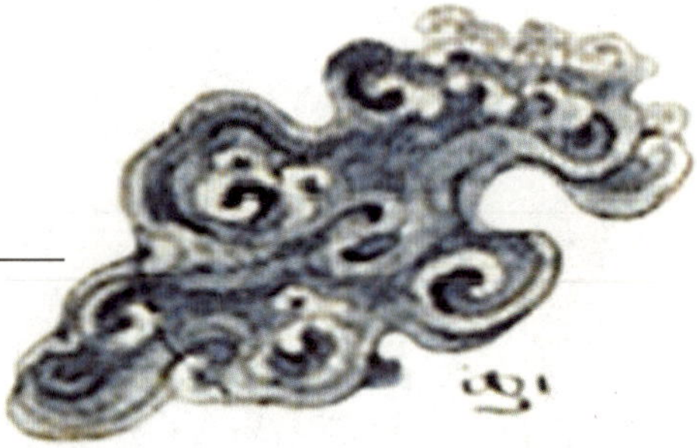

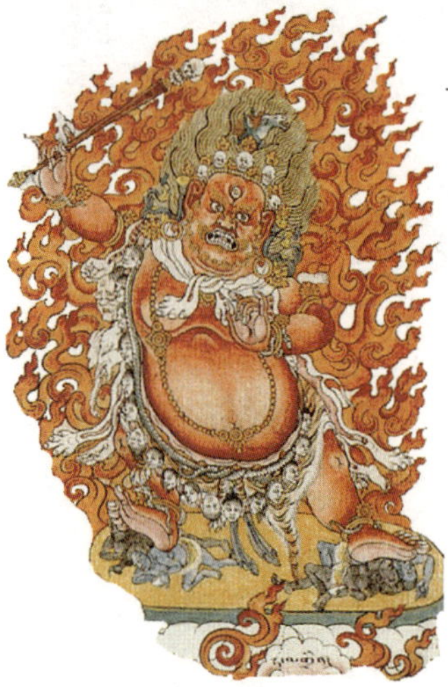

39 马头明王

将五部佛父母的红、白菩提精液汇集起来，将佛祖、佛子、药师佛、持明佛、圣人等所赐予的慈悲、加持、寿运功力皆融入药中；无量寿佛发出的彩光照耀六道众生，消除他（它）们的孽障，又汇集五元的一切精华融入药中，药变成起死回生的甘露。甘露由红面、右手持杖、左手结期克印的马头明王守护。

图五十五　养老、壮阳、嗣后

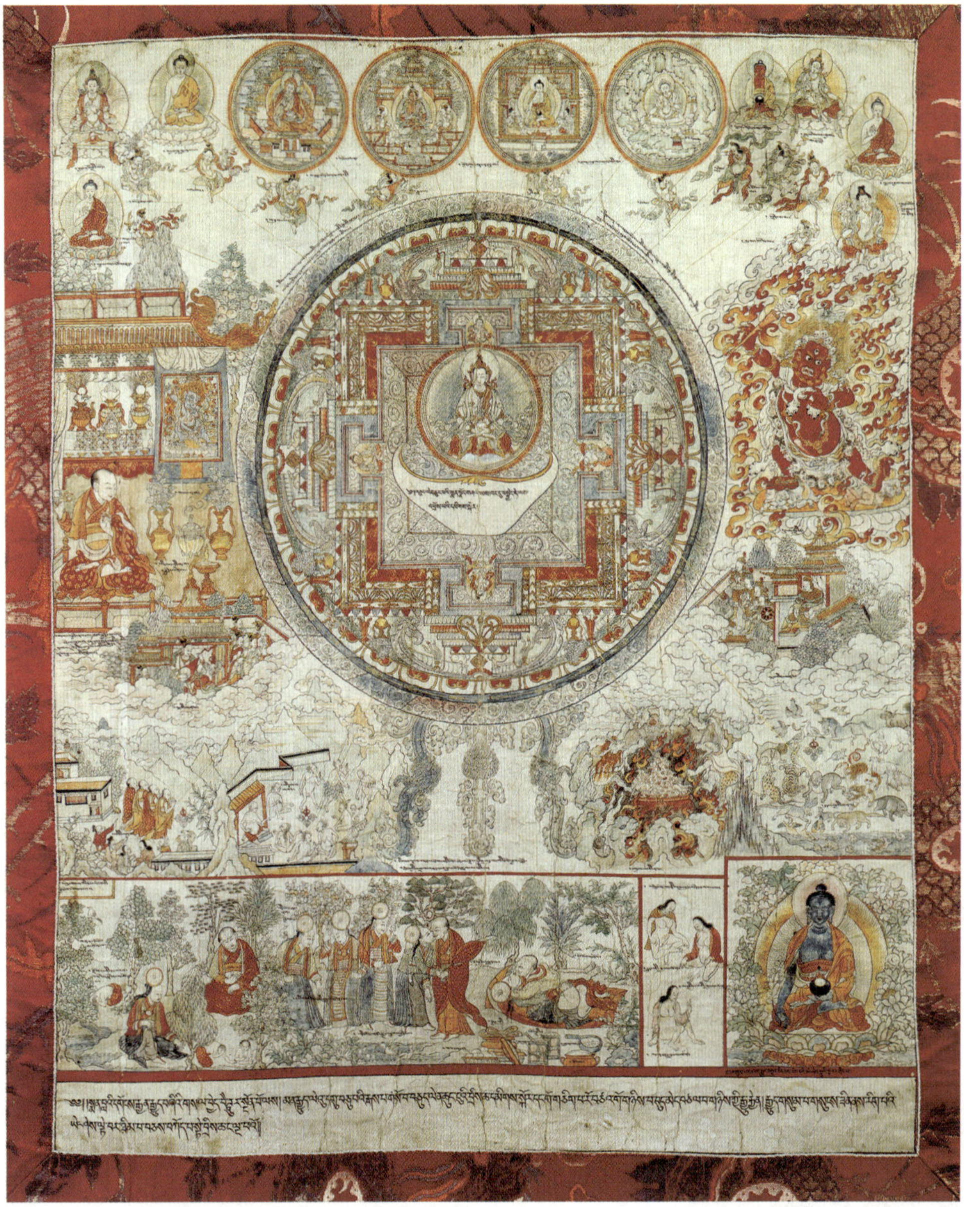

本图示养老滋补章所说禅定仪轨次序；壮阳节所述壮阳对象、环境、伴侣、饮食起居及《秘诀部》化身明智圣人融入药师佛脐中。

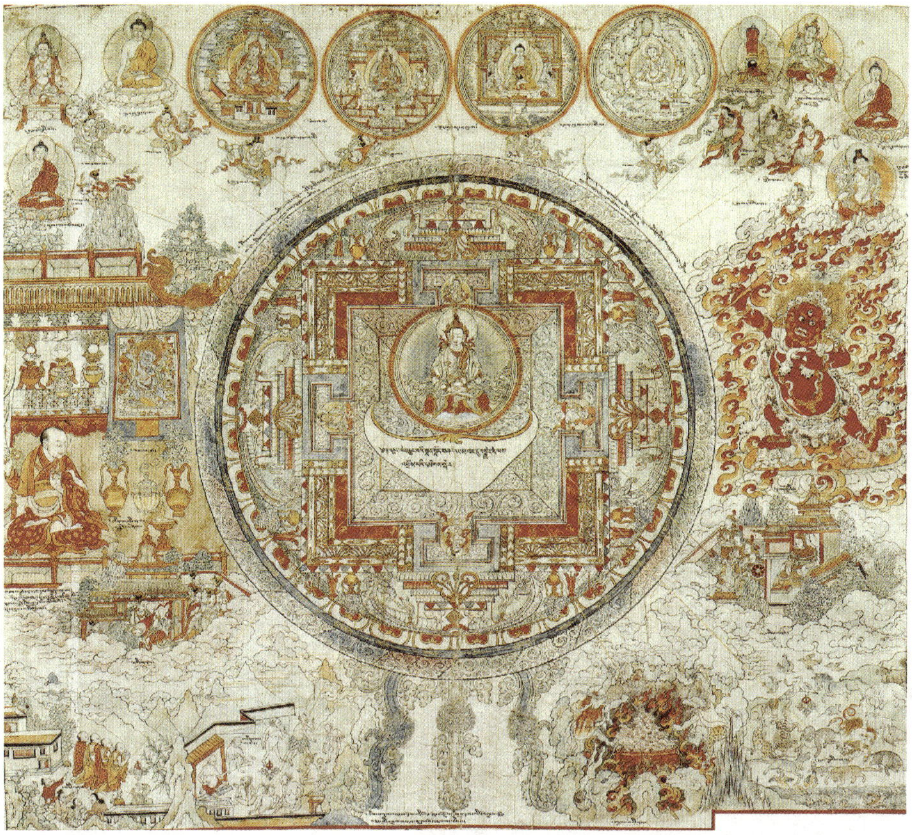

七、滋补法中的入定禅修仪轨

将滋补小方剂放入分有四格的天灵盖中，置于前供台后，立即入定禅修，将自己意想为《甘露瓶》中所讲的金刚手菩萨（本尊），意想前方天灵盖内“唵”字显出用各种珍宝建成的四方形无量宫，四门有下马台等设备一应俱全；无量宫中央的莲花坐垫、日月坐垫上的“阿”字发出无数道彩光，消除众生孽障后复融入“阿”字之后，又意想全身通白的无量寿佛双手结定印并捧甘露瓶，瓶中有一“什”字金刚杵，杵中有一盛满甘露的月状佛龛，甘露盒由肤色发红、右手持杖、左手结期克印的马头明王守护。又意想从自己的心口发出具咒彩光照在无量寿佛心口，从无量寿佛心口发出无数道彩光普照十方，众生敬献供品，佛心喜悦，将众生引入佛的境界，将器世间和情世间的精华汇集在一起融入甘露瓶和佛龛中。自己要诵念“唵萨巴达……”咒语，并意想佛的闪烁光彩收拢十方众生寿命融入瓶中。上述咒语要诵念一万遍，并意想佛光收拢十方众生寿命变成起死回生的大甘露药寿命。之后供奉湿豌豆粒大小的滋补药丸 7 粒或 5 粒或 3 粒，并诵念上述咒语，意想此药丸消除肤色发白、充满火焰的病魔和孽障等，为病者增寿。之后意想这些佛光无为离戏，进行祈祷，诵吉祥偈句等。

1 把自己意想为本尊

将诸滋补小方剂放入天灵盖，供奉于前台，在结束祈求加持、发菩提心等先行仪轨后，立即将自己意想为本尊即《甘露瓶》中所说的秘密主。

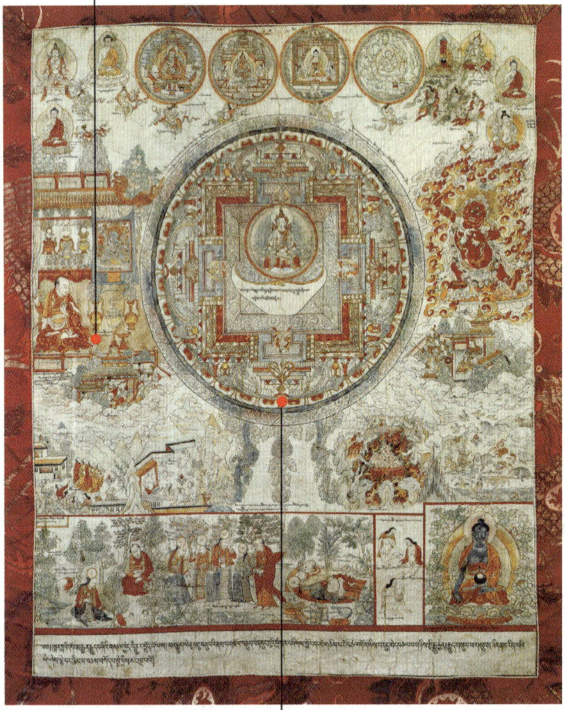

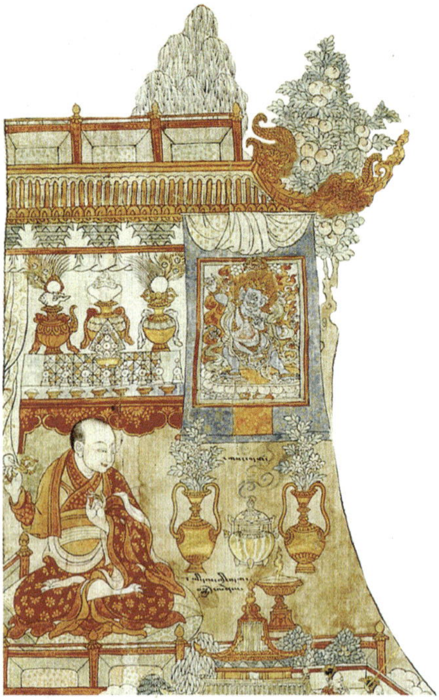

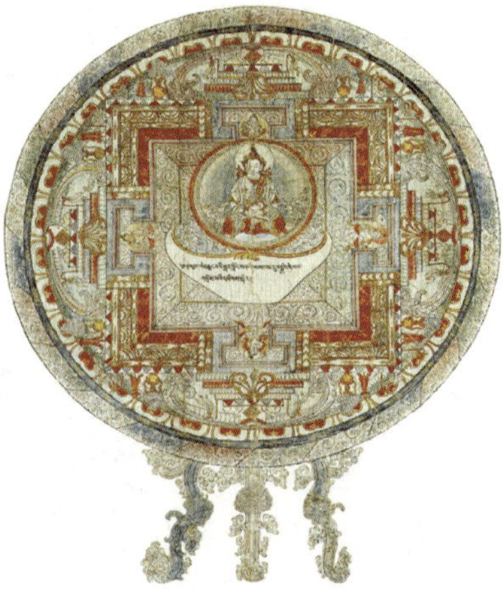

2 将药坛意想为无量宫

将药坛意想为用各种珍宝修建的方形、四门、有下马台等设备齐全的无量宫，无量宫中莲花、日月坐垫上端坐着无量寿佛，从佛心口发出无数道“阿”字白光，敬奉圣者，做完众生的善业后，彩光返回融入“阿”字。

3 无量寿佛

意想无量宫中端坐无量寿佛，全身通白，双手结定印，手捧甘露瓶，宝瓶中有金刚杵，内有月状佛龛充满甘露。

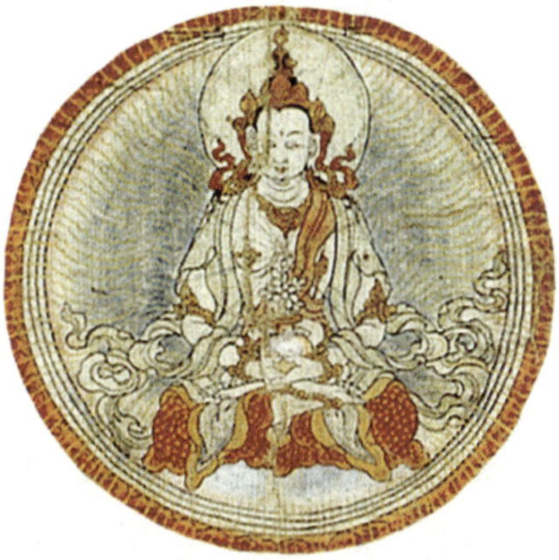

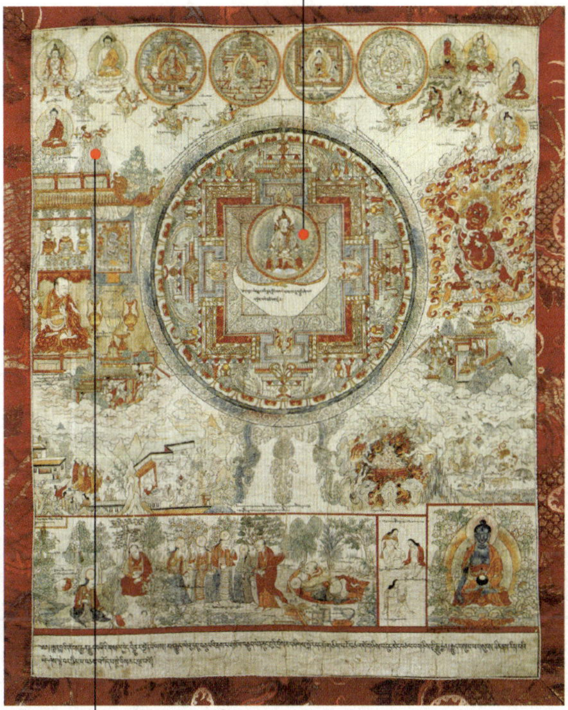

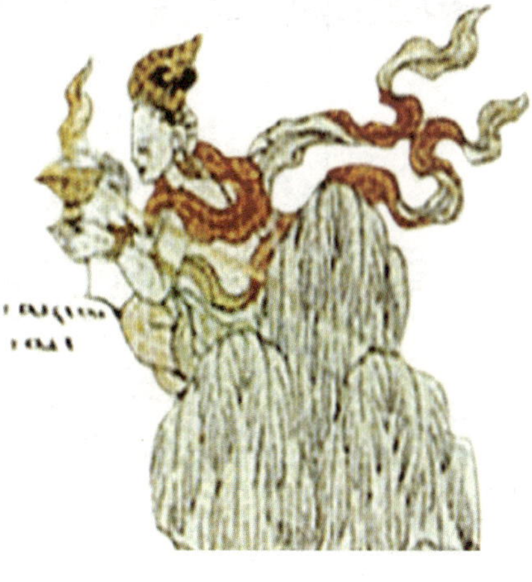

4 司灯天女

意想从自己心口发出咒光照在无量寿佛心口，使其心动，于是从佛心口发出无数道彩光照耀十方，照在司灯天女身上，使其大悦，大发慈悲，赐予一切慈悲、福力和寿运皆融入天灵盖药中。

5 司味天女

从自己心口发出咒光照在无量寿佛心口，使其心动，于是从佛心口发出无数道彩光照耀十方，照在司味觉天女身上，使其大悦，赐予一切慈悲、福力和寿运皆融入天灵盖药中。

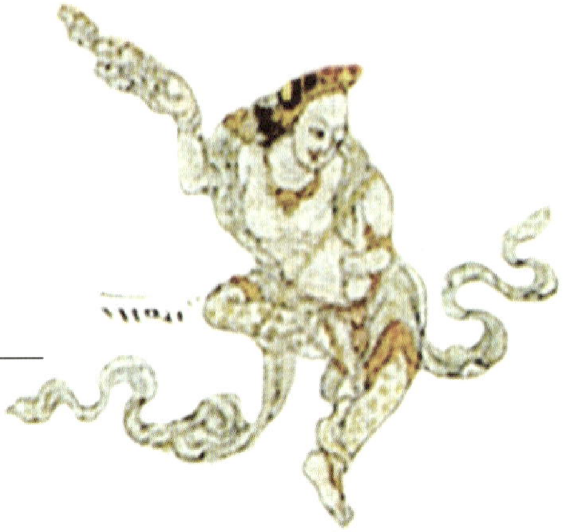

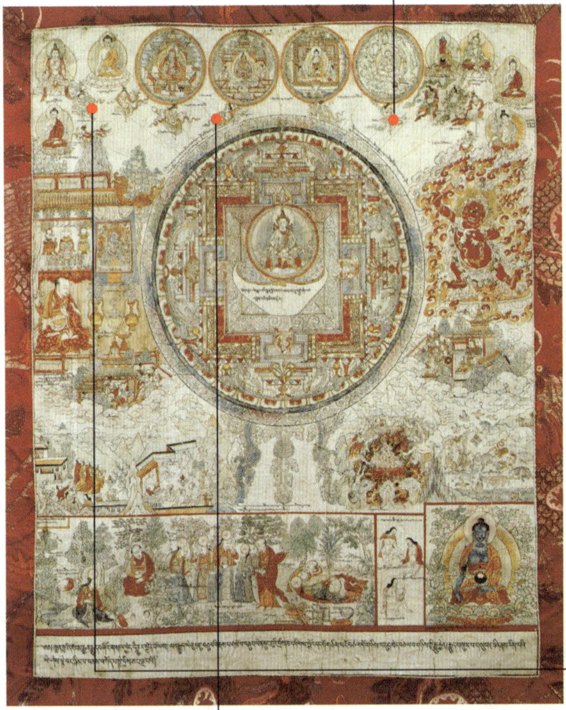

6 司花天女

从自己心口发出咒光照在无量寿佛心口，使其心动，于是从佛心口发出无数道彩光照耀十方，照在司花卉天女身上，使其大悦，赐予一切慈悲、福力和寿运皆融入天灵盖药中。

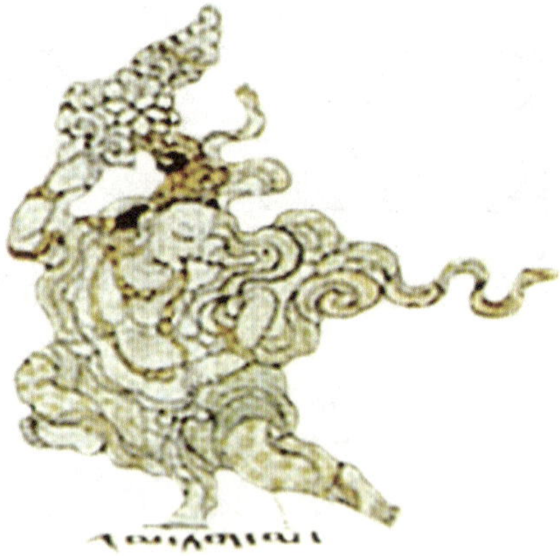

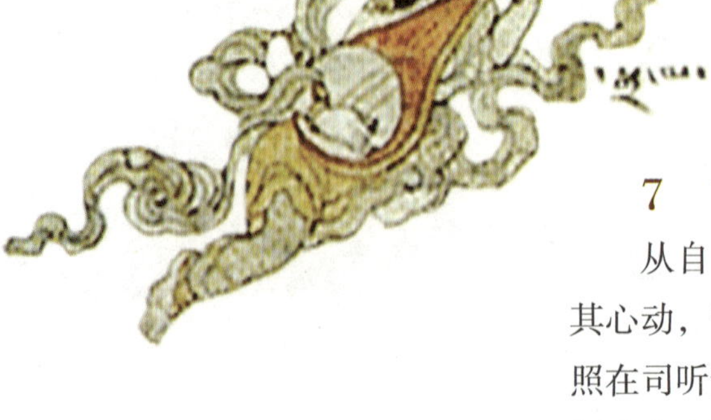

7 司听天女

从自己心口发出咒光照在无量寿佛心口，使其心动，于是从佛心口发出无数道彩光照耀十方，照在司听觉天女身上，使其大悦，赐予一切慈悲、福力和寿运融入天灵盖药中。

8 司视天女

从自己心口发出咒光照在无量寿佛心口，使其心动，于是从佛心口发出无数道彩光照耀十方，照在司视觉天女身上，使其大悦，赐予一切慈悲、福力和寿运融入天灵盖药中。

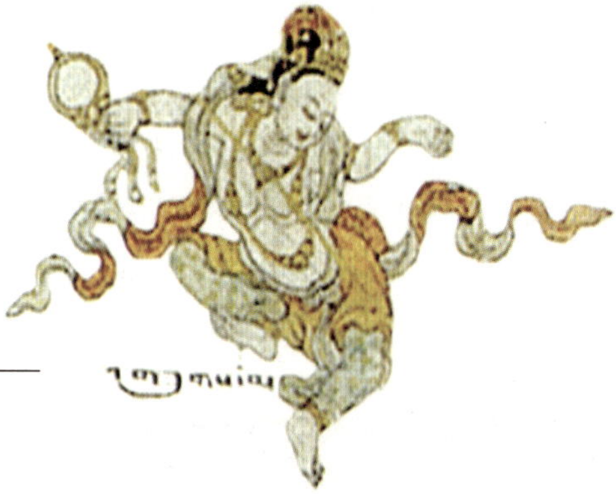

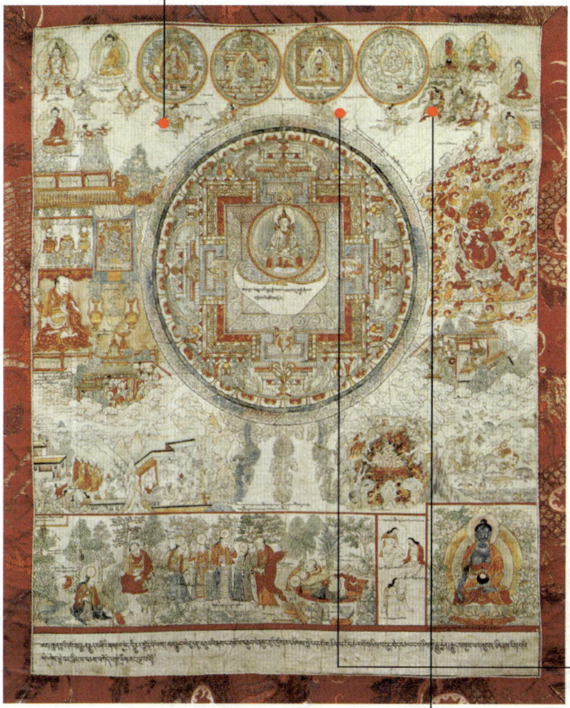

9 司嗅觉天女

从自己心口发出咒光照在无量寿佛心口，使其心动，于是从佛心口发出无数道彩光照耀十方，照在司嗅觉天女身上，使其大悦，赐予一切慈悲、福力和寿运融入天灵盖药中。

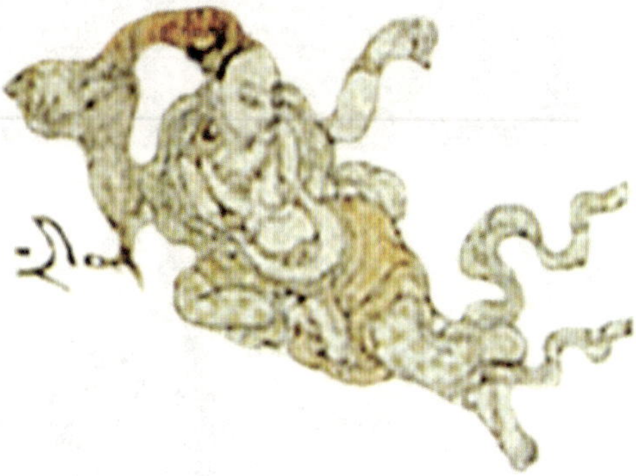

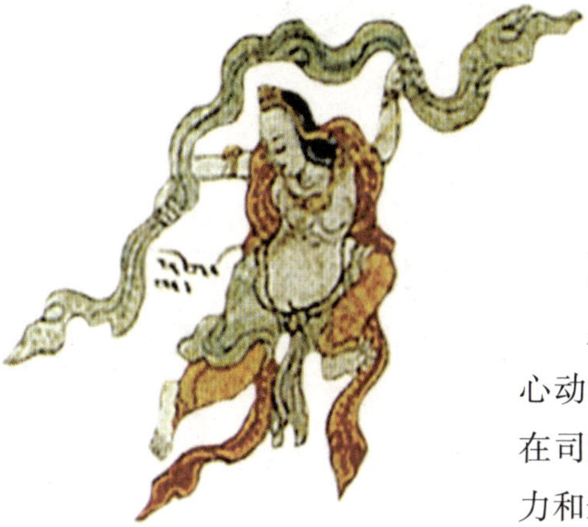

10 司触觉天女

从自己心口发出咒光照在无量寿佛心口，使其心动，于是从佛心口发出无数道彩光照耀十方，照在司触觉天女身上，使其大悦，赐予一切慈悲、福力和寿运融入天灵盖药中。

11 司香天女

从自己心口发出咒光照在无量寿佛心口，使其心动，于是从佛心口发出无数道彩光照耀十方，照在司熏香天女身上，使其大悦，赐予一切慈悲、福力和寿运融入天灵盖药中。

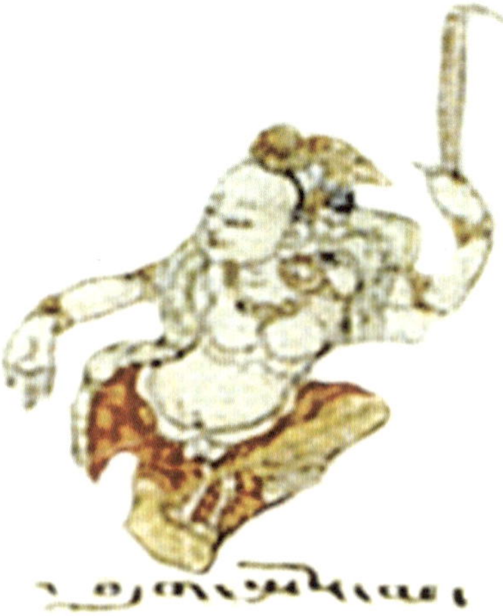

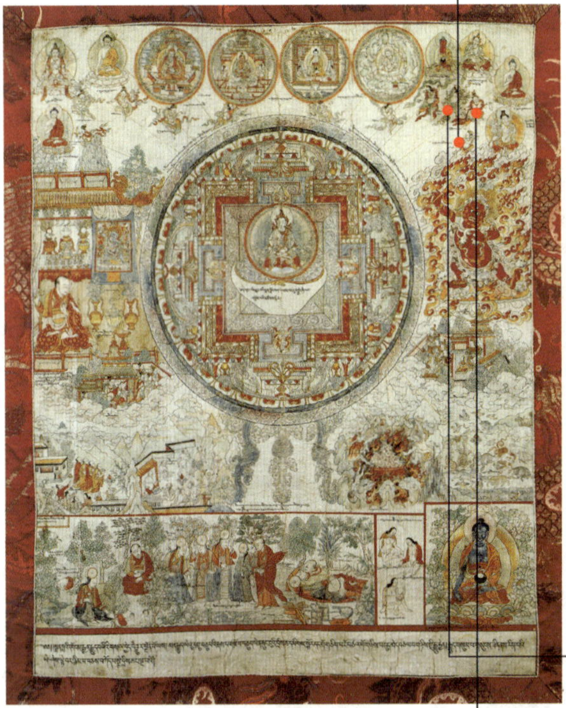

12 司乐天女

从自己心口发出咒光照在无量寿佛心口，使其心动，于是从佛心口发出无数道彩光照耀十方，照在司乐天女身上，使其大悦，赐予一切慈悲、福力和寿运融入天灵盖药中。

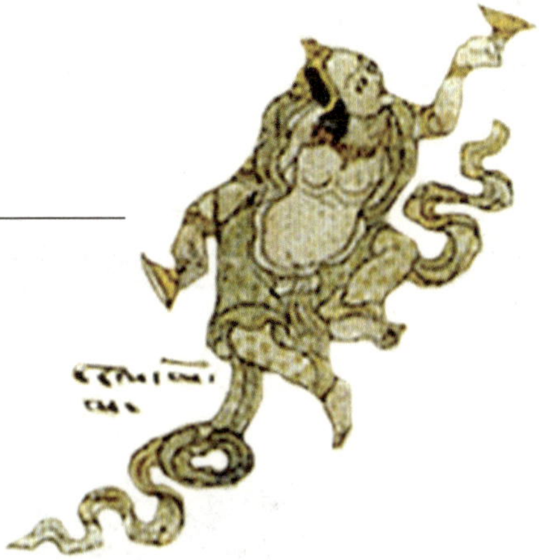

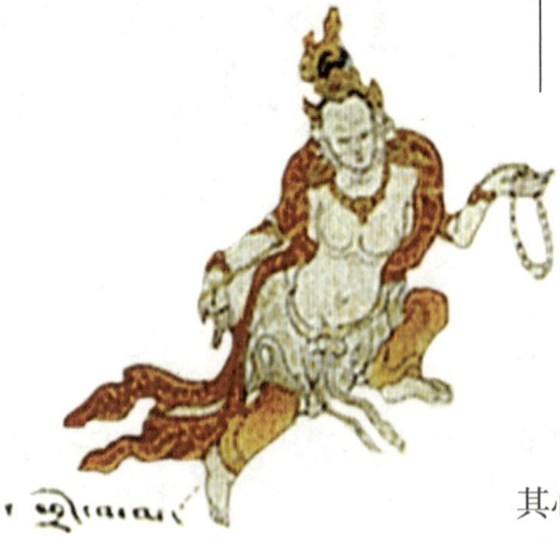

13 司珠天女

从自己心口发出咒光照在无量寿佛心口，使其心动，于是从佛心口发出无数道彩光照耀十方，照在司佛珠天女身上，使其大悦，赐予一切慈悲、福力和寿运融入天灵盖药中。

14 司舞天女

从自己心口发出咒光照在无量寿佛心口，使其心动，于是从佛心口发出无数道彩光照耀十方，照在司舞蹈天女身上，使其大悦，赐予一切慈悲、福力和寿运融入天灵盖药中。

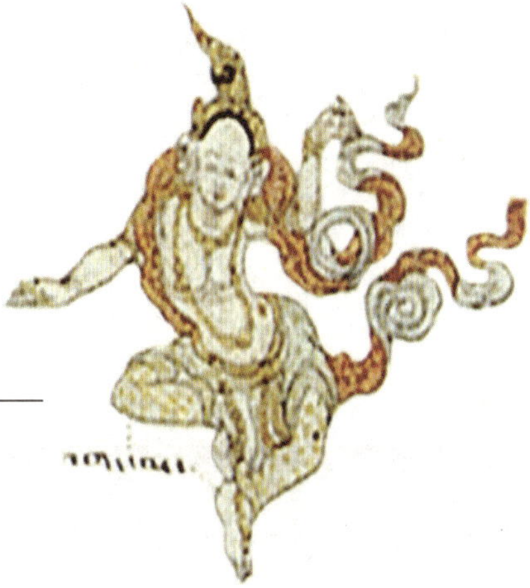

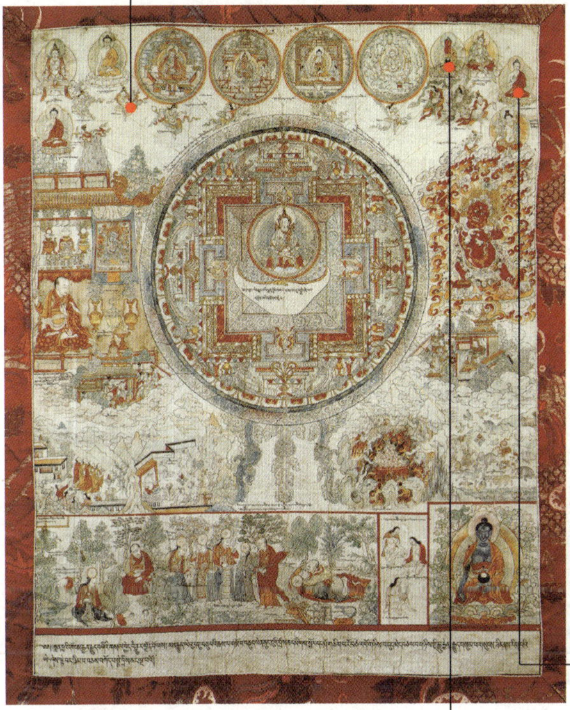

15 弥勒佛

从自己心中发出咒光照在无量寿佛心口，使其心动，于是从佛心口发出无数道彩光照耀十方，照在弥勒佛身上，佛心大悦，赐予一切慈悲、福力和寿运融入天灵盖药中。

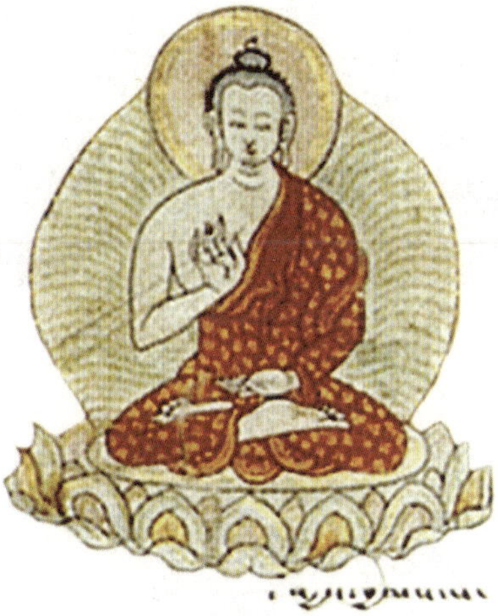

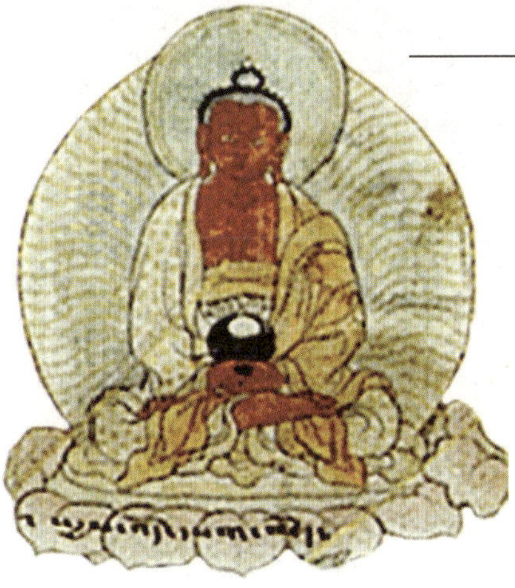

16 无量光佛

从自己心中发出咒光照在无量寿佛心口，使其心动，于是从佛心口发出无数道彩光照耀十方，照在无量光佛身上，佛心大悦，赐予一切慈悲、福力和寿运皆融入天灵盖药中。

17 释迦牟尼

从自己心中发出咒光照在无量寿佛心口，使其心动，于是从佛心口发出无数道彩光照耀十方，照在释加牟尼佛祖身上，佛祖大悦，赐予一切慈悲、福力和寿运融入天灵盖药中。

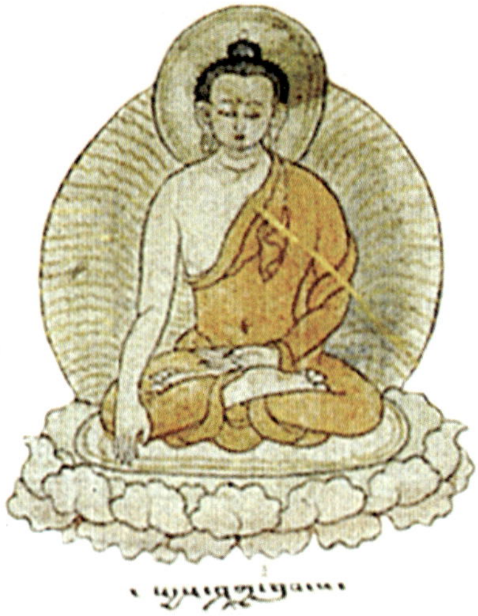

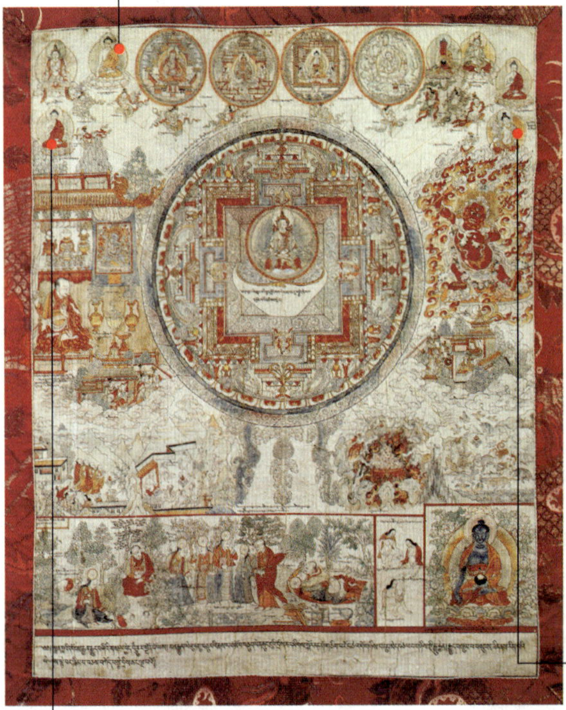

18 观音菩萨

从自己心中发出咒光照在无量寿佛心口，使其心动，于是从佛心口发出无数道彩光照耀十方，照在观世音菩萨身上，菩萨大悦，赐予一切慈悲、福力和寿运融入天灵盖药中。

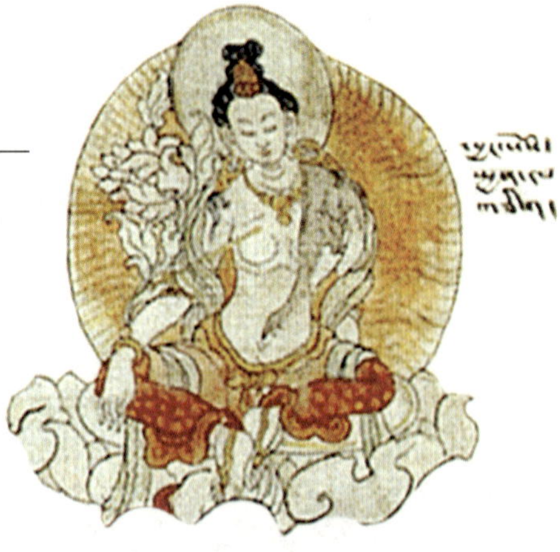

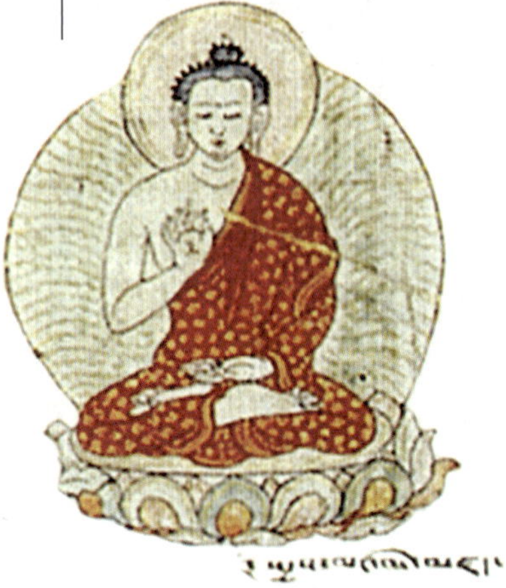

19 燃灯佛

从自己心中发出咒光照在无量寿佛心口，使其心动，于是从佛心口发出无数道彩光照耀十方，照在燃灯佛身上，佛心大悦，赐予一切慈悲、福力和寿运融入天灵盖药中。

20 金刚执菩萨

从自己心中发出咒光照在无量寿佛心口，使其心动，于是从佛心口发出无数道彩光照耀十方，照在金刚执菩萨身上，菩萨大悦，赐予一切慈悲、福力和寿运融入天灵盖药中。

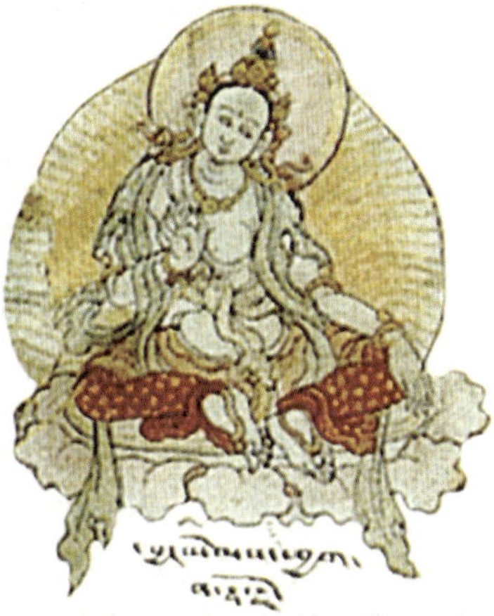

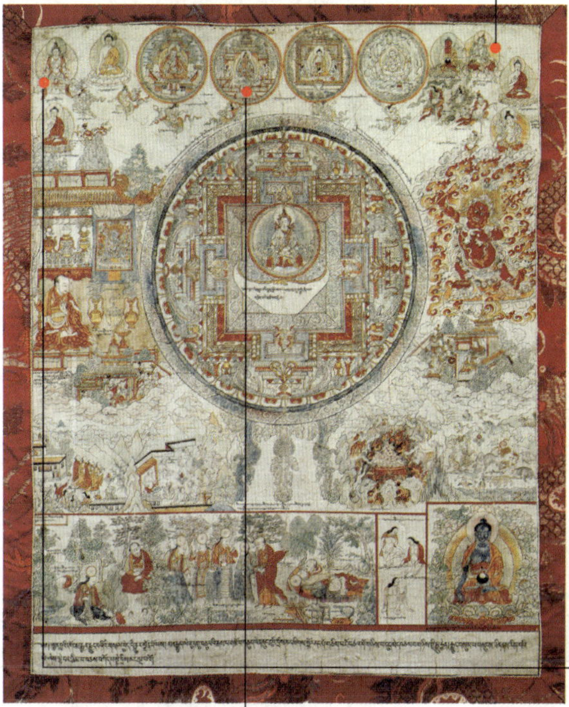

21 无垢光菩萨

从自己心中发出咒光照在无量寿佛心口，使其心动，于是从佛心口发出无数道彩光照耀十方，照在无垢光菩萨身上，菩萨大悦，赐予一切慈悲、福力和寿运融入天灵盖药中。

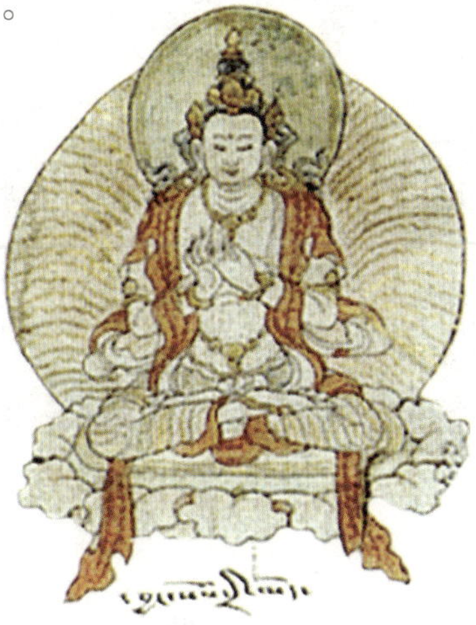

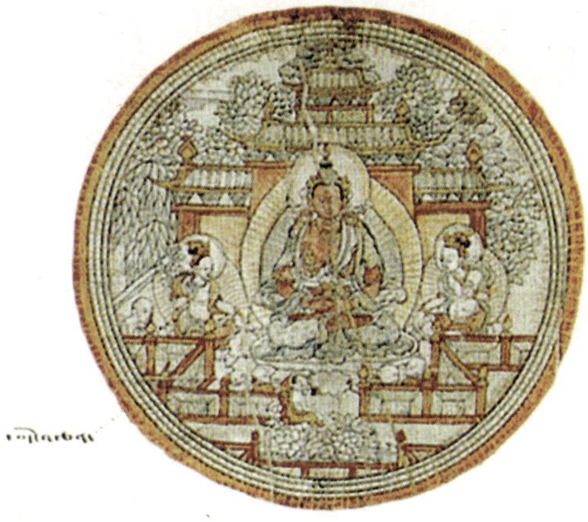

22 极乐世界

从自己心中发出咒光照在无量寿佛心口，使其心动，于是从佛心口发出无数道彩光照耀十方，照在驻锡于西方极乐世界的怙主无量寿佛及其下属众菩萨身上，众心大悦，赐予一切慈悲、福力和寿运融入天灵盖药中。

23 “达那斗”城（善见城）

从自己心中发出咒光照在无量寿佛心口，使其心动，于是从佛心口发出无数道彩光照耀十方，照在驻锡于幻变之城“达那斗”中的药师佛及圣人“恒知”、医圣措西永努（耆婆）身上，佛与医圣大悦，赐予一切慈悲、福力和寿运融入天灵盖药中。

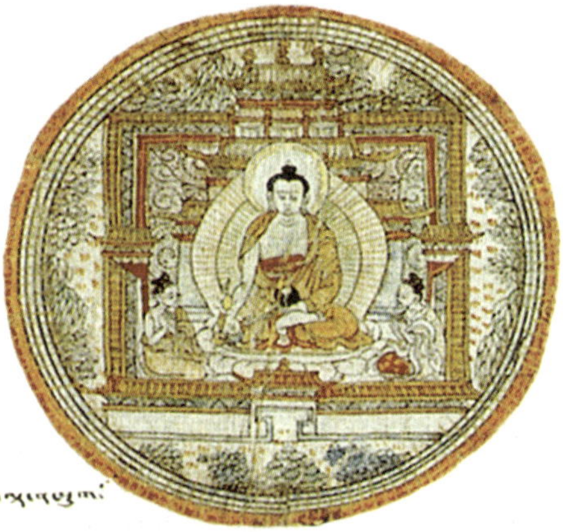

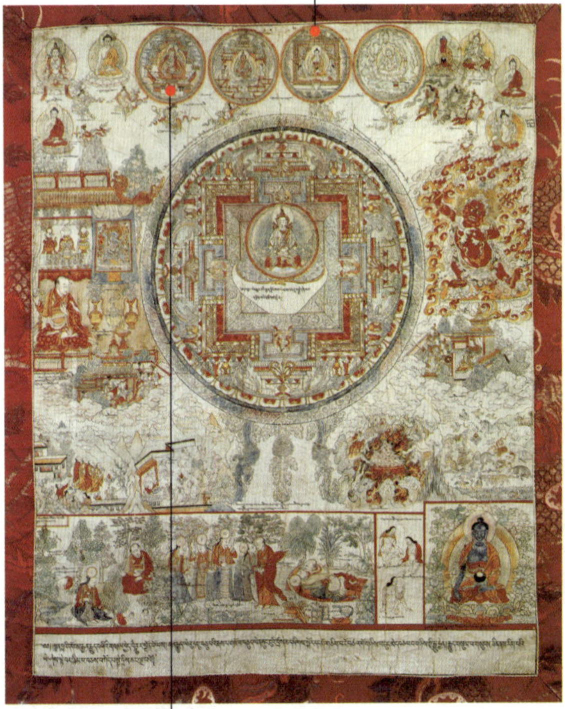

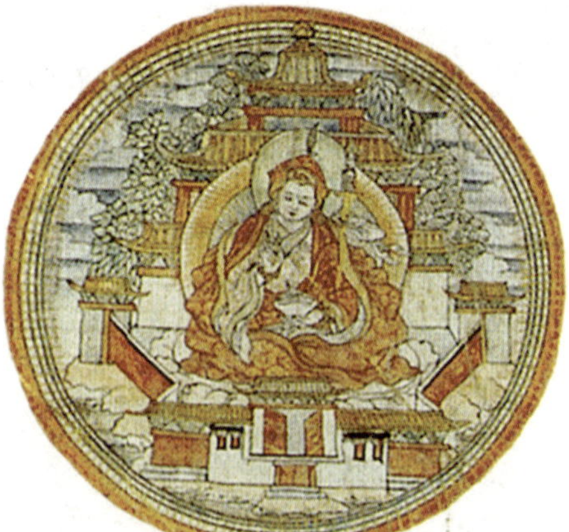

24 吉祥铜山

从自己心中发出咒光照在无量寿佛心口，使其心动，于是从佛心口发出无数道彩光照耀十方，照在驻锡于吉祥铜山上长生不老的莲花生大师身上，大师大悦，赐予一切慈悲、福力和寿运融入天灵盖药中。

25 岩洞“玛拉底嘎”

从自己心中发出咒光照在无量寿佛心口，使其心动，于是从佛心口发出无数道彩光照耀十方，照在驻锡于“玛拉底嘎”岩洞中的天女“昝扎利”身上，天女大悦，赐予一切慈悲、福力和寿运融入天灵盖药中。

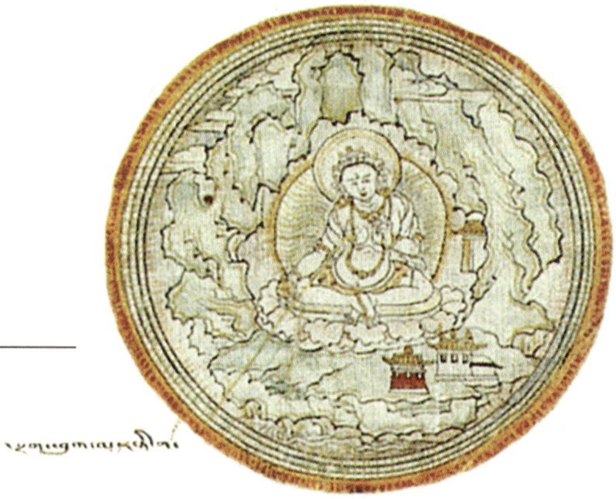

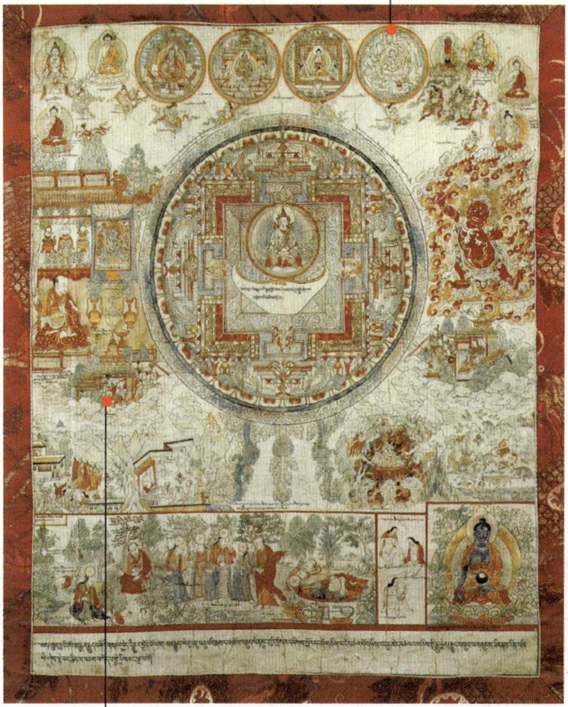

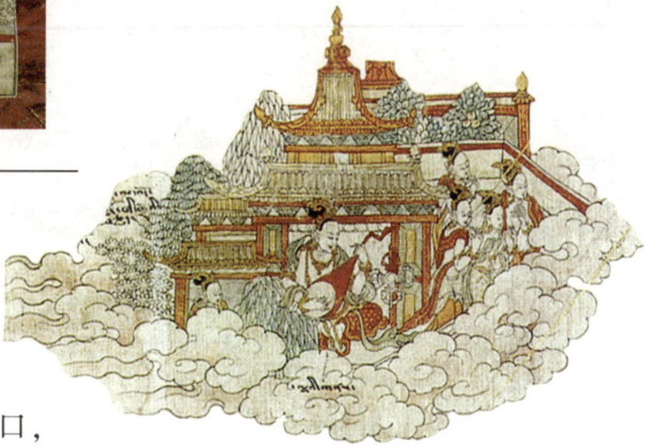

26 天神净土

从自己心口发出咒光照在无量寿佛心口，使其心动，于是从佛心口发出无数道彩光照耀十方，照在六道众生轮回地之一天神净土，消除孽障，引向药师佛及五部佛父母境界。之后汇集无量寿佛长寿的寿运等器世间和情世间的一切精华，将之融入天灵盖甘露药中。

27 阿修罗净土

从自己心口发出咒光照在无量寿佛心口，使其心动，于是从佛心口发出无数道彩光照耀十方，照在六道众生轮回地之一阿修罗（非天）净土，消除孽障，引向药师佛及五部佛父母境界。之后汇集无量寿佛长寿的寿运等器世间和情世间的一切精华，将之融入天灵盖甘露药中。

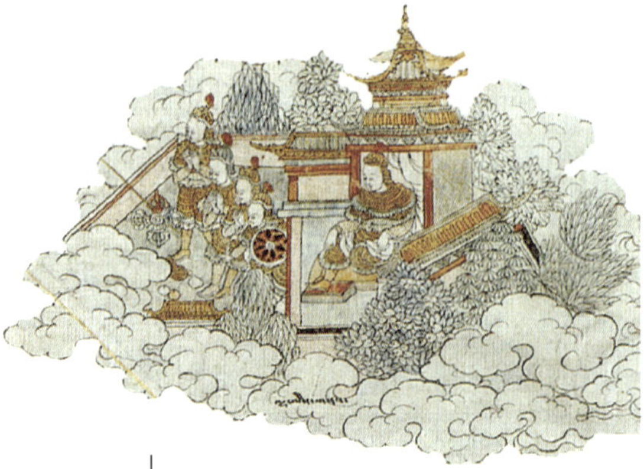

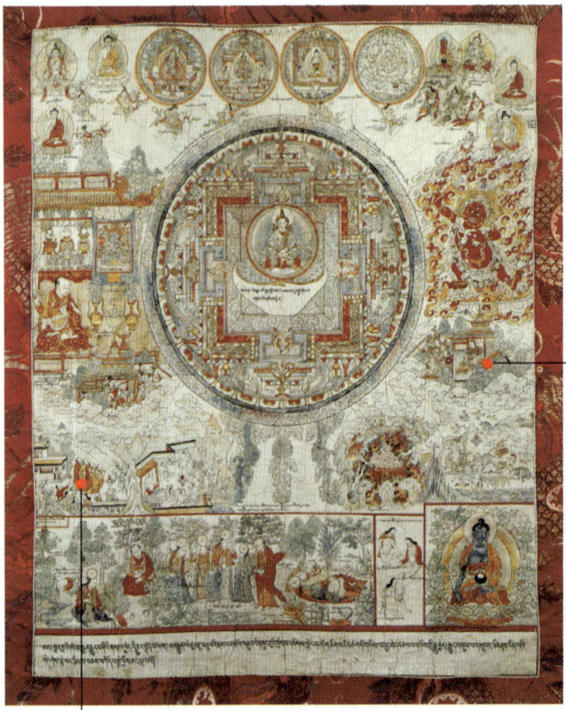

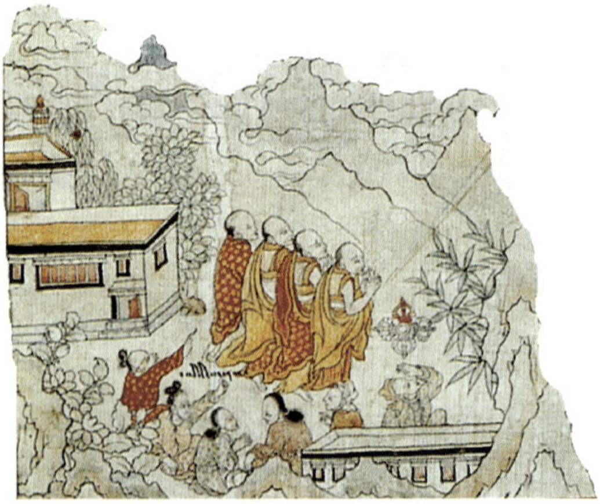

28 人间

从自己心口发出咒光照在无量寿佛心口，使其心动，于是从佛心口发出无数道彩光照耀十方，照在六道众生轮回地之一人间，消除孽障，引向药师佛及五部佛父母境界。之后汇集无量寿佛长寿的寿运等器世间和情世间的一切精华，将之融入天灵盖甘露药中。

29 饿鬼界

从自己心口发出咒光照在无量寿佛心口，使其心动，于是从佛心口发出无数道彩光照耀十方，照在六道众生轮回地之一饿鬼界，消除孽障，引向药师佛及五部佛父母境界。之后汇集无量寿佛长寿的寿运等器世间和情世间的一切精华，将之融入天灵盖甘露药中。

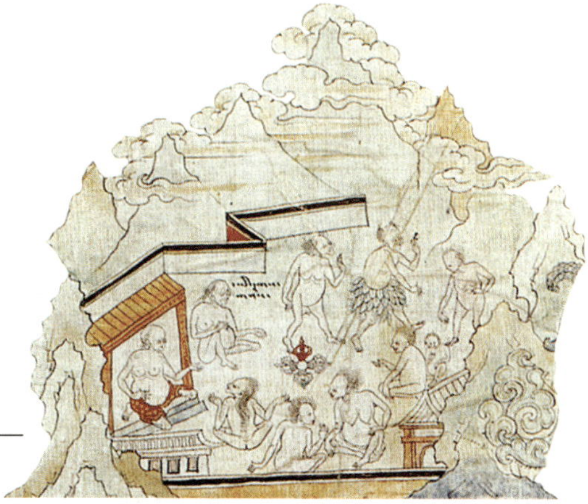

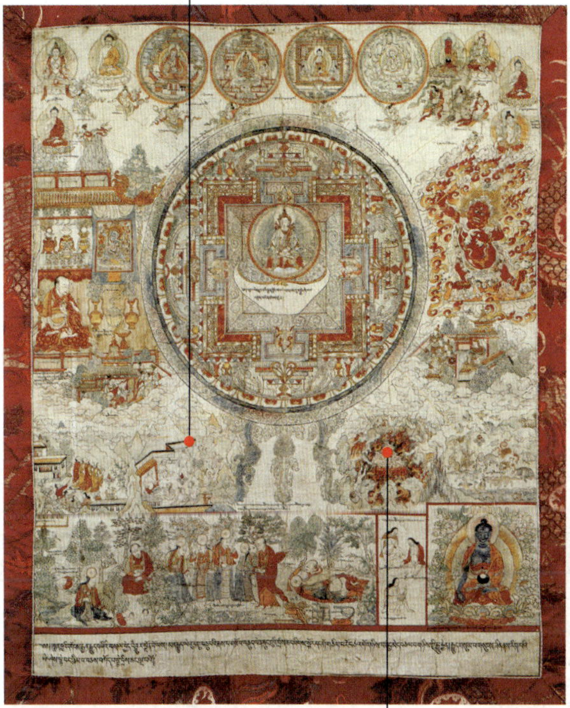

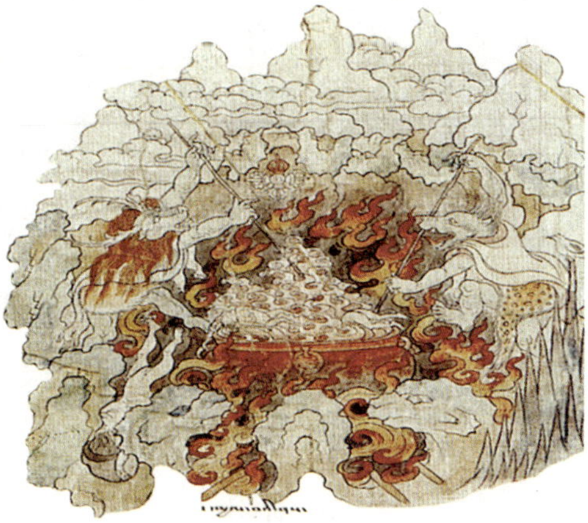

30 地狱

从自己心口发出咒光照在无量寿佛心口，使其心动，于是从佛心口发出无数道彩光照耀十方，照在六道众生轮回地之一的地狱，消除孽障，引向药师佛及五部佛父母境界。之后汇集无量寿佛长寿的寿运等器世间和情世间的一切精华，将之融入天灵盖甘露药中。

31 畜生界

从自己心口发出咒光照在无量寿佛心口，使其心动，于是从佛心口发出无数道彩光照耀十方，照在六道众生轮回地之一畜生界，消除孽障，引向药师佛及五部佛父母境界。之后汇集无量寿佛长寿的寿运等器世间和情世间的一切精华，将之融入天灵盖甘露药中。

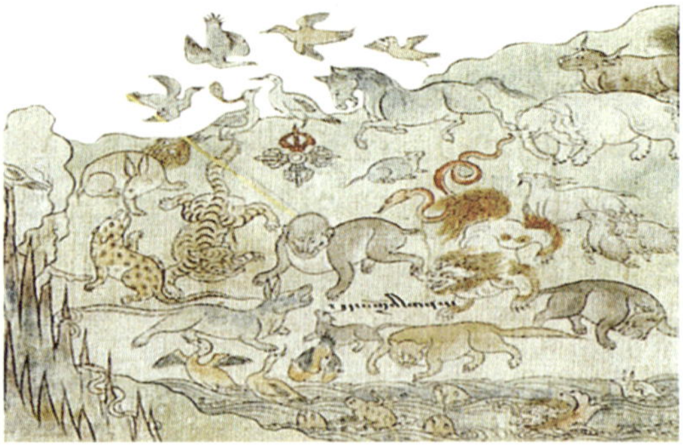

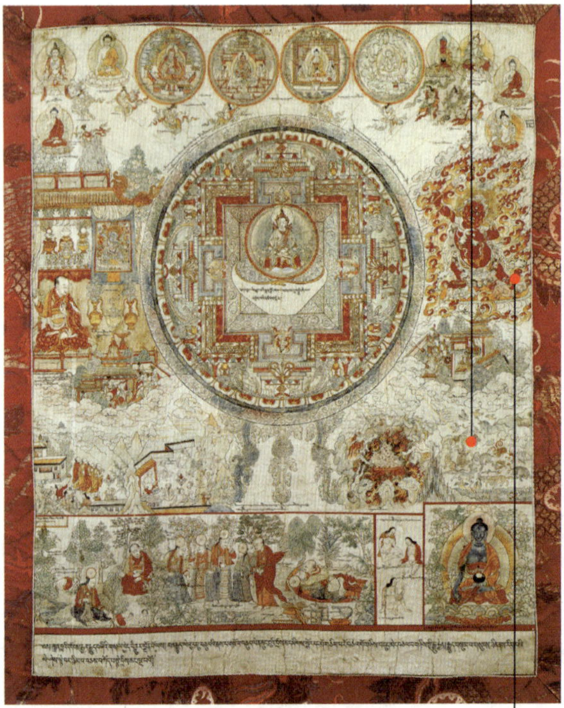

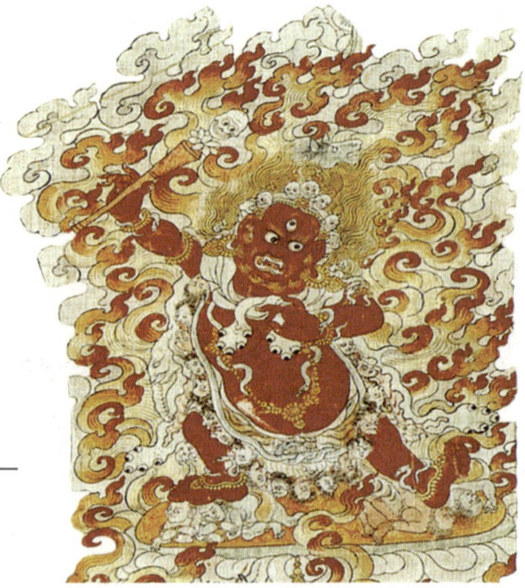

32 马头明王

世尊无量寿佛双手结定印并捧一盛满甘露的药瓶，佛祖、佛子、药师佛、持明佛、圣人等所赐予慈悲、福力、寿运皆融入药中。无量寿佛汇集器世间和情世间的一切精华融入药中，于是药便变成起死回生的甘露，由肤色发红、右手持梃杖、左手结期克印的马头明王守护。

第九十一章 壮 阳

一、壮阳环境和条件

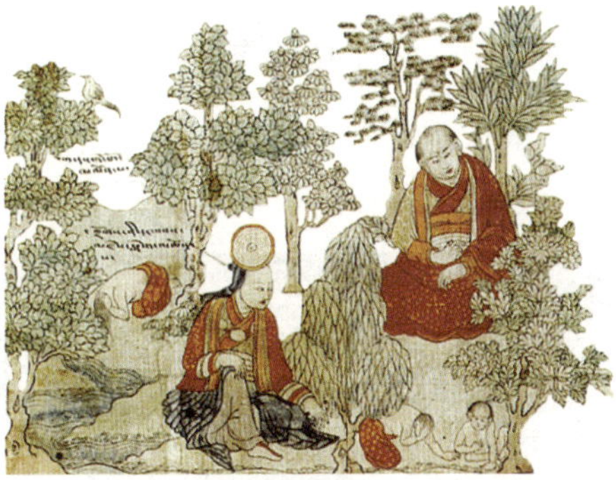

1 住房周围环境

住房周围要有舒适的洗澡池塘、各种花卉、茂盛草木、森林树荫、田园歌乐、各种鸟鸣声、干湿适当、阴阳均等，在这样的地方实施壮阳最佳。

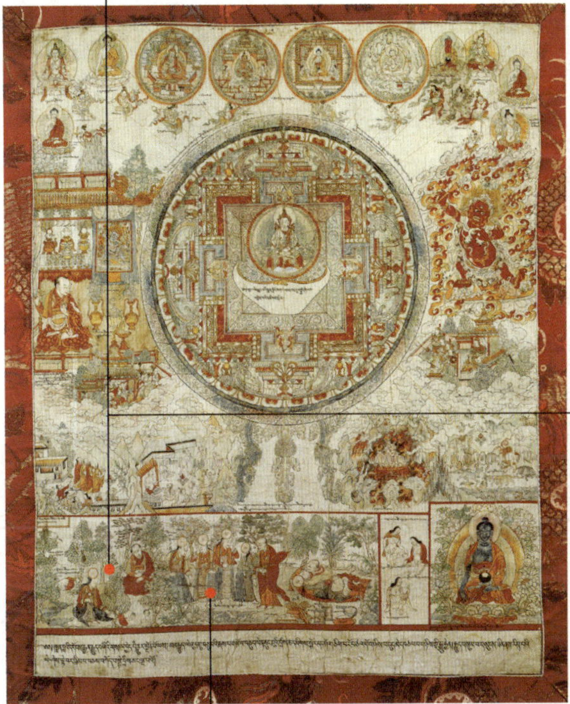

2 伴侣漂亮

伴侣年龄要在25岁以下、风华正茂、身材苗条、面容美丽、语言优美、行为庄重，才能起到壮阳生精作用。

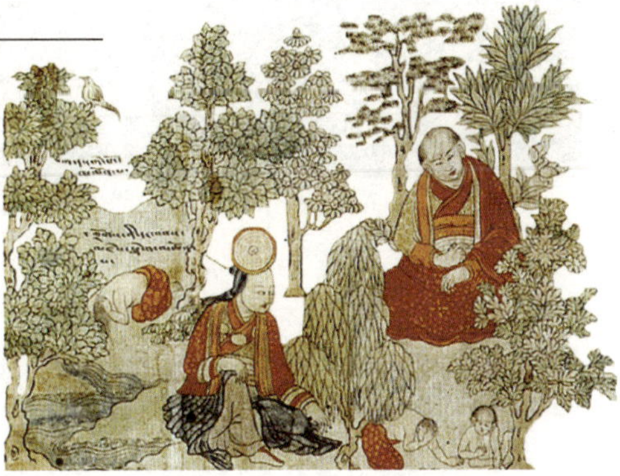

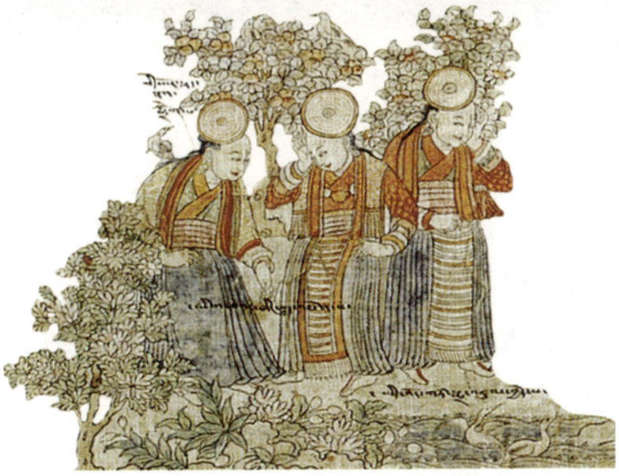

3 伴侣貌美、语言甜蜜

伴侣要容貌可人、服饰美丽、声音纯真动听，行动轻盈、语言甜蜜，男人见之无不摄心夺魂，才能起到壮阳生精作用。

4 秋波传情、歌声悦耳

美丽年轻的伴侣向男人秋波传情，口唱音调悦耳、歌词优美的歌谣，撩拨情欲，才能起到壮阳生精的作用。

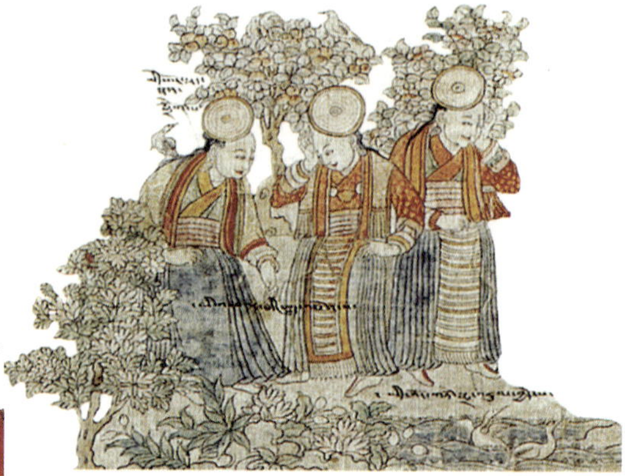

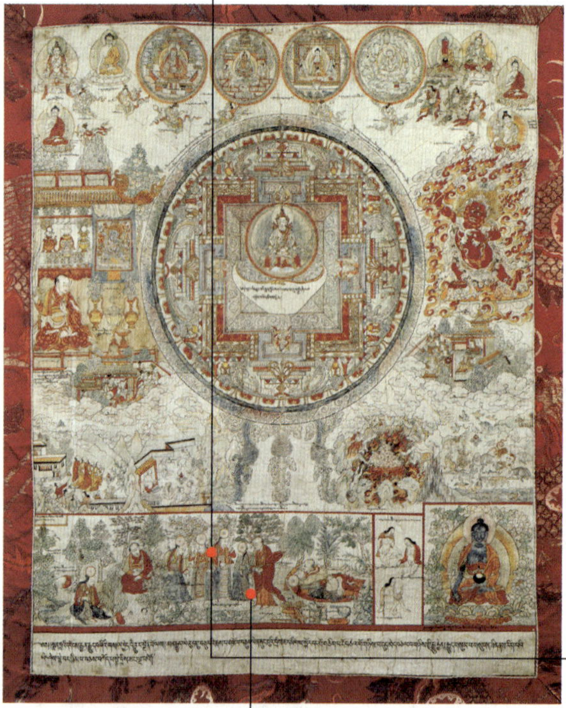

5 谈情说爱

男人要向女人说一些以情欲为主的中意话语，相互表达爱恋之意等，才能起到壮阳生精的作用。

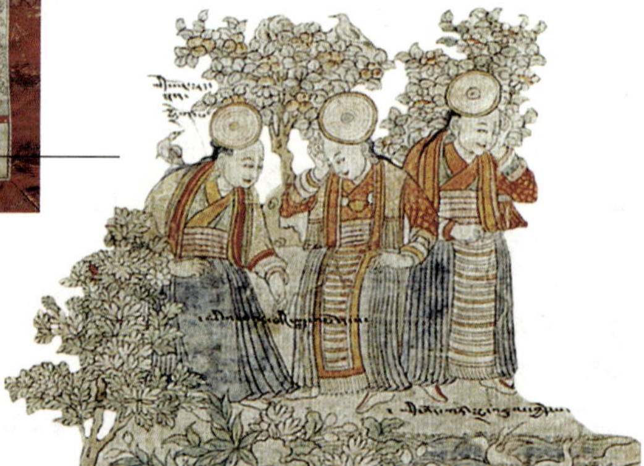

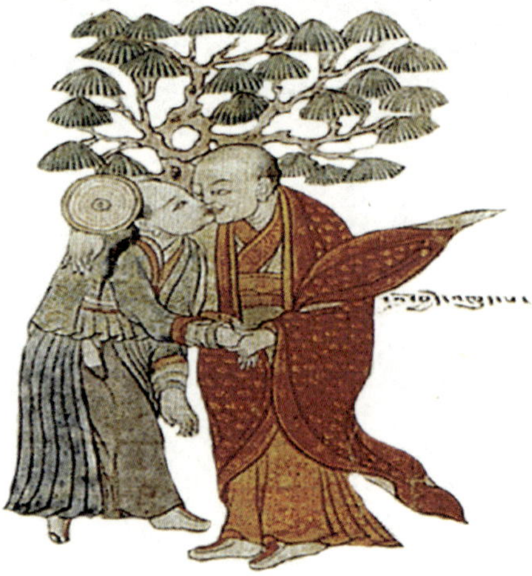

6 拥抱接吻

男女拥抱接吻、嬉戏挑逗，这样才能达到壮阳生精的作用。

二、饮食

1 糖

白糖色白，干燥似寒水石粉，非常纯净、坚硬，有光泽，食之可治血热、赤巴热病、滋补壮阳。

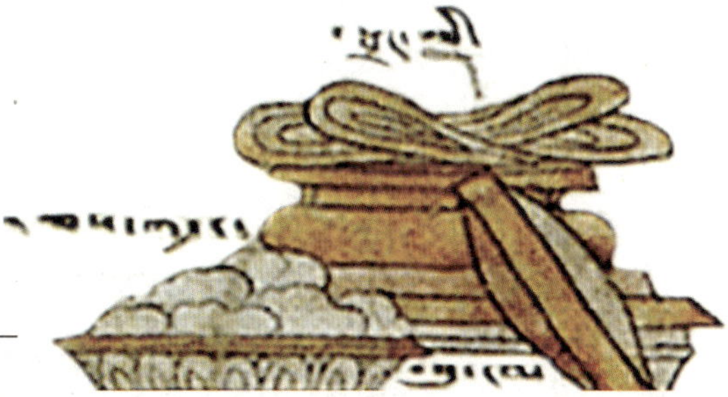

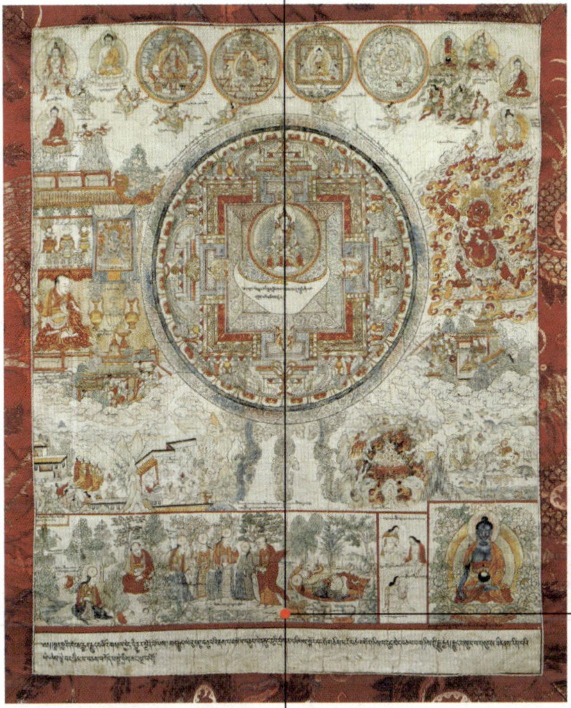

2 红糖

用甘蔗汁熬成红糖，色紫、纯净。新鲜红糖性凉，食之可治血热、赤巴病；陈旧红糖性热，食之可治寒隆疾病。

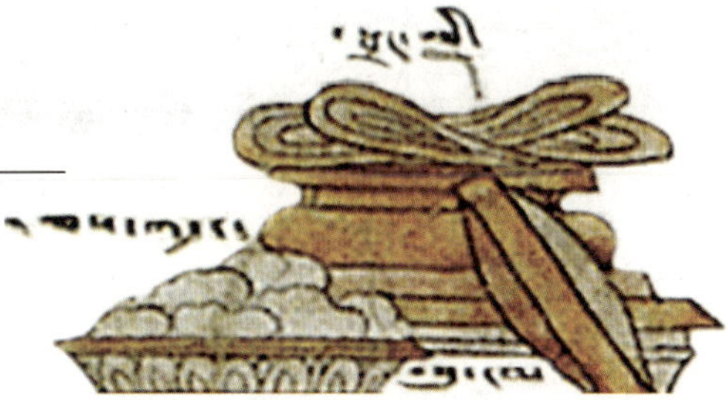

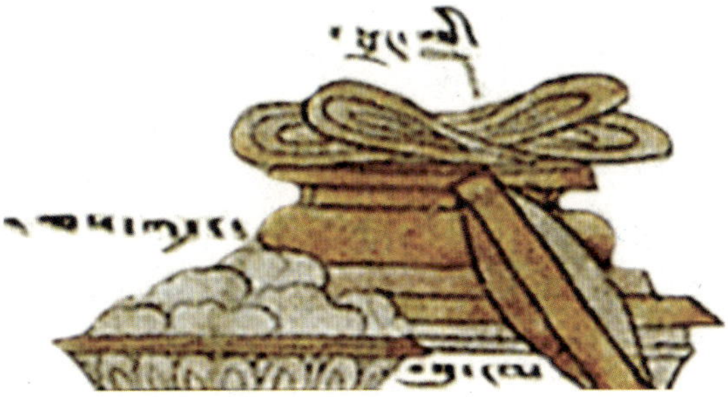

3 蜂蜜

蜂蜜是花之精华，其中蚁蜜更佳。生蜜用文火熬煮，待水分蒸发冷却后能拉成丝者即为炼蜜，食之可壮阳生精。

4 肉汤

经常喝野牦牛肉汤、绵羊肉汤可增气力、强身壮体、增生精液。

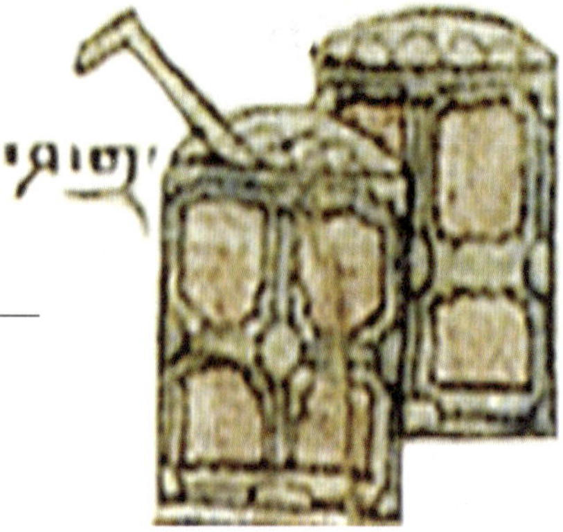

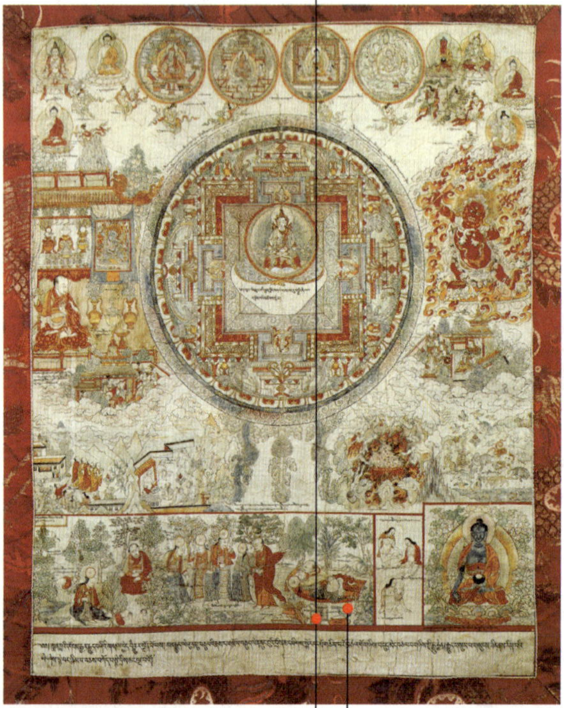

5 熔酥油

从牦牛奶、黄牛奶中提取的酥油，溶化后除去表面泡沫和底下杂质，剩下的便是熔酥油，经常食之可增气力、强身壮体、增生精液。

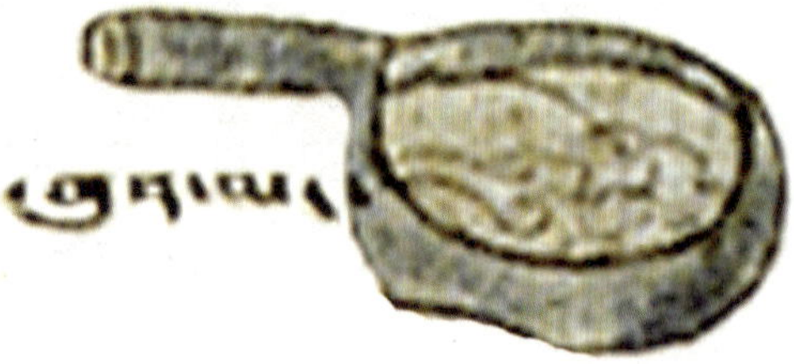

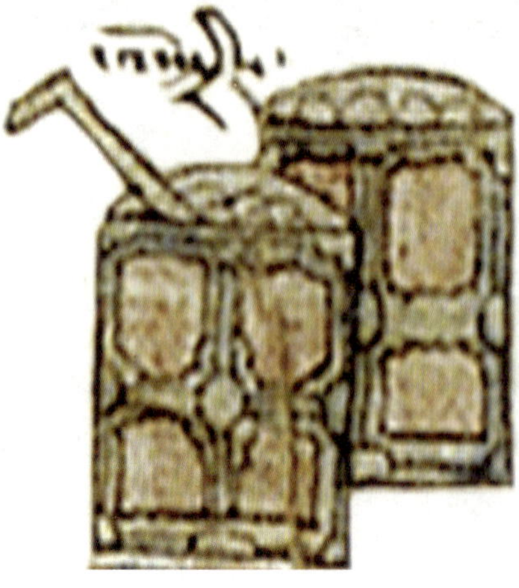

6 奶皮

牦牛奶、绵羊奶等各种奶乳煮开，冷却后表面出现一层奶皮，其性腻而重，食之可增强体质、容光焕发、增生精液。

7 乳

牦牛奶、绵羊奶等各种奶乳性腻有营养，饮之香甜可口、营养丰富。对体质衰弱者，或新婚房事过多者、妇女产后、老人等需要补养的人则非常有益。

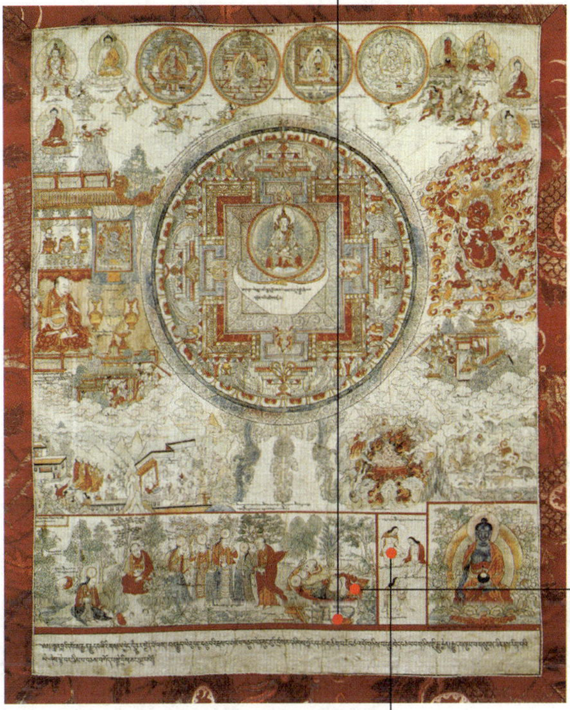

三、壮阳正行

做好壮阳滋补准备工作之后，要服用雪蛙方等各种滋补方并涂油按摩。身体强壮的男人方能尽情纵欲，生育子女，传宗接代。

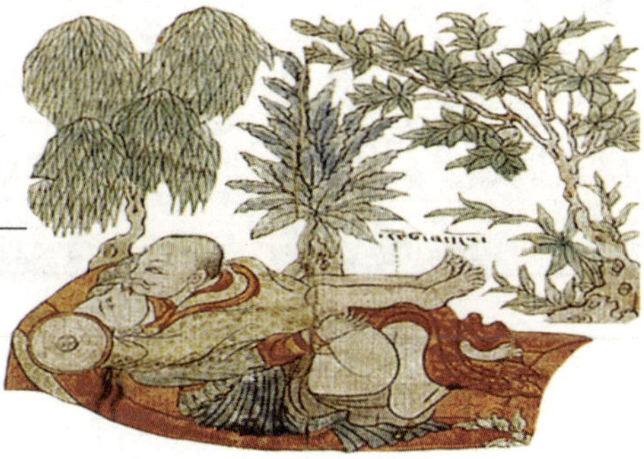

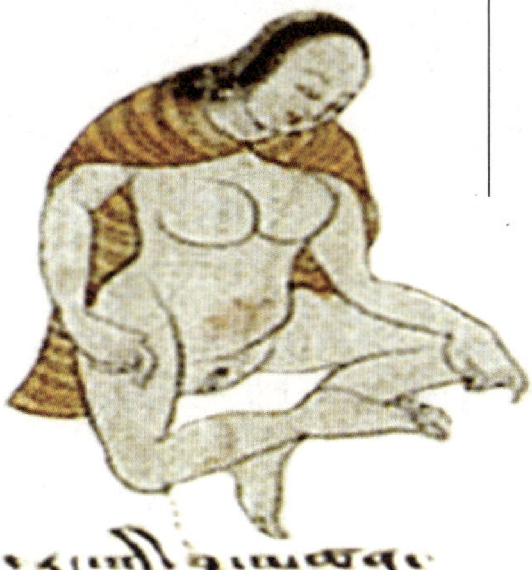

第九十二章 嗣后法

一、异常月经

1 隆病月经

体内隆的六特性发生紊乱所产生的月经，色黄，行经无期，有宫门开张之感，有时经闭，少腹胀痛。

2 赤巴病月经

体内赤巴的七特性发生紊乱所产生的月经，血色如烟汁呈黑紫色，质似脓，少腹灼痛。

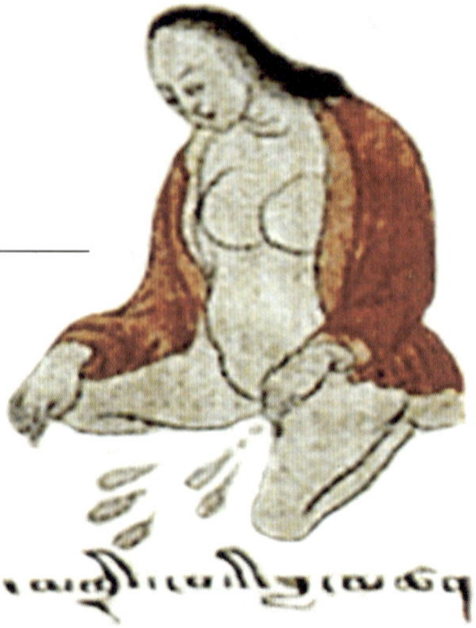

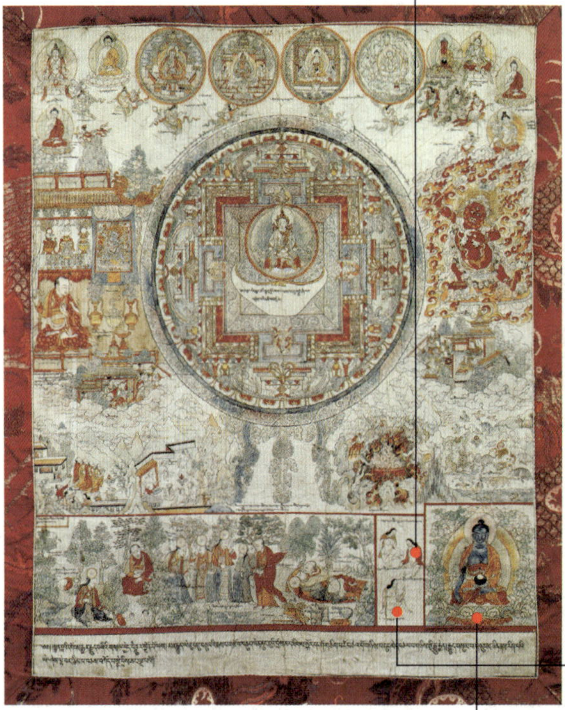

3 培根病月经

体内培根的七特性发生紊乱所产生的月经，性质寒凉，像奶酪表面的浮水样流出，少腹冷痛。

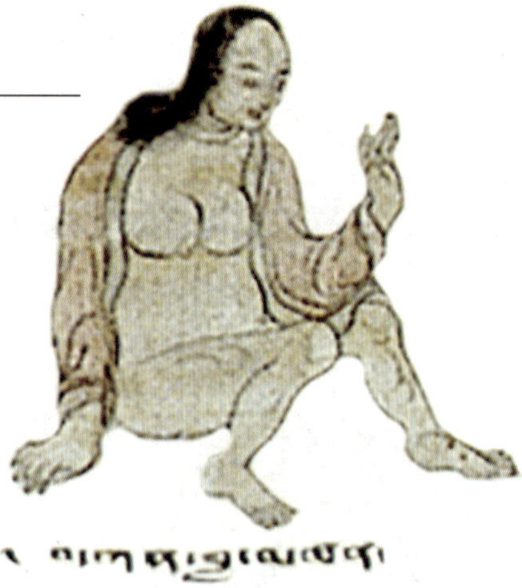

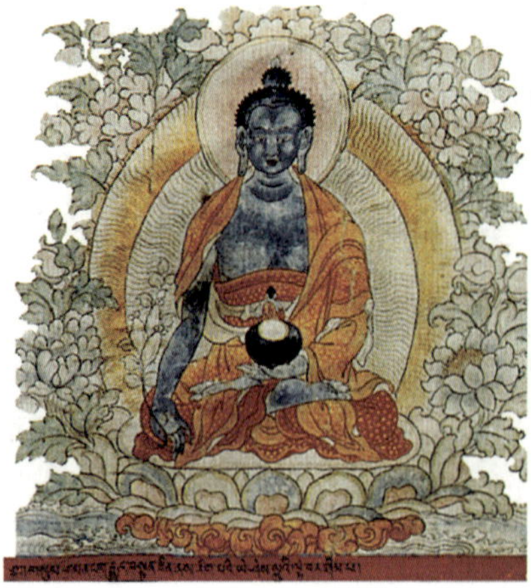

明智圣人融入药师佛脐中

讲授完全部《秘诀部》后，秘诀部化身明智圣人在人们的印象中融入药师佛肚脐中。

后续部

图五十六 脉诊（一）

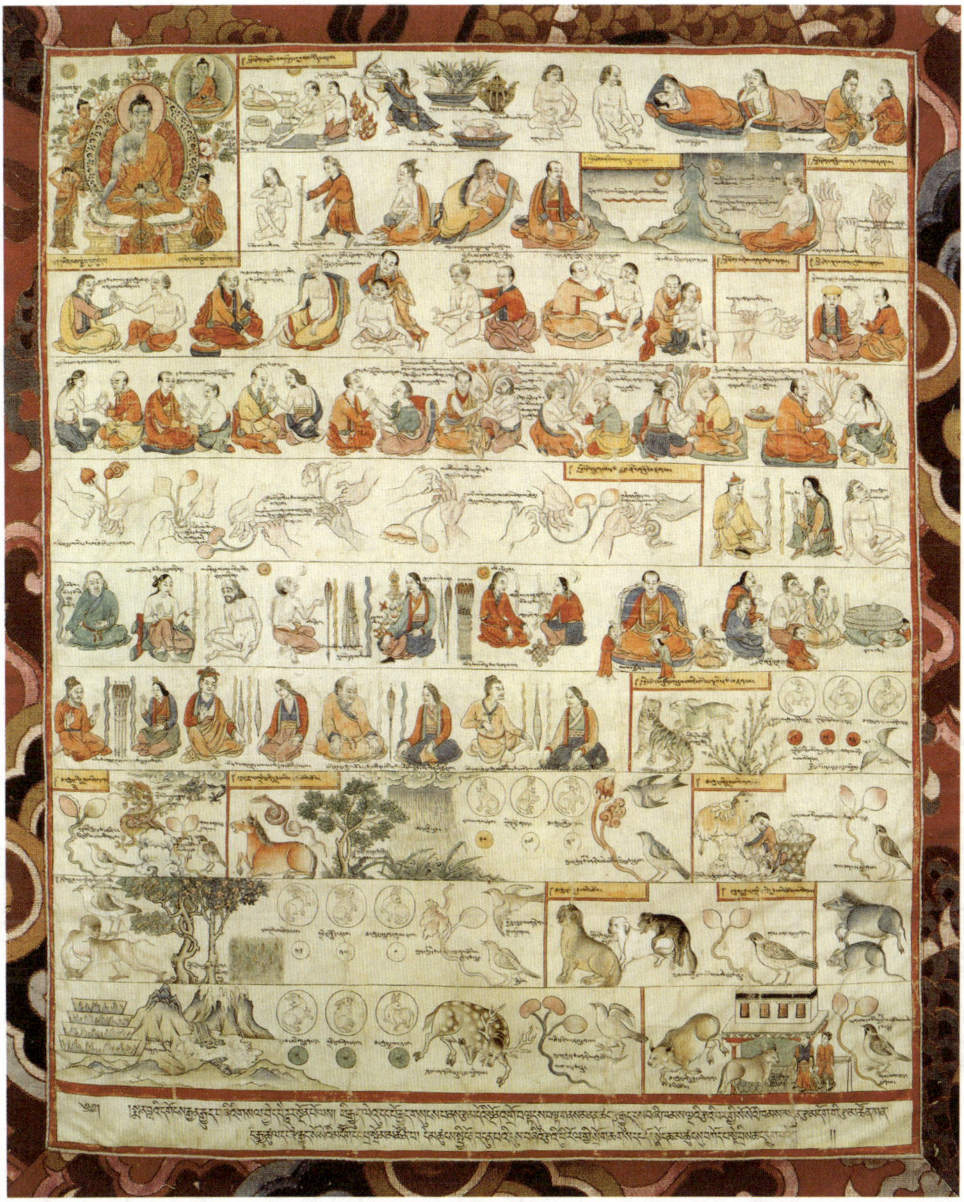

本图示《后续部》的佛祖化身和《后续部》第一章脉诊内容。脉诊章有十三总义，第一总义为诊脉前饮食起居禁忌，第二总义为诊脉时间，第三总义为切脉位置，第四总义为切脉轻重，第五总义为切脉方法，第六总义为三种平脉脉象，第七总义为四时五行、脏腑与脉象的关系。

讲授《后续部》的佛祖化身

讲授完《秘诀部》后，药师佛又入定无碍医方三摩地，从佛身向十方发出无数道光彩，消除一生的身体痛苦。之后这些彩光复聚于佛秘处，从中出现佛之成就化身——明知圣人，端坐在前方天空和佛之语化身——意生圣人一起向佛祖膜拜并礼绕一周，以一问一答的方式讲述起《后续部》来。

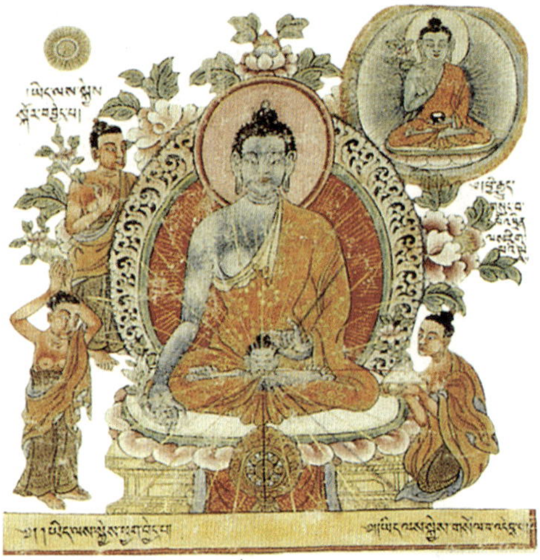

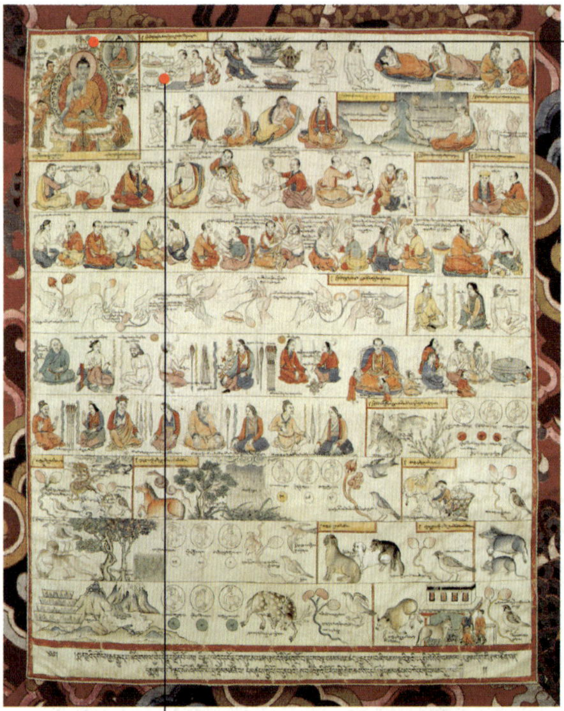

第一章 脉 诊

一、饮食起居教诫

1 忌热性营养饮食和起居

次晨诊脉前，受诊病人如果用油腻营养物涂擦按摩身体、晒日烤火或过多食用绵羊肉、酥油汁等热性有营养的饮食，则会出现赤巴病脉象，容易干扰真实脉象，故要禁忌此类饮食起居。

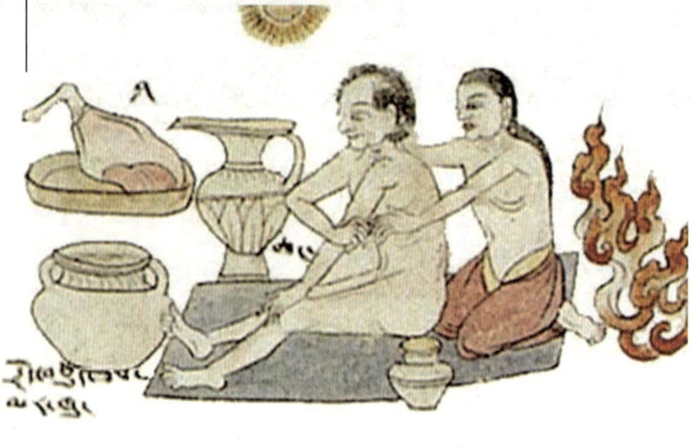

2 忌剧烈起居

次晨诊脉前，受诊病人如果有开拉硬弓、负荷重物、跳高跑步、挖掘硬地、摔跤竞技、过分行走等剧烈起居行为，则会出现赤巴病脉象，容易干扰真实脉象，故要禁忌此类起居。

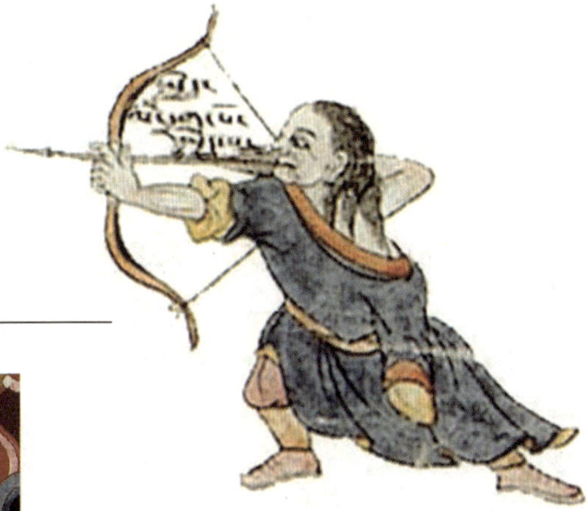

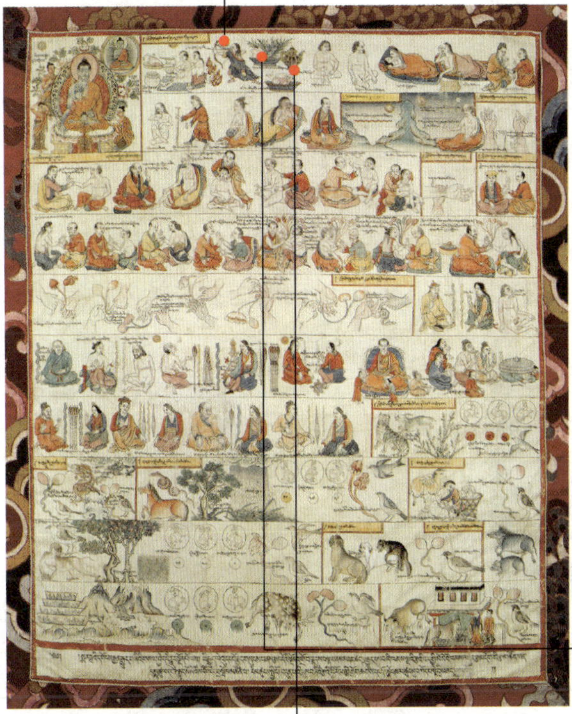

3 忌不消化食物

次晨诊脉前，受诊病人如果过食蔬菜、馊食、不熟或烧焦等胃不易消化的食物，则会出现培根病脉象，容易干扰真实脉象，故要禁忌此类食物。

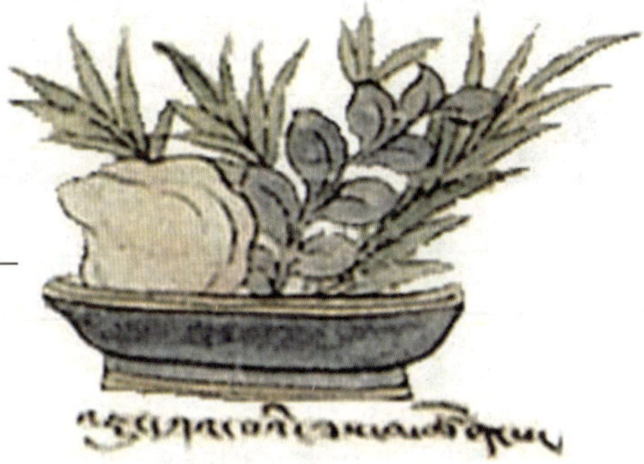

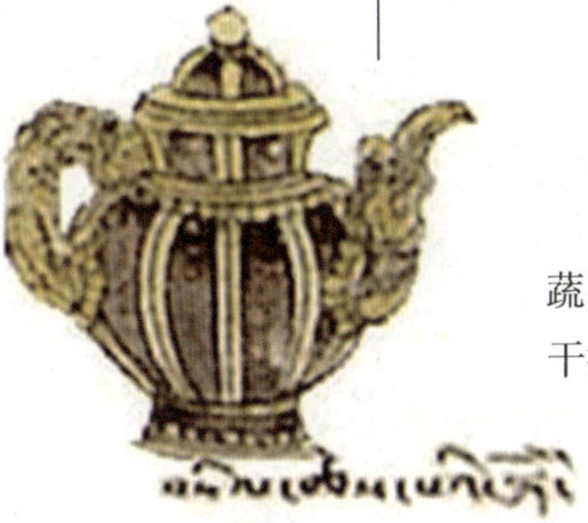

4 忌凉性饮食

次晨诊脉前，受诊病人如果食用茶、山羊肉、猪肉、蔬菜等过于性凉的饮食，则会出现培根病脉象，容易干扰真实脉象，故要禁忌此类饮食。

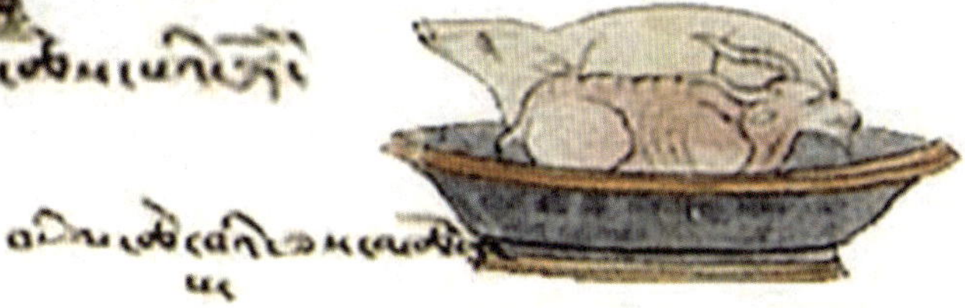

5 不宜太饱

次晨诊脉前，受诊病人如果吃得太饱，则出现洪而弦之脉象，易诊为热病，故进食不宜过饱。

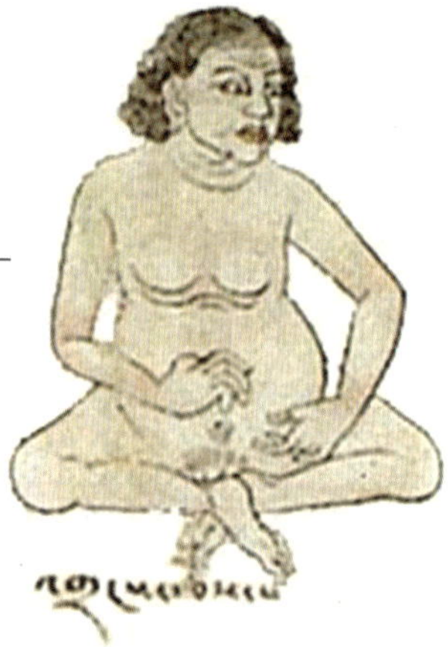

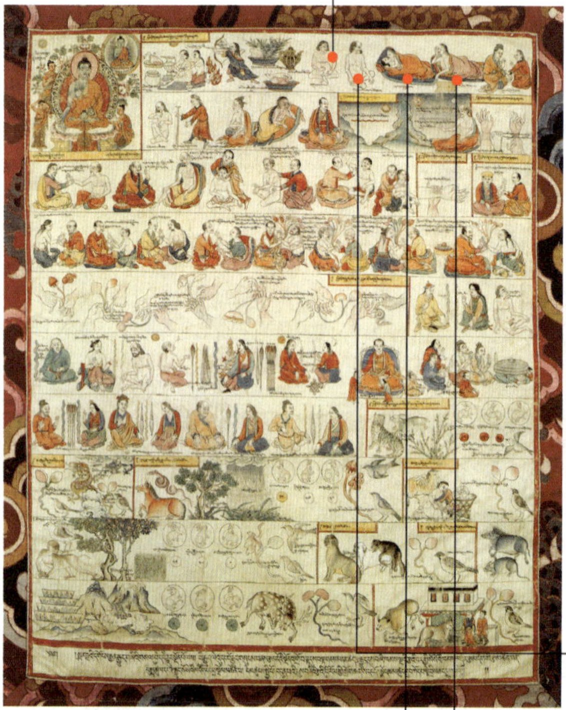

6 不宜太饿

次晨诊脉前，受诊病人如果因进行修炼、斋戒等佛事不进饮食而过于饥饿，则出现沉而衰弱脉象，容易误诊为培根隆病，故禁止此类起居行为。

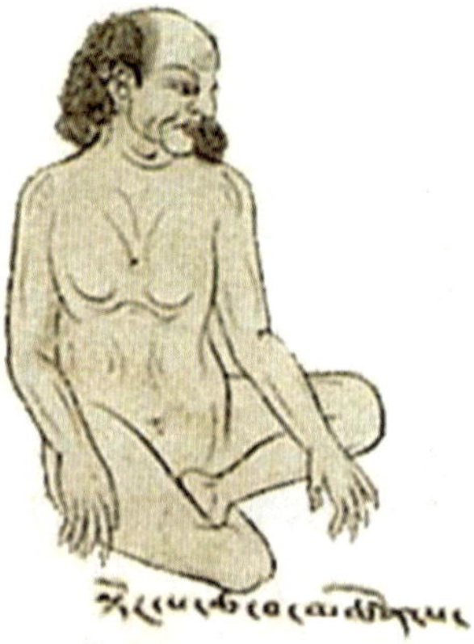

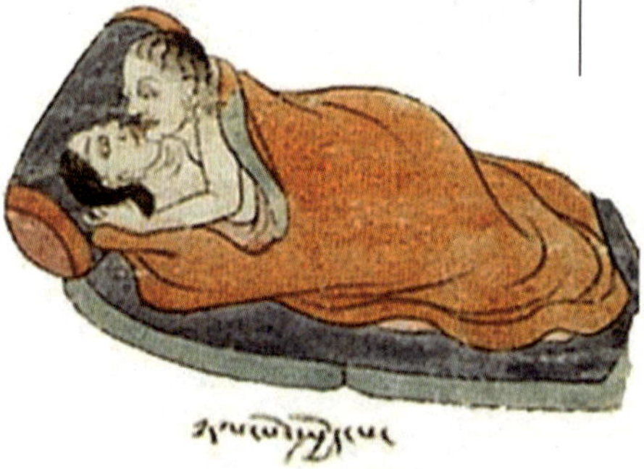

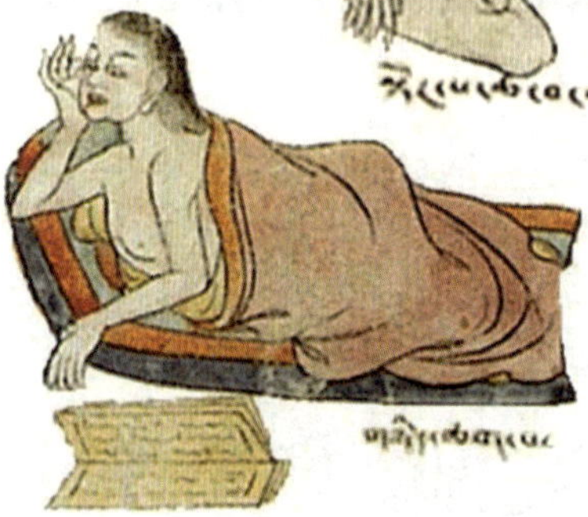

7 不宜同房

次晨诊脉前，受诊病人如果同房，则引起脉象与隆紊乱，难以诊断疾病，故要禁止同房。

8 不宜熬夜

次晨诊脉前，受诊病人如果熬夜造成睡眠不足，则会引起体内隆紊乱，出现疑似隆病的脉象，容易误诊为隆病，故要禁止熬夜。

9 不宜言语过度

次晨诊脉前，受诊病人如果进行念经和辩论等说话过多，则会引起体内隆紊乱，出现疑似隆病脉象，故要禁止此类活动。

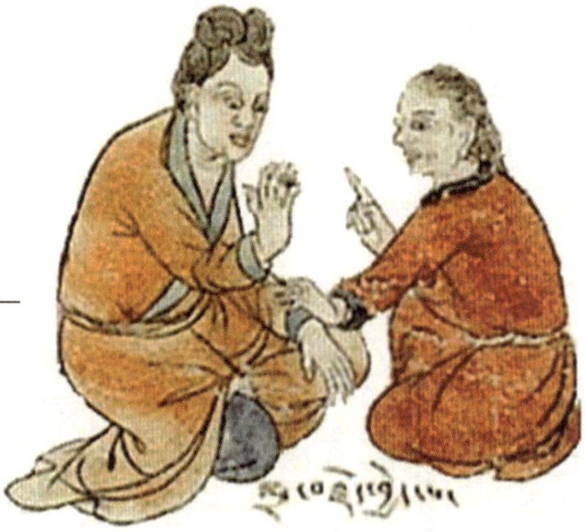

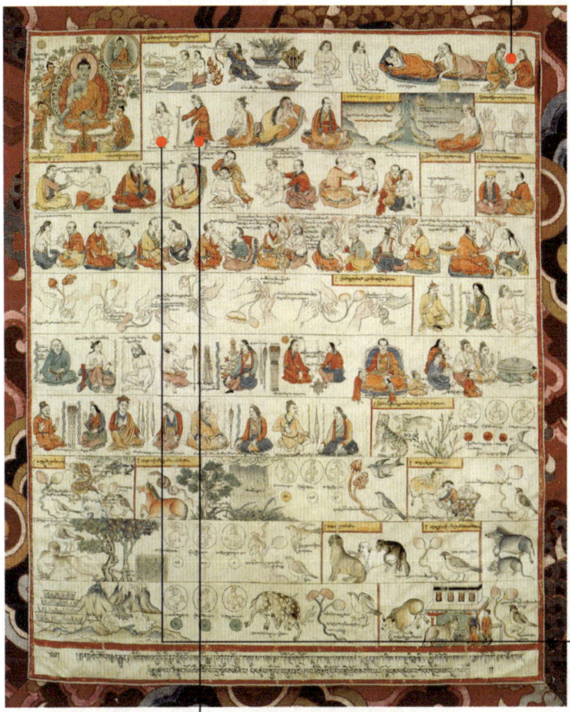

10 不宜劳心过度

次晨诊脉前，受诊病人如果悲伤、压抑、痛苦等劳心过度，则会引起体内隆紊乱，出现疑似隆病脉象，故禁止过度劳心。

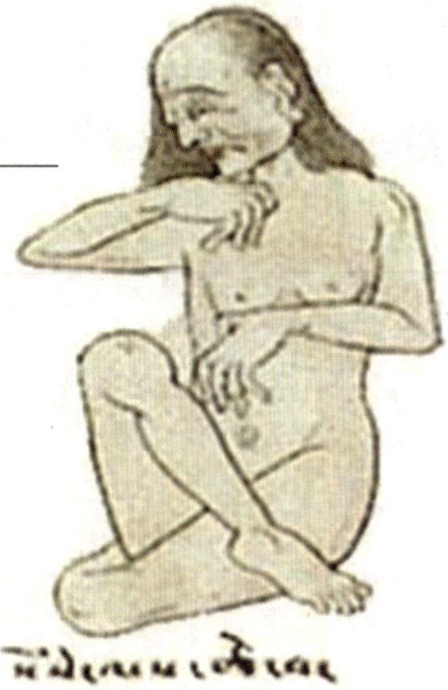

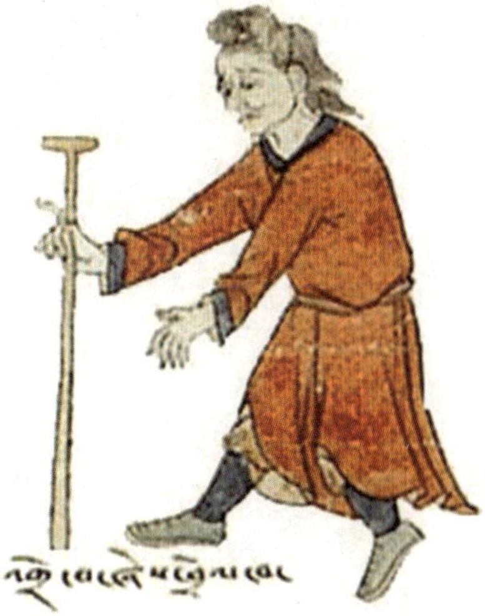

11 不宜忙碌

次晨诊脉前，受诊病人如果过于忙碌，行动紧张，则会引起体内赤巴紊乱，出现洪而弦等赤巴病脉象，故要禁止紧张忙碌。

12　不宜静坐

次晨诊脉前，受诊病人如果静坐过度，则会引起体内培根紊乱，出现沉而不显的培根病脉象，故要禁止静坐。

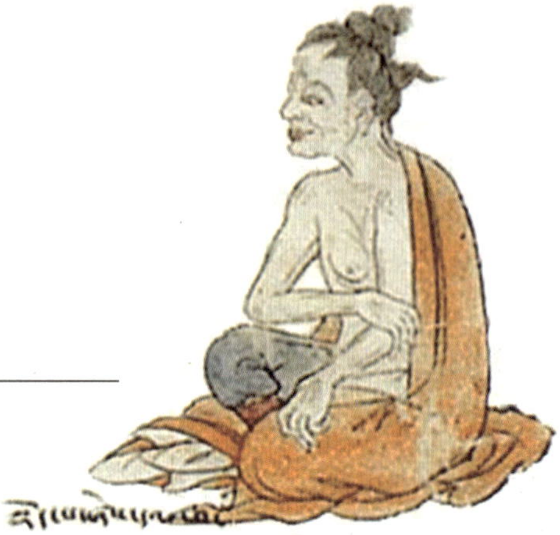

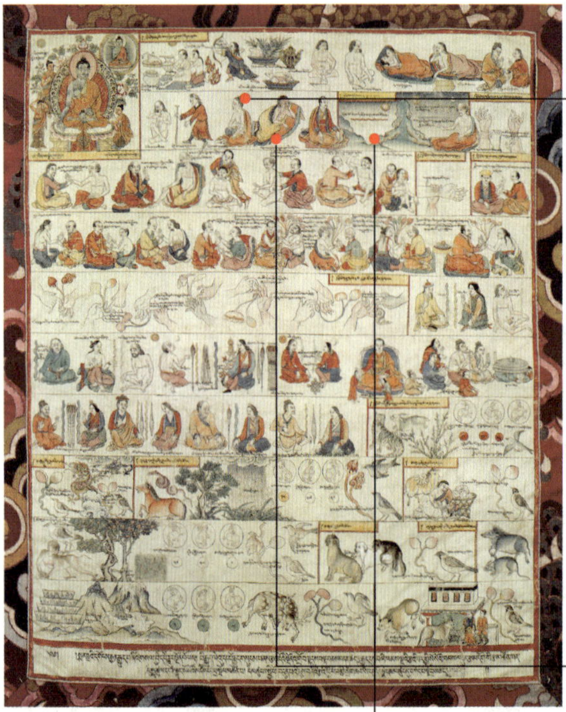

13　病人和医生禁忌事宜

次晨诊脉前，医生和病人皆不宜过用凉性或热性饮食，皆不宜剧烈劳作或慢条斯理，皆不宜过饱或过饿，否则诊脉时不能诊断病体的脉象。如果立即需要诊脉者，则要休息一会儿，待到脉搏复原后再诊断。

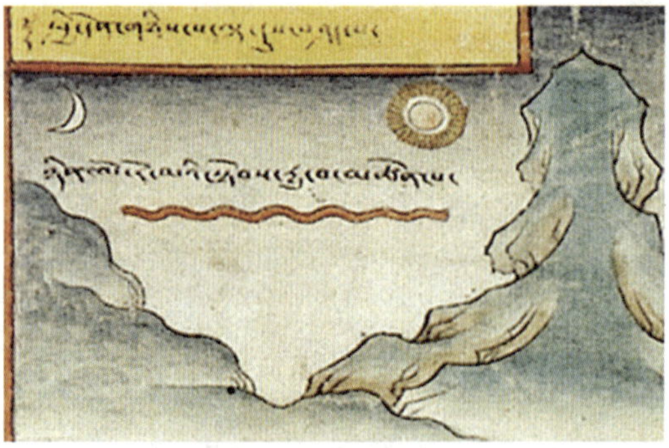

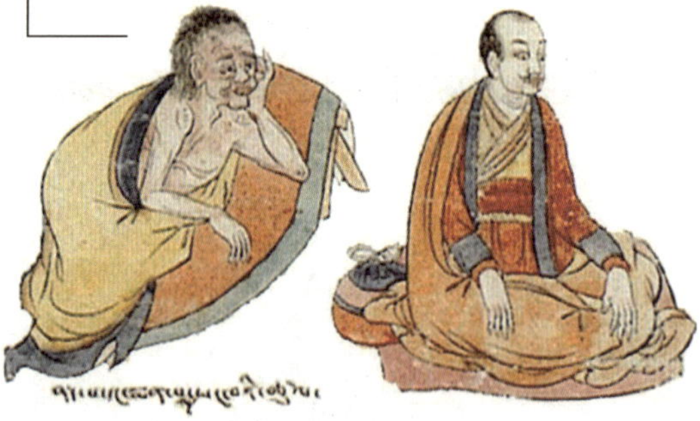

二、诊脉时间

1　白昼“若玛”脉强盛

诊脉时间应为无突发因素干扰，处于平静状态，如白昼或温暖时，外界火元和体内“若玛”脉（阳脉）运行强盛，隆与血液流动变强，脉象容易与血病、赤巴热证脉象相混淆，故天亮后阳光照到谷底后，则不宜诊脉。

2 夜晚“江玛”脉强盛

诊脉时间若在夜晚寒冷时，外界土水元和体内“江玛”脉（阴脉）运行强盛，隆与血液流动变弱，脉象容易与培根寒证脉象相混淆，故诊脉时间不宜太早，即夜晚和天亮之前不宜诊脉。

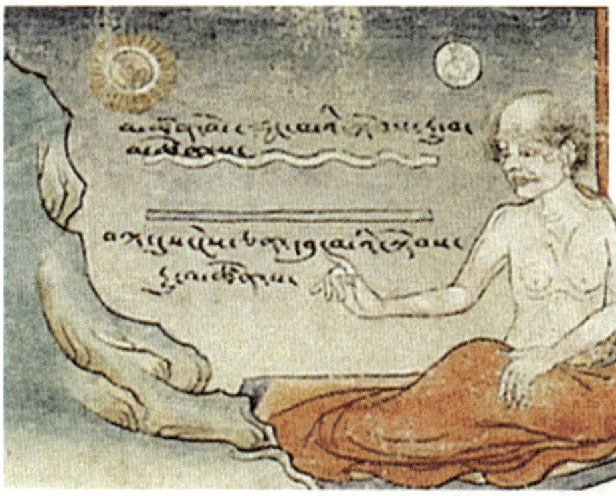

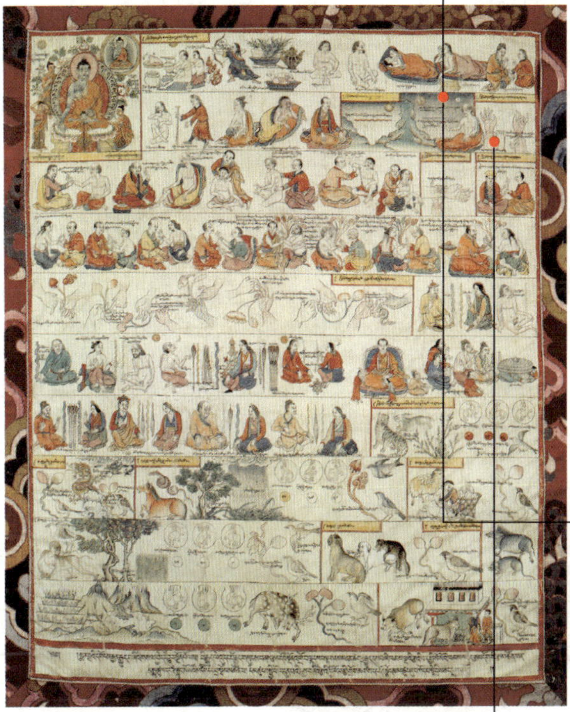

3 诊脉应在“吾玛”脉强盛时

诊脉应在天亮后阳光初露，还未照及河谷时，即具有体内热气还未外散、外界冷气还未进入体内，安卧被窝，未进食，阴阳平衡，呼吸均匀等六特征之时。

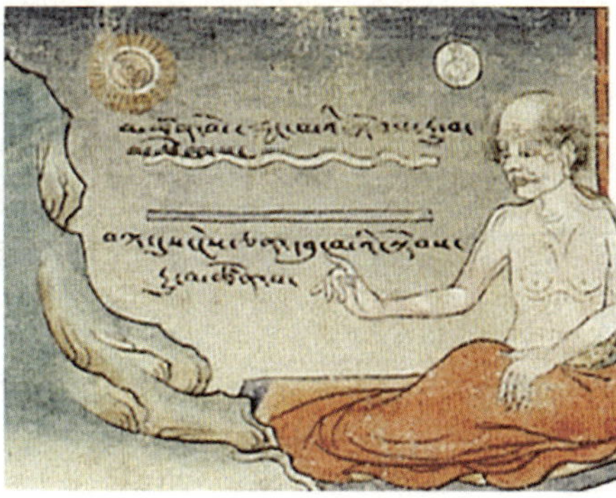

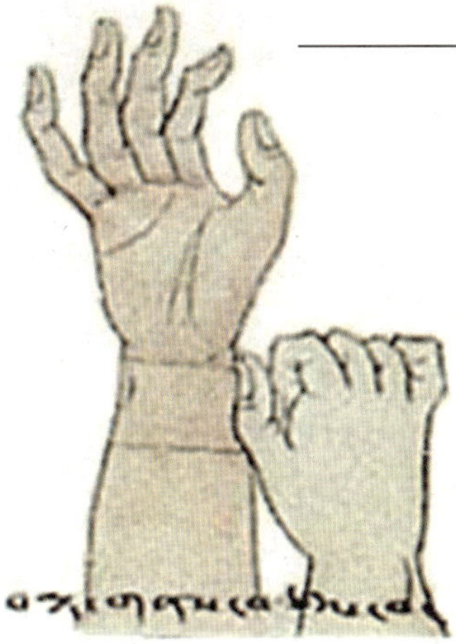

三、诊脉位置

1 确定脉位

诊脉位置在病人腕部第一横纹向下（向臂方向）1寸高骨下缘壁上。因为此处距身体上下和脏腑的距离远近适宜，疾病征兆皆显露于此，故定为脉位。

2 “寸”“关”“恰”三指均匀按脉

在病人腕部第一横纹向下一寸高骨下缘壁上开始按下医生的食指（“寸”）、中指（“关”）、无名指（“恰”），各指间不能过宽、过窄，也不能紧挨，保持等距离。

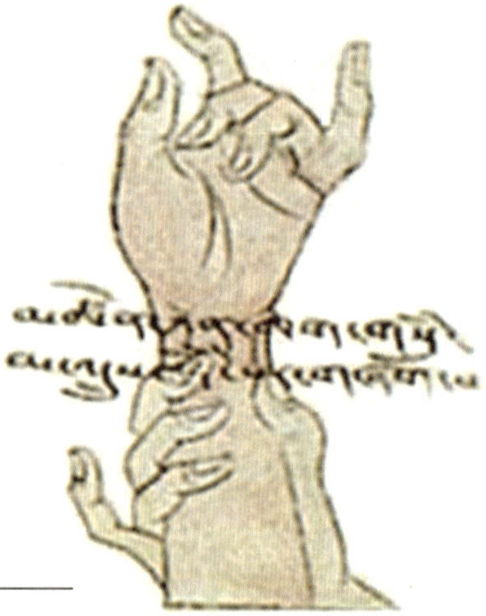

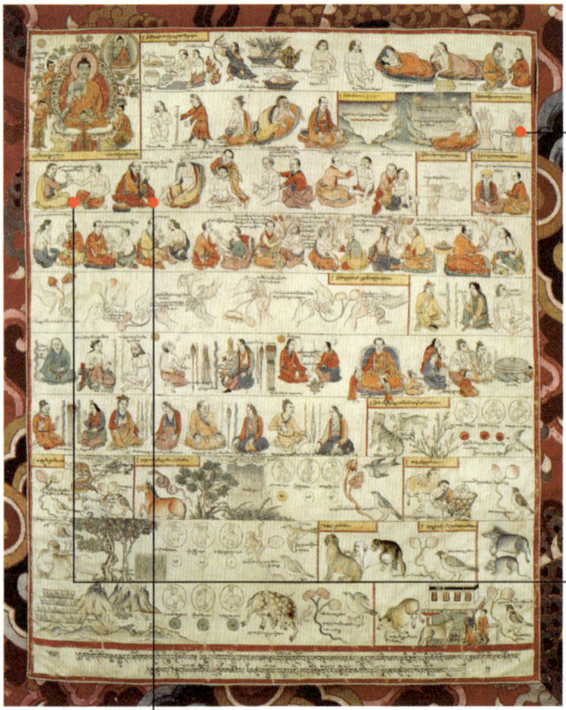

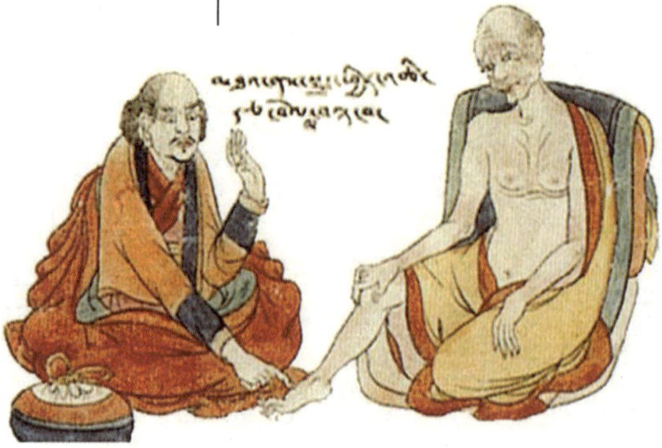

3 魂脉，诊下角两筋腱间脉

魂脉（寿脉）要诊腕部下角两粗壮筋腱间隙中动脉，如果脉搏不明显，应在此脉上下重按或轻按，哪儿脉搏明显则按哪儿。

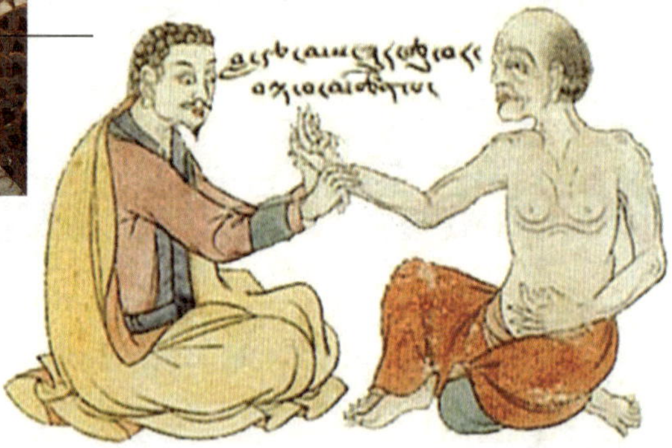

4 死症脉，诊足背动（趺阳）脉

病人是死是活，要诊趺阳脉，因为人快要死亡之时体内五元从人体边缘向心窝收拢，所以人将要死亡之时其脉搏停与未停，要诊足背动脉（趺阳脉）。

5 上体外部疾病诊入睡脉

“南仓”指锁骨以上包括头颈的部位即上体，上体若有疾病要诊颈部的入睡脉，此脉入睡后搏动更明显。

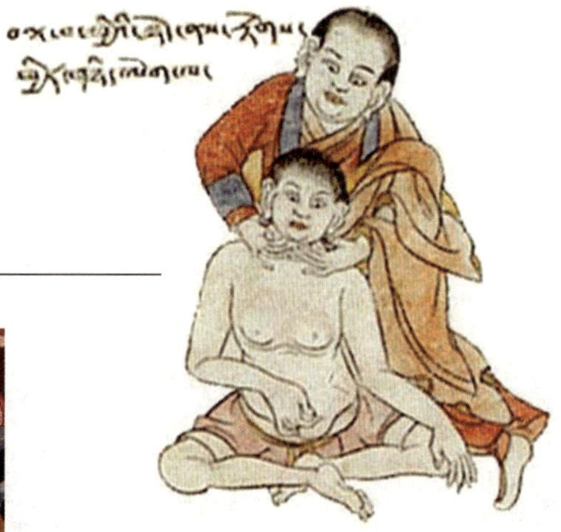

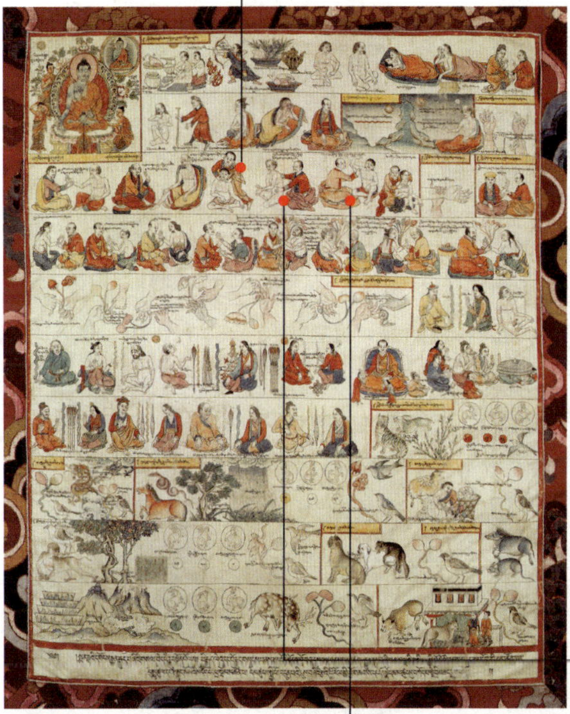

6 下体疾病诊红眼脉

脐以下下体外部疾病要诊腹股沟动脉（红眼脉）。

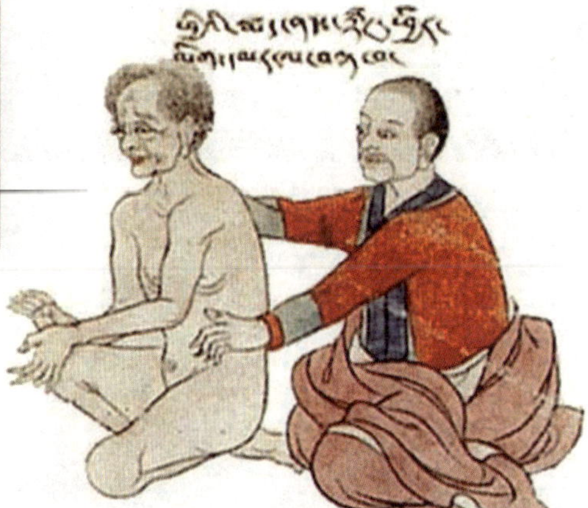

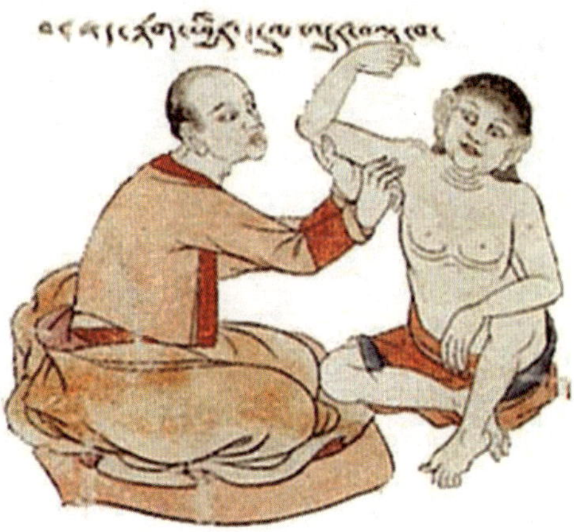

7 中体疾病诊聚汗脉

“南仓”以下至脐以上的中体疾病要诊腋窝下的聚汗心脉。

8 寿数诊心窝

判断人能否存活或寿数的长短主要诊魂脉，亦可诊心窝脉，女切右乳头动脉，男切左乳头动脉，诊脉搏一百至之间，诊法与寿脉相同。

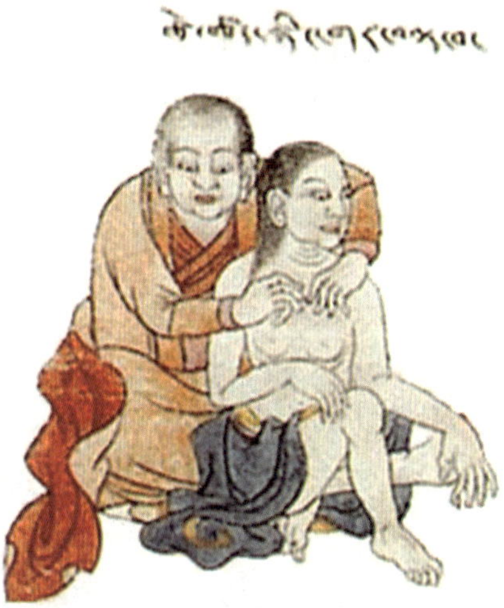

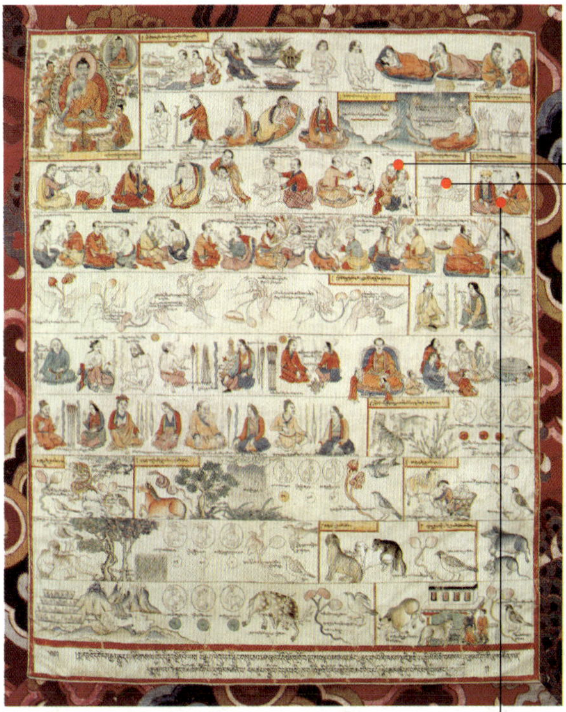

四、诊脉轻重

切脉时医生的食指（“寸”）要轻至皮肤、中指（“关”）要按至肌肉、无名指（“恰”）重按至骨。这是因为从肌肉间隙中伸出的脉管似地上长出的萝卜，靠近肘部的肌肉较厚，靠近腕部的肌肉较薄，故切脉有轻重之差别。

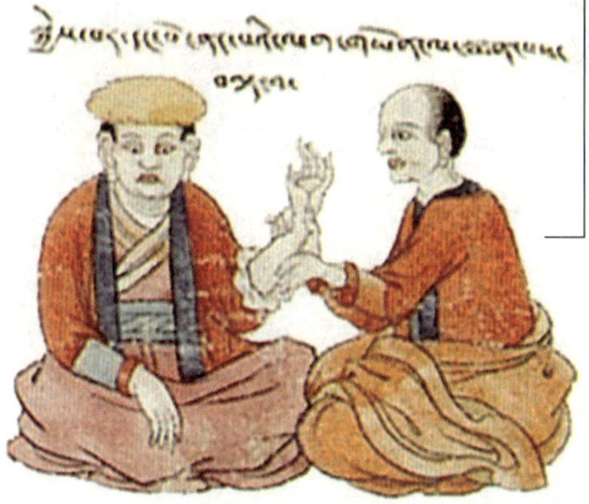

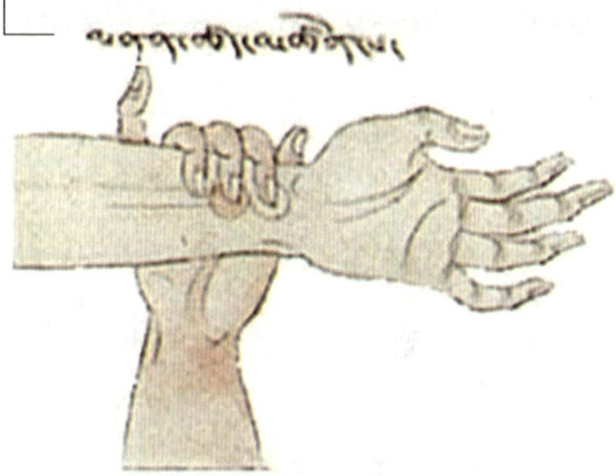

五、诊脉方法

1 男先诊左手

男性患者，医生首先要诊其左手脉，这是因为男子属谋略性人，其烦恼意通行的脉管尖端朝着心脏左侧，隆、血液向该方向流动。

2　女先诊右手

女性患者，医生首先要诊其右手脉，这是因为女子属智慧性人，其烦恼意通行的脉管尖端朝着心脏右侧，隆、血液向该方向流动。

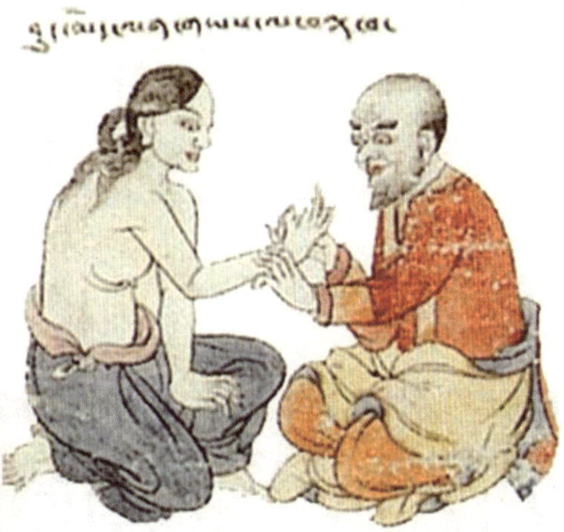

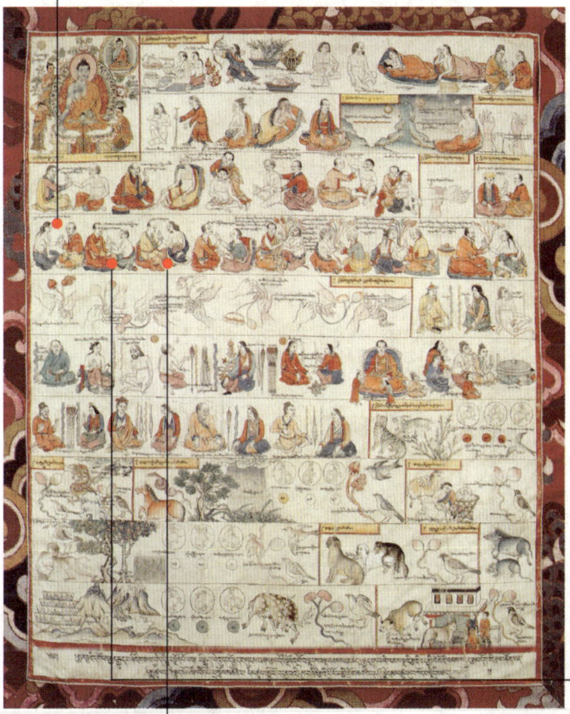

3　只诊左右脉是否均衡

切诊病人脉搏次数在一百至之间，是否时强时弱，脉位上下是否时洪时迟、时粗时细、时沉时浮、时停时涩等，左右手脉搏是否均等，医生要用双手诊脉。

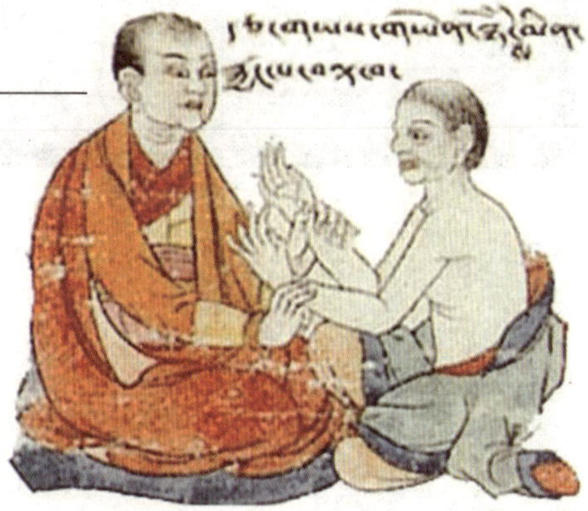

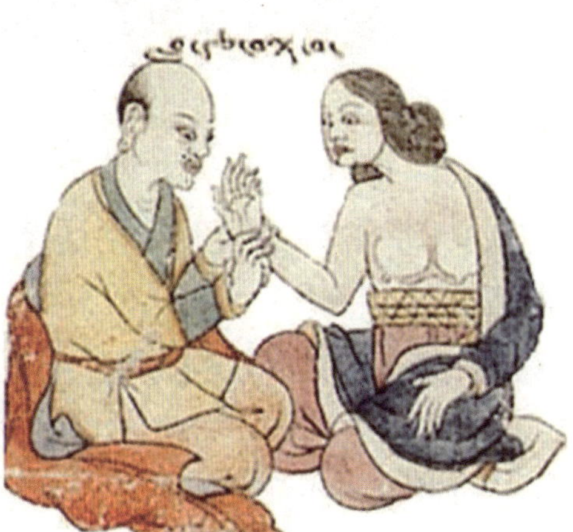

4　诊魂脉

在诊断患者魂脉（寿脉）时，患者若是女子，医生首先切其右手；若是男子，医生首先切其左手腕下角两筋腱间隙中的动脉。

5　诊魂脉是否正常

切患者左、右手魂脉脉搏次数在一百至之间是否有快慢、沉浮、停涩等。看脉搏是否均衡之时，医生要左、右手交换切患者左、右手脉。

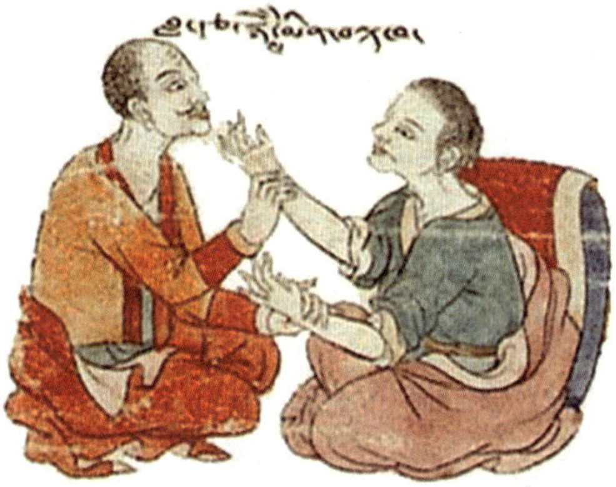

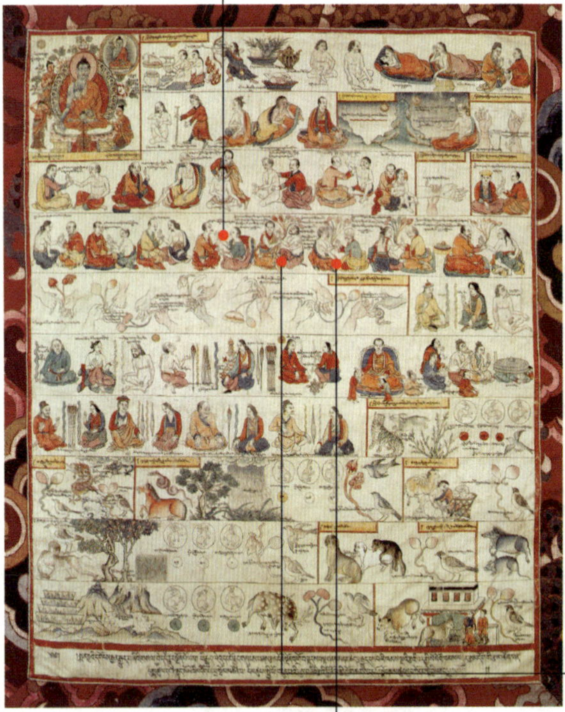

6　医生右手切男性患者左手脉

诊男性患者脉时，医生首先要用右手切其左手脉，即医生食指（“寸”）候心与小肠脉；中指（“关”）候脾与胃脉；无名指（“恰”）候左肾与“三木塞”脉。

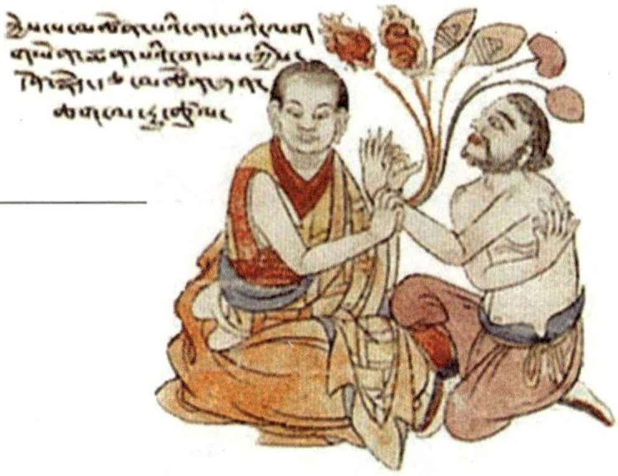

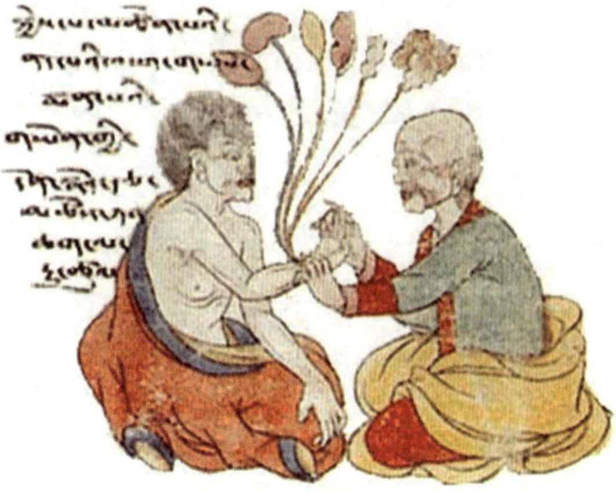

7　医生左手切男性患者右手脉

医生左手切男性患者右手脉，即食指（“寸”）候肺与大肠脉；中指（“关”）候肝与胆囊脉；无名指（“恰”）候右肾与膀胱脉。

8 医生左手切女性患者右手脉

诊女性患者脉时，医生首先要用左手切其右手脉，即食指（“寸”）候心与小肠脉；中指（“关”）候肝与胆囊脉；无名指（“恰”）候右肾与膀胱脉。

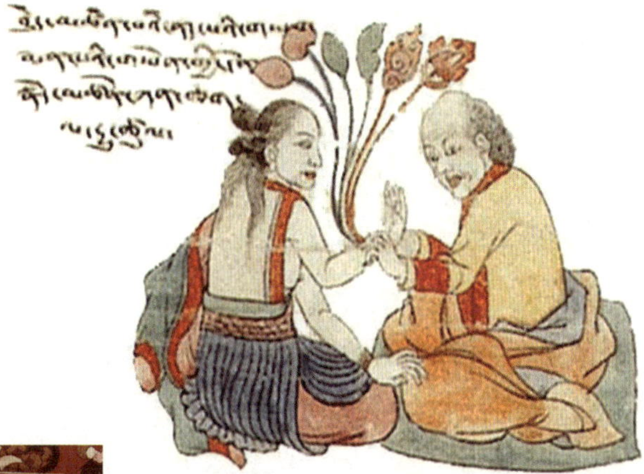

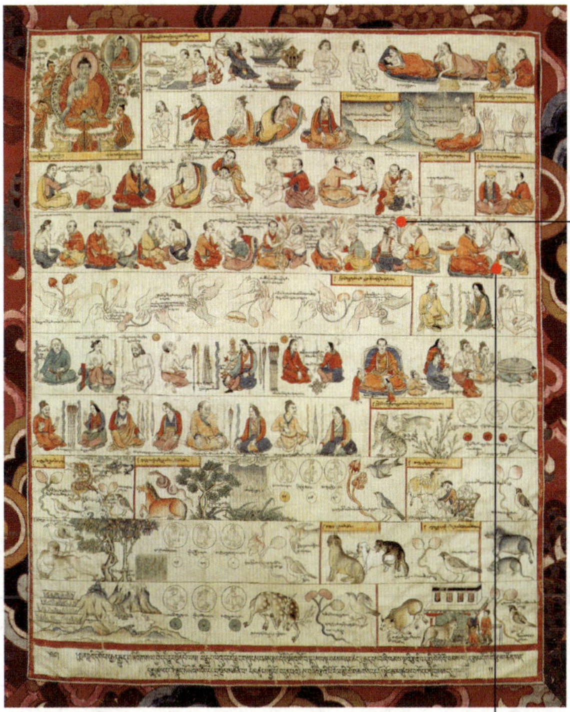

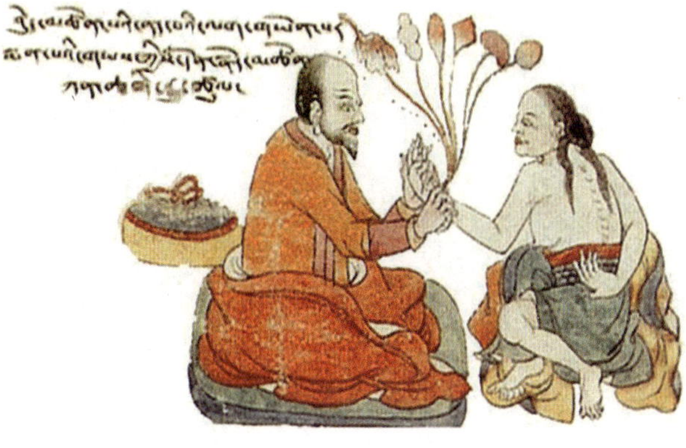

9 医生右手切女性患者左手脉

医生右手切女性患者左手，即食指（“寸”）候肺与大肠脉；中指（“关”）候脾与胃脉；无名指（“恰”）候左肾与“三木塞”脉。

10　心与小肠有疾诊拇指（甲）动脉

各手指上有每一脏及与该脏相关的每一腑之脉运行，拇指上有心脉与小肠脉运行，故心与小肠有疾病则诊拇指动脉。

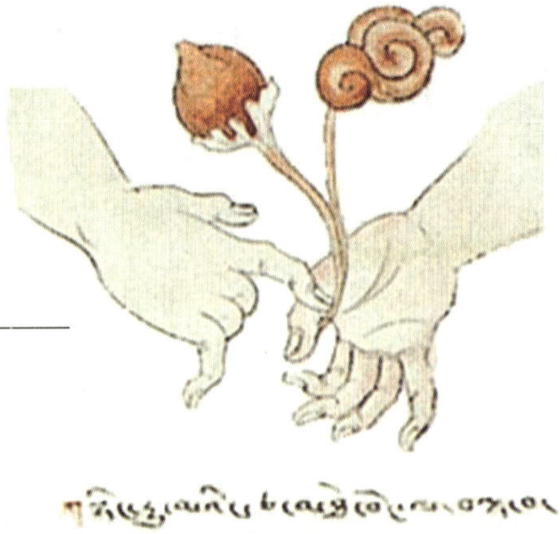

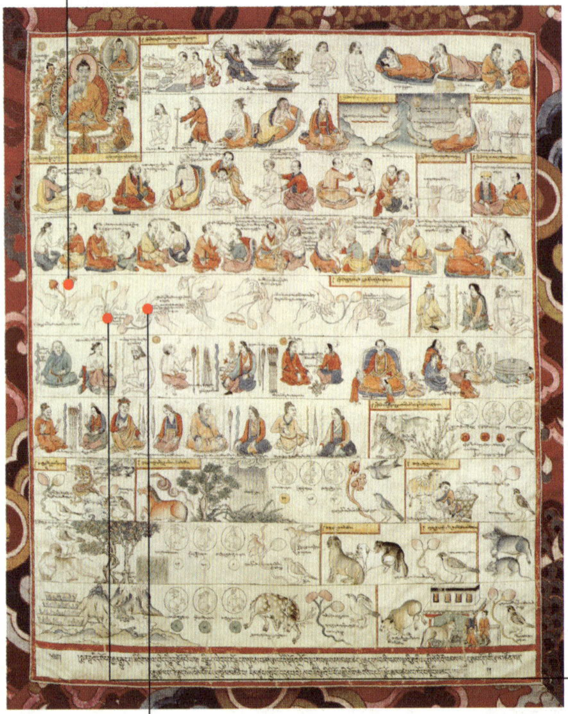

11　脾与胃有疾诊无名指（丁）动脉

无名指上面有脾脉和与脾相关的胃脉，故这两脏腑有疾病则诊无名指动脉。

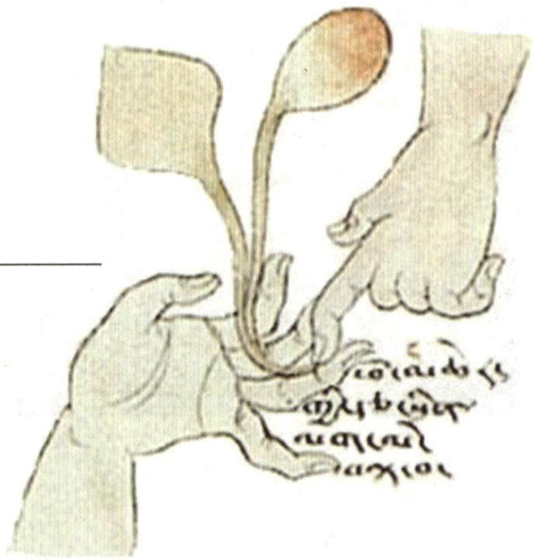

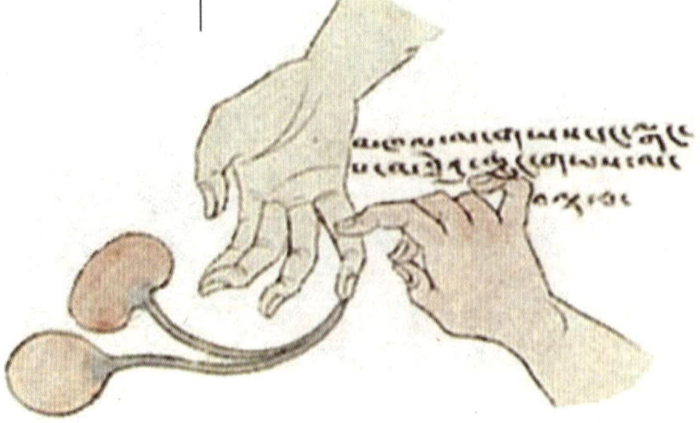

12　右肾与膀胱有疾诊右小指（己）动脉

右小指上面有右肾脉和与肾相关的膀胱脉两脉，故这两脏腑有疾病则诊右小指动脉。

13 肺与大肠有疾诊食指（乙）动脉

食指上面有肺脉和大肠两脉，故这两脏腑有疾病则诊食指动脉。

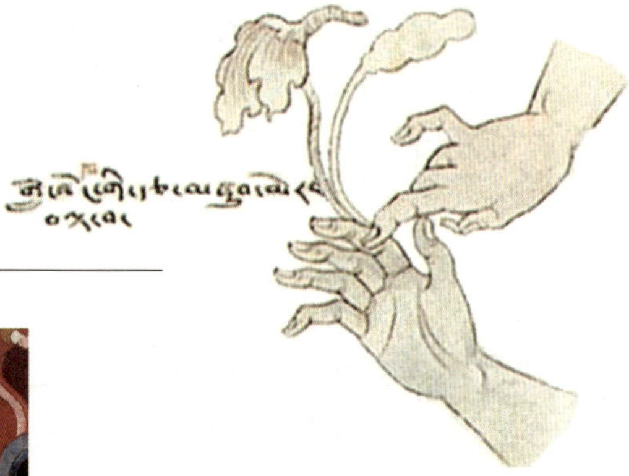

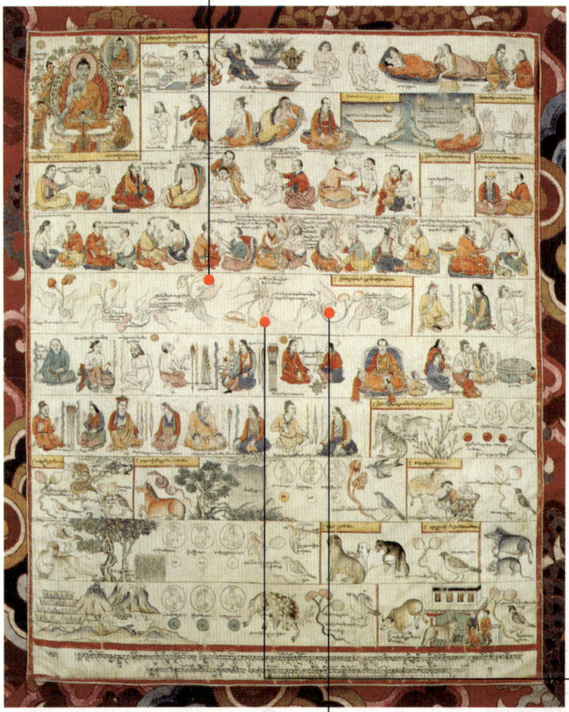

14 肝与胆囊有疾诊中指（丙）动脉

中指上面有肝脉与胆囊两脉，故这两脏腑有疾病则诊中指动脉。

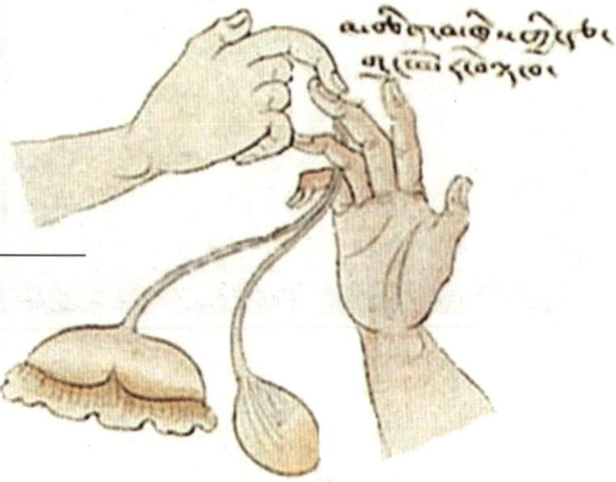

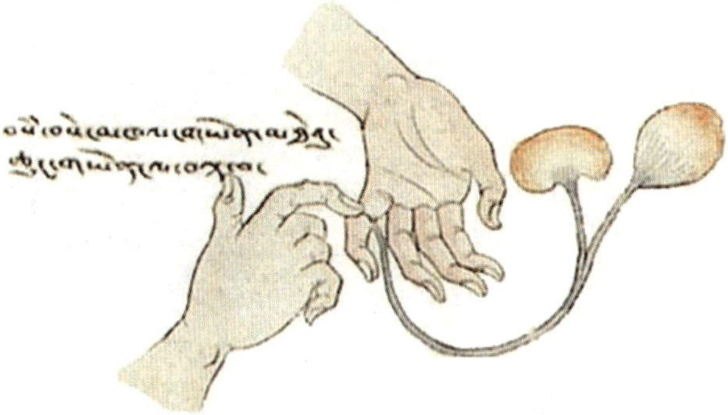

15 “三木塞”与左肾有疾诊左小指（戊）动脉

左小指上面有“三木塞”脉与左肾脉两脉，故这两脏腑有疾病则诊左小指动脉。

16　疫病诊无名指（庚）动脉

所谓疫病即生存于外界的毒虫“巴日巴达”和生存于体内的先天微虫被激怒后，所引发的立即致死的恶性疾病，可诊无名指动脉。

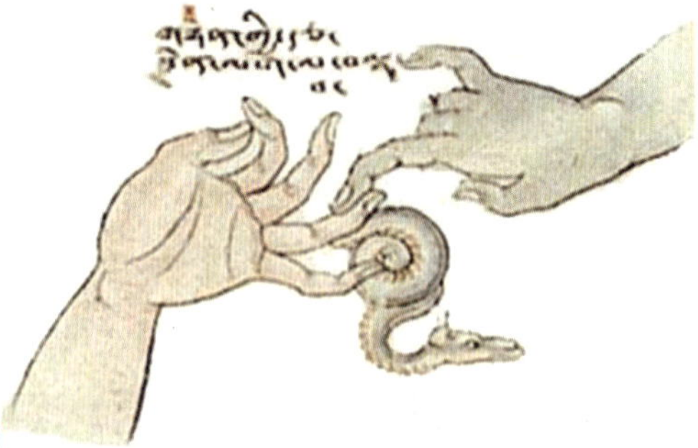

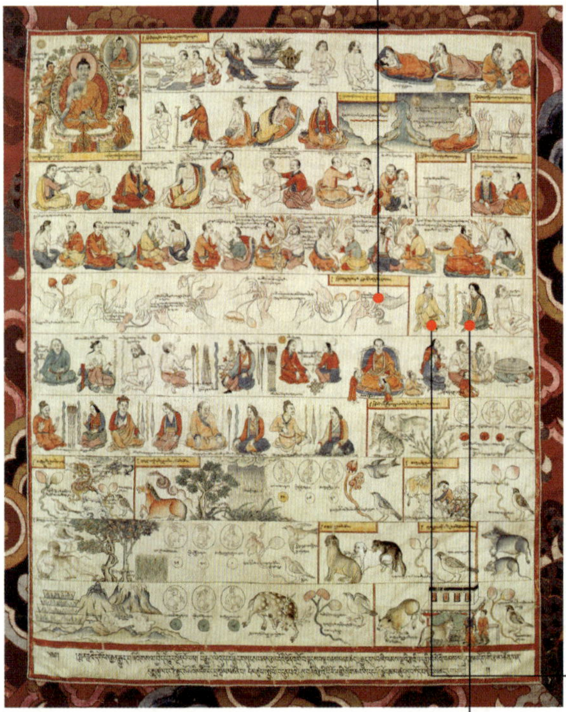

六、三种平脉脉象

1　阳脉

健康人体，分谋略型、智慧型、谋略与智慧兼备型 3 种。他们的脉象也出现三种不同情况，其中阳脉（雄脉）脉象粗壮而洪大，有此脉象原因是阳脉特性与隆特性相似，故以谋略秉性为主。

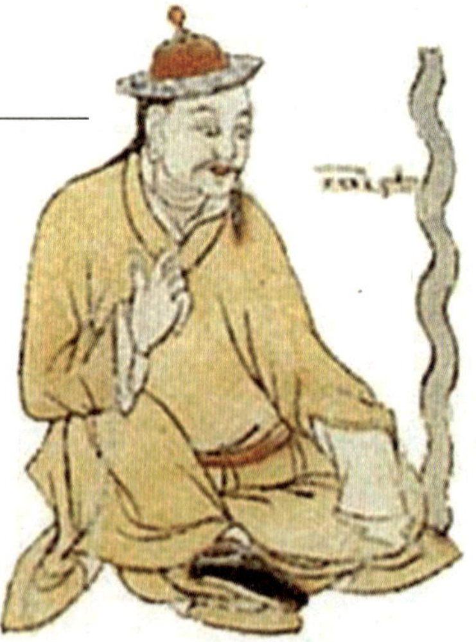

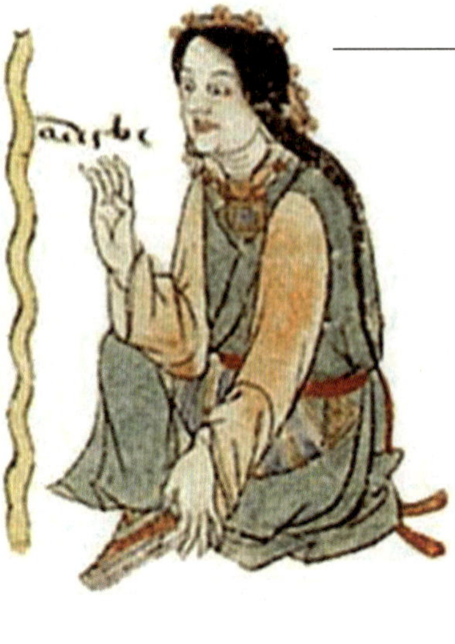

2　阴脉

健康人体分谋略型、智慧型、谋略与智谋兼备型 3 种，属于智慧秉性的阴脉（雌脉）特性与赤巴特性相似，脉象细而急数。

3 菩提心脉

菩提心脉或中性脉脉象迟而悠长、绵而不弦（即搏动绵柔），因菩提心脉特性与培根特性相似，故属谋略智慧兼备秉性之脉。

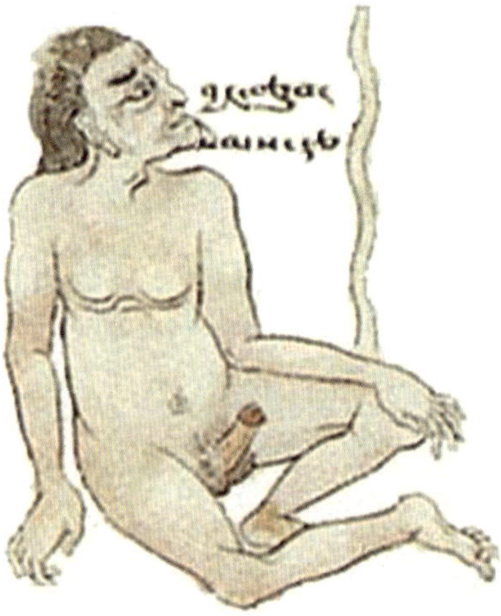

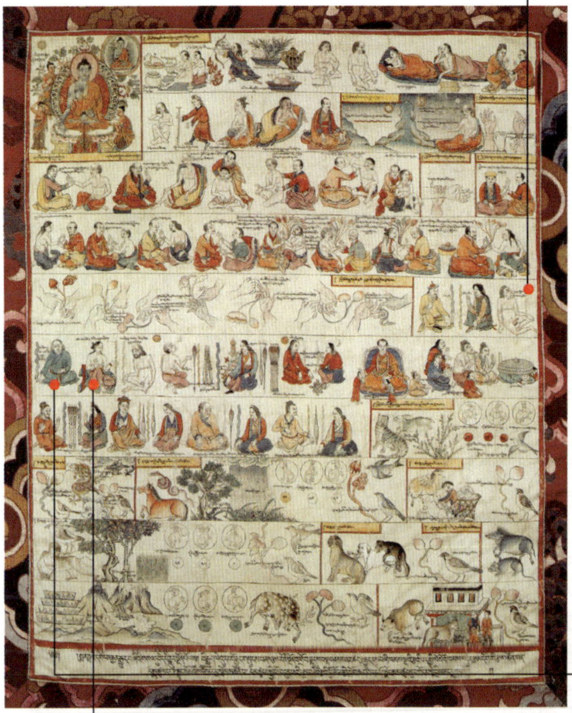

4 男性多具阳脉

健康男性脉搏粗而洪大，为男性正常脉，一般男性多具阳脉。

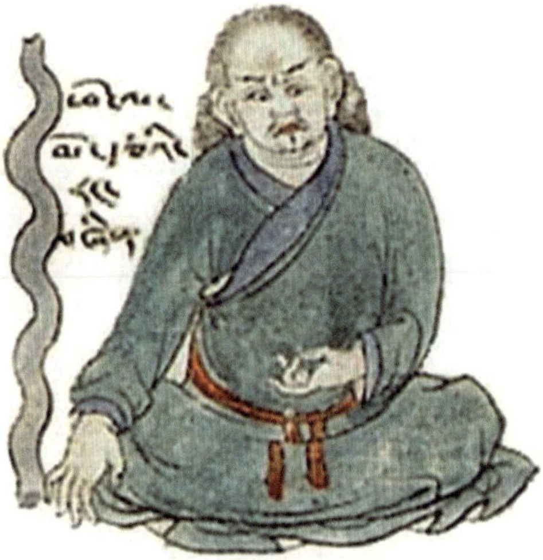

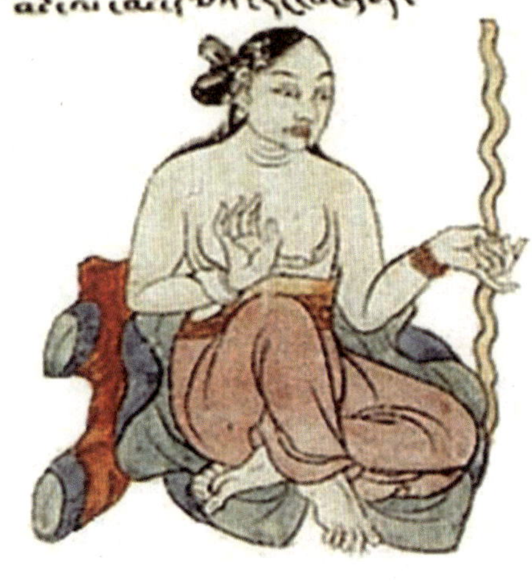

5 女性多具阴脉

女性脉象细而疾，为女性正常脉，一般女性多具阴脉。

6　中性人多具中性脉

中性人又分变异中性人、两性中性人等多种，脉象悠长而绵柔、不紧弦，中性人一般多具中性脉。

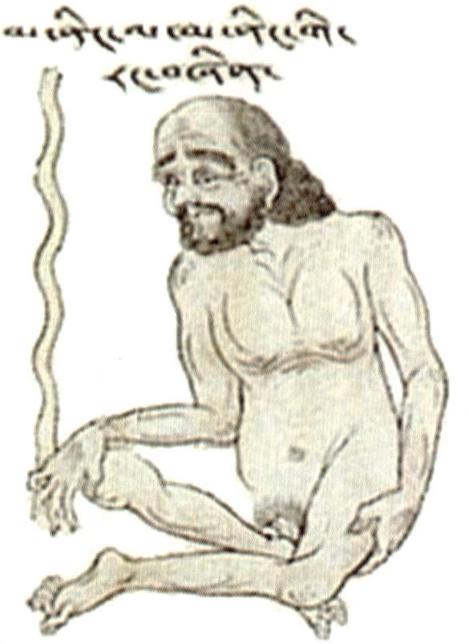

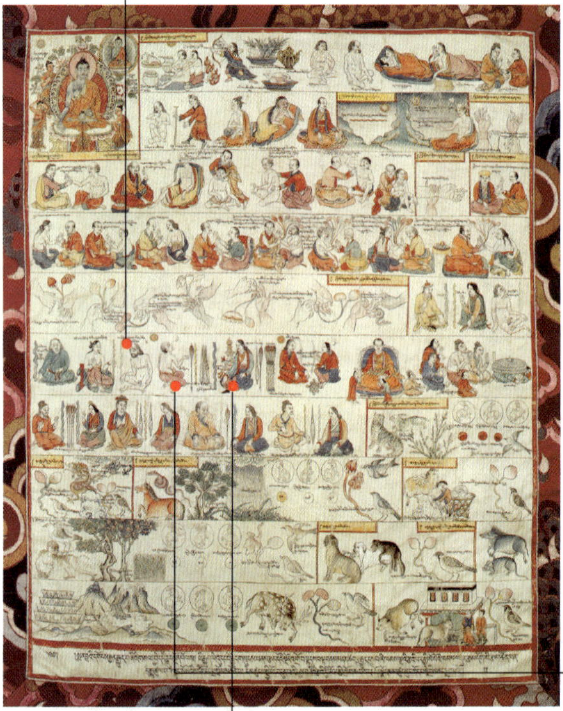

7　男具阴脉者长寿，多女孩

男子基本脉特性与隆脉或木元相似，若出现细而疾的阴脉脉象，其寿比日月，多生女孩。

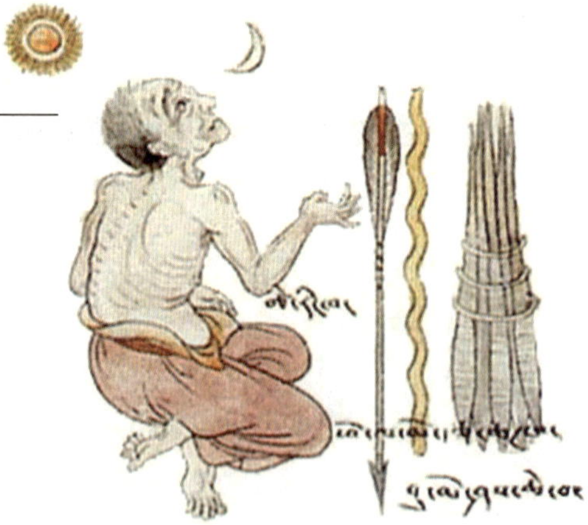

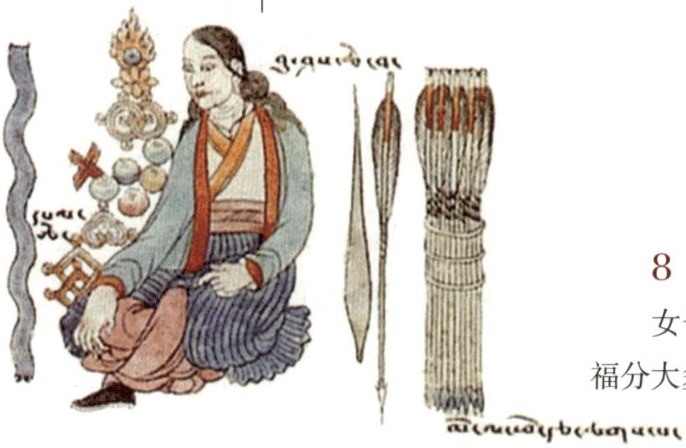

8　女具阳脉者福大，多男孩

女子基本脉粗而洪，出现阳脉脉象者，福分大多生男孩，财物等丰裕富有。

9 夫妻皆具菩提心脉者少病，长寿

夫妻双方皆具菩提心脉，即脉象悠长而绵柔者，皆少病长寿。

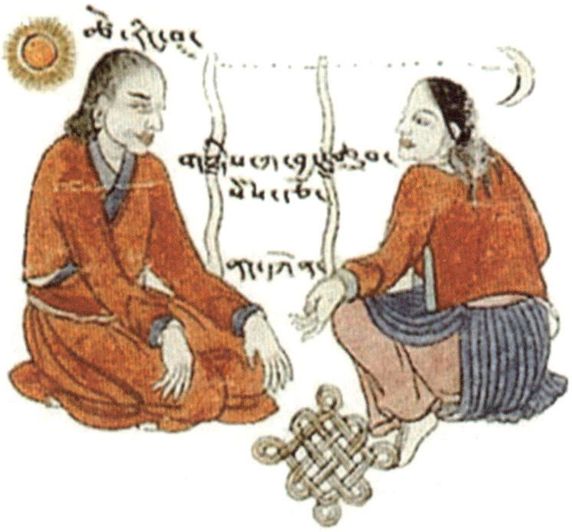

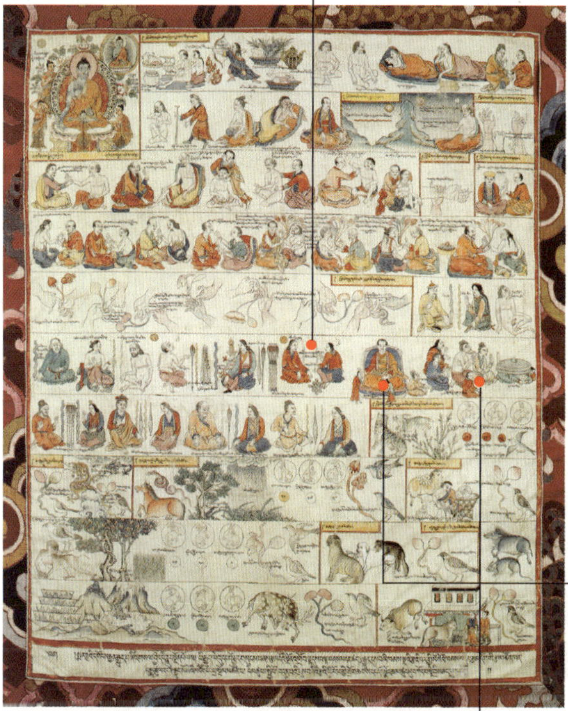

9.1 上尊下憎

夫妻皆具菩提心脉，即脉象悠长而绵柔者，则会受到比自己高贵者如上师、长官等人的慈爱、喜欢，却遭到比自己低下者的不悦、憎恨。

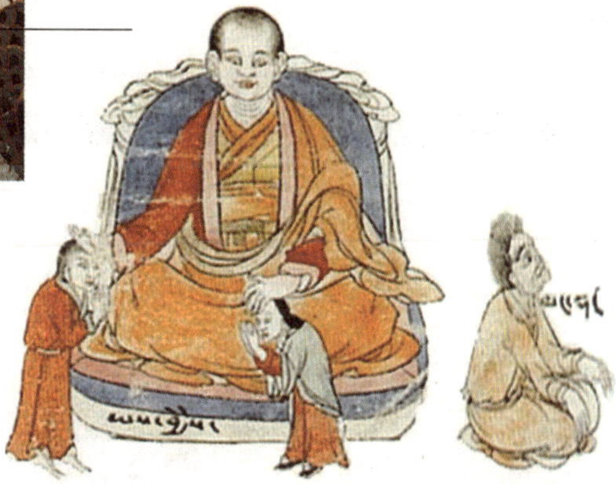

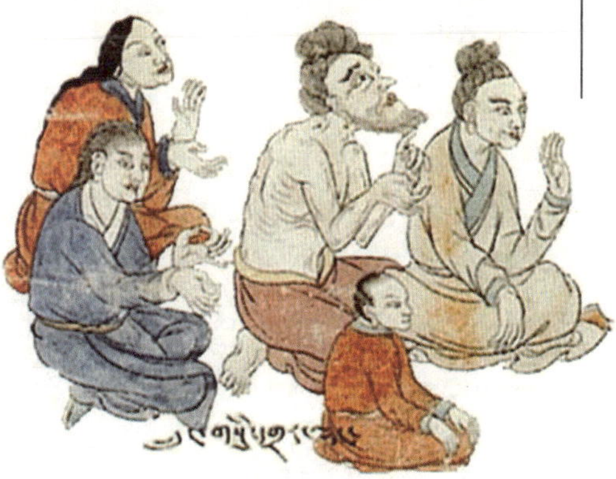

9.2 三近亲憎恨，最终断后

夫妻皆具菩提心脉者，则会遭到三近亲即叔、舅、侄三种人的憎恨，由于中性缘故不生子，最终便断后无嗣。

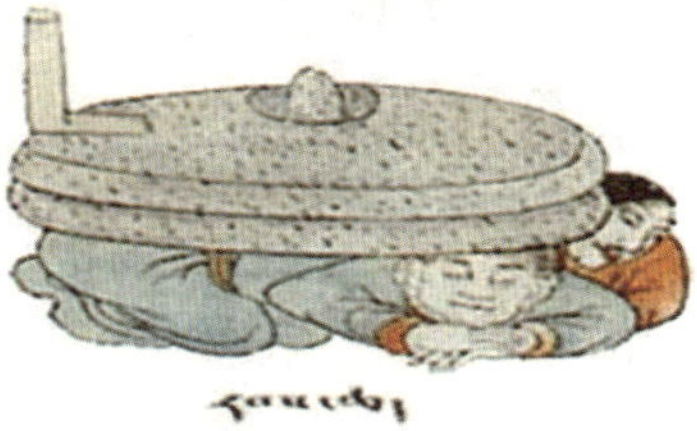

10 均为阳脉多生男

诊健康夫妻两人的基本脉，双方皆具粗而洪的阳脉者，则多生男孩。

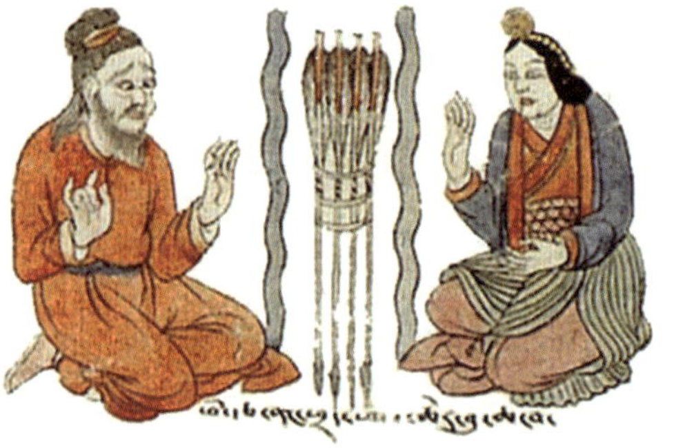

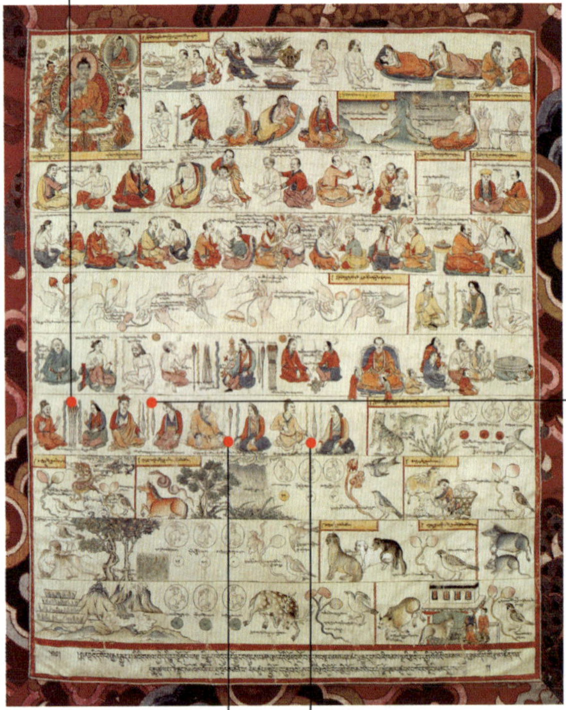

11 均为阴脉多生女

诊健康夫妻两人的基本脉，双方皆具细而疾的阴脉者，则多生女孩。

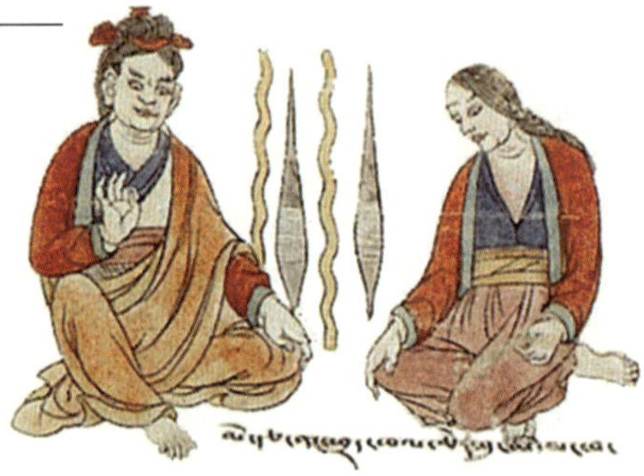

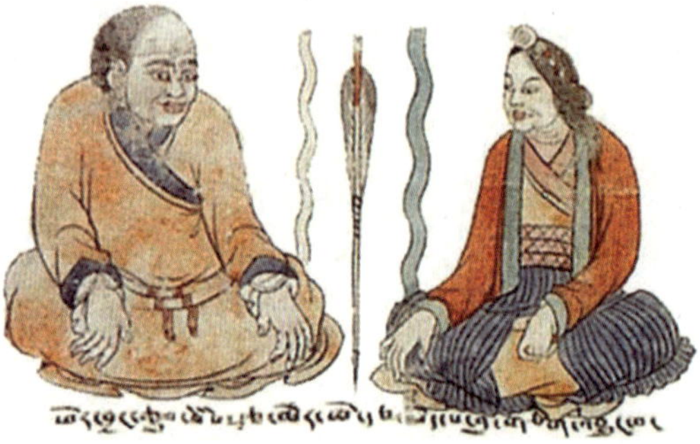

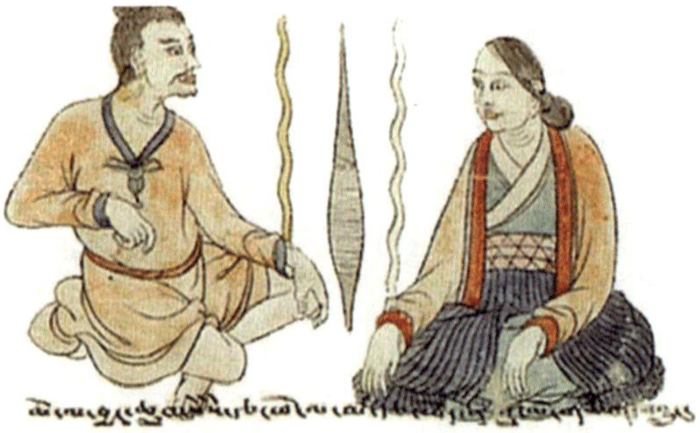

12 男具菩提心脉，女具阳脉者只生一男

夫妻中男具悠长而绵柔的菩提心脉，女具粗而洪的阳脉者，夫妻俩只生一男孩，这是因为有菩提心脉之缘故。

13 女具菩提心脉，男具阴脉者只生一女

夫妻中女具悠长而绵柔的菩提心脉，男具细而数的阴脉者，由于男具阴脉故夫妻俩只生一女孩。

七、四时五行与脏腑脉象

1 春三月

1.1 伯春仲春及其所主生肖

外界有四季，体内有五脏及五脏所属五行，五脏脉象与五行相配的脉诊法是，春三月即藏历一月（伯春）、二月（仲春）、三月（季春），其中伯春、仲春两月五行属木，所主生肖为虎、兔。

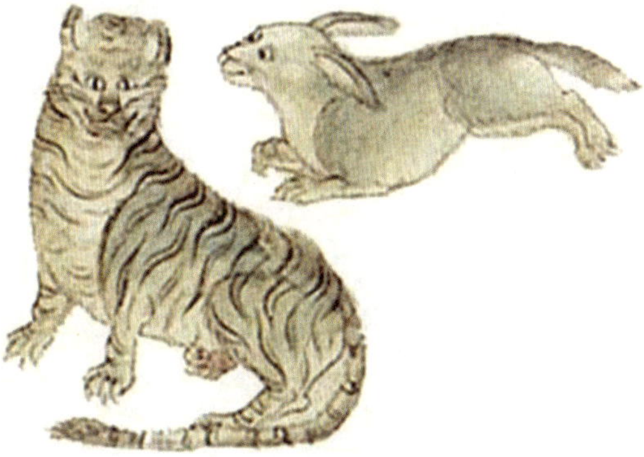

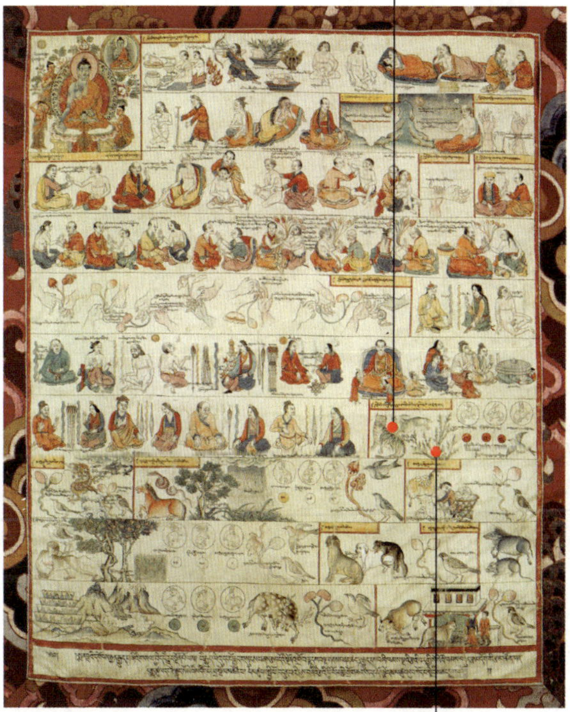

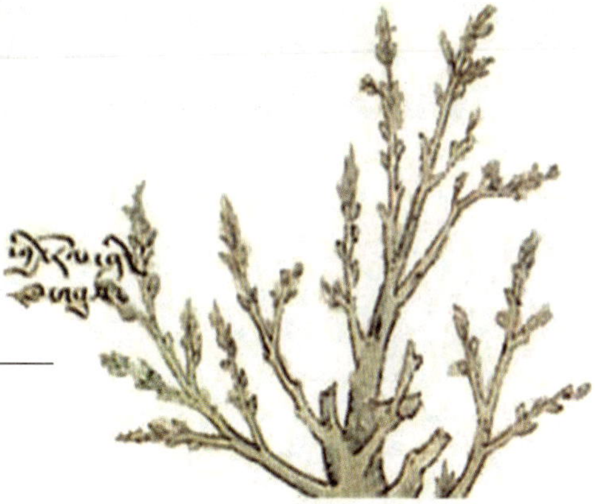

1.2 春三月大地固定特征

伯春、仲春所主生肖为虎、兔，五行属木，此时大地固定不变的特征是因木行盎然，故树木等植物开始吐芽生长。

1.3 春三月天宇固定特征

春三月星宿、翼宿和角宿三宿当值，即伯春第九行星星宿，仲春第十一行星翼宿，季春第十三行星角宿，各自伴随十五的月亮当值司时，仲春的十五日昼夜时间相等。

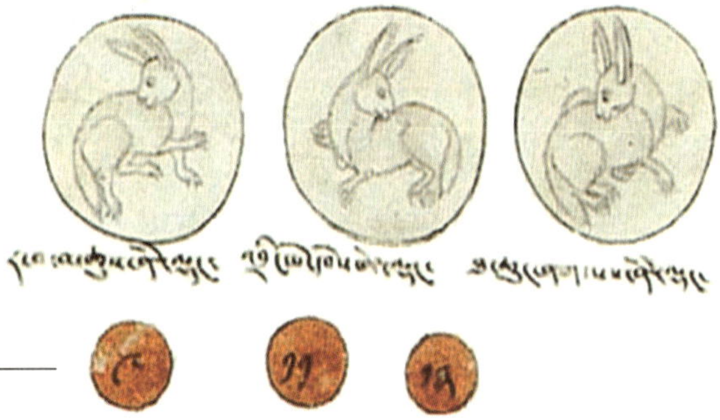

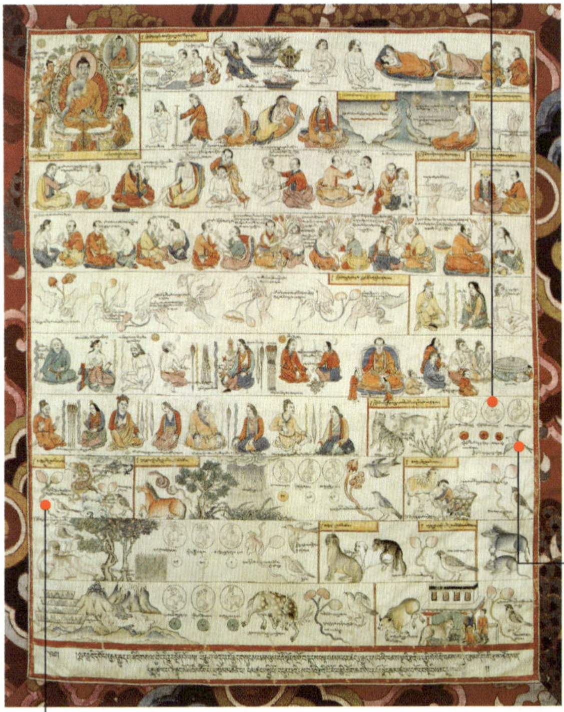

1.4 云雀鸣叫

伯春马或星宿、仲春鹞或翼宿、季春雀或角宿三宿当值之时，固定不变的特性为这时云雀在天空飞翔、鸣叫。

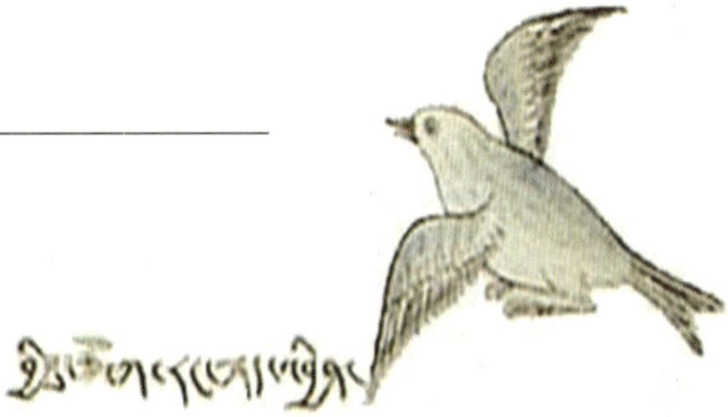

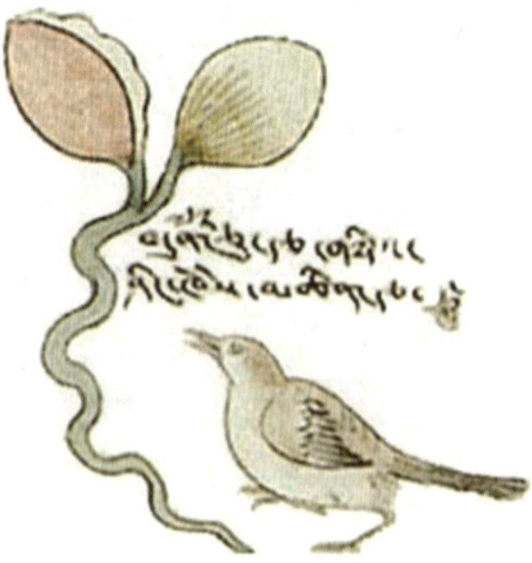

1.5 七十二天五行为木，肝脉旺盛

春季的伯春从初一算起至七十二天中五行属木，肝脉旺盛，外界五行与体内五行皆为木，旺盛，故体内木肝脉和胆脉搏动似云雀鸣叫细而紧促。

1.6 季春属龙

季春月为龙月，五行属土，外界雷声轰响，龙当值。

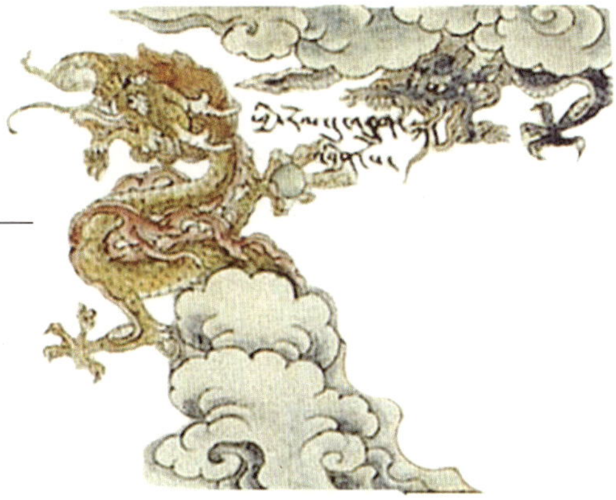

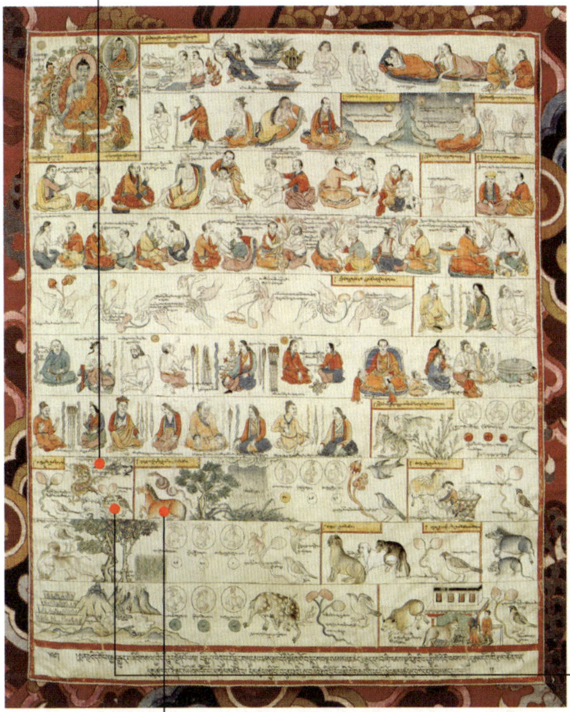

1.7 剩余十八天属土，脾脉旺盛，麻雀鸣叫

春三月共九十天，其中伯春三十天、仲春三十天、季春十二天，计七十二天。剩余的十八天内（称之界时），外界五行和体内五行皆属土，土元与脾脉旺盛，此时土脾脉脉象似麻雀鸣叫短而绵柔。

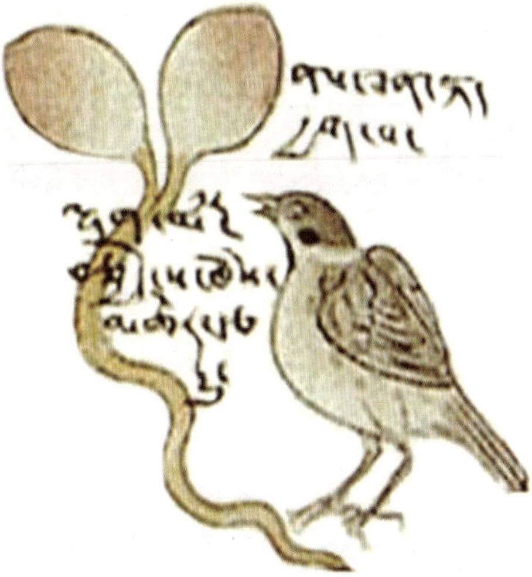

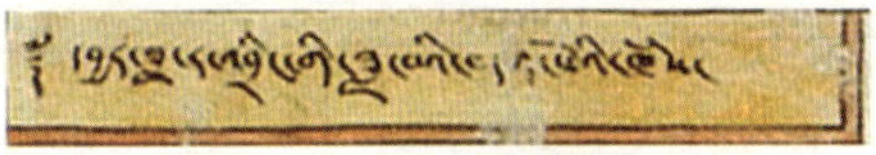

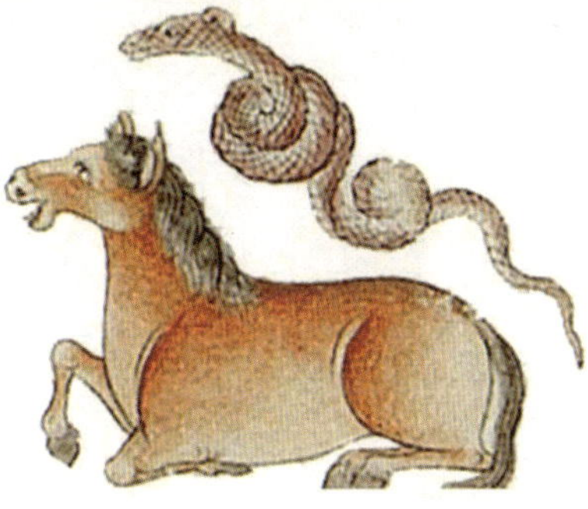

2 夏三月

2.1 夏季伯夏、仲夏及所主生肖

夏三月即藏历四月（伯夏）、五月（仲夏）、六月（季夏），其中伯夏氐宿当值，仲夏心宿当值，两月所主生肖为蛇、马，火元旺盛，故当值者为蛇和马。

2.2 夏三月大地固定特征

夏三月的伯夏、仲夏两月的主司五行为火元，外界火元旺盛，到处温煦，固定特征为树木花草等植物枝叶茂盛，雨水降下。

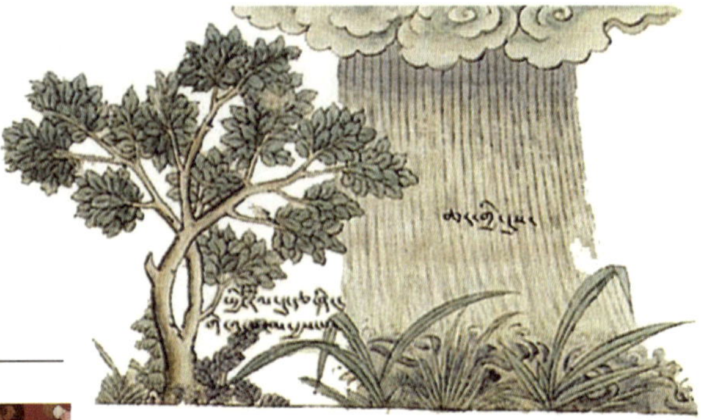

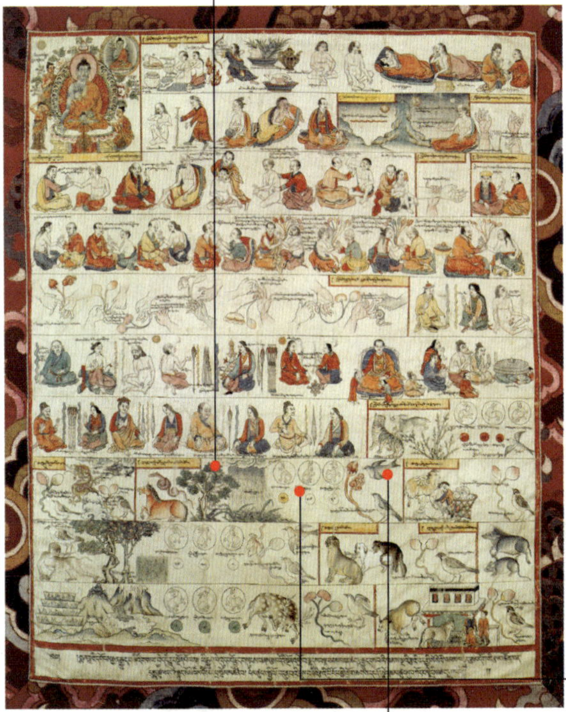

2.3 夏三月天宇固定特征

夏三月天空固定特征为氐宿、心宿和箕宿三宿当值，即伯夏为第十五行星氐宿，仲夏为第十七行星心宿，季夏为第十九行星箕宿，各自伴随十五的月亮当值司时。

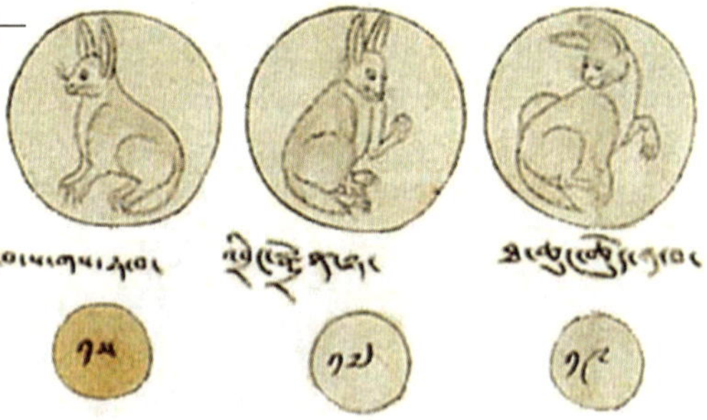

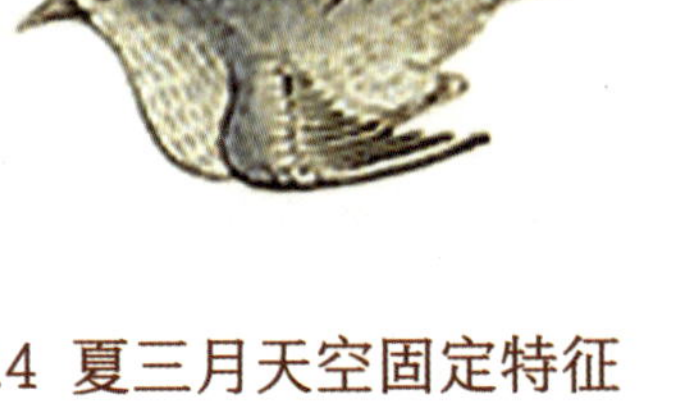

2.4 夏三月天空固定特征

夏天伯、仲、季三月，天空固定不变的特征为鸟王杜鹃鸣叫，称之为热季。

2.5 七十二天火元和心脉旺盛

伯夏即从藏历四月初一算起的七十二天内，火元和心脉旺盛，外界五行和体内五行的火元旺盛，火心脉和小肠脉脉象似杜鹃鸣叫或毛线样粗而悠长搏动。

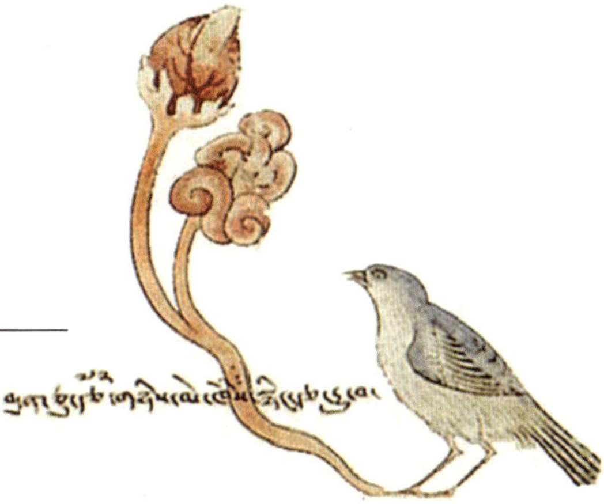

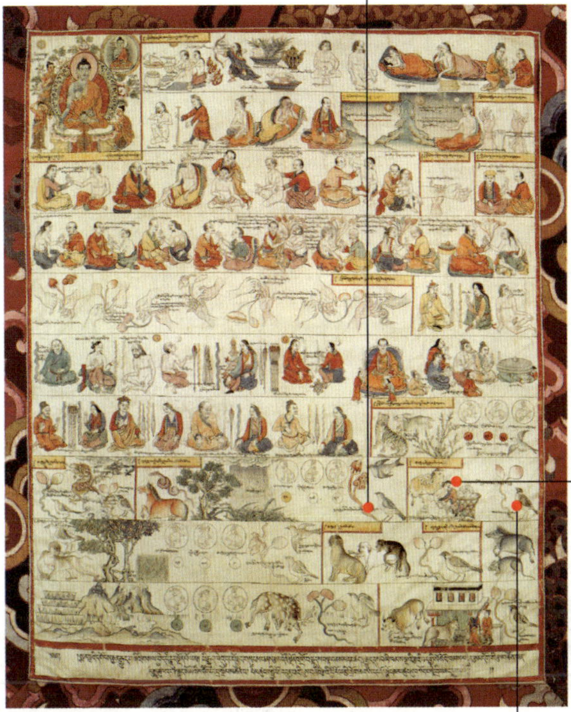

2.6 季夏月所主生肖

季夏月或箕宿月即藏历六月，所主生肖为羊，五行属土元，外界为剪羊毛时节，属羊月。

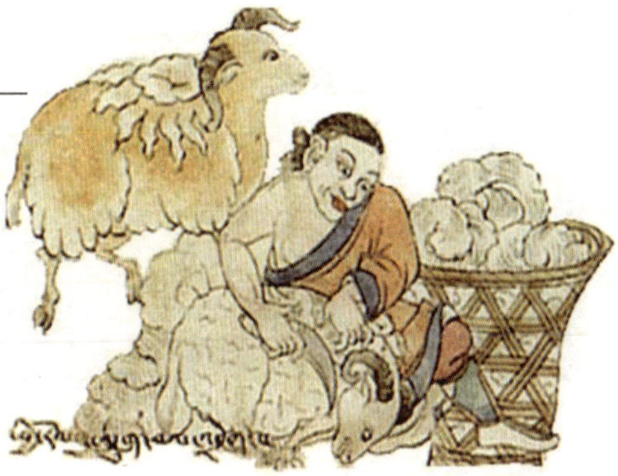

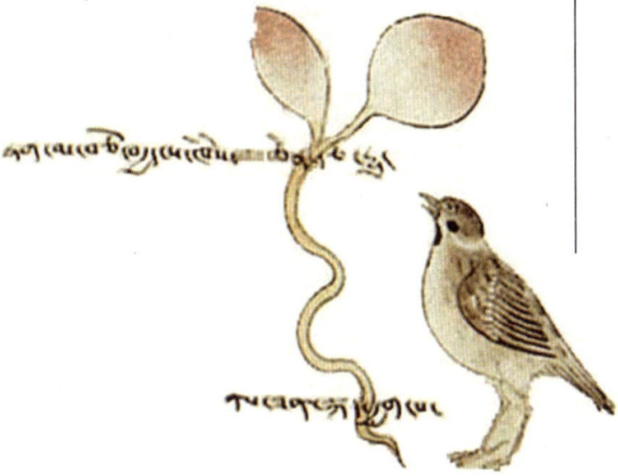

2.7 剩余十八天属土，脾脉旺盛，麻雀鸣叫

夏三月共九十天，除了伯夏、仲夏两月和季夏的十二天，计七十二天外，剩余的十八天，外界五行和体内五行的土元旺盛，土脾脉脉象似麻雀鸣声短而绵柔。

3 秋三月

3.1 秋季伯秋、仲夏及所主生肖

秋季有伯、仲、季三月，即藏历七月、八月、九月，其中伯秋、仲秋所主生肖为猴、鸡，五行金旺盛，故称为猴月和鸡月。

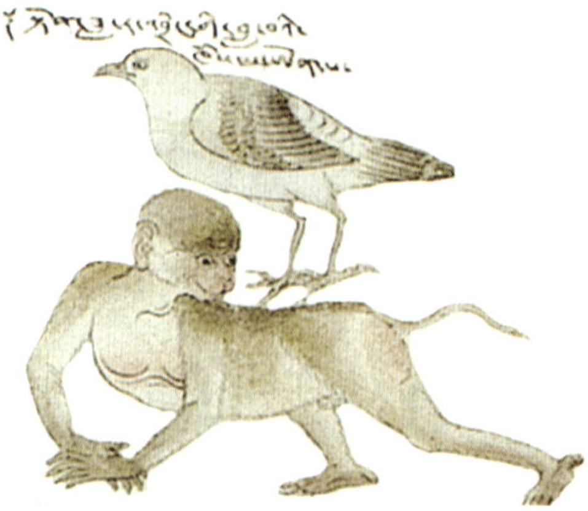

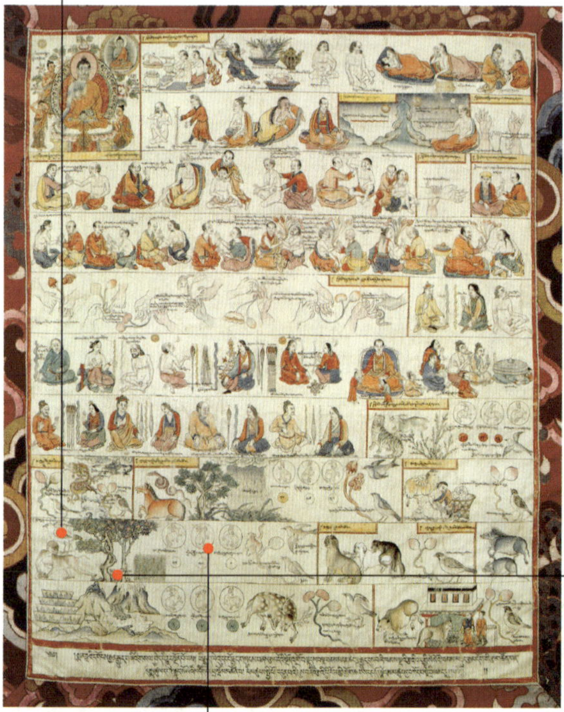

3.2 秋三月大地固定特征

伯秋、仲秋两月所主生肖为猴和鸡，五行属金，外界金元盎然，大地固定不变特征为草木和果实成熟。

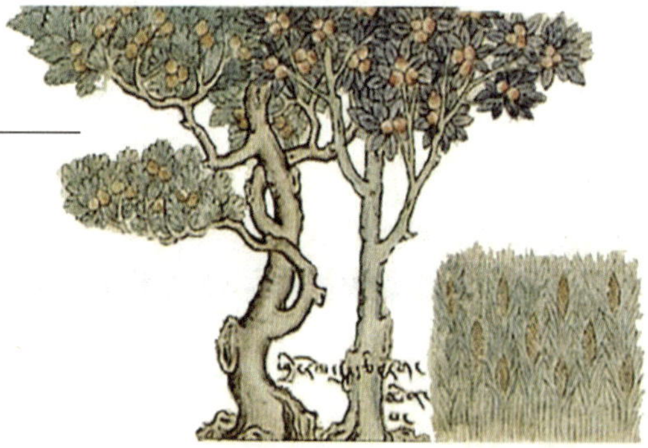

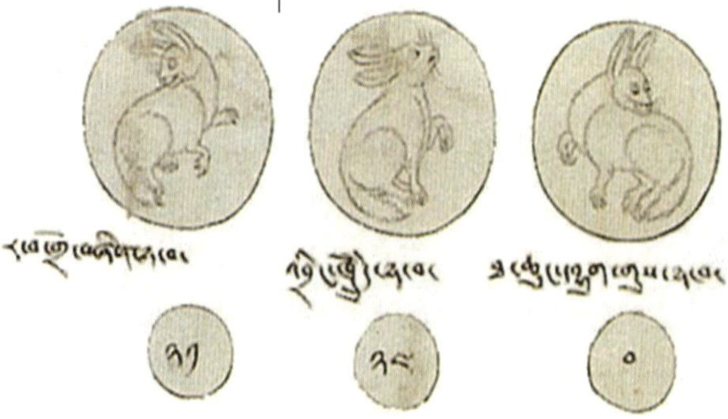

3.3 秋三月天宇固定特征

秋三月天宇特征为牛宿、室宿、娄宿三宿当值，即伯秋第二十一行星牛宿，仲秋第二十四行星室宿，以及季秋娄宿，均伴随十五的月亮当值。

3.4 秋三月空中固定特征

伯秋牛宿月、仲秋室宿月、季秋娄宿月三月固定不变的特征为“雪吾日巴”（飞蝗）振翅。

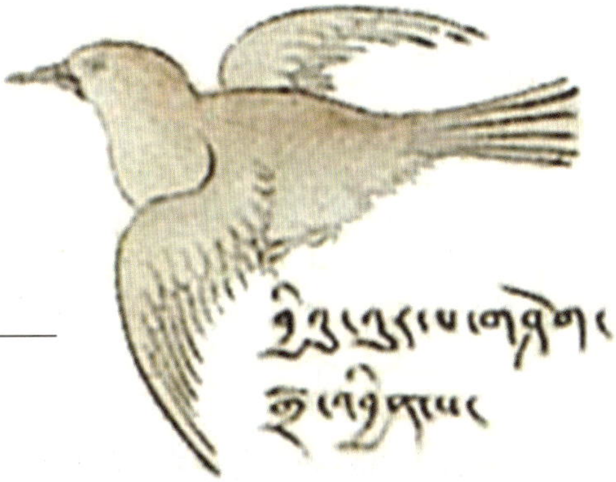

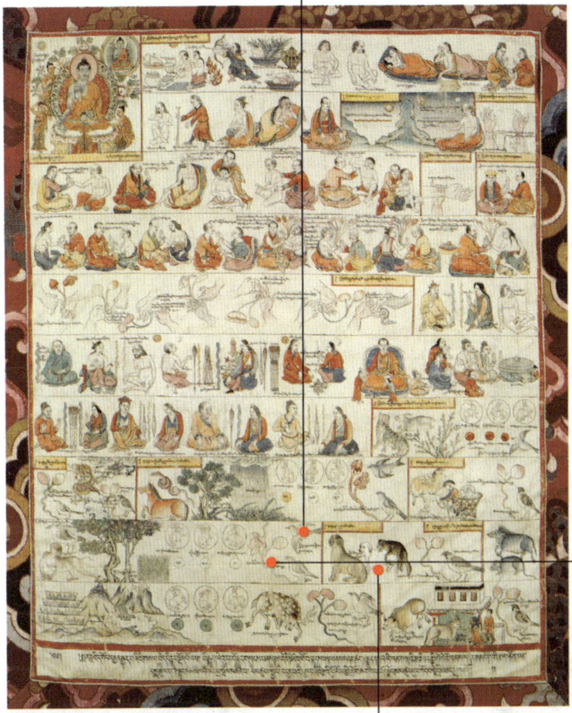

3.5 七十二天金肺脉旺盛，“西布”鸣叫

从伯秋即藏历七月初一算起的七十二天内，外界五行和体内五行特性相同，金元和肺脉旺盛，金肺脉脉象似红头“西布”（树雀）鸣声短而粗。

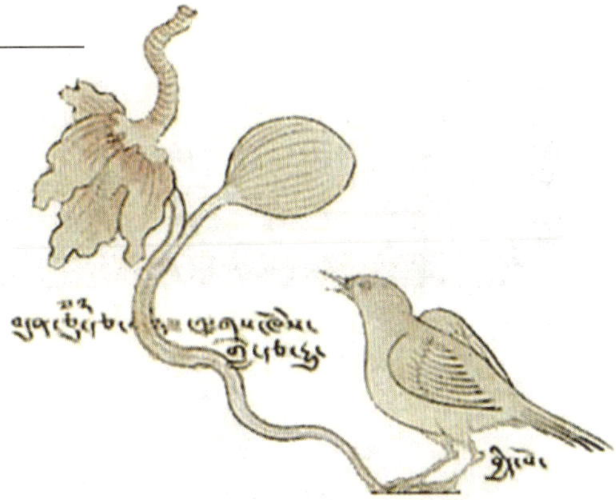

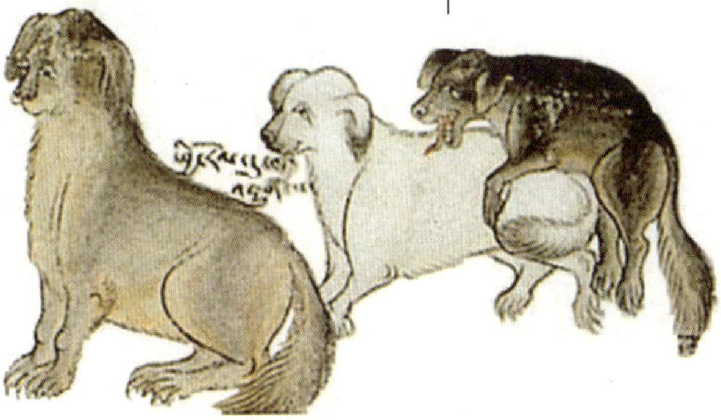

3.6 季秋月所主生肖

季秋娄宿月，五行土元旺盛，正值外界狗交配时节，该月所主生肖为狗。

3.7 剩余十八天属土，脾脉旺盛，麻雀鸣叫

秋三月共九十天，除去七十二天，剩余十八天为秋季月属土，脾脉旺盛，其脉象似麻雀鸣声短而绵柔。

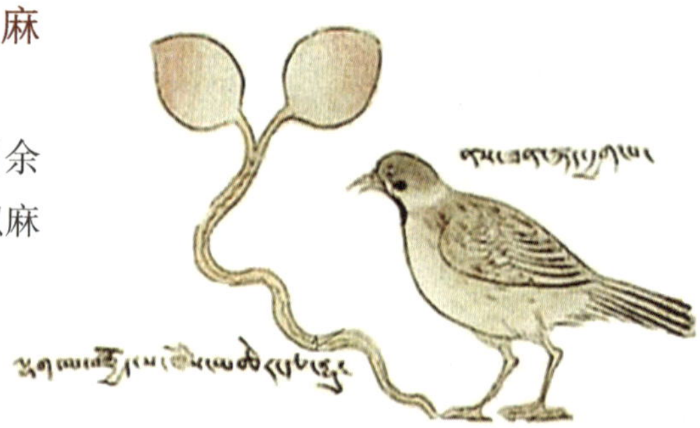

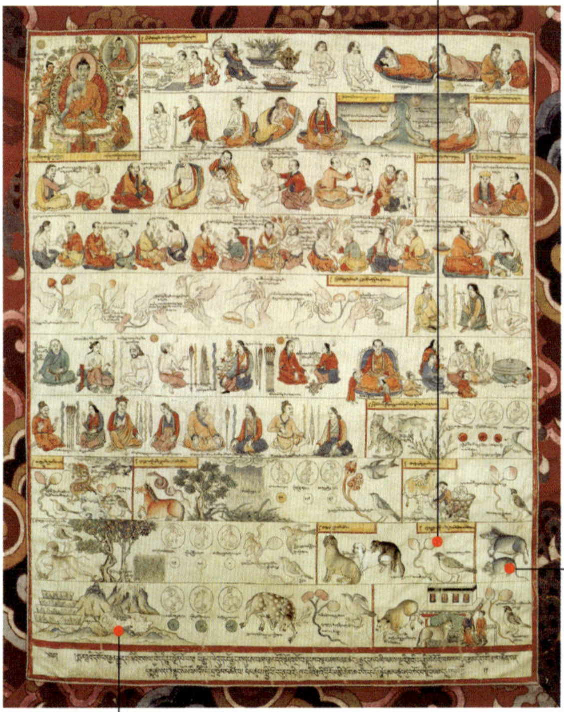

4 冬三月

4.1 冬季伯冬和仲冬所主生肖

伯冬、仲冬、季冬三月即藏历十月、十一月、十二月，其中伯冬昴宿和仲冬觜宿两月所主生肖为猪、鼠，是五行水元旺盛之时。

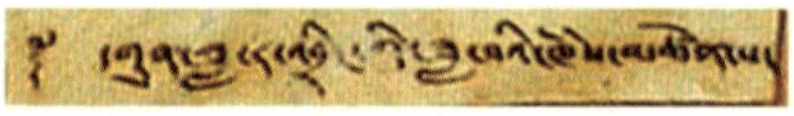

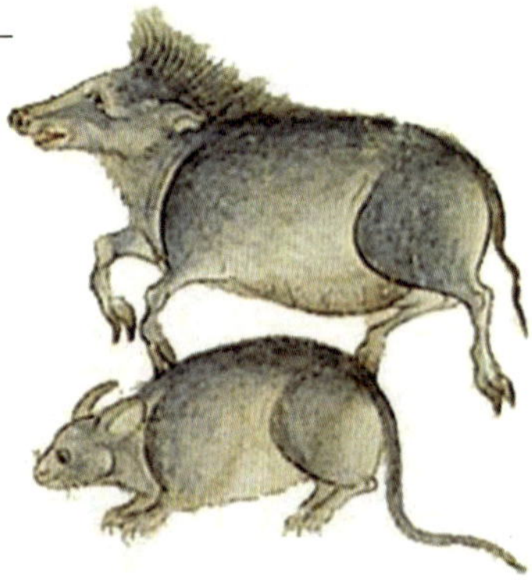

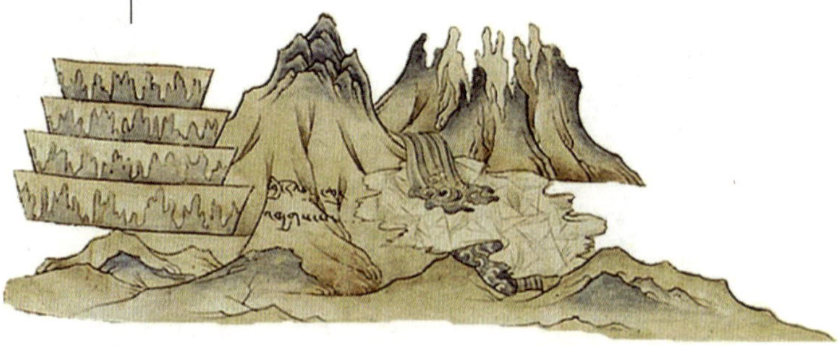

4.2 冬三月大地固定特征

伯冬昴宿、仲冬觜宿两月所主生肖为猪和鼠，五行属水，外界由于水元增盛，大地固定不变特征为土地和水正在封冻结冰。

4.3 冬三月天宇固定特征

冬三月天宇固定特征为昴宿、觜宿、鬼宿当值，即伯冬由第二行星昴宿、仲冬由第四行星觜宿、季冬由第七行星鬼宿，均伴随十五的月亮当值。

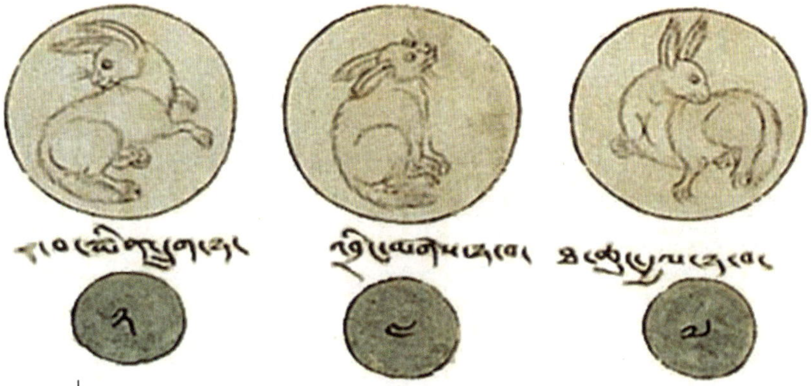

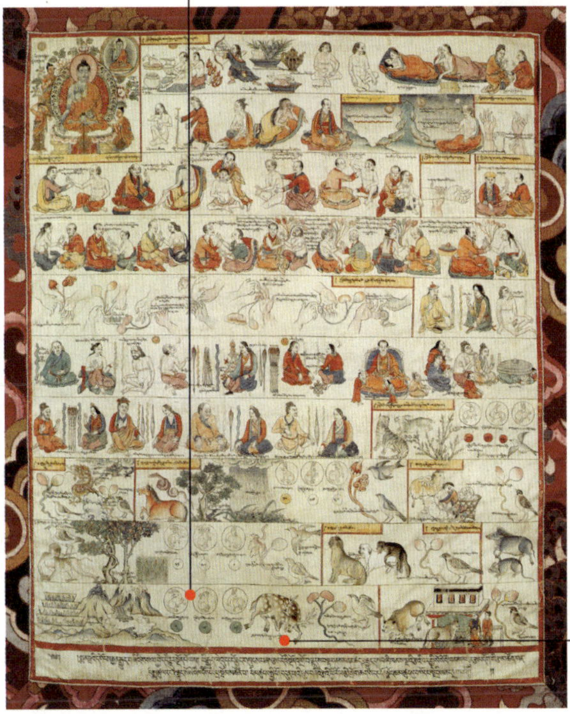

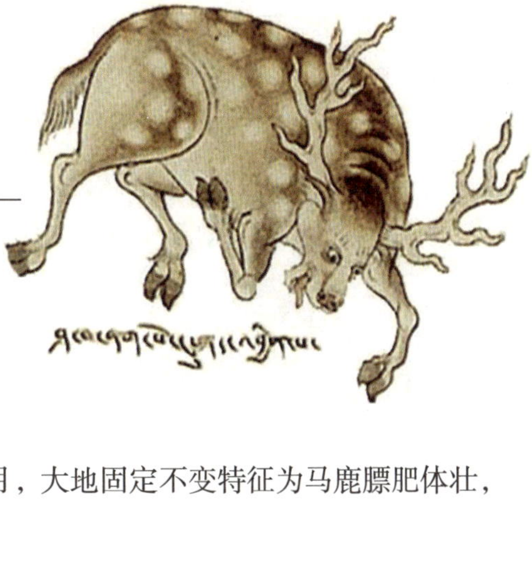

4.4 黑鹿哞叫

伯冬昴宿猪月、仲冬觜宿鼠月和季冬鬼宿三月，大地固定不变特征为马鹿膘肥体壮，在发情交配之时，发出哞哞哀声。

4.5 七十二天水肾脉旺盛，白腰草鹬鸣叫

伯冬即从藏历十月初一算起的七十二天内，以伯冬和仲冬两月为主，外界五行与体内五行特性相同，故水肾脉脉象似白腰草鹬鸣声绵而缓慢。

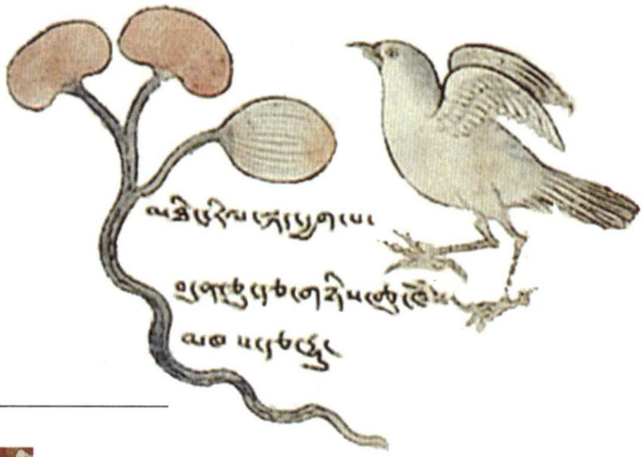

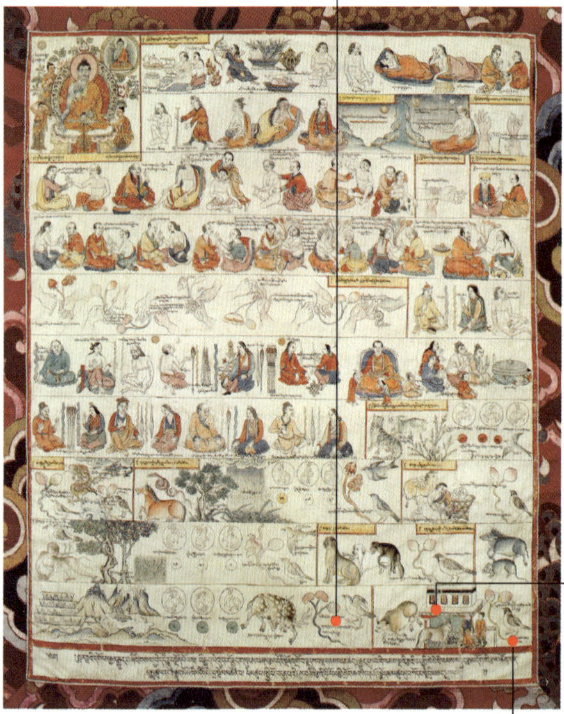

4.6 季冬所主生肖

季冬鬼宿月即藏历十二月，听说此月外界为察牛相卜凶吉之时，主要因为牛五行属土，故所主生肖为牛。

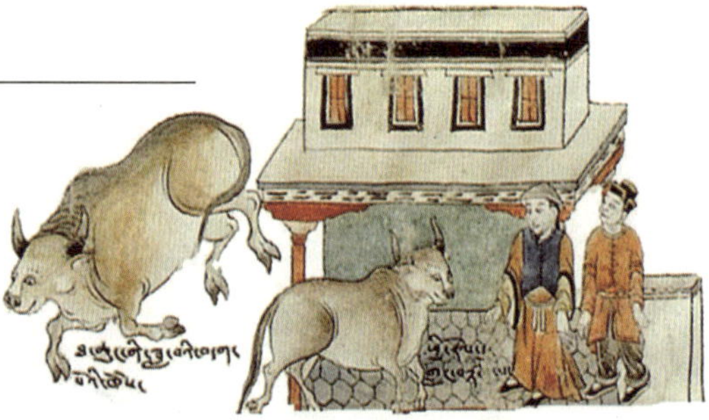

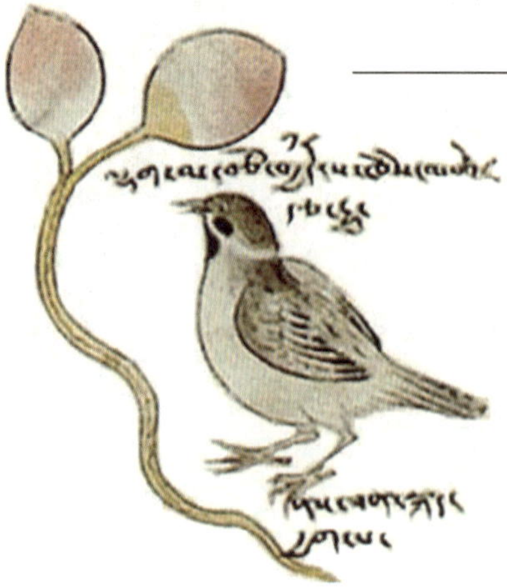

4.7 剩余十八天属土，脾脉旺盛，麻雀鸣叫

冬三月共九十天，除去七十二天，还剩十八天，此十八天为季冬五行属土，土脾脉旺盛，脉象似麻雀鸣声短而绵柔。

图五十七 脉诊（二）

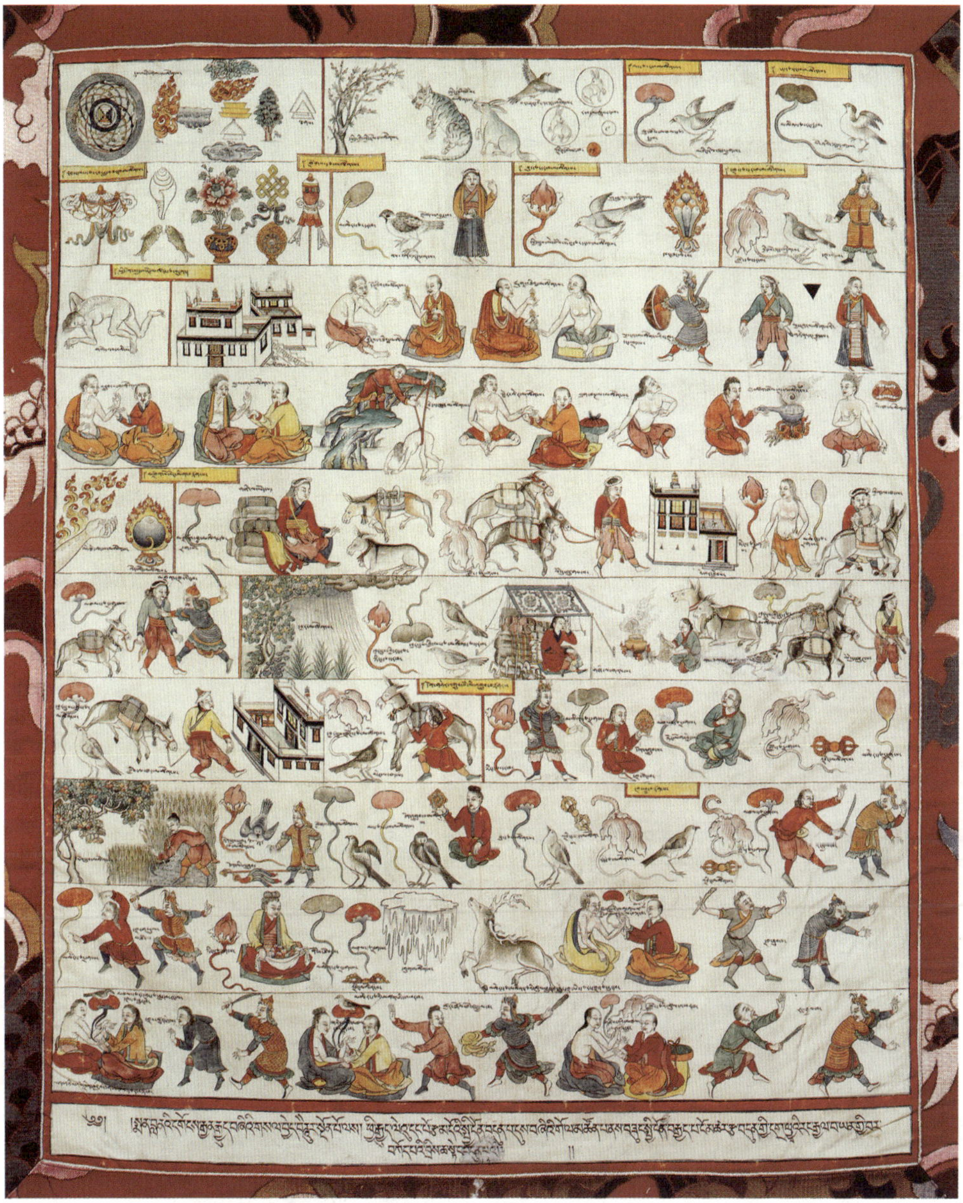

本图示《后续部》诊脉章十三总义中的第七总义四时脉象与五脏、五行关系：四时分法，母子敌友脉推算法，四时与脉象的关系；第八总义七奇脉中的卜家、卜客、卜敌等。

5 四时

天体似倒扣的藤盾，中央高周边低，表面划分为十二区，二十八宿如珠宝镶嵌其上，每区又有一宫，各宫不同轨道上众星辰左方向运行，风右方向运行，转完十二宫为一年，一年分四时。四时中人体五脏隆血的运行也有所不同。

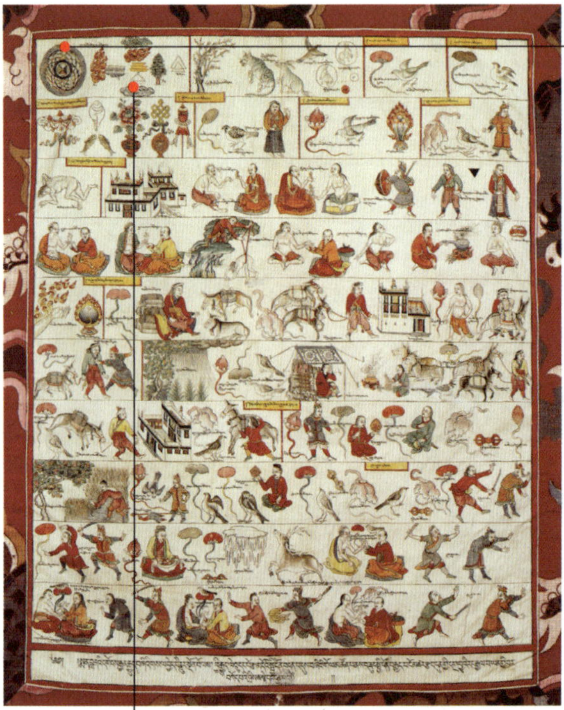

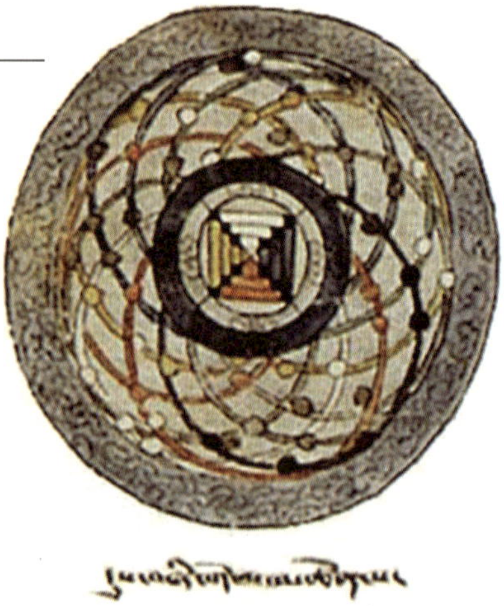

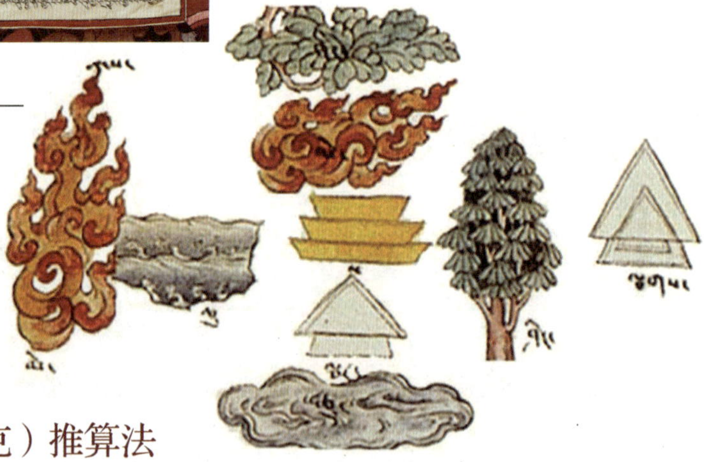

6 母子敌友（生克）推算法

要了解四时五行、五脏的盛衰则要懂得母子敌友（生克）推算法。木、火、土、金、水依次上推为母下推为子，即水为木母，金为水母，土为金母，火为土母，木为火母；火为木子、土为火子、金为土子、水为金子、木为水子。火水土木金依次右推为敌，左推为友，即土为木友、水为土友、火为水友、金为火友、木为金友；金为木敌、火为金敌、水为火敌、土为水敌、木为土敌。

6.1 春季

一般而言，母子敌友推算法是根据时令本脉推算的，如伯春、仲春两月和季春的十二天，大地草木萌发。翼宿、角宿当值，空中云雀鸣叫。外界和体内皆木元旺盛，木肝脉脉象似云雀鸣声细而紧弦。以母子敌友脉的搏动为依据进行推算。

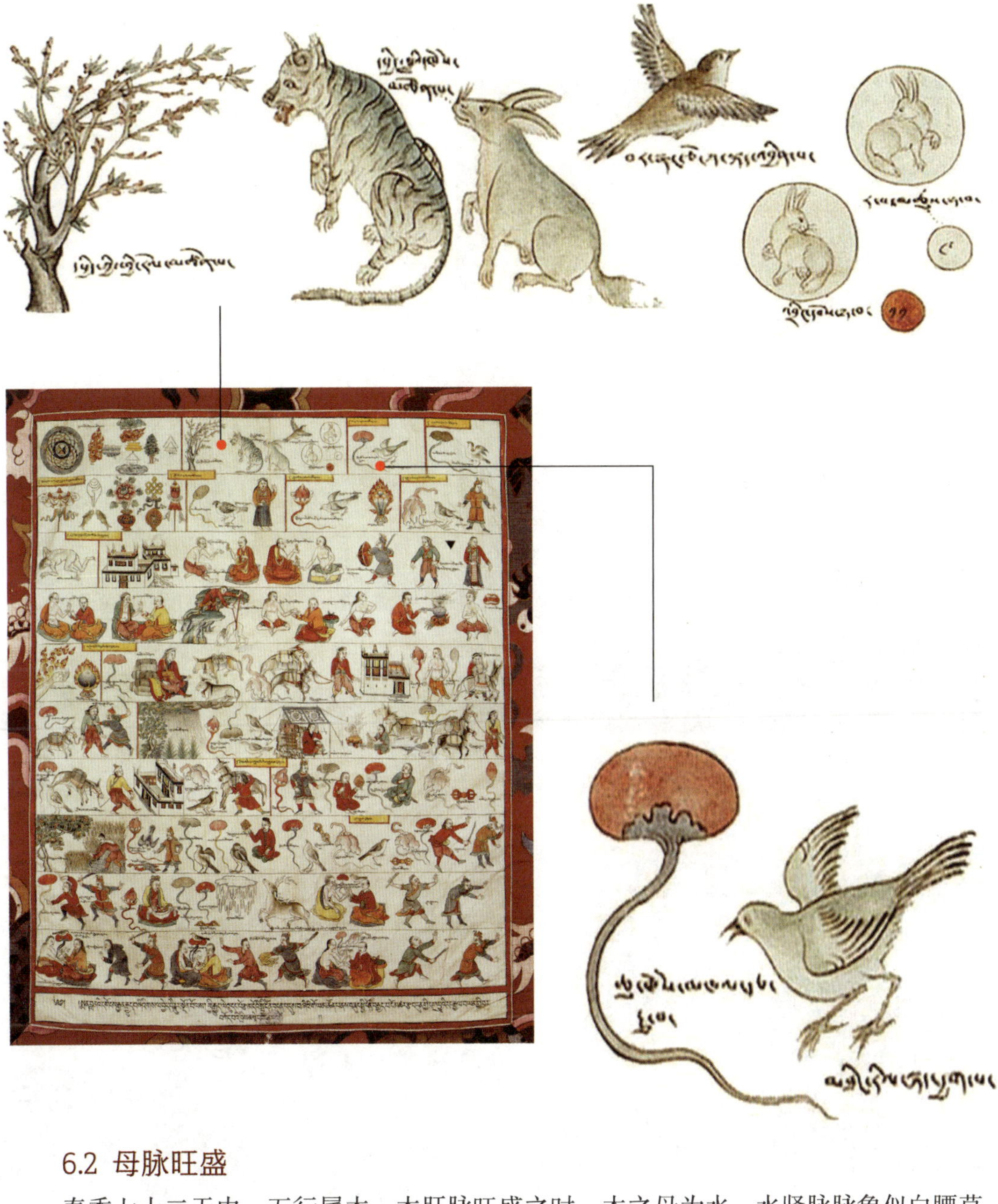

6.2 母脉旺盛

春季七十二天内，五行属木，木肝脉旺盛之时，木之母为水，水肾脉脉象似白腰草鹬鸣声绵而缓慢，称为母脉旺盛。

6.3 本脉旺盛

伯春月为虎月、仲春月为兔月，以及季春的十二天，计七十二天中，五行属木，木肝脉脉象似云雀鸣声细而紧弦，称为本脉旺盛。

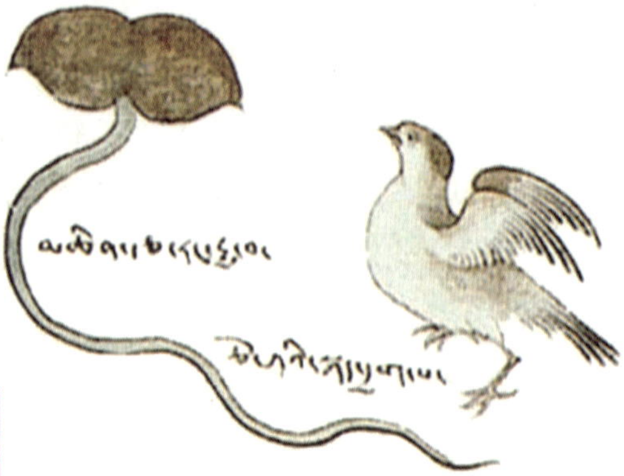

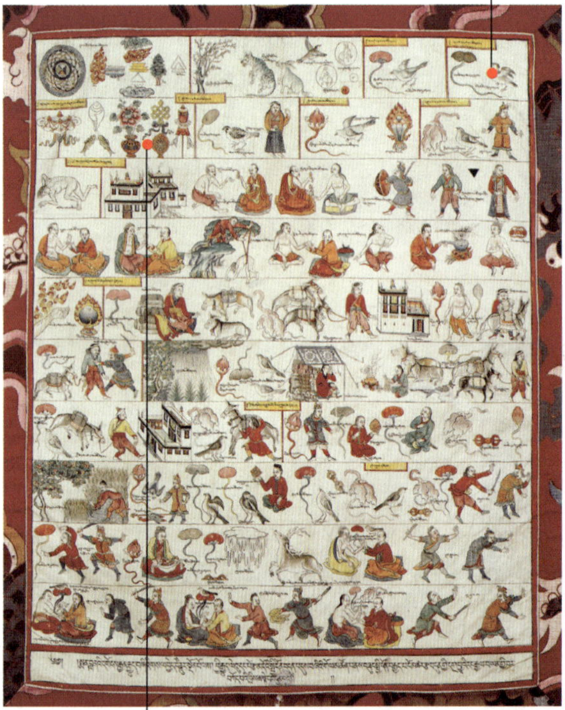

6.4 本脉和母脉旺盛极佳

春季七十二天内，本脉木肝脉之母脉为水肾脉，其脉象似白腰草鹬鸣声绵而缓慢，或本脉木肝脉脉象似云雀鸣声细而紧弦，极为吉祥。

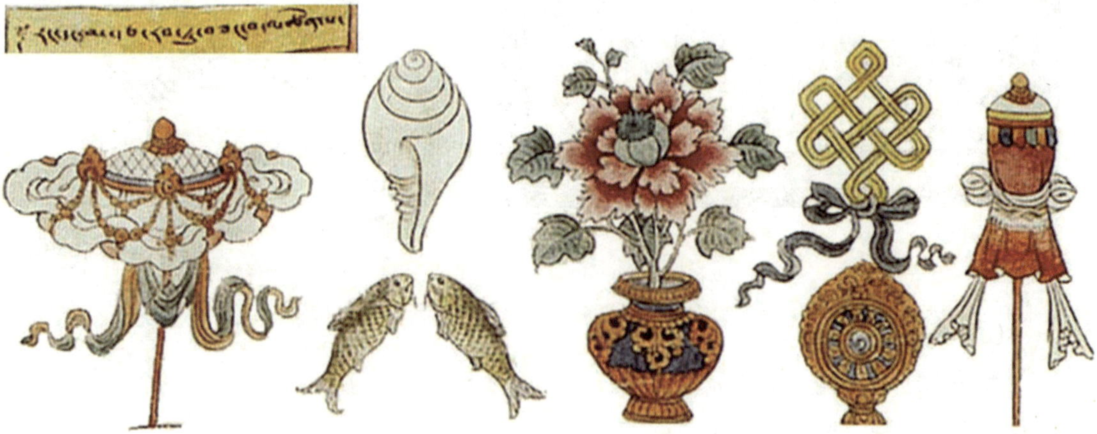

6.5 友脉旺盛

春季七十二天内，本脉木肝脉之友脉为土脾脉，其脉象似麻雀鸣叫粗而绵柔，称为友脉旺盛，卜突然来财。同样，夏季等其他时节的友脉旺盛者也如此。

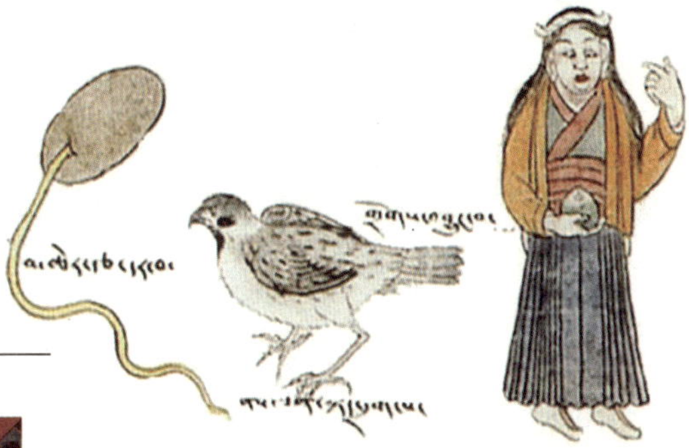

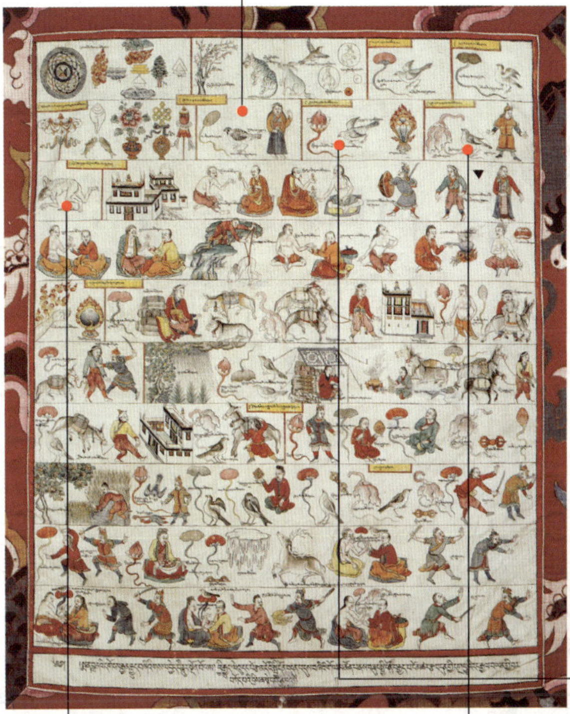

6.6 子脉旺盛

春季七十二天内，木肝脉的子脉为火心脉，其脉象似杜鹃鸣声粗而悠长，称为子脉旺盛，卜权势大。其他三时节本脉的子脉旺盛者，同样卜权势大。

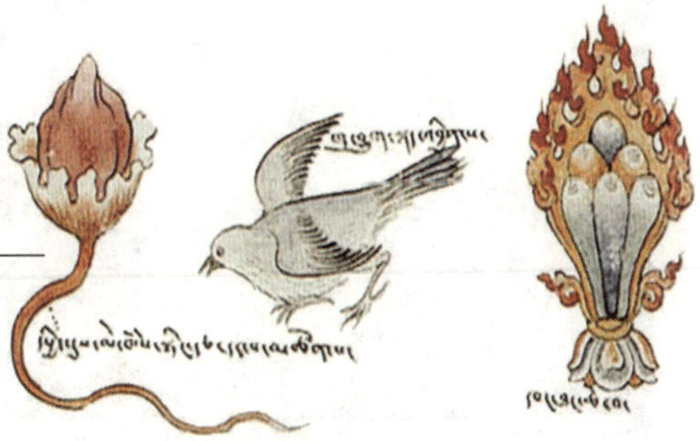

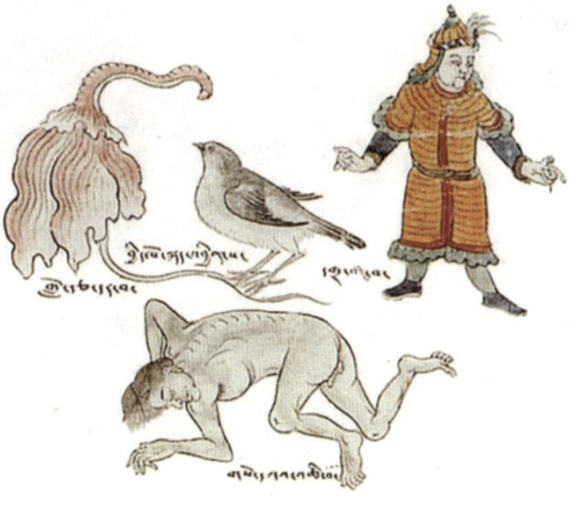

6.7 敌脉旺盛

春季七十二天内，木肝脉的敌脉为金肺脉,其脉象似“西布“鸟鸣声短而粗，称之为敌脉旺盛，则卜突遇敌人，或卜因患不治之症而死。其他三时节本脉的敌脉旺盛者，同样不吉祥。

八、七奇脉

1 卜家

所谓七奇脉占卜法是指除了苯教结绳占卜和黑占卜中的五行占卜、石占卜以及打卦等之外，专门通过诊断健康人的脉象来占卜亲属吉凶等的一种占卜法。这种占卜法是用七种奇特脉象来占卜的，故称为七奇脉占卜法。卜家是指占卜亲属及家庭吉凶的一种诊脉占卜法。

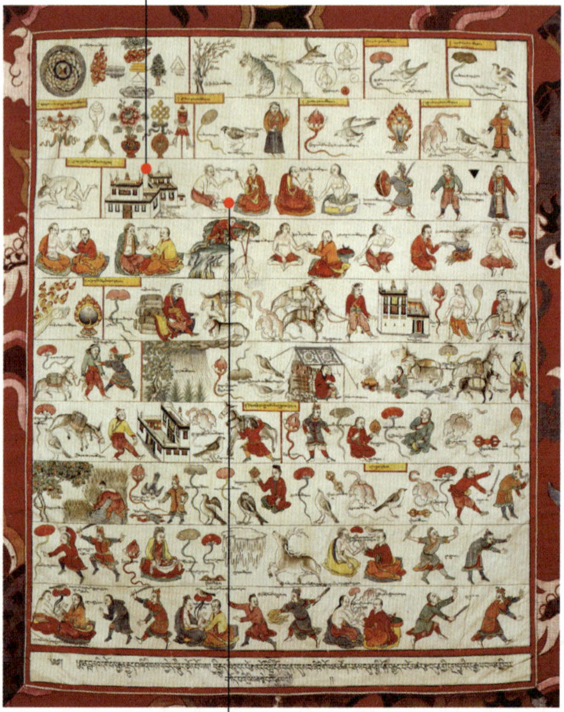

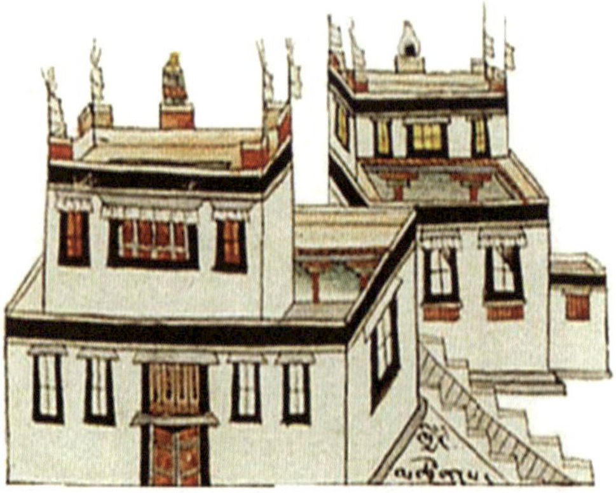

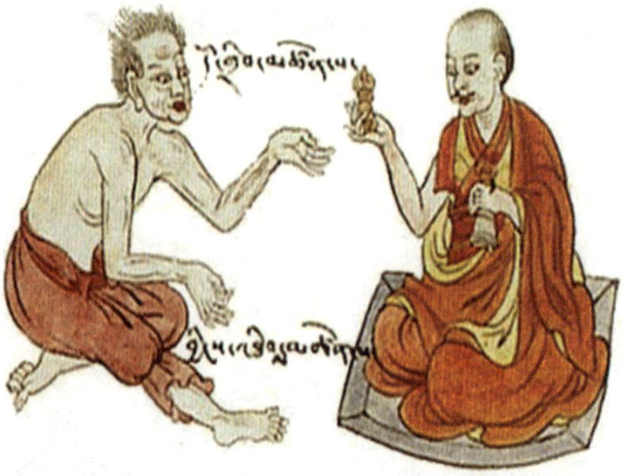

1.1 脉沉而模糊者，卜中晦气

不论四时何时，诊某一健康人脉，如脉沉于肌肉不显者，则卜中晦气、中污秽。如春季本脉木肝脉出现此脉象，则卜本人中晦气；其母脉肾脉出现此脉象，则卜母舅中晦气；其子脉心脉出现此脉象，则卜子中晦气；其友脉脾脉出现此脉象，则卜友人破财；其敌脉肺脉出现此脉象，则卜敌人中污秽等。

1.2 脉极沉而模糊者，卜悲痛

不论四时何时，诊某一健康人脉，如其脉极沉不显或模糊诊不到者，卜遇到敌人或遭受亲人离散或死亡痛苦。如夏季本脉心脉出现此脉象，卜本人遭受上述灾难；该脉之母脉出现此脉象，卜母舅遭上述灾难；该脉之子脉出现此脉象，卜子孙遭上述灾难；该脉之友脉出现此脉象，卜友人破财；该脉之敌脉出现此脉象，卜敌人遭上述灾难。

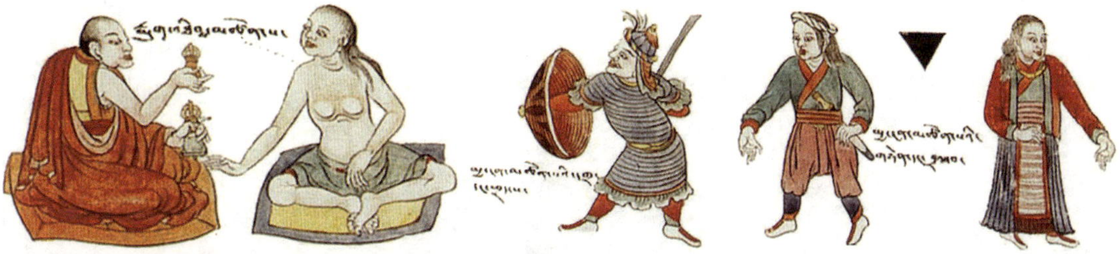

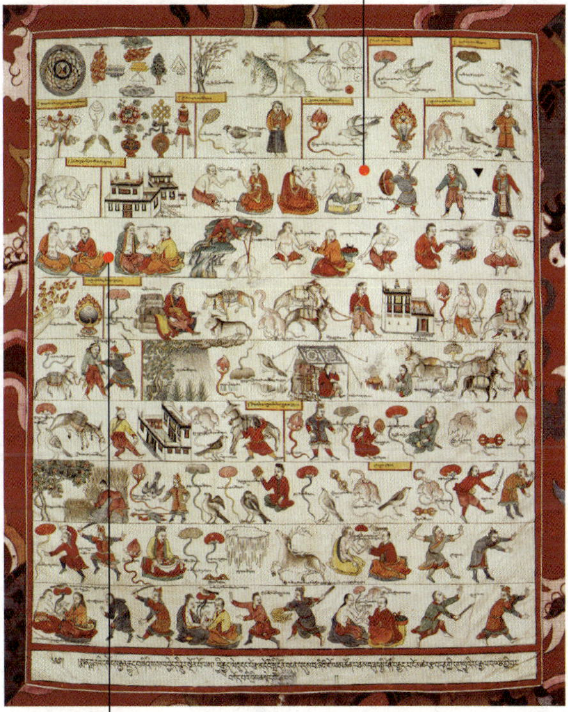

1.3 脉湍急而昏者，卜惊恐

不论四时何时，诊某一健康人脉，如其脉湍急即洪数、昏即搏动过洪而暂停者，卜遭惊恐。如冬季，本脉肾脉出现此脉象，卜本人遭惊恐；其母脉出现此脉象，卜母舅遭惊吓；其子脉出现此脉象，卜子孙遭惊恐；其友脉出现此脉象，卜友人破财；其敌脉出现此脉象，卜敌人遭惊恐。

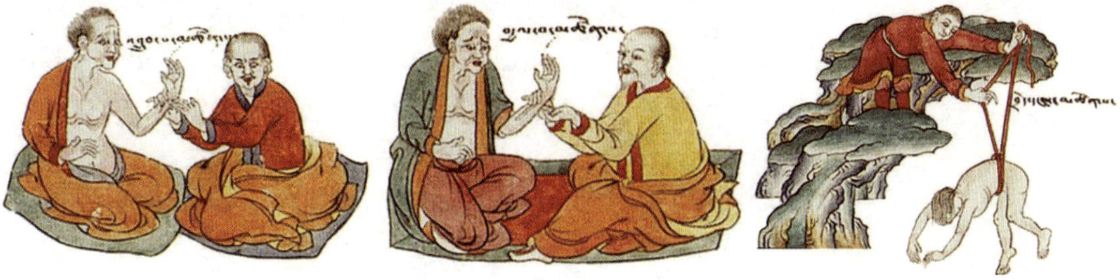

1.4 脉似刺者，卜受不尽痛苦

不论四时何时，诊某一健康人脉，脉象似小檗刺扎手即指下脉搏呈锥样尖利者，卜患麻风病，或此生遭受不尽痛苦。如秋季本脉肺脉出现此脉象，卜本人遭受痛苦；其母脉出现此脉象，卜母舅遭受痛苦；其子脉出现此脉象，卜子孙遭受痛苦；其友脉出现此脉象，卜友人破财；其敌脉出现此脉象，卜敌人遭受痛苦。

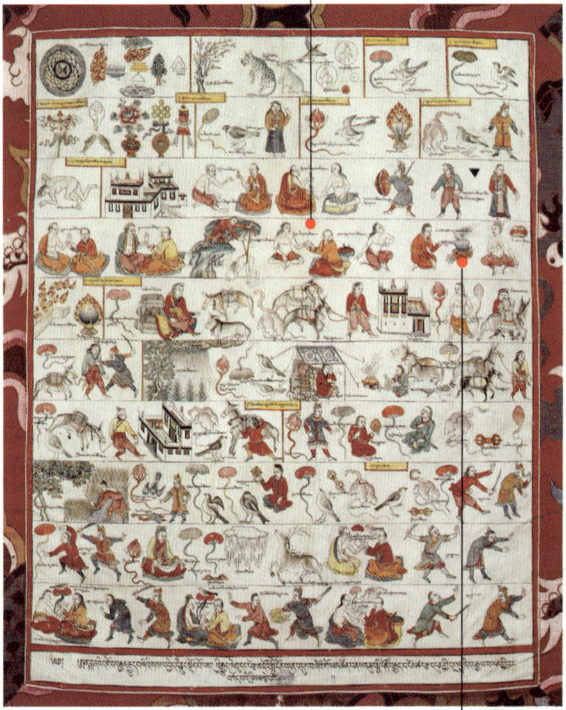

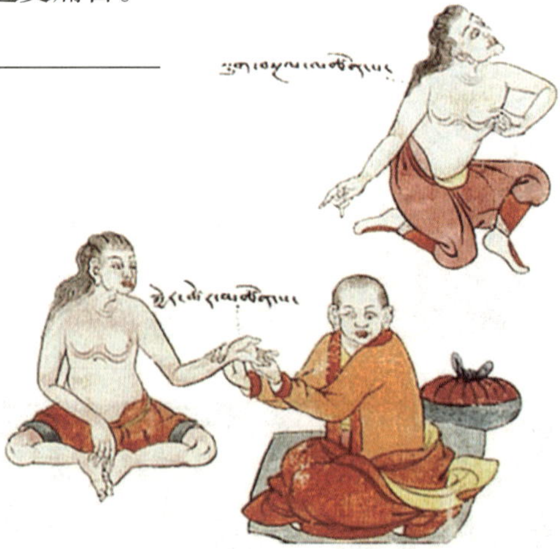

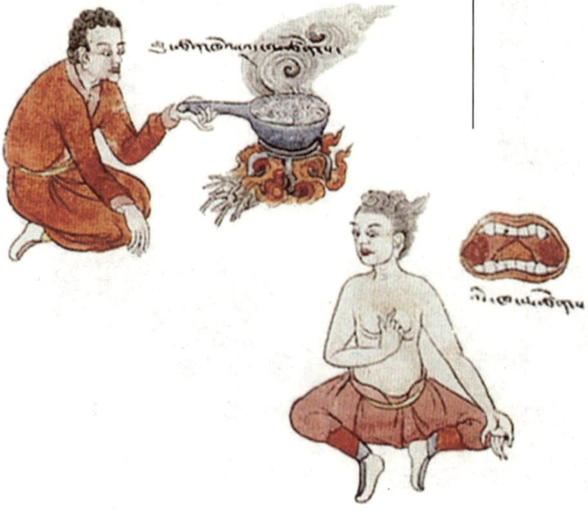

1.5 脉似沸水者，遭诽谤

不论四时何时，诊某一健康人脉，脉象似滚沸的水，即脉峰谷、中央、边缘，凹凸不平、疾快动荡、颤抖者，卜遭人口舌或诽谤。在春季，本脉肝脉出现此脉象，卜本人遭诽谤；其母脉出现此脉象，卜母舅遭诽谤；其子脉如彼者，卜子孙遭诽谤；其友脉出现此脉象，卜友人破财；其敌脉脉象如彼者，卜敌人遭诽谤。

1.6 脉似火焰者，卜家畜受损

不论四时何时，诊某一健康人脉，脉象似燃烧的火焰时大时小且不均匀者，卜家畜受损。如夏季本脉心脉出现此脉象，卜本人家畜受损；其母脉出现此脉象，卜母舅遭殃；其子脉出现此脉象，卜子孙遭殃；其友脉出现此脉象，卜友人破财；其敌脉出现此脉象，卜敌人家畜受损。

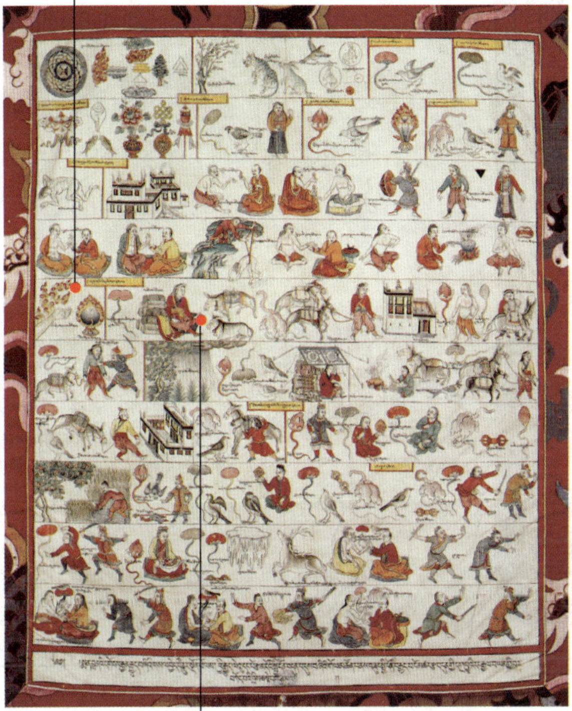

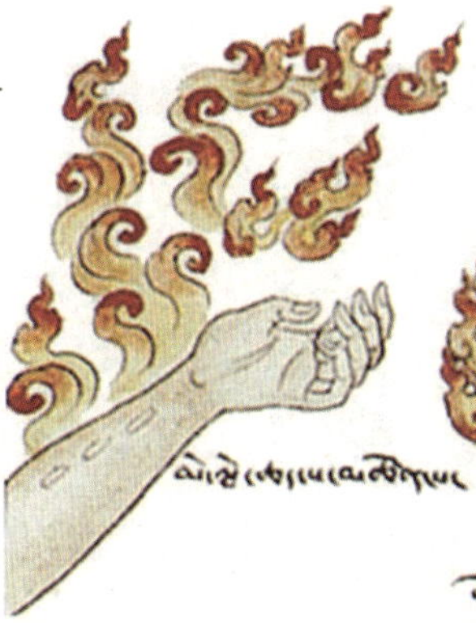

2　卜客

2.1 卜作客者吉凶

2.1.1 肝脉洪，卜客在原地

诊脉预卜客人是否返回等吉凶法，选择客人痛爱和牵挂的健康家人为受诊者，如家人右手“甘”指下的肝脉洪而有力，则卜客人还客居该地未动身。

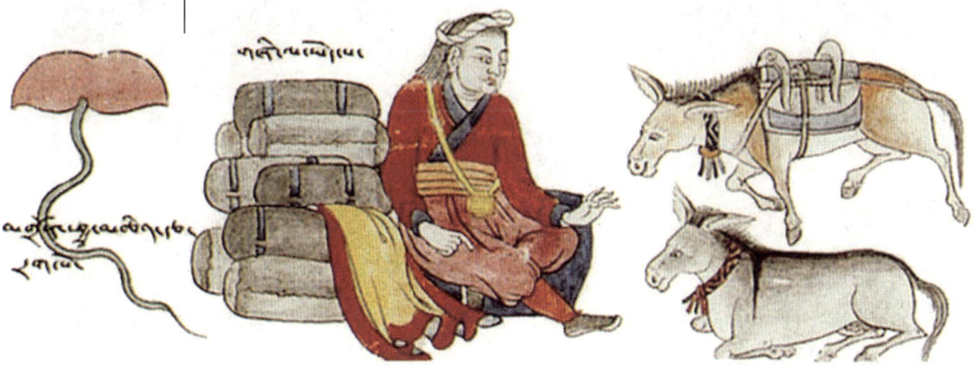

2.1.2 肺脉洪，卜客已上路

诊客人痛爱和牵挂的健康家人脉，其右手“村”指下的肺脉洪而有力，卜客人已踏上回家之路。

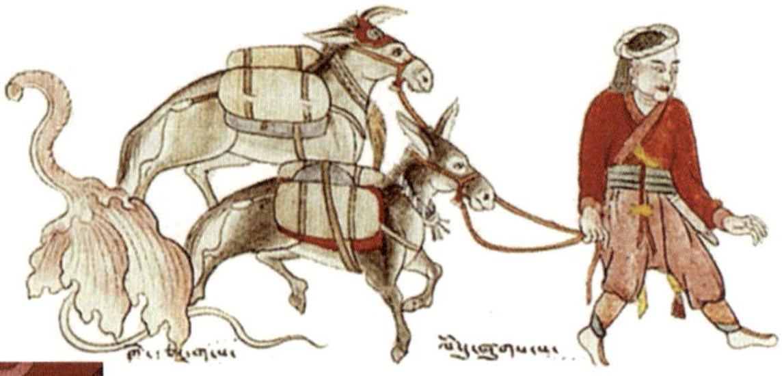

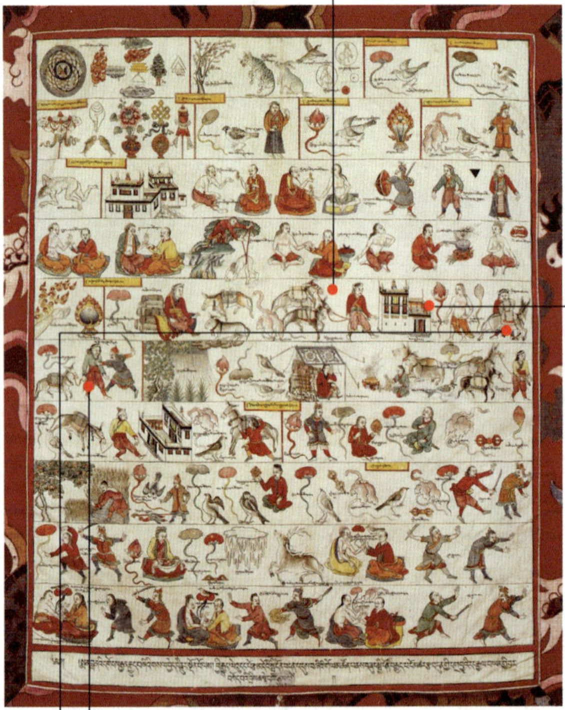

2.1.3 心脉洪，卜已达近处

诊客人痛爱和牵挂的健康家人脉，其左手的“村”指下的心脉洪而有力，卜客人已到达自家近处。

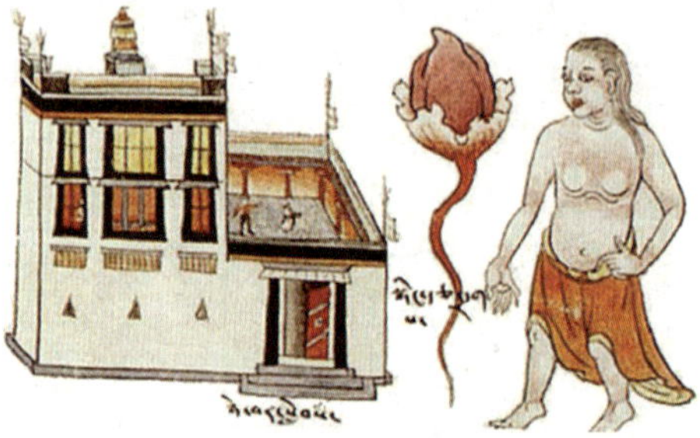

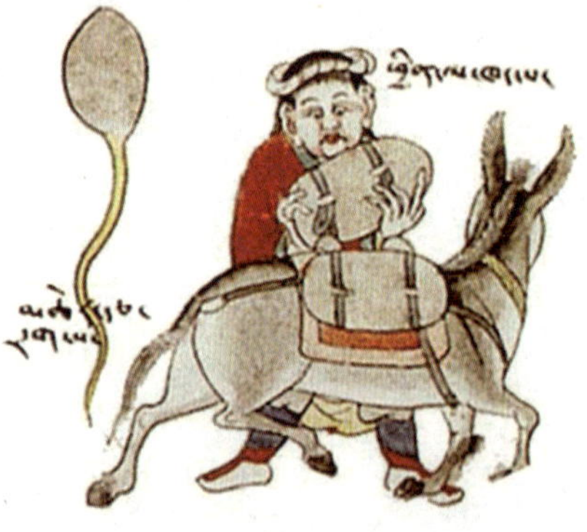

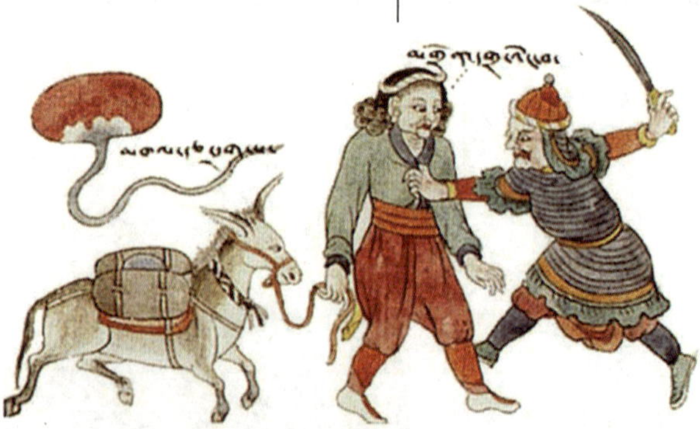

2.1.4 脾脉洪，卜快到家门

诊客人痛爱和牵挂的健康家人脉，其左手的“甘”指下脾脉洪而有力，卜客人快要到家。

2.1.5 肾脉洪，卜路遇敌人

诊客人痛爱和牵挂的健康家人脉，其左手“恰”指下的肾脉洪而有力，卜客人路上遇到敌人。

2.2 结合母子敌友脉，预卜客人情况

2.2.1 夏季

季节与体内五脏、脉象、五行相关联，结合母子敌友各脉脉象，可卜客人返回与否等情况。如夏时，五脏为心，五行为火，本脉火心脉似杜鹃鸣叫粗壮而洪，诊母子敌友脉，可卜外出家人返回与否、吉凶情况。

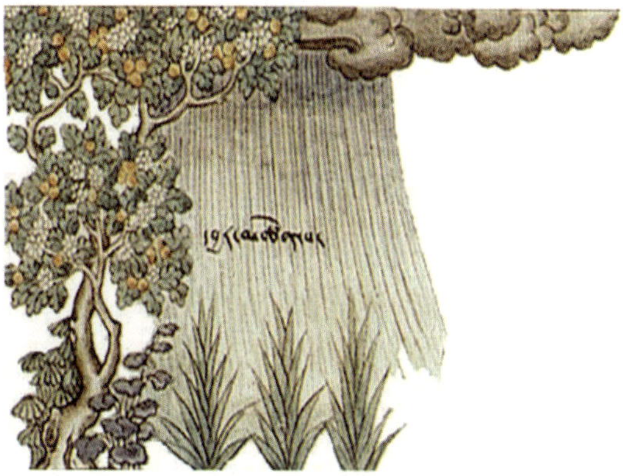

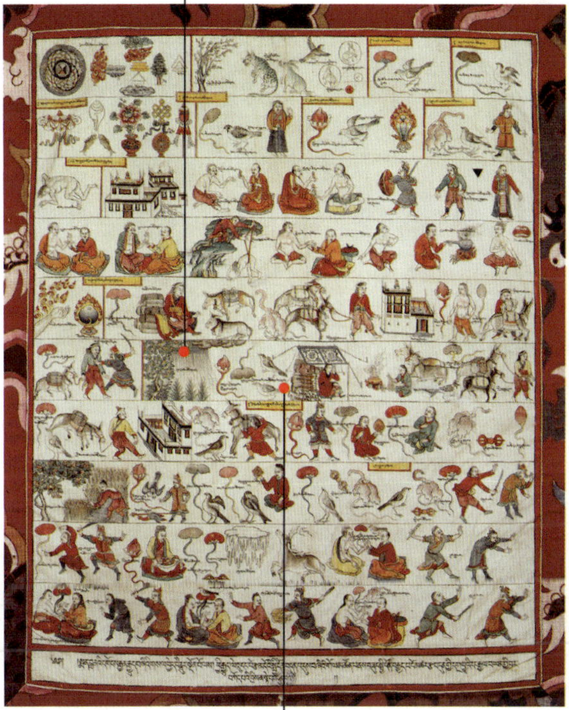

2.2.2 本脉心脉和其母脉肝脉旺盛，卜客人在原地

夏时，本脉火心脉搏动似杜鹃鸣声粗状而洪大，或本脉的母脉木肝脉搏动似云雀鸣叫细而弦，卜客人原地未动。秋季等其他三时之本脉和其母脉皆旺盛者，也卜上述结果。

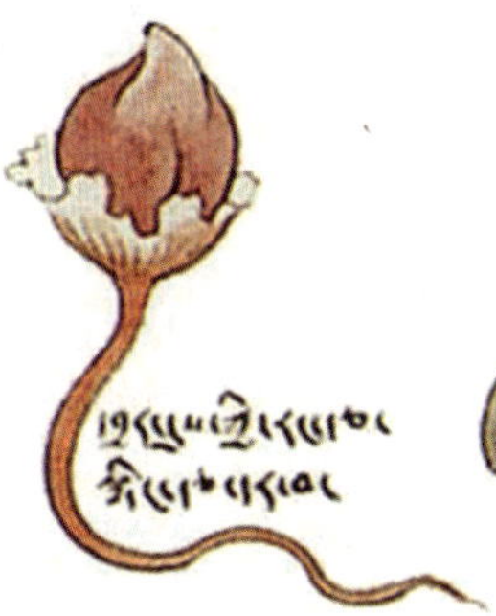

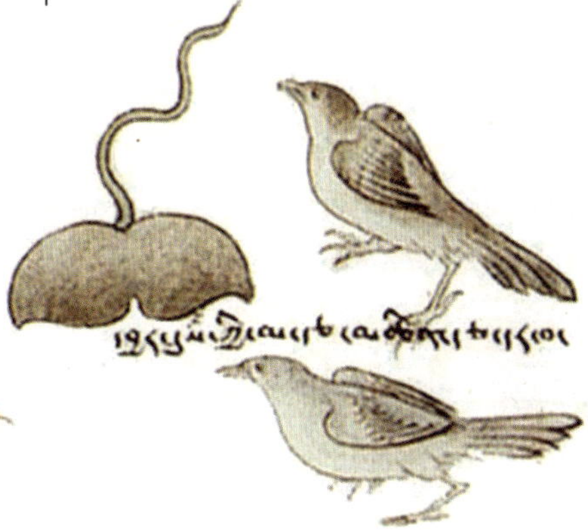

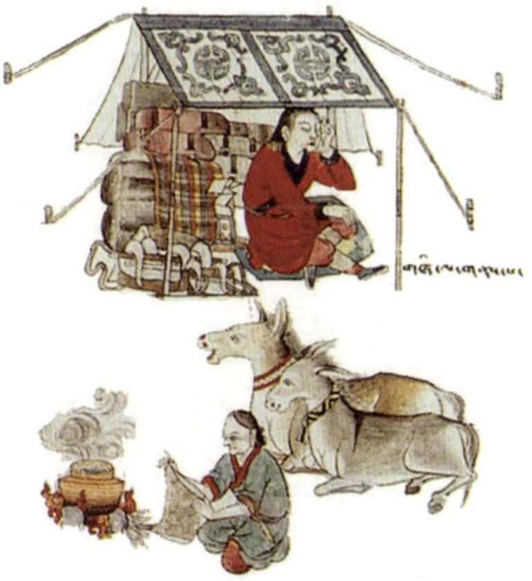

2.2.3 子脉旺盛，卜已上路

夏时，本脉为火心脉，其子脉土脾脉搏动似麻雀鸣叫短而绵柔，则卜客人已上路。秋季等其他三时本脉的子脉旺盛，也卜上述结果。

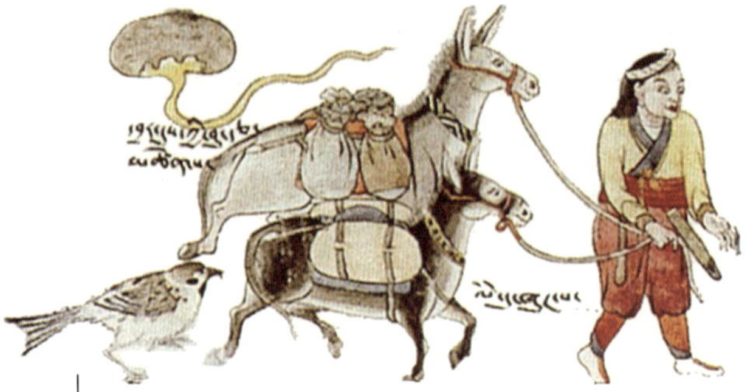

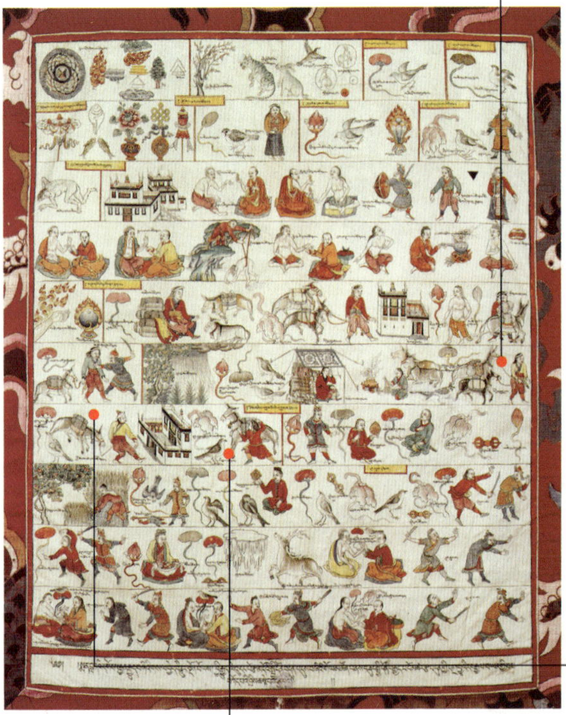

2.2.4 敌脉旺盛，卜快要到家

夏时，本脉为火心脉，其母脉水肾脉博动似白腰草鹬鸣叫绵而缓慢，则卜客人快要到家。秋季等其他三时本脉之母脉旺盛，也卜上述结果。

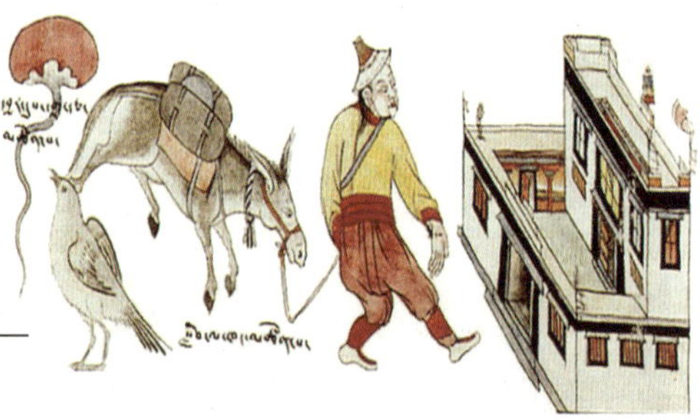

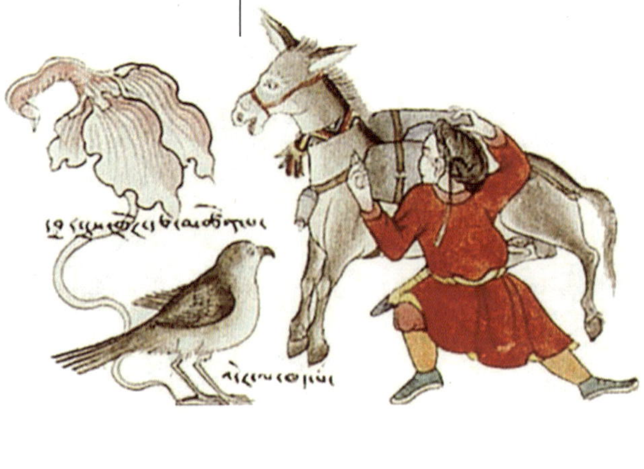

2.2.5 友脉旺盛，卜已临家门

夏时，本脉为火心脉，其友脉金肺脉搏动似“西布”鸟鸣叫短而粗，卜客人已临家门。其他三时各本脉之友脉旺盛，也卜上述结果。

2.3 卜成事与否

2.3.1 卜办事吉凶

2.3.1.1 心脉旺盛，卜遭敌人

本人外出办事，卜是否成功。不管季节，诊断健康人之“村”指下心脉，特别洪大者，卜遇敌人作梗。

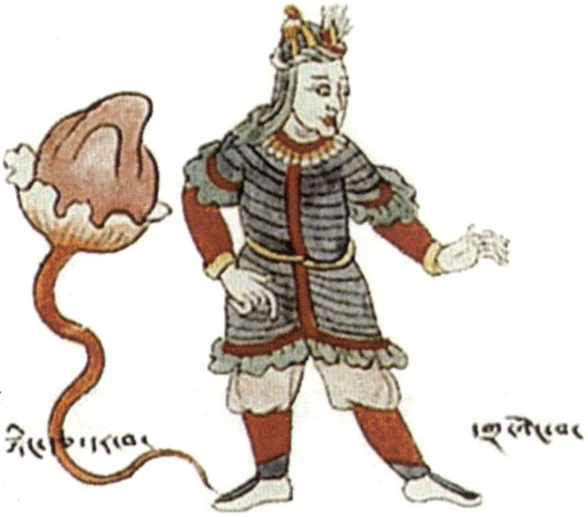

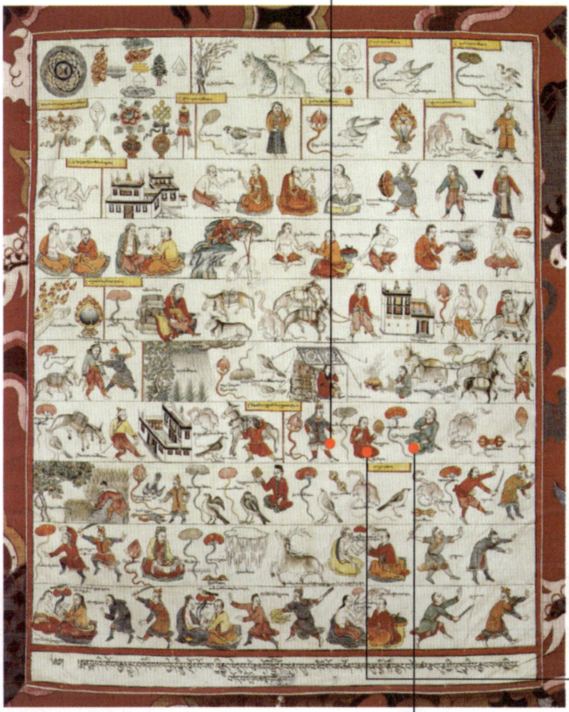

2.3.1.2 肝脉洪，卜事成

本人外出办事，卜是否成功。不论任何季节，诊断健康人之脉，其右手“甘”指下的肝脉特别洪大、有力者，卜办事顺利成功。

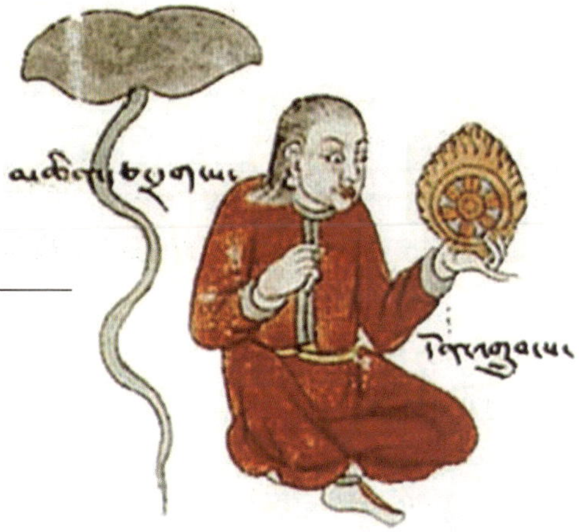

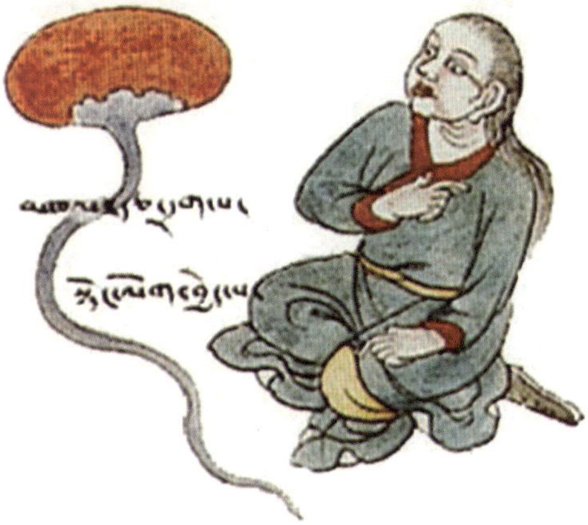

2.3.1.3 肾脉洪，卜空回

本人外出办事，不论任何季节，卜是否成功。诊健康人之脉，其“恰”指下肾脉特别洪大、有力者，卜办事不成，空回。

2.3.1.4 肺脉和脾脉洪，卜成败参半

不论任何季节，诊办事人之脉，其“村”指下肺脉和左手“甘”指下脾脉特别洪大、有力者，卜办事成败参半。

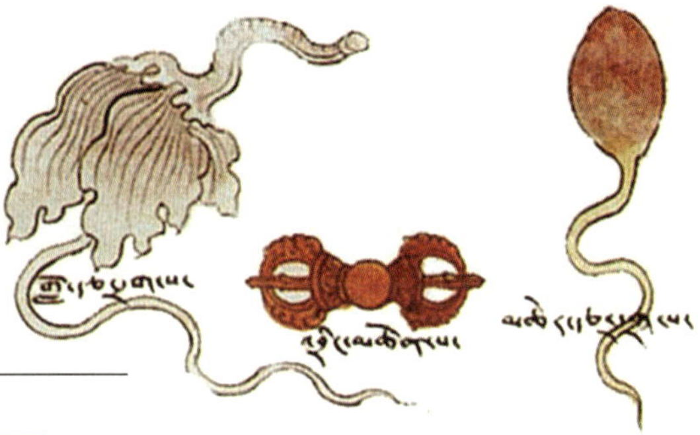

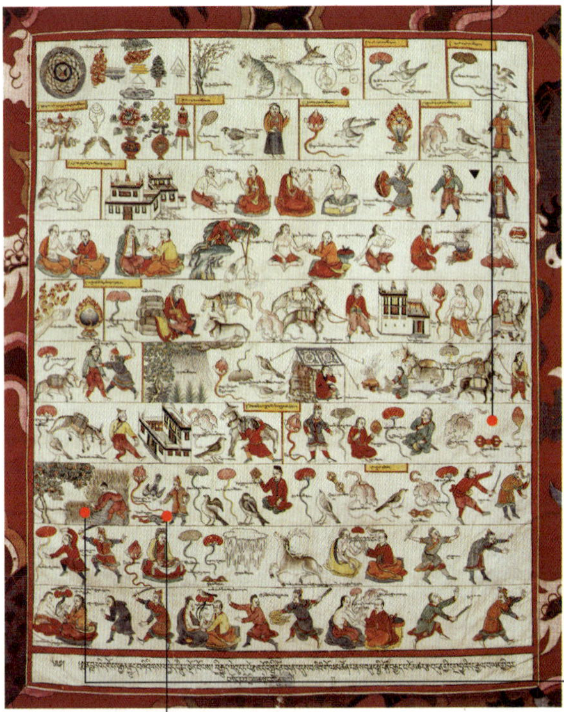

2.3.2 结合母子友敌脉，预卜成事与否

2.3.2.1 秋时

季节与体内五脏、五脏脉象、五行相关联，结合母子敌友脉象，可预卜办事成功与否。如秋天，体内脏为肺，五行为金，本脉即肺金脉似“西布”鸟鸣叫短而粗，根据母子友敌各脉脉象可卜成事与否。

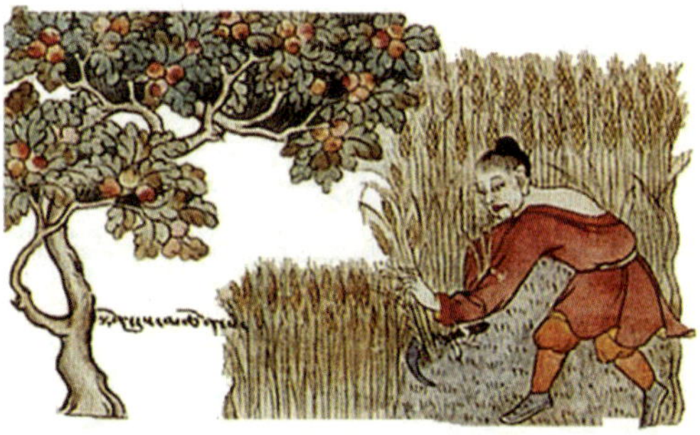

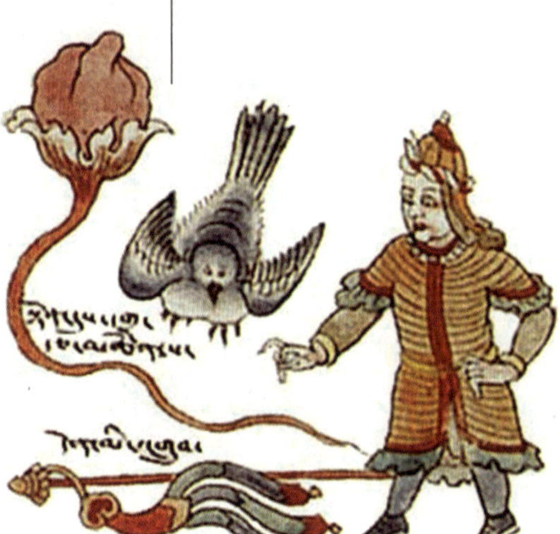

2.3.2.2 秋天敌脉旺盛，卜事不成

办事成功与否，诊母子敌友脉时，秋天本脉金肺脉的敌脉为火心脉，其脉搏似杜鹃鸣叫粗壮而洪大，卜办事不成。同样其他三时节本脉的敌脉旺盛，也卜上述结果。

2.3.2.3 友脉和母脉旺盛，卜办事成功

秋天本脉金肺脉的友脉木肝脉搏动似云雀鸣声细而紧弦，或金肺脉的母脉土脾脉搏动似麻雀鸣叫短而绵柔，皆卜办事成功。同样其他三时节本脉的友脉或母脉旺盛，也卜上述结果。

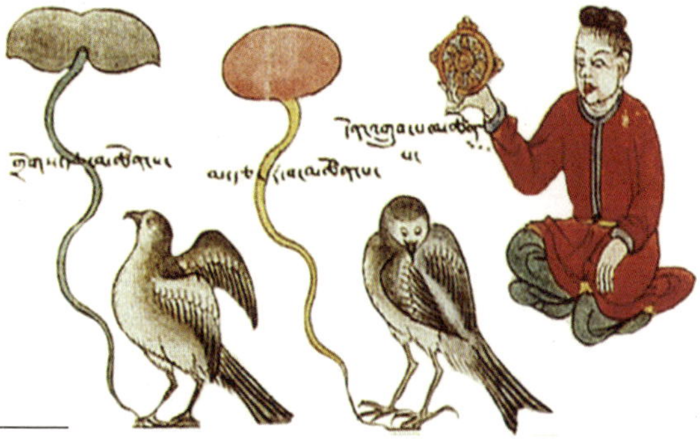

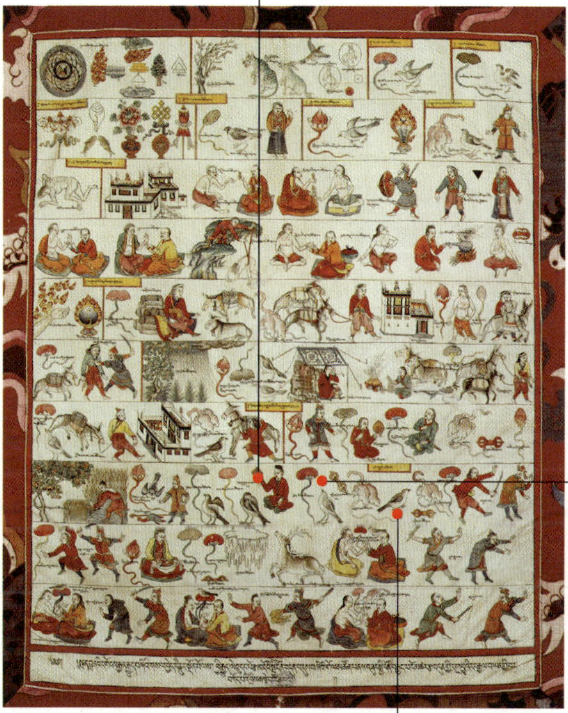

2.3.2.4 子脉旺盛，卜成败参半

秋天本脉金肺脉的子脉水肾脉搏动似白腰草鹬鸣叫绵而缓慢，卜办事成功率中下。同样其他三时节本脉的子脉旺盛，也卜上述结果。

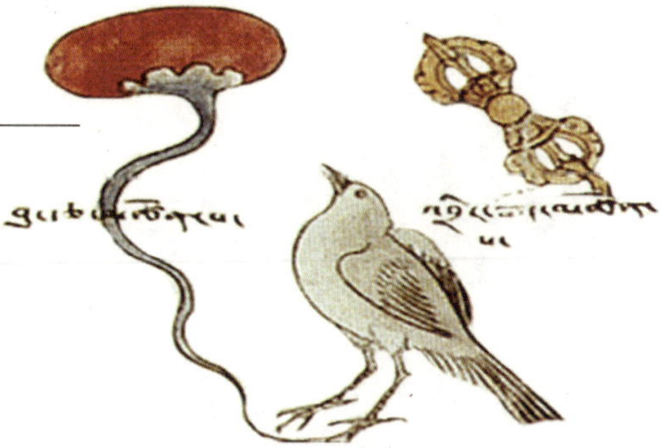

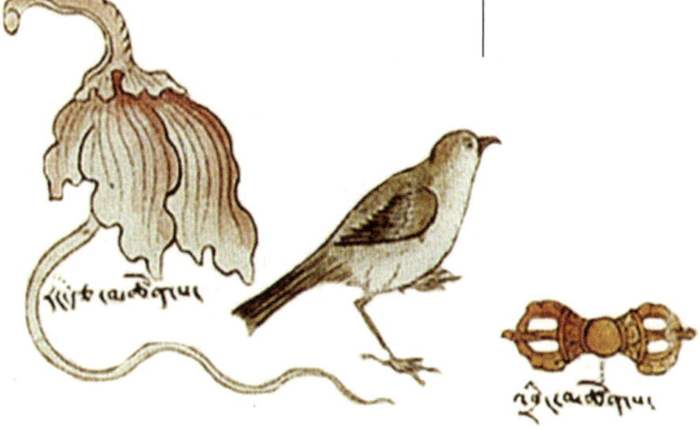

2.3.2.5 本脉旺盛，卜办事成功率中等

秋天本脉金肺脉搏动似“西布”鸟鸣叫短而粗，卜办事成功率中等。同样其他三时节本脉旺盛，也卜上述结果。

3 卜敌

3.1 卜遇敌吉凶

3.1.1 肺脉和肾脉洪，卜本人胜利

七奇脉中的卜敌法为判断本人反击敌人时胜利与否的一种诊法，肺脉和肾脉卜本人，脾脉卜敌人。即食指（“寸”）下的肺脉和无名指（“恰”）下的肾脉洪大者，卜本人能克敌取胜。

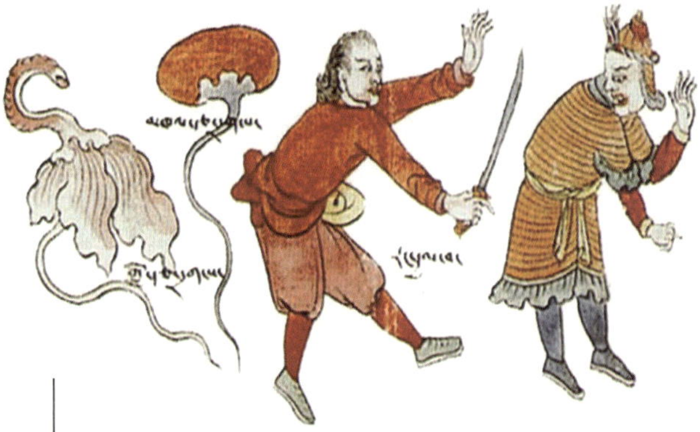

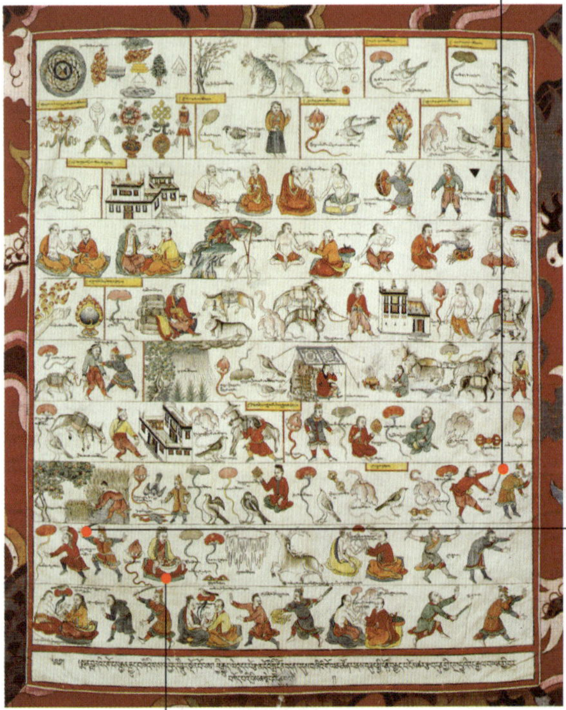

3.1.2 脾脉洪，卜敌方胜利

反击敌人时，诊军官等健康人之脉，其左手中指（“关”）下的脾脉洪大，则卜不能克敌，敌势力大。

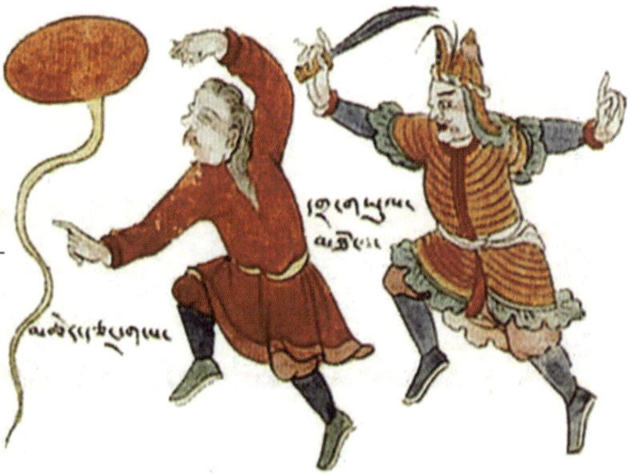

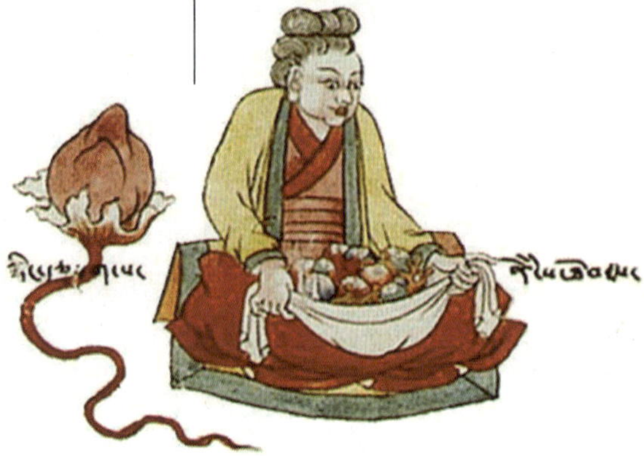

3.1.3 心脉洪，卜获战利品

反击敌人时，诊无病健康军官之脉，其食指（“寸”）下的心脉洪大，卜获得土地和丰富战利品。

3.1.4 肝脉和肾脉洪，卜获战利品中等

反击敌人时，诊健康无病军官等之脉，其右手中指（“关”）下的肝脉或无名指（“恰”）下的肾脉洪大有力，卜获得中等战利品。

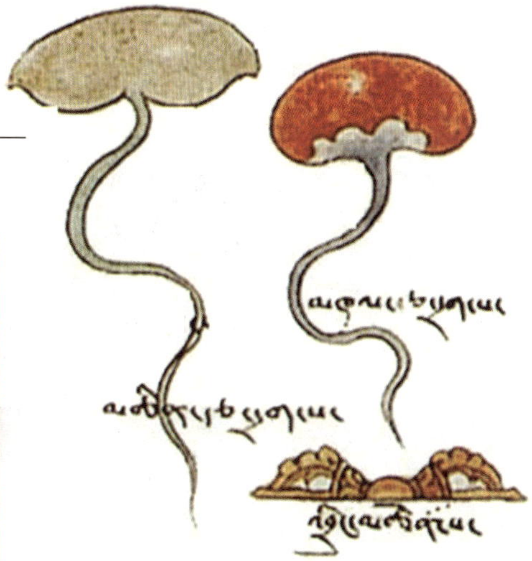

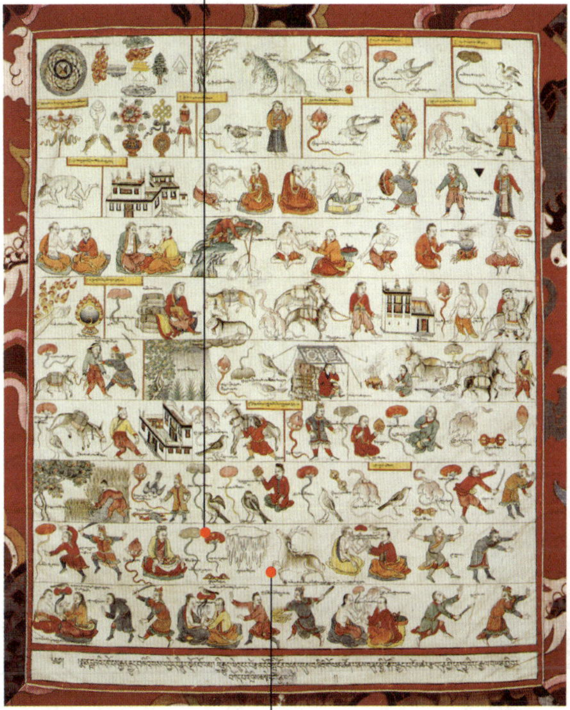

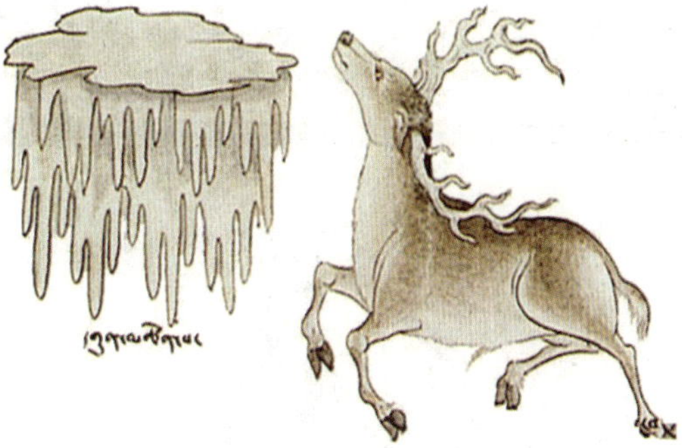

3.2 结合母子敌友脉来卜敌胜负

3.2.1 冬天

四时气候和一个际时、体内五脏、脉象与五行结合起来，诊母子敌友脉，可卜克敌与否。如冬天，五脏本脉为肾脉，五行属水，如果水肾脉搏动似白腰草鹬鸣叫绵而缓慢，诊其母子敌友脉脉象，可卜遇敌胜负情况。

3.2.2 敌脉出现敌脉脉象，卜克敌

冬天本脉水肾脉的敌脉为脾土脉，其敌脉为木肝脉搏动似云雀鸣叫细而紧弦，则卜反攻与进攻皆能克敌，同样其他三时和界时本脉的敌脉旺盛，则卜上述结果。

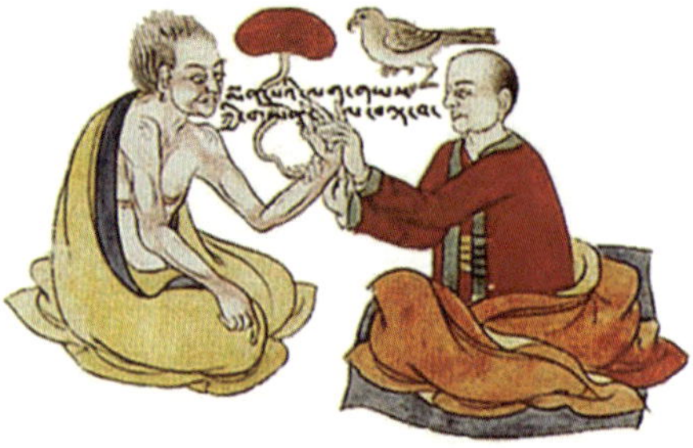

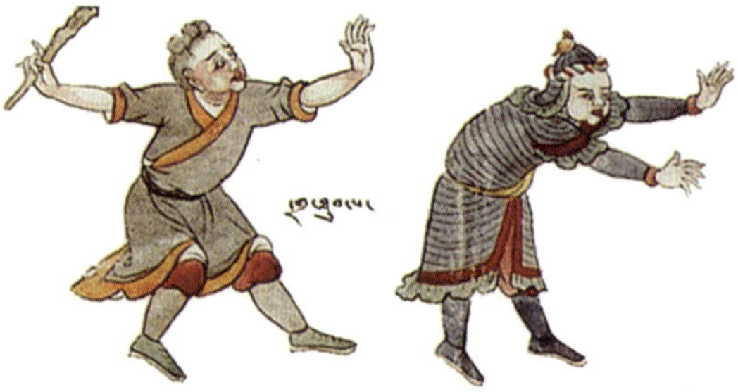

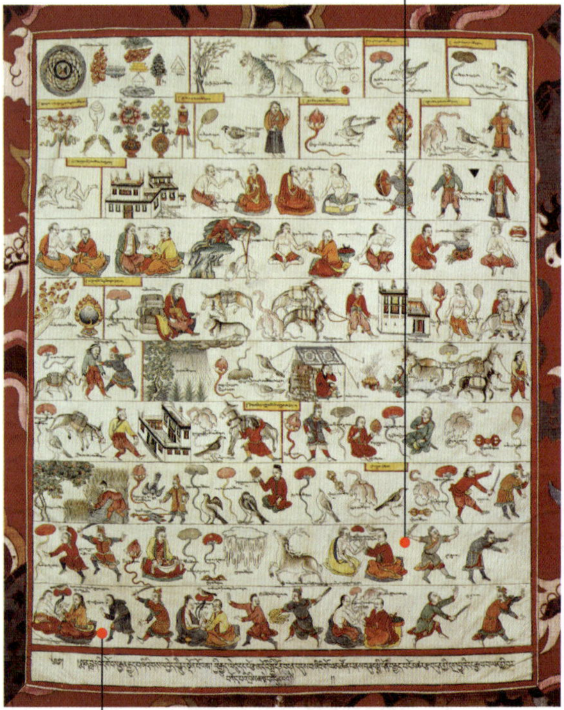

3.2.3 本脉出现敌脉脉象，卜失败

冬天本脉水肾脉的敌脉土脾脉即医生左手中指（“关”）下搏动似麻雀鸣叫短而绵柔，则卜反攻不能胜敌。同样其他三时和界时本脉的敌脉旺盛，也卜上述结果。

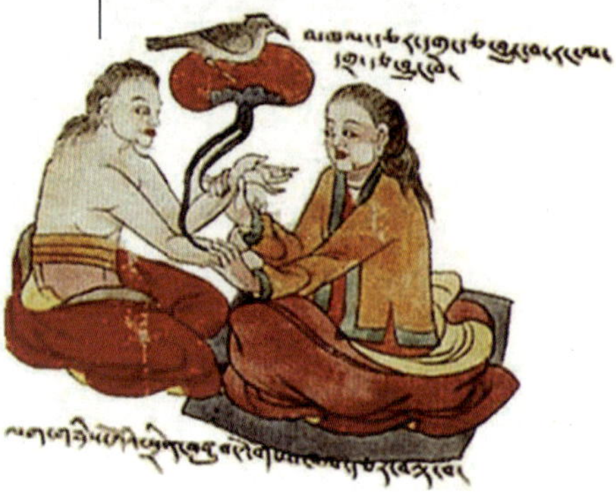

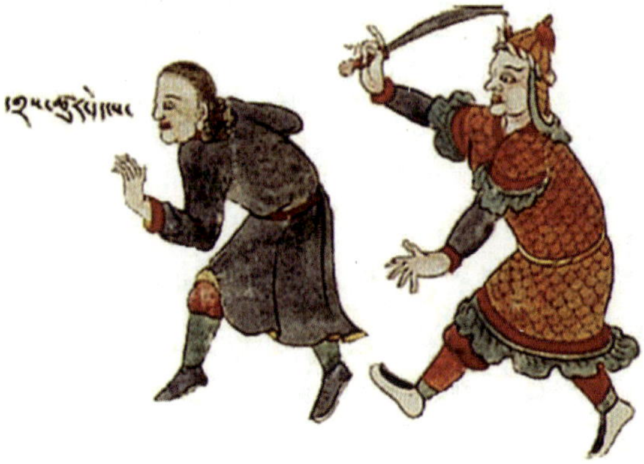

3.2.4 本脉出现敌脉脉象，卜敌胜利

冬天本脉水肾脉的敌脉土脾脉即医生左手中指（“关”）下搏动似麻雀鸣叫短而柔软，则卜敌人进攻获胜。同样其他三时节本脉的敌脉旺盛，则卜上述结果。

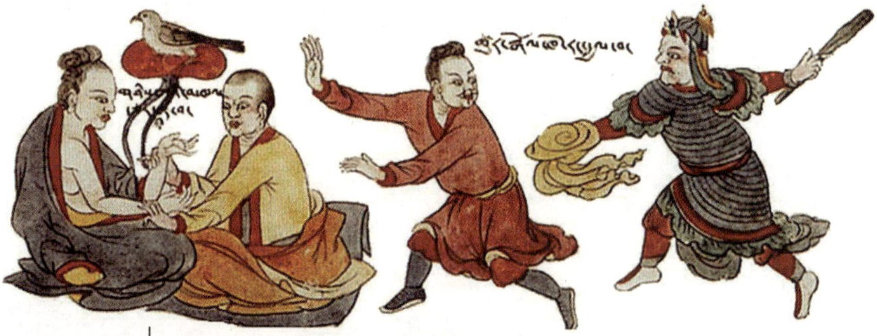

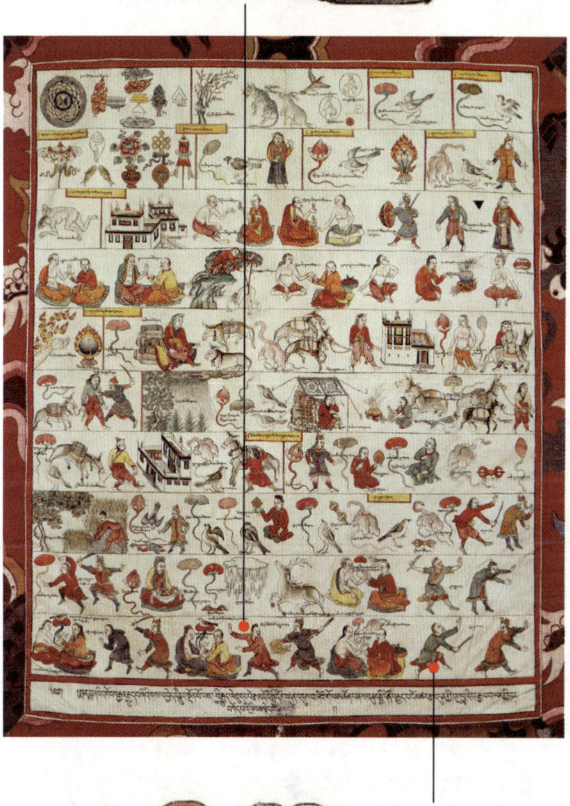

3.2.5 本脉和本脉的母脉旺盛，卜敌人失败

冬天本脉水肾脉即无名指（“恰”）下搏动似白腰鹬鸣叫绵而缓慢，或本脉的母脉金肺脉搏动似“西布”鸟鸣叫短而粗，则卜敌人进攻败北。同样其他三时和界时本脉或母脉旺盛，也卜上述结果。

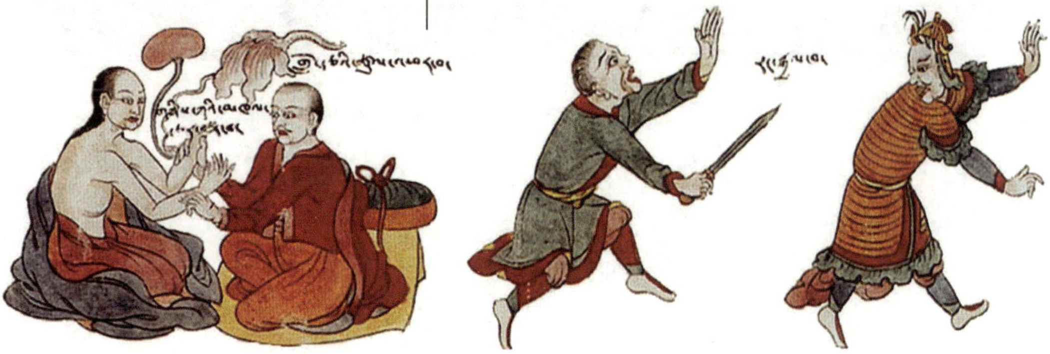

图五十八　脉诊（三）

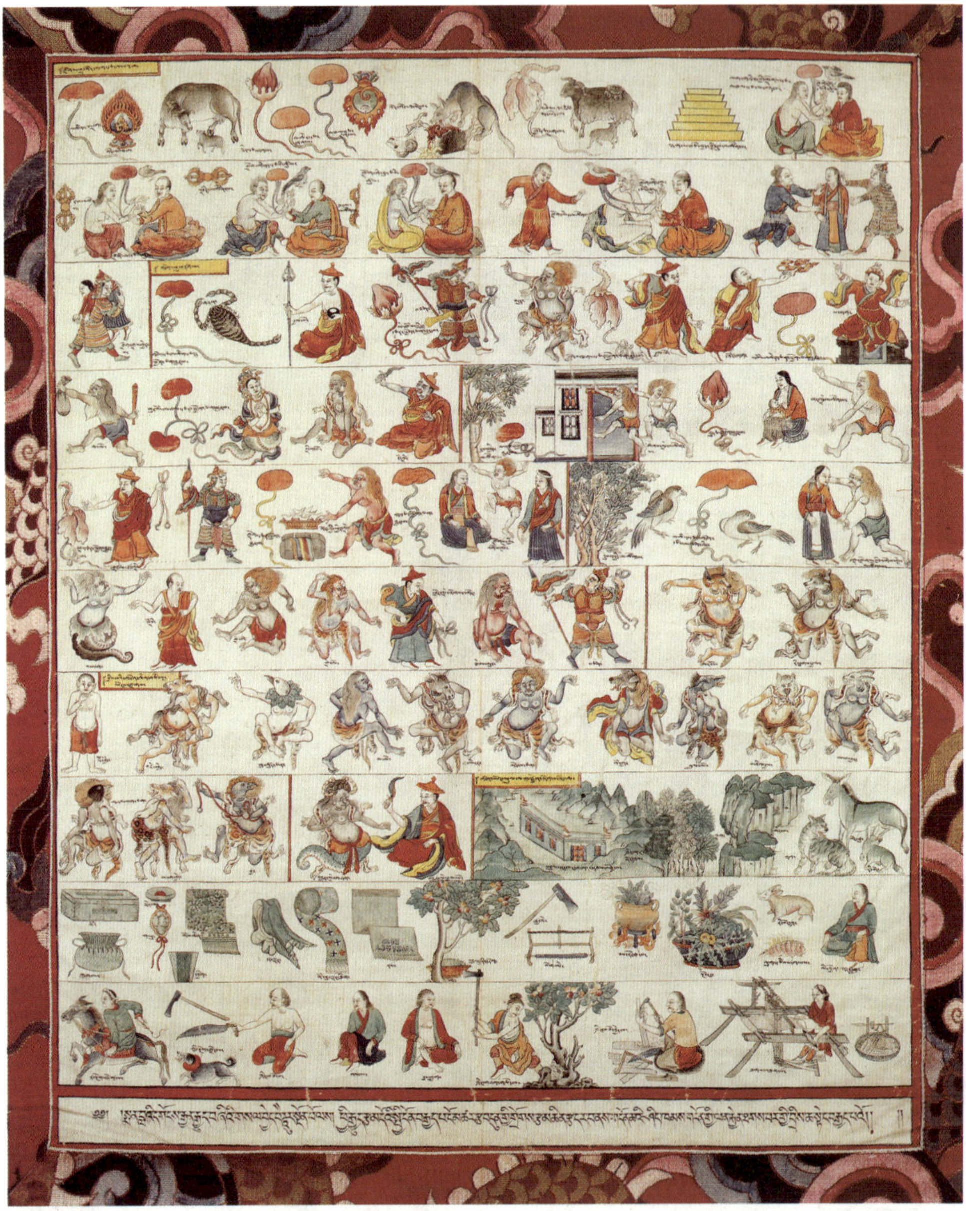

本图示《后续部》脉诊章十三总义中的第八总义七奇脉之卜财、第九总义之卜魔。卜魔有卜吉凶和结合母子友敌卜吉凶两种，其中结合母子友敌卜吉凶法内容为，春天肝脉、心脉、脾脉任何一脉脉象出现反常魔脉，这是该时母子敌友的鬼脉，脏器本鬼及来自何方的鬼等任何鬼为害，因什么外因出现等情况。

4　卜财

4.1　卜吉凶

4.1.1　肝脉洪，卜财运旺

卜能否意外获得财富称为卜财，不论何时，诊家主卜之脉，其右手中指（“关”）下的肝脉特别洪大，则卜财运愈旺，家畜不受损失。

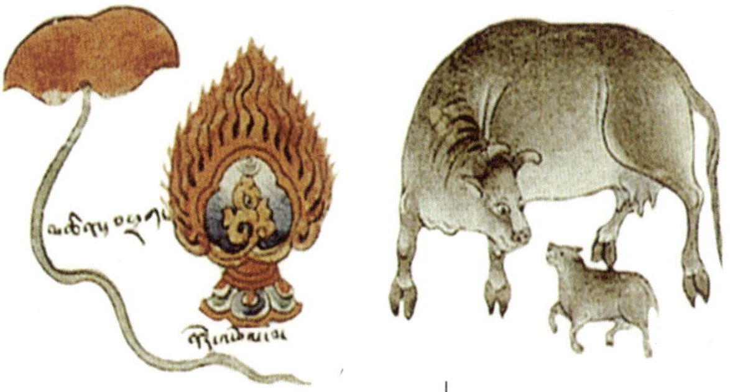

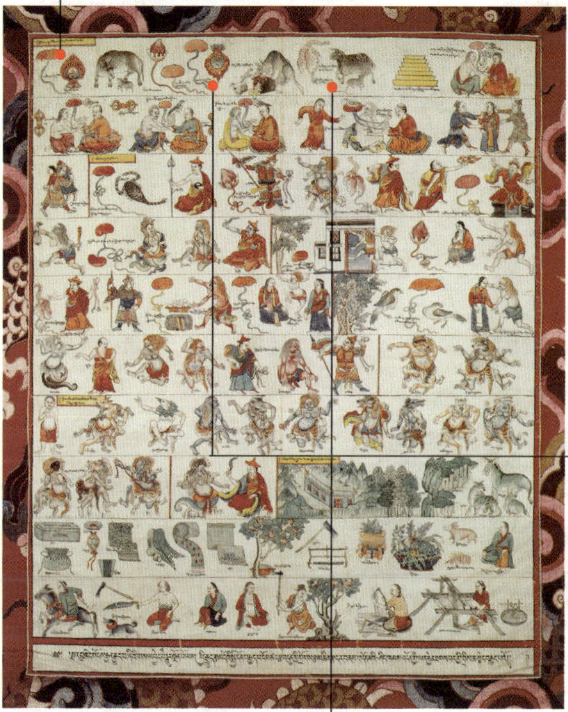

4.1.2　心脉和脾脉弱、肾脉洪，卜破财

能否意外获得财富，无论何时，诊健康无病家主人之脉，其食指（“寸”）下的心脉和左手中指（“关”）下的脾脉弱而无力，而无名指（“恰”）下的肾脉洪而有力，则卜破财，家畜受损。

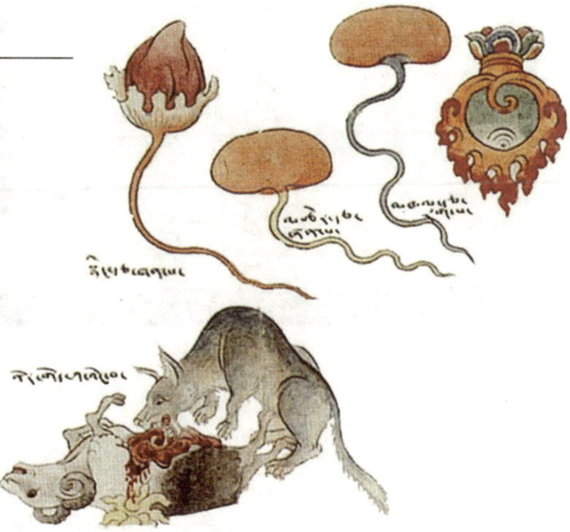

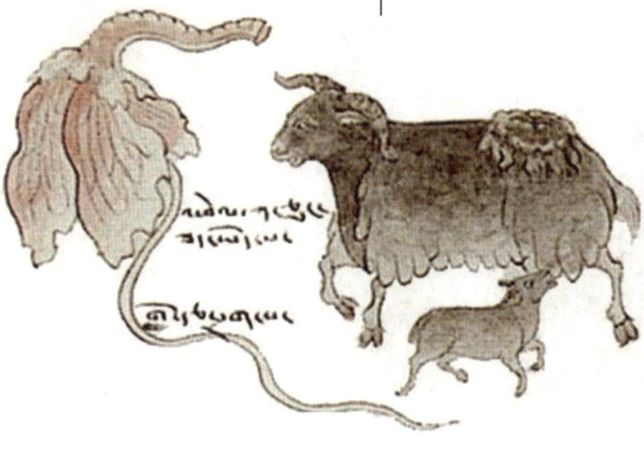

4.1.3　肺脉洪，卜财运略旺

能否意外获得财富，无论何时，诊健康无病家主人之脉，其肺脉洪而有力，则卜获得较少财物。

4.2 结合母子敌友脉卜财运

4.2.1 界时

外界季节、体内五脏和脉象三者与五行结合。诊家人或外出家人的本脉的母子敌友各脉脉象可卜财运。如在各个界时，本脉土脾脉搏动似麻雀鸣叫短而绵柔，结合母子敌友各脉脉象，可卜财运如何。

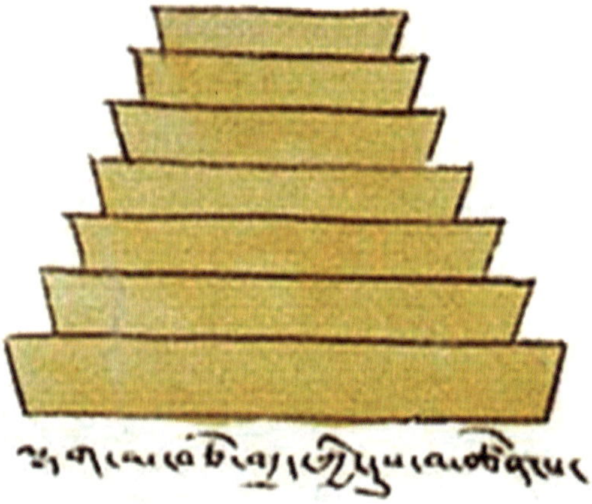

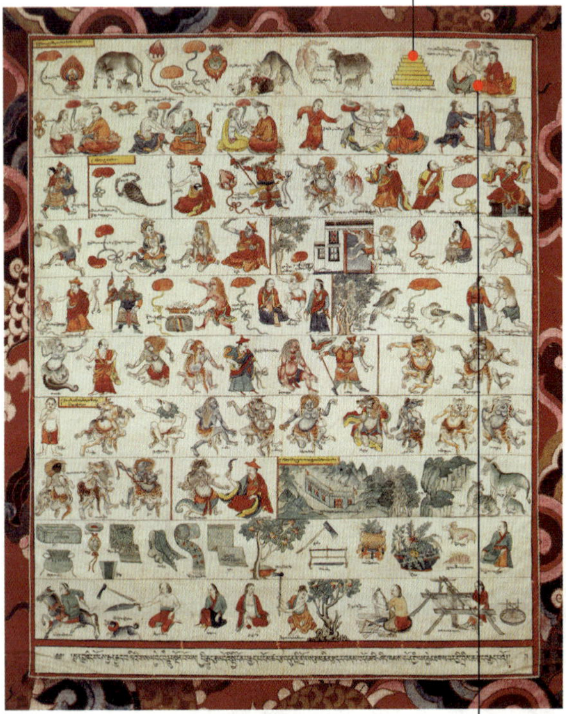

4.2.2 友脉之友脉旺盛，可卜财运极盛

界时本脉土脾脉的友脉为医生无名指（“恰”）下的水肾脉，其友脉为火心脉，诊火心脉似杜鹃鸣叫粗而洪大，则卜获得很多意外财富。同样，任何界时，本脉的友脉之友脉旺盛，也卜上述结果。

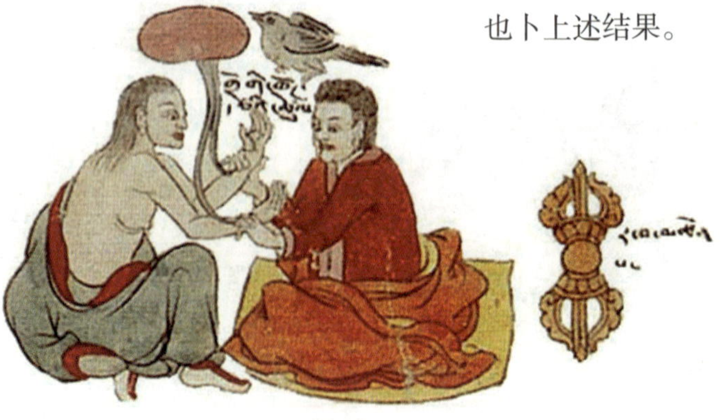

4.2.3 母脉旺盛，卜财运中等

界时本脉土脾脉的友脉肾脉，其母脉金肺脉似“西布”鸟鸣叫粗而洪大，则卜意外财运中等。同样，其他界时，其友脉的母脉旺盛，则卜上述结果。

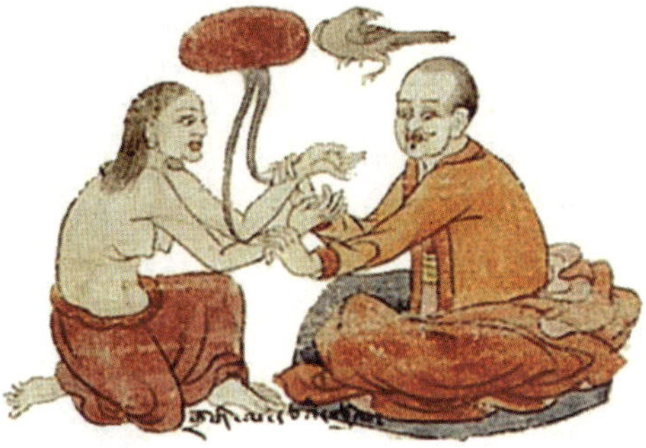

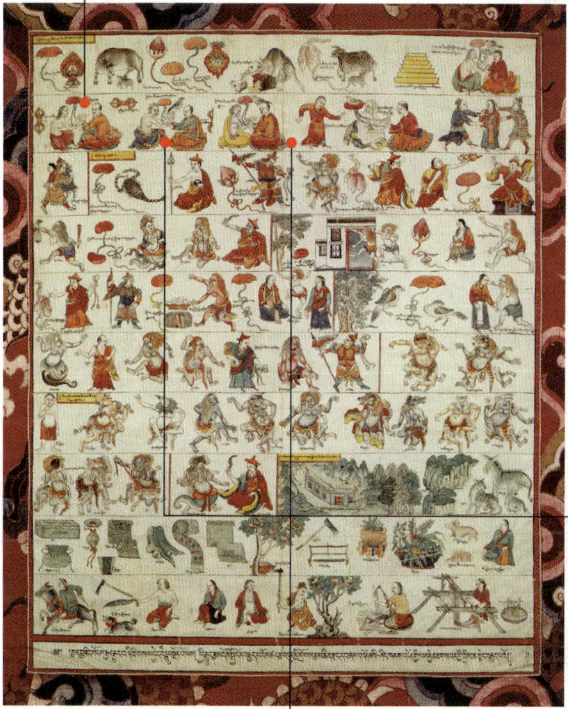

4.2.4 本脉旺盛，卜财运下等

界时本脉土脾脉的友脉即医生无名指（“恰”）下的水肾脉，似白腰草鹬鸣叫短而绵柔，则卜意外获得财运下等。同样，其他界时，各友脉的本脉旺盛，也卜上述结果。

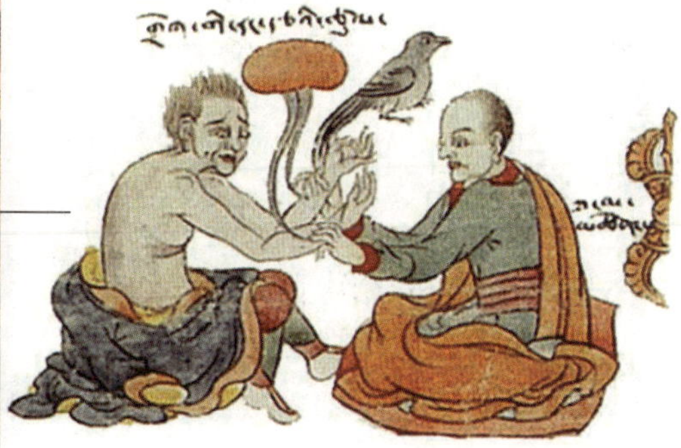

4.2.5 子脉旺盛，卜无财运

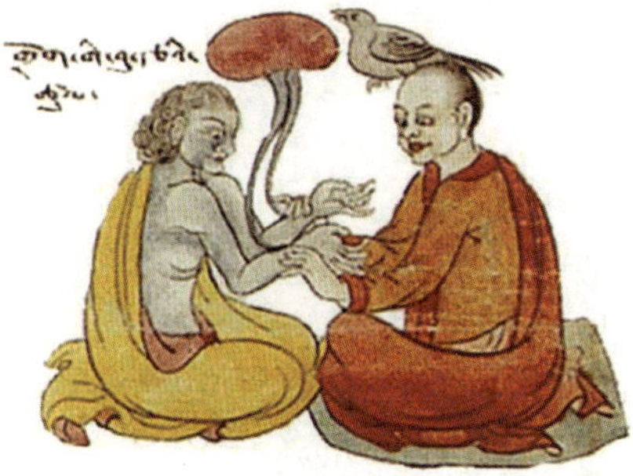

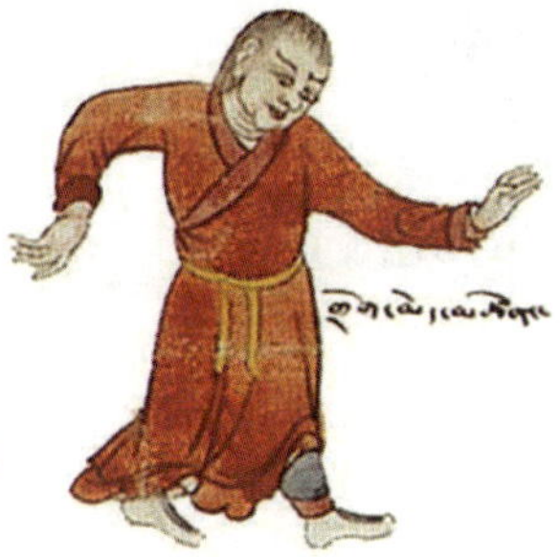

界时本脉土脾脉的友脉肾脉的子脉木肝脉像云雀鸣叫细而紧弦，则卜无意外财运。同样，其他界时，各友脉的子脉旺盛，也卜上述结果。

4.2.6 敌脉旺盛，卜财富被敌劫去

界时本脉土脾脉的友脉肾脉即医生无名指（“恰”）下的敌脉土脾脉似麻雀鸣叫短而柔绵，则卜意外获得的财富被敌人抢去。同样，其他界时，各友脉的敌脉旺盛，也卜上述结果。

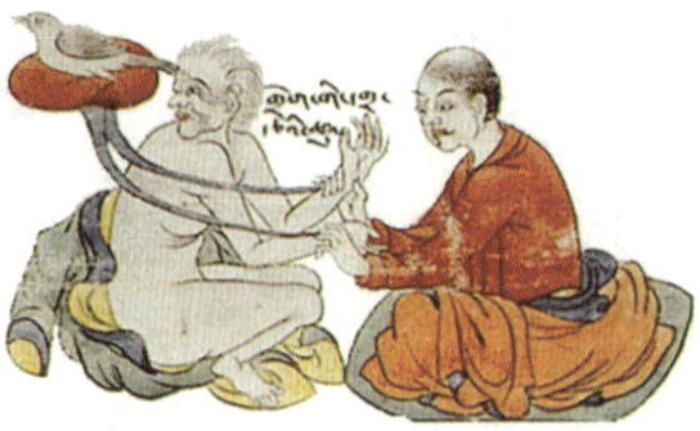

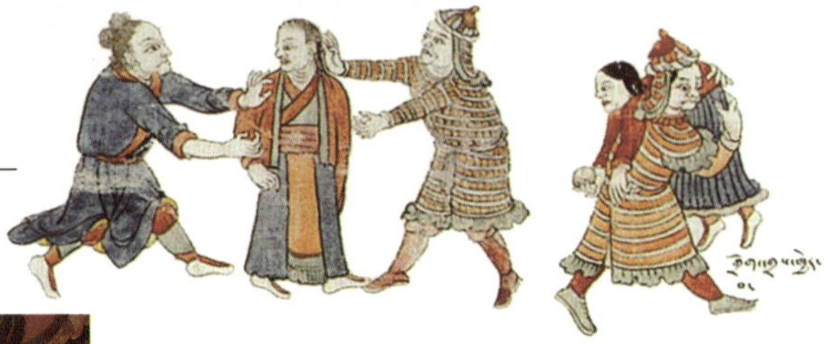

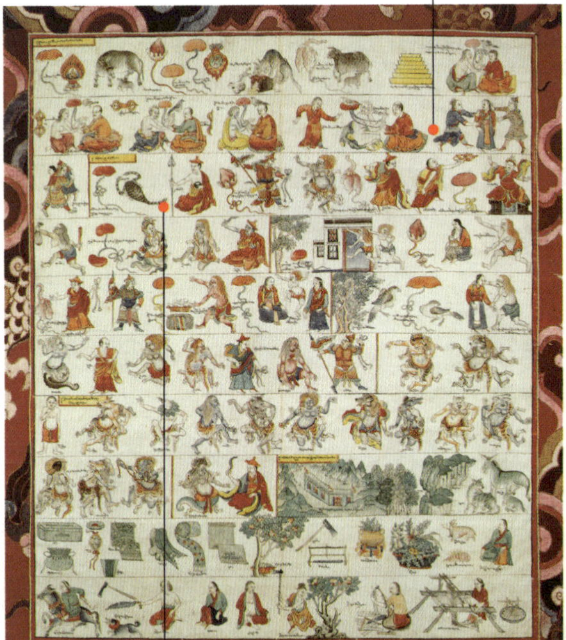

5 卜魔

5.1 诊魔脉卜吉凶

5.1.1 肝脉出现魔脉，卜被疫魔、鬼王擒获

诊反常脉卜吉凶，谓之卜魔法。无论何时，诊健康无病亲人的木肝脉，若出现间歇、滞涩、紧、弛、洪、缓等反常魔脉象，则卜被属木的疫魔、鬼王擒获，将患瘟疫病、风瘟病。

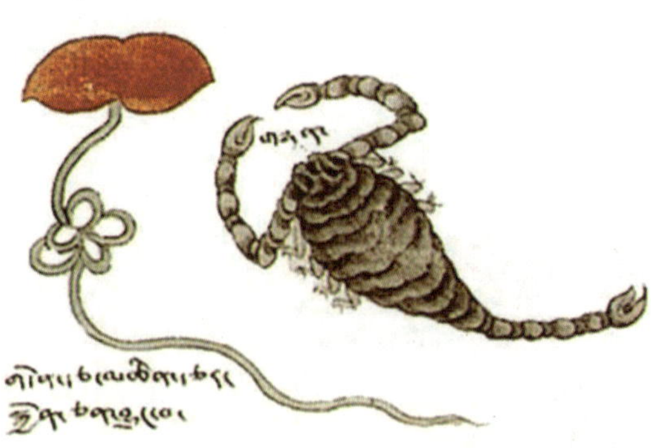

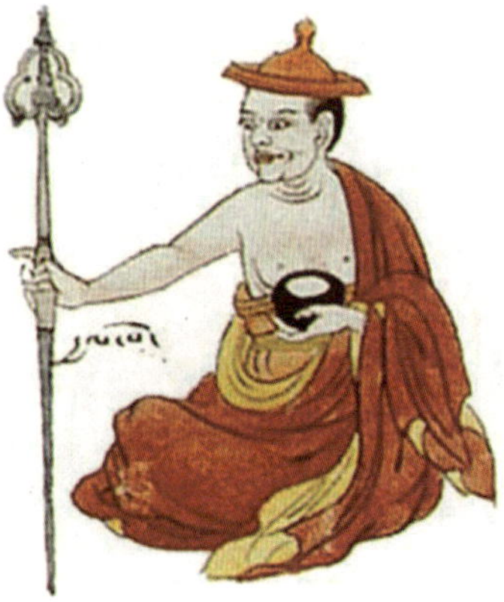

5.1.2 心脉出现魔脉，卜被游神、魔擒获

无论何时，诊健康无病亲人的火心脉，若出现间歇、滞涩、紧、弛、洪、缓等反常魔脉象，则卜被属火的游神、魔或任何一魔为害，将患热刺痛疾病。

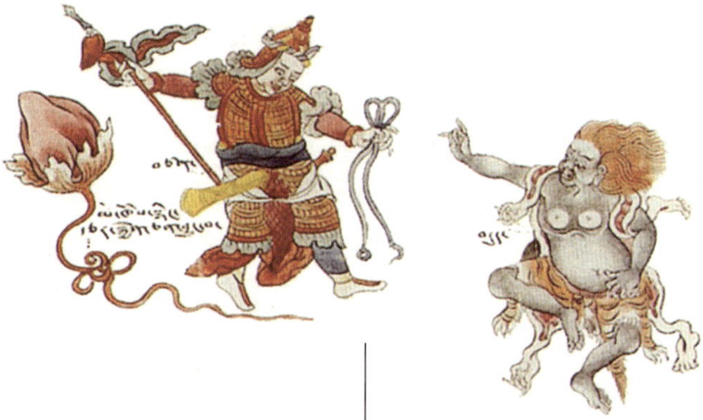

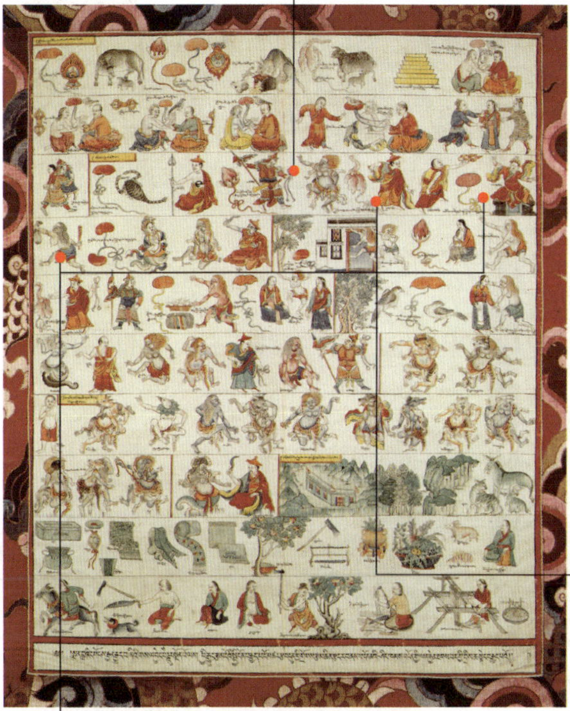

5.1.3 金肺脉出现魔脉，卜鬼王、财神为害

无论何时，诊健康无病亲人的金肺脉，若此脉出现间歇、滞涩、紧、弛、洪、缓等反常魔脉象，则卜被属金的鬼王、财神或任何一魔为害，将患命隆病等疾病。

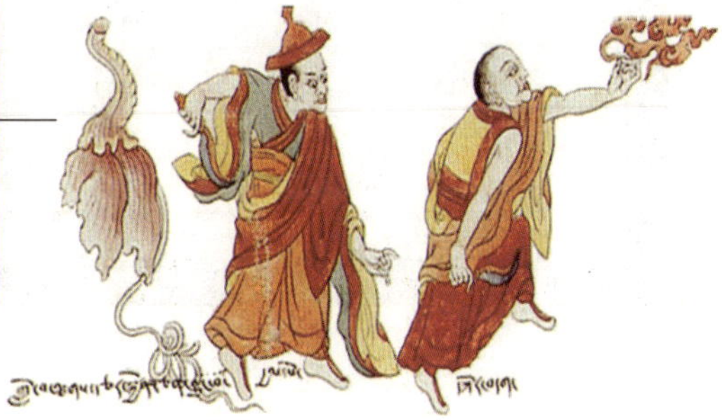

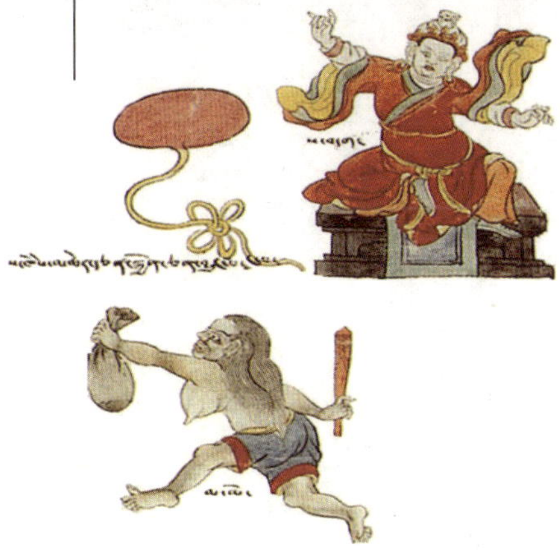

5.1.4 土脾脉出现魔脉，卜地神、女魔为害

无论何时，诊健康无病亲人的土脾脉，若出现间歇、滞涩、紧、弛、洪、缓等反常魔脉象，则卜被属土的地神、女魔为害，将患炭疽、瘟病等疾病。

5.1.5 水肾脉出现魔脉，卜龙王、罗刹、破戒鬼为害

无论何时，诊健康无病亲人的水肾脉，若出现间歇、滞涩、紧、弛、洪、缓等反常魔脉象，则卜被属水的龙王、罗刹、破戒鬼为害，将患肿瘤、腹水等疾病。

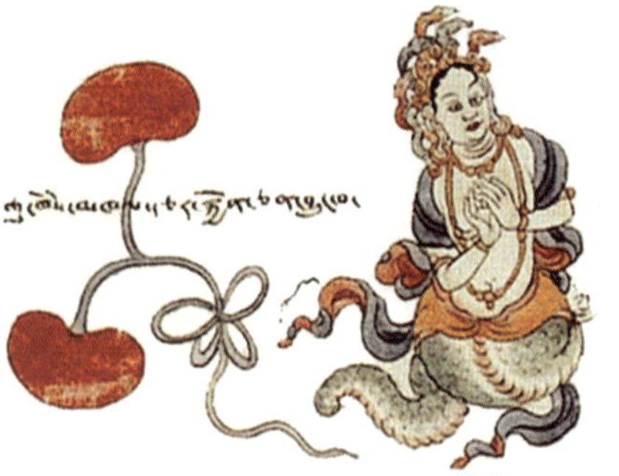

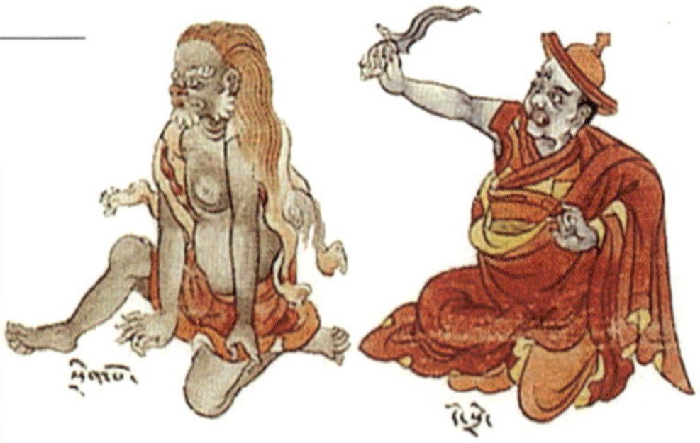

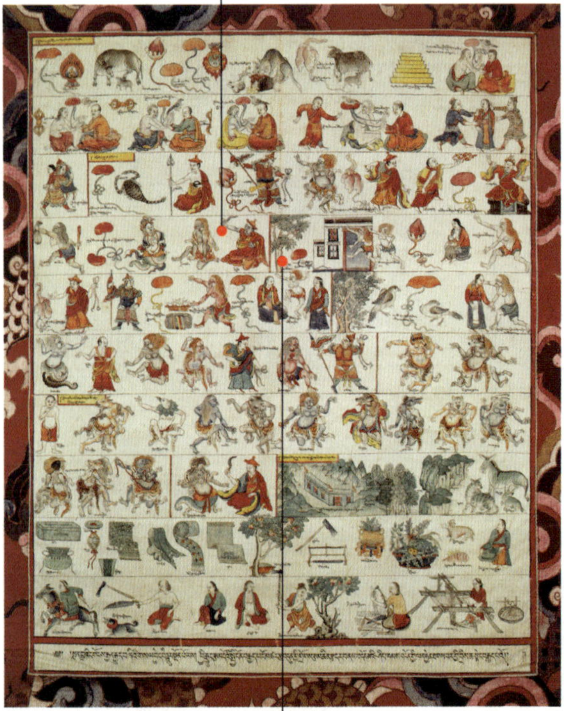

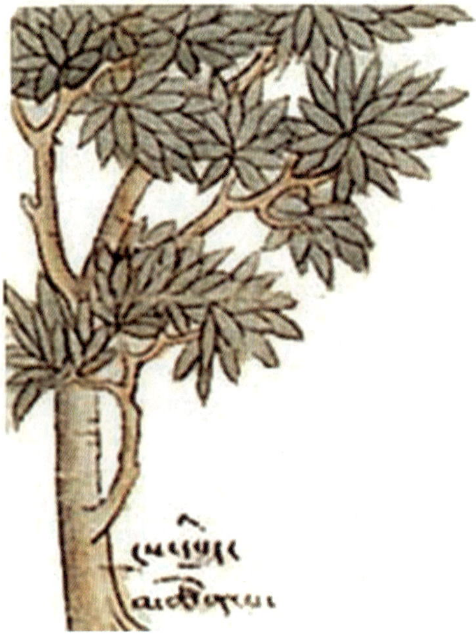

5.2 结合母子敌友脉，卜鬼魔为害

5.2.1 春天

四季或界时、体内五脏和脉象三者与五行结合。诊本脉的母子敌友各脉，可卜被某种鬼魔为害。如春天，在脏为肝，五行为木，本脉木肝脉搏动似云雀鸣叫细而紧弦，诊其母子敌友各脉脉象，可卜何鬼魔为害。

5.2.2 母脉反常，卜恋鬼为害

春天本脉为木肝脉，其母脉水肾脉搏动不均匀、变化多即出现魔脉象，则卜祖父等上辈已过世者对子孙、宅屋、财物之恋鬼为害。同样，其他三季或界时本脉的母脉出现魔脉，也卜上述结果。

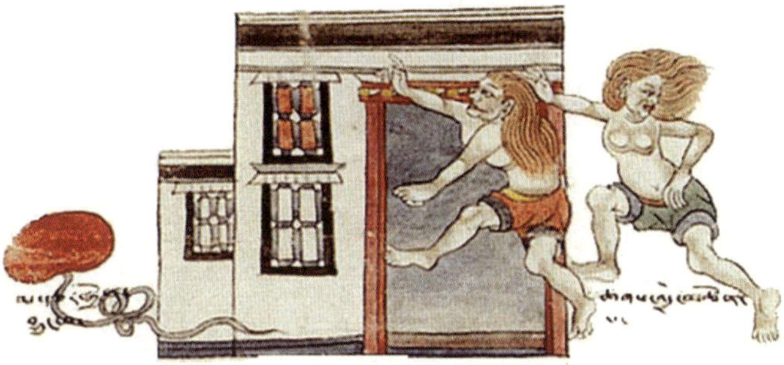

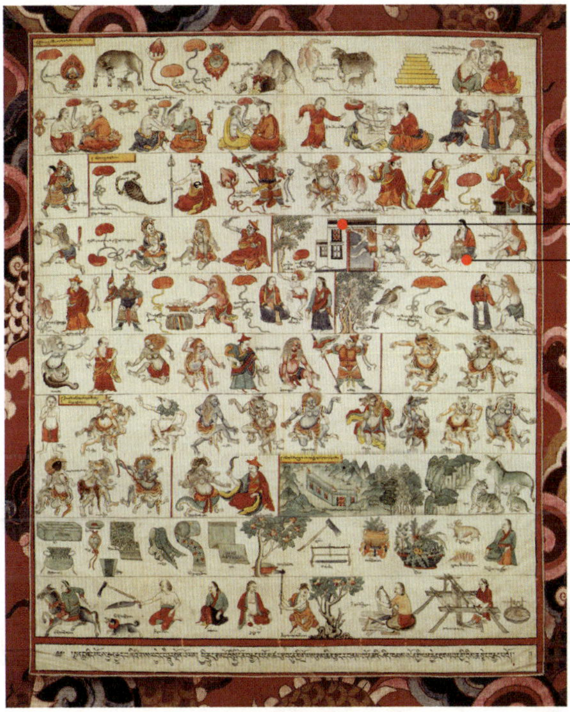

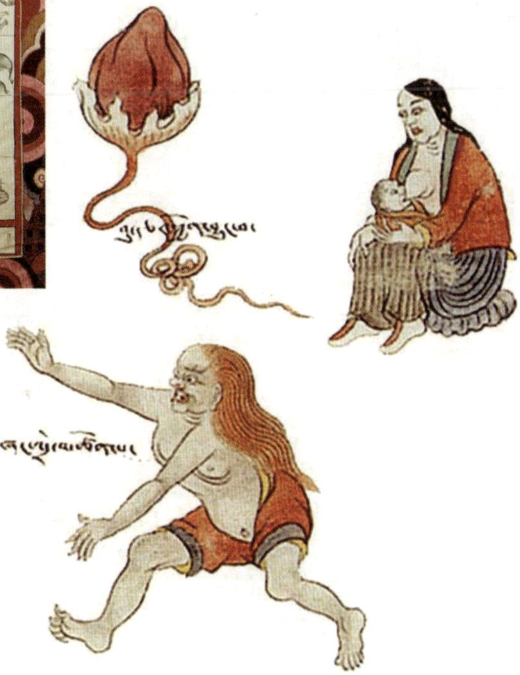

5.2.3 子脉反常，卜舅系鬼为害

春天本脉为木肝脉，其子脉火心脉搏动反常即出现魔脉象，则卜子孙和舅系死鬼为害。同样，其他三季或界时本脉的子脉出现魔脉，也卜上述结果。

5.2.4 敌脉反常，卜敌人的咒使鬼为害

春天本脉为木肝脉，其敌脉金肺脉搏动反常即出现魔脉象，则卜敌人所指派的咒使鬼为害。同样，其他三季或界时本脉的敌脉出现魔脉，也卜上述结果。

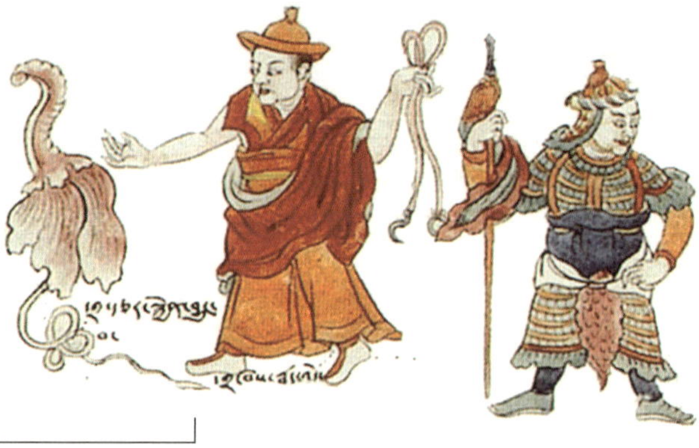

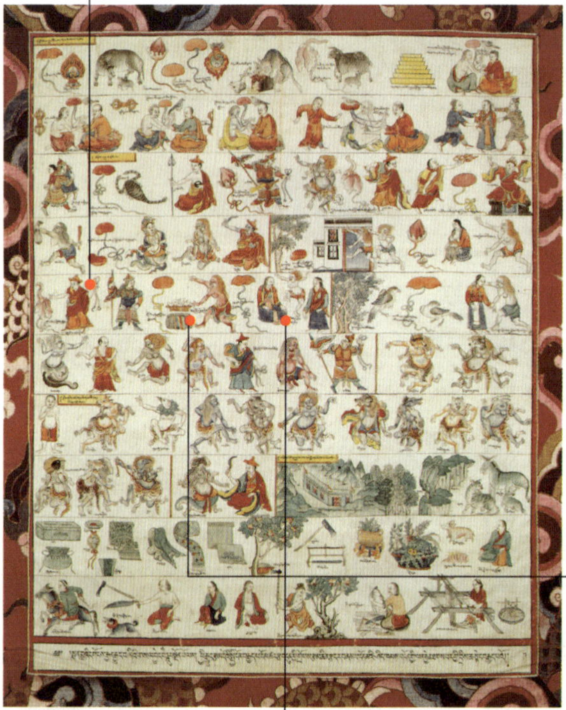

5.2.5 友脉反常，卜追财鬼为害

春天本脉为木肝脉，其友脉土脾脉搏动反常即出现魔脉象，则卜追随生前财物的追财鬼为害。同样，其他三季或界时本脉的友脉出现魔脉，也卜上述结果。

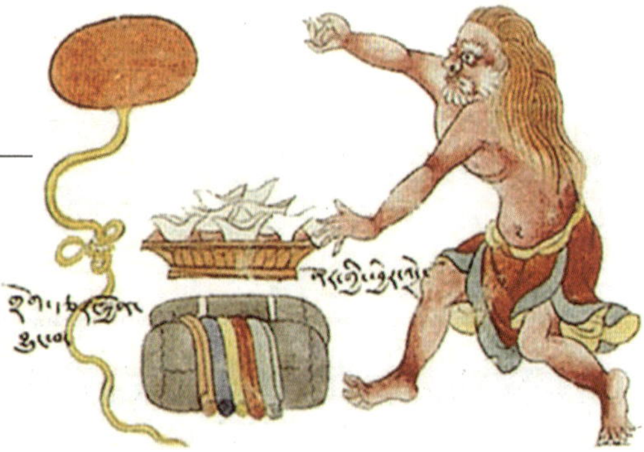

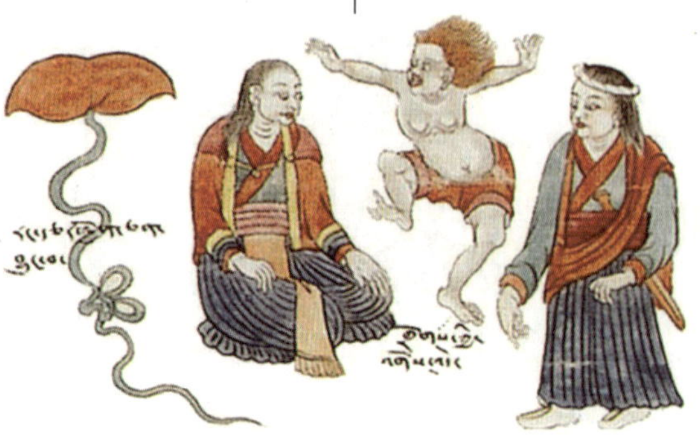

5.2.6 本脉反常，卜友人鬼为害

春天本脉木肝脉搏动反常即出现魔脉象，则卜从夫或妇的朋友方面来的鬼为害。同样，其他三季或界时本脉出现魔脉，也卜上述结果。

5.3 春天肝脉出现魔脉

春天诊健康无病亲人的肝脉，其搏动反常即出现魔脉象，则卜母子敌友方的本魔为害，如亲密朋友的死鬼、肝脏鬼、四方鬼、15 种小儿大魔、五行木魔等害，其因是从东方、狭长房屋等处获得财物而引起魔鬼为害的。

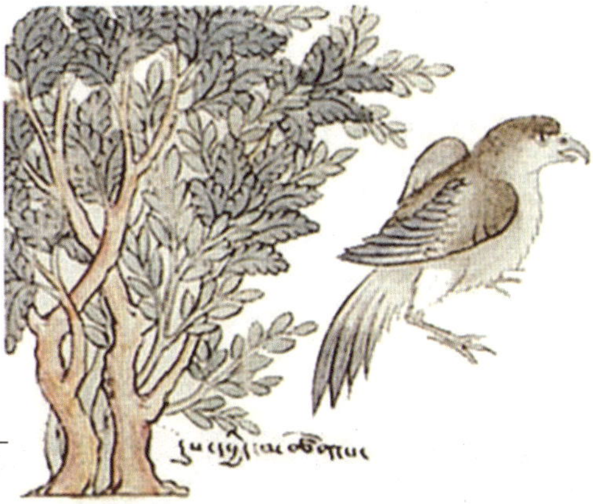

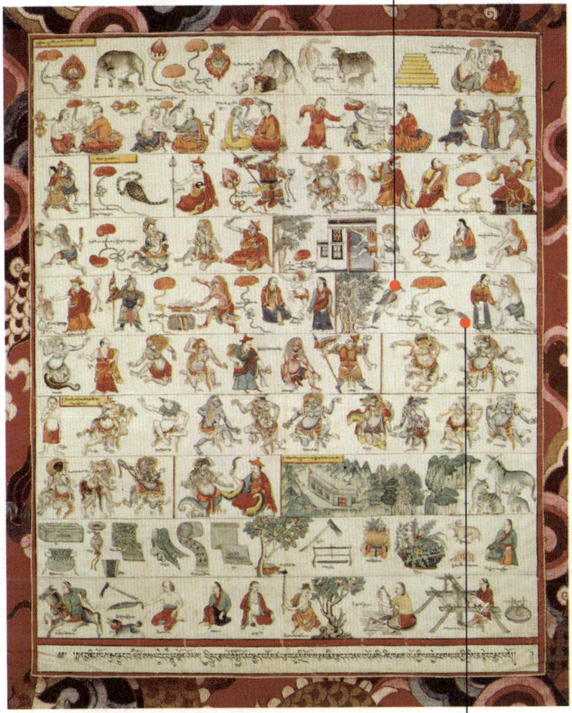

5.3.1 敌友鬼为害

春天诊健康无病亲人的右手中指（“关”）下木肝脉出现魔脉象，则卜被敌人或友人死后所变成的鬼为害。

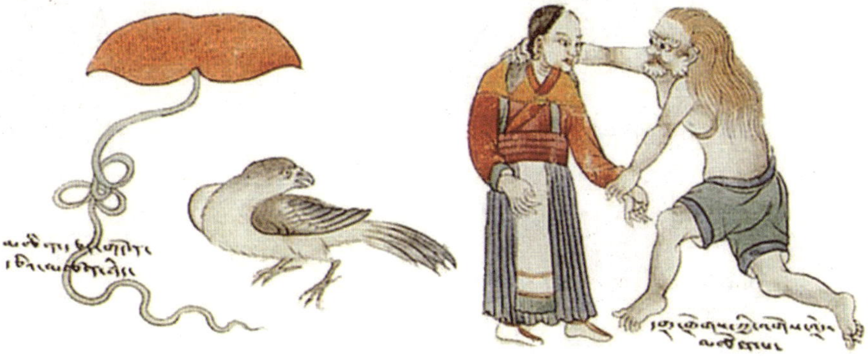

5.3.2 肝脏鬼为害

5.3.2.1 地神

四季的任何时候，比如春天诊健康无病亲人右手的木肝脉，若出现魔脉象，则卜被地神即地女神丹玛和地神十六王臣及持地巨手神等为害。

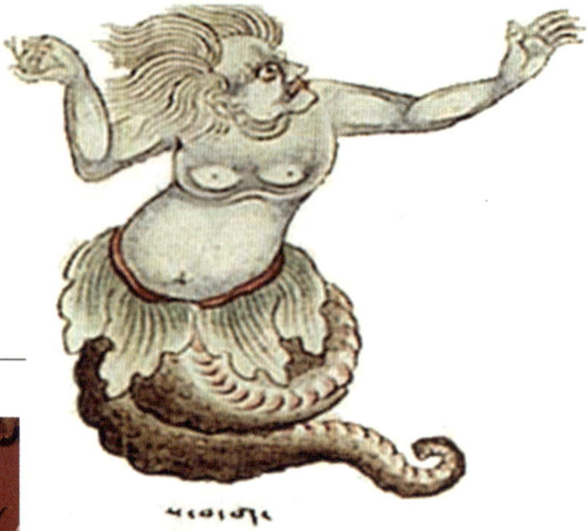

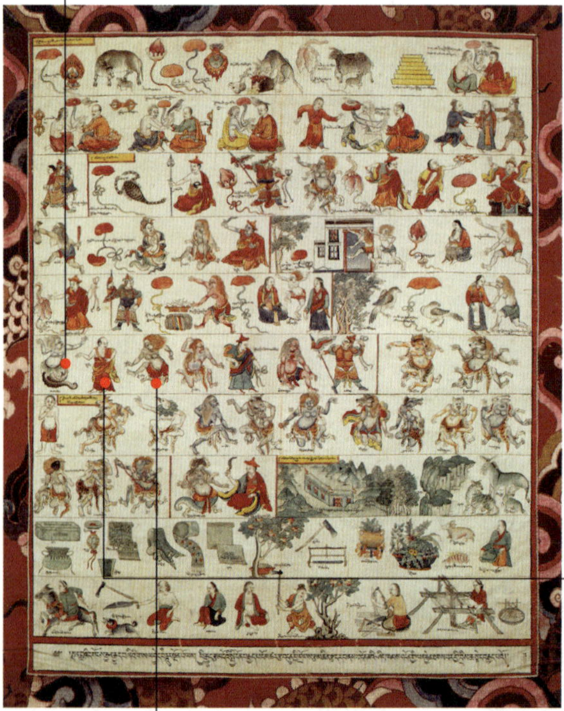

5.3.2.2 破戒鬼

四季的任何时候，比如春天诊健康无病亲人右手的木肝脉，若出现魔脉象，则卜被破戒鬼，即佛教徒前世违背自己对上师的誓言，今世转生为人或鬼为害。夏季等其他三季出现此等魔脉，也卜被破戒鬼为害。

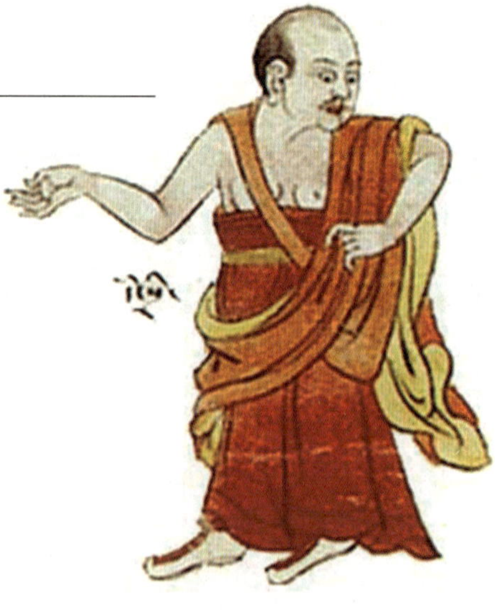

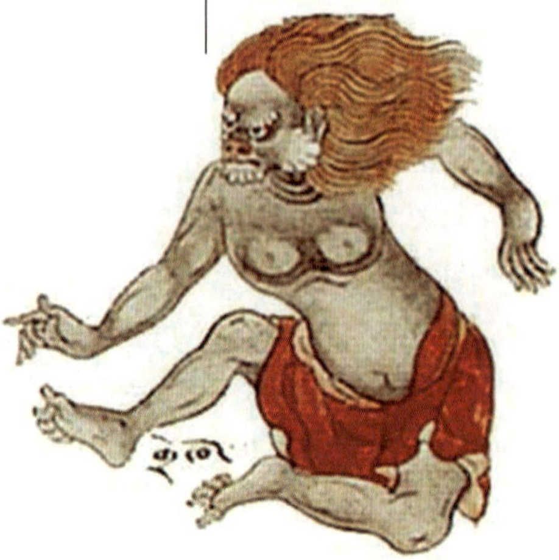

5.3.2.3 凶死男鬼

四季的任何时候，比如春天诊健康无病亲人右手的木肝脉，若出现魔脉象，则卜被男鬼即男人死后变的鬼为害。

5.3.2.4 凶死女鬼

四季的任何时候，比如春天诊健康无病亲人右手的木肝脉，若出现魔脉象，则卜被女鬼即女人死后变的鬼为害。

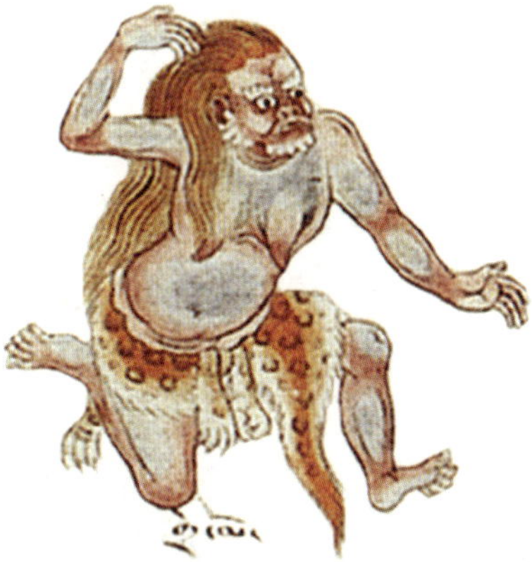

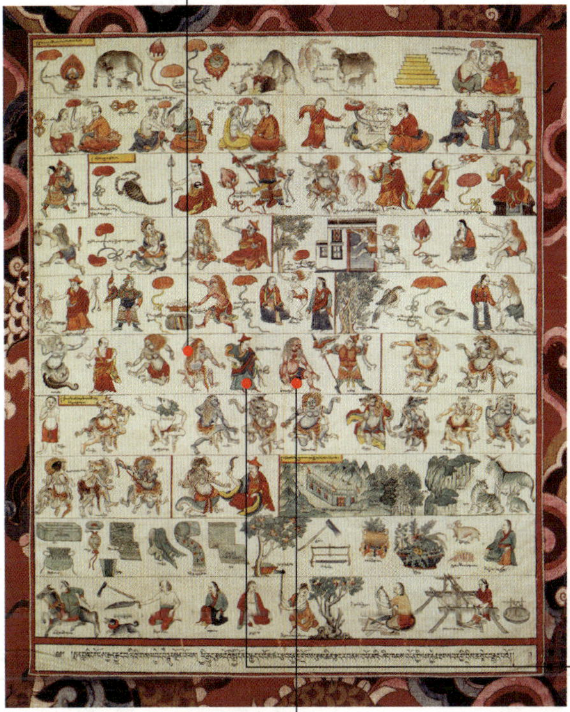

5.3.3 游荡鬼为害

5.3.3.1 饿死鬼

四季的任何时候，比如春天诊健康无病亲人右手的木肝脉，若出现魔脉象，则卜被游荡四方的鬼中的饿死鬼为害。

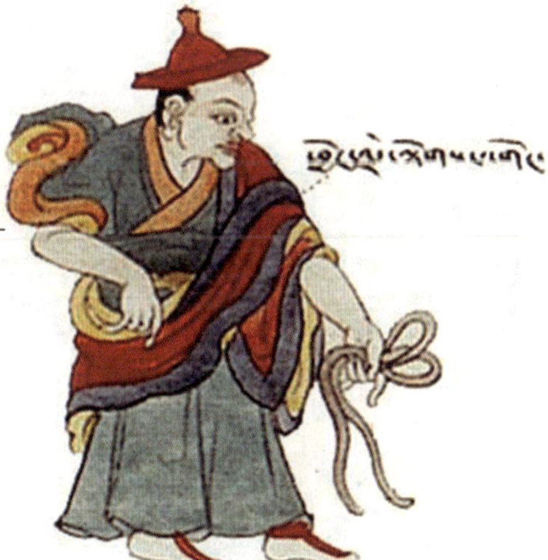

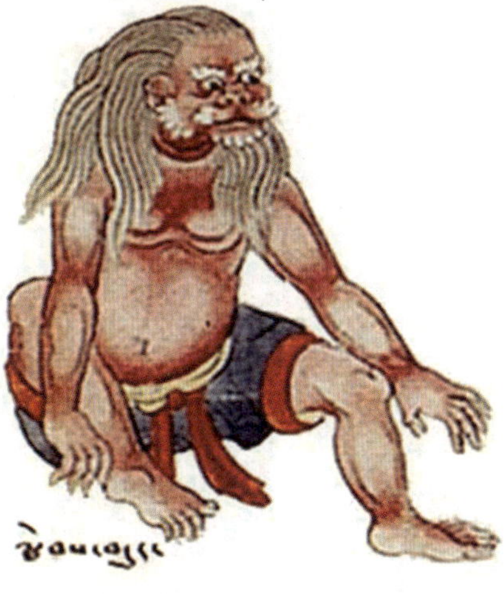

5.3.3.2 吊死鬼

四季的任何时候，比如春天诊健康无病亲人右手的木肝脉，若出现魔脉象，则卜被游荡鬼中的吊死鬼为害。

5.3.3.3 游神

四季的任何时候，比如春天诊健康无病亲人右手的木肝脉，若出现魔脉象，则卜被四方鬼中的游神即天龙八部之一，伏于山崖等地，体色赤红，只穿红色衣装的一种鬼为害。

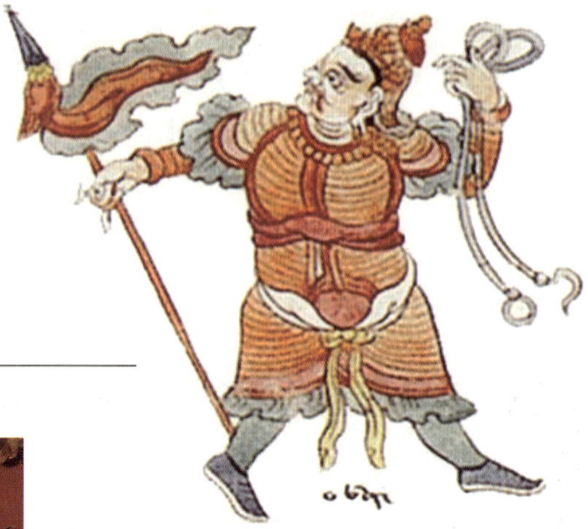

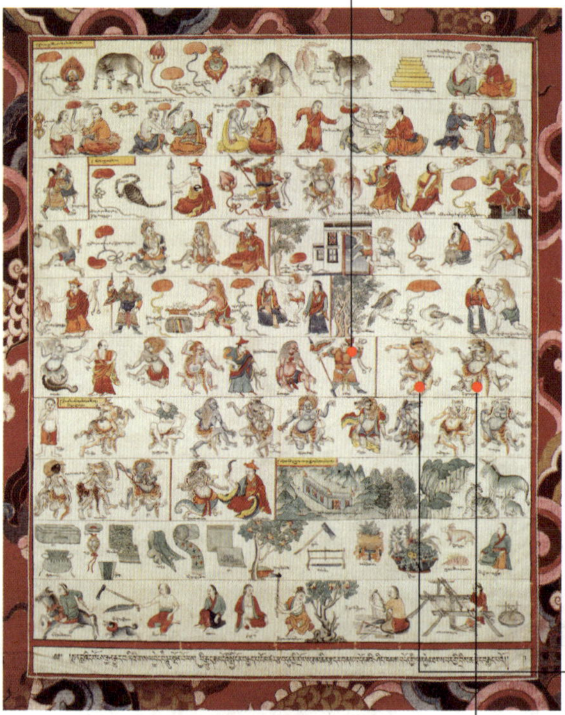

5.3.4 15 种小儿病大魔

5.3.4.1 麻风魔

四季的任何时候，比如春天诊健康无病亲人右手的木肝脉，若出现魔脉象，则卜被 15 种引发小儿病大魔中的麻风魔为害。

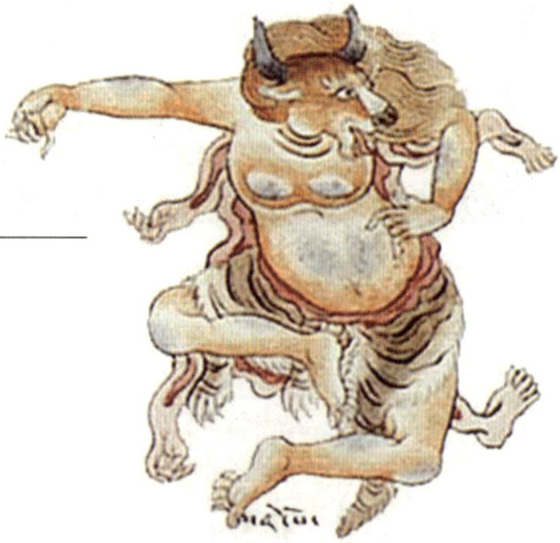

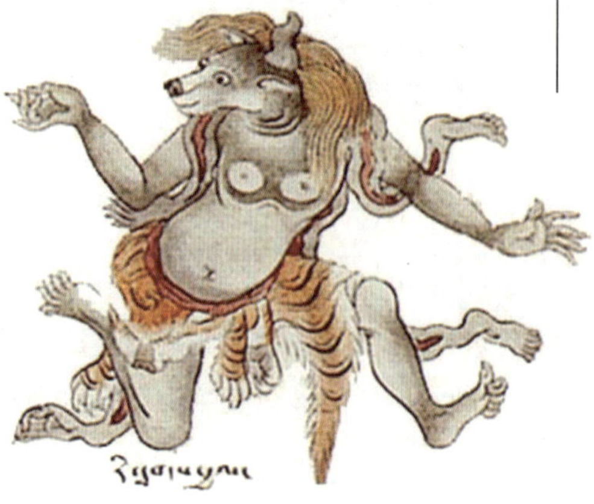

5.3.4.2 野兽王

四季的任何时候，比如春天诊健康无病亲人右手的木肝脉，若出现魔脉象，则卜被引发 15 种小儿病大魔中的野兽王为害。

5.3.4.3 旱魃

四季的任何时候，比如春天诊健康无病亲人右手的木肝脉，若出现魔脉象，则卜被引发小儿病的旱魃即六面童子转生的男身鬼为害。

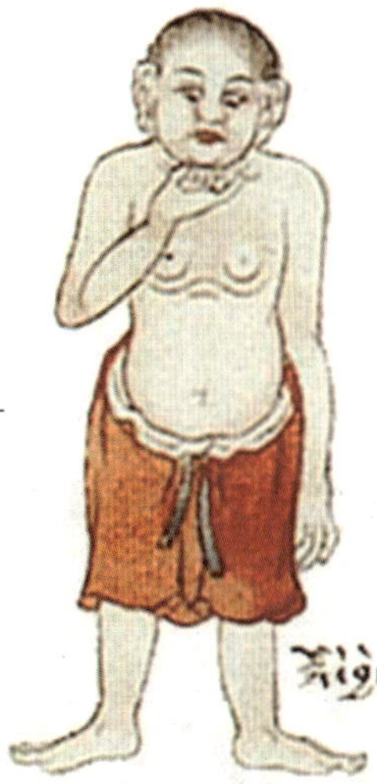

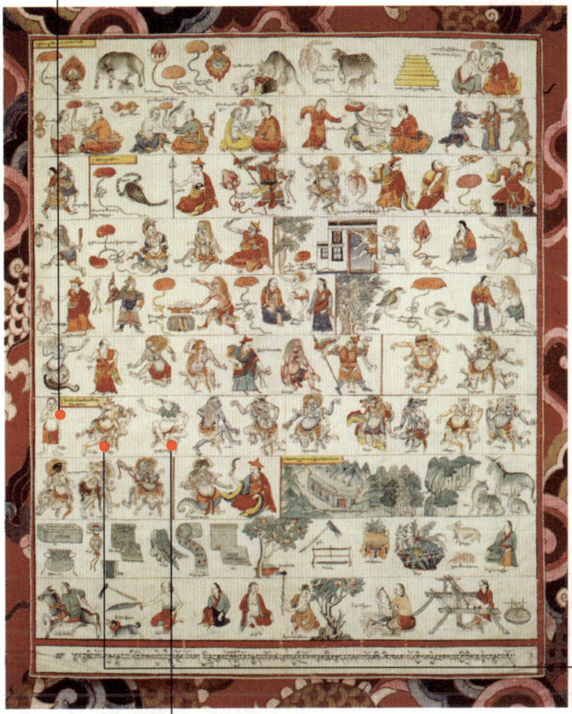

5.3.4.4 癫痫鬼

四季的任何时候，比如春天诊健康无病亲人右手的木肝脉，若出现魔脉象，则卜被引发 15 种小儿病大魔中的癫痫鬼为害。

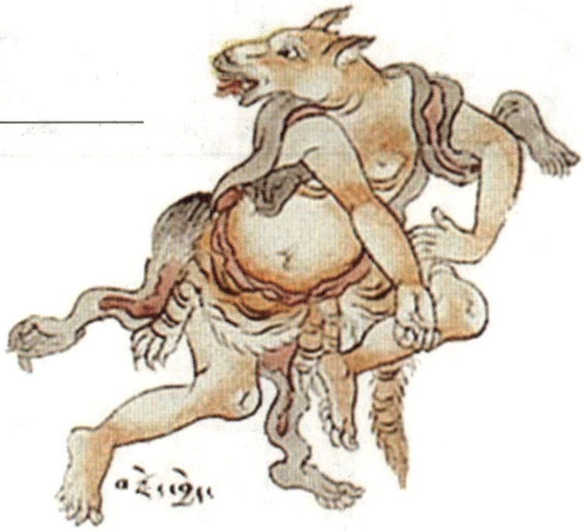

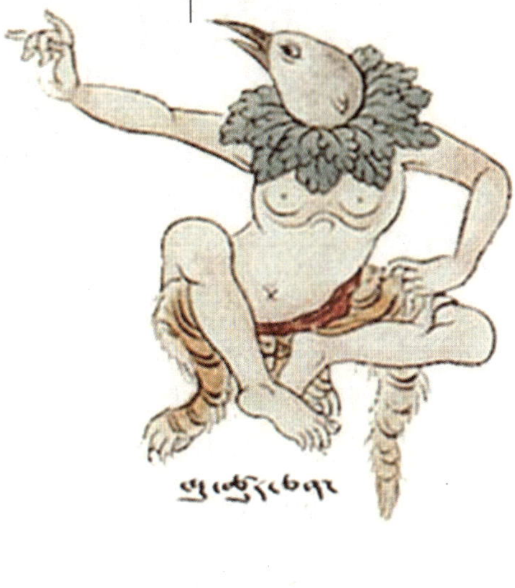

5.3.4.5 拳头鬼

四季的任何时候，比如春天诊健康无病亲人右手的木肝脉，若出现魔脉象，则卜被引发 15 种小儿病大魔中的拳头鬼为害。

5.3.4.6 女魔

四季的任何时候，比如春天诊健康无病亲人右手的木肝脉，若出现魔脉象，则卜被引发 15 种小儿病的女魔即欲界的女类魔为害。

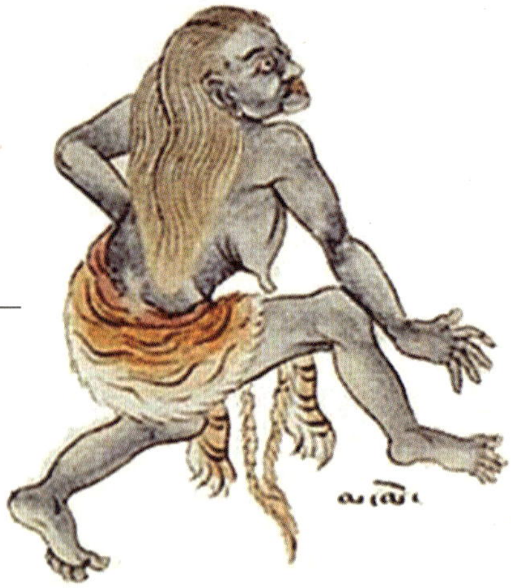

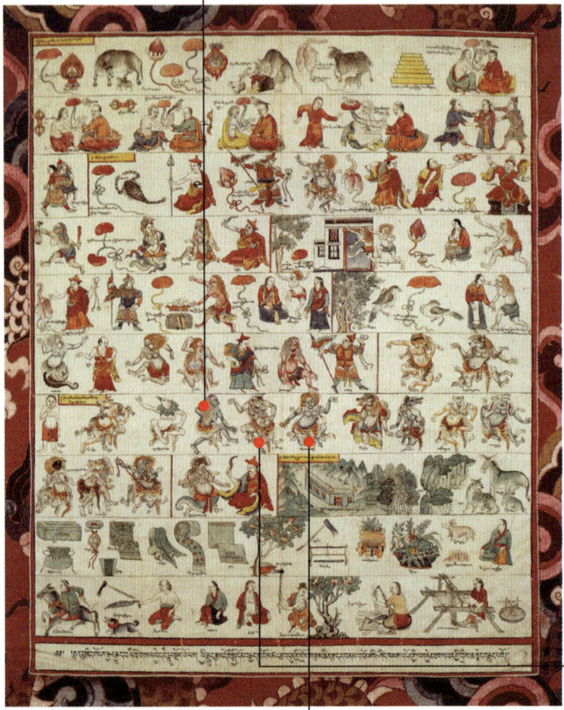

5.3.4.7 马面鬼

四季的任何时候，比如春天诊健康无病亲人右手的木肝脉，若出现魔脉象，则卜被引发小儿病的“乍木达”马面鬼为害。

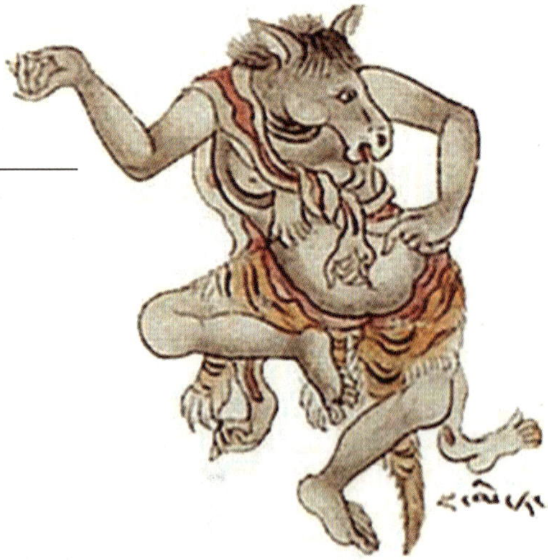

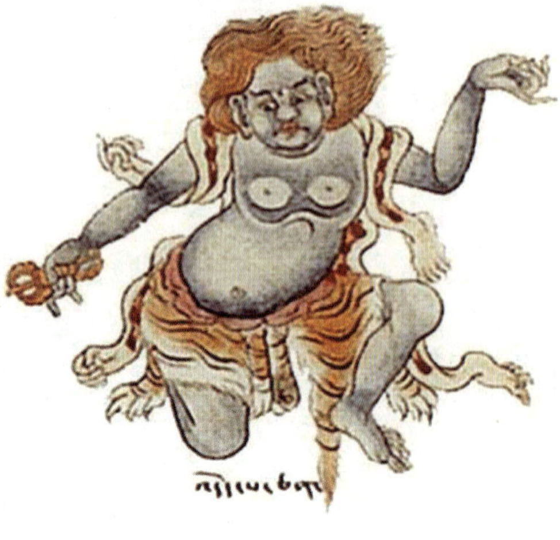

5.3.4.8 淫鬼

四季的任何时候，比如春天诊健康无病亲人右手的木肝脉，若出现魔脉象，则卜被引发 15 种小儿病大魔中的淫鬼为害。

5.3.4.9 奎宿鬼

四季的任何时候，比如春天诊健康无病亲人右手的木肝脉，若出现魔脉象，则卜被引发 15 种小儿病大魔中的一种女人身的奎宿鬼为害。

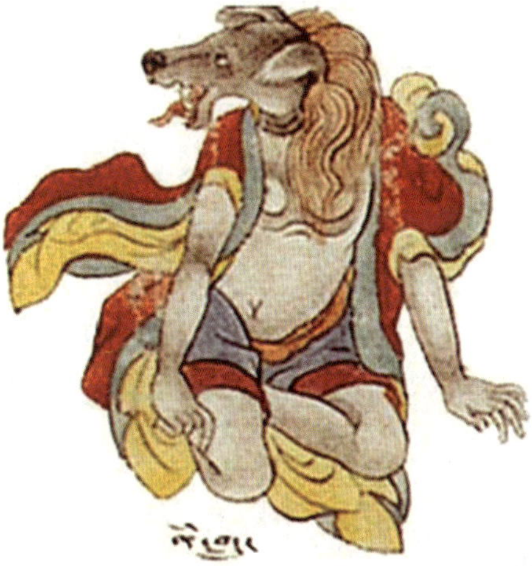

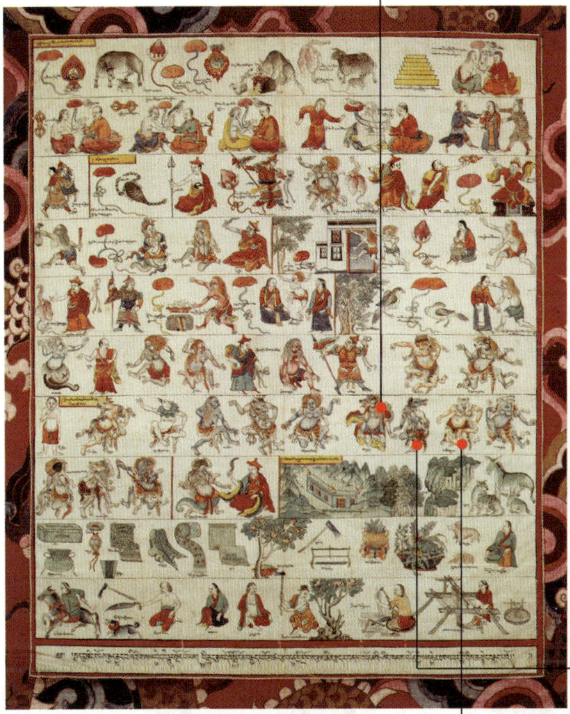

5.3.4.10 褴褛鬼

四季的任何时候，比如春天诊健康无病亲人右手的木肝脉，若出现魔脉象，则卜被引发 15 种小儿病大魔中的一种女人身的褴褛鬼为害。

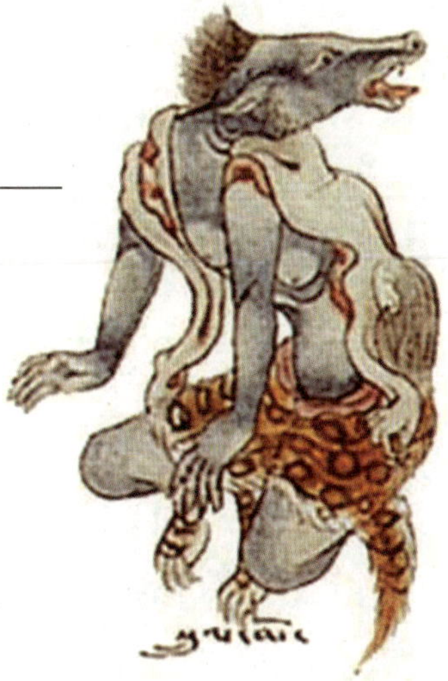

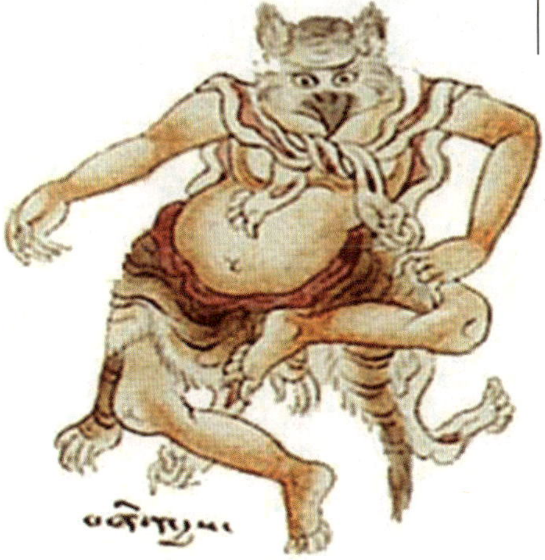

5.3.4.11 阔面鬼

四季的任何时候，比如春天诊健康无病亲人右手的木肝脉，若出现魔脉象，则卜被引发 15 种小儿病大魔中的六面童子转生女人身的“云杰”阔面鬼为害。

5.3.4.12 兔头鬼

四季的任何时候，比如春天诊健康无病亲人右手的木肝脉，若出现魔脉象，则卜被引发 15 种小儿病大魔中的“玛羌”兔头鬼为害。

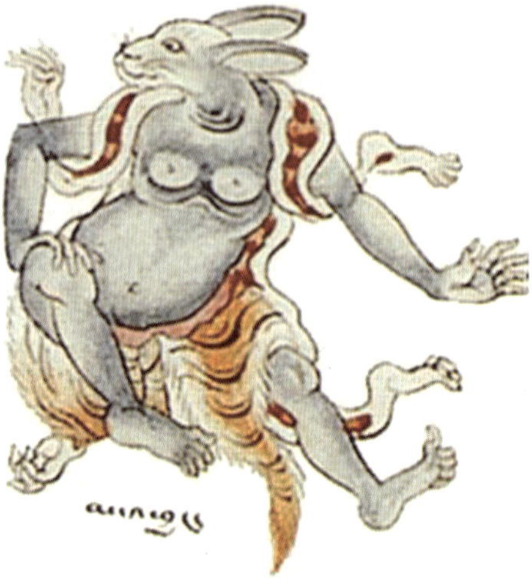

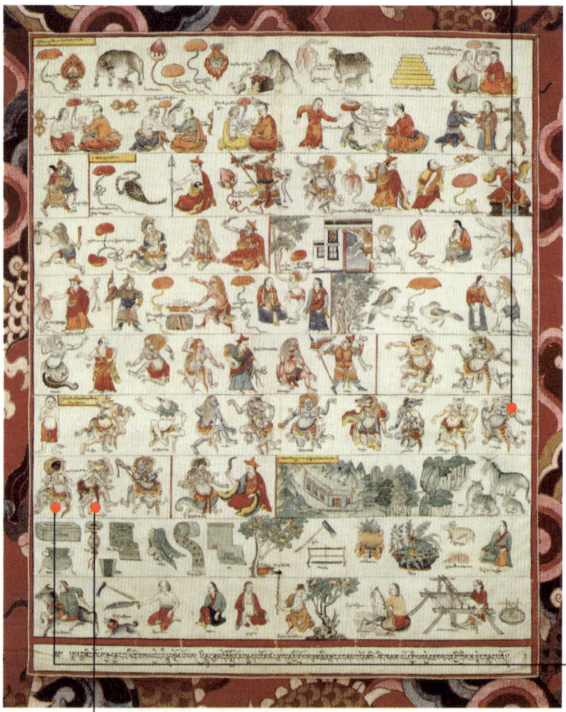

5.3.4.13 鸦头鬼

四季的任何时候，比如春天诊健康无病亲人右手的木肝脉，若出现魔脉象，则卜被 15 种小儿病大魔中的“牟勒坚”鸦头鬼为害。

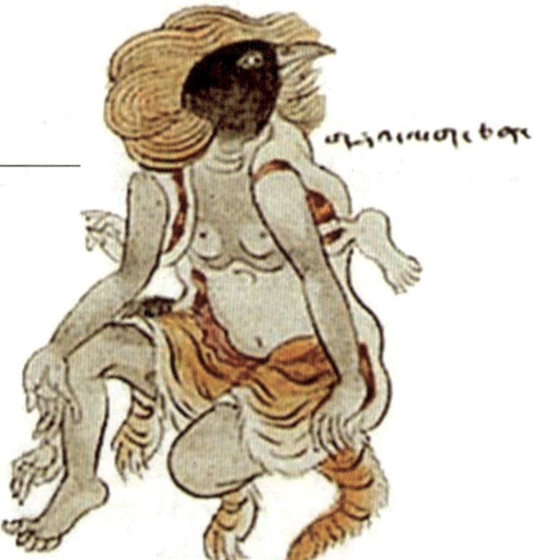

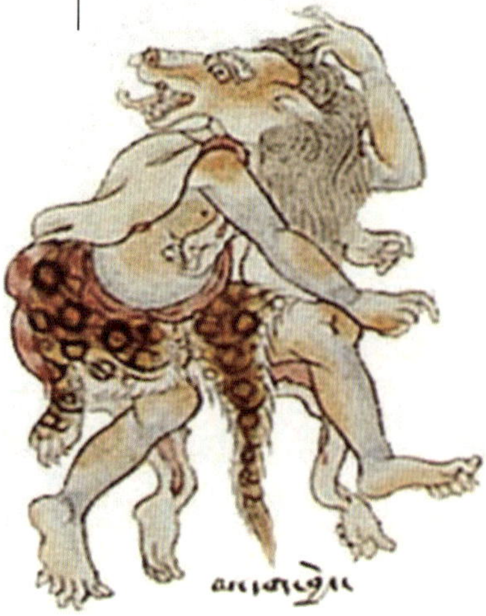

5.3.4.14 狮头鬼

四季的任何时候，比如春天诊健康无病亲人右手的木肝脉，若出现魔脉象，则卜被 15 种小儿病大魔中的“嘎西”狮头鬼为害。

5.3.4.15 鸟头鬼

四季的任何时候，比如春天诊健康无病亲人右手的木肝脉，若出现魔脉象，则卜被 15 种小儿病大魔中的鸟头鬼为害。

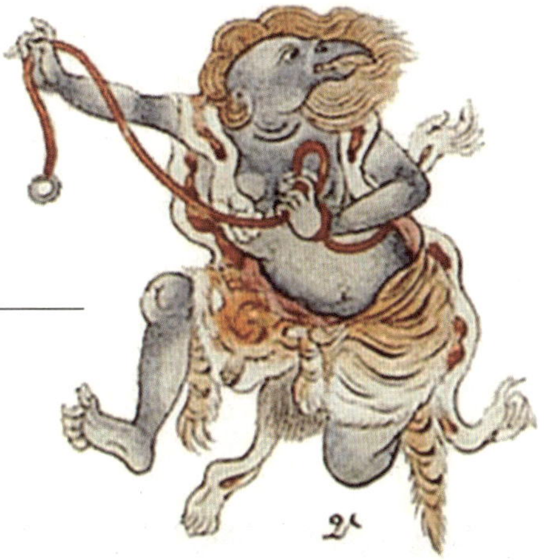

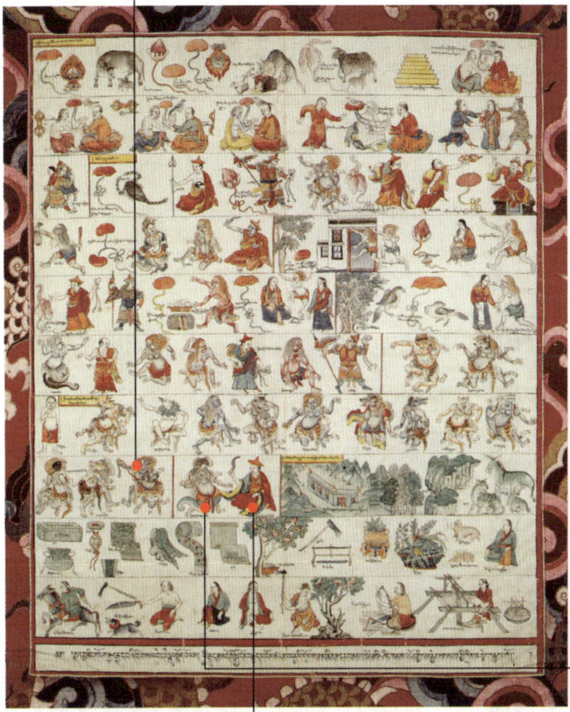

5.3.5 魔鬼

5.3.5.1 疠魔

四季的任何时候，比如春天诊健康无病亲人右手的木肝脉，若出现魔脉象，则卜被五行疠魔即属于天龙八部龙部，身伏于土、水、山崖等处的螺首绿松石眉毛的疠魔为害。

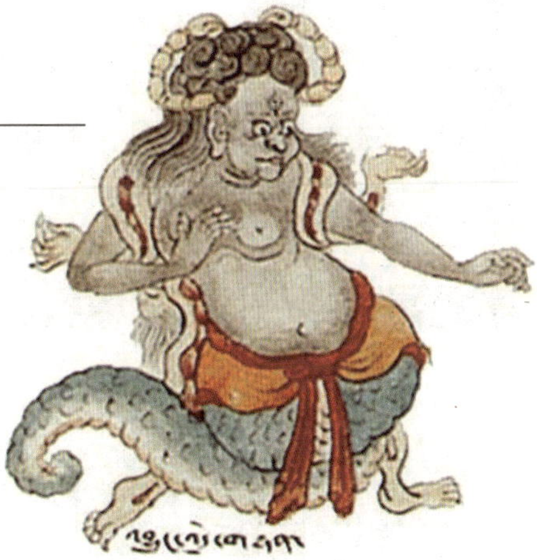

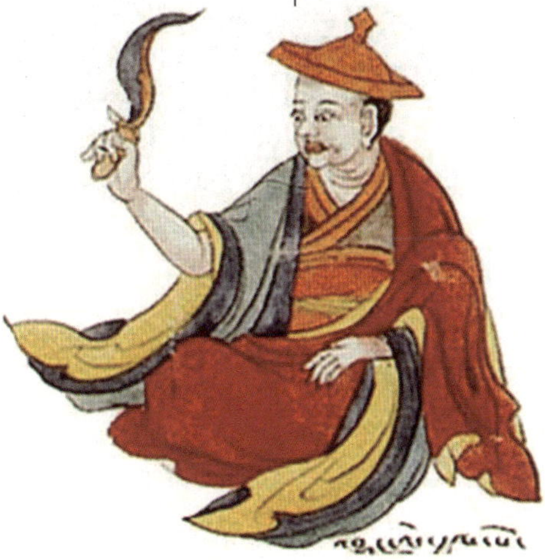

5.3.5.2 鬼王

四季的任何时候，比如春天诊健康无病亲人右手的木肝脉，若出现魔脉象，则卜被鬼王或上师违背誓愿或破戒僧人等转生的五行鬼王为害。

5.3.6 魔之由来和为害原因

5.3.6.1 狭长地形和房屋

四季的任何时候，比如春天诊健康无病亲人右手的木肝脉，若出现魔脉象，则卜遇到从鬼魔栖身的东方，长方形房屋、形似如意树或半月形房屋来的人或物，或本人去过上述地方而招致鬼魔为害。

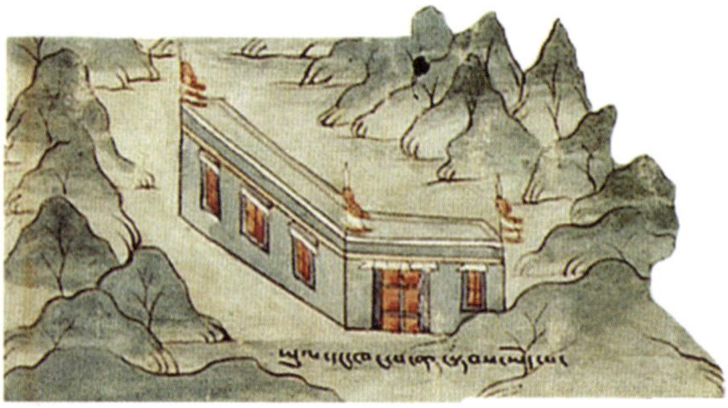

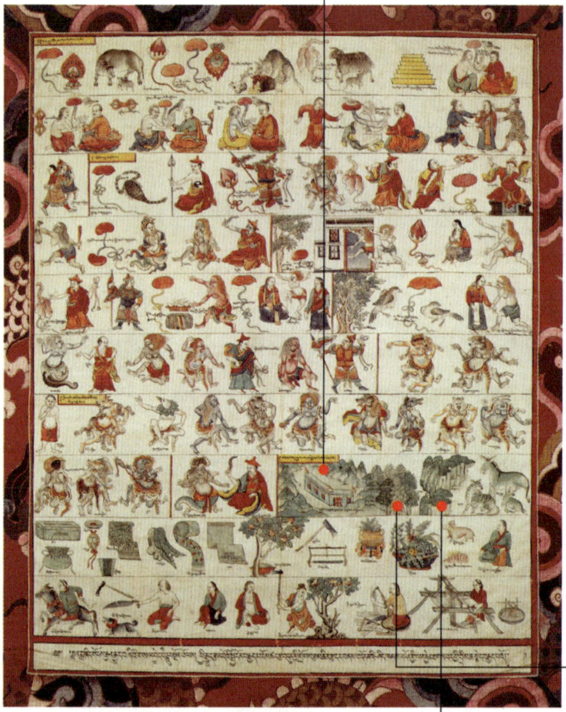

5.3.6.2 淡绿色林木

四季的任何时候，比如春天诊健康无病亲人右手的木肝脉，若出现魔脉象，则卜遇到从鬼魔栖身的淡绿色林木来的人和物，或本人去过上述地方而招致鬼魔为害。

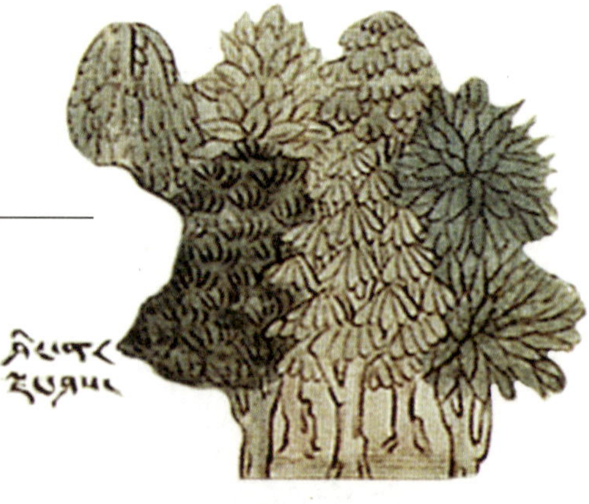

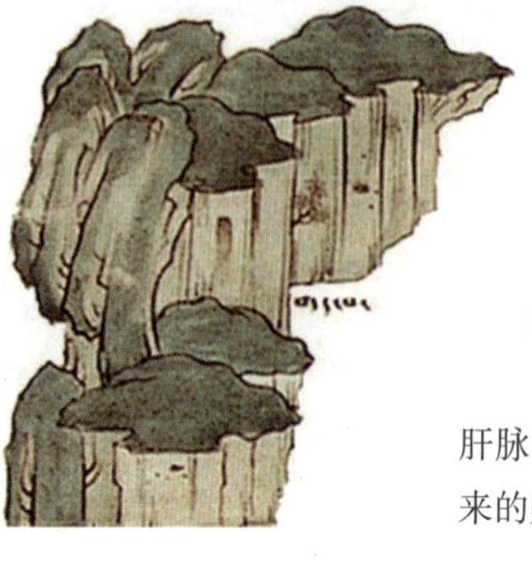

5.3.6.3 石崖

四季的任何时候，比如春天诊健康无病亲人右手的木肝脉，若出现魔脉象，则卜获得从鬼魔栖身的淡绿色石崖来的财物，或本人去过上述地方而招致鬼魔为害。

5.3.6.4 虎、驴、兔

四季的任何时候，比如春天诊健康无病亲人右手的木肝脉，若出现魔脉象，则卜获得或看见毛色淡绿的虎、驴、兔等动物而招致鬼魔为害。

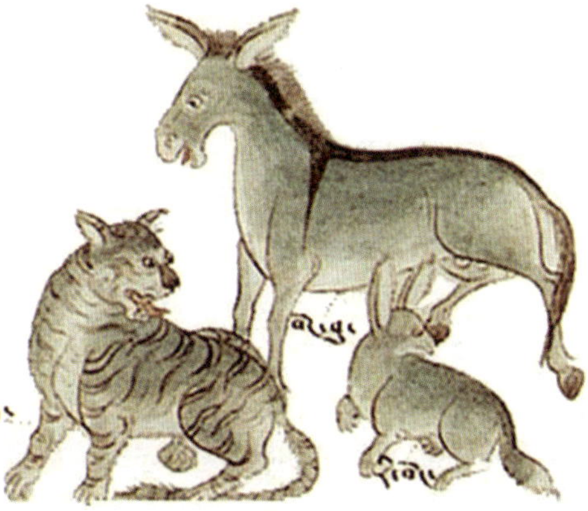

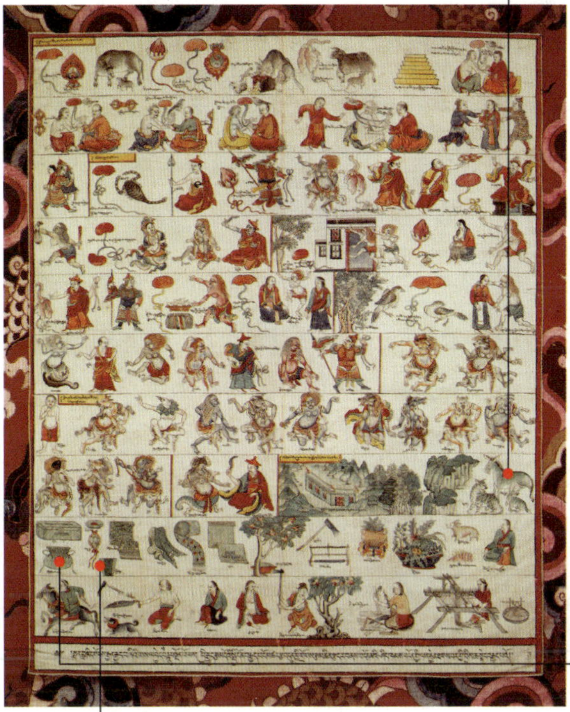

5.3.6.5 箱子、袋子、碟子

四季的任何时候，比如春天诊健康无病亲人右手的木肝脉，若出现魔脉象，则卜获得或看见淡绿色箱子、袋子、碟子等容器而招致鬼魔为害。

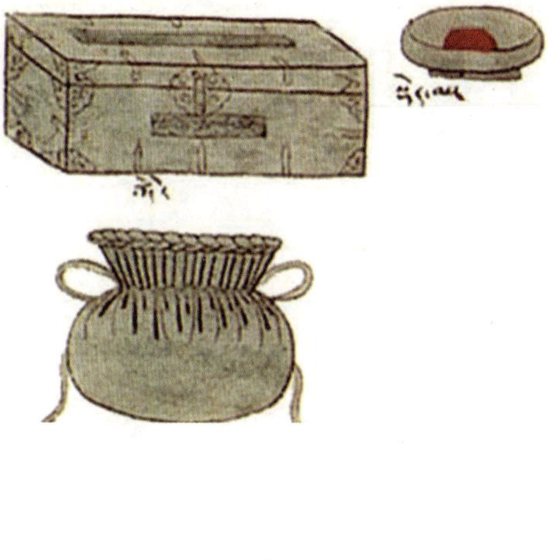

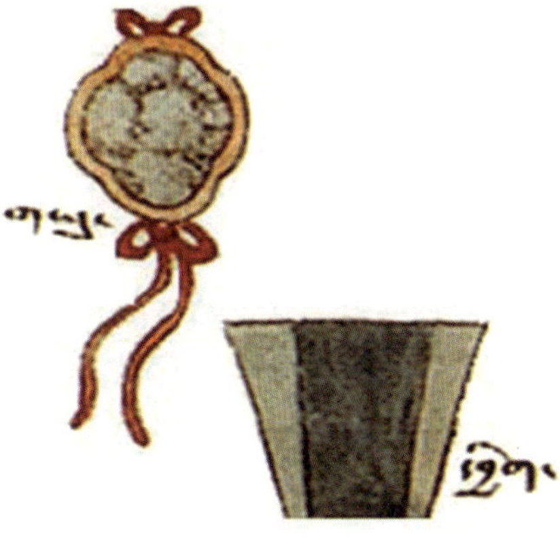

5.3.6.6 绿松石、宝石等珍宝

四季的任何时候，比如春天诊健康无病亲人右手的木肝脉，若出现魔脉象，则卜获得或看见绿松石、宝石等淡绿色珍宝而招致鬼魔为害。

5.3.6.7 丝绸、毛织品、布匹

四季的任何时候，比如春天诊健康无病亲人右手的木肝脉，若出现魔脉象，则卜获得或看见淡绿色纺织品锦缎丝绸、毛织品、布匹等而招致鬼魔为害。

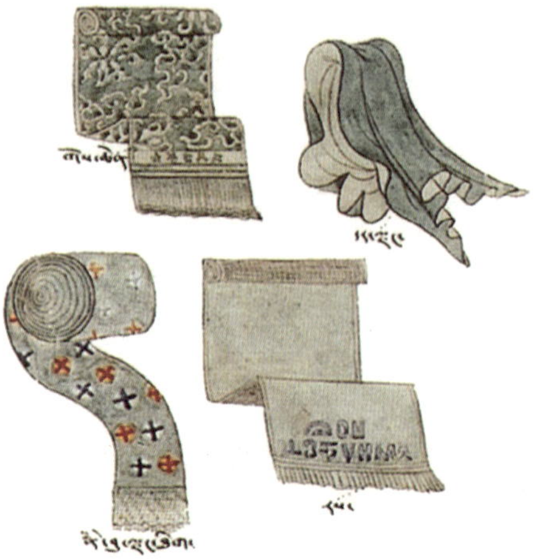

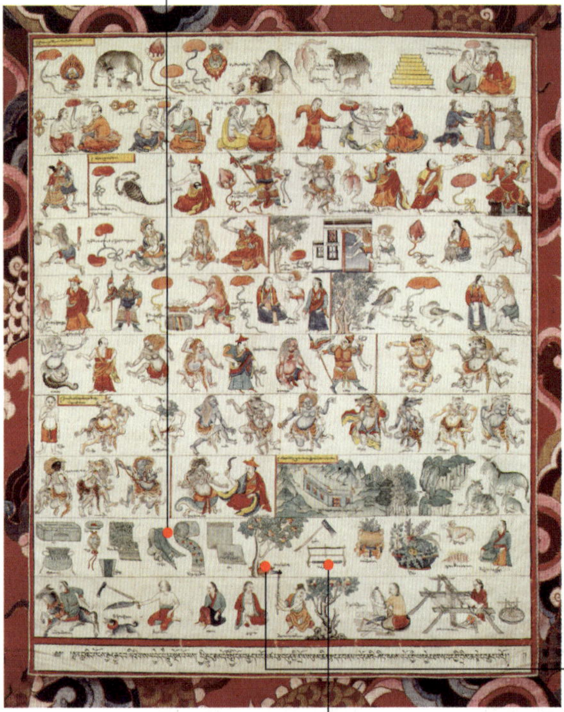

5.3.6.8 谷物、水果

四季的任何时候，比如春天诊健康无病亲人右手的木肝脉，若出现魔脉象，则卜获得或看见谷物、水果等淡绿色种植物而招致鬼魔为害。

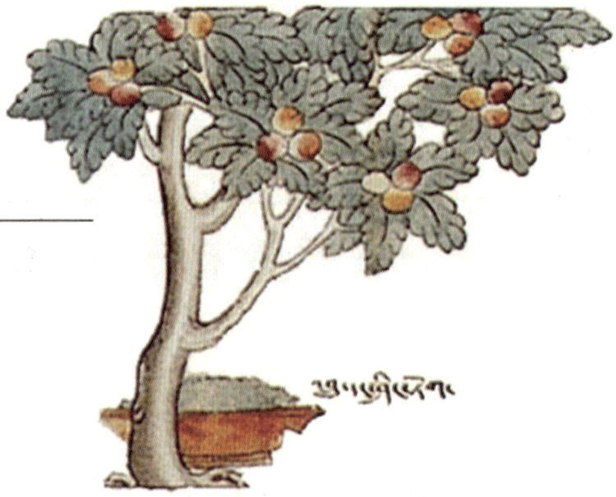

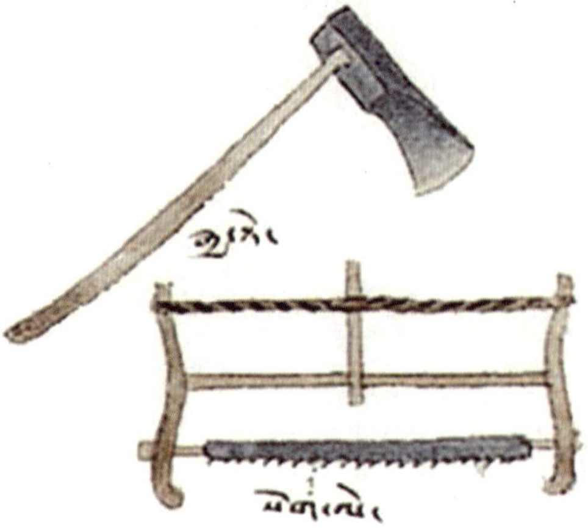

5.3.6.9 锛子、锯子

四季的任何时候，比如春天诊健康无病亲人右手的木肝脉，若出现魔脉象，则卜获得或看见锛子、锯子、刨子等木工用具而招致鬼魔为害。

5.3.6.10 苦味饮食和蒲公英等蔬菜

四季的任何时候，比如春天诊健康无病亲人右手的木肝脉，若出现魔脉象，则卜获得或看见苦味饮食和蒲公英等蔬菜而招致鬼魔为害。

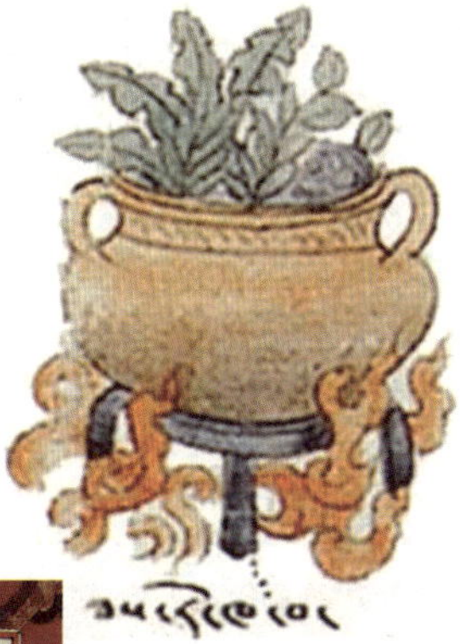

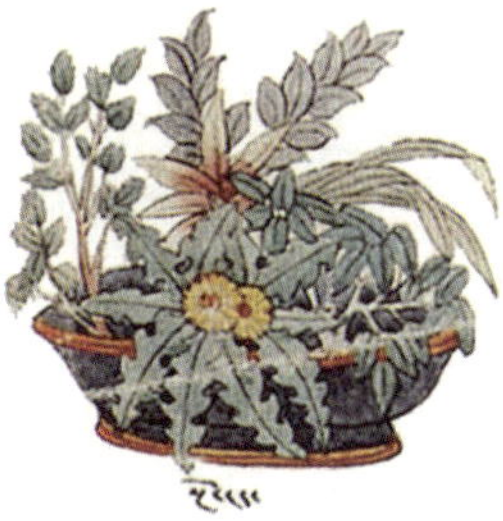

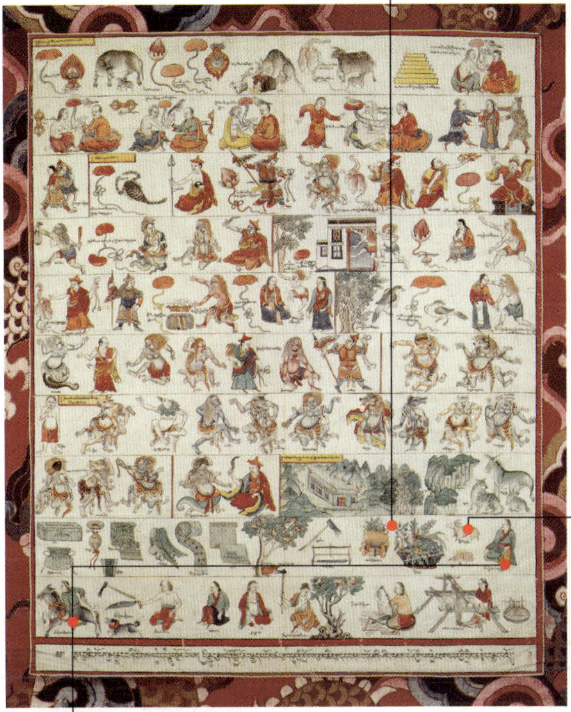

5.3.6.11 兔肉、羊右肋肉等

四季的任何时候，比如春天诊健康无病亲人右手的木肝脉，若出现魔脉象，则卜碰到或看见兔肉、羊右肋肉等而招致鬼魔为害。

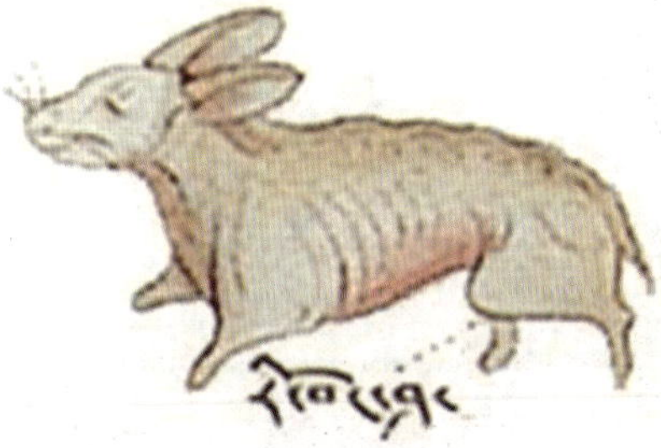

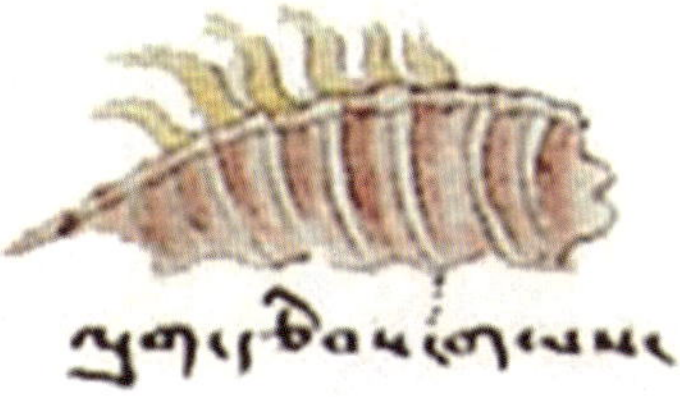

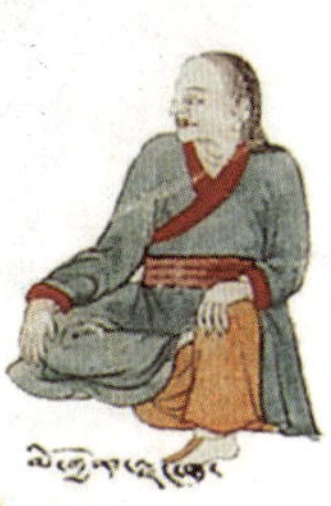

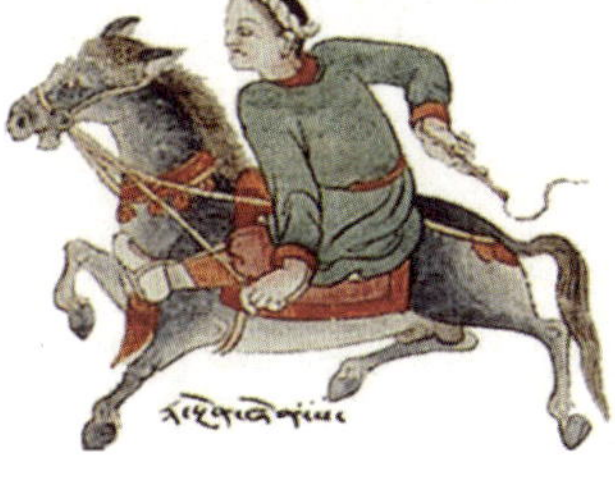

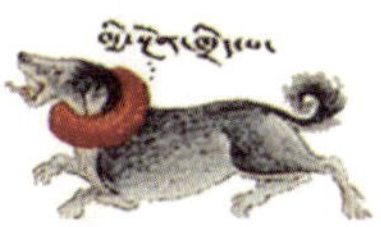

5.3.6.12 着绿衣、骑青马、带青狗者

四季的任何时候，比如春天诊健康无病亲人右手的木肝脉，若出现魔脉象，则卜路遇或看见穿绿衣，属虎或兔，骑着青灰色马，带青灰色狗的人而招致鬼魔为害。

5.3.6.13 木匠

四季的任何时候，比如春天诊健康无病亲人右手的木肝脉，若出现魔脉象，则卜遇到或看见木匠而招致鬼魔为害。

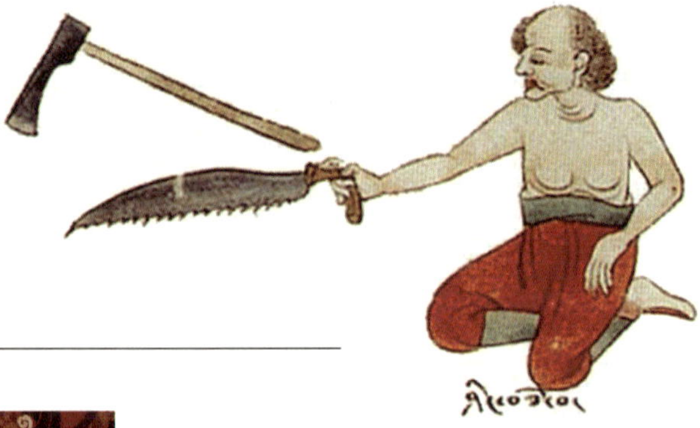

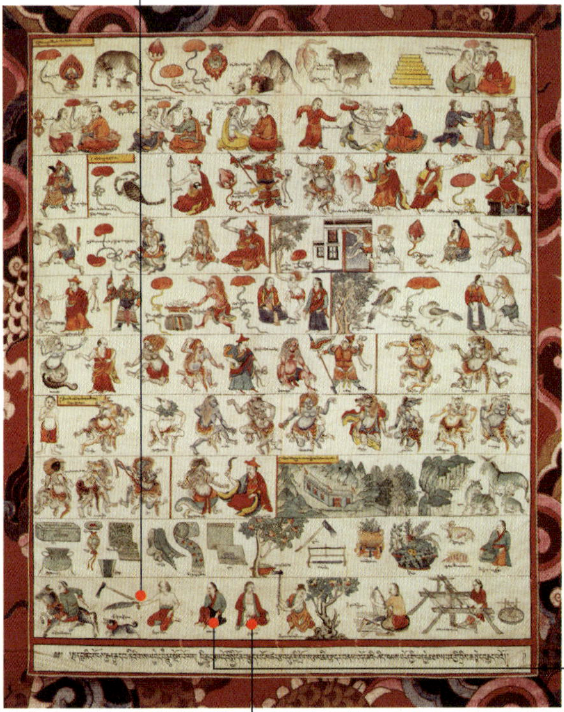

5.3.6.14 私生子

四季的任何时候，比如春天诊健康无病亲人右手的木肝脉，若出现魔脉象，则卜遇到或看见非正式结婚的女人发生男女关系而生的孩子而招致鬼魔为害。

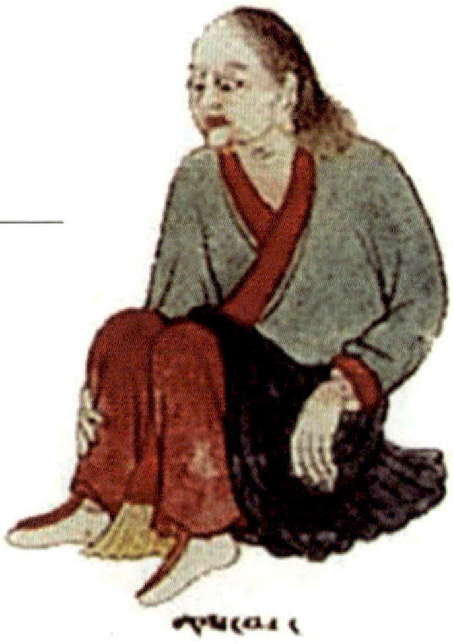

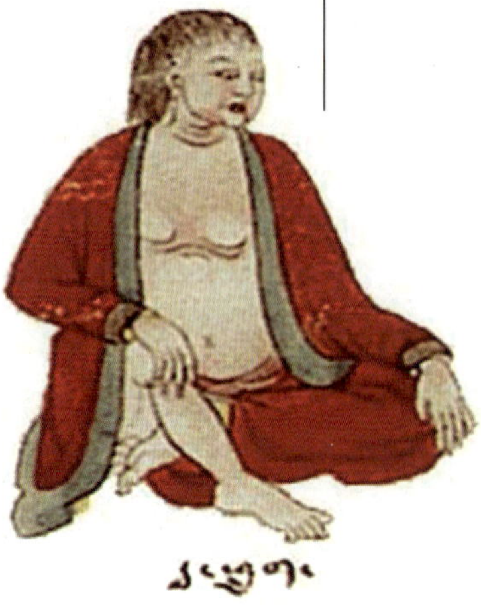

5.3.6.15 孤儿

四季的任何时候，比如春天诊健康无病亲人右手的木肝脉，若出现魔脉象，则卜遇到或看见父母双亡的孤儿而招致鬼魔为害。

5.3.6.16 砍伐圣树

四季的任何时候，比如春天诊健康无病亲人右手的木肝脉，若出现魔脉象，则卜砍伐过神、龙王等附身的树木而招致鬼魔为害。

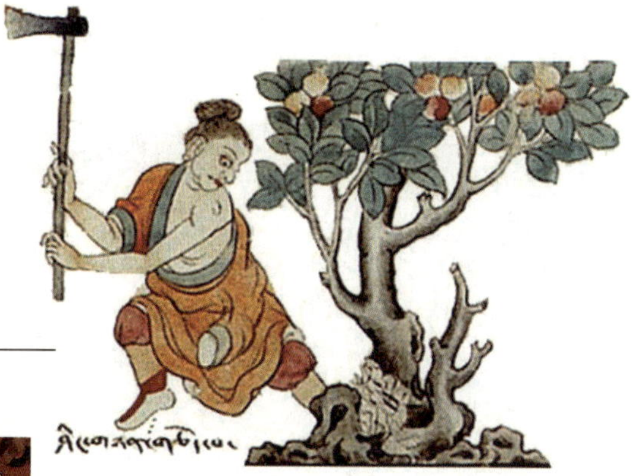

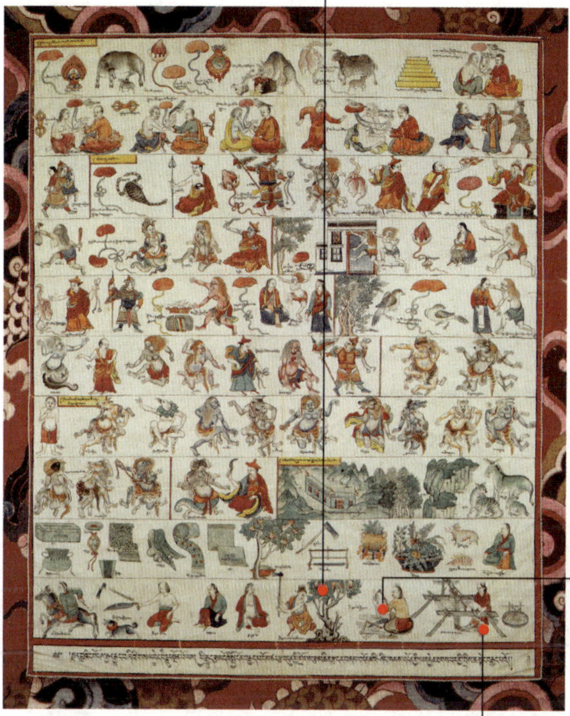

5.3.6.17 做木工活

四季的任何时候，比如春天诊健康无病亲人右手的木肝脉，若出现魔脉象，则卜做木工活等事而招致鬼魔为害。

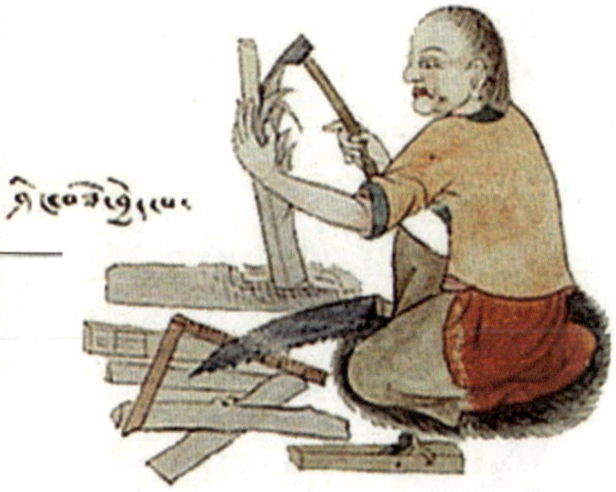

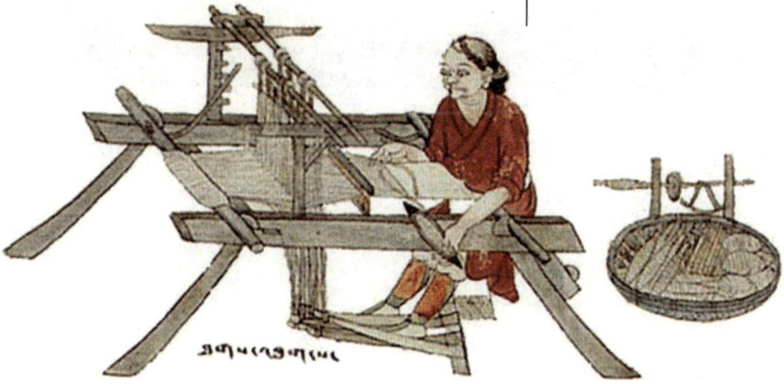

5.3.6.18 纺毛织品

四季的任何时候，比如春天诊健康无病亲人右手的木肝脉，若出现魔脉象，则卜织毛织品等事而招致鬼魔为害。

图五十九　脉诊（四）

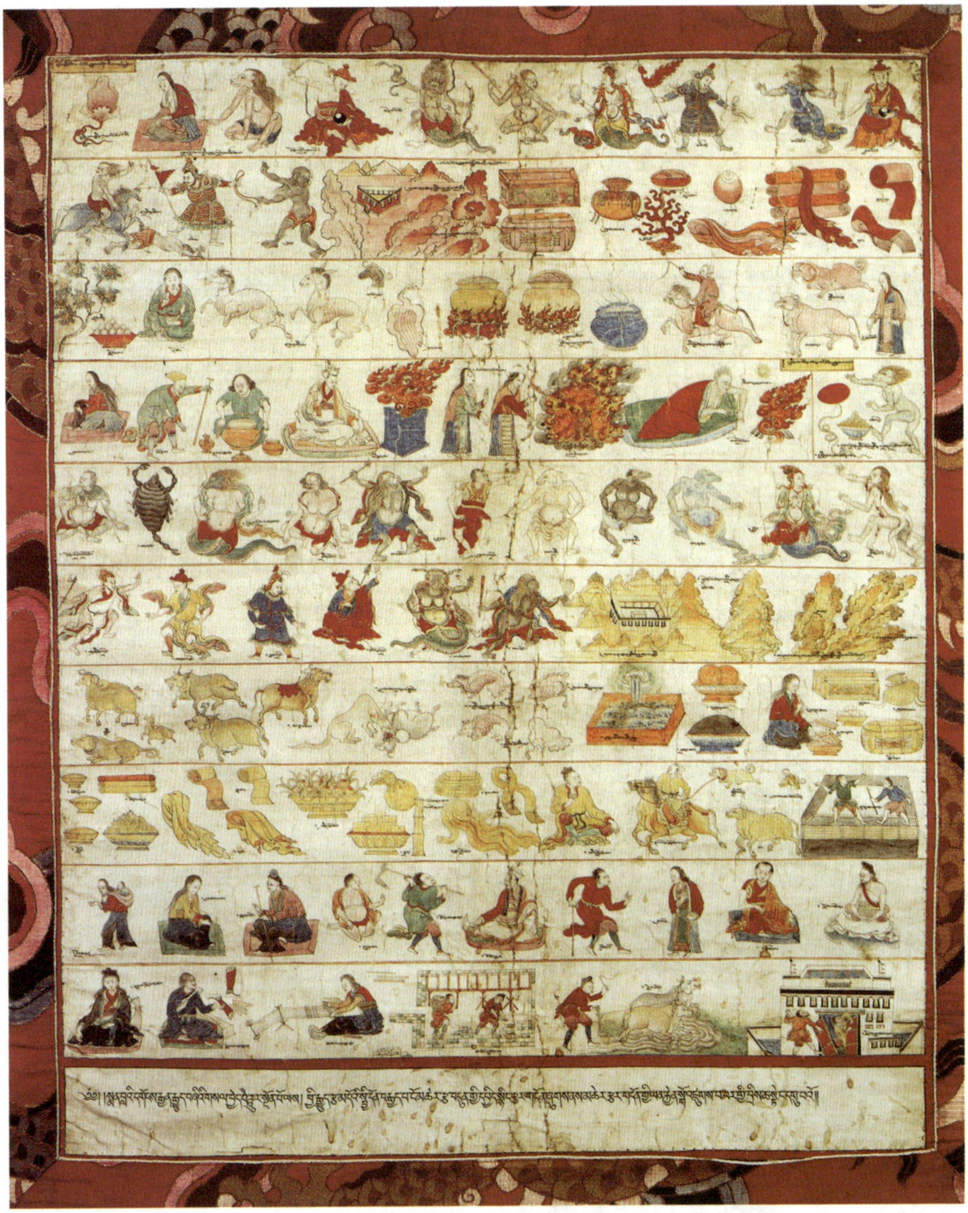

本图示《后续部》脉诊章十三总义中的第八总义七奇脉之卜魔剩余内容，如春季心脉和脾脉出现魔脉象，可卜母子敌友被各方的鬼、五脏鬼、游荡鬼、五行鬼等为害，以及这些魔鬼栖身的地方特征和工种等。

5.4 春天心脏出现魔脉象

无论四季或界时，心脉出现魔脉象。比如春天诊健康无病亲人的脉，其火心脉出现魔脉象，则卜该人被母子敌友中的子孙的舅方游荡鬼和心脏之鬼王、天魔、游荡鬼、龙魔、游神、女魔、鬼王、坠马而死男鬼及火行魔、游神、魔等为害。

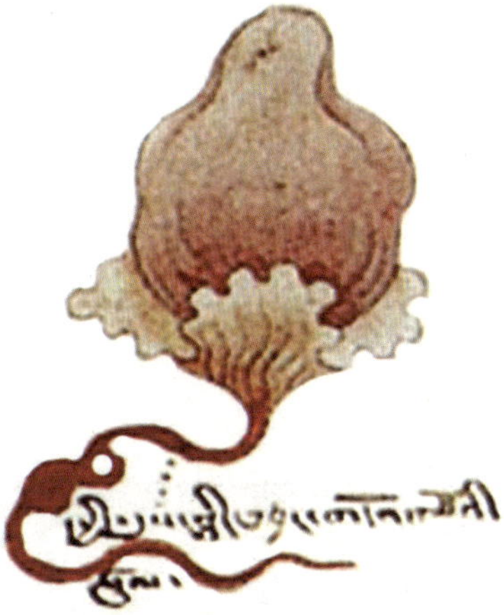

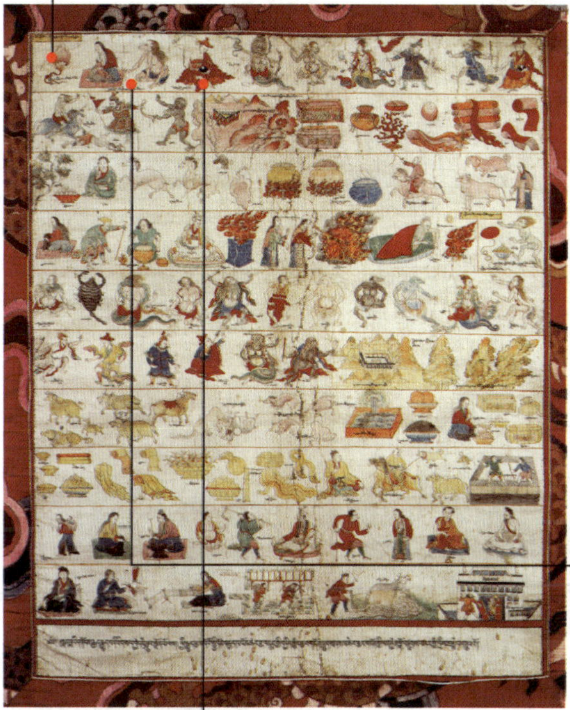

5.4.1 敌友方的舅系鬼

无论四季或界时，诊健康无病亲人的脉，比如时令为春天，该人火心脉出现魔脉象，则卜该人被母子敌友中的子孙的舅方鬼为害。

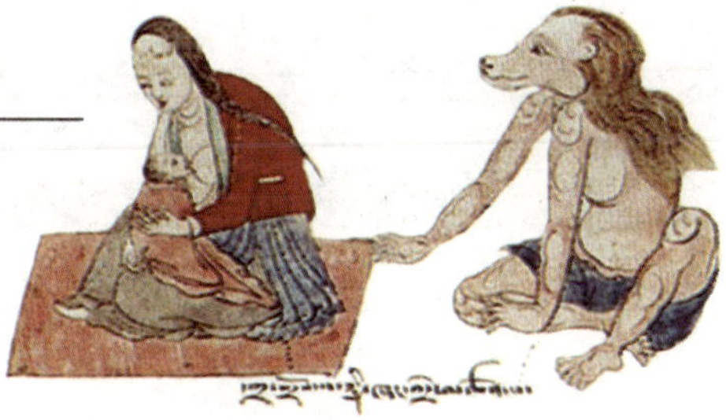

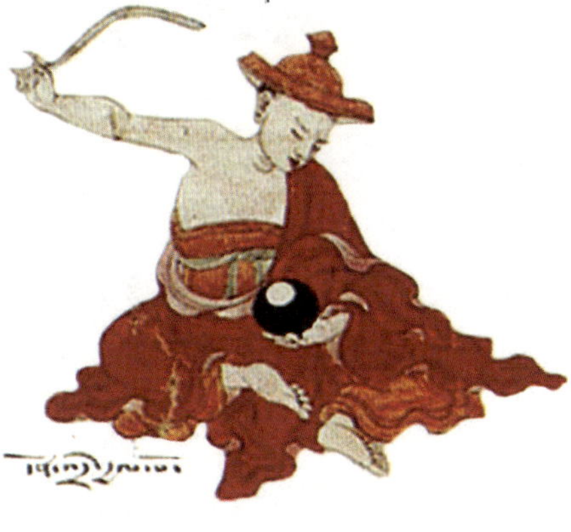

5.4.2 五脏鬼

5.4.2.1 鬼王

无论四季或界时，诊健康无病亲人的脉，比如时令为春天，该人的火心脉出现魔脉象，则卜被心之鬼王即按照先前诸佛所定法旨誓言，遵守约法，分辨善恶的桑耶寺之五首“白虎”鬼王为害。

5.4.2.2 天魔

无论四季或界时，诊健康无病亲人的脉，比如时令为春天，该人的火心脉出现魔脉象，则卜被天魔即所谓星曜和行星类的土、水、火和风等五行魔中任何一魔为害。

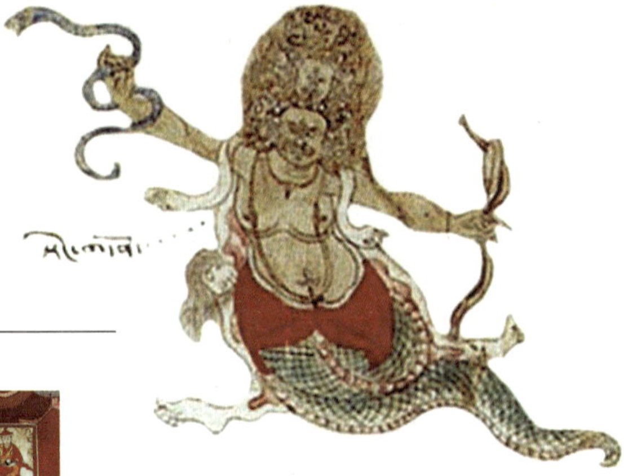

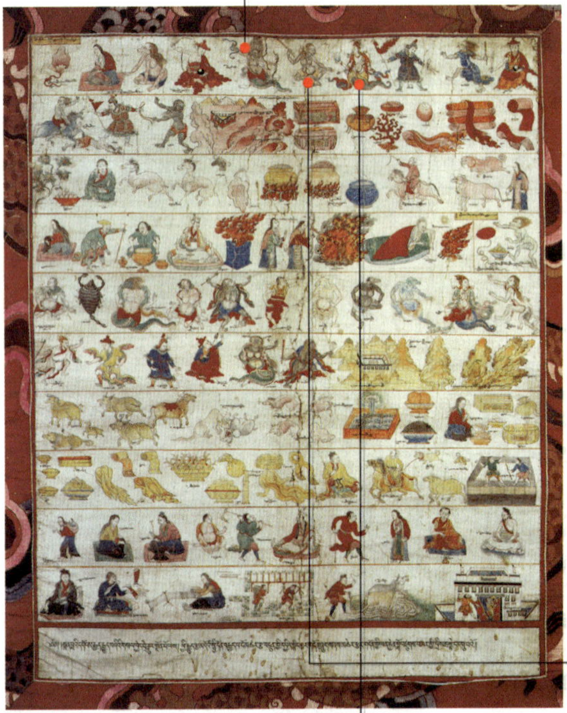

5.4.3 游荡鬼

5.4.3.1 鬼魔

无论四季或界时，诊健康无病亲人的脉，比如时令为春天，该人的火心脉出现魔脉象，则卜被游荡鬼即欲天类之一侵害众生，阻扰佛教和善行之鬼魔为害。

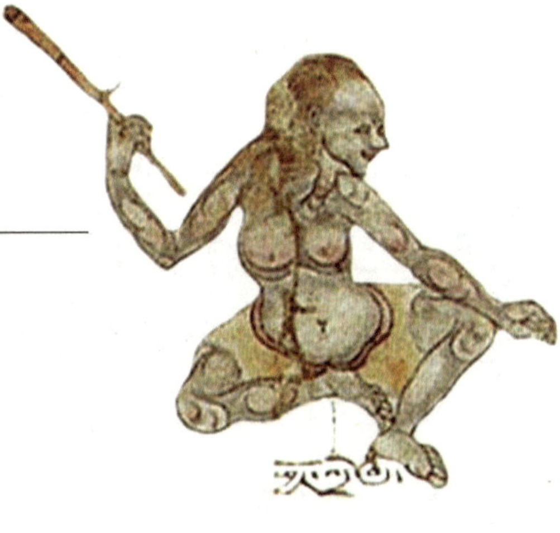

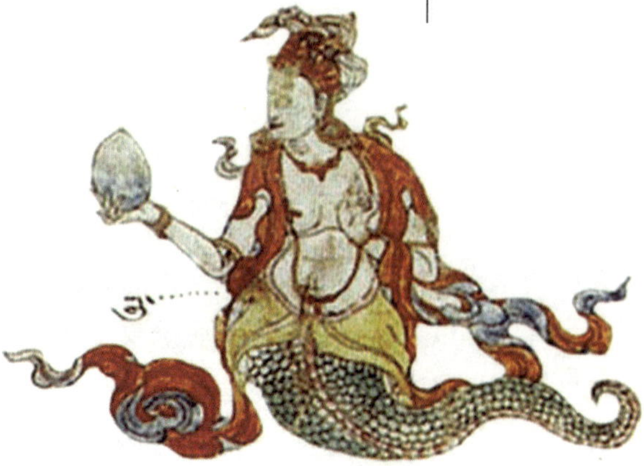

5.4.3.2 龙王

无论四季或界时，诊健康无病亲人的脉，比如时令为春天，该人的火心脉出现魔脉象，则卜被龙王即天龙八部中附于泉眼、海洋、草坪等地，近似蛙、蛇、鱼、蝌蚪之类的鬼魔为害。

5.4.3.3 游神

无论四季或界时，诊健康无病亲人的脉，比如时令为春天，该人的火心脉出现魔脉象，则卜被游荡鬼中的游神即天龙八部中栖于山崖等地，赤面红衣的红色游神为害。

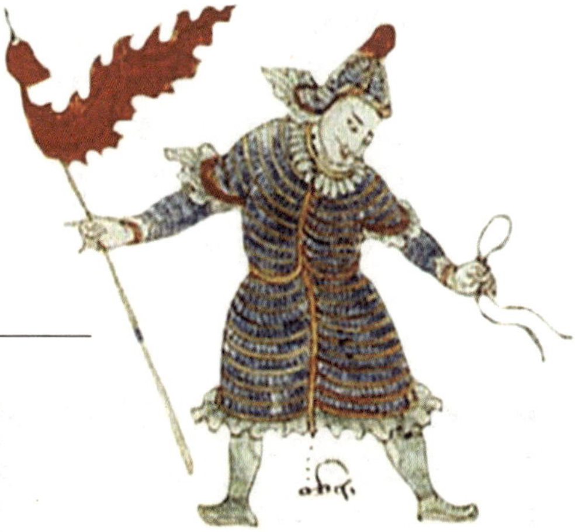

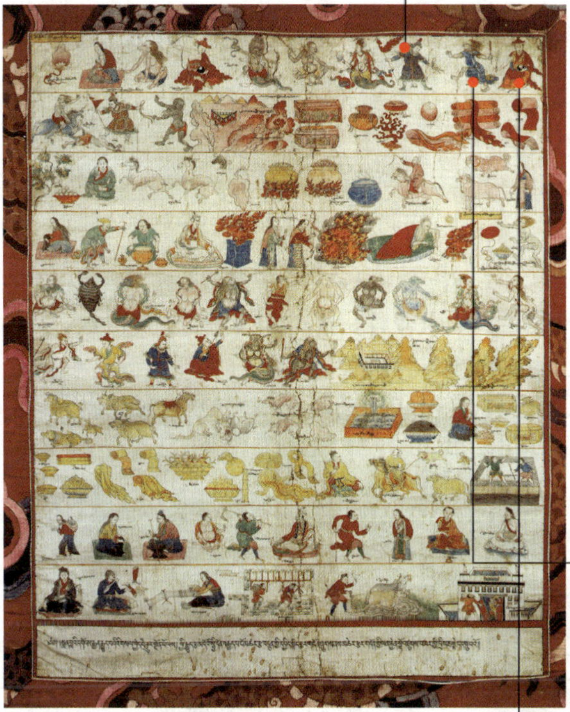

5.4.3.4 女魔

无论四季或界时，诊健康无病亲人的脉，比如时令为春天，该人的火心脉出现魔脉象，则卜被游荡鬼中的女魔即欲界女性类鬼魔为害。

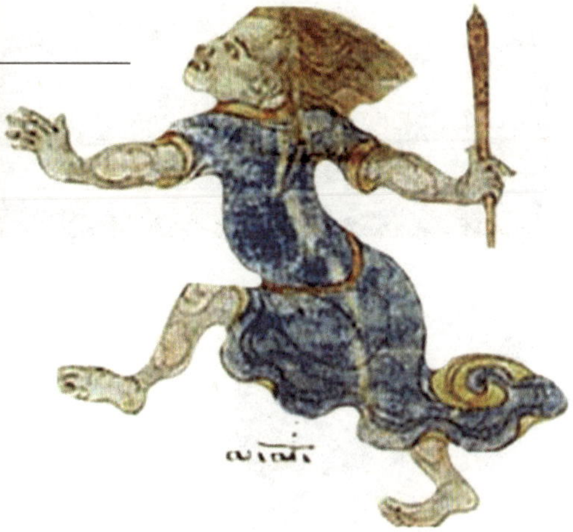

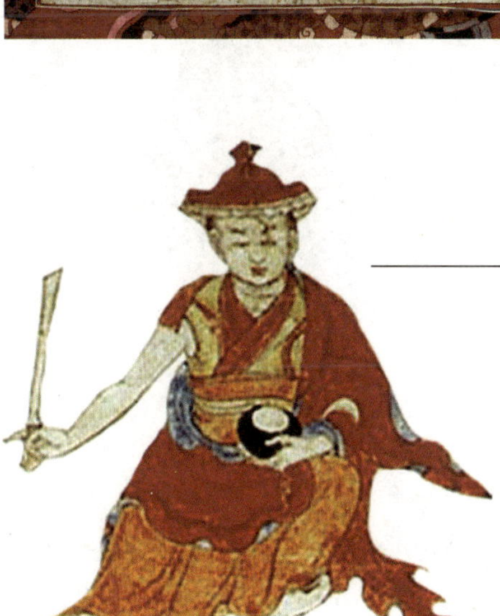

5.4.3.5 鬼王

无论四季或界时，诊健康无病亲人的脉，比如时令为春天，该人的火心脉出现魔脉象，则卜被游荡鬼中的鬼王即桑耶寺的五首“白虎”鬼王等为害。

5.4.3.6 坠马男鬼

无论四季或界时，诊健康无病亲人的脉，比如时令为春天，该人的火心脉出现魔脉象，则卜被从马上坠落等突发灾难致死的鬼为害。

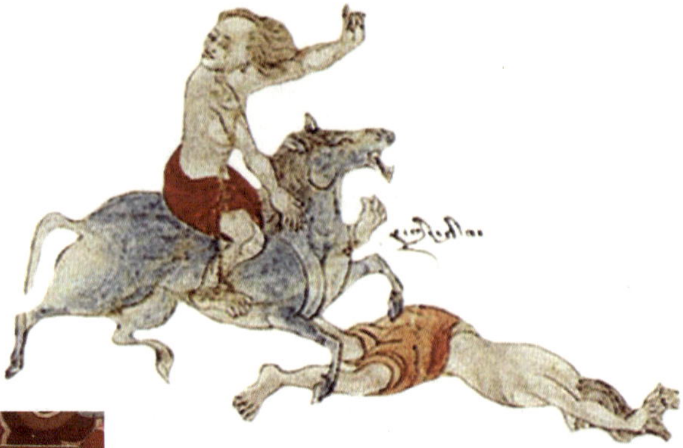

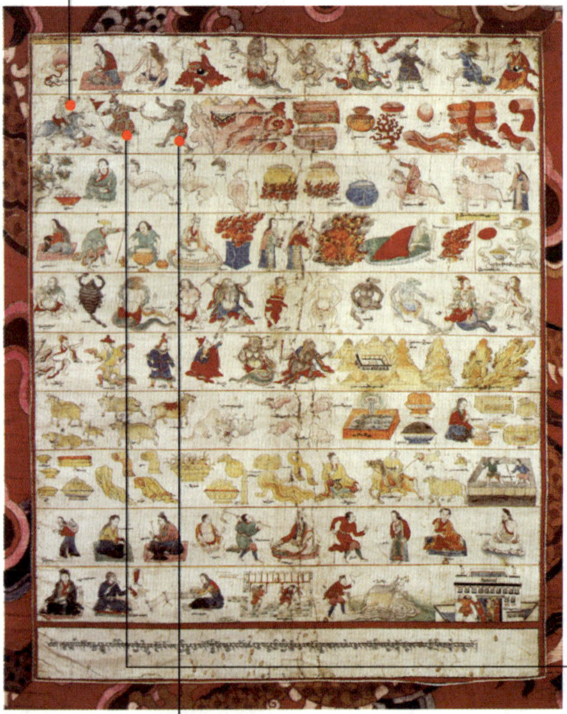

5.4.4 火行魔

5.4.4.1 游神

无论四季或界时，诊健康无病亲人的脉，比如时令为春天，该人的火心脉出现魔脉象，则卜被五行中的火魔游神即天龙八部中栖于山崖等地，赤面红衣的红色游神为害。

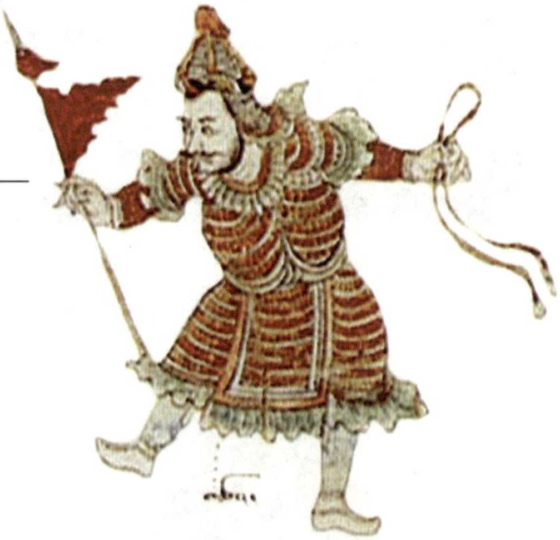

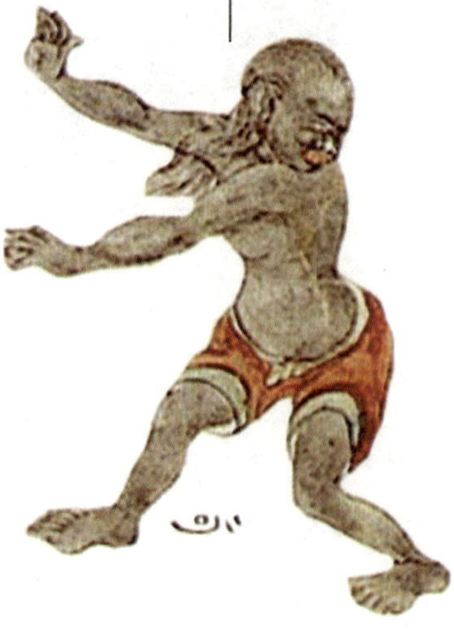

5.4.4.2 邪魔

无论四季或界时，诊健康无病亲人的脉，比如时令为春天，该人的火心脉出现魔脉象，则卜被五行中的火行魔即欲天类之一，侵害众生、阻挠佛教和善行的鬼魔为害。

5.4.5 鬼魔的由来及为害原因

5.4.5.1 三角形地方和房屋

无论四季或界时，诊健康无病亲人的火心脉，若出现魔脉象，则卜因从南方三角形房屋及三角形火祭坛等鬼魔栖身的地方获得财物，或碰到从上述地方来的客人，或本人到过上述地方等原因被鬼魔为害。

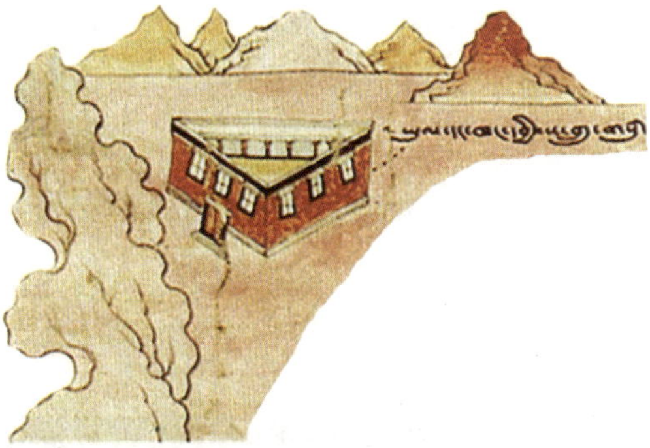

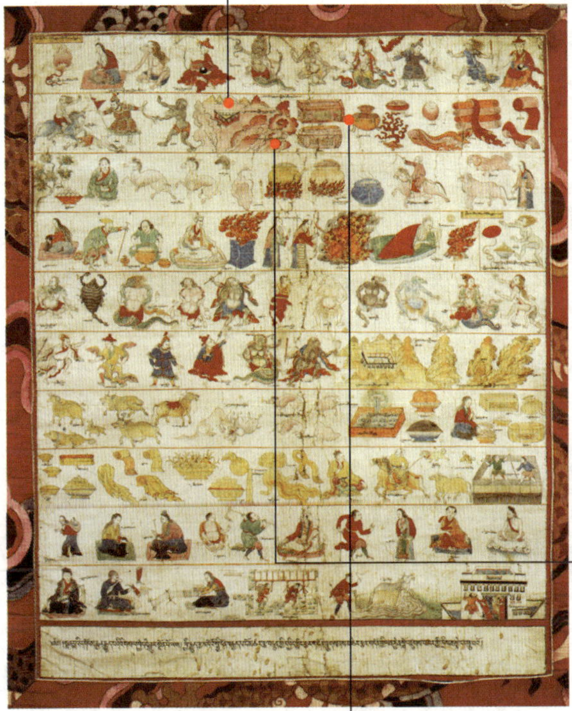

5.4.5.2 红色土地和悬崖

无论四季或界时，诊健康无病亲人的火心脉，若出现魔脉象，则卜因从宰杀马血处和红色土地、红色土崖、石崖等处获得财物，或碰到从上述地方来的客人，或本人到过上述地方等原因被鬼魔为害。

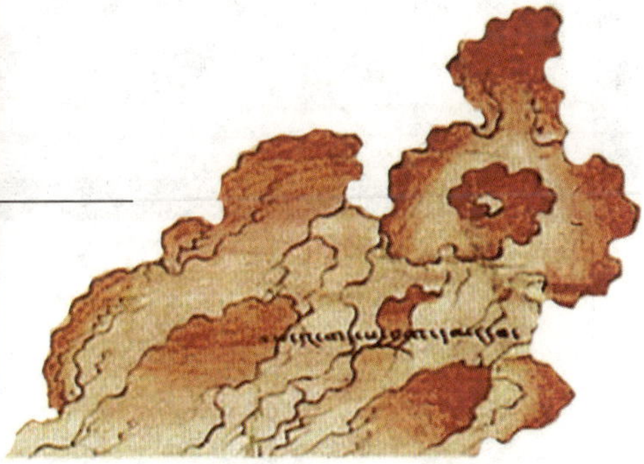

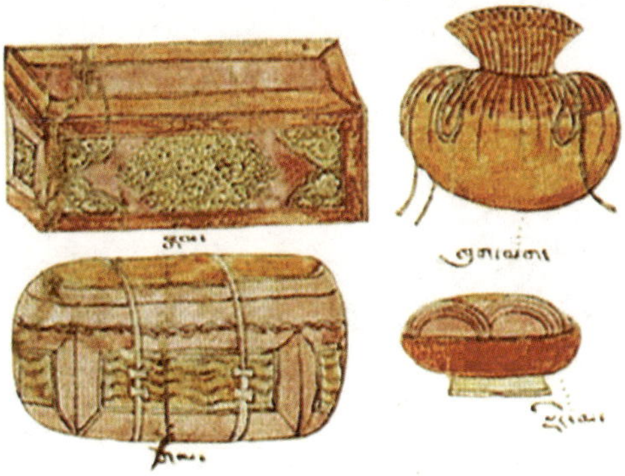

5.4.5.3 木箱、皮箱、口袋、碟子

无论四季或界时，诊健康无病亲人的火心脉，若出现魔脉象，则卜因看见或触及红色木箱、皮箱、口袋、碟子等容器、器皿而被鬼魔为害。

5.4.5.4 珊瑚、映红

无论四季或界时，诊健康无病亲人的火心脉，若出现魔脉象，则卜因看见或触及珊瑚、映红等红色宝石而被鬼魔为害。

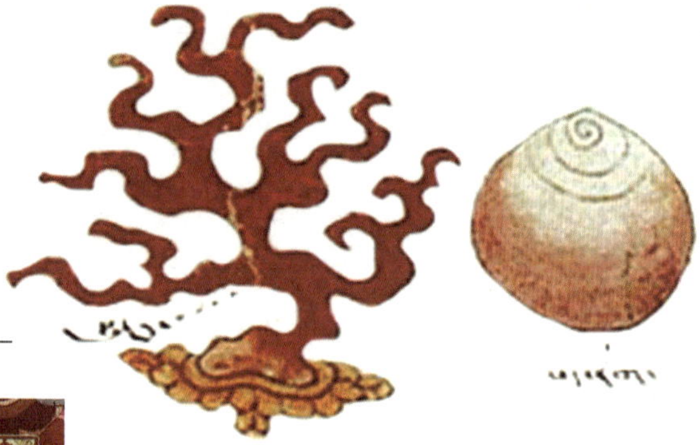

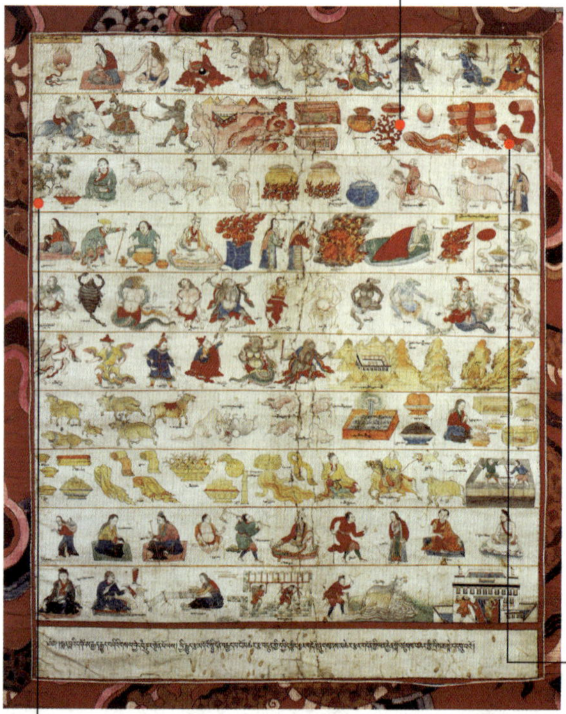

5.4.5.5 绸缎、布匹、氆氇

无论四季或界时，诊健康无病亲人的火心脉，若出现魔脉象，则卜因看见或触及红色绸缎、布匹、氆氇等纺织品而被鬼魔为害。

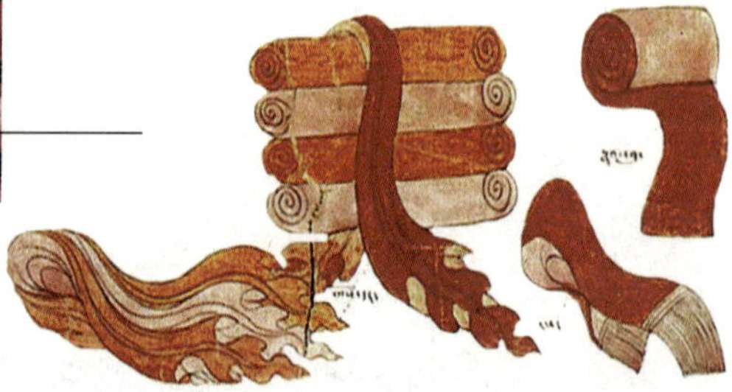

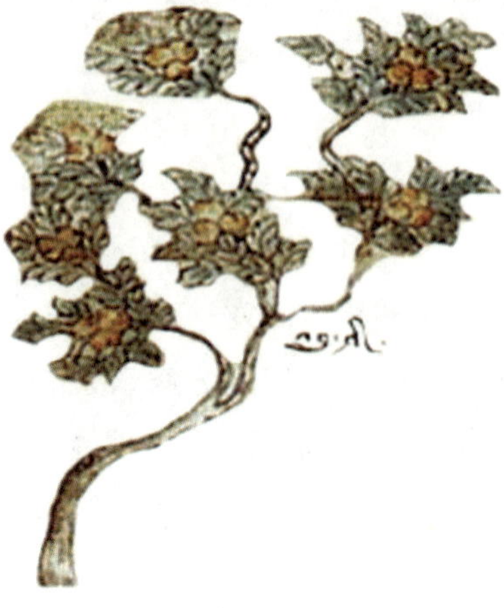

5.4.5.6 谷物、水果

无论四季或界时，诊健康无病亲人的火心脉，若出现魔脉象，则卜因看见或接触谷物或水果等红色果实而被鬼魔为害。

5.4.5.7 辛味食物

无论四季或界时，诊健康无病亲人的火心脉，若出现魔脉象，则卜因看见或接触大蒜等辛味食物而被鬼魔为害。

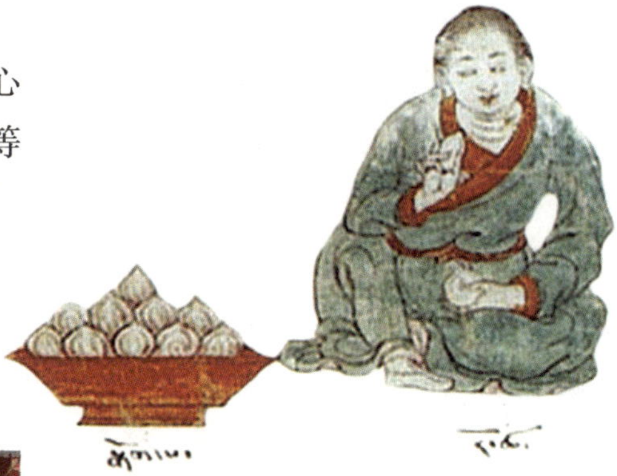

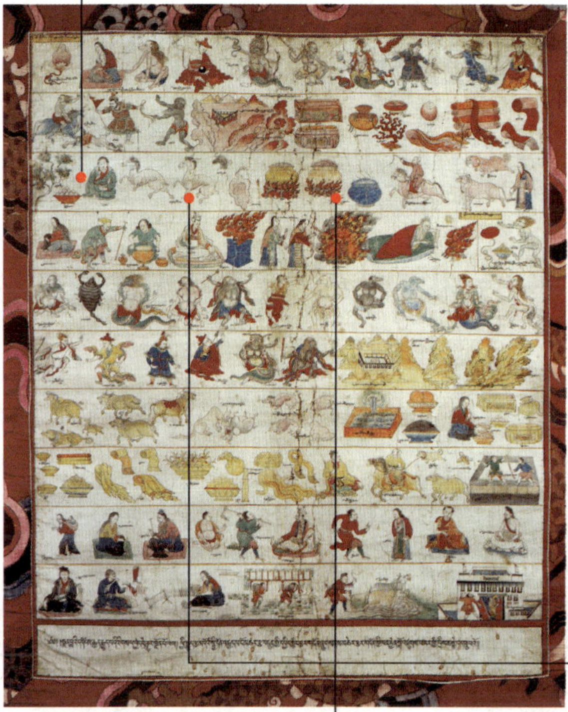

5.4.5.8 马肉、野驴肉、羊头肉、生肉、熟血块

无论四季或界时，诊健康无病亲人的火心脉，若出现魔脉象，则卜因看见或接触马、野驴胴体，母羊头肉等偶蹄动物的部分体躯肉及动物的生肉、熟血块而被鬼魔为害。

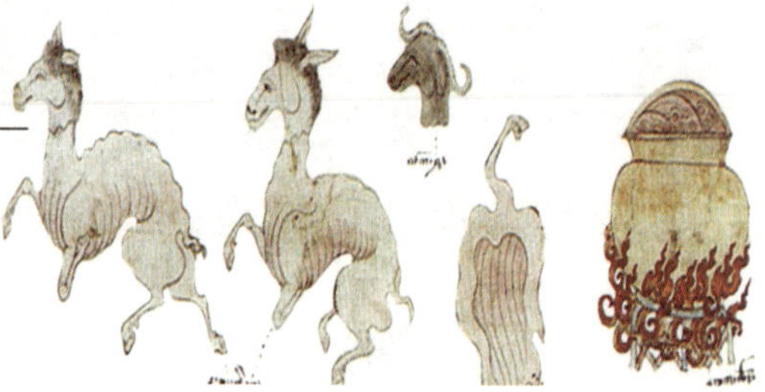

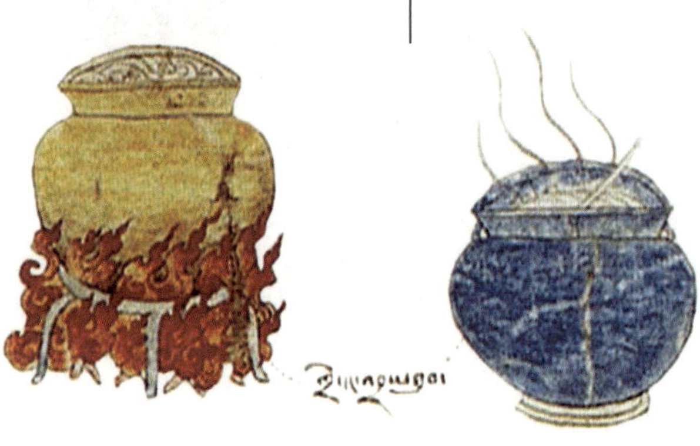

5.4.5.9 糜子、米粥

无论四季或界时，诊健康无病亲人的火心脉，若出现魔脉象，则卜因看见或接触糜子粥、红色米粥等而被鬼魔为害。

5.4.5.10 红衣人、红马、红狗、红色黄牛

无论四季或界时，诊健康无病亲人的火心脉，若出现魔脉象，则卜因看见或遇到属马或属蛇者穿红衣、骑红马，后面跟着红色黄牛和红狗的人而被鬼魔为害。

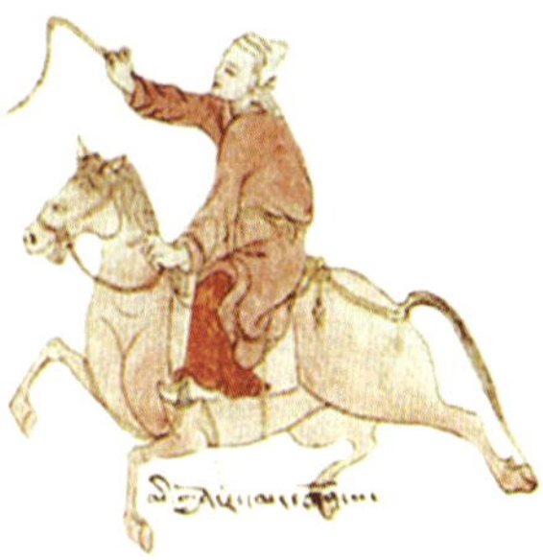

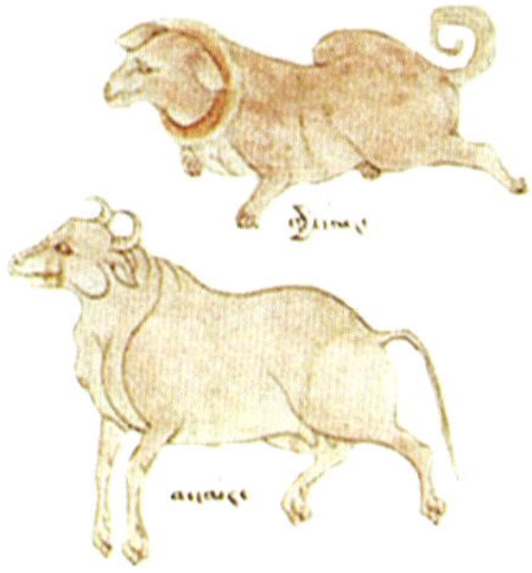

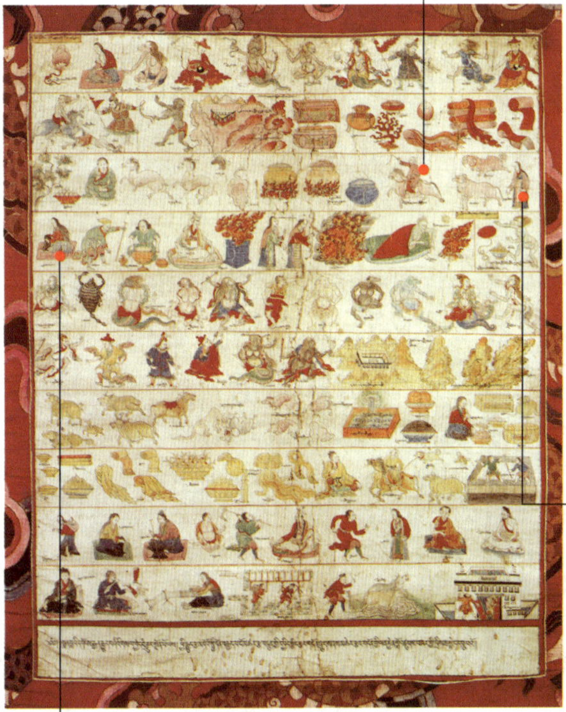

5.4.5.11 姑娘

无论四季或界时，诊健康无病亲人的火心脉，若出现魔脉象，则卜因看见或遇到姑娘而被鬼魔为害。

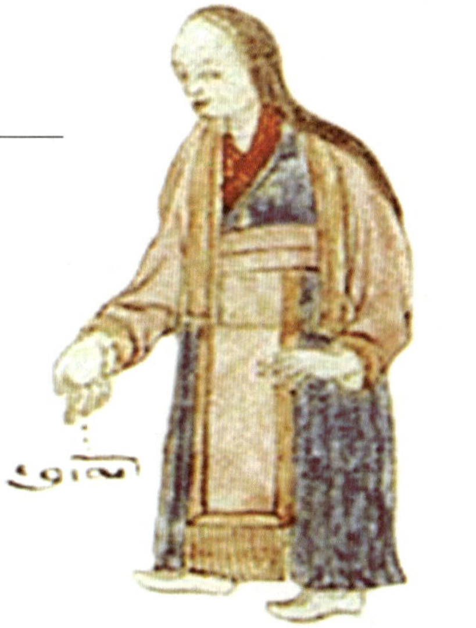

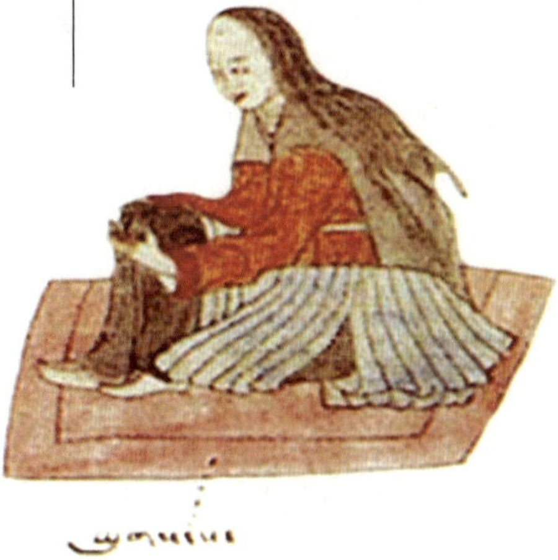

5.4.5.12 寡妇

无论四季或界时，诊健康无病亲人的火心脉，若出现魔脉象，则卜因看见或遇到寡妇而被鬼魔为害。

5.4.5.13 瞎子

无论四季或界时，诊健康无病亲人的火心脉，若出现魔脉象，则卜因看见或遇到瞎子而被鬼魔为害。

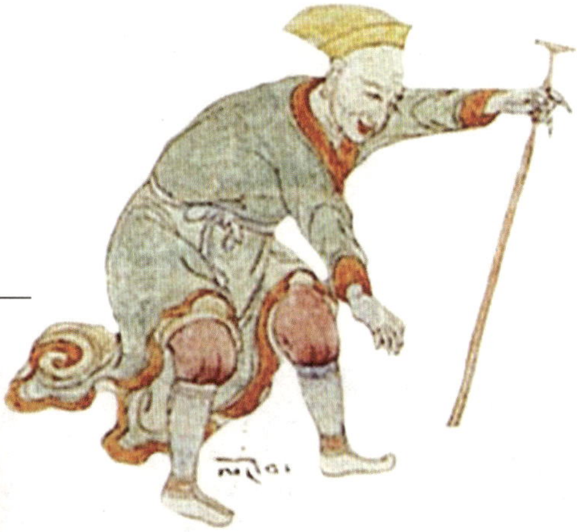

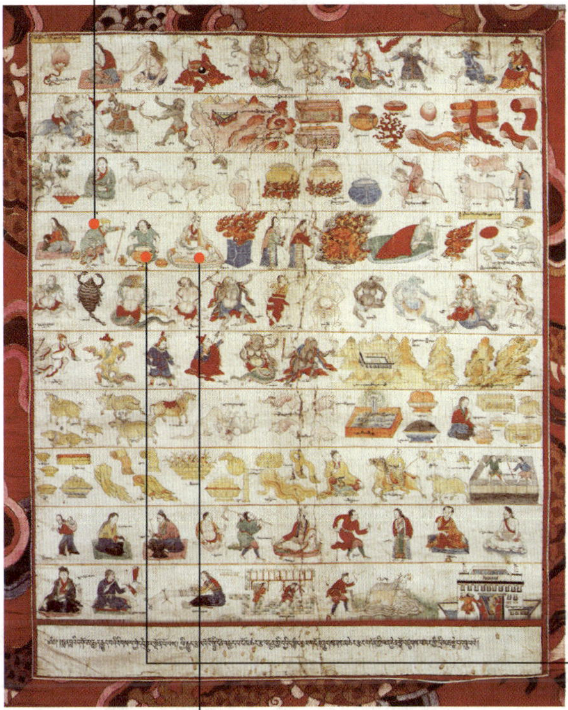

5.4.5.14 陶匠

无论四季或界时，诊健康无病亲人的火心脉，若出现魔脉象，则卜因看见或遇到陶匠制陶场面而被鬼魔为害。

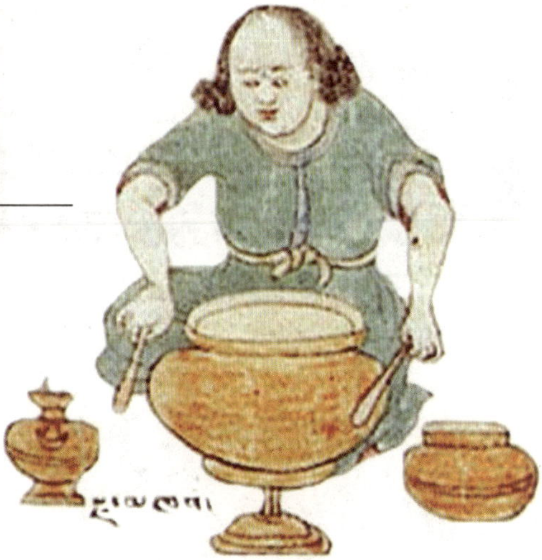

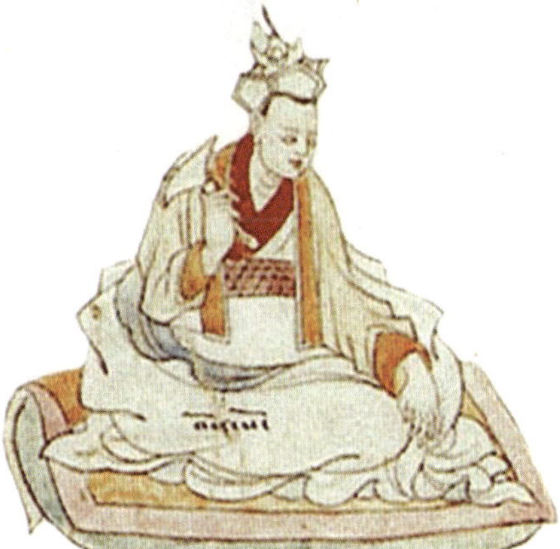

5.4.5.15 苯教徒

无论四季或界时，诊健康无病亲人的火心脉，若出现魔脉象，则卜因看见或遇到苯教徒而被鬼魔为害。

5.4.5.16 火祭

无论四季或界时，诊健康无病亲人的火心脉，若出现魔脉象，则卜因把侵害佛教坏人或非人俑像投入火坛烧祭而被鬼魔为害。

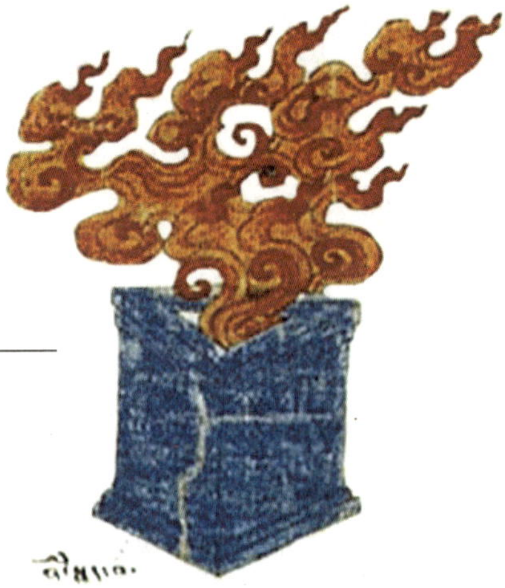

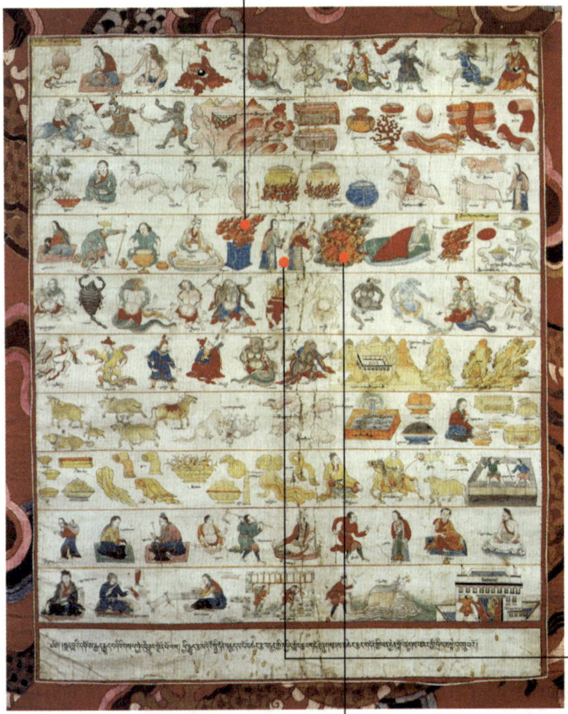

5.4.5.17 嫁女

无论四季或界时，诊健康无病亲人的火心脉，若出现魔脉象，则卜因嫁女等场面而被鬼魔为害。

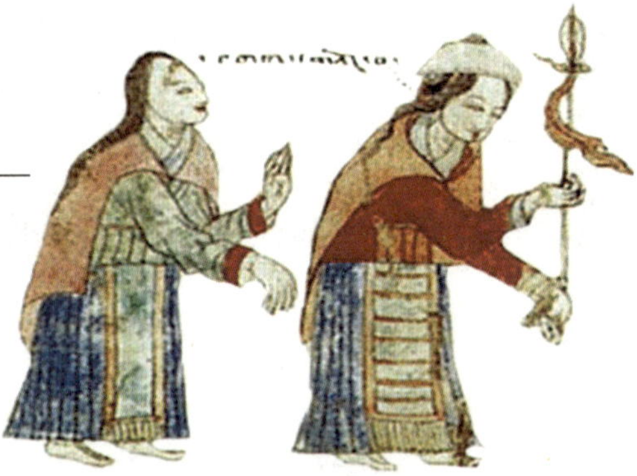

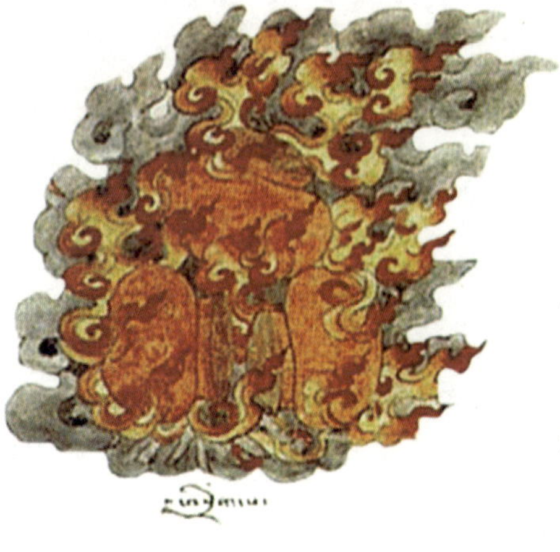

5.4.5.18 烧陶

无论四季或界时，诊健康无病亲人的火心脉，若出现魔脉象，则卜因烧陶器而被鬼魔为害。

5.4.5.19 卧于阳光下、烤火

无论四季或界时，诊健康无病亲人的火心脉，若出现魔脉象，则卜因卧于阳光下或烤火等行为而被鬼魔为害。

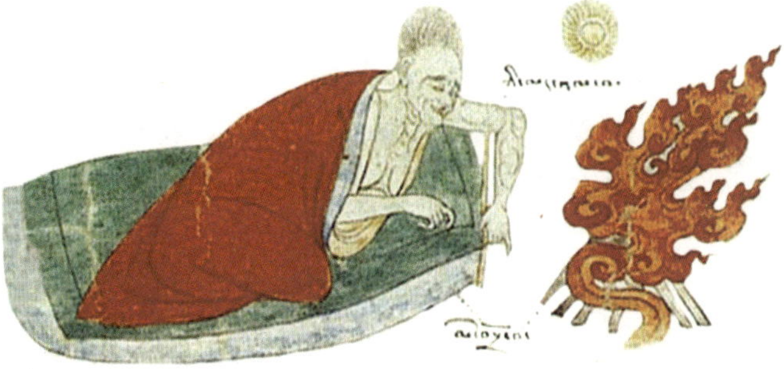

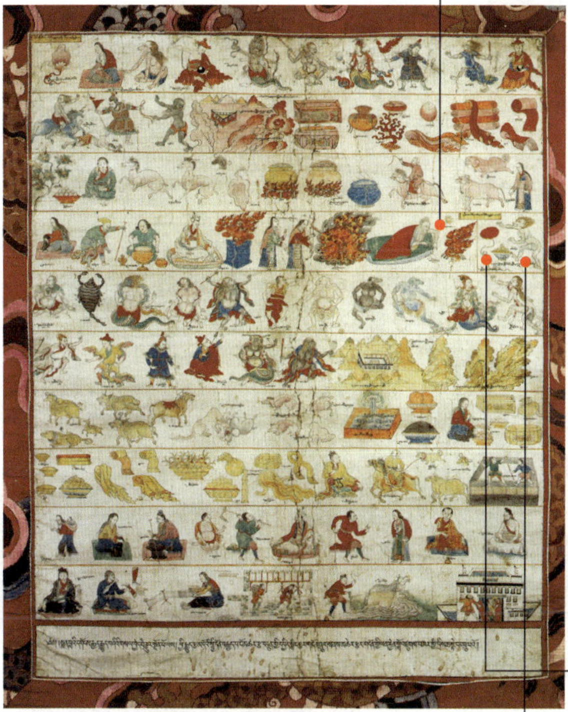

5.5 春天脾脉出现魔脉

无论四季或界时，诊健康无病亲人的土脾脉，若出现魔脉象，则卜被该时节母子敌友鬼中的恋财鬼、脾脏鬼、游荡鬼、故乡鬼和五行中的土行鬼、地神、女魔等为害，其因是获得或碰到从鬼魔栖身西南方为主地方和四方形房屋等处来的财物和人，或本人到过上述地方而被鬼魔为害。

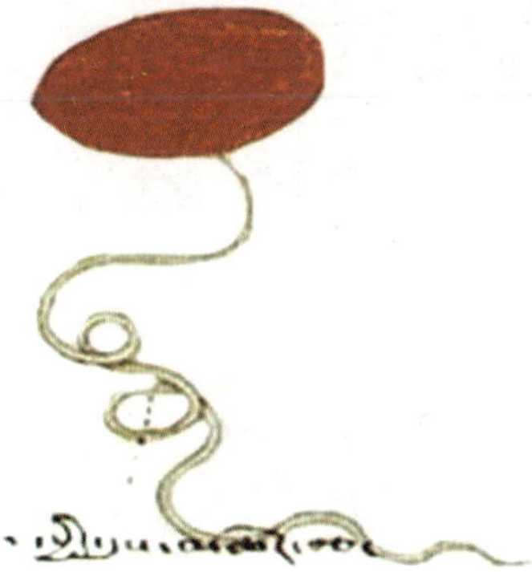

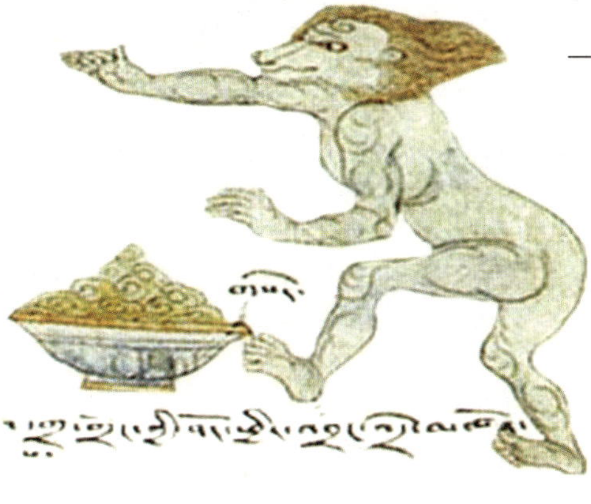

5.5.1 母子敌友所属鬼

无论四季或界时，比如春季，诊健康无病亲人左手的土脾脉，若出现魔脉象，则卜被恋财鬼为害。

5.5.2 五脏鬼

5.5.2.1 凶死男鬼

无论四季或界时，比如春季，诊健康无病亲人左手的土脾脉，若出现魔脉象，则卜被五脏鬼中的男人死后变成的男鬼为害。

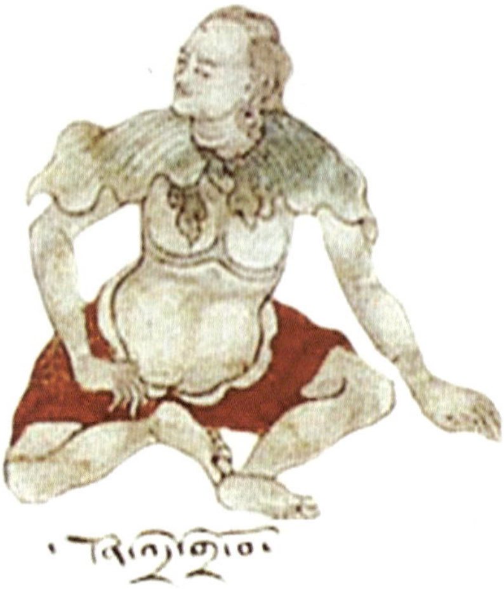

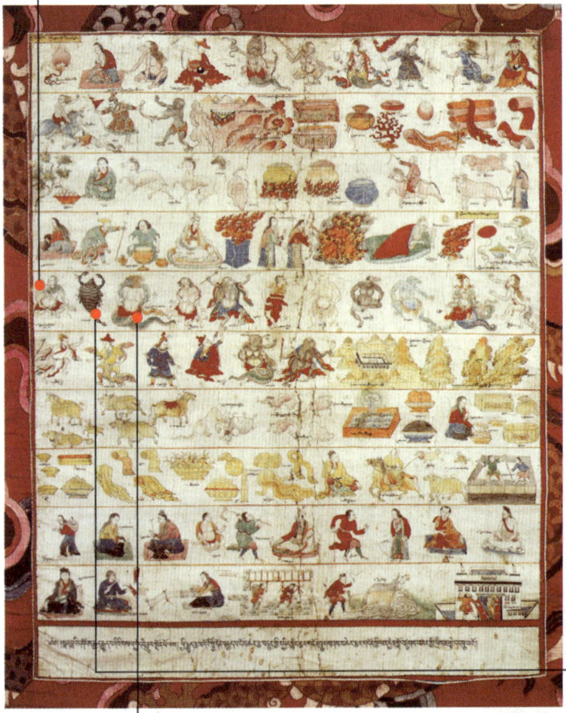

5.5.2.2 疠魔

无论四季或界时，比如春季，诊健康无病亲人左手的土脾脉，若出现魔脉象，则卜被五脏鬼中的疠魔即天龙八部中属于龙之一栖于土、水及山崖等各处，长有螺首、绿松石眉毛的一种疠魔为害。

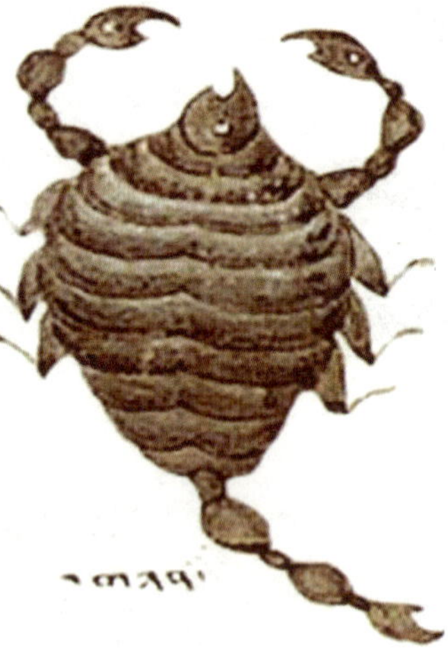

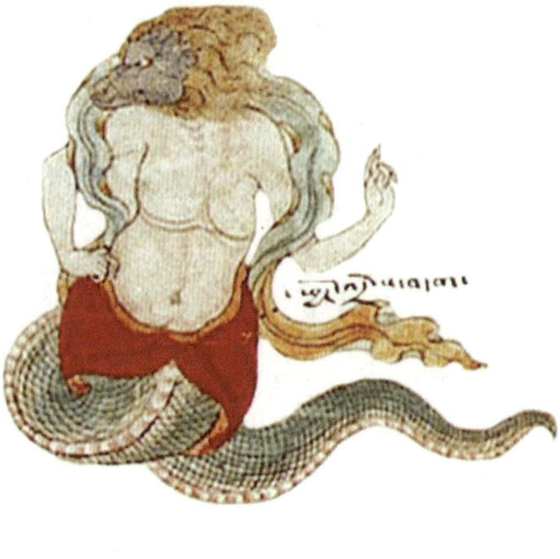

5.5.3 游荡鬼

5.5.3.1 地神

无论四季或界时，比如春季，诊健康无病亲人左手的土脾脉，若出现魔脉象，则卜被游荡鬼中的地神即永宁地母、地神、十六王臣、持地巨手等自诩为地主的鬼神为害。

5.5.3.2 罗刹女

无论四季或界时，比如春季，诊健康无病亲人左手的土脾脉，若出现魔脉象，则卜被游荡鬼中的罗刹女为害。

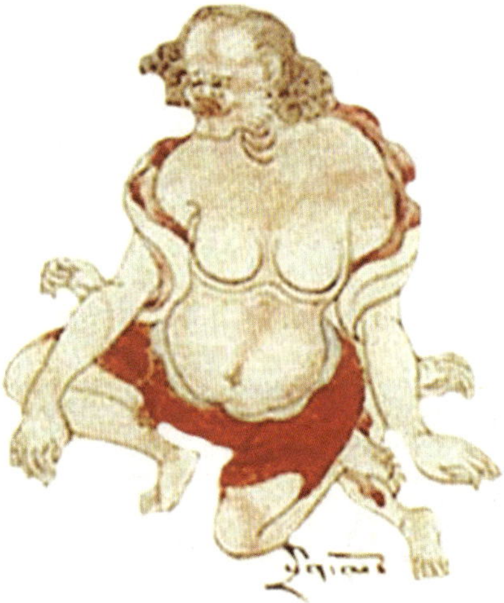

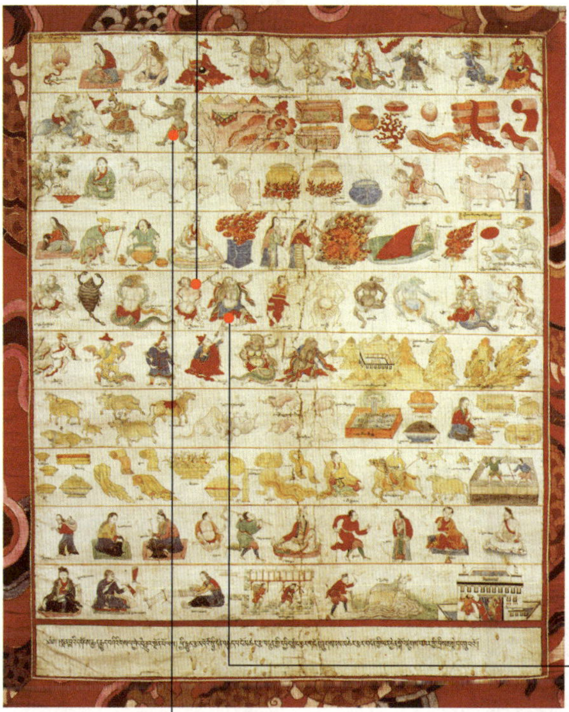

5.5.3.3 女魔

无论四季或界时，比如春季，诊健康无病亲人左手的土脾脉，若出现魔脉象，则卜被游荡鬼中的女魔即存在的一切均是本人造的欲界女性类魔为害。

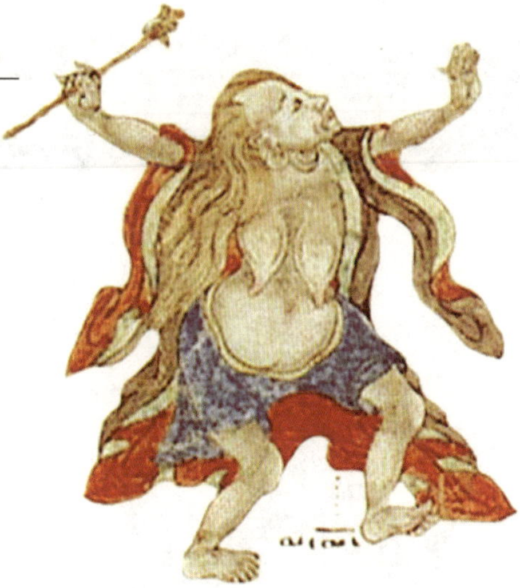

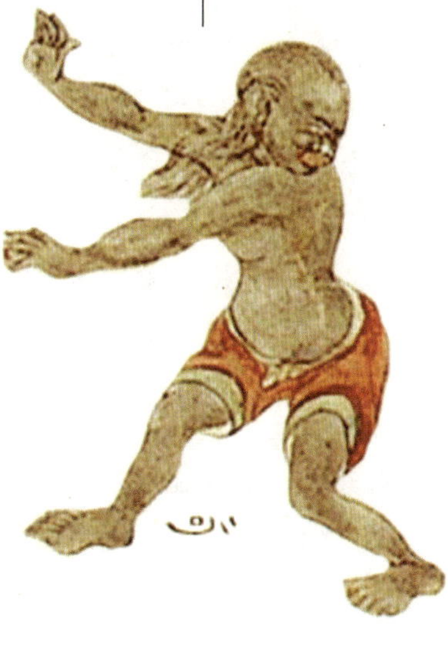

5.5.3.4 恶魔

无论四季或界时，比如春季，诊健康无病亲人左手的土脾脉，若出现魔脉象，则卜被游荡鬼中的恶魔即欲神中之一的危害友情、干扰佛教和善业的鬼魔为害。

5.5.4 故乡鬼

无论四季或界时，比如春季，诊健康无病亲人左手的土脾脉，若出现魔脉象，则卜被故乡鬼为害。

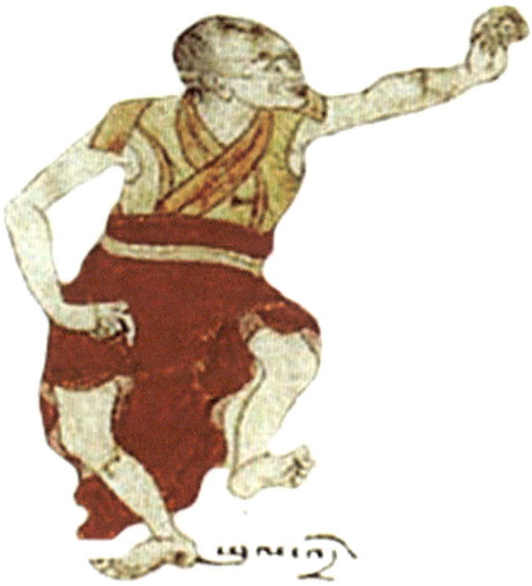

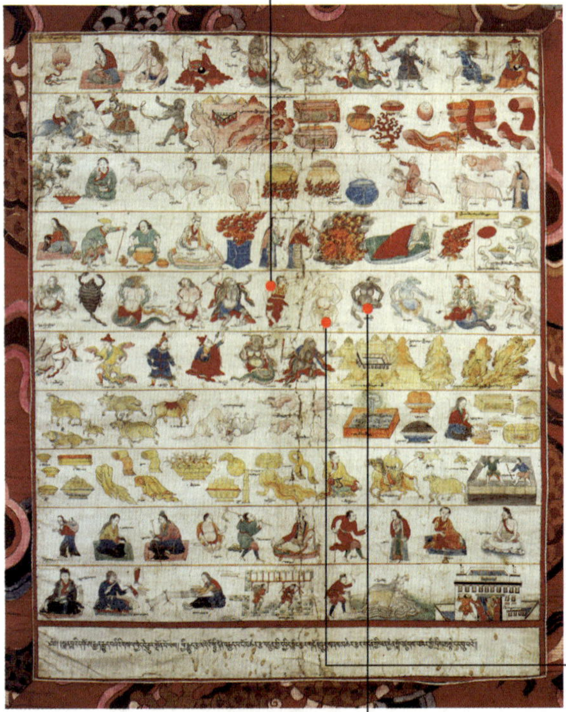

5.5.4.1 破戒鬼

无论四季或界时，比如春季，诊健康无病亲人左手的土脾脉，若出现魔脉象，则卜被故乡鬼中的破戒鬼即违背上师意愿、犯戒类僧人死后变成的鬼为害。

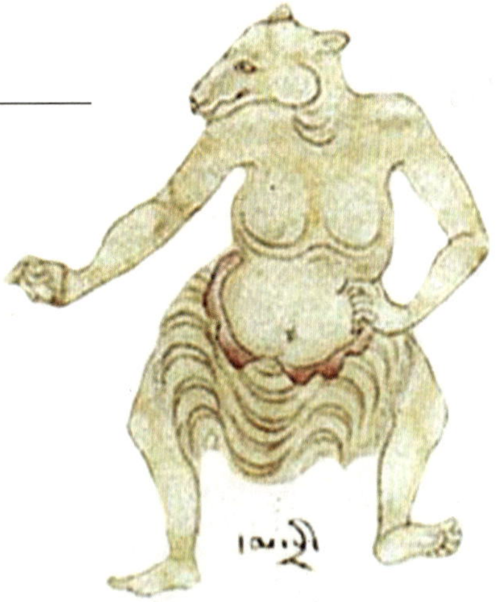

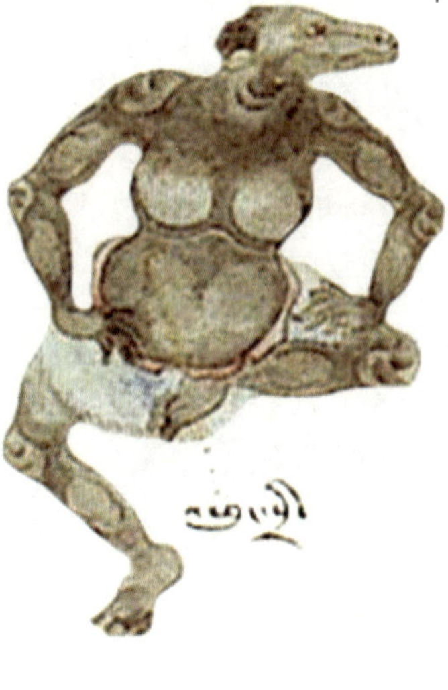

5.5.4.2 离间鬼

无论四季或界时，比如春季，诊健康无病亲人左手的土脾脉，若出现间歇、滞涩、紧、弛、洪、缓等反常的魔脉象，则卜被故乡鬼中的离间鬼为害。

5.5.4.3 痨魔

无论四季或界时，比如春季，诊健康无病亲人左手的土脾脉，若出现魔脉象，则卜被故乡鬼中的痨魔即天龙八部中属于龙之一的栖于土、水、山崖等各处，长有螺首、绿松石眉毛的一种魔为害。

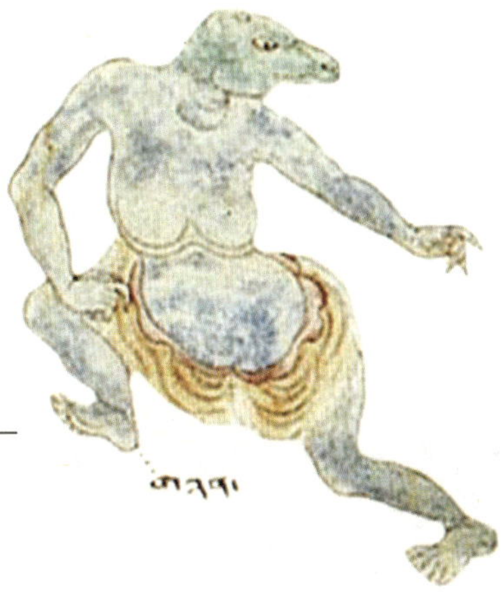

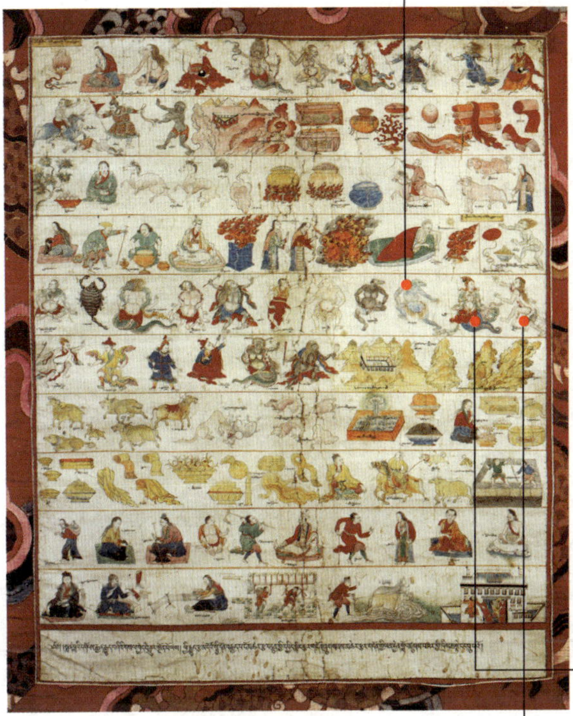

5.5.4.4 龙王

无论四季或界时，比如春季，诊健康无病亲人左手的土脾脉，若出现魔脉象，则卜被故乡鬼中的龙魔即栖于泉眼、海洋等地，人首蛇身、头上有七颗蛇头的一种魔为害。

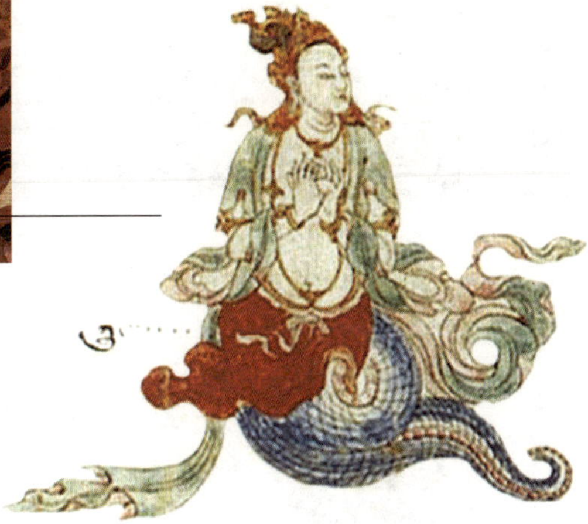

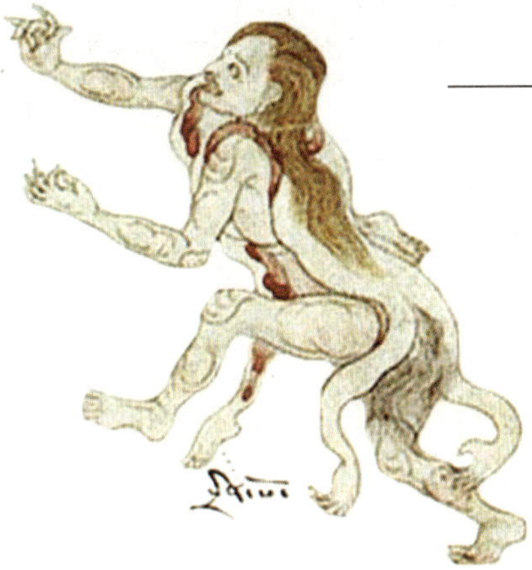

5.5.4.5 罗刹

无论四季或界时，比如春季，诊健康无病亲人左手的土脾脉，若出现魔脉象，则卜被故乡鬼中的罗刹即贪食人肉的一种鬼魔为害。

5.5.4.6 死鬼

无论四季或界时，比如春季，诊健康无病亲人左手的土脾脉，若出现魔脉象，则卜被故乡鬼中死鬼即人死后变成的厉鬼为害。

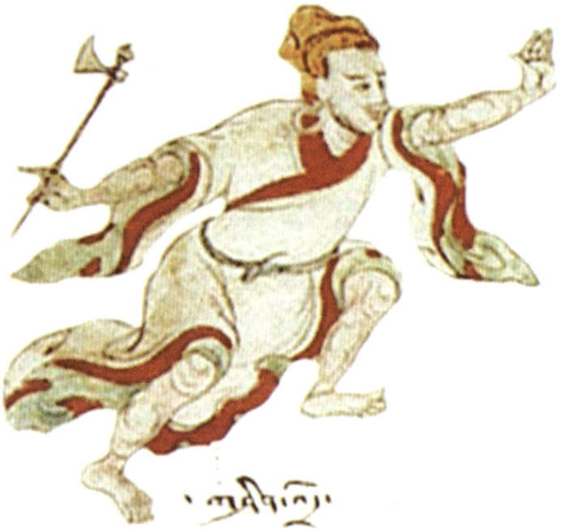

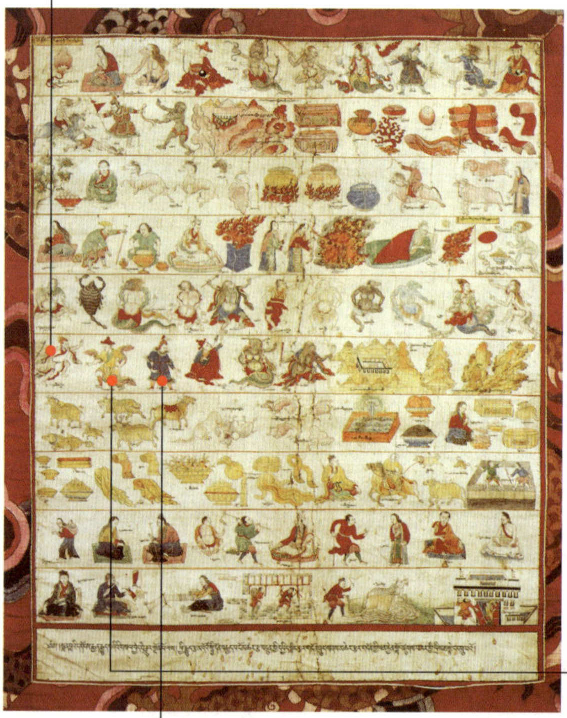

5.5.4.7 飞天鬼

无论四季或界时，比如春季，诊健康无病亲人左手的土脾脉，若出现魔脉象，则卜被故乡鬼中的“南太”飞天鬼为害。

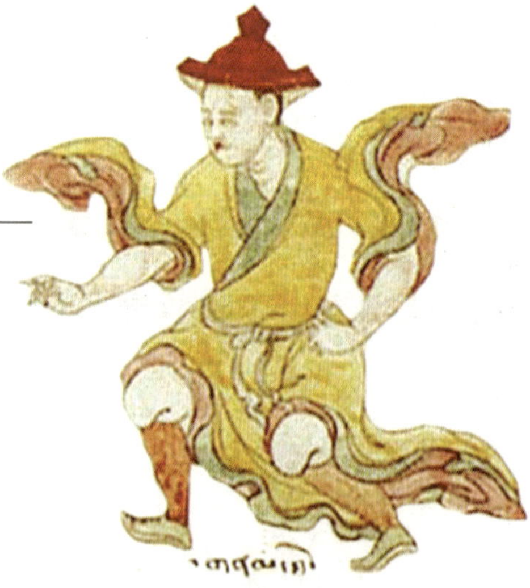

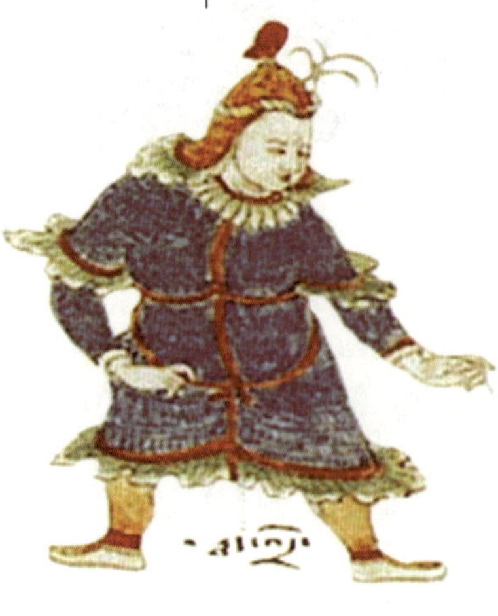

5.5.4.8 咒使鬼

无论四季或界时，比如春季，诊健康无病亲人左手的土脾脉，若出现魔脉象，则卜被故乡鬼中咒使鬼即僧人或咒师为了他人施法放咒放出的鬼为害。

5.5.4.9 贪财鬼

无论四季或界时，比如春季，诊健康无病亲人左手的土脾脉，若出现魔脉象，则卜被故乡鬼中的贪财鬼即守护藏库的非人为害。

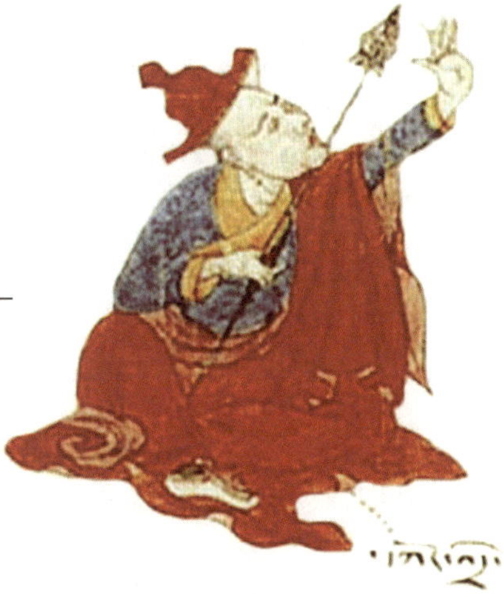

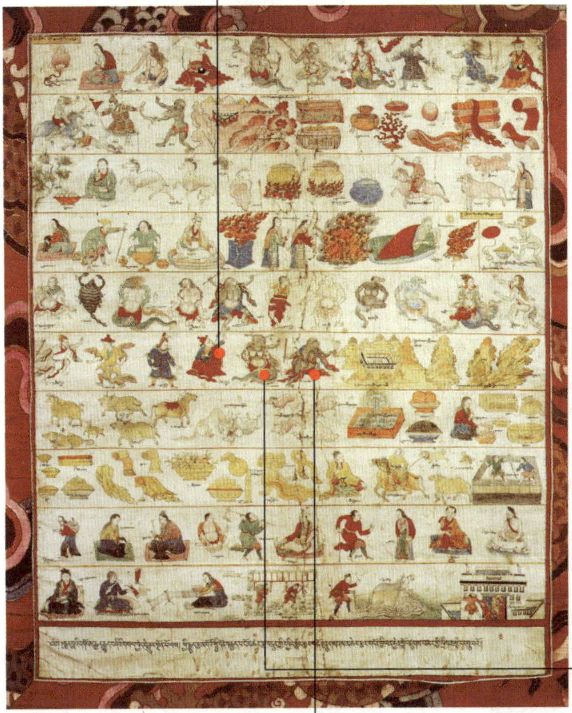

5.5.5 五行土鬼

5.5.5.1 地神

无论四季或界时，比如春季，诊健康无病亲人左手的土脾脉，若出现魔脉象，则卜被五行地鬼中的地神即地母丹玛、地神十六王臣、持地巨手等自诩为地主的各种鬼魔为害。

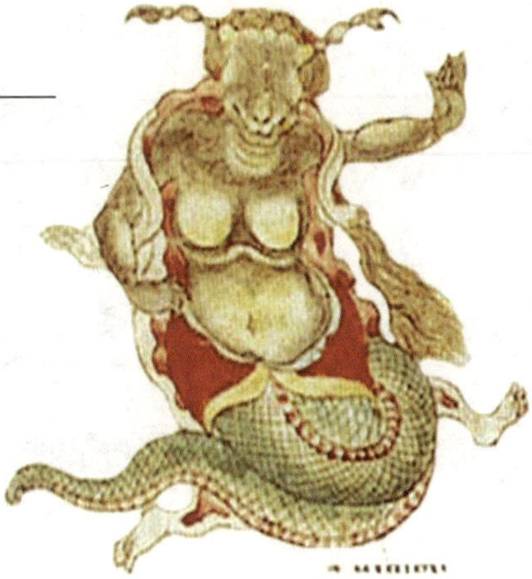

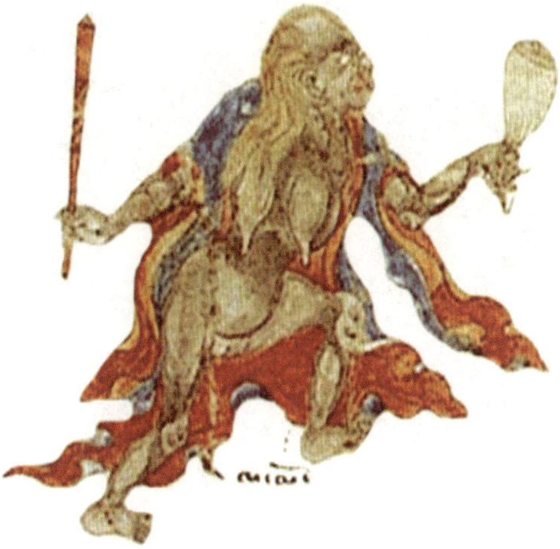

5.5.5.2 女魔

无论四季或界时，比如春季，诊健康无病亲人左手的土脾脉，若出现魔脉象，则卜被五行土鬼中的女魔即存在的一切均是本人造的欲界女性类魔为害。

5.5.6 招致鬼魔为害的原因等

5.5.6.1 四方形地貌、房屋

无论四季或界时，比如春季，诊健康无病亲人左手的土脾脉，若出现魔脉象，则卜因从西南方为主，还有西北、东北、东南等方位四方形地貌中央有方形房屋的地方获得财物，或遇见上述房屋来的客人，或本人到过上述地方而被鬼魔为害。

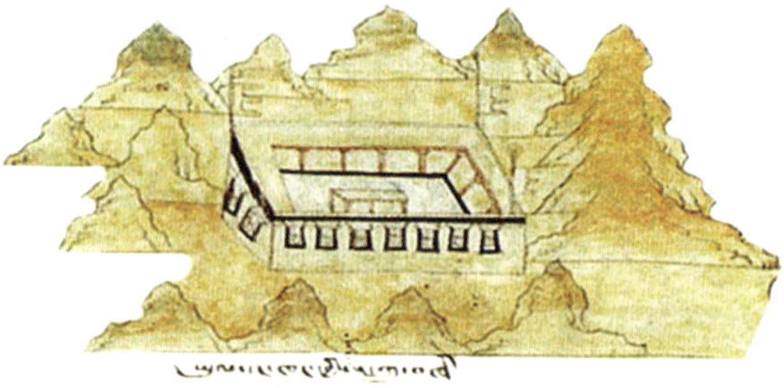

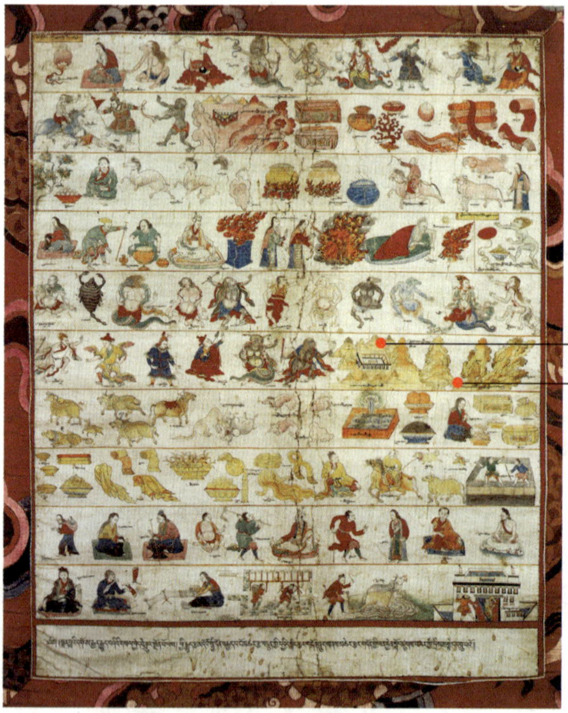

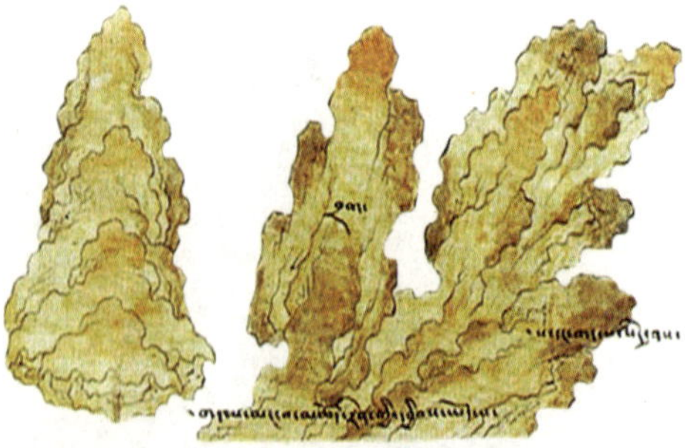

5.5.6.2 似塔土崖，黄色石崖、土崖

无论四季或界时，比如春季，诊健康无病亲人左手的土脾脉，若出现魔脉象，则卜因从土崖，或有褐黄色土的地方处获得财物，或遇到从这里来的客人，或本人到过该地方而被鬼魔为害。

5.5.6.3 羊、狗、公黄牛、犏力巴牛

无论四季或界时，比如春季，诊健康无病亲人左手的土脾脉，若出现魔脉象，则卜因获得或看见毛色褐黄的羊、狗、公黄牛、犏力巴牛等而被鬼魔为害。

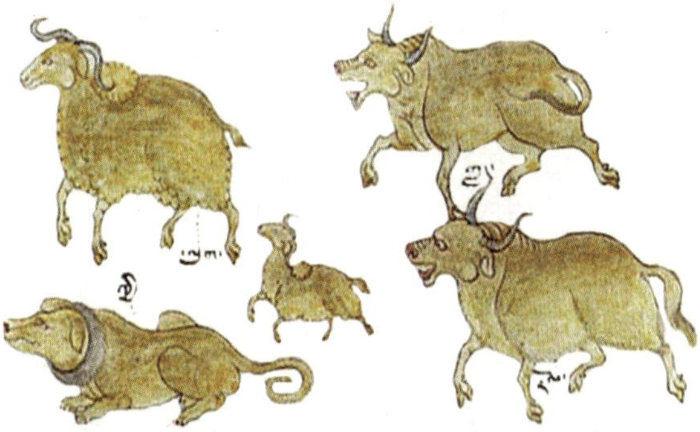

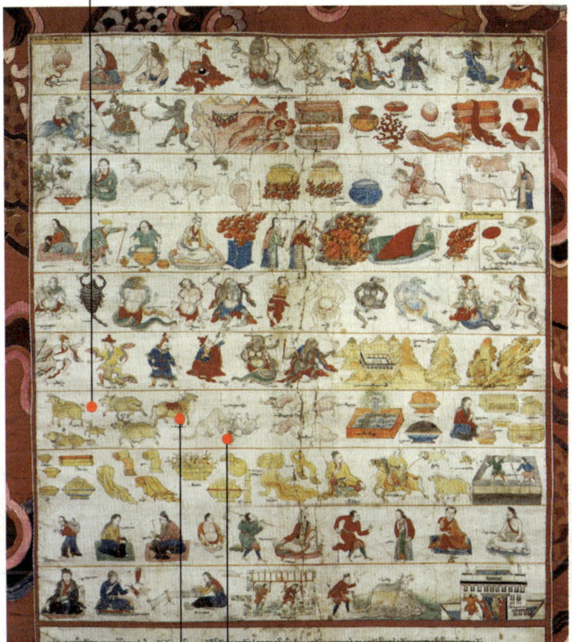

5.5.6.4 新剥皮张

无论四季或界时，比如春季，诊健康无病亲人左手的土脾脉，若出现魔脉象，则卜因看见新剥的犏力巴牛等家畜皮张而被鬼魔为害。

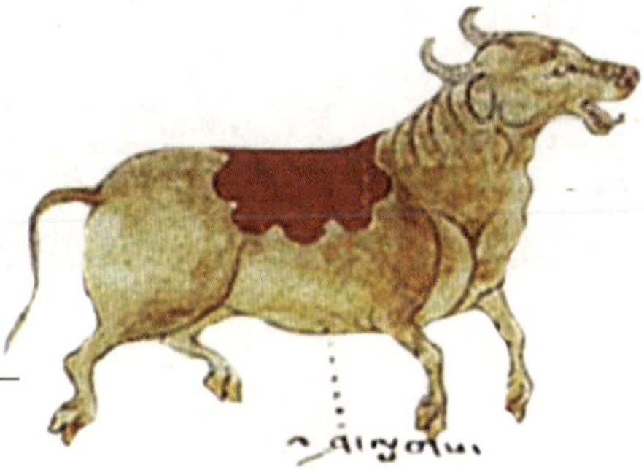

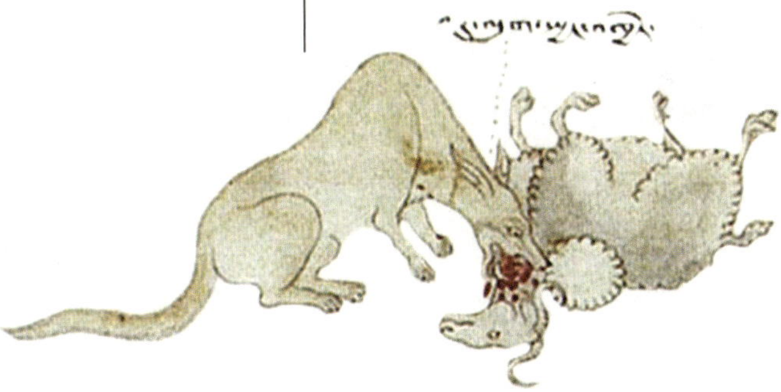

5.5.6.5 狼吃羊

无论四季或界时，比如春季，诊健康无病亲人左手的土脾脉，若出现魔脉象，则卜因看见山羊、绵羊等家畜被狼咬死场面而被鬼魔为害。

5.5.6.6 旱獭肉、獾肉及动物臀部肉、肩部肉

无论四季或界时，比如春季，诊健康无病亲人左手的土脾脉，若出现魔脉象，则卜因看见旱獭肉、獾肉及动物臀部肉、肩部肉而被鬼魔为害。

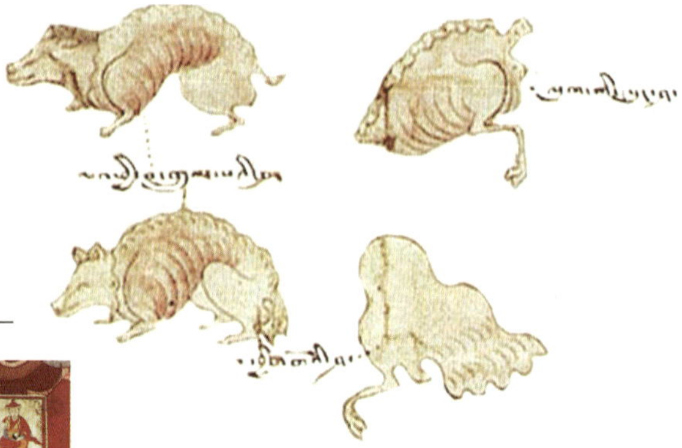

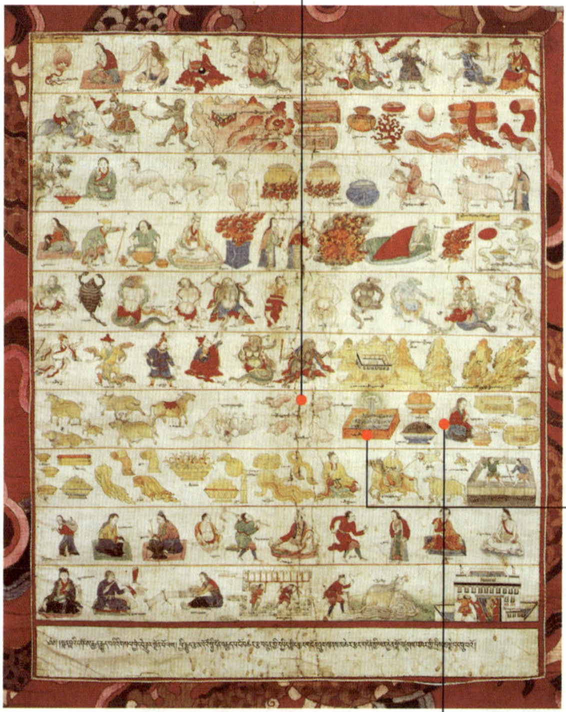

5.5.6.7 泉水

无论四季或界时，比如春季，诊健康无病亲人左手的土脾脉，若出现魔脉象，则卜因看见“突突”上喷的泉水而被鬼魔为害。

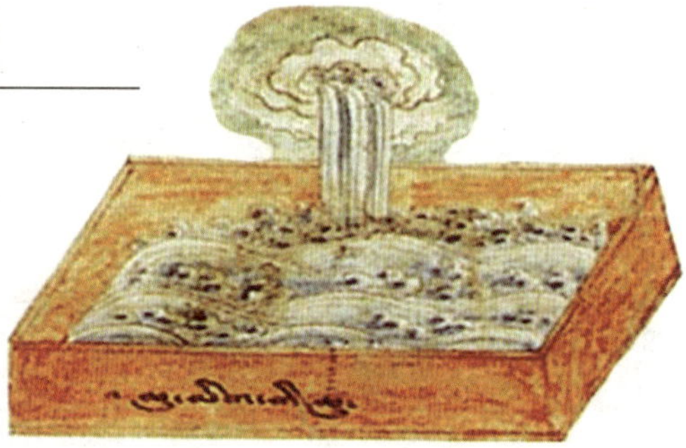

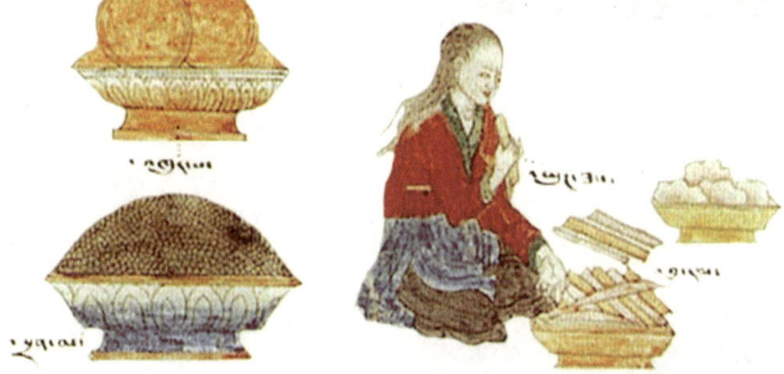

5.5.6.8 麦面做的饼子、碗豆以及寡妇做的食物、红糖

无论四季或界时，比如春季，诊健康无病亲人左手的土脾脉，若出现魔脉象，则卜因看见麦面做的各种饼子、豌豆以及寡妇做的食物和红糖等而被鬼魔为害。

5.5.6.9 黄色木箱、皮箱、口袋、碗

无论四季或界时，比如春季，诊健康无病亲人左手的土脾脉，若出现魔脉象，则卜因获得或看见黄色的木箱、皮箱、口袋、碗等各种容器而被鬼魔为害。

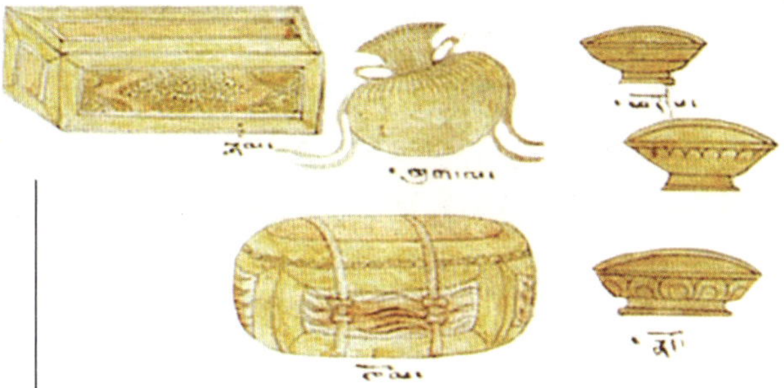

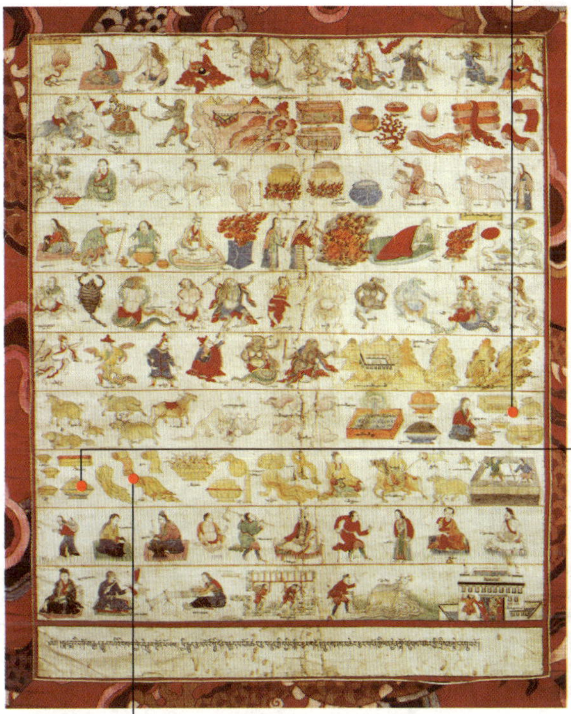

5.5.6.10 黄色珍宝

无论四季或界时，比如春季，诊健康无病亲人左手的土脾脉，若出现魔脉象，则卜因获得或看见黄金、猫眼水晶等黄色珍宝而被鬼魔为害。

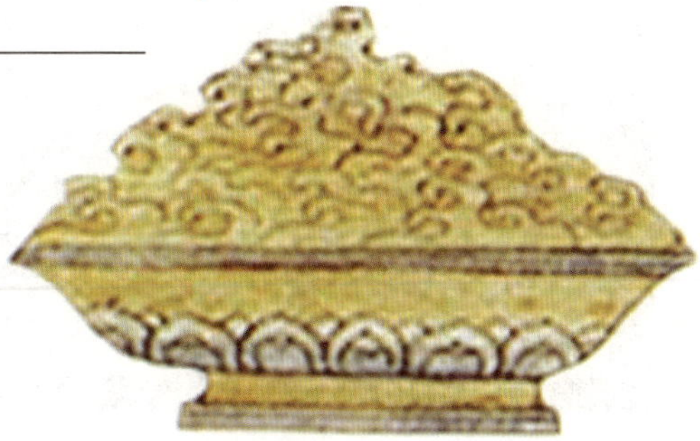

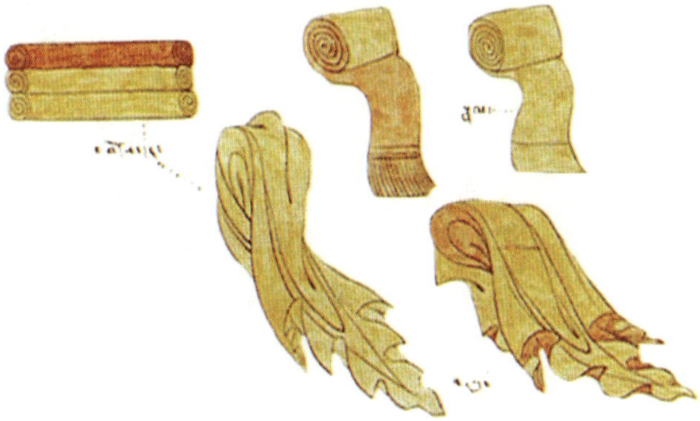

5.5.6.11 绸缎、氆氇、布匹

无论四季或界时，比如春季，诊健康无病亲人左手的土脾脉，若出现魔脉象，则卜因获得或看见绸缎、氆氇、布匹等黄色织物而被鬼魔为害。

5.5.6.12 水果、蜂蜜、红糖

无论四季或界时，比如春季，诊健康无病亲人左手的土脾脉，若出现魔脉象，则卜因获得或看见水果、蜂蜜、红糖等甜味食品而被鬼魔为害。

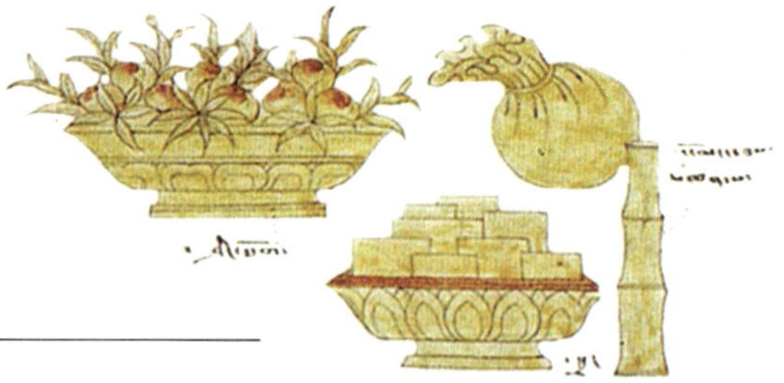

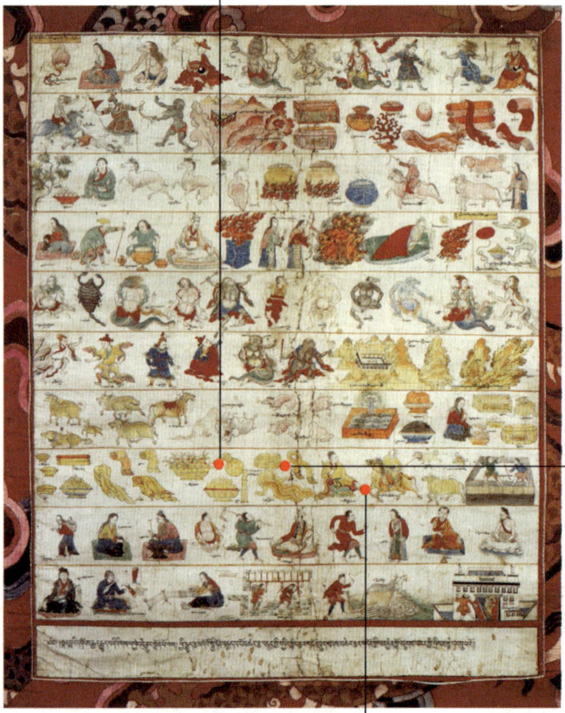

5.5.6.13 布匹、狼皮袄

无论四季或界时，比如春季，诊健康无病亲人左手的土脾脉，若出现魔脉象，则卜因触及或看见布匹、狼皮袄等物而被鬼魔为害。

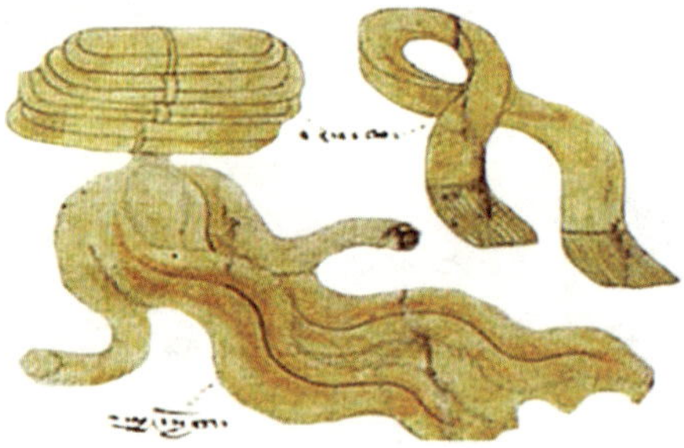

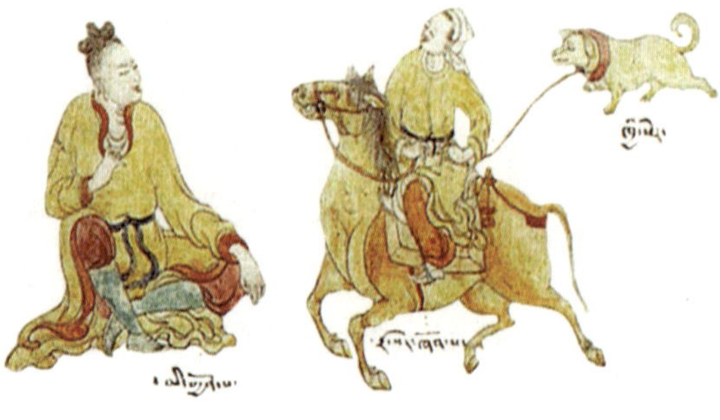

5.5.6.14 黄衣人骑黄马、牵黄狗

无论四季或界时，比如春季，诊健康无病亲人左手的土脾脉，若出现魔脉象，则卜因遇到或看见穿黄衣服、面黄、属狗或属牛或属龙的人骑黄马、牵黄狗而被鬼魔为害。

5.5.6.15 母黄牛、黄羊头

无论四季或界时，比如春季，诊健康无病亲人左手的土脾脉，若出现魔脉象，则卜因遇到或看见老母黄牛、黄色老羊头等而被鬼魔为害。

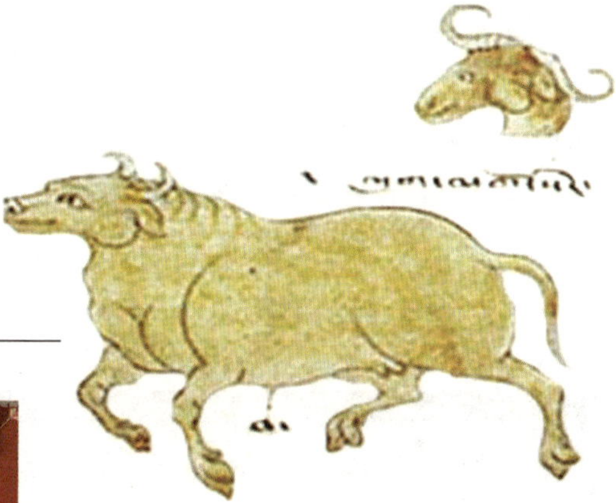

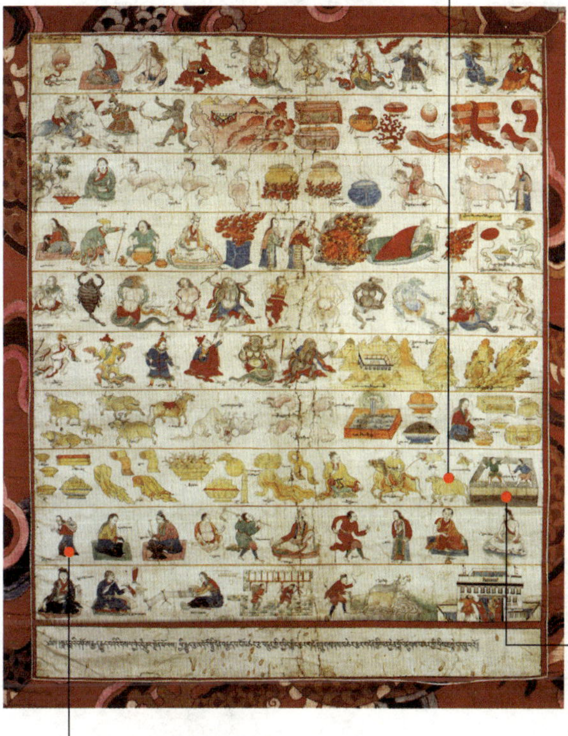

5.5.6.16 筑墙

无论四季或界时，比如春季，诊健康无病亲人左手的土脾脉，若出现魔脉象，则卜因遇到或看见筑土墙人而被鬼魔为害。

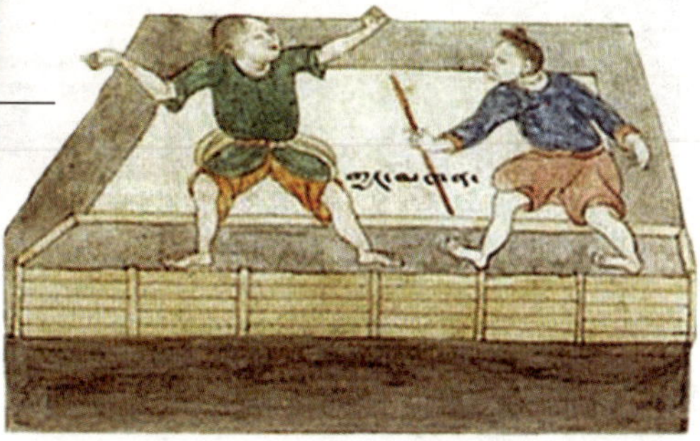

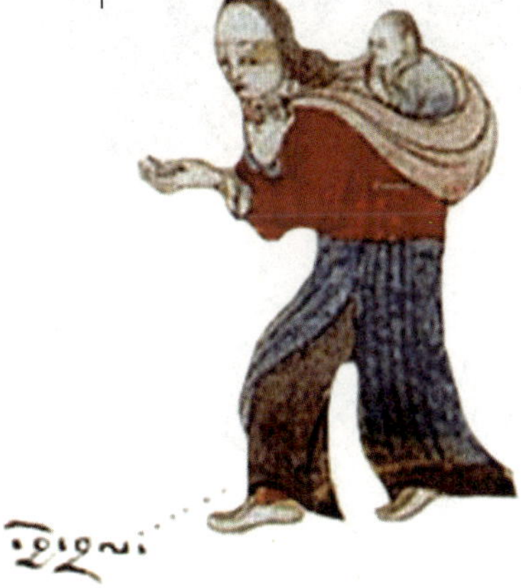

5.5.6.17 离别

无论四季或界时，比如春季，诊健康无病亲人左手的土脾脉，若出现魔脉象，则卜因遇到或看见离家远行的人而被鬼魔为害。

5.5.6.18 寡妇

无论四季或界时，比如春季，诊健康无病亲人左手的土脾脉，若出现魔脉象，则卜因遇到或看见寡妇而被鬼魔为害。

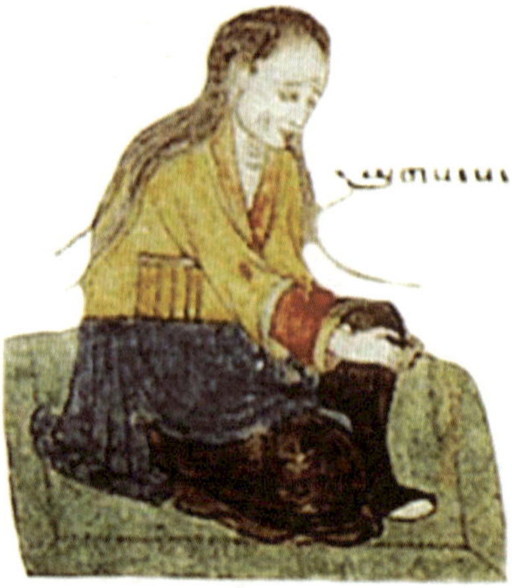

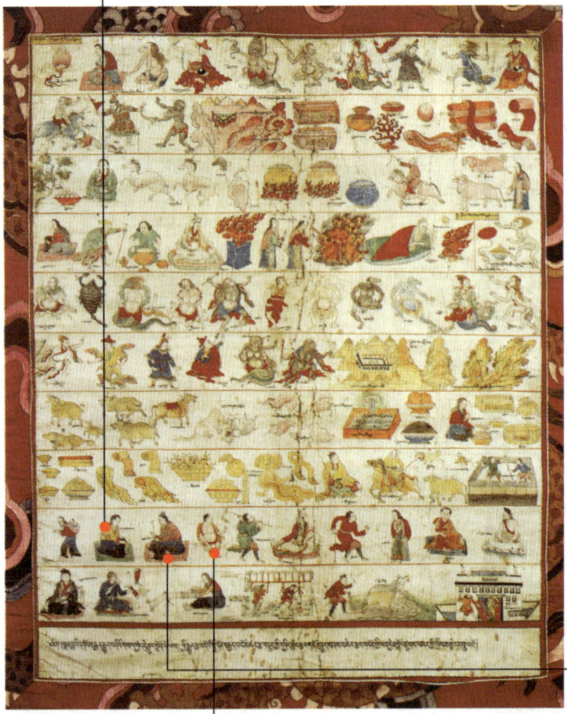

5.5.6.19 老妪

无论四季或界时，比如春季，诊健康无病亲人左手的土脾脉，若出现魔脉象，则卜因遇到或看见年老体衰的妇人而被鬼魔为害。

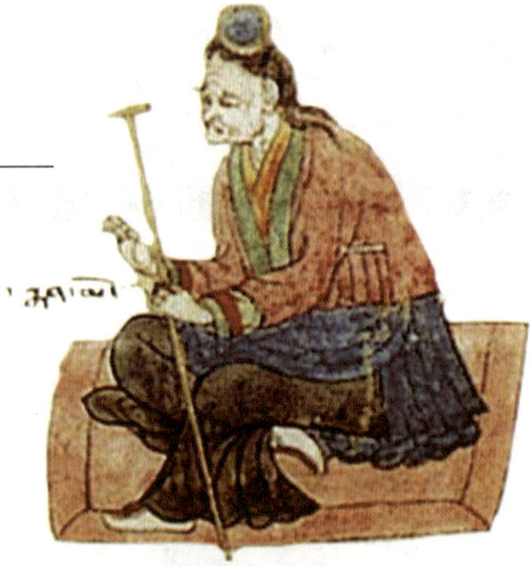

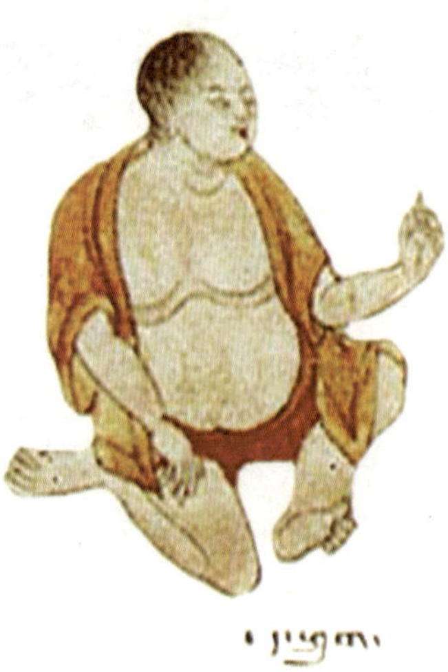

5.5.6.20 孤儿

无论四季或界时，比如春季，诊健康无病亲人左手的土脾脉，若出现魔脉象，则卜因遇到或看见父母双亡的孤儿而被鬼魔为害。

5.5.6.21 犁地

无论四季或界时，比如春季，诊健康无病亲人左手的土脾脉，若出现魔脉象，则卜因遇到或看见犁地的人而被鬼魔为害。

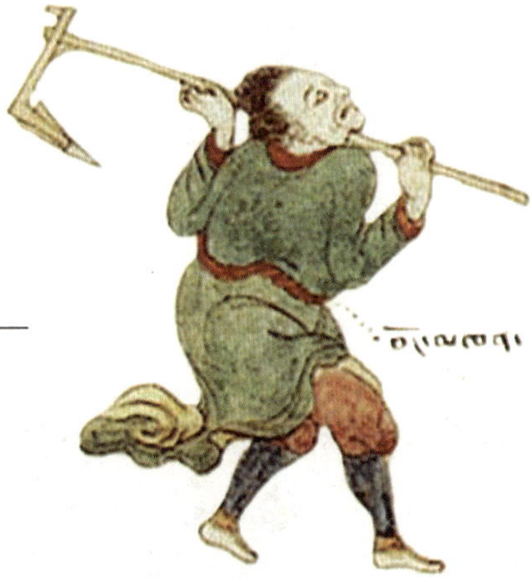

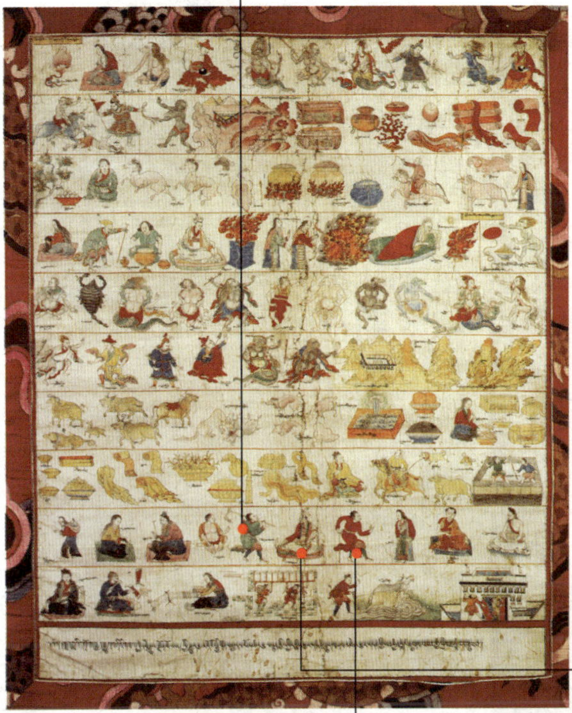

5.5.6.22 老咒师

无论四季或界时，比如春季，诊健康无病亲人左手的土脾脉，若出现魔脉象，则卜因遇到或看见苯教老咒师等而被鬼魔为害。

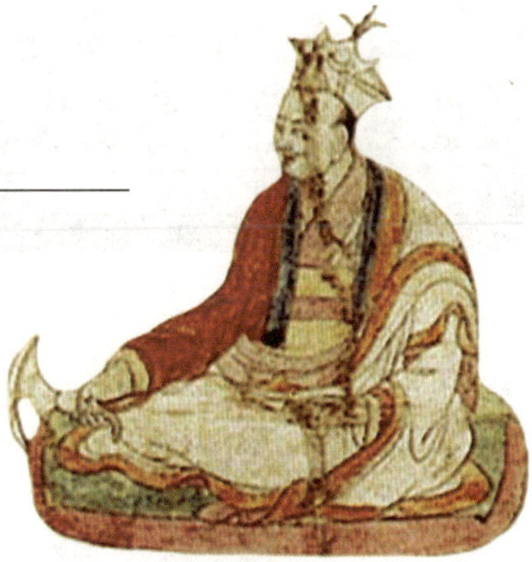

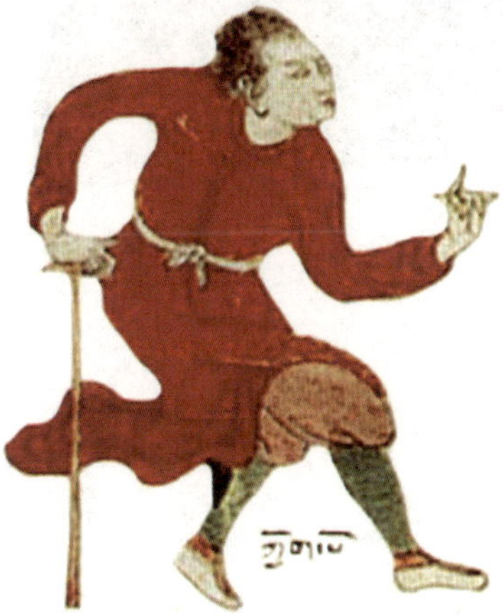

5.5.6.23 瘸子

无论四季或界时，比如春季，诊健康无病亲人左手的土脾脉，若出现魔脉象，则卜因遇到或看见手足残废跛子、拄杖行走不稳的人而被鬼魔为害。

5.5.6.24 姑娘

无论四季或界时，比如春季，诊健康无病亲人左手的土脾脉，若出现魔脉象，则卜因遇到或看见年轻姑娘而被鬼魔为害。

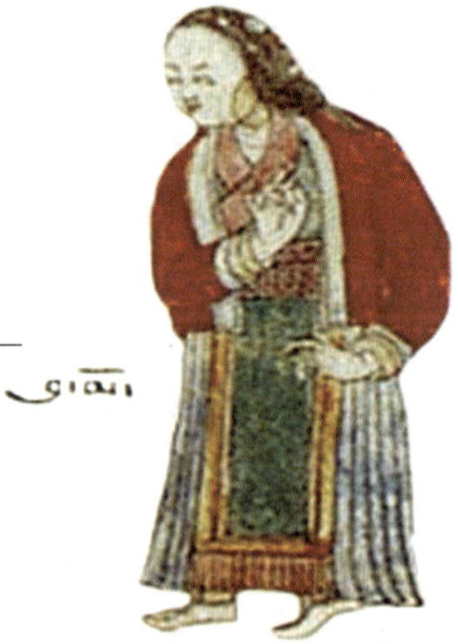

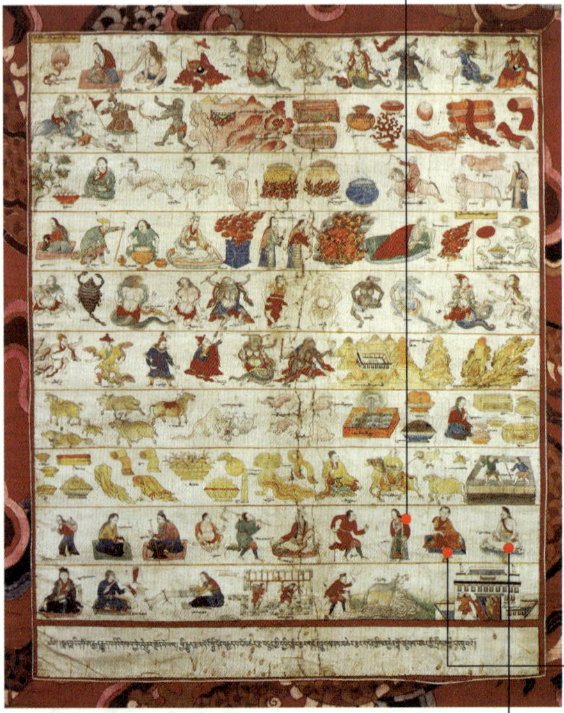

5.5.6.25 僧人

无论四季或界时，比如春季，诊健康无病亲人左手的土脾脉，若出现魔脉象，则卜因遇到或看见僧人或比丘而被鬼魔为害。

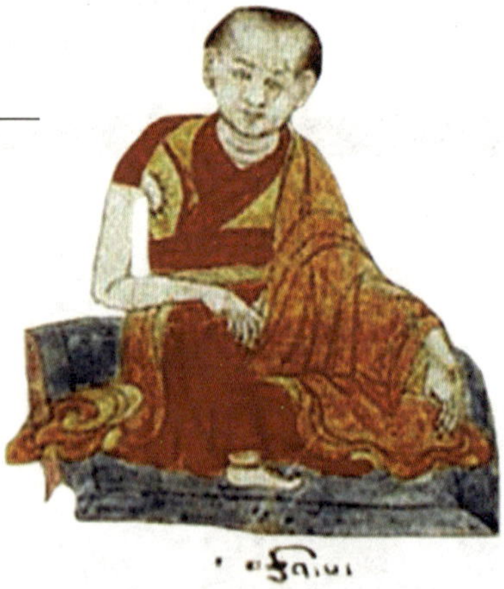

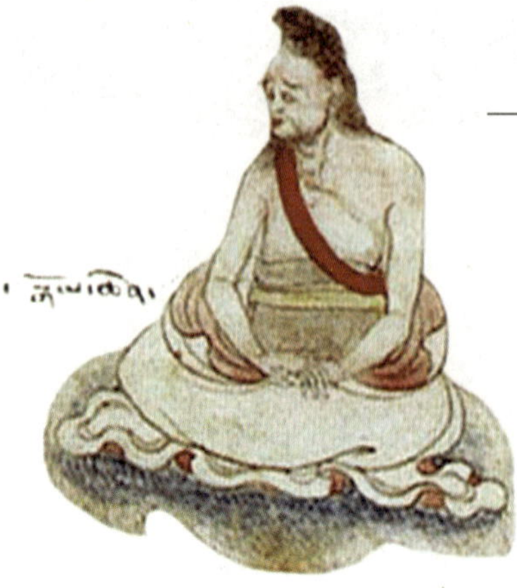

5.5.6.26 禅师

无论四季或界时，比如春季，诊健康无病亲人左手的土脾脉，若出现魔脉象，则卜因遇到或看见禅师而被鬼魔为害。

5.5.6.27 黑衣咒师

无论四季或界时，比如春季，诊健康无病亲人左手的土脾脉，若出现魔脉象，则卜因遇到或看见穿黑上衣的咒师而被鬼魔为害。

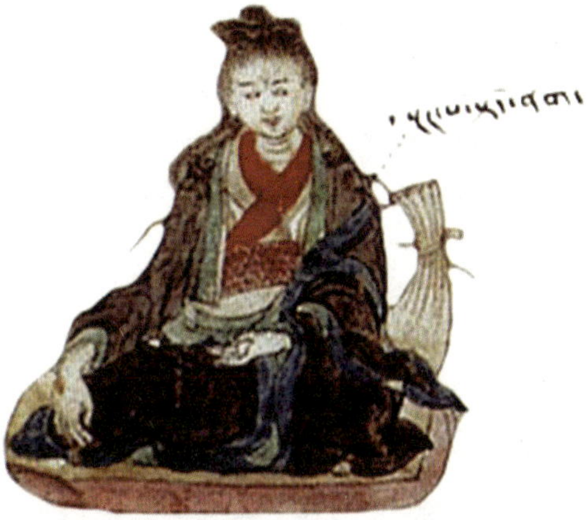

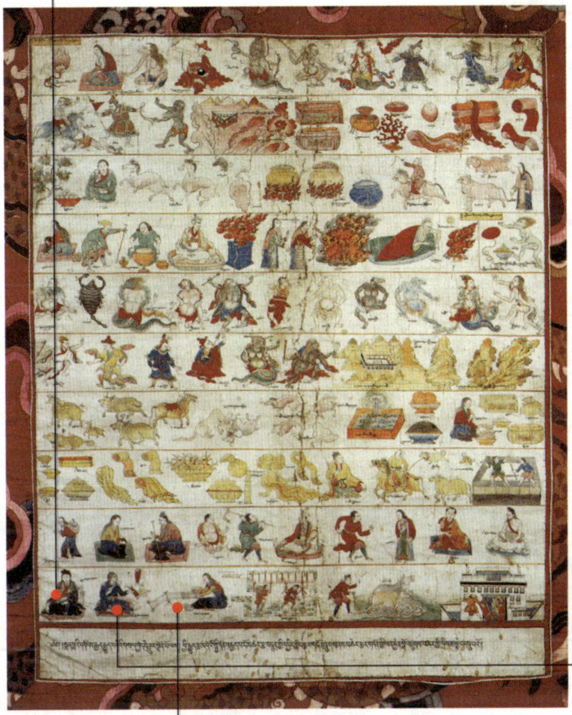

5.5.6.28 靴匠

无论四季或界时，比如春季，诊健康无病亲人左手的土脾脉，若出现魔脉象，则卜因遇到或看见靴匠而被鬼魔为害。

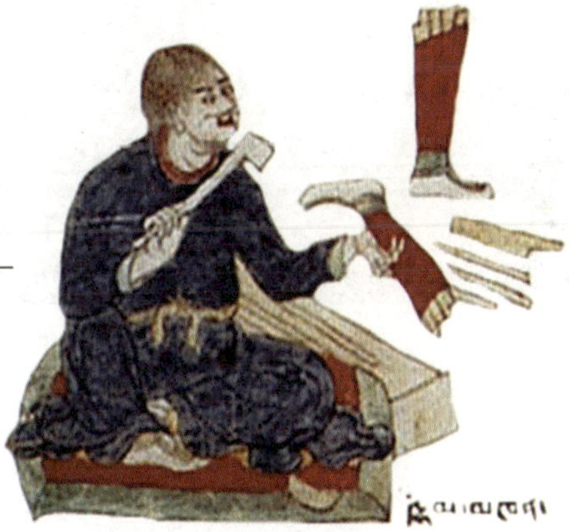

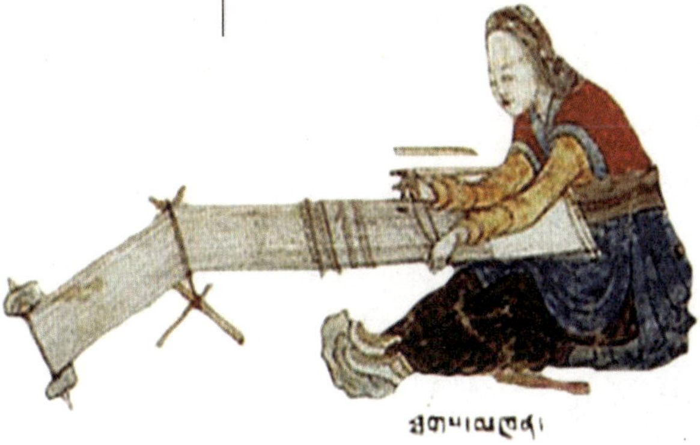

5.5.6.29 纺毛织品者

无论四季或界时，比如春季，诊健康无病亲人左手的土脾脉，若出现魔脉象，则卜因遇到或看见纺毛织品者而被鬼魔为害。

5.5.6.30 建房

无论四季或界时，比如春季，诊健康无病亲人左手的土脾脉，若出现魔脉象，则卜因遇到或看见建房者而被鬼魔为害。

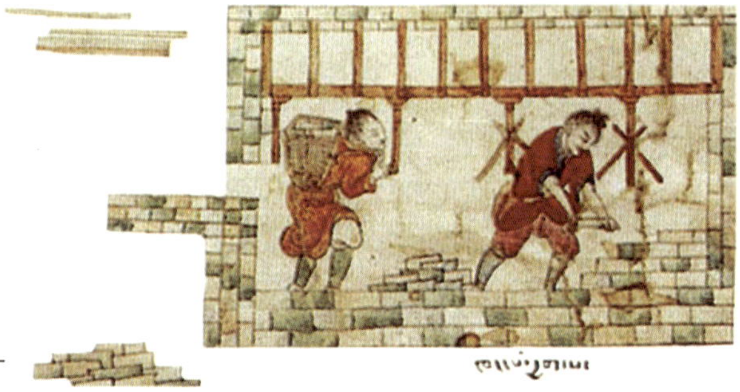

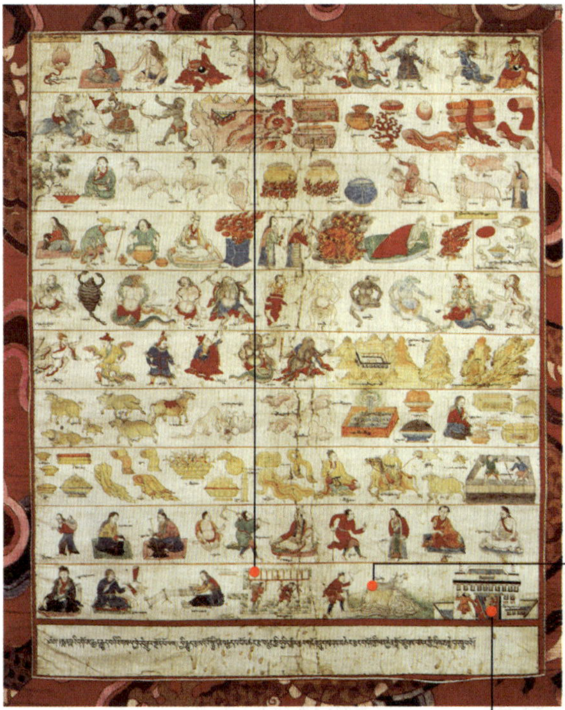

5.5.6.31 耕地

无论四季或界时，比如春季，诊健康无病亲人左手的土脾脉，若出现魔脉象，则卜因遇到或看见耕田者而被鬼魔为害。

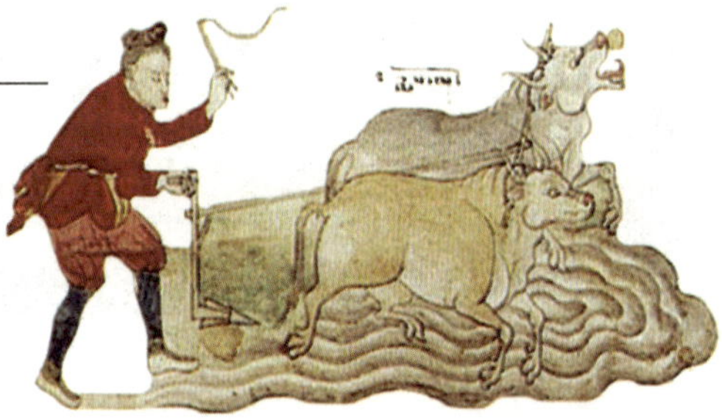

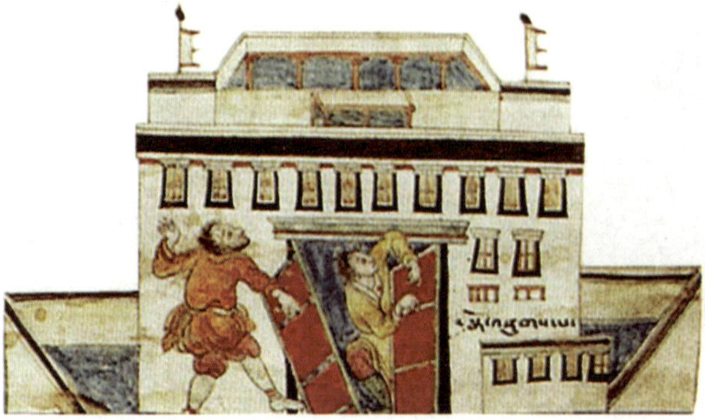

5.5.6.32 安门

无论四季或界时，比如春季，诊健康无病亲人左手的土脾脉，若出现魔脉象，则卜因遇到或看见安装大门者而被鬼魔为害。

图六十 脉诊（五）

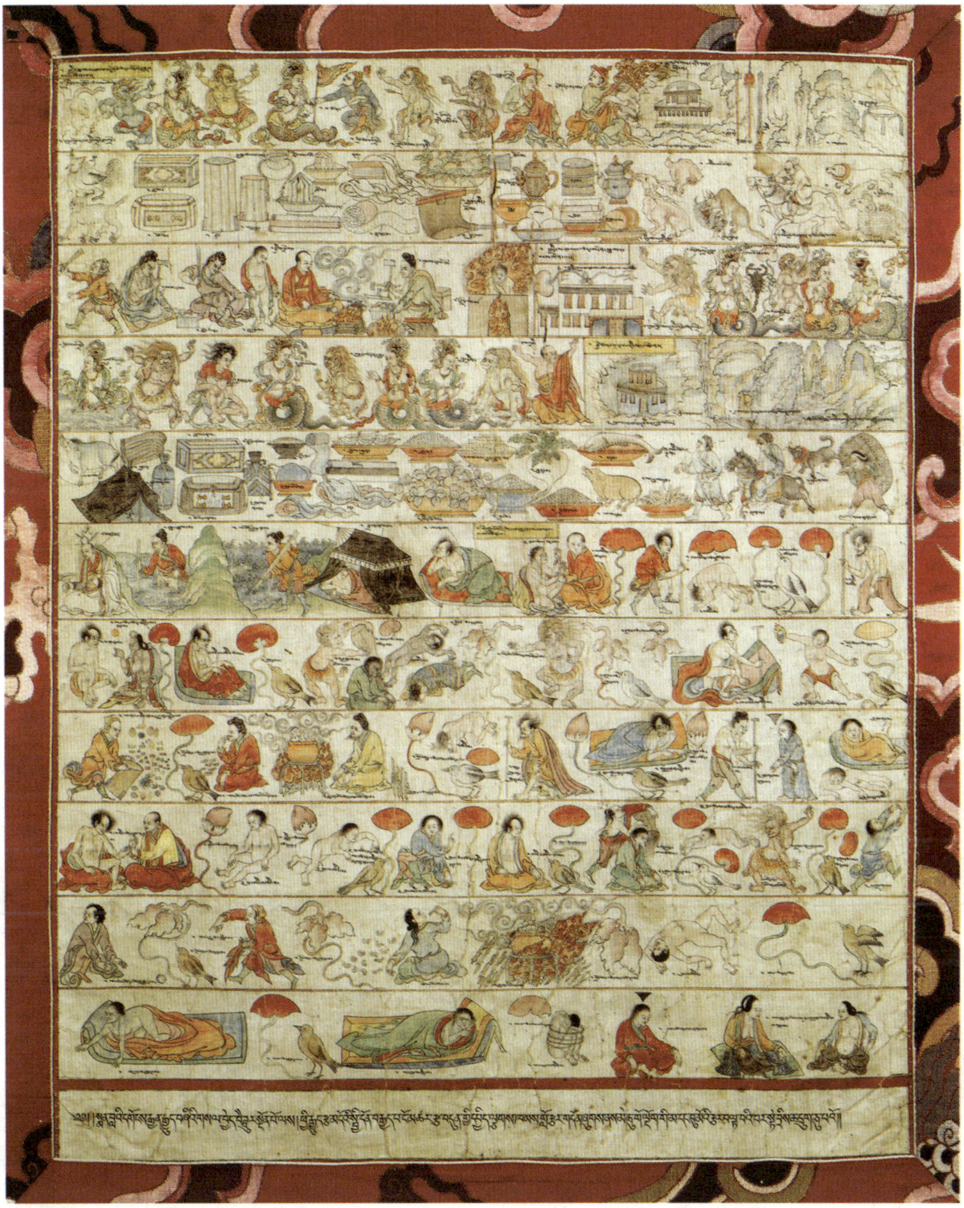

本图示《后续部》脉诊章十三总义中的第八总义七奇脉之卜魔剩余内容，如春季肺脉、肾脉出现魔脉象，可卜为害的各种鬼魔和鬼魔为害的原因及其栖身地方特点等；火水反诊法即寒热反诊法——父病诊子脉、母病诊女脉等。

5.6 春金肺脉出现魔脉

无论四季或界时，比如春季，诊健康无病亲人的金肺脉，若出现魔脉象，则卜母子敌友的鬼被敌唆使或派遣的鬼、肺脏鬼、游荡鬼、五行金鬼等各种鬼魔为害。其为害原因为从西方半月形地方或半月形房屋获得财物，或遇到从上述地方来的客人，或本人到过上述地方等。

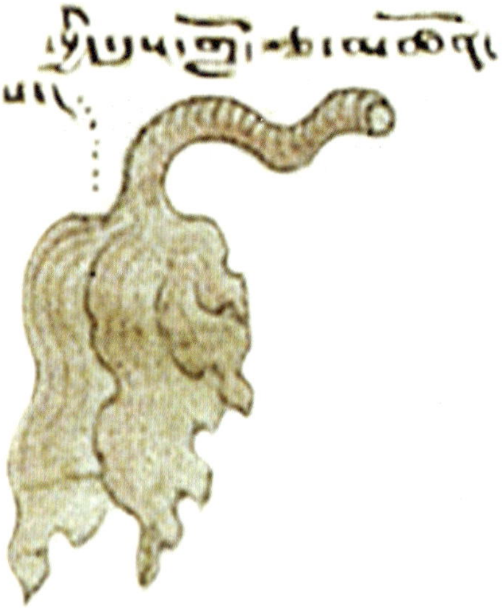

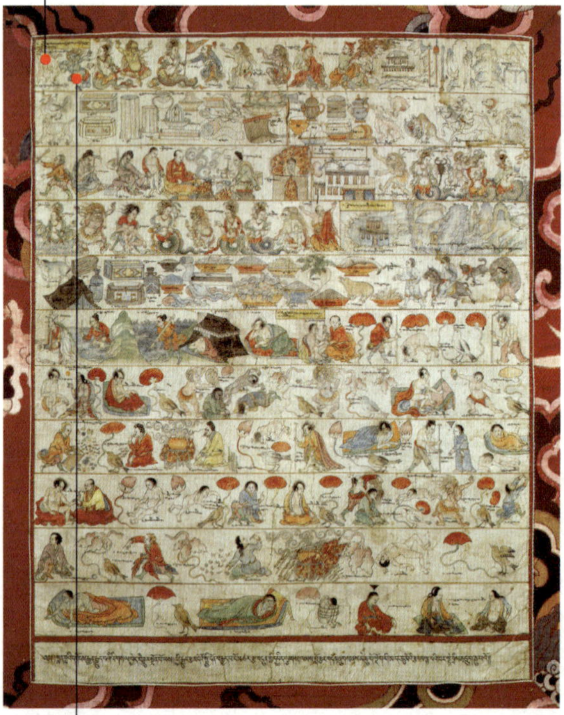

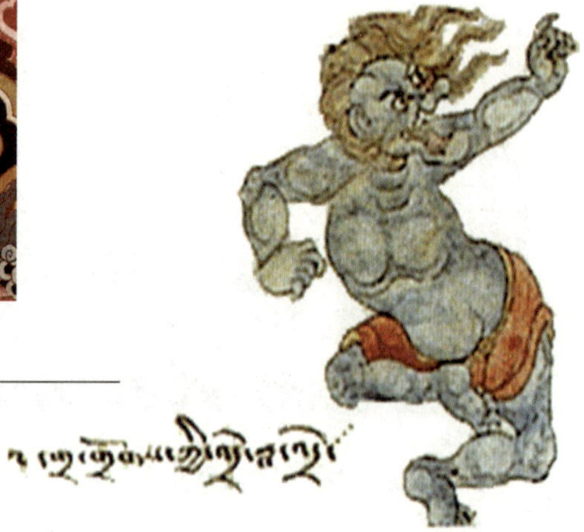

5.6.1 敌、友方咒使的鬼

无论四季或界时，比如春季，诊健康无病亲人的金肺脉，若出现魔脉象，则卜母子敌友的鬼被敌派遣或唆使鬼魔为害。

5.6.2 五脏鬼

5.6.2.1 龙魔

无论四季或界时，比如春季，诊健康无病亲人的金肺脉，若出现魔脉象，则卜被五脏鬼中的龙魔为害。

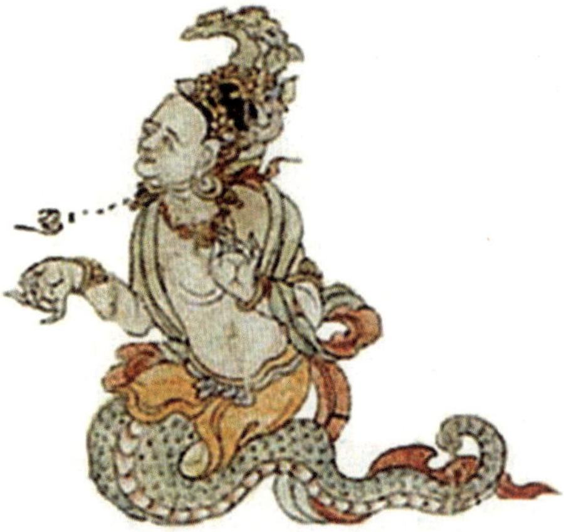

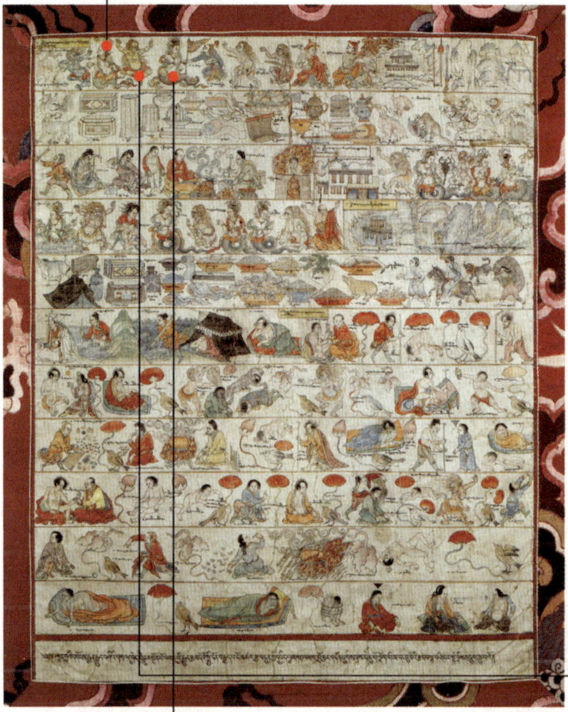

5.6.2.2 恶魔

无论四季或界时，比如春季，诊健康无病亲人的金肺脉，若出现魔脉象，则卜被五脏鬼中的恶魔为害。

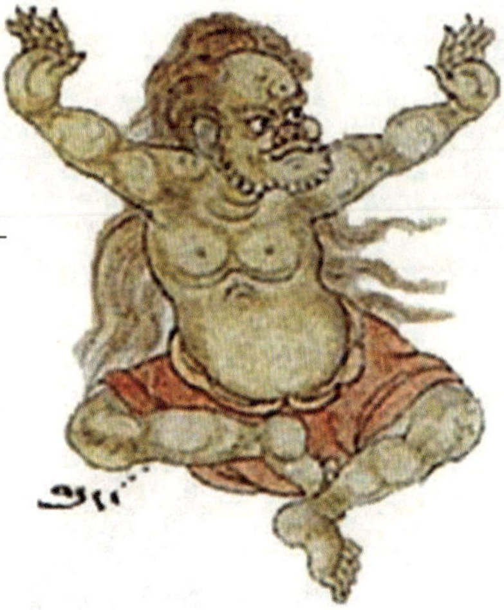

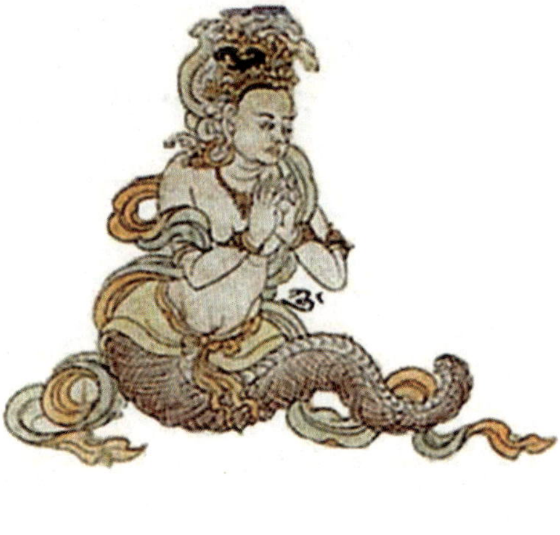

5.6.2.3 龙魔

无论四季或界时，比如春季，诊健康无病亲人的金肺脉，若出现魔脉象，则卜被五脏鬼中的龙魔为害。

5.6.3 游荡鬼

5.6.3.1 游神

无论四季或界时，比如春季，诊健康无病亲人的金肺脉，若出现魔脉象，则卜被游荡鬼中的游神为害。

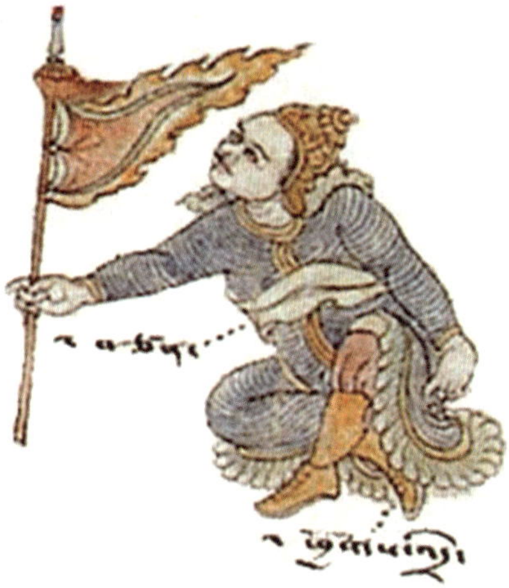

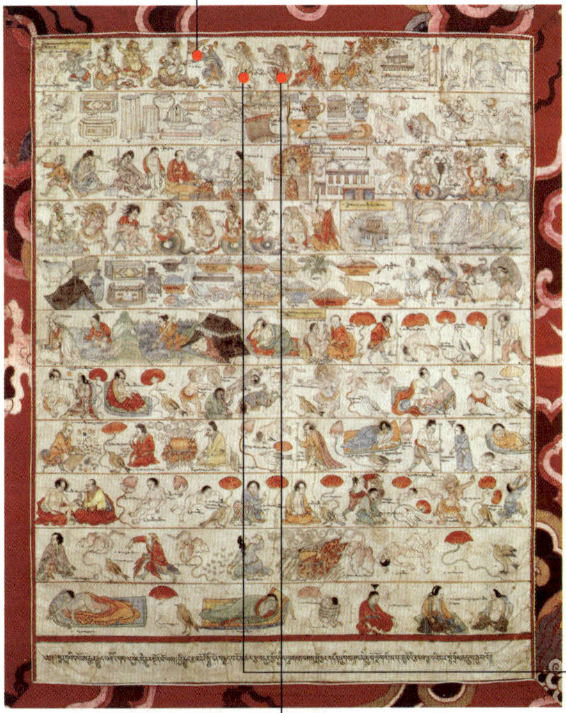

5.6.3.2 箭死男鬼

无论四季或界时，比如春季，诊健康无病亲人的金肺脉，若出现魔脉象，则卜被游荡鬼中的箭下死亡的男鬼为害。

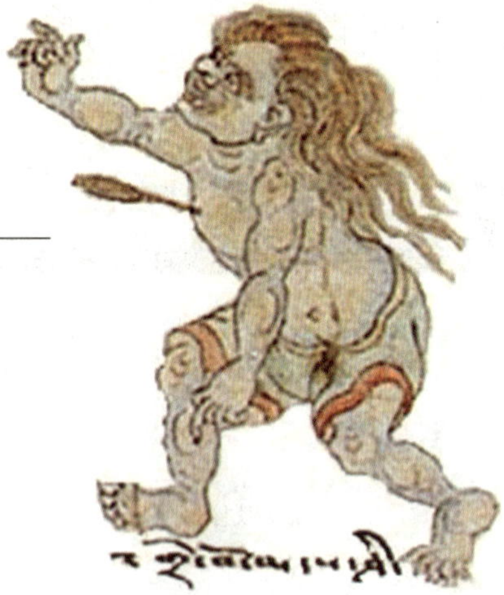

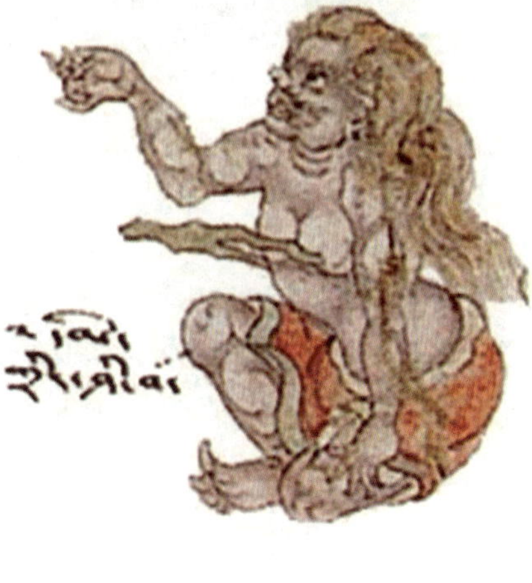

5.6.3.3 死于内讧之鬼

无论四季或界时，比如春季，诊健康无病亲人的金肺脉，若出现魔脉象，则卜被游荡鬼中死于内讧的鬼为害。

5.6.4 五行鬼

5.6.4.1 鬼王

无论四季或界时，比如春季，诊健康无病亲人的金肺脉，若出现魔脉象，则卜被五行鬼中的鬼王为害。

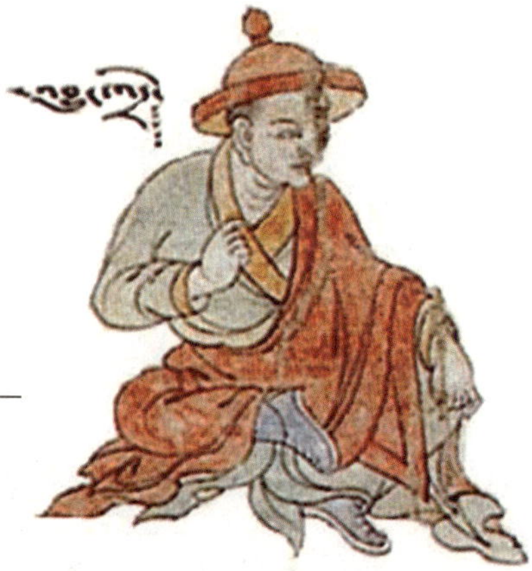

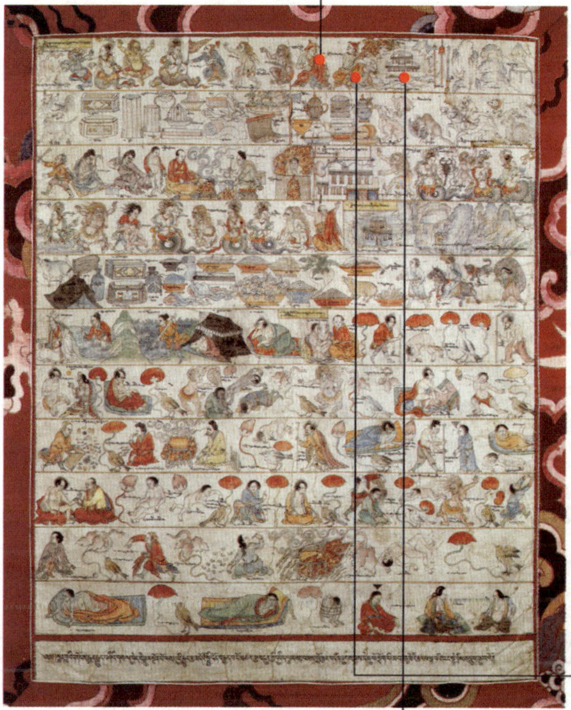

5.6.4.2 财神

无论四季或界时，比如春季，诊健康无病亲人的金肺脉，若出现魔脉象，则卜被五行鬼中的财神为害。

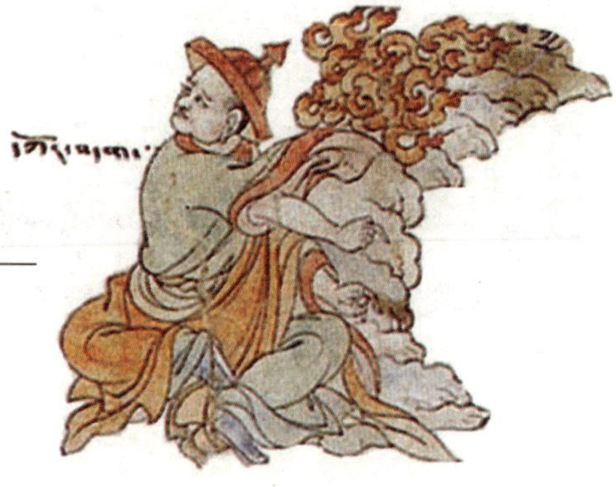

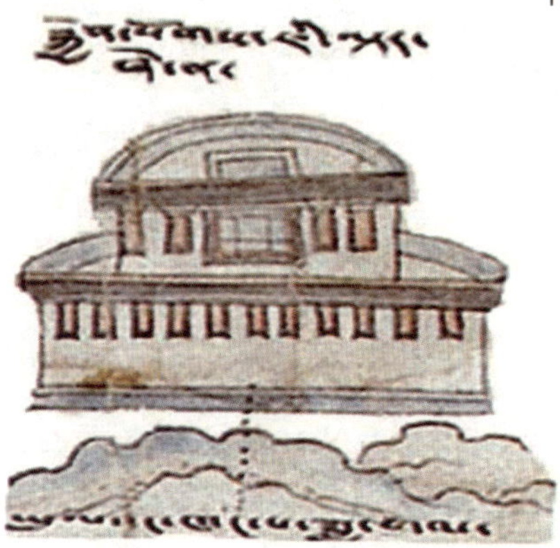

5.6.5 鬼魔为害的原因

5.6.5.1 半月地形和房屋

无论四季或界时，比如春季，诊健康无病亲人的金肺脉，若出现魔脉象，则卜因从西方半月形地方或半月形房屋中获得财物，或遇到从该处来的客人，或本人到过上述地方和房屋而被鬼魔为害。

5.6.5.2 斧、矛、刀

无论四季或界时，比如春季，诊健康无病亲人的金肺脉，若出现魔脉象，则卜因看见斧子、矛、刀等白色利器而被鬼魔为害。

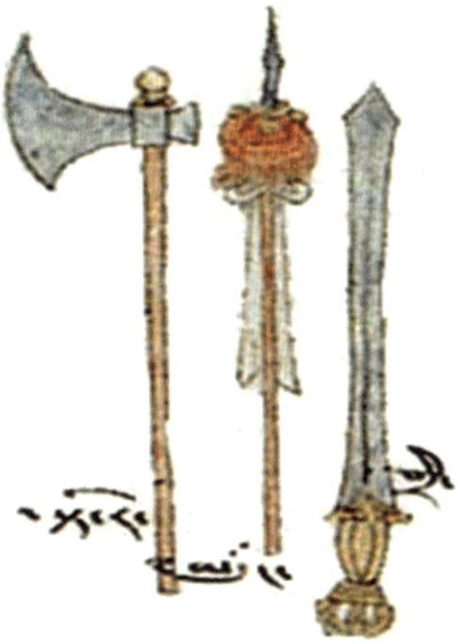

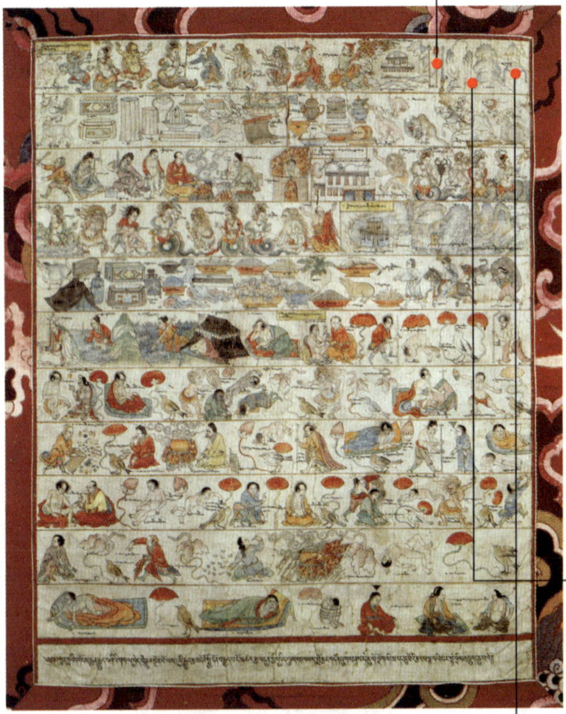

5.6.5.3 石崖、土崖

无论四季或界时，比如春季，诊健康无病亲人的金肺脉，若出现魔脉象，则卜因获得或遇见从白色石崖、土崖来的财物或客人，或本人到过上述地方而被鬼魔为害。

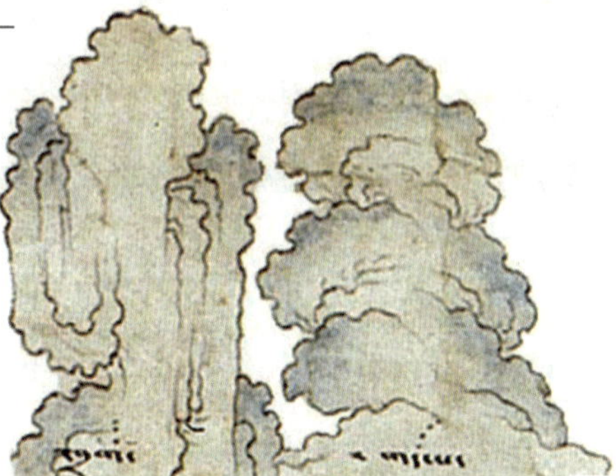

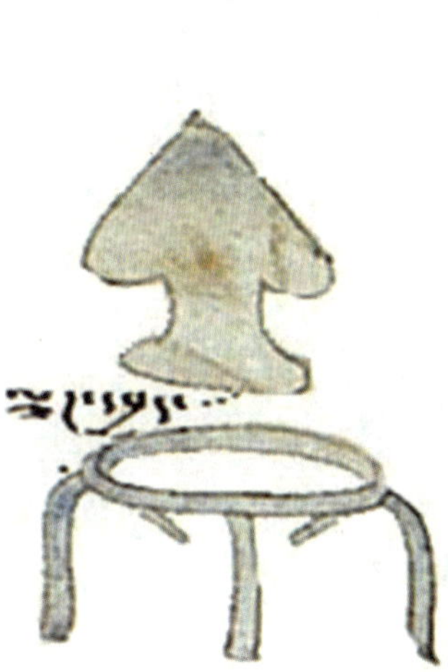

5.6.5.4 铁器

无论四季或界时，比如春季，诊健康无病亲人的金肺脉，若出现魔脉象，则卜因看见支锅用的铁架等白色铁器而被鬼魔为害。

5.6.5.5 鸡、猴

无论四季或界时，比如春季，诊健康无病亲人的金肺脉，若出现魔脉象，则卜因看见白鸡、白猴等白色动物而被鬼魔为害。

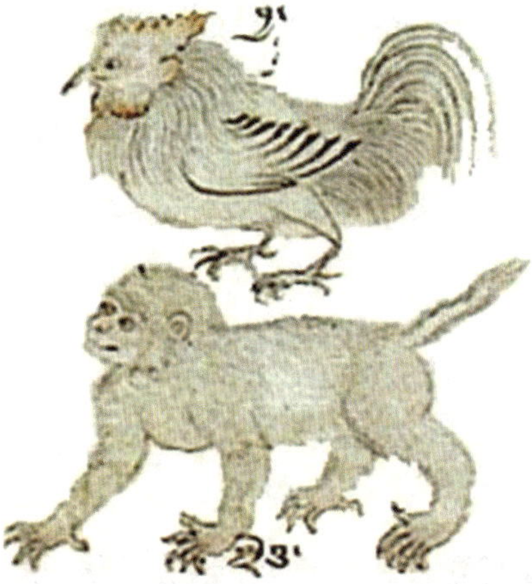

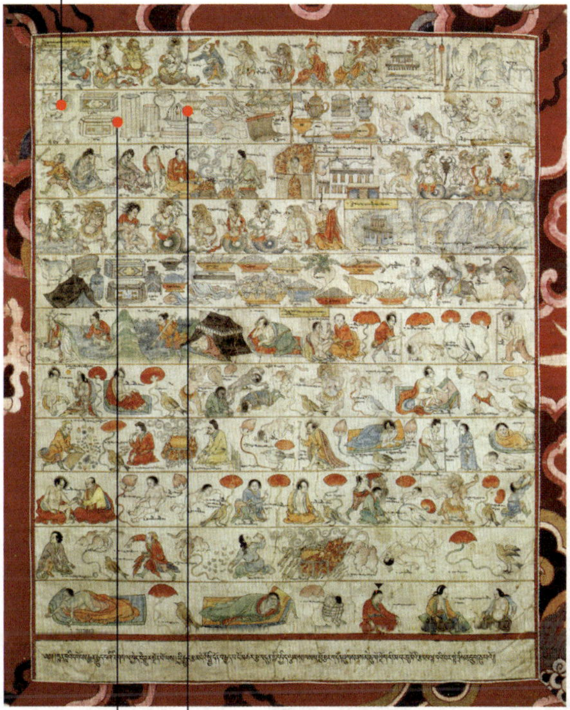

5.6.5.6 木箱、皮箱、毛口袋、小毛口袋、皮袋

无论四季或界时，比如春季，诊健康无病亲人的金肺脉，若出现魔脉象，则卜因看见木箱、皮箱、毛口袋、小毛口袋和皮袋等白色容器而被鬼魔为害。

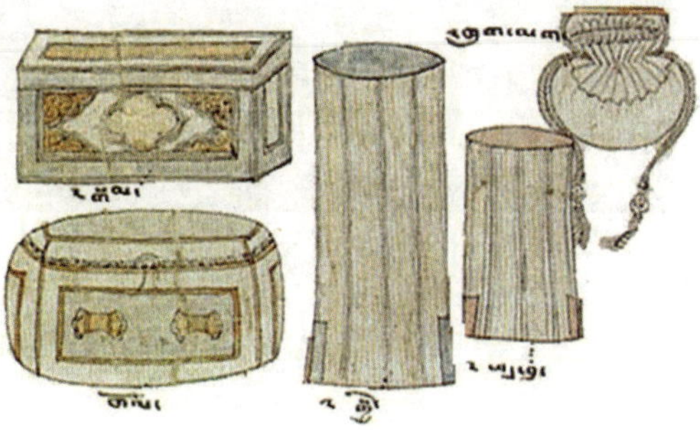

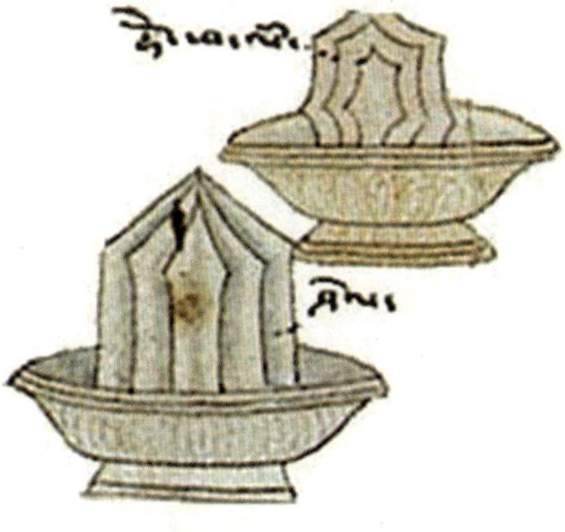

5.6.5.7 金刚石、水晶

无论四季或界时，比如春季，诊健康无病亲人的金肺脉，若出现魔脉象，则卜因看见金刚石、水晶等白色晶体而被鬼魔为害。

5.6.5.8 白色绸缎、布匹、氆氇

无论四季或界时，比如春季，诊健康无病亲人的金肺脉，若出现魔脉象，则卜因看见绸缎、布匹、氆氇等白色织物而被鬼魔为害。

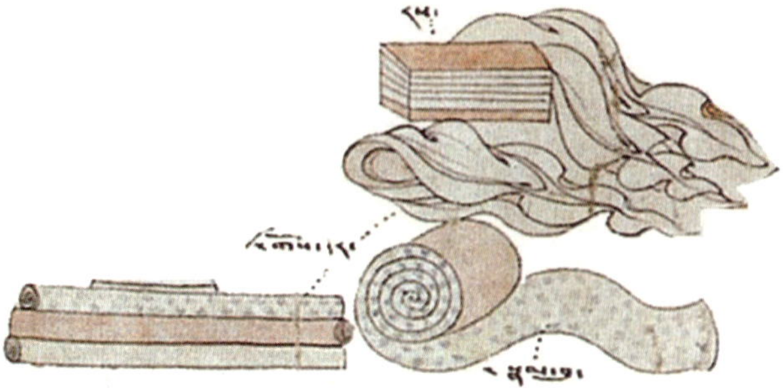

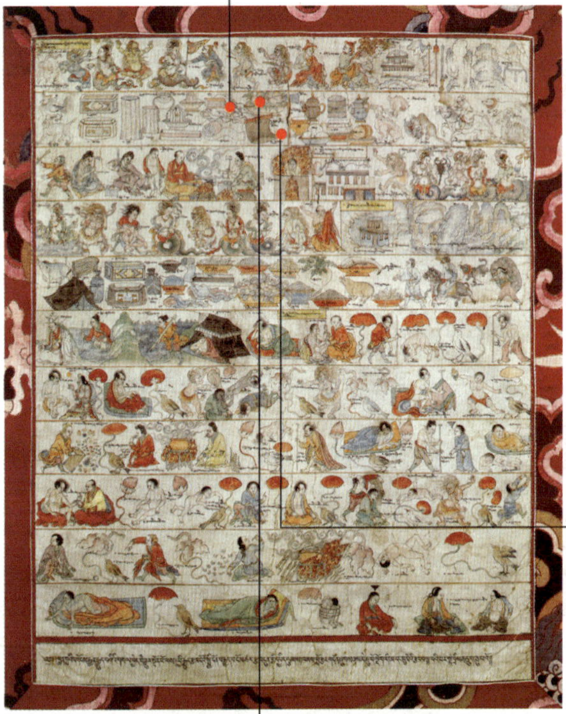

5.6.5.9 鼓风皮袋、锤子

无论四季或界时，比如春季，诊健康无病亲人的金肺脉，若出现魔脉象，则卜因看见鼓风皮袋、锤子等白色铁匠用具而被鬼魔为害。

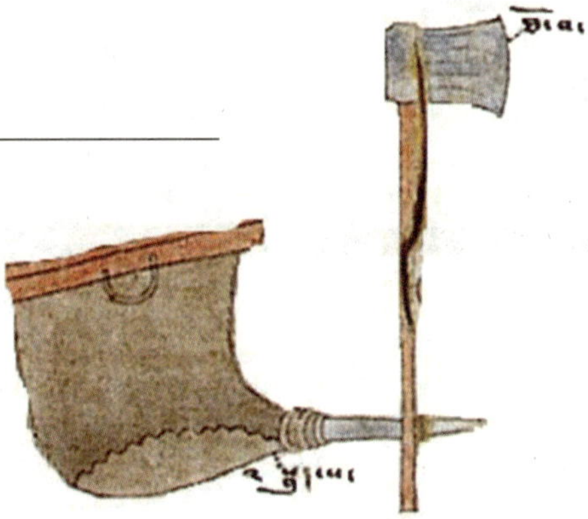

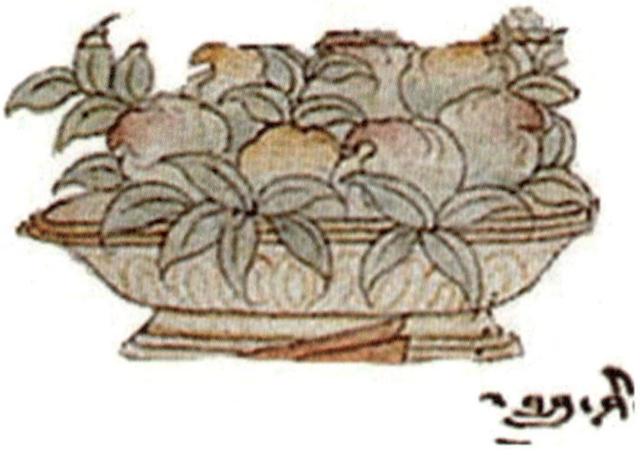

5.6.5.10 谷物、水果

无论四季或界时，比如春季，诊健康无病亲人的金肺脉，若出现魔脉象，则卜因看见谷物、水果等白色果实而被鬼魔为害。

5.6.5.11 涩味食物

无论四季或界时，比如春季，诊健康无病亲人的金肺脉，若出现魔脉象，则卜因看见奶酪、酥油、酪浆、“突”（用酥油、糌粑、糖做的藏族点心）、饼子、茶等涩味食物而被鬼魔为害。

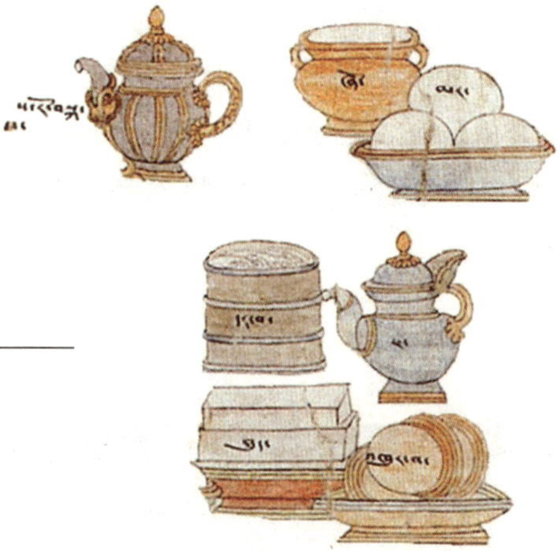

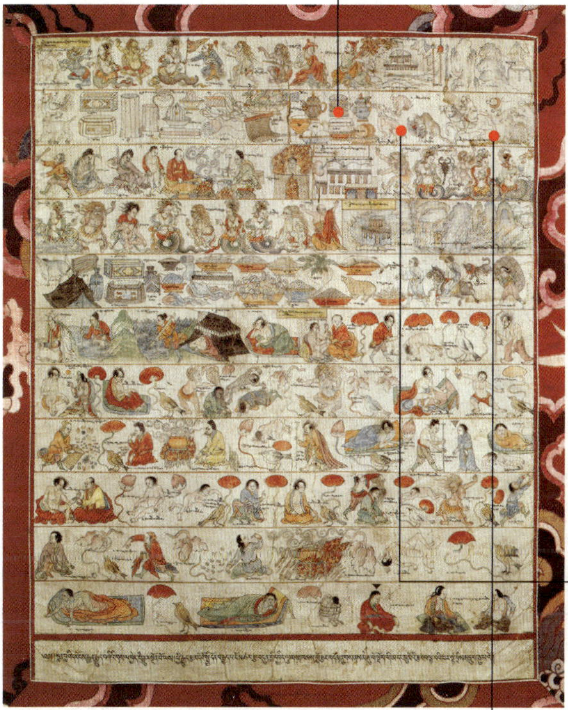

5.6.5.12 野生动物肉、左肋肉

无论四季或界时，比如春季，诊健康无病亲人的金肺脉，若出现魔脉象，则卜因看见鹿等野生动物肉和狼吃羊，特别是看见左肋肉而被鬼魔为害。

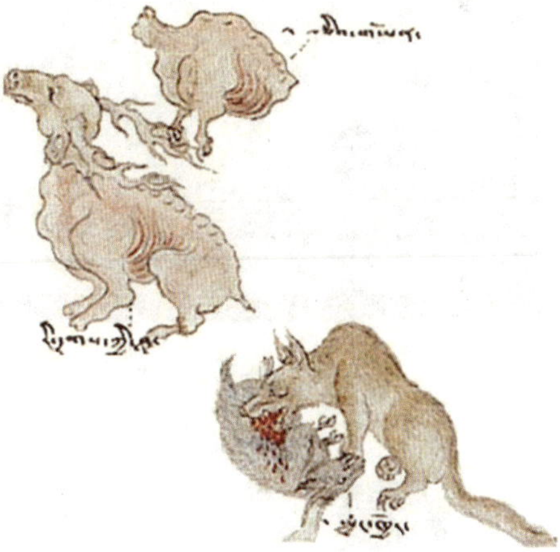

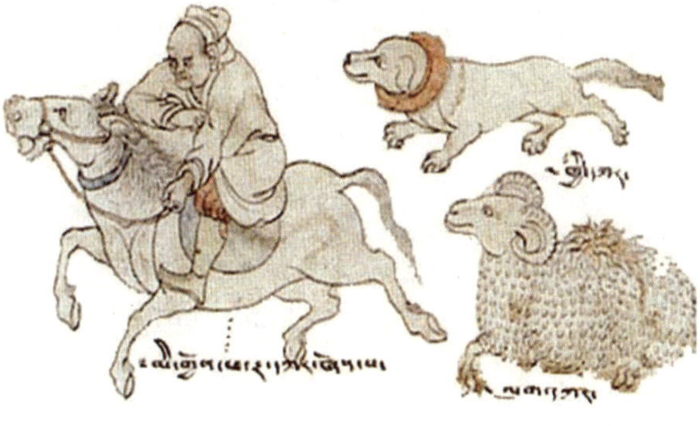

5.6.5.13 白衣人、骑白马、白狗、白羊

无论四季或界时，比如春季，诊健康无病亲人的金肺脉，若出现魔脉象，则卜因遇到或看见白脸白衣人，或属鸡或属猴的人骑着白马牵着白狗、白羊而被鬼魔为害。

5.6.5.14 铁匠

无论四季或界时，比如春季，诊健康无病亲人的金肺脉，若出现魔脉象，则卜因遇到或看见铁匠而被鬼魔为害。

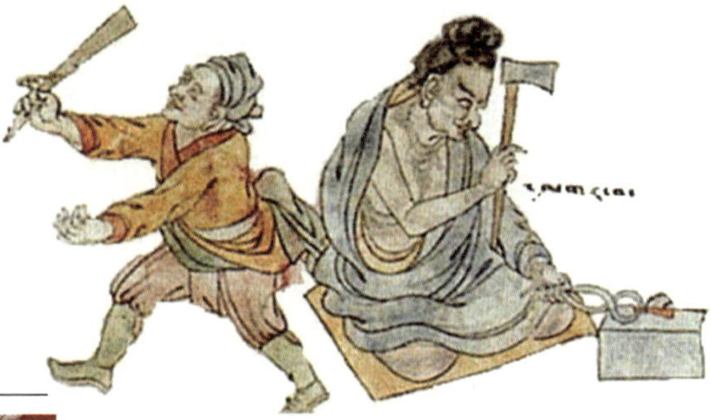

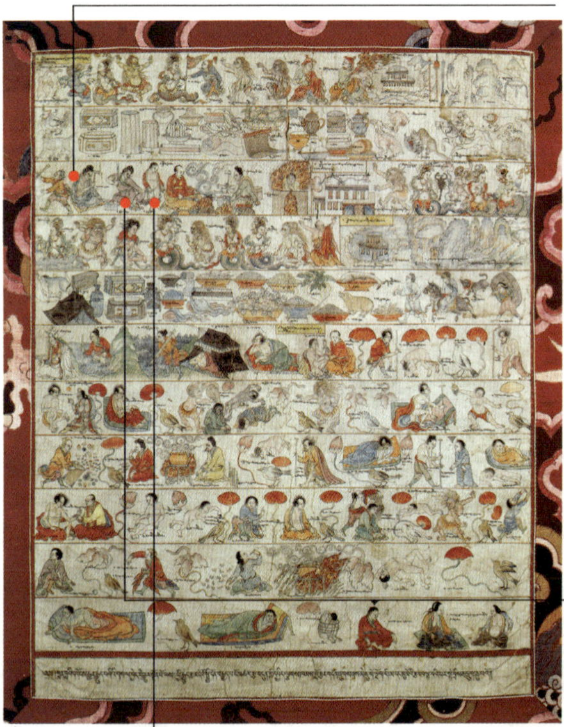

5.6.5.15 种姓卑贱者

无论四季或界时，比如春季，诊健康无病亲人的金肺脉，若出现魔脉象，则卜因遇到或看见屠夫、刽子手等人而被鬼魔为害。

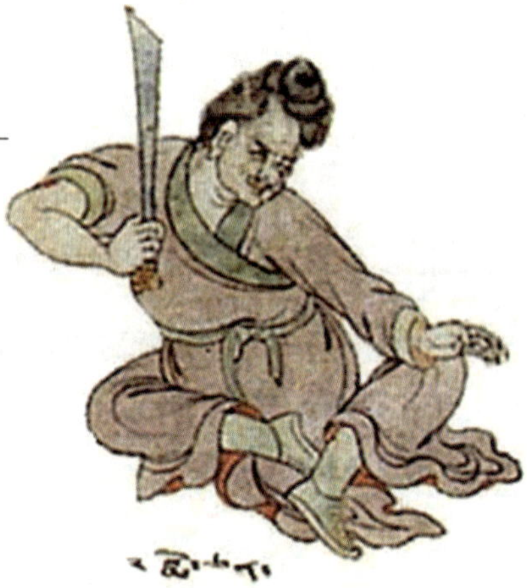

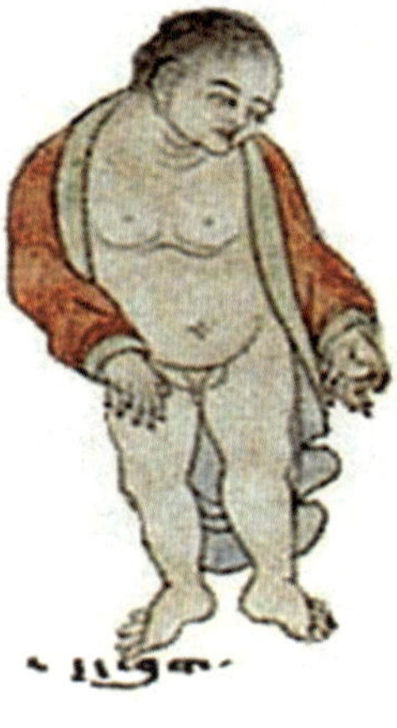

5.6.5.16 孤儿

无论四季或界时，比如春季，诊健康无病亲人的金肺脉，若出现魔脉象，则卜因遇到或看见父母双亡的孤儿而被鬼魔为害。

5.6.5.17 火祭

无论四季或界时，比如春季，诊健康无病亲人的金肺脉，若出现魔脉象，则卜因碰到火祭即焚烧鬼魔喜食的酥油汁和芝麻等谷物来祭祀神鬼和放咒场面而被鬼魔为害。

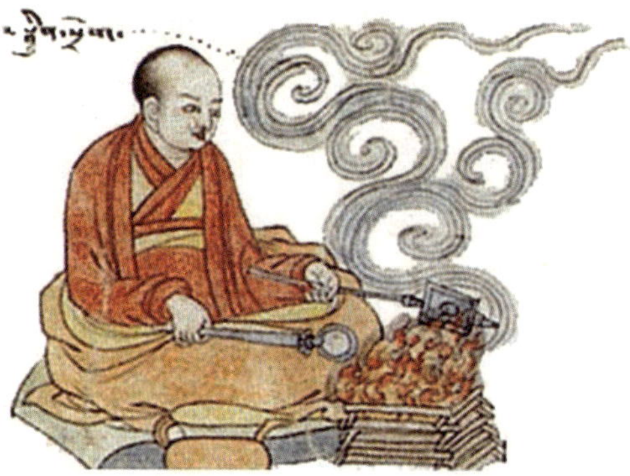

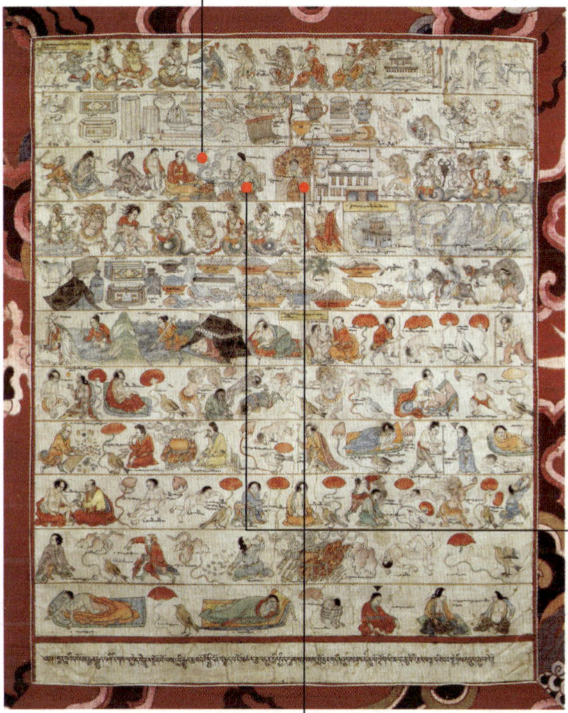

5.6.5.18 打铁

无论四季或界时，比如春季，诊健康无病亲人的金肺脉，若出现魔脉象，则卜因走向铁匠家或碰到打铁场面而被鬼魔为害。

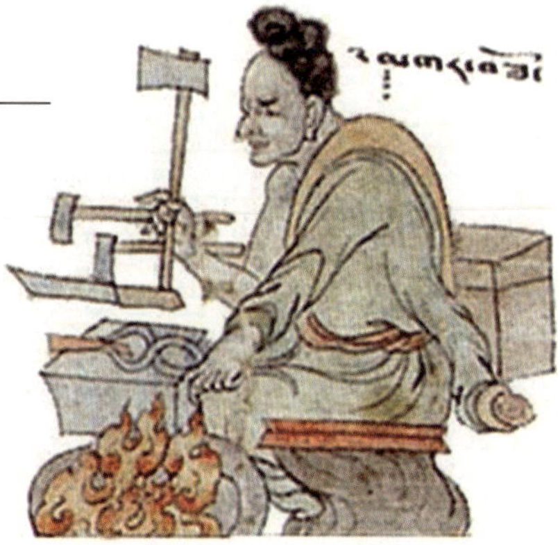

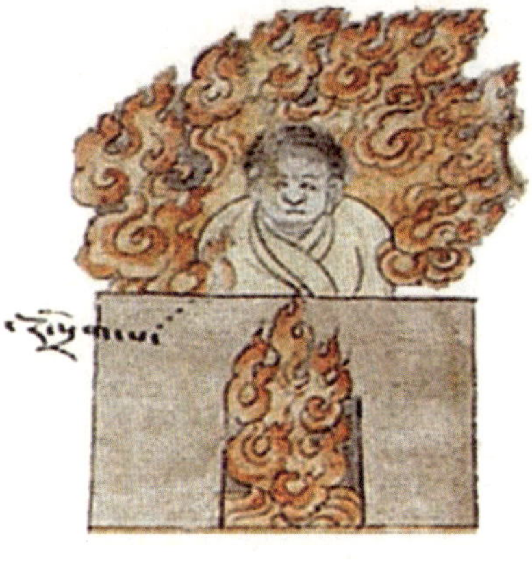

5.6.5.19 火葬

无论四季或界时，比如春季，诊健康无病亲人的金肺脉，若出现魔脉象，则卜因碰到火葬场面而被鬼魔为害。

5.7 春天肾脉出现魔脉象

无论四季或界时，比如春季，诊健康无病亲人的水肾脉，若出现魔脉象，则卜母子敌友的鬼魔作祟。其中右肾出现魔脉象，则卜龙魔或痨魔作祟；左肾出现魔脉象，则卜蛇头龙魔、罗刹女、海女、游荡鬼、五行中的水行鬼等中的任何鬼为害，以及从北方椭圆形地方和房屋获得财物，或碰到从该处来的客人，或本人到过上述地区为因而被鬼魔为害。

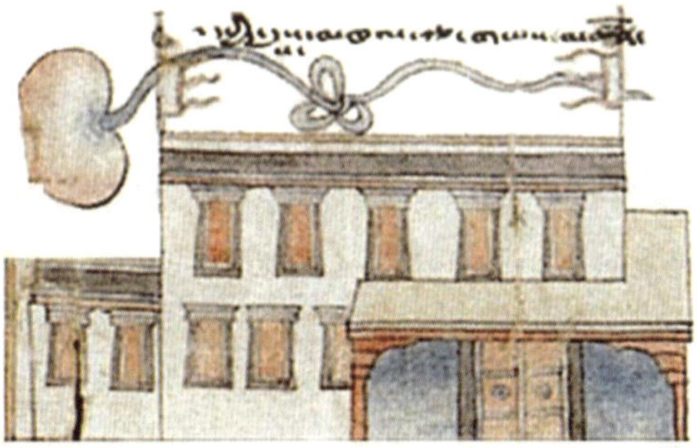

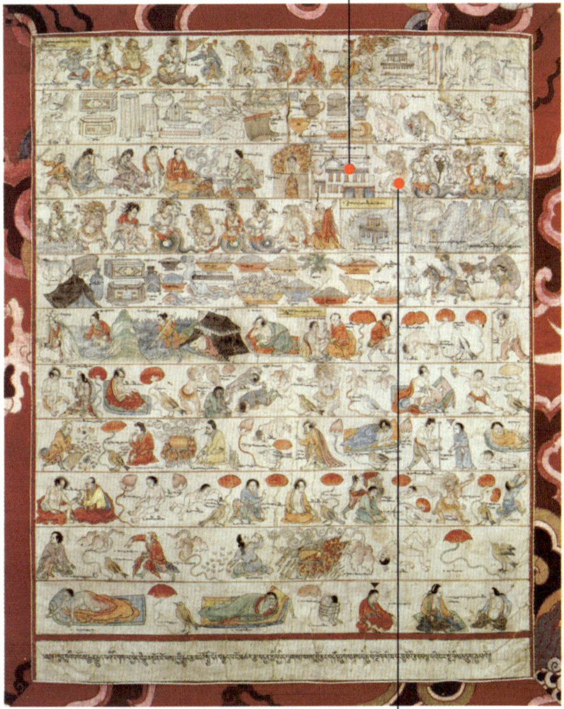

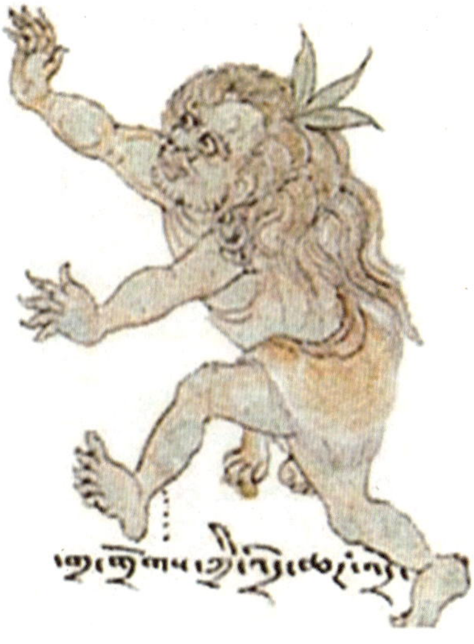

5.7.1 敌友方鬼中的贪恋鬼

无论四季或界时，比如春季，诊健康无病亲人的水肾脉，若出现魔脉象，则卜被母子敌友方面已亡父母或祖父母变成贪恋子孙和家园的鬼为害。

5.7.2 春天右肾出现魔脉象

5.7.2.1 五脏鬼中的龙王

无论四季或界时，比如春季，诊健康无病亲人的右水肾脉，若出现间歇、滞涩、紧、弛、洪、缓等反常脉即魔脉象，则卜被五脏鬼中的龙魔为害。

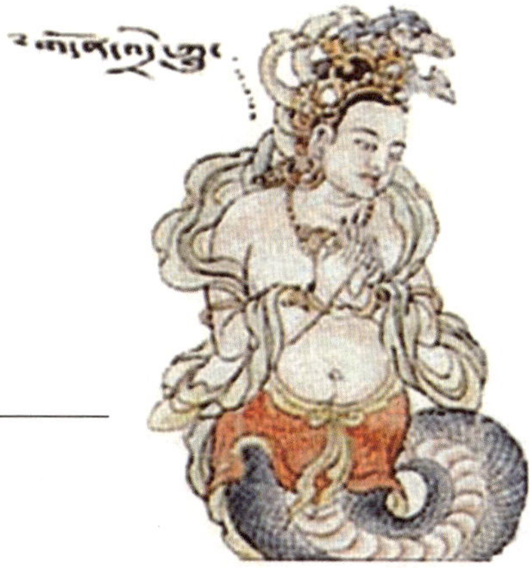

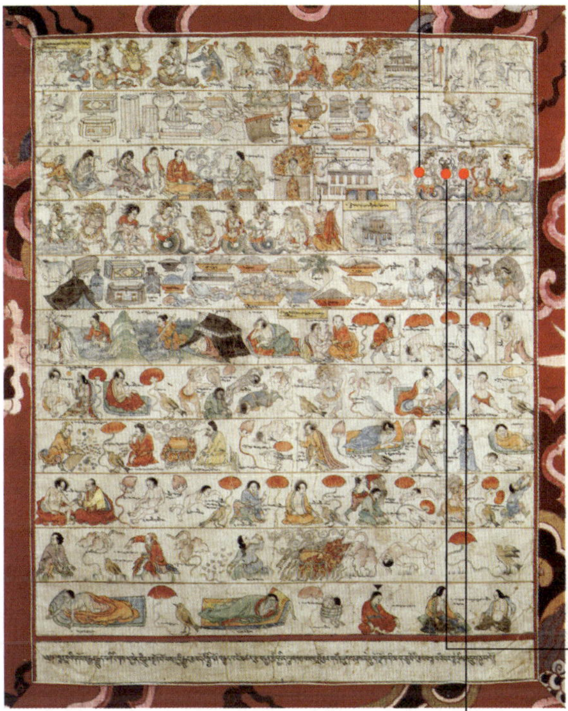

5.7.2.2 疠魔

无论四季或界时，比如春季，诊健康无病亲人的右肾脉，若出现间歇、滞涩、紧、弛、洪、缓等反常的魔脉象，则卜被五脏鬼中的疠魔为害。

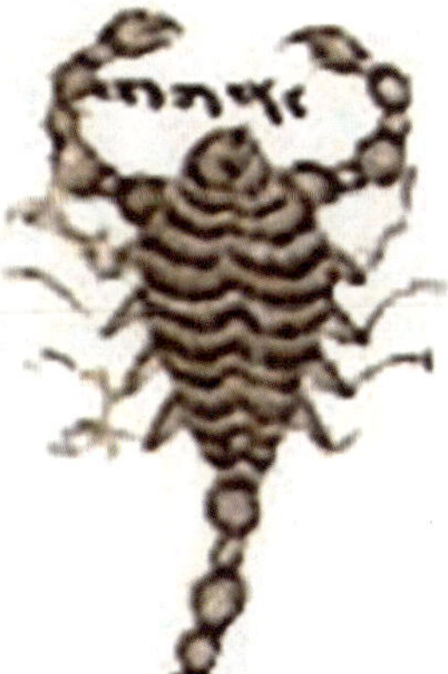

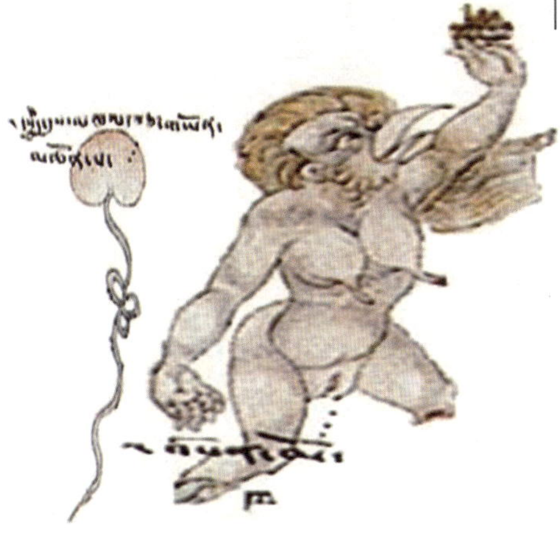

5.7.3 春天左肾出现魔脉象

5.7.3.1 罗刹女（乙）

无论四季或界时，比如春季，诊健康无病亲人的左肾脉，若出现间歇、滞涩、紧、弛、洪、缓等反常的魔脉象，则卜被五脏鬼中的罗刹女为害。

5.7.3.2 龙王（甲）

无论四季或界时，比如春季，诊健康无病亲人的左肾脉，若出现间歇、滞涩、紧、弛、洪、缓等反常的魔脉象，则卜被五脏鬼中的龙魔为害。

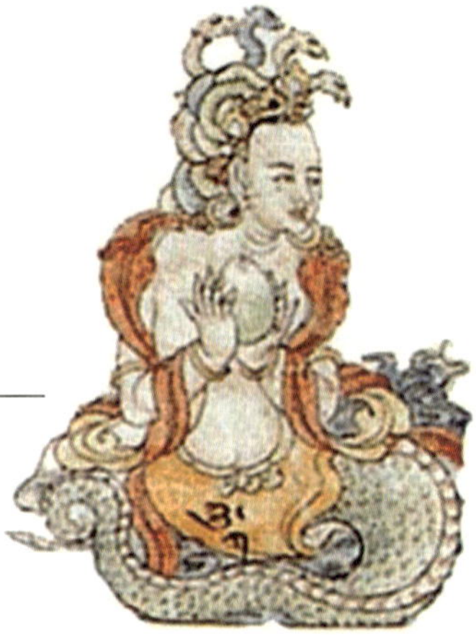

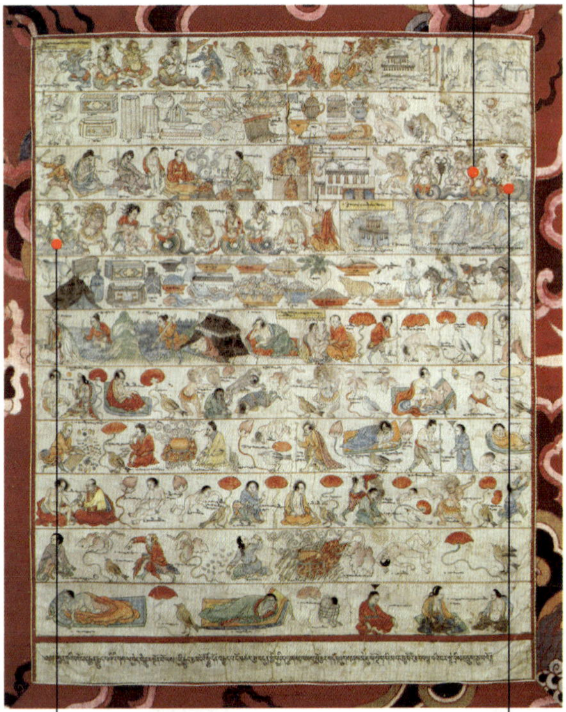

5.7.3.3 海女

无论四季或界时，比如春季，诊健康无病亲人的左肾脉，若出现间歇、滞涩、紧、弛、洪、缓等反常的魔脉象，则卜被五脏鬼中的海女“措曼”为害。

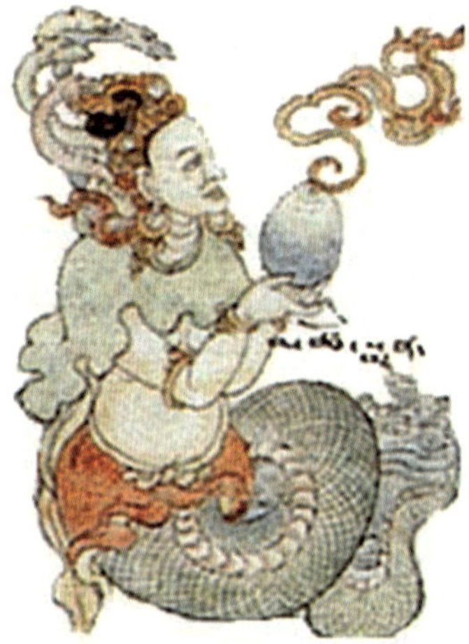

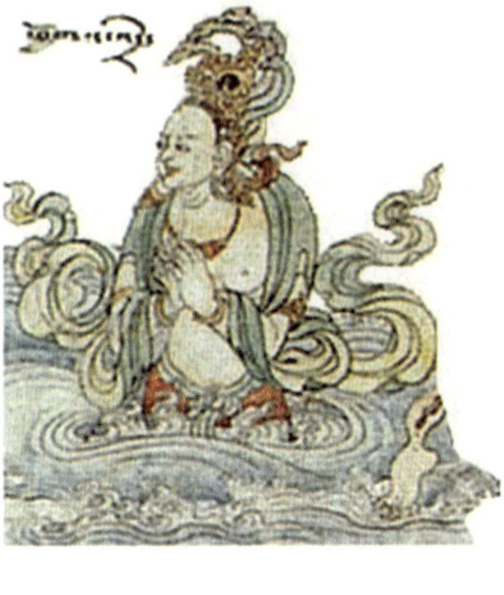

5.7.4 游荡鬼

5.7.4.1 海女

无论四季或界时，比如春季，诊健康无病亲人的水肾脉，若出现间歇、滞涩、紧、弛、洪、缓等反常的魔脉象，则卜被游荡鬼中的海女“措曼”为害。

5.7.4.2 痼疾鬼

无论四季或界时，比如春季，诊健康无病亲人的水肾脉，若出现间歇、滞涩、紧、弛、洪、缓等反常的魔脉象，则卜被游荡鬼中的痼疾鬼为害。

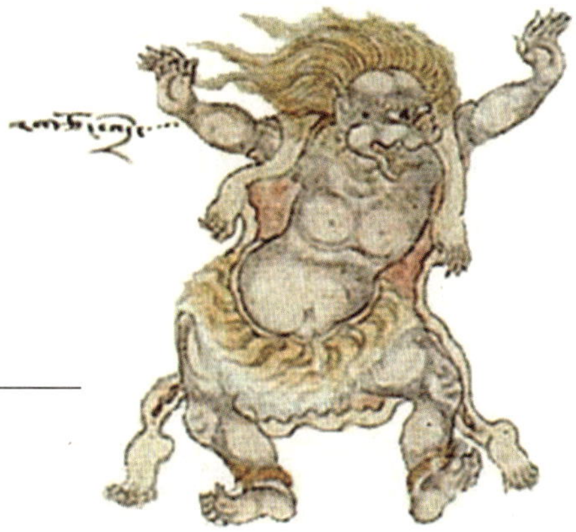

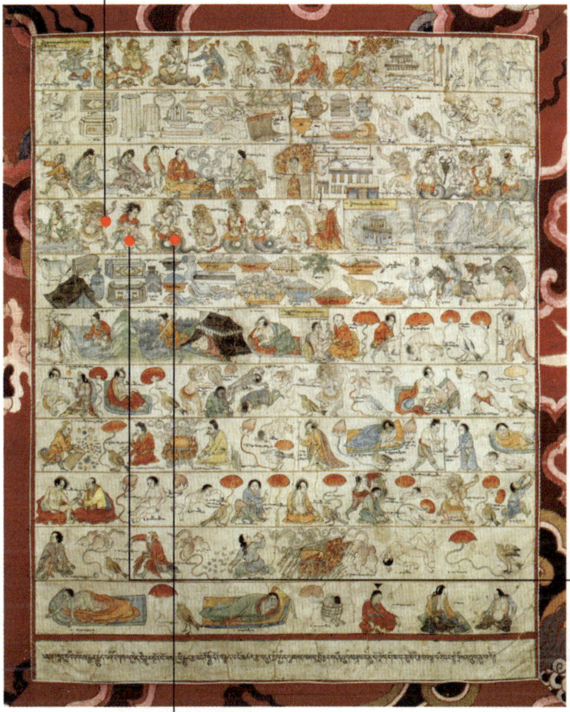

5.7.4.3 北方海魔

无论四季或界时，比如春季，诊健康无病亲人的左肾脉，若出现间歇、滞涩、紧、弛、洪、缓等反常的魔脉象，则卜被游荡鬼中的北方海魔“相曼”为害。

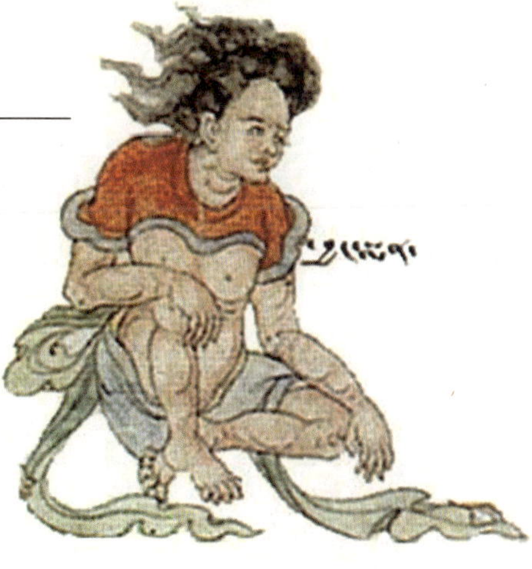

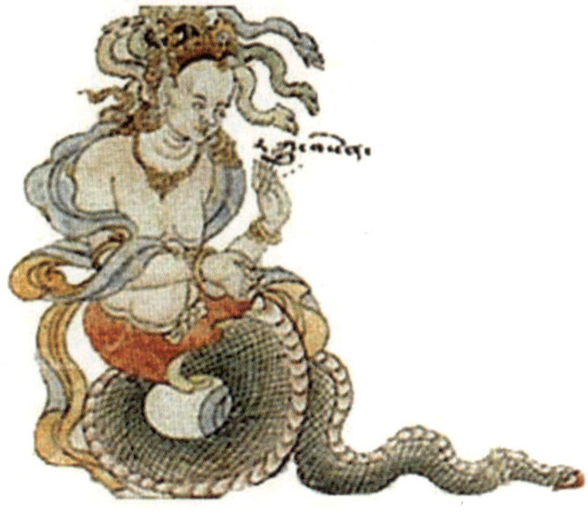

5.7.4.4 龙魔

无论四季或界时，比如春季，诊健康无病亲人的水肾脉，若出现间歇、滞涩、紧、弛、洪、缓等反常的魔脉象，则卜被游荡鬼中的龙魔为害。

5.7.4.5 男妖

无论四季或界时，比如春季，诊健康无病亲人的水肾脉，若出现间歇、滞涩、紧、弛、洪、缓等反常的魔脉象，则卜被游荡鬼中的男妖为害。

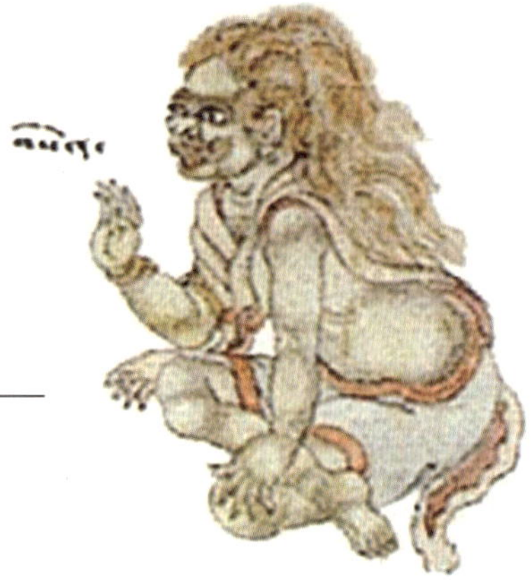

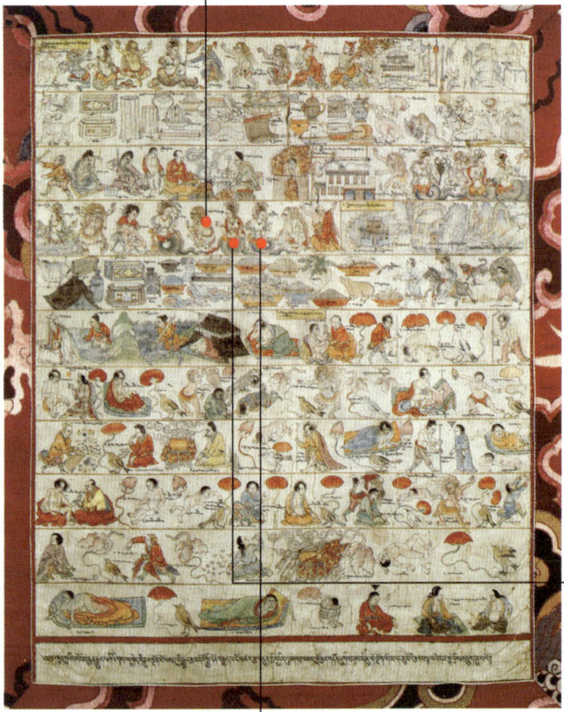

5.7.5 五行魔

5.7.5.1 龙魔

无论四季或界时，比如春季，诊健康无病亲人的水肾脉，若出现间歇、滞涩、紧、弛、洪、缓等反常的魔脉象，则卜被五行魔中的龙魔为害。

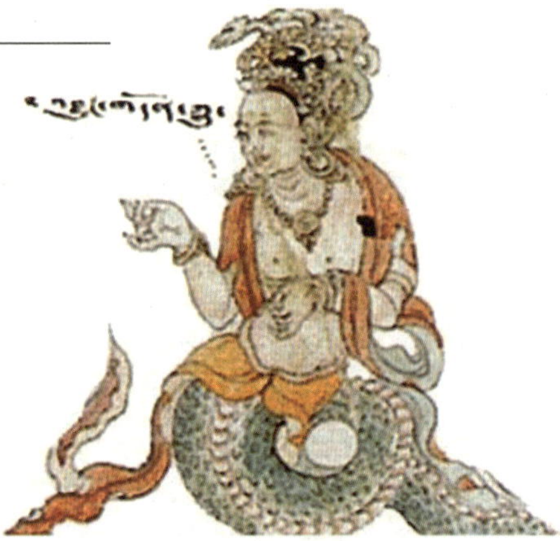

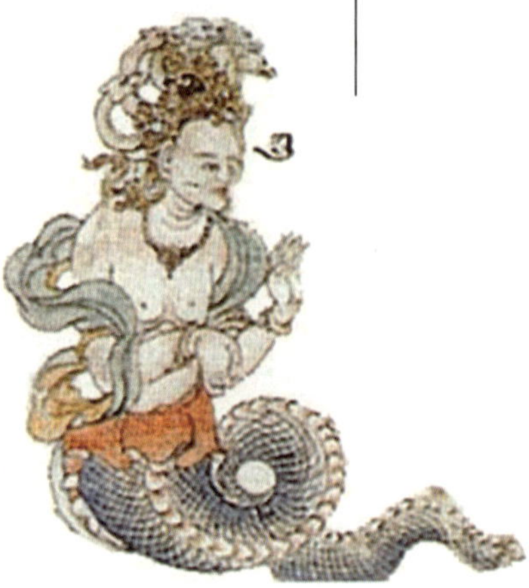

5.7.5.2 龙罗刹

无论四季或界时，比如春季，诊健康无病亲人的水肾脉，若出现间歇、滞涩、紧、弛、洪、缓等反常的魔脉象，则卜被五行魔中的龙罗刹为害。

5.7.5.3 罗刹

无论四季或界时，比如春季，诊健康无病亲人的水肾脉，若出现间歇、滞涩、紧、弛、洪、缓等反常的魔脉象，则卜被罗刹为害。

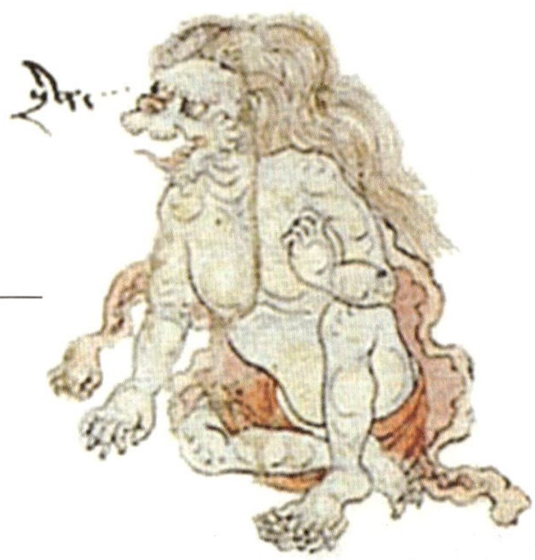

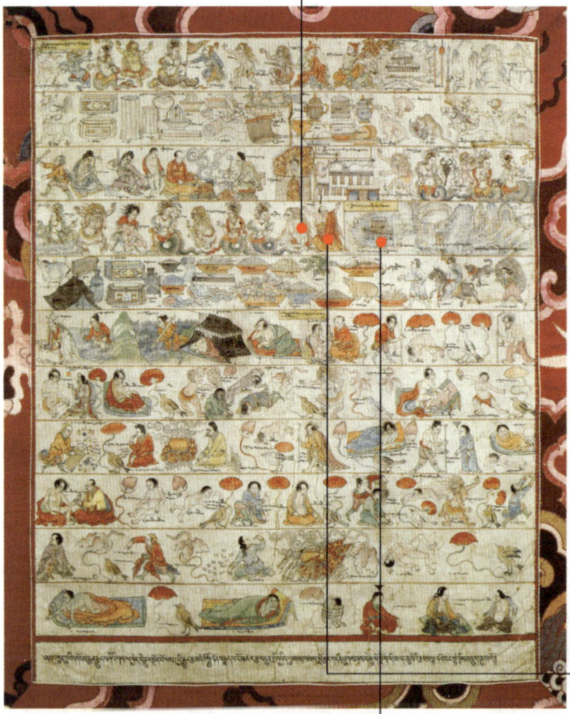

5.7.5.4 破戒鬼

无论四季或界时，比如春季，诊健康无病亲人的水肾脉，若出现间歇、滞涩、紧、弛、洪、缓等反常的魔脉象，则卜被破戒鬼为害。

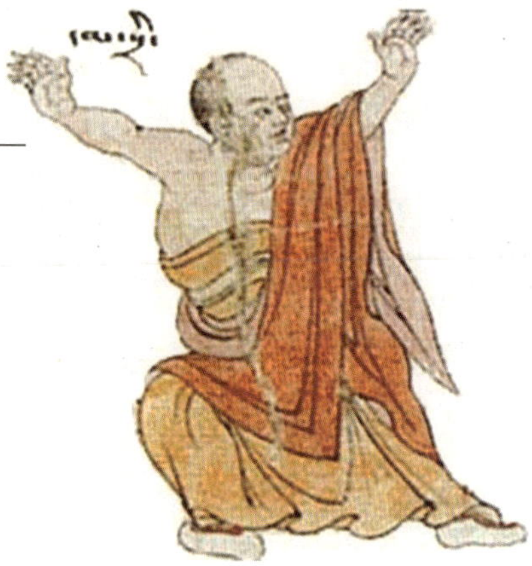

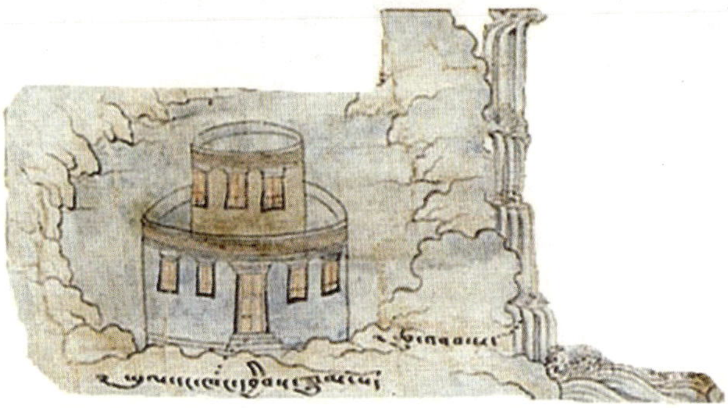

5.7.6 鬼魔为害原因及其栖身地方

5.7.6.1 椭圆形地方、房屋和瀑布

无论四季或界时，比如春季，诊健康无病亲人的水肾脉，若出现魔脉象，则卜因从北方椭圆形地方、房屋和有瀑布之地获得财物，或遇到从上述地方来的客人，或本人到过上述地方而被鬼魔为害。

5.7.6.2 青黑色石崖、土崖

无论四季或界时，比如春季，诊健康无病亲人的水肾脉，若出现魔脉象，则卜因从青黑色石崖、土崖处获得财物，或遇到从上述地方来的客人，或本人到过上述地方而被鬼魔为害。

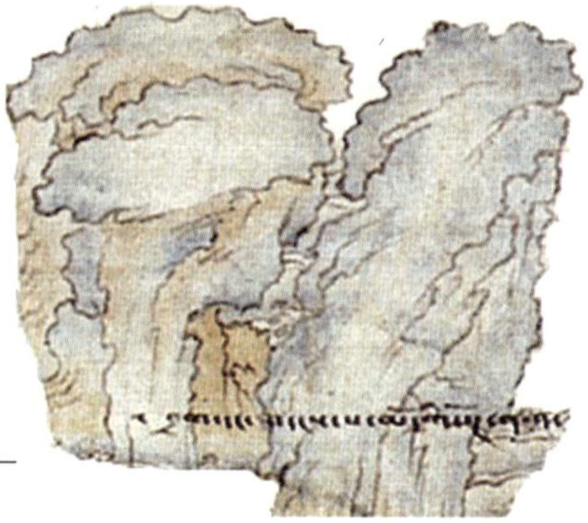

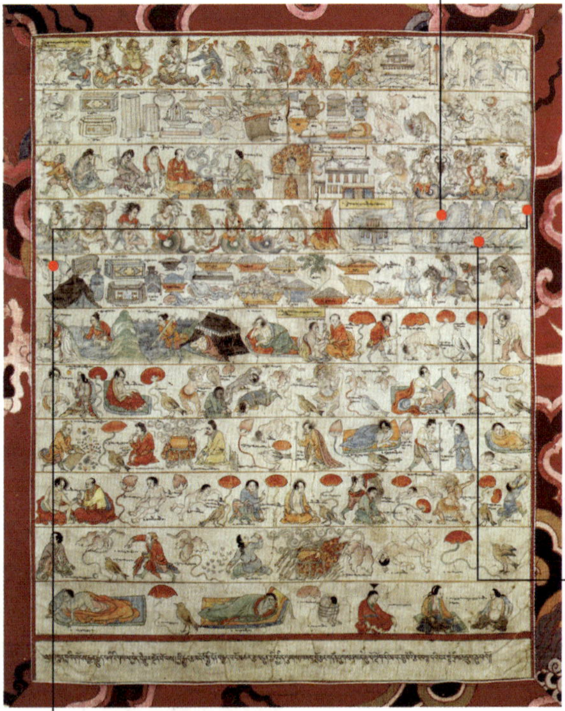

5.7.6.3 大河岸

无论四季或界时，比如春季，诊健康无病亲人的水肾脉，若出现魔脉象，则卜因从惊涛拍岸的大河边获得财物，或遇到从上述地方来的客人，或本人到过上述地方而被鬼魔为害。

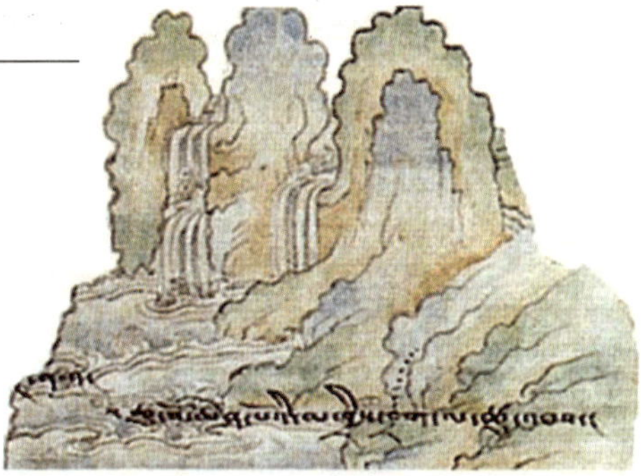

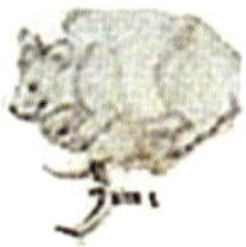

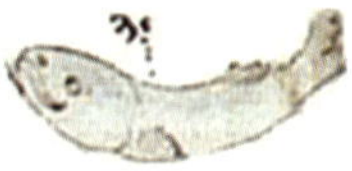

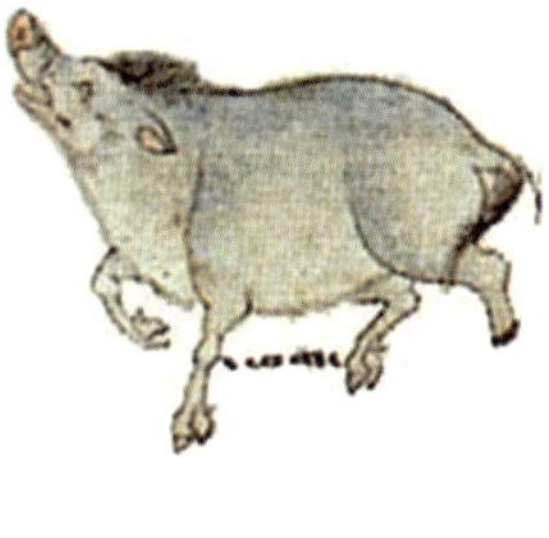

5.7.6.4 鼠、鱼、猪

无论四季或界时，比如春季，诊健康无病亲人的水肾脉，若出现魔脉象，则卜因曾获得或看见鼠、鱼、猪等动物肉和皮而被鬼魔为害。

5.7.6.5 帐蓬、毛苫子、黑皮袋

无论四季或界时，比如春季，诊健康无病亲人的水肾脉，若出现魔脉象，则卜因获得或看见用牛毛织的帐蓬、牛毛织的苫子、黑皮袋等而被鬼魔为害。

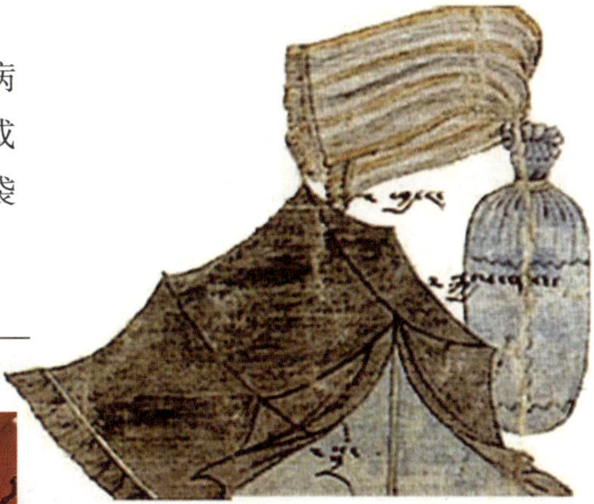

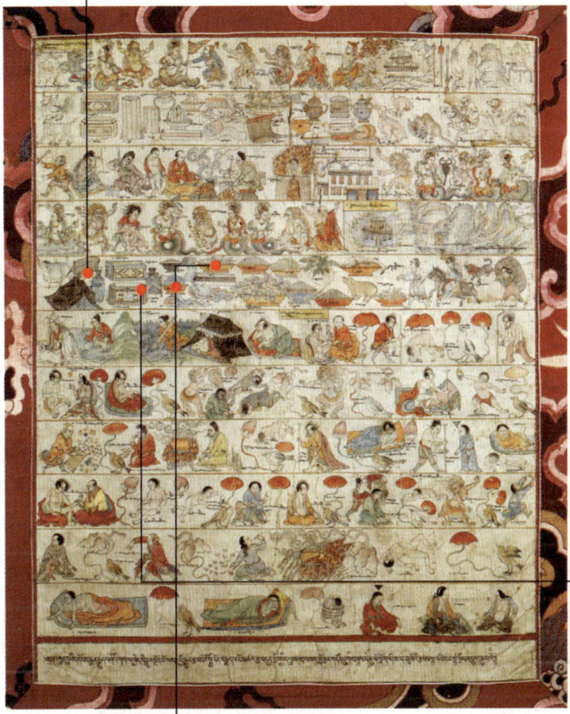

5.7.6.6 黑色木箱、皮箱、口袋

无论四季或界时，比如春季，诊健康无病亲人的水肾脉，若出现魔脉象，则卜因曾获得或看见木箱、皮箱、口袋等各种黑色容器而被鬼魔为害。

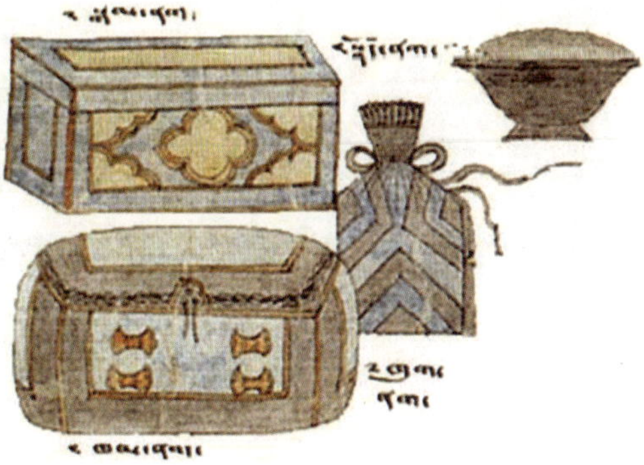

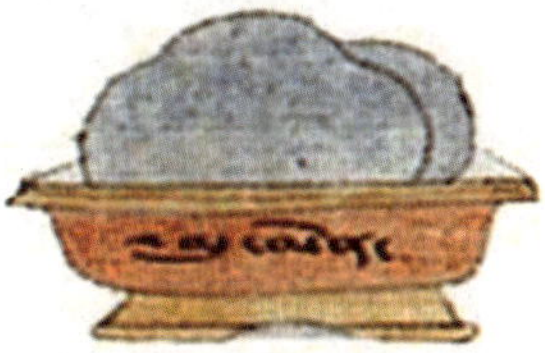

5.7.6.7 青晶石、八锞银

无论四季或界时，比如春季，诊健康无病亲人的水肾脉，若出现魔脉象，则卜因曾获得或看见青晶石、银锞子等蓝色珍宝而被鬼魔为害。

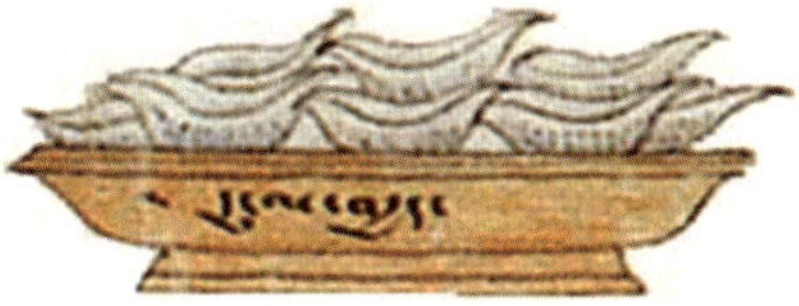

5.7.6.8 氆氇、布匹、绸缎

无论四季或界时，比如春季，诊健康无病亲人的水肾脉，若出现魔脉象，则卜因获得或看见氆氇、布匹、绸子、缎子等蓝色织物而被鬼魔为害。

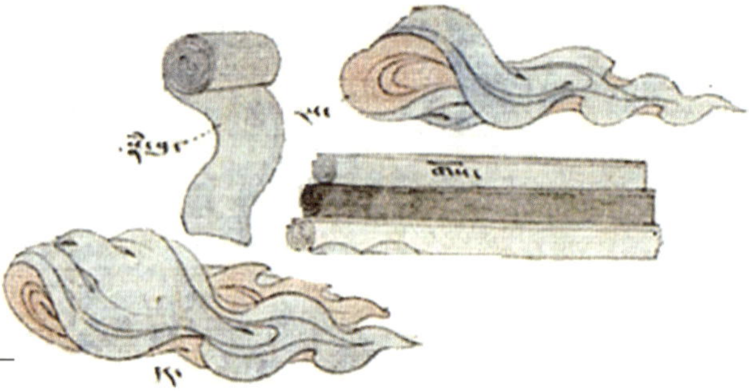

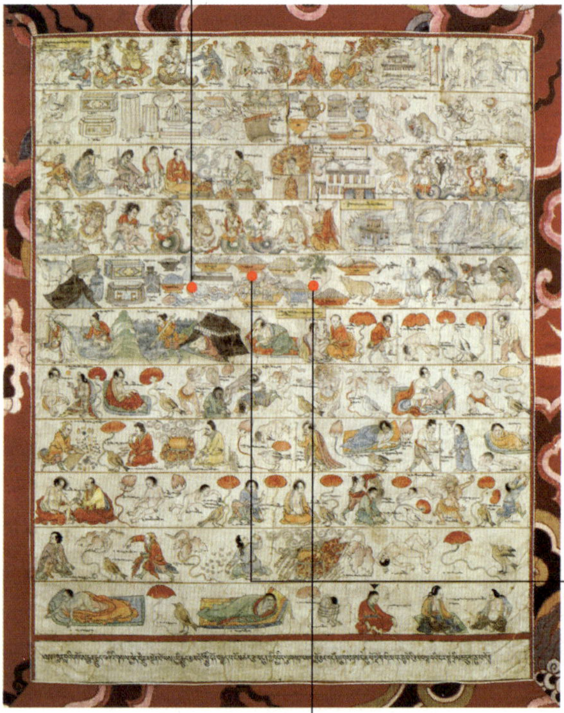

5.7.6.9 谷物、果实

无论四季或界时，比如春季，诊健康无病亲人的水肾脉，若出现魔脉象，则卜因获得或看见青色或黑色的豌豆等谷物或桃子等果实而被鬼魔为害。

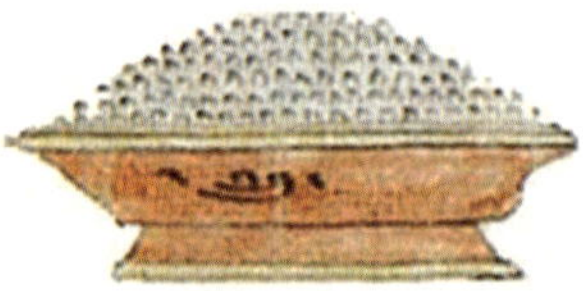

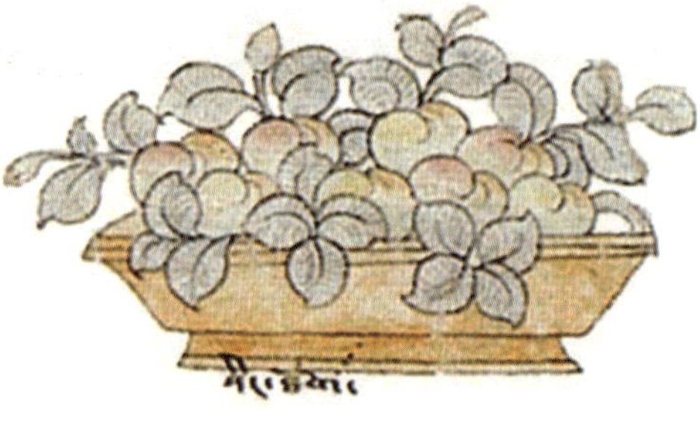

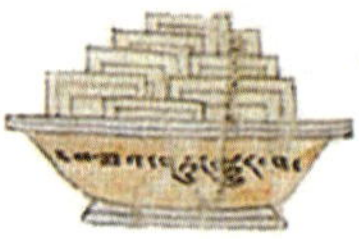

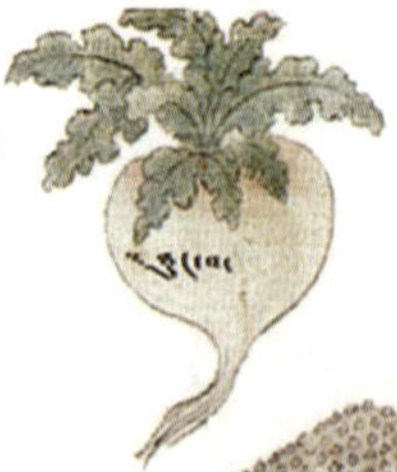

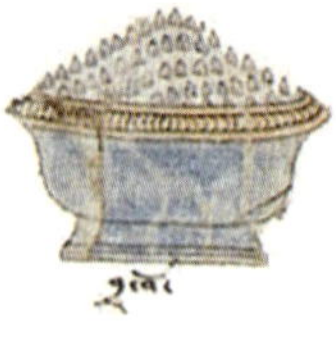

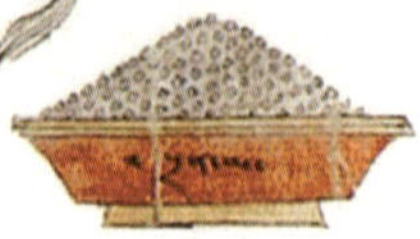

5.7.6.10 酸味食物、荞麦、蔓菁、豌豆

无论四季或界时，比如春季，诊健康无病亲人的水肾脉，若出现魔脉象，则卜因食用酸味食物或荞麦、蔓菁、豌豆等谷物而被鬼魔为害。

5.7.6.11 鱼肉、猪肉、尾巴肉

无论四季或界时，比如春季，诊健康无病亲人的水肾脉，若出现魔脉象，则卜因食用鱼肉、猪肉，特别是尾巴肉等动物下体肉及内脏而被鬼魔为害。

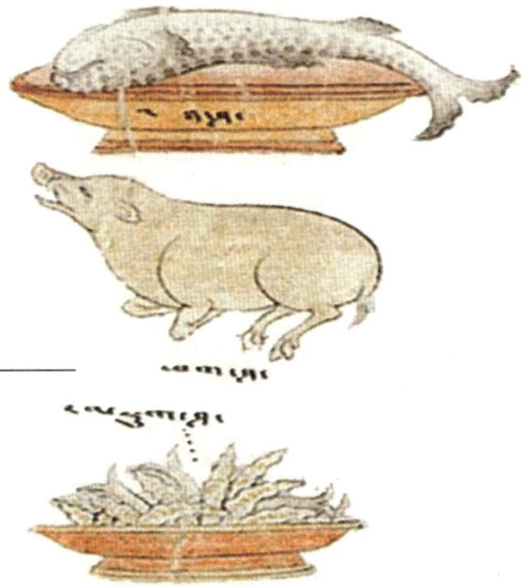

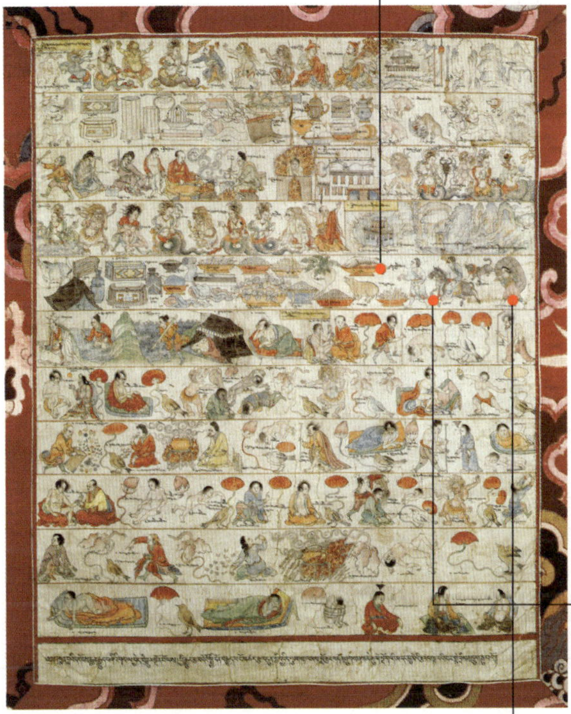

5.7.6.12 蓝衣人、骑黑马、牵黑狗

无论四季或界时，比如春季，诊健康无病亲人的水肾脉，若出现魔脉象，则卜因遇到或看见身穿蓝衣、骑黑马、牵黑狗行走的人而被鬼魔为害。

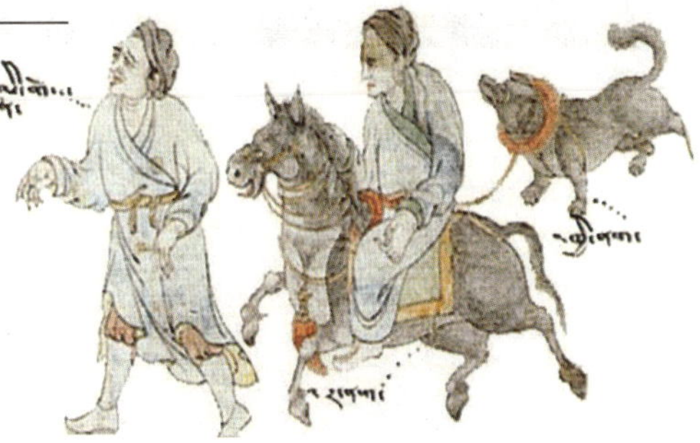

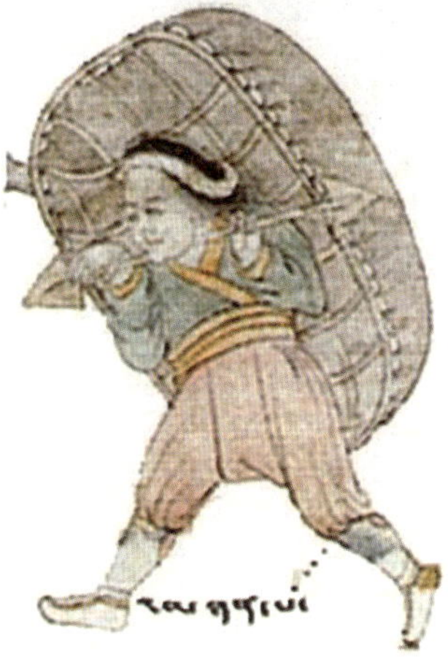

5.7.6.13 船夫

无论四季或界时，比如春季，诊健康无病亲人的水肾脉，若出现魔脉象，则卜因遇到或看见船夫而被鬼魔为害。

5.7.6.14 苯教徒

无论四季或界时，比如春季，诊健康无病亲人的水肾脉，若出现魔脉象，则卜因遇到或看见苯教徒而被鬼魔为害。

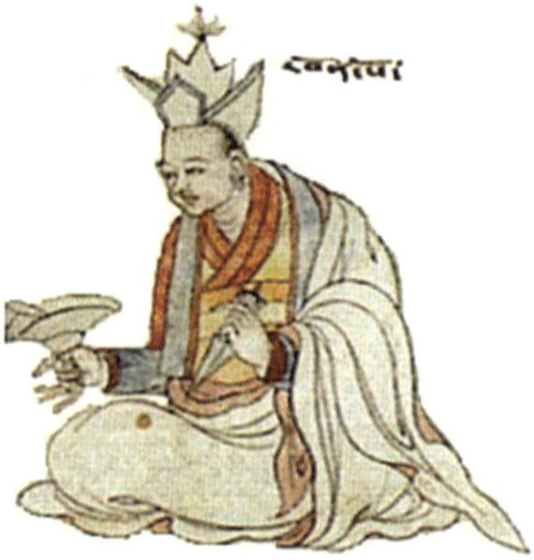

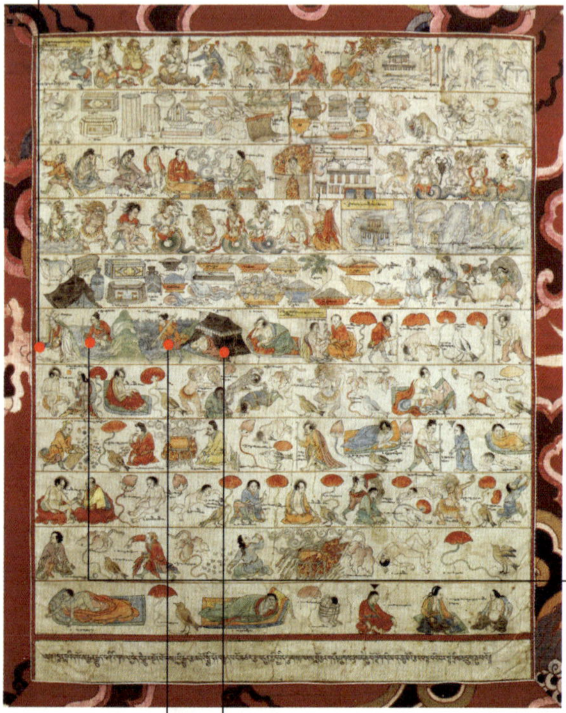

5.7.6.15 蹚水过河

无论四季或界时，比如春季，诊健康无病亲人的水肾脉，若出现魔脉象，则卜因蹚水过河而被鬼魔为害。

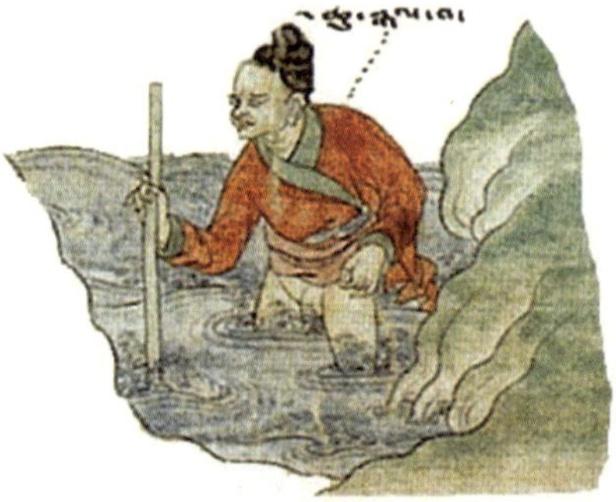

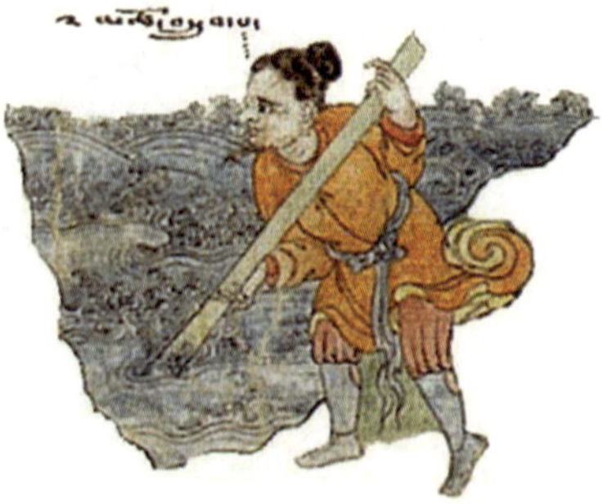

5.7.6.16 搅浑湖泊

无论四季或界时，比如春季，诊健康无病亲人的水肾脉，若出现魔脉象，则卜因搅浑或污染湖泊而被鬼魔为害。

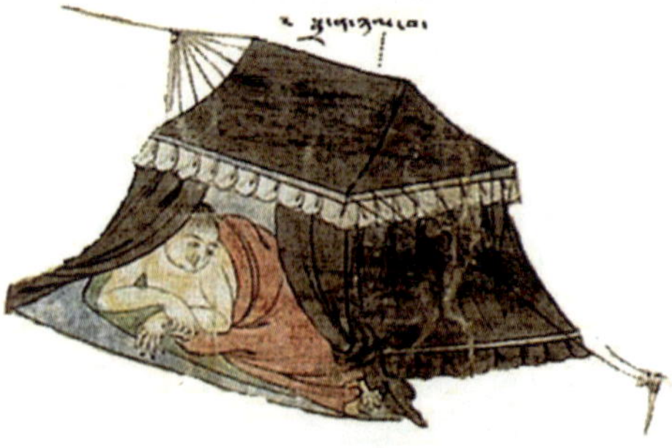

5.7.6.17 卧于牛毛帐蓬

无论四季或界时，比如春季，诊健康无病亲人的水肾脉，若出现魔脉象，则卜因躺卧于用牛毛织成的黑帐蓬而被鬼魔为害。

6 水火反诊法

6.1 父病诊子脉

所谓水火反诊法，就是用“见釜冒气，便知有火；见灶有火，便知水温”的推理方法，来诊断亲人间疾病的一种诊脉法。如父病诊其子脉便知父患何病，谓之父病诊子脉。

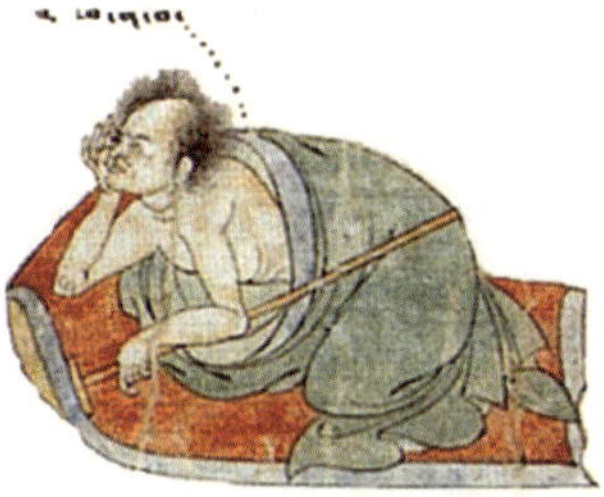

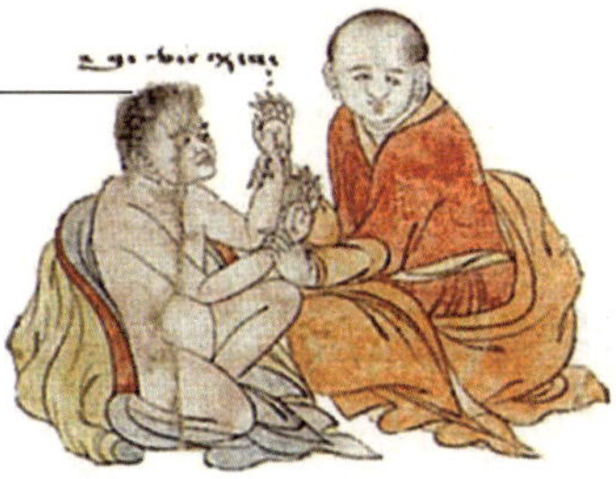

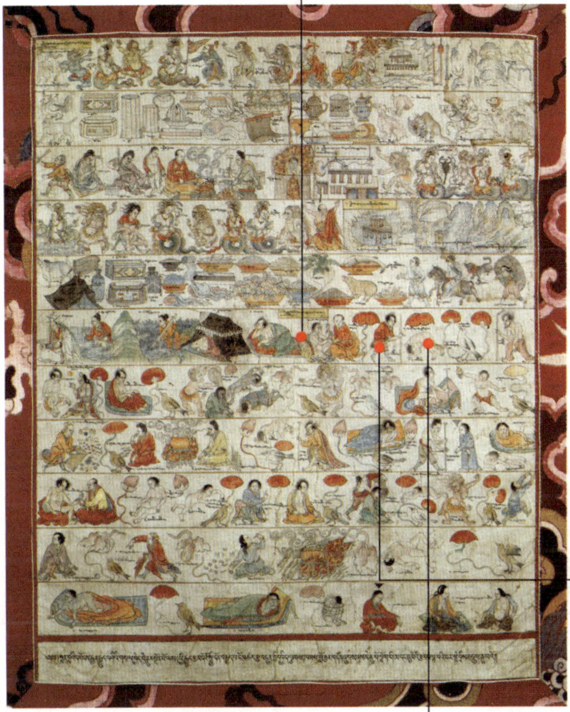

6.1.1 肝脉全则活

无论任何季节，父有病诊其健康无病子脉，若子右手的肝脉搏动齐全，则卜父病痊愈。

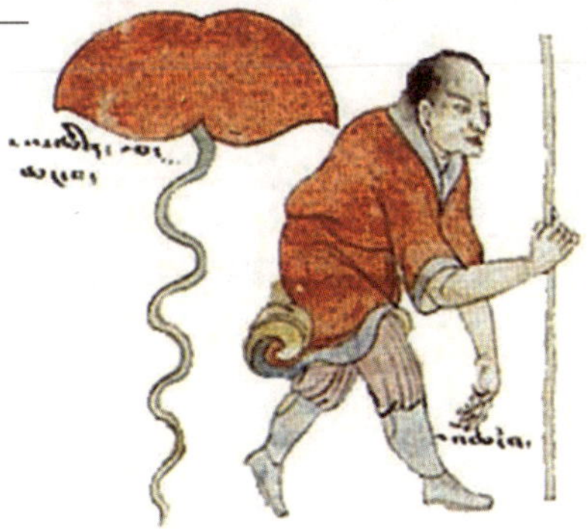

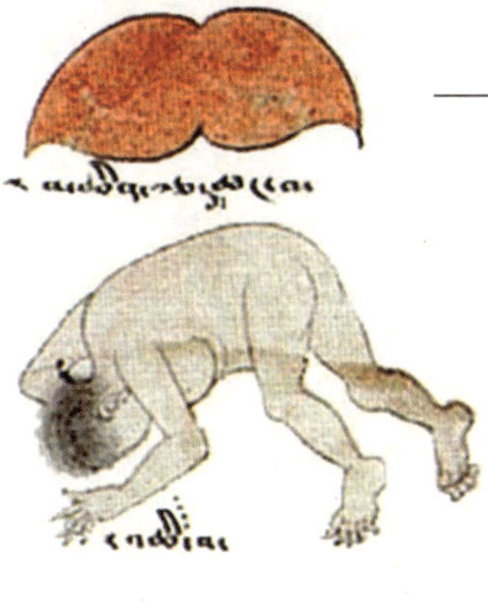

6.1.2 肝脉不全则死

无论任何季节，父有病诊其健康无病子脉，若子右手的肝脉跳动不齐全，则卜父死亡。

6.1.3 母脉全而正常，卜父不死、外祖母平安

无论任何季节，若母脉齐全，则卜父病愈，而且外祖父、外祖母平安。比如春季，父病诊其无病子脉，若儿子右手木肝脉的母脉即水肾脉搏动似白腰草鹬鸣叫柔而缓，则卜父不死，外祖父、外祖母平安。

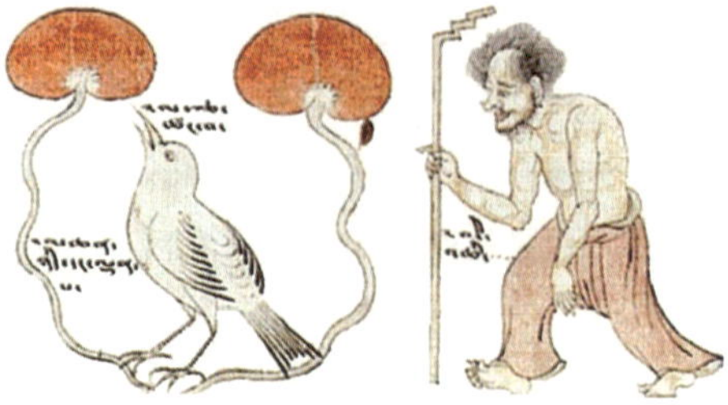

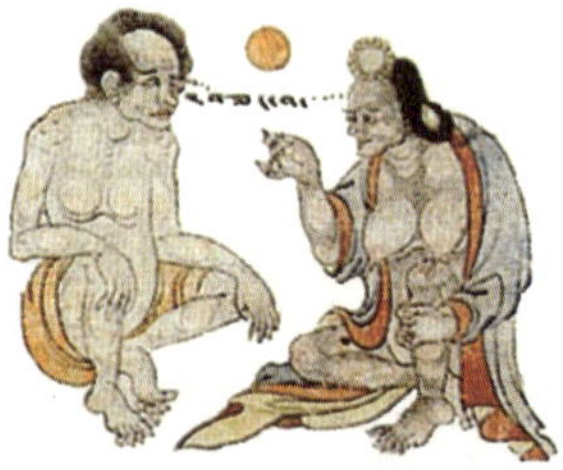

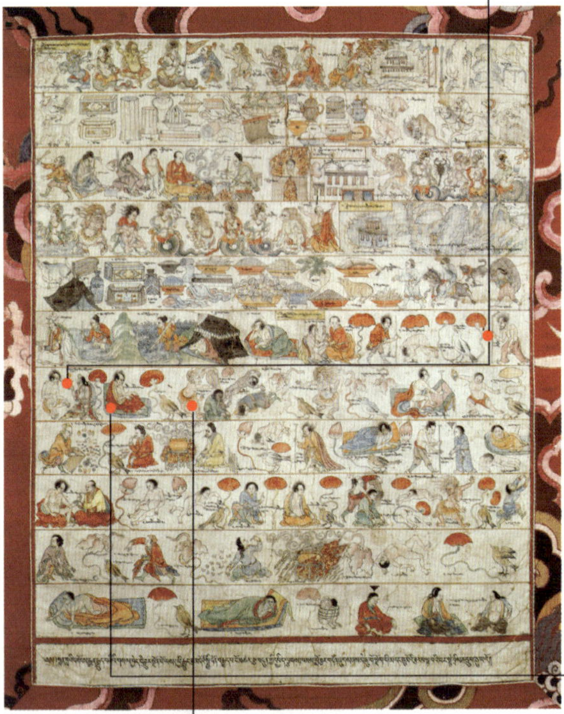

6.1.4 母脉全而不旺盛，卜父不一定死

无论任何季节，若母脉齐全但不旺盛，则卜父不一定死。比如春季，父病诊其无病子脉，若其子右手的木肝脉的母脉即水肾脉搏动似白腰草鹬鸣叫，虽齐全但不旺盛者，则卜父不一定死亡。

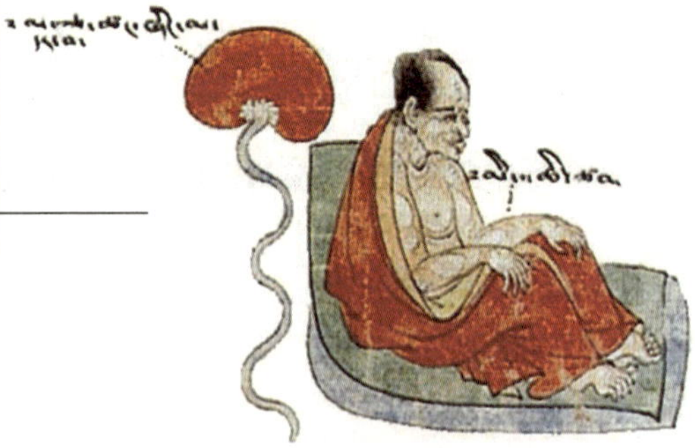

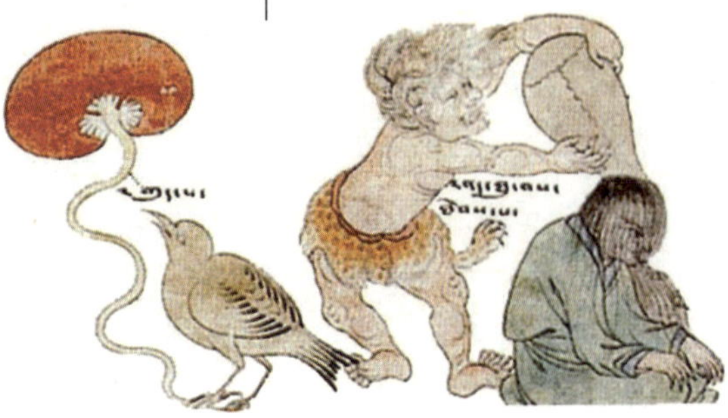

6.1.5 母脉弱，卜父病严重

无论任何季节，若母脉弱，则卜父病严重。比如春季，父病诊其无病子脉，若其子右手的木肝脉的母脉即水肾脉弱而不显者，则卜父病严重。

6.1.6 母脉不全，卜父死亡

无论任何季节，若母脉不全，则卜父死亡。比如春季，父病诊其无病子脉，若其子右手的木肝脉的母脉即水肾脉不全，出现停顿者，则卜父死亡或子的敌人死亡。

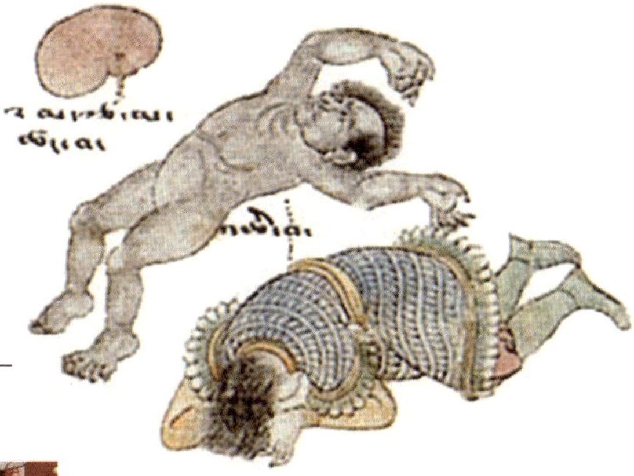

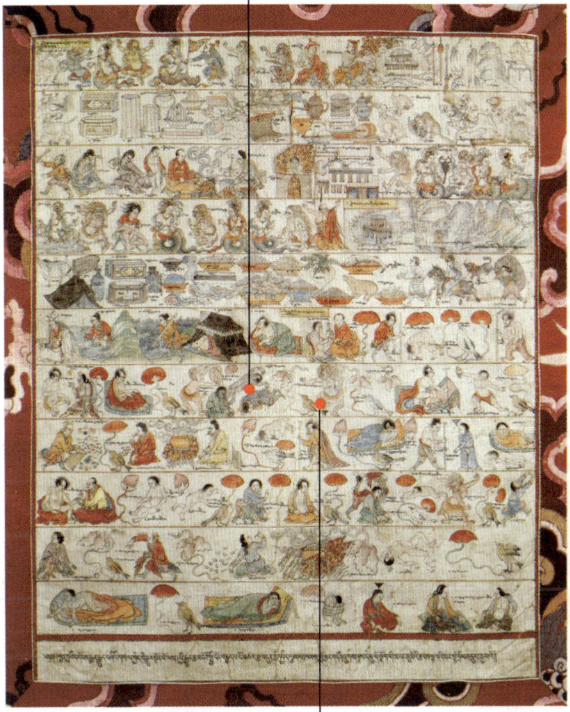

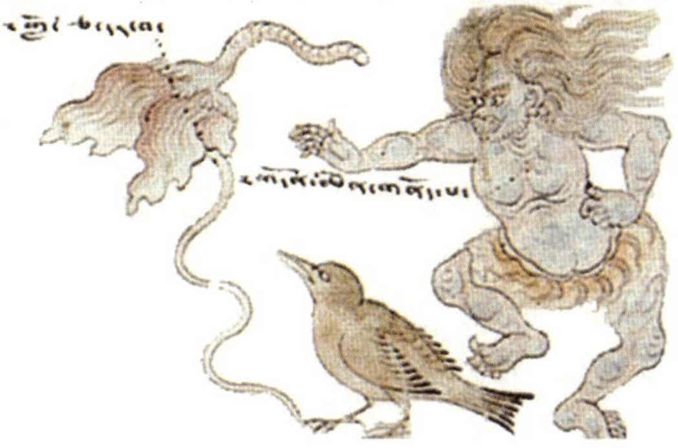

6.1.7 敌脉旺盛，卜巨魔为害

无论任何季节，若敌脉旺盛，则卜巨魔为害。比如春季，父病诊其健康无病子脉，若子右手的木肝脉的敌脉即金肺脉搏动似“西布”鸟鸣叫短而粗壮，则卜巨魔为害，父有死亡危险。

6.1.8 敌脉弱或不全，卜父不死但子破财

无论任何季节，若敌脉衰弱或不全，则卜父不死。比如春季，父病诊其无病子脉，若子右手的木肝脉的敌脉即金肺脉搏动不似“西布”鸟鸣叫短而粗壮，反而衰弱或不全者，则卜父不死，但子破财。

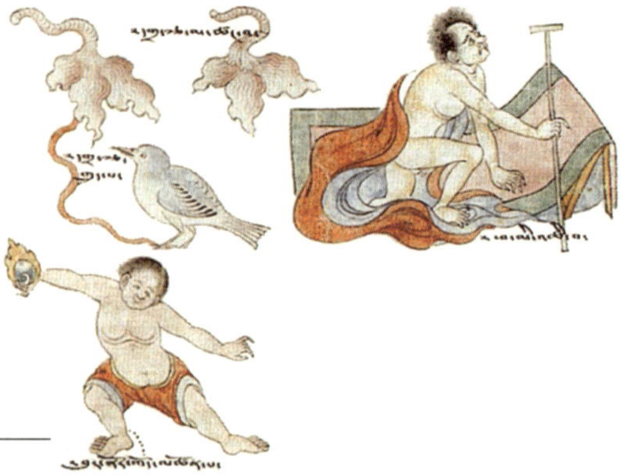

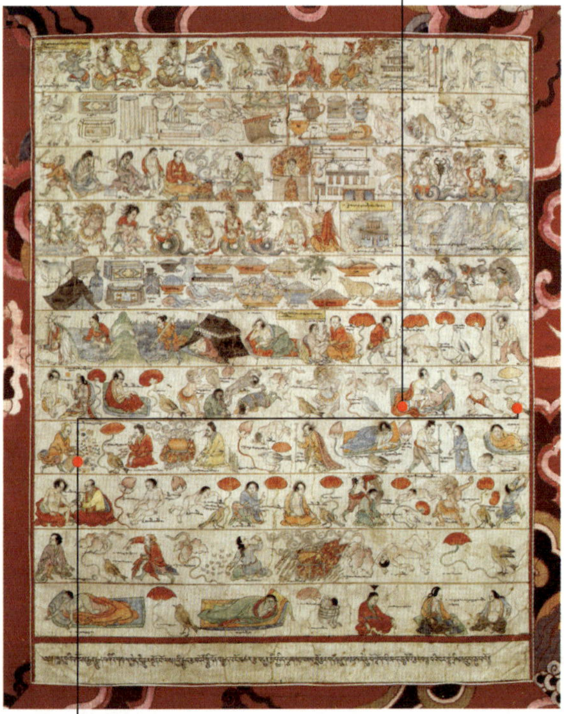

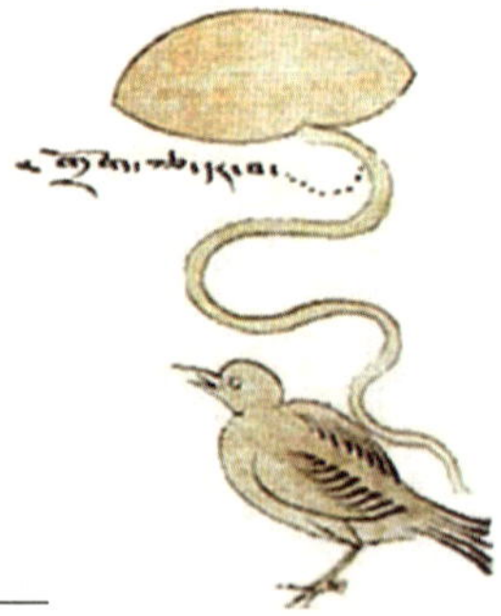

6.1.9 友脉旺盛，卜获得良药良食

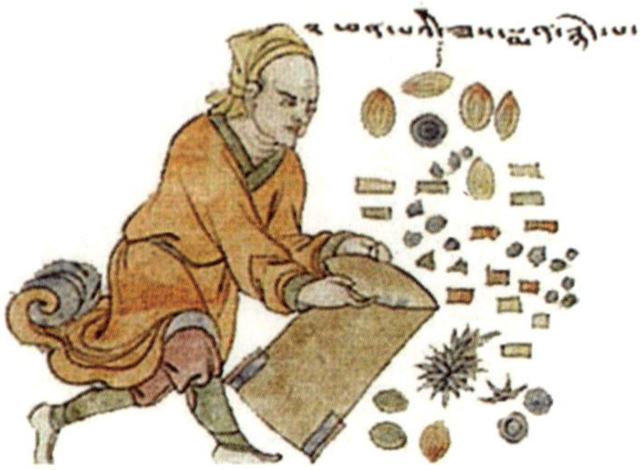

无论任何季节，若友脉旺盛，则卜父病获得良药良食。比如春季，父病诊其无病子脉，若子右手的木肝脉的友脉即土脾脉搏动似麻雀鸣叫短而柔绵，则卜父获病得良药良食。

6.1.10 友脉衰弱，卜药食相反

无论任何季节，若友脉衰弱，则卜父病遇到不利药食。比如春季，父病诊其无病子脉，若子右手的木肝脉的友脉即土脾脉搏动不似麻雀鸣叫短而柔绵，而是衰弱不显，则卜父病遇到相反药食。

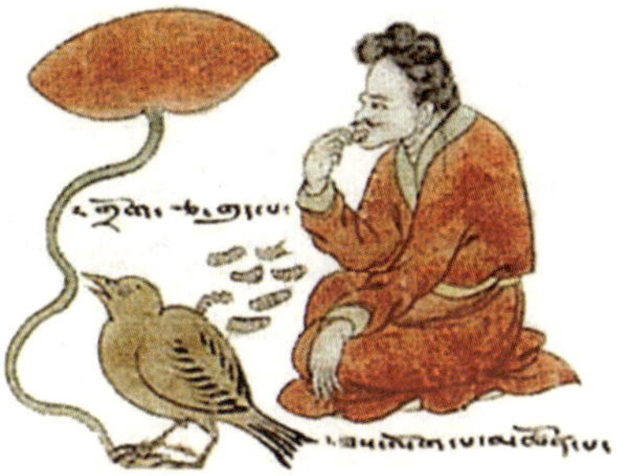

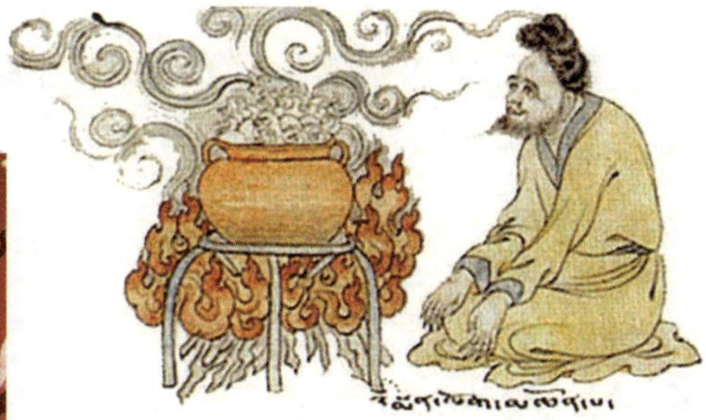

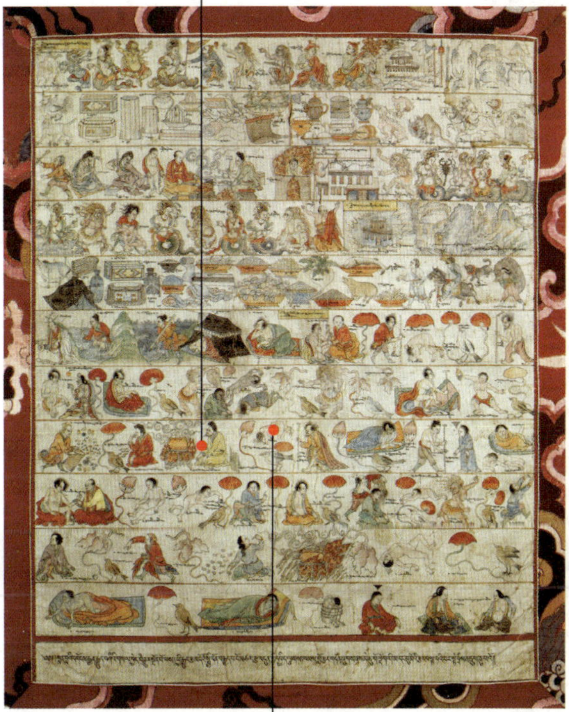

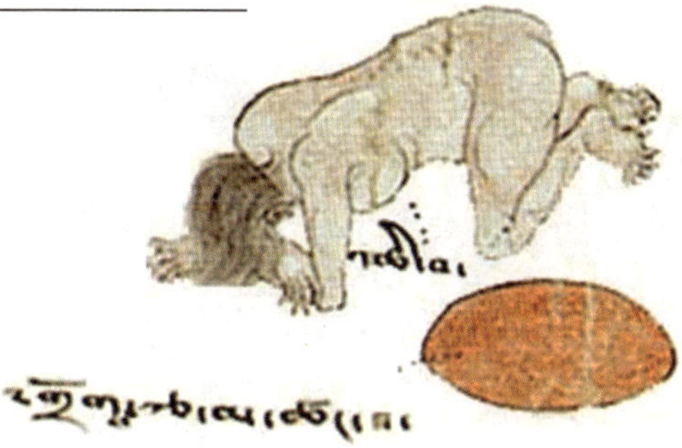

6.1.11 友脉不全，卜死亡

无论任何季节，若友脉不全，则卜父死亡。比如春季，父病诊其无病子脉，若子右手的木肝脉的友脉即土脾脉搏动不全，即不像麻雀鸣叫短而柔绵，则卜父死亡。

6.1.12 子脉旺盛，卜病程短

无论任何季节，若子脉旺盛，则卜父病病程短。比如春季，父病诊其无病子脉，若其子右手的木肝脉的子脉即火心脉搏动似杜鹃鸣叫粗而洪大，则卜父病不死且病程短。

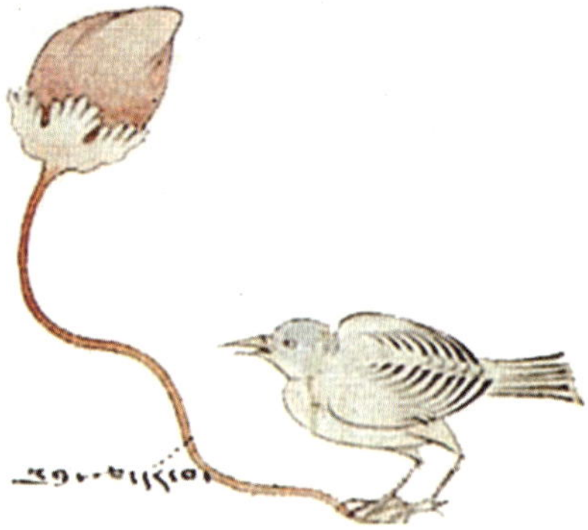

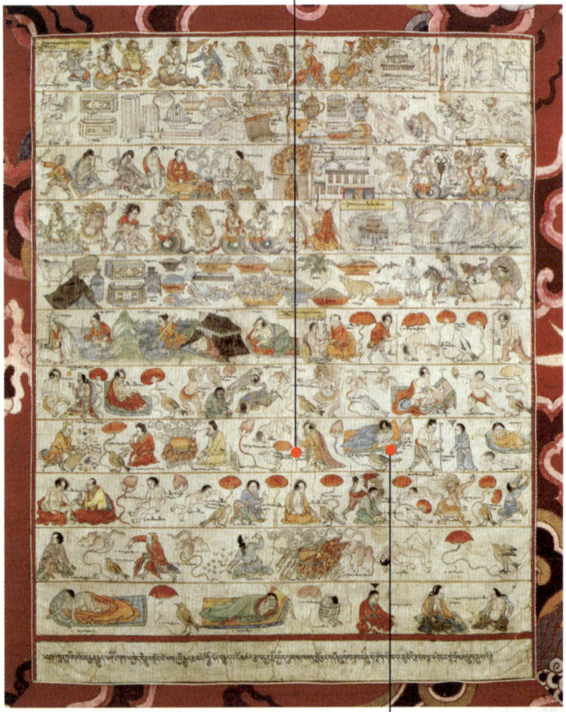

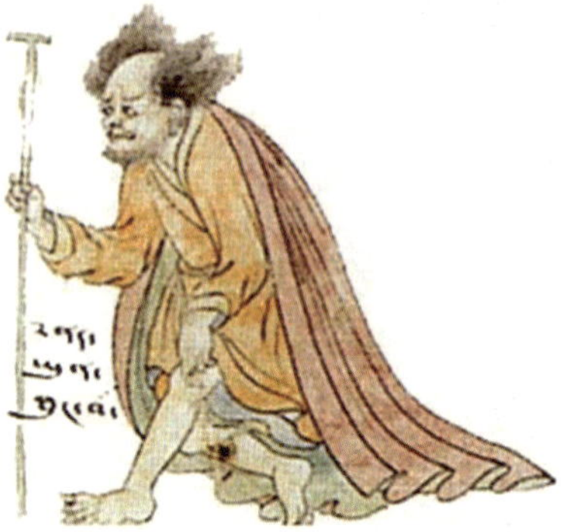

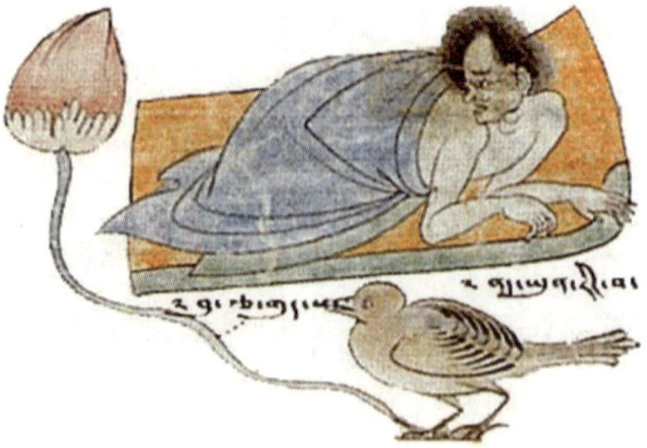

6.1.13 子脉弱小，卜病程长

无论任何季节，若子脉衰弱，则卜父病程长。比如春季，父病诊其无病子脉，若子右手的木肝脉的子脉火心脉搏动不像杜鹃鸣叫粗而洪大，而是衰而不显，则卜父病病程长。

6.1.14 子脉不全（甲），卜父存活（丙）、但对兄弟凶、子死亡（乙）

无论任何季节，若子脉不全，则卜父存活，但对兄弟不利，子死亡。比如春季，父病诊其无病子脉，若子右手的木肝脉的子脉即火心脉搏动不全即不搏动，则卜父可存活，但对亲兄弟不利，儿子本人死亡。

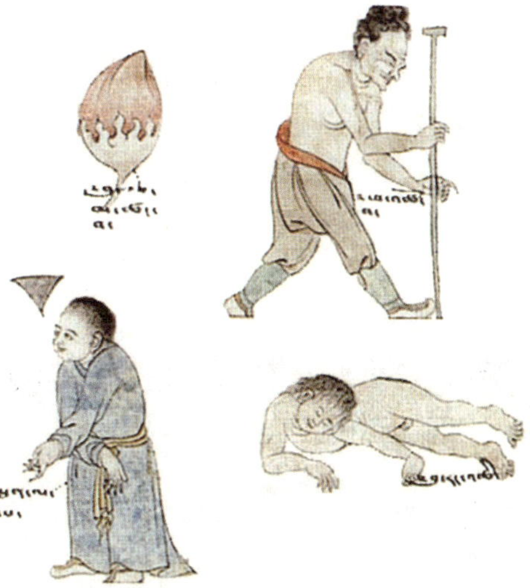

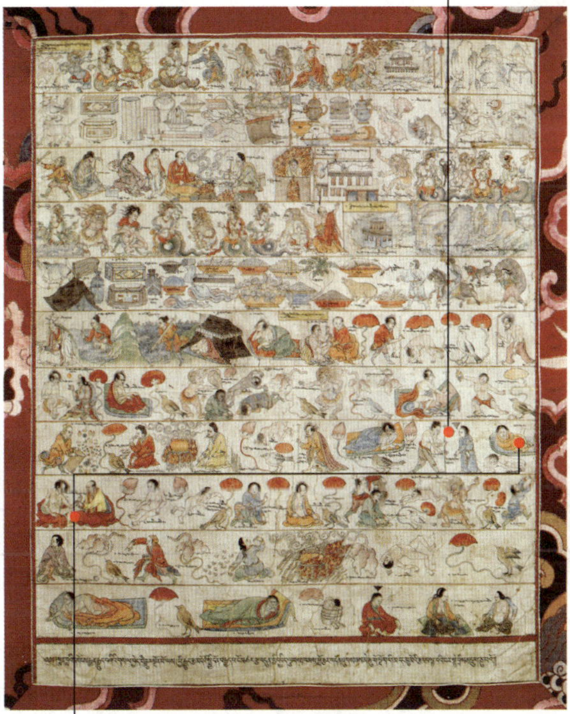

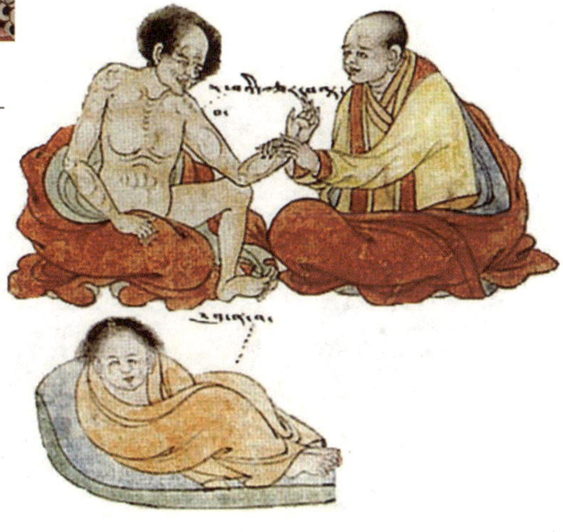

6.2 子病诊父脉

用“见釜冒汽，便知有火”“见灶有火，便知水温”之理来诊脉，谓之寒热反诊或水火反诊法。如子病诊父脉，可卜子之吉凶。

6.2.1 心脉不齐，卜儿不死

无论任何季节，子病诊其健康父脉，如父的火心脉搏动齐全，则卜子不死。

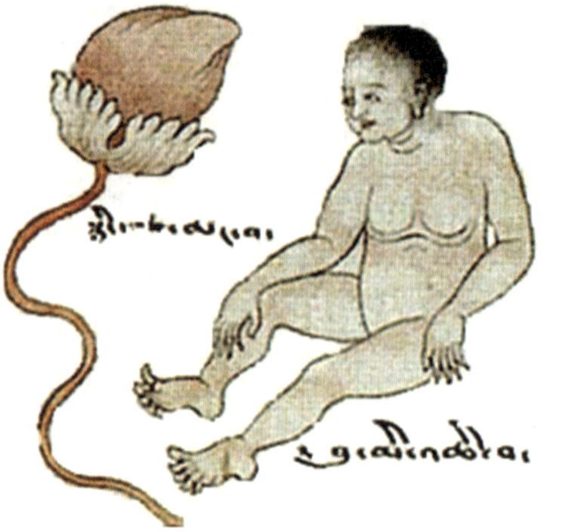

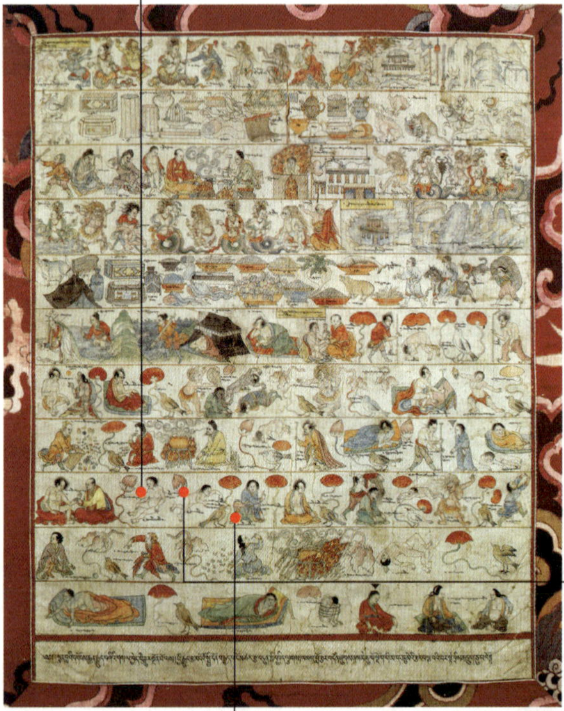

6.2.2 心脉不全，卜儿死亡

无论任何季节，子病诊其健康父脉，如父的火心脉搏动不全，则卜子必死。

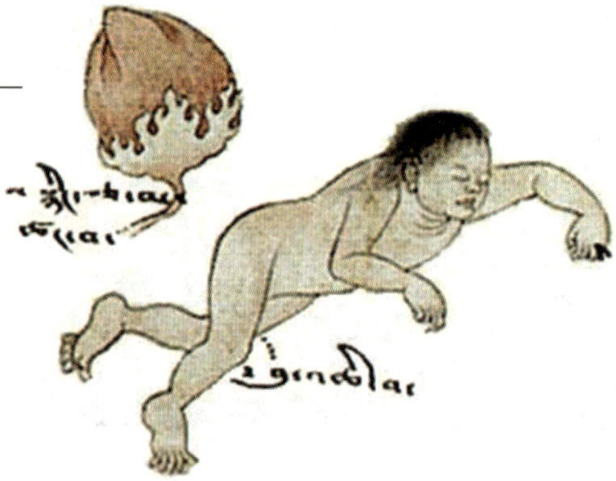

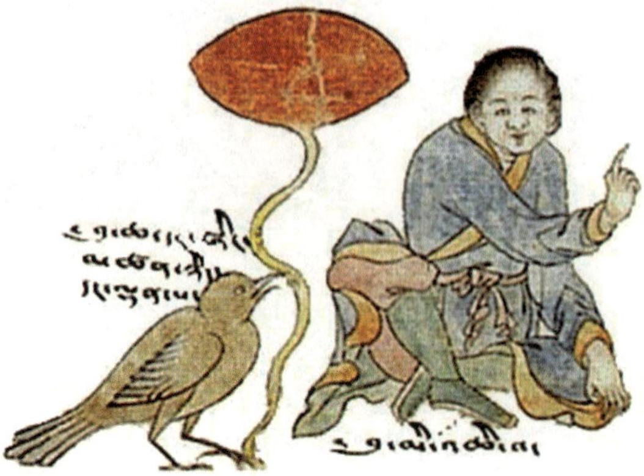

6.2.3 子脉旺盛，卜子不死

无论任何季节，若子脉旺盛，则卜子不死。比如夏季，子病诊其健康父脉，若父火心脉的子脉即土脾脉搏动似麻雀鸣叫短而柔者，则卜子不死。

6.2.4 子脉全而不旺盛，卜子不一定死

无论任何季节，若子脉全但不旺盛，则卜子不一定死。比如夏季，子病诊其健康父脉，父火心脉的子脉即土脾脉搏动似麻雀鸣叫短而柔，但不旺盛，则卜子不一定死亡。

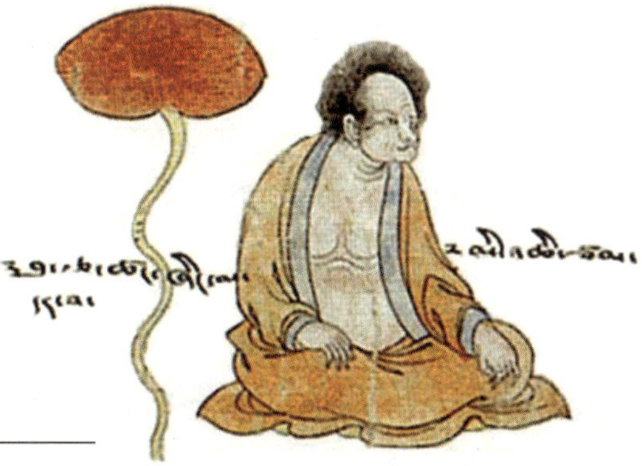

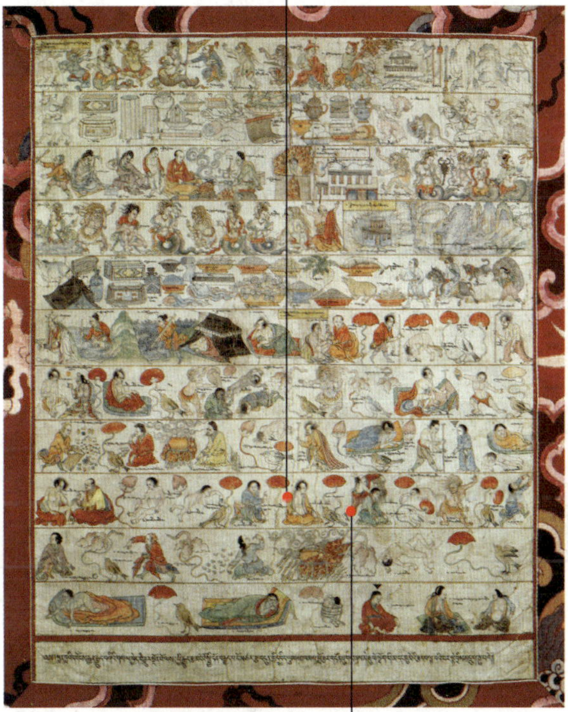

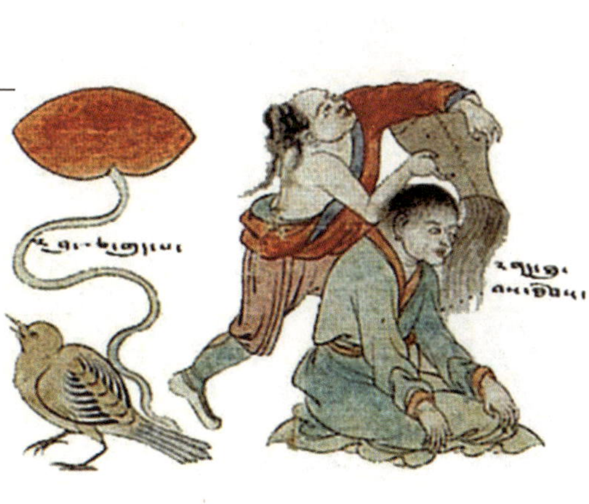

6.2.5 子脉弱小，卜子病严重

无论任何季节，若子脉衰弱，则卜子病加重。比如夏季，子病诊其健康父脉，若父火心脉的子脉即土脾脉搏动不像麻雀鸣叫短而柔，而是弱而不显者，则卜子病加重。

6.2.6 子脉不全，卜子死亡

无论任何季节，若子脉不全，则卜子死亡。比如夏季，子病诊其健康父脉，若父火心脉的子脉即土脾脉搏动不全，则卜子死亡。

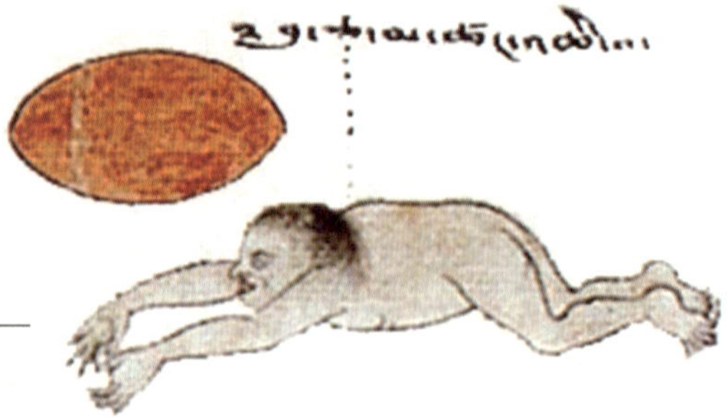

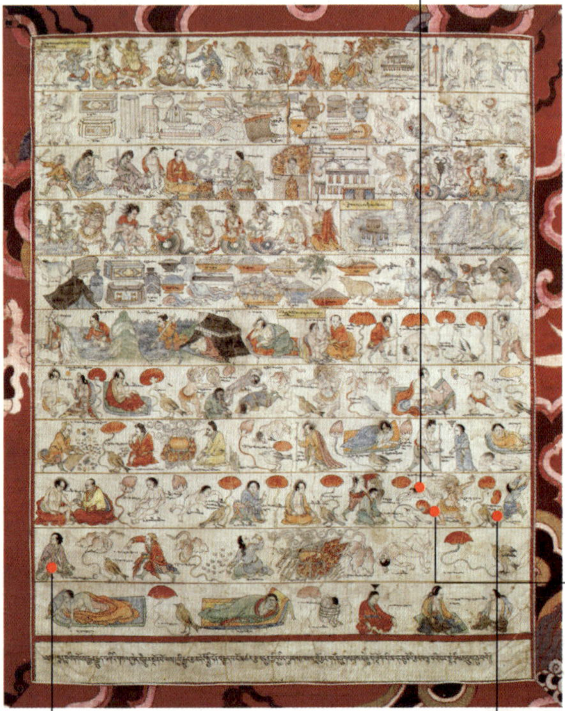

6.2.7 敌脉旺盛，卜巨魔为害

无论任何季节，敌脉旺盛，可卜巨魔为害。比如夏季，子病诊其健康父脉，若父火心脉的敌脉即水肾脉搏动似白腰草鹬鸣叫绵柔而缓，则卜子遭巨魔伤害。

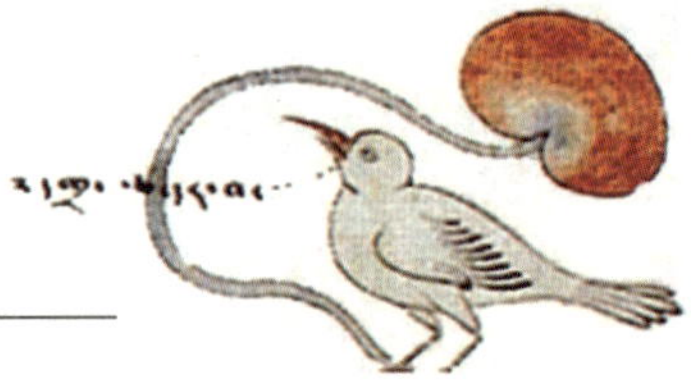

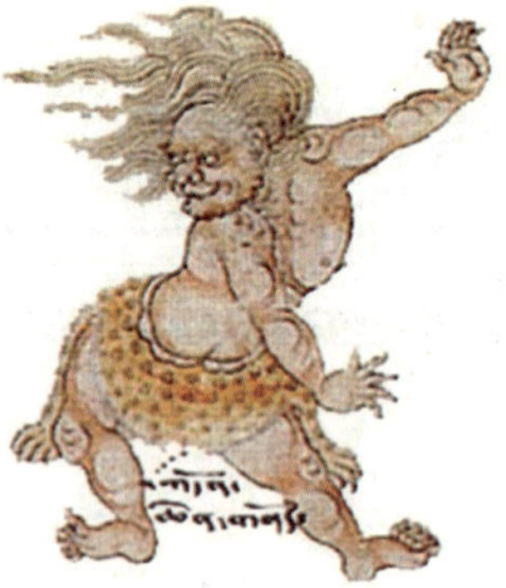

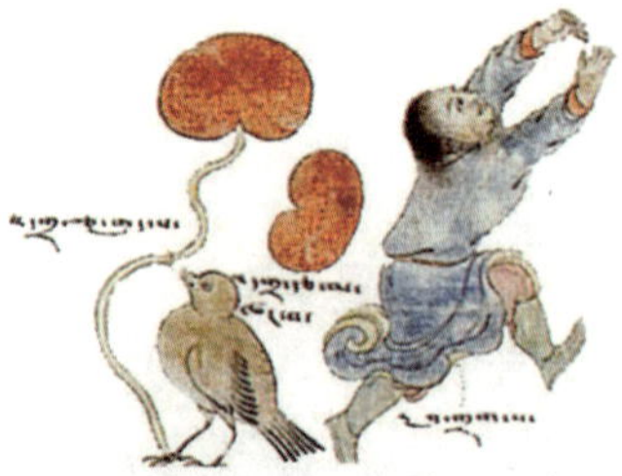

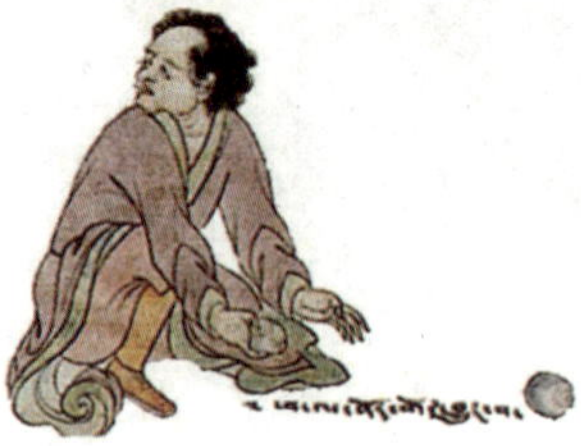

6.2.8 敌脉弱或不全，卜子病愈但父破财

无论任何季节，敌脉衰弱或不全，卜子病愈，但父将破财。比如夏季，子病诊其健康父脉，若父火心脉的敌脉即水肾脉搏动不像白腰草鹬鸣叫绵柔而缓，而是弱而不显或不全即不搏动者，则卜子病痊愈，但父将破财。

6.2.9 友脉旺盛，卜获得对症良药良食

无论任何季节，若友脉旺盛，则卜子病获得对症良药和良食。比如夏季，子病诊其健康父脉，若父火心脉的友脉即金肺脉搏动似“西布”鸟鸣叫短而暴，则卜子病获得对症良药和良食。

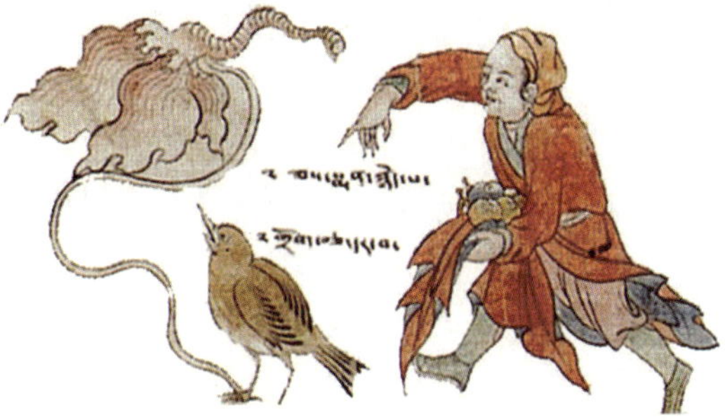

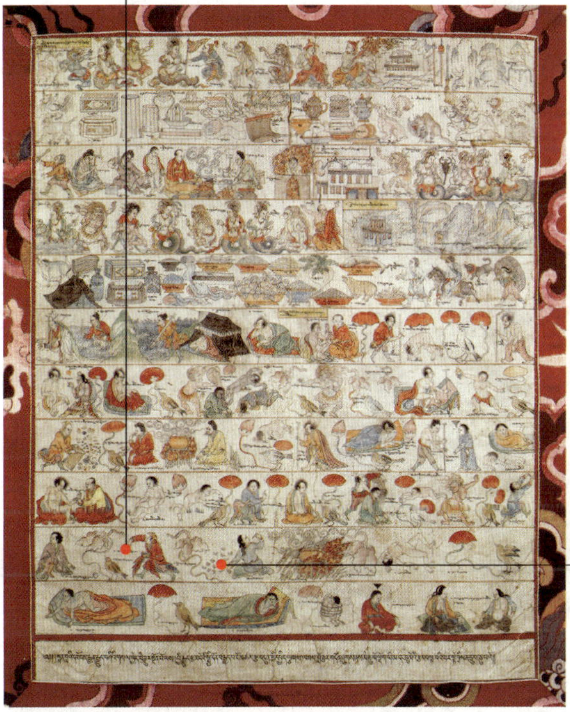

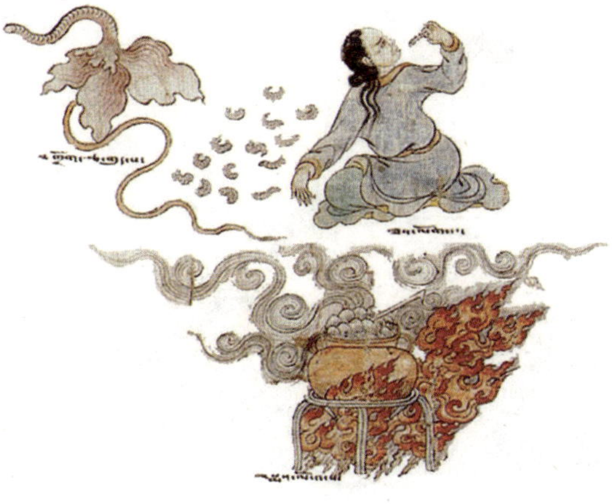

6.2.10 友脉弱小，卜药食相反

无论任何季节，若友脉衰弱，则卜子病药食与病相反不对症。比如夏季，子病诊其健康父脉，若父火心脉的友脉即金肺搏动不像“西布”鸟鸣叫短而粗，而是弱而不显，则卜子病药、病食不对症，相反。

6.2.11 友脉不全，卜子死亡

无论任何季节，若友脉不全，则卜子死亡。比如夏季，子病诊其健康父脉，若父之火心脉的友脉即金肺脉搏动不像“西布”鸟鸣叫短而粗，即时有停止者，则卜子死亡。

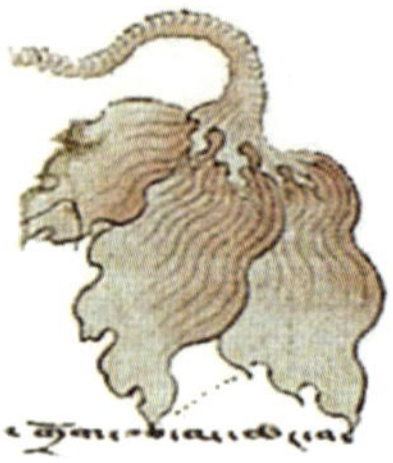

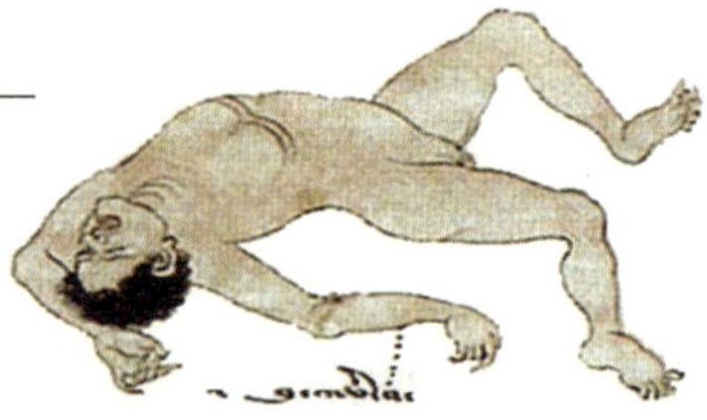

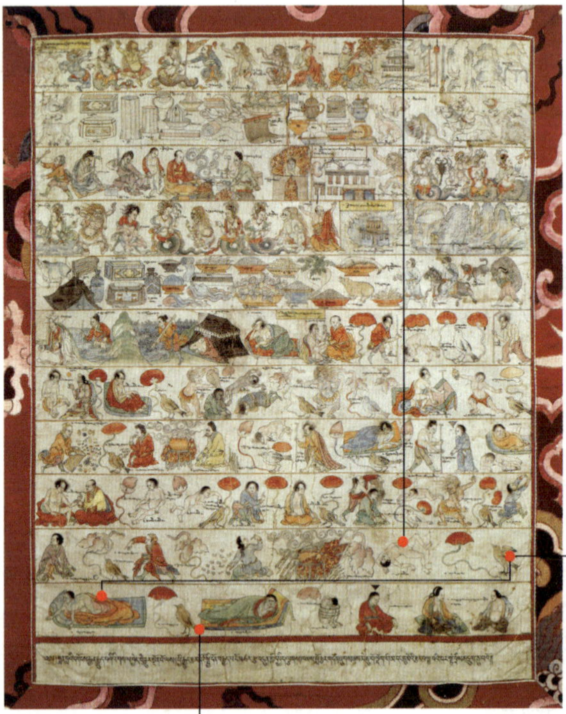

6.2.12 母脉旺盛，卜病程短

无论任何季节，若母脉旺盛，则卜子病病程短。比如夏季，子病诊其健康父脉，若父火心脉之母脉即木肝脉搏动似云雀鸣叫细而紧，则卜子病病程短。

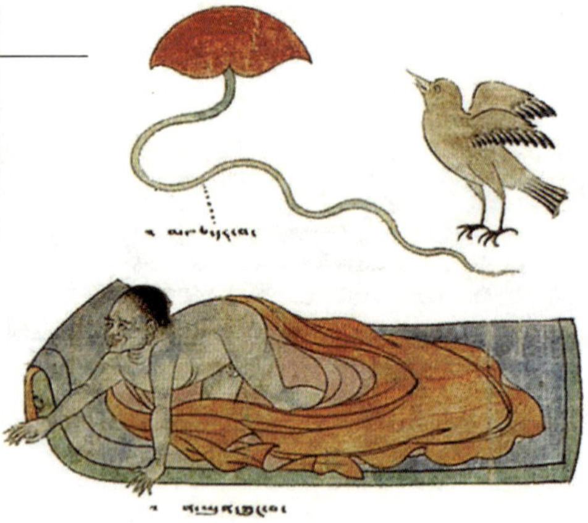

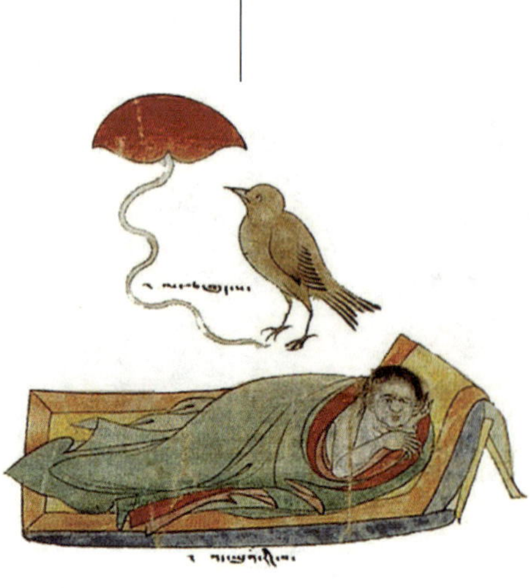

6.2.13 母脉弱小，卜病程长

无论任何季节，若母脉弱小，则卜子病病程长。比如夏季，子病诊其健康父脉，若父火心脉之母脉即木肝脉搏动不像云雀鸣叫细而紧，而是弱而不显者，则卜子病病程长。

6.2.14 母脉不全，卜父死亡，对父系亲属不利

无论任何季节，若母脉不全，则卜父死亡，对父系亲属不利。比如夏季，子病诊其健康父脉，若父火心脉的母脉即木肝脉搏动不像云雀鸣叫细而紧，即不全停搏，则卜父亲死亡，对父系亲属不利。

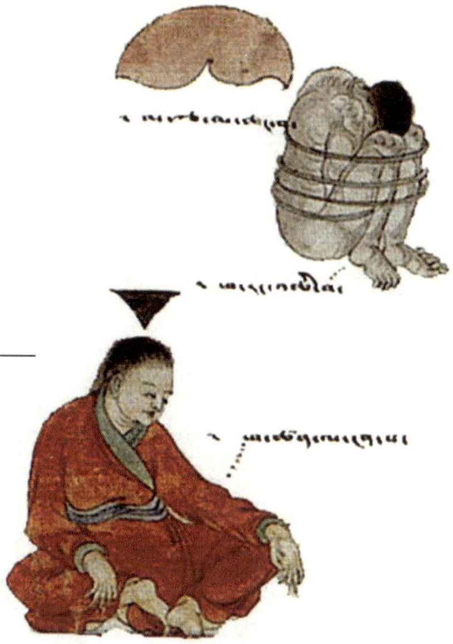

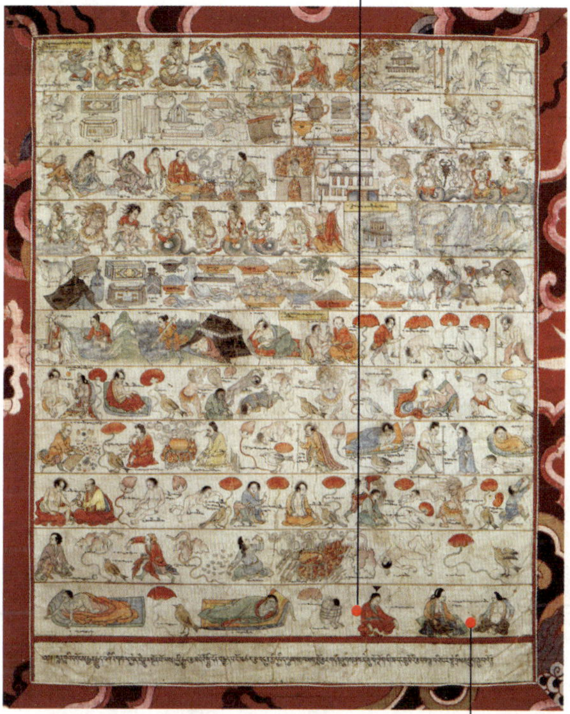

6.3 母女反诊法同父子反诊法

母女谁病，诊法同上述父子水火反诊法，即母病诊其健康女儿脉，女儿病诊其健康母亲脉。

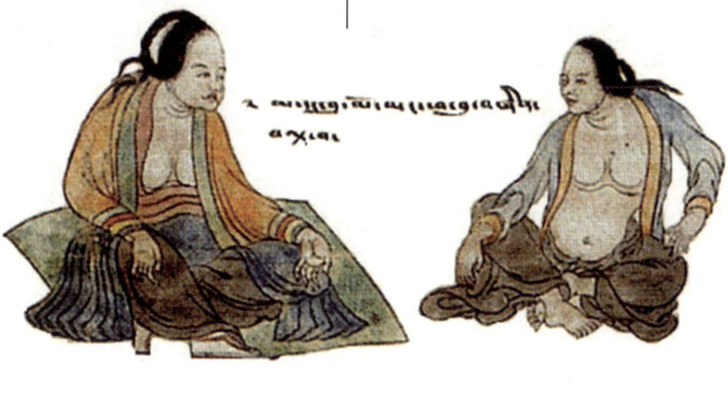

图六十一　脉诊（六）

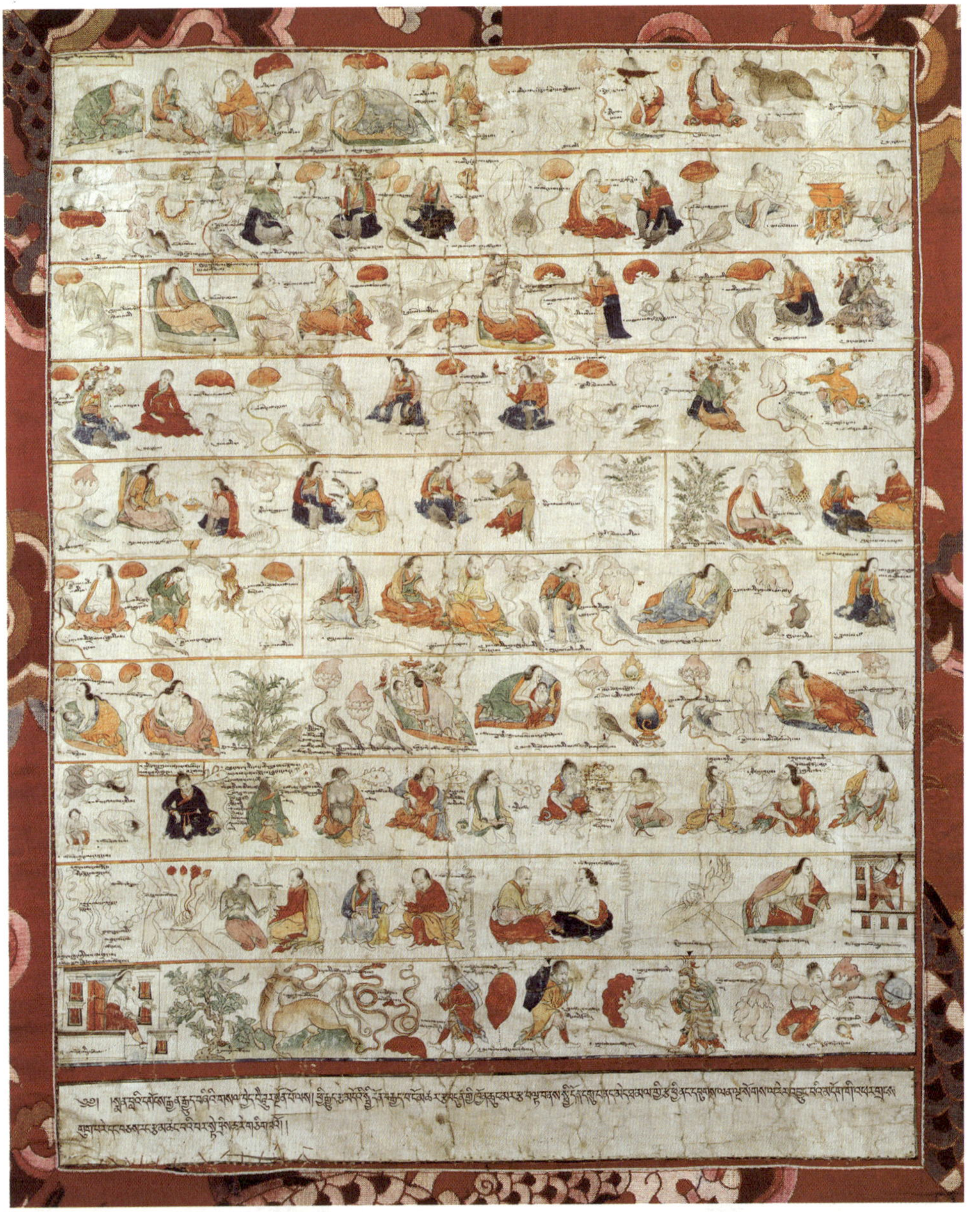

本图示《后续部》脉诊章十三总义中的第八总义七奇脉中水火反诊法的夫病诊妻脉、妻病诊夫脉及妊娠脉和妊娠脉反常卜胎儿吉凶，用母子敌友生克，卜生男生女、难产易产、夭折与否；第九总义病脉与平脉的搏动次数、脉象及间歇脉、滞涩脉、中断脉等死症脉出现的月、日、时刻，来卜新生儿吉凶、断嗣与否等。

6.4 夫病诊妻脉

如夫生病不能去看医生，不论任何季节，诊健康妻脉，可卜夫之生死、疾病易治与难治、病情轻重及子财运好坏等情况。

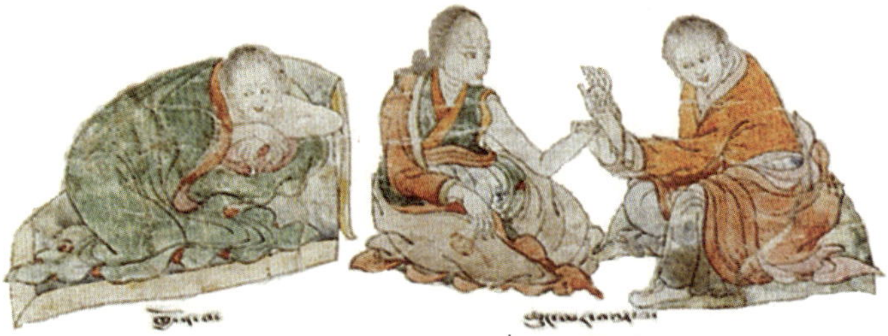

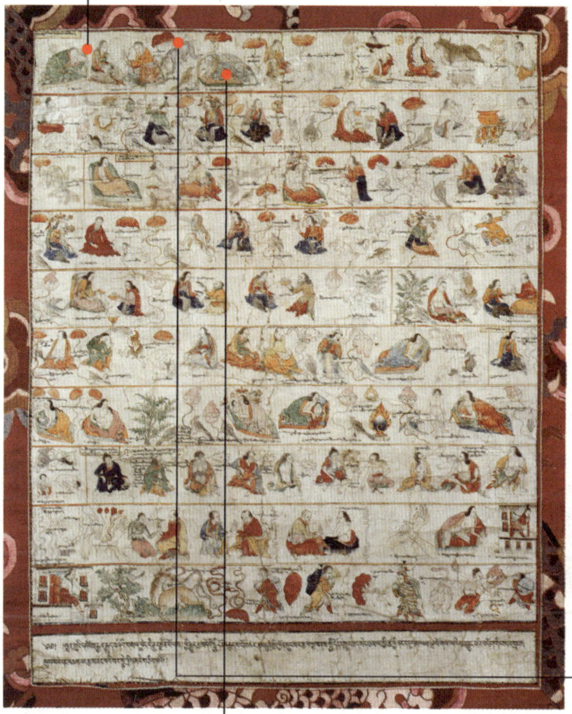

6.4.1 肝脉不全，卜夫死亡

如夫生病不能去看医生，无论任何季节，可诊无病妻脉，妻子右手的木肝脉不全即时有停搏，卜病夫死亡。

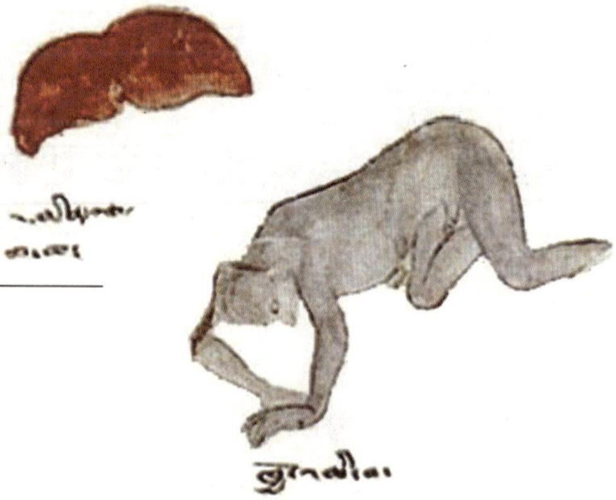

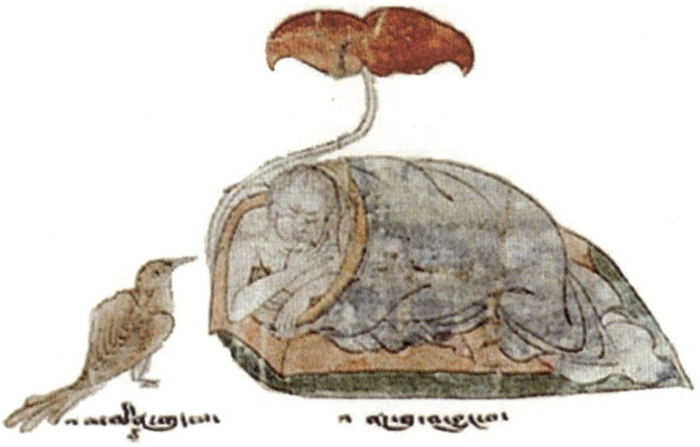

6.4.2 肝病弱小，卜夫病重

如夫生病，无论四季，可诊无病妻脉，妻子右手的木肝脉搏动不像云雀鸣叫细而紧，而是弱而不显，则卜夫病严重。

6.4.3 肝脉全而旺盛，卜夫病易治

无论任何季节，夫病可诊无病妻脉，妻子右手的木肝脉齐全，似云雀鸣叫细而紧，则卜夫病容易治愈。

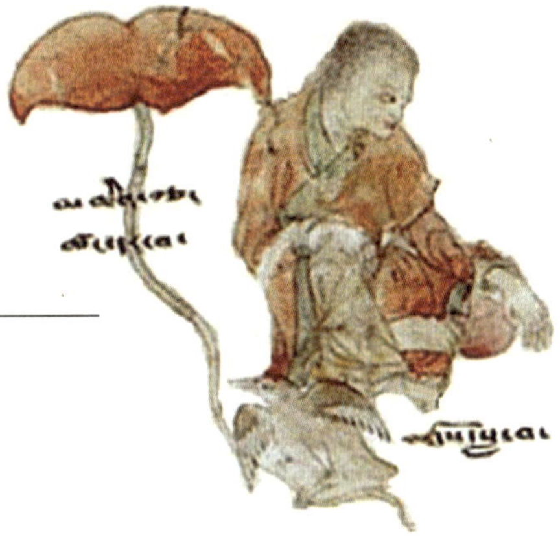

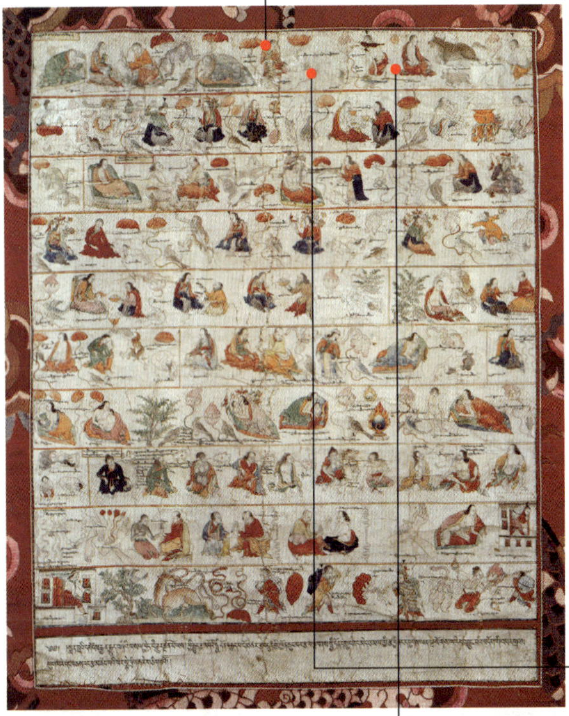

6.4.4 肝脉歇、涩、拧，卜子死亡

无论任何季节，夫病可诊无病妻脉，若妻子右手的木肝脉出现间歇或滞涩或扭拧者，则卜夫病无碍但夫妻俩的儿子死亡。

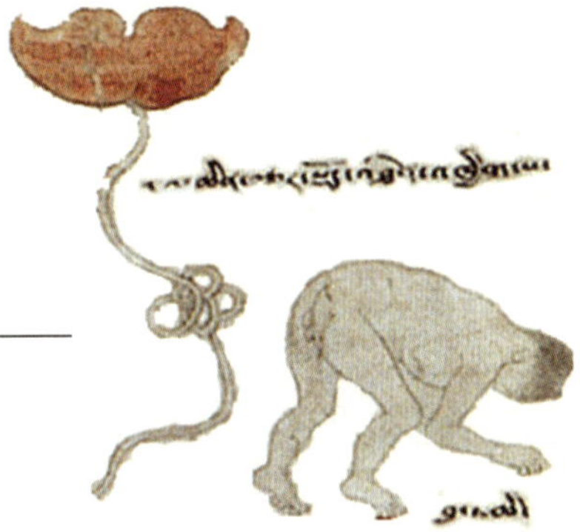

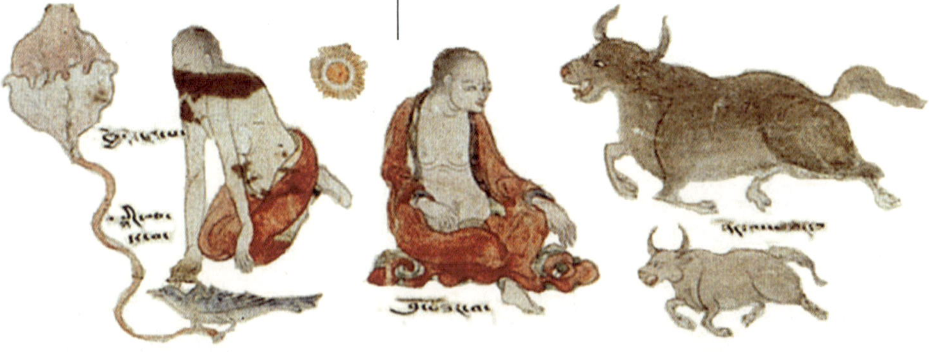

6.4.5 心脉旺盛，卜夫凶，子、财安

无论任何季节，若子脉旺盛，则卜夫凶而子安。比如春季，夫病诊无病妻脉，若妻子右手的木肝脉的子脉即火心脉搏动似杜鹃鸣叫粗而壮，则卜夫凶，而子、家畜、财物平安。

6.4.6 心脉弱小，卜子凶父吉

无论任何季节，若子脉衰弱，则卜子凶而父吉。比如春季，夫病诊无病妻脉，若妻子右手的木肝脉的子脉即火心脉弱而不显，则卜子不利而父吉祥。

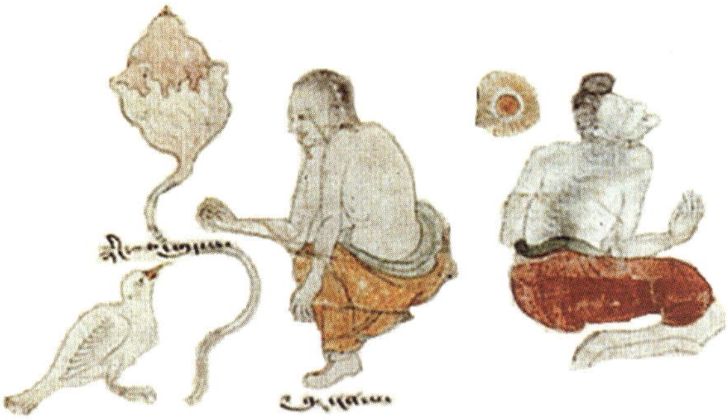

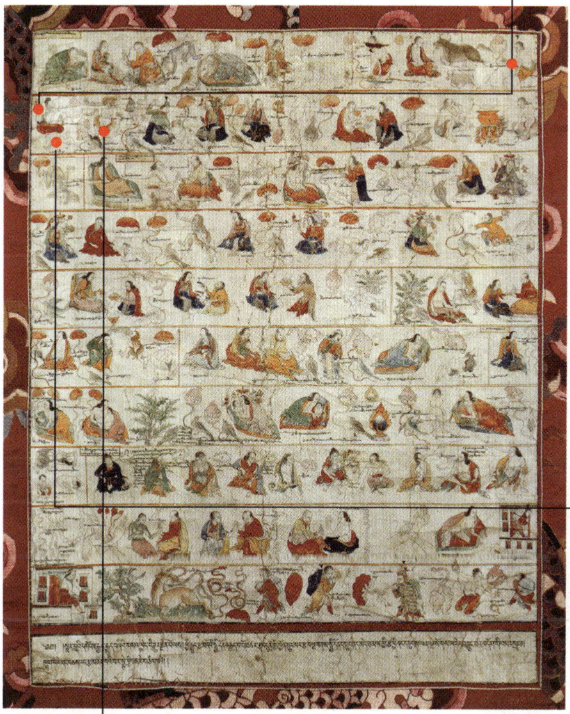

6.4.7 心脉不全，卜子死亡

无论任何季节，若木肝脉之子脉不全，则卜子死亡。比如春季，夫病诊无病妻脉，若妻子右手的木肝脉的子脉即火心脉搏动不全，时有停搏，则卜子死亡。

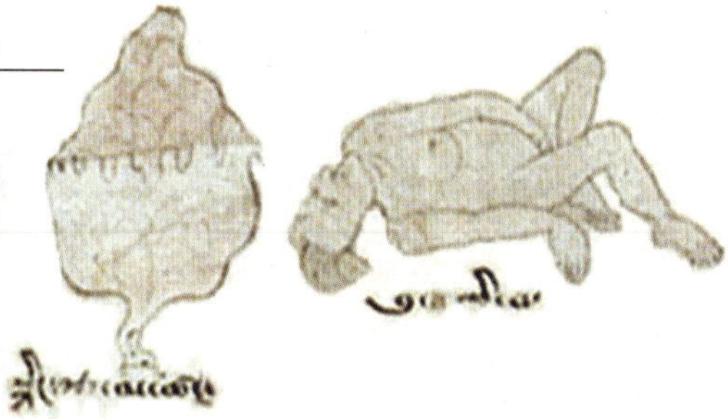

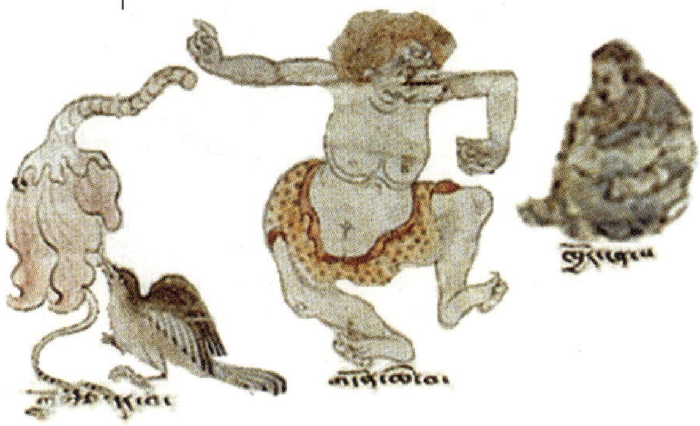

6.4.8 肺脉旺盛，卜巨魔为害，对夫凶

无论任何季节，若木肝脉之敌脉旺盛，则卜巨魔为害，对夫凶。比如春季，夫病诊无病妻脉，若妻子右手的木肝脉的敌脉即金肺脉搏动似“西布”鸟鸣叫短而粗，则卜巨魔为害，对夫不利。

6.4.9 肺脉衰弱或不全，卜对妻系亲属凶

无论任何季节，若木肝脉之敌脉衰弱或不全，则卜对妻系亲属凶。比如春季，夫病诊无病妻脉，若妻子右手的木肝脉的敌脉即金肺脉搏动不像“西布”鸟鸣叫短而粗，而是弱而不显，或肺脉不全，则卜对妻的兄弟等亲属不利。

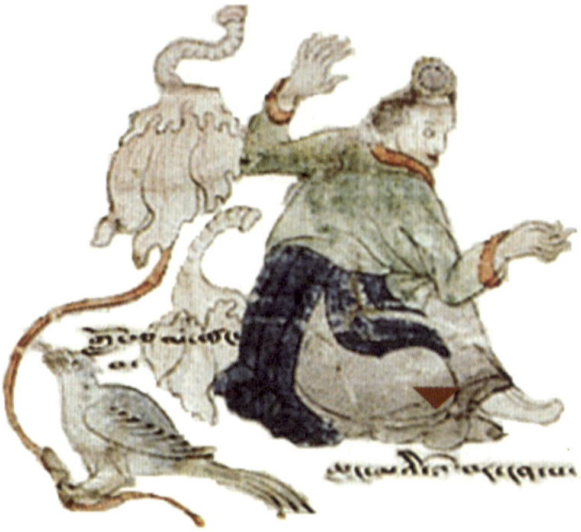

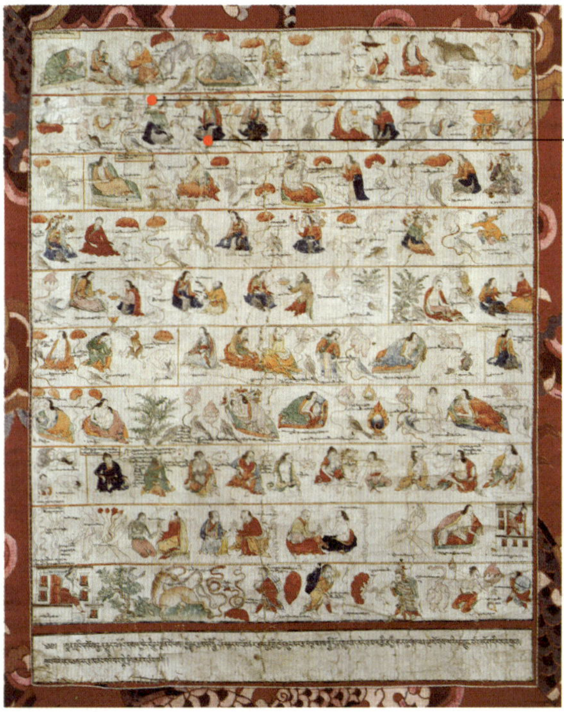

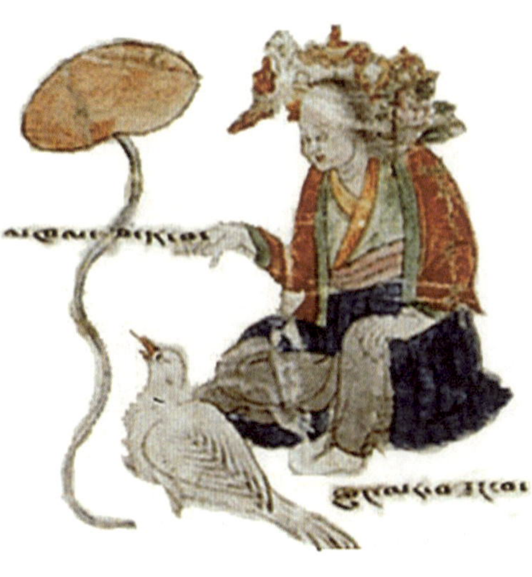

6.4.10 肾脉旺盛，卜妻吉

无论任何季节，若木肝脉之母脉旺盛，则卜妻吉。比如春季，夫病诊无病妻脉，若妻子右手的木肝脉的母脉即水肾脉搏动似白腰草鹬鸣叫柔而缓，则卜妻吉祥。

6.4.11 肾脉衰弱，卜破财

无论任何季节，若木肝脉之母脉衰弱，则卜破财。比如春季，夫病诊无病妻脉，若妻子右手的木肝脉的母脉即水肾脉衰弱不显，则卜妻破财。

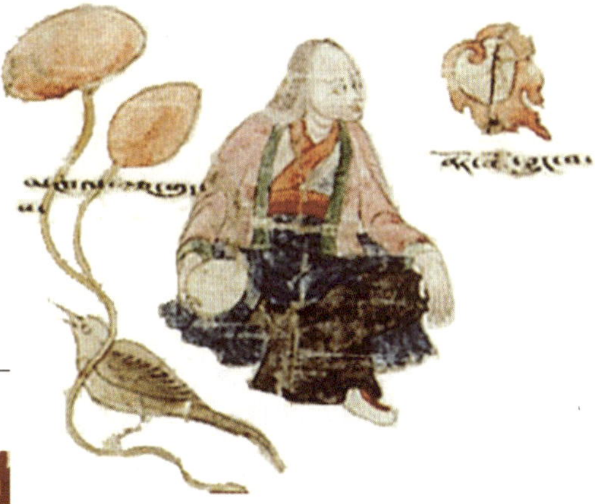

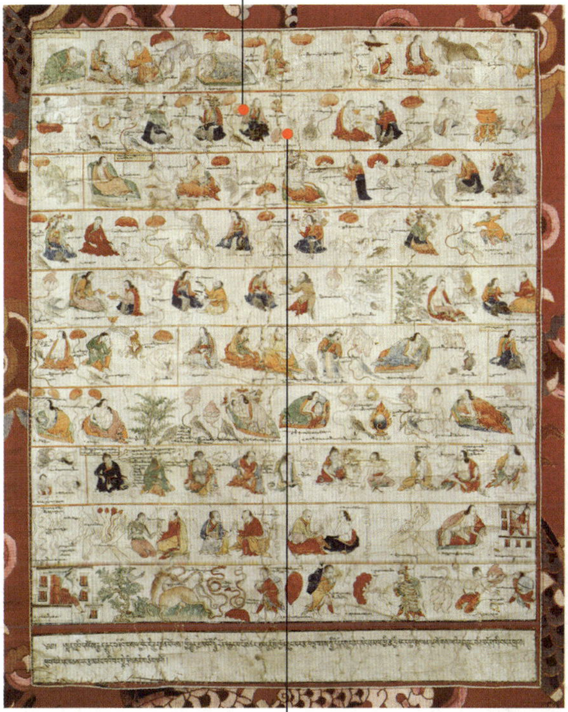

6.4.12 肾脉不全，卜父系亲属凶

无论任何季节，若木肝脉之母脉不全，则卜父系亲属凶。比如春季，夫病诊无病妻脉，若妻子右手的木肝脉的母脉即水肾脉不全即时有停搏，则卜对父系亲属不利。

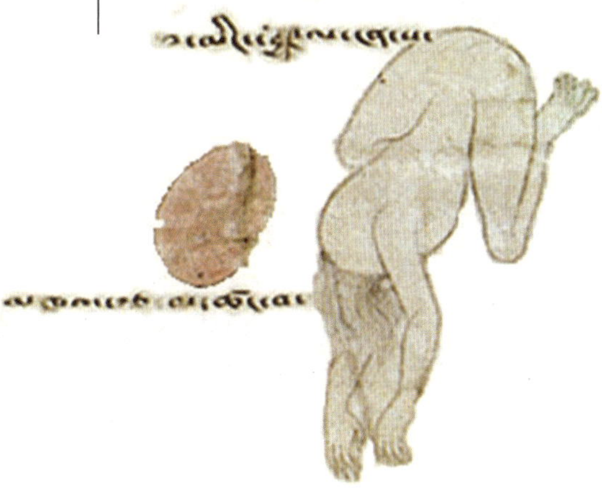

6.4.13 脾脉旺盛，卜获得良药良食

无论任何季节，若木肝脉之友脉旺盛，则卜获得对病有利的药食。比如春季，夫病诊健康妻子脉，若妻子右手的木肝脉的友脉即土脾脉搏动似麻雀鸣叫短而柔，则卜夫可获得对症良药、良食。

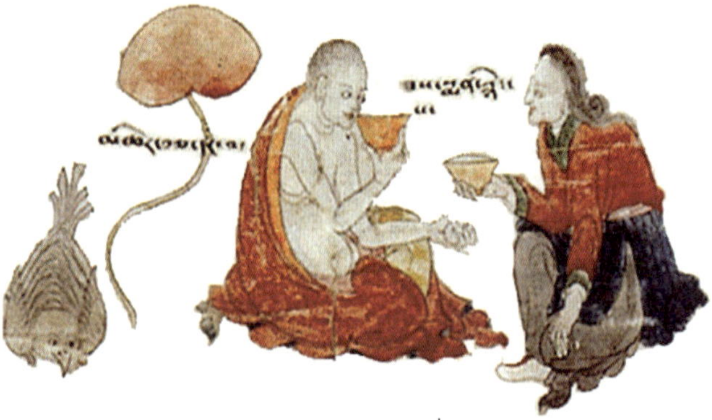

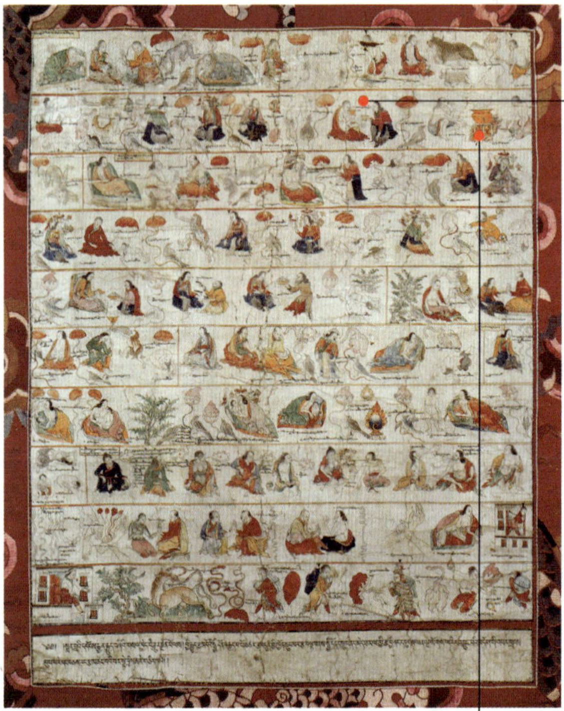

6.4.14 脾脉衰弱，卜药食不对症

无论任何季节，若木肝脉之友脉衰弱，则卜获得对病不利的药食。比如春季，夫病诊健康妻子脉，若妻子右手的木肝脉的友脉即土脾脉搏动不像麻雀鸣叫短而柔，而是弱而不显，则卜夫病的药食与病不对症。

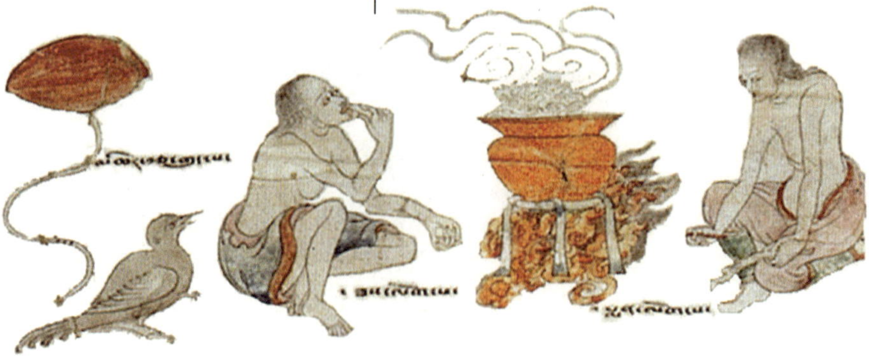

6.4.15 脾脉不全，卜妻系亲属死亡

无论任何季节，若木肝脉之友脉不全，则卜妻系亲属死亡。比如春季，夫病诊健康妻子脉，若妻子右手的木肝脉的友脉即土脾脉不全，则卜妻系亲属死亡。

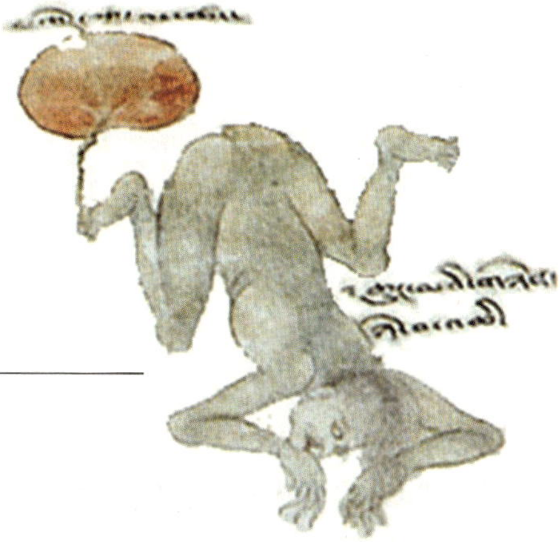

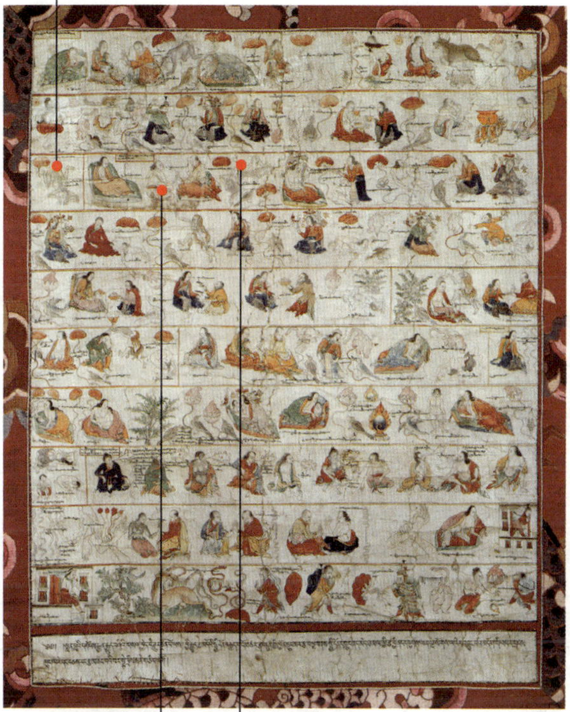

6.5 妻病诊夫脉

不论任何季节，妻病诊健康夫脉，将肾脏视为本脉，诊其母子敌友脉，可卜妻之生死，有无鬼魔为害，能否获得对症药食，子、财吉凶等。

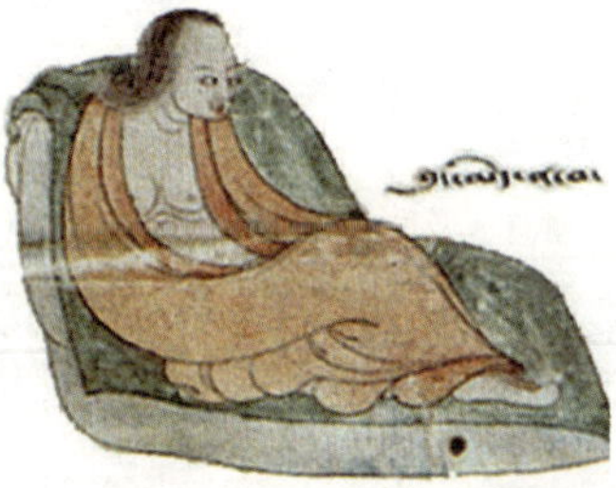

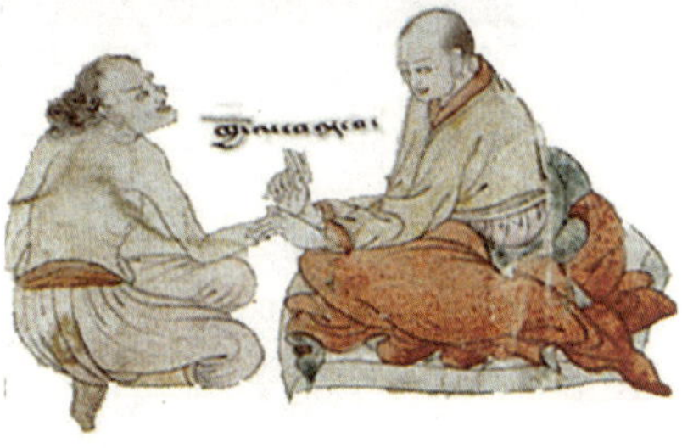

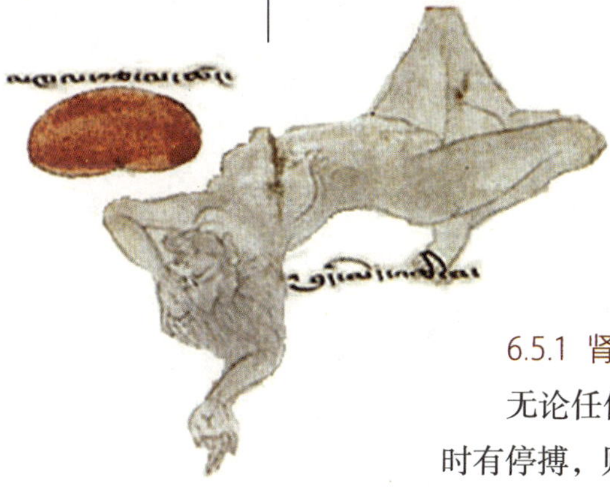

6.5.1 肾脉不全，卜妻死亡

无论任何季节，妻病诊健康夫脉，若其肾脉不全即时有停搏，则卜妻死亡。

6.5.2 肾脉衰弱，卜妻病重

无论任何季节，妻病诊健康夫脉，若其肾脉搏动不像白腰草鹬鸣叫柔而缓，而是弱而不显，则卜妻病严重。

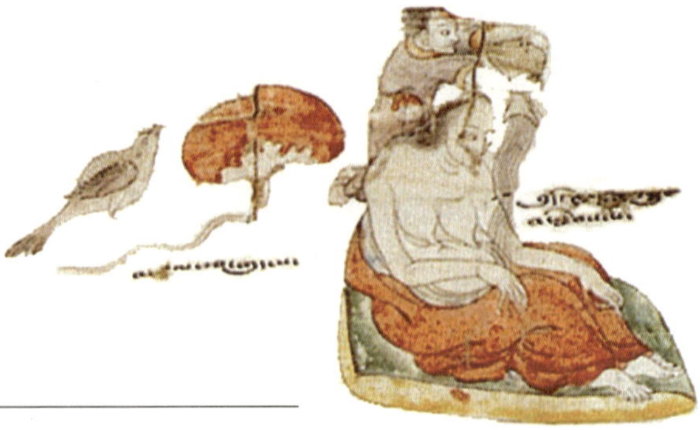

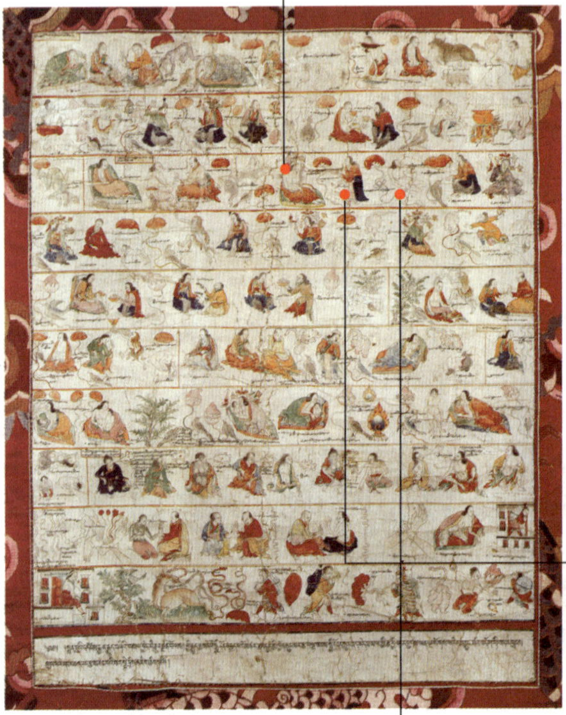

6.5.3 肾脉旺盛，卜妻存活

无论任何季节，妻病诊健康夫脉，若其水肾脉旺盛，搏动似白腰草鹬鸣叫柔而缓，则卜妻存活。

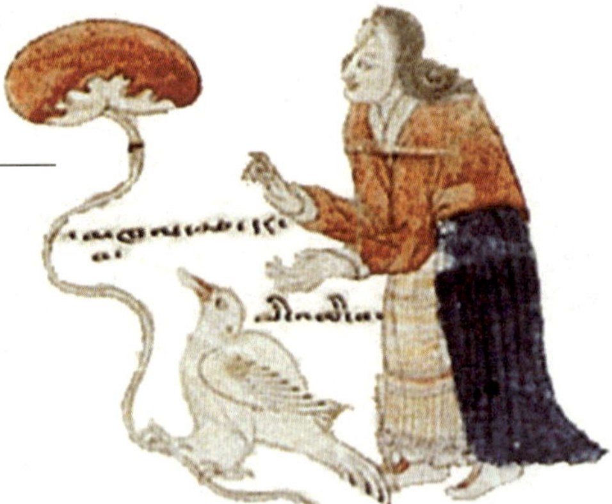

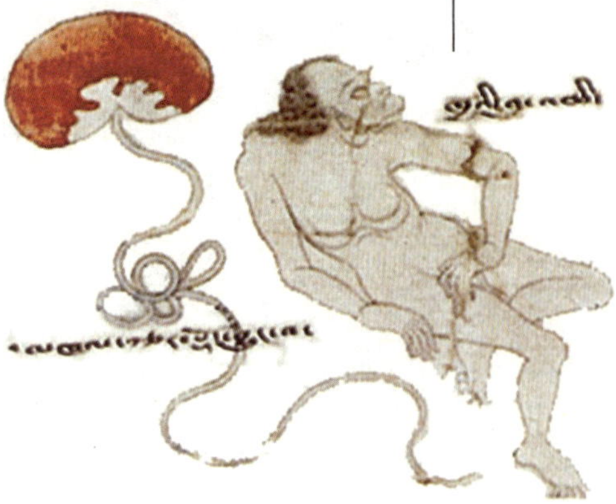

6.5.4 肾脉间歇，卜夫之子死亡

无论任何季节，妻病诊健康夫脉，若其水肾脉出现间歇，则卜丈夫之子死亡。

6.5.5 肝脉旺盛，卜妻凶、子吉

无论任何季节，若肾脉的子脉旺盛，则卜妻凶、子吉。比如冬季，妻病诊健康夫脉，若夫之水肾脉的子脉即木肝脉搏动似云雀鸣叫细而紧，则卜对妻不利，子吉祥。

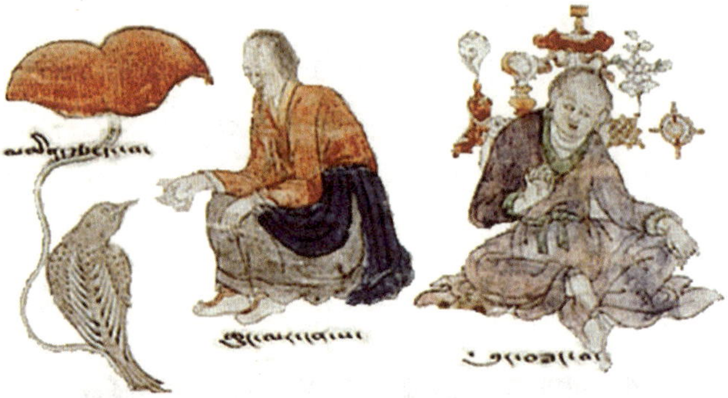

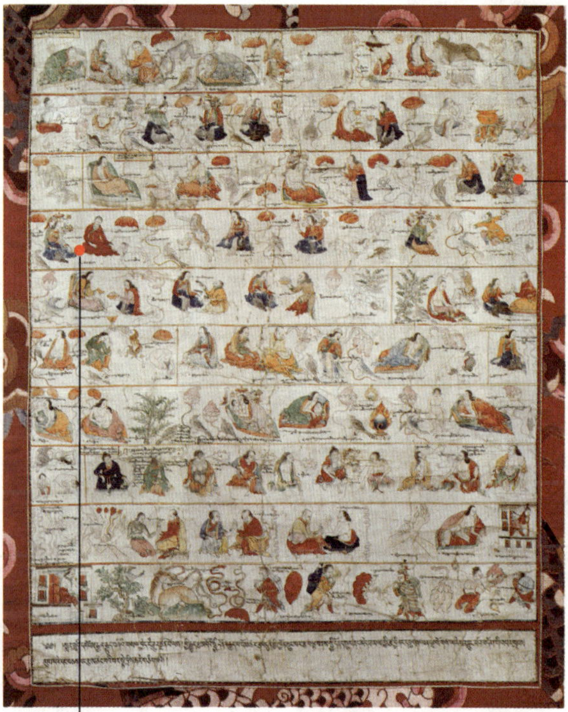

6.5.6 肝脉衰弱，卜妻吉、子凶

无论任何季节，若肾脉的子脉衰弱，则卜妻吉、子凶。比如冬季，妻病诊健康夫脉，若夫之水肾脉的子脉即木肝脉衰而不显，则卜妻吉祥，对子不利。

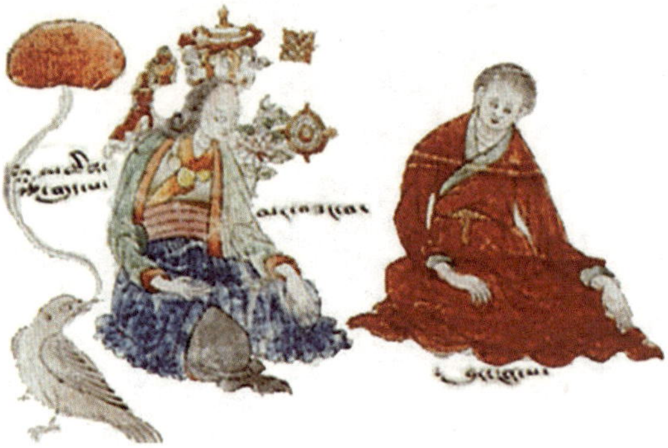

6.5.7 肝脉不全，卜子死亡

无论任何季节，若肾脉的子脉不全，则卜子死亡。比如冬季，妻病诊健康夫脉，若夫之水肾脉的子脉即木肝脉不全，则卜子死亡。

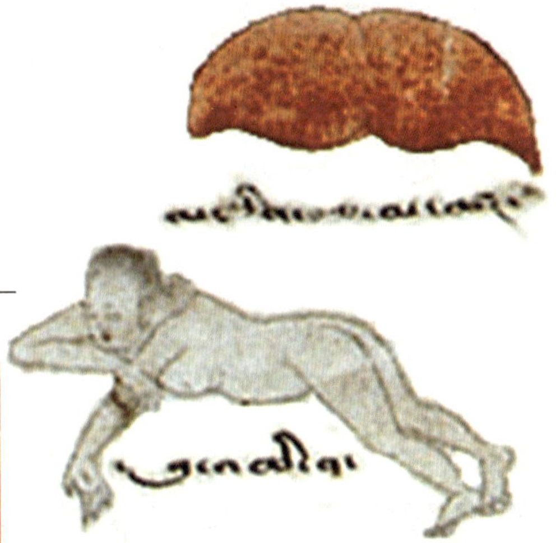

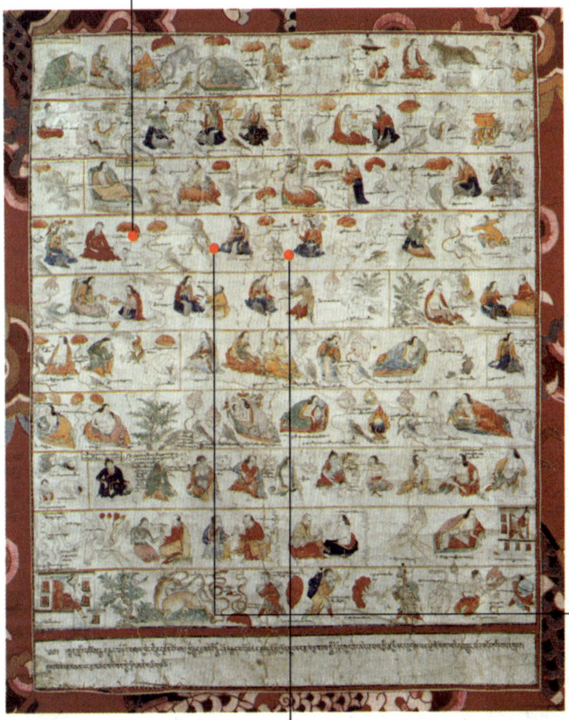

6.5.8 脾脉旺盛，卜妻遭巨魔伤害

无论任何季节，若肾脉的敌脉旺盛，则卜妻遭巨魔伤害。比如冬季，妻病诊健康夫脉，若夫水肾脉的敌脉即土脾脉搏动像麻雀鸣叫短而柔，则卜妻遭巨魔侵害。

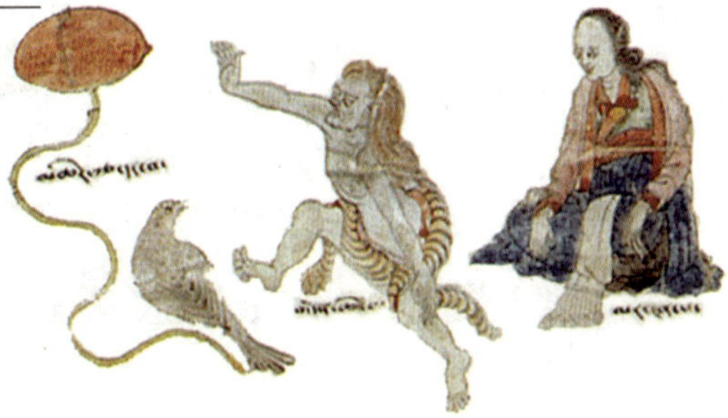

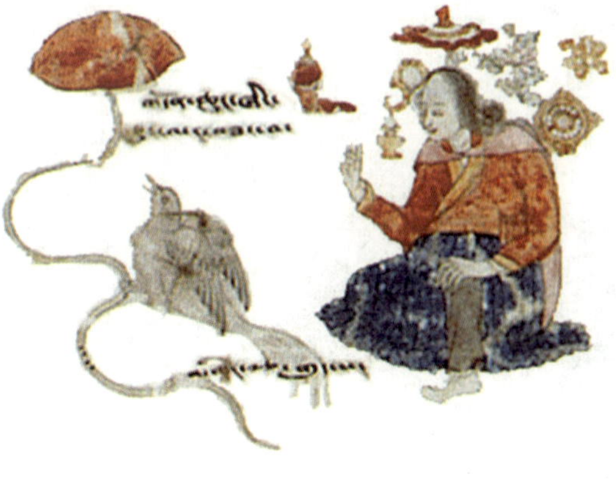

6.5.9 脾脉衰弱，卜妻吉祥

无论任何季节，若肾脉的敌脉衰弱，则卜妻吉祥。比如冬季，妻病诊健康夫脉，若夫水肾脉的敌脉即土脾脉弱而不显，则卜妻遭魔侵害小，吉祥。

6.5.10 脾脉不全，卜夫系亲属死亡

无论任何季节，若肾脉的敌脉不全，则卜夫系亲属死亡。比如冬季，妻病诊健康夫脉，若夫水肾脉的敌脉即土脾脉搏动不全即时有停止、间歇，则卜夫系亲属死亡。

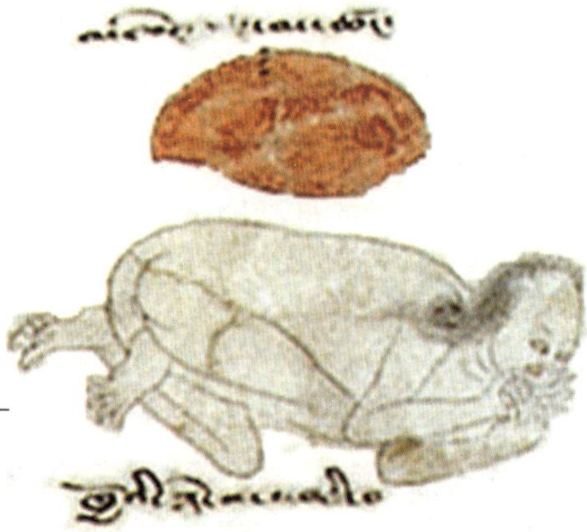

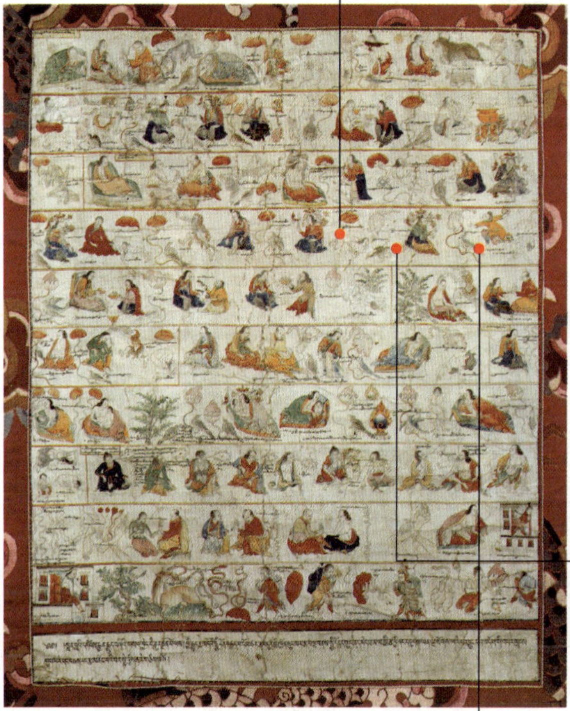

6.5.11 肺脉旺盛，卜夫吉祥

无论任何季节，若肾脉的母脉旺盛，则卜夫吉。比如冬季，妻病诊健康夫脉，若夫水肾脉的母脉即金肺脉搏动似“西布”鸟鸣叫短而粗，则卜夫吉祥。

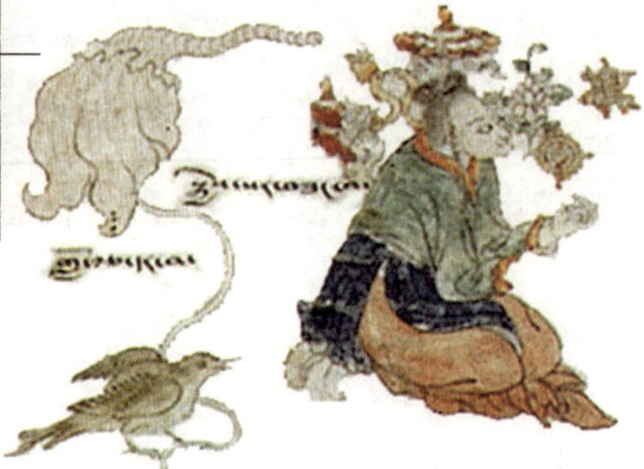

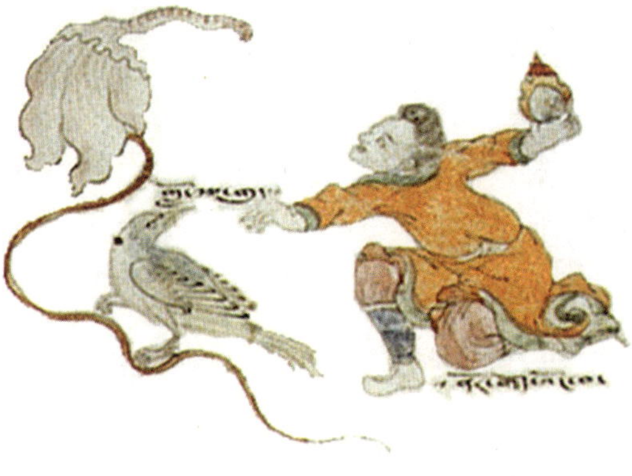

6.5.12 肺脉衰弱，卜夫破财

无论任何季节，若肾脉的母脉衰弱，则卜夫破财。比如冬季，妻病诊健康夫脉，若夫水肾脉的母脉即金肺脉弱而不显，则卜夫破财。

6.5.13 肺脉不全，卜父系亲属死亡

无论任何季节，若水肾脉的母脉不全，则卜父系亲属死亡。比如冬季，妻病诊其健康夫脉，若其水肾脉的母脉即金肺脉搏动不全即停搏，则卜父系亲属死亡之兆。

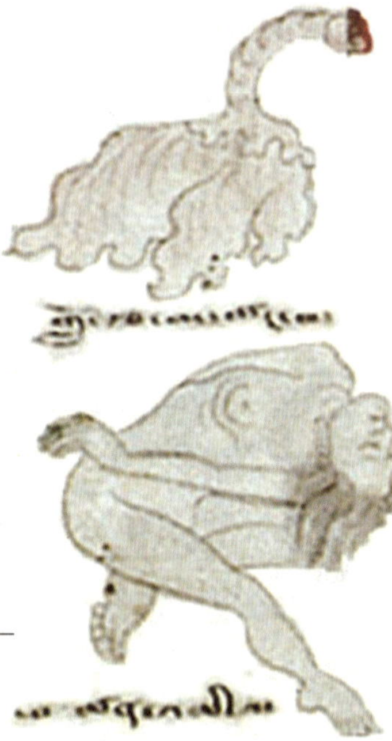

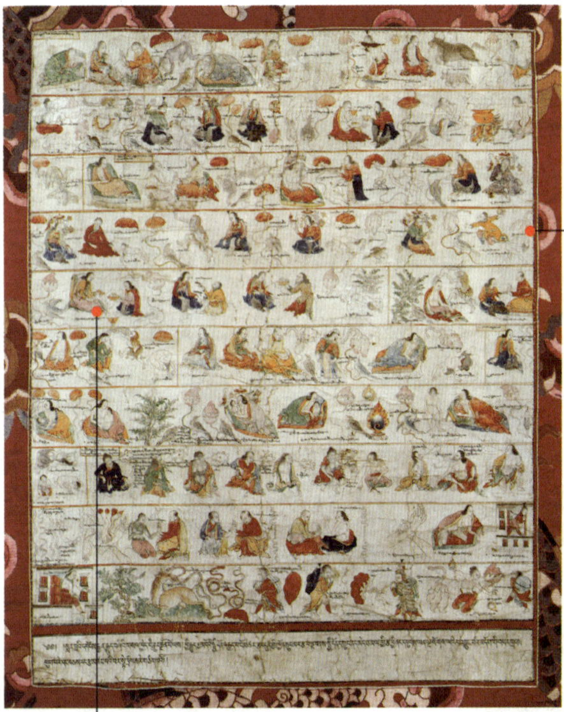

6.5.14 心脉旺盛，卜妻病获得良药、良食

无论任何季节，若肾脉的友脉旺盛，则卜妻病获得良药、良食。比如冬季，妻病诊其健康夫脉，若夫水肾脉的友脉即火心脉搏动似杜鹃鸣叫粗而洪大，则卜妻病可获得对症的良药、良食。

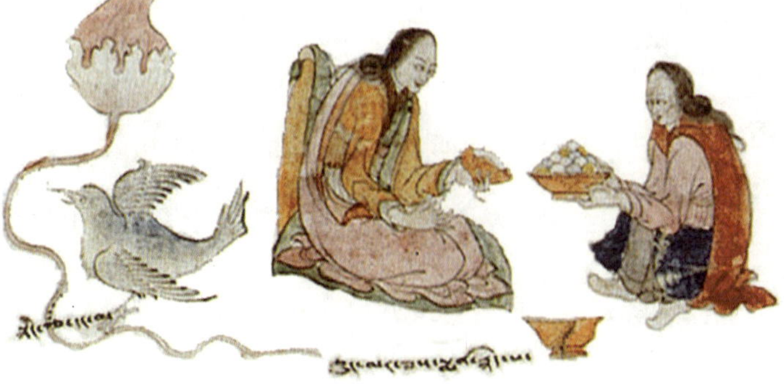

6.5.15 心脉衰弱，卜药食不对症

无论任何季节，若肾脉的友脉衰弱，则卜妻病药食不对症。比如冬季，妻病诊其健康夫脉，若夫水肾脉的友脉即火心脉弱而不显，则卜妻药食与病不对症。

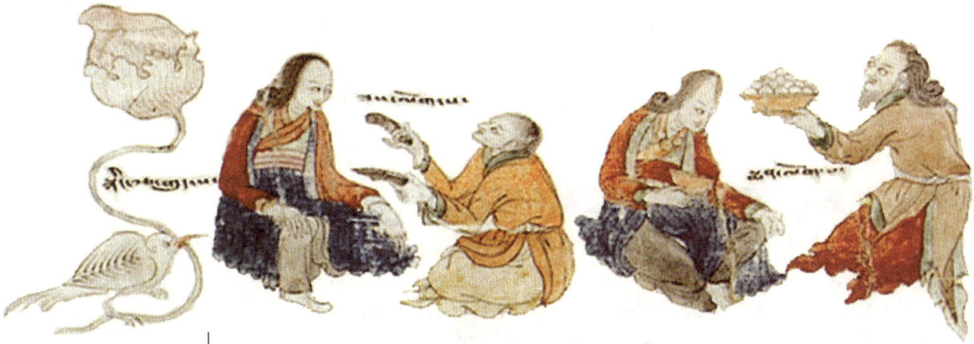

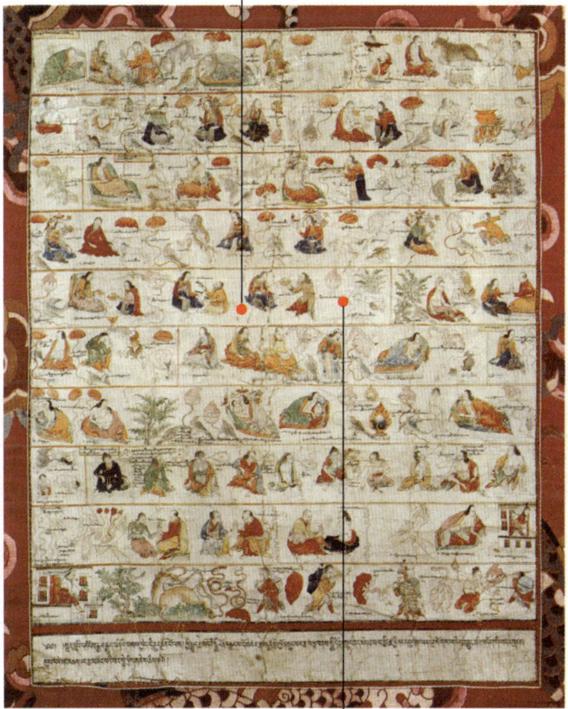

6.5.16 心脉不全，卜夫系亲属死亡

无论任何季节，若肾脉的友脉不全，则卜夫系亲属死亡。比如冬季，妻病诊其健康夫脉，若其水肾脉的友脉即火心脉搏动不全即时有停止、间歇，则卜夫系亲属死亡。

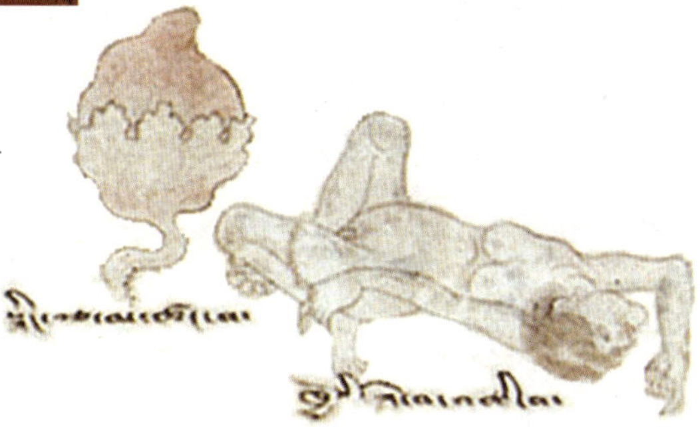

6.6 夫为妻伴，妻为夫敌

夫为妻所享用者，故夫为妻伴；妻为剿灭夫之敌，故妻为夫敌。无论任何季节，时脉可视为妻之本脉，时脉之友脉可视为夫之本脉。夫病诊妻脉，可卜夫吉凶。

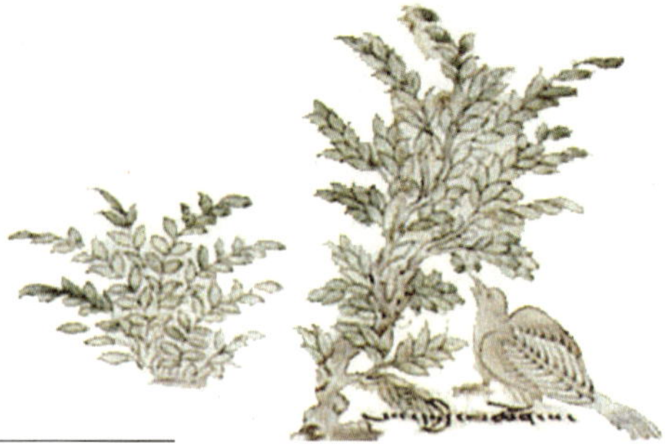

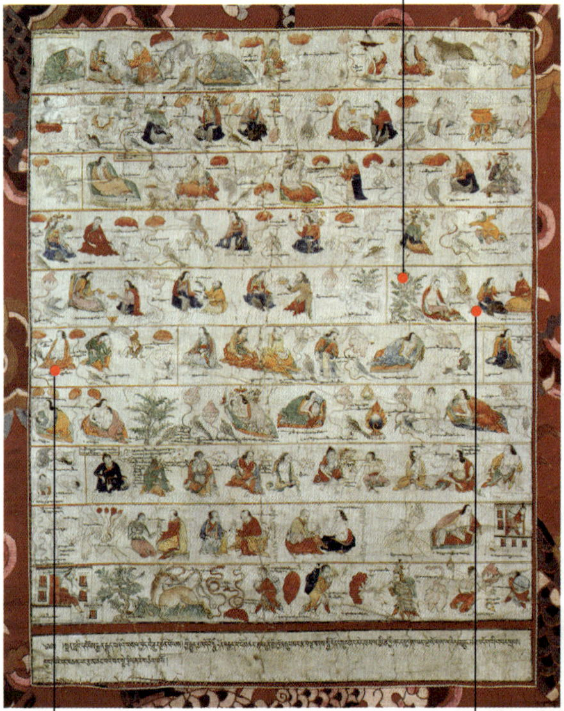

6.6.1 夫病诊妻脉

无论任何季节，比如春季，夫病诊妻脉，可卜吉凶。春季之木肝脉为妻之本脉，其友脉土脾脉可视为夫脉，友脉的盛衰，可卜丈夫生死。

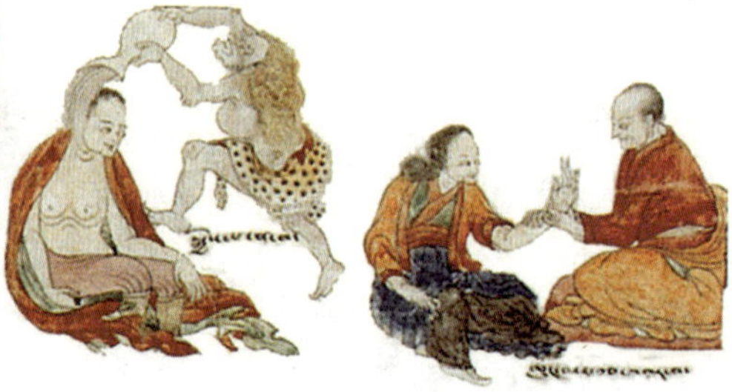

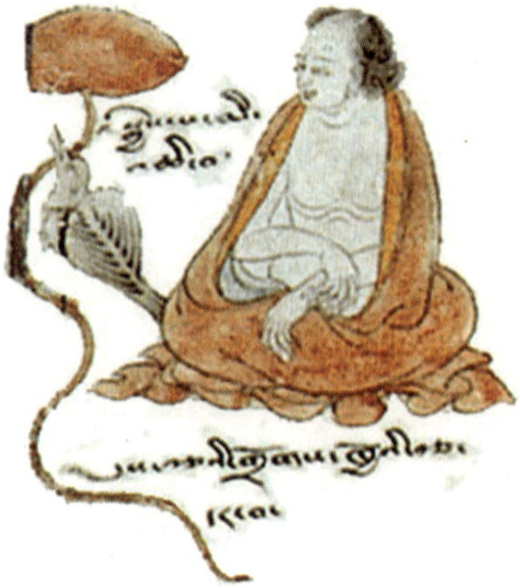

6.6.1.1 时脉的友脉旺盛，卜夫存活

无论任何季节，时脉之友脉旺盛可卜吉祥。比如春季，夫病诊健康妻脉，春时木肝脉为妻之本脉，其友脉土脾脉可视为夫脉。如果友脉搏动似麻雀鸣叫短而柔，则卜丈夫存活。

6.6.1.2 时脉的友脉衰弱，卜夫病严重

无论任何季节，若时脉之友脉衰弱，则凶。比如春季，夫病诊健康妻脉，春时木肝脉为妻之本脉，其友脉土脾脉可视为夫脉。如果友脉搏动不像麻雀鸣叫短而柔，而是衰而不显，则卜夫病严重。

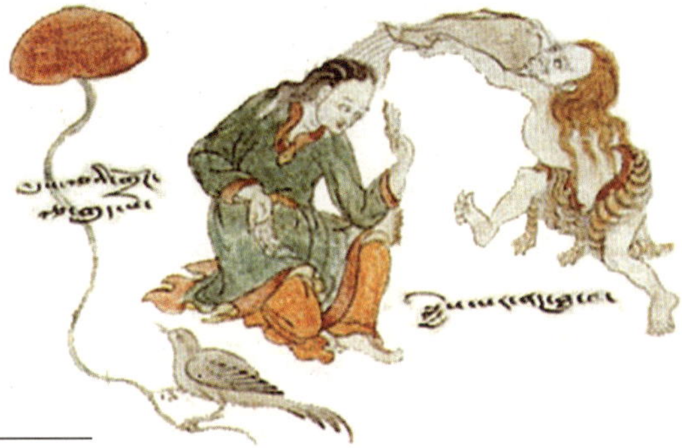

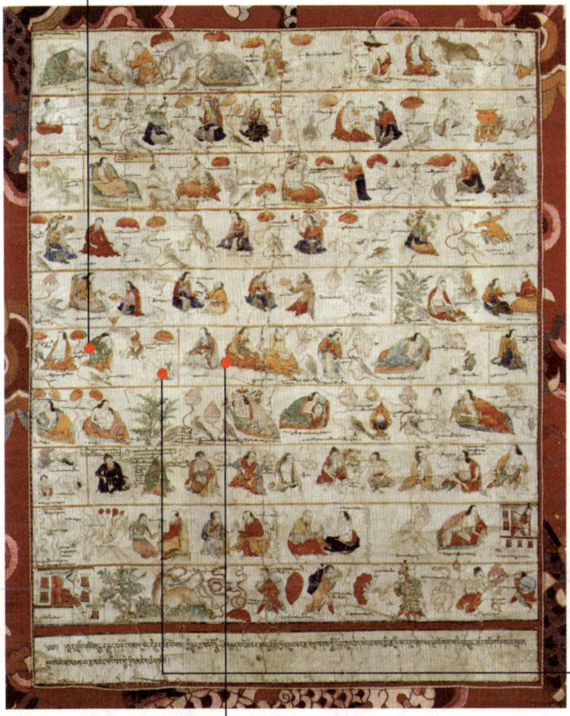

6.6.1.3 时脉的友脉不全，卜夫死亡

无论任何季节，若时脉之友脉不全，则凶。比如春季，夫病诊健康妻脉，春时木肝脉为妻之本脉，其友脉土脾脉可视为夫脉。如果友脉搏动不全即时有停止、间歇，则卜丈夫死亡。

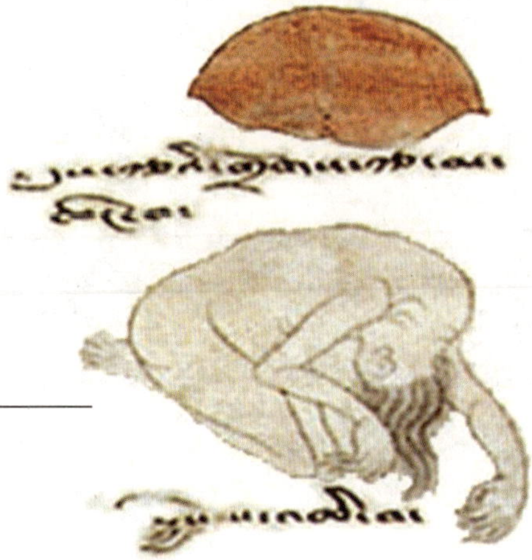

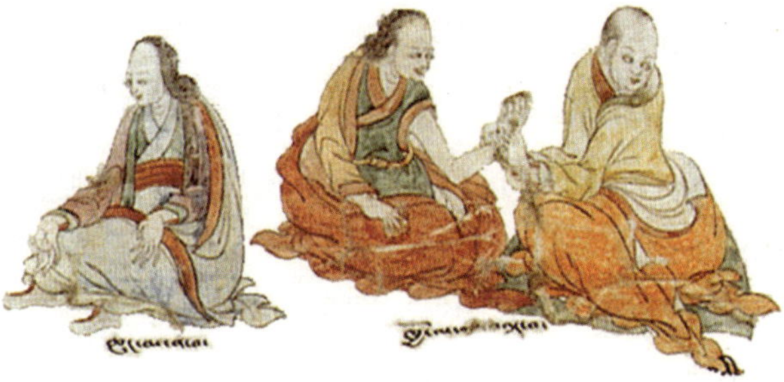

6.6.2 妻病诊夫脉

夫为妻所享用者，故夫为妻伴；妻为剿灭夫之敌，故妻为夫敌。妻病诊健康夫脉，可卜妻吉凶。比如春季，木肝脉为夫之本脉，其敌脉为金肺脉，可视为妻脉，敌脉的盛与衰，可卜妻存亡。

6.6.2.1 时脉的敌脉旺盛，卜妻存活

无论任何季节，比如春季，妻病诊健康夫脉，春时木肝脉为夫之本脉，其敌脉为金肺脉，可视为妻脉，若敌脉搏动似“西布”鸟鸣叫短而粗，则卜妻存活。

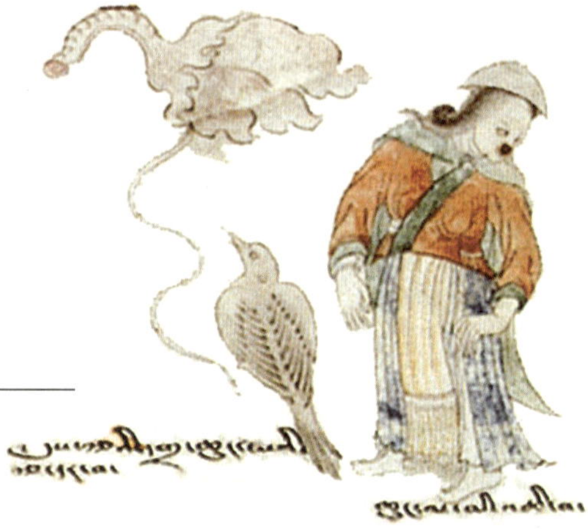

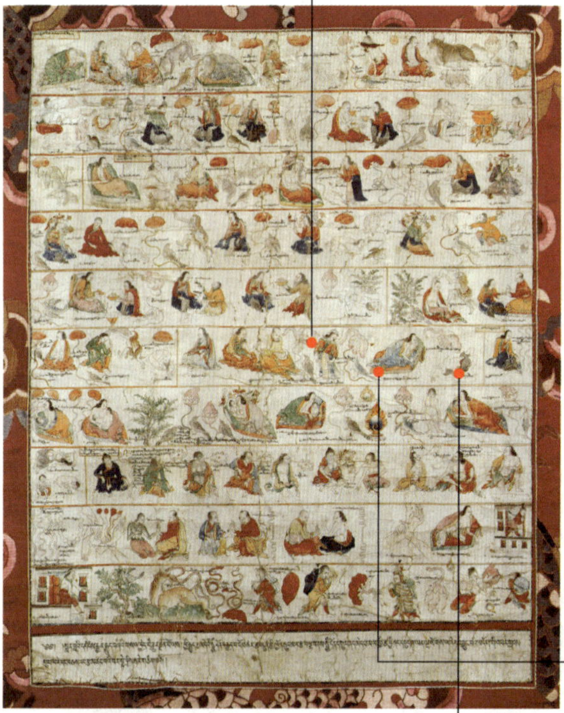

6.6.2.2 时脉的敌脉衰弱，卜妻病严重

无论任何季节，时脉之敌脉衰弱，比如春季，妻病诊健康夫脉，春时木肝脉为夫之本脉，其敌脉为金肺脉，可视为妻脉，若敌脉搏动不像“西布”鸟鸣叫短而粗，而是衰而不显，则卜妻病严重。

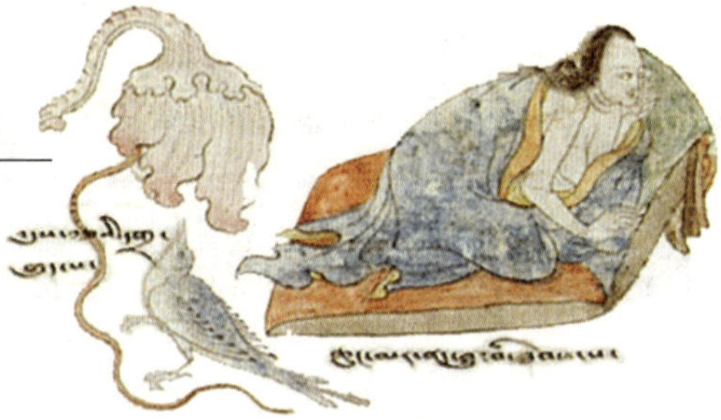

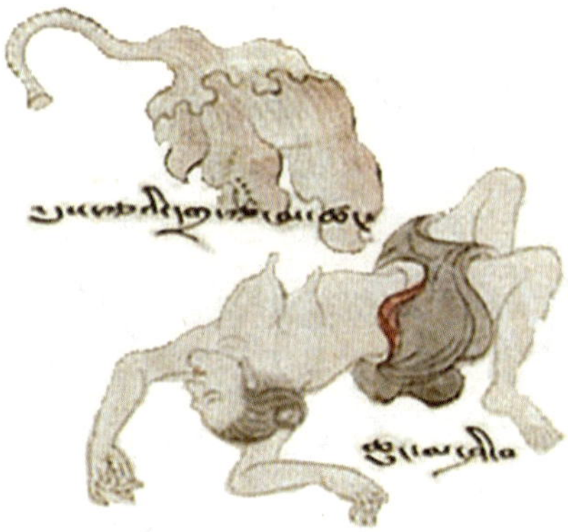

6.6.2.3 时脉的敌脉不全，卜妻死亡

无论任何季节，若时脉的敌脉不全，则凶。比如春季，妻病诊健康夫脉，春时木肝脉为夫之本脉，其敌脉为金肺脉，可视为妻脉，若敌脉搏动不全即时有停止、间歇，则卜妻死亡。

7 妊娠脉

7.1 诊妊娠脉卜吉凶

7.1.1 妊娠脉高突而滑利

妇女怀男胎与女胎，妊娠脉象“寸”“关”“恰”任何脉特别是“恰”指下脉搏出现洪而高突，或高突滑利。

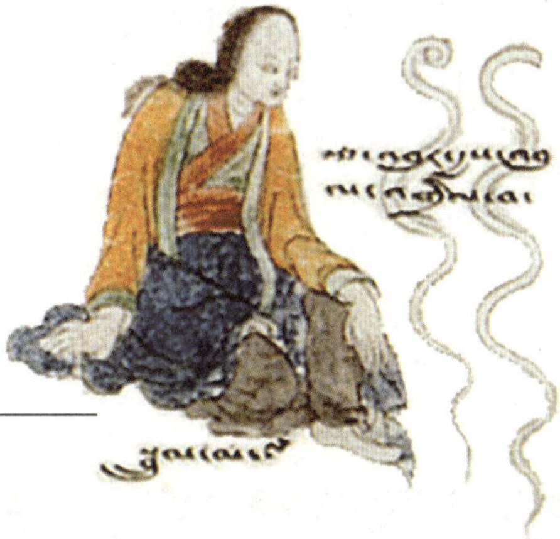

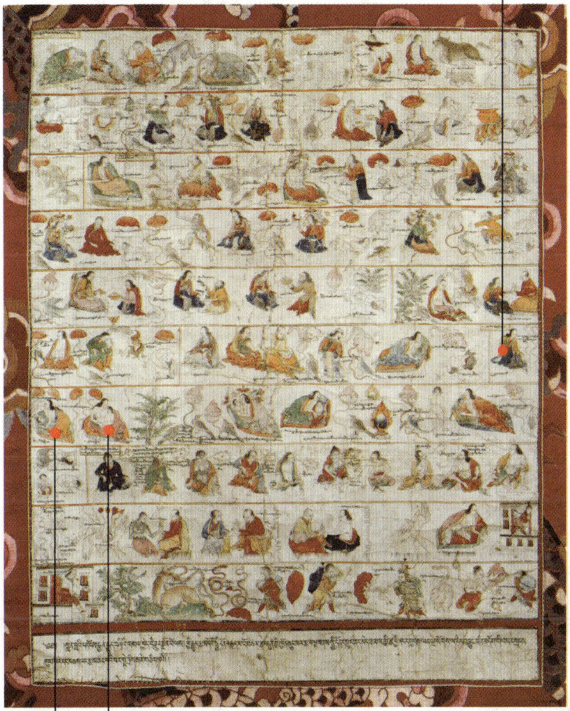

7.1.2 右肾脉高突，卜生男

孕妇的右肾脉搏动更为洪壮者，卜生男，原因是男性一般为谋略型人，“若玛”脉主男，其脉处在身体右边，故怀男孩孕妇的右肾脉壮而洪。

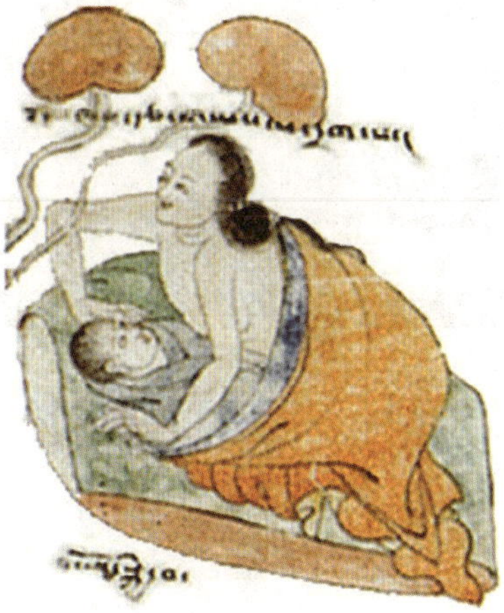

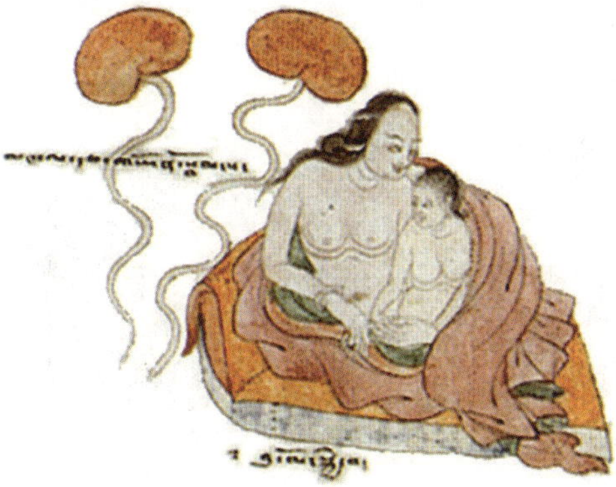

7.1.3 左肾脉高突，卜生女

孕妇的左肾脉搏动更为洪壮者，卜生女。原因是女性一般为智慧型人，“江玛”脉主女，其脉处在身体左边，故怀女孩孕妇的左肾脉洪壮。

7.2 母子敌友推算诊脉法

7.2.1 春季

无论任何季节，时脉为母亲的本脉，其子脉可视为腹中胎儿之脉，子脉之母脉、子脉、友脉、本脉和敌脉等任何一脉搏动旺盛与否，可卜胎儿出生易难与否、财运旺盛与否、成活与否等，这里是以春时木肝脉为例，诊其母子敌友各脉。

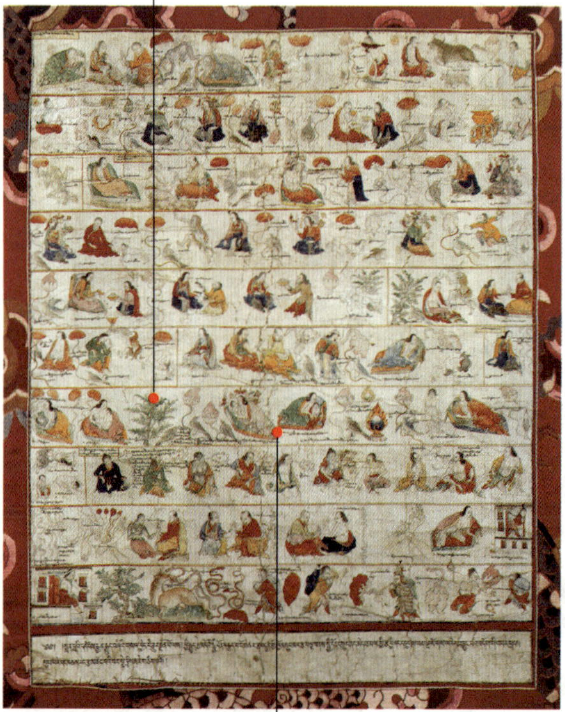

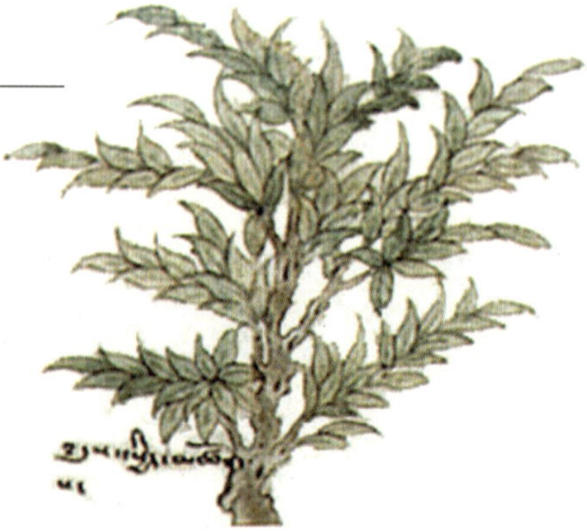

7.2.2 子脉的母脉和子脉旺盛，卜胎儿顺产、易活、福气大、少病

无论任何季节，比如春季，木肝脉为母亲本脉，其子脉为火心脉，可视为腹中胎儿之脉。若子脉即火心脉的母脉木肝脉搏动似云雀鸣叫细而紧，或子脉火心脉之子脉即土脾脉搏动似麻雀鸣叫短而柔，则卜胎儿顺产、易活、吉祥，孩子长大生男，子孙兴旺。

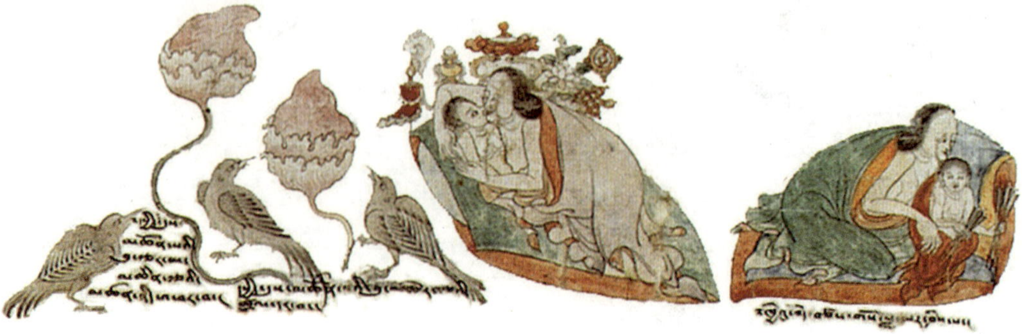

7.2.3 子脉之友脉旺盛，卜财运旺、永久

无论任何季节，比如春季，木肝脉为母亲的本脉，其子脉为火心脉，可视为胎儿脉，子脉火心脉的友脉为金肺脉。若金肺脉搏动似“西布”鸟鸣叫短而粗，则卜胎儿财运旺盛，终生康健。

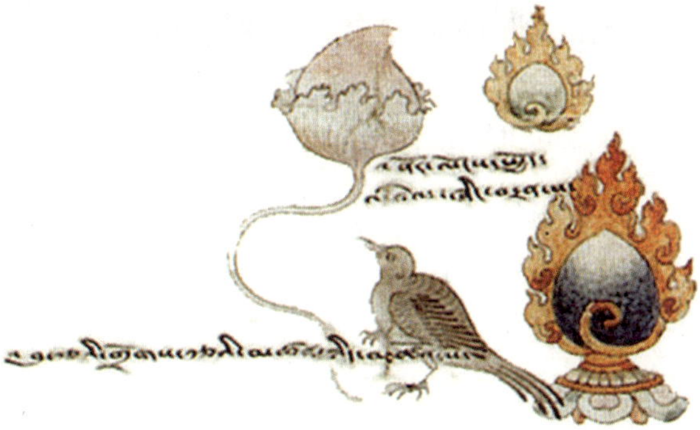

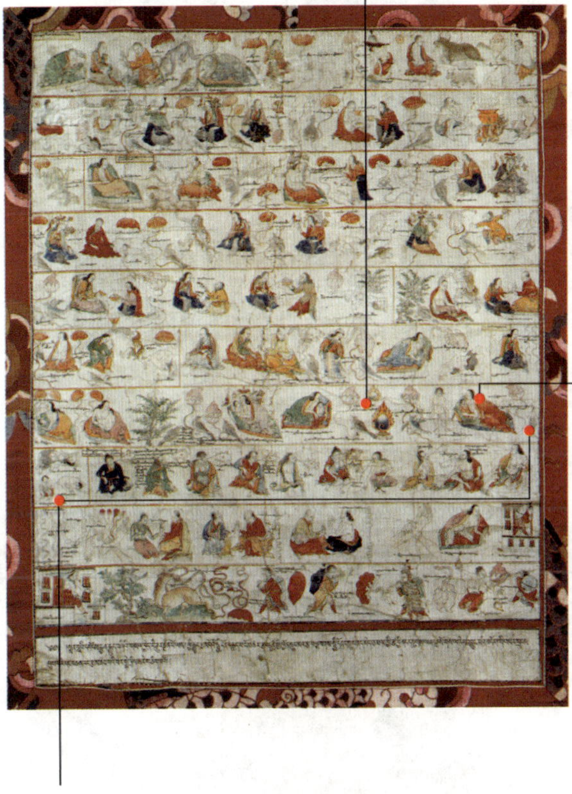

7.2.4 子脉正常，卜出生后无生命之忧

无论任何季节，比如春季，木肝脉为母亲的本脉，其子脉为火心脉，可视为胎儿的脉。若子脉火心脉搏动似杜鹃鸣叫粗而洪大，则卜子出生后无生命之忧，健康成长。

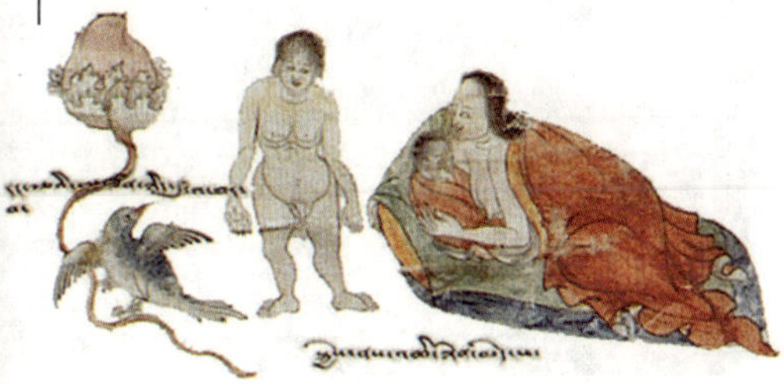

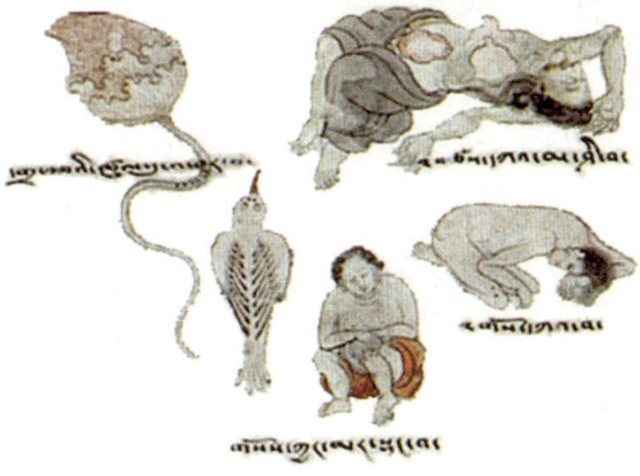

7.2.5 敌脉搏动，卜难产、母凶、难养育、长大恨母

无论任何季节，比如春季，木肝脉为母亲的本脉，其子脉为火心脉，可视为胎儿的脉，子脉火心脉之敌脉为水肾脉，若其搏动似白腰草鹬鸣叫柔而缓，则卜难产，母死亡或遭大难，出生后难养育，且长大后仇恨母亲。

九、病脉与平脉的搏动次数

1　平脉一息五至（甲）

如体内隆、赤、培根等未发生增、损、紊乱，处于平衡状态下的脉，称为平脉。医生呼吸未受外界干扰，从吸气、停气到呼气算为一息，一息中吸气脉搏二至，呼气二至，停气一至，共五至，为无病健康平脉次数。

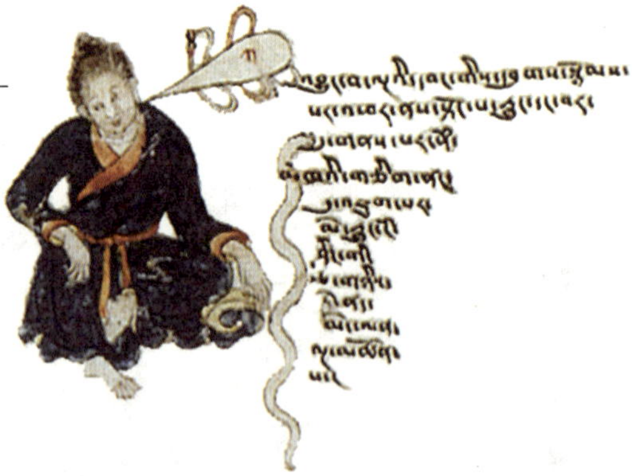

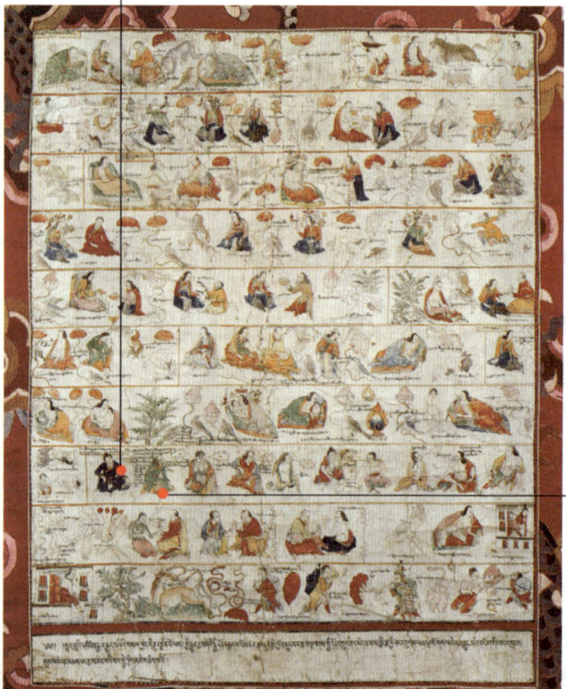

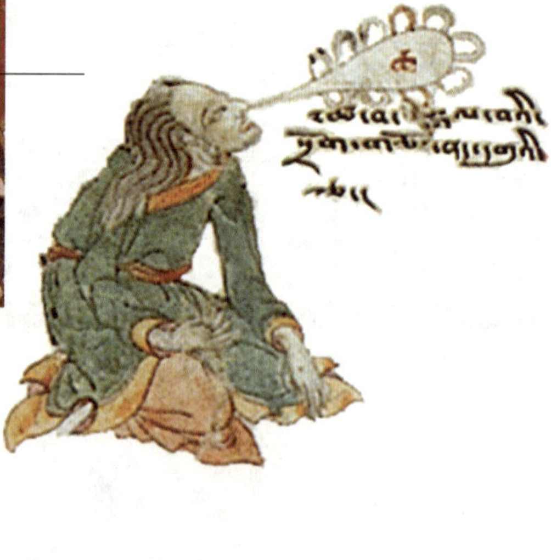

2　病脉脉象（己）

2.1　高热病脉象中的九绝症脉象（己）

医生呼吸未受外界干扰，一息之间病人脉搏超过五至而达到十至者，为高热症脉象，也就是九绝症中的严重热证脉象。

2.2 极热证脉象（戊）

医生呼吸未受外界干扰，正常呼吸一息之内，病人脉搏超过五至而达九至者，为极热证脉象。

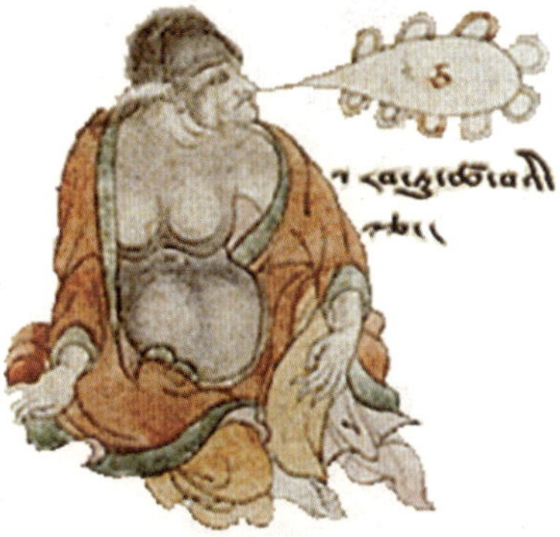

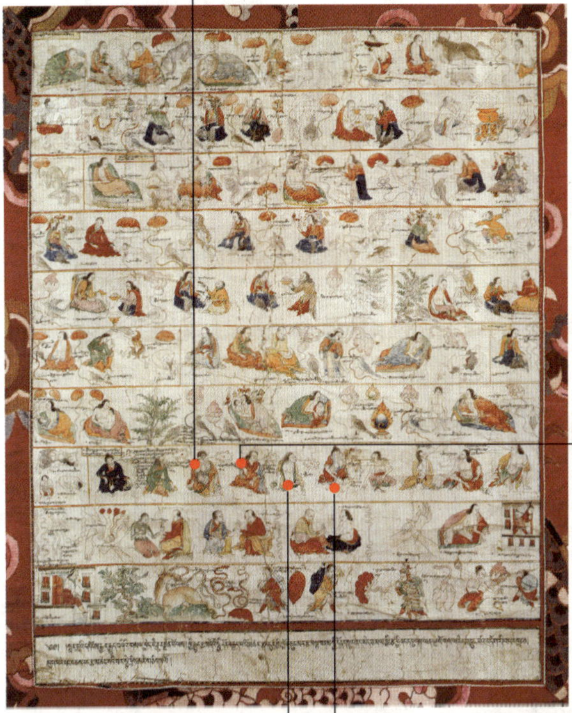

2.3 极热证下限脉象（丁）

医生呼吸未受外界干扰，正常呼吸一息之内，病人脉搏超过五至而达八至者，为极热证下限脉象。

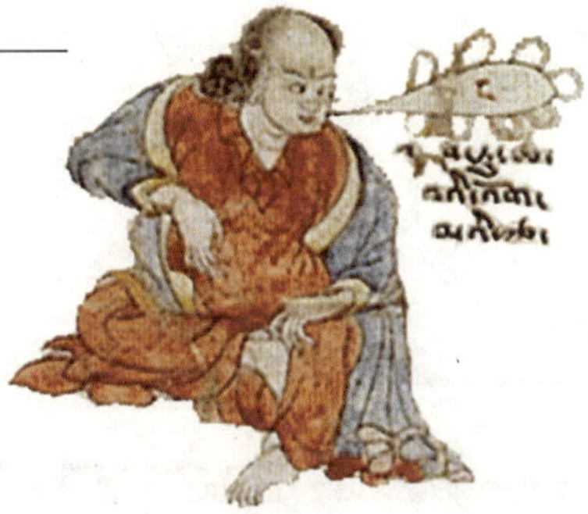

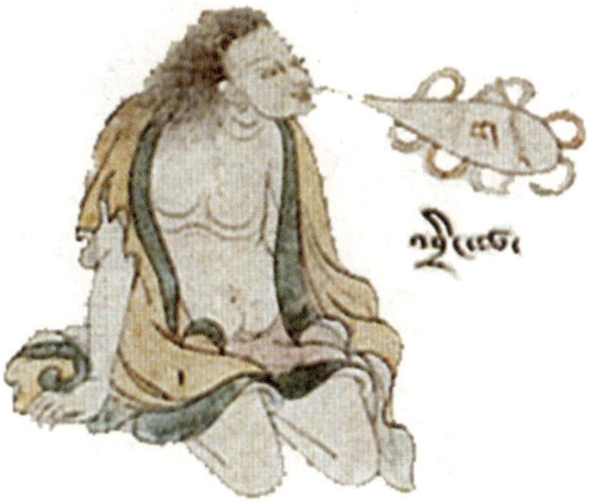

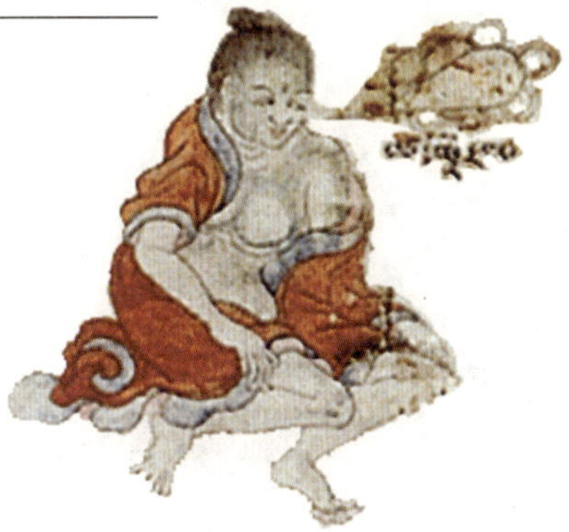

2.4 中等热证脉象（丙）

医生呼吸未受外界干扰，正常呼吸一息之内，病人脉搏超过五至而达七至者，为中等热证脉象。

2.5 一般热证脉象（乙）

医生呼吸未受外界干扰，正常呼吸一息之内，病人脉搏超过五至而达六至者，为一般热证脉象。

2.6 一般寒证脉象（庚）

医生呼吸未受外界干扰，正常呼吸一息之内，病人脉搏少于五至，降到四至，为一般寒证脉象。

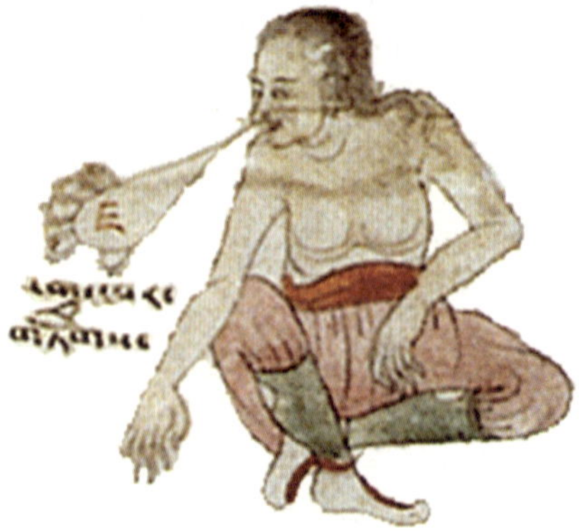

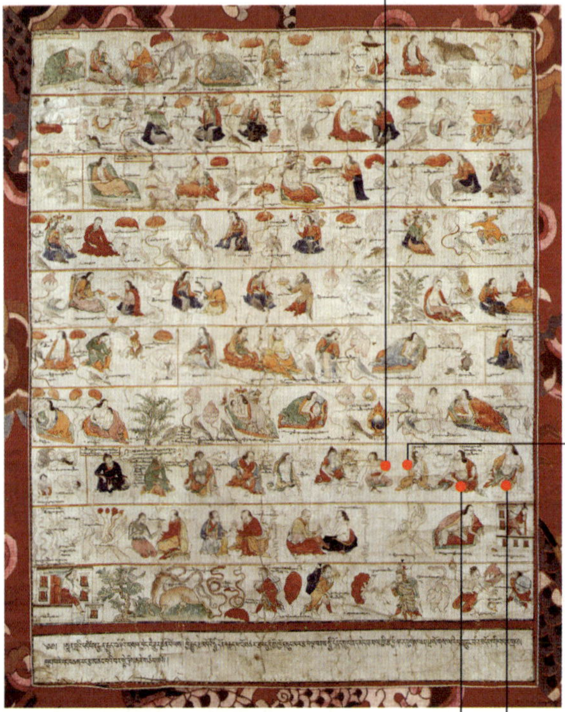

2.7 中等寒证脉象

医生呼吸未受外界干扰，正常呼吸一息之内，病人脉搏降到三至者，为中等寒证脉象。

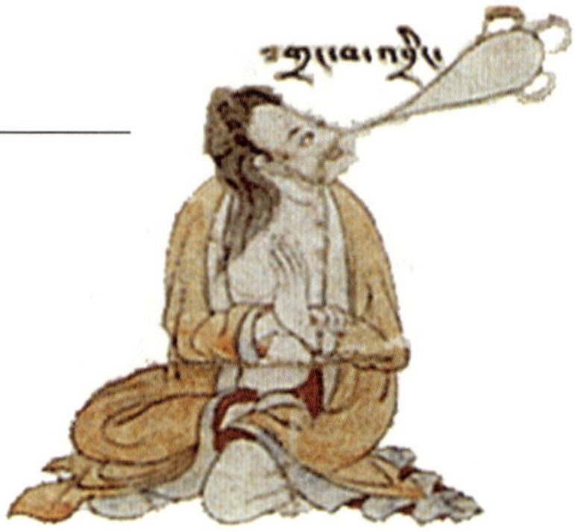

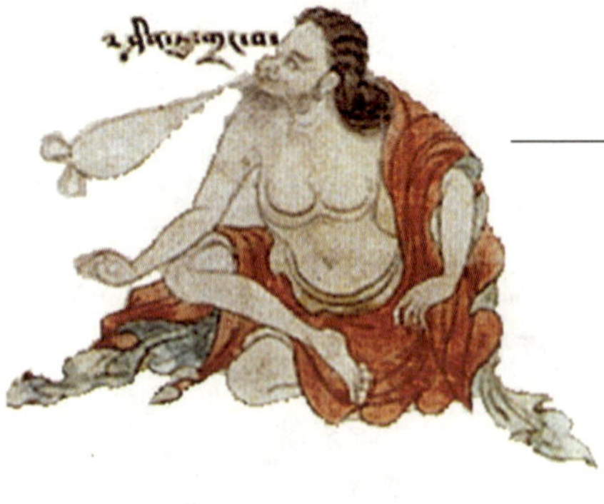

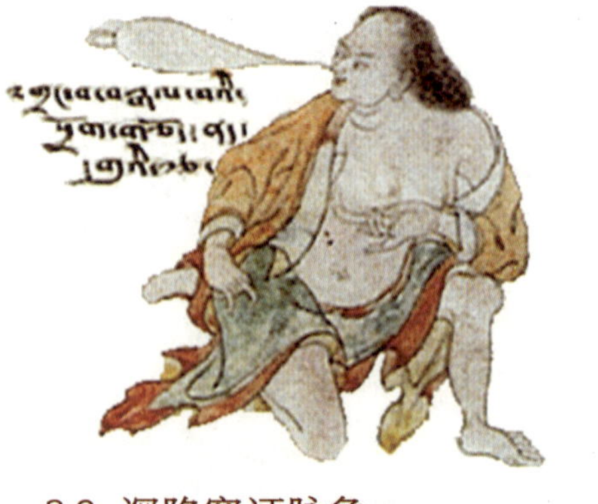

2.8 极寒证脉象

医生呼吸未受外界干扰，正常呼吸一息之内，病人脉搏降到二至者，为极寒证脉象。

2.9 深陷寒证脉象

医生呼吸未受外界干扰，正常呼吸一息之内，病人脉搏降到只有一至者，为九绝症中深陷寒证之脉。

2.10 紧而实为热证脉象

医生呼吸未受外界干扰，正常呼吸一息之内，病人脉搏无论多少至，只要脉象似弓弦紧，而按之坚实者，属热证脉象。

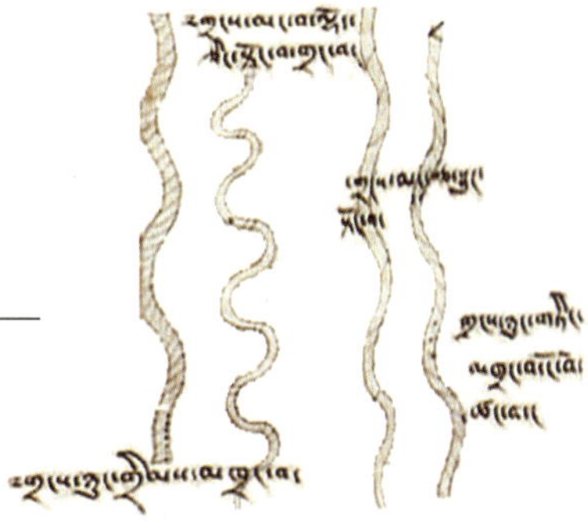

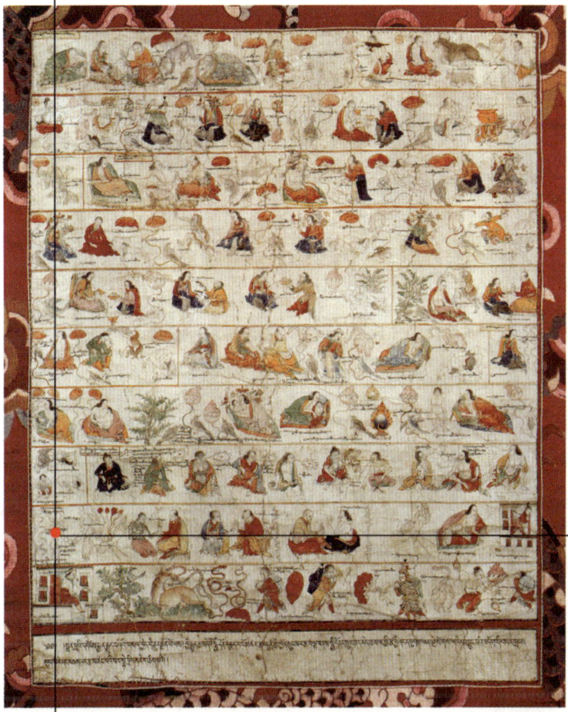

2.11 数而空为表热内寒脉象

医生呼吸未受外界干扰，正常呼吸一息之内，病人脉搏次数多而空数者，属表热内寒脉象。

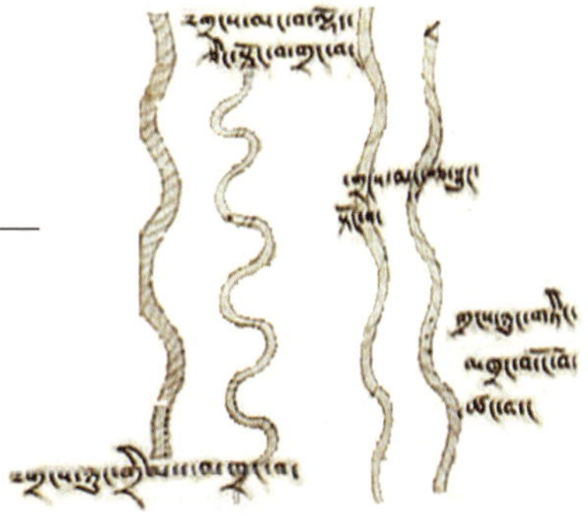

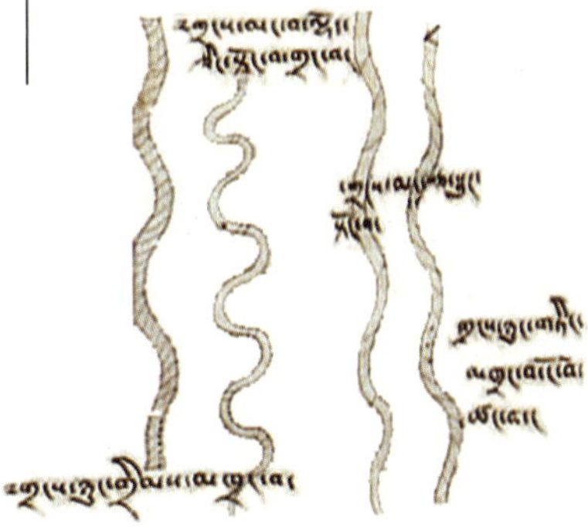

2.12 数而弛空为表热内寒脉象

医生呼吸未受外界干扰，正常呼吸一息之内，病人脉搏次数多且松弛而空数者，属本质为隆病的表热内寒脉象。

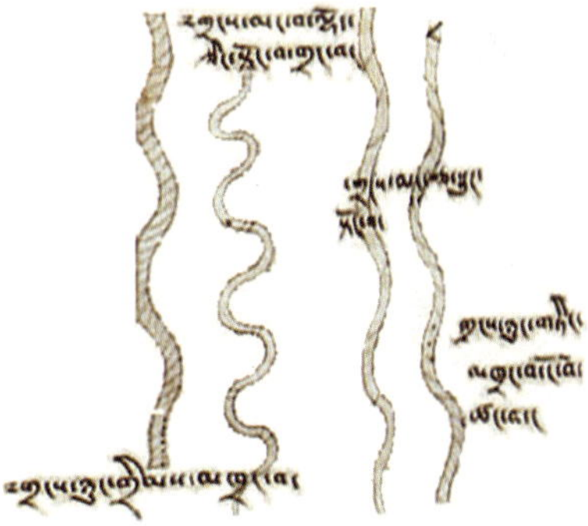

2.13 迟而沉实为表寒内热脉象

医生呼吸未受外界干扰，正常呼吸一息之内，病人脉搏次数少且深处坚而实者，属表寒内热脉象。

3 平脉

3.1 搏动均匀

无病正常脉象，切一百至不出现忽大忽小、忽细忽粗、忽洪忽弱、忽沉忽浮、忽紧忽弛和忽表浮、忽间歇、忽滞涩等各种问题，搏动似珍珠串，均匀者为平脉。

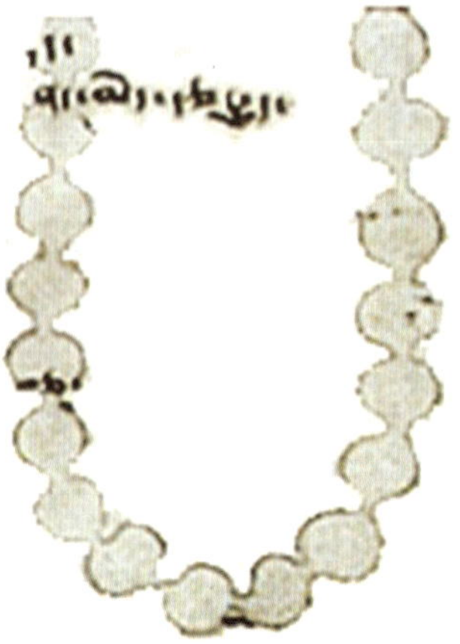

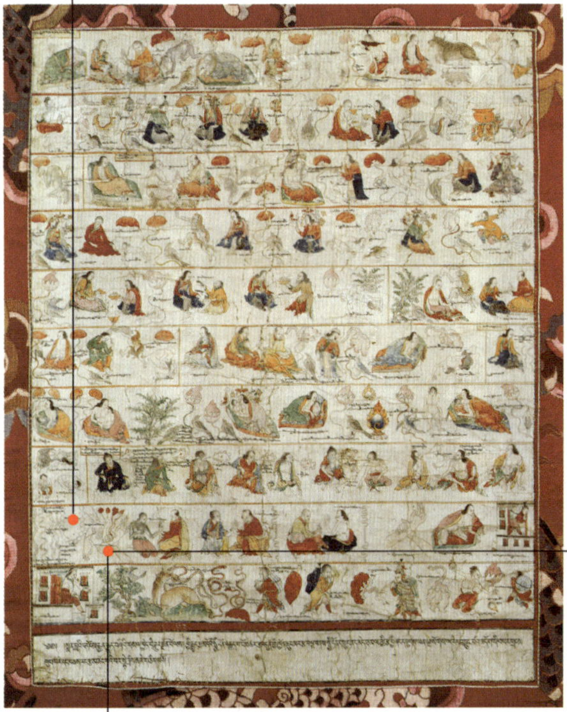

3.2 特殊平脉

3.2.1 反关脉

脉搏位置不在腕高骨内壁上，而先天长到手背即高骨的外侧面上者，称为反关脉，亦属无病正常脉。

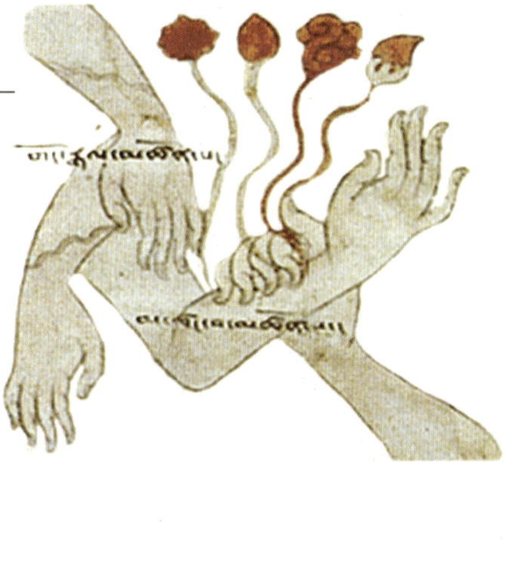

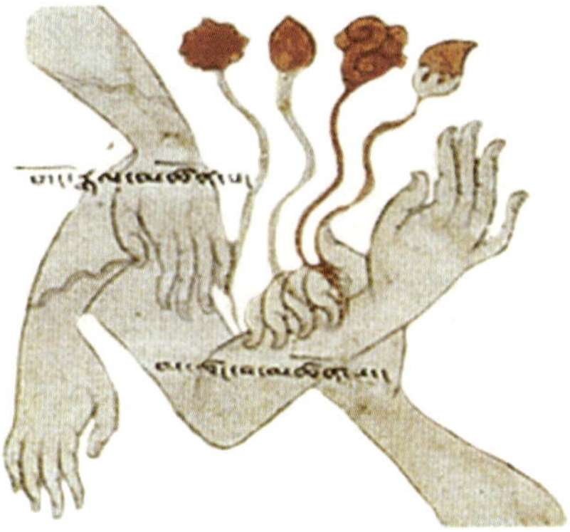

3.2.2 偶然反关脉

脉搏位置不在腕高骨内壁上，偶然窜到手背即高骨的外侧面上者，称为偶然反关脉，亦属无病正常脉。

3.2.3 先天不全脉

有的人“寸”“关”“恰”脉处在上角或下角，所反映的脏腑脉先天性不全或不搏动现象，称为先天不全脉，如左手“寸”指下脉的心和小肠脉，“关”指下脉的脾脉，“恰”指下脉的“三木塞”脉。有人生来不全，亦属正常。

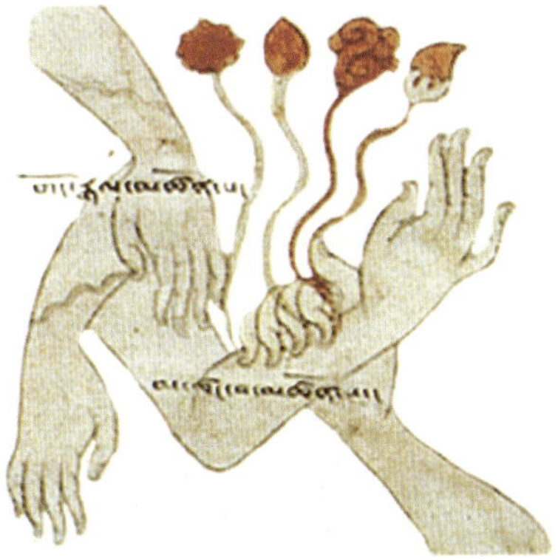

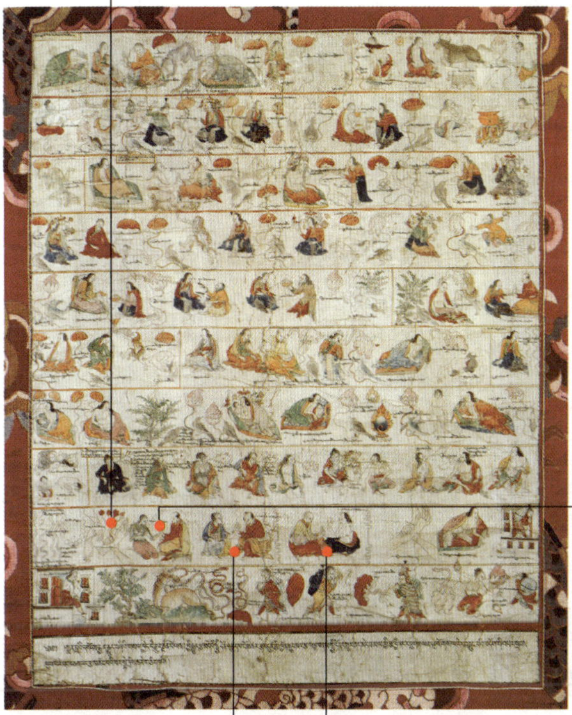

3.2.4 先天有序间歇脉

有的人脏腑各脉有先天有序短暂停搏现象，称为先天有序间歇脉，亦属正常。

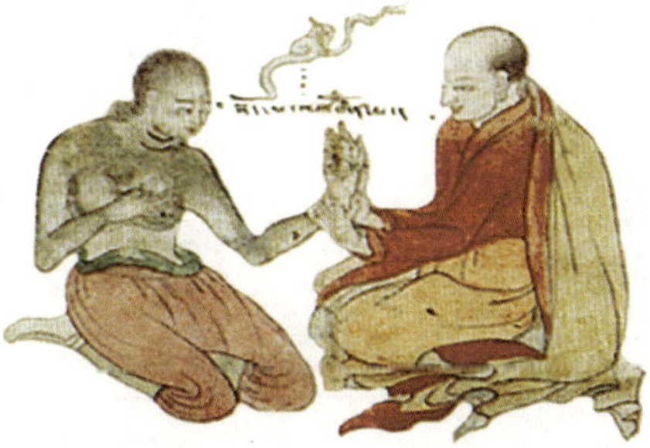

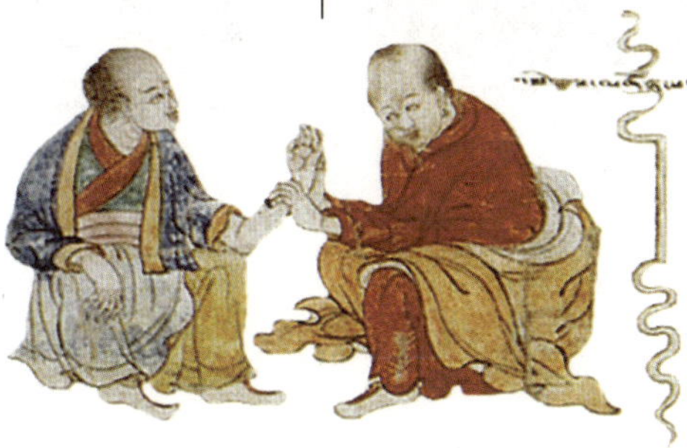

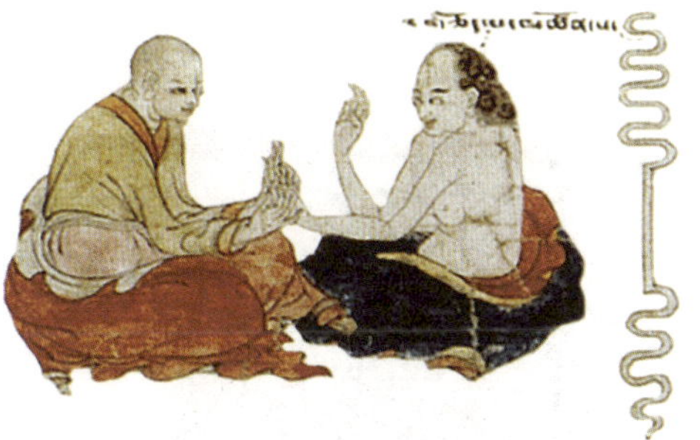

3.2.5 先天涩滞脉

有的人“寸”“关”“恰”三指下脏腑各脉有先天性涩滞现象，称为先天涩滞脉，亦属正常。

3.2.6 先天无序间歇脉

有的人“寸”“关”“恰”三指下脏腑各脉有先天性无规律中断、不搏现象，称为先天无序间歇脉，亦属无病。

3.2.7 先天并列脉

有的人“寸”“关”“恰”三指下脏腑各脉有先天性两脉并列搏动，即两边高中央低搏动，称为先天性并列脉，亦属正常脉范围。

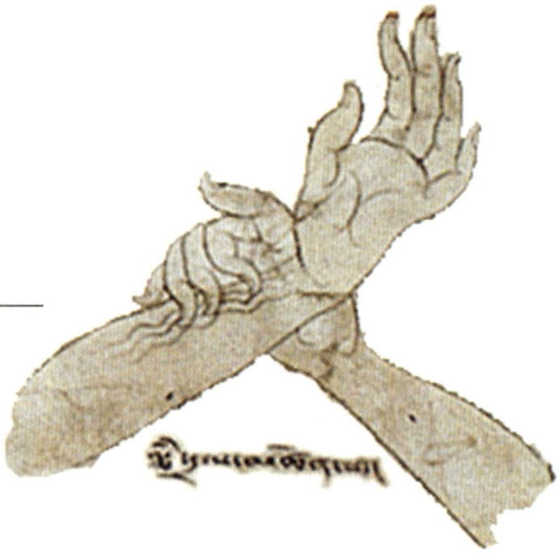

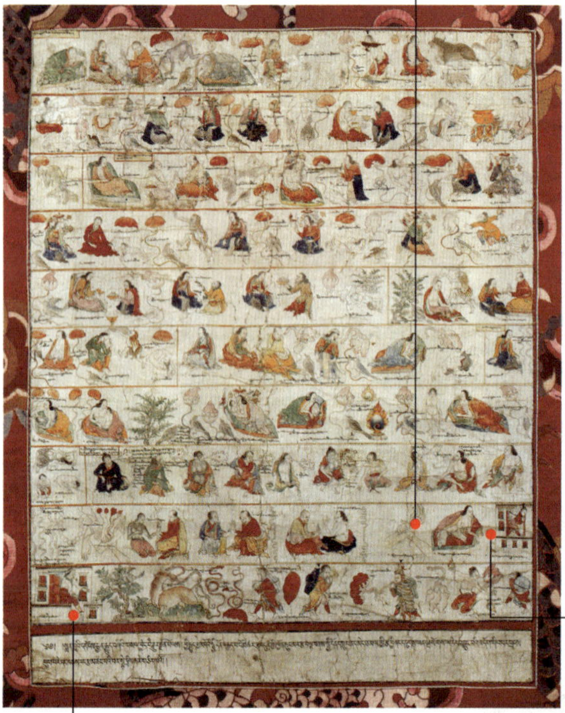

3.2.8 先天反关脉，卜舅父离家、发生口角

健康人的基础脉为先天反关脉者，则卜舅父离家出走、断后、发生口角。

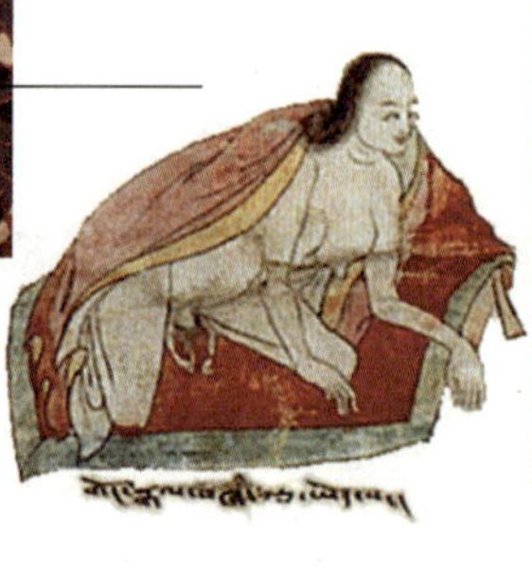

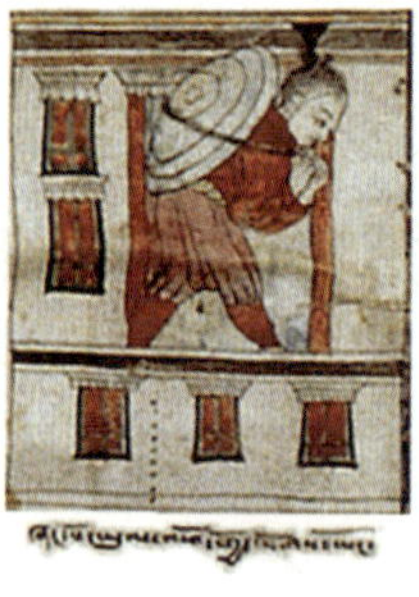

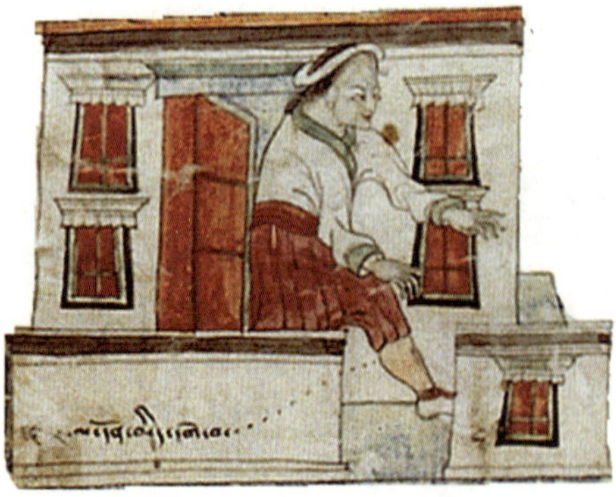

3.2.9 偶有反关脉，卜本人离家、不吉祥

健康人偶尔出现反关脉，则卜本人离家出走或遭殃。偶有反关脉的人极少，但不一定没有，因此诊脉前问清有无先天偶有反关脉后再作诊断。

3.3 结合月、日、时、属相、五行，卜吉凶

在草木萌发、云雀鸣叫的春季，健康人出现间歇、涩滞或无序间歇等脉象者，结合出现的月、日、时和五行、属相，可卜吉凶。

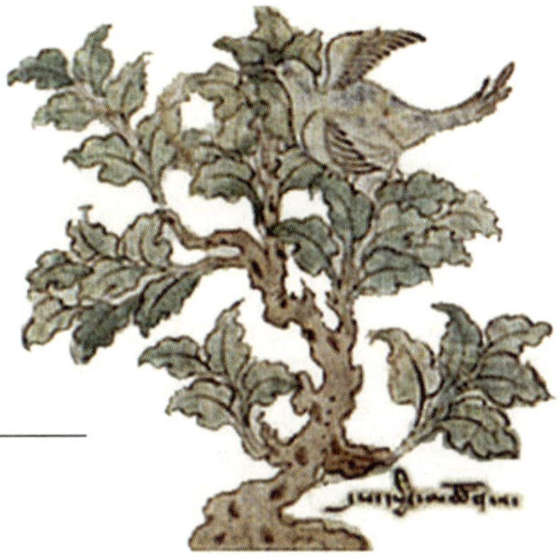

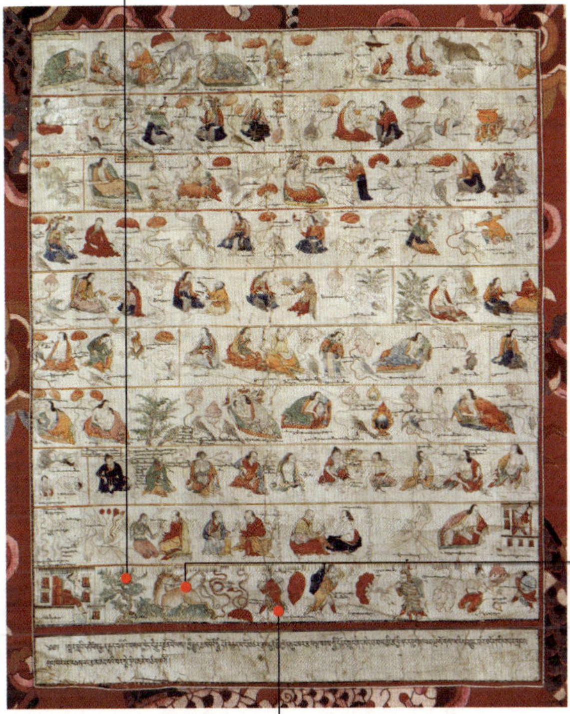

3.3.1 夏伯月初十中午，出现不全、间歇脉

属蛇、属马、火命者在伯夏和仲夏两月，其中伯月初十，中午时分，健康者的脉出现不全、间歇、无序间歇等，结合该季的月、日、时、属相和五行，可卜吉凶。

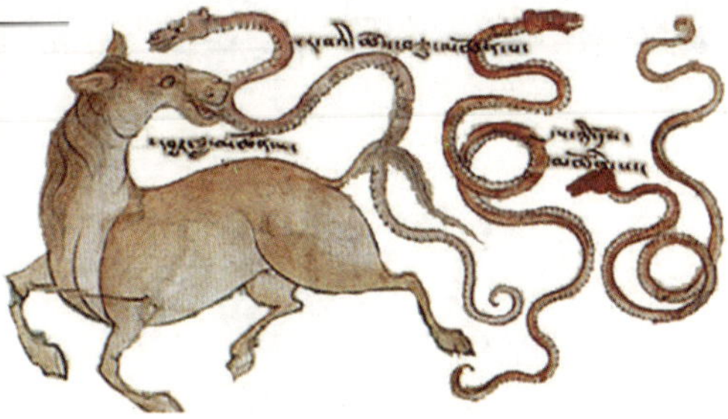

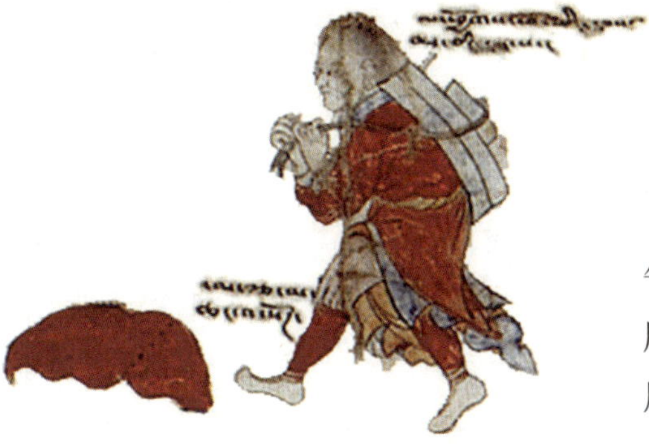

3.3.2 母脉不全，卜母系亲属断后、凶

在伯夏、仲夏两月，其中伯月的初十中午时分，诊健康人，其本脉火心脉的母脉木肝脉搏动不全，即短暂停止者，则卜母系亲属断后、凶。

3.3.3 子脉不全等，卜子、侄断后，凶

在伯夏、仲夏两月，其中伯月的初十中午时分，诊无病健康人的时脉火心脉的子脉土脾脉搏动不全，即短暂停止者，则卜本人的子、侄断后，凶。

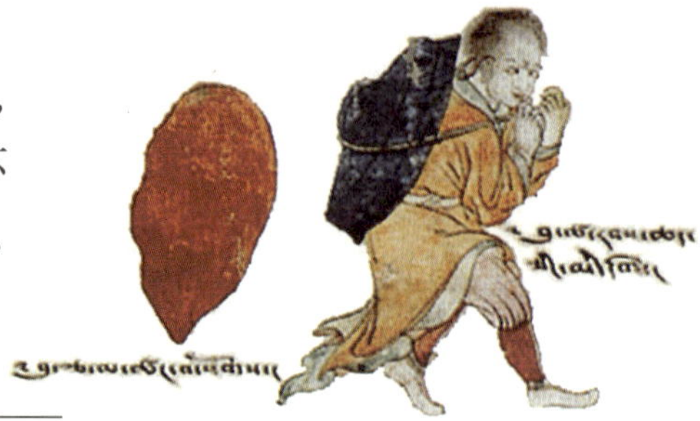

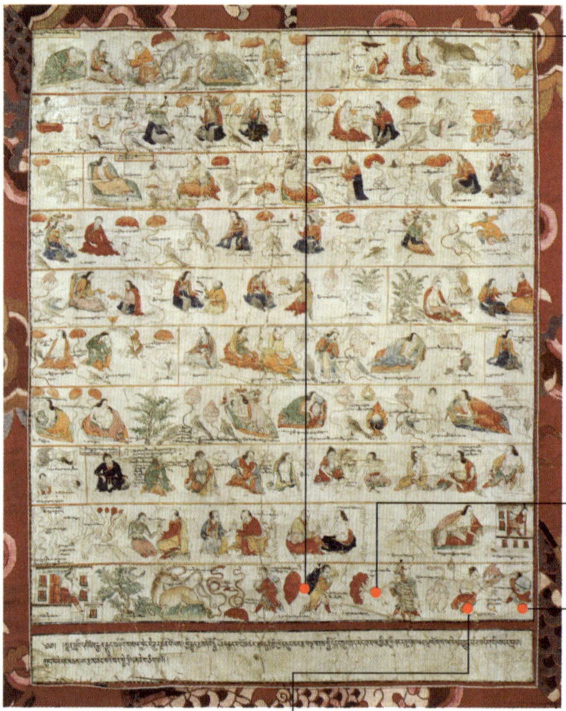

3.3.4 敌脉不全，卜敌断后，凶

在伯夏、仲夏两月，其中伯月的初十中午时分，诊无病健康人的时脉火心脉的敌脉水肾脉搏动不全，即短暂停止者，则卜敌人断后，而本人吉祥。

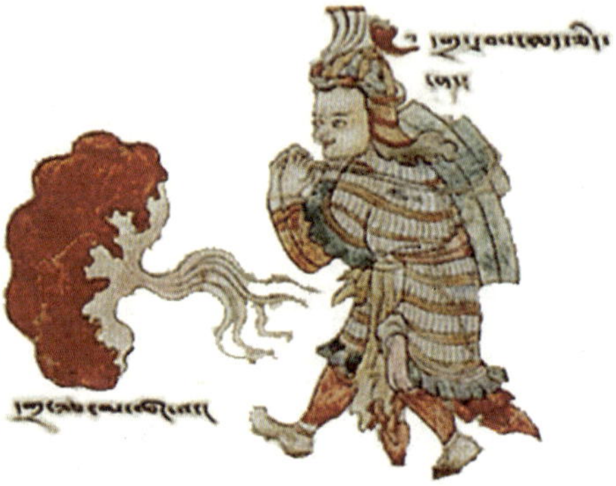

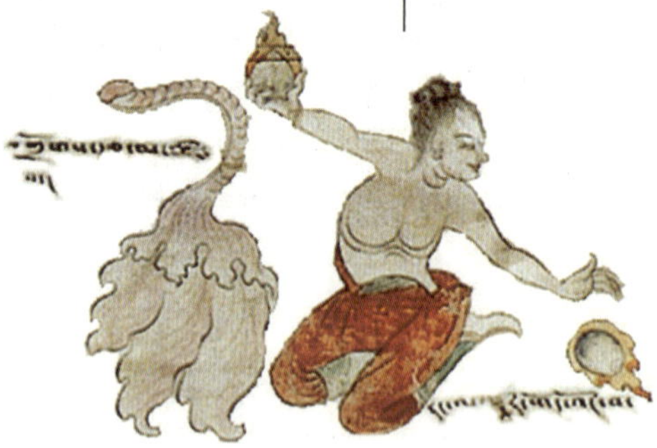

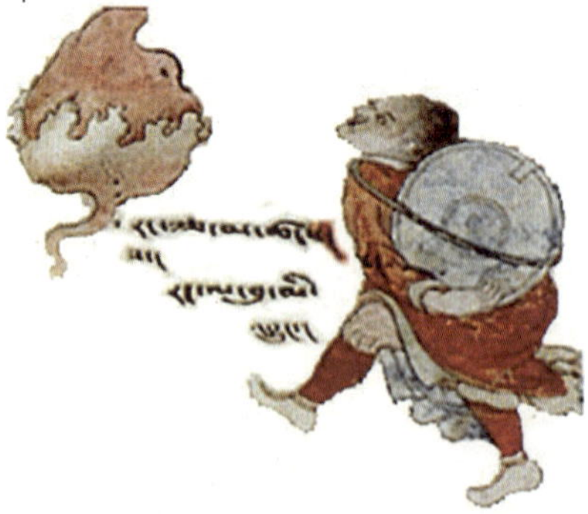

3.3.5 友脉不全，卜本人破财

在伯夏、仲夏两月，其中伯月的初十中午时分，诊无病健康人的时脉火心脉的友脉金肺脉搏动不全，即短暂停止，则卜本人财物受损。

3.3.6 本脉不全，卜本人无子

在伯夏、仲夏两月，其中伯月的初十中午时分，诊无病健康人的时脉火心脉搏动不似杜鹃鸣叫粗而洪，却出现不全，即短暂停止，则卜本人无子。

图六十二　脉诊（七）

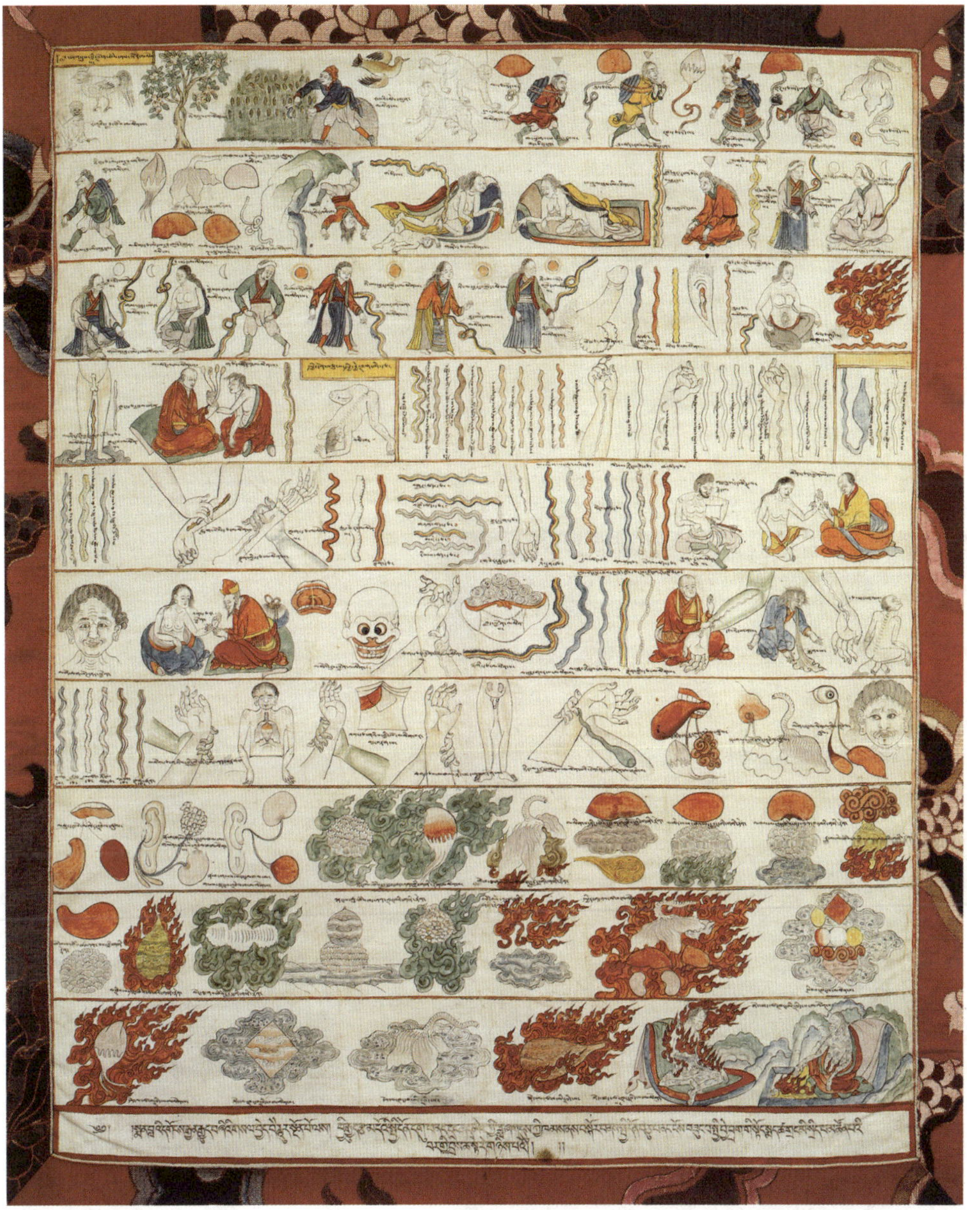

本图示《后续部》脉诊章十三总义中的第九总义平脉、病脉脉象剩余部分：先天不全脉、间歇脉，结合月、日、时、属相、五行卜吉凶，不掌握先天脉造成的谬误及第十总义总脉象和个病脉象、诊脉五误、上下角脉位所候脏腑、内脏腑与外五官互为表里关系等。

3.4 结合月、日、时、属相、五行，卜吉凶

3.4.1 秋季伯月的初七下午晚饭时分

主要诊属猴、属鸡的人，谷物果实成熟的秋季伯、仲两月，其中伯月的初七下午晚饭时分诊健康人脉，若出现先天间歇、涩滞、无序间歇等脉象，结合月、日、时、所属生肖、五行，可卜吉凶。

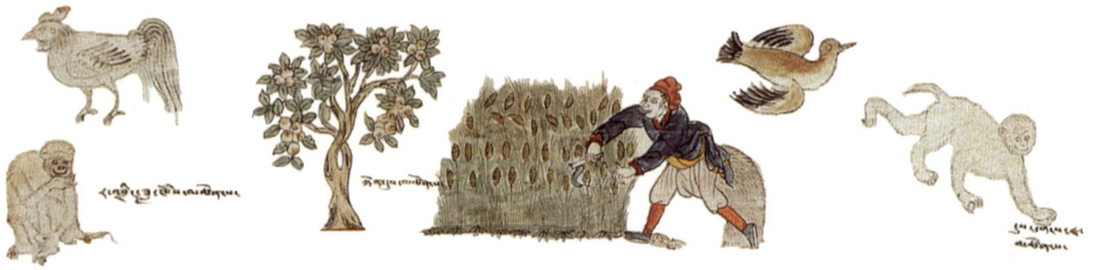

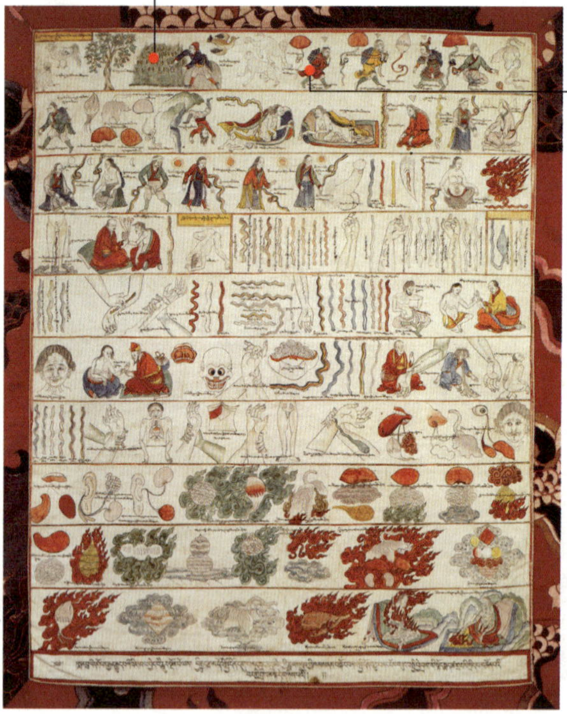

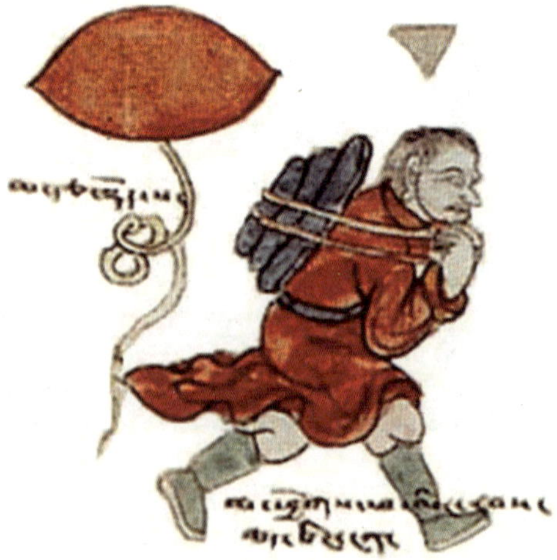

3.4.2 母脉先天间歇，卜母系的兄弟断后，为凶兆

秋季伯、仲两月，其中伯月的初七下午晚饭时分，诊健康人的时脉金肺脉的母脉土脾脉，若出现先天间歇者，则卜母系的兄弟断后，为凶兆。

3.4.3 子脉先天间歇，卜子、侄断后，为凶兆

秋季伯、仲两月，其中伯月的初七下午晚饭时分，诊健康人的时脉为金肺脉，若其子脉水肾脉出现先天间歇者，则卜本人儿子、侄子断后，为凶兆。

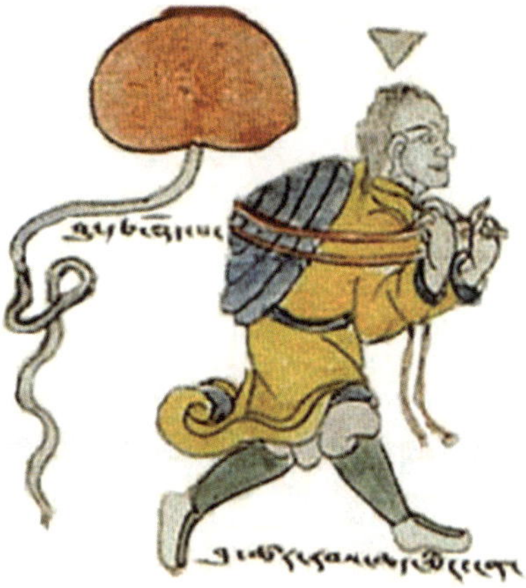

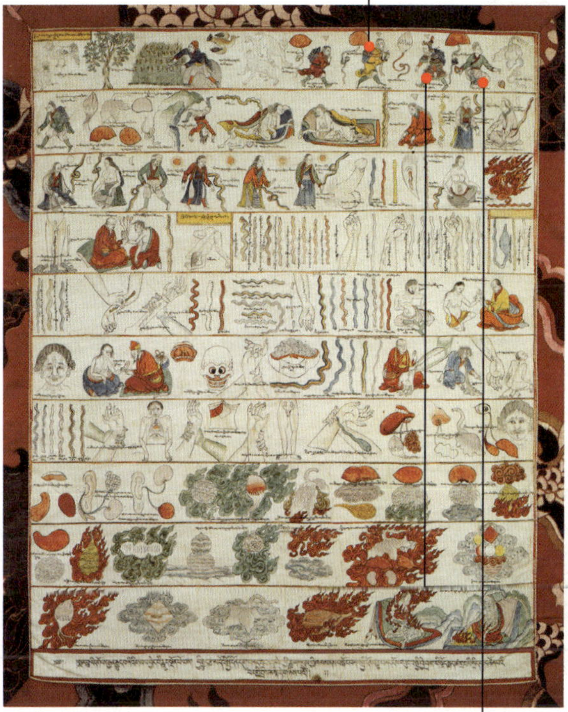

3.4.4 敌脉先天间歇，卜敌人断后，为凶兆

秋季伯、仲两月，其中伯月的初七下午晚饭时分，诊健康人的时脉为金肺脉，若其敌脉火心脉出现先天间歇，则卜敌人断后，而自己吉祥。

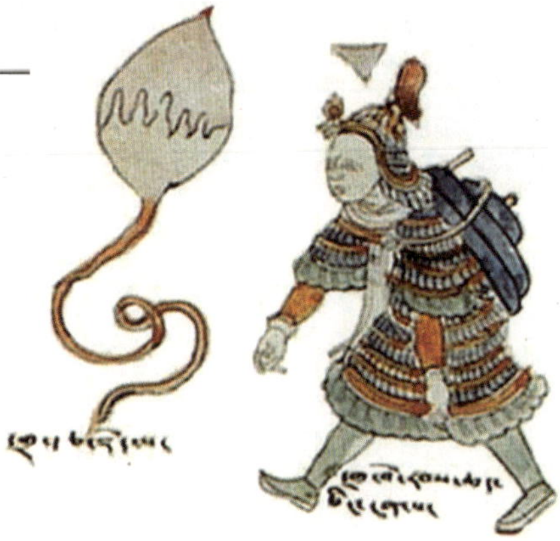

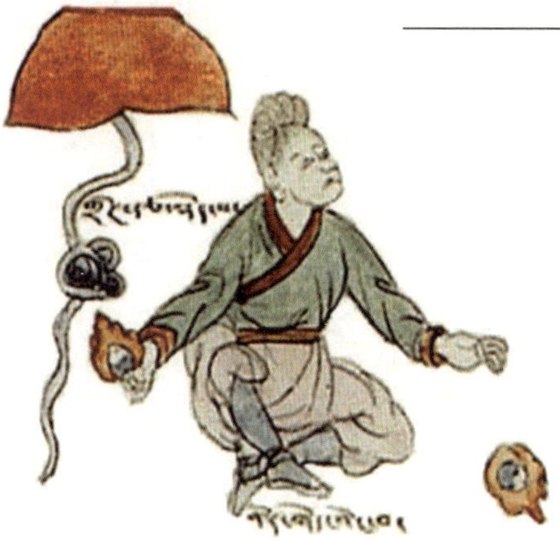

3.4.5 友脉先天间歇，卜破财

秋季伯、仲两月，其中伯月的初七下午晚饭时分，诊健康人的时脉为金肺脉，若其友脉木肝脉出现先天间歇，则卜本人财物受损。

3.4.6 本脉先天间歇，卜本人无子

秋季伯、仲两月，其中伯月的初七下午晚饭时分，诊健康人的时脉为金肺脉，若出现先天间歇，则卜本人无子。

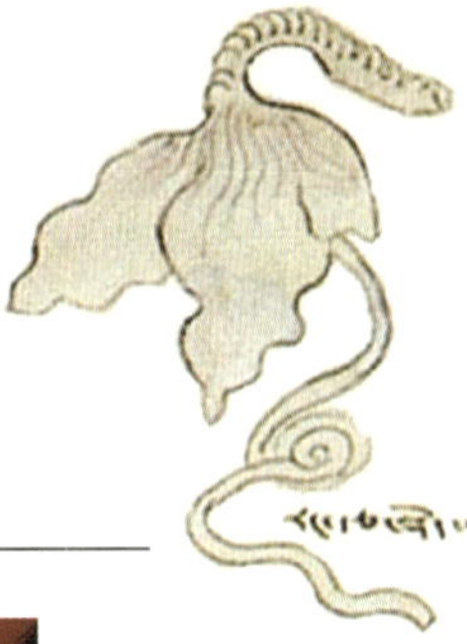

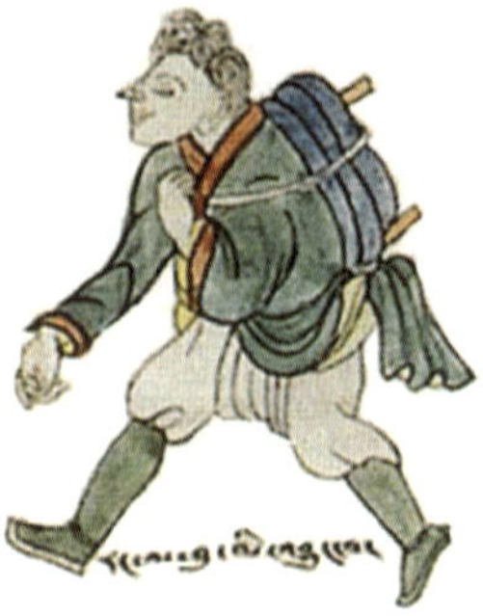

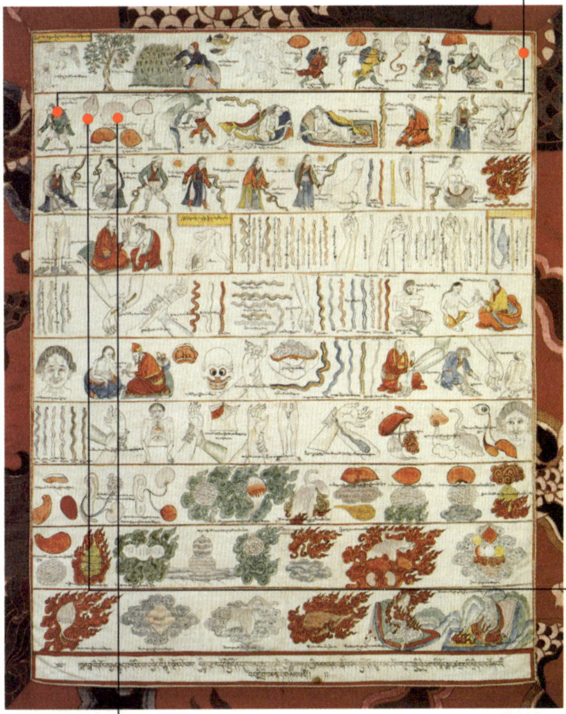

3.5 基础脉不全弊端

3.5.1 心脉无，卜 1 个月内死

若健康人的心脉出现先天不全或停搏者，则卜 1 个月内死亡。

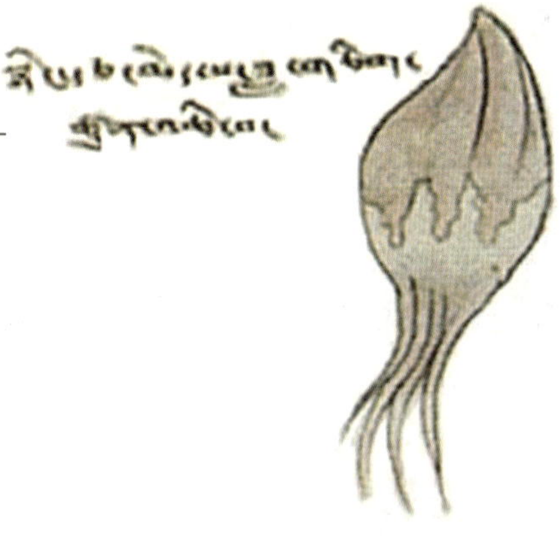

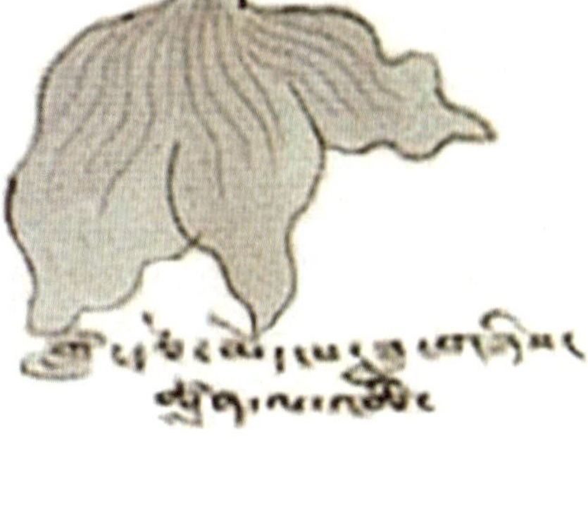

3.5.2 肺脉无，卜 2 个月内死

若健康人的肺脉出现先天不全停搏者，则卜 2 个月内死亡。

3.5.3 肝脉无，卜 3 个月内死

若健康人的肝脉出现先天不全即停搏者，则卜 3 个月内死亡。

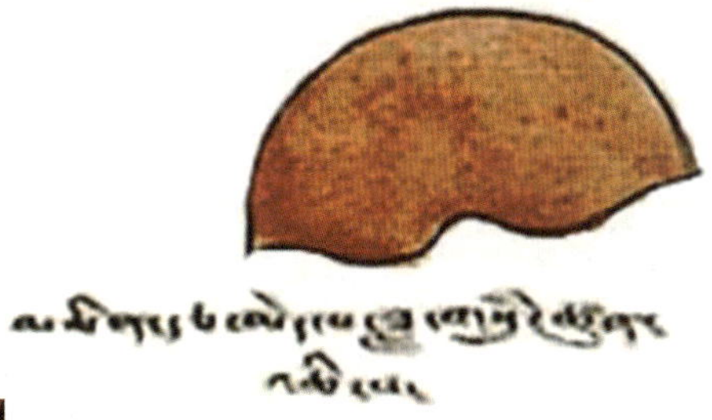

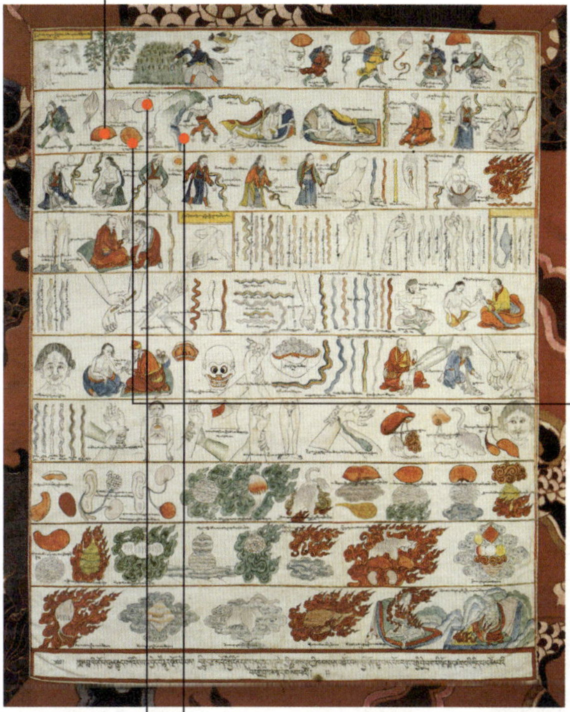

3.5.4 脾脉无，卜 5 个月内死

若健康人的脾脉出现先天不全停搏者，则卜 5 个月内死亡。

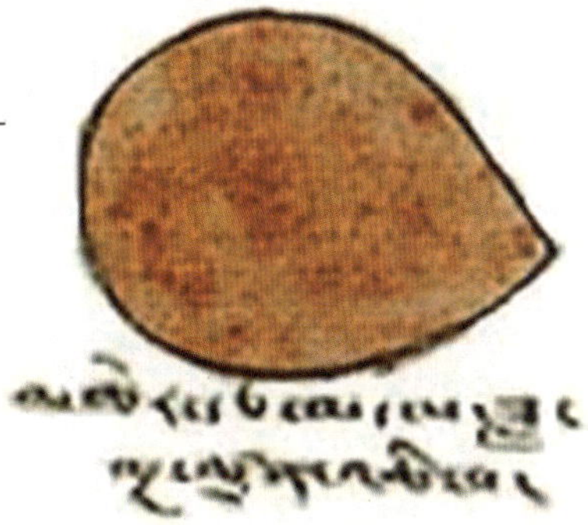

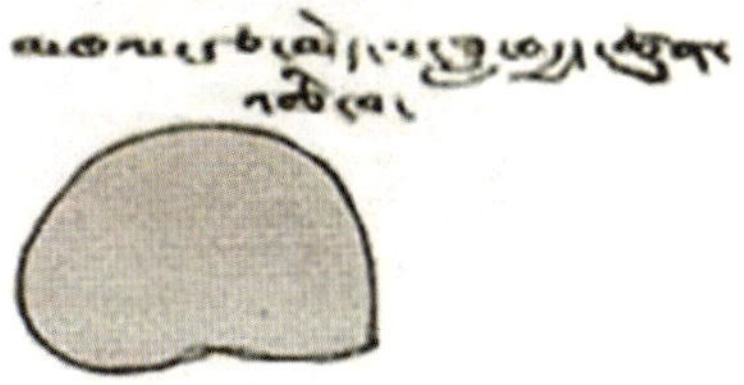

3.5.5 肾脉无，卜 8 个月内死

若健康人的肾脉出现先天不全停搏者，则卜 8 个月内死亡。

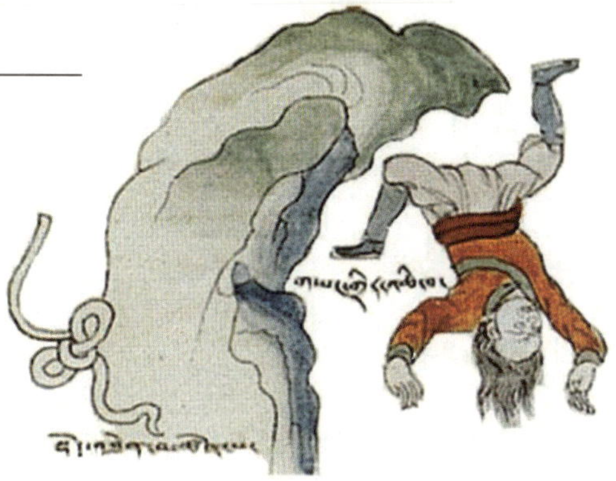

3.6 出现先天间歇、涩滞，卜坠崖而死

若健康人的基础脉出现先天间歇、涩滞脉象者，则卜突然坠崖死亡。

3.7 出现先天有序间歇，卜子不能承父业

若健康人的基础脉出现先天有序间歇脉象，则卜子不能承父业。

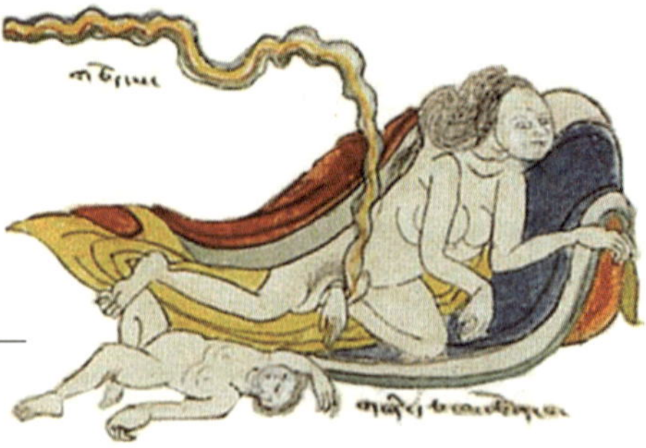

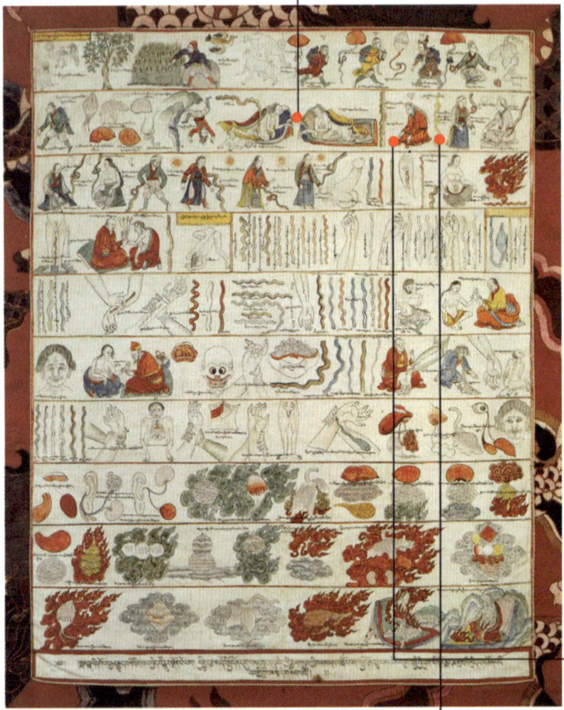

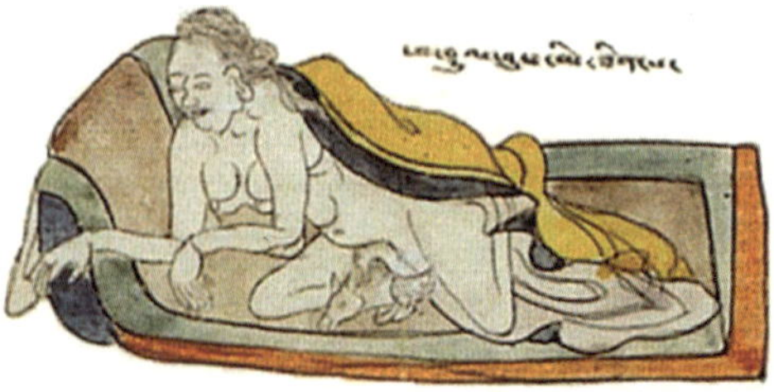

3.8 突然出现无序间歇，卜遭悲伤

若健康人的基础脉突然出现无序间歇、停顿不搏者，则卜遭悲伤。

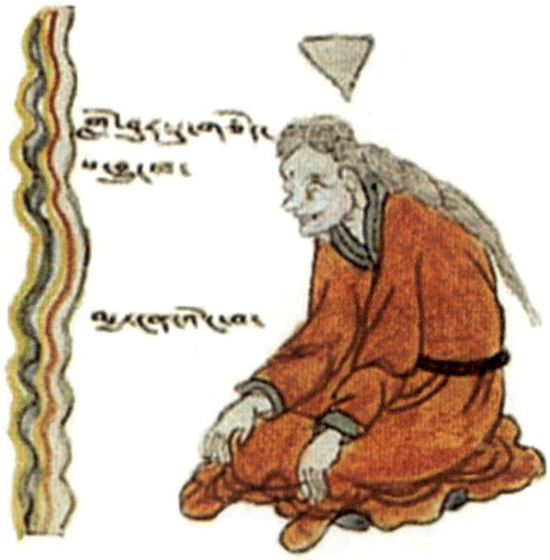

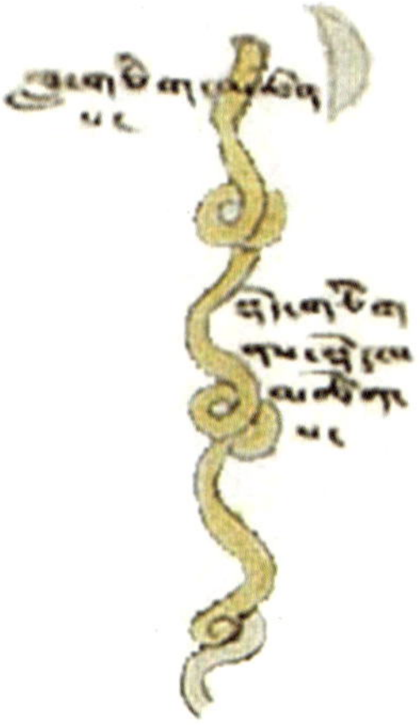

3.9 基础脉间歇

3.9.1 脉一搏一间歇，卜1个月内得结果

若健康人的基础脉搏动出现先天间歇，一搏一间歇者，则卜1个月内得结果。

3.9.2 男子右手脉间歇，卜上旬得结果

若健康男子的右手脉出现先天间歇，则卜当月上旬得结果。

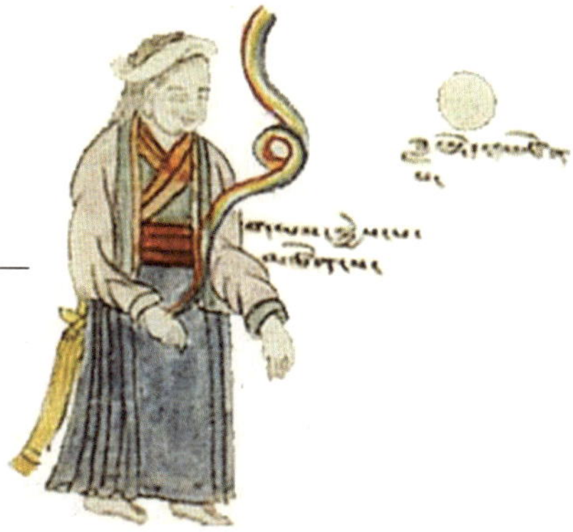

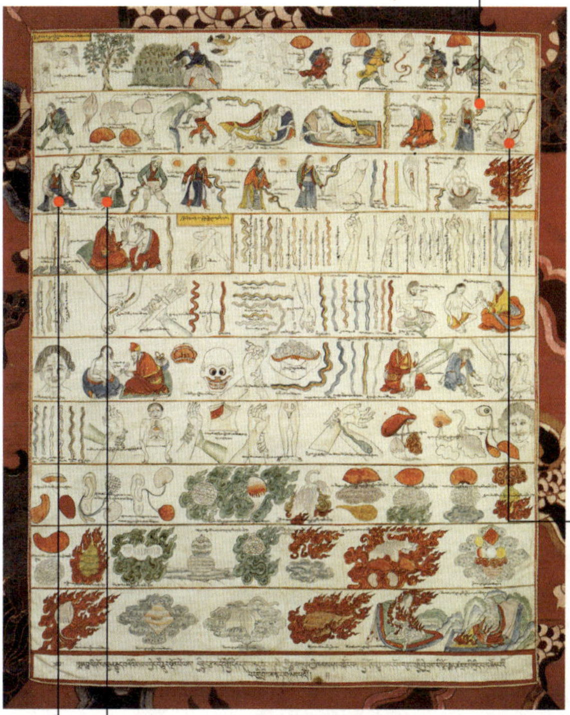

3.9.3 男子左手脉间歇，卜下旬得结果

若健康男子的左手脉出现先天间歇，则卜当月下旬得结果。

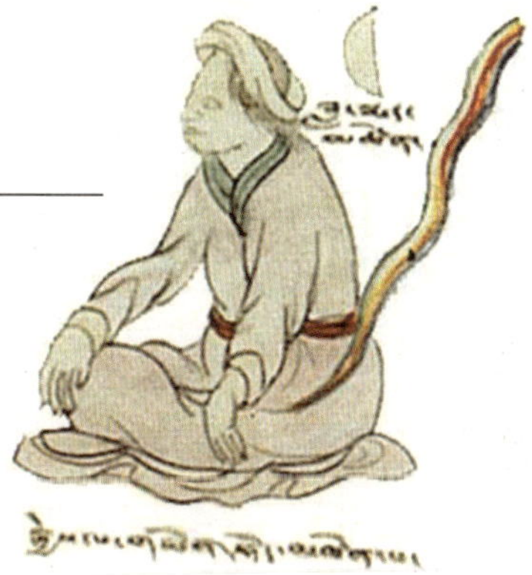

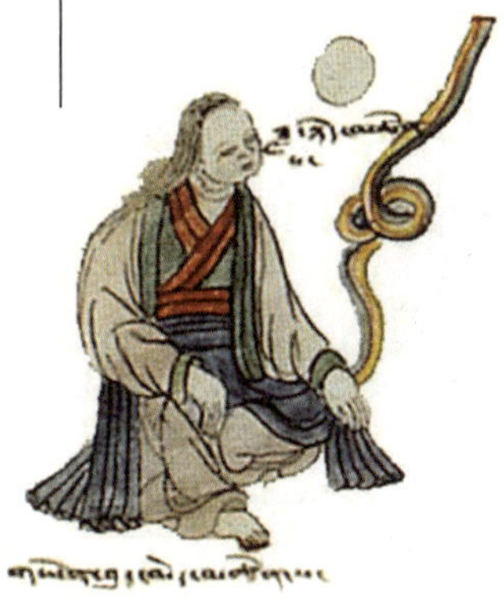

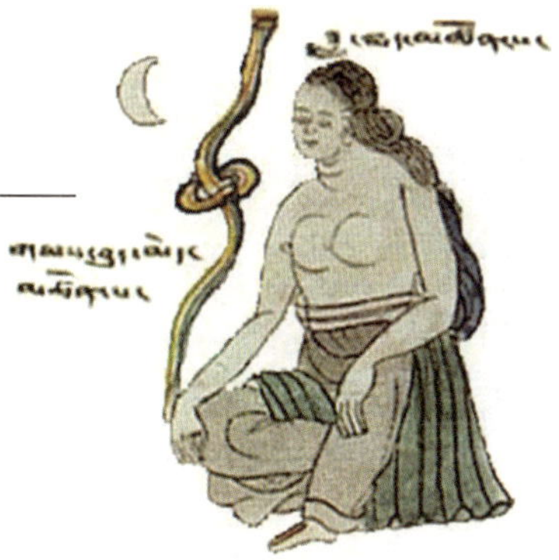

3.9.4 女子左手脉间歇，卜上旬得结果

若健康女子的左手脉出现先天间歇，则卜当月上旬得结果。

3.9.5 女子右手脉间歇，卜下旬得结果

若健康女子的右手脉出现先天间歇，则卜当月下旬得结果。

3.9.6 男子右手脉间歇，卜日南回得结果

若健康男子的右手脉出现先天间歇，则卜每年太阳南回之时秋分得结果。

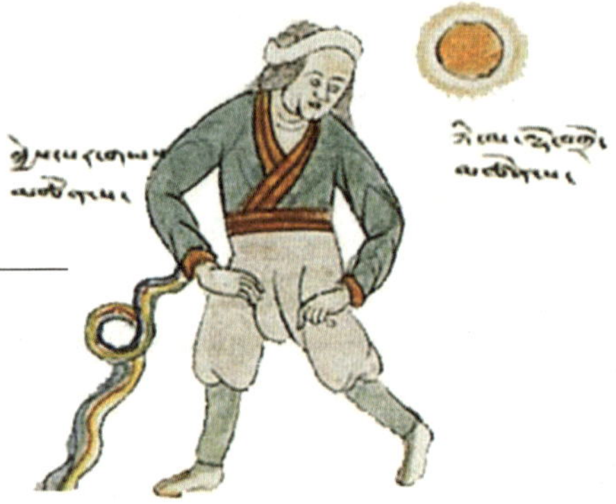

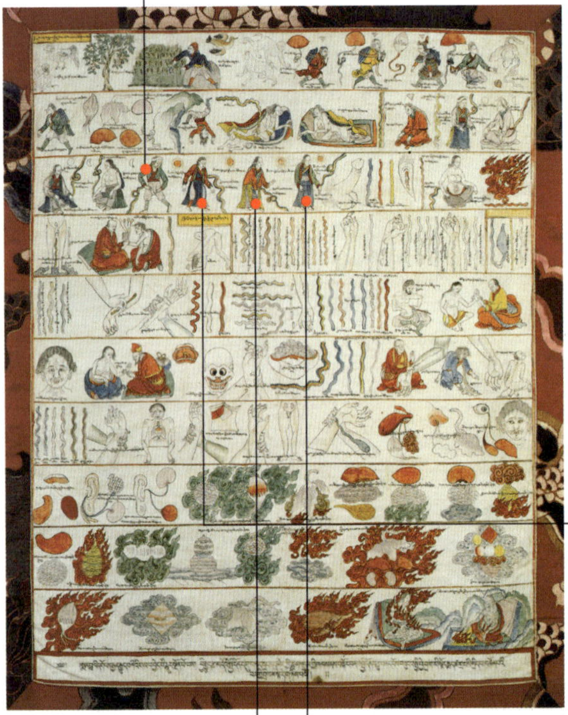

3.9.7 男子右手脉间歇，卜日北回得结果

若健康男子的左手脉出现先天间歇，则卜每年太阳北回之时春分得结果。

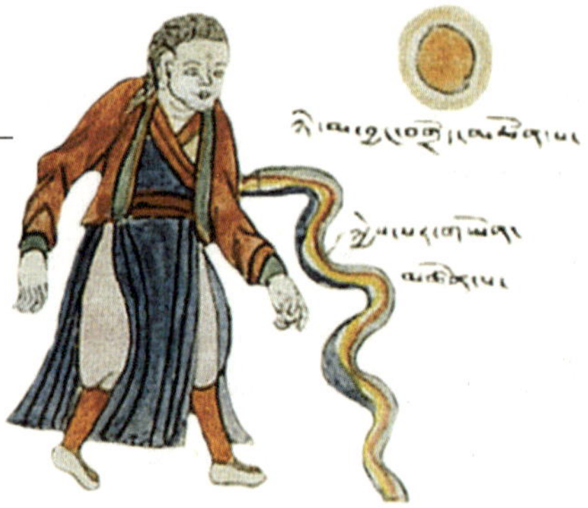

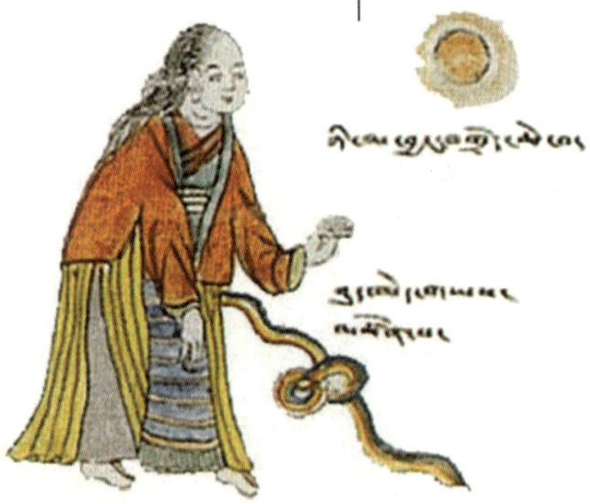

3.9.8 女子右手脉间歇，卜日北回得结果

若健康女子的右手脉出现先天间歇，则卜每年太阳北回之时春分得结果。

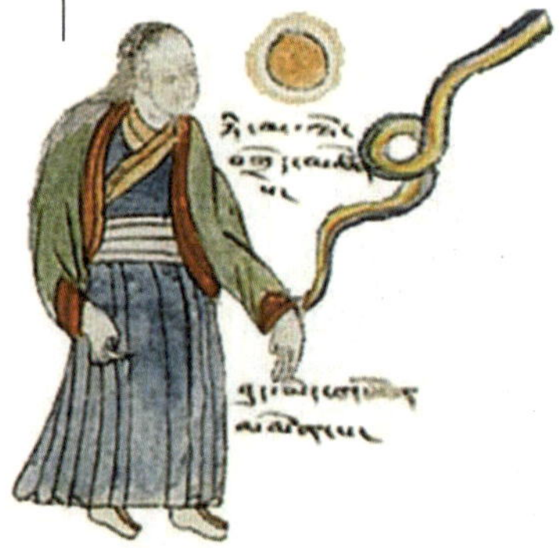

3.9.9 女子左手脉间歇，卜日南回得结果

若健康女子的左手脉出现先天间歇，则卜每年太阳南回之时秋分得结果。

3.10 不掌握基础脉造成的误诊

3.10.1 将阳脉误诊为洪浮的热证脉

在三种基础脉中，阳脉脉象洪而粗壮，如不掌握此情况，把它视为热证六脉中的洪浮脉会造成误诊。因此诊脉之前，必须问清患者的基础脉情况。

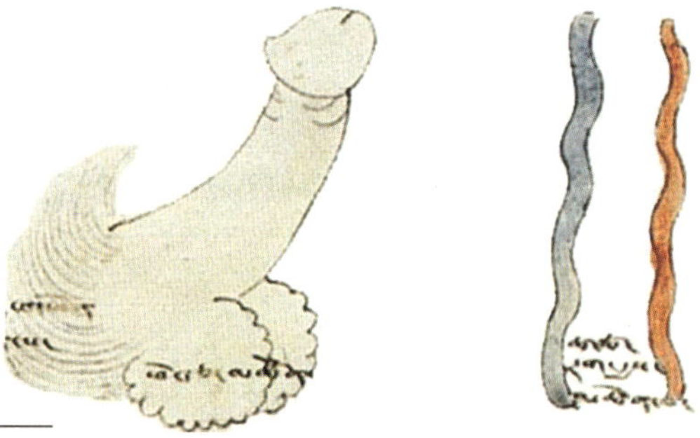

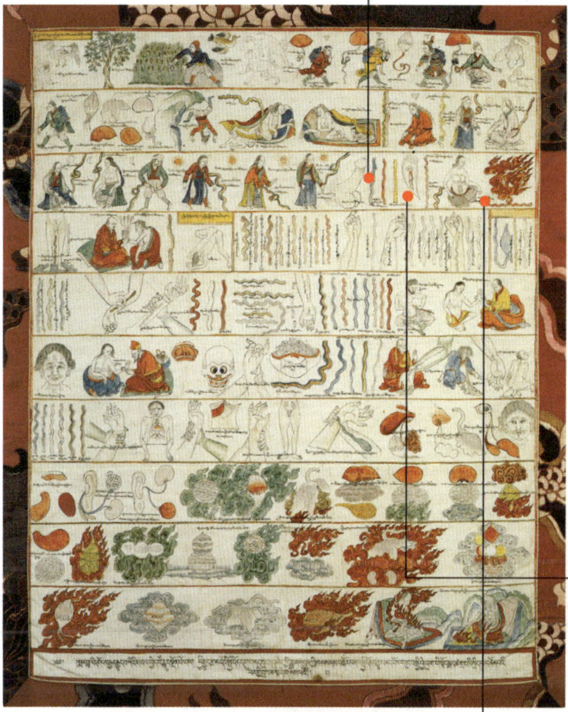

3.10.2 将阴脉误诊为细数的热证脉

在三种基础脉中，阴脉脉象细而数，如不掌握此情况，把它视为热证六脉中的紧急脉会造成误诊。因此诊脉之前，必须问清患者的基础脉情况。

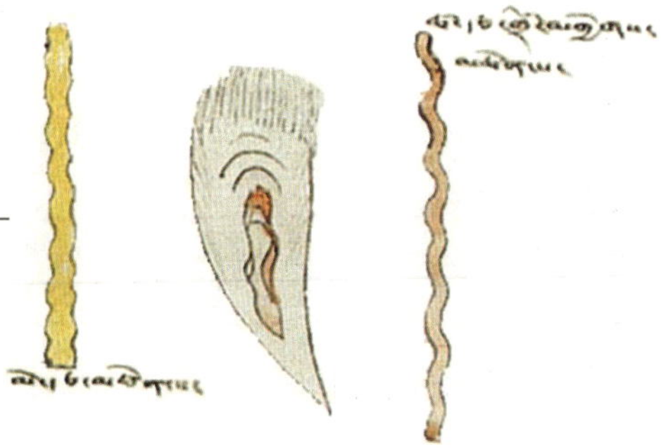

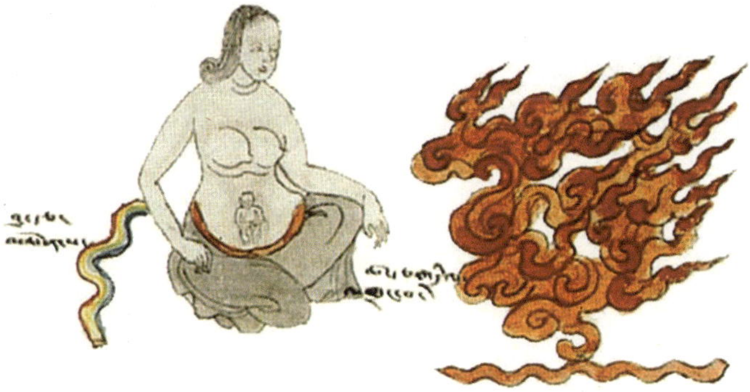

3.10.3 将妊娠脉误诊为高突的热证脉

妊娠脉象高突而滑利，如不掌握此情况，把它视为热证六脉中的滑突脉会造成误诊。因此诊脉之前，必须问清患者基本脉情况。

3.10.4 将中性脉误诊为迟、弱寒证脉

在三种基础脉中，中性脉又名菩提脉，脉象悠长而柔绵，如不掌握此情况，把它视为寒证六脉中的迟弱脉会造成误诊。因此诊脉之前，必须问清患者基本脉情况。

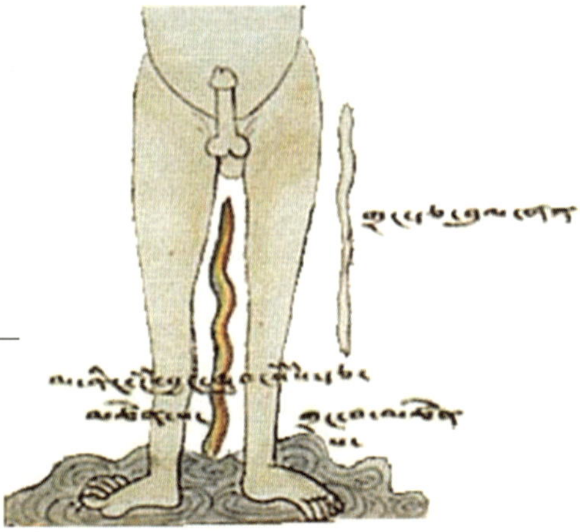

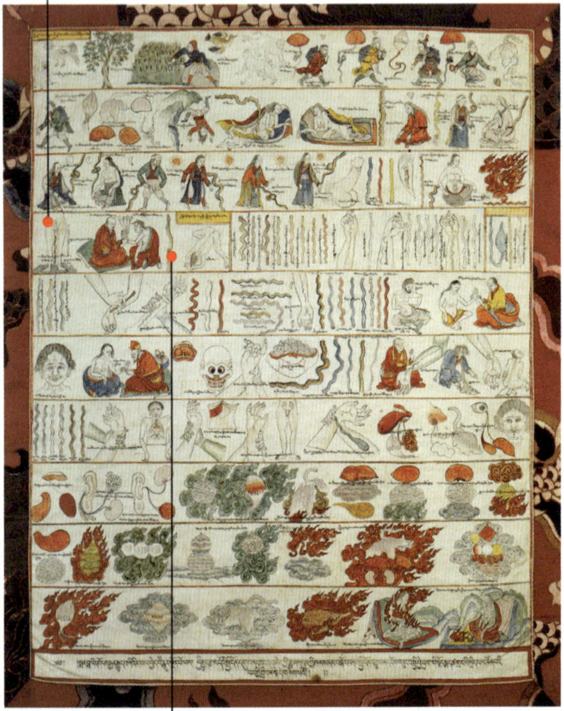

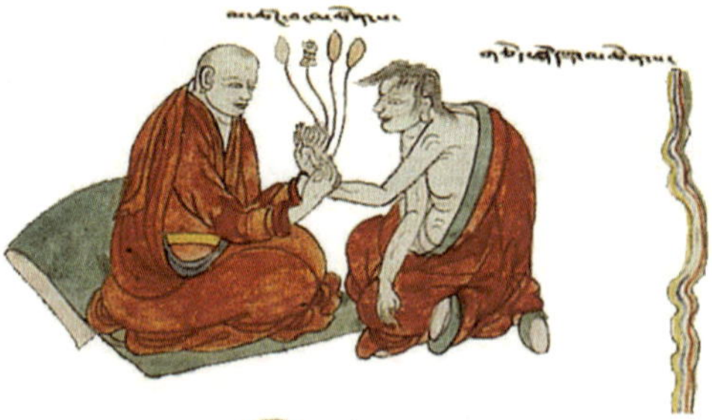

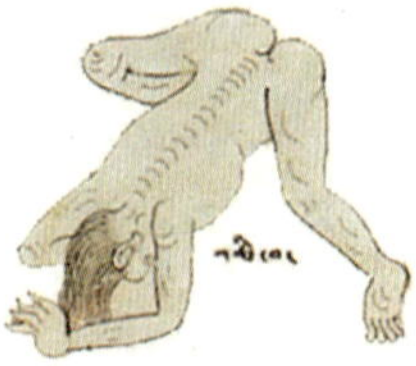

3.10.5 将先天不全、间歇脉误诊为死症脉

健康人“寸”“关”“恰”指下脉所候脏腑之脉有先天不全或先天间歇、无序间歇等，如不掌握此情况，把它视为死症脉会造成误诊。因此诊脉之前，必须问清患者基本脉情况。

十、总脉象和个病脉象

1 热证 6 种总脉象

1.1 洪脉

热证 6 种总脉象中的洪脉搏动力大，一般多为高热或紊乱热病之脉象。

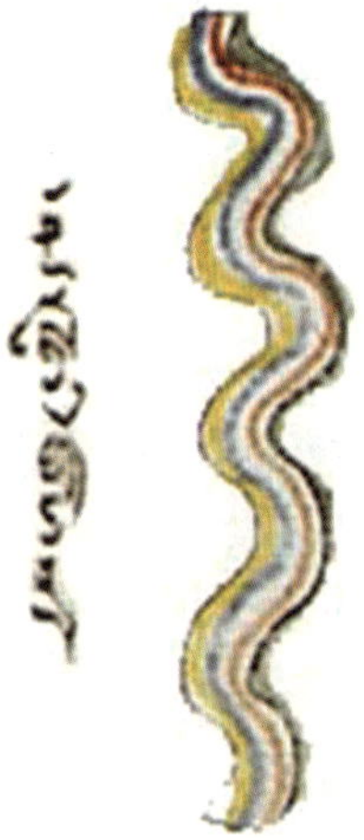

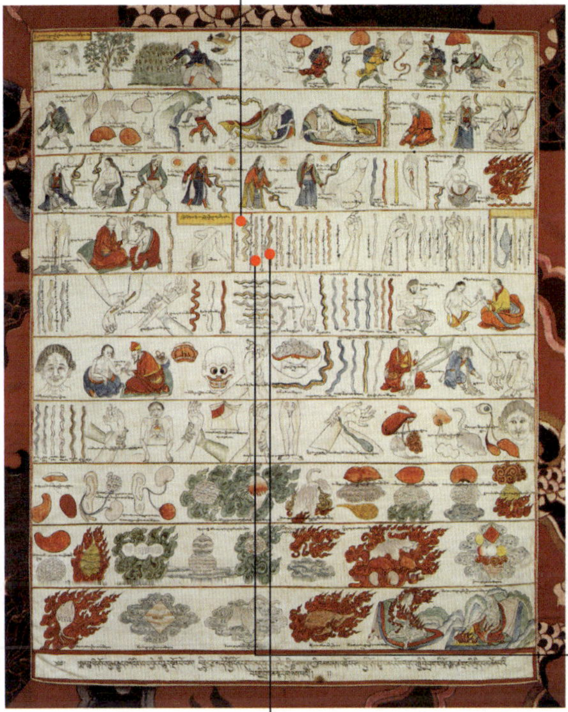

1.2 浮脉

热证 6 种总脉象中的浮脉在肌肤表面，峰高而粗，一般为隆血紊乱症和热性“木布”病脉象。

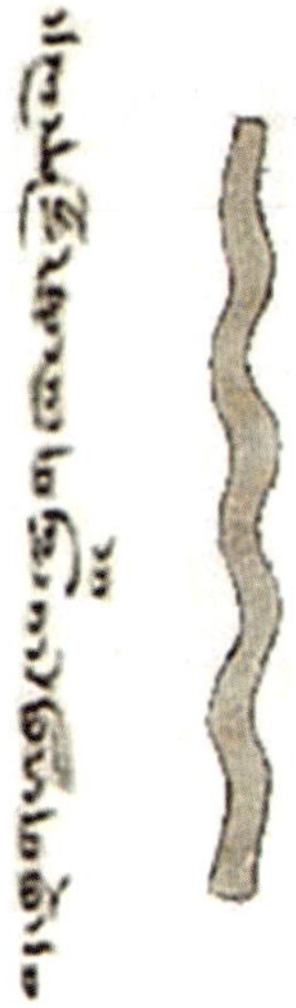

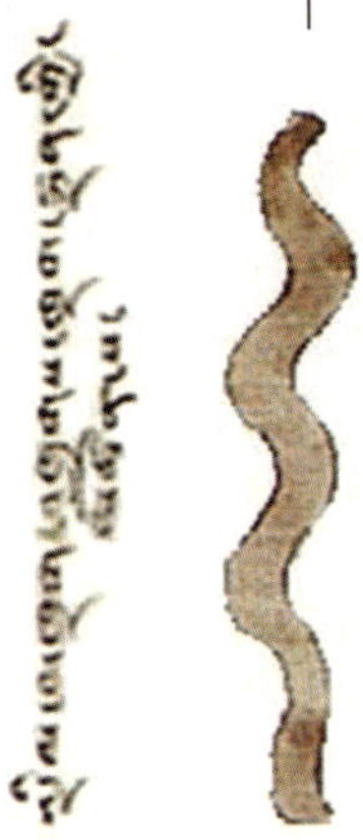

1.3 滑脉

热证 6 种总脉象中的滑脉在肌肉浅层，圆而滑利，一般为血紊乱症和血瘤脉象。

1.4 急脉

热证6种总脉象中的疾脉，搏动频率快而急，一般为瘟热病和肉中毒症之脉象。

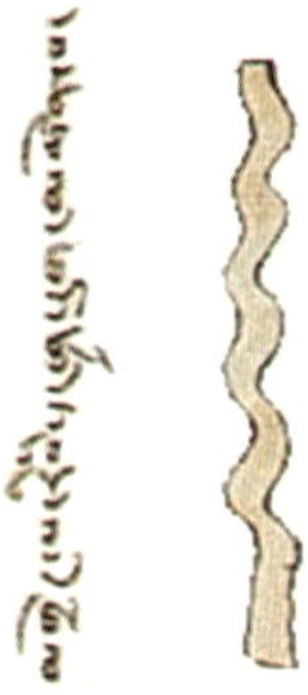

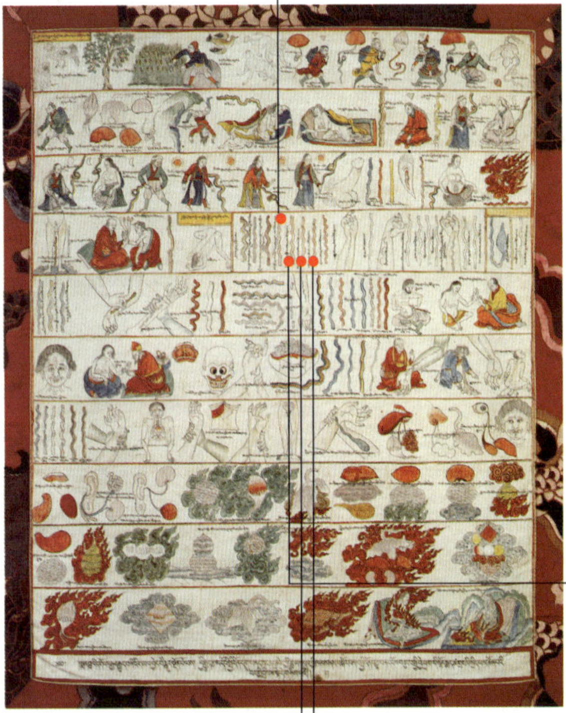

1.5 弦脉

热证6种总脉象中的弦脉，搏动似弓弦紧绷，一般为胆热症和心热症脉象。

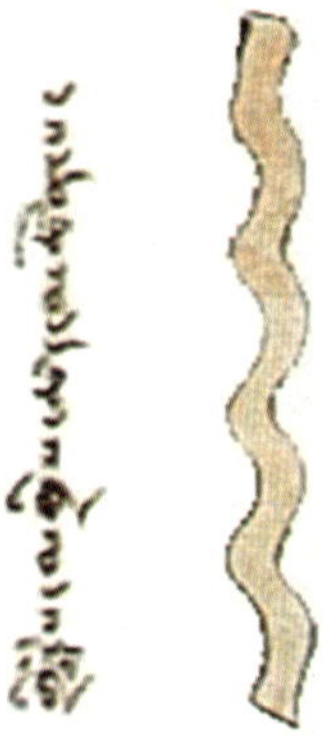

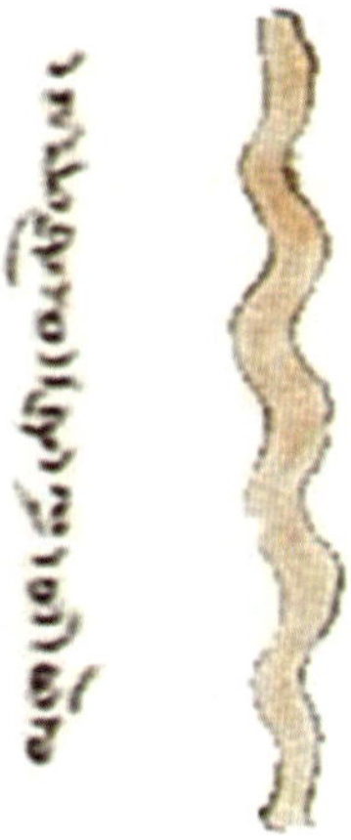

1.6 实脉

热证6种总脉象中的实脉，搏动坚实，一般为伤热症脉象。

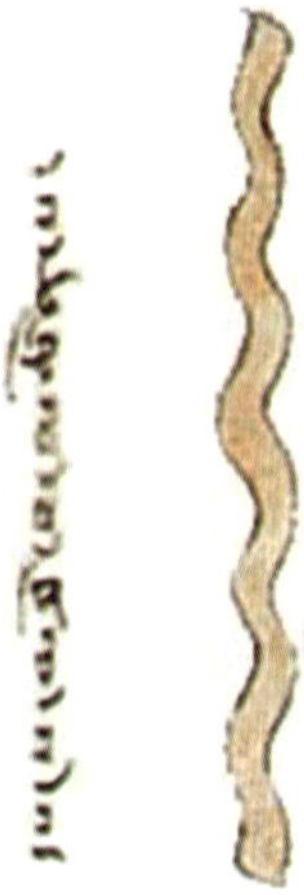

1.7 峰高脉

所谓峰高脉，就是搏峰高，力大、强烈、浮于肌肉之上的脉，一般为紊乱热症和瘟病初期脉象。

1.8 数脉

所谓数脉，就是脉搏次数多而快，一般为紊乱热症和瘟病初期脉象。

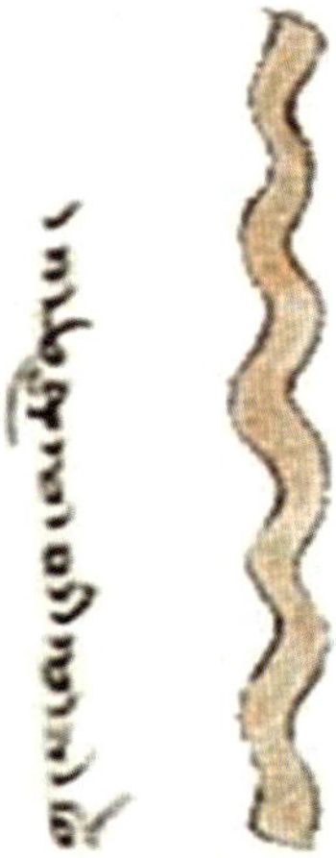

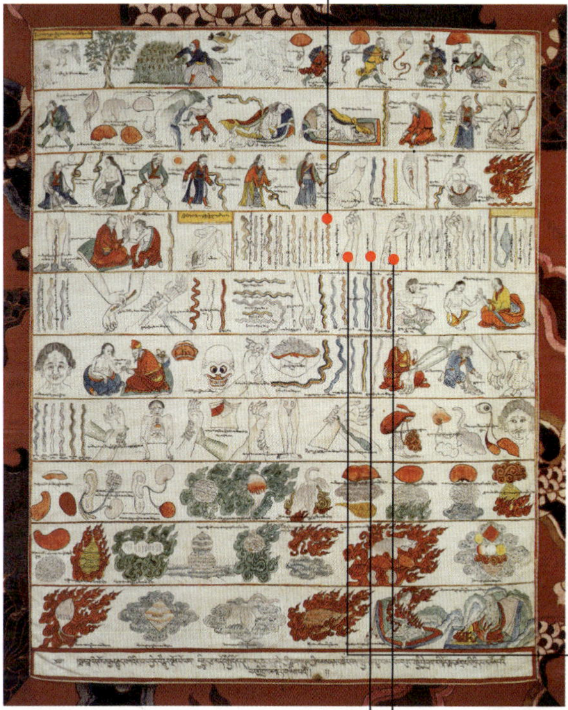

1.9 芤脉（扭扎）

所谓芤脉，就是脉搏频率短而弦实、深陷、急而空数，一般为陈热症脉象。

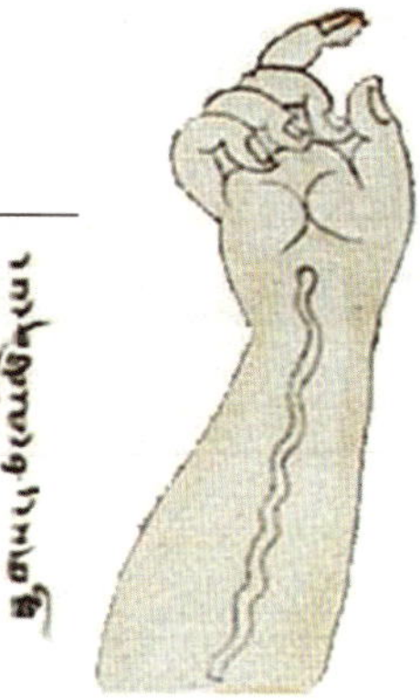

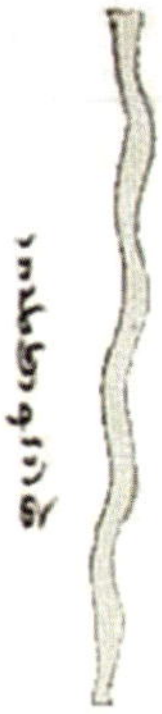

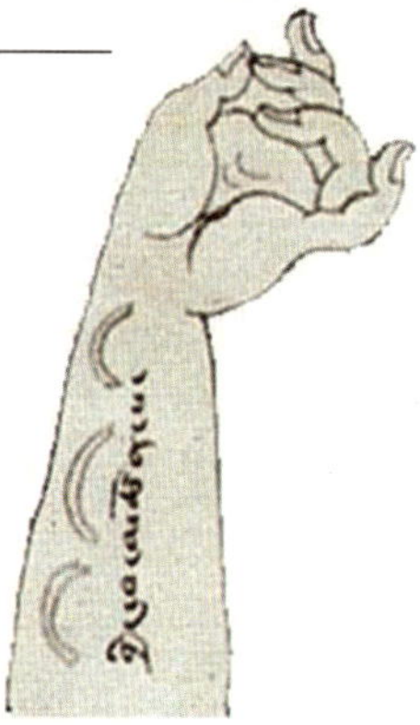

2 寒证6种总脉象

2.1 弱脉

寒证6种总脉象中的弱脉，搏动弱或力小，一般为寒性痞瘤脉象。

2.2 沉脉

寒证6种总脉象中的沉脉，沉于肌肉，搏动不明显，一般为腹水和下落水肿脉象。

2.3 微脉

寒证 6 种总脉象中的微脉，搏动微小而不明显，一般为灰色浮肿等病脉象。

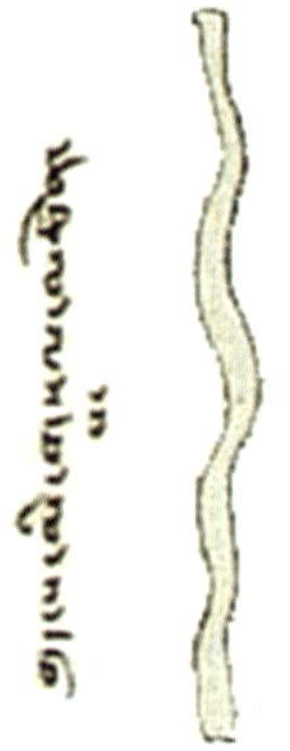

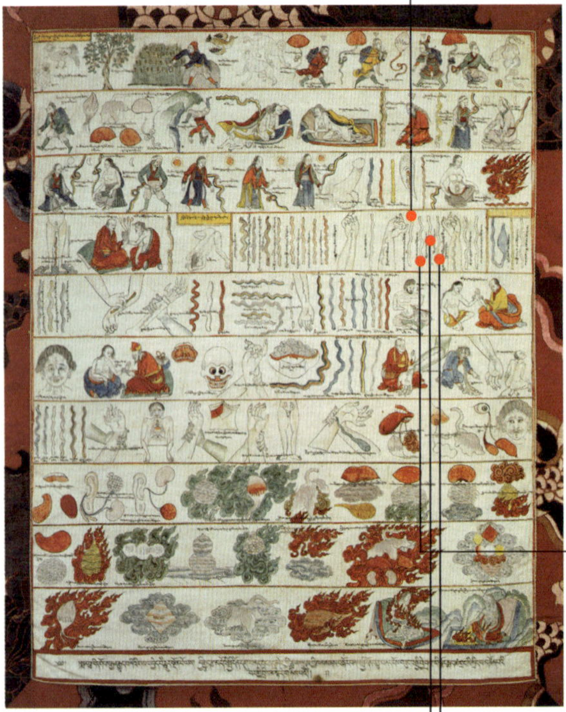

2.4 迟脉

寒证 6 种总脉象中的迟脉，医生一息中只搏三至四次，搏动缓慢，一般为寒性灰色黄水病等脉象。

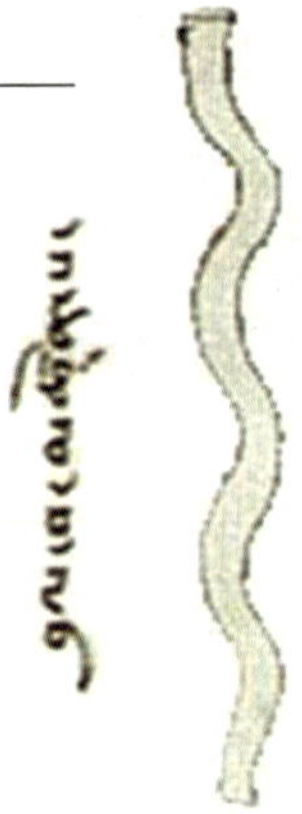

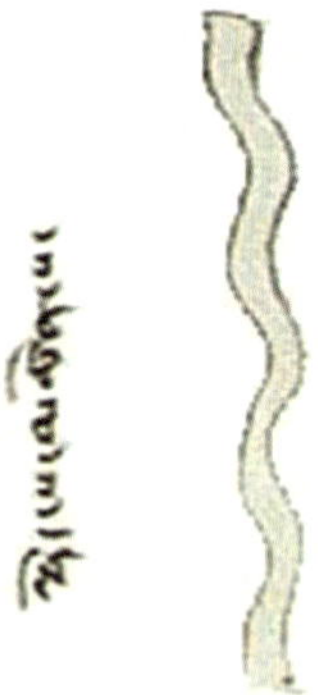

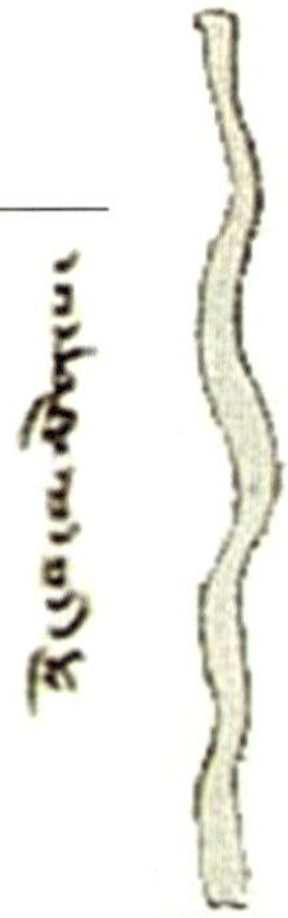

2.5 弛脉

寒证 6 种总脉象中的弛脉，搏动不集中且松弛绵软，用力按之停搏，多见于寒性痞瘤症脉象。

2.6 虚脉

寒证 6 种总脉象中的虚脉，手按不能搏动，陷于深处，空虚无触，一般为单一隆病等脉象。

2.7 沉迟脉（扭扎）

脉深陷而频率慢者谓之沉迟脉，一般见于寒证初期，原因为寒证初发时，纯粹为培根偏盛所引起，故脉出现沉迟。

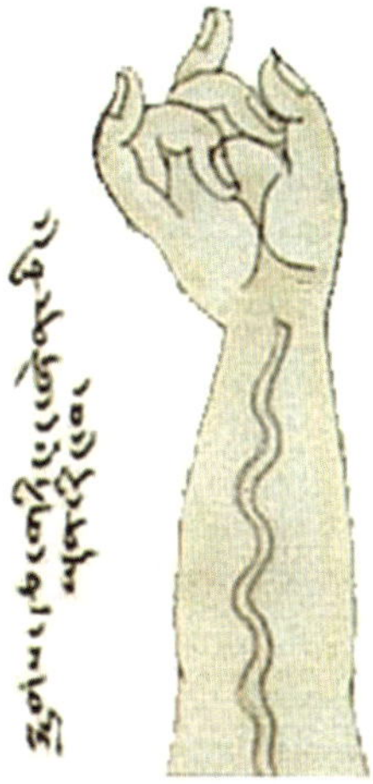

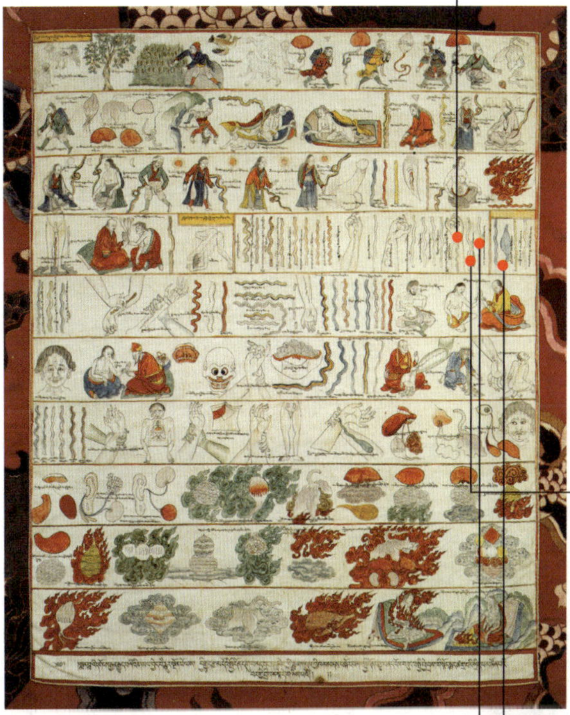

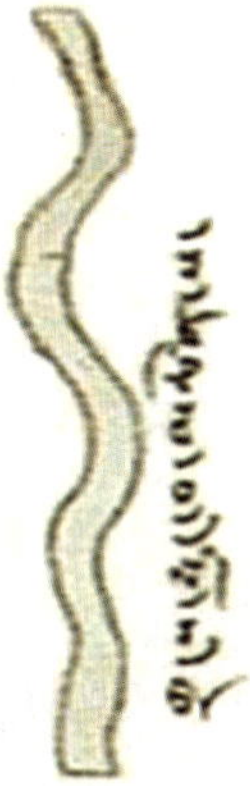

2.8 缓脉

搏动次数少而沉于深处者谓之缓脉，一般见于陈旧寒症脉象。

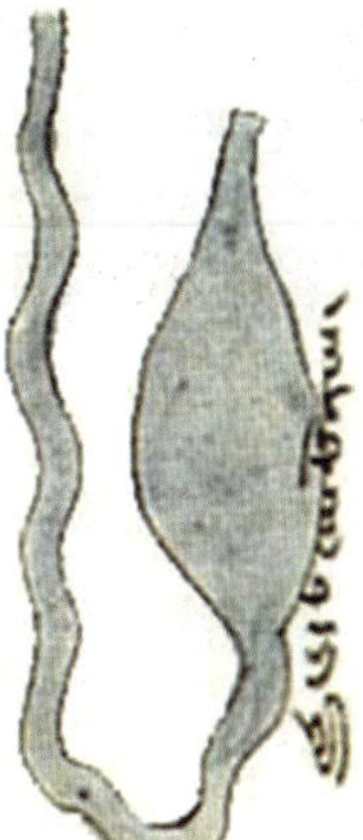

2.9 峰低脉

峰低脉者，脉深沉且脉峰非常低，一般见于陈旧寒症脉象。

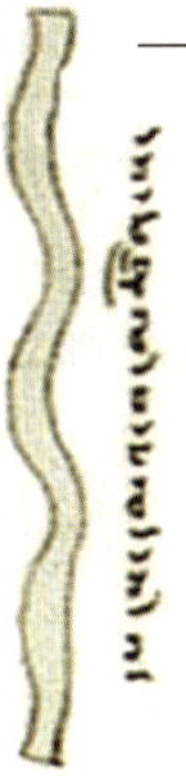

3 个病脉象

3.1 隆病脉象

单一隆病脉似充气的皮袋，粗大而浮虚，偶而出现间歇。浮，是由于隆的特性轻而动所致；虚，是隆病患者一般七精华及营养不足造成脉空虚；偶发间歇，是由于遍行隆偏衰脉搏不匀所致。

3.2 赤巴病脉象

单一赤巴病脉表细而内弦。表细，是由于赤巴病是胆囊侵入热邪而发胆热引起血热偏盛所致；内弦，是针对胆囊为血热赤巴的依所而言的。

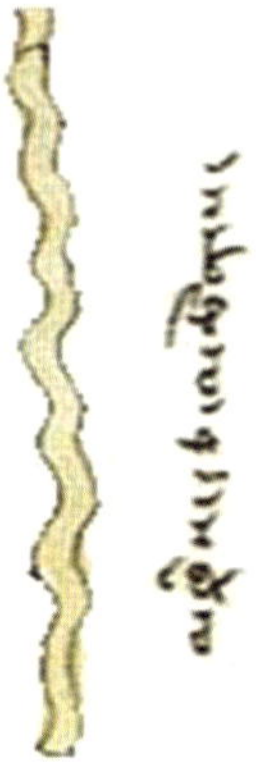

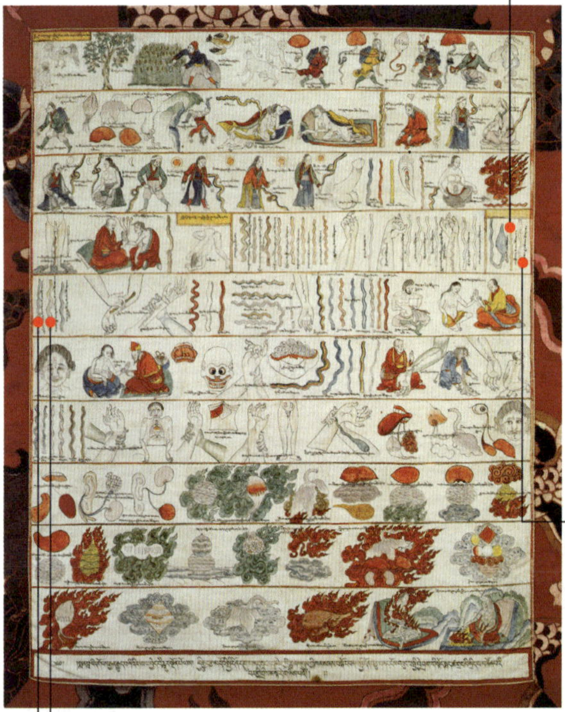

3.3 灰色培根病脉象

灰色培根病，即单一培根病，脉不显，沉而弱，搏动艰难。这是由于土水元偏盛所致，故脉沉；培根病主要是胃火式微、正精生成功能衰弱而致，故脉弱。

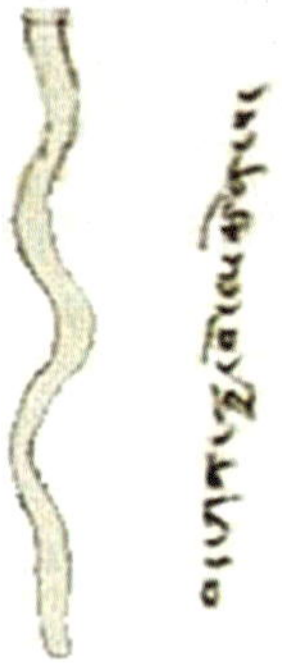

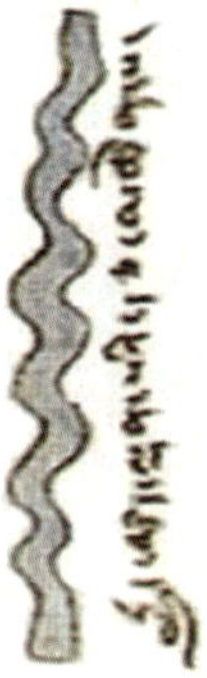

3.4 隆赤合症脉象

虚而急，以隆病而言，脉空虚无物，不经按；从热病（赤巴病）而言，脉搏次数急快。

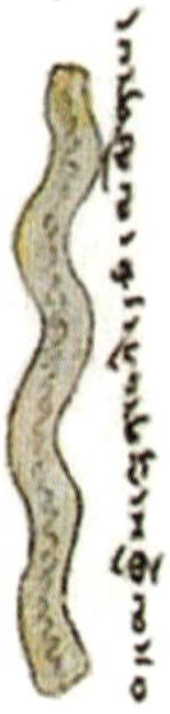

3.5 培赤合症脉象

沉而弦，以培根病而言，脉不显，沉于深处；以赤巴病而言，脉在深处似绷紧弓弦。

3.6 培隆合症脉象

虚而迟，以隆病而言，脉空虚无物，不经按；以培根病而言，脉迟而缓。

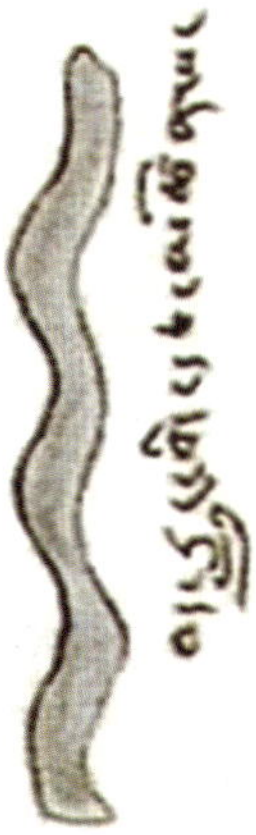

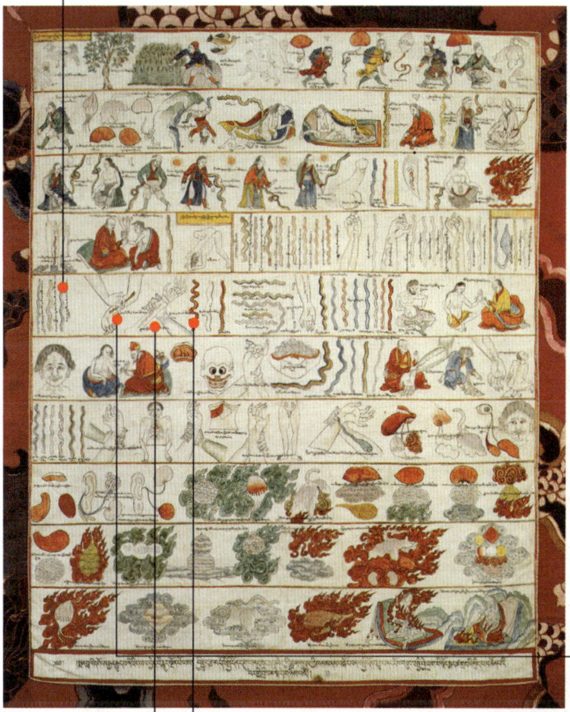

3.7 “木布”病脉象

粗而满，“甘”脉虚而扁平。由于伤血遗留，未生成正精而窜入脉道所致；因有隆邪参与，故脉粗而满。多发于肝、胃两处，故“甘”脉虚而扁平。

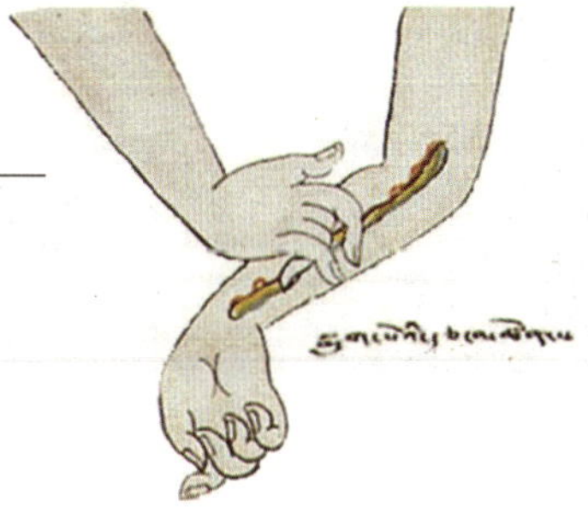

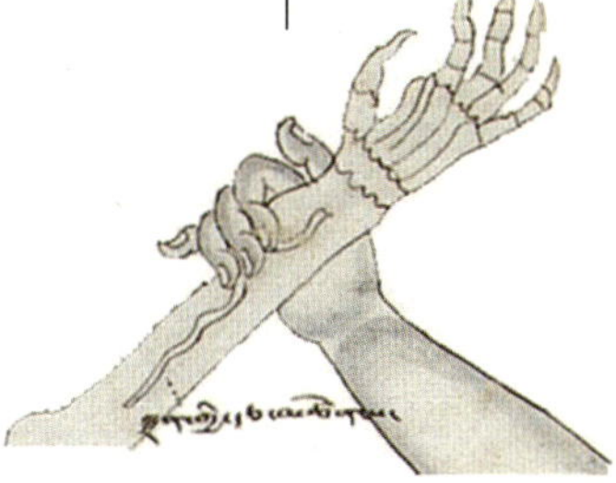

3.8 痞瘤脉象

沉弱而不显，需按至骨，肌肉深处搏动无力，弱而不显。

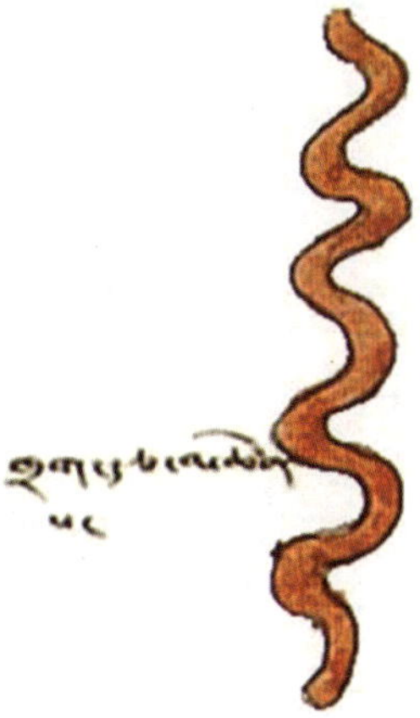

3.9 血病脉象

滑利而高突，血病是因坏血偏盛所致，血流充满所有血管，故脉高突；血为热病之依所，故脉滑利，但比妊娠脉微迟。

3.10 黄水病脉象

涩而略颤。黄水病是因血未能生化成熟而窜入正精通道，被隆（风）带动所致，故脉颤动。这是由于土水元的重、坚、钝等性质偏盛所致，故脉行慢涩。

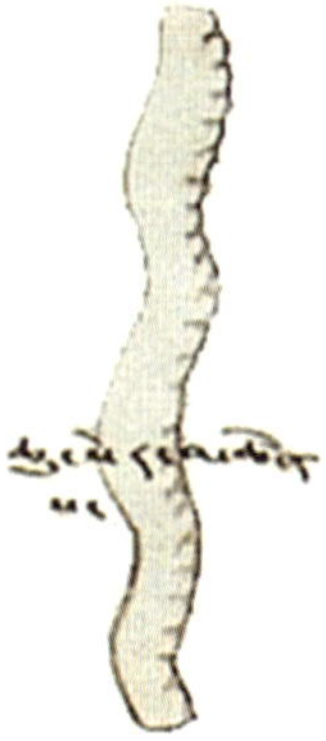

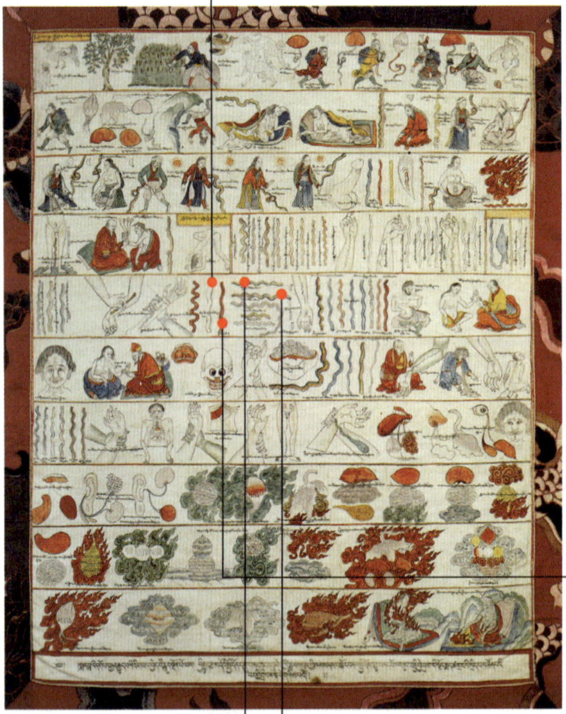

3.11 虫病脉象（甲）

虫病是体内微虫被激怒所致，故脉被捆压状蹇涩，横向扁平跳动。

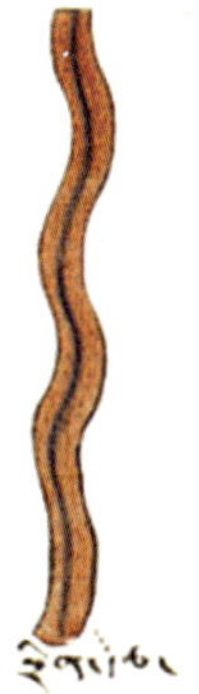

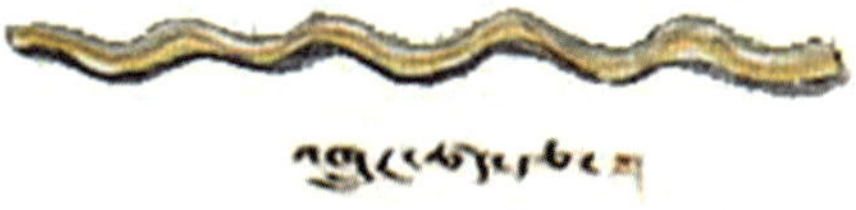

3.12 紊乱热脉象（丙）

粗而浮。紊乱热症是由于血与热邪充斥正精所致，故脉粗壮而浮于肌表，跳动有力而滑利。

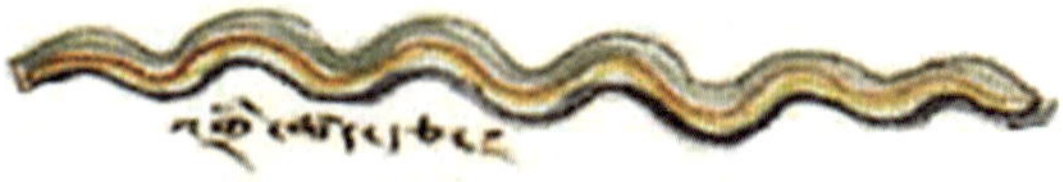

3.13 伤热脉象（丁）

细而弦实。伤热是因为血被扰乱，胆热偏盛所致，故脉如弓弦细而实紧。

3.14 疠热病脉象（己）

疠热病由微虫引起，故脉象无规律，时强时弱、时虚时细、时两脉并列跳动（脉两边高突）。

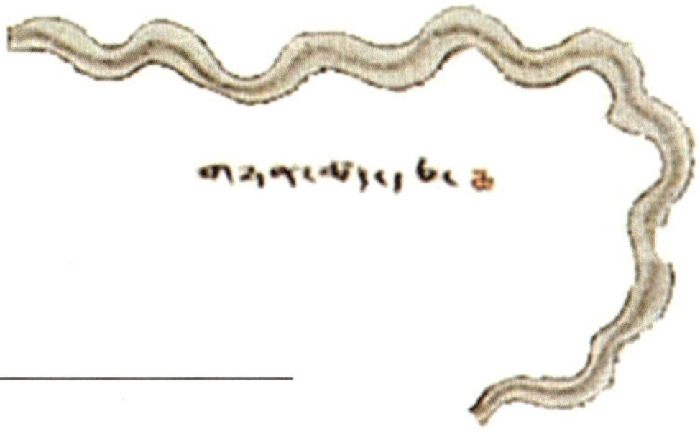

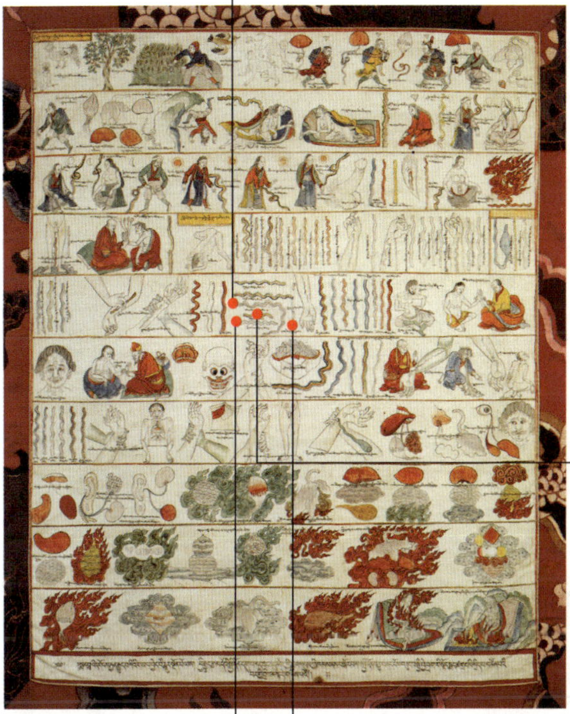

3.15 麻风病脉象（乙）

麻风病由黄水紊乱所致，故脉颤动；因龙王作祟，故脉突发震颤或颤动。

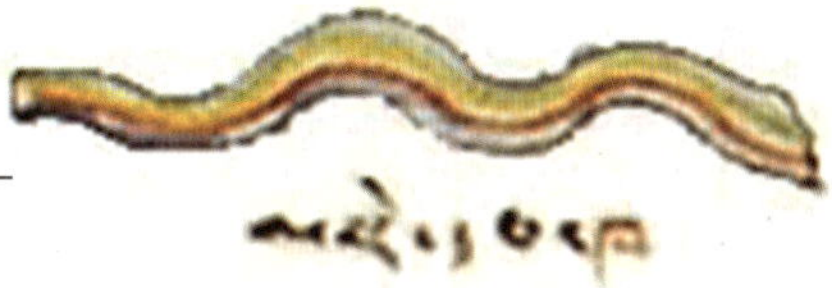

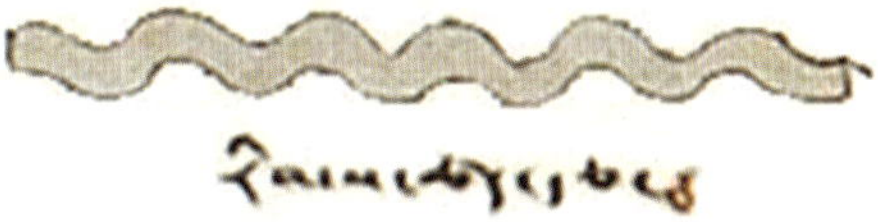

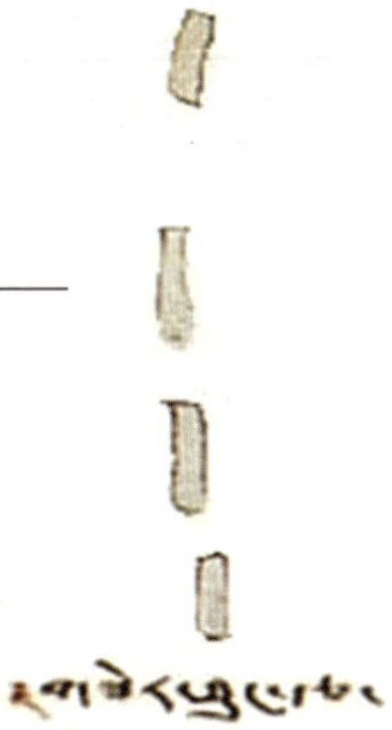

3.16 瘟热病（戊）

瘟热病一般因瘟邪窜入胆囊而致，故脉细，又因其属于热病，故脉数急。

3.17 急痛病脉象（庚）

短而促，突然像皮袋鼓风急短而突突跳动。

3.18 合成毒中毒脉象（辛）

由于毒扰乱生理平衡，脉象多凹凸不平，如毛织品手感粗糙，搏动有力；合成毒一般多为烈性，其脉搏短急而芤；毒素以正精为媒介传播，故脉象粗细强弱不一，多变、混乱，难以确定。

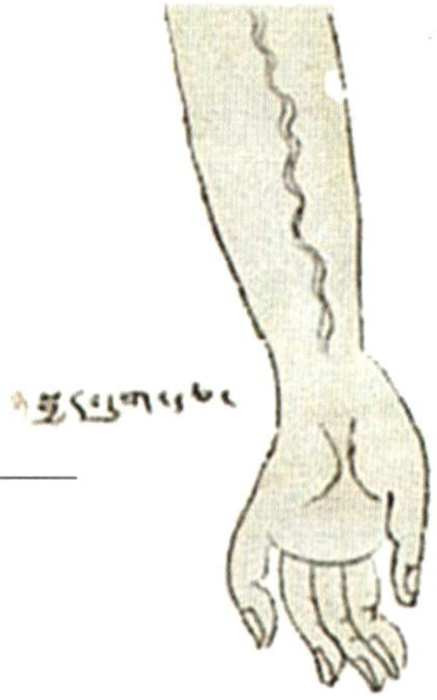

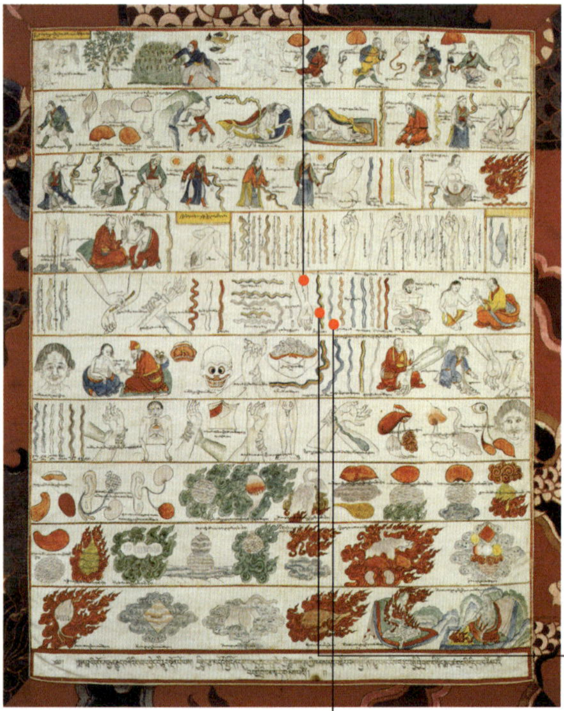

3.19 肉中毒脉象

肉毒首先窜入胆囊，导致胆热偏盛，故脉数，然后扩散至各脏腑，致沉而不显。

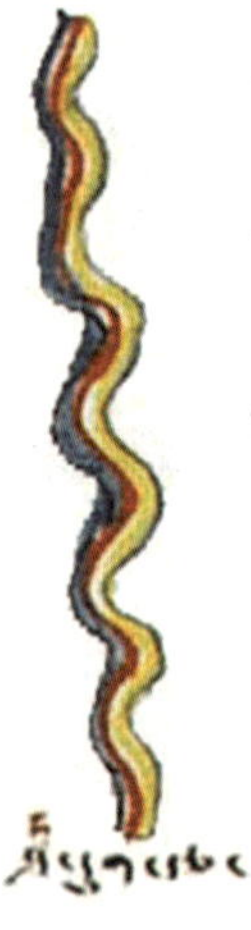

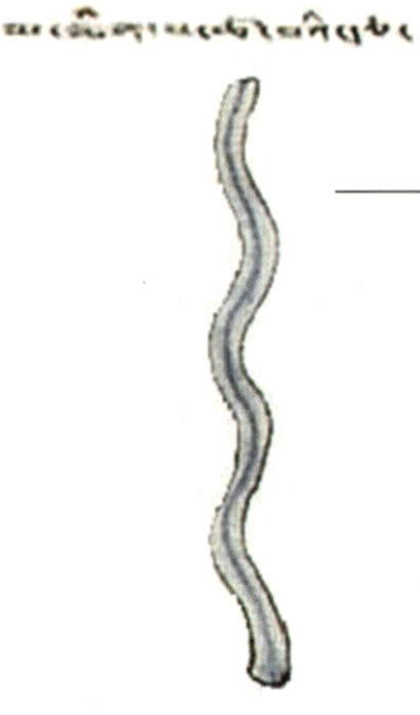

3.20 未成熟热脉象

未成熟热是由于培根压抑热势，不给热势成熟机会，故脉峰低而细；未成熟热本质为热，故脉数；该病由隆（风）引起散布的，故脉动摇难测。

3.21 高热脉象

该病因热势盛，故脉峰高而洪，似弓弦紧实。

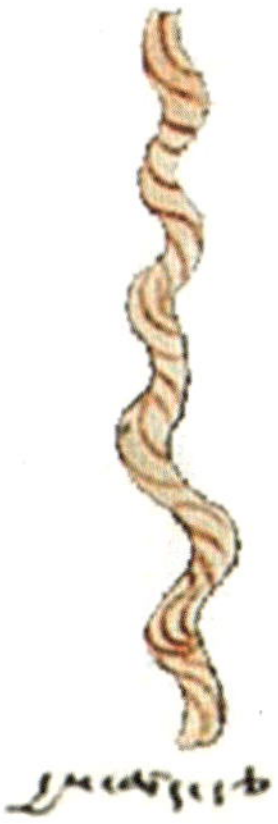

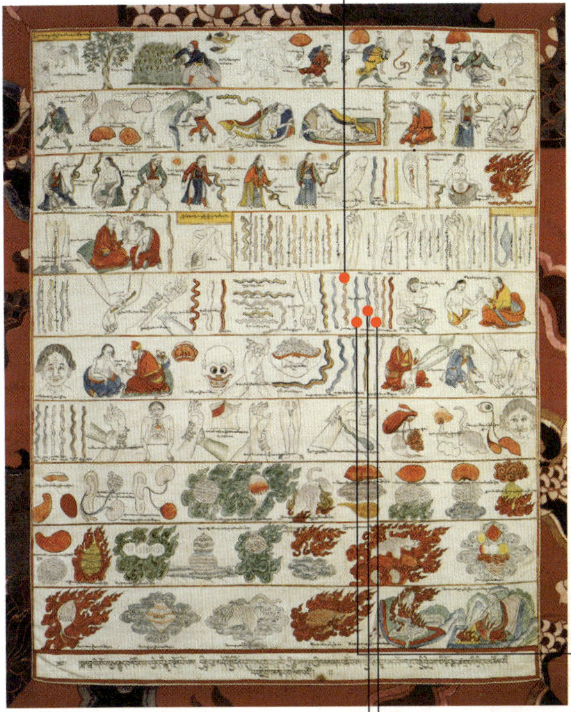

3.22 虚热脉象

该病是由于隆（风）扇起余热而发，故脉空虚；有残余热，故脉搏急。

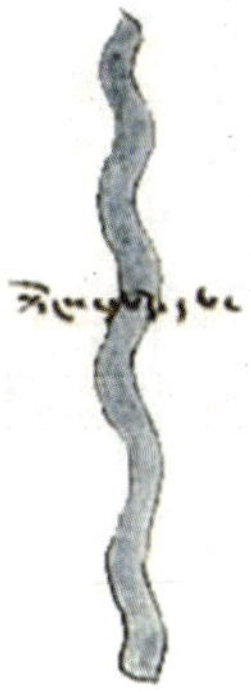

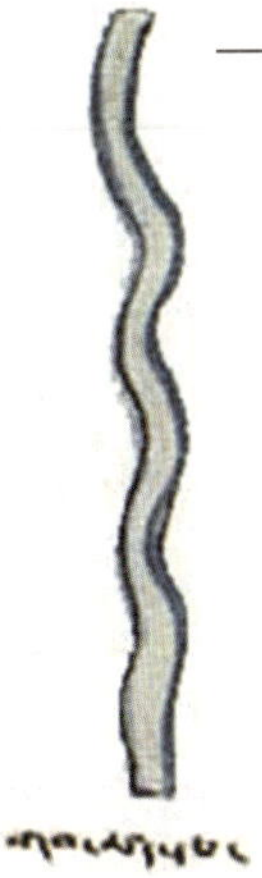

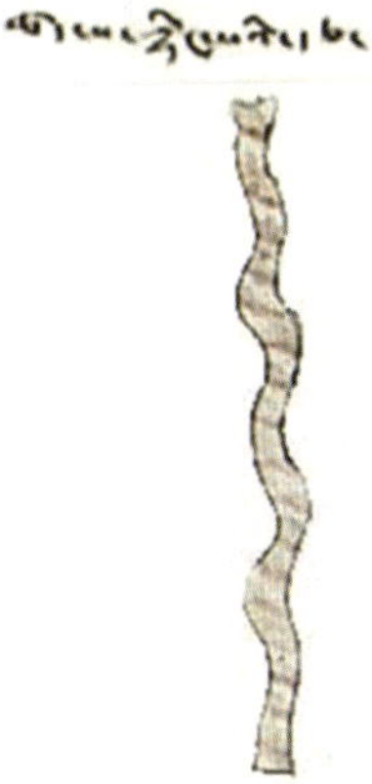

3.23 隐热脉象

该病是由于培根掩盖热势，热势如狐隐伏，故脉峰低，但该病本质属热，故脉深沉紧弦。

3.24 陈热脉象

热病迁延过久，陷入正精，血热的力量不显露，故脉细。但该病本质属热，故脉紧弦。

3.25 浊热脉象

该病是由于黄水搅浑正精，引起正精未能生化成熟，故脉细沉。但该病本质属热，故深按脉搏紧弦。

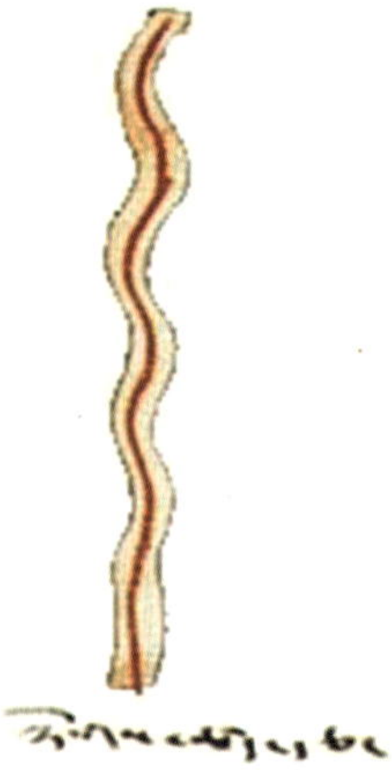

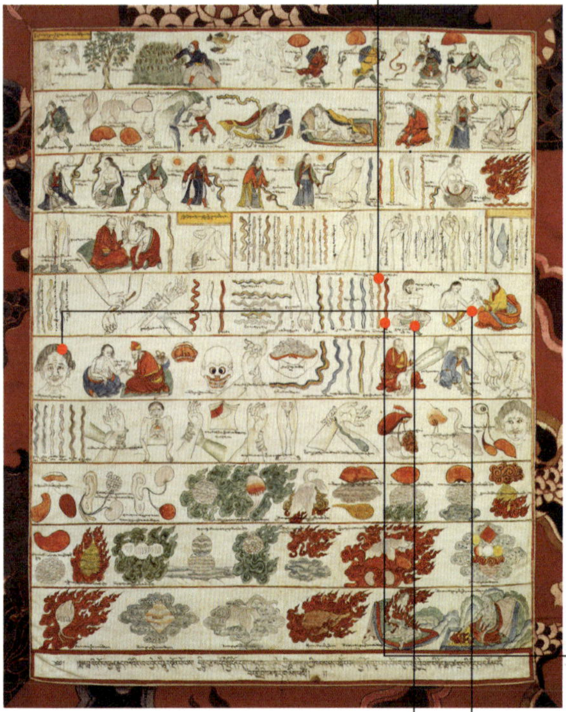

3.26 创伤热脉象

该病是由于血热偏盛所致，故脉洪而粗壮，按之实而急数。

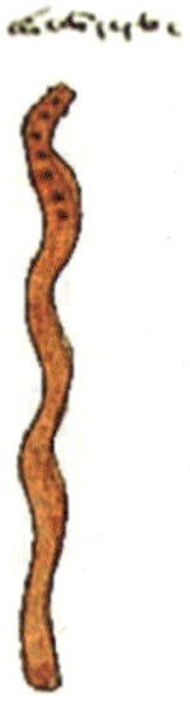

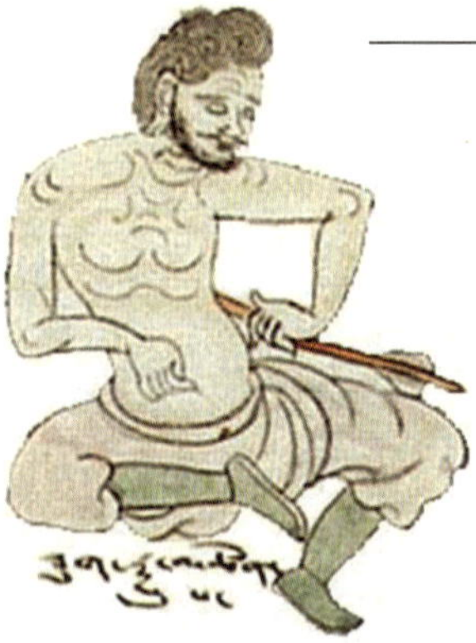

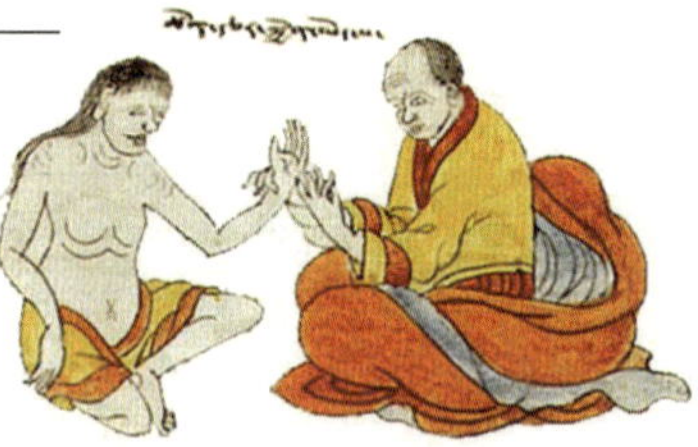

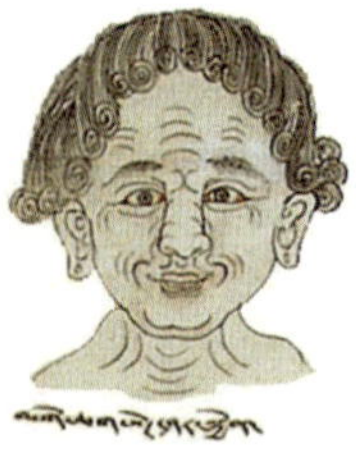

3.27 体内异物遗留脉象

异物所在脏腑部位的脉弱不显，两边椽式并列搏动。

3.28 头骨骨折肌肉受损，“寸”脉洪

头骨骨折分肌肉、骨头、脑 3 种，其中肌肉受损热邪窜入肺、心、小肠、大肠，故“寸”脉洪大。

3.29 头骨骨折骨头受损，“关”脉紧

头骨骨折分肌肉、骨头、脑 3 种，其中骨头受损热邪窜入肝、脾、胃、胆囊，故“关”脉紧弦。

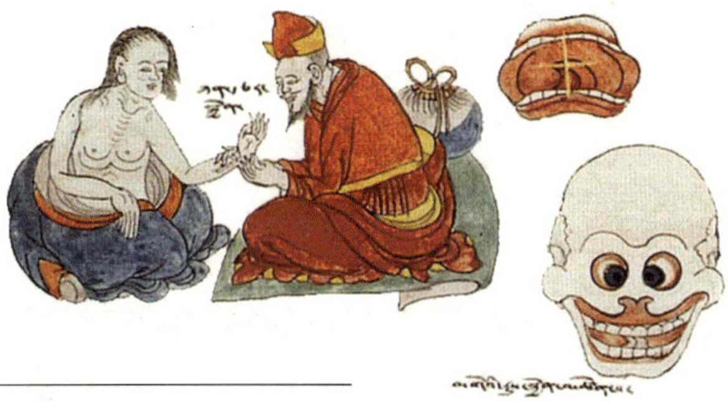

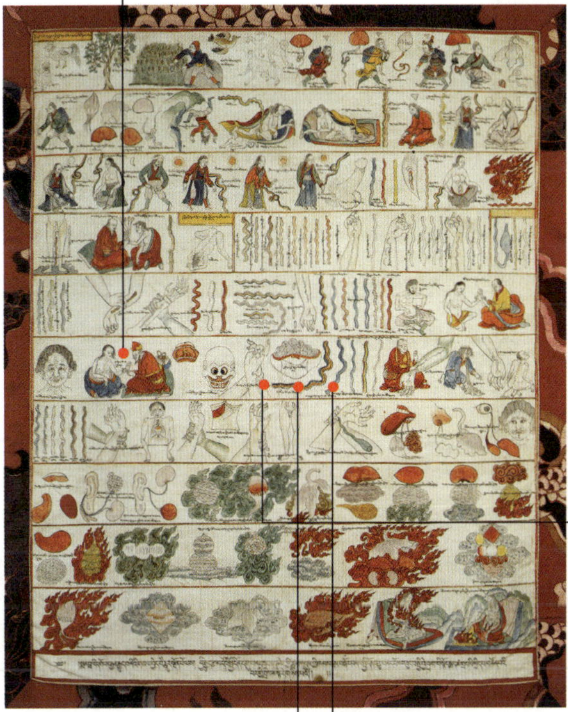

3.30 头骨骨折脑受损，“恰”脉数

头骨骨折分肌肉、骨头、脑 3 种，其中脑受损引起两肾、“三木塞”受累而功能衰弱，故“恰”脉数急。

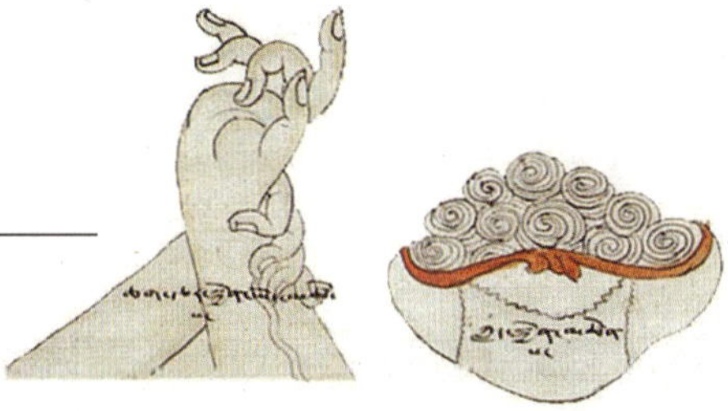

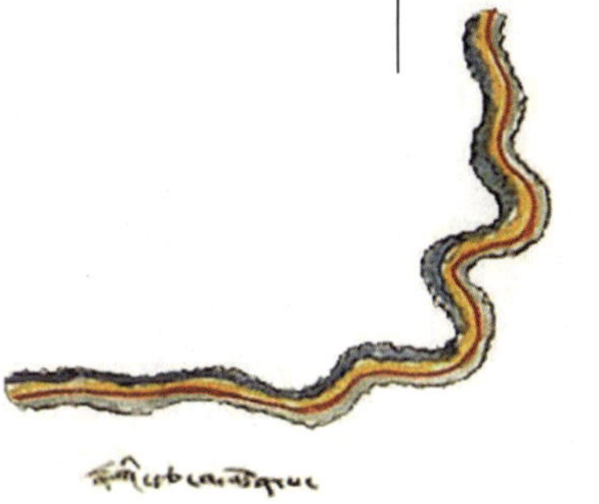

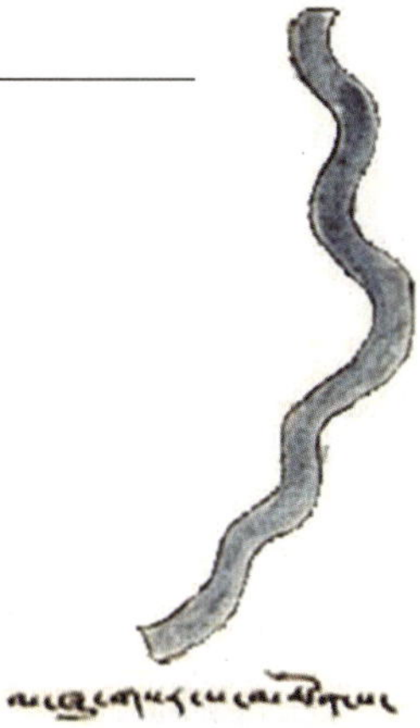

3.31 脓疡脉象

脓疡的成因为黄水，故脉发颤，脓疡触之发烫，本质属热，致使正精腐熟，故似热证脉细而急。

3.32 不消化早期脉象

在不消化症发病初期，由于糟粕未消化，遗留于脉管中，故脉粗壮而实。

3.33 不消化陈旧期脉象

在不消化陈旧期，由于精华未消化，滞于肝中，成为胆热并发的诱因，故脉搏力小而细。

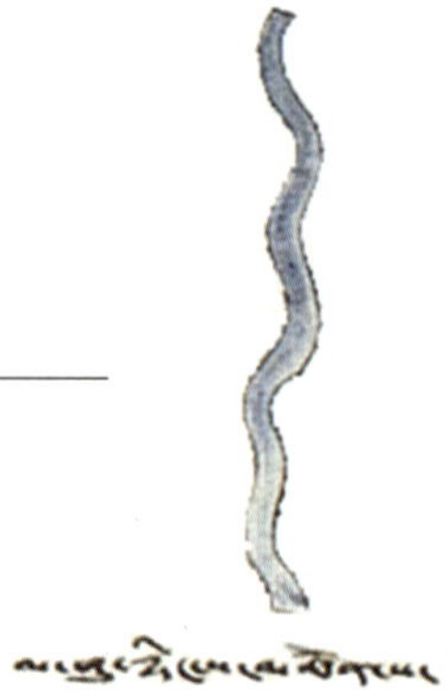

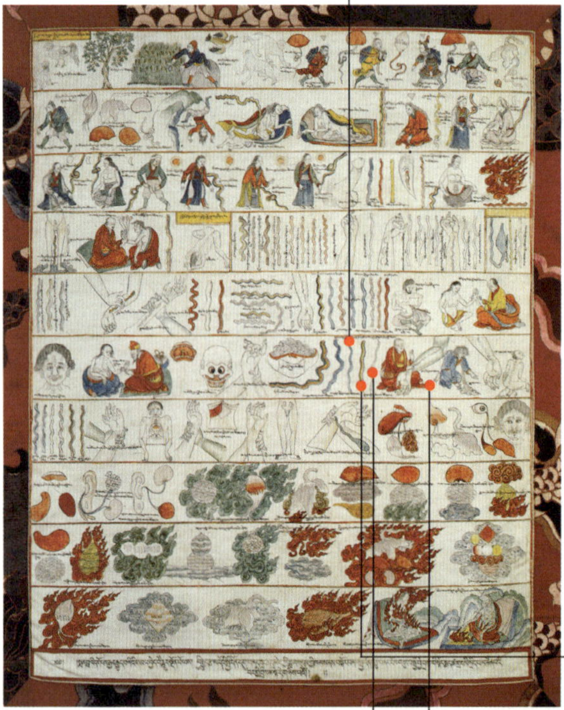

3.34 痞瘤脉象

痞瘤是由于隆血流通的脉道被阻塞所致，故脉力小而弱，痞块所在位置脏腑脉搏不显。

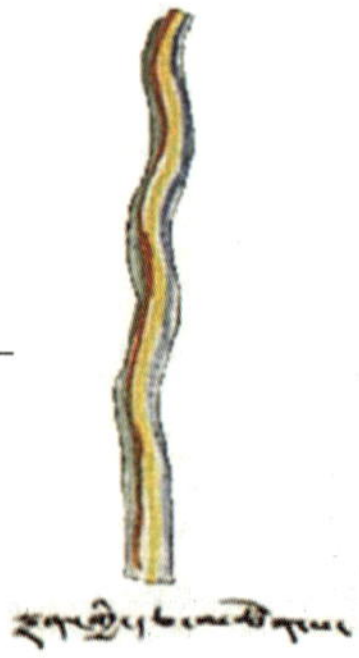

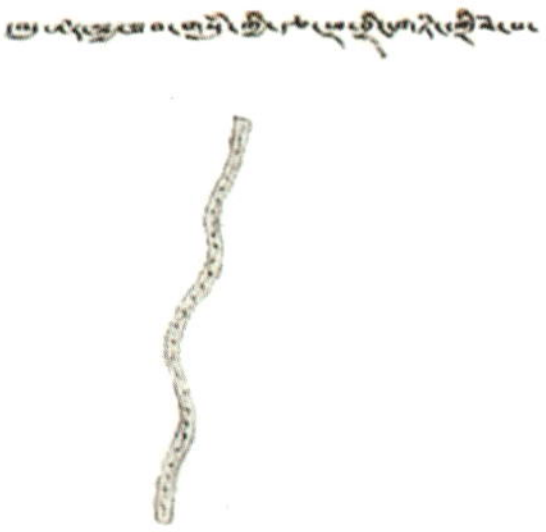

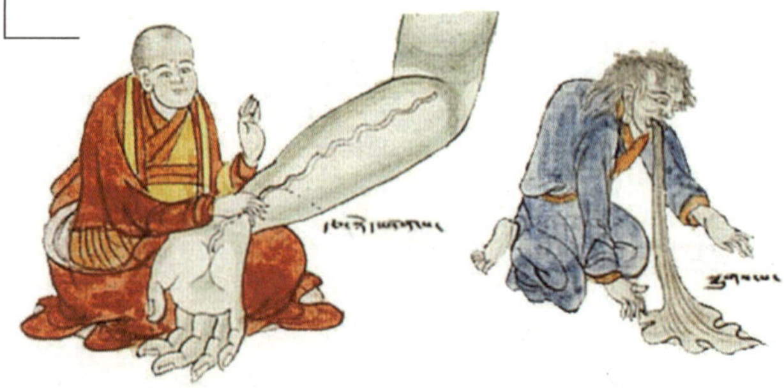

3.35 腹水、下落水肿、灰色浮肿脉象

腹水、下落水肿和灰色浮肿的脉象细而深沉弦紧。

3.36 呕吐病脉象

呕吐病是由于上体隆血流动衰弱所致，故上部脉即“寸”脉深陷于肌肉，弱而无力。

3.37 下泻病脉象

下泻病是由于下体隆血流动功能衰弱所致，故“恰”脉深陷于肌肉，弱而无力。

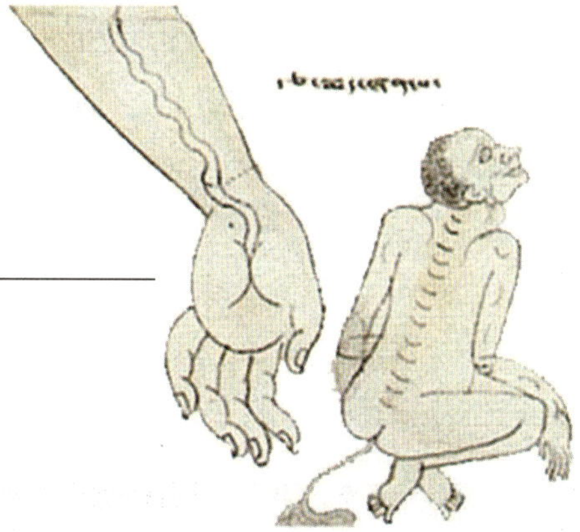

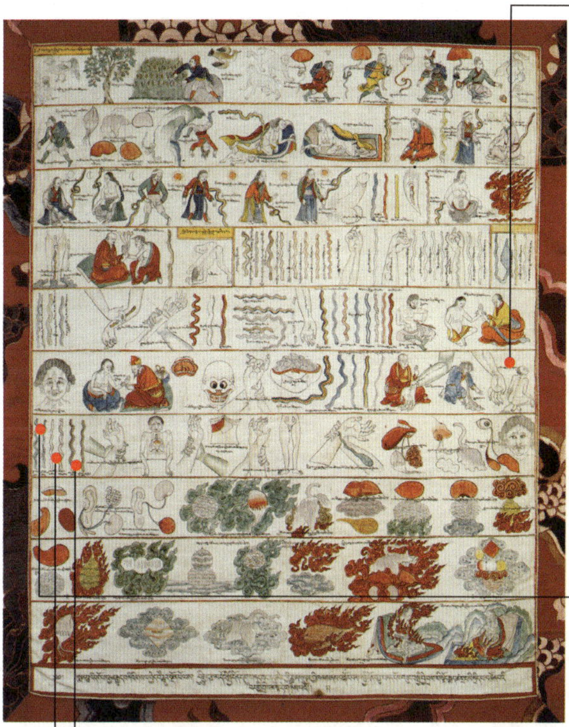

4 认清混乱脉象

4.1 隆病脉与血病脉

两脉皆虚而浮，容易混淆，但血病脉一般浮而紧，按之有物；隆病脉浮而虚，按之无物。

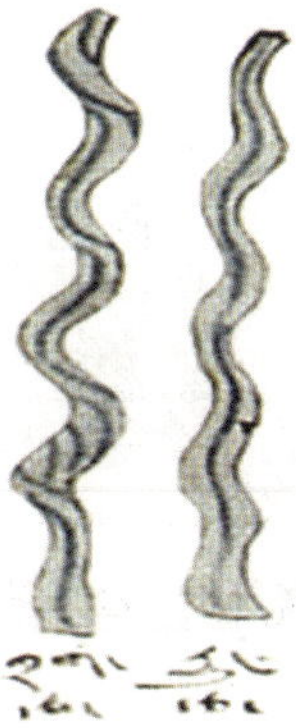

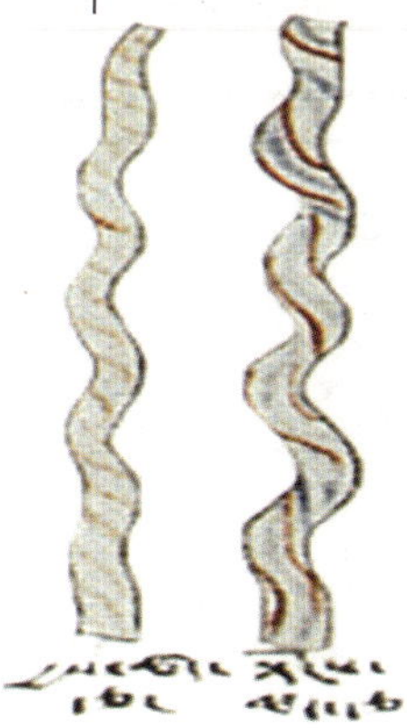

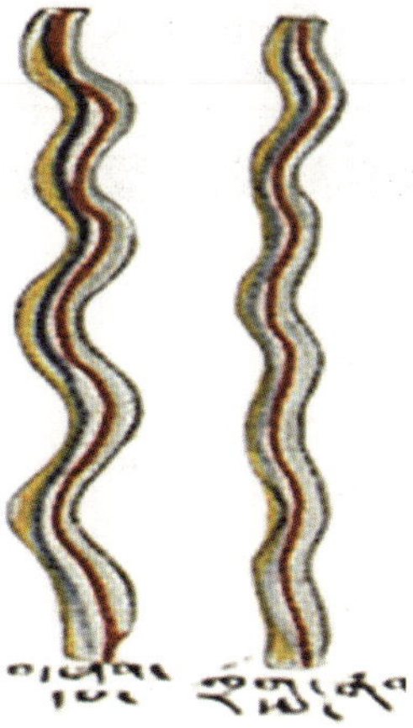

4.2 高热病与虚热病脉

两脉皆数而急，容易混淆，但高热病脉一般洪而紧，按之有物；虚热病脉空虚，按之无物。

4.3 培根病与慢性血病脉

两脉皆深沉，容易混淆，但培根病脉一般弱而不显、迟；慢性血病脉一般洪大。

5 脉诊上下体和脏腑病

5.1 两“寸”候肺和心脏，诊上部疾病

左右两手“寸”脉诊脑以下和胸以上疾病，即肺、心脏等上体疾病。

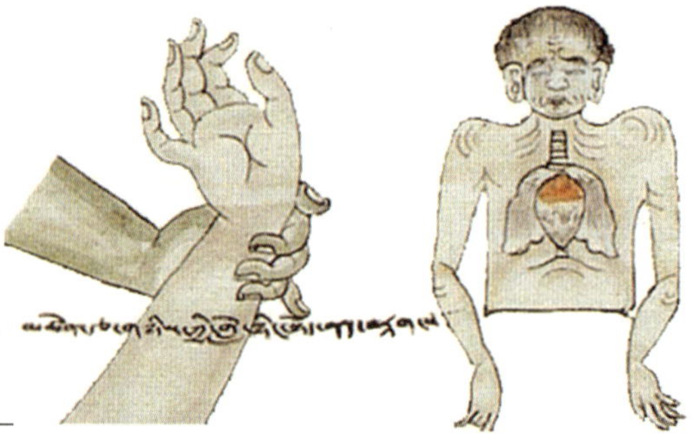

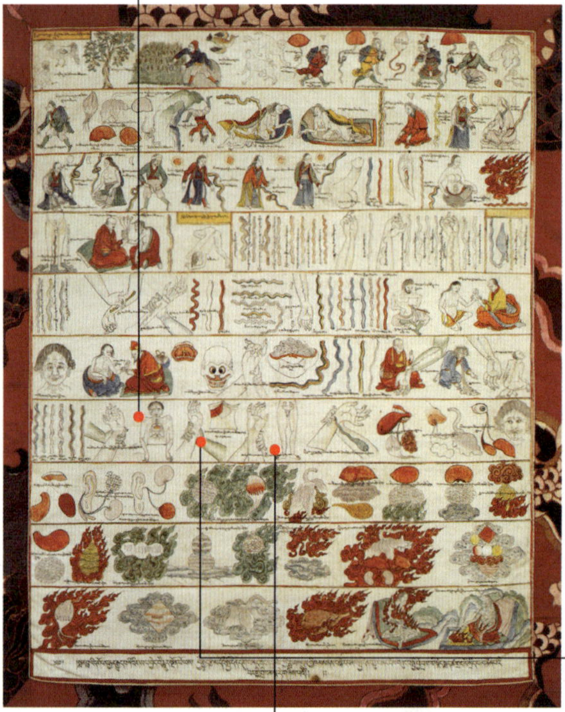

5.2 两“关”候胃、肝，诊中部疾病

左右手两“关”脉诊胸口以下、脐以上疾病，即胃、肝等腰部疾病。

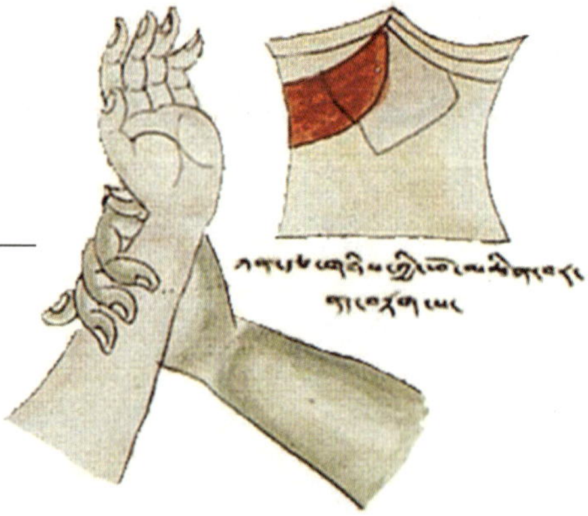

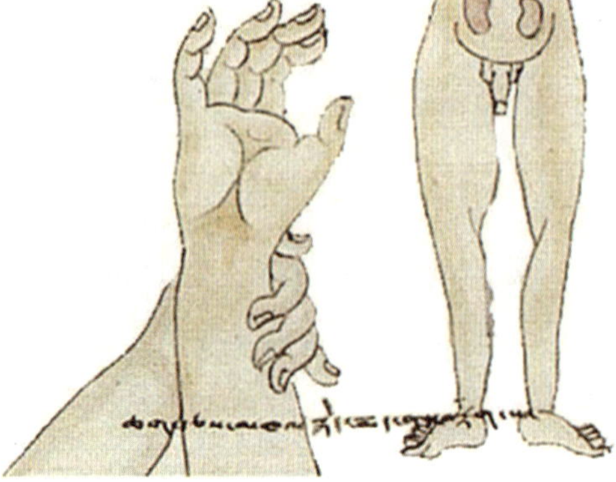

5.3 两“恰”候肾腰，诊下部疾病

左右手两“恰”脉诊脐以下、脚心以上疾病，即肾、膀胱等下体疾病。

6　互为表里

心、肺等五脏与小肠、大肠等六腑同属一元，它们和舌、鼻等五官互为表里。因此内脏有病，五官便出现相关症状，或者五官有病，内脏便出现相关疾病症状。

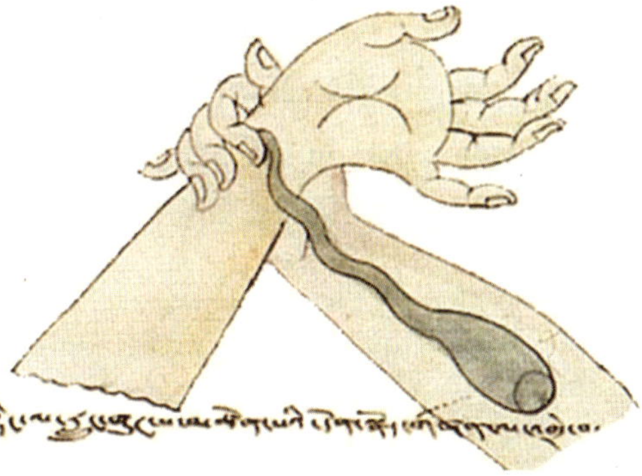

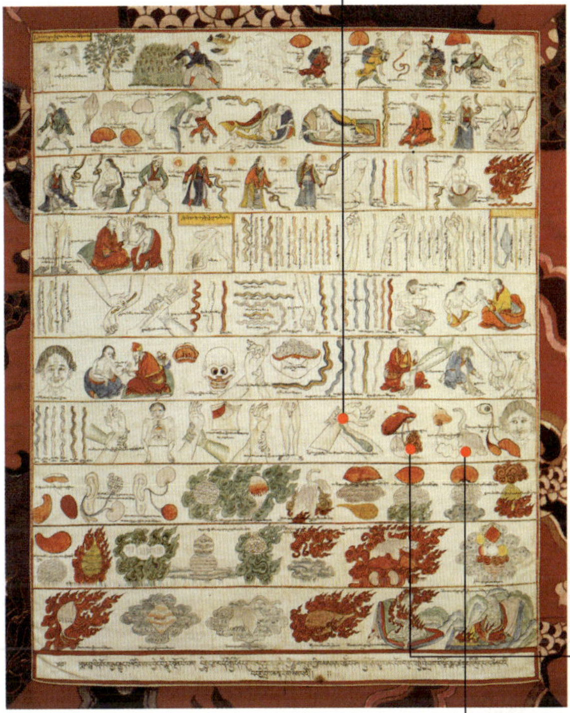

6.1 舌与心、小肠相互表里

心脏与六腑中的小肠和五官中的舌相互表里。心为思之官，五行属火；小肠为储存饮食糟粕之腑，故有关联。舌与心脉相连，舌苔出现花斑、龟裂、发黑、发青及结巴不利等毛病，可视为心脏和小肠有病。

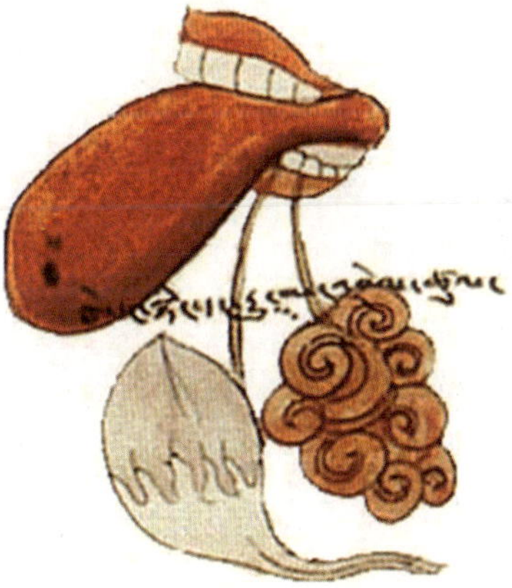

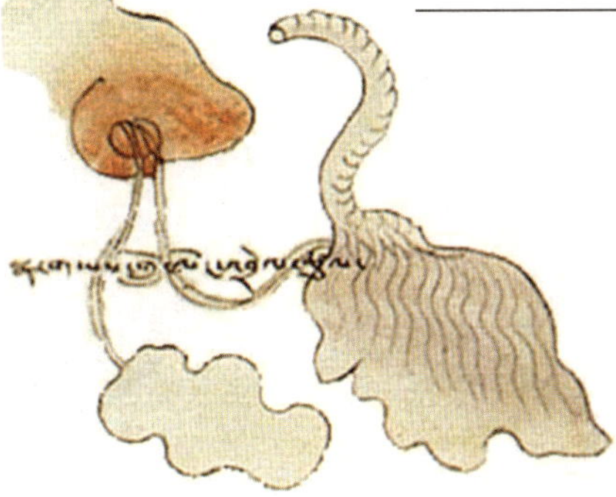

6.2 鼻与肺、大肠相互表里

肺与六腑中的大肠和五官中的鼻互为表里。肺属金，为气之依所；大肠是存储隆收聚起来的食物糟粕之腑，相互关联。鼻与肺动脉相连，鼻如果出现发紫、发黑、阻塞等毛病，可视为肺和大肠有病。

6.3 目与肝、胆相互表里

肝与六腑中的胆囊和五官中的目互为表里。肝为体热和火元之依所，胆囊为储存火元糟粕之皮袋，相互关联。肝脉分布于目，目如果出现赤涩、湿涩、干涩、目黄、风泪等毛病，可视为肝和胆有病。

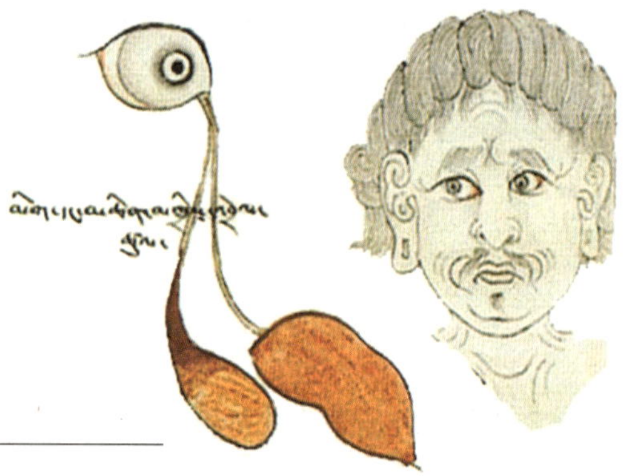

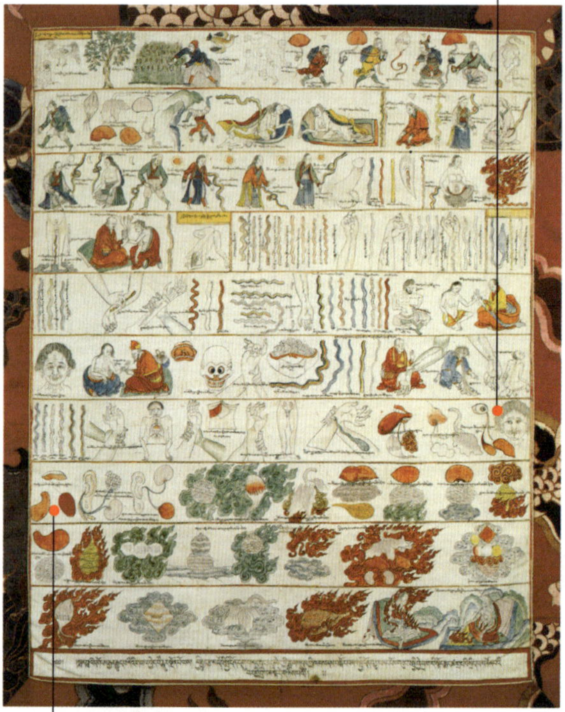

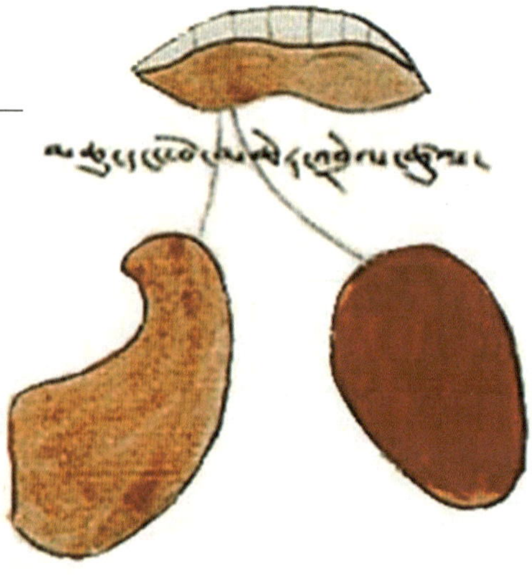

6.4 唇与胃、脾相互表里

脾与六腑中的胃和五官中的唇互为表里。脾属土，为土元精华之依所；胃为储存饮食糟粕、黏液之腑，相互关联。脾脉分布于唇，故唇出现干裂、肿麻、发青、发黑、花斑、生水泡、疮疡等症状，可视为脾和胃有病。

6.5 左耳与左肾、“三木塞”相互表里

左肾与六腑中的“三木塞”和五官中的左耳互为表里。“三木塞”属五元，为储存五元糟粕和精华之脏，“三木塞”与左肾相近，故相互关联。肾脉分布在耳，如果左耳出现耳聋、耳痛、耳脓、出血、耳鸣等症状，可视为左肾和“三木塞”有病。

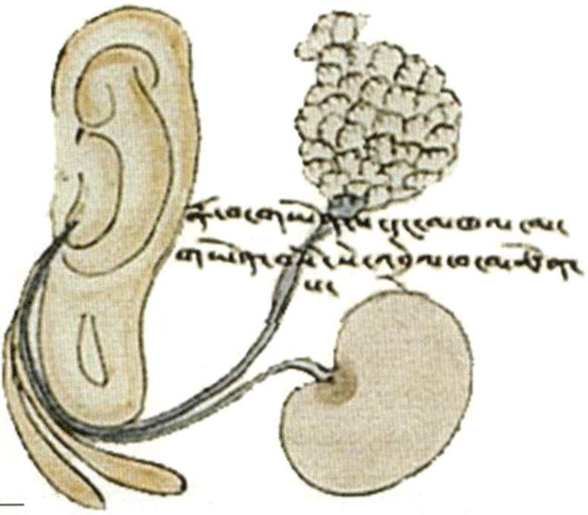

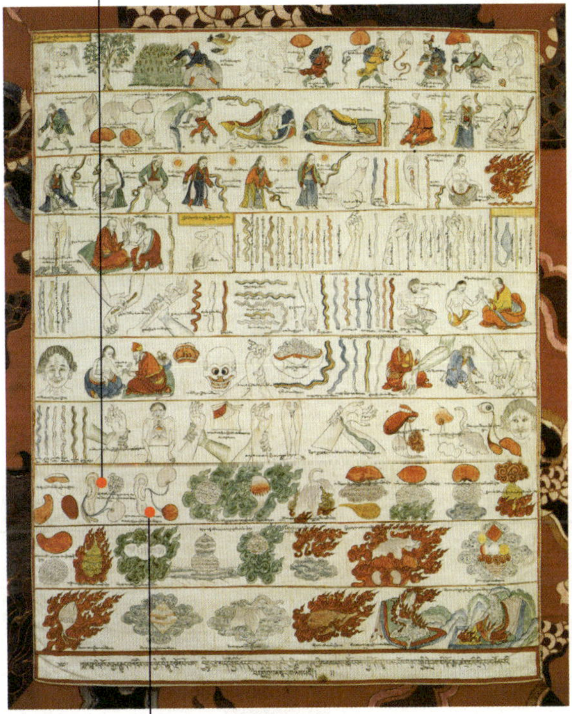

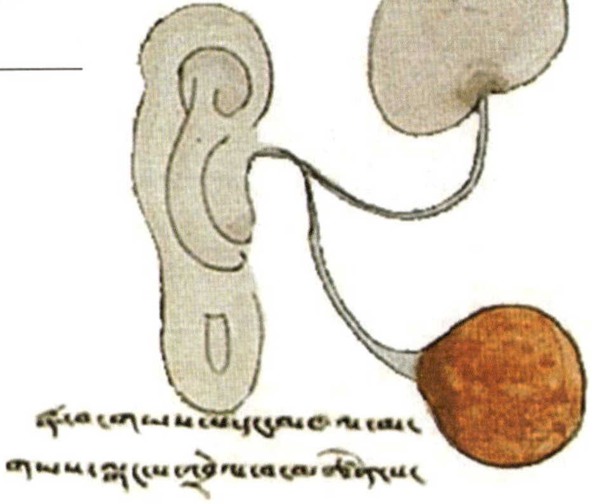

6.6 右耳与右肾、膀胱相互表里

右肾与六腑中的膀胱和五官中的右耳互为表里，肾属水，为水元精华之依所，右肾与储尿的膀胱相互关联。肾脉分布在耳，如果右耳出现耳聋、耳痛、耳脓、出血、耳鸣等症状，可视为右肾和膀胱有病。

6.7 心属火，是隆和培根的依所

心属火，阿赖耶识（意识）居于心脏，在居于心脏的遍行隆作用下，心脏能够开闭，将血液泵入血管，精华似转轮循环往复布遍全身。

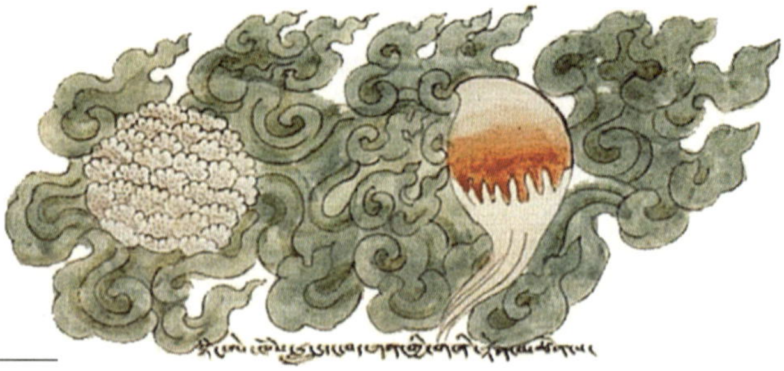

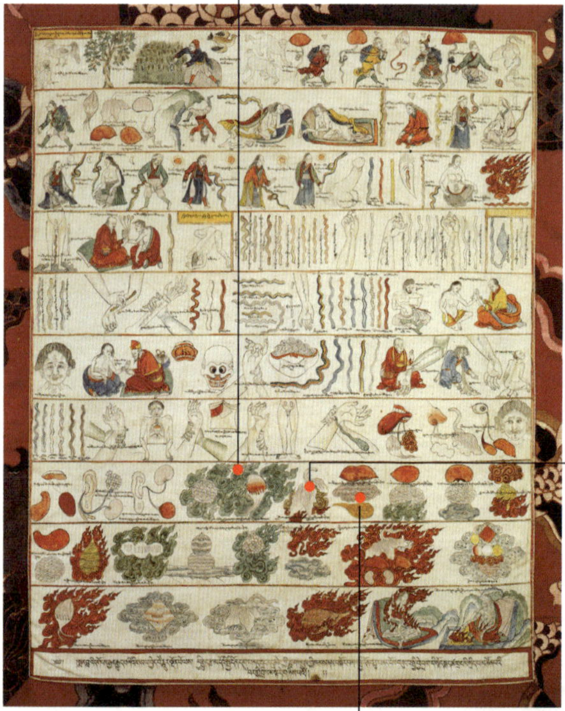

6.8 肺属金，是热和隆的依所

肺属金，从口鼻吸入外界隆（空气）的精华，呼出体内糟粕，排除痰涎鼻涕等废物。

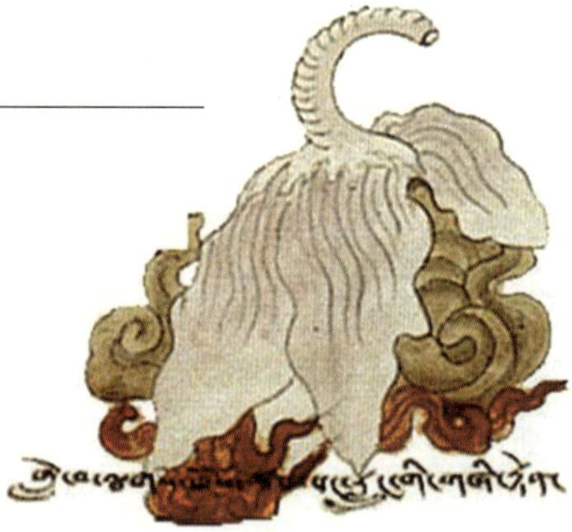

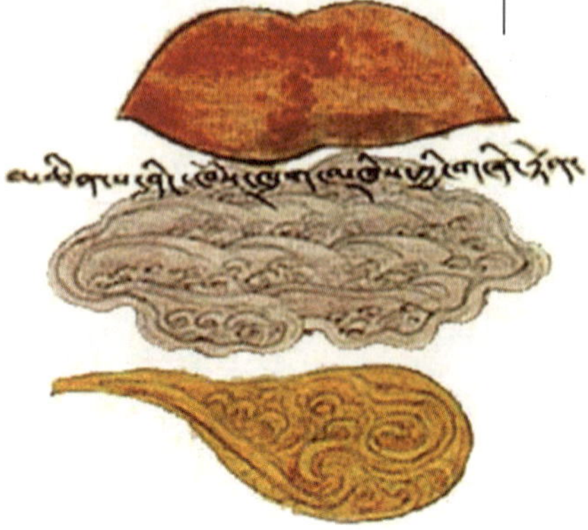

6.9 肝属木，是血和赤巴的依所

肝属木，依靠居于肝脏的变色赤巴将饮食营养生成血液，将血液糟粕生成胆汁，产生体热。故肝为血海、胆汁的源泉，是人体领主。

6.10 脾属土，是培根和隆的依所

脾属土，为主宰唾沫、眼泪等身体水液淋巴的依所和血液的依所。

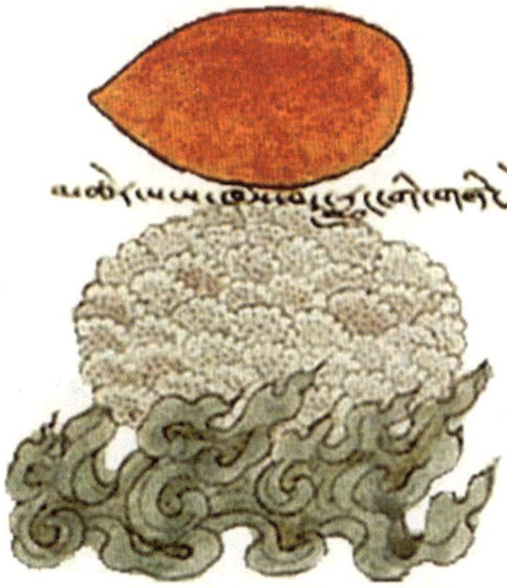

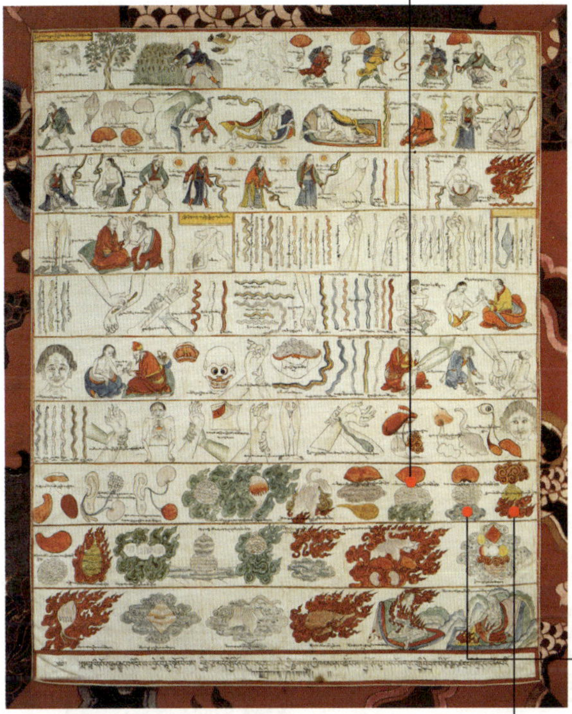

6.11 肾属水，是培根和寒的依所

肾收集人体水湿津液等的糟粕，通过协奥脉道注入膀胱，起壮阳、养骨生骨的功能，故为培根和寒的依所。

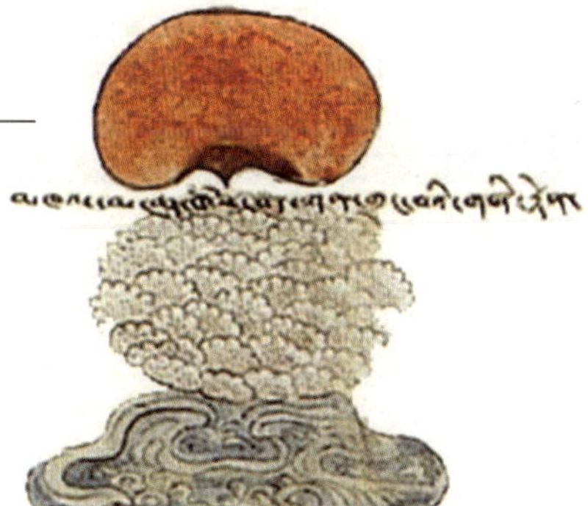

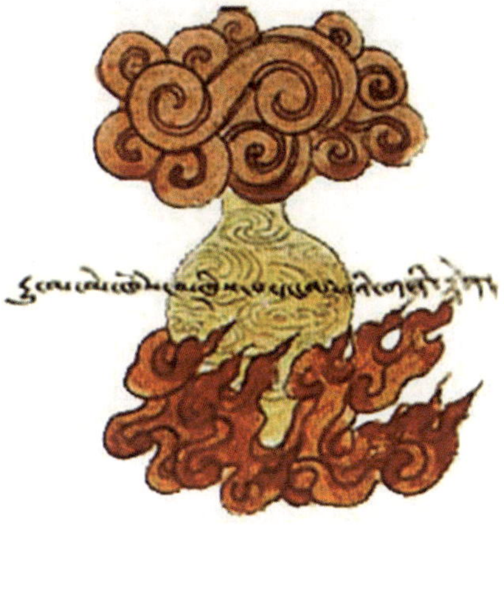

6.12 小肠属火，是赤巴和热的依所

小肠中有能消赤巴、血之糟粕“垢亚”及胆汁。可将饮食完全消化，并依靠小肠中固有的伴火隆分解饮食清浊，故为赤巴和热的依所。

6.13 胃属土，是培根和食物的依所

胃属土，能碎培根分布于胃中，功能为糜碎所进饮食和分解清浊。

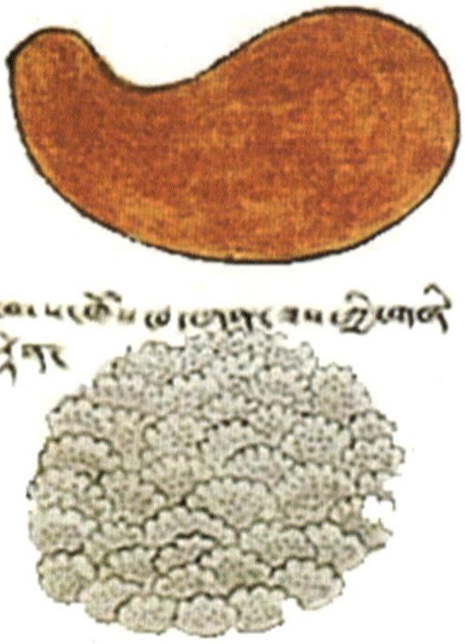

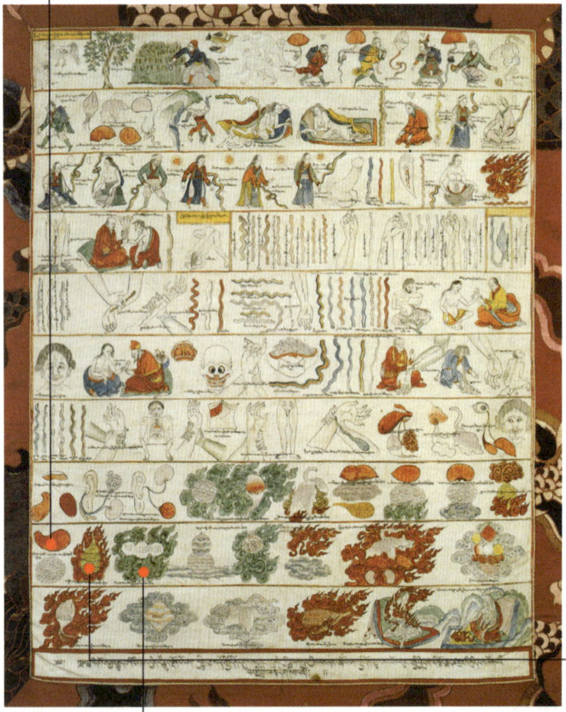

6.14 胆属木，是体热的依所

胆腑主司体热，为能消赤巴的依所，是消化食物的火源，功能为生体热、消食、开胃等。

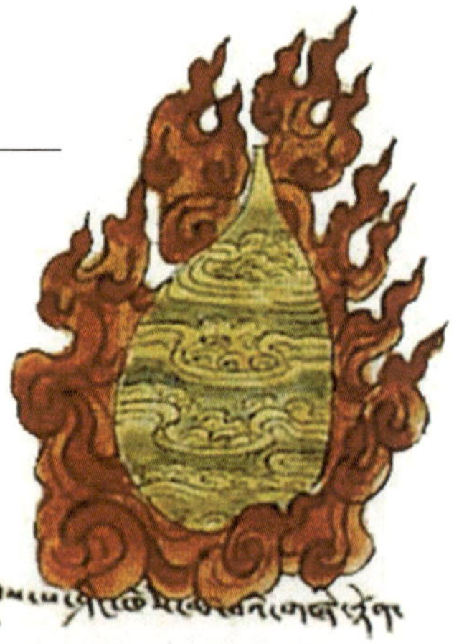

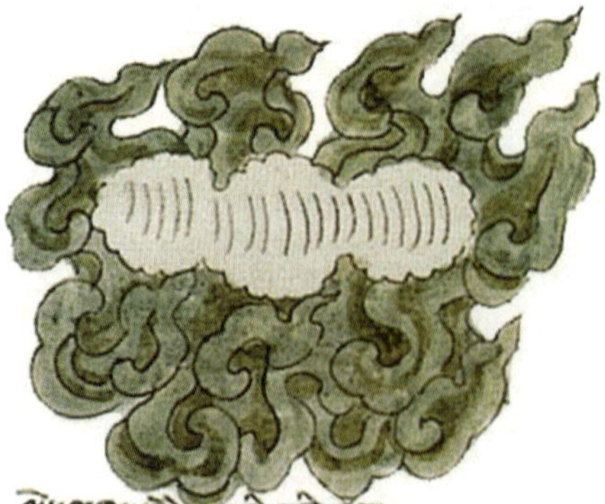

6.15 大肠属金，是隆的依所

大肠属金，是蓄积体内隆的糟粕和食物糟粕之腑，能将稀释食物的水液排入脉管输入肾，将食物稠质糟粕排出体外。

6.16 膀胱属水，是培根寒的依所

膀胱是储存水元糟粕之腑，能储存从肾脏生成的尿液并排出体外。

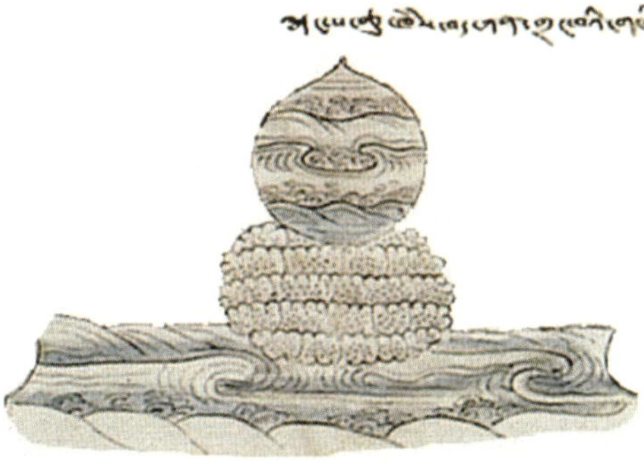

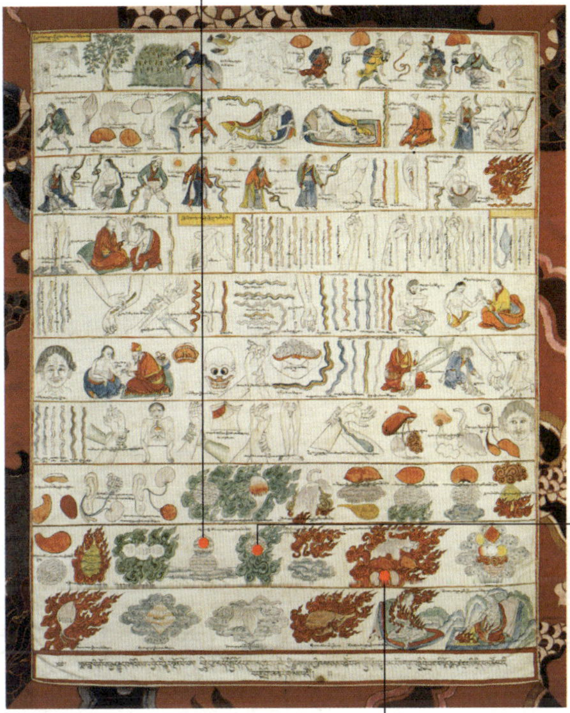

6.17 “三木塞”为五元的依所

“三木塞”是土、水、火、风等五元精华的依所或仓库，是人体七精华物质的最后一精华物质——白精和红精的储存器官，能产生精子和卵子，专司性快感。

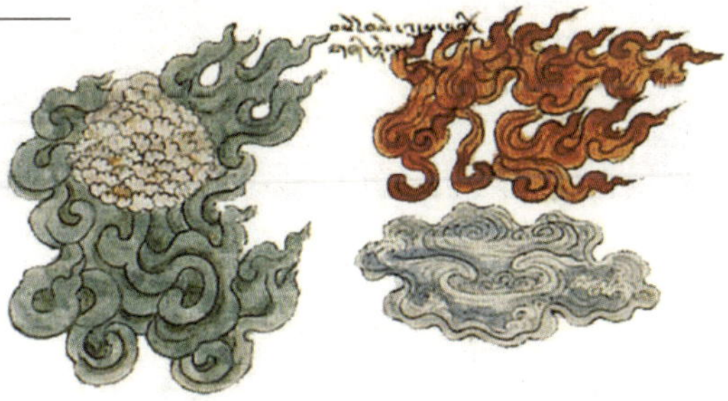

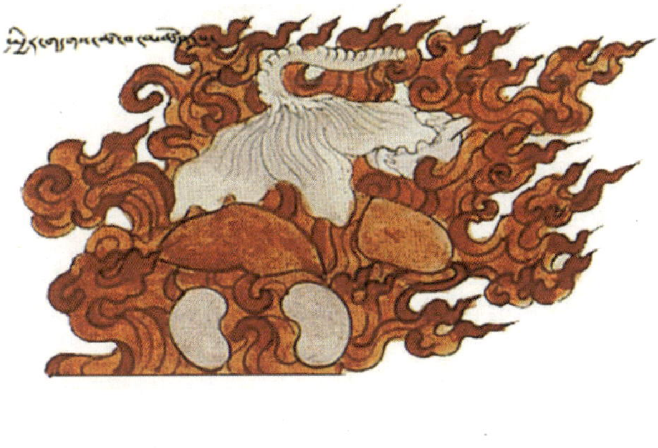

6.18 阳热

心、肺、肝、脾、肾五脏一般称之阳脏，为热温之依所。因为众脏器血流较丰富，属谋略型脉，比之腑器脉搏动较洪大，性热，故称阳。

6.19 阴寒

胃、小肠、大肠、“三木塞”等腑器一般称为阴腑，为寒凉之依所。因为众腑器隆（气）流较丰富，属智慧型脉，比之脏器脉搏动较弱虚，性寒，故称阴。

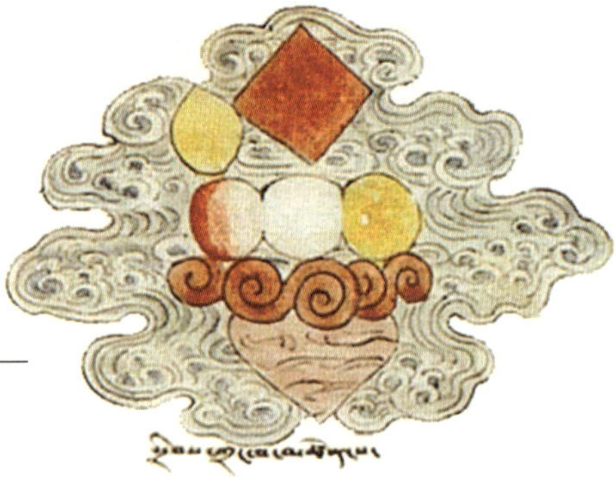

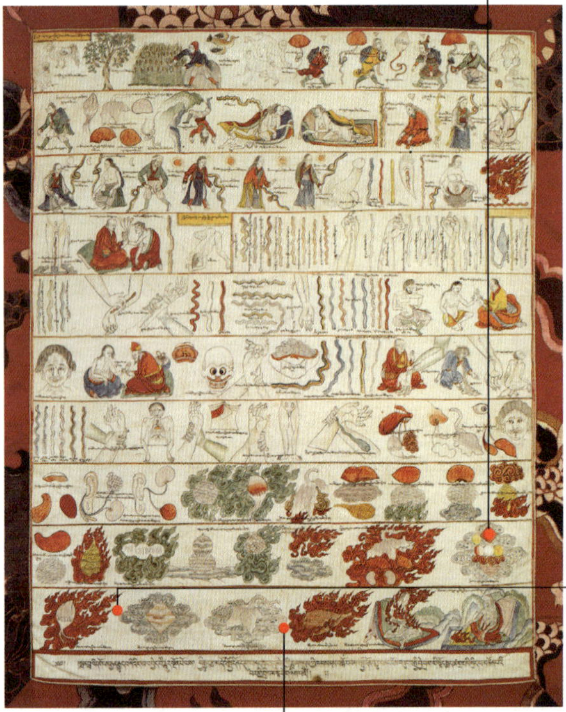

6.20 脏有热证，腑可能同时出现寒证

由于脏腑与各自的元相同，心脏与小肠不可能同时都出现热证或寒证。如果出现，也只能是心脏出现热证，小肠同时出现寒证。

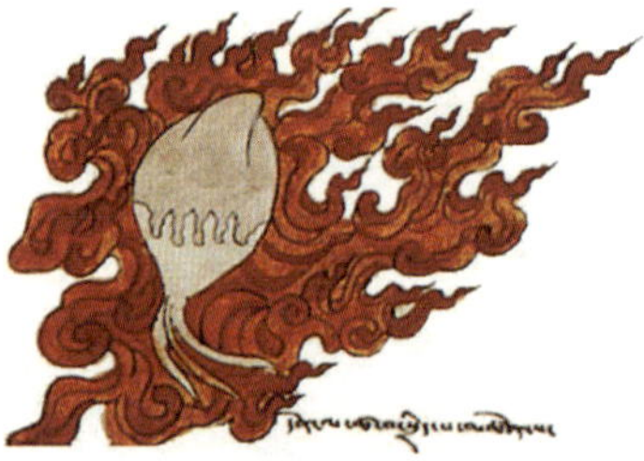

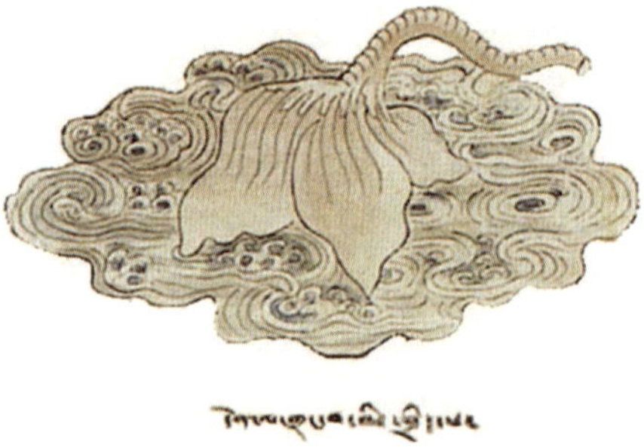

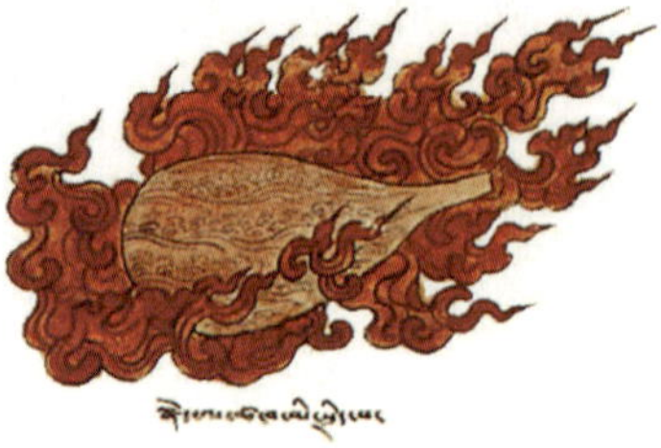

6.21 腑有热证，脏不会同时出现寒证

由于脏腑与各自的元相同，脏出现寒证，腑不可能同时出现热证，如心脏出现寒证，小肠不会同时出现热证。

6.22 上体有热证，下体也可能同时出现寒证

上体属火，下体属水，由于它们所属的五元不同，一般上体有热证，下体也可能同时出现寒证。

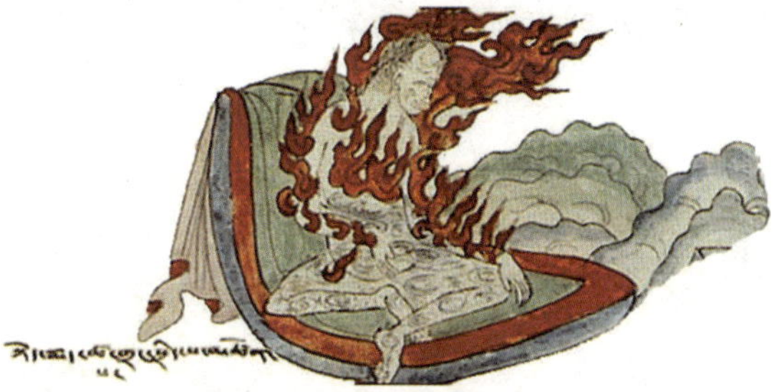

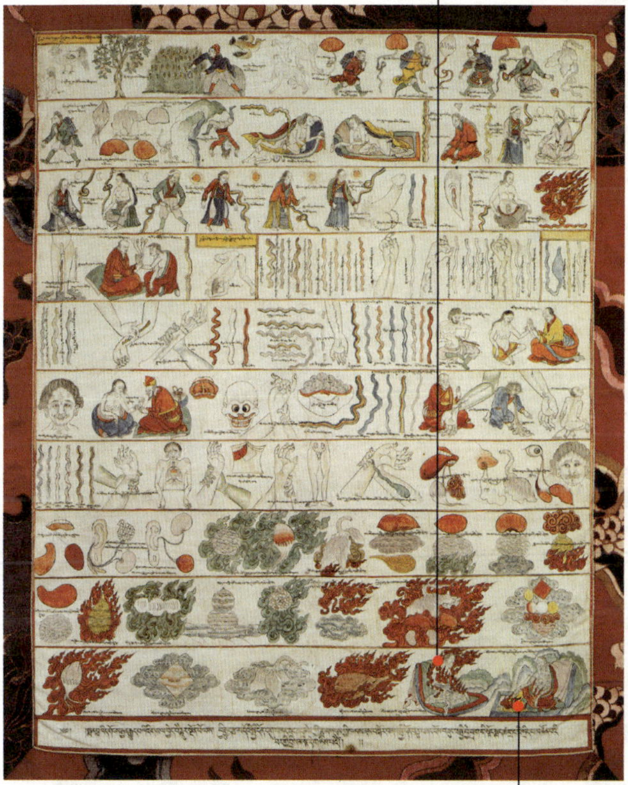

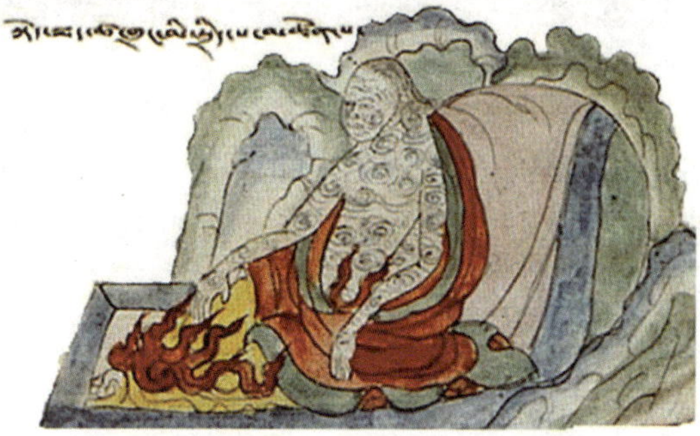

6.23 上体有寒证，下体不会同时出现热证

上体属火，下体属水，由于它们分属不同的元，一般上体有寒证，下体不会同时出现热证。

图六十三 脉诊（八）

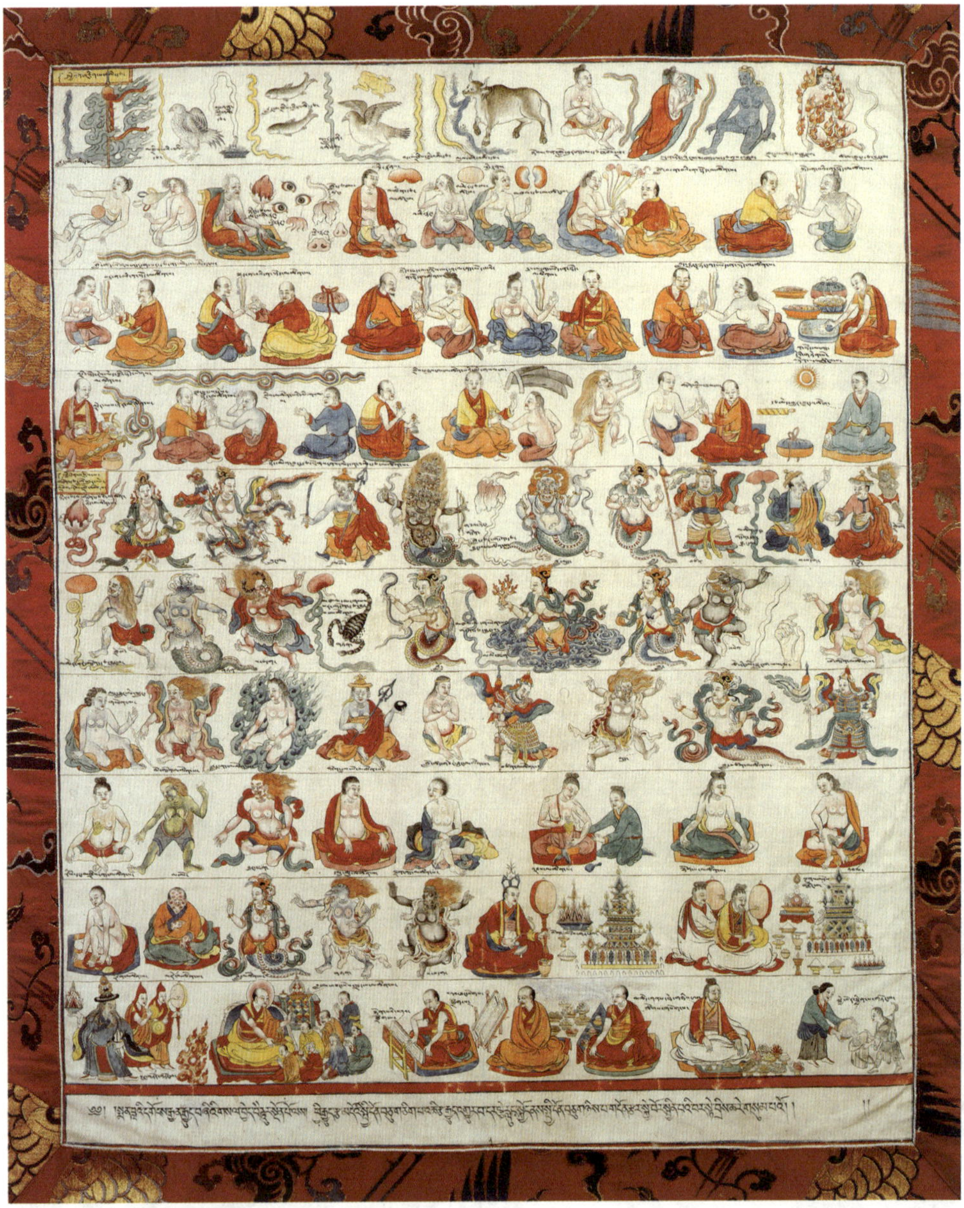

本图示《后续部》脉诊章十三总义中的第十一总义死症脉之反常脉、不全脉、间歇脉、不显脉 4 种脉象；第十二总义五脏病脉及隆病、瘟病、赤巴病、腹水病、痞瘤病、疖痈病等疾病脉象；作祟鬼魔，这些鬼魔各自栖身的地形、方位，以及有效的治疗方法。

十一、死症脉

1　反常脉

1.1 隆病死亡脉

隆病导致死亡的反常脉象，似旗角被风吹动时快时慢、时强时弱、变化多端，且空虚而粗壮、颤动。

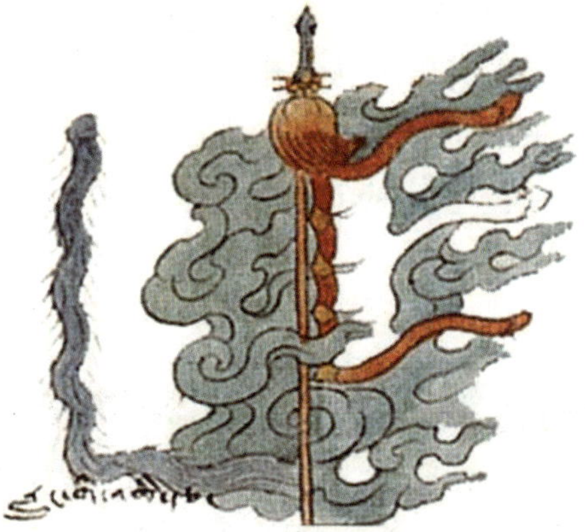

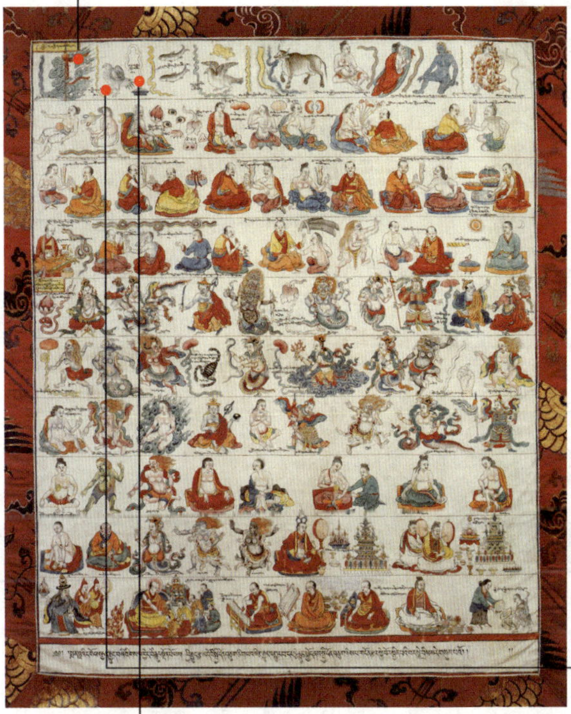

1.2 赤巴病死亡脉

赤巴病导致死亡的反常脉象，似鹞尾扇动紧而急、颤动、间歇。

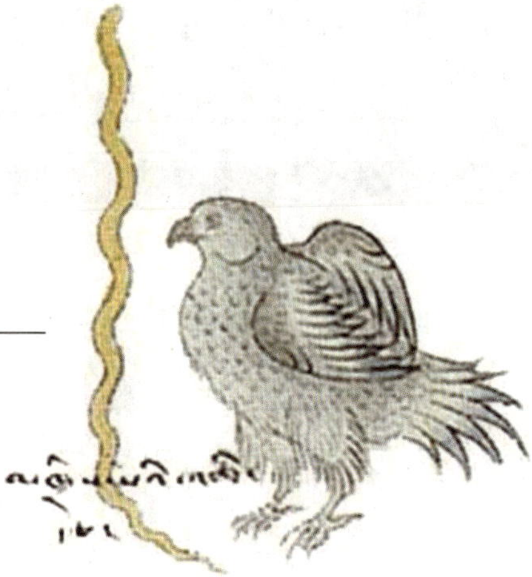

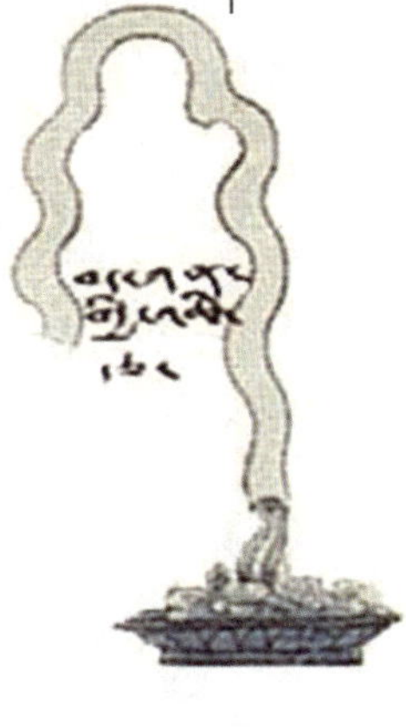

1.3 培根病死亡脉

培根病导致死亡的反常脉象，似雨后屋漏，前后滴漏不均，迟而颤动。

1.4 隆赤合病死亡脉

隆病和赤巴病并发导致死亡的反常脉象，似出水的鱼喘气，颤而数。沉按则脉无，浮按则脉颤、急。

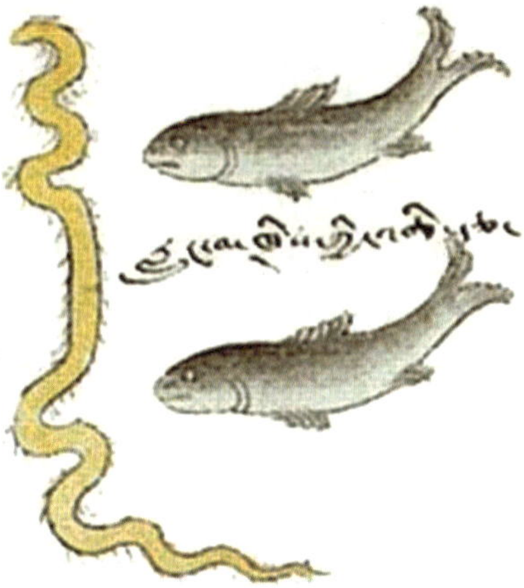

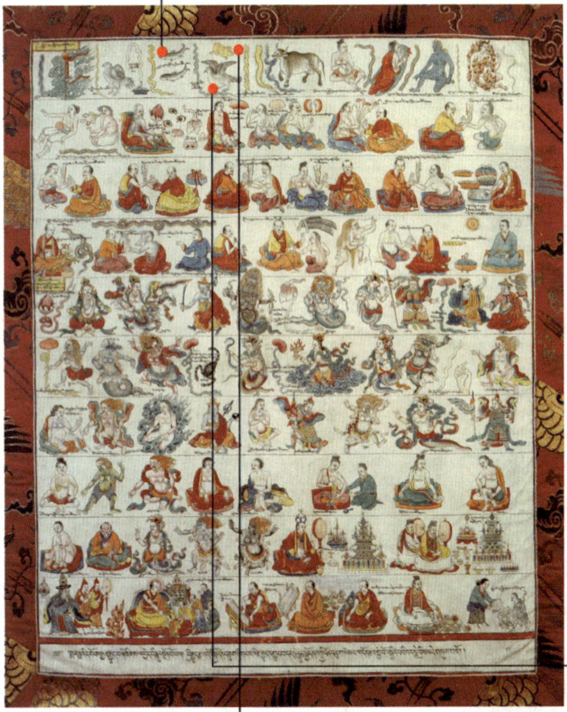

1.5 培隆合病死亡脉

培根病和隆病并发导致死亡的反常脉象，似雀啄米，前三、四至短而数，以后缓而颤，变弱出现间歇。

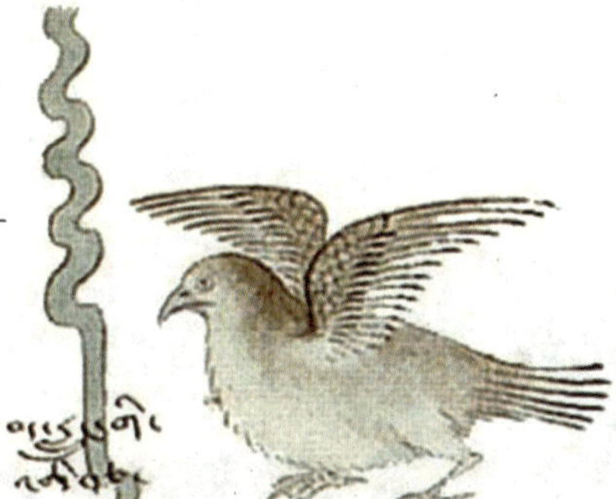

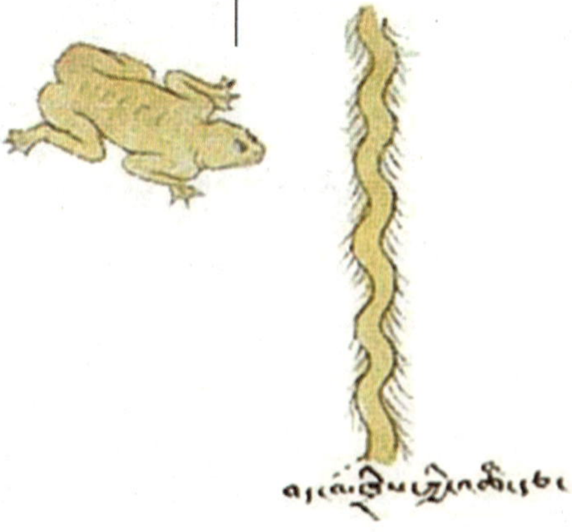

1.6 培赤合病死亡脉

培根病和赤巴病并发导致死亡的反常脉象，似蛙跳，前二三至浮而迟，后变弱而颤动。

1.7 聚合病死亡脉

隆、赤巴、培根等多病并发导致死亡的反常脉象，似牛涎水，绵长不断，空迟而颤动。

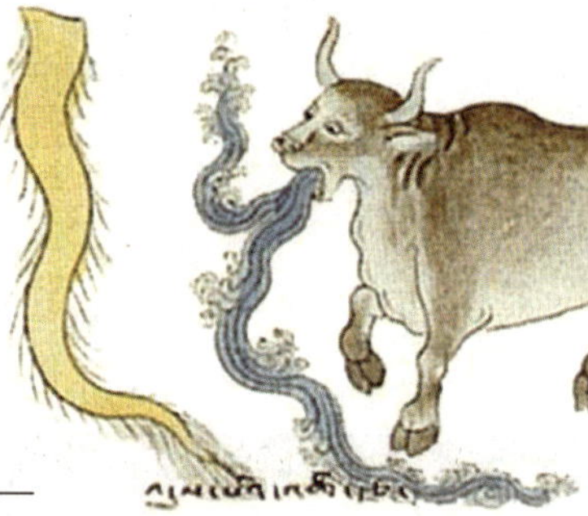

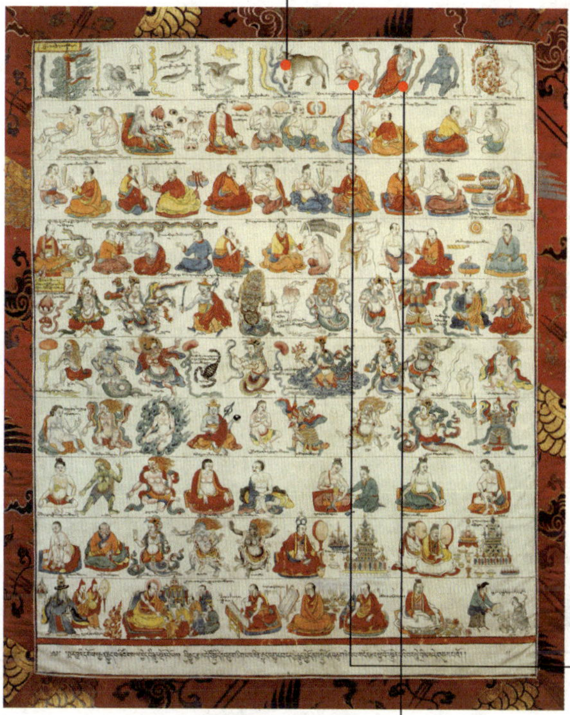

1.8 体强突发疾病者脉细为死症

体强者突然发生白喉、炭疽、牛呻吟腹绞痛等，其脉弱而不显，或非常细小者为死症。

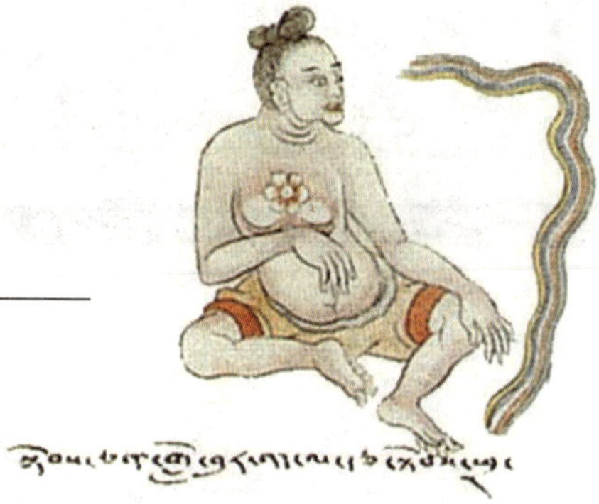

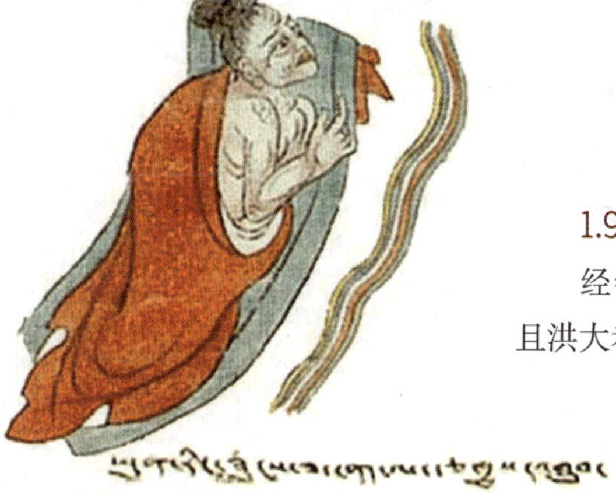

1.9 体弱久病者脉浮洪为死症

经年累月不愈，正精耗尽者，其脉反而浮，且洪大者为死症。

1.10 寒证出现热证脉象为死症

身患寒性痞瘤、腹水、下落水肿等寒证，其脉浮而滑且出现热证脉象者为死症。

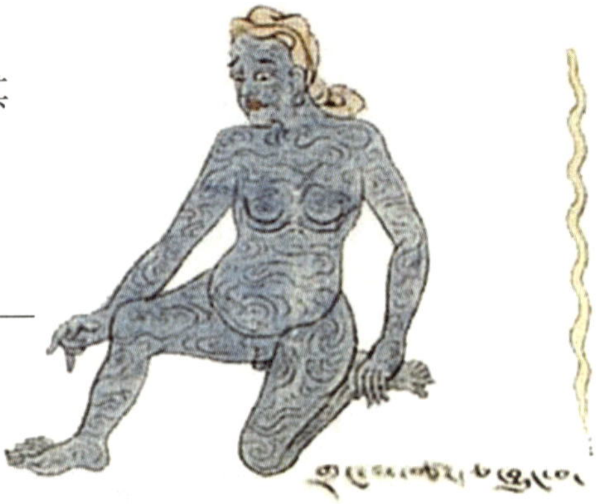

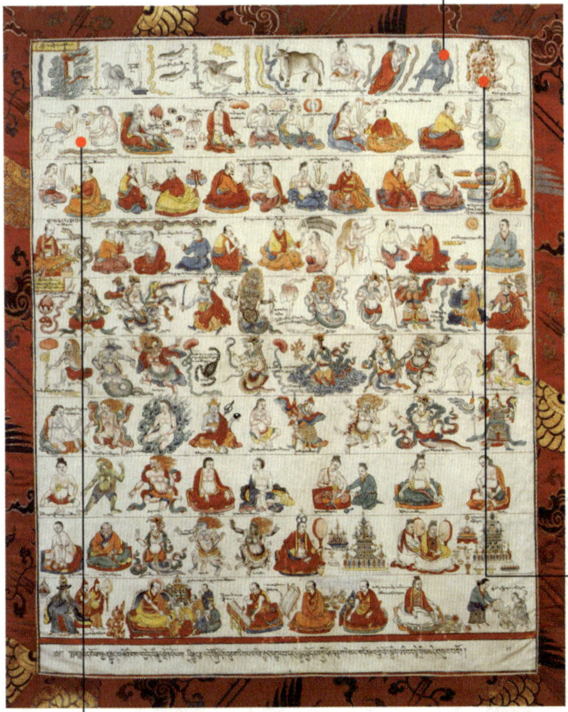

1.11 热证出现寒证脉象为死症

身患高热病、血热病等热证，其脉弱而深沉、微而不显、迟缓且出现寒证脉象者为死症。

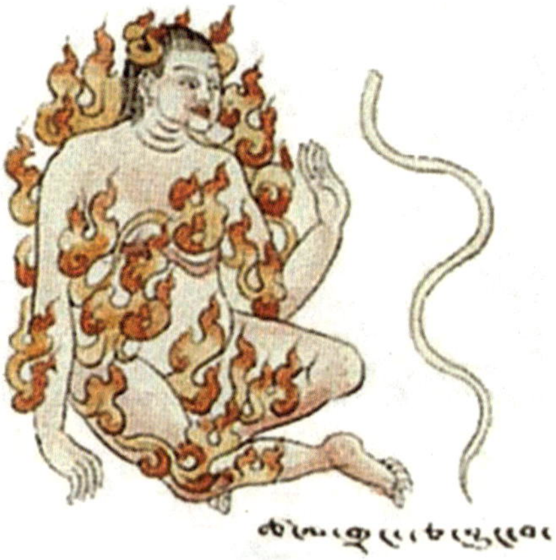

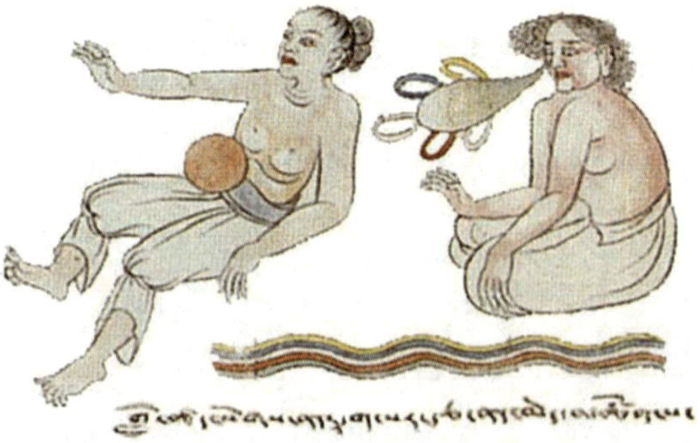

1.12 肺热等凶病出现平脉为死症

身患肺热、肉中毒、培根聚于胃脘、胆汁聚于胃脘等 4 种重病，其脉出现平脉脉象，即医生一息五至者为死症。

2　不全脉

2.1 心脉不全为死症

心、小肠脉衰弱，即医生“寸”指下的心脉搏动不像杜鹃鸣叫粗壮而洪大为心脉不全。如果心脉不全并舌色发黑、目直视等症状者，一日内必死。

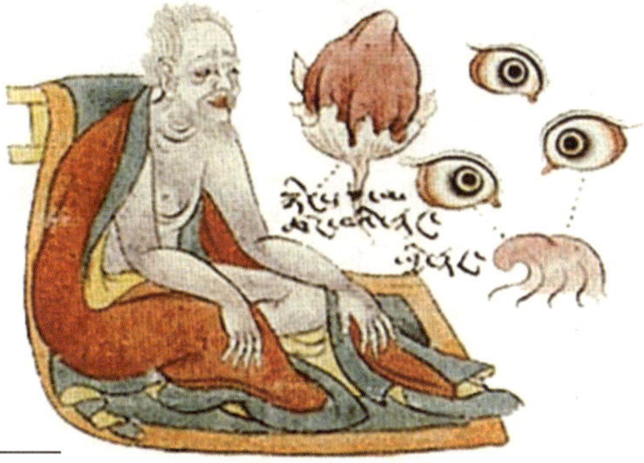

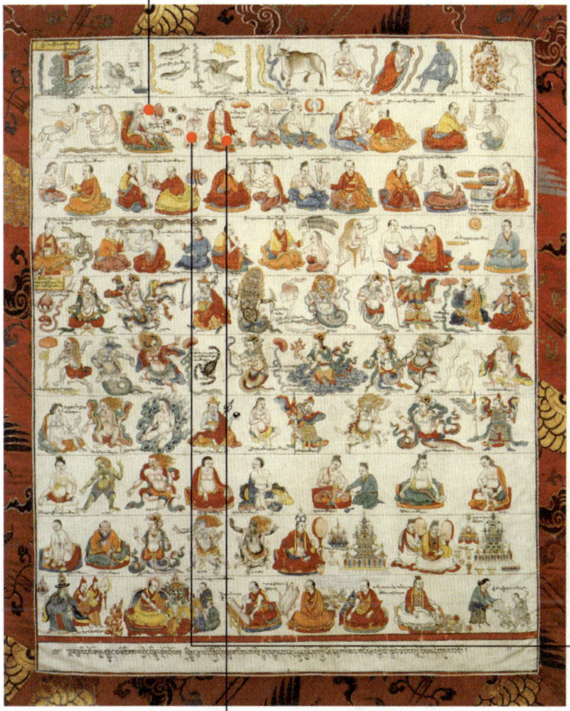

2.2 肺脉不全为死症

肺、大肠脉衰弱，即医生“寸”指下的肺脉搏动不像“西布”鸟鸣叫短而粗为肺脉不全。肺脉不全并两鼻翼下陷、鼻毛反卷症状者，两日内必死。

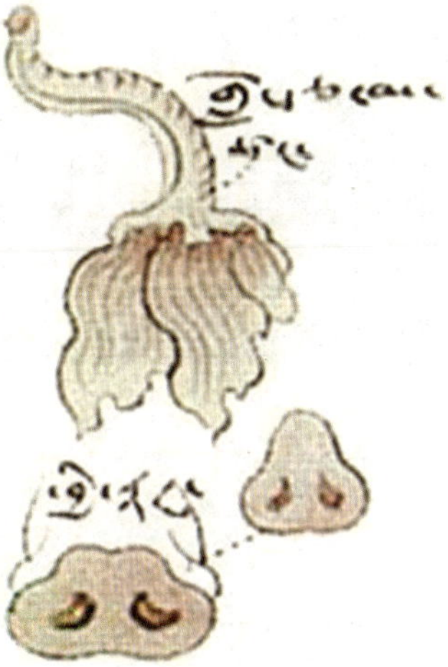

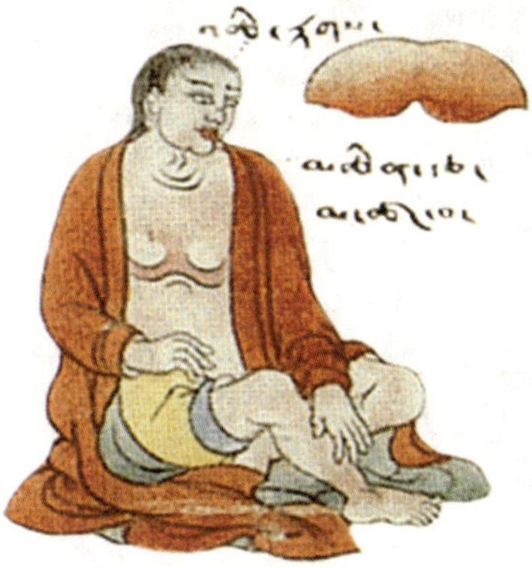

2.3 肝脉不全为死症

肝胆脉衰弱，即医生右手“关”指下的肝、胆脉搏动不像云雀鸣叫细而紧为肝脉不全。肝脉不全并目上翻、眉毛卷结等症状者，三日内必死。

2.4 脾脉不全为死症

脾、胃脉衰弱，即医生左手“关”指下的脾、胃脉搏动不像麻雀鸣叫短而柔为脾脉不全。脾脉不全并嘴唇下垂、剑突内陷等症状者，五日内必死。

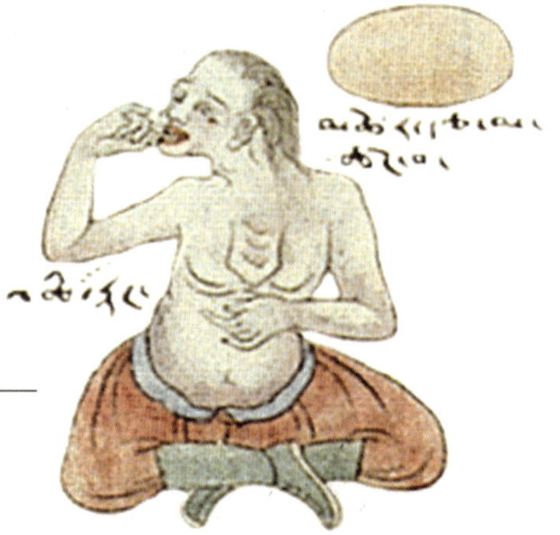

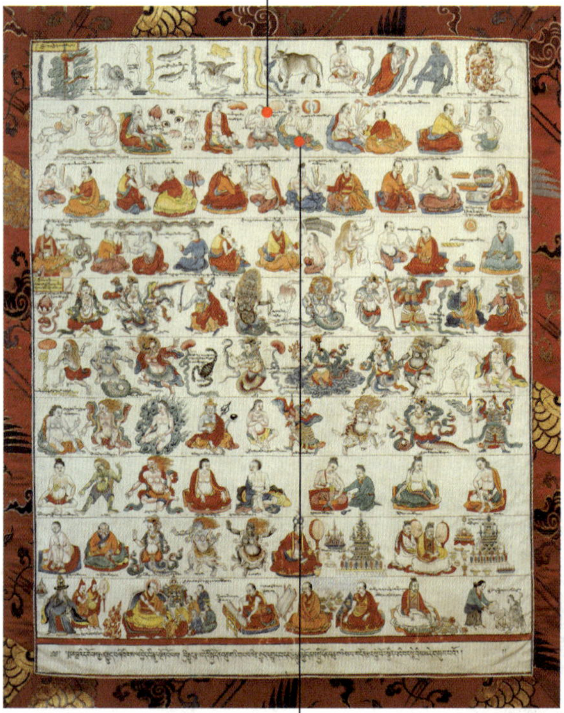

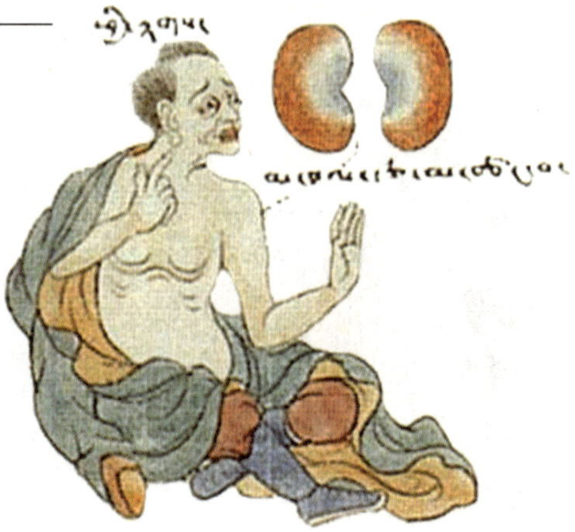

2.5 肾脉不全为死症

肾、膀胱、“三木塞”脉象衰弱，即医生左手“恰”指下左肾和“三木塞”脉、右手“恰”指下右肾和膀胱脉搏动不像白腰草鹬鸣叫柔而缓为肾脉不全。肾脉不全并双耳失聪、耳轮后贴等症状者，八日内必死。

3 间歇脉

3.1 病致间歇脉

3.1.1 肺病所致间歇脉

肺有病导致肺脉衰弱，即医生“寸”指下的肺脉出现有时不搏、间歇。

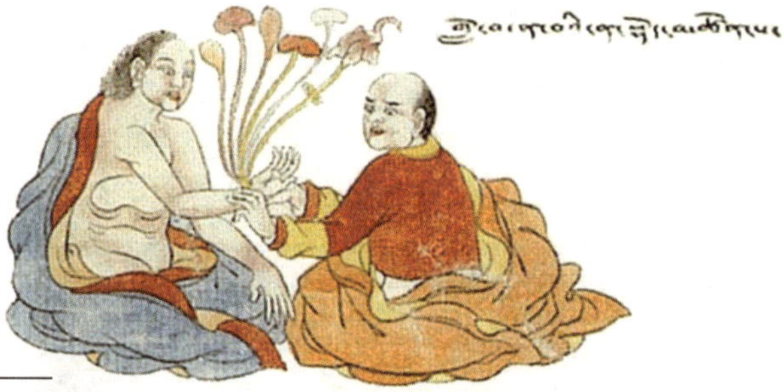

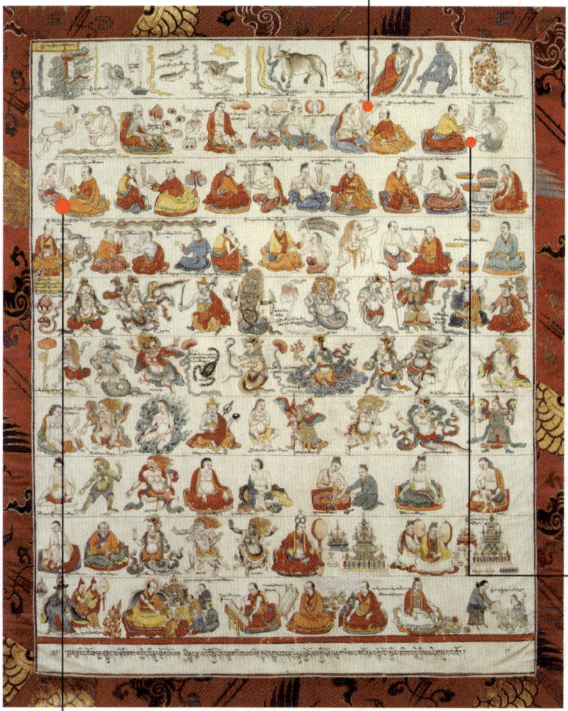

3.1.2 上体病间歇脉

上体有病导致其脉即医生左右手“寸”指下脉搏出现有时不搏、间歇。

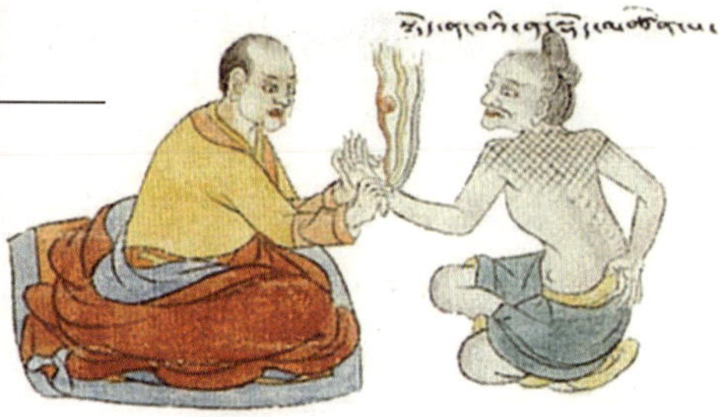

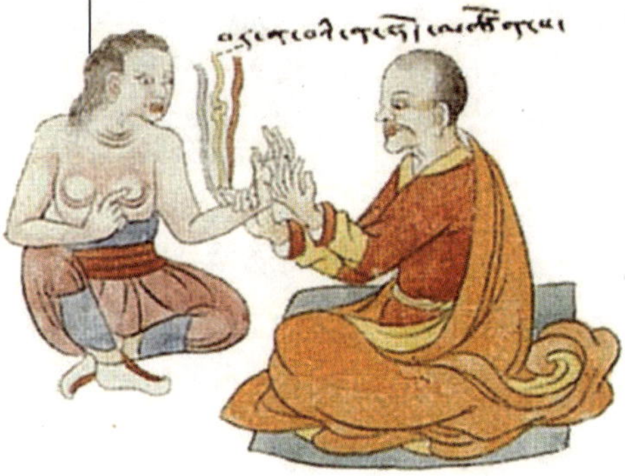

3.1.3 中体病所致间歇脉

中体有病导致其脉即医生左右手“关”指下脉搏出现有时不搏、间歇。

3.1.4 下体病所致间歇脉

下体有病导致其脉即医生左右手“恰”指下脉搏出现有时不搏、间歇。

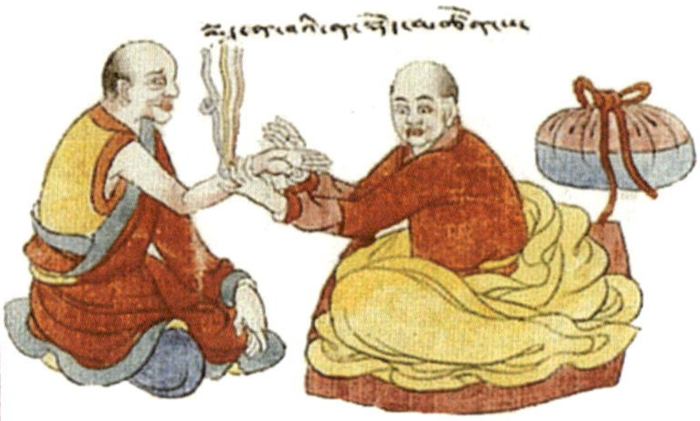

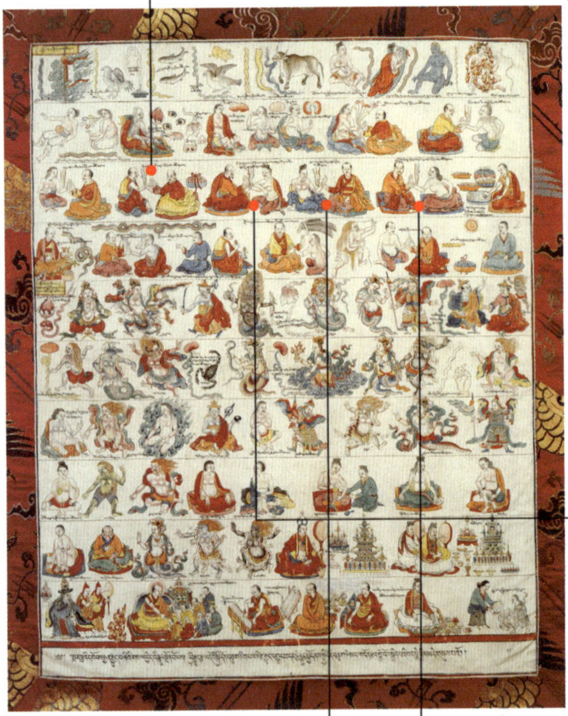

3.1.5 肌肉病所致间歇脉

不论上下体，凡是肌肉有病导致其脉即医生左右手“寸”指下脉搏出现有时不搏、间歇。

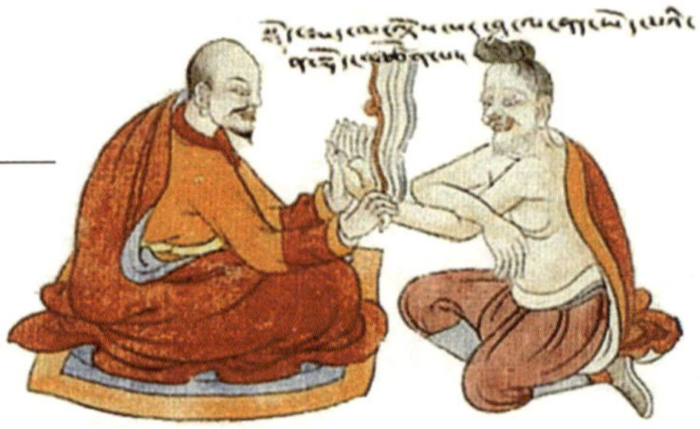

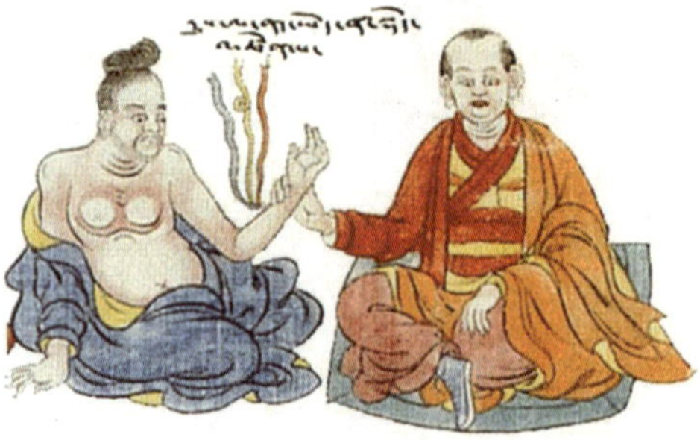

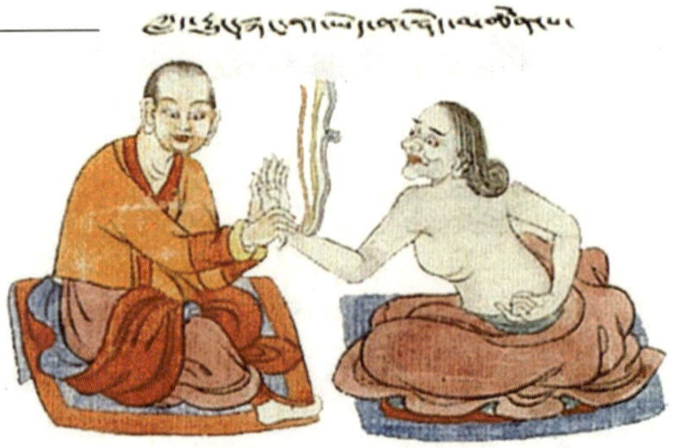

3.1.6 骨病所致间歇脉

骨有病导致其脉即医生左右手“关”指下脉搏出现有时不搏、间歇。

3.1.7 脑、脊髓、骨髓病所致间歇脉

骨髓、骨松质、脑、脊髓等有病即医生左右手“恰”指下脉搏出现有时不搏、间歇。

3.1.8 病致间歇脉的对治

心、肝等脏器生病需对间歇脉进行治疗，要采用对症药物才能消除脉间歇。

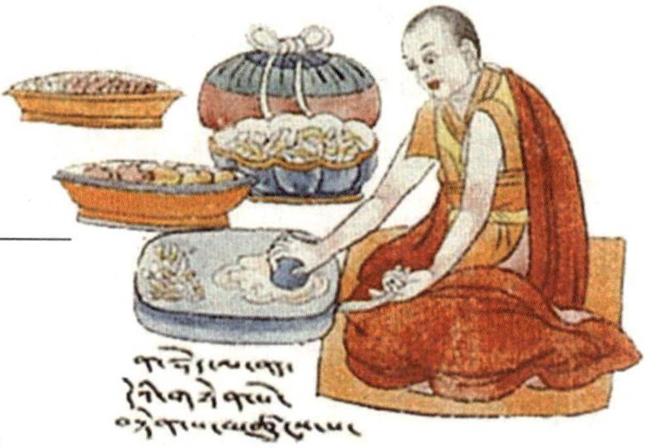

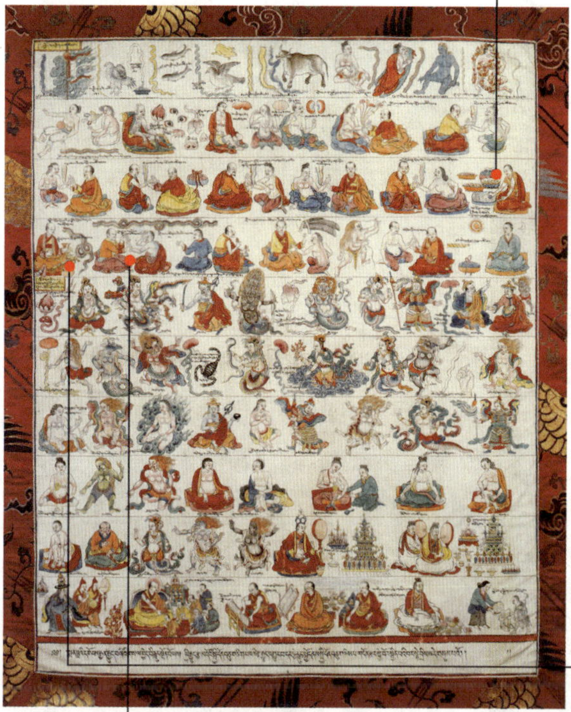

3.2 祟致间歇

五行鬼等鬼邪作祟，导致脉位变化，搏动次数不定，有时间歇，时洪时迟，前后多变。对此要察明何种鬼邪作祟，来自何方等情况，抛“朵马”、送鬼等禳解则有效，可消除脉间歇。

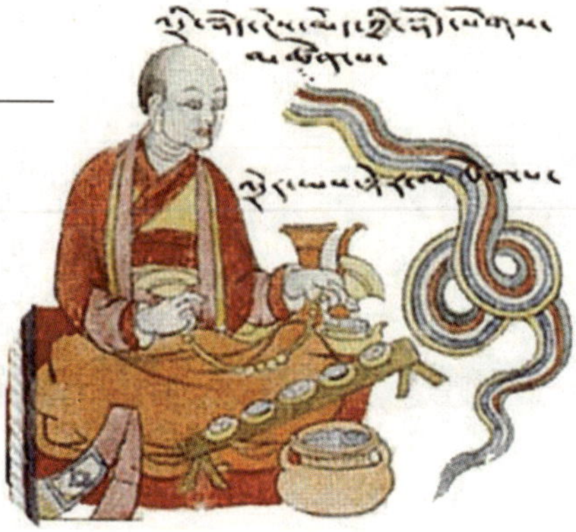

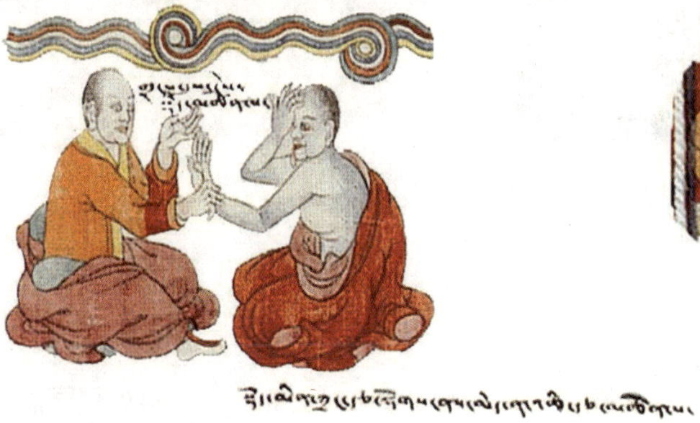

3.3 死兆间歇

疾病能摧毁生命。脉搏每三或五至后出现一间歇，这种规律性间歇脉称为真死间歇脉，其中每十至以内出现一间歇者可卜一日或一顿饭内死亡；每十二至以内出现一间歇者，卜一月内死亡；每十二至以上出现一间歇者，卜一年内死亡。

4 不显脉

4.1 晦气所致不显脉

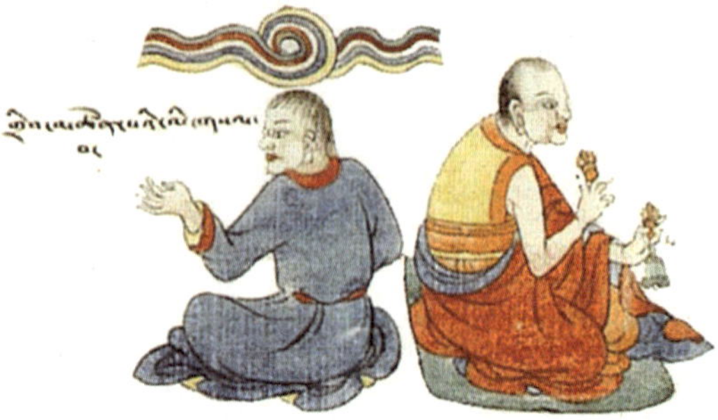

脉无间歇，但从马背或高处坠落，或被洪水冲击等，受到严重惊吓造成脉象逃逸，或中邪等遭受晦气，导致脉象隐而不显者，不一定为死兆脉，一般可认为该人可存活。

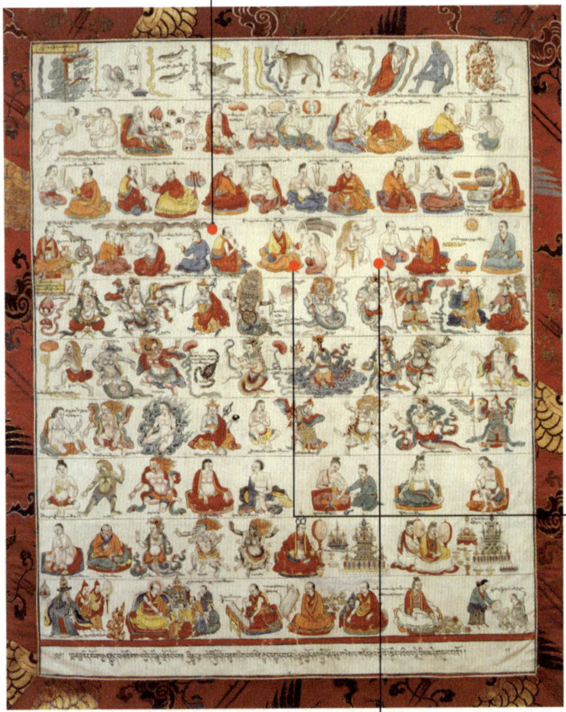

4.2 一般晦气所致不显脉

脉无间歇，但触及寡妇内裤等晦气之物，造成脉象隐而不显，不一定为死兆脉，一般可认为该人可存活。

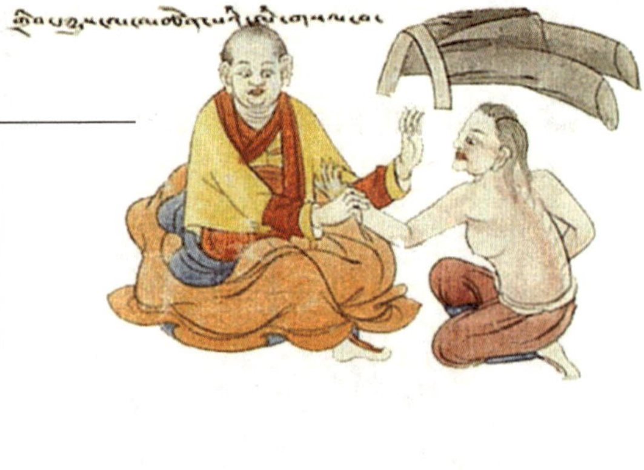

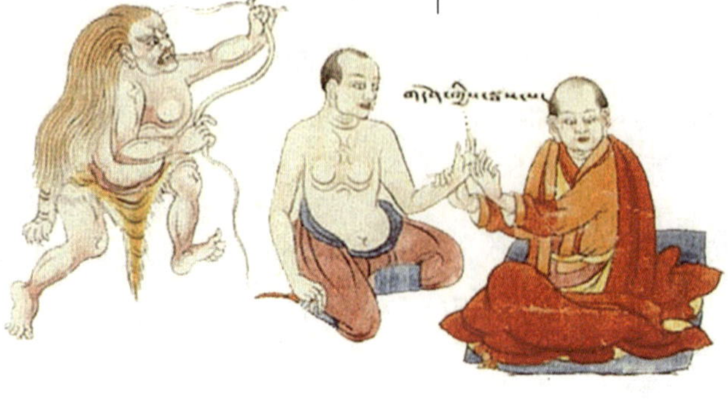

4.3 鬼祟所致不显脉

因遭受严重鬼魔作祟，其脉隐而不显，似乎不搏动，不一定是死兆脉，一般可以认为该人可存活。

4.4 脉虽无也可存活

因受惊吓、中晦气，遭鬼祟等造成脉隐没，即无脉搏，不一定是死兆脉，一般可认为该人可存活。

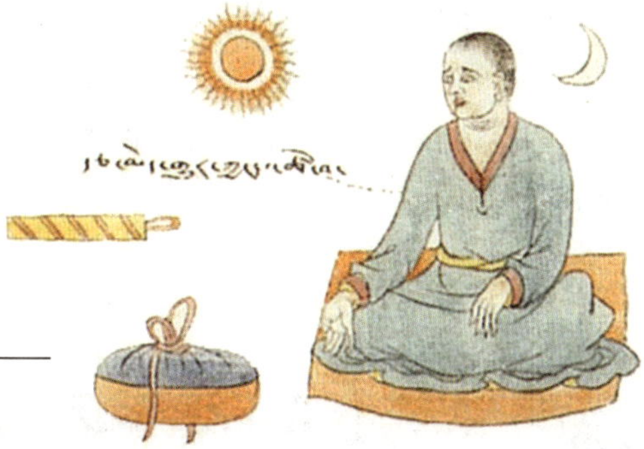

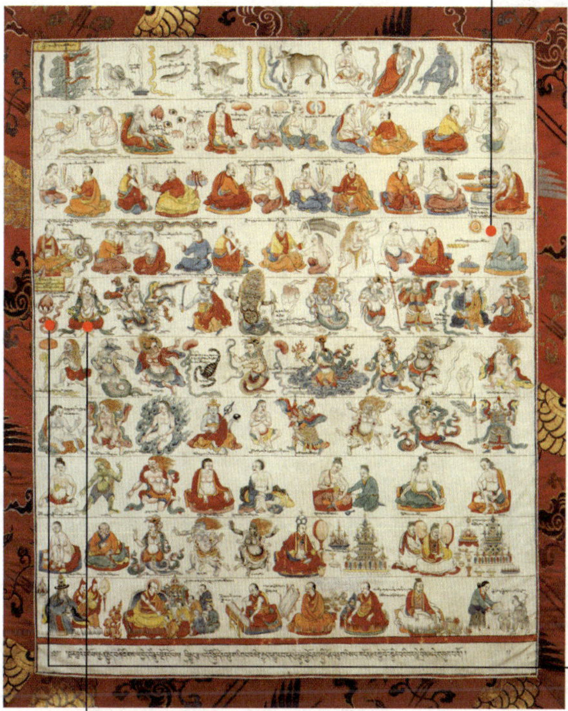

十二、魔脉

1 心脉出现魔脉象

心脉出现心率失常，无规律间歇，搏动不均，变化多端，并列搏动的魔脉象，卜被本人信仰的天神、保护神、鬼王和天魔等为害。

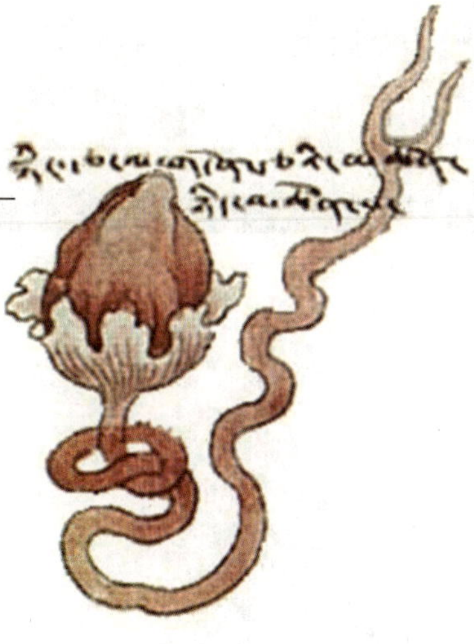

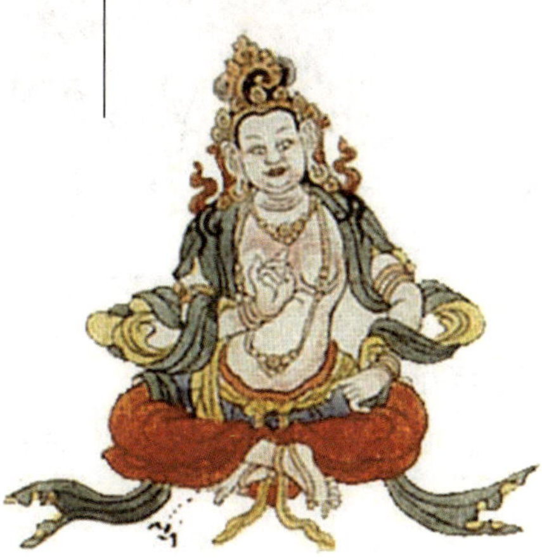

1.1 天神

心脉出现心率失常，无规律间歇，搏动不均，变化多端，并列搏动的魔脉象，则卜被天神为害。

1.2 保护神

心脉出现心率失常，无规律间歇，搏动不均，变化多端，并列搏动的魔脉象，则卜被保护神为害。

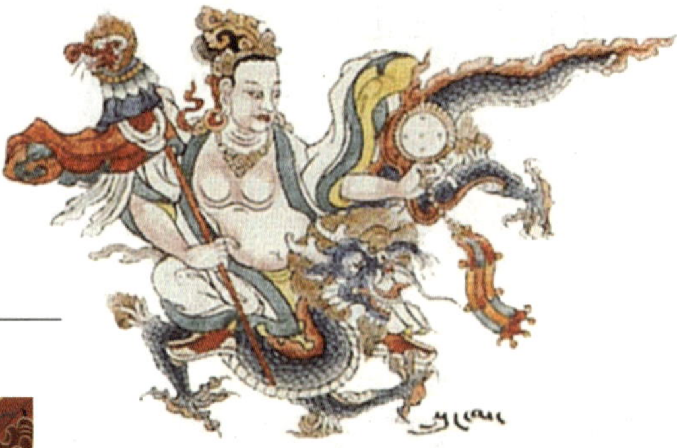

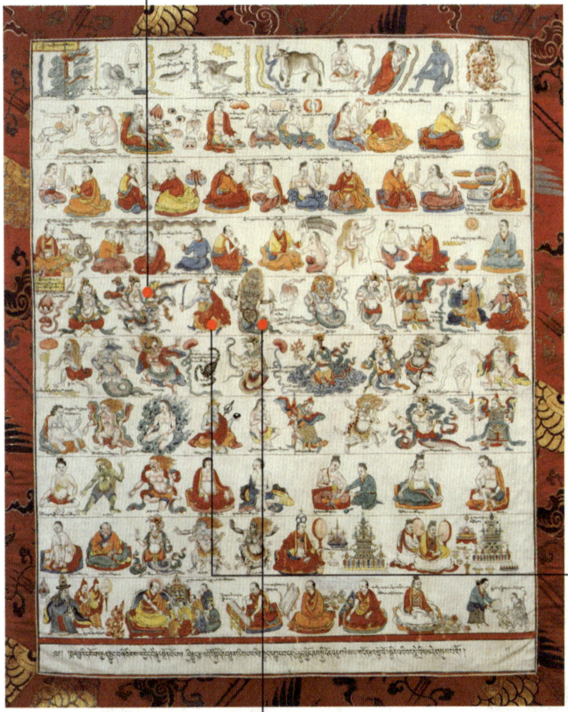

1.3 鬼王

心脉出现心率失常，无规律间歇，搏动不均，变化多端，并列搏动的魔脉象，则卜被鬼王为害。

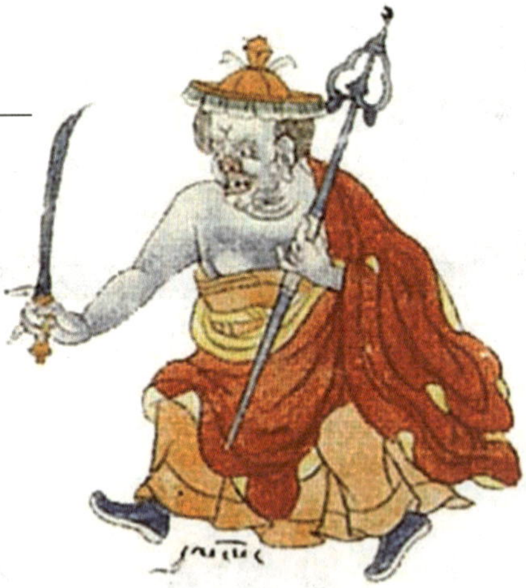

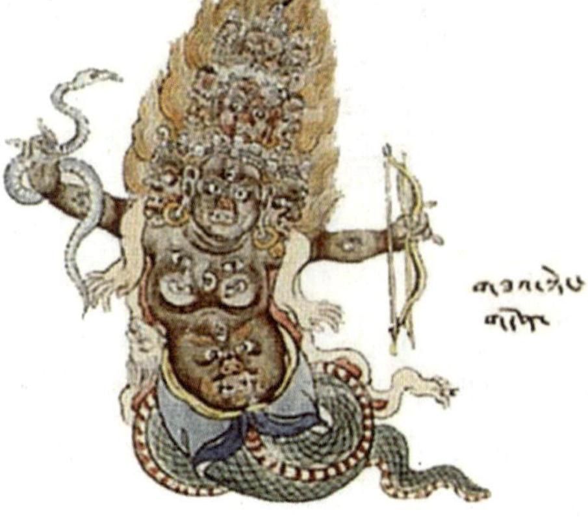

1.4 天魔罗睺

心脉出现心率失常，无规律间歇，博动不均，变化多端，并列搏动的魔脉象，则卜被天魔罗睺为害。

2 肺脉出现魔脉象

肺脉出现心率失常，无规律间歇，搏动不均，变化多端，并列搏动的魔脉象，则卜被龙魔、龙王、游神等为害。

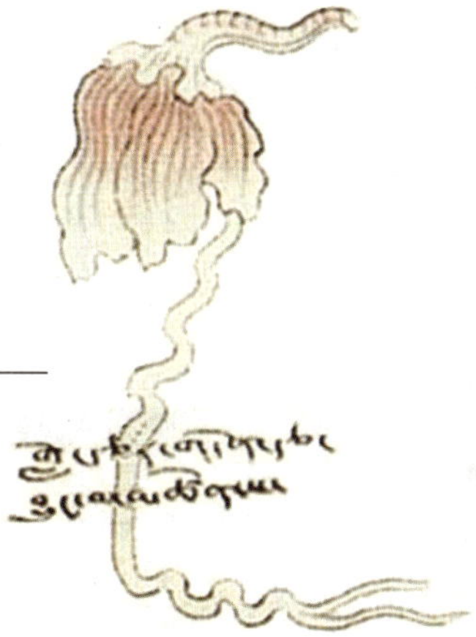

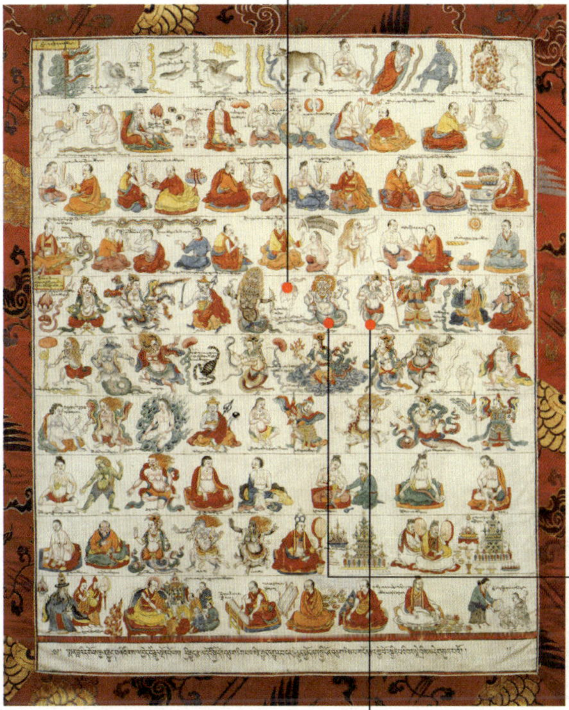

2.1 龙魔

肺脉出现心率失常，无规律间歇，搏动不均，变化多端，并列搏动的魔脉象，则卜被龙魔为害。

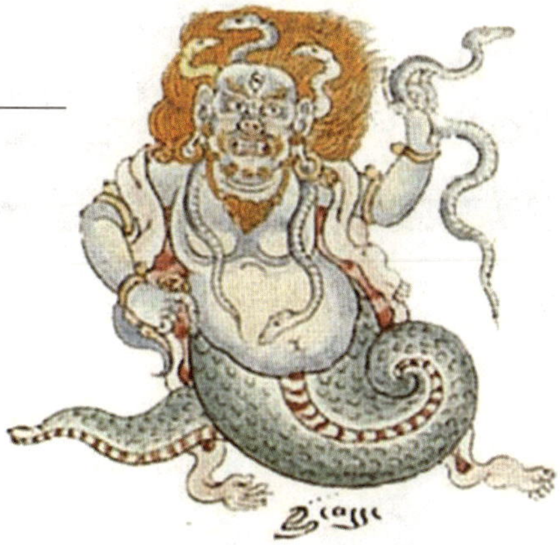

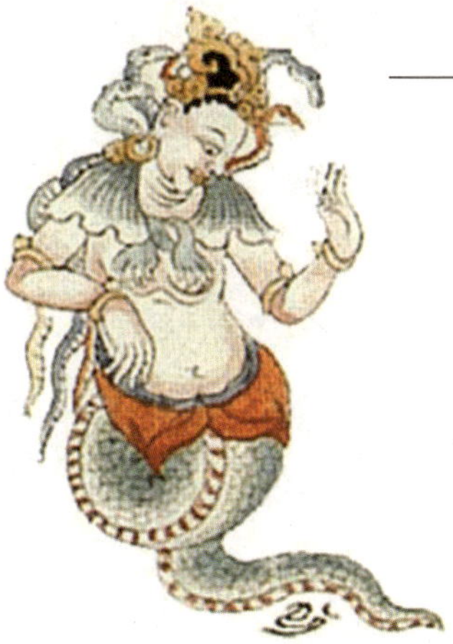

2.2 龙王

肺脉出现心率不齐，无规律间歇，搏动不均，变化多端，并列搏动的魔脉象，则卜被龙王为害。

2.3 游神

肺脉出现心率不齐，无规律间歇，搏动不均，变化多端，并列搏动的魔脉象，则卜被游神为害。

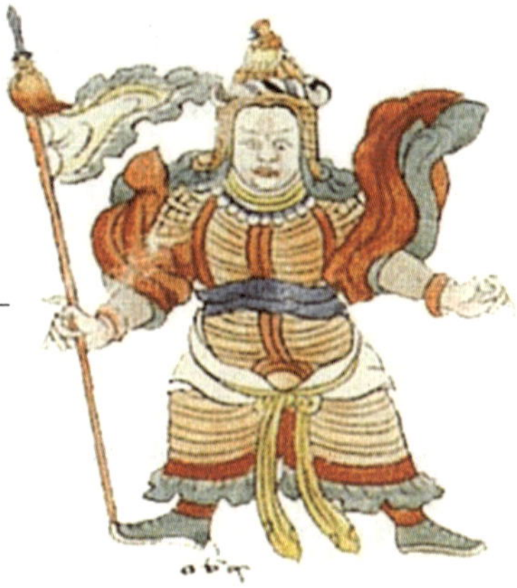

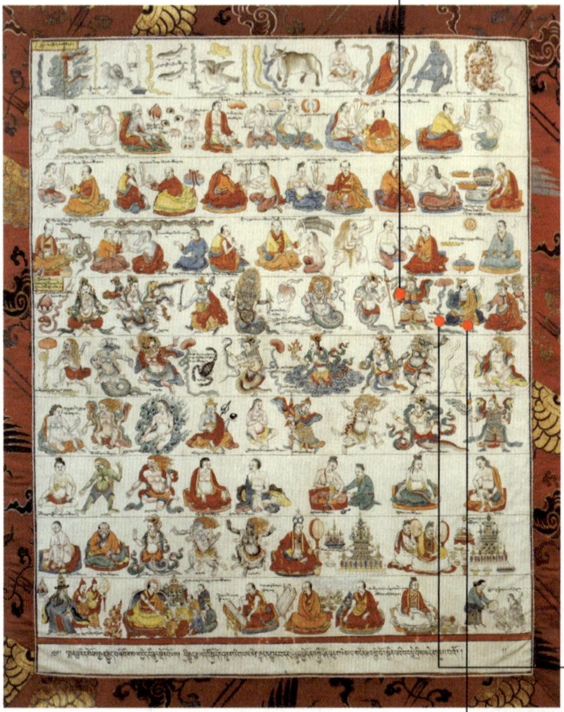

3 肝脉出现魔脉象

肝脉出现心率不齐，无规律间歇，搏动不均，变化多端，并列搏动的魔脉象，则卜地神、破戒鬼、凶死女鬼等作祟。

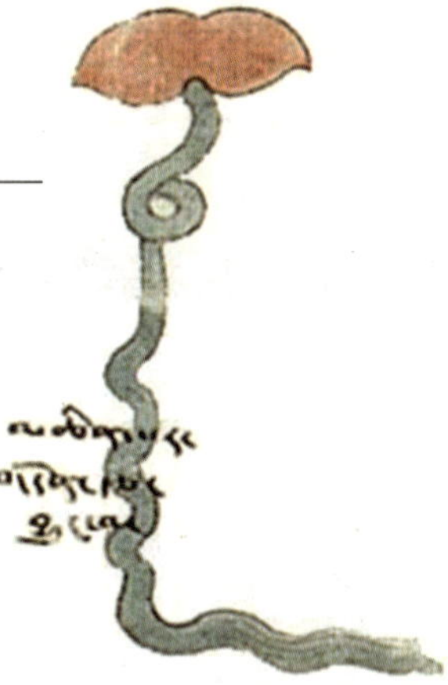

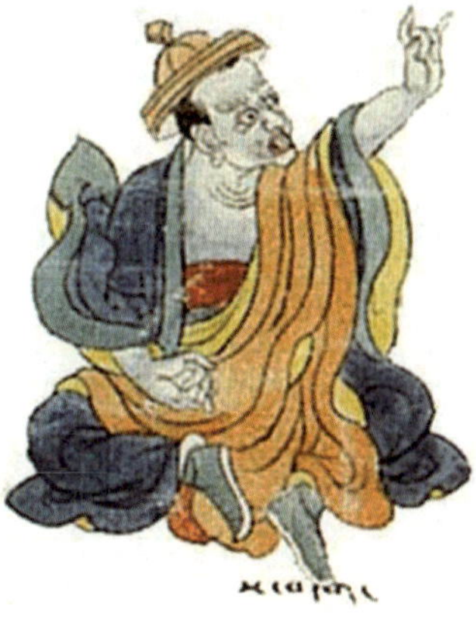

3.1 地神

肝脉出现心率不齐，无规律间歇，搏动不均，变化多端，并列搏动的魔脉象，则卜地神作祟。

3.2 破戒鬼

肝脉出现心率不齐，无规律间歇，搏动不均，变化多端，并列搏动的魔脉象，则卜破戒鬼作祟。

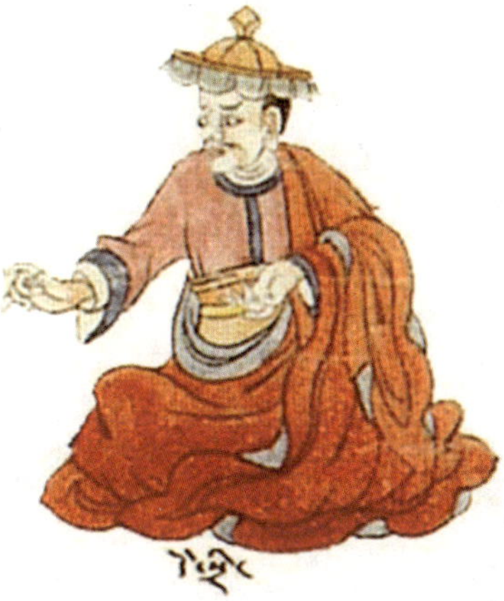

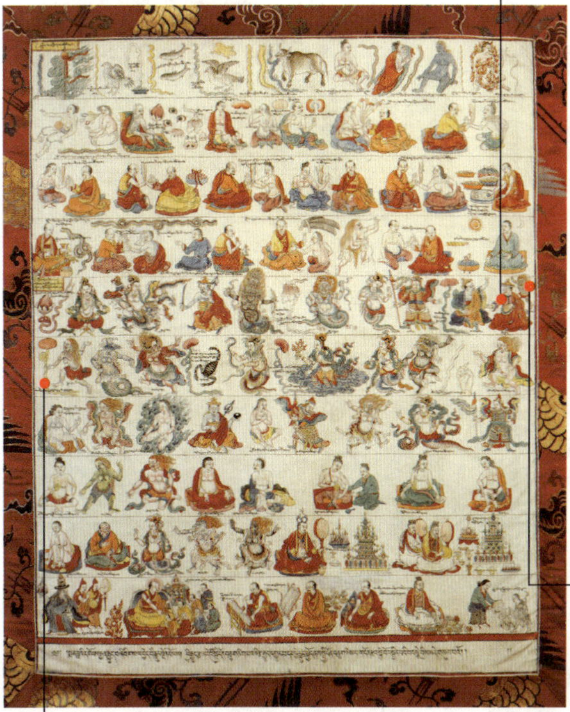

3.3 凶死女鬼

肝脉出现心率不齐，无规律间歇，搏动不均，变化多端，并列搏动的魔脉象，则卜凶死女鬼作祟。

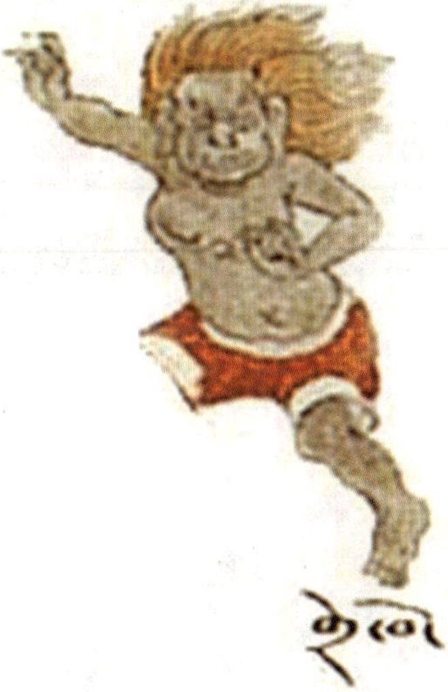

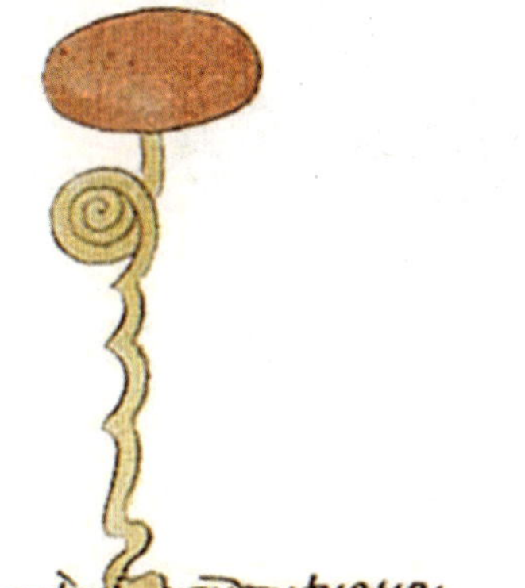

4 脾脉出现魔脉象

脾脉出现心率不齐，无规律间歇，搏动不均，变化多端，并列搏动的魔脉象，则卜凶死男鬼、疠鬼、地神等作祟。

4.1 凶死男鬼

脾脉出现心率不齐，无规律间歇，搏动不均，变化多端，并列搏动的魔脉象，则卜凶死男鬼作祟。

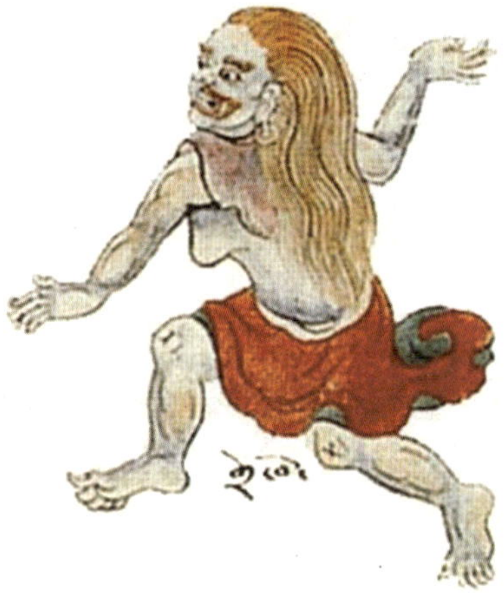

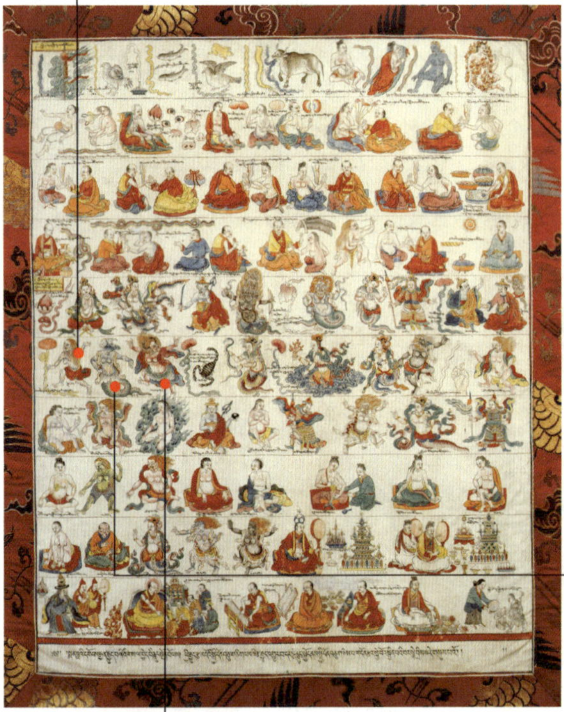

4.2 疠鬼

脾脉出现心率不齐，无规律间歇，搏动不均，变化多端，并列搏动的魔脉象，则卜疠鬼作祟。

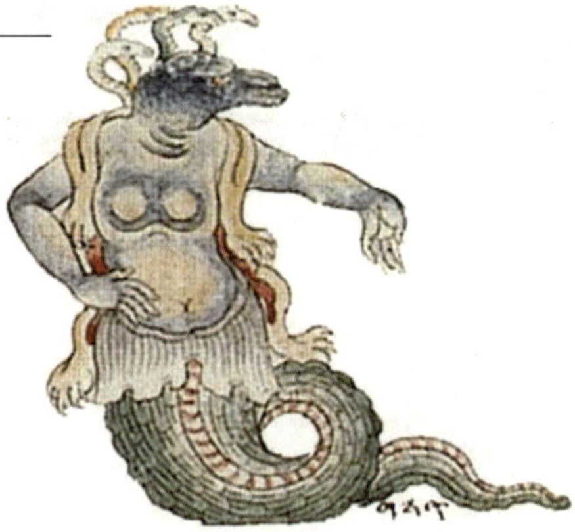

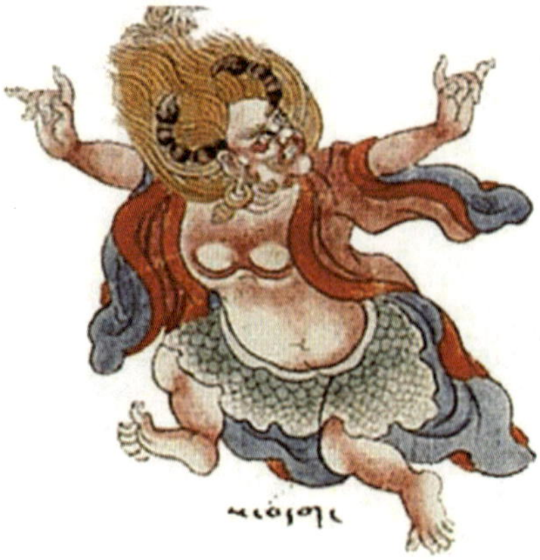

4.3 地神

脾脉出现心率不齐，无规律间歇，搏动不均，变化多端，并列搏动的魔脉象，则卜地神作祟。

5　右肾脉出现魔脉象

右肾脉出现心率不齐，无规律间歇，搏动不均，变化多端，并列搏动的魔脉象，则卜龙王、疠魔蝎作祟。

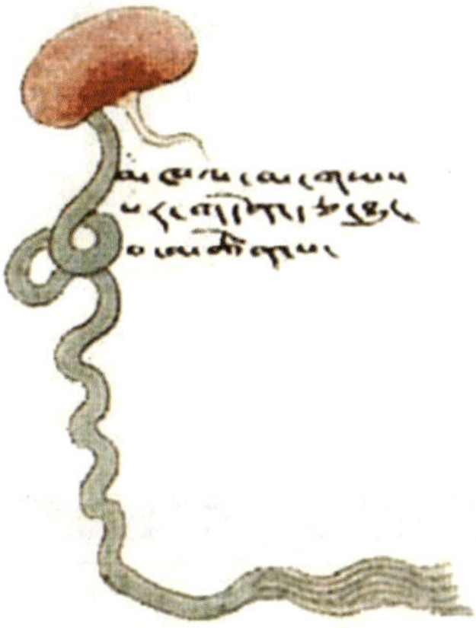

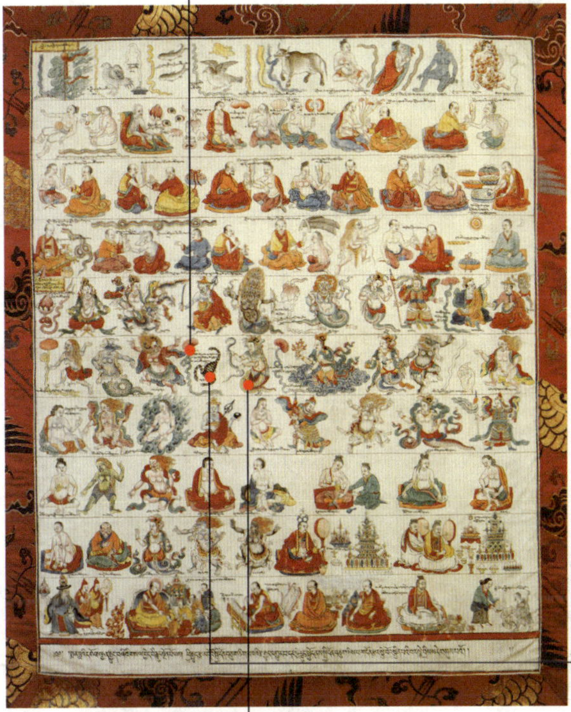

5.1 疠魔蝎

右肾脉出现心率不齐，无规律间歇，搏动不均，变化多端，并列搏动的魔脉象，则卜疠魔蝎作祟。

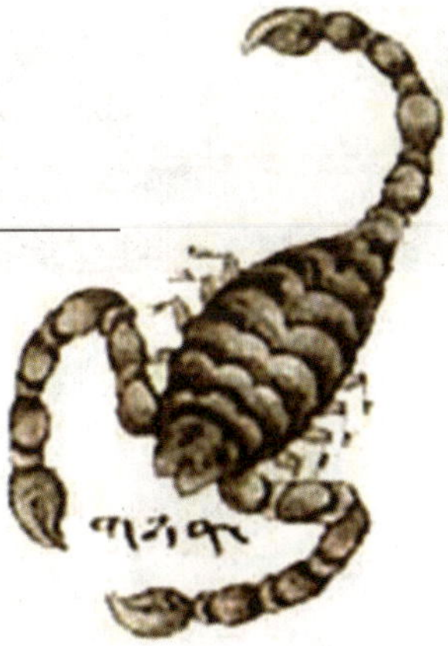

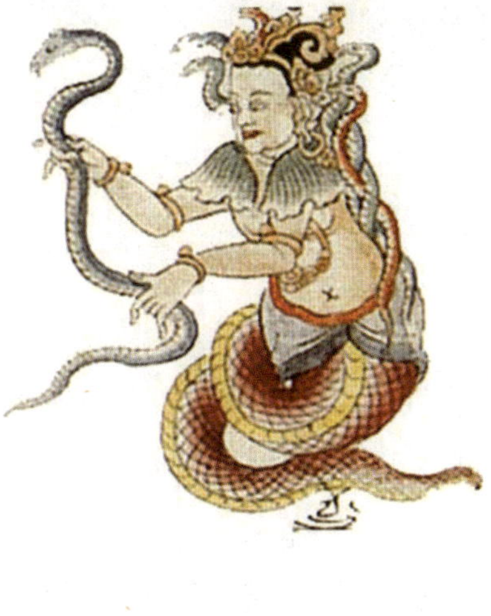

5.2 龙王

右肾脉出现心率不齐，无规律间歇，搏动不均，变化多端，并列搏动的魔脉象，则卜被龙王侵害。

6 左肾脉出现魔脉象

左肾脉出现心率不齐，无规律间歇，搏动不均，变化多端，并列搏动的魔脉象，则卜海女、龙王、罗刹女作祟。

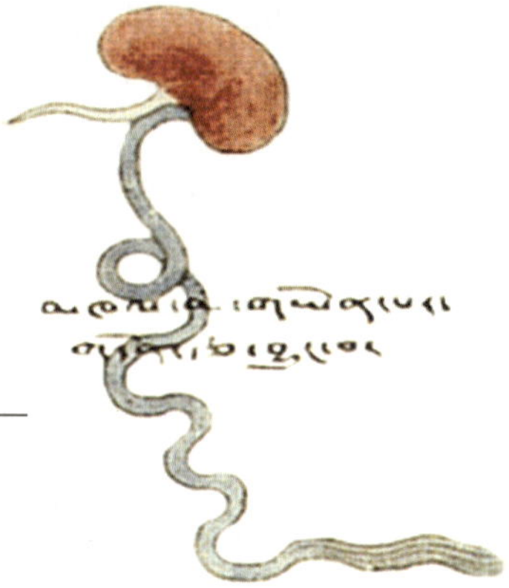

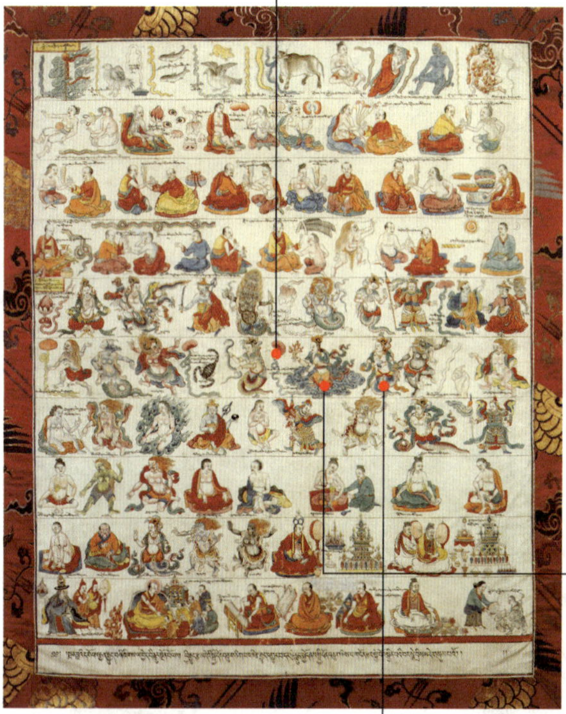

6.1 海女

左肾脉出现心率不齐，无规律间歇，搏动不均，变化多端，并列搏动的魔脉象，则卜海女作祟。

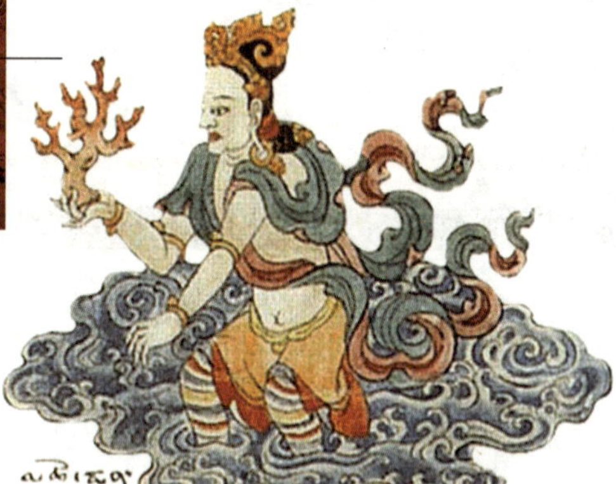

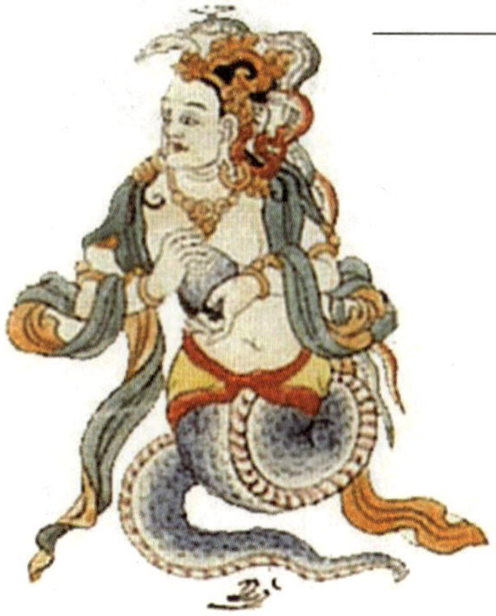

6.2 龙王

左肾脉出现心率不齐，无规律间歇，搏动不均，变化多端，并列搏动的魔脉象，则卜龙王作祟。

6.3 罗刹女

左肾脉出现心率不齐，无规律间歇，搏动不均，变化多端，并列搏动的魔脉象，则卜罗刹女作祟。

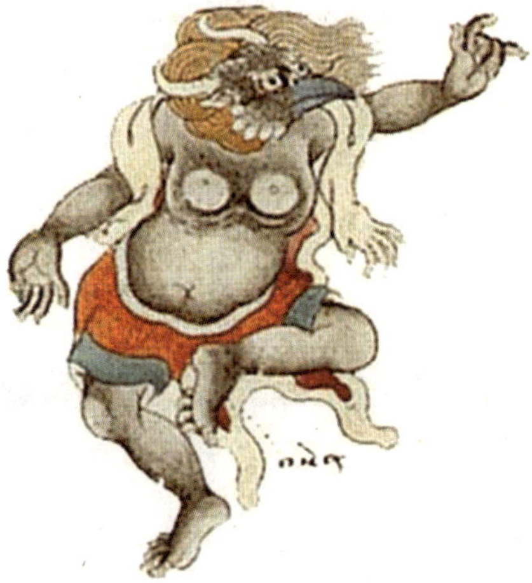

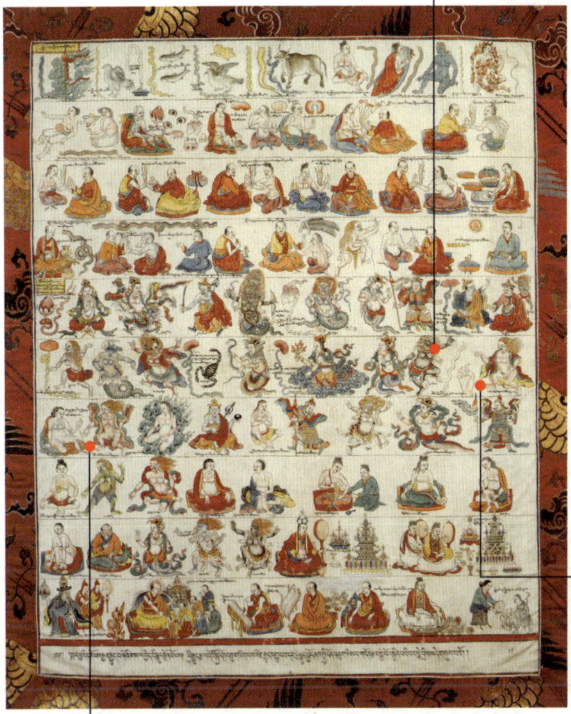

7　男魔

总而言之，一切魔脉洪而久长，不明显，出现于右手者，则卜男魔作祟。

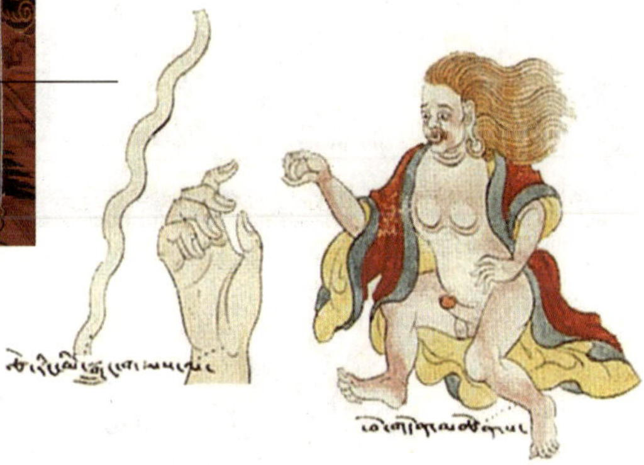

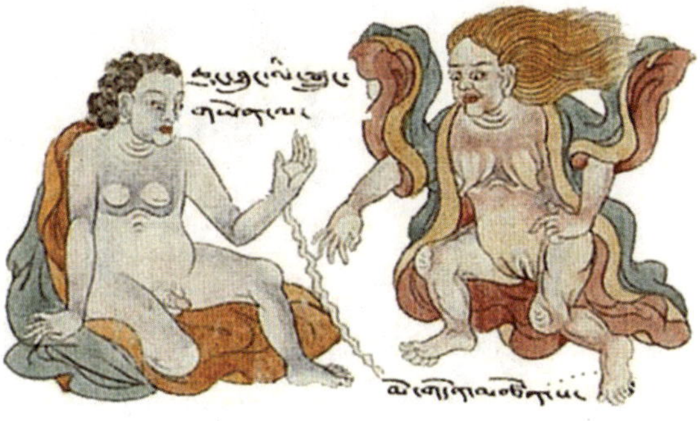

8　女魔

总而言之，一切魔脉细而急促，不明显，出现于左手者，则卜女魔作祟。

9 隆病出现魔脉象

心隆病、命脉隆病等各隆病其脉出现心率不齐、变化多端，无规律间歇，并列搏动等魔脉者，则卜鬼王作祟。

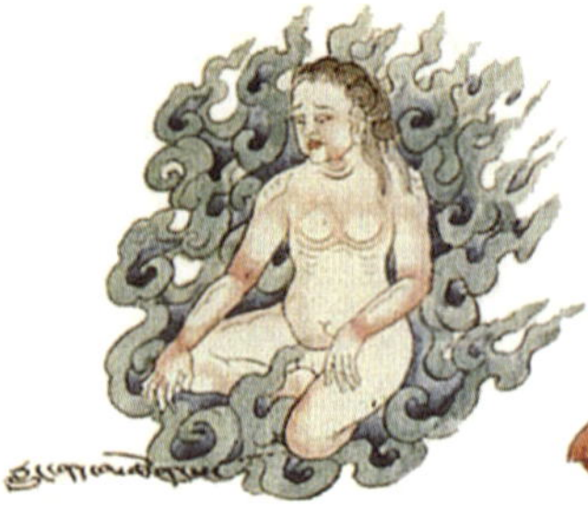

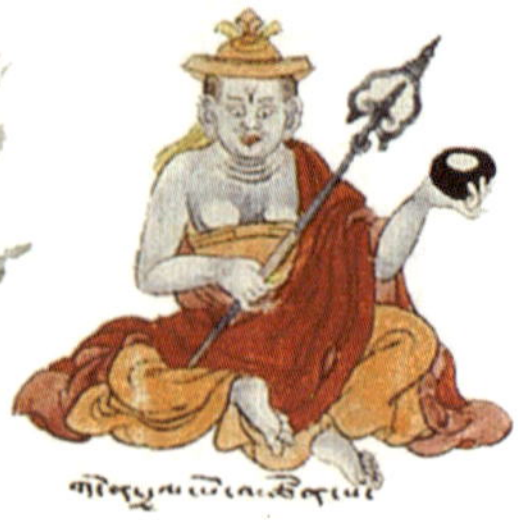

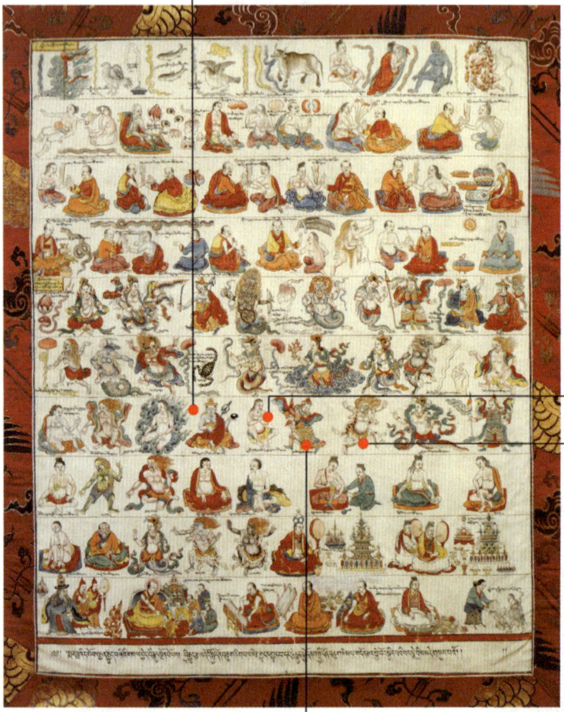

10 肺热、肺急痛出现魔脉象

肺热、肺急痛等病症，其脉出现心率不齐、变化多端，无规律间歇，并列搏动等魔脉者，则卜游神、魔、龙王、天上游神等作祟。

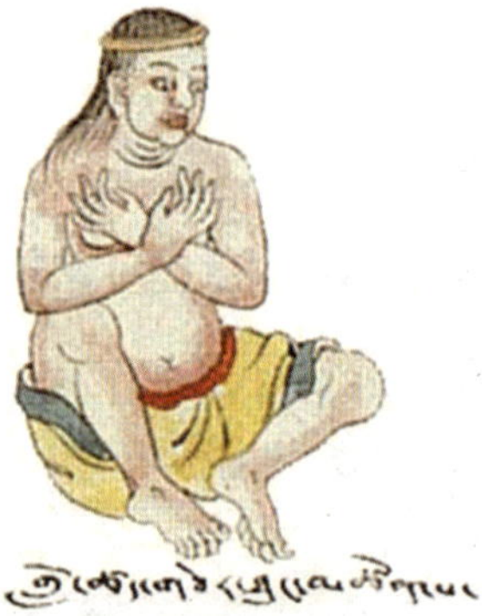

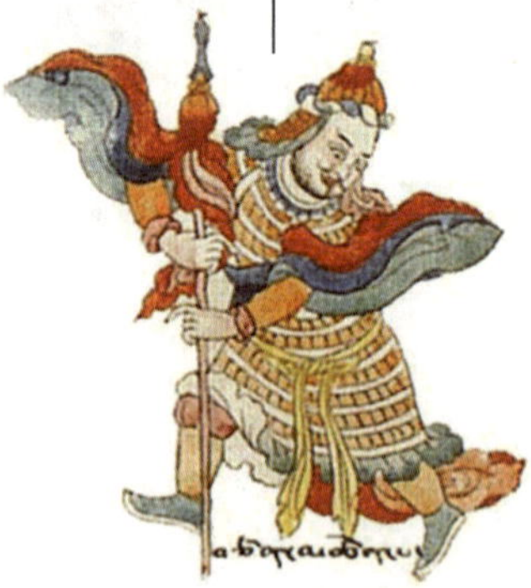

10.1 游神

肺热、肺急痛等病症，其脉出现心率不齐，变化多端，无规律间歇，并列搏动等魔脉者，则卜游神作祟。

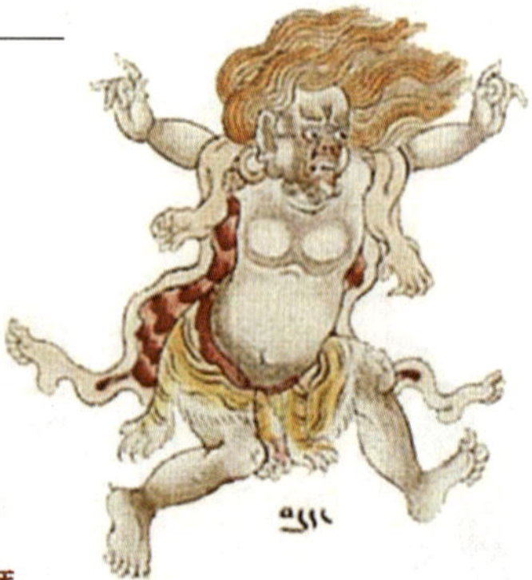

10.2 魔

肺热、肺急痛等病症，其脉出现心率不齐，变化多端，无规律间歇，并列搏动等魔脉者，则卜魔作祟。

10.3 龙王

肺热、肺急痛等病症，其脉出现心率不齐、变化多端，无规律间歇，并列搏动等魔脉者，则卜龙王作祟。

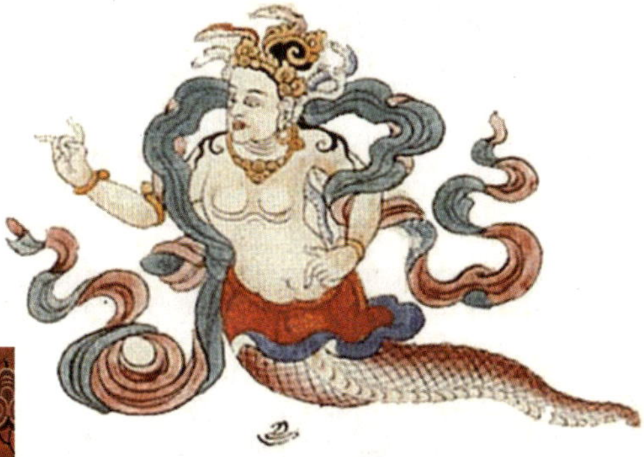

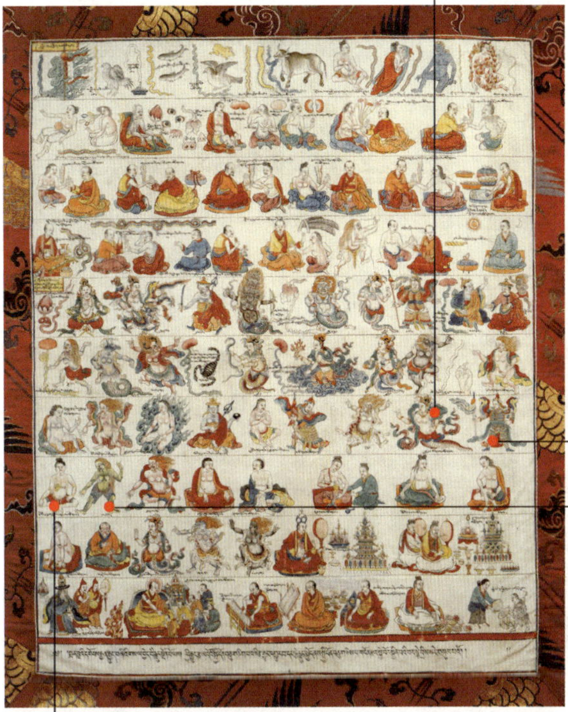

10.4 天上游神

肺热、肺急痛等病症，其脉出现心率不齐、变化多端，无规律间歇，并列搏动等魔脉者，则卜天上游神作祟。

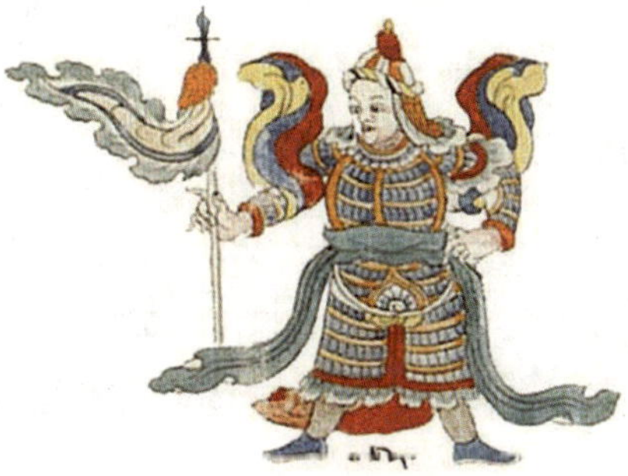

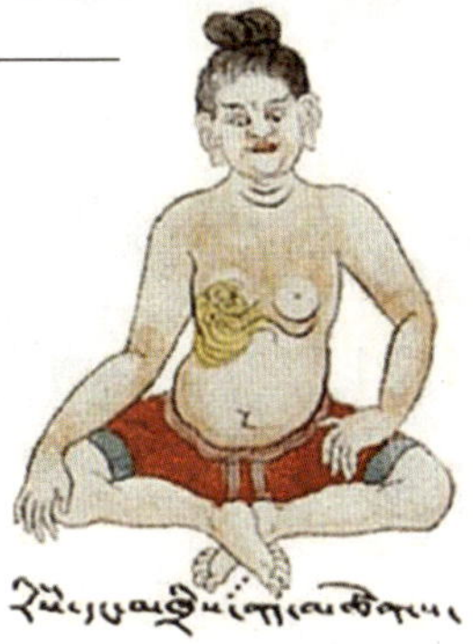

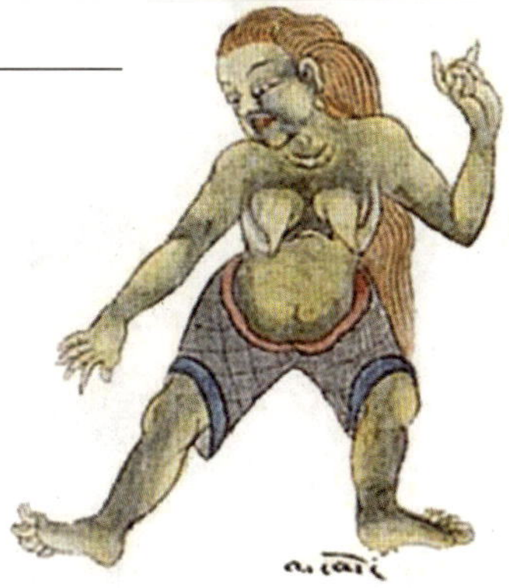

11 瘟病、赤巴病出现魔脉象

瘟病、赤巴病等病症，其脉出现心率不齐、变化多端，无规律间歇，并列搏动等魔脉者，则卜女魔、北方海魔作祟。

11.1 女魔

瘟病、赤巴病等病症，其脉出现心率不齐、变化多端，无规律间歇，并列搏动等魔脉者，则卜女魔作祟。

11.2 北方海魔

瘟病、赤巴病等病症，其脉出现心率不齐、变化多端，无规律间歇，并列搏动等魔脉者，则卜北方海魔作祟。

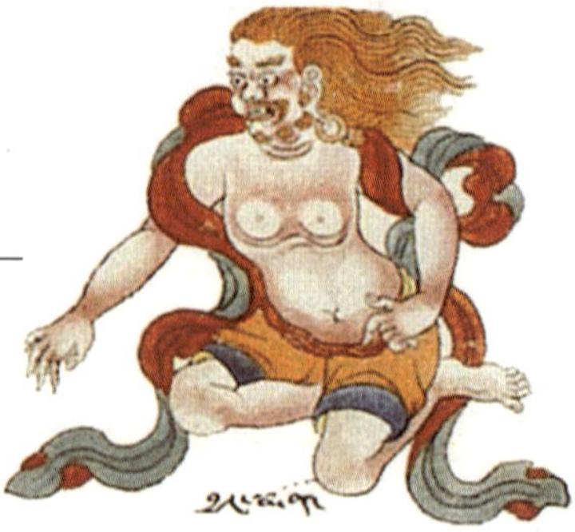

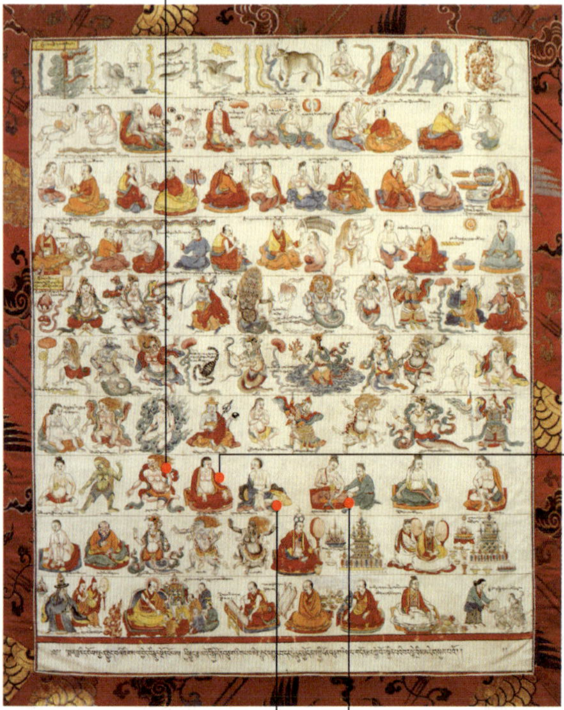

12 腹水出现魔脉象

腹水病其脉出现心率不齐、变化多端，无规律间歇，并列搏动等魔脉者，则卜龙王、疠鬼、地神作祟。

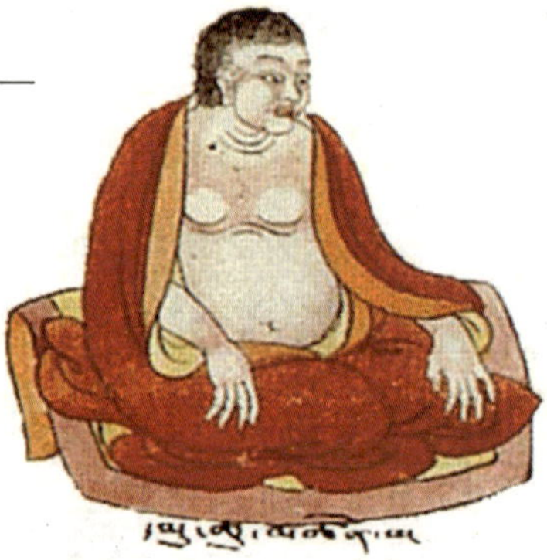

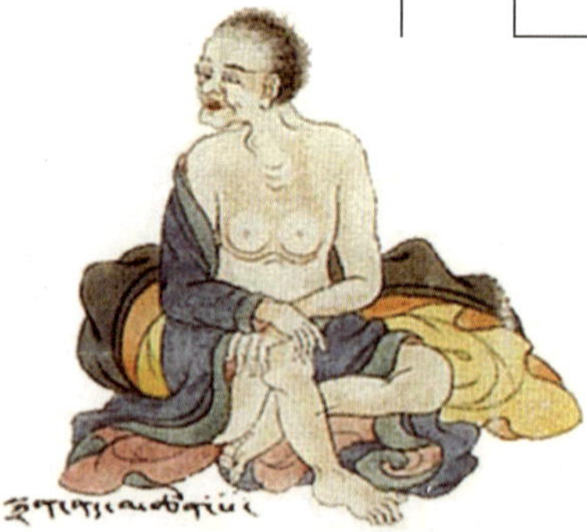

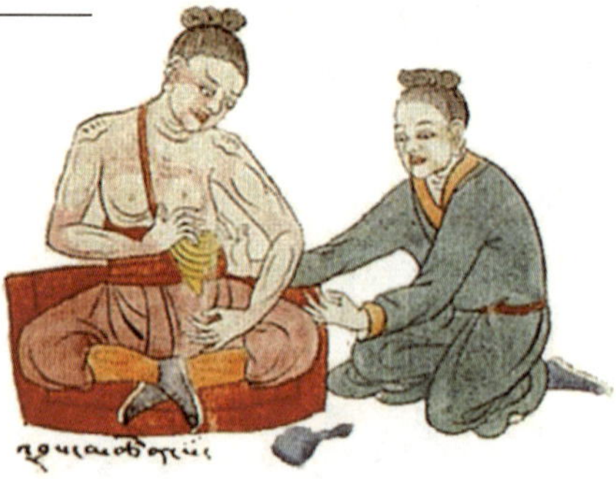

13 痞瘤出现魔脉象

人体内、外、中出现痞瘤病，其脉出现心率不齐、变化多端，无规律间歇，并列搏动等魔脉者，则卜龙王、疠鬼、地神作祟。

14 疖痈出现魔脉象

疖痈其脉出现心率不齐、变化多端，无规律间歇，并列搏动等魔脉者，则卜龙王、疠鬼、地神作祟。

15　炭疽出现魔脉象

炭疽病其脉出现心率不齐、变化多端，无规律间歇，并列搏动等魔脉者，则卜龙王、痨鬼、地神作祟。

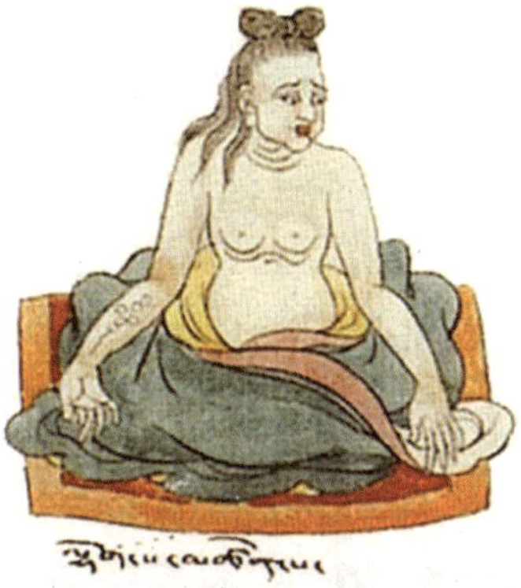

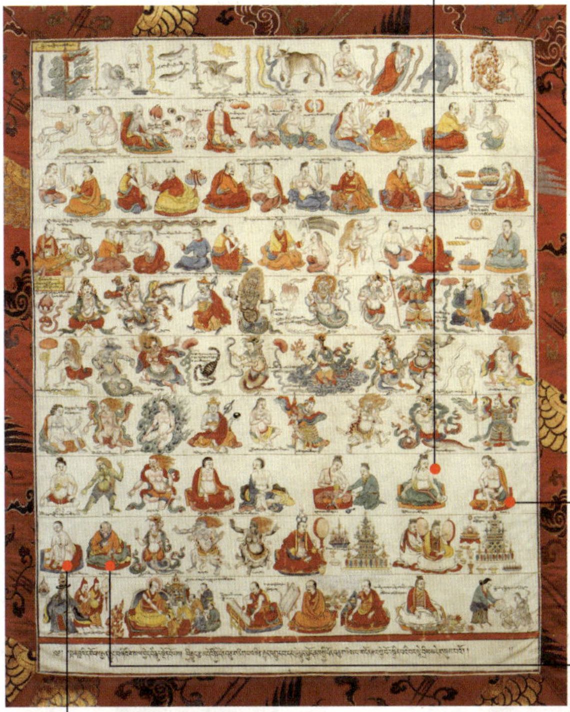

16　青腿牙疳出现魔脉象

青腿牙疳其脉出现心率不齐、变化多端，无规律间歇，并列搏动等魔脉者，则卜龙王、痨鬼、地神作祟。

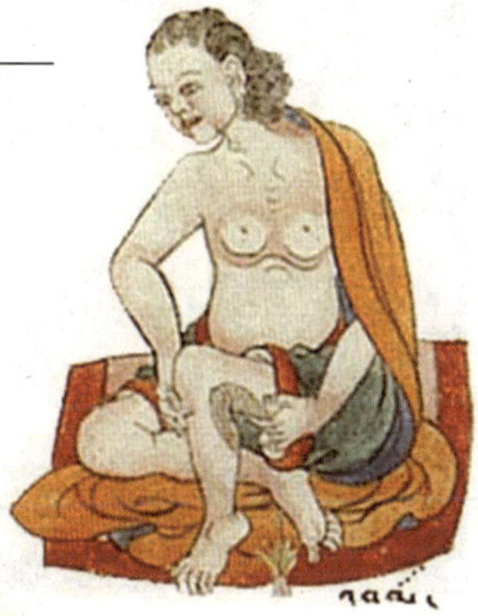

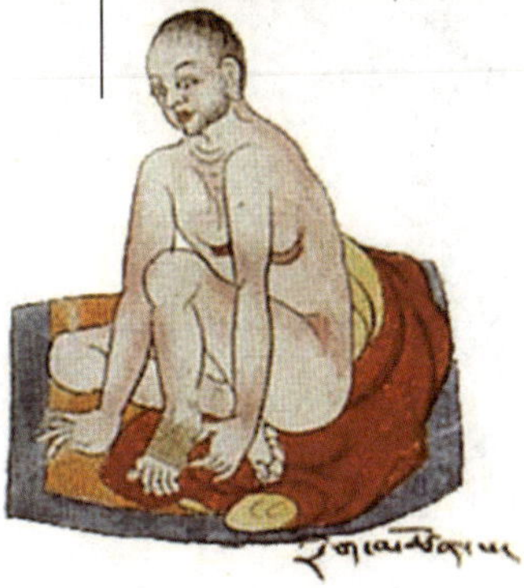

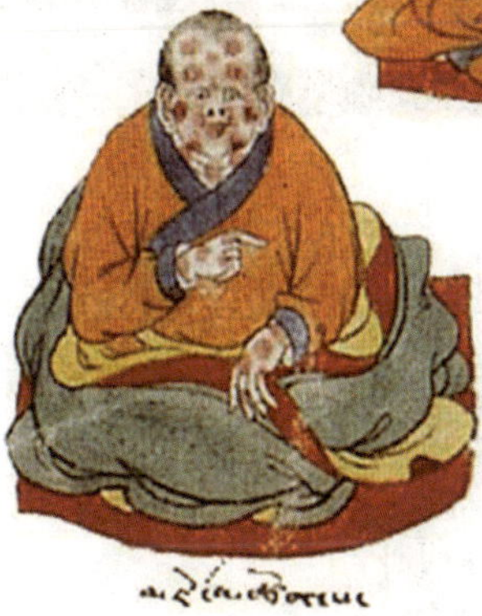

17　痛风（“直后”）出现魔脉象

痛风其脉出现心率不齐、变化多端，无规律间歇，并列搏动等魔脉者，则卜龙王、痨鬼、地神作祟。

18　麻风病出现魔脉象

麻风病其脉出现心率不齐、变化多端，无规律间歇，并列搏动等魔脉者，则卜龙王、痨鬼、地神作祟。

18.1 龙王

腹水、痞瘤、疖痈、炭疽、青腿牙疳、痛风和麻风等病症，其脉出现心率不齐、变化多端，无规律间歇，并列搏动等魔脉者，则卜龙王作祟。

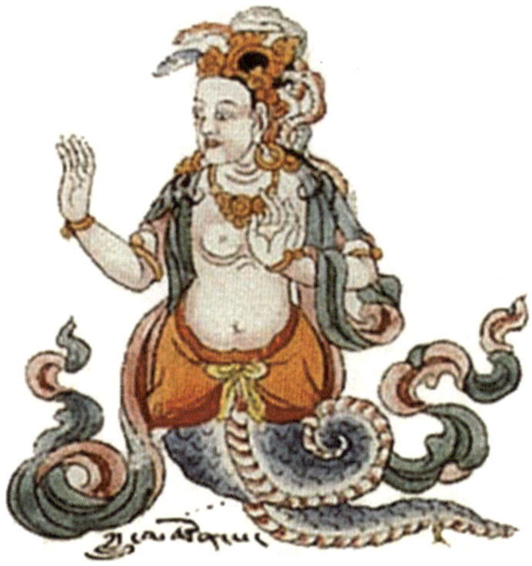

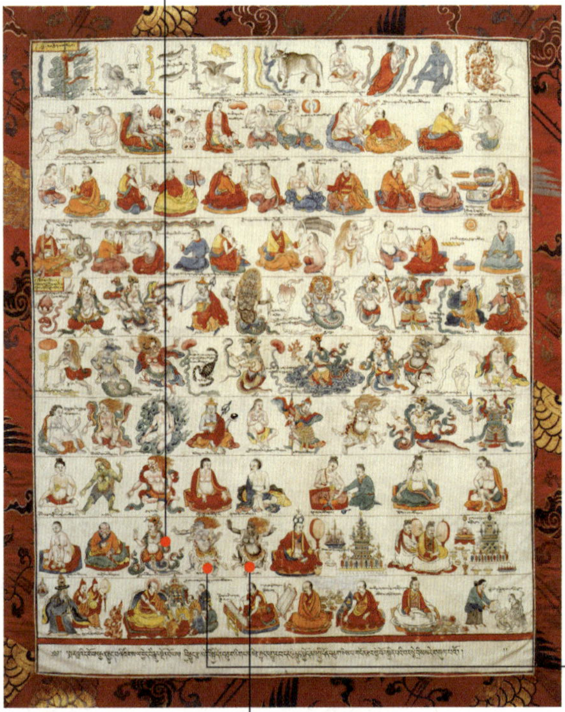

18.2 疠鬼

腹水、痞瘤、疖痈、炭疽、青腿牙疳、痛风和麻风等病症，其脉出现心率不齐、变化多端，无规律间歇，并列搏动等魔脉者，则卜疠鬼作祟。

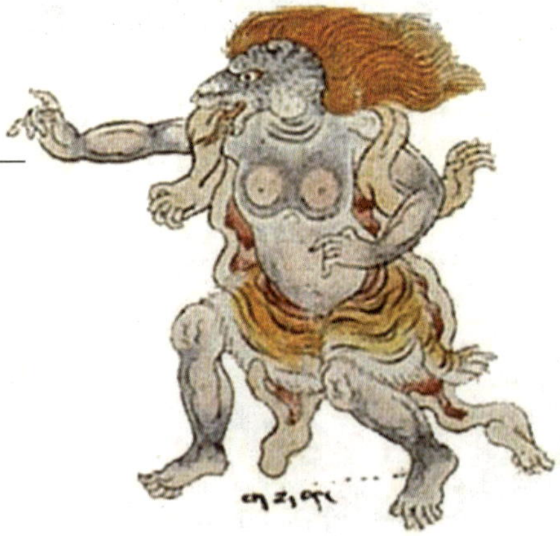

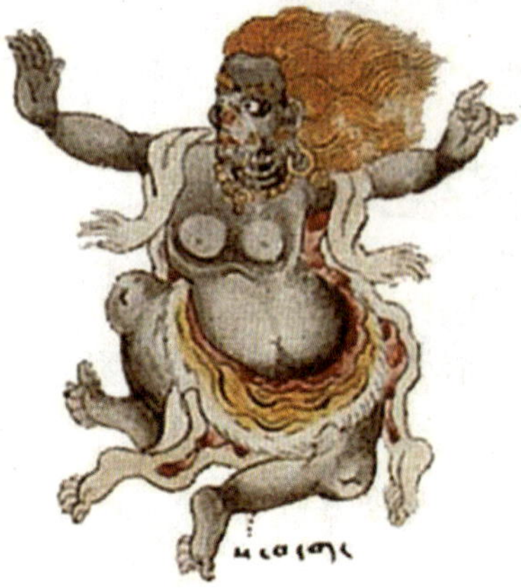

18.3 地神

腹水、痞瘤、疖痈、炭疽、青腿牙疳、痛风和麻风等病症，其脉出现心率不齐、变化多端，无规律间歇，并列搏动等魔脉者，则卜地神作祟。

19 魔脉的治法

19.1 投苯教祭品

诊清病人是否有魔脉象，认清何魔作祟之后，邀请苯教法师打鼓、碰铃、奏乐做法，供献美馐、佛灯和赎命替身的三角“朵马”食子、周围插与病人岁数同等的木牌面塑宝楼等祭品，可禳解鬼魔作祟。

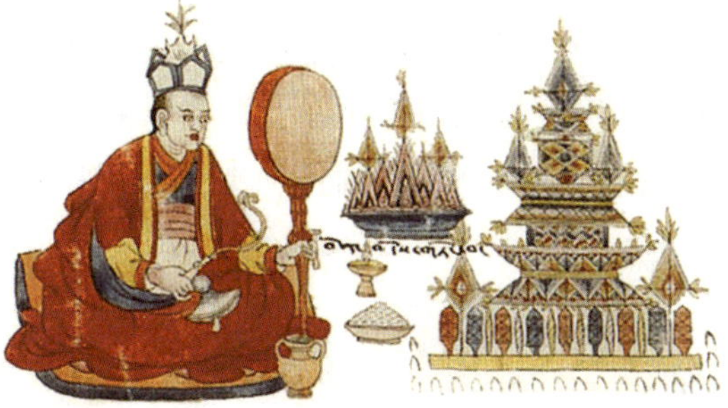

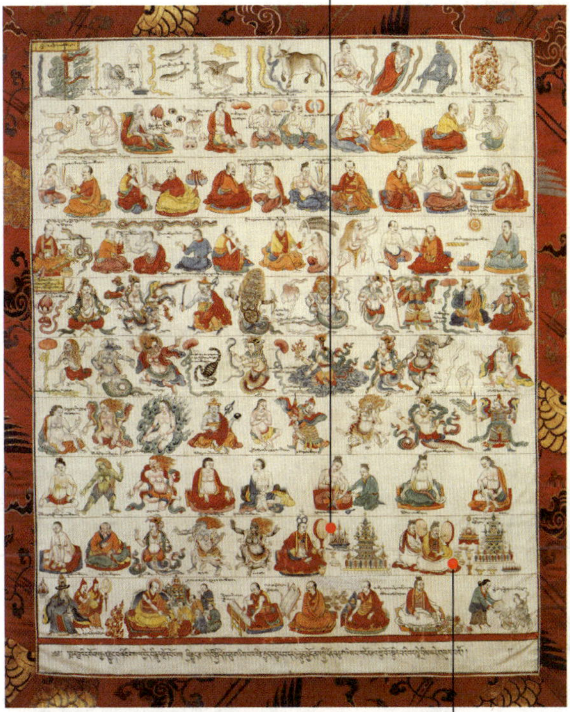

19.2 投密宗灵品

诊清病人是否有魔脉象，认清何魔作祟之后，邀请密宗法师击钹、敲鼓、奏乐做法，供献盛有美食的碗碟、天灵盖、广口壶、碎馐、佛灯、“朵马”、面塑宝楼、三角小供馔等密宗灵品，可禳解鬼魔作祟。

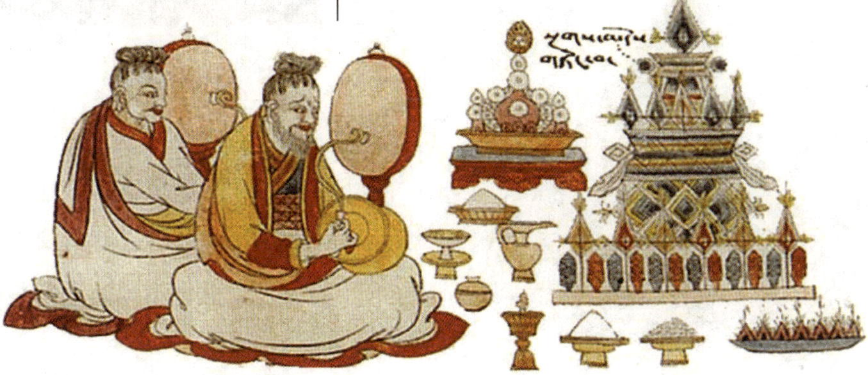

19.3 投密宗“朵马”

诊清病人是否有魔脉象，认清何魔作祟之后，邀请密宗神通广大的法师手持金刚杵，将三角形咒敌“朵马”投入火中，烧祭为害病人的一切鬼魔，可禳解鬼魔作祟。

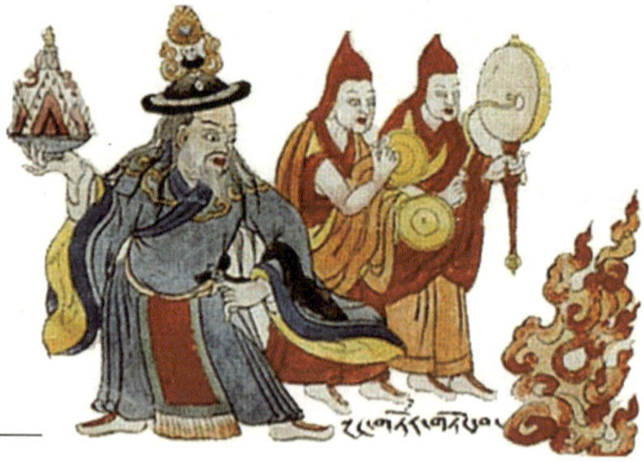

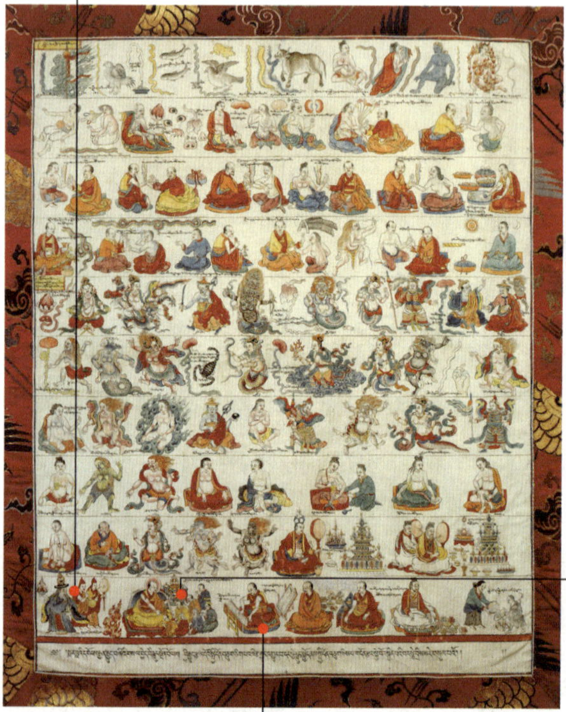

19.4 上师驱鬼

诊清病人是否有魔脉象，认清何魔作祟之后，邀请神通广大的上师手持金刚杵和“朵马”绕病人头顶几圈，供献盛药的天灵盖、“朵马”油团等供品，仰借显密神明威力来驱逐为害鬼魔，可清除鬼祟。

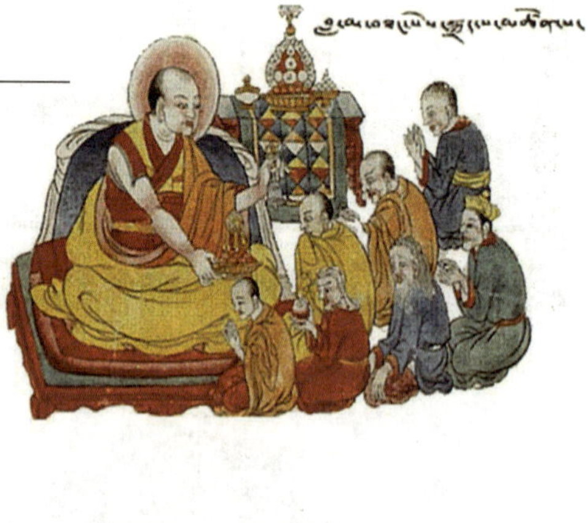

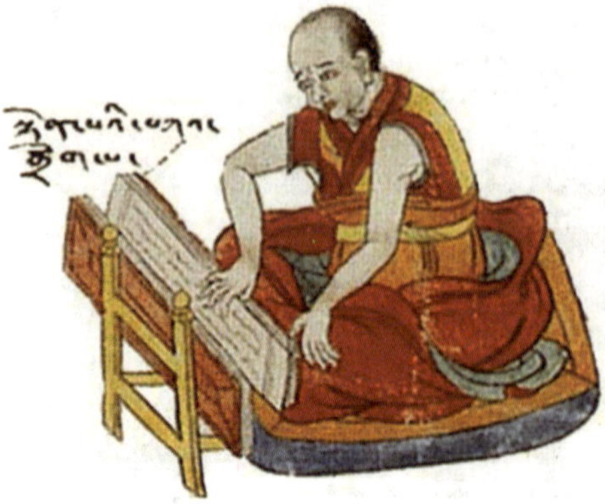

19.5 诵经颂法

诊清病人是否有魔脉象，认清何魔作祟之后，诵念佛祖释迦牟尼等的真经，虽不懂意思，光诵念经文也凭借佛经的加持力，脱离鬼魔侵害。

19.6 诵颂《五部遗教》

诊清病人是否有魔脉象，认清何魔作祟之后，诵念《五部遗教》或《莲花遗教》等经，可脱离鬼魔侵害。

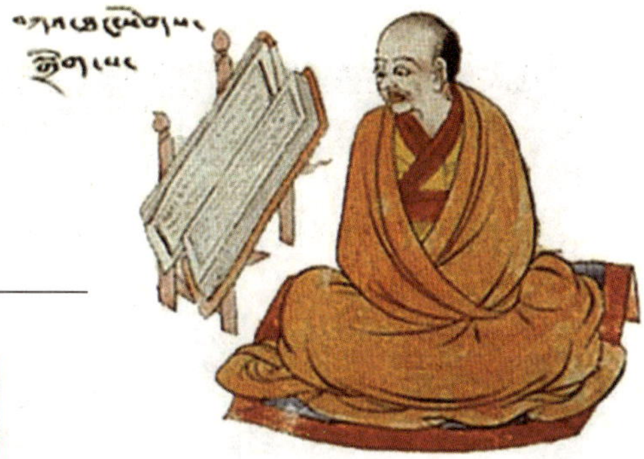

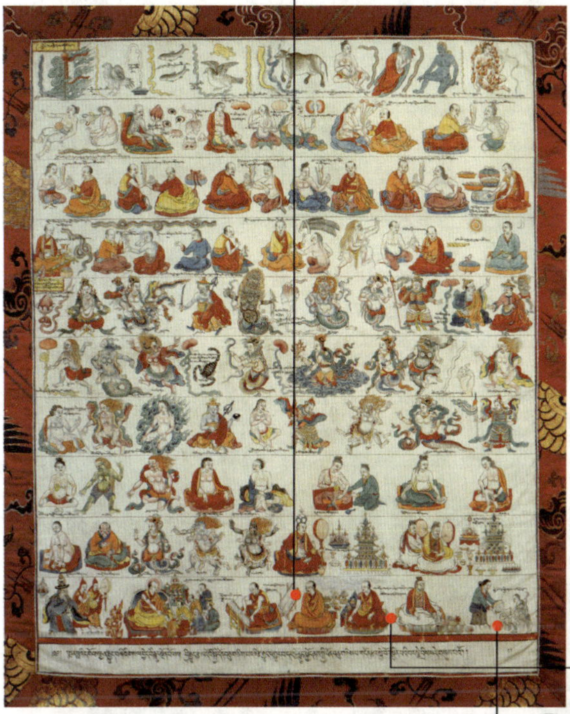

19.7 供奉两类僧人

诊清病人是否有魔脉象，认清何魔作祟之后，向剃度出家和留发居家两类僧人供奉丰盛的果品、酥油糕等食品，多向他们布施，行善积德，必有益处。

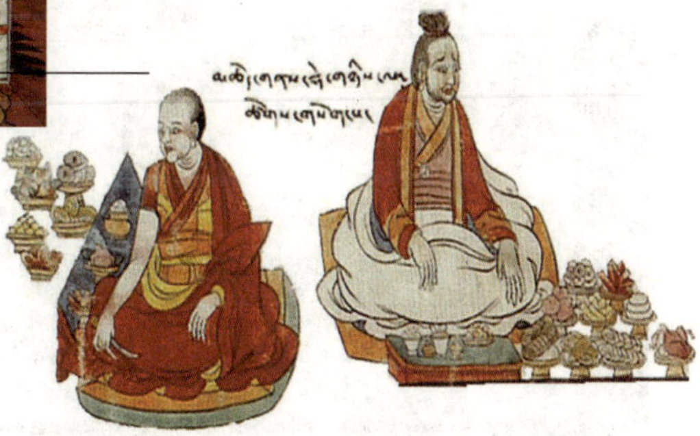

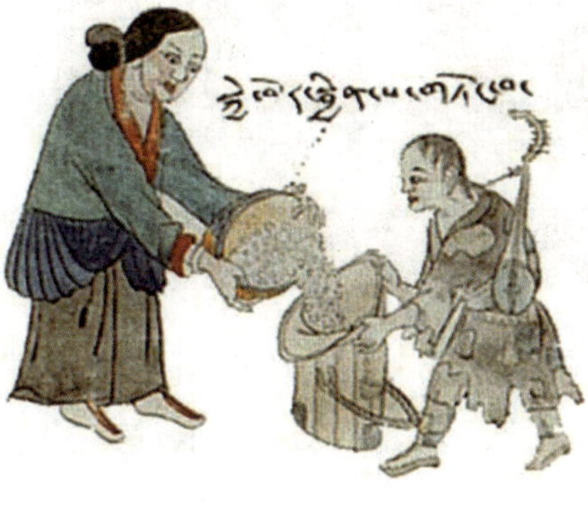

19.8 施舍穷人

诊清病人是否有魔脉象，认清何魔作祟之后，大发慈悲，毫不吝啬地施舍穷人，解除他们的痛苦，积德行善，可脱离鬼魔侵害。

图六十四　脉诊（九）

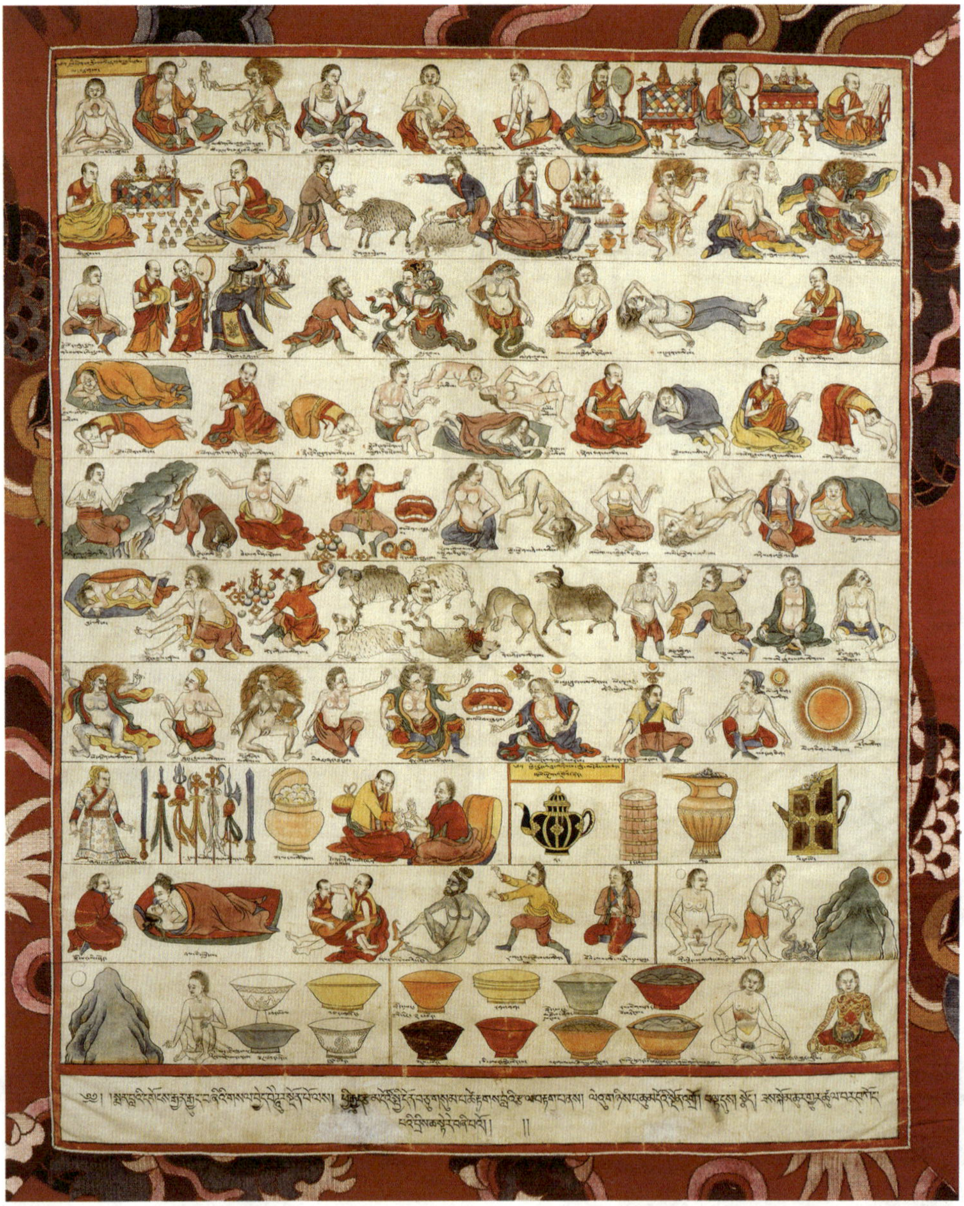

本图示《后续部》脉诊章十三总义中的第十三总义诊寿脉，包括寿脉的诊法、正常寿脉的功能等。最后讲述尿诊章八节中的第一节诊尿先行，第二节诊尿时间，第三节盛尿容器，第四节尿液生成机理等。

十三、寿脉

1 寿脉概论

1.1 寿脉的起因

一般而言，一切众生俱生具有如来藏法性，也就是说一切众生无始以来就有自性清净的法性，但突然受到烦恼障之污染，便成为无明等烦恼的因素。无明烦恼不断积累的恶果导致三界轮回，转生为各种有漏劣身，因而有了生命存在和生命无虞的依居——灵魂，灵魂游荡于手腕下角的筋缝中，其产生的搏动便为寿脉。

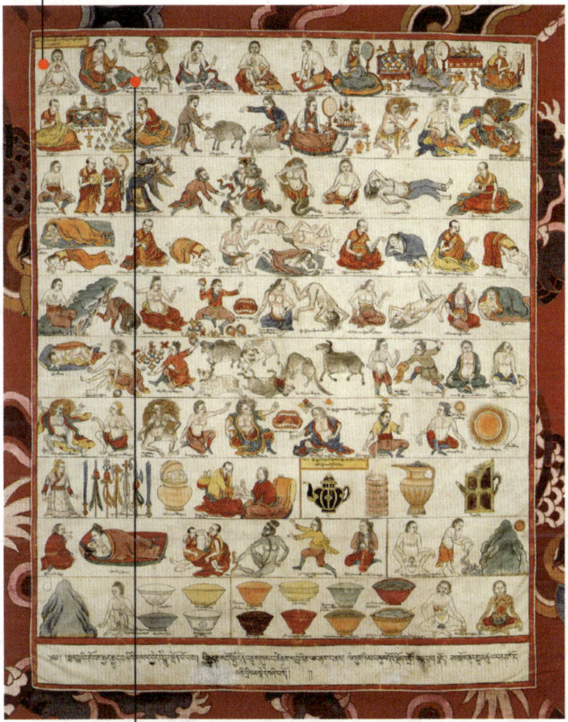

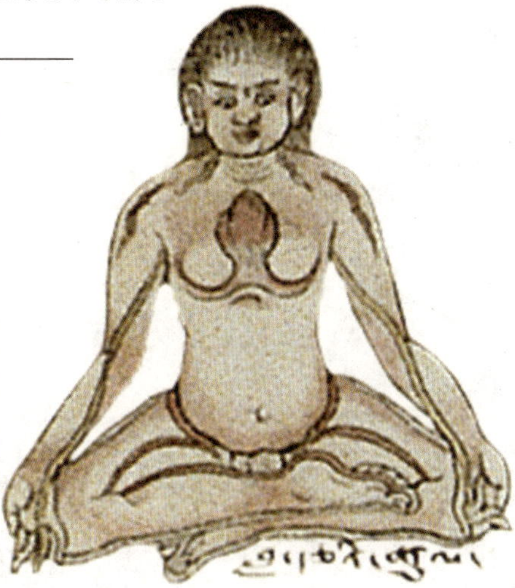

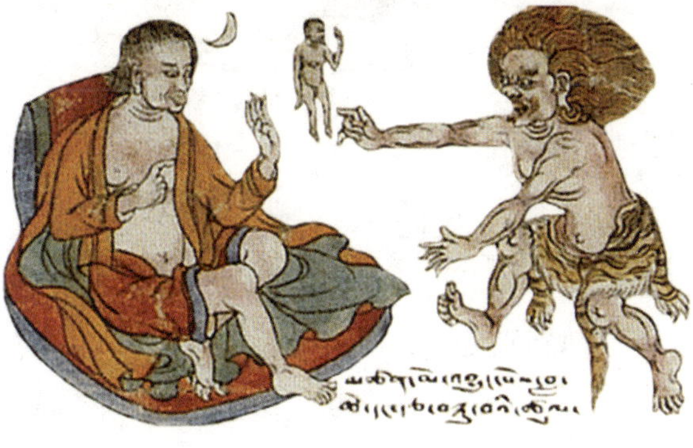

1.2 夜晚鬼魔窃走灵魂和寿命

灵魂为生命和寿数所居之所，灵魂在寿脉中通过无名指游荡于外，假如人的运气不顺时，易被夜晚窜行的五行魔等抓获致灵魂失散。要用苯教仪轨赎魂，做长寿灌顶和长寿佛事赎魂。

1.3 寿脉正常则灵魂和寿命正常存在

作为生命、寿数所依之寿脉，存在于手腕下角筋缝中，若正常搏动，则说明寿命正常。

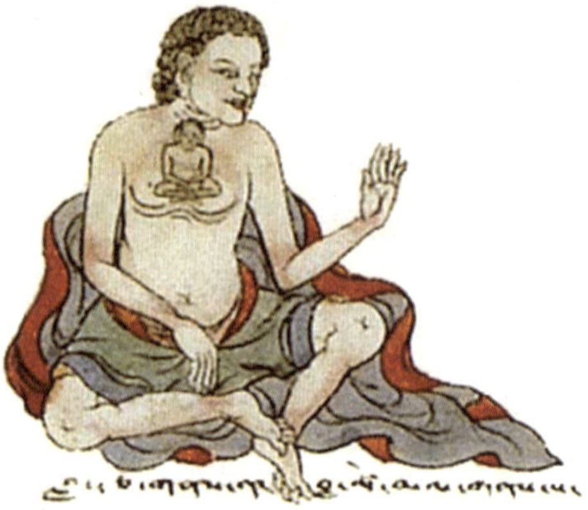

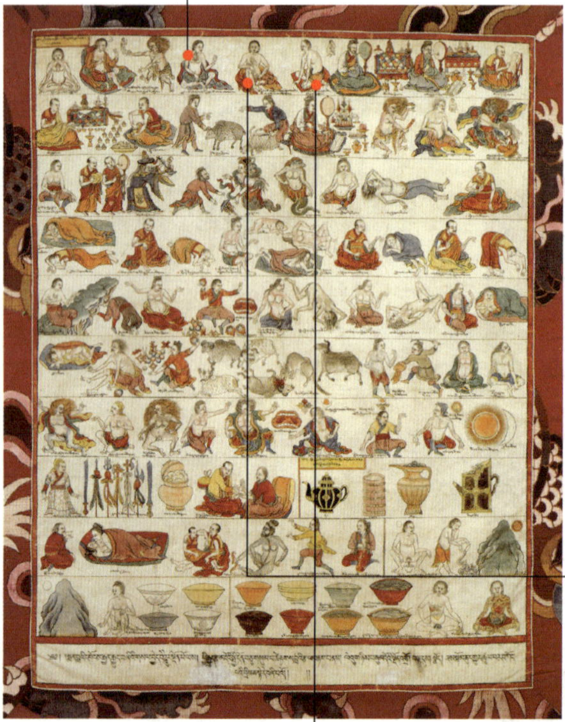

1.4 寿脉变化，卜寿数不稳

存在于手腕下角筋缝中的寿脉搏动不正常，出现急、迟、间歇、滞涩等变化，则卜小人样的灵魂和依居于此的寿数、生命便不稳定。

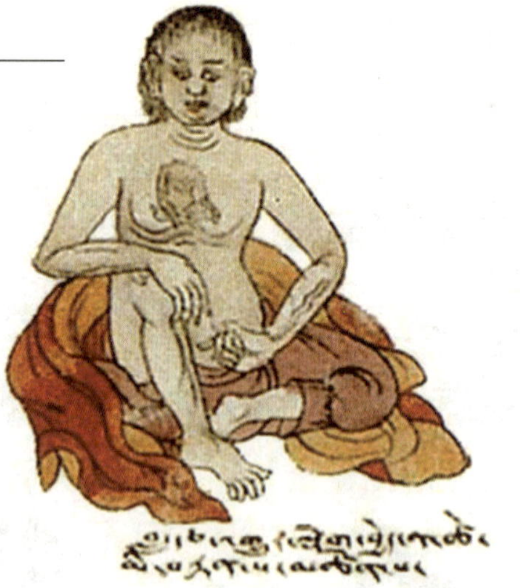

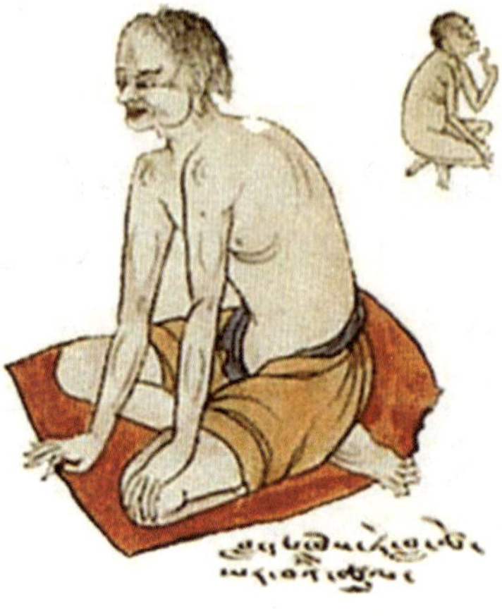

1.5 寿脉逃逸，卜死亡

寿脉逃逸，即手腕下角筋缝间的脉搏停止，说明居于此脉的灵魂逃逸到别处，致寿数和生命受阻，则卜将要死亡。

1.6 做长寿佛事

如寿脉出现变化和逃逸不搏等引起灵魂和寿命不稳定时，要邀请神通广大的密宗法师敲鼓、击钵奏乐，供奉长寿酒、贴有用酥油做的日月纹饰长寿净水瓶、插有雕翎的长寿结、美馐、佛灯、熏香供品，凭借无量寿佛，保佑长寿，使逃逸的灵魂返回归位。

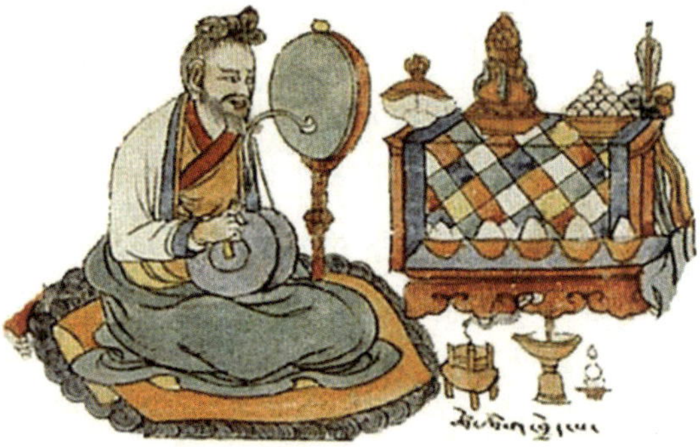

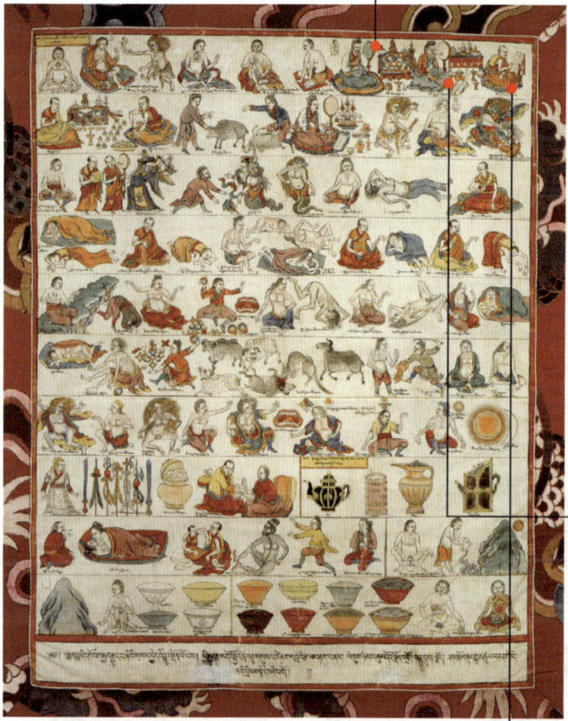

1.7 做赎命法事

如寿脉出现变化或逃逸不搏等引起寿数和生命不稳定时，要邀请神通广大的法师敲鼓、击钹奏乐，供奉长寿净水瓶，长寿“朵马”、插有雕翎的长寿结、长寿酒、美馐、佛灯等供品，做赎命法事，逃逸的灵魂可返回归位。

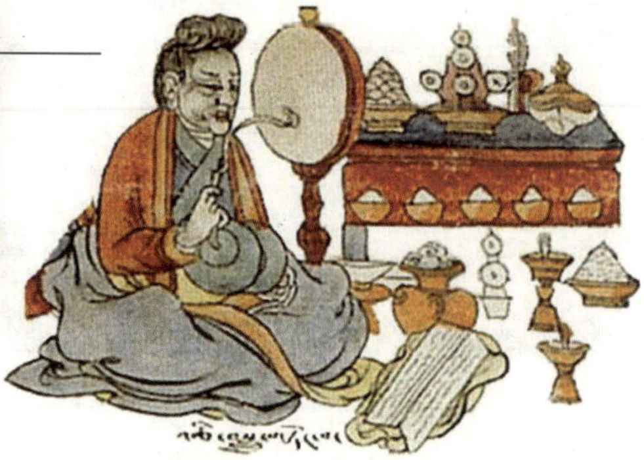

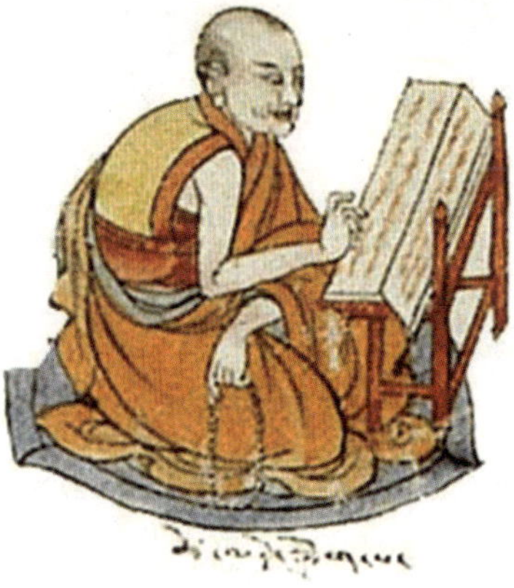

1.8 诵长寿经

寿脉出现变化或逃逸不搏等脉引起寿数和生命不稳定时，要邀请剃度出家的僧侣诵颂《长寿经》，可使逃逸的灵魂返回归位。

1.9 做长寿仪轨

如寿脉出现变化或逃逸不搏等引起寿数和生命不稳定时，要邀请剃度出家者手持佛铃、金刚杵，供奉美馐、佛灯、长寿酒、贴有酥油的日月纹饰净水瓶、长寿瓶、师承“朵马”、雕翎长寿结等作长寿仪轨，可使逃逸的灵魂返回归位。

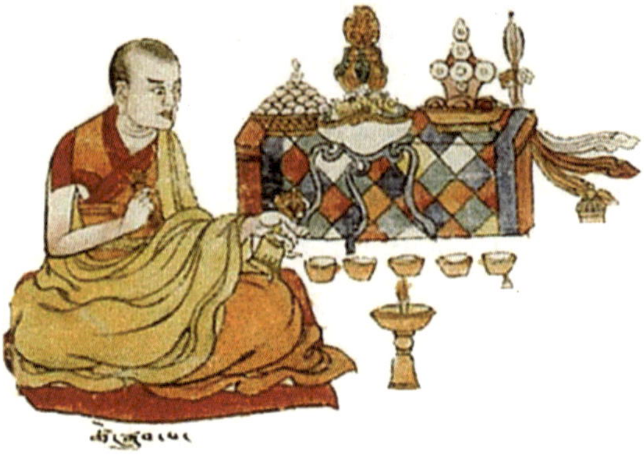

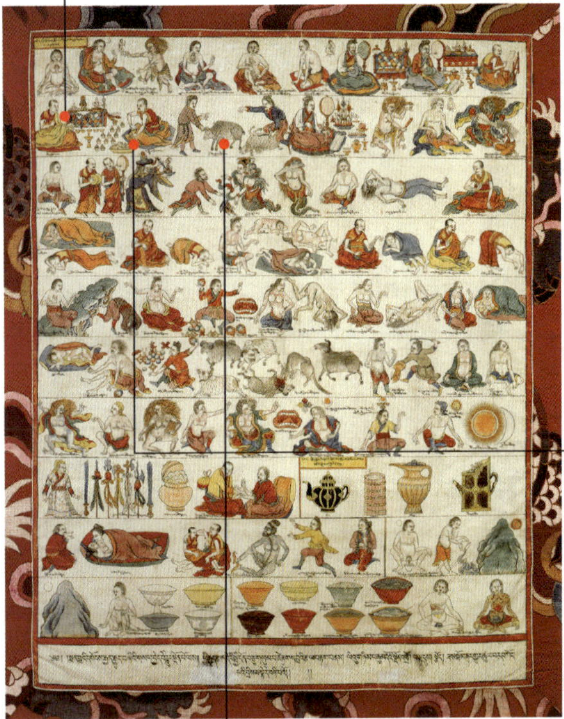

1.10 做泥塑小佛像、佛塔

如寿脉出现变化或逃逸不搏等引起寿数和生命不稳定时，要用干净红泥巴塑造小佛像、佛塔供奉，这样不但镇魔，也能使逃逸灵魂返回，守护灵魂。

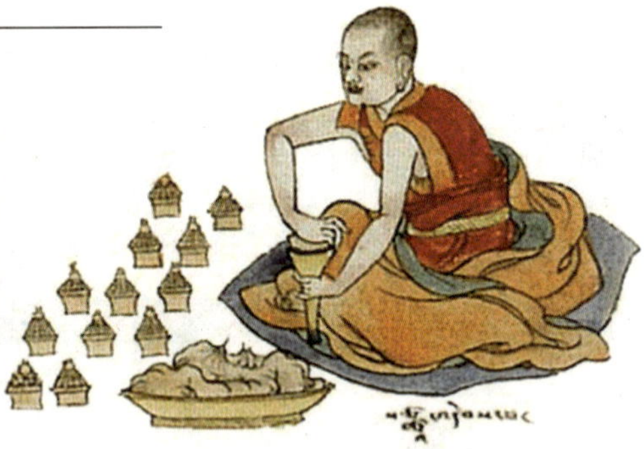

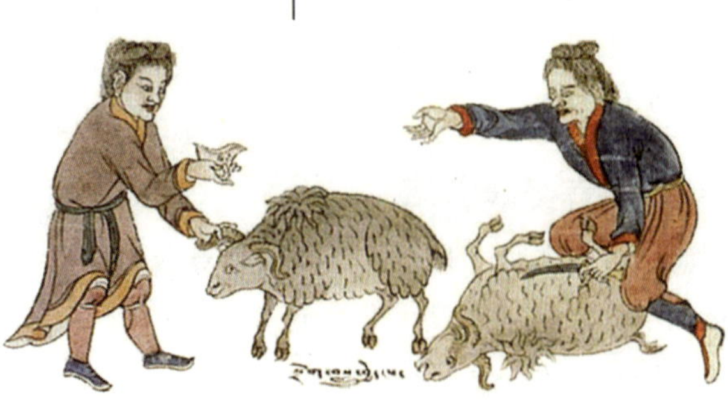

1.11 放生

如寿脉出现变化或逃逸不搏等引起寿数和生命不稳定时，要放生羊、牛等牲畜，或其他动物遭屠杀时，用钱买回放生，大行善事，可使逃逸灵魂返回归位。

1.12 贿赂阎罗

如寿脉出现变化或逃逸等导致寿数和生命不稳定时，要邀请神通广大的法师击鼓诵经，点佛灯、供香水、美馐、三角形小供馔等，用“朵马”等进行贿赂，向阎罗赎命，可使逃逸的灵魂返回归位。

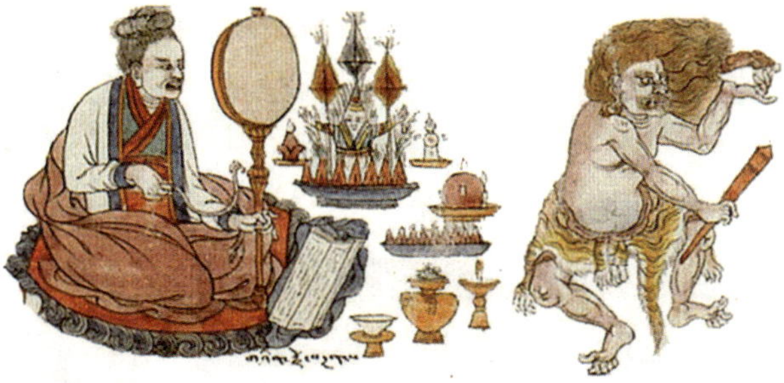

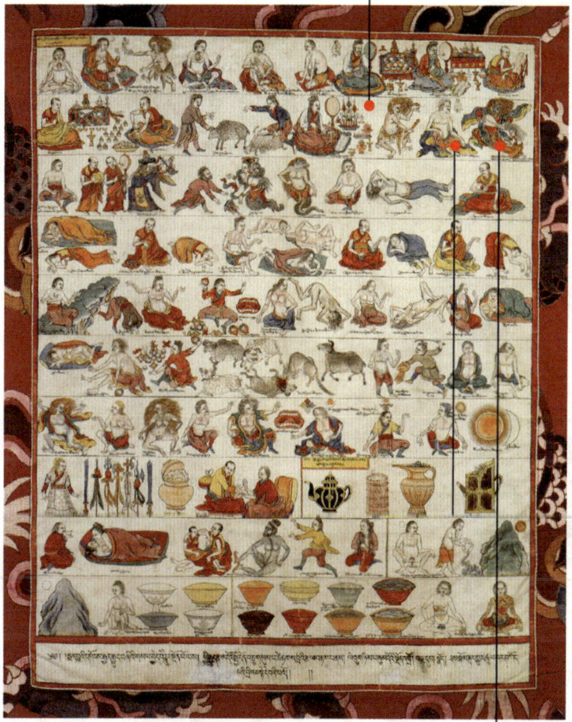

1.13 灵魂复位

如寿脉出现变化或逃逸等导致灵魂生命不稳定时，要做长寿仪轨、赎命法事等入乡随俗的法事，或大行施舍、赎命等善事，可使逃逸的灵魂返回归位。

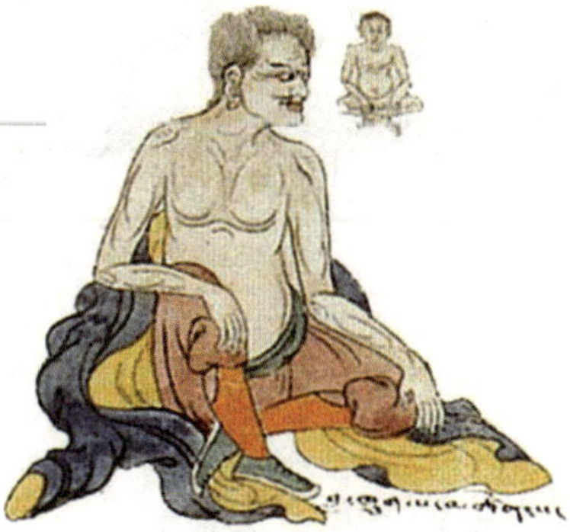

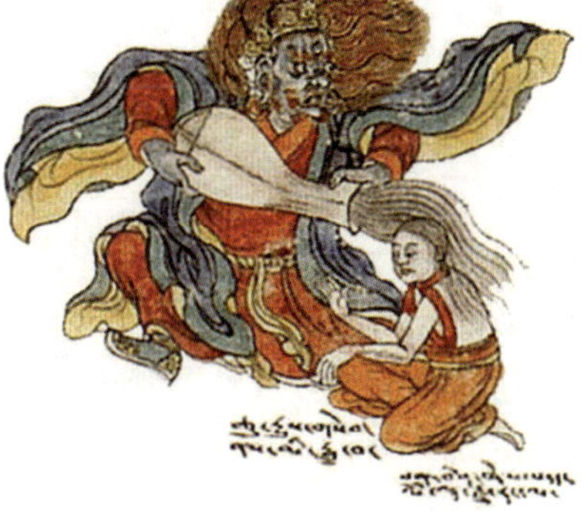

2 寿脉异常，卜有鬼祟

2.1 医生寿脉停搏，卜保护神为害

一般指黄教或苯教僧人，这里指医生，若医生手腕下角筋缝的寿脉出现停搏，则卜其保护神成为魔进行伤害。

2.2 俗人手腕下角筋缝寿脉停搏

若俗人手腕下角筋缝隙间的寿脉出现停搏，则卜自己中了别人施放的恶咒，或遭到龙王、疠魔怨恨。

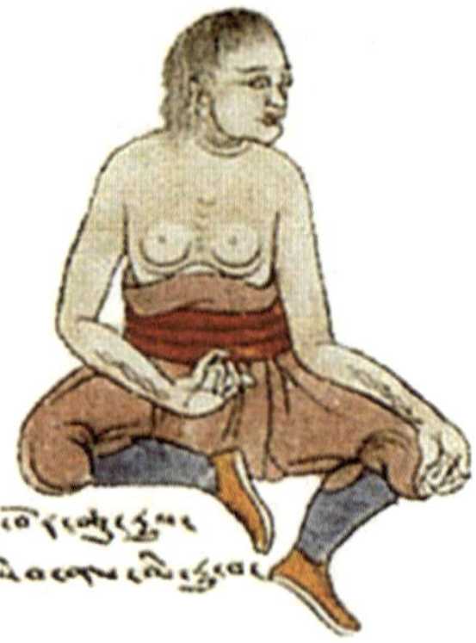

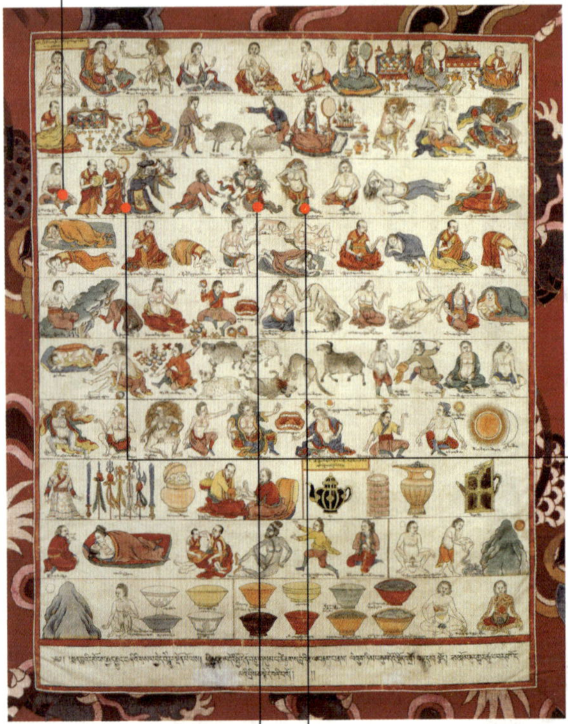

2.2.1 中咒力

若俗人手腕下角筋缝隙间的寿脉出现停搏，则卜中了神通广大的密宗咒师施放的咒之威力。

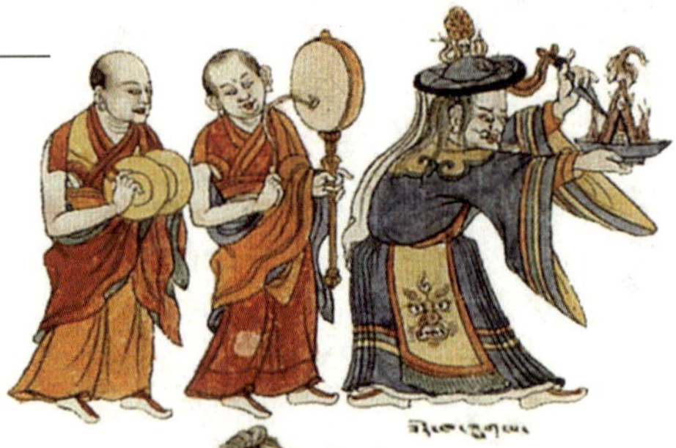

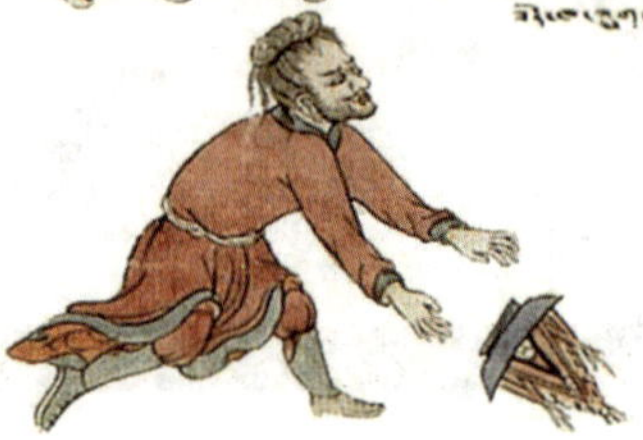

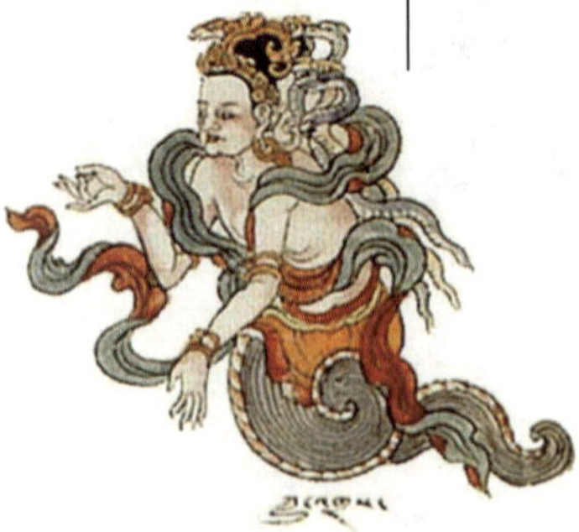

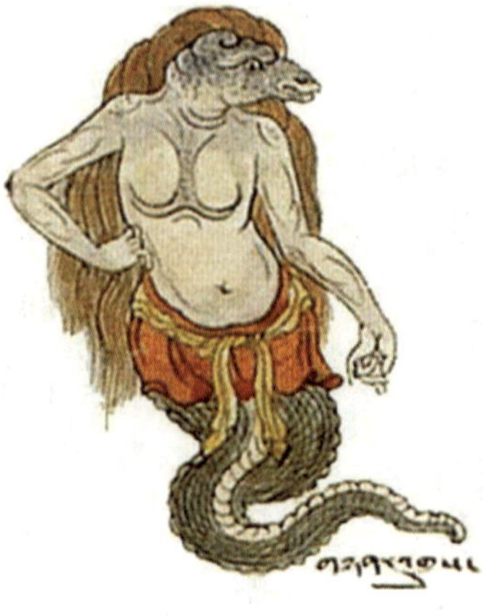

2.2.2 遭龙王恨

若俗人手腕下角筋缝隙间的寿脉出现停搏，则卜遭龙王怨恨。

2.2.3 遭疠魔仇恨

若俗人右手腕下角筋缝隙间的寿脉出现停搏，则卜遭疠魔怨恨。

2.2.4 右手寿脉涩而间歇，卜父系兄弟死亡

若俗人右手腕下角筋缝隙间的寿脉出现滞涩而间歇，则卜自己的父亲及父系兄弟死亡。

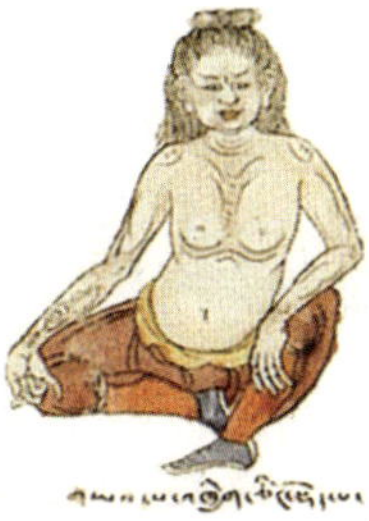

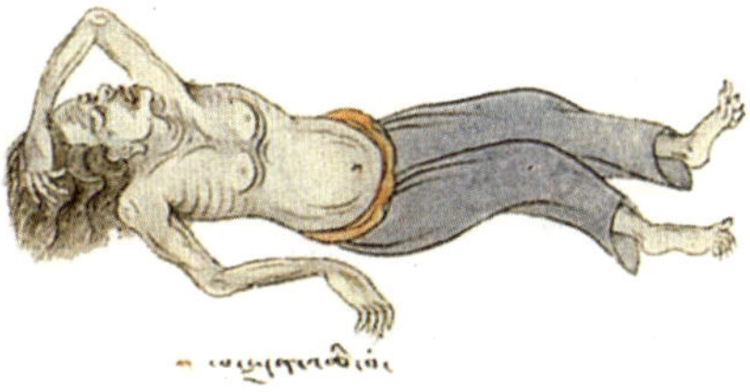

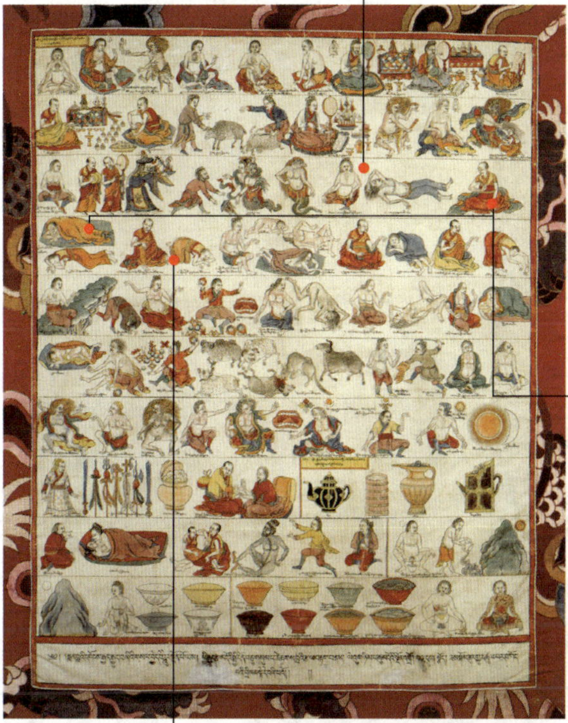

2.3 僧人寿脉涩而间歇，卜上师死亡

若黄教僧人右手手腕下角筋缝隙间的寿脉出现滞涩而间歇，则卜本人上师和轨范师死亡。

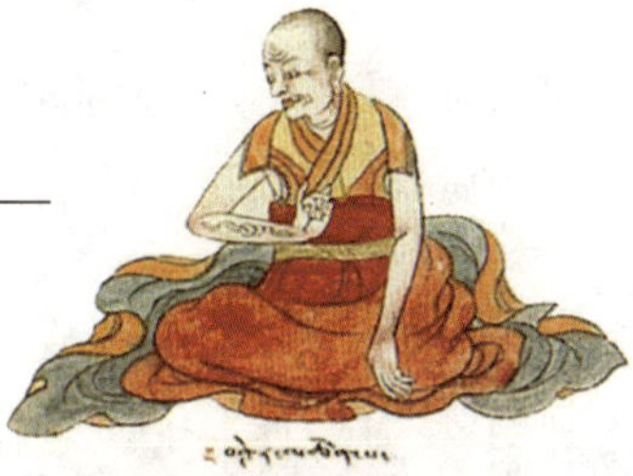

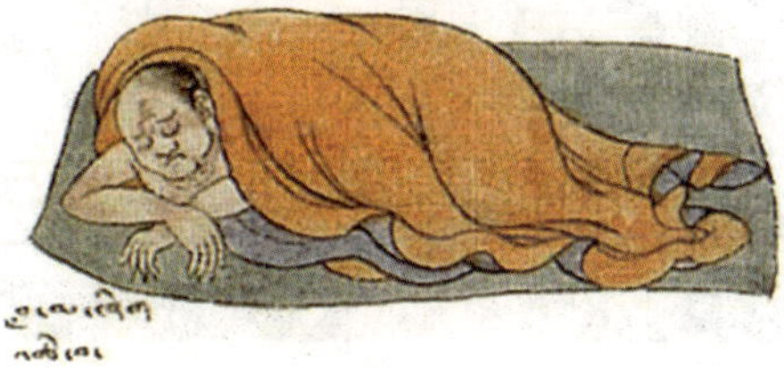

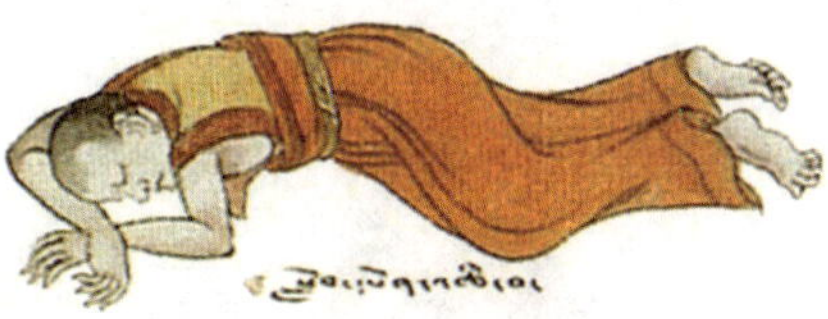

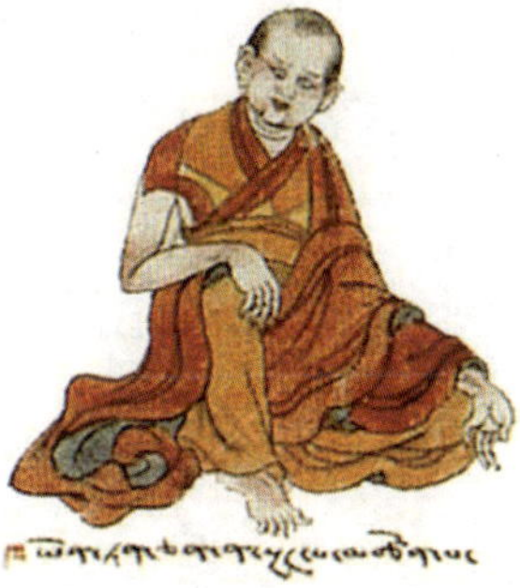

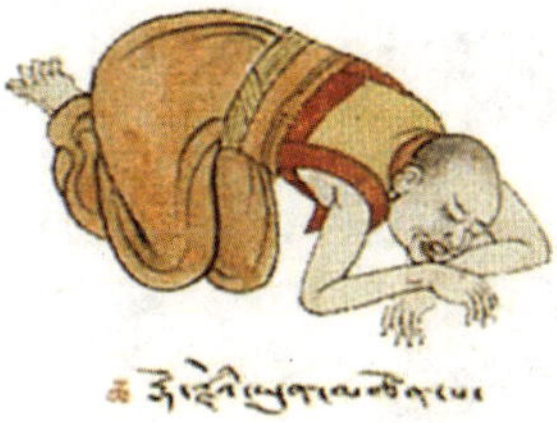

2.4 有学问的密宗法师寿脉涩而间歇，卜本人同窗师友死亡（乙）

有学问的密宗法师右手手腕下角筋缝隙间的寿脉出现滞涩而间歇，则卜守誓坚如金刚石样的同窗师友和朋友死亡。

2.5 俗人左手寿脉涩而间歇，卜子女死亡（庚）

如俗人左手手腕下角筋缝隙间的寿脉出现滞涩而间歇，则卜子女或本人的女人或小妾死亡。

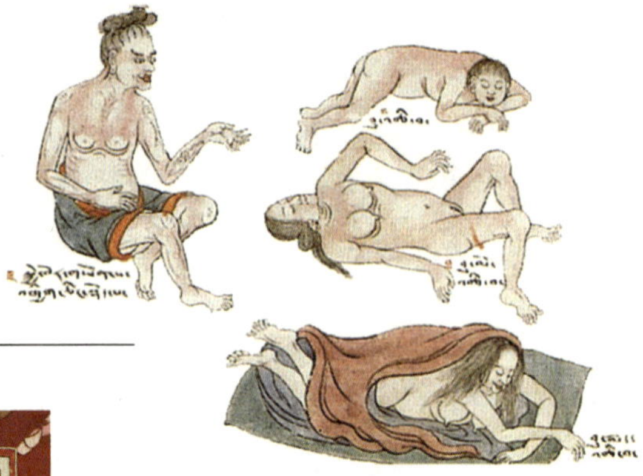

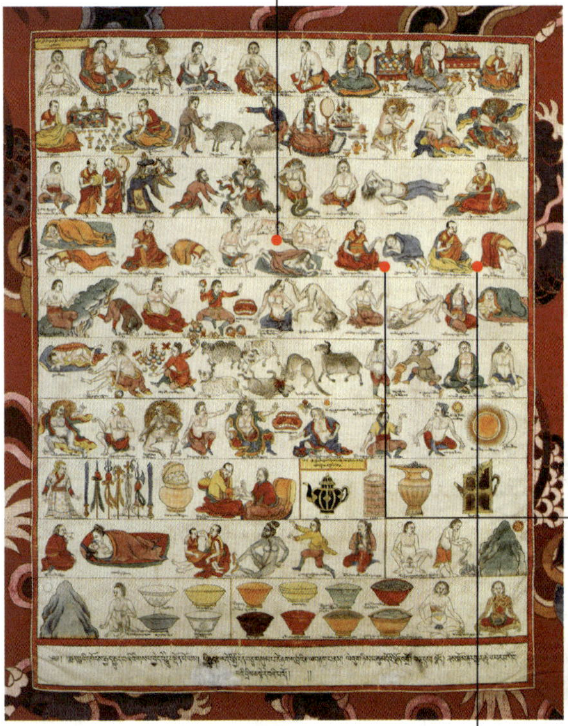

2.6 学者左手寿脉涩而间歇，卜学生死亡

学者左手手腕下角筋缝隙间的寿脉出现滞涩而间歇，则卜学生死亡。

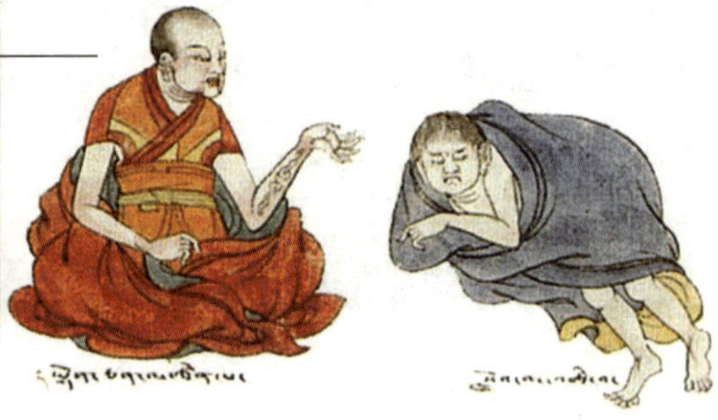

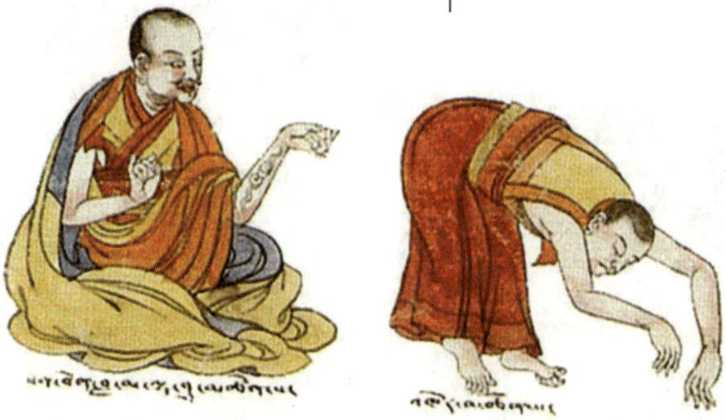

2.7 上师左手寿脉涩而间歇，卜侍从死亡

黄教或苯教上师左手手腕下角筋缝隙间的寿脉出现滞涩而间歇，则卜本人侍从死亡。

2.8 两手寿脉涩而间歇，卜本人死于非命

男人左右两手手腕下角筋缝隙间的寿脉出现滞涩而间歇，则卜本人被箭射死或坠悬崖摔死等。

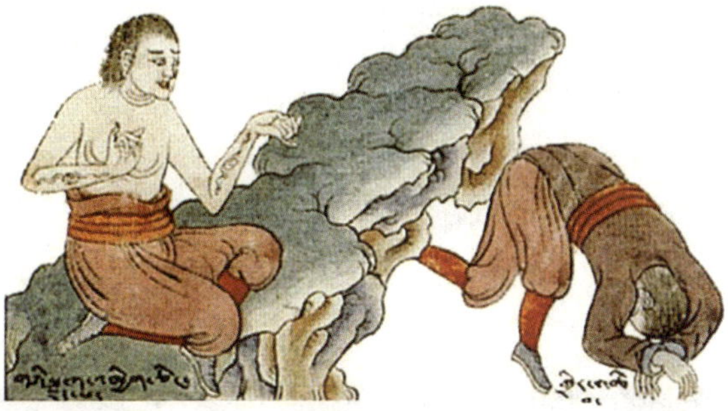

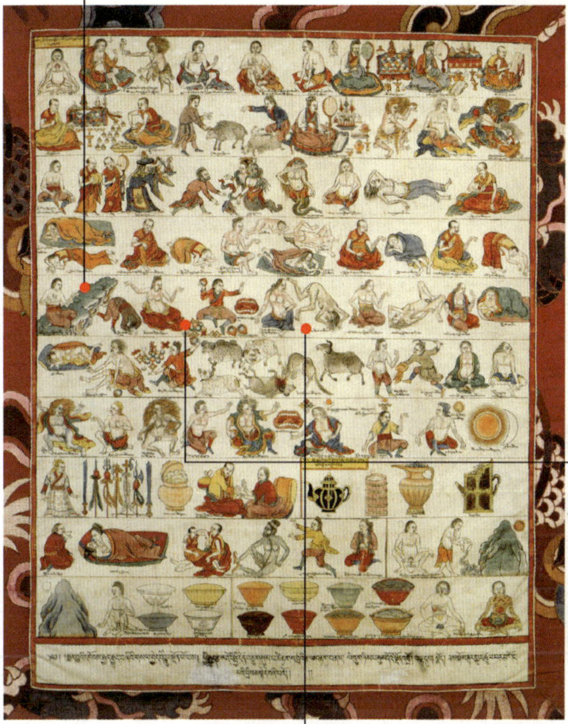

2.9 偶而一次间歇，卜破财

男人手腕下角筋缝隙间的寿脉平时正常，但偶尔出现一次间歇，则卜本人财物遇受损失，或遭人诬陷。

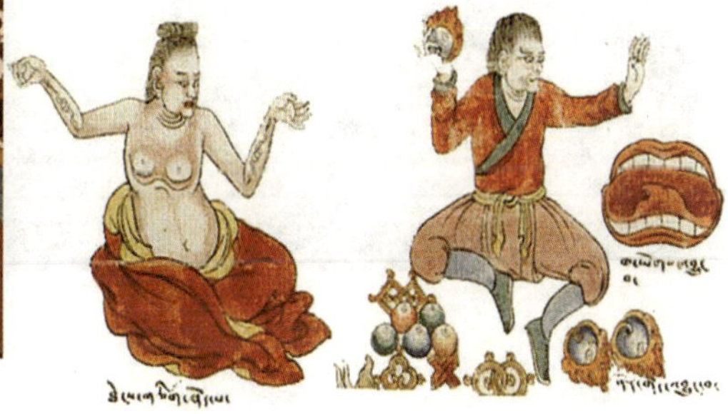

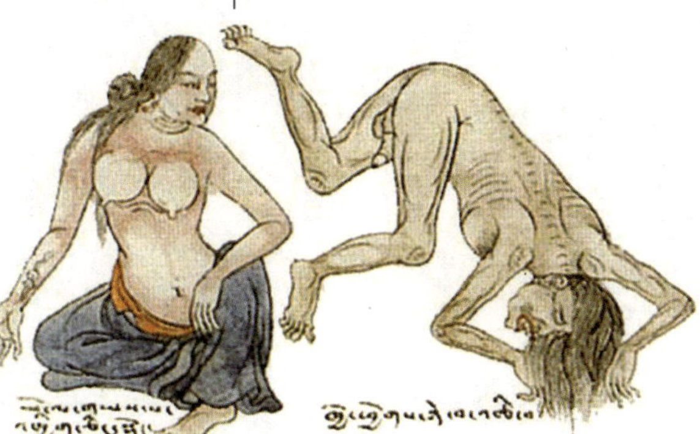

2.10 女人右手寿脉涩而间歇，卜夫系亲友死亡

女人右手手腕下角筋缝隙间的寿脉出现滞涩而间歇，则卜丈夫的亲友死亡。

2.11 女人左手寿脉涩而间歇，卜父系亲属死亡

女人左手手腕下角筋缝隙间的寿脉出现滞涩而间歇，则卜本人父系亲属死亡。

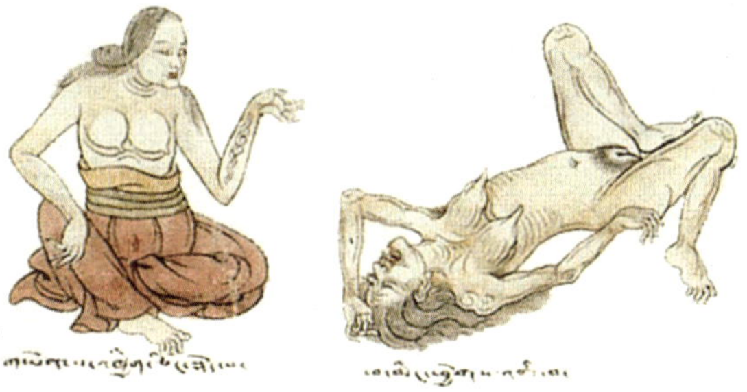

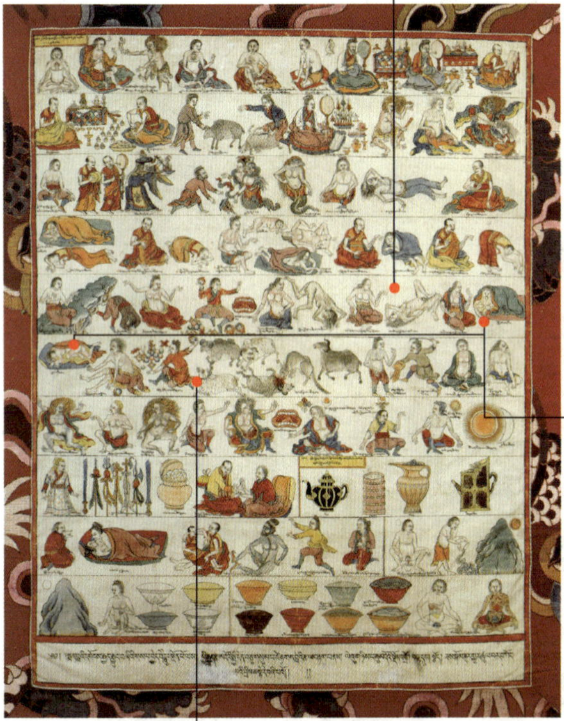

2.12 女人两手寿脉涩而间歇，卜丈夫或儿子死亡

女人左右两手手腕下角筋缝隙间的寿脉出现滞涩而间歇，则卜丈夫或儿子死亡。

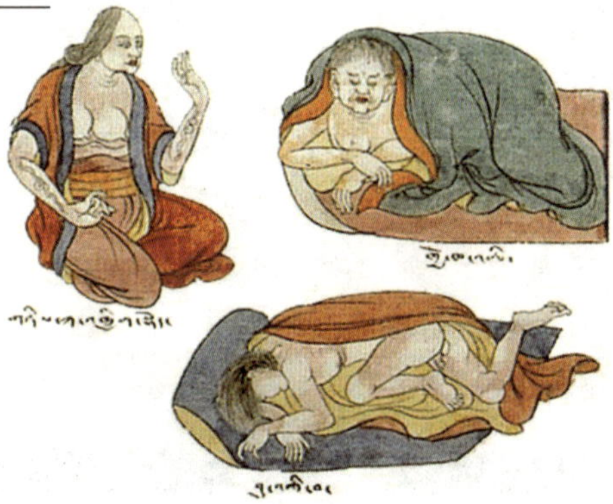

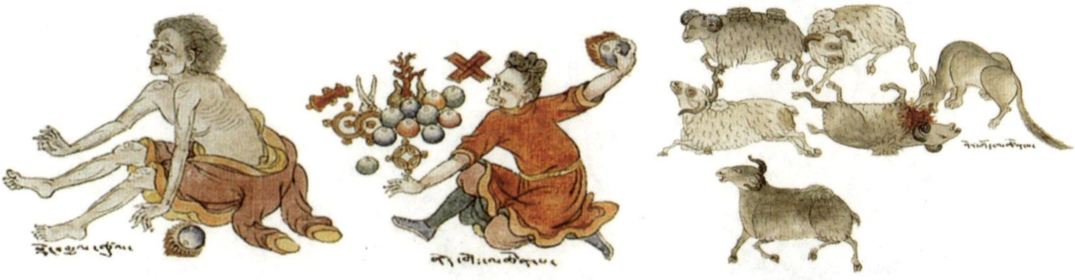

2.13 寿脉空虚无物，卜破财

无论男女，无论左右手，凡是手腕下角筋缝隙间的寿脉出现空虚、停搏者，则卜本人珠宝等财物和牛羊等家畜受损。

2.14 寿脉紧而滞涩，卜遭口舌

无论男女，无论左右手，凡是手腕下角筋缝隙间的寿脉紧而滞涩，则卜本人遭口舌。

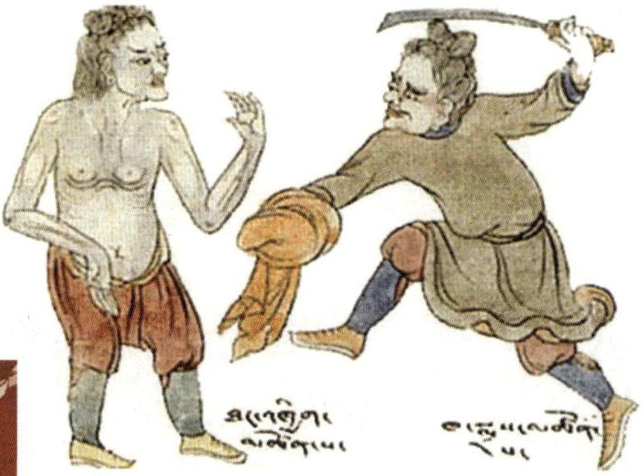

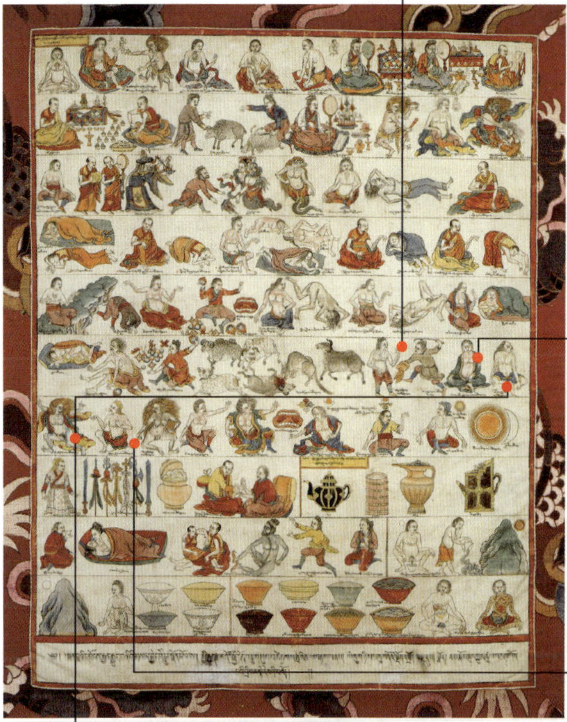

2.15 不在本位搏动，卜鬼魔作害

无论男女，无论左右手，凡是手腕下角筋缝隙间的寿脉不在本位搏动而是上下窜滑，则卜被鬼魔伤害。

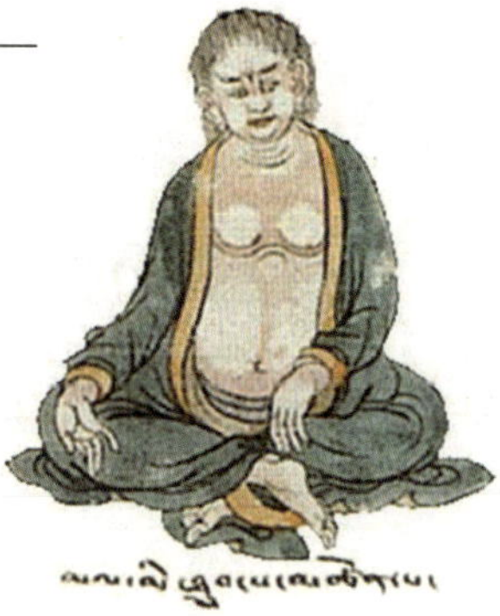

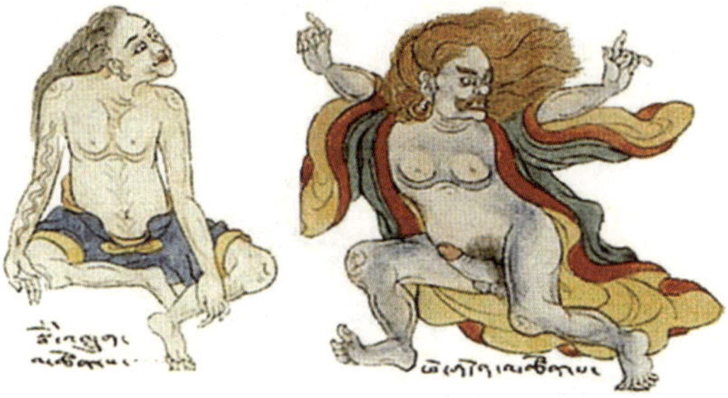

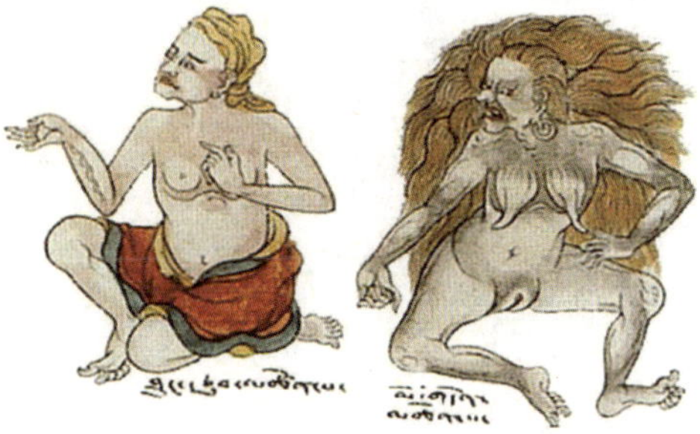

2.16 寿脉洪而闪动，卜男魔作害

手腕下角筋缝隙间的寿脉异常，洪而闪动，即无规律，则卜被男魔伤害。

2.17 寿脉短而暴，卜女魔伤害

手腕下角筋缝隙间的寿脉异常，搏动短而暴者，则卜被女魔伤害。

2.18 寿脉弦而紧，卜破财

手腕下角筋缝隙间的寿脉似琵琶弦紧绷，则卜财物受损或被诬陷。

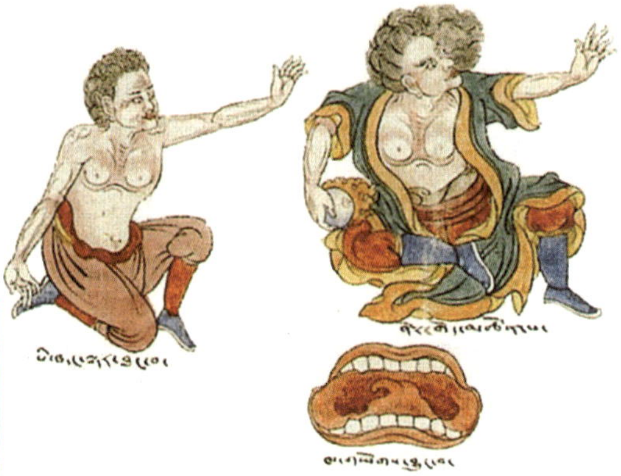

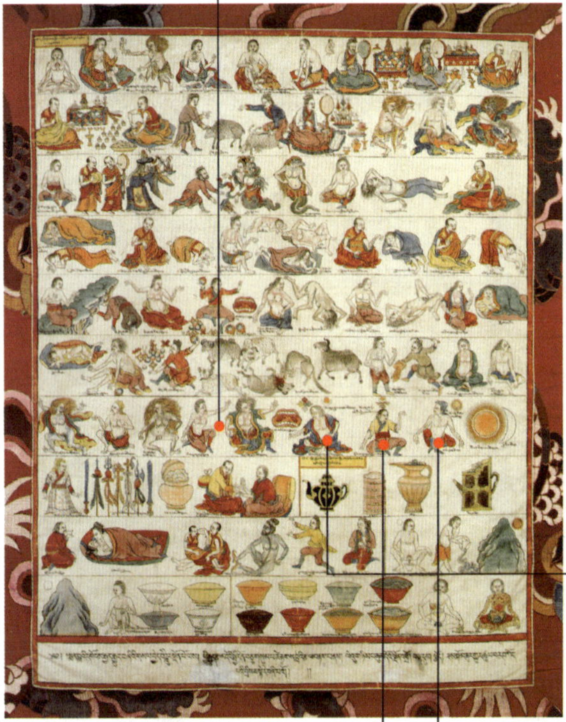

2.19 均匀百至，卜活百岁

手腕下角筋缝隙间的寿脉无间歇、无涩滞、无弦紧等毛病，均匀搏动百次，则卜活百岁。

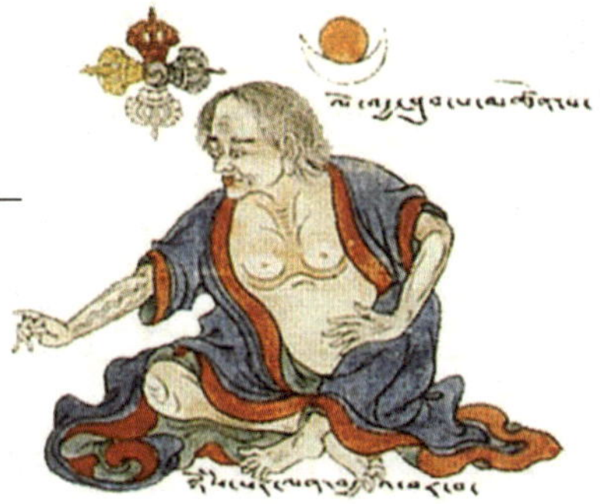

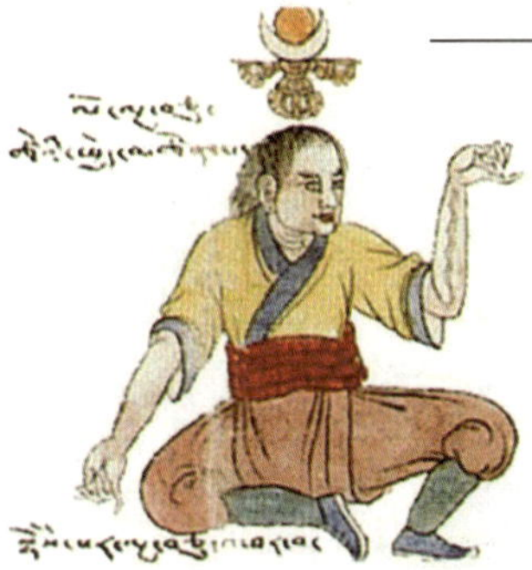

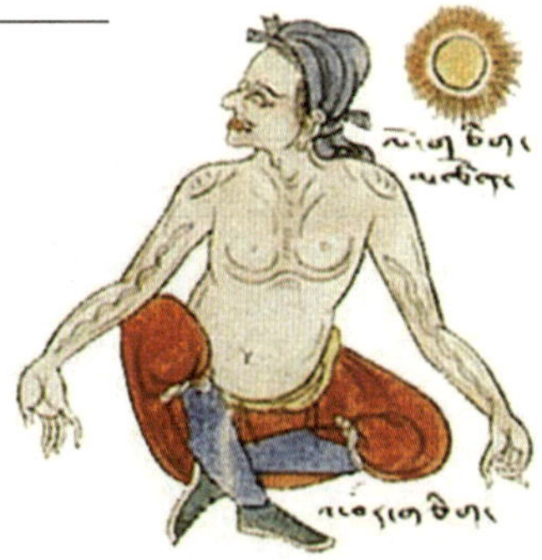

2.20 均匀五十至，卜活五十岁

手腕下角筋缝隙间的寿脉无间歇、无涩滞、无弦紧等毛病，均匀搏动五十次，则卜活五十岁。

2.21 均匀一至，卜活一年

手腕下角筋缝隙间的寿脉无间歇、无涩滞、无弦紧等毛病，均匀搏动一次，则卜活一年。

2.22 活一年，用王作标志

手腕下角筋缝隙间的寿脉均匀搏动一次，卜可活一年。寿脉均匀搏动可卜所生存的寿数，有按年、月、日、时、一顿饭时等为限的多种计算法。此图表示以存活一年为限的计算法，年数用王作标志。

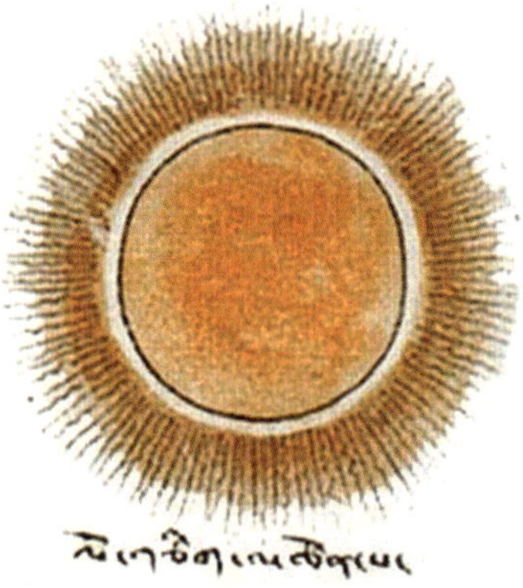

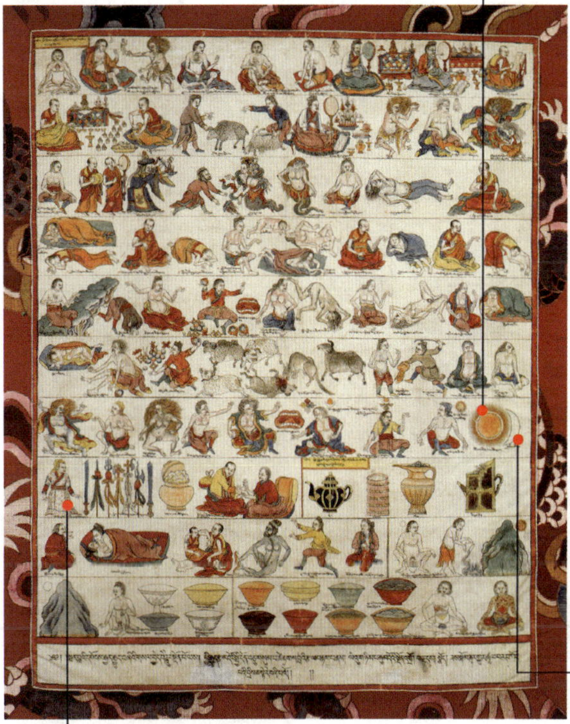

2.23 活一月，用臣作标志

手腕下角筋缝隙间的寿脉均匀搏动一次，卜可活一年。寿脉均匀搏动可卜所生存的寿数，有按年、月、日、时、一顿饭时等为限的多种计算法。此图表示以存活一月为限的计算法，月数用臣作标志。

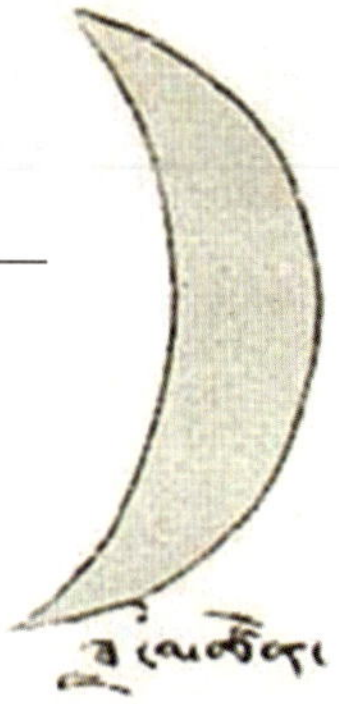

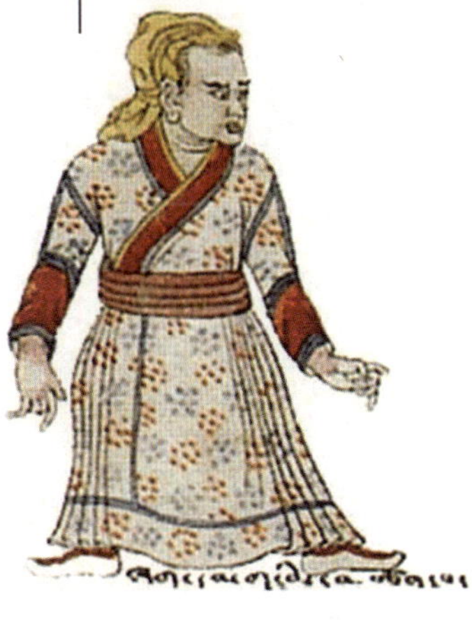

2.24 活一日，用兵作标志

手腕下角筋缝隙间的寿脉均匀搏动一次，卜可活一年。寿脉均匀搏动可卜所生存的寿数，有按年、月、日、时、一顿饭时等为限的多种计算法。此图表示以存活一日为限的计算法，日数用士兵作标志。

2.25 活一小时，用兵器作标志

手腕下角筋缝隙间的寿脉均匀搏动一次，卜可活一年。寿脉均匀搏动可卜所生存的寿数，有按年、月、日、时、一顿饭时等为限的多种计算法。此图表示以存活一小时为限的计算法，小时数用兵器作标志。

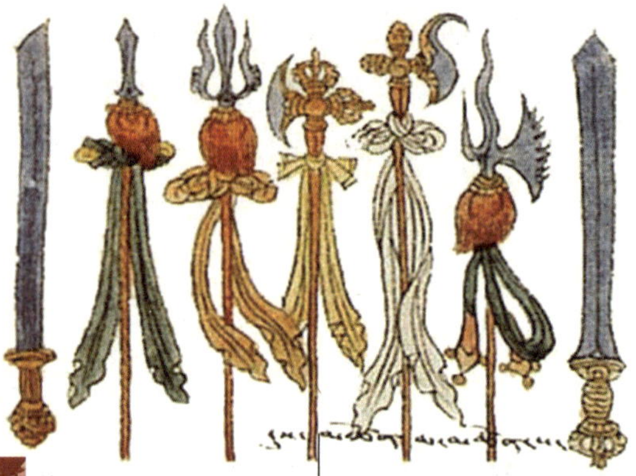

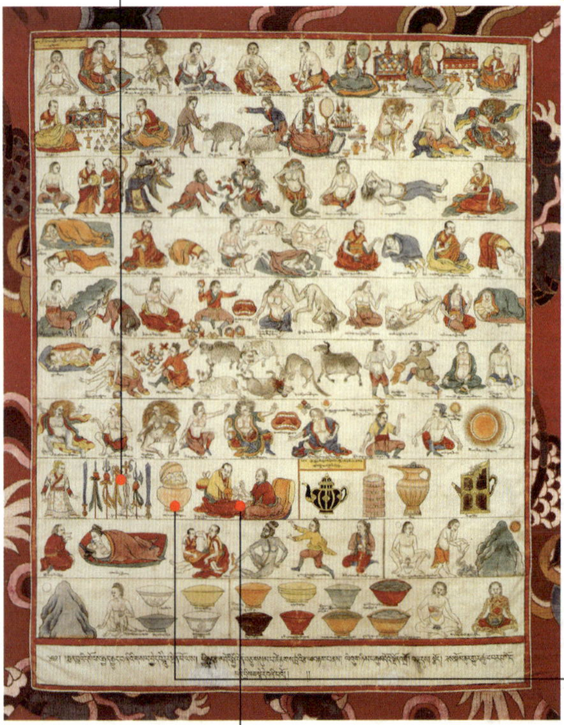

2.26 活一顿饭时间

手腕下角筋缝隙间的寿脉均匀搏动一次，卜可活一年。寿脉均匀搏动可卜所生存的寿数，有按年、月、日、时、一顿饭时等为限的多种计算法。此图表示以只存活一顿饭为限。

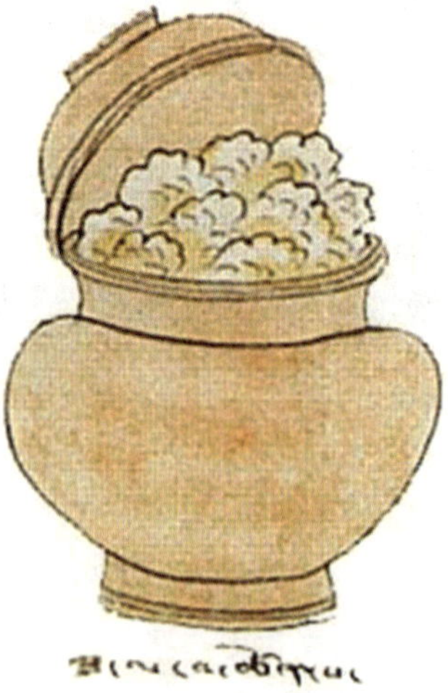

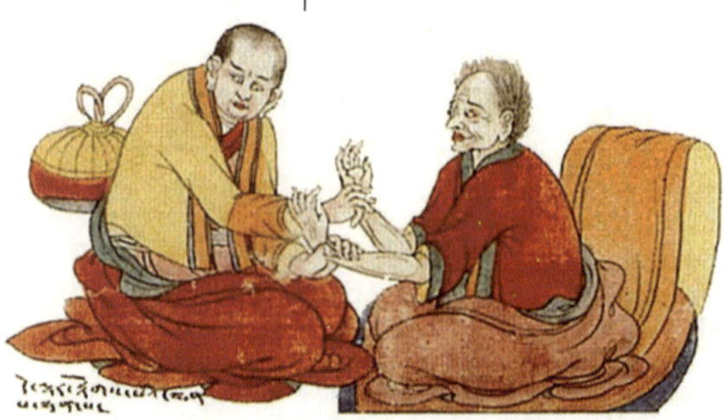

2.27 洞晓脉诊医生像竖耳听人隐私

细致入微地理解，依次认真实施脉诊十三总义的医生，像竖耳专注听取别人小声耳语那样，可以根据脉搏搏动情况诊断所有疾病。

第二章 尿 诊

一、诊尿先行

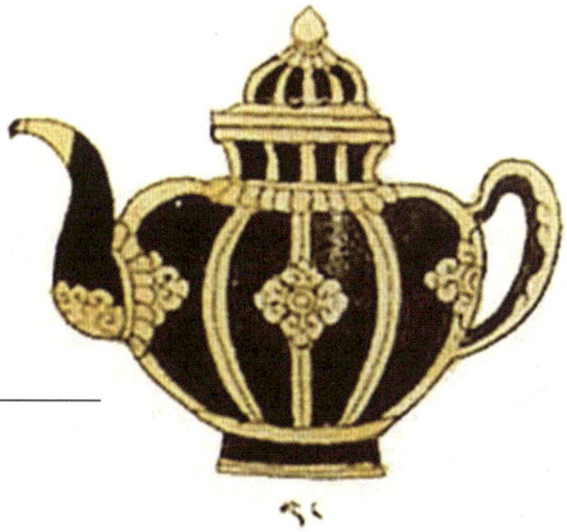

1 禁忌茶

从诊尿前夜开始，不能过多饮茶，因为茶水能使尿液颜色变得像隆病的尿色，故要禁忌多饮茶。

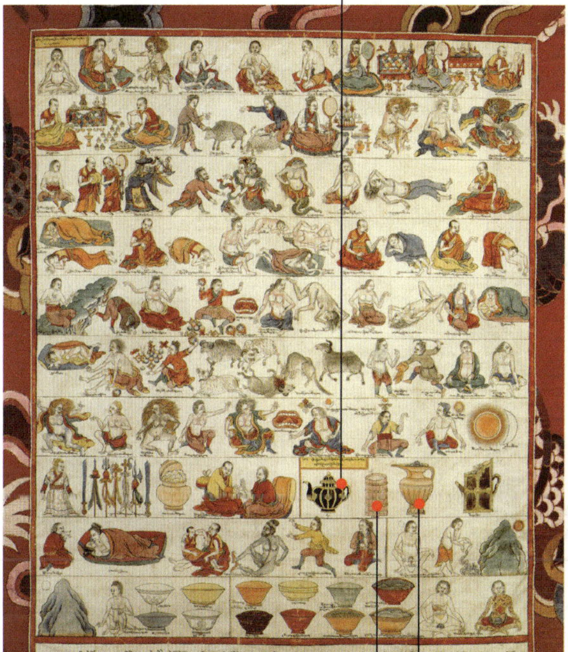

2 禁忌酪浆

从诊尿前夜开始，不能多饮酪浆，因为酪浆能使尿液颜色变得像隆病尿色，故禁忌多饮酪浆。

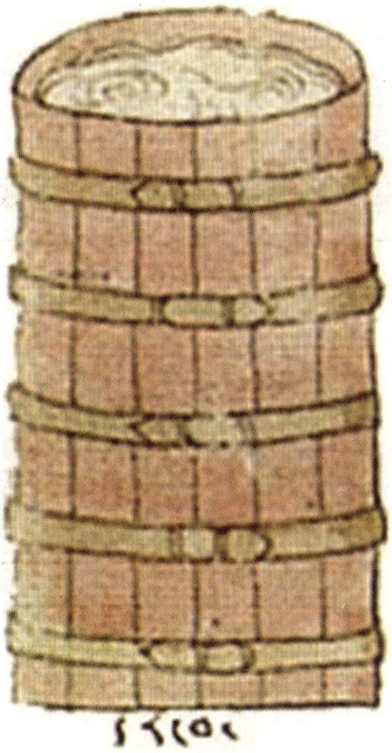

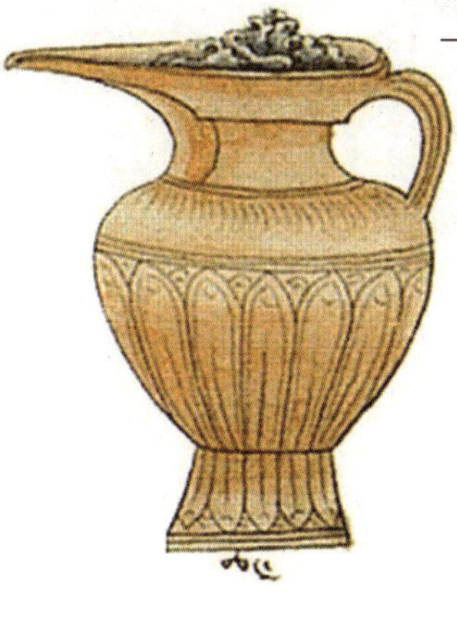

3 禁忌酒

从诊尿前夜开始，不能多饮酒，因为酒性温，能增生血热、赤巴，易误诊为赤巴病尿色，故禁忌多饮酒。

4 禁忌醪酒

从诊尿前夜开始，不能多饮醪酒，因为醪糟汁酒能增生血热、赤巴，使尿色变得红黄，易误诊为赤巴病和血病，故禁忌多饮。

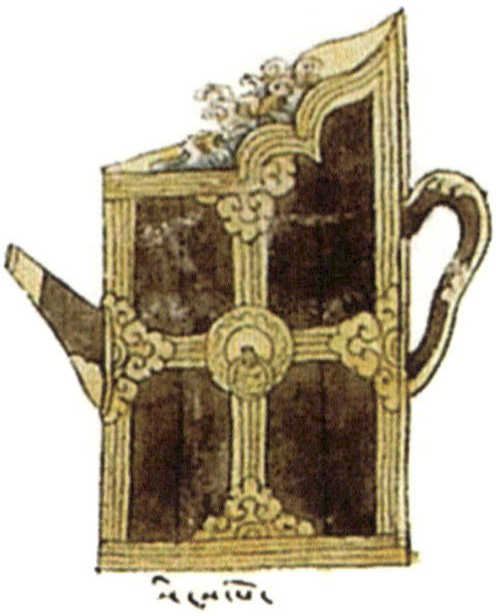

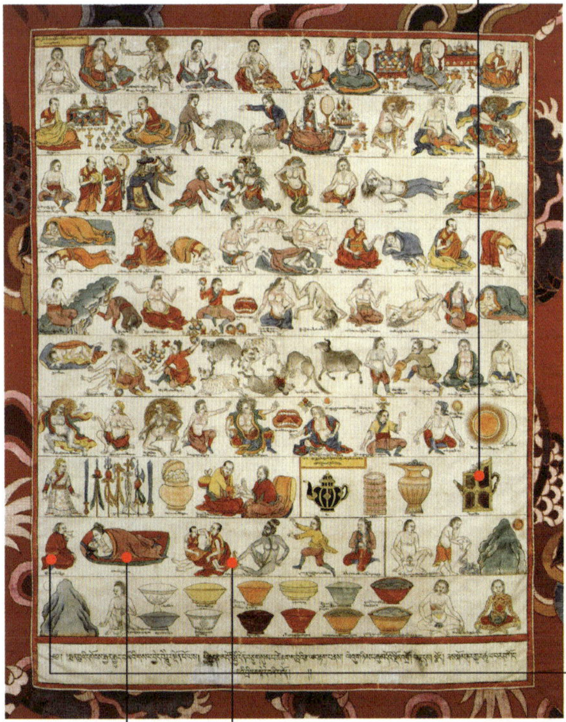

5 不宜口渴

从诊尿前夜开始，不宜过度口渴，因为口渴能使人体水分减少，使尿液变浓变黄,易误诊为赤巴病尿色，故不宜口渴。

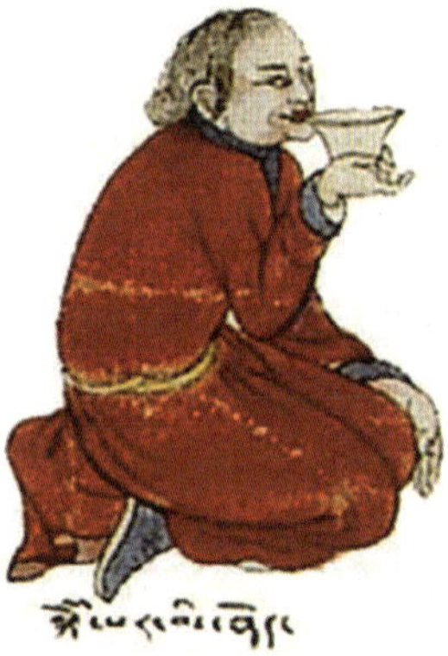

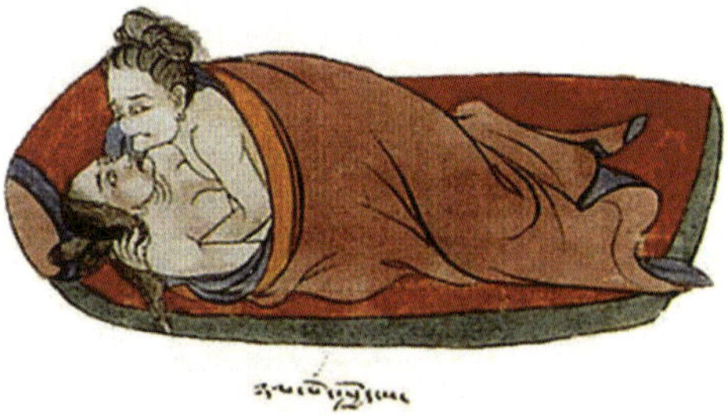

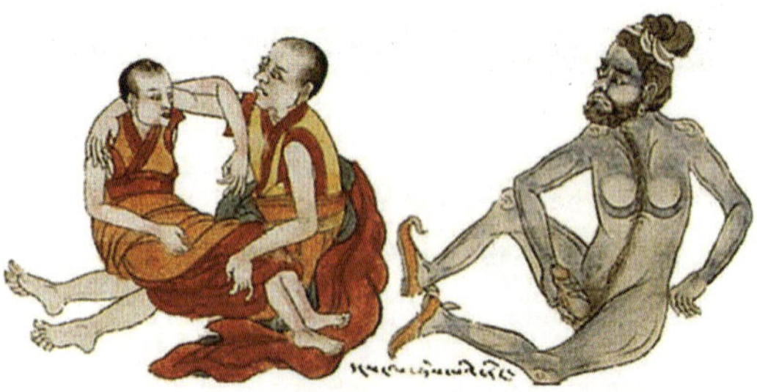

6 禁忌同床

从诊尿前夜开始，禁止同床，因为同床会使尿液中混杂精液，使尿液变得像黄牛口涎般黏糊，易误诊为他病，故禁忌同床。

7 禁止做一些损耗正精的事

从诊尿前夜开始，禁止做一些损耗正精的事，例如鸡奸、手淫、熬夜等，因为这些行为能使尿液变浊，必须禁止。

8 禁止劳累

从诊尿前夜开始，禁止剧烈活动，因为这种活动能损耗人体水分，使尿液变红、变黄，易误诊为赤巴病尿色，故必须禁止。

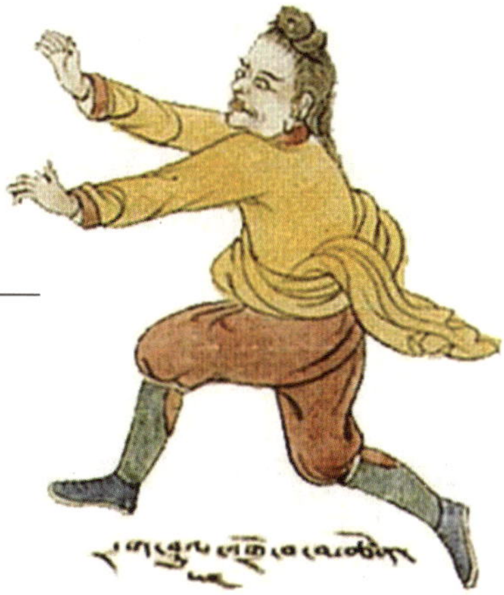

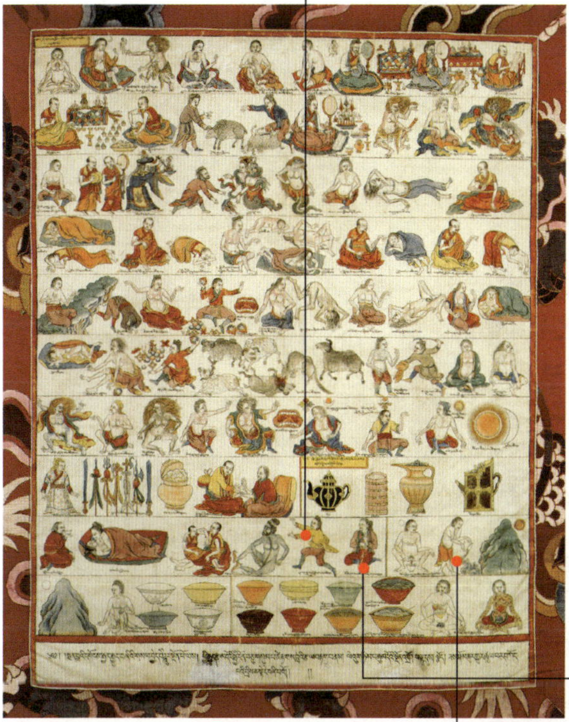

9 禁止劳心

从诊尿前夜开始，禁止劳心即不宜悲伤、思虑过度等，因为这样能引起隆之轻、动性能偏盛致尿液变得像隆病尿液，故要禁止劳心。

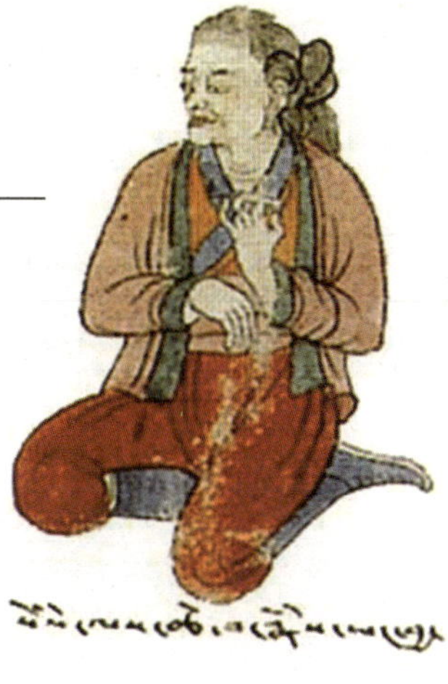

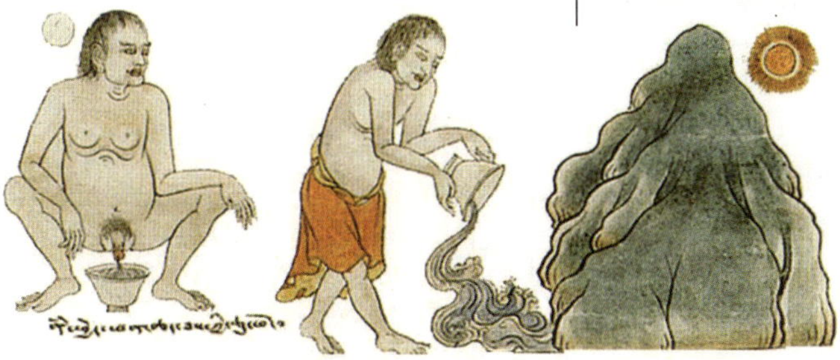

二、诊尿时间

1 上半夜尿液为食物尿应泼之

白天所进的饮食到半夜才能消化，因此上半夜的尿液为饮食尿，不能作诊尿用，应泼之不用。

2　下半夜尿液作诊尿用

下半夜的饮食尿已不多，与大小肠血热、赤巴病等疾病相一致的尿色逐步生成，故下半夜储于体内之尿，待晨曦初露之时尿入容器中进行诊察。

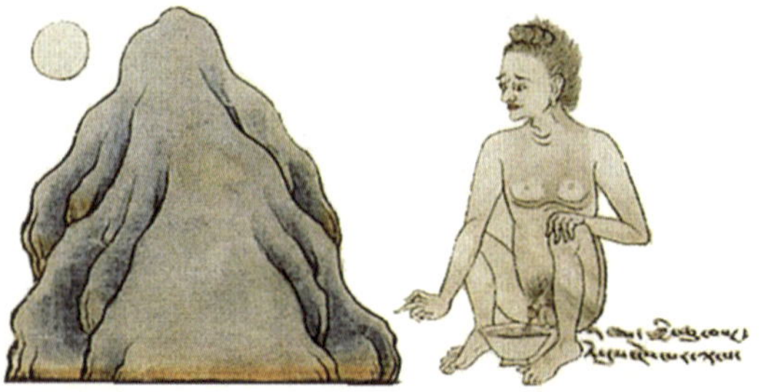

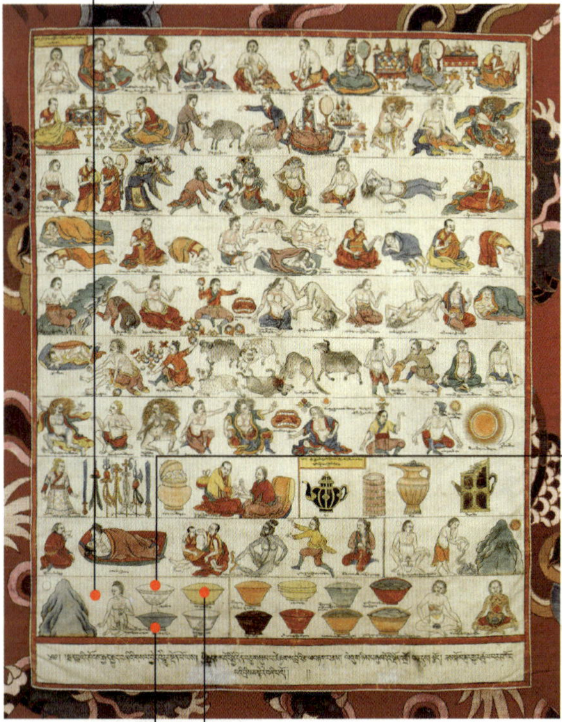

三、盛尿容器

1　白瓷碗

盛尿所用容器分宜用和禁用两种，宜用的是不影响尿液颜色的白瓷碗和无裂口、无损伤的优质容器。

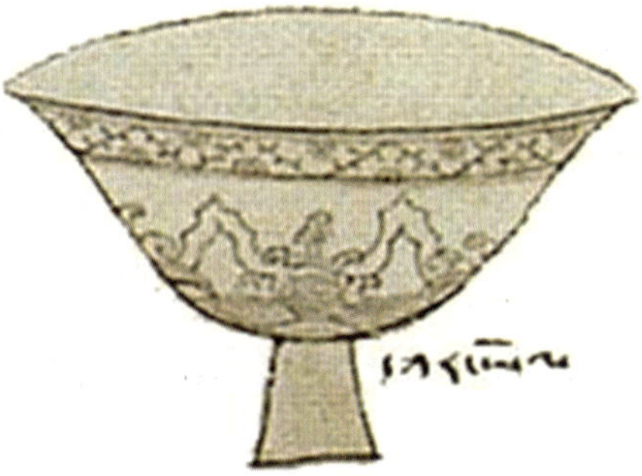

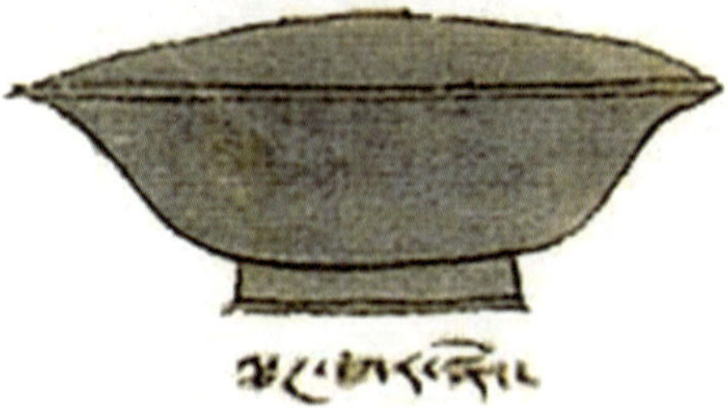

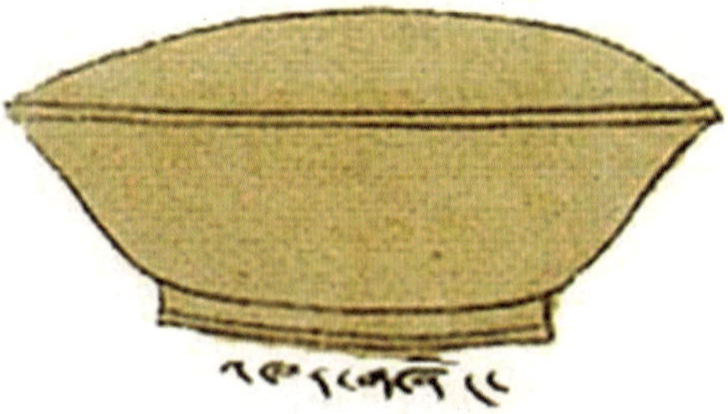

2　白铁容器

宜作盛尿用的容器应是未生锈、无红黄色彩和花纹等，不影响尿液颜色的白铁容器。

3　响铜盘

宜作盛尿用的容器应是未生锈、白色，不影响尿液颜色的响铜盘。

4 银碗

诊尿用的容器应为白色，不影响尿液颜色的银碗。

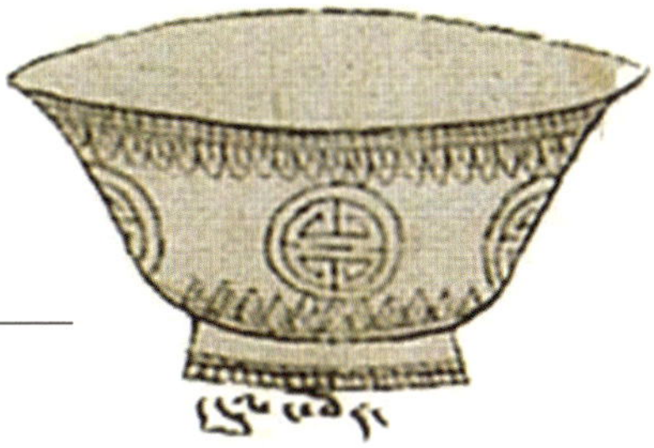

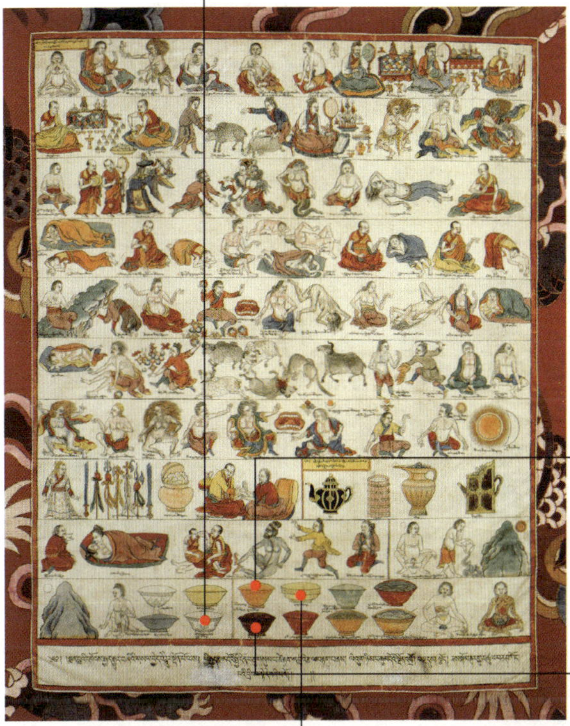

5 陶碗

红色、黄色的陶碗不宜作诊尿用，因为陶器的颜色会影响尿液颜色的辨识，不能看见真实尿色，故弃之不用。

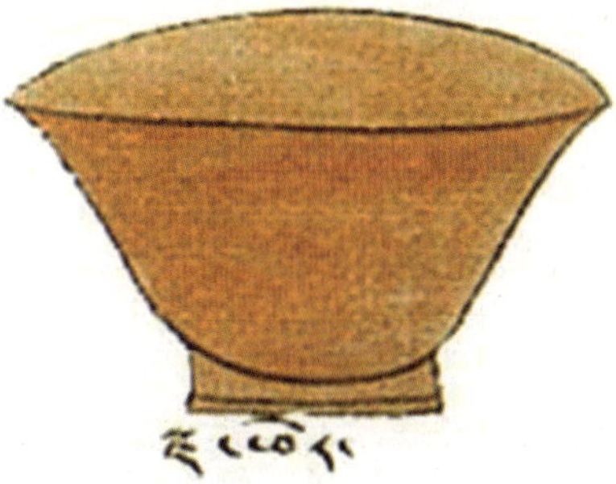

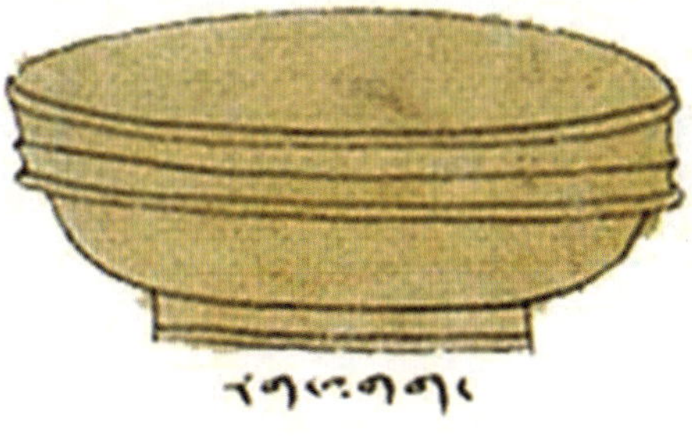

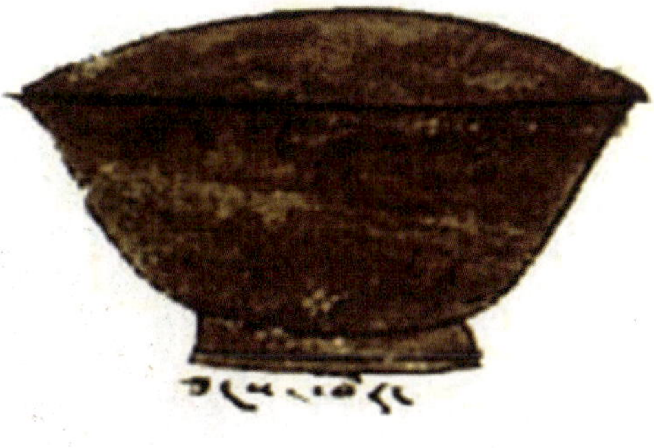

6 黄铜碗

黄铜碗不宜作诊尿用，因为这种颜色会影响尿液颜色的辨识，不能看清真实尿色，故弃之不用。

7 红铜碗

红铜碗不宜作诊尿用，因为这种颜色会影响尿液颜色的辨识，不能看清真实尿色，故弃之不用。

8　红漆瓷碗

红漆瓷碗不宜作诊尿用，因为这种颜色会影响尿液颜色的辨识，不能看清真实尿色，故弃之不用。

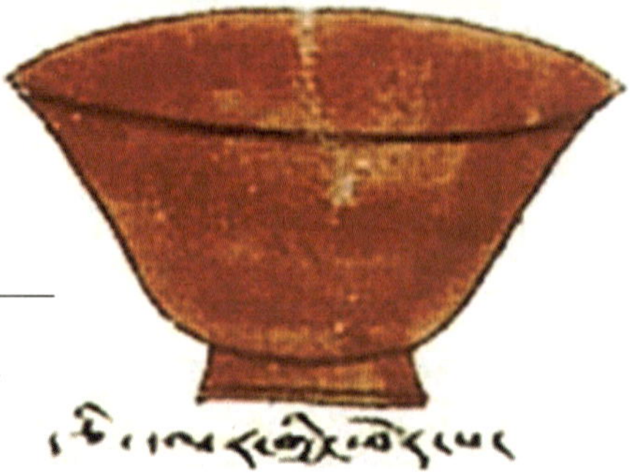

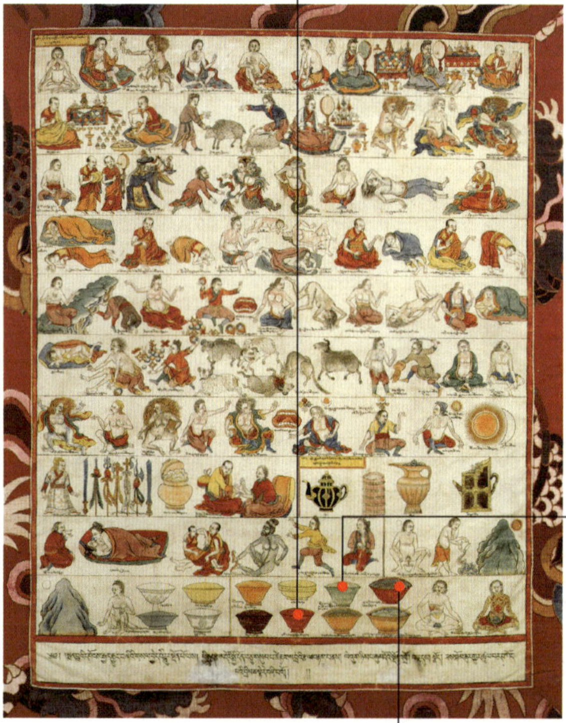

9　禁用深底碗

高边碗不宜作诊尿用，因为这种碗不能看清底部尿液本质，故弃之不用。

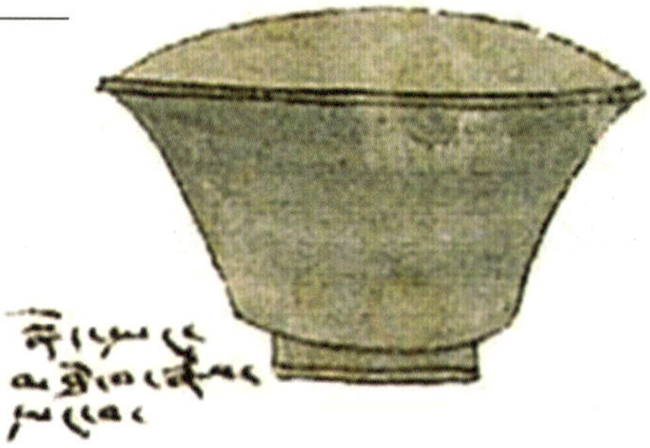

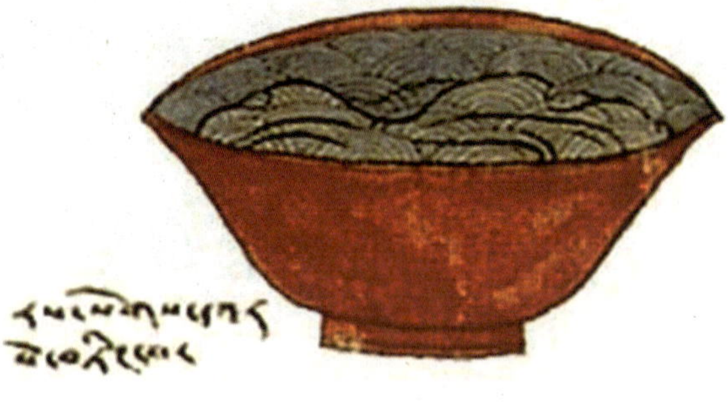

10　碗底铺白布

若一时找不到白色、无青丝花纹的瓷碗，可用红碗察尿，但要在碗底铺一块白布，这样才可以看清尿液本色。

11 碗底铺白草

若一时找不到白瓷碗等，可用黄碗察尿，但要在碗底铺一层白芨草，这样才可以看清尿液本色。

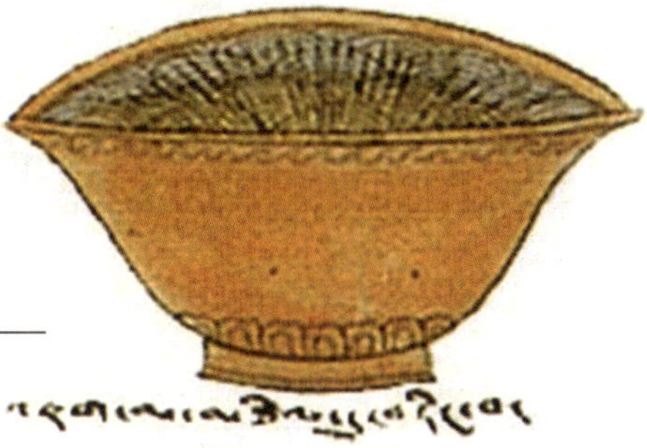

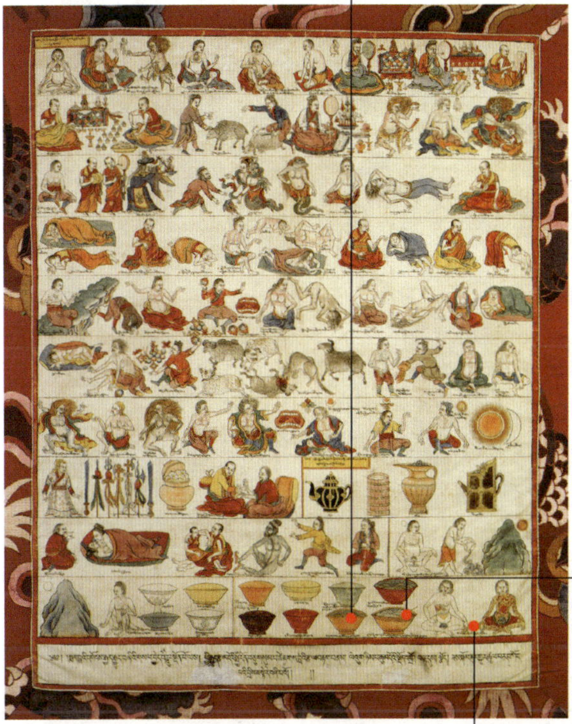

12 碗底铺白布，用白芨搅动尿液

若一时找不到白瓷碗等，可用红、黄碗察尿，但要在碗底铺上白布，再用白芨草或白色麦秆或用木棍等搅动尿液，这样才可以看清尿液本色。

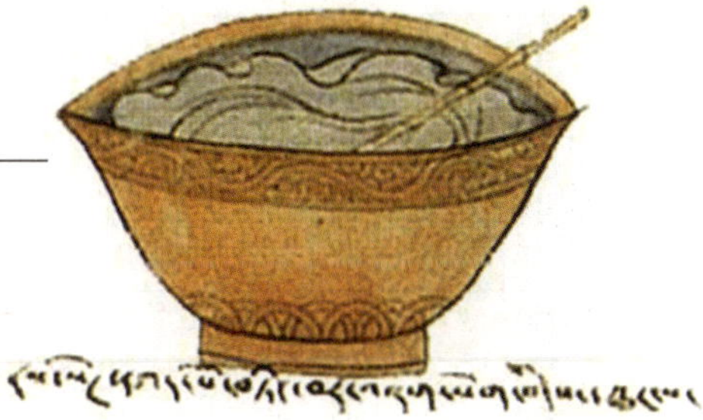

四、尿液生成机理

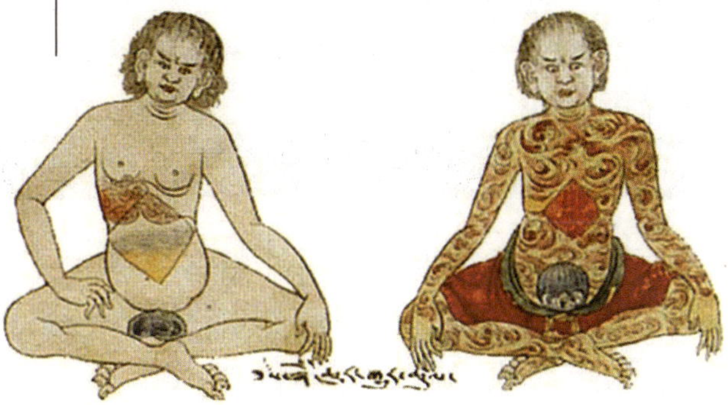

饮食进入胃中，被消化分解为精华与糟粕两物，其中糟粕进入小肠，分解为稀稠两物，稀者通过小肠脉道进入肝脏，与血液一起循环进入肾脏生成尿液，蓄积在膀胱中。另外，血液也可生成精华与糟粕两物，其中血液的糟粕蓄积在胆囊，在胆囊又生成精华与糟粕两物，其中糟粕生成“勾亚”（悬浮物），分布于脉道，输入膀胱与尿液蓄积一起。

图六十五　尿诊（一）

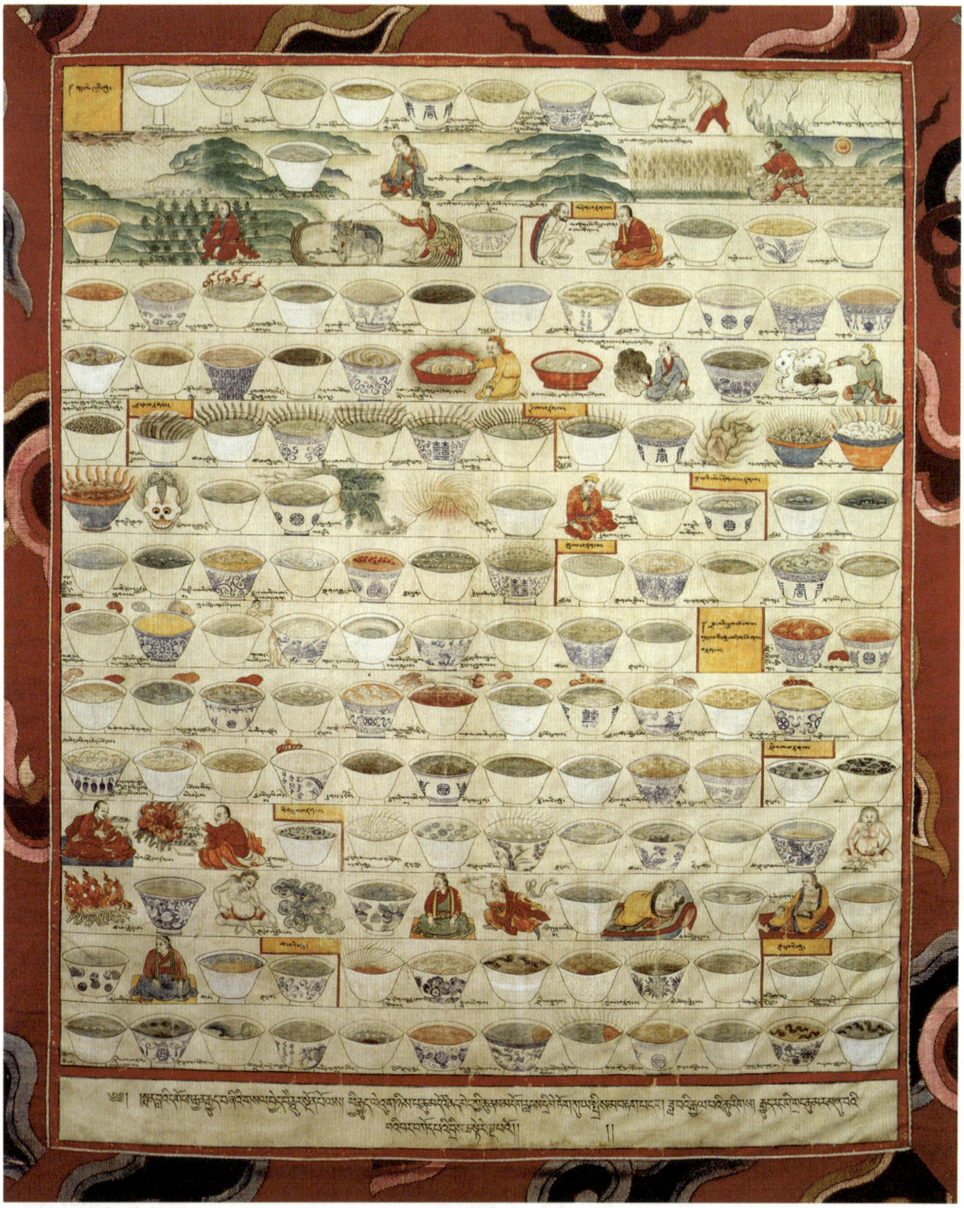

本图表述《后续部》尿诊章中第五节，包括正常尿象总述、隆、赤巴、培根等体质型的正常尿象，冬夏等季节的正常尿象，儿童、壮年人等各年龄段的正常尿象；第六节包括病尿颜色、蒸气、气味、泡沫“勾亚”及《月王药诊》补充的诊尿方法、尿皮、冷却转变方式及情况、热症尿象、寒症尿象等。

五、正常尿象

1 尿色淡黄

人体五元或三邪未发生病变，处于健康状态之时，血液等精华运行正常，体内糟粕与尿液混合。因未受寒热干扰，故尿色如酥油汁般淡黄而清澈。

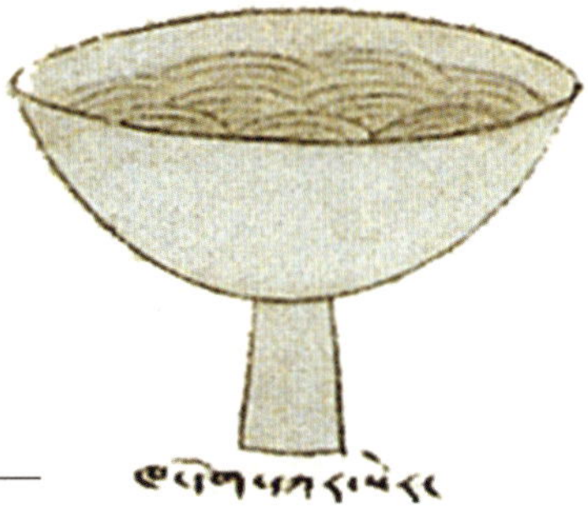

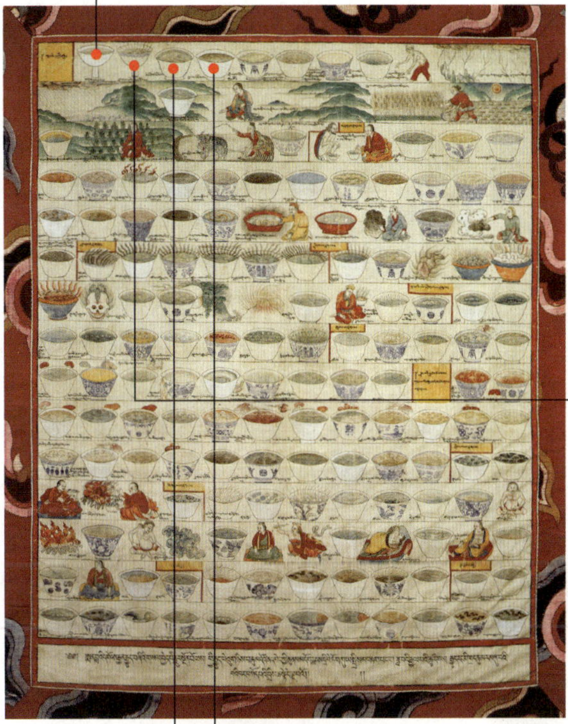

2 蒸气适中

人体五元或三邪未发生病变，处于健康状态的尿液，热寒平衡，故尿液蒸气不大不小。

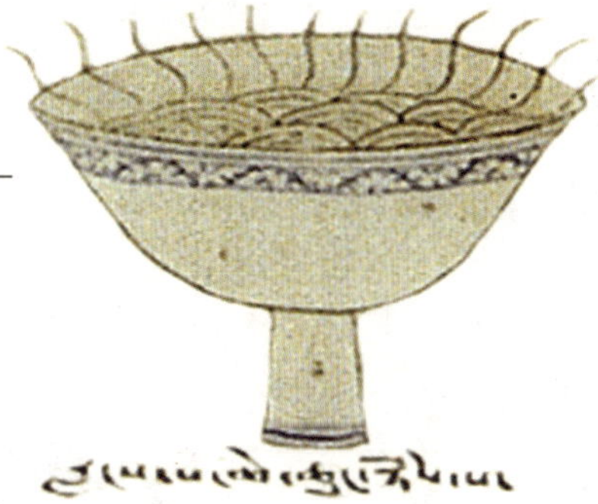

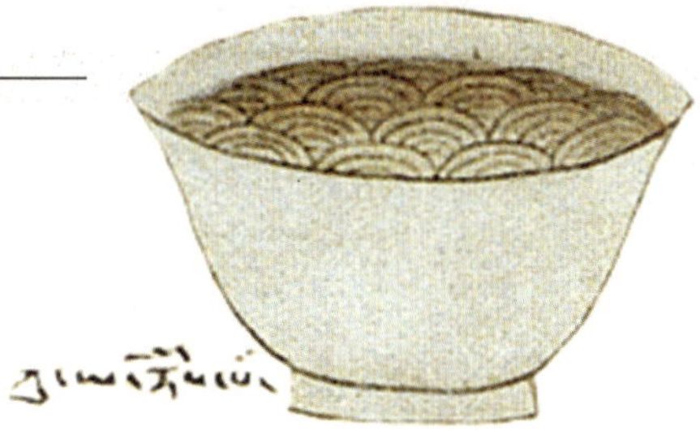

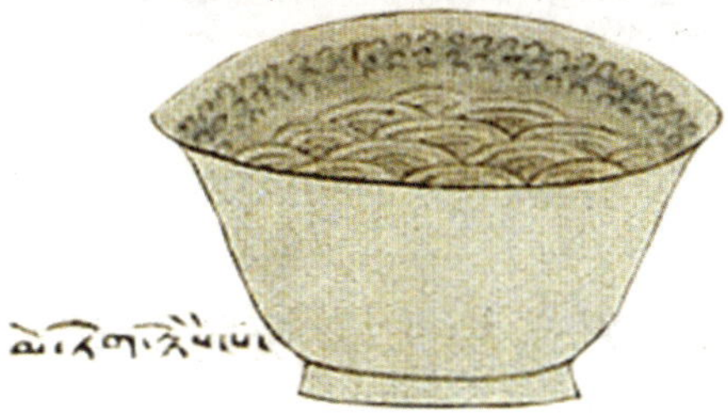

3 尿花适中

人体五元或三邪未发生病变，处于健康状态之时，因无隆等外因干扰，故尿花即尿液泡沫不大不小。

4 “勾亚”适中

人体五元或三邪未发生病变，处于健康状态之时，因血液、胆汁处于平衡，胆汁生成的糟粕——“勾亚”（悬浮物）多少适中，均匀分布于尿液上、中、下三层。

5 尿皮

人体五元或三邪未发生病变，处于健康状态之时，因体内胃火大小保持平衡，故由精华物质脂肪等生成的糟粕——尿皮即尿液表面结出的浮皮，似沼泽积水表面结成的水皮，薄而少。

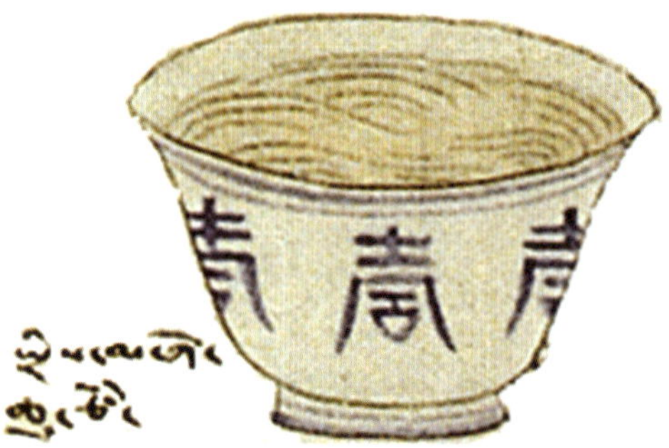

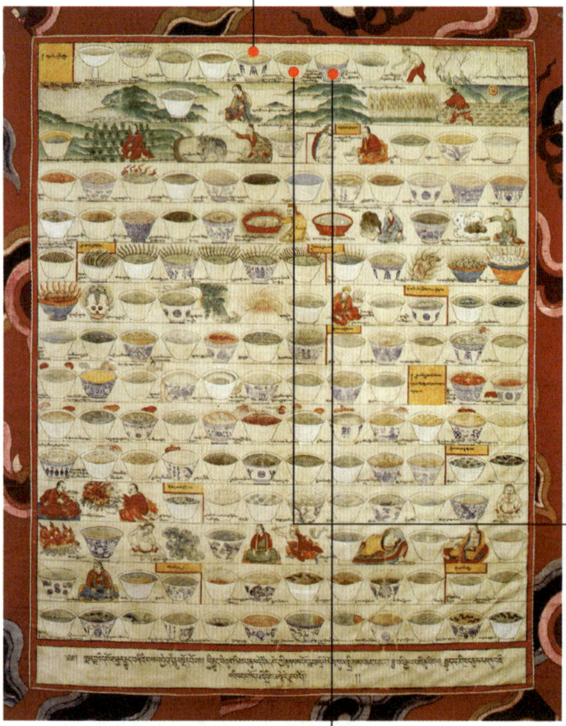

6 冷却时尿液从边缘收缩

人体五元或三邪未发生病变，处于健康状态之时，盛尿容器中，尿色、气味、“勾亚”等发生变化之时，尿液便从容器边缘一圈一圈向里收缩转变。

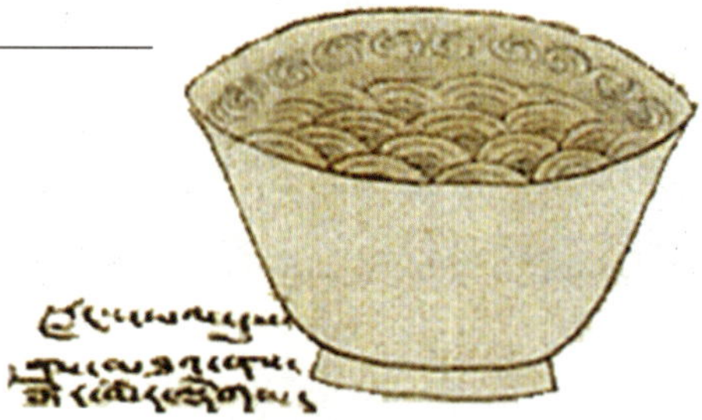

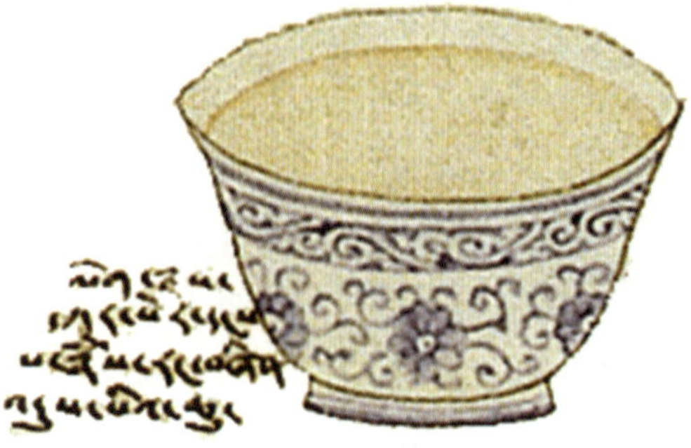

7 转变后尿色淡黄为和合平衡尿象

尿液冷却后，尿色呈淡黄而清澈，为无病尿象，或是隆、赤巴、培根等和合平衡，未发生病变的自然尿象。

8 健康孕妇尿象

尿色青似海水，蒸气和泡沫大小适中、持久，“勾亚”散布均匀，尿皮淡黄，非常清澈。

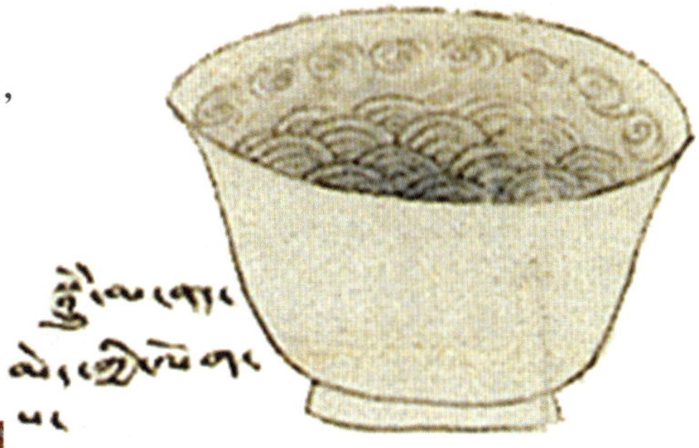

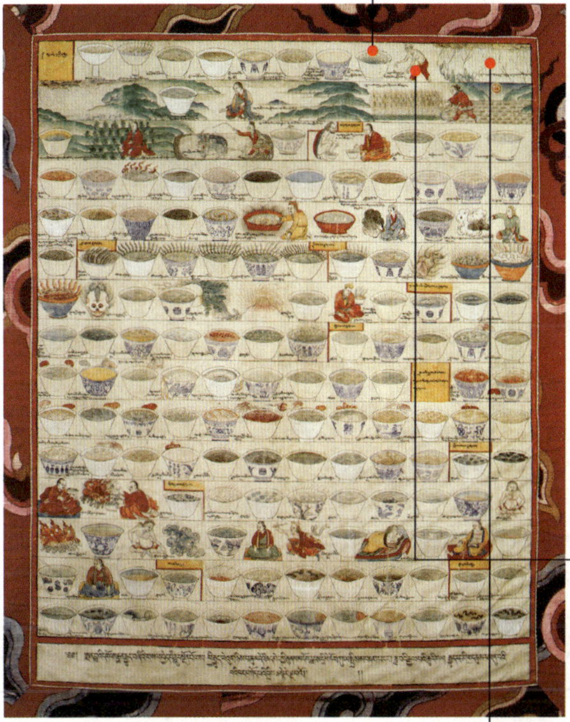

9 隆型人和老人正常尿象

虽然无病，但隆偏盛体质的人和老年人因体内隆功能较强，故其尿液性质与隆特性相同，尿色一般偏青。

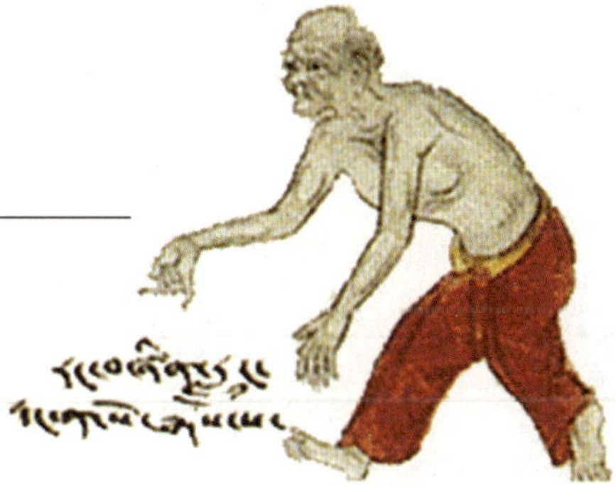

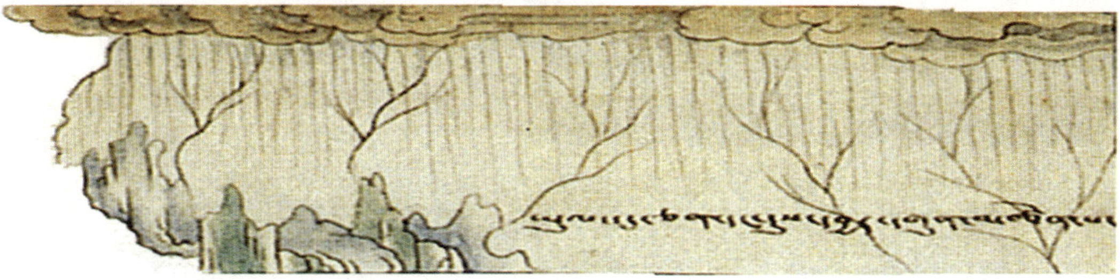

10 寒冷地区或冬夏季节人群正常尿象

虽然无病，但居住于寒冷地区或冬季特寒、夏季多雨时节致，野外五元中的土水元功能增盛，人体五元中的土水元功能也随之增盛，故尿液性质与培根、隆特性相一致，尿色一般偏青。

11　隆型人尿液转变后的正常尿象

虽然无病，但隆偏盛体质的人和老年人，因体内隆功能较强，故尿色一般淡青，冷却后尿色变得淡黄明净，仍属正常尿象。

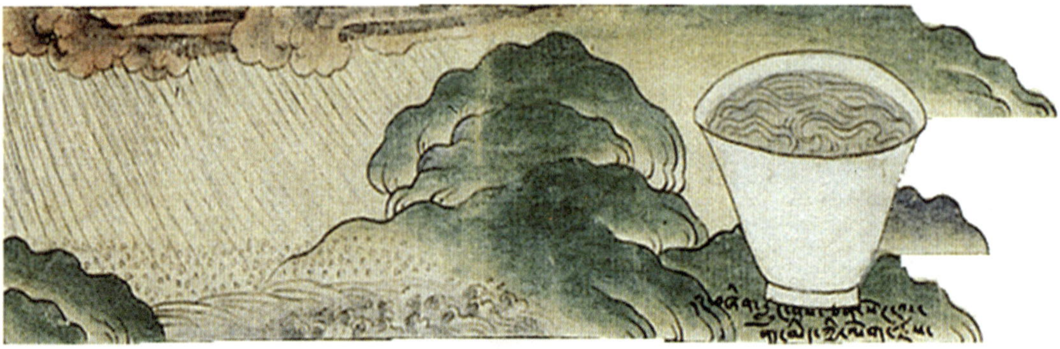

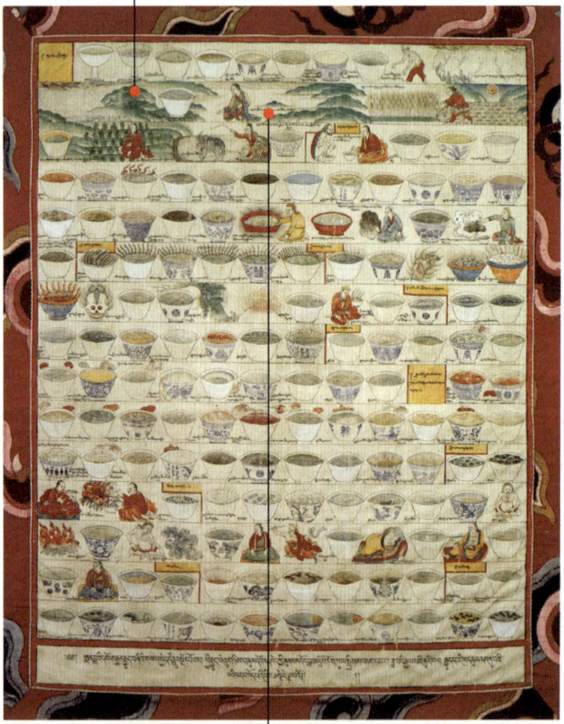

12　赤巴型人和壮年人正常尿象

赤巴偏盛的人和壮年人，因体内血、赤巴功能强盛，其尿液颜色与赤巴特征相一致，尿色一般较红黄。

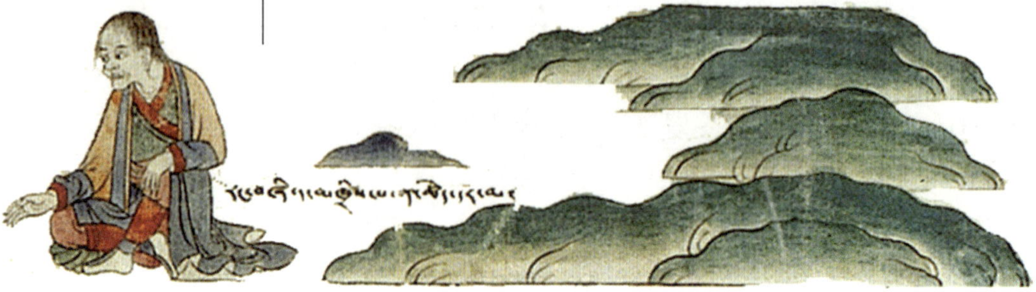

13 炎热地区或秋季人群正常尿象

居地炎热干旱或在秋季气候炎热之时节，体内血、赤巴的热力与外界同增，故尿色一般偏红。

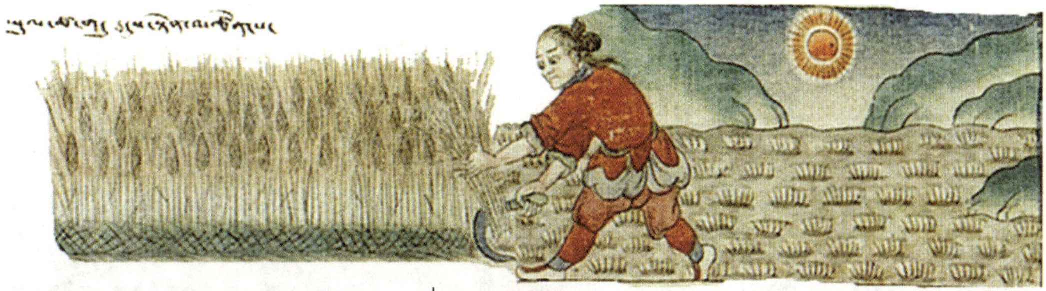

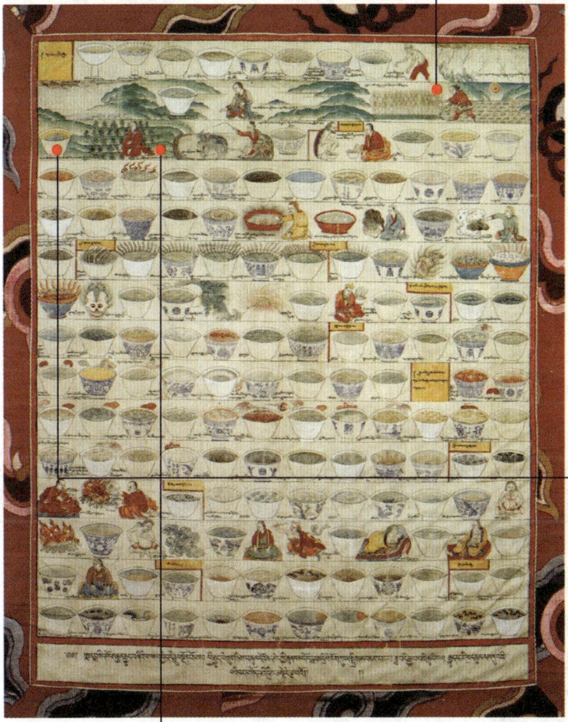

14 赤巴型人尿液转变后的正常尿象

赤巴偏盛的成年人或青年人，尿色一般偏黄，冷却后变得淡黄而明净，仍属正常尿象。

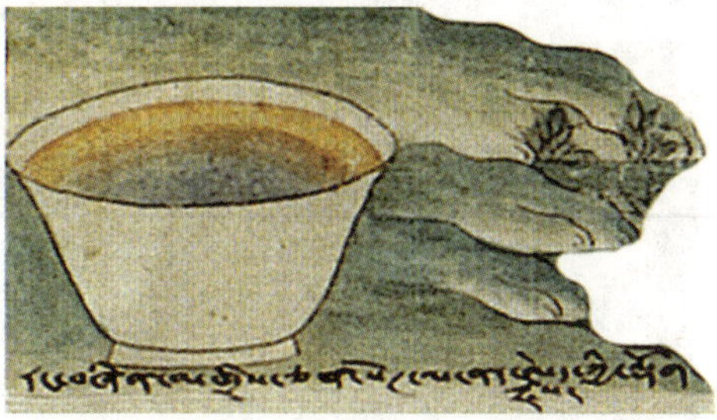

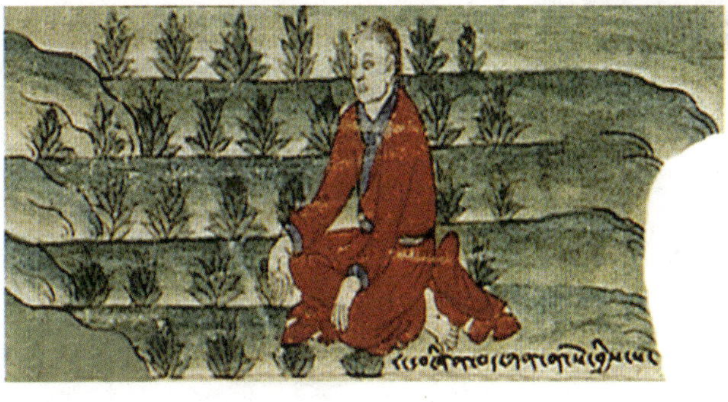

15 培根型人和儿童正常尿象

培根偏盛的成年人或儿童，因体内培根偏盛，其尿液颜色与培根特性相一致，尿色一般偏白。

16　潮湿地区或春季人群正常尿象

居地潮湿而腻润或在春季冰雪融化、大地偏湿之时，体内五元中的土水元功能增盛，故尿色一般偏白。

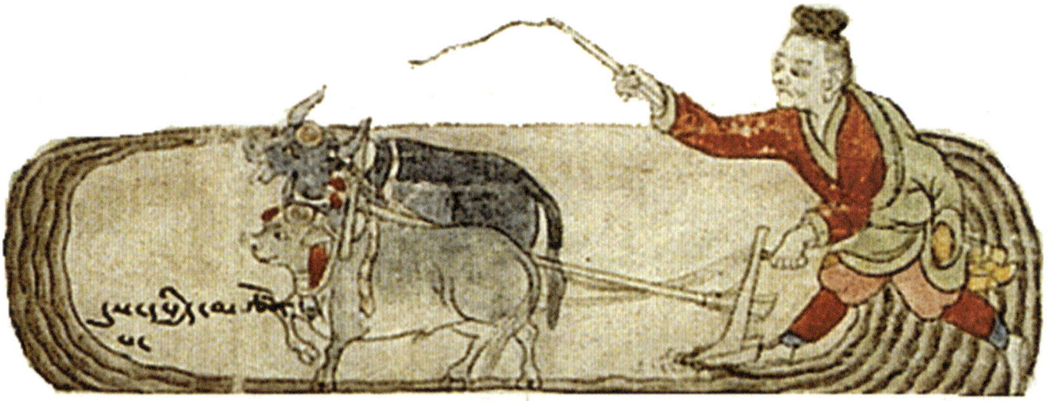

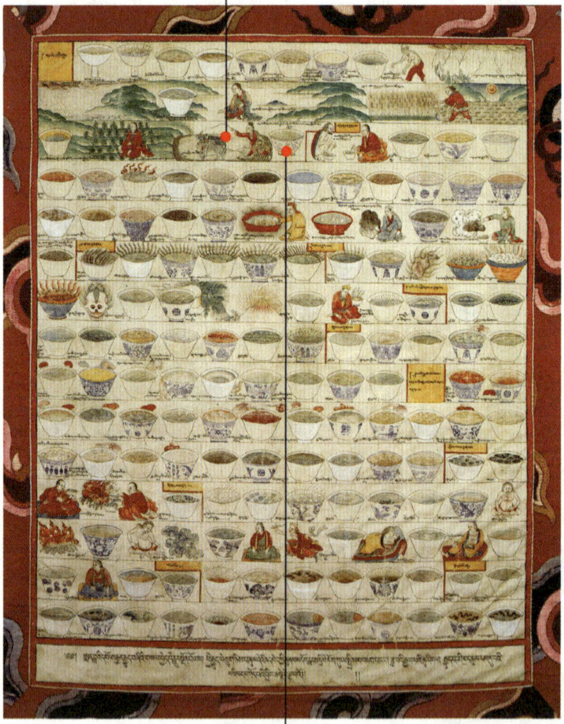

17　培根型人尿液转变后的正常尿象

居地潮湿而腻润，或在春季时分，培根偏盛的人，其尿色一般偏白，冷却后变得淡黄、清澈，仍属无病正常尿象。

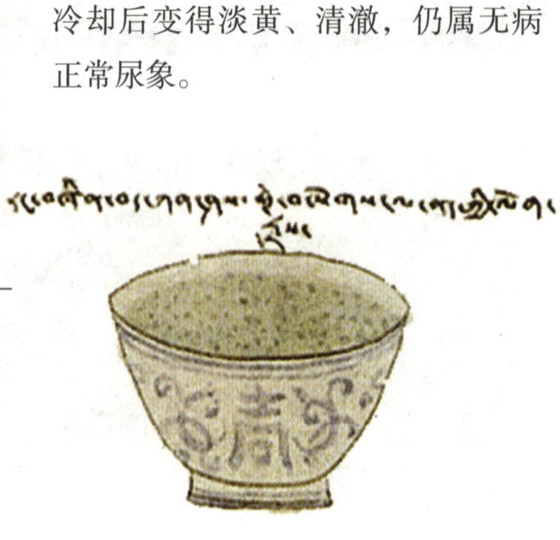

六、有病尿象

1　诊察尿色

1.1 尿液热时

诊察病尿一般分为三个阶段，有九种察法。三个阶段是热时即尿液刚排出之时；温时即尿液排出后一会儿变得不热不凉之时；冷时即尿液冷却之时。其中热时热气尚未消失之前，要察颜色、蒸气、气味、尿皮等四项。

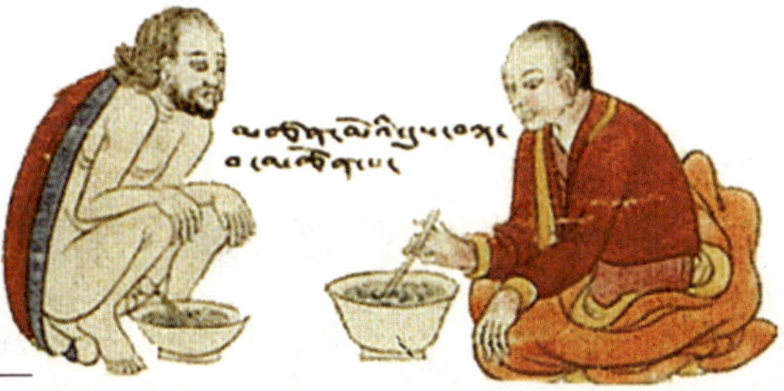

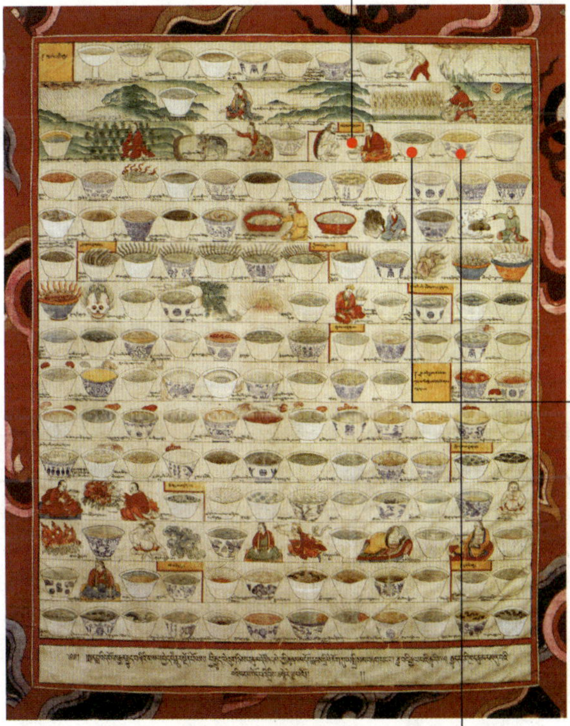

1.2 隆病尿色

尿热时，颜色似沼泽积水青且清，质稀。因隆（风）之本色为青，再者隆病多发于体质衰弱者，故尿色如此。

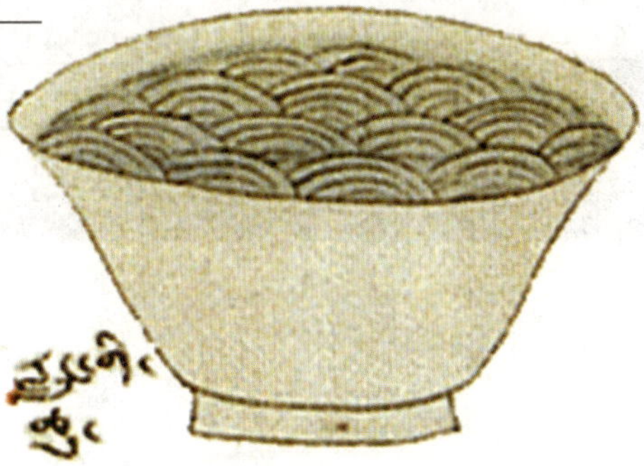

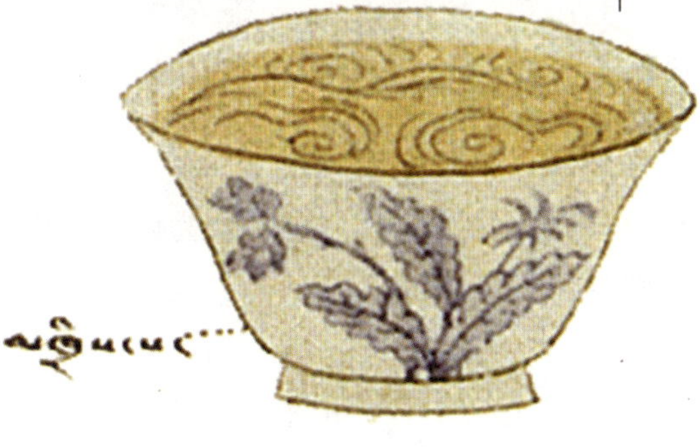

1.3 赤巴病尿色

尿尚热时，颜色似小檗皮浸汁发黄为一般赤巴病尿色，或胆汁落于大肠所致的病尿象。因为赤巴本色为黄，再者该病引发热的依所——胆囊，使其胆汁增盛，故尿色变黄。

1.4 培根病尿色

尿尚热时，颜色似乳白者，为灰色培根病等寒病或消化不良病尿象。因为培根病本色为白，加之培根病一般由胃火衰弱所致，未受到血与赤巴功能干扰，故尿色偏白。

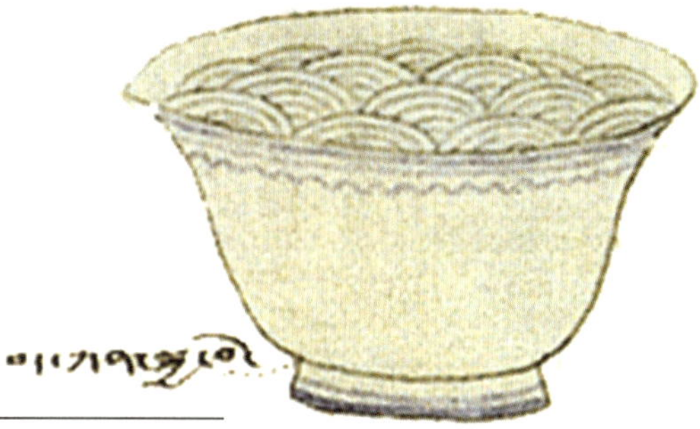

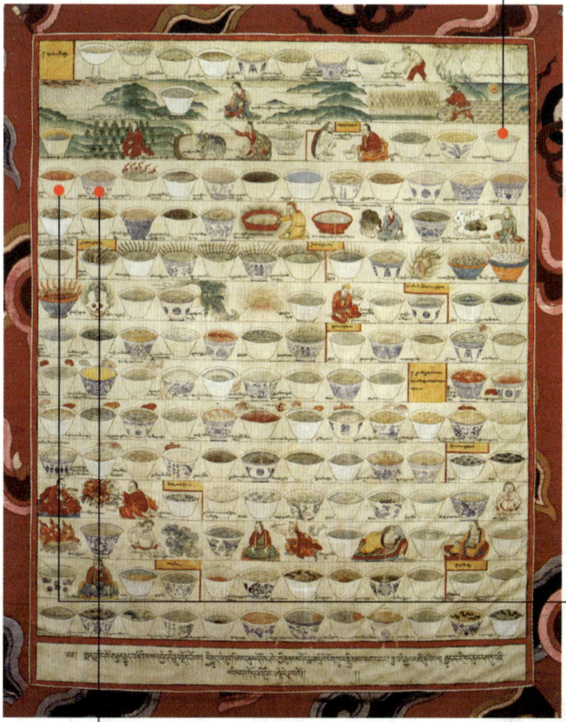

1.5 血病尿色

尿尚热时，颜色鲜红，为肝血增盛等所致的血病尿象。因为该病是血增盛所致，故尿色发红。

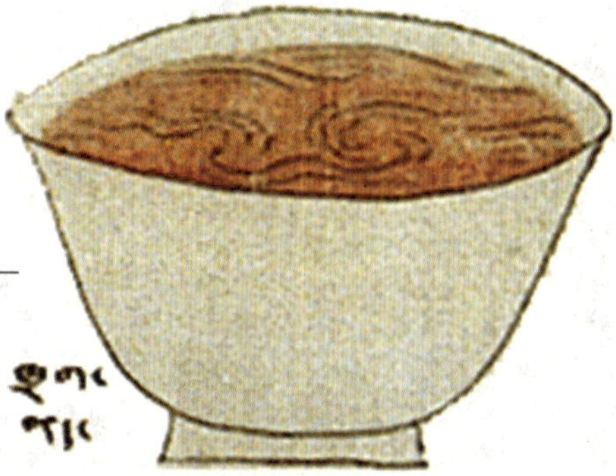

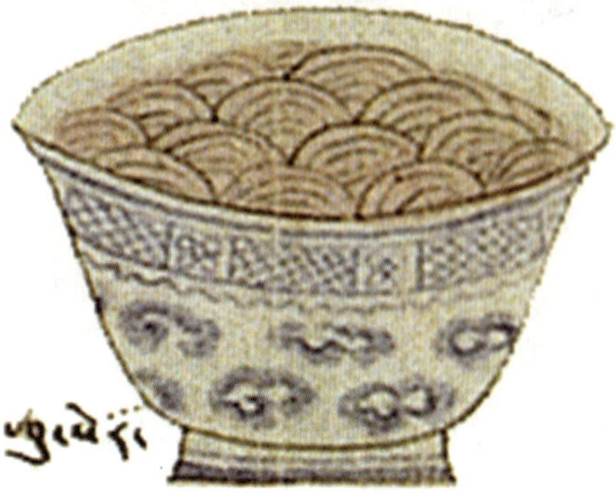

1.6 黄水病尿色

尿尚热时，颜色似涮洗熬紫草茸锅水或似玫瑰红宝石色，为黄水病尿象。因为该病是由于血液精华黄水增盛所致，故尿色淡红。

1.7 培根“木布”病尿色

尿尚热时，颜色紫而气味浓，为培根“木布”病尿象。因为该病本质为血、培根、赤巴、隆等邪并发所致，故其尿色红、白、黄、青夹杂，总体呈紫色。

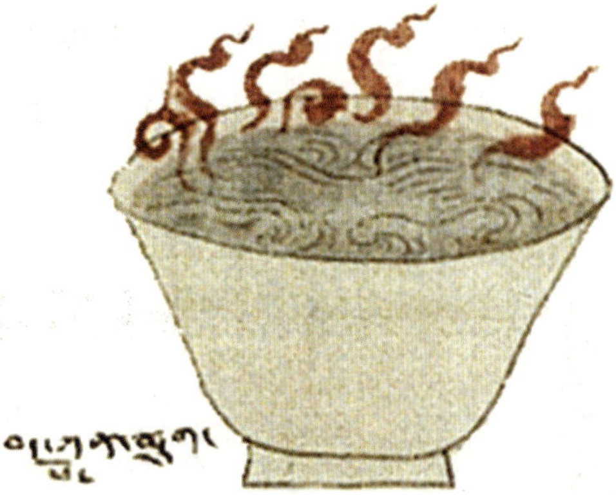

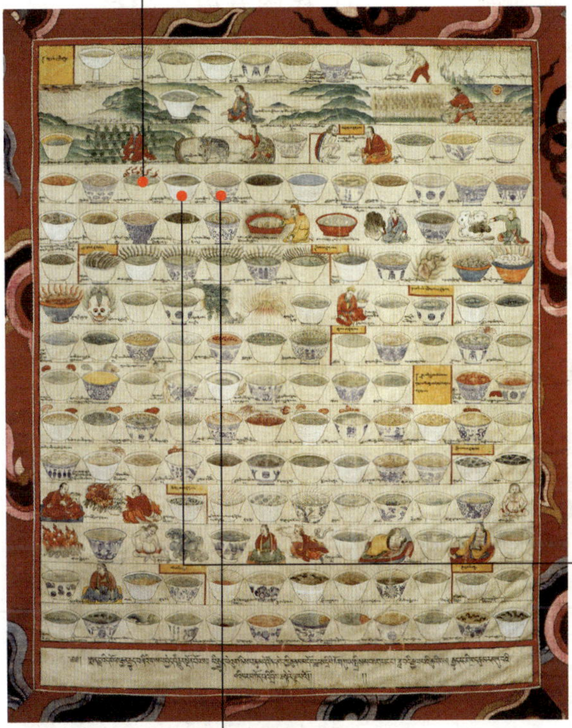

1.8 隆黄水合并症尿色

尿尚热时，颜色紫而青，为隆病、黄水病合并症尿色。由于隆邪本色为青，黄水本色为紫，两色夹杂，故尿色呈青紫色。

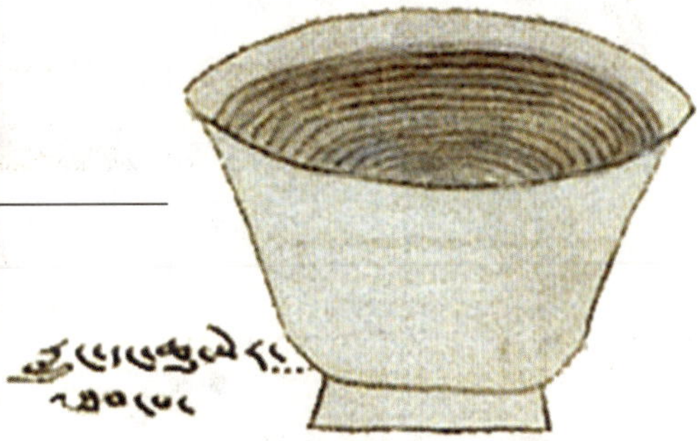

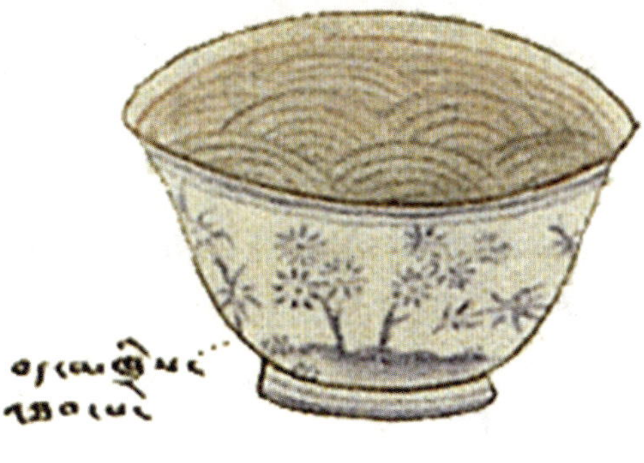

1.9 培赤交杂症尿色

尿尚热时，颜色紫而黄，为培根病、赤巴病并发症尿色。由于培根邪本色为白，赤巴邪本色为黄，两邪夹杂，故尿色呈紫黄色。

1.10 黑黄水病、瘟病、中毒症尿色

尿尚热时，颜色紫而发黑，为黑黄水病即麻风病、瘟病、合成毒中毒症尿色。

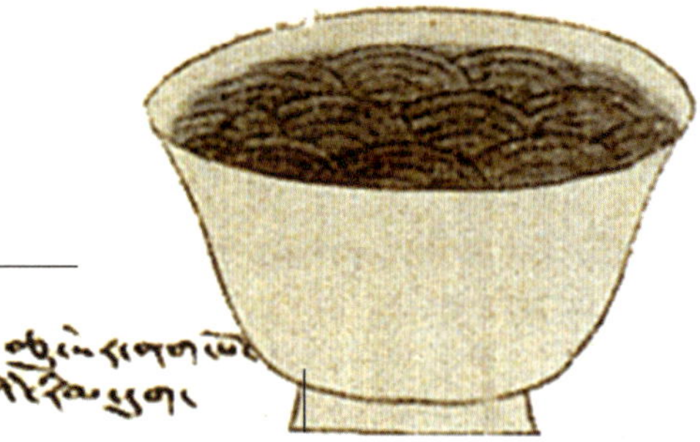

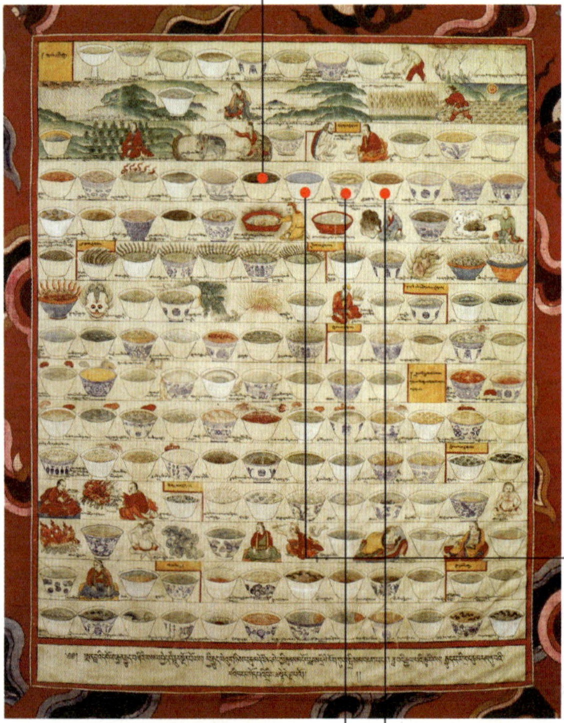

1.11 培隆并发症尿色

尿尚热时，颜色青而灰，为培根和隆病并发症尿色。由于培根邪本色为白，隆邪本色为青，两邪并发，故尿色呈青灰色。

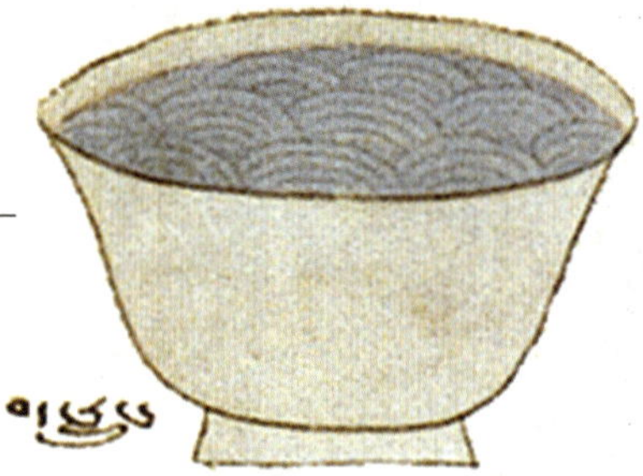

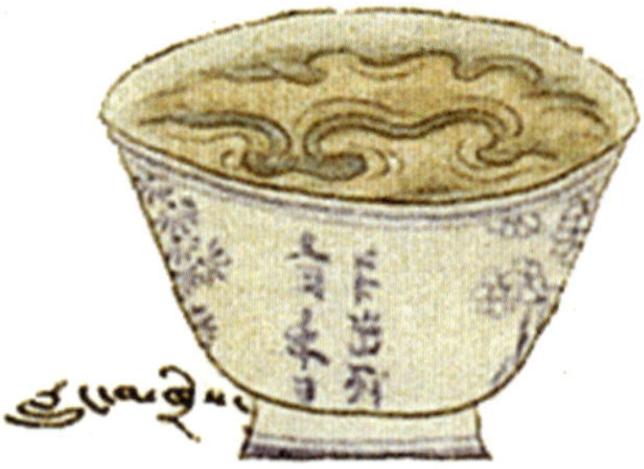

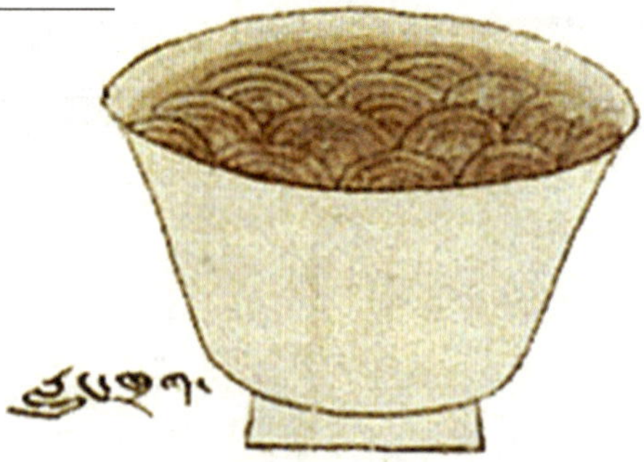

1.12 隆赤并发症尿色

尿尚热时，颜色青而黄，为隆病与赤巴病并发症尿色。由于隆邪本色为青，赤巴邪本色为黄，两邪并发，故尿色呈青黄色。

1.13 隆血并发症尿色

尿尚热时，颜色青而赤，为隆病与血热病并发症尿色。由于隆邪本色为青，血热本色为赤，两病并发，故尿色呈青赤色。

1.14 培赤并发症尿色

尿尚热时，颜色黄而灰，为培根病与赤巴病并发症尿色。由于培根邪本色为灰白，赤巴邪本色为黄，两病并发，故尿液呈黄灰色。

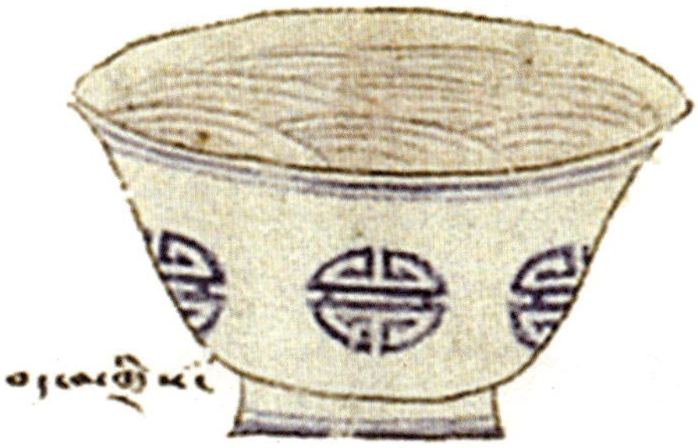

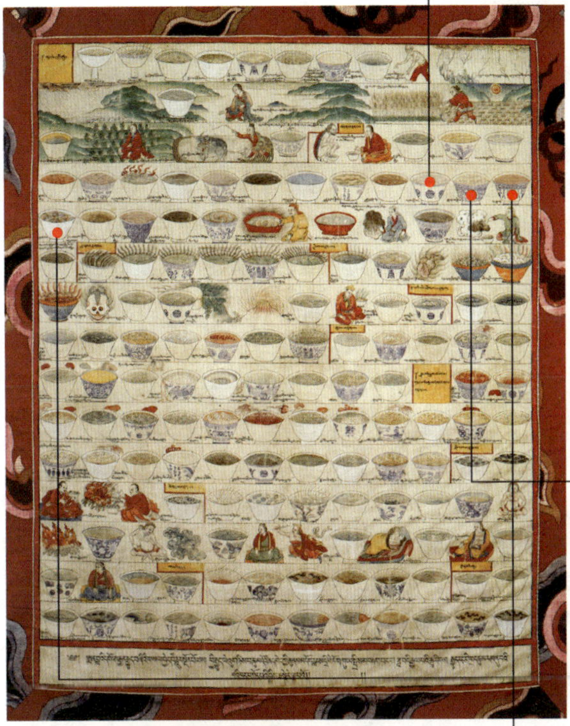

1.15 血赤并发症尿色

尿尚热时，颜色赤而黄，为血热病与赤巴病并发症尿色。由于血热本色为赤，赤巴邪本色为黄，两病并发，故尿液呈赤黄色。

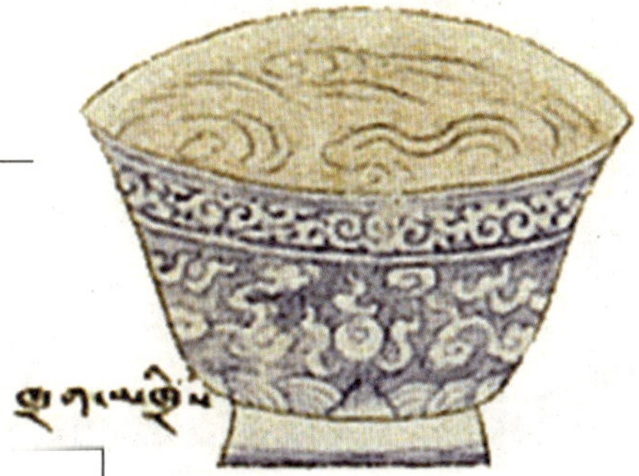

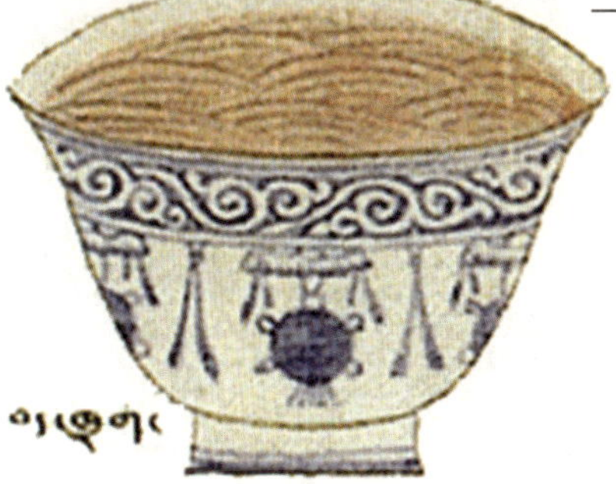

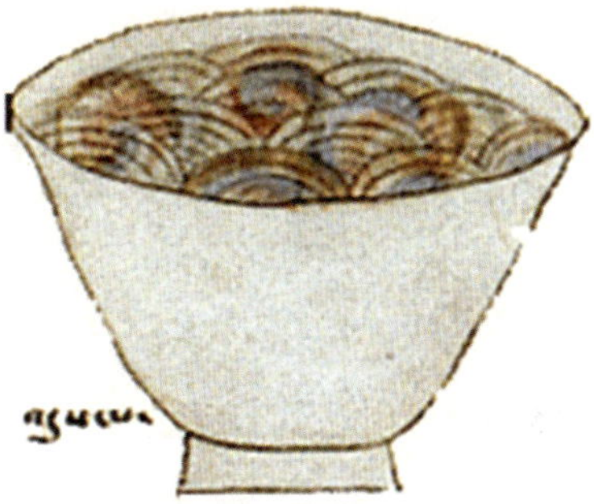

1.16 培血并发症尿色

尿尚热时，颜色灰白而赤，为培根病与血热病并发症尿色。由于培根邪本色为灰白，血热本色为赤，两病并发，故尿液呈灰赤色。

1.17 聚合病尿色

尿尚热时，颜色青、黄、白、赤四色混杂，为聚合病（隆、赤、培、血四邪聚发）尿色。这是因为隆、赤、培根、血热各邪本色混杂之故。

1.18 瘟病或胆病尿色

尿尚热时，颜色似白黑芥子油黑黄而黏稠，为“哲哲合”等瘟病或胆病增盛尿色。

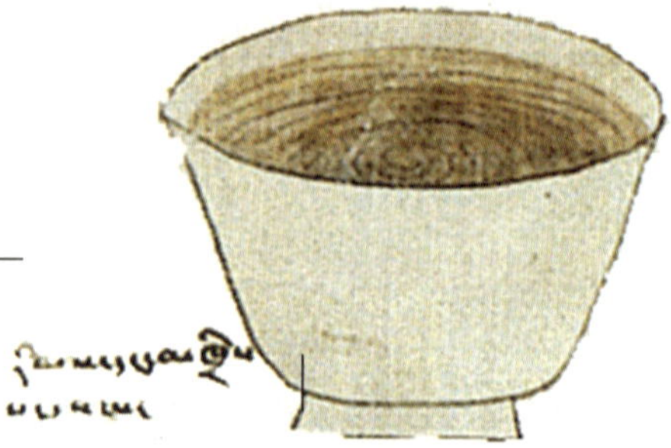

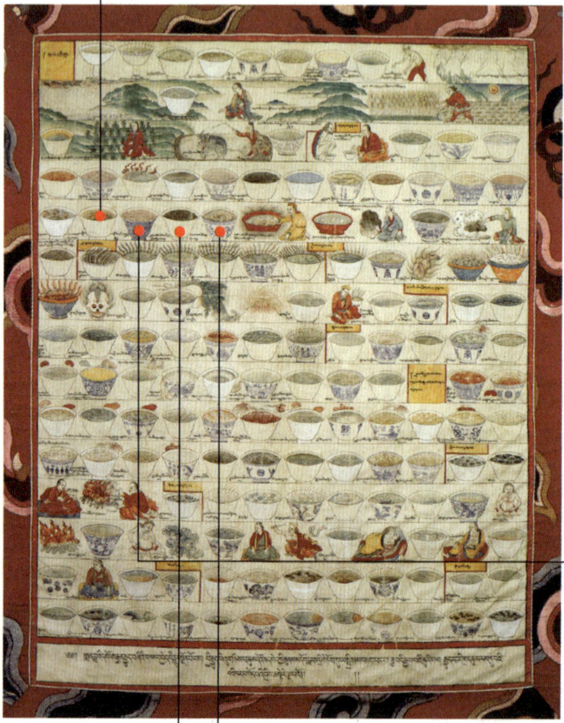

1.19 伤热病或紊乱热病尿色

尿尚热时，颜色红黄、黏稠、气味浓，为伤热感染或紊乱热病尿色，其中偏红者为伤热感染尿色，偏黄者为紊乱热病尿色。

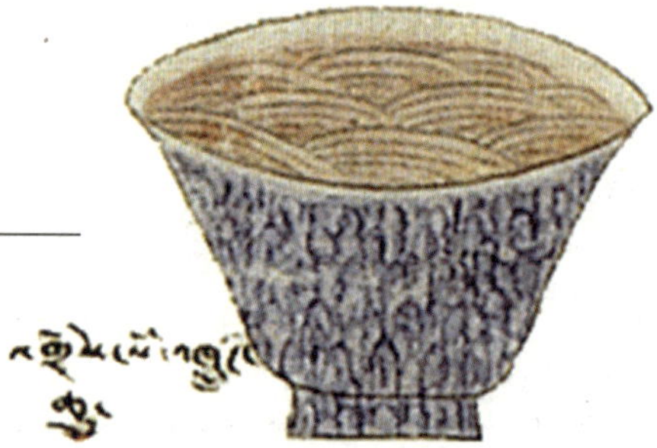

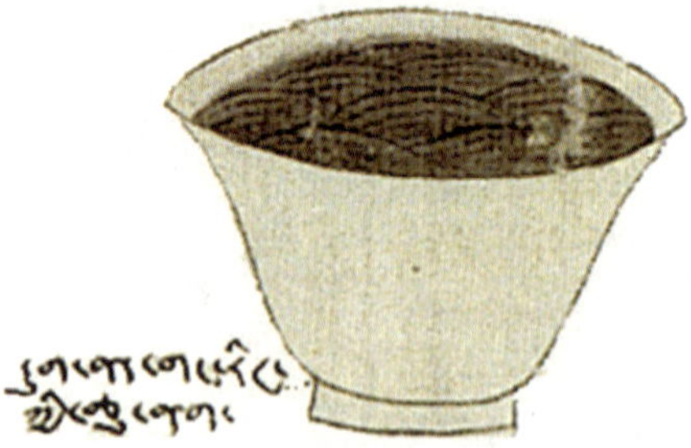

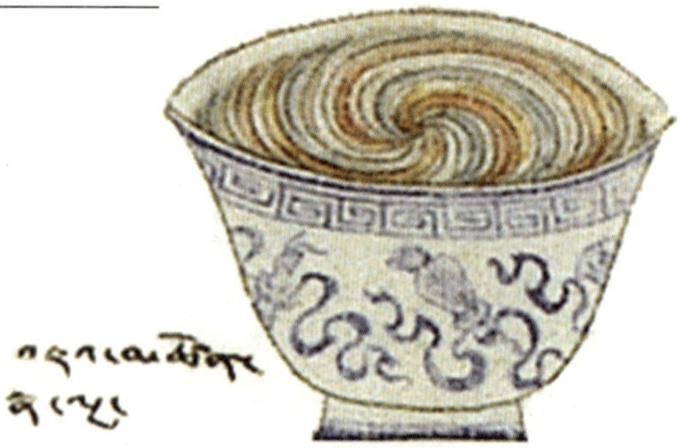

1.20 中毒症尿色

尿尚热时，颜色似墨发黑，或多色夹杂难辨，或似彩虹，为中毒症尿色。

1.21 尿色似虹

尿尚热时，盛于铜质容器中，盖好盖子不令蒸气外散，埋入地下，次日早晨挖出观之，色如彩虹，为中毒症尿液。

1.22 盛尿铜盆于早晨挖出观之

尿尚热时，盛于铜质容器中，盖好盖子不令蒸气外散，埋入地下，次日早晨挖出观之，搅动尿液，居中出现粉状青宝石杂质，色如彩虹，为中毒症尿液。

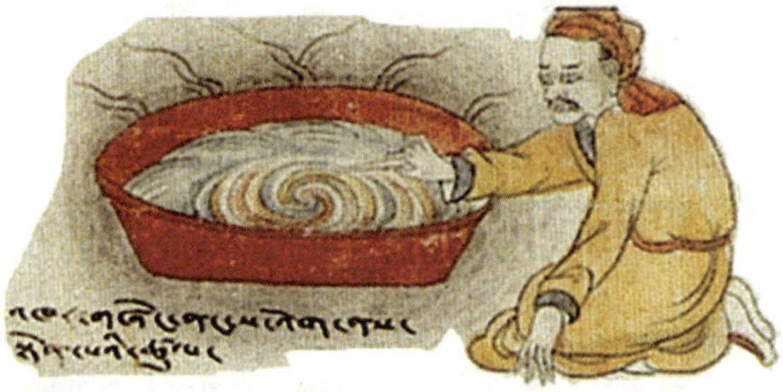

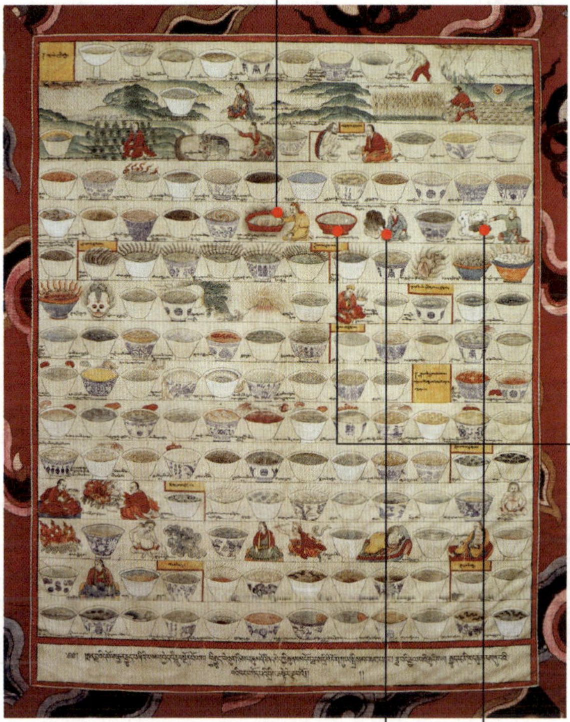

1.23 出现蛙卵、金粒状杂质

尿尚热时，盛于铜质容器中，盖好盖子不令蒸气外散，埋入地下，次日早晨挖出观之，尿液中出现似青蛙卵、金粒状黑色杂质，色如彩虹，为中毒症尿液。

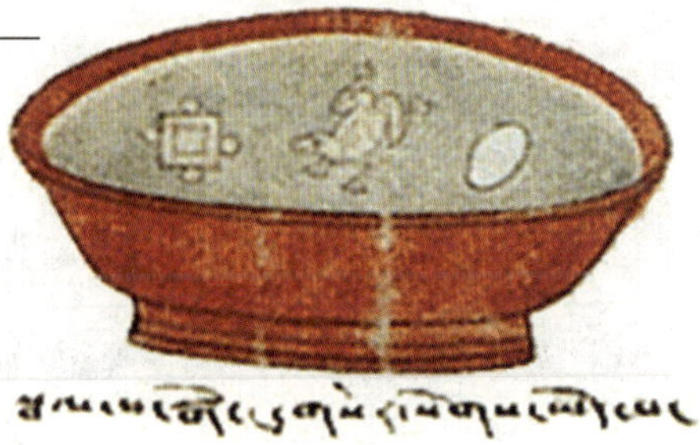

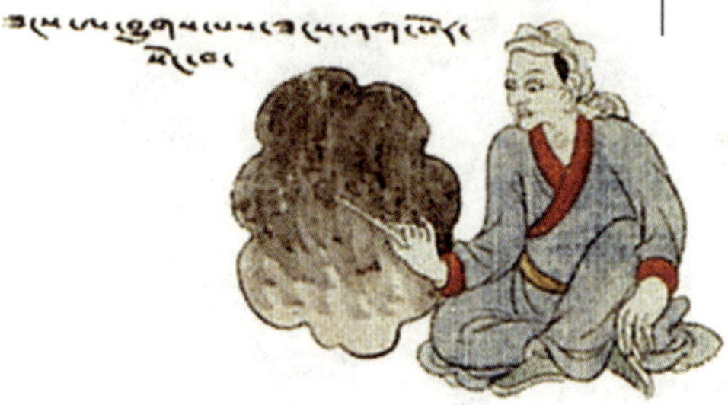

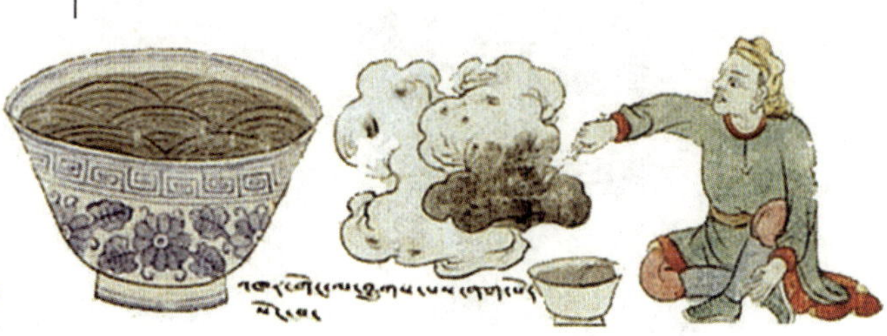

1.24 尿涂于红铜色变黑

尿尚热时，将尿液和尿花等涂于红铜容器上，出现黑色锈斑，为中毒症尿液。

1.25 尿涂于羊白脂石色变黑

尿尚热时，将尿液和尿花等涂于羊白脂石上，色变黑，为中毒症尿液。

1.26 “木布”病或兼有隆邪的黑黄水病尿象

尿尚热时，颜色黑而一块一块断离，为培根“木布”病或兼有隆邪的黑黄水病（麻风病）尿液。

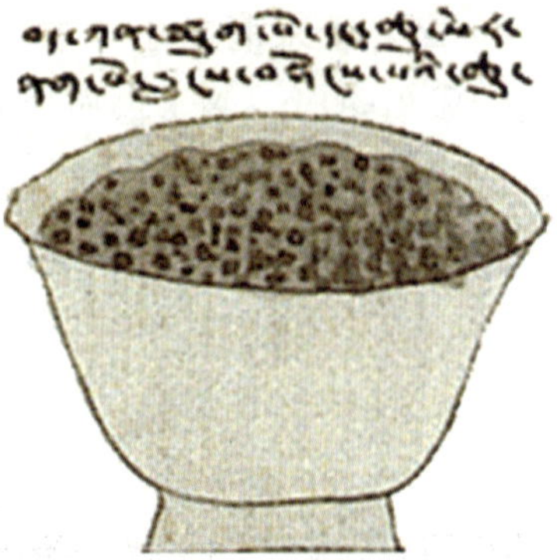

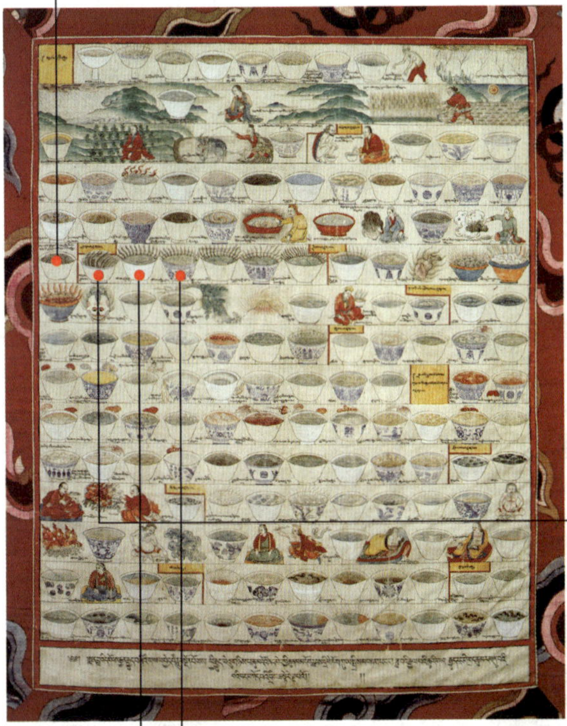

2 诊察蒸气

2.1 高热病尿

尿尚热时，蒸气似温泉热气非常浓，笼罩表面看不见尿底，为高热病尿液。

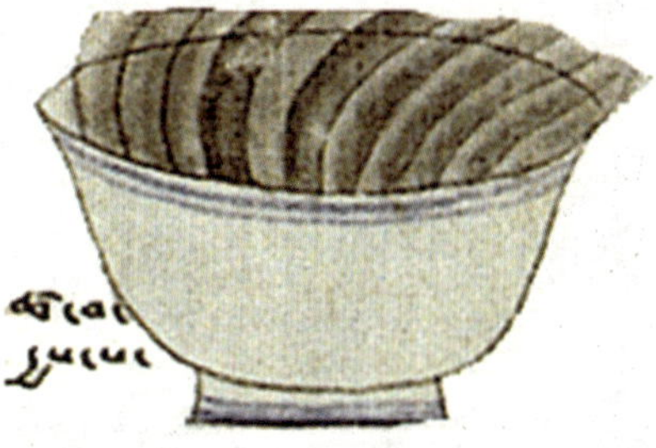

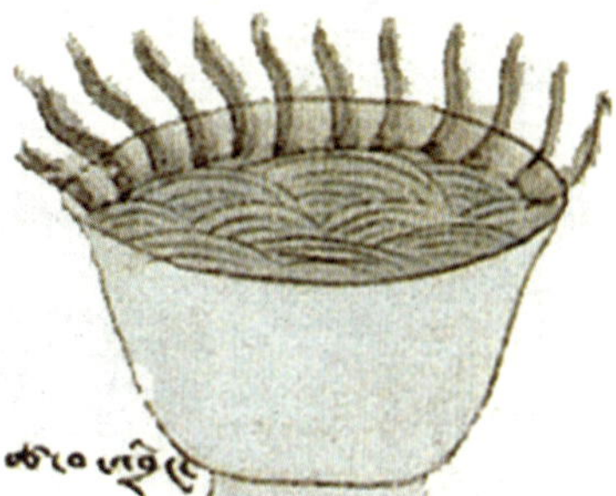

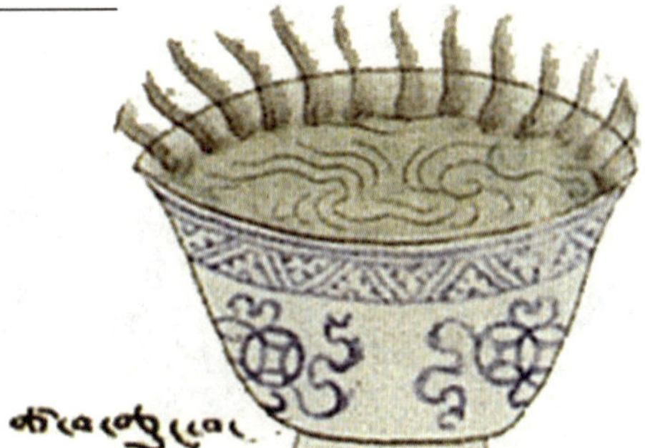

2.2 中热病尿

尿尚热时，蒸气比平时大，但不是非常浓，为中等热病尿液。

2.3 低热病尿

尿尚热时，蒸气比平时稍大，为低热病尿液。

2.4 陈热或隐热病尿

尿尚热时，蒸气小，但蒸气保持时间长，为陈热病或隐热病尿液。

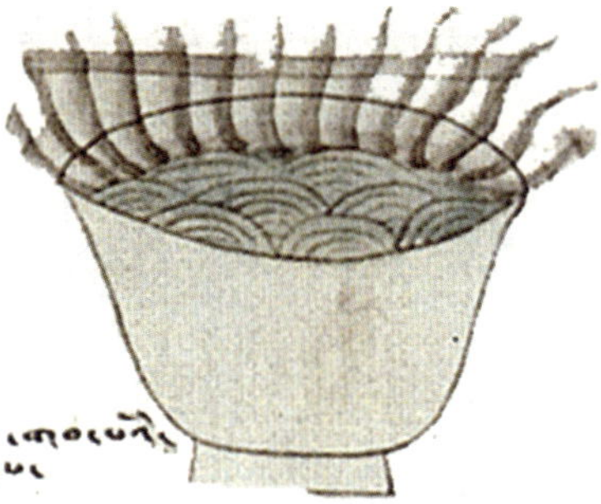

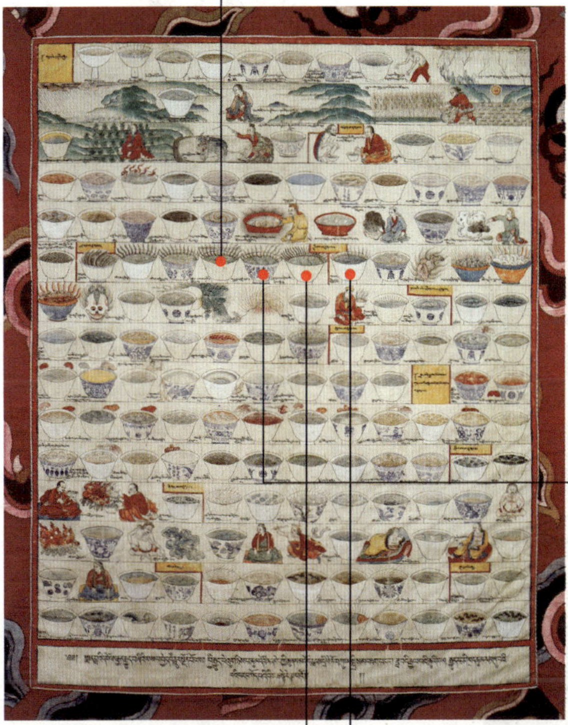

2.5 培隆寒症尿

尿尚热时，蒸气小而短时间内很快消失，为培根病或隆病等寒证尿液。

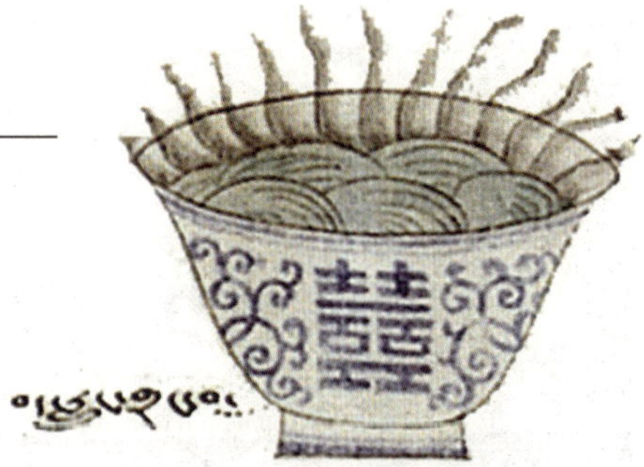

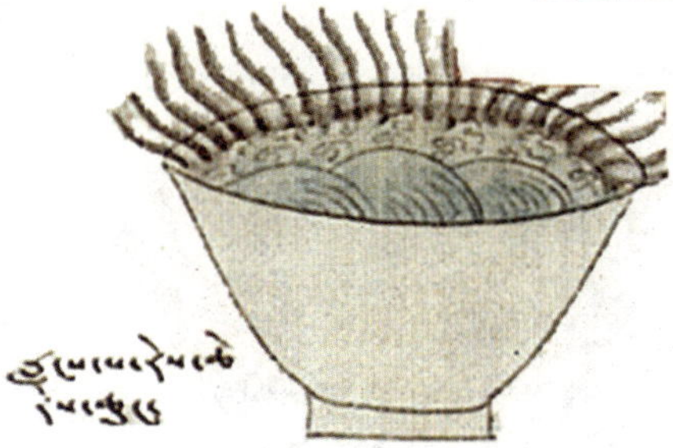

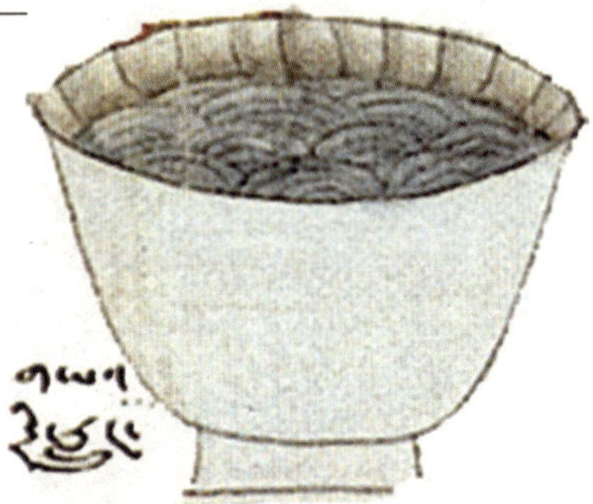

2.6 蒸气时大时小

尿尚热时，蒸气时大时小，为寒热夹杂症尿液。

3 诊察气味

3.1 锈味者为隆病尿

尿尚热时，嗅之有铁锈味者，为患隆病尿液。

3.2 桑烟味者为赤巴病尿

尿尚热时，嗅之有煨桑烟味（柏枝、炒面、酥油一起燃烧的焦味）或焦肉味者，为患赤巴病尿液。

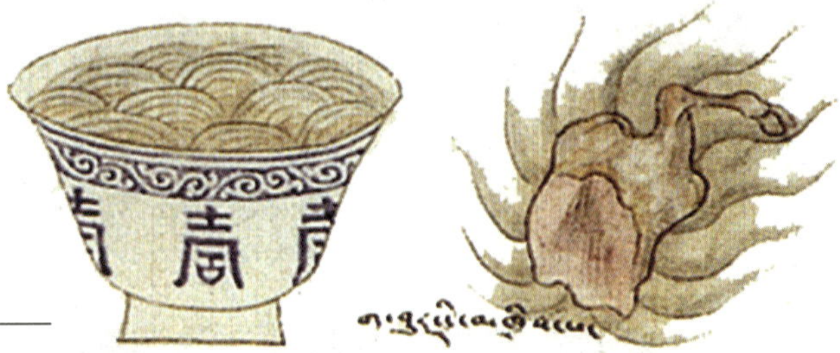

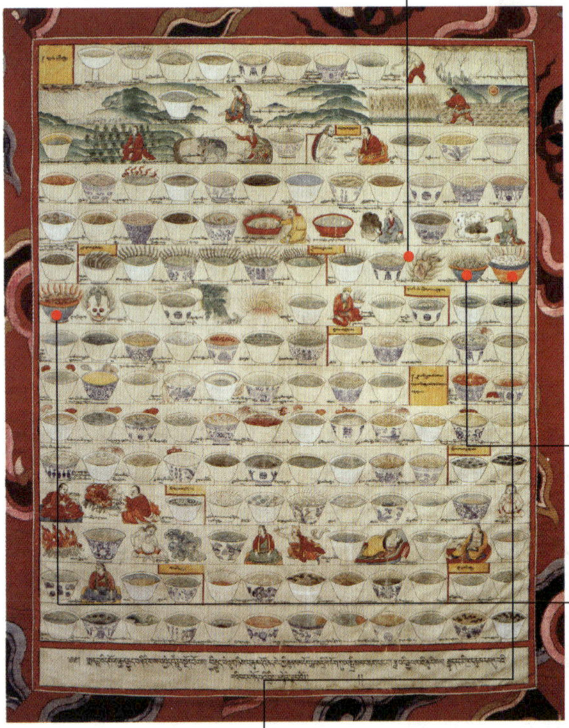

3.3 虱味者为培根病尿

尿尚热时，嗅之有虱子味者，为患培根病尿液。

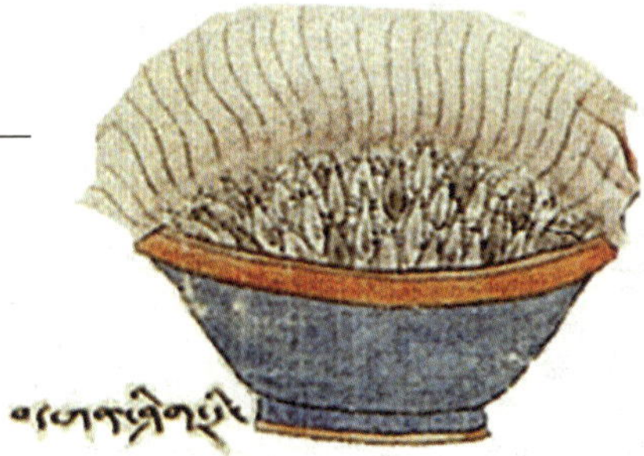

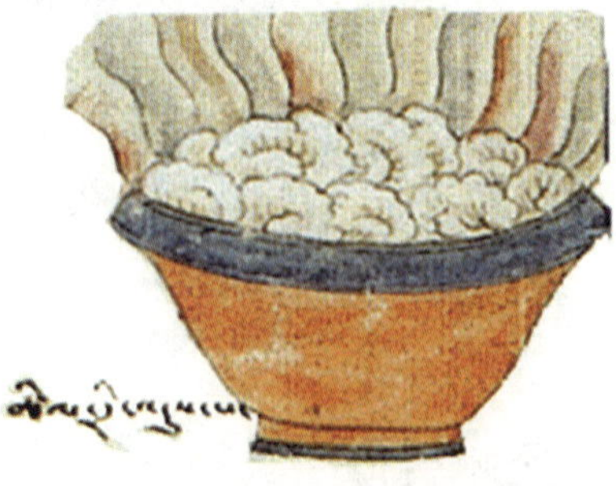

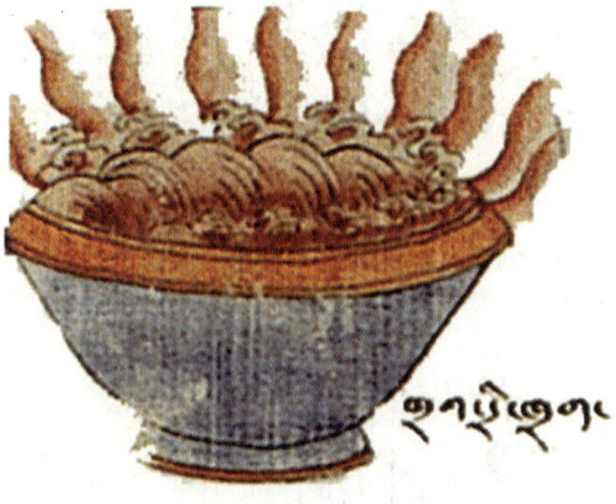

3.4 脂肪味者为聚合病尿

尿尚热时，嗅之有脂肪味者，为隆、赤巴、培根等聚合病尿液。

3.5 血味者为血热病尿

尿尚热时，嗅之有血腥味者，为血热病尿液。

3.6 脑浆味者为炭疽病尿

尿尚热时，嗅之有脑浆味者，为炭疽病尿液。

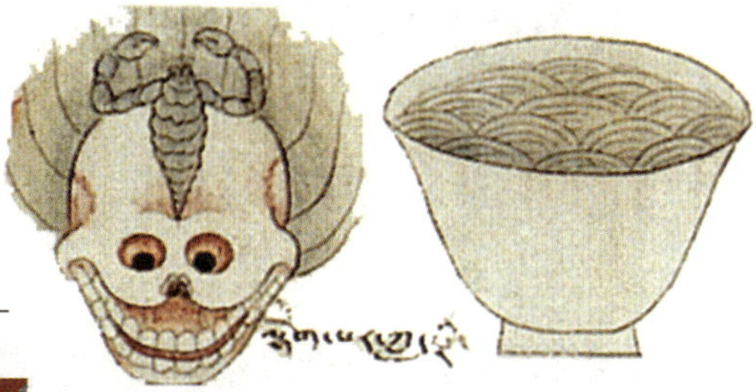

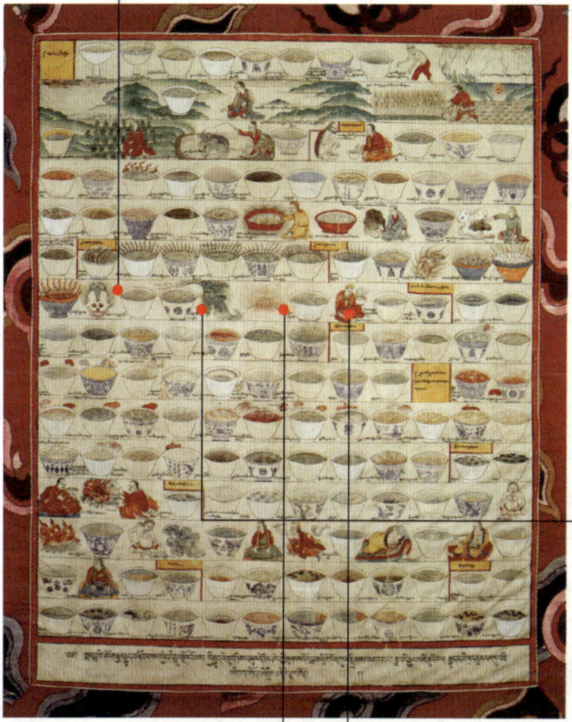

3.7 萝卜味者为腹水病尿

尿尚热时，嗅之有萝卜味者，为腹水病尿液。

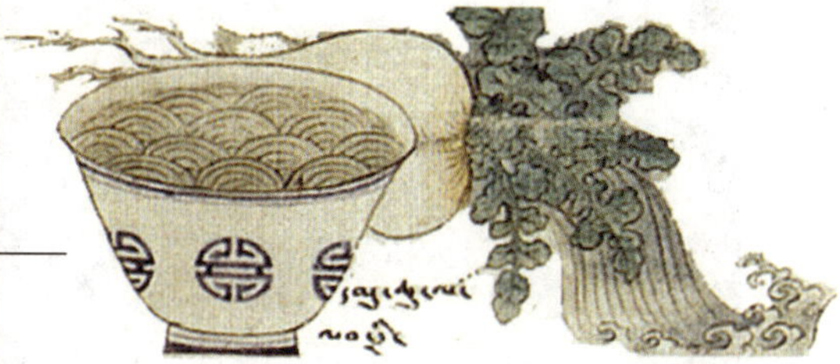

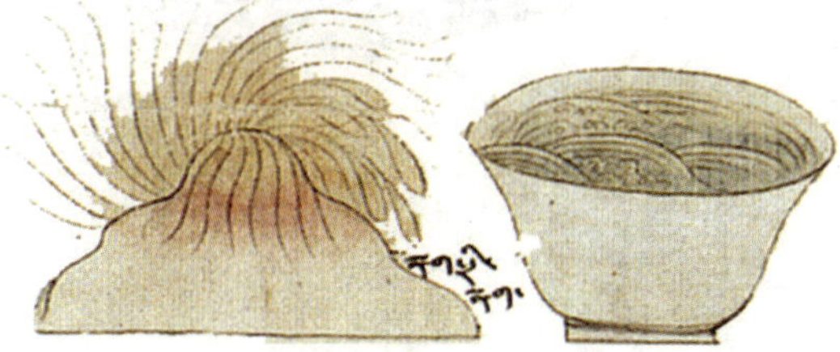

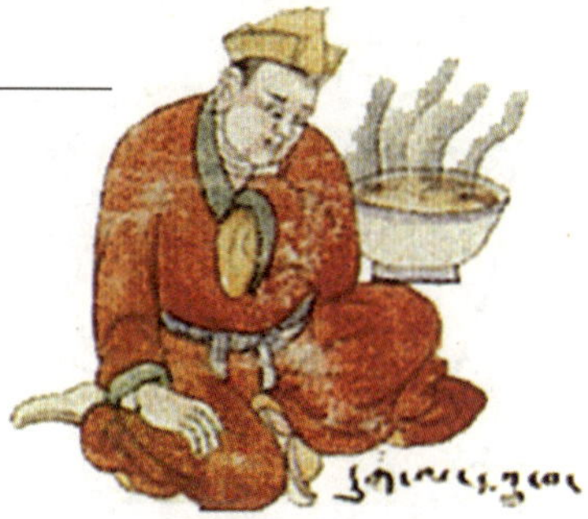

3.8 脓味者为脓疡尿

尿尚热时，嗅之有脓味者，为脓疡症尿液。

3.9 气臭难闻为热病尿

尿尚热时，嗅之难闻、恶心者，为热病征兆。这是因为体内火元增盛致水元耗损，水液变稠，引起热邪强盛，导致精华物质腐败，造成尿味发臭。

3.10 气味少为寒证尿

尿尚热时，嗅之毫无气味或气味很小者，为寒证尿液。

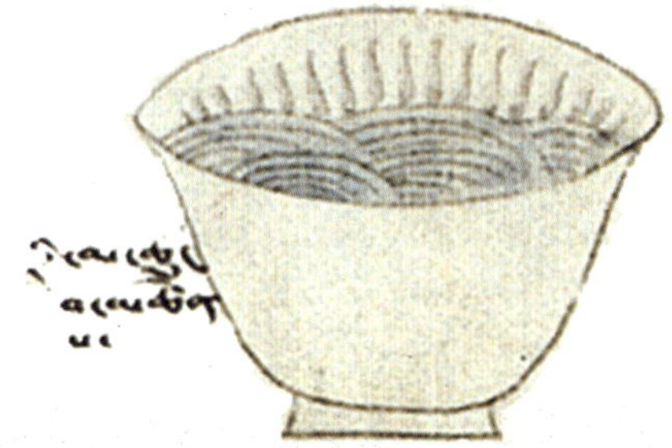

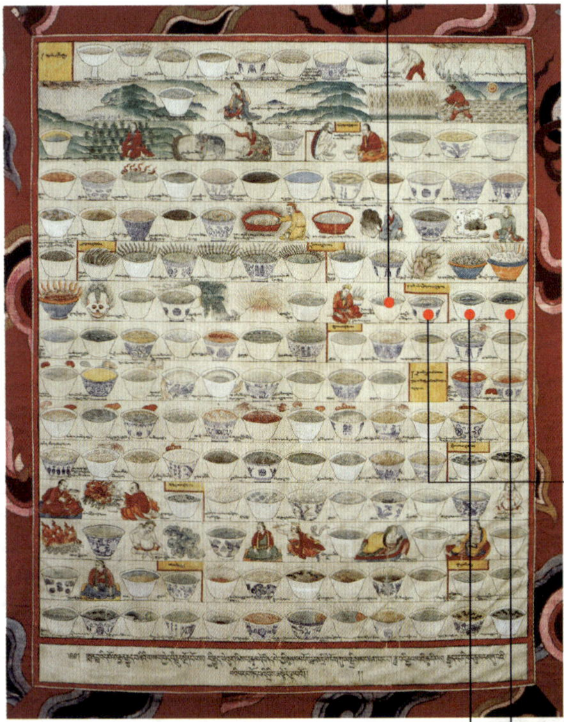

3.11 有食物味为消化不良尿

尿尚热时，嗅之有肉或糌粑等食物气味者，为食物消化不良尿液。

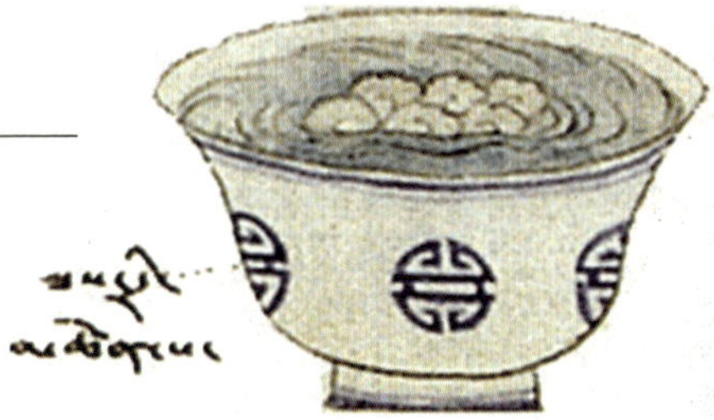

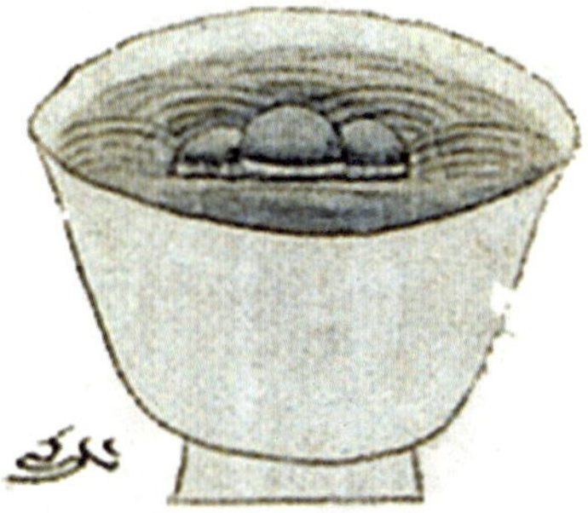

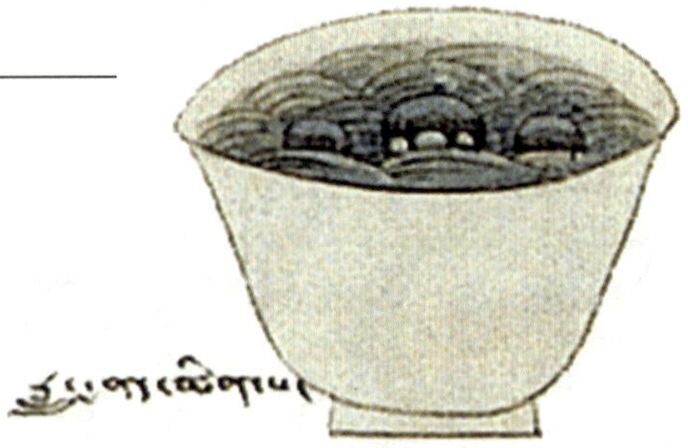

4 诊察泡沫

4.1 隆病尿泡沫

尿尚热时，泡沫发青，状似牛眼圆突而大，为隆病尿液。这是因为隆邪本色为青，性质轻而动之缘故。

4.2 成熟隆病尿泡沫

搅动热尿，泡沫发青，状似牛眼圆突而大、淡黑，即隆病已成熟。

4.3 培隆入肺尿泡沫

搅动热尿，泡沫蓝而小，为培根隆邪侵入肺征兆。

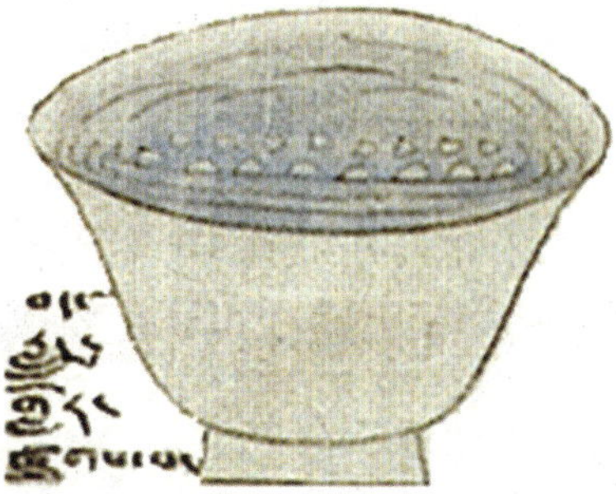

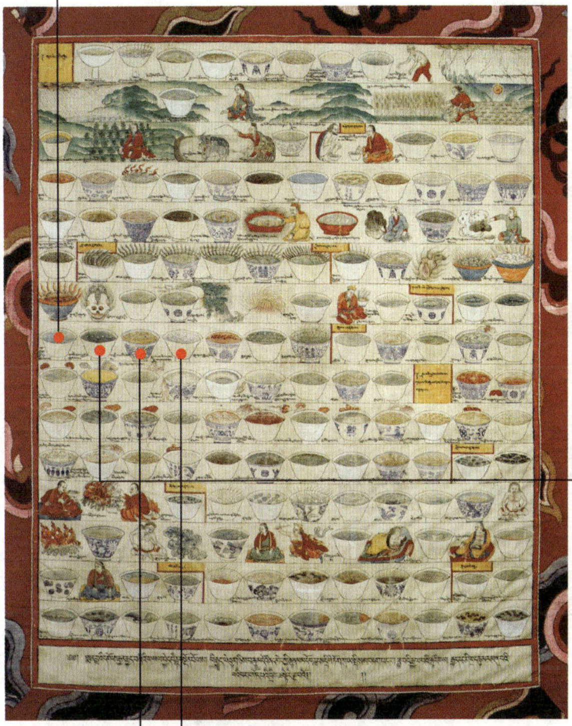

4.4 隆入脾尿泡沫

搅动热尿，泡沫个大、滚圆且白，为隆侵入脾引起脾胃胀鸣、腹泻病征兆。

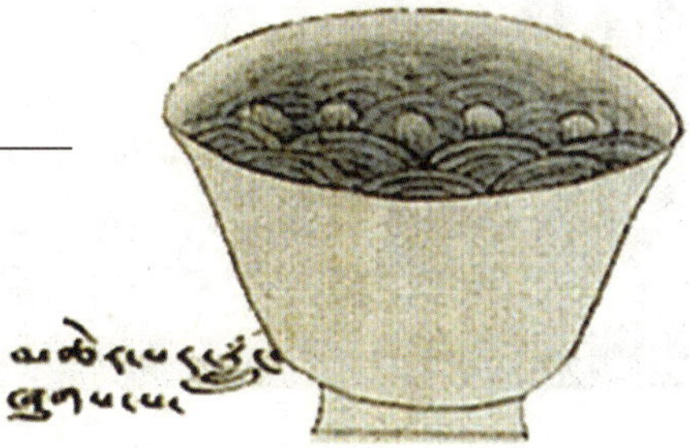

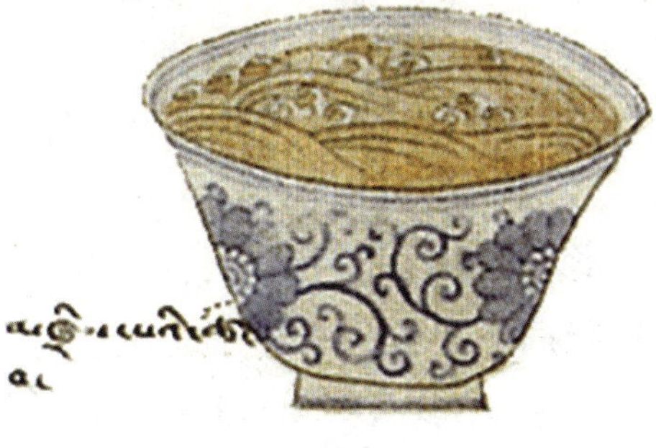

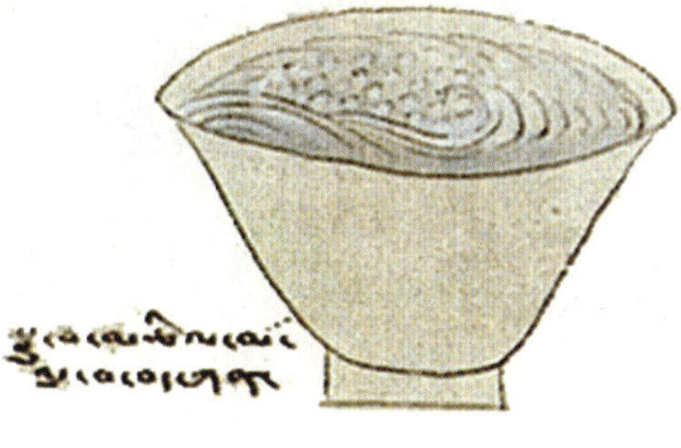

4.5 赤巴热病尿泡沫

搅动热尿，泡沫多而细小，丘疹状多、色黄、迅速消失，为赤巴病尿液。

4.6 培根病尿泡沫

搅动热尿，泡沫似吐在水中的唾沫，长时间不消失，为培根病尿液。

4.7 血紊乱病尿泡沫

搅动热尿，泡沫赤，为血热病尿液。

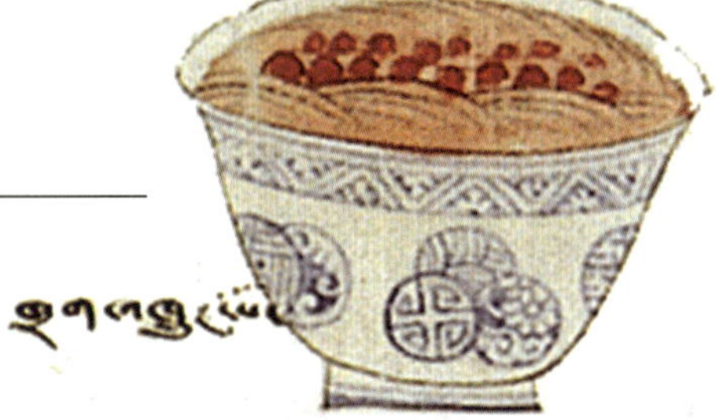

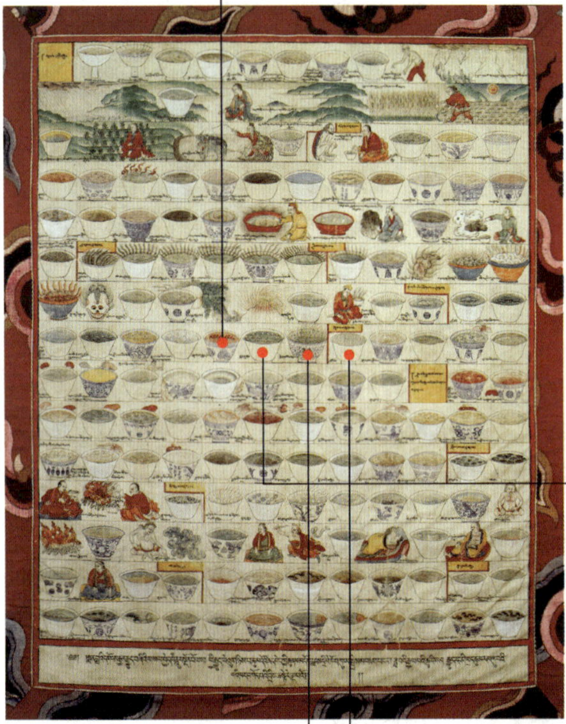

4.8 合成毒中毒症尿泡沫

搅动热尿，泡沫似虹多彩，为合成毒中毒尿液。

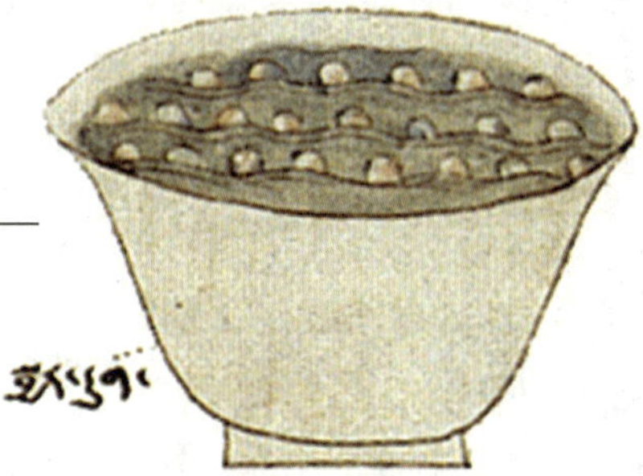

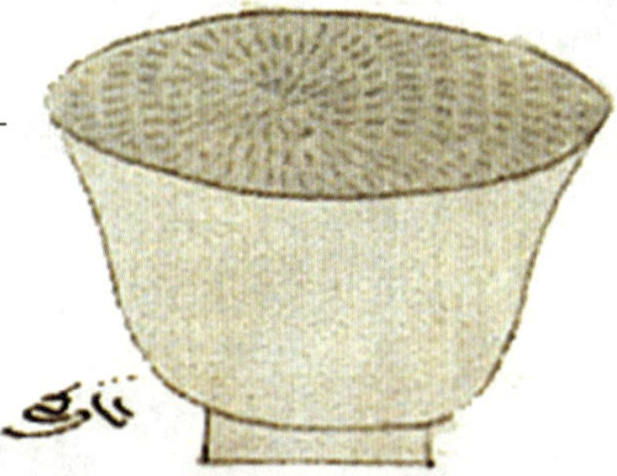

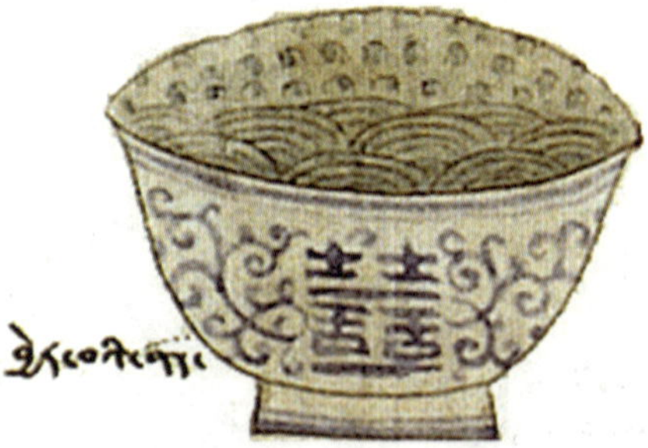

4.9 疾病扩散尿泡沫

搅动热尿，泡沫像鹞鹰驱鸽群四散逃命，无暇聚于中央而四散，为热病或寒病扩散症尿液。

5 诊察“勾亚”

5.1 隆病“勾亚”

察尿三阶段中的第二阶段察尿温时，需察“勾亚”(悬浮物)、尿皮两项。其中察“勾亚”就是观察尿液中析出的羊毛状或灰尘状或绒毛状等杂物。如果“勾亚”似绒毛，用秸杆等捞时却无物，为隆病尿液。

5.2 血热病、赤巴病“勾亚”

尿尚温时，“勾亚”似绵软毛团丢于水中，多聚于中央，边缘较少，纷纷游动，遮蔽盛尿容器底部，为血热病、赤巴病尿液。

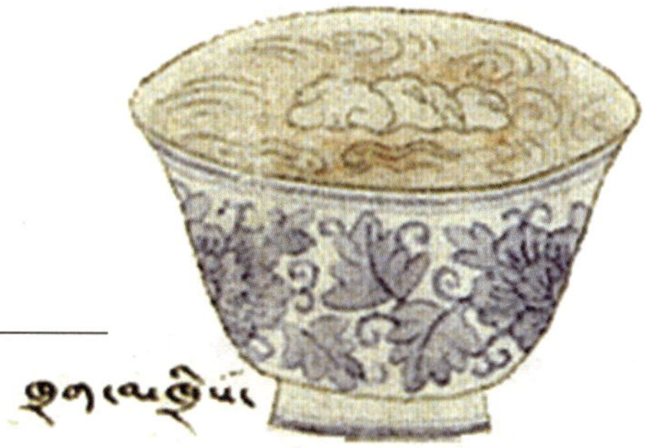

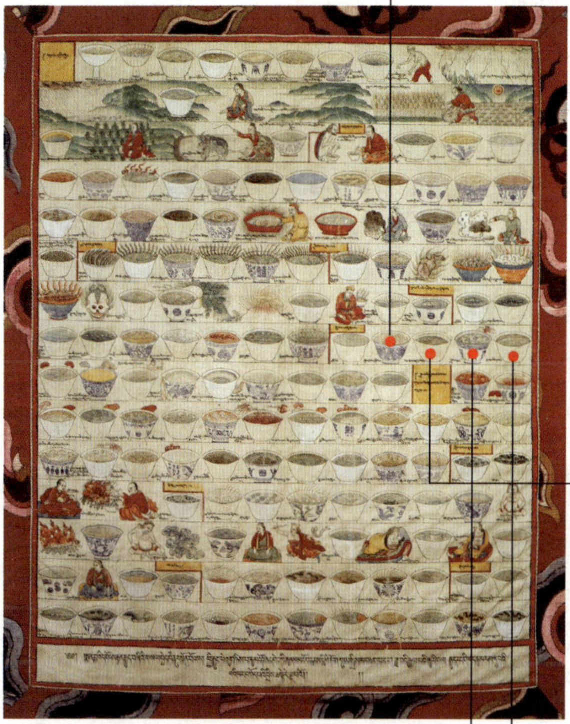

5.3 培根寒证“勾亚”

尿尚温时，“勾亚”似撒于水中的白马毛尖，细小而看不清，为灰色培根或寒证尿液。

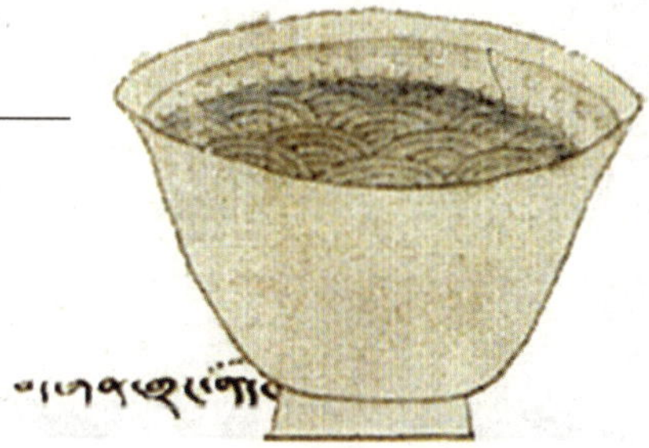

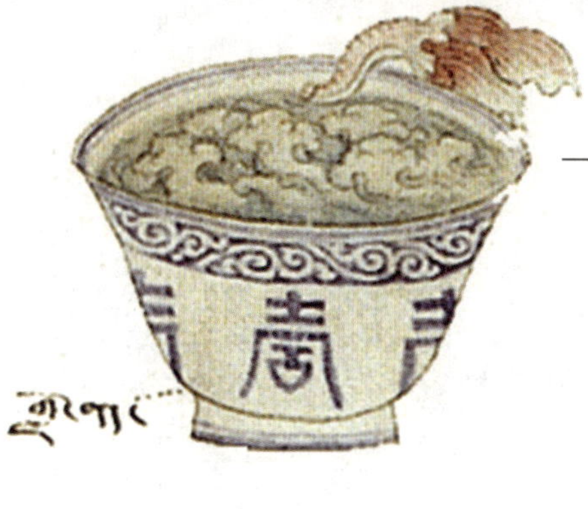

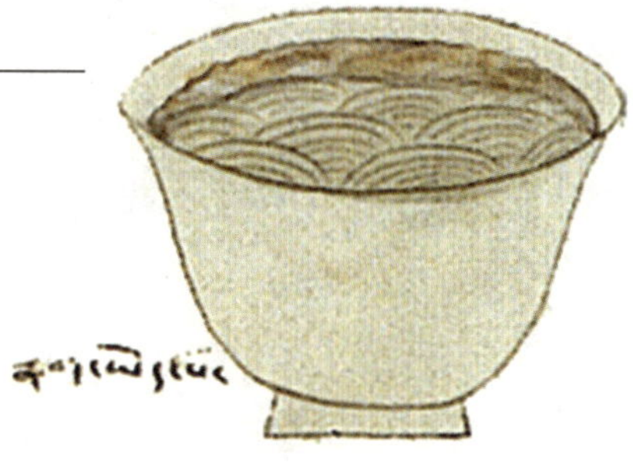

5.4 肺病“勾亚”

尿尚温时，“勾亚”似云朵，青白略黑，端点较长，纷纷游动，为热邪侵入肺之肺病尿液。

5.5 脓疡“勾亚”

尿尚温时，“勾亚”如脓液，为上下体腔某处有脓疡征兆。

5.6 肾病“勾亚”

尿尚温时,“勾亚”似细砂,质松疏,色灰白,沉于尿底或容器底部，为肾病尿液。

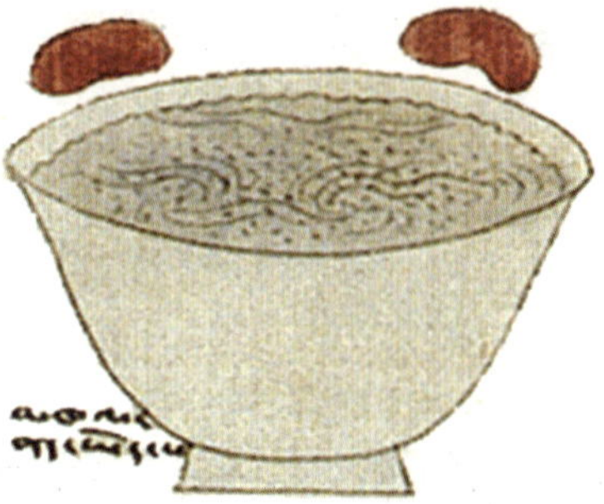

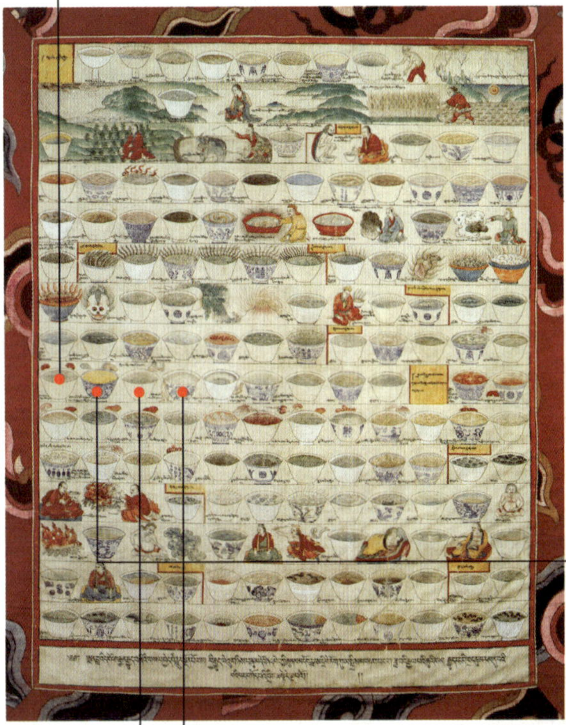

5.7 输精管障碍“勾亚”

尿尚温时，“勾亚”如似云母或海金沙者，为肾脏输精管阻塞不能性交尿液之说。如海金沙黄色细渣，也有长寿之说。

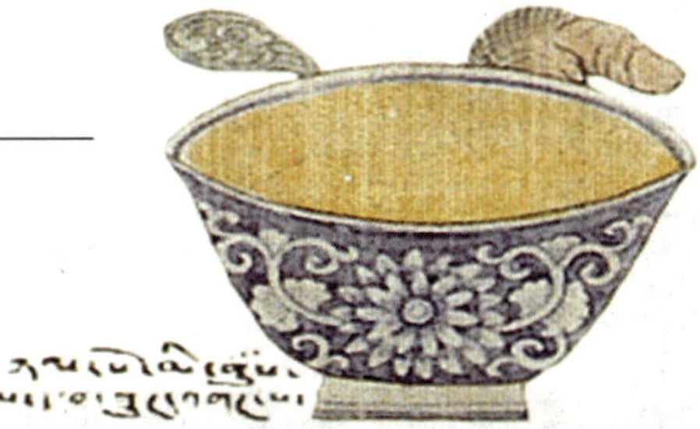

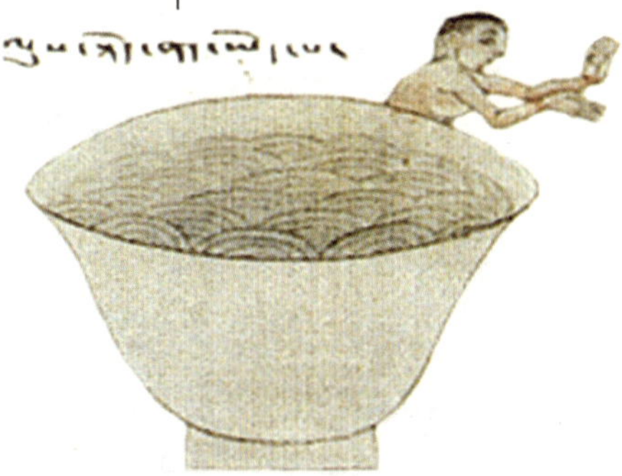

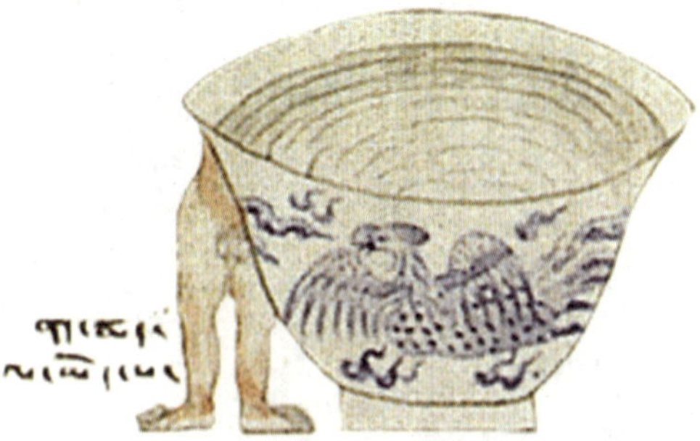

5.8 上体有病“勾亚”

尿尚温时，“勾亚”出现于尿容器表面或尿液表面，为心口以上部位如肺和心脏等有病征兆。

5.9 下体有病“勾亚”

尿尚温时，“勾亚”出现于容器底部或尿液底层，为脐以下部位如肾、大肠、小肠、膀胱、尿道口等有病征兆。

5.10 中体有病“勾亚”

尿尚温时，“勾亚”出现于尿容器中部或尿液中层，为心脏至脐之间部位如肝、横膈膜、胆囊、脾等有病征兆。

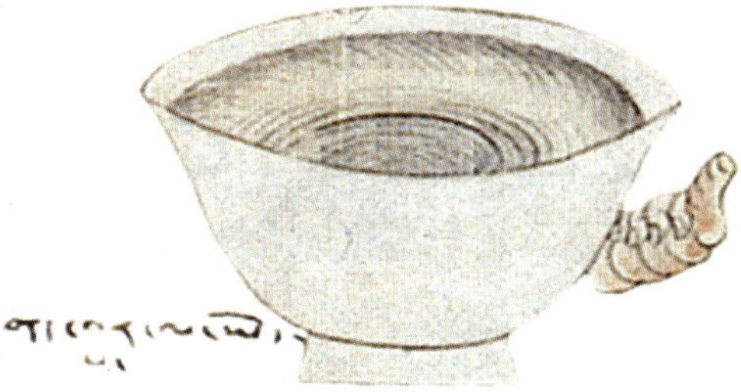

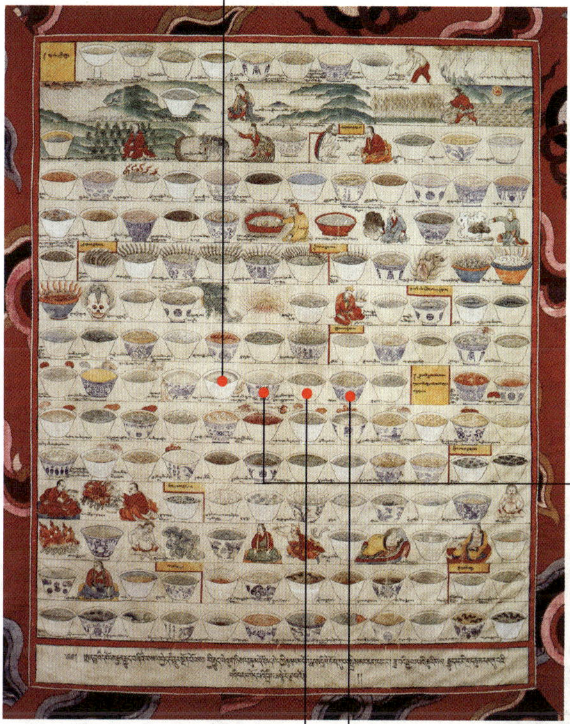

5.11 健康者“勾亚”均匀

尿尚温时，“勾亚”均匀散布于盛尿容器口与底或尿液上、中、下层，则表明无病健康。

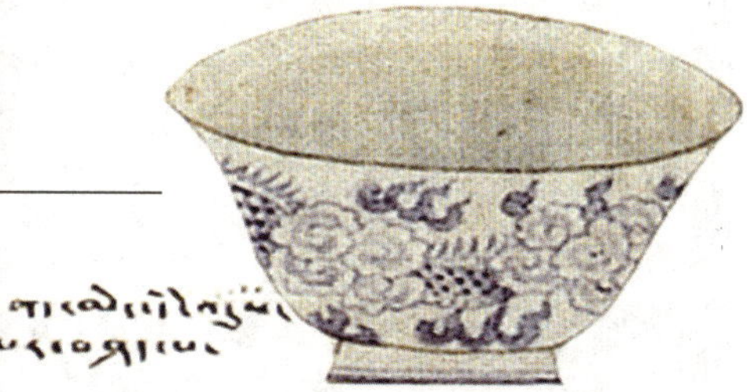

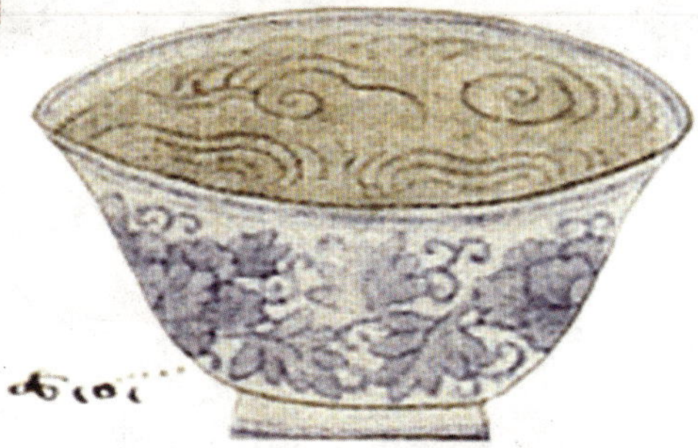

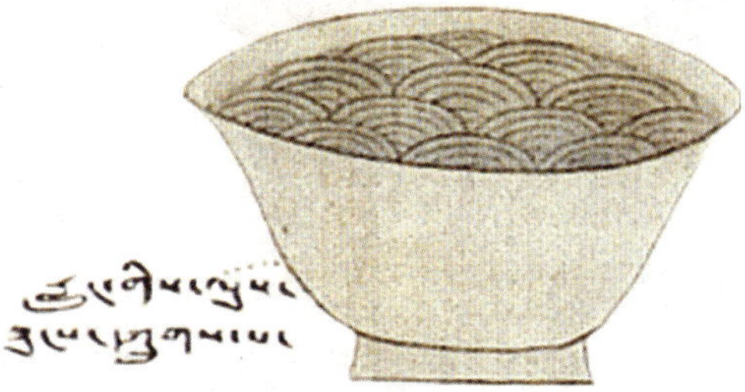

5.12 隆邪扰乱机体“勾亚”

尿尚温时，“勾亚”似未发酵的奶酪，色白、呈丘疹状、分离成块，为隆邪扰乱身体精华或寒热之征兆。

5.13 热证“勾亚”

尿尚温时，无论尿液上、中、下都出现厚厚“勾亚”，为热证征兆。这是因为血偏盛为热病先导，血之糟粕为胆汁，胆汁的糟粕为“勾亚”，“勾亚”增盛，尿中“勾亚”便增厚的缘故。

5.14 寒证“勾亚”

尿尚温时，无论尿液上、中、下层“勾亚”都稀薄，为寒证尿象。这是由于血、赤巴热势衰减，培隆寒势增盛，血液糟粕之糟粕——“勾亚”减少，趋于稀薄的缘故。

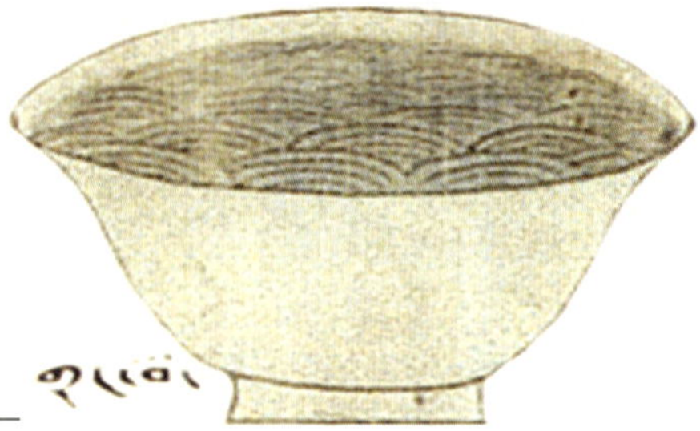

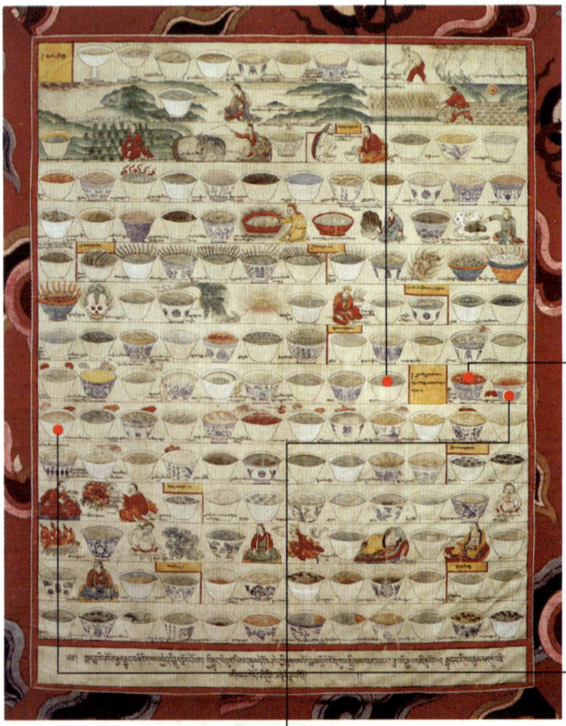

6 《月王药诊》所述察尿方法

6.1 肺心病和瘟病尿象

尿色红赤，“勾亚”也红赤，浮于尿容器表面，为肺病、心脏病或瘟热样的热病导致肺、心脏、大脑疾病的发病征兆。

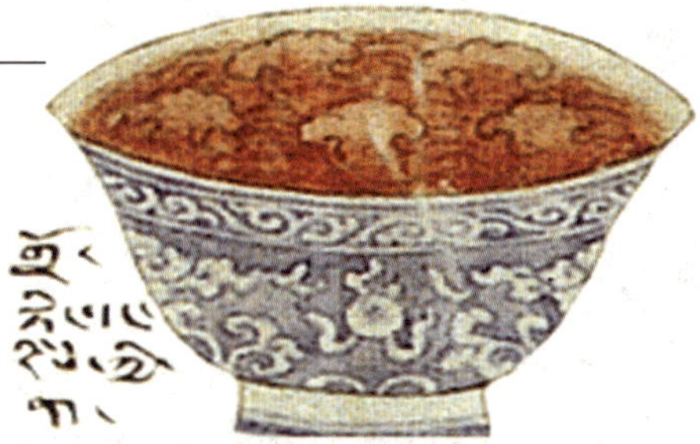

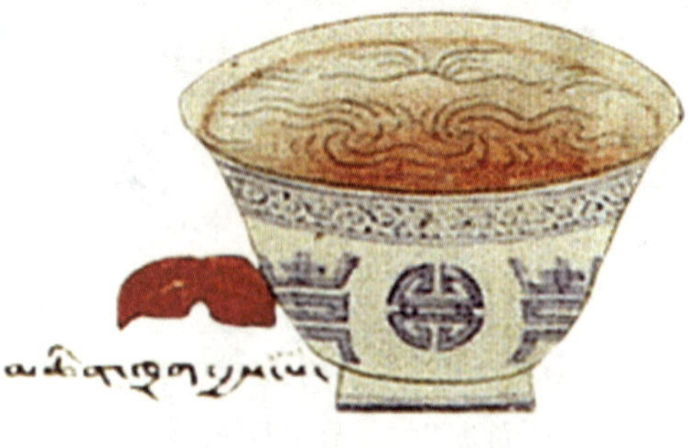

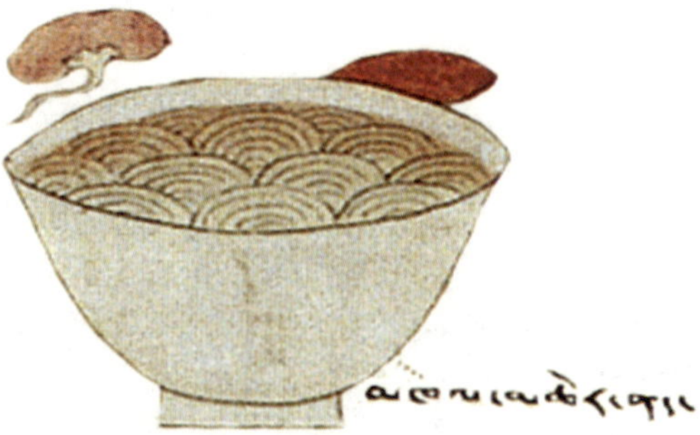

6.2 肝血增盛尿象

尿色红赤，“勾亚”也红赤，出现于尿中层，为肝血增盛病尿象。

6.3 肾、脾病尿象

尿色红赤，“勾亚”亦红赤，出现于尿底，为肾病、脾病，或“芒吾”瘟病，或热邪侵扰脏腑征兆。

6.4 肝内侵入坏血尿象

尿色黑褐，“勾亚”似浓肉汤或似虫蚀腐肉，为肝外伤感染和肝内侵入坏血尿象。

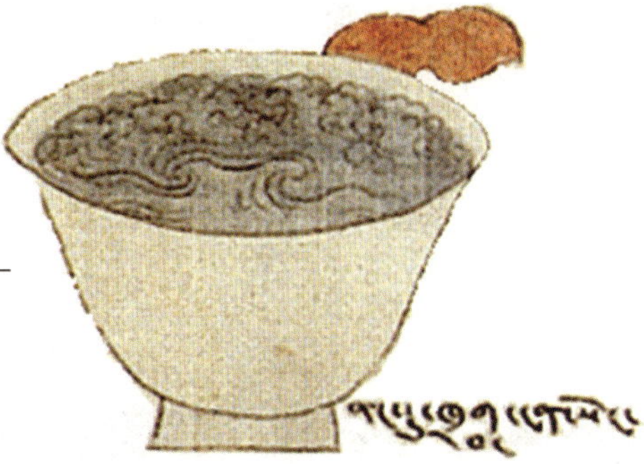

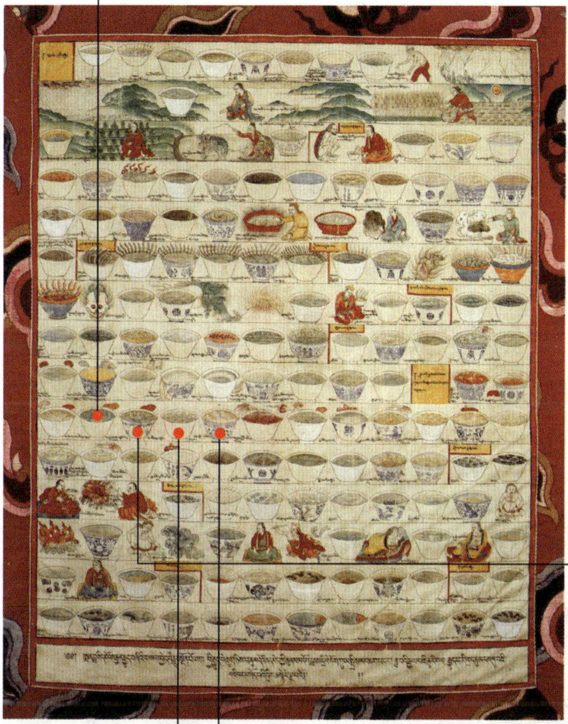

6.5 肝外伤扩散尿象

尿液和“勾亚”似热血蒸气，为箭矛石等击伤或从马上跌落、坠入悬崖造成肝外伤扩散征兆。

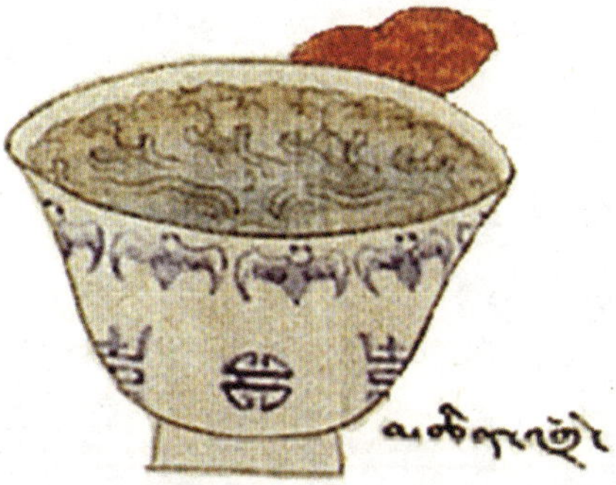

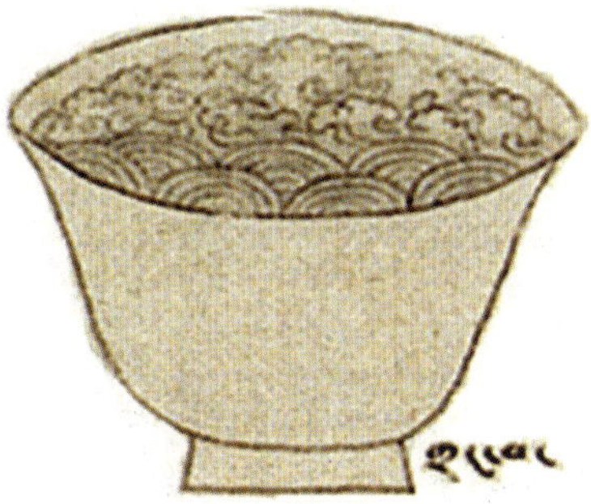

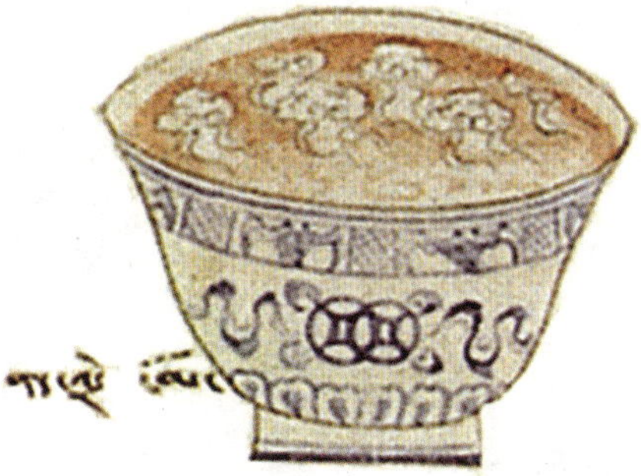

6.6 寒证尿象

尿液和“勾亚”色白，为培根寒势强盛而血热赤巴热衰弱尿象。

6.7 聚合病尿象

尿液和“勾亚”色为白红夹杂，为培根、隆、血热、赤巴病等 4 种疾病并发尿象。

6.8 头脑、肺、心疼痛尿象

尿液如紫草茸红紫而清明，“勾亚”浮在尿表，为头脑沉重、头晕、心脏及肺脏不适、僵化尿象。

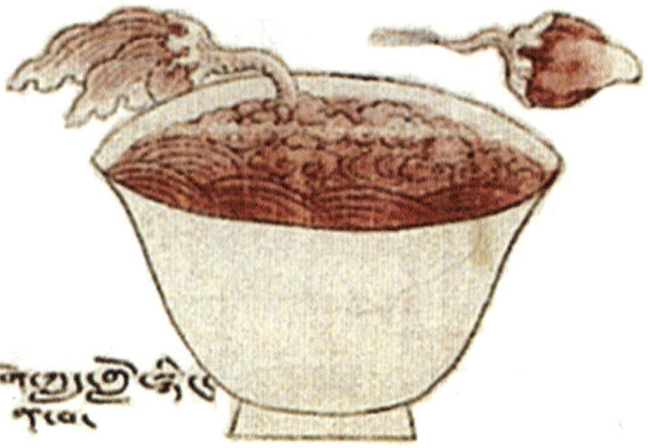

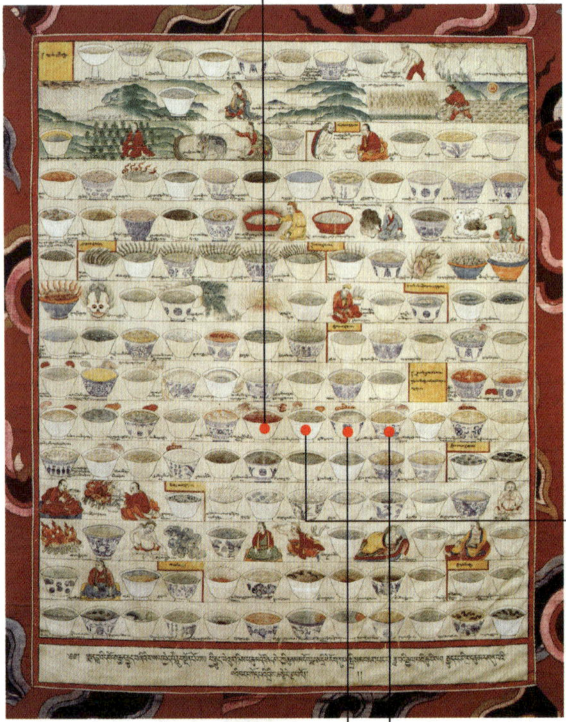

6.9 肾、脾疼痛尿象

尿液如紫草茸红紫而清明，“勾亚”处于尿液中层，为隆邪侵入肾、脾尿象。

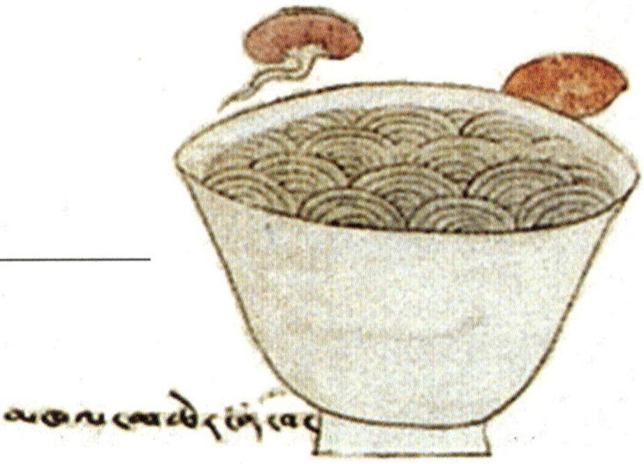

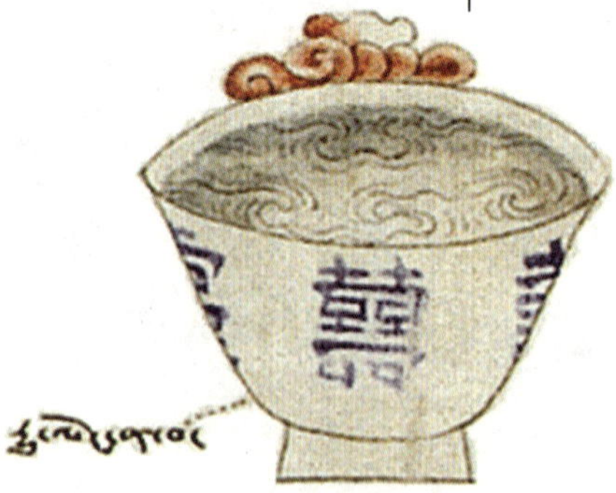

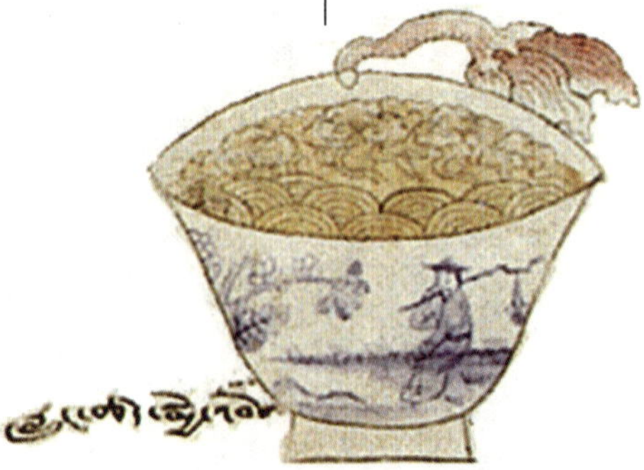

6.10 肠道病尿象

尿液如紫草茸红紫而清明，“勾亚”处于尿液底层，为隆邪侵入大、小肠，引起胀鸣、下泻等的尿象。

6.11 隆热所致狂厥尿象

尿液色黄，“勾亚”浮于尿液表面，为隆热侵入心肺所致疯狂、昏厥症尿象。

6.12 隆热侵入骨肉尿象

尿液色黄，“勾亚”处于尿液中层，为隆热侵入骨、肉中，引起跛瘸、痹证、肌肉干枯等疾病尿象。

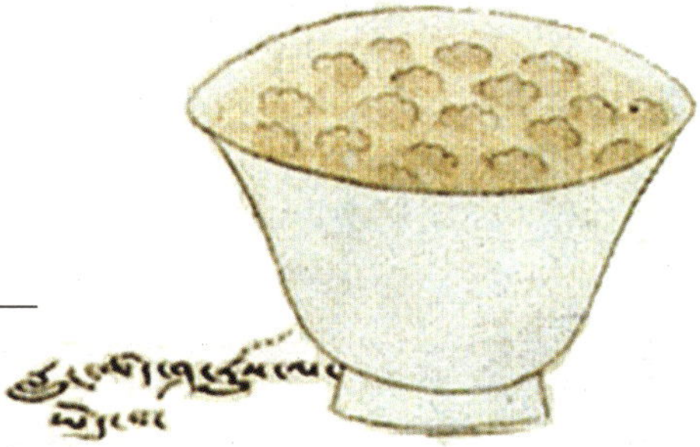

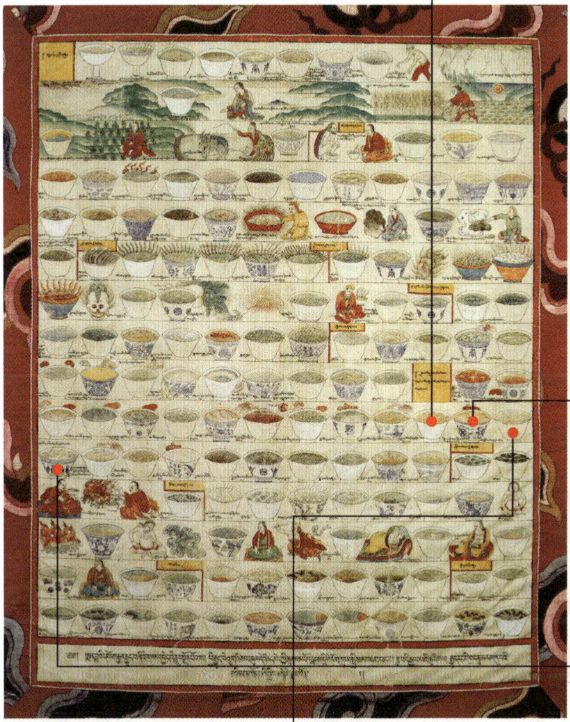

6.13 腹胀鸣、便秘尿象

尿液色黄，“勾亚”处于尿液底层，为大、小肠热病引起胀鸣、便秘等的尿象。

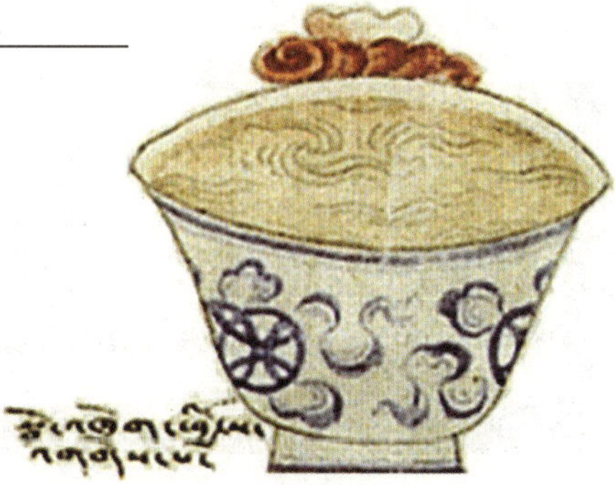

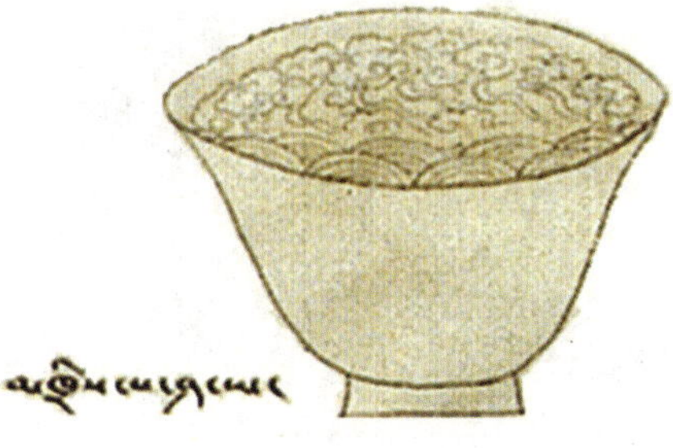

6.14 消耗黑胆病尿象

尿液色黄、“勾亚”纯黄，为“恰亚”胆病迁延陈旧、趋于成熟之时，出现脱发掉眉，指甲长黑斑、瘙痒等症状的消耗黑胆病尿象。

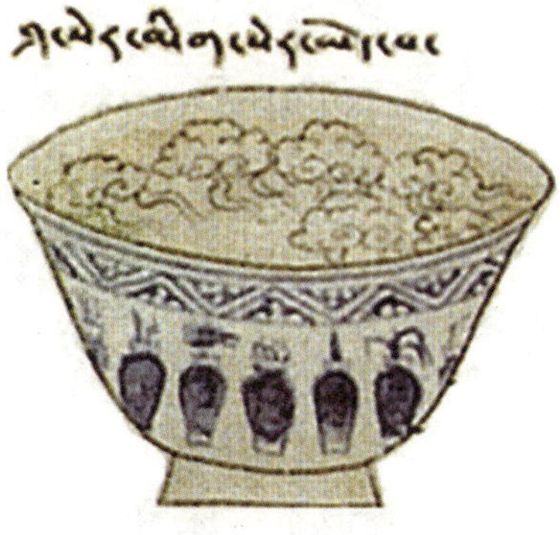

6.15 肤黄目赤尿象

尿液和“勾亚”淡黄，为肤黄目赤等难治黄疸病尿象。

6.16 灰色培根病、脑膜及心脏不适尿象

尿液色灰，“勾亚”如猪鬃浮于尿液表面，为灰色培根病、脑膜及心肺不适尿象。

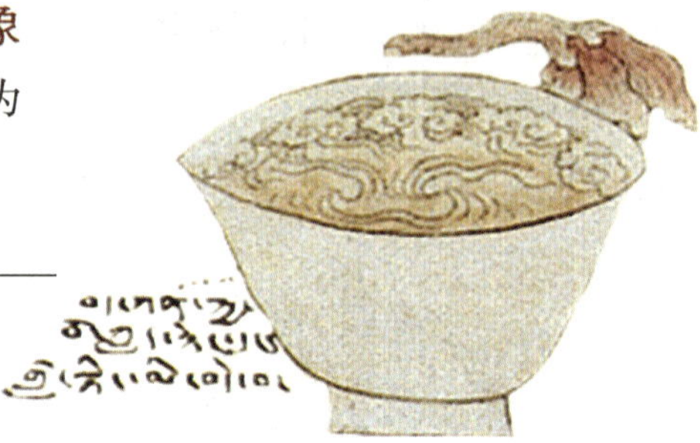

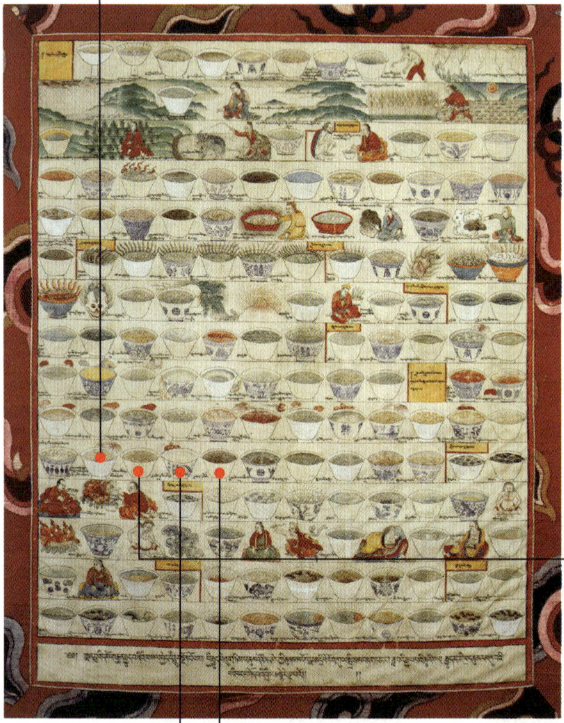

6.17 肝胃不适尿象

尿液色灰，“勾亚”如猪鬃处于尿液中层，为肝、胃不适尿象。

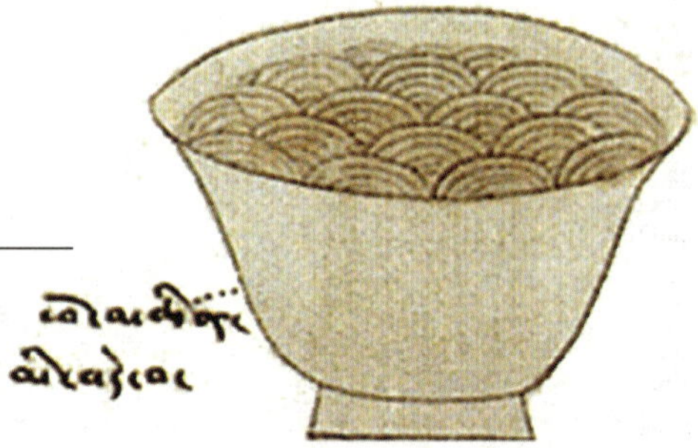

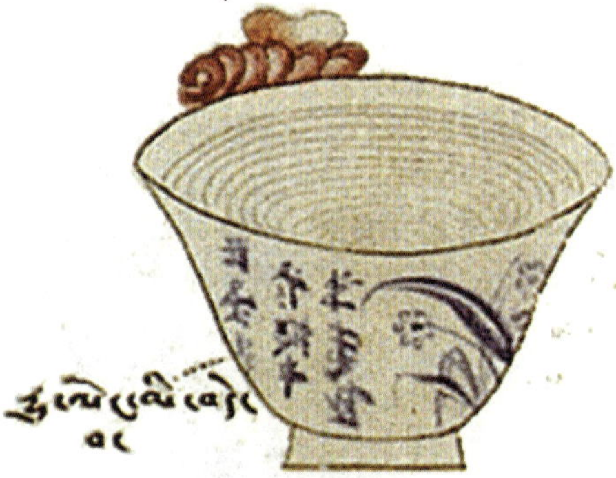

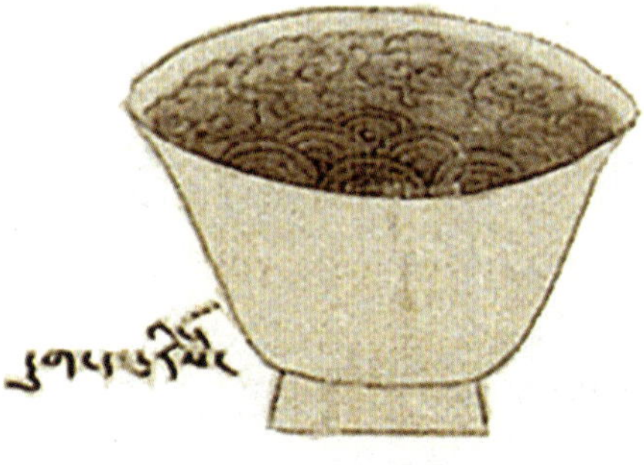

6.19 中毒症、瘟病尿象

尿液和“勾亚”发黑,为中毒症、“芒吾”瘟病尿象。这是因为合成毒方大多为珍宝方剂，珍宝矿物之锈毒中毒后体内精华物之糟粕变黑或似彩虹，故夹杂多色。

6.18 肠道不适尿象

尿液色灰，“勾亚”如猪鬃沉于尿液底层，为大、小肠及尿道口有疾病尿象。

6.20 中毒症、瘟病成熟尿象

尿液和“勾亚”色黑，“勾亚”处于尿液中层，为合成毒中毒和瘟病成熟尿象。

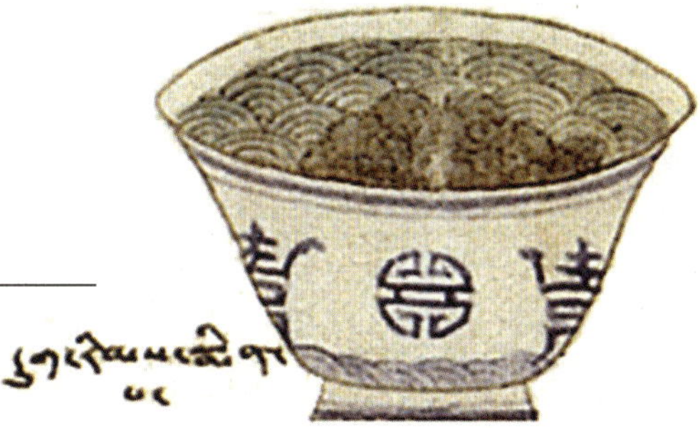

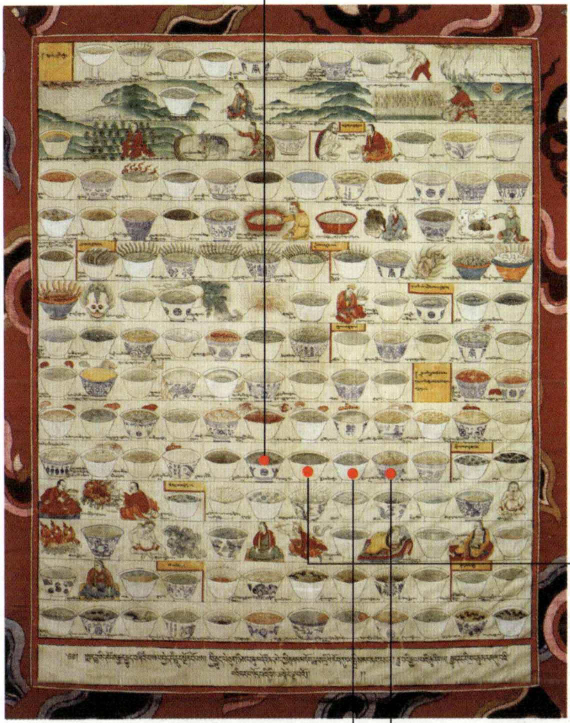

6.21 腹中毒尿象

尿液和“勾亚”发绿，为误食合成毒、化合毒、肉毒等腹内中毒尿象。

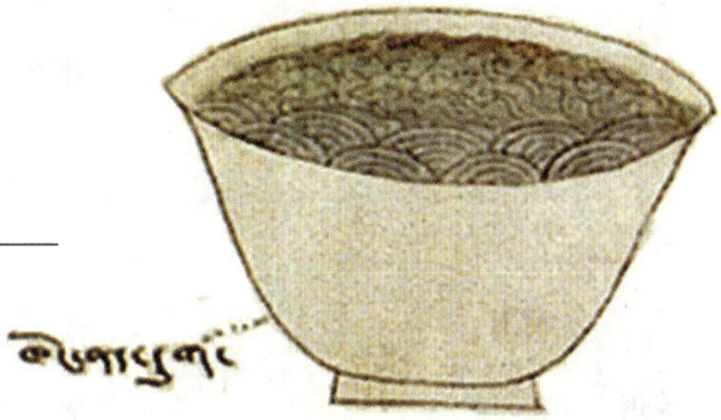

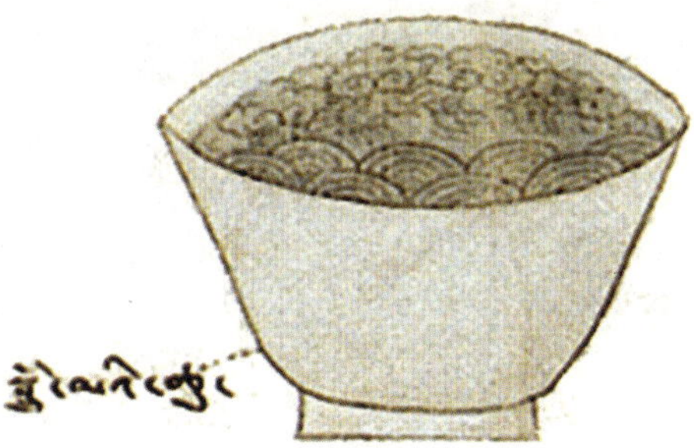

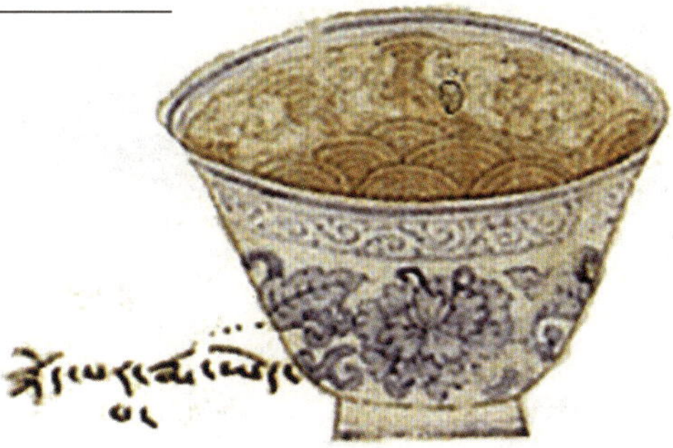

6.22 妊娠尿象

尿液和“勾亚”发青，为孕妇尿象。

6.23 腰伤尿象

尿液色黄，“勾亚”绵腻，为腰部有伤尿象。

6.24 黄水充斥尿象

尿液和“勾亚”先黄或灰白，后变为红赤，为机体黄水充斥尿象。

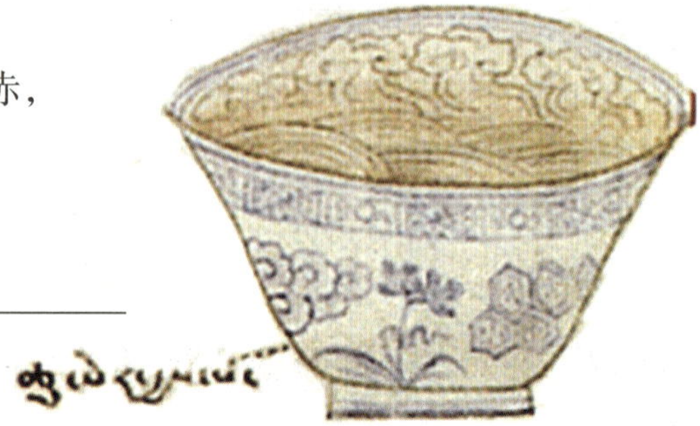

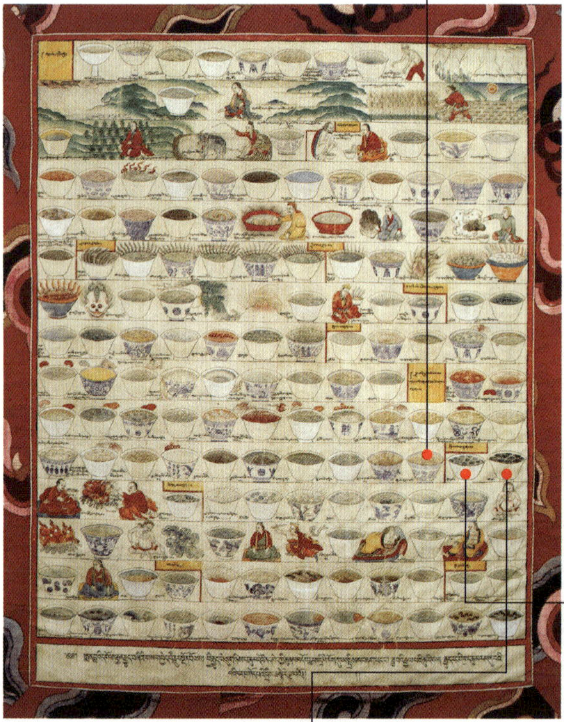

7 诊察尿皮

7.1 寒证尿皮薄

在诊尿三阶段中的第二阶段（尿温）时，须观察尿液的“勾亚”和尿皮，其中察尿皮即察由人体七精华物质中脂肪的糟粕所生成的尿液表面结成的油膜。身患寒证，体内脂肪难以融化，故尿皮少而薄。

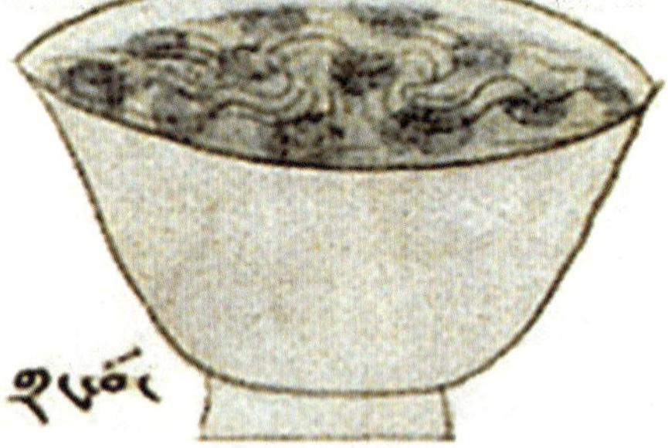

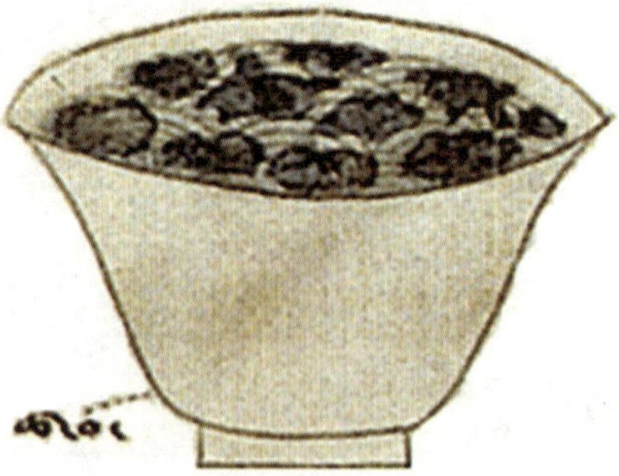

7.2 热证尿皮厚

尿凉后，表面结成一层厚厚的浮皮，为热病尿象。这是因为身患热证，体内脂肪被融化，故尿液表面会出现一层厚厚的浮皮。

7.3 察尿浮油

尿液凉后，表面结成一层油膜，用秸杆等能挑起放在指甲或刀面等上，称之浮油。尿有浮油，一般为高热病征兆。

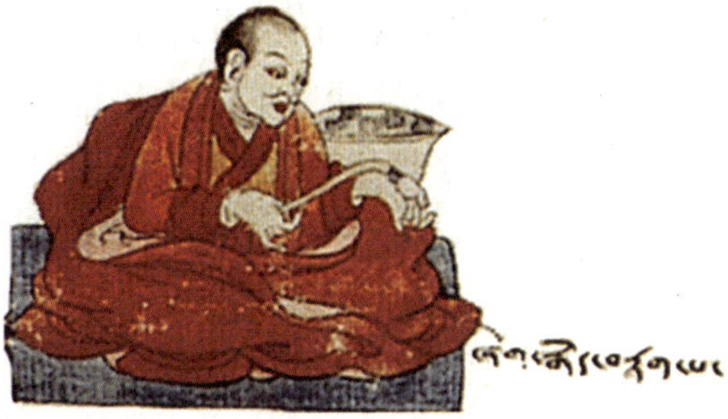

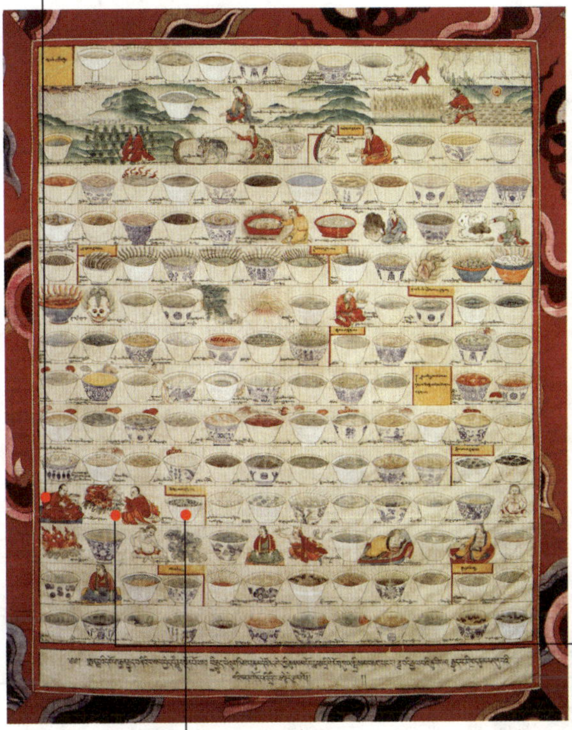

7.4 尿皮有肉焦味，疾病自愈

尿液凉后，表面结成一层浮皮，用秸杆等能挑起放在指甲或刀面等上，称之尿皮。烧之有焦肉味者，疾病可自然痊愈。无焦肉味者为七精华耗尽征兆。

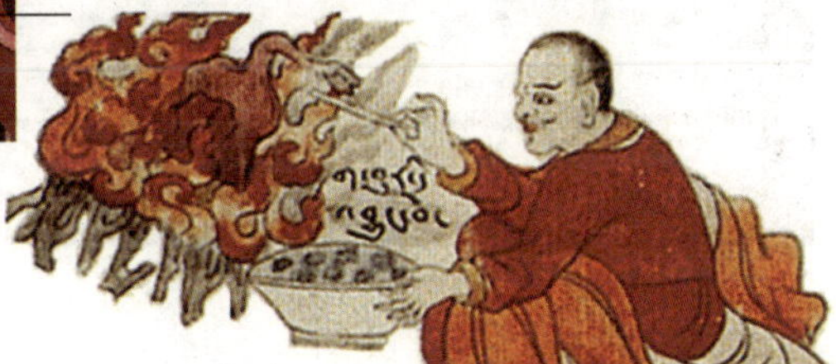

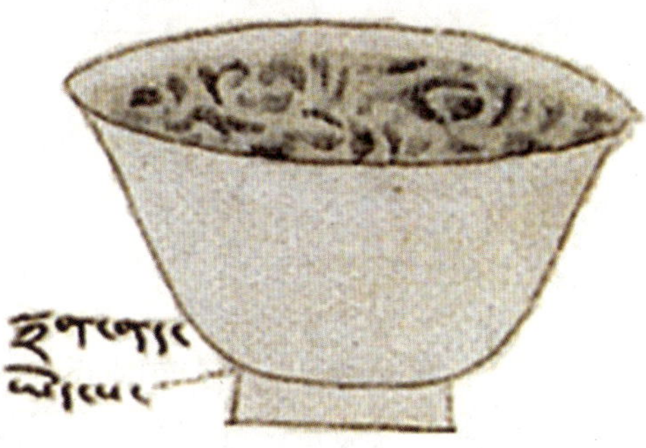

7.5 肿瘤尿皮

尿液凉后，表面结成一层浮皮，静置时无故断离成片者，为身患肿瘤征兆。

8 诊察尿液转变时间

8.1 蒸气未尽便转变者为热证尿象

在诊尿三阶段中的第三阶段（尿冷）时，须察转变时间、转变方式和转变后情况。其中察转变时间，如果尿液尚温时蒸气未消失，便开始发生转变，为热证尿象。

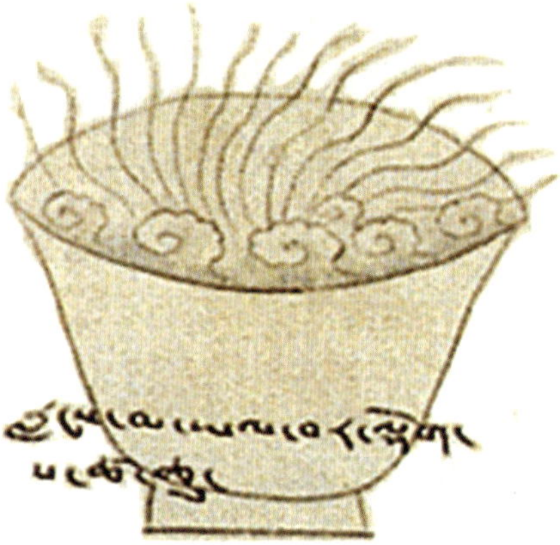

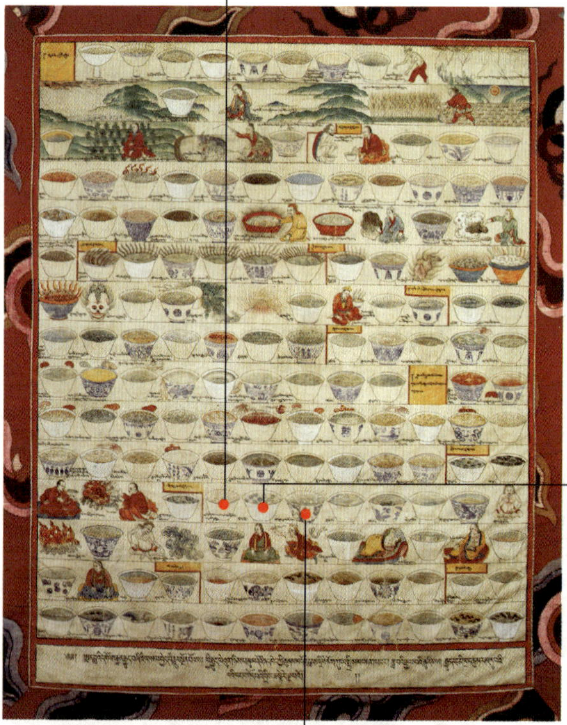

8.2 寒证尿转变时间

尿液冷后，尿色、气味、稠稀等发生转变，当蒸气消失，尿液冷却后才发生转变，为寒证尿象。

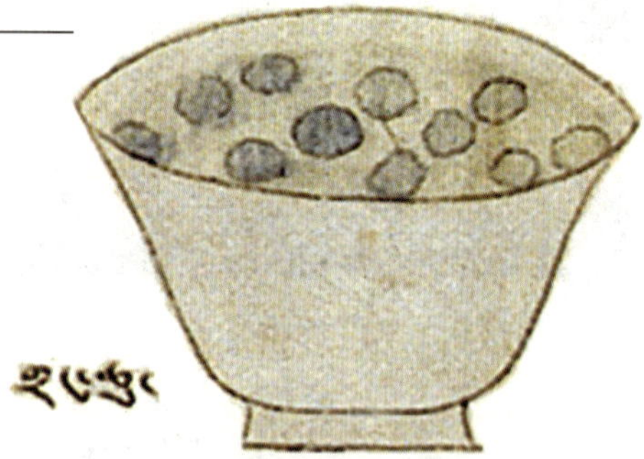

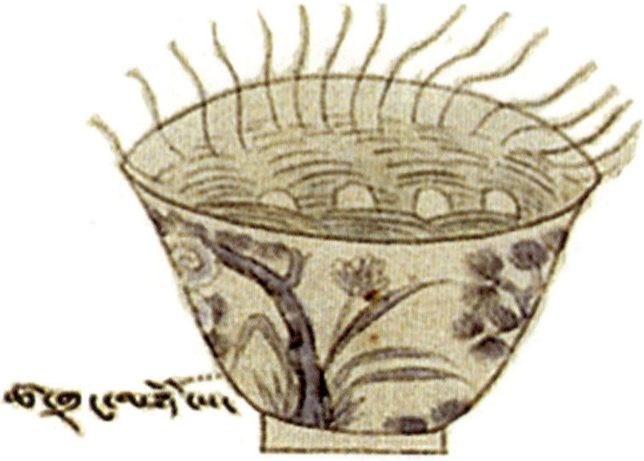

8.3 不寒不热证尿转变时间

尿液冷后，尿色、气味等发生转变，与蒸气消失同时发生转变，为不寒不热证尿象。

9 诊察转变方式

9.1 寒证

在诊尿三阶段中的第三阶段（尿冷）时，须察转变时间、转变方式和转变后情况。其中察转变方式，一般而言，尿液并无厚薄之别，由于盛尿容器有深浅，尿液先不是从容器中央而是从边缘尿液较薄处缓慢冷却转变，为寒证尿象。

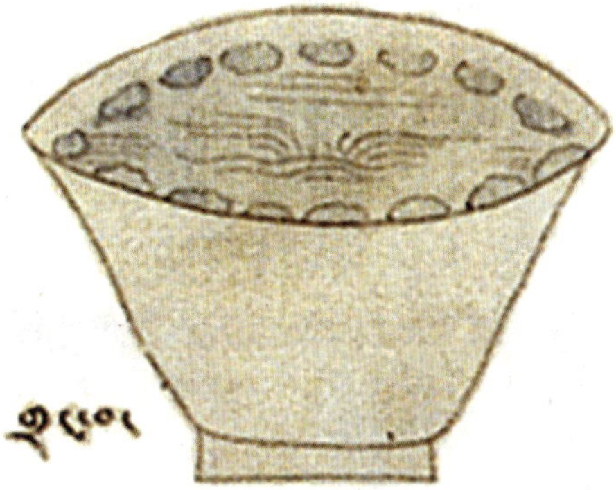

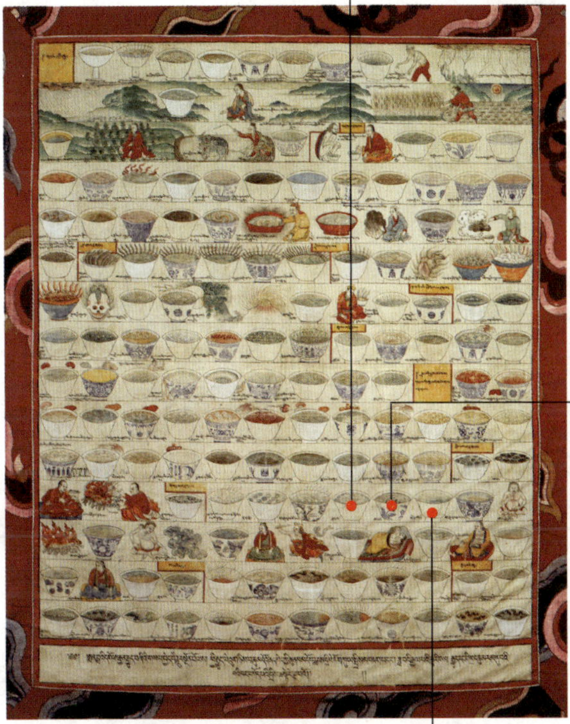

9.2 热证

从盛尿容器的底部或尿液底层向上纷纷转变，为热证初期尿象。

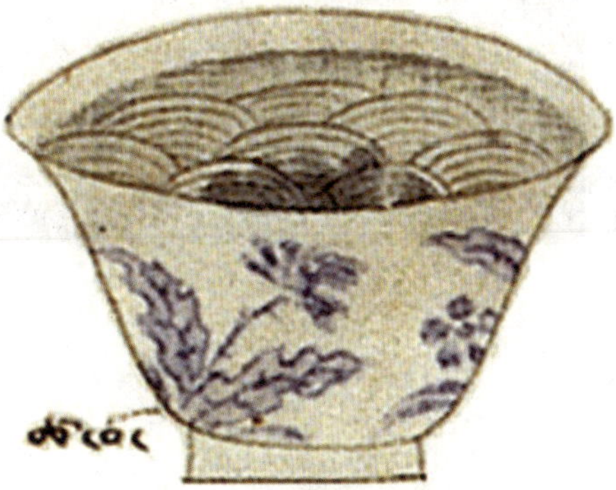

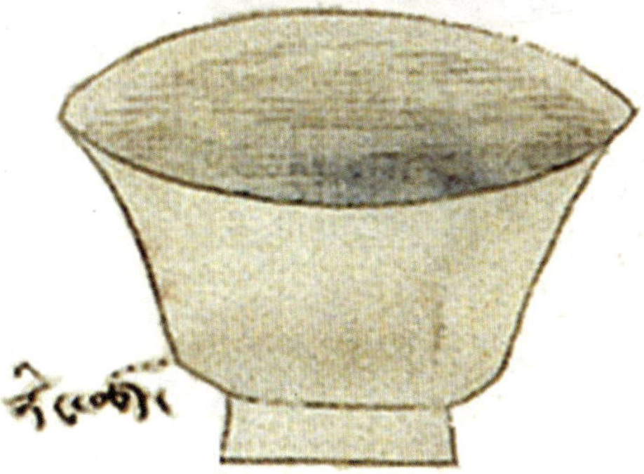

9.3 陈热病

从盛尿容器边缘向中央辐射性转变，为陈旧热病经年累月不愈，如漆之入木深层样深陷体内疾病尿象。

9.4 寒热夹杂病

尿液冷后，颜色、气味等发生转变。尿液转变之前“勾亚”先析出，之后尿液才发生转变，为寒热夹杂病尿象。

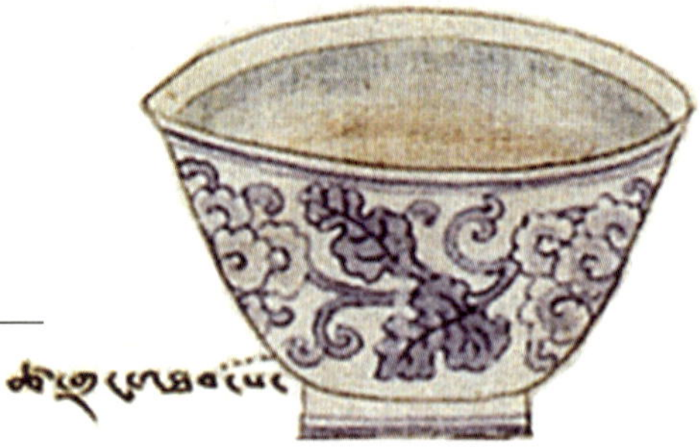

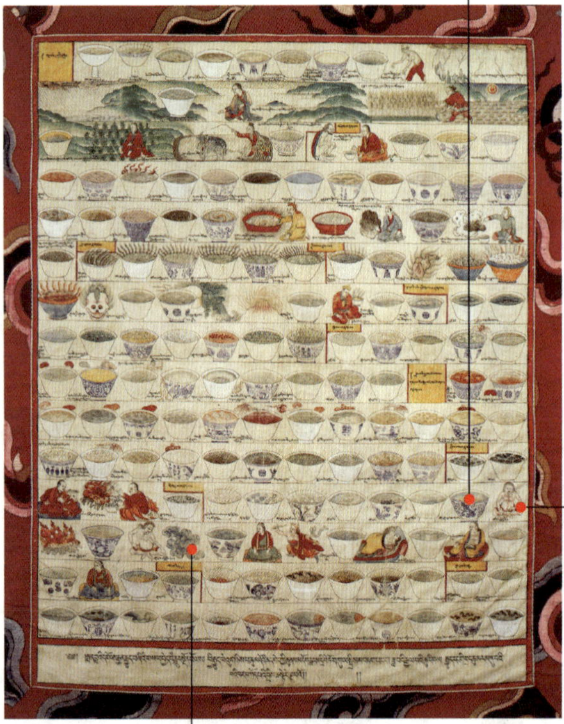

9.5 热病扩散尿不转变

尿液也有不转变的特殊情况，如热病扩散于上下体或内外体，或扩散于容易发生寒病部位者，其尿色和尿质等不发生转变。

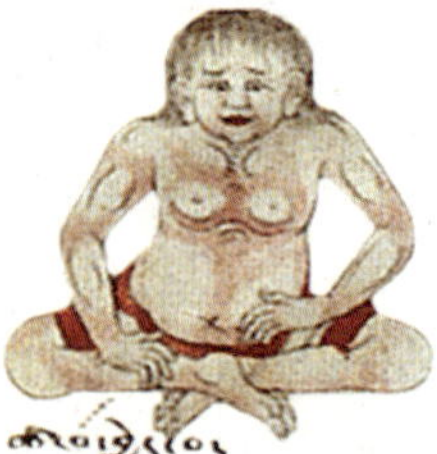

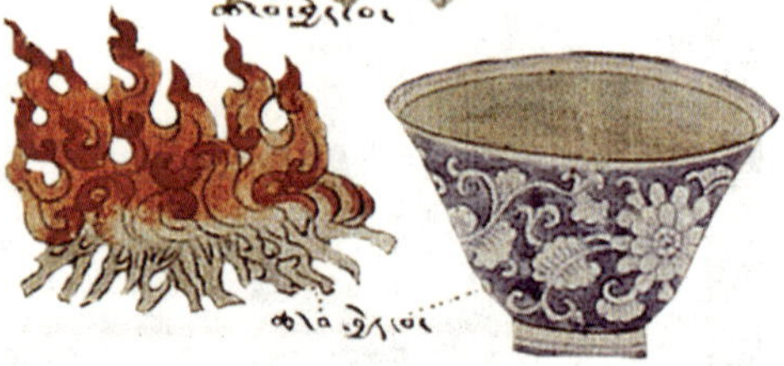

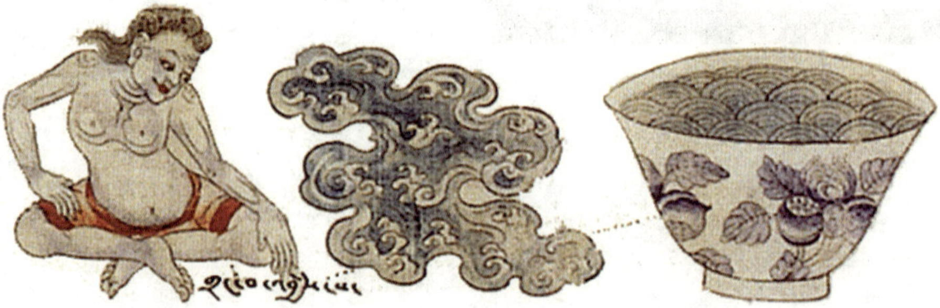

9.6 深陷寒病尿不转变

寒病迁延长久或寒泻经久不愈，或寒证未用热治使之迁延者，其尿色和尿质等不发生转变。

9.7 鬼祟病尿不转变

鬼魔作祟的疾病、寿命及体热衰损者，其尿色、尿质等亦不发生转变。

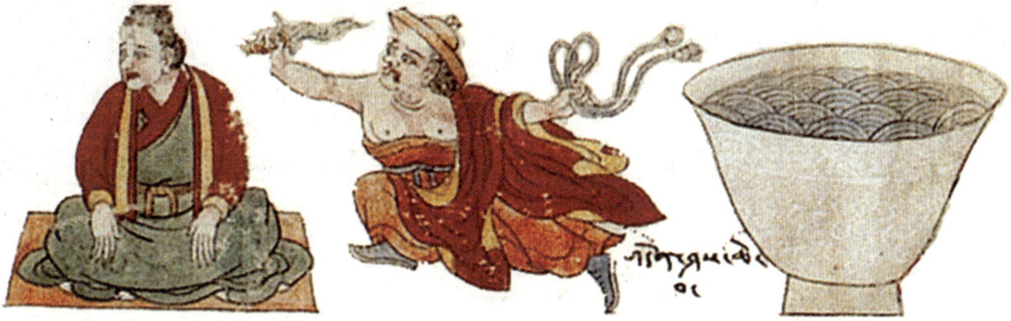

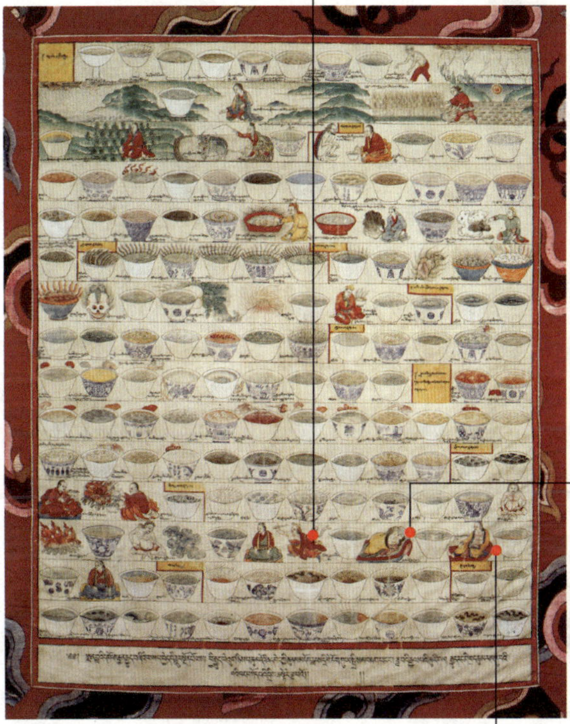

9.8 房事过度尿不转变

房事过度，如春秋季节每两夜同床一次，夏、暖季节每半月同床一次，超过此度谓之房事过度。房事过度者的尿色和尿质等不发生转变。

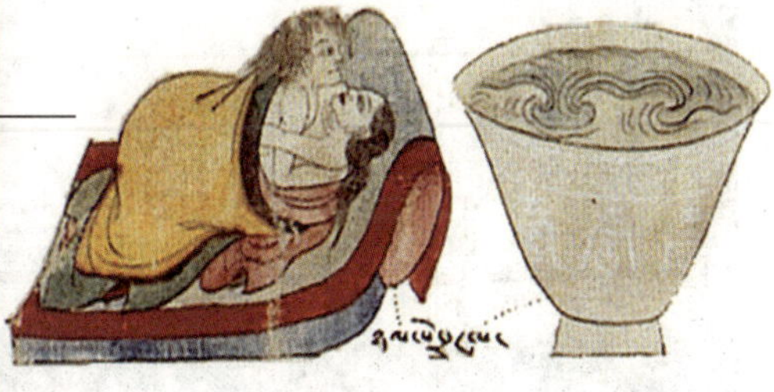

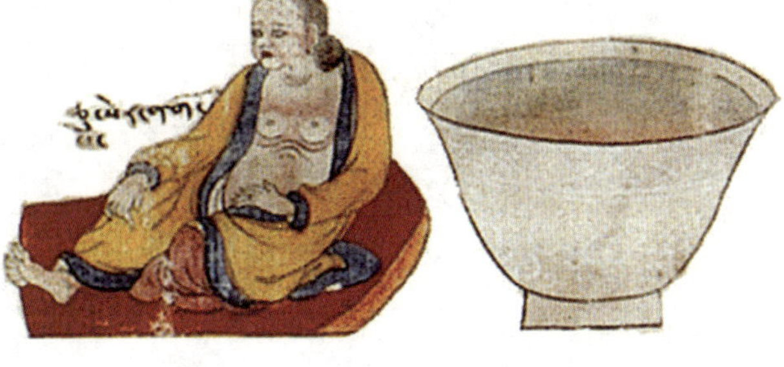

9.9 黑黄水病尿不转变

黑黄水病即麻风病，为血热与赤巴邪共同作用造成肌肤、骨骼、关节和内脏等器官和组织腐烂，导致麻风病，其尿色和尿质不发生转变。

9.10 先天尿不转变

健康无病者尿液先天就不会转变，但当体内五元和三邪等失衡之时，则会立即转变，转变后危险性也大。先天不发生转变的尿为健康无病尿。这种特殊情况虽未明示，但可附带知之。

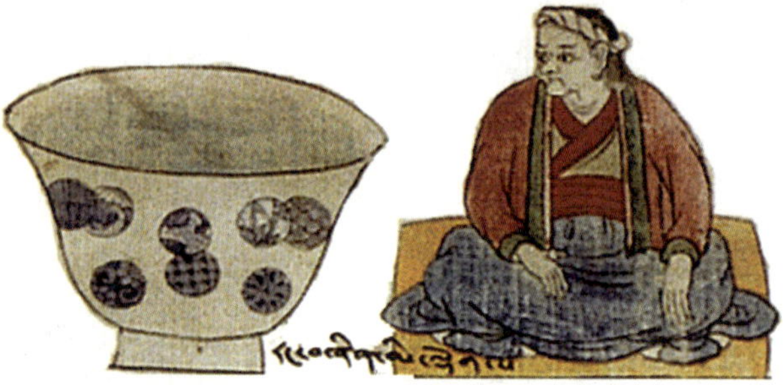

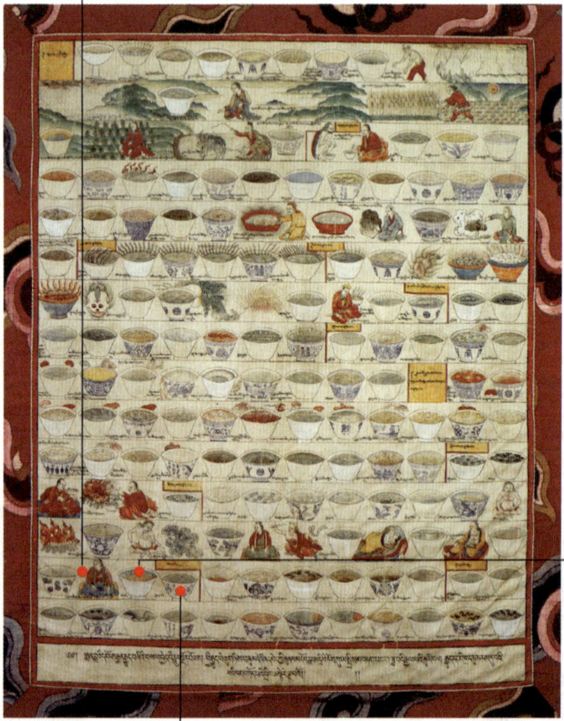

10 察尿转变后情况

10.1 热证尿

诊察尿液三个阶段中的第三阶段（尿冷）时，须察尿转变时间、转变方式和转变后情况。其中察尿转变后情况，如果尿质变稠或变浓，则为热证尿。这是由于血热、赤巴热邪偏盛，火热导致体内水液干涸之故。

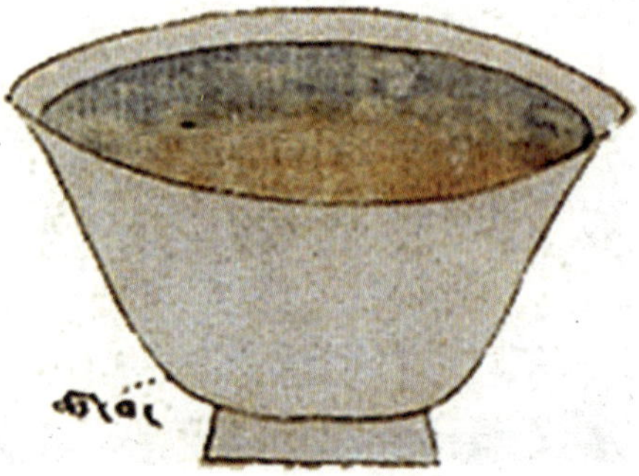

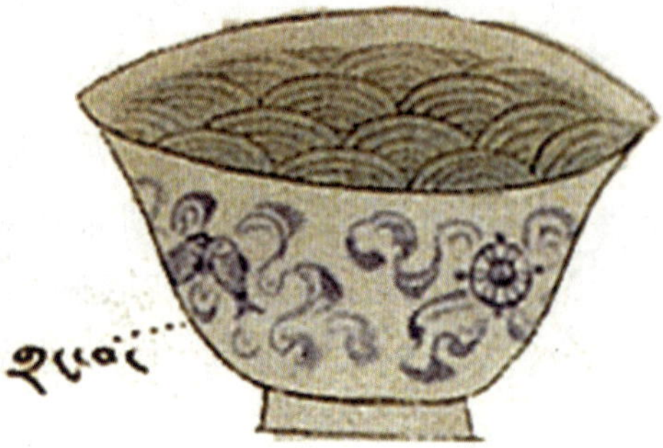

10.2 寒证尿

尿冷后，颜色、气味等发生转变，尿质变稀者为寒证尿。这是因为体内隆寒偏盛，火热衰弱，体内水元未干涸，寒偏盛导致尿液变稀之故。

11　尿诊分述

11.1 热证尿象

11.1.1 尿液颜色和蒸气等

因血和赤巴两热性物质的本色旺盛，故尿色为红或黄色；因体火旺盛导致体内水元减少，故尿质变稠；因热邪伤害身体七精华物质，使之腐败，故尿味熏臊；因热邪热气旺盛，故尿液蒸气大而持久。

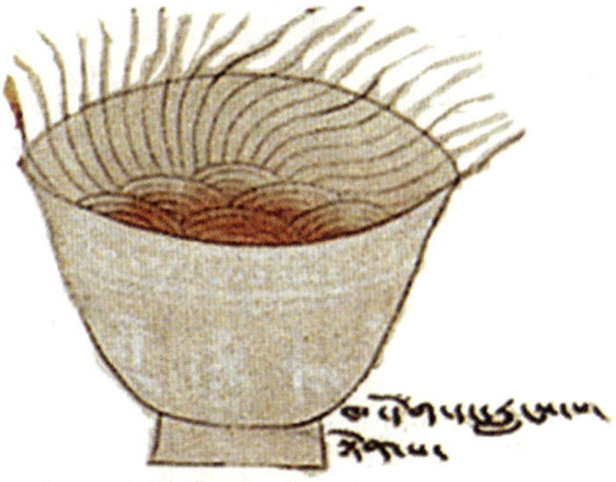

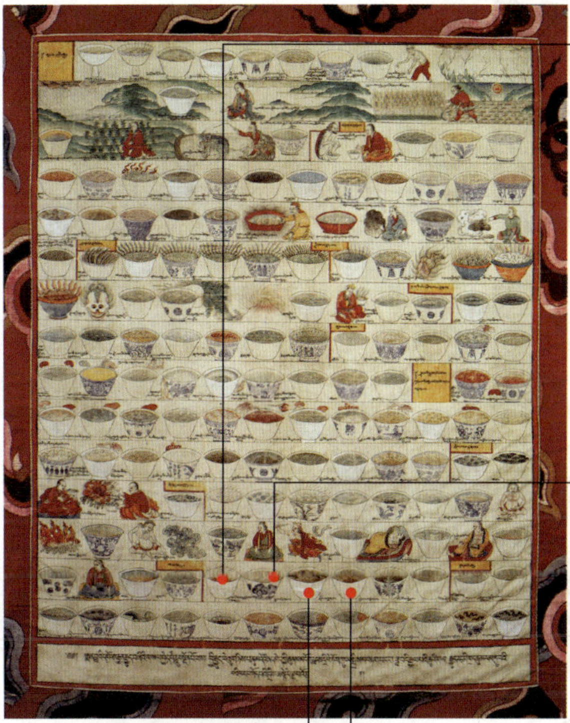

11.1.2 尿液泡沫

在热证尿尚热时搅动，其泡沫细而小，色黄，且消失迅速。

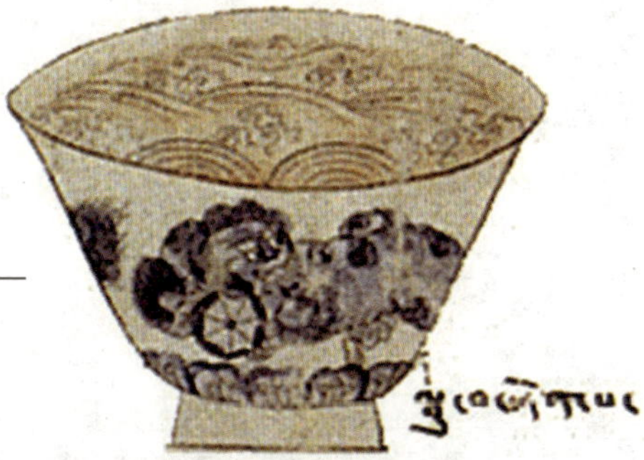

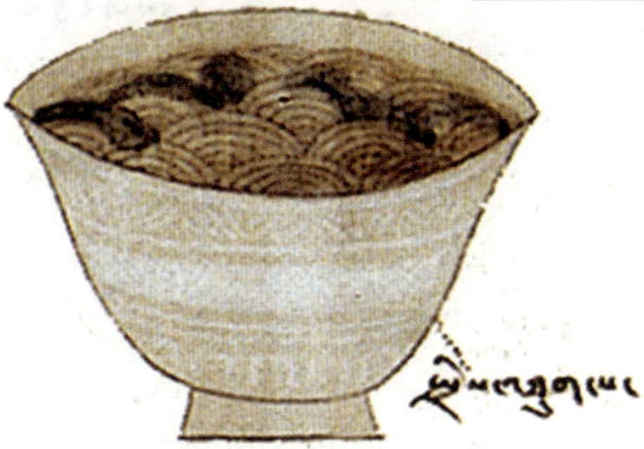

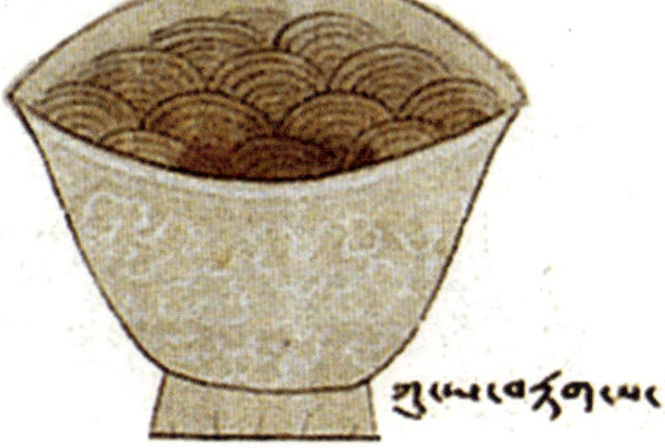

11.1.3 尿皮

热证尿变凉后，表面结有一层厚厚浮皮。

11.1.4 “勾亚”

热证尿，“勾亚”从尿液中央纷纷卷凝析出。

11.1.5 尿热时发生转变

热证尿，“勾亚”在尿蒸气尚未消失之前，即尿尚热时，其颜色和尿质等便发生转变。

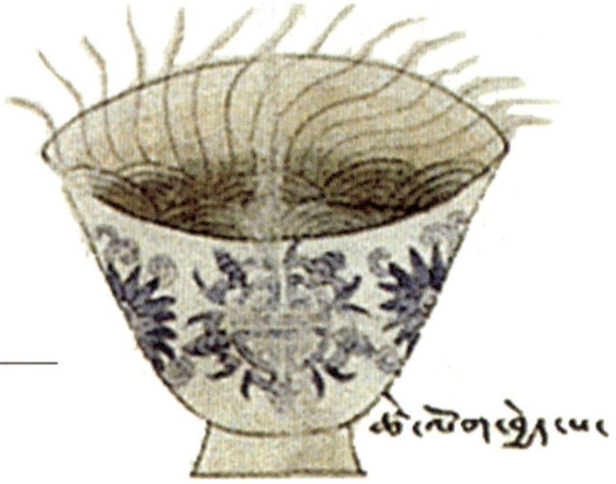

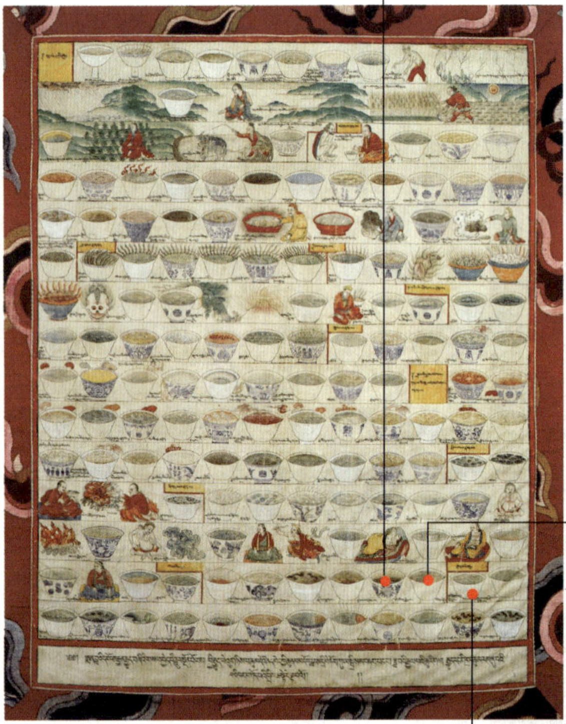

11.1.6 转变之后情况

热证尿，其蒸气尚未消失之前，即尿尚热时，颜色和尿质等便发生转变，转变之后尿色变紫，尿质变稠变浓。

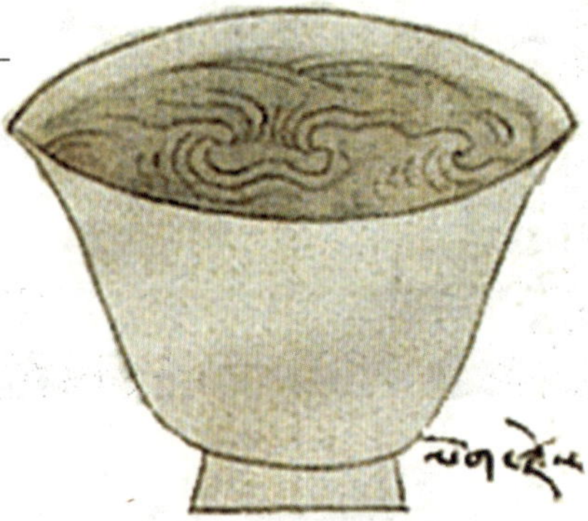

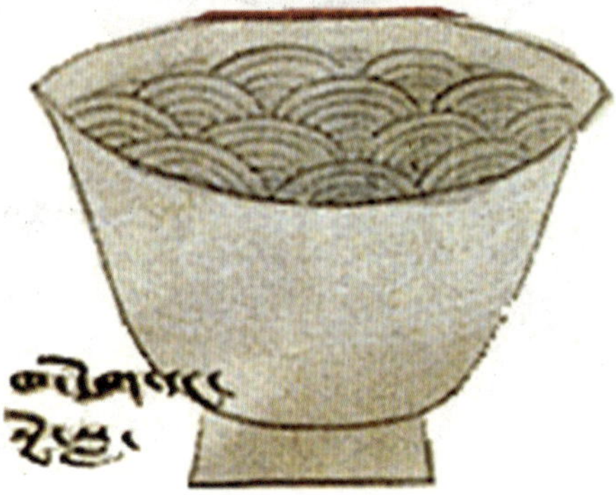

11.2 寒证尿象

11.2.1 尿色

寒证尿，寒证因培根邪本色为白，隆邪本色为蓝，两邪偏盛，故尿色灰青。又因寒证体内水元偏盛，故尿质稀。

11.2.2 蒸气和气味

寒证为培根和隆邪摧毁血热和赤巴热势所致，因凉的性能增加，故蒸气减少、气味变小。

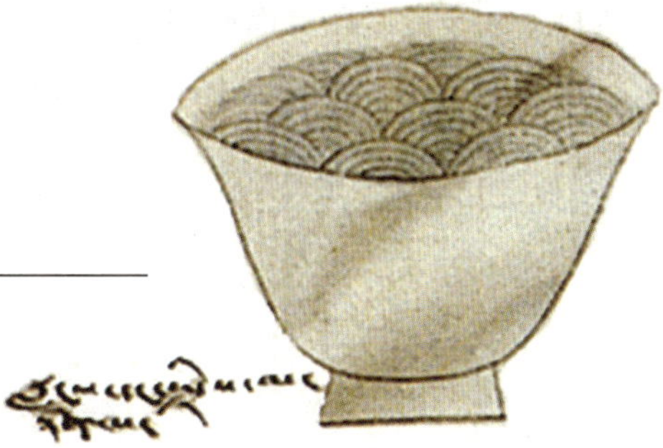

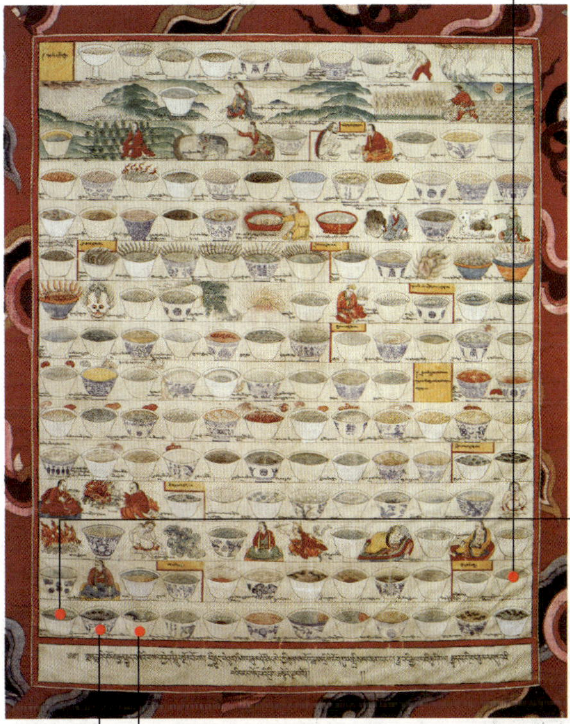

11.2.3 泡沫

寒证尿，因隆邪本色为青，隆性轻而动，故泡沫似牛眼睛较大，且消失缓慢而持久。

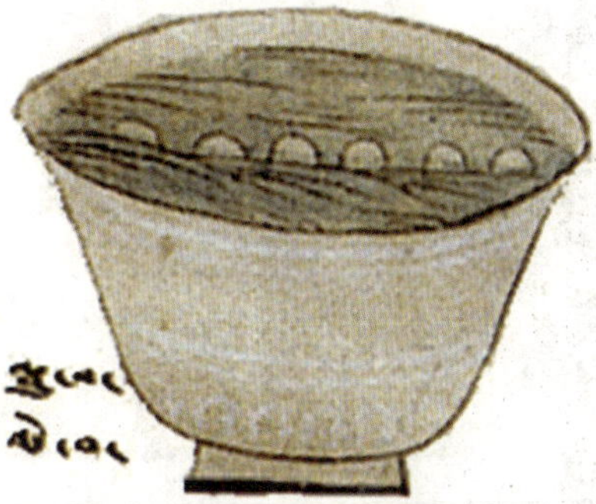

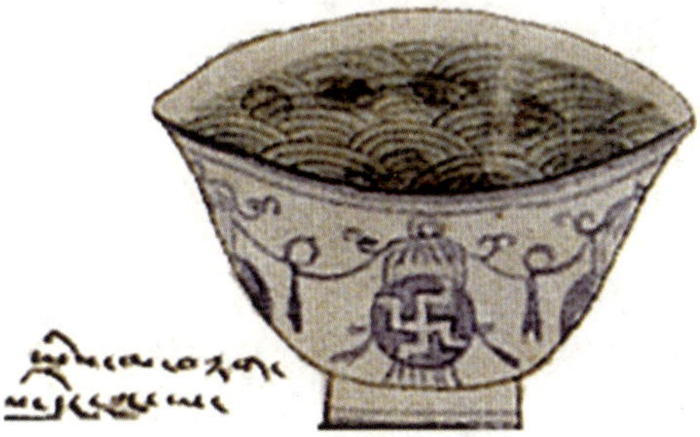

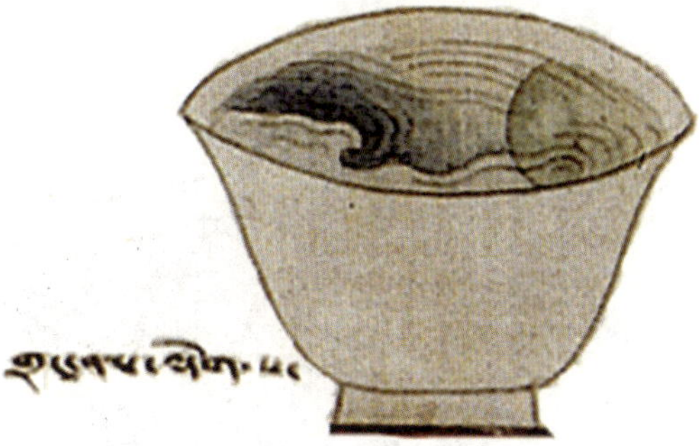

11.2.4 尿皮和“勾亚”

寒证尿冷却后，尿液表面结成的浮皮和“勾亚”薄而少。

11.2.5 寒证尿转变方式

培根、隆寒证之尿冷却后，其尿色和气味等均可发生转变。

11.2.6 转变后色青而质稀

培根、隆寒证尿冷却后，其尿色和尿质发生转变，转变后尿色变青，尿质变稀。

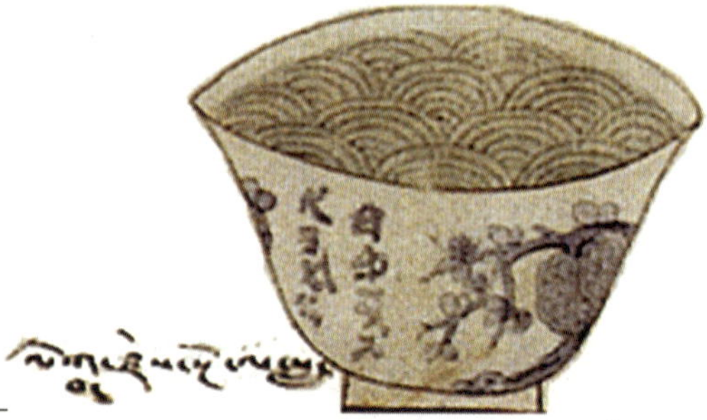

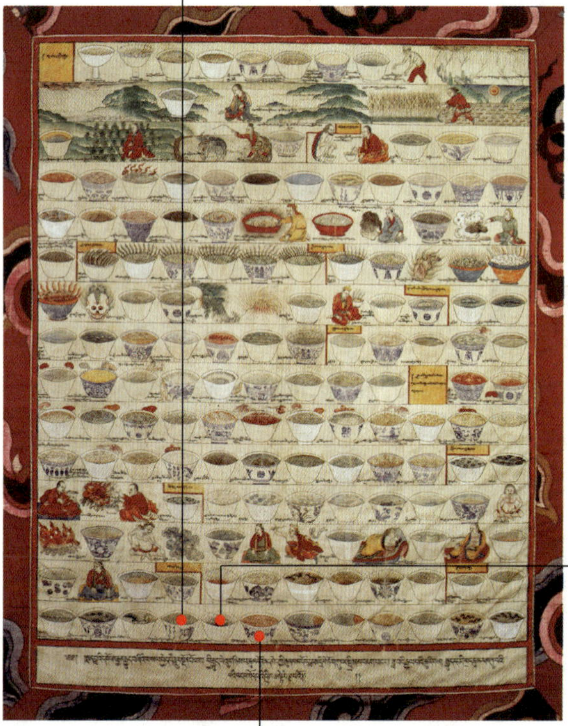

11.3 纠正尿液的误诊

11.3.1 表寒内热

尿色灰青，表现为表寒，但“勾亚”厚者表现为内热，寒热容易误诊。其实这是表寒而深处定有热证的表寒内热尿象。

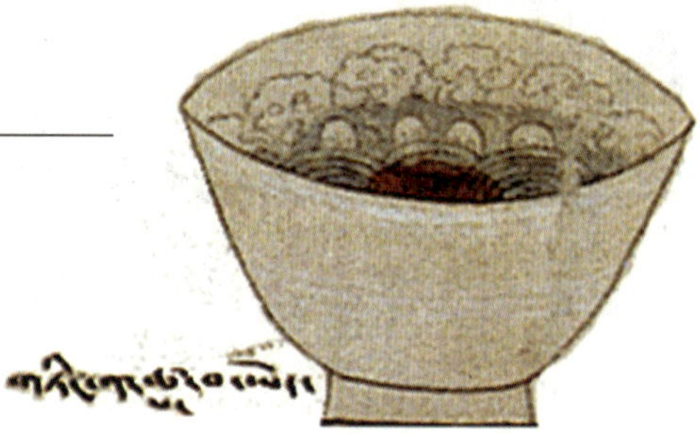

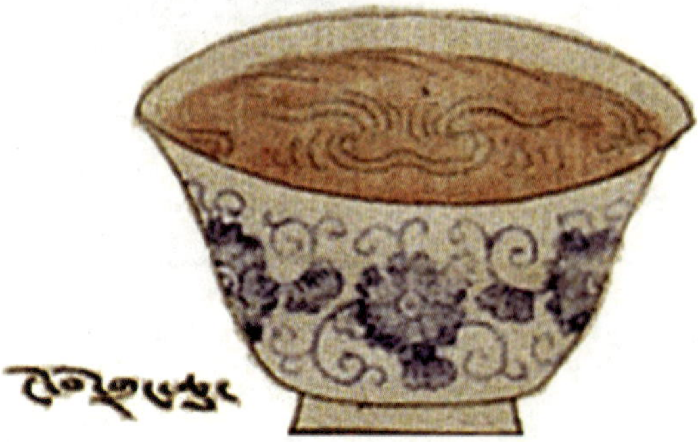

11.3.2 表热内寒

尿色红黄，表现为表热，但气味小、无“勾亚”，又表现为内寒，寒热容易误诊。其实这是表热而本质为寒的表热内寒尿象。

11.3.3 热证尿转变缓慢者为隐热病尿象

若热证尿象色红黄、蒸气和气味大、泡沫细小而消失迅速、“勾亚”和尿皮薄等现象俱全，但蒸气未尽之前，便开始发生转变且转变缓慢，为隐热病尿象。

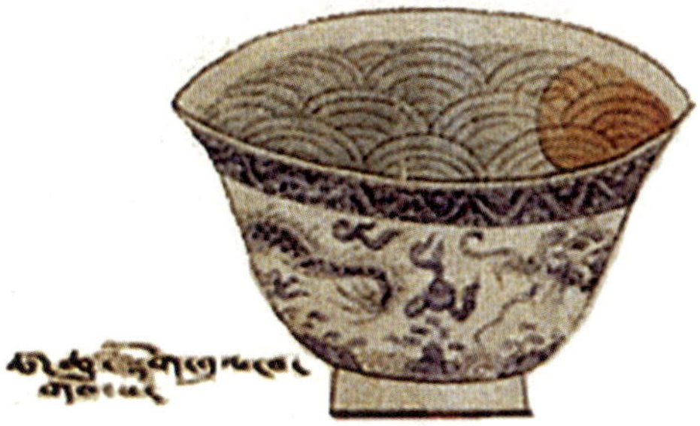

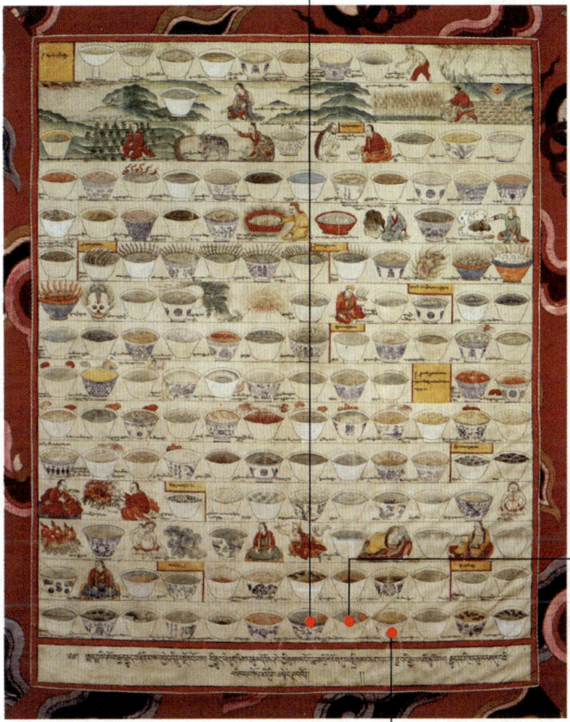

11.3.4 寒证尿转变迅速者为隐热病尿象

若寒证尿象色青白、蒸气和气味小、泡沫大而消失缓慢、“勾亚”和尿皮薄等现象俱全，但在温热和蒸气未尽之前，开始转变且转变快速，为隐热病尿象。

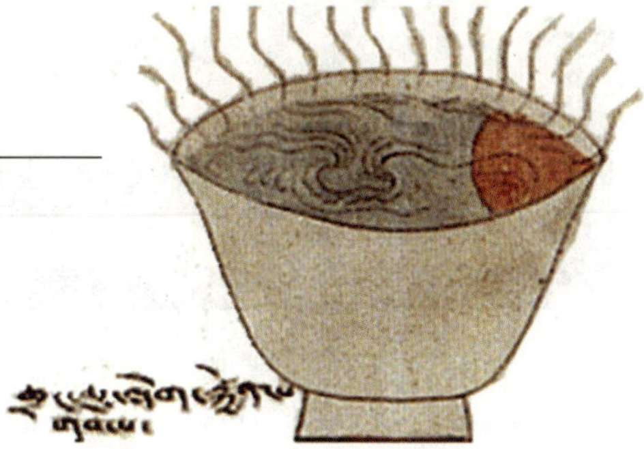

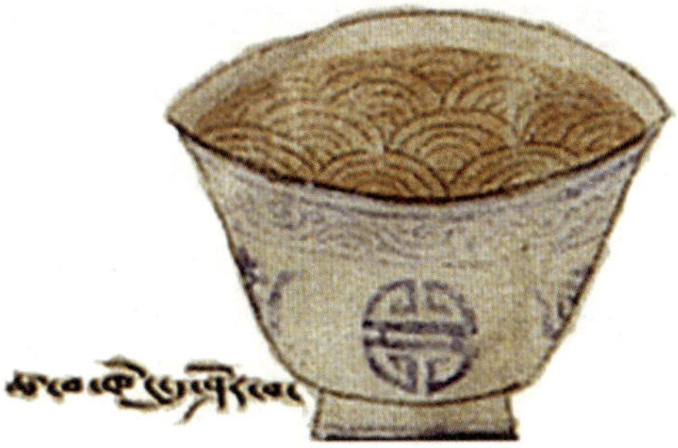

11.3.5 热病内陷尿象

尿色红黄、“勾亚”和尿皮厚、蒸气和气味大等热证尿象俱全，但无尿花（泡沫）出现，为热病内陷尿象。

11.3.6 寒证重着尿象

尿色青白、“勾亚”和尿皮薄、蒸气和气味小等寒证尿象俱全，但无尿花（泡沫）出现，为寒证重着、迁延久时或久泻不愈疾病尿象。

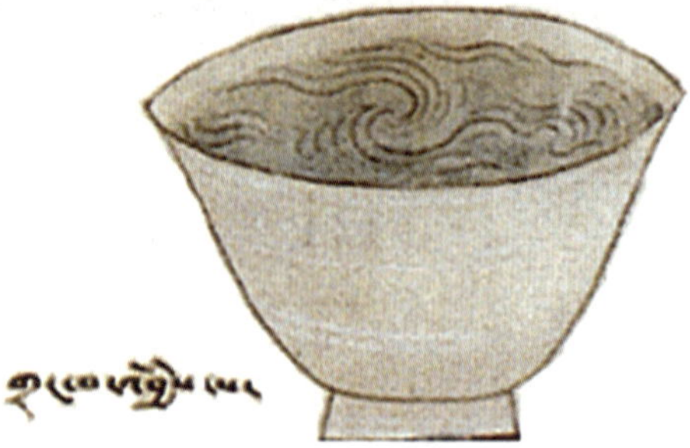

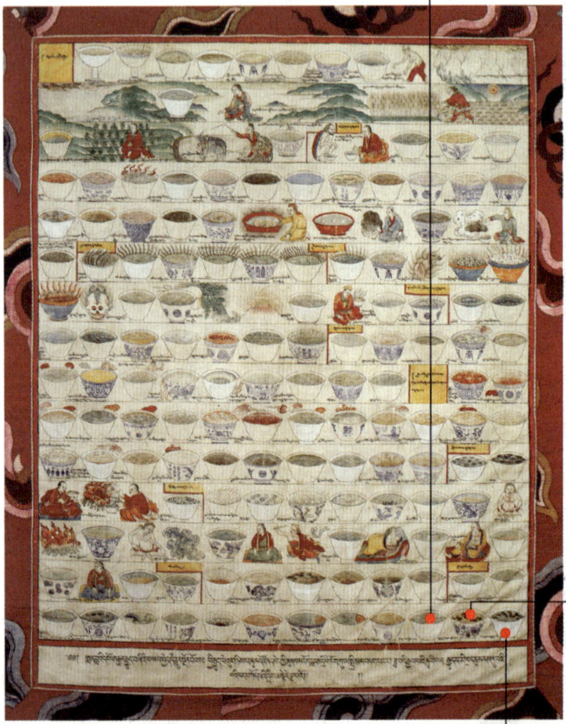

11.3.7 热邪溶化正精尿象

尿色红黄、蒸气和气味大、泡沫细小而消失迅速等热证尿象俱全，特别是尿皮特厚，为热邪溶化体内正精所致尿象。

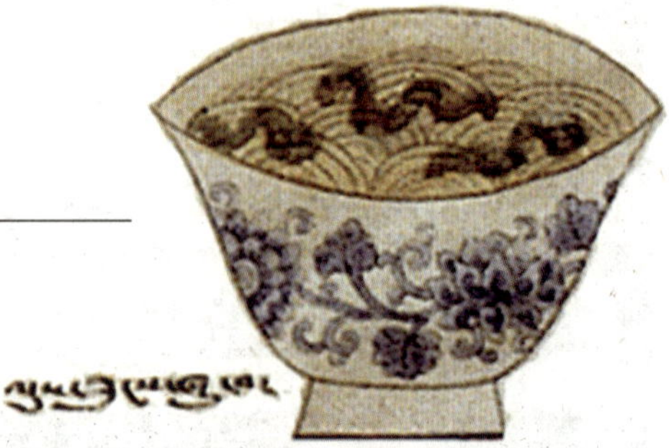

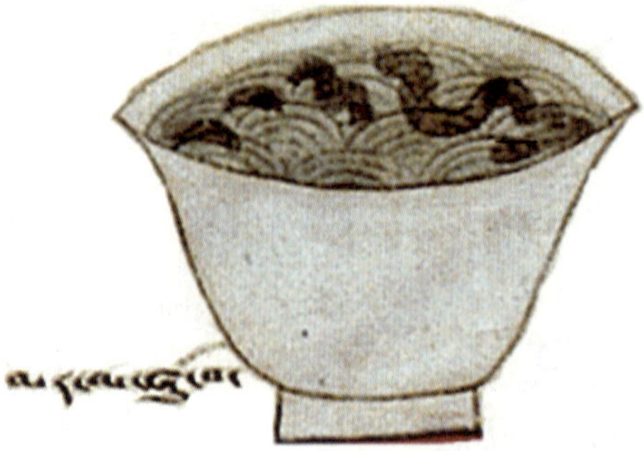

11.3.8 酥油未消化尿象

尿色青白、蒸气和气味小、泡沫大消失缓慢等寒证尿象俱全，但尿皮厚，非热病尿象，实为酥油（油脂）未消化尿象。

图六十六 尿诊（二）

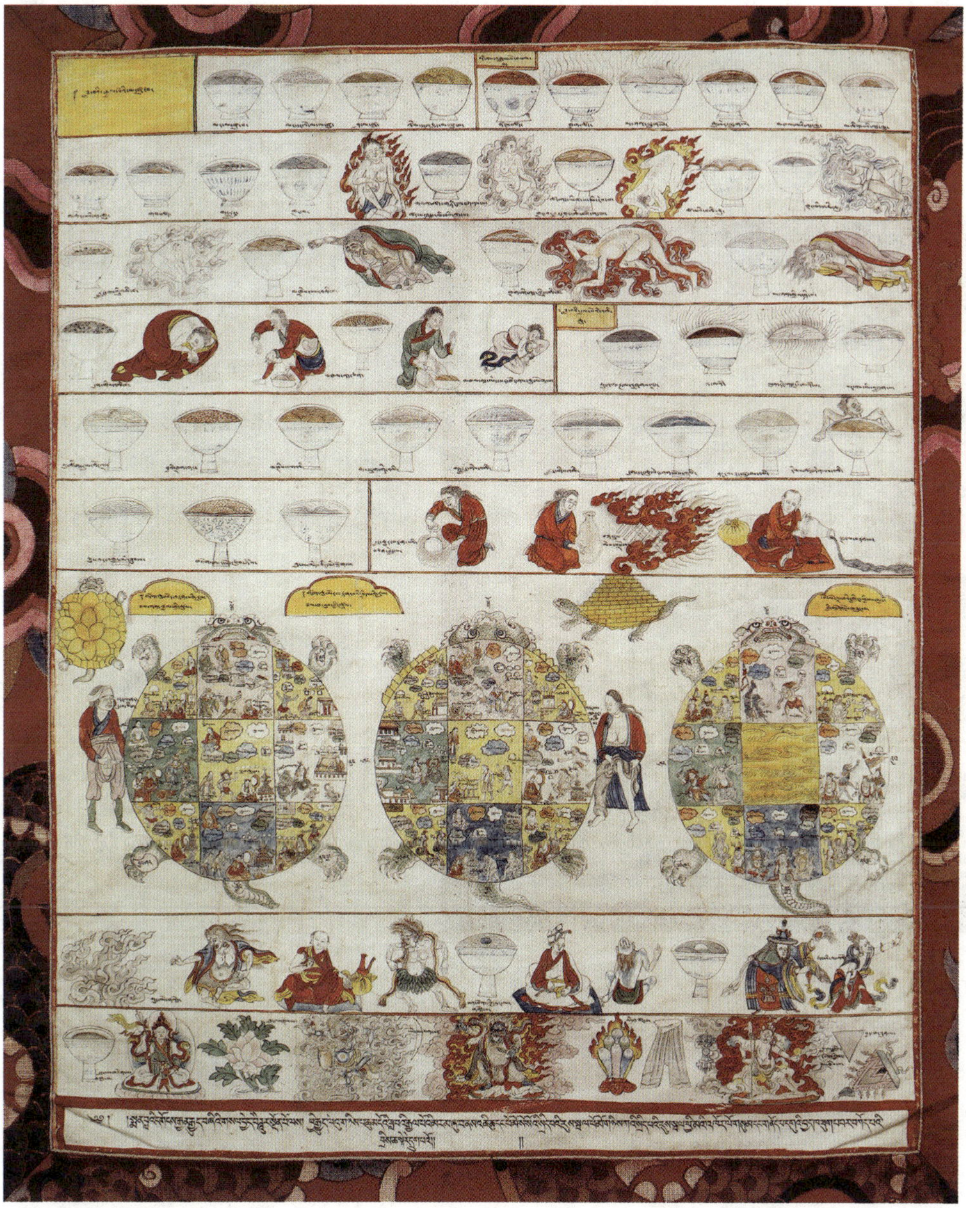

本图示尿诊中从《月王药诊》补充的酥油未消化尿象等寒证尿象、消除察尿误诊的方法。尿诊章中第七节死证尿象、《月王药诊》补充的死亡尿象以及察远地送来的尿液，察尿的响声和尿诊章中第八节察鬼祟尿一节中鬼魔出现方位卜测法、金龟九宫鬼魔卜测法、八方鬼魔卜测法等内容。

11.4《月王药诊》所述消化不良尿象诊察法

11.4.1 酥油未消化尿象

尿液热气消失冷却之后，表面结成一层奶皮样油脂浮皮者，为进食酥油等油脂未消化尿象。

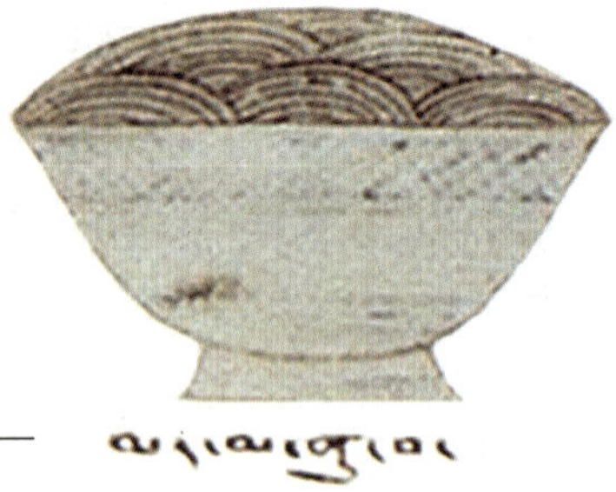

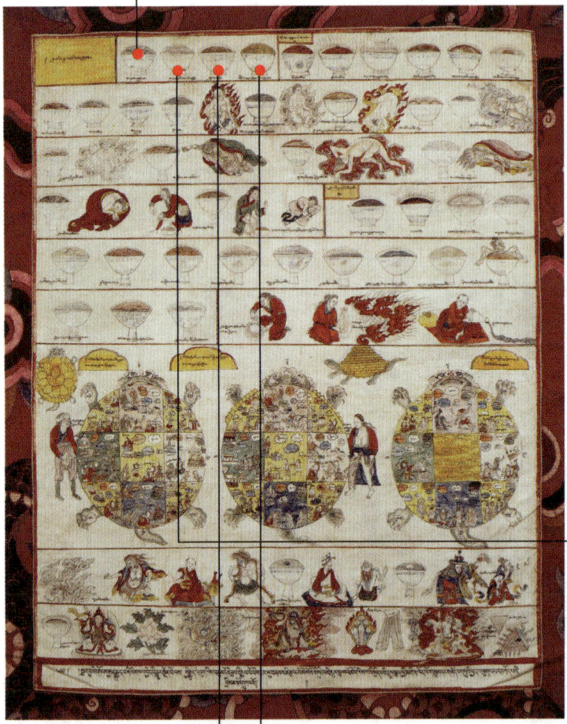

11.4.2 酥油、奶乳未消化尿象

尿液热气消失冷却之后，表面结成一层蜂蜜样油脂浮皮者，为酥油（油脂）和奶乳未消化尿象。

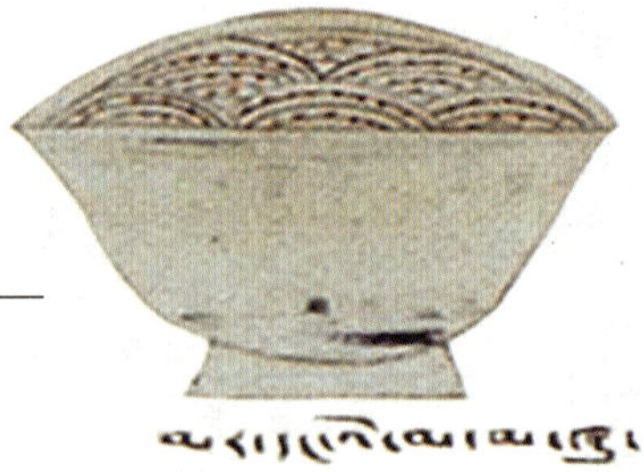

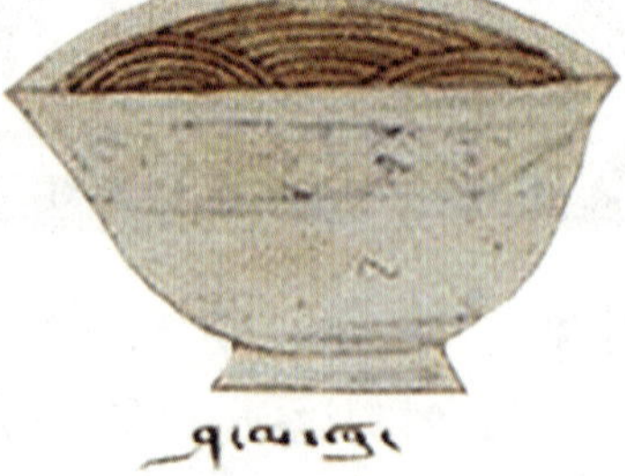

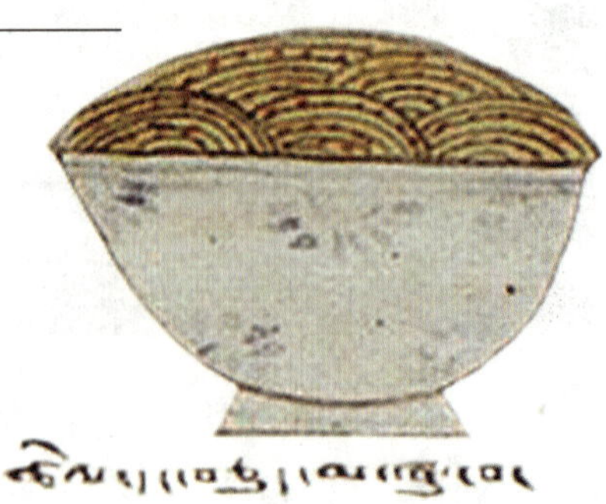

11.4.3 肉类未消化尿象

尿热时，尿色褐黄者，为所进肉食未消化尿象。

11.4.4 脂肪和营养未消化尿象

尿热时，尿色似蛋黄者，为脂肪和营养品未消化尿象。

11.5 纠正病尿的误诊

11.5.1 虚热病与血热病尿易误

虚热与血热两病尿色皆红，容易误诊。但虚热病尿液色红而清澈，尿质稀而泡沫大；血热病尿液色红而浑浊、尿质稠、“勾亚”多、蒸气大、泡沫细小。有差别，不会有误。

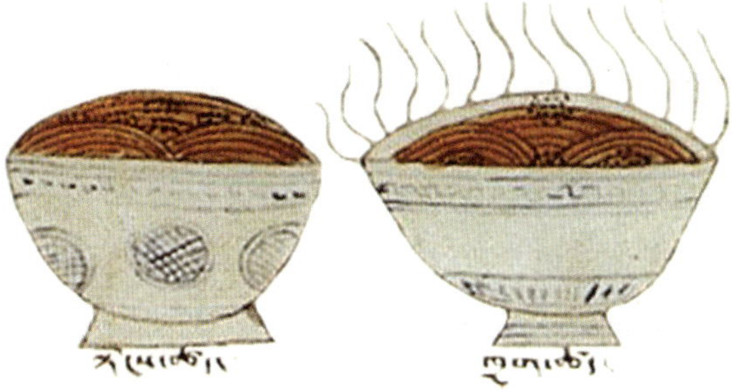

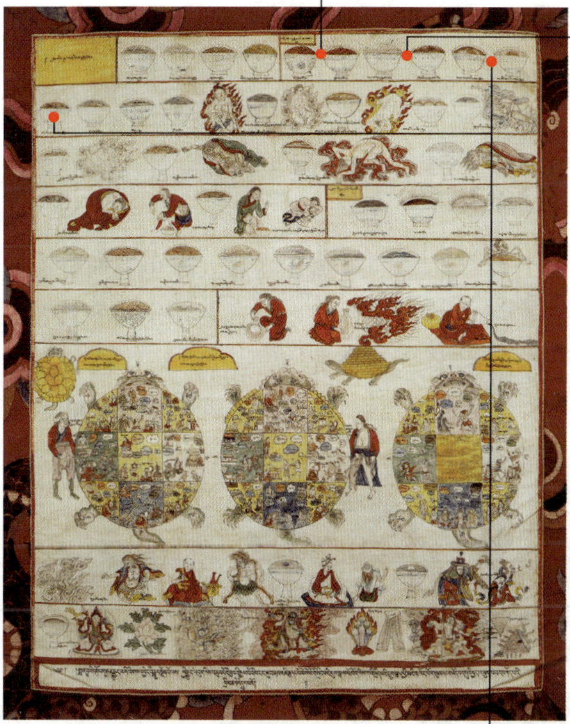

11.5.2 培根“木布”病与黑黄水病尿易误

培根“木布”病与黑黄水病（麻风）两者尿色皆紫，容易误诊。但培根“木布”病尿色紫而质稠、气味熏臭；黑黄水病尿色似紫草茸涮洗水样红紫清澈、气味小。有差别，不会有误。

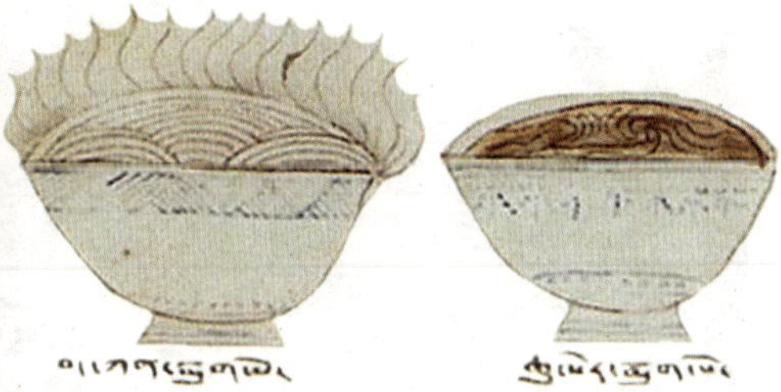

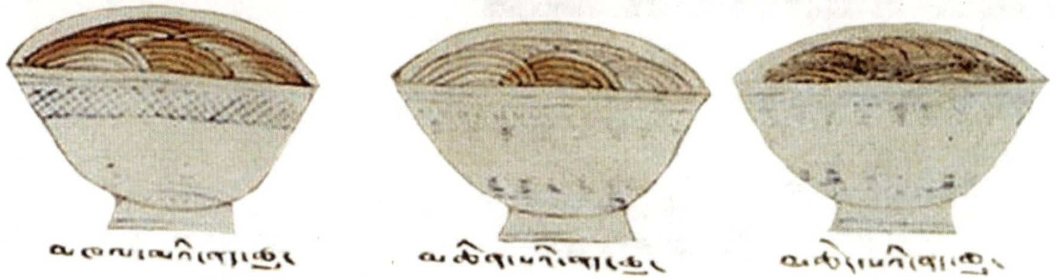

11.5.3 肾病与肝病、脾病尿易误

肾病与肝病、脾病三者尿色皆红，容易误诊。但肾病尿色红或红而浑、“勾亚”沉于尿底；肝病尿色黑红或淡红、“勾亚”遍布尿液、质清澈；脾病尿色红中带绿或红而清澈、“勾亚”居于尿中层。有差别，不会有误。

11.5.4 隐热病与培隆病、寒证尿易误

隐热病、培隆病、寒证三者尿色皆青，容易误诊。但隐热病尿色青而泡沫细小消失迅速、“勾亚”厚；培隆病尿色青而泡沫大消失缓慢、无“勾亚”或“勾亚”薄、泡沫持久；寒证尿色灰白、质稀。有差异，不会有误。

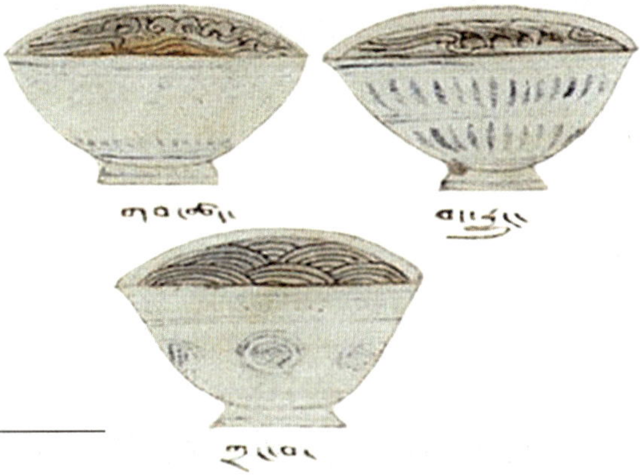

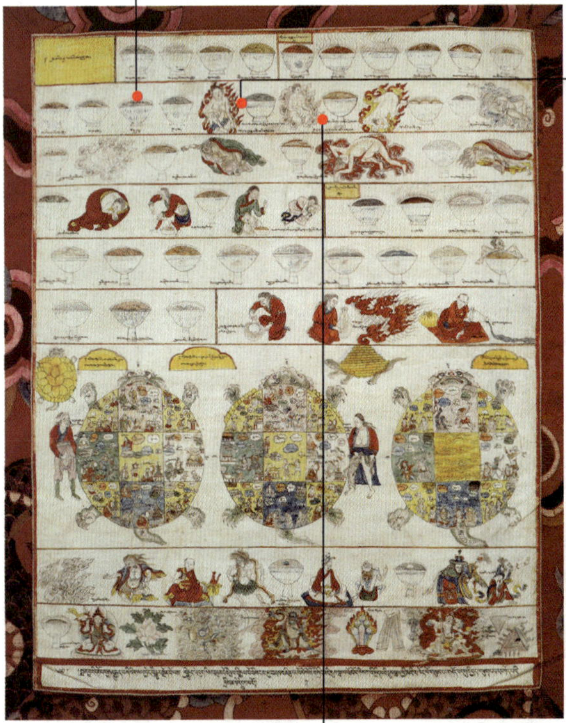

11.5.5 疠热隐于深处热偏盛病人尿液

热偏盛病人尿色有时呈青或灰白色，但这不一定为寒证，也可能是疠热隐于深处被掩盖之故，须用试探药试治便可知晓。

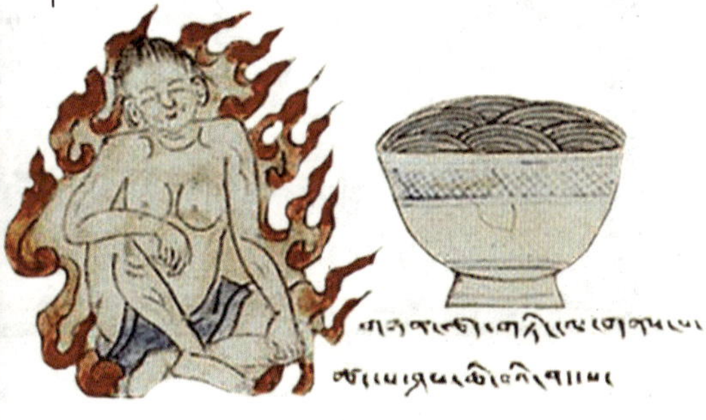

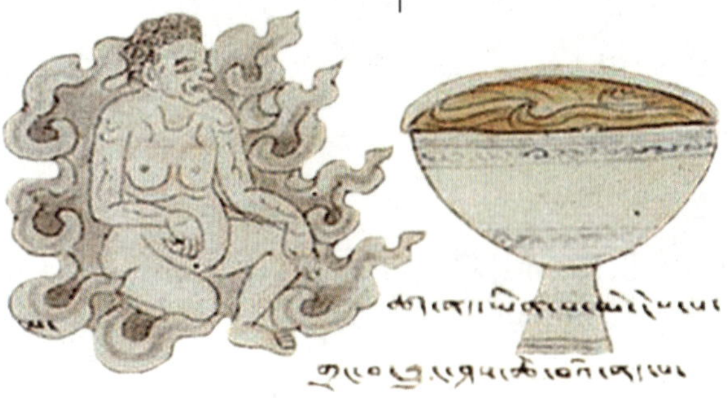

11.5.6 不一定是热证的寒隆偏盛病人尿液

寒隆偏盛病人尿色有时呈黄或红色，但尿黄或红者不一定为热证，用试探药试治则可断定。

七、死证尿

1　热证死证尿

尿色似血、气味若腐烂皮革，嗅之有臭味，用药、械、食、行治疗皆无效，尿色等均不能转为正常者，为热证死亡尿象。同样对热证尿象者用上述四法治之，但“勾亚”消失之后仍不能发生转变者可变为热证死亡尿象。

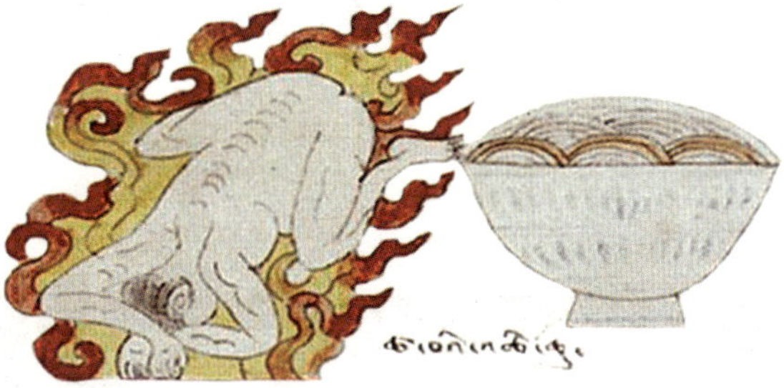

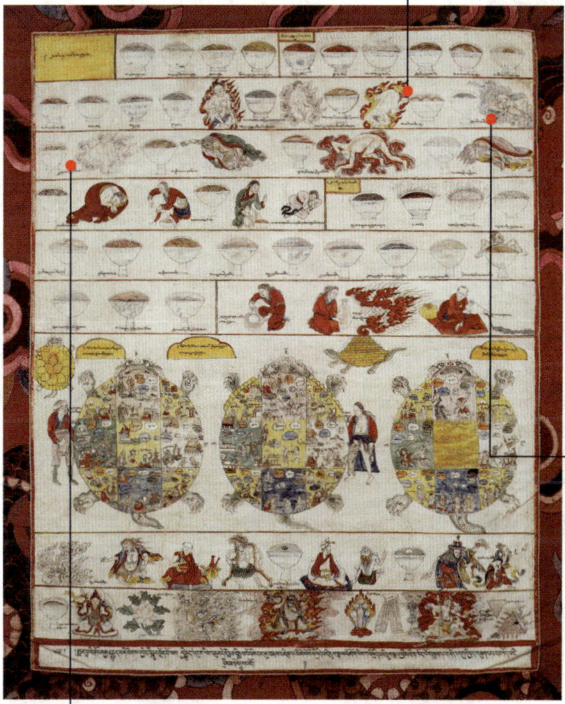

2　寒证死证尿

尿色青而气味、蒸气、“勾亚”、尿花、尿味均无，用治寒证的四火方治疗后尿色等均不能转为正常者，为寒证死亡尿象。

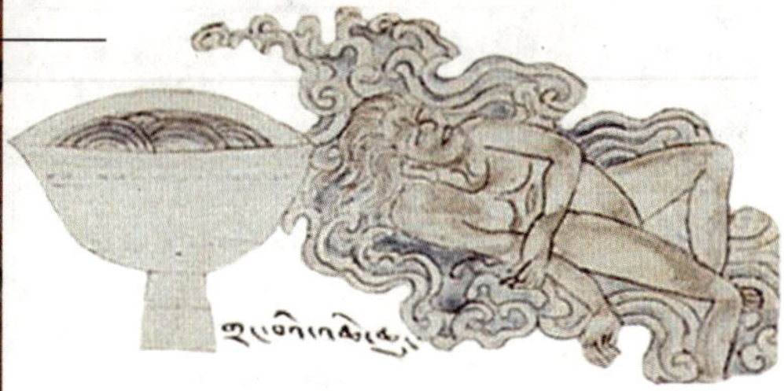

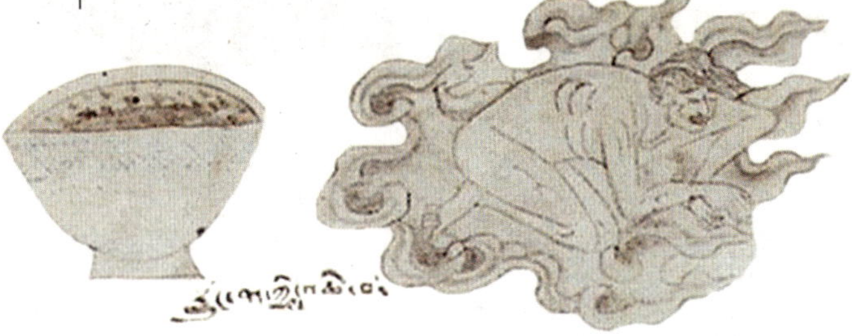

3　隆病死证尿

尿液似菜汁样，浊清分离，也就是尿色青黑、尿液与渣分离，水中撒入颜料和水纹样者，为隆病死亡尿象。

4　赤巴病死证尿

尿液似亚大黄煮汁样浊清分离，也就是尿中出现黄色腐败的亚大黄汁和渣滓样东西者，为赤巴病死亡尿象。

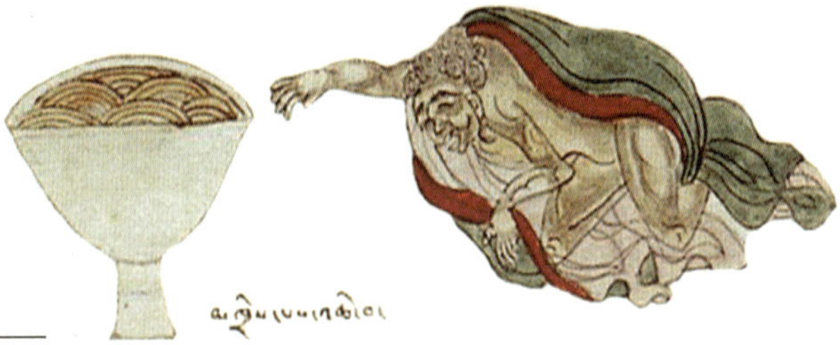

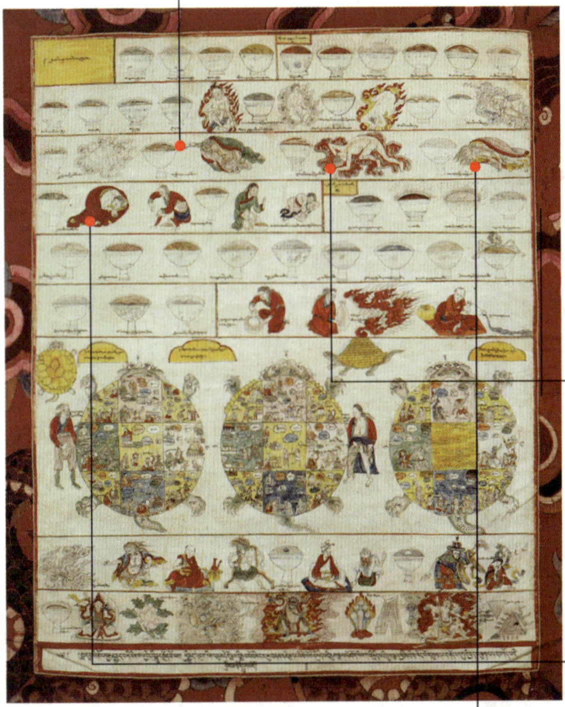

5　血热病死证尿

尿液似朱砂撒于小铜碗水中样清浊分离，即尿似朱砂水样水与渣滓分离，色呈红者，为血热病死亡尿象。

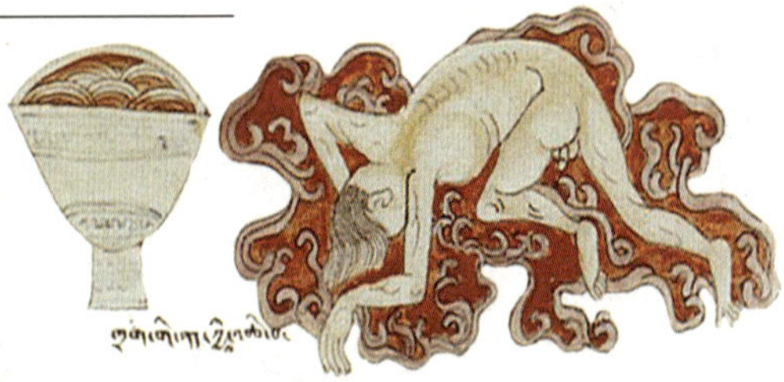

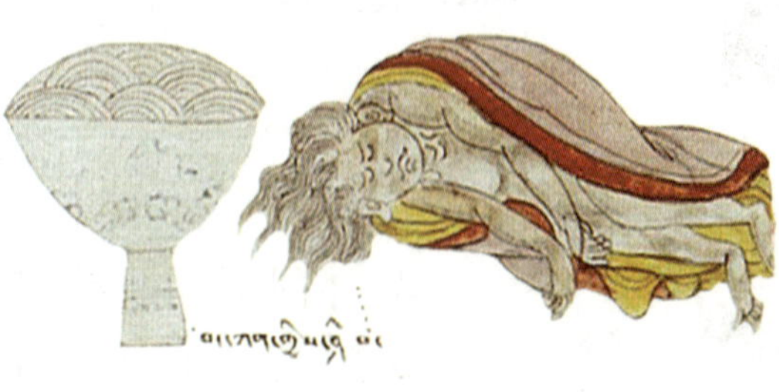

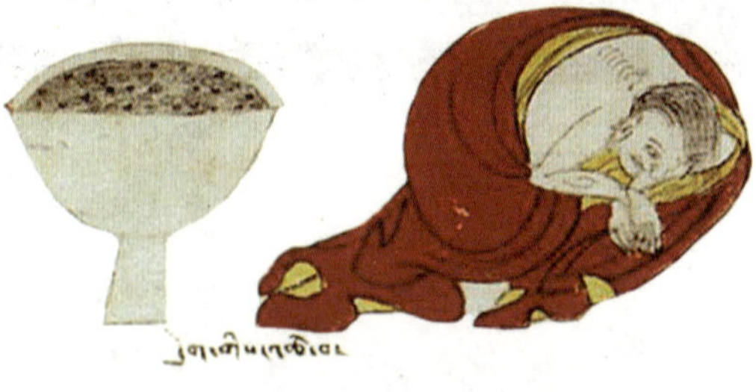

6　培根病死证尿

尿液似腐败的牛乳，色白而清浊分离者，为灰色培根病死亡尿象。

7　中毒症死证尿

尿液似水泡的墨汁，色黑而清浊分离者，为中毒症死亡尿象。

8　肾病尿象

肾脏有寒或热证，尿液有可能在体内时尿色和气味、"勾亚"等发生转变，但这种情况不属死证尿象。

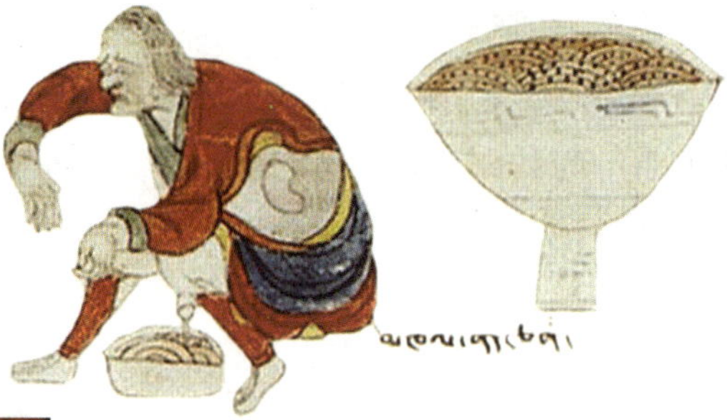

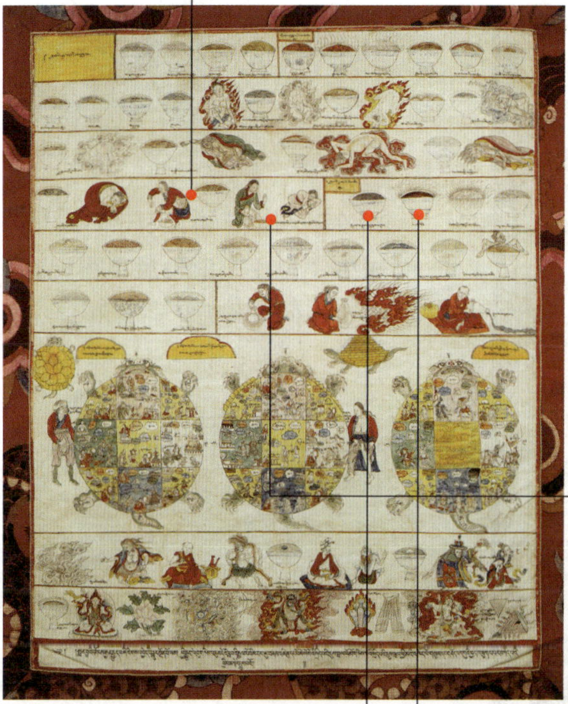

9　肾无病，尿在体内转变者为死证尿

肾脏无病，但体内有热、寒、隆（风）三邪聚合引发的各种疾病，此时尿液在体内亦可发生转变，将此称之"和合内腐"，属于死亡尿象。

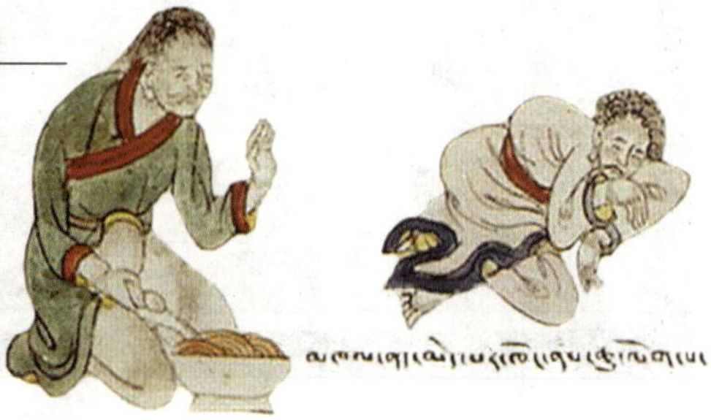

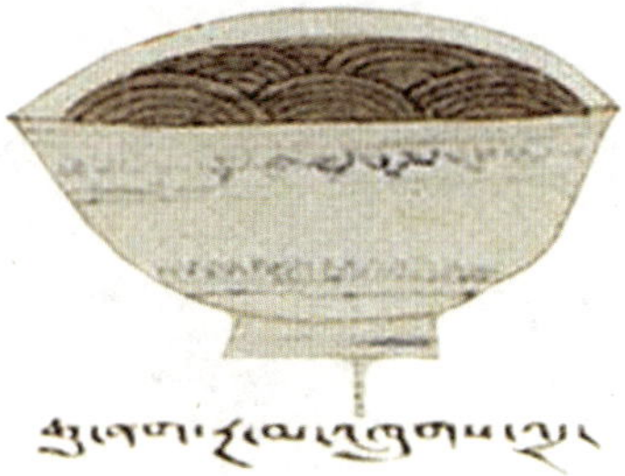

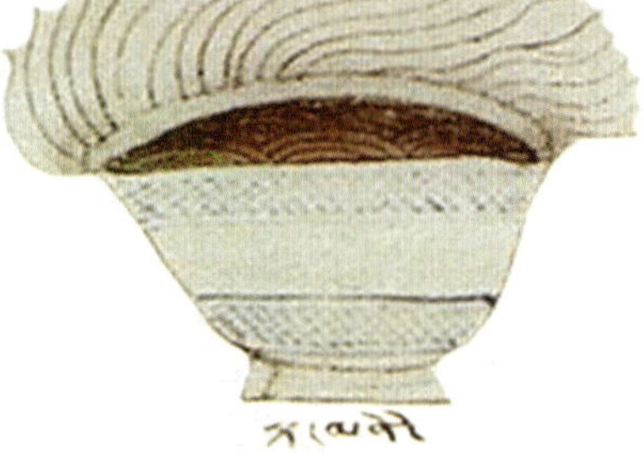

10　《月王药诊》所述死证尿

10.1　尿黑，似纷乱牛尾

尿液颜色发黑，析出物"勾亚"似纷乱牛尾者为死证尿象。

10.2　难排气臭

尿液色紫、外排不利、气臭难闻者为死证尿象。

10.3 气味时久发臭

尿热时嗅之，起先气味不浓，但时久变臭难闻者，为体内有病，腹内腐烂征兆，很快会死亡。

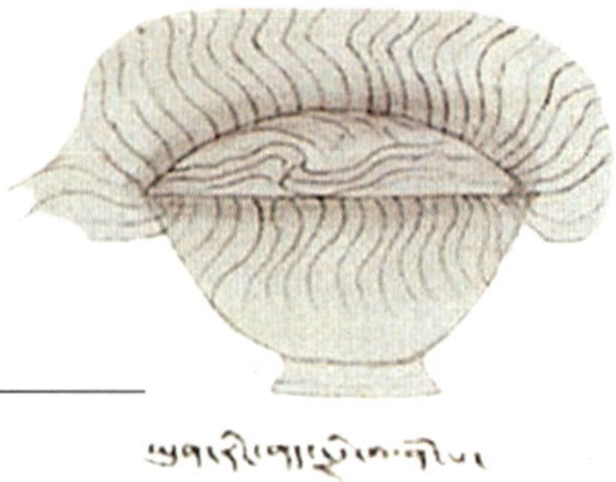

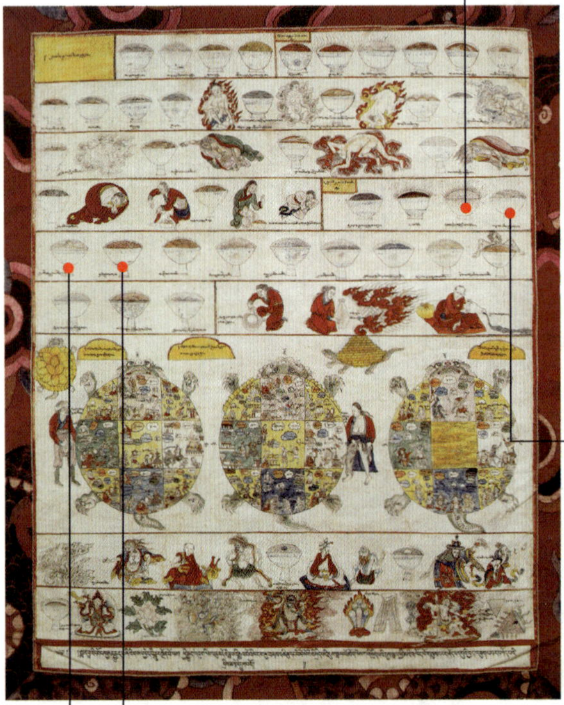

10.4“勾亚”消失后不再现

尿中“勾亚”消失后不再现者，不论尿色如何，皆为死证尿象。

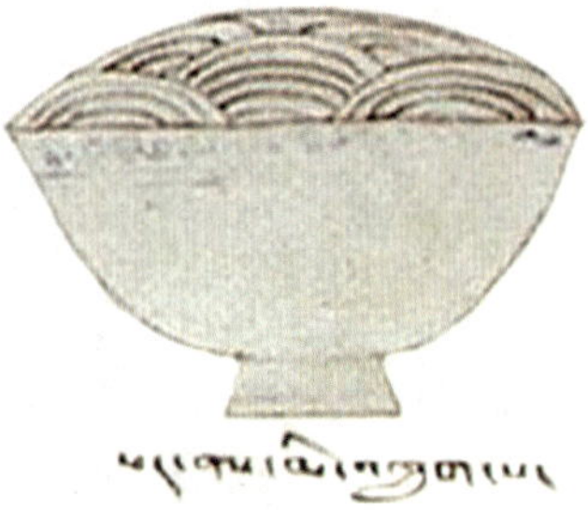

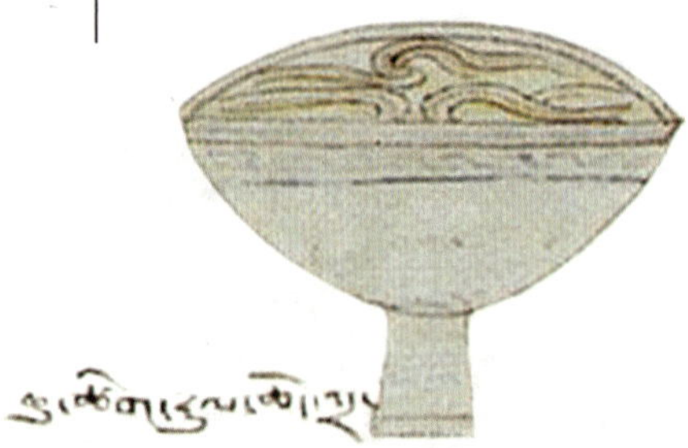

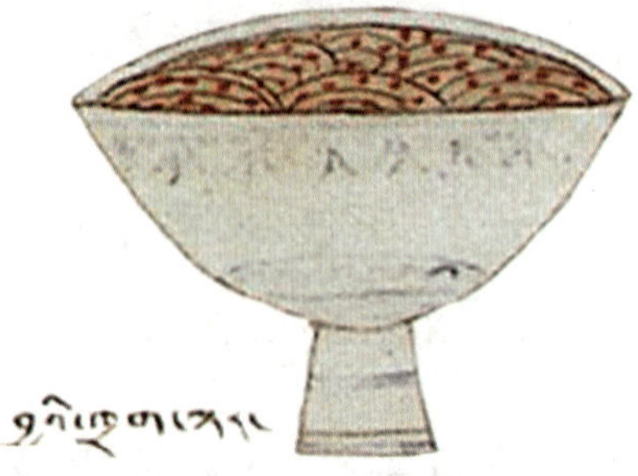

10.5 尿似烂菜汁

尿液似烂菜汁，色黑清浊分离者为死证尿象。

10.6 尿似鸡血

尿热时，尿色似鸡血样非常红赤者为血热病所致死亡尿象。

10.7 赤巴病死证尿

尿热时，尿色红黄似雄黄水者为赤巴病所致死亡尿象。

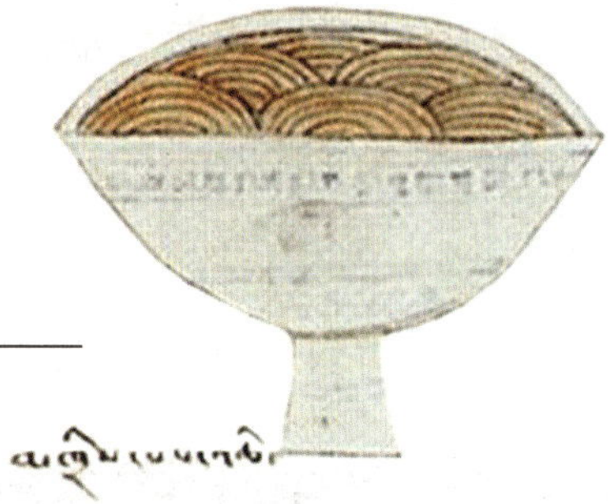

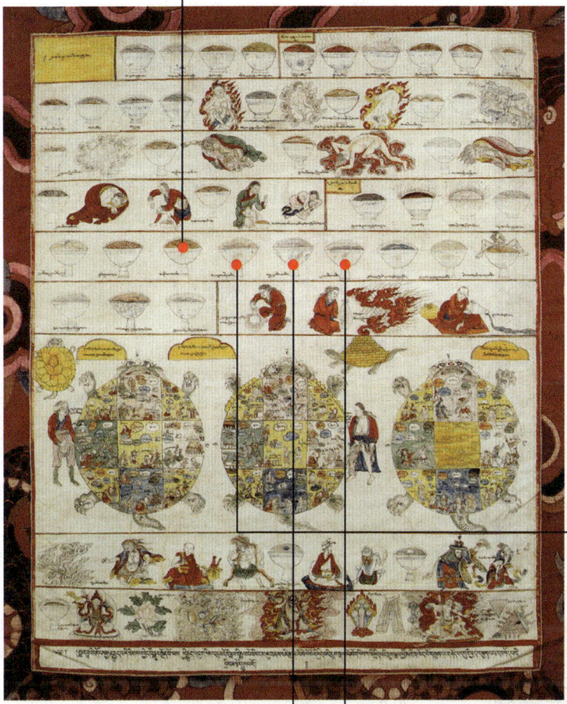

10.8 培根“木布”病所致死证尿

尿液似煮熟的血呈黑红色，清浊分离者为培根“木布”病所致死亡尿象。

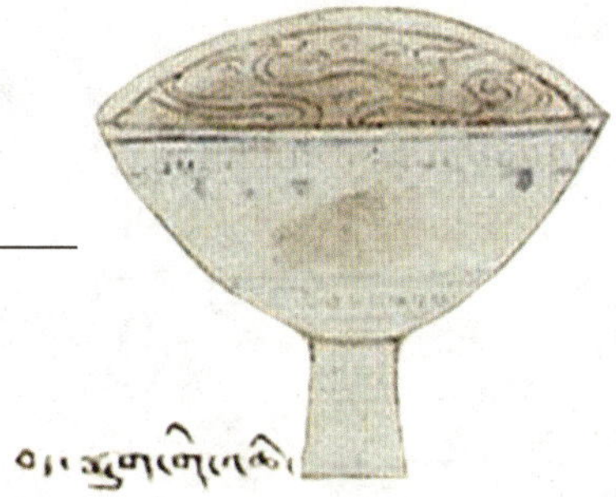

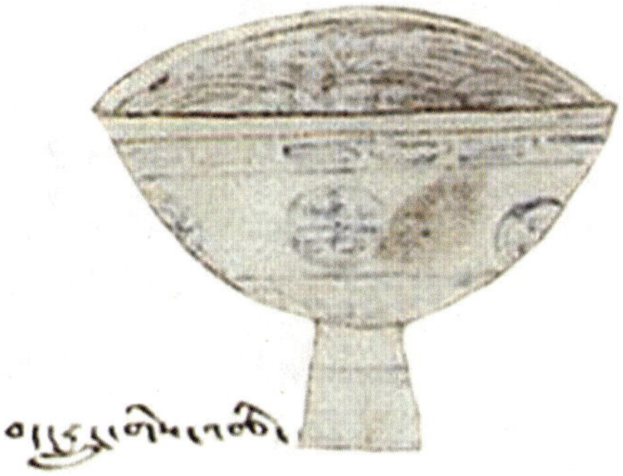

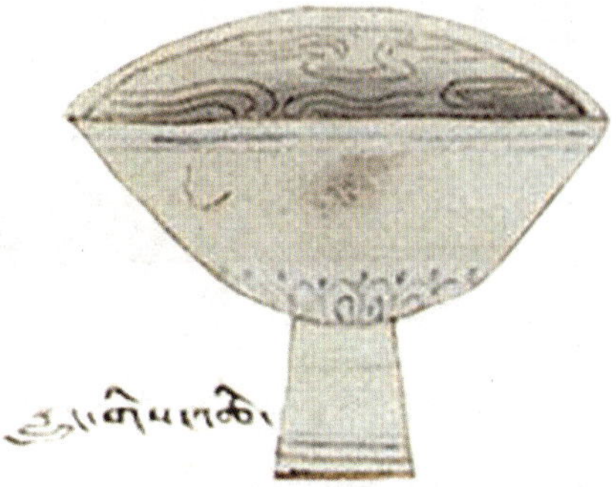

10.9 培隆合症所致死证尿

尿液似（灌入皮袋中）搓揉振荡的脑浆者为培隆合症所致死亡尿象。

10.10 隆病所致死证尿

尿液似鸟脑浆多渣者为隆病所致死亡尿象。

10.11 中毒和黑黄水病所致死证尿

尿热时，尿色黑绿者为中毒或黑黄水病（麻风）所致死亡尿象。

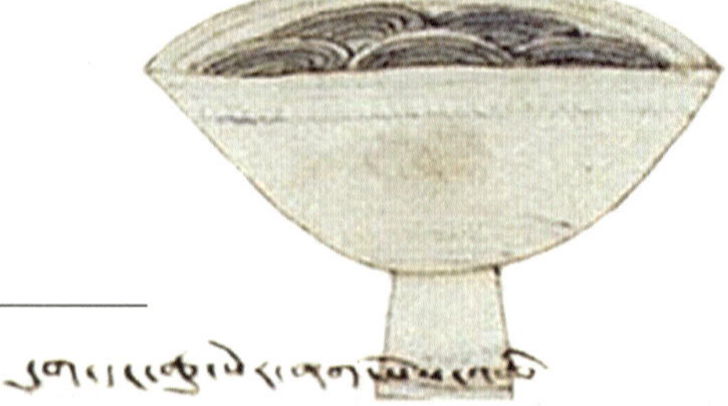

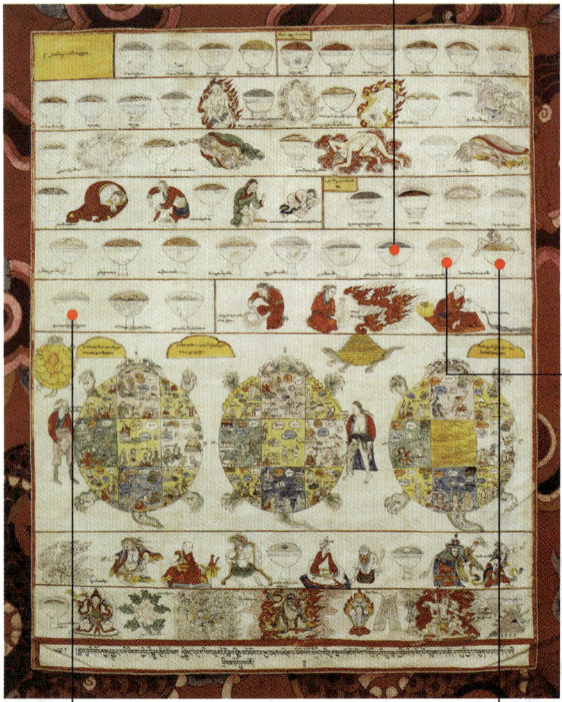

10.12 肌肉、骨、髓溶化所致死证尿

尿液似亚大黄汁者为肌肉、骨、髓溶化所致死亡尿象。

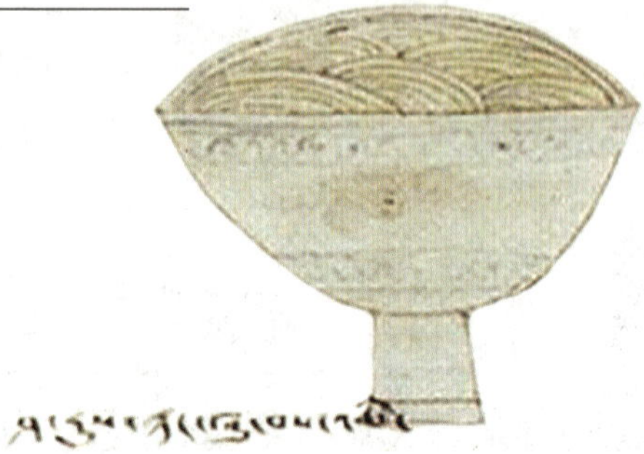

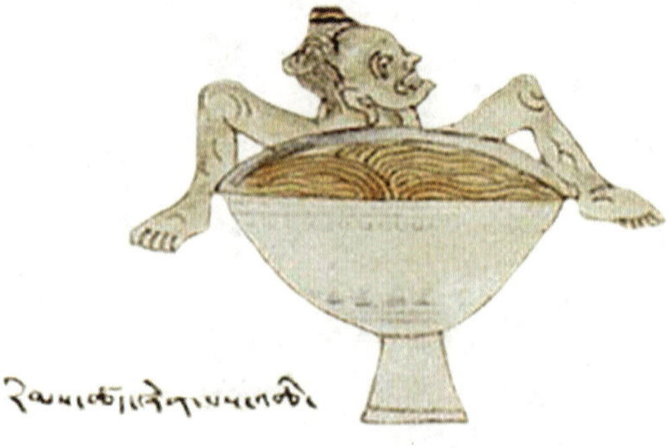

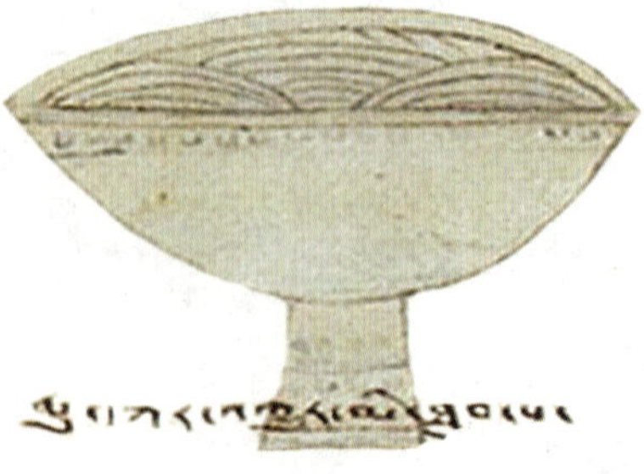

10.13 瘟热深陷所致死证尿

尿液中出现酥油样油脂者为瘟热深陷头、足、筋腱、肌肉、骨所致死亡尿象。

10.14 尿白不能变化者为死证尿

尿色白而不能变化者为死亡尿象。

10.15 尿色红而涩者为死证尿

尿色红赤而偏涩不润者为死亡尿象。

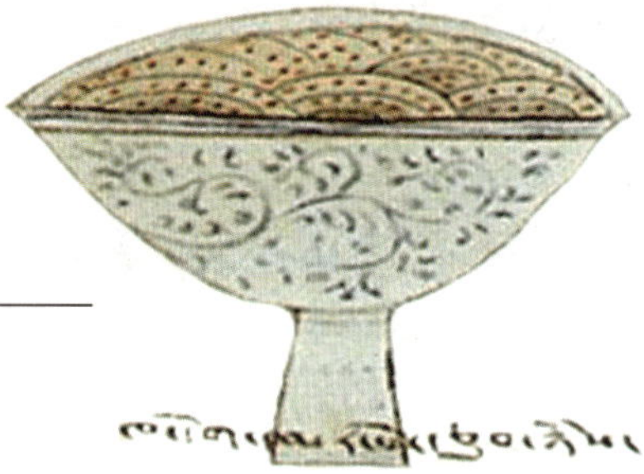

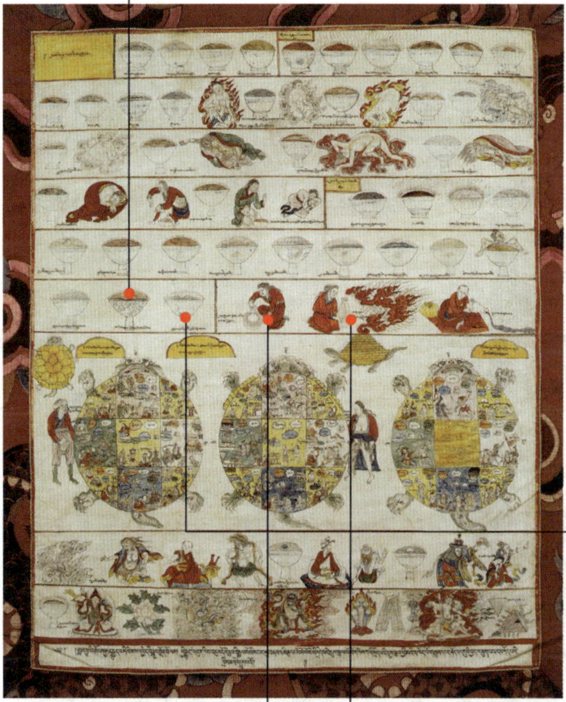

10.16 无“勾亚”也不转变者为死证尿

尿液中虽无“勾亚”析出，但转变之时转变者无大碍，若不能转变时者不论尿色如何，一般则为死亡尿象。

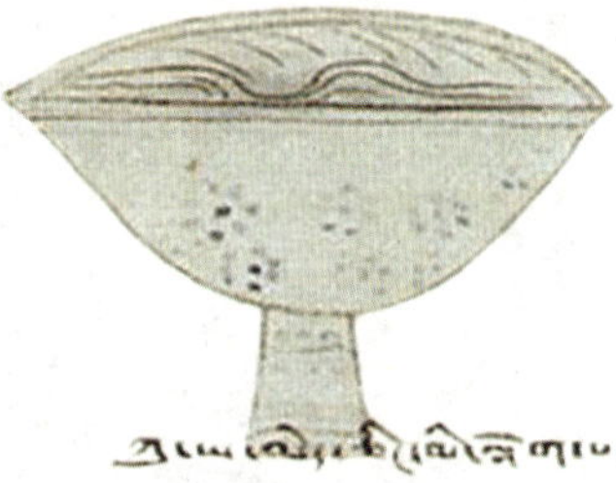

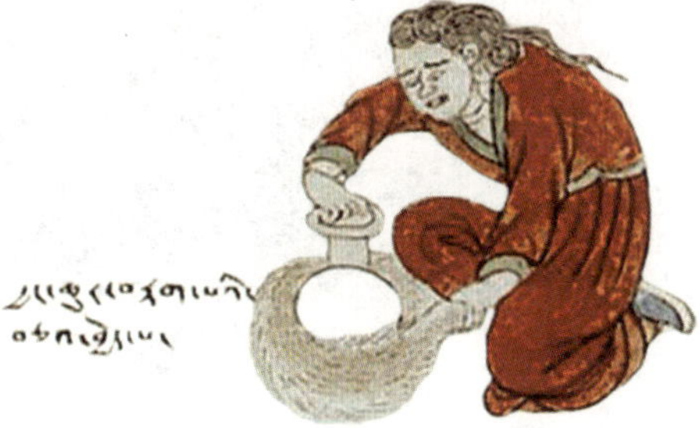

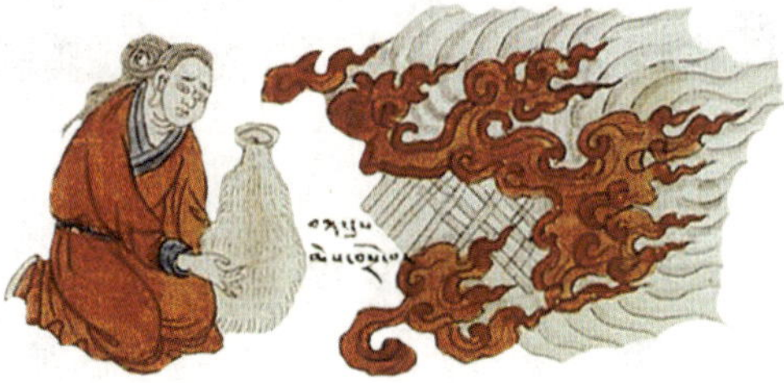

11 远途送来尿样诊察

病人不能亲自来就诊，需远途送尿样诊察时，应将其尿样灌入不影响尿色的容器中。为了不使热气散失，用蔓菁或面团封口、皮毛裹好送医。

11.1 察尿时加热尿液

诊察远途送来的尿液时，先将尿液用火烤温后再逐次察诊尿色、气味等。

11.2 察尿响声

从瓶中倒出尿液，流量控制在尿道排尿之量，察听倒出的响声，如果发出“肖肖”之声为隆病尿，“居居”之音为赤巴病尿，“斗斗”之音为培根病尿，二合病尿、聚合病尿可依此类推而知之。如果尿声时大时无或时小者，则可诊为鬼魔作祟之尿象。

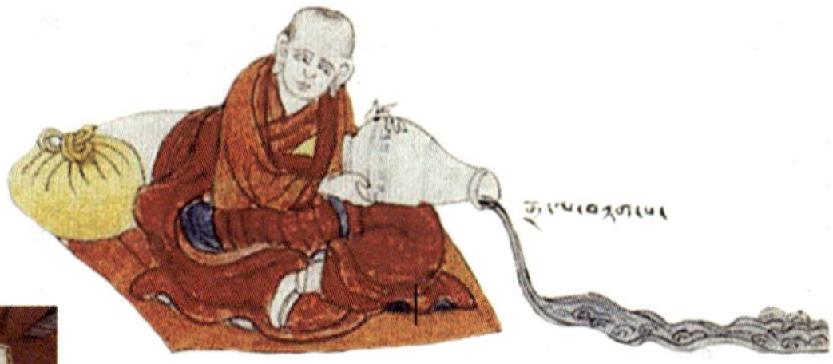

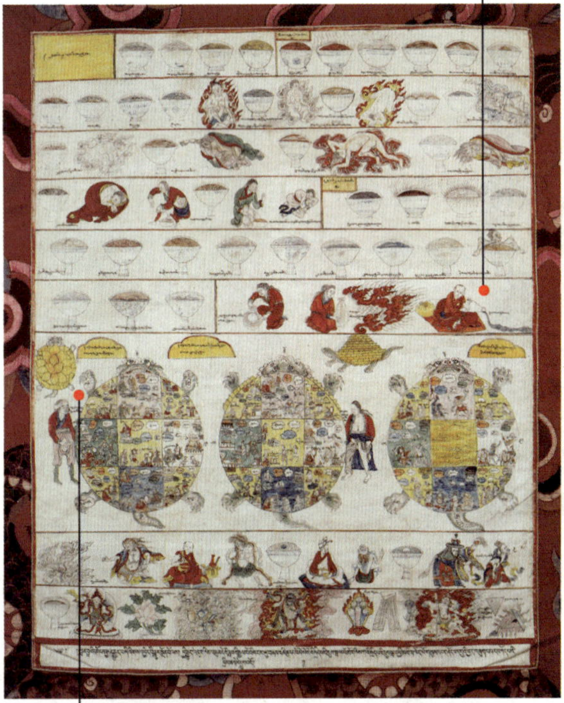

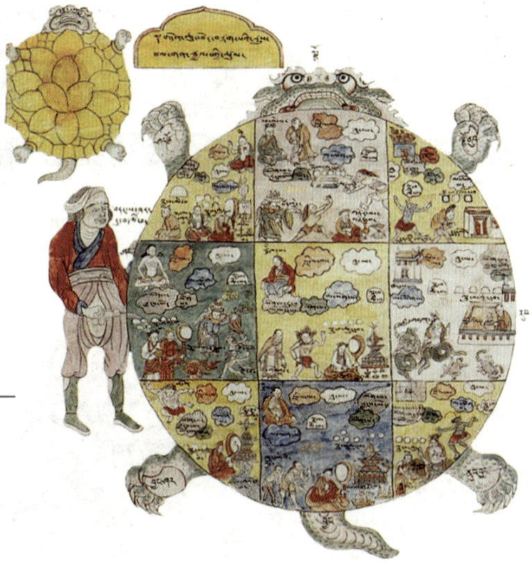

八、鬼祟尿液卜法

1 诊男性鬼祟尿，用仰龟卜法

病人为男性者，使其站在容器东边、脸朝西边将尿尿入容器中，将盛尿器视为一只头朝南、尾朝北呈莲花状仰卧的智慧性雌龟。拿 4 根秸秆井字形搭在容器上，将尿液分成九宫，右方三宫依次为神、人、魔宫；中央三宫依次为祖先、本人、子孙宫；左方三宫依次为坟、宅、田宫。诊察九宫各处出现的尿液泡沫、“勾亚”，特别是尿皮形状等情况，来卜测作祟鬼神。

1.1 神宫

神宫即九宫右侧三宫中的第一宫，也就是东南角，龟右手所处一宫。如果此宫中的尿液泡沫、“勾亚”，特别是尿皮出现任何形状；或冷却之时速度快与慢，或静止不发生转变；或泡沫似鱼目；或未摇动而尿液出现裂纹等情况，可卜被祖先或自己的保护神为害，用诵《忏悔经》等仪轨禳解。

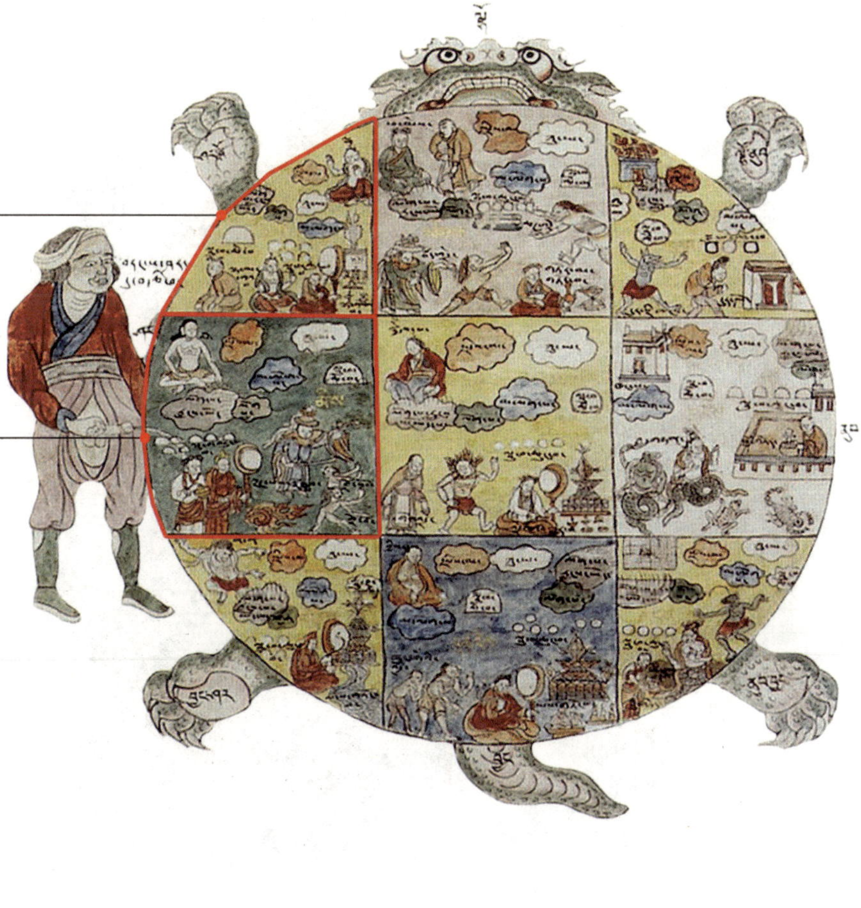

1.2 人宫

人宫即九宫右侧三宫中的第二宫，也就是东方，龟右胁所处的一宫。如果此宫中的尿液泡沫、“勾亚”，特别是尿皮出现任何形状；或冷却之时速度快与慢，或静止不发生转变；或泡沫似鱼目；或未摇动而尿液出现裂纹等情况，可卜被凶死男鬼、凶死女鬼作害，用送鬼等仪轨禳解。

1.3 魔宫

魔宫即九宫右侧三宫中的第三宫，也就是东北角，龟右足所处的一宫。如果此宫中的尿液泡沫、“勾亚”，特别是尿皮出现任何形状；或冷却之时速度快与慢，或静止不发生转变；或泡沫似鱼目；或未摇动而尿液出现裂纹等情况，可卜世间的总鬼作祟，用供灵品、抛“朵马”等相应仪规禳解。

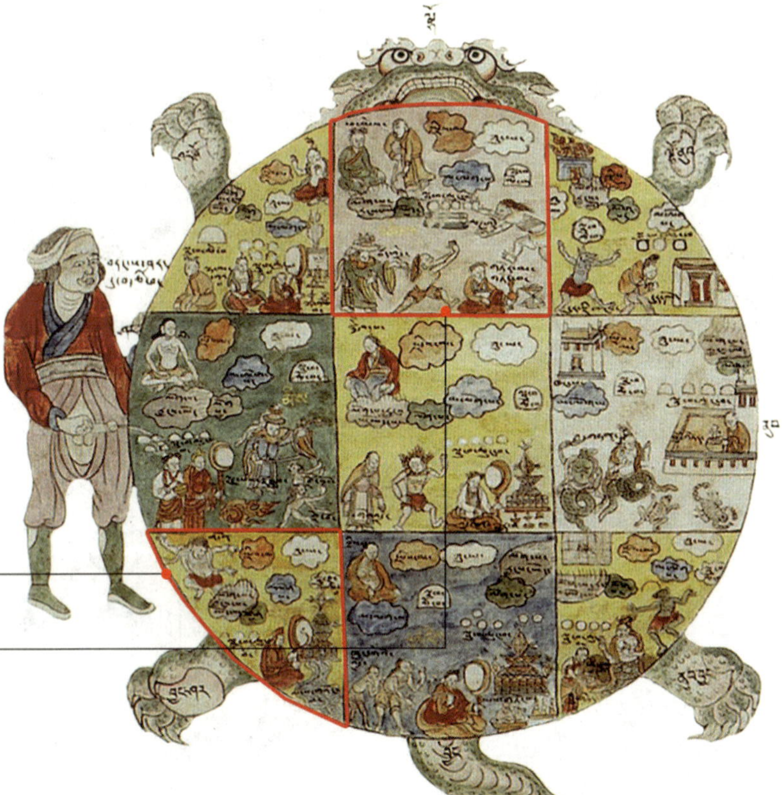

1.4 祖先宫

祖先宫即九宫中央三宫中的第一宫，也就是南方，龟头所处的宫，如果此宫中的尿液泡沫、“勾亚”，特别是浮皮出现任何形状；或冷却之时速度快与慢，或静止不发生转变；或泡沫似鱼目；或未摇动而尿液出现裂纹等情况，可卜被祖先死后变成的恋家、恋财鬼和咒使鬼作害，用祭祖神、忏悔、供灵品、抛“朵马”等仪轨禳解。

1.5 本人宫

本人宫即九宫中央三宫中的第二宫，也就是中央龟胸腔所处的一宫。如果此宫中的尿液泡沫、“勾亚”，特别是尿皮出现任何形状；或冷却之时速度快与慢，或静止不发生转变；或泡沫似鱼目；或未摇动而尿液出现裂纹等情况，可卜被任何心爱男女的朋友的沾染鬼作害，用挡鬼和驱鬼仪轨禳除。

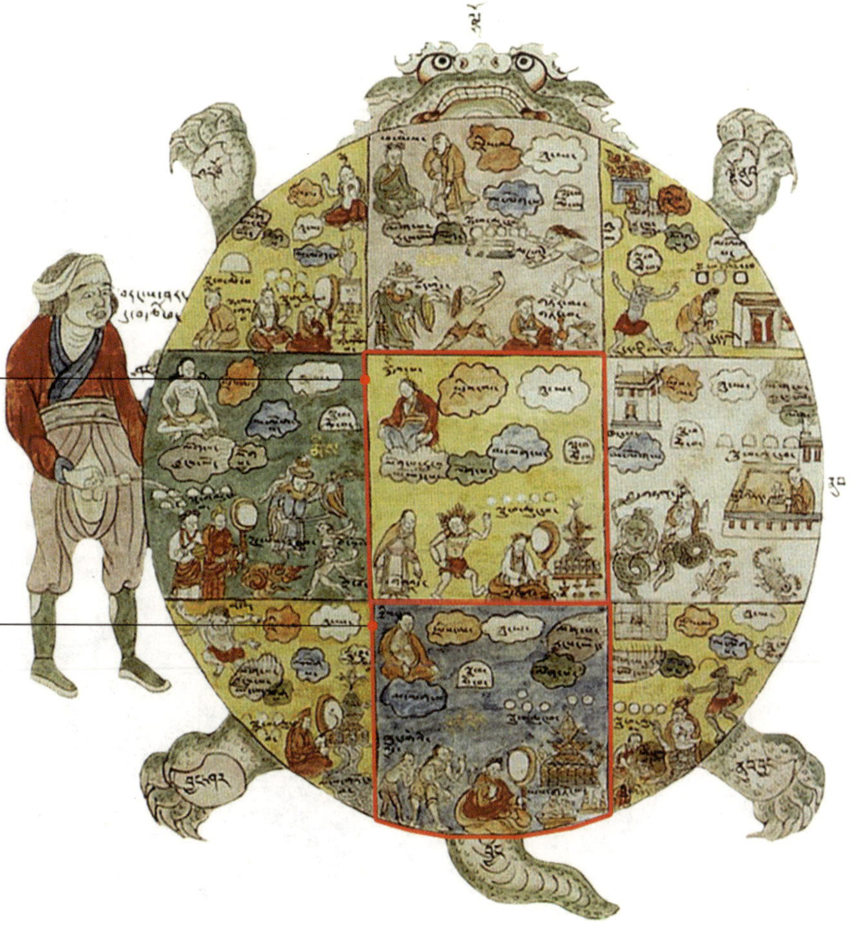

1.6 子孙宫

子孙宫即九宫中央三宫中的第三宫，也就是北方，龟尾所处的一宫。如果此宫中的尿液泡沫、“勾亚”，特别是尿皮出现任何形状；或冷却之时速度快与慢，或静止不发生转变；或泡沫似鱼目；或未摇动而尿液出现裂纹等情况，可卜被舅方亲戚、母、姨方的鬼作害，用送赎灾供品进行禳除。

1.7 坟宫

坟宫即九宫中左侧三宫中的第一宫，也就是西南角，龟左手所处的一宫。如果此宫中的尿液泡沫、“勾亚”，特别是尿皮出现任何形状；或冷却之时速度快与慢，或静止不发生转变；或泡沫似鱼目；或未摇动而尿液出现裂纹等情况，可卜坟地鬼魔及坟地不安定、坟地受毁等引起坟地厉鬼作祟，可诵经禳解，或迁坟。

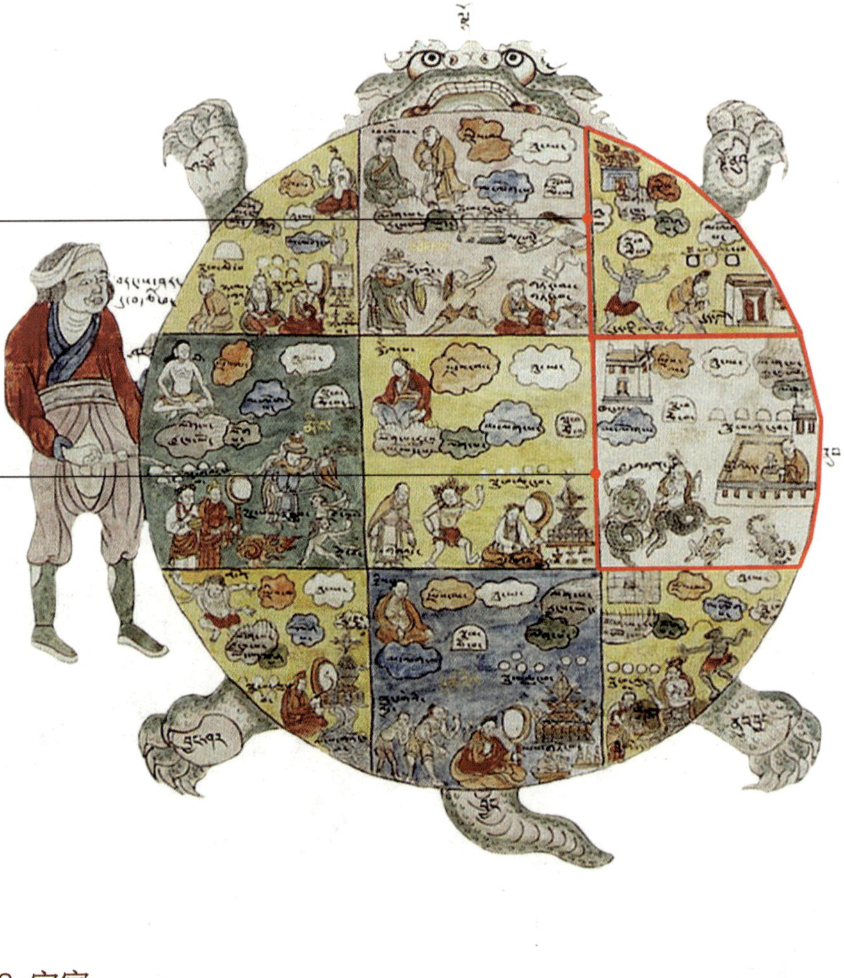

1.8 宅宫

宅宫即九宫中左侧三宫中的第二宫，也就是西方，龟左肋所处的一宫。如果此宫中的尿液泡沫、“勾亚”，特别是尿皮出现任何形状；或冷却之时速度快与慢，或静止不发生转变；或泡沫似鱼目；或未摇动而尿液出现裂纹等情况，可卜被家宅中的龙王、地上疠魔、地神等为害，用诵经做佛事或埋宝瓶等相应仪轨禳解。

1.9 田宫

田宫即九宫中左侧三宫中的第三宫，也就是西北角，龟左足所处的一宫。若果此宫中的尿液泡沫、“勾亚”特别是尿皮出现任何形状；或冷却之时速度快与慢，或静止不发生转变；或泡沫似鱼目；或未摇动而尿液出现裂纹等情况，可卜田地中的龙王、地上疠魔、地神等作祟，用驱地神、驱魔仪轨禳除。

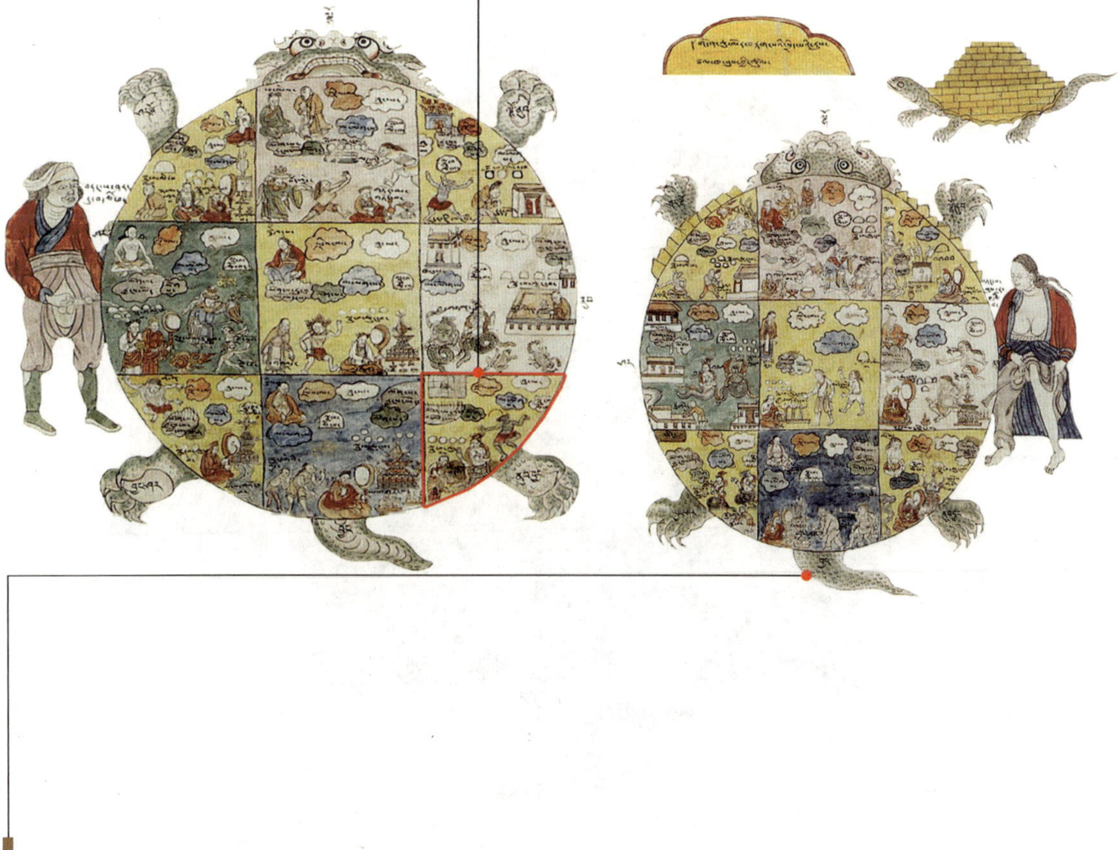

2 诊女性鬼祟尿，用俯龟卜法

病人为女性者，使其蹲在容器西边、面朝东边将尿尿入容器中。将盛尿器视为一只头朝南、尾朝北呈俯卧状的谋略性雄龟。拿 4 根秸秆井字形搭在容器上，将尿液分成九宫，左三宫依次为坟、宅、田宫；中央三宫依次为外婆、本人、子孙宫；右三宫依次为神、人、魔宫。诊察九宫各处出现的尿液泡沫、“勾亚”，特别是尿皮形状等情况，可卜测作祟鬼神。

2.1 坟宫

坟宫即九宫左侧三宫中的第一宫，也就是东南方，龟左手所处的一宫。如果此宫的尿液泡沫、“勾亚”，特别是尿皮出现任何形状；冷却之时速度快与慢，或静止不转变；或泡沫似鱼目；或未摇动而尿液出现裂纹等情况，可卜坟地鬼魔及坟地不安定、坟地被毁引起坟地厉鬼作祟，用迁坟或诵经作佛事禳解。

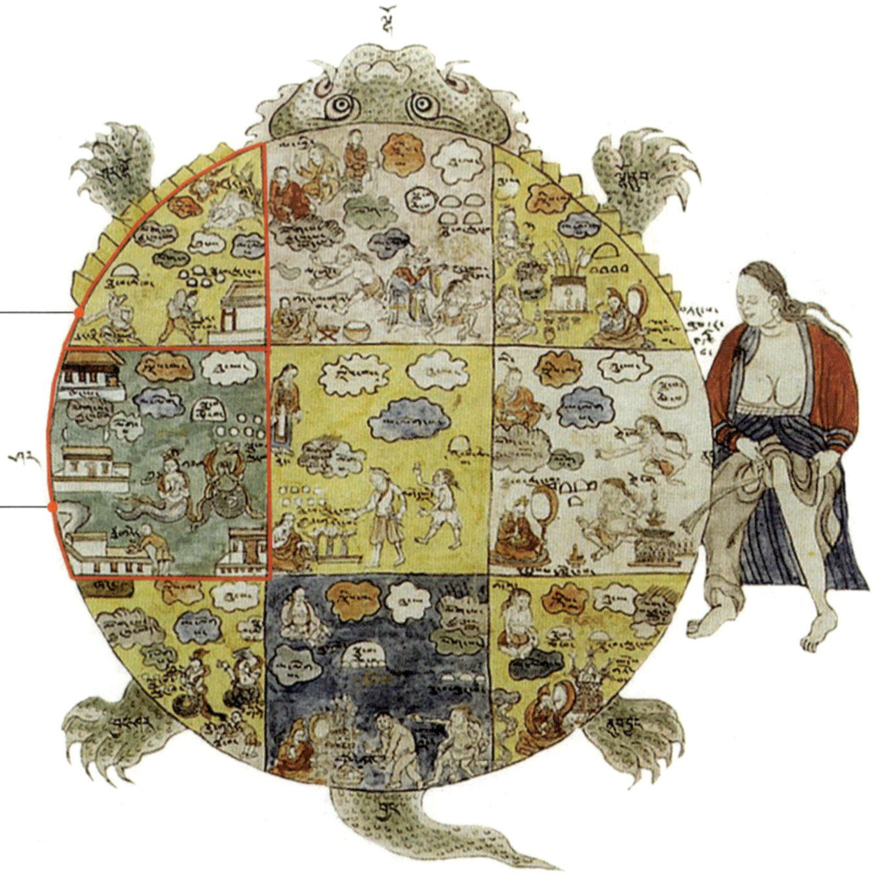

2.2 宅宫

宅宫即九宫左侧三宫中的第二宫，也就是东方，龟左肋所处的一宫。如果此宫的尿液泡沫、“勾亚”，特别是尿皮出现任何形状；冷却之时速度快与慢，或静止不转变；或泡沫似鱼目；或未摇动而尿液出现裂纹等情况，可卜被家宅龙王、疠魔、地神等为害，用驱地神、驱魔仪轨等禳解。

2.3 田宫

田宫即九宫左侧三宫中的第三宫，也就是东北角，龟左足所处的一宫。如果此宫的尿液泡沫、“勾亚”，特别是尿皮出现任何形状；冷却之时速度快与慢，或静止不转变；或泡沫似鱼目；或未摇动而尿液出现裂纹等情况，可卜龙王、地上疠魔、地神等作祟，用诵经作佛事和驱地神、魔等仪轨禳解。

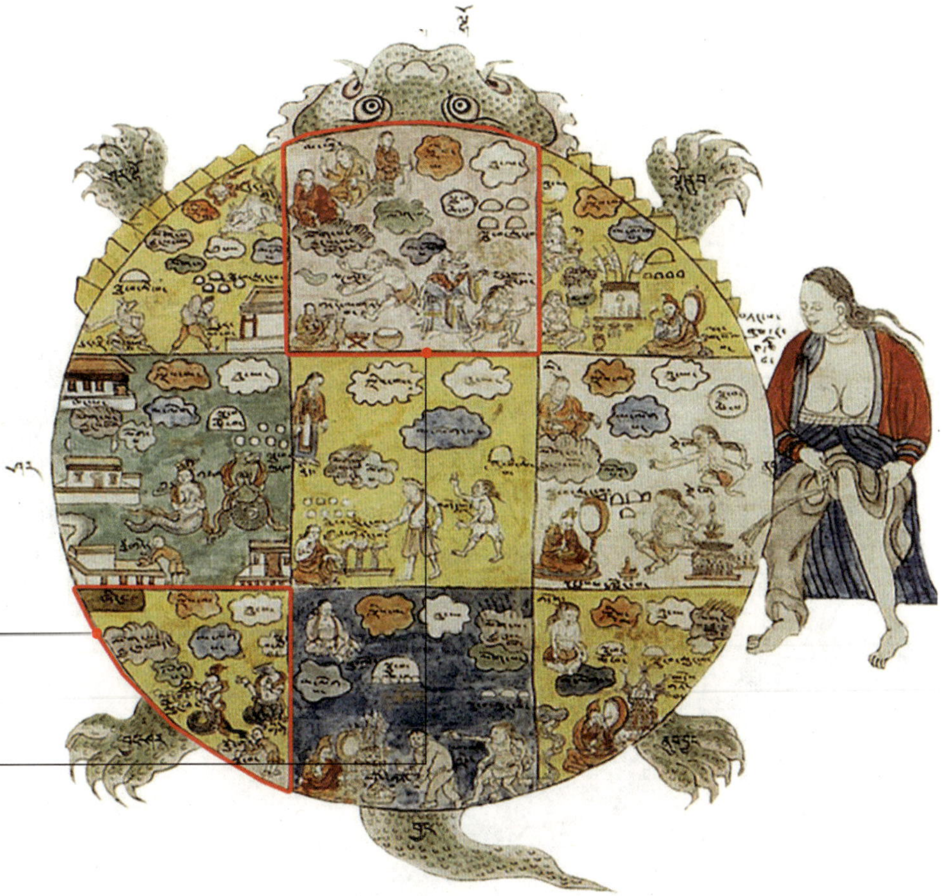

2.4 外婆宫

外婆宫即九宫中央三宫中的第一宫，也就是南方，龟头所处的一宫。如果此宫的尿液泡沫、“勾亚”，特别是尿皮出现任何形状；冷却之时速度快与慢，或静止不转变；或泡沫似鱼目；或未摇动而尿液出现裂纹等情况，可卜被祖先等死后变成的鬼和咒使鬼为害，用祭祖神、忏悔、抛“朵马”、供灵品等仪轨禳解。

2.5 本人宫

本人宫即九宫中央三宫中的第二宫，也就是中央，龟胸腔所处的一宫。如果此宫的尿液泡沫、“勾亚”，特别是尿皮出现任何形状；冷却之时速度快与慢，或静止不转变；或泡沫似鱼目；或未摇动而尿液出现裂纹等情况，可卜心爱男女的朋友之沾染鬼作祟，用挡鬼、驱鬼等仪轨禳解。

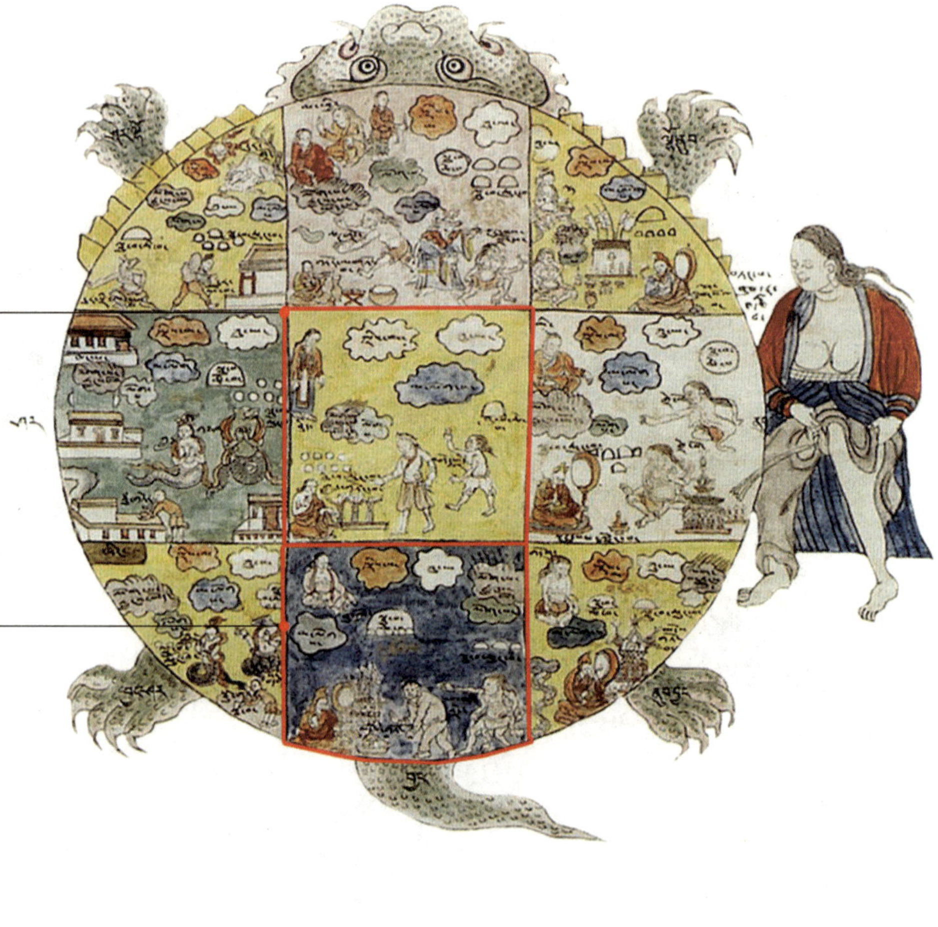

2.6 子孙宫

子孙宫即九宫中央三宫中的第三宫，也就是北方，龟尾所处的一宫。如果此宫的尿液泡沫、“勾亚”，特别是尿皮出现任何形状；冷却之时速度快与慢，或静止不转变；或泡沫似鱼目；或未摇动而尿液出现裂纹等情况，可卜被舅方亲戚、母、姨方的鬼为害，用灵品供神、赎灾等仪轨禳解。

2.7 神宫

神宫即九宫右侧三宫中的第一宫，也就是西南角，龟右手所处的一宫。如果此宫的尿液泡沫、“勾亚”，特别是尿皮出现任何形状；冷却之时速度快与慢，或静止不转变；或泡沫似鱼目；或未摇动而尿液出现裂纹等情况，则卜被祖先或本人的保护神为害，用诵《忏悔经》等仪轨禳解。

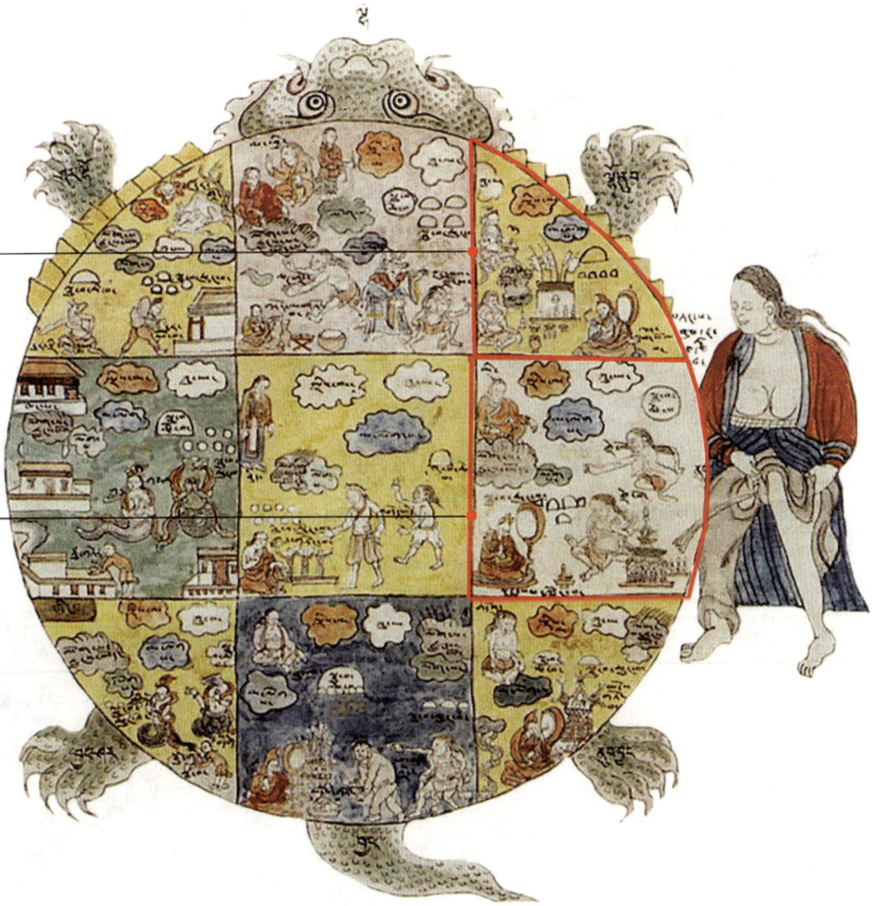

2.8 人宫

人宫即九宫右侧三宫中的第二宫，也就是西方，龟右肋所处的一宫。如果此宫的尿液泡沫、“勾亚”，特别是尿皮出现任何形状；冷却之时速度快与慢，或静止不转变；或泡沫似鱼目；或未摇动而尿液出现裂纹等情况，可卜被凶死男鬼、凶死女鬼为害，用送鬼等仪轨禳解。

2.9 魔宫

魔宫即九宫右侧三宫中的第三宫，也就是西北角，龟右足所处的一宫。如果此宫的尿液泡沫、“勾亚”，特别是尿皮出现任何形状；冷却之时速度快与慢，或静止不转变；或泡沫似鱼目；或未摇动而尿液出现裂纹等情况，可卜被世间总鬼为害，用供灵品、抛“朵马”等相应仪轨禳解。

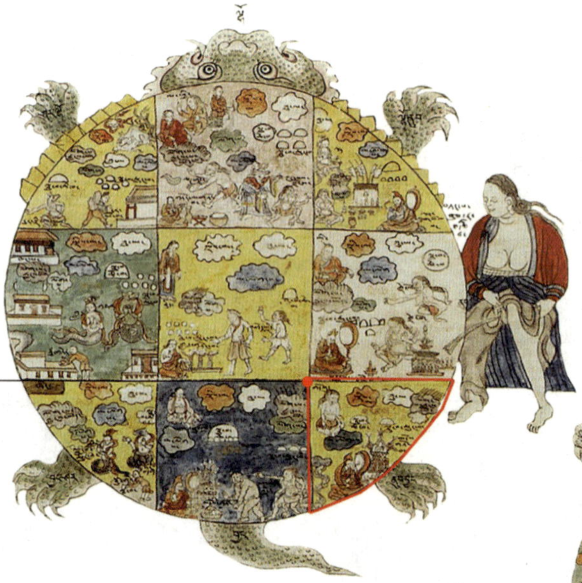

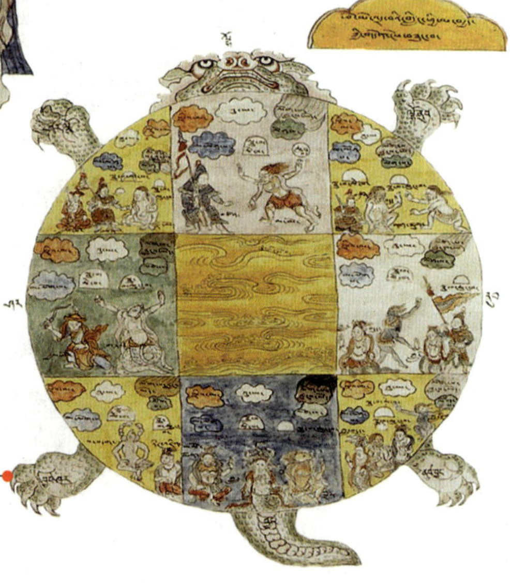

3 不分男女，察八宫尿液卜测作祟鬼神

不分男女病人，将其盛尿器视为仰卧、头朝南、尾朝北的一雌龟，拿 4 根秸秆井字形搭在尿容器上，将尿液分为九宫，察其东、南、西、北四方和四角共八宫，察八宫中尿液泡沫、“勾亚”，特别是尿皮形状等情况，可卜测为害鬼神。

3.1 东宫尿液异常，卜鬼王、地上疠魔作祟

如果九宫中的东方一宫尿液泡沫、“勾亚”，特别是尿皮出现何形状；或冷却之时速度快与慢，或静止不转变；或泡沫似鱼目；或未摇动而尿液出现裂纹等情况，则卜被鬼王、地上疠魔为害。

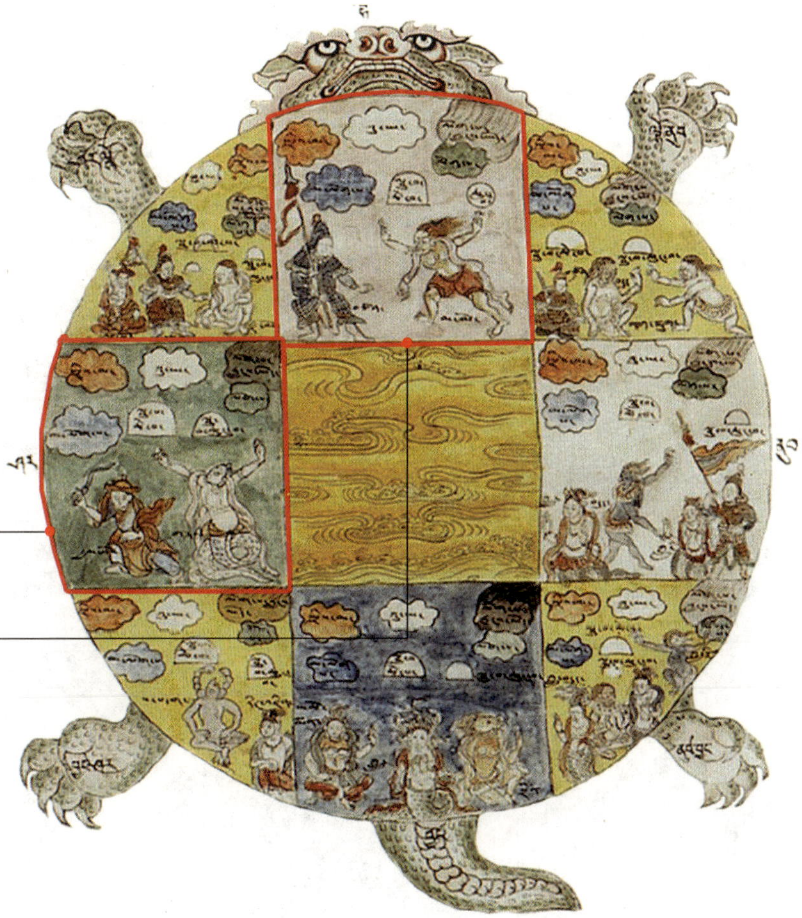

3.2 南宫尿液异常，卜游神、魔、紫黑鬼作祟

如果九宫中的南方一宫尿液泡沫、“勾亚”，特别是尿皮出现何形状；或冷却之时速度快与慢，或静止不转变；或泡沫似鱼目；或未摇动而尿液出现裂纹等情况，可卜被游神、魔、女鬼、紫黑鬼（女鬼与魔结合所生的鬼）为害。

3.3 西宫尿液异常，卜龙魔、游神作祟

如果九宫中西方一宫尿液泡沫、“勾亚”，特别是尿皮出现何形状；或冷却之时速度快与慢，或静止不转变；或泡沫似鱼目；或未摇动而尿液出现裂纹等情况，可卜被龙魔、龙妖为害。

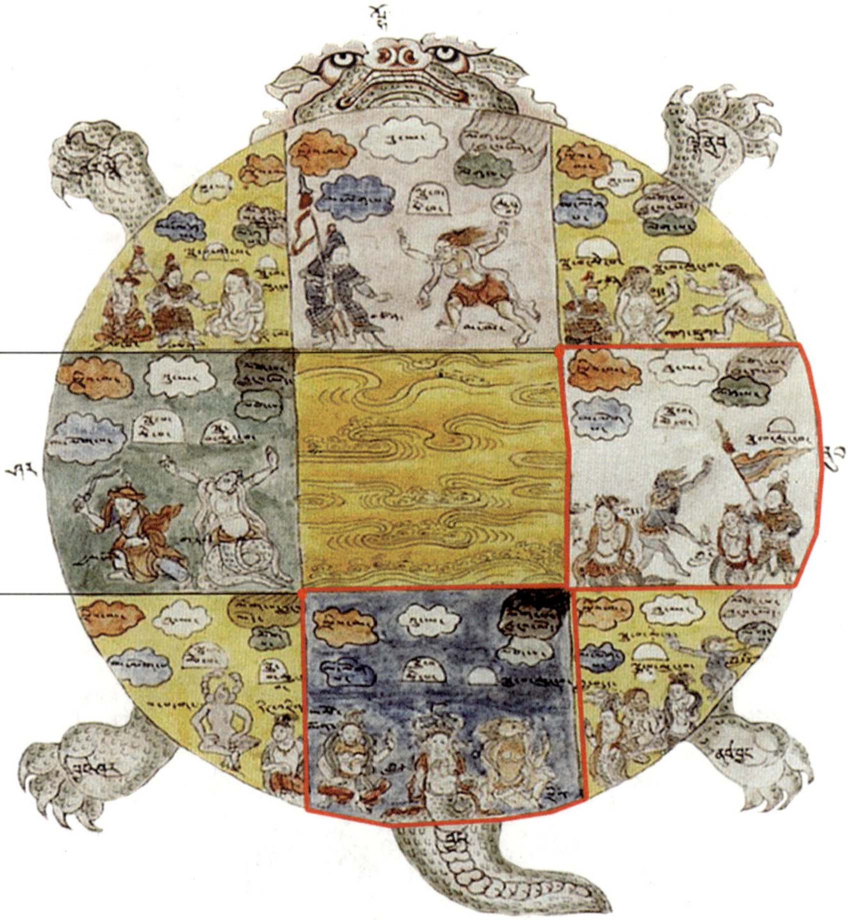

3.4 北宫尿液异常，卜龙王、罗刹作祟

如果九宫北方一宫尿液泡沫、“勾亚”，特别是尿皮出现何形状；或冷却之时速度快与慢，或静止不转变；或泡沫似鱼目；或未摇动而尿液出现裂纹等情况，可卜被居住于海中的海女、龙王、罗刹为害。

3.5 东南宫尿液异常，卜鬼王、游神、女鬼作祟

如果九宫中的东南角一宫尿液泡沫、“勾亚”，特别是尿皮出现何形状；或冷却之时速度快与慢，或静止不转变；或泡沫似鱼目；或未摇动而尿液出现裂纹等情况，可卜被鬼王、游神、凶死女鬼等为害。

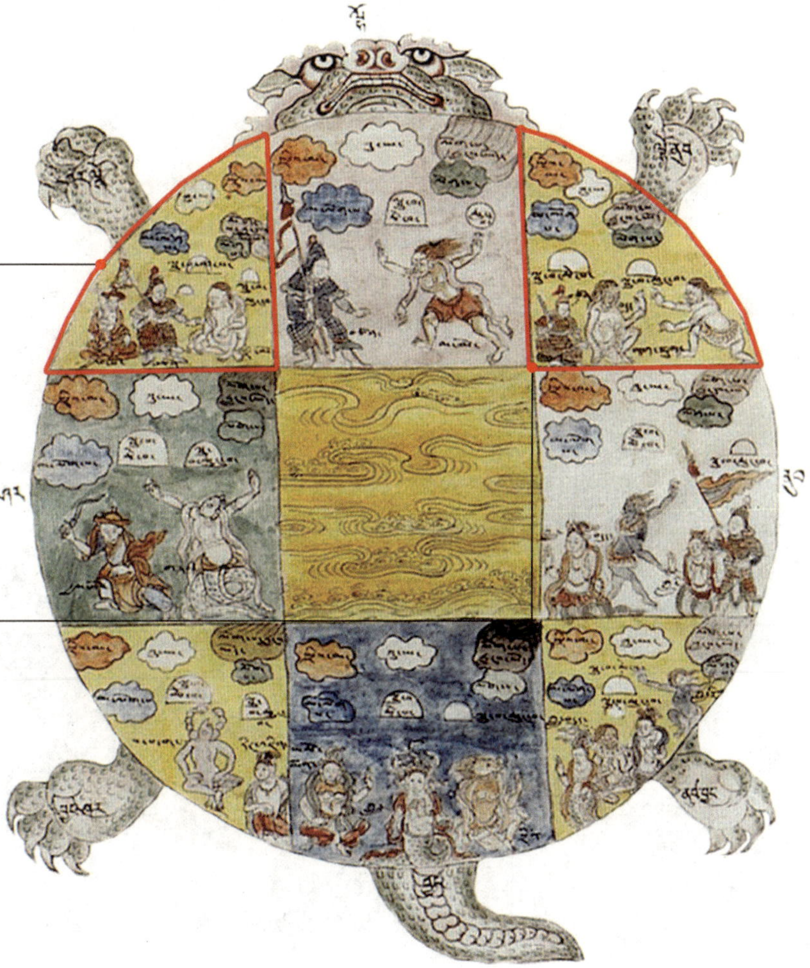

3.6 西南宫尿液异常，卜游神、紫黑魔鬼作祟

如果九宫中的西南角一宫尿液泡沫、“勾亚”，特别是尿皮出现何形状；或冷却之时速度快与慢，或静止不转变；或泡沫似鱼目；或未摇动而尿液出现裂纹等情况，可卜被游神、紫黑魔鬼等为害。

3.7 西北宫尿液异常，卜龙魔、罗刹作祟

如果九宫中的西北角一宫尿液泡沫、“勾亚”，特别是尿皮出现何形状；或冷却之时速度快与慢，或静止不转变；或泡沫似鱼目；或未摇动而尿液出现裂纹等情况，可卜被龙魔、罗刹为害。

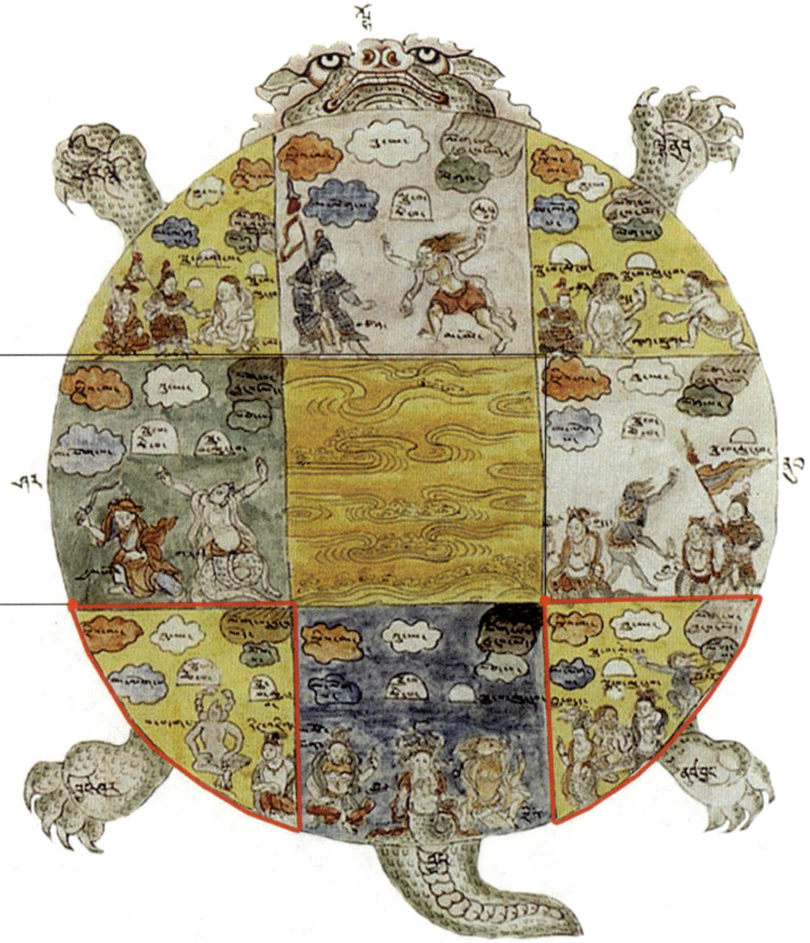

3.8 东北宫尿液异常，卜地神、持明神作祟

如果九宫中的东北角一宫尿液泡沫、“勾亚”，特别是尿皮出现何形状；或冷却之时速度快与慢，或静止不转变；或泡沫似鱼目；或未摇动而尿液出现裂纹等情况，可卜被地神、持明神为害。

4 诊察尿液转变方式，卜鬼祟

4.1 女魔作祟

尿液冷却后，尿色、尿质等发生转变之时，若旋风样纷纷变化者，则卜被女魔为害。

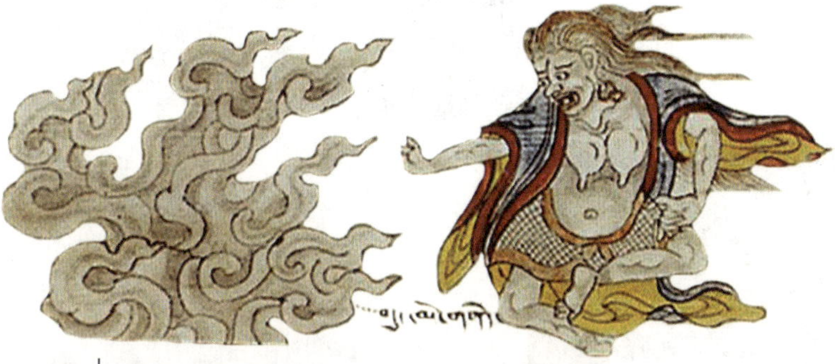

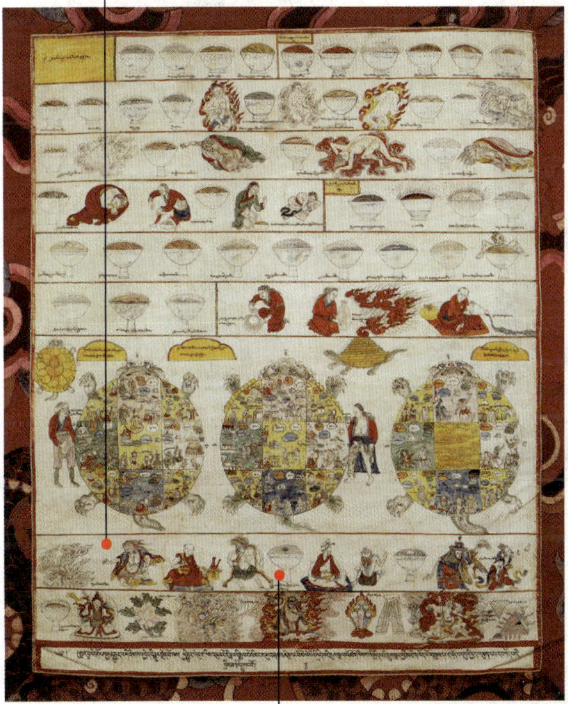

4.2 僧人保护神作祟

尿液冷却后，尿色、尿质等发生转变之时，若尿液中央出现青黑色者，则卜被僧人的保护神为害。

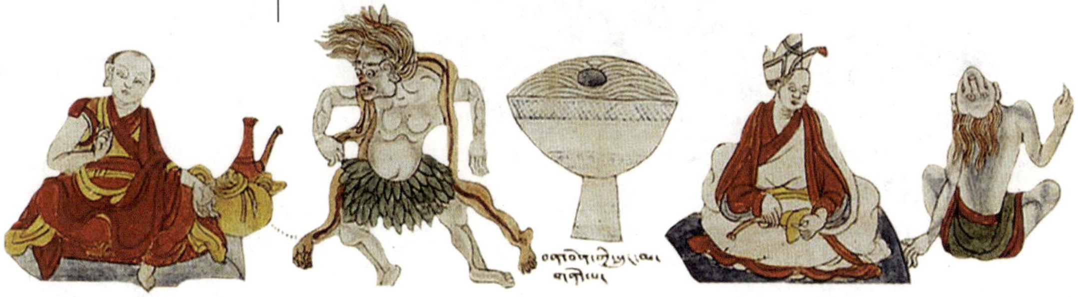

4.3 诅咒神作祟

尿液冷却后，尿色、尿质等发生转变之时，若出现白色者，则卜被敌方诅咒神为害。

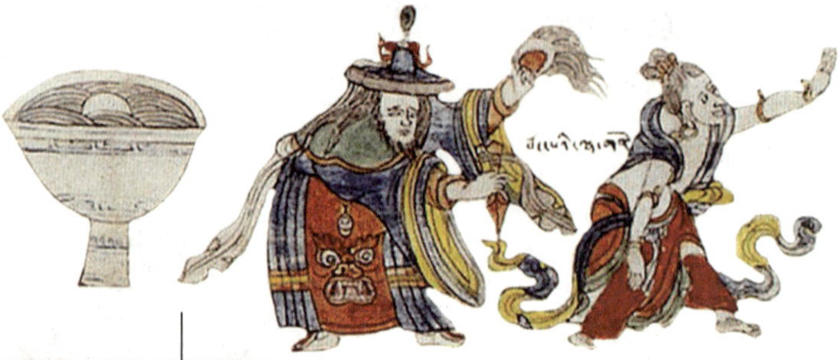

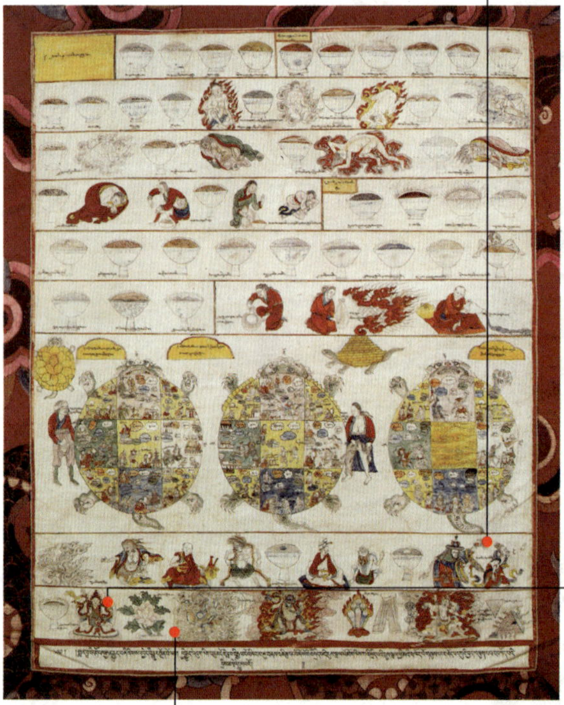

4.4 保护神忿恨

尿液冷却后，尿色、尿质等发生转变之时，若尿液底部色黑，上部色白如雪山者，则卜被保护神忿恨。

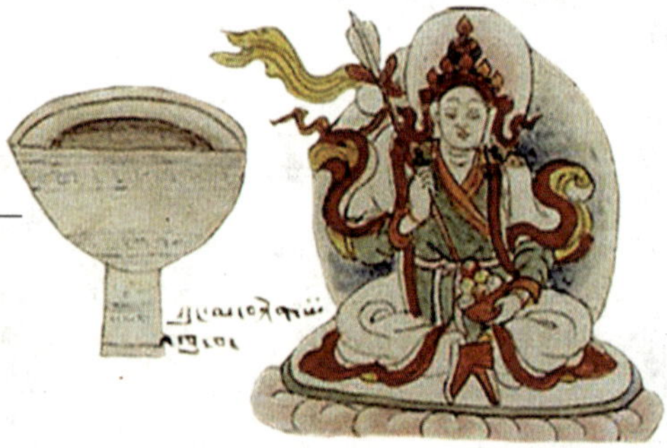

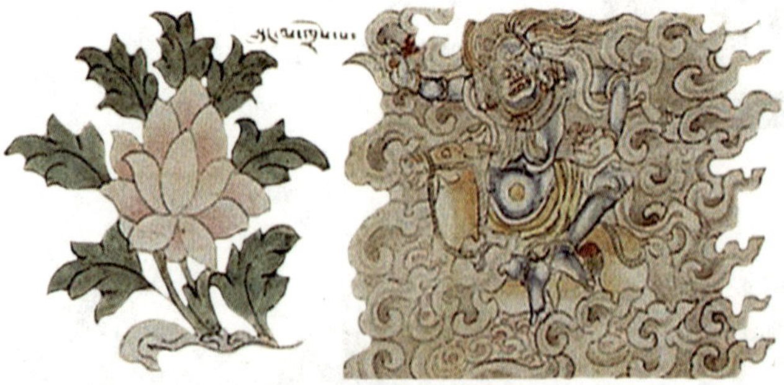

4.5 保护神发怒

尿液冷却后，尿色、尿质等发生转变之时，若尿液深处像白杂莲瓣开放伸向水面四周者，则卜被保护神发怒。

4.6 本尊离去

尿液冷却后，尿色、尿质等发生转变之时,若“勾亚”等像圆月逐渐变亏者，则卜平日信仰的本尊离去不佑。

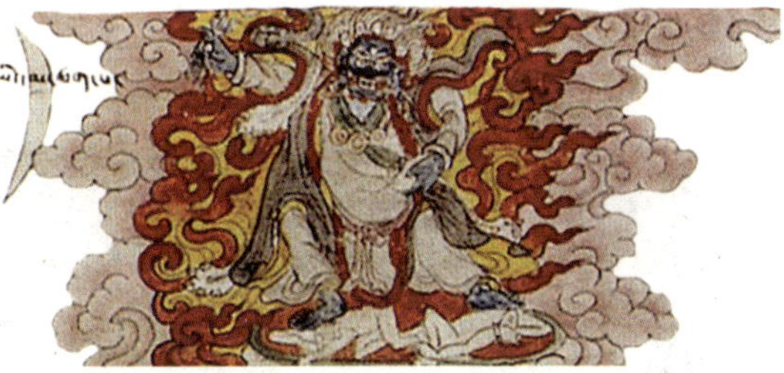

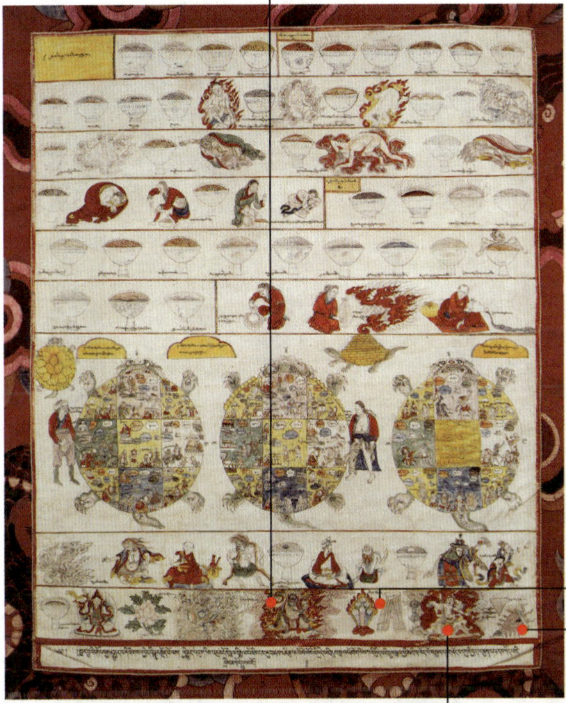

4.7 遇到不洁之物

尿液冷却后，尿色、尿质等发生转变之时，若“勾亚”等像珍宝尿液从下向上转变者，则卜触到寡妇内裤等不洁衣物而中晦气。

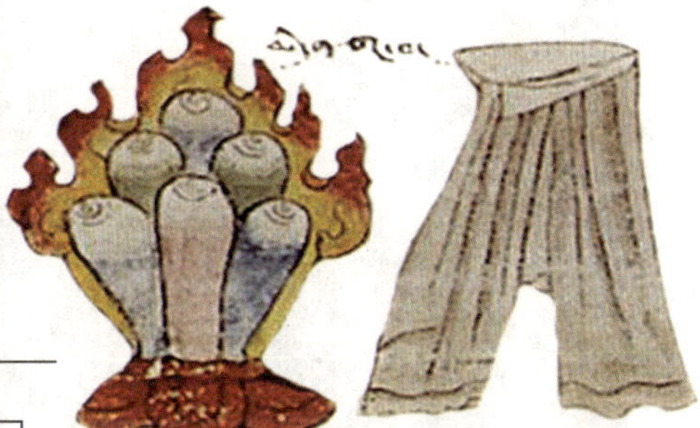

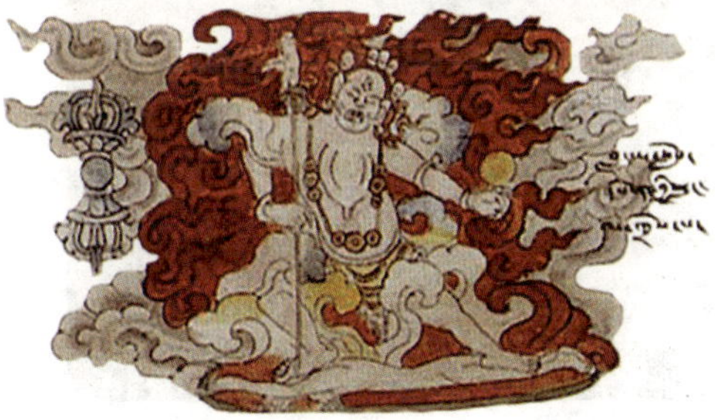

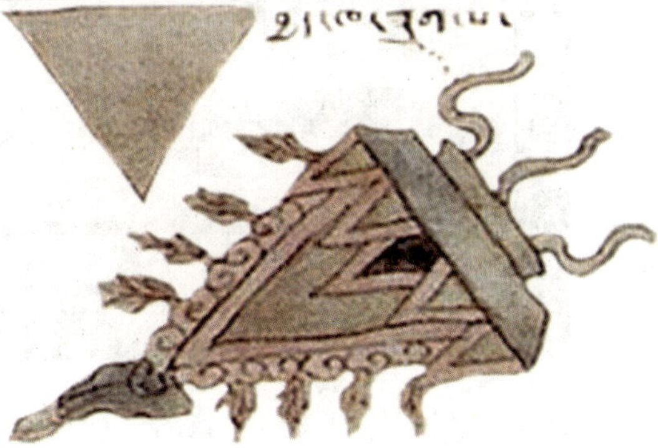

4.8 活佛、教长的保护神发怒

尿液冷却后，尿色、尿质等发生转变之时，若“勾亚”等像腰细两端粗的金刚杵状转变者，则卜活佛或轨范师的保护神发怒。

4.9 中诅咒

尿液冷却后，尿色、尿质等发生转变之时，若“勾亚”等呈三角形转变者，则卜中了他人诅咒。

图六十七　尿诊（三）

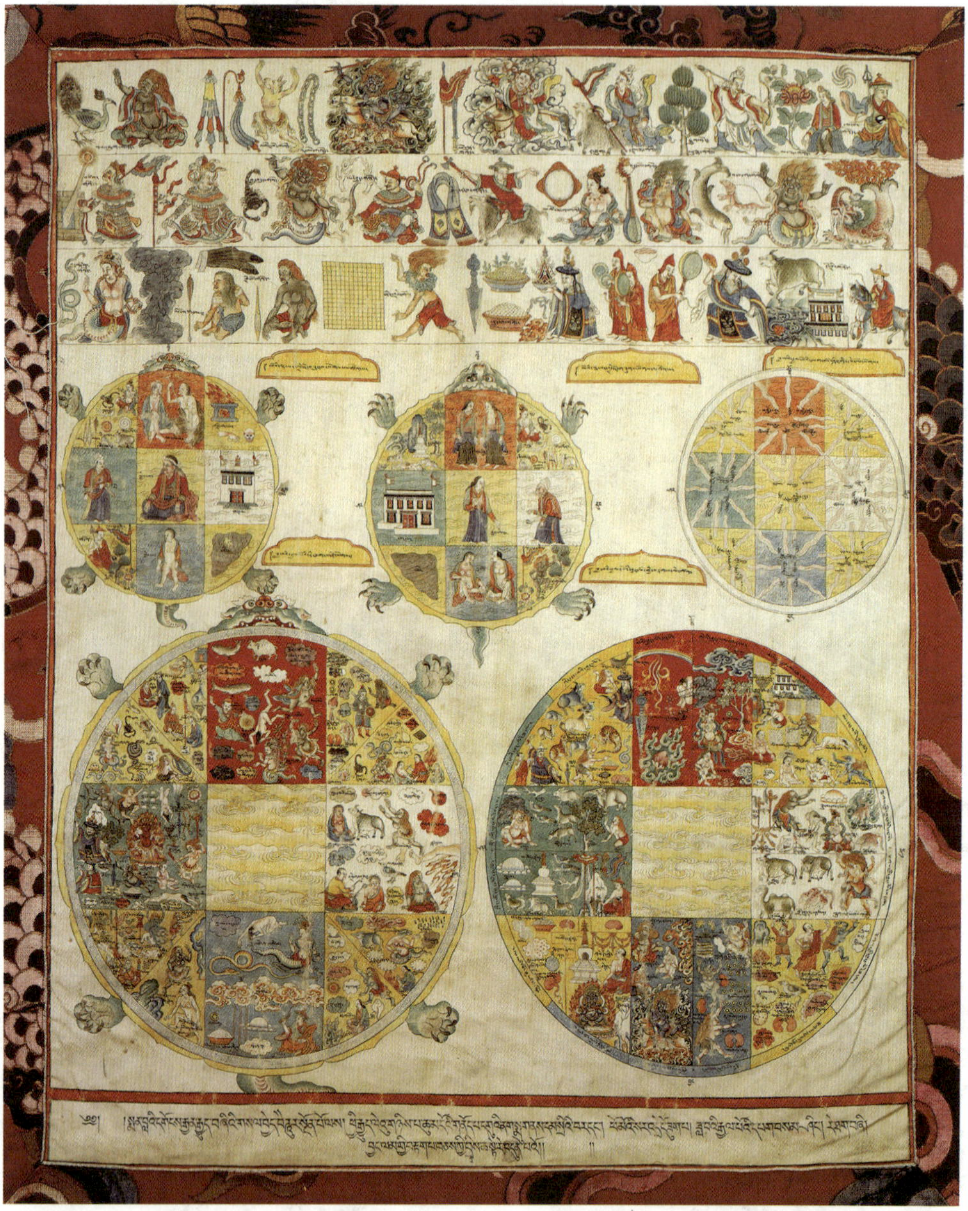

本图示《后续部》第二章“尿诊”中第八节“诊察鬼祟尿液”一节其余部分中的尿液转变后，察尿中出现的相似形状卜作祟鬼魔和《月王药诊》所述的以尿中出现的如意树梢所指方向卜测作祟鬼魔法、四条绳卜法及以九宫中所出现的形状卜作祟鬼魔等内容。

5 转变后按形状卜作祟鬼魔

5.1 状似孔雀翎者，卜紫黑鬼作祟

尿液冷却后静置片刻，令阳光照射，按尿液中间出现的各种形状来卜测作祟鬼魔，如出现状似孔雀翎者，则卜被一般称天女或紫黑鬼为害。

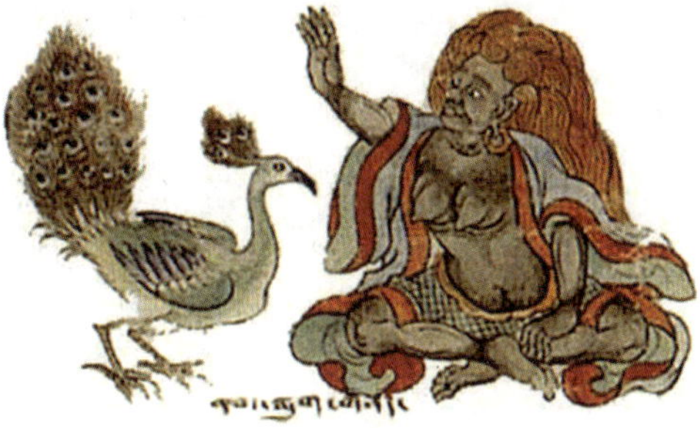

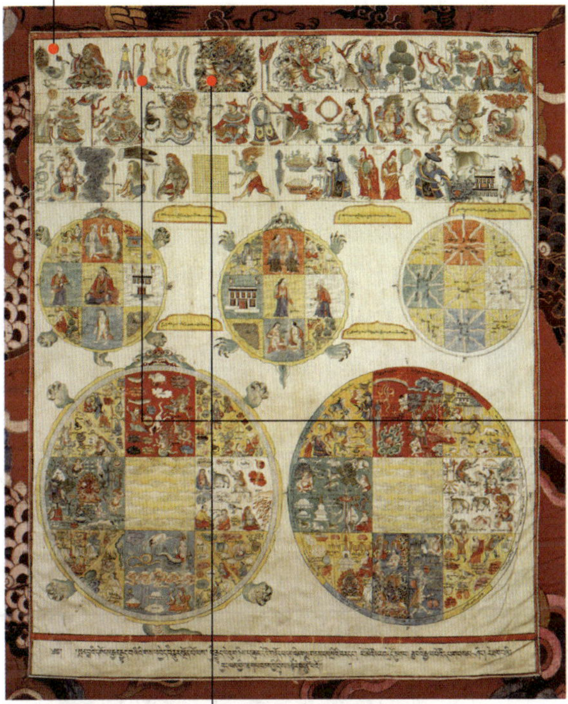

5.2 状似摆动旗角者，卜厉鬼作祟

尿液冷却后静置片刻，令阳光照射一下，此时尿液中出现状似飞幡即尖端呈三角形条旗摆动者，则卜被世间护法神为害。

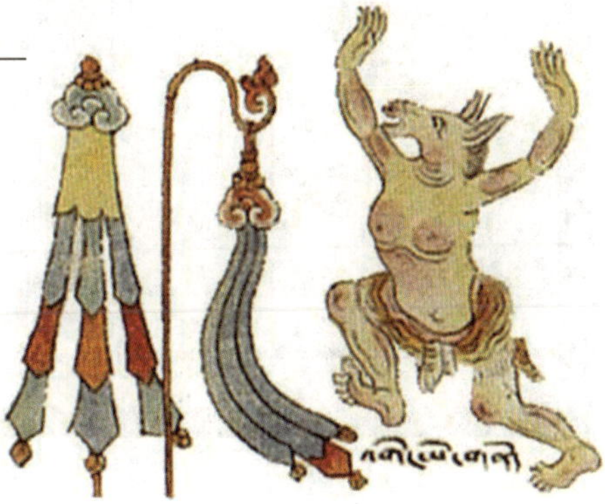

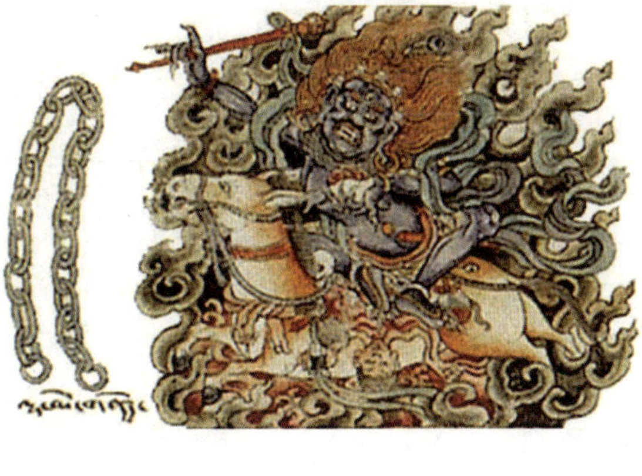

5.3 状似铁链者，卜被女天神为害

尿液冷却后静置片刻，令阳光照射一下，此时尿液中出现状似连环铁链者，则卜被天女“热玛狄”五姐妹或三姐妹等忿恨为害。

5.4 状似矛剑者，卜被男天神为害

尿液冷却后静置片刻，令阳光照射一下，此时尿液中出现状似矛头或剑身者，则卜被男天神即主要为五君天神中的男天神和九臣天神中十三天神及世间世代神等善神为害。

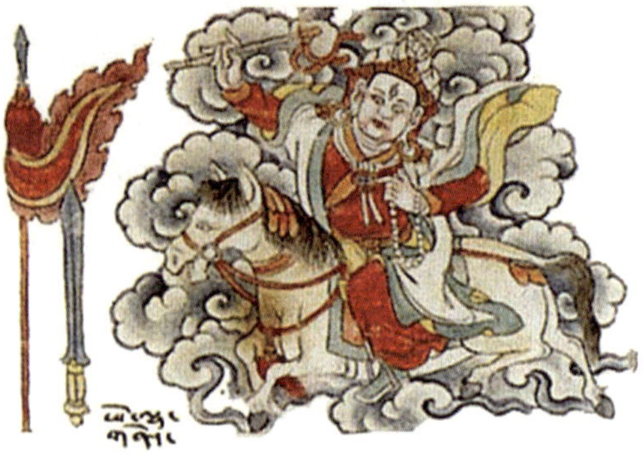

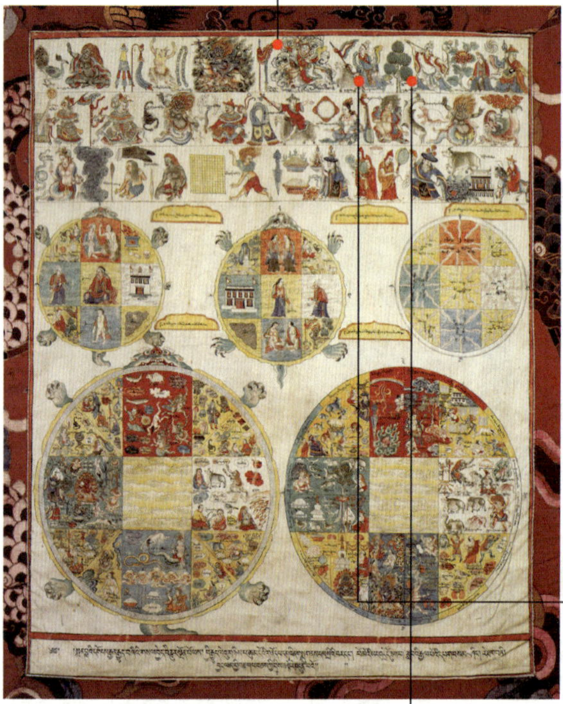

5.5 状似种山羊者，卜被战神为害

尿液冷却后静置片刻，令阳光照射一下，此时尿液中出现状似种山羊者，则卜被战神即五君神中的战神等佑助战争胜利的神灵为害。

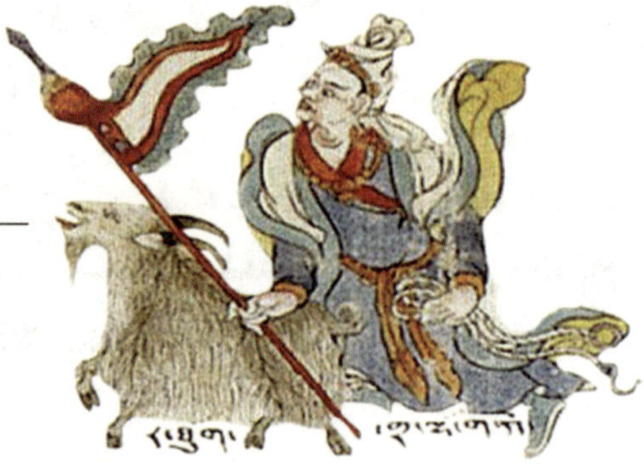

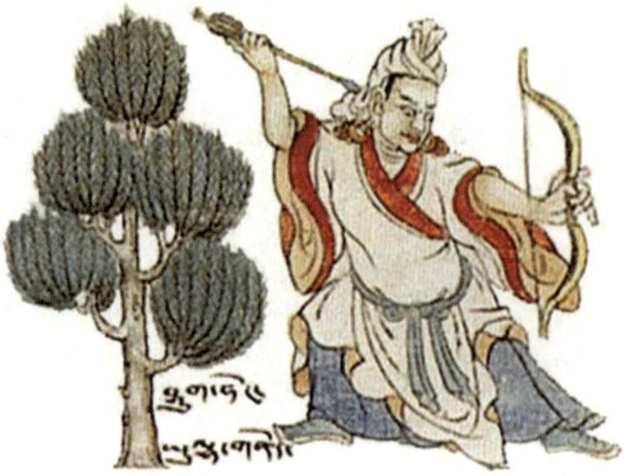

5.6 状似松树者，卜被地方神为害

尿液冷却后静置片刻，令阳光照射一下，此时尿液中出现状似柏树者，则卜被现在所处地方的地方神或出生地的地方神为害。

5.7 状似花朵者，卜母方神灵作祟

尿液冷却后静置片刻，令阳光照射一下，此时尿液中出现状似花朵或三瓣以上莲花者，则卜被本人母方的神灵为害。

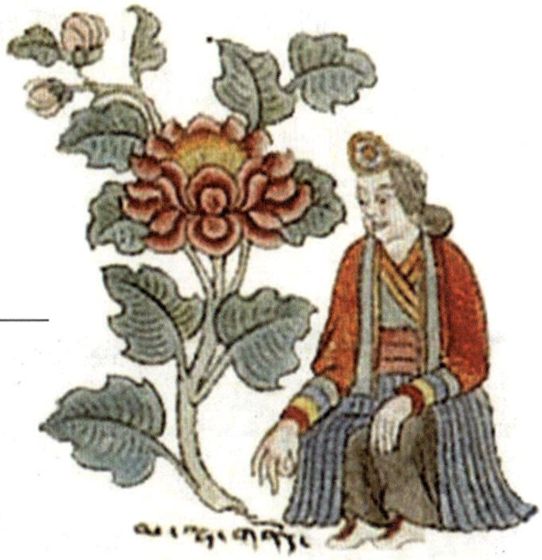

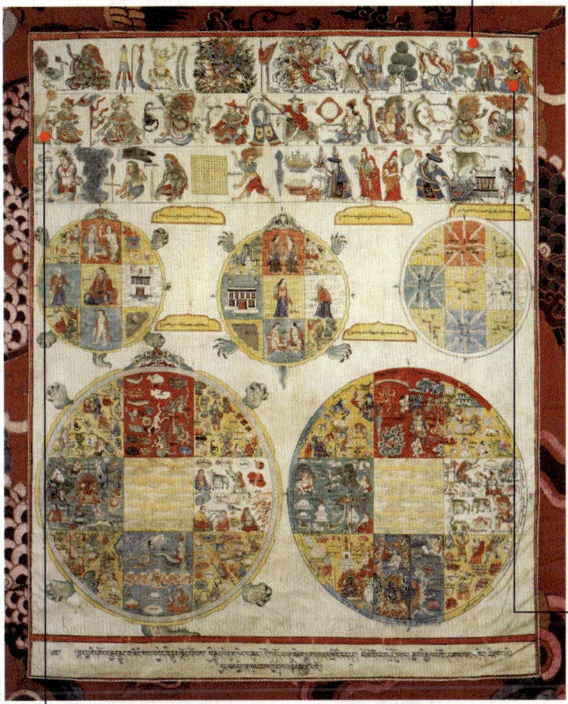

5.8 状似光环者，卜鬼王作祟

尿液冷却后静置片刻，令阳光照射一下，此时尿液中出现状似圆而呈白、红、青色光环者，则卜被鬼王为害。

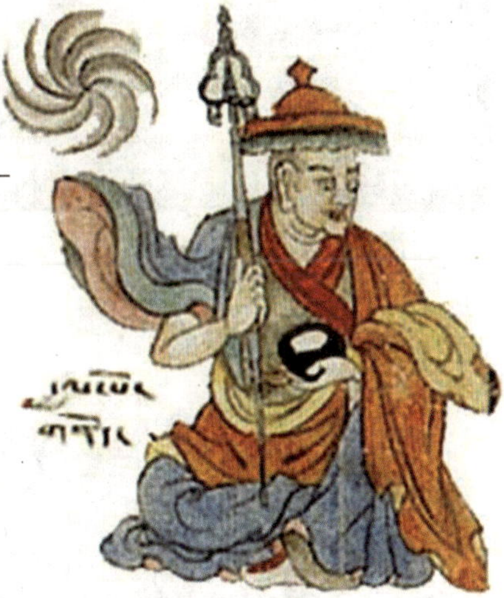

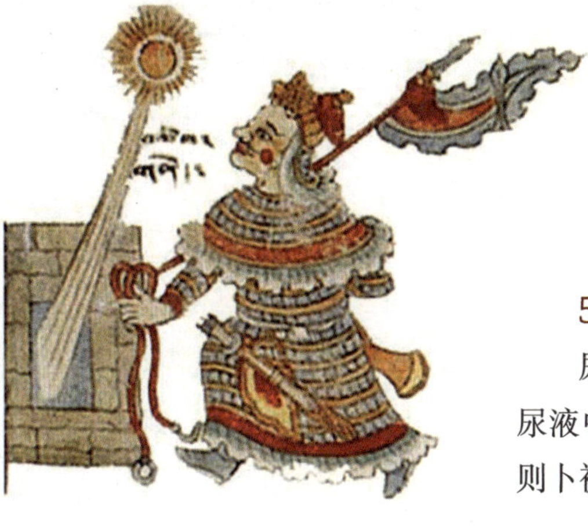

5.9 状似墙洞阳光者，卜游神作祟

尿液冷却后静置片刻，令阳光照射一下，此时尿液中出现状似从墙壁洞孔中射进的束束阳光者，则卜被游神为害。

5.10 状似旗带者，卜龙妖作祟

尿液冷却后静置片刻，令阳光照射一下，此时尿液中出现状似飞幡的条形飘带者，则卜被龙妖为害。

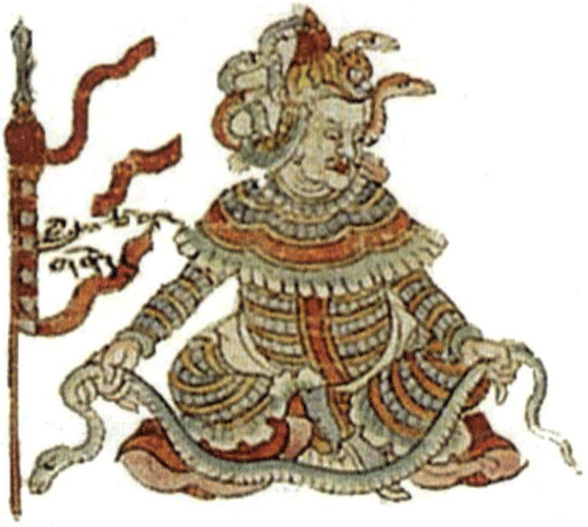

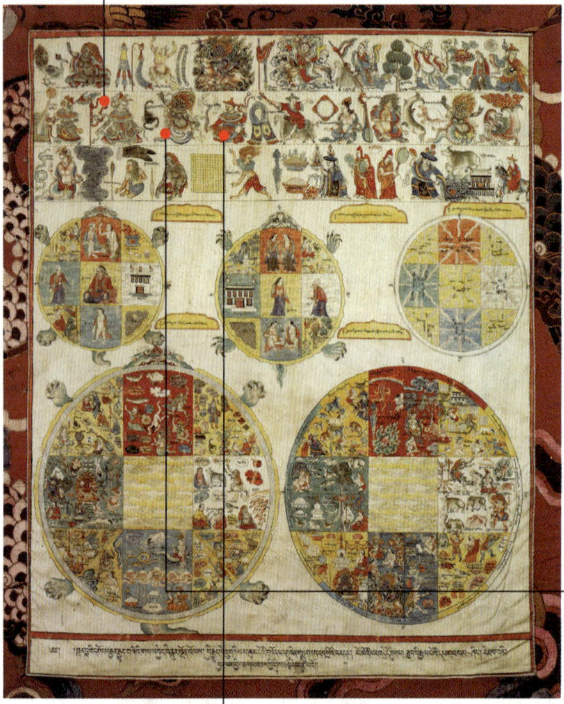

5.11 状似蝎子者，卜龙魔作祟

尿液冷却后静置片刻，令阳光照射一下，此时尿液中出现形似蝎子者，则卜被龙魔为害。

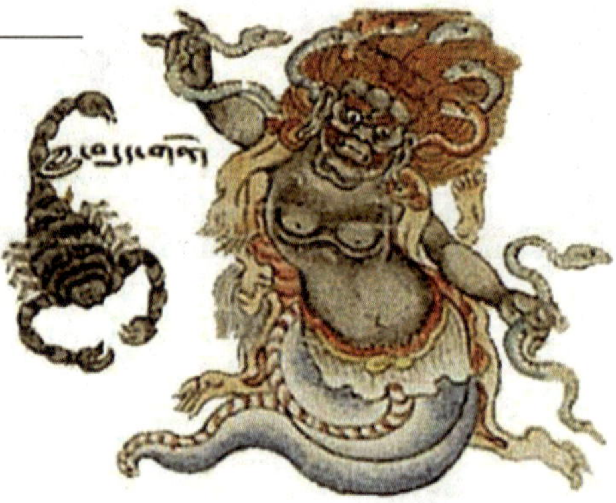

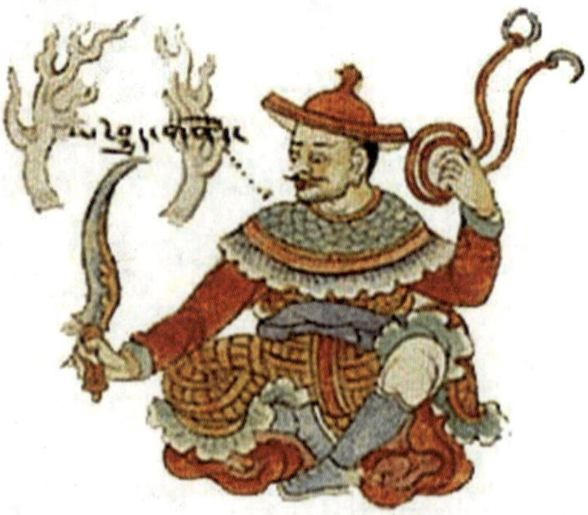

5.12 状似鹿角者，卜游神类鬼王作祟

尿液冷却后静置片刻，令阳光照射一下，此时尿液中出现状似鹿角者，则卜“岩虛”即似游神类鬼王为害。

5.13 状似搭裢者，卜飞行鬼作祟

尿液冷却后静置片刻，令阳光照射一下，此时尿液中出现状似搭裢者，则卜“铁让”即飞行鬼为害。

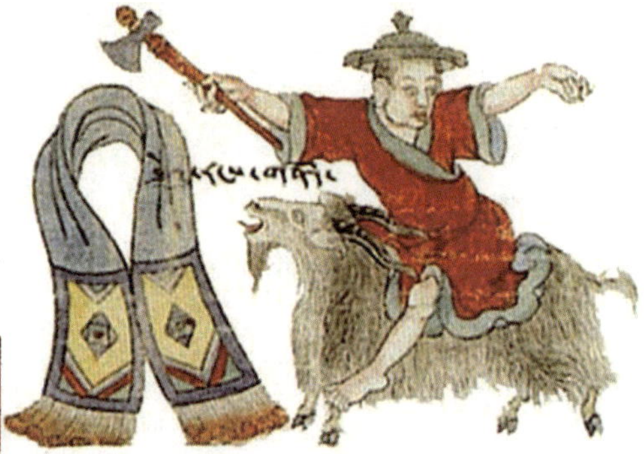

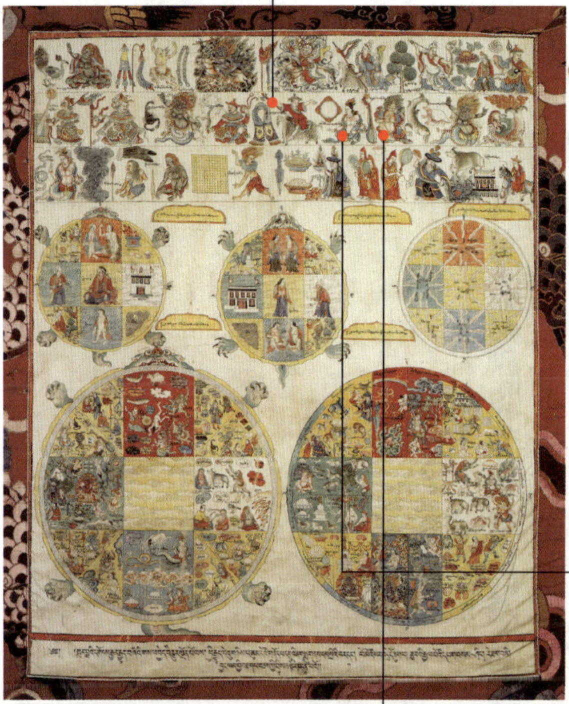

5.14 状似镜子者，卜海女神作祟

尿液冷却后静置片刻，令阳光照射一下，此时尿液中出现状似镜子即有光圆似鼻圈光环者，则卜被居于海洋的海女神为害。

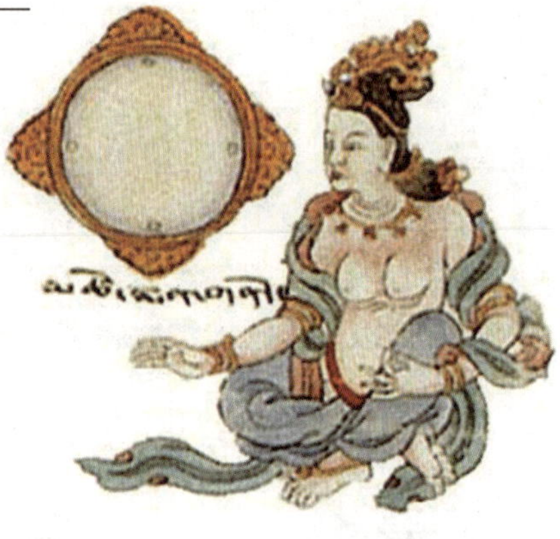

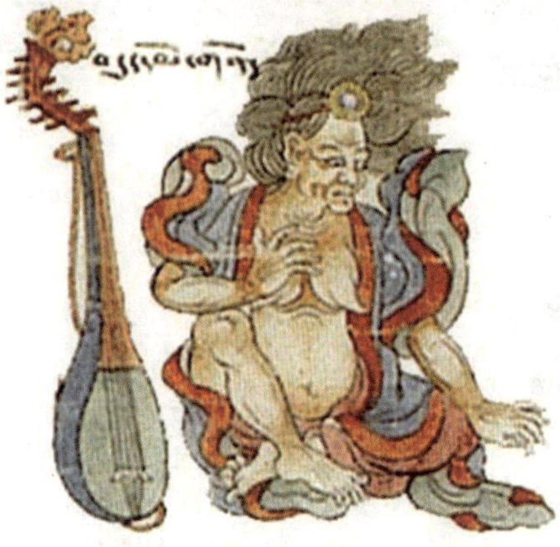

5.15 状似琵琶者，卜女魔作祟

尿液冷却后静置片刻，令阳光照射一下，此时尿液中出现状似琵琶者，则卜被女魔为害。

5.16 状似鱼或螺者，卜地神作祟

尿液冷却后静置片刻，令阳光照射一下，此时尿液中出现状似鱼、螺、蝌蚪、蛙、蜘蛛、龟等动物者，则卜被土地神为害。

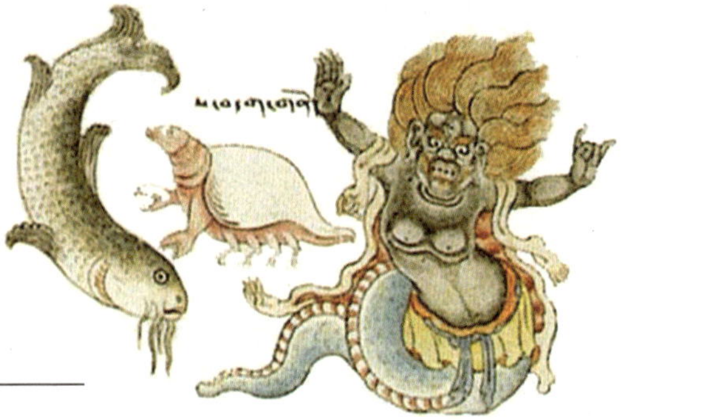

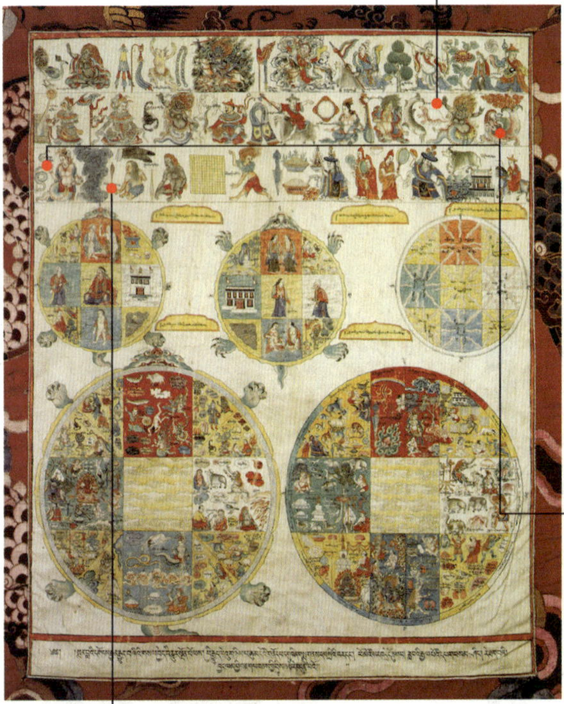

5.17 状似摩羯、蛇者，卜龙魔作祟

尿液冷却后静置片刻，令阳光照射一下，此时尿液中出现状似海洋中的摩羯或蛇者，则卜被龙魔为害。

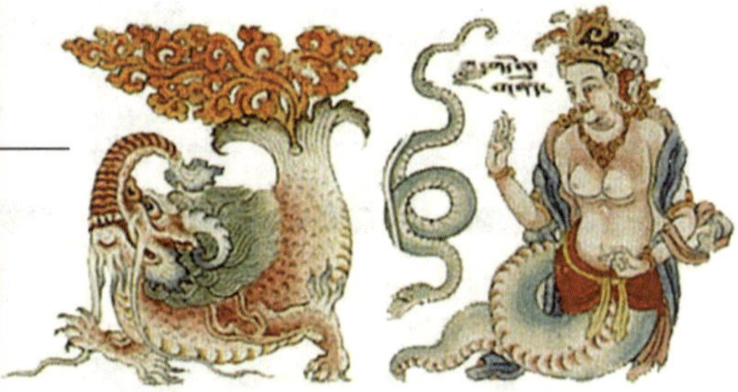

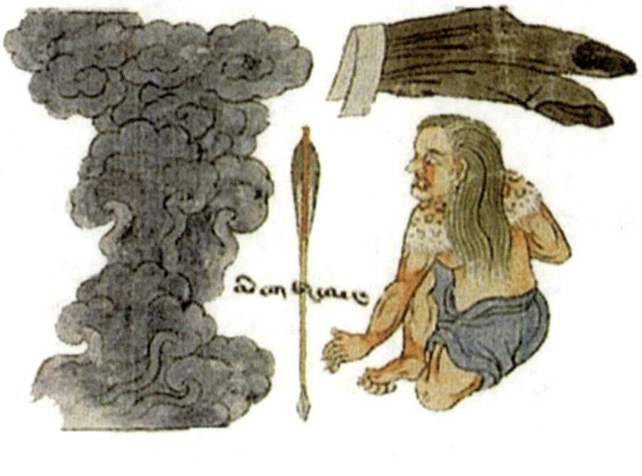

5.18 状似云雾者，卜被晦气伤害

尿液冷却后静置片刻，令阳光照射一下，此时尿液中出现状似云或雾者，则卜被不洁物等晦气伤害。

5.19 状似箭、纺锤者，卜男鬼作祟

尿液冷却后静置片刻，令阳光照射一下，此时尿液中出现状似箭镞或纺锤者，卜男鬼作祟。

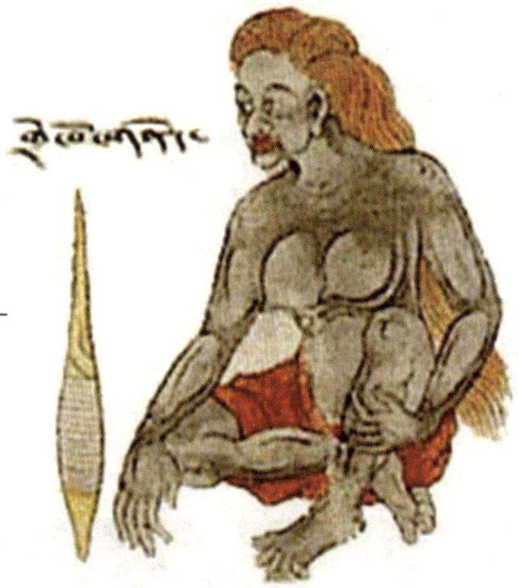

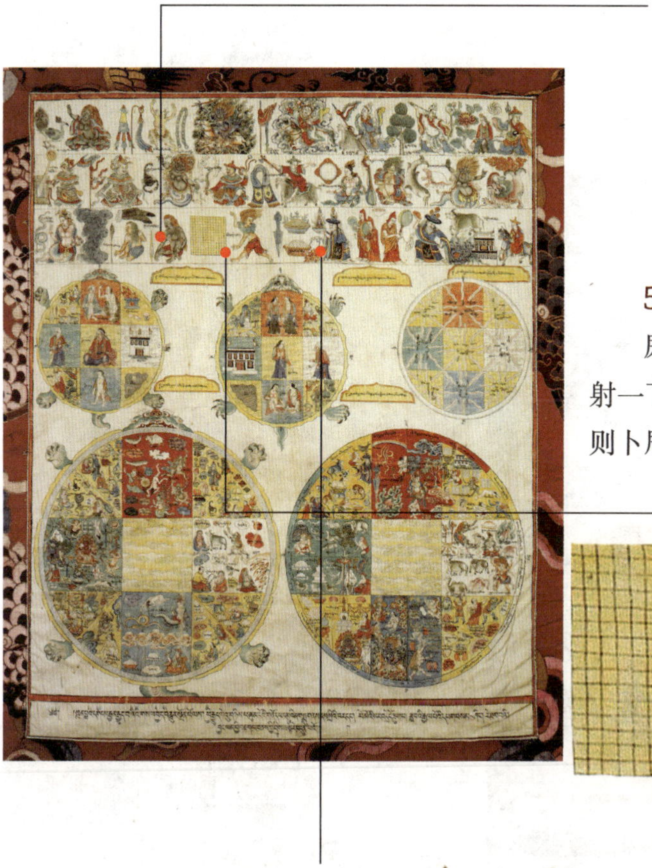

5.20 状似棋盘者，卜田鬼作祟

尿液冷却后静置片刻，令阳光照射一下，此时尿液中出现状似棋盘者，则卜居于田中的鬼作祟。

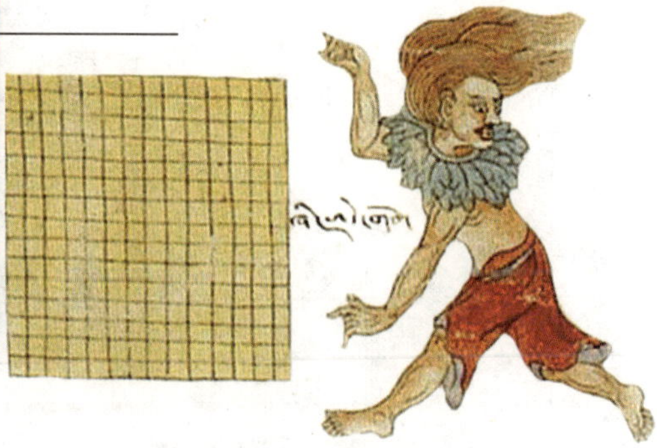

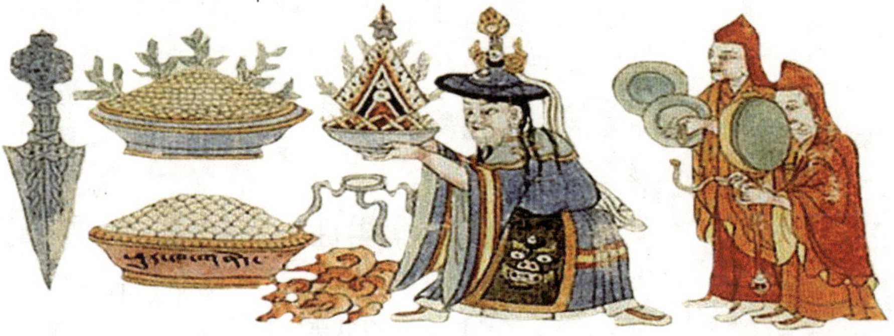

5.21 状似橛子或白芥子堆者，卜被放咒者伤害

尿液冷却后静置片刻，让阳光照射一下，此时尿液中出现状似橛子、白芥子堆或珍珠堆者，则卜被放咒者伤害。

5.22 状似天灵盖者，卜龙魔使咒作祟

尿液冷却后静置片刻，让阳光照射一下，此时尿液中出现状似人的天灵盖者，则卜向龙魔使咒，被伤害。

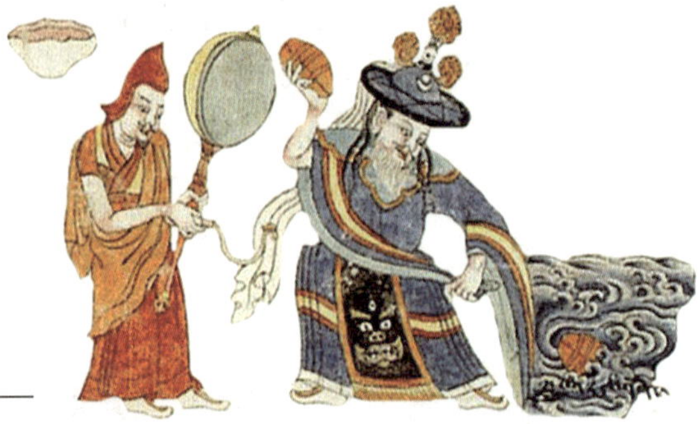

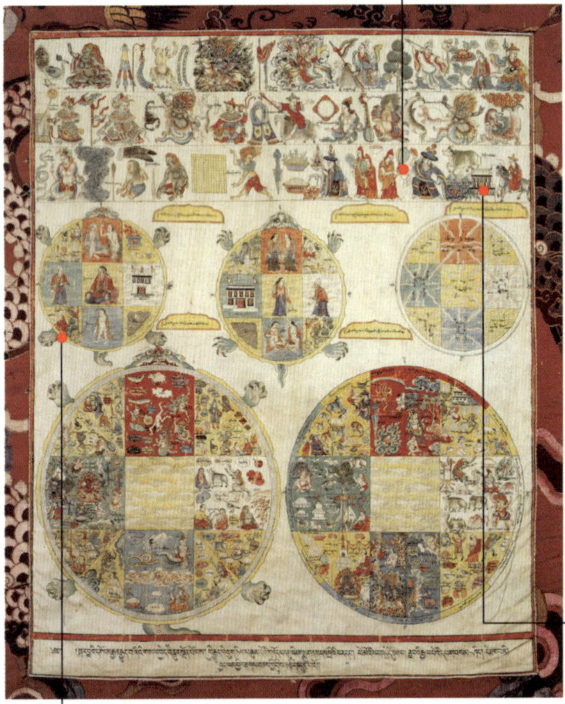

5.23 状似水牛者，卜破戒鬼作祟

尿液冷却后静置片刻，让阳光照射一下，此时尿液中出现状似水牛或窗户眼者，则卜违背佛教、苯教教戒或违犯誓言的僧人死亡的破戒鬼作祟。

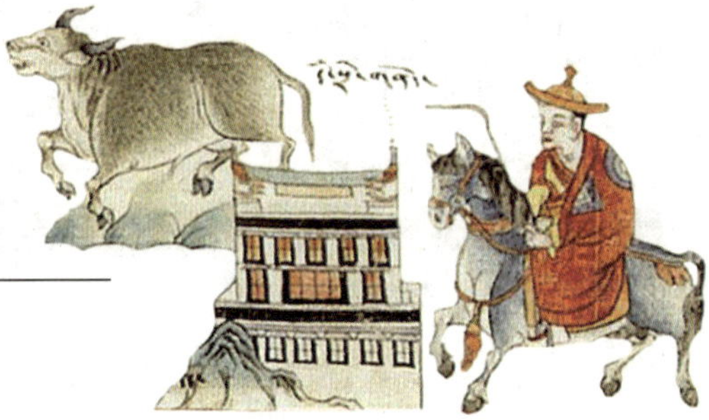

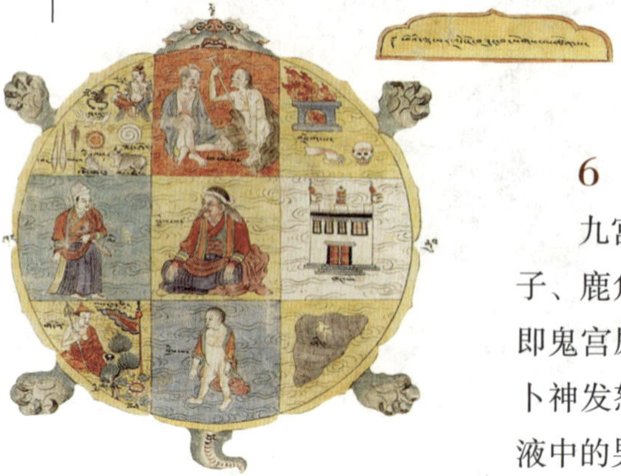

6　察男性神宫尿液，卜作祟鬼神

九宫的右侧第一宫即神宫尿液中如果出现蝎子、鹿角等形状者，则卜鬼装作神作祟；第三宫即鬼宫尿液出现矛头、公山羊等神的形状者，则卜神发怒作害，等等。此种察卜法与上述鬼祟尿液中的男性鬼祟尿液察法一样。

7 察女性神宫尿液，卜作祟鬼神

九宫的左侧第一宫即神宫尿液中如果出现蝎子、鹿角等形状者，则卜鬼装作神作祟；第三宫即鬼宫尿液出现矛头、公山羊等神的形状者，则卜神发怒作害，等等。此种察卜法与上述鬼祟尿液中的女性鬼祟尿液卜察法一样。

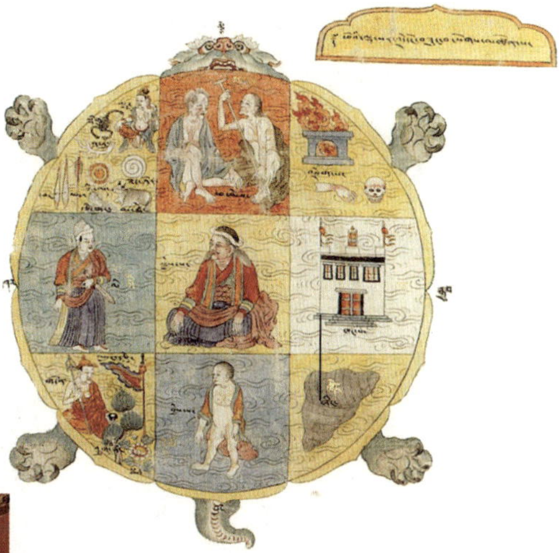

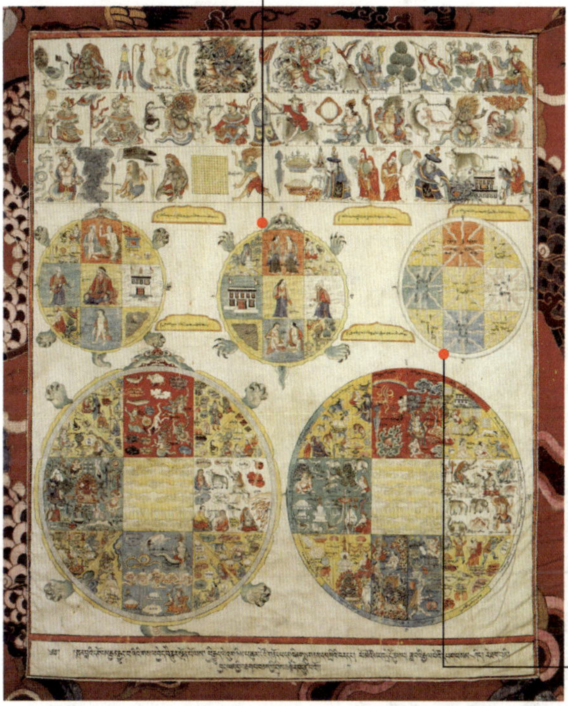

8 《月王药诊》所述如意树梢卜法

在装有病人尿液的盛器口上，用4根秸秆搭一井字形格，将尿液划分成四方、四隅及中央等九宫，九宫中的东为木、南为火、西为金、北为水、四角和中央为土。宫中的尿液波纹如针叶茅草状者，依照草尖的朝向卜测作祟鬼神，此法便称如意树梢卜卦法。

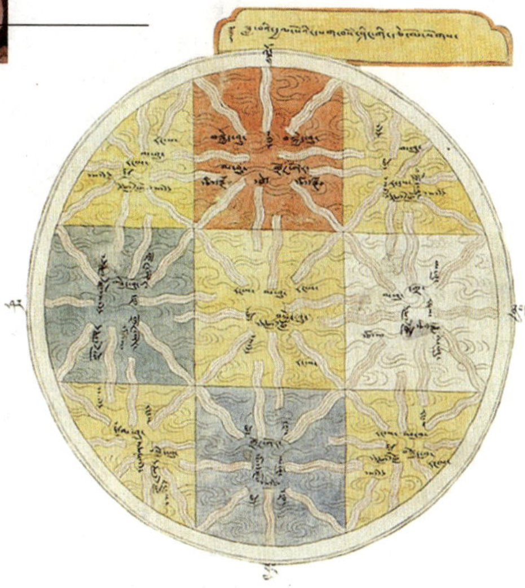

8.1 尿液波纹不清者，卜鬼魔，搅动隆病

如意树梢卜法，即察如意树梢的颜色、形状等来卜测作祟鬼魔之法。尿液中出现针叶茅草状的波纹，依草尖所指方向可卜测作祟鬼神及所患疾病，如果波纹模糊不清即无如意树梢纹理者，则卜鬼魔搅动隆邪而发隆病。

8.2 从东伸向北等者，卜自己得救，吉祥

尿液波纹之光从东伸向北，或从南伸向东，或从西伸向西北角或西南角，或从北伸向西，或从中央和四角伸向南等者，称之母子牵手卦，一般为吉兆，特别卜父母、上师、达官等来救自己，吉祥。

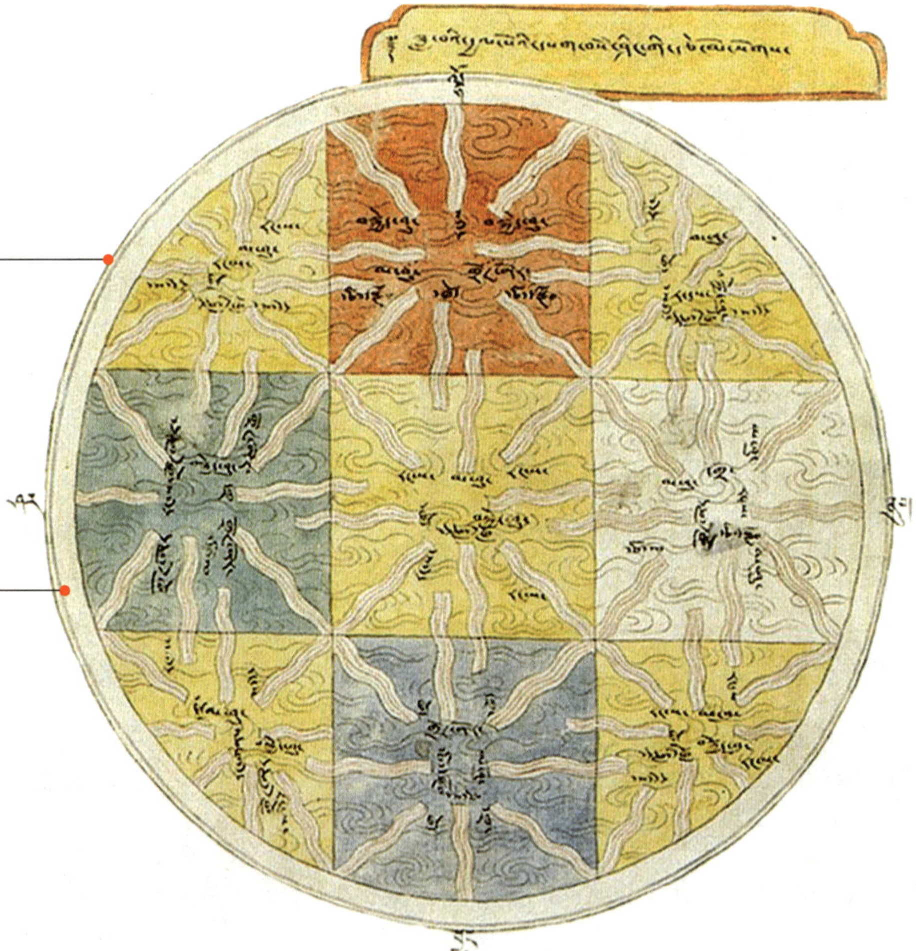

8.3 从东伸向南等者，卜本人抚育的对象，吉祥

尿液波纹之光从东伸向南即伸向子宫，或从南伸向四角，或从西伸向北，或从北伸向东，或从中央和四角伸向西等者，称之遇见亲子卦，一般为吉兆，特别卜子孙、学生等本人培育的对象，吉祥。

8.4 从东伸向四角等者，卜得到意外收获

尿液波纹之光从东伸向四角即友宫，或从南伸向西，从西伸向东，从北伸向南，从中央和四角伸向北等者，卜得到意想不到的财物和享受。

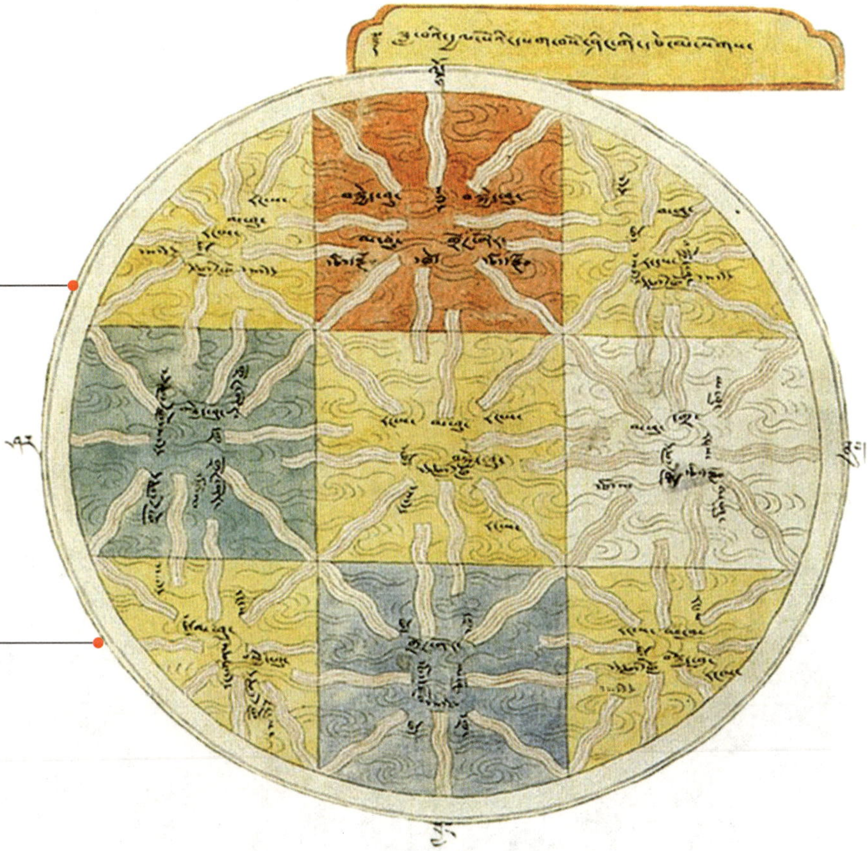

8.5 从东伸向西，为春，卜死亡

尿液波纹之光从东伸向西即伸向敌宫，卜遇敌；伸向本宫，卜吉凶中等。从东伸向西为春卜死亡；从南伸向北为夏，从西伸向南为秋，从北伸向四角为冬，从四角伸向东为春等季节的最末一月，卜死亡。

8.6 树梢从东伸向本宫，卜对己吉祥

尿液波纹之光从东伸向本宫，卜自己吉祥。同样，从一方伸向任何其他一方，可以说结合母、子、敌、友关系卜测其结果。

9 《月王药诊》所述四条绳卜法等

在装有病人尿液的盛器口上，用4根秸秆搭一井字形格，将尿液划分成四方、四隅及中央等九宫，九宫中的东为木、南为火、西为金、北为水、四角和中央为土。四隅中的各角从中间划一直线将此角一分为二，这样东三宫为春，南三宫为夏，西三宫为秋，北三宫为冬，成四时。用这种状似帐篷拉绳法取格，各格中的尿液泡沫、“勾亚”等物所呈现的各种形状，卜测吉凶的卜法为四条绳卜测法。

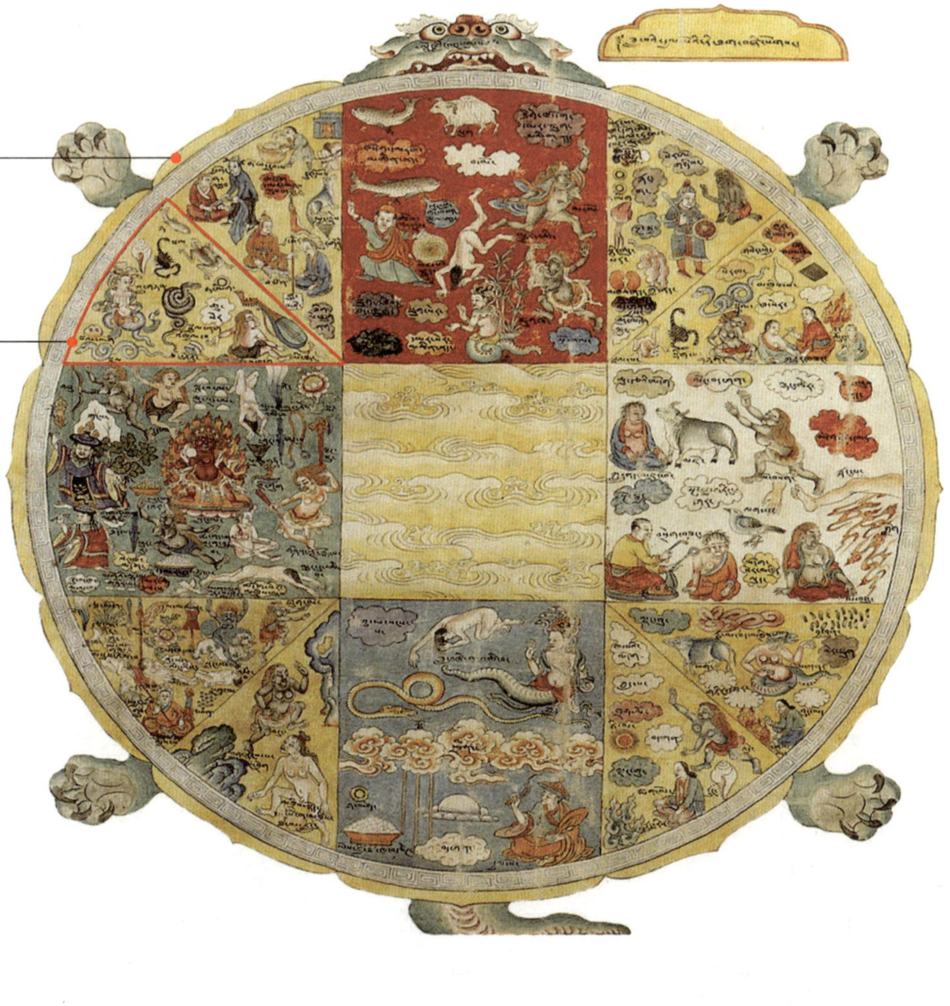

9.1 春三宫

9.1.1 状似鱼、蛙者，卜疠龙作祟

春三宫，即东木三宫中尿液泡沫、浮皮、“勾亚”等出现状似鱼、螺、蛙等者，卜疠龙作祟，所患疾病为黄水病。

9.1.2 状似鱼目、蛙头者，卜地神作祟

春三宫，即东木三宫中尿液泡沫、浮皮、“勾亚”等出现状似鱼目、蛙头、黑蛇盘踞、蛇行等者，卜地神作祟。

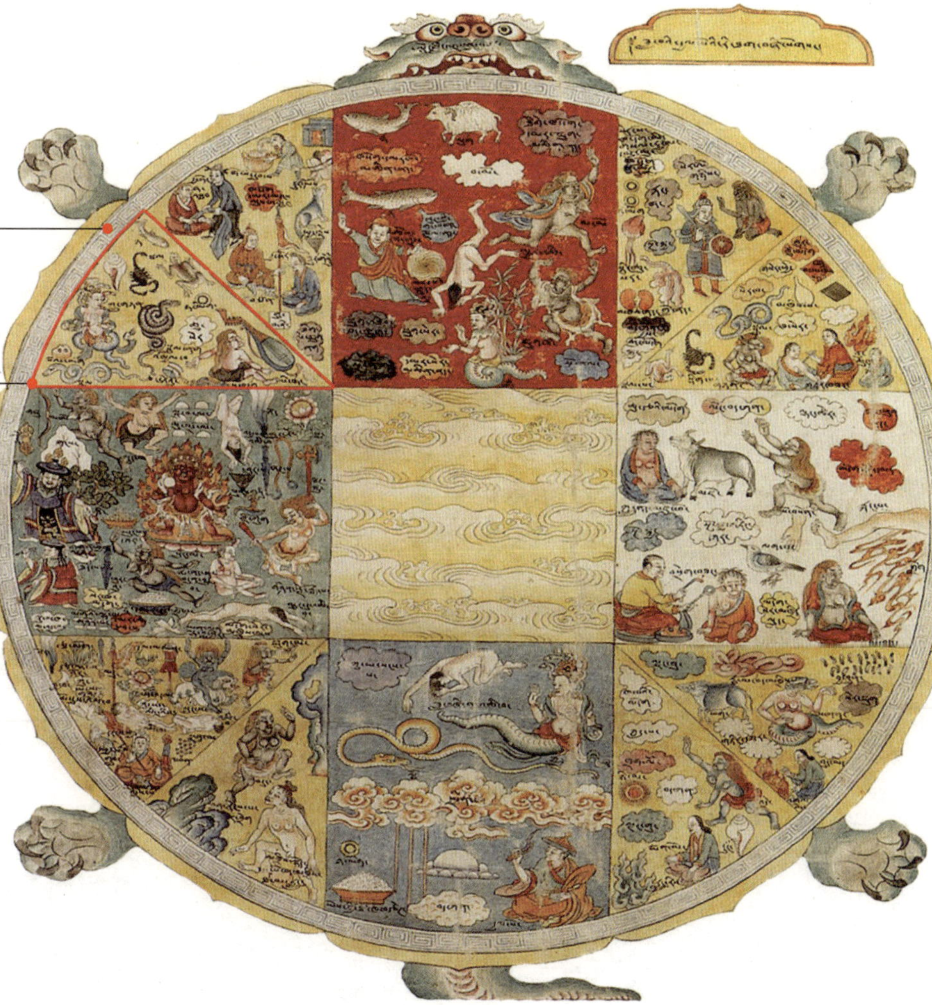

9.1.3 状似琵琶、手鼓者，卜女魔作祟

春三宫，即东木三宫中尿液泡沫、浮皮、“勾亚”等出现状似琵琶、细腰手鼓、弓等者，卜女魔作祟。

9.1.4 状似水者，卜和合紊乱，死亡

春三宫，即东木三宫中尿液泡沫、浮皮、“勾亚”等出现状似水泡沫者，卜和合紊乱而死亡。

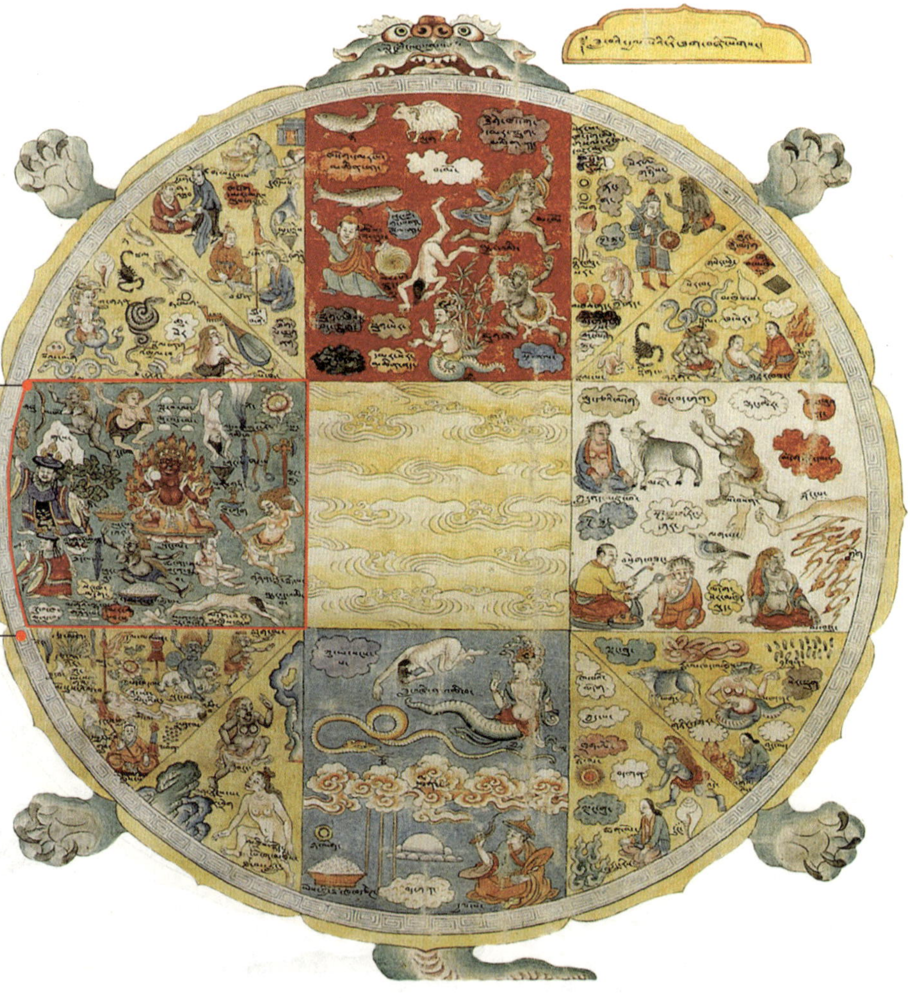

9.1.5 状似光等者，卜保护神发怒

春三宫，即东木三宫中尿液泡沫、浮皮、“勾亚”等出现状似光芒、莲花、金刚杵、雪山、树木等者，卜保护神发怒。

9.1.6 状似三角形、橛子等者，卜被他人放咒伤害

春三宫，即东木三宫中尿液泡沫、浮皮、“勾亚”等出现状似三角形、橛子、绳子、铁钩等者，卜被他人放咒伤害。

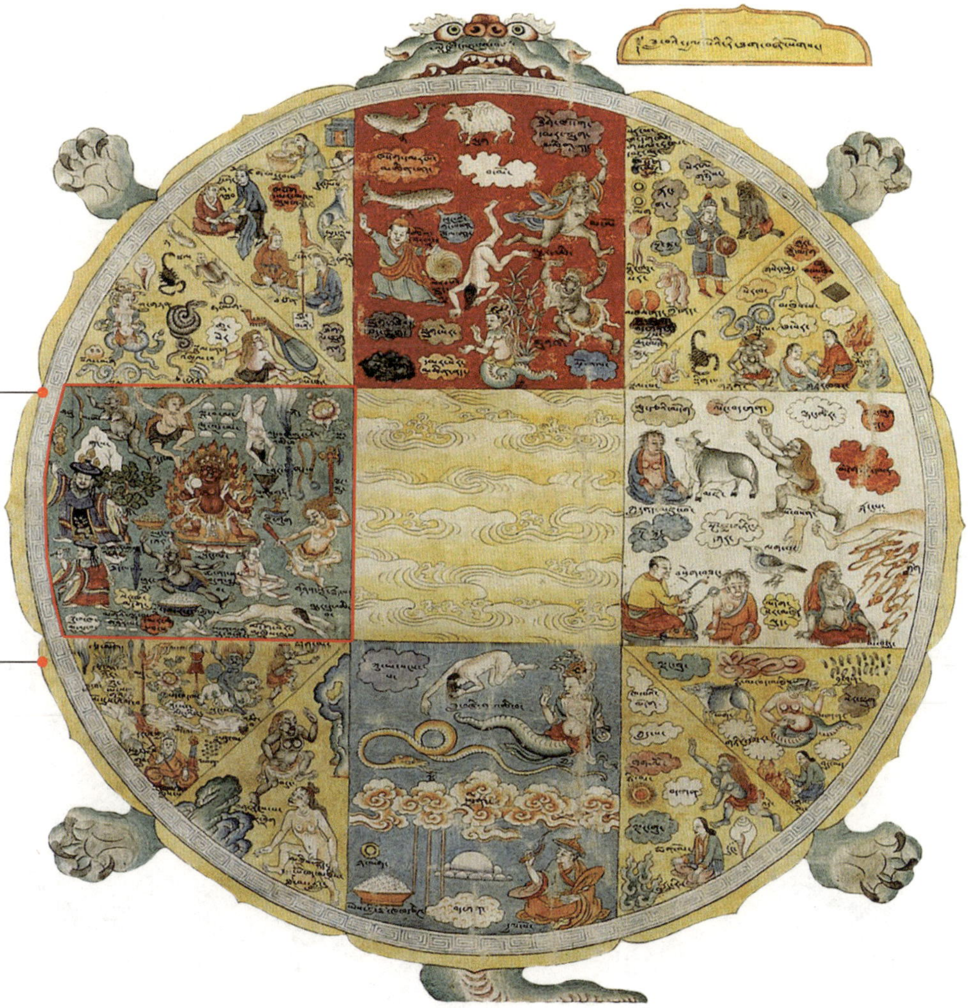

9.1.7 状似天灵盖、橛子者，卜其他鬼魔作祟

春三宫，即东木三宫中尿液泡沫、浮皮、“勾亚”等出现状似天灵盖、橛子者，卜其他鬼魔作祟。

9.1.8 状似白芥子、豌豆等者，卜被阎罗唆使恶鬼为害

春三宫，即东木三宫中尿液泡沫、浮皮、“勾亚”等出现状似白芥子、豌豆、弯刀等者，卜被阎罗唆使恶鬼为害。

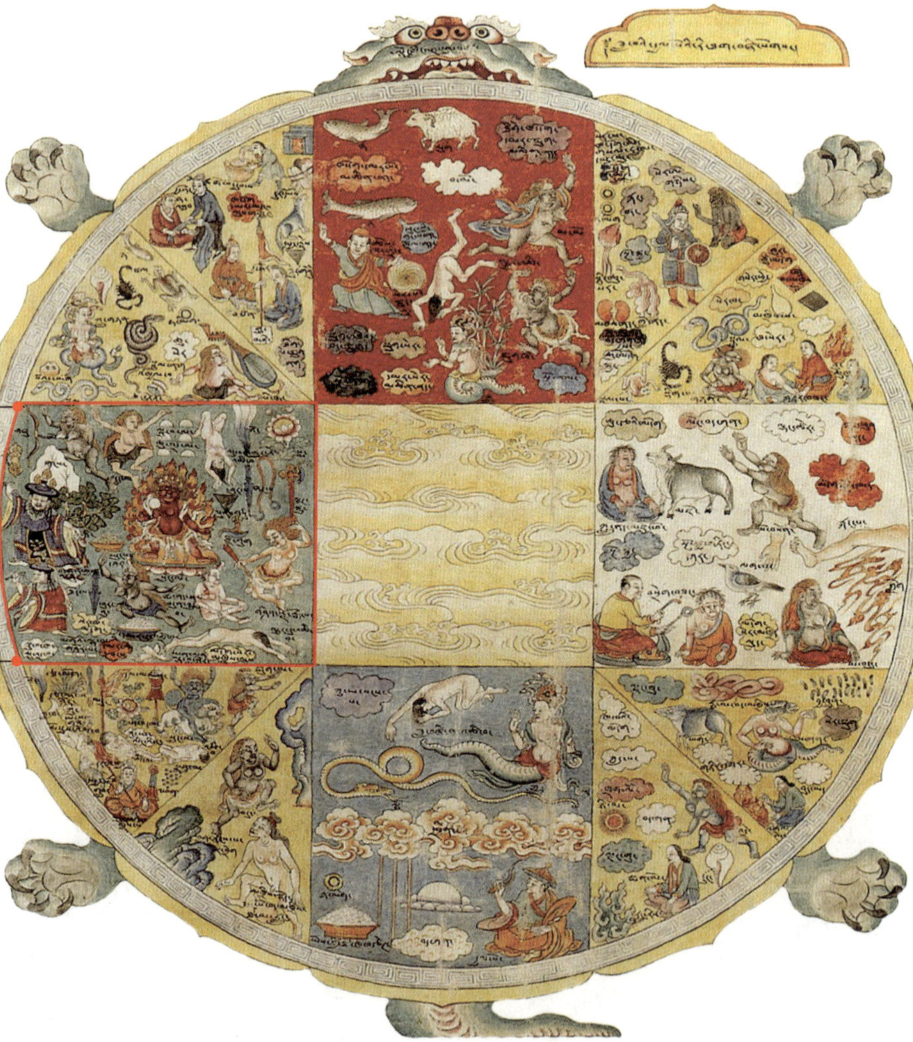

9.1.9 色如金者，生疮疡征兆

春三宫，即东木三宫中尿液泡沫、浮皮、“勾亚”等颜色像金子黄者，为生七种疮疡征兆。

9.1.10 颜色愈红者，为死亡征兆

春三宫，即东木三宫中尿液泡沫、浮皮、“勾亚”等颜色越来越红者，为立即死亡征兆。

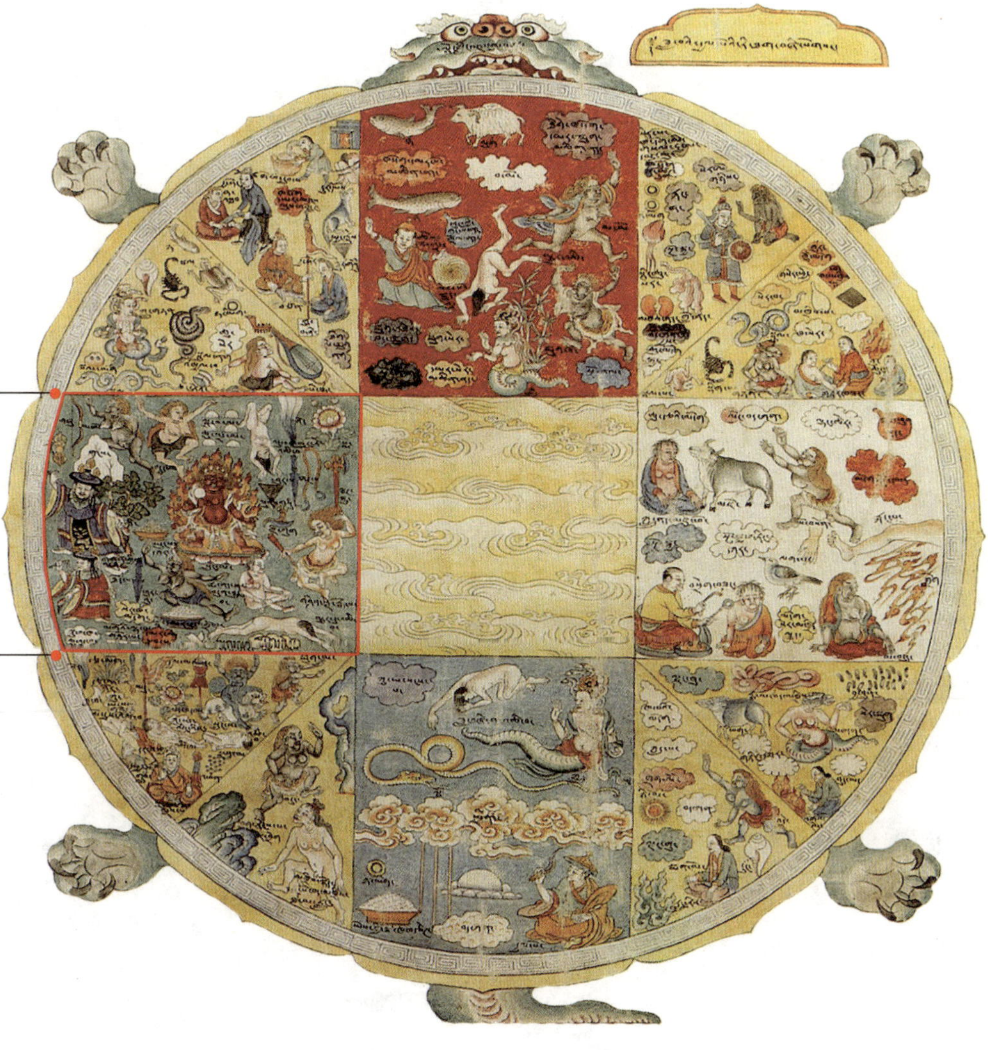

9.1.11 像唾液者，为颅骨骨松质破裂征兆

春三宫，即东木三宫中尿液泡沫、浮皮、“勾亚”等形状像唾液者，为颅骨骨松质破裂征兆。

9.1.12 色红如菜汁者，为四肢骨松质破裂征兆

春三宫，即东木三宫中尿液泡沫、浮皮、“勾亚”等颜色红如煮菜汁者，为四肢骨松质破裂征兆。

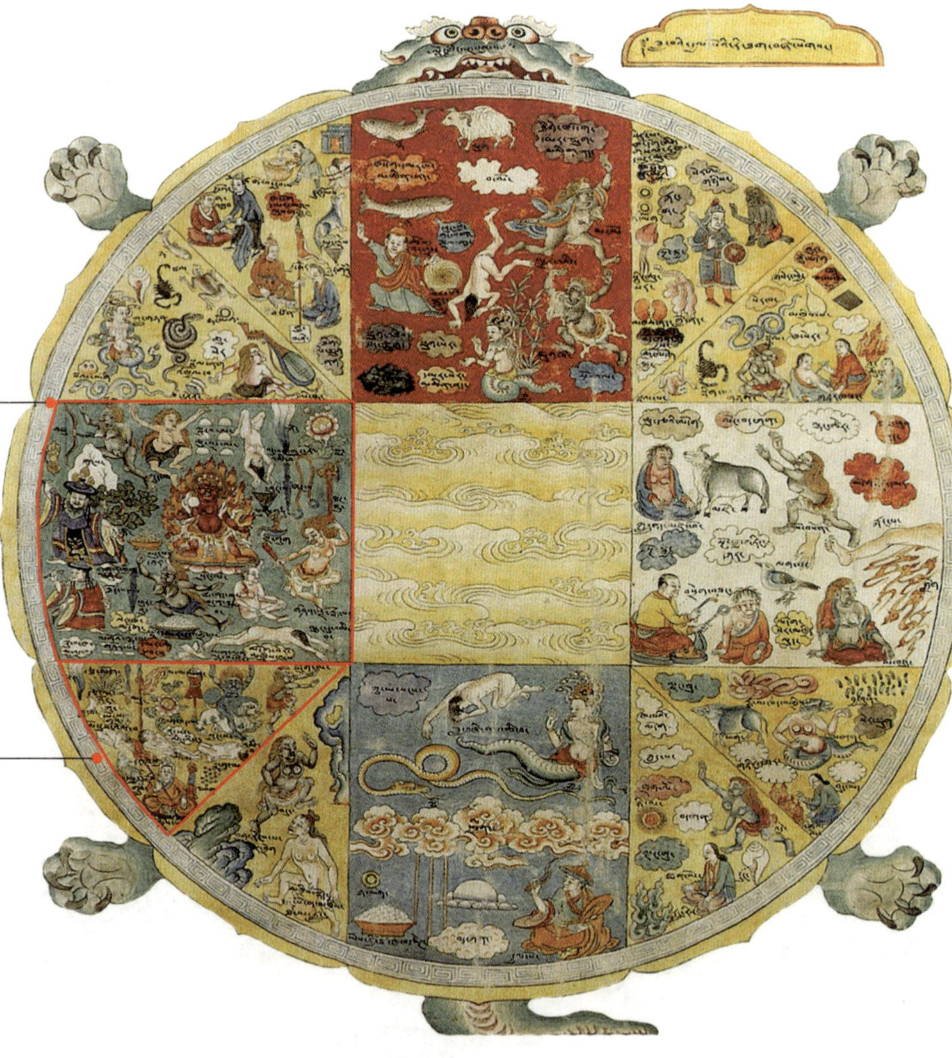

9.1.13 有光泽者，为筋脉断裂征兆

春三宫，即东木三宫中尿液泡沫、浮皮、“勾亚”等色绿且有光泽者，为筋脉断裂征兆。

9.1.14 状似刀尖、矛头者，卜被保护神忿恨

春三宫，即东木三宫中尿液泡沫、浮皮、“勾亚”等出现状似刀尖、矛头、莲瓣、佛幢等者，卜被本人的保护神岔恨。

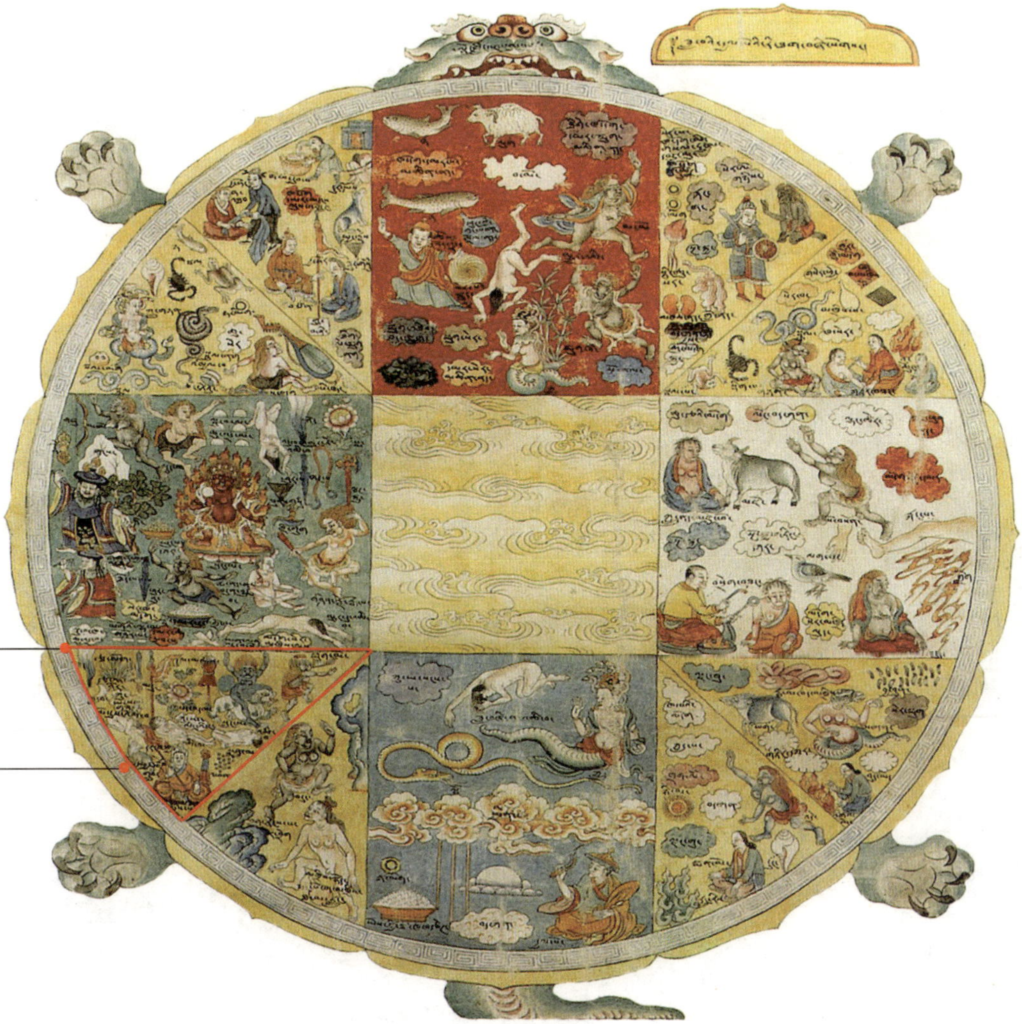

9.1.15 状似洁月者，卜紫黑鬼作祟

春三宫，即东木三宫中尿液泡沫、浮皮、“勾亚”等出现状似洁月或圆鼓者，卜紫黑鬼作祟。

9.1.16 “勾亚”消失，卜死亡

春三宫，即东木三宫中“勾亚”消失者，卜死亡。

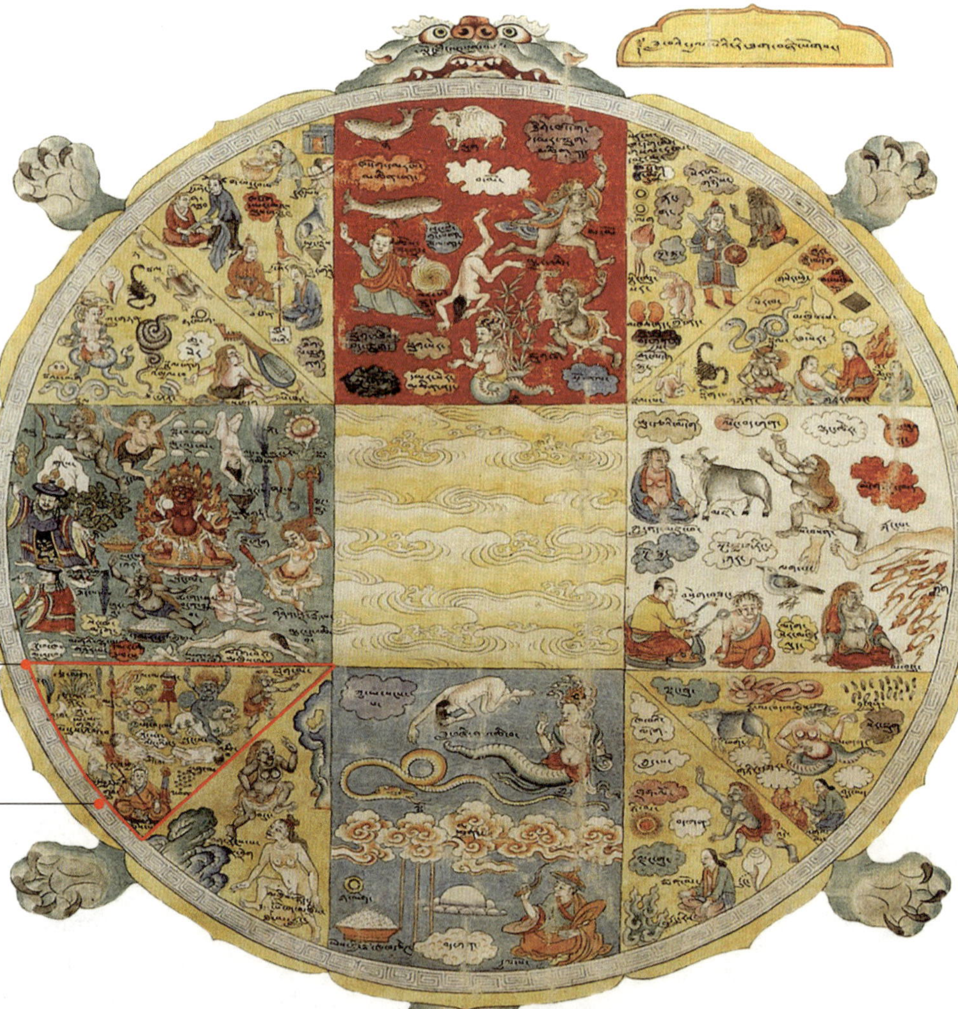

9.1.17 不出现纷纭者，卜吉祥

春三宫，即东木三宫中尿液泡沫、浮皮、“勾亚”等不出现纷纭者，卜吉祥；出现纷纭者，卜死亡。

9.1.18 状似豌豆者，卜一年亡

春三宫，即东木三宫中尿液泡沫、浮皮、“勾亚”等形似豌豆者，卜一年内死亡。

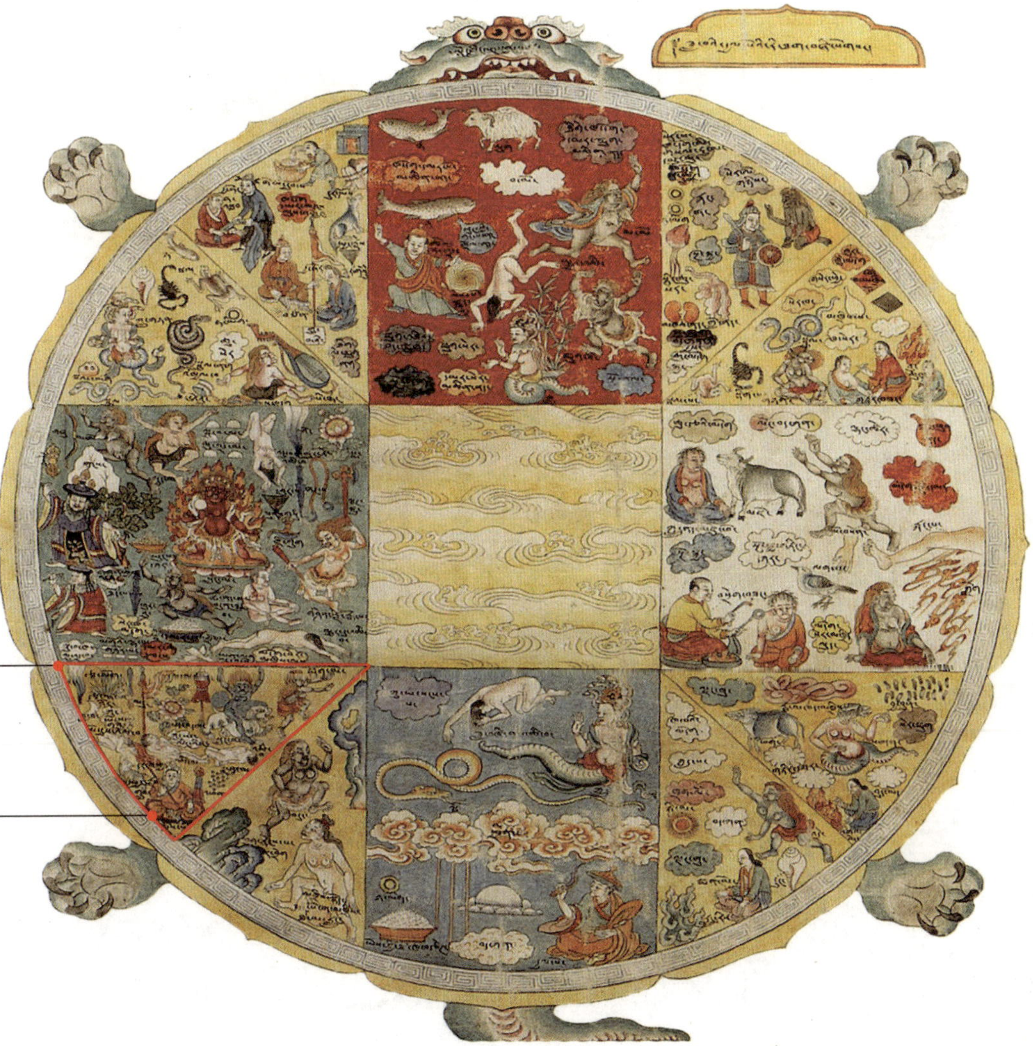

9.1.19 状似旗飘者，卜地神发怒

春三宫，即东木三宫中尿液泡沫、浮皮、“勾亚”等出现状似飘扬的旗帜、幡、狼足迹、得道者等形状者，卜地方神发怒。

9.2 夏三宫

9.2.1 状似油茶者，卜坟地作害

夏三宫，即南火三宫中尿液泡沫、浮皮、“勾亚”等出现状似缝隙者，卜坟地（天葬场）作害。

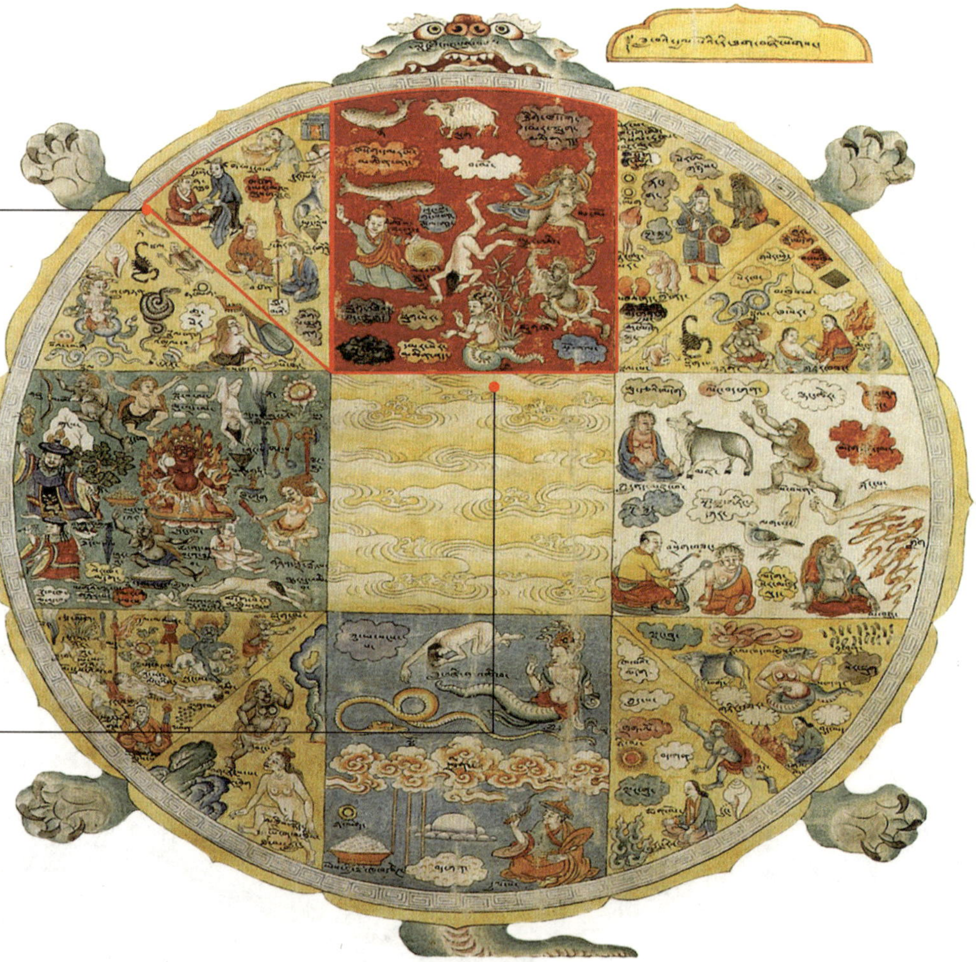

9.2.2 状似鱼、羊者，卜坟地作害

夏三宫，即南火三宫中尿液泡沫、浮皮、“勾亚”等出现似鱼、绵羊形状者，卜坟地（天葬场）作害。

9.2.3 色红紫者，卜肝病

夏三宫，即南火三宫中尿液泡沫、浮皮、“勾亚”等颜色红紫者，为肝病征兆。

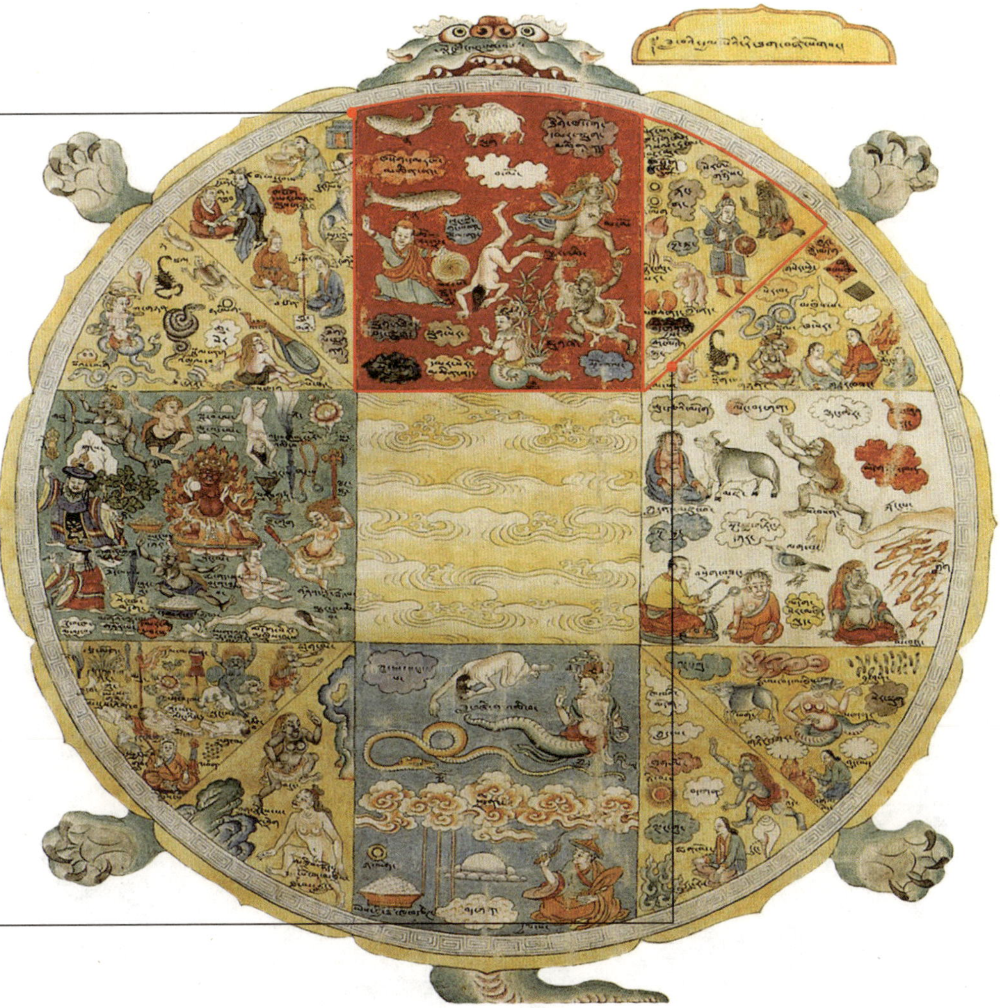

9.2.4 色黄而不亮者，卜腹水

夏三宫，即南火三宫中尿液泡沫、浮皮、“勾亚”等颜色黄而不明亮者，为腹水充满征兆。

9.2.5 颜色夹杂者，卜中毒症

夏三宫，即南火三宫中尿液泡沫、浮皮、“勾亚”等颜色多种夹杂者，为中毒症征兆。

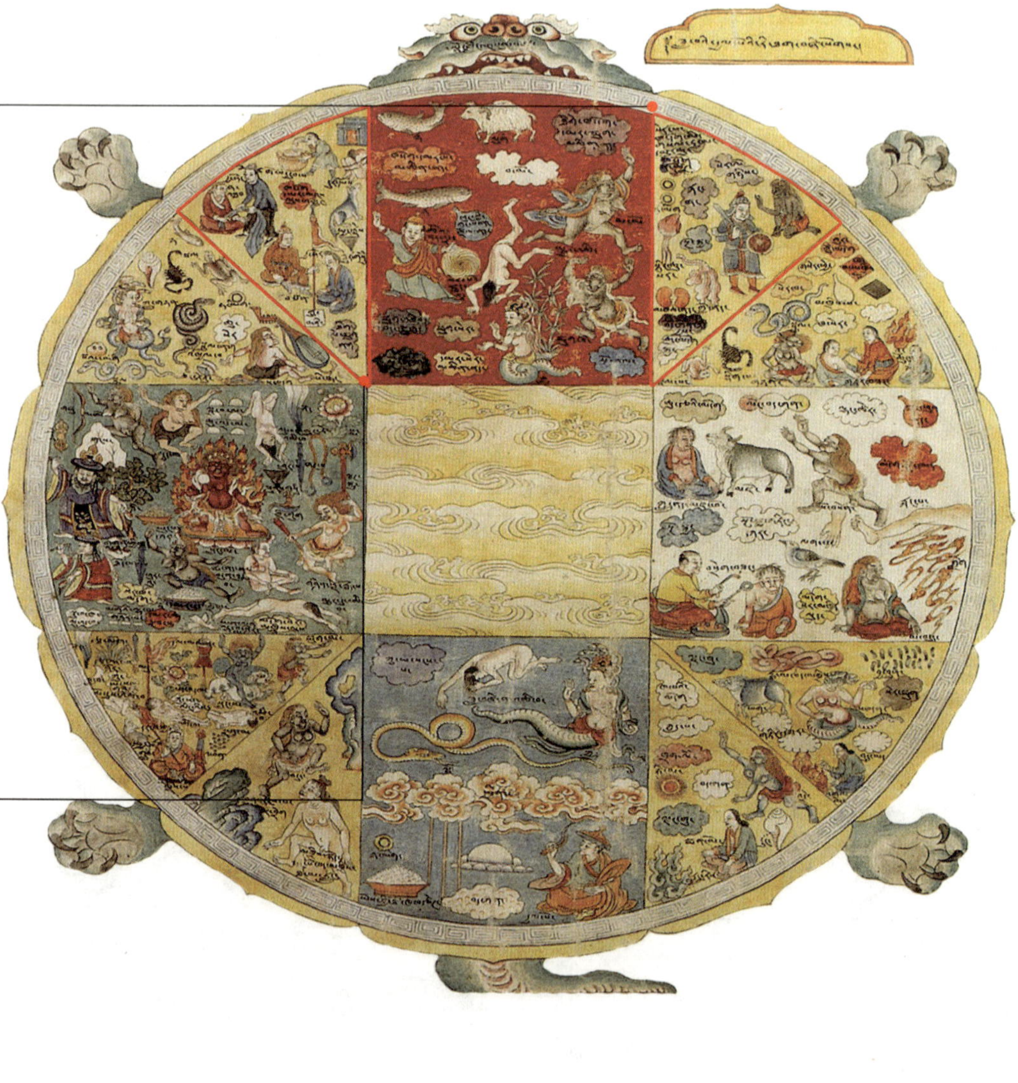

9.2.6 色红而清者，卜和合紊乱

夏三宫，即南火三宫中尿液泡沫、浮皮、“勾亚”等颜色红而清明者，为体内和合（隆、赤巴、培根）紊乱征兆。

9.2.7 色红者，卜肝病

夏三宫，即南火三宫中尿液泡沫、浮皮、“勾亚”等颜色发红者，为肝病征兆。

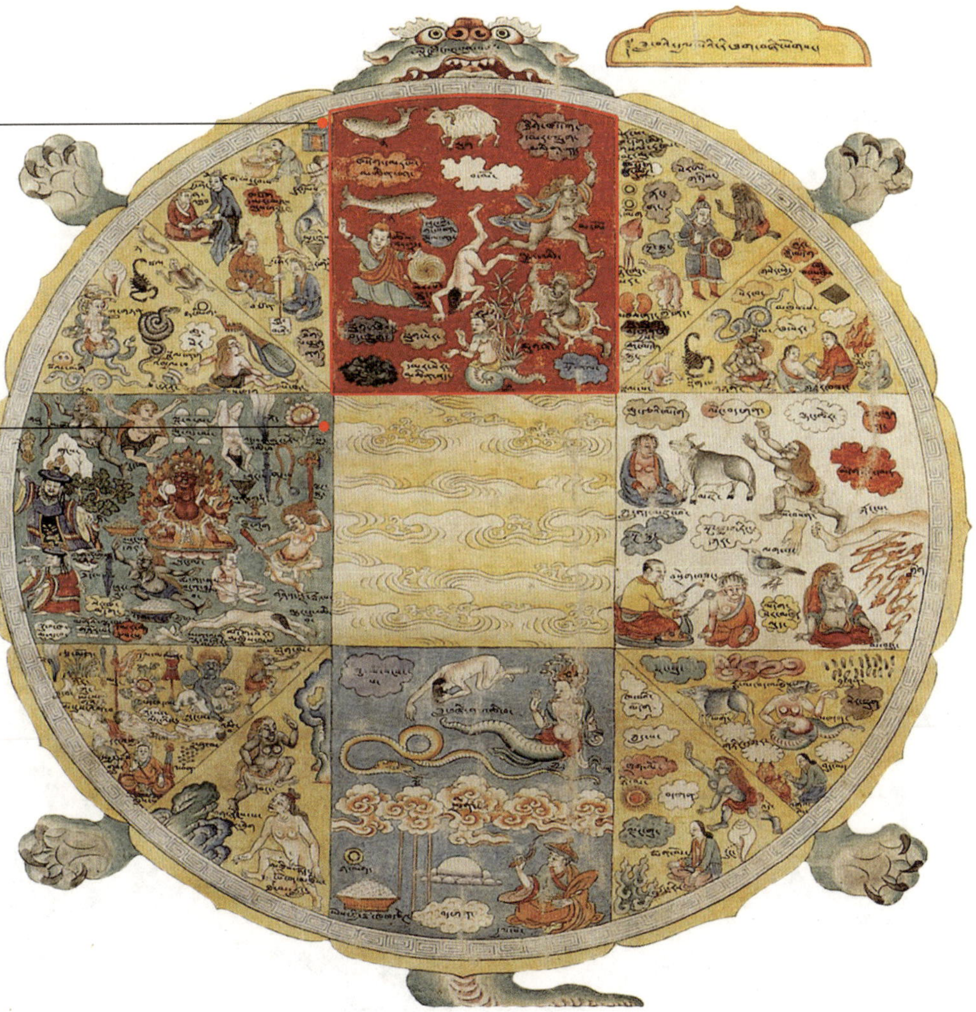

9.2.8 状似霜、鱼等者，卜立即死亡

夏三宫，即南火三宫中尿液泡沫、浮皮、“勾亚”等形状似霜和鱼者，卜立即死亡；似霜和朝阳者，也卜立即死亡。

9.2.9 如充满气者，卜脏腑有病

夏三宫，即南火三宫中尿液泡沫、浮皮、“勾亚”等之内犹如充满空气者，为脏腑有病征兆。

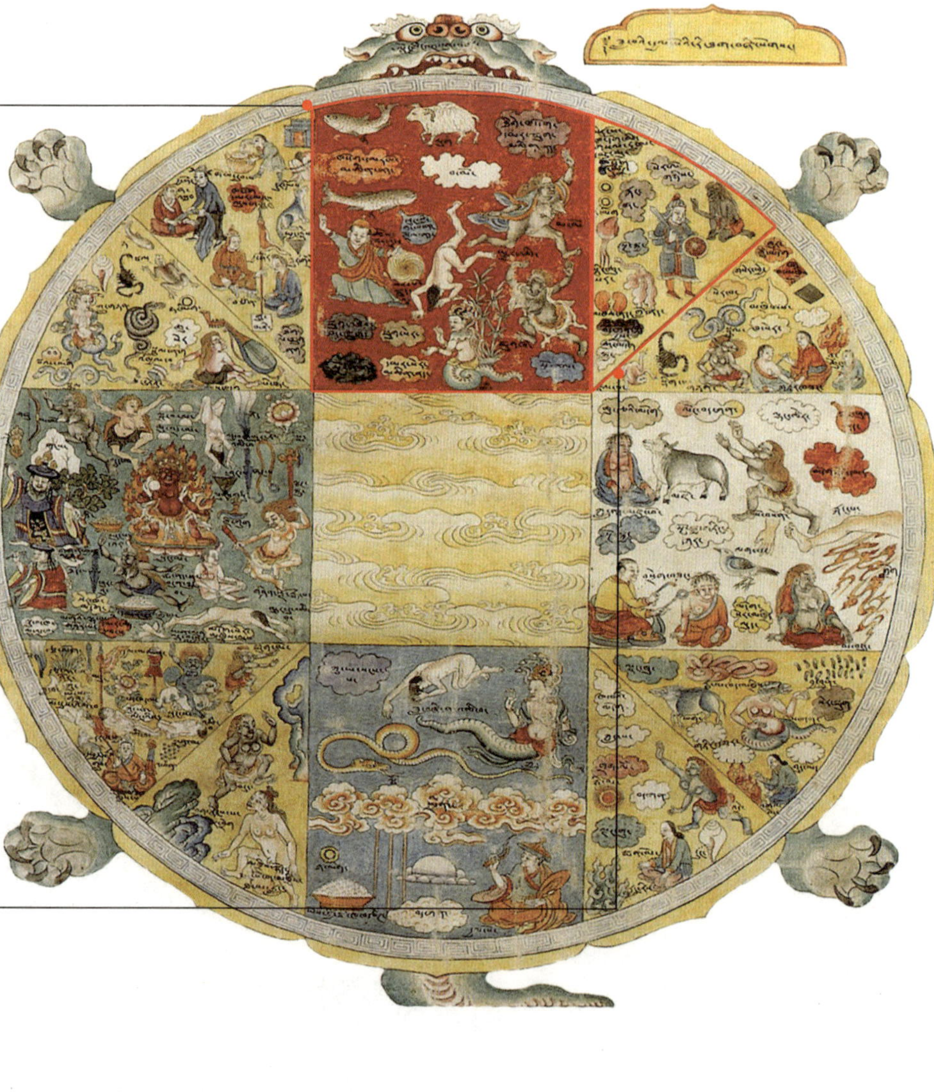

9.2.10 出现黄色者，卜上肢残废

夏三宫，即南火三宫中尿液泡沫、浮皮、“勾亚”中一项出现黄色者，为上肢残废征兆。

9.2.11 两项出现黄色者，卜下肢残废

夏三宫，即南火三宫中尿液泡沫、浮皮、“勾亚”中两项出现黄色者，为下肢残废征兆。

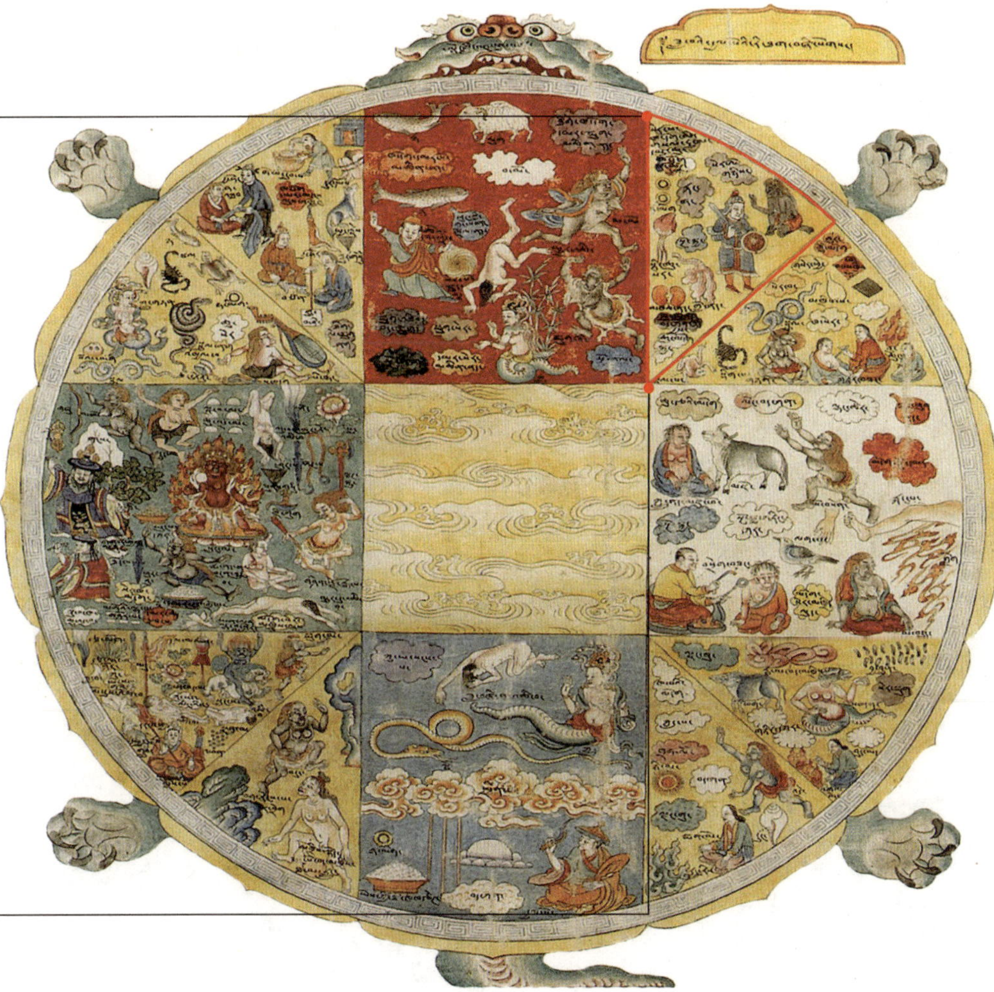

9.2.12 状似山羊目者，卜游神发怒

夏三宫，即南火三宫中尿液泡沫、浮皮、“勾亚”等形状似山羊眼睛或狼足迹者，卜游神发怒。

9.2.13 状似胡人衣服边饰者，卜财神发怒

夏三宫，即南火三宫中尿液泡沫、浮皮、“勾亚”等形状似胡人衣服边饰者，卜财神发怒。

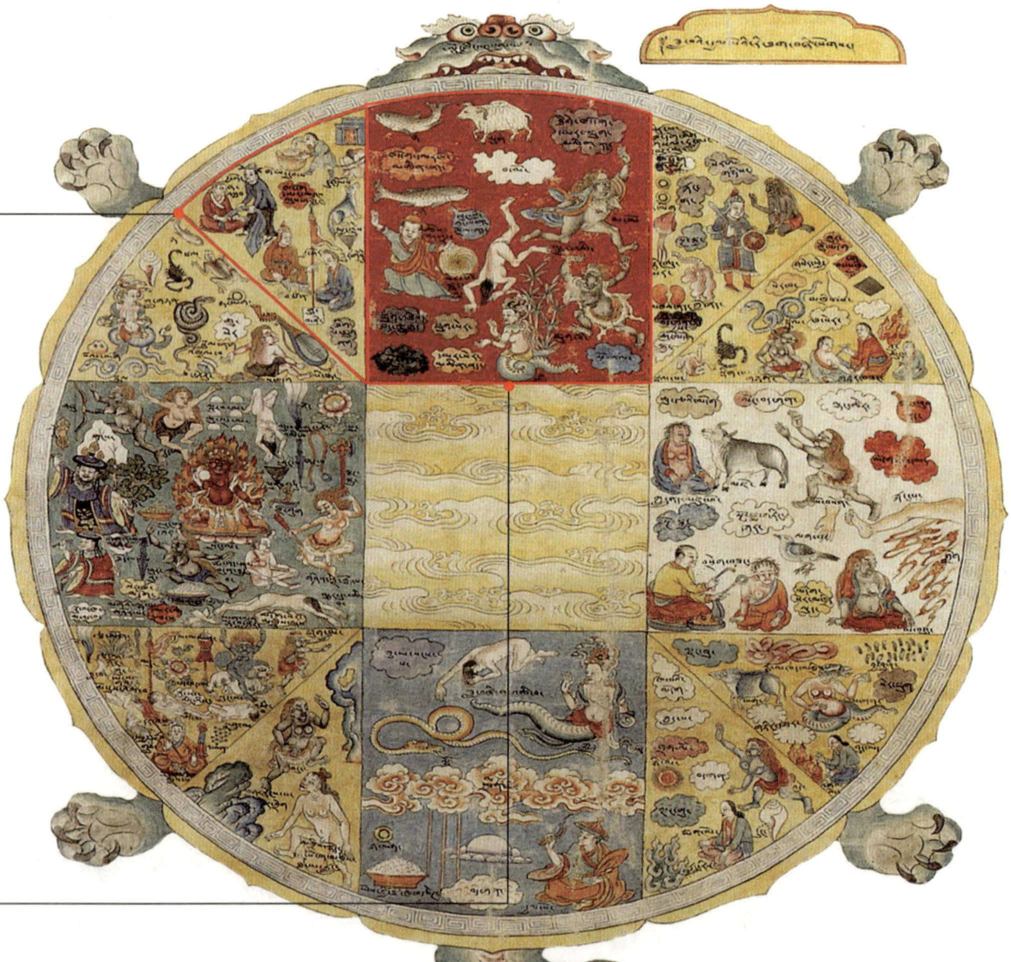

9.2.14 色黄状似线者，卜龙王作害

夏三宫，即南火三宫中尿液泡沫、浮皮、“勾亚”等色黄，状似线者，卜龙王作害。

9.2.15 状似一束竹子者，卜游神、女妖作害

夏三宫，即南火三宫中尿液泡沫、浮皮、“勾亚”等形状似一把竹子者，卜游神、山岩女妖作害。

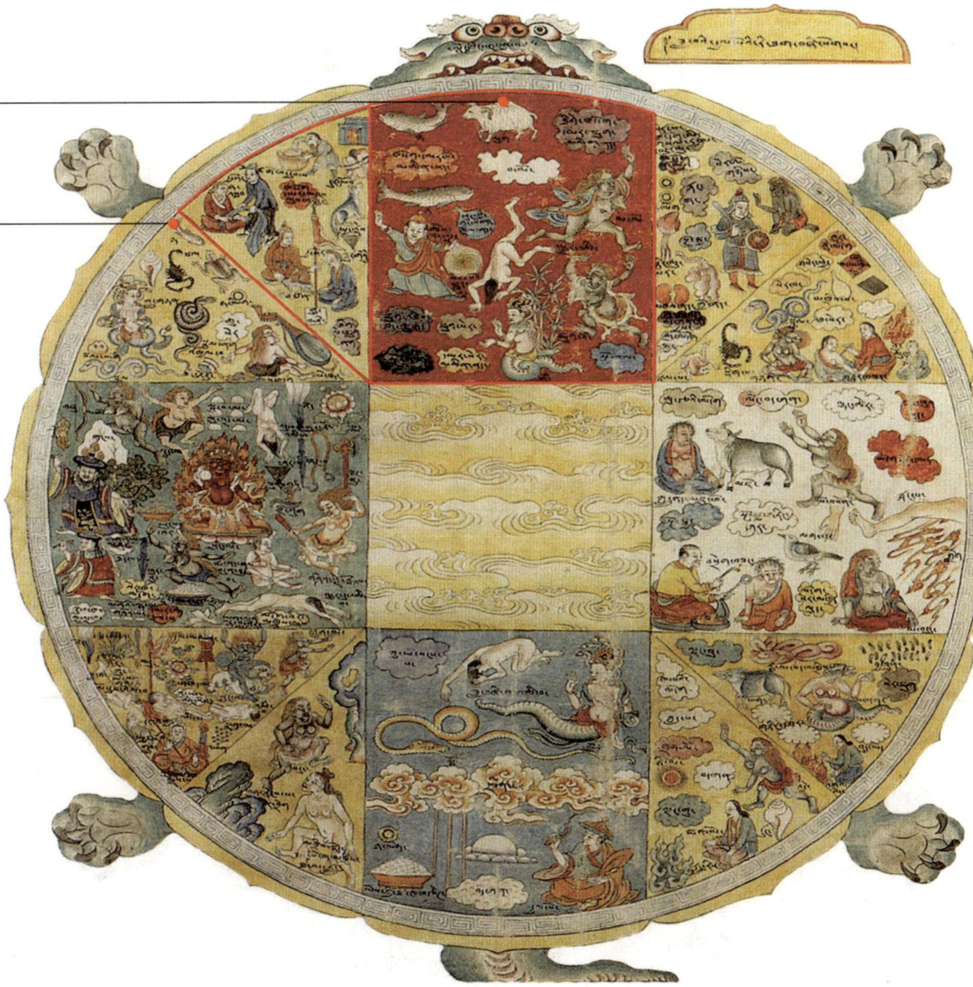

9.2.16 状似三角者，卜有灰色培根病

夏三宫，即南火三宫中尿液泡沫、浮皮、“勾亚”等形状似三角或四角形者，卜患女魔作祟引起的灰色培根病。

9.2.17 色紫如雾者，卜有培根“木布”病

夏三宫，即南火三宫中尿液泡沫、浮皮、“勾亚”等颜色紫而状如迷雾者，卜患有培根“木布”病。

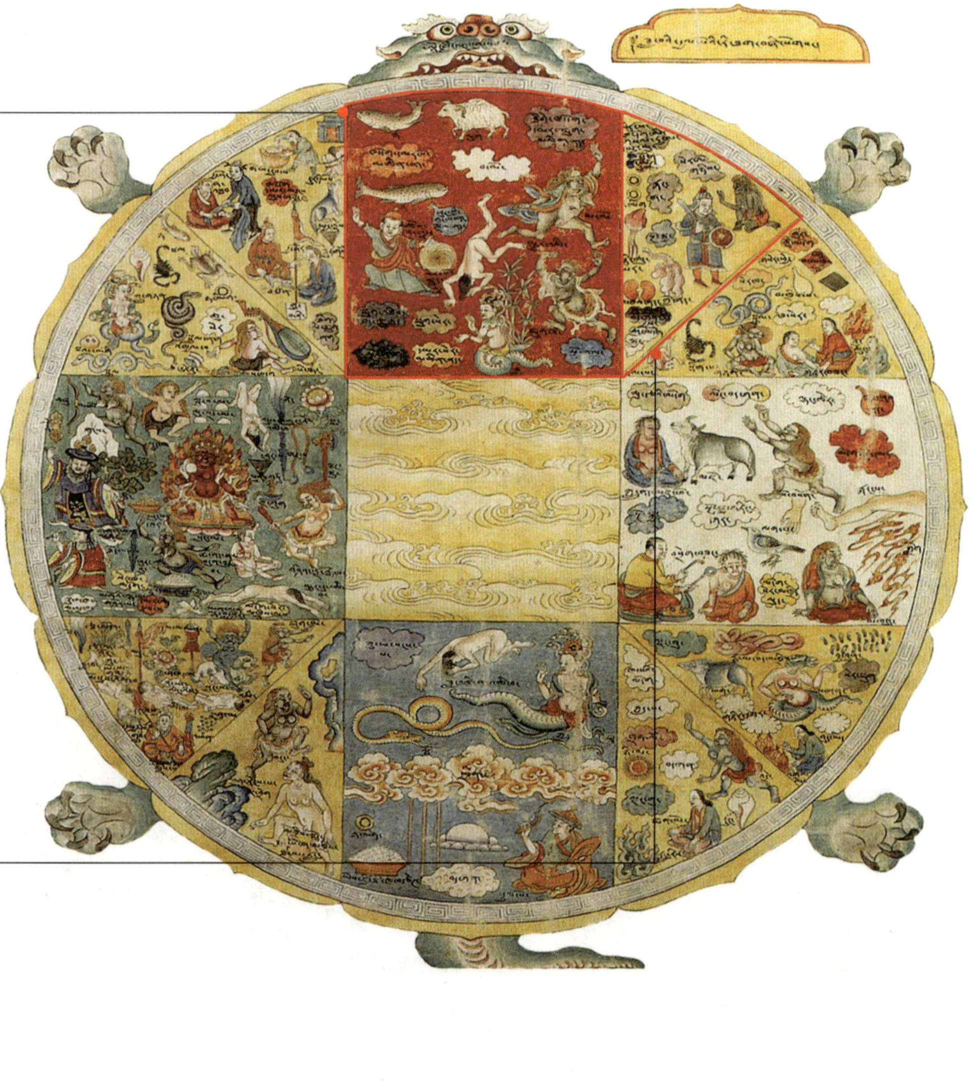

9.2.18 色黄紫者，卜心包积水

夏三宫，即南火三宫中尿液泡沫、浮皮、“勾亚”等颜色黄紫者，为心包积水征兆。

9.2.19 色青白者，卜肺有聚合病

夏三宫，即南火三宫中尿液泡沫、浮皮、“勾亚”等颜色青白者，为肺有隆、赤巴、培根聚合病征兆。

9.2.20 色黑紫者，卜肝病

夏三宫，即南火三宫中尿液泡沫、浮皮、“勾亚”等颜色黑紫，或青黑或红黄者，为肝有疾病征兆。

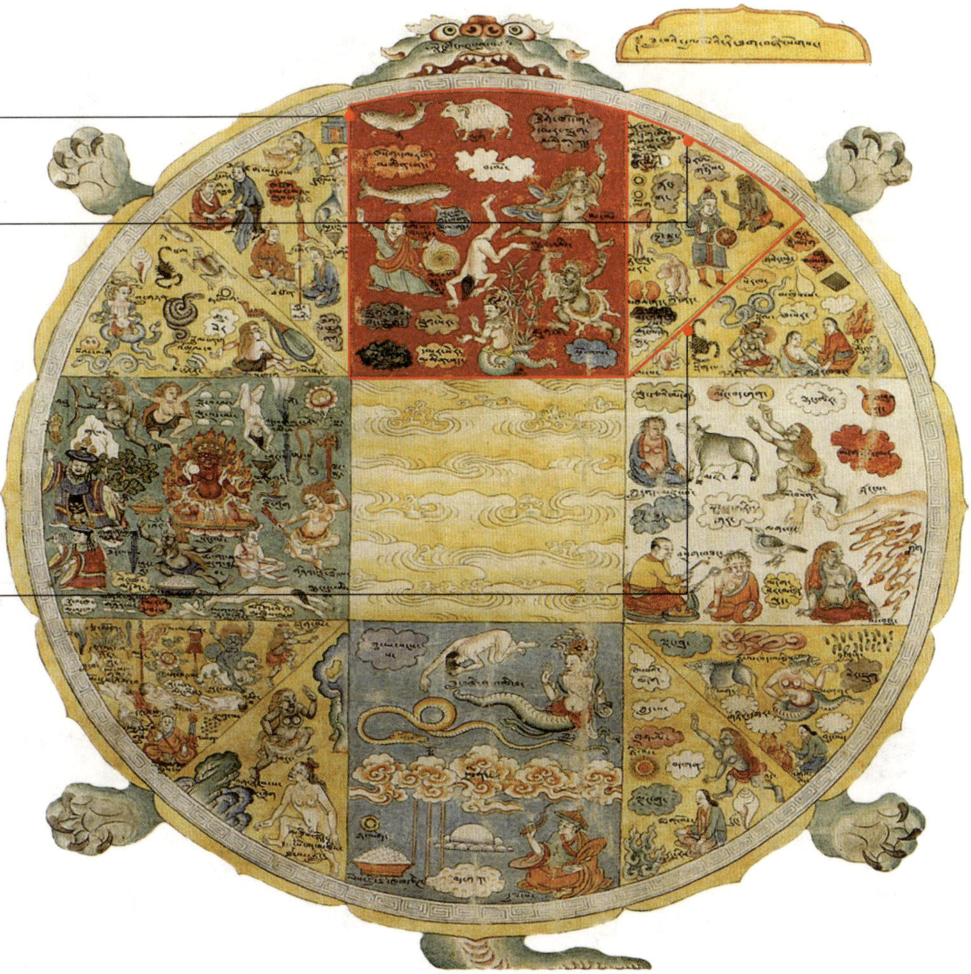

9.2.21 色青而发黏者，卜肾病

夏三宫，即南火三宫中尿液泡沫、浮皮、“勾亚”等色青而发黏者，为肾有疾病征兆。

9.3 秋三宫

9.3.1 似红花色者，卜胃有胆热病

秋三宫，即西金三宫尿液泡沫、浮皮、“勾亚”等颜色似藏红花色者，为胃有胆热病征兆。

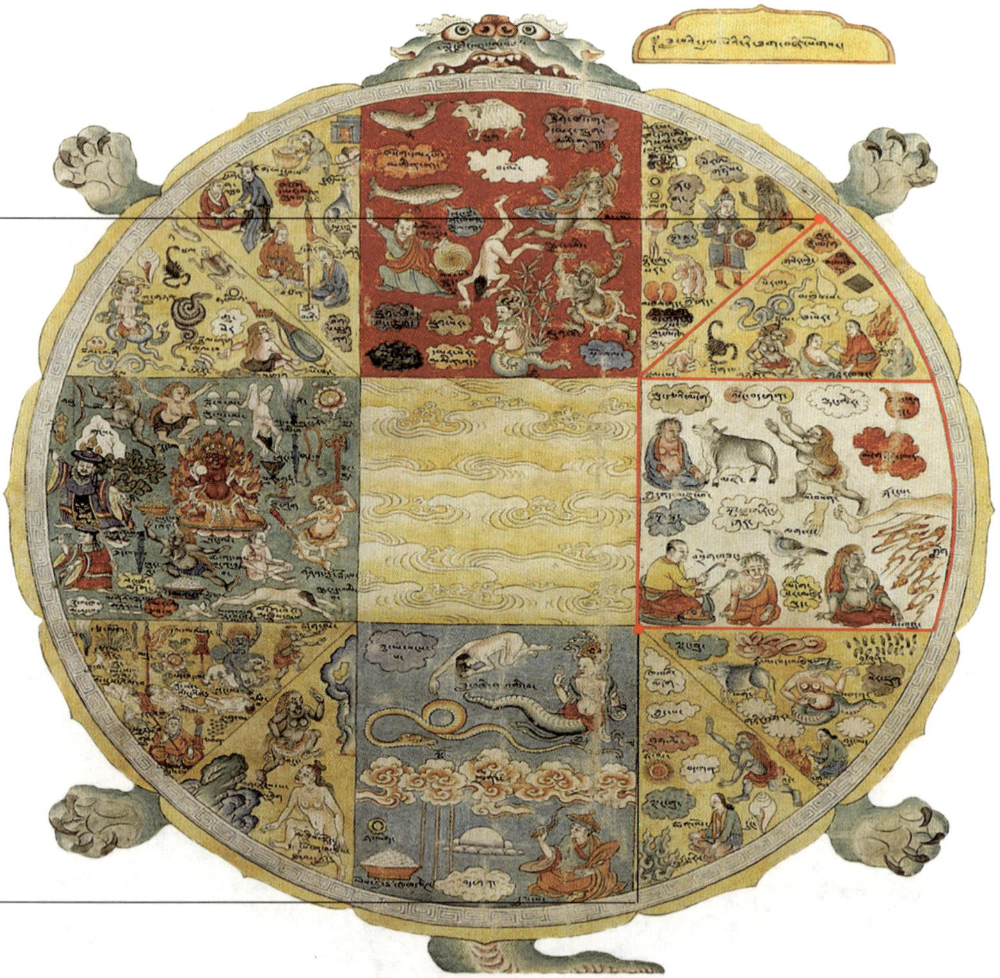

9.3.2 似亚大黄色者，卜大肠有培根病

秋三宫，即西金三宫尿液泡沫、浮皮、“勾亚”等颜色似亚大黄色者，为大肠有培根病征兆。

9.3.3 色绿者，卜小肠有培赤合病

秋三宫，即西金三宫尿液泡沫、浮皮、“勾亚”等颜色发绿者，为小肠有培根、赤巴合病征兆。

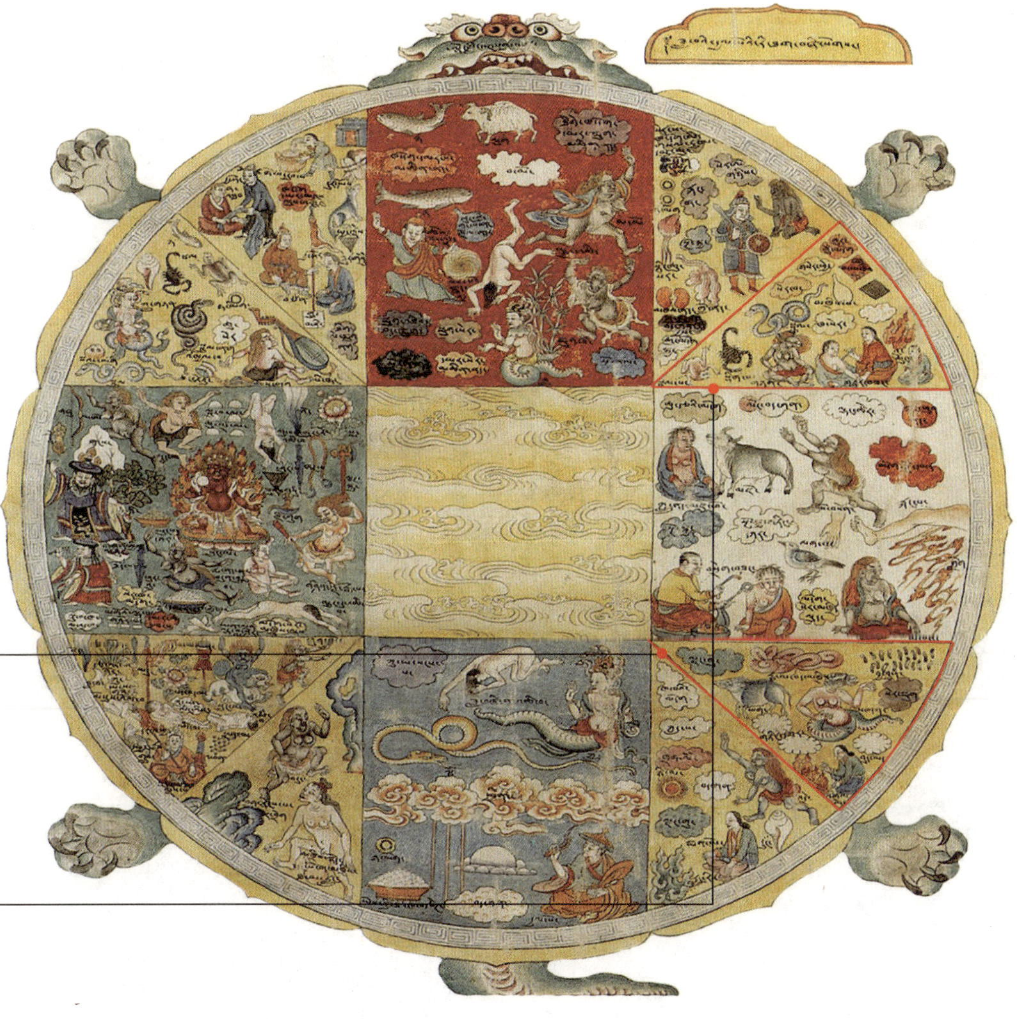

9.3.4 色似海金沙者，卜胆汁上溢症

秋三宫，即西金三宫尿液泡沫、浮皮、“勾亚”等颜色似金沙色者，为胆汁上溢症征兆。

9.3.5 状似云母者，卜膀胱有病

秋三宫，即西金三宫尿液泡沫、浮皮、“勾亚”等形状和颜色像云母者，为膀胱有病征兆。

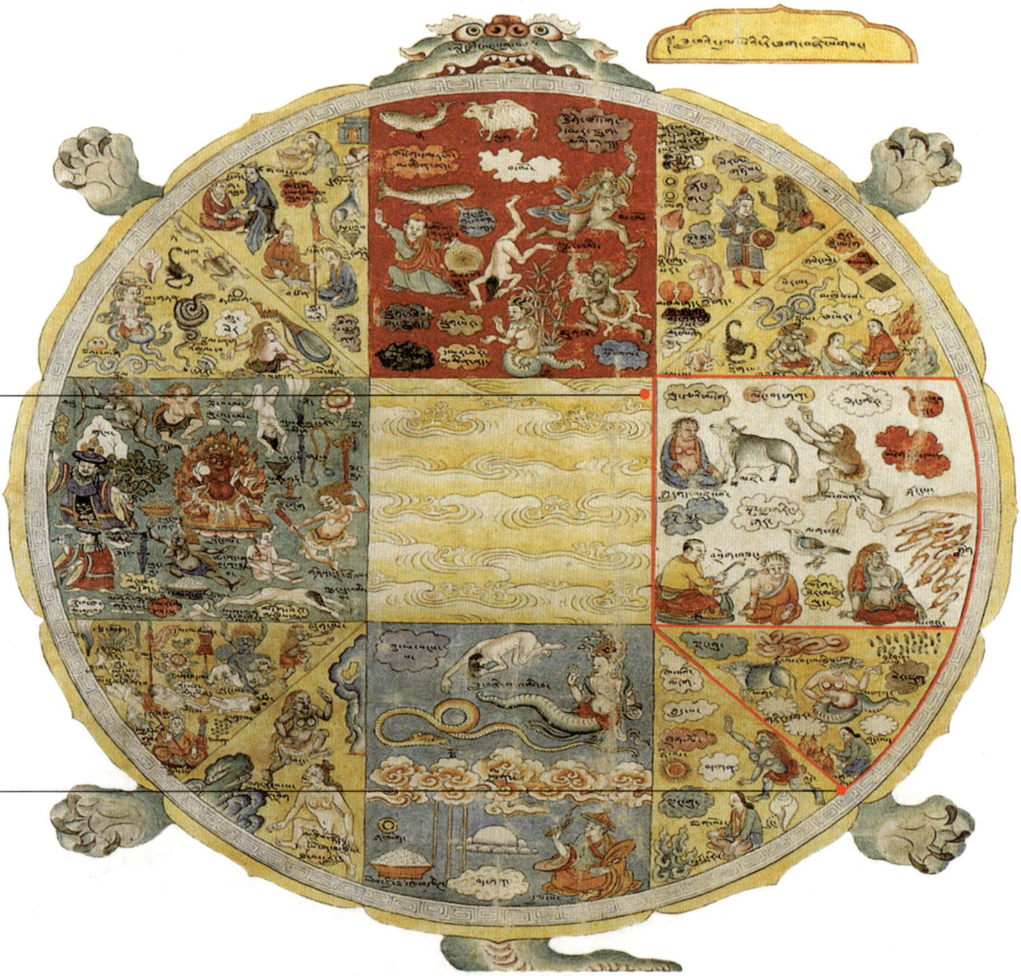

9.3.6 似狗屎者，卜子宫病

秋三宫，即西金三宫尿液泡沫、浮皮、“勾亚”等形状似狗屎者，为子宫或小腹有病征兆。

9.3.7 状似蛇、蛙者，卜麻风病

秋三宫，即西金三宫尿液泡沫、浮皮、“勾亚”等形状似蛇、青蛙者，为患麻风病征兆。

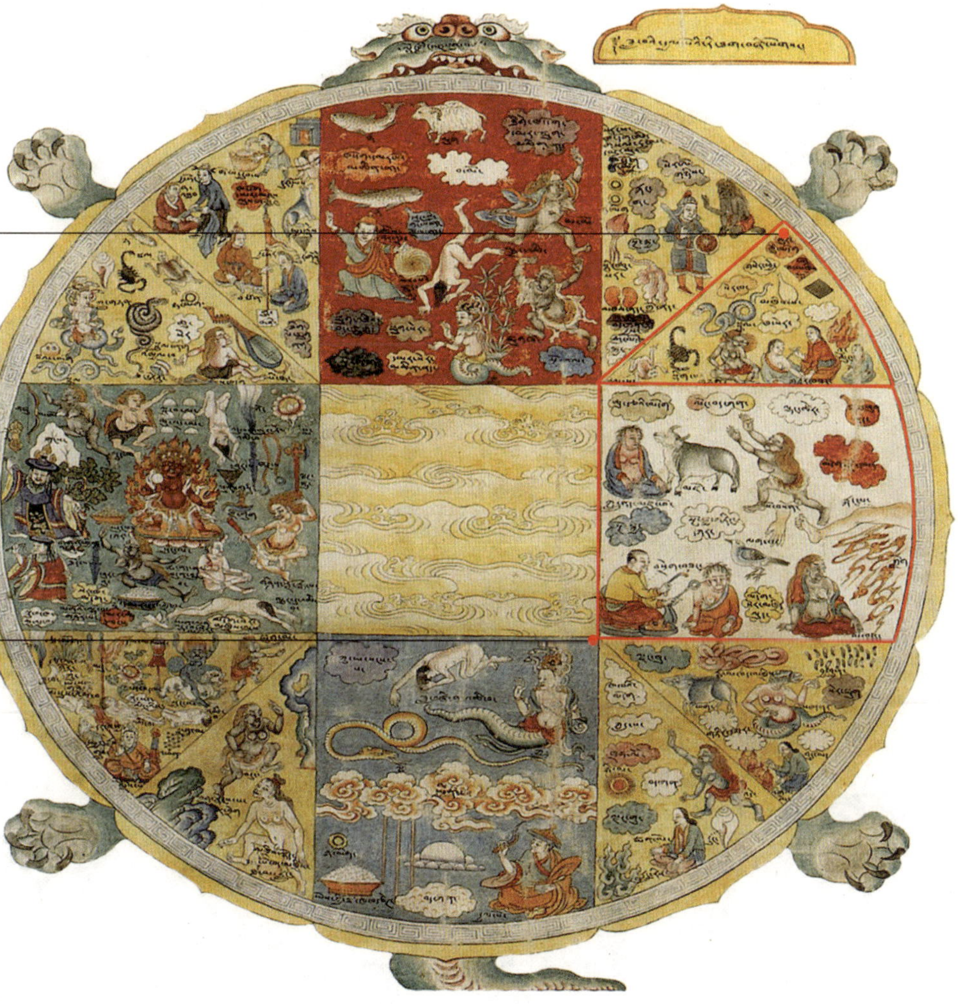

9.3.8 状似犏牛、猪者，卜被地神为害

秋三宫，即西金三宫尿液泡沫、浮皮、“勾亚”等形状似犏牛、猪者，卜被地神为害。

9.3.9 状似蝎者，卜被疠魔、妖为害

秋三宫，即西金三宫尿液泡沫、浮皮、“勾亚”等形状似蝎子者，卜被疠魔、女妖为害。

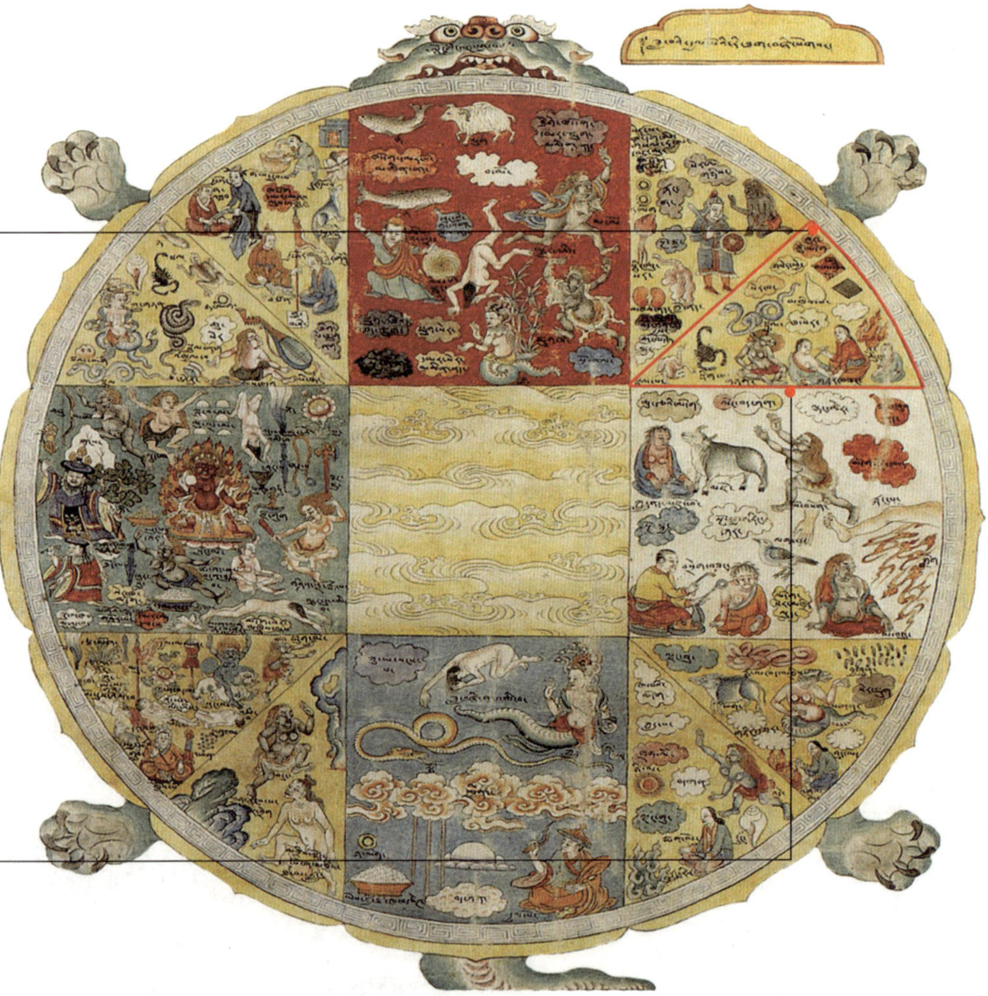

9.3.10 放血有益

秋三宫，即西金三宫尿液泡沫、浮皮、“勾亚”等颜色或红，或黄紫，或黄而油腻者，为放血治疗有益于病的征象。

9.3.11 火灸有益

秋三宫，即西金三宫尿液泡沫、浮皮、“勾亚”等颜色青白或下白上黄者，为火灸治疗有益于病的征象。

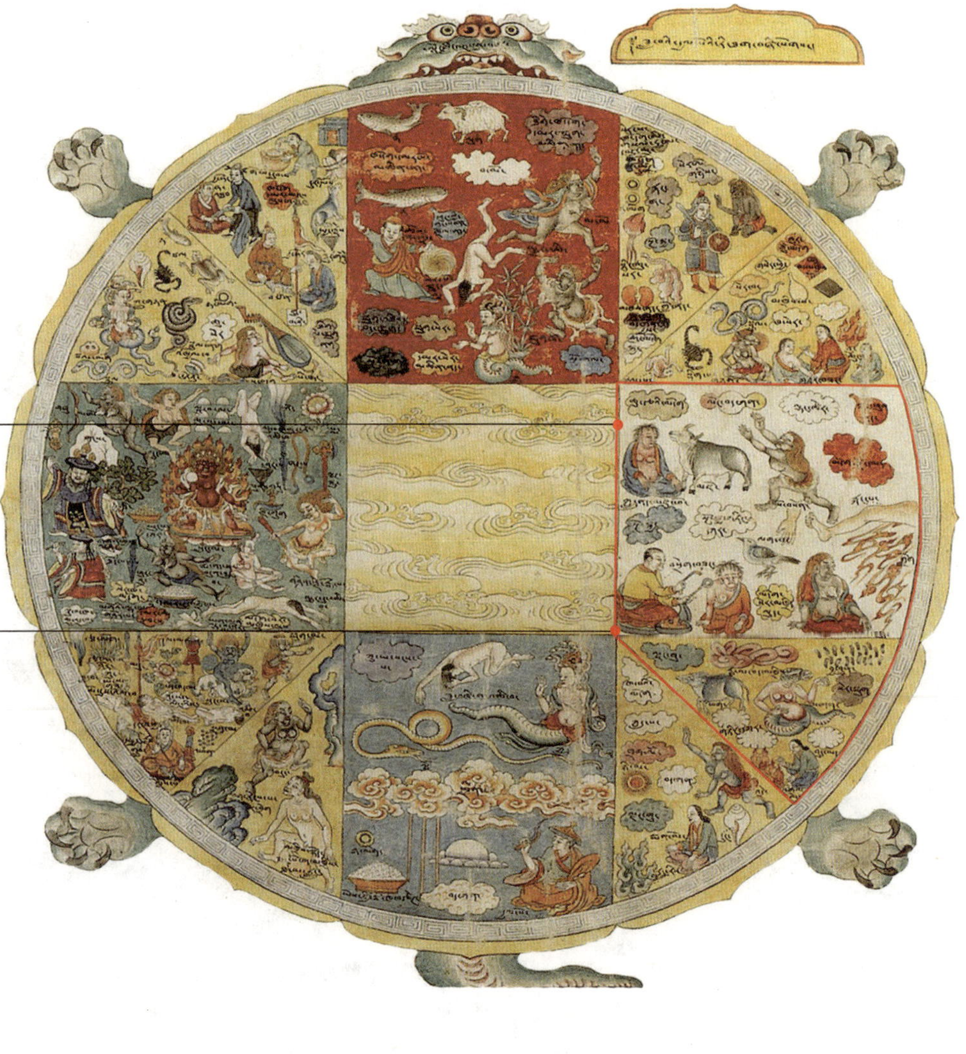

9.3.12 似女人体形者，卜被女魔为害

秋三宫，即西金三宫尿液泡沫、浮皮、“勾亚”等形状似女人体形，或小儿体形，或似手足，或似鸟，或似闪电，或似铁匠炉火者，卜被女魔为害。

9.4 冬三宫

9.4.1 色白者，卜脑浆渗漏

冬三宫，即北水三宫尿液泡沫、浮皮、“勾亚”等颜色白如雪者，为外伤脑浆渗漏征兆。

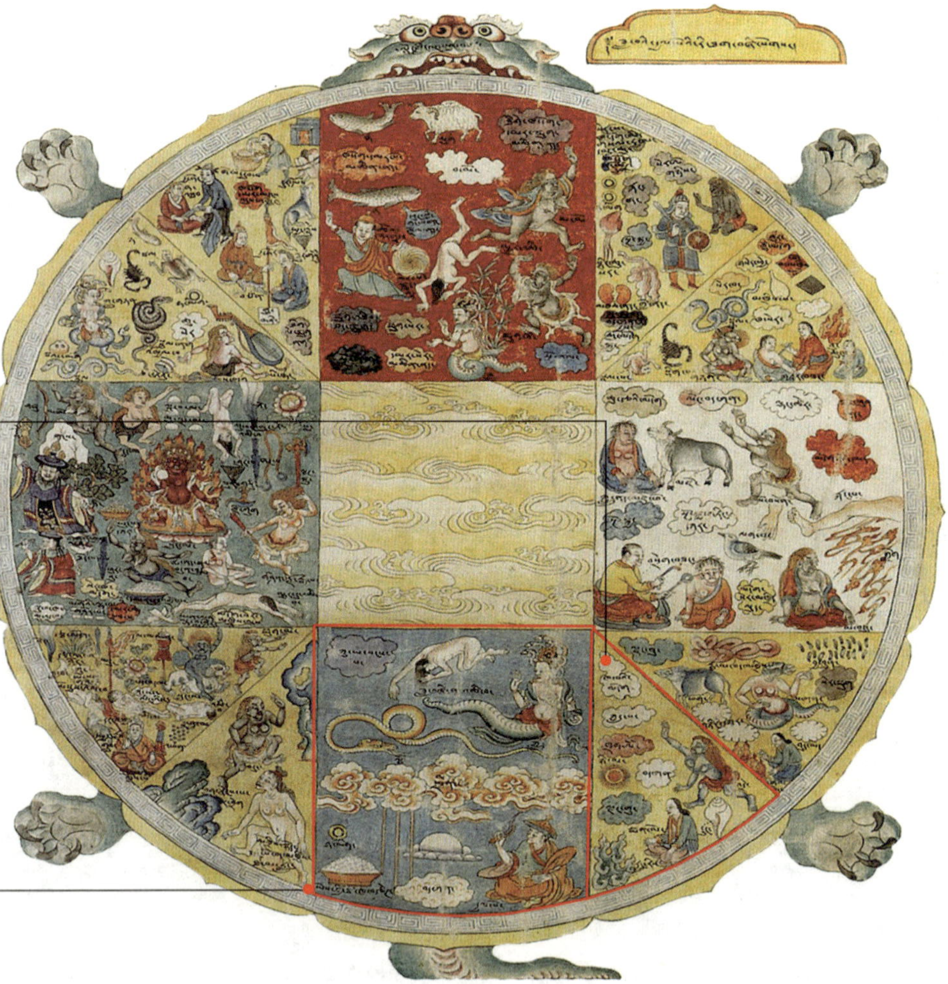

9.4.2 “勾亚”消失者，卜四月亡

冬三宫，即北水三宫尿液泡沫、浮皮、“勾亚”等性状如一道道血者为凶兆，“勾亚”消失不见者，卜四个月内死亡。

9.4.3 状似山岩者，卜被魔为害

冬三宫，即北水三宫尿液泡沫、浮皮、“勾亚”等形状似山顶、坚硬石崖者，卜被魔为害。

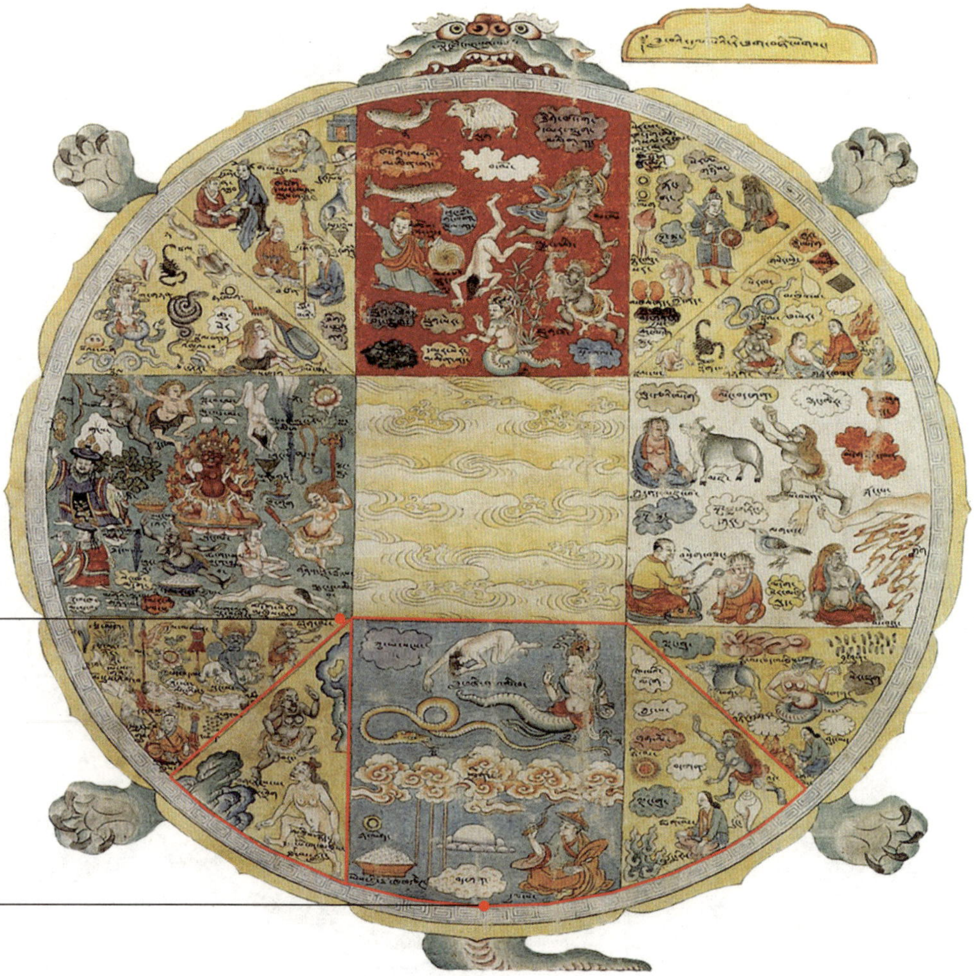

9.4.4 状似日、色绿者，卜龙王助恶

冬三宫，即北水三宫尿液泡沫、浮皮、“勾亚”等形状似太阳、颜色发绿者，卜龙王助纣为虐。

9.4.5 状似蛇舌、云朵者，患培赤病或隆病

冬三宫，即北水三宫尿液泡沫、浮皮、“勾亚”等形状似蛇舌者，患培赤合病；似白云者，患隆病。

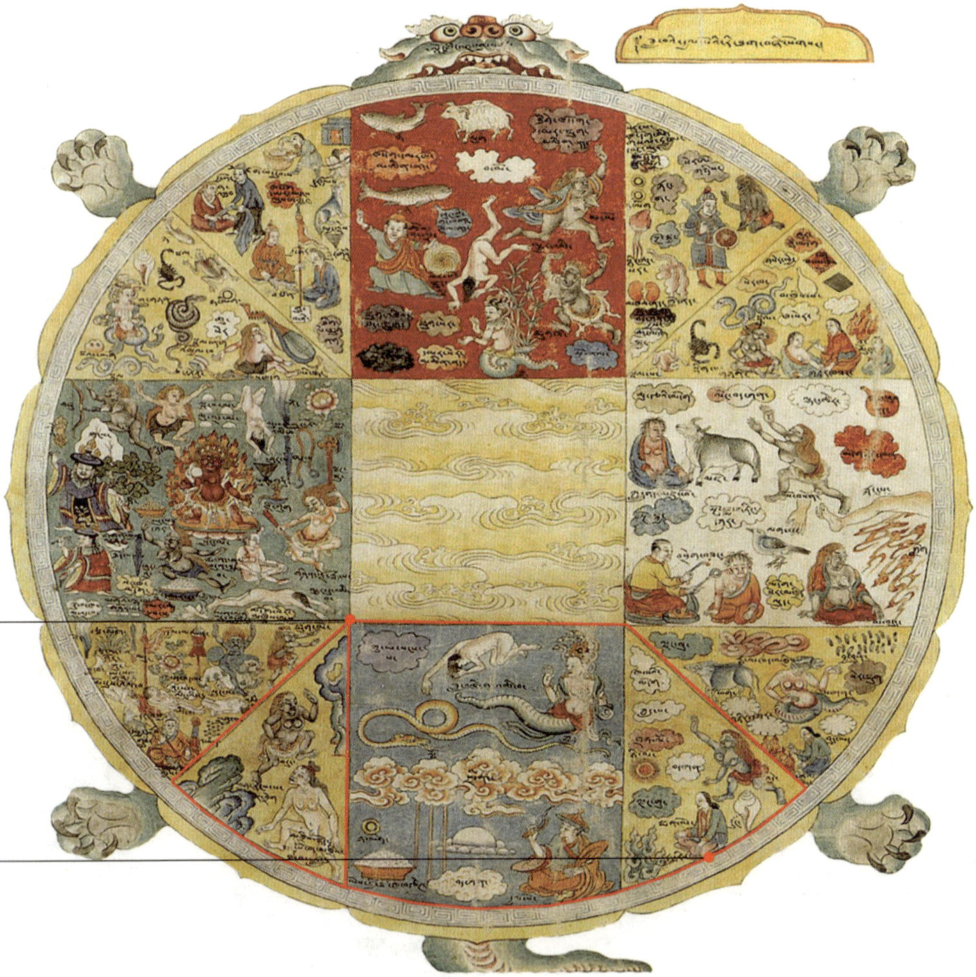

9.4.6 状似螺者，患培根病

冬三宫，即北水三宫尿液泡沫、浮皮、“勾亚”等形状和颜色似白螺者，卜被海女为害，患培根病。

9.4.7 状似鱼目者，卜被财神为害

冬三宫，即北水三宫尿液泡沫、浮皮、“勾亚”等形状似鱼目者，卜被财神为害。

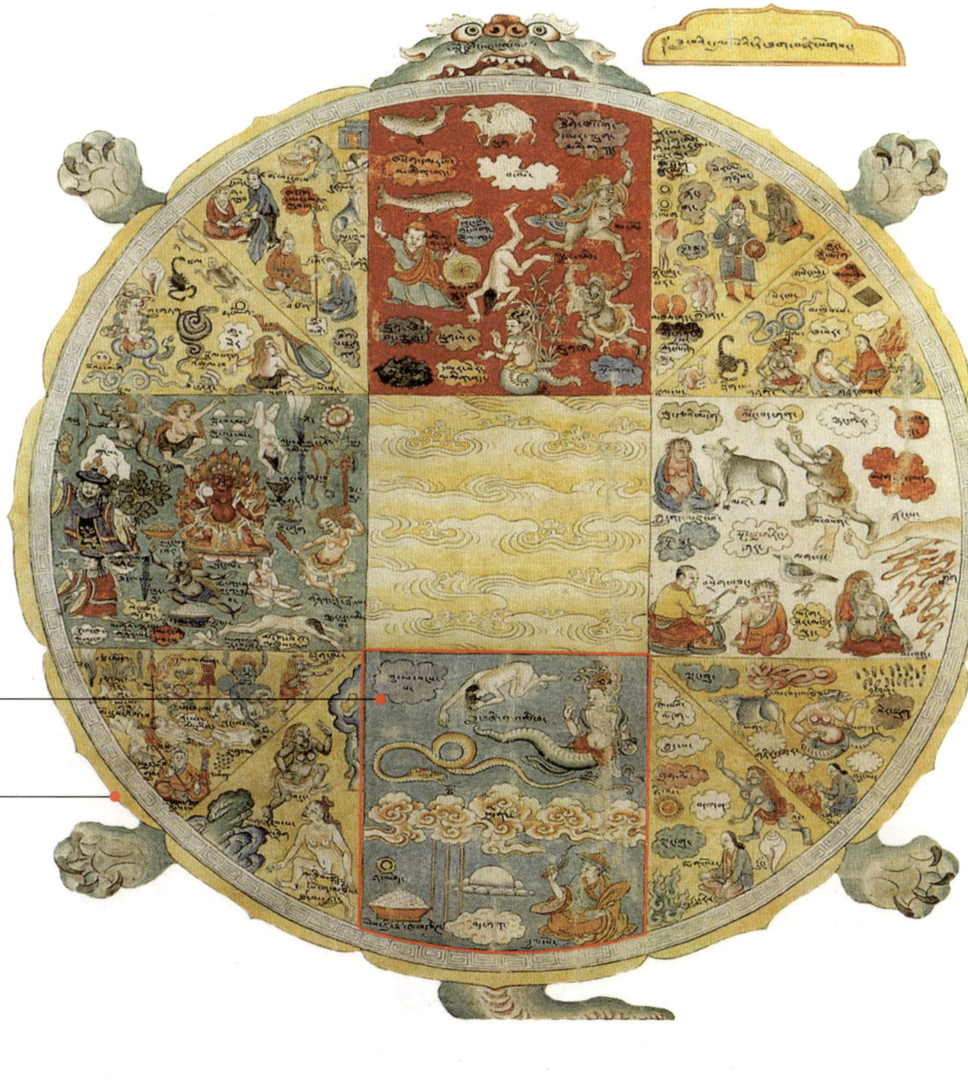

9.5 培根宫尿色灰紫者，为上体培根偏盛征兆

金龟仰卧，其左、右手所处之宫和中间，此三宫为培根宫，宫内尿液色灰、“勾亚”色紫者，为上体培根偏盛征兆。

9.6 赤巴宫尿色黄有浮油者，为胆汁上溢征兆

金龟仰卧，其左、右肺所处之宫即东、西方及中央，此三宫为赤巴宫，宫内尿液颜色黄而有浮油者，为胆汁上溢征兆。

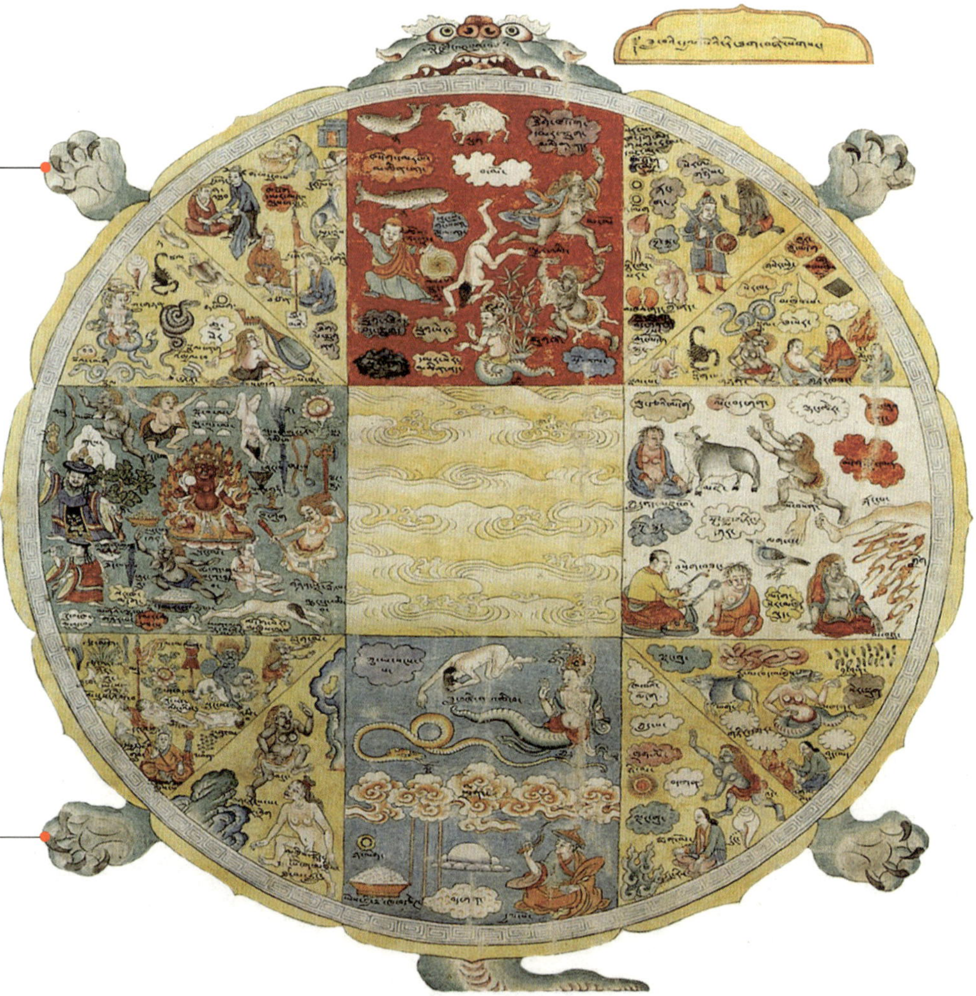

9.7 左、右足所处宫和中间，此三宫为隆宫

金龟仰卧，其左、右足所处宫和中间，此三宫为隆宫，另外还有中间为培根宫，右足所处宫为赤巴宫，左足所处宫为隆宫等不同特性的说法。

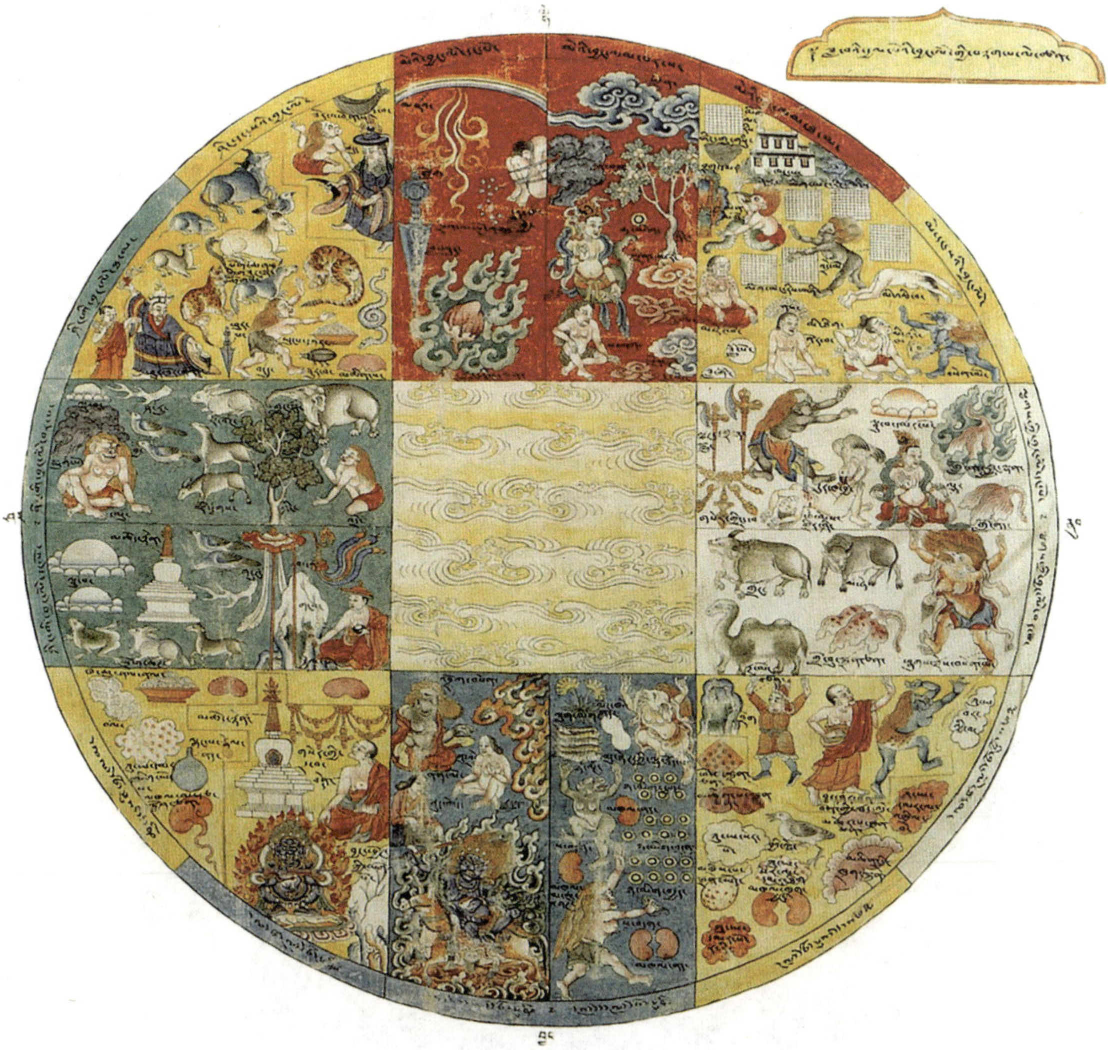

10 《月王药诊》所述相路卜法

九宫中的四面四角各一分为二便成为十六格，东木宫又分首格、中格、次格和东南木土格；南火宫分首格、中格、次格和西南火土格；西金宫又分首格、中格、次格与西北金土格；北水宫又分首格、中格、次格与东北水土格。通过观察各格出现的尿液形状，推测将要出现结果的一种方法称为相路卜卦法。

10.1 东木宫

10.1.1 东木宫首格

将尿液九宫分为十六格，其中东木宫首格中的泡沫状似残破佛塔或各种动物者，根据各形状可预测不同结果。例如此格处的泡沫状似伞、幡、雪山等者，可卜依靠法事敬献的财物为生的鬼邪作祟。

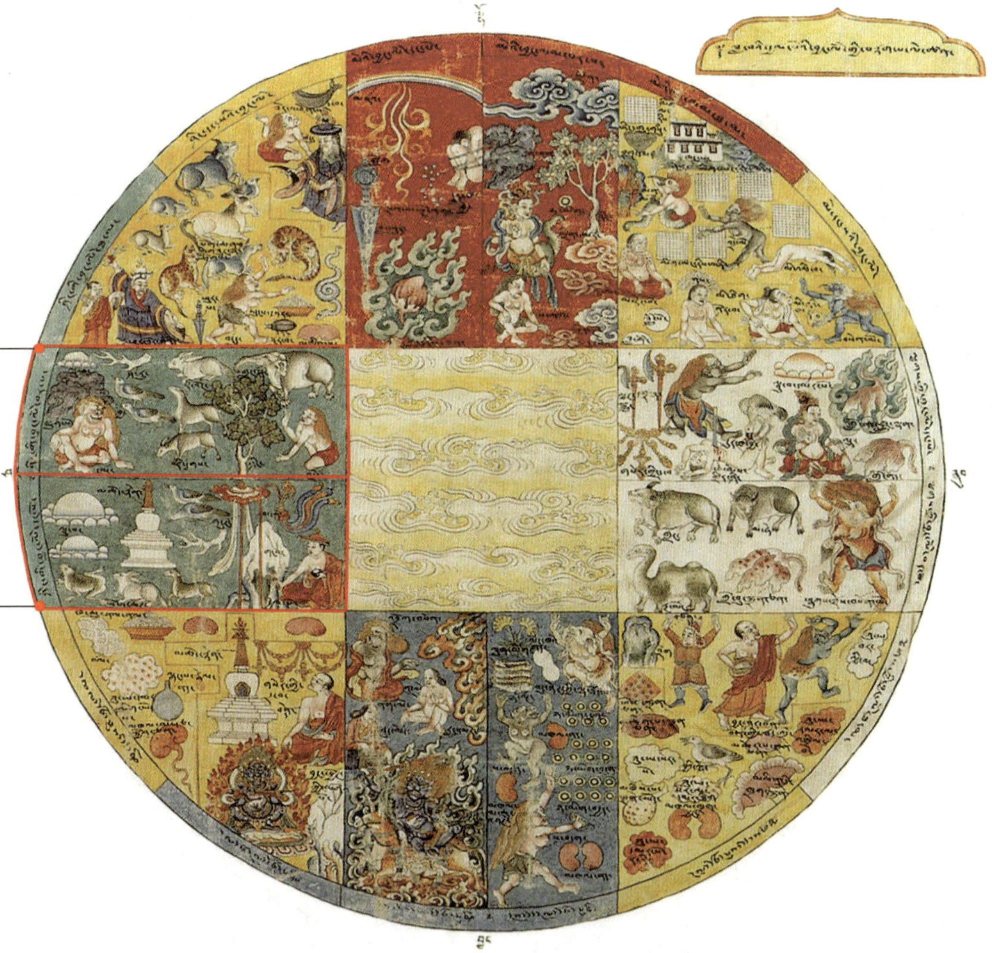

10.1.2 东木宫中格

将尿液九宫分为十六格，其中东木宫中格中的泡沫状似鹿角、野兔、浓雾、象鼻、鸟、野兽等者，可卜水肿鬼或贪恋树木的鬼邪作祟。

10.1.3 东木宫次格

将尿液九宫分为十六格，其中东木宫次格中的泡沫、颜色、形状出现图中所示动物者，则卜被佛教僧人念断后咒为害；状似橛子白芥子者，卜被苯教僧人放咒为害；状似甲壳虫者，卜被魔为害或患肝中毒。

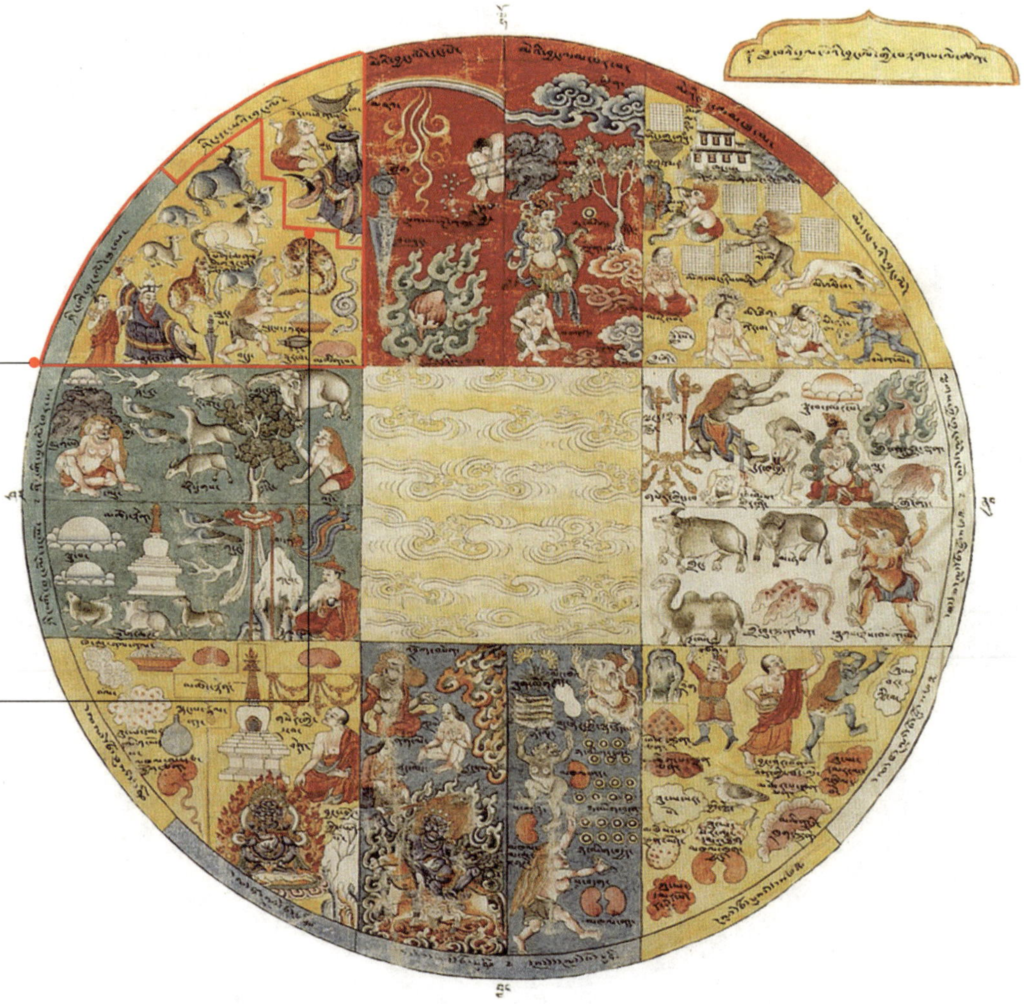

10.1.4 东木宫东南土格

将尿液九宫分为十六格，其中东木宫中的东南土格或木土格中的泡沫颜色和形状似璎珞者，卜被魔和他人放咒为害。

10.2 南火宫

10.2.1 南火宫首格

将尿液九宫分为十六格，其中南火宫首格中的蒸气像彩虹或闪电者，卜坟墓开裂，要用神橛镇之；出现豌豆大青黑色泡沫者，为隆（风）侵入心中引起癫狂昏厥征兆。

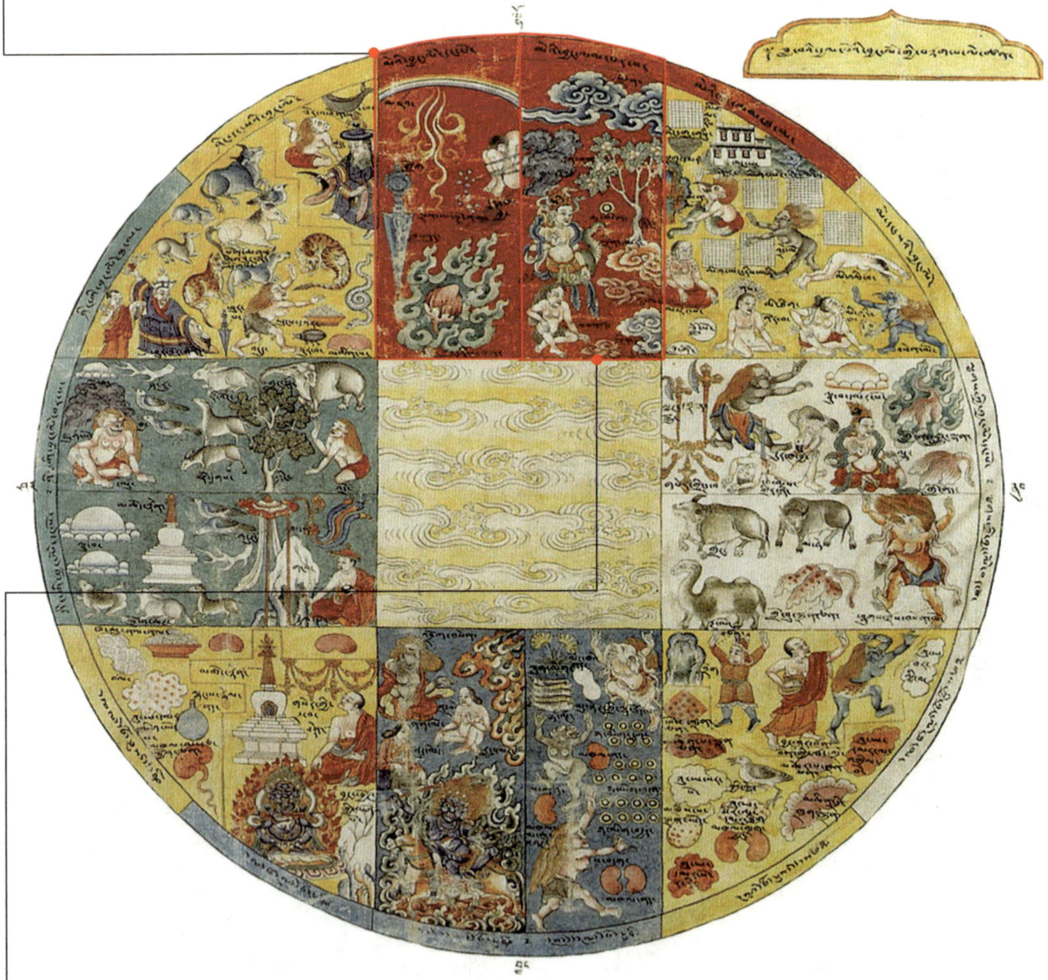

10.2.2 南火宫中格

将尿液九宫分为十六格，其中南火宫中格中的蒸气像云、雾或树木者，卜被龙魔为害；似鱼目者，卜被地神为害；似红云者，为小肠有病；似青云者，为小肠功能紊乱征兆。

10.2.3 南火宫次格

将尿液九宫分为十六格，其中南火宫次格中的蒸气状似棋盘者，卜依恋三角形田地，或房屋附近有水洼，或有山崖或红崖依恋这些的龙妖向本人用线连缀衣缝样传染疾病。似两副棋盘者，卜患麻风病；似三四副棋盘者，卜死亡。

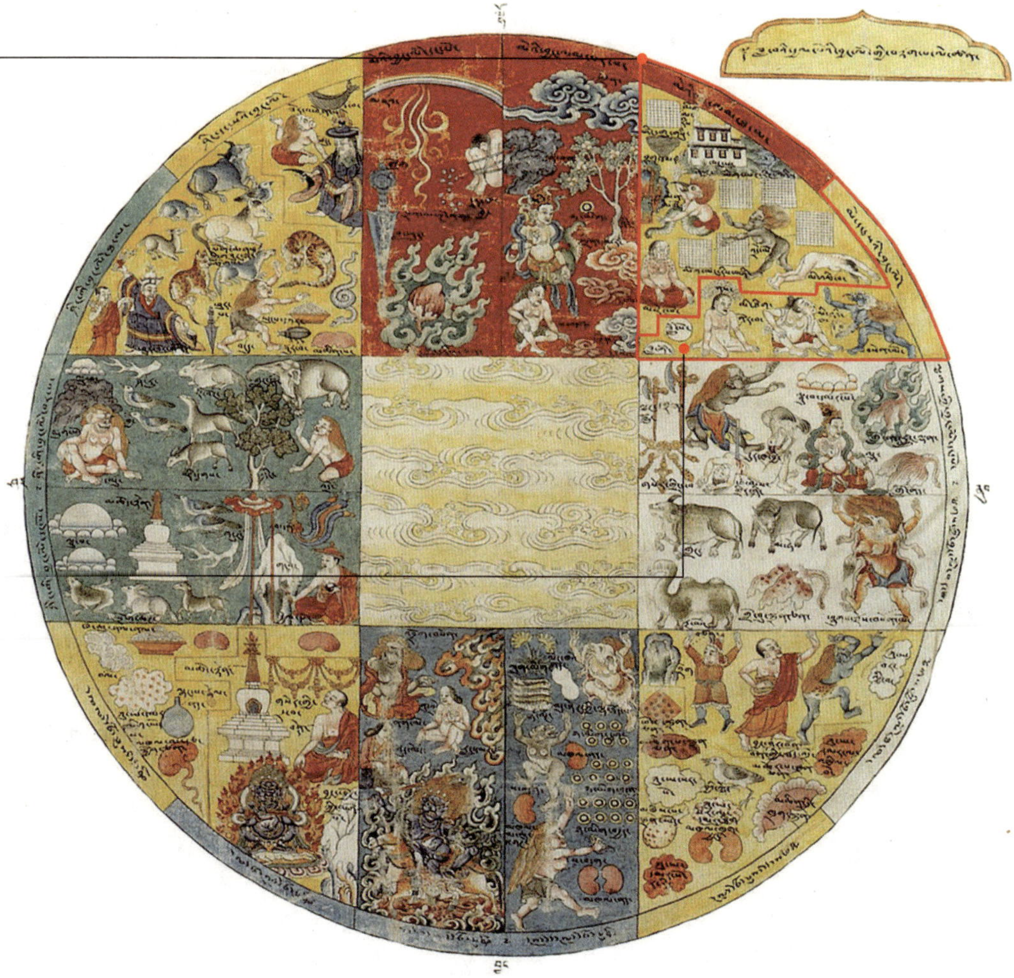

10.2.4 南火宫土格

将尿液九宫分为十六格，其中南火宫火和土格中的蒸气聚成椭圆形者，卜遗精；蒸气聚成半月形者，卜能力强；聚成青稞状，或人或鱼嘴状者，卜被女妖和女鬼为害。

10.3 西金宫

10.3.1 西金宫首格

将尿液九宫分为十六格，其中金宫首格中的尿液转变后，“勾亚”等状似铁钩、利斧者，依次卜被死于刀下的先祖鬼为害；尿液泡沫色红状似鱼目者，为患有兼隆（风）邪的肺病征兆；状似金缨珞者，卜被巨鬼、神为害，为肺有病征兆。

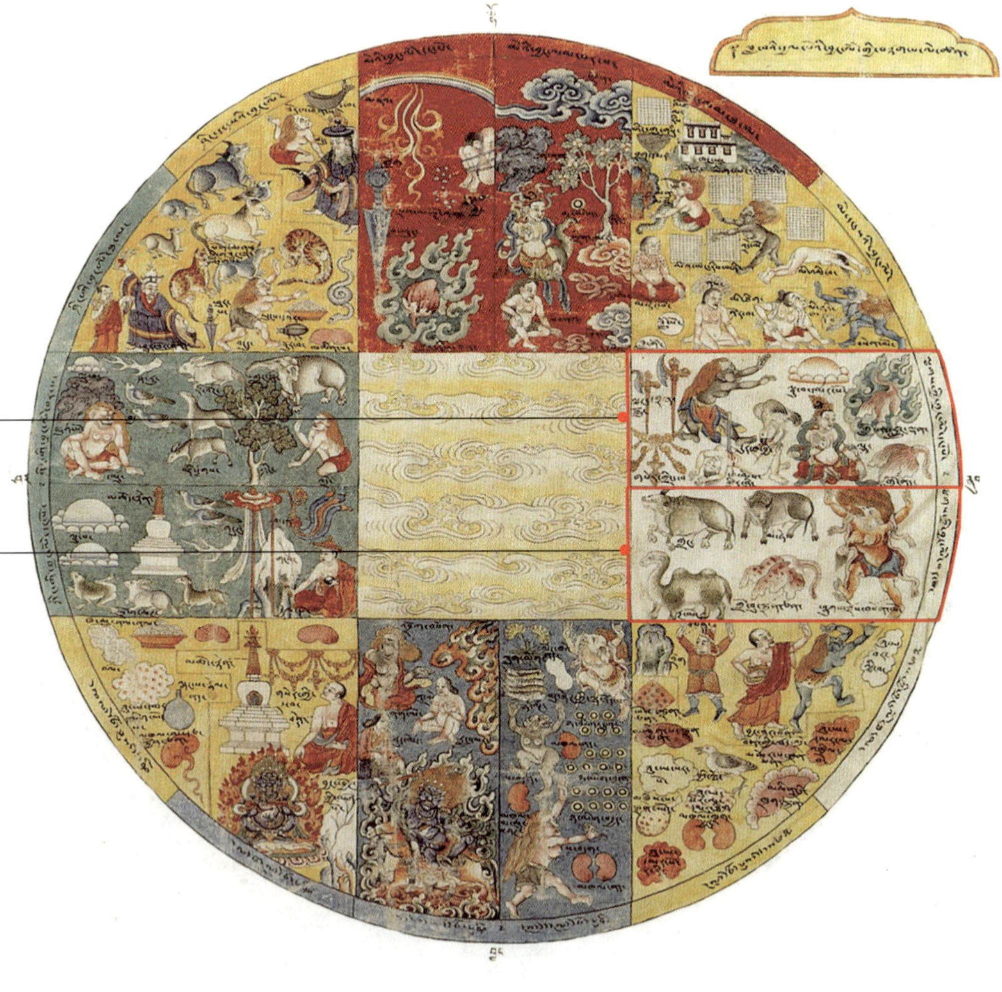

10.3.2 西金宫中格

将尿液九宫分为十六格，其中西金宫中格中的尿液转变后，“勾亚”等状似公黄牛或水牛者，卜被依恋牲畜的女魔为害；状似圆鼓者，为肺上有痞瘤征兆。

10.3.3 西金宫次格

将尿液九宫分为十六格，其中金宫次格中的尿液转变后，“勾亚”等状似山崖花纹者，卜被居于山崖中的游神，或东北方佛、苯僧人放的咒符伤害。

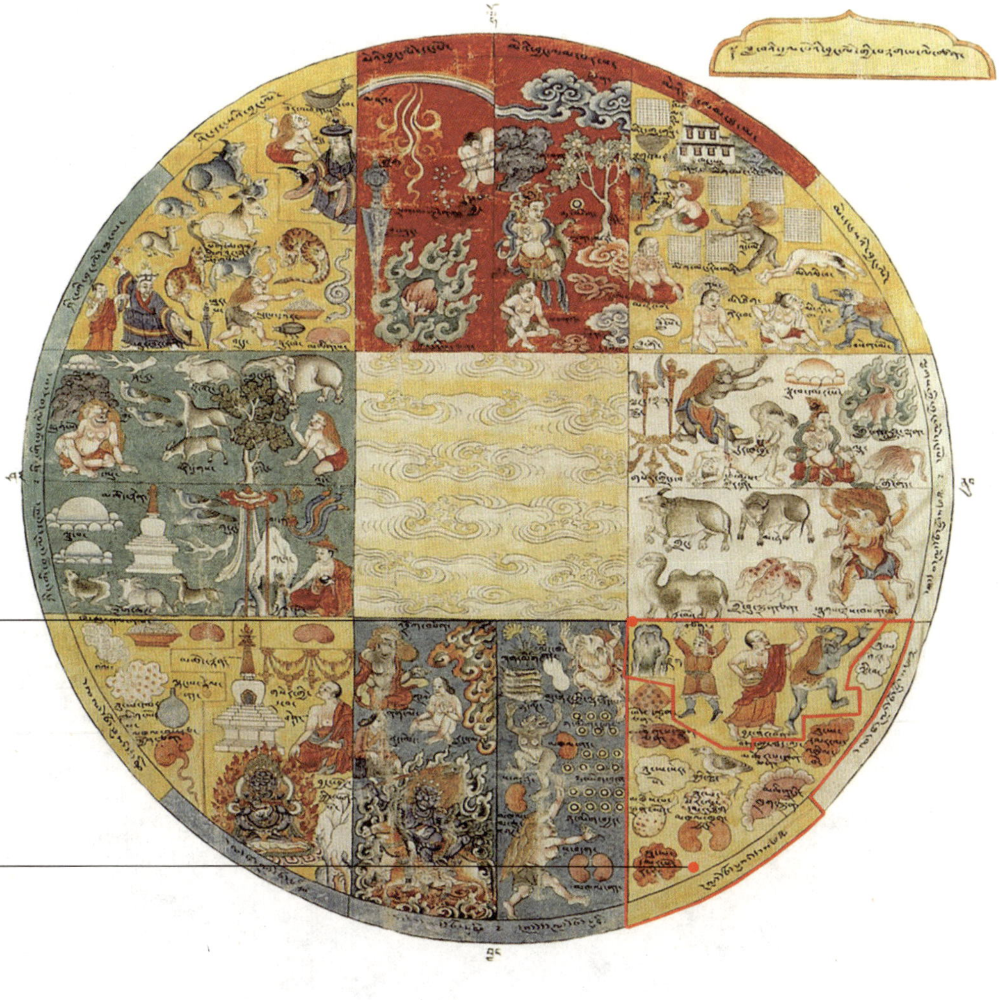

10.3.4 西金宫土格

将尿液九宫分为十六格，其中西金宫的西北金和土格“勾亚”在尿液中间厚集者，为胃上有痞瘤；“勾亚”状似鸟舌者，为脾上有痞瘤；“勾亚”色红而卷聚者，为肝上有痞瘤；“勾亚”色黄者，为胆囊中有痞瘤；“勾亚”僵硬、色黄有红斑者，为横膈膜上有血瘤；“勾亚”色红有污垢者，为肾脏充血征兆。

10.4 北水宫

10.4.1 北水宫首格

将尿液九宫分成十六格，其中北水宫首格中的“勾亚”、泡沫状似紫菀者，卜戴脚镯等外道大自在天放咒；状似并排着的五条鱼者，为患大肠疾病征兆；状似六鱼目者，为地神唆使引发的肾湿病；状似七鱼目者，为患肾脏水阻病征兆；状似八鱼目者，为地神唆使引发的肾湿病。

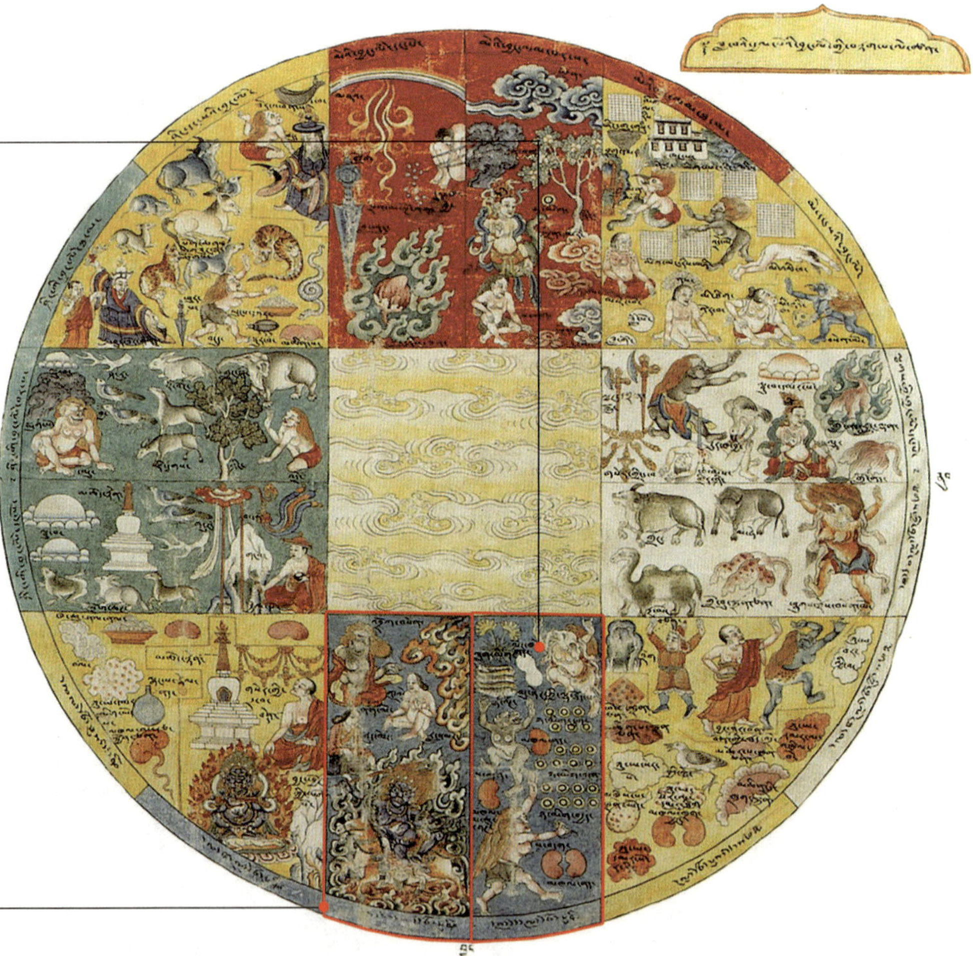

10.4.2 北水宫中格

将尿液九宫分成十六格，其中北水宫中格中的“勾亚”状似女人乳头者，卜被野妖为害；状似妇女身者，或似红色旋风者，卜被“热玛狄”恶魔作害。

10.4.3 北水宫次格

将尿液九宫分成十六格，其中北水宫次格中的“勾亚”状似佛塔，或似和尚，或似金璎珞者，卜估主从北方放咒为害。

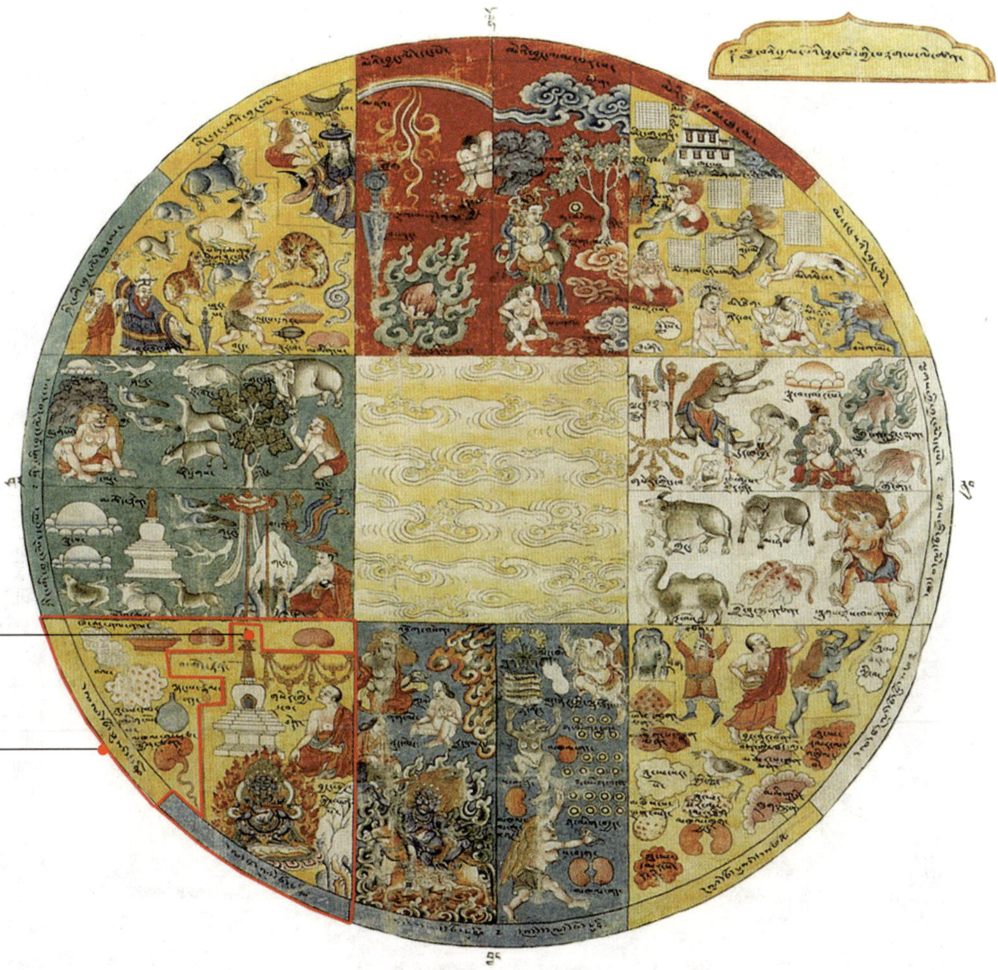

10.4.4 北水宫中的水土格

将尿液九宫分成十六格，其中北水宫中水土格中的“勾亚”状似羊毛，或似口水样黏腻者，为双肾有黄水征兆；“勾亚”颜色似红颜料者，为肾病、膀胱结石症，或肾脉有毛病征兆。

图六十八　尿诊（四）

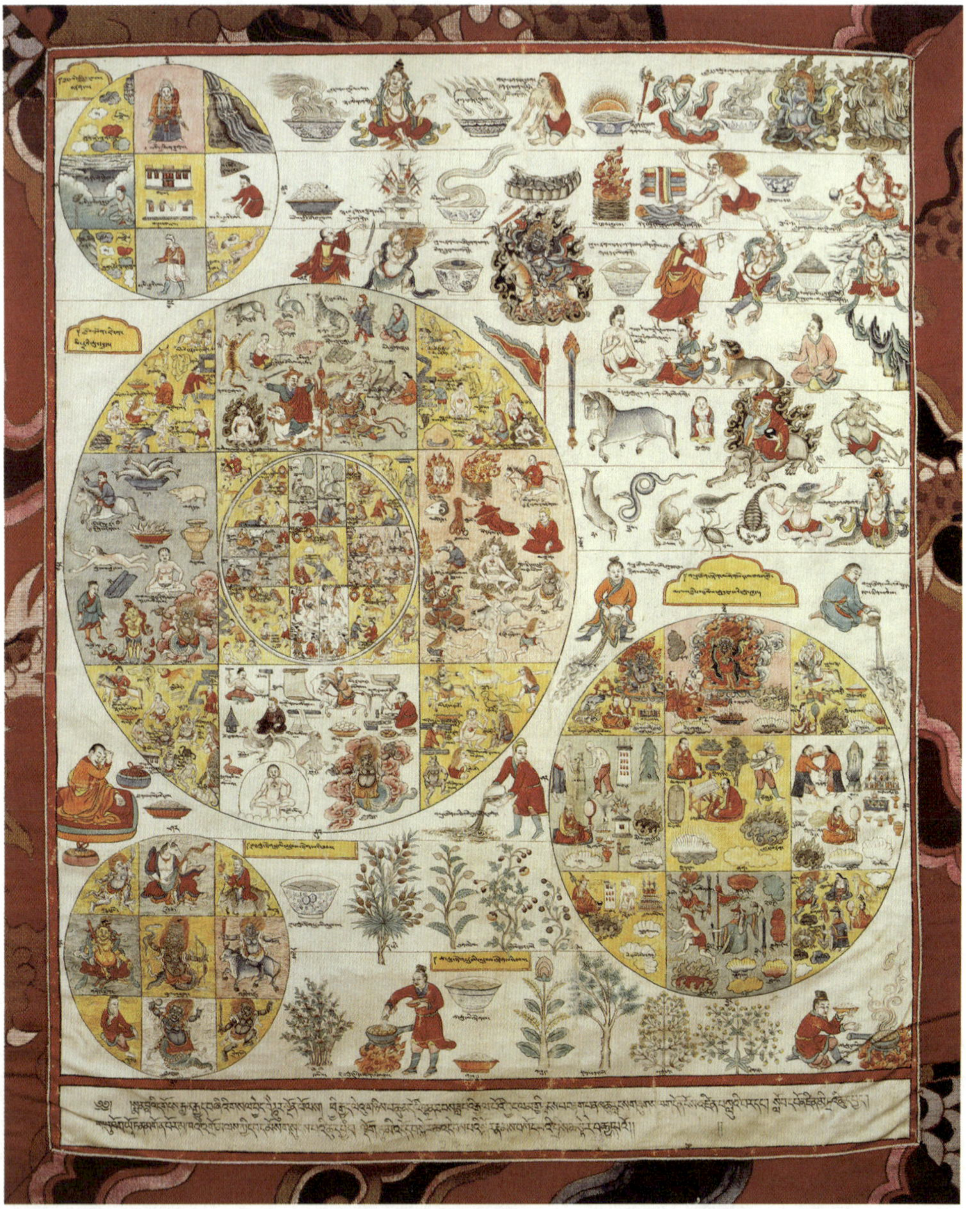

本图示《后续部》第二章尿诊的补遗本——《月王药诊》所述相路卜卦法中，按尿液蒸气形状卜作祟鬼魔，大师孜那木扎诊尿九宫卜法，空行女“列吉旺姆”传给宇妥·云丹贡布的诊尿九宫卜法及促使不能转变的热证、寒证尿液转变的方法等内容。

11 九宫尿液蒸气诊察法

将盛尿器上面用 4 根秸秆划为东南西北四方和四隅及中央等九宫，中央为宅宫，四隅依次西南为田宫，西北为坟宫，其余角只作为诊病尿用。右为东，上为南，东与南为本人宫；左为西，前为北，西与北为母宫。按各宫蒸气呈现的形状来卜作祟鬼魔。

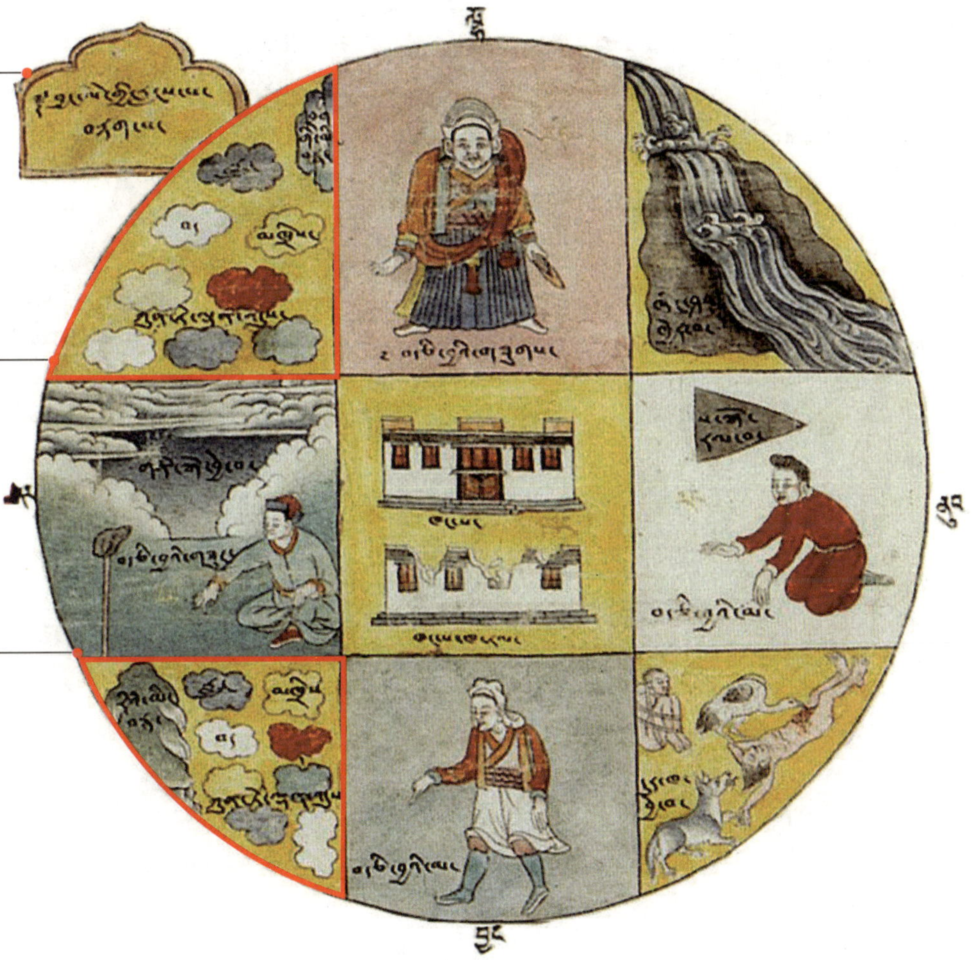

11.1 色蓝，卜隆病

将盛尿器上面用 4 根秸秆划为东南西北四方和四隅及中央等九宫，东北角宫取名山，东南角宫取名崖，两宫蒸气色蓝者，为患隆病征兆。

11.2 色黄，卜赤巴病

将盛尿器上面用 4 根秸秆划为东南西北四方和四隅及中央等九宫，东北角宫取名山，东南角宫取名崖，两宫蒸气色黄者，为患赤巴病征兆。

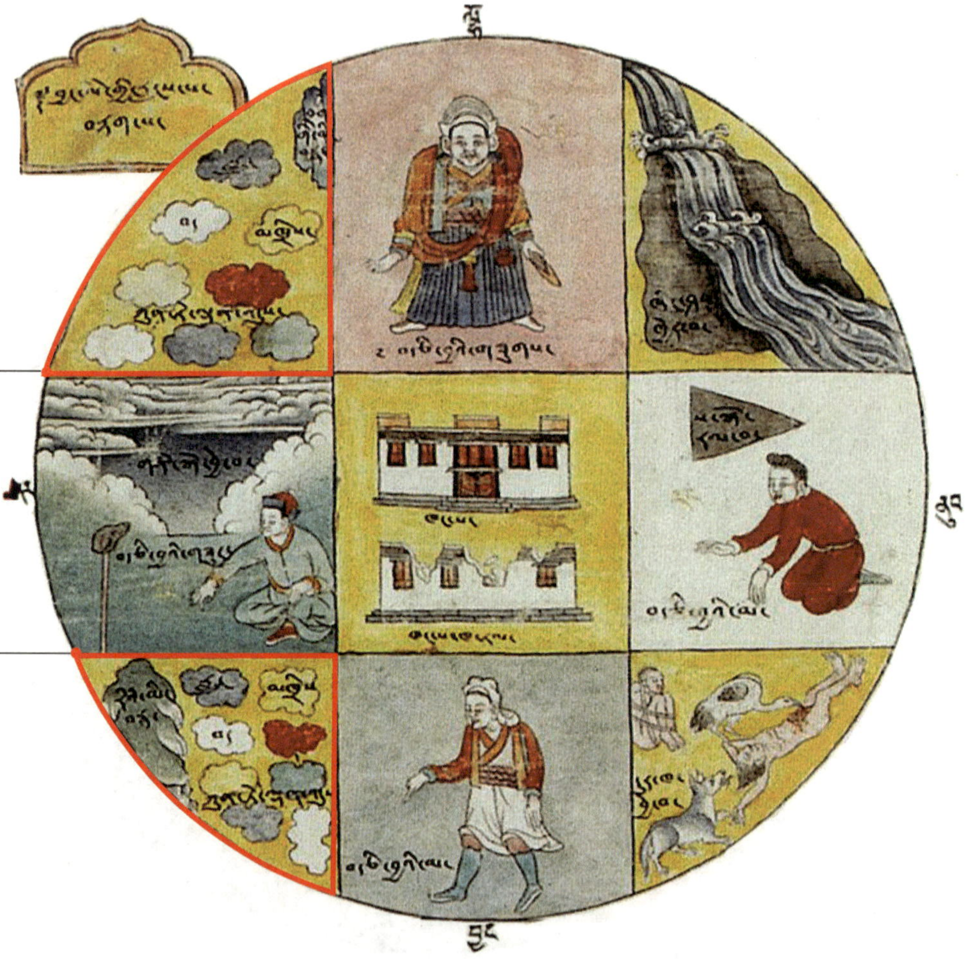

11.3 沉淀物色白，卜培根病

将盛尿器上面用 4 根秸秆划为东南西北四方和四隅及中央等九宫，东北角宫取名山，东南角宫取名崖，两宫出现白色沉淀者，为患培根“木布”病征兆。

11.4 沉淀物色淡黄，卜二合症、聚合症

将盛尿器上面用 4 根秸秆划分为东南西北四方和四隅及中央等九宫，北与东取名山，东与南取名崖，两宫沉淀物色淡黄者，为患二合症、聚合症征兆。

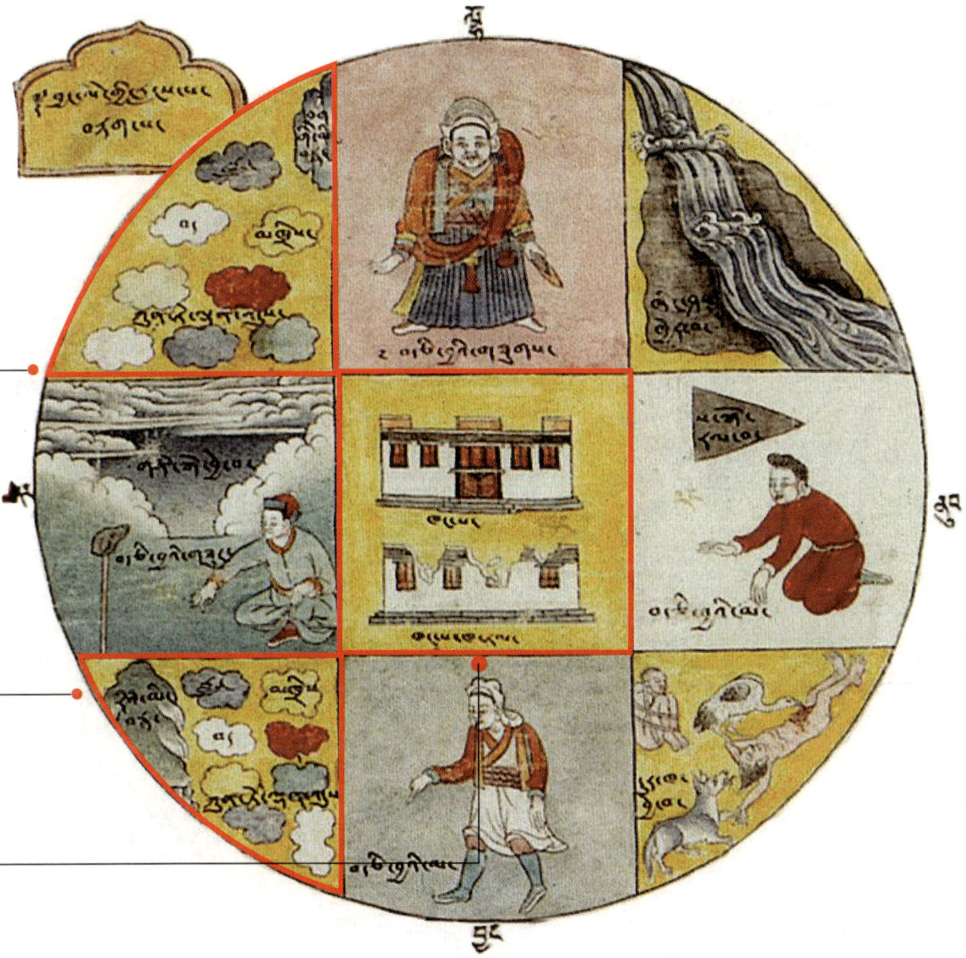

11.5 中央出现异常，卜房屋坍塌

将盛尿器上面用 4 根秸秆划分为东南西北四方和四隅及中央等九宫，中央宫出现异常，卜房屋坍塌。

11.6 田宫出现异常，卜庄稼无收

将盛尿器上面用 4 根秸秆划分为东南西北四方和四隅及中央等九宫，西南角田宫出现异常，卜庄稼颗粒无收，发洪灾。

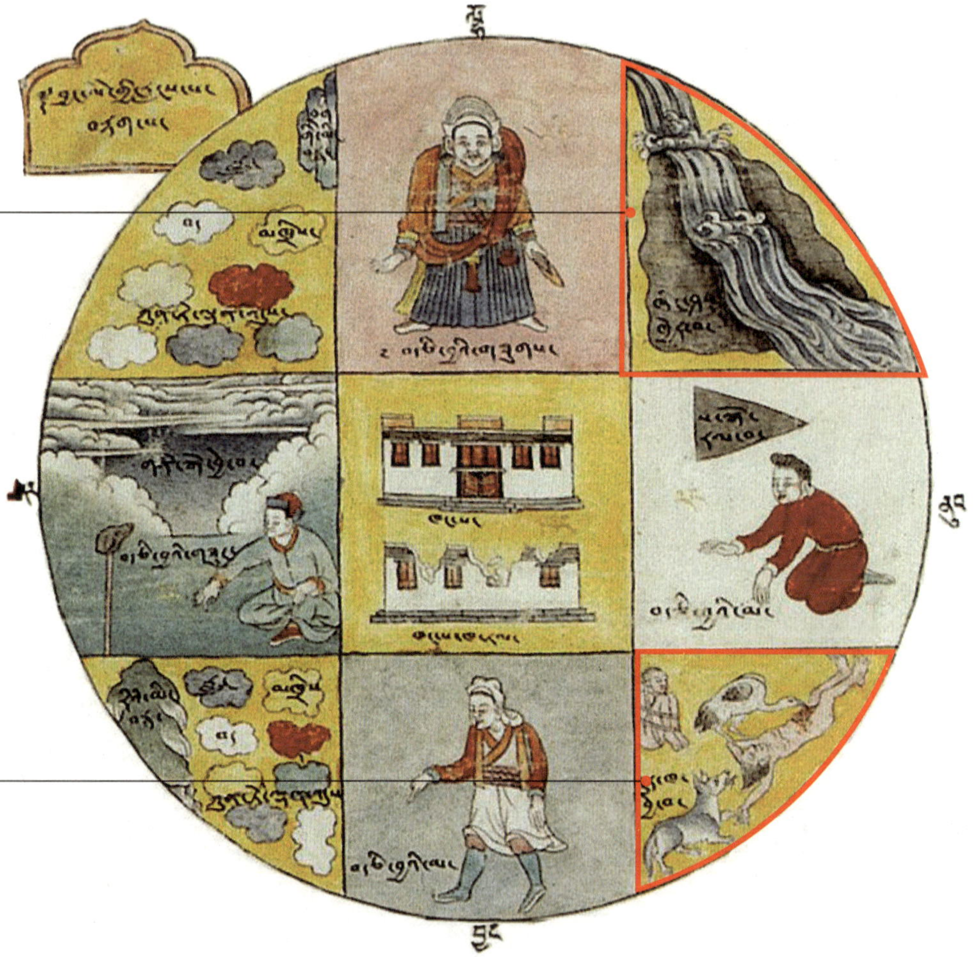

11.7 坟宫出现异常，卜坟墓开裂

将盛尿器上面用 4 根秸秆划分为东南西北四方和四隅及中央等九宫，西北角坟宫出现异常，卜坟墓开裂。其他宫出现异常可类推知之。

11.8 东宫出现异常蒸气，卜天门开

将盛尿器上面用 4 根秸秆划分为东南西北四方和四隅及中央等九宫，尿液异常蒸气出现于东宫格，卜天门开启。

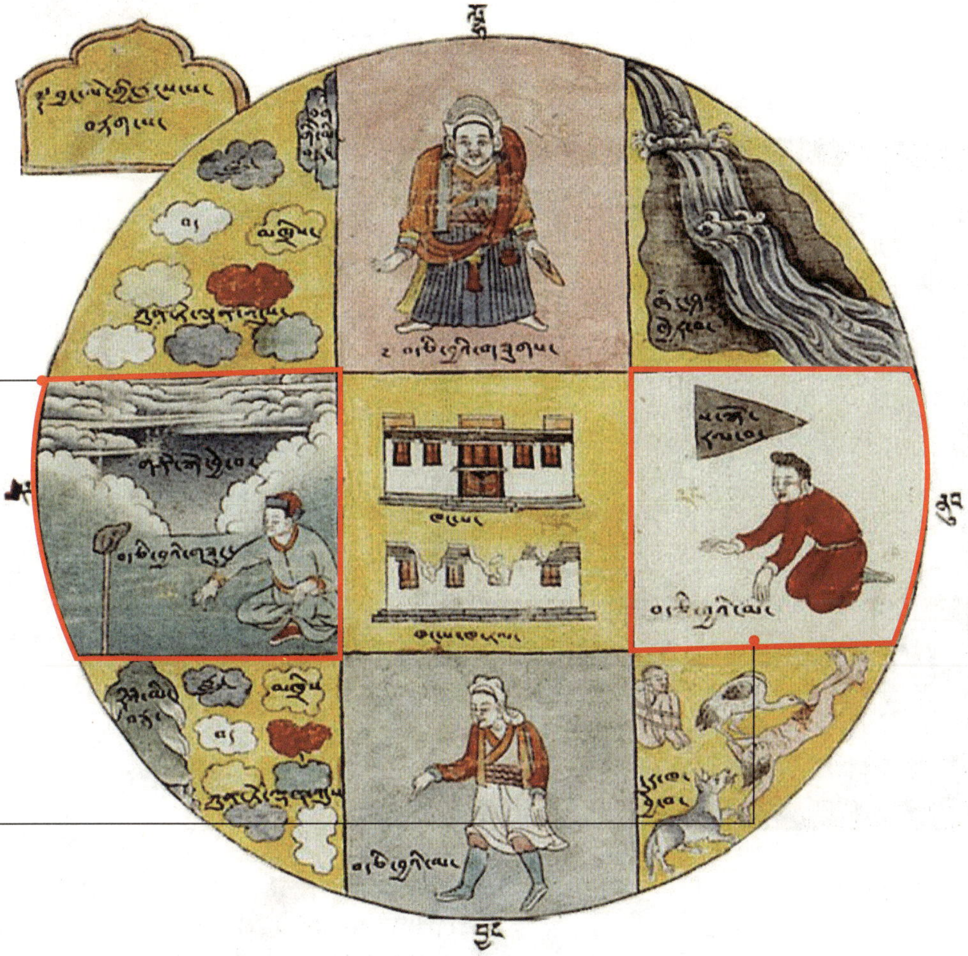

11.9 西宫出现异常蒸气，卜地门开

将盛尿器上面用 4 根秸秆划分为东南西北四方和四隅及中央等九宫，尿液异常蒸气出现于西宫，卜地门开启。

12　诊察蒸气

12.1 蒸气打旋，卜被大自在天为害

将盛尿器上面用 4 根秸秆划分为东南西北四方和四隅及中央等九宫，右为东，上为南，东与南为本人宫；左为西，前为北，诊察任何一宫，如果察该宫中蒸气打旋而断开，则卜大自在天等恶神为害。

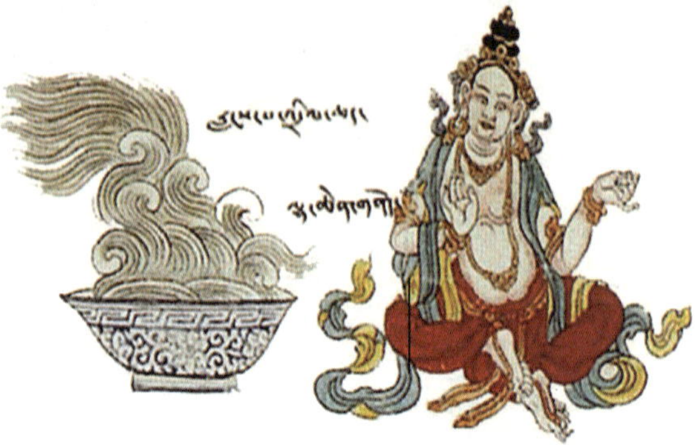

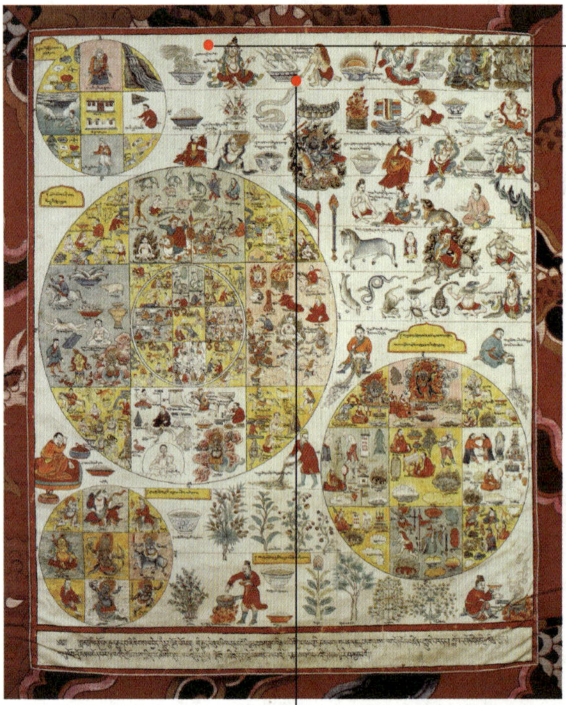

12.2 蒸气状似白崖，卜从雪山和白崖处来的女鬼作害

将盛尿器上面用 4 根秸秆划分为东南西北四方和四隅及中央等九宫，右为东，上为南，东与南为本人宫；左为西，前为北，如果任何一宫蒸气状似白崖，则卜从雪山和白崖处来的女鬼作害。

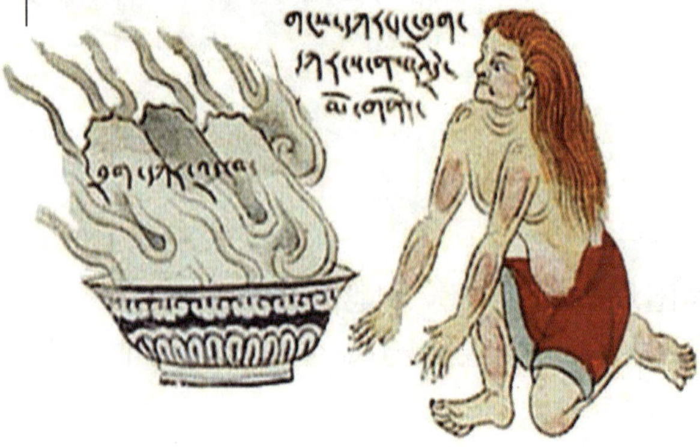

12.3 蒸气状似日出，卜天神为害

将盛尿器上面用 4 根秸秆划分为东南西北四方和四隅及中央等九宫，右为东，上为南，东与南为本人宫；左为西，前为北，如果任何一宫蒸气状似日出，则卜白天神为害。

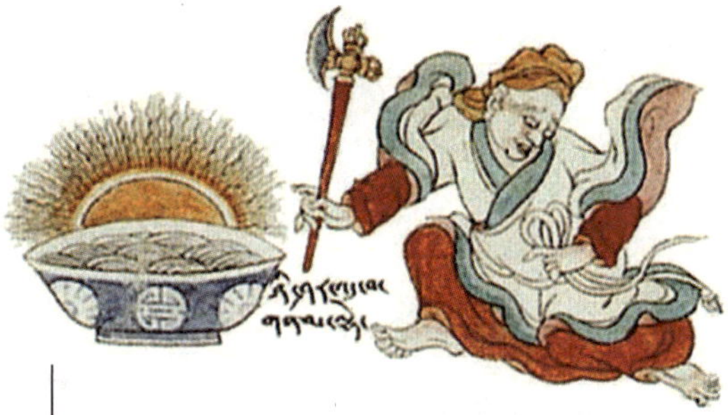

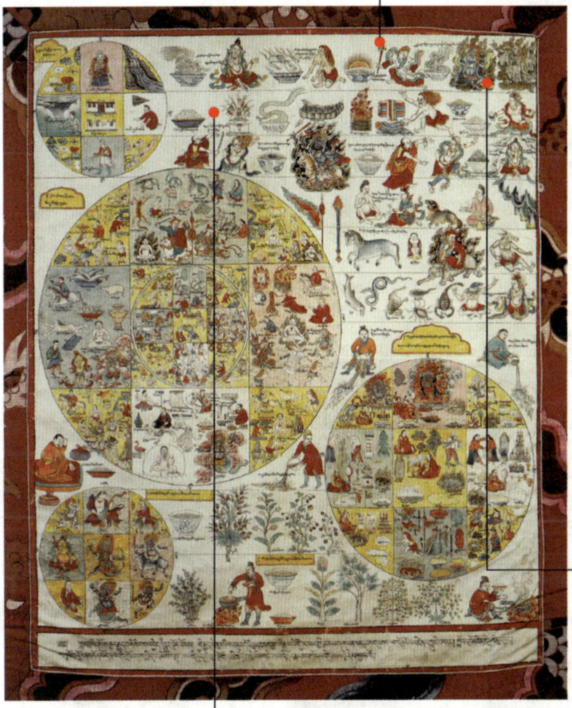

12.4 蒸气状似旋风，卜天女、女魔为害

将盛尿器上面用 4 根秸秆划分为东南西北四方和四隅及中央等九宫，右为东，上为南，东与南为本人宫；左为西，前为北，如果任何一宫蒸气状似旋风，卜天女、女魔为害。

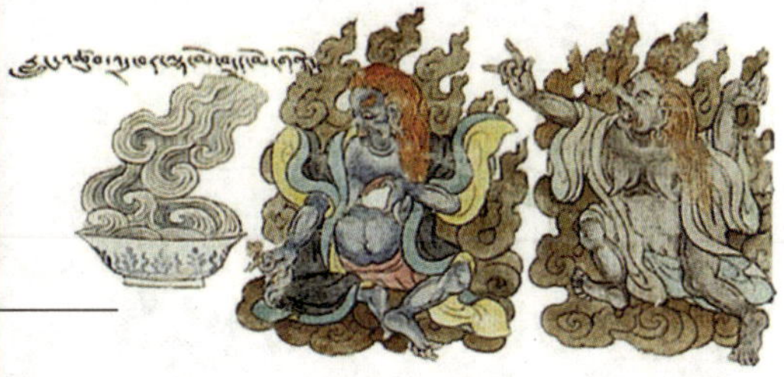

12.5 蒸气状似炒青稞堆，卜立于神坛的神鬼为害

将盛尿器上面用 4 根秸秆划分为东南西北四方和四隅及中央等九宫，右为东，上为南，东与南为本人宫；左为西，前为北，如果任何一宫“勾亚”状似炒青稞堆，卜神坛之神鬼为害。

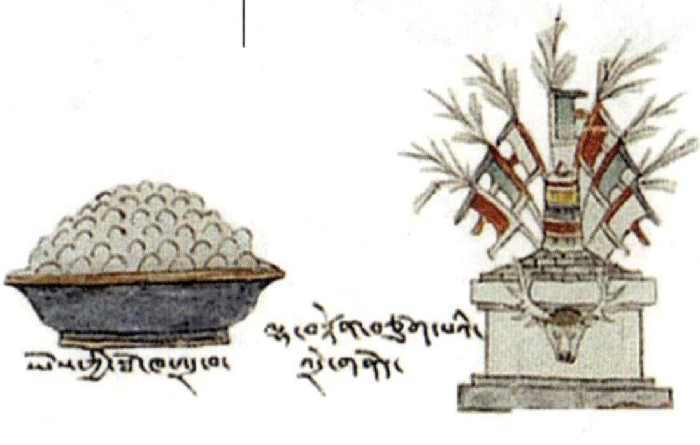

12.6 蒸气状似路、牛皮、火灶，卜被贪财鬼为害

将盛尿器上面用4根秸秆划分为东南西北四方和四隅及中央等九宫，右为东，上为南，东与南为本人宫；左为西，前为北，如果西与北任何一宫的蒸气状似路，或牛皮，或三角形烧祭火灶，卜被贪恋财物之鬼为害。

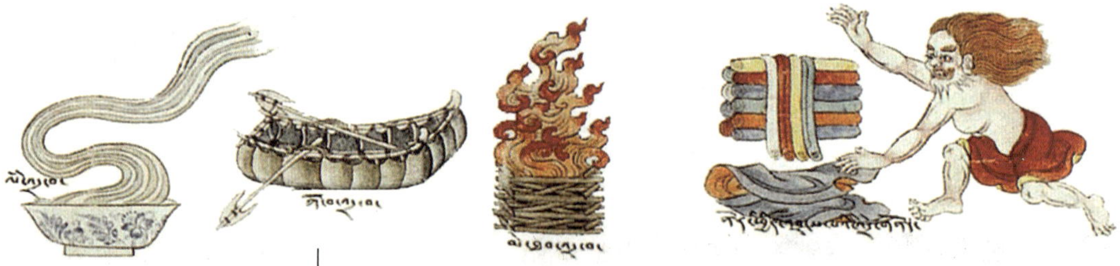

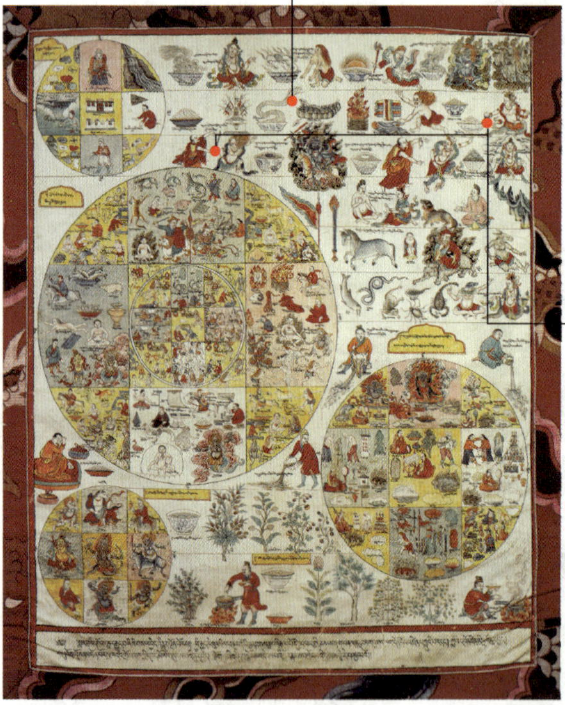

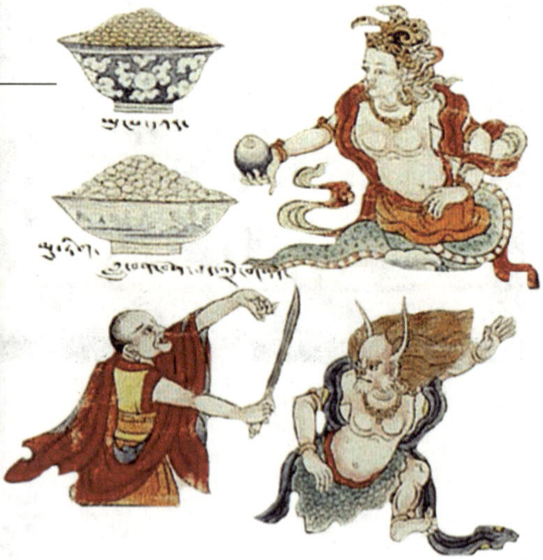

12.7 蒸气状似白芥子、珍珠，卜龙王、佛、苯僧人咒使之鬼为害

将盛尿器上面用4根秸秆划分为东南西北四方和四隅及中央等九宫，右为东，上为南，东与南为本人宫；左为西，前为北，如果任何一宫的蒸气状似白芥子、珍珠粒，卜被龙王、佛、苯僧人咒使之鬼为害。

12.8 中央宫蒸气青黑，卜被佛、苯僧人的保护神为害

将盛尿器上面用 4 根秸秆划分为东南西北四方和四隅及中央等九宫，右为东，上为南，东与南为本人宫；左为西，前为北，如果任何一宫，特别是中央宫的蒸气呈青黑色，卜被佛、苯僧人的保护神为害。

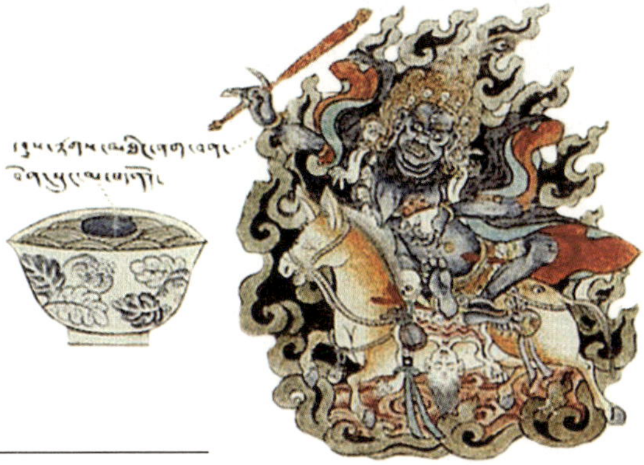

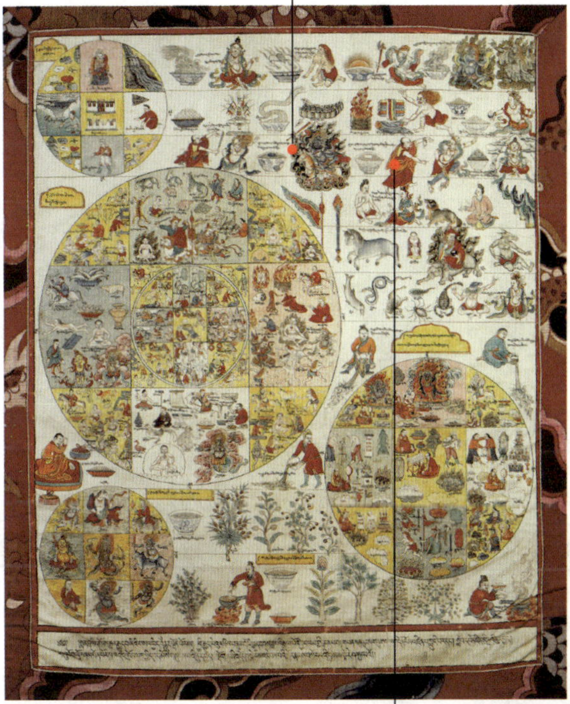

12.9 中央宫蒸气色白，卜被佛、苯僧人咒使的白衣天使为害

将盛尿器上面用 4 根秸秆划分为东南西北四方和四隅及中央等九宫，右为东，上为南，东与南为本人宫；左为西，前为北，如果任何一宫，特别是中央宫的蒸气色白，卜被佛、苯僧人咒使的白衣天使为害。

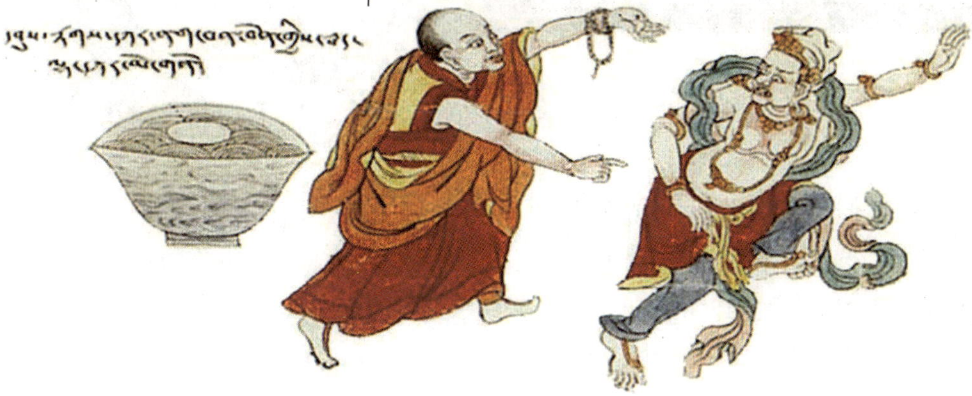

12.10 蒸气状似底黑顶白的山，卜来自雪山的保护神为害

将盛尿器上面用 4 根秸秆划分为东南西北四方和四隅及中央等九宫，右为东，上为南，东与南为本人宫；左为西，前为北，如果任何一宫的蒸气状似底黑顶白的山峰，卜佛、苯僧人咒使的鬼和来自雪山的保护神为害。

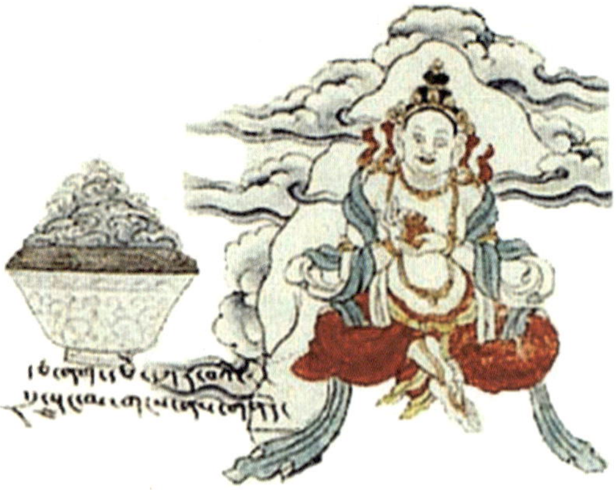

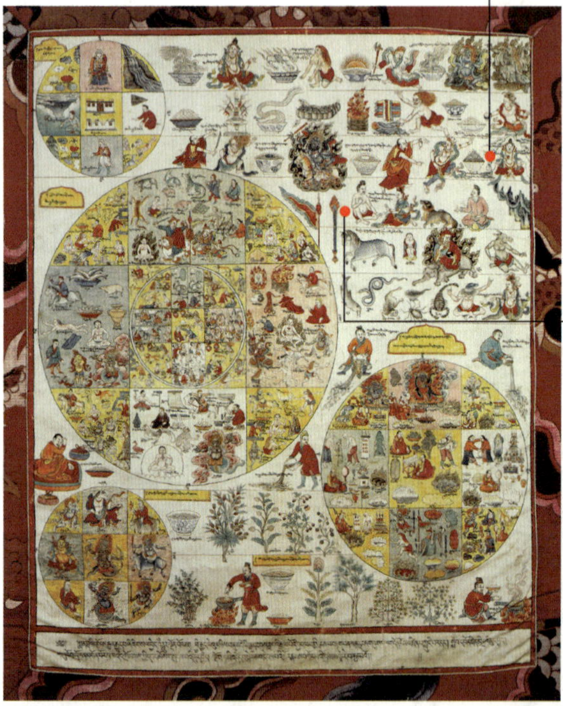

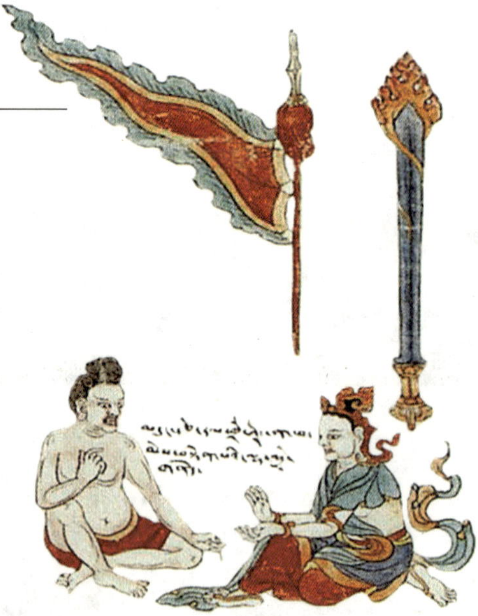

12.11 状似矛头、剑，卜被先祖供奉的神鬼为害

将盛尿器上面用 4 根秸秆划分为东南西北四方和四隅及中央等九宫，右为东，上为南，东与南属本人宫；左为西，前为北，如果任何一宫中的蒸气状似矛头或剑身，卜被先祖供奉的神鬼为害。

12.12 状似人、狗、马、小孩，卜被破戒鬼、厉鬼为害

将盛尿器上面用 4 根秸秆划分为东南西北四方和四隅及中央等九宫，右为东，上为南，东与南属本人宫；左为西，前为北，如果任何一宫中的蒸气状似人或狗或马或小孩，卜被破戒鬼、厉鬼为害。

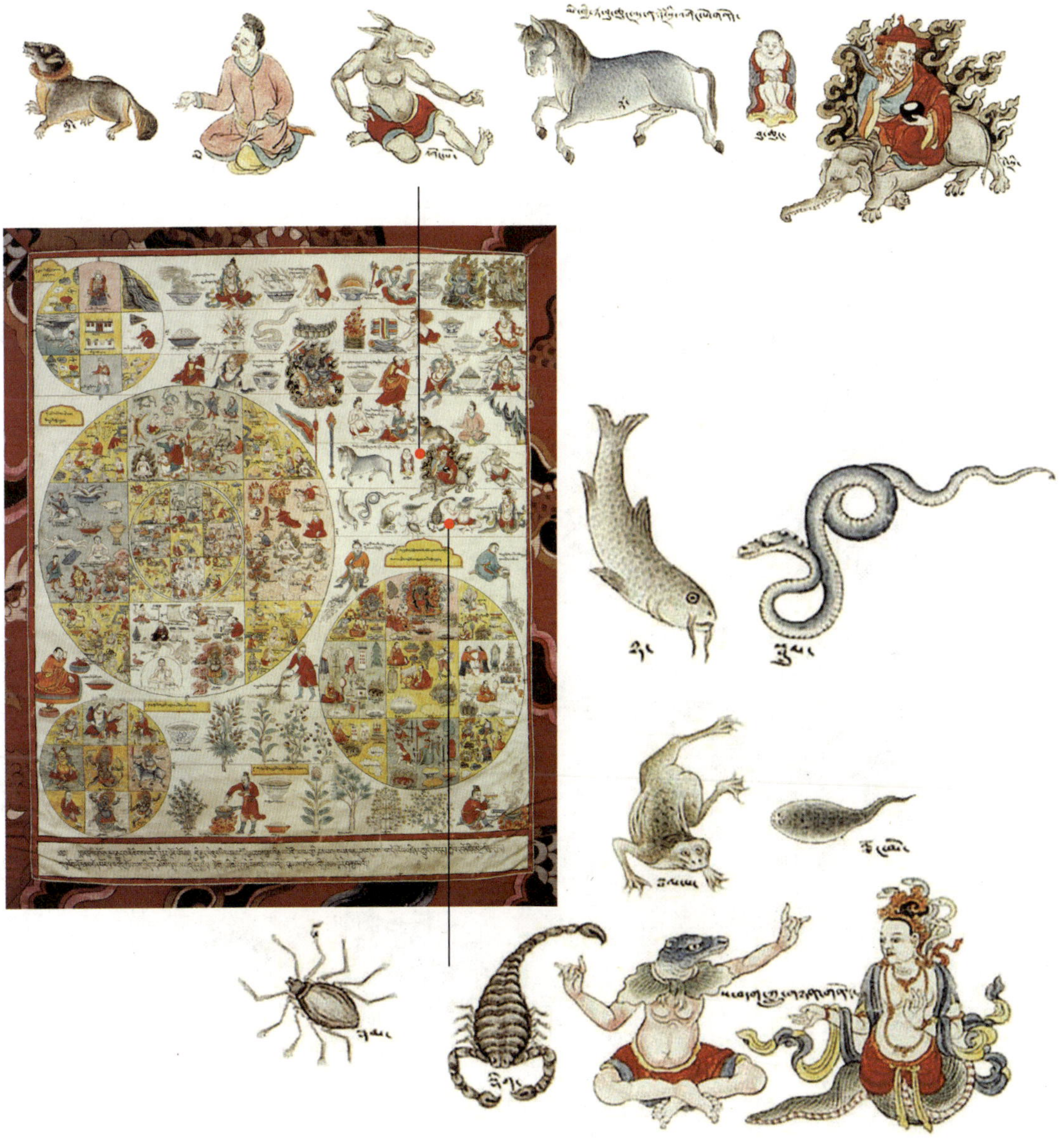

12.13 状似鱼、蛇、蛙、蝌蚪、蜘蛛、蝎子，卜被地神、龙王、疠魔为害

将盛尿器上面用 4 根秸秆划分为东南西北四方和四隅及中央等九宫，右为东，上为南，东与南属本人宫；左为西，前为北，如果任何一宫中的蒸气状似鱼或蛇、蛙、蝌蚪、蜘蛛、蝎子等，卜被地神、龙王、疠魔为害。

13 大师孜那木扎的诊尿九宫卜法

将盛尿器上面用 4 根秸秆划分为东南西北及四隅、中央等九宫。将中央宫又用 4 线划分为九格；将四方又一分为二，这样四方四角共分为十二侧格。其中东宫两格开始依次为虎、兔等十二生肖，东为木，南为火，西为金，北为水。各格尿液如果出现异常按母子敌友推算法来卜吉凶。

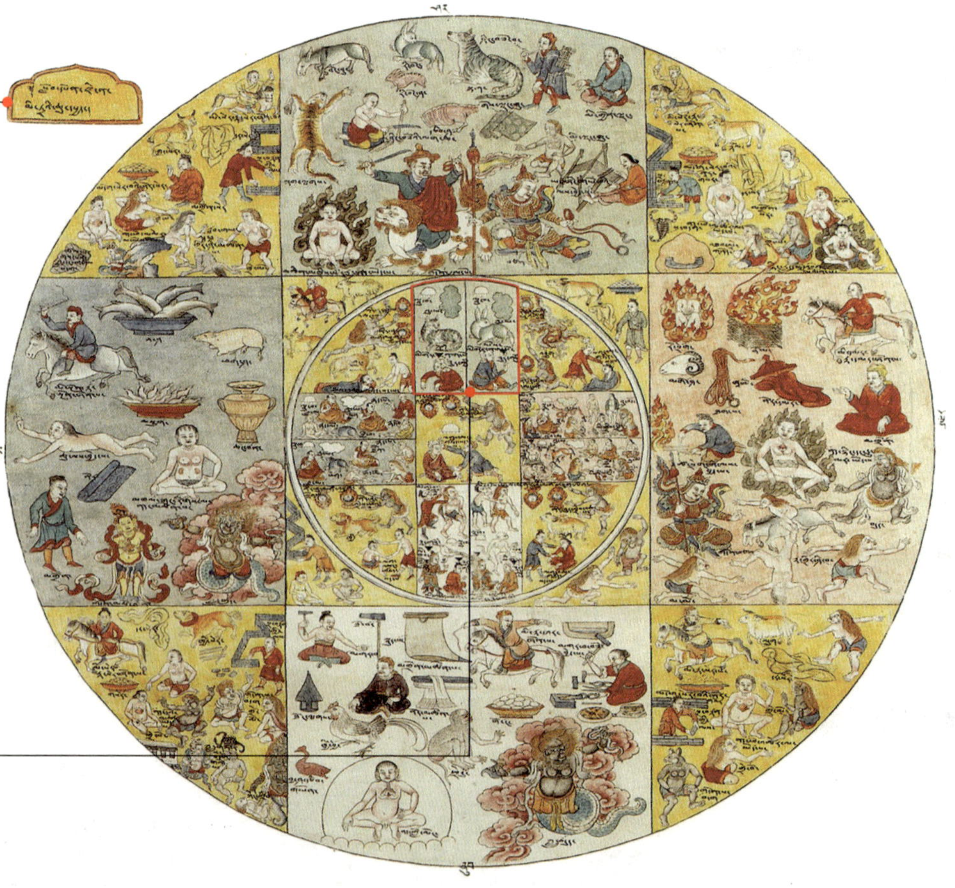

13.1 东宫出现异常，卜对本人不利

比如属虎或属兔的人，东宫两格为本人格，本人格尿液泡沫、“勾亚”状似蜘蛛或蝎子等这些虫豸所代表的鬼魔者，对本人不利。

13.2 北宫出现异常，卜被母舅方的鬼魔侵害

比如属鼠或属猪的人，北宫两格为母格，母格尿液泡沫、“勾亚”状似蜘蛛或蝎子等这些虫豸所代表的鬼魔者，对本人无害，但对上师、轨范师和母舅方有害，本人遭母舅方鬼魔侵害。

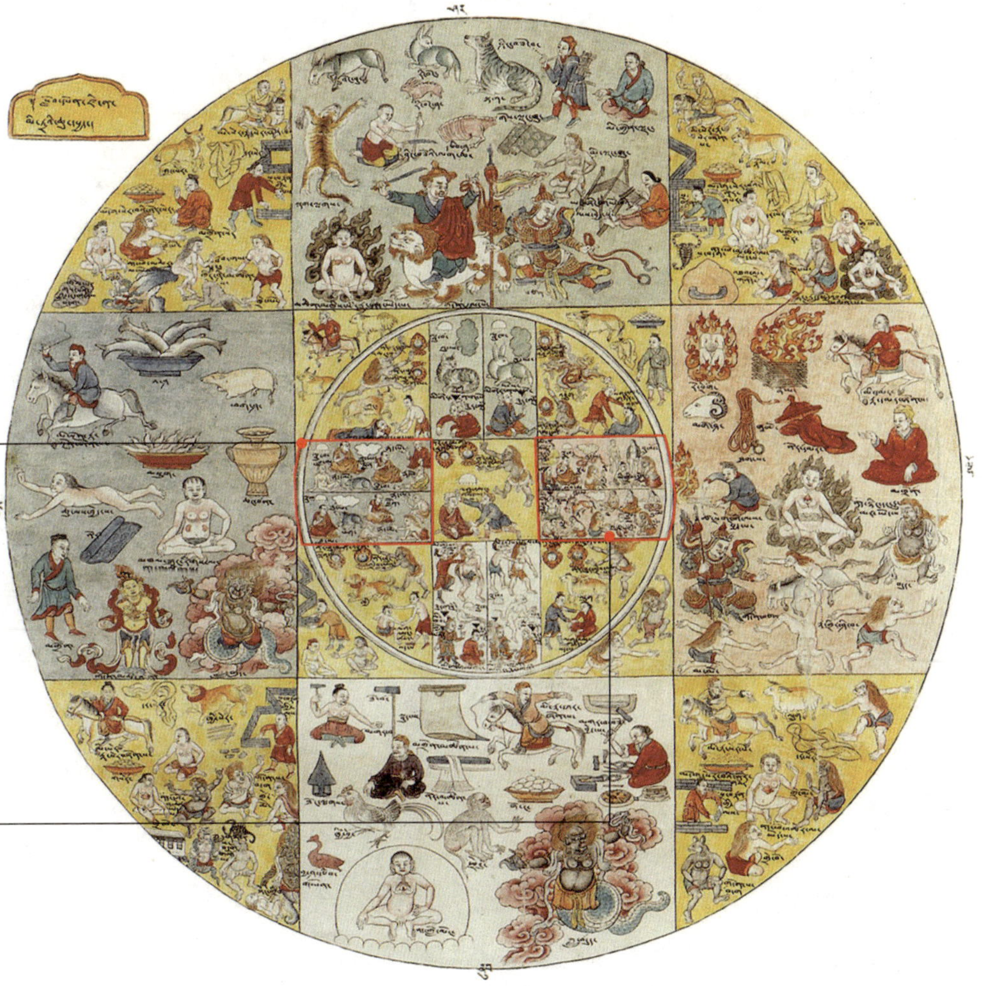

13.3 南宫出现异常，卜对子孙和学徒有害

比如属马或属蛇的人，南宫两格为子格，子格尿液泡沫、“勾亚”状似蜘蛛或蝎子等这些虫豸所代表的鬼魔者，对本人较凶，特别对子孙和学徒有害，主要是被舅方鬼为害。

13.4 四角宫和中央宫出现异常，卜财产损失

比如属狗、属龙或属牛、属羊的人，四角宫和中央宫中的尿液泡沫、“勾亚”状似蜘蛛、蝎子等这些虫豸所代表的鬼魔者，卜财产损失，遭恋财鬼侵害。

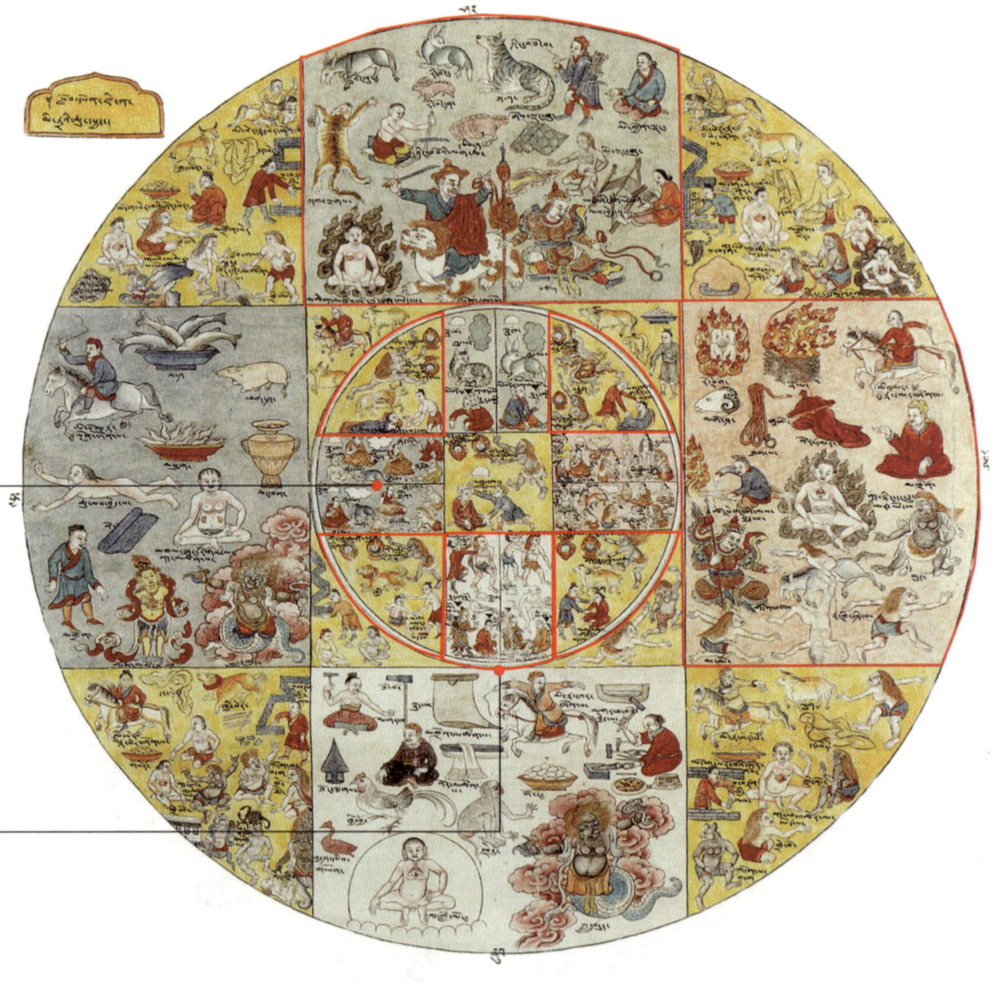

13.5 西宫出现异常，卜对本人较凶

比如属鸡或属猴的人，西方敌宫中的尿液泡沫、“勾亚”状似蜘蛛、蝎子等这些虫豸所代表的鬼魔者，卜对本人较凶，主要是他人放咒派来的鬼为害，对本人的敌人不利。

13.6 东宫出现异常，卜患隆病、赤巴病

东宫中的尿液泡沫、“勾亚”状似蜘蛛、蝎子等这些虫豸所代表的鬼魔者，卜因本人去过东方，或碰到驴、兔、虎、木匠和穿绿衣服的人，或得到虎皮、木匠工具，或食过兔子右肋肉，或得到青绿色的财物，或有轻、动性起居行为等，引起隆病，或肝胆疾病发生，卜被鬼王、游神作害。

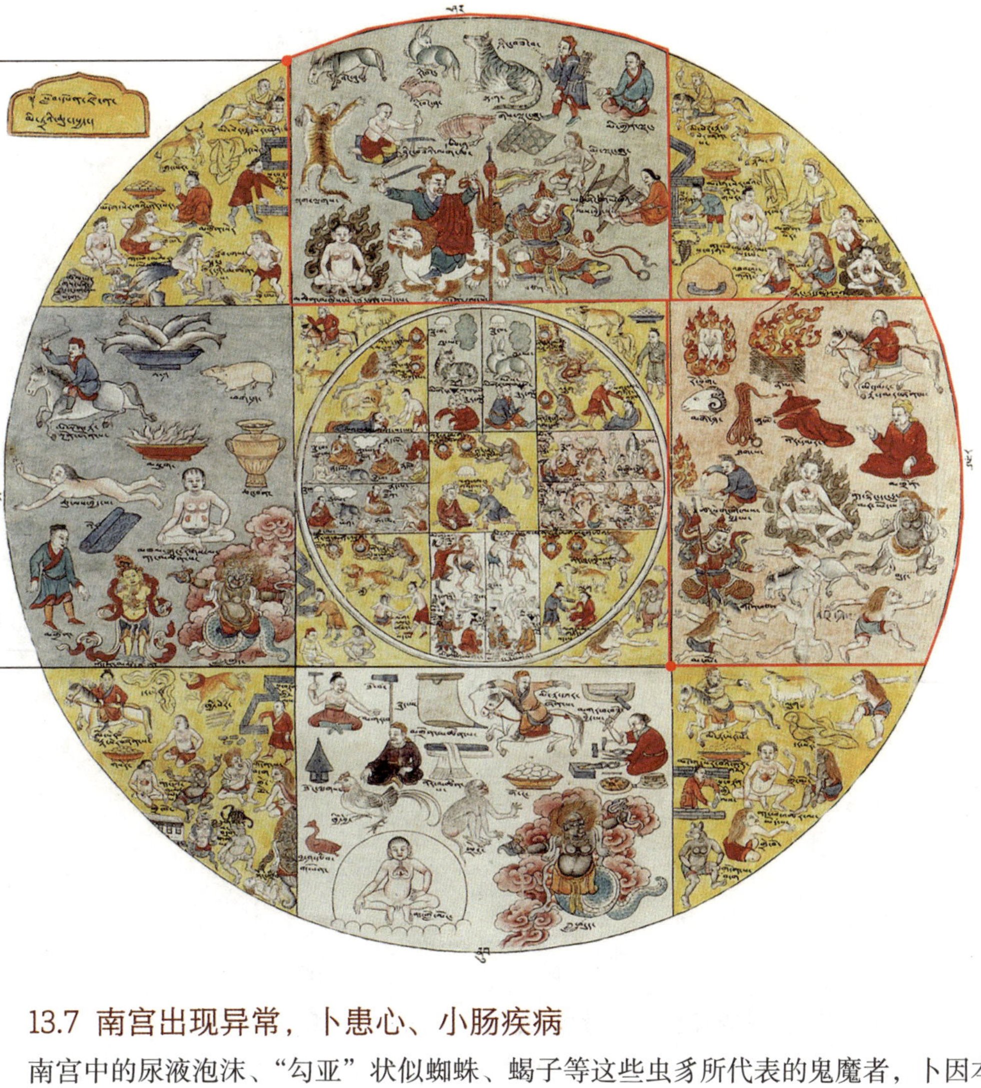

13.7 南宫出现异常，卜患心、小肠疾病

南宫中的尿液泡沫、“勾亚”状似蜘蛛、蝎子等这些虫豸所代表的鬼魔者，卜因本人去过火葬场、烧祭场，或骑过红马，或看见或碰到红马，或食过羊头肉，或得到红色绳子和帽子等财物，或做过烤烧之活等，引起心脏病、小肠病发生，卜被游神、女妖，或从马上摔死或被刀杀死的鬼为害。

13.8 西宫出现异常，卜患培根病和肺、大肠疾病

西宫中的尿液泡沫、“勾亚”状似蜘蛛、蝎子等这此虫豸所代表的鬼魔者，卜因本人与铁匠握过手，碰到或看见穿白衣服的人，或到过铁匠家，或买过铁器，或看见公鸡、猴子，或食过鸡蛋和鸡肉，或得到白色的财物等，引起培根病、肺病和大肠疾病发生，卜被龙王、妖为害。

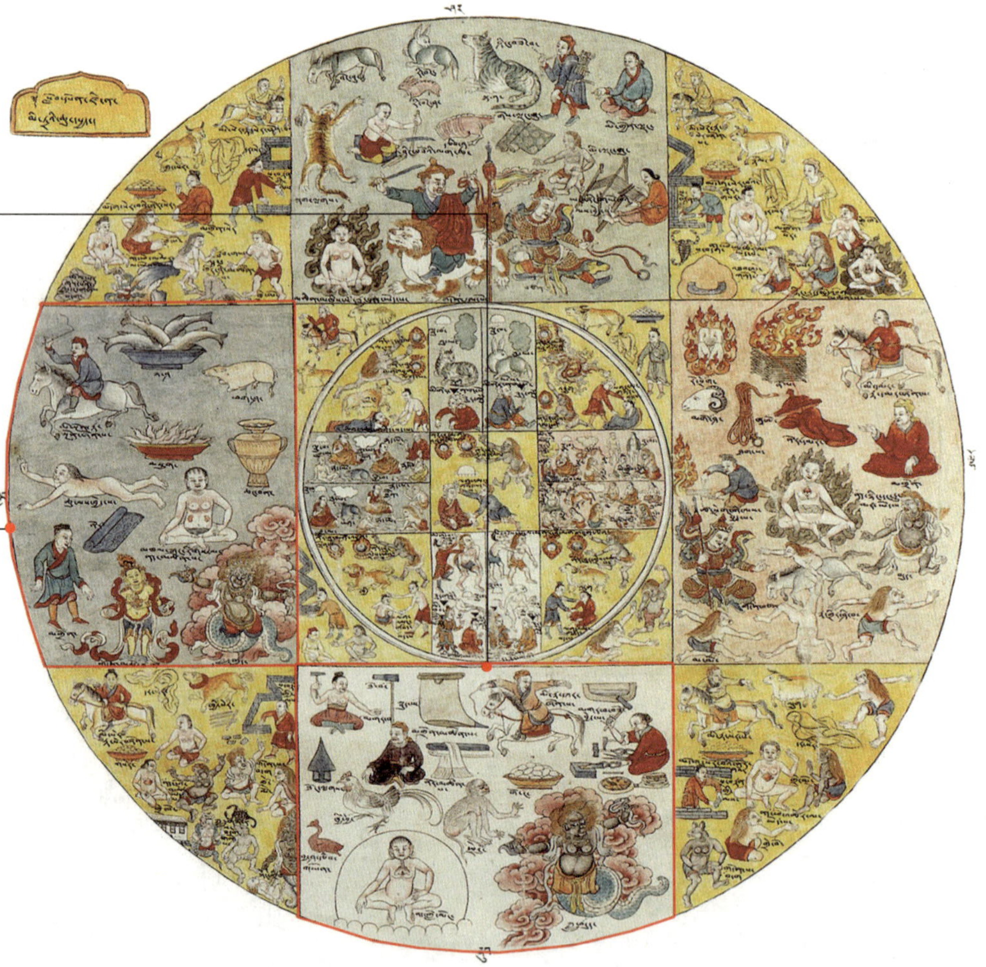

13.9 北宫出现异常，卜患培根病、腹水、痞瘤、疖痈、炭疽

北宫中的尿液泡沫、“勾亚”状似蜘蛛、蝎子等这些虫豸所代表的鬼魔者，卜因碰见穿黑衣、骑黑马的人，或食过鱼肉、猪肉或动物尾巴肉，碰到或看见青黑色财物或穿青黑色衣服客人，或曾在水中作业等，引起肾病、膀胱病，或引起培根病、腹水、痞瘤、疖痈、炭疽发生，卜被海女、龙魔为害。

13.10 中央和四角宫出现异常，卜患脾胃疾病

中央宫和四角宫中的尿液泡沫、“勾亚”状似蜘蛛、蝎子等这些虫豸所代表的鬼魔者，卜因获得过羊、狗、黄牛、犏力巴牛等牲畜，或享受过这些牲畜的肉和皮毛，或碰到过黄皮肤的人，或碰到黄色财物和穿黄衣服的客人，或干过挖掘坚硬的土墙等，引起胃脾疾病发生，或感到身沉神昏，卜被地神、凶死男鬼、凶死女鬼为害。

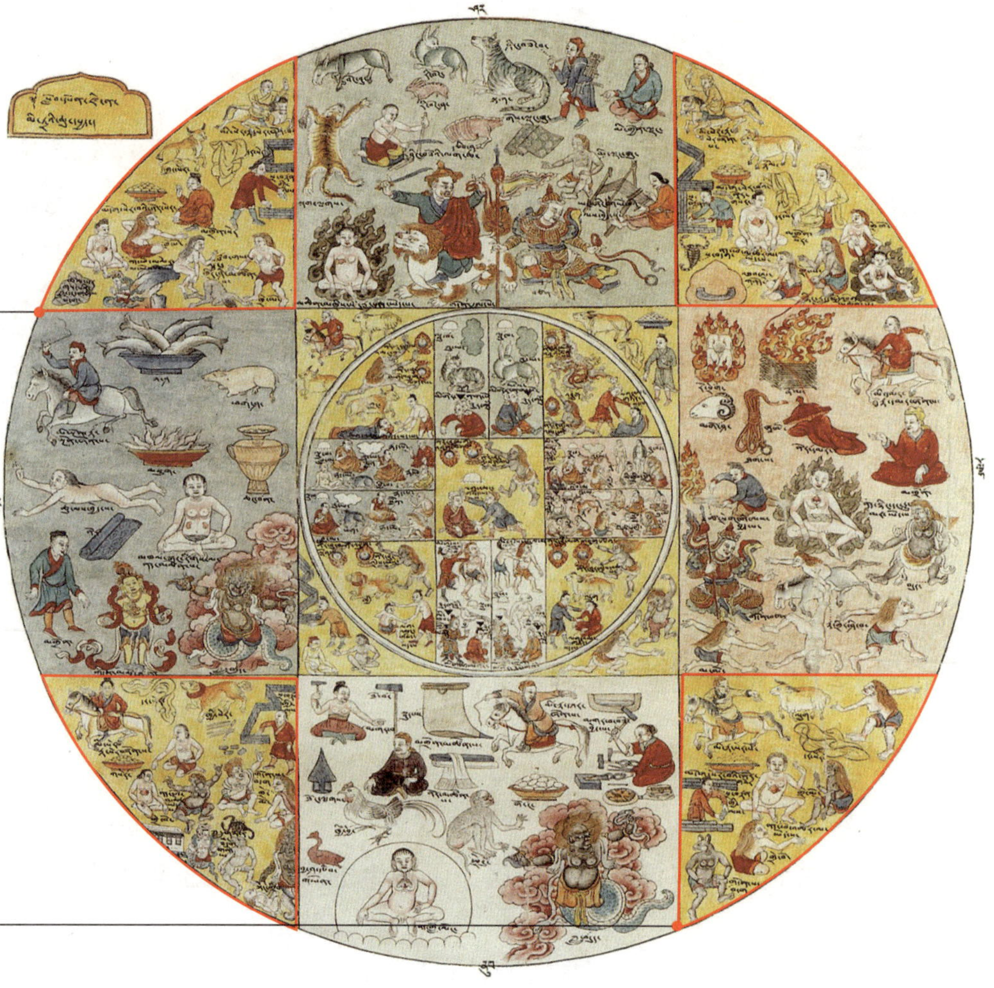

13.11 西南宫出现异常，卜被诈尸鬼为害

西南宫中的尿液泡沫、“勾亚”状似蜘蛛、蝎子等这些虫豸所代表的鬼魔者，卜被诈尸鬼为害，患疖痈、痞瘤、肉核病（淋巴结肿大）。

13.12 西北宫出现异常，卜风水不吉利

西北宫中的尿液泡沫、“勾亚”状似蜘蛛、蝎子等这些虫豸所代表的鬼魔者，卜宅地风水不吉利，或被外面龙王、痨魔等为害，也为天空晦气作害。

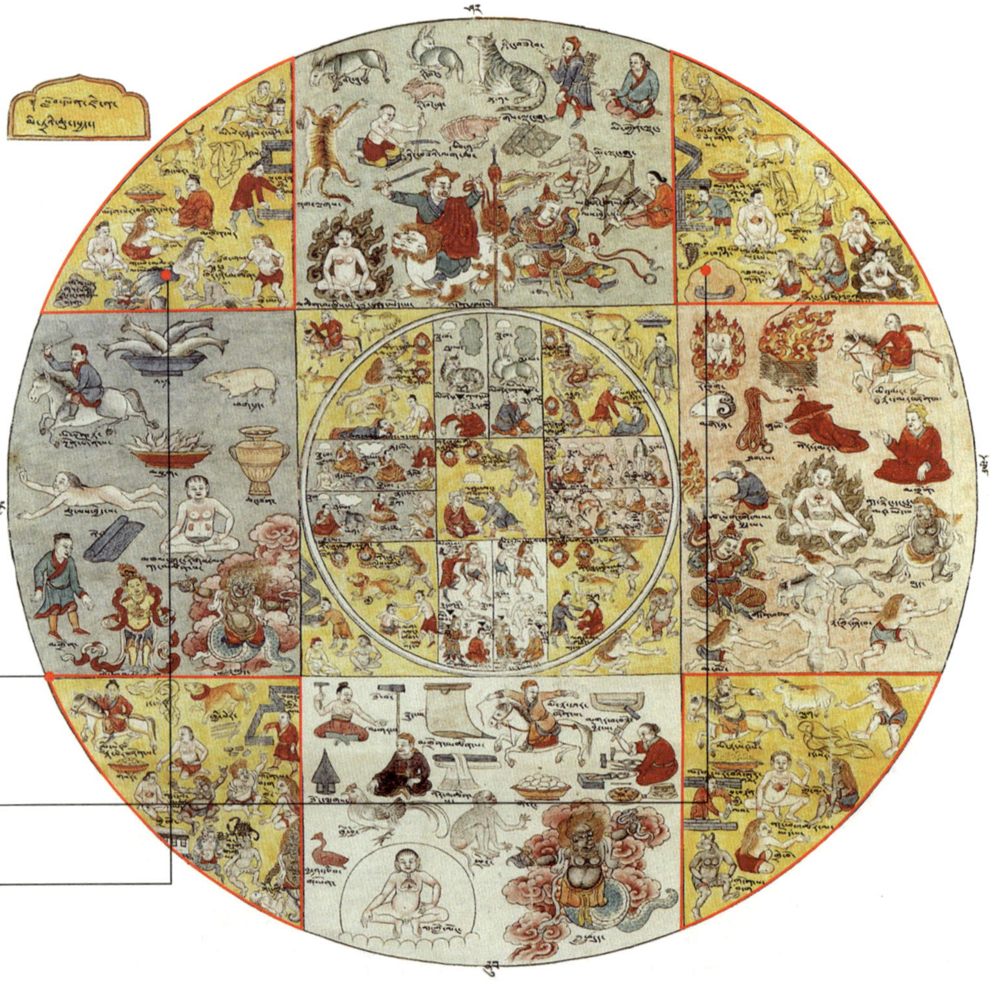

13.13 东北宫出现异常，卜被居于园林中的天神、龙王等为害

东北宫中的尿液泡沫、“勾亚”状似蜘蛛、蝎子等这些虫豸所代表的鬼魔者，卜居于园林中的天神、龙王、地方神等为害；或被礌石砸死、跌落悬崖而死等突然死亡变的凶鬼为害。

13.14 东南宫出现异常，卜被灶鬼为害

东南宫中的尿液泡沫、“勾亚”状似蜘蛛、蝎子等这些虫豸所代表的鬼魔者，卜居于灶中的鬼为害，将患心隆病、癫狂、昏厥。

14 空行母利吉旺姆授予宇妥·云丹贡布的九宫尿诊卜法

在盛尿器上面用 4 根秸秆划分为东南西北四方和四角、中央等九宫，东方第一宫为火神本尊之宫，中间一宫为祖先宫，次宫在东西角为鬼王宫；西方第一宫为罗刹所属的地方神宫，中间一宫为亲属宫，次宫在西北角为女妖宫；中央第一宫即南方格为供保护神宫，正中央一宫为本人宫，中央次宫即南方格为凶死男鬼宫，按各宫出现的不同形象来卜吉凶。

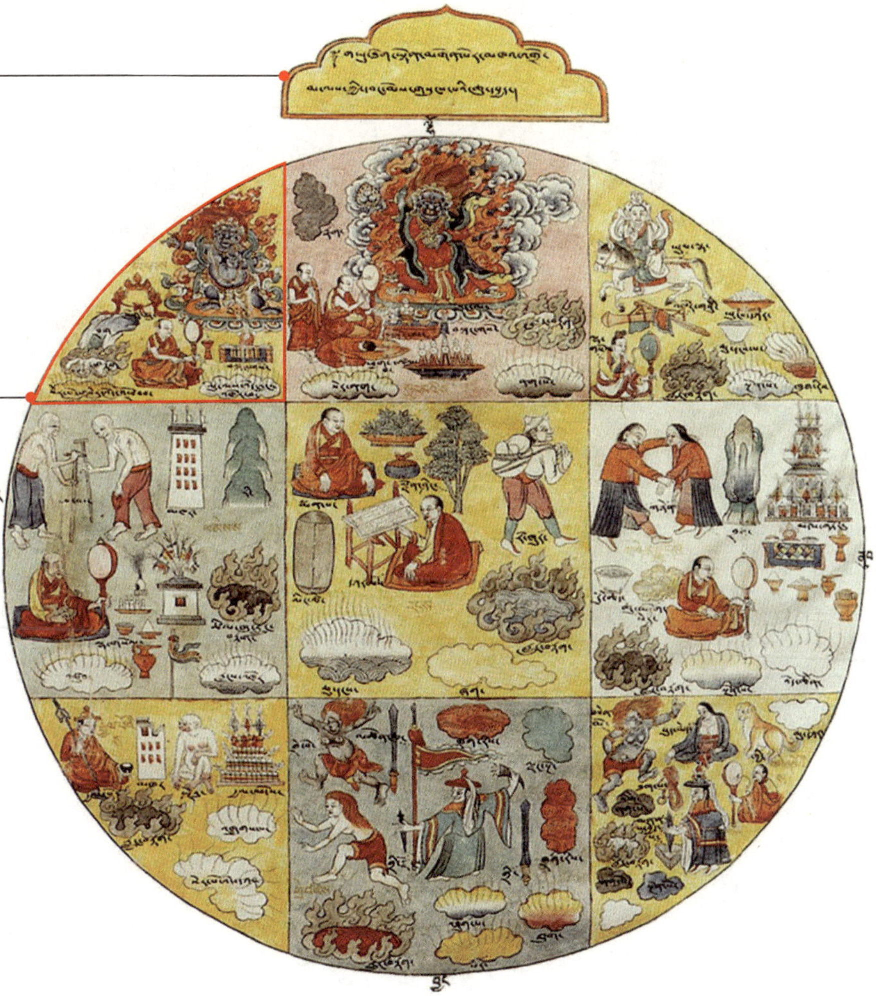

14.1 良卦

14.1.1 本尊宫

在盛尿器上面用 4 根秸秆划分为东南西北四方和四角、中央等九宫，其中东第一宫即东南角一宫为本尊宫，该宫尿液出现头饰形状者，为吉，为良卦。

14.1.2 保护神宫

在盛尿器上面用 4 根秸秆划分为东南西北四方和四角、中央等九宫，其中中央第一宫即南方宫为保护神宫，该宫尿液出现“朵马”状者，卜吉，为良卦。

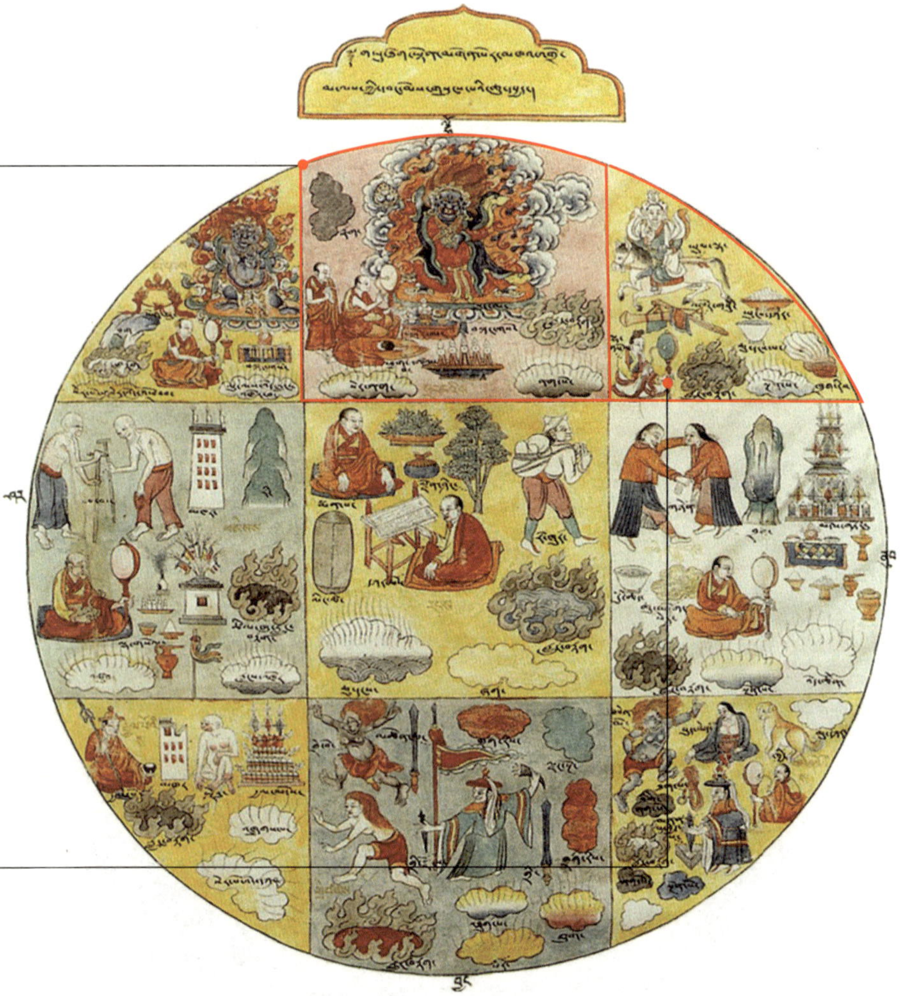

14.1.3 地方神宫

在盛尿器上面用 4 根秸秆划分为东南西北四方和四角、中央等九宫，其中西第一宫即西南角一宫为地方神宫，该宫尿液出现白芥子和三兵（箭、刀、矛）状者，卜吉，为良卦。

14.1.4 祖先宫

在盛尿器上面用 4 根秸秆划分为东南西北四方和四角、中央等九宫，其中东方中间一宫即东宫为祖先宫，该宫尿液出现城楼、山峰状者，卜吉，为良卦。

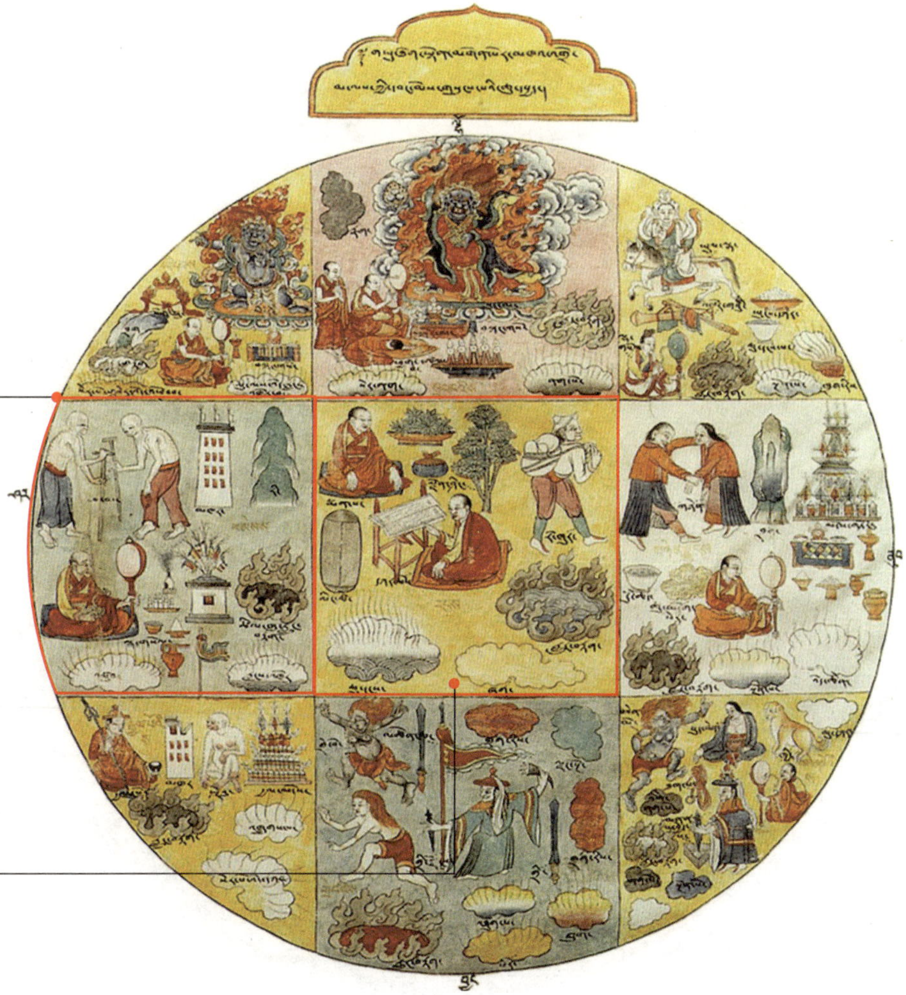

14.1.5 本人宫

在盛尿器上面用 4 根秸秆划分为东南西北四方和四角、中央等九宫，其中中央宫为本人宫，该宫尿液出现树木状者，卜吉，为良卦。

14.1.6 亲属宫

在盛尿器上面用4根秸秆划分为东南西北四方和四角、中央等九宫，其中西方中间一宫即西宫为亲属宫，该宫尿液色黄，出现山崖状者，卜吉，为良卦。

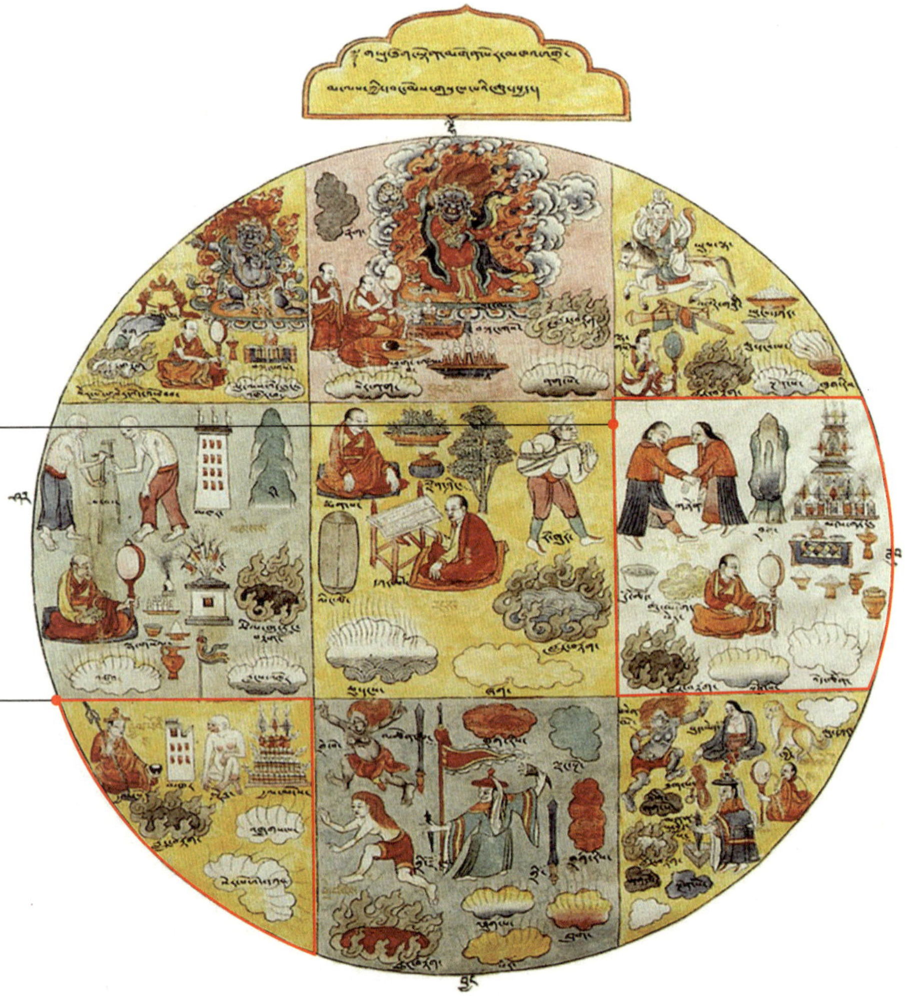

14.1.7 鬼王宫

在盛尿器上面用4根秸秆划分为东南西北四方和四角、中央等九宫，其中东北宫为鬼王宫，该宫尿液出现坍塌小楼状者，卜吉，为良卦。

14.1.8 凶死男鬼宫

在盛尿器上面用 4 根秸秆划分为东南西北四方和四角、中央等九宫，其中北宫为凶死男鬼宫，该宫尿液出现兵器状者，卜吉，为良卦。

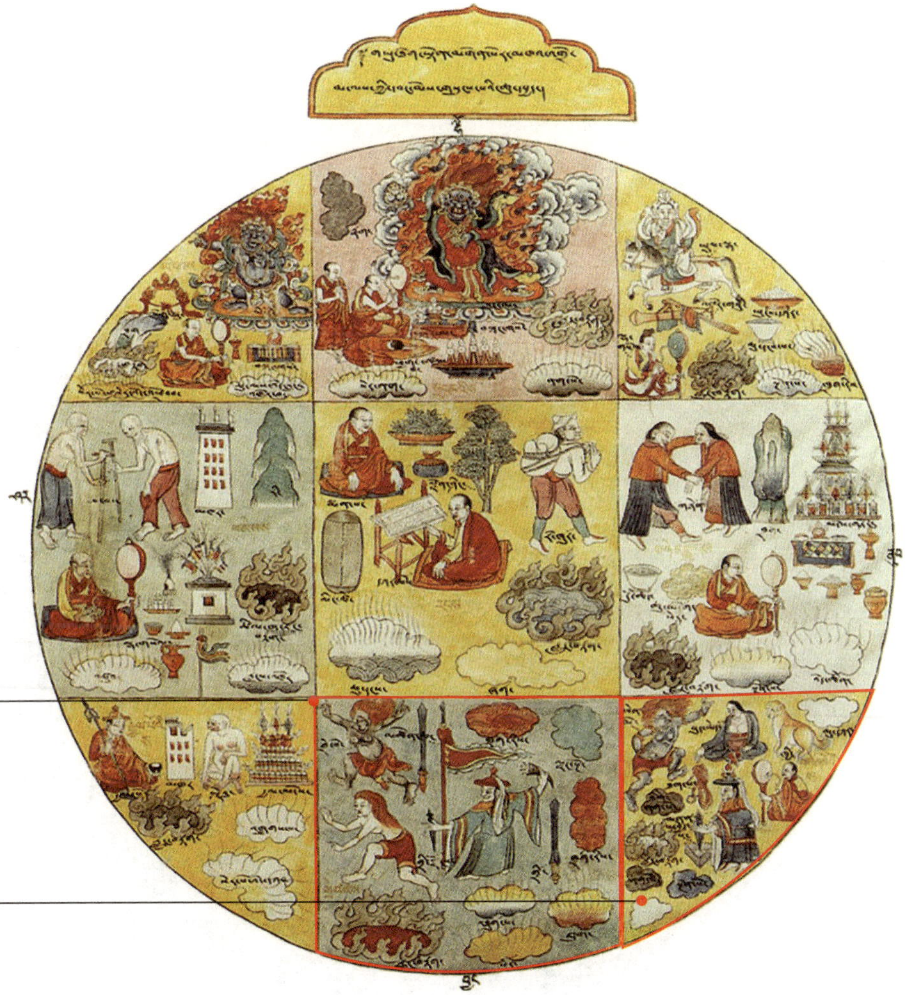

14.1.9 女妖宫

在盛尿器上面用 4 根秸秆划分为东南西北四方和四角、中央等九宫，其中西北角宫为女妖宫，该宫尿液出现女人形体和尿色发白者，卜吉，为良卦。

14.2 凶卦

14.2.1 本尊宫

在盛尿器上面用 4 根秸秆划分为东南西北四方和四角、中央等九宫，其中东方第一宫即东南角宫为本尊宫，该宫尿液出现山峰状者，卜凶，死亡。

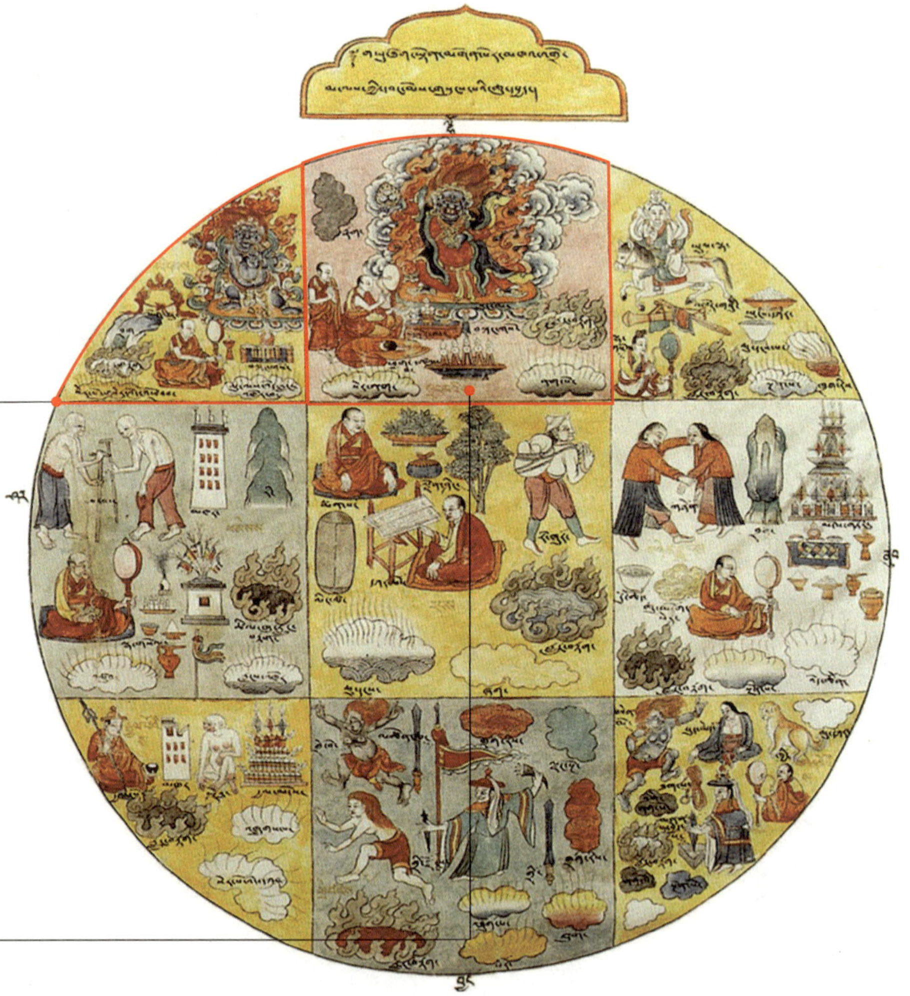

14.2.2 保护神宫

在盛尿器上面用 4 根秸秆划分为东南西北四方和四角、中央等九宫，其中中央第一宫即南宫为保护神宫，该宫尿液似脓状者，卜凶，死亡。

14.2.3 地方神宫

在盛尿器上面用 4 根秸秆划分为东南西北四方和四角、中央等九宫，其中西方第一宫即西南角宫为地方神宫，该宫尿液清洁者，卜凶，死亡。

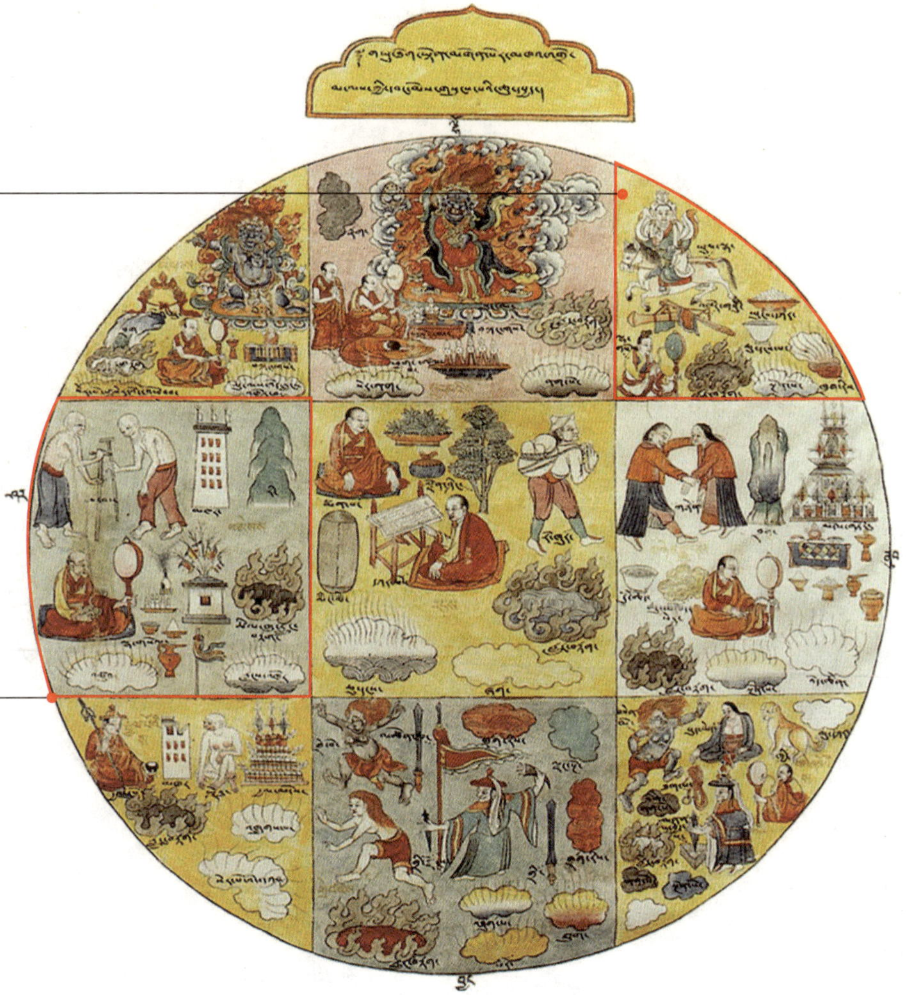

14.2.4 祖先宫

在盛尿器上面用 4 根秸秆划分为东南西北四方和四角、中央等九宫，其中东方中间一宫即东宫为祖先宫，该宫尿液似熔脂状者，卜凶，死亡。

14.2.5 本人宫

在盛尿器上面用 4 根秸秆划分为东南西北四方和四角、中央等九宫，其中中央宫为本人宫，该宫尿液出现背尸体状或棋盘状者，卜凶，死亡。

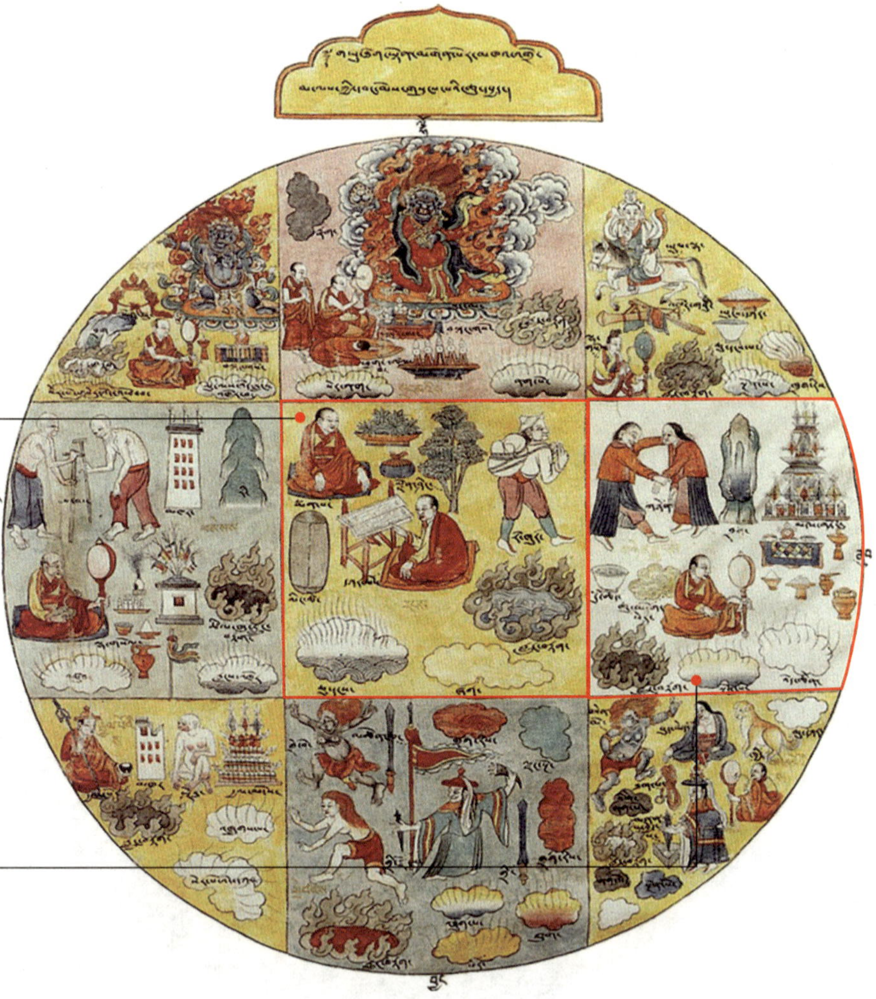

14.2.6 亲属宫

在盛尿器上面用 4 根秸秆划分为东南西北四方和四角、中央等九宫，其中西方中间一宫即西宫为亲属宫，该宫尿液断裂成块状者，卜凶，死亡。

14.2.7 鬼王宫

在盛尿器上面用 4 根秸秆划分为东南西北四方和四角、中央等九宫，其中东北角一宫为鬼王宫，该宫尿液出现猴子状者，卜凶，死亡。

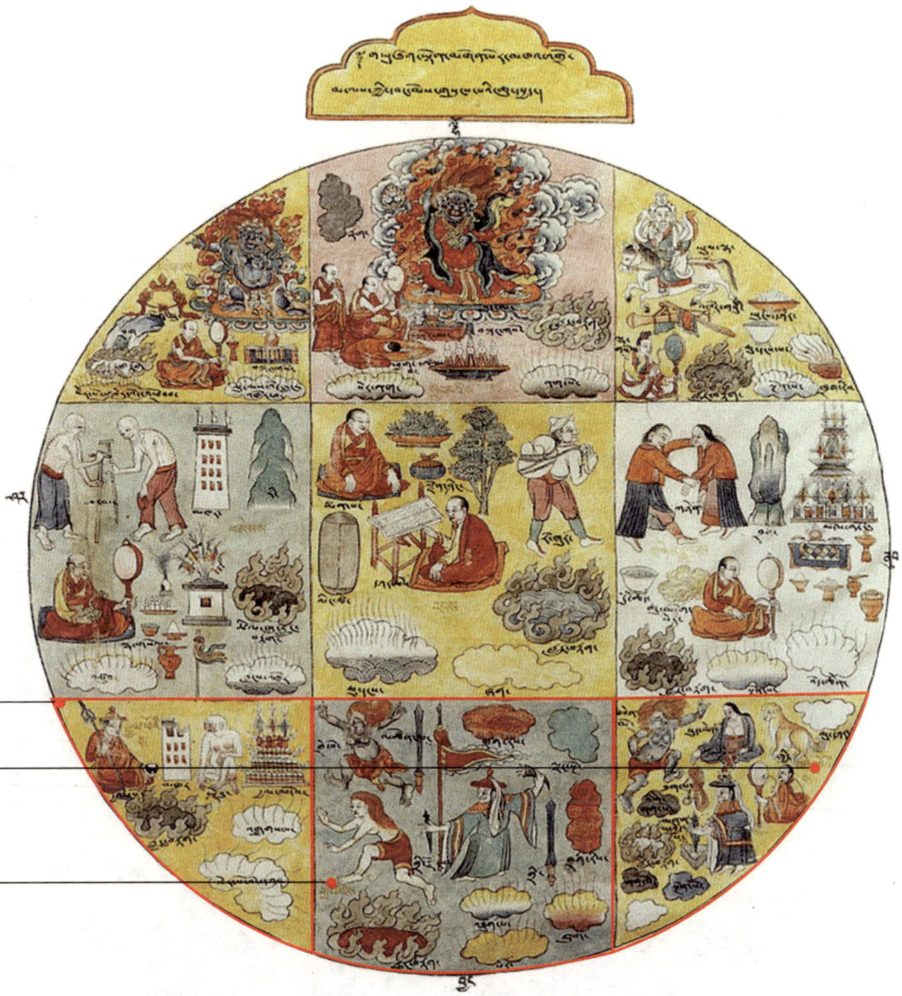

14.2.8 凶死男鬼宫

在盛尿器上面用 4 根秸秆划分为东南西北四方和四角、中央等九宫，其中北宫为凶死男鬼宫，该宫尿液出现青绿色血丝形状或颜色青绿者，卜凶，死亡。

14.2.9 女妖宫

在盛尿器上面用 4 根秸秆划分为东南西北四方和四角、中央等九宫，其中西北角宫为女妖宫，该宫尿液出现狗或绳子状者，或有黑斑者，卜凶，死亡。

14.3 病人闭眼向尿液吐唾沫，落于何宫，卜何作祟鬼魔

14.3.1 本尊宫

在盛尿器上面用 4 根秸秆划分为东南西北四方和四角、中央等九宫，病人闭着眼向尿液吐唾沫，唾沫落于东方第一宫即东南角本尊宫，卜本尊遭谴责，应努力做忏悔事宜。

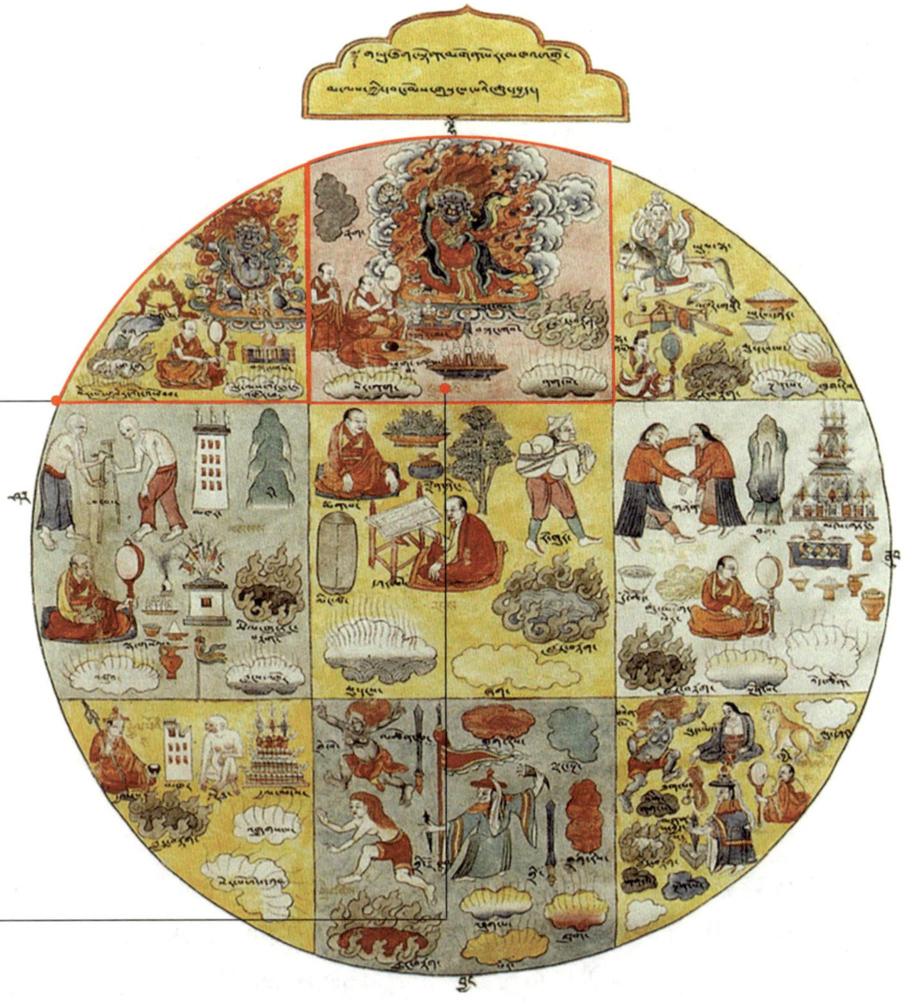

14.3.2 保护神宫

在盛尿器上面用 4 根秸秆划分为东南西北四方和四角、中央等九宫，病人闭着眼向尿液吐唾沫，唾沫落于中央第一宫即南方保护神宫，卜保护神生气，应做忏悔事宜。

14.3.3 地方神宫

在盛尿器上面用4根秸秆划分为东南西北四方和四角、中央等九宫，病人闭着眼向尿液吐唾沫，唾沫落于西方第一宫即西南角地方神宫，卜触犯了地方神，应献供品禳解。

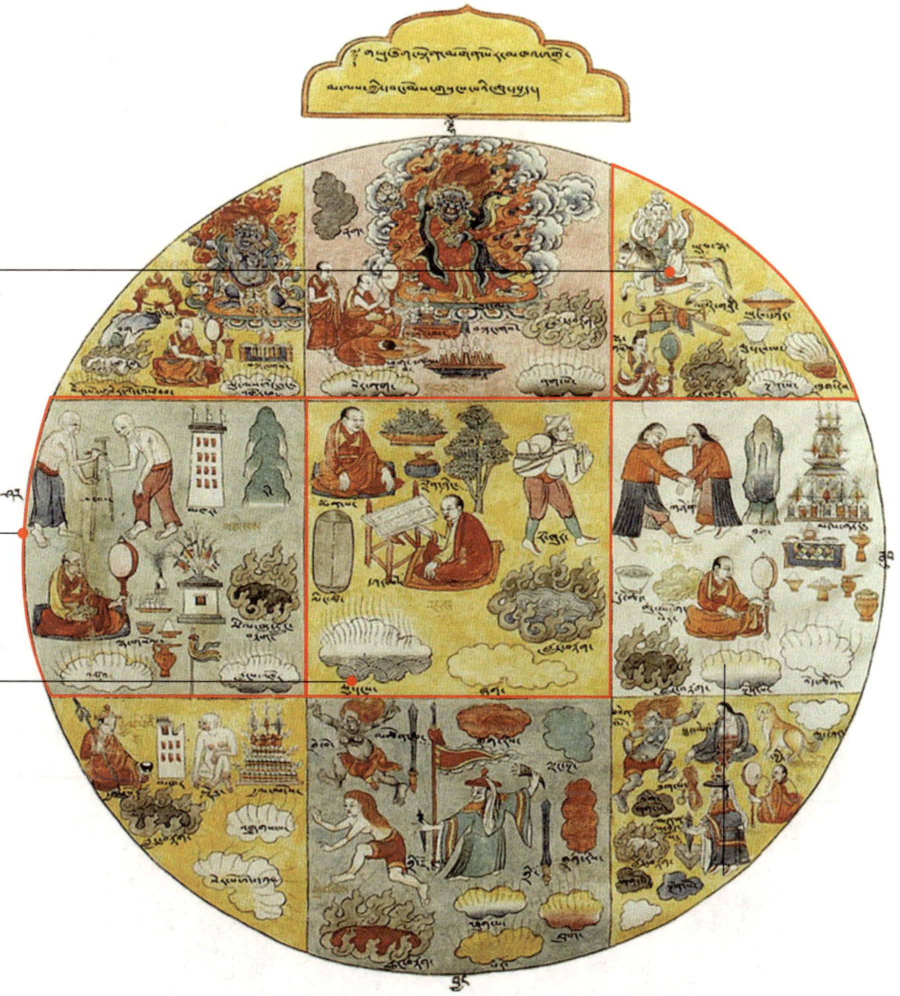

14.3.4 祖先宫

在盛尿器上面用4根秸秆划分为东南西北四方和四角、中央等九宫，病人闭着眼向尿液吐唾沫，唾沫落于东方中间一宫即东方祖先宫，卜对祖先有过失，应向祖先供灵品或到坟前祭祀。

14.3.5 本人宫

在盛尿器上面用4根秸秆划分为东南西北四方和四角、中央等九宫，病人闭着眼向尿液吐唾沫，唾沫落于中央本人宫，卜有疑惑，应作佛事，广行善事。

14.3.6 亲属宫

在盛尿器上面用 4 根秸秆划分为东南西北四方和四角、中央等九宫，病人闭着眼向尿液吐唾沫，唾沫落于西方中间一宫即亲属宫，卜遭灾祸、悲痛，应做佛事禳解。

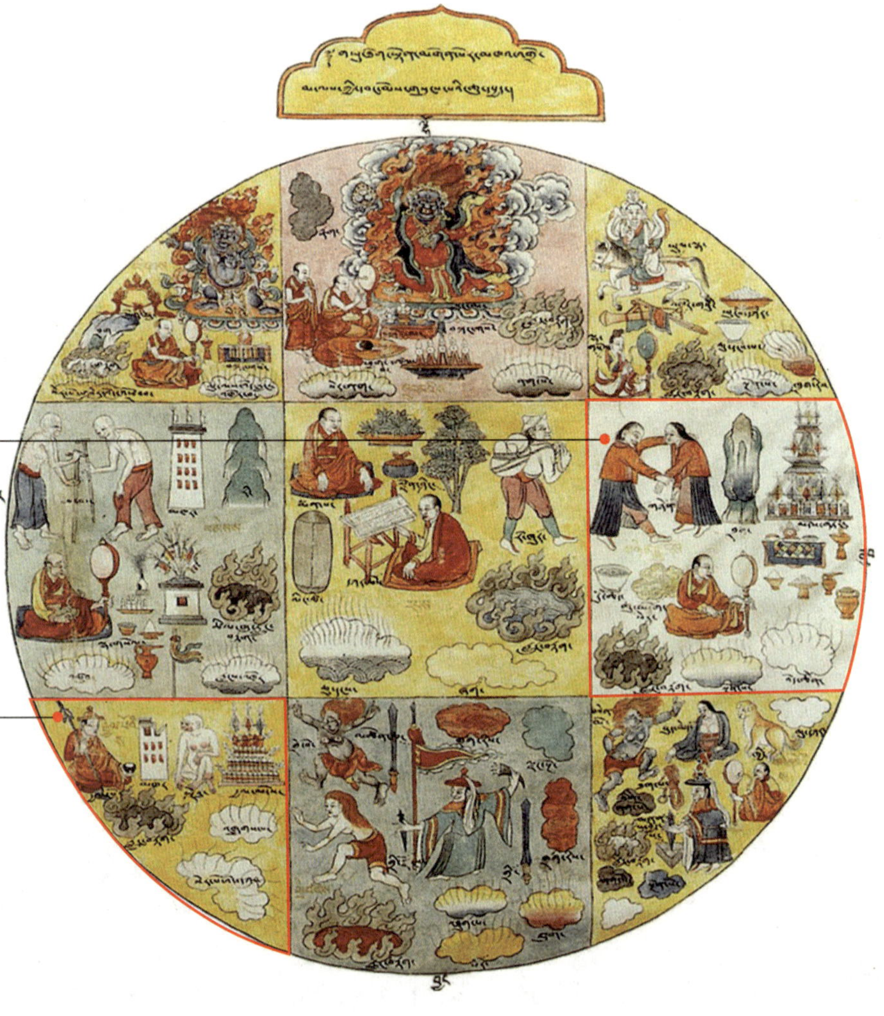

14.3.7 鬼王宫

在盛尿器上面用 4 根秸秆划分为东南西北四方和四角、中央等九宫，病人闭着眼向尿液吐唾沫，唾沫落于东北角鬼王宫，卜被鬼王为害，应向鬼王投灵器酬谢。

14.3.8 凶死男鬼宫

在盛尿器上面用 4 根秸秆划分为东南西北四方和四角、中央等九宫，病人闭着眼向尿液吐唾沫，唾沫落于北方凶死男鬼宫，卜被男鬼为害，应做驱男鬼法事。

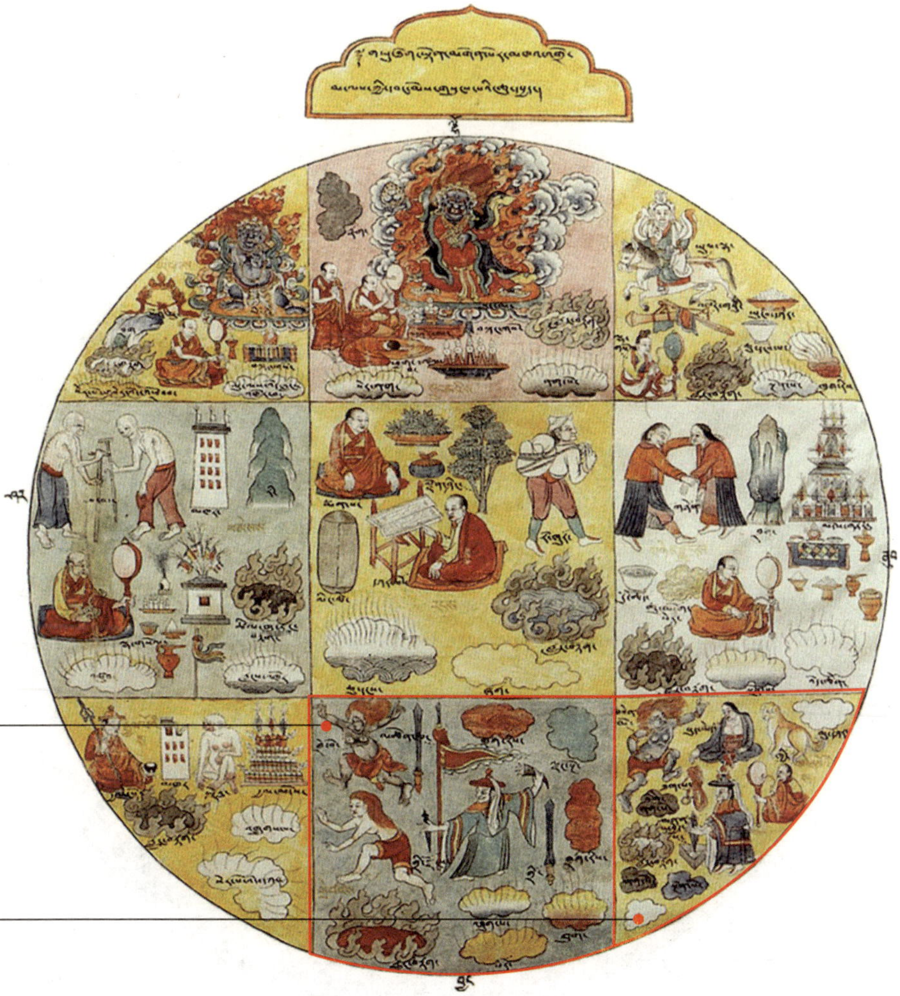

14.3.9 女妖鬼宫

在盛尿器上面用 4 根秸秆划分为东南西北四方和四角、中央等九宫，病人闭着眼向尿液吐唾沫，唾沫落于西北角女妖宫，卜被女妖为害，应向女妖施九灵器以镇之。

14.4 诊为隆病

14.4.1 本尊宫

在盛尿器上面用4根秸秆划分为东南西北四方和四角、中央等九宫，东方第一宫即东南角为本尊宫，诊察该宫尿液以“勾亚”为主，同时观察尿色、蒸气等转变情况，变白者可诊断为隆病。

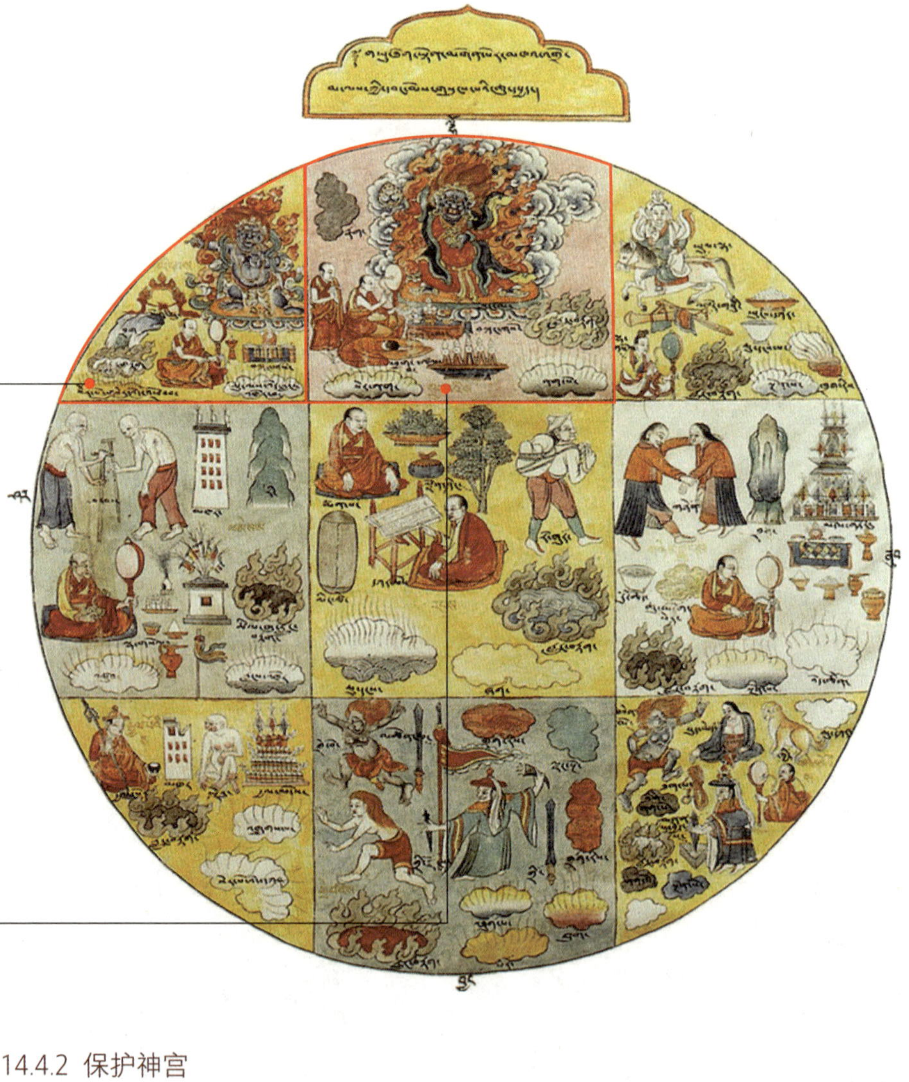

14.4.2 保护神宫

在盛尿器上面用4根秸秆划分为东南西北四方和四角、中央等九宫，中间第一宫即南方保护神宫，诊察该宫尿液以“勾亚”为主，同时观察尿色、蒸气等转变情况，变黄者可诊断为隆病。

14.4.3 地方神宫

在盛尿器上面用 4 根秸秆划分为东南西北四方和四角、中央等九宫，西方第一宫即西南角地方神宫，诊察该宫尿液以“勾亚”为主，同时观察尿色、蒸气等转变情况，变黑者可诊断为隆病。

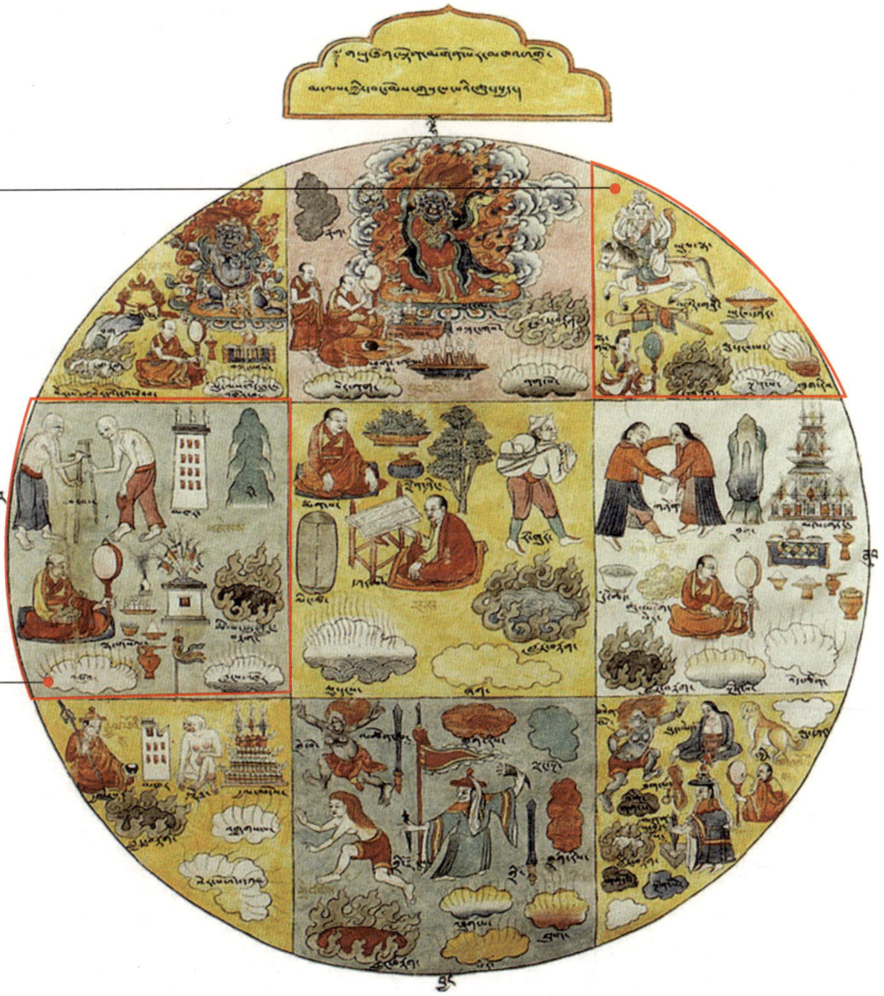

14.4.4 祖先宫

在盛尿器上面用 4 根秸秆划分为东南西北四方和四角、中央等九宫，东方中间一宫即东方祖先宫，诊察该宫尿液以“勾亚”为主，同时观察尿色、蒸气等转变情况，变黑者可诊断为隆病。

14.4.5 本人宫

在盛尿器上面用 4 根秸秆划分为东南西北四方和四角、中央等九宫，中央为本人宫，诊察该宫尿液以“勾亚”为主，同时观察尿色、蒸气等转变情况，出现紊乱者，可诊断为隆病。

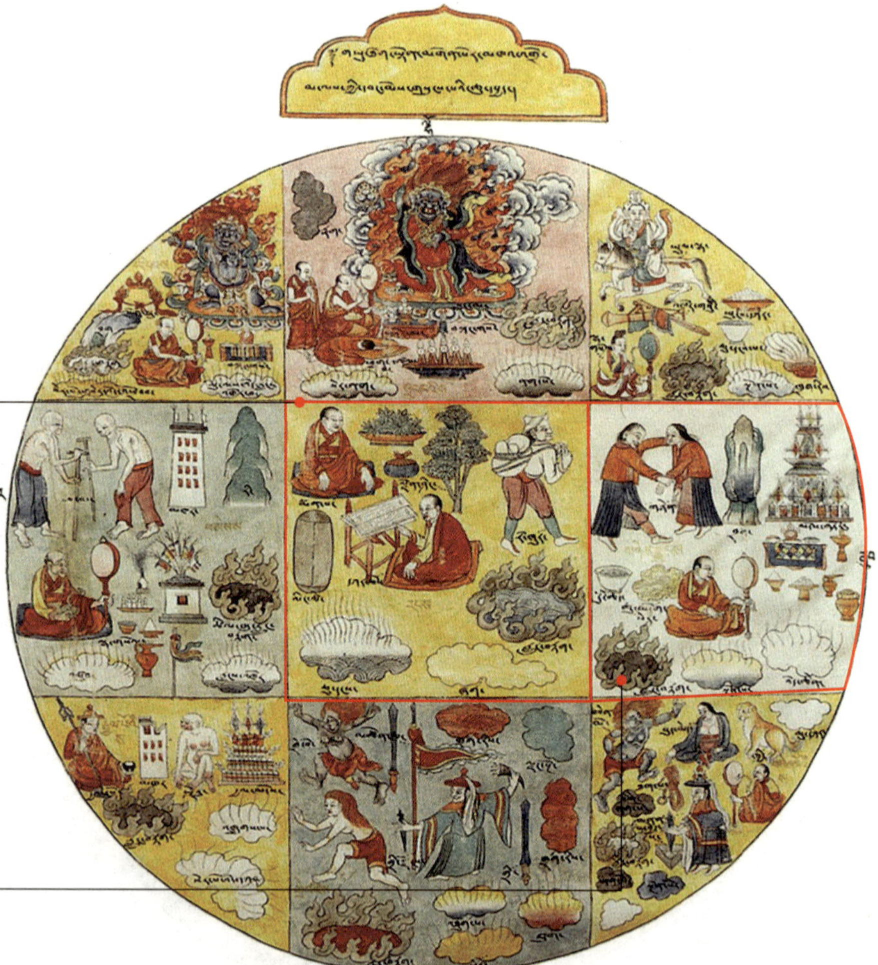

14.4.6 亲属宫

在盛尿器上面用 4 根秸秆划分为东南西北四方和四角、中央等九宫，西方中间一宫即西方亲属宫，诊察该宫尿液以“勾亚”为主，同时观察尿色、蒸气等转变情况，变黑者可诊断为隆病。

14.4.7 鬼王宫

在盛尿器上面用 4 根秸秆划分为东南西北四方和四角、中央等九宫，其中东北角为鬼王宫，诊察该宫尿液以“勾亚”为主，同时观察尿色、蒸气等转变情况，出现紫色者，可诊断为隆病。

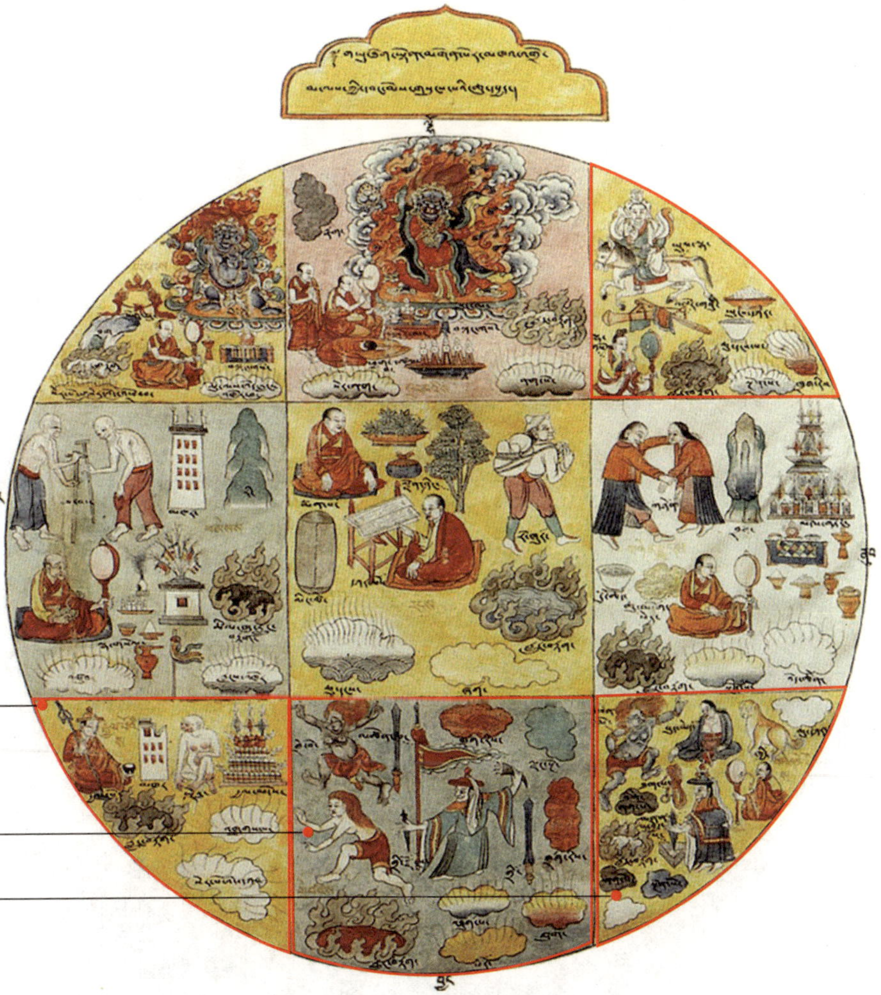

14.4.8 凶死男鬼宫

在盛尿器上面用 4 根秸秆划分为东南西北四方和四角、中央等九宫，其中北方为凶死男鬼宫，该宫尿液中出现刀状者或血丝者，可诊断为隆病。

14.4.9 女妖宫

在盛尿器上面用 4 根秸秆划分为东南西北四方和四角、中央等九宫，其中西北角为女妖宫，该宫尿液蒸气出现打旋者，可诊断为隆病。

14.5 诊为赤巴病

14.5.1 本尊宫

在盛尿器上面用 4 根秸秆划分东南西北四方和四角、中央等九宫，东方第一宫即东南角本尊宫，诊察该宫尿液以“勾亚”为主，同时观察尿色、蒸气等转变情况，颜色变黄者可诊断为赤巴病。

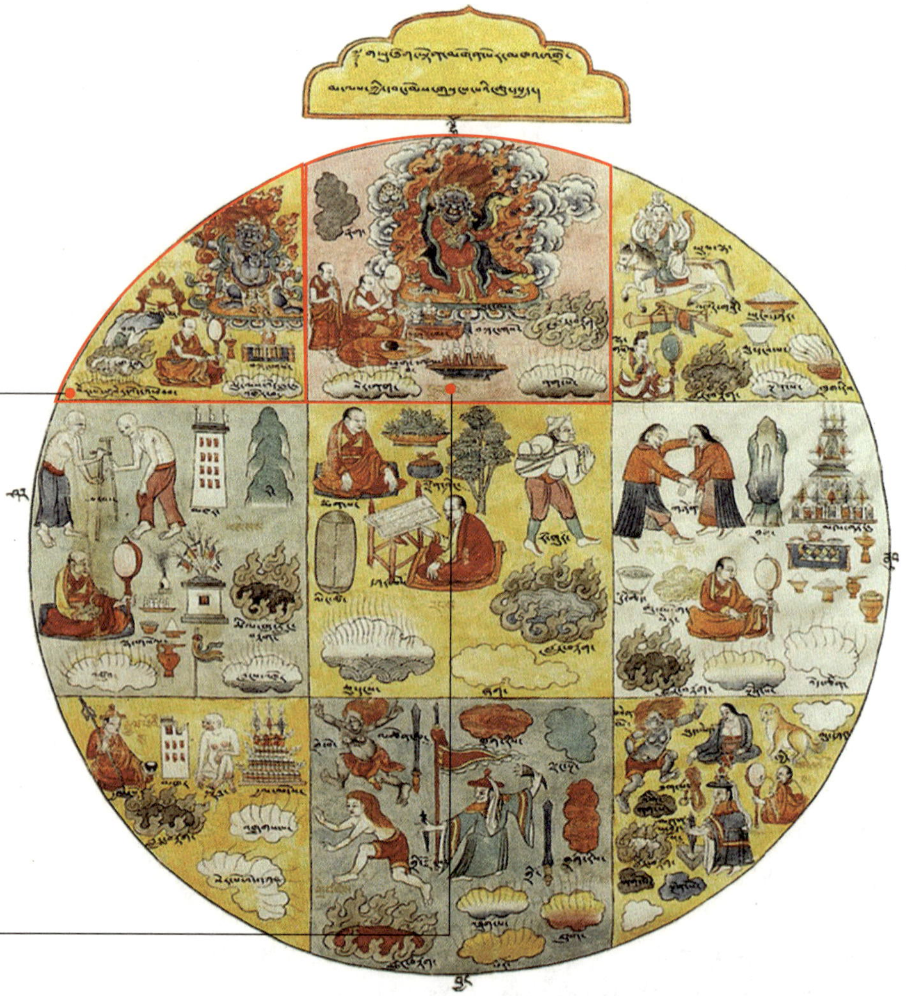

14.5.2 保护神宫

在盛尿器上面用 4 根秸秆划分东南西北四方和四角、中央等九宫，中央第一宫即南方保护神宫，诊察该宫尿液以“勾亚”为主，同时观察尿色、蒸气等转变情况，变黑黄者可诊断为赤巴病。

14.5.3 地方神宫

在盛尿器上面用 4 根秸秆划分东南西北四方和四角、中央等九宫，西方第一宫即西南角地方神宫，诊察该宫尿液以“勾亚”为主，同时观察尿色、蒸气等转变情况，变蓝者可诊断为赤巴病。

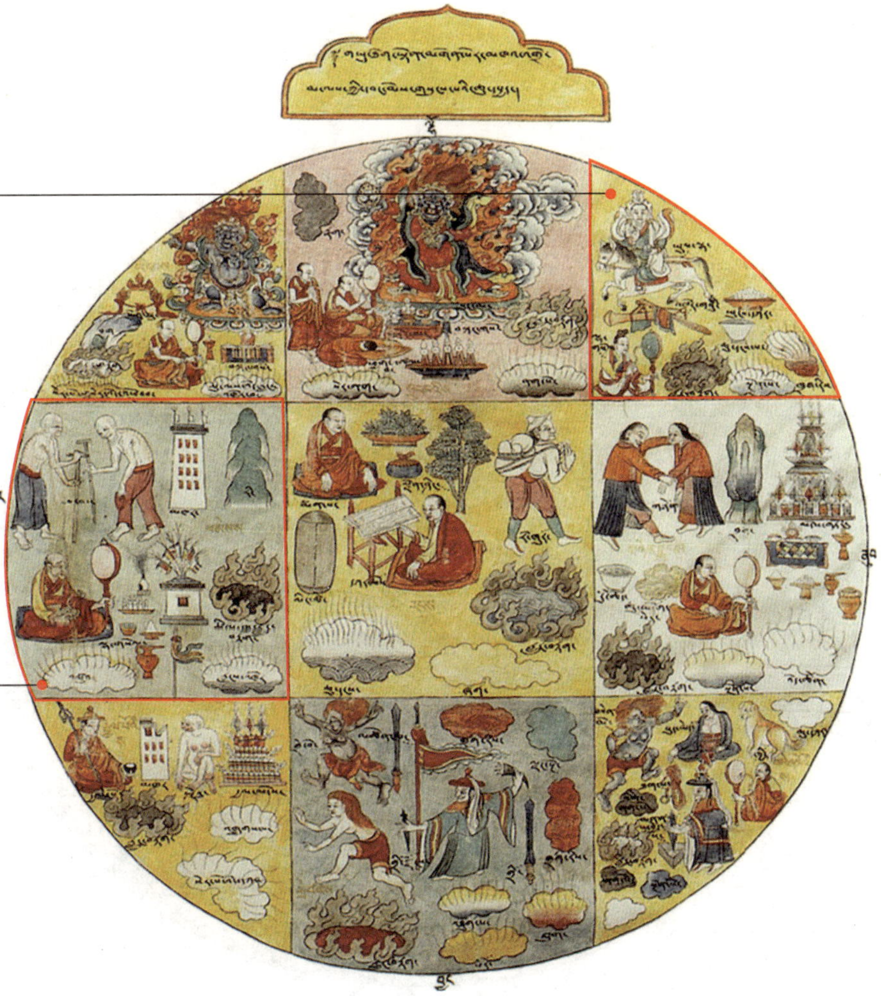

14.5.4 祖先宫

在盛尿器上面用 4 根秸秆划分东南西北四方和四角、中央等九宫，东方中间一宫即东方祖先宫，诊察该宫尿液以“勾亚”为主，同时观察尿色、蒸气等转变情况，急促出现者可诊断为赤巴病。

14.5.5 本人宫

在盛尿器上面用4根秸秆划分东南西北四方和四角、中央等九宫，中央宫为本人宫，诊察该宫尿液以“勾亚”为主，同时观察尿色、蒸气等转变情况，变清澈者可诊断为赤巴病。

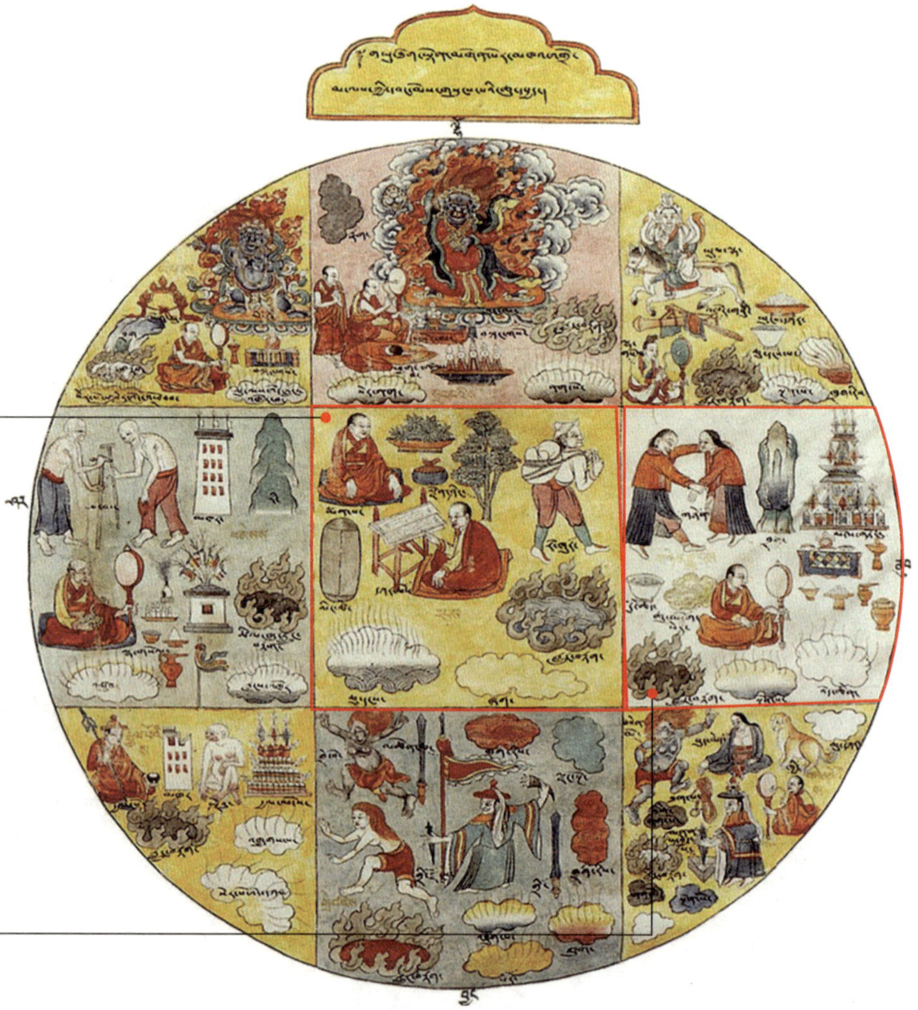

14.5.6 亲属宫

在盛尿器上面用4根秸秆划分东南西北四方和四角、中央等九宫，西方中间一宫即西北角亲属宫，诊察该宫尿液以“勾亚”为主，同时观察尿色、蒸气等转变情况，发青者可诊断为赤巴病。

14.5.7 鬼王宫

在盛尿器上面用 4 根秸秆划分东南西北四方和四角、中央等九宫，东北角为鬼王宫，诊察该宫尿液以“勾亚”为主，同时观察尿色、蒸气等转变情况，出现紊乱不正常者可诊断为赤巴病。

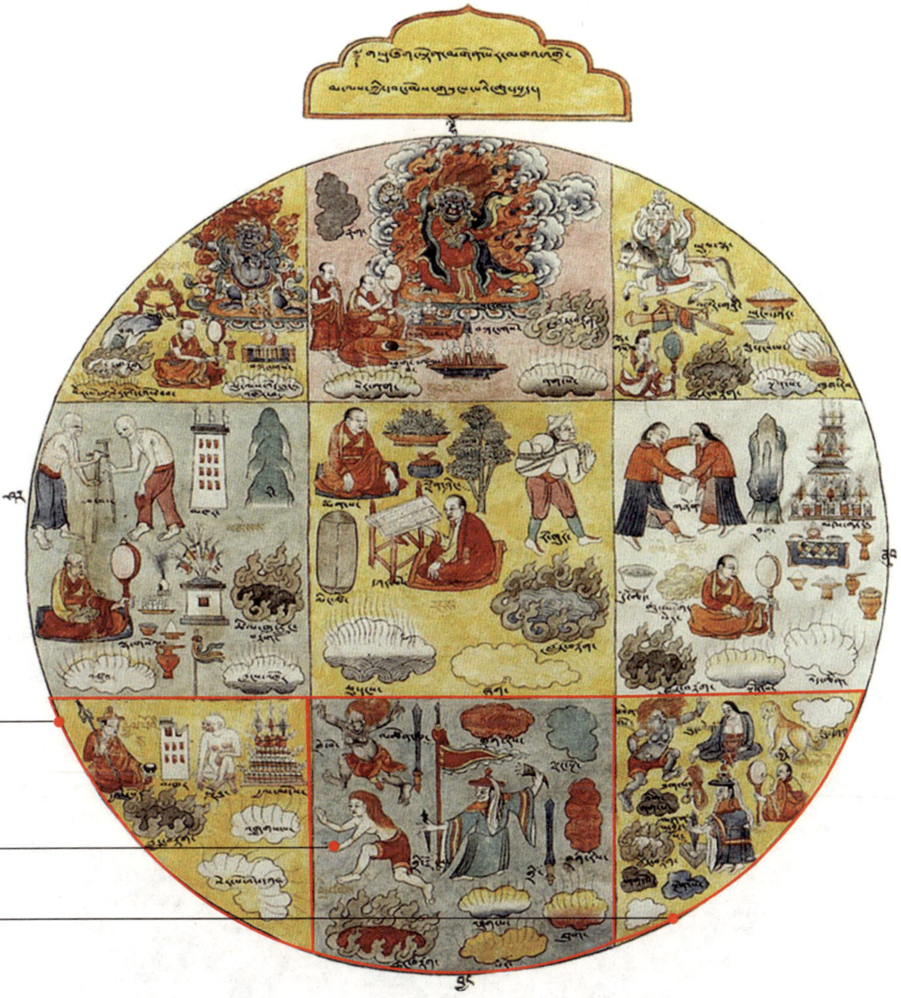

14.5.8 凶死男鬼宫

在盛尿器上面用 4 根秸秆划分东南西北四方和四角、中央等九宫，北方即凶死男鬼宫，诊察该宫尿液以“勾亚”为主，同时观察尿色、蒸气等转变情况，变黄或紫者可诊断为赤巴病。

14.5.9 女妖宫

在盛尿器上面用 4 根秸秆划分东南西北四方和四角、中央等九宫，西北角为女妖宫，诊察该宫尿液以“勾亚”为主，同时观察尿色、蒸气等转变情况，变黑者可诊断为赤巴病。

14.6 诊为培根病

14.6.1 本尊宫

在盛尿器上面用 4 根秸秆划分东南西北四方和四角、中央等九宫，东方第一宫即东南角本尊宫，该宫尿液蒸气打旋者可诊断为培根病，但也要详察“勾亚”为主，依尿色、蒸气的转变等情况而定。

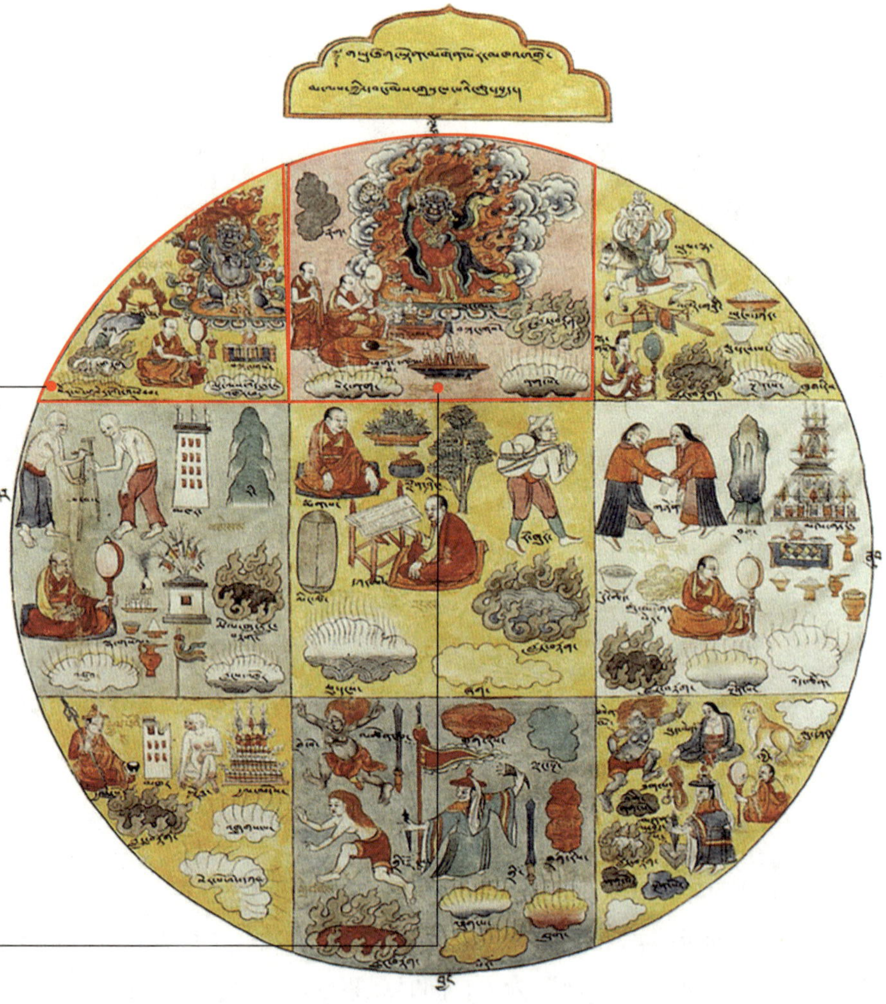

14.6.2 保护神宫

在盛尿器上面用 4 根秸秆划分东南西北四方和四角、中央等九宫，中央第一宫即南方保护神宫，诊察该宫尿液以“勾亚”为主，同时观察尿色、蒸气等转变情况，变黑者可诊断为培根病。

14.6.3 地方神宫

在盛尿器上面用 4 根秸秆划分东南西北四方和四角、中央等九宫，西方第一宫即西南角地方神宫，诊察该宫尿液以“勾亚”为主，同时观察尿色、蒸气等转变情况，出现血丝者，可诊断为培根病。

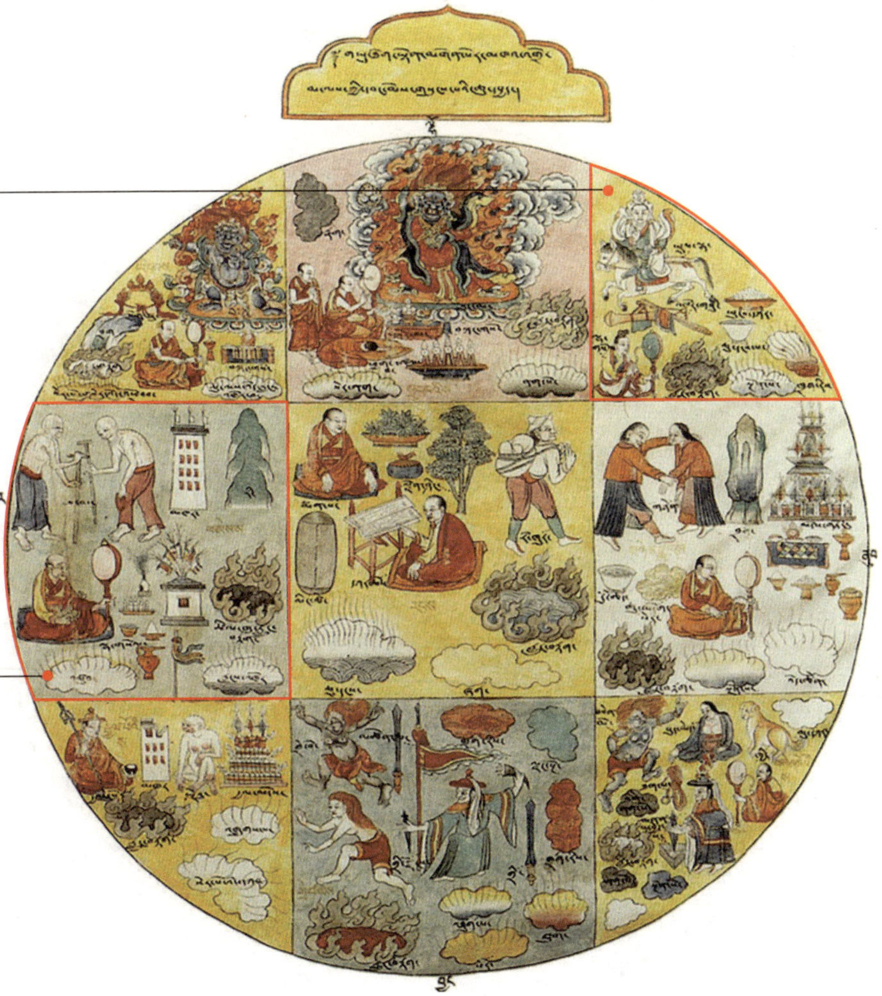

14.6.4 祖先宫

在盛尿器上面用 4 根秸秆划分东南西北四方和四角、中央等九宫，东方中间一宫即东方祖先宫，该宫尿液蒸气打旋者，可诊断为培根病。

14.6.5 本人宫

在盛尿器上面用 4 根秸秆划分东南西北四方和四角、中央等九宫，中央为本人宫，察该宫尿液中油脂多者，可诊断为培根病，但也要仔细诊察“勾亚”为主，依尿色、蒸气等转变情况而定。

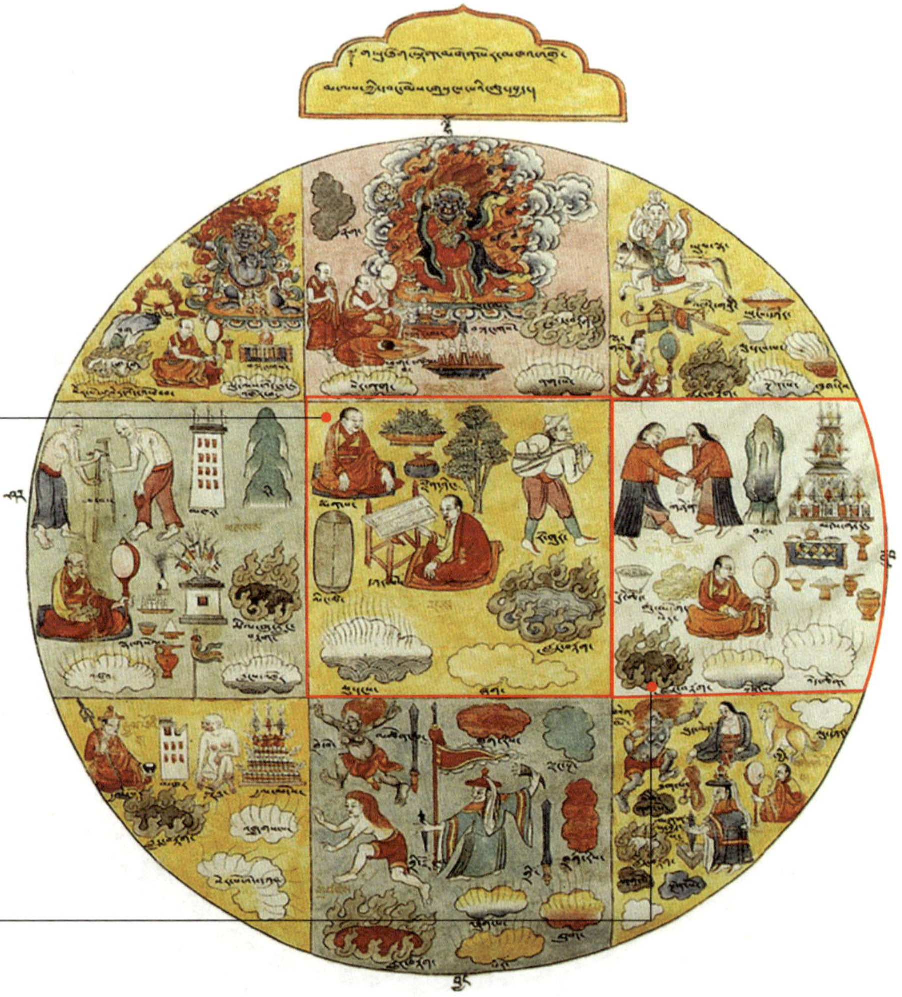

14.6.6 亲属宫

在盛尿器上面用 4 根秸秆划分东南西北四方和四角、中央等九宫，西方中间一宫即西方亲属宫，察该宫尿液光泽鲜亮者，可诊断为培根病，但也要仔细诊察“勾亚”为主，依尿色、蒸气等转变情况而定。

14.6.7 鬼王宫

在盛尿器上面用 4 根秸秆划分东南西北四方和四角、中央等九宫，东北角为鬼王宫，诊察该宫尿液以“勾亚”为主，同时观察尿色、蒸气等转变情况，变黄者可诊断为培根病。

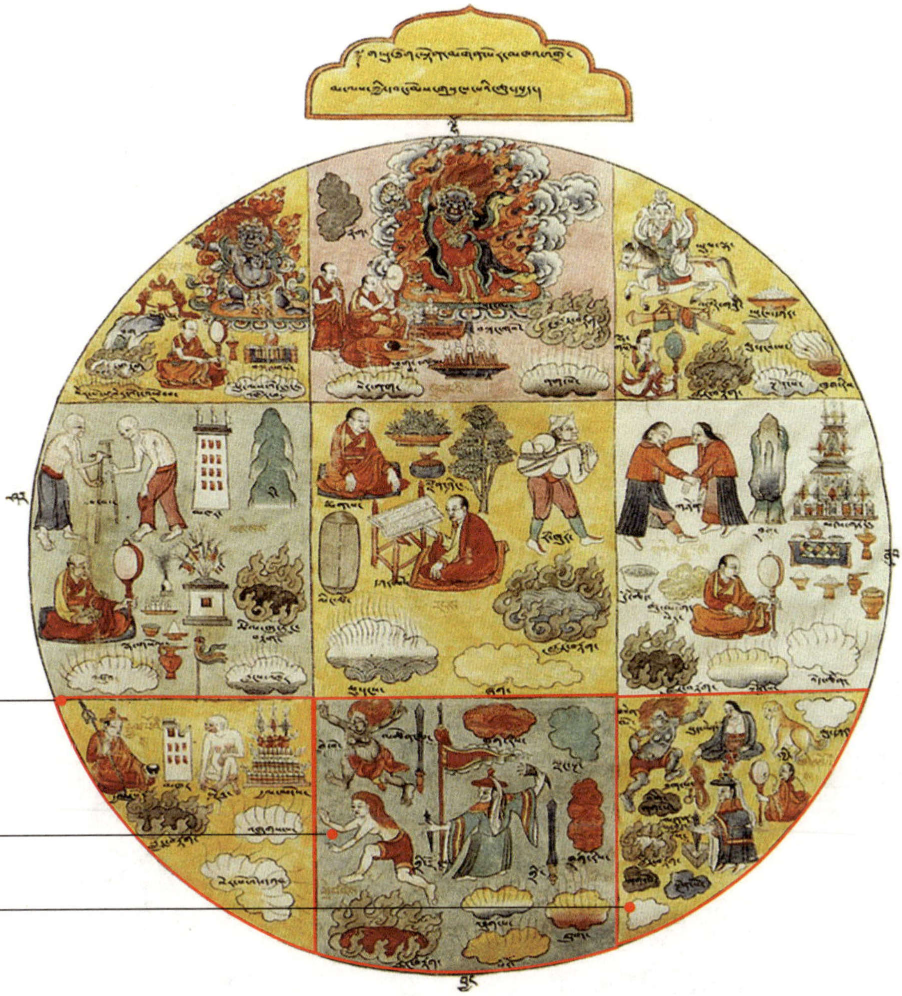

14.6.8 凶死男鬼宫

在盛尿器上面用 4 根秸秆划分东南西北四方和四角、中央等九宫，北方为凶死男鬼宫，该宫尿液油脂厚者可诊断为培根病，但也要详察“勾亚”为主，依尿色、蒸气等转变情况而定。

14.6.9 女妖宫

在盛尿器上面用 4 根秸秆划分东南西北四方和四角、中央等九宫，西北角为女妖宫，诊察该宫尿液以“勾亚”为主，同时观察尿色、蒸气等转变情况，变青者可诊断为培根病。

15 宇妥的泼尿卜法

15.1 泼出的尿似蛋清蛋黄分离者

泼出病人尿液时，尿液似蛋清蛋黄分离者，为凶兆。

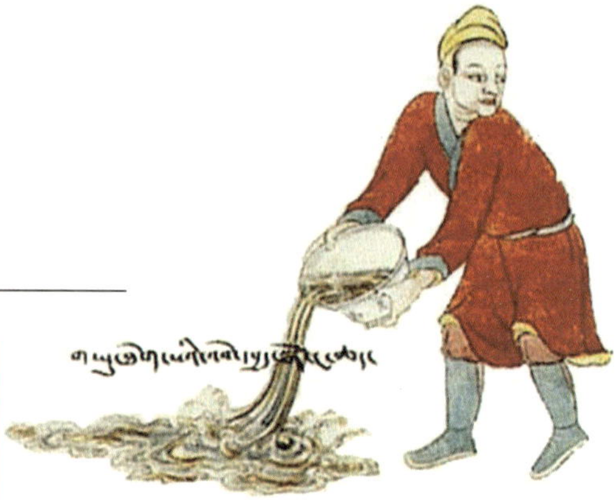

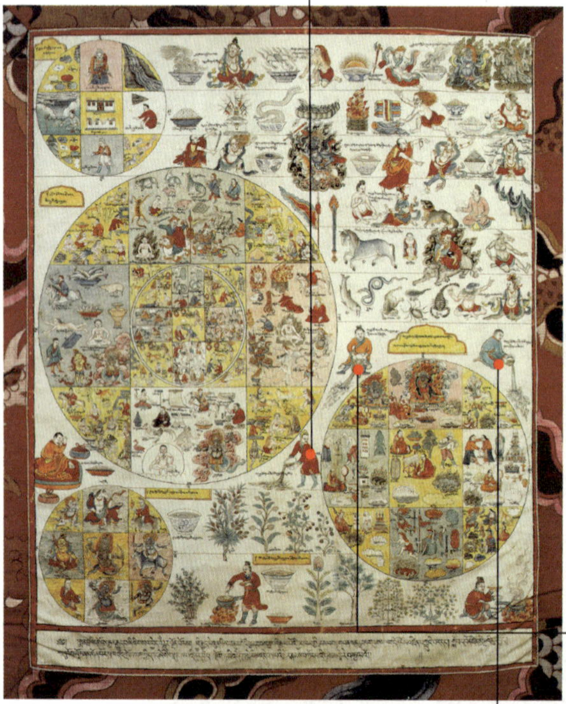

15.2 宇妥泼尿打卦法，尿液清浊同下者

泼出病人尿液时，尿液清浊同下不分离者，为吉兆，但有肾病患者则不一定的说法。

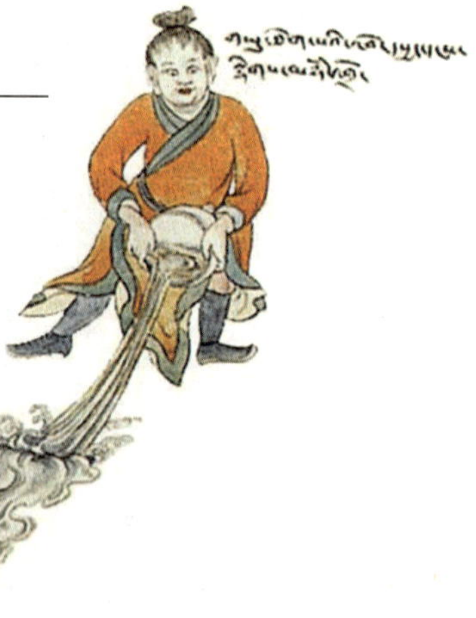

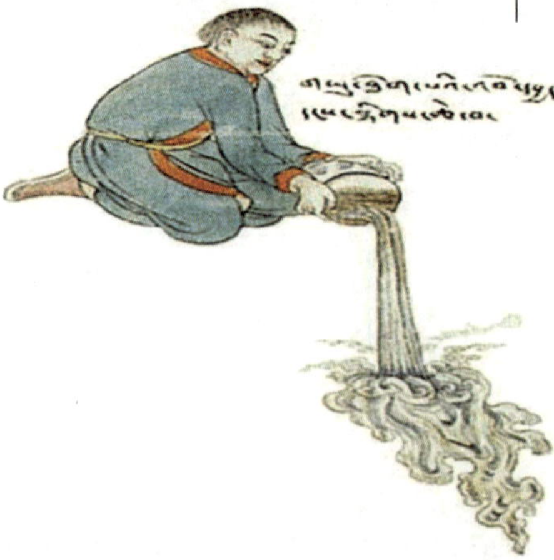

15.3 宇妥泼尿打卦法，尿液清浊明显者

病人尿液清浊分离，清者先出、浊者停留于容器底部者，为凶兆。

16 尿液不能转变者，其转变之方法

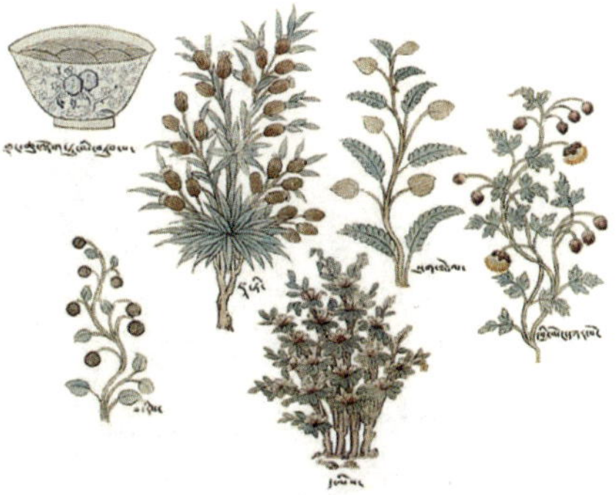

16.1 寒证尿液不能转变者，转变之方法

尿液总是不转变者，要进行诊察。其中寒证尿液颜色、气味等不能转变者，取等量肉豆蔻、白豆蔻、白花铁线莲嫩叶、胡椒、大花杜鹃等药，研末加入尿液中，用火烧至冒气后冷却，察其尿液浮皮等可知其尿液转变与否。

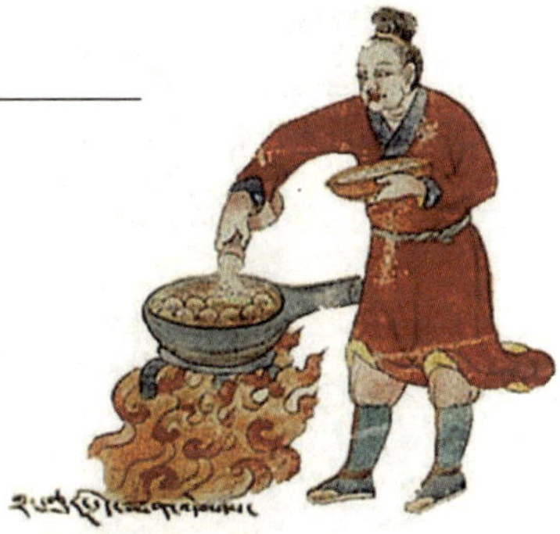

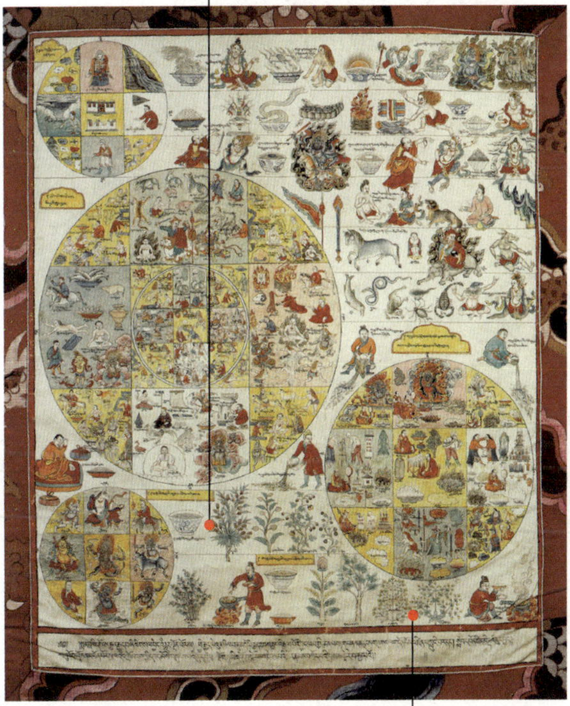

16.2 热证尿液不能转变者，其转变之方法

尿液总是不转变者，要进行诊察。其中热证尿液颜色、气味不能转变者，将冰片、白檀香、鸭嘴花、獐牙菜等研末加入尿液中，用火烧至冒气后冷却，察其尿液浮皮等可知其尿液转变与否。

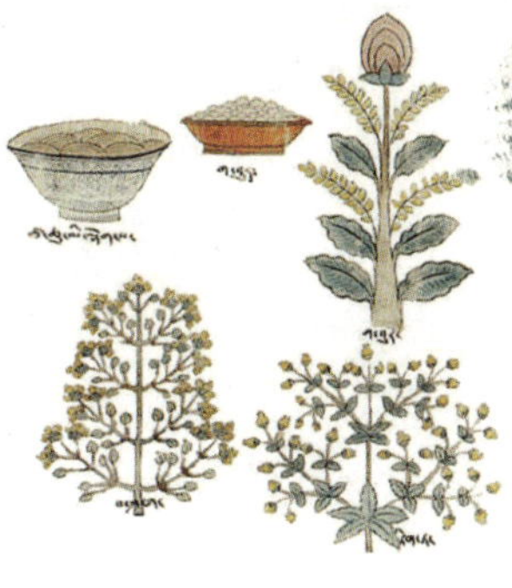

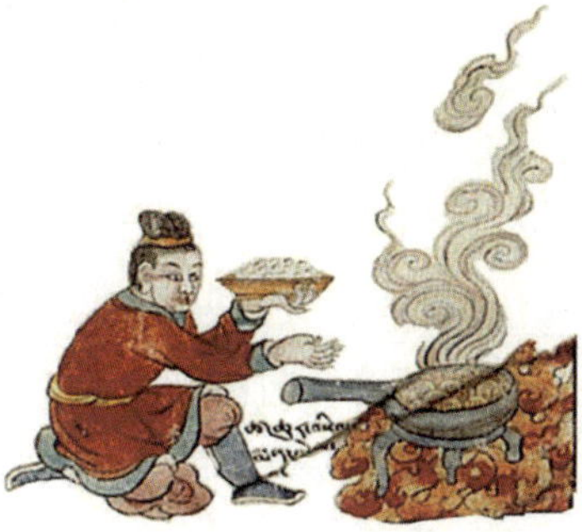

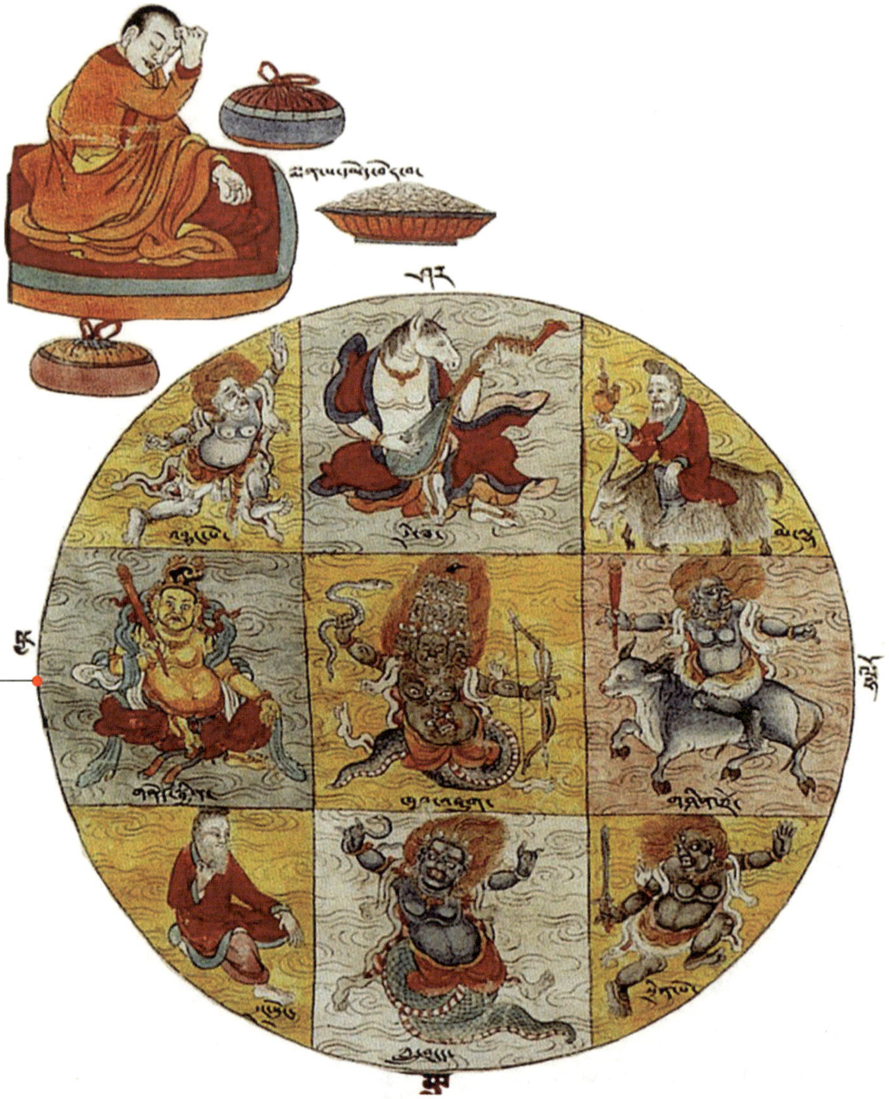

16.3 尿液不能转变者，用金龟九宫打卦法卜其凶吉

热证尿加凉性药，寒证尿加热性药，烧沸、冷却后，仍不能转变情况或转变情况不明显者，称之有鬼祟，危险。对此尿液用 4 根秸秆划分为九宫，东宫为寻香王、东南宫为火神、南宫为阎罗、西南宫为罗刹、西宫为龙王、西北宫为持明鬼（“柔增”）、北宫为夜叉、东北宫为五行鬼、中央宫为遍入天。诚恳祈祷三怙主特别是药师佛、圣贤、持明鬼、九部护法等，向诸神赌咒，医生手中拿八粒白青稞、一粒紫青稞，从东宫依次绕行撒青稞一周，按紫青稞粒所在宫位卜疾病痊愈与否、事成与否等情况。

16.3.1 紫青稞粒在东宫

热证尿加凉性药，寒证尿加热性药，烧沸、冷却后，仍不能转变情况或转变情况不明显者，将盛尿器以井字形划分为四方、四角和中央等九宫，医生手拿八粒白青稞和一粒紫青稞，从东方宫依次绕行一周撒青稞，若紫青稞出现于东方寻香王宫，则卜此人被护法神加害，用抛“朵马”敬神禳解，疾病可迅速痊愈，事成，牲畜兴旺，没有敌患。

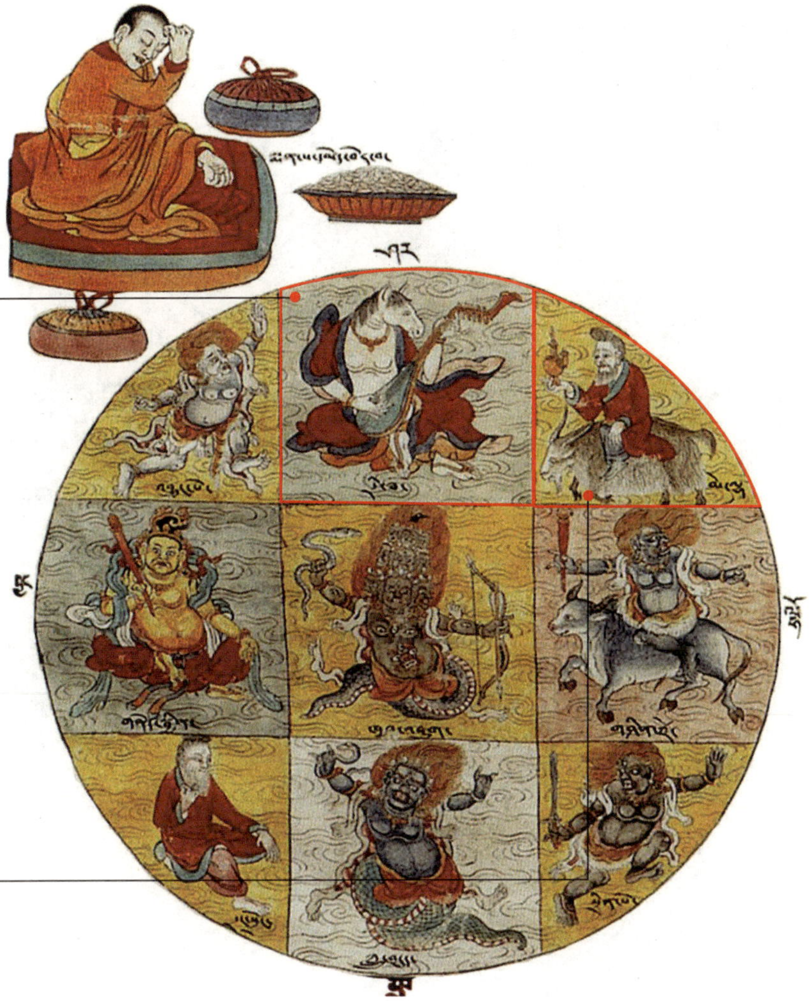

16.3.2 紫青稞粒在东南宫

热证尿加凉性药，寒证尿加热性药，烧沸、冷却后，仍不能转变情况或转变情况不明显者，将盛尿器以井字形划分为四方、四角和中央等九宫，医生手拿八粒白青稞和一粒紫青稞，从东方宫依次绕行一周撒青稞，若紫青稞出现于东南方火神宫，则病人心似火燎，意似风荡，不能专一，时好时坏，这是多行侵扰空行女鬼之故，卜被空行女鬼作害，四至五月内受到惩罚，很危险，应向空行女鬼献供灵品禳解。

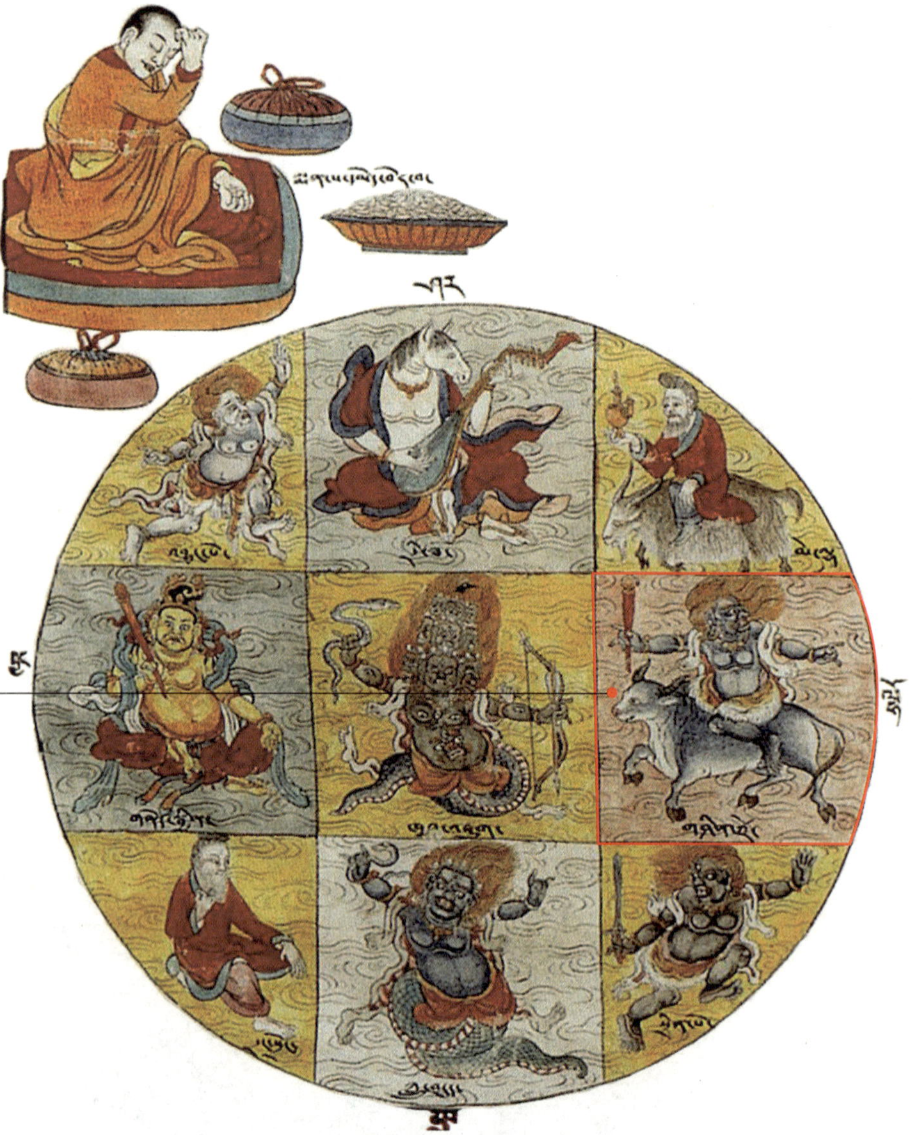

16.3.3 紫青稞粒在南宫

热证尿加凉性药，寒证尿加热性药，烧沸、冷却后，仍不能转变情况或转变情况不明显者，将盛尿器以井字形划分为四方、四角和中央等九宫，医生手拿八粒白青稞和一粒紫青稞，从东方宫依次绕行一周撒青稞，若紫青稞出现于南方阎罗宫，则患者死无定日。若不速做经事，就有被破败鬼侵害的危险，对此要做长寿灌顶，向阎王赎死，多诵《长寿陀罗尼经》等，可保不死。若被牛头阎罗擒住则很危险，必须努力做经事。

16.3.4 紫青稞粒在西南宫

热证尿加凉性药，寒证尿加热性药，烧沸、冷却后，仍不能转变情况或转变情况不明显者，将盛尿器以井字形划分为四方、四角和中央等九宫，医生手拿八粒白青稞和一粒紫青稞，从东方宫依次绕行一周撒青稞，若紫青稞出现于西南方九头罗刹宫，则为阻碍善行的“义卓鬼”作祟，危险，将从高崖坠落、跌马摔伤、狗咬伤或受到惊吓、遭口舌诽谤等灾祸，应敬神诵经可迅速禳除。

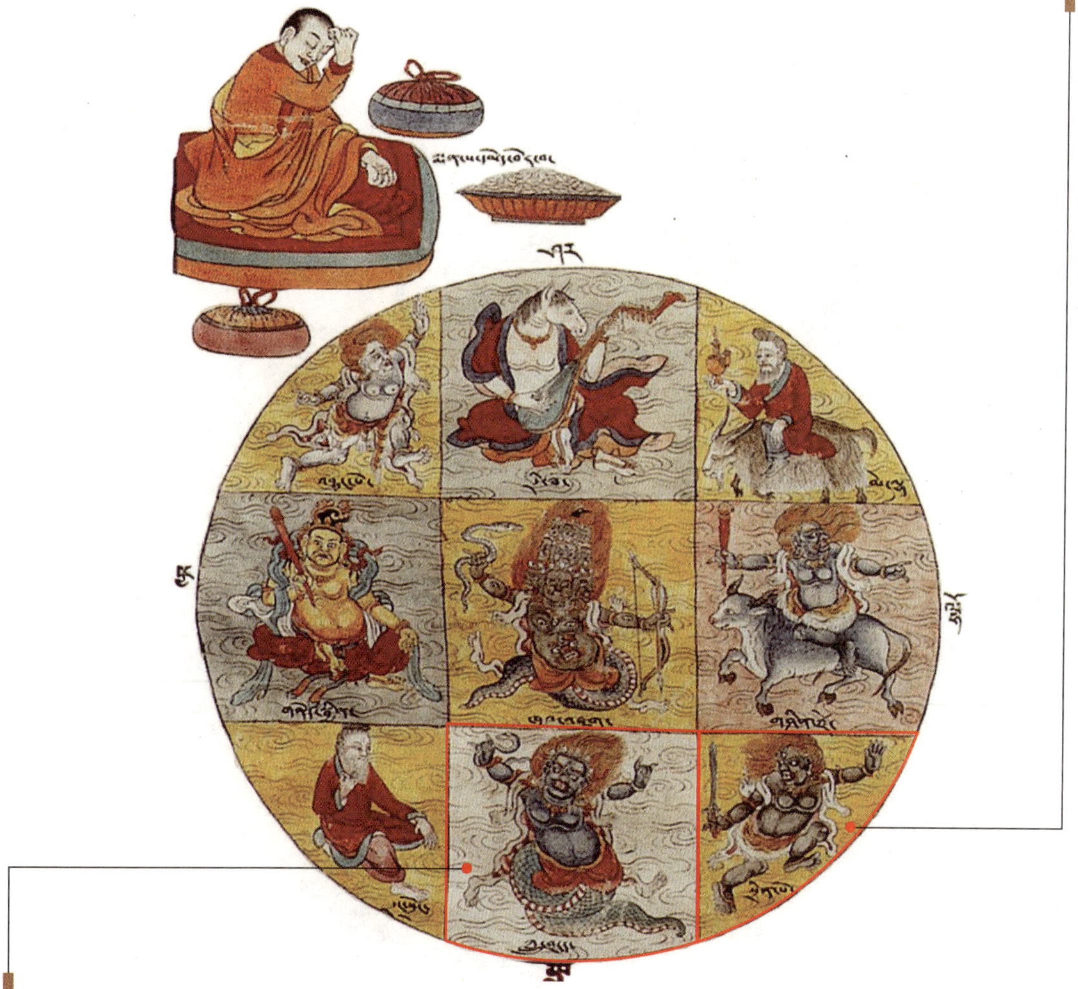

16.3.5 紫青稞粒在西宫

热证尿加凉性药，寒证尿加热性药，烧沸、冷却后，仍不能转变情况或转变情况不明显者，将尿液盛器井字形划分为四方、四角和中央等九宫，医生手拿八粒白青稞和一粒紫青稞，从东方宫依次绕行一周撒青稞，若紫青稞出现于西方白水神宫，则为水神为害，病人要做敬神、招福积德、向黑护法神供“朵马”、忏悔等佛事，这样才能长寿、招来福运。

16.3.6 紫青稞粒在西北宫

热证尿加凉性药，寒证尿加热性药，烧沸、冷却后，仍不能转变情况或转变情况不明显者，将盛尿器以井字形划分为四方、四角和中央等九宫，医生手拿八粒白青稞和一粒紫青稞，从东方宫依次绕行一周撒青稞，若紫青稞出现于西北方风神主人即持明鬼（“柔增”）宫，则卜病人遭一地方神伙同地痞侵害，或鬼王的严重侵害，宜做敬神禳解鬼王之害。

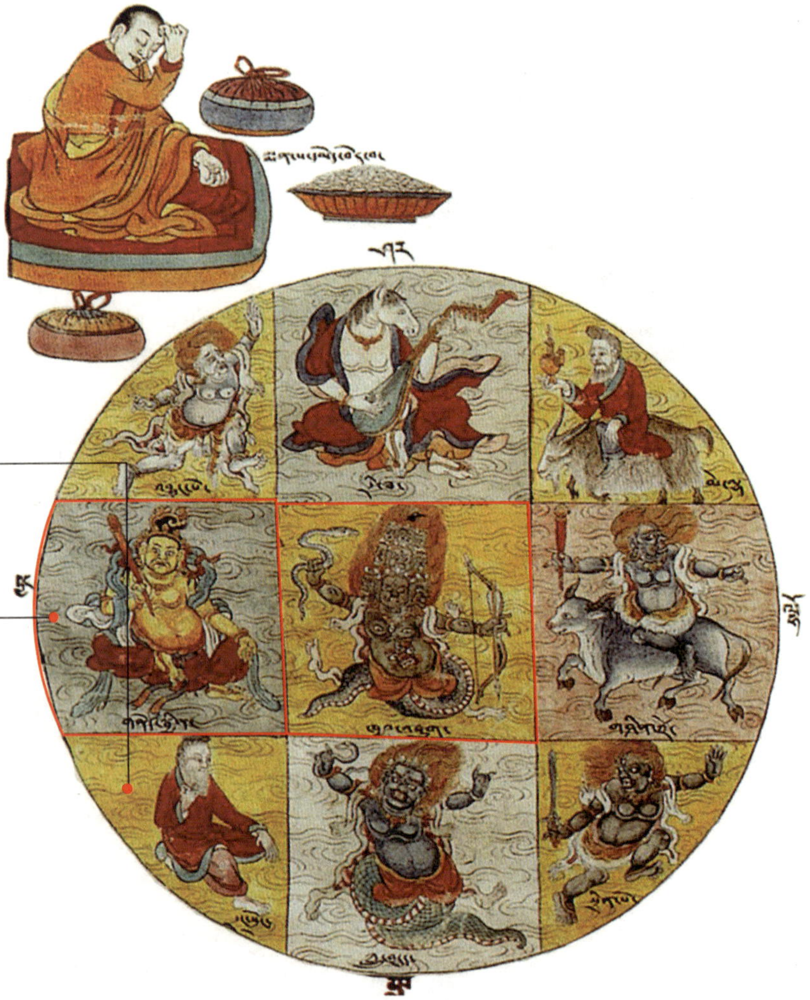

16.3.7 紫青稞粒在北方宫

热证尿加凉性药，寒证尿加热性药，烧沸、冷却后，仍不能转变情况或转变情况不明显者，将盛尿器以井字形划分为四方、四角和中央等九宫，医生手拿八粒白青稞和一粒紫青稞，从东方宫依次绕行一周撒青稞，若紫青稞出现于北方夜叉宫，为夜叉从荒野为害，病人不用治疗，也可迅速痊愈。请教徒诵经做佛事，禁止去忧伤和有怨仇之地。

16.3.8 紫青稞粒在东北宫

热证尿加凉性药，寒证尿加热性药，烧沸、冷却后，仍不能转变情况或转变情况不明显者，将盛尿器以井字形划分为四方、四角和中央等九宫，医生手拿八粒白青稞和一粒紫青稞，从东方宫依次绕行一周撒青稞，若紫青稞出现于东北方五行鬼“昂旦”宫，为病人遭鬼魔伺机侵害，要驱魔，诵经做佛事，大做善事，作观世音禳魔仪轨，祈求三宝保佑。

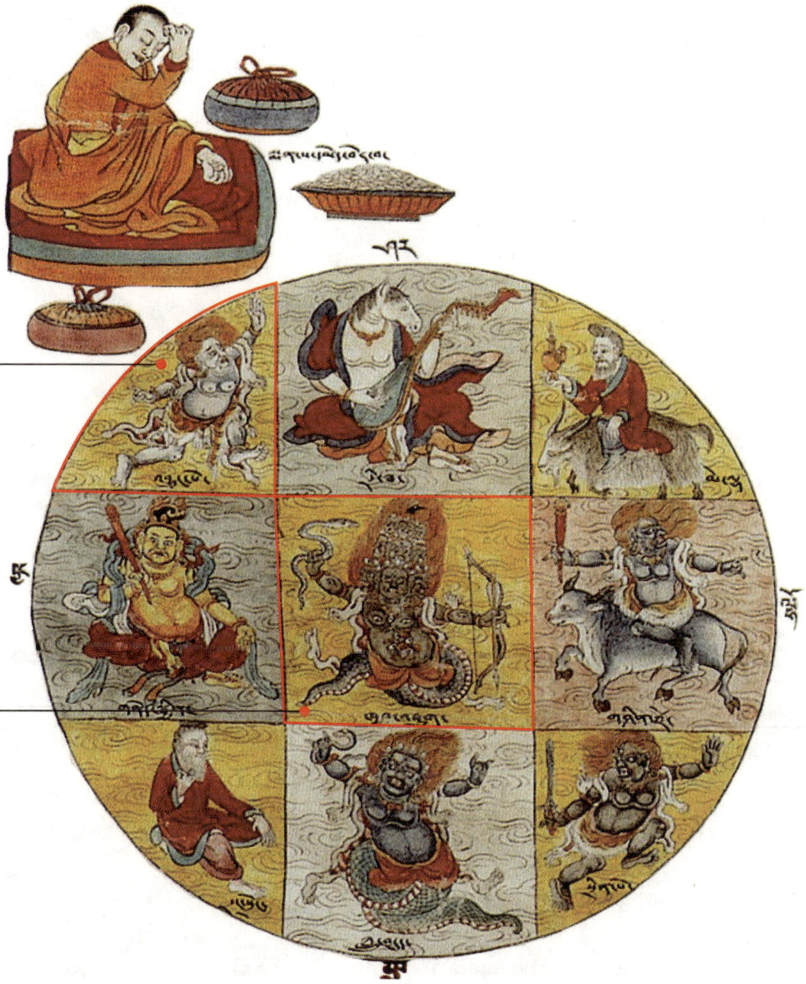

16.3.9 紫青稞粒在中央宫

热证尿加凉性药，寒证尿加热性药，烧沸、冷却后，仍不能转变情况或转变情况不明显者，将盛尿器以井字形划分为四方、四角和中央等九宫，医生手拿八粒白青稞和一粒紫青稞，从东方宫依次绕行一周撒青稞，紫青稞出现于中央黑罗睺宫，为无明障等罪孽遍起，病情严重。一般要投灵品禳解，最好要向忿怒明王供“朵马”、诵《大般若经》，镇压坟地鬼魅。这样才能万事如意、财运旺盛、牛羊繁育，闻听喜讯，消灭敌魔侵害。

图六十九　舌诊、九治则、汤剂等剂型及涂油疗法

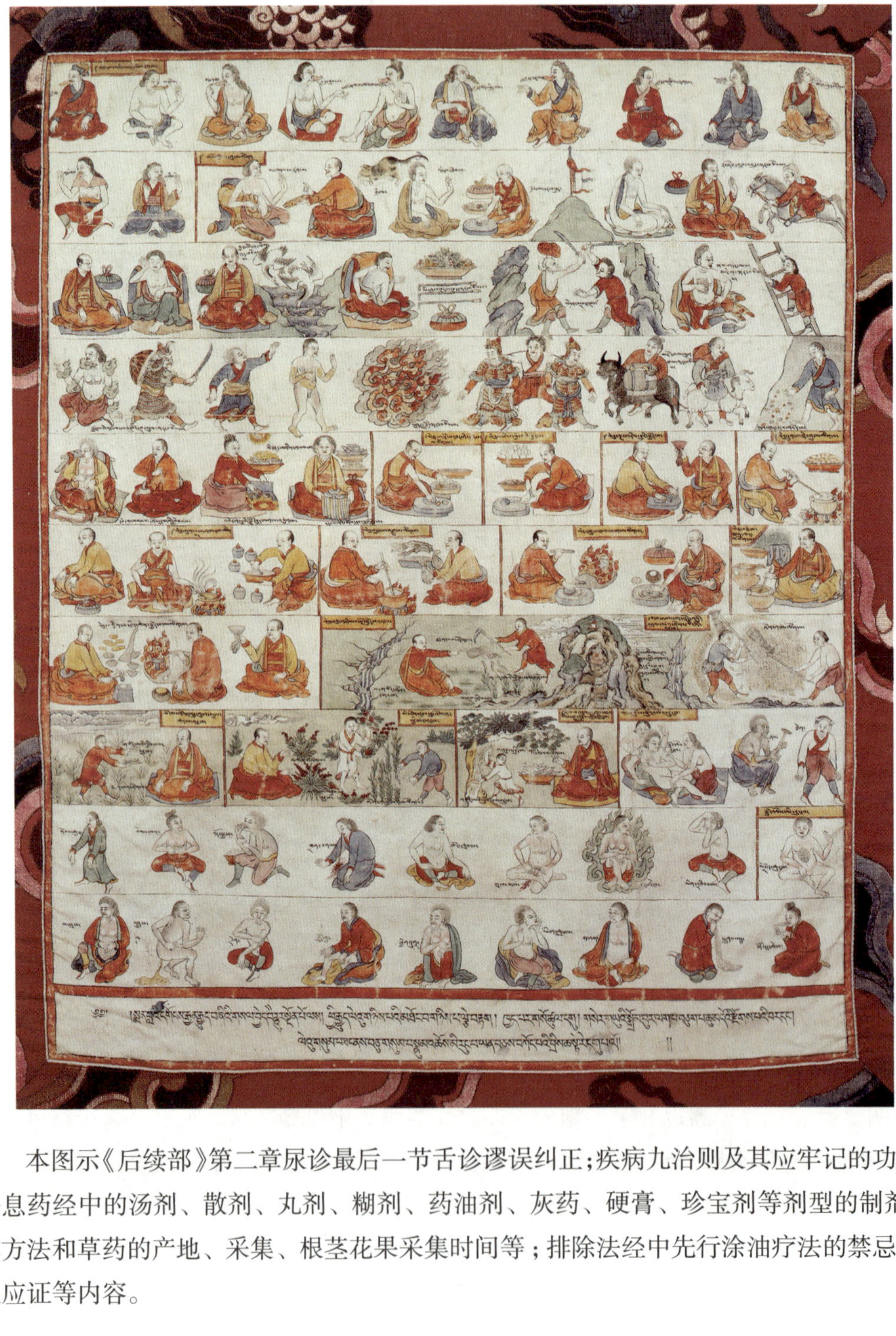

本图示《后续部》第二章尿诊最后一节舌诊谬误纠正；疾病九治则及其应牢记的功效；平息药经中的汤剂、散剂、丸剂、糊剂、药油剂、灰药、硬膏、珍宝剂等剂型的制剂操作方法和草药的产地、采集、根茎花果采集时间等；排除法经中先行涂油疗法的禁忌证、适应证等内容。

九、舌诊谬误纠正

1　隆病舌象

红而干糙。隆邪的特性为轻、动、微，但隆邪又可鼓起血热、赤巴邪燔然，故隆病舌象为色红、干燥，舌苔粗糙，舌有涩味。

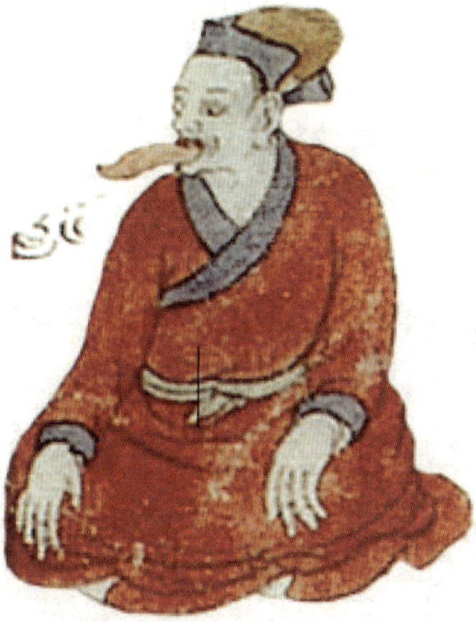

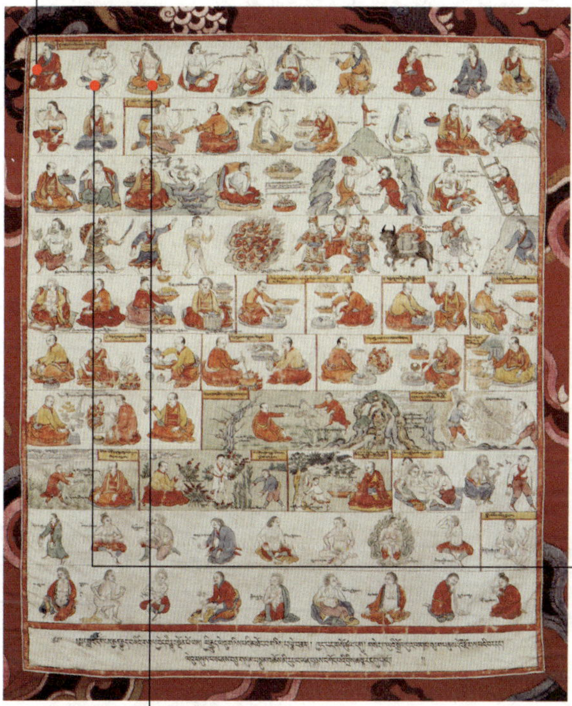

2　赤巴病舌象

黄而黏腻。因赤巴邪易在能作赤巴和能糜培根所居部位增盛，故舌面覆盖厚厚一层淡黄色黏腻物，舌体呈黄色，舌有苦味。

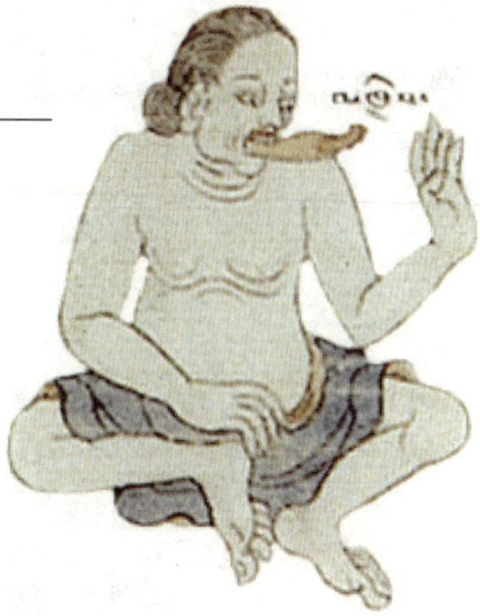

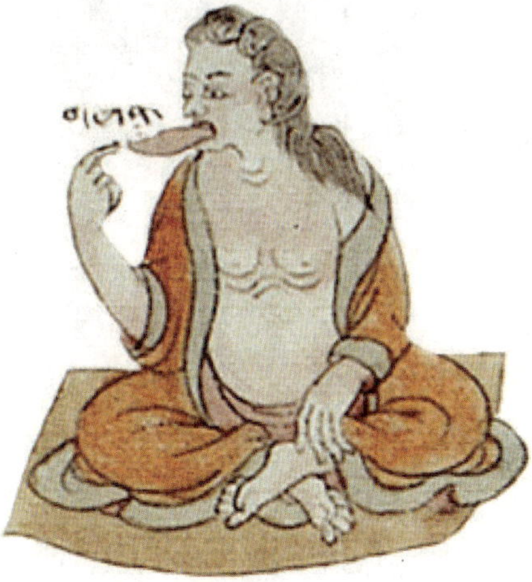

3　培根病舌象

舌苔色灰无华。因培根邪摧毁了变色赤巴的功能，故舌失去红色光泽；由于水元和培根功能增盛，故舌绵滑而湿润，味觉不敏。

4　隆热病舌象

舌干。隆邪可助纣为虐，遇热证吹得热邪更热，热使机体湿润、功能衰损，故舌干燥。

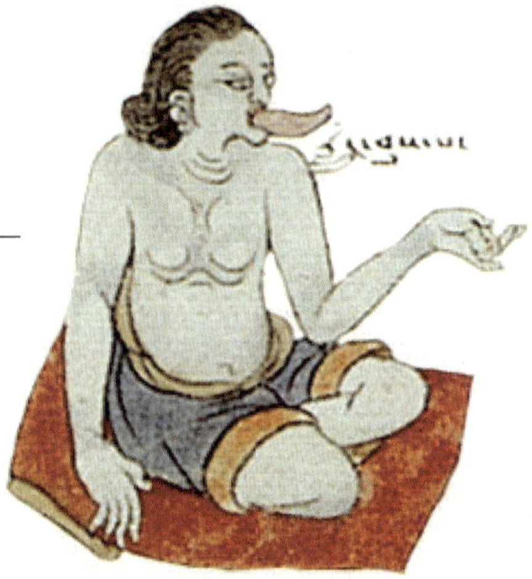

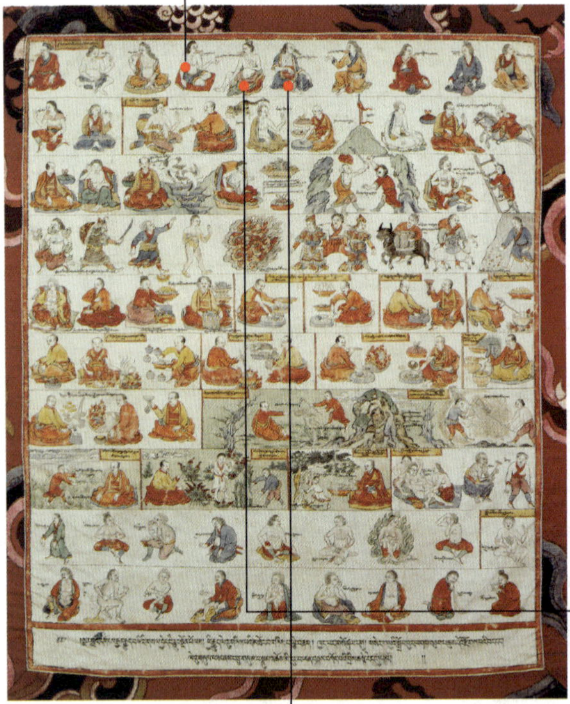

5　热盛隆热病舌象

舌干而瘦。隆热病是由饮食起居等外因引起热邪盛于隆邪的一种热病，其舌象为舌尖上卷，舌干且瘦。

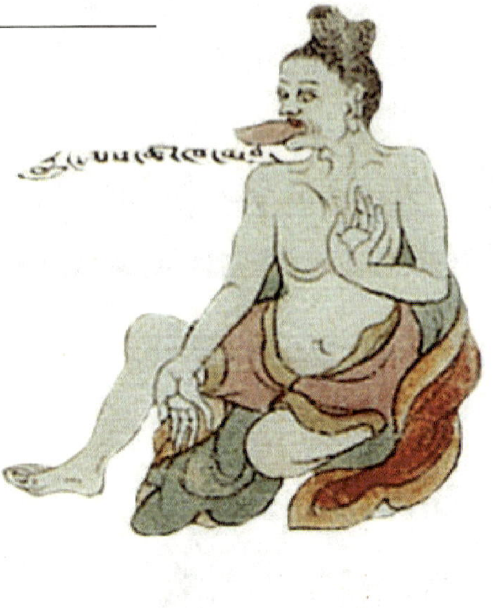

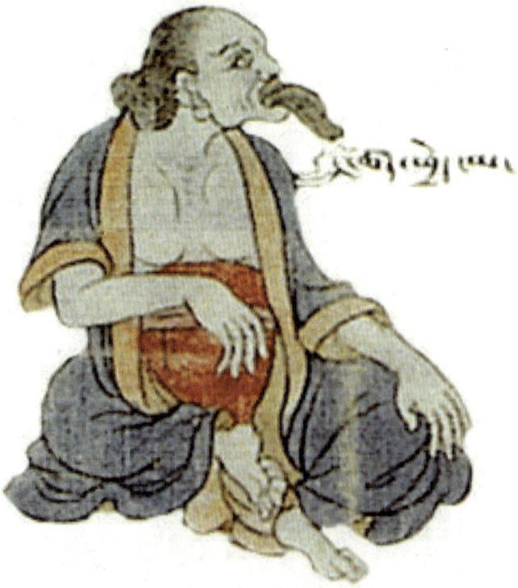

6　隆热参半热病舌象

舌干而黑。因热邪机体湿润、功能衰损，故舌干而僵；因隆邪舌苔淡黑，故舌不知味。

7　单纯隆病舌象

舌干而糙。单纯隆病即无热邪的隆病因隆邪特性糙、轻，故舌色红而舌质干糙。

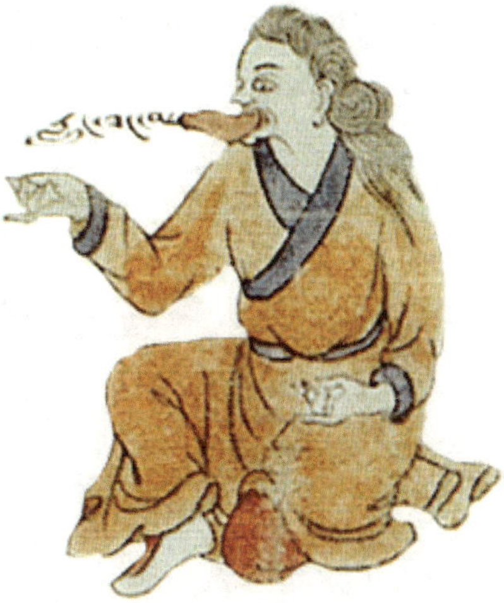

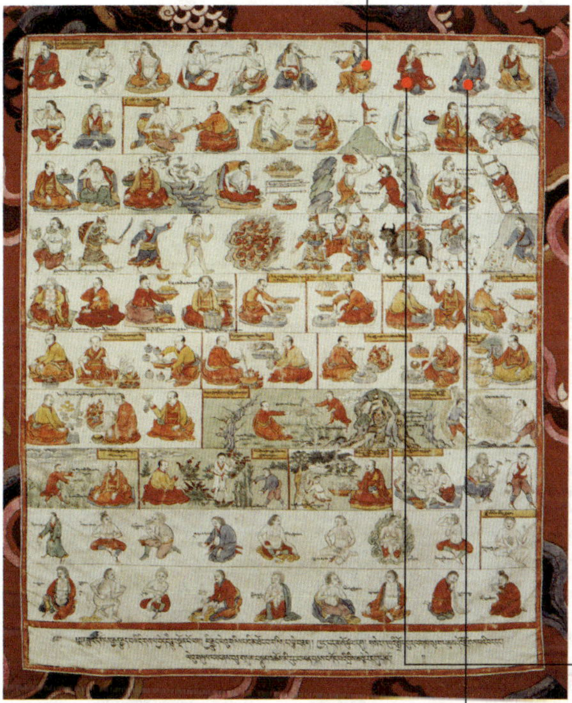

8　隆赤合病舌象

舌黄而干僵。因有赤巴邪故舌色发黄；因隆邪鼓动致机体湿润、功能衰减，故舌质干而僵。

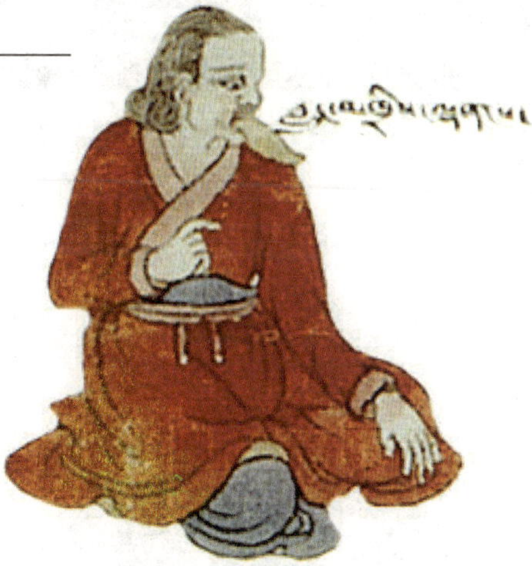

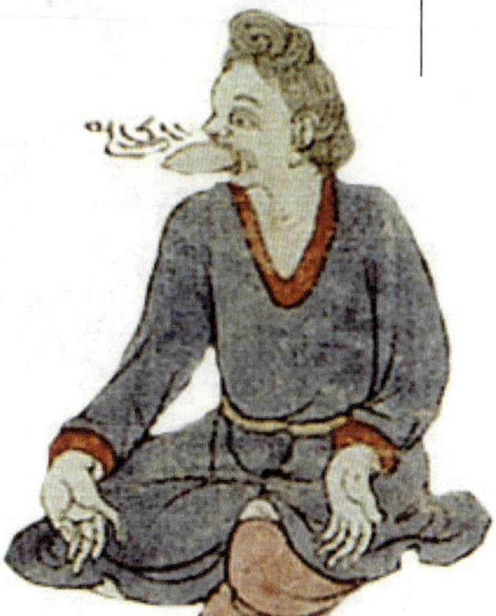

9　培隆热三合病舌象

舌灰而干僵。因培根邪故舌色发灰；因隆邪鼓动热邪燔起，故舌质干僵。

10　热病扩散变浊舌象

舌无色，因机体热盛而热邪扩散，故舌上结灰垢，不知具体味道。

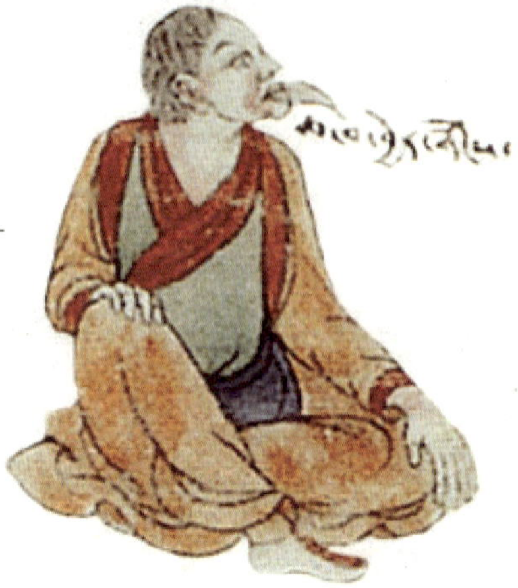

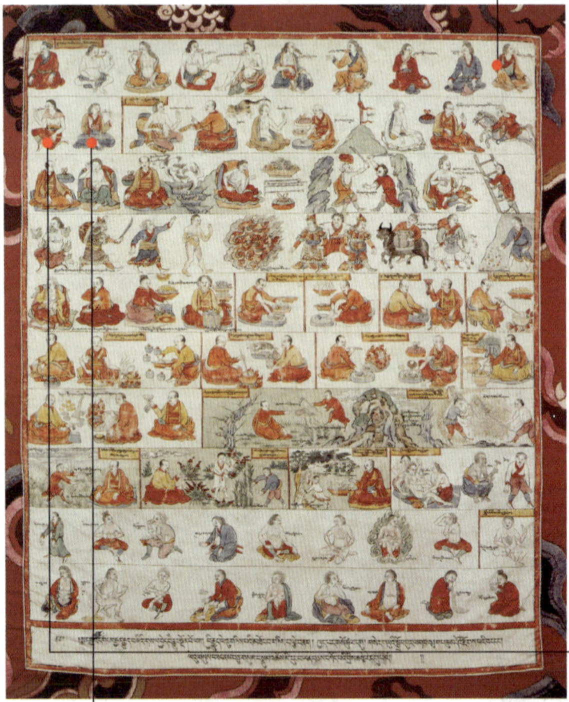

11　正常舌象

无病健康舌色红，舌面绵滑、湿润，舌体柔软，说话流利，味觉敏捷，能准确辨识各味。

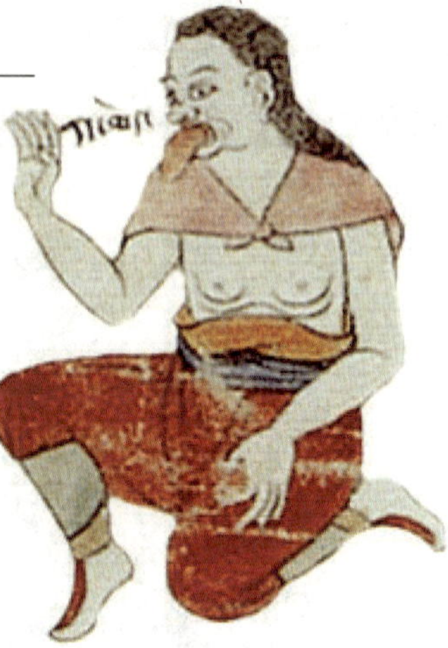

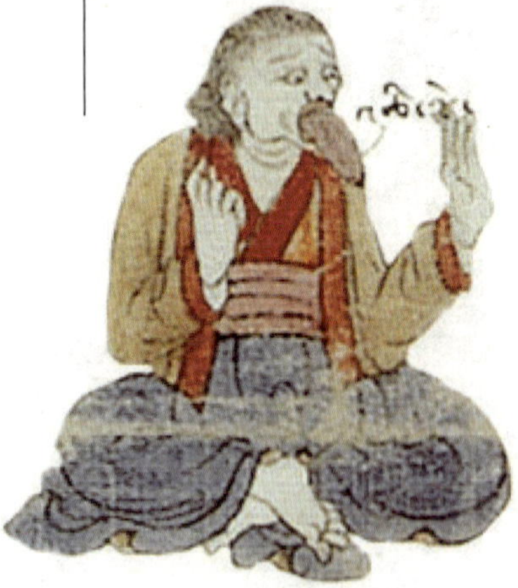

12　死兆舌象

舌中间发黑或红且干燥，舌根缩后舌头变得很短，不能说话，舌面龟裂或出现小疮，舌不辨味。

十、九种治疗原则

1　匿猫逮鼠治则

不辨寒热，对疾病怀疑不定时，要像伏猫捕鼠那样，先用试探药试治，根据药物有效或无效，诊清何病后，再用相应药物进行有的放矢治疗的一种原则。

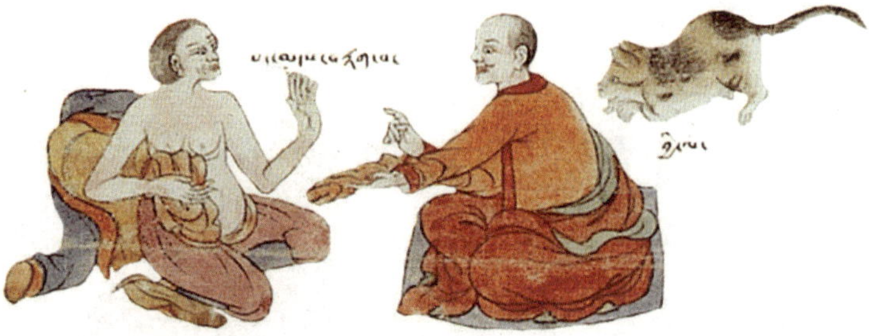

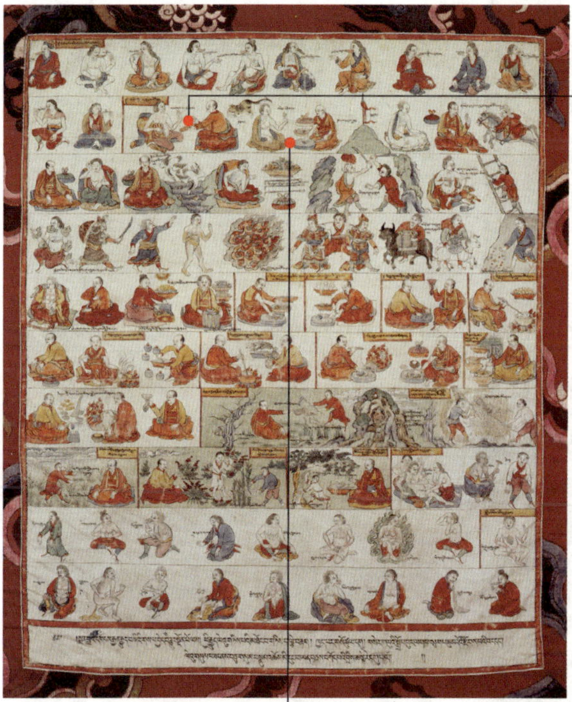

2　山顶扬旗治则

通过望问切诊断，心中确有把握是何病后，要像山顶扬旗那样大张旗鼓依次宣布此病起因、病灶位置、最后转归、治疗痊愈与否及生死等，进行胸有成竹治疗的一种原则。

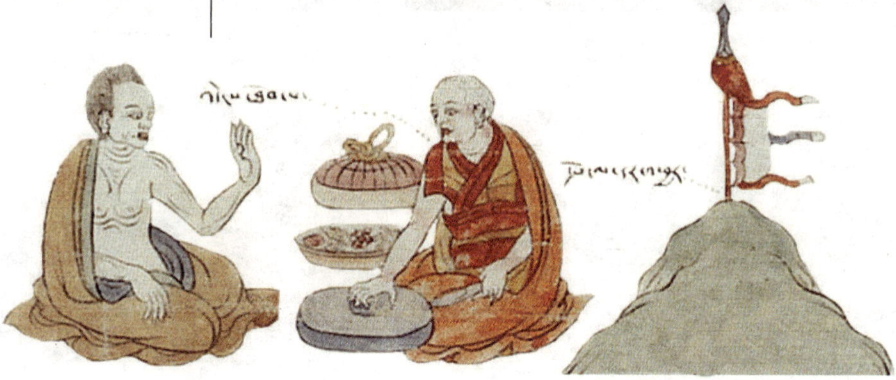

3　驱烈马入道治则

诊清疾病后，因并发症病势强大药物达不到病灶时，要像把烈马强性驱入跑道那样，用促使疾病成熟、收拢或分离的方法进行对症治疗的一种原则。

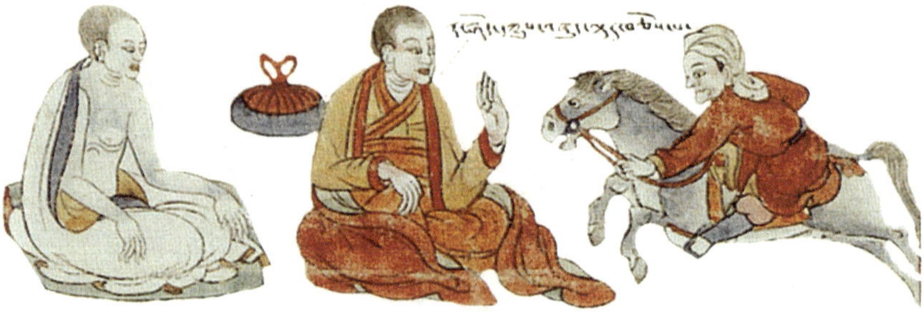

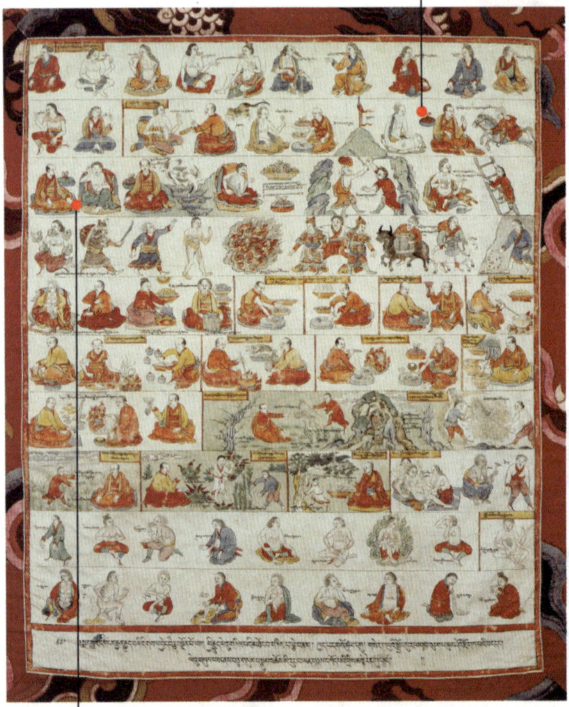

4　白鹭叼鱼治则

对药力不足或药力过大，或药不对症等情况，要像白鹭叼鱼那样，药力不足者增之，过大者减之，不对症者换之，采取准确治疗的一种原则。

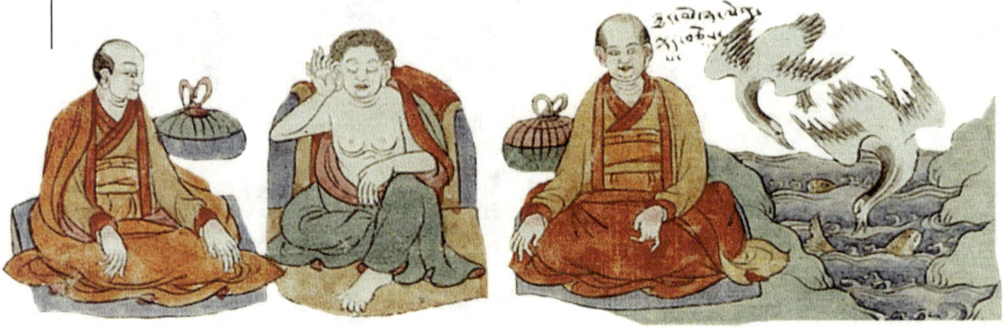

5 狭路逢敌治则

遇到寒热病病势特别强大时，要像狭路碰到杀父仇人，多助才能胜利那样，即用药、械、饮食、起居四法协同治疗的一种原则。

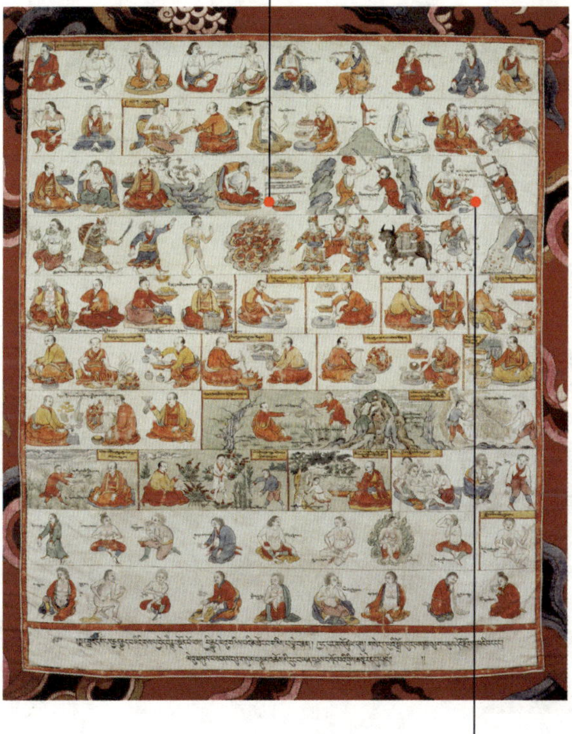

6 循梯攀登治则

治疗弱小疾病时，要像循梯自下向上攀登那样，先用起居调治，无效时用饮食调理，再无效时用药物治疗，最后才用手术治疗，循序渐进的一种治疗原则。

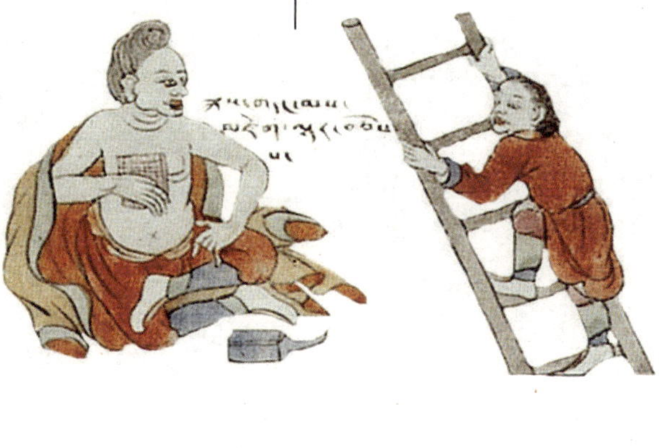

7 勇士克敌治则

对于无并发症的单纯性疾病之治疗，要像勇士单刀直入歼灭敌人而不伤及无辜那样，只治疗所发疾病而不伤及任何机体的一种治疗原则。

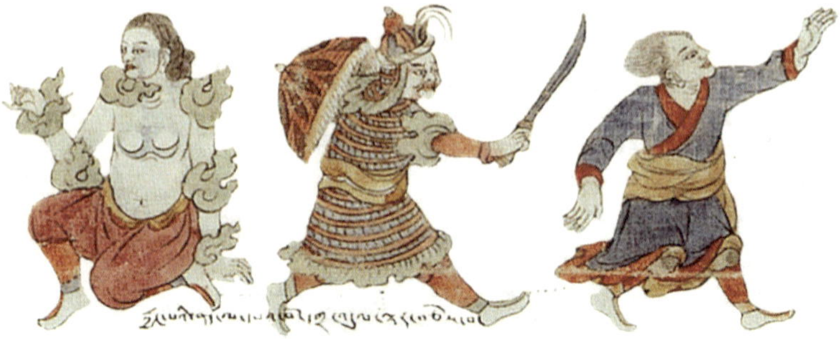

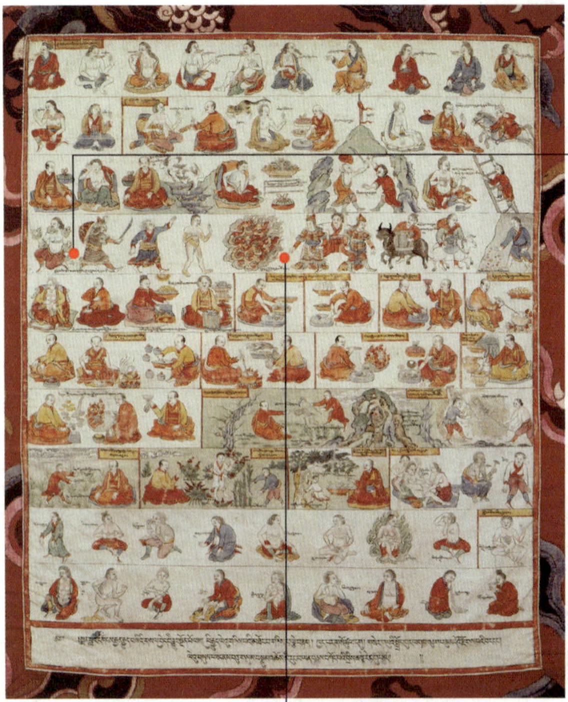

8 调解仇杀治则

对于兼有并发症或聚合症的疾病，要像里长调解同姓人相杀不偏心那样，均等治疗并发症的一种治疗原则。

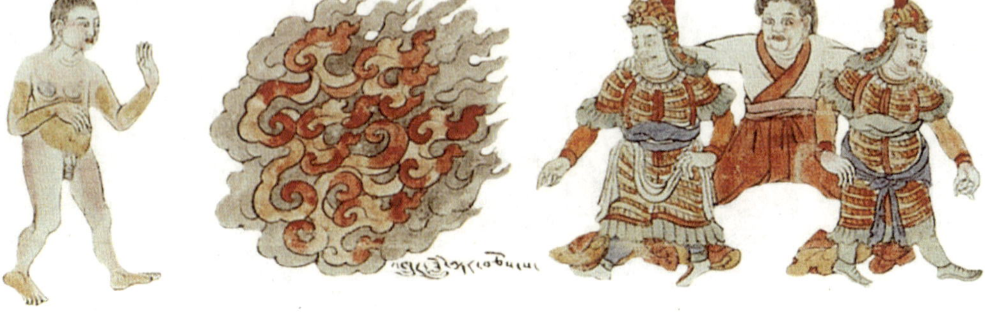

9 牛羊负驮治则

对于任何一种疾病要根据受害体、病人所处地区、时令、禀性、年龄、疾病类型、病位、胃火、体质、习惯等十方面，像牛负牛驮，羊负羊驮那样，量力而行、因地制宜地加以诊治的一种治疗原则。

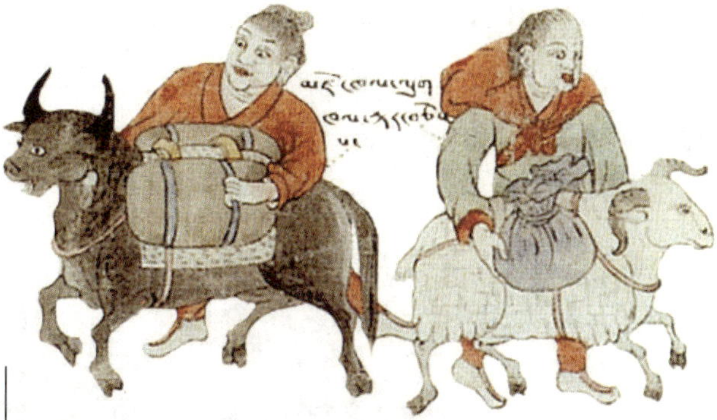

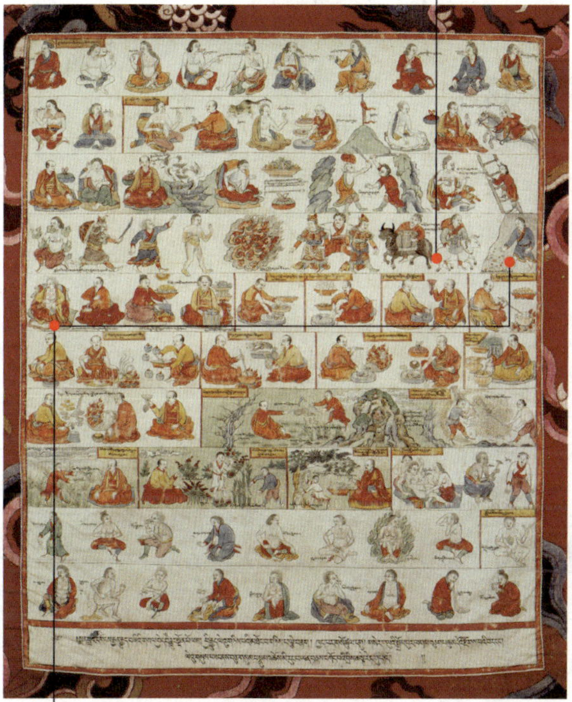

10 暗洞抛物，劳而无功

对《医典》要精心阅读，深刻领会其精髓，不具备钻研精神，浅尝辄止，就会像向暗洞抛东西那样劳而无功。

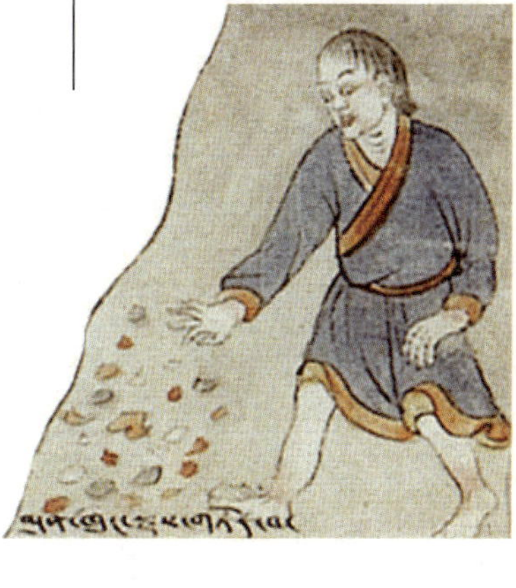

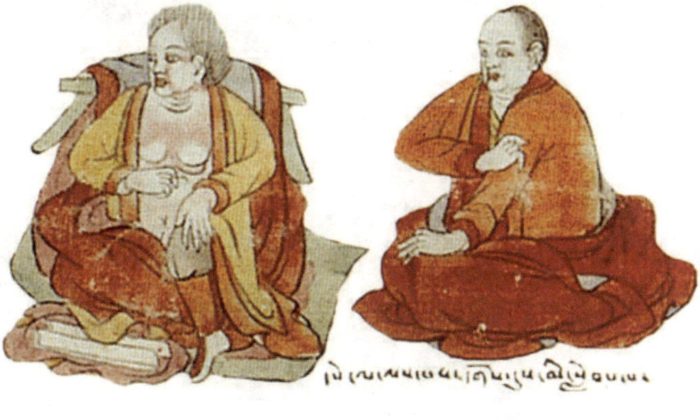

11 光照仓库，藏物清晰

对《医典》词语要仔细斟酌，深刻领会，这样就会像阳光照到黑暗仓库，每件财物清晰分明；又犹如宝匣满装金玉，随取随用，有益于诊治疾病。

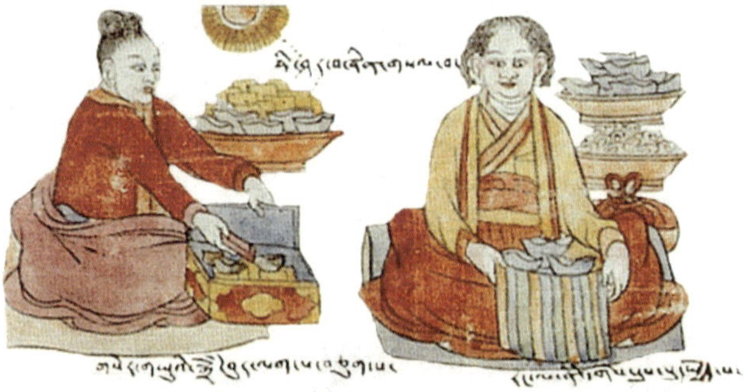

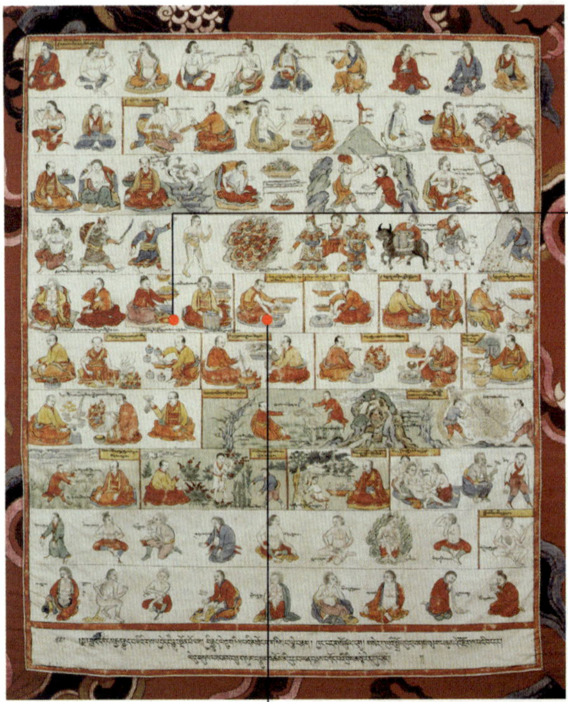

第三章 汤剂制法

1 汤剂制法

汤剂中的冷汤即泡汤，将药泡入开水中浸出汁液为佳；熬汤则要煮烧蒸发去三分之二水分。治热证汤剂要放冷后饮用，治寒证汤剂乘热饮用，治寒热交夹证温服。

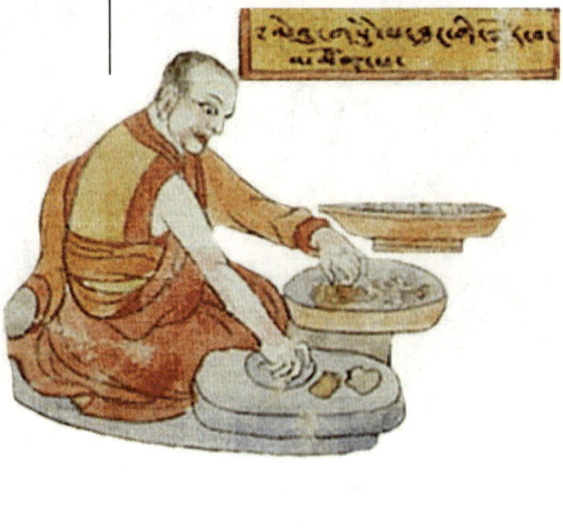

第四章　散剂制法

1　散剂制法

凡是医书上未标明剂量的各药物皆要等量配伍，标明剂量者要按剂量配伍。指明为主要的药物要加大剂量配伍。角药要在烬灰中烧焦。角药、木药等质地坚硬药物先要砸碎，磨细，混合在一起，湿润和油性药物后放，治热证散剂以白糖为引，凉开水冲服；治寒证散剂以红藏糖为引，热开水冲服。

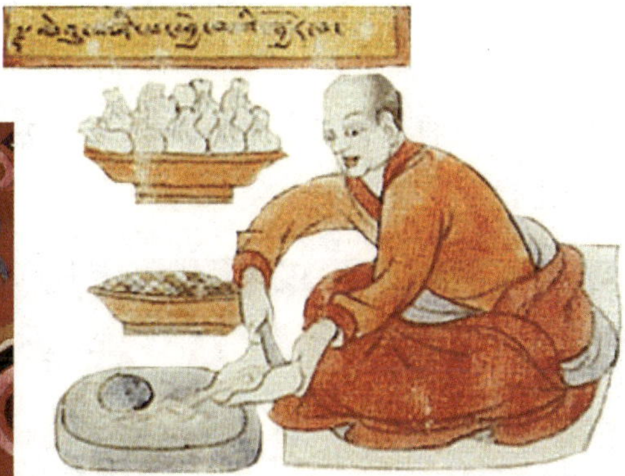

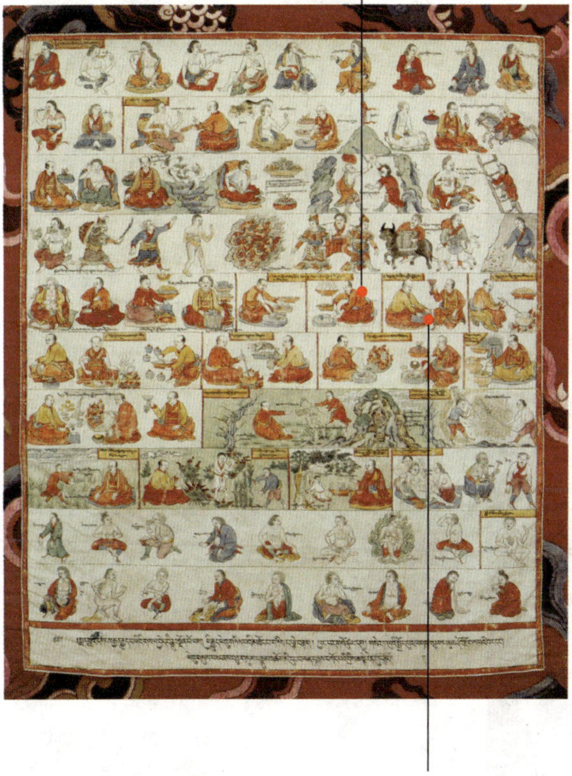

第五章　丸剂制法

1　丸剂制法

将各药分别磨成细粉，没有引药的均加水调和团成丸。无毒性的丸药宜为泡大的豌豆粒大小，有毒性的丸药应为最小豌豆粒大小，有引药的（如蜜丸）均调湿后丸成丸，大者如羊粪粒、小者如冰雹。粒小者吞服，粒大者含服。

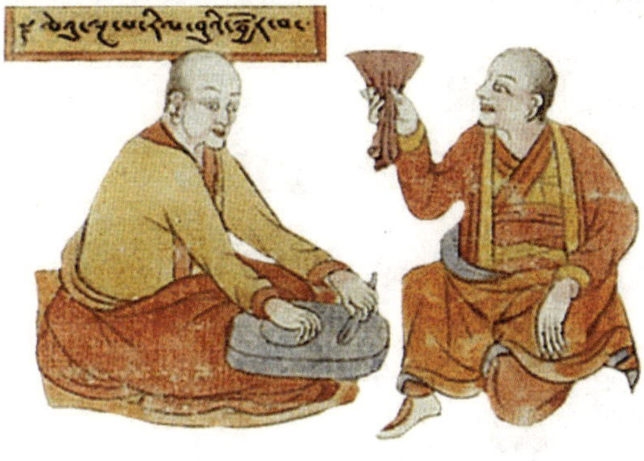

第六章　糊剂制法

1　糊剂制法

糊剂的制作方法是，将蜂蜜文火煮熬蒸发尽水分；红藏糖放入水中煮熬；酥油煮熬后，弃去泡沫和渣滓；各味药研细成粉，混合后放入蜂蜜或红藏糖中搅匀即成。白糖糊剂，将白糖磨细，治热证时放入黄牛、山羊奶中；治寒证时放入牦牛、犏牛奶中再加各味药做成糊剂。糊剂要在清晨服用，根据胃火消化能力控制服量。

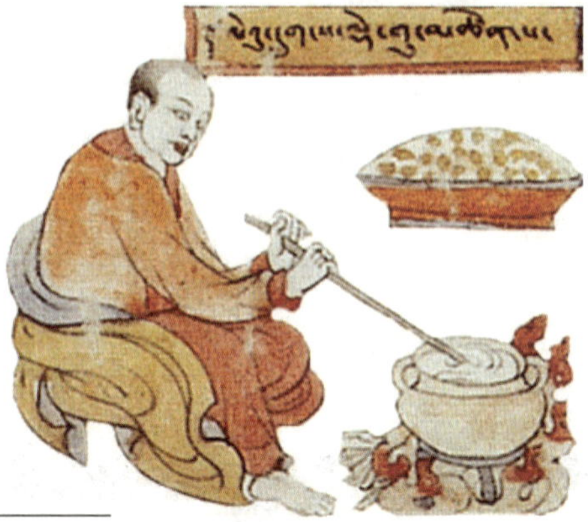

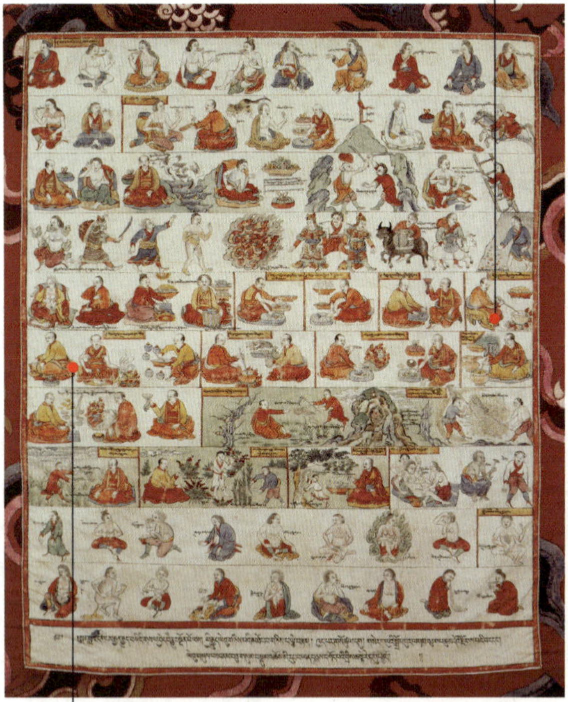

第七章　药油剂制法

1　药油剂制法

首先将各药很好地煮熬取汁，治热证则将药汁倒入刚挤的热黄牛奶或热山羊奶中，治寒证则将药汁倒入刚挤的热牦牛奶或绵羊奶中再煮熬，使药汁融入奶中。然后治热证将药汁放入黄牛奶或山羊奶提取的酥油中，治寒证将药汁放入牦牛奶或绵羊奶提取的酥油中煮熬，使酥油融入药中，蒸发浓缩，再加减药和三甘（白糖、红藏糖、蜂蜜）搅匀，每天清晨服用一勺。

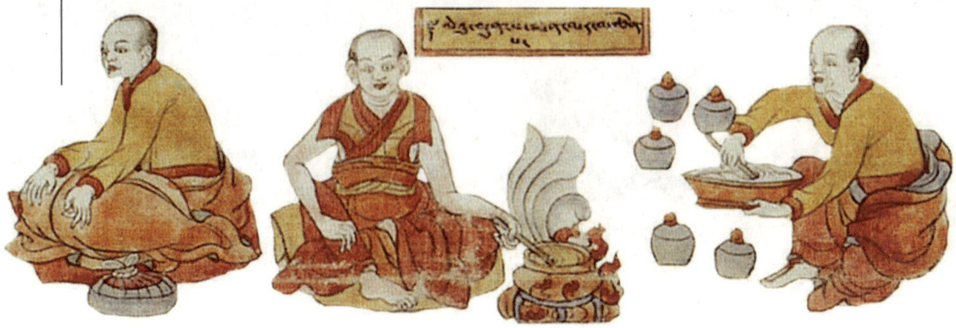

第八章　灰剂制法

1　灰剂制法

制法是将药物煅烧和闷烧。煅烧，将药物直接放到火中烧至灰白色；闷烧，将药装入铁罐等容器中封口，烧焦待凉冷后打开罐瞧之，药物若变成纯黑色，捏之发出脆声者便为煅熟。

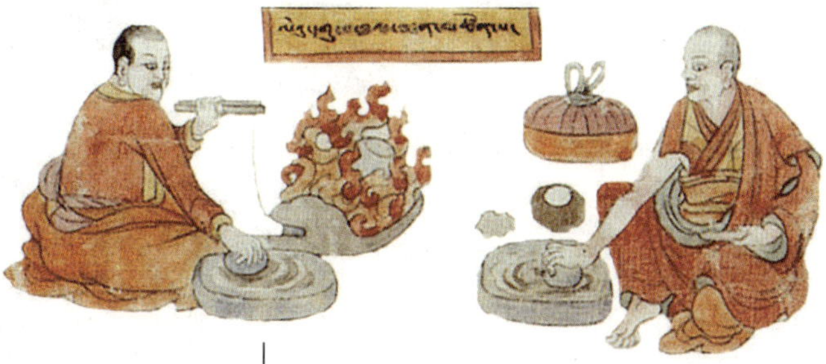

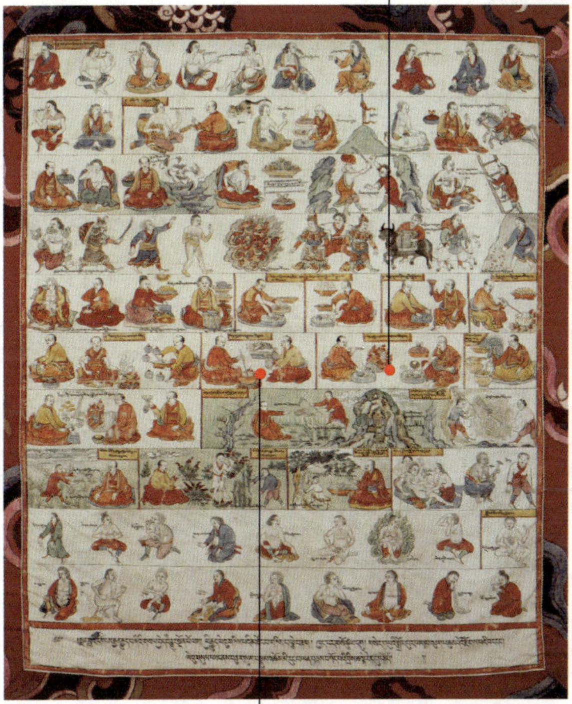

第九章　硬膏制法

1　硬膏制法

制法是先将各药用水冲洗干净，粗略砸碎放入水中煮熬取汁，反复多次，用牛尾毛等滤尽渣滓，约汁倒入锅中熬煮，不断搅动不令烧焦，弃去黑色泡沫、凝结物，浓缩收膏，取一滴放在石头上冷却凝固成块，弃去锅边焦巴，将膏趁温装入牛肚或羊肚中妥善保管，需要时取之服用。

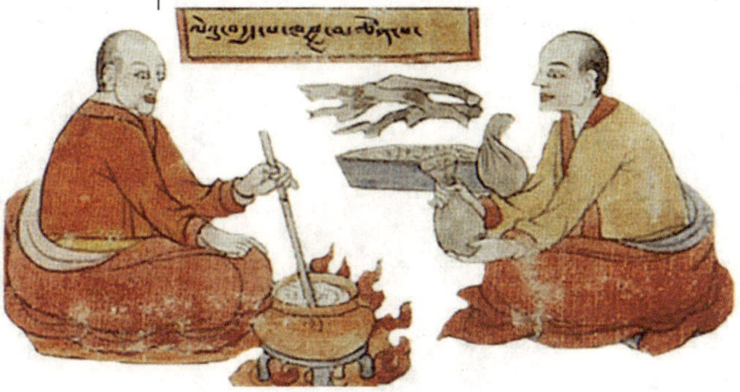

第十章　药酒制法

1　药酒制法

制法是将各药砸成粗粒与青稞一起放入清水中煮熟，取出，晾温后撒上适当砸碎的酒曲，装入陶缸中发酵，等闻到酒香，缸中泡沫翻滚时即酿成，滤出清汁，每晚或清晨服用，对一切培隆病、赤隆病、隆寒症有益。

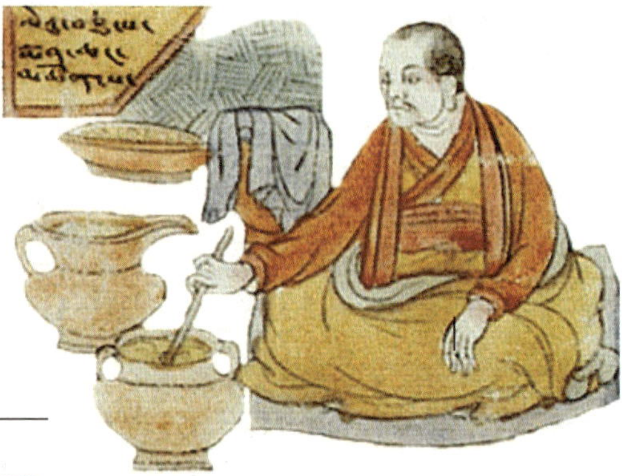

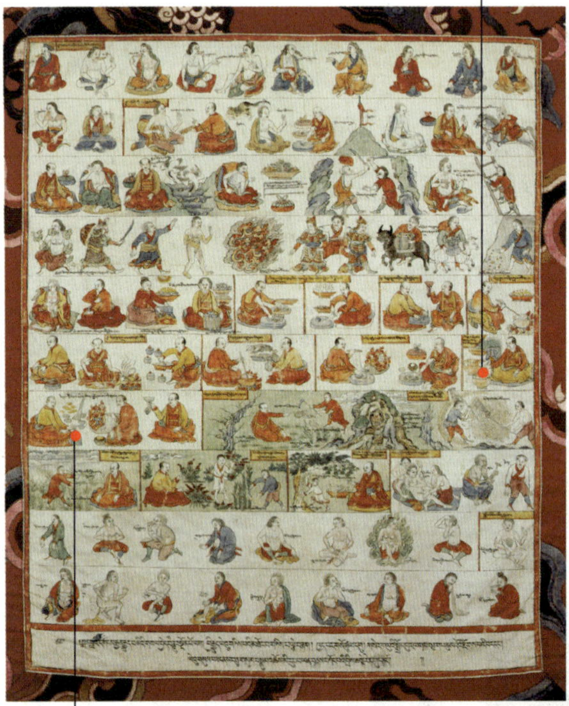

第十一章　珍宝药制法

1　珍宝药制法

珍宝药有汤剂、散剂、丸剂等多种，服用可镇压病势初起，镇逆疾病遗留之复发。其制法是将可熔性或不熔性珍宝类药物通过煮、煅等手法炮制后配入药中。可治404种疾病及头、颈、躯干、四肢创伤，对腹水、麻风病等疑难病症无所不治。

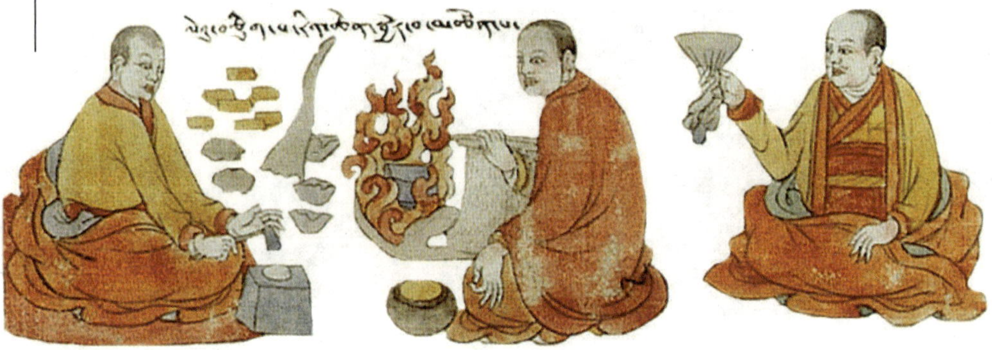

第十二章　草药制法

1　草药制法

1.1 产地环境优美、清洁

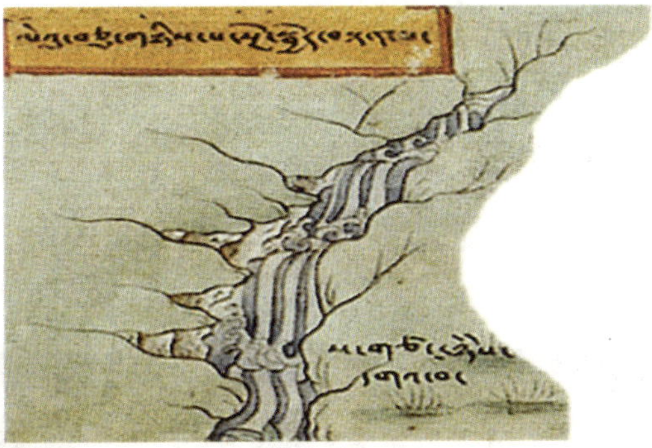

采集药材地应选择陆地，不太潮湿，寒热适宜，地势平坦，土壤肥沃清洁无污染，无盐碱，水流右绕等优美环境中生长的草药。寒性药物生长于阴山，热性药物生长在阳山，寒热药物各有自己生长环境，不能阴阳颠倒，则具有较好功效。

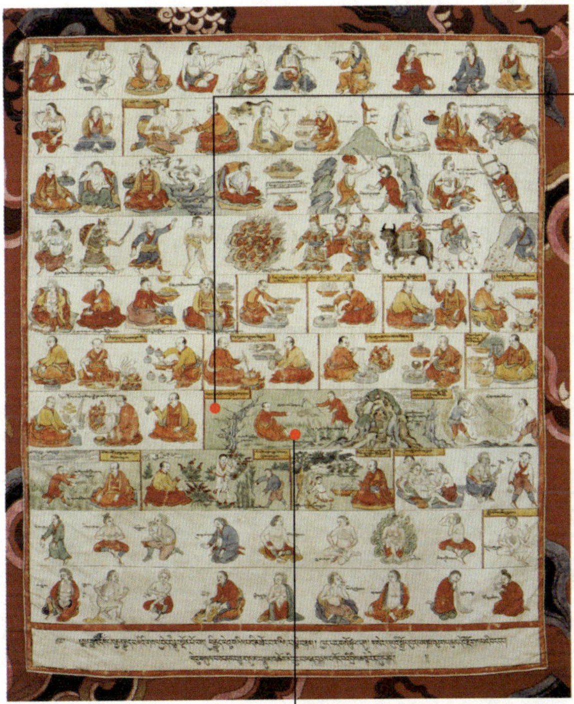

1.2 秋季医生带领漱洗干净的男子采药

草药采集时间为每月初七到十五，采集月份为二月、六月、八月等，除去阴月的十二日等时间。选逢临甘霖的吉祥日子，召集未婚、福分大起有吉祥名字的男子、漱洗干净、穿洁净衣服、佩戴首饰，在医生指导下采集。

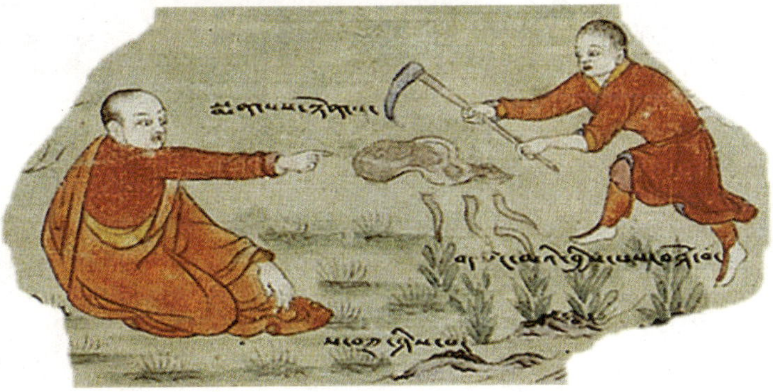

1.3 佛陀曾亲临过的地方

药材生长地为古天竺，佛祖成就过十二件伟业的各个圣地，“班智达”护佑、足迹到过的各个圣地，特别是各法王住过的圣地及大轨范师们修行过的圣地等生长的草药最为殊胜质优。

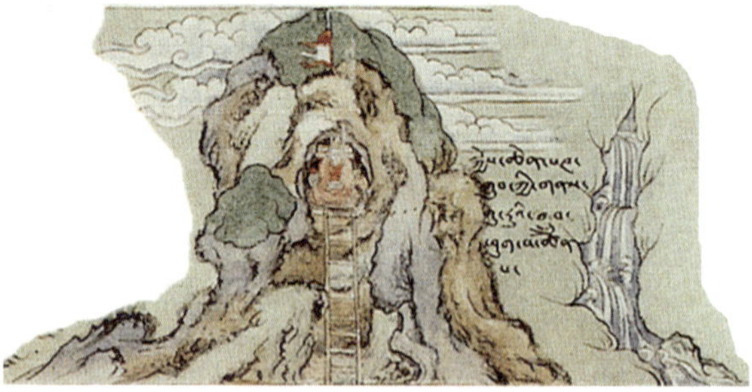

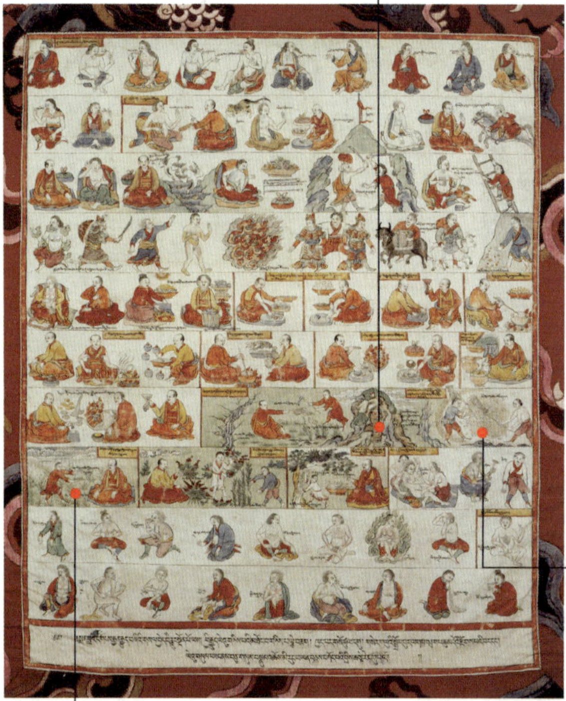

1.4 秋季采集根、茎、枝三药

根、茎、枝属木药，采集最佳时间为草木枯黄的秋季末月即藏历九月，其功效治疗骨病、脉病及肌肉疾病。

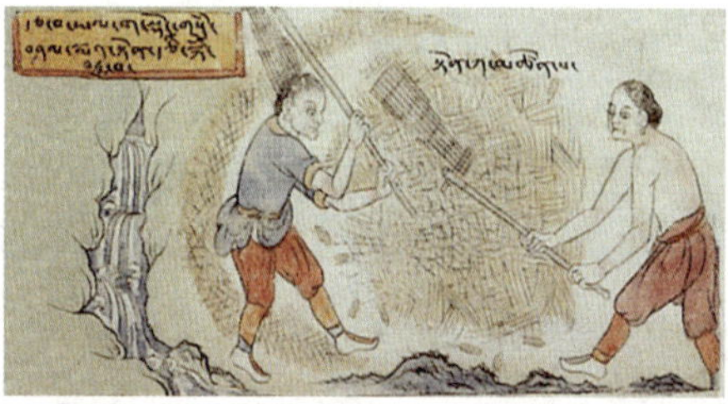

1.5 夏季采集叶、乳汁、幼苗三药

叶、乳汁、幼苗三药有夏季仲月或藏历五月采集之说，但夏季末月即藏历六月采集更佳，其功效治疗六腑、骨髓、骨松质疾病。

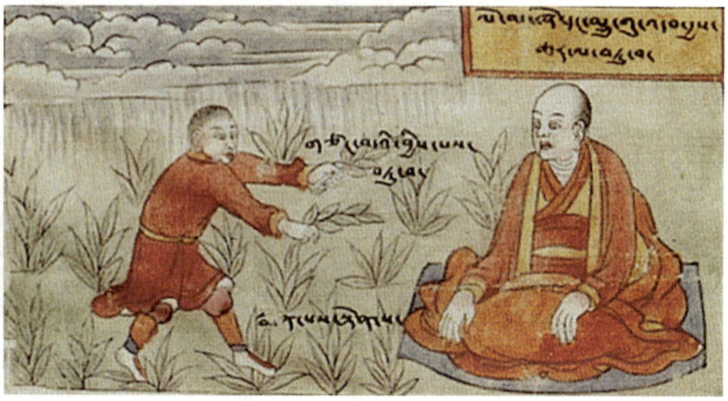

1.6 秋季植物成熟采集花、果实、顶部三药

花、果实、顶部三药属果实药，秋季植物外皮变黄、果实成熟之时即秋季仲月或藏历八月采集最佳，其功效治目等五官、五脏、头部等疾病。

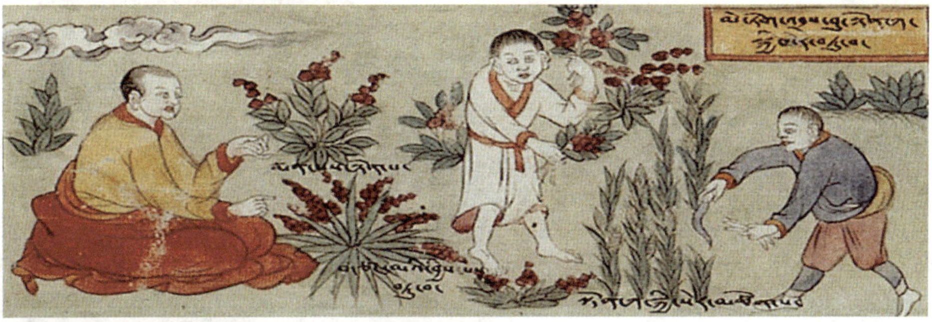

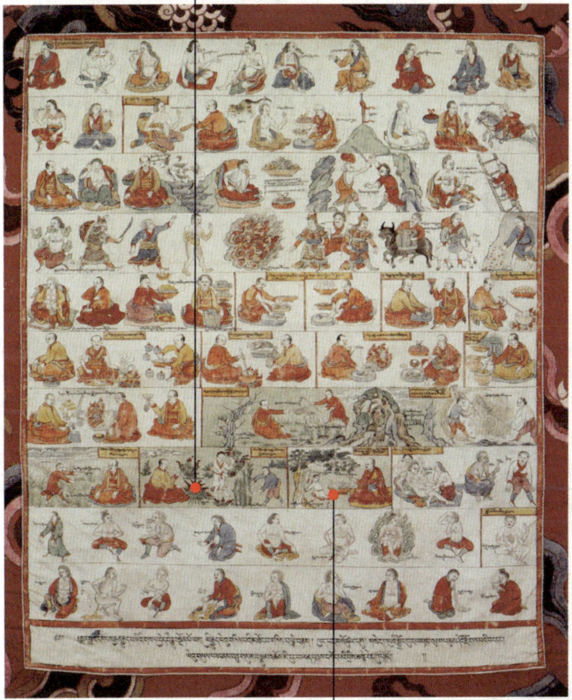

1.7 春季采集外皮、中皮、树脂三药

植物外皮、中皮和树脂属于皮类药物，于青草萌芽的春季仲月即藏历二月采集最佳，其功效治皮肤病和筋腱、四肢疾病。

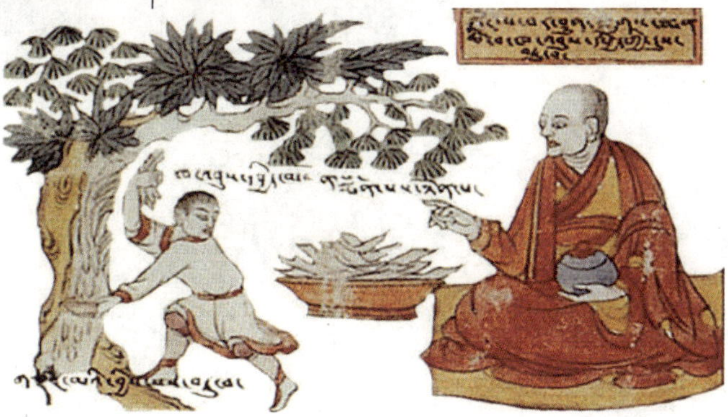

第十三章　涂油疗法

一、涂油方法

涂油疗法是五种外治疗法之先行，是滋补老人、虚弱病人体力，特别是摧毁下泻之敌——隆（风）的一种疗法。方法是让病人赤身坐于温暖阳光下，医生将髓油、油脂、白芥子油等涂抹于皮肤或头上，或灌入耳朵、眼睛等，或含于口腔，或内服或灌肠等，根据疾病选择实施。

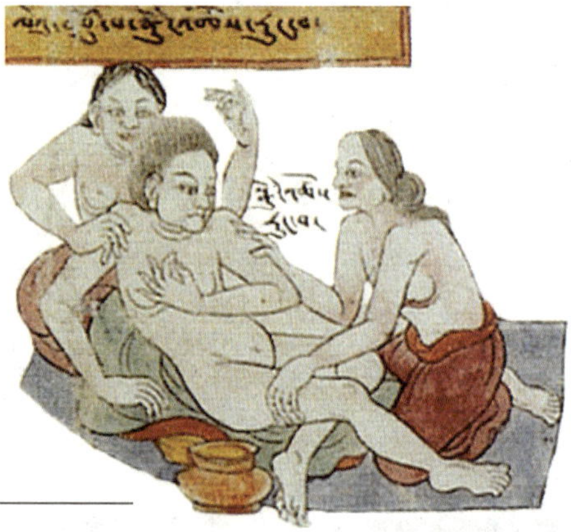

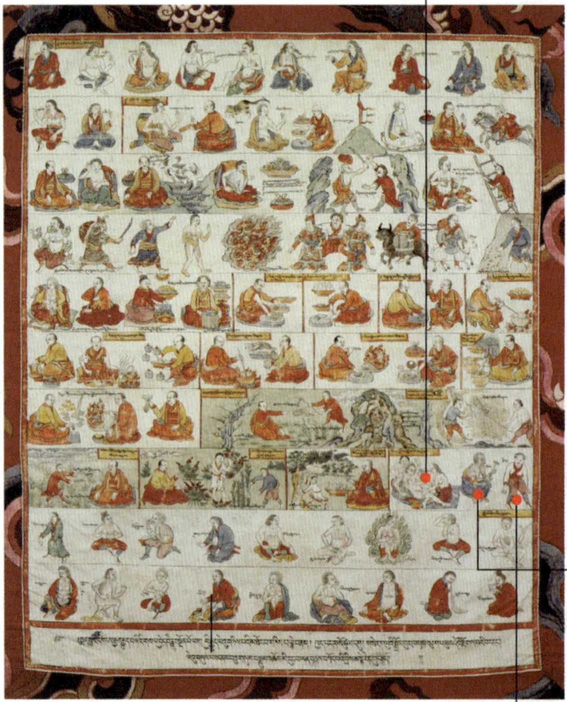

二、涂油疗法适应证

1　老人

老人是体内五元衰减、体质损耗、隆偏盛的一类人群，涂油疗法可以增强体力、压抑隆（风）势、润滑肌肤、促使目等五官敏锐，有防老益寿功效。

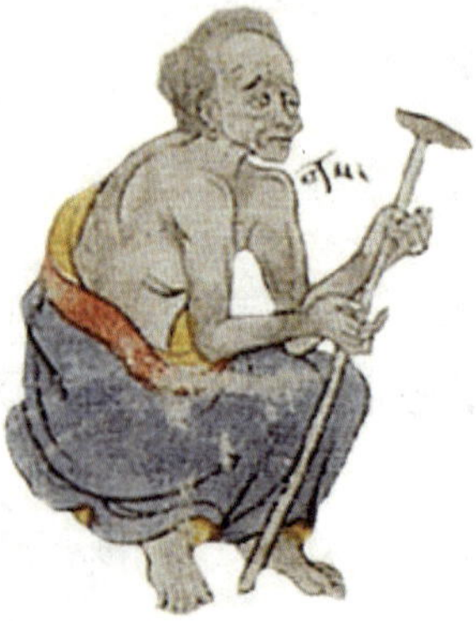

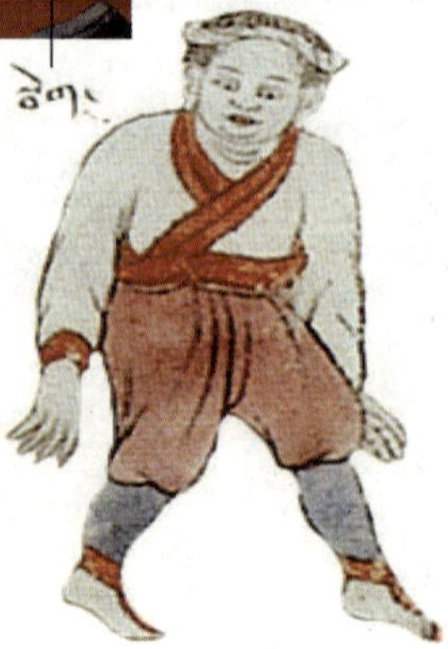

2　干瘦者

肌肉干枯、羸瘦者施行涂油疗法，可以促使体内七精华物质增生、体力增强、皮肤润滑、五官敏锐。

3 体弱者

体力衰弱者施行涂油疗法，可以增强胃火体热、改善消化、健身壮体。

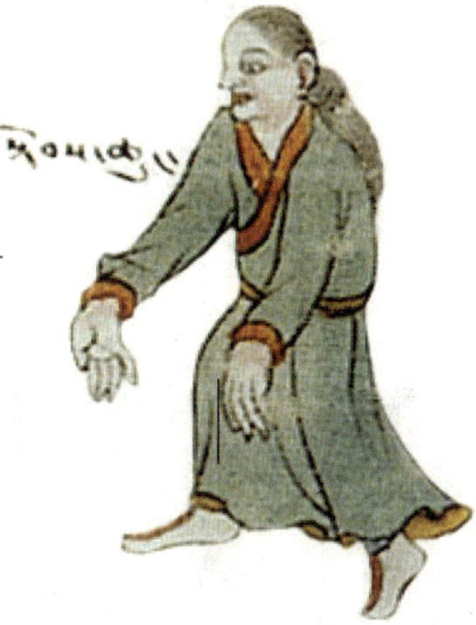

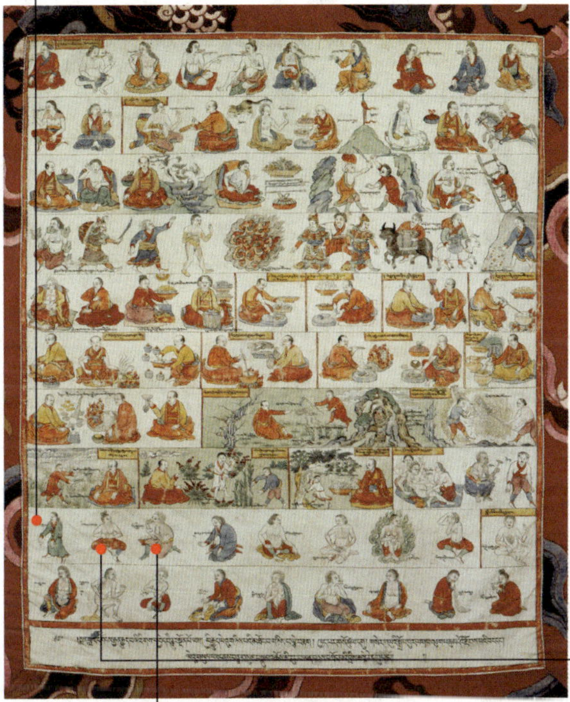

4 劳心者

痛苦、忧愁，或对物质萦怀不忘等劳心过甚，则会扰乱遍行隆等生理物质平衡，造成体力衰减，劳心者施行涂油疗法可以通过平衡隆因素，促进健康和头脑清醒。

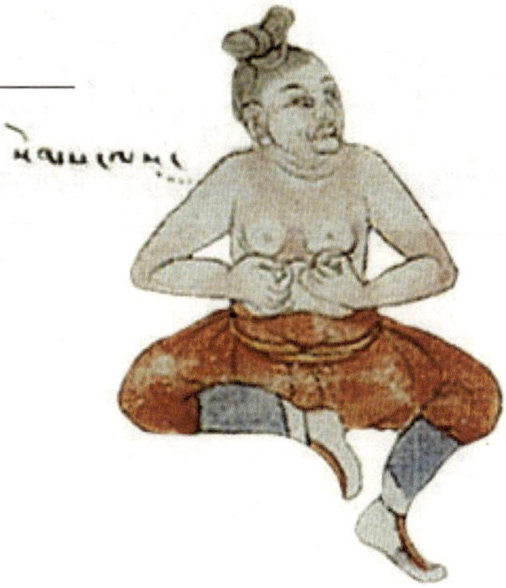

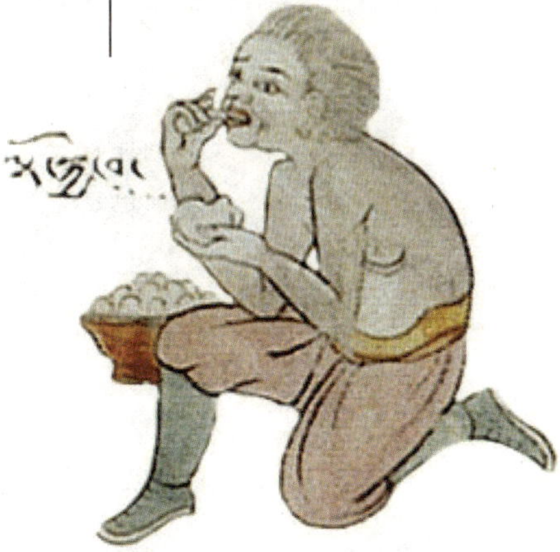

5 营养不良者

长期只食无营养无油脂食物，造成体内油脂耗尽，引起隆偏盛的人，涂抹油脂、酥油、髓等油类物质，或进食加少许盐的上述油脂，可增加体力、润滑皮肤。

6　失血者

妇女产后失血，或中箭、石、刀、矛等外伤失血严重，体力衰损者，施行适当涂油疗法可抑制隆势，养身强体。

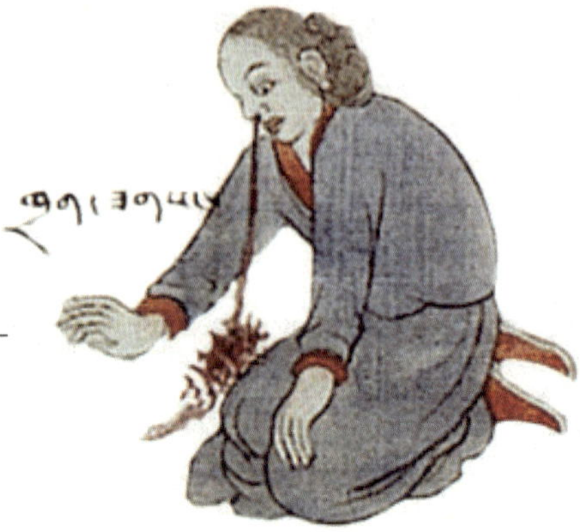

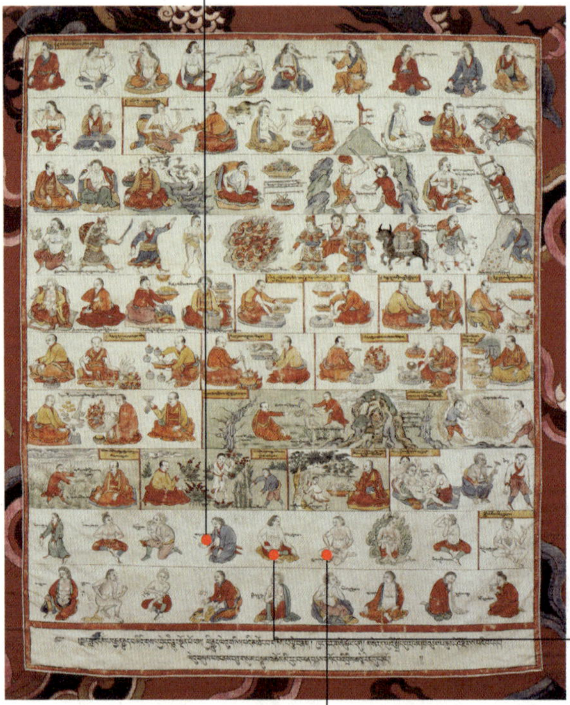

7　胃糙者

长期食无营养的食物，引起隆偏盛，胃脘有糙感者，施行涂油疗法，或油脂中加少许盐用热开水冲服，可以增加腹中油脂，抑制隆势。

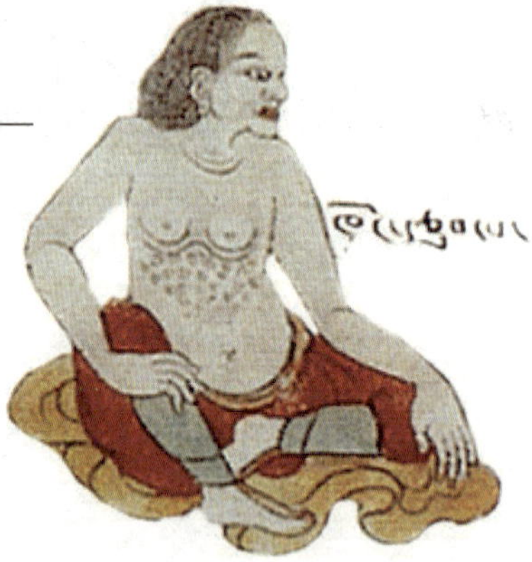

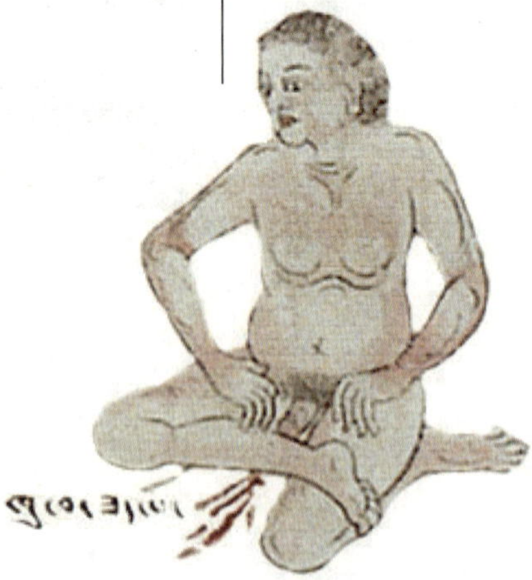

8　精亏者

同床过度或身患疾病造成体力衰弱精液亏损者，用四油脂涂擦皮肤，进食油脂、营养品，可以抑制隆势，补精强体。

9 隆偏盛者

常进性轻而糙的饮食，忧愁劳心过度，失血多，引起隆偏盛，出现打哈欠、身颤、发冷等症状的隆病者，用四油脂涂擦身子，内服骨髓、油脂等，可以抑制隆势。

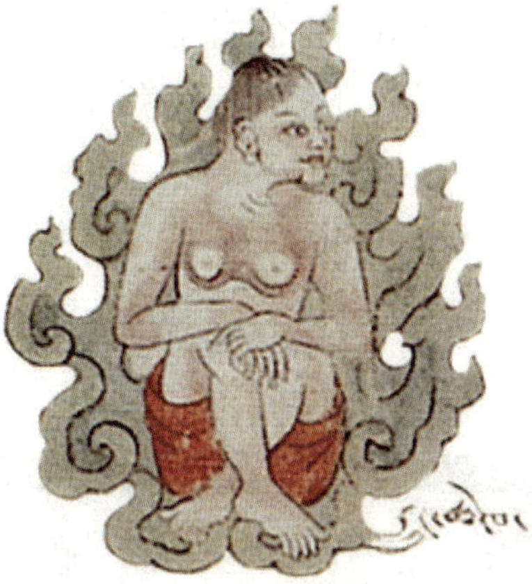

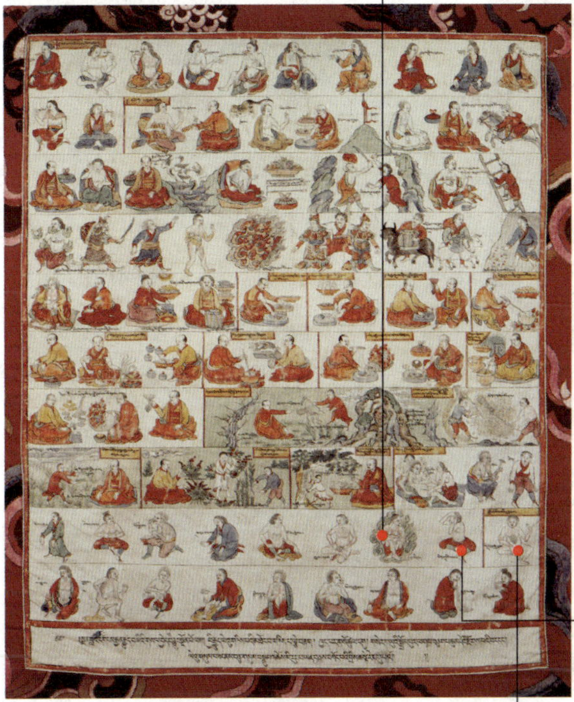

10 翳障者

目有翳雾即白内障患者，将精炼的四油脂汁根据病情滴入眼中一两滴，可以养护眼睛，敏锐视觉。

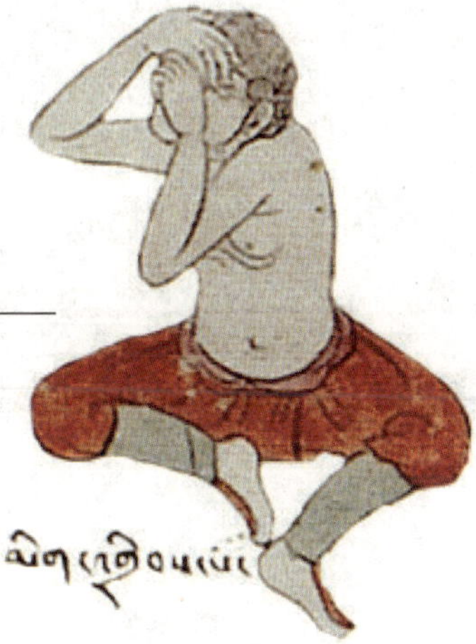

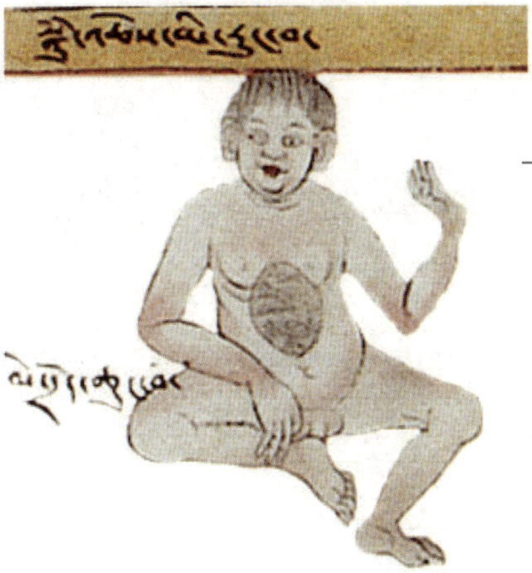

三、涂油疗法禁忌证

1 胃火弱小者

胃火弱小者，若用四油脂涂擦身体或内服四油脂，则会造成不消化，口或肛门溢流油脂，引起消化不良等疾病。

2　消化不良者

三胃火不能很好地将饮食糜烂、消化和分解，患有消化不良者，若用四油脂涂擦身体或内服四油脂，则会造成胃火更弱，加重消化不良疾病。

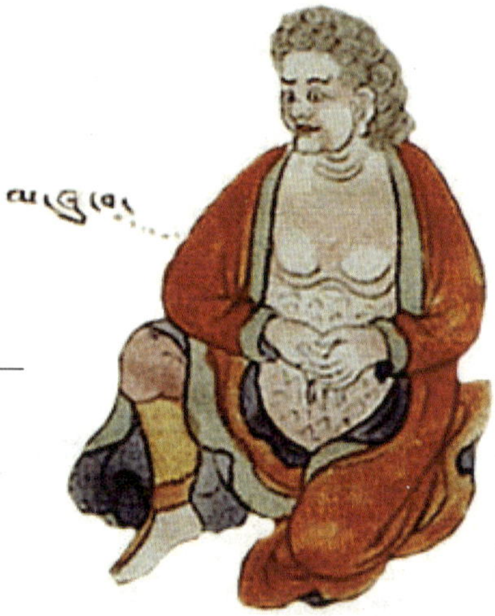

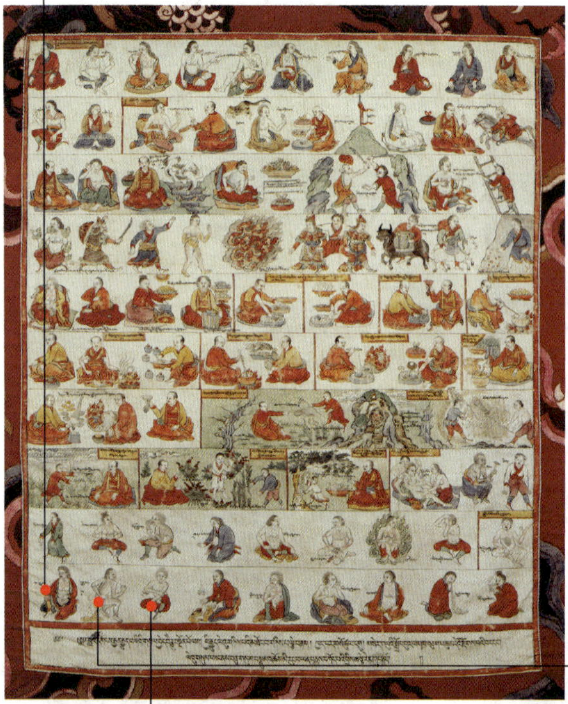

3　下泻者

因消化不良、胃火衰弱或有肠寒等病，腹内饮食不能消化和清浊分离，经常下泻者，施行涂油疗法，由于油脂属土、水元，性重、腻，与下泻病性质相同，故造成胃火愈加衰弱，加重病情。

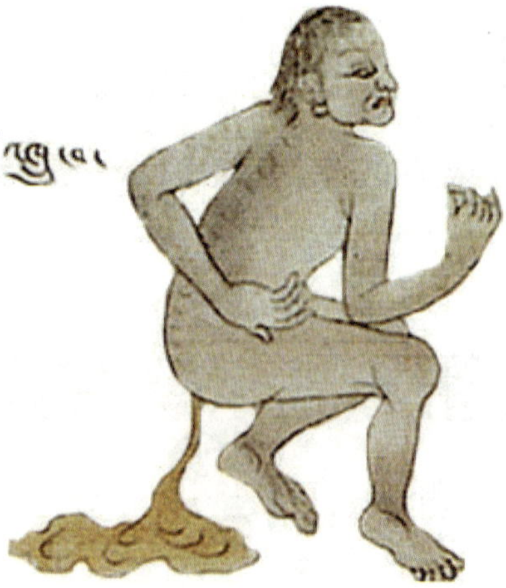

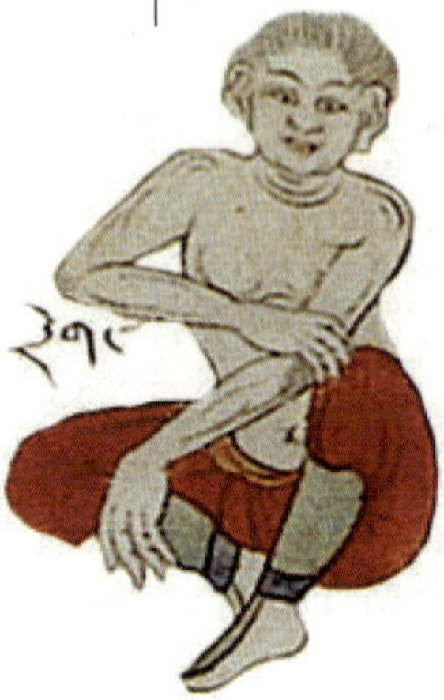

4　痛风患者

因饮食、起居失常，造成体内隆赤紊乱所致肘关节、跗骨间关节等刺痛的痛风（“直合乃”）患者，施行涂油疗法则会造成不消化、坏血增盛，引起隆与坏血侵扰关节，加重病情。

5　痹证患者

久居湿腻太甚之地，过度食用油脂和营养品，造成精华未能在本位生化成熟而变成黄水，侵入肌肉、骨骼、筋腱等部位，引起痹证者，施行油涂疗法则会变成疾病帮凶，加重病情。

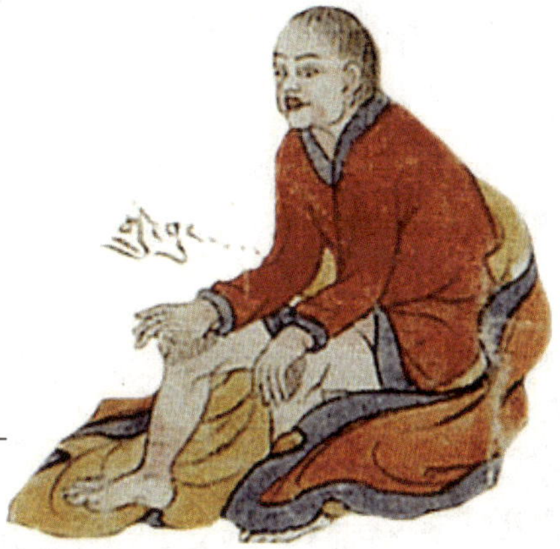

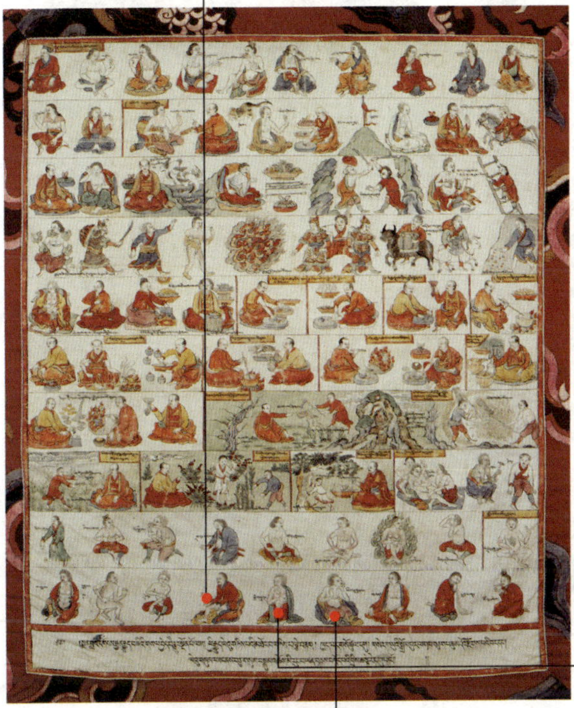

6　金属中毒者

由金、红铜、青铜、铁、水银等配制的药物所产生的金属毒性寒，造成胃脘刺痛、寒冷。施行涂油疗法会导致胃火更衰，不仅疼痛加重，还会促使毒邪扩散。

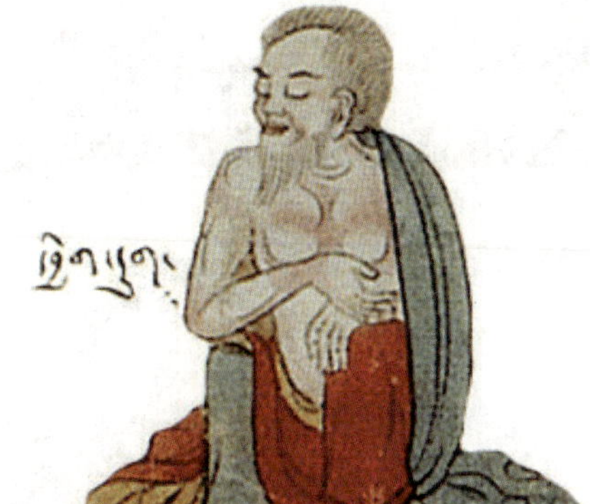

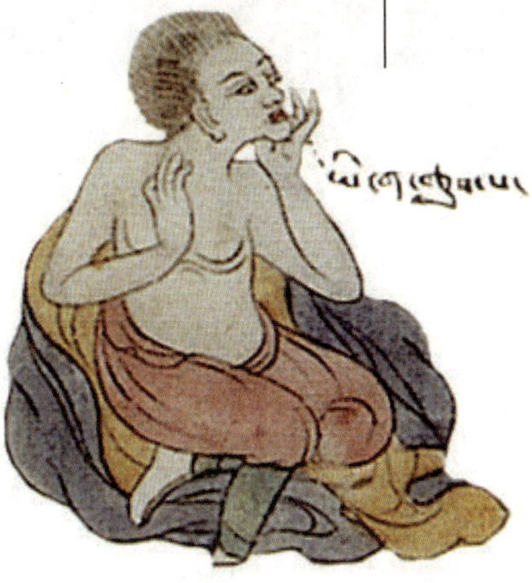

7　胃口不开者

由于饮食起居失常或鬼魔作祟扰乱体内和合，病邪侵入舌头和心脏，造成胃口不开。若用油脂、骨髓、酥油等油类涂擦身体或内服，则会引起食欲不振。

8 培根病患者

培根病，特别是消化不良、铁垢胃病和胃火式微患者，若用涂油疗法，则会因病药性质相同加重病势，故要禁止油疗。

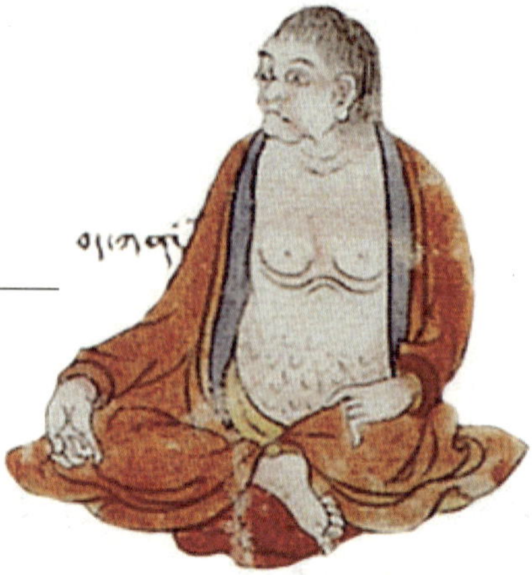

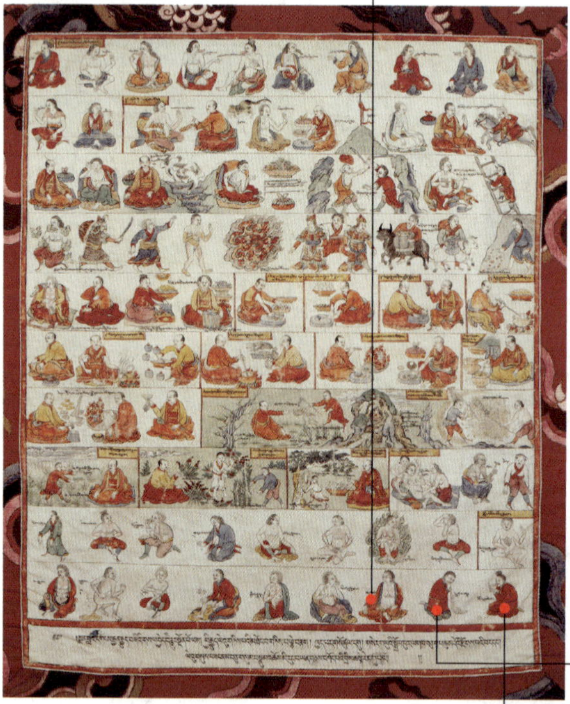

9 呕吐者

消化不良、剑突胃病、铁垢胃病、胃肠痈、培根“木布”病、寄生虫病及隆病等引起的呕吐病人，施行涂油疗法会因病药性质相同造成呕吐更甚，故要禁止油疗。

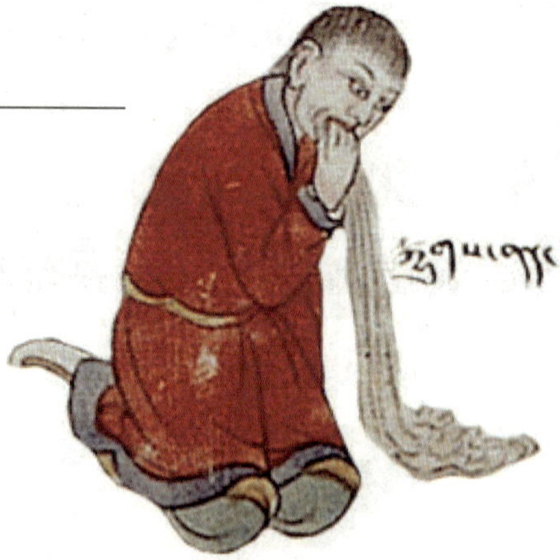

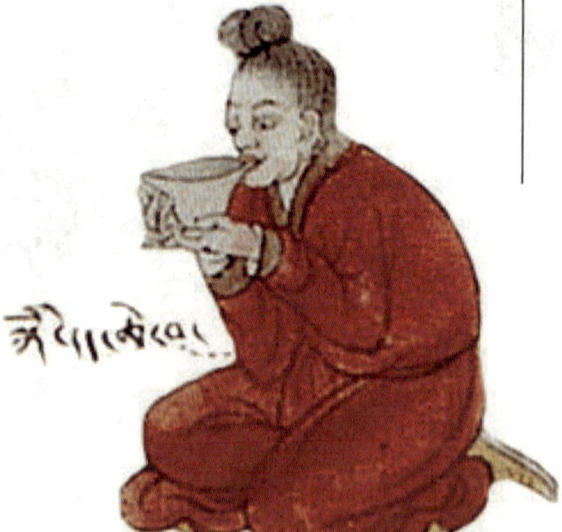

10 渴症患者

饮酒过多、炎热天干重活等原因，造成居于胸部的上行隆和赤巴热紊乱导致渴症。因油性与赤巴邪腻性性质相同，故行涂油疗法会导致病情加重，应禁止。

图七十 泄下法、引吐法、滴鼻法、文灌肠法

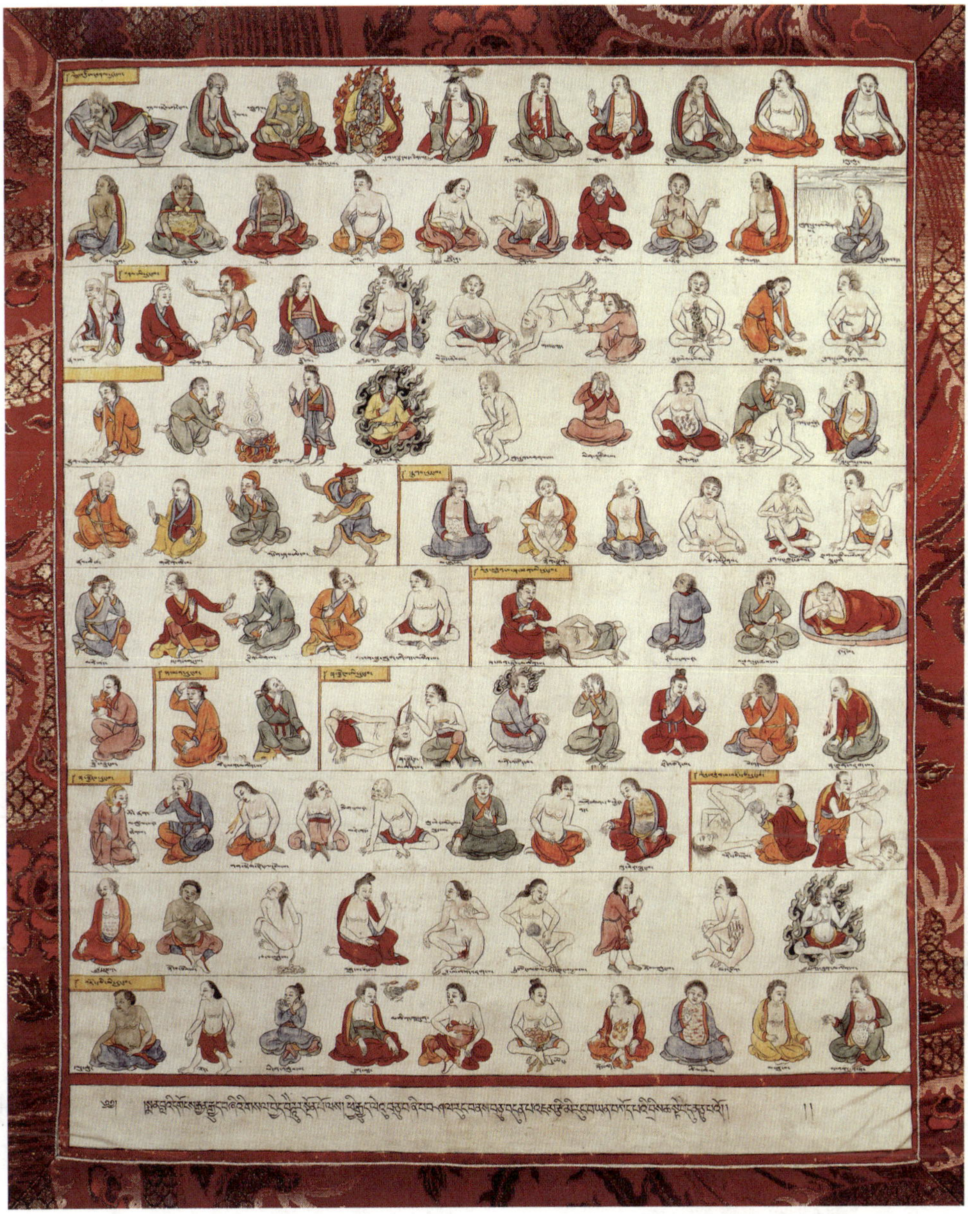

本图示五排除法中的排除血热赤巴病为主疾病的泄下法、引吐培根偏盛疾病的引吐法、治头痛及感冒深侵鼻窦和咽喉的滴鼻法、治下体隆病为主疾病的文灌肠法的治疗方法及其适应证、禁忌证等内容。

第十四章 泄下法

一、泄下术操作法

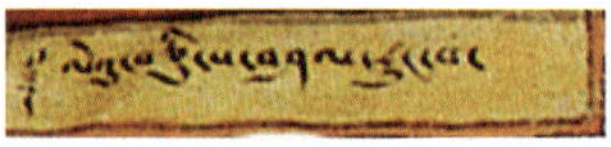

泄下法是服用具有下泻功效的药物，将赤巴偏盛的疾病泻出体外的一种疗法。施行泄下法前，食用一些蔬菜、鱼肉、猪肉、酸酒等有害食物激发腹内疾病，然后于次日清晨按《四部医典》所述操作方法依次服用泄下方子及催激方子，迫使培赤等疾病泻出。

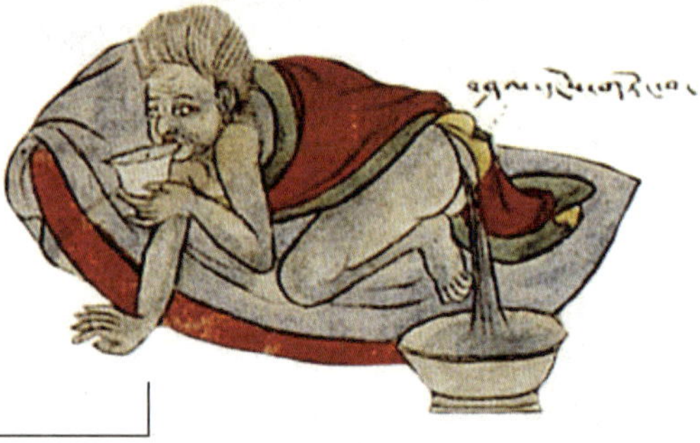

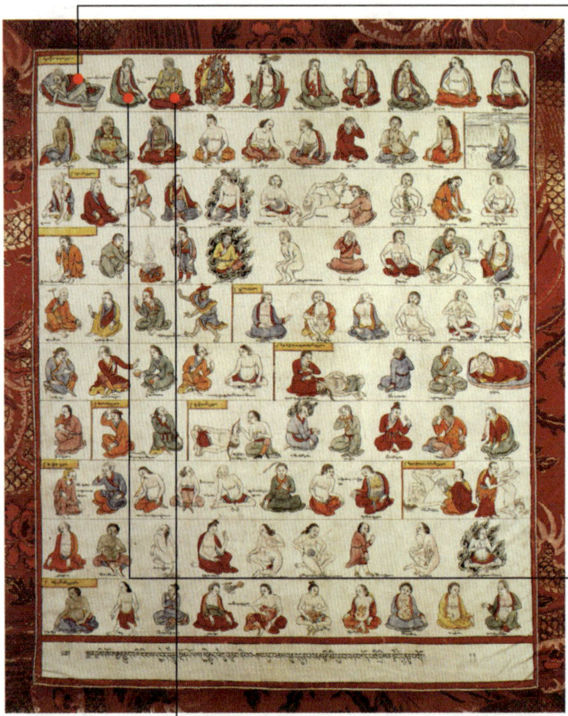

二、泄下法适应证

1 瘟病

春暖季节，由于白昼睡觉、体力劳动过度等原因，引起赤巴热邪不断增盛而发瘟病者，施行泄下法，可将降于腑的赤巴邪全部排除。

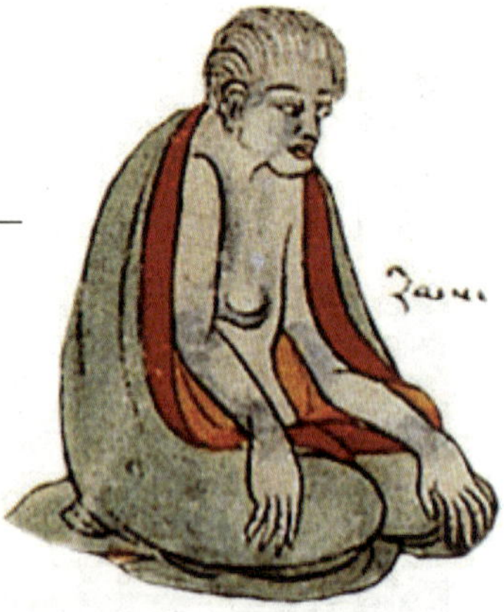

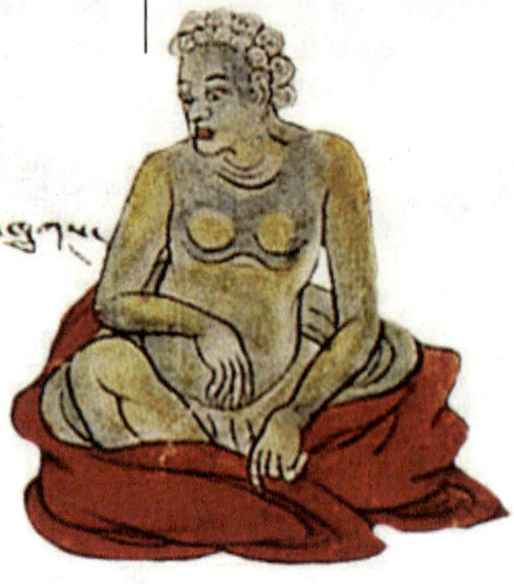

2 紊乱热病

反常时令、鬼祟、饮食、起居等四外因扰乱体内三邪，引起血热偏盛，灼烧身体七精华物质而致紊乱热病，施行泄下法可将紊乱热邪泻出。

3 成熟热病和高热病

反常时令、鬼祟、饮食、起居等四外因引起的热病成熟者，无别的病邪相助却热病强盛或病势发展为高热病者，施行泄下法可使其居于胆囊中的热邪泻出。

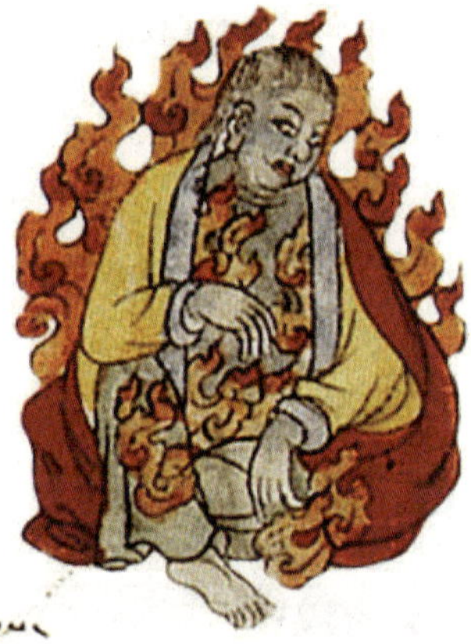

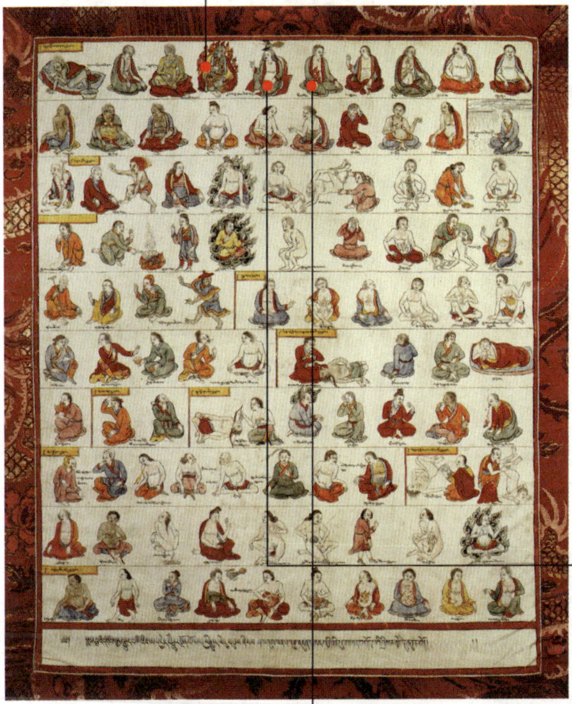

4 中毒后毒已被敛杀者

天然毒和配制毒等毒中毒或饮食相反变成毒造成中毒，服用收敛药毒已被收敛于腹，并服用对症药的患者，施行泄下法可使余毒下泻排除。

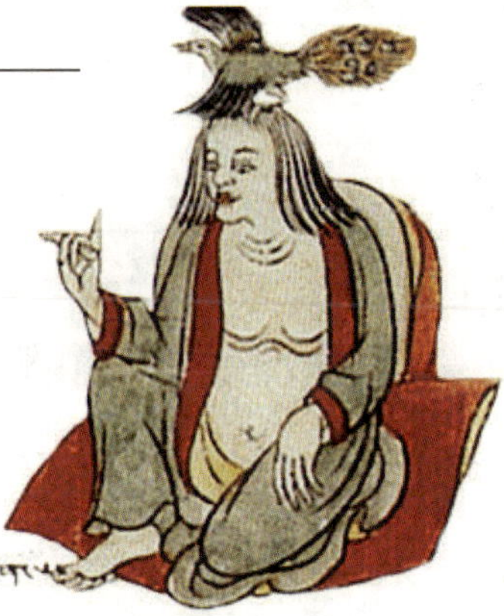

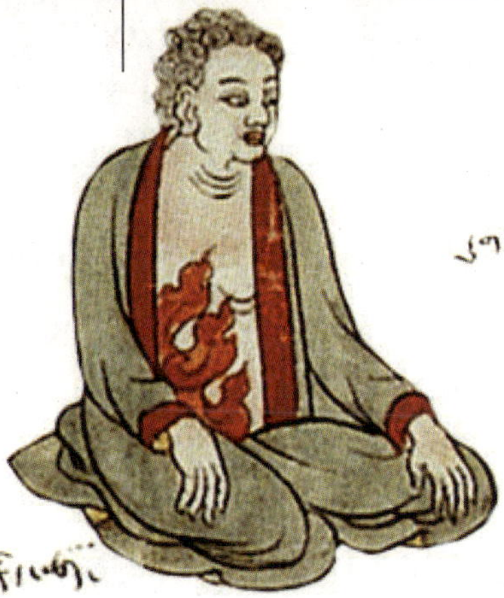

5 腑热病

饮食、起居反常引起热病，热病侵入小肠、大肠等腑器而发腑热病者，施行泄下法可将热病全部下泻排除。

6 积食不化

因三胃火衰弱不能将饮食糜烂、消化、分解为清浊而成积食塞满胃肠引起上吐下泻者，施行泄下法可将胃肠积食泄下，并可提增胃火和食欲。

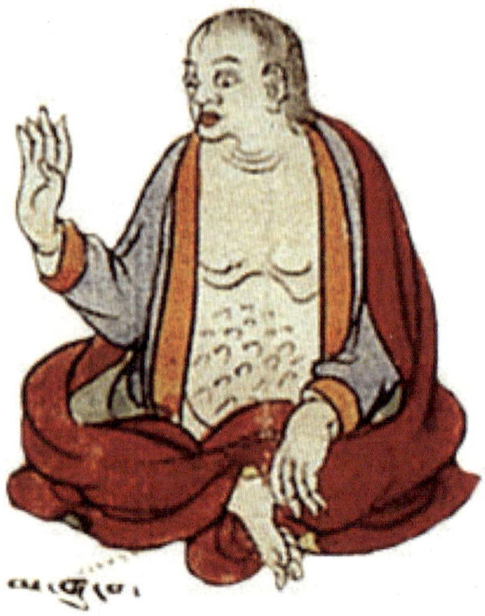

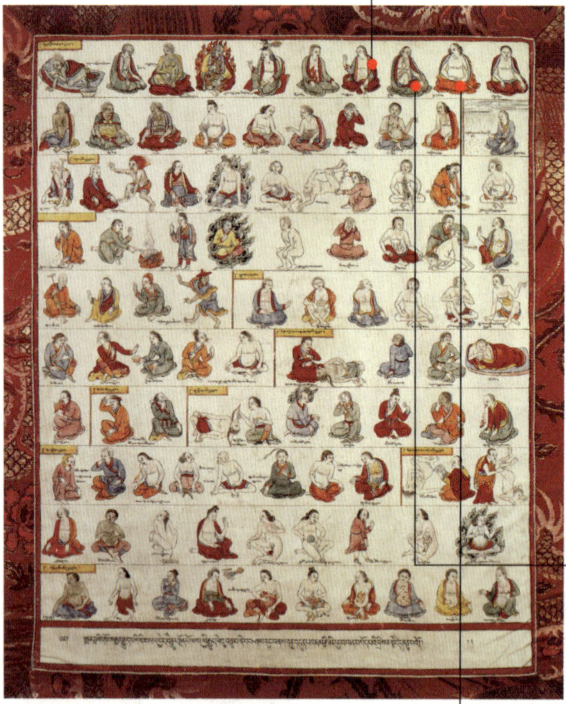

7 痞瘤

糟粕（食物）未消化停留于胃肠卷结成痞瘤，或精华（营养）未消化窜入肝脾和膀胱等，被热腐化卷结成痞瘤者，施行泄下法，可将未消化物质泻出，并能提升腹热，有助于化瘀破瘤。

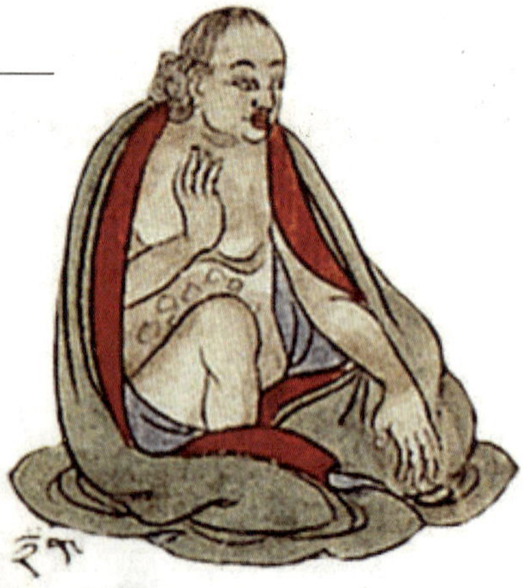

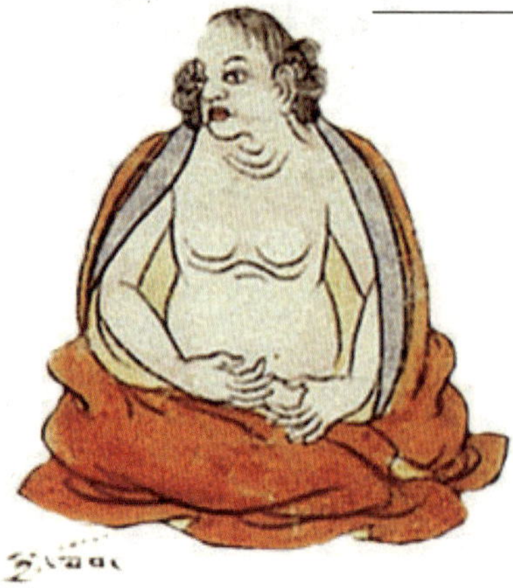

8 灰色浮肿

因胃火衰弱，清浊不能分解，食物糟粕窜入精华（营养、血液）运行的脉道进入肝脏，不能正常生化为鲜血而化为坏血，坏血又化为黄水，被隆（风）驱布于全身而发灰色浮肿病者，施行泄下法，可引排未消化物和黄水，能提升腹热。

9　腹水

水肿陈旧后在各脏腑中积聚泛滥，造成八水城（眼睑、脸部、胃、胸部、足背、胫、面等部）水肿、胃脘积水的腹水病者，施行泄下法可使脏腑等处的积水泄下，增生胃火。

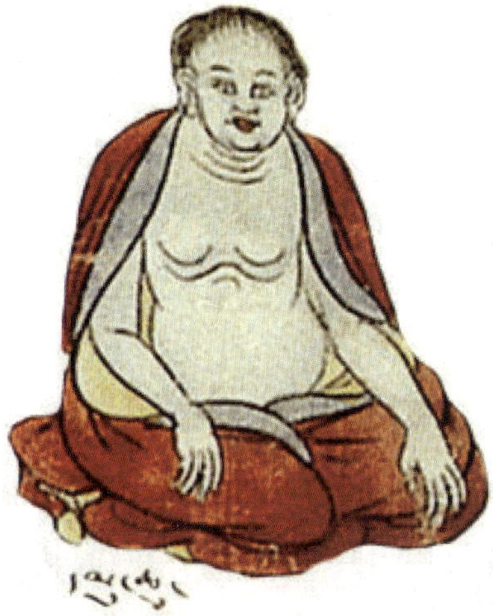

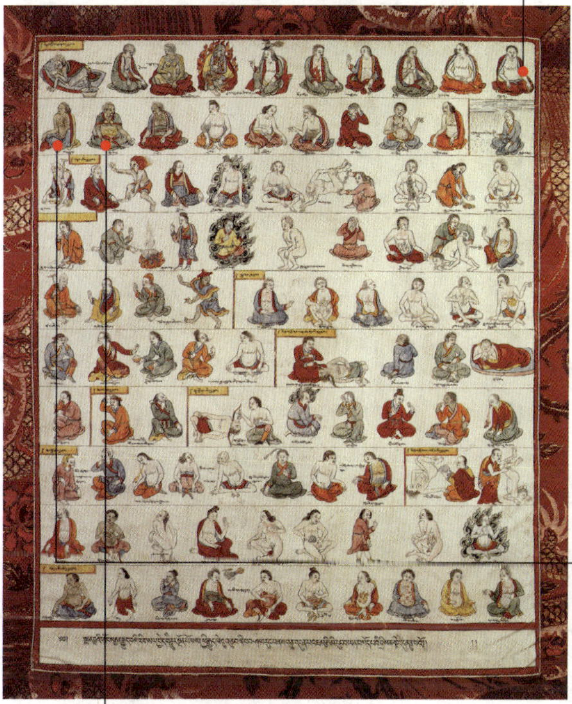

10　培根“木布”病

因不消化引起，由隆、赤巴、培根、血热、黄水等邪共同引发的培根“木布”病者，施行泄下法可使未消化物等下泻排除，增生胃火。

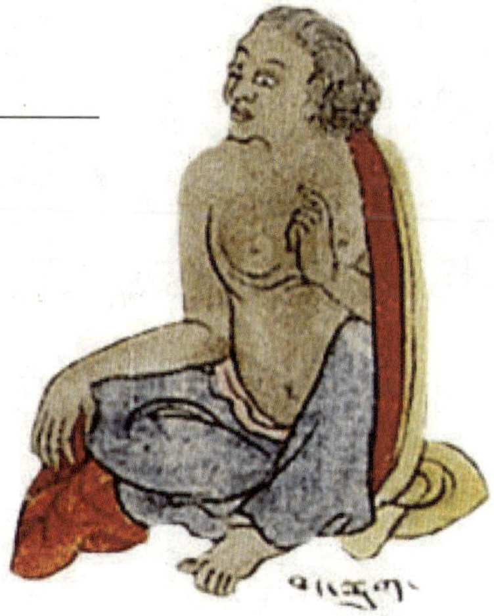

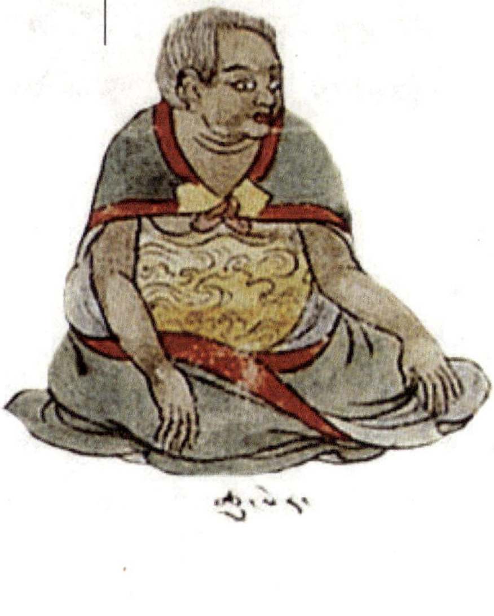

11　黄水病

经常在水中作业或卧于湿地等原因，引起体内黄水偏盛而发黄水病，进而变成水肿、灰色浮肿、腹水、日形脓肿等者，施行泄下法可使身体内、中、外三部所积黄水泄下。

12　麻风病

由于体内黄水生化紊乱，黄水伴随血热、赤巴邪侵犯全身，引起皮肤变黑、瘙痒不止、眉发脱落等症状的麻风病者，施行泄下法，可使病因——黄水和血热、赤巴邪等从腹内泄下干净。

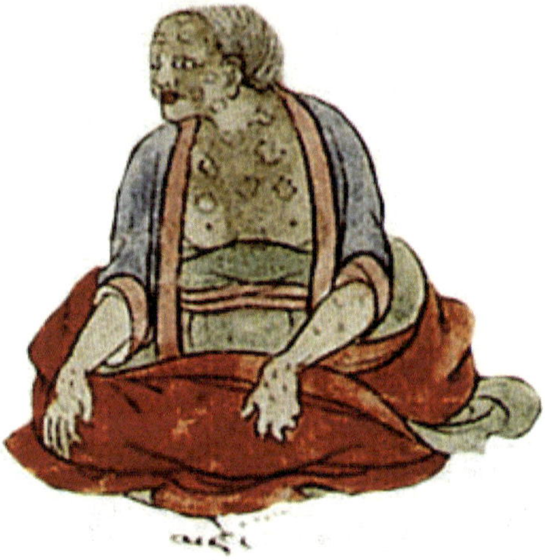

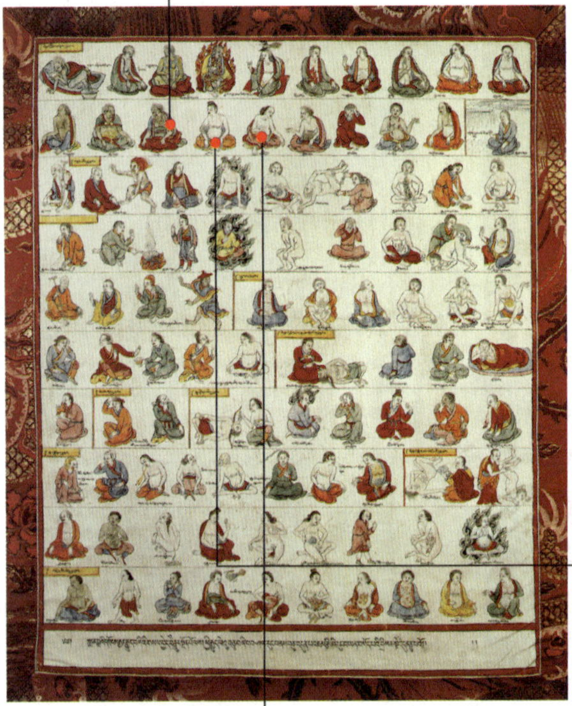

13　痛风

剧烈劳作、白昼睡觉等饮食、起居反常，扰乱隆、血妄行，引起肘关节、足趾等疼痛的痛风（“直合乃”）病者，施行泄下法，可消除血热，泄下出充斥于关节等处的黄水。

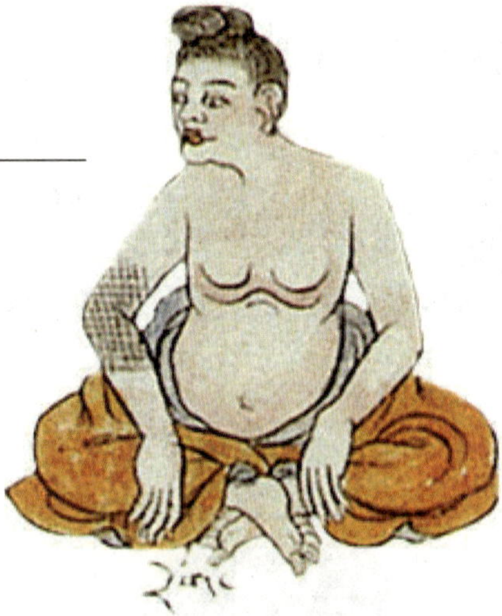

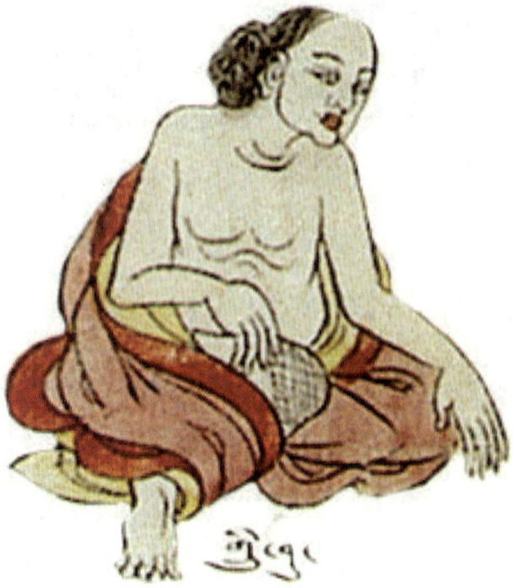

14　痹证

久居湿地、过食油腻食物等，造成精华（营养、血液）未在本位（肝）生化成熟而变为黄水，充斥于肌肉、骨骼、脉管、筋腱等处而引发膝关节等关节碎裂样疼痛的痹证者，施行泄下法可根除精华不消化等发病原因，促使精华安于本位、干燥黄水、清热。

15　虫病

由于饮食起居失当或反常、鬼邪作祟等原因，惹怒腹内寄生虫而患虫病者，施行泄下法可将虫驱出，对一切虫病有效。

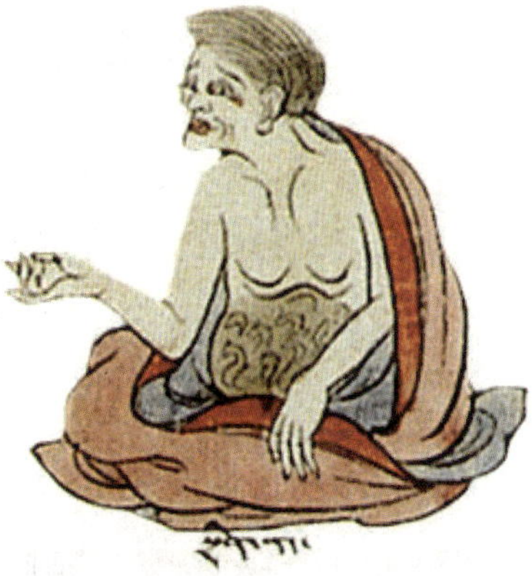

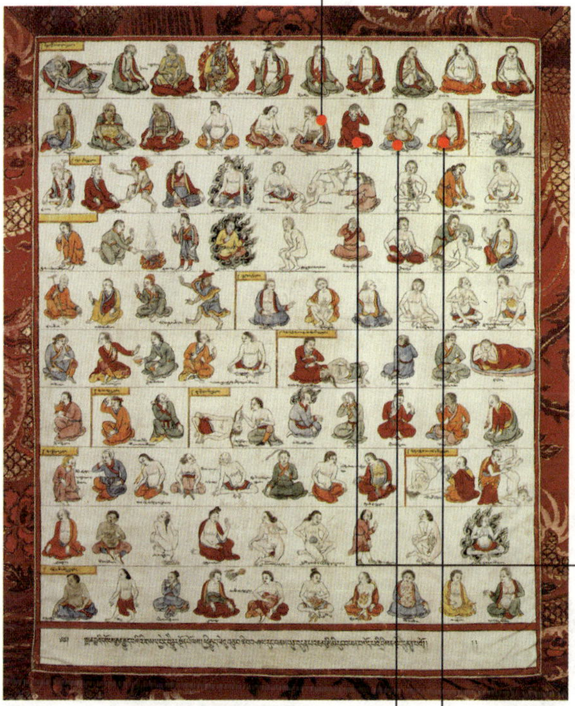

16　翳障症

病邪侵入眼睛水宫而发的翳障（白内障）分为隆致、赤巴致和血致翳障三种，其中对血和赤巴所致的翳障患者，施行泄下法可将病因血热和赤巴邪等泄下。

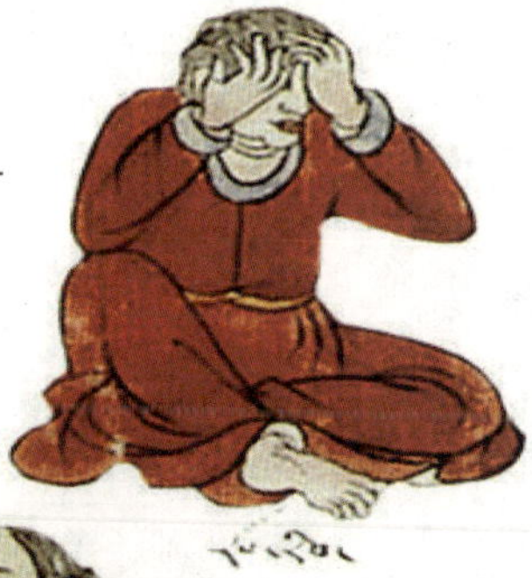

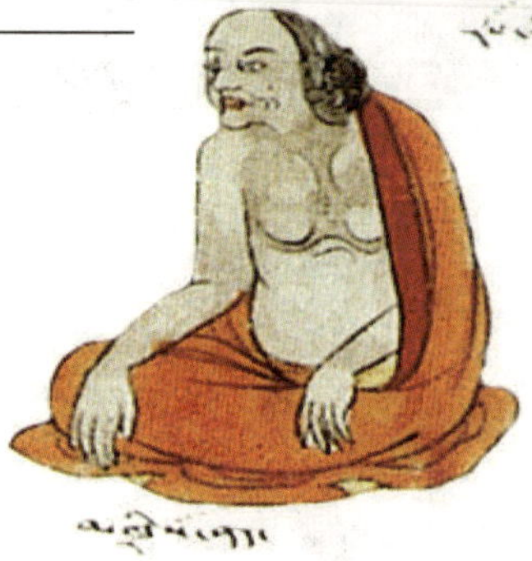

17　陈旧疮伤

疖痈和日形脓肿等先天性疮疡及箭、石、刀、矛等利器外伤，经久不愈者，施行泄下法可将病因血热、黄水等排出，治好疮伤。

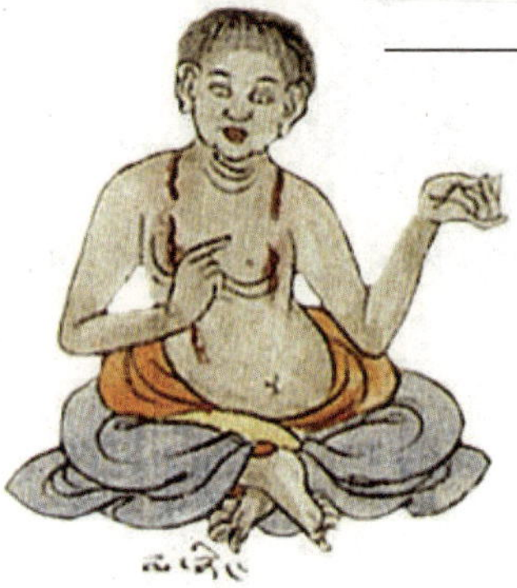

18　赤巴病

多食辛酸及腐败食物，剧烈劳作，受箭、石、刀、矛等利器外伤，引起赤巴的热、锐性偏盛而发赤巴病者，施行泄下法，可将赤巴邪降于胆囊排出体外。

三、泄下法禁忌证

1 冬季

在冬季因外界气候非常寒冷，泻药性效变得凉而糙，容易摧毁胃火，引发培根病，故冬季禁止泄下。

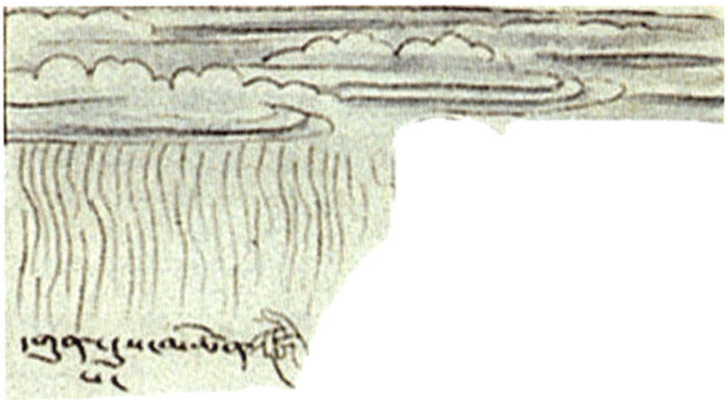

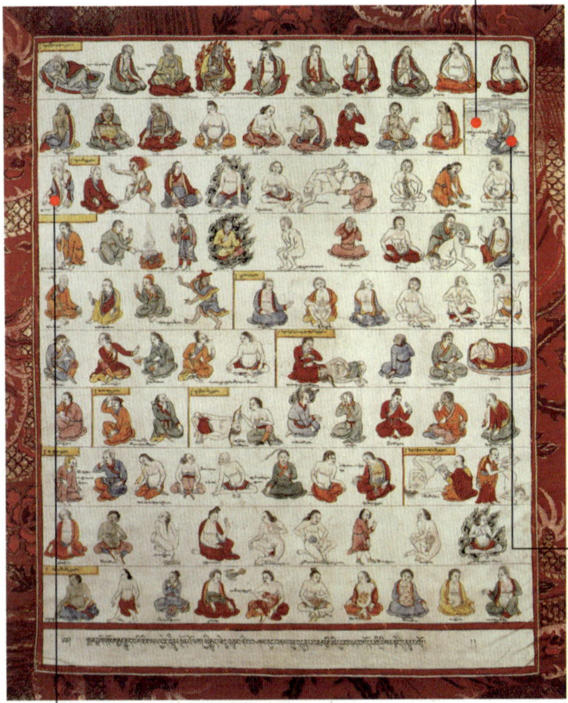

2 体力衰弱者

体力衰弱、非常虚脱的人，泄下药量不足，则会引发旧病，造成食欲不振；泄下药过多过猛造成体力不支，可致生命与疾病俱损，不宜泄下。

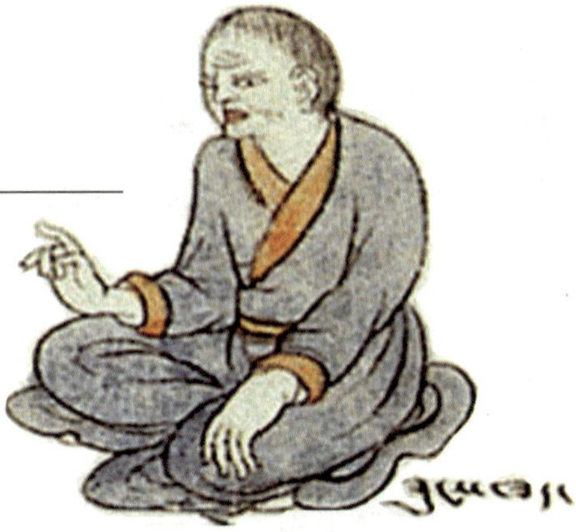

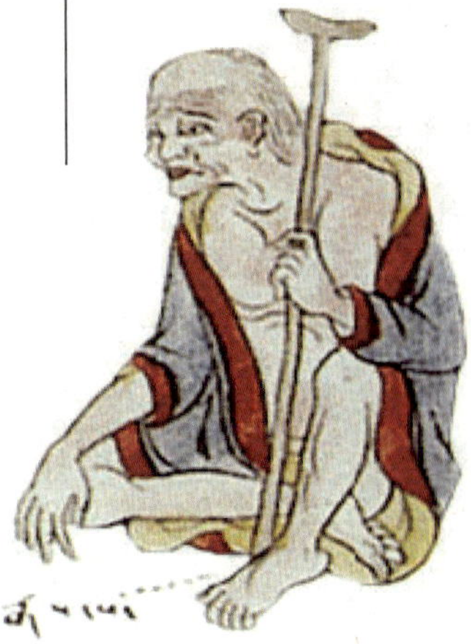

3 老人

70岁以上年迈老人，体力衰弱、胃火衰减，施行泄下法会造成体力不支。泻药一般性凉而糙会摧毁胃火，将腹内饮食泻出，造成营养贫乏，激发隆病。

4 鬼祟病患者

鬼魔作祟的疾病病情变化大，若行泄下法，因鬼魔作祟不但不能顺利泄下，还会激化病情。

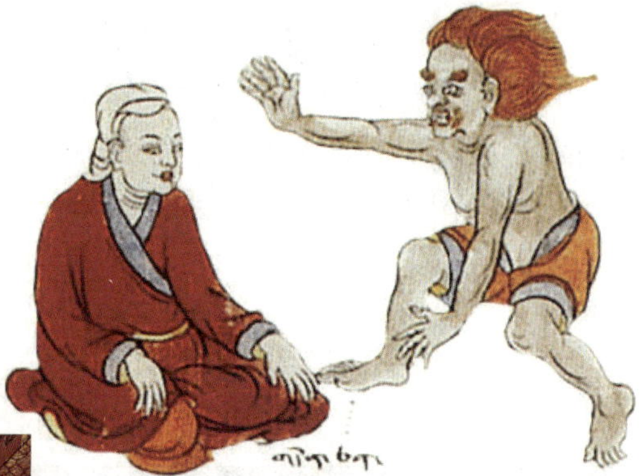

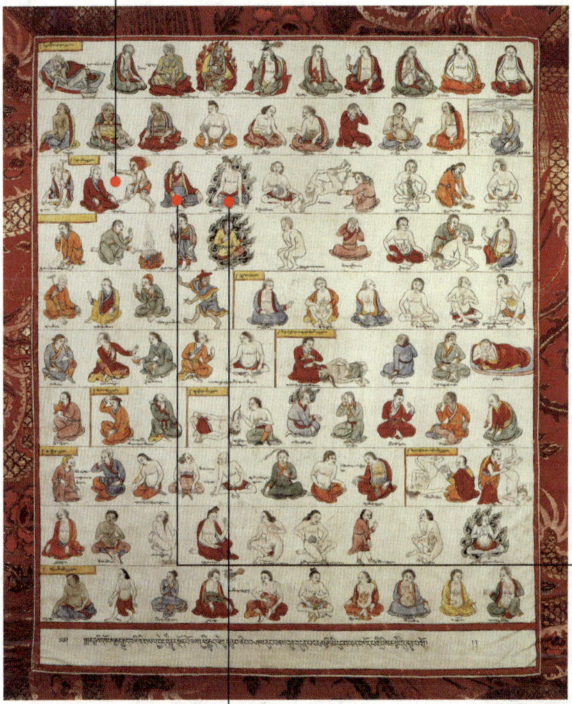

5 孕妇

孕妇用泄下方药会危害胎儿，有流产之危险，故妊娠期间禁止使用泄下法。

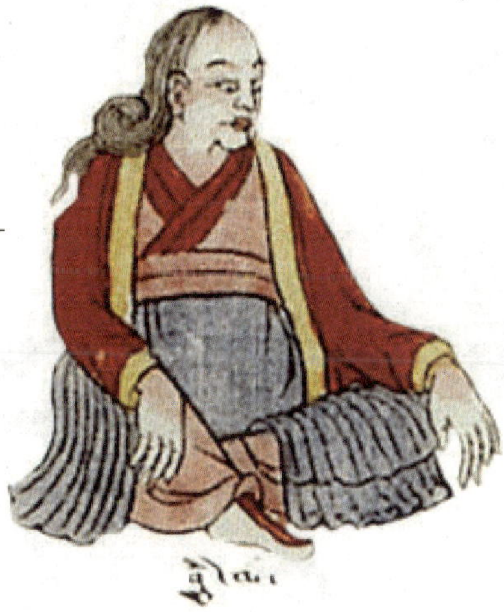

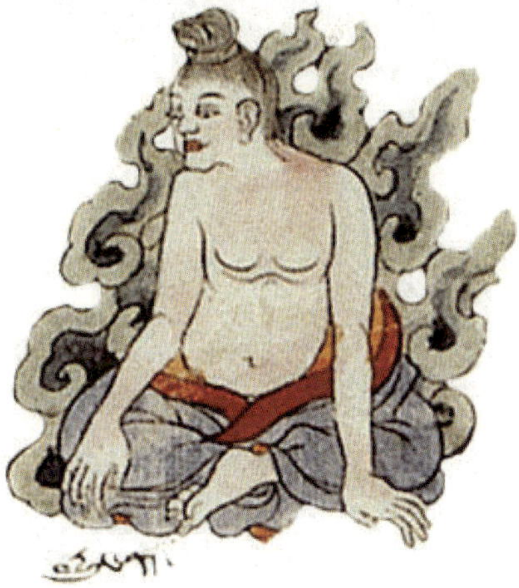

6 隆病患者

患有隆病的人施行泄下法，因隆邪性质使胃变硬即消化功能变弱。若隆邪变成泄下的敌人，不但影响泄下效果，还会激化病情。

7 胃火式微者

对三胃火功能衰弱，不能很好消化食物者，施行泄下法，不但胃火不能消化下泻药物，而且由于泻药性凉而糙，更能摧毁胃火，激起腹水和下落水肿等疾病发生。

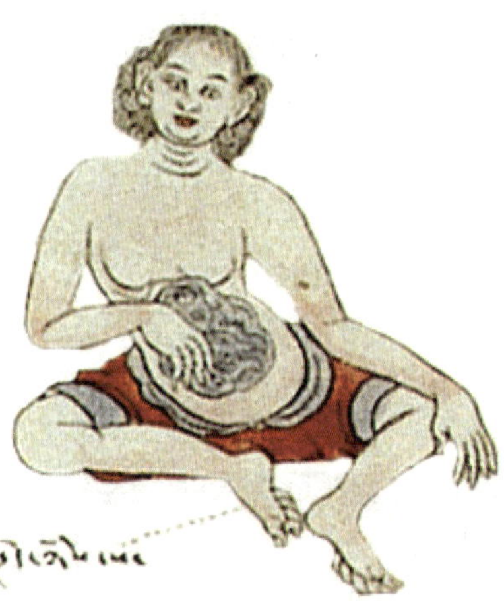

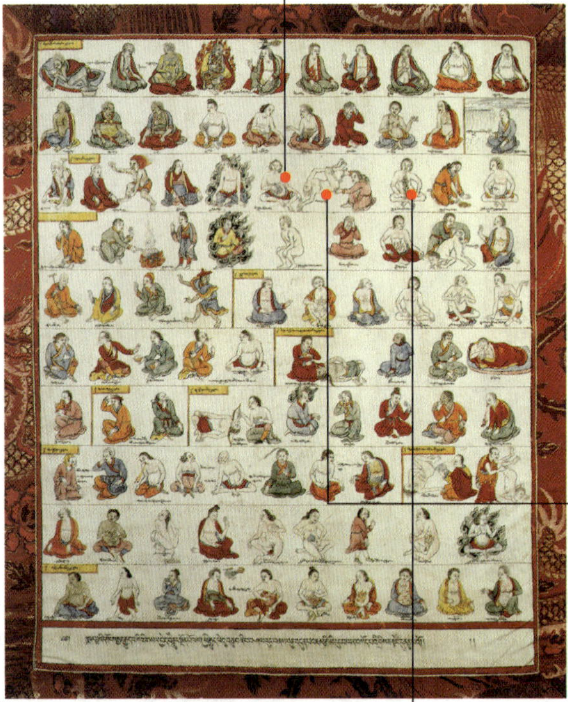

8 痔疮患者

对患痔疮和脱肛的病人施行泄下法，将腹内疾病残留驱泻出来的同时，痔疮会受到压迫挤压而发生出血，加重病情。

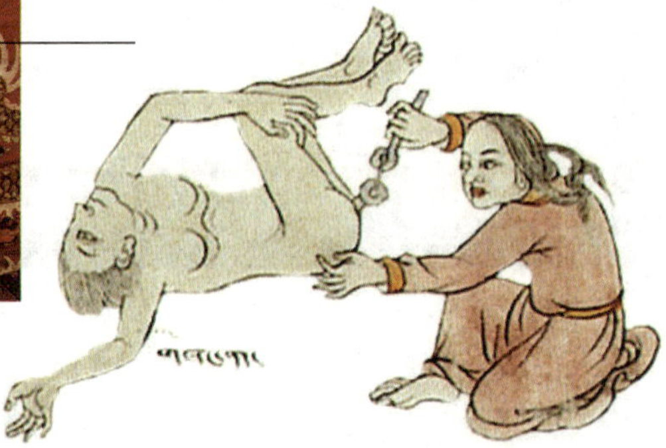

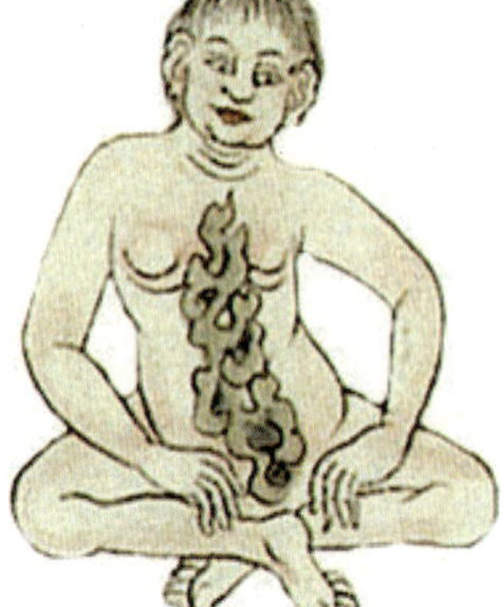

9 下泻隆逆行患者

下泻隆是具有排控精液和两便功能的一种隆。如果其功能反常即下泻隆逆反向上则会造成大、小便等难以泄下。此时如果施行泄下法不但难以下泻还会造成腹胀胀硬、疼痛加剧。

10　恶心患者

对饮食在胃中不适，产生恶心欲吐的患者，强施泄下法则会立即吐出药物难以起到泄下效果。

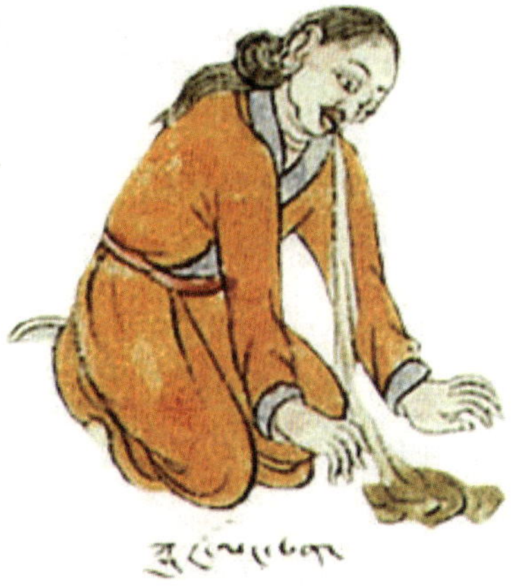

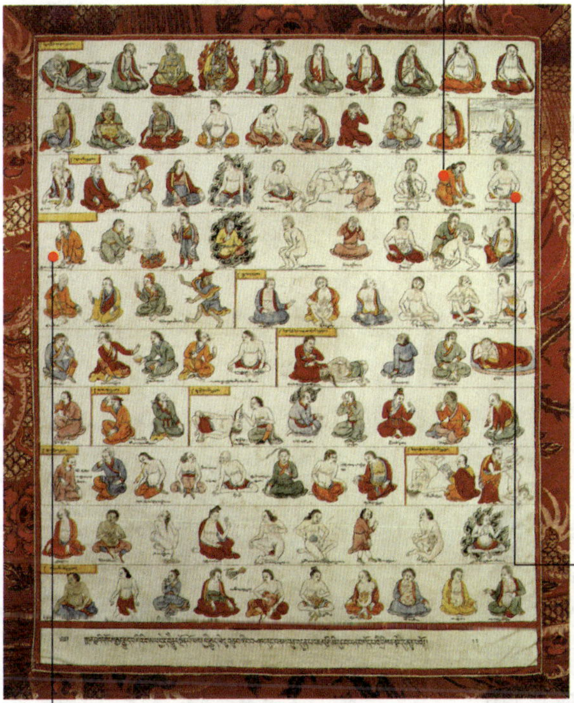

11　腹中有异物遗留者

对箭头、子弹等异物遗留腹内者，施行泄下法则会导致异物深陷、疼痛加重，难以排除。

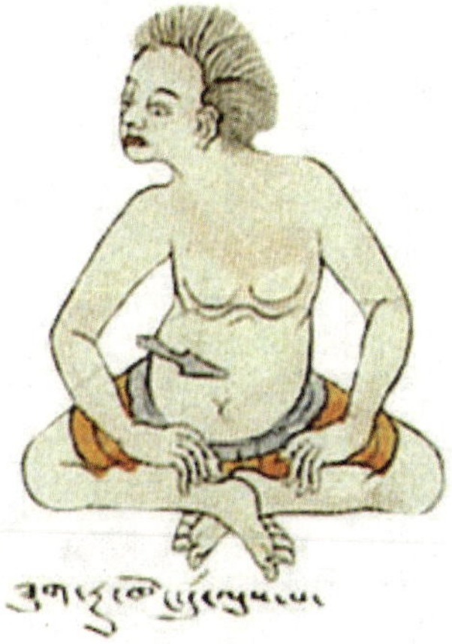

第十五章　引吐法

一、引吐法

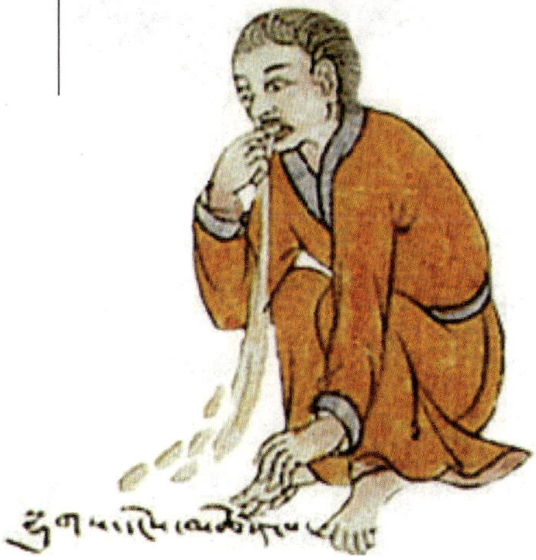

引吐法是将培根偏盛的疾病上引而吐出的一种疗法。施术前食用一些不利的食物以激发疾病，黎明时分将引吐药温热后服用，不能说话，蹲坐，欲吐时抑制几次，之后垂头，膝盖顶着腹部伏地呕吐，吐物接于盆中以备察色。引吐法可将培根病引排出来。

二、引吐法禁忌证

1 体力衰弱者

对久病不愈，体衰无力，非常羸弱患者，施行引吐法，不但不能吐出污物还会造成病与体力俱伤，此时又因隆偏盛，胃发硬（收缩功能弱）引吐变得更艰难。

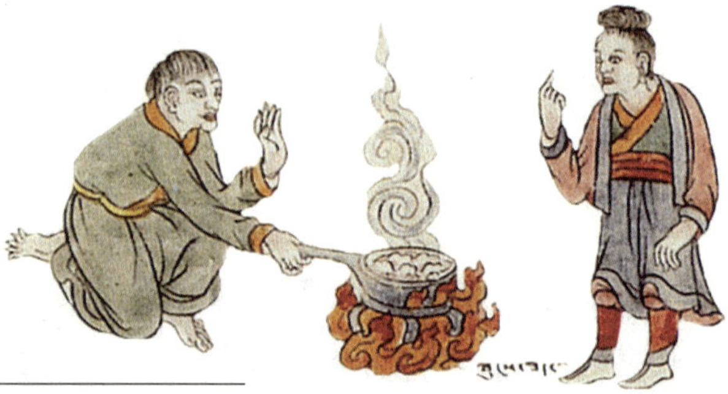

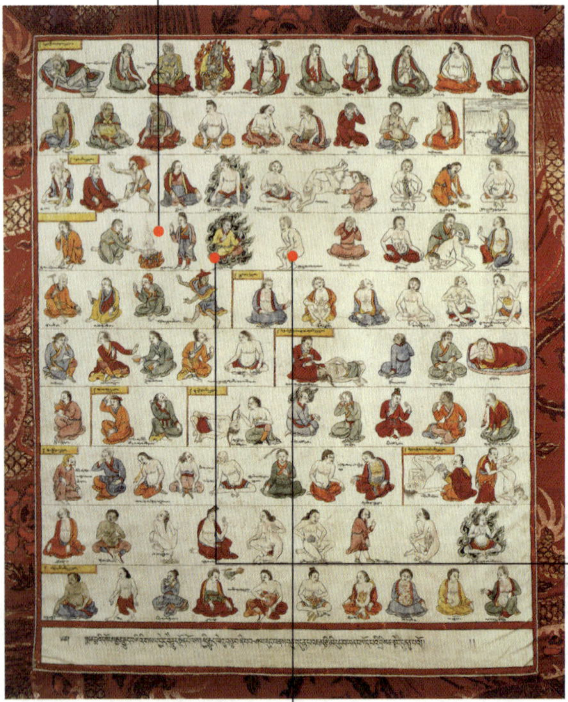

2 隆偏盛者

隆偏盛患者施行引吐法，隆邪的功能会使胃腹变硬，又因引吐药性糙而温，会将腹中药食一同吐出，造成隆偏盛而引吐不能奏效。

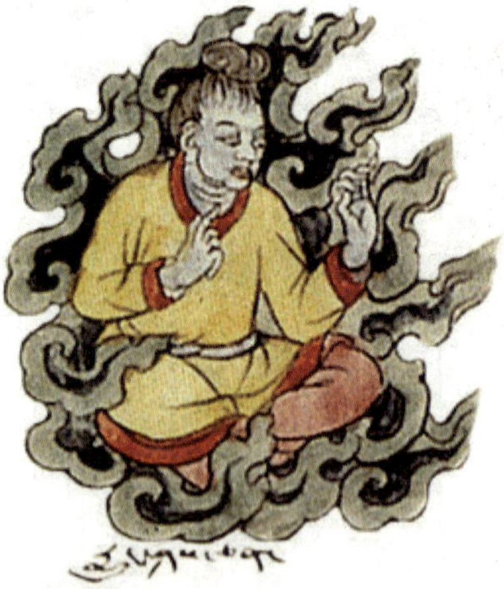

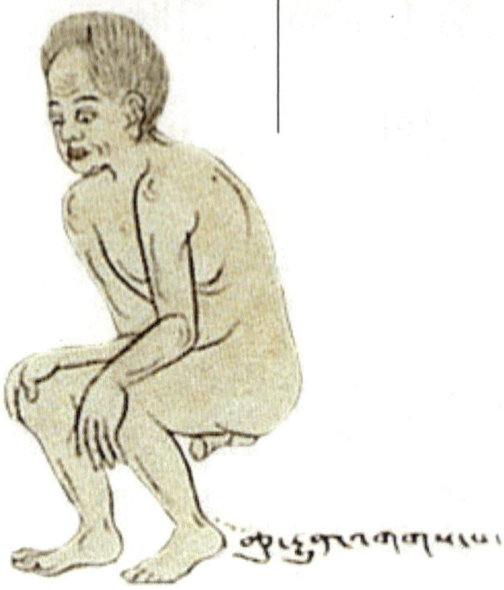

3 尿闭症

饮食起居不当或鬼邪作祟等原因，造成下泻隆逆反，导致尿流不通者施行引吐法，因引吐药性温而糙造成隆偏盛，与逆行的下泻隆卷结在一起有害于尿之流通。

4 翳障症

眼睛内宫出现疾病，造成视物模糊的翳障者，施行引吐法则会加重该病，应禁止。

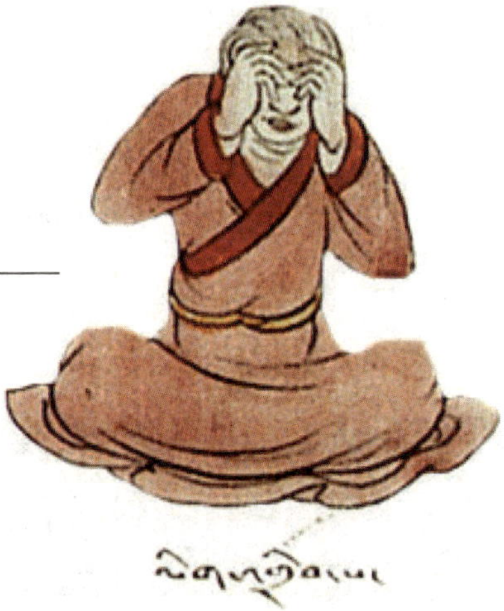

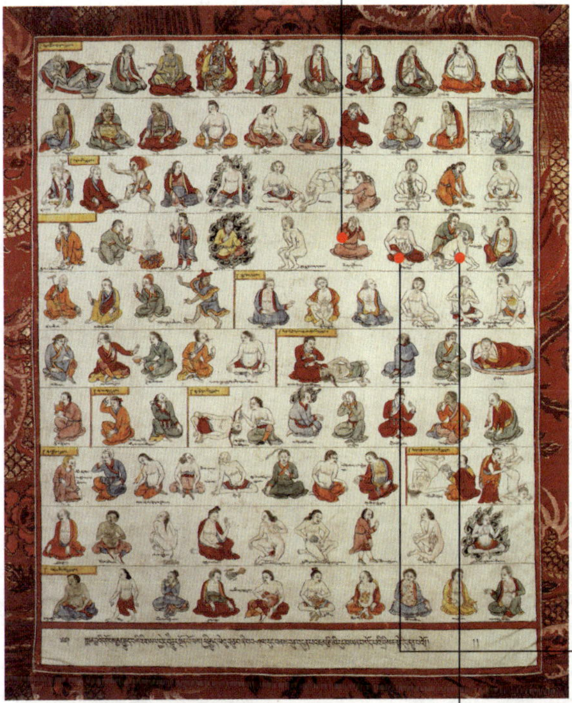

5 虫病

饮食起居不当、鬼邪作祟等原因，将身体内中外的寄生虫扰怒而发虫病，造成难忍疼病者，服用引吐药则反会扰怒体虫，加重病情。

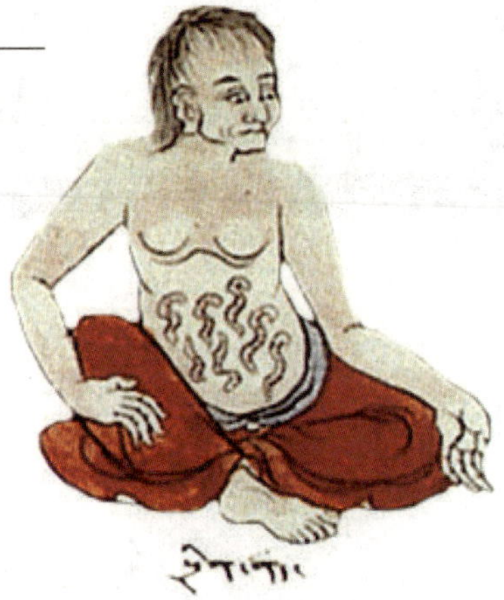

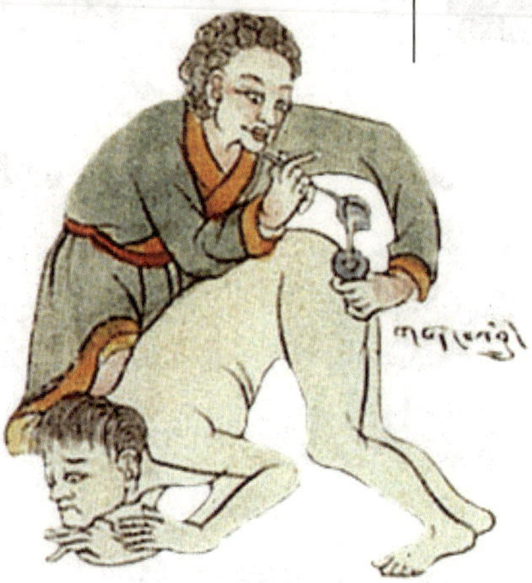

6 痔疮患者

因过食辛辣和腐败食物，久坐薄垫或湿地等不当饮食起居引发直肠和肛门痔疮，服用引吐药则有脱肛或肛门出血的危害，不宜施术。

7 肉中毒症

生肉腐变或被毒气污染，熟肉出锅后多日密闭于容器，或肉类被奶乳、酸味品及糌粑气味等污染，食用这些肉类后便会中毒，毒扩散全身。如果未进行收敛、扑杀，先行引吐法，不但不能将毒排出，还会激化病情。

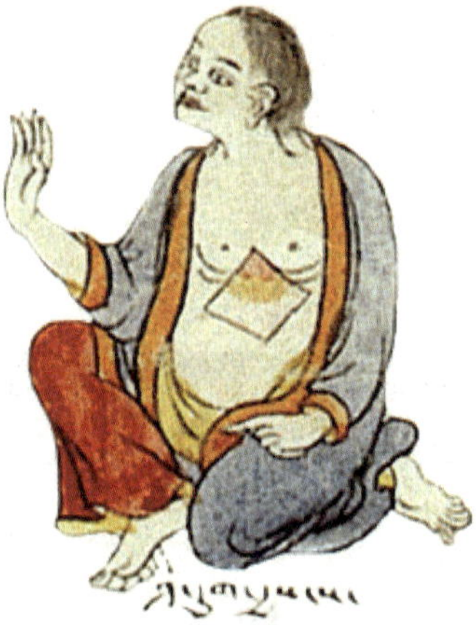

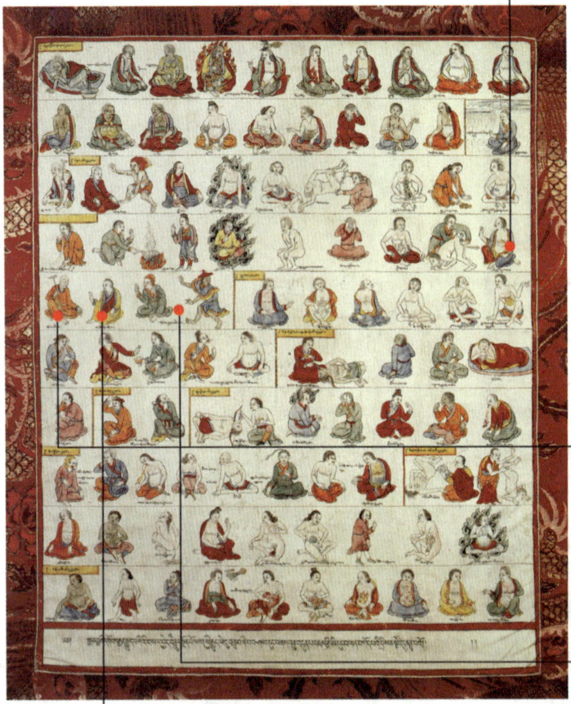

8 老迈者

对年岁非常老迈的人，施行引吐法，因体力衰弱不但不能吐出胃中致病物质，还会激发零星隆，导致病与生命俱损。

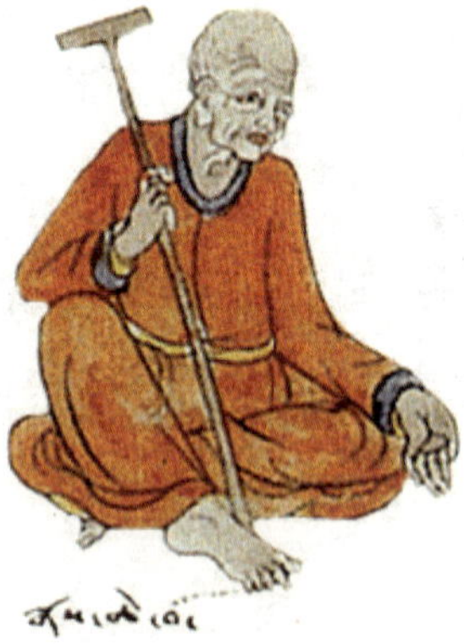

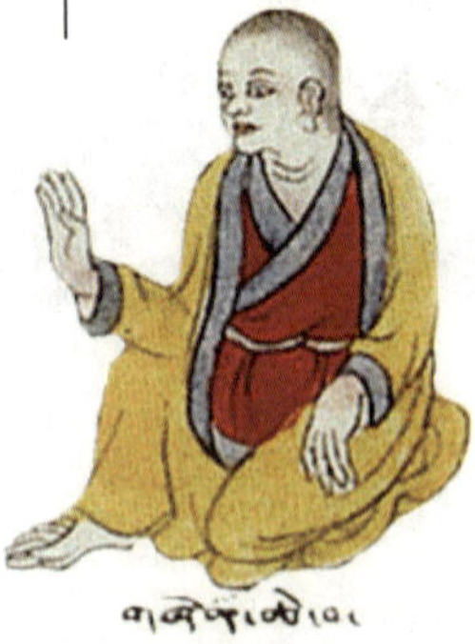

9 年幼者

对年龄小，发育不健全小孩，施行引吐法，会因体力不支而激发其他杂病。

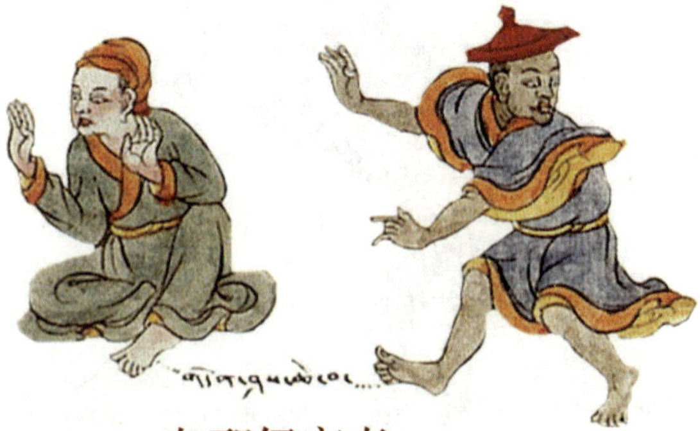

10 鬼邪侵害者

被鬼魔侵害的患者，不宜施行引吐法，因为被鬼祟所致疾病则变化多端，引吐法不但不能顺利吐出有害物，而且会激发其他疾病。

三、引吐法适应证

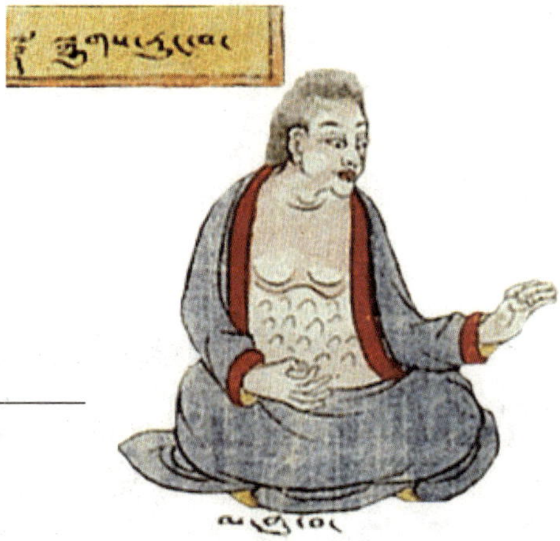

1 消化不良

对饮食未能被三胃火很好糜烂、消化和分解清与浊而滞满于胃部者，施行引吐法可将不消化物导引出来。

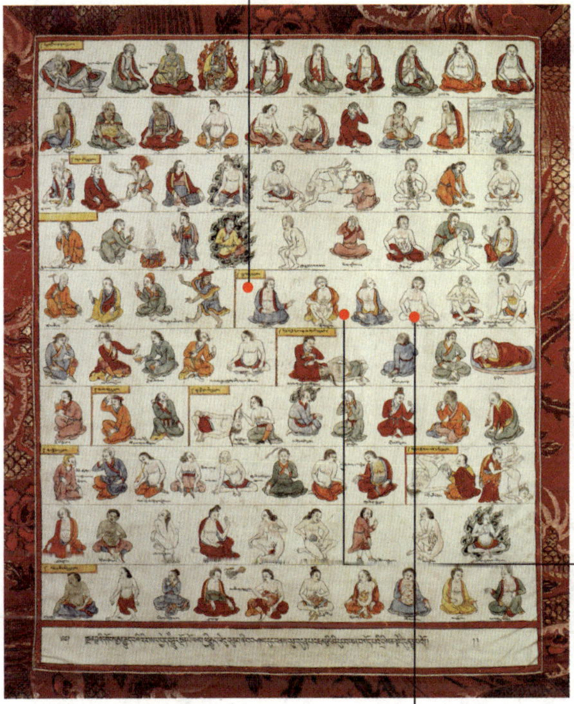

2 剑突痞瘤

三胃火未能将饮食正常消化，造成培根胃黏液泛滥，被隆邪卷结于剑突下胃部而引发剑突痞瘤者，施行引吐法，因引吐药性温而糙，不但能破瘤，而且可引吐。

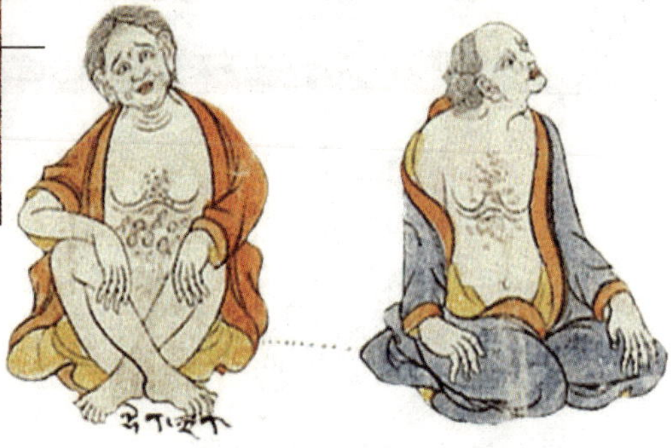

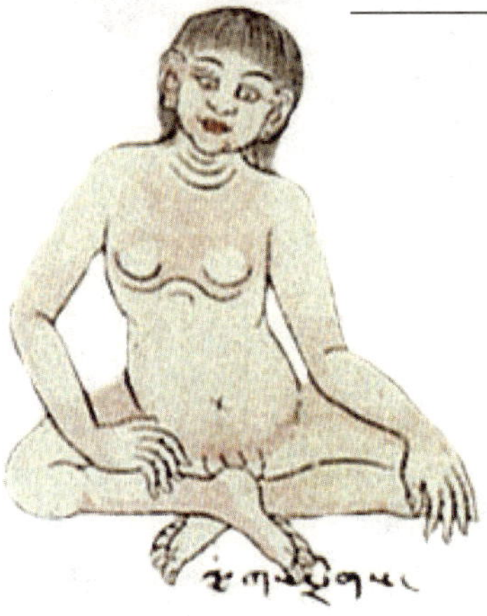

3 铁垢症、剑突培根症

对由于食物未消化造成胃黏液泛滥，胃内壁皱纹间结成铁垢状青黑色物质，导致胃火衰弱、积食不化的剑突培根症、铁垢症患者。施行引吐法，因药性糙可将胃壁皱纹间结成的铁垢状物腐蚀导引出来。

4 中毒症和腹绞痛

对误食天然毒或合成毒所致的中毒症，或胃肠发生牛角犄样剧烈疼痛的腹绞痛患者，立即施行引吐法可将毒引出来，也能镇止腹痛。

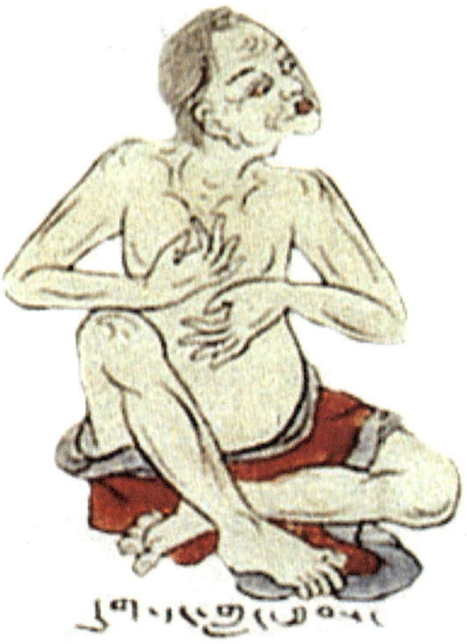

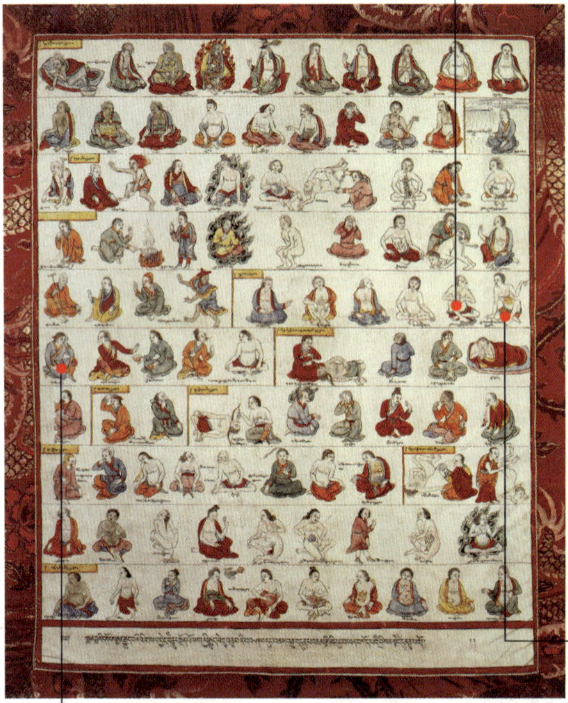

5 血胆落于胃症

对外伤伤及肝和胆囊，引起坏血增盛或胆汁增盛溢落于胃部者，施行引吐法可将坏血、胆汁引出。

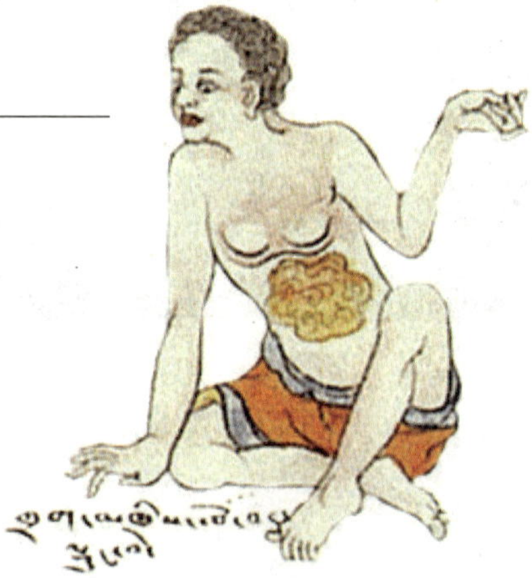

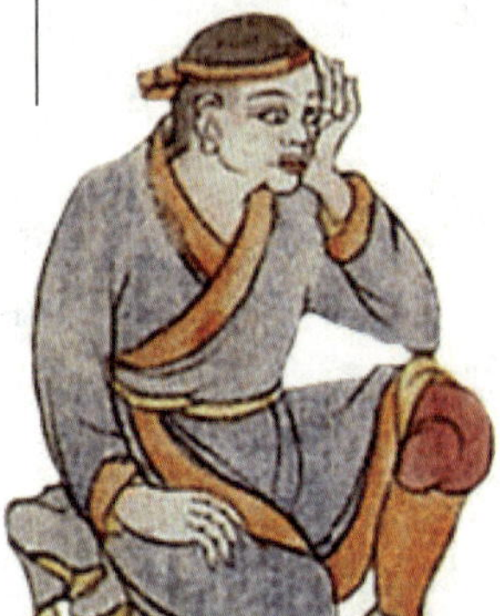

6 头部疾病

培根依居于大脑，属土、水元，由其引发的疾病一般为培根偏盛所致，头部疾病属于此类疾病，施行引吐法，因药性温而糙可以摧毁培根邪的重、钝性，头病便可治愈。

7 胃口不开

对因饮食起居失当或鬼邪作祟，造成胃火衰弱，导致胃口不开、无食欲，施行引吐法，因药性温而糙，可以引出培根的黏腻和胃黏液，温养胃火，开启胃口。

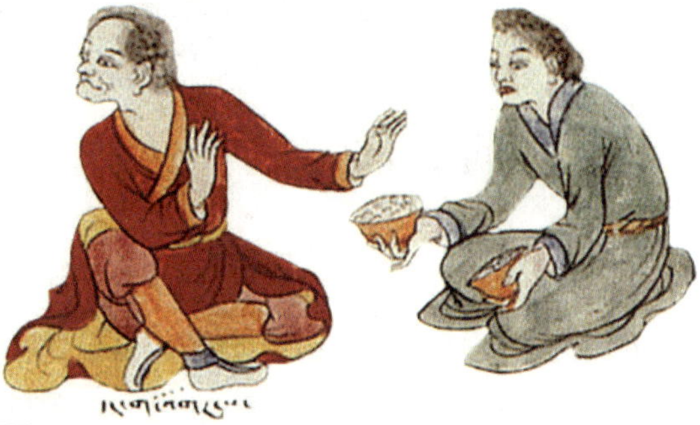

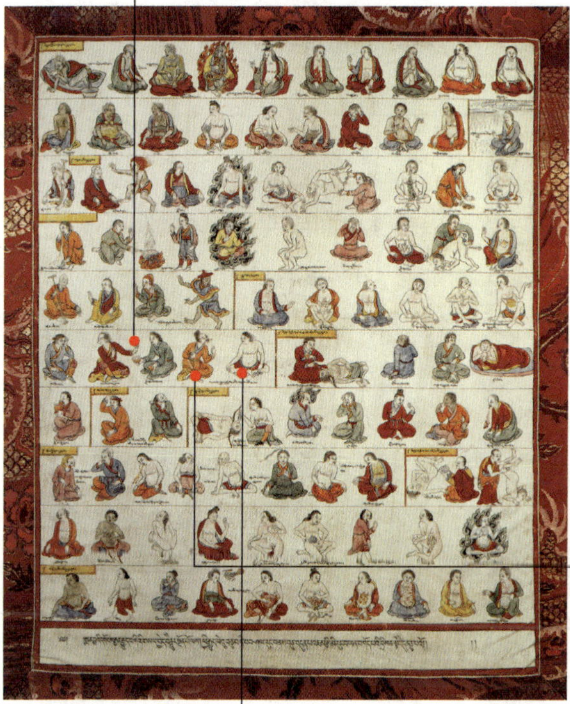

8 虫病

由于饮食起居失当或鬼邪作祟等原因，扰怒胃肠内各种寄生虫，使它们上行至口或鼻又返回腹中，服用引吐药，可将虫导引出来。

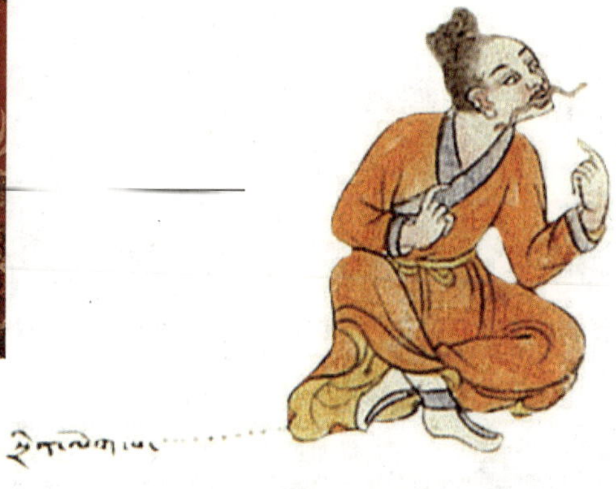

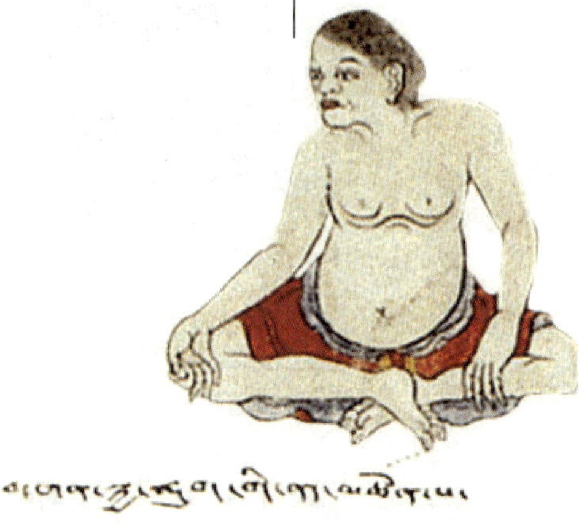

9 培根病和“木布”病

对六种单纯培根病和主要因不消化引发，隆、赤巴、培根、血热、黄水等邪聚合的培根“木布”病，施行引吐法，可导引培根等病邪外出。因药性温而糙，可阻断培根黏液和黏腻物的生成。

第十六章 滴鼻法

一、滴鼻法

滴鼻法就是往鼻孔滴入药汁，平息锁骨以上疾病的一种治疗法。上午或下午擤净鼻涕仰卧，将弓扣于地，颈枕在弓槽上，头后仰，往鼻中滴药数滴，药汁若从后鼻孔流入口腔时，要憋气将药汁顶回，施药后休息片刻，此法有益于头部和锁骨以上疾病的治疗。

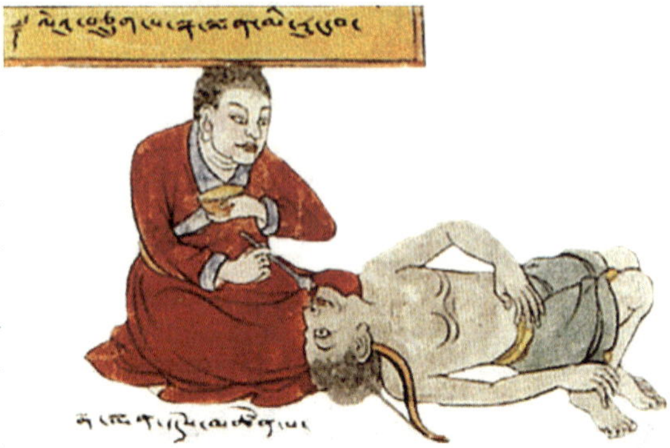

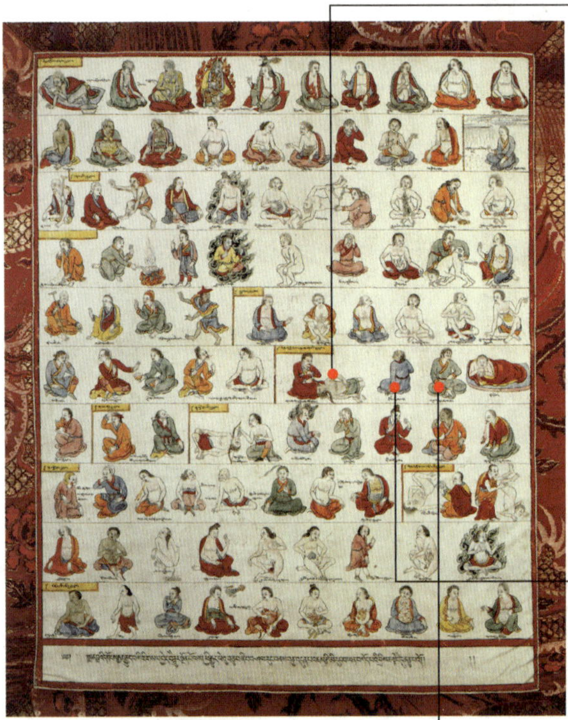

1 滴鼻法禁忌证

1.1 瘟病初起

时令反常、饮食或起居失当、鬼邪作祟等四种原因引发的瘟病，初起一般处于未成熟热病阶段，此时行滴鼻法不但不能揭开掩盖在热病上面的培隆寒病盖头，反而激起热邪，故要禁用。

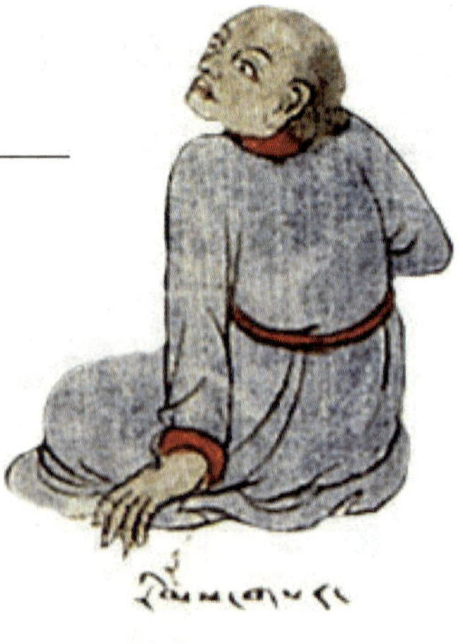

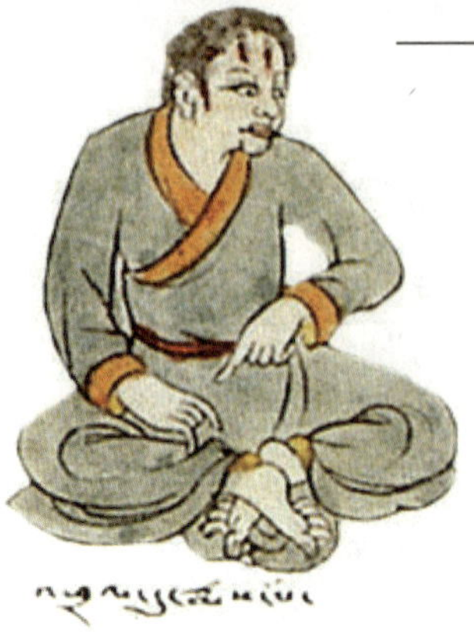

1.2 新发创伤

被箭、石、刀、矛等利器刺伤，或起居不当引发的创伤，滴鼻法会引起伤血不止，造成身体瘦弱，故要禁止。

1.3 酒醉者

酒醉会影响体力并激化疾病，使病邪不能居于本位，滴鼻法不但不能将病邪排出，还会使疾病复杂化。

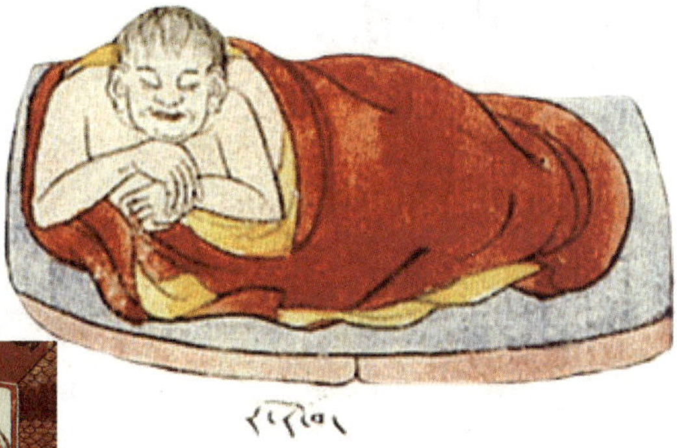

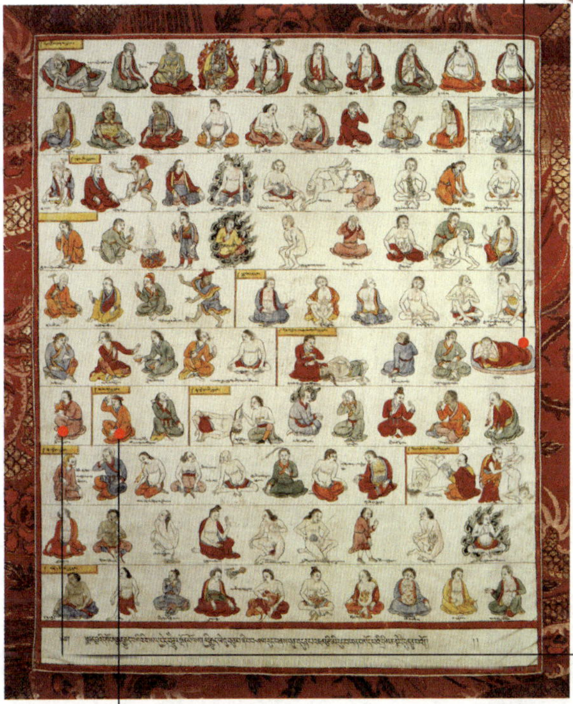

1.4 饮油脂者

饮用了骨髓、脂肪融汁、酥油汁等油类者，滴鼻法有害于身体，故要禁止。

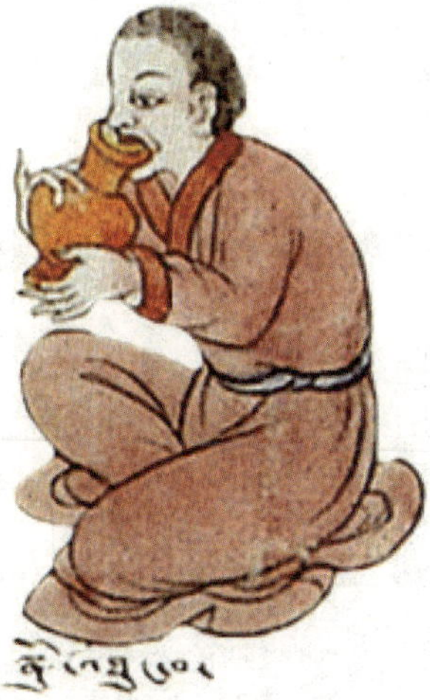

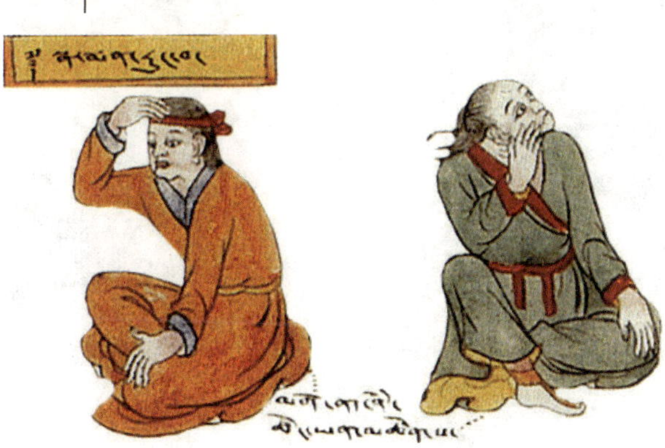

2 滴鼻法适应证

鼻为脑之户，滴鼻法对黑白“亚马脑”病、隆血夹杂头病、头刺痛及耳、目、腮、脑等疼痛、流鼻血、外伤脑出血、虫牙等各种上体疾病有特效。

二、灌鼻法

灌鼻法就是将药汁灌入鼻孔，排出侵入鼻后窦的感冒病（感冒引起的鼻窦炎）、侵入咽喉的感冒病（感冒引起的咽炎、白喉）等的一种治疗法。早晨，擤净鼻涕仰卧，将弓扣于地，固定牢，颈枕于弓槽上，头后仰，向鼻中灌药汁，药汁若从后鼻孔进入口腔时憋气将药汁顶回鼻腔，每次坚持数分钟，可将诸多疾病排出于外。

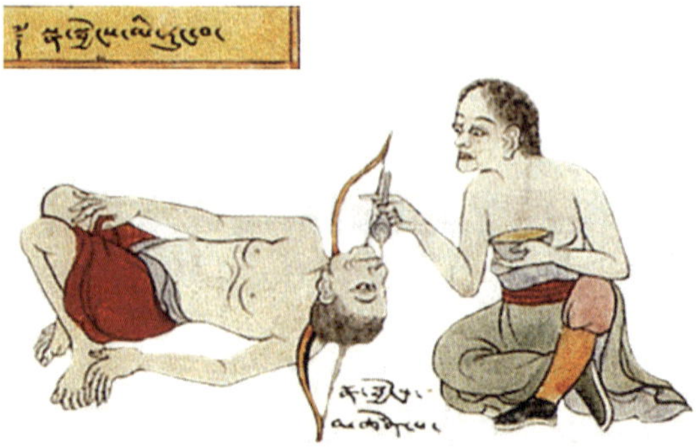

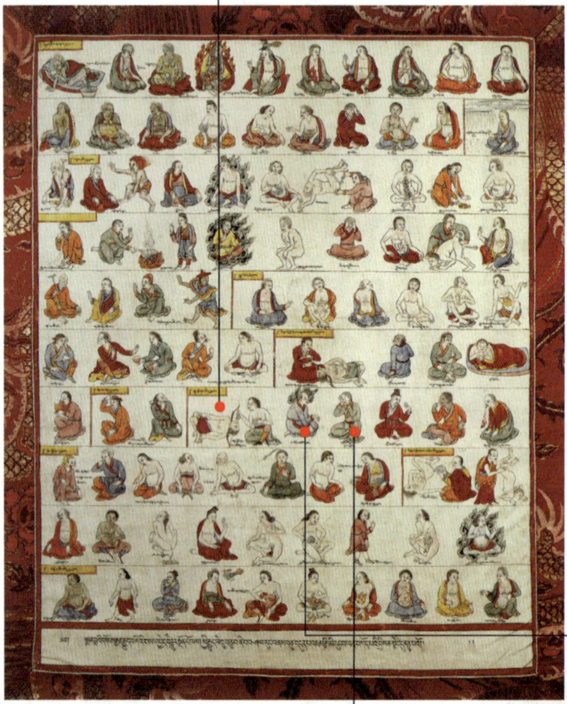

1　灌鼻法禁忌证

1.1 头晕

斋戒、临风受凉，或流血过多等饮食起居失当，会引起体内隆邪紊乱而发头晕，施行灌鼻法，因有隆邪治疗不但无效果，反而引起隆紊乱，加重头晕。

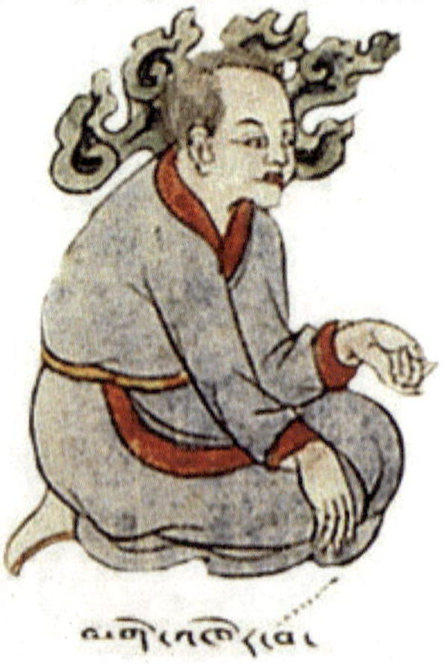

1.2 翳障

隆邪侵入目中央造成翳障，视物不清者施行灌鼻法，因有隆邪作怪治疗不但不能收效，反而会使视觉更加不明。

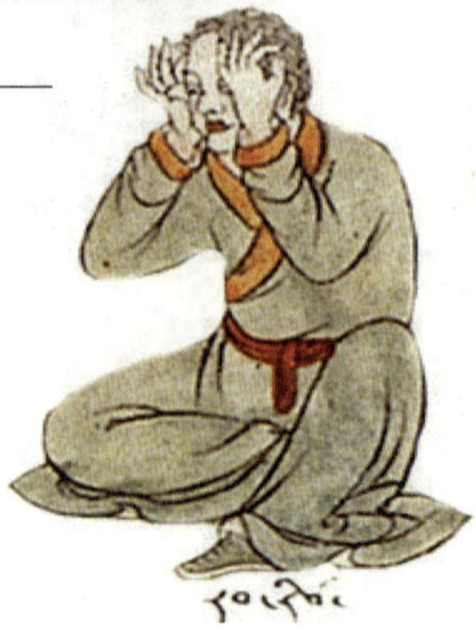

1.3 睫毛倒长症

因隆邪作怪发生睫毛倒长症。对该症施行灌鼻法，因有隆邪不但不能奏效，反而激发隆邪，加重病情。

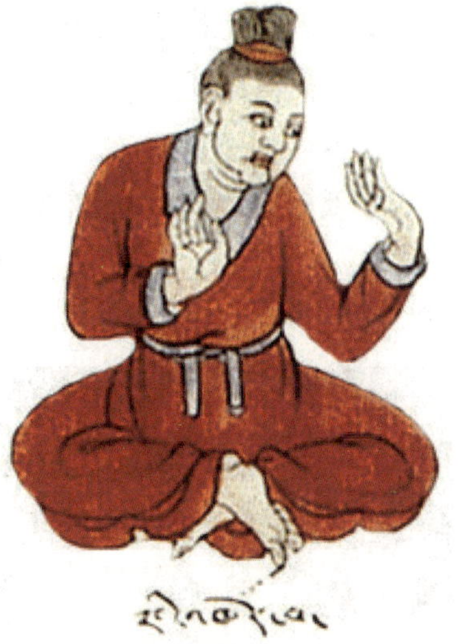

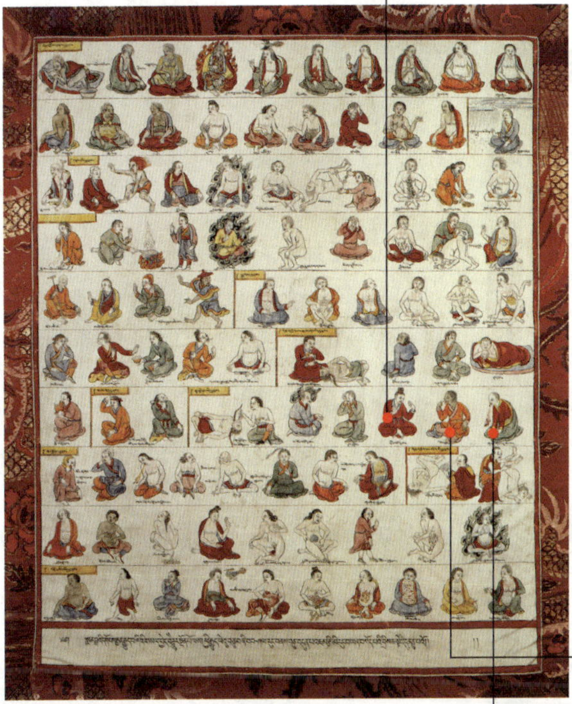

1.4 牙病

多进甘味和热、锐性饮食，激发血热、赤巴邪和牙内微虫引起牙痛者，施行灌鼻法，反而会使牙痛加剧。

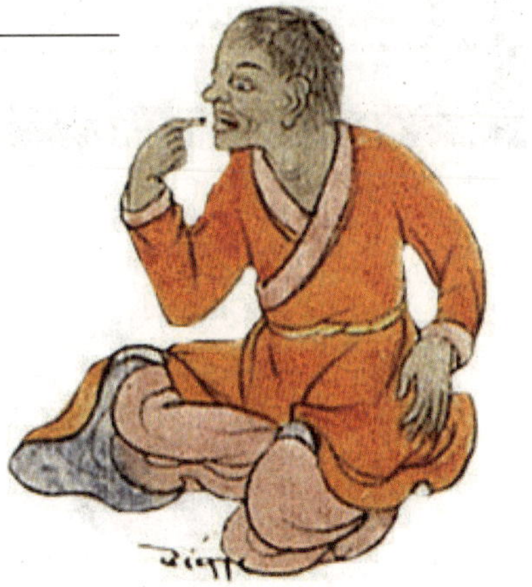

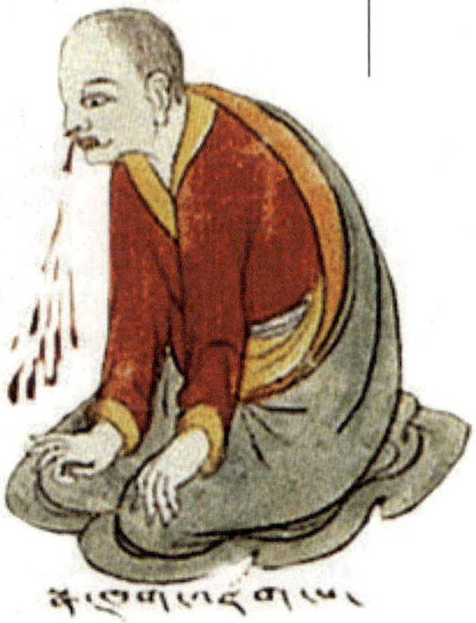

1.5 流鼻血

流鼻血一般是体内血热偏盛所致，或鼻内毛细血管破裂而起，对此施行灌鼻法，会扩张血管流血更多，难以制止，故要禁止。

2 灌鼻法适应证

2.1 感冒陈旧侵入鼻窦

感冒经久不愈深着于鼻后窦而发的鼻窦炎，施行灌鼻法可将鼻涕、黄水等从鼻腔引排出来，消除鼻痛、瘙痒。

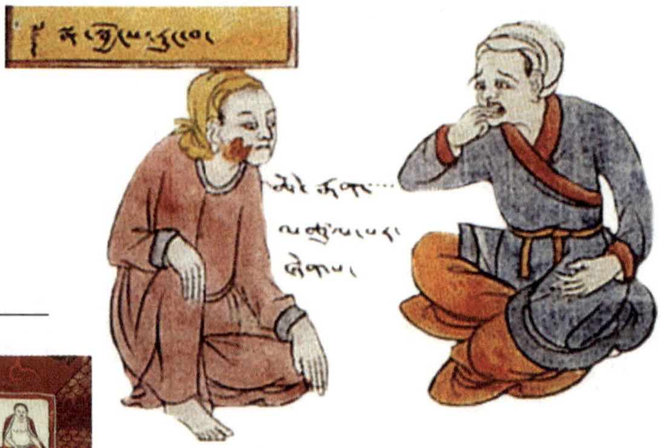

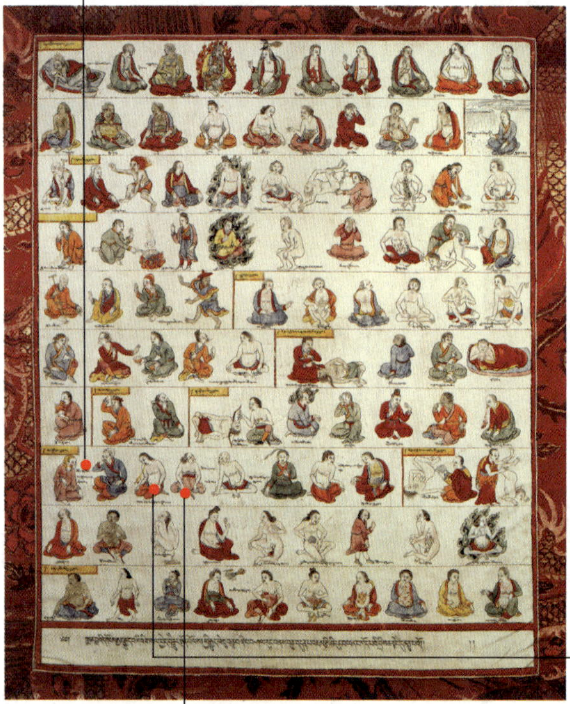

2.2 白喉、炭疽深侵

疠落于喉和小舌引起肿痛阻塞咽喉者称之白喉；疠落于肌肉出现疹疱，肌肉如开水滚沸样跳动者称之“洛合巴”（炭疽）。白喉、炭疽失治窜入脑者，施行灌鼻法，因鼻为脑户，可将热邪、黄水从鼻腔引出，有益于疾病。

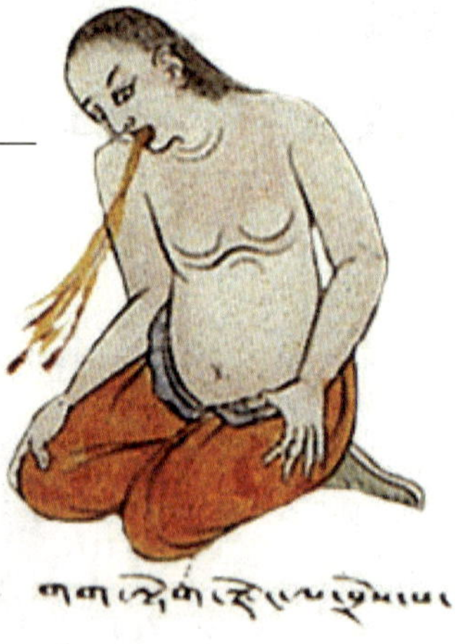

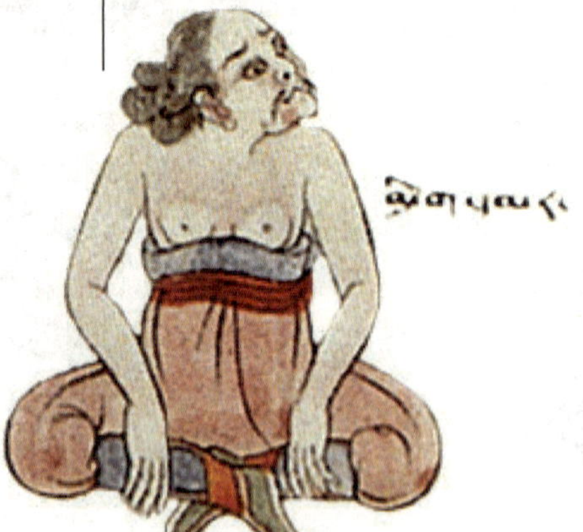

2.3 目赤

因血热充斥于肝或全身血热增盛，引起眼睛发炎的目赤病，施行灌鼻法可将血热和黄水排出，有益于目赤病治疗。

2.4 麻风

对体内黄水生化功能紊乱，更由血热和赤巴邪助纣为虐而发的皮肤发黑瘙痒、烤火晒日或秋天易发、头发眉毛脱落的麻风病，施行灌鼻法可将黄水排出，有益于疾病治疗。

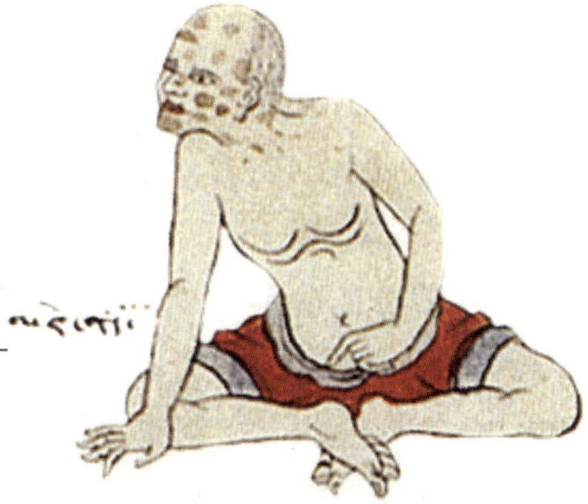

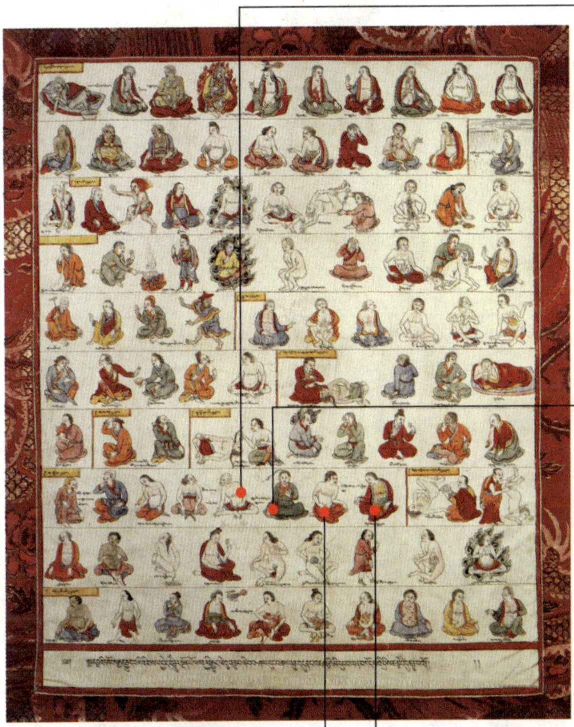

2.5 黄水性脸肿

体内黄水偏盛，侵入面部，出现凹凸不平胀肿者，施行灌鼻法可将黄水排出而得以治愈。

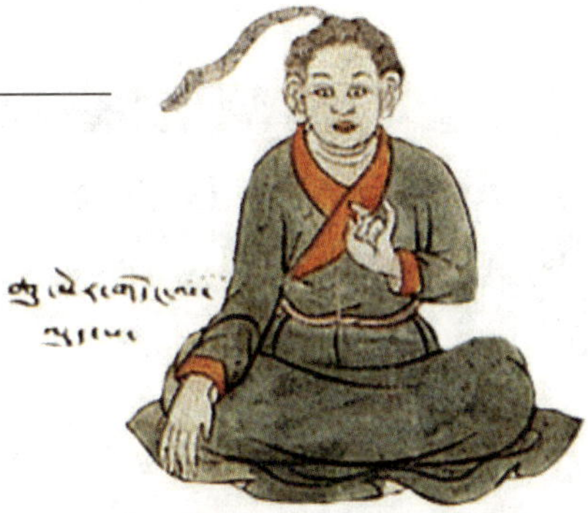

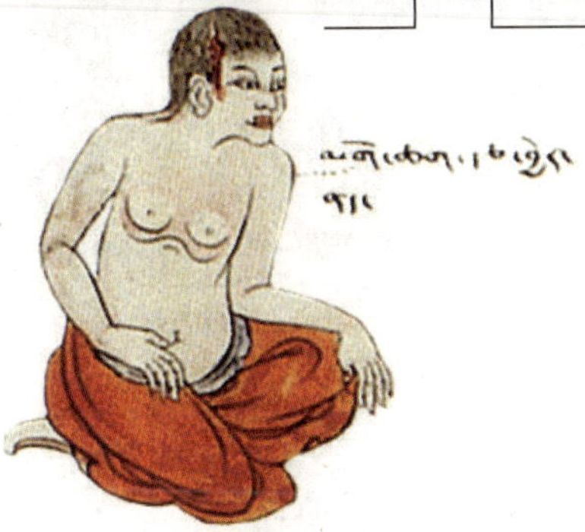

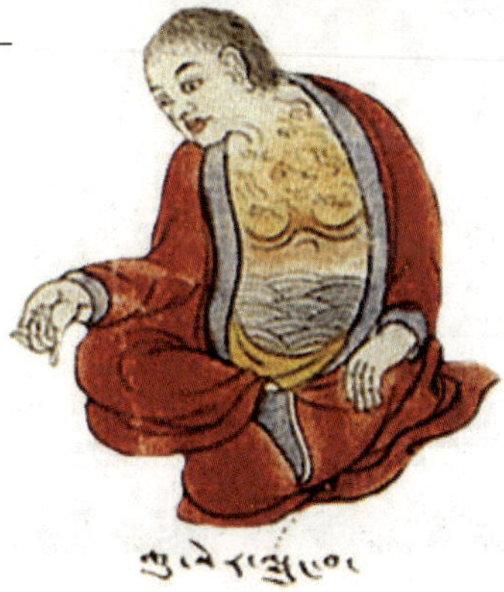

2.6 颅骨骨折引起黄水扩散于脉管症

对箭、石、刀、矛等兵器造成颅骨骨折引起黄水偏盛扩散于脉管，出现脉管闪动、肿胀状如丘疹者，施行灌鼻法可将黄水排出而得以治愈。

2.7 黄水病

对长时水中作业或久居湿地等原因，引起锁骨以上部位黄水偏盛而发黄水病落于腑者，施行灌鼻法可将黄水引出而得以治愈。

第十七章 文灌肠法

一、文灌肠法

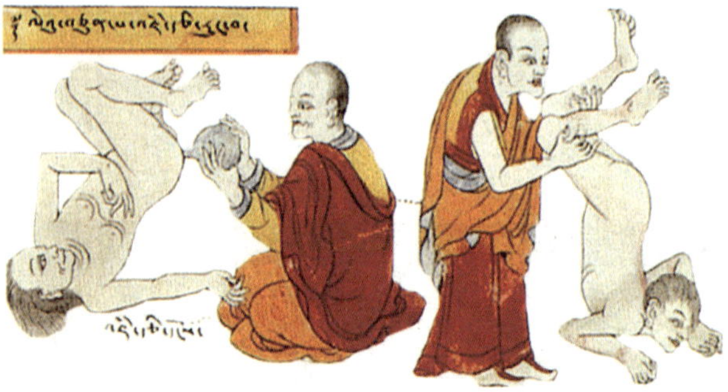

文灌肠法是排除下体隆等疾病的一种治疗法，其操作方法是傍晚时分令病人排尽大便，俯卧，使上体低于下体高，将文灌肠药汁温热后装入羊肚内，安上导管，轻轻插入肛门，挤药。一人抓住病人两腿上举，抖动，灌肠后病人仰卧，上体低而下体高，盖热被勿受凉，至黄昏之时泄下，可治下体隆病。

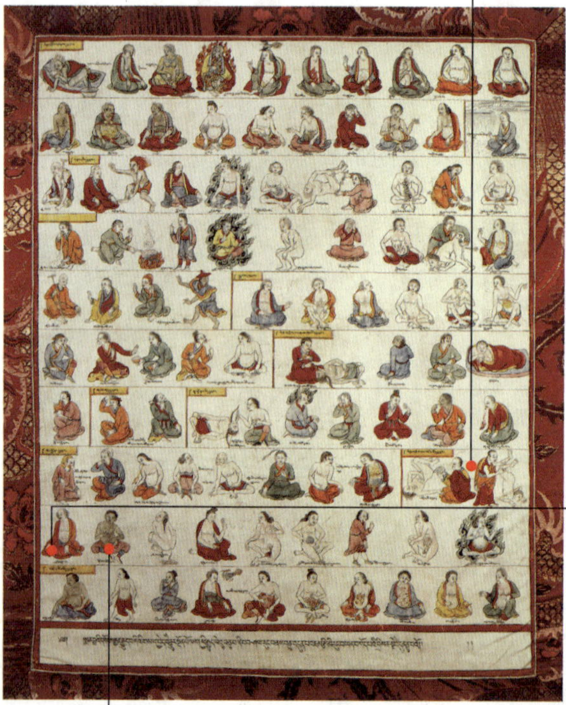

二、文灌肠法适应证

1 隆致痞瘤

对隆所致的肿瘤，其性不稳定，动而多变，时大时小。用肉、酥油、奶子等富有营养的食物煮汁加文泻方药制成温和性灌肠剂灌肠，可制隆（风）破瘤。

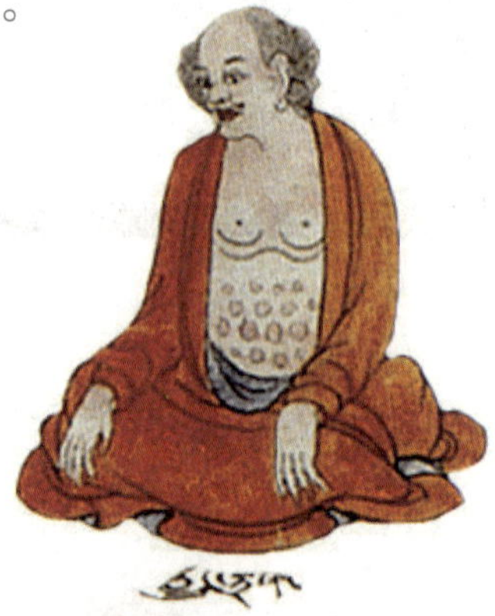

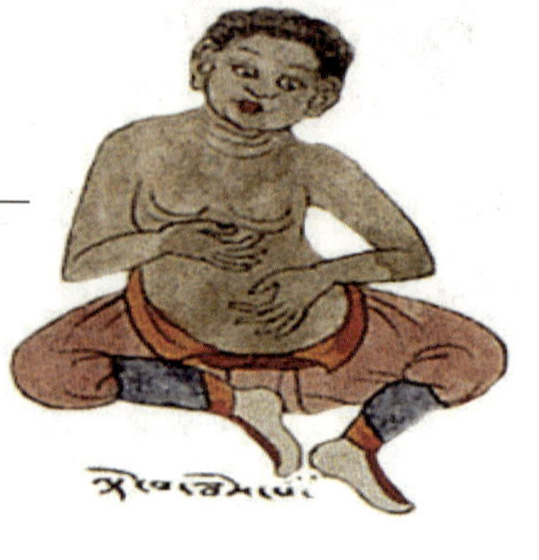

2 腹胀

对大肠隆被扰乱而发的腹部胀满者，用肉、酥油、奶子等富有营养的食物煮汁加文泻方药制成温和性灌肠剂灌肠，可制隆（风）破瘤。

3 完谷不化

三胃火衰弱不能很好消化食物，完谷泻出者，用肉、酥油、奶子等富有营养的食物煮汁加文泻方药制成温柔导方（“主玛蓝”）灌肠，可下泻积食，也可制隆（风）止泻。

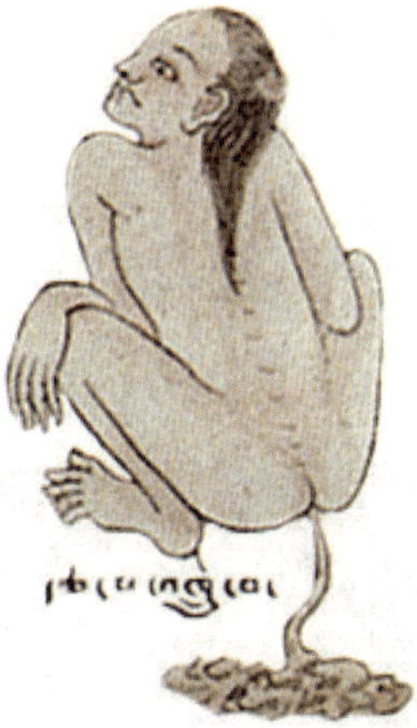

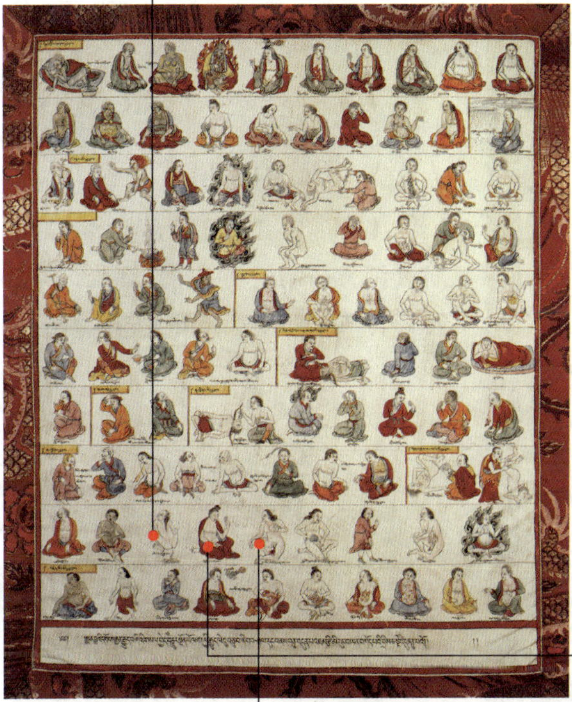

4 精液枯竭

劳作过度或体力衰弱或房事过度等原因造成精液枯竭者，用肉、酥油、奶子等富有营养的食物煮汁加文泻方药制成柔导泻方（“赖尖”）灌肠，其中泻药可清洁脉管、增强精华生化功能，营养物可滋补养身增生精液。

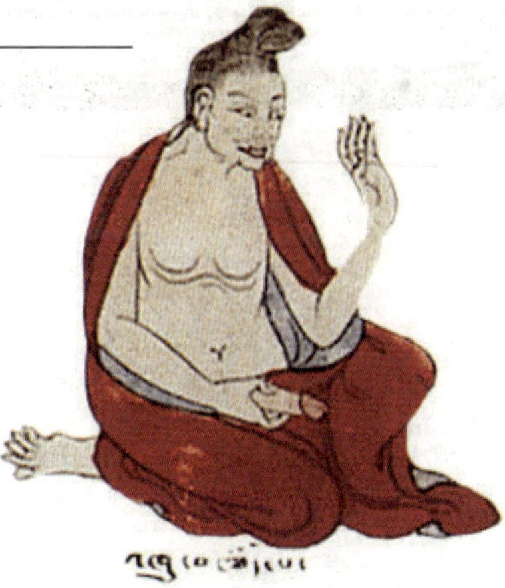

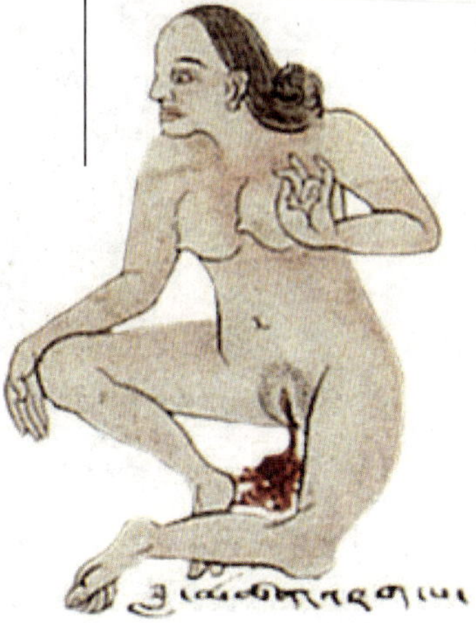

5 月经不止

由于下泻隆功能紊乱引起月经不止者，用富有营养的食物煮汁加文泻方药制成温和灌肠剂灌肠，可平衡隆邪，止经血淋漓不止。

6　肠寒肾冷

长时蹚水或久卧湿地，或过食猪肉、山羊肉等性寒食物，造成胃火、大肠火衰弱，导致鸣响、刺痛、下泻及腰肾寒冷、疼痛、遗精等者，施行文灌肠则可抑隆（风），激发培根病，治肠寒肾冷。

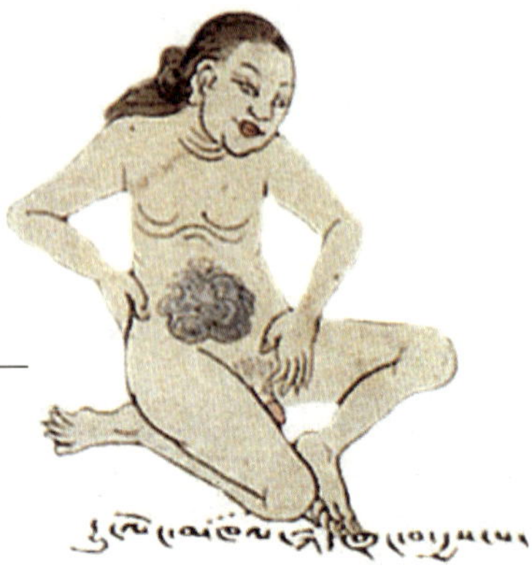

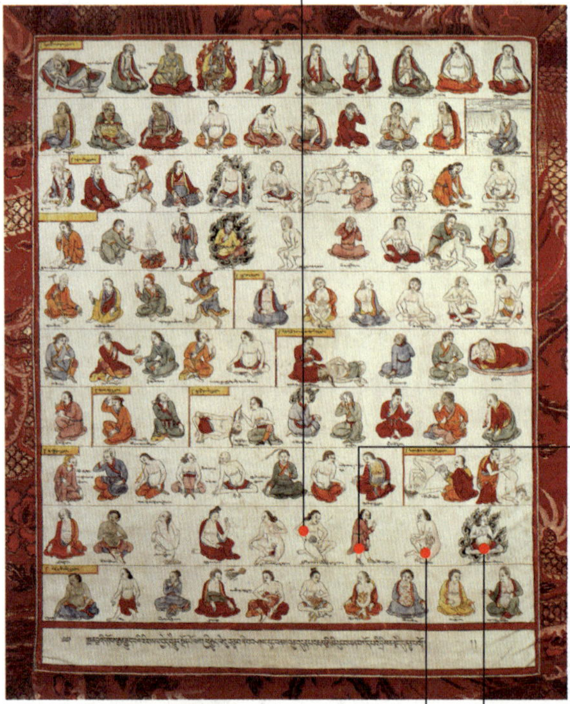

7　体力虚弱

体力虚弱者用富有营养食物煮汁加文泻方药制成文灌肠剂灌肠，可抑压隆（风）势，营养可滋养体力。

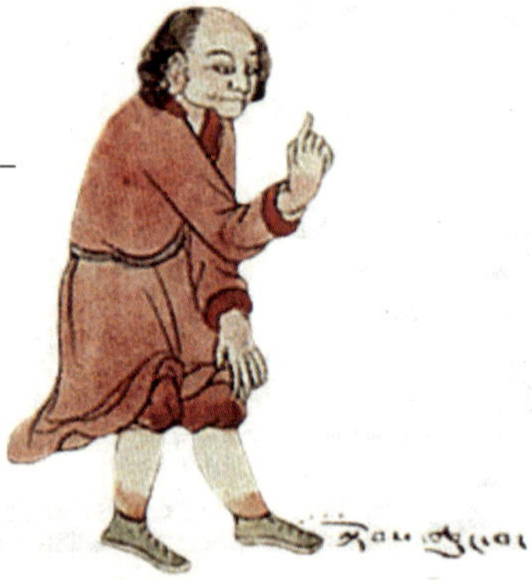

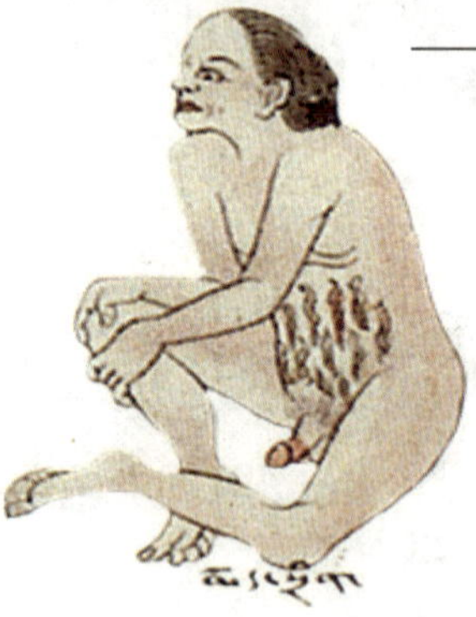

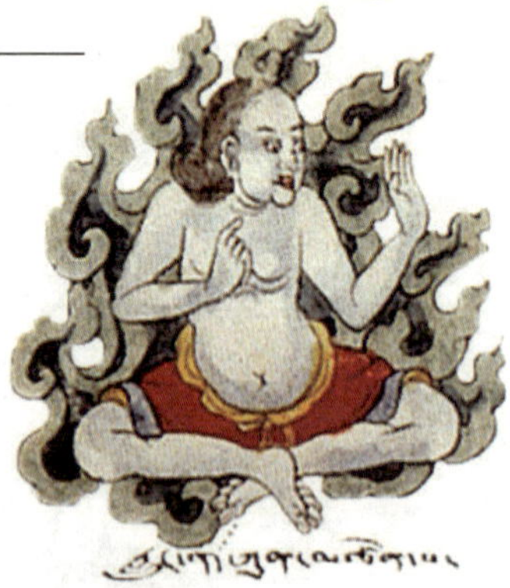

8　肠道寄生虫

对有肠道寄生虫者，用营养食物煮汁加文泻方药制成的文灌肠剂灌肠，可将肠道寄生虫泻出体外。

9　隆病

由于常食无营养食物，或忧虑、劳心过度等原因，引起打哈欠、伸懒腰、打寒颤和腰髋等关节疼痛无定处、空呕等症状的隆病者，施行文灌肠法对一切隆病有益。

三、文灌肠法禁忌证

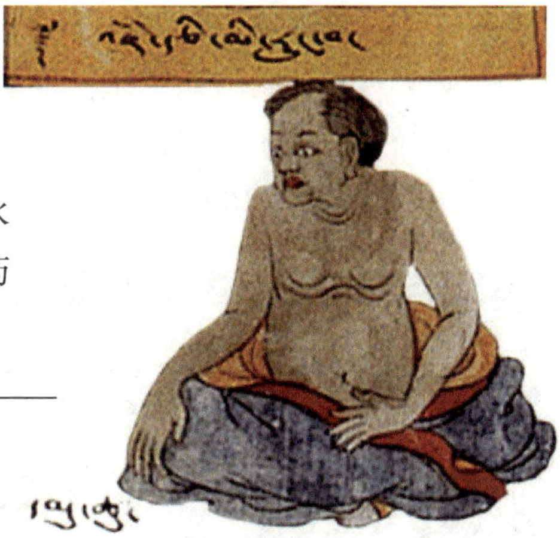

1 腹水

下落水肿陈旧后充斥于脏腑部位，引起八水城和胃脘出现水肿称腹水病，施行文灌肠，因药性油腻而富有营养，不适宜腹水病。

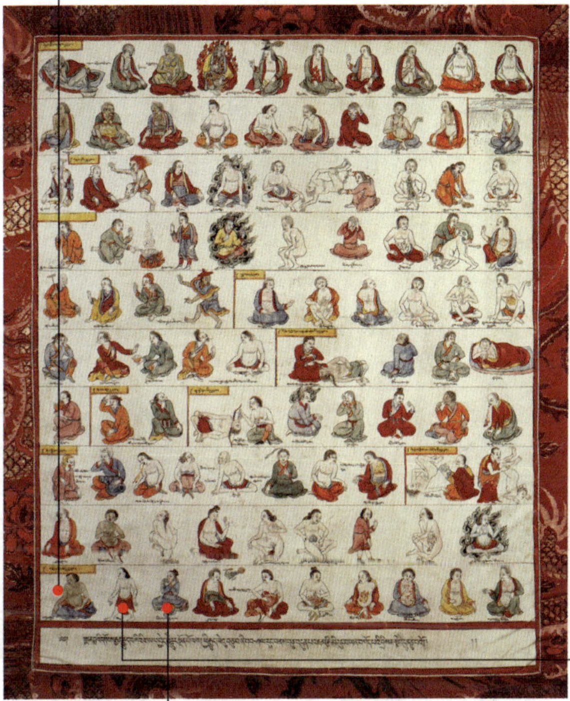

2 下落水肿

因食物不消化，清浊混合经过精华（营养）运行的通道进入肝脏，没有生化成正血而变成坏血和黄水充斥于肌肤之间形成了下落水肿病，施行文灌肠，因药性油腻而富有营养，故可加重不消化，激化为腹水。

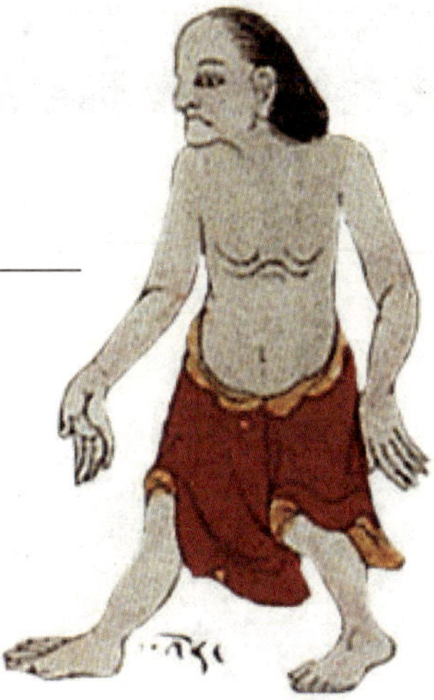

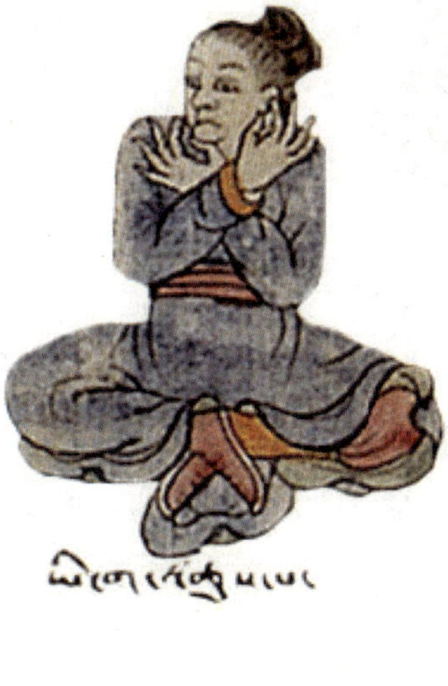

3 胃口不开

由于过食不合胃口饮食，或赤身受冷造成胃火衰弱，病邪侵入舌和心脏而引起无食欲、胃口不开者，施行文灌肠，因药性油腻而富有营养，不但对消化不利，进而加重胃口不开。

4 中毒症

误食天然毒或配制毒等造成中毒，扰乱体内五元平衡，如果不用药物收敛、消杀腹毒而施行文灌肠，不但不能泻出毒物反而会激起毒性发作。

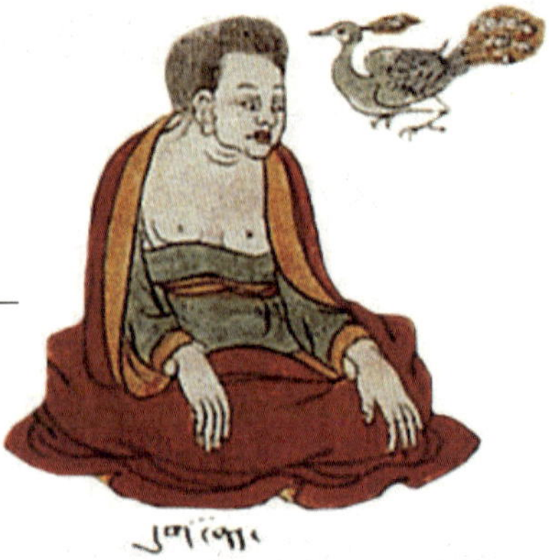

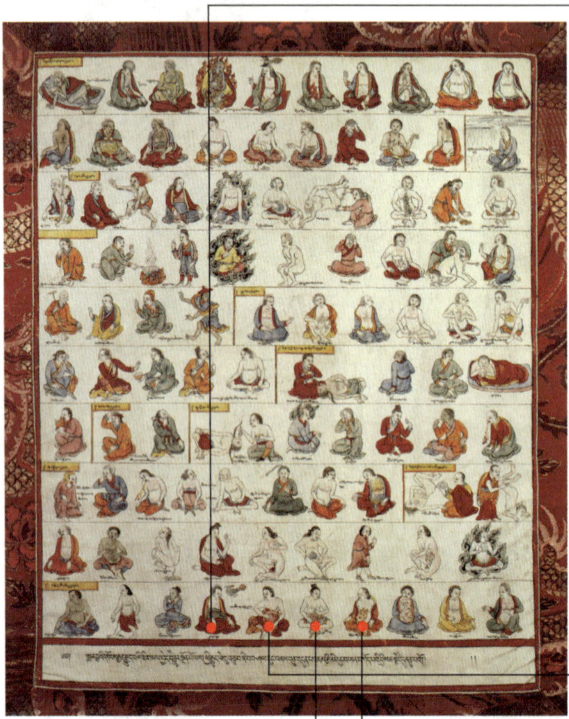

5 中毒性肝病

中毒性肝病症状为眼球红赤、面色发青、肋上刺痛、腹脘胀满、食物不化、进食疼痛，对此施行文灌肠，因药物营养高则会助长热邪增盛，促使病情加重。

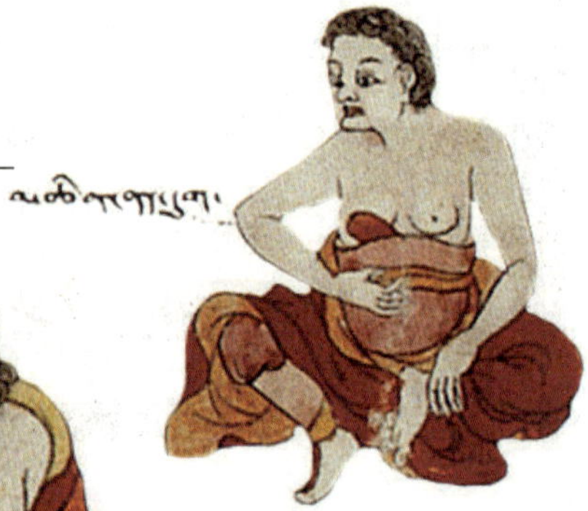

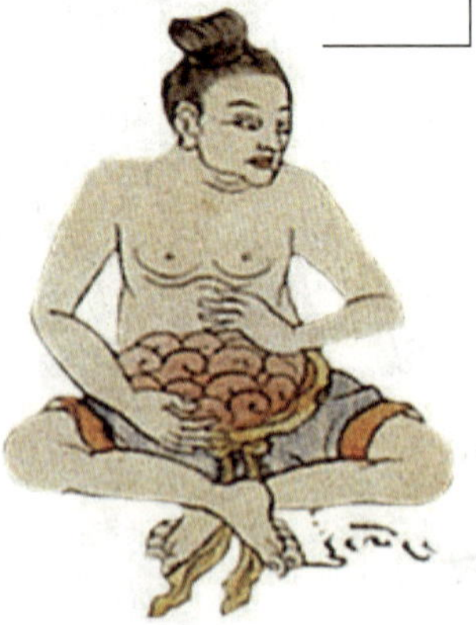

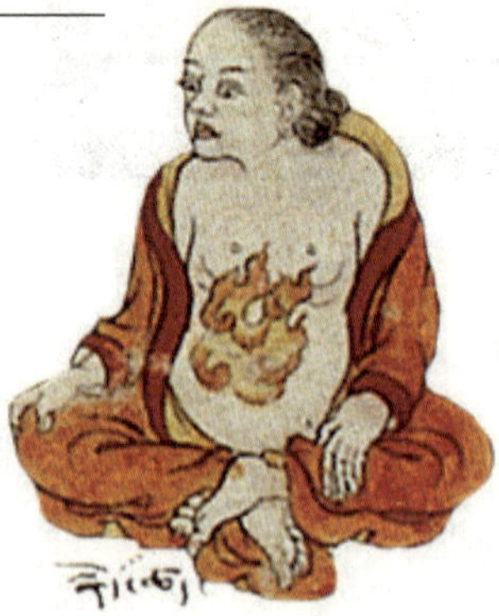

6 肠热

对伤热扩散于大、小肠部位，或紊乱热落于大、小肠，或胆汁、坏血溢于大、小肠等原因发生肠热症者，施行文灌肠，因药物营养助长热邪增盛，促使肠热更烈。

7 腑热

胃有日形脓肿，或小肠有痢疾、大肠有干消症等腑热病，施行文灌肠，药性油腻和营养会助长热邪增盛，促使腑热更盛。

8　肥胖者

对培根型人、体大肥胖者，施行文灌肠，药之腻性摧毁了隆邪的动和糙性，营养之物更使培根脂肪增盛。

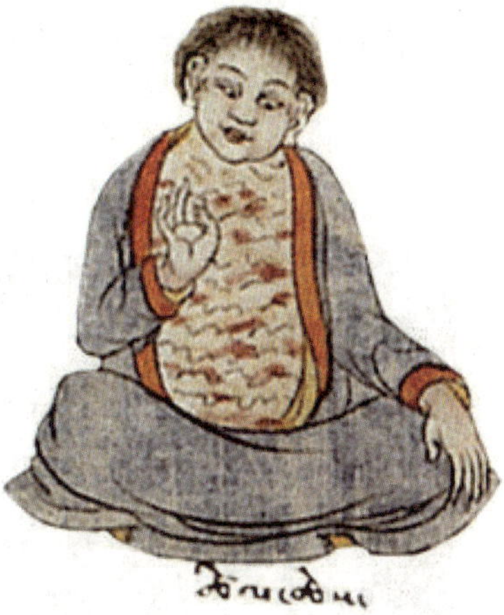

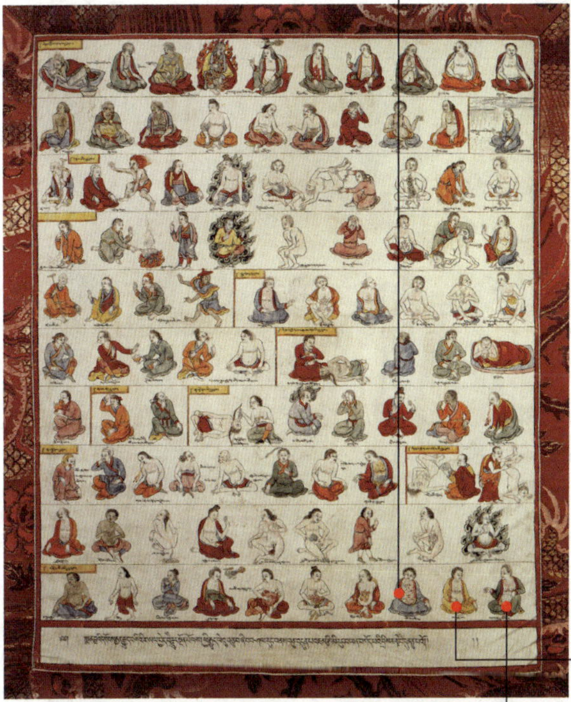

9　消化不良

对三胃火功能衰弱，不能很好将食物糜烂、消化和分离清浊，塞满大、小肠部位者，施行文灌肠，因药性腻而有营养，造成胃火不能消化食物反而促进培根胃黏液偏盛，加重消化不良。

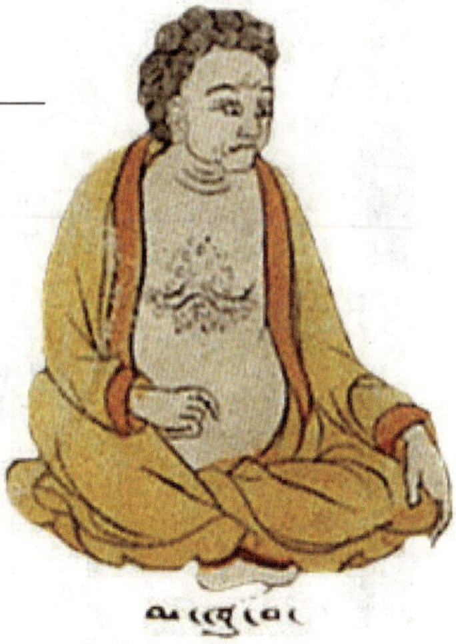

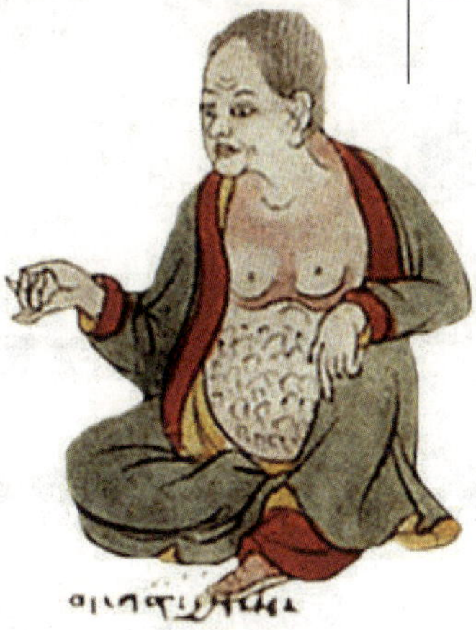

10　培根偏盛

多进性重而腻的饮食、白昼睡觉、饭后静坐等原因使体内培根发生偏盛，脂肪增多、肌肉肥胖、嗜睡等者，施行文灌肠，药之油腻性和营养将会促使培根增盛。

图七十一　峻灌肠法、泄脉法（利尿法）、放血疗法

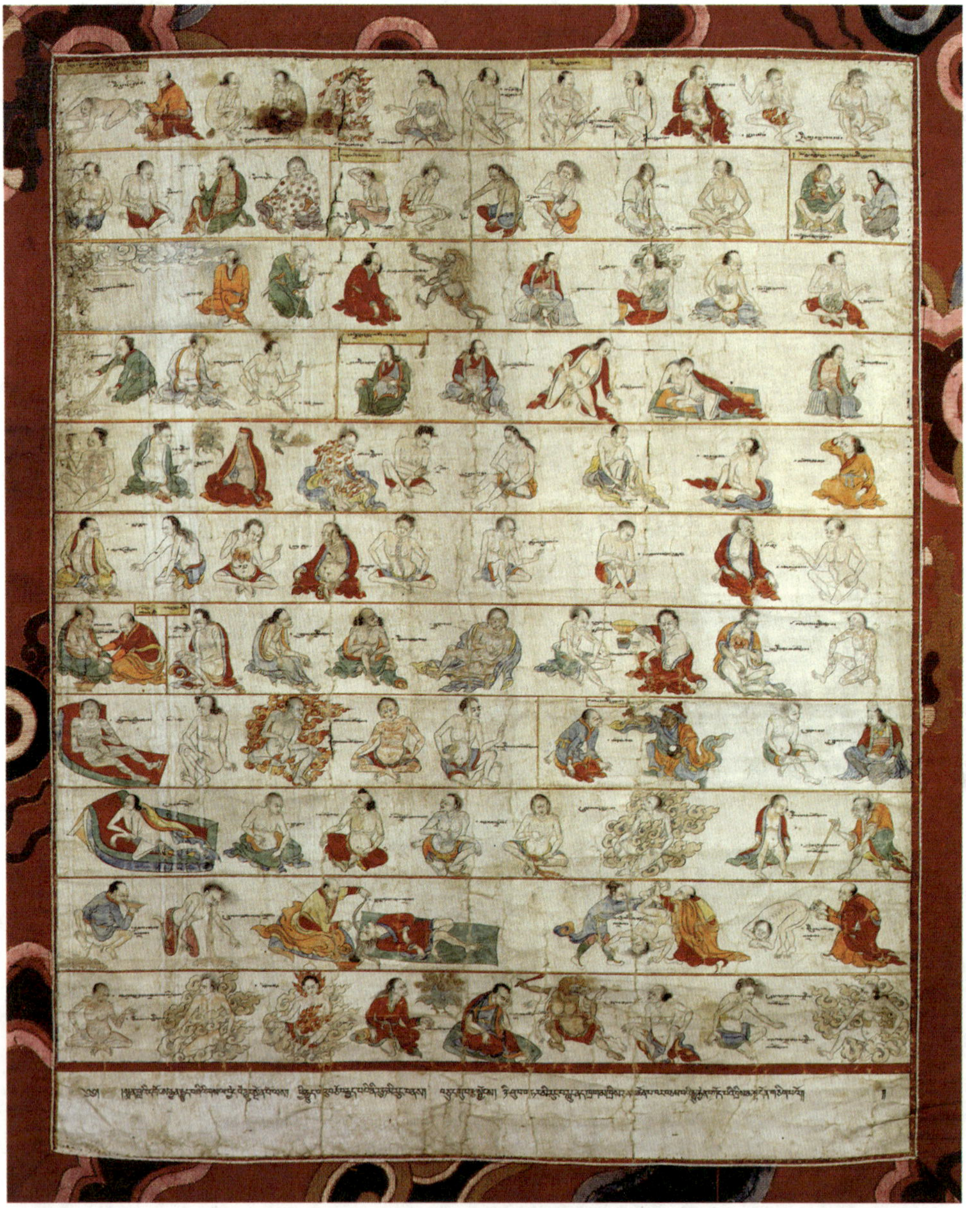

本图示五外治法中主治下体培赤病的峻灌肠法、一切泄下法不能治愈疾病时用的镇逆法——利尿法及清除血热、赤巴病病根的放血疗法等操作方法及其适应证和禁忌证等内容。

第十八章 峻灌肠法

一、峻灌肠法

峻灌肠法是导引和泄下位于下体培赤病的一种治疗方法。将锡金大戟、腺女娄菜等下泻根药配方，煮汁取半升或四捧，凉至刚挤牛奶的温度时加菜子油一枣量，灌入羊肚内，安一标准导管，扎紧口，排尽羊肚子里的空气插入肛门（勿伤肛门），挤药汁，可治便秘、腹绞痛、痔疮等。

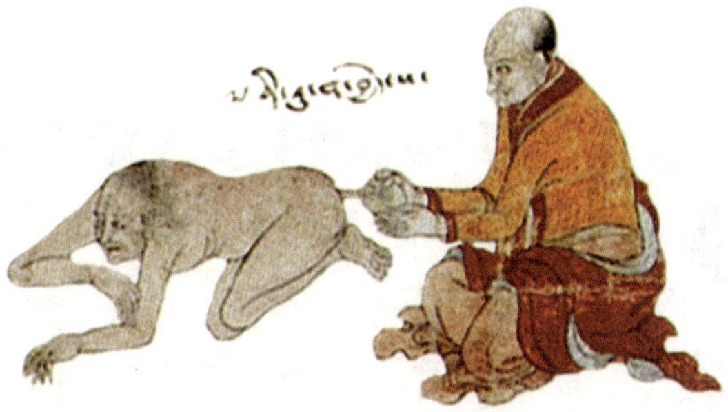

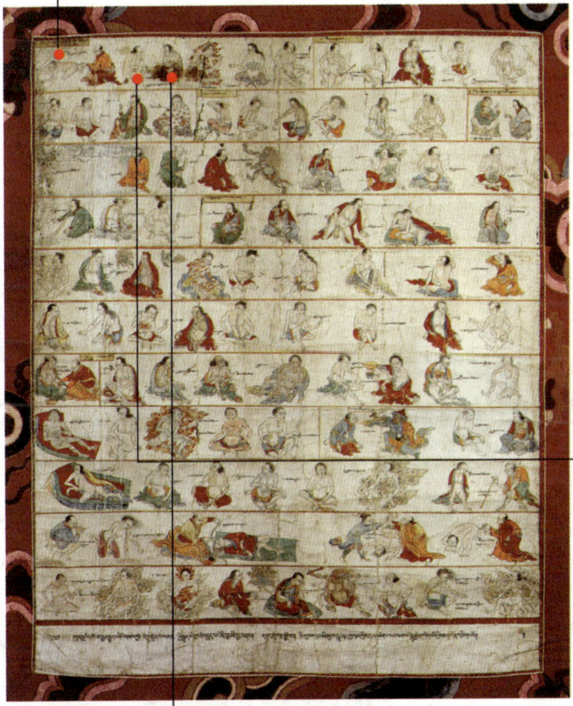

二、峻灌肠法禁忌证

1 肛门脱垂

对肛门脱垂者行峻灌肠，泻出疾病的同时可造成严重肛脱，难以复位，应禁忌。

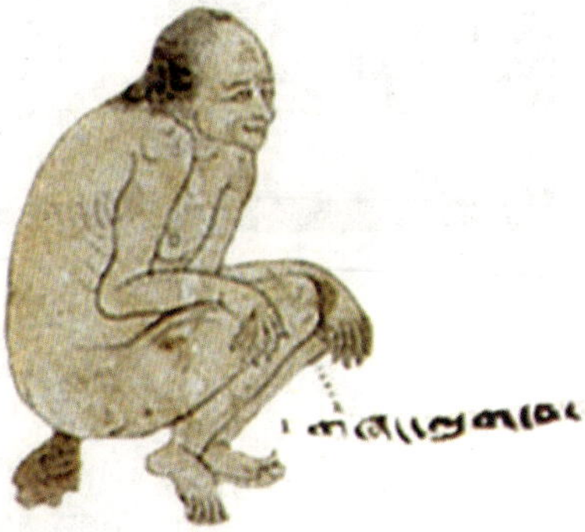

2 下泻不止

对大、小肠寒冷，久泻不止者行峻灌肠，因所用药的性能偏寒，疾病性质与药性相一致，故更会加重下泻，耗损体力。

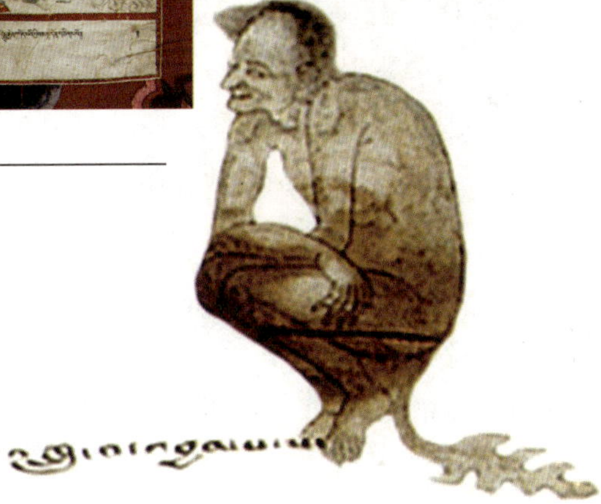

3 热病初期

多食味辛性锐的酒及酸性饮食，或进行剧烈劳作、正午炎热时睡觉等不当饮食起居，使赤巴超过常量而发热病，热病初起者，行峻灌肠，因热病未成熟，病性与下泻药性相一致，故不宜施术。

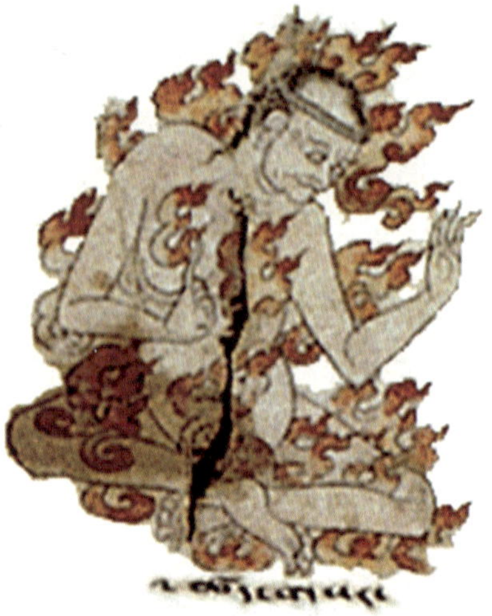

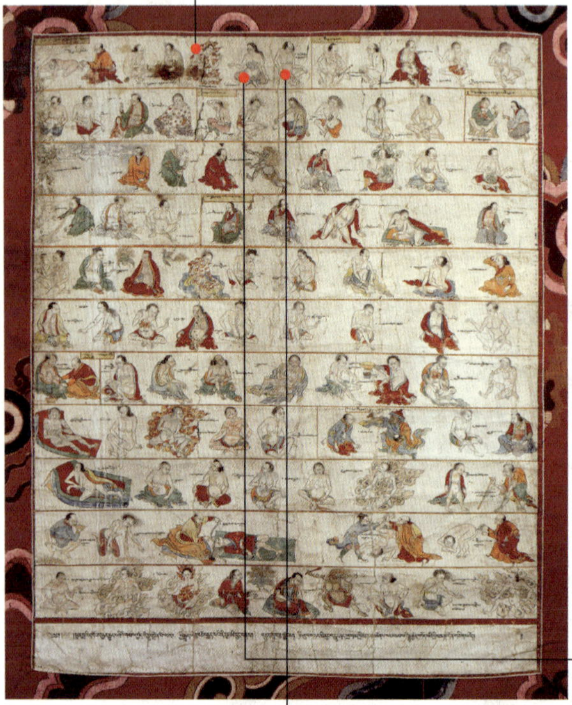

4 胃火衰弱

对三胃火衰弱，饮食不能很好糜烂、消化及分解清浊者，行峻灌肠因泻药之土、水性偏盛，会摧毁胃中的赤巴火，应禁忌。

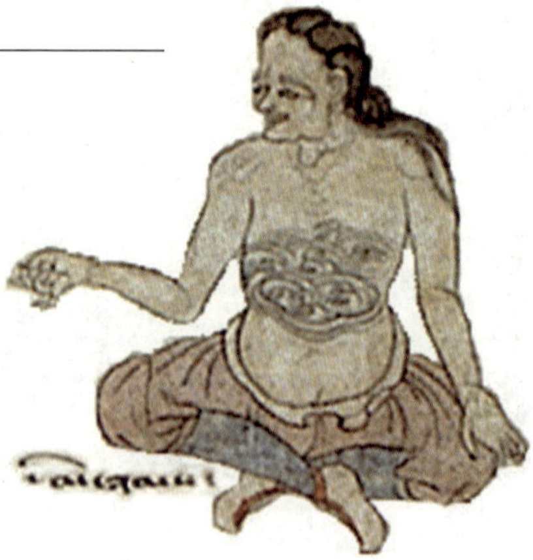

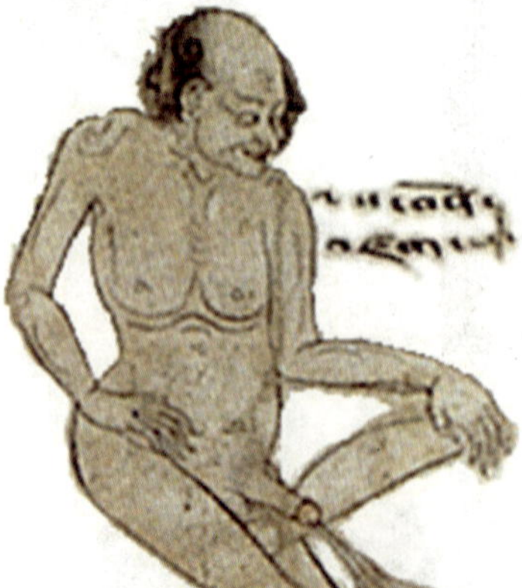

5 遗精

对肾温失却引起遗精频繁者，行峻灌肠，因泻药之土、水性偏盛，反而会加重肾腰疼痛、遗精不止。

三、锐方峻灌肠之裨益

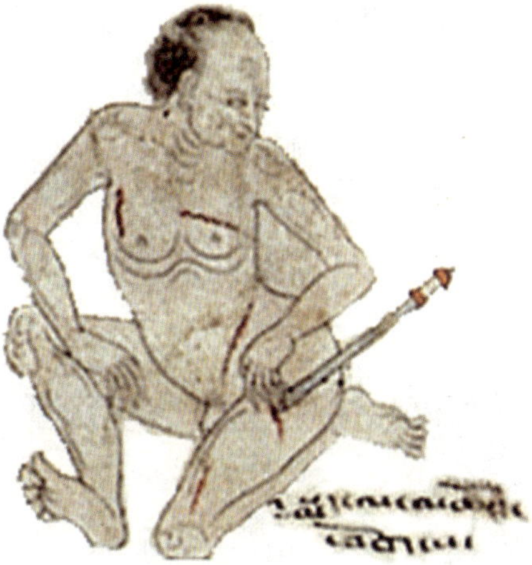

1 下体外伤

下体受箭、刀、矛等兵器创伤，引起血热紊乱，产生胆热病者，行锐方峻灌肠不但可导泻出瘀血，还能熄灭胆热。

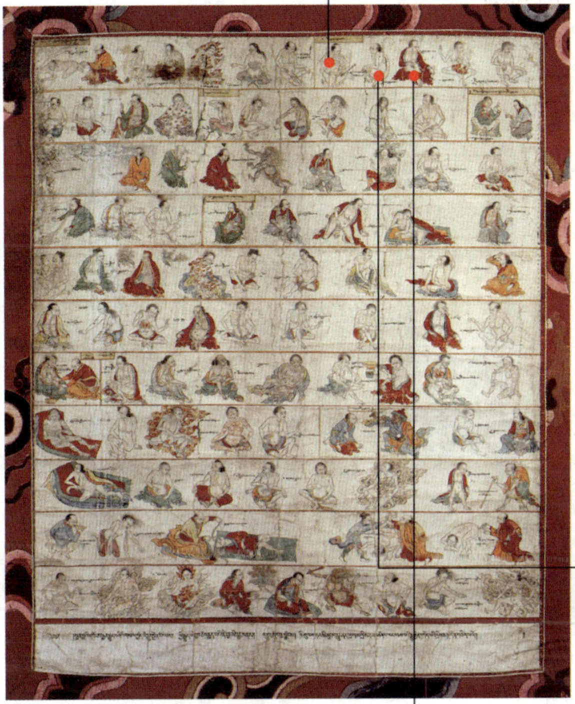

2 便秘

对热邪、隆邪聚于大、小肠，燥干大便，引起便秘堵塞不出者，行锐方峻灌肠不但可泻出热邪，也能将便秘催泻出来。

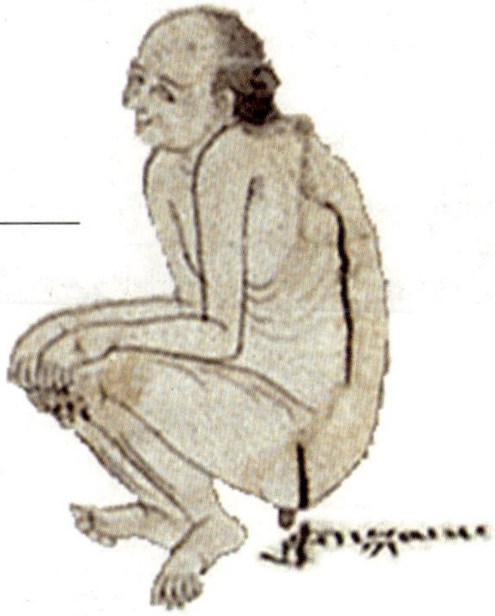

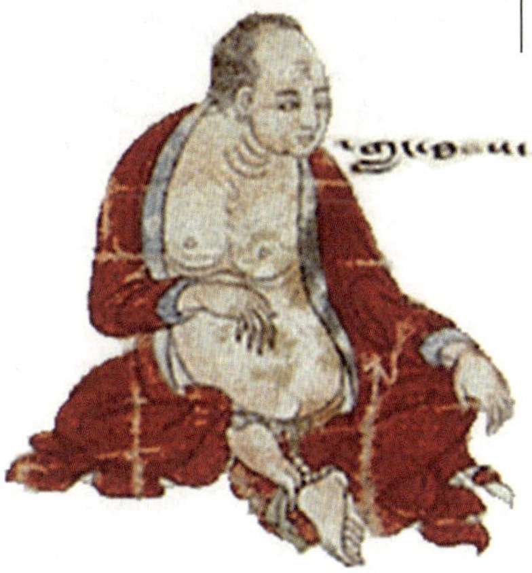

3 腹绞痛

因肝脾之血受冷，血与赤巴邪落于胃肠，或未消化食物落于胃，被下泻隆卷结于大、小肠，或大肠中“木布”病抗争等原因引发的寒性或热性牛角顶样疼痛的腹绞痛者，行锐方峻灌肠可将疾病因子下泻出。

4　下体热证

伤热扩散（外伤感染）或紊乱热落于大、小肠部位，或血热和赤巴邪下溢等原因引起高热者，行锐方峻灌肠，药的泻力可将发病热邪等下泻出而平息疾病。

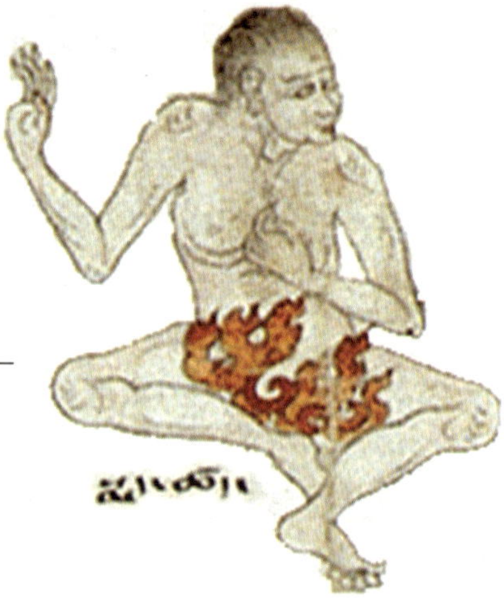

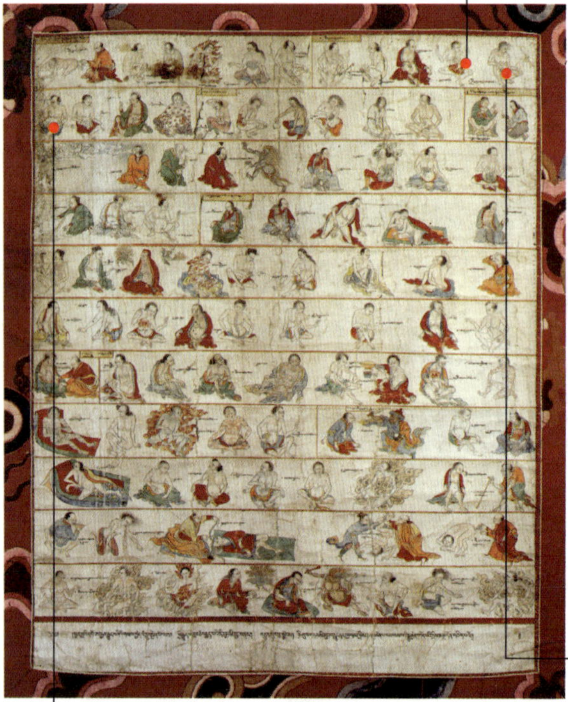

5　尿闭

饮食起居不当及鬼祟作乱等原因扰乱和合平衡，病邪侵入膀胱和尿道造成尿道扭曲，或下泻隆卷结于尿道等引起尿闭者，行锐方峻灌肠，药的泻力可冲直尿道，打开尿道。

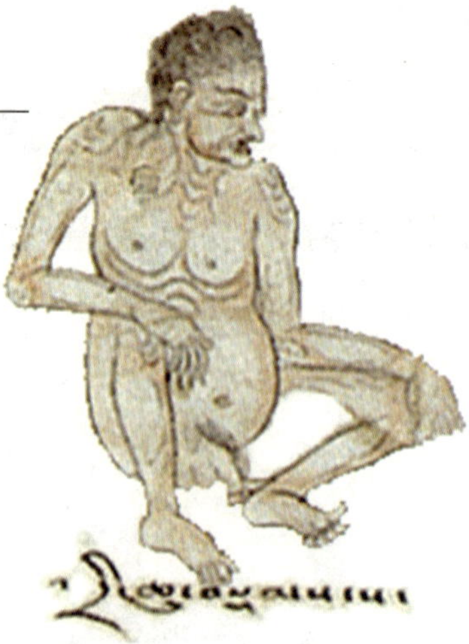

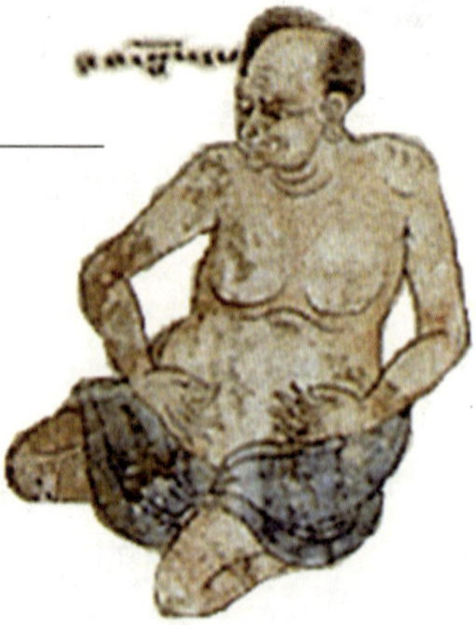

6　腹胀

下泻隆逆返引起矢气卷结于腹部造成腹胀者，行锐方峻灌肠可令下泻隆逆返而平息疾病。

7 虫病

饮食起居不当和鬼祟作乱等原因，致大、小肠中的微小寄生虫发怒，引起难以忍受的疼痛者，行锐方峻灌肠可将寄生虫导引外出而平息疼痛。

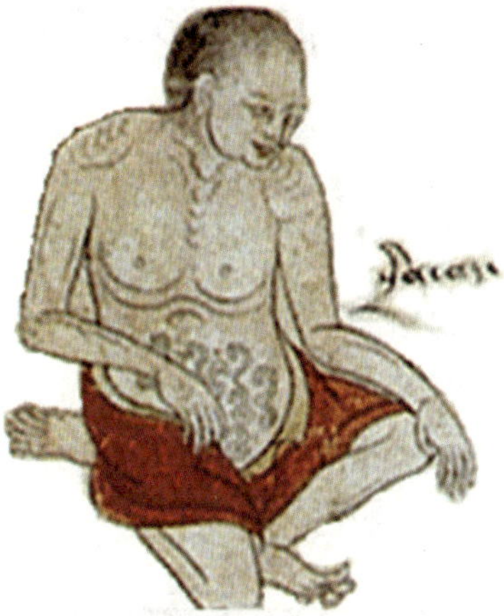

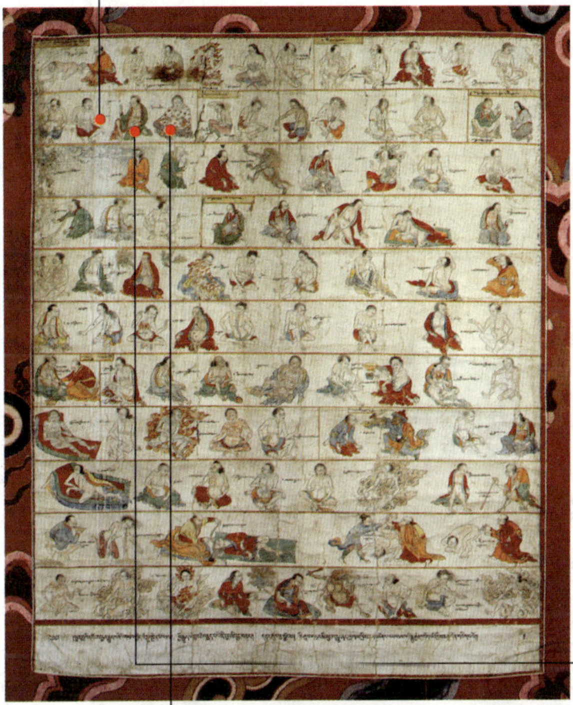

8 新发痞瘤

三胃火衰弱致饮食清浊不能很好消化和分离，停留于大、小肠或被隆邪卷结成食痞瘤和剑突痞瘤等新生痞瘤，行锐方峻灌肠可将病因不消化物等下泻排出，还可破瘤，将坏血腐肉泻出。

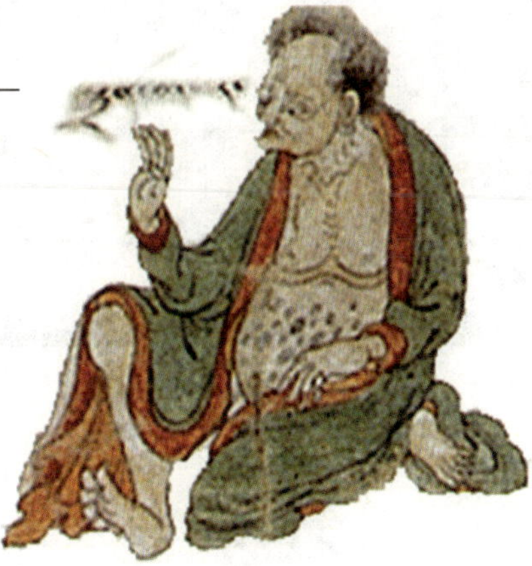

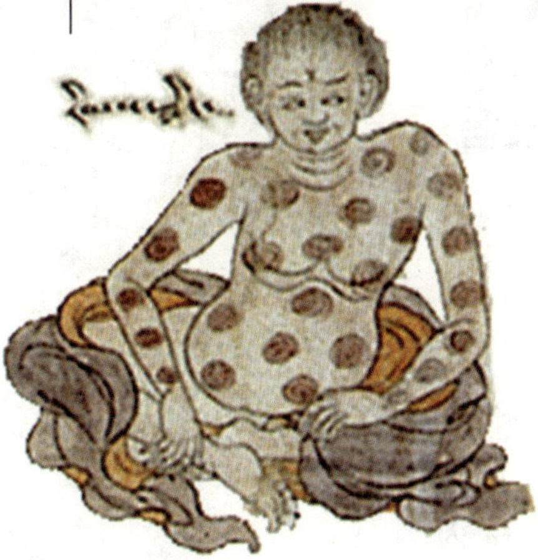

9 陈旧瘟病

春暖季节白昼睡觉，或剧烈劳作等原因，激起胆火偏盛而发瘟病，瘟邪初期落于皮肤，逐步陈旧后落于胃和肾脏，此时行锐方峻灌肠可将病邪从上述位置导泻排出，治愈疾病。

四、温方峻灌肠之裨益

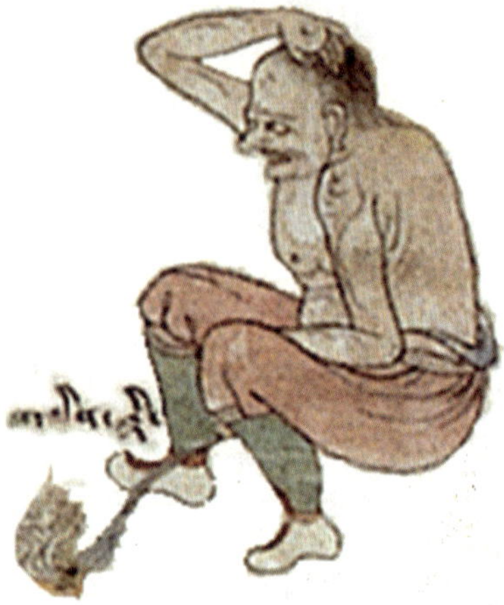

1　尿频

过食甘味、咸味饮食，久居湿地等反饮食起居，引起体内培根物质和脂肪增盛，未能生化成正精，其糟粕变为尿液渗入肾、膀胱而发尿频者，行温方峻灌肠可将腹中培根和脂肪向下驱赶，并可疏通尿液通行的孔窍。

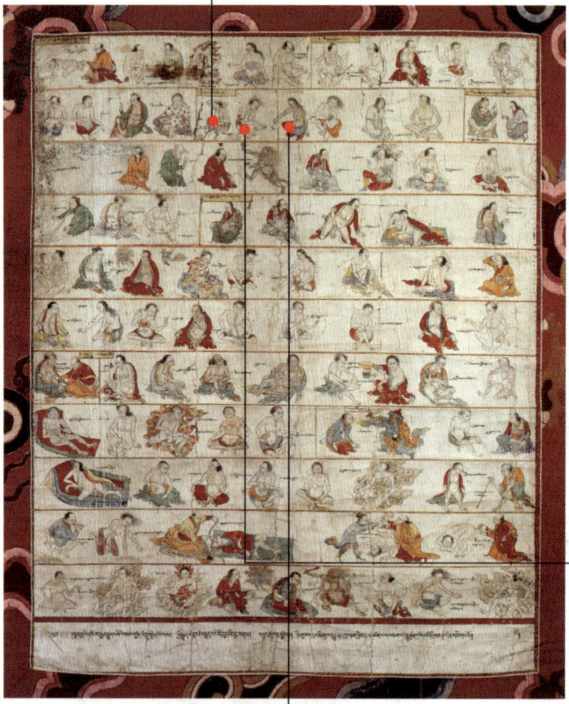

2　热泻

外界气候炎热，造成肝热发生，肝热落于大、小肠引起热泻，行温方峻灌肠可引导胆热下行泻出。

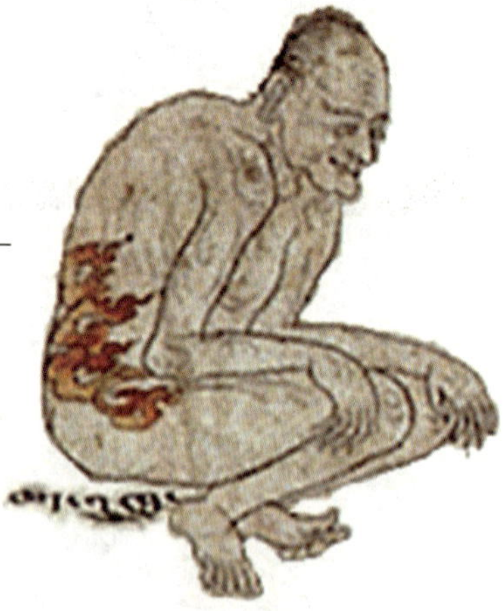

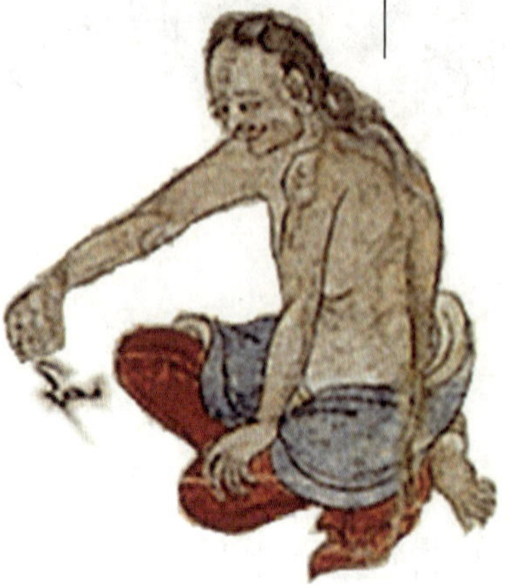

3　瘟病

春暖季节，白昼睡觉、剧烈劳作等，激起胆火偏盛而发瘟病，瘟病难以治愈者，行温方峻灌肠可将瘟邪导泻而出。

4　痛风

过食脂肪、油腻、酒及奶乳等甘肥富有热能的营养品，或进行跳高奔跑、负重等剧烈运动，造成肌肉、骨骼、筋腱伤热扩散（炎肿），引起隆、血紊乱而发痛风（“直合乃”），行温方峻灌肠可平衡体内隆血。

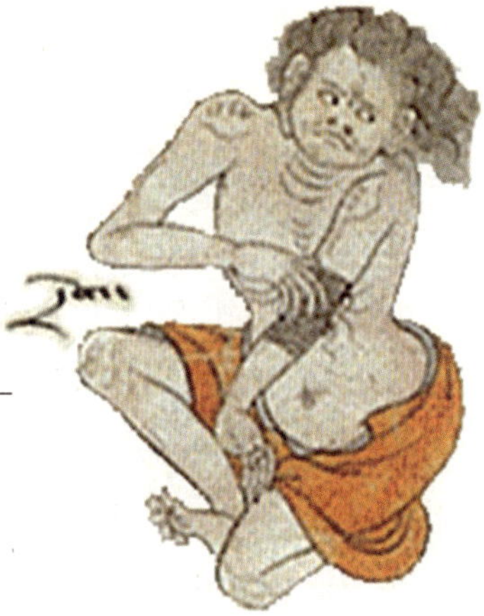

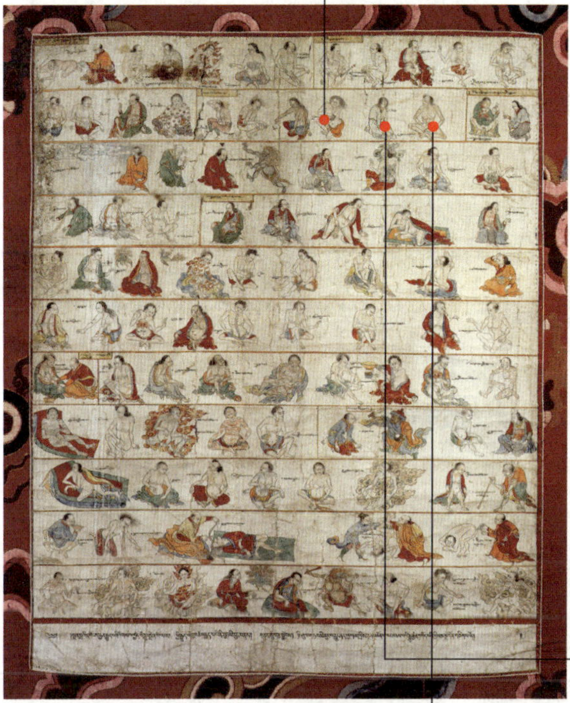

5　下落水肿

食物不化致精华与糟粕混合侵入精华运行通道到达肝脏，不能生化成正血而成浊血和黄水，黄水增盛散布于肌肤而发下落水肿者，行温方峻灌肠可将不消化物等泻出。

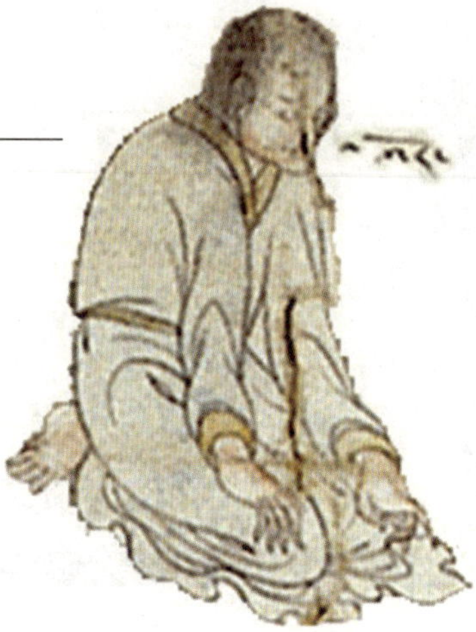

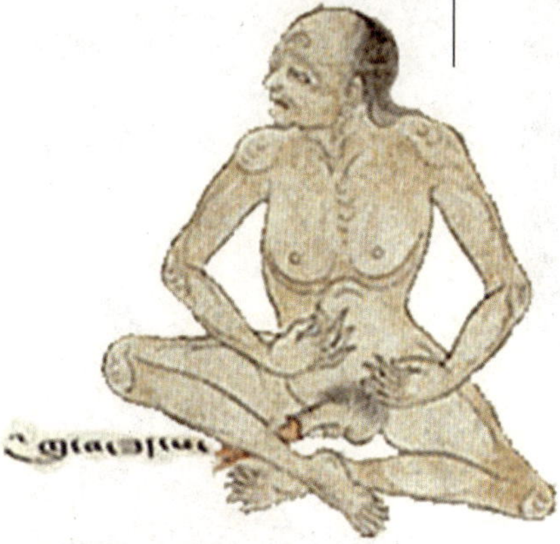

6　精液枯竭

房事过度，或患病等原因造成体力衰弱、精液枯竭者，行温方峻灌肠可将生殖脉道导泻干净，逐渐增生精液。

第十九章　泄脉法（利尿法）

一、泄脉法

泄脉法（“扎均”）也称利尿法，是将残留于脉道中的病邪，特别是镇逆施行泄下法后未痊愈疾病病势复发的一种疗法。傍晚服用冬葵叶子煮的菜，黄昏时服清道药，午夜服引发药，黎明时分以寒热证各自的引药冲服泄脉丸九粒，日出时病邪便会从脉道经尿道导泻出来。

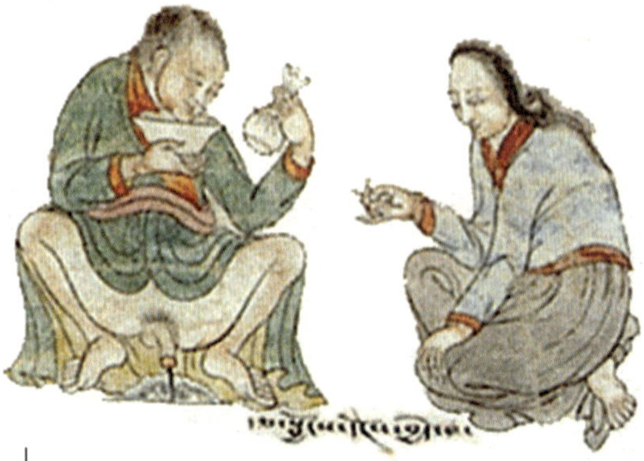

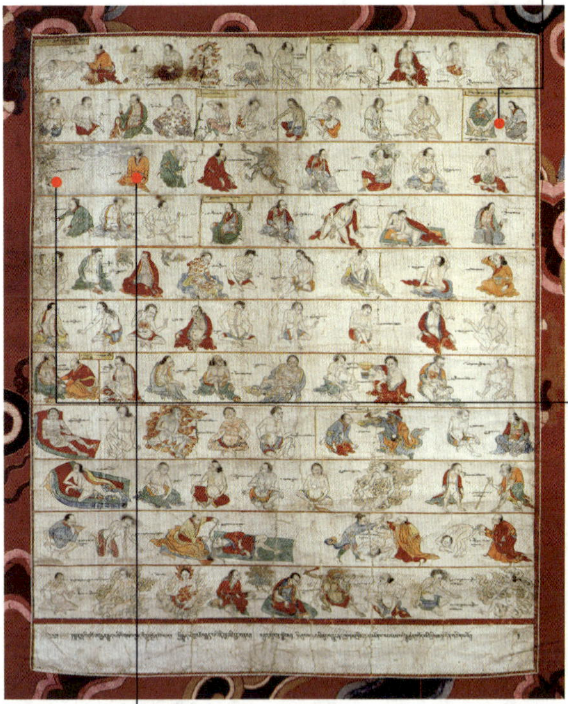

二、泄脉法禁忌证

1　冬季

冬季外界天气非常寒冷，土、水元偏盛，此时施行泄脉法，因脉道受寒收缩，难以奏效，故宜禁忌。

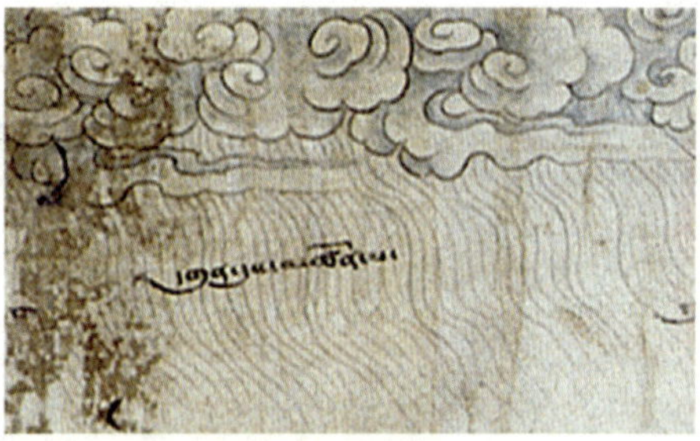

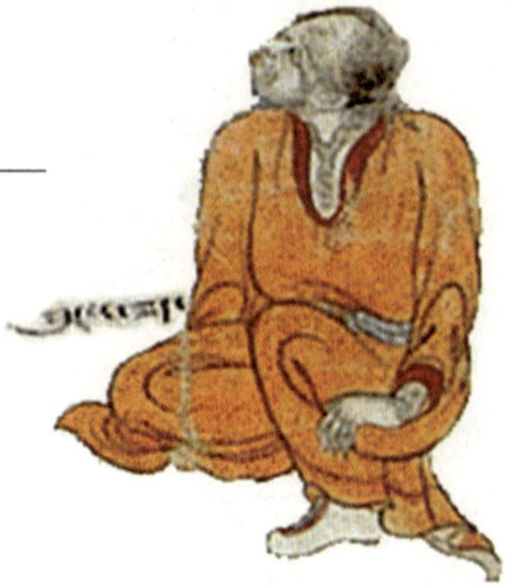

2　正精枯竭

对正精（血、精、气）和体力衰竭，饮食无胃口，身体非常虚弱者，行泄脉法可导致体力不支，造成病命俱损。

3 老迈

对年岁老迈，正精、体力、胃火衰弱者，行泄脉法不但导致体力不支，还会激发隆邪，造成病命俱损。

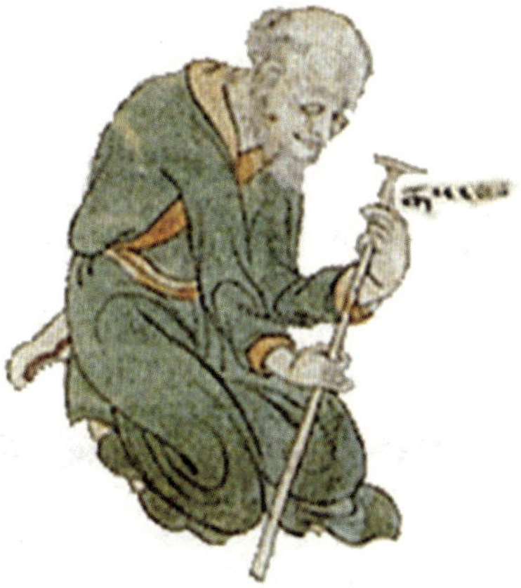

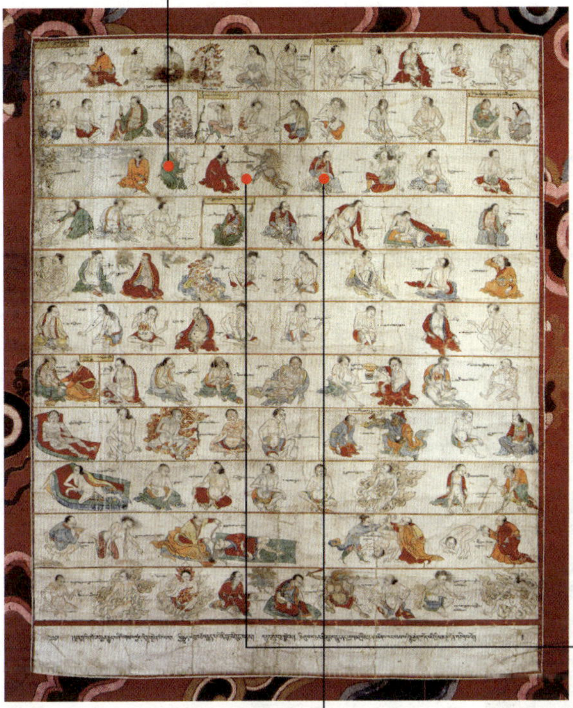

4 鬼邪侵害者

鬼邪侵害的病人不宜泄脉，因病人病情变化多端，加之鬼邪作梗，导致药力难以奏效，而且扰乱病原，造成病命俱损。

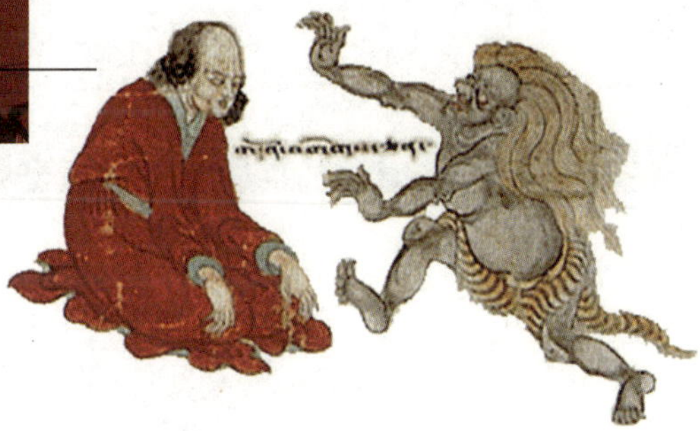

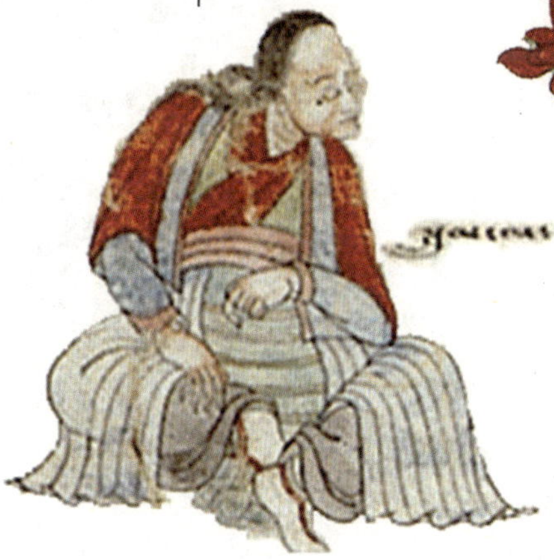

5 孕妇

对孕妇行泄脉法，造成正精受损，胃火衰弱，特别是胎儿会中斑蝥毒，有流产的危险，故禁止施术。

6　隆病

常进无营养的饮食，或悲伤、劳心过度，或失血过多等造成隆偏盛，出现打哈欠、战栗、打寒颤、腰髋等关节刺痛的隆病者，行泄脉法不但不能奏效，还会激发隆病。

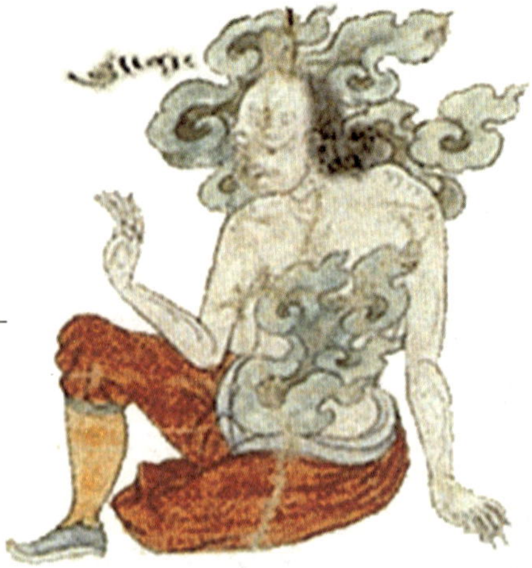

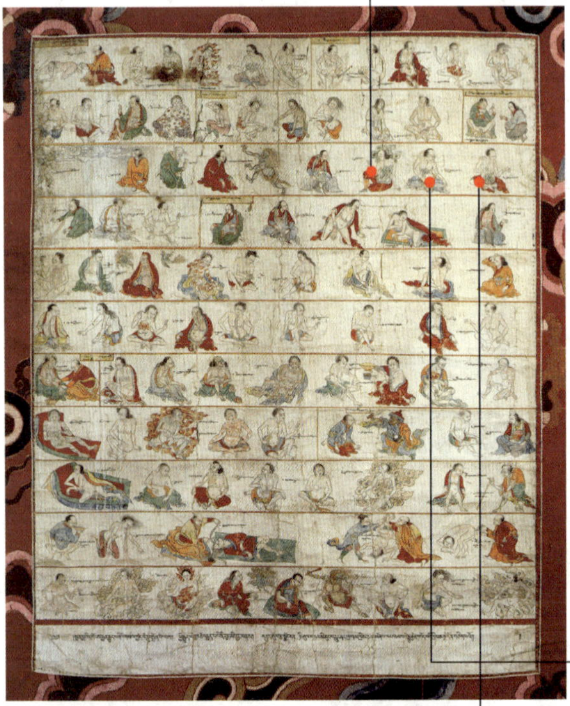

7　胃火衰弱

对胃火衰弱，饮食不能在胃很好糜化、消化和分离清浊者，行泄脉法不但不能消化药物，也不能分解食物清浊，故不宜施术。

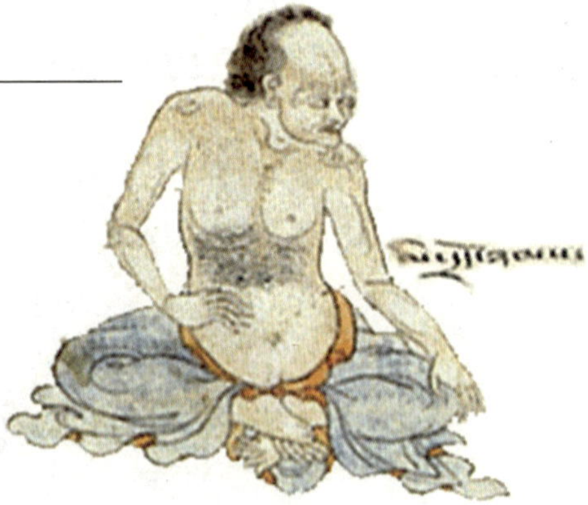

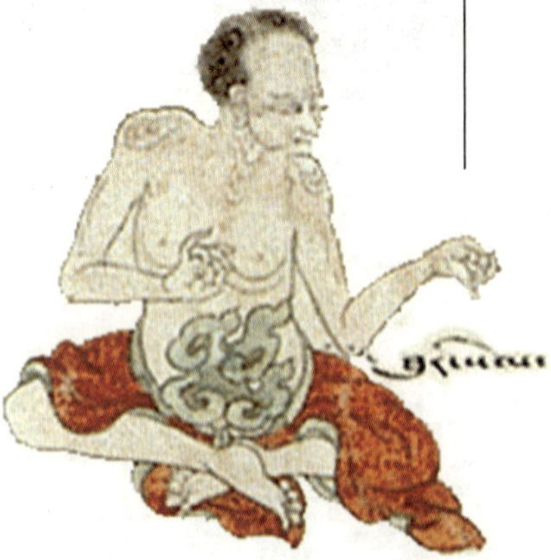

8　下泻隆紊乱

对下泻隆功能紊乱，不能正常泄出精液、经血、大小便等的病人，行泄脉法则不能将从脉道泄下到肾脏、膀胱的病邪残留经尿道排出体外，故不能施术。

9 恶心

对胃火功能衰弱不能顺利消化食物，食腐滞留于胃部引起恶心欲吐者，行泄脉法会将药汁吐出，故不宜施术。

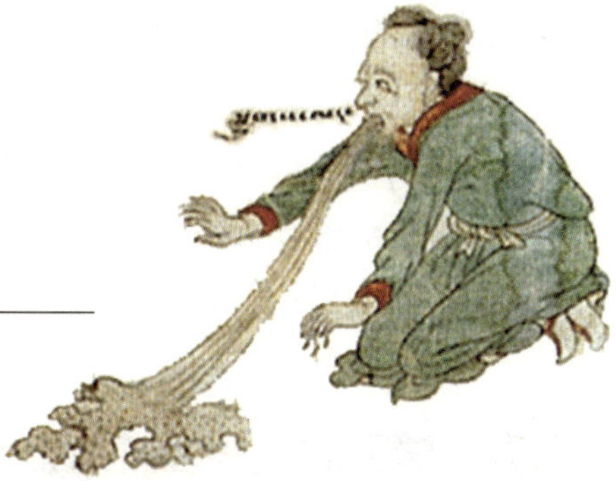

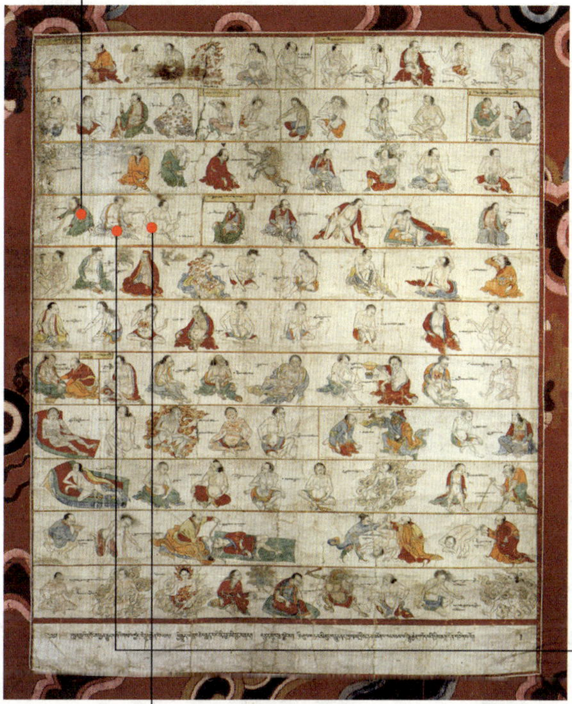

10 异物遗留

对身体留有箭头、子弹等异物者，行泄脉法会开启脉道造成失血危险，加重创口恶化，故不宜施术。

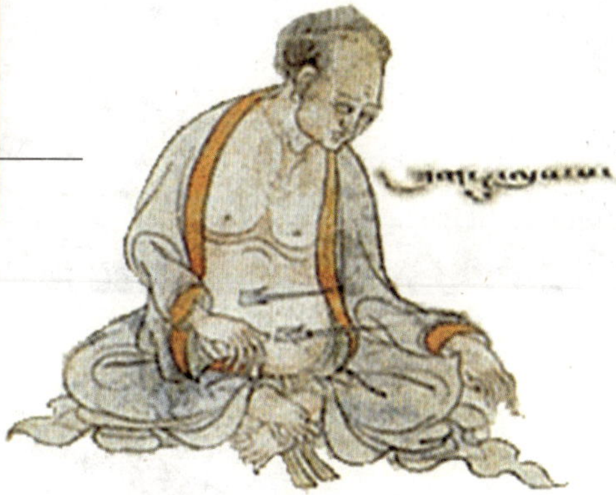

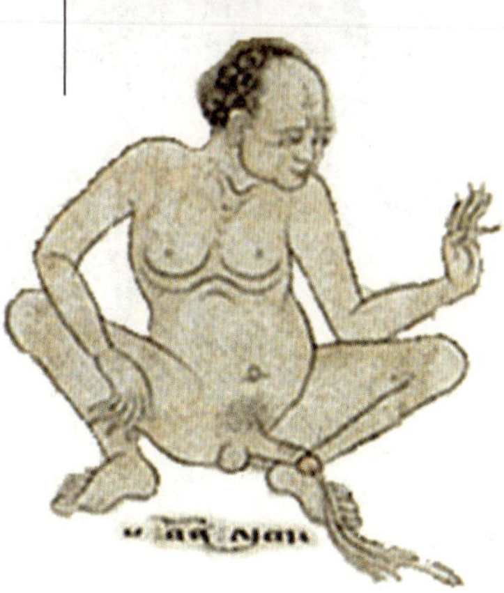

11 遗精

对肾火衰弱，肾腰疼痛，时时遗精者，不宜行泄脉法。行泄脉法是要将一切脉病经肾脏分解排出体外，若肾火衰弱，则难以排出，若强行泄下不但造成肾伤害，而且加重遗精病情。

三、泄脉法适应证

1　避孕者

对妇女服用避孕药物不再生育者，行泄脉法会开启已经阻塞的脉道而怀孕。

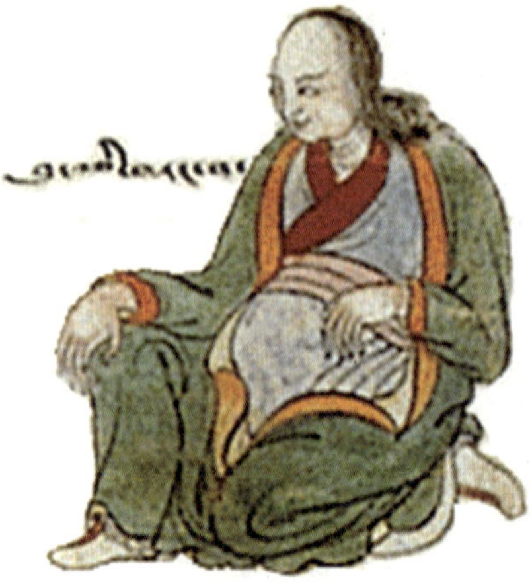

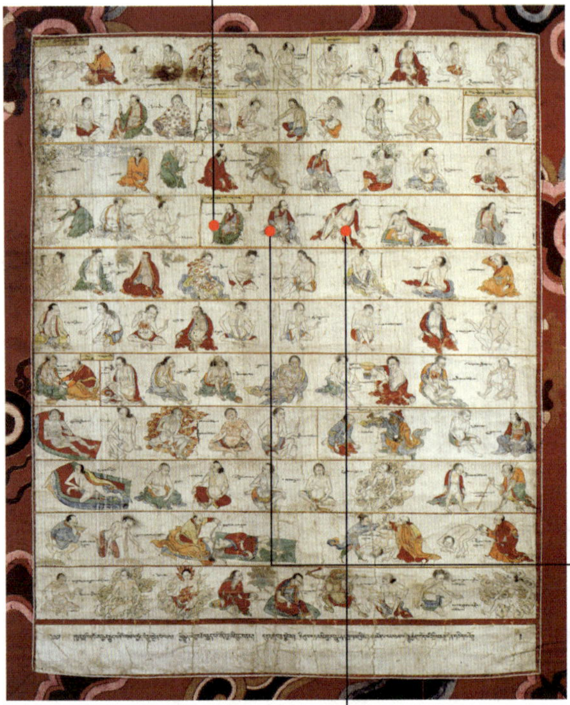

2　绝育者

对因妇科病等原因失去生育能力者，行泄脉法，药的效能可将妇科疾病治愈，并清理干净脉道，使卵子顺利通行而怀孕。

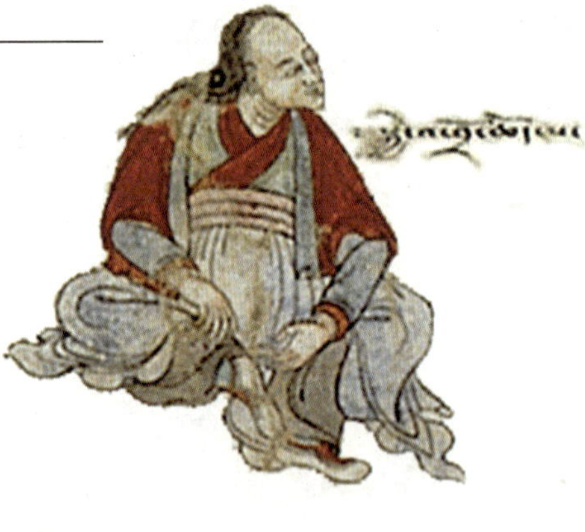

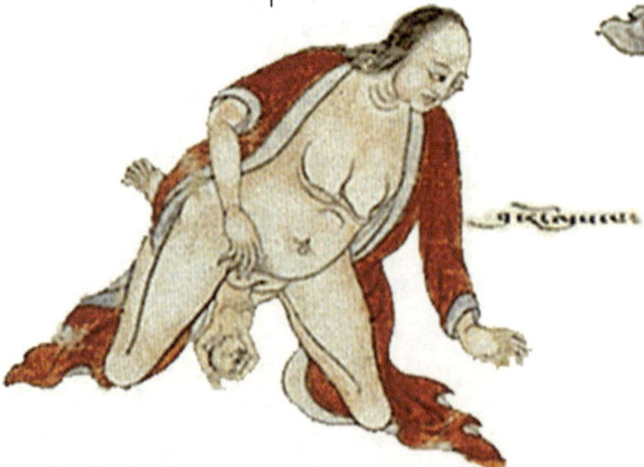

3　死胎遗留

对孕妇因饮食不当或跌打损伤，导致腹内胎儿死亡遗留胎盘者，行泄脉法可将宫门开启产出死胎。

4 子宫病

饮食起居不当，扰乱和合平衡，月经被黄水和隆邪卷结于子宫形成水泡瘤、硬块血瘤和麻木肉瘤等痞瘤者，行泄脉法，可将黄水等排出，分解清浊，清除病原。

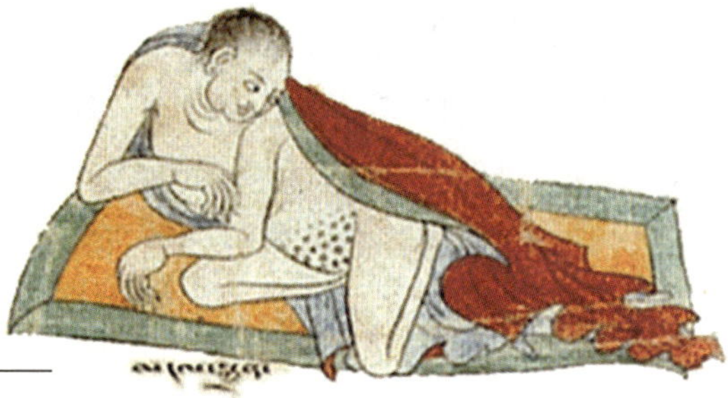

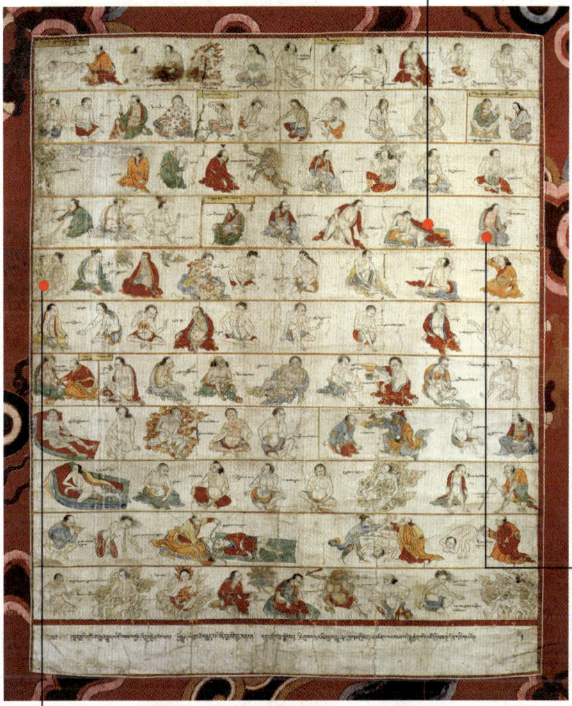

5 妇血病

妇女红精的糟粕——月经未落于子宫而逆行流入精华运行的脉道中，被隆邪驱散形成妇科疾病，此病新发不久血偏盛时称之为妇血病。对患妇血病者行泄脉法，药的效能可收敛疾病，分解清浊，引出黄水。

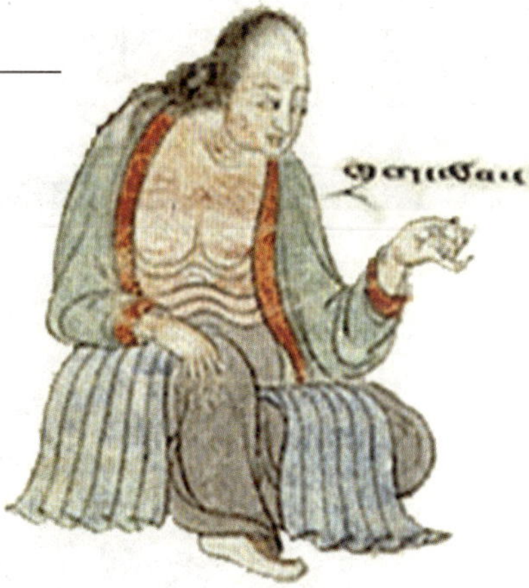

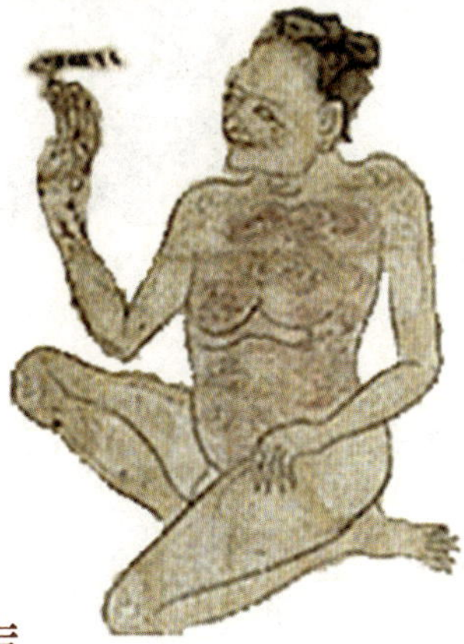

6 血热病

过用辛酸味饮食，造成坏血增盛，或剧烈劳作、跌打损伤等扰乱血液，造成血热偏盛者，行泄脉法会排出坏血、黄水，熄灭血热。

7　赤巴热症

过用性锐热饮食，或白昼睡觉、剧烈劳作等，造成赤巴的六特性超过限度而发赤巴热症者，行泄脉法可使偏盛的胆汁和黄水排出，从而治愈赤巴热症。

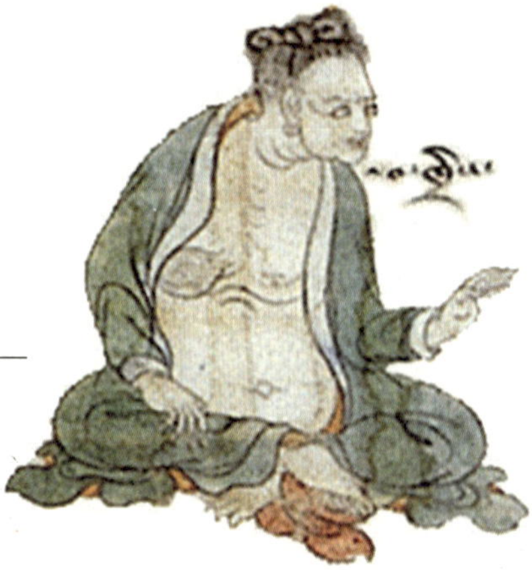

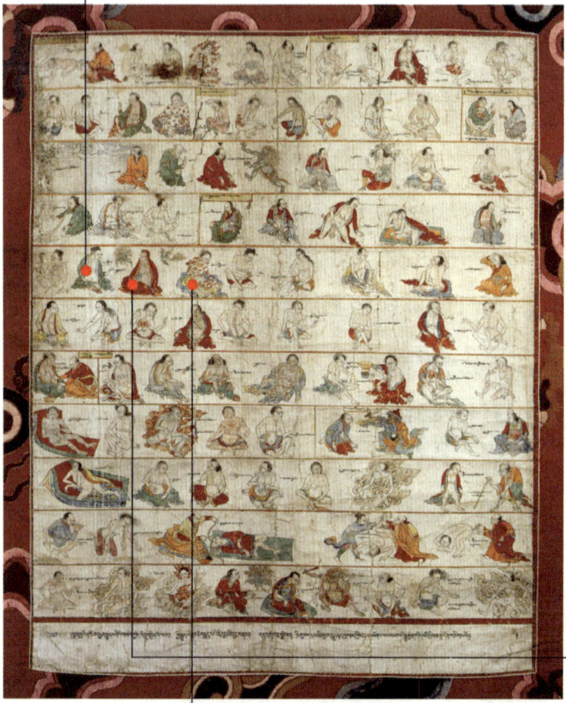

8　化合毒中毒症

金、银、红铜等金属合成的毒，或铁棒槌、山莨菪等草药合成的毒中毒患者，行泄脉法可将毒收敛于脉道，分离清浊后排出。

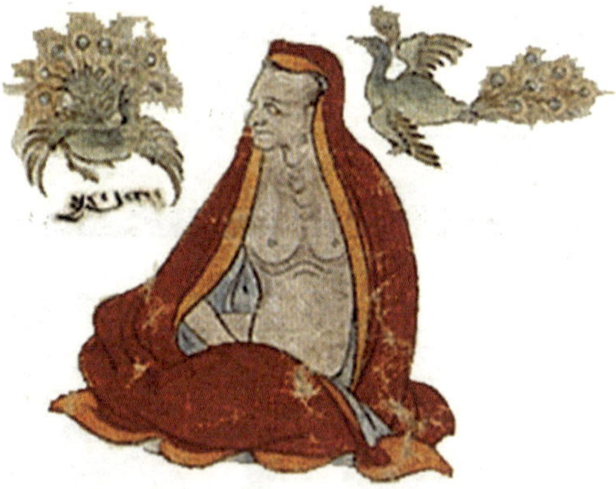

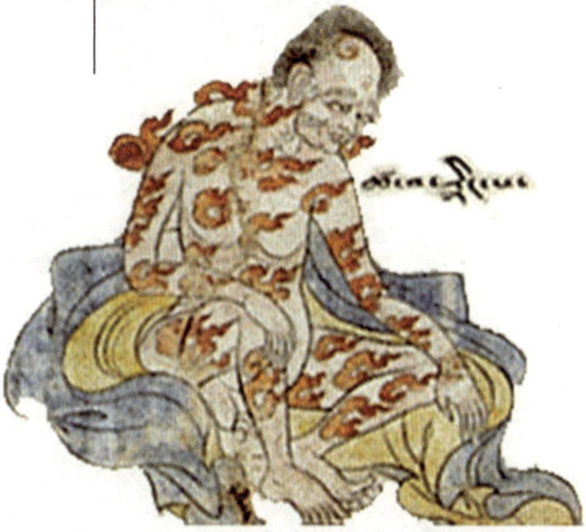

9　陈旧热病

热病迁延月余，病邪与正精相混，变得陈旧而深陷于脏腑等部位者，行泄脉法可将热邪从脏腑导泻出来，从而平息陈旧热病。

10 痛风

久食凉性食物，或白昼睡觉、剧烈劳作等饮食起居失当，造成隆血紊乱，导致肘关节、足拇趾、足背跗骨关节等疼痛、发痒，动则疼痛欲裂的痛风者，泄脉法可平衡血隆紊乱，将黄水引排出去从而平息痛风。

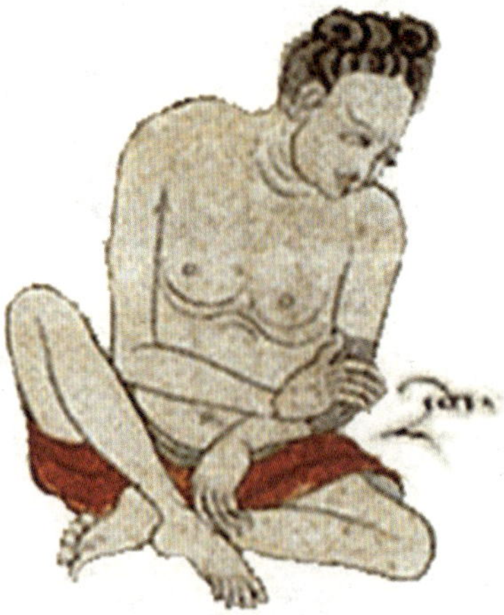

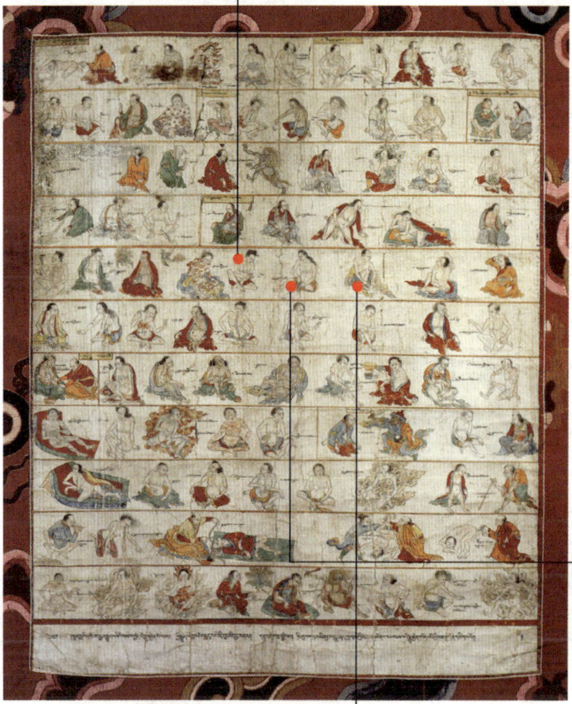

11 痹病

久居湿腻之地，过食甘肥营养之品，造成精华未生化成熟导致黄水偏盛，扩散于关节而发痹病者，行泄脉法会引排、燥干和收聚黄水而平息痹病。

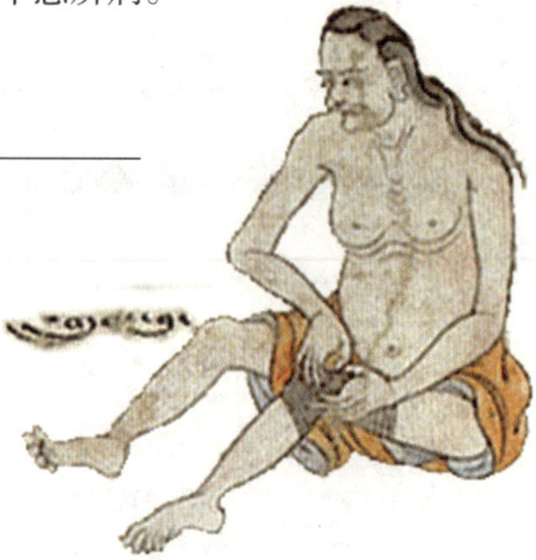

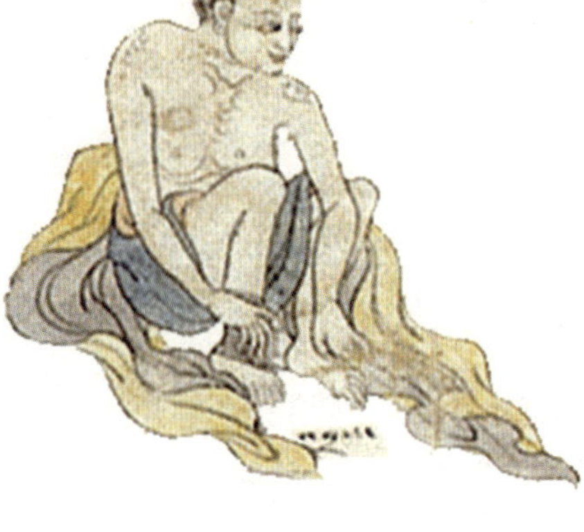

12 疖痈

未消化的食物糟粕窜入精华（营养）运行的通道，或外伤瘀血、刀伤内出血等原因，坏血未能生化成正精渗入脉道，被隆邪卷结一团而成疖痈者，行泄脉法会将未消化物分解清浊，将浊物和坏血引排体外而平息疖痈。

13 瘙痒

体内血热、胆汁、黄水等紊乱，散布于皮肤引起瘙痒者，行泄脉法会平衡和合，将黄水引排干净，消除瘙痒。

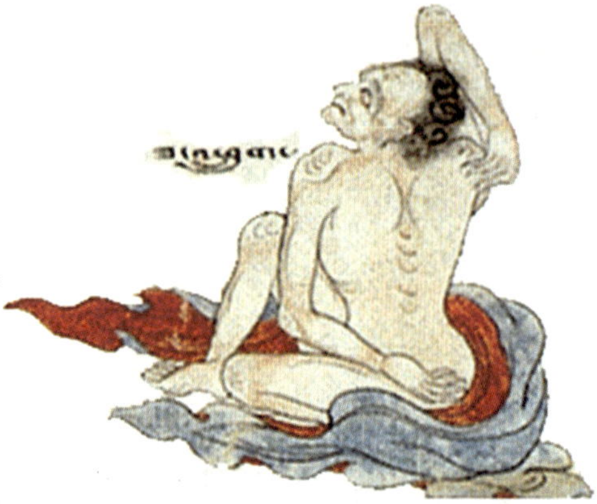

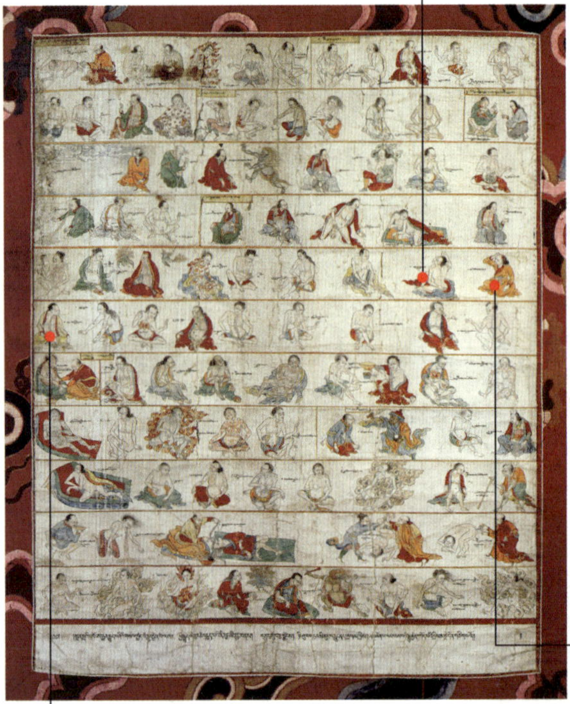

14 颅骨骨折

箭、石、刀、矛等利器造成颅骨骨折，出现血热紊乱、黄水偏盛，导致黄水侵入脉道者，行泄脉法会平衡血热紊乱，将黄水通过脉道引排体外，治愈骨折。

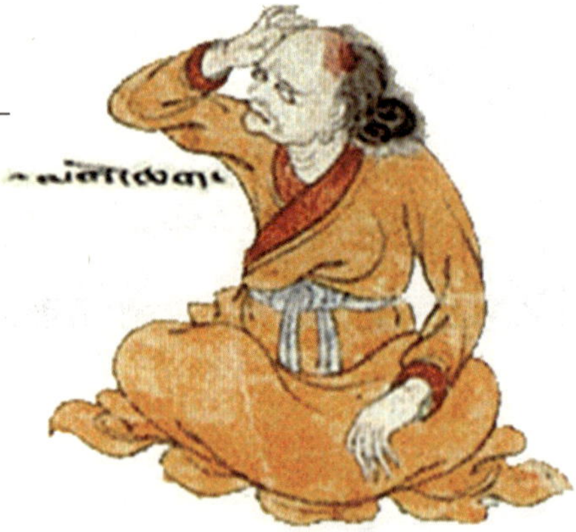

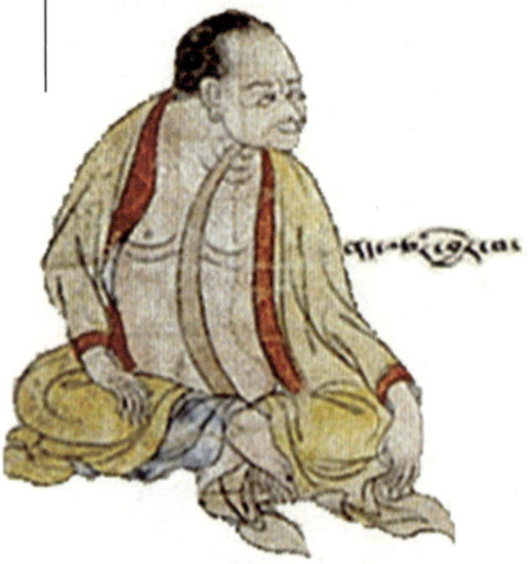

15 病邪侵入脉道

外伤瘀血或伤血遗留体内，造成黄水偏盛，导致黄水扩散于脉道者，散布于外肤、四肢和脏腑者，行泄脉法可分离坏血与正血，引排黄水，消除疾病。

16 旧伤

坠崖、马背摔伤或被箭、石、刀、矛利器击伤，创伤经久不愈成为陈伤者，行泄脉法可消除脉热，引排黄水，逐步治愈旧伤。

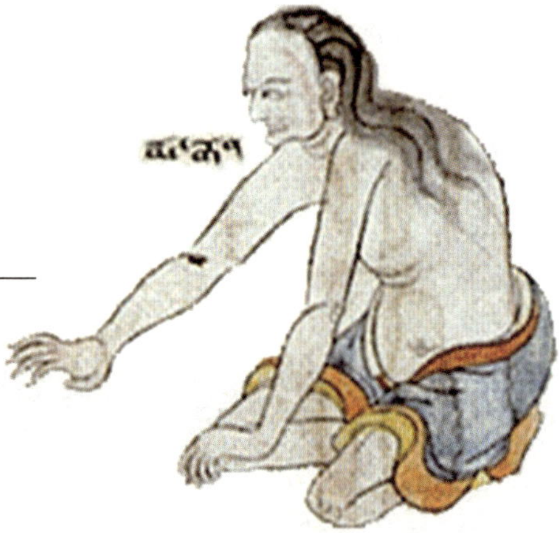

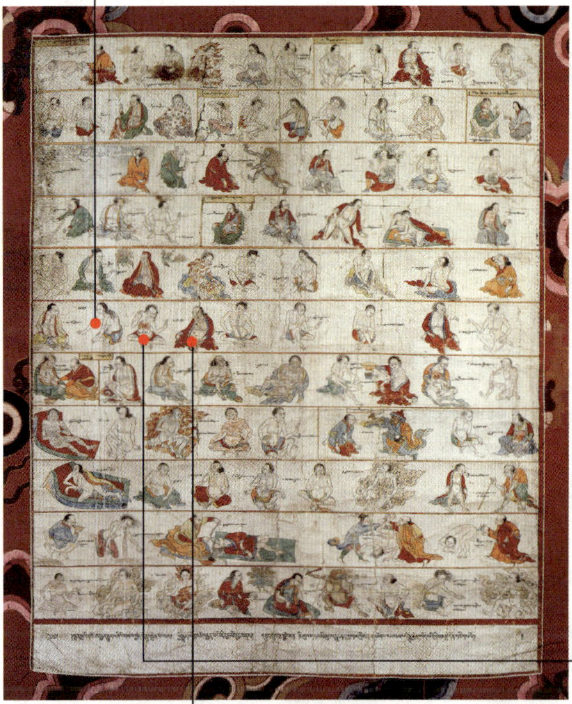

17 日形脓肿

坏血偏盛或伤血遗留，放血疗法未能制服伤血，或瘟病、中毒热邪等落于脉道，放血疗法未能及时放出，造成坏血、黄水等聚集于脏腑脉道而发日形脓肿者，行泄脉法可将坏血、黄水引排出来。

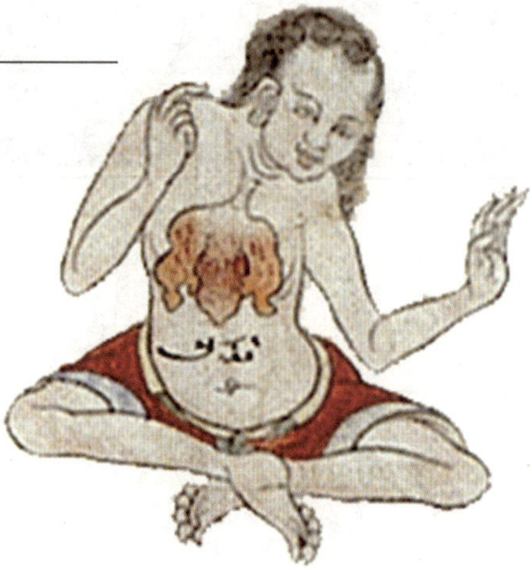

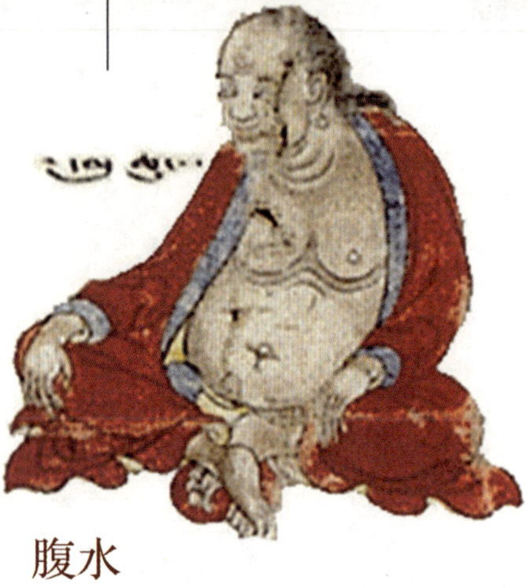

18 腹水

热证治疗后由于放血过度或连续服用凉药过多，或劳累后饮水过多，久卧湿地等原因，熄灭胃火，造成食物糟粕窜入精华运行通道而发腹水者，行泄脉法可将坏血与正血分离，将黄水引排体外，从而消除腹水。

19　脉瘤

精华不消化造成坏血和黄水增盛，卷结于横膈膜脉及肺脉、肾脉、小肠脉、胃脉等处而成脉瘤者，泄脉法可破坏血、黄水造成的脉瘤，引排体外。

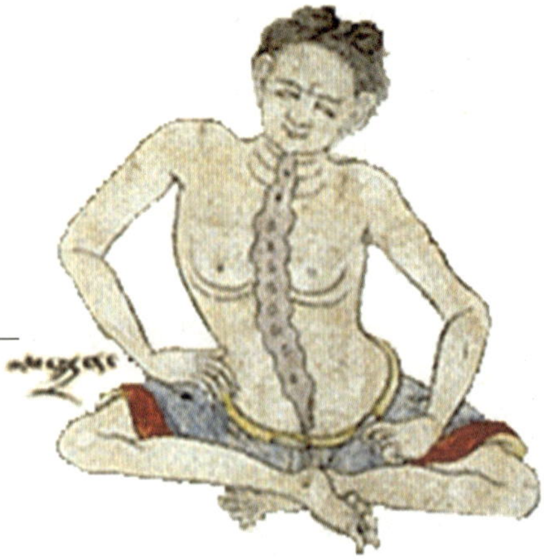

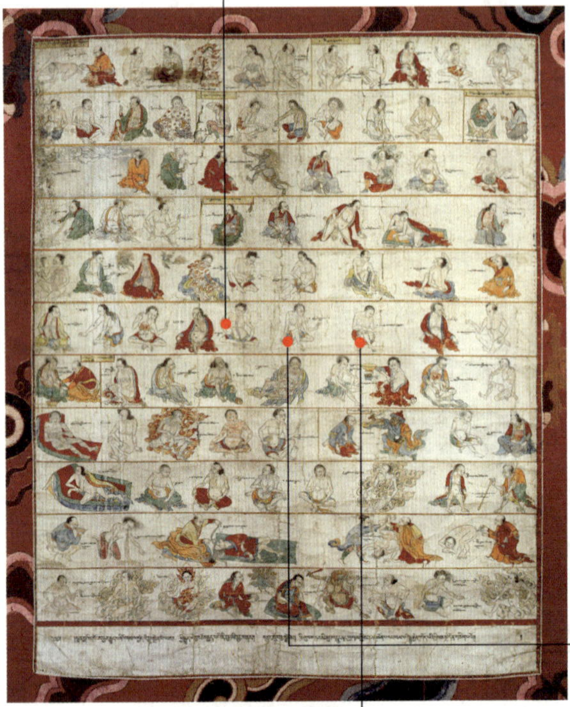

20　黄水增盛

长期浸水或久卧湿地，久居洪水和湿冷之地，培根隆等寒证相伴引发白黄水病，行泄脉法可引排体内黄水外出。

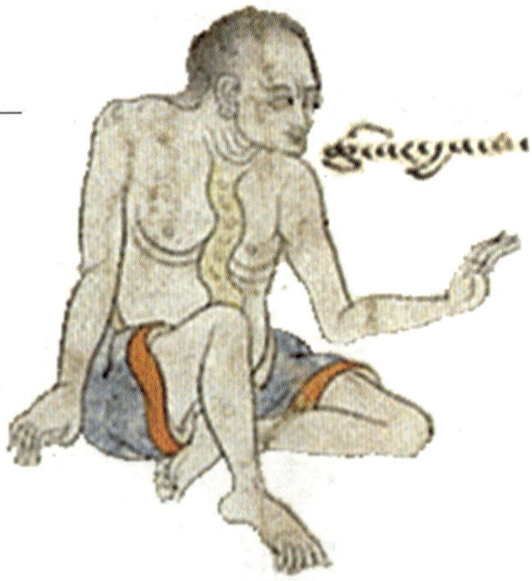

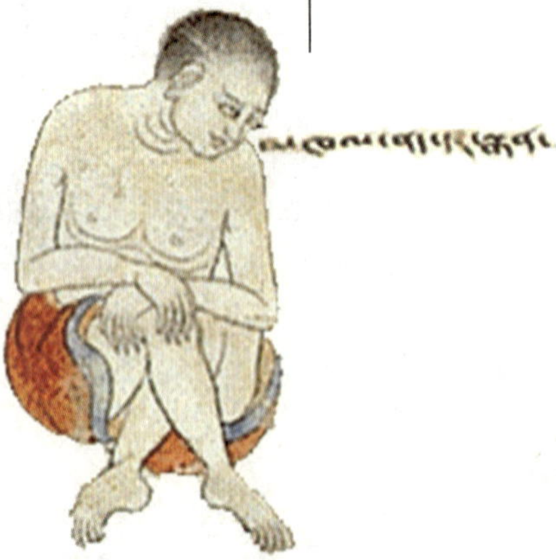

21　“达干”肾病

久食凉性食物，久居湿冷之地或跌打伤肾等引发“达干”肾病（佝偻肾病）者，行泄脉法可将肾病从脉道排入膀胱从而治愈病原。

22　麻风病

体内黄水紊乱，血胆相伴导致皮肤发黑、瘙痒、发眉脱落的麻风病者，行泄脉法可将病因黄水、血胆等从脉道引排出来。

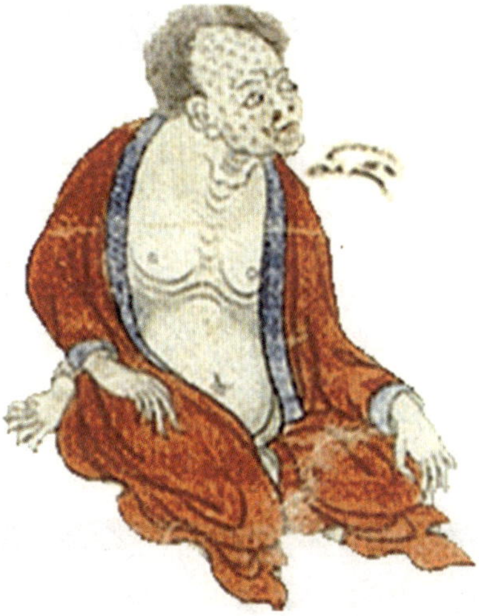

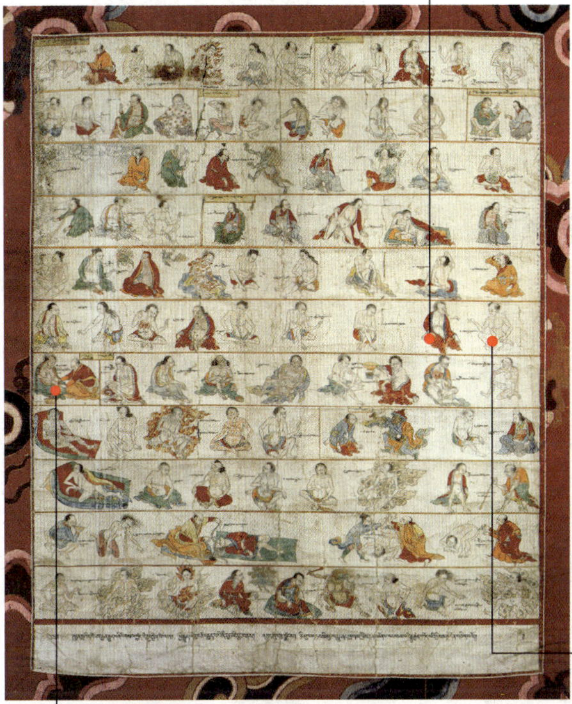

23　脉伤扩散

由于跳高、奔跑或负重等剧烈劳作伤及脉道，脉伤感染引起血紊乱、黄水增盛者，行泄脉法可将坏血、黄水收集并引排出来。

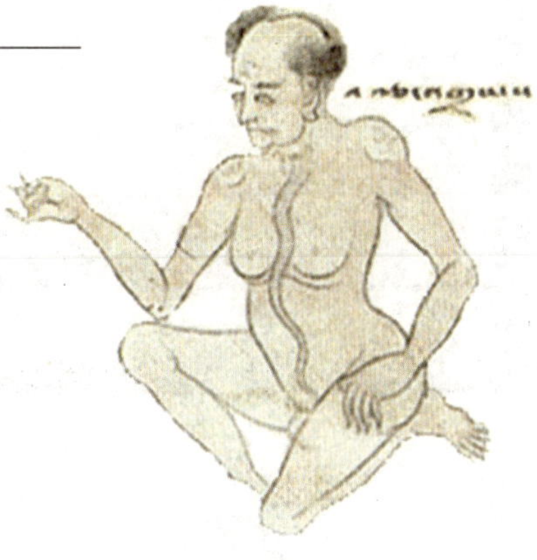

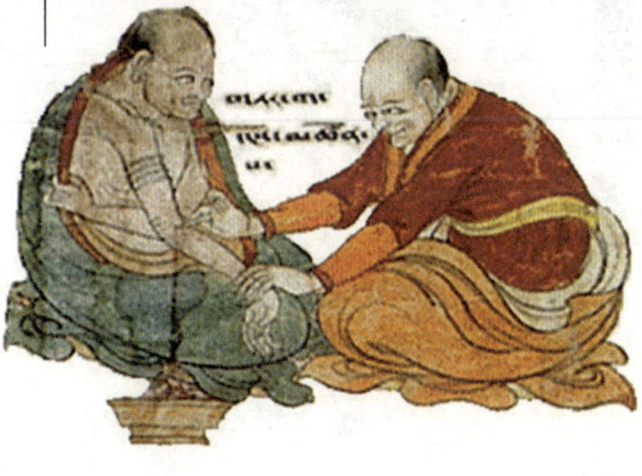

第二十章　放血疗法

一、放血疗法

放血疗法是将体内坏血排出体外的一种治疗热证的方法，藏语称“达日”，意为刺破或体表穴位之名。按照医典所说施术前几天服分离汤，之后绑扎有关部位，用针具刺破脉管放出坏血，治扩散伤热、紊乱热等热证。

二、放血疗法适应证

1 扩散伤热

马背摔伤、深渊跌伤、石棒击伤及剧烈劳作等伤及肌肉、骨骼、筋腱或脏腑，造成血液紊乱，激发赤巴热等扩散伤热者，行放血疗法可将外伤瘀血等引排出来，从而平息热证。

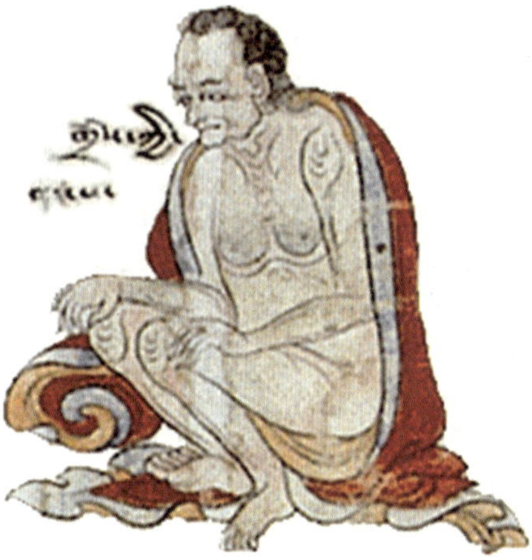

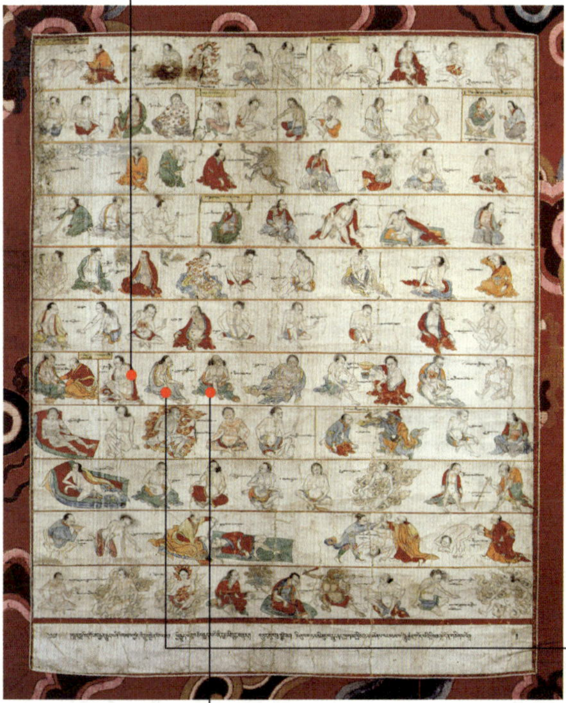

2 紊乱热

时令、鬼祟、饮食、起居四外因，扰乱体内三基因失衡，引起血热激增而致人体七精华物质烧焚的紊乱热者，行放血疗法可将热邪的依所坏血引排出来，从而平息热证。

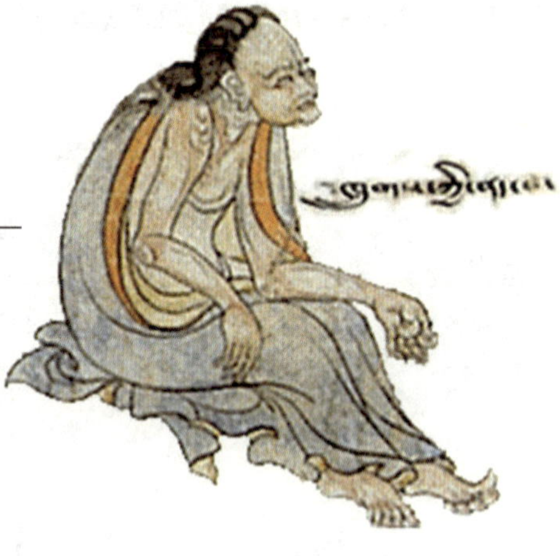

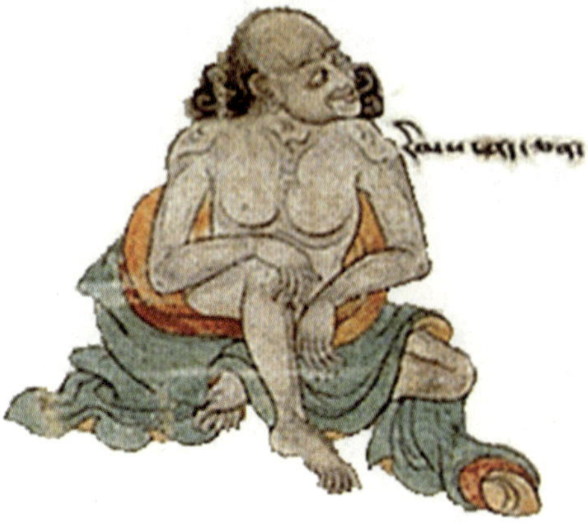

3 瘟病

春暖季节，白昼睡觉、剧烈劳作等原因，体内赤巴火过热而发瘟病者，行放血疗法可将热邪所依的胆汁、坏血引排出来，从而治愈疾病。

4 肿胀

体内和合紊乱，坏血和黄水增盛，膝关节及腹部等处产生肿胀者，行放血疗法可将坏血引排出去、消除肿胀因素，镇止疼痛。

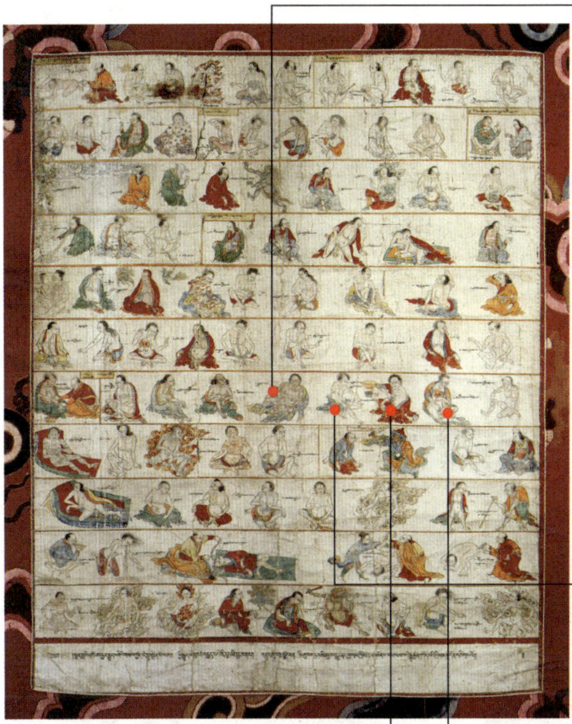

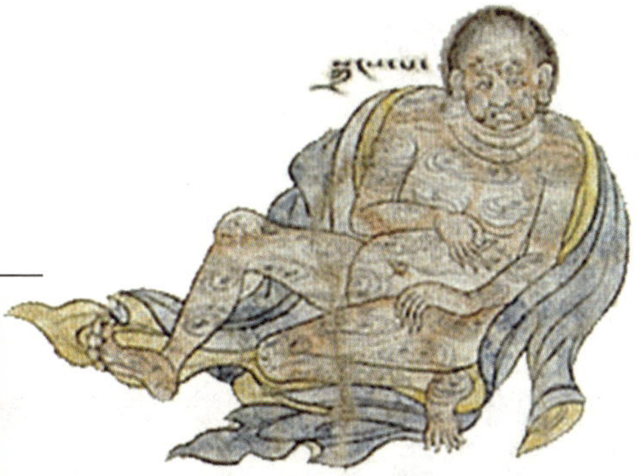

5 外伤

马背摔伤、深渊跌伤或箭、石、刀、矛等创伤，行放血疗法可引排外伤瘀血、扩散的黄水及脓和腐肉，使伤口生长新肉、愈合。

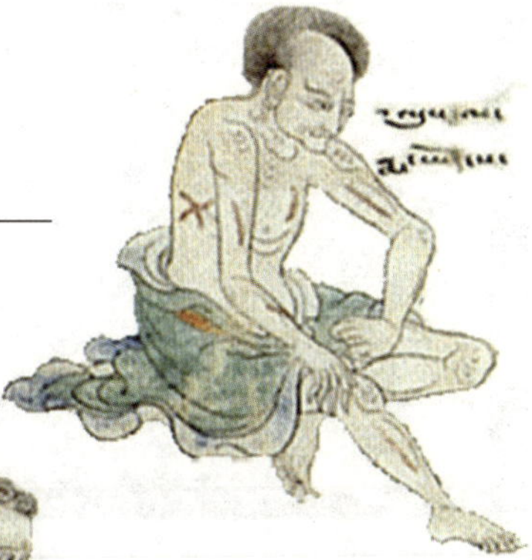

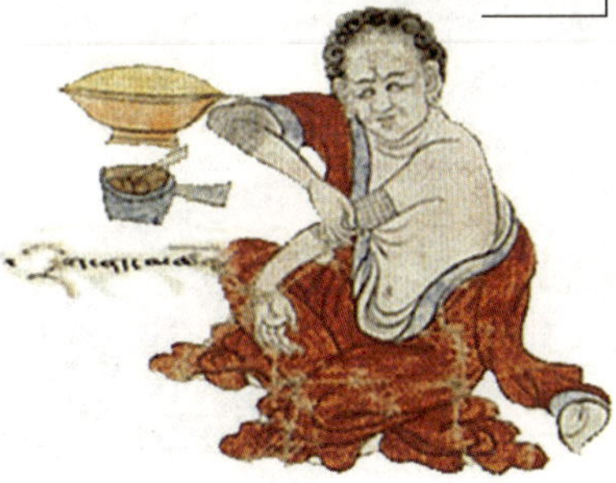

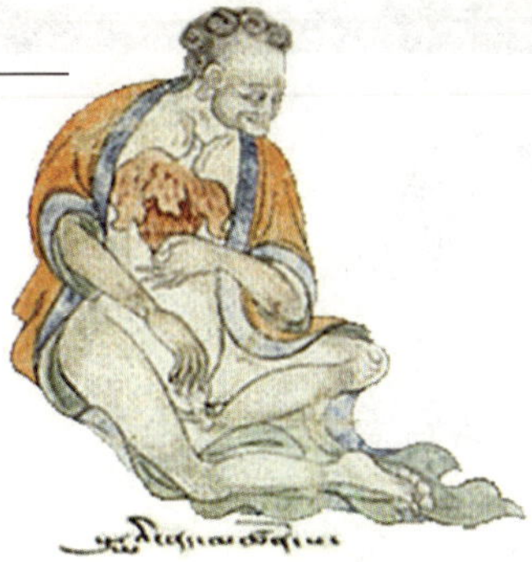

6 痛风

久食凉性食物、白昼睡觉、剧烈劳作等原因，扰乱体内隆血平衡，导致肘关节、足拇趾等疼痛欲裂的痛风，行放血疗法可将坏血和黄水引排出来，镇止疼痛。

7 日形脓肿

体内坏血增盛或外伤血瘀，伤血未被放血疗法制服，或瘟病、中毒热邪落于脉道之时，放血疗法失当，造成坏血、黄水等聚集于脉道而发日形脓肿者，行放血疗法可将坏血、黄水引排出来。

8 火焰疮

由于饮食起居不足、太过、反常，或鬼邪作祟导致体内血热、胆增盛、黄水增多，被隆邪鼓动而发火焰疮者，行放血疗法会引排出坏血和黄水，从而消除病邪。

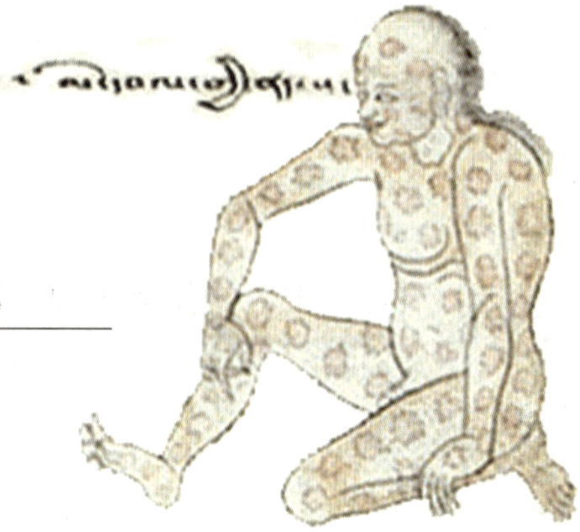

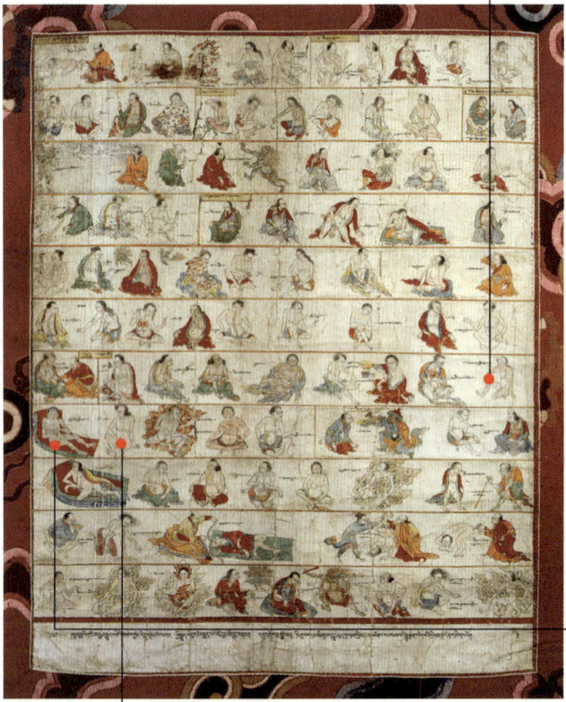

9 黄水病

晒太阳、烤火、饮用酒等营养液，特别是秋季炎热时饮食起居失当，引发血胆热邪相助的黑黄水病，行放血疗法会将血胆热邪等病因子引排出来，从而根除黄水。

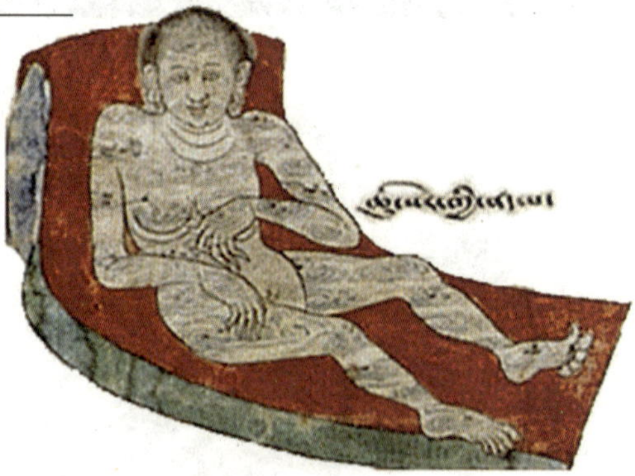

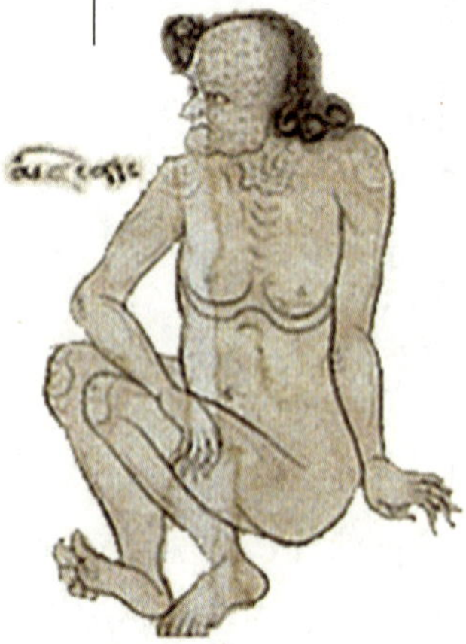

10 麻风病

体内黄水紊乱，加之血胆相助，引发症见皮肤发黑、瘙痒、发眉脱落、晒太阳、烤火或秋季容易发病的麻风病，行放血疗法会将疾病因子血、胆、黄水引排出来。

11 热证

春秋等较温热季节，剧烈劳作、过进热性营养品等引起赤巴火超过常量而发热证者，行放血疗法会将热邪和血热两病因子引排出来，从而治愈疾病。

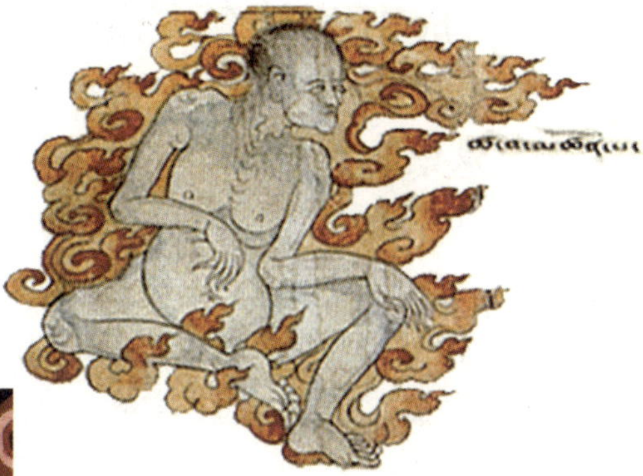

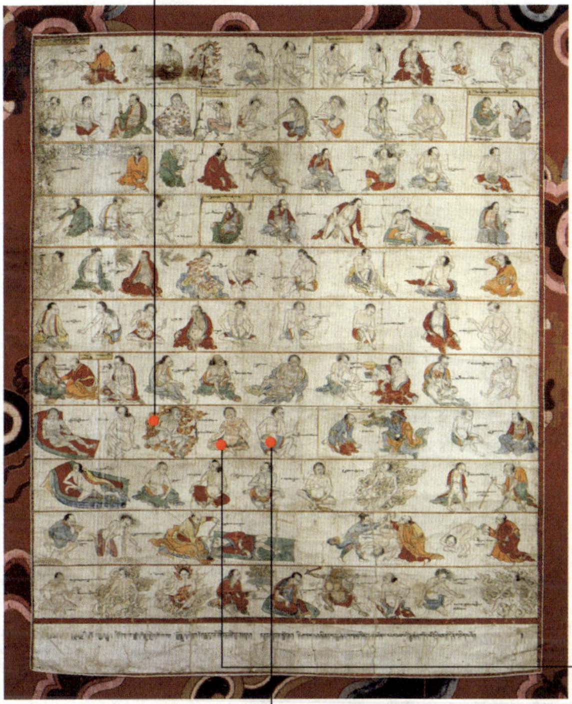

12 血热

伤热扩散（感染），或外伤瘀血，或多食辛、酸味食物等原因，引起血热增盛者，行放血疗法可将坏血和血热引排出来，镇止疼痛。

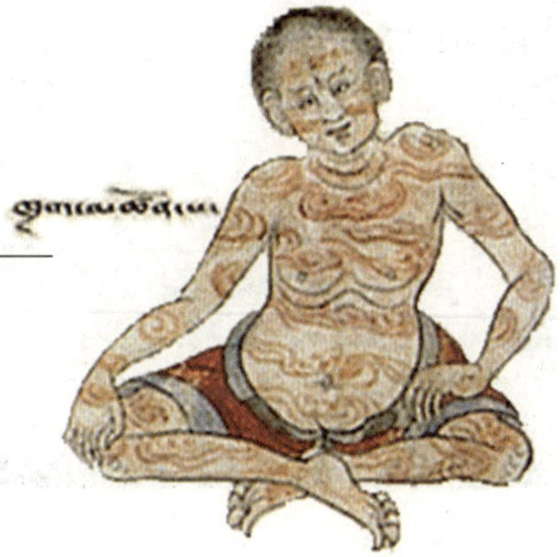

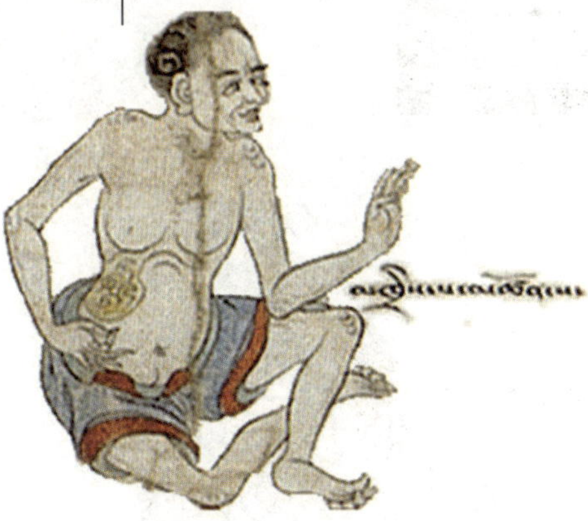

13 赤巴病

春暖季节，久居干热地方，或跳高、奔跑、负重等，引起体内赤巴物质的 7 种性能偏盛而发赤巴病者，行放血疗法会将赤巴邪、血热两疾病因子引排出来，从而治愈赤巴病。

三、放血疗法禁忌证

1 鬼祟病

被凶神、龙王、游神等非人鬼魔侵害而引发的鬼祟病，因变化多端，鬼邪作祟，放血疗法对此难以奏效，或残留病根，变成肝瘤、“木布”病、麻风、疖痈、日形脓肿等疾患。

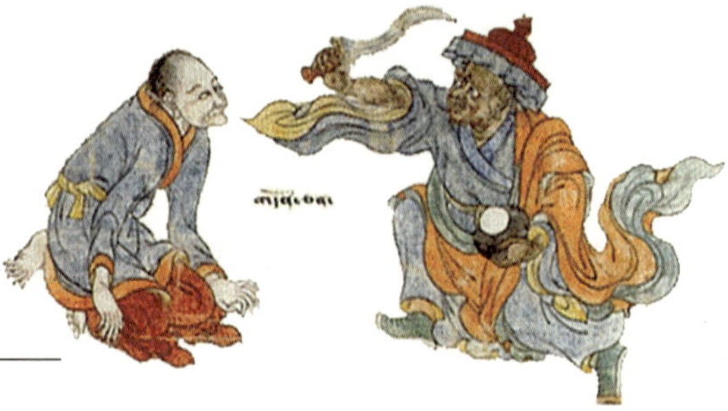

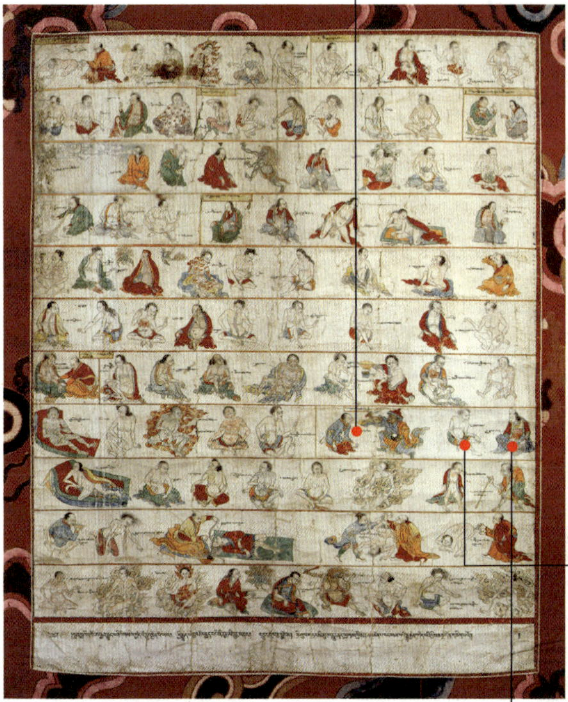

2 正精枯竭

久受疾病折磨，体力衰弱、正精枯竭者，行放血疗法会造成失血，使体力不支，引发零星隆病。

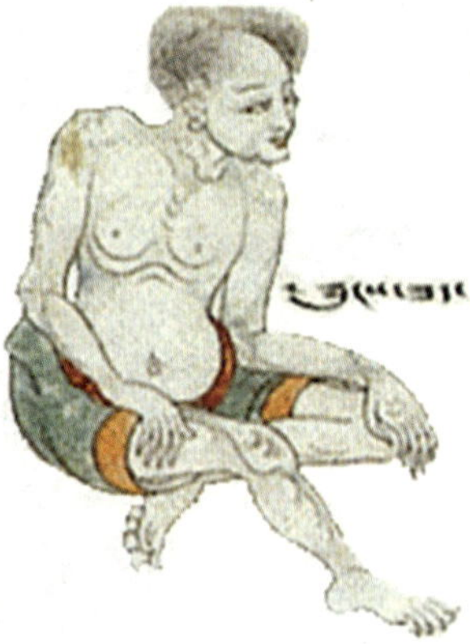

3 孕妇

对孕妇行放血疗法会放出正血，造成胎儿供血不足，不但造成大人体力衰弱，还会对胎儿造成严重危害，禁止施术。

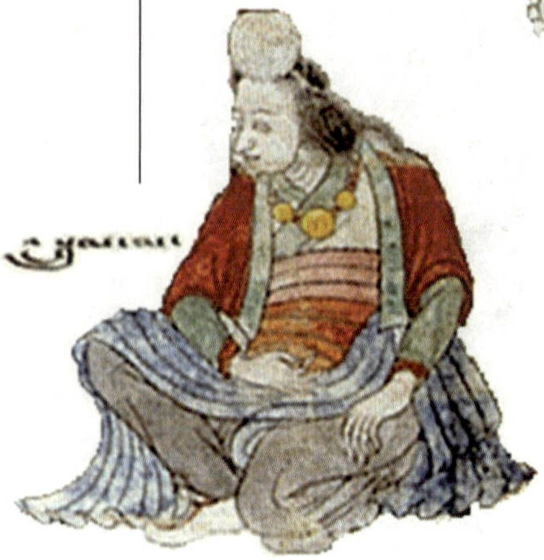

4　产后

妇女产后行放血疗法会放出正血，造成体力不支，引起隆病、寒瘤发生，胃火熄灭，不宜施术。

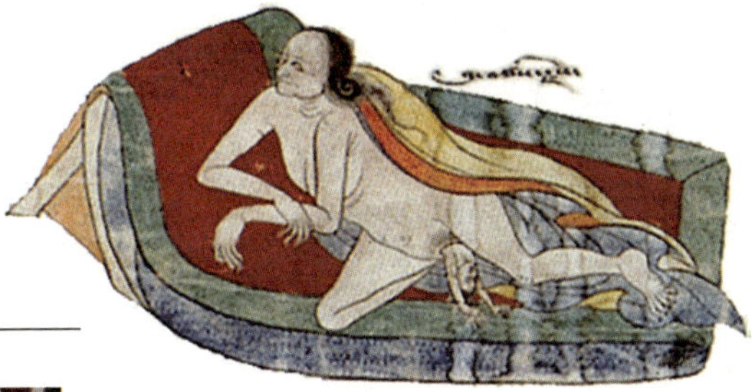

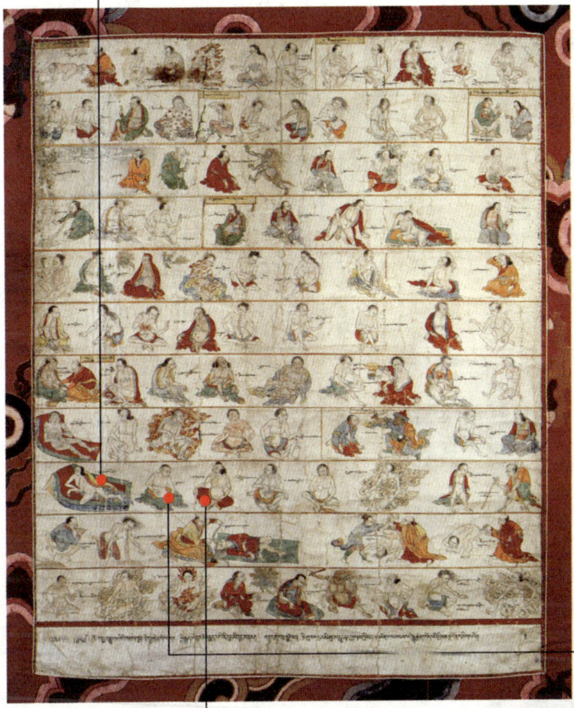

5　灰色浮肿

过食难以消化、不成熟或馊变食物，久居潮湿等原因，造成胃火式微，糟粕侵入精华运行通道进入肝脏，未能生化为正血，坏血、黄水增盛被隆邪驱散于全身而发灰色浮肿病者，行放血疗法会熄灭胃火，加重病情，不宜施术。

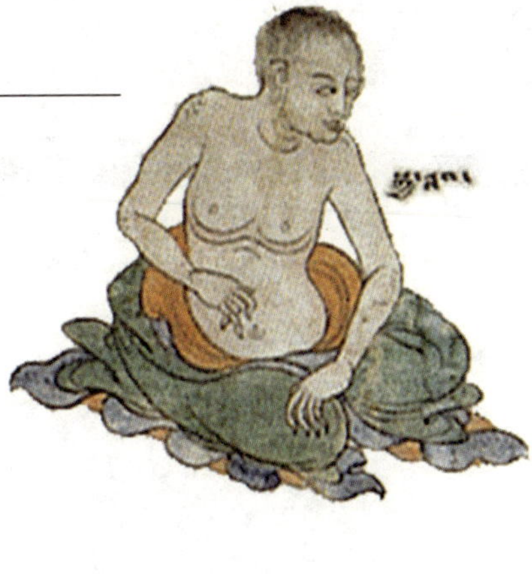

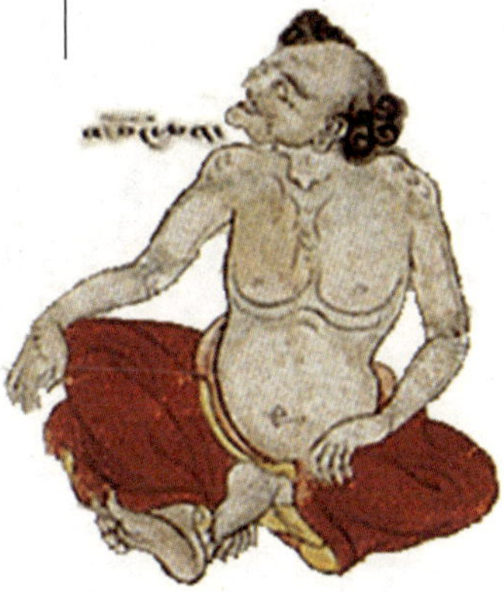

6　痼疾

对不消化引起痼疾发生者，施行放血则会将赤巴火连同血一起放出，造成胃火熄灭，引起寒瘤、灰色浮肿及腹水等病情加重，不宜施术。

7　胃火式微

对胃火衰弱，未将饮食很好糜化、消化和分离清浊者，行放血疗法会将赤巴火连同血一起放出，造成胃火更衰，引发灰色浮肿、下落水肿等培隆寒症。

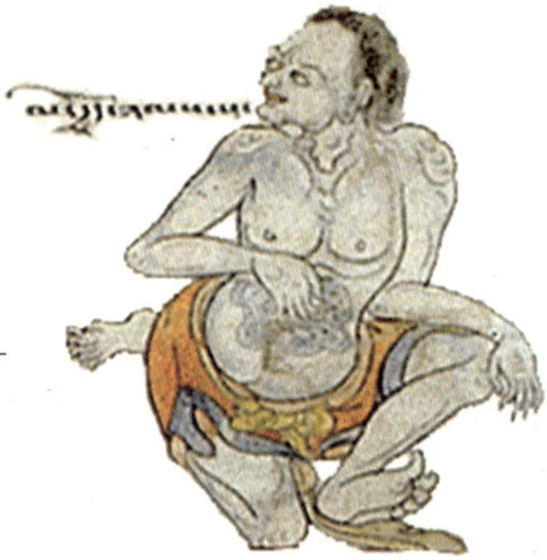

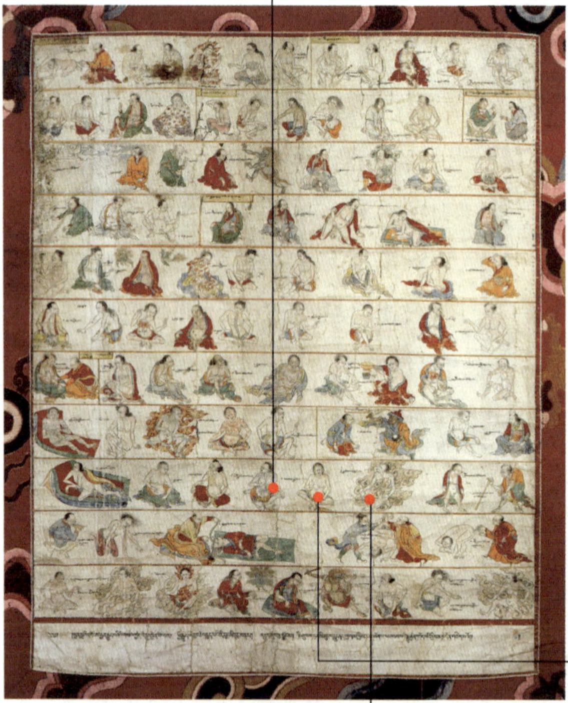

8　灰色培根病

对培根剑突症、培根铁垢症、胃火衰弱症、培根喉阻症、白痹症、培根干消症等六种灰色培根病（单纯培根病）中的任何一种施放血疗法均可引起不消化，放血疗法性质属凉，病、药性质一致，有害于疾病治疗，故要禁止放血。

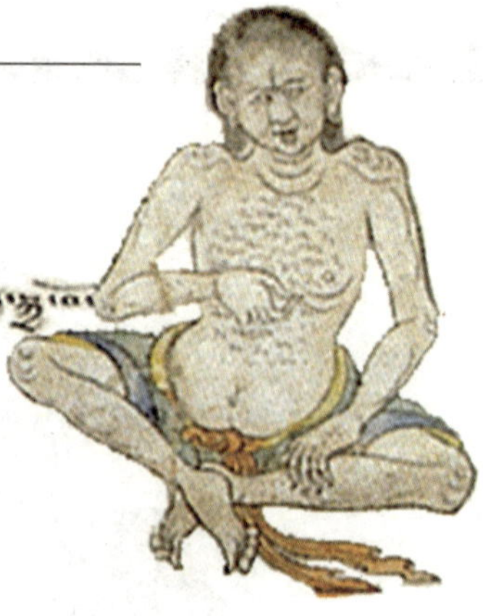

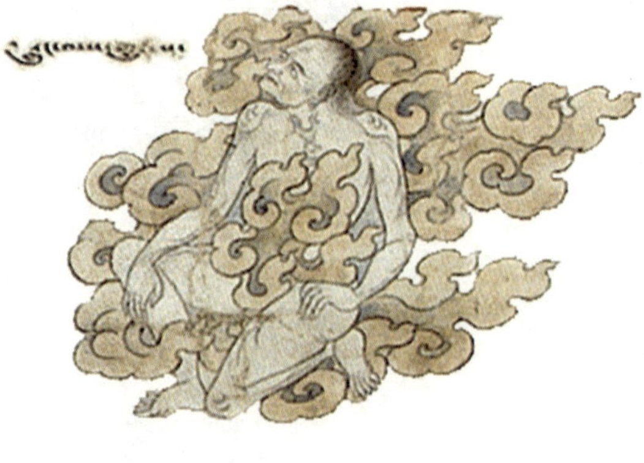

9　隆所致疾病

忍饥熬夜、悲伤哭泣、劳心过度、失血过多、营养不足等原因，引发隆病或隆所致疾病，行放血疗法因其性质属凉会激起隆的寒性偏盛，故不宜施术。

10　小儿

小儿属培根型体质。因放血疗法性质属凉，与培根的凉性相一致，行施放血疗法会引起食物不化、食欲不振、胃脘胀满等，故要禁止。

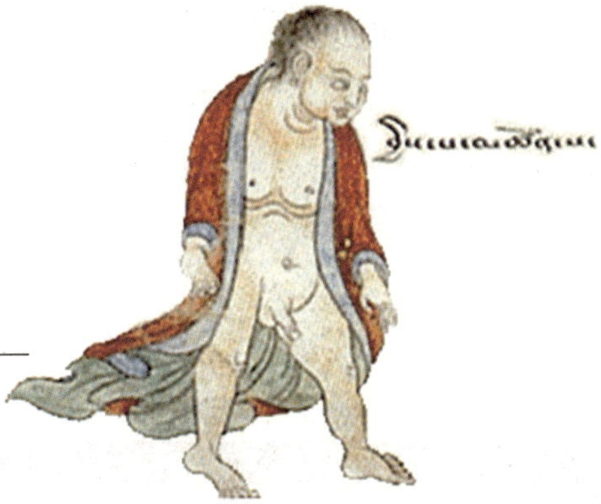

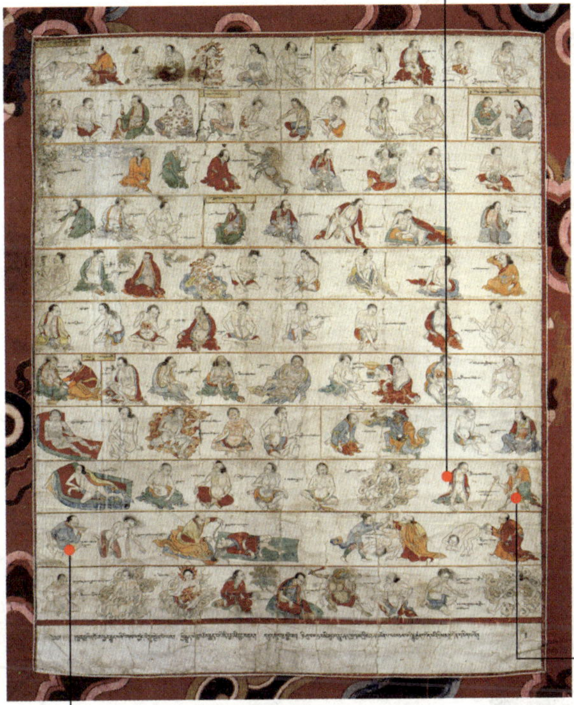

11　年过七十者

年过七十的老人，因体力和胃火衰弱，行放血疗法不但使其体力不支，也会使一些正血流失，造成体力和精光（精气）衰弱，胃火式微，激发零星隆病，危及生命。

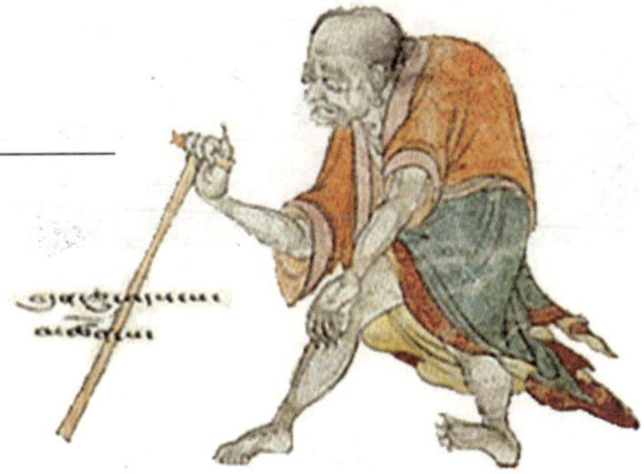

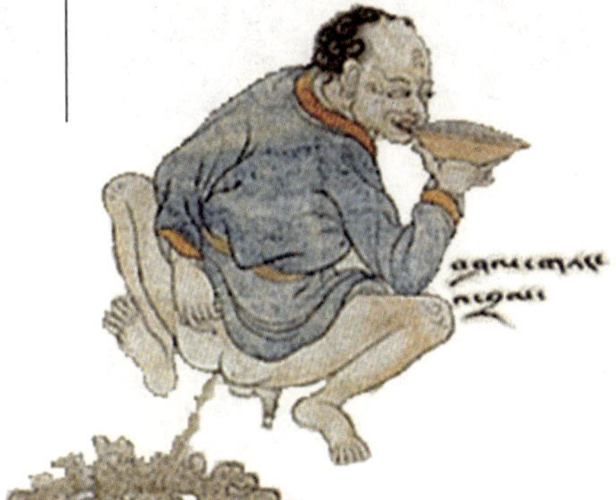

12　泄下术后

血胆热病患者服用泻药之后，不宜马上行放血疗法，因为此时病人体力衰弱放血会造成正精耗损，激起隆邪。

13　引吐术后

培根病患者服用引吐药之后，不宜马上行放血疗法，因为此时病人体力衰弱，放血会造成正精耗损、胃火熄灭。

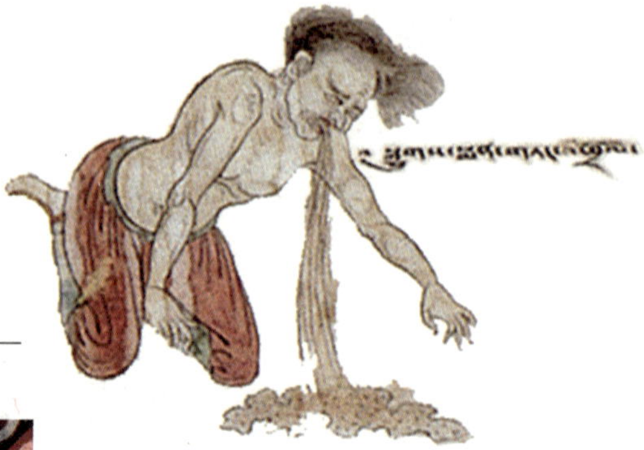

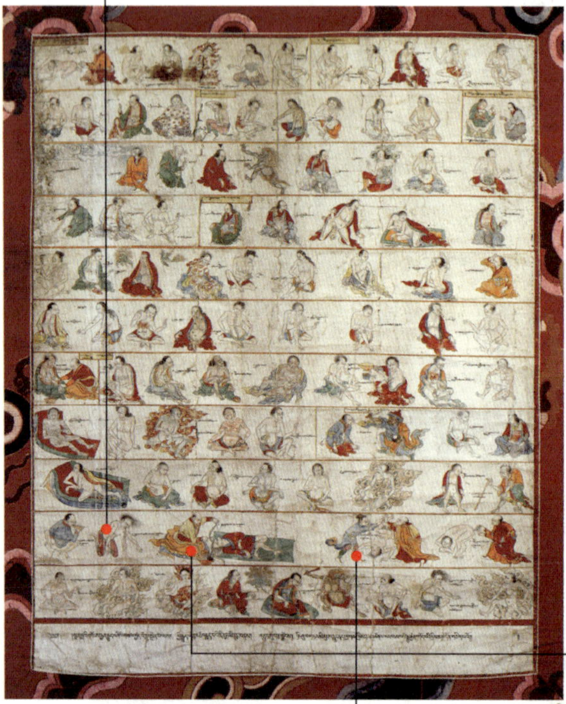

14　滴鼻术后

为平息脖颈以上疾病行滴鼻法和灌鼻法之后，不宜马上行放血疗法，因为此时病人体力不支，再加上要流失正血，会激发隆邪从而引发其他疾病。

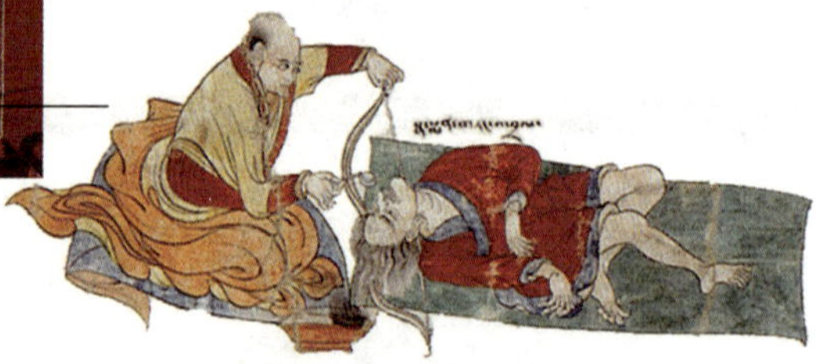

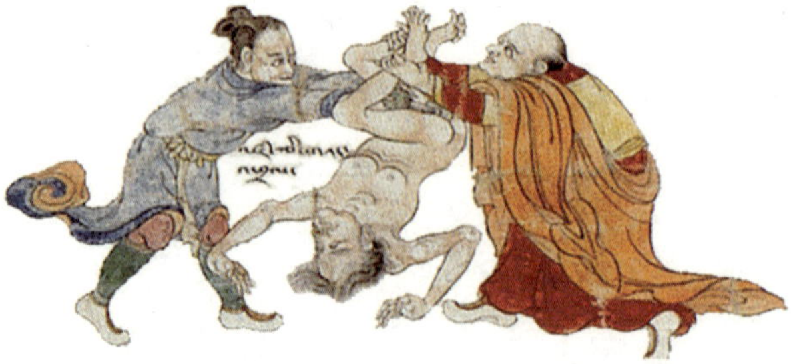

15　文灌肠术后

为摧毁下体隆病为主的疾病，行文灌肠法之后，不宜马上行放血疗法，因放血疗法性质属凉，会助长隆邪并造成正精耗损。

16　峻灌肠术后

为摧毁下体培赤偏盛为主的疾病，行峻灌肠法之后，不宜马上行放血疗法，因为放血疗法性质属凉，会助培根邪，重新激化病势，摧毁胃火。

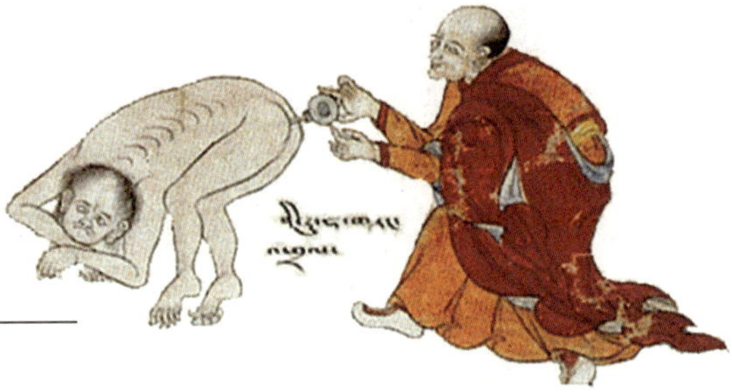

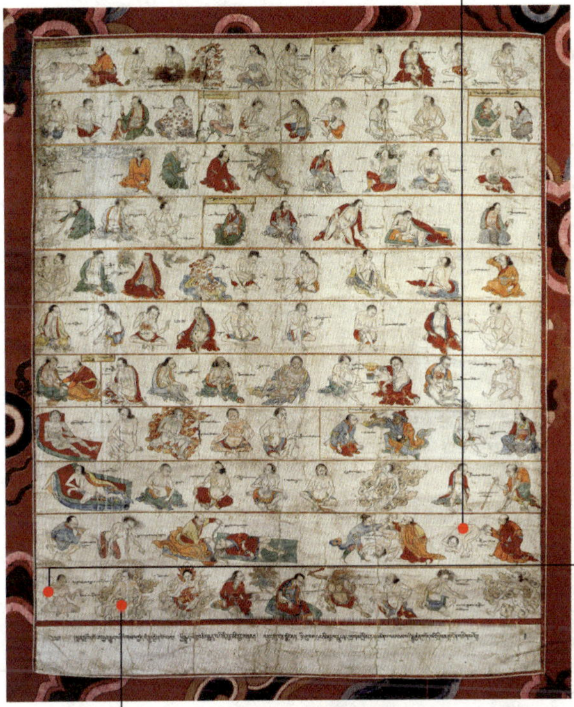

17　未分离病血与正血期

伤热扩散、紊乱热等病未服三果汤等药剂，将病血与正血分离，直接行放血疗法造成正血流失，同时激起隆邪、驱散热邪造成病血遗留，不能清除病根。

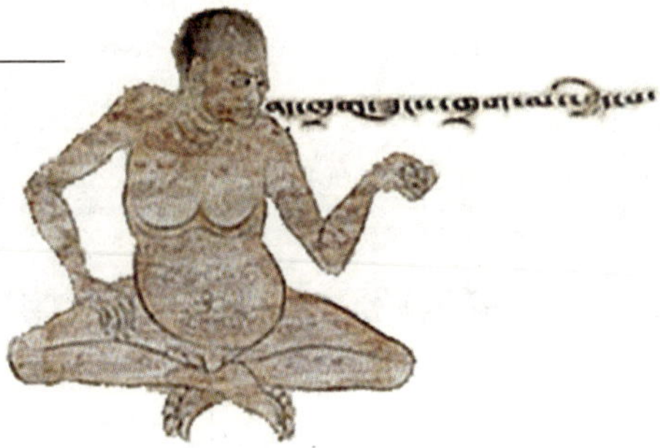

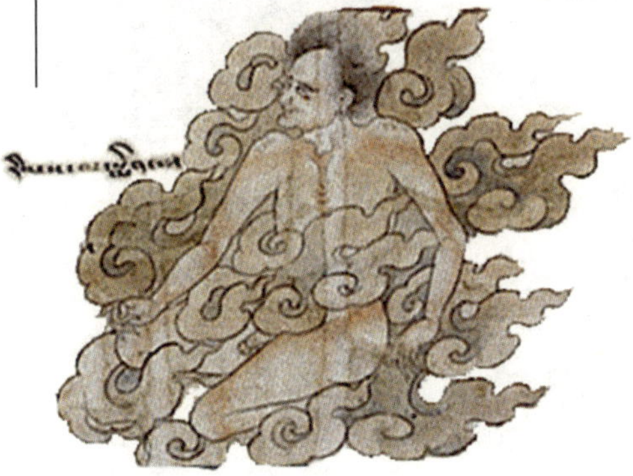

18　瘟病未成熟期

瘟病未成熟期行放血疗法，因放血疗法性质凉，会助长培隆邪，会使热病更加不成熟并转变为浊热病而落于脏器，故禁止施术。

19　虚热病

对隆邪鼓动热邪所致的虚热病行放血疗法，会因放血疗法性质属凉助长隆邪鼓动，造成热邪更盛，引起疼痛，故对此不宜施行放血疗法。

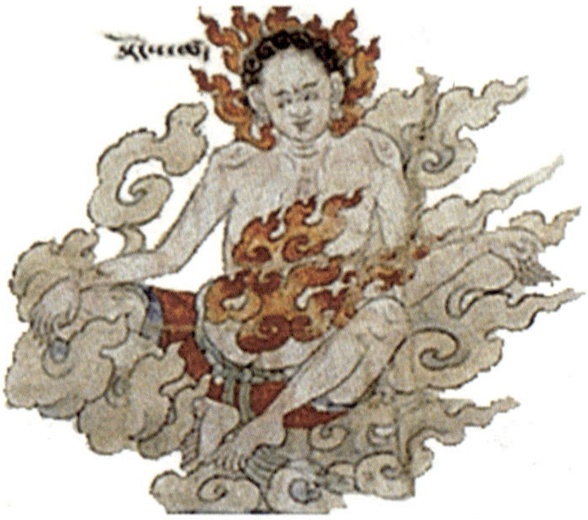

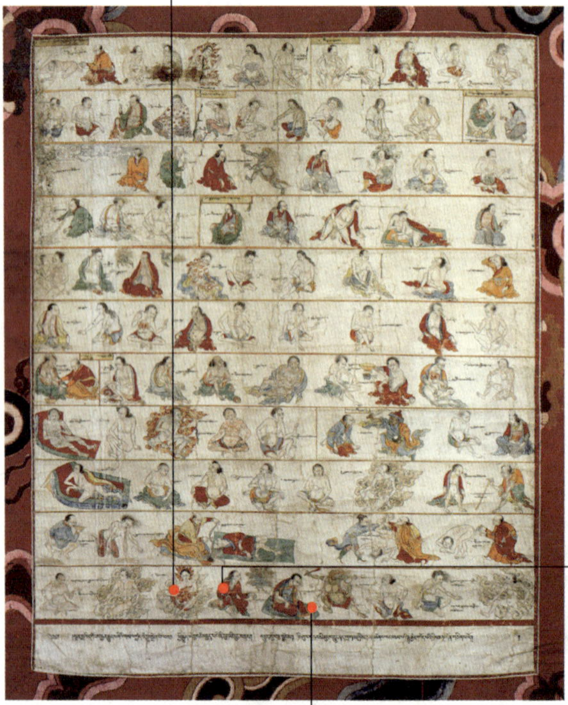

20　中毒未清

对中了铁棒槌和山莨菪等天然毒，或中了金银等重金属配制毒之后，服用对治药物未能将毒收敛、清灭者，行放血疗法会使毒热扩散，不能清除病根。

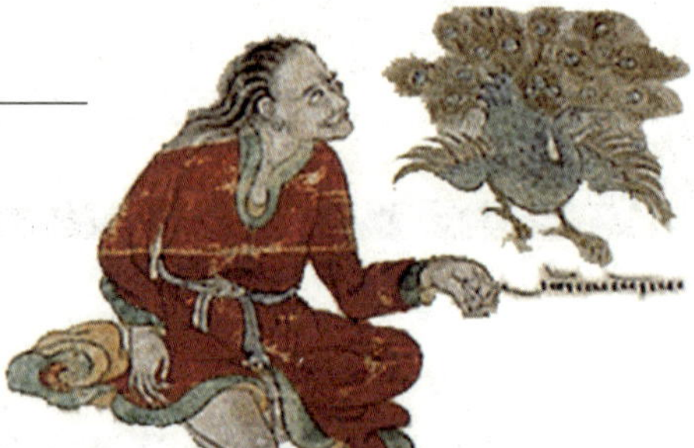

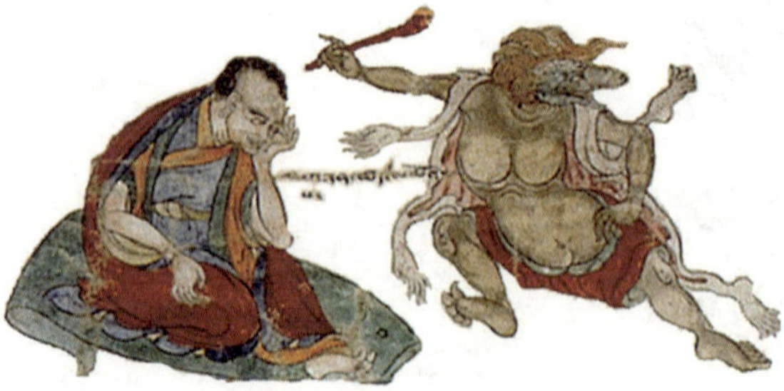

21　疫热病

对外界微虫“巴巴达”和体内先天微虫被扰怒所致的疫热病患者，行放血疗法会将血热残留并驱入命脉，故禁止施术。

22　正精枯竭

对热病长时不愈造成体力衰弱、食欲不佳、正精枯竭者，行放血疗法会伤及生命之依所即放出正血危及生命，故禁止施术。

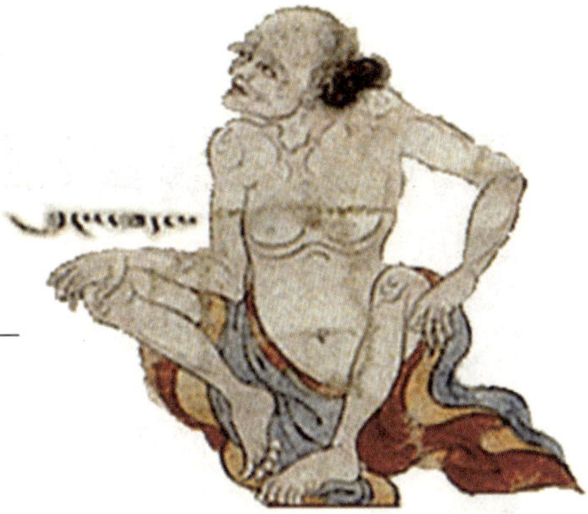

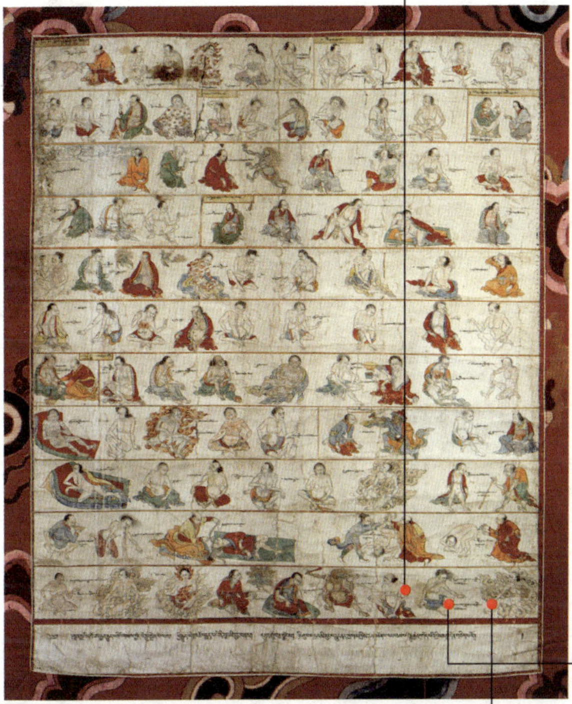

23　培根、血热、赤巴合症

对剑突培根症、铁垢培根症、胃火式微、喉阻培根症等 6 种单纯培根病的任何一种并发血热、赤巴病者，不宜行放血疗法。因为放血疗法性质属凉，凉能助长培根邪，加重病势。

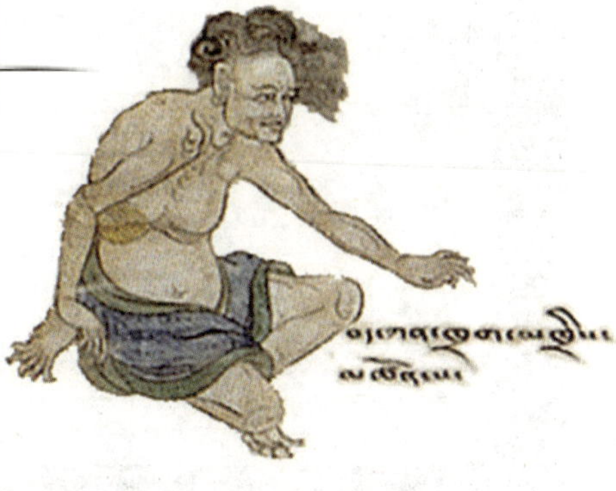

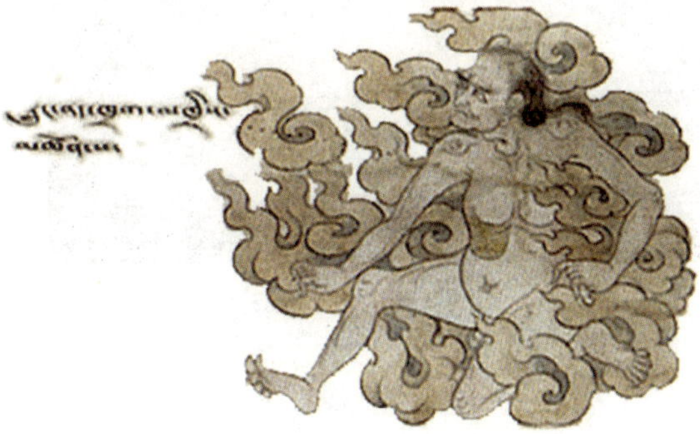

24　隆、血热、赤巴合症

对严重隆病并发血热、赤巴病者，不宜行放血疗法。因为放血疗法性质属凉，而凉能助长隆的寒性，激大隆势，致血热、赤巴热更盛而发隆赤合症。

图七十二　放血疗法、火灸疗法

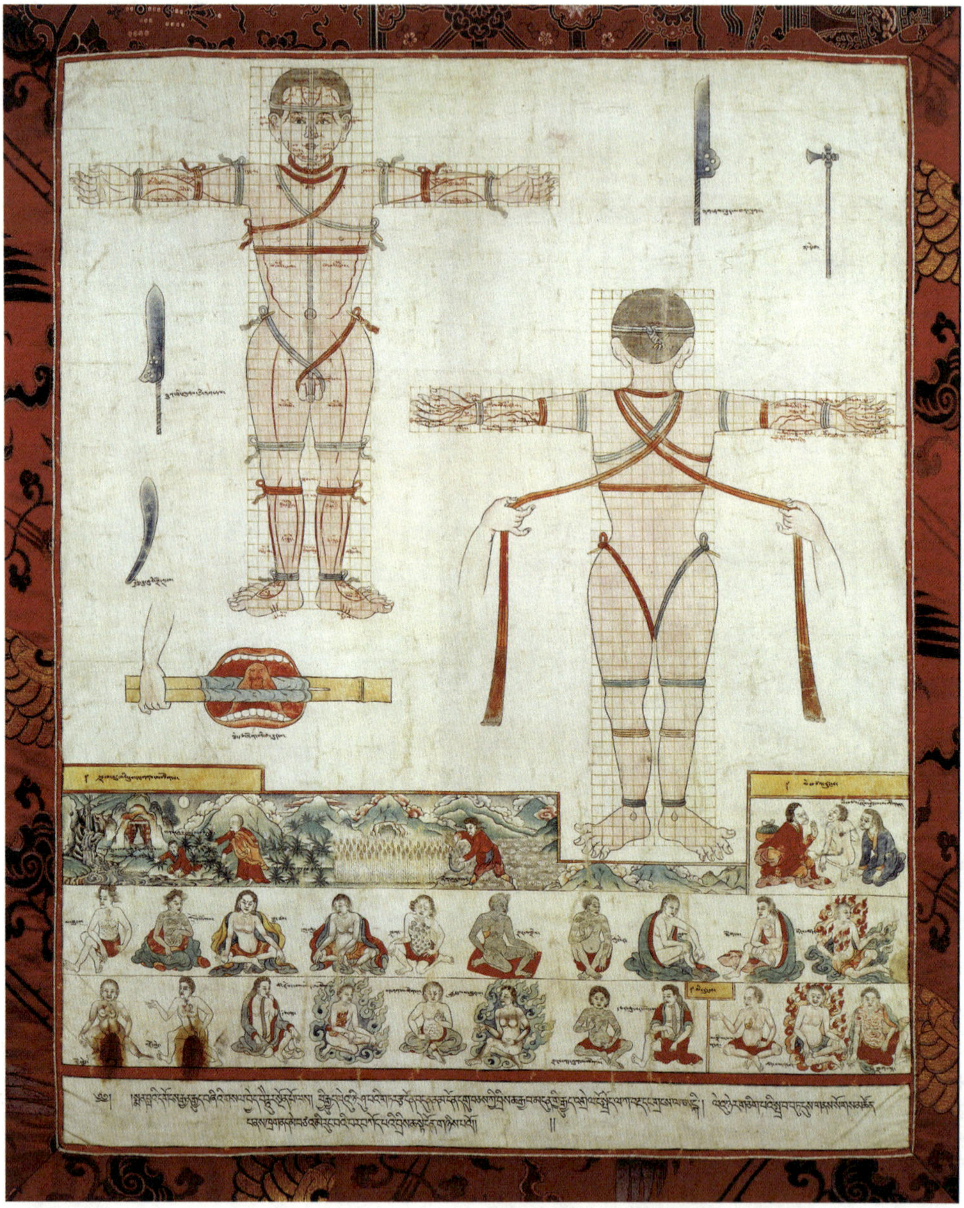

本图示《泄下治疗经》的第二十章放血器械的内容：81 个放血脉位及其主治；第二十一章火灸的内容：艾蒿的产地和采集方法，火灸的适应证和禁忌证等。

四、放血器械

1 伦丁医派斜刃刀

刀长 6 横指，刃与刀背的尖端开有斜卧状刀刃，尖锋利，用以“诺嘎”脉、小尖脉等动脉及其附近动脉放血，手扣住刀背外翘扣手割刺放血。

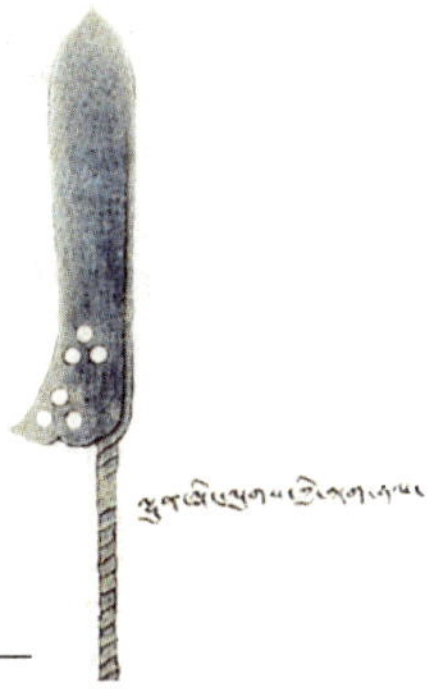

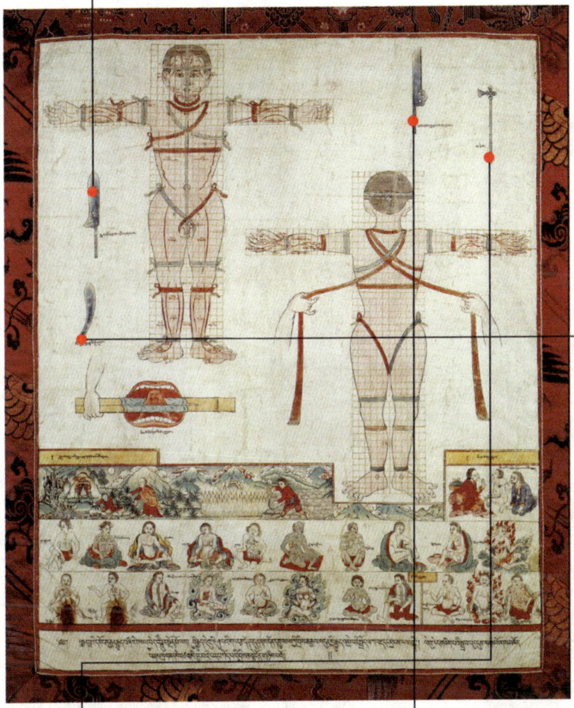

2 羽状刀

刀形状如雀翎管或麻雀的羽毛，长 6 横指，尖略圆，开刃宽有一大青稞粒许，用以割刺肌肉缝隙中的独立血管。

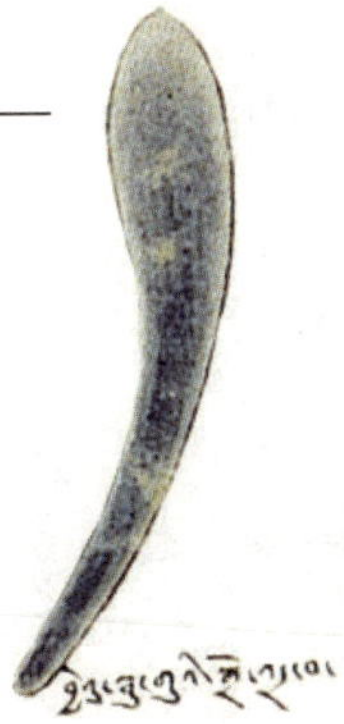

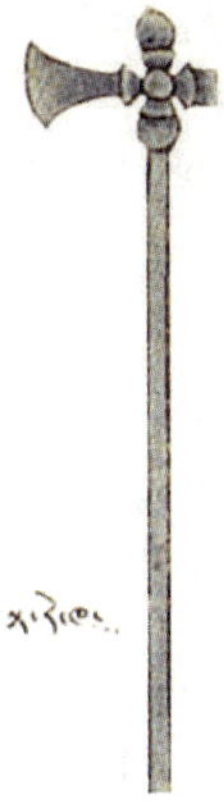

3 斧刃刀

刀长 6 横指，柄为圆柱形，刀头似斧状，刀头腰部有便于手抓和固定的莲瓣状装饰，此刀用以割刺骨上的脉管。

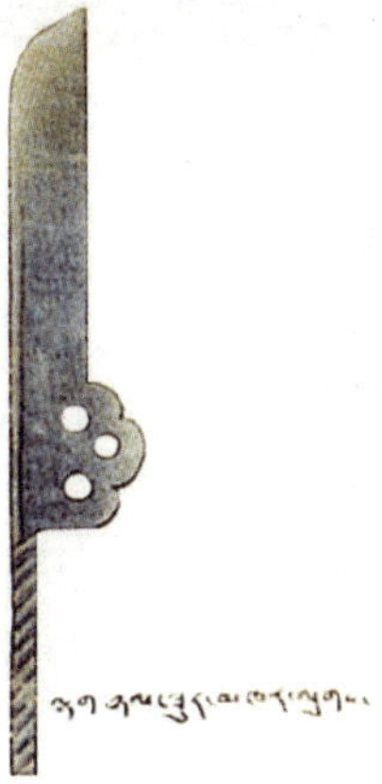

4 宿喀医派斜刃刀

刀长 6 横指，刀刃尖端开有斜卧状刃，似劈竹刀，刀尖锋利，刀背不锋利，用以割刺“诺嘎”脉、小尖脉等动脉及其附近脉管。

五、放血脉位（81 个）

1　头颈部（21 个）

1.1 囟门脉

囟门脉位于前额中央发际向上量 4 横指处。放血时于眉与耳尖上面用细绳绕扎，用小木棍于后颈窝处绞紧。放血对培赤病引起的头痛、饮酒和炎热引起的头痛、额部刺痛、对囟门沉重、目垂不支等有益。

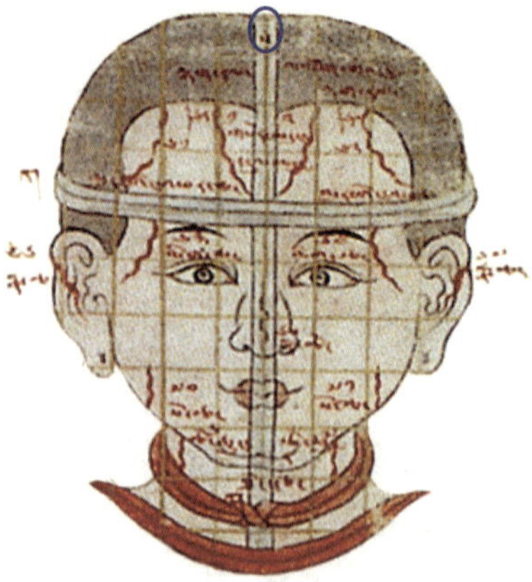

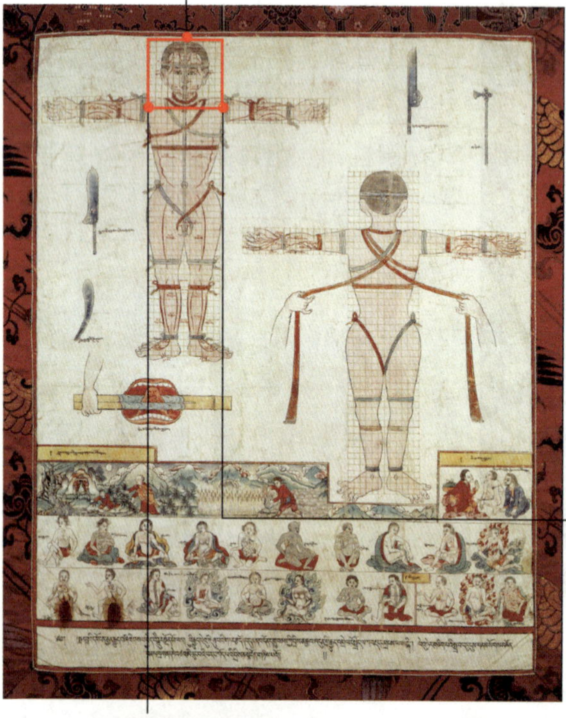

1.2 鼻准脉

鼻准脉即鼻尖中央一脉。从颈前向颈后绑扎绞紧，此脉放血对灌鼻疗法不起作用的目赤及头额刺痛、鼻腔疾病等有益。

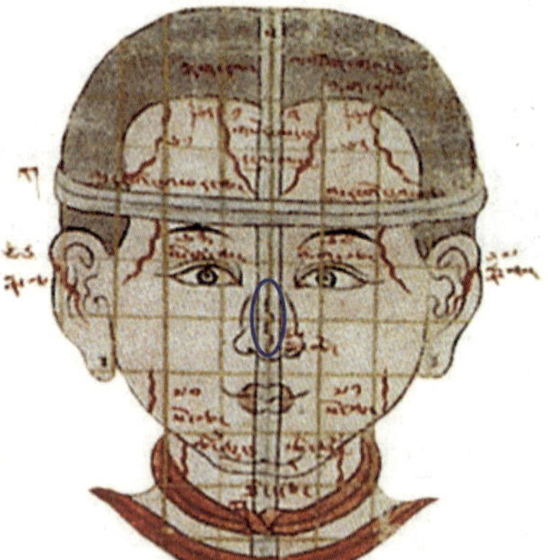

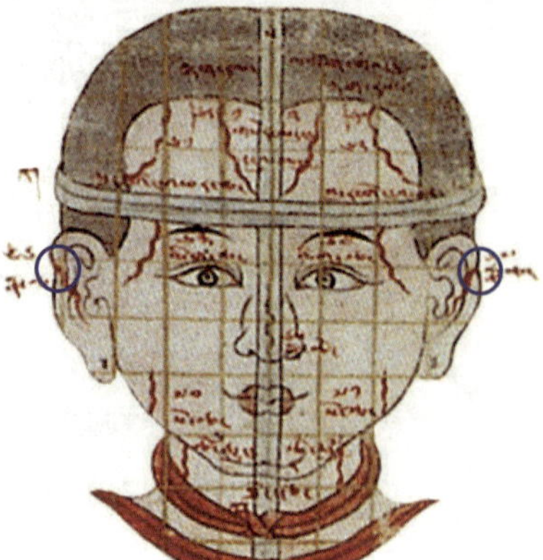

1.3 两耳脉

两耳脉即左右耳孔各向外量 1 寸处的一脉。于颈部绑扎，颈前打结绞紧，放血对耳聋、耳塞、耳痛等有益。

1.4 “通”脉

“通”脉位于天突窝向上 1 寸处。绕颈上绑扎，向后交叉拉紧，放血对咳嗽、心热引起的神昏、哮喘、喉阻等有益。

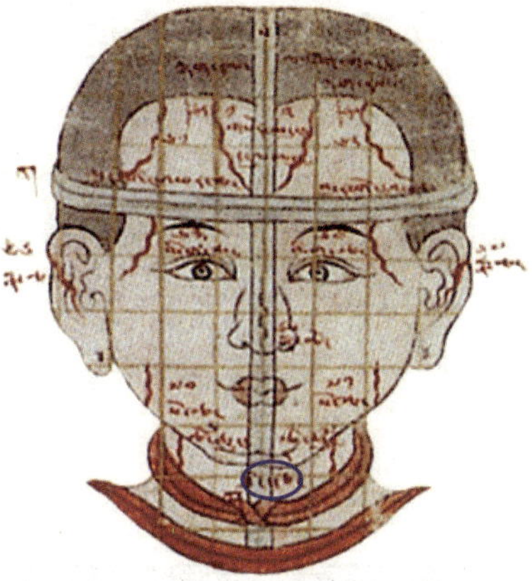

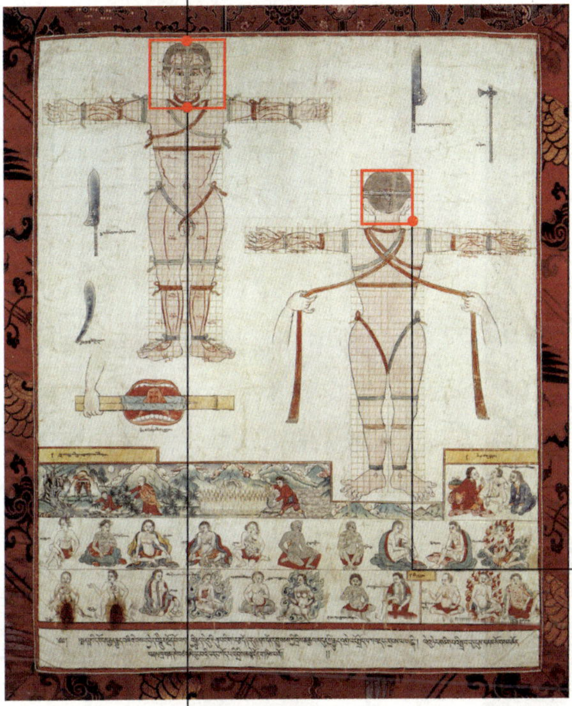

1.5 两枕脉

后囟门左右向上量 3 横指即为本脉。从眉上和耳上绕扎，用小木棍于后颈窝绞紧放血，对颈项强直难以转动、脑痛及筋断裂引起的颈项后仰有益。

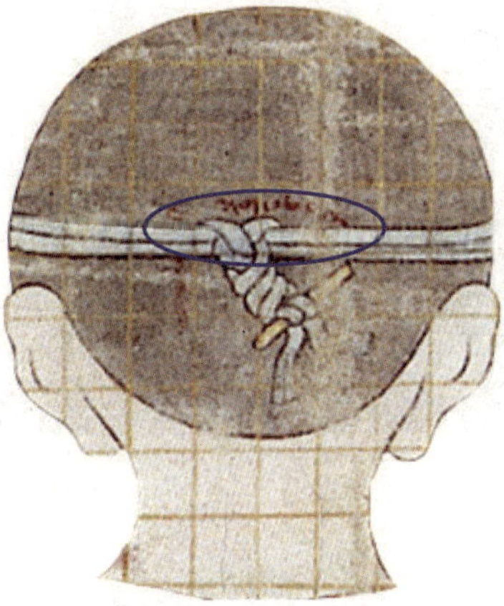

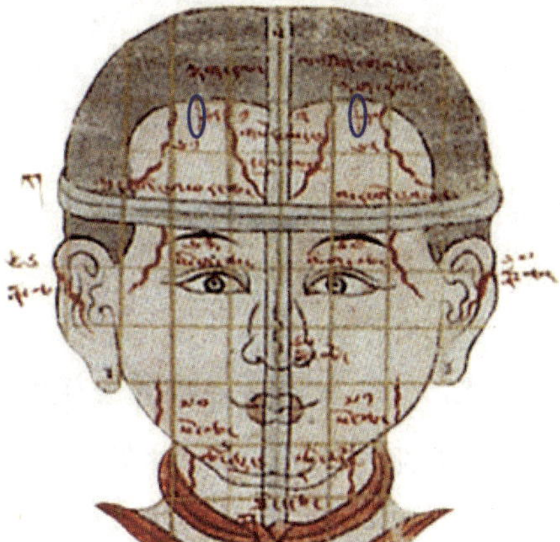

1.6 两枕发脉

位于太阳穴颞肌外缘即耳尖前方的头发中间。从眉上和耳上绕扎，用小木棍于后颈窝绞紧放血，对牙痛、眼病、耳病及两腮疼痛等有益。

1.7 金矛、银矛两脉

位于印堂向左右旁开 1 寸分别向上量 4 横指的发际处，右为金矛脉，左为银矛脉。从眉上和耳上绕扎，用小木棍于后颈窝处绞紧放血，对赤巴热、培赤合症引起的头痛、饮酒和受热后的头痛、额部刺痛、囟门沉重、目垂不支等有益。

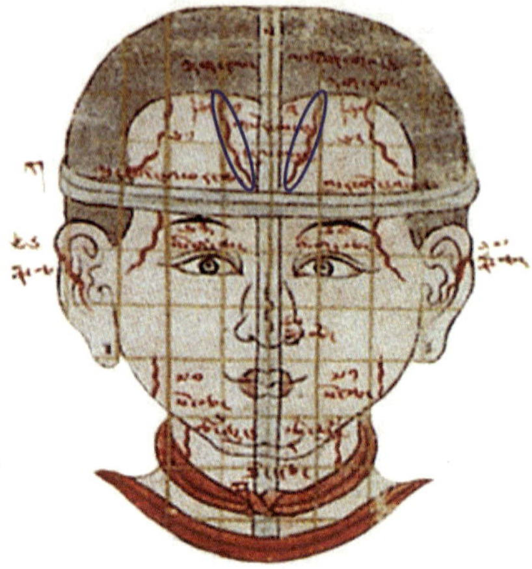

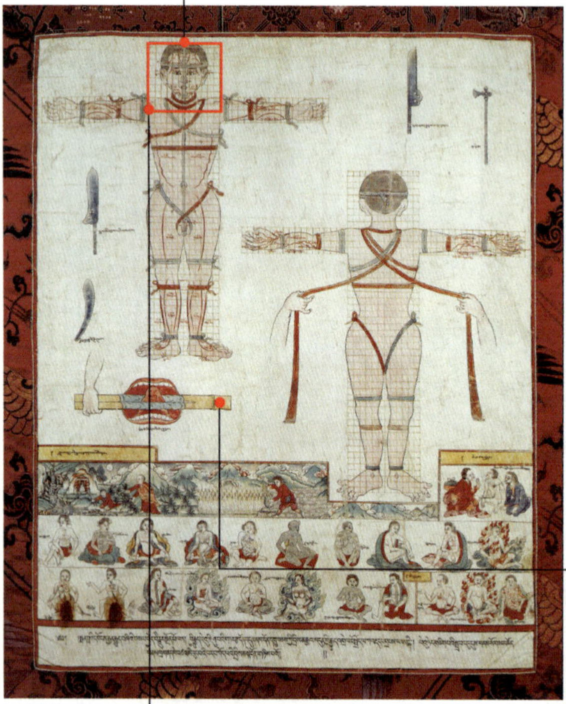

1.8 山羊、绵羊两舌脉

舌头上卷，舌背面左右有两条黑色粗脉即为本脉。用缠有丝帛的竹夹夹住舌头上卷，于粗脉上放血，对心热症、口干、说话困难等有益。

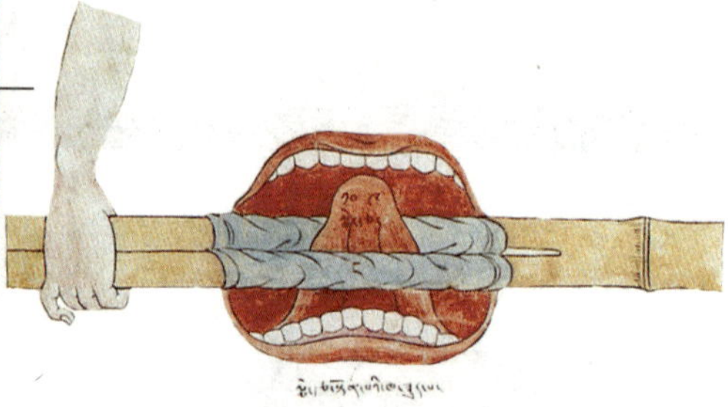

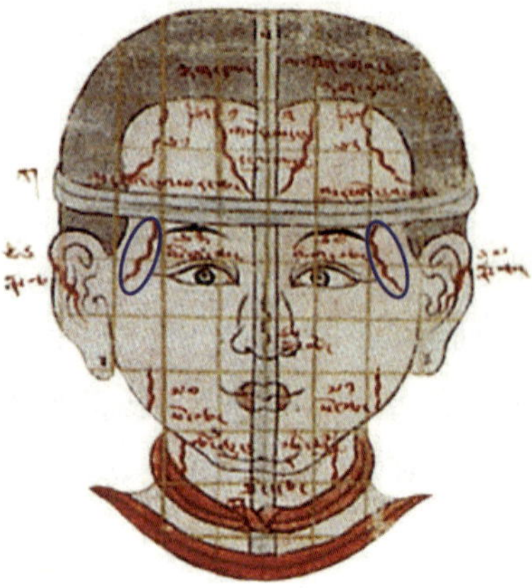

1.9 两眼脉

眉尾或左右颞颥上面各有一条动脉即为本脉。从颈部绑扎，于颈前打结，眉尾向上 1 寸处的发际上放血，对目赤、翳障反复有益。

1.10 两颞动脉

位于耳朵前方或颞颥后面的发际中间，左右各有一脉。从眉上和耳上部绕扎，用小木棍于后颈处绞紧放血，对血虫病引起的头痛、牙刺痛或牙热闪痛、头晕、胡言乱语、昏厥倒扑等有益。

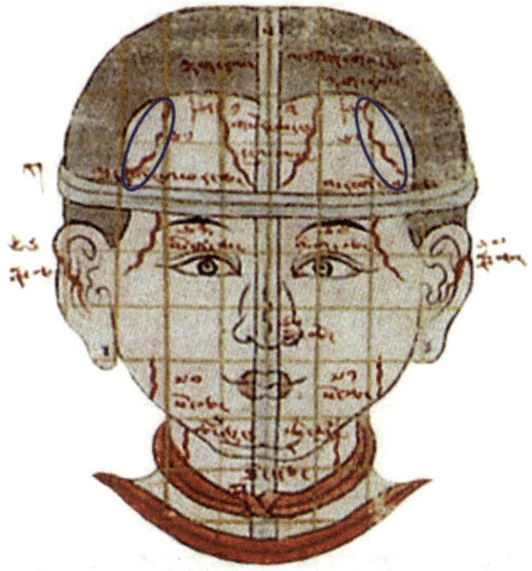

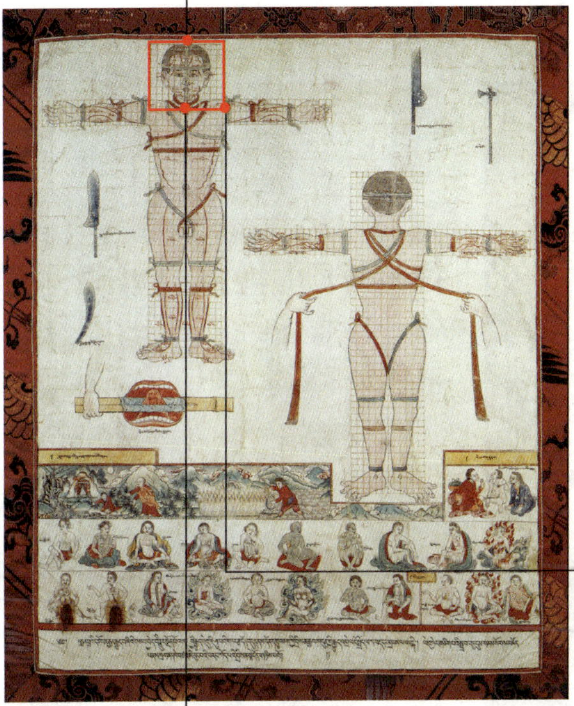

1.11 两齿脉

位于下颌中缝向左右各量 2 寸的骨上。于颈部绑扎，颈前打结绞紧放血，对牙痛有益。

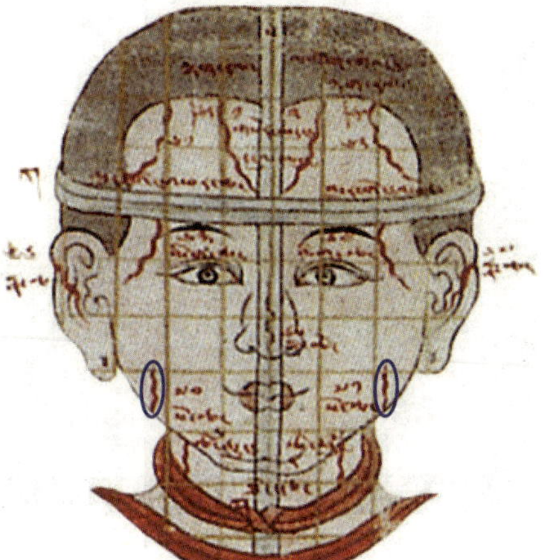

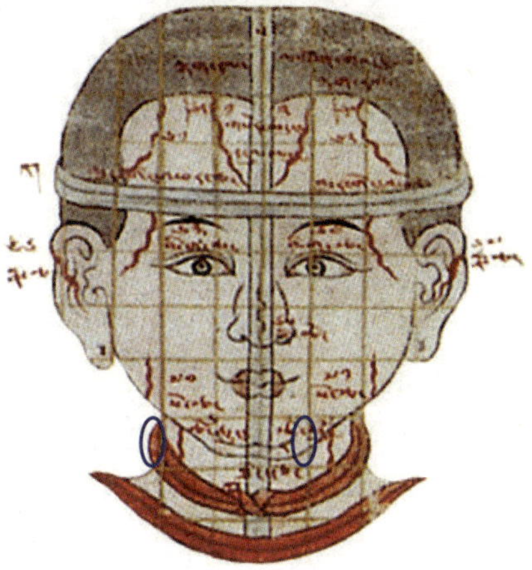

1.12 两小尖脉

位于颈左右，上提耳垂时跟着显现的一血管便为本脉，从小尖脉下部绕过肩向斜对面腋窝下绑扎，用小木棍绞紧，于锁骨向上量四横指处脉上放血，对脑虫病、上体腔瘀血、高热、紊乱热、肺伤热扩散、牙龈发炎、疖痈、牙病、心肺合病等有益。

2　上肢放血脉位（38 个）

2.1 两臑脉

是上臂羊尾肌（三角肌）下端向下量 3 横指处的臂中央一脉。于羊尾肌下用绳绑扎，向下量 4 横指处的脉上放血，对上体刺痛、肺热、肺血增盛、头痛、呼吸急促、头骨骨松质挫伤、牙痛等有益。

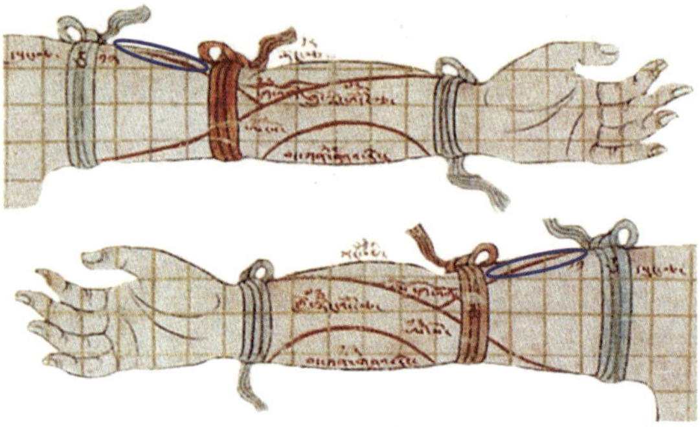

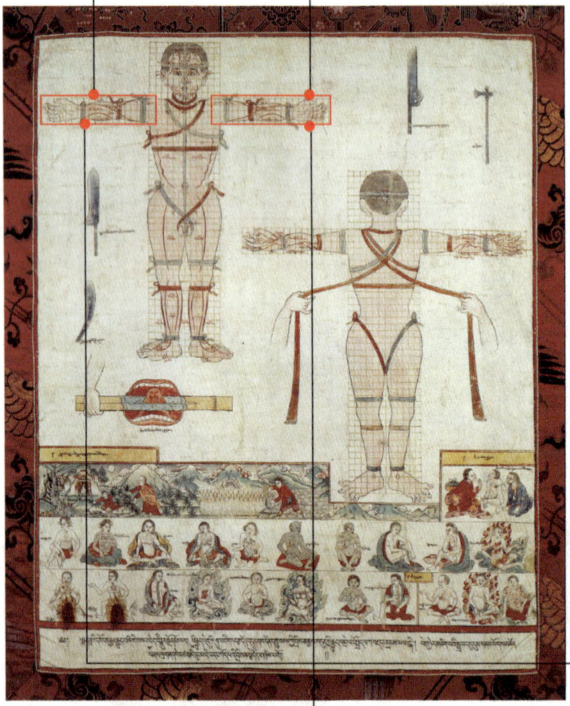

2.2 两“岗”脉

从左右肘鹰嘴外侧向小臂骨嵴量 4 横指处各有一脉即为本脉。于肘窝向上 3 横指处绑扎，向肘窝小臂骨嵴 4 横指处放血，对肺热引起的肺刺痛、喘气、喑哑、久咳、常流鼻血、肺热、肝热、上体疾病均有益。

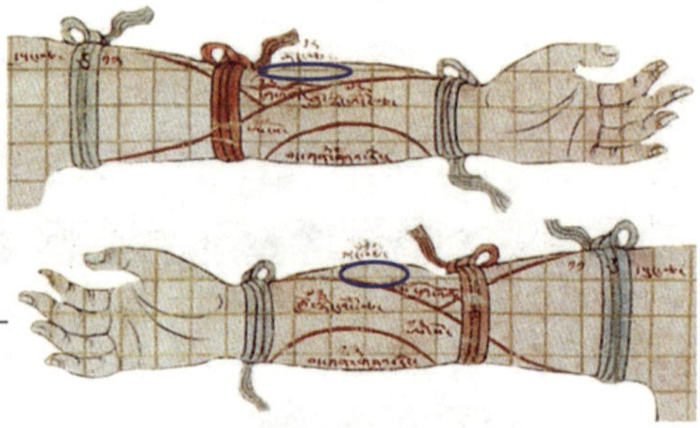

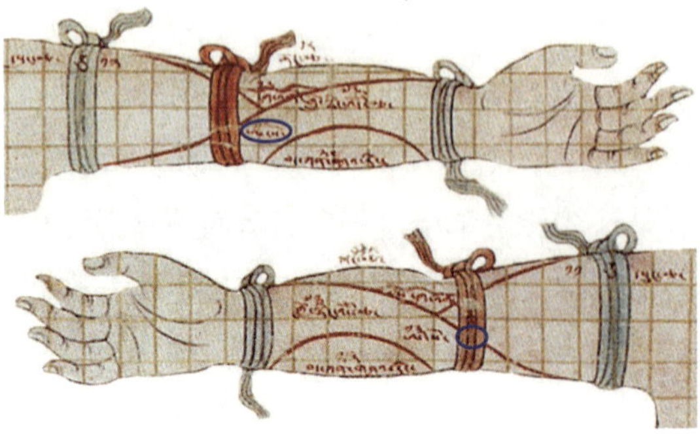

2.3 两“阿索”脉

是从左右腋窝向肘窝走向的两脉。于肘窝向上量 3 横指处绑扎放血，对肺脓血引起的前胸后背刺痛、咳嗽难止、哮喘、心脏和命脉疼痛、鼻流血等有益。

2.4 “周果”（六头）或两肺脉

两“周果”脉位于左右肘窝内的两上臂脉的末端。于肘窝向上3横指处绑扎，肘窝向小臂量4横指处放血，对上体疾病和肺热引起的上体沉重、喘气、严重刺痛等有益。

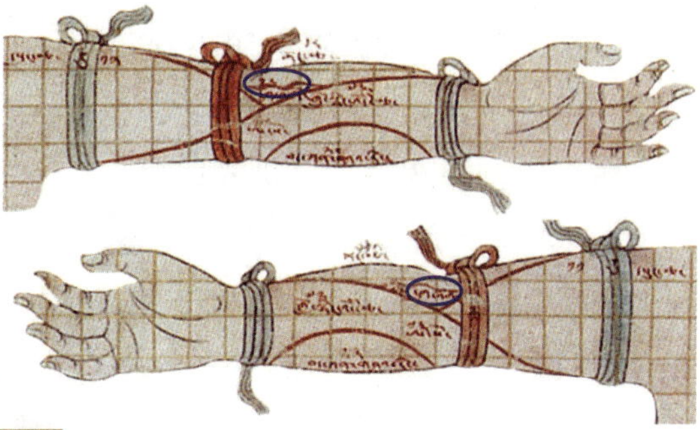

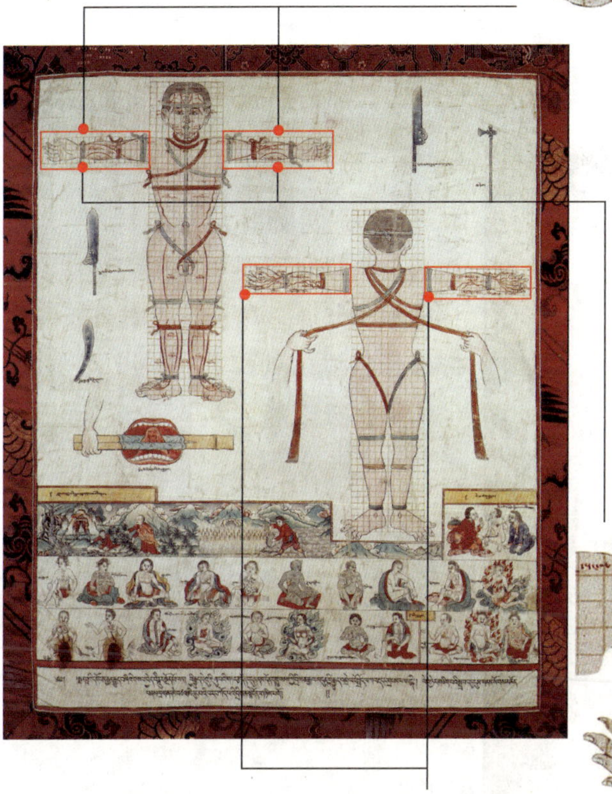

2.5 “诺嘎”（器皿）或两心脉

“诺嘎”脉是臂脉与大脉汇合于肘窝之脉。于肘窝向上3横指处绑扎放血，对肺心痛、横膈膜痛、胸背交替疼痛等脏腑一般疾病及乳房、肝脏等胸病、心热均有益。

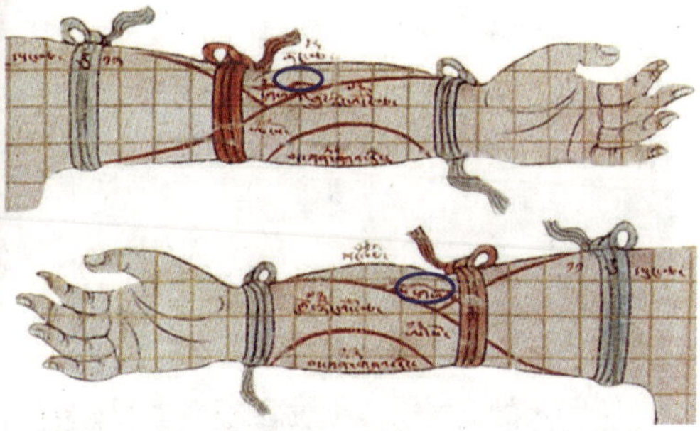

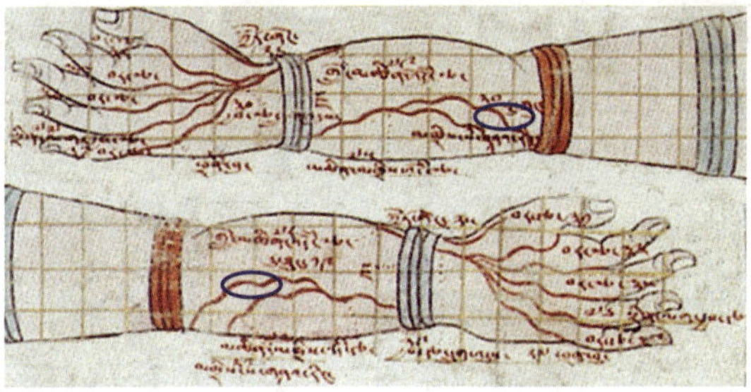

2.6 两“如通”（短角）脉

两“如通”脉是从左右肘鹰嘴向小臂背面走向之脉，属肝脉。于肘窝向上量3横指处绑扎，在鹰嘴尖向下小臂背面量4横指处放血，对脾、肝、横膈等的扩散伤热、紊乱热引起的刺痛，培根“木布”病、热性痞瘤、乳头和肝等胸病、肝热引起的肝血增盛等有益。

2.7 两肺心合脉

位于肘窝，是“诺嘎”和“周果”两脉交汇的脉端走向小臂腕部外角的脉。于腕上部量 3 横指处绑扎，虎口向上量 1 食指处放血，对心肺血增盛，血热引起胸背刺痛，肺干咳和咳嗽不止等有益。

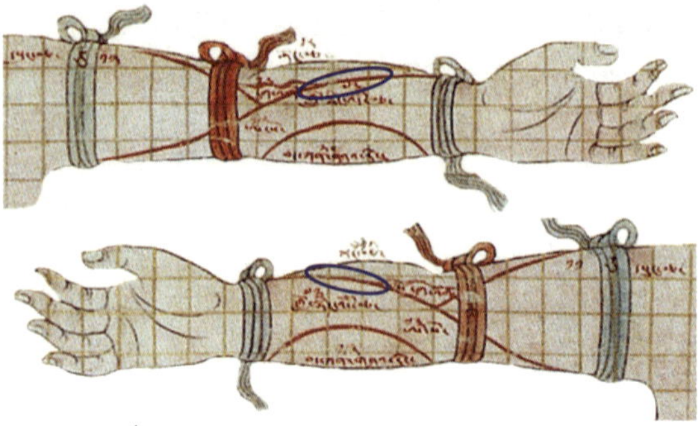

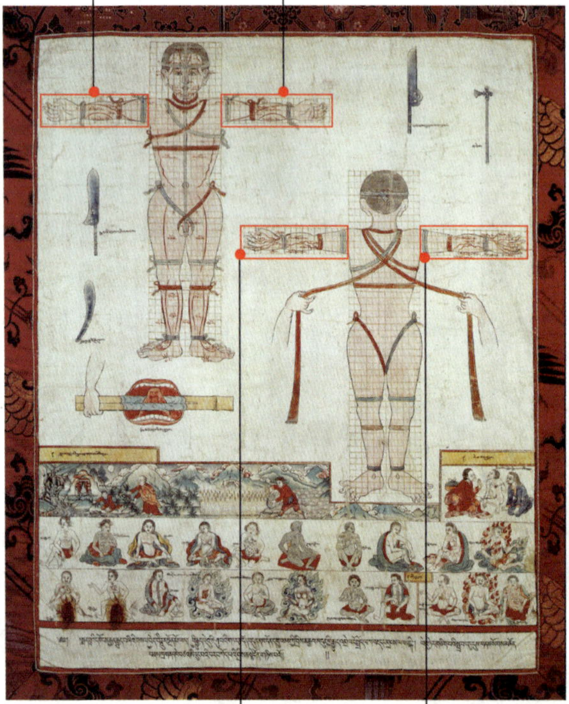

2.8 两肺肝合脉

本脉在腕骨突背面，是“岗”脉和“如通”脉交汇之脉。于腕上部量 3 横指处绑扎放血，对上体、横膈膜等拧痛，腋下刺痛、赤巴引起的目黄等有益。

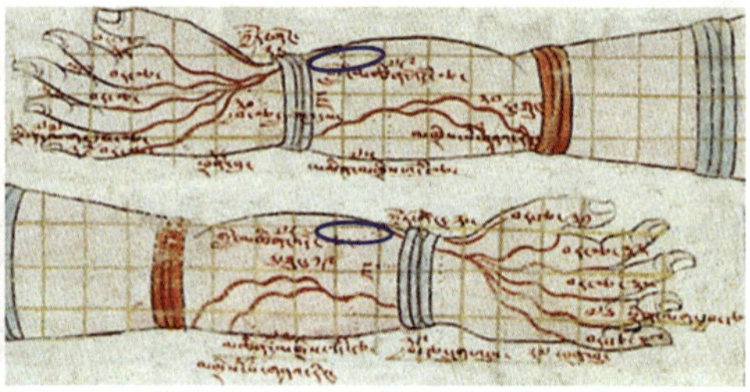

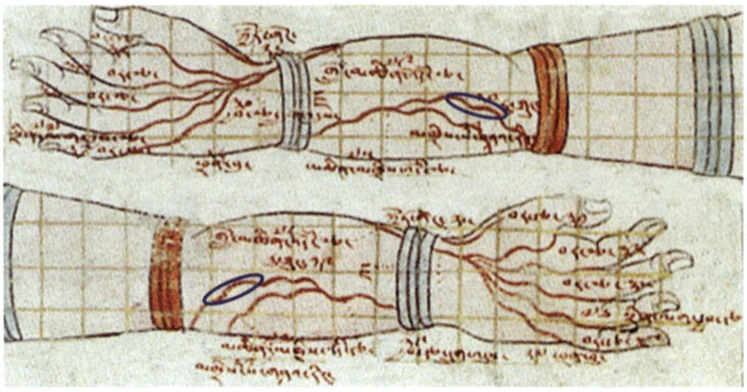

2.9 两肝胆合脉

走向小臂背面至手腕方向的一条肝脉“如通”与胆脉“霞让”汇合之脉。于腕上部量 3 横指处绑扎，腕上量 5 横指处放血，对肝热伴随胆病、肝萎缩、胆囊痞瘤、单纯血赤巴热症等有益。

2.10 两培根“霞让”脉

位于肘窝与腕纹之间即小臂内面中央的一脉。于肘窝上量 3 横指处绑扎，在肘窝与腕纹二分之一处的小臂中央肌肉缝隙的任何一脉放血，对身体沉重、食欲不振、脐左右和胃脘严重刺痛等有益。

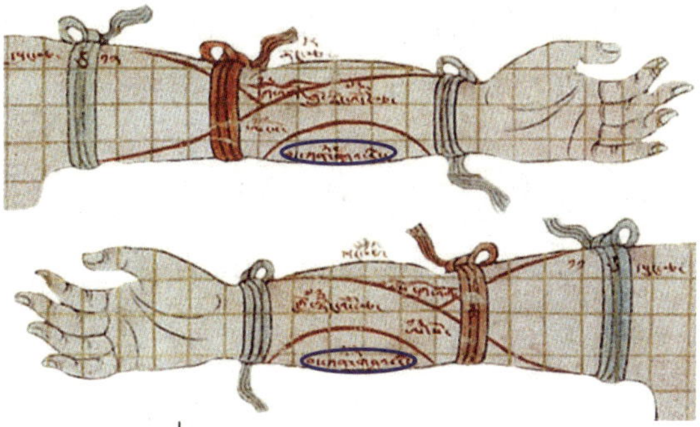

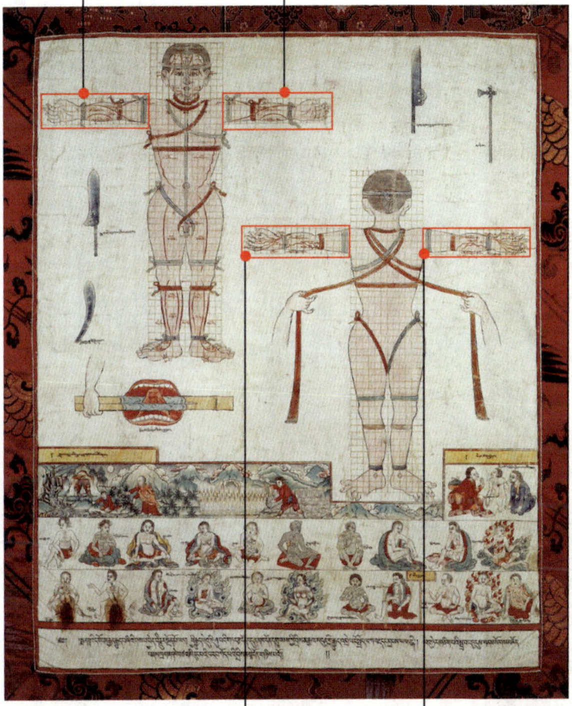

2.11 两赤巴“霞让”脉

是一条走向两小臂内面脉的分支脉。于肘窝向下量 3 横指处绑扎，在无脉结和筋腱的地方割刺放血，对胆热、天母瘟、目黄、赤巴瘟、头痛、胆汁落于胃、眼病、新发翳障等有益。

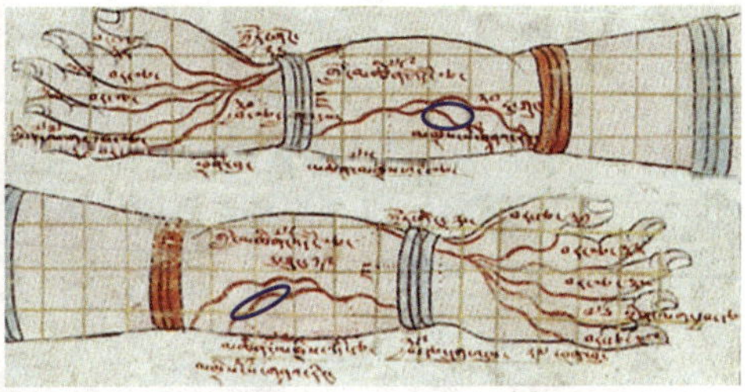

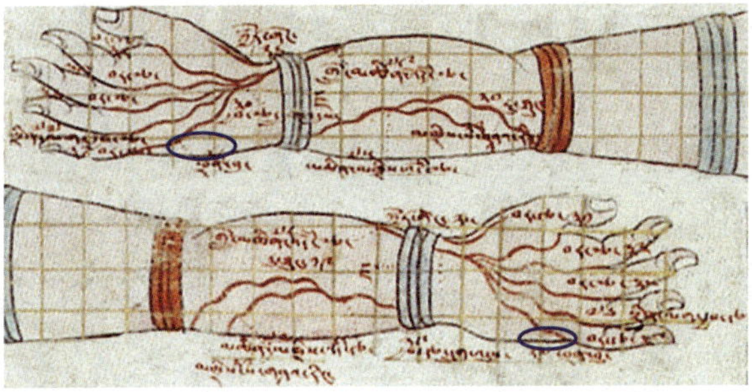

2.12 两细小脉

是从左右腕关节背面向小指根关节走向的两脉。于腕关节绑扎放血，对食欲不振、赤巴邪引起的头痛、眼睛发黄、口苦、体沉等有益。

2.13 两手背六合脉

是在从腕关节背面向手掌背量 4 横指处，由五指缝中的四脉汇合的一脉。于腕上部绑扎，在腕关节背面向手掌背量 4 横指处放血，对胃、肝血增盛、上体肿胀、肺与后背刺痛、胃肠和肝、子宫血增盛等有益。

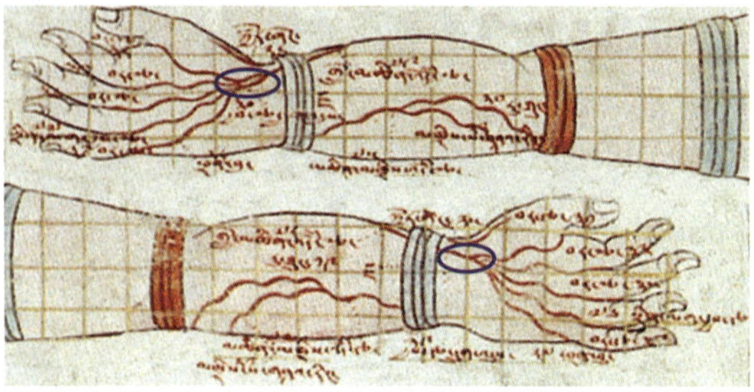

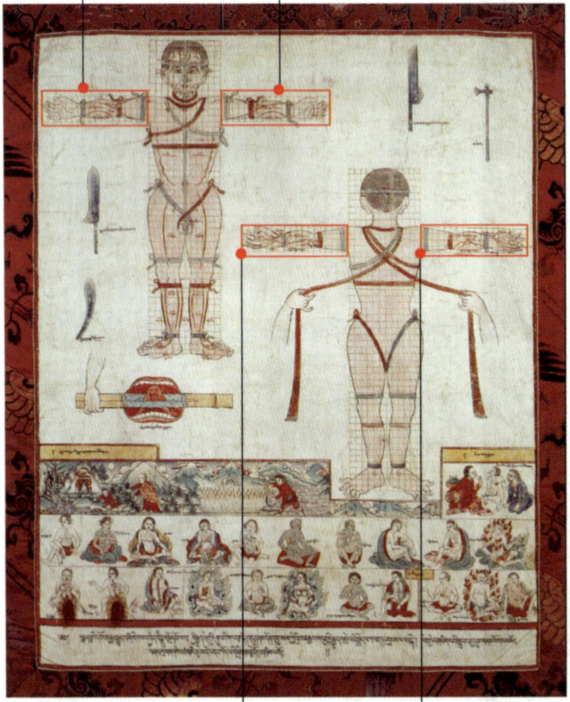

2.14 两“觉公”脉

是从腕桡骨茎突上面向拇指背脊走向的一脉。于腕上部绑扎，在虎口根部向上量 1 寸处放血，对肺热、胸痛、咳嗽、口有血腥味、咯血痰，上体气促、咽喉嘶哑、喑哑、哮喘等有益。

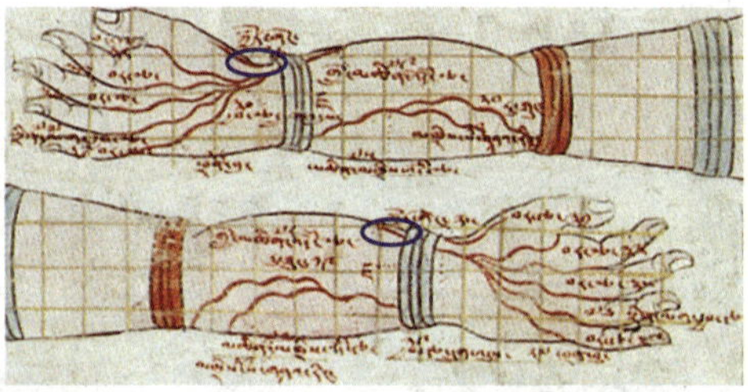

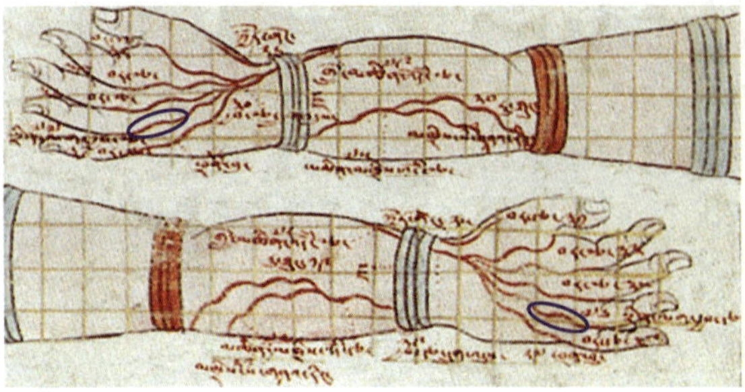

2.15 两无名指背脉

是从腕关节背面走向无名指背面的一脉。于腕上部绑扎，从无名指中关节向上量 1 寸无脉结处放血，对脾热、胃脘热胀、血热紊乱、胃热、痢疾等有益。

2.16 六指缝合脉

食指与中指、中指与无名指、无名指与小指缝各有一与脏腑对应的脉，两手共 6 条。于腕上部绑扎，从各指缝向上量 1 寸处放血，对两脏腑热和热邪残留等有益。

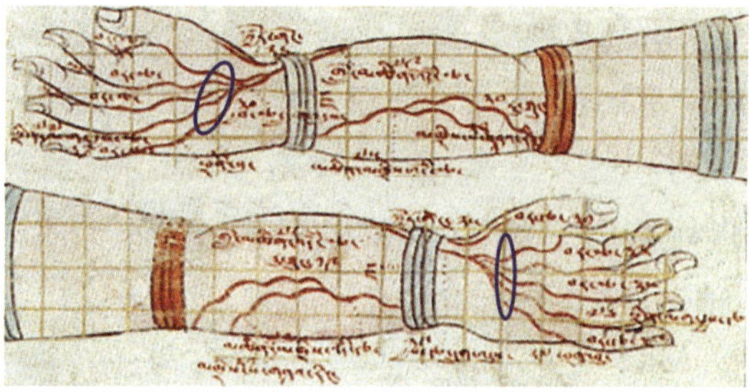

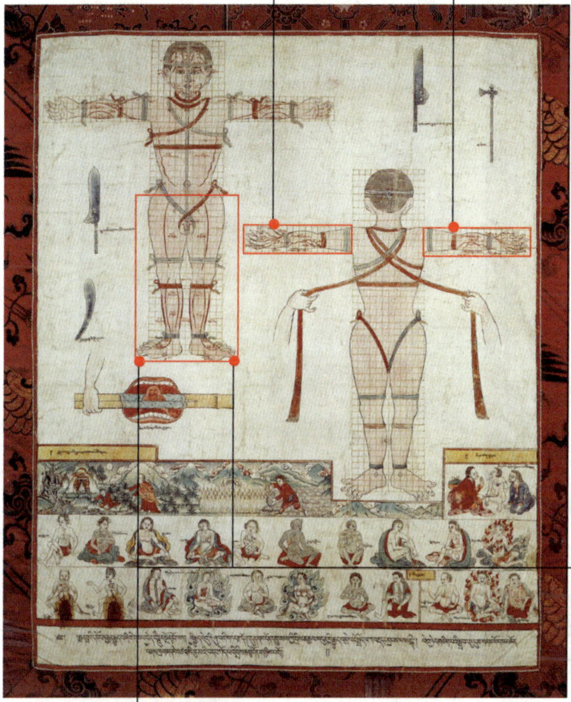

3 下肢放血脉位(18 个)

3.1 两巨脉

从鼠蹊沟向膝关节走向的一粗而长之脉即为本脉。于膝关节内向上 1 食指处绑扎，膝关节内向上量 4 横指处放血，对大、小肠伤热扩散、阴囊肿大、下体沉重、痔疮及子宫疾病等有益。

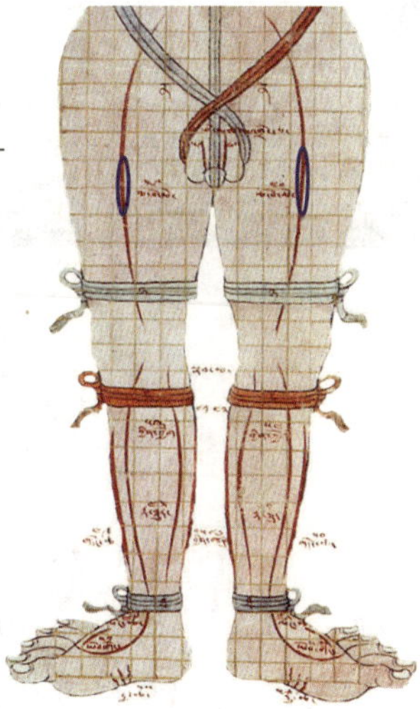

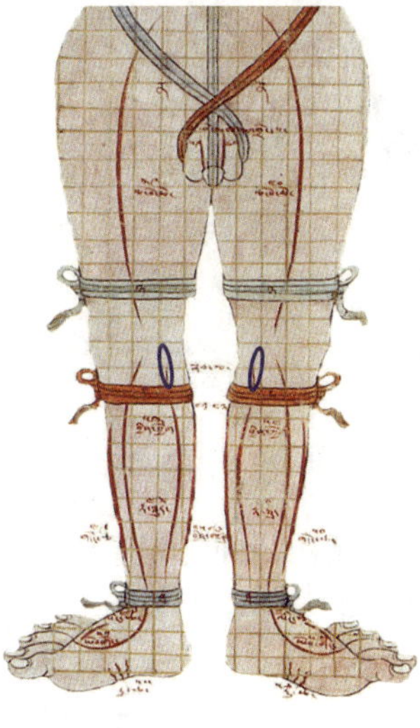

3.2 两腘脉

是腘窝内的一条黑而粗壮的脉。于系靴带处绑扎，从腘窝向下量 4 横指处的小腿肚子上放血，对肝血落于大肠、脊柱强直、颈项后仰、髋腰酸痛、下落水肿所致肾病、子宫出血不止等有益。

3.3 两笼头脉

从两小腿内面各向胫骨面斜卧状似马笼头的一脉。于系靴带处绑扎放血，对脾热、脾外伤引起的伤热扩散、皮肤疱疹、皮癣、胆病、黄水病、下落水肿等有益。

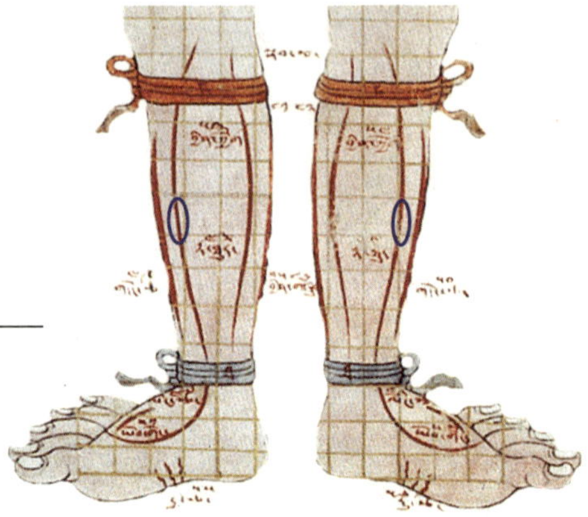

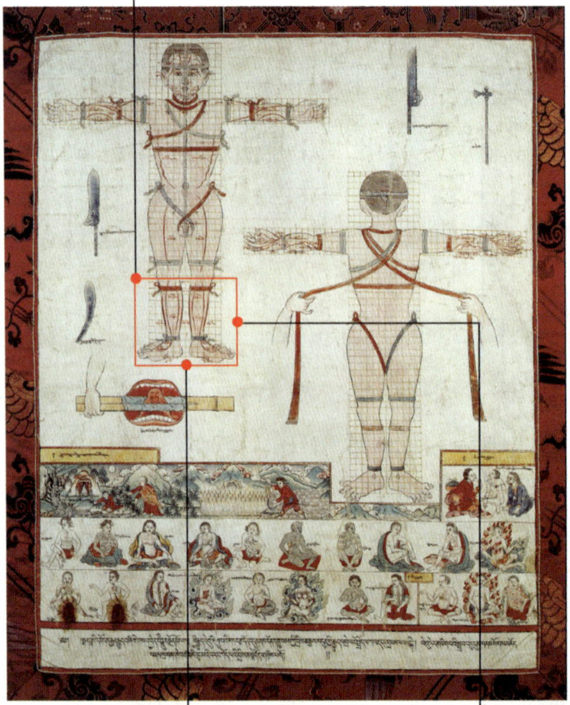

3.4 两鱼弯脉

位于小腿腿肚子鱼肌下部的一条脉。于系靴带处绑扎，在足后跟向上量 1 “曲力”（四指握拳拇指自然放于食指中关节上面，小指中关节至拇指尖间距离）处放血，对肾伤热扩散、肾外伤、肾热、腰和下肢不支、足跛、小腿肚疼痛欲裂、髋眼刺痛、肾日形脓肿、子宫出血不止等所有下体疾病均有益。

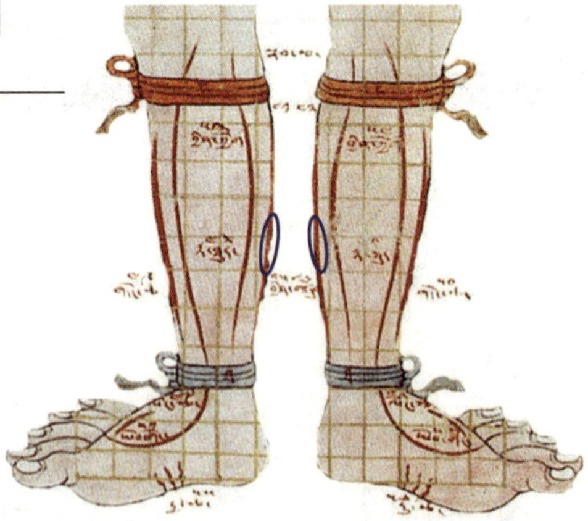

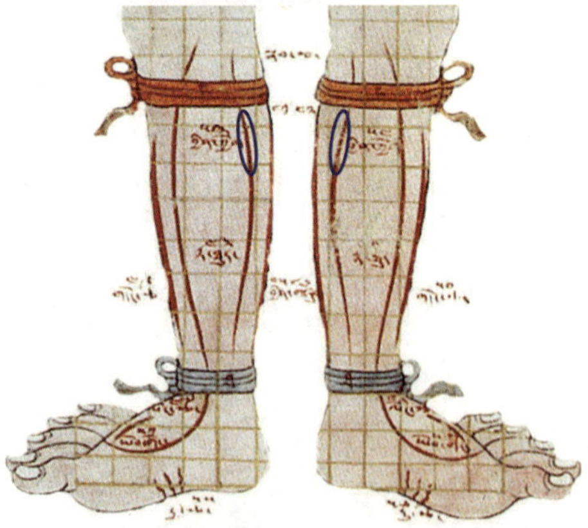

3.5 两腨端脉

从腘窝向下经鱼肌走向内踝的一脉。于踝关节绑扎，在足跟黑白肉际向上量 1 食指处放血，对子宫和髂嵴伤热扩散、肝血落于两肾、痛风、痹病、黄水充斥关节、腰酸痛、肾日形脓肿、子宫疾病、不孕症等有益。

3.6 两胫面脉

从胫面直向下运行的一脉。于踝关节绑扎，从足背跗骨关节面向上量 1 恰（食指至小指四指握拳，4 个中关节之宽度）处放血，对足掌、足背肿胀灼痛、上体疾病落于下体、下体水肿、腹水、消耗黑胆病、麻风、疱疹等各黄水病、脾伤热扩散等有益。

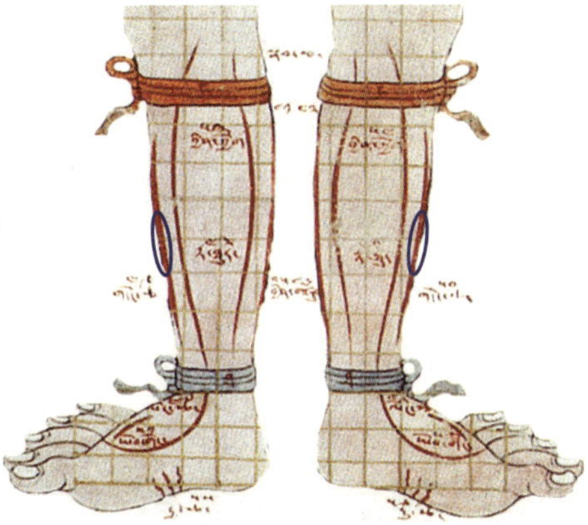

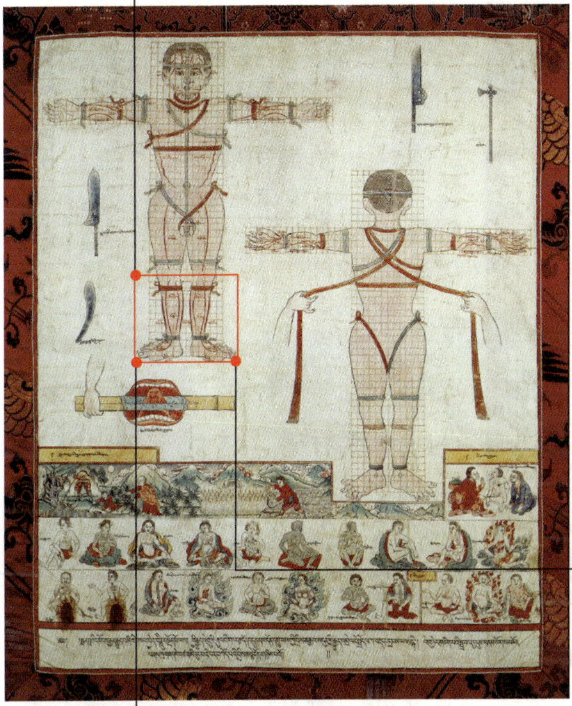

3.7 两踝脉（郎扎）

从腨端脉的末端走向内踝面上的一脉。于踝关节上面绑扎，在内踝高突向上量 1 寸处放血，对下体外伤、腹绞痛、血热所致的胃急痛，大、小肠疾病引起的便血、尿闭、月经不止、胃肠热胀等有益。

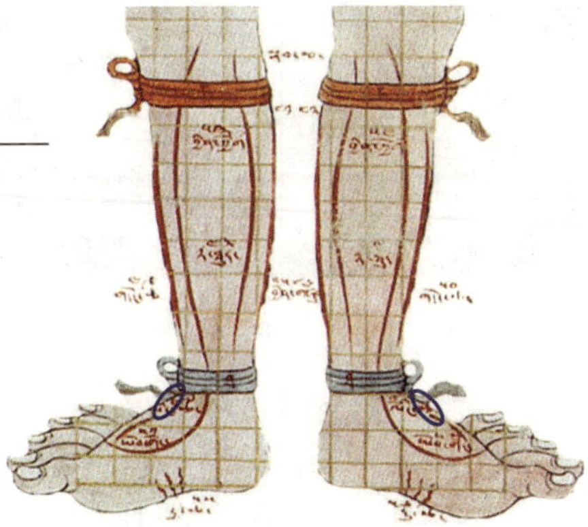

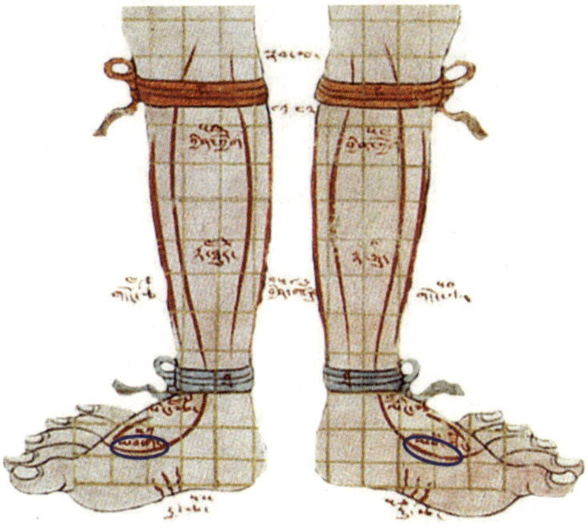

3.8 两镫脉

在拇趾根关节内面有一弯曲脉即为镫脉（足登马镫时距骨内侧触镫之一脉）。于踝关节上面绑扎放血，对足掌和足背关节肿胀灼烧、两膝关节疼痛麻木、黄水病等有益。

3.9 两行脉（“居扎”）

位于左右两足足跟至第二趾一半距离的内面足弯处。于踝关节绑扎，该处何脉粗壮割刺何脉，对小肠充血、头部外伤伤窜入脉道落于心脏及心脏病治疗无效等有益。

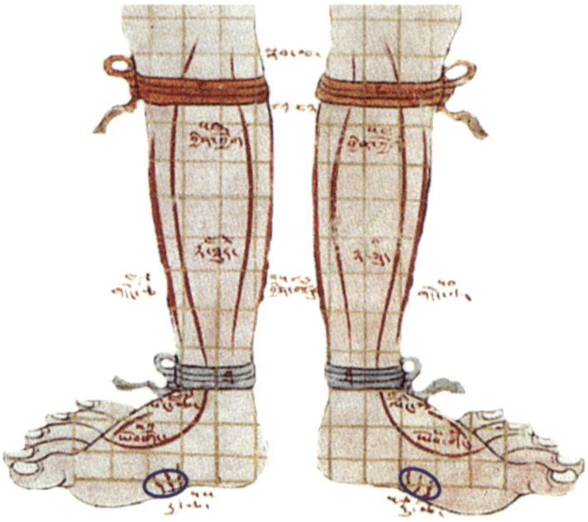

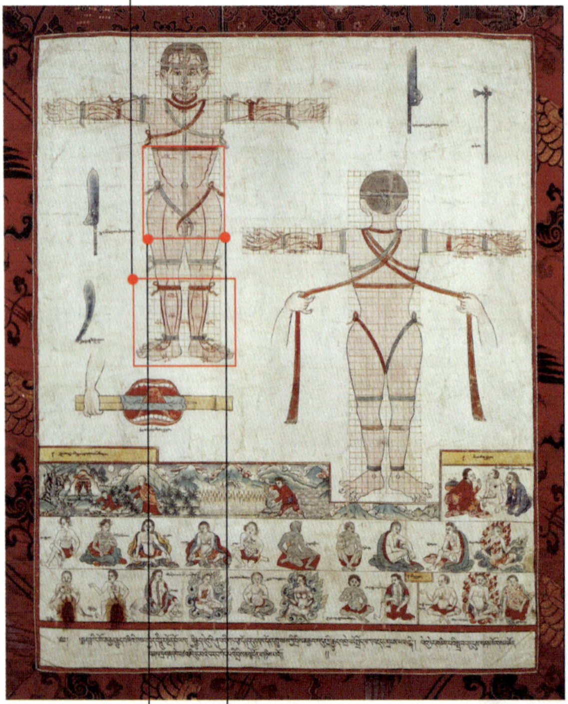

4　躯干放血脉位（4个）

4.1 两胃角脉

从两鼠蹊沟向上至左右胃侧各有一细而长的脉，称之两胃角脉。于剑突绕第十椎绑扎一圈，用小木棍绞紧放血，对胃脘隐热、紊乱热、胃热、胃虫病、大肠虫病、大肠慢性血病及黄水病等有益。

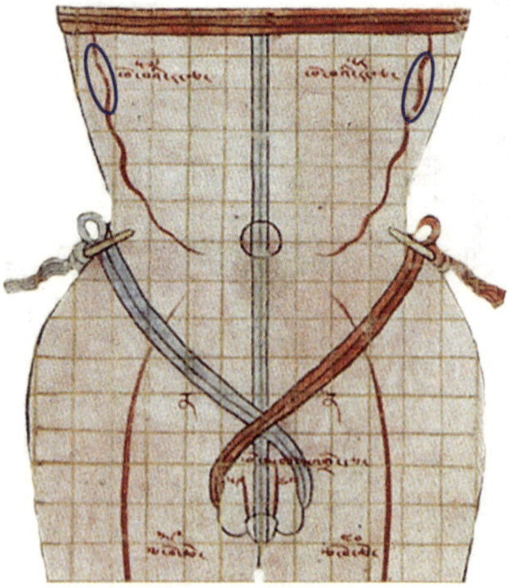

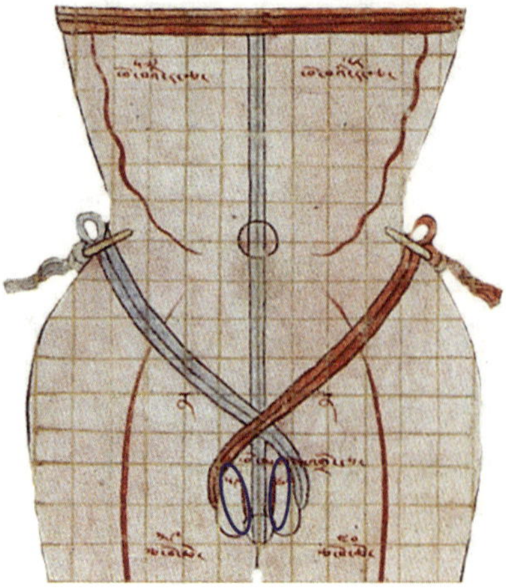

4.2 两阴边脉

位于阴茎两侧的一条细长脉。于阴囊根拉绳绕髂嵴绑扎，用小木棍绞紧放血，对肾热、会阴瘘管、阴部灼烧肿胀、黄水瘙痒及梅毒病等有益。

第二十一章　火灸疗法

一、艾叶采集时间和方法

秋三月的良辰以牛月（藏历七月）上旬为佳，室月（八月）为次，娄月（九月）为劣。选择清洁、地形优美、佛祖及圣贤大德曾到过的地方，由医生带领未婚、沐浴干净、起有吉祥名字的年轻人面向东方采集。

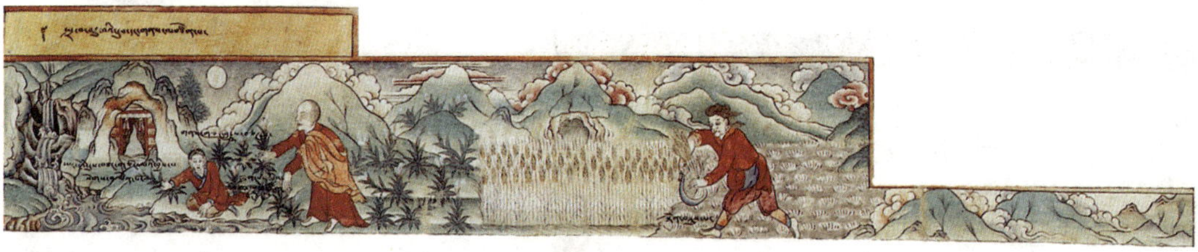

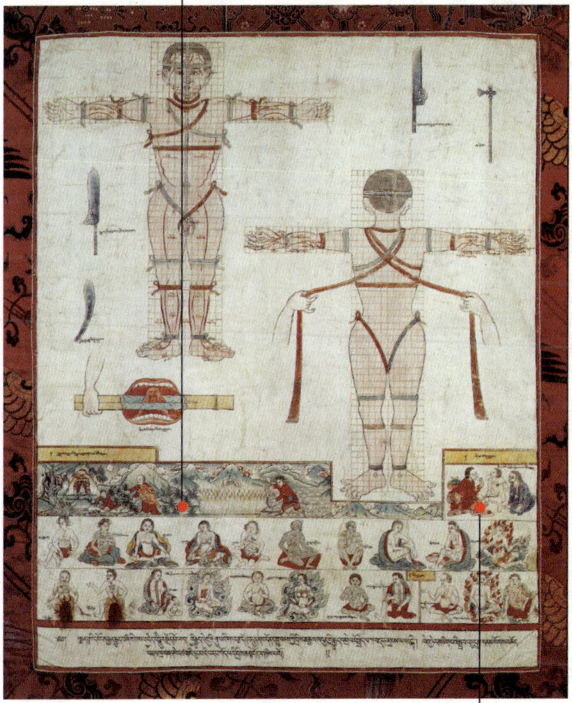

二、火灸施术

病人挺身端坐，医生将艾炷置于穴位点火，祈佛保佑，艾炷烧至病位之时不要动烬火，适当吹气助燃，等艾烟散尽后，用针头将灰烬拨掉。需要多穴同灸时，当前一艾炷燃去三分之二后，再点燃后一艾炷，保持火力连续不断，才能迅速灸熟。取得更佳效果要做到火势均匀、艾炷不偏不倚、灸痕四周略起细小水泡、灸痕不疼痛。

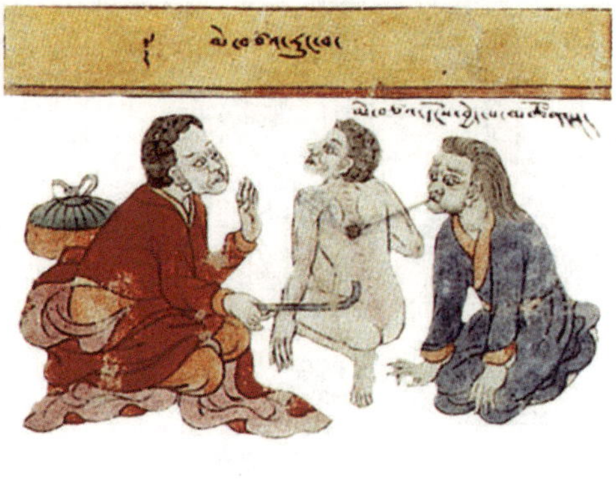

三、火灸适应证

1　消化不良

能糜培根、能消赤巴、伴火隆等三胃火不能将胃中饮食很好糜烂、消化、分解清浊，而引发消化不良病者，火灸可增长胃火力量、消化未化食物。

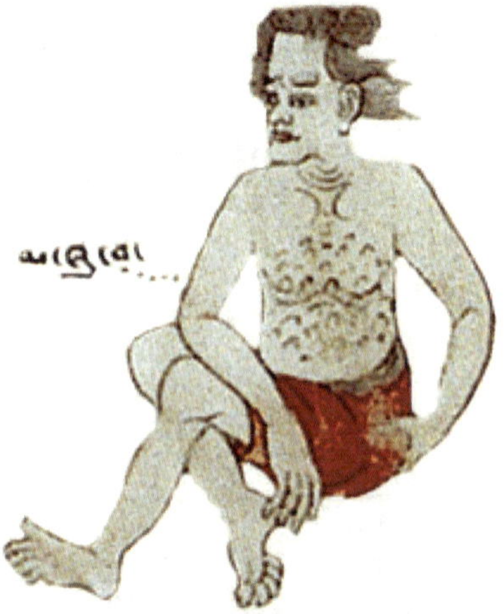

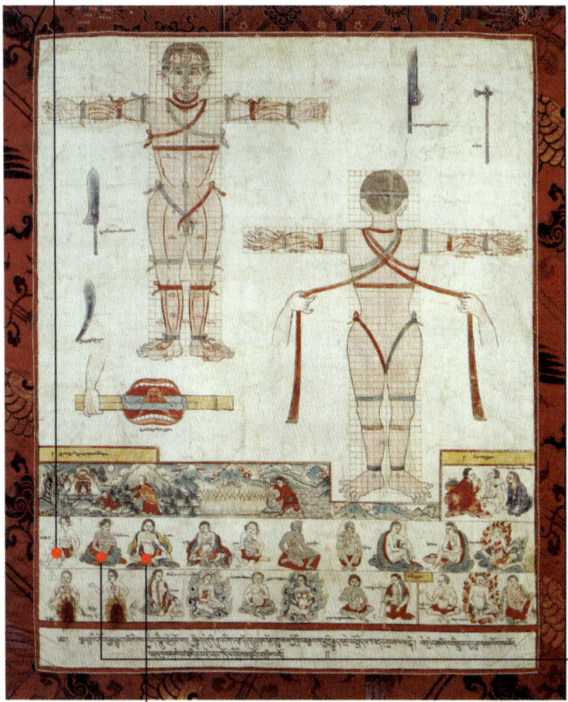

2　胃火衰弱

三胃火衰弱，不能很好消化饮食和分离清浊者，火灸可祛培隆之寒、增强胃火、消化食物。

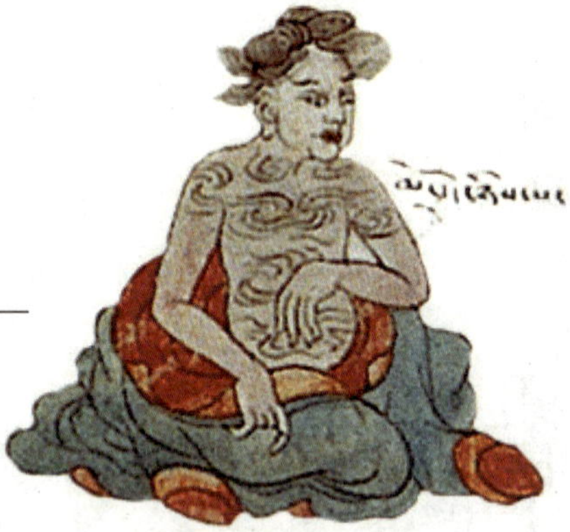

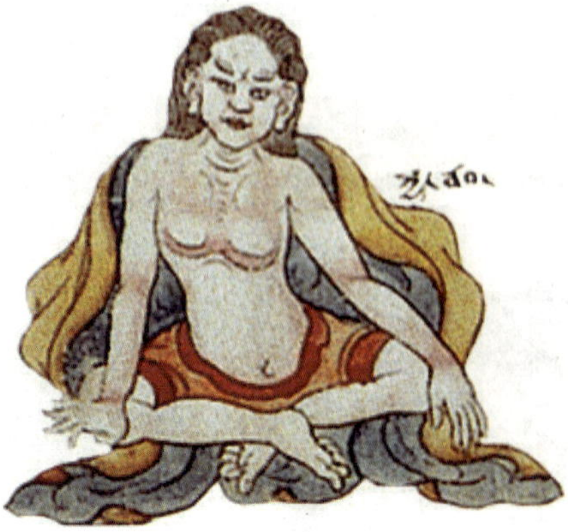

3　灰色浮肿

因胃火衰弱，饮食清浊未能分离，糟粕窜入精华运行通道，进入肝脏未能生化成正血，引起坏血、黄水增盛，被隆（风）扩散于全身，导致灰色浮肿者，火灸可压抑隆势、增加体热、排除黄水或干燥之。

4 腹水

饮食失当引起腹水，或水肿陈旧后聚于脏腑各处，脏腑充斥水液，症见八水城水肿、胃脘胀满等腹水病，火灸可消未化食物，增强胃火，干燥黄水。

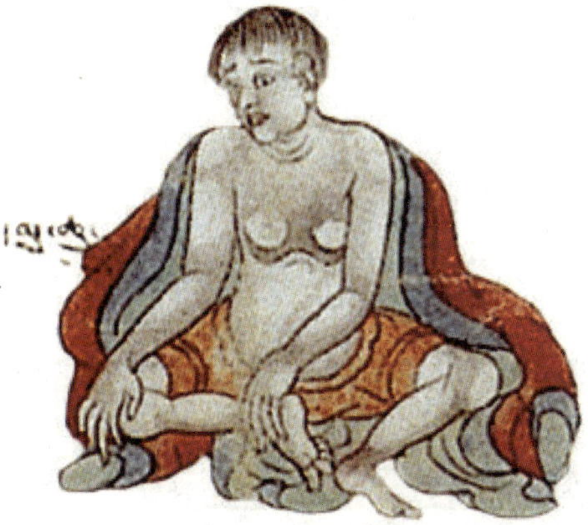

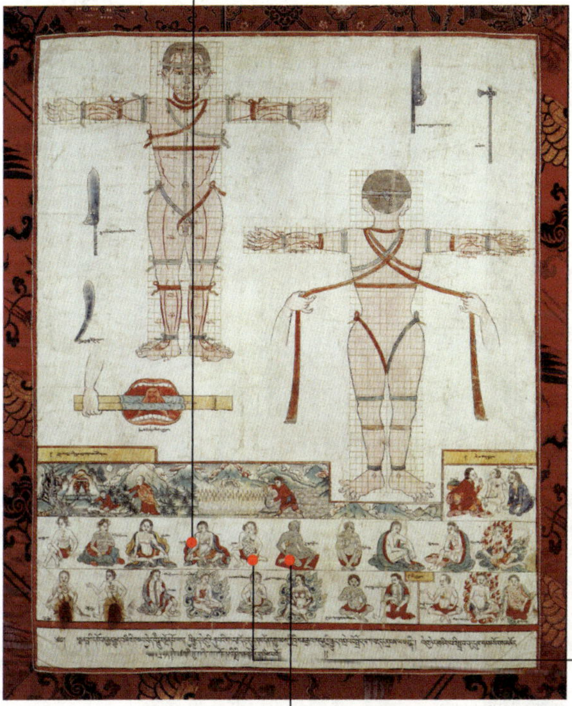

5 痞瘤

糟粕未消化等原因，糟粕遗留于胃肠卷结成痞瘤，或精华未消化，精华散布于肝、脾、膀胱等处形成各种痞瘤者，火灸可破痞瘤、干燥脓血和黄水。

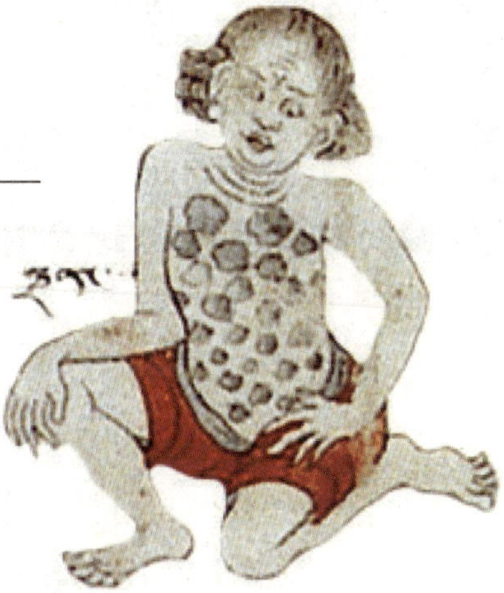

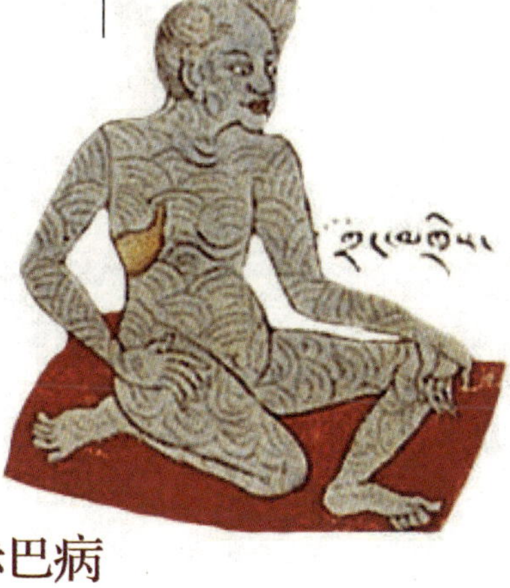

6 寒性赤巴病

消化不良、培隆寒邪侵入能消赤巴居位，造成胆汁窜入脉道引起白睛和舌底、耳背等黄染，出现脉搏迟缓、尿色发白，特别是大便色白的寒性赤巴病者，火灸可封锁赤巴邪窜入脉道，促进消化，消除培隆寒邪。

7　黄水病

经常浸水、久卧湿地、过饮冷水等原因，激发体内黄水，引起下落水肿、灰色浮肿、腹水、日形脓肿等疾病者，火灸可将积于体内之黄水排除于外或干燥之。

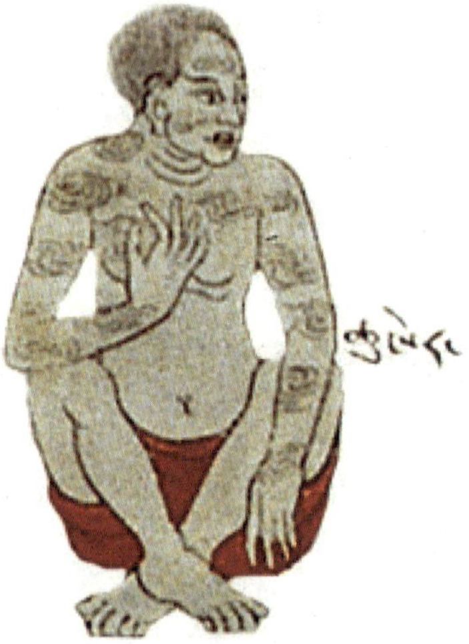

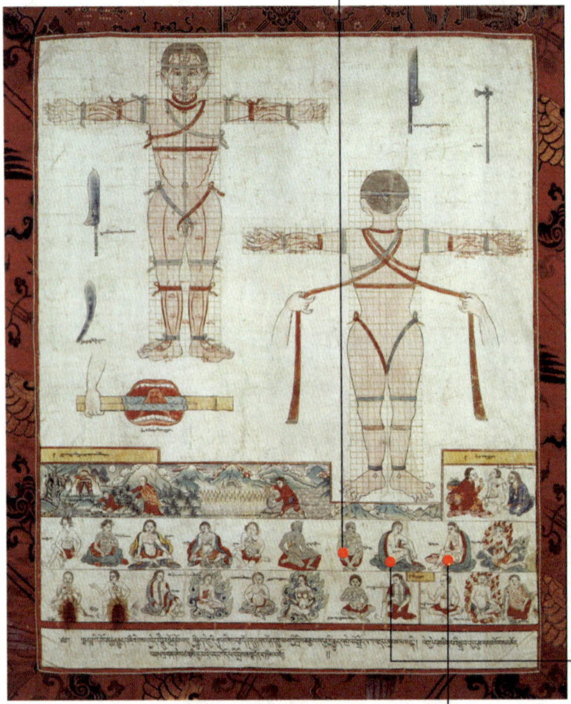

8　疖痈

未消化的糟粕窜入精华运行的通道，或外伤血瘀、伤血遗留于腹内等原因，这些坏血未能生化为正精窜入脉道，被隆（风）卷结而成疖痈者，火灸可消除疖痈、陈疮、腐肌等，还可使脓血和黄水干燥。

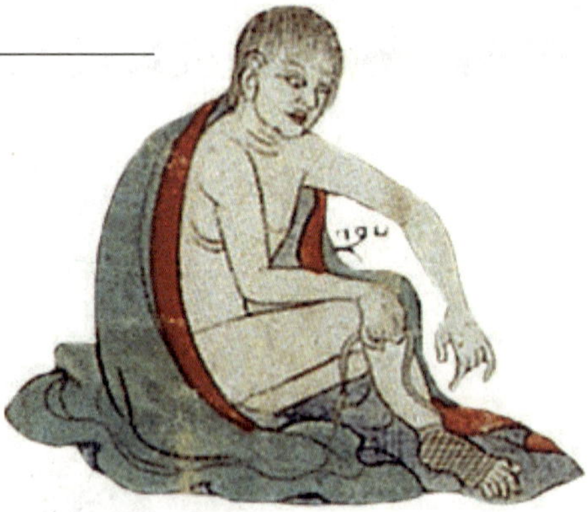

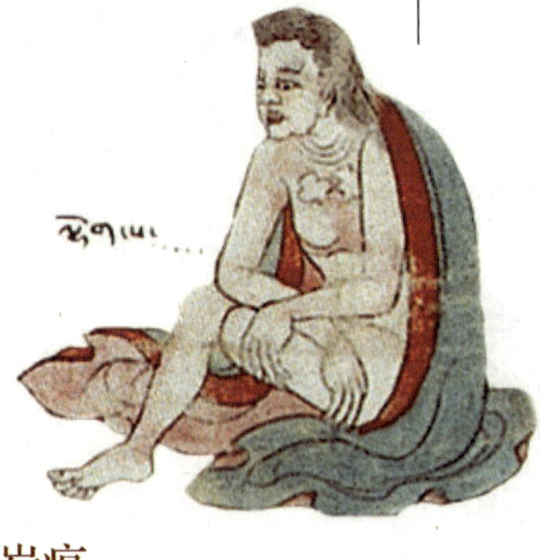

9　炭疽

炭疽引起上下体肌肤肿胀，状似青蛙之腹、蝌蚪之头、蝎子之螯、蜘蛛之腹、蛇头等者，根据这些肿胀形状，于肿胀要害之处施灸，可消除肿胀，若伴有疠热可用烙铁烧灼而杀之。

10 虚热病

热病残留被隆邪鼓起，热势复盛的虚热病，火灸可压抑鼓动热病残留的隆邪。

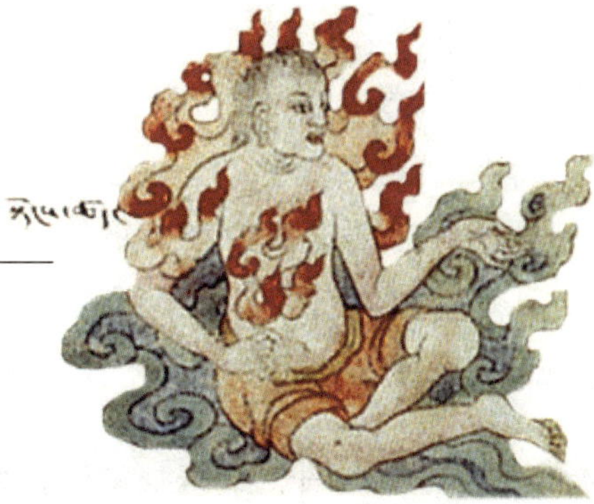

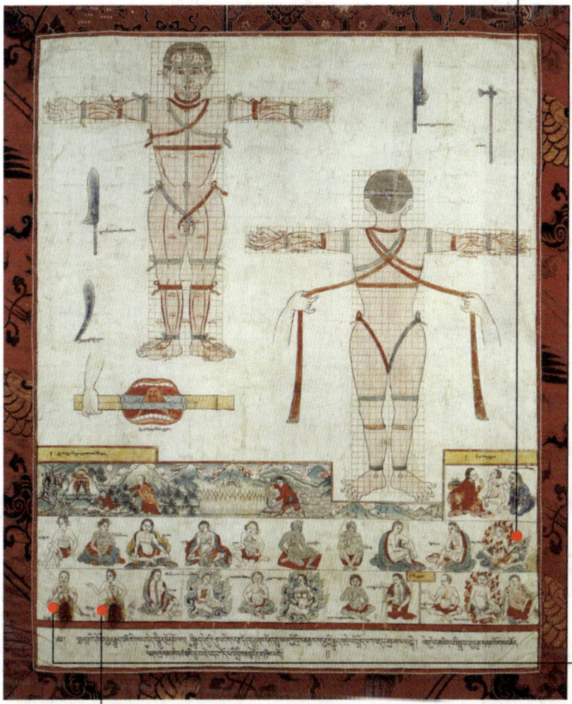

11 狂症

病邪侵入六识运行的通道阻塞六识运行，引发狂病，出现心识妄行、神志昏乱、记忆丧失等症状，火灸可开通隆和命脉运行通道，压抑隆邪。

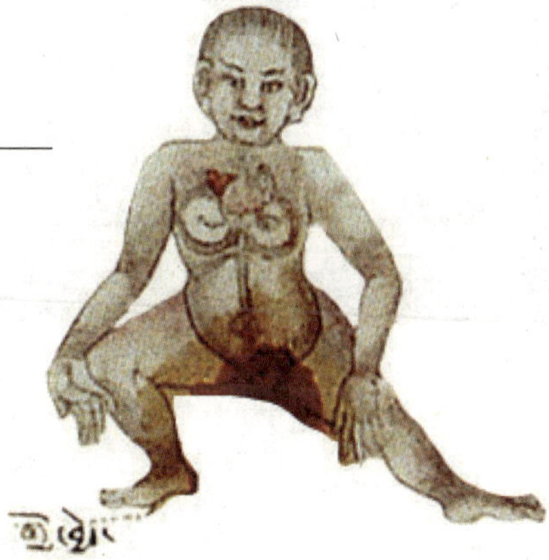

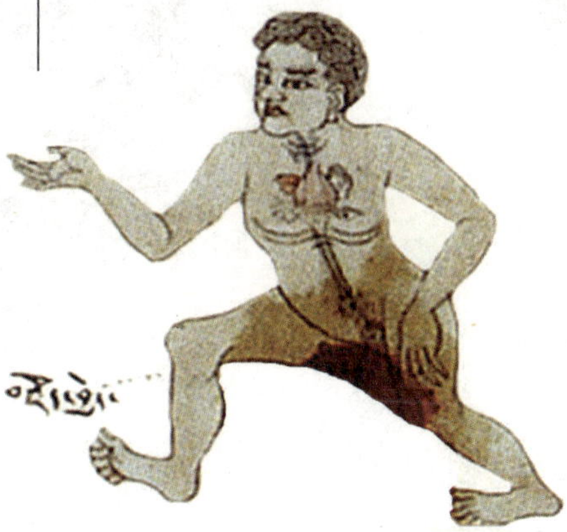

12 癫痫

遭受惊吓，或悲伤，或劳心过度、伤及心脏和命脉等，引发癫痫病，出现神志不清、记忆丧失等症状，火灸可压抑隆热，清明意识。

13 脉病

剧烈劳作造成白脉（神经）和黑脉（血管）伤热扩散，或瘟热和中毒等落于脉道，或箭刀等兵器截断、击伤脉道而引发的脉病，火灸可使落于脉管的黄水干燥，阻断侵入脉道的病邪，卫护脉道。

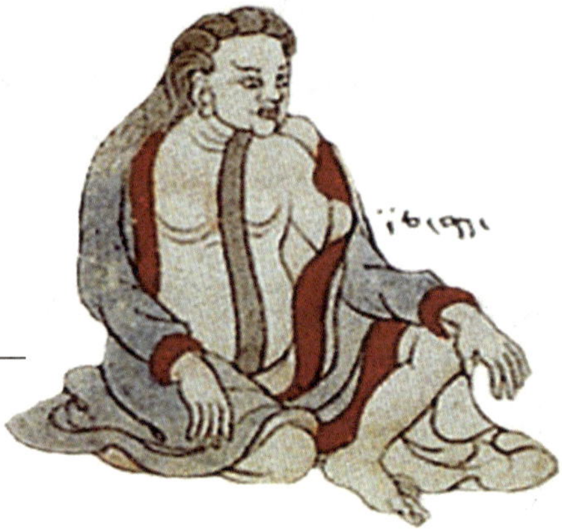

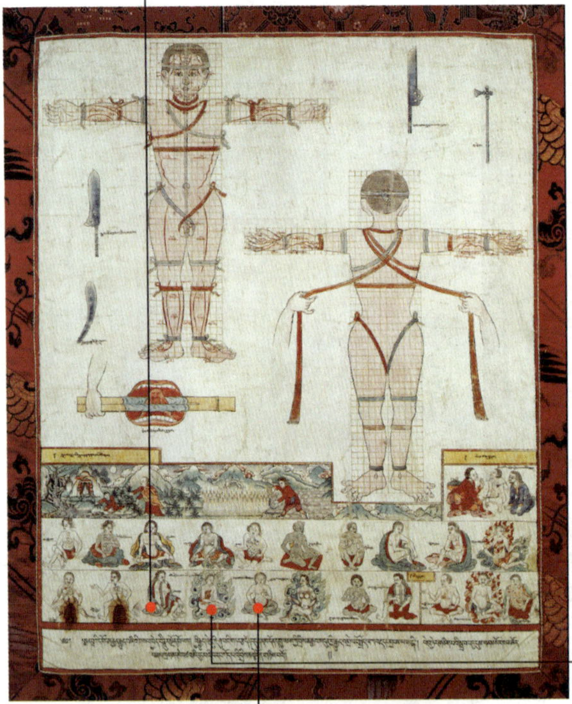

14 热证治后一般可施火灸

扩散伤热、紊乱热、高热等热证用凉药治疗之后，一般可以火灸，灸之可治热证被清除后立即逆变的寒证，可增强胃火，消除寒邪，压抑隆热。

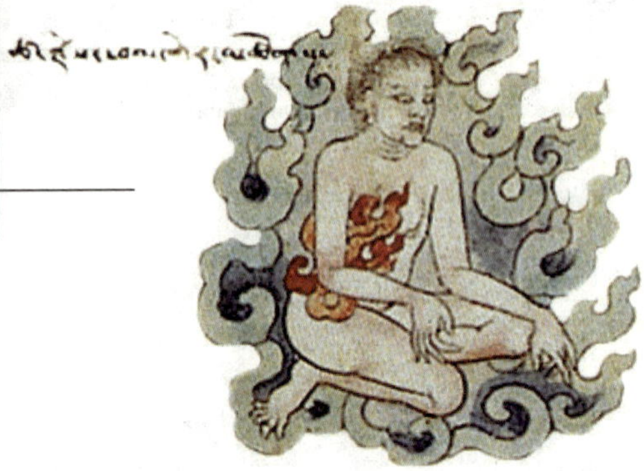

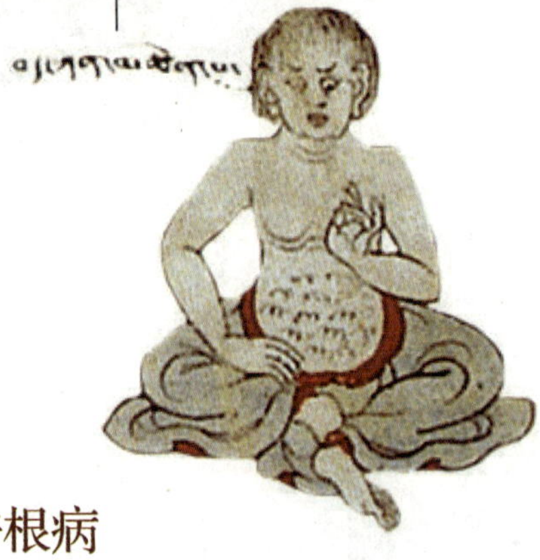

15 培根病

久进性凉、重及难以消化的饮食，常浸水或久卧湿地等不当饮食起居，造成培根的腻、凉性偏盛，引起消化不良和胃火衰弱等培根病，火灸可增强胃火，消化食物，破剑突培根瘤。

16　隆病

痛苦、忧伤、思虑等劳心过度，或失血过多，长期进无营养饮食等原因引发隆病，火灸可将被激发而妄行的隆邪制服，压抑隆势。

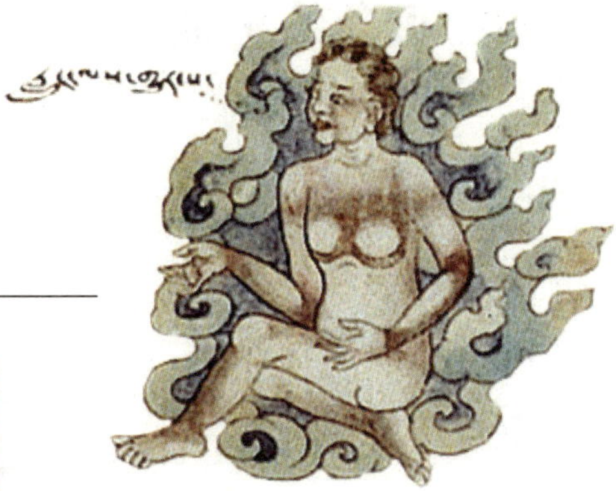

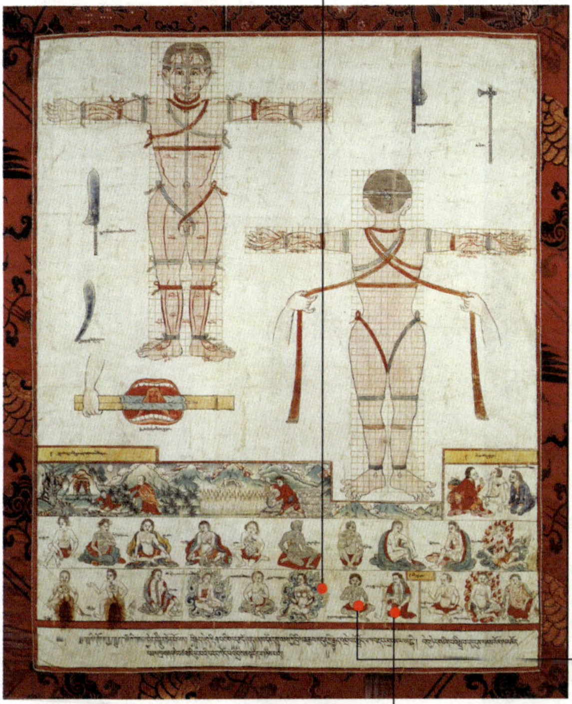

17　一切寒证

隆邪所致的头隆病、心隆病、大肠隆病；培根邪所致的火衰症、剑突培根病、痞瘤等，一切寒证皆可施火灸，灸之可增强胃火、促进消化，破瘤化瘀。

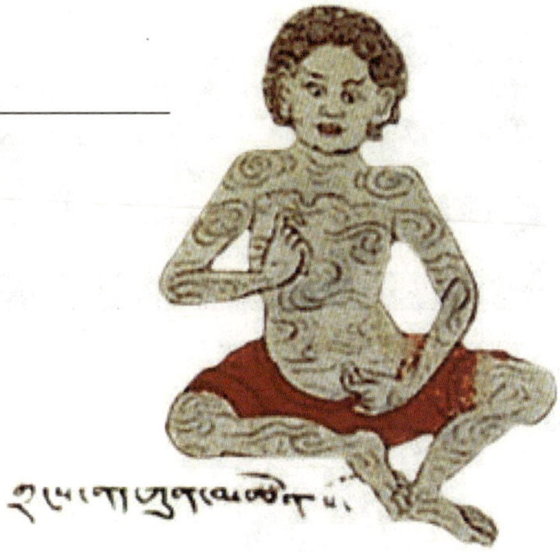

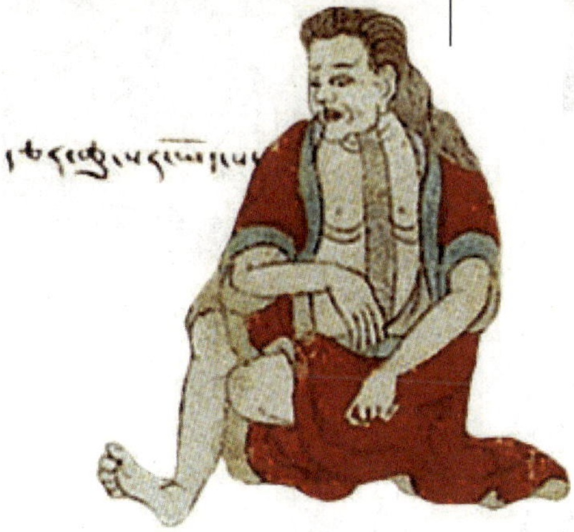

18　窜入脉道黄水

箭、石、刀、矛等兵器所致骨折引起黄水增盛，窜入脉道扩散于肌肤和内脏腑，或白脉（神经）受外伤引起伤热扩散产生黄水，火灸可将黄水等引排出来或使之干燥。

四、火灸禁忌证

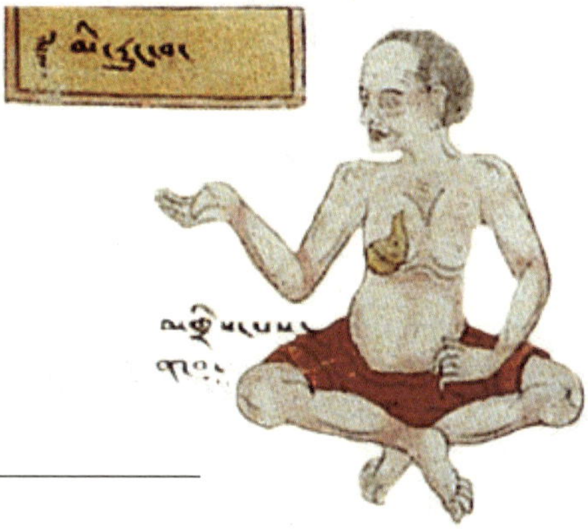

1　赤巴病

春季，在非常干燥温热的地方停留过多，或跳高、超负重物等剧烈劳作，激发赤巴六特性偏盛引起赤巴病，施行火灸，灸热会使赤巴热更加燔起，烧毁体内正精，故禁忌火灸。

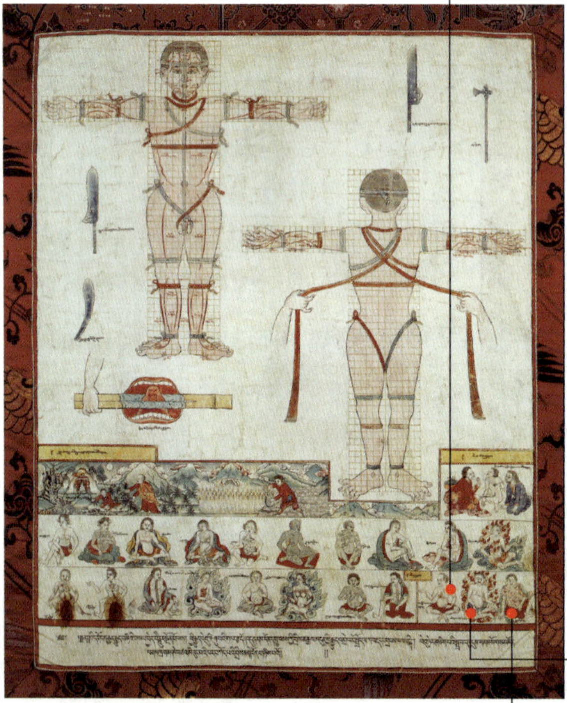

2　热病

高热、胆热病、浊热、陈热、瘟热等一切热证须禁止火灸，因为灸热会使热邪更盛，加重病情。

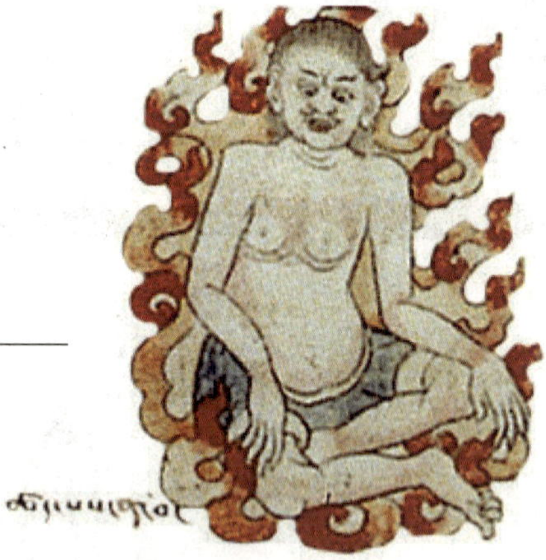

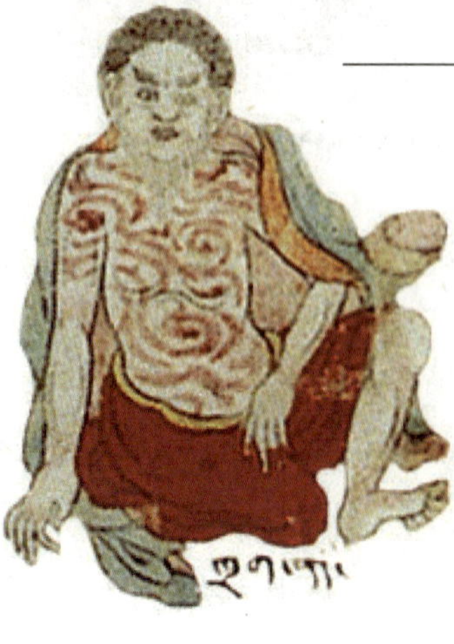

3　血热病

火焰症、腹痛、脾病、麻风、血瘤等一切血热病须禁止火灸，因为血热和赤巴的本性为热，灸热会使血赤之热增强，烧毁体内正精。

图七十三 火灸穴位、穿刺穴位

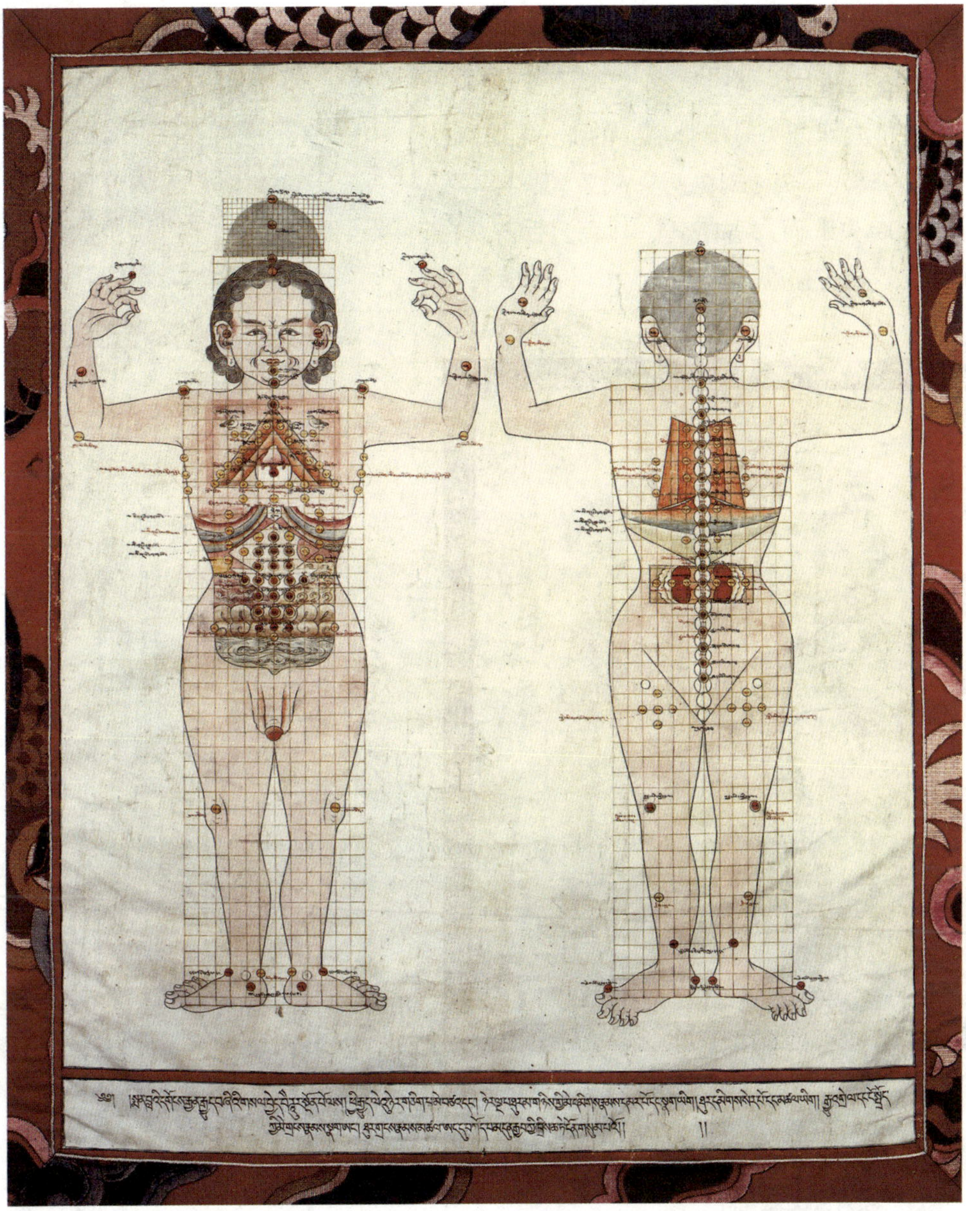

本图示《平息、泄下经》第二十一章所述火灸穴位及数量：背部灸穴 20 个，前身灸穴 22 个，头和四肢灸穴 29 个，共计 71 个；穿刺穴位，心穴 11 个，命脉穴 6 个，肺穴 22 个，横膈膜穴 1 个，肝脾穴 14 个，肾穴 21 个，胃穴 12 个，大肠穴 5 个，小肠穴 7 个，子宫穴 2 个，大关节穴 10 个，计 111 个。

五、灸穴

1 背部灸穴（20个）

1.1 第一椎穴

第一椎穴即低头时椎骨高突的那一椎穴（大椎），又名隆穴。灸之对疯癫、战栗、心神不安、哑结、夜晚失眠而白昼嗜睡、耳聋、舌苔灰白、颈项强直等隆病有益。

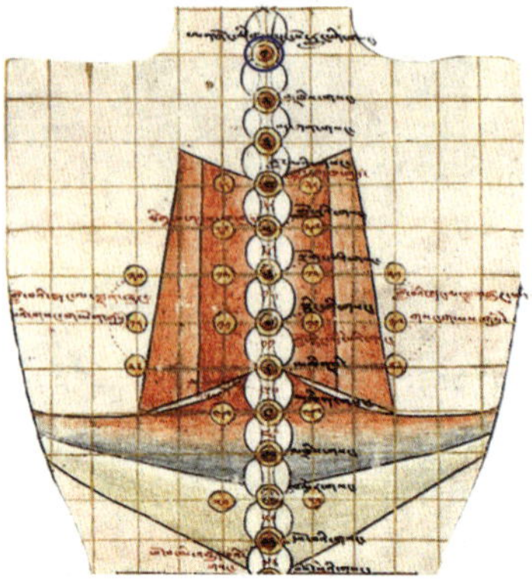

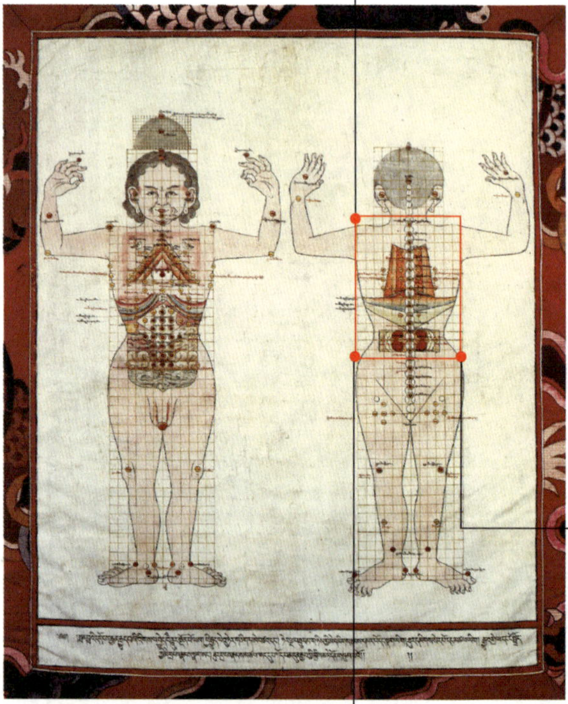

1.2 第二椎穴

从椎骨高突穴即第一椎穴向下数一个椎骨为第二椎穴，又名赤巴穴，灸之对寒性赤巴病有益。

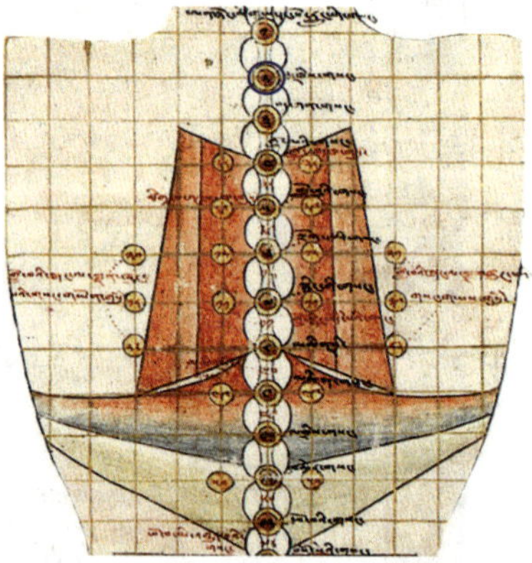

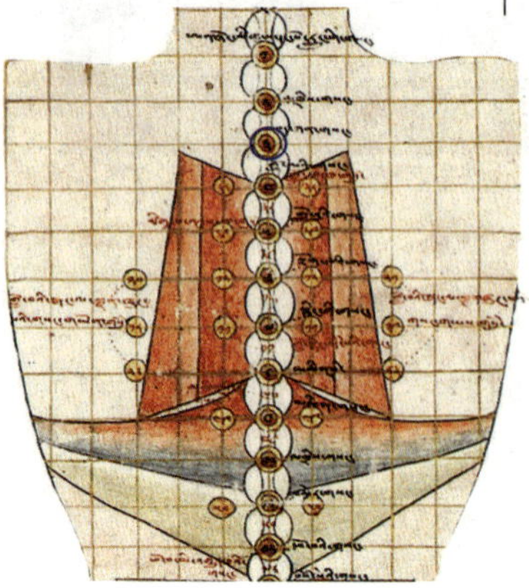

1.3 第三椎穴

从椎骨高突穴即第一椎穴向下数两个椎骨为第三椎穴，又名培根穴，灸之对寒证、隆病及肺、心、头和上体疼痛、培赤增盛病等有益。

1.4 第四椎穴

从椎骨高突穴即第一椎穴向下数三个椎骨为第四椎穴，又名母肺穴，灸之对流泪等眼病，隆和培根邪侵入肺引起的肺病有益。

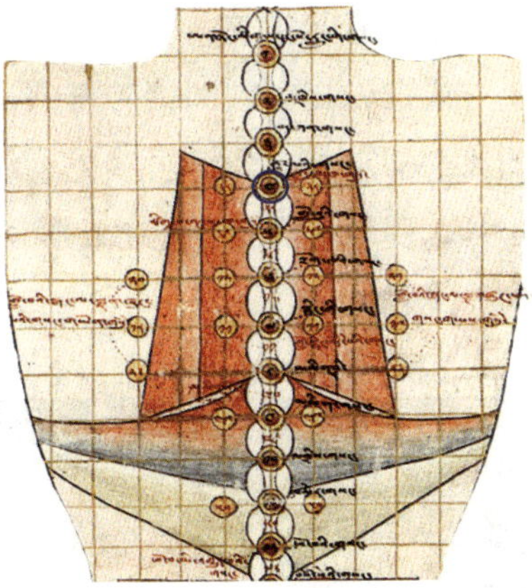

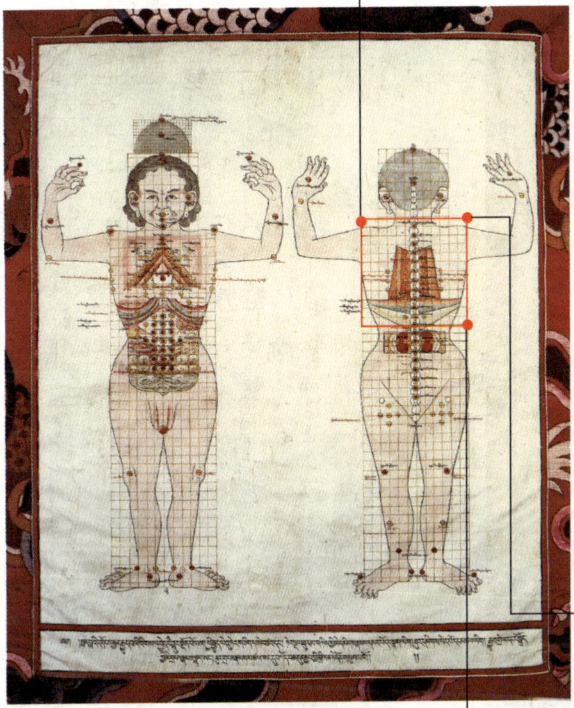

1.5 第五椎穴

低头时出现椎骨高突即第一椎穴向下数四个椎骨为第五椎穴，又名子肺穴，灸之对隆和培根侵入肺引起的肺病有益。

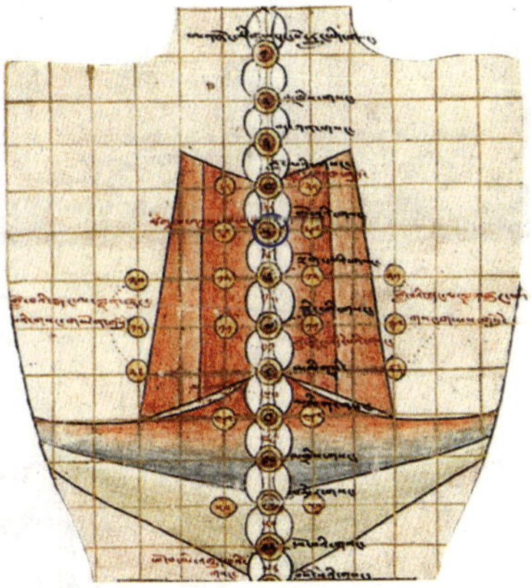

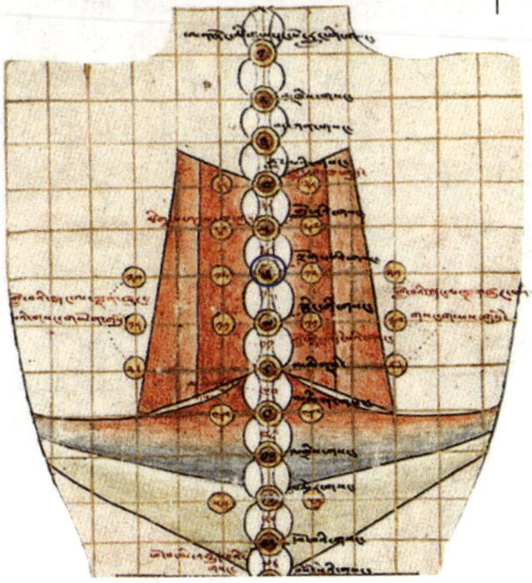

1.6 第六椎穴

从椎骨高突穴即第一椎穴向下数五个椎骨为第六椎穴，又名命脉穴，灸之对心神不安、战栗、癫狂昏厥、培隆合症、心脏病、健忘、失眠、易怒、心烦、黄水和隆邪侵入命脉引起胸胀欲裂、饮水后腹痛等心脏和命脉疾病等有益。

1.7 第七椎穴

从椎骨高突穴即第一椎穴向下数六个椎骨为第七椎穴，又名心穴，灸之对心神不安、战栗、癫狂、昏厥、培隆合症、心脏病、健忘、失眠、易怒等有益。

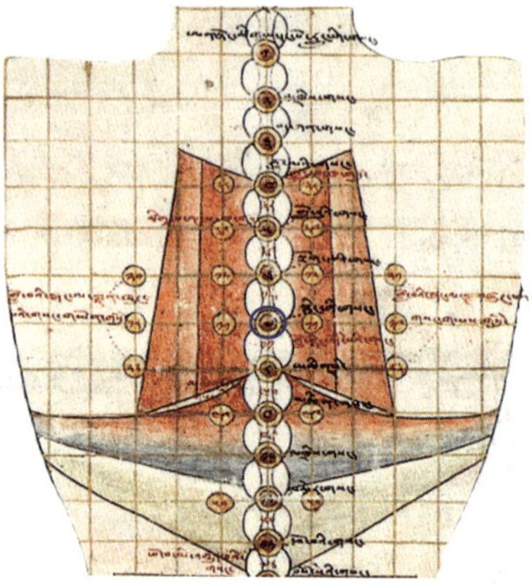

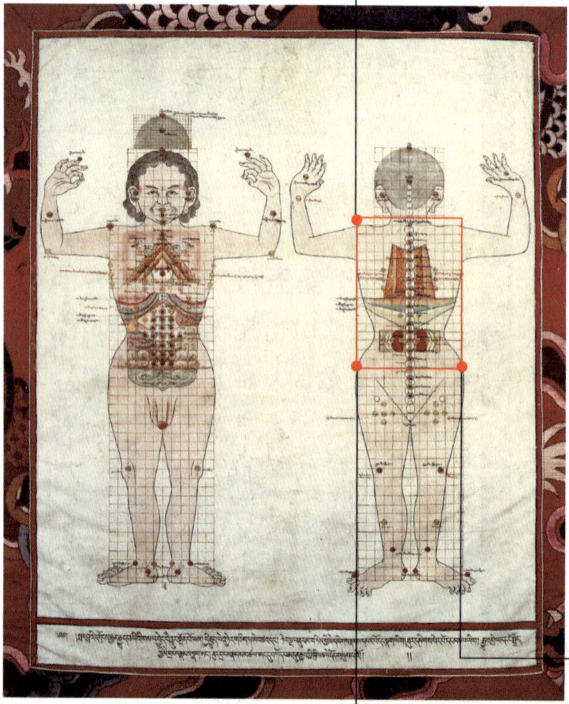

1.8 第八椎穴

从椎骨高突穴即第一椎穴向下数七个椎骨为第八椎穴，又名膈穴，灸之对嗳气、呕吐、横膈膜拧痛、遇冷疼痛、肝痞瘤、培隆邪侵入肝脏、血热所致疼痛、肝血外溢、肝萎缩等肝脏疾病有益。

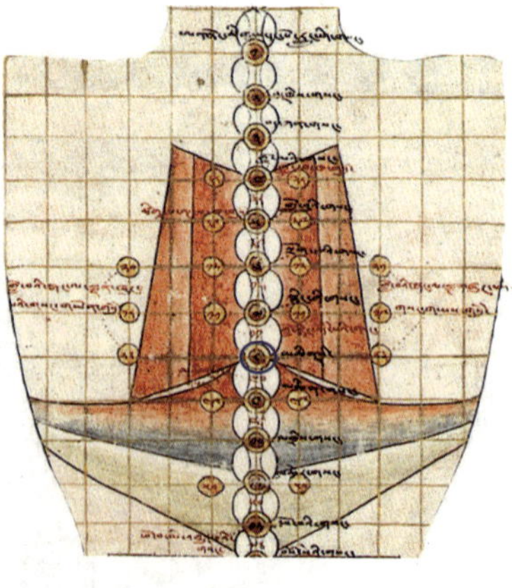

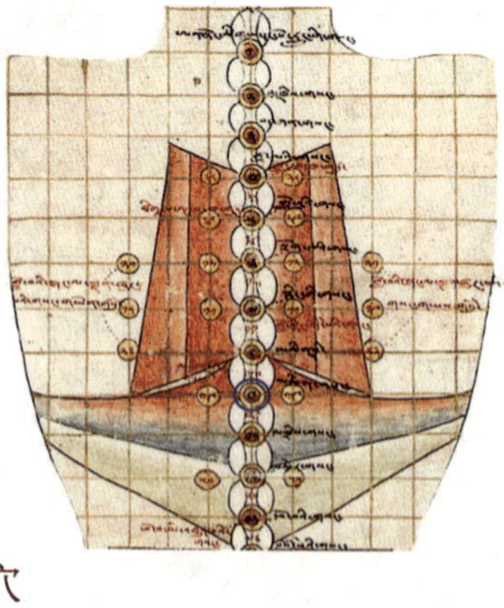

1.9 第九椎穴

从椎骨高突穴即第一椎穴向下数八个椎骨为第九椎穴，又名肝穴，灸之对嗳气、呕吐、横膈膜拧痛、遇冷疼痛、肝痞瘤、培根邪侵入肝脏、血热刺痛、肝血外溢、肝萎缩等肝病有益。

1.10 第十椎穴

从椎骨高突穴即第一椎穴向下数九个椎骨为第十椎穴，又名胆穴，灸之对食物不化、目黄、胆囊痞瘤、吐胆汁、胃口不开、经常头痛、胃火衰弱等有益。

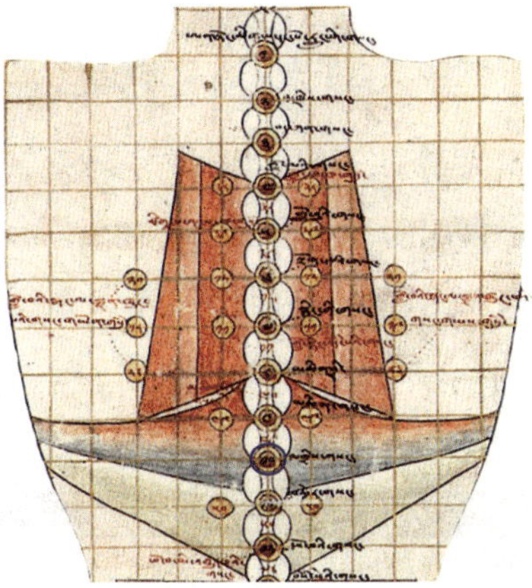

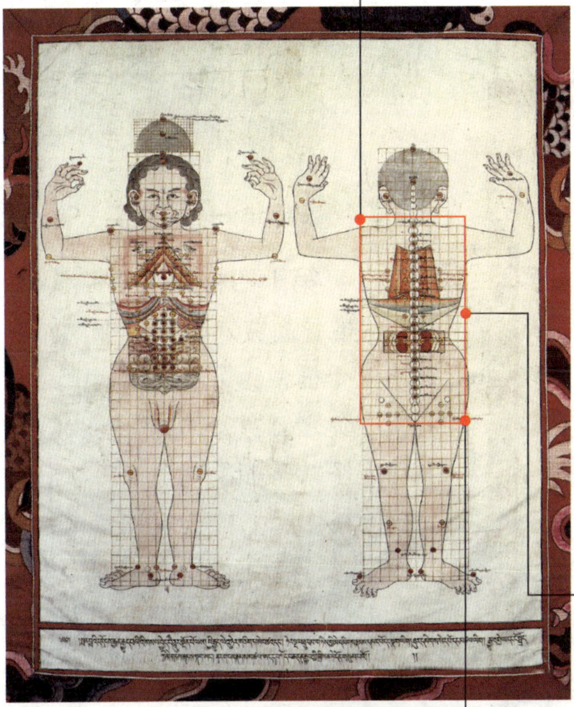

1.11 第十一椎穴

从椎骨高突穴即第一椎穴向下数十个椎骨为第十一椎穴，又名脾穴，灸之对脾区胀满、胃肠作鸣、身体沉重、嗜睡等有益。

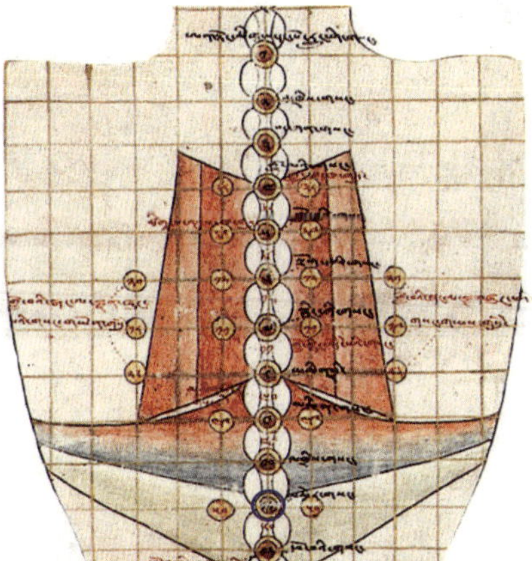

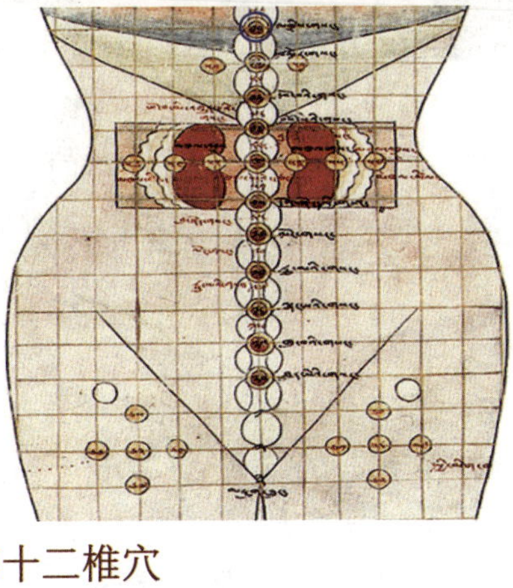

1.12 第十二椎穴

从椎骨高突穴即第一椎穴向下数十一个椎骨为第十二椎穴，又名胃穴，灸之对胃火衰弱、剑突培根症、铁垢症、胃痞瘤、培根“木布”病、脊边肌肉僵直、后颈窝疼痛、目框刺痛、久泻不止等有益。

1.13 第十三椎穴

从椎骨高突穴即第一椎穴向下数十二个椎骨为第十三椎穴,又名“三木塞”穴,灸之对遗精，子宫崩漏，子宫瘤，心神不安，大、小肠鼓胀，大便干燥、仰卧时脐左右疼痛等有益。

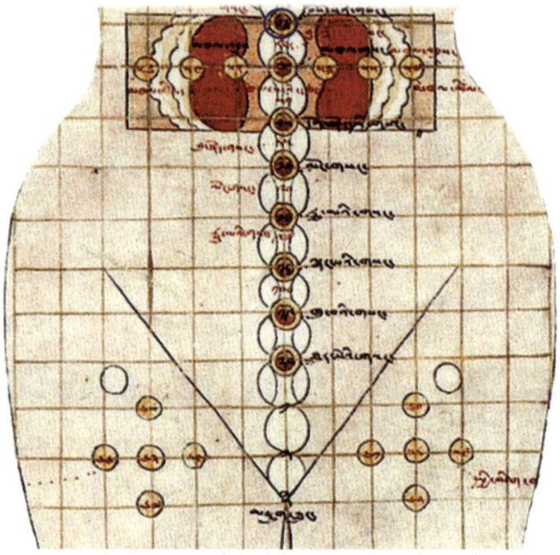

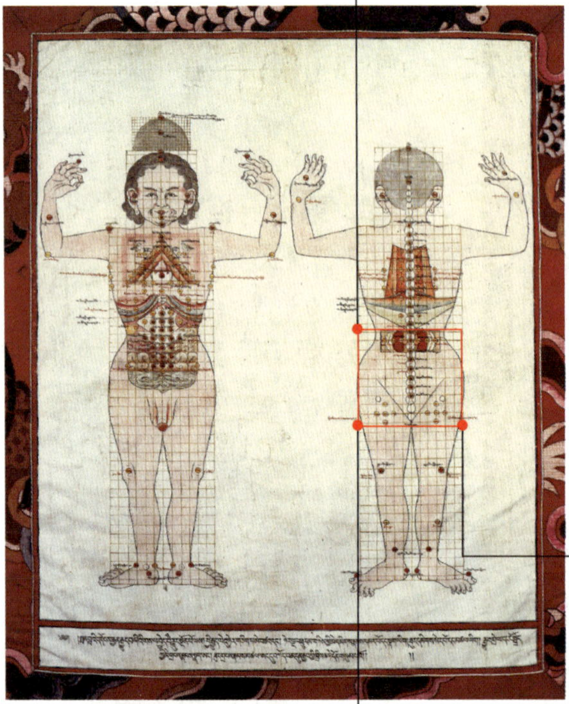

1.14 第十四椎穴

从椎骨高突穴即第一椎穴向下数十三个椎骨为第十四椎穴，又名肾穴，灸之对肾寒、腹急痛、直肠和小肠下端疼痛、男子精冷、只生女孩等有益。

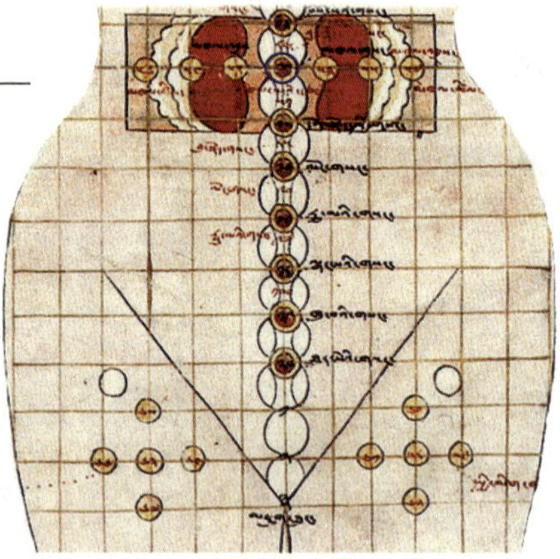

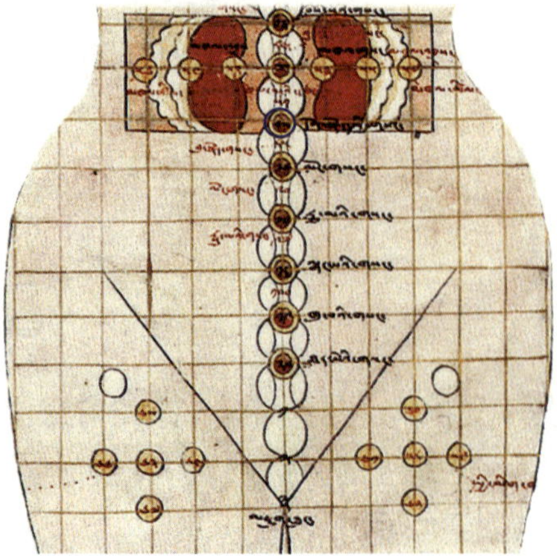

1.15 第十五椎穴

从椎骨高突穴即第一椎穴向下数十四个椎骨为第十五椎穴,又名脏腑总穴,灸之对寒隆症、消耗黑疸病、脐以下疾病等有益。

1.16 第十六椎穴

从椎骨高突穴即第一椎穴向下数十五个椎骨为第十六椎穴，又名大肠穴，灸之对肠鸣、大肠瘤、矢气频发、尿道灼痛、小便不利、痔疮等有益。

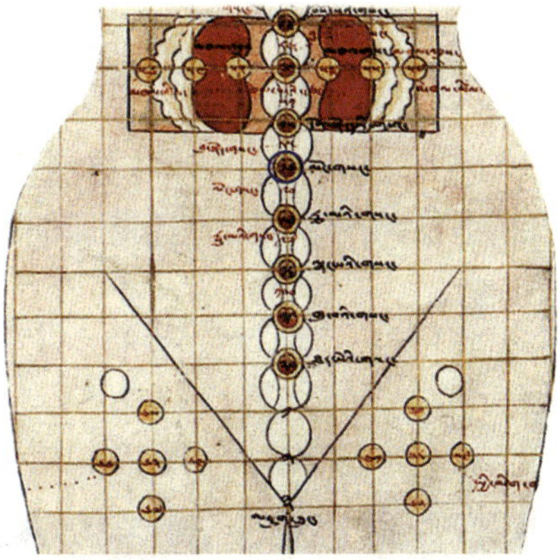

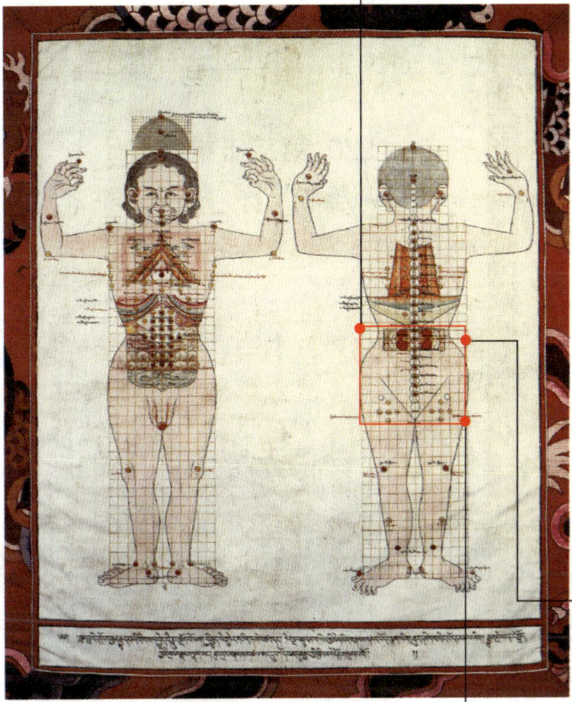

1.17 第十七椎穴

从椎骨高突穴即第一椎穴向下数十六个椎骨为第十七椎穴，又名小肠穴，灸之对小肠瘤、寒隆症、下泻泡沫和黏状物等小肠疾病有益。

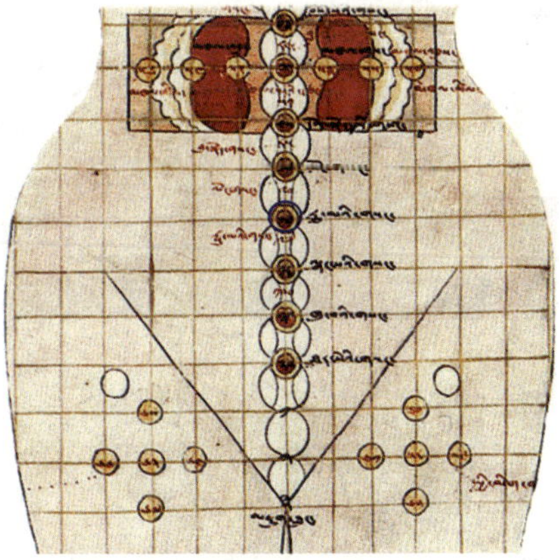

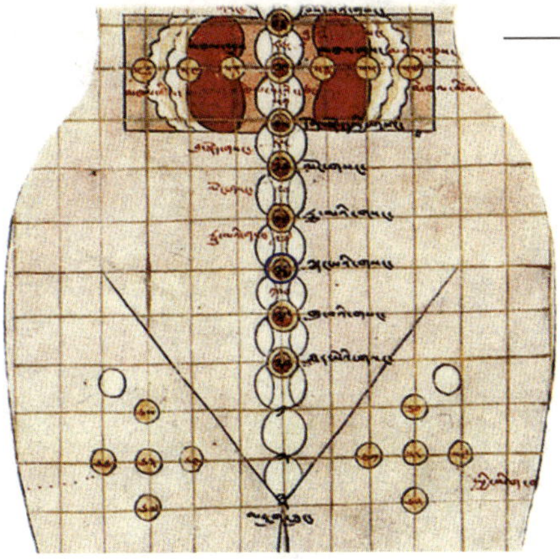

1.18 第十八椎穴

从椎骨高突穴即第一椎穴向下数十七个椎骨为第十八椎穴，又名膀胱穴，灸之对膀胱结石、寒性尿涩或尿频、膝寒等有益。

1.19 第十九椎穴

从椎骨高突穴即第一椎穴向下数十八个椎骨为第十九椎穴，又名固精穴，灸之对滑精、遗精不止、身不能仰俯、脊旁肌和下身肌肉僵直、下肢瘫痪、阴茎不举等有益。

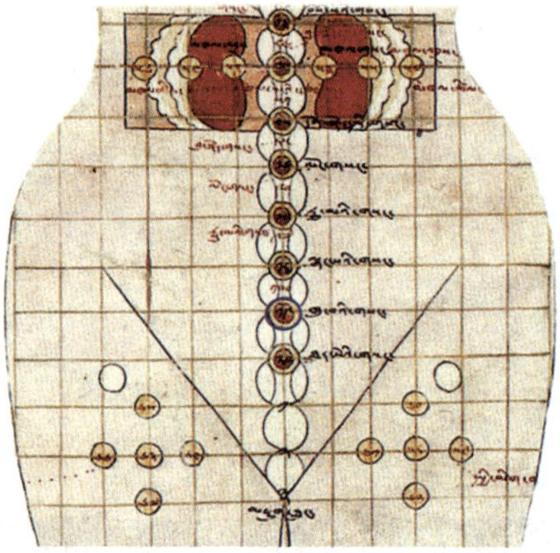

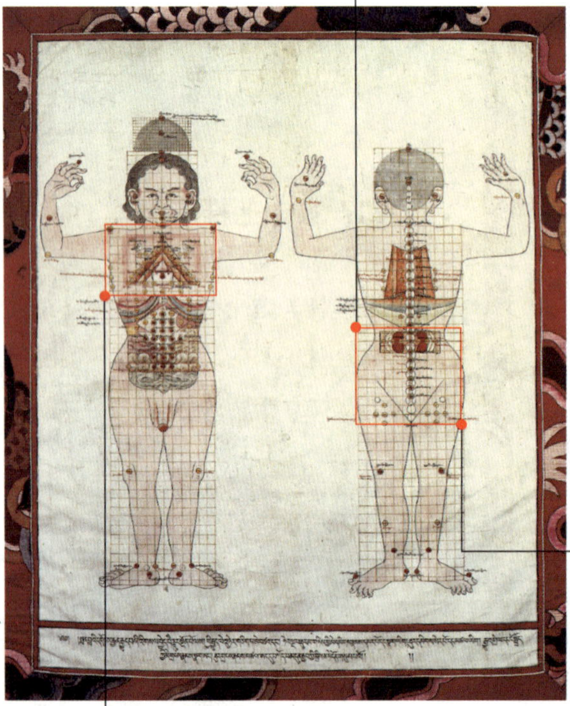

1.20 第二十椎穴

从椎骨高突穴即第一椎穴向下数十九个椎骨为第二十椎穴，又名下泻隆门穴，灸之对尿频、月经不止、不禁矢气、下泻青色黏液物或便闭等有益。

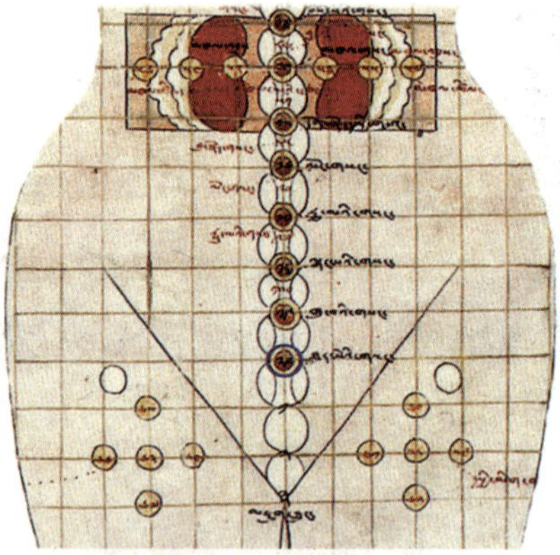

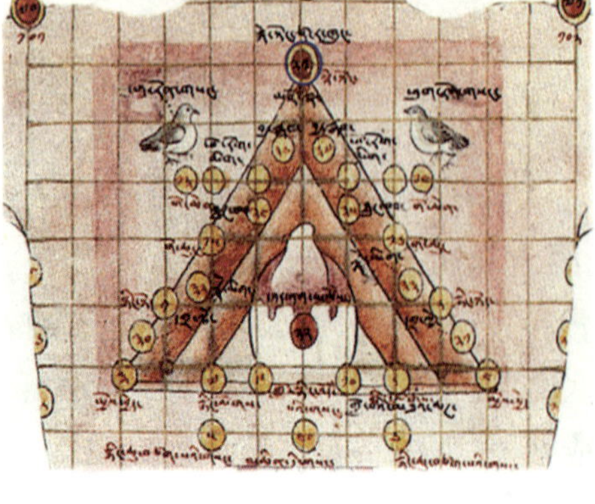

2 前身灸穴（22 个）

2.1 天突

位于左右锁骨内端之间的中空处，属命脉与心脉汇合之穴，灸之对心扭痛、呃逆打嗝、咽喉阻塞、无故惊恐等有益。

2.2 黑白际（膻中）

两乳头连线与天突到脐的连线交叉处即为黑白际穴，灸之对心神不安、心颤、心脏不舒等有益。

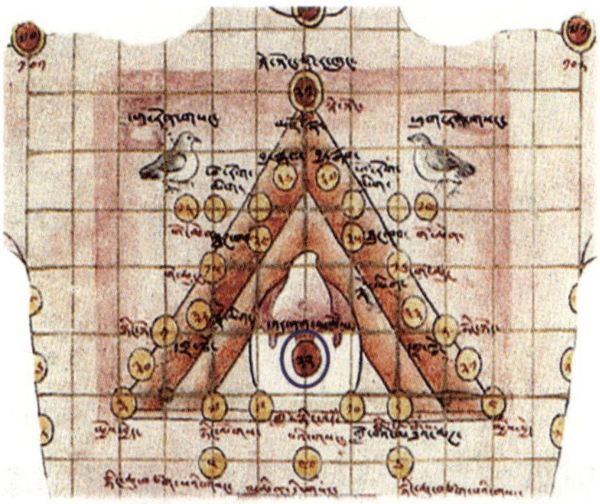

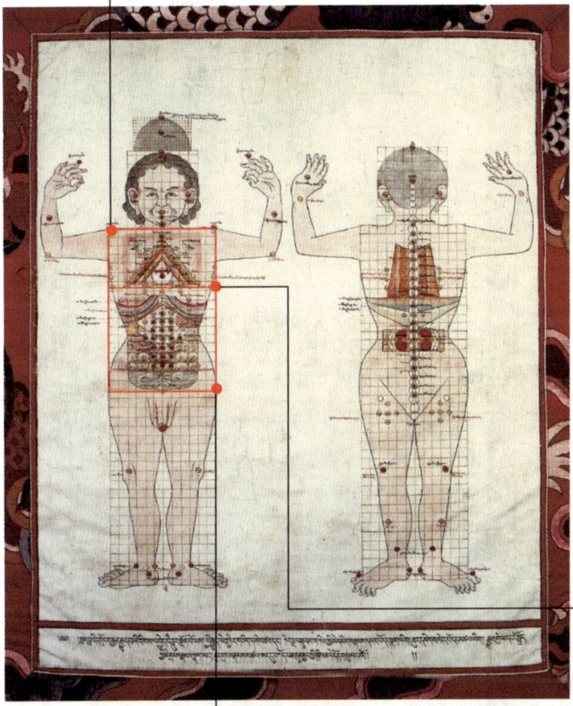

2.3 剑突穴

从剑突向下量病人本人1寸之处，灸之对胃中黏液积聚于剑突下引起的剑突痞瘤等有益。

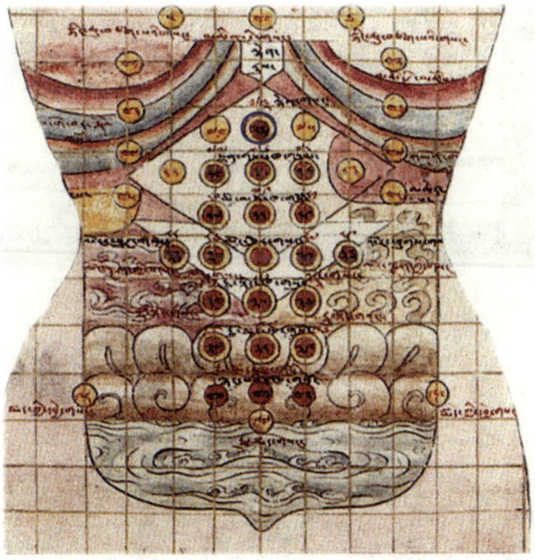

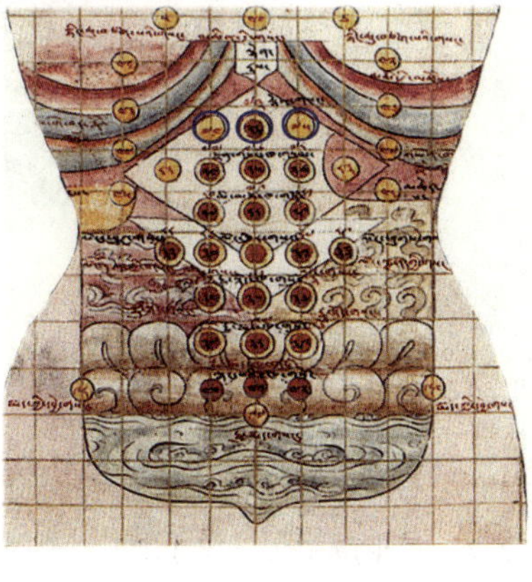

2.4 痞瘤穴（3口）

鸠尾向下量病人本人2寸之处，旁开1寸（3口），灸之对不消化引起的痞瘤、培根病、胃火衰弱等有益。

2.5 火衰穴（3 口）

鸠尾向下量病人本人 3 寸之处，旁开 1 寸（3 口），灸之对不消化引起的痞瘤、寒隆增盛、腹沉呕吐、腹胀打嗝等有益。

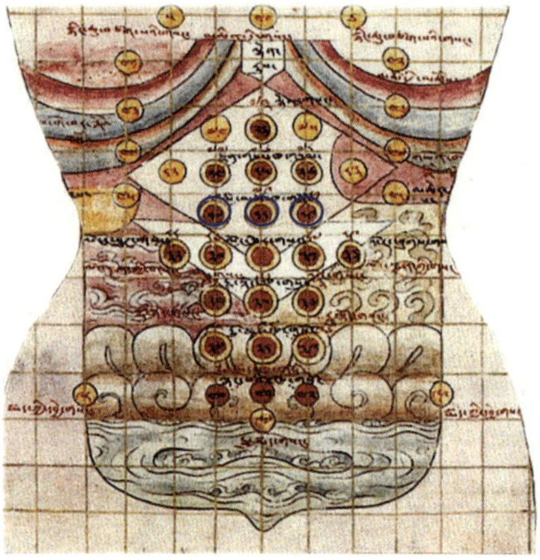

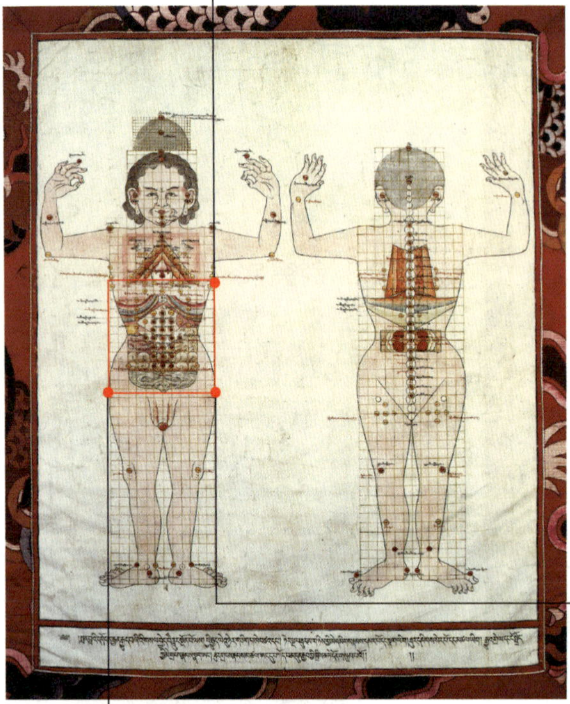

2.6 大肠侧穴（2 口）

从脐左右各量病人本人 1 寸之处，灸之对大肠痞瘤、大肠病引起的胀鸣、下泻不止等有益。

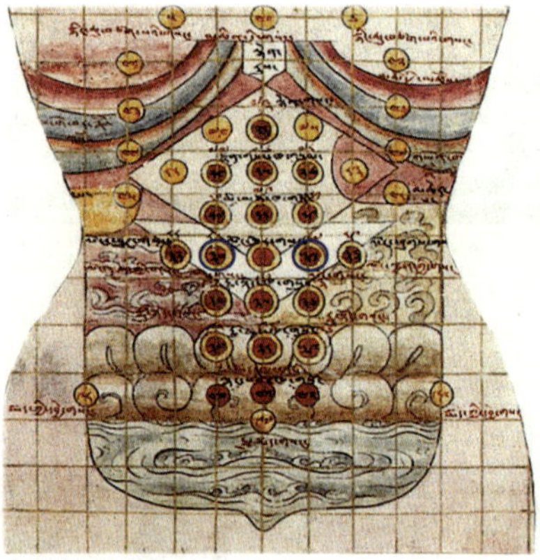

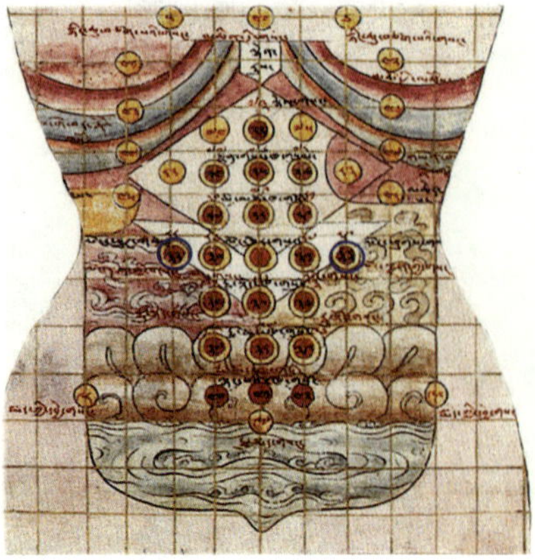

2.7 大肠端穴（2 口）

从脐左右各量病人本人 2 寸之处，灸之对大肠痞瘤、大肠病引起的胀鸣、下泻不止等有益。

2.8 小肠上穴（3 口）

从脐下量病人本人 1 寸，左右旁开 1 寸（3 口），灸之对寒隆侵入小肠、小肠下泻等小肠疾病有益。

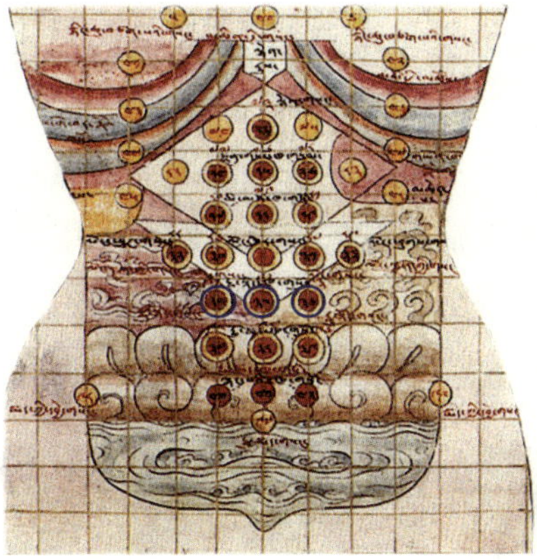

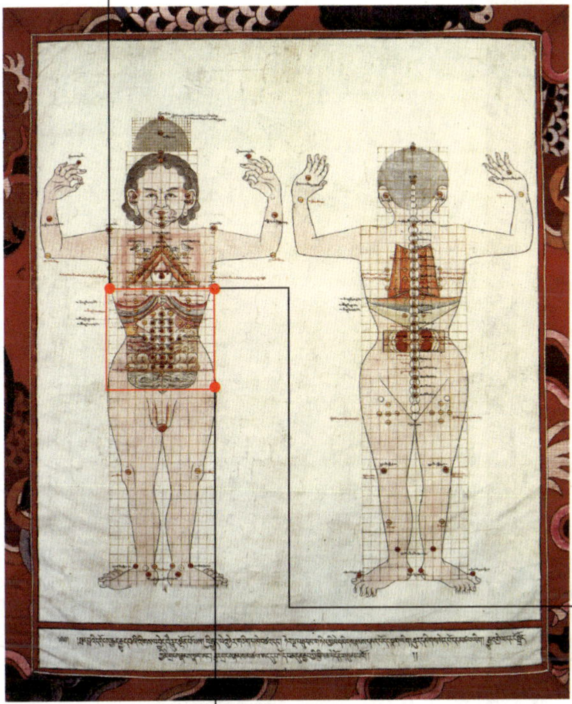

2.9 小肠下穴（3 口）

从脐下量病人本人 2 寸，左右旁开 1 寸（3 口），灸之对寒隆侵入小肠、小肠有病引起的下泻等小肠疾病及尿道疼痛、睾丸肿胀等有益。

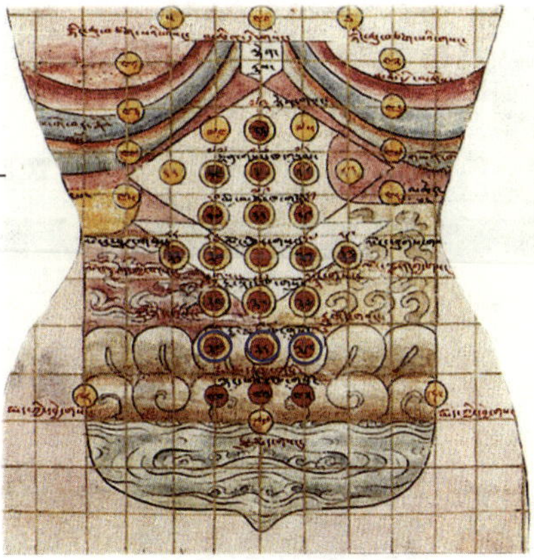

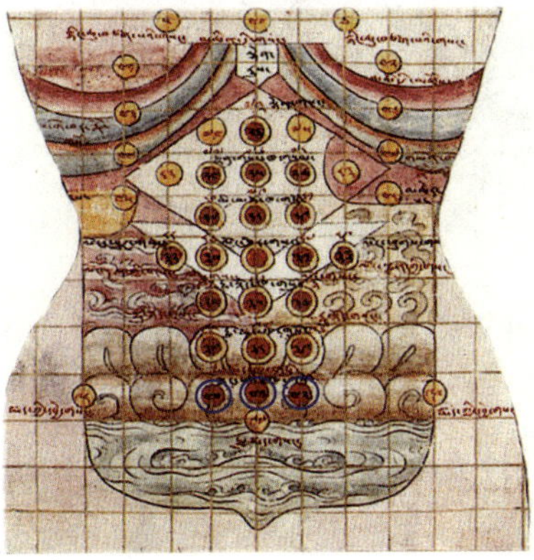

2.10 膀胱穴（3 口）

从脐下量病人本人 3 寸，左右旁开 1 寸（3 口），灸之对寒性尿涩或尿频、月经不止、不孕症或流产等有益。

3 头部、四肢灸穴（29 个）

3.1 后囟门穴

百会向背面后颈窝方向量病人本人 4 横指处为后囟门穴，灸之对隆邪引起的头晕、倒扑有益。

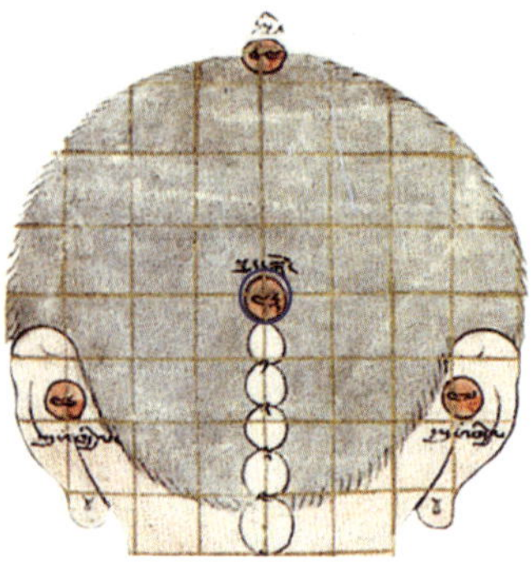

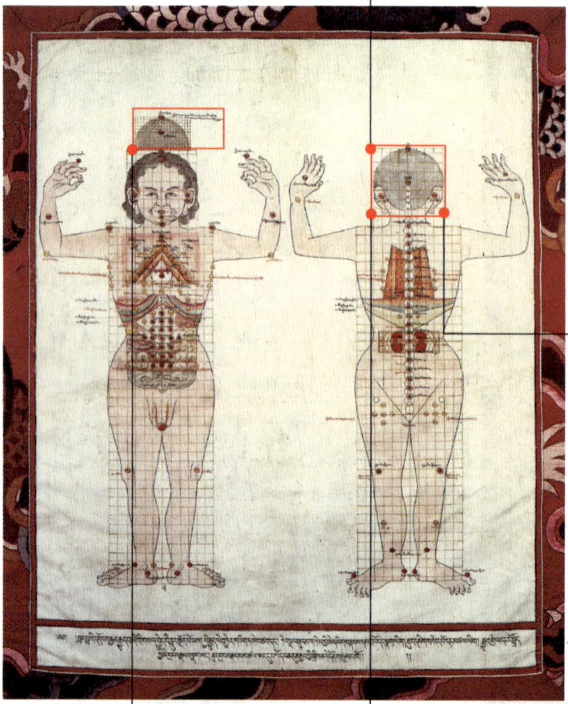

3.2 百会穴

鼻尖至后颈窝连线、两耳尖连线，两线交叉处为百会穴，灸之对隆邪引起的头晕、倒扑有益。

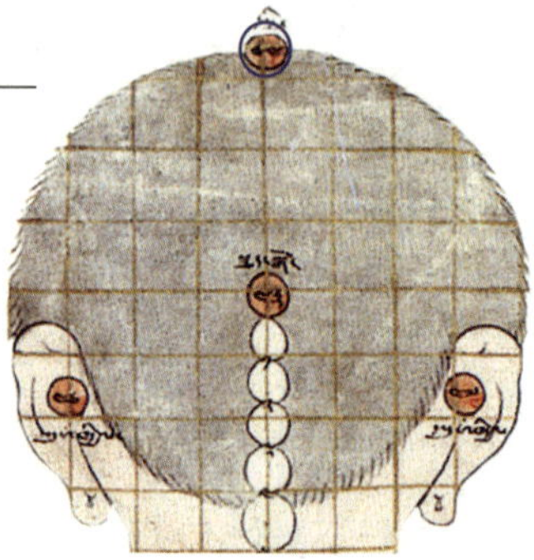

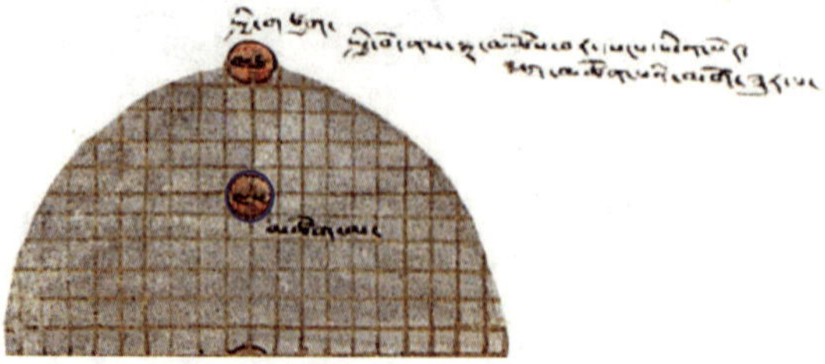

3.3 囟门穴

额中央发际向上量 4 横指处为前囟门穴，灸之对隆邪引起的头晕、倒扑有益。

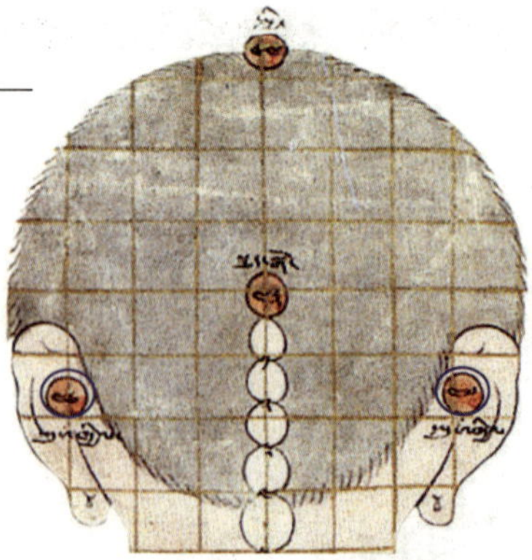

3.4 风池穴（2 口）

后颈窝左右量病人本人 3 横指，在毛发打旋之处为风池穴，灸之对头晕、狂语、昏厥、翳障等有益。

3.5 承浆穴

下唇凹陷处为承浆穴，灸之对震颤风瘟（“达日吾”）和失眠风瘟（“亚日吾”）引起的哑结、失语、舌病有益。

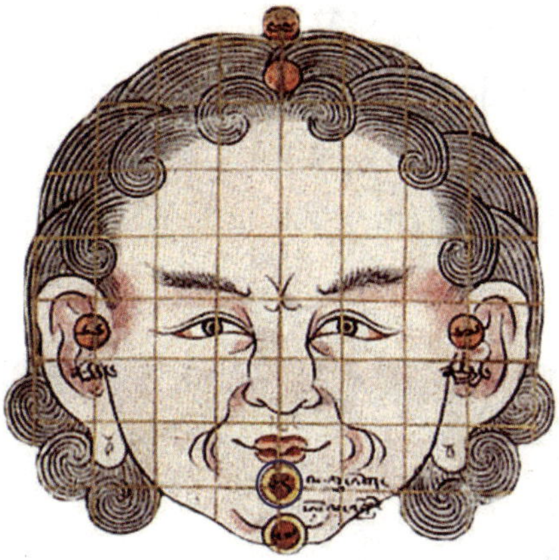

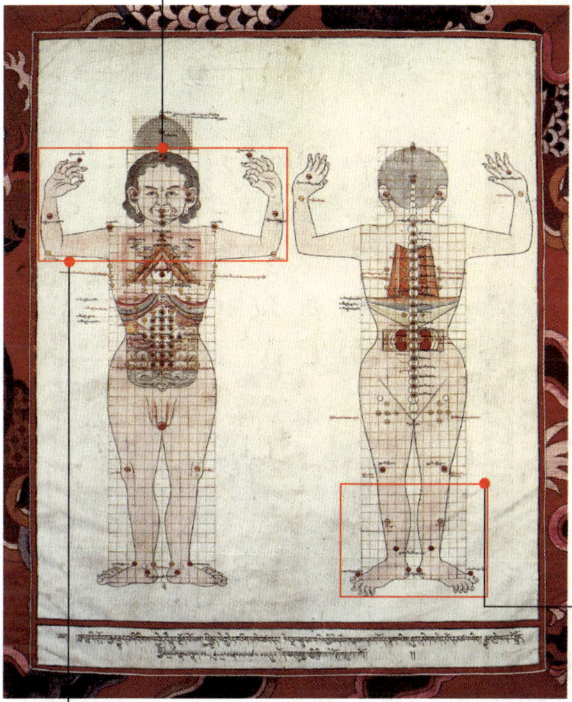

3.6 两外踝穴

本穴位于两足外踝向上量 4 横指的两筋缝隙中，灸之对喉头疾病引起的失语有益。

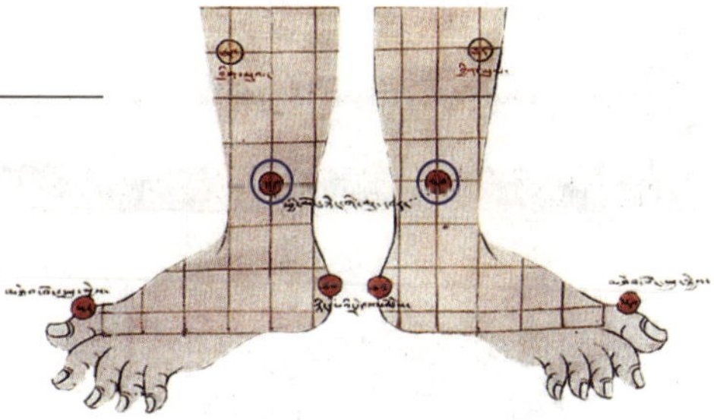

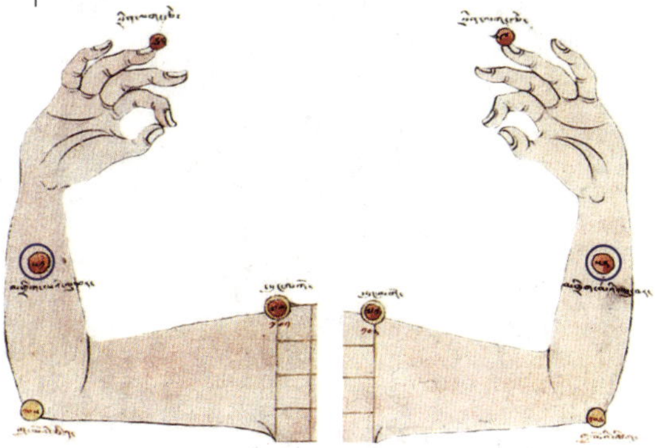

3.7 两腕筋间穴

本穴位于两手腕内面中央向手臂方向量 4 横指的两筋缝隙中，灸之对严重瘟病所致的哭泣、多语，或眼前出现神鬼幻觉及妄语、喋喋不休等有益。

3.8 两胫筋间穴

本穴位于两足内面足背跗骨关节与胫骨之间的两筋缝隙中，灸之对遗精、阴茎不举等有益。

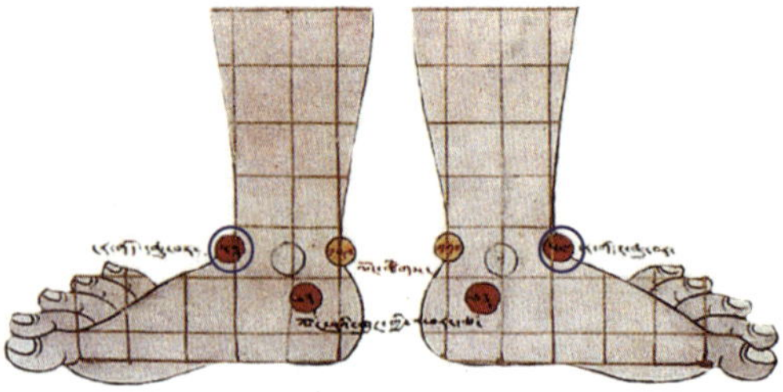

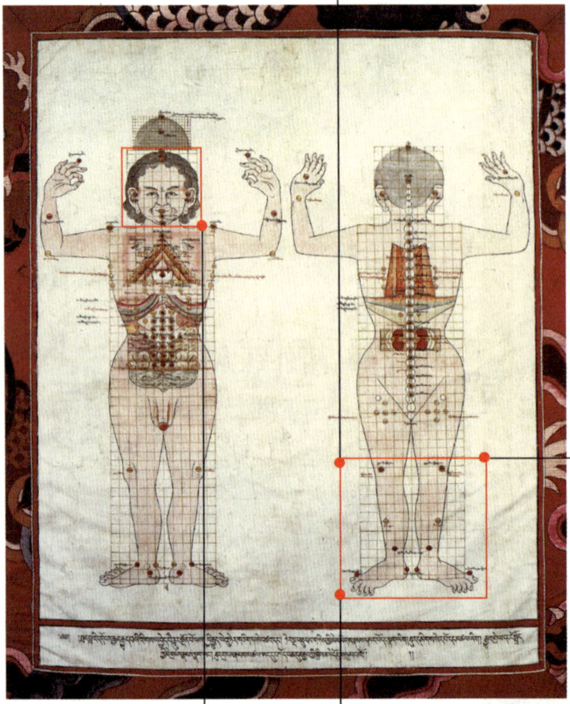

3.9 两风市穴

病人直立两手自然垂直，两手中指尖所及的大腿外侧肌肉褶缝中为本穴，灸之对下肢瘫痪、行走非常困难等有益。

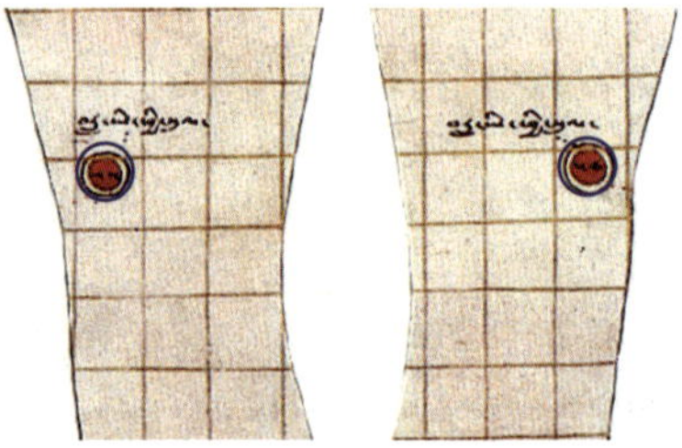

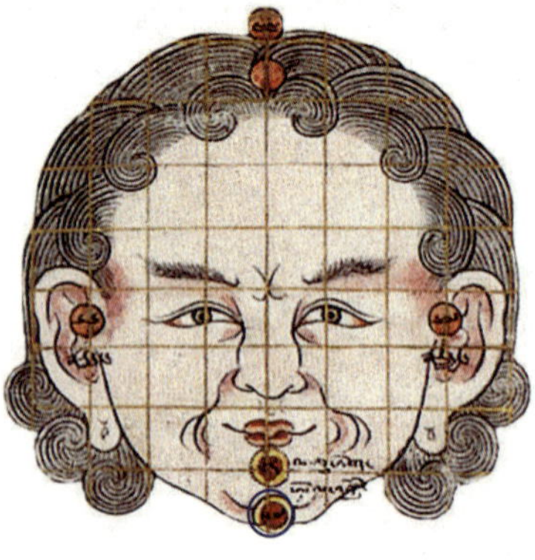

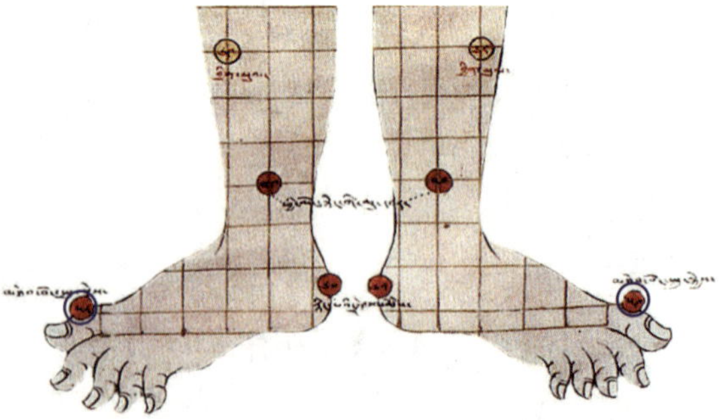

3.10 喉纹穴

下颌开合时喉结顶端的中点为本穴，灸之对妇女产后身体肿胀有益。

3.11 两拇趾毛丛穴

本穴在左右两足拇趾第二关节背面毛丛处，灸之对后项大筋强直、头颈不能转动、睾丸肿疼、癫狂或哑结等有益。

3.12 两足跟赤白际穴

本穴在左右足跟中央直上量1横指生垢处即赤白肉分界处，灸之对沙眼、眼睑肿胀、昏厥、视物模糊等有益。

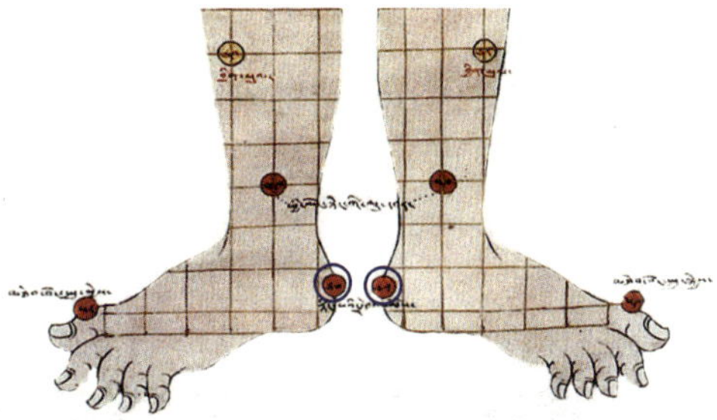

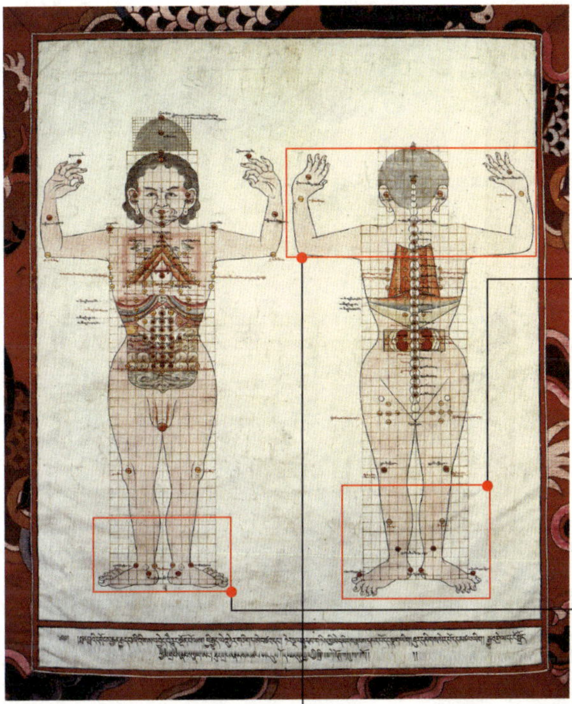

3.13 两内踝窝动脉穴

本穴位于左右两足内踝窝中，灸之对胃、小肠、大肠等因寒隆引起的腹急痛有益。

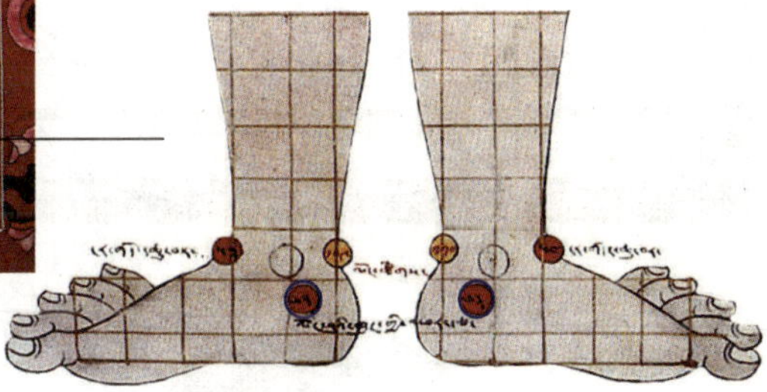

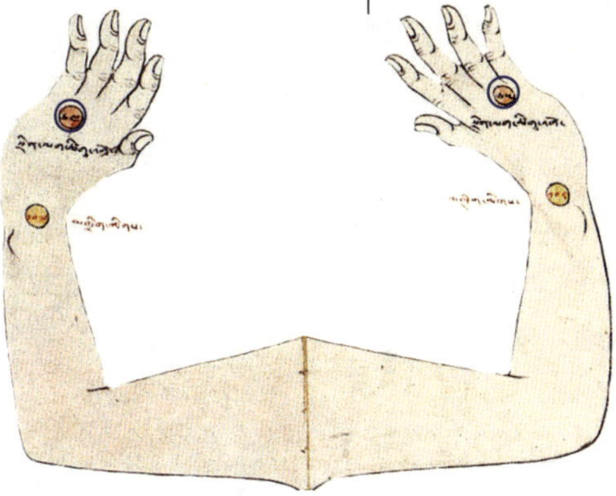

3.14 两无名指关节穴

本穴位于左右手背面无名指远关节上，灸之对唇肿、唇结垢、唇干裂等有益。

3.15 两耳前穴

本穴位于左右耳孔前方耳屏正前方，灸之对该侧耳朵的隆（风）、虫病及牙痛等有益。

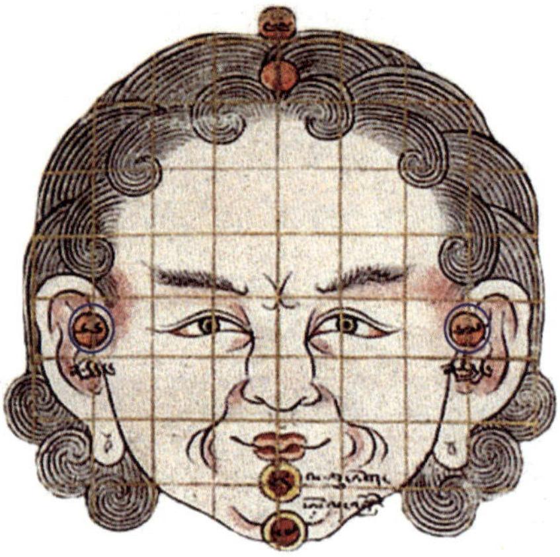

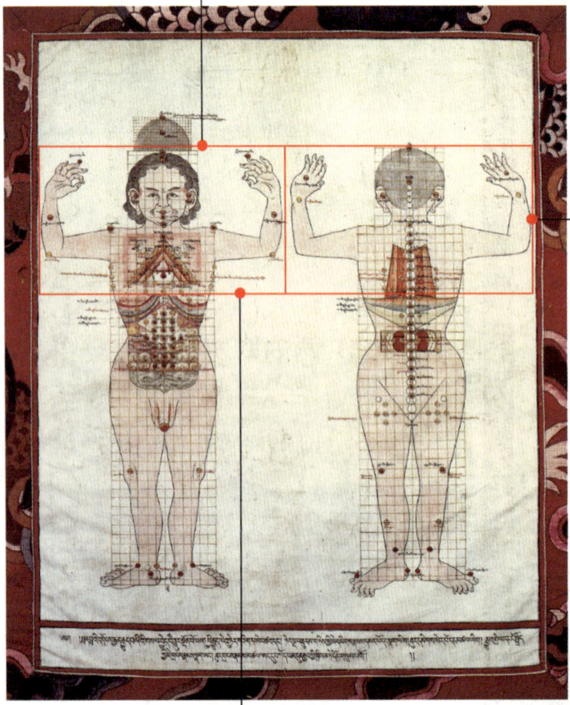

3.16 两无名指尖穴

本穴位于左右无名指指尖上，灸之对该侧因隆（风）、虫引起的牙痛等有益。

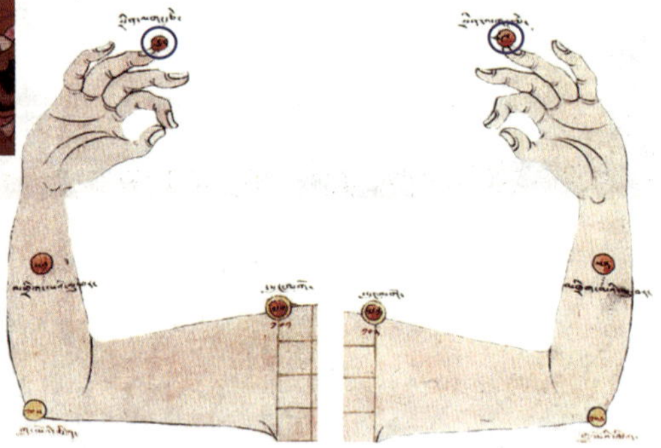

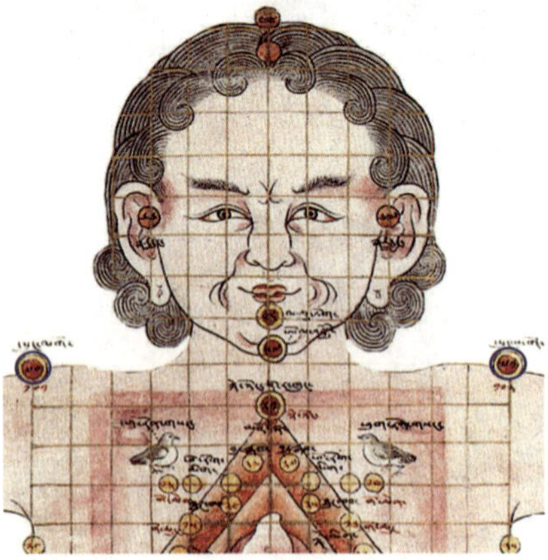

3.17 两肩峰穴

病人盘腿端坐，两手自然置于双膝，何鼻孔流血，颈扭向该鼻孔方向的肩头用鼻吹气，气所达到之处即为本穴。灸之对鼻衄不止有益。

第二十五章 穿刺疗法

一、穿刺穴位

1 心穴（11 个）

1.1 两心上穴

本穴位于左右乳头向上量病人本人 1 寸处，为心脉与命脉汇合之穴，金针穿刺可治心隆（风）病。

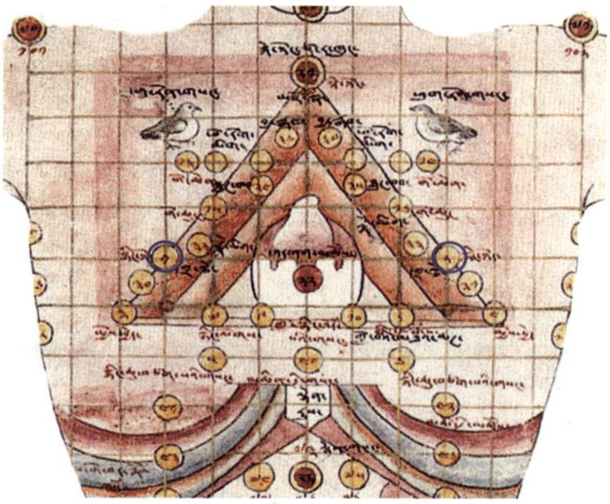

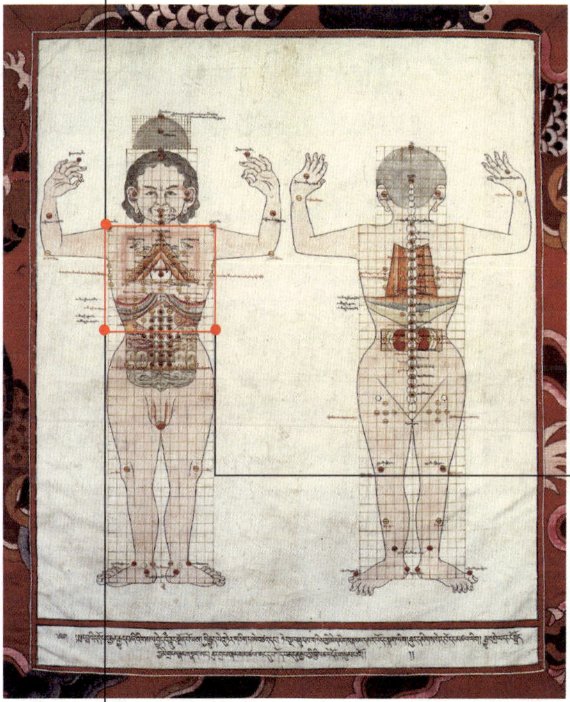

1.2 两能狂穴

本穴位于左右两乳房向外侧量病人本人 1 寸处，穿刺对隆邪和黄水侵入命脉有益。

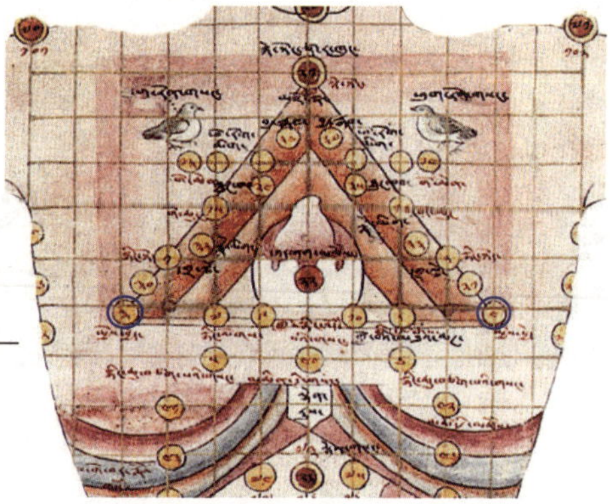

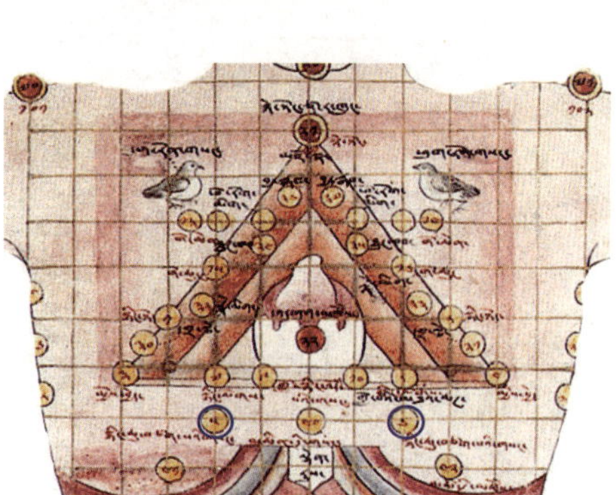

1.3 两心尖穴

本穴位于左右两乳房向内量病人本人 1 寸处，再向下量 1 寸处，穿刺对排除心包积黄水有益。

1.4 两心旁穴

本穴位于左右两乳房向胸骨方向量 1 寸处，穿刺对培隆邪和气旋聚于胸的气胸、心包积黄水等有益。

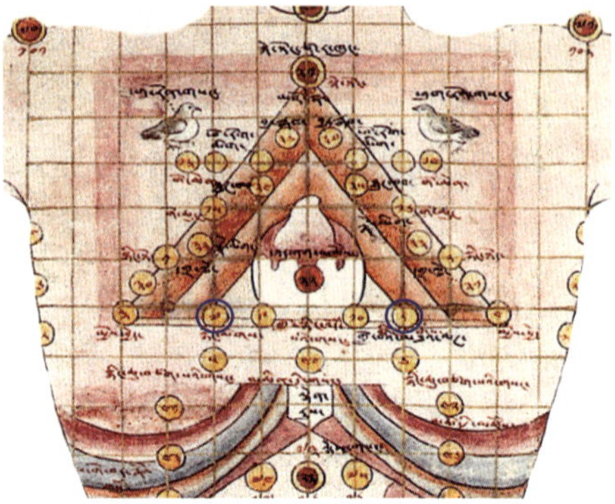

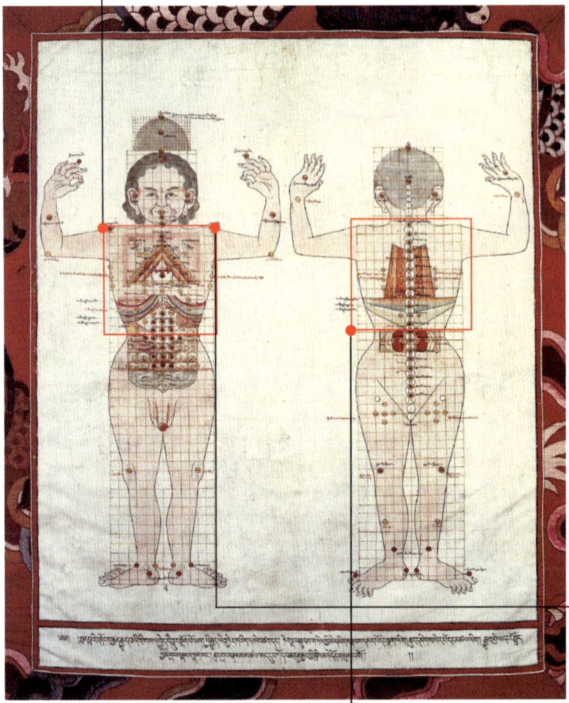

1.5 两肺心合穴

本穴位于心侧穴（心脏左右边）向内膻中方向各量 1 寸处，穿刺治寒隆症。

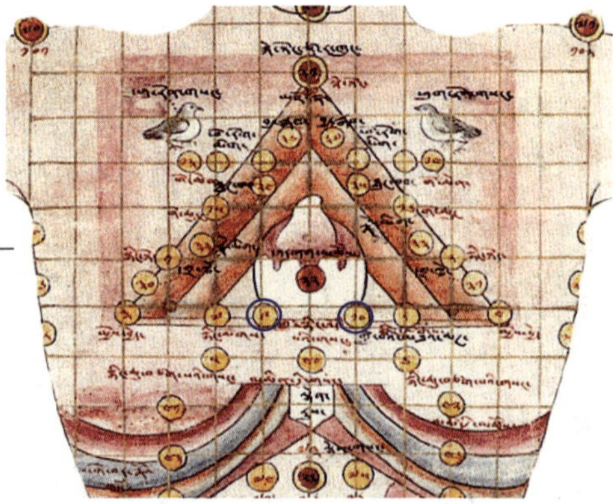

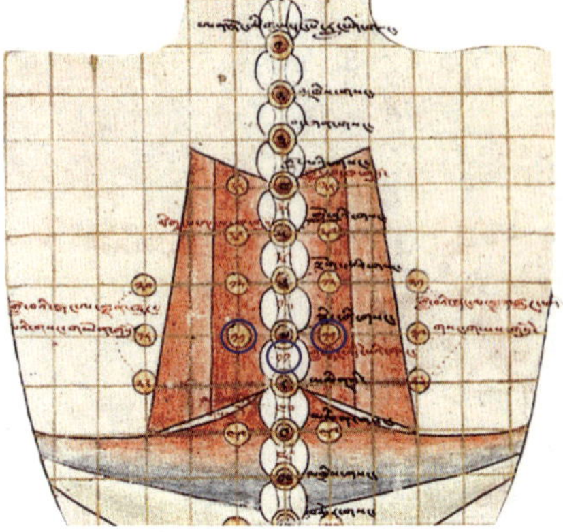

1.6 背面肺心合穴

本穴位于第七椎中央及其左右旁开 1 寸（3 口）处，穿刺治寒隆症。

2 命脉穴（6 个）

2.1 命脉穴

本穴位于第六椎及其左右旁开 1 寸(3 口)处，穿刺对隆和寒邪侵入命脉有效。或第六椎左面直向横突间穿刺，穿透于内对命隆病有益。

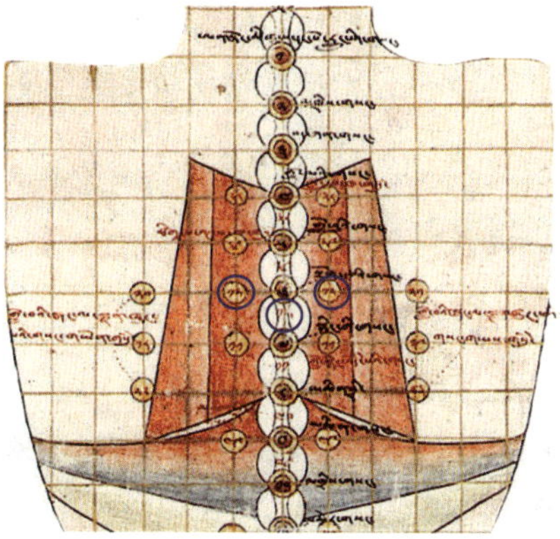

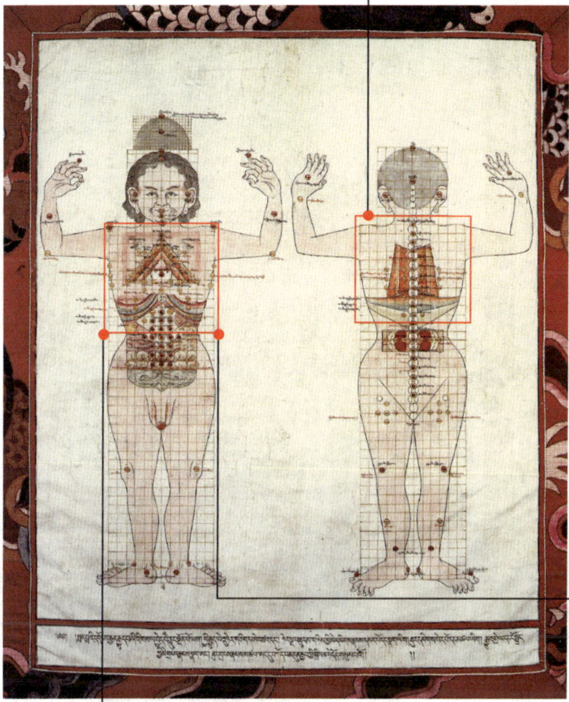

2.2 两大间穴

本穴位于天突向下量病人本人 2 寸又 1 横指，再向左右量 2 寸 1 分处，穿刺对上体气胸、心扭痛、胸闷、气短等有益。

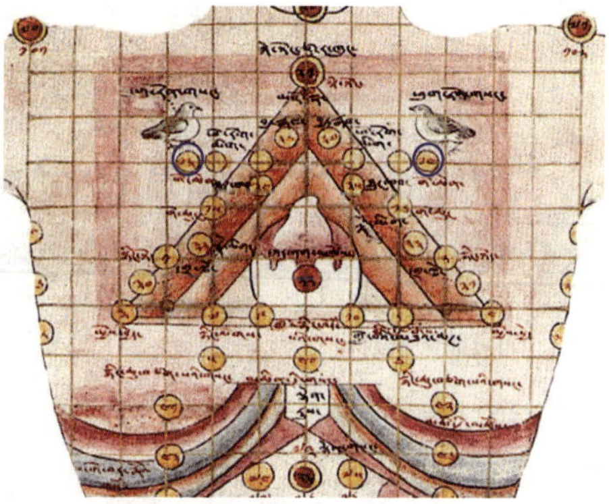

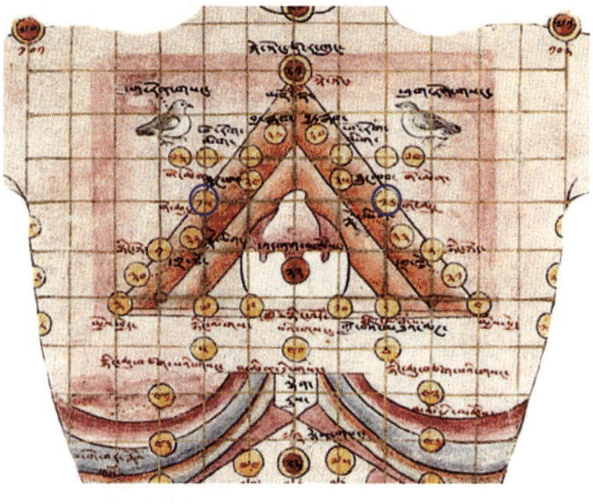

2.3 两小间穴

本穴位于天突向下量病人本人 3 寸又 1 横指，再向左右量 2 寸 1 分即第三肋骨下面缝隙中，穿刺对气胸、心扭痛、胸闷、气短等有益。

2.4 天突穴

本穴位于两锁骨内端与胸骨上端结合处的凹陷处，穿刺对气胸、心扭痛、胸闷、气短等有益。

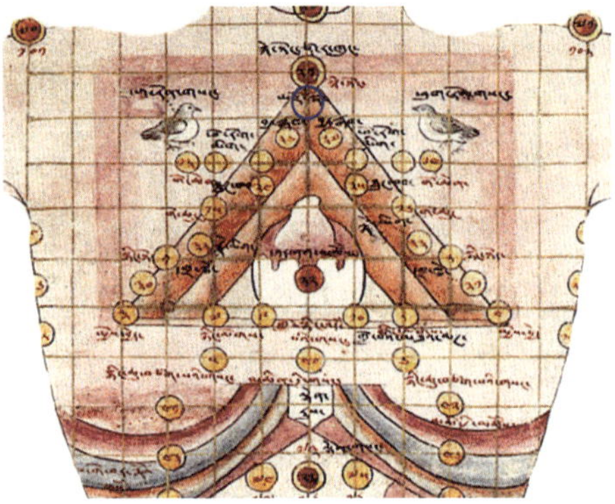

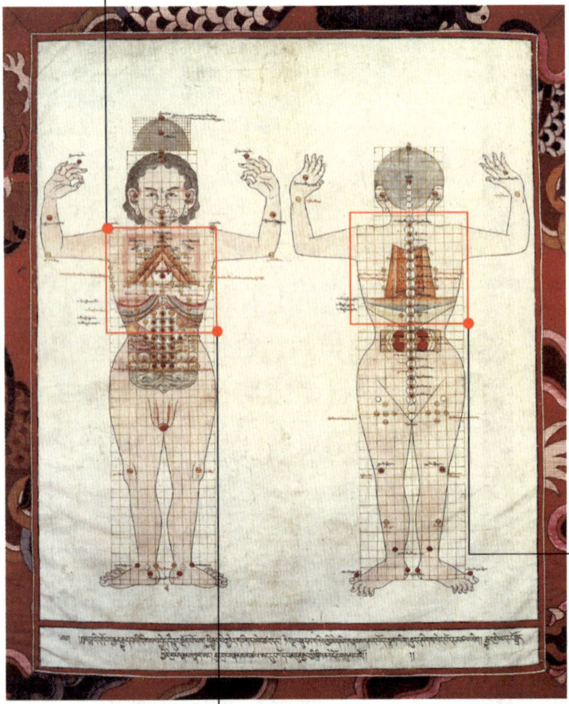

3　肺穴（22 个）

3.1 母肺岗痞瘤穴（6 个）

从第七椎左右量病人本人 3 寸及从此再向上下各量 1 寸（共 6 口），穿刺对母肺岗痞瘤有益。

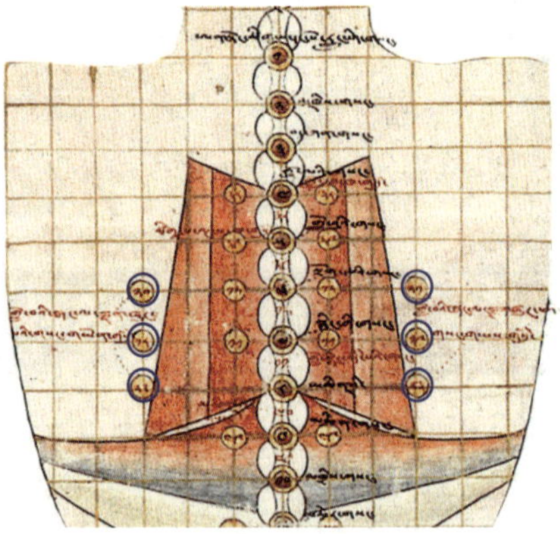

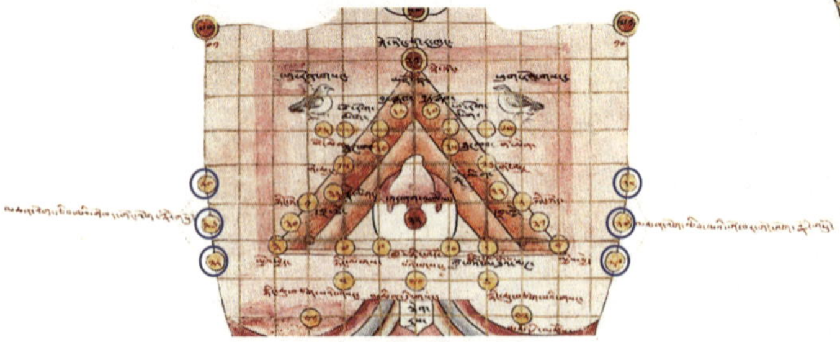

3.2 母肺辐痞瘤穴（6 个）

从腋窝向上量病人本人 1 寸为上间穴，向下量 1 寸为中间穴，再向下量 1 寸为下间穴，左右腋下共 6 口，穿刺对母肺辐痞瘤有益。

3.3 两子肺敌舌穴

从左右两乳房外侧量病人本人 1 横指，再向上量 1 横指，穿刺对子肺敌舌痞瘤有益。

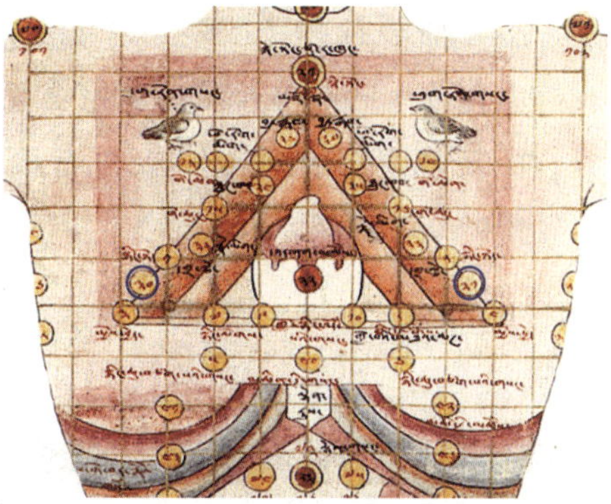

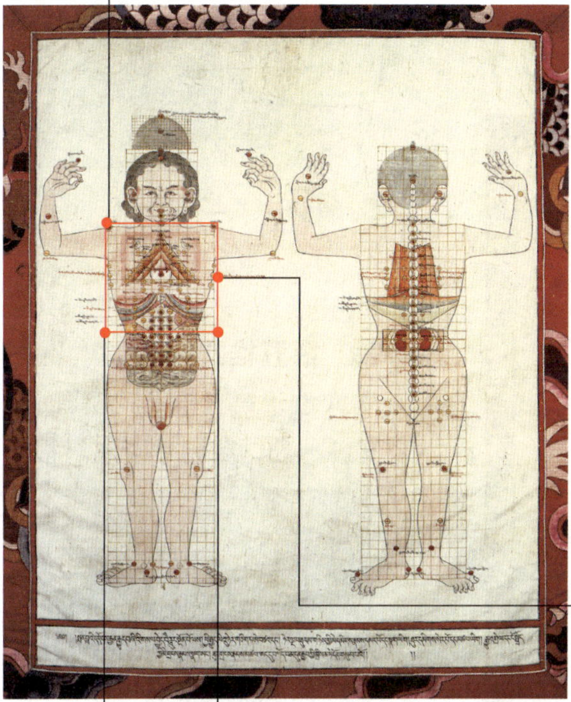

3.4 两子肺驹眼穴

从两敌舌穴向内量病人本人 1 寸，再向上量 1 寸，穿刺对子肺驹眼痞瘤有益。

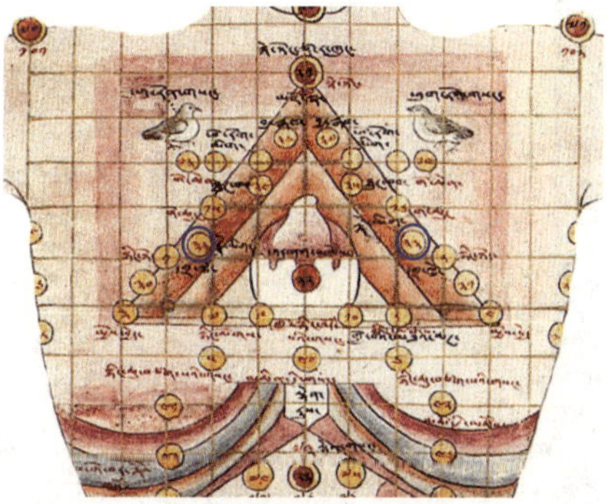

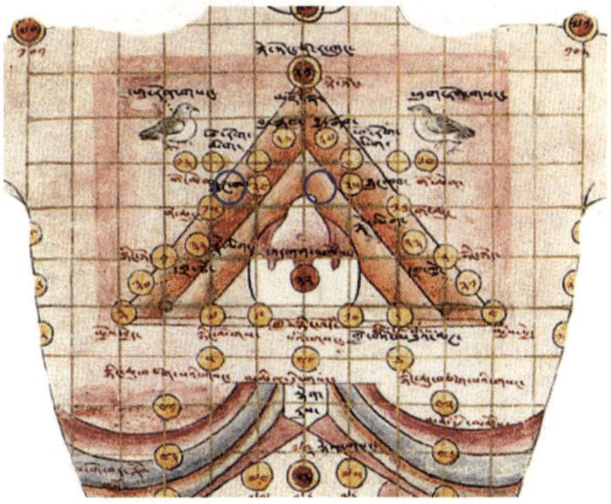

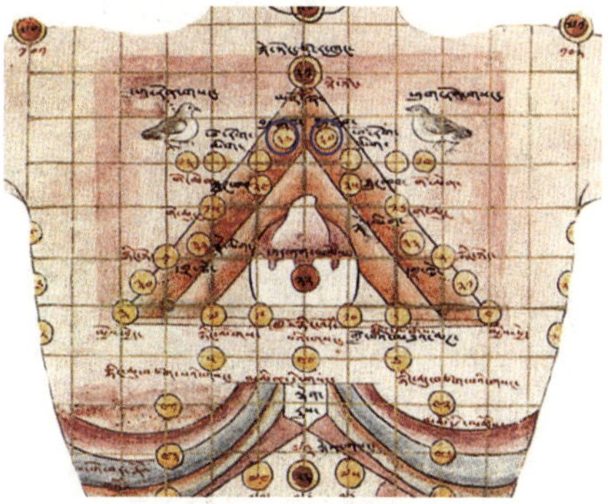

3.5 两子肺心堡穴

从两驹眼穴向内量病人本人 1 横指又 1 寸，再向上量 1 寸，穿刺对子肺心堡痞瘤有益。

3.6 两子肺鸟盖穴

从两子肺心堡穴向内量病人本人 1 横指又 1 寸，再向上量 1 寸，穿刺对子肺鸟盖痞瘤有益。

3.7 肺背穴

本穴位于第四椎及其左右量 2 寸（3 口）处，穿刺对隆和培根邪侵入肺部有益。

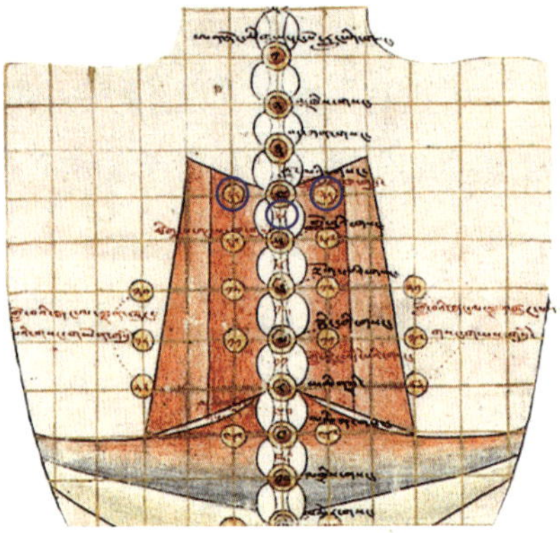

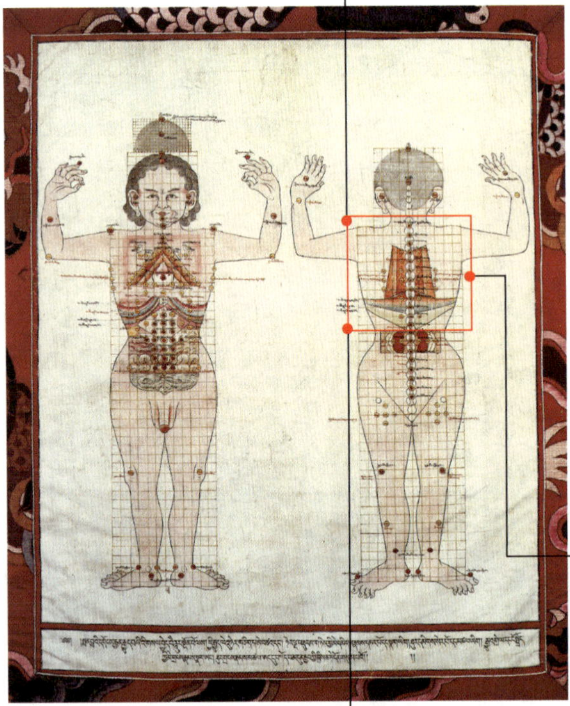

3.8 第五椎穴

本穴位于第五椎及其左右量 1 寸（3 口）处，穿刺对隆和培根邪侵入肺部有益。

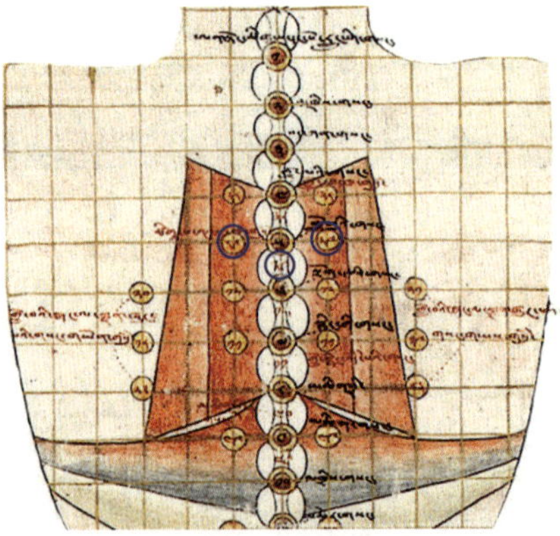

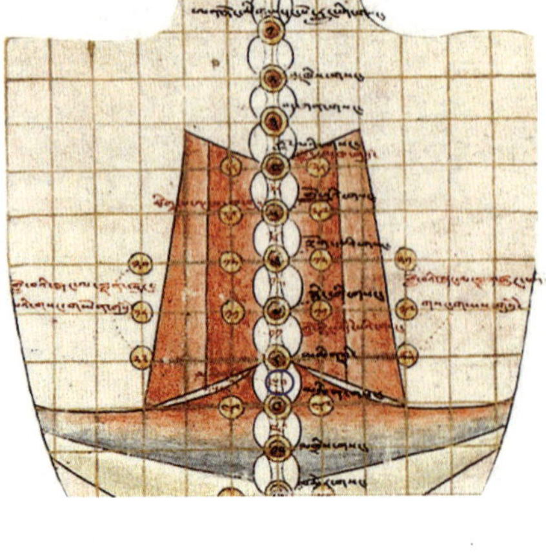

4 膈膜穴（1 个）

从第一椎向下数 8 个椎骨即为本穴，穿刺对吐酸水、肝胃不适有益。

5 肝脾穴（8个）

5.1 膈膜际穴

从两乳房向下量病人本人2寸处，穿刺对肝脾两脏痞瘤、隆和培根寒症侵入肝脾有益。

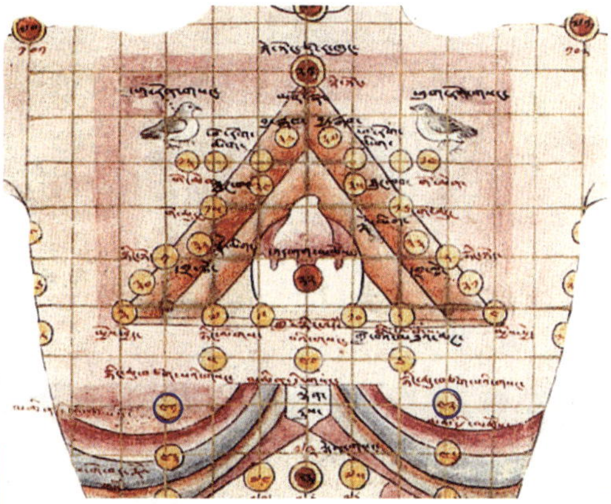

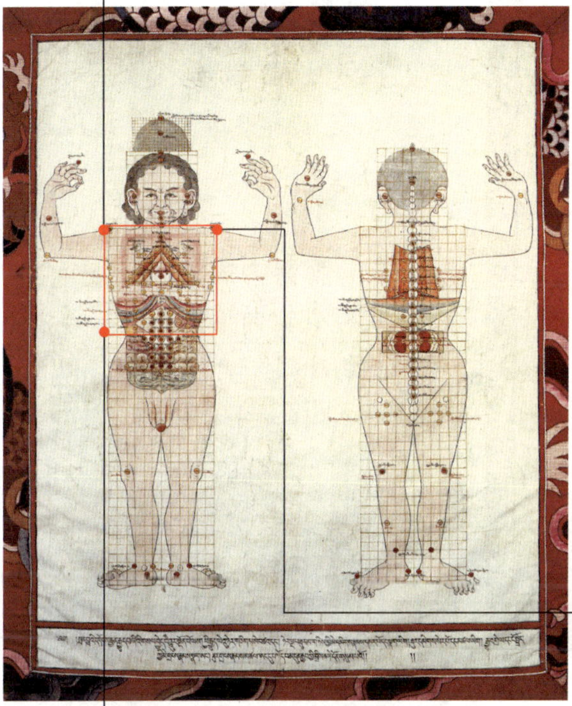

5.2 胃肝中穴

从右乳房向下量病人本人3寸处，穿刺对胃与肝之间痞瘤、隆和培根寒邪侵入肝有益。

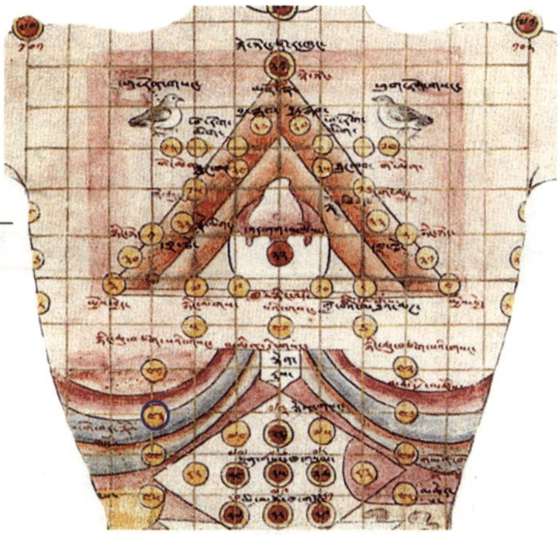

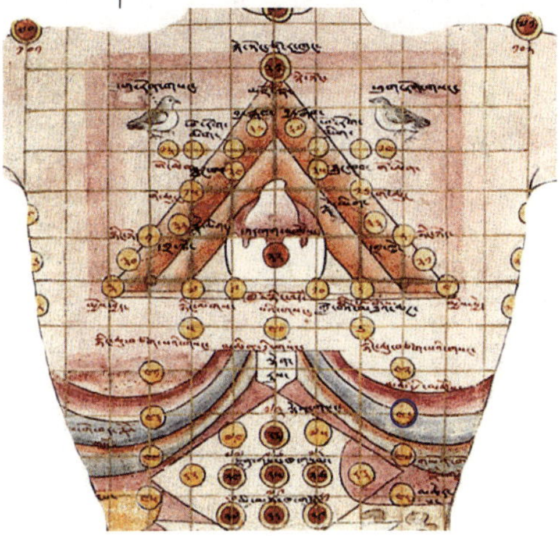

5.3 肝下穴

从右乳房向下量病人本人4寸处，穿刺对肝痞瘤、隆和培根寒邪侵入肝有益。

5.4 肝底痞瘤穴

从右乳房向下量病人本人 5 寸处，穿刺对肝痞瘤、隆和培根寒邪侵入肝有益。

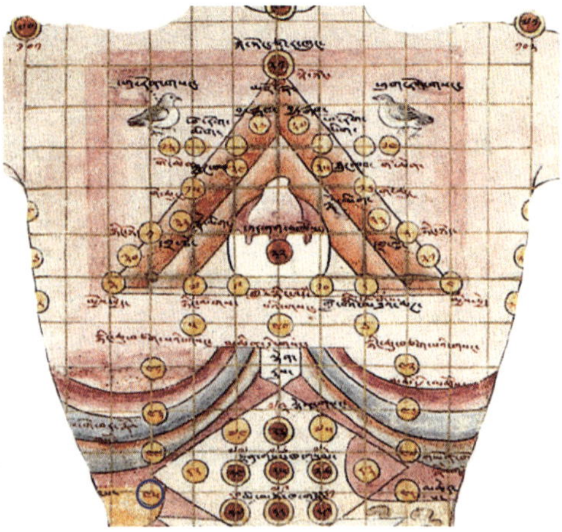

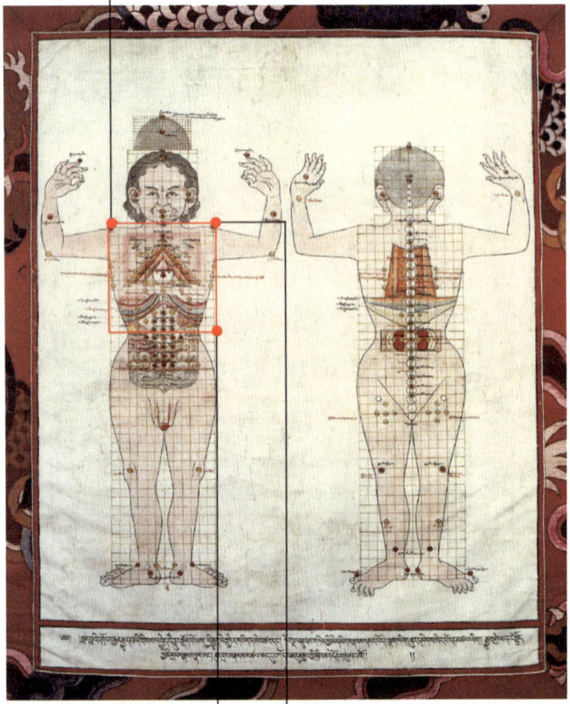

5.5 脾胃中痞瘤穴

从左乳房向下量病人本人 3 寸处，穿刺对胃与脾之间痞瘤隆和培根寒邪侵入脾胃有益。

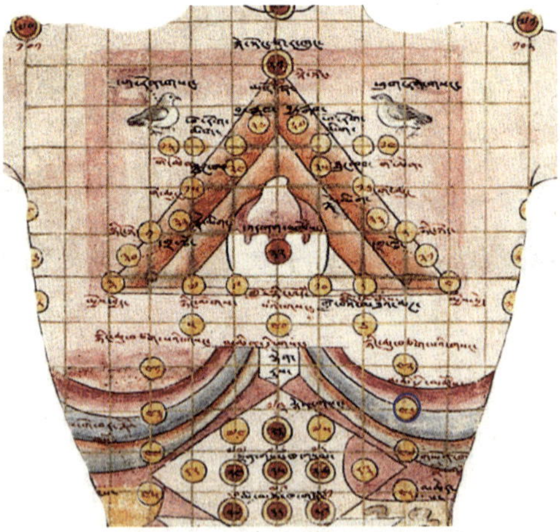

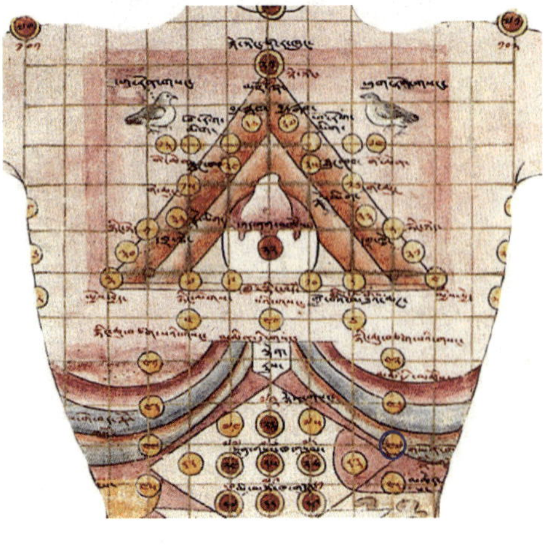

5.6 脾下穴

从左乳房向下量病人本人 4 寸处，穿刺对脾痞瘤、隆和培根寒邪侵入脾胃有益。

5.7 脾底痞瘤穴

从左乳房向下量病人本人 5 寸处，穿刺对脾痞瘤、隆和培根寒邪侵入脾胃有益。

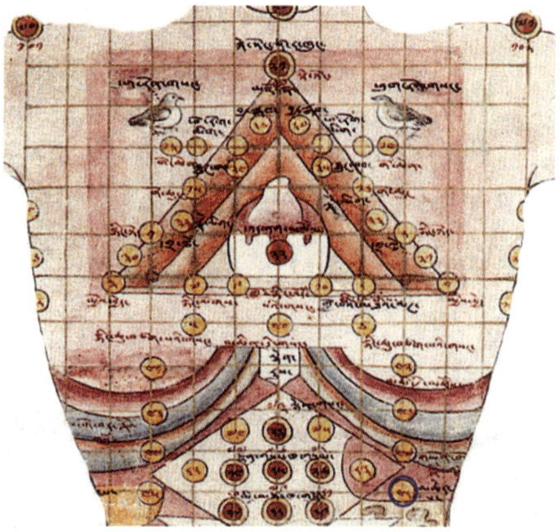

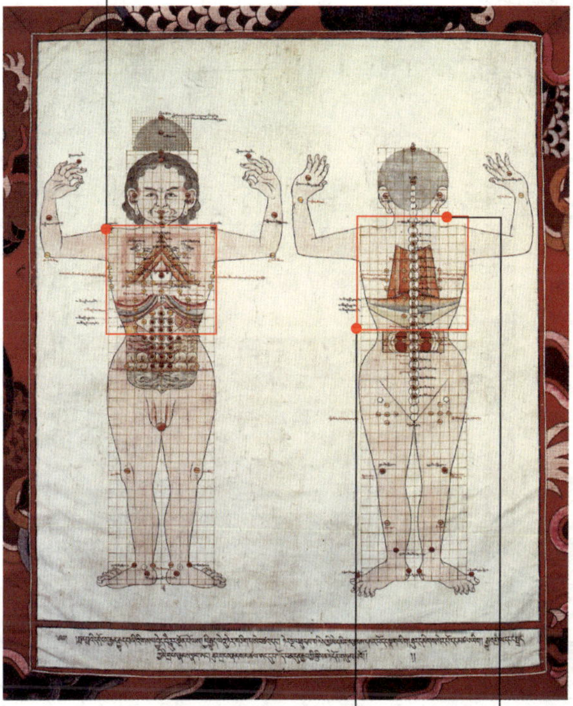

5.8 肝穴

从第一椎向下数九个椎骨及其左右旁开 1 寸（3 口）处，穿刺对隆和培根寒邪侵入肝有益。

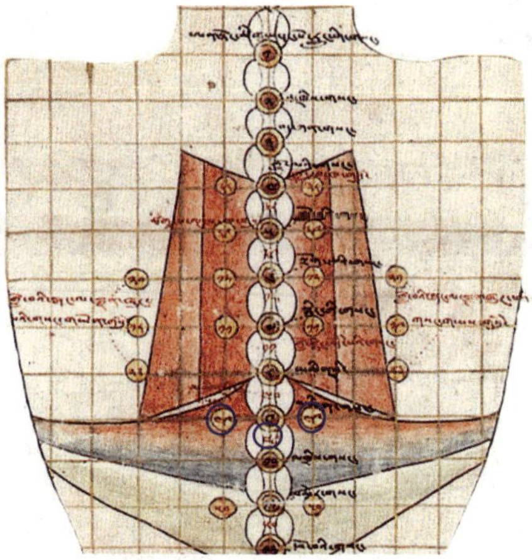

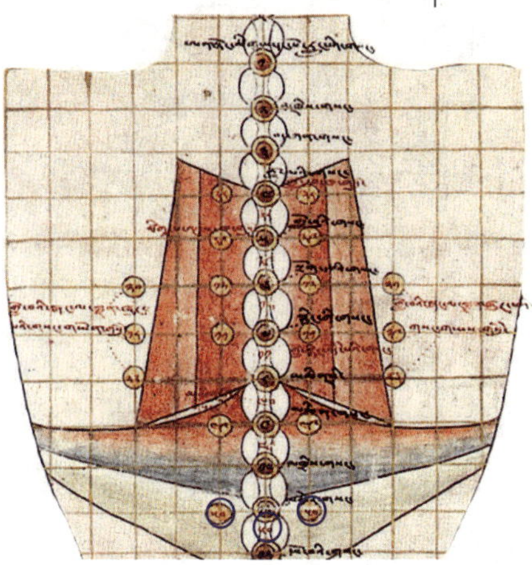

5.9 脾穴

从第一椎向下数十一个椎骨及其左右旁开 1 寸（3 口）处，穿刺对隆和培根寒邪侵入脾有益。

6 肾穴（21个）

6.1 肾穴

从第一椎向下数14个椎骨为肾穴，穿刺治肾风寒，除肾黄水。

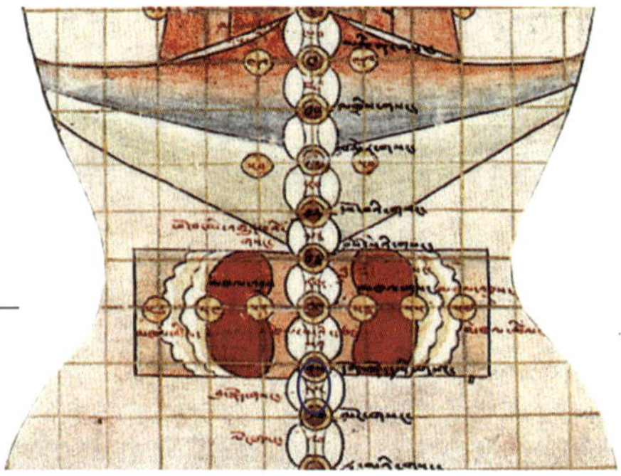

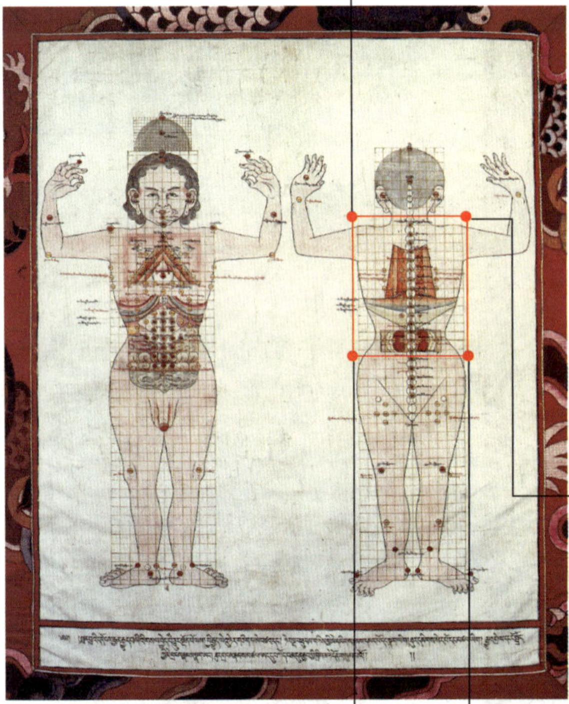

6.2 两黑肾脉穴

本穴位于从第一椎向下数14个椎骨，再左右旁开1寸处，穿刺治肾风寒，除肾黄水。

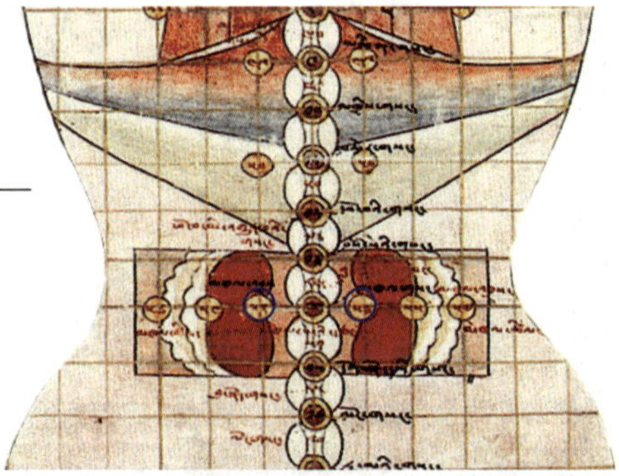

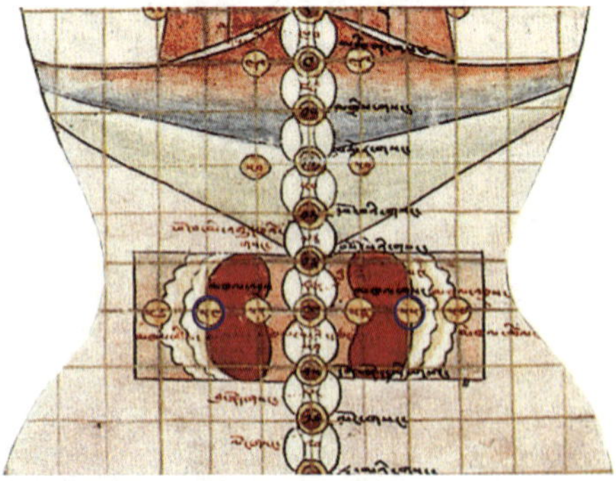

6.3 两肾核穴

本穴位于从第一椎向下数14个椎骨，再左右旁开2寸处，穿刺对侵入肾盂痞瘤有益。

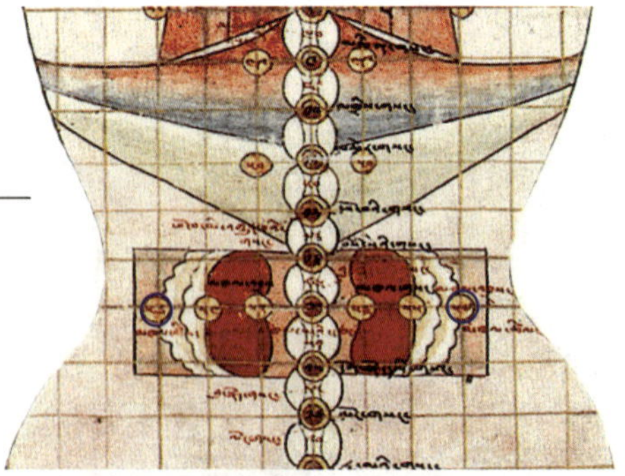

6.4 两肾脂穴

本穴位于从第一椎向下数14个椎骨，再左右旁开3寸处，穿刺对落于肾脂肪痞瘤有益。

6.5 髋眼穴（10 个）

从尾骨或骶骨第一节骨左右向臀大肌方向量病人本人 1 食指处即为两髋眼，髋眼中央、上下和左右各有 1 穴，左右髋眼各有 5 穴，计 10 穴。穿刺对肾风寒，除脾积黄水为主的黄水有益。

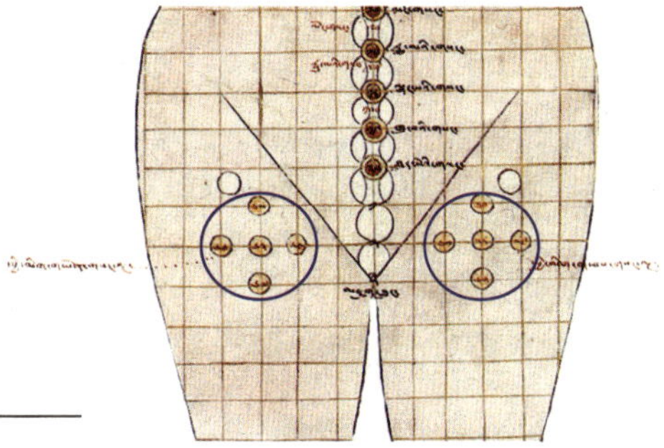

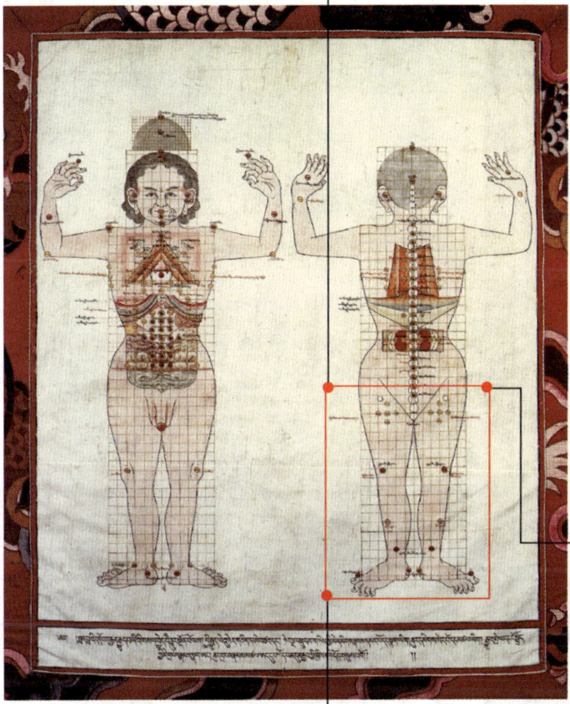

6.6 两小腿肚穴

本穴位于小腿鱼肌（腓肠肌）向胫面量病人本人 2 寸处，穿刺对肾风寒，除脾积黄水为主的黄水有益。

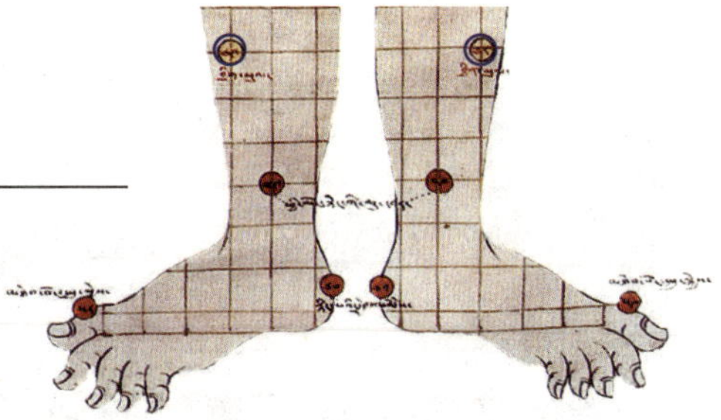

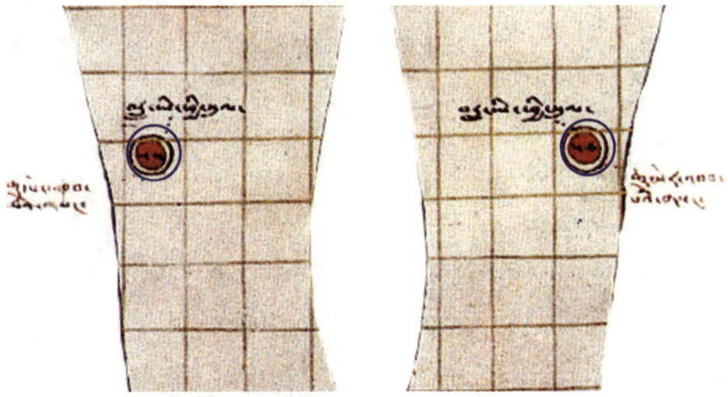

6.7 两大腿外褶穴

本穴位于左右两腿髌骨外侧向上量 6 横指的大腿外褶（两肌缝）处，穿刺对肾风寒，除脾积黄水为主的黄水有益。

7 胃穴（12 个）

7.1 三剑突穴

从鸠尾向下量病人本人 1 寸处为剑突穴，此穴及其左右旁开 1 寸（共 3 口），穿刺可破剑突瘤，但对肝增大者要禁忌。如果一定要穿刺者，必须将瘤体与肝增大区别开来。

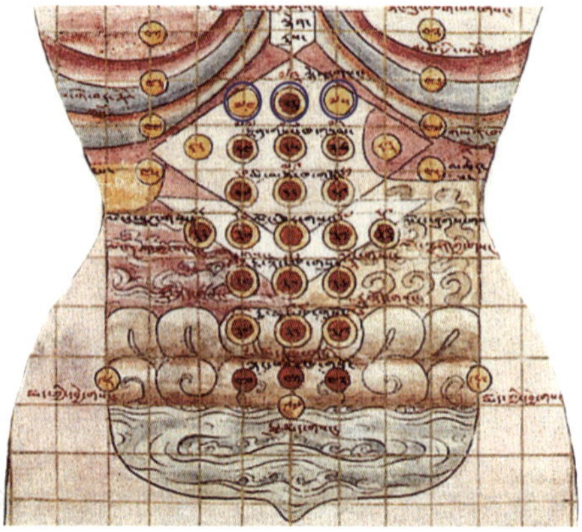

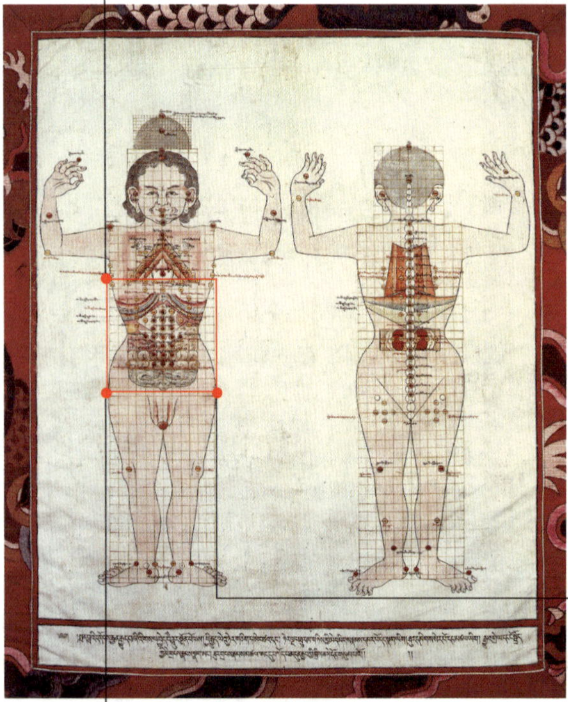

7.2 三痞瘤穴

从鸠尾向上量病人本人 2 寸处为痞瘤穴，此穴及其左右旁开 1 寸（共 2 口），穿刺可破胃瘤，但对肝增大者要掌握分寸，最好禁忌穿刺。

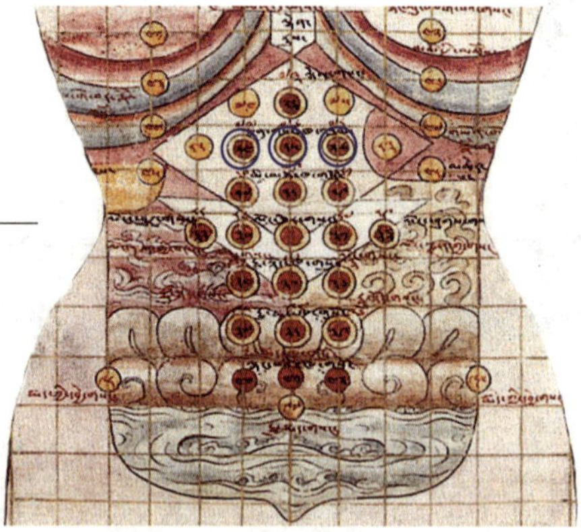

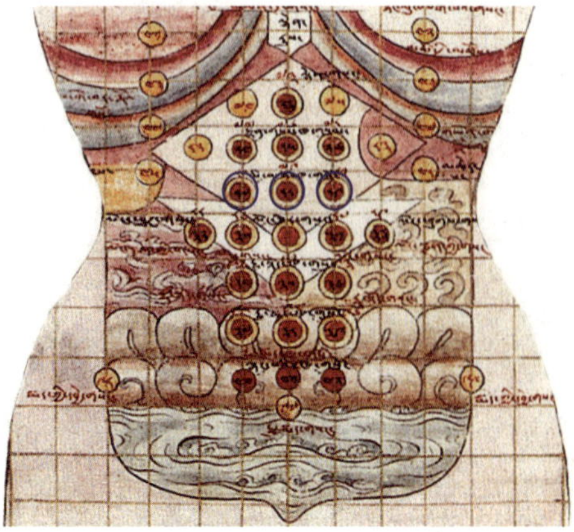

7.3 三火衰穴

从鸠尾向下量病人本人 3 寸处为火衰穴，此穴及其左右旁开 1 寸（共 3 口），穿刺可破胃瘤，但对肝增大者要禁忌，一定要穿刺者必须掌握分寸。

7.4 两穿透穴

本穴位于胃部中央向左右旁开 2 寸处，穿刺这两穴可穿透胃痞瘤体，但肝增大者禁忌，一定要穿刺者必须将瘤体与肝增大区别开来。

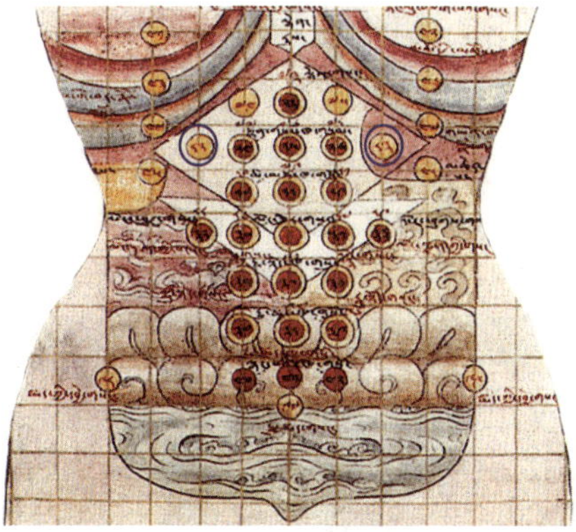

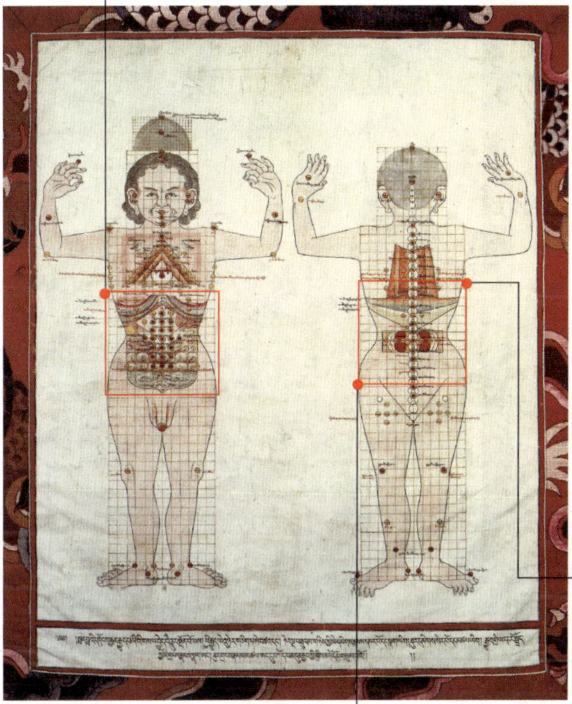

7.5 第十二椎穴

从第一椎向下数 12 个椎骨即为本穴，穿刺可治胃风寒。

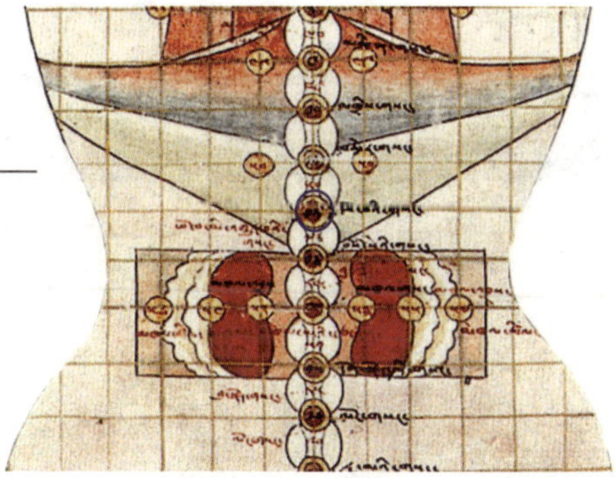

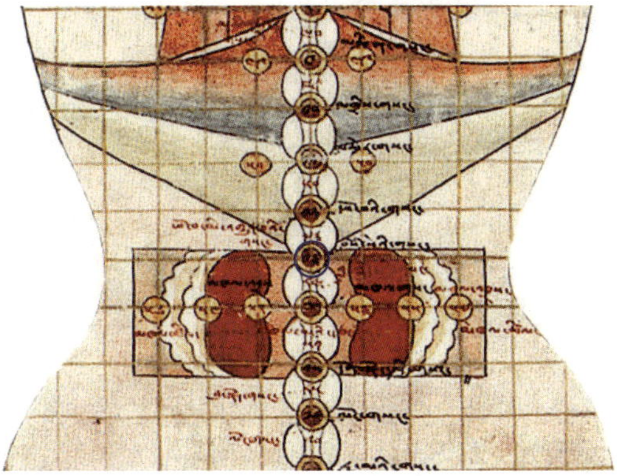

8 子宫穴（2个）

8.1 第十三椎穴

从第一椎向下数 13 个椎骨即为本穴，属子宫穴，穿刺对子宫瘤和宫寒不孕有益。

8.2 第十五椎穴

从第一椎向下数 15 个椎骨即为本穴，属子宫穴，穿刺对子宫瘤和宫寒不孕有益。

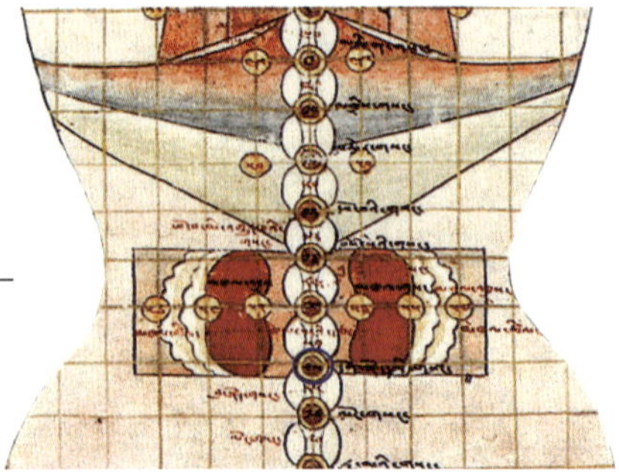

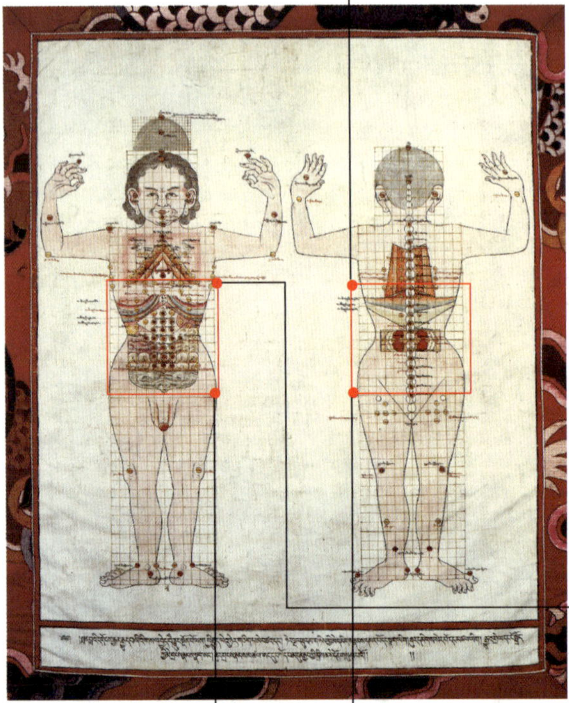

9 大肠穴（5 个）

9.1 两大肠侧穴

本穴位于脐左右旁开病人本人 1 寸处，穿刺对培隆和寒邪侵入大肠有益。

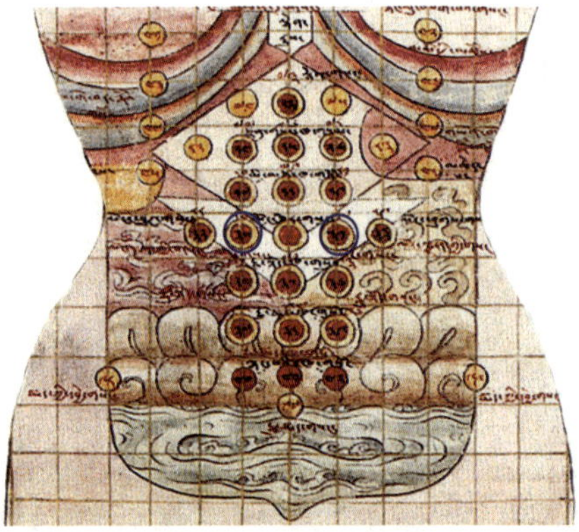

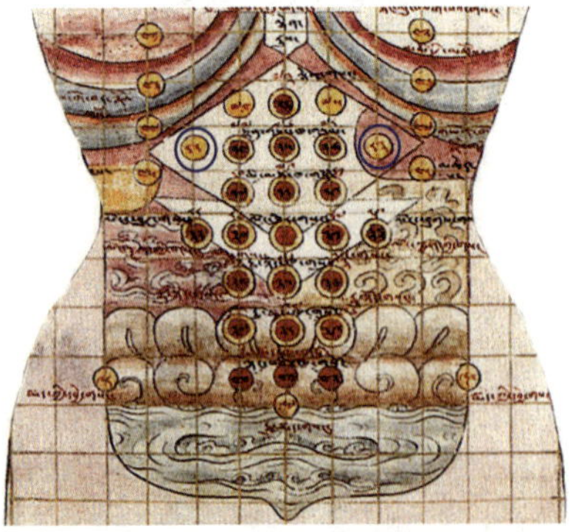

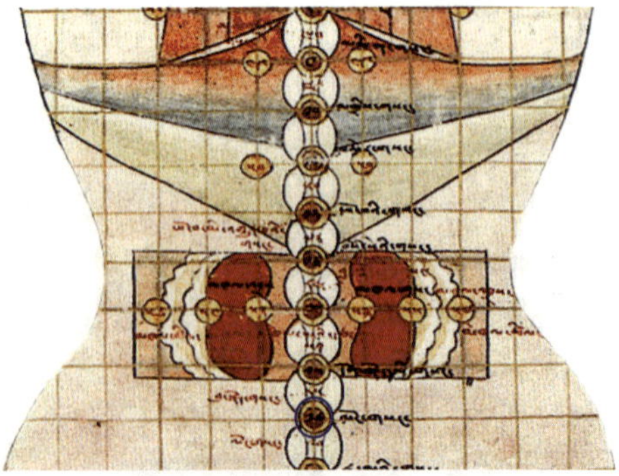

9.2 两大肠痞瘤穴

本穴位于脐左右旁开病人本人 2 寸处，穿刺对大肠痞瘤有益。

9.3 第十六椎穴

从第一椎向下数 16 个椎骨即为本穴，属大肠穴，穿刺对培隆和寒邪侵入大肠有益。

10 小肠穴（7个）

10.1 三小肠上穴

从脐眼下向下量病人本人1寸及其左右旁开1寸（3口），3口并刺对小肠瘤、寒隆侵入小肠有益。

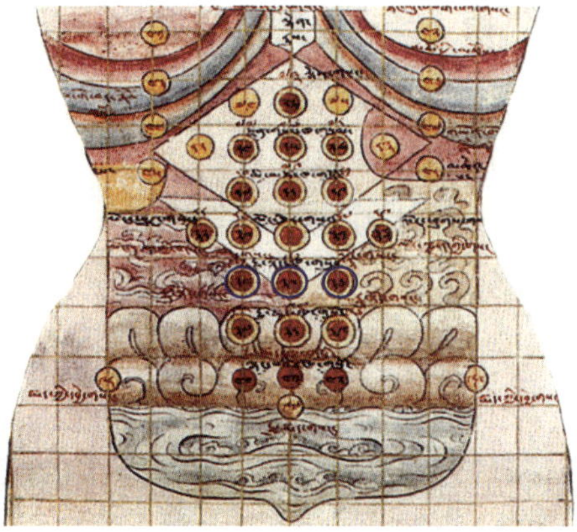

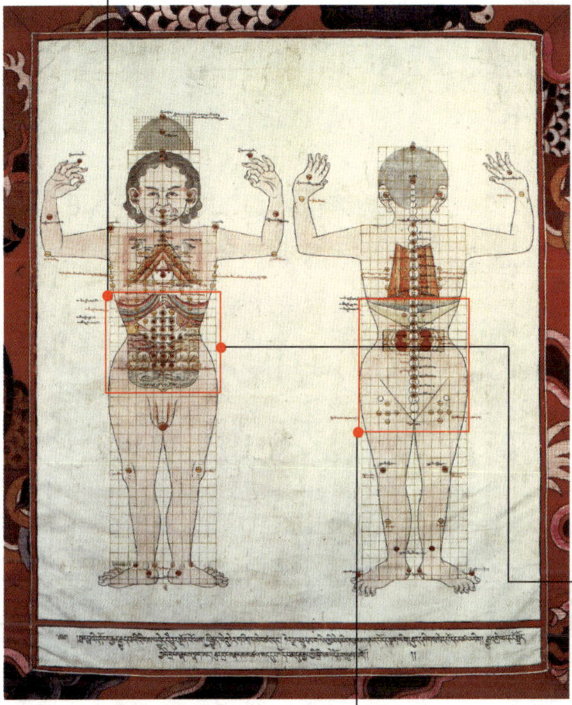

10.2 三小肠下穴

从脐眼向下量病人本人2寸及其左右旁开1寸（3口），3口并刺对小肠瘤、寒隆侵入小肠有益。

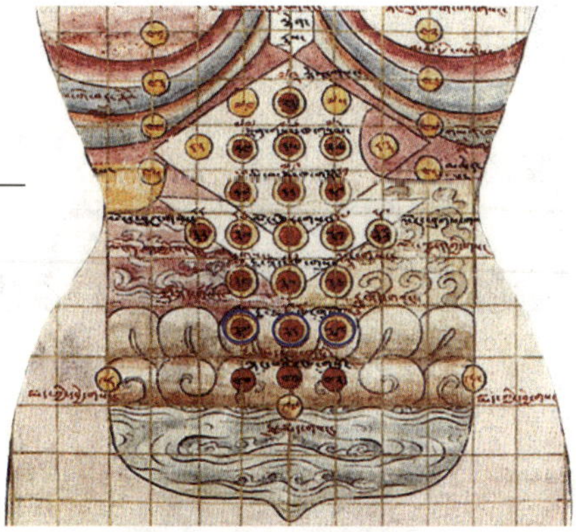

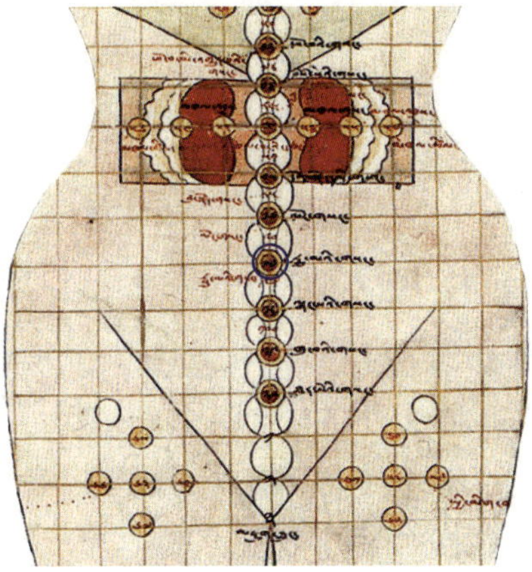

10.3 第十七椎穴

从第一椎向下数17个椎骨即为本穴，穿刺对小肠瘤、寒隆侵入小肠有益。

11　下体开穴（2个）

11.1 下体开穴

从左右髂嵴向少腹下斜量4横指即为本穴，穿刺可治睾丸肿大和由寒引起的尿涩或尿频。

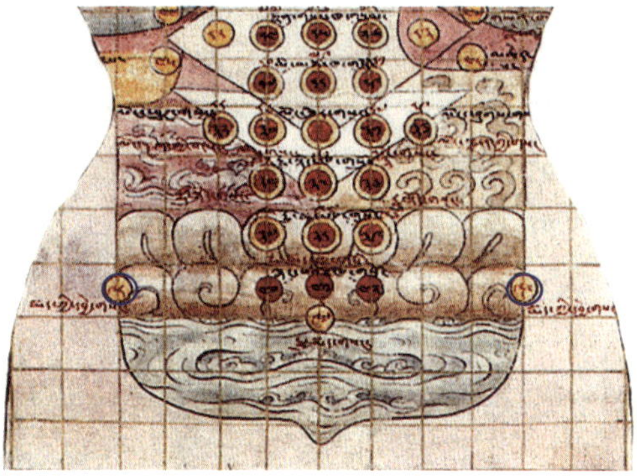

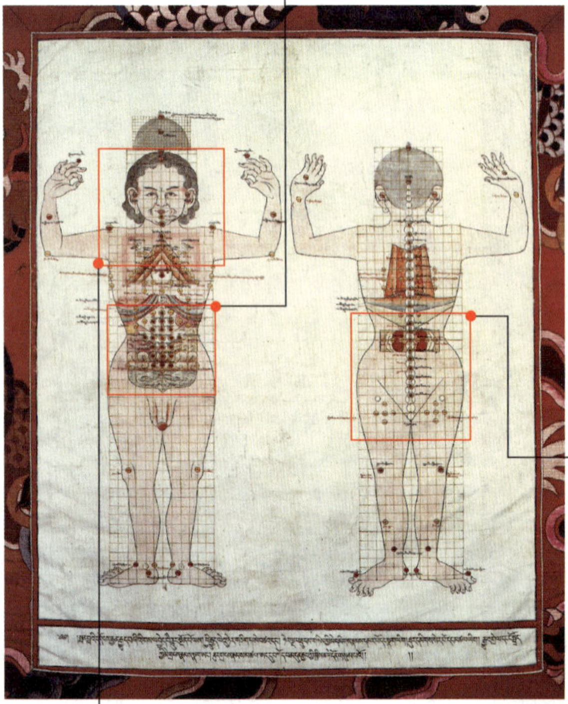

11.2 第十八椎穴

从第一椎向下数十八个椎骨即为本穴，穿刺可治睾丸肿大和由寒引起的尿涩或尿频。

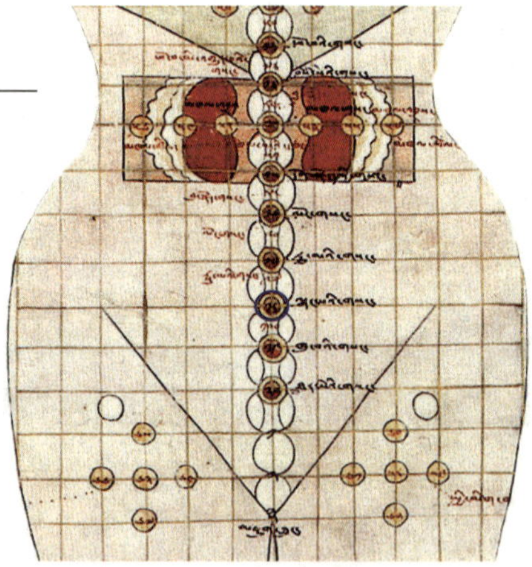

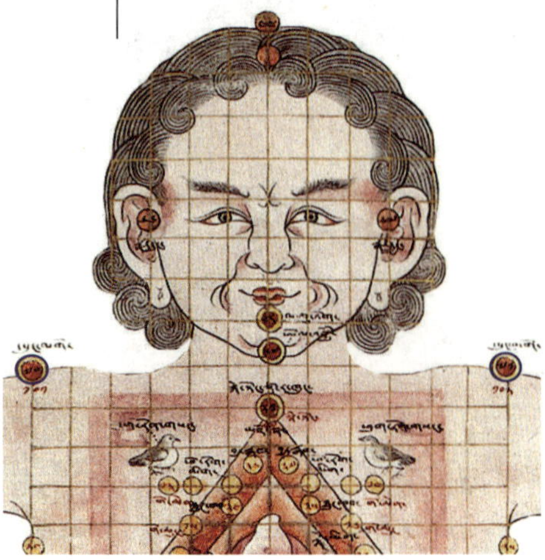

12　四肢穴（10个）

12.1 两肩关节穴

本穴位于左右两肩关节眼中，穿刺可引排肩关节中充斥的黄水，穿刺时仅触及骨还是穿透，视情况而定。

12.2 两膝关节穴

本穴位于左右两膝关节眼内的筋腱缝中，穿刺可引排膝关节中充斥的黄水，穿刺时仅触及骨还是穿透，视情况而定。

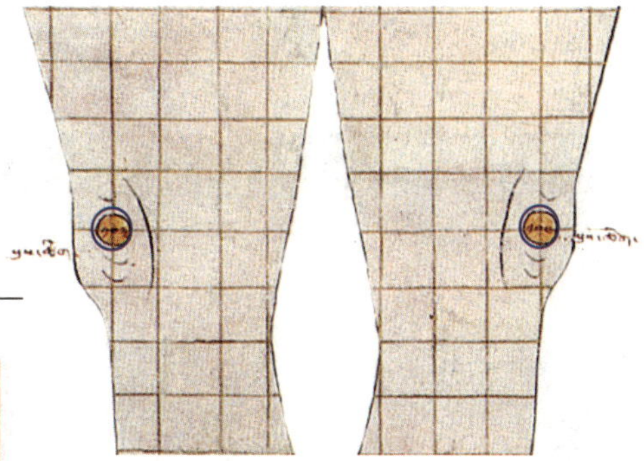

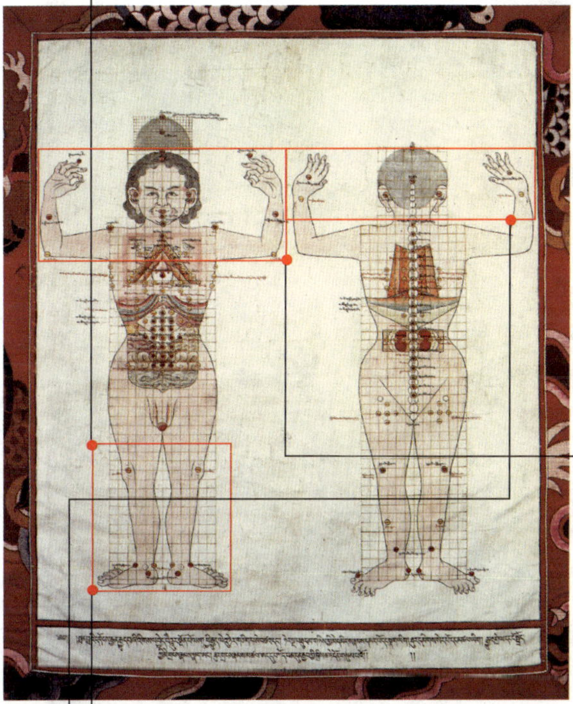

12.3 两肘关节穴

本穴位于左右两肘关节眼内面的筋腱缝中，穿刺可引排肘关节中充斥的黄水，穿刺时仅触及骨还是穿透，视情况而定。

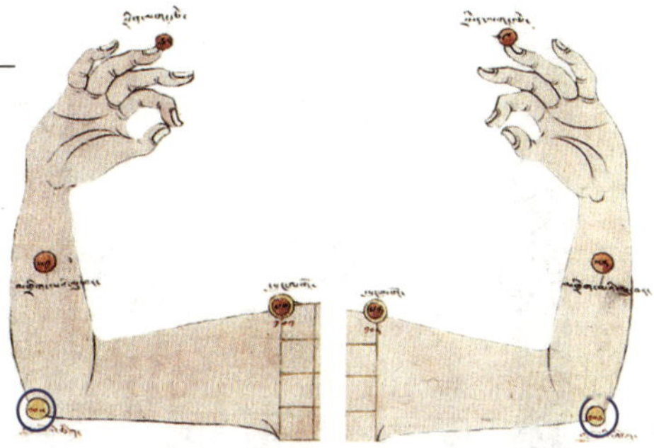

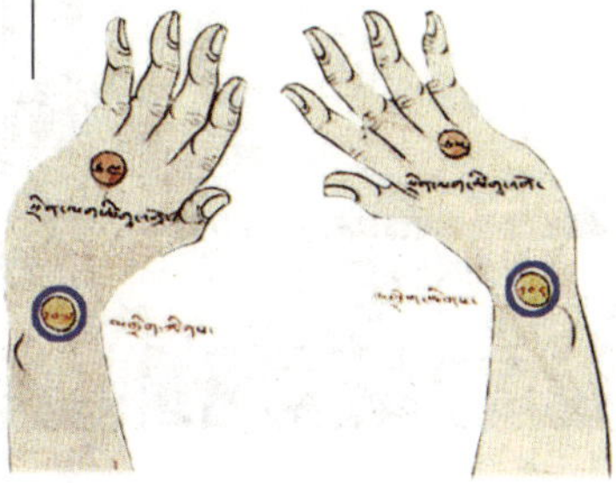

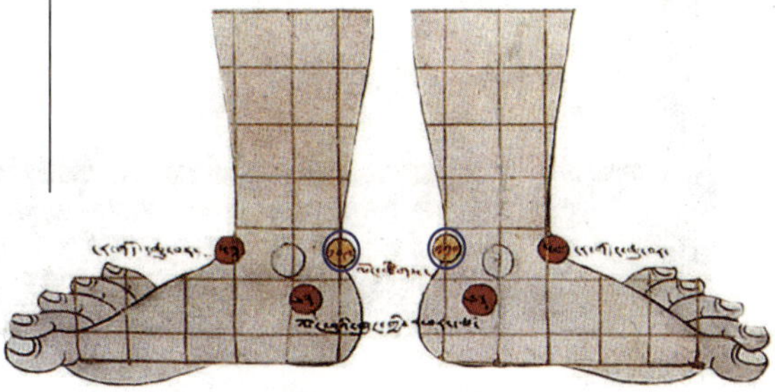

12.4 两腕关节穴

本穴位于左右两腕关节眼中面的筋腱缝中，穿刺可引排腕关节中充斥的黄水，穿刺时仅触及骨还是穿透，视情况而定。

12.5 两踝关节穴

本穴位于左右两踝关节背面的筋腱缝中，穿刺可引排踝关节中充斥的黄水，穿刺时仅触及骨还是穿透，视情况而定。

图七十四　前身火灸穴位

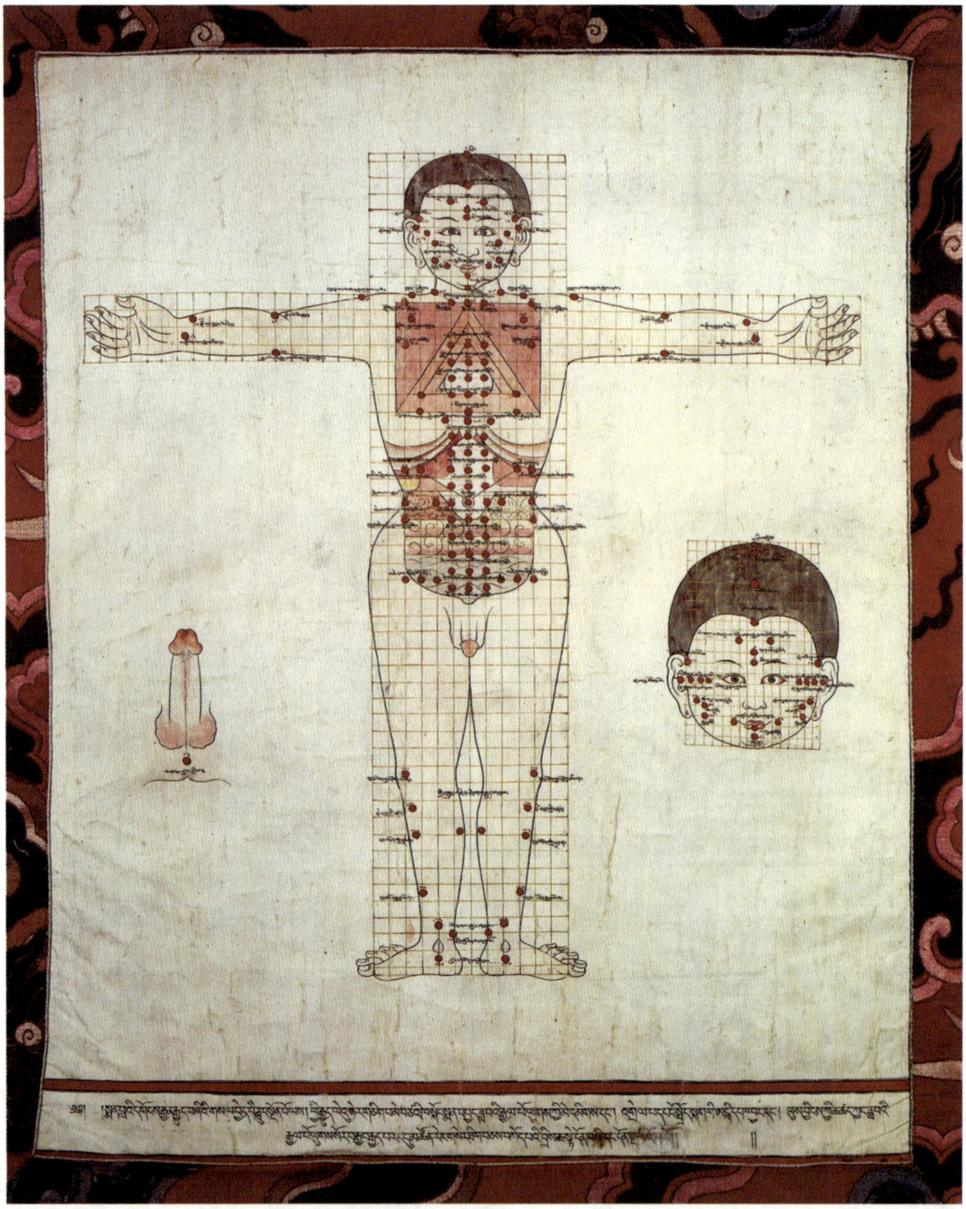

本图示《月王药诊》所述灸穴的取法及主治，包括头部灸穴 37 个（处于正面的 28 个），躯干部灸穴 140 个（处于正面的 70 个），四肢灸穴 78 个（处于正面的 28 个），共计 126 个前身穴位。

第二十一章 火灸疗法

一、《月王药诊》所述火灸穴位

1 头部正面火灸穴位

1.1 百会穴

百会穴位于后囟门向上量病人本人 4 横指处，灸之对隆病、记忆衰弱、灰色培根病、视力模糊不清、鼻衄不止等有益。

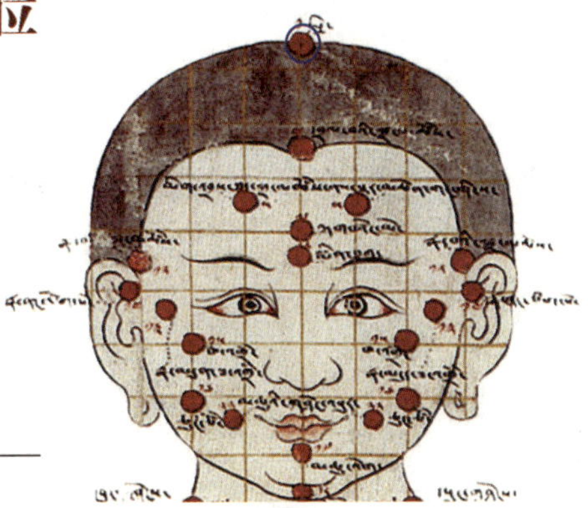

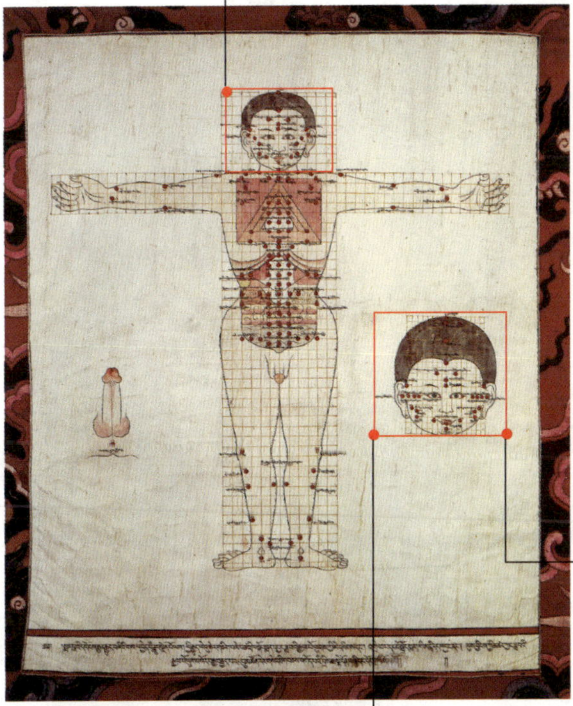

1.2 囟门穴

位于前额正中发际向上量病人本人 4 横指处，灸之治脑痛、健忘、头晕。

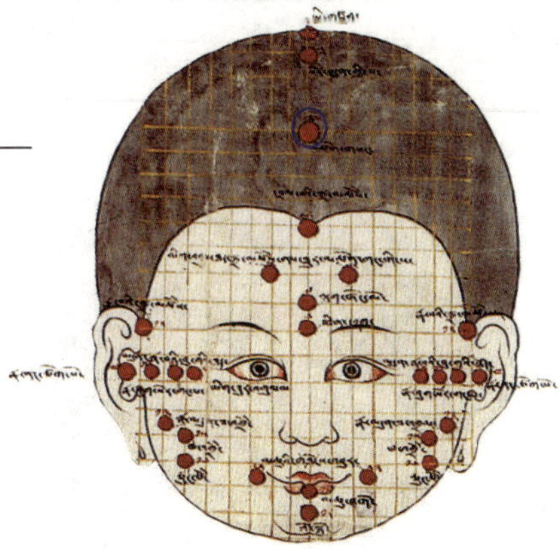

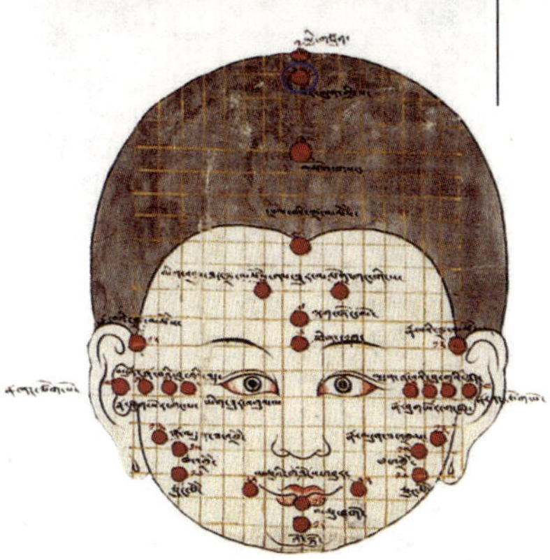

1.3 7 横指处的囟门穴

位于前额正中发际向上量病人本人 7 横指处，灸之对鼻塞、鼻涕乖多有益。

1.4 额发际穴

本穴位于前额正中发际处，灸之对眼模糊症，瘟病引起的癫狂症有益。

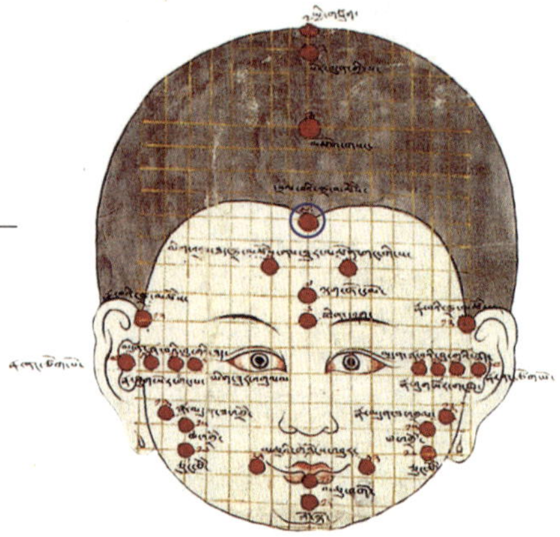

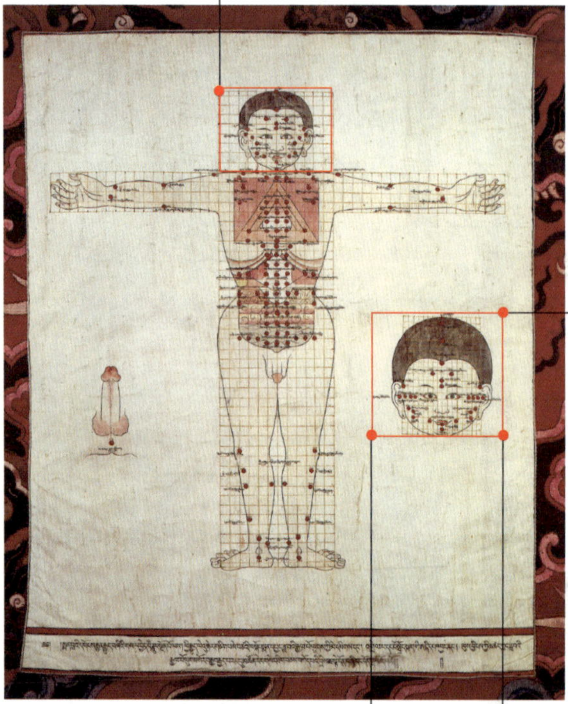

1.5 两眼珠上穴

从两眼珠所直对的前额发际向下量病人本人 1 寸，灸之对沙眼有益。

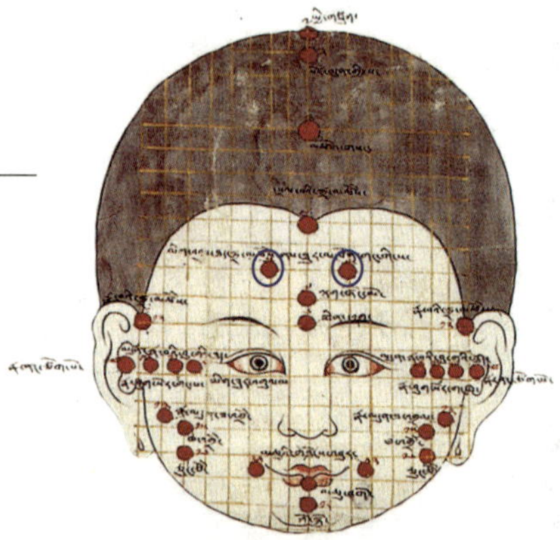

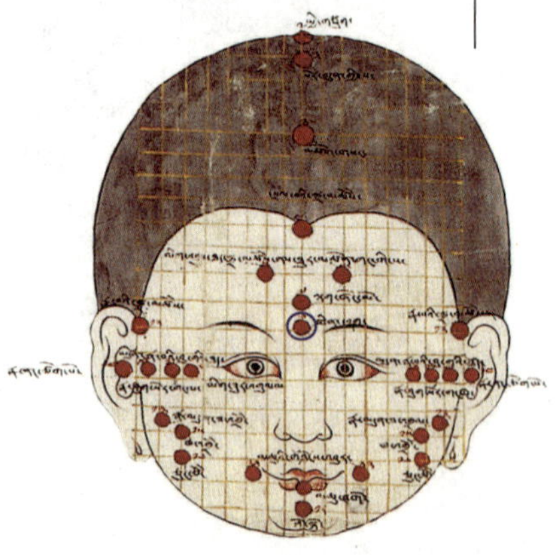

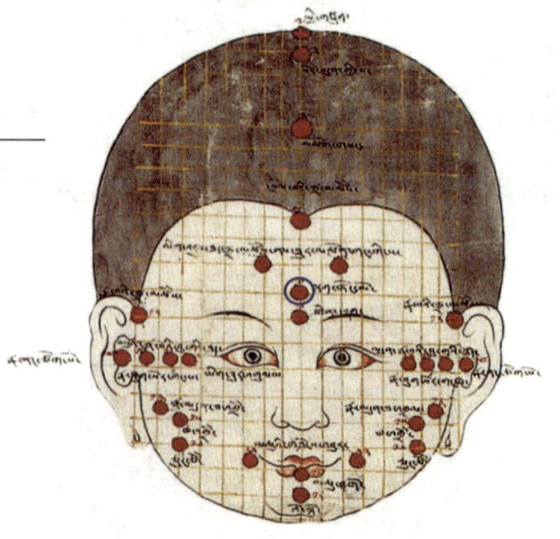

1.6 印堂

本穴位于两眉中央，灸之对目黄、肤黄、鼻血不止有益。

1.7 印堂上窝穴

本穴位于印堂向上量不足 1 横指或有凹陷处，灸之对目黄、肤黄、鼻血不止有益。

1.8 眼外角动脉穴

本穴位于左右两眼外角向外量病人本人 1 寸的脉动处，灸之对沙眼、健忘有益。

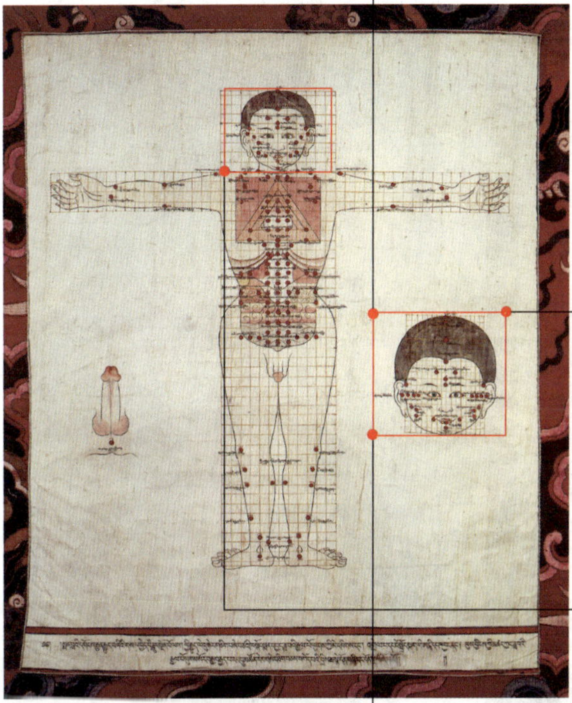

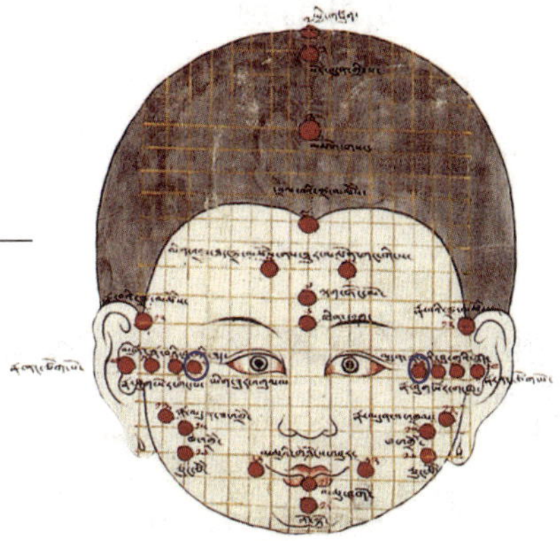

1.9 两耳孔前穴

本穴位于左右两耳孔正前，灸任何一侧对该侧牙痛、耳鸣有益。

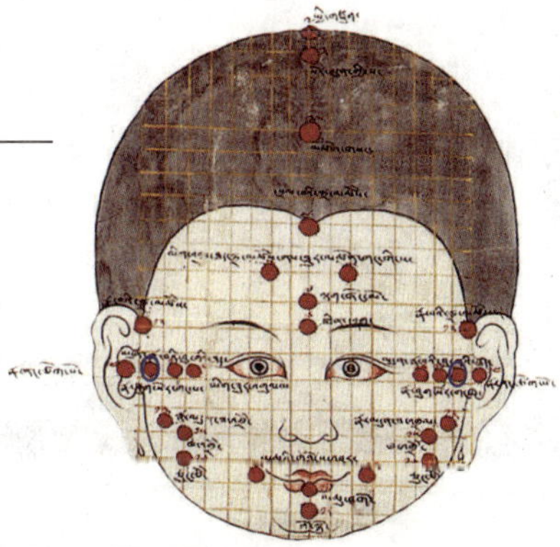

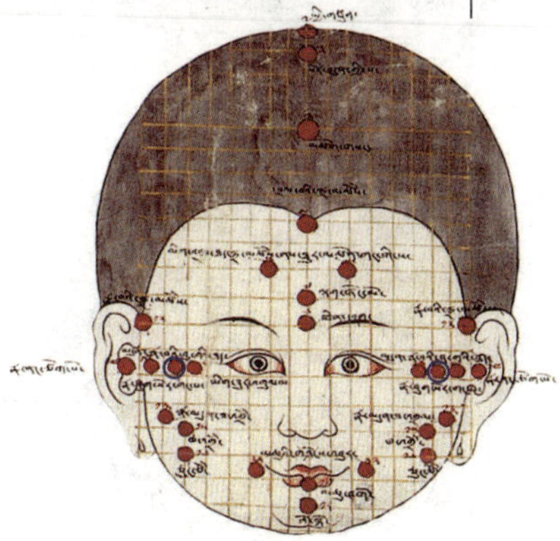

1.10 两耳孔前 1 横指穴

本穴位于左右两耳孔正前 1 横指处，灸之对口眼歪斜，张口难、淋巴（肉核）炎有益。

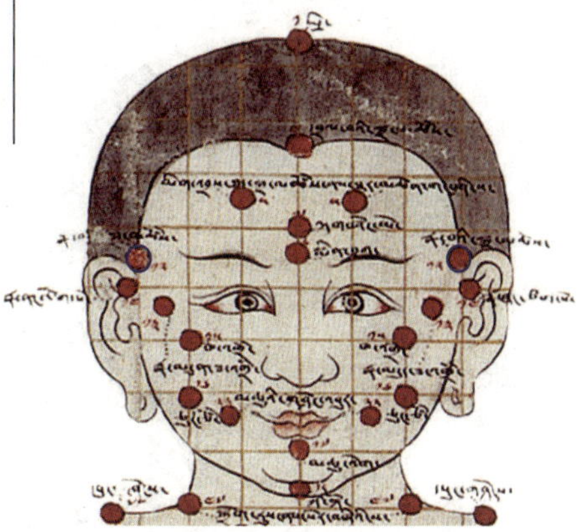

1.11 两耳尖发际穴

本穴位于左右两耳尖的发际处，灸之对耳痛、脑痛、无故倒扑等有益。

1.12 两耳前颊穴

本穴位于左右两耳前面的颊骨上，灸之对耳聋、张不开口、口眼歪斜有益。

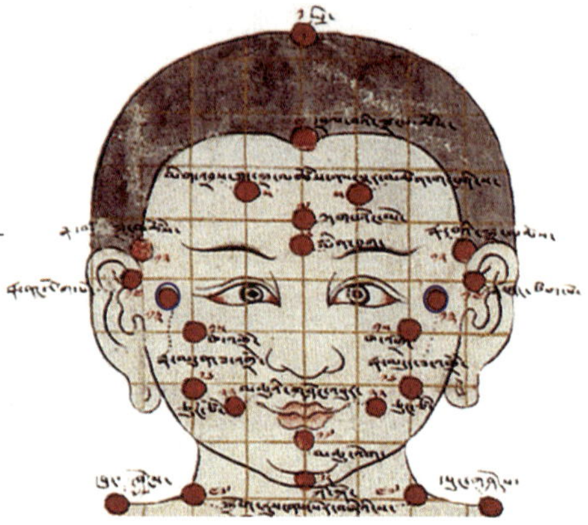

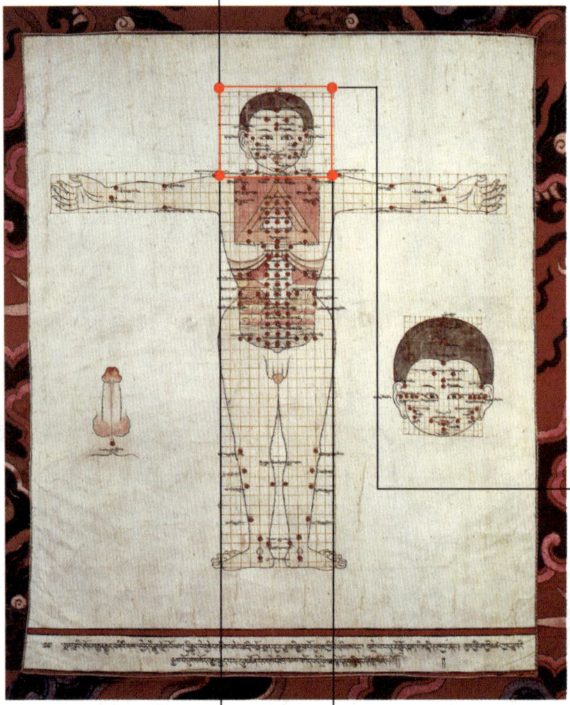

1.13 两耳挺穴

本穴位于左右两耳耳屏上部耳内软骨挺立处，灸之对健忘、不能说话有益。

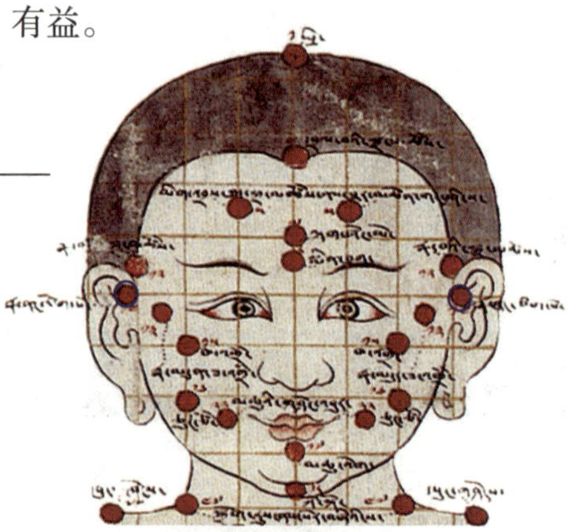

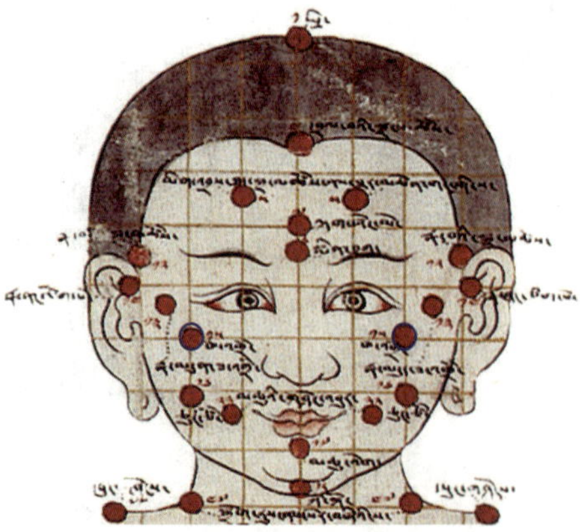

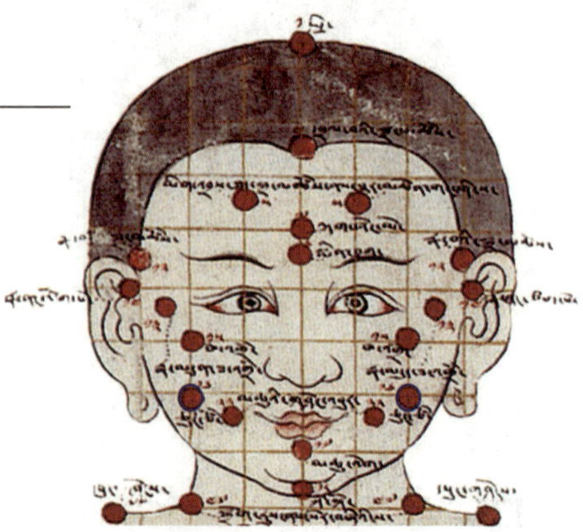

1.14 两嘴旁穴

本穴位于嘴两角斜向上 1 寸有一牙脉搏动处，灸之对口眼歪斜有益。

1.15 两嘴旁下穴

从两嘴旁穴向下量病人 1 横指的脸颊角处，灸之对口和舌根肿痛有益。

1.16 承浆穴

位于下唇下陷中，灸之对神志不清、喑哑有益。

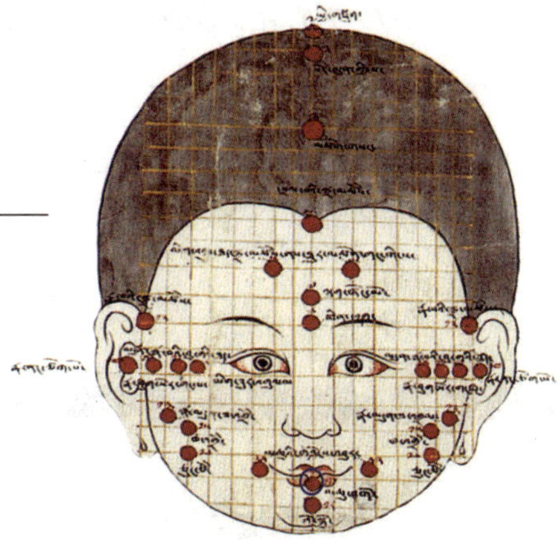

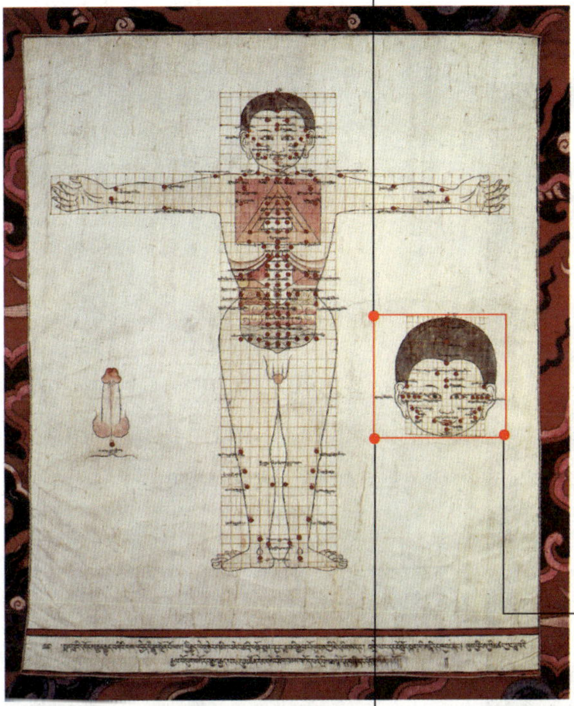

1.17 下颌陷中穴

位于下颌中央陷中，灸之对舌肿、不能说话有益。

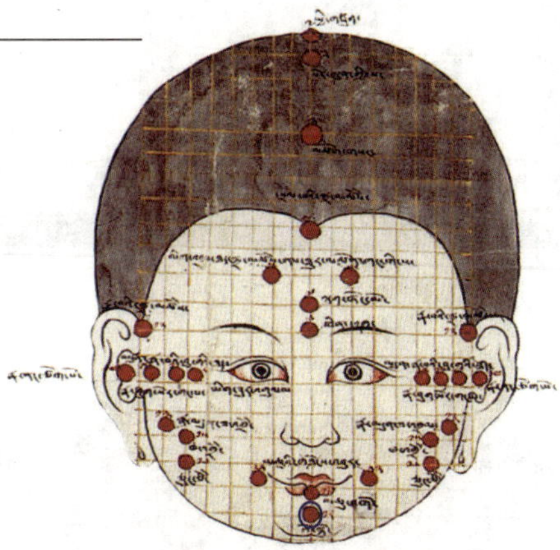

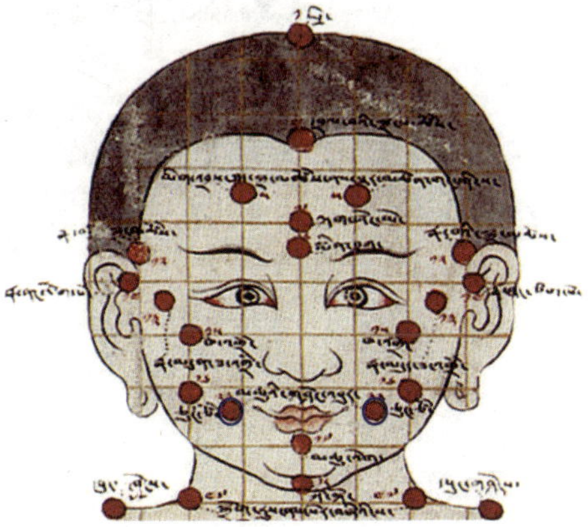

1.18 两唇旁陷中穴（地仓）

位于嘴左右两角陷中，灸之对颈不能下弯、脊椎肌肉强直有益。

2 躯干正面火灸穴位

2.1 销骨上 4 横指穴

左右锁骨向上颈两旁量病人本人 4 横指处，灸之对肺出血和咯痰不止有益。

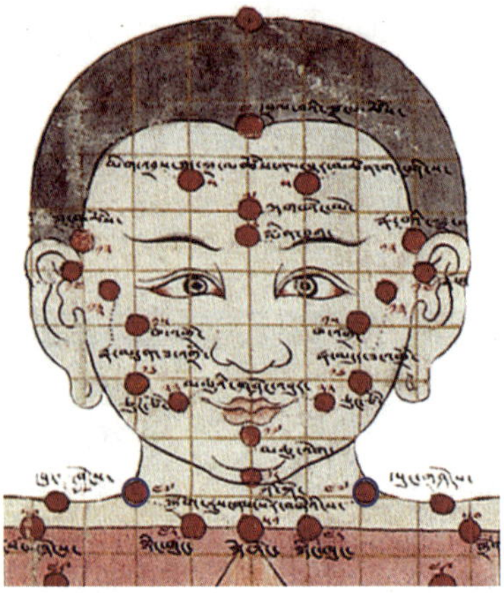

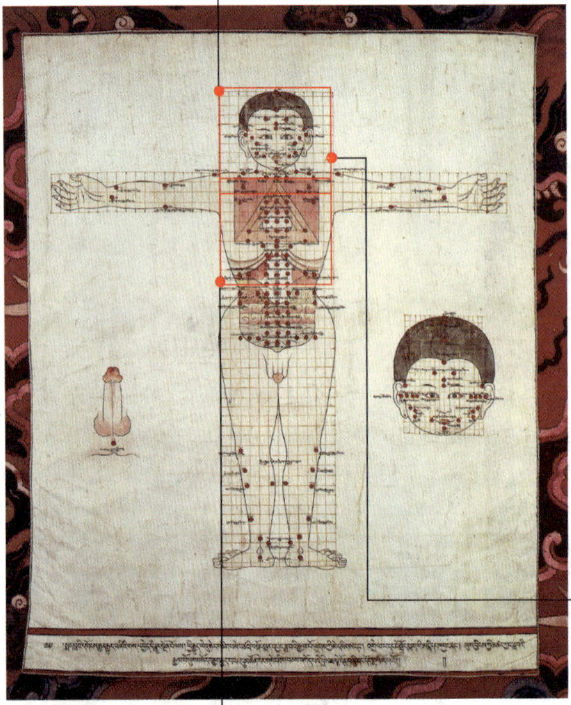

2.2 两心孔穴

位于天突左右旁开 1 横指处，灸之对呃逆不止有益。

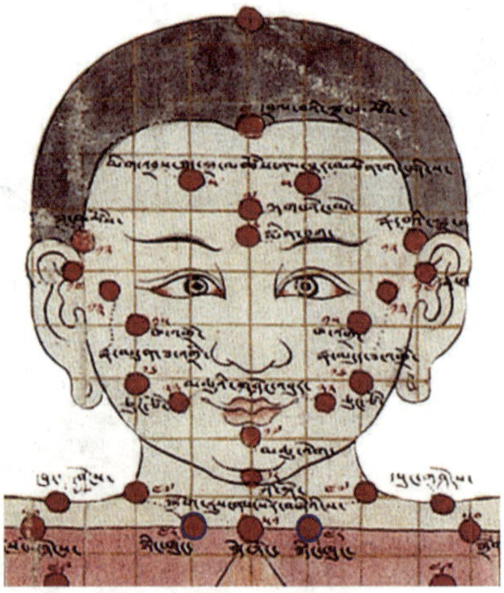

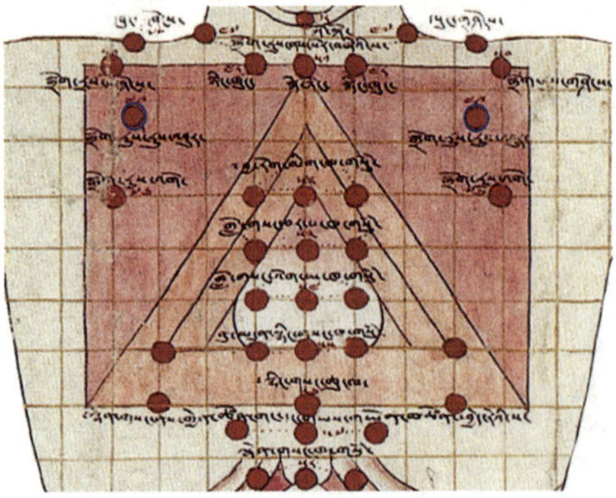

2.3 两锁骨弓突穴

位于两锁骨中端隆突处，灸之对创口不愈、隆邪引起的骨头疼痛有益。

2.4 两锁骨上窝穴

位于左右两锁骨上缘陷中处，灸之对咳嗽、胸刺痛、肺干咳等有益。

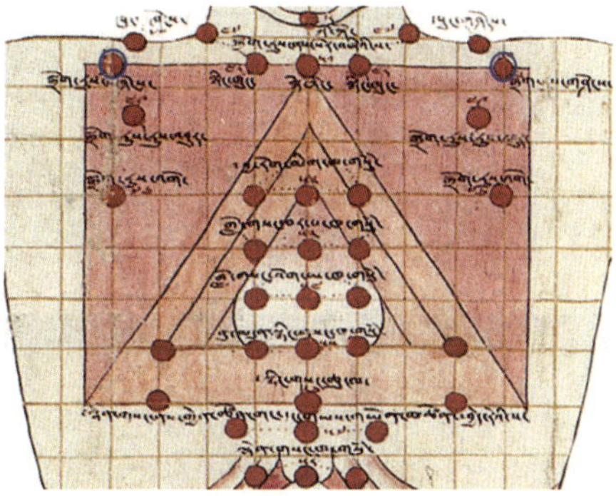

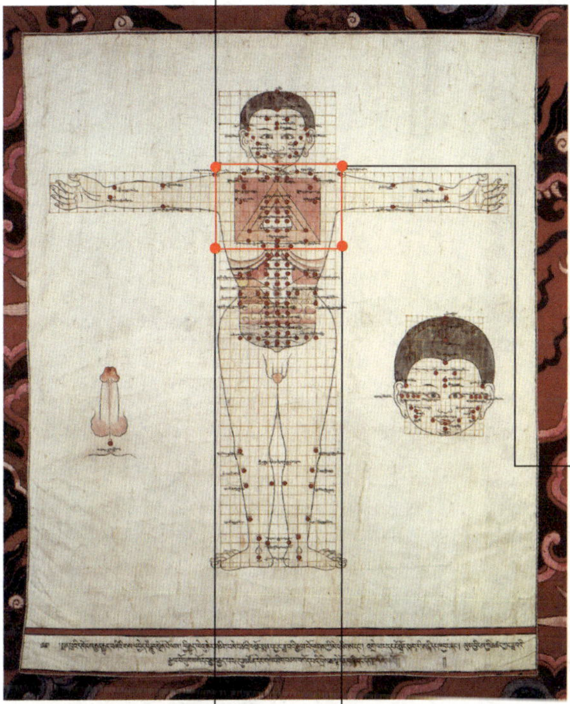

2.5 天突

胸骨上端与两锁骨内端相接处的中空，灸之对咽喉阻塞、隆所致的瘿瘤、培根病有益。

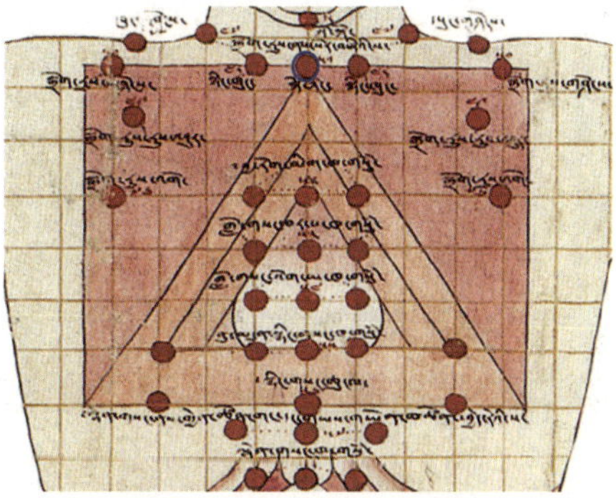

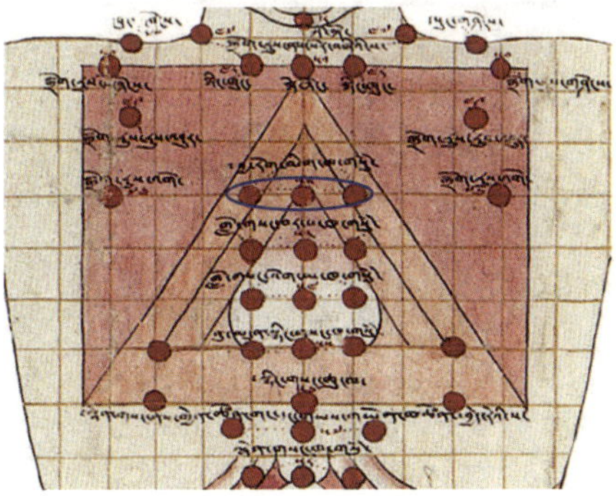

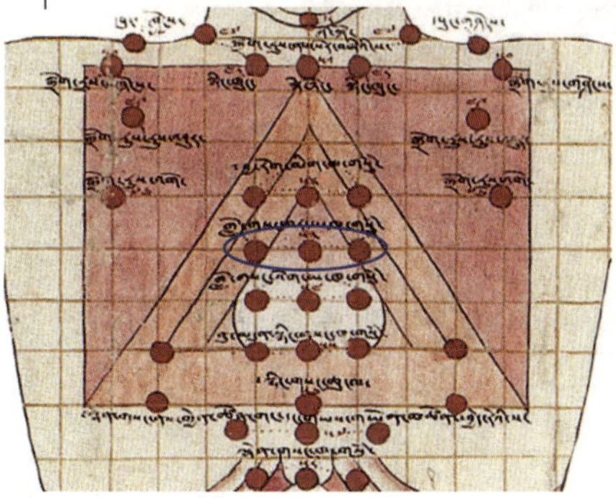

2.6 渡鸦眼穴（3 口）

天突窝向下量病人本人 2 寸半及其左右旁开 1 寸，3 口并灸对血热病，特别是对呼吸急促有益。

2.7 中肺穴（3 口）

从天突向下量病人本人 3 寸半及其左右旁开 1 寸，3 口并灸对口有脓味、发烧、肺外伤、肺痛、肺气满、咳嗽多痰等有益。

2.8 下肺穴（3 口）

从天突向下量病人本人 4 寸半及其左右旁开 1 寸，3 口并灸对寒、热性肺病均有益。

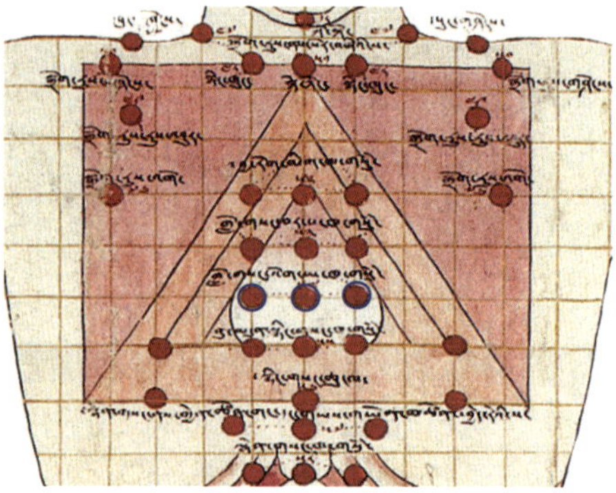

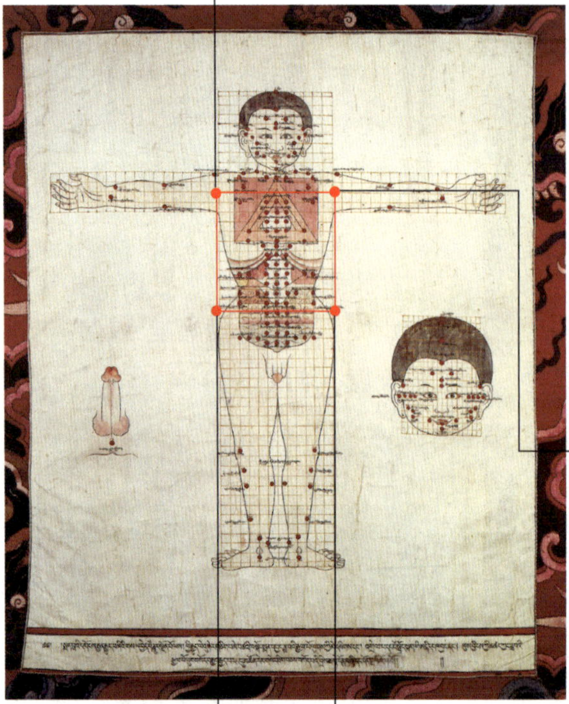

2.9 大心穴（3 口）

从天突向下量病人本人 5 寸半及其左右旁开 1 寸，3 口并灸可治心颤、不思饮食、厌食。

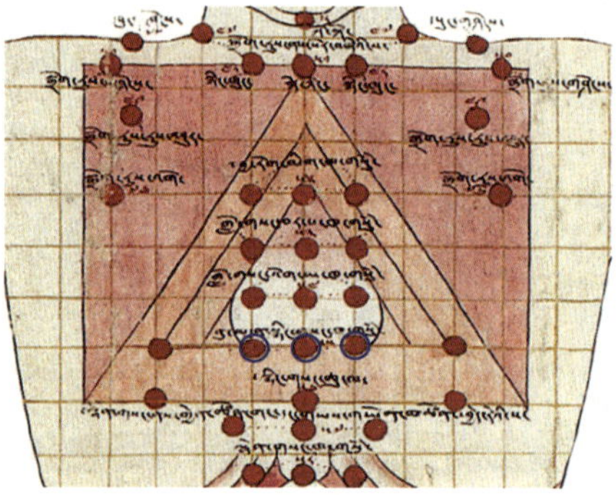

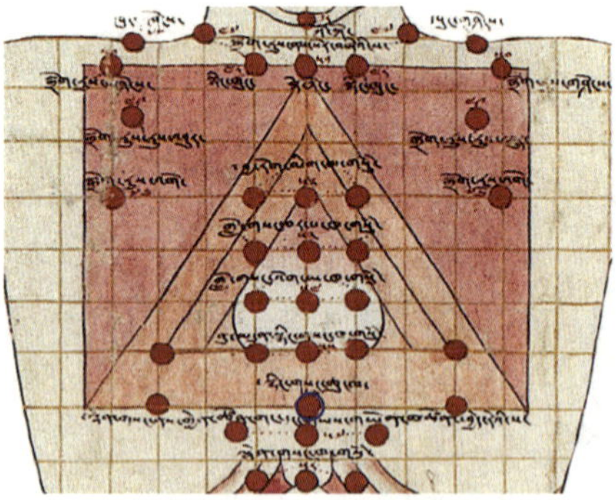

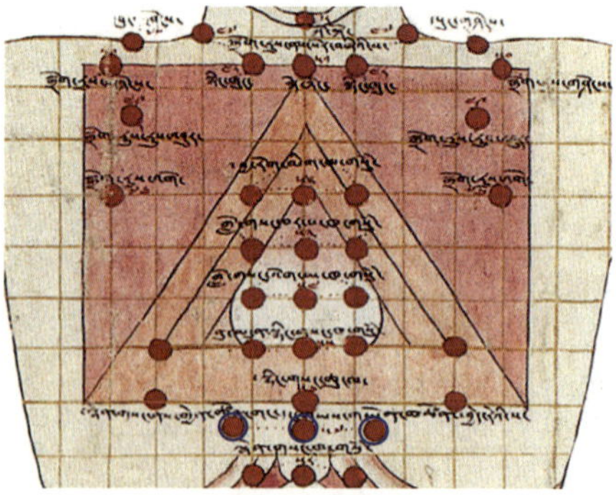

2.10 小心穴（3 口）

从大心穴（3 口）各向下量 1 寸，3 口并灸可消除心脏左右刺痛。

2.11 剑突上穴（3 口）

从鸠尾向上量病人本人 1 寸及其左右旁开 1 寸半，3 口并灸对培根病引起的胸口嘈杂、口中无味、口吐酸水、嗳气、上体满闷、气胸等有益。

2.12 剑突尖穴（3 口）

剑突软骨尖端及其左右旁开病人本人 1 寸（即鸠尾穴），3 口为培根之海，灸之对上体满闷、食物不化、鼻涕痰涎乖多、感冒、囟门沉重等有益。

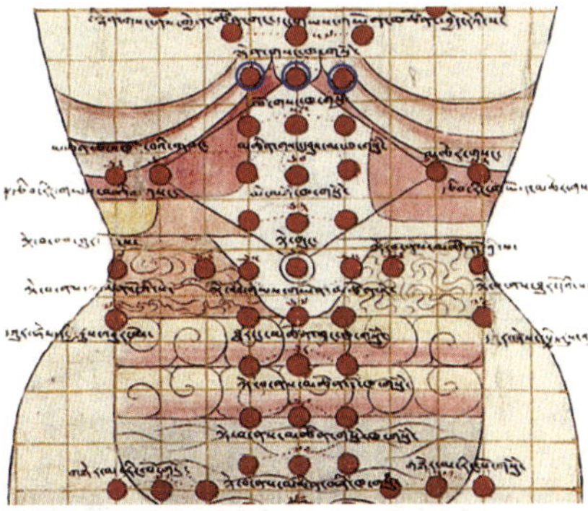

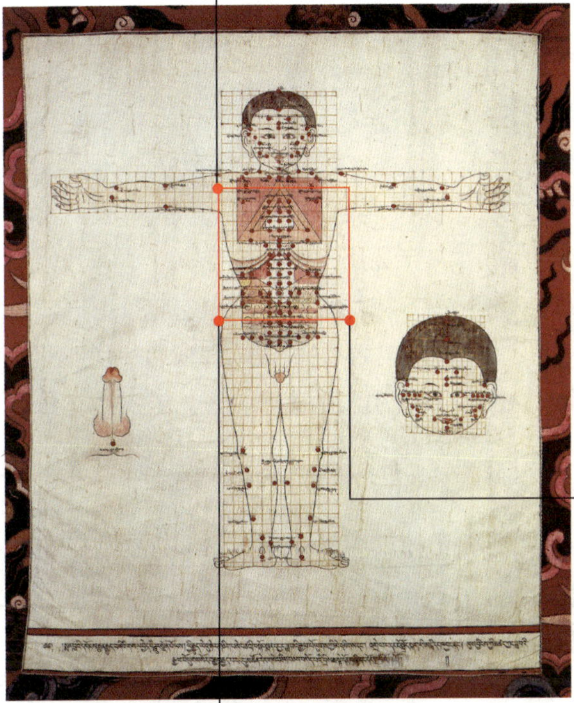

2.13 胃穴（3 口）

鸠尾向下量病人本人 1 寸及其左右旁开 1 寸，3 口并灸对下泻、呕吐、嗳气及食物不化有益。

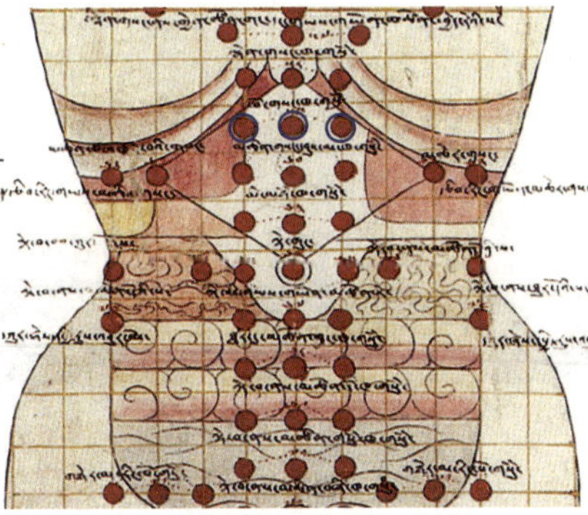

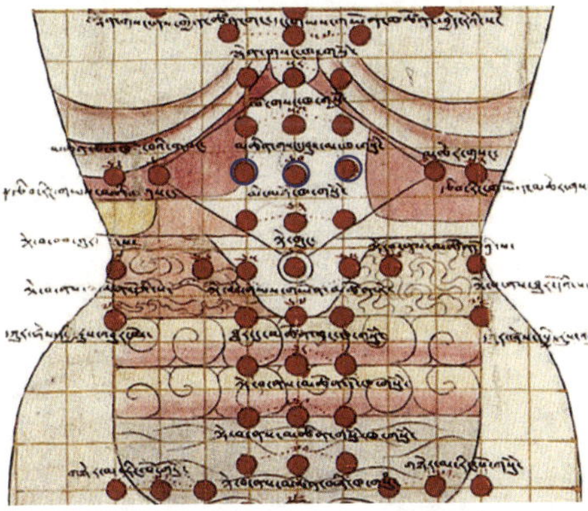

2.14 中肝穴（3 口）

鸠尾向下量病人本人 2 寸及其左右旁开 1 寸，3 口并灸可治吐酸水、腹胀等，嘴脸肿胀、肝下落水肿、胁肋疼痛、嗳腐、呼吸困难等。

2.15 肝侧穴

从中肝穴右一口向肝脏量 1“突日”（握拳，拇指和小指尽量外伸，两指尖之间距离，约 8 横指）处，灸之对肝痞瘤、肝腹水、食物不化等有益。

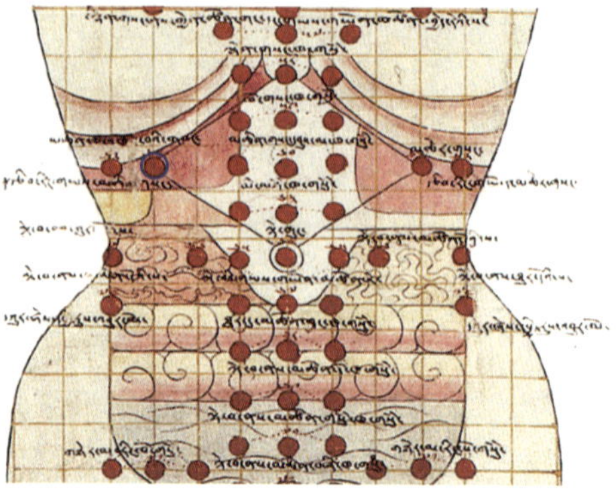

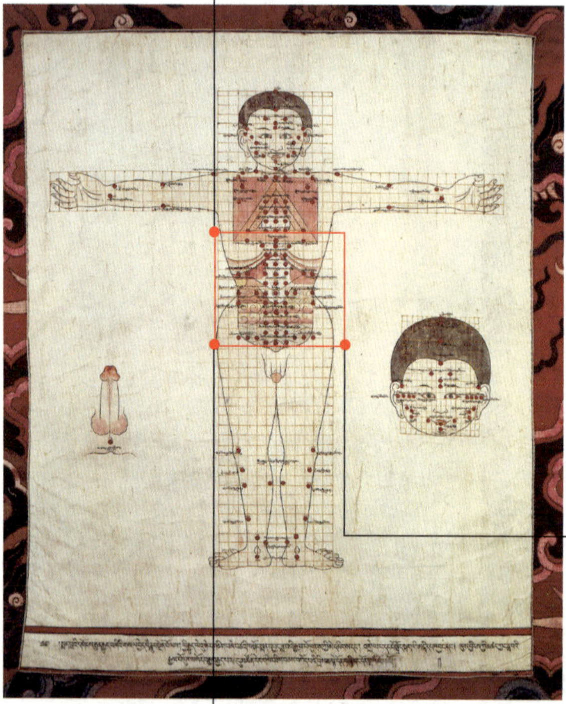

2.16 脾侧穴

从中肝穴左一口向脾量 1“突日”处，灸之对脾腹水、脾痞瘤、食物不化、脾病引起的腹胀、下泻等疾病有益。

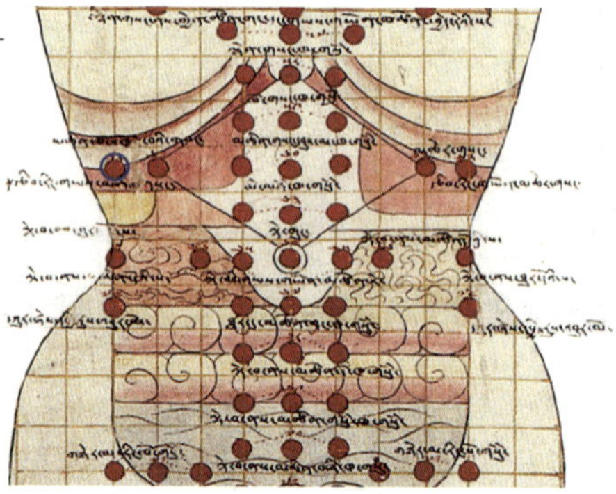

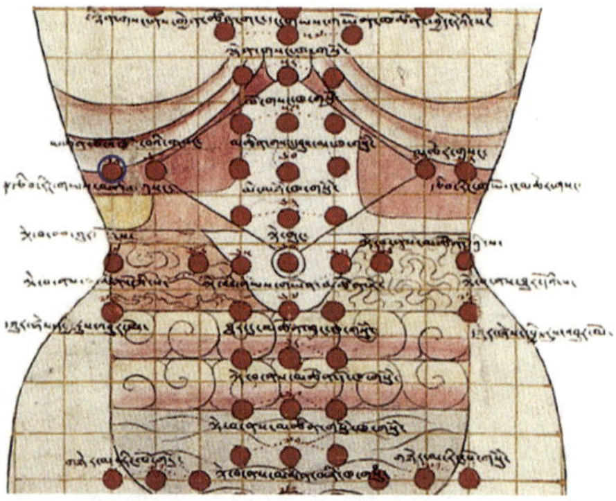

2.17 肝穴

从肝侧穴向右方的长肋上量 1 寸处，灸之对食物不化、下泻、严重刺痛等有益。

2.18 脾穴

从脾侧穴向左方长肋上量 1 寸处，灸之对食物不化、下泻、严重刺痛等有益。

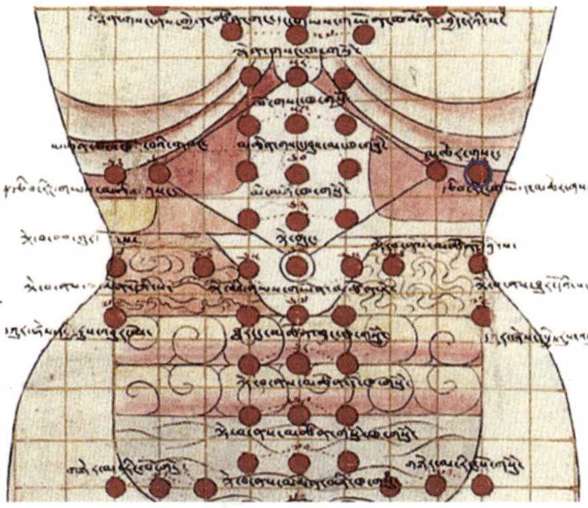

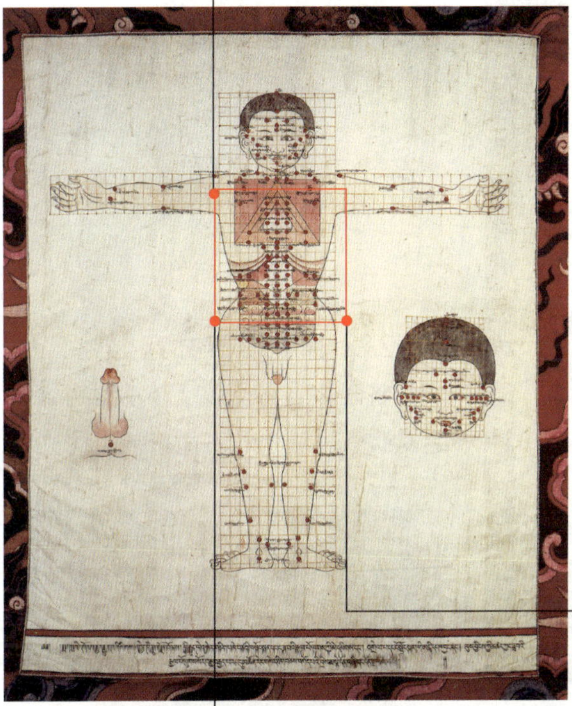

2.19 火衰穴（3 口）

从鸠尾向下量病人本人 3 寸及其左右旁开 1 寸，3 口并灸对腹部沉重、呕吐、腹胀、嗳气有益。

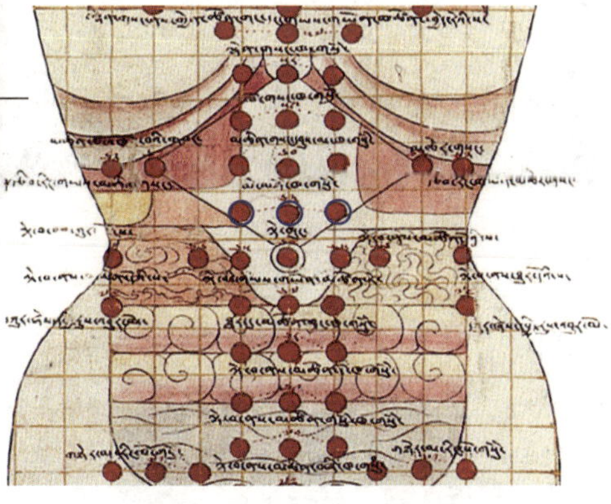

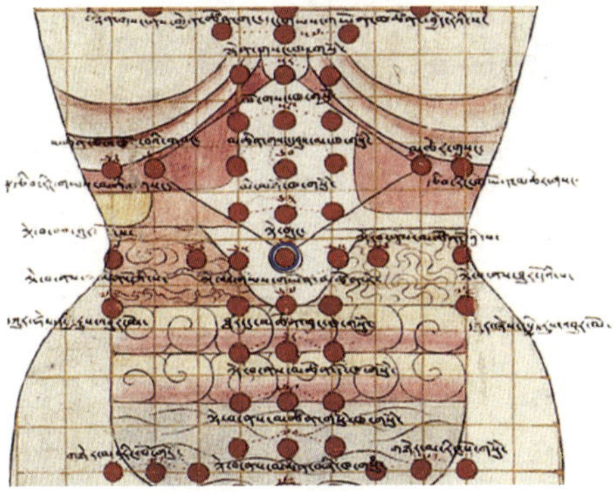

2.20 脐眼（神阙）

位于脐眼正中，灸之对妇女不孕、月经不调、子宫风、子宫肿胀等有益。

2.21 脐左右一寸穴

脐眼左右各量病人本人 1 寸，灸之对腹胀（鸣）有益。

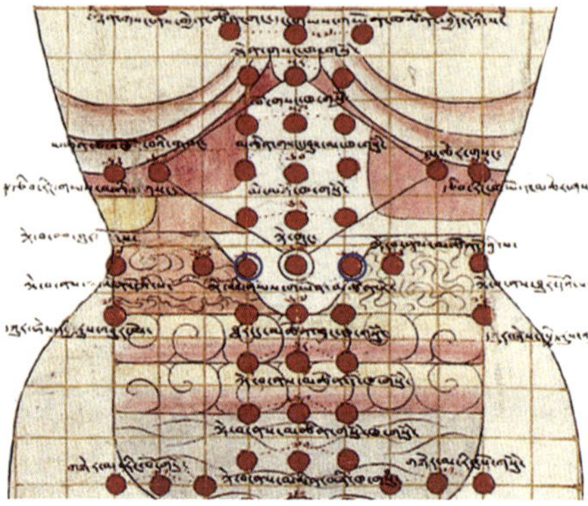

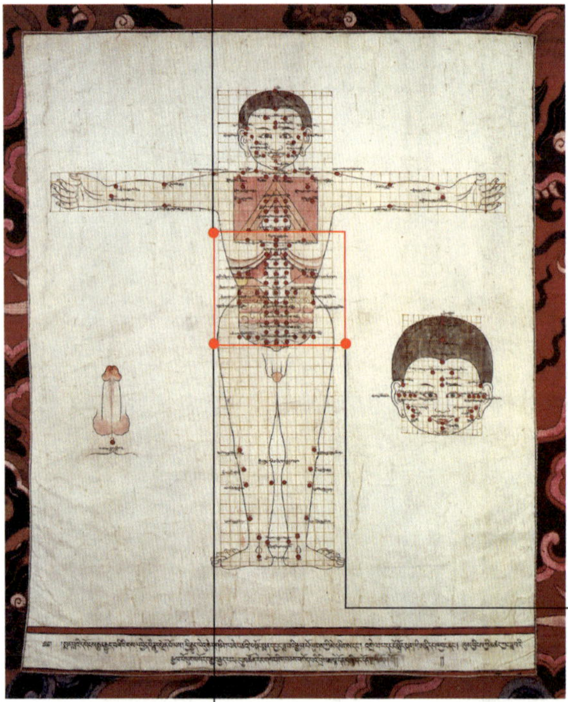

2.22 脐左右二寸穴

脐眼左右各量病人本人 2 寸，灸之对腹胀、腹泻、不能行走有益。

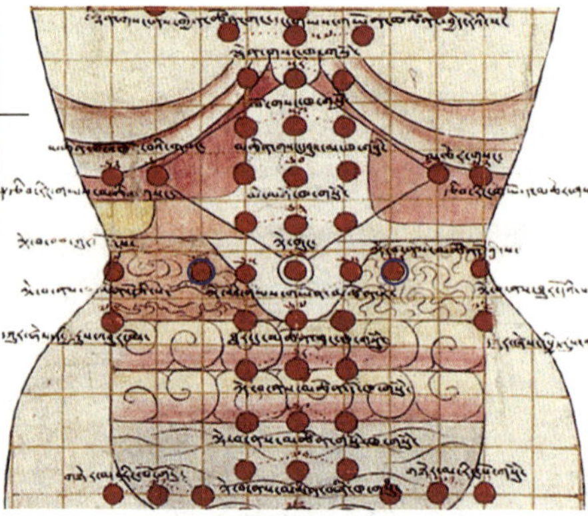

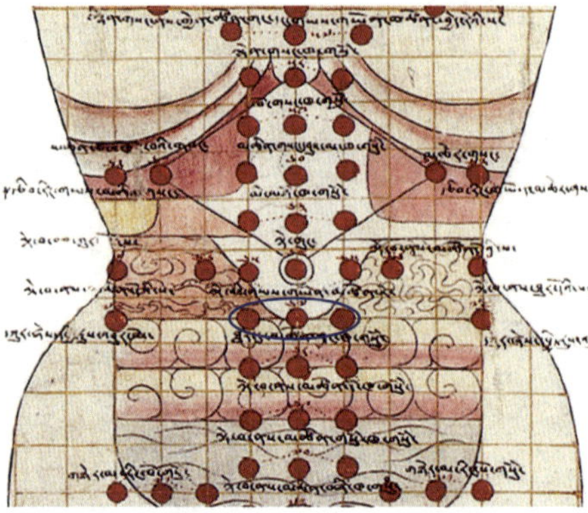

2.23 脐下一寸穴（3 口）

从脐眼向下量病人本人 1 寸及其左右旁开 1 寸，3 口并灸对肺病、大肠病及声音嘶哑、吐热水、大肠鸣响等有益。

2.24 脐下二寸穴（3 口）

从脐眼向下量病人本人 2 寸及其左右旁开 1 寸，3 口并灸对尿道疼痛、睾丸肿痛、月经淋漓、腹泻等有益。

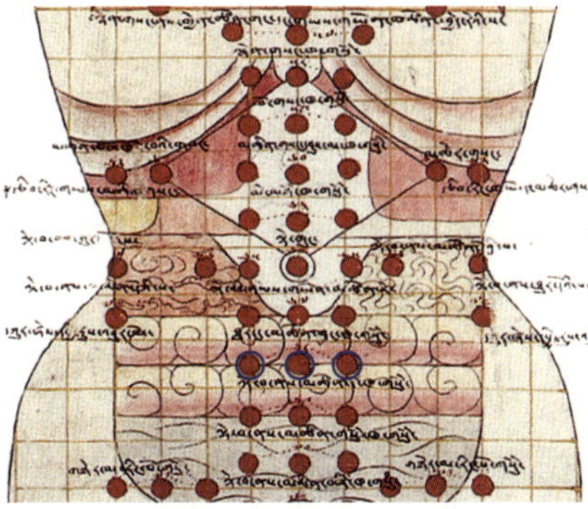

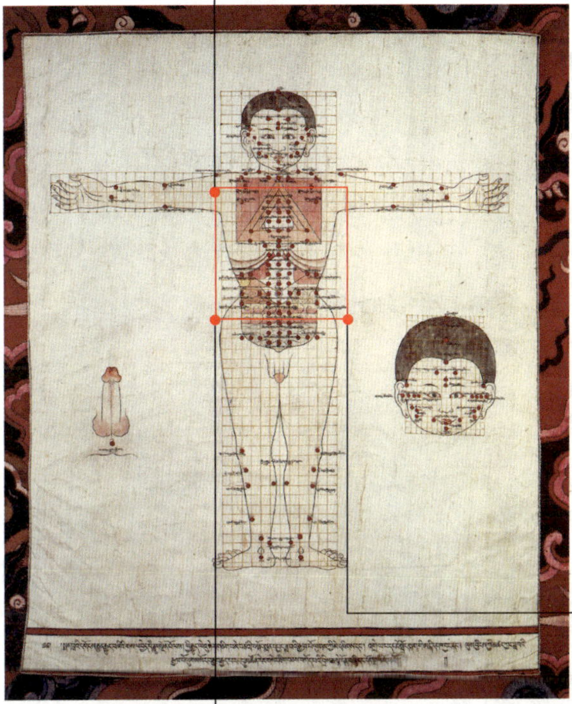

2.25 脐下三寸穴（3 口）

从脐眼向下量病人本人 3 寸及其左右旁开 1 寸，3 口并灸对尿涩、月经淋漓、不孕或流产等有益。

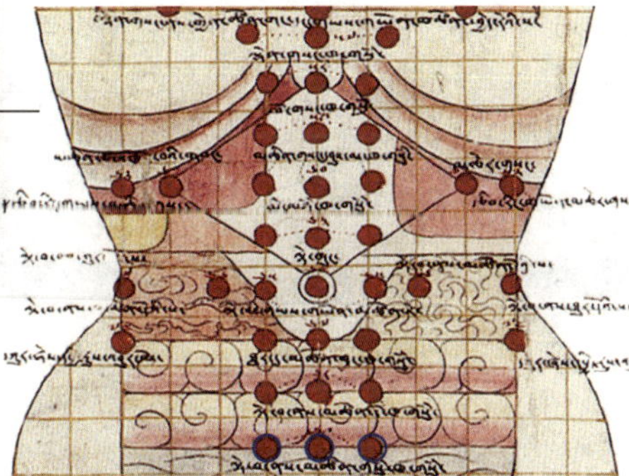

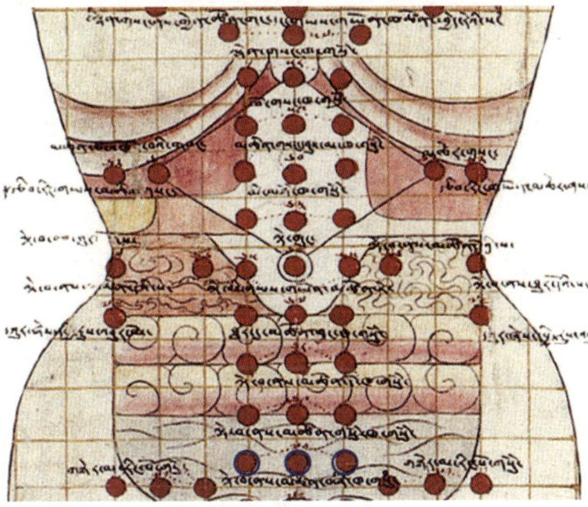

2.26 脐下四寸穴（3 口）

从脐眼向下量病人本人 4 寸及其左右旁开 1 寸，3 口并灸对子宫疼痛、肾与泌尿疾病、腰部疾病等有益。

2.27 长纹穴（3口）

鼠蹊沟中央及其上下旁开1寸，3口，两侧共计6口，灸之对血热病、黄病、赤巴病、聚合热症有益。

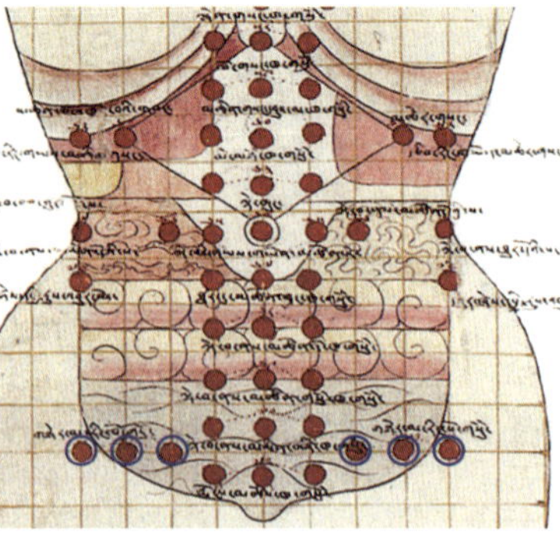

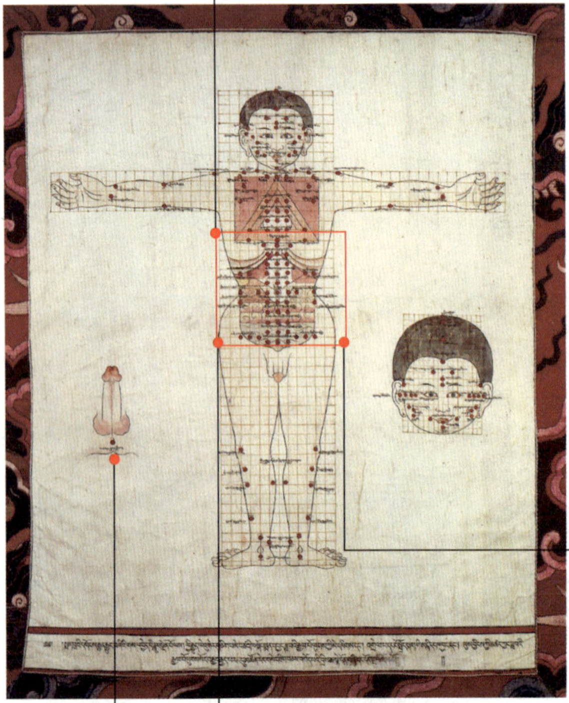

2.28 阴毛缘穴（3口）

阴毛上际正中及其左右旁开1寸，3口并灸对下泻黏液泡沫状物、尿涩、下体浮肿等有益。

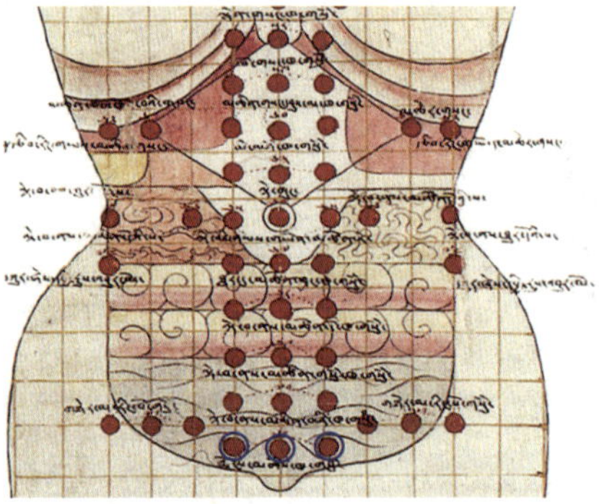

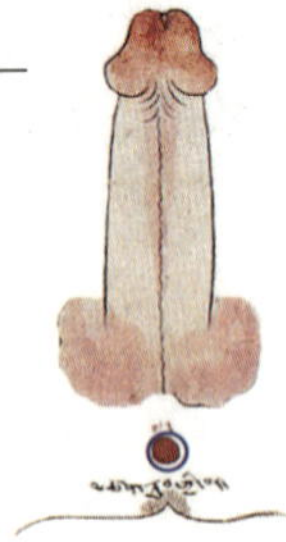

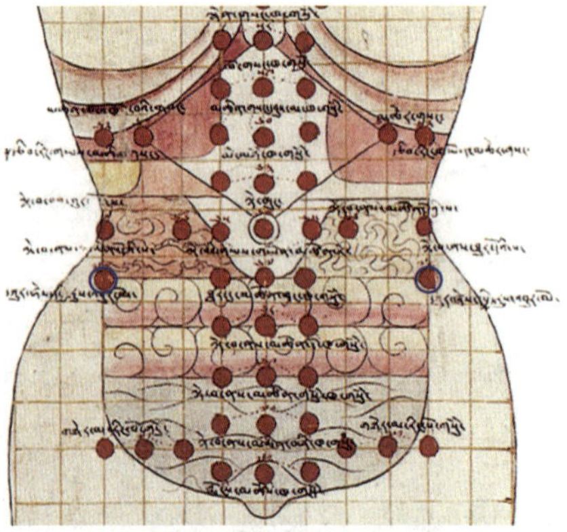

2.29 会阴

位于两阴中间即肛门与阴茎（或产门）中间，灸之对身颤、神志癫狂、上体沉重、呼吸困难、阴茎肿大、遗精、月经淋漓等有益。

2.30 髋眼穴

位于两侧股骨大转子高凸点，灸之对阴茎肿大或房事过度引起的阴茎不举有益。

3 四肢正面火灸穴位

3.1 肩凹陷穴

位于肩关节凹陷处，灸之对肩关节疼痛有益，灸此穴外侧的外凸穴和内侧的内凸穴对关节脱臼、错位有益。

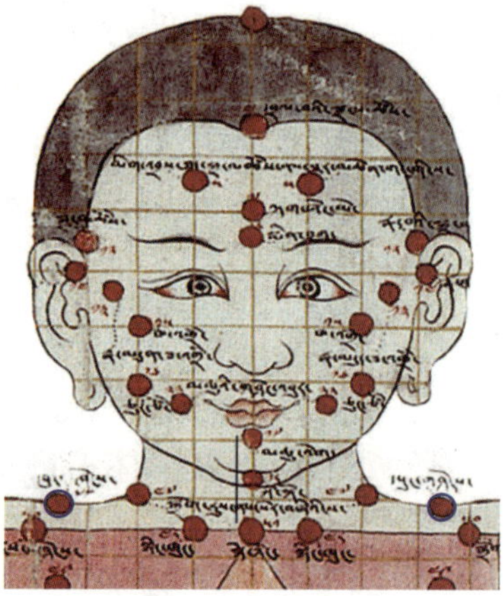

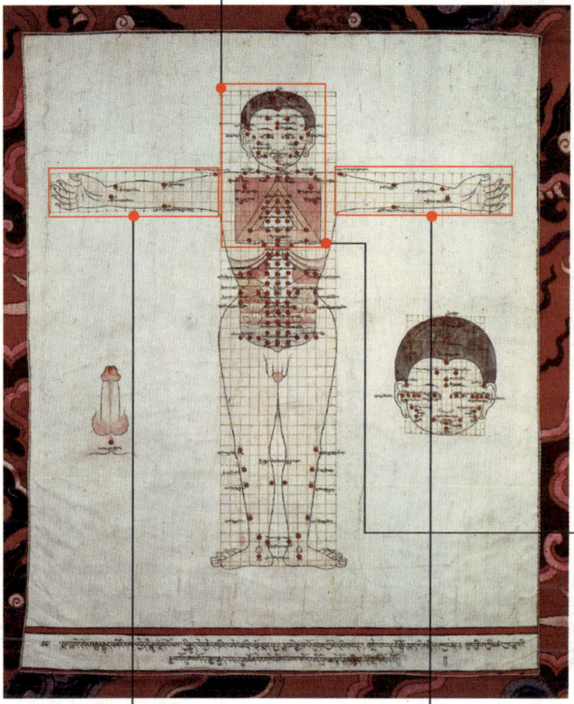

3.2 锁骨下穴

位于锁骨外端与臑骨连接处的陷中，灸之对上体沉重、上肢瘫痪有益。

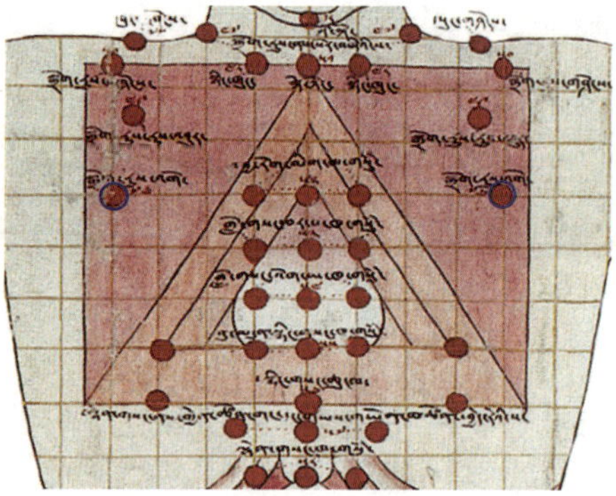

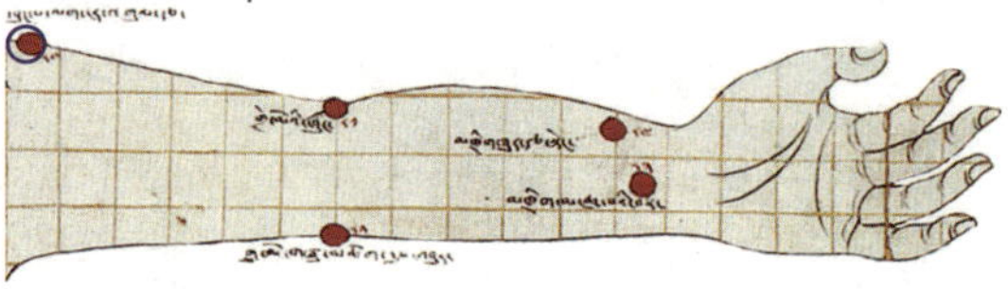

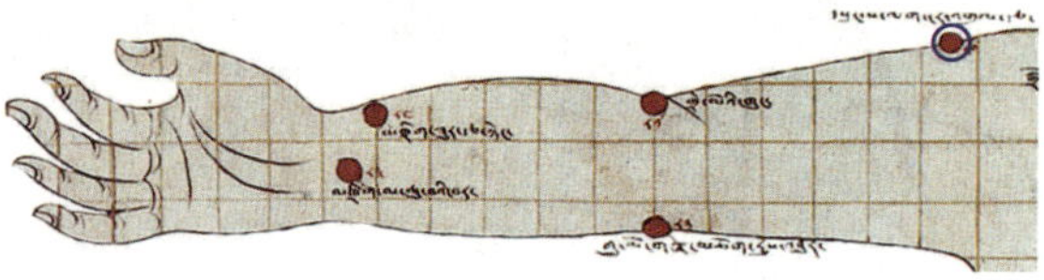

3.3 臂动脉穴

位于上臂走向小臂间的动脉上面，灸之治手臂疼痛、妇女肋骨疼痛，也治男子肺病。

3.4 肘窝穴（曲泽）

位于左右两手臂肘窝，灸之对黄水侵入肘关节病有益。

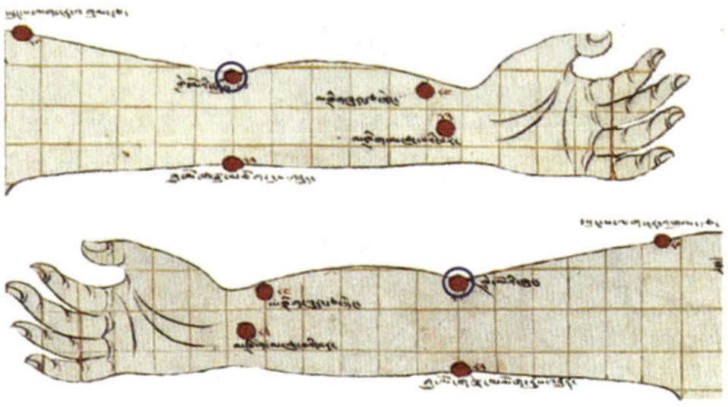

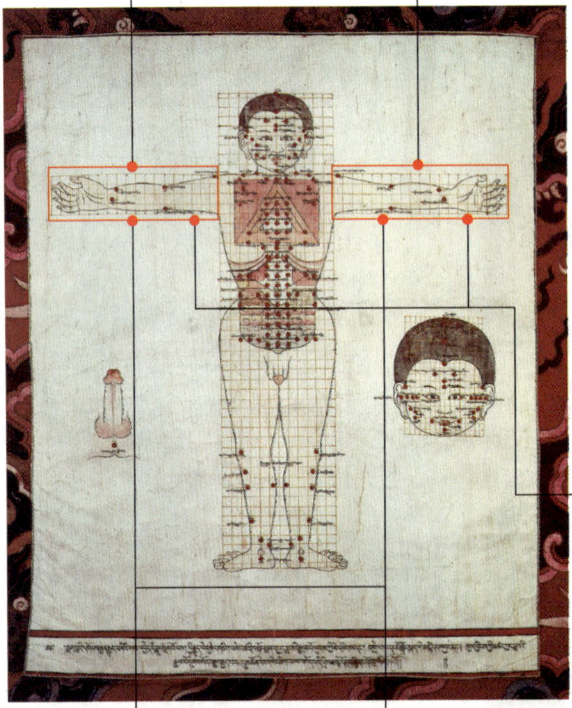

3.5 肘鹰嘴穴

位于左右两臂肘后鹰嘴高骨上，灸之对肘关节病有益。

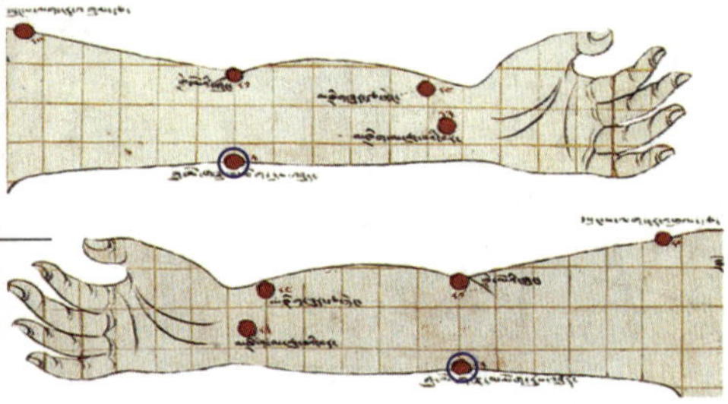

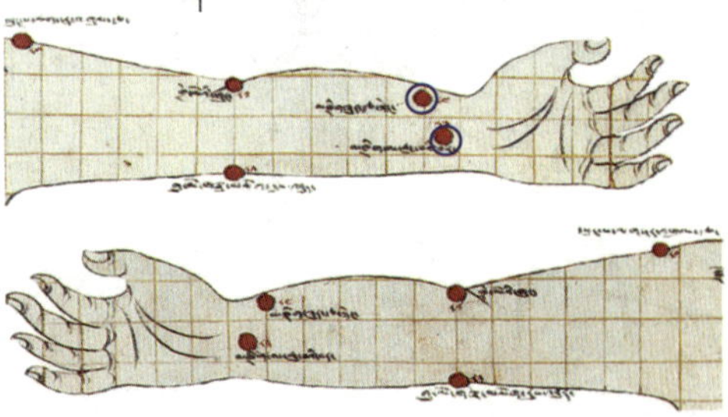

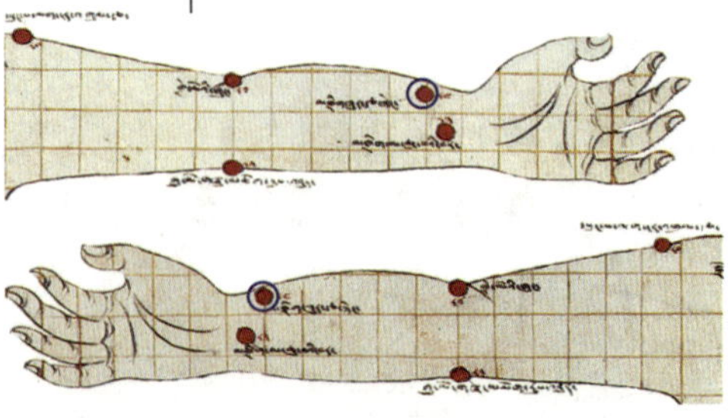

3.6 腕筋腱缝穴

位于左右两腕关节内下角两筋间缝中，灸之对近视和上肢骨病有益。

3.7 腕上角脉穴

位于左右两手腕的外角诊脉上面，脉正中不偏不倚灸之对筋腱僵直有益。

3.8 内踝上 1“突日”穴

位于左右两内踝高骨向上量 1“突日”处，灸之治膝关节以下麻木、肿胀、困痛。

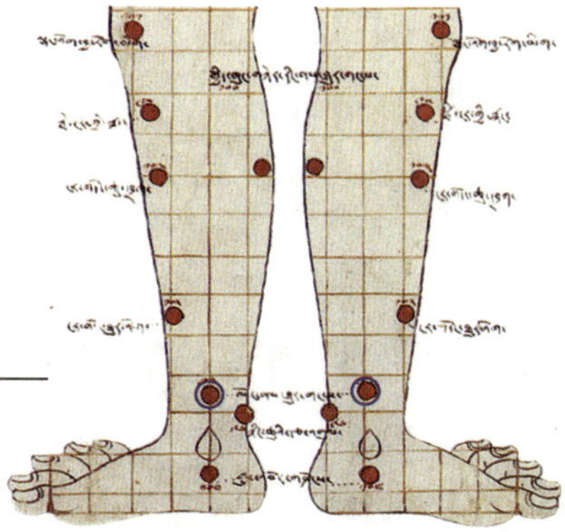

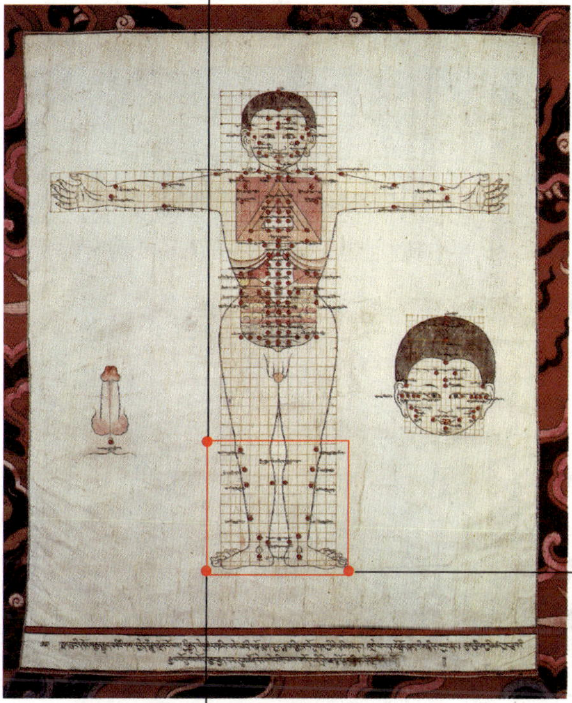

3.9 胫嵴穴

位于髌骨高突向下量病者本人 1“突日”处的胫嵴上面，灸之可逐渐减轻月经淋漓症状。

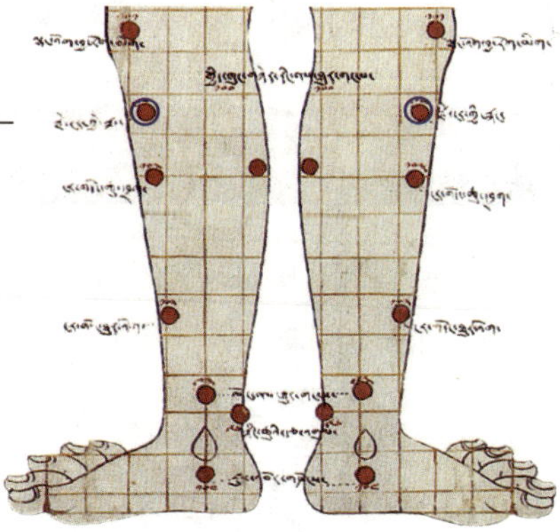

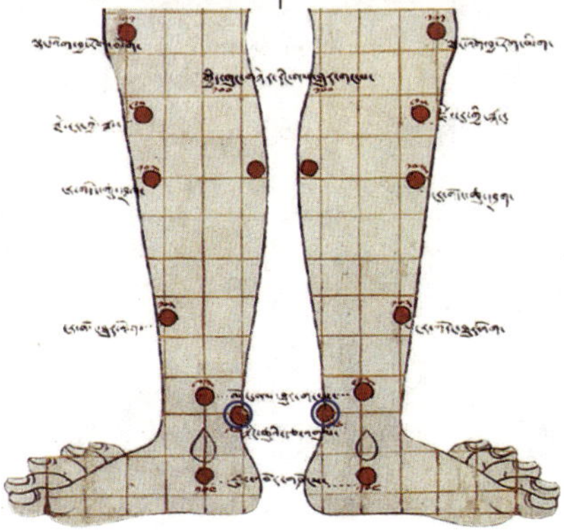

3.10 跟筋脉动穴

位于左右两足跟结垢（赤白肉际）点向上量病者本人 1“突日”处，灸之治月经淋漓、下泻、呕吐、喉头肿大。

3.11 髌下渡鸦眼穴

位于左右两髌骨高突下方内侧陷中，灸之对胃不消化和小腿肚鱼肌疼痛等有益。

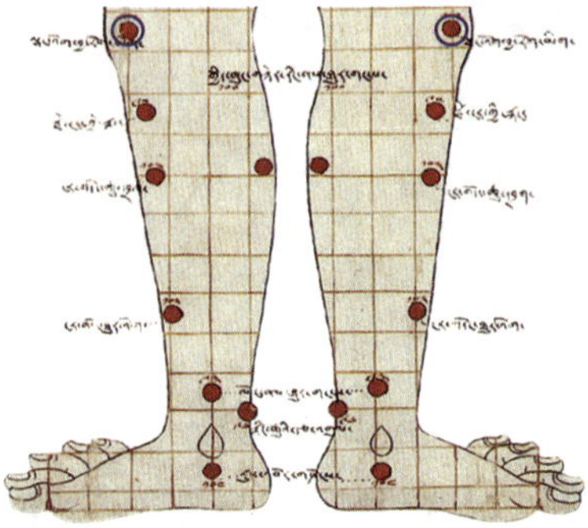

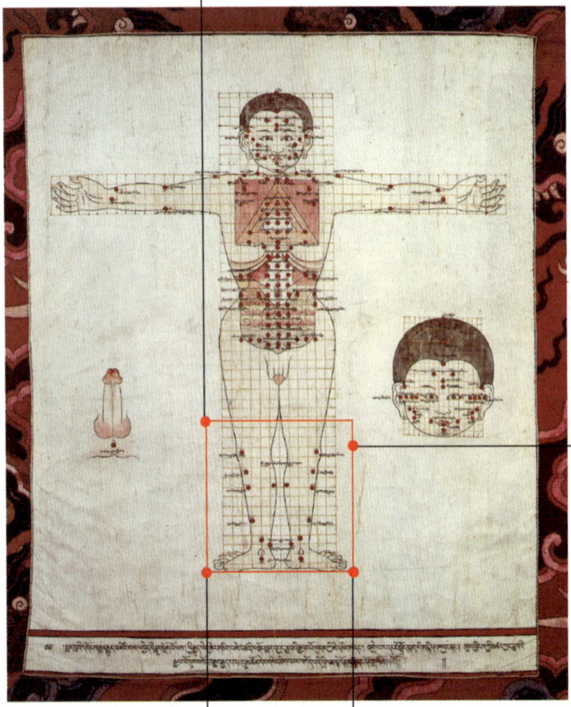

3.12 胫骨下穴

位于左右两足背关节向上量病者本人2横指的胫骨下端，灸之对腿困痛、小腿肚抽筋等膝关节以下疾病有益。

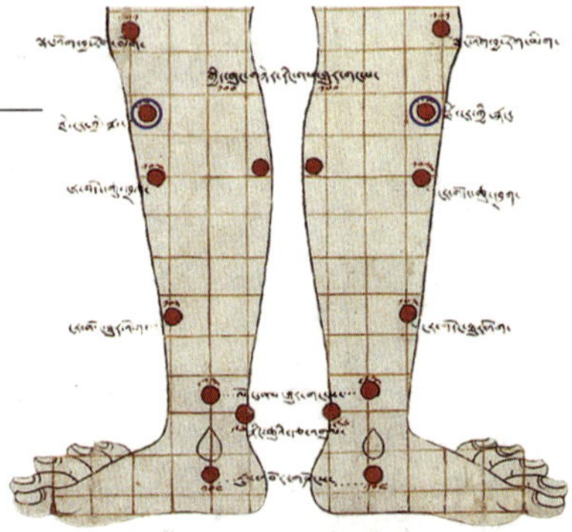

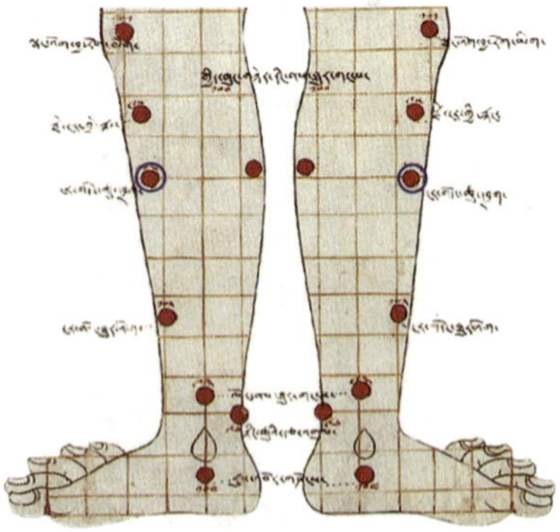

3.13 胫筋间穴

位于左右两腿胫嵴的筋分岔处，灸之对小肠病、肤黄、目黄、肝、胃、睾丸肿大、睾丸内陷等有益。

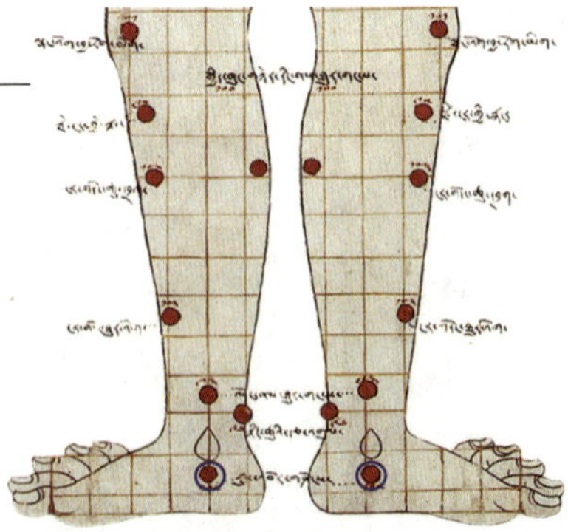

3.14 内踝窝穴

位于左右两足内踝高骨下陷中，灸之对足和小腿肚、腘窝等疾病有益。

图七十五 背面火灸穴位

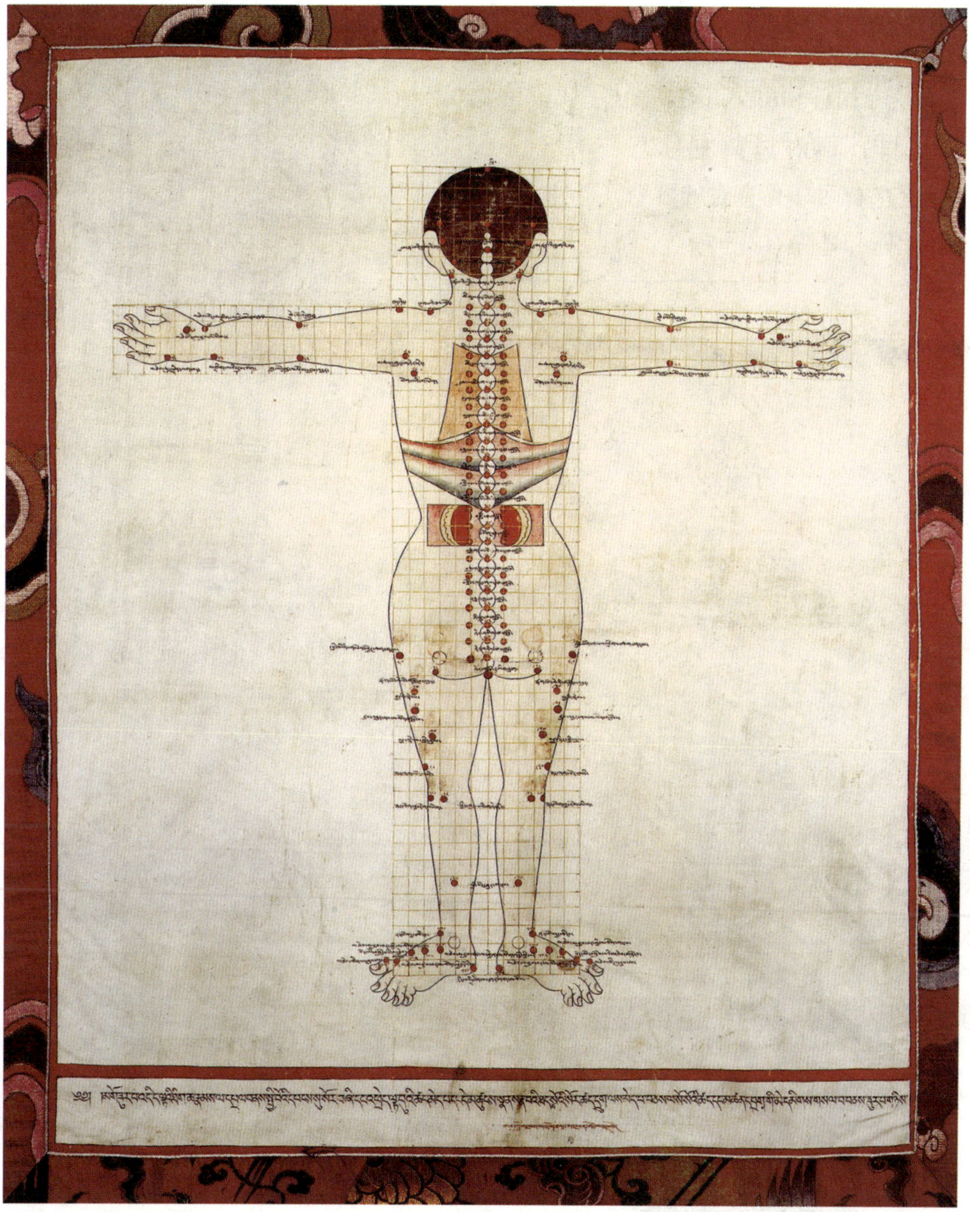

本图示《月王药诊》所述灸穴，头部灸穴 37 个（位于背面的 10 个），躯干部 142 个（位于背面的 67 个），四肢 78 个（位于背面的 48 个），共计背面灸穴 125 个。

一、《月王药诊》所述火灸穴位

1　头部背面火灸穴位

1.1 耳孔直对耳背发际穴

位于左右两耳孔直对的耳背发际中，灸之对该侧牙痛和耳鸣有益。

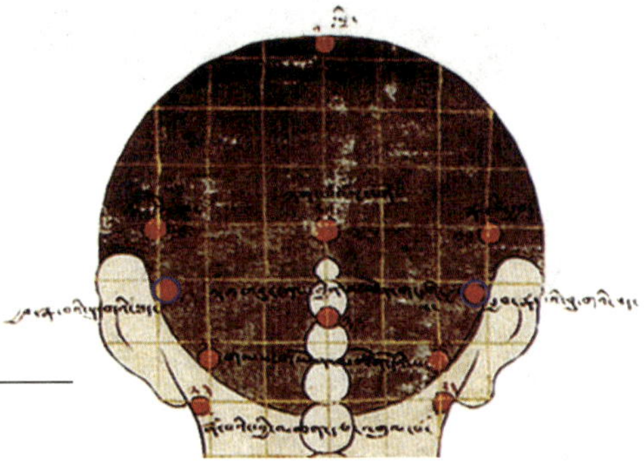

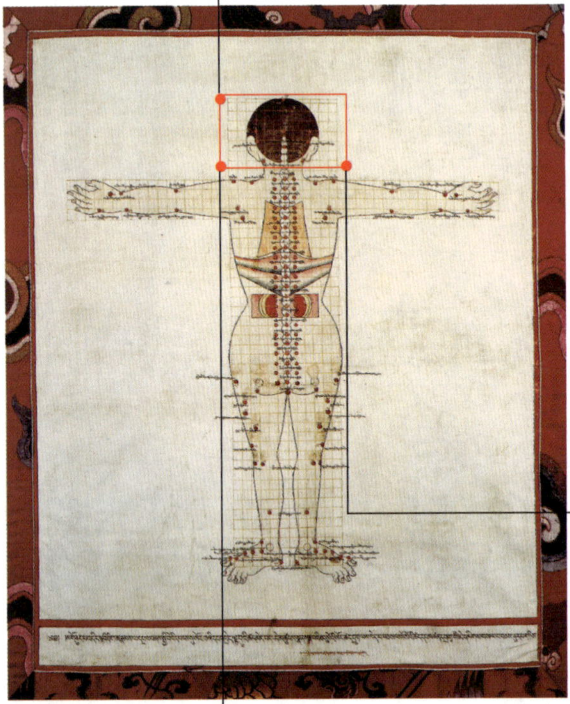

1.2 耳尖直对耳背发间穴

位于左右两耳尖直对的耳背头发中间，灸之对颈项强直、小尖脉僵硬有益。

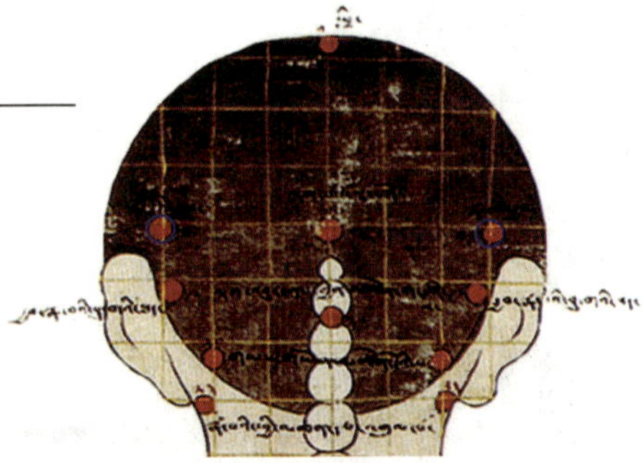

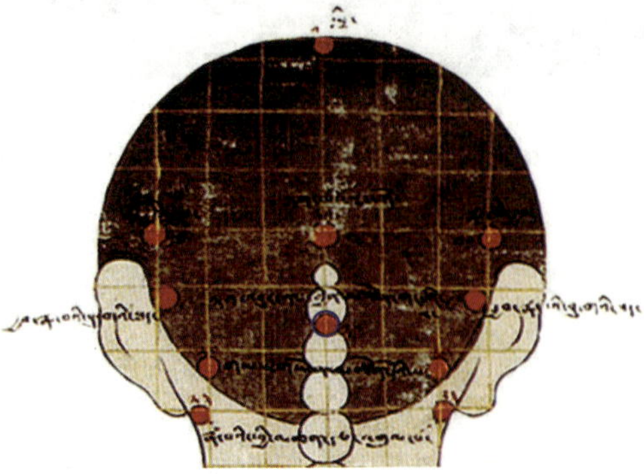

1.3 枕骨上穴

从枕骨高突向上量1寸处，灸之对鼻塞、视力不清有益。

1.4 枕骨左右穴

从枕骨高突处左右各量 2 寸，灸之可治脑病和眼病。

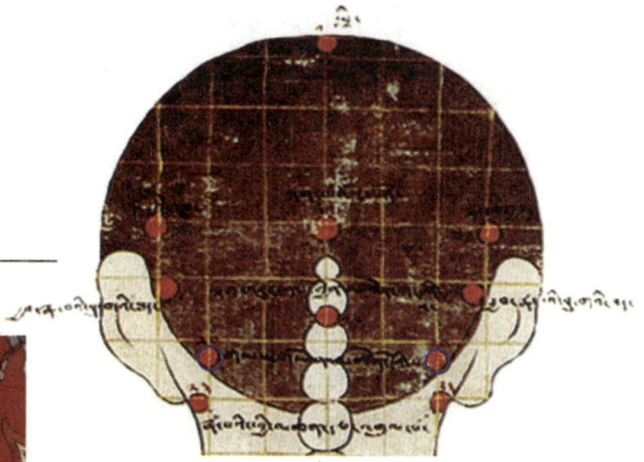

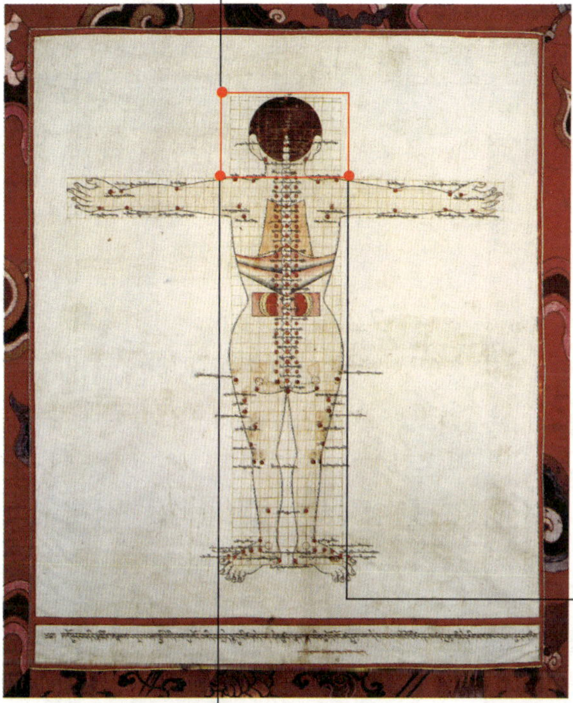

1.5 后囟门穴

从百会向枕骨量 4 横指处，灸之对瘟热引起的中风、健忘、全身麻木、目黄、头晕、呵欠频发有益。

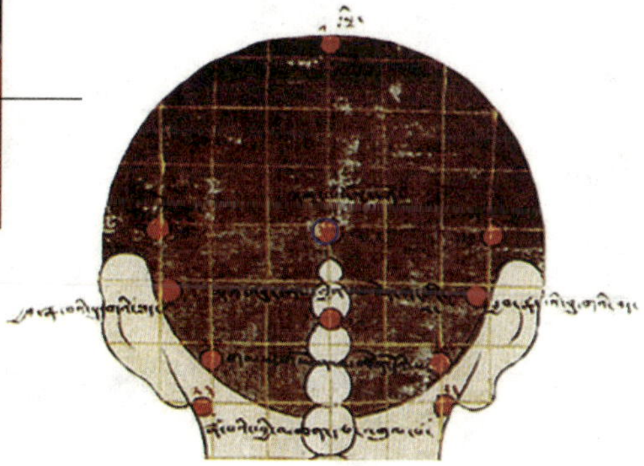

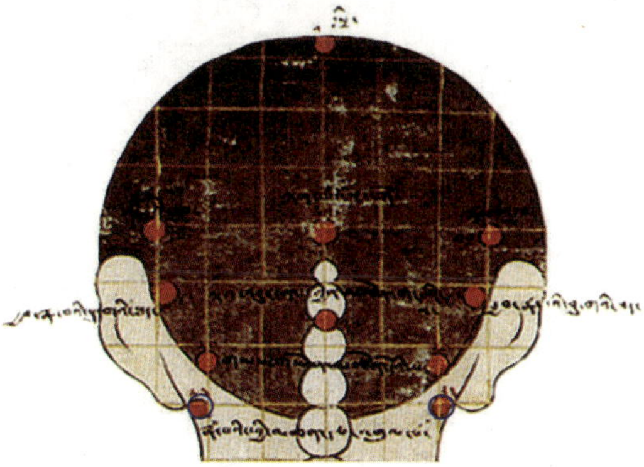

1.6 耳垂后脉跳穴

位于左右耳垂背面的陷中处，灸之治头痛。

2　躯干背面火灸穴位

2.1 第一椎穴（大椎）

低头时椎骨高突即为第一椎穴，也称隆穴，此穴左右旁开 1 寸处，3 口并灸对老年人疗效明显，对侵入骨的陈热症、呼吸急促、易汗、后背疼痛、心脏不适、食欲不佳等有益，特别对隆病有良效。

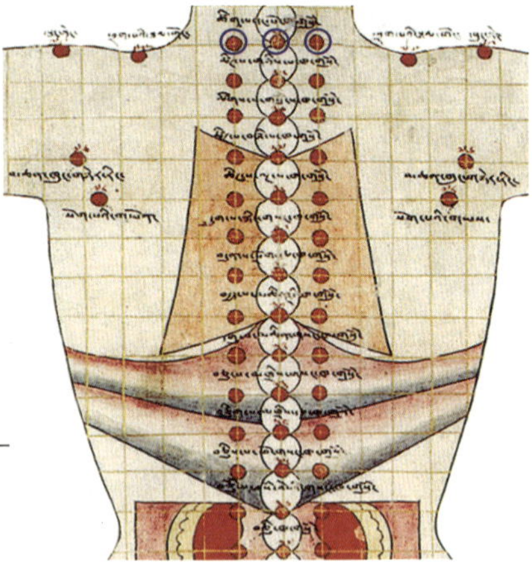

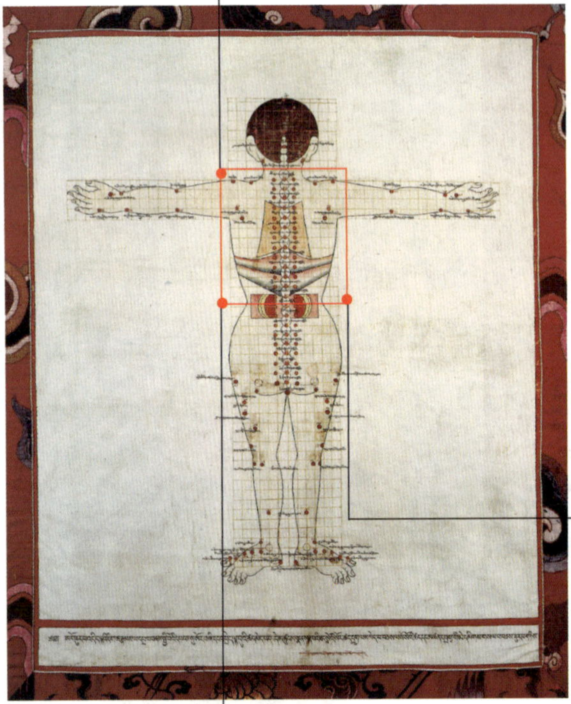

2.2 第二椎穴

第一椎穴下面即为第二椎穴，也称赤巴穴，此穴左右旁开 1 寸处，3 口并灸对热邪侵入腹、瘿瘤（甲状腺肿大）、上体沉重、血热赤巴邪增盛等非常有益。

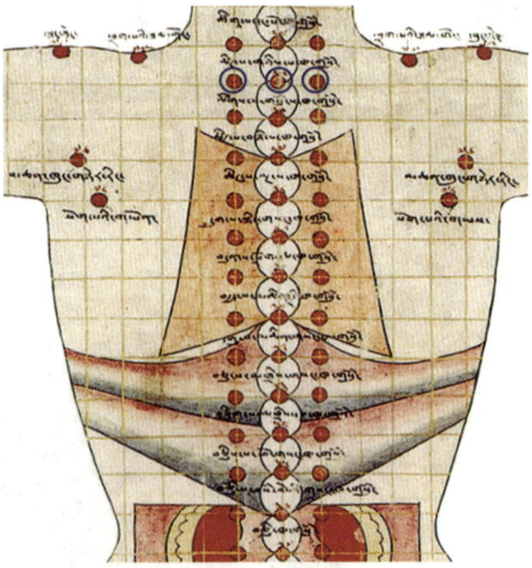

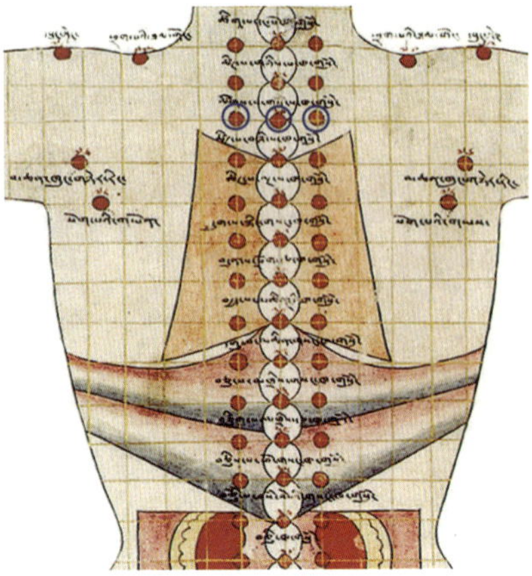

2.3 第三椎穴

从第一椎向下数 2 个椎骨即为第三椎穴，也称培根穴，此穴左右旁开 1 寸处，3 口并灸对鼻塞、舌干等培根增盛等有益。

2.4 第四椎穴

从第一椎向下数 3 个椎骨即为第四椎穴，也称母肺穴，此穴左右旁开 1 寸，3 口并灸可治食不甘味、肺病、上体刺痛、陈热症、间歇性高热等。

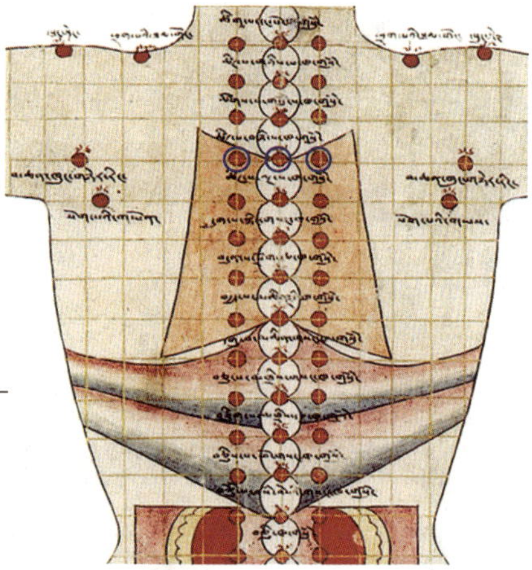

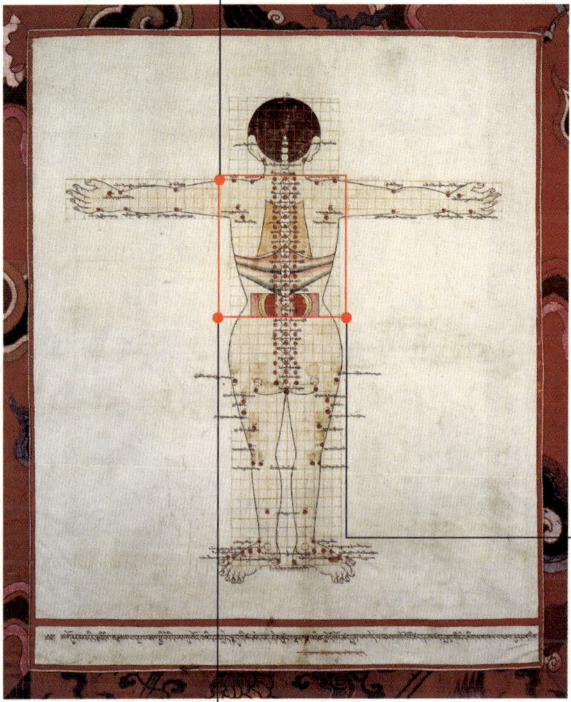

2.5 第五椎穴

从第一椎向下数 4 个椎骨即为第五椎穴，也称子肺穴，此穴左右旁开 1 寸，3 口并灸可治肺病咯血、瘟病所致神志不清、癫狂、后背疼痛、四肢战栗、呕吐、恶心等。

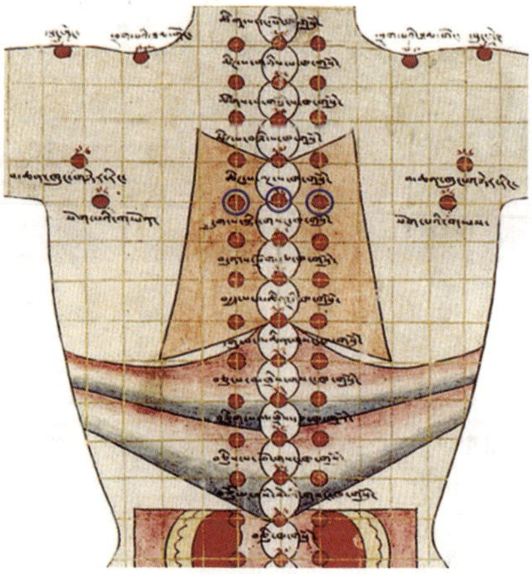

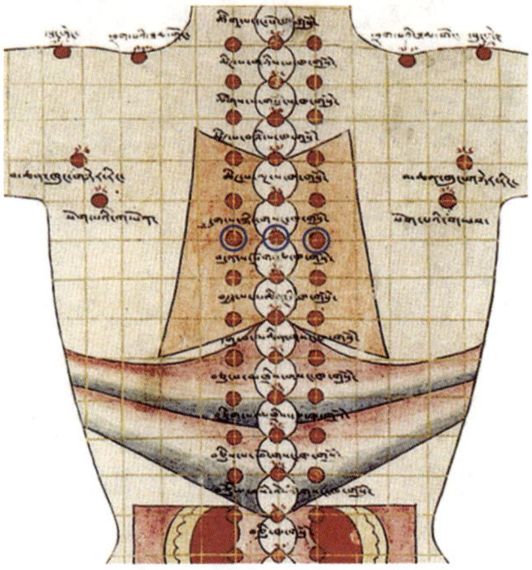

2.6 第六椎穴

从第一椎向下数 5 个椎骨即为第六椎穴，也称心穴，此穴左右旁开 1 寸，3 口并灸可治心颤、神志不清、外伤引起的心包漏液症、上体胀满、食不甘味等。

2.7 第七椎穴

从第一椎向下数 6 个椎骨即为第七椎穴，也称命脉穴，此穴左右旁开 1 寸，3 口并灸对昏厥、胸腹沉重、健忘、痧子、头脑昏沉、黄水侵入心包、隆侵入命脉症等有益。

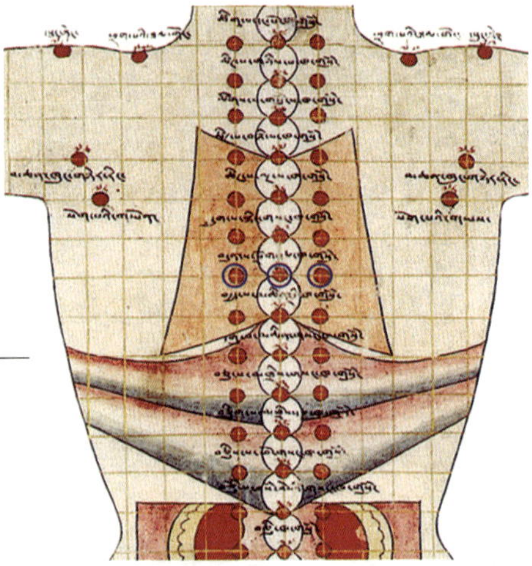

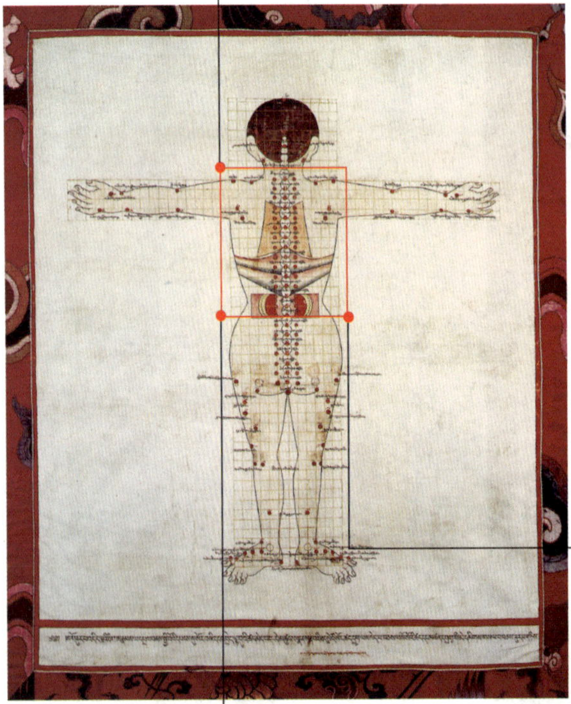

2.8 第八椎穴

从第一椎向下数 7 个椎骨即为第八椎穴，也称膈穴，此穴左右旁开 1 寸，3 口并灸可治短肋刺痛、胸腹缚勒感、培根邪侵入横膈膜、横膈膜扭痛等。

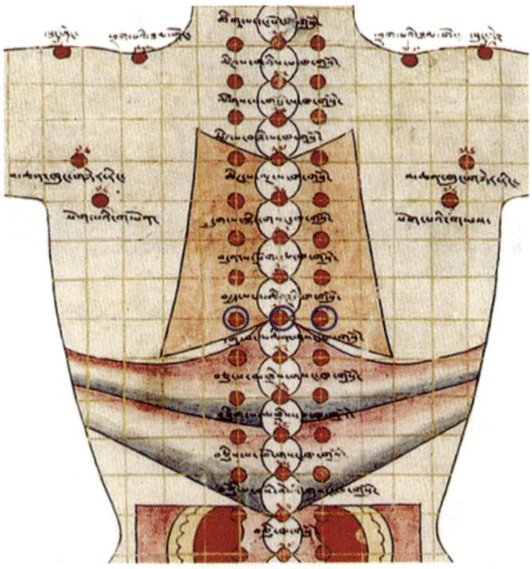

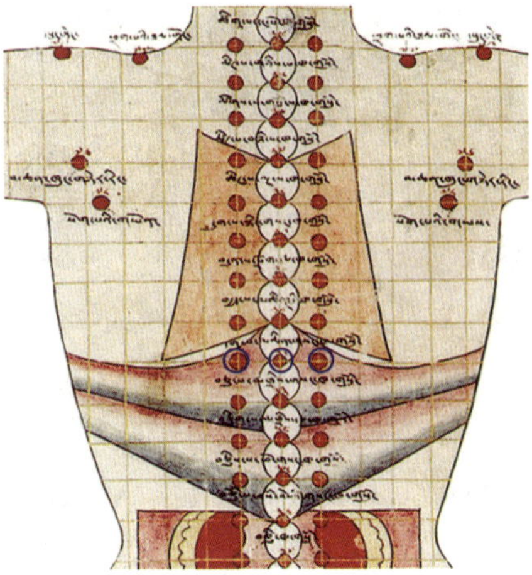

2.9 第九椎穴

从第一椎向下数 8 个椎骨即为第九椎穴，也称肝穴，此穴左右旁开 1 寸，3 口并灸对肝部空感、吐酸水、隆邪引起的刺痛、午后腹胀、胸腹肿大、尿血等有益。

2.10 第十椎穴

从第一椎向下数 9 个椎骨即为第十椎穴，也称胆穴，此穴左右旁开 1 寸，3 口一般不并灸，但赤巴邪增盛则要并灸，灸此穴对身沉、不消化、腹鸣、便秘、肌肉黑斑、肤黄、口鼻流黄水、脑病、视物不清等有益。

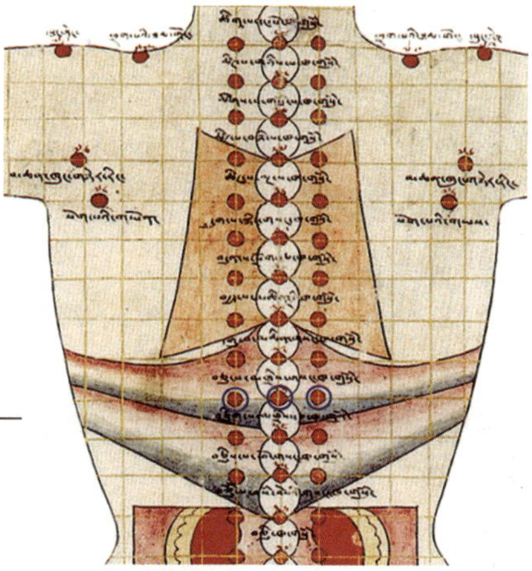

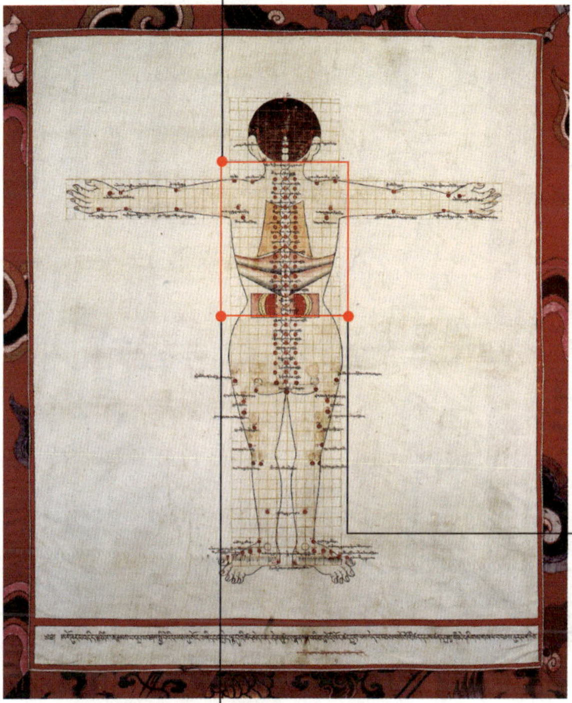

2.11 第十一椎穴

从第一椎向下数 10 个椎骨即为第十一椎穴，也称胆脉穴，此穴左右旁开 1 寸，3 口并灸对腹鸣、唇肿、脸面干燥、食物不化、腹胀有益。

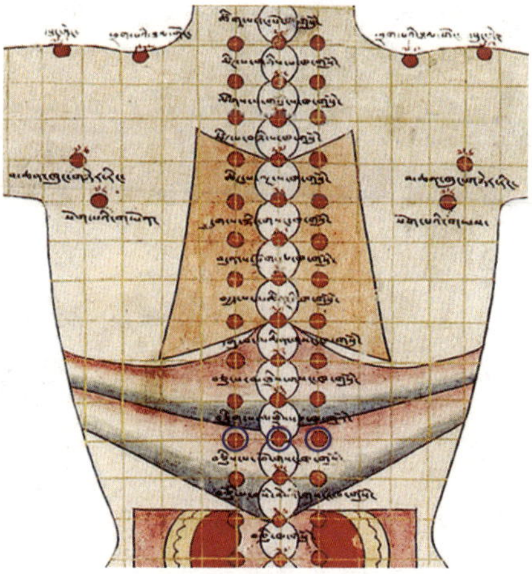

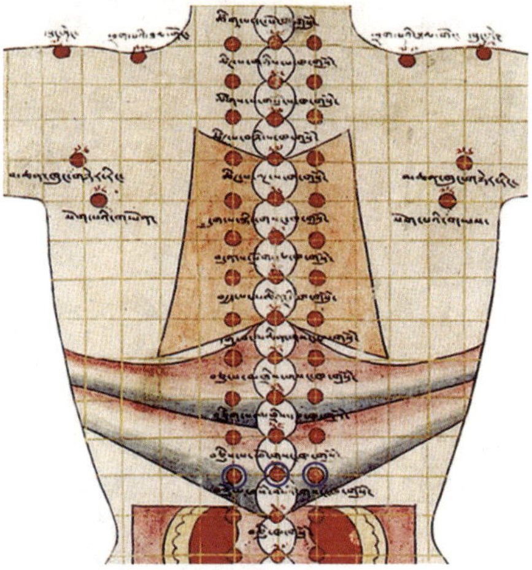

2.12 第十二椎穴

从第一椎向下数 11 个椎骨即为第十二椎穴，也称胃穴，此穴左右旁开 1 寸，3 口并灸可治呕吐、陈旧胃病等。

2.13 第十三椎穴

从第一椎向下数 12 个椎骨即为第十三椎穴，也称“三木塞”穴，此穴左右旁开 1 寸，3 口并灸可治遗精、月经过多等一切子宫和精液病，无病灸之可减肥。

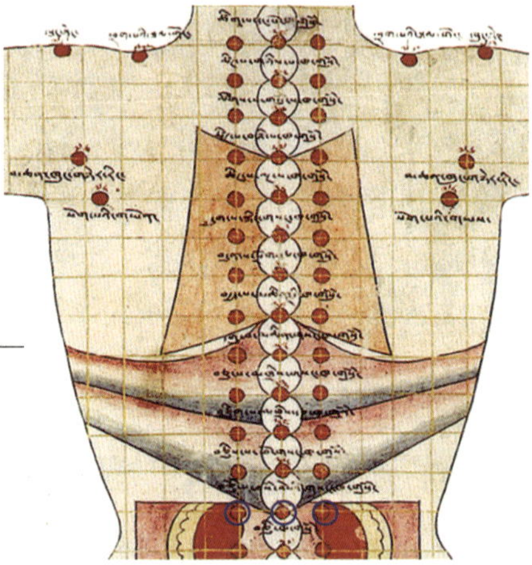

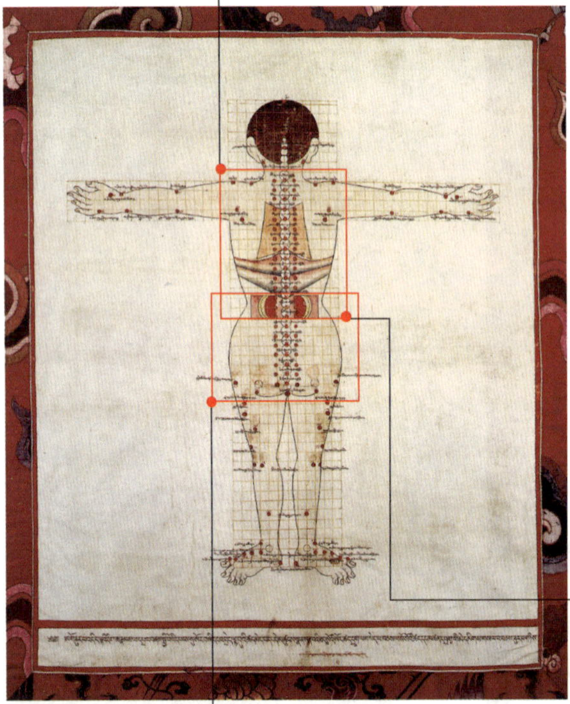

2.14 第十四椎穴

从第一椎向下数 13 个椎骨即为第十四椎穴，也称肾穴，此穴左右旁开 1 寸，3 口并灸对肾冷、腰痛、尿涩、男女阴部肿痛、胸腹沉重、阴茎不举、腹泻等有益。

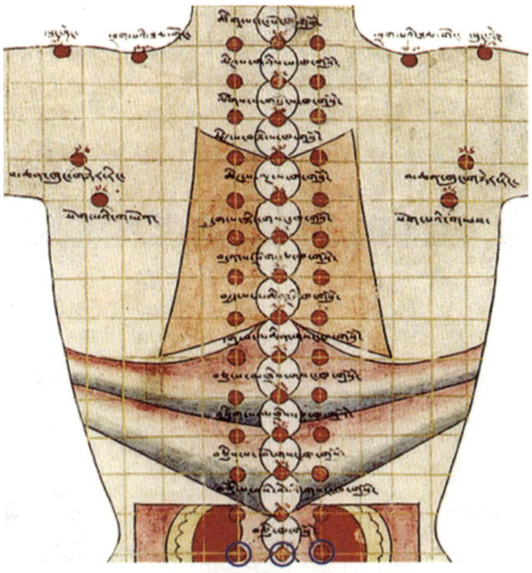

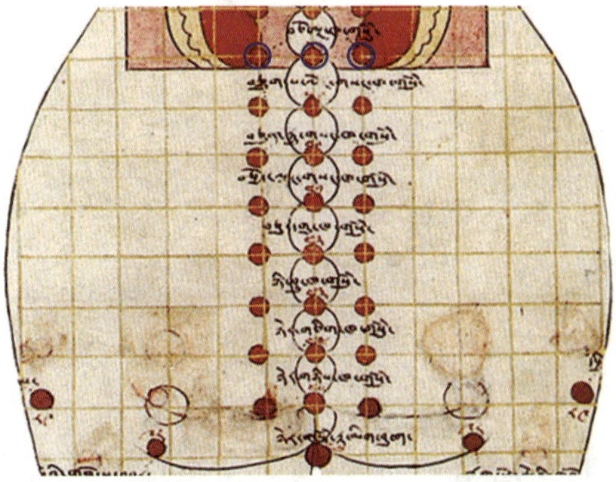

2.15 第十五椎穴

从第一椎向下数 14 个椎骨即为第十五椎穴，也称脏腑总穴，灸之对寒隆病有益，此穴左右旁开 1 寸处有肾体，男子禁灸。

2.16 第十六椎穴

从第一椎向下数15个椎骨即为第十六椎穴，也称大肠穴，此穴左右旁开1寸，3口并灸对尿闭、腹胀痛、肛门松弛、下泻、站立腰痛、食物不化、胃脘胀满、大肠鸣响等有益。

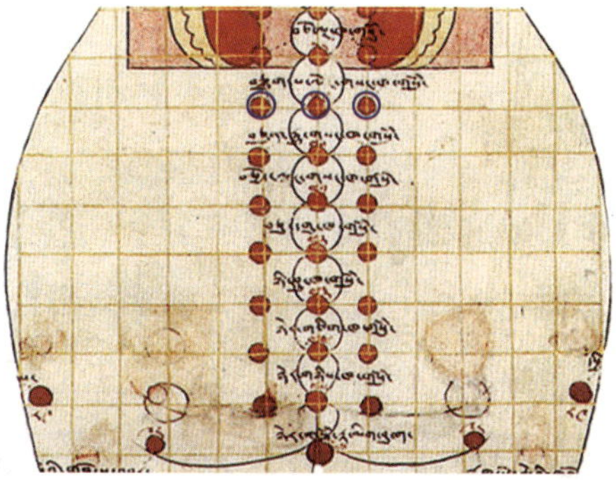

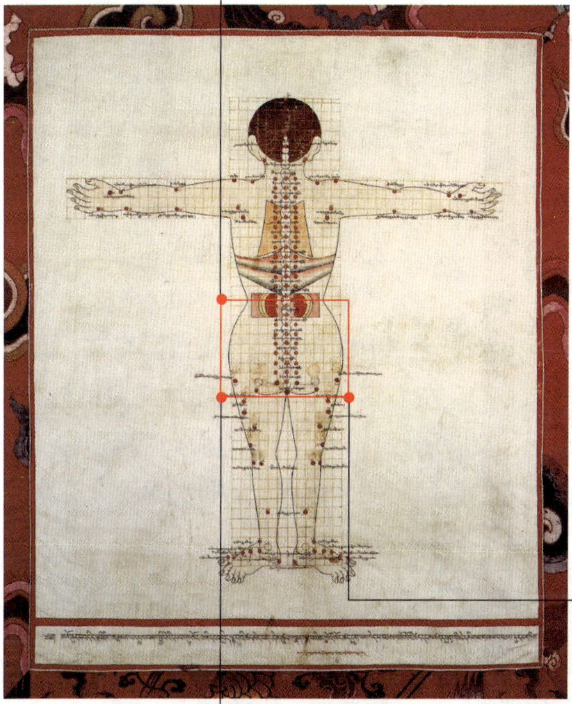

2.17 第十七椎穴

从第一椎向下数16个椎骨即为第十七椎穴，也称小肠穴，此穴左右旁开1寸，3口并灸对陈热病、下泻黏腻物、腹部痞瘤、呼吸急促、尿涩、腹泻等有益。

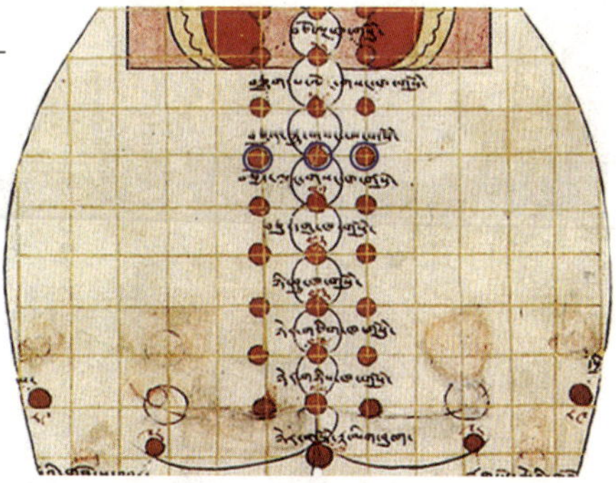

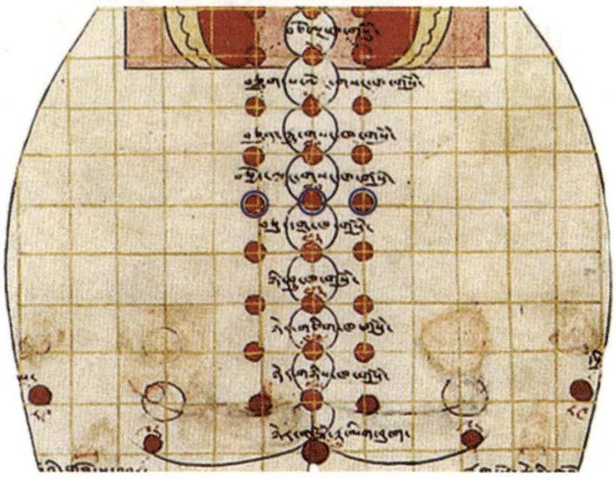

2.18 第十八椎穴

从第一椎向下数17个椎骨即为第十八椎穴，也称膀胱穴，此穴左右旁开1寸，3口并灸对尿频、尿热、强中、阴茎肿大、月经不行聚结于脐部疼痛、产后隆（风）侵入子宫等有益。

2.19 第十九椎穴

从第一椎向下数 18 个椎骨即为第十九椎穴，也称固精穴，此穴左右旁开 1 寸，3 口并灸对尿道和腰部疼痛、便秘、四肢僵直、呼吸急促、口唇下垂、体衰、便血等有益。

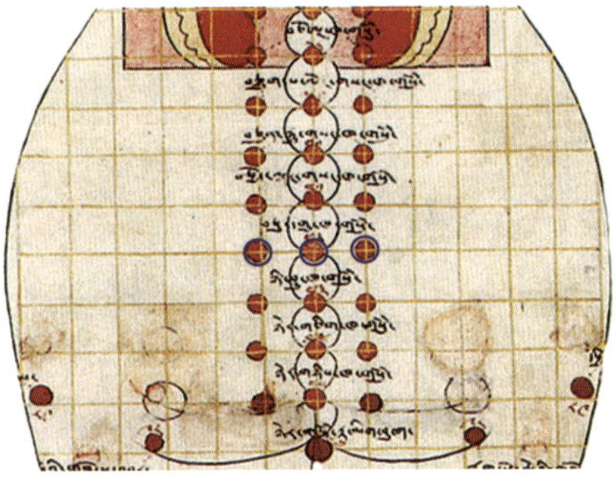

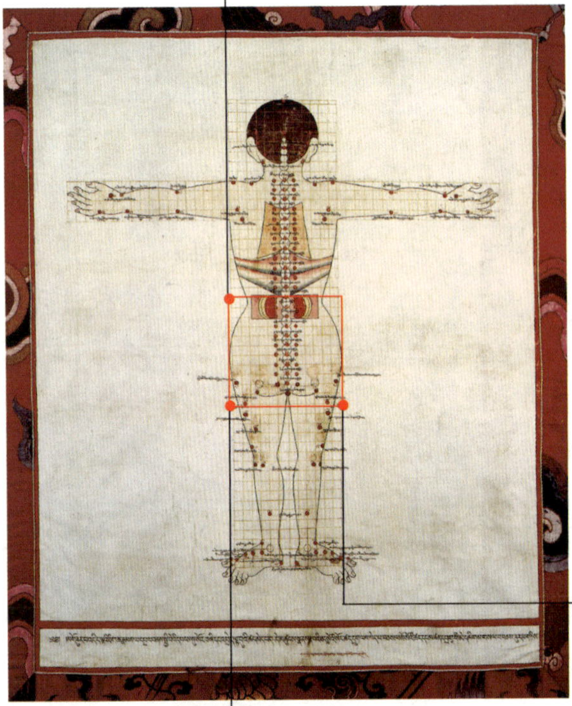

2.20 第二十椎穴

从第一椎向下数 19 个椎骨即为第二十椎穴，也称下泻隆门穴，此穴左右旁开 1 寸，3 口并灸对陈热病、尿频、月经淋漓、服药后不但下泻，反而便出血来、脂肪疾病等有益。

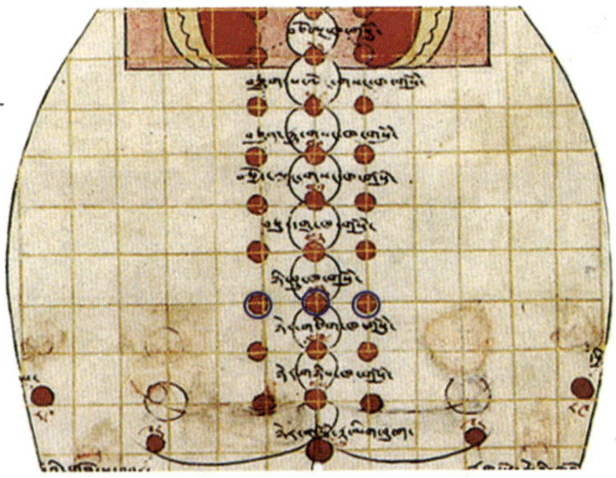

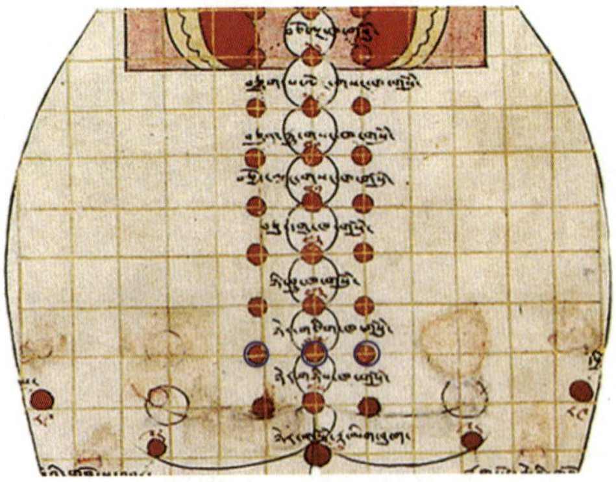

2.21 第二十一椎穴

从第一椎向下数 20 个椎骨即为第二十一椎穴，此穴左右旁开 1 寸，3 口并灸对腰痛、髋眼刺痛、下泻、呼吸急促、隆病引起的喑哑等有益。

2.22 第二十二椎穴

从第一椎向下数 21 个椎骨即为第二十二椎穴，此穴左右旁开 1 寸，3 口并灸对陈热病、尿频、月经淋漓、严重隆病等有益。

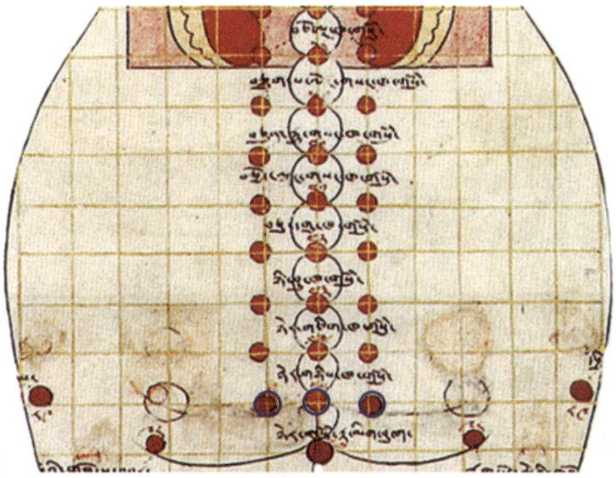

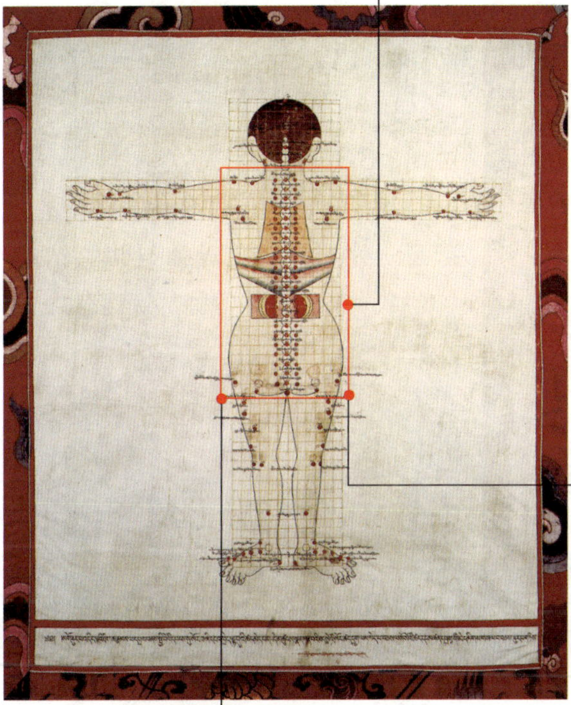

2.23 第二十三椎穴

从第一椎向下数 22 个椎骨即为第二十三椎穴，又称马眼孔，灸之对下肢瘫痪、下泻、妄言乱语等有益。

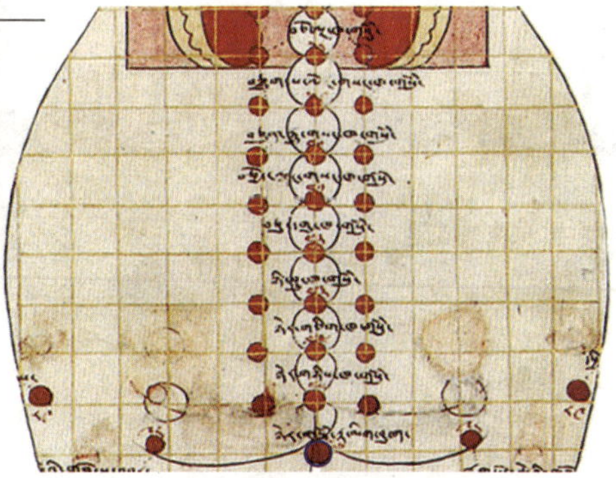

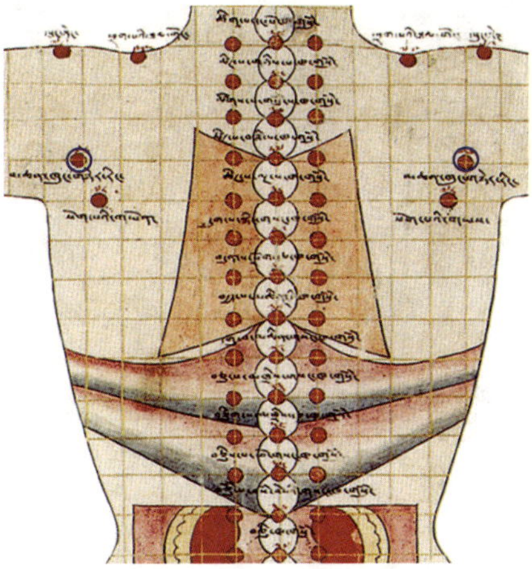

3 四肢背面火灸穴位

3.1 腋窝长纹穴

本穴在腋窝背面的一条长皱纹上，灸之对上体沉重、上肢瘫痪有益。

3.2 肩“塔光”穴

本穴位于颈与肩相接处，灸之对白喉、咽喉肿大、咳嗽、手臂不举、上体刺痛等有益。

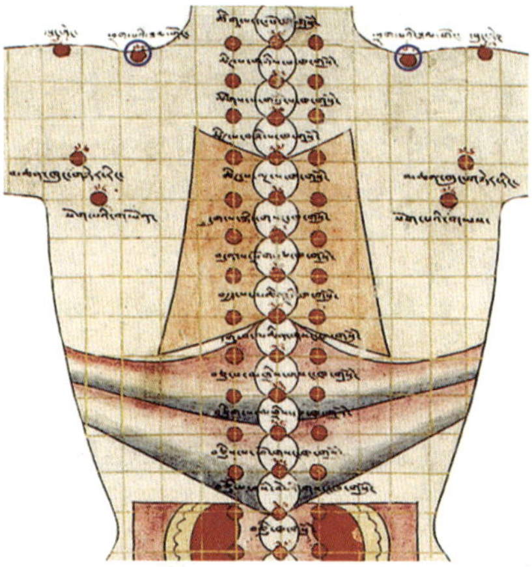

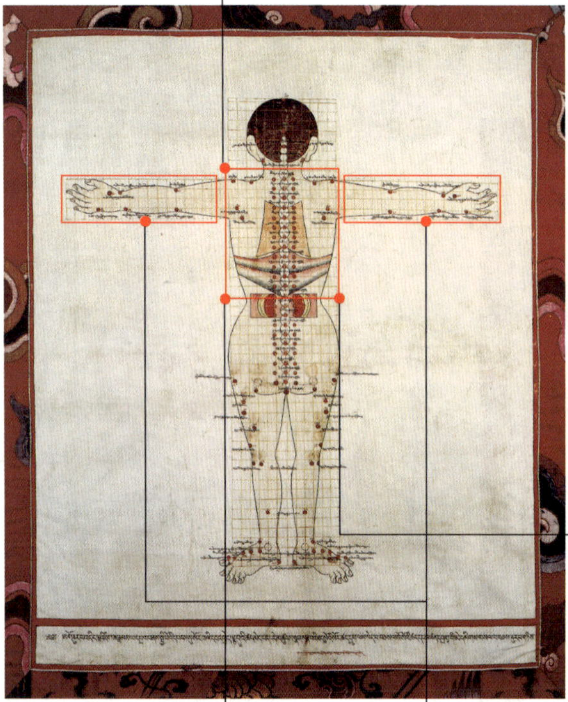

3.3 胛骨中央穴

本穴从两肩胛骨中央各向左右量 1 寸处，灸之对肺与肋骨粘连、肌肤发青、胸痛等肺部疾病有益。

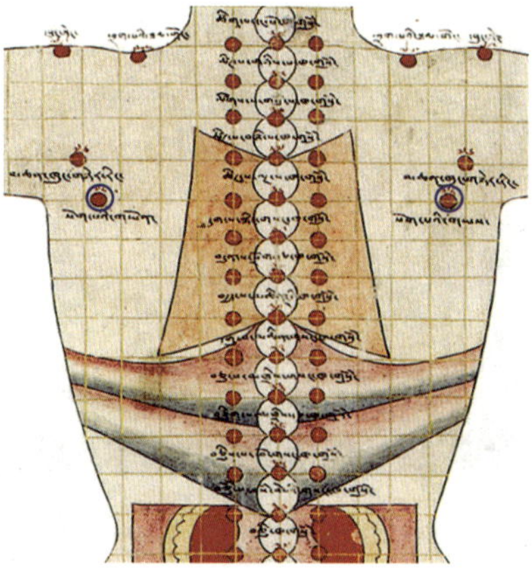

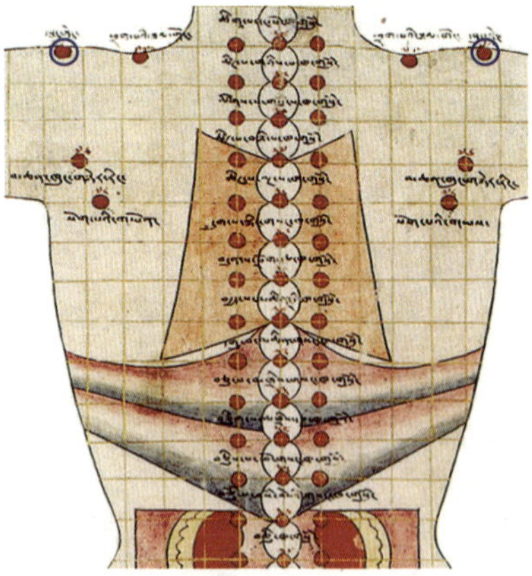

3.4 肩峰穴

颈尽量向左右肩扭动，用鼻呼气，气所达处即为肩峰穴，灸之对该侧鼻孔流血不止有益。

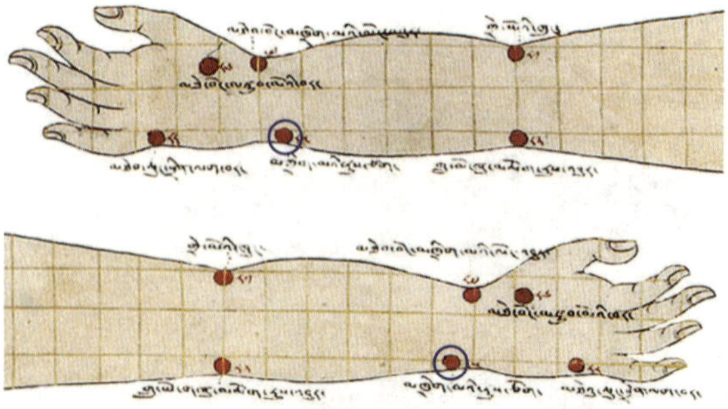

3.5 腕尺骨茎突穴

本穴位于手腕背面尺骨茎突处，灸之治赘疣等。

3.6 虎口上穴

两手虎口窝即拇食指根骨之间陷中向上量 1 寸处，灸之对瘟病深侵、热性眼病有益。

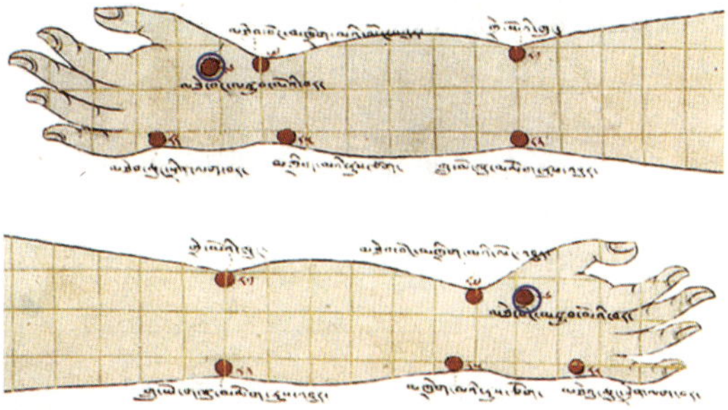

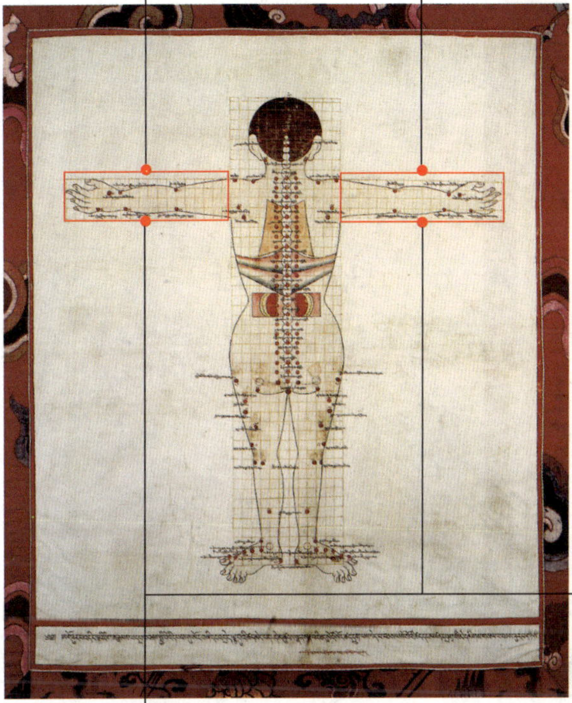

3.7 拇指腕桡骨茎突穴

本穴位于拇指根与腕关节相接的桡骨处，灸之对头痛、眼病有益。

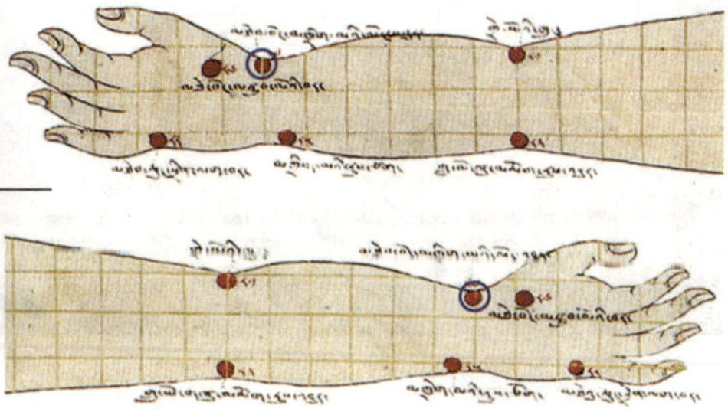

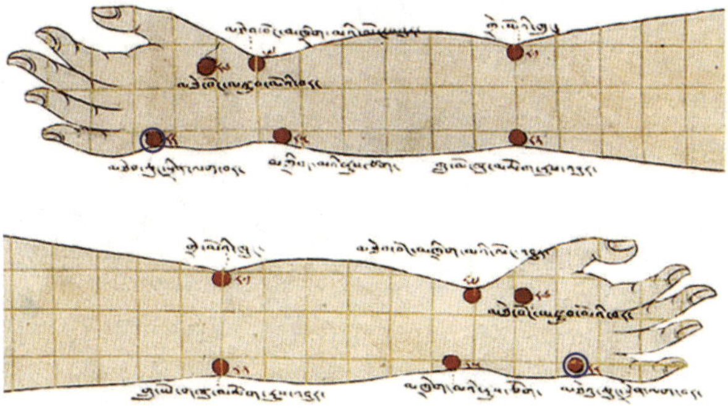

3.8 小指与无名指缝穴

本穴位于小指与无名指缝向上量 1 寸半处，灸之对眼球痛、沙眼等眼病有益。

3.9 臀大肌凹凸穴

本穴位于臀大肌下方长纹的外端凹陷处，灸之对下肢痛、下肢骨困麻、下肢不支等疾病有益。

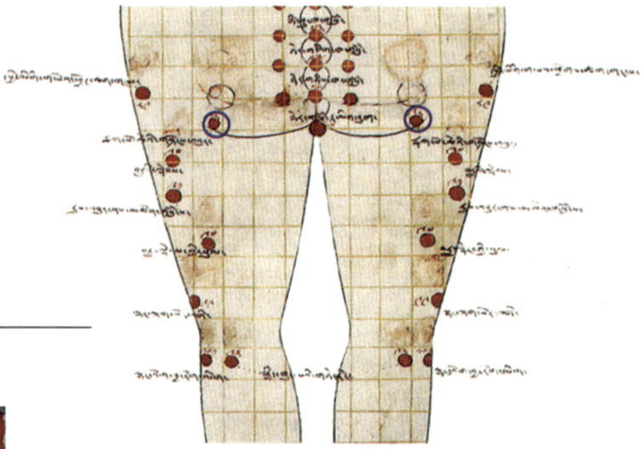

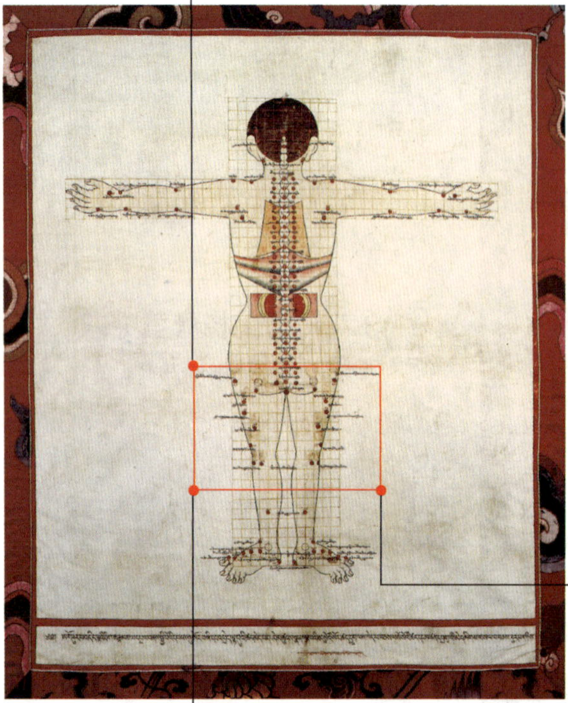

3.10 髋臼上

从髋臼纹向外侧量 1 “恰”（4 横指）处，灸之对下肢困痛、腰髂疼痛有益。

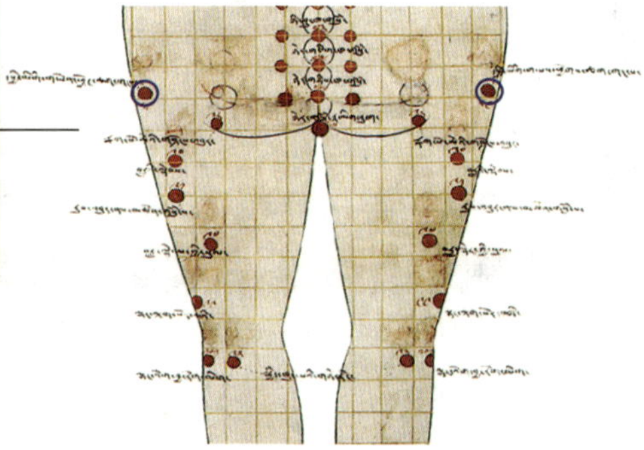

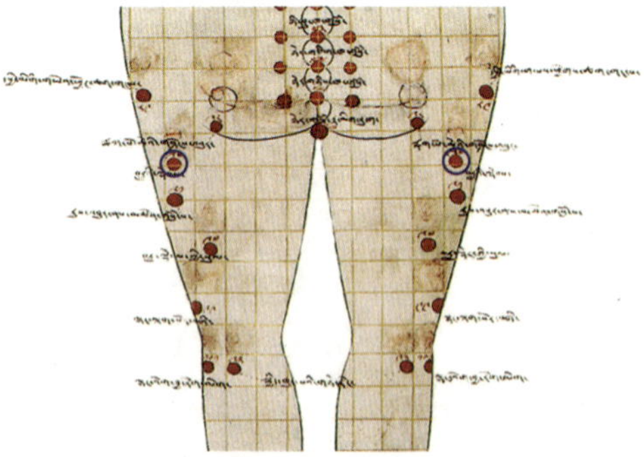

3.11 大腿外侧穴

本穴位于大腿外侧肌肉凹陷处，灸之对黄水侵入腹、寒性痞瘤、水肿沉降、便秘等有益。

3.12 股骨鸡突下3寸穴

从髋眼突出的股骨头向下量3寸处，灸之对小腿鱼肌肿瘤、下肢麻木等有益。

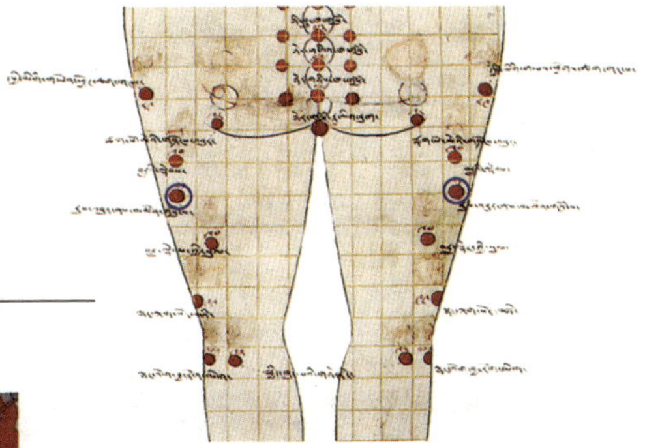

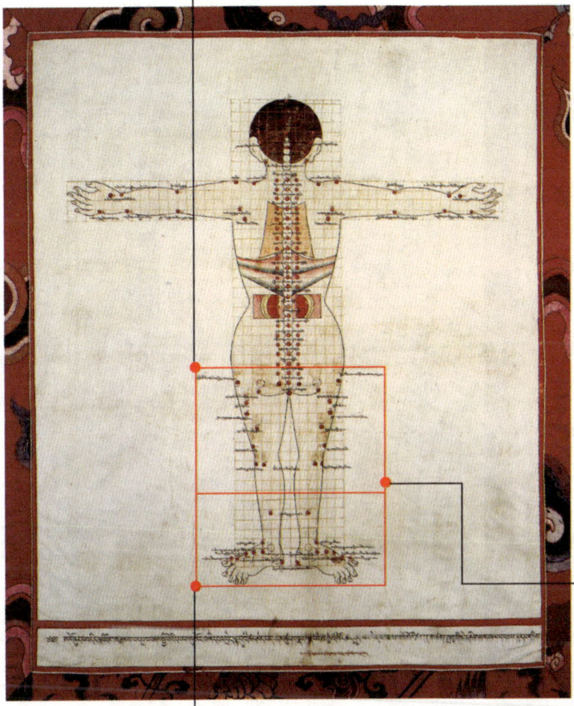

3.13 腘横纹下穴

本穴位于腘窝长横纹正中向下量1寸处，灸之对下肢筋腱不能屈伸、痔疮、丘疹、肛门出疮等有益。

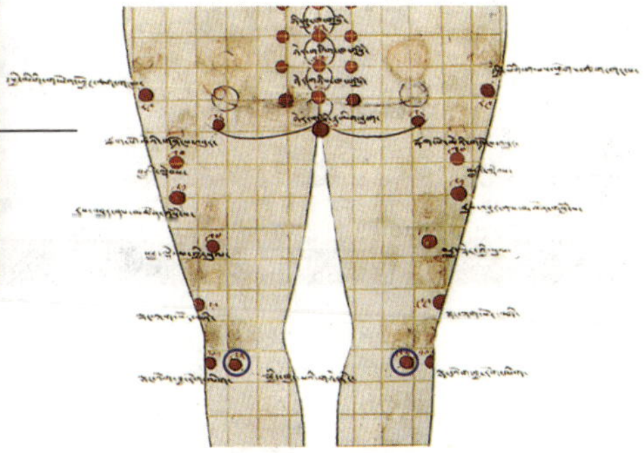

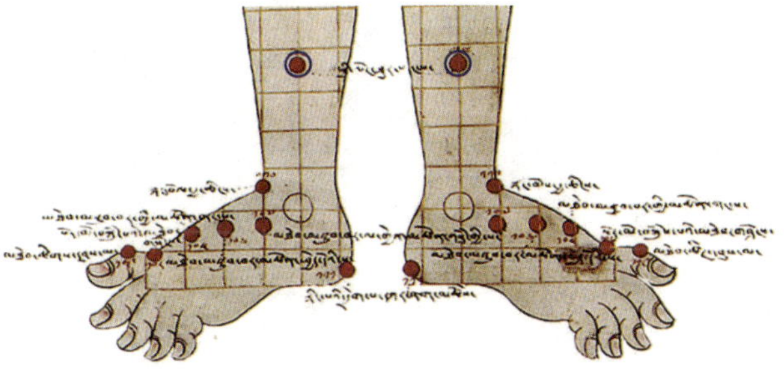

3.14 外踝上穴

本穴位于外踝骨突向上量4寸处，灸之对膝关节以下麻木、肿胀、困痛、黄水侵入下体、下肢沉重、喉结肿大等有益。

3.15 大腿侧缝穴（风市）

身体立正，两手自然下垂贴于大腿外侧，中指尖所达的肌肉缝中，避开肉核（淋巴结），灸之对腰痛、下肢疼痛有益。

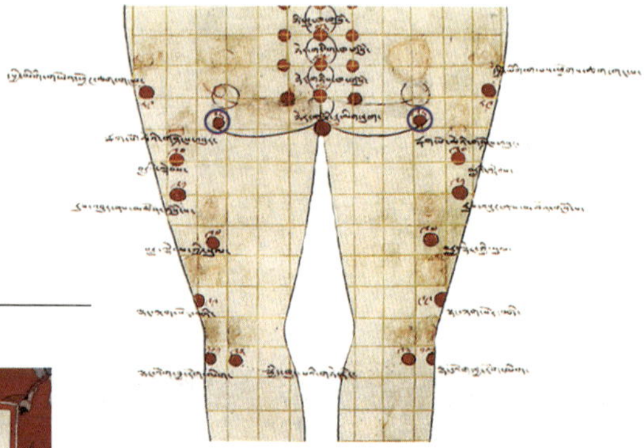

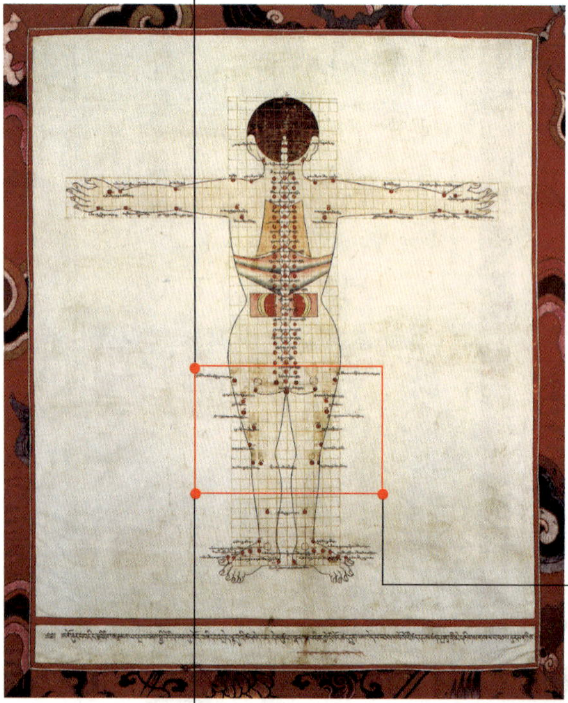

3.16 髌骨背 4 横指穴

本穴位于髌骨背缘向上量 4 横指处，灸之对下肢肌肉萎缩、腰髂疼痛、妇女下身疼痛、不育等有益。

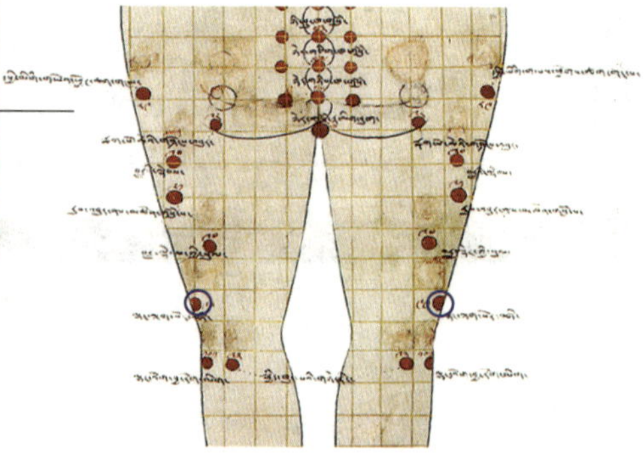

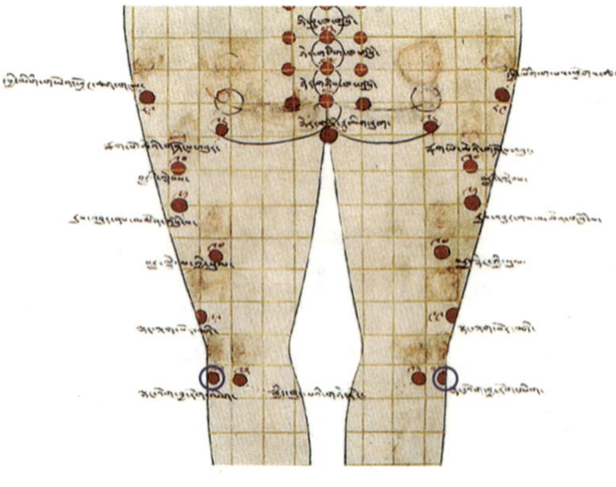

3.17 渡鸦眼穴

本穴位于髂骨下方外侧凹陷中，灸之对胃不消食、小腿鱼肌疼痛等有益。

3.18 拇趾与次趾缝下穴

本穴位于两足拇趾与次趾缝口向足背量1寸处，灸之对足部黄水充斥、足麻、将军肚、尿涩不利等有益。

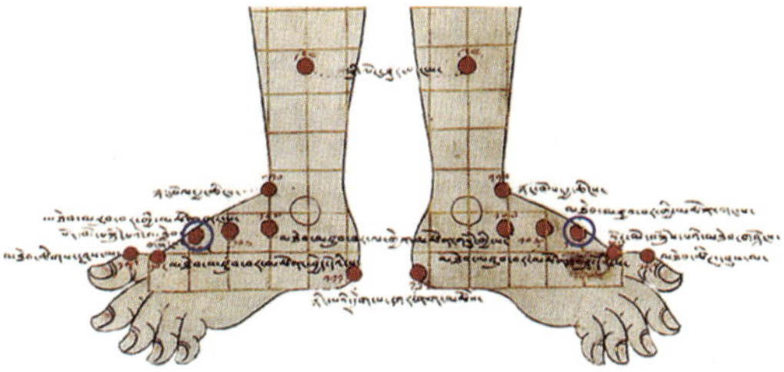

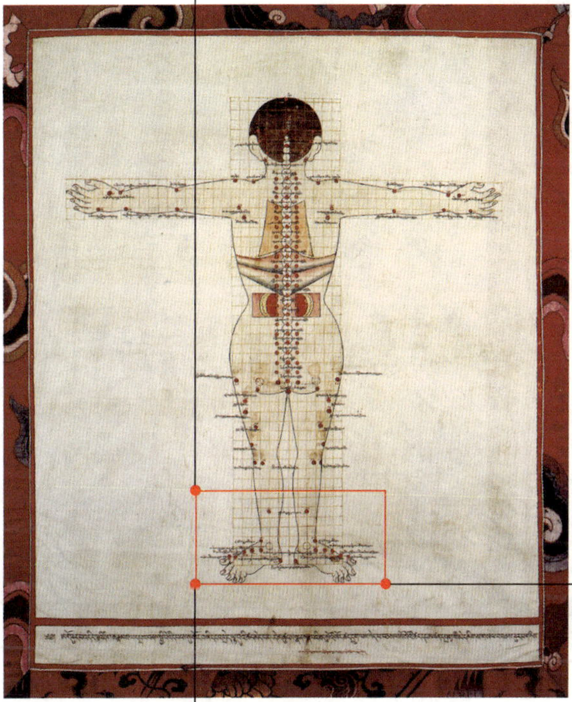

3.19 拇趾与次趾缝中穴

本穴位于两足拇趾与次趾缝口向足背量1寸半处，灸之对足趾痹症、睾丸肿大有益。

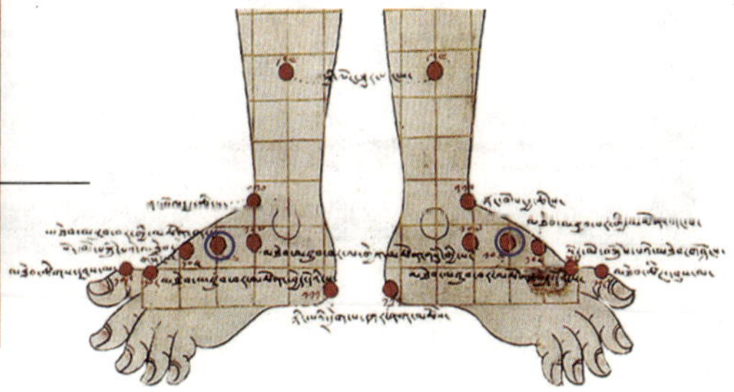

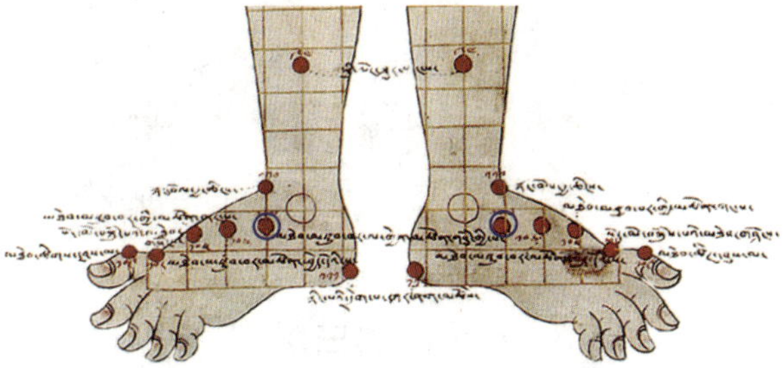

3.20 拇趾与次趾缝上穴

本穴位于两足拇趾与次趾缝口向上朝足背量3寸处，灸之对胸腹沉重、睾丸肿大有益。

3.21 拇趾根关节窝穴

足拇趾上翘时拇趾根关节处出现凹陷处，灸之对头痛、尿涩不利有益。

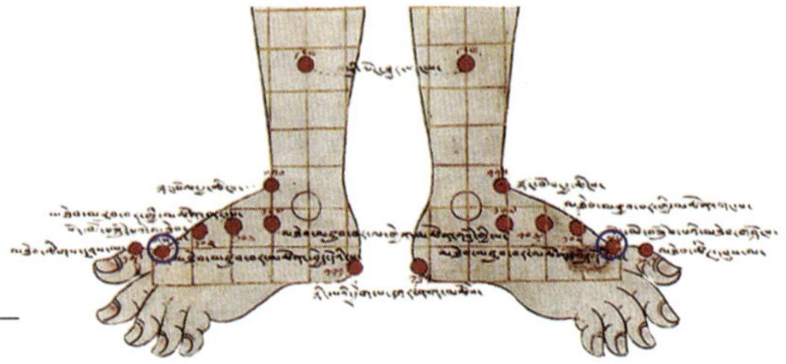

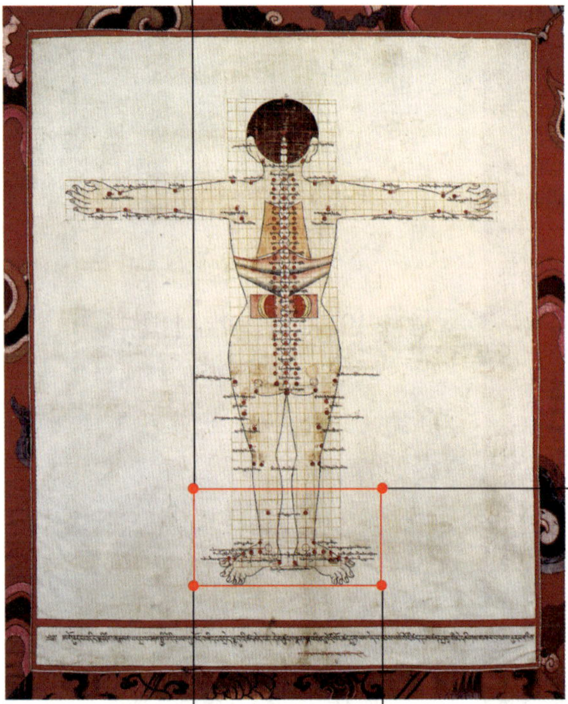

3.22 拇趾中关节穴

本穴位于两足拇趾中关节高突处，灸之对痛风（“直后乃”）有益。

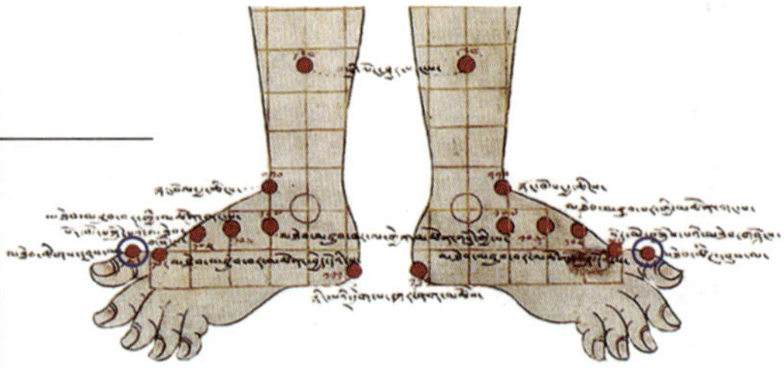

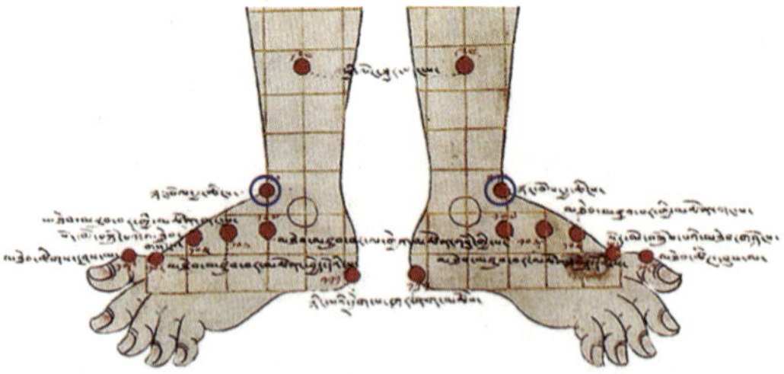

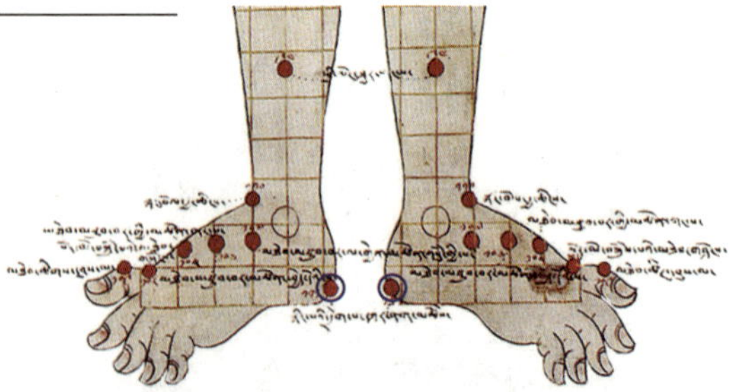

3.23 足背跗胫间关节穴

本穴位于两足足背跗骨与胫骨相接的关节上，灸之对不能站立、足肿有益。

3.24 足跟黑白际穴

本穴位于脚跟结垢（黑白肉际）中央，灸之对口噤、沙眼、瘿瘤、舌倾一边、癫狂、神志不清、中邪、鬼祟病等有益。

图七十六 罨敷、药浴、涂擦和穿刺疗法

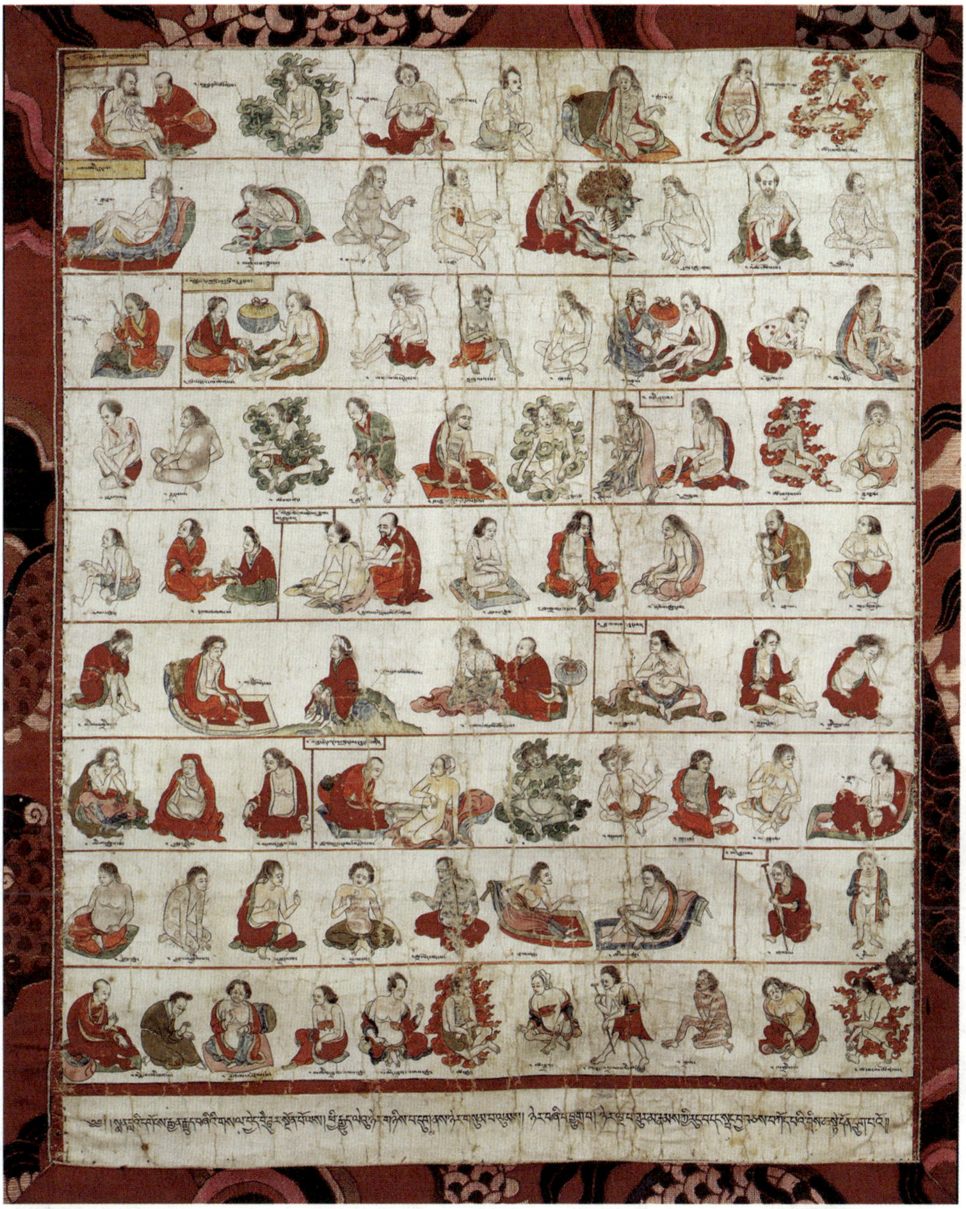

本图示消除体内疼痛的外治法中的药物罨敷疗法、浸入药汁中柔软筋腱的药浴疗法、体表涂抹药物按摩的涂擦疗法、体外适当穴位用金针穿刺排出病邪的穿刺疗法等的操作方法及其适应证、禁忌证等。

第二十二章 罨敷疗法

一、罨敷方法

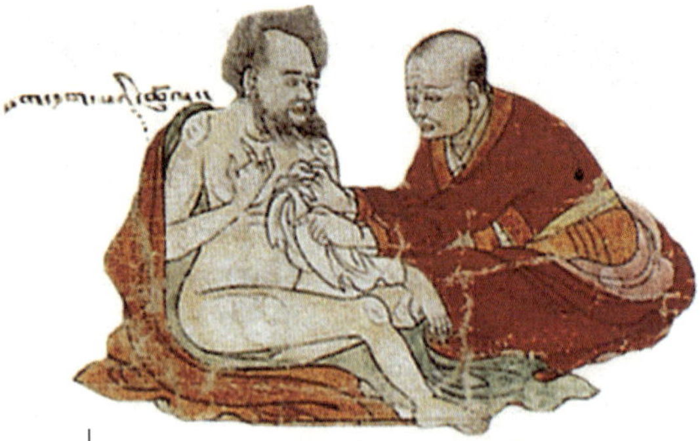

罨敷疗法是一种将有效的药物罨敷在患病穴位以迅速消除疼痛的治疗方法，分为冷罨和热熨2种。其中冷罨是将冷水等冷凉的东西罨敷在患处，热熨是将药物等烘热后熨敷在患处。

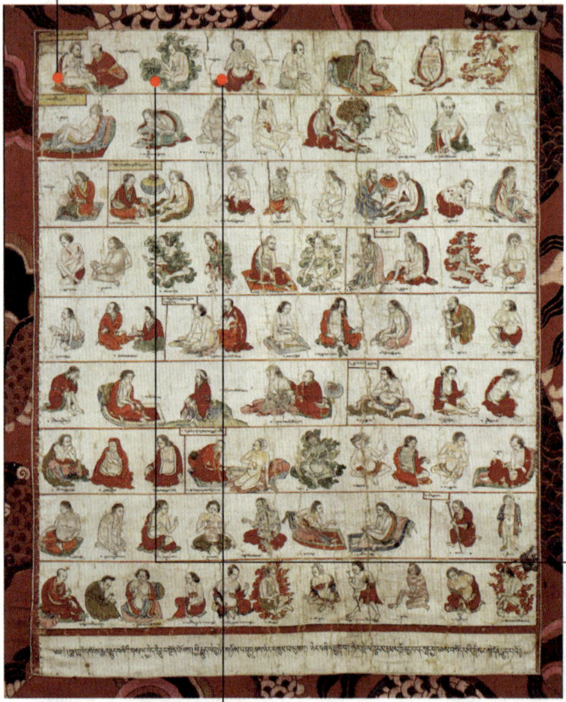

二、罨敷疗法适应证

1 培隆病

胃火式微引起培根黏液偏盛性的培根病，将盐粒放入锅中炒热，用布包裹，熨敷；隆邪引起刺痛性的隆病，将毡片放入油中煎热熨敷；或将河中卵石烘热，或将有虫孔的白石英、陈旧骨头喷酒后烘热，熨敷。这样可以增强三胃火，促进消化，利用物理热压制隆的寒势，达到消除疼痛的目的。

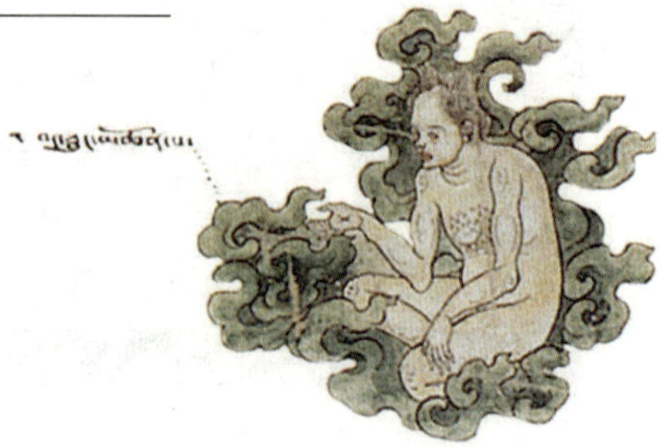

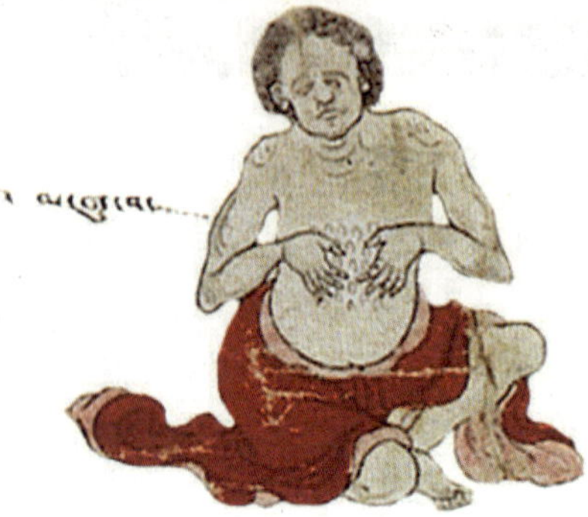

2 食物不化

对三胃火衰败引起培根黏液偏盛，食物不能及时消化者，可将盐巴放入锅中炒热，布包热熨；食物不化造成的寒性痞瘤，可将鸽粪烘热，热熨。这样可以增强三胃火，促进消化和破瘤化瘀。

3 腹绞痛

若不消化引起的腹绞痛，可将盐巴炒热，布包热熨；若虫引起的腹绞痛，可将羌活根和叶煮热，热熨；若“木布”病引起的腹绞痛，可将卷丝苣苔和亚大黄叶子、山矾叶水泡软后煮热，热熨。这样可以增强胃火，促进消化，还能杀虫，镇痛。

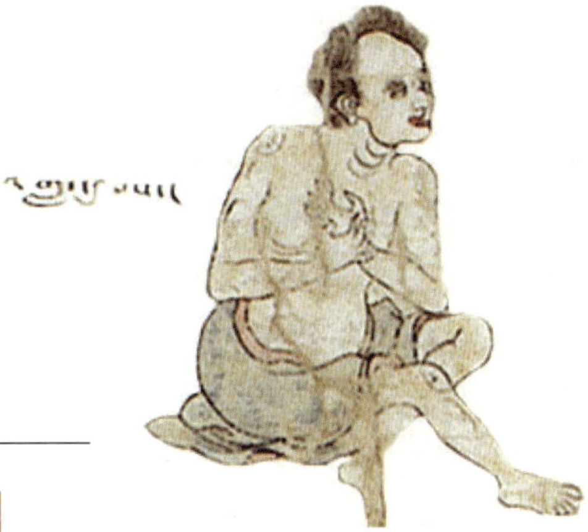

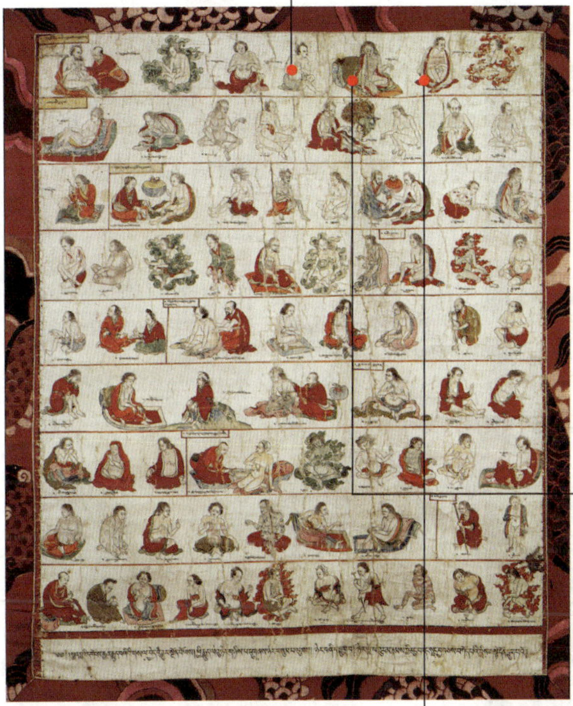

4 黄水病

黄水侵入关节缝者，可将青稞粒大小石子喷酒后烘热，热熨；四肢关节有黄水者，可将羊粪粒喷酒后烘热，热熨。这样可将黄水吸干，迅速消除疼痛。

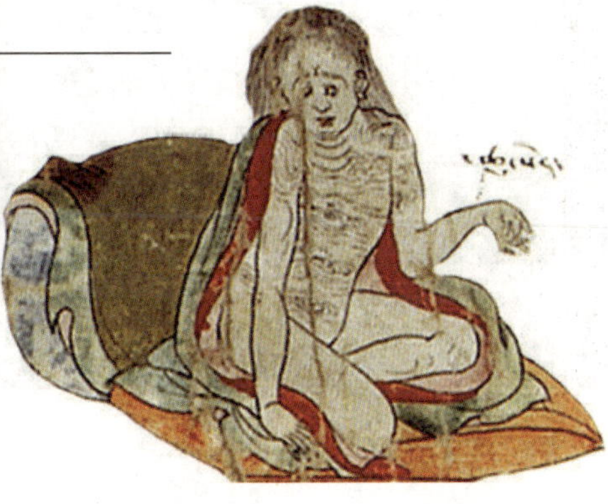

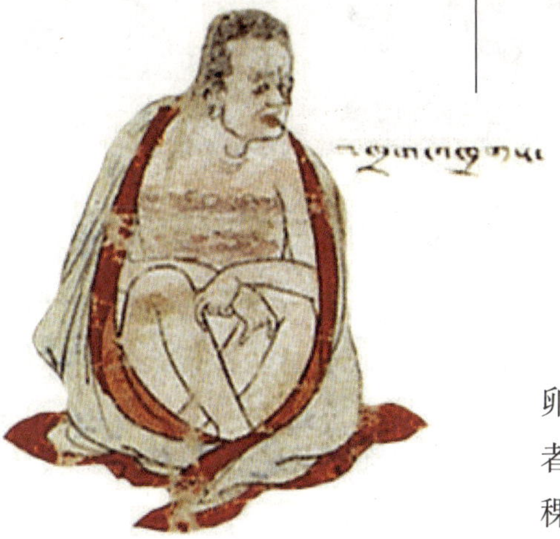

5 血瘀

被利器创伤后，血凝结于体内者，可将河中卵石烘热，热熨；肝血凝结于体腔内引起腹绞痛者，可将不带土苔藓锅中烘热，热熨，或用炒青稞热熨，有益。

6 热病刺痛

扩散伤热、紊乱热和热刺痛等，可用晨星未消失之前取的冷水喷激，或将冷水灌入羊肚子，冷罨；热刺痛，可用河中冷石、旧犁铧片等冷罨，或用高山砾石带生长的高山辣根菜与乳酪拌合冷罨；痢疾，可用白乌头、山矾叶与星水拌合冷罨。这样可以压制热势，平息热刺痛。

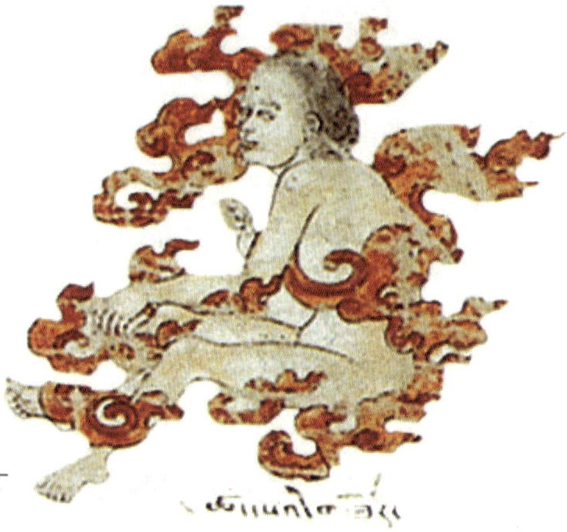

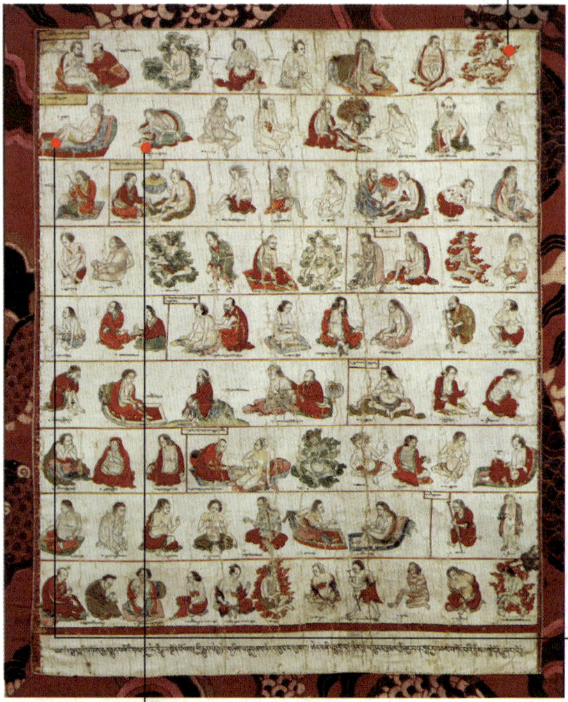

三、罨敷疗法禁忌证

1 灰色浮肿

饮食起居失当引起胃火衰弱，造成食物糟粕侵入精华运行通道，侵入肝脏，未能生成正血而变为坏血和黄水，被隆（风）带往全身而发灰色浮肿病者，禁止罨敷，因为它是一种散布全身的疾病，罨敷无作用。

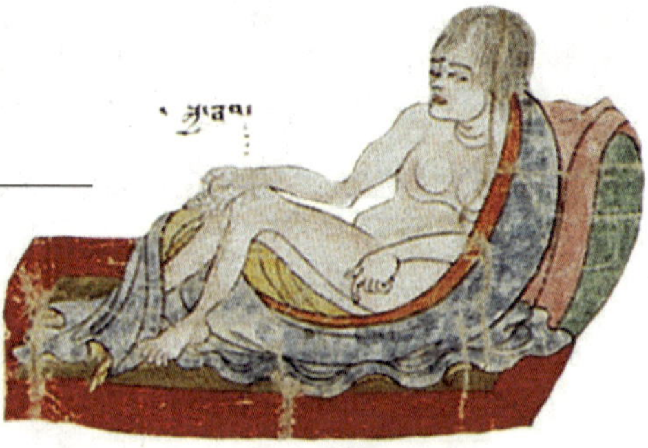

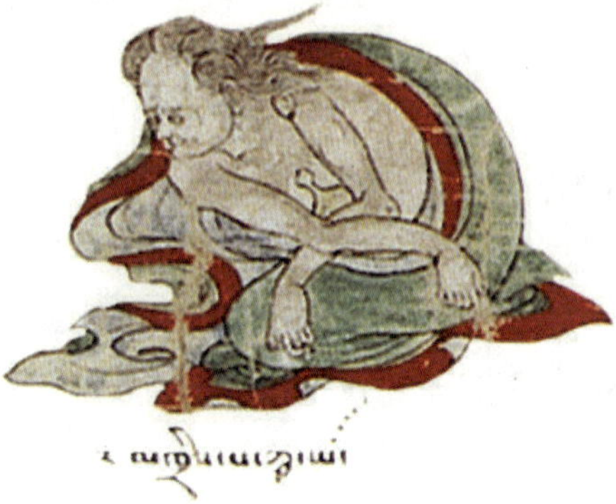

2 “恰亚”消耗黑疸病

所有胆病迁延时久变为“黑恰亚”病即消耗黑疸病，症见全身瘙痒、肤色青黑、发眉脱落、乏力干瘦、指甲出黑斑等。此病禁止罨敷，因为胆汁遍布肌肉、骨骼各处，不适宜热熨，冷罨也不起作用。

3　天母瘟

扰怒驾驭生死的女鬼和空行神鬼，它们口喷黄、红、黑病气，聚成云雾，一旦被福分浅的众生吸入，其中黄气生发天母瘟病，不宜罨敷，由鬼祟引起的疾病病情变化多端，罨敷不起作用。

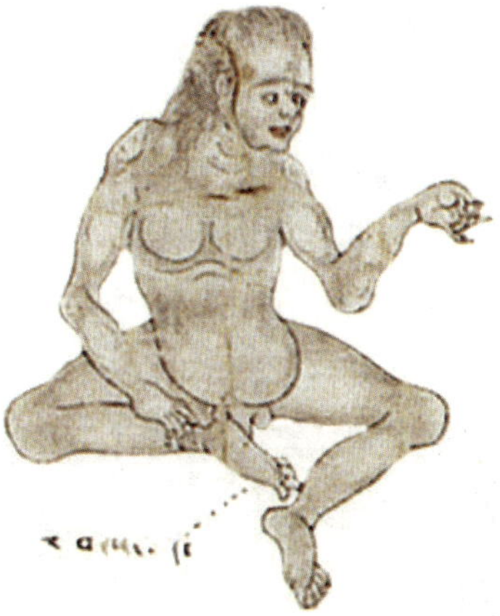

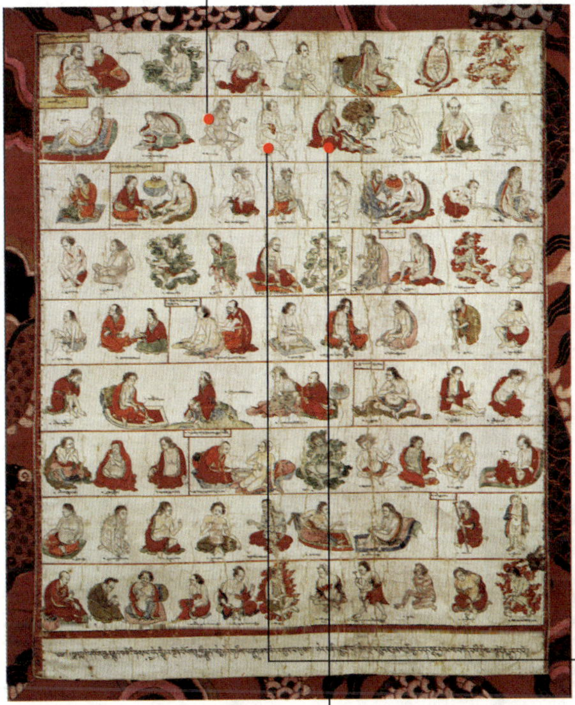

4　麻风病

因饮食起居不当，扰乱体内黄水平衡，黄水与血热、赤巴邪为伴，发生症见肤色发黑、瘙痒，身体受到日晒或火烤，或在热季容易发病，这是发眉脱落的黑黄水病，不宜罨敷。因为此病是由血热、赤巴邪、黄水等相混而发病，热熨、冷罨均成其帮凶，与病无益。

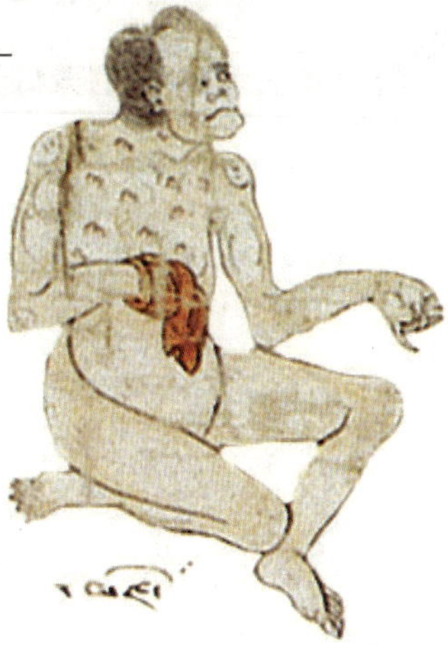

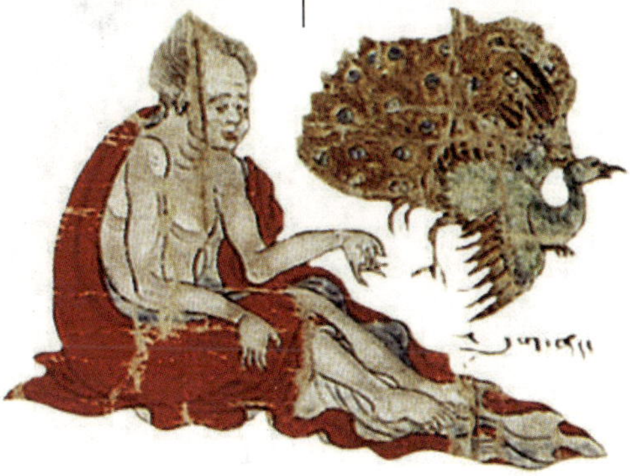

5　中毒症

乌头毒、漆树毒等自然毒，用矿物、珍宝、草药等配制的毒等中毒症不宜罨敷，因为毒凭借体内精华（血液）散布于七精华物质之中，扰乱身体和合平衡，热熨、冷罨不但无效，而且会使毒气迅速扩散，造成排毒困难。

6 腹水

不消化、发烧放血、用凉性药剂治疗过度，或劳累后饮水过多等性寒病因引发的腹水病，不宜罨敷。因为此病是一种肌肤充斥水液，身体八水城肿胀的疾病，罨敷不但无益，而且因此病性质偏寒，冷罨会使病情加重。

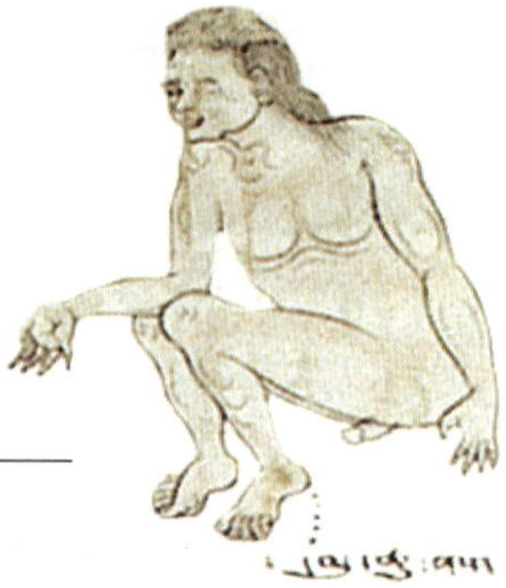

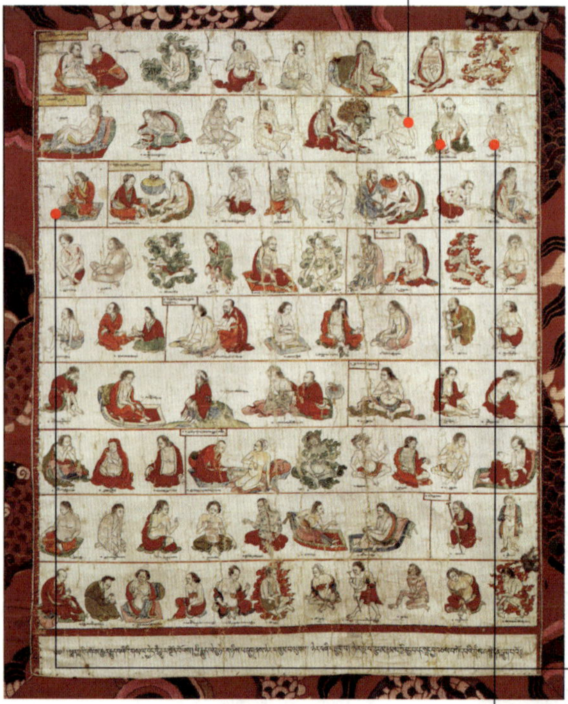

7 肥胖者

肥胖是由培根的腻、重、凉、钝性偏盛及体内油脂增盛所致，不宜罨敷。因为这是统体的疾病，其性质寒偏盛，冷罨更会使培根邪增盛。

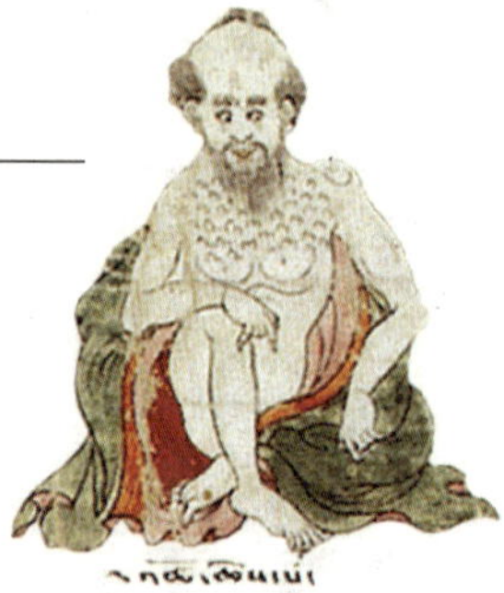

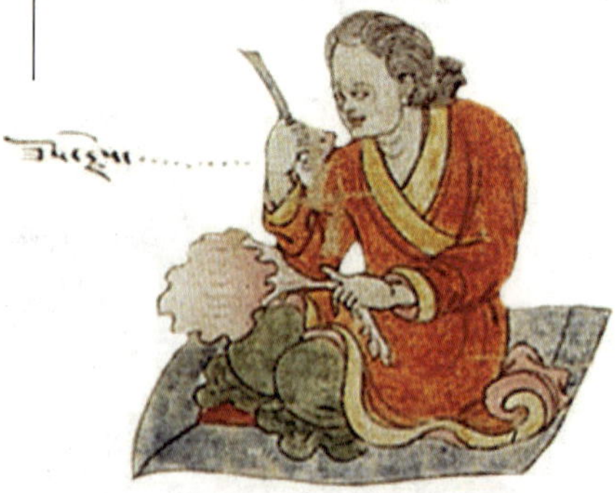

8 丘疹

因饮食起居不当，扰乱体内和合，引起皮肤肌肉上长出丘疹，不宜罨敷，因为热敷会使身体发热，扰乱血液、赤巴的平衡，会使丘疹扩散加快，引起发烧，疼痛加重。

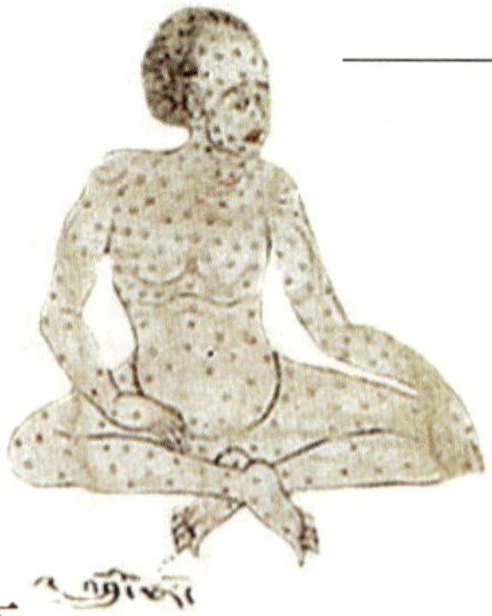

9 饭后

胃等腑器有疾病或饭后不宜立即罨敷，因为饭后食物充满胃肠，罨敷功效不能到达病灶，反而起副作用，故禁止。

第二十三章 药浴疗法

一、药浴方法

有用刺柏、黄花杜鹃、冷蒿、麻黄、水柏枝五味药熬汁的五味甘露浴，也有天然温泉浴、煮陈旧发霉人骨的蒸汽浴等。将病人全身或四肢浸入药水或用药物蒸汽熏蒸，或将药物煮热后绑敷患处，用以湿润、软化僵直的脉管和筋腱，排除体内热邪的一种疗法。

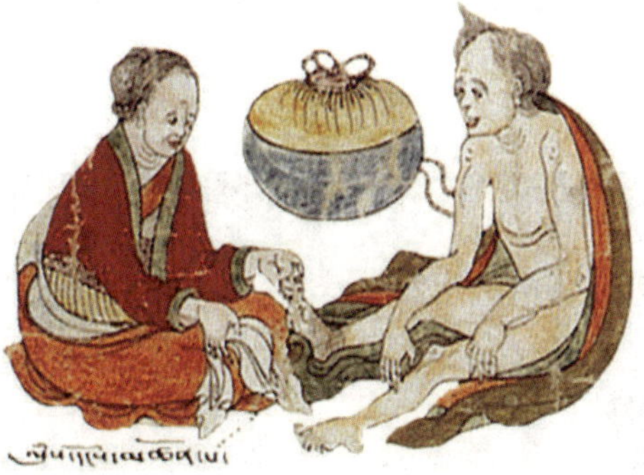

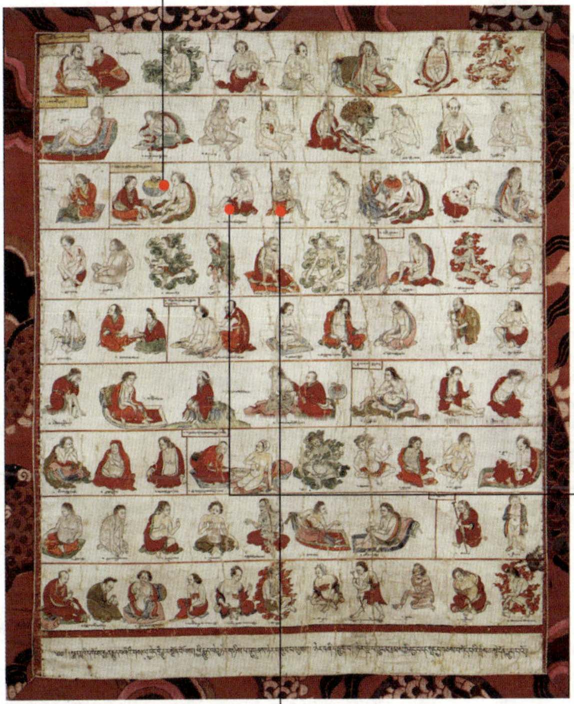

二、药浴适应证

1 四肢僵直

四肢筋腱强直不能活动者，将冷蒿、羌活、麻黄、甘松等药末放入童便中煮热后敷浴四肢，用以润湿和软化僵直的筋腱，药物热力也可制服隆邪。

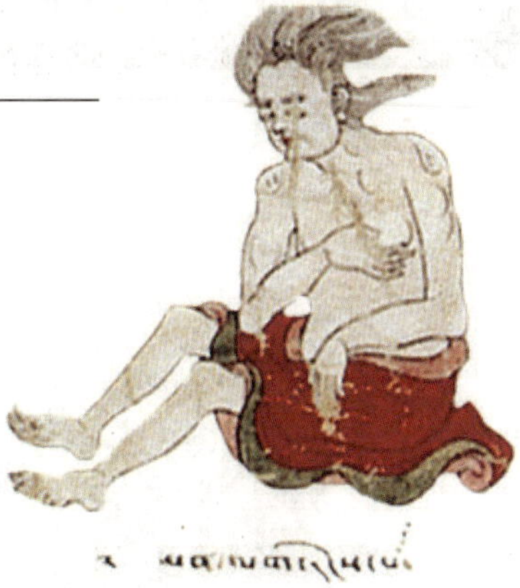

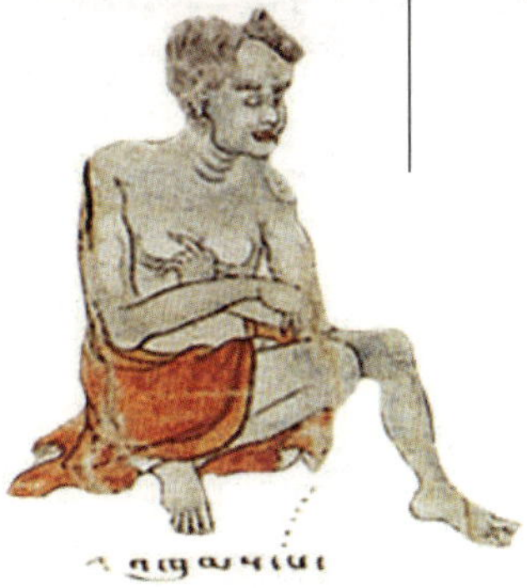

2 四肢拘挛

四肢筋腱拘挛弯曲不能活动者，用冷蒿、高原麻黄、甘松、酒曲等煮汁泡浴，可以润湿和软化筋腱，特别能制服隆邪，使弯曲筋腱伸直，活动自如。

3　四肢瘫痪

四肢筋腱瘫痪者，浸泡天然温泉或用白蒿、高原麻黄、碱花、酒曲等熬汁洗浴，可以润湿和软化筋腱，平息引起瘫痪的因素——隆邪，使行动方便。

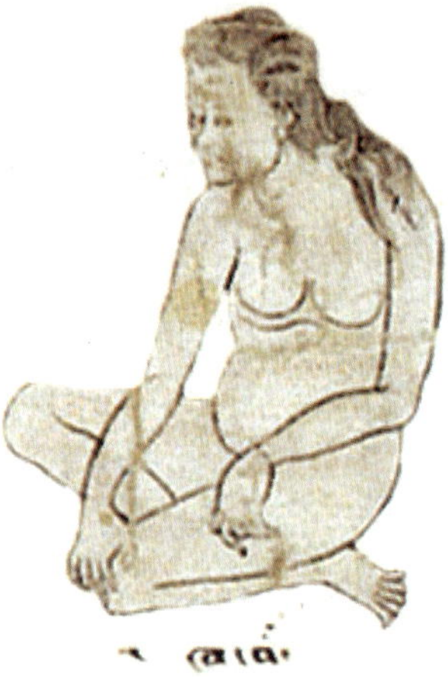

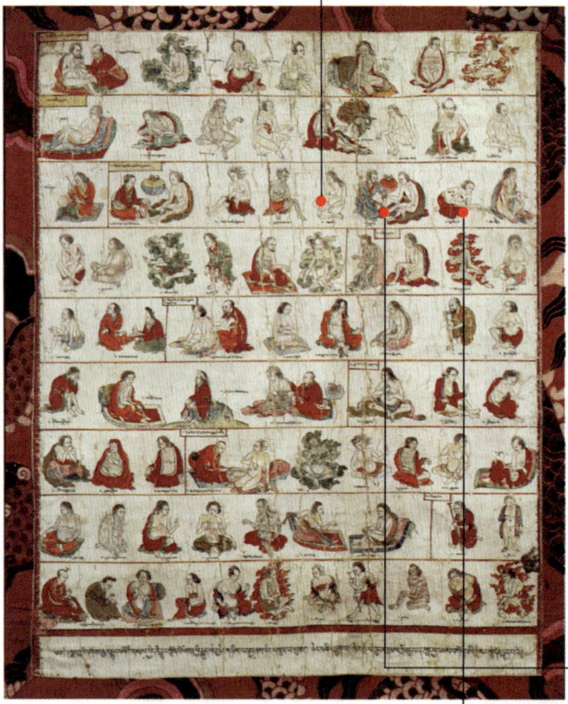

4　疖痈

扩散伤热、紊乱热及食物不消化，营养未能生成正血而变成坏血，侵入脉道被隆邪卷结而发疖痈，将鸽粪放入酒中熬煮，趁热敷浴。此外将人趾骨中无骨松质的管状骨与鱼肉、羌活根、狼毒等放入酒中熬煮取汁洗浴，可将血、黄水等病邪排除，也可消肿。

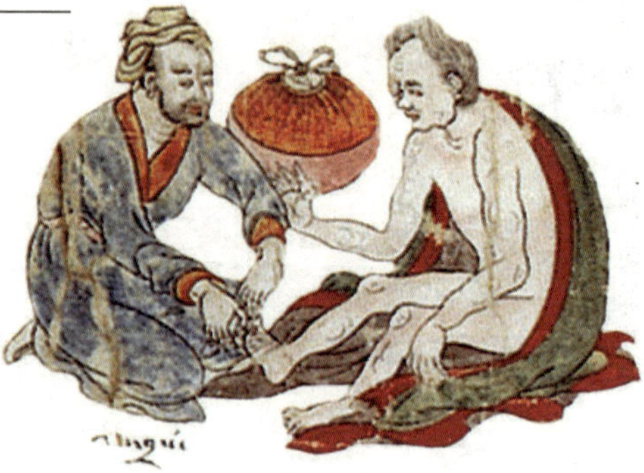

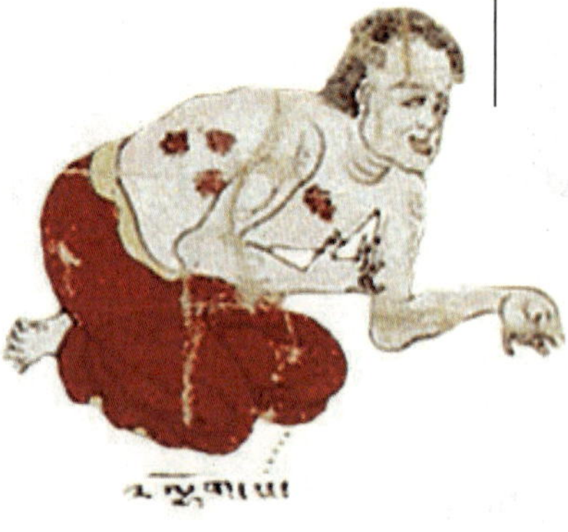

5　炭疽

疠病侵入肌肉发生疱疹、肌肉腐烂的炭疽，将赤芍、刺参、藁吾、狼毒、狼粪等放入酒中熬煮取汁洗浴，可摧毁疠热、消杀炭疽溃肿。

6 陈旧疮伤

疖痈、日形脓肿等疮疡，或从悬崖跌伤、马背摔伤，或被箭、石、刀、矛创伤等迁延时久变成陈旧创伤者，将冷蒿、碱花、狼毒等水煮取汁洗浴，药效和热气渗入黄水中，将黄水通过毛孔排出，起到祛风、消肿作用。

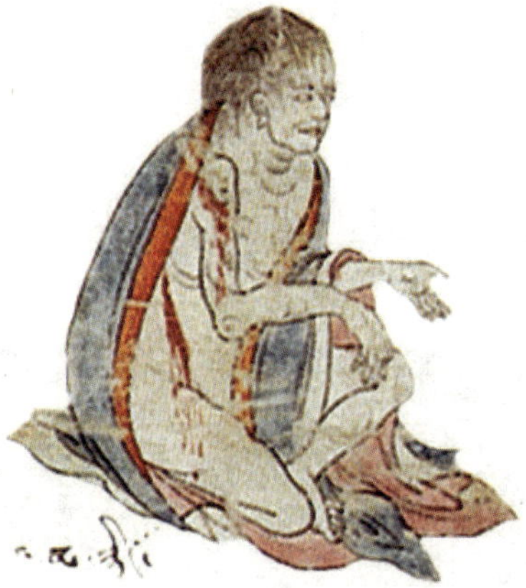

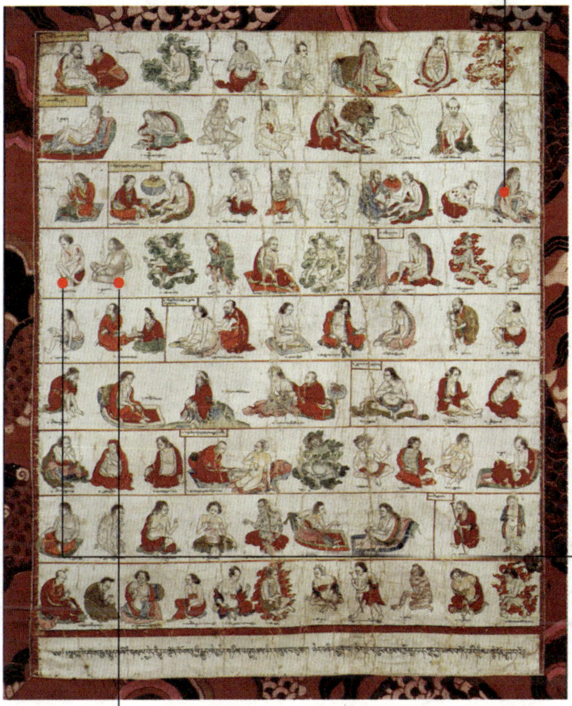

7 新发疮伤

疖痈、日形脓肿等疮疡，或从悬崖跌伤、马背摔伤，或被箭、石、刀、矛创伤等新发者，药浴疗法可将疮伤坏血排出，热气渗入黄水中，将黄水通过毛孔排出，可迅速治愈疮伤。

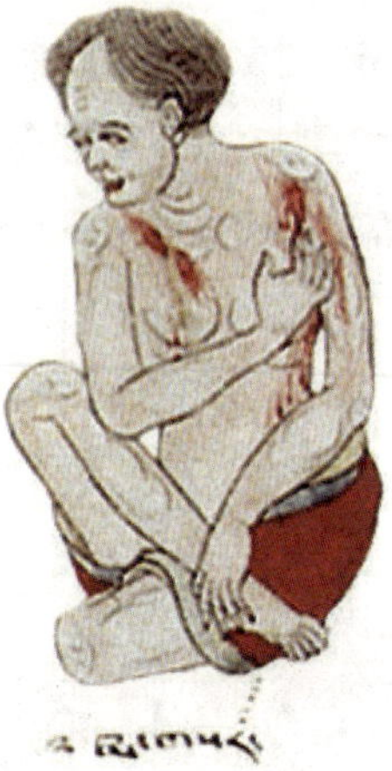

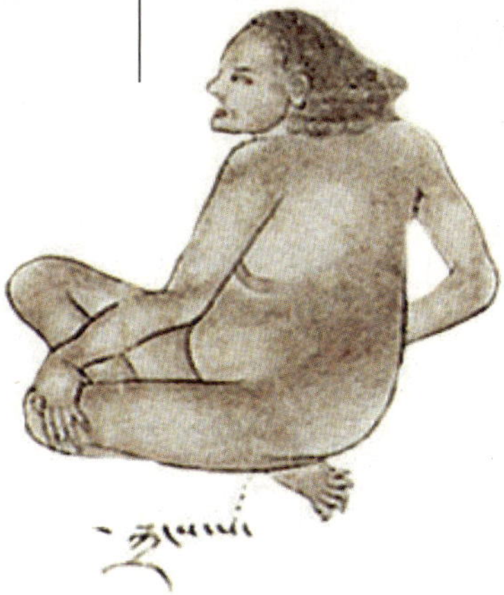

8 肿块

黄水引起的肿块，用麻花艽、犏牛尿和奶酪同煮取汁洗浴，热气渗入黄水中，将黄水从毛孔排出，达到消肿作用。寒性疠邪引起的肿块，用狼毒、刺参、橐吾、狼粪等与酒醅同煮取汁洗浴，可降服隆邪，消除肿块。

9　妇风病

妇女月经不调迁延时久形成的陈旧严重妇风病，将人骨、紫茉莉根同煮敷浴，或用各种动物心脏煮热后敷浴，热汽渗入黄水中，将黄水从毛孔排出，可平息隆病。

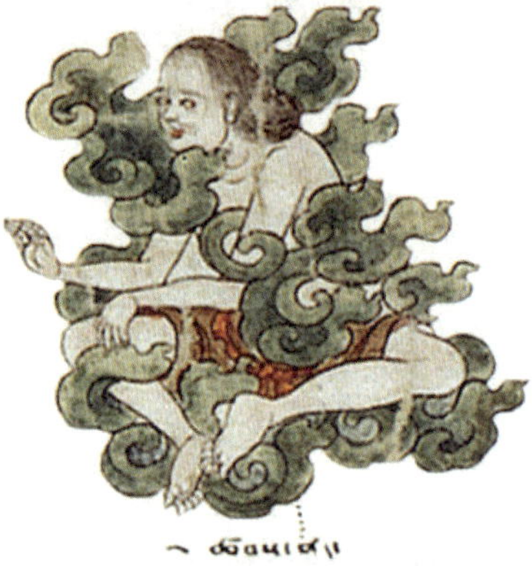

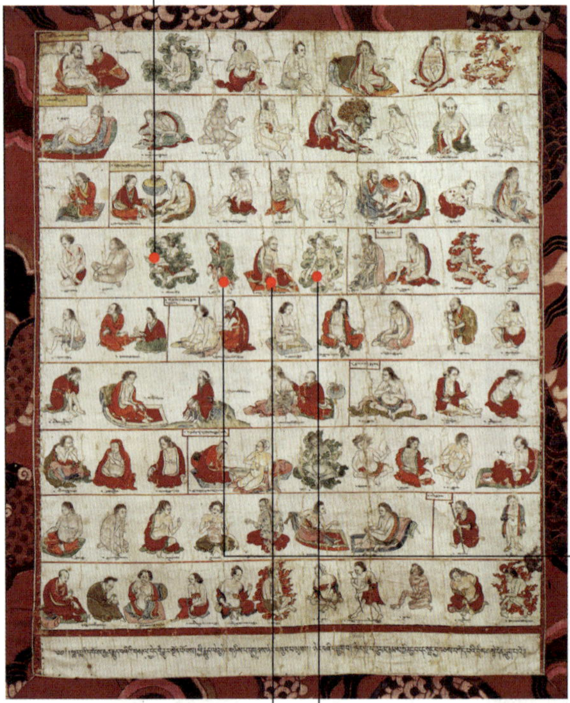

10　驼背

隆病“阿哇达”等隆邪所致的驼背佝偻者，用五味甘露浴或天然温泉浴等洗浴，可润湿和软化筋腱强直，抚平驼背。

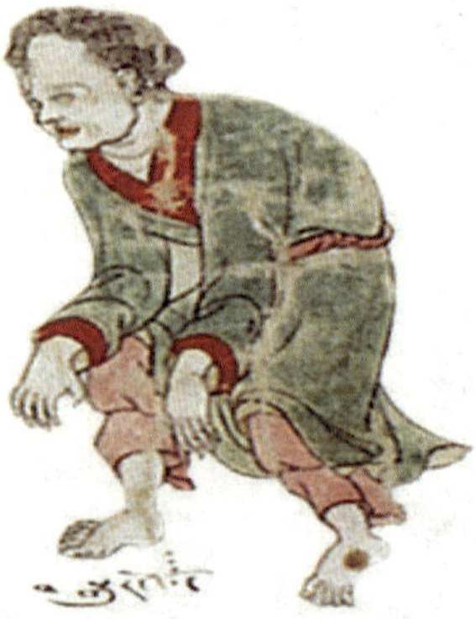

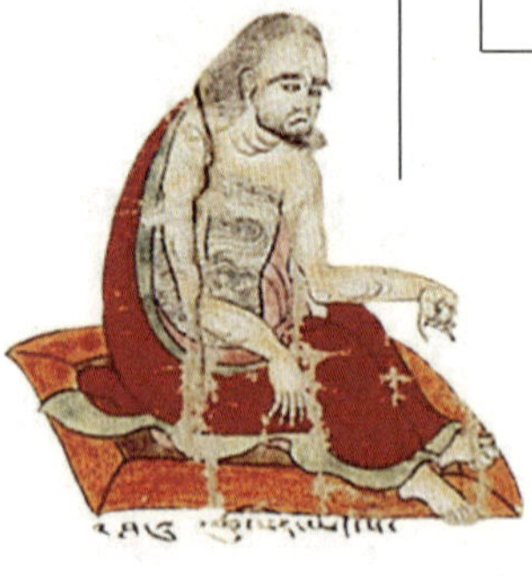

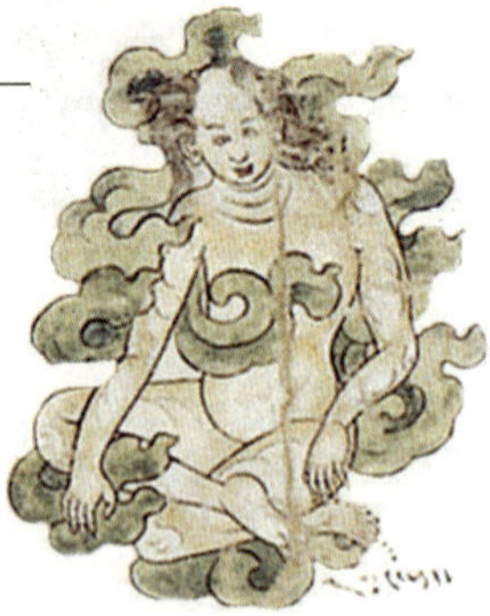

11　黄水充斥肌骨

四肢充斥黄水、灰色浮肿导致肌骨充斥黄水肿胀者，用新杀的马、驴、野驴等胃中的热食糜敷浴，或用五味甘露洗浴，可令黄水从毛孔不断排出，消除肿胀。

12　隆病

妇风病，用人骨、紫茉莉根煮液洗浴；隆所致的神志不清、癫狂、厥扑，用各种动物心脏煮液洗浴；隆引起的肿块，用油渣饼同酒煮液洗浴，这样可以降服隆邪，消除隆引起的肿胀、刺痛等疾患。

三、药浴禁忌证

1 瘟病

春季等温暖时节白昼睡觉、剧烈劳作等原因引起赤巴火增盛而发瘟病，不宜药浴，因为药浴之热效更使赤巴火增强，加重病情。

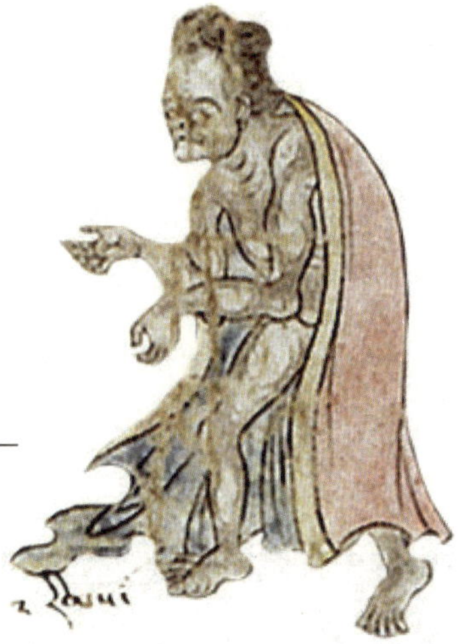

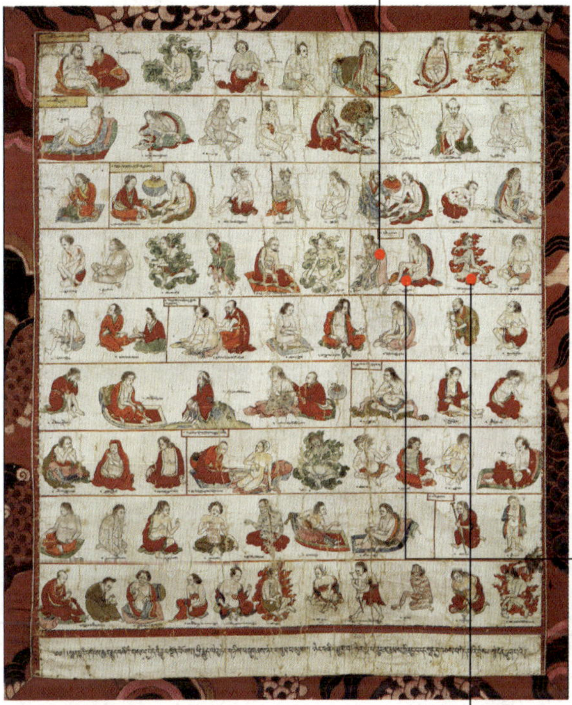

2 紊乱热病

由于时令、鬼祟、饮食、起居等失当导致体内三邪紊乱，血热增高，焚烧七精华物质而发紊乱热病，不宜药浴，因为药浴热效更使紊乱热增盛。

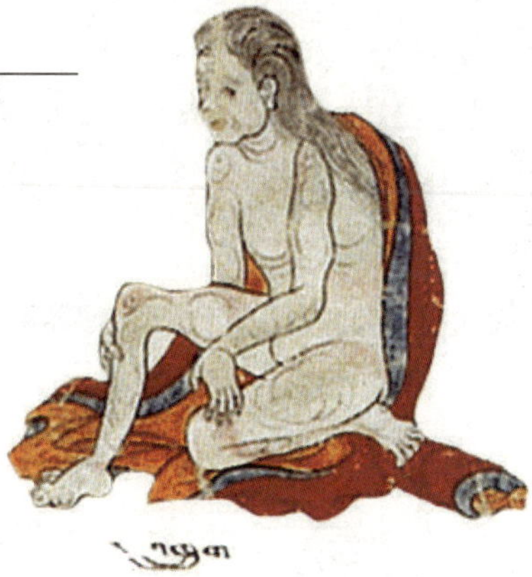

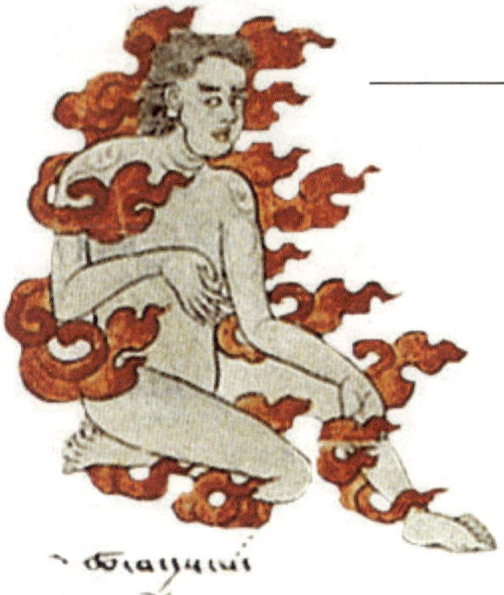

3 高热病

身居干热地区、过食热性和甘肥饮食、剧烈劳作等原因造成赤巴邪超过常量窜于身体七精华物质中而发高热病，不宜药浴，因为热效更使赤巴热增盛，烧毁身体正精。

4　灰色浮肿

胃火衰弱造成食物糟粕窜入精华（营养）运行通道，进入肝脏，未能生成正血，导致坏血、黄水增盛，被隆带往全身而发灰色浮肿，其中肺灰色浮肿、肝灰色浮肿等不宜药浴，因为肺灰色浮肿本质为血偏盛，肝灰色浮肿本质为赤巴偏盛，药浴的热效能使血热、赤巴邪势力增强，加重病情。

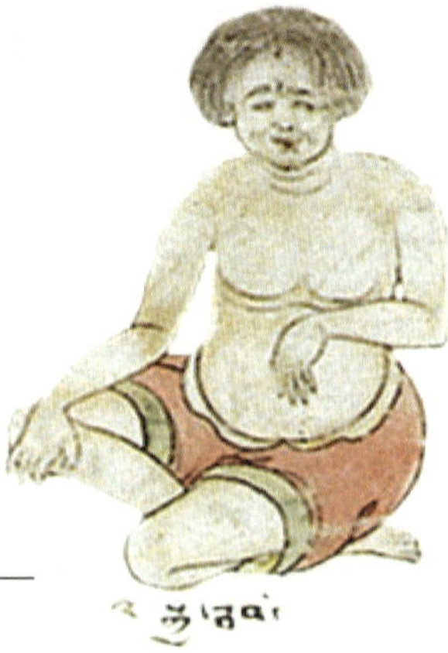

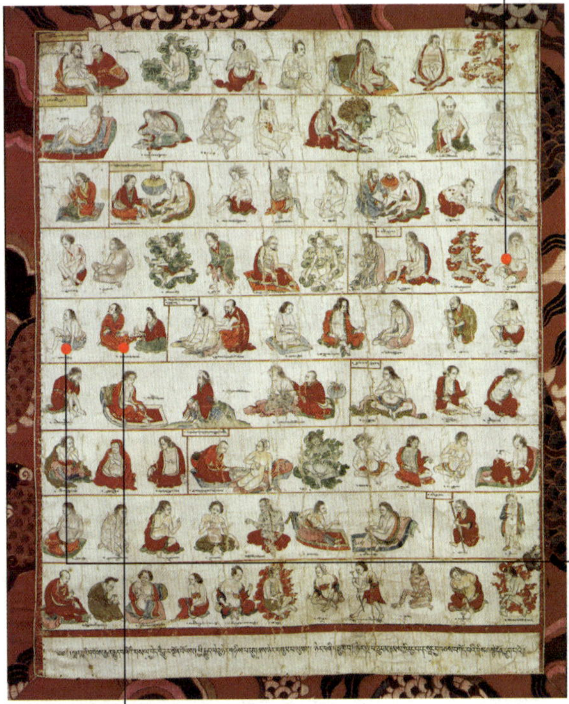

5　体衰者

长期受疾病和痛苦折磨，或劳心过大、赛马等剧烈运动导致体衰者，或体衰病人，不宜药浴，因为此时病人一般呈现隆偏盛，加之药浴的热效能使体内正常黄水和热气等外排，不但损耗正精，而且体衰者体质难以承受药浴。

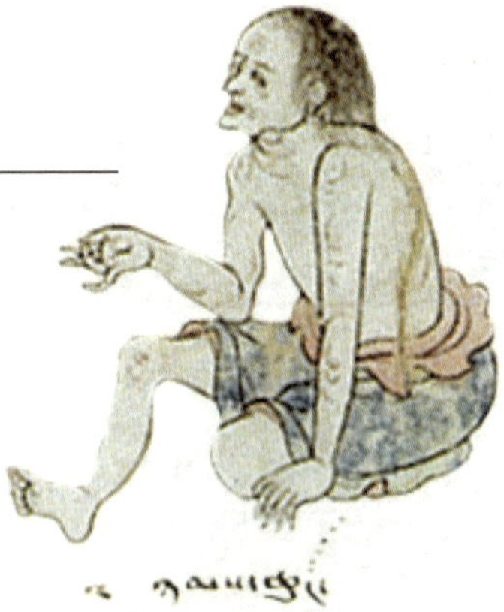

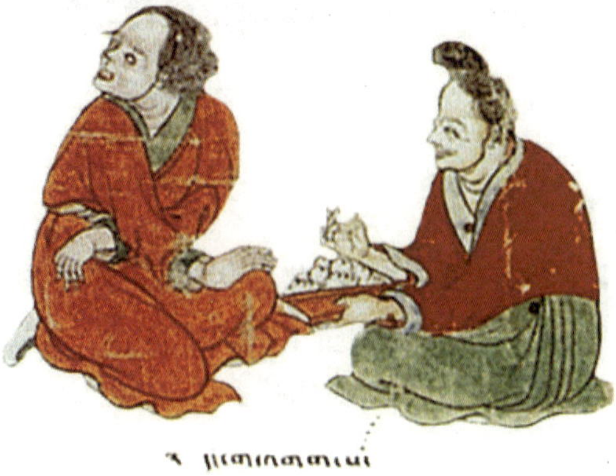

6　食欲不振

饮食失当，如赤身坐在潮湿地方等原因引起和合紊乱，病邪侵入舌、心脏，造成不思饮食、胃口不开者，不宜药浴，因为无饮食纳入，体质便会逐渐消瘦，而药浴会使体内正常黄水和热气外排，更能摧毁体质。

第二十四章 涂擦疗法

一、涂擦方法

将陈旧酥油、芝麻油、油脂、药汁等涂擦皮肤或病痛穴位，进行揉搓按摩，再用面粉擦拭的一种治疗方法，可调治精血损耗、体力衰弱、衰老、失眠等。

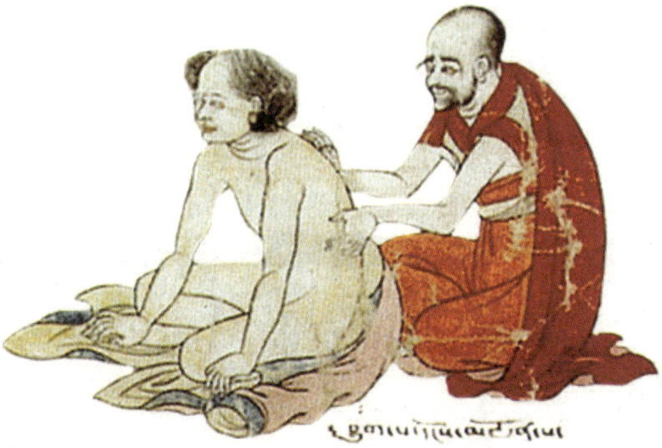

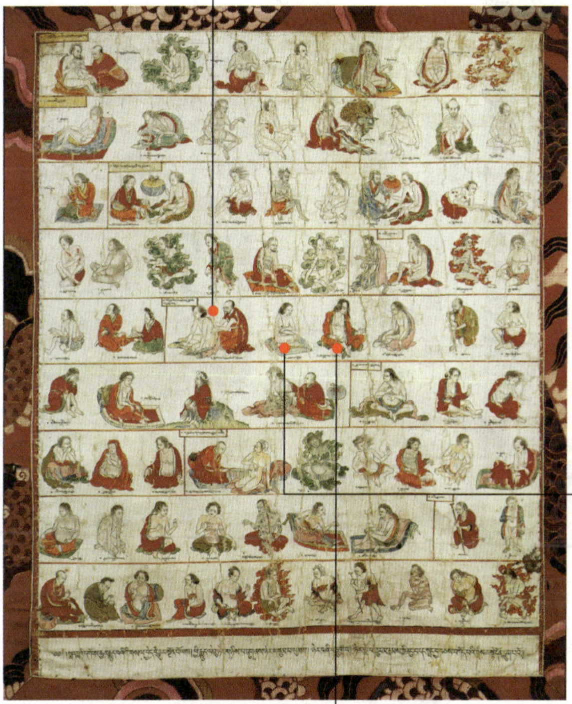

二、涂擦疗法适应证

1 皮肤干糙

隆病侵入肌肤导致皮肤的重腻性减少而发干糙者，用植物油、脂肪、骨髓等油脂涂擦揉搓按摩，再用面粉等擦拭干净，可以祛隆、润滑皮肤，但涂油后若不用面粉等擦拭干净，可导致培根增盛。

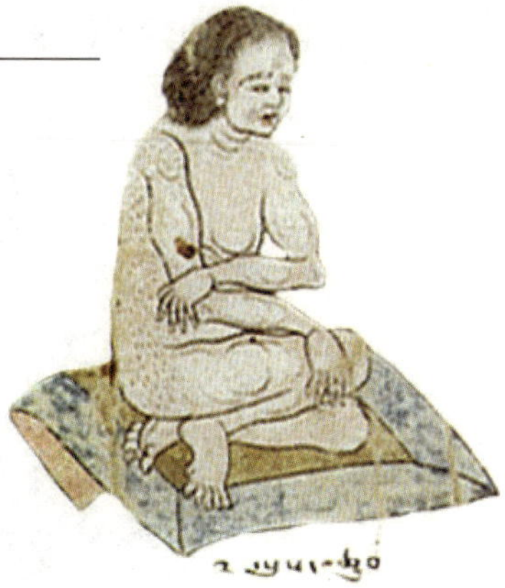

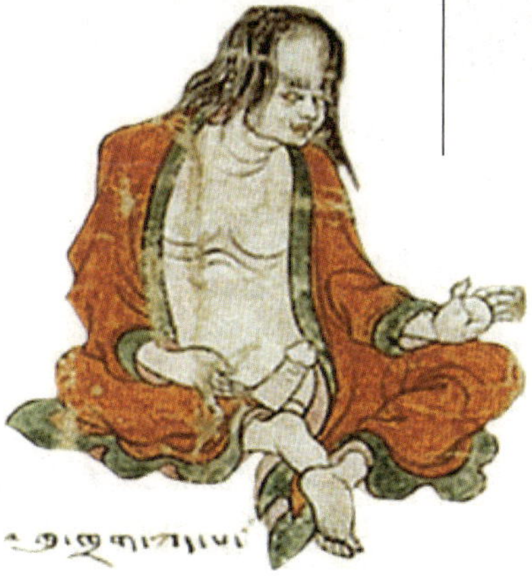

2 精血耗损

精华未能正常生成正血，造成血液减少；肾萎缩和肾功能衰弱引起遗精等者，用四油脂，或用水獭、雪蛙脂肪涂擦按摩肾腰关节，用面粉等擦拭干净，则可增生精血。

3 力弱

长期受疾病、痛苦折磨，或劳心过大、赛马等剧烈运动等导致体衰力弱、胃口不佳者，用融酥油、植物油、骨髓等涂擦揉搓皮肤，可祛隆、增体力。

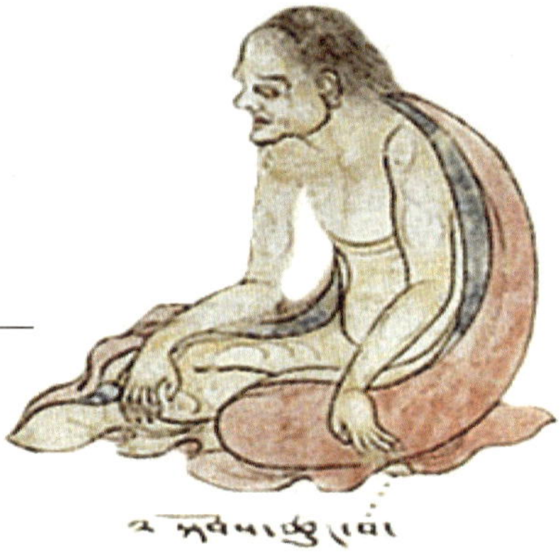

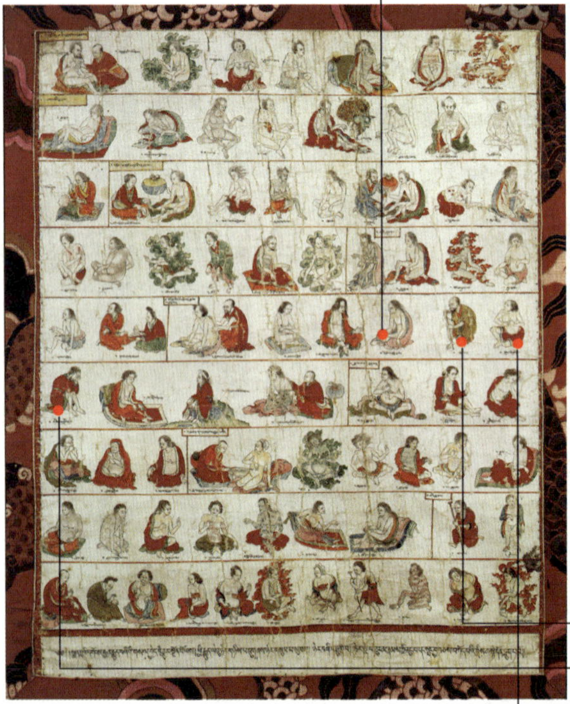

4 衰老

年岁老迈，体内五元耗减造成体力衰弱者，用陈旧酥油、芝麻油、脂肪、药汁等涂擦揉搓皮肤或隆穴，可压抑隆势，增加体力，抗衰老。

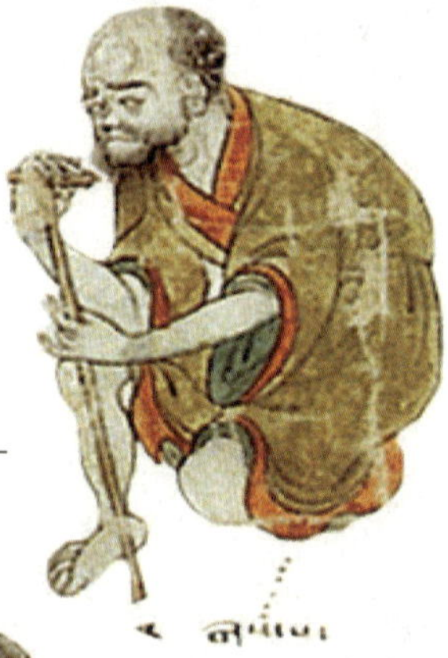

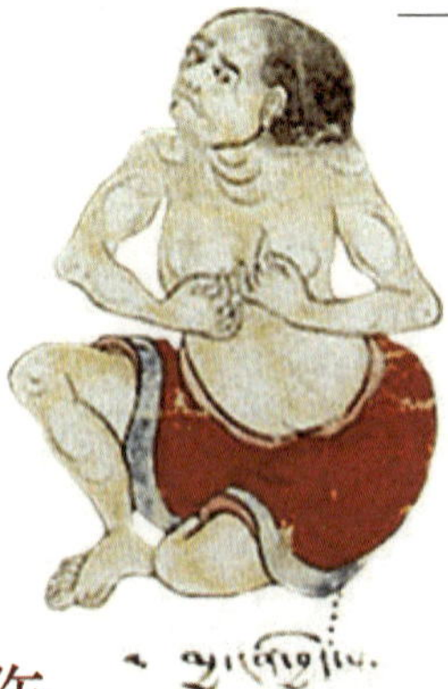

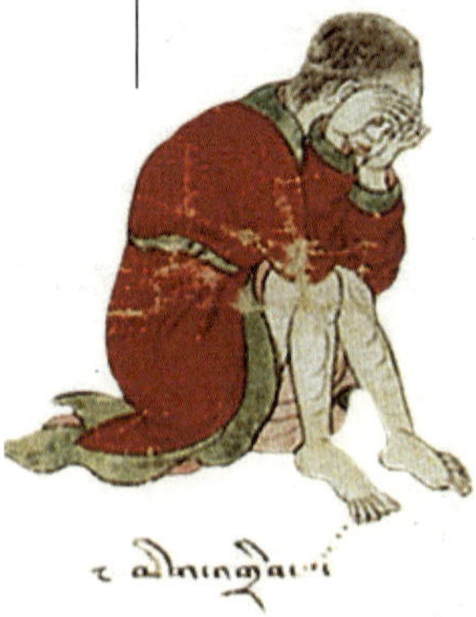

5 悲伤

被与亲人生离死别，或家宅、财产被盗抢等痛苦长期折磨，心中悲伤难以排解者，用植物油、骨髓等涂擦揉搓隆穴和心穴等穴位，可压抑隆势，平抚悲伤心情。

6 翳障

患内、中、外翳障，视物不清者，用秃鹫油和猪油，或牦牛乳打的酥油配葛缕子涂擦足掌，或用七味或九味明目软膏涂擦眼睛，则可明目。

7 失眠

体内隆偏盛造成失眠不寐者，用芥子油等涂擦按摩，则可祛隆、增加睡眠；因热病昼夜不眠者，用麝香配白酥油涂擦全身，可抑制热病，略微滋长培根，增加睡眠。

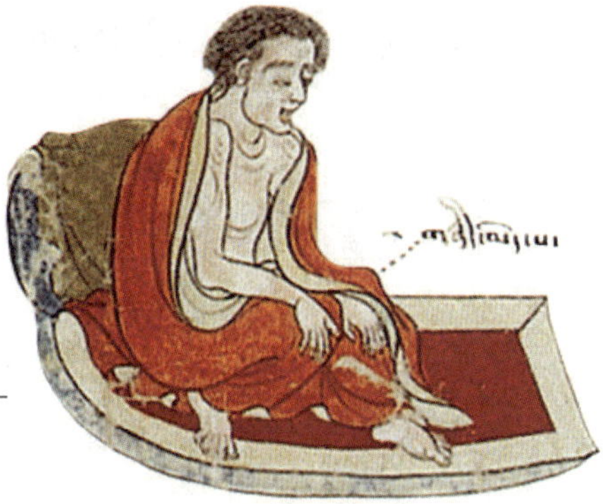

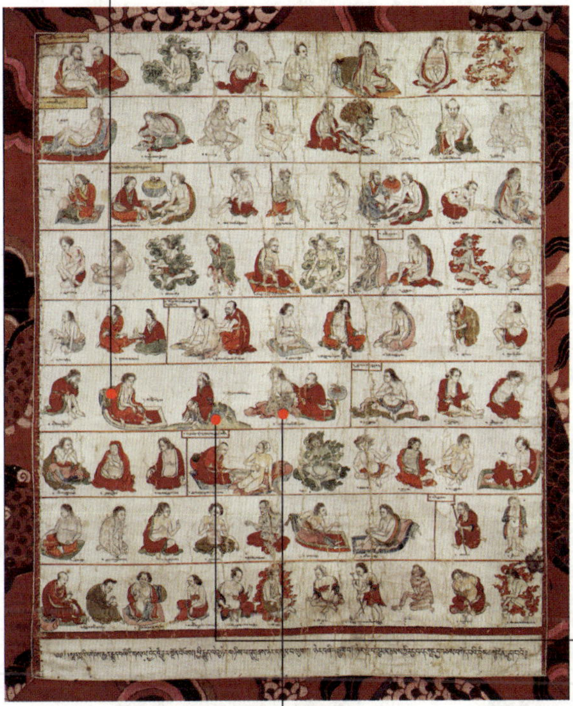

8 劳累

长期吃力负重，过度诵读，或修心等身、语、心劳作过度疲倦者，用四油脂等涂擦按摩四囟门，第六、七椎关节及前身膻中等穴，则可祛隆、消除劳累。

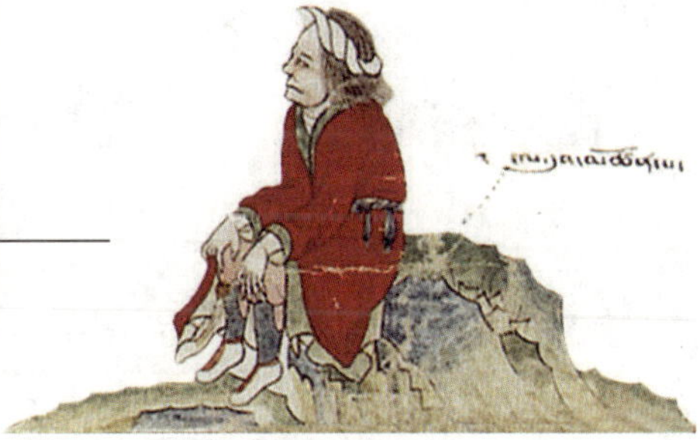

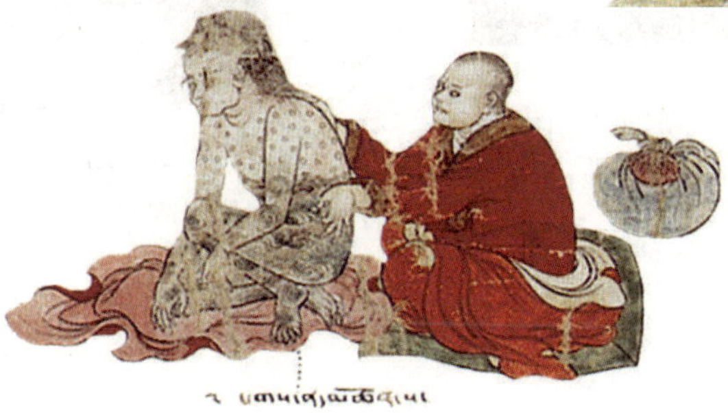

9 皮肤病

牛皮癣用猪油配黑硫黄涂擦；疱疹和面蔽、雀斑等用房梁烟灰、姜黄、小檗皮、广木香、止泻木子与酪浆调和涂擦；热性皮肤病和火焰疮等用红檀香、麻花艽、藏黄连与雪水调和涂擦；肉斑和牛舔疮等用烧炭存性的蛇皮与猪油拌和涂擦可以治愈疾患也可润滑皮肤。

三、涂擦疗法禁忌证

1　不消化

三胃火衰弱，不能很好将食物糜烂、消化和分解清浊，造成消化不良者，不宜行涂擦疗法，因为四油和人油脂等油药性腻而重，难以消化，可增强培根邪，摧毁胃火。

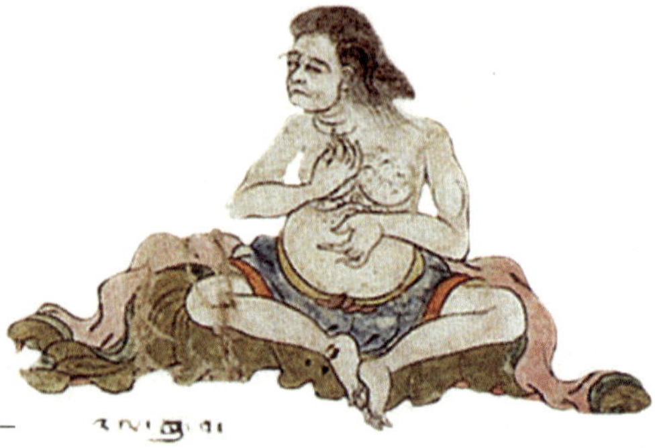

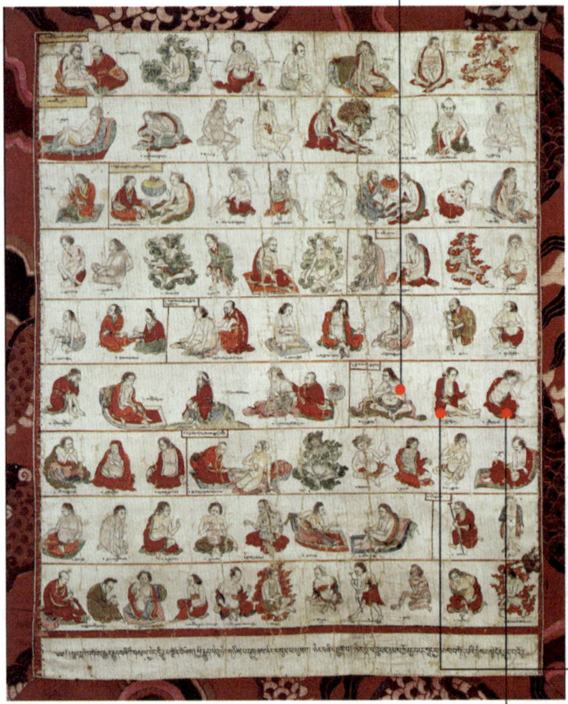

2　大腿僵直

培根和油腻增盛侵入股骨，引起寒颤而麻木、难以迈步的隆病所致大腿僵直者，不宜行涂擦疗法，因为植物油和骨髓等药性腻而重，涂擦会加重腿僵，更能促使培根邪增盛。

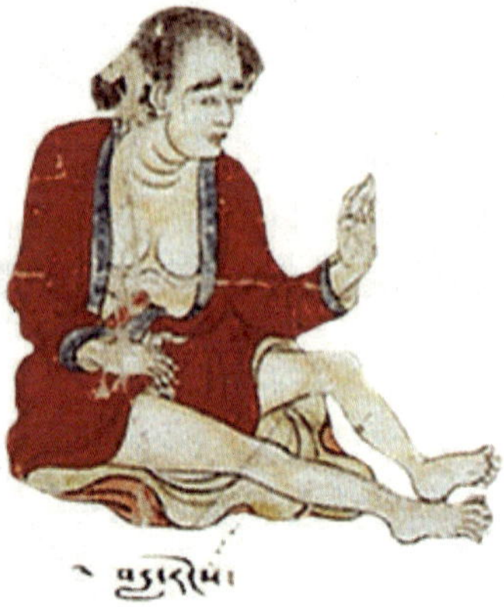

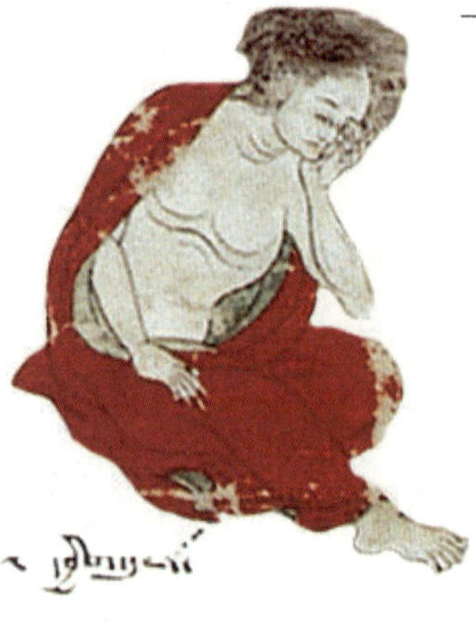

3　重金属中毒症

金、银、铁、铜等重金属中毒症，不宜行涂擦疗法，因为重金属性偏寒而重，涂药中的植物油、骨髓、脂肪等亦性腻而重，涂擦会增强寒势，加重病情。

4 胃口不佳

饮食失当或久居潮湿之地等造成和合紊乱，病邪侵入舌和心脏，导致不思饮食，胃口不佳者，不宜行涂擦疗法，因此病偏寒，用了腻而营养的涂药会增强寒势，加重胃口不佳。

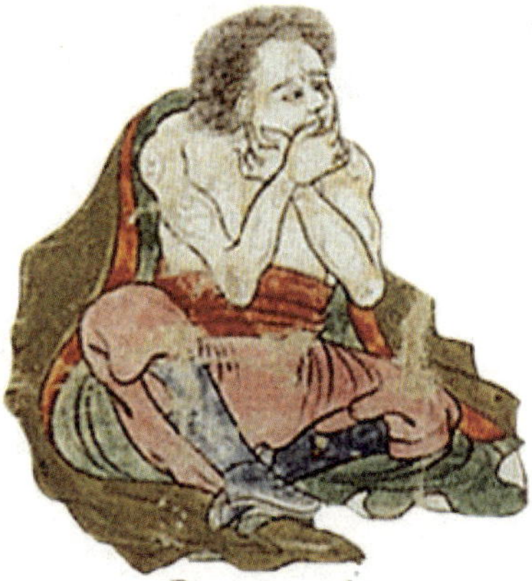

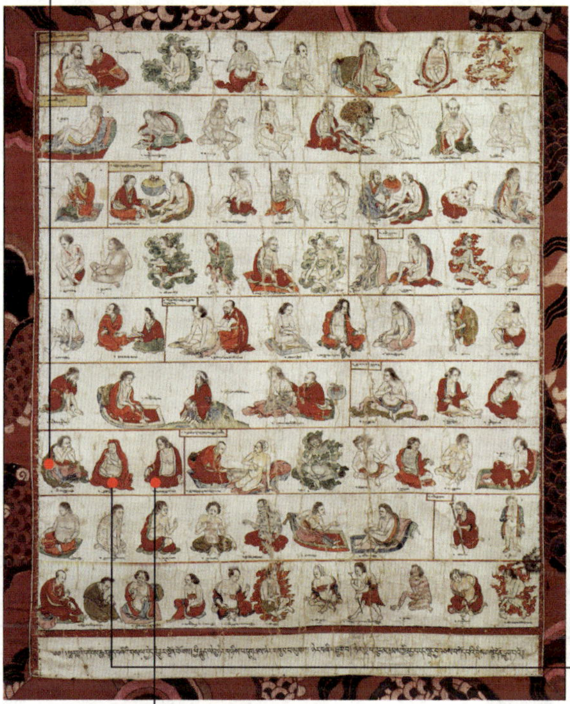

5 腹水

热证治疗后过度放血、连服凉药，或劳累后喝水过多，或卧于潮湿地方，造成胃火熄灭，饮食糟粕混入精华运行通道而发腹水病者，不宜行涂擦疗法。因为此病属土、水元偏盛，用了性腻而重的涂药，则会加重水元偏盛，加重腹水病情。

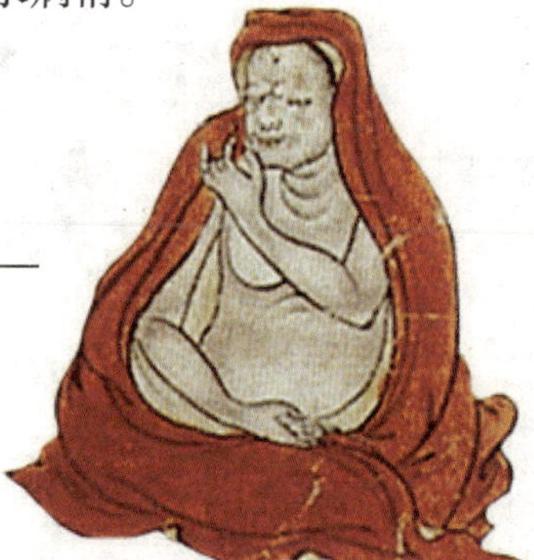

6 培根“木布”病

饮食失当，造成胃不消化，清浊不能分解，饮食糟粕混入肝脏不能生成正血而成坏血，引起肝肿大，坏血逐步侵入胃，大、小肠而发培根“木布”病者，不宜行涂擦疗法。因为此病是由隆、赤巴、培根、血热、黄水等聚合而发，培根寒邪为发病主因，用了性腻而营养的涂药会助纣为虐。

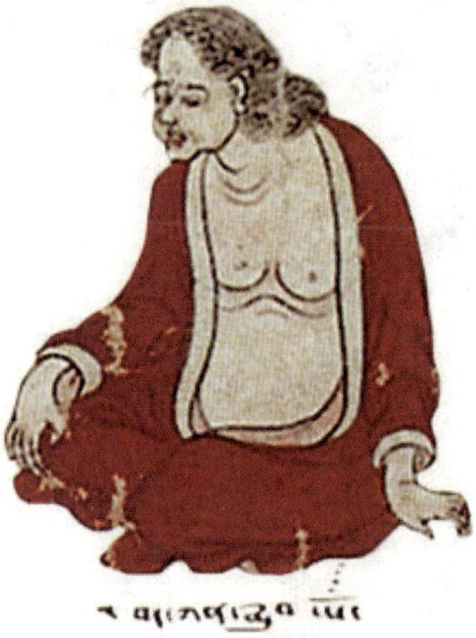

第二十五章　穿刺疗法

一、穿刺方法

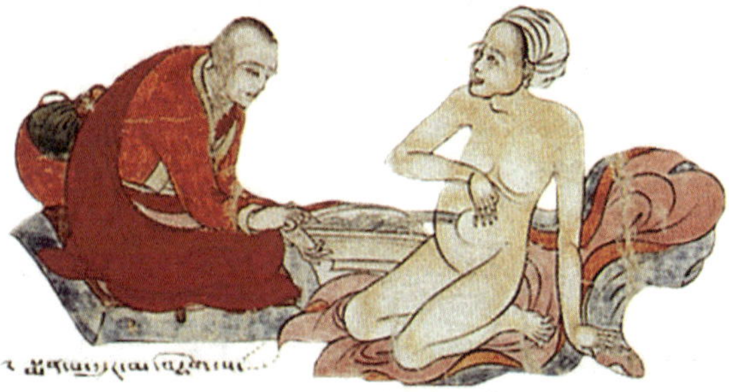

用放血、火灸、罨敷、药浴和涂擦五种体外疗法仍不能治愈时，则要用外治法中的镇逆法即用空心金针或实心金针，根据疾病的寒热性质，直接在人体既定穴位穿刺。这一疗法可放出凝聚的隆邪（风）、心包积水，放出脓、血、黄水，压抑隆势，刺破痞瘤。

二、穿刺疗法适应证

1　隆病

隆病包括头隆、心隆、肺隆、肝隆、脾隆、胃隆、肠隆、肾隆、胆隆及脊椎隆等，用药和火灸等热性疗法不能清除者，则要用热针（将针烧热）穿刺，热效能压抑和摧毁隆病。

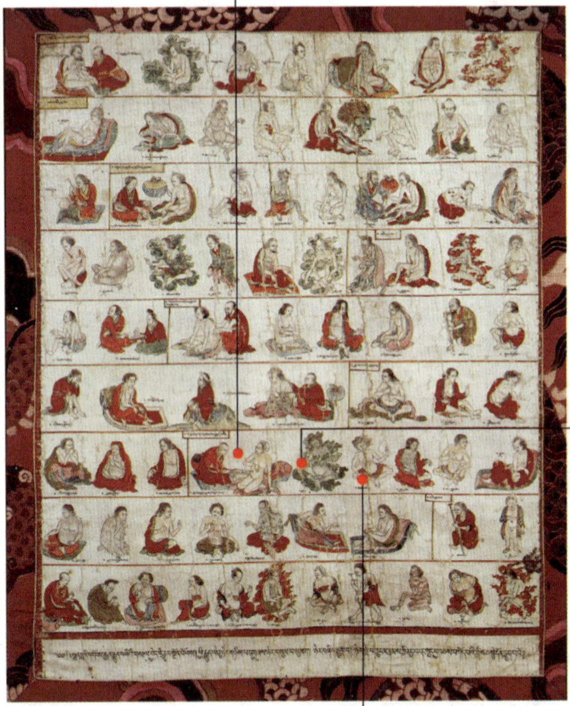

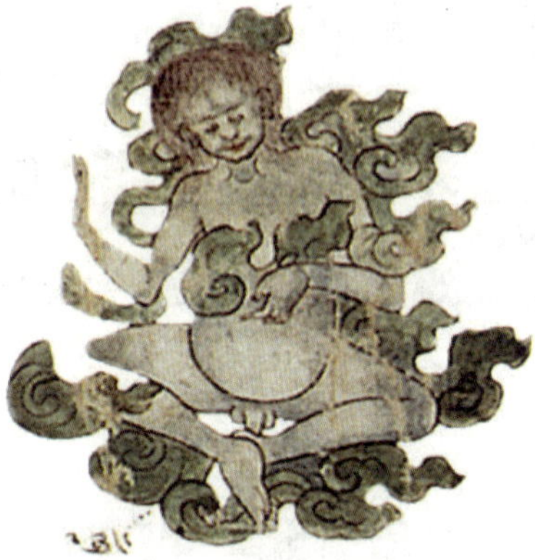

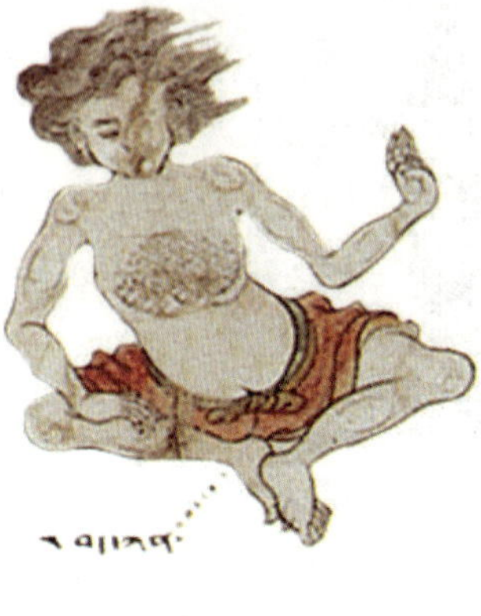

2　培根病

培根所致心脏病、心隆病、癫狂、心包积黄水等 4 种心脏病；培根寒所致的胃火衰弱、剑突培根症、铁垢培根症；培根病发于头、发于五脏六腑和发于关节等疾病，用药和火灸等不能治愈者，用热针穿刺，会祛寒温热。

3　寒证

因寒引起的不孕症、尿闭、尿频、培隆和寒气侵入大肠、培根寒症造成胃火衰弱等疾患，用药、火灸和热熨等不能治愈者，用热针穿刺，则会使培隆寒症生热，从而治愈疾病。

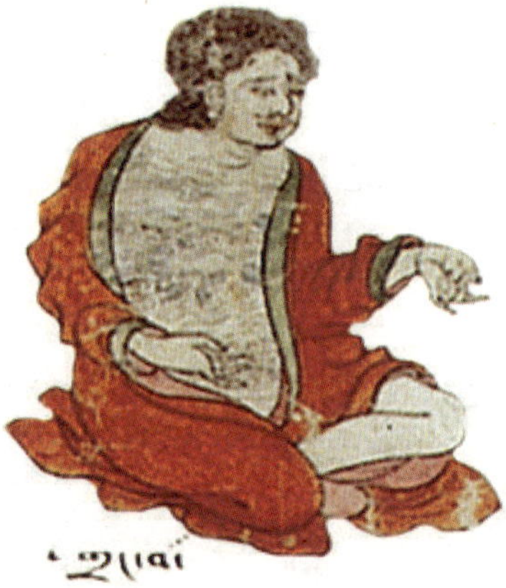

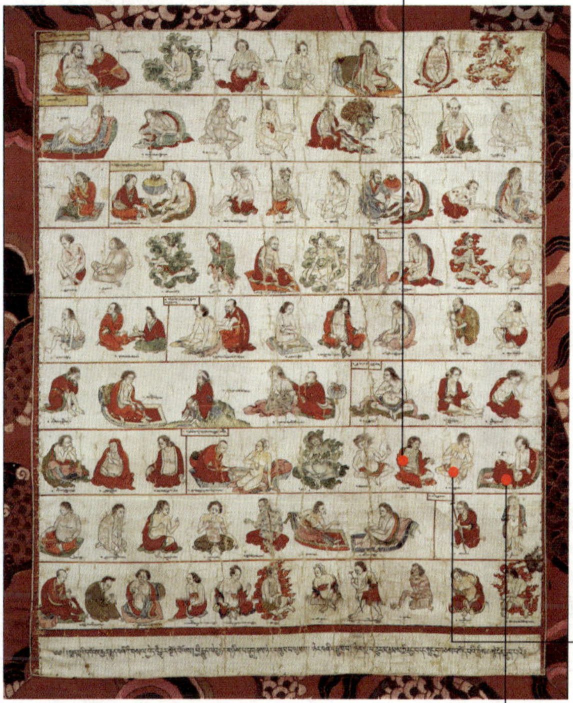

4　消化不良

未消化食物之糟粕停留在本位，培根黏液物增盛的消化不良，用火灸、热熨等疗法治疗无效者，则可用热针穿刺，可以增加胃火，消化饮食。

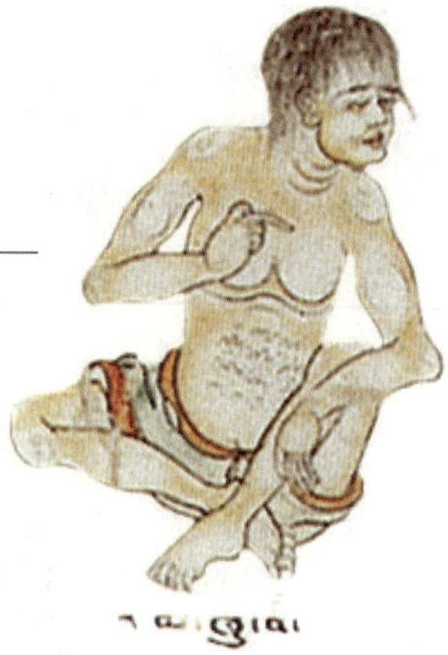

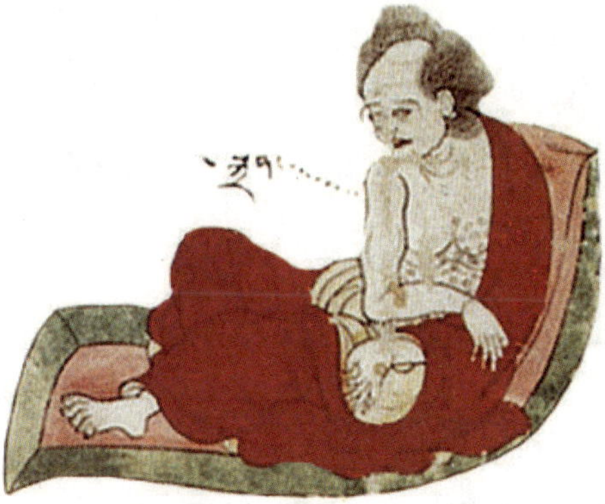

5　痞瘤

对肺、心、肝、脾、胃、大肠、胆囊、膀胱、子宫等 11 种痞瘤及培隆所致的寒性痞瘤、血热和赤巴所致的热性痞瘤治疗乏术、热邪滞留、陈旧者，穿刺疗法则可破瘤消肿。

6 腹水

腹水和寒性渗水或水积聚症、隆和黄水侵入命脉、心包积黄水等火灸不能消除者，用热针穿刺，可排出黄水，治愈疾病。

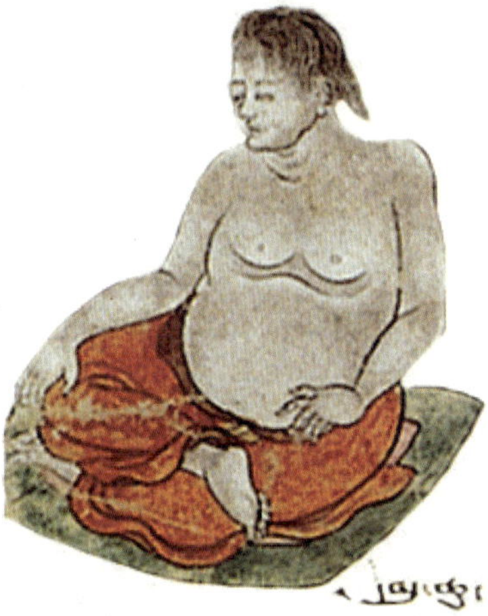

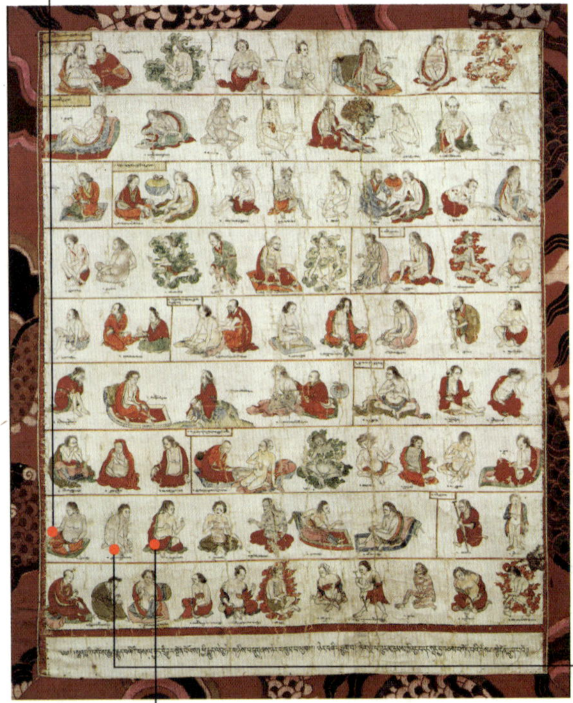

7 气旋聚症

培根气旋聚于头、培隆气旋聚于体腔、肺、心、胃等处，火灸无效者，用穿刺疗法可消除隆所致的气旋聚症。

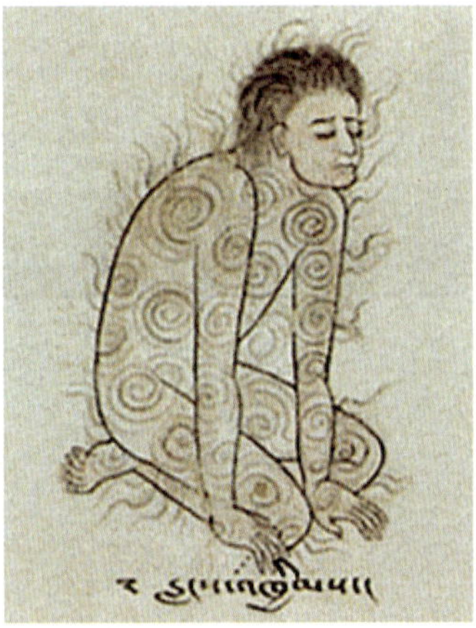

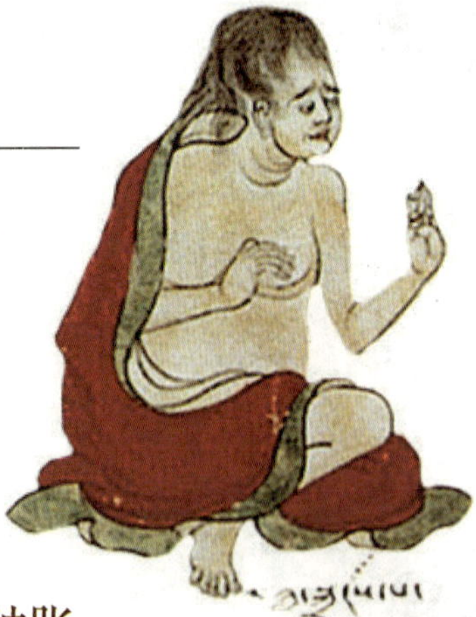

8 肌肉肿胀

黄水侵入肌肉，肌肉麻木、软绵和肿胀者，用药械及火灸治疗无效时，用热针穿刺，可排出引起肌肉麻木肿胀的黄水。对于热性肿胀，宜用寒针穿刺，并用冰或冷石、冷水激之，可熄热势，消除病原。

9 血病

由血热和赤巴所致的热性痞瘤即肝血瘤、脾血瘤、大肠血瘤、子宫血瘤等药械治之无效或治疗乏术而陈旧者，穿刺疗法可将坏血排出，熄灭隆邪。

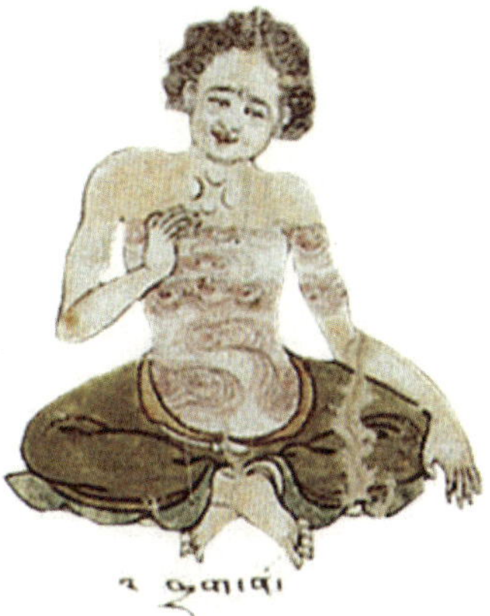

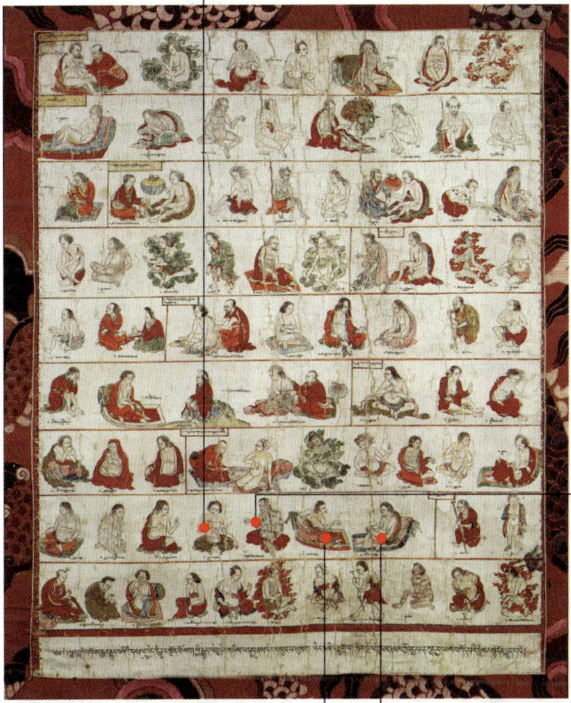

10 黄水病

对于充斥脑部、体腔、四肢的黄水，或脾脏黄水为主的黄水侵入髋眼、四肢十二大关节，药与火灸治疗未果者，穿刺疗法可将黄水排出体外。

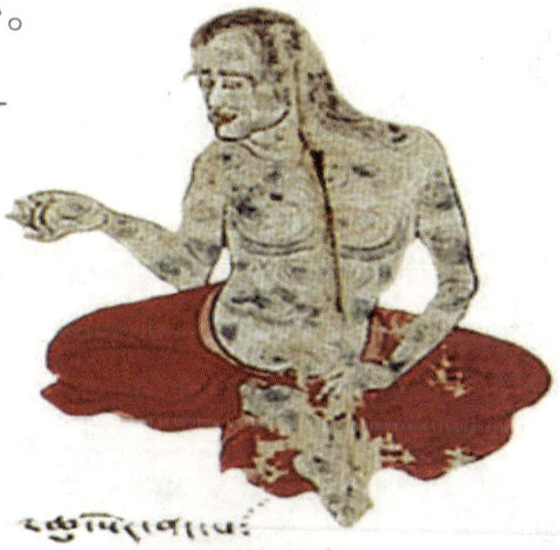

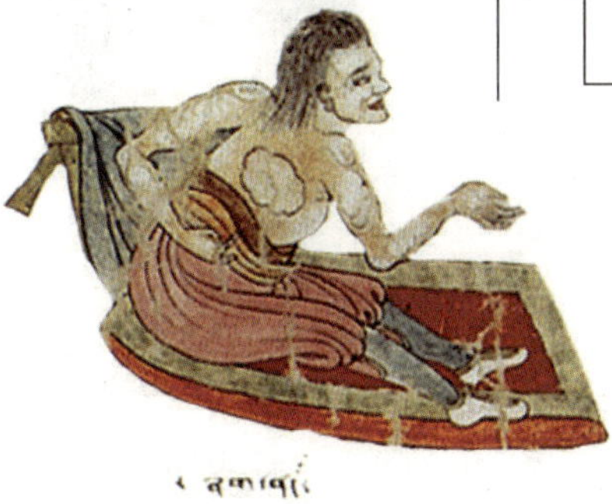

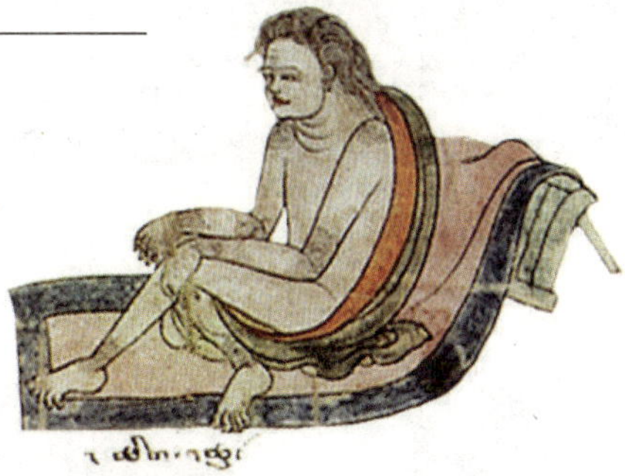

11 脓包

头部、体腔、四肢等处的脓包，或形成脓瘤等，用药与火灸等热性疗法不能消除者，穿刺疗法可将脓液引排出去。

12 关节积液

浸水、卧湿地、劳累后饮水过多等原因造成体内黄水受冷侵入四肢大小关节中积蓄，药与火灸治之无效者，可用冷针穿刺，穿刺后再火灸，可排出或干燥关节黄水。

三、穿刺疗法禁忌证

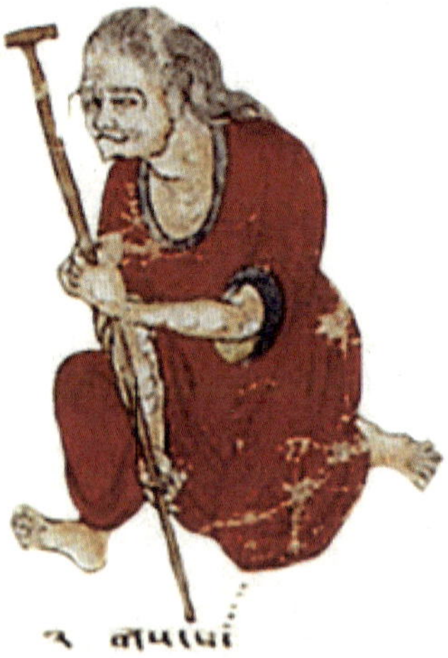

1　老人

70 岁以上年岁老迈、体力衰弱、精气殆尽、胃火衰弱的老人，行金针穿刺会体力不支，因穿刺疗法比较力大，会引起疼痛，造成创伤，而难以忍受，激起隆病，故要禁忌。

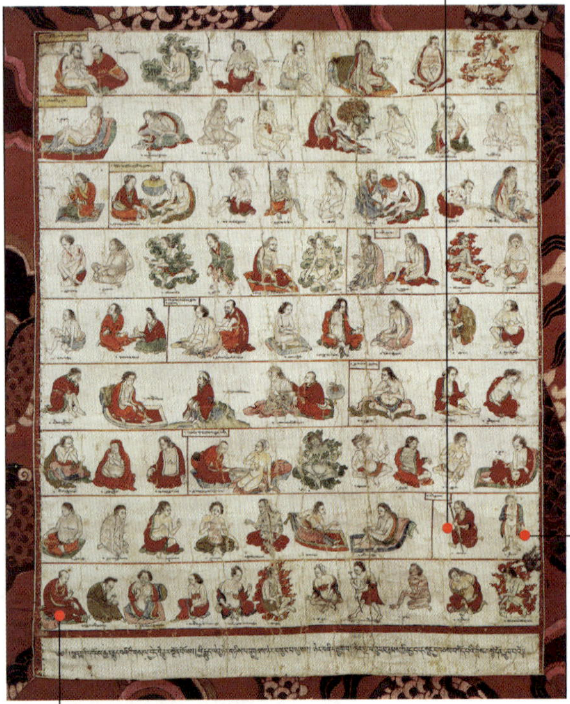

2　儿童

年龄不到 12 岁的儿童，体力和正精未发育成熟，施行穿刺会体力不支，造成疼痛难忍、精气耗损。

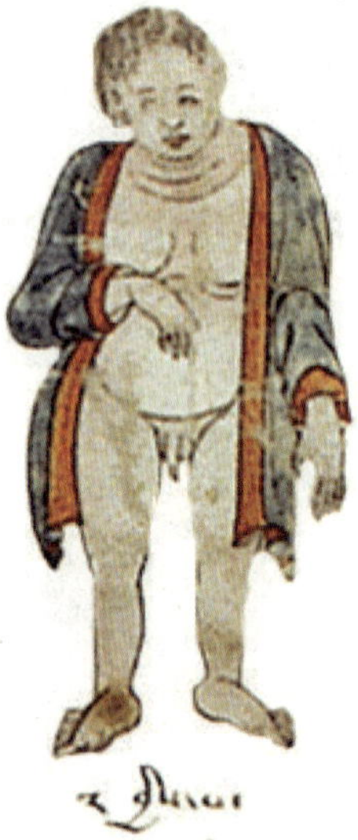

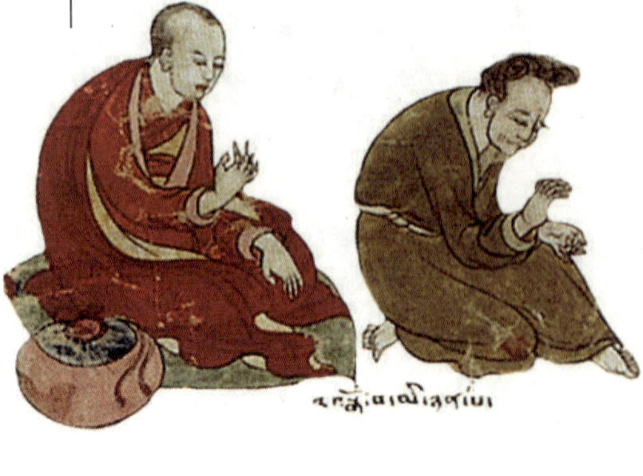

3　不听医嘱者

不听医生嘱咐的病人，阻挠依法穿刺，难以刺准穴位，造成不达病位，容易出现医疗事故，故禁止穿刺。

4 条件不具备者

施术地方要安静，时令要无风雨的温暖天气，空心和实心针器等条件均不具备者，穿刺则会针不达病灶或出现不良反应，或危及生命，或引发其他疾病，故禁止。

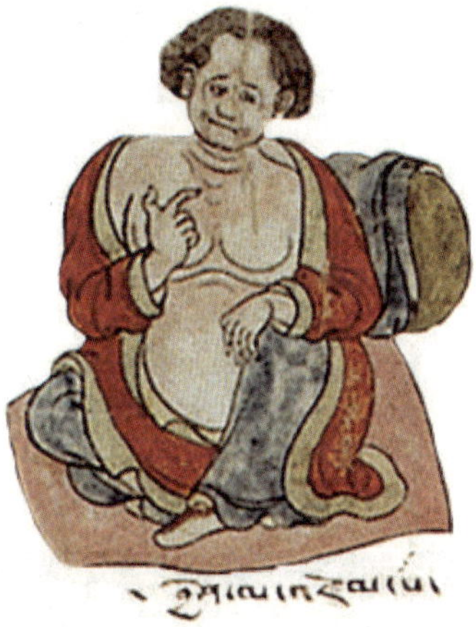

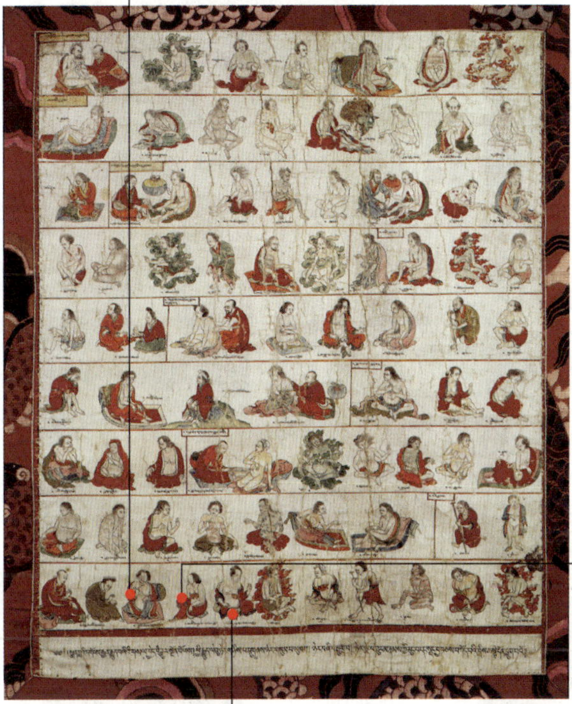

5 渗水性肝瘤

由于外伤扩散血瘀或利器造成体内出血，引起肝肿大、肝血渗出结为肝脏血瘤、血瘤陈旧软化渗出水者，不宜穿刺，因为热性体液到时会与正血混合成为正精，维持着生命，如果进行穿刺则会损伤正精，导致迅速死亡。

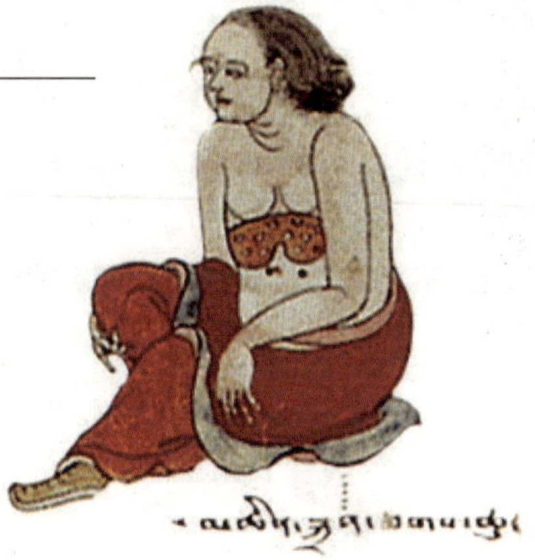

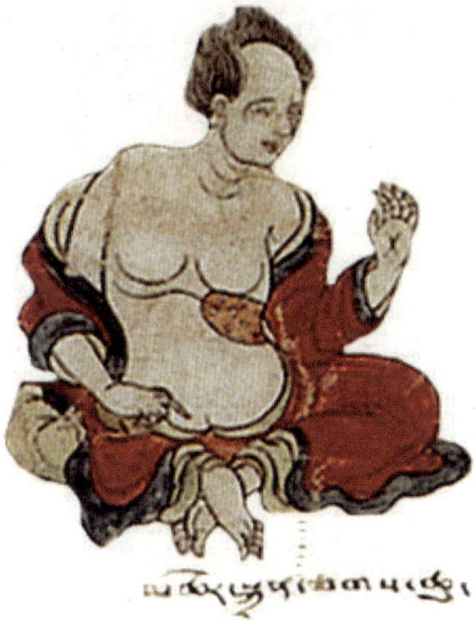

6 渗水性脾瘤

由于外伤扩散血瘀或利器造成体内出血，引起脾肿大，脾血渗出结为脾脏血瘤，血瘤陈旧软化渗出水者，不宜穿刺，因为热性体液到时会与正血混合成为正精，维持着生命，如果进行穿刺则会损伤正精，导致迅速死亡。

7 热性渗水症

外伤扩散血瘀或利器造成体内出血，引起肝或脾肿大，肝血或脾血渗出结为肝脏血瘤或脾脏血瘤，血瘤陈旧渗水者，不宜穿刺，因为热性体液到时会与正血混合成为正精，维持着生命。不先用泄下法而进行穿刺，则会导致迅速死亡。

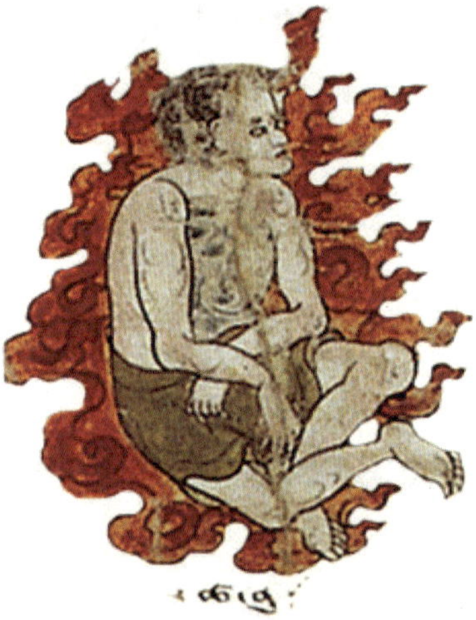

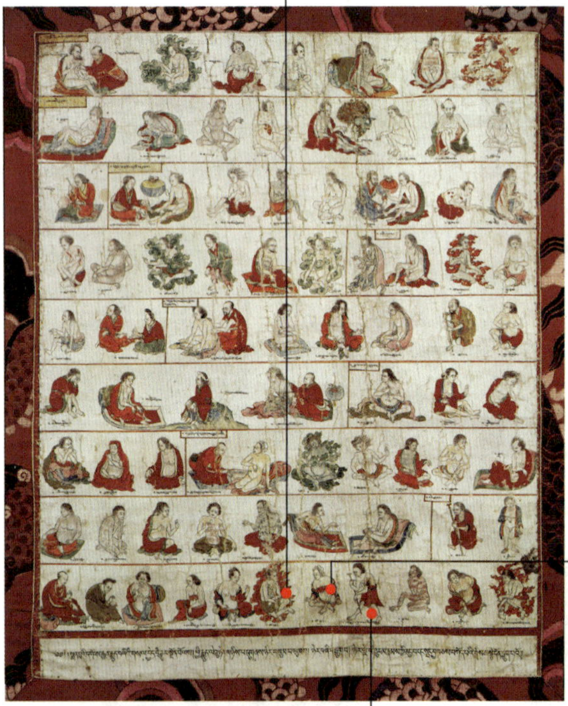

8 热性痞瘤

由血热和赤巴所致肝脏血瘤和脾脏血瘤、大肠血瘤、子宫血瘤等热性痞瘤，不宜穿刺，因这些病性热，金针穿刺会使穴位和痞瘤造成创伤，创伤亦性热，两热合并，使热更盛。

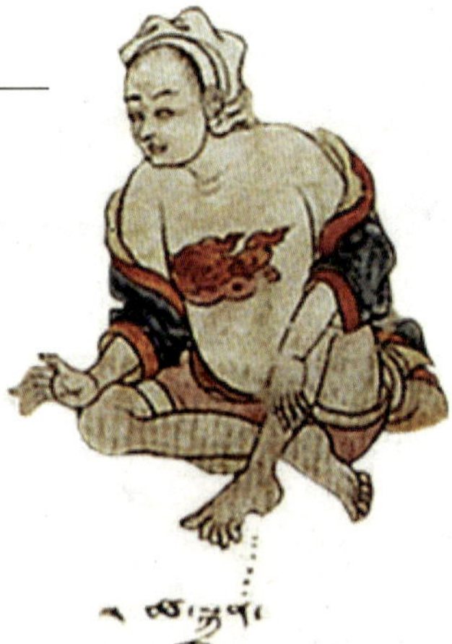

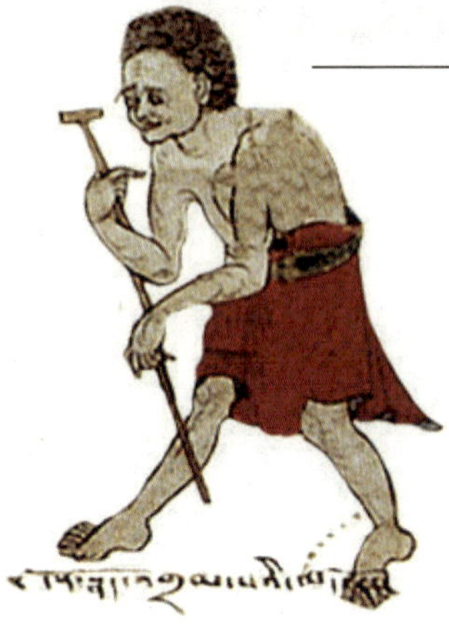

9 脏腑伤热遗留

从马上摔伤、悬崖跌伤，或被石棍击伤等造成脏腑伤热遗留者，不能穿刺，因此病性热，穿刺造成的创伤亦性热，两热合并，使热更盛。

10 血病

外伤血瘀或利器造成体内出血，或过食辛、酸食物造成血热增盛所致的火焰疮、胸腹疖痈、脾病、麻风、热性痞瘤等，不能穿刺，因为血病性热，穿刺造成的创伤亦性热，两热合并，使热更盛。

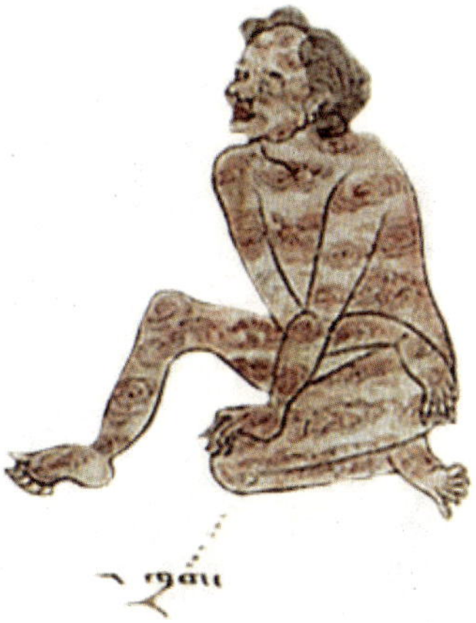

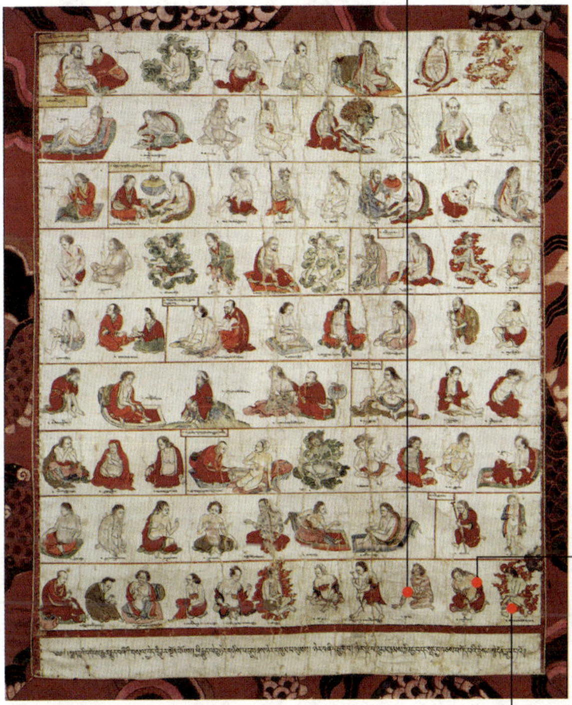

11 赤巴瘤

过度饮用经年陈酥油、烈酒等性锐而热的饮食；长时日晒火烤、吃力负重等剧烈劳作，造成赤巴的特性偏盛而发赤巴病，均不能穿刺，因为赤巴性热，穿刺造成的创伤亦性热，两热合并，使热更盛。

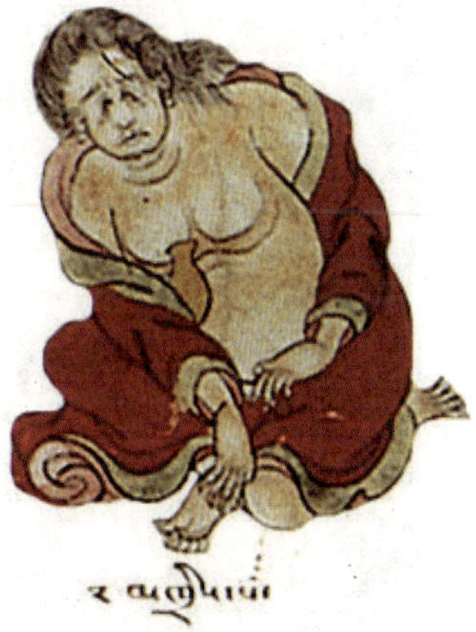

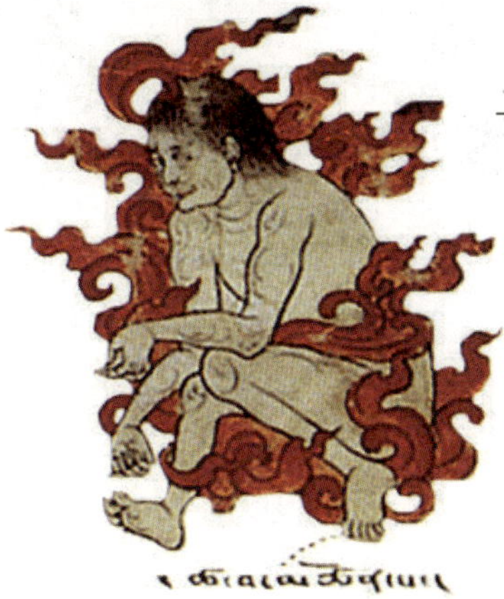

12 热病

外伤血瘀、利器造成体内出血、坏血增盛、胆下溢、胆上溢、肤黄、目黄等，总之血热和赤巴所致的一切热病，不宜穿刺，因为血热和赤巴性热，穿刺造成的创伤亦性热，两热合并，使热更盛。

图七十七 医典总结

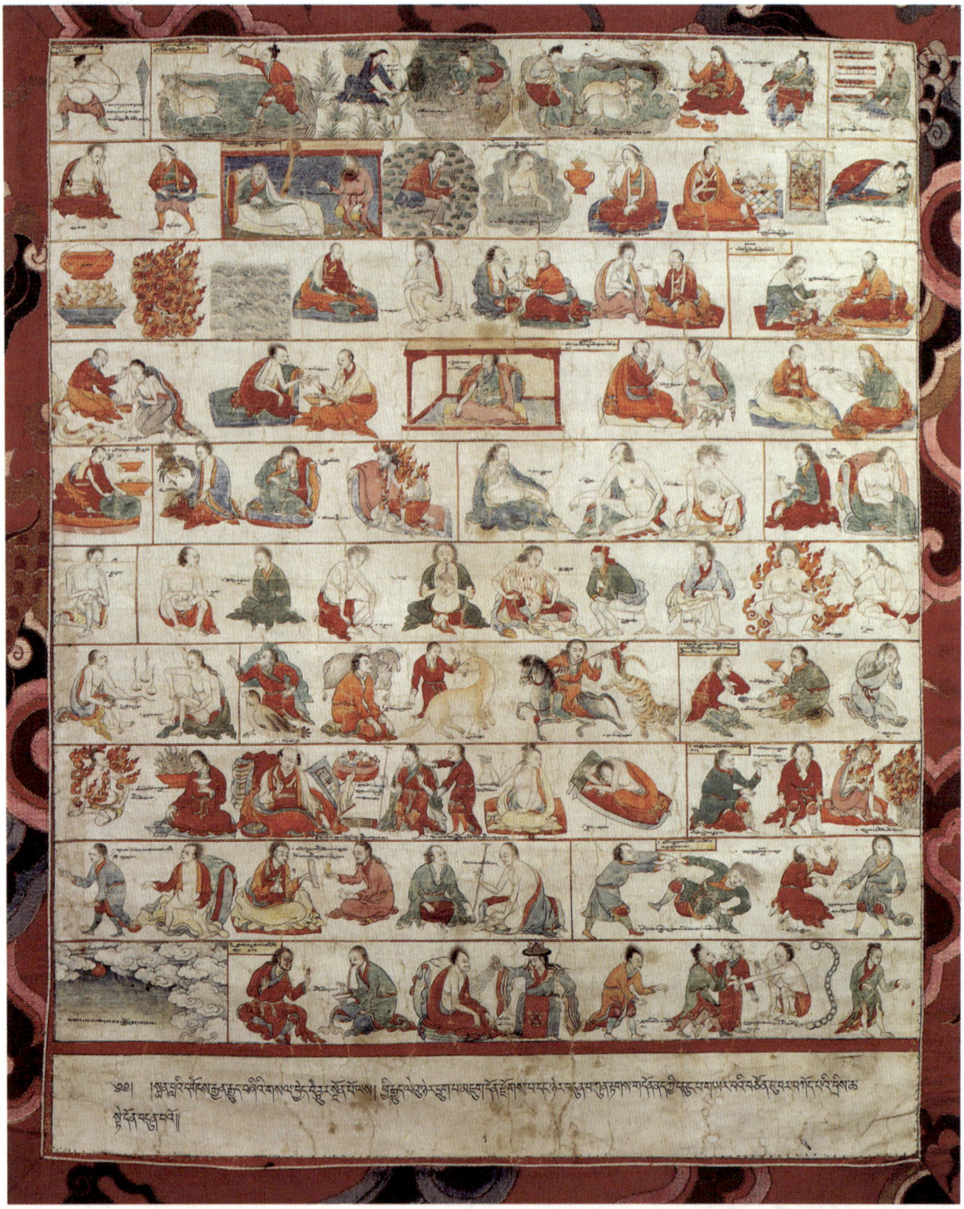

本图示《四部医典》的总结。整部书内容可归纳为八支、十一处、十五品、四经等部分，又可归纳为疾病和保健两部分。保健部分归纳为日常起居、季节性起居、滋补、壮阳等四部分；疾病部分归纳为诊断、对症药物和治法等三部分。此外还讲述了医典传承嘱咐等内容。

第二十六章 《四部医典》总结

一、比喻总结

1 张弓射箭

一个大力士将弦放在箭尾凹槽中张弓满怀，但最终瞄准的是箭头与靶心，比喻医典的一个内容虽分为几个表述形式，但最终还要归结到一个点上。

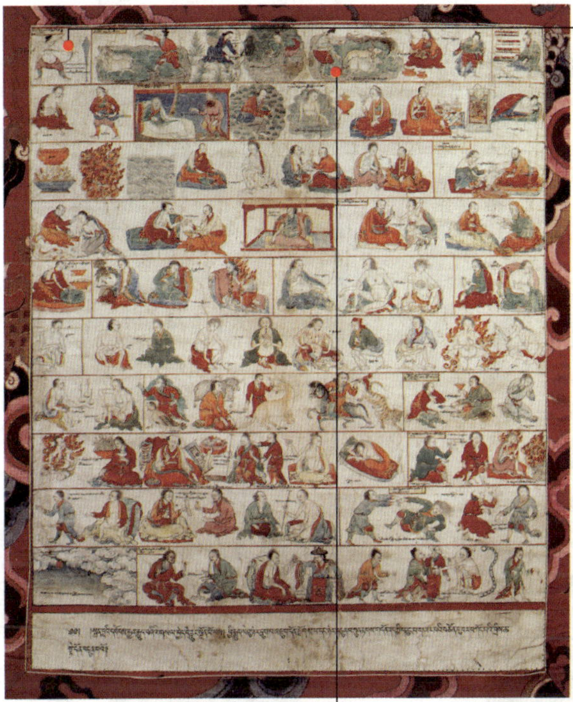

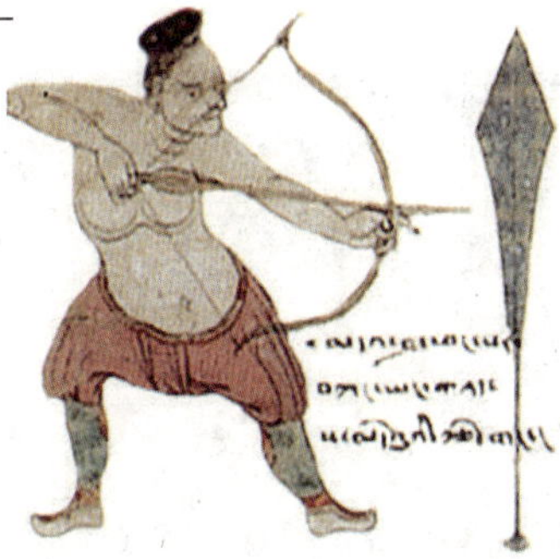

2. 勤做农活

农民春种，夏除草，秋收，翻地，四季忙碌，最终为了吃饭穿衣，比喻医典内容虽分为几个表述形式，但最终还要归结到一个点上。

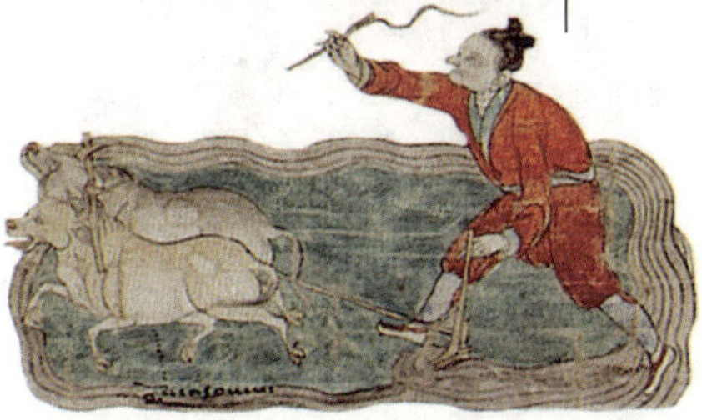

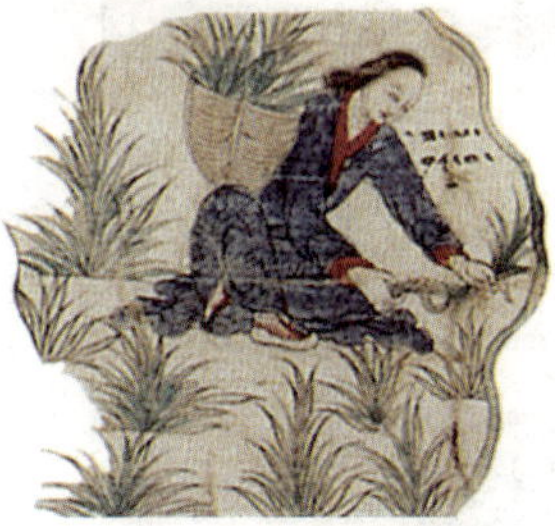

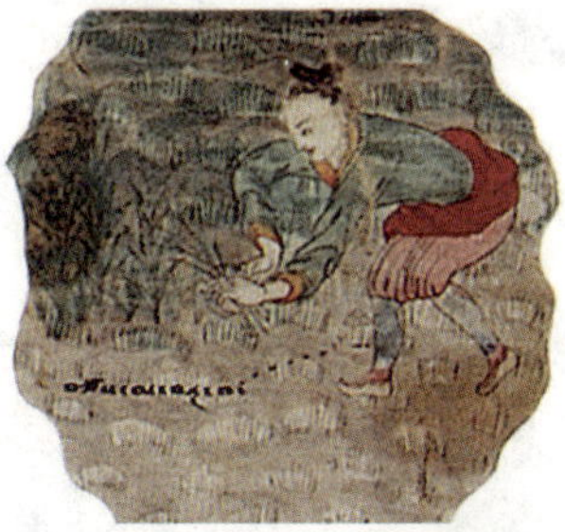

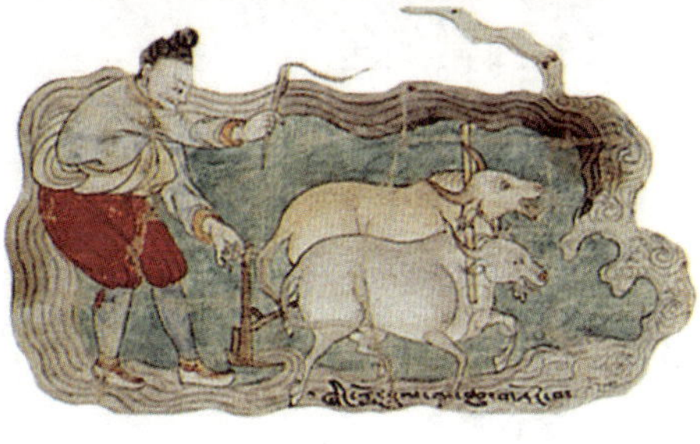

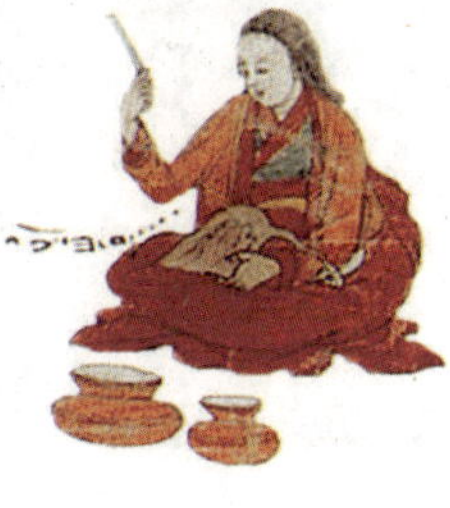

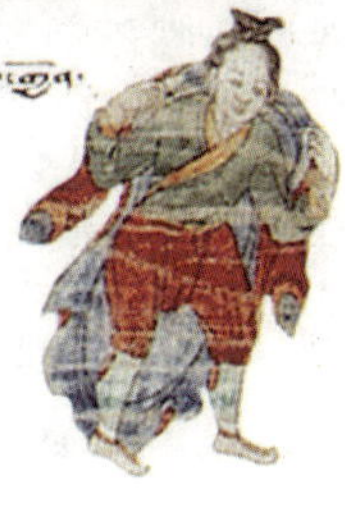

二、《四部医典》内容

《四部医典》有根本部、论述部、秘诀部、后续部四部，有疾病、药物、治疗等八支、十一处、十五品、四经、一百六十五章等广博内容，但归纳起来只有疾病和保健两大内容。

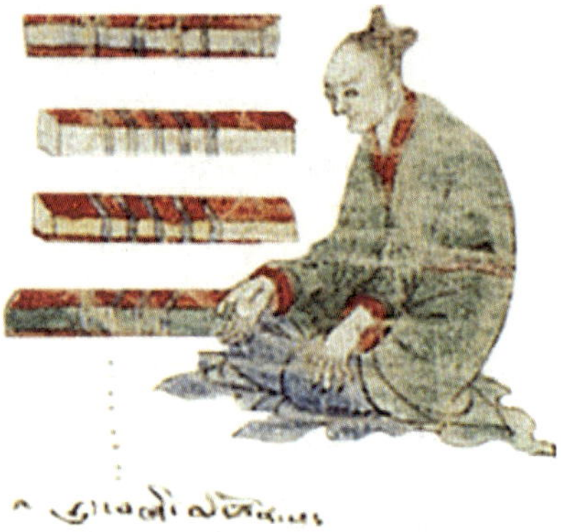

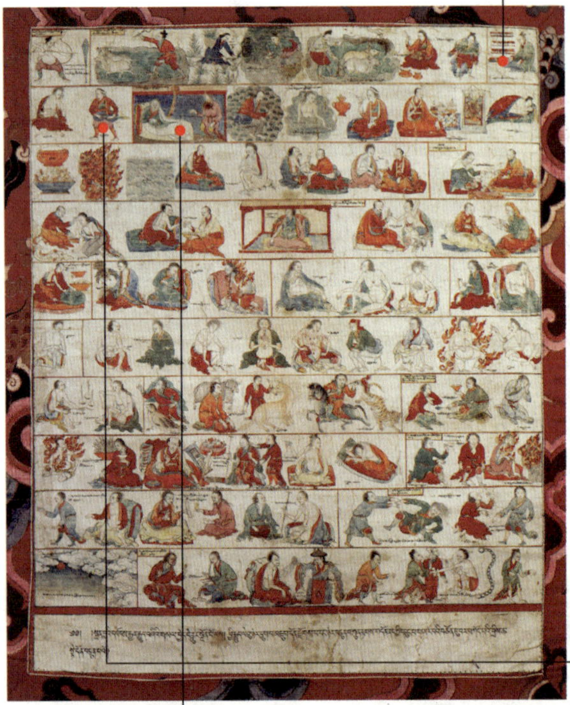

1 保健

要想健康长寿，要遵守圣人行为准则和俗人行为准则，遵守春夏秋冬六时日常起居规则，用四药五精滋补壮阳等四项事宜。

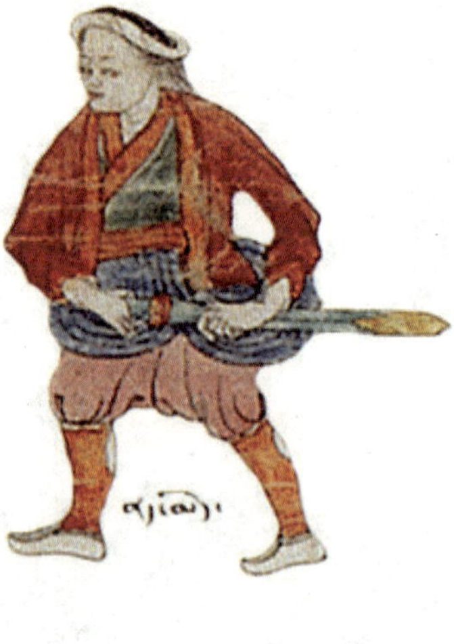

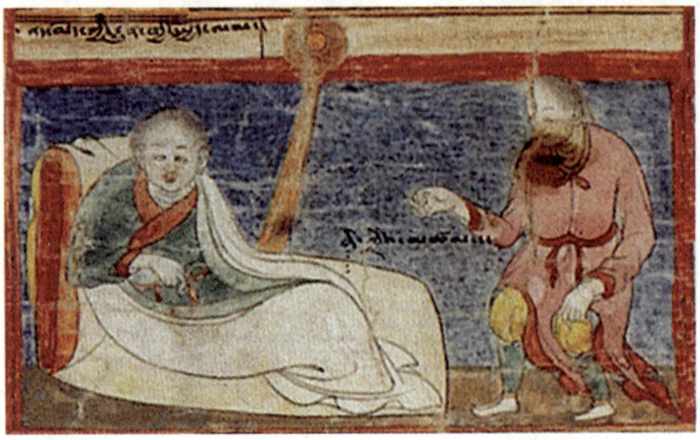

1.1 日常起居

为了健康，人们要每时每刻佩带上品药囊和护身符，在阴凉处休息，遵守日常起居规则和俗人行为准则、圣人行为准则等处世方法。

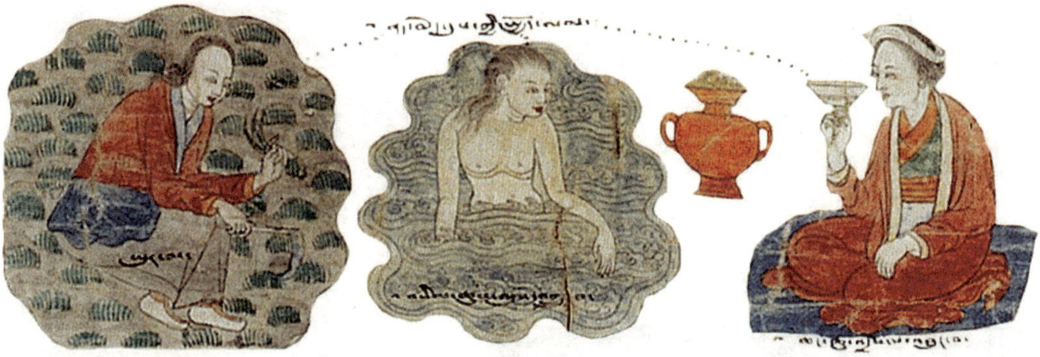

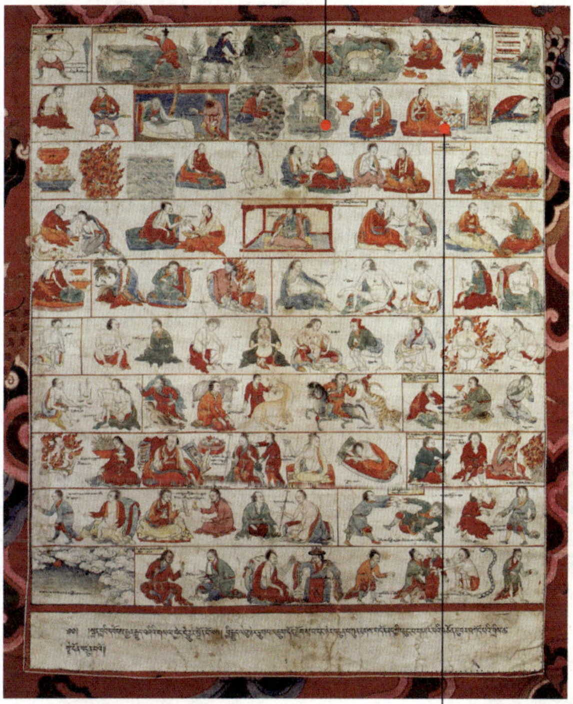

1.2 季节性起居

健康者要遵守与上冬、下冬、春、暖、夏、秋等六个时节相适应的行为起居规则。比如暖季，太阳光很强，为了避免体力损失，尽量食用味甘、腻、凉性饮食，不做重活，避开烈日，要用凉水洗澡，饮掺水的酒等。

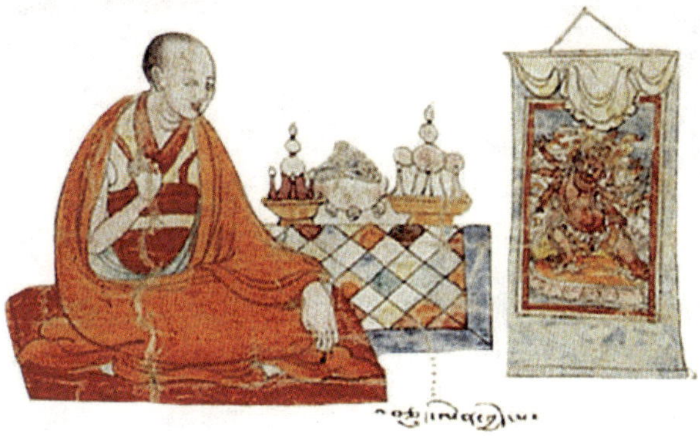

1.3 滋补养生

健康者要滋补养身，常用岩精、寒水石、红藏糖、蜂蜜、白酥油等五精与柏子、黄花杜鹃、沙蒿、高山麻黄等四药调制的硬膏进行滋补，则有消除九绝症、延缓衰老、舒心养身、清明神志、焕发容光、延年益寿等效果。

1.4 壮阳生精

身体壮阳依赖体内正精，正精依赖营养，营养来自具有六味的饮食和诃子等滋补药物，如食用这些食物可以获得壮阳生精、增强体力、焕发容光、清明神志、敏锐五官、延缓衰老的效果。

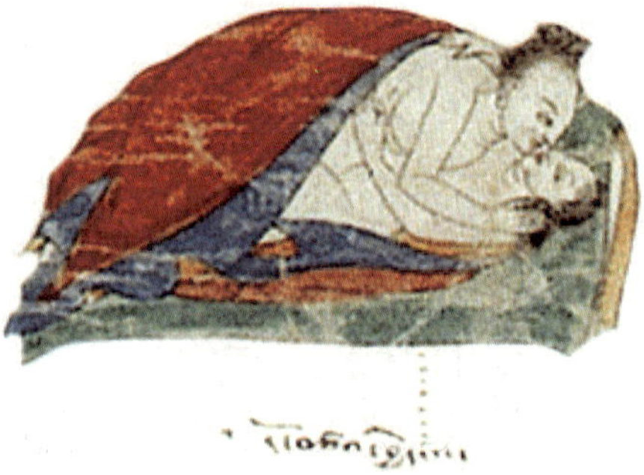

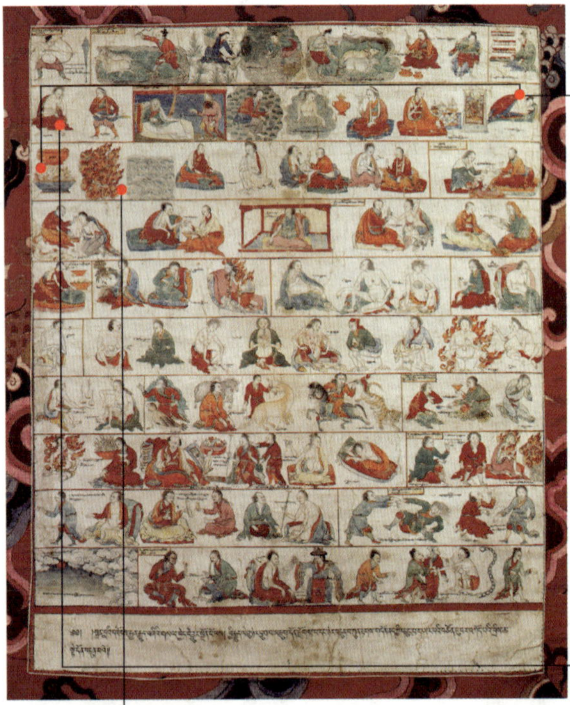

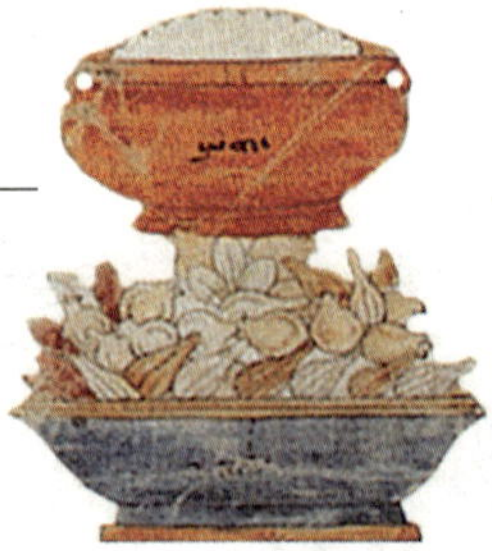

2 疾病

疾病细分有 1616 种，但归纳起来为寒、热两类。疾病治疗归纳起来为望、问、切三诊，食、行、药、械四对治药和具体治疗法三方面。

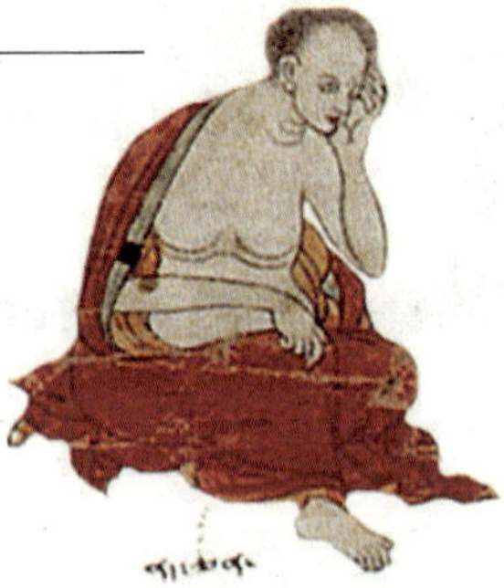

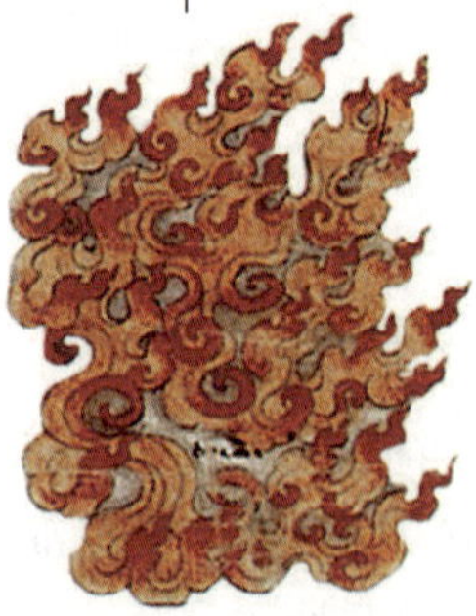

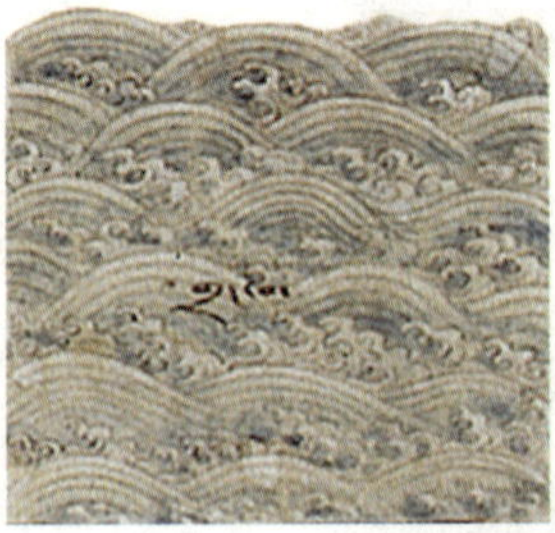

2.1 疾病种类

疾病种类一般分为 404 种，详细分为 1616 种，更细分则无数种，但归纳起来只有血热、赤巴等热证和培隆等寒证两类。原因是三因中的赤巴邪和培根邪是引发一切寒热疾病的主要因素，隆邪可助热亦可助寒。

2.2 诊断

2.2.1 望诊

疾病诊断方法有 1200 种，但归纳起来只有望、问、切 3 种。其中望诊就是用目观察病人体征、体形、肤色等，特别察看舌和尿液，可掌握疾病的寒热性质。

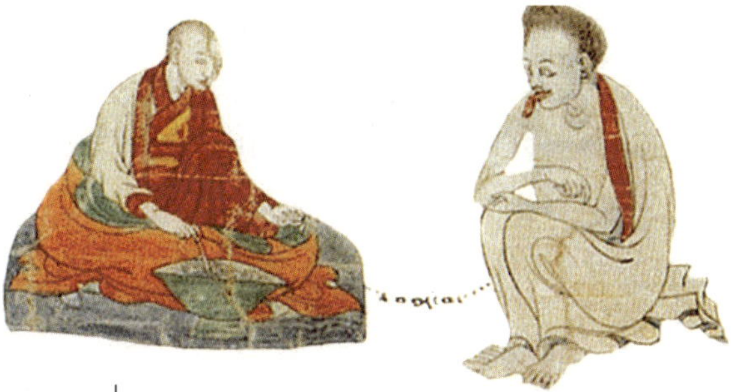

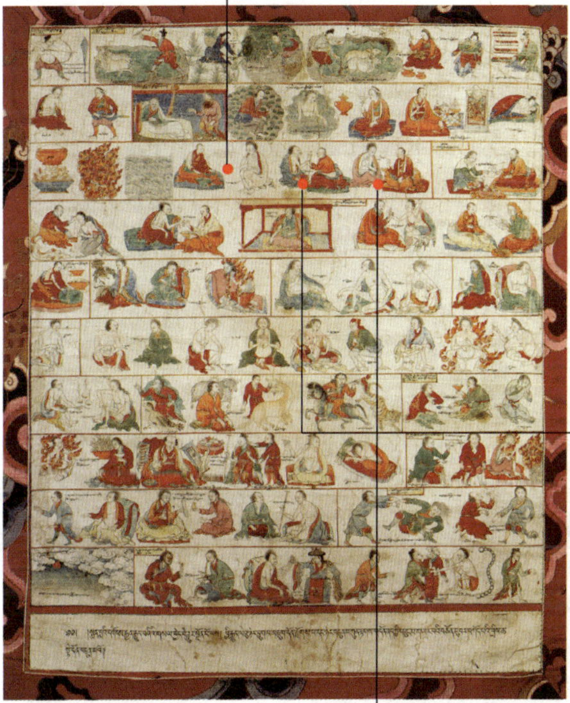

2.2.2 切诊

疾病诊断方法有 1200 种，但归纳起来只有望、问、切 3 种。其中切诊就是触摸体温寒热、肌肤粗糙与绵润等，特别是切脉是医生与病人交流信息的信使，切脉可掌握存活死亡。

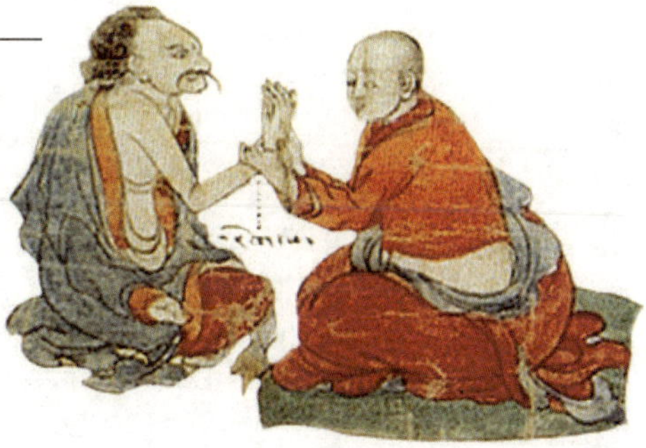

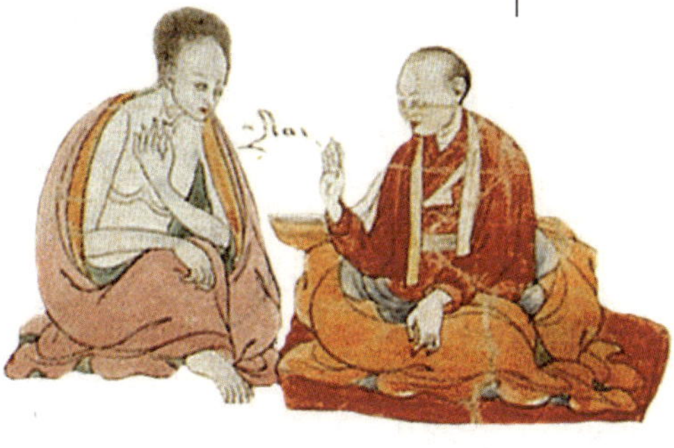

2.2.3 问诊

疾病诊断方法有 1200 种，但归纳起来只有望、问、切 3 种。其中问诊就是医生听取病人对病因、身体上下内外疼痛位置、疼痛情况等的诉说后，掌握发病的病邪、疾病入侵途径及疾病性质等。

2.3 对治药

2.3.1 药物

治疗疾病的方法共有 1002 种，但可归纳为食、行、药、械 4 类，其中药物可归纳为土类药、石类药、植物类药等；方剂可归纳为药味配伍、功效配伍等无数种，但总括起来不外乎平息方和泄下方两类，平息方又归纳为寒热两类，泄下方又归纳为文、峻两类。

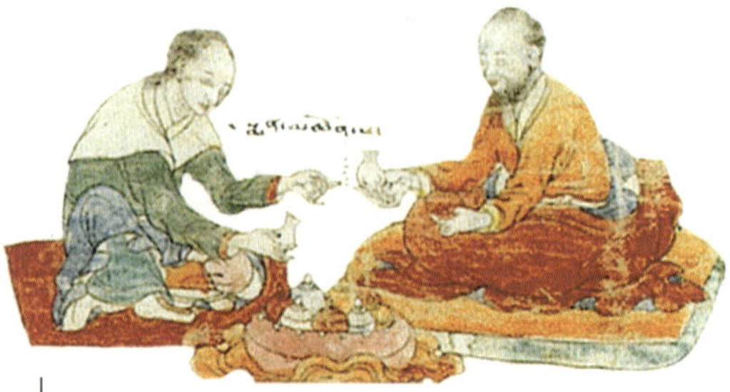

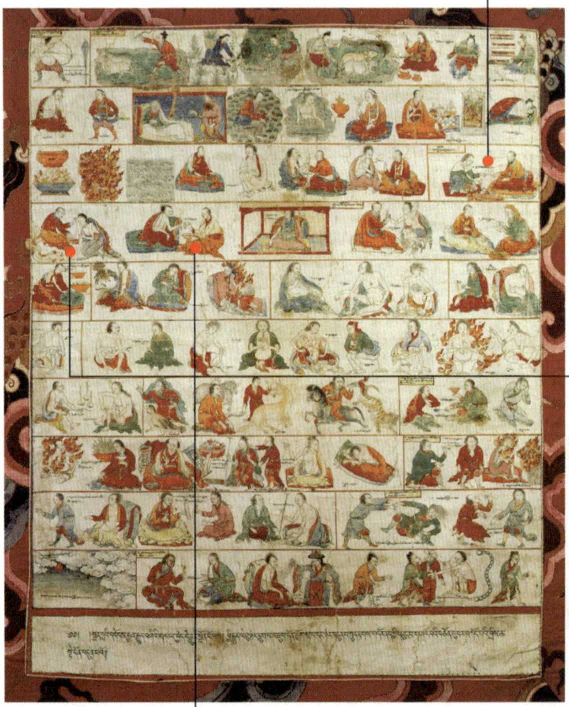

2.3.2 械

治疗疾病的方法共有 1002 种，但可归纳为食、行、药、械 4 类。其中械外治的有 197 种，可归纳为文、峻两类，药浴、涂擦等属于文外治法，放血、火灸、穿刺及剖、截、牵拉属峻治法。

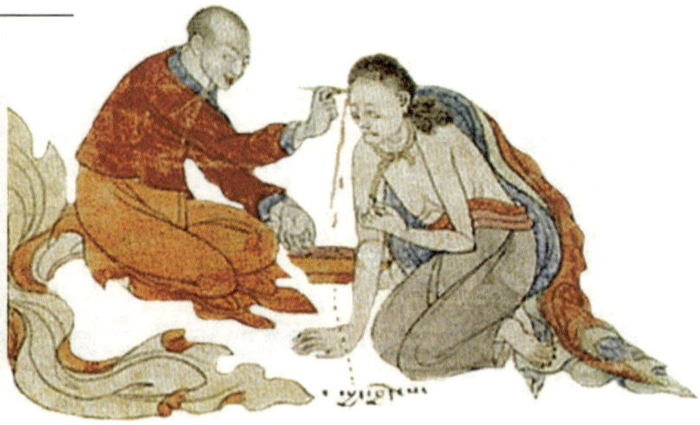

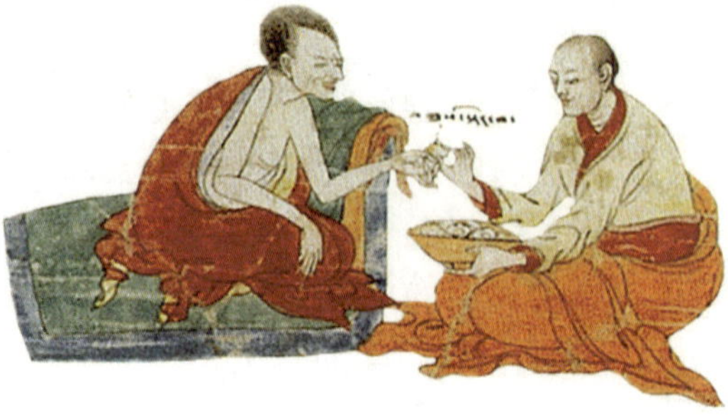

2.3.3 饮食

治疗疾病的方法共有 1002 种，但可归纳为食、行、药、械 4 类，其中饮食疗法有 444 种，但可归纳为有益饮食和有害饮食两类。

2.3.4 行为起居

疾病治疗的方法共有 1002 种，但可归纳为食、行、药、械 4 类，其中行为起居疗法有 128 种，但一般可归纳为剧烈行为起居和温和行为起居两类。

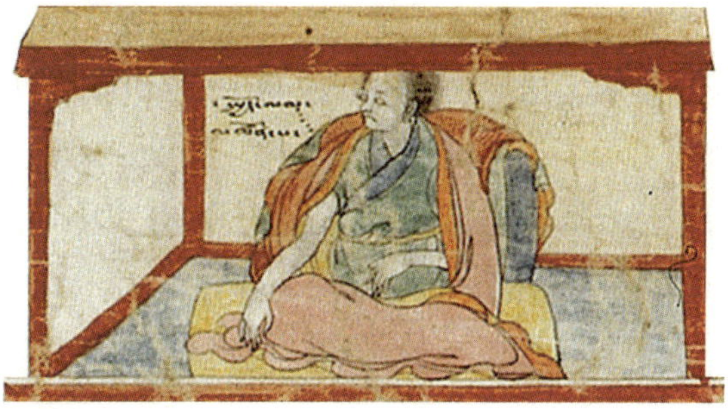

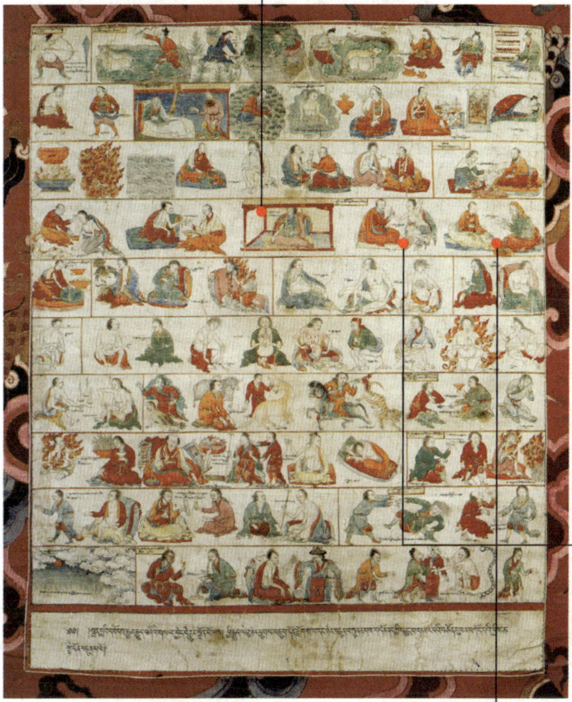

2.4 治疗

2.4.1 诊断

治疗疾病临床上有 366 种手段，但归纳起来只有诊断、治则、治法等 3 种。其中诊断就是医生用望、问、切方法辨认疾病，从病名、症状、试治的疗效方面出现的五假象，去纠正寒热证的错误诊断。

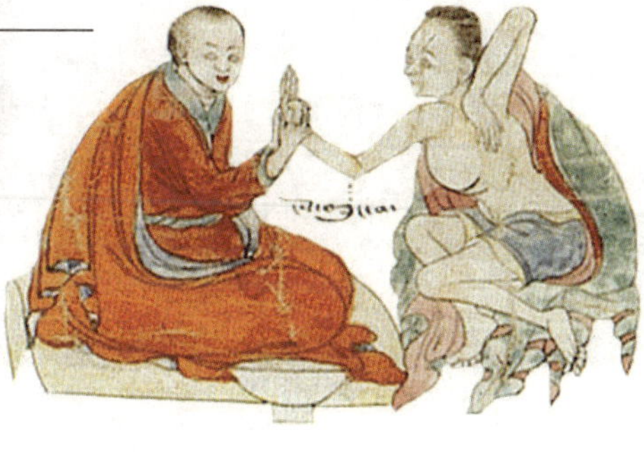

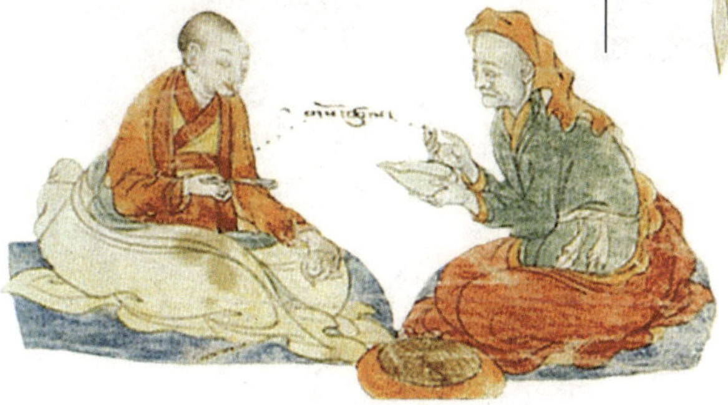

2.4.2 治则

临床上治疗疾病有 366 种手段，但归纳起来只有诊断、治则、治法 3 种。其中治疗原则就是诊断清楚后，对单一疾病采用只治该病不激发他病的原则；对病势强大的疾病，采用药、械、食、行猛烈捕杀的原则等 9 种治则，对症治疗。

2.4.3 治法

临床上治疗疾病有366种手段，但归纳起来只有诊断、治则、治法3种。其中治法就是决定治疗原则之后，用服用汤、散等5种平息方，泻、吐、滴鼻等7种泄下方和放血、火灸、罨散、药浴等6种外治法，计用18种临床疗法摧毁疾病。

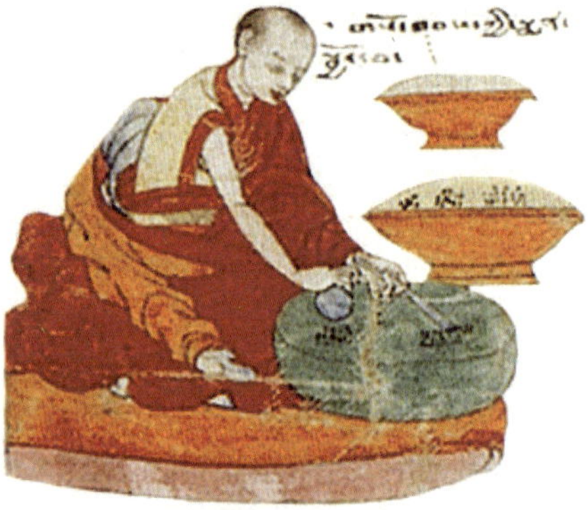

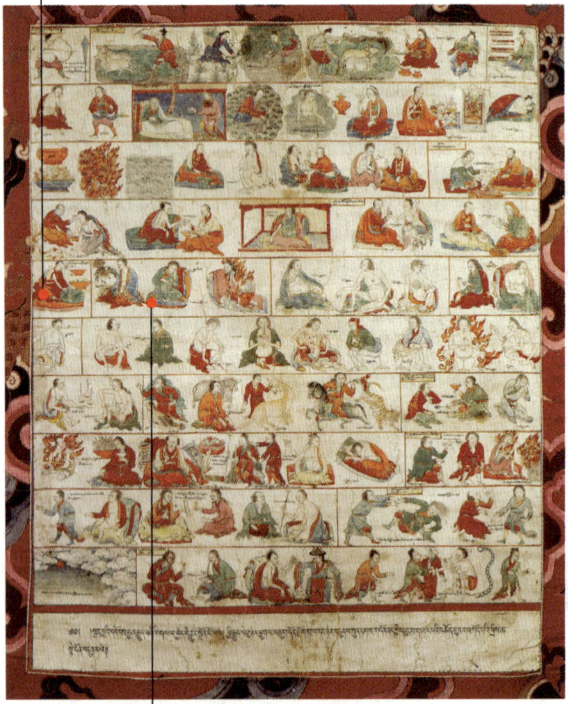

三、七种误诊

1　中毒症、陈热症和“木布”病易误诊

中毒症、陈热症和“木布”病三病病因相同，均为血热、赤巴邪紊乱所致，外因均为剧烈劳作等，病变方式也是坏血增盛与正血相混而发，故症状也雷同。诊断时要掌握各自症状的不同点，避免误诊，在治疗时也要采用适应各自的疗法，要三思而行。

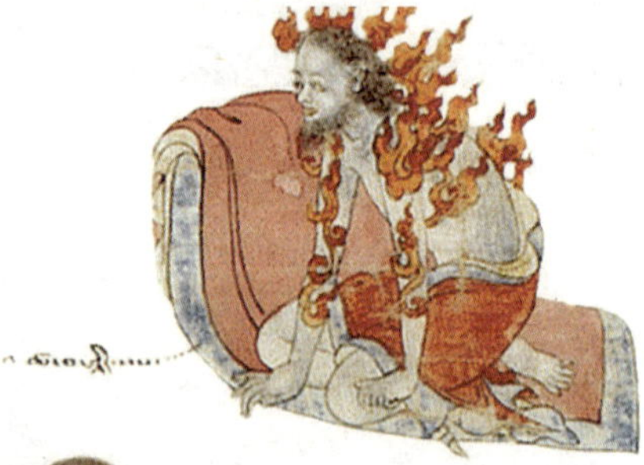

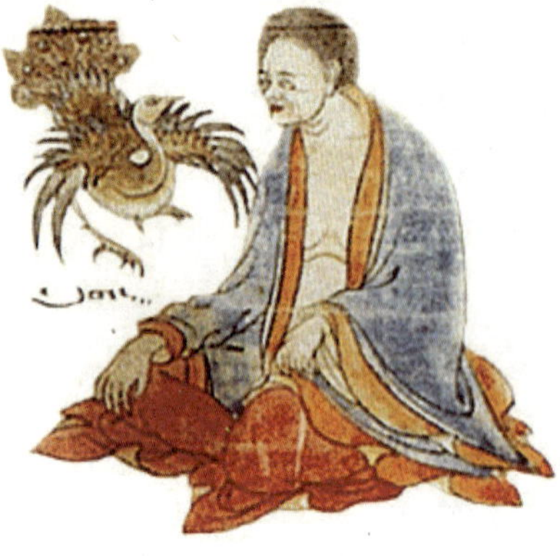

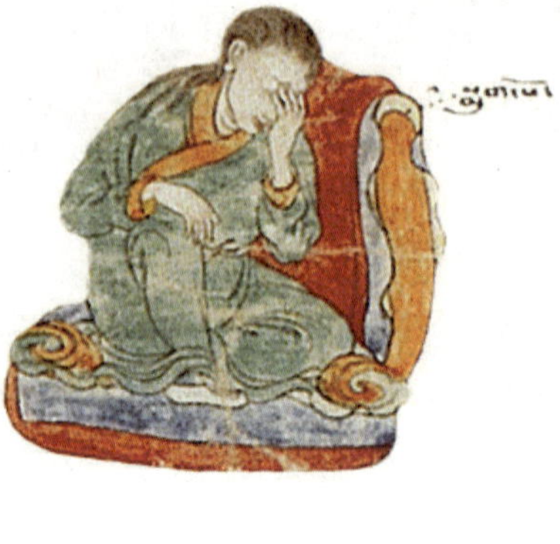

2 消化不良、剑突培根症和胃火衰弱症易误诊

消化不良、剑突培根症和胃火衰弱症三病病因相同，均为胃火式微、培根黏液增多所致，剑突培根症和胃火衰弱症是因为消化不良而发，故诊断和治疗时要相互对照，辨别差异，灵活处之。

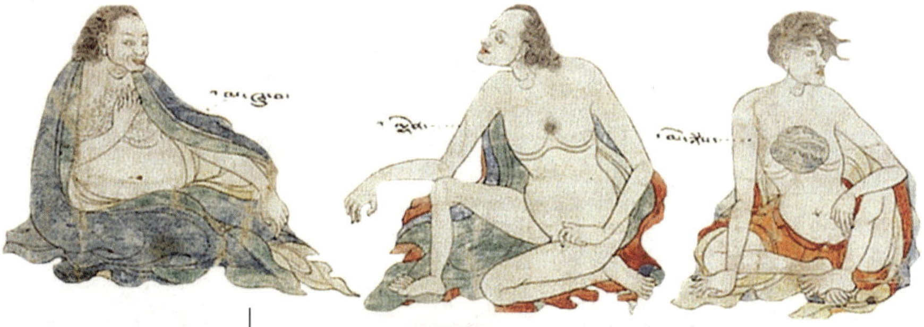

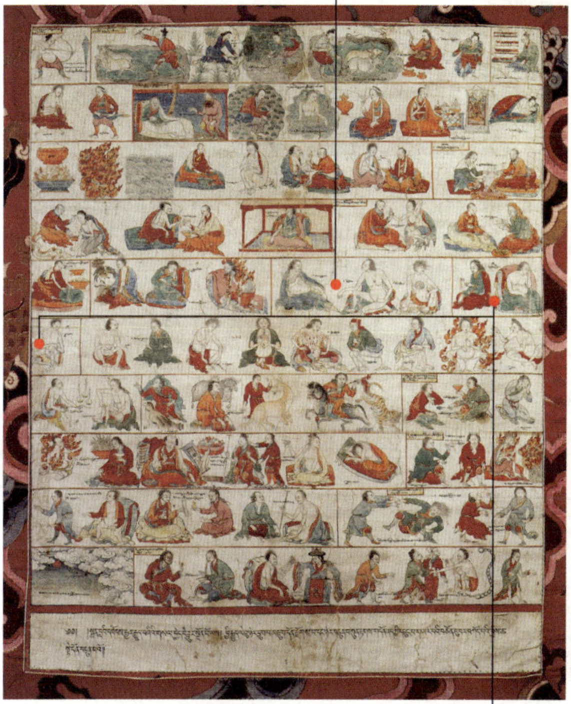

3 下落水肿、灰色浮肿和腹水易误诊

灰色浮肿、下落水肿和腹水三病的区别在于病情的轻与重，但病因均为饮食不消化，精华与糟粕相混流入肝脏未能生成正血而成坏血增生所致。外因均为劳累后饮水过多、久卧湿地等造成胃火衰弱，故诊断和治疗时要相互对照，辨别差异，灵活掌握。

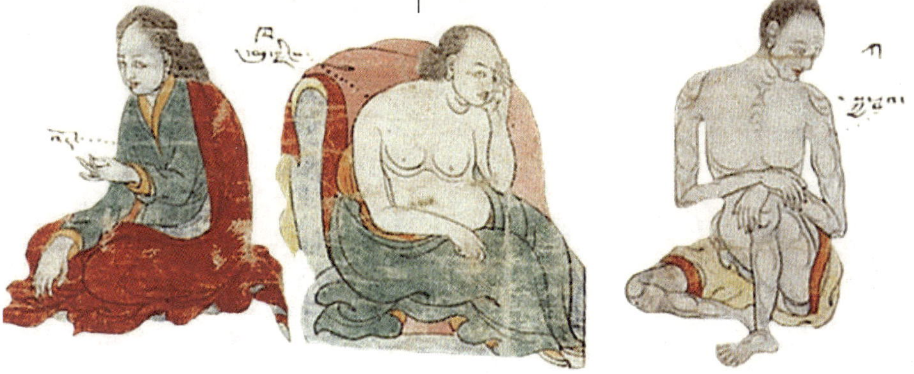

4 痞瘤与内痈易误诊

痞瘤是隆（风）、虫、水、血、毛等聚结成痞块所致；痈主要是坏血增盛被隆（风）卷结成瘤样的痞块而成，症状相似。痈虽如瘤结成痞块，但触之坚硬或沉入深处不显露，故诊断时要动脑筋，治疗时要采取破痞、清除痞瘤残留等方法，灵活掌握。

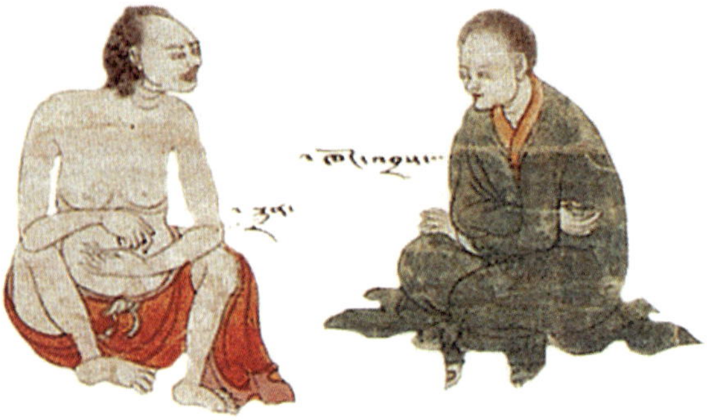

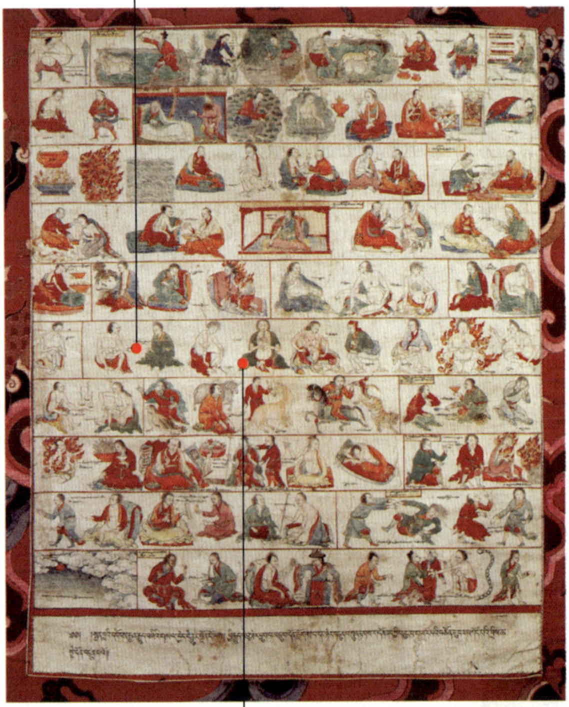

5 疖痈、日形脓肿和陈旧疮伤易误诊

长在皮肤的外痈成熟后，变成陷蚀癣溃脓血；内痈成熟后于本穴上下流出溃脓。发于肺、肝等脏器的日形脓肿与内痈相似；散布于血管突现于肌肤外的日形脓肿与外痈相似；陈旧疮伤是疮疡或创伤经久不愈，糜烂腐坏，证见溃脓流血流黄水，三者的诊断和治法要灵活掌握。

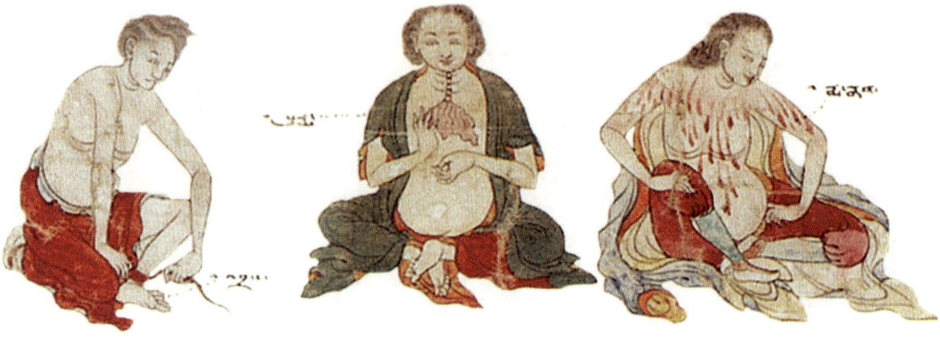

6 腹泻、痢疾和热泻易误诊

腹泻、痢疾和热泻三者均为胃火衰弱、肝热侵入大、小肠，造成和合紊乱所致的以小肠刺痛、鸣响、下泻为症状的疾病。但腹泻多为食物不化所致，痢疾是由疠热（病菌）所致，热泻是热带地区的一种腹泻。彼此病因有异，治疗时要相互关照、区别对待。

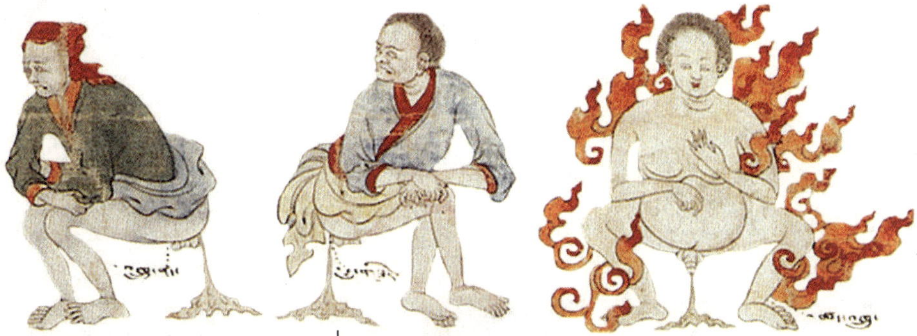

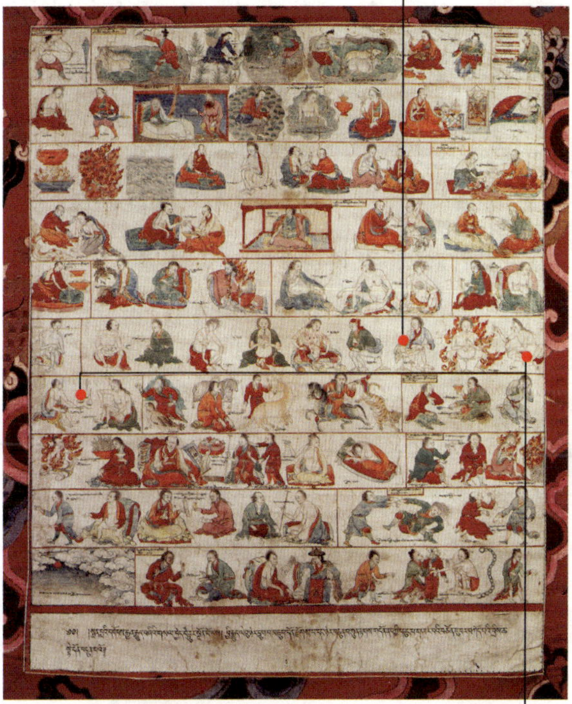

7 痛风、痹证和青腿牙疳易误诊

痛风、痹证和青腿牙疳三者均为食用葱蒜等辛辣、酸性食物所致，病邪侵入关节、肌肉、骨骼及筋腱等。症状为肿胀、难以行动、骨、关节困痛、筋腱僵直等。病因和病变方式相同，故治疗时也要相互关照，各自采用有效治法，灵活处之。

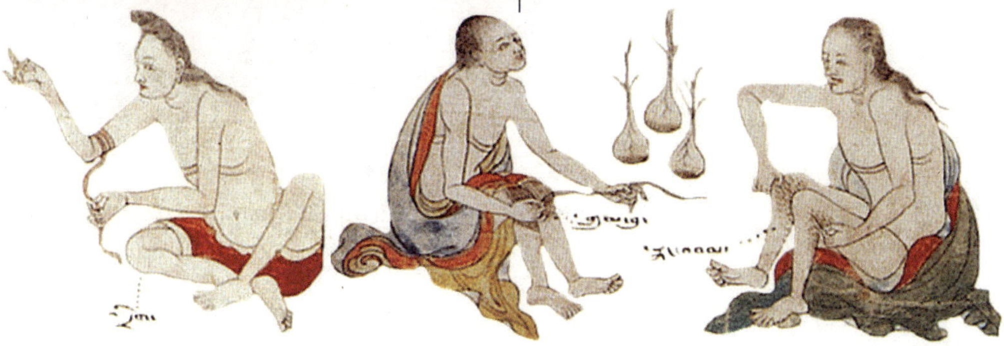

四、四具备

1　临界疾病时要像鹞鹰样敏捷治疗

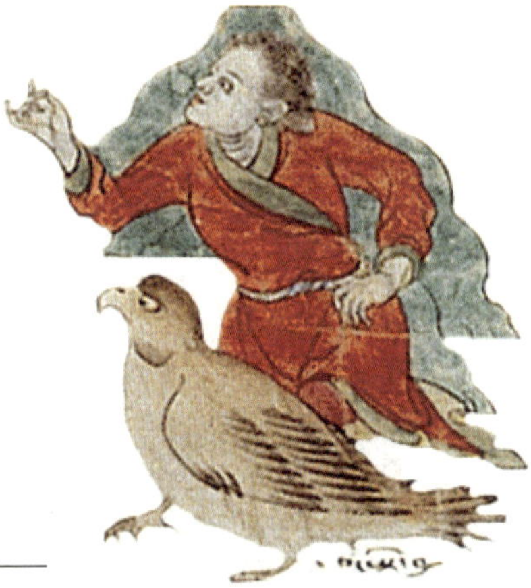

在治疗热病时，隆、赤巴、培根疾病会出现融冻三状态，对此要不早不迟守候于关隘及时治疗。如热病痊愈之时会有隆邪迎面袭来；热邪将熄未熄之时，会有赤巴热邪残留泛起；热邪被熄灭之时会有寒邪生起，这三种临界疾病容易误诊，要清醒地像鹞鹰捕雀样敏捷治之。

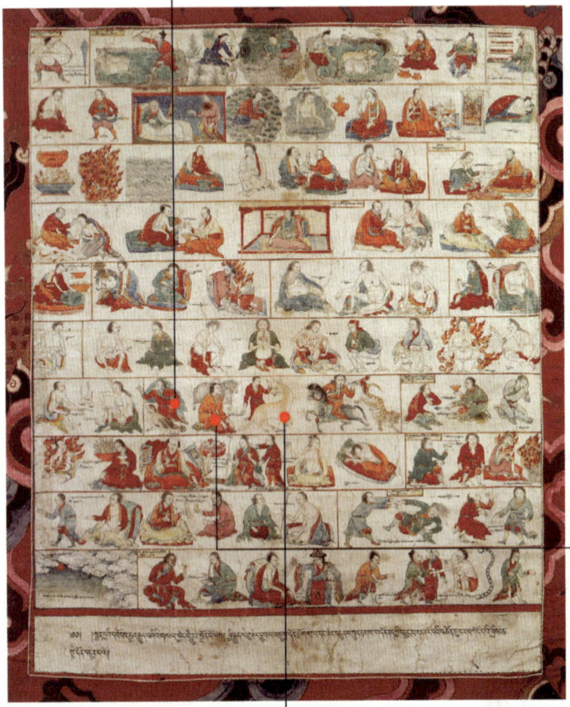

2　病人体能承受时要像绵羊般温柔治疗

体能差的病人，若不考虑其能否承受，连续用药则会摧毁疾病，也会耗尽正精而致死，故此时虽疾病有夺去生命的危险，但主要不能放在治病上，应以培育正精为主。待体能恢复和能吸收药物之时，仰头像绵羊温柔耐心地治疗。

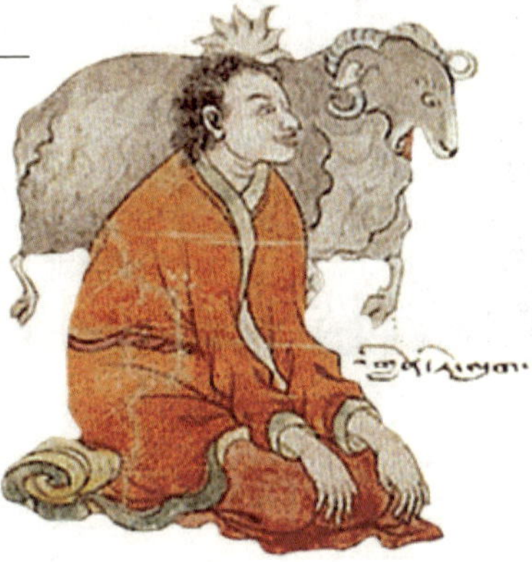

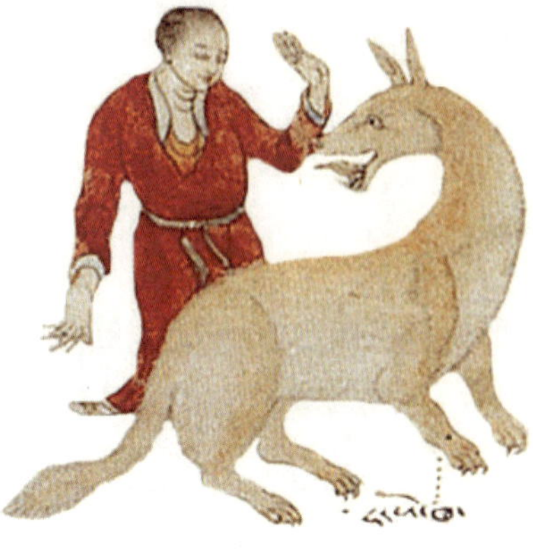

3　压抑病势时要像狐狸般谨慎治疗

当病情严重之时，为制伏疾病的药、械、食、行对治法时，不能鲁莽草率，要像狐狸那样谨慎行事。

4 用镇逆法时要像老虎般勇猛治疗

严重疾病如高热病、腹水、痞瘤等需要放血、火灸、穿刺或解剖、截肢、牵拉、摘除等进行镇逆疗法之时，不能犹豫、胆小，要像老虎那样勇猛治疗。

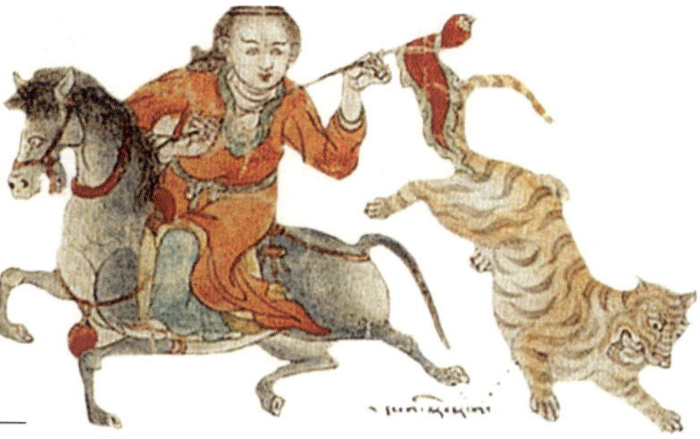

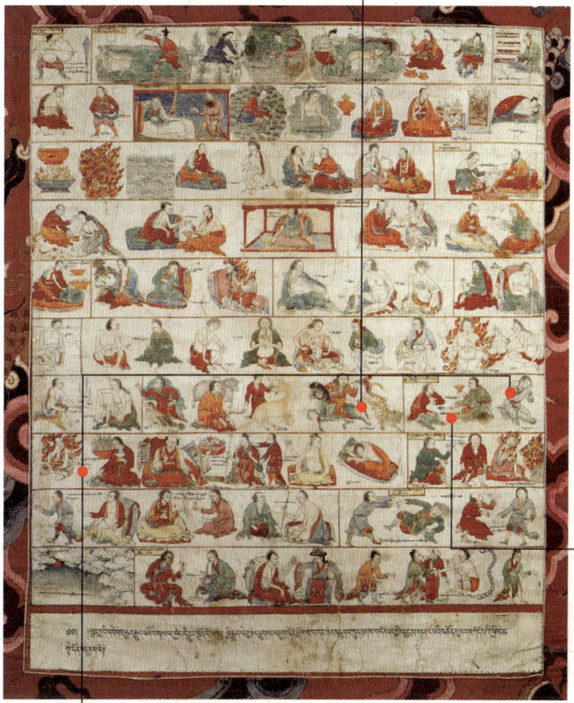

第二十七章 医典嘱咐

一、询问治疗效果

1 疾病治疗不能好转者为何因

患病初期，病势还未成熟强盛，如火先有烟一样，只出现病兆时，用药、械、食、行四法治疗，而病情仍不能好转者为何因？

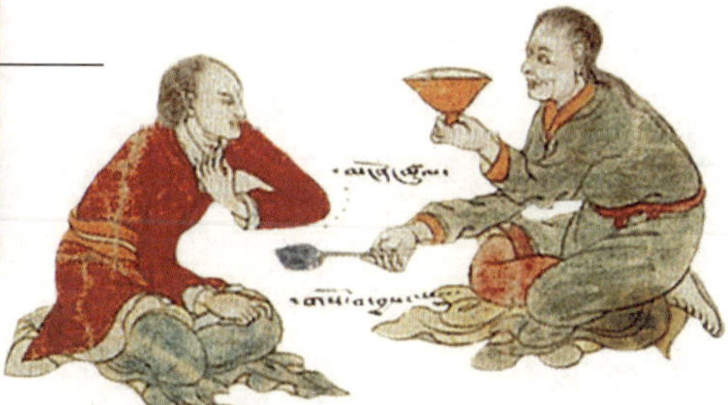

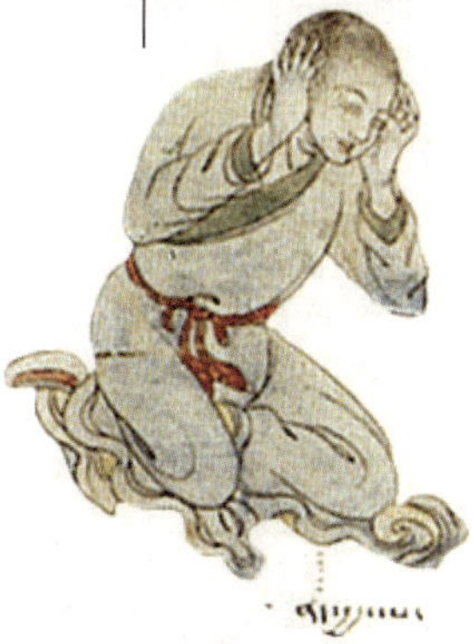

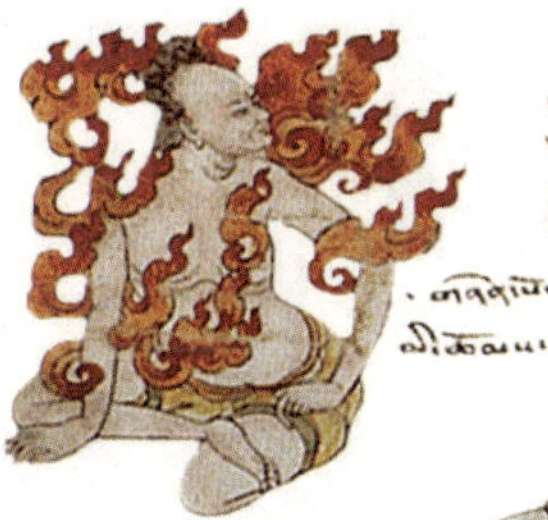

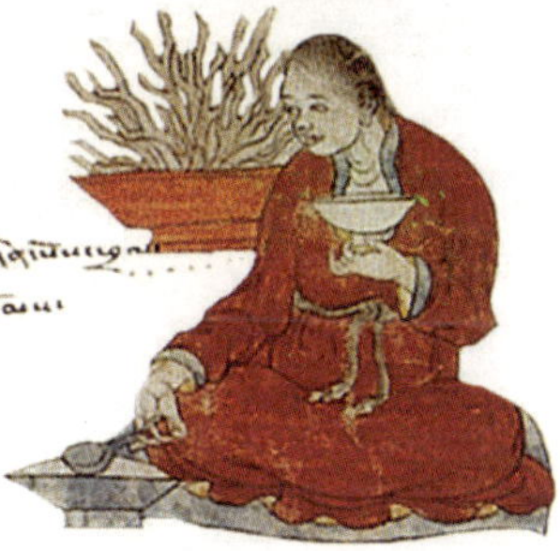

2 病势强盛时，如法治疗不能迅速摧毁疾病为何因

患病中期，病势完全强盛时，按医典确诊后，采用正确治则、治法治疗，仍不能迅速治愈者为何因？

3 具备医疗条件，仍有死亡者为何因

患病后期，病势成熟、正精耗尽，具备享有盛名、精通医理、临床经验丰富、讲究清洁四条件的医生；具备正规炮制、效果显著、种类齐全、配伍入法四条件的药物；具备精明能干、有爱心、讲究卫生、有智慧四条件的护理人员等 12 种条件，此外还具备病人为男性、年轻、敢于花钱等条件，但最终仍不能脱离病痛乃至死亡为何因？

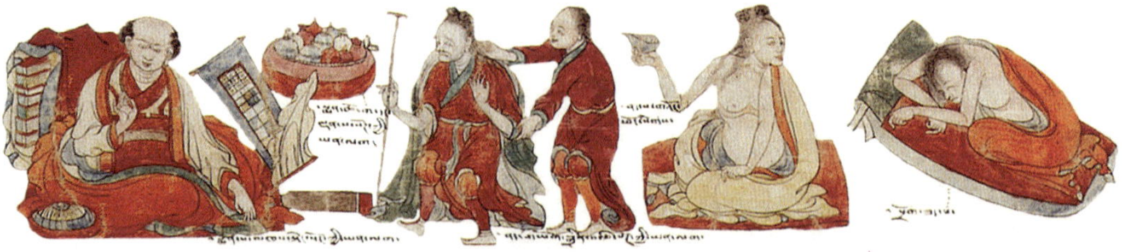

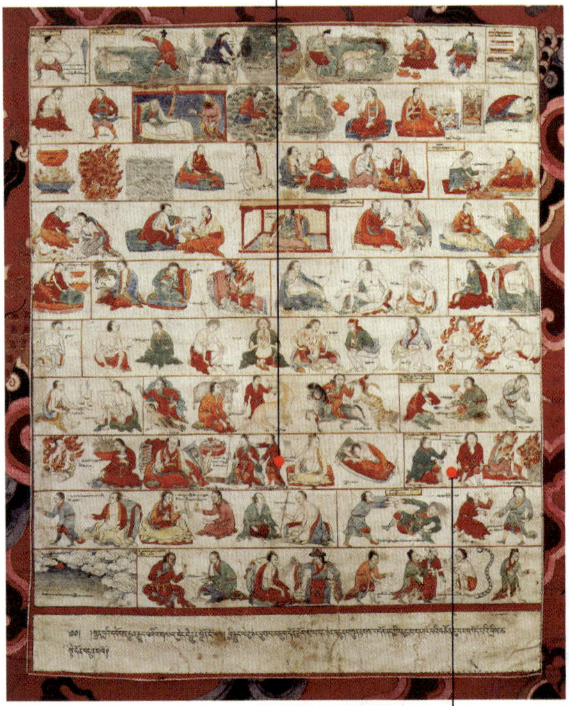

4 病初未治反而好转者为何因

患病初期，病势还未成熟强盛，正如火先有烟一样，出现病兆之时，未进行药、械、食、行任何治疗，但病情却能好转者为何因？

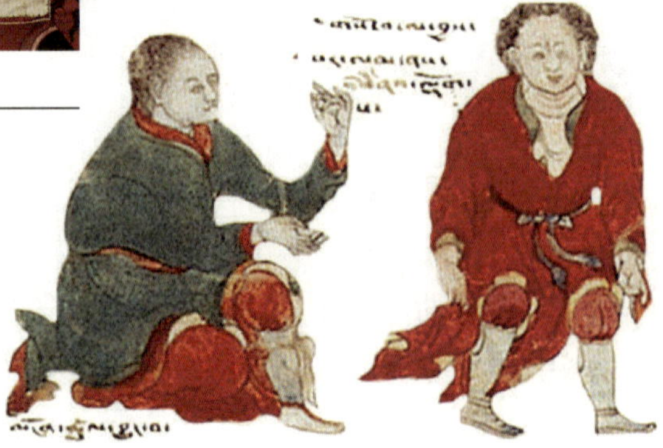

5 病势强盛用药相反，却能摧毁疾病者为何因

有时病势强盛，病性之确定、诊断、治疗三者均未按医典教导，而热病用热药，寒病用凉药，用药相反，但也能迅速治好疾病者为何因？

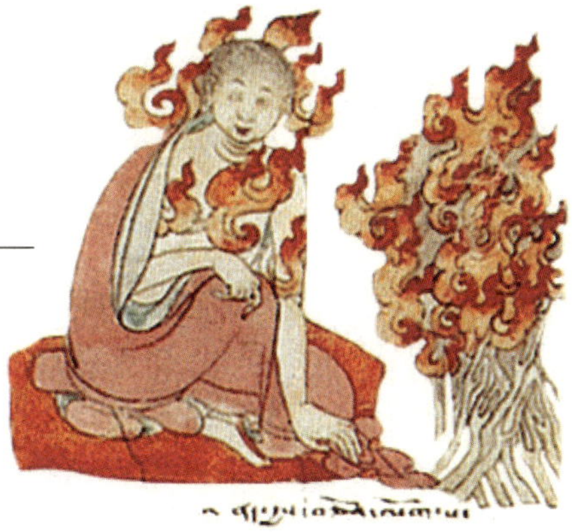

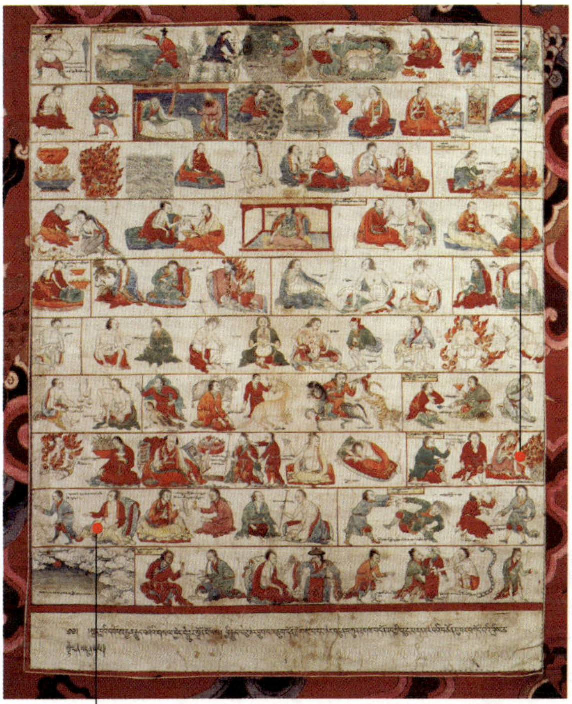

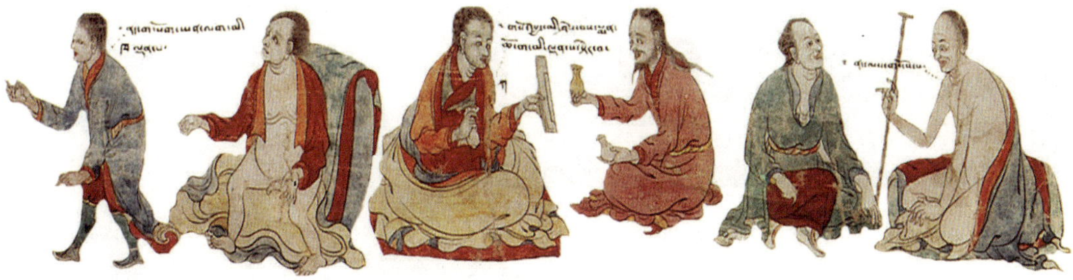

6 不具备医疗条件，却能治好病者为何因

有时病势成熟，病人正精耗尽，虽然医生不精通医理，药物也未按正规炮制，不具疗效，配伍不合理，护理人员不讲清洁，少智慧不精明、无爱心等即 12 个条件均不具备，但最终病人能脱离病痛者为何因？

二、回答治疗效果

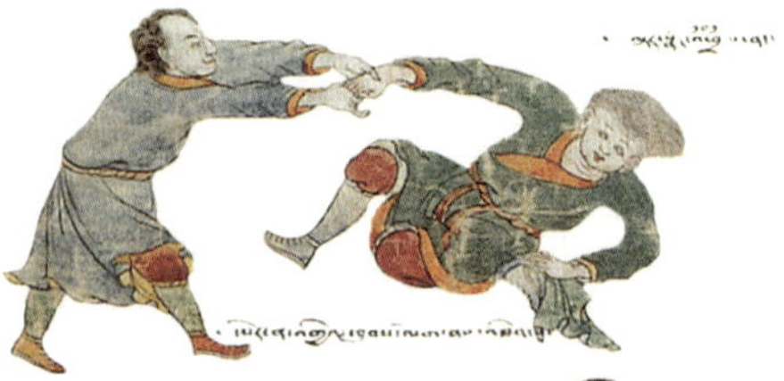

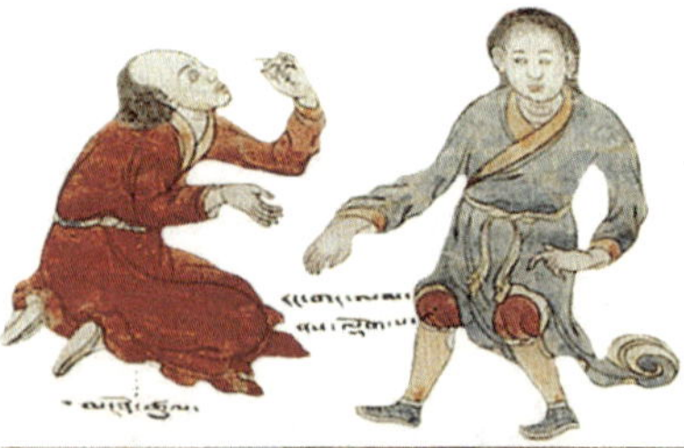

1　假象迅消自愈疾病 101 种

在 404 种疾病中，有 101 种为假象迅消、不治自愈的疾病，这类疾病遇到外因则无大影响，或外因微小也能中途反复，治疗则能迅速痊愈。例如将要跌倒之人，有人拉一把就会马上站立起来那样；又如天空突然乌云密布，出现下雨迹象，但又马上放晴，出现干热那样，病势较重，但不去治疗也能自然痊愈。

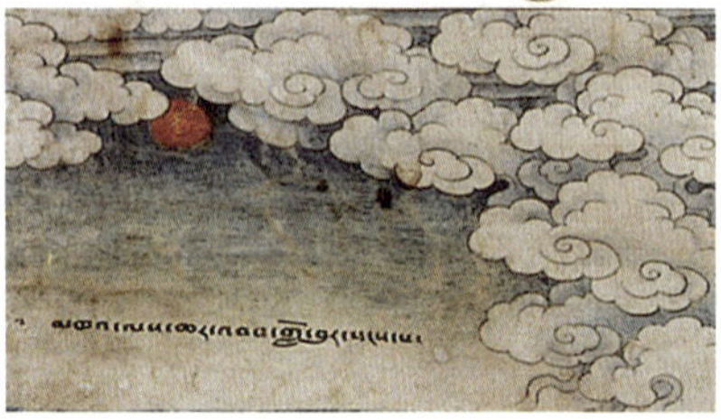

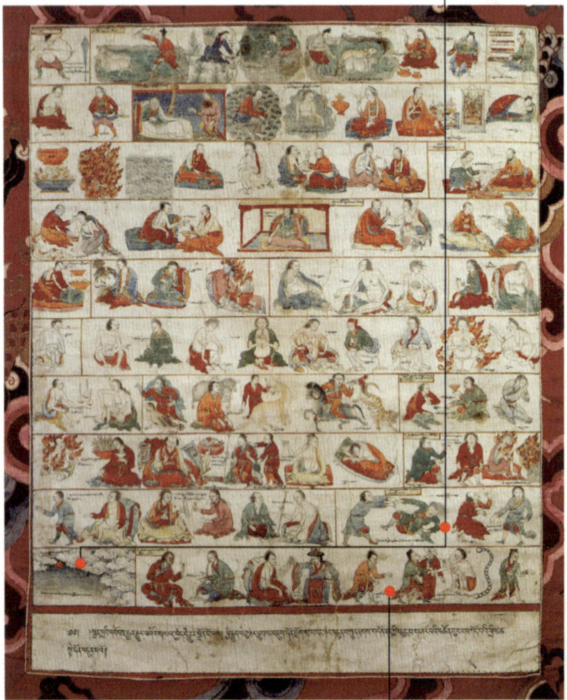

2　业缘鬼祟病 101 种

在 404 种疾病中，鬼祟引起的业缘报应疾病有 101 种，此类疾病不去做经事而用药、械、食、行治疗则无效，只要搞清何种鬼魔作祟侵害，用诵经送鬼等佛事而不用药也能治愈，犹如有众多朋友相助的囚徒，只要有朋友从中相助，他人不会有加害机会那样。

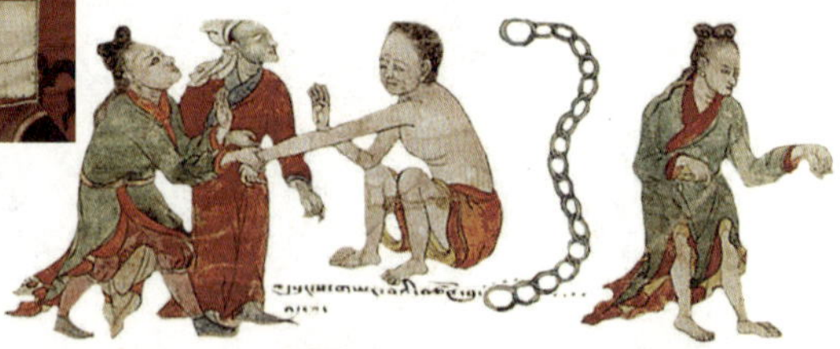

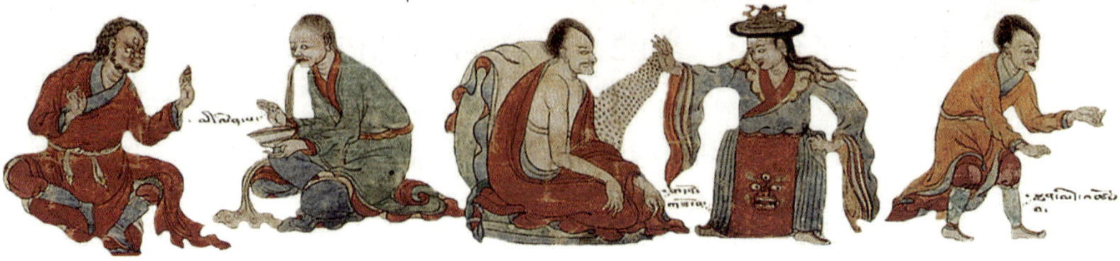

图七十八 医典嘱咐

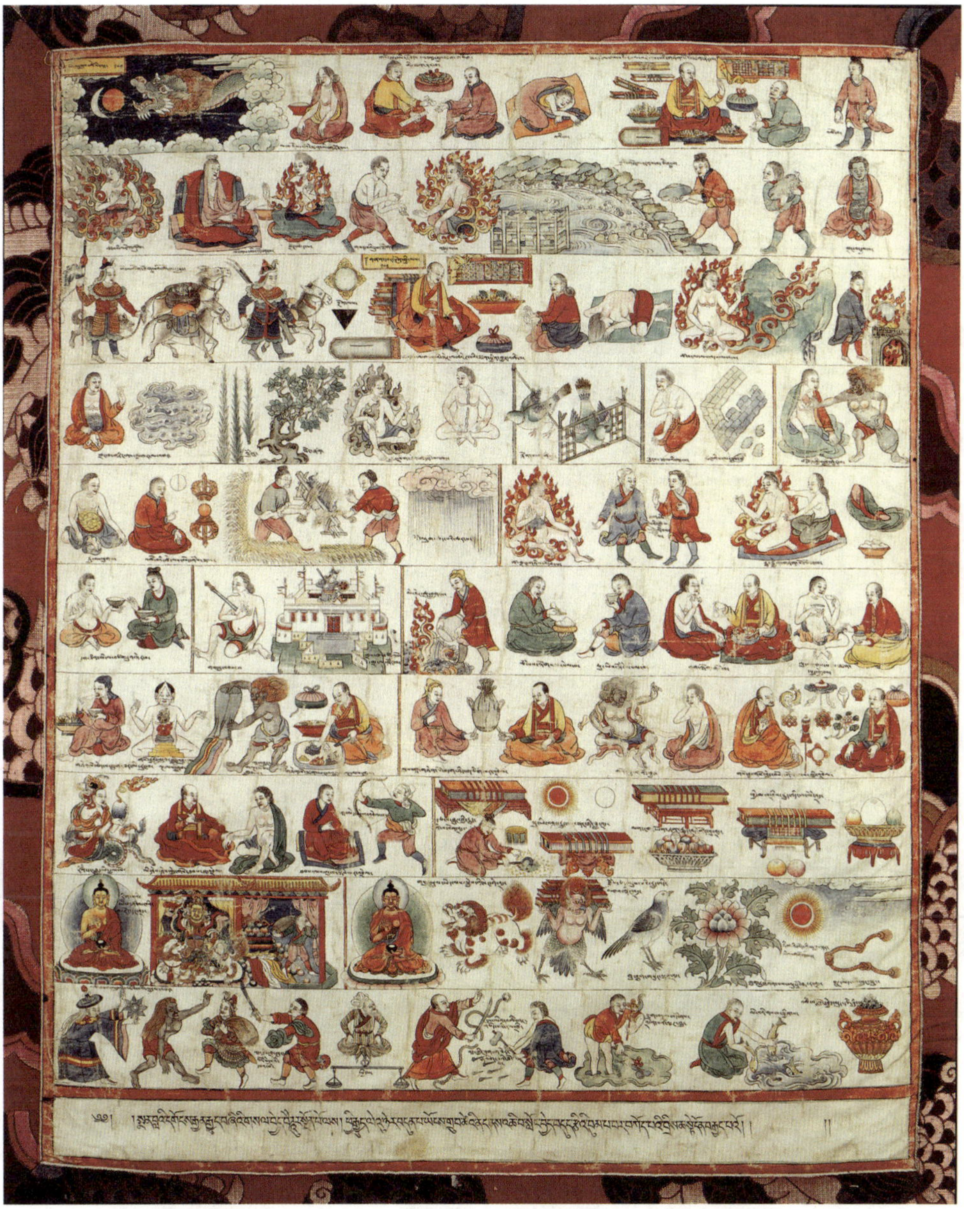

本图示《后续部》第二十七章《医典嘱咐》所述101种寿数疾病、101种前世宿业疾病的死亡与存活问题的明确解答；消除对疾病治疗与不治疗有无效果的疑虑；讲述身体、疾病、药物与医生之间的关系等，最后讲述医典的讲述者明智圣人四兄弟和请教者意生圣人的生平、贡献及《四部医典》的十三大特色等。

3 寿数疾病101种

在404种疾病中，寿数疾病有101种，此病是前世宿业的大小与今世行善和作恶报应而产生的寿数天定疾病，但这种疾病也得治疗，如果不按医典所述药、械、食、行四法治疗，漠然处之将会死亡，治疗便可存活。

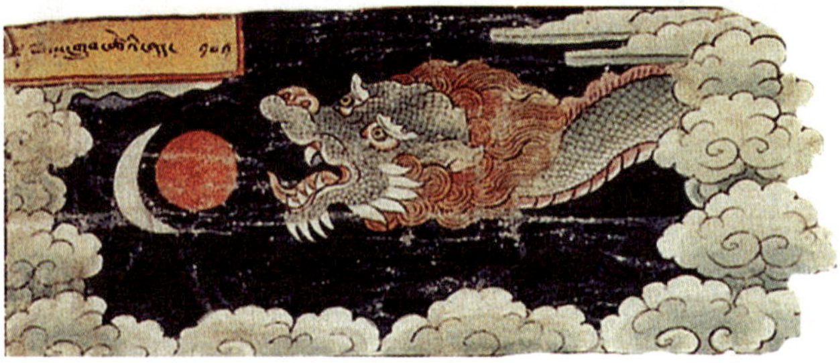

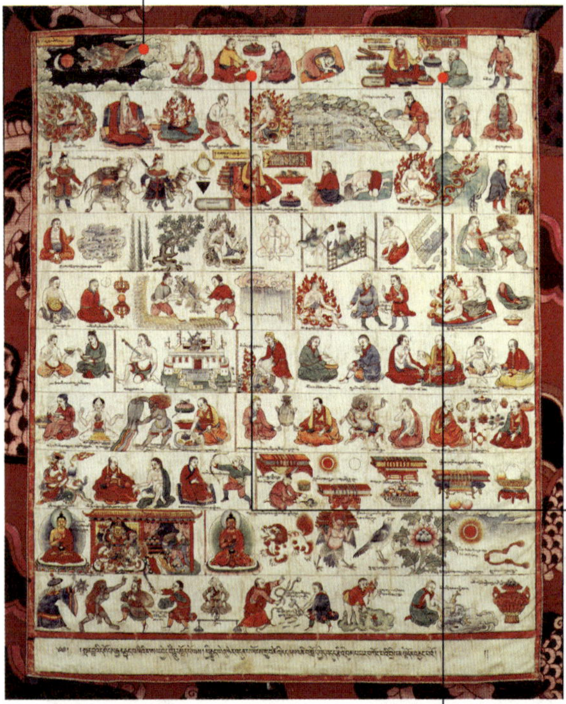

3.1 死亡

寿数疾病虽可治愈，但需精通《医典大续》即《秘诀部》的圣医外，不识字、不懂诊断、用一种药治百病、偶然治好一两种假病而出名的庸医是治不好的。即使具有九大圣医般名望的浊世时期的名医，如果药不对症、主观臆断，病人还是会死亡。

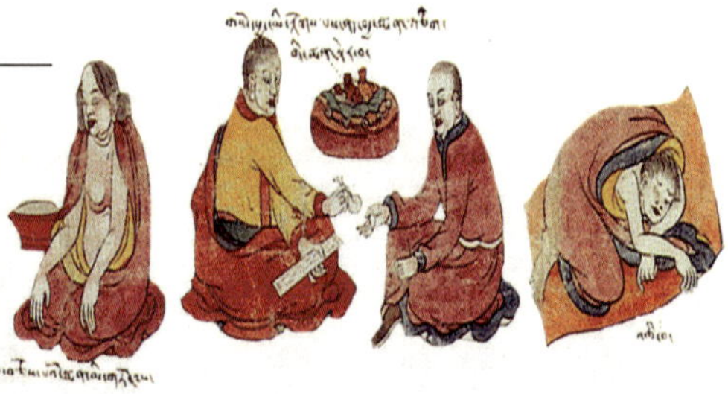

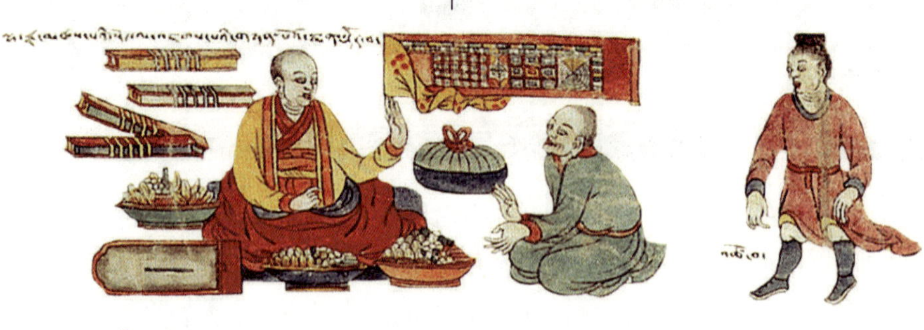

3.2 存活

治疗寿数疾病虽有难度，但如果由精通医典理论及秘诀等的良医，而不是靠一种药治百病的庸医用药、械、食、行四法治疗，病人依旧会痊愈存活。

3.3 初期，热象出现之时

对于寿数疾病，要掌握初、中、晚 3 个过程。其中初期显示出轻微热象之时，用凉药治之则不能显效，因为如未成熟热、隐热、虚热等热病都在初期有培隆邪相助，用凉药治之，会出现药物无效的假象。如果在病势弱小、无他邪相助的情况下用对症药物治之，则会立即显效。

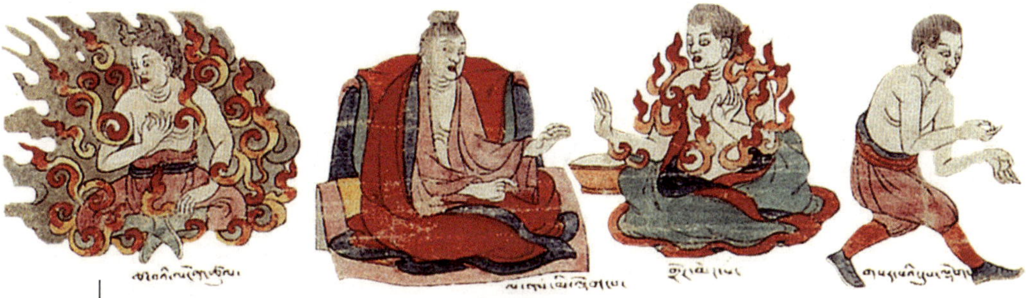

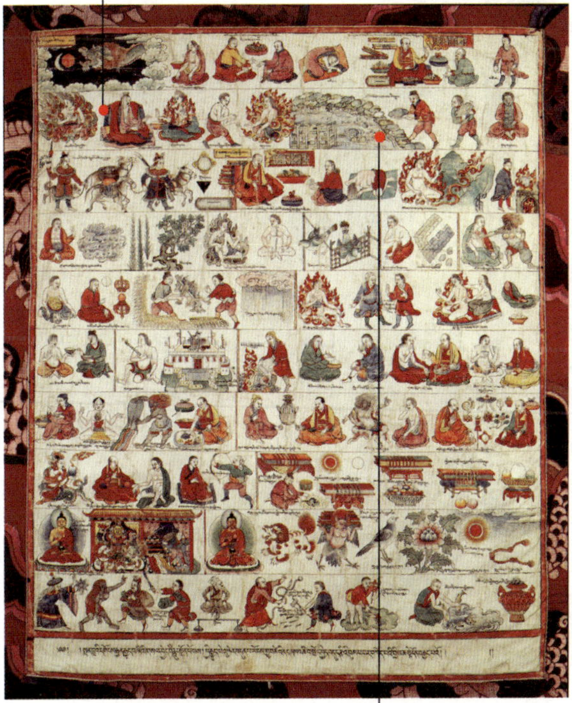

3.4 中期，扩散于脉道之时

对于寿数疾病，要掌握初、中、晚 3 个过程。如中期，病势强大之时，药物似乎难以奏效，犹如洪水暴发后迎着洪峰筑坝，虽一边加筑一边被水冲去，但不停地抛石，水势肯定会减缓，坝筑成后就会阻拦洪水了。同样，病势强大时用药治之，病药对抗，虽不能立即摧毁疾病，但持续给药，最后便会有效果，能制伏疾病。

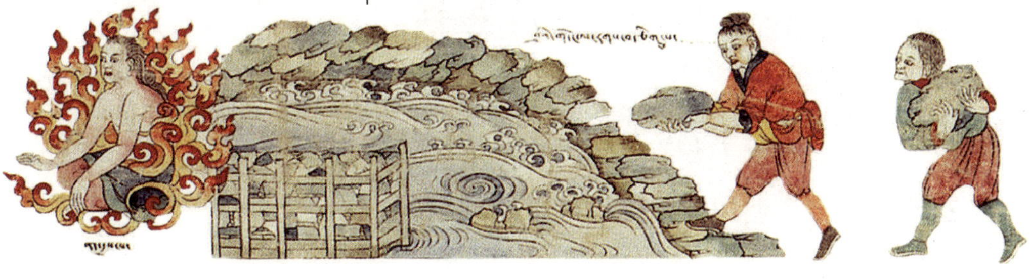

3.5 晚期，寒盛之时

对于寿数疾病，要掌握初、中、晚 3 个过程。其中晚期，寒邪强盛之时，寒病属土、水元，性重，故药物难以迅速见效。如果此时犹如全副武装的商队得到军队的保护那样，用大剂量、性效猛烈药物治疗，便可摧毁寒盛疾病。

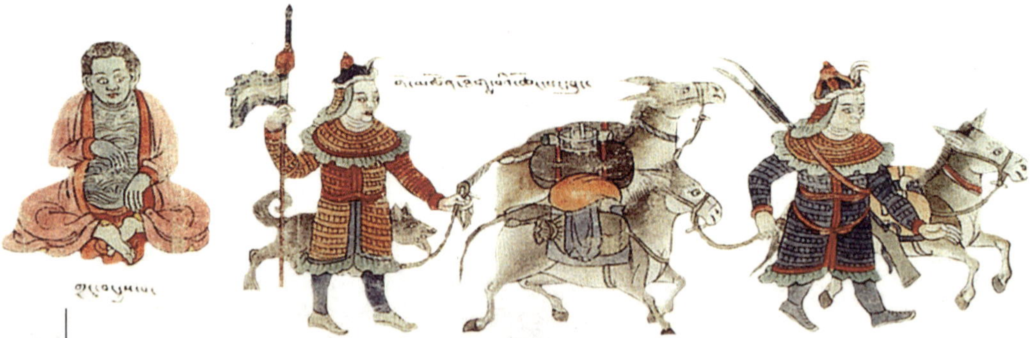

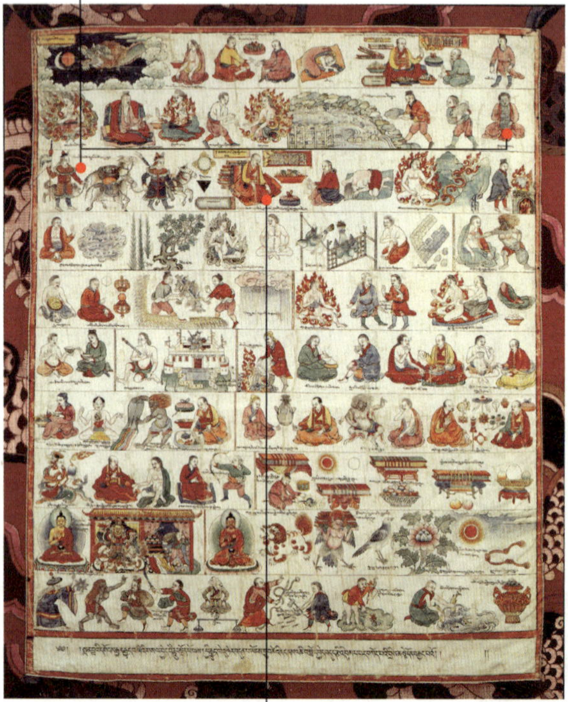

4　前世宿业病 101 种

在 404 种疾病中，101 种为前世作恶深重所致，虽还不到寿终之时，但因果报应必定患上夺命疾病，称为前世宿业病。此病药物不能见效，最终必定死亡，属于九绝症之一。

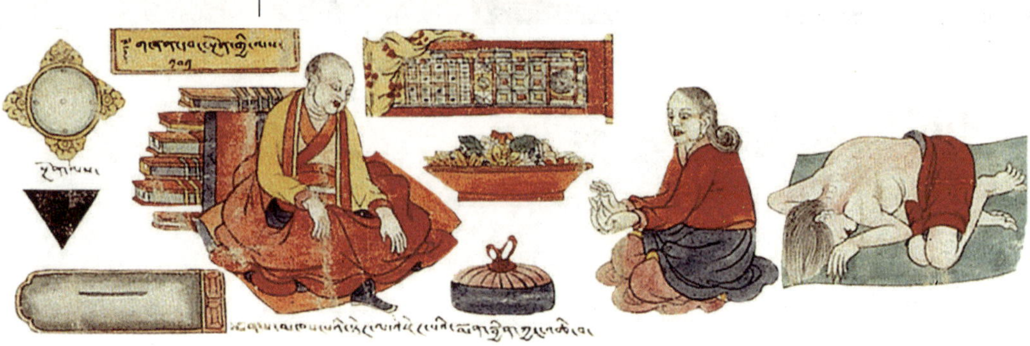

4.1 热病迁延

前世宿业病归纳为九绝症，绝症之一为热病迁延，热病分延治和未延治 2 种。热病延误治疗，热邪烧毁所有正精，虽有药，也将无力回天。未延治，药可治愈，犹如铜镜扔进炉中，未熔化之前泼水可保原物，若熔化后泼水则不能复原。

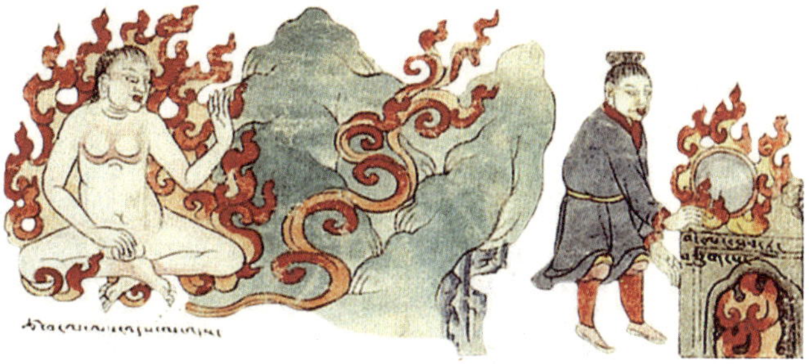

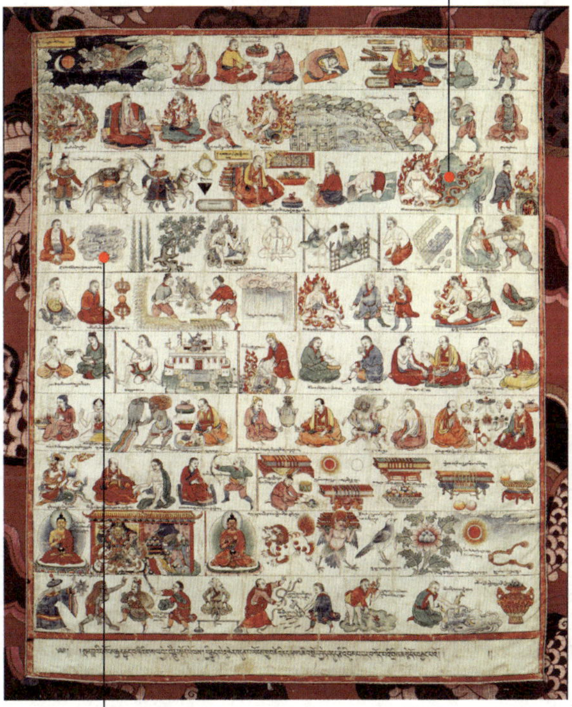

4.2 寒病深陷

前世宿业病归纳为九绝症，绝症之二为寒病深陷症，寒病分治疗延误而病入膏肓和治疗延误但病势不重 2 种。犹如嫩草和老枝，草嫩容易煮熟，寒病未深陷治之可愈；老枝不易煮熟，寒病深陷后，治也会死亡。

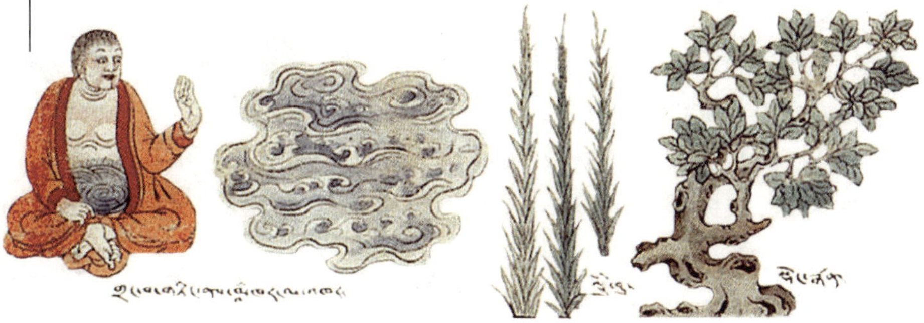

4.3 依命隆中断

前世宿业病归纳为九绝症，绝症之三为隆病治疗延误生命依所的隆、气和血的流动出现障碍的一种病。此病又分中断和未中断 2 种。犹如网中之鸟，未脱网则可捉到，脱网后难捉到那样，中断则必死无疑，未中断尚可有治。

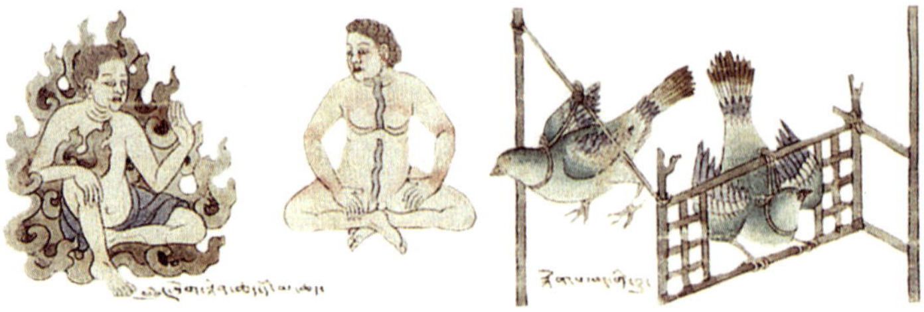

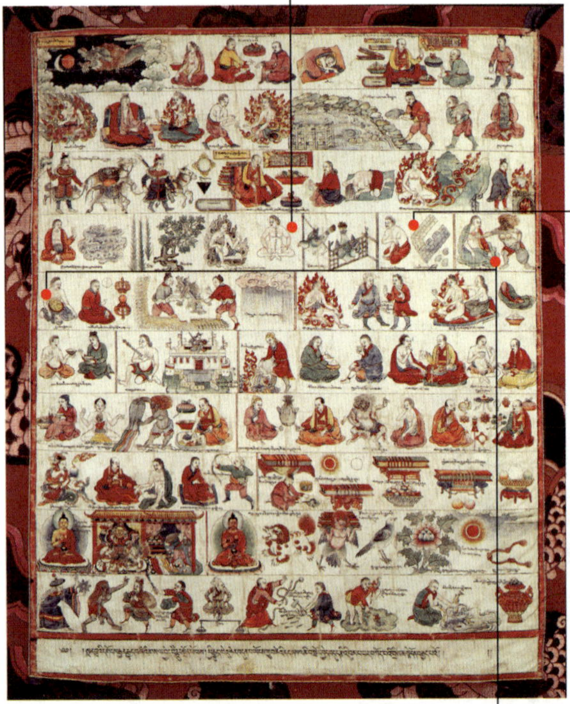

4.4 正精耗竭

前世宿业病归纳为九绝症，绝症之四为正精耗竭症，由于正精与生命同在，正精耗竭后用食、行、药、械四药治疗，既摧毁了疾病也损耗了正精，正精不能承受病药两物侵害，与正精同在的生命也受到牵连而毁灭，犹如不坚固地基上垒墙，结果墙与地基同毁那样。

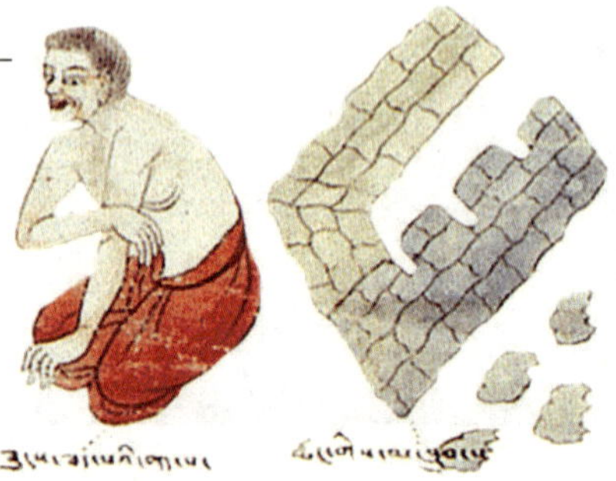

4.5 凶恶鬼祟病

前世宿业病归纳为九绝症，绝症之五为凶恶鬼祟病，这是魔鬼作祟或突发因素勾去灵魂的一种疾病。此病虽夺去灵魂、奄奄一息，但暂时对正精损害不大，出现存活的假象，但以后必定死亡，犹如利器穿透小肠，刺破腹内大脉管大量失血那样。

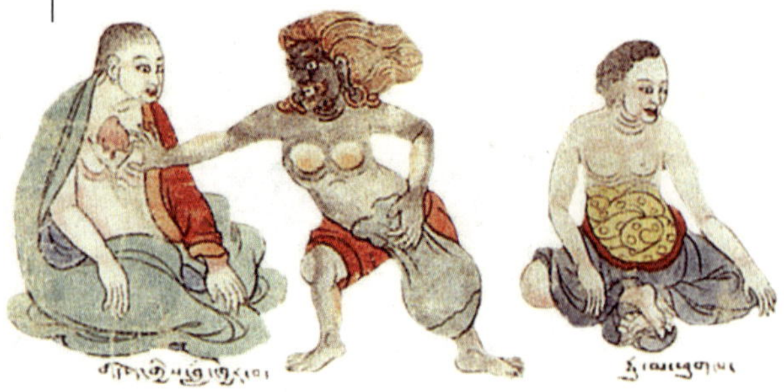

4.6 寿、命、福三竭

前世宿业病归纳为九绝症，绝症之六为寿、命、福三竭，即寿数、命运、福运终结，三竭症虽暂时可脱离危险，但终将血脉中断、体能衰损、体内五元受阻而死亡，犹如秋末之雨停后，再也不能来雨那样。

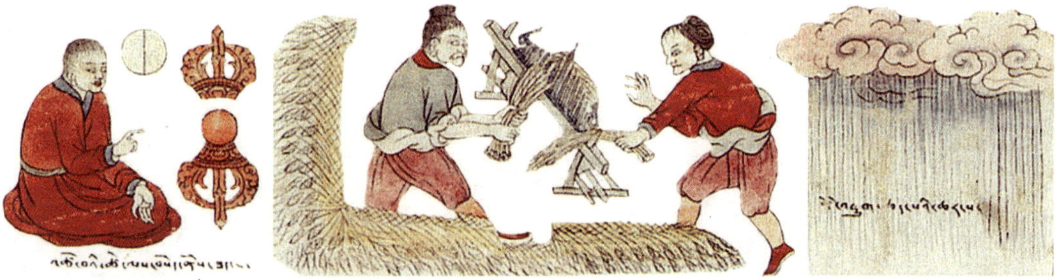

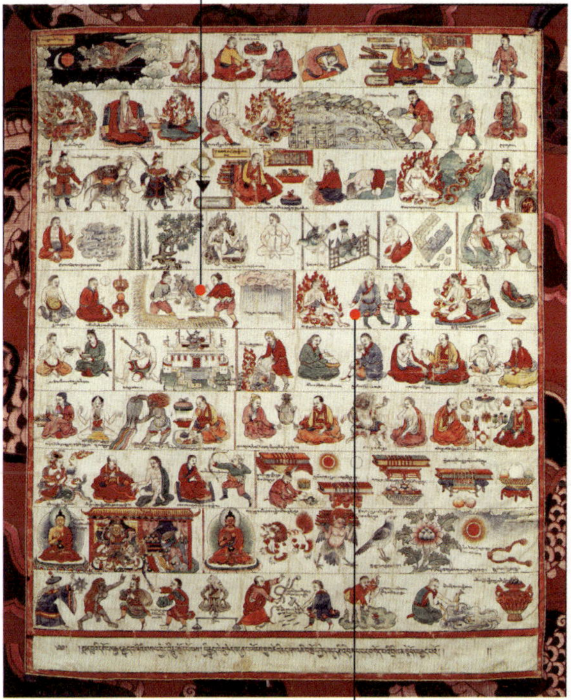

4.7 和合相克

前世宿业病归纳为九绝症，绝症之七为和合相克，即热寒两病并发，热病寒治可引发寒病，寒病热治可引发热病，治一发一，用药不起作用，犹如与已经确定了某事的人再行商量那样，无效果。

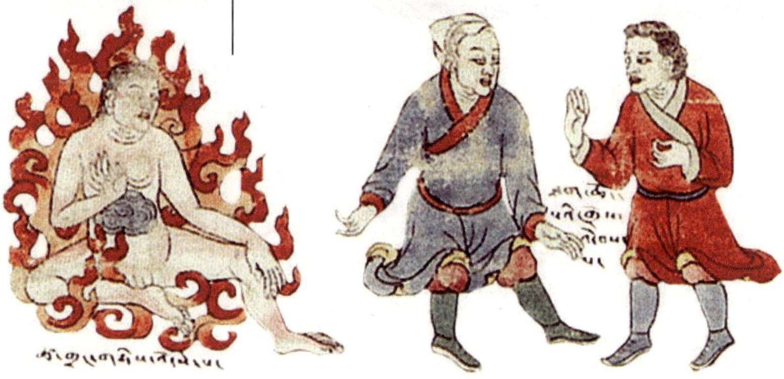

4.8 病药同性

前世宿业病归纳为九绝症，绝症之八为病药同性，即疾病属性与用药属性相同，也就是热病用热性的食、行、药、械四法治疗，寒病用寒性的四法治疗，病药不对路，药物助纣为虐，犹如给中毒者喂乌头那样。

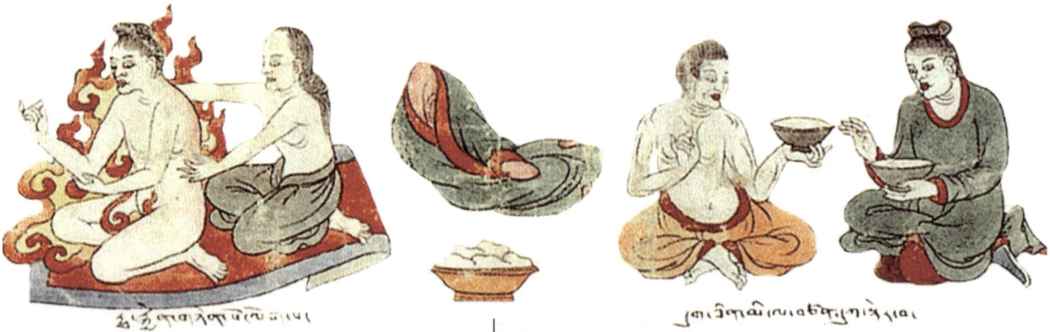

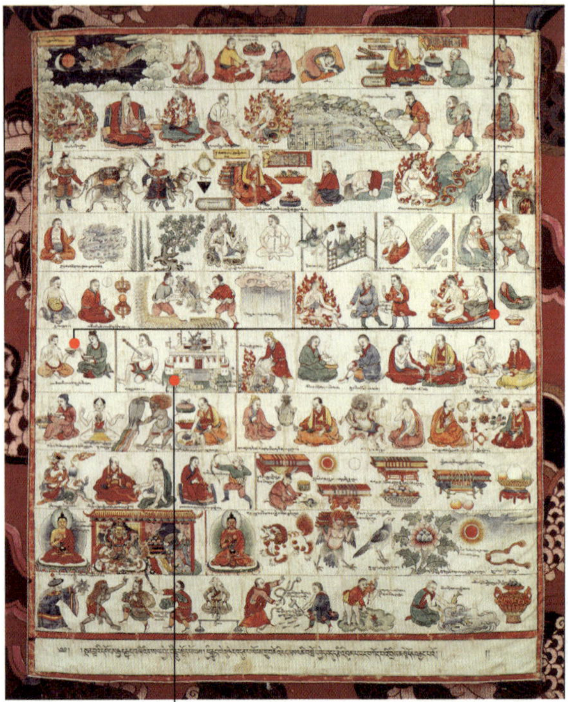

4.9 病入膏肓

前世宿业病归纳为九绝症，绝症之九为病入膏肓，即病邪或利器伤及生命要害，若病入要害脏腑，或生命依赖的脉道中断，均会回天乏术。犹如险要关隘落入敌手那样。故各种疾病存在可治和不可治的问题，但不能对医学的用途产生疑惑。

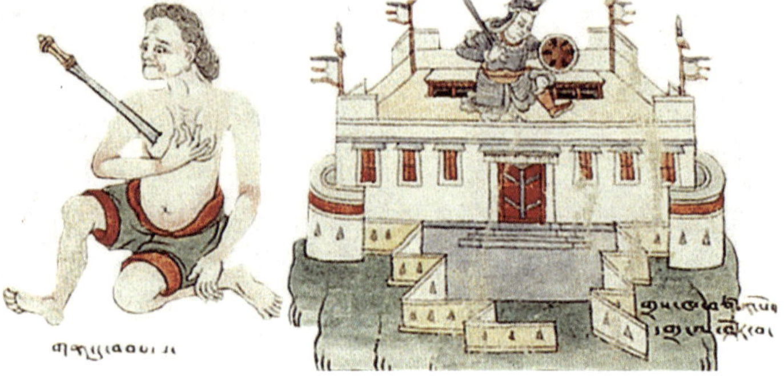

5 消除疑惑

对任何疾病治疗有效与否，或未去治疗有效与否，不可等同对待。因为病人的生与死，不是由有药或无药来决定的。犹如用水灭火没有不灭的，但水量不足，则难以熄灭火一样。

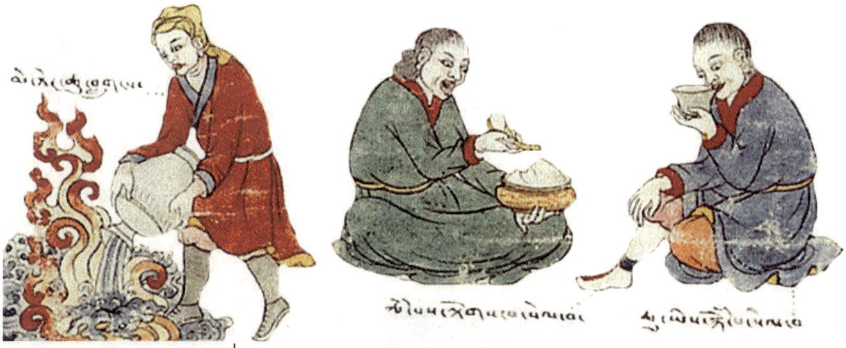

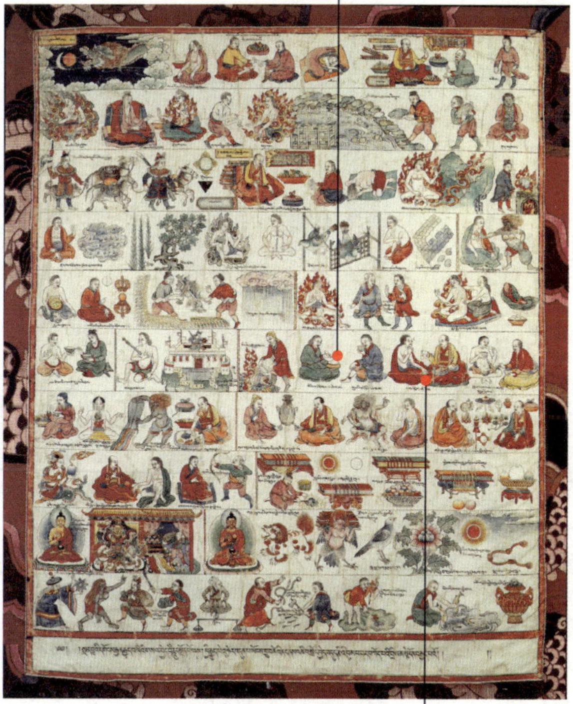

5.1 白喉、炭疽

对任何疾病治疗有效与否，或未去治疗有效与否，不可等同视之。因为病人的生与死，不是由有约或无约来决定的。比如白喉、炭疽等烈性病，如不用食、行、药、械去治疗，自然痊愈是不可能的，去治疗则有明显效果，故对治疗不能存在疑虑。

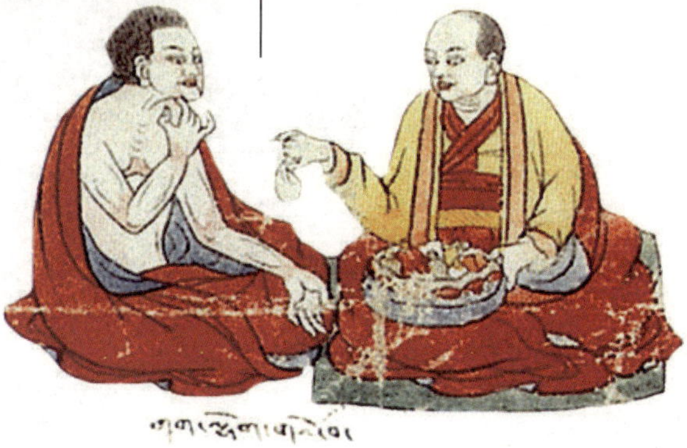

5.2 尿闭症

对任何疾病治疗有效与否，或未去治疗有效与否，不可等同视之。因为病人的生与死，不是由有药或无药来决定的。比如尿闭症，若不用平息或泄下之药，或缓、峻外治法去治疗，哪有自然痊愈之理，故对治疗不能存在疑虑。

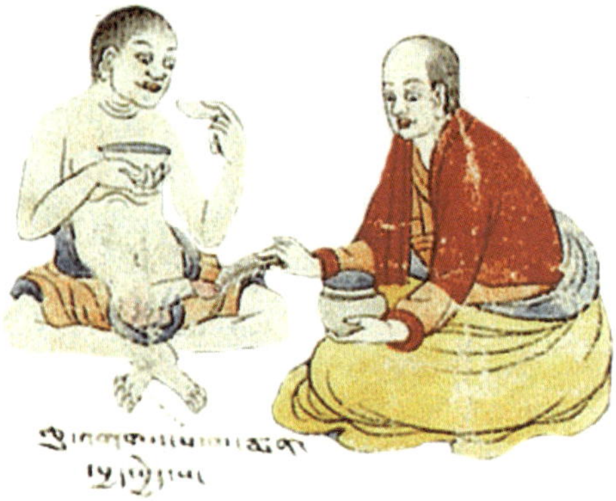

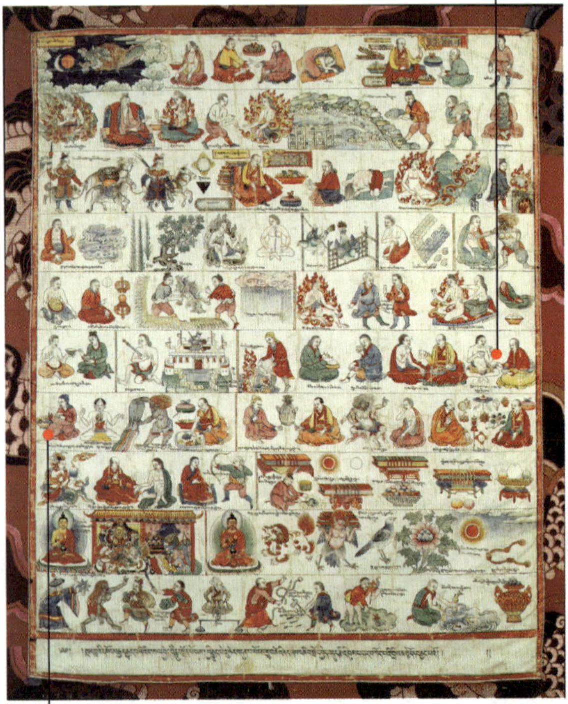

5.3 中毒症

对任何疾病治疗有效与否，或未去治疗有效与否，不可等同视之。因为病人的生与死，不是由有药或无药来决定的。比如中毒症，如果没有药或咒符治疗和预防，谁也治不好，故对治疗不能存在疑虑。

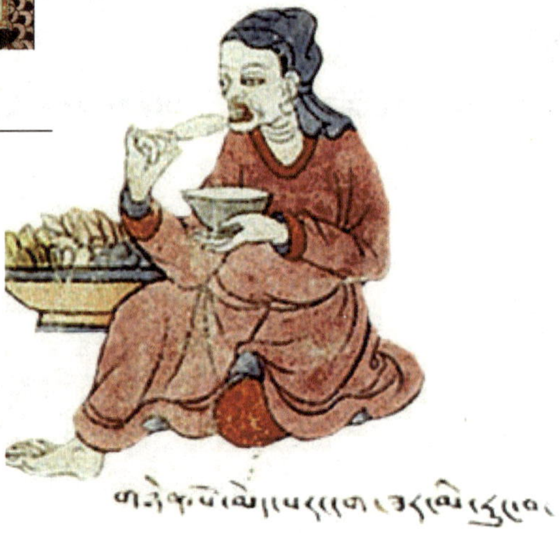

三、身、病、药关系

1　身病相关联

众生身体最初由四元或五元形成，以后生存，最后死亡。同样，疾病也因五元的增、损、紊乱而发生，对治的药物也是由四元或五元所决定，故身、病、药三者皆由四元或五元主宰，成三位一体。

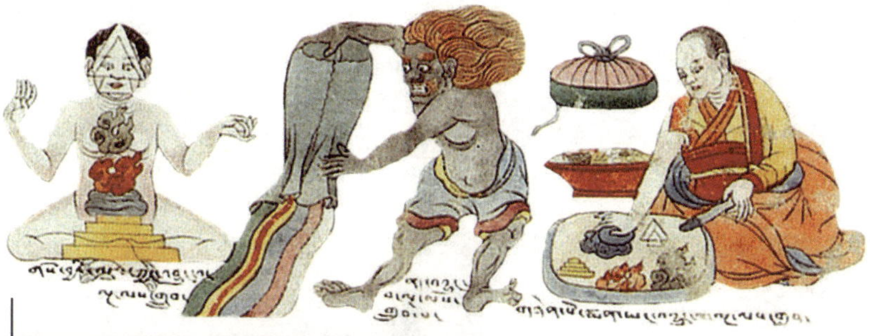

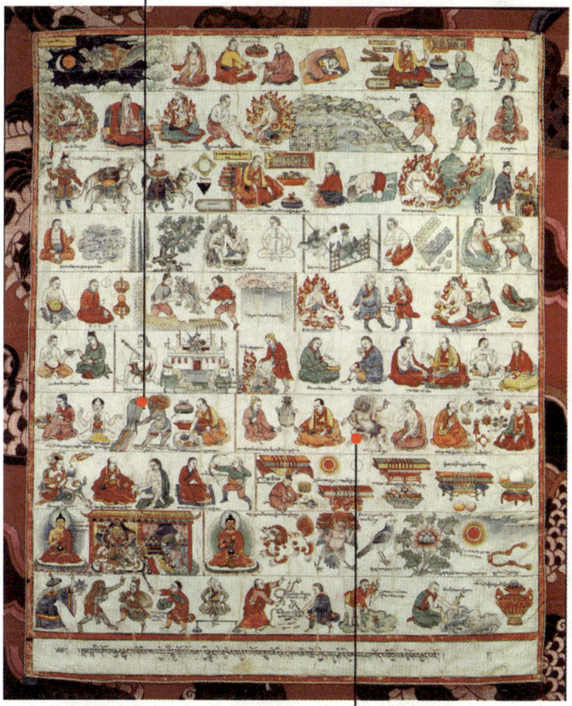

2　被害物与作害物相关联

人体七精、三秽等十被害物与作害物即隆、赤巴、培根三邪是相互依存的，也就是被害物身体与作害物疾病像庙宇与神像有所依和能依关系。

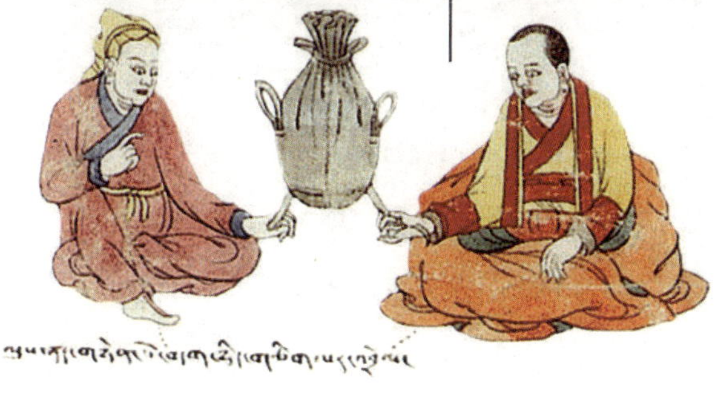

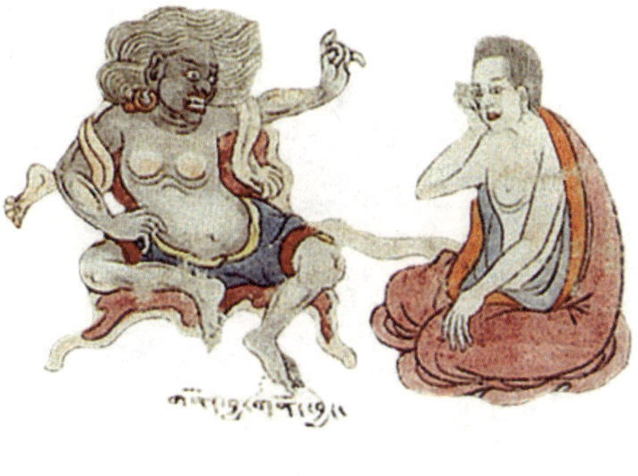

3 疾病、药物与善缘相关联

被医治的疾病与用以治疗的药物；被医治的病人与施治的医生，皆因善缘和命运相互关联，犹如龙王与珍宝的关系那样。

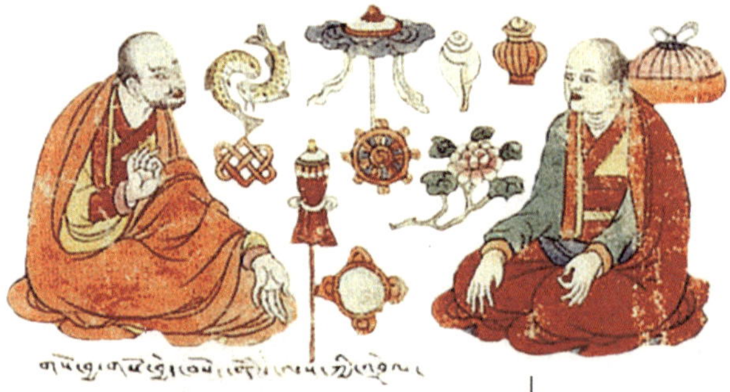

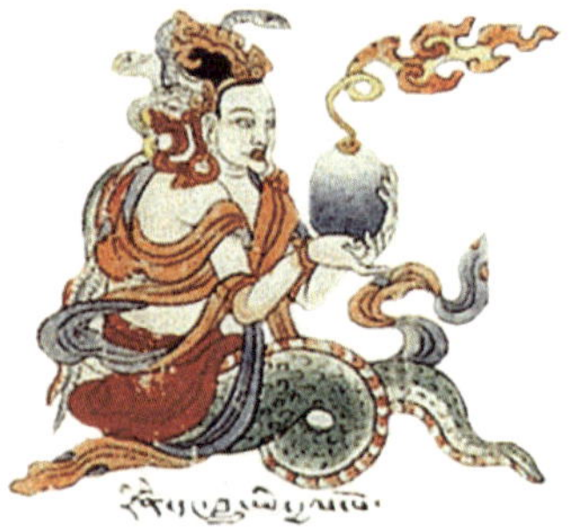

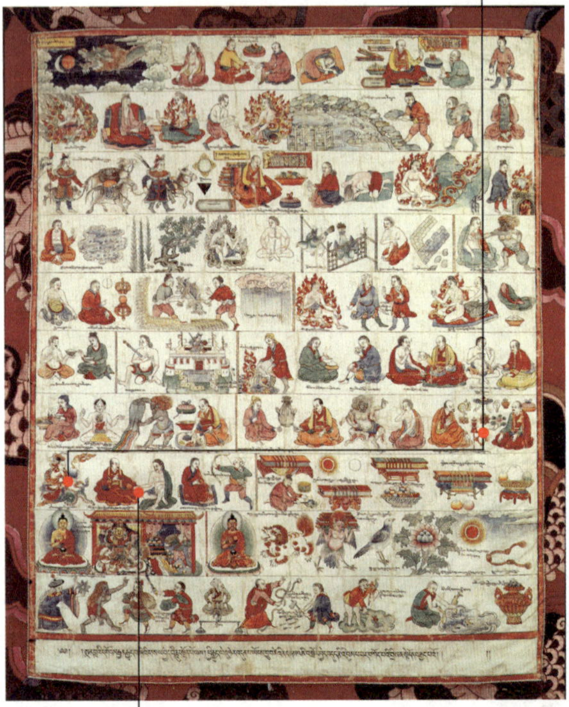

4 医法与结果相关联

不懂医者要依赖医书，因此医者与医书或医书所述治法相关联。医生根据从医书所述医法可以了解生理、病理及治则治法，从而治愈疾病，平衡和合，故医疗与机体和合平衡相关联。和合平衡则疾病不生，不生疾病则安乐和长寿，故有前法才能出现后法。

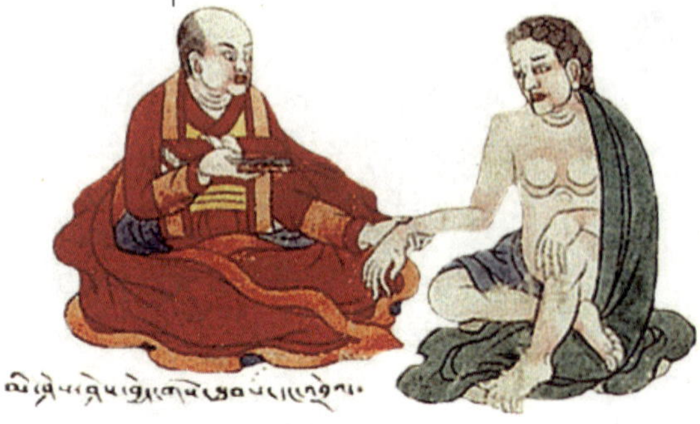

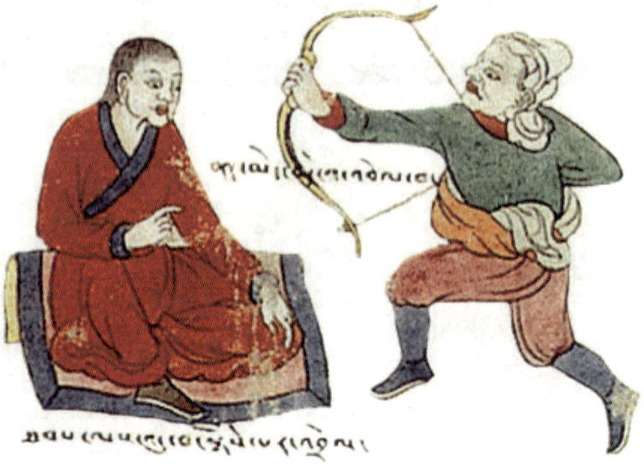

四、《四部医典》礼赞

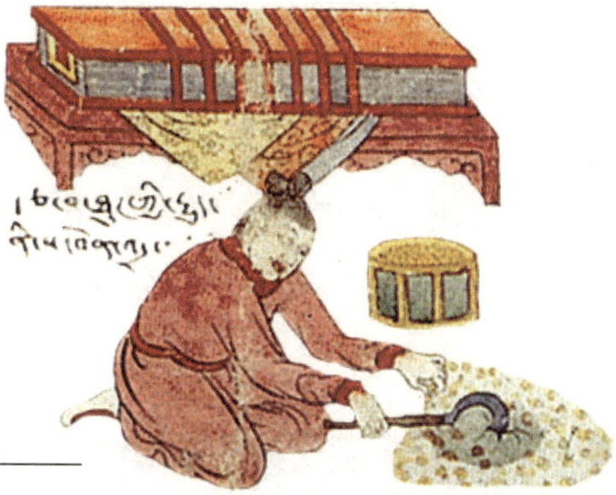

1 《根本部》

《四部医典》有四个部分，第一部分是所有医学著作的基石名为根本心部，它犹如种子，一切医疗知识无不源于它。

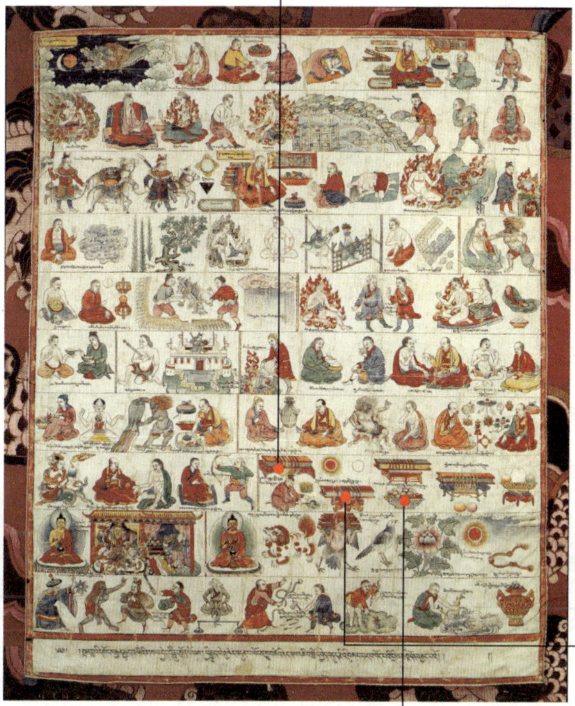

2 《论述部》

《四部医典》有四个部分，第二部分比根本部更详细名为的论述身部，犹如日月当空，将一切医学内涵清晰显示出来。

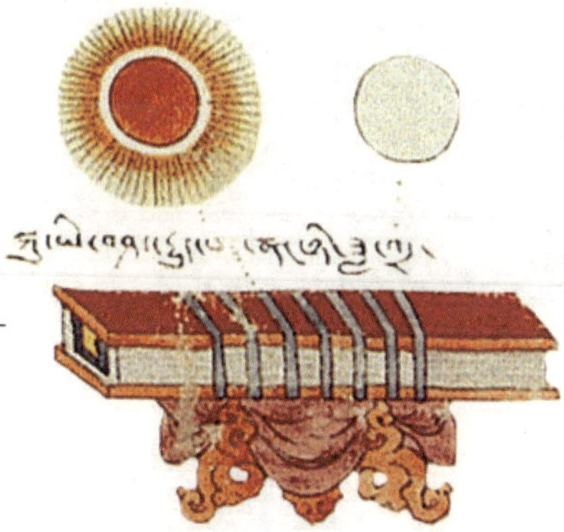

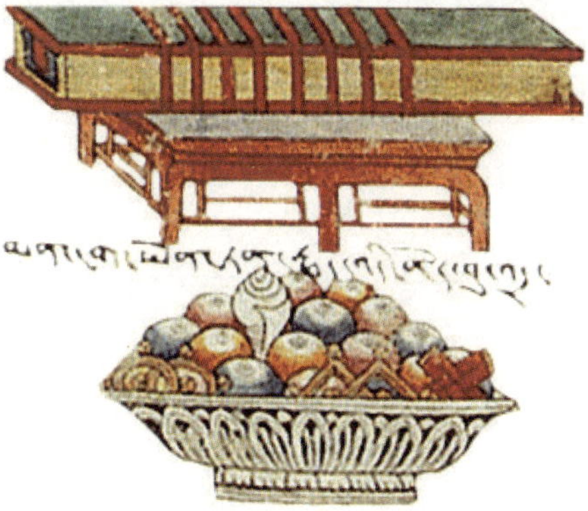

3 《秘诀部》

《四部医典》有四个部分，第三部分名为秘诀功德部，犹如如意宝，将所有医学秘诀一一点出，内容无所不全，心想无所不成。

4 《后续部》

《四部医典》有四个部分，第四部分名为后续事业部，犹如无坚不摧的金刚，所简述的18种临床疗法和1002种对治药方无病不摧。

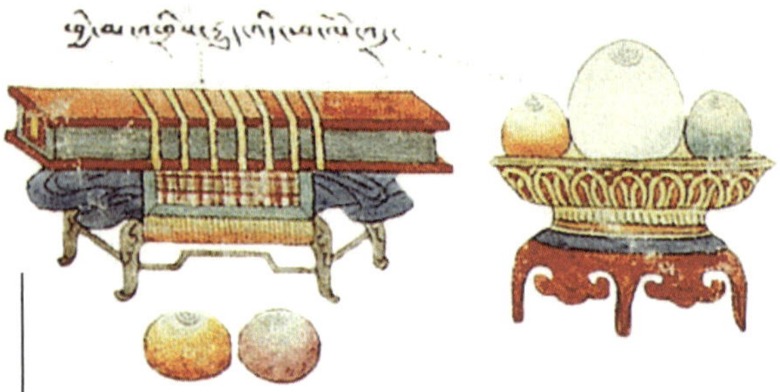

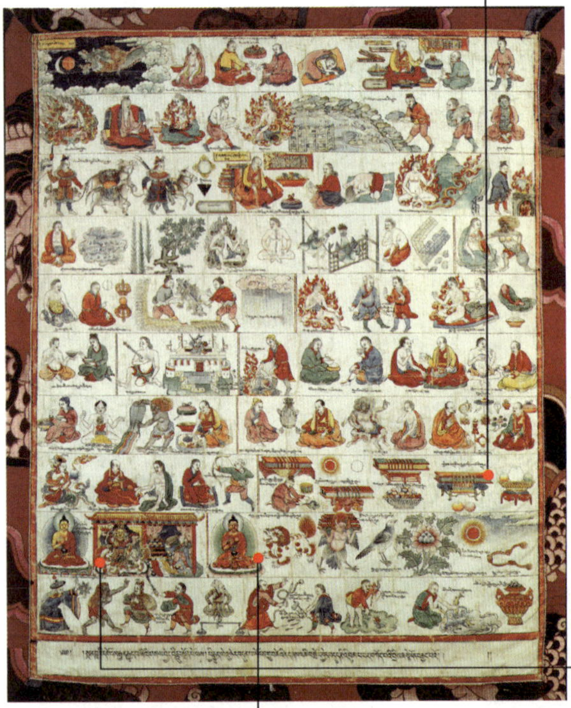

5 明智大仙

《四部医典》讲述人是药师佛身、意、功德、事业的化身明智圣人四兄弟，即不动智慧圣人、明镜圣人、吠陀智慧圣人、智慧圣人，四大圣人的智慧似天府宝库，有问必答，无所不知。

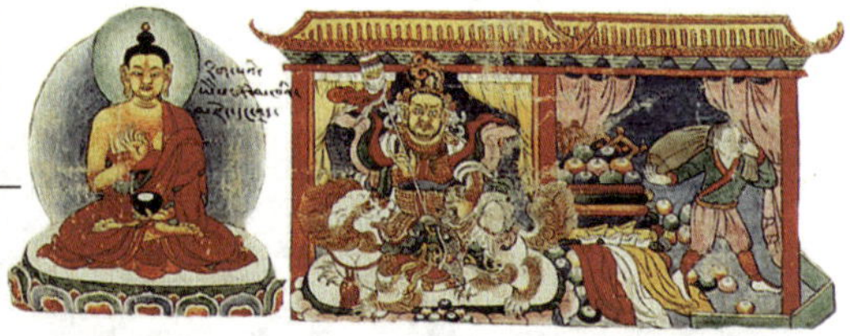

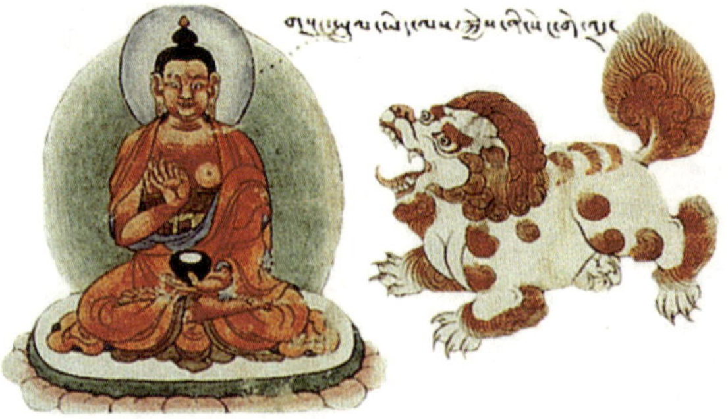

6 意生圣人

《四部医典》的请教人是药师佛语的化身意生圣人，他似百兽之王雄狮一样，毫不畏惧地请教所有问题，能释难解惑。

7 《四部医典》似鹏击长空

汇集一切医学理论和实践精髓的《四部医典》，似鲲鹏翱翔长空，不惧疾病深渊，食婪吞食和摧毁一切病患。

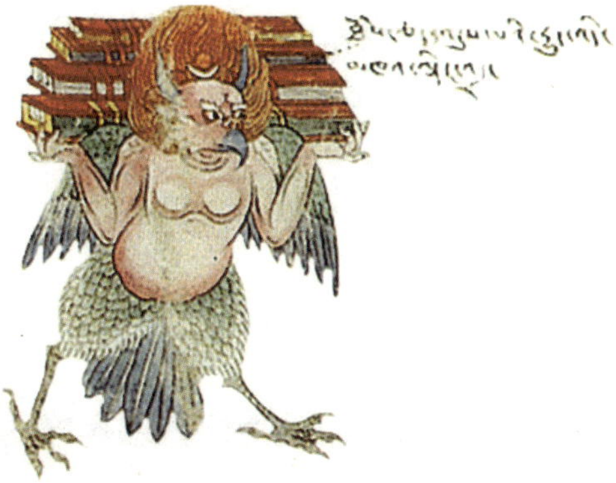

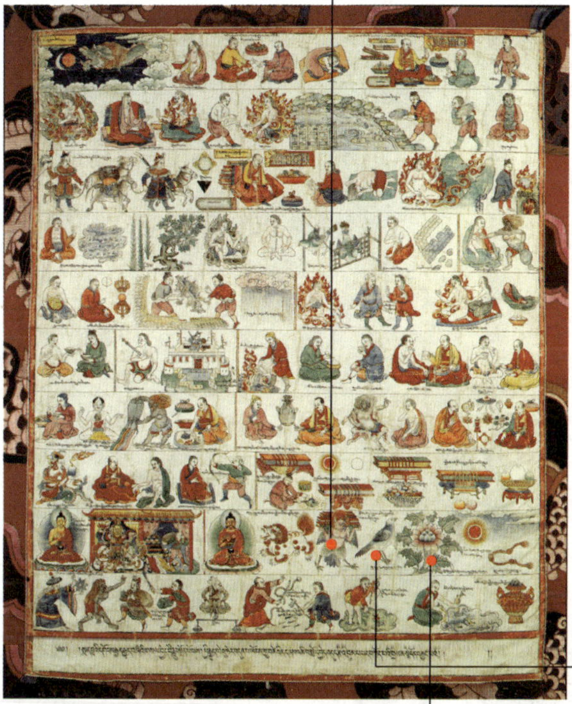

8 《四部医典》似杜鹃鸣声

汇集一切医学理论和实践精髓的《四部医典》，似春之使者——杜鹃婉转鸣叫，众生闻之，心生愉悦。

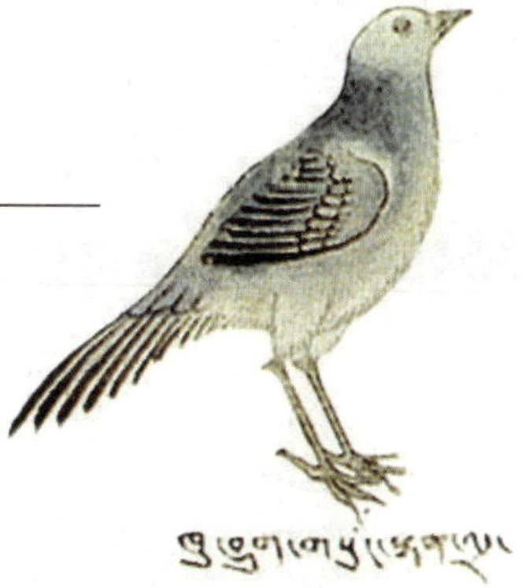

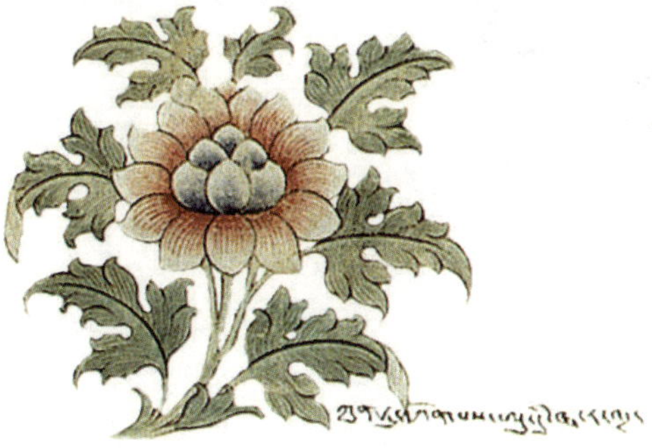

9 《四部医典》似罕见昙花

汇集一切医学理论和实践精髓的《四部医典》，似罕见昙花，因为此花只是闻其名，而亲眼观赏到开花的只有一两个有福分的人。

10 《四部医典》似阳光

汇集一切医学理论和实践精髓的《四部医典》，犹似阳光，阳光可压过月光和一切星光，此医著之王可使一切医学著作逊色。

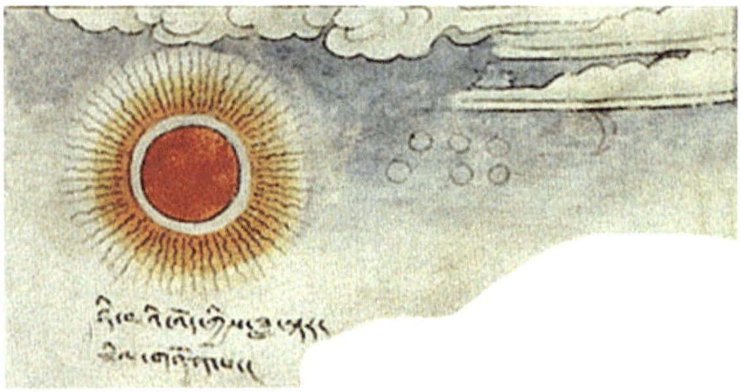

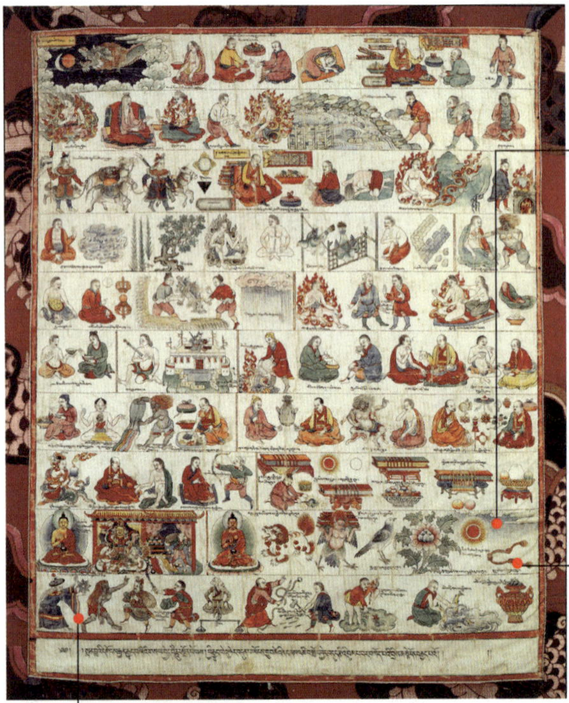

11 《四部医典》似护身线

汇集一切医学理论和实践精髓的《四部医典》，犹似将不论显宗密宗一切众生救出痛苦的护身线，能挽救一切非时死亡。

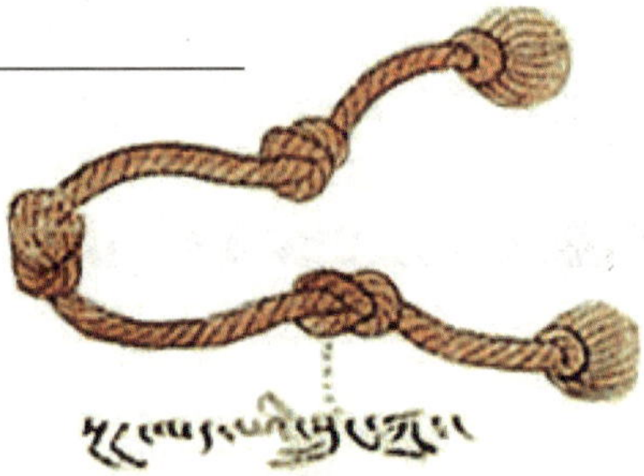

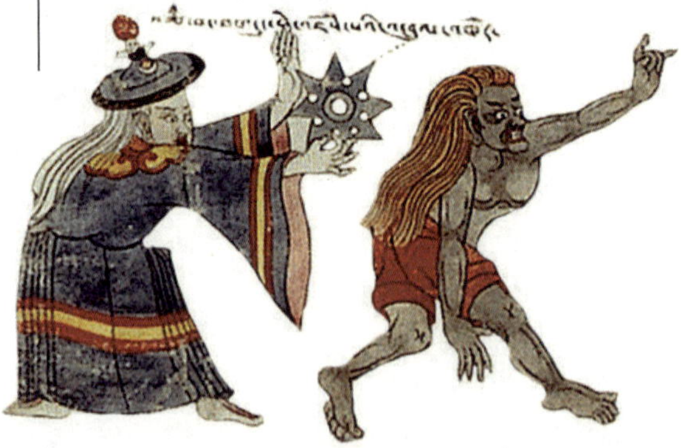

12 《四部医典》似降阎罗法轮

汇集一切医学理论和实践精髓的《四部医典》，犹似降服一切阎罗魔军的神奇大法轮，能挽救一切被疾病折磨的人们。

13 《四部医典》似降病魔勇士

汇集一切医学理论和实践精髓的《四部医典》，似摧毁病魔的勇士，可摧毁一切危及生命的疾病敌军。

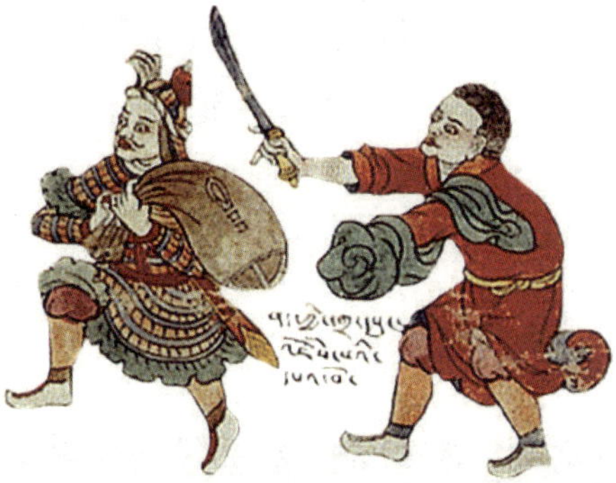

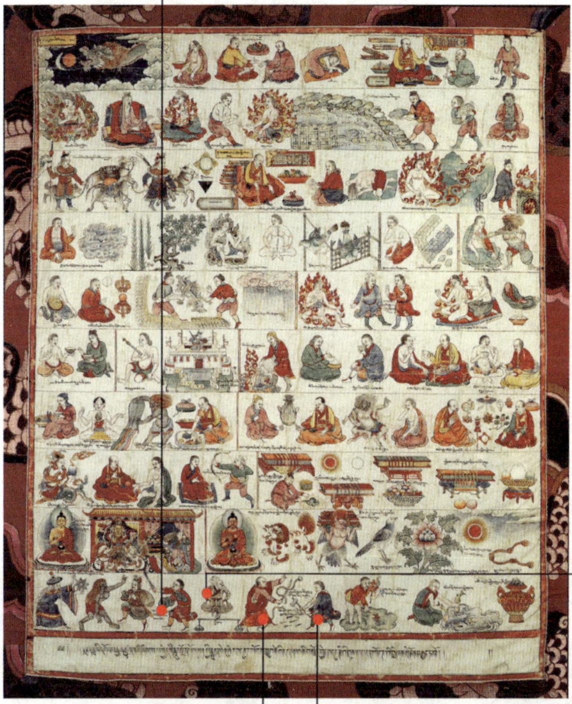

14 《四部医典》似和事长老

汇集一切医学理论和实践精髓的《四部医典》，似和事长老，可平衡隆、赤巴、培根三和合偏盛、偏衰和紊乱。

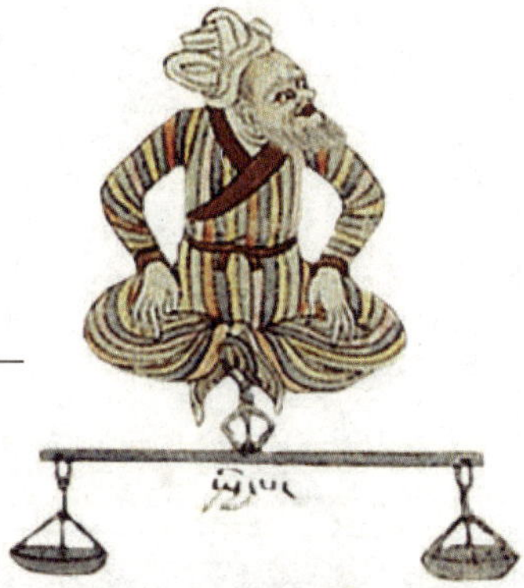

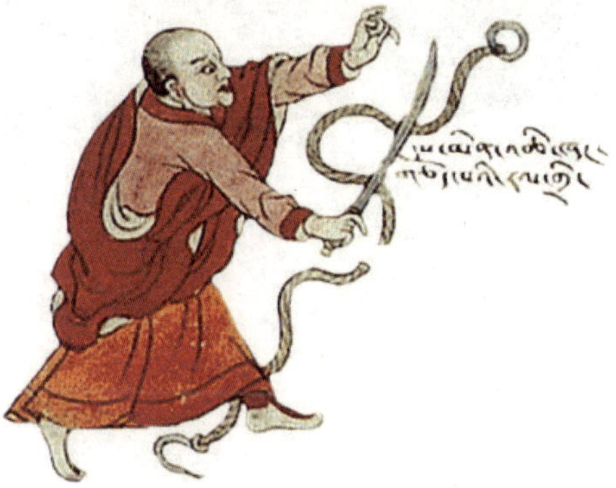

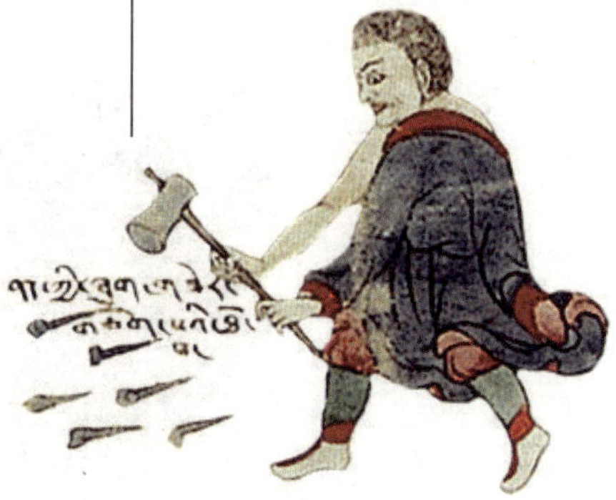

15 《四部医典》似利剑

汇集一切医学理论和实践精髓的《四部医典》，似利剑，可斩断非时命死亡的勾命索。

16 《四部医典》似铁锤

汇集一切医学理论和实践精髓的《四部医典》，似铁锤，可平息和消除一切疾病疼痛。

17 《四部医典》似铁钩

汇集一切医学理论和实践精髓的《四部医典》，似铁钩，可将身心患有各种疾病，陷入痛苦泥潭的病人救出。

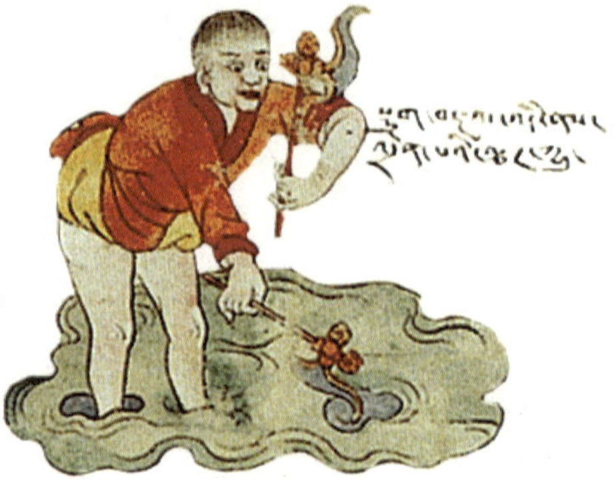

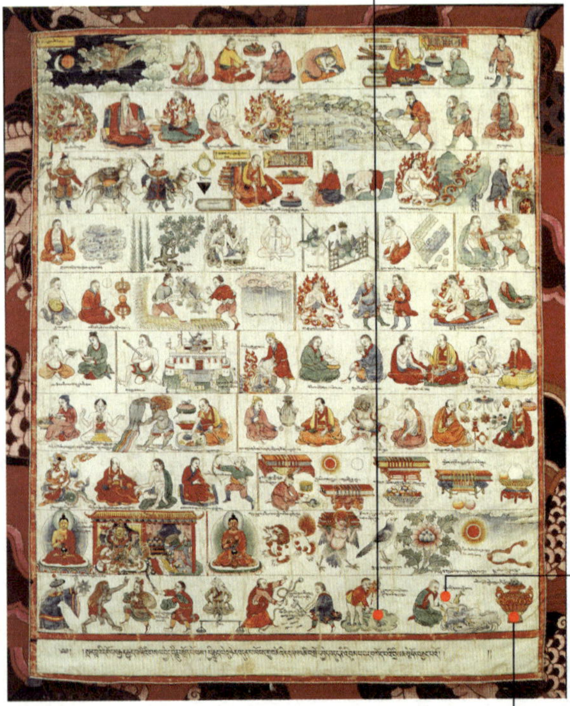

18 《四部医典》似施舍

汇集一切医学理论和实践精髓的《四部医典》，似久不完毕的施舍，可挽救一切病痛折磨，濒临死亡的生命。

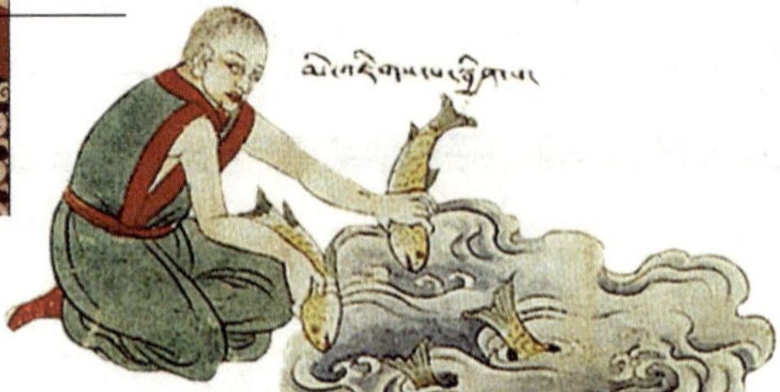

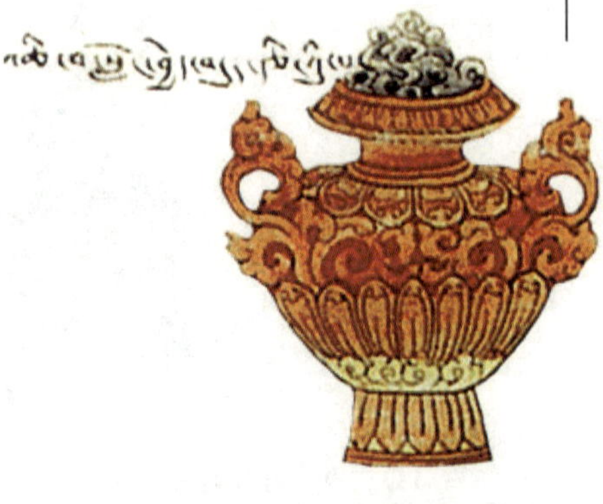

19 《四部医典》似甘露瓶

汇集一切医学理论和实践精髓的《四部医典》，似甘露瓶，可使任何必死病人起死回生，延年益寿。

图七十九　医典传承嘱咐

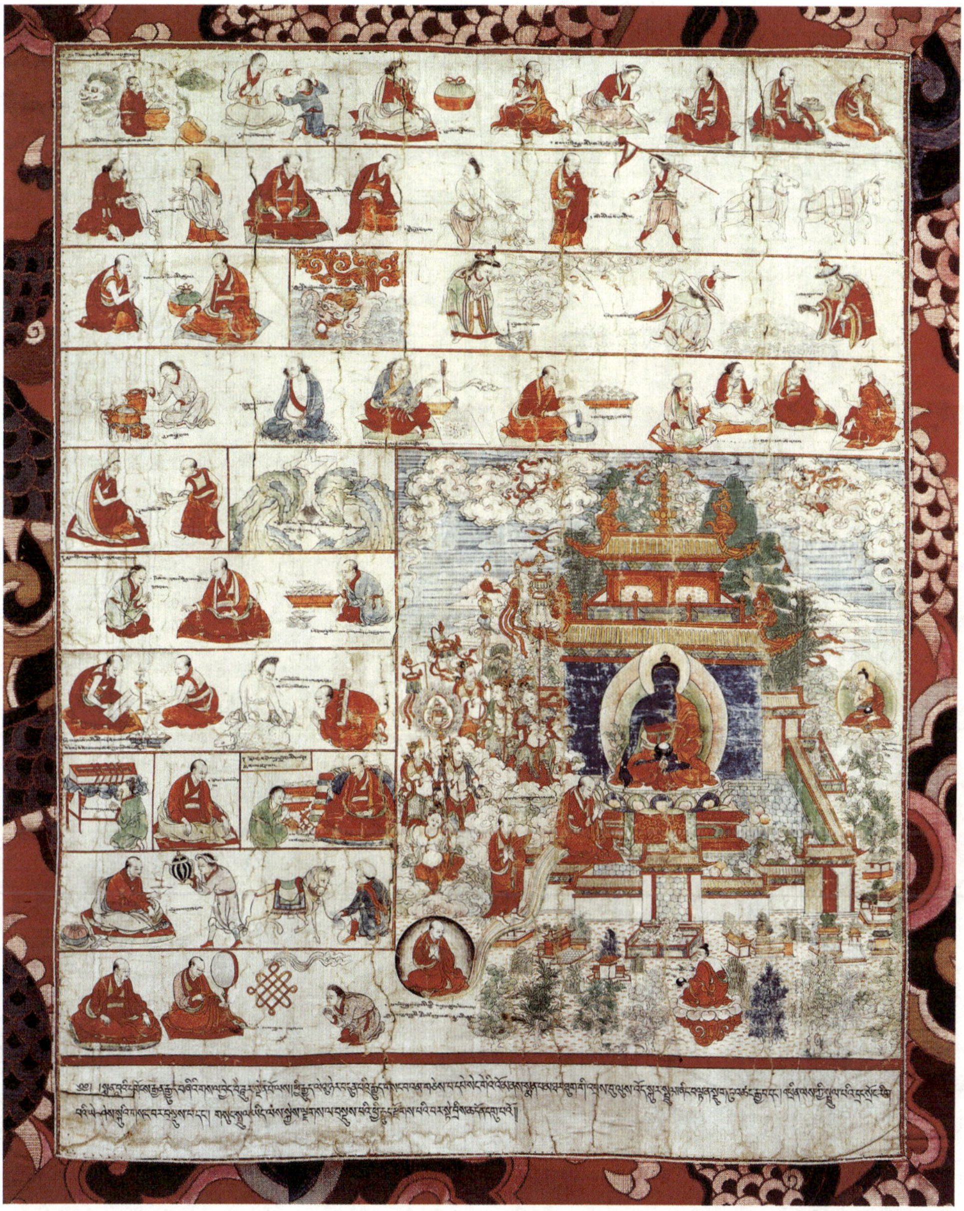

本图示《后续部》第二十七章《医典总结》中关于传承的嘱咐,内容有末劫《四部医典》传给怎样的人，包括对劣根器者秘而不传；对不具根器的学生秘而不传的利弊。祝愿医典一一传给具有根器的学生，传承不绝，利益众生；祝愿谁拥有此医典谁就会善言雄辩、众人敬重，获得权势和声誉，荣登药师佛净土，修成正果。最后表述化身意生圣人和明智圣人融入药师佛体内。

五、医典传承嘱咐

1　劣根学生

众医典之王——《四部医典》，在末劫秘而不传于品德不良的劣根学生。这是因为劣根学生受用不了这样高品位的教诲，犹如白狮奶乳只能盛于金银宝器，而不能盛于其他劣器中，否则导致器毁乳洒那样。

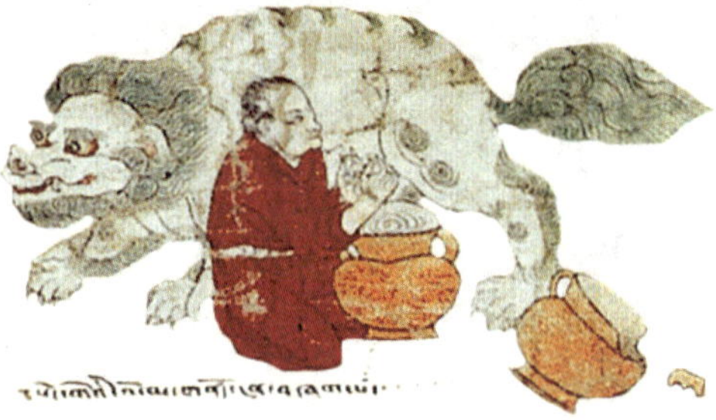

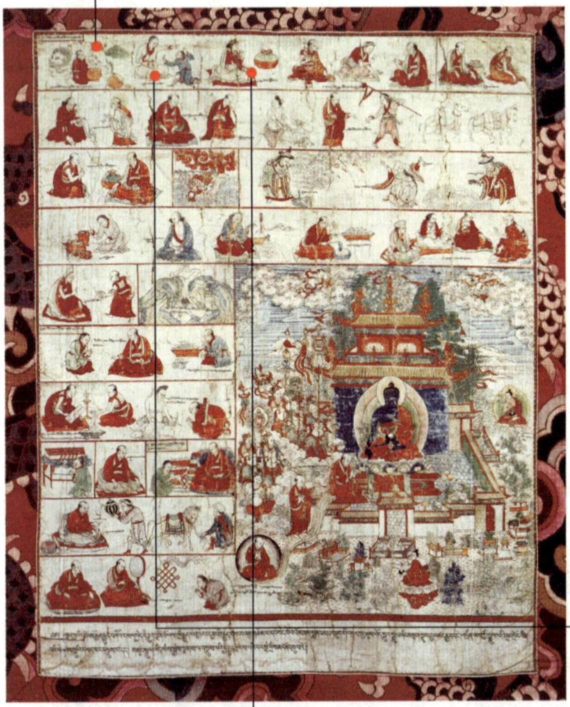

1.1 隐瞒业师之人

《四部医典》秘而不传不恭敬老师、不侍奉师长、连授业老师之尊名也隐瞒不宣的人。如果传之就会造成名医不出、学生不纯、三毒泛滥，产生无益众生的弊端。

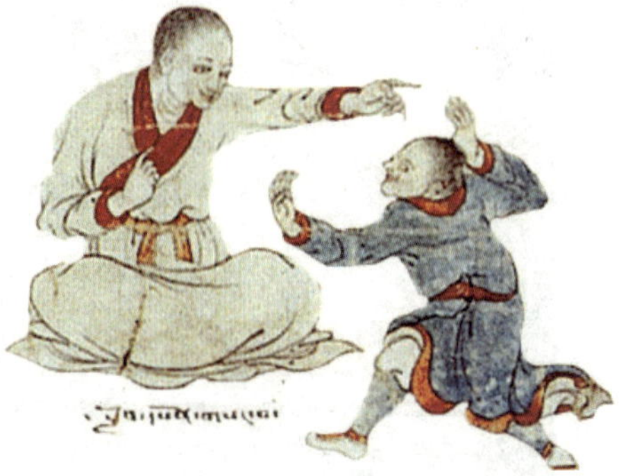

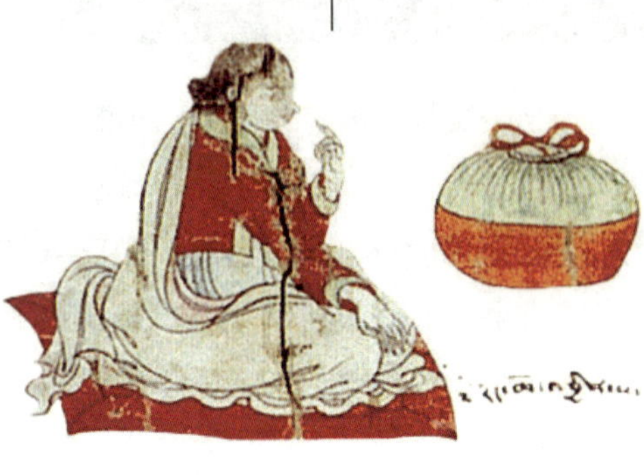

1.2 自命不凡之人

《四部医典》秘不传嫉妒导师、同学和其他医生才华的人；秘不传身无才能和秘诀，却假装有才，自命不凡的人。如果传之，就会造成学生不纯、三毒泛滥，无益于众生。

1.3 设法剽窃之人

《四部医典》秘不传不刻苦学习医学知识而设法剽窃他人秘诀、巧言骗取秘诀的人。如果传之，此种学生不能承受这样高品位的医学教诲，即使世道颠覆也不能传授。

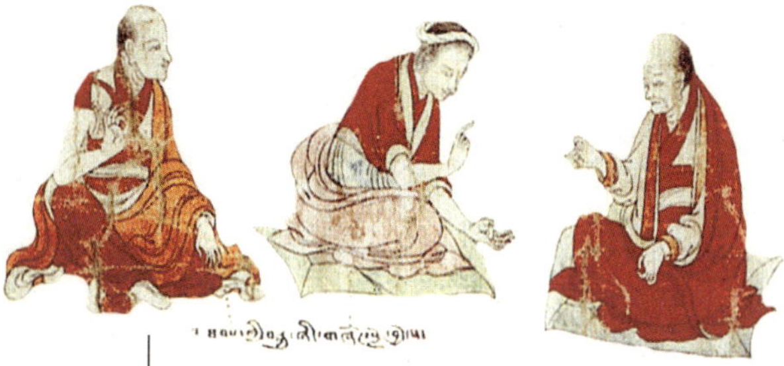

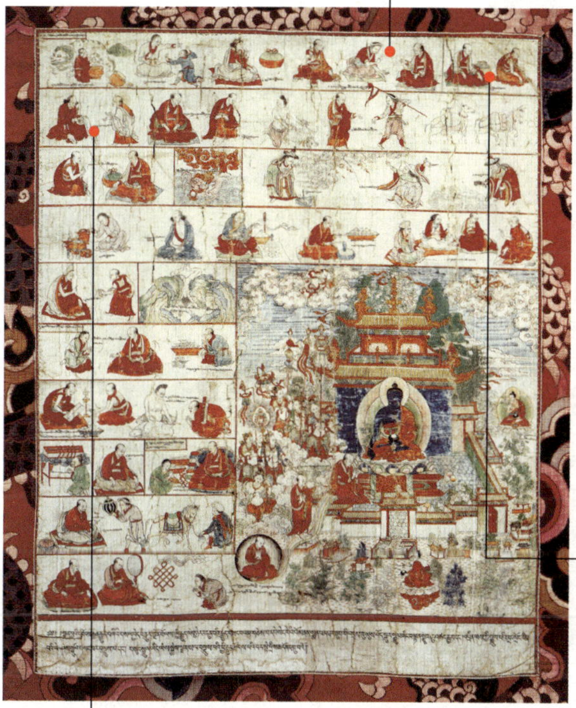

1.4 忘恩负义之人

《四部医典》秘不传对导师、父母、叔父等有恩之人不思报恩、不思供养反而忘恩负义的人，以及品行恶劣、加害兄弟朋友和病人的人。

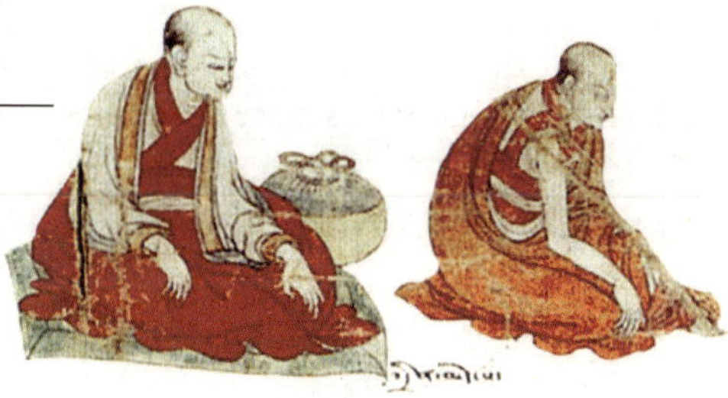

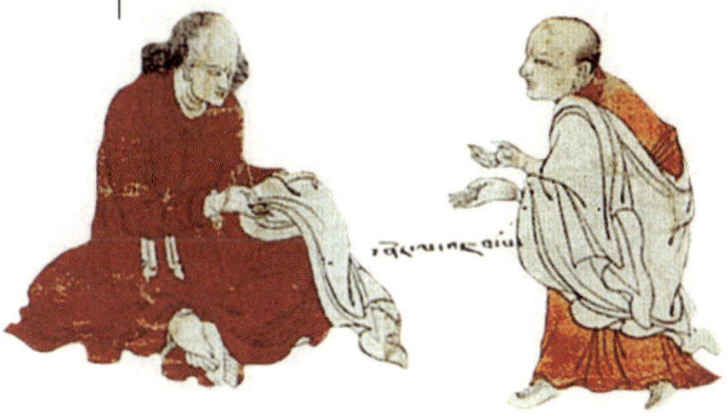

1.5 觊觎人财之人

《四部医典》秘不传不为他人谋利，借医学之名骗取和觊觎他人财物的人。如果传之，则会违背学医誓言，使本人和他人来世坠入恶趣。

1.6 骄傲自大之人

《四部医典》秘不传骄傲自大、损害他人，自诩博学、高贵的人。因这种人品质恶劣，不能承受高品位的医学教诲，无益众生。

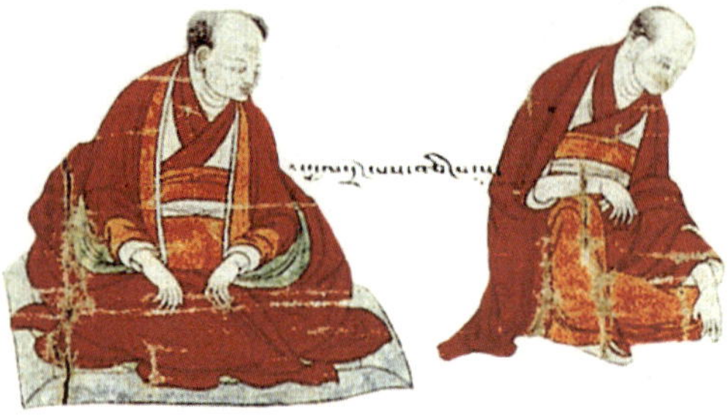

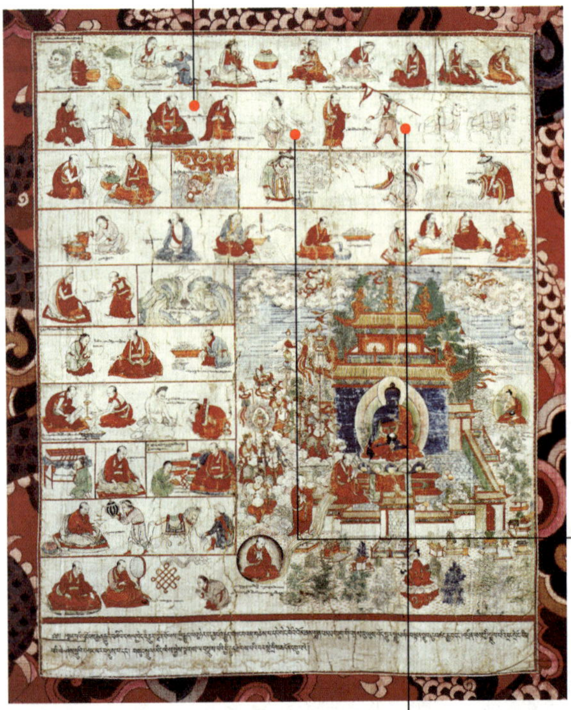

1.7 毫无慈悲之人

《四部医典》秘不传心藏祸心，对众生毫无慈悲、肆无忌惮杀生作恶的人。如果传之，这种人则不能保守医学秘诀，祸乱医术。

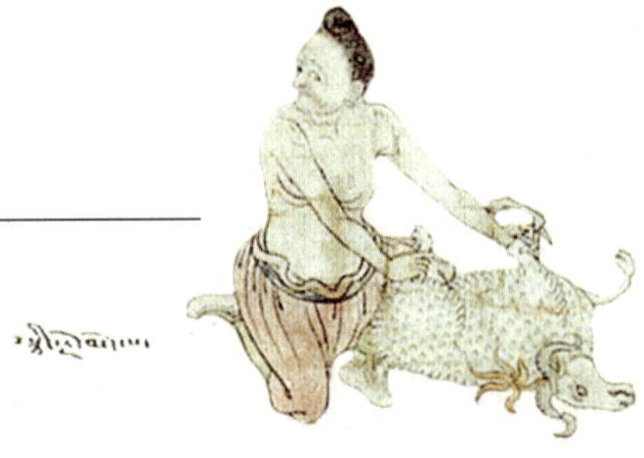

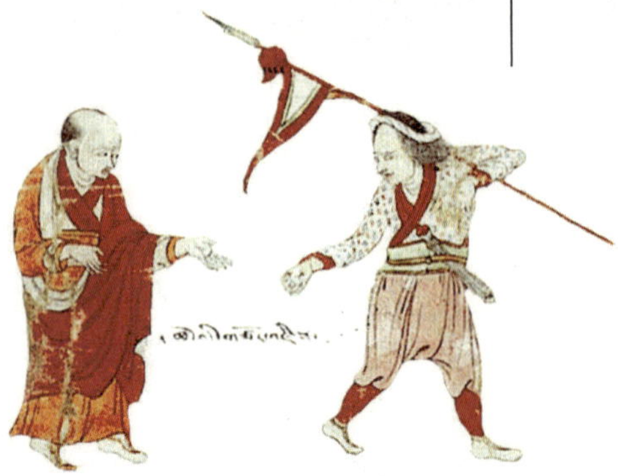

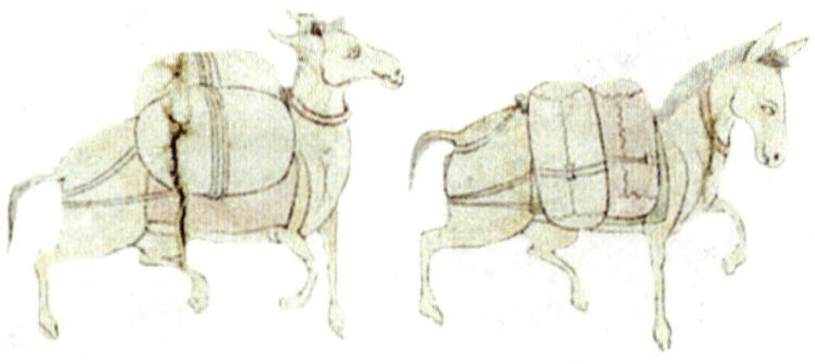

1.8 注重今世之人

《四部医典》秘不传不相信前世、来世和因果报应等，只注重今世利益的人。因为此种人不会为病人谋利，也不能承受高品位的医学教诲，而扰乱世道。

1.9 口蜜腹剑之人

《四部医典》秘不传非常吝啬、舍不得用金、玉、马、铠等珍重物品延师学医而竭尽讨巧能事，用甜言蜜语骗取秘诀的人。

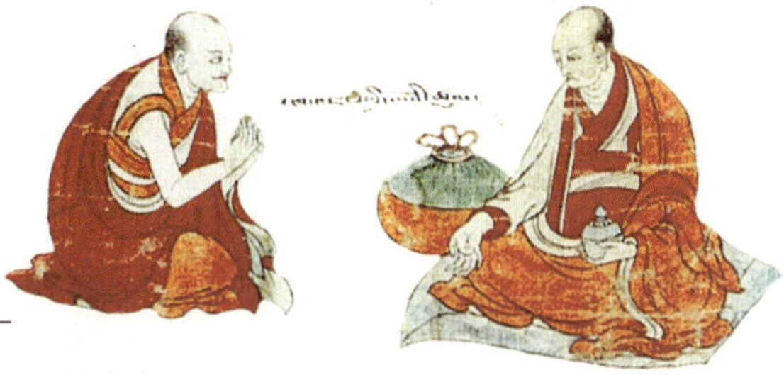

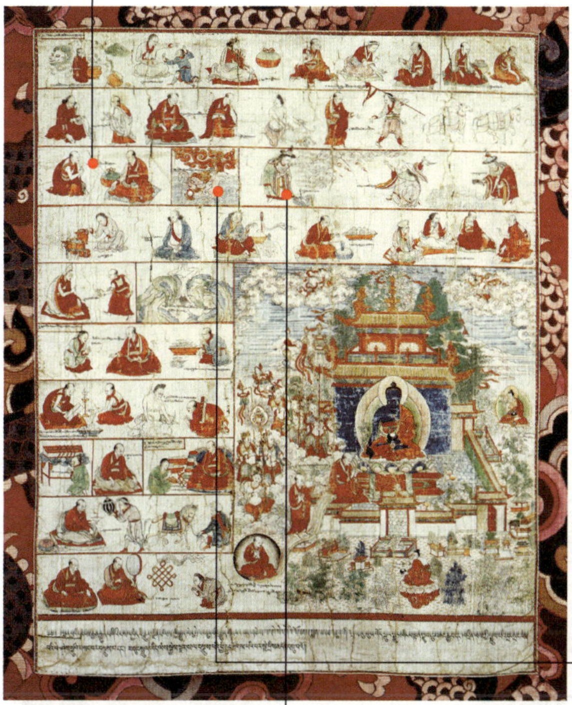

1.10 要守口如瓶

《四部医典》秘不传自命不凡、设法剽窃、忘恩负义、觊觎人财、骄傲自大、毫无慈悲、注重今生、口蜜腹剑等无福运、不成材的人。要像口含珍宝的摩羯，即使世道颠覆，也不吐出珍宝那样，守口如瓶。

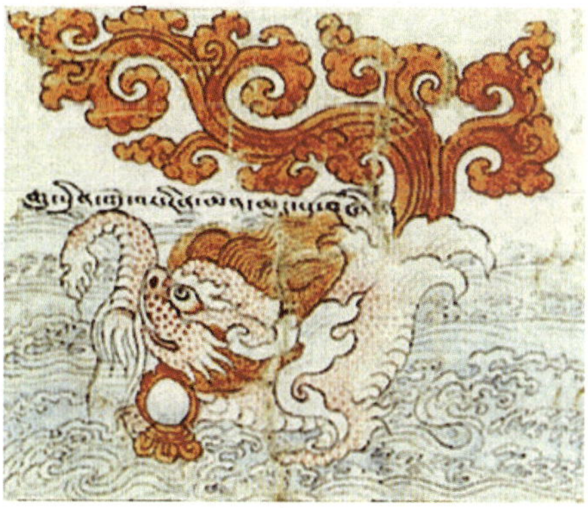

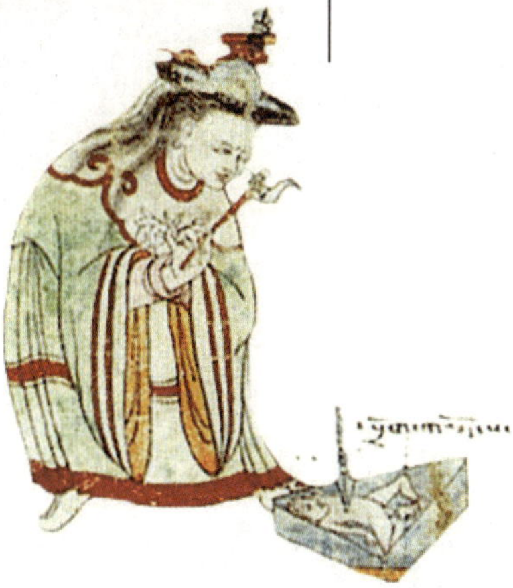

1.11 杀生之人

《四部医典》秘不传受人唆使或自己冒天下之大不韪去杀生害命的劣根学生。因为这种人对病人毫无慈悲之心，不会为他人谋利。

1.12 降雹之人

《四部医典》秘不传包藏祸心，用法术施咒降冰雹摧毁庄稼和一切生物的劣根学生。因为这种人专做坏事，无暇做医病等利人之事，不是做医生之料。

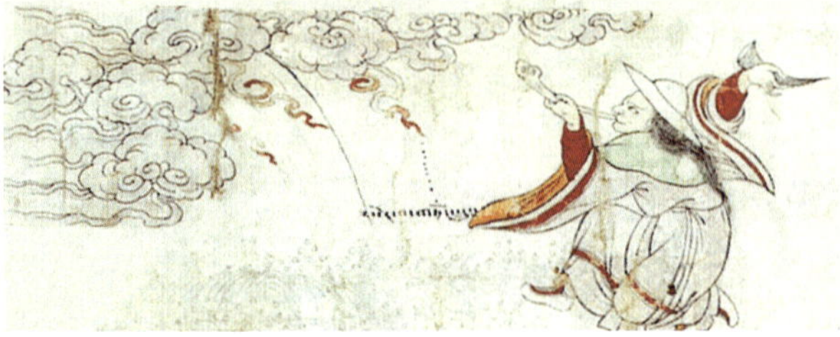

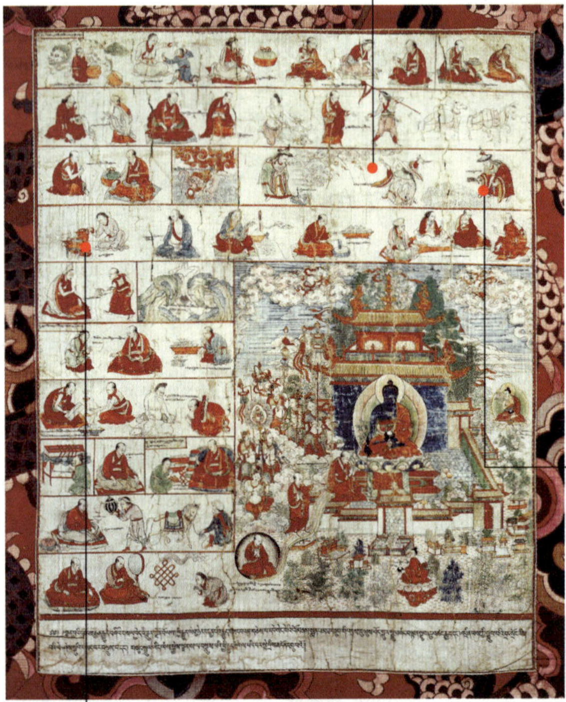

1.13 放咒之人

《四部医典》秘不传利用恶咒法力等驱使凶魔厉鬼祸害他人的劣根学生。因为这种人不是为病人谋利的，而是拿药物来行杀生害命勾当的人。

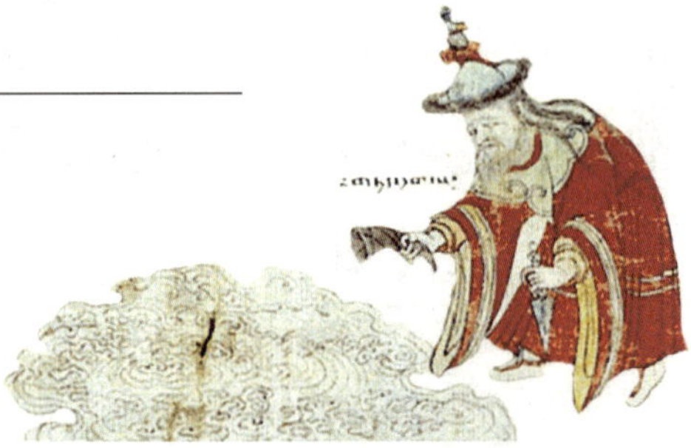

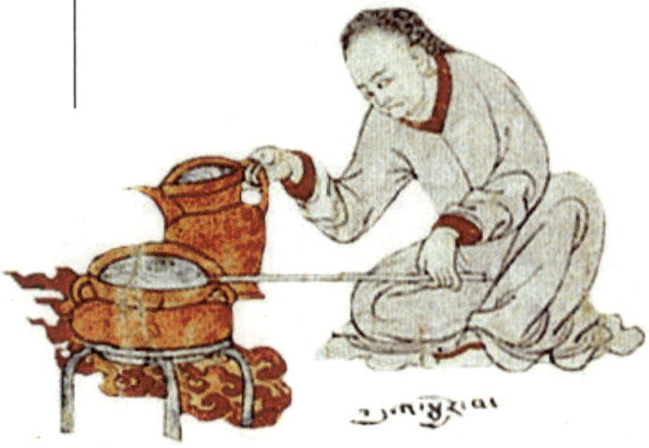

1.14 制毒之人

《四部医典》秘不传配制各种毒物，伤害众生身心的劣根学生。因为这种人借口配药，企图投毒害人。

1.15 竹巴信徒

《四部医典》秘不传与专门利乐众生、修身养心的佛教教义背道而驰的竹巴教信徒。如果对这种劣根学生不保密，则会违背誓言，导致本人和他人来世坠入恶趣。

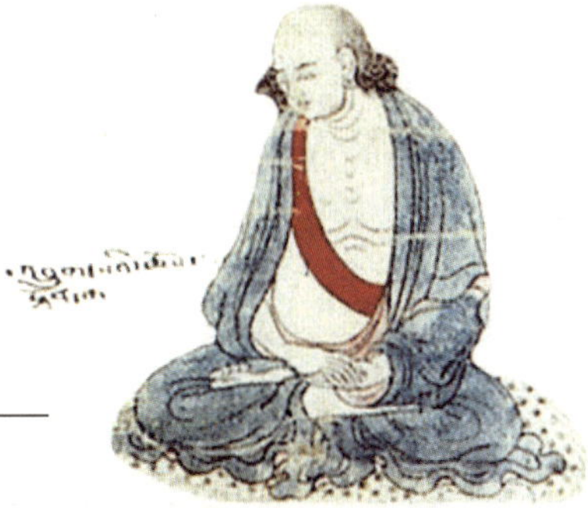

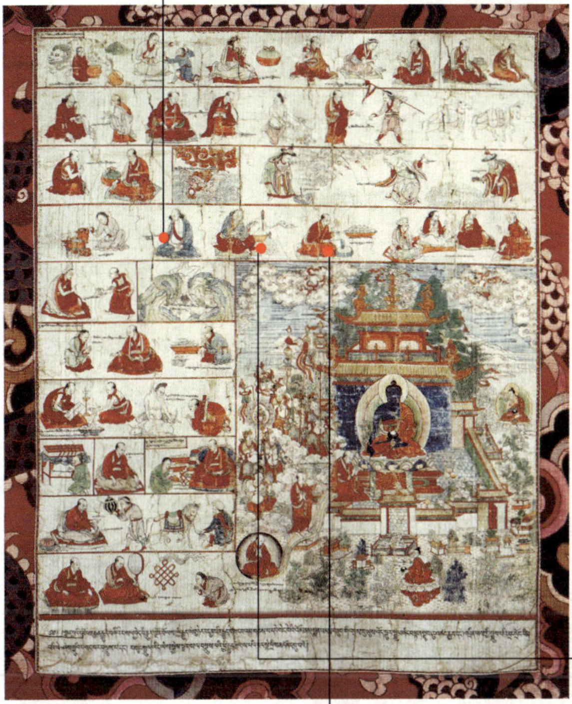

1.16 苯教信徒

《四部医典》秘不传与专门利乐众生、修身养心的佛教教义背道而驰的苯教教徒。如果对这种劣根学生不保密，则会违背誓言，导致本人和他人来世坠入恶趣。

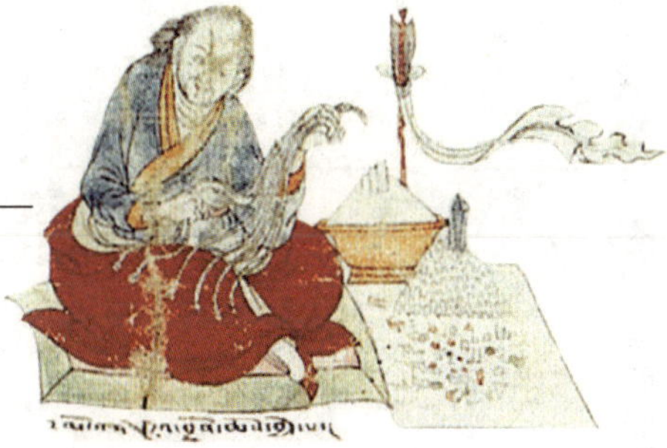

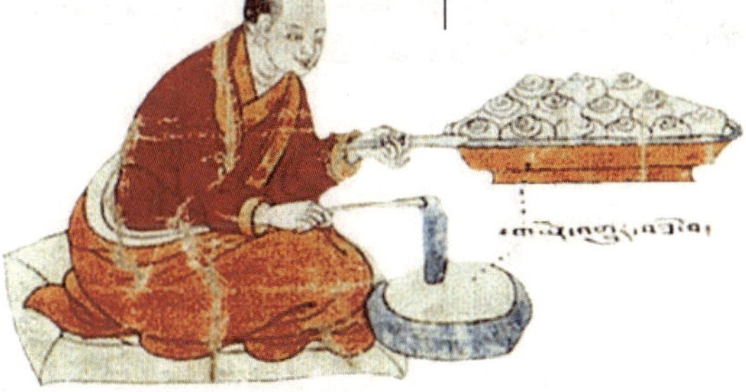

1.17 点金幻术

《四部医典》不能与点化成金术或其他骗人幻术相交换，如果交换则会使医学秘诀泄密，祸乱医术。

1.18 戏谑书籍

《四部医典》不能与不讲因果报应、不信今生来世的真实幸福，只讲世间诡辩学，包括以无聊的戏谑打诨为内容的论著进行交换。如果交换之，则使医学秘诀泄密，违背誓言，招致本人和他人来世坠入恶趣。

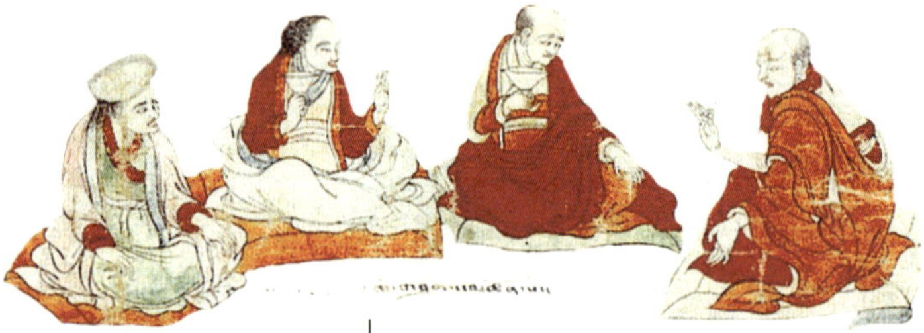

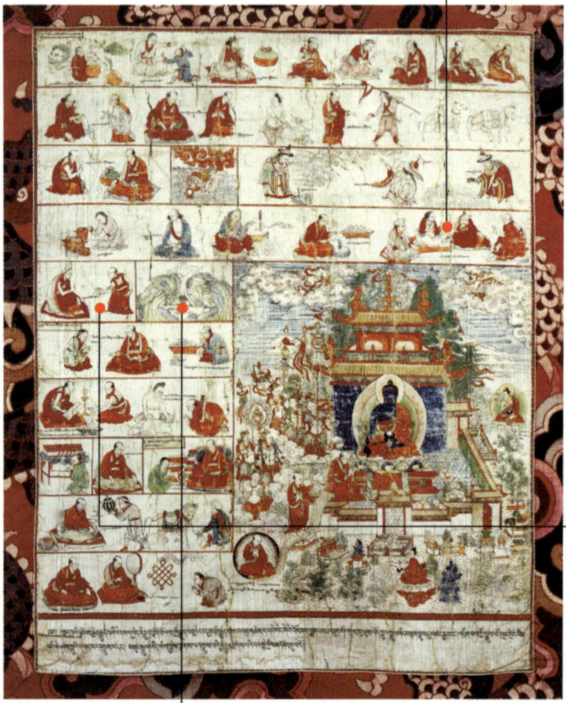

1.19 推理学说

《四部医典》不能与一切为了众生利益而修身养心的佛教教义相背离的外道的只追求诡辩推理书籍进行交换。如果交换之，则使医学精要秘诀泄密。

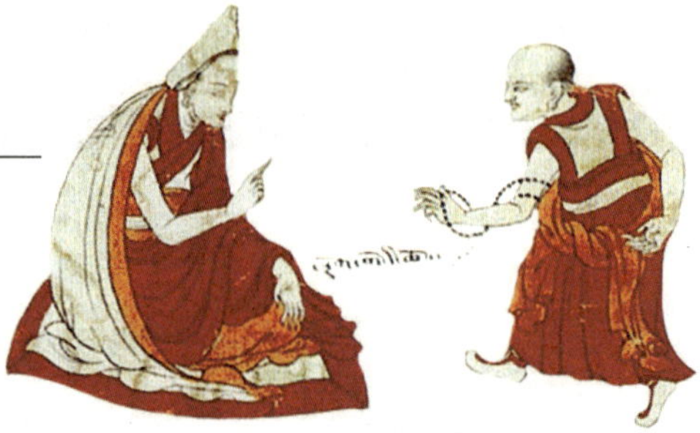

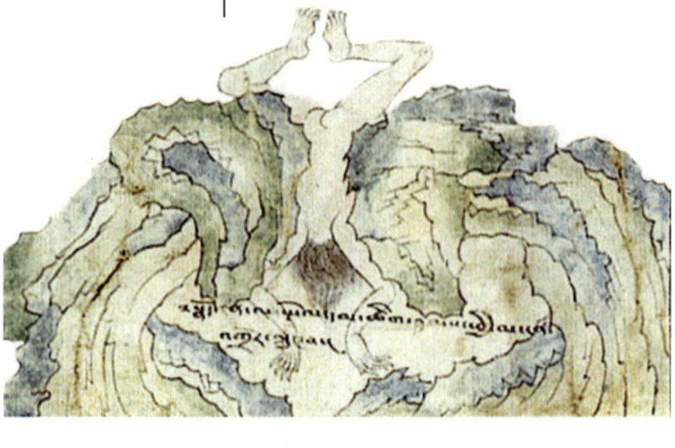

1.20 来世坠入恶趣

如果将《四部医典》传授给不能保守医学秘决的劣根学生和杀生害命、热衷于讲世间诡辩学的人，则会违背誓言，导致本人和他人来世坠入恶趣。

2　优根学生

2.1 信守誓言

《四部医典》可传授给信守誓言、尊敬师长的优根学生。

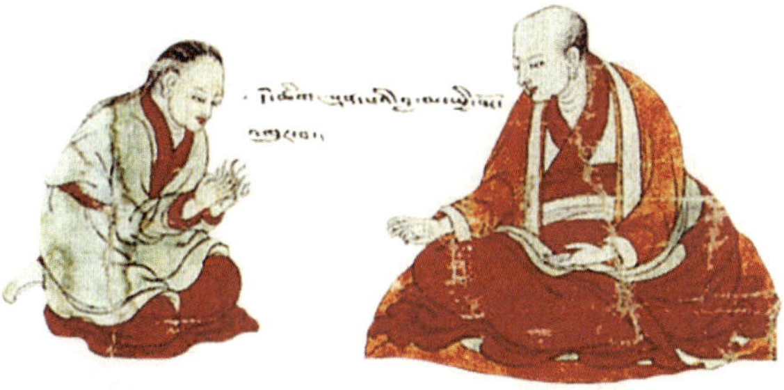

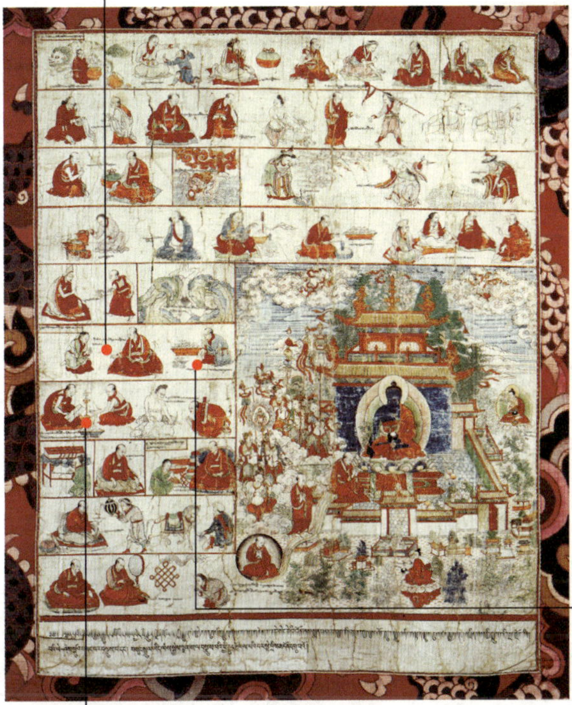

2.2 毫不吝啬

《四部医典》可传授给毫不吝惜金银财宝，甚至自己的生命，拜师求教医学知识的人。

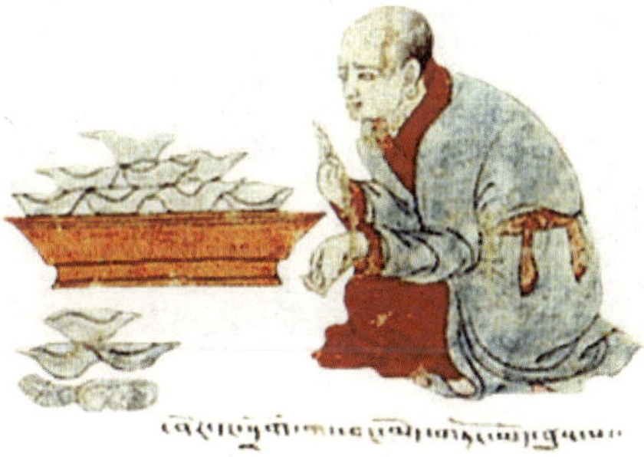

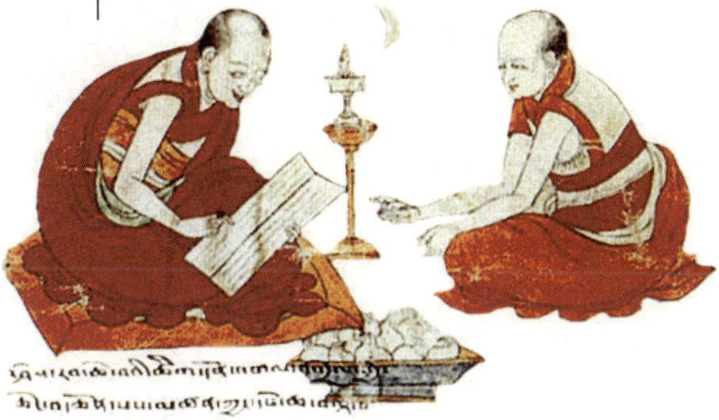

2.3 富有智慧

《四部医典》可传授给善于分辨词义、勤于闻思、善于理论联系实际，对所学知识善于认真思考、研究的学生。

2.4 发菩提心

《四部医典》可传授给对众生大发菩提之心，像尊敬父母一样尊敬众生，凡事不为名利，专门利人的学生。

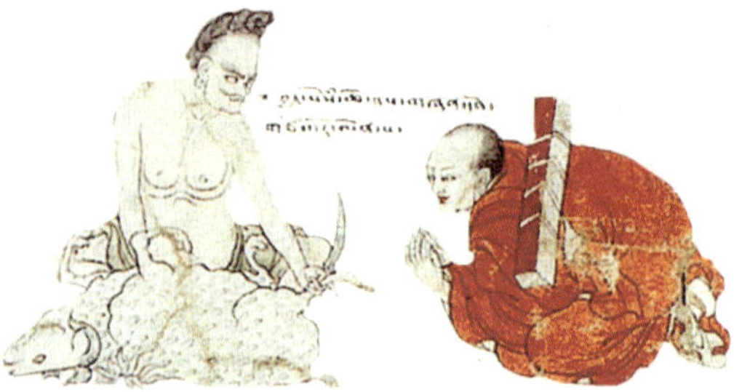

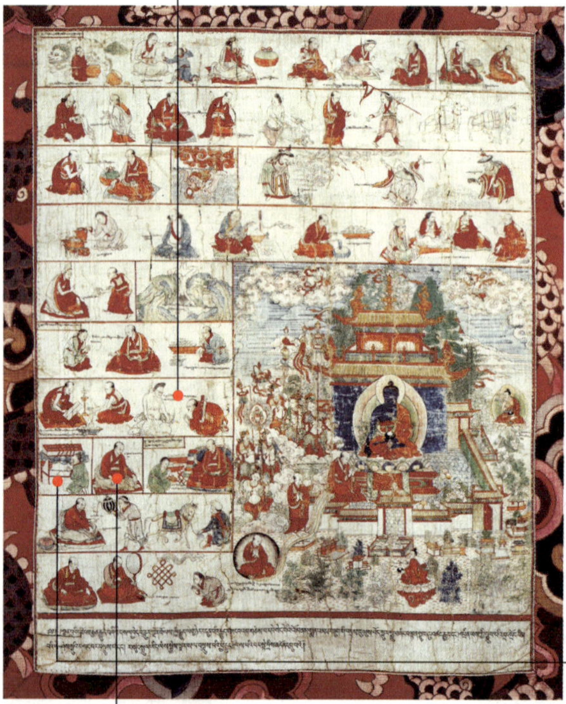

2.5 敬信佛教

《四部医典》可传授给崇信释迦能仁和这位一切知大德的教诫，特别崇信药师佛向摩诃格那纳塔讲述的深奥心精，注重因果报应和善于取舍善恶等对真经贴心崇敬的学生。

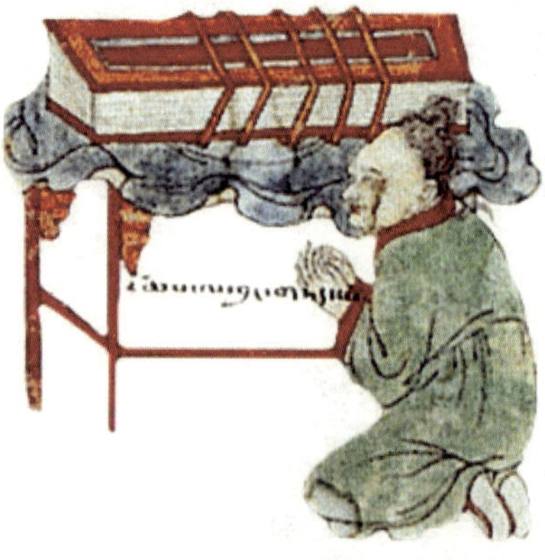

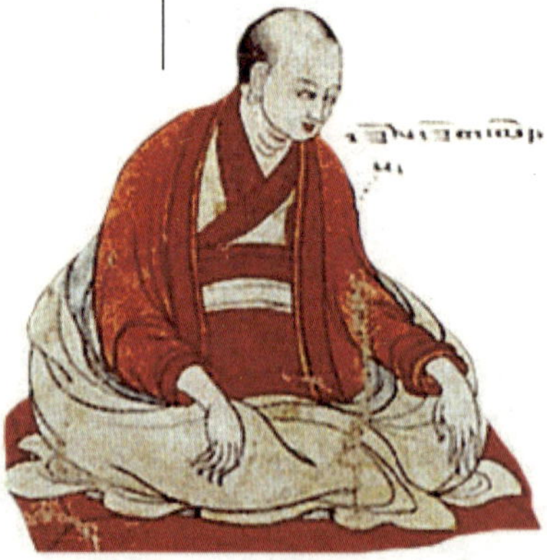

2.6 至诚无假

《四部医典》可传授给毫无损人之心，具备对众生事业（医疗）至诚不虚假，具智慧，忠心不二等六条执业医生规范的学生。

3 祝福

3.1 强大富裕

《四部医典》应传给能成器的学生，将此医典代代传承。祝愿医学秘诀、临床实践及教言等永远不断地为众生谋福祉；祝愿拥有此医典的学生今世善于辞令、财富丰裕、享受福祉。

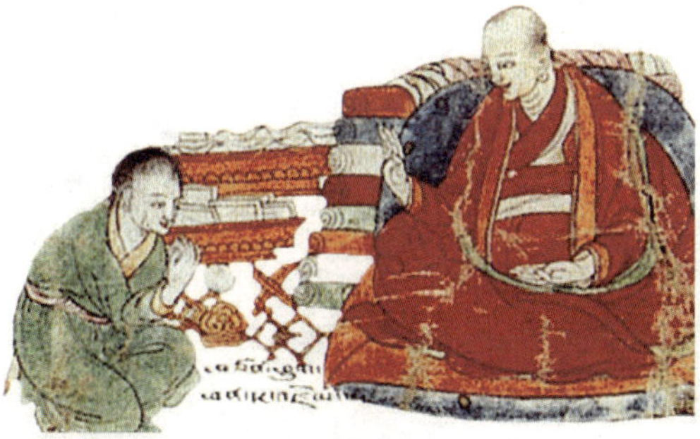

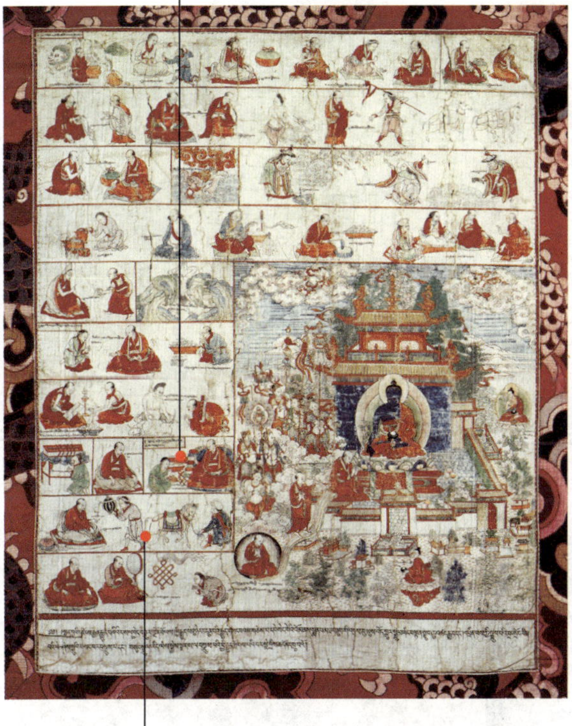

3.2 众生拥戴

《四部医典》应传给能成器的学生，将此医典代代传承。祝愿医学秘诀、临床实践及教言等永远不断地为众生谋福祉；祝愿拥有此医典的学生今世受到众生拥戴、享受福祉。

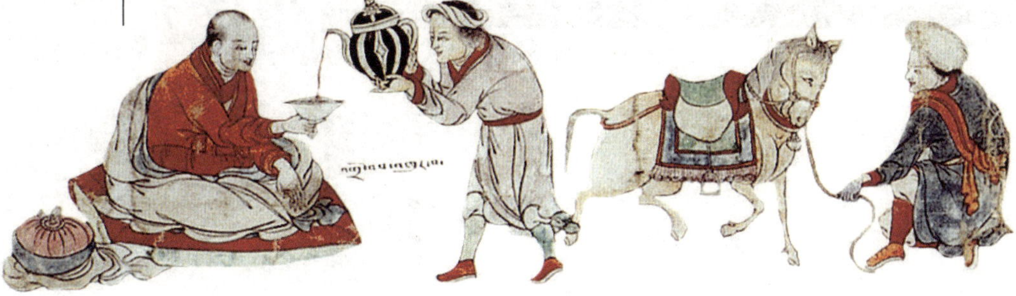

3.3 福誉双收

《四部医典》应传给能成器的学生，将此医典代代传承。祝愿医学秘诀、临床实践及教言等永远不断地为众生谋福祉；祝愿拥有此医典的学生今生福德和名誉双丰收、享受福祉。

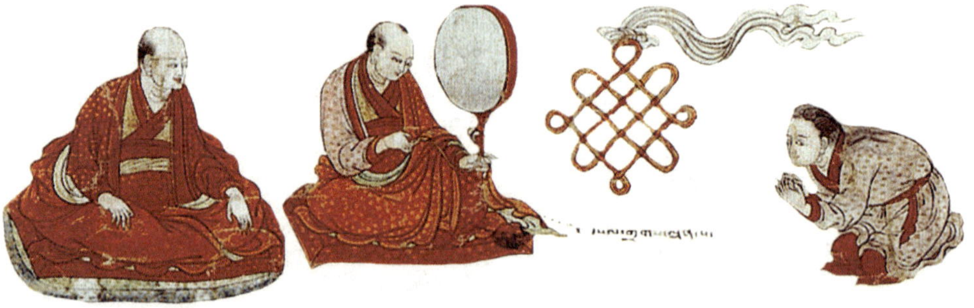

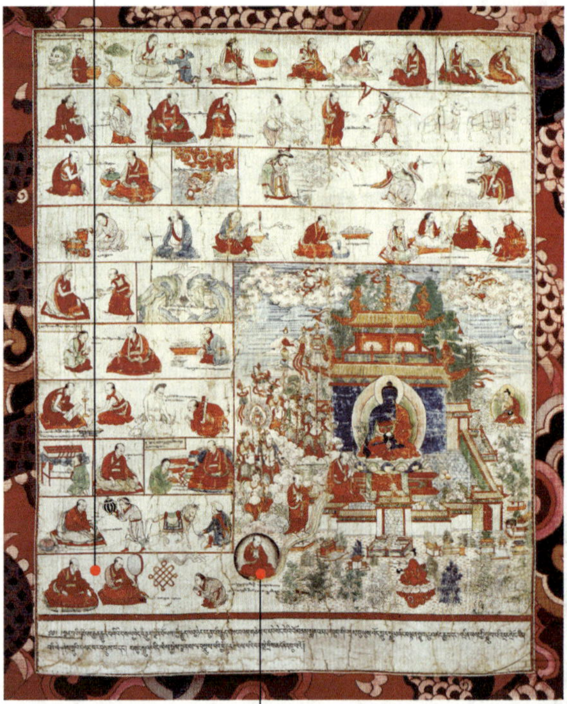

3.4 修成正果

《四部医典》应传给能成器的学生，将此医典代代传承。祝愿医学秘诀、临床实践及教言等永远不断地为众生谋福祉；祝愿自身发出佛光，得到大菩提果位，荣登药师佛净土，证得殊胜正果。

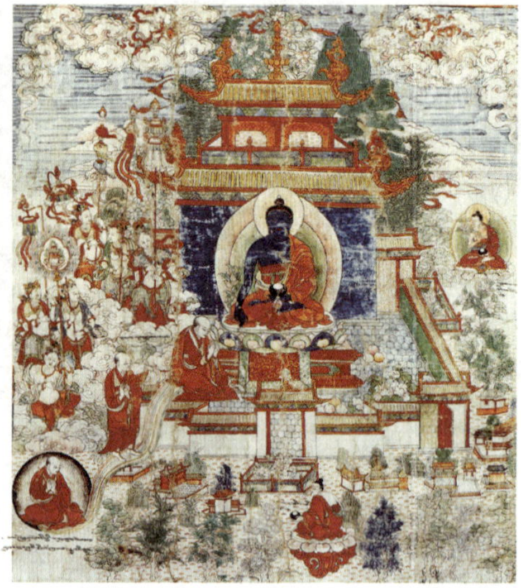

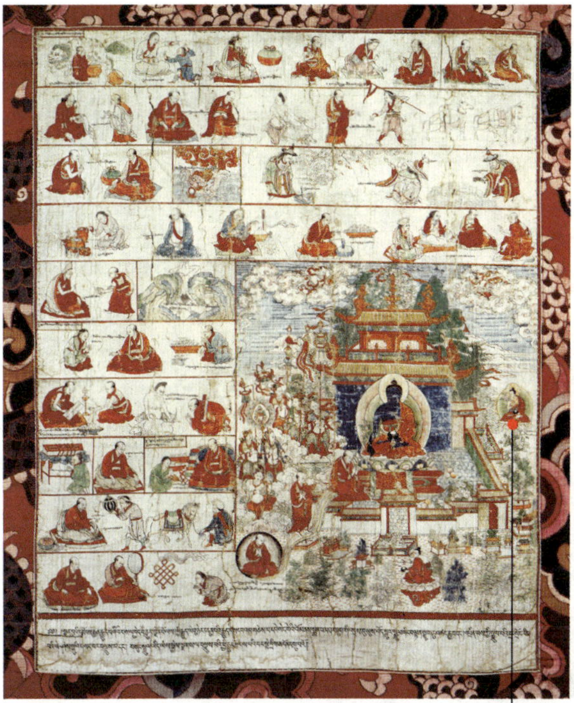

六、融入佛舌

讲述完《四部医典》后续部第二十七章传承嘱咐之后，从世尊药师佛蓝琉璃光王舌中幻化出的一切语言的殊胜化身——意生圣人复隐入药师佛舌中。

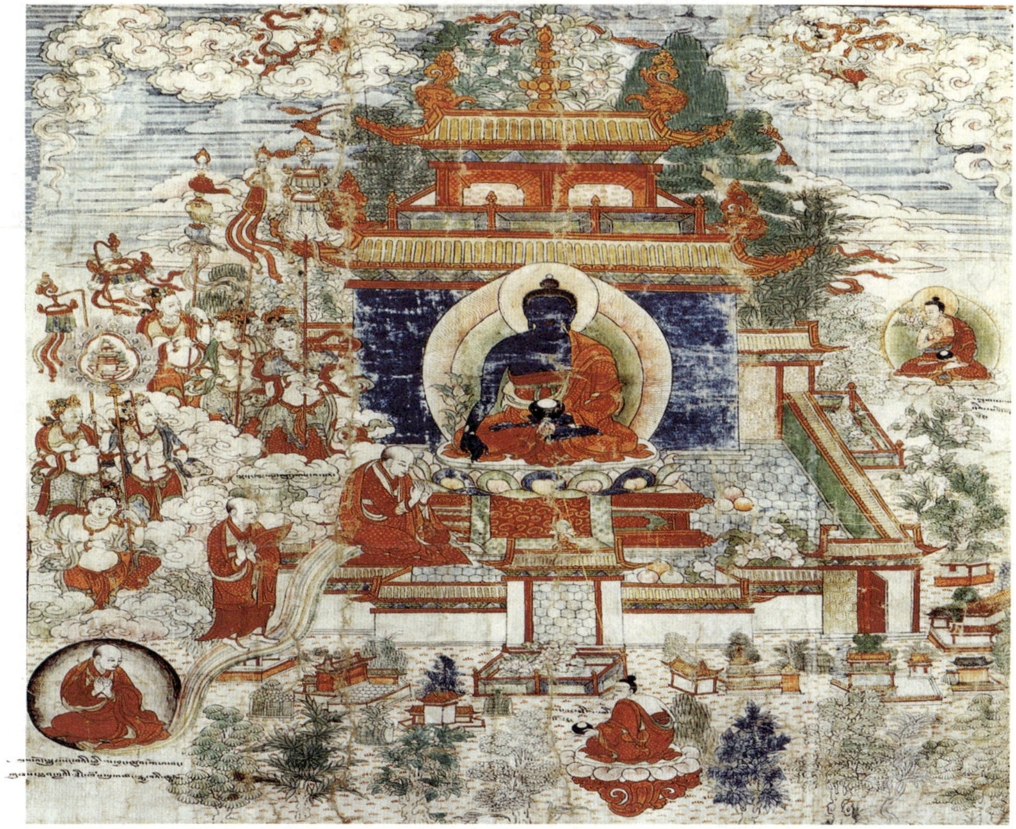

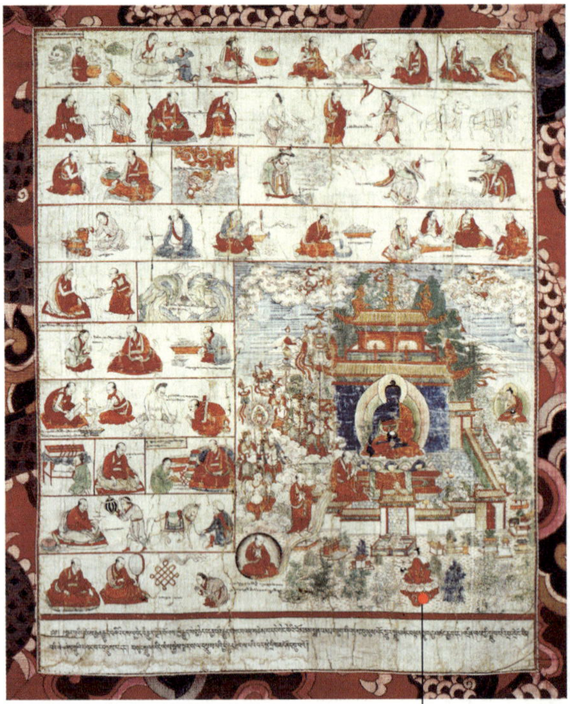

七、融入密处

明智圣人向平等的一切众生发出宏愿："祝愿他们脱离三毒所致八万四千种疾病，脱离非时死亡的各种外缘，最终荣登药师佛净土，得到正果。愿这些祝福凭借《四部医典》讲述人明智圣人吾之严旨法力和加持力变为现实。"祝福完毕后四位化身复融入药师佛身之密处——不可思议的智慧本体。

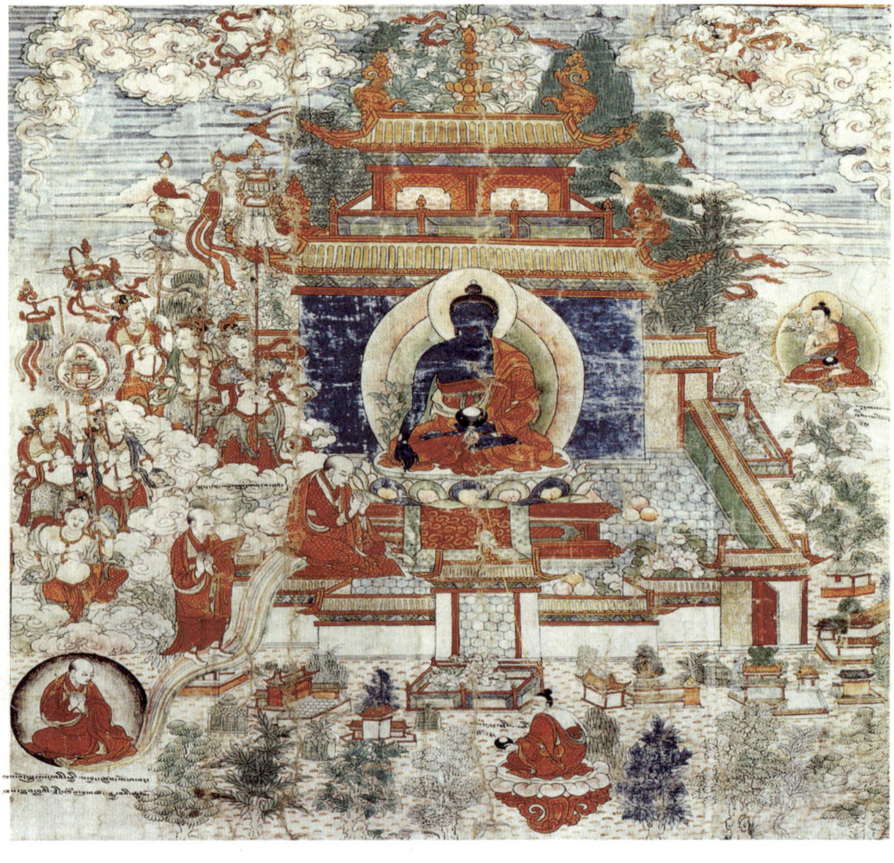

图八十　根据《蓝琉璃》绘制唐卡的 12 位上师和祥隆护法神

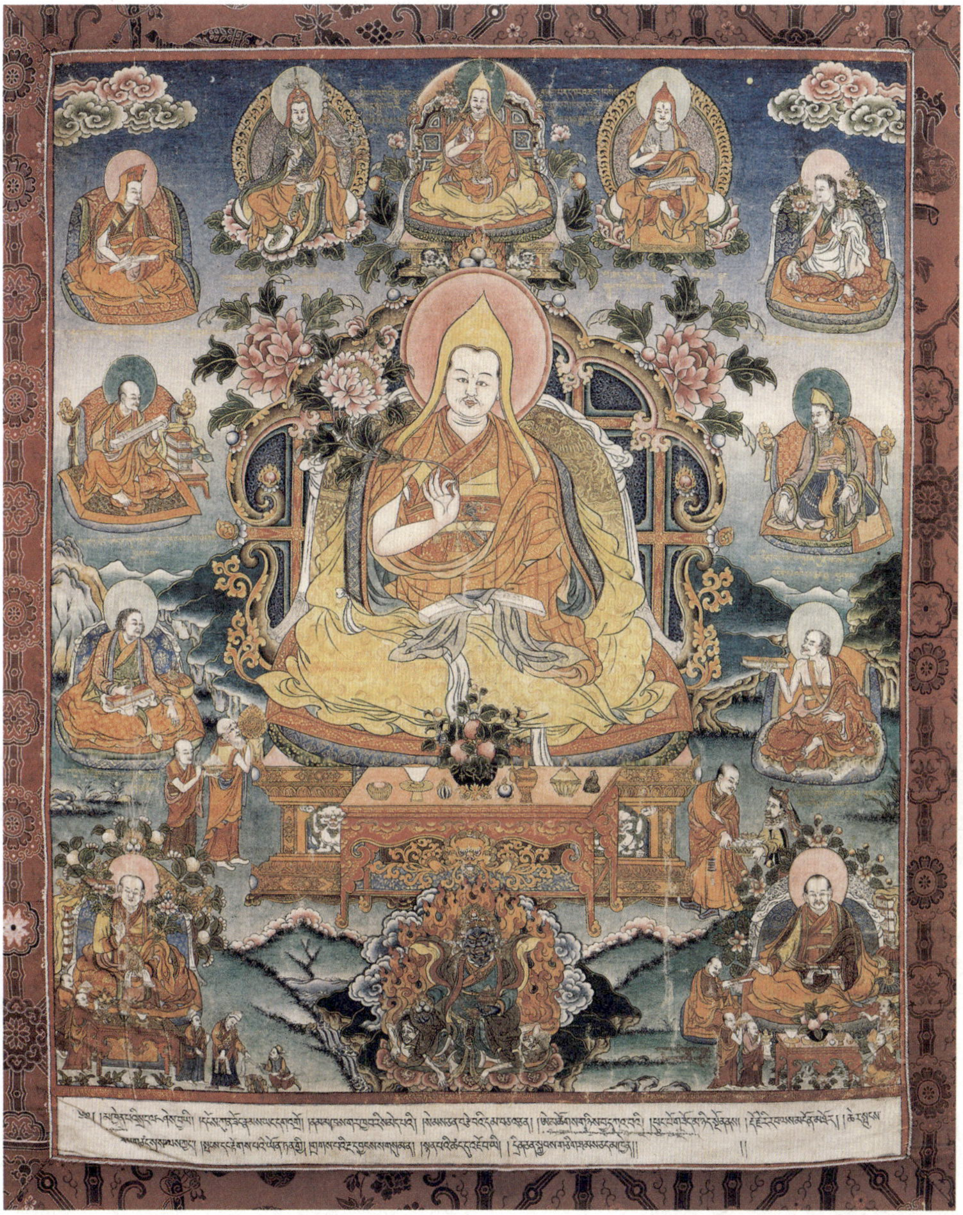

仰仗祖先和世代通人的努力，在雪域高原藏医学如旭日东升得到不断发展，在这些上师传承中做出突出贡献的有五世达赖、掘藏师札巴宛西等 12 人及其帮助护法的祥隆多杰杜堆。

1 五世达赖阿旺洛桑嘉措

公元 1617 年生于西藏山南琼结县羌巴日达孜，后来从班禅洛桑却吉坚赞和甘丹大法台贡却曲佩等学习格鲁派教义，从宿钦·却央让卓和伏藏师达德林巴学得宁玛派教义及医学等许多灌项和教诲，成为学者。仰仗他的慈悲和恩典特意修建了藏医学校，刻印了《四部医典》等经典。藏医学如日中天，蓬勃发展。

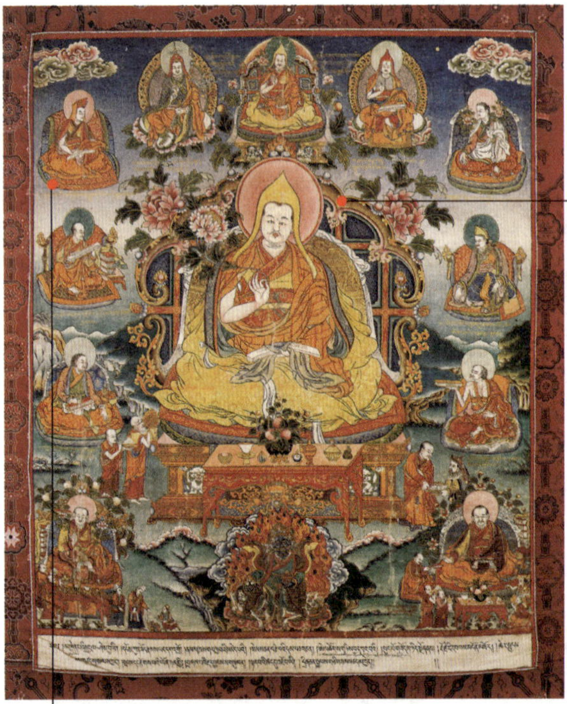

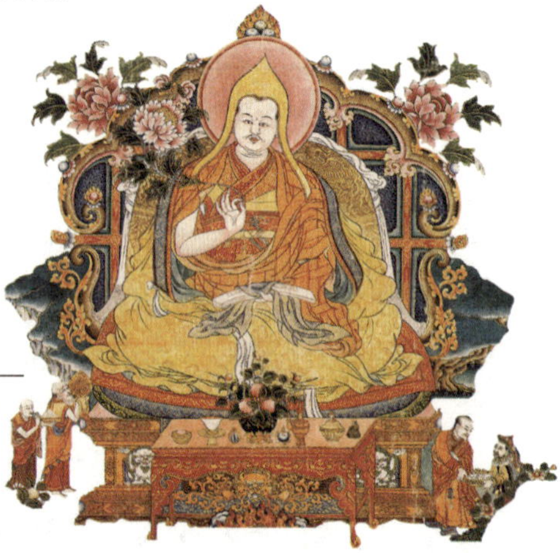

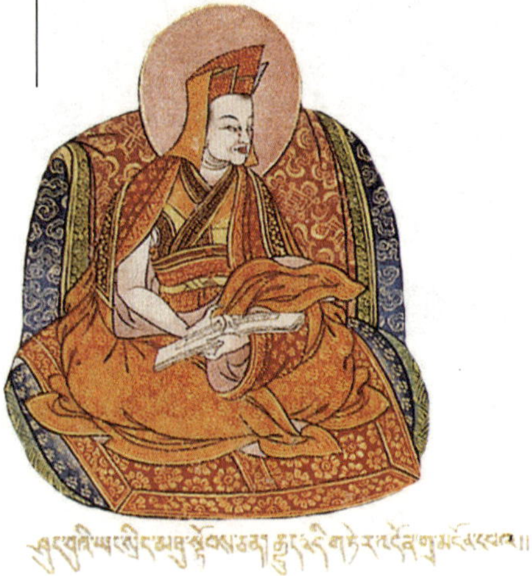

2 伏藏师扎巴恩西

公元 1012 年生于西藏山南札塘地区，从父亲丹巴桑杰和叔父项敦·却巴尔接受许多显密经典讲授，成为博士。从桑耶寺正殿宝顶掘出伏藏的《四部医典》，并撰写《四部医典总义》。之后将此医学经典及秘诀传给卫巴达札，卫巴达札传给朵敦·贡却加，该人又传给新宇妥·云丹贡布，大行济世救人。

3 莲花生大师

生于西方乌仗那地区，拜降贝大师和“椤伽孜那”等为师，学习《密宗四绪部》及众多秘诀，证得上乘如意妙果，修成不坏金刚身。公元 8 世纪中叶来到西藏，开讲密乘八法、创建如来聚坛城，授予灌顶仪轨。为君民 25 人讲授密法，藏地首次有了 25 位得道者。医学著作有《防病经·金刚长铠》《甘露瓶》等多部。

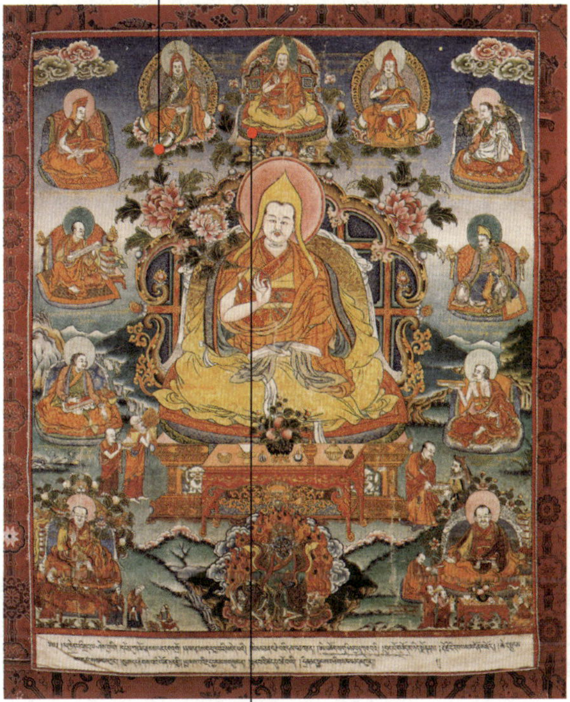

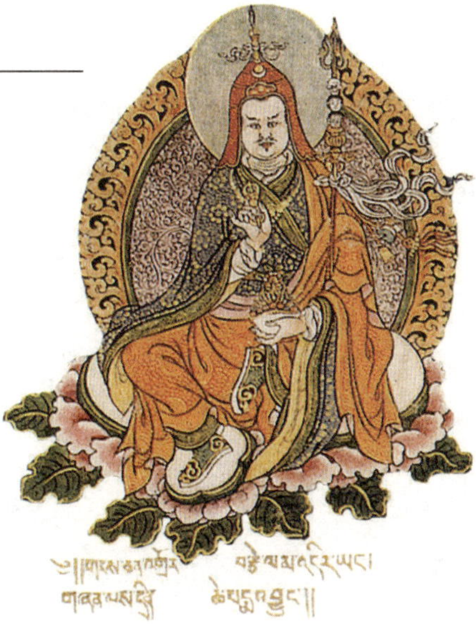

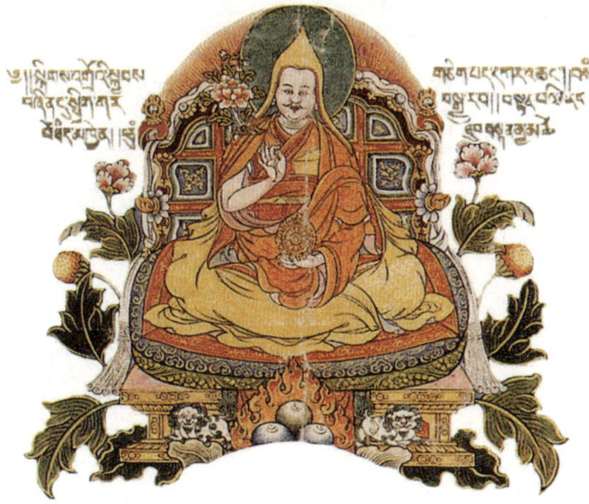

4 十三世达赖土旦嘉措

公元 1876 年出生于西藏塔波朗，拜普觉·贤巴嘉措等为经师，学习大量格鲁派和宁玛派经典，24 岁获“拉然巴”游学辩经师称号，土鼠年（1888 年）加强药王山利众医学院的管理，并创建拉萨曼孜康（医算院），任命钦绕诺布为教官，非常关心藏医学的发展。

5 大译师毗卢遮那

公元727年生于前藏年年楚河下游的桑噶日，父名巴果·多吉杰布，母名仲萨仲吉，8岁至15岁在轨范师莲花生和大亲教师静命等的座前学习语言学等，之后藏王钦派到印度拜25位学者苦攻许多深奥佛经。返回后著译《四部医典注疏·除暗明灯》《名义语法五种》等医学和历算著作不计其数。

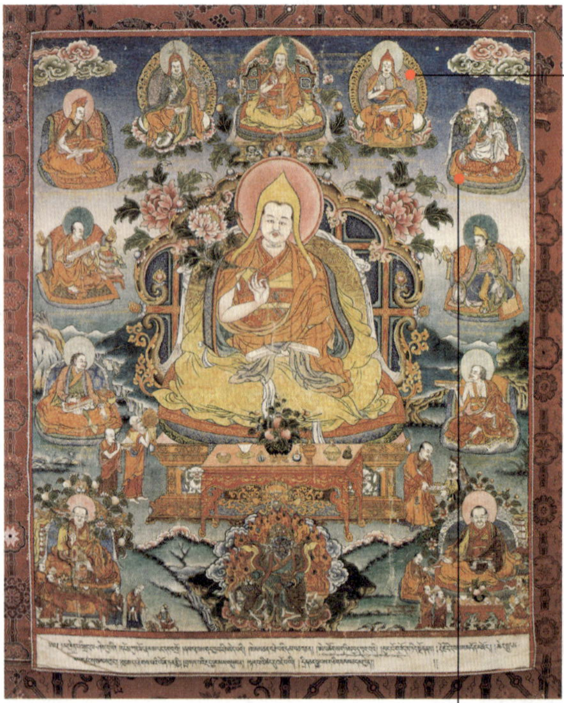

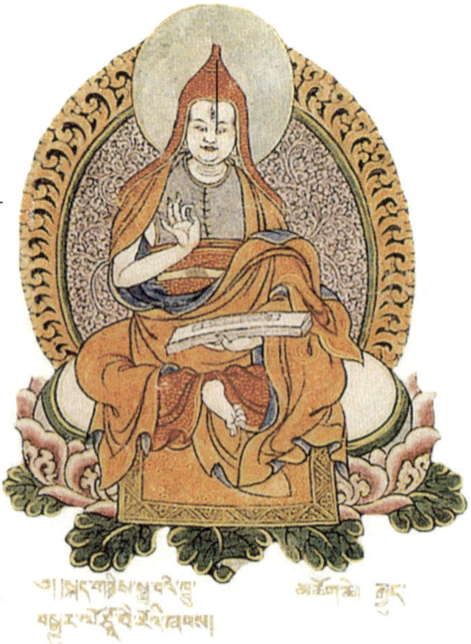

6 宇妥·云丹贡布

公元708年生于拉萨堆龙吉地区，3岁后跟父学习医学，20岁在桑耶寺与各方九名医辩论，成为无匹敌的渊博学者，曾赴天竺、汉地多次，拜谒大班智达沓札德瓦等101位上师学习显密教义和医学，曾任藏王赤松德赞的御医，45岁著《四部医典》，55岁于贡布曼朗地方修建藏医学校“达那斗”药城，大力弘扬藏医学。

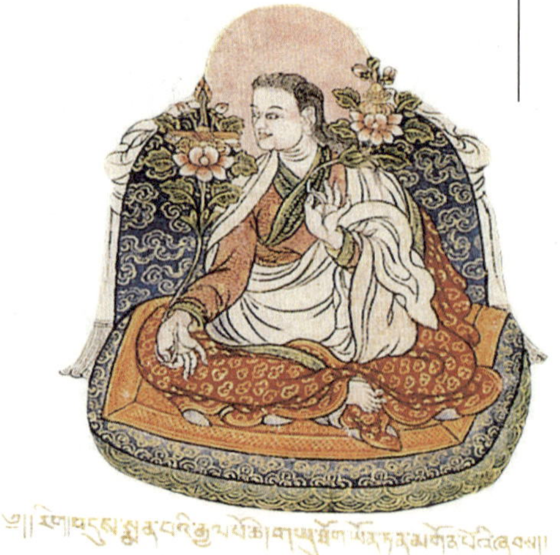

7 昌迪·班旦措西

生于公元 1207 年，长期拜亲兄昌迪·杰瓦桑布和普敦·释迦贡布，精通《四部医典注释》及临床等医理，曾任法王八思巴的御医，著有《医典知识更明》《玛拉雅释难》等大小医著 18 部，大力传播藏医学。

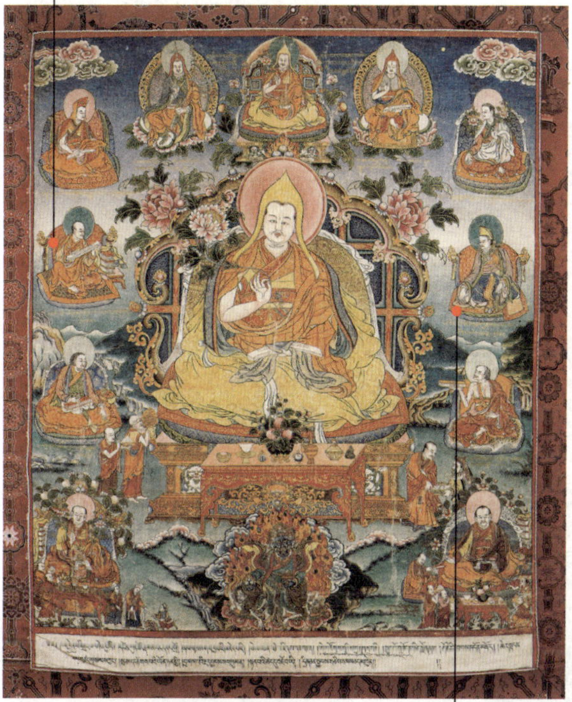

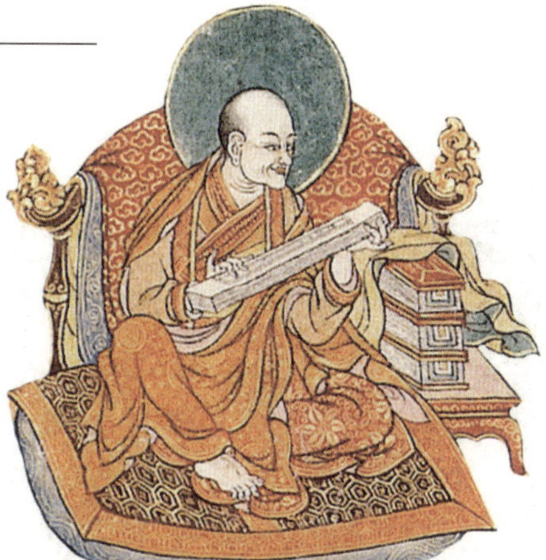

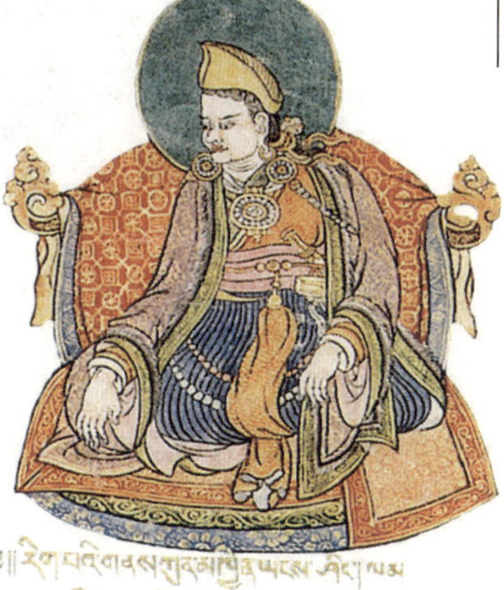

8 强巴·南杰札桑

公元 1395 年生于后藏昂仁的杰德钦布村，10 岁起在大班智达那吉仁钦、伯东·肖利南加和印度大堪布夏日甫札等座前苦学显密文化，造诣深厚。特别针对西藏北方地区特点，制定了很多诊治理论和临床实践，编著《八支精要·如意宝》等许多医书，为藏医学发展做出了伟大贡献。

9 甲波班钦

公元1447年生于圣地杂日扎西部的果仲甲域，拜金巴·才本为师，学习藏族共通文化，特别精通宿喀派医学，被噶玛·却智嘉措赐名甲波·班钦（大班智达）。著作有《四部医典注释》《医学概论·善言金穗》等多部，推动了藏南医学的繁荣。

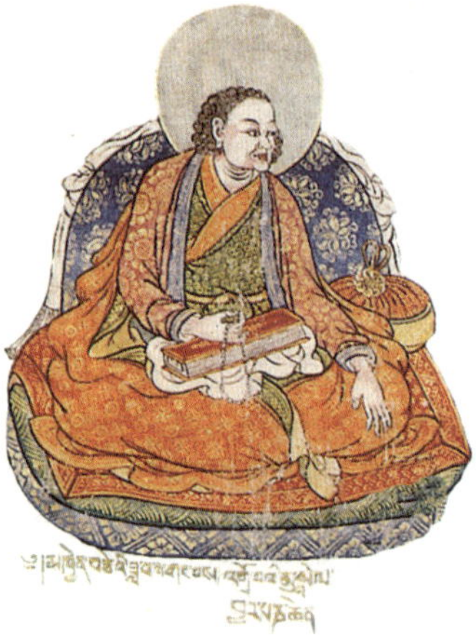

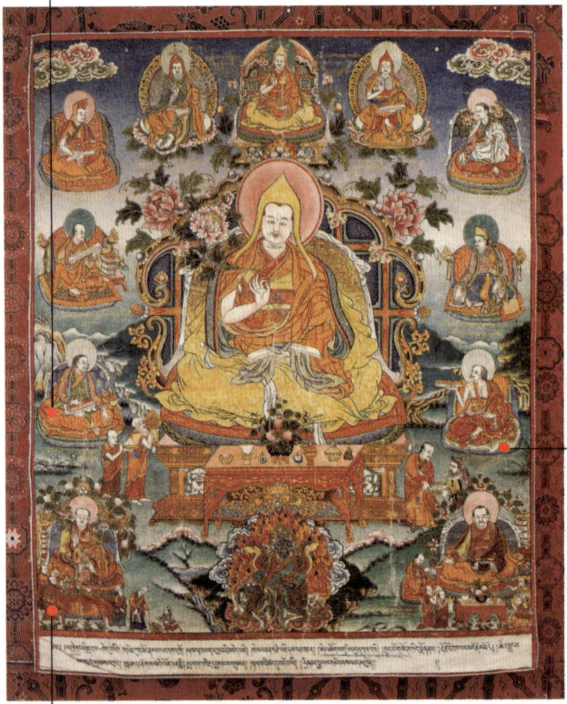

10 宿喀·年尼多杰

公元1439年出生于西藏东部塔波的拉妥宿喀，拜父仁增彭措、夏拉热尖巴、曼敦·旺秀桑布等多位学者为师，精通共通文化和非共通文化，特别是藏医学。著有《秘诀·千万舍利子》《四部医典注疏·晶珠详卷》等，使藏医学如日中天，辉煌发展。

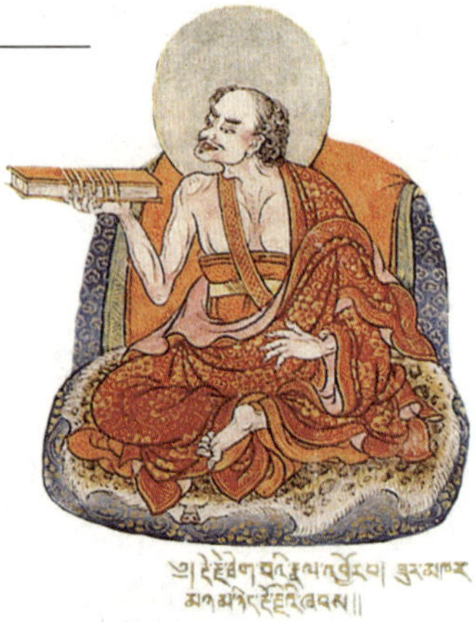

11 第司·桑杰嘉措

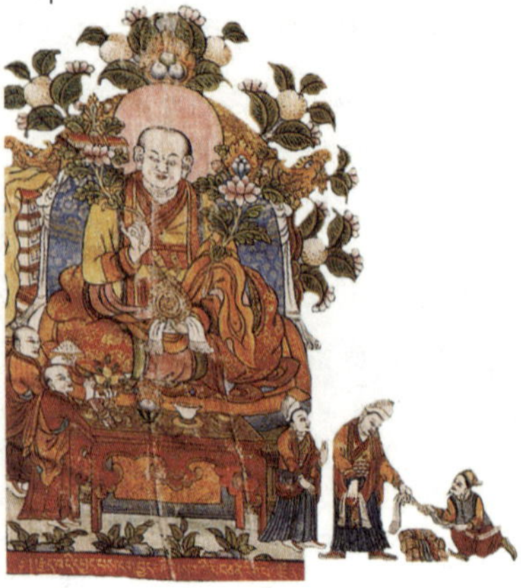

公元1653年出生于拉萨市北郊娘占下庄庄园，8岁起在五世达赖座前做侍从，先后拜伦丁·南加多杰和学者班旦彭措等为师，通晓藏族共通文化，特别精通藏医学，著有《四部医典注疏·蓝琉璃》《历算·白琉璃》等20部著作。

12 钦绕诺布

公元 1883 年生于西藏山南泽当夏萨佛堂附近，从小来到拉萨拜色拉寺医生阿旺却旦、多杰坚赞、奥尖旦增嘉措、左钦班珠活佛等为师，学习众多教诲、灌顶和秘诀，曾任十三世达赖御医、拉萨曼孜康（医算院）教官，著有《论述部·月晶宝鉴》等多部医著。

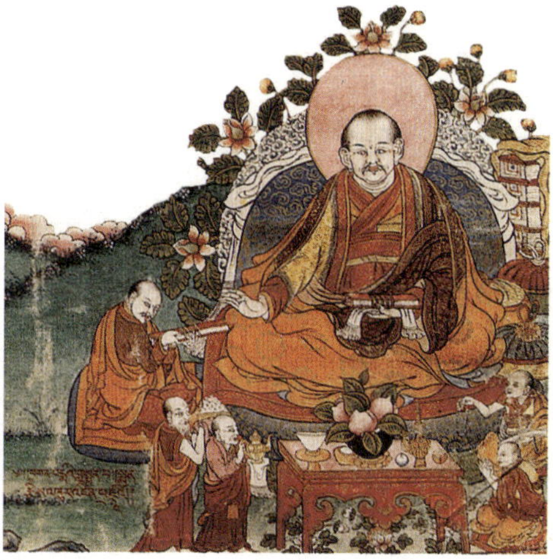

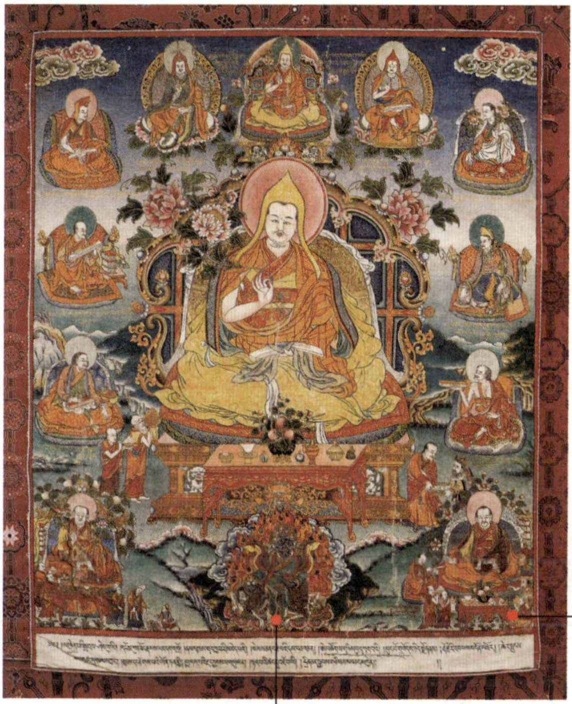

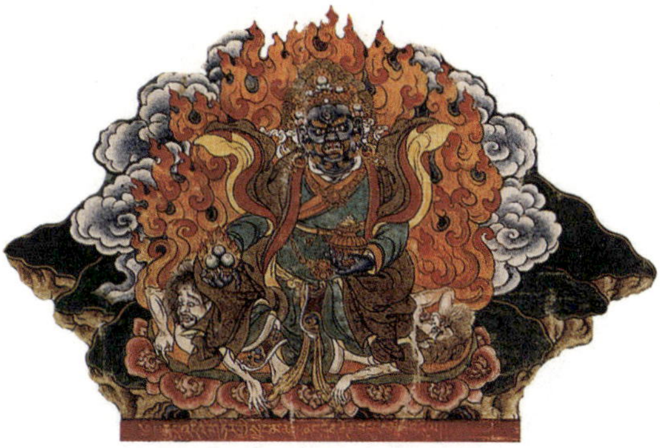

13 象仑 · 多杰杜堆

《四部医典》伏藏大守护神多杰杜堆，肤色深蓝，一面二臂，右手捧宝，左手持装满珍宝的金瓶，身披黑绸长披风，项戴骷髅念珠，腰插大椟，居于熊熊烈火之中。